THIEMEs Pflege

THIEMEs Pflege

entdecken – erleben – verstehen
···› professionell handeln

Band 1

Teil I Grundlagen der Pflege
Teil II Aktivitäten des täglichen Lebens
Teil III Gesundheitspflege

Herausgegeben von
Edith Kellnhauser
Susanne Schewior-Popp
Franz Sitzmann
Ursula Geißner
Martina Gümmer
Lothar Ullrich

Begründet von Liliane Juchli

9. völlig neu bearbeitete Auflage

1452 Fotos in
1933 Einzelaufnahmen
482 Zeichnungen in
654 Einzeldarstellungen
234 Tabellen

2000
Georg Thieme Verlag
Stuttgart · New York

Fotografen

Arteria Photography, Kassel
argum/Bert Bostelmann und Fritz Stockmeier, Frankfurt
Agentur Thema/Antonello Bello und Wolfram Knapp, Karlsruhe
Johannes Dziemballa, Pfaffing
Heinrich K.-M. Hecht/H + Z Bildagentur GmbH, Hannover
Klaus Mellenthin, Stuttgart
Petra Senn Fotodesign, Düsseldorf
Thomas Stephan, Munderkingen
Bildredaktion: Anja Knudsen/red. sign

Gestaltung und Layout

Arne Holzwarth, Büro für Gestaltung, Stuttgart

Illustrationen

Barbara Gay, Stuttgart
Christine Lackner-Hawighorst, Ittlingen

Die Deutsche Bibliothek – CIP-Einheitsaufnahme

Thiemes Pflege : entdecken, erleben, verstehen – professionell handeln ; 234 Tabellen / hrsg. von Edith Kellnhauser ... Begr. von Liliane Juchli. – Stuttgart ; New York : Thieme
Bis 8. Aufl. u. d. T.: Juchli, Liliane: Pflege

Wichtiger Hinweis

Wie jede Wissenschaft ist die Medizin ständigen Entwicklungen unterworfen. Forschung und klinische Erfahrung erweitern unsere Erkenntnisse, insbesondere was Behandlung und medikamentöse Therapie anbelangt. Soweit in diesem Werk eine Dosierung oder eine Applikation erwähnt wird, darf der Leser zwar darauf vertrauen, dass Autoren, Herausgeber und Verlag große Sorgfalt darauf verwandt haben, dass diese Angabe **dem Wissensstand bei Fertigstellung des Werkes** entspricht.
Für Angaben über Dosierungsanweisungen und Applikationsformen kann vom Verlag jedoch keine Gewähr übernommen werden. **Jeder Benutzer ist angehalten,** durch sorgfältige Prüfung der Beipackzettel der verwendeten Präparate und gegebenenfalls nach Konsultation eines Spezialisten festzustellen, ob die dort gegebene Empfehlung für Dosierungen oder die Beachtung von Kontraindikationen gegenüber der Angabe in diesem Buch abweicht. Eine solche Prüfung ist besonders wichtig bei selten verwendeten Präparaten oder solchen, die neu auf den Markt gebracht worden sind. **Jede Dosierung oder Applikation erfolgt auf eigene Gefahr des Benutzers.** Autoren und Verlag appellieren an jeden Benutzer, ihm etwa auffallende Ungenauigkeiten dem Verlag mitzuteilen.

Geschützte Warennamen (Warenzeichen) werden **nicht** besonders kenntlich gemacht. Aus dem Fehlen eines solchen Hinweises kann also nicht geschlossen werden, dass es sich um einen freien Warennamen handele.

Rüdigerstraße 14, D-70469 Stuttgart

Unsere Homepage: http://www.thieme.de

Printed in Germany
Satz: Druckhaus Götz GmbH, Ludwigsburg
Gesetzt auf CCS Textline (Linotronic 630)
Druck: Appl, Wemding
Verarbeitung: G. Lachenmaier GmbH & Co. KG, Reutlingen
ISBN 3-13-129099-4

Wir weisen mit Nachdruck darauf hin, dass die Menschen, deren Gesichter die Fallbeispiele illustrieren, in keinerlei Zusammenhang mit den geschilderten Personen, Erlebnissen oder Erkrankungen stehen. Die Porträts dienen einzig dazu, dem Leser anzuzeigen, dass es sich bei dem folgenden Text um die Erzählung eines Menschen handelt.

Wir bitten um Verständnis, dass aus Gründen der Lesbarkeit im Buch durchgehend die männlichen Formen, z. B. Patient, Schüler, Lehrer verwendet werden. Natürlich ist uns bewusst, dass die Pflege überwiegend ein Frauenberuf ist – die Gleichberechtigung der Frau ist jedoch selbstverständliche Grundlage der Konzeption und des Menschenbildes, so dass eine Dopplung der Begriffe unnötig erscheint.

Herausgeber

(Die Ziffern hinter den Namen der Autoren kennzeichnen die Kapitel, an denen sie mitgewirkt haben.)

Dr. Ursula Geißner
(1, 2, Einleitung Teil III)
Professorin
Katholische Fachhochschule
Fachbereich Pflege
Karlstr. 63
79104 Freiburg

Martina Gümmer (18, 27, 44)
Dipl.-Pflegepäd. (FH)
Hinterm Turm 20
31515 Wunstorf

Dr. phil. Edith Kellnhauser (7, 8)
Professorin emerit.
Katholische Fachhochschule
Saarstr. 3
55122 Mainz

Dr. Susanne Schewior-Popp (4)
Professorin für Pflegepädagogik
und Didaktik
Katholische Fachhochschule
Saarstr. 3
55122 Mainz

Franz Sitzmann
(14, 21, 24, 25, 29, 33, 37, 46, 47, 50, 51)
Lehrer für Pflegeberufe,
Fachkrankenpfleger für
Krankenhaushygiene
GKH Herdecke
Gerhard-Kienle-Weg 4
58313 Herdecke

Lothar Ullrich (33)
Fachkrankenpfleger für
Intensivpflege und Anästhesie
Supervisor, Lehrer für Pflege-
berufe
Weiterbildungsstätte für
Intensivpflege und Anästhesie
Universitätsklinikum Münster
Schmeddingstr. 56
48149 Münster

Autoren

Bernd Assenheimer (51)
Krankenpfleger, Praxislehrer
Krankenpflegeschule
Universitätsklinikum Tübingen
Otfried-Müller-Str. 39/1
72072 Tübingen

Heiner Bachmann (41, 42)
Lehrer für Pflegeberufe
BFS für Krankenpflege
Ulmerstr. 20
89257 Illertissen

Gaby Baumgardt (45)
Lehrerin für Pflegeberufe
Kirchender Dorfweg 157
58313 Herdecke

Christa-Maria Bertram (44)
Kinderkrankenschwester
Abteilung für Kinder- und
Jugendpsychiatrie
im Niedersächsischen
Landeskrankenhaus
31515 Wunstorf

Dr. med. Ingo Blank (41)
Arzt und Wissenschaftsjournalist
Medizin
Marktplatz 6
71093 Weil im Schönbuch

Charlotte Boes, BScN (37, 40)
Fachkrankenschwester für
Intensivpflege und Anästhesie
Siegfriedstr. 18
58453 Witten

Priv. Doz. Dr. rer. nat.
Burkhard Brandt (Anhang 1)
Klinischer Chemiker, OAss.
Institut für Klinische Chemie und
Laboratoriumsmedizin
Albert-Schweitzer-Str. 33
48149 Münster

Barbara Breitenstein (13)
Berufsschullehrerin im
Gesundheitswesen
Altenbergstr. 38
3013 Bern, Schweiz

Ingrid Bruckler (13)
Sanatorium Maimonides-
Zentrum der israelitischen
Kultusgemeinde
Bauernfeindgasse 4
1190 Wien, Österreich

Angelika Cerkus-Roßmeißl (39)
Lehrerin für Pflegeberufe
Kepserstr. 46
85356 Freising

Veronika Dannhardt-Thiem (41)
Lehrerin für Pflegeberufe
Drügendorf Nr. 37
91330 Eggolsheim

Marianne Förster (19)
Physiotherapeutin
Biebricher Allee 123
65187 Wiesbaden

Dr. Uwe Förster (27)
Lehrer und Sprachtherapeut
Im Nonnenkamp 4
31840 Hessisch Oldendorf

Professor Dr. Andreas Fröhlich (11)
Sonderpädagoge
Institut für Sonderpädagogik
der Universität Landau
Xylanderstr. 1
76829 Landau

Christiane Fürll-Riede (11)
Lehrerin für Physiotherapie
Flockstr. 9
85098 Großmehring

Josef Gaida (32)
Untere Maingasse 5
97209 Veitshöchheim

Bettina Gerte-Happe (40, 42)
Lehrerin für Pflegeberufe
Boeklerstr. 18
59602 Rüthen

Dipl.-Pflegewirtin (FH)
Ute Gillmann (26)
In der Klauer 35
55128 Mainz

Stefan Grossmann-Haller (19)
Stv. Leitung und Lehrkraft
Schule für Physiotherapie
Schlierbacher Landstr. 200a
69118 Heidelberg

Matthias Grünewald (34, 35)
Weiterbildungsstätte Intensiv-
pflege und Anästhesie
Medizinische Einrichtungen
Heinrich-Heine-Universität
Moorenstr. 5
40225 Düsseldorf

Christine Grützner (20)
Lehrerin für Pflegeberufe
Chopinstr. 79
70195 Stuttgart

Michael Günnewig (42)
Lehrer für Pflegeberufe
Universitätsklinikum Essen
Hufelandstr. 55
45147 Essen

Dipl. Pflegepäd. (FH)
Pia Haas-Unmüßig (31)
Hornenbergstr. 2 B
77886 Lauf

Dr. Frank Hatch (11)
Institut für Kinästhetik IfK AG
Aathalstraße 84
8610-Uster, Schweiz

Cornelia Heier (33)
Krankenschwester
Klinikum Karlsbad-Langen-
steinbach
Guttmannstr. 1
76307 Karlsbad

Rolf Heine (36, 37)
Pflegeentwicklung
Filderklinik
Im Haberschlei 7
70794 Filderstadt

Claudia Heinz (28)
Ärztin
Am Barkhof 35
28209 Bremen

Susanne Herzog, BScN (23)
Fachkrankenschwester für
Anästhesie und Intensivpflege
Schneiderstr. 104
44229 Dortmund

Peter Jacobs (10)
Pflegedirektor
Klinikum Großhadern
Marchioninistr. 15
81377 München

Alexandra Jall (32, 43)
Krankenschwester mit Weiter-
bildung Pflegefachseminar
Stationsleitung, Rehabilitations-
krankenhaus Ulm
Oberer Eselsberg 45
89081 Ulm

Andrea Jandt (25)
Krankenschwester
Im Wangerhof 3
79112 Freiburg

Silvia Jorge (45)
Krankenschwester
Harhortstr. 10
58313 Herdecke

Dipl. Pflegepäd.(FH)
Heike Jung-Heintz
(8, 16, 18, 19, 21, 23, 24, 25, 27, 28)
Juststr. 46
76870 Kandel

Dipl.-Pflegewirt (FH)
Henry Kieschnick (12, 15)
Pflegeberater
Menzlingen 3d
51503 Rösrath

Gerd Klein (35)
Werner Schule vom DRK
Reinhäuser Landstr. 19–21
37083 Göttingen

Elke Kobbert (34)
Fachkrankenschwester für
Anästhesie und Intensivpflege
Lehrerin für Pflegeberufe
Franz-Knauff-Str. 15
69115 Heidelberg

Ralf Krämer (43)
Fachkrankenpfleger
Medizinische Intensiv-
station 10 A Ost
Universitätsklinik Münster
Albert-Schweitzer-Str. 33
48129 Münster

Dipl.-Päd. Veerle Krilla (5)
Schulleitung
Krankenpflegeschule
St. Marienwörth
Mühlenstr. 39
55543 Bad Kreuznach

Petra Kullick (32)
Lehrerin für Pflegeberufe
Kinderkrankenpflegeschule
des Klinikums der Johannes-Gutenberg-Universität
Am Pulverturm 13
55101 Mainz

Elke Kuno (22)
Lehrerin für Pflegeberufe
Leiterin der Akademie am
Bethanien Krankenhaus
Geriatrisches Zentrum
Rohrbacher Str. 149
69126 Heidelberg

Burkhardt Lebert (31)
Lehrer für Pflegeberufe
Reilsheimerstr. 57/1
69245 Bammental

Ingvar Leptihn (44)
Fachkrankenpfleger für
Psychiatrie
Niedersächsisches Landes-krankenhaus
31515 Wunstorf

Gabriele Lessig (29)
Krankenschwester
Sömmeringstr. 41
10589 Berlin

Dipl.-Pflegepäd. (FH) Anja Lieser (8, 13, 17)
Lehrbeauftragte der Kath.
Fachhochschule Mainz
Im Ecken 1
54344 Kenn

Dr. Lenny Maietta (11)
Institut für Kinästhetik IfK AG
Aathalstr. 84
8610 Uster, Schweiz

Anke Marks (18)
Lehrerin für Pflegeberufe
Niedersächsisches Landes-krankenhaus
31515 Wunstorf

Jochen Martin (24)
Praxisanleiter
Städtische Kliniken Esslingen
Hirschlandstr. 97
73730 Esslingen

Dr. med. Torsten B. Möller (Anhang 2)
Gemeinschaftspraxis für
Radiologie und Nuklearmedizin
Werkstr. 1
66763 Dillingen

Natascha Neumeister (36)
Krankenschwester
Dorfbachstr. 54
3098 Köniz, Schweiz

Dipl. Ing. Eur. Ing.
Klaus E.A. Nockemann (25)
Technischer Leiter
GKH Herdecke
Beckweg 4
58313 Herdecke

Ricki Nusser-Müller-Busch (21)
Leitende Logopädin, F.O.T.T.-Instruktorin
Unfallkrankenhaus Berlin
Warener Str. 7
12683 Berlin

Jürgen Ohms (41)
Lehrer für Pflegeberufe
und Heilpraktiker
Eduardstraße 37
47441 Moers

Thomas Olschewski (43)
Fachkrankenpfleger
Medizinische Intensiv-station 10 A Ost
Universitätsklinik Münster
Albert-Schweitzer-Str. 33
48129 Münster

Dipl.-Pflegepäd.
Bettina Ostermann-Vogt (31)
Erwin-Renth-Str. 2
55257 Budenheim

Peter Plappert (43)
Krankenpfleger
Gaudystr. 5
10437 Berlin

Dr. Andreas Portsteffen (18, 25)
Leitender Apotheker
GKH Herdecke
Beckweg 4
58313 Herdecke

Barbara Reisach (22, 33)
Pflegewissenschaftlerin (BScN)
Kälberweg 23
58453 Witten

Brigitte Sachsenmaier (37)
Lehrerin für Pflegeberufe,
Stomatherapeutin
Virchowstr. 14
38642 Goslar

Wolfgang Schäfer (10, 37)
Stationsleitung
Klinikum Großhadern
Marchioninistr. 15
81377 München

Gerhard Schröder (19, 24, 37, 51)
Lehrer für Pflegeberufe,
Journalist
Arenborner Str. 1
37170 Uslar-Ahlbershausen

Alrun Sensmeyer (37, 38)
Krankenschwester
Neuer Weg 11
69118 Heidelberg

Peter Siggemann (30, 31)
Berufsschullehrer im Gesund-heitswesen
Sägemattstr. 8c
3123 Belp, Schweiz

Anne Sitzmann (36)
Krankenschwester
Klinikum Großhadern
Station L 21
Marchinoninistr. 15
81377 München

Jürgen Söll (43)
Lehrer für Pflegeberufe
Hauptstr. 11
89356 Haldenwang

Annegret Sprengel (44)
Heilpädagogin
Abteilung für Kinder- und
Jugendpsychiatrie im
Niedersächsischen Landes-krankenhaus
31515 Wunstorf

Dipl.-Pflegepäd. (FH)
Dorothee Spürk (3)
Lange Str. 1
31515 Wunstorf

Dipl.-Pflegepäd. Eva Stähling (6, 9)
Krankenschwester
Kittlerstr. 40
64289 Darmstadt

Annegret Steinbeck (43)
Krankenschwester, Lehrerin
für Pflegeberufe
Bobath-Pflegetherapeutin,
Kinästhetik-Grundkurstrainerin
Tempelhofer Str. 2
33100 Paderborn

Dietmar Stolecki (46, 48, 49)
St. Johannes-Hospital
Referat Fort- und Weiterbildung
Johannesstr. 9–11
44137 Dortmund

Tanja Straub-Westphal (28)
Lehrerin für Pflegeberufe
Schönbrunner Str. 12
31228 Peine

Barbara Strohbücker, BScN (25, 36)
Pflegeberaterin Universitäts-klinikum Köln
Joseph-Stelzmann-Str. 9
50931 Köln

Monika Teichert-Borgmann (37)
Hainallee 87
44139 Dortmund

Heiner Terodde (35)
Fachkrankenpfleger, Praxis-anleiter
Weiterbildungsstätte Intensiv-pflege und Anästhesie
Medizinische Einrichtungen
Heinrich-Heine-Universität
Moorenstr. 5
40225 Düsseldorf

Andrea Trümner, BScN (25, 33)
Fachkrankenschwester
Anästhesie und Intensivpflege
Eckhardtstr. 66
58454 Witten

Swen Tschannen (13)
Jurist
Altenbergstr. 38
3013 Bern, Schweiz

Christa van Leeuwen (32)
Freiberufliche Hebamme
Am Berge 3
58313 Herdecke

Bernhard Vollmuth (37, 41)
Lehrer für Pflegeberufe
BFS für Krankenpflege
Krankenhausstr. 50
63906 Erlenbach

Claudia Walther (21, 33, 37, 52)
Fachkrankenschwester für
den Endoskopiedienst
GKH Herdecke
Gerhard-Kienle-Weg 4
58313 Herdecke

Matthias Weber (22, 33)
Krankenpfleger
Klinikum Karlsbad-Langen-steinbach
Guttmannstr. 1
76307 Karlsbad

Thomas Werschmöller (21)
Krankenpfleger
GKH Herdecke
Gerhard-Kienle-Weg 4
58313 Herdecke

Bernhard Wiedemann, M.A. (29)
Germanist, Krankenpfleger
Ubstadter Str. 28
76694 Forst

Stefan Wilpsbäumer (33)
Praxisanleiter
Weiterbildungsstätte für
Intensivpflege und Anästhesie
Universitätsklinikum Münster
Schmeddingstr. 56
48149 Münster

Jürgen Wörner (37, 38)
Krankenpfleger
Neuer Weg 11
69118 Heidelberg

Vorwort

Liebe Leserinnen und Leser,
THIEMEs Pflege ist ein Lehr- und Lernbuch für Pflegeschüler, für Lehrer, Praxisanleiter und Mentoren. Es dient auch als Nachschlagewerk für Pflegende und andere angrenzende Berufsgruppen, die sich fachlich fit halten und wissen wollen, was Pflegeschüler derzeit lernen. Wir sehen Lernen als einen lebenslangen Prozess an. Dieser wird durch die kontinuierliche, fachwissenschaftliche Entwicklung gefördert und ist eine individuelle Chance für ein interessantes und vielseitiges Berufsleben.

THIEMEs Pflege ist ein inhaltlich und gestalterisch völlig neu bearbeitetes Buch, das aus dem Lehrbuch *PFLEGE* von Liliane Juchli hervorgeht (s. Geleitwort, S. VIII). Wesentliche Kerngedanken wie z.B. das Menschenbild und die ATL (Aktivitäten des täglichen Lebens) werden bewahrt. Die ATL dienen auch hier als gut begründete und praktikable Strukturierungsgrundlage für die theoriegeleitete Bedürfniserfassung, Planung, Durchführung und Evaluation der Pflege. Die bisherige Gliederung des Buches in fünf Teile (s. Einführung, S. X ff) und die Reihenfolge der ATL bleiben ebenfalls erhalten.

Die Bearbeitung dieses Buches erfolgte auf der Grundlage aktueller pflegewissenschaftlicher Erkenntnisse und unter Einbeziehung anderer wissenschaftlicher Fachrichtungen (Medizin, Anatomie und Physiologie, Anthropologie, Gesundheitswissenschaften, Soziologie, Psychologie u. a.). Dabei nahmen die Begründbarkeit der Pflegemaßnahmen und die Förderung der Zusammenarbeit im therapeutischen Team einen wichtigen Raum ein. Es ist unser zentrales Anliegen, sowohl ein inhaltlich als auch gestalterisch aktuelles Konzept anzubieten, das den berechtigten Ansprüchen an ein Lehrbuch der neuen Generation gerecht wird.

Unser Qualitätsverständnis entspricht dem Profil des anspruchsvollen Pflegeberufes, der in erheblichem Maße Fach-, Methoden-, Sozial- und Persönlichkeitskompetenzen fordert. Der Erwerb von Wissen und Kompetenzen und die Sicherheit im Handeln sind die Basis für eine erfolgreiche und zufriedenstellende Berufsausübung. Sie als Lesende auf diesem Weg zu begleiten und Ihnen in Wort und Bild fundierte Antworten auf Ihre Fragen zu geben, ist die Intention dieses Buches. Dabei wird der Text durch eine sehr umfangreiche und anschauliche Bebilderung unterstützt, indem Handlungsabläufe konkret und Schritt für Schritt gezeigt und erklärt werden. Sie als Leser sollten versuchen, nicht nur die pflegerische Handlung zu verstehen, sondern immer auch den Menschen zu sehen, mit dem Sie in Beziehung treten.

Verstärkt werden die Herausforderungen an die Pflege durch die gesundheits- und sozialpolitischen Veränderungen, die unsere Gesellschaft zunehmend prägen. Qualitätsbewusstsein auf der einen und Kostendruck auf der anderen Seite sind Entwicklungen, denen sich eine moderne Pflege stellen und ihren professionellen Beitrag dazu einbringen muss. Wichtig ist uns dabei immer, das Wohl des Patienten und die Fürsorge für ihn in den Mittelpunkt zu stellen.

Dieses umfangreiche Lehrbuch ist in hohem Maße durch den nicht nachlassenden Optimismus und den hohen persönlichen Einsatz von Frau Christine Grützner entwickelt und fertiggestellt worden. Für ihre Kompetenz als Programmleiterin und Hauptverantwortliche für dieses Projekt im Verlag bedanken wir uns herzlich. Wir bedanken uns auch bei Petra Krügel (Redaktionsleitung), Ina Pfitzer (Fachredaktion) und Doris Kliem (Redaktion) für den im wahrsten Sinne des Wortes pausenlosen und hochmotivierten Einsatz, Frau Ulrike Bradler und Frau Annerose Kürsten (Sekretariat) für die herzliche Betreuung, Susanne Hauser und Rainer Zepf (Grafikabteilung) für den Ideenreichtum und die Kreativität neue Wege zu gehen, Manfred Lehnert (Herstellung) für seine unerschütterliche Ruhe und Zuversicht, und bei Jutta Scherzer (Fa. Götz) für die unendliche Freundlichkeit und Geduld beim Umbruch.

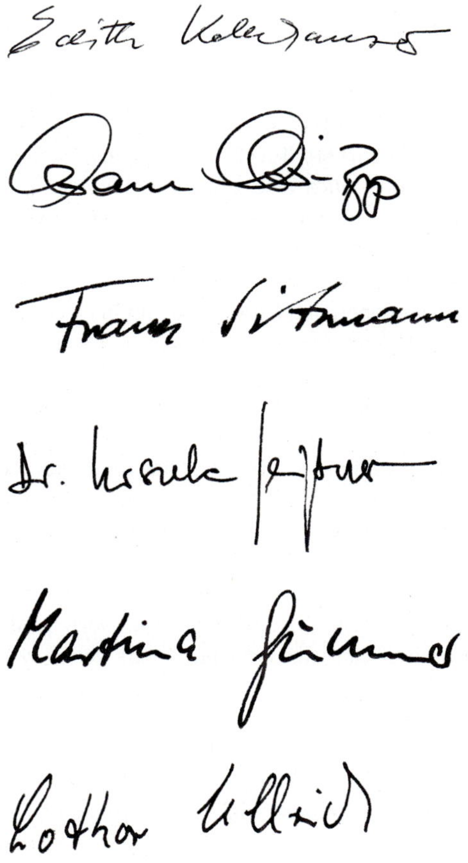

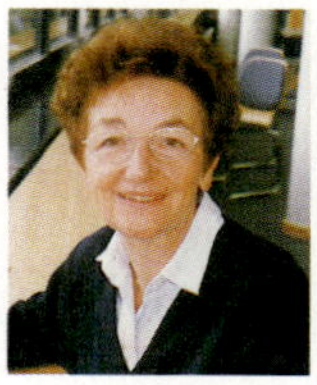

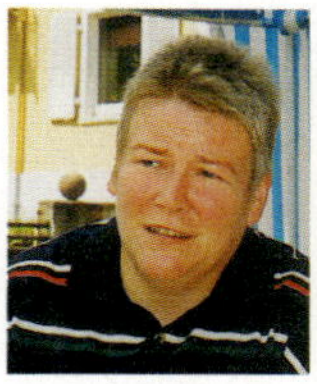

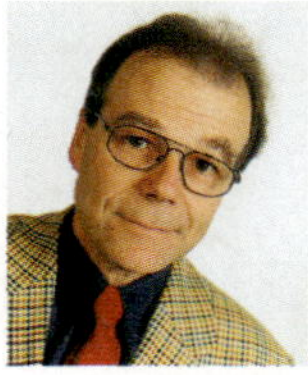

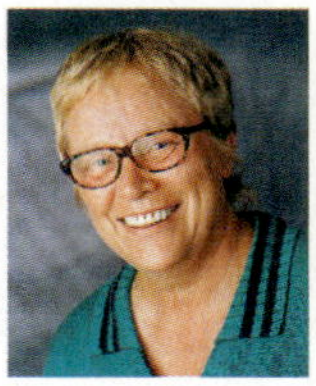

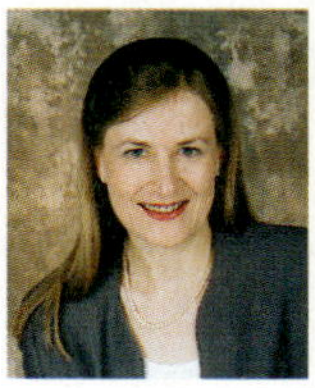

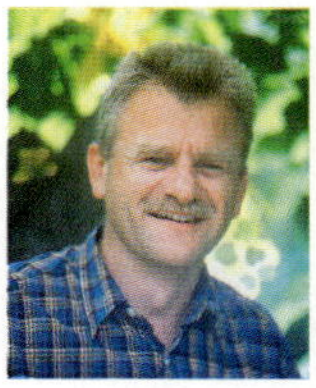

Geleitwort

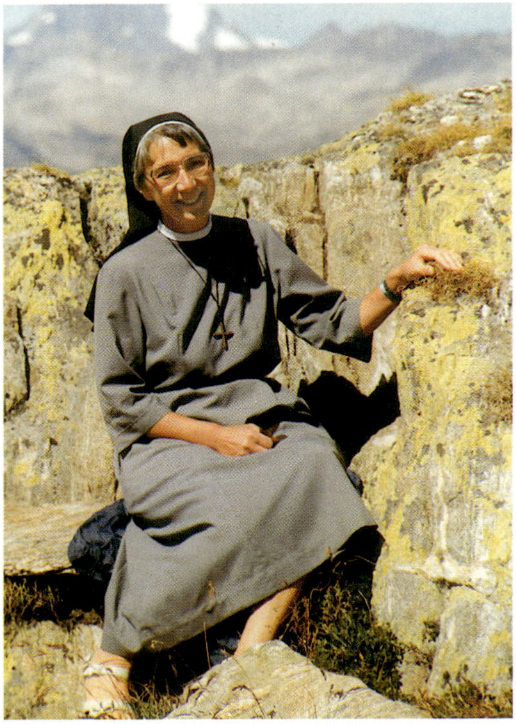

Das Pflege-Buch hat mich ein halbes Leben lang begleitet. Wenn man das Manuskript „umfassende Pflege“, 1969, den eigentlichen Anfang dessen, was jetzt vor uns liegt, mitrechnet, habe ich neunmal nach intensiver Arbeit ein Vorwort geschrieben. Jetzt ist es ein Geleitwort, woraus hervorgeht, dass es diesmal anders ist.

Zwar war mir immer klar, dass ich mich mit dem Erreichen des 65. Altersjahres von der Pflege zurückziehen wollte. Dazu gehört auch die Arbeit am Buch und damit die Frage, ob die 8. Auflage die letzte sein soll oder ob eine Weiterentwicklung möglich und sinnvoll sein könnte. Die Entscheidung, das Buch dem Thieme Verlag zu übergeben, ist mir nicht leicht gefallen: Es ist so, wie wenn man ein erwachsen gewordenes Kind ins Leben entlässt, ohne weiterhin seine Schritte aktiv lenken zu können. Zum Loslassen-Müssen gesellt sich die Unsicherheit; Fragen wie diese stellen sich ein: Wird das Buch seine Grundsubstanz bewahren können? Wie wird seine Weiterentwicklung sein? Werde ich es wiedererkennen oder wird es sich so verändern, dass es für mich ein fremdes ist?

Nun sind die Arbeiten für die 9. Auflage abgeschlossen. Ich habe einige Schritte mitverfolgen können, habe miterlebt, mit welchem Engagement Frau Ch. Grützner die Koordination bewältigt hat und mit wie viel Einfühlung und Professionalität zum Beispiel das Bildmaterial ausgewählt und zusammengestellt wurde. Nie vorher sind so viele Ressourcen zur Verfügung gestanden. Das Gleiche gilt auch für die Inhalte des Buches. Dem Vorteil der Erfahrung vieler Experten steht natürlich auch eine gewisse Gefahr der Zersplitterung gegenüber. Es ist eine große Leistung, viele unterschiedliche Autoren an einen Tisch zu bringen, und es ist eine hohe Kunst, Kontinuität im Respekt vor dem Gewordenen und Entwicklung im Blick auf die neuesten Erkenntnisse in Pflegeforschung und -wissenschaft zusammenzubringen.

Das Buch hat sich von Anfang an in jeder Auflage den neuen Erkenntnissen angepasst, hat sich entsprechend verändert. Es gab kleine und größere Entwicklungsschritte, die die Leserinnen und Leser in großer Treue mitvollzogen haben. Nicht immer war es für sie einfach, die Denkansätze anzunehmen. Ich erinnere an die 4. Auflage, die für die Pflegelandschaft fast so etwas wie ein Erdbeben war. Noch heute staune ich darüber, dass das Buch stark genug war, die Reaktionen auszuhalten, ohne daran zugrunde zu gehen. Ich selbst habe von Auflage zu Auflage dazugelernt, habe mich mit neuen Erkenntnissen auseinandergesetzt und nie aufgehört, im konkreten Praxisfeld der Pflege Erfahrungen zu sammeln, Gewohnheiten zu hinterfragen und Alternativen zu wagen. Mein größtes Anliegen war, Theorie und Praxis zu verbinden bzw. dem, was Pflegende tun, einen theoretischen Rahmen zu geben. Das war eine Aufgabe, die mich stets herausgefordert hat.

Es war nie meine Absicht, eine eigentliche Krankenpflege-Theorie zu entwickeln oder ein wissenschaftlich-gültiges Pflegemodell zu entwerfen, vielmehr ging es mir darum, den Lernenden praxisrelevantes Grundlagenwissen und den Pflegenden eine Hilfe für den Pflegealltag anzubieten. Ein Kompendium für den Unterricht und ein Handbuch für die Pflege sollte es sein und aktuell sollte es bleiben.

Heute – im Rückblick auf 30 Jahre Arbeit mit dem Buch – kann ich sagen, dass dank einer guten Zusammenarbeit mit den Verantwortlichen des Thieme Verlages dieses Ziel stets neu umgesetzt werden konnte. Nun steht es am Anfang eines neuen Jahrtausends, das geprägt ist von zunehmender Versachlichung und Objektivierung des Menschen. Umso deutlicher hat diese 9. Auflage den Auftrag, nicht nur intellektuell Wissbares zu vermitteln, sondern auch die menschlichen Werte in den Vordergrund zu rücken, ohne die es kein professionelles Handeln geben kann. Es gilt also das Bewahren und Verändern gleicherweise im Blick zu behalten.

In diesem Sinne wünsche ich dem Buch auch in Zukunft einen guten Weg und weiterhin einen gewichtigen Platz in der Landschaft der Pflege.

Sr. Liliane Juchli

Im Mittelpunkt stand immer der Mensch!

Wer kennt sie nicht – „die“ Juchli? Das Standardlehr- und -lernwerk, das die meisten professionell Pflegenden zumindest einen gewissen Zeitraum ihres pflegerischen Arbeitslebens begleitet hat. „Pflege. Praxis und Theorie der Gesundheits- und Krankenpflege“ lautet der Titel des wohl bekanntesten Pflegelehrbuchs im deutschsprachigen Raum in seiner 8. Auflage von 1997. Allerdings gibt es kaum jemanden, der nicht von „der Juchli“ redet – Autorin und Text sind zu einer Einheit verschmolzen.

„Das Lehrbuch von Liliane Juchli hat mich begleitet auf meinem beruflichen Werdegang und ist heute noch ein wichtiges Nachschlagewerk für mich.“ (Gudrun Schwenke), so eine Stationsleitung. Auf Generationen von Pflegenden wird Ähnliches zutreffen.

Ob Liliane Juchli damals wohl geahnt haben mag, welche Bedeutung dieses Werk einmal haben würde? Siebenundzwanzig Jahre ist es nun her, seit das Pflegelehrbuch 1973 zum ersten Mal auf dem Markt erschien. Die Ansprüche, die mit ihm verbunden wurden, waren von Anfang an hoch gesteckt: Theoretisches Wissen und Pflegepraxis sollten zu einer Einheit verknüpft und didaktisch sinnvoll präsentiert werden. Etwas, das uns heute als selbstverständlich erscheint, war zum damaligen Zeitpunkt ein Novum und wurde von Lehrern und Lehrerinnen für Pflegeberufe dankbar aufgenommen. Man habe sich zwar intensiv mit dem damals angebotenen theoretischen Wissen auseinandergesetzt, beschreibt ein Lehrender die Situation aus heutiger Perspektive. Allerdings hätte man oft vor dem Problem gestanden: „Wie setzen wir das in die alltägliche Pflege um, wie verbinden wir das Handwerkliche mit dem theoretischen Hintergrund?“ (Lorenz Ackermann, Lehrer für Pflegeberufe) Neben dieser didaktischen Besonderheit stach in dem neuen Lehrbuch die pflegerische Perspektive hervor. Endlich habe jemand **„wirklich über Pflege geschrieben“** (Ackermann), statt sich weiterhin auf Medizinisches zu konzentrieren. Nicht zuletzt wird immer wieder betont, dass „die Juchli“ als erstes Buch auch den Patienten in den Mittelpunkt gestellt hat“ (Jürgen Sielmann, Lehrer für Pflegeberufe, Schulleiter), dass hier also „der Mensch als Individuum mit Wünschen und Bedürfnissen“ gesehen wurde (Sylvia Brinkmeier, Lehrerin für Pflegeberufe).

Liliane Juchli hat sich nicht nur mit Sachthemen für die pflegerische Praxis beschäftigt. Auch berufspolitischer Wandel und ein verändertes Pflegeverständnis wurden aufgegriffen und markiert durch mehrmalige Änderung des Buchtitels: Wurde in den ersten Auflagen bis 1979 noch differenziert in „Allgemeine und spezielle Krankenpflege“, hieß es seit 1983 „Krankenpflege“ und 1997 dann konsequenterweise nur noch „Pflege“. Damit zeichnete Juchli den Weg von einem an der Medizin orientierten, dem Arzt assistierenden Hilfsberuf zu einer selbstständigen, an eigenen Theorien und Modellen orientierten Profession nach. Allem Wandel zum Trotz veränderte sich jedoch niemals der von Anbeginn an formulierte Wunsch, den kranken, hilfsbedürftigen Menschen „als Gesamtpersönlichkeit nicht aus dem Auge zu verlieren“ (Juchli 1973, S. V).

Ein Blick in andere Pflegelehrbücher genügt, um zu erkennen, dass der Einfluss von Juchlis Pflegelehrbuch weitreichend war. Das von ihr entwickelte Pflegekonzept, die „Aktivitäten des täglichen Lebens“, mit dessen Hilfe die individuellen Bedürfnisse des Patienten berücksichtigt werden sollen, findet man auch in den Publikationen anderer Autoren wieder. Dass Liliane Juchli vor allem für ihr Pflegelehrbuch 1997 mit dem Ehrendoktortitel der Universität Fribourg ausgezeichnet wurde, erscheint aus der Perspektive dieser Entwicklung nur folgerichtig. Nicht zuletzt ist „die Juchli“ ein Stück Pflegegeschichte. Dass ein solches Werk nicht nur zustimmende, sondern auch kritische Stimmen erntet – wie sollte es anders sein? Gerade darin liegt auch ein Gewinn. Juchli hat mit ihrem Pflegelehrbuch nicht einfach nur Informationen geliefert, sondern außerdem zu Diskussionen angeregt, ohne die Neuerungen niemals möglich sind. Den wichtigsten Aspekt ihres Pflegelehrbuchs sollten wir in einer Zeit der zunehmenden Ökonomisierung, in der der Mensch – und zwar sowohl der helfende als auch der hilfsbedürftige – aus dem Blickfeld zu geraten droht, nicht vergessen: „Im Mittelpunkt pflegerischen Tuns steht nicht ein Objekt, sondern eine Person, ein kranker Mensch.“ (Juchli 1976, S. V; Hervorhebung im Original)

„Jeder Abschied [ist] auch der Beginn eines Neuen.“ (Juchli 1998 in ihrem Vortrag während der Fachtagung „Hommage an Schwester Liliane Juchli“ in Kassel-Baunatal) „THIEMEs Pflege“ markiert einen Wechsel in der Autorenschaft und steht für einen noch stärkeren Praxisbezug durch die Arbeit der vielen fachkompetenten Pflegeprofis.

Juchlis Anspruch, jegliches pflegerische Handeln am Menschen auszurichten, scheint zu selbstverständlich, als dass man ihn hervorheben müsste. Doch die Realität gegenwärtiger pflegerischer Praxis deutet an, wie schwierig es auch in Zukunft sein wird, diesem Anspruch gerecht zu werden. Im Bewusstsein dieser Entwicklung wird mit „THIEMEs Pflege“ Juchlis Tradition weitergeführt: Auch in der Zukunft pflegerischer Praxis und Lehre soll der Mensch im Mittelpunkt stehen.

Sabine Walther M. A.

Einführung

Wie ist das Buch aufgebaut, welche didaktischen Prinzipien liegen ihm zugrunde?

THIEMEs Pflege gliedert sich in fünf Teile. Diese Gliederung und damit auch die Inhalte der einzelnen Kapitel sind ein Spiegel des pflegerischen Grundverständnisses, welches Verlag, Herausgeber und Autoren vermitteln wollen:

Professionelle Pflege ist eine sehr umfassende, aber zugleich auch äußerst differenzierte Tätigkeit. Diese Komplexität professioneller Pflege wird oftmals mit dem Begriff der „Ganzheitlichkeit" beschrieben.

Didaktisch betrachtet, ist „Ganzheitlichkeit" ein sehr übergeordnetes Ziel, vielleicht ein berufliches Lebensziel für Pflegende. Denn „Ganzheitlichkeit an sich" kann nicht gelernt werden – sicherlich ist sie auch nicht lehrbar, sondern nur (vor-)lebbar – wohl aber können über bestimmte Inhalte Einstellungen, Haltungen und natürlich fachlich-methodische Kompetenzen gelehrt und gelernt werden, die pflegerisches Handeln mit Blick auf den ganzen Menschen ermöglichen.

Dies ist das Ziel dieses Lehr- und Lernbuches. Entsprechend ist es gegliedert und inhaltlich gestaltet.

Beispiel 1
Wir zeigen Geräte, wie z. B. diese Infusionspumpe, die in der Praxis häufig verwendet werden

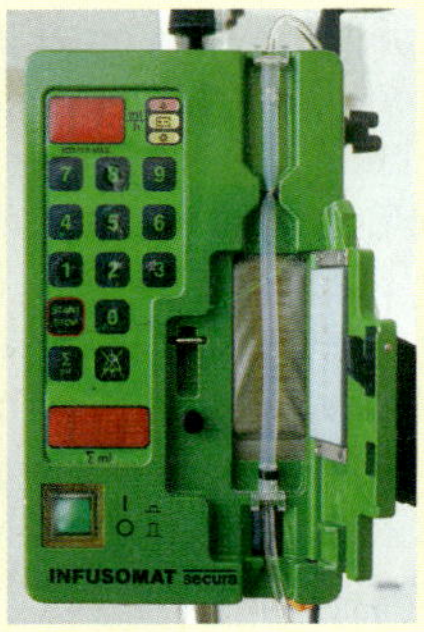

Beispiel 2
Die Abweichung vom normalen Befund (unten) ist in dieser Abbildung deutlich zu sehen: Die Gelbfärbung der Skleren (oben) ist ein typisches Symptom bei Hepatitis

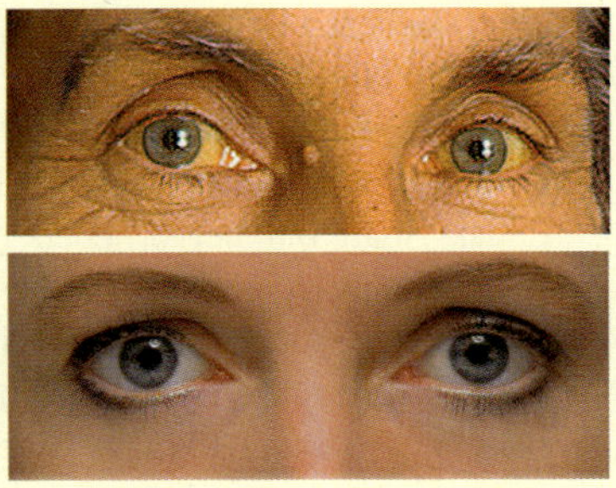

Die fünf Teile

Teil I versteht sich als inhaltliche Basis des gesamten Buches und – wenn man so will – als eine Zusammenführung derjenigen Grundannahmen, Konzepte und Theorien, die unabdingbare Grundlage eines aktuell professionellen und damit pflegewissenschaftlich fundierten Verständnisses des Pflegeberufes sind. Dass hierbei oftmals über den „Tellerrand" der Pflege hinausgeguckt wird, geschieht ganz bewusst, so z. B. bei der ausführlichen und wissenschaftsbezogenen Darlegung der menschlichen Entwicklung vom Neugeborenen bis zum alten Menschen oder bei den Ausführungen zur ethischen Dimension der Pflege. Genauso wichtig ist natürlich auch der präzise Blick auf und in Bereiche, die vielleicht in der Vergangenheit nicht unbedingt Gegenstand pflegerischen Lernens waren, wie etwa „EDV in der Krankenpflege" oder „Wirtschaftliche Aspekte der Pflege".

Im Mittelpunkt dieses Grundlagenteils stehen Wissens- und Erkenntnisbereiche, ohne die die Pflege als eigenständige Profession nicht leben kann und die zudem grundlegend für jedwede pflegerische Einsatzgebiete und Handlungen und damit auch für alle folgenden Kapitel sind.

Teil II beschreibt den Kernbereich pflegerischen Handelns: die verschiedenen Aktivitäten menschlichen Lebens, in denen pflegerisches Handeln geschieht bzw. als professionelles „Vertretungshandeln" geschehen muss. In den Kapiteln 18 – 29 werden Sie als Schülerinnen und Schüler äußerst konkret hingeleitet zu einer fach…
ten Handlungsfähigkeit.
bau so konzipiert, dass
z. B. in Form von exem
hinführen (bis auf die „
Werden, Sein, Vergehen"
und Schüler und damit
nen und Lehrer selbst
dessen, was bisher gele
nachzudenken, zu reflek
zu individuellen Pflegeplanungen zu gelangen).

Teil III nimmt einen Schwerpunkt in den Blick, der die Aufgaben und Möglichkeiten von Pflege im Zusammenhang mit der Förderung und Erhaltung der Gesundheit, einschließlich Prävention und Rehabilitation, aufzeigt. Auch hier wird wieder geografisch über den „Tellerrand" hinausgeschaut, indem auch diesbezügliche Konzepte und Wege aus anderen Ländern Berücksichtigung finden.

Im **Teil IV** geht es um die Pflege von Patienten mit speziellen Erkrankungen. Dabei wird konsequent das Ziel verfolgt, die Pflege der Patienten in den Mittelpunkt zu stellen und nicht die Krankheitslehre. Dass dabei dennoch die wesentlichen und notwendigen Erkenntnisse der Medizin eine pflegebezogene Berücksichtigung finden, gelingt durch eine klar gegliederte Systematik mit zahlreichen Übersichtsdarstellungen.

Teil V schließlich behandelt die pflegerischen Aufgaben bei diagnostischen und therapeutischen Maßnahmen. Die wesentlichen Aufgaben sind in den Kapiteln dieses Teils präzise und strukturiert dargestellt.

Foto- und Abbildungskonzept

Eines ist allen Teilen von THIEMEs Pflege gemeinsam: ein didaktisch durchdachtes, realitätsnahes und verschiedene Perspektiven in den Blick nehmendes Foto- und Abbildungskonzept. Dadurch erleben Sie, liebe Leserinnen und Leser, sozusagen „Pflege live“ in Ihrem Lehr- und Lernbuch.

Verschiedene Dimensionen waren uns dabei besonders wichtig:

- die Abbildung von Geräten, Hilfsmitteln etc. mit klarem Wiedererkennungswert in der Praxis (Beispiel 1),

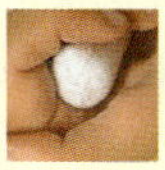

Anlegen eines Funktionshandschuhs (Abb. 43.21)

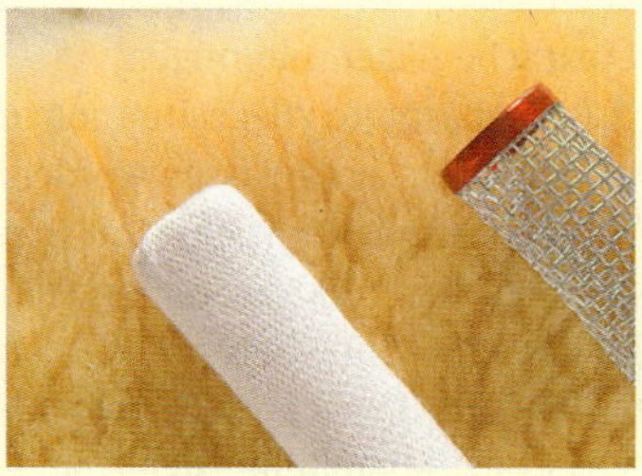

1 Drahtröllchen für die Funktionshand im Rohzustand und mit Schlauchmull überzogen.

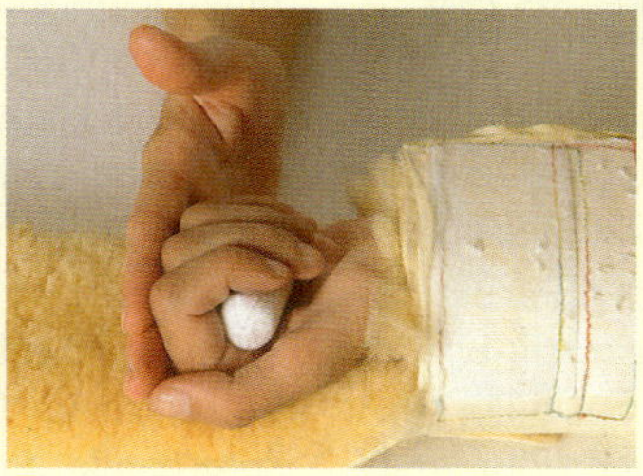

2 Einlegen des Röllchens.

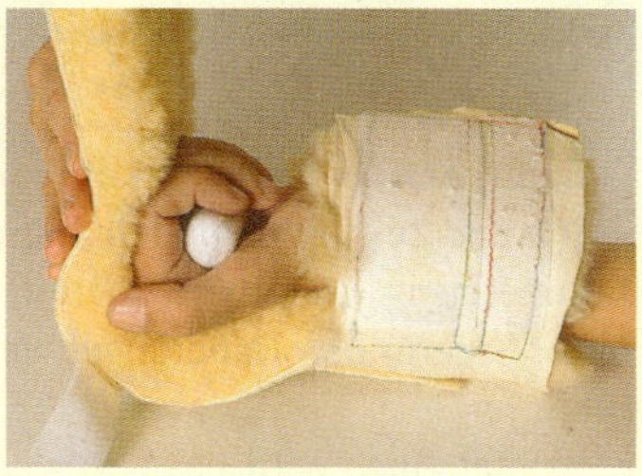

3 Anlegen des Funktionshandschuhs.

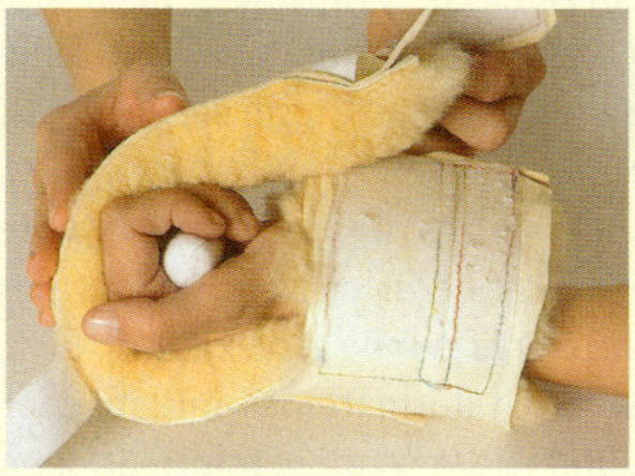

4 Umklappen des Längsteils des Funktionshandschuhs.

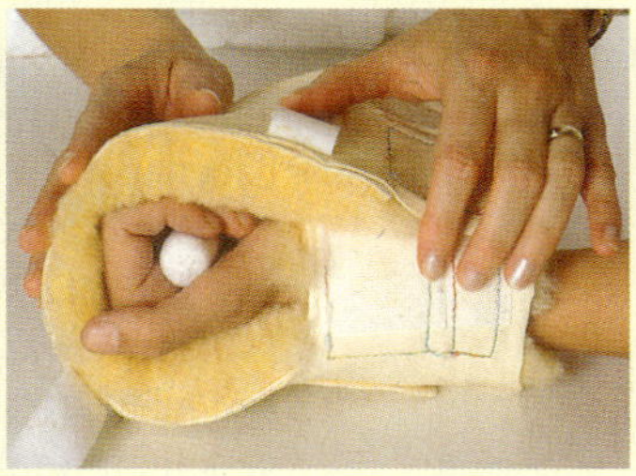

5 Befestigen des Längsteils.

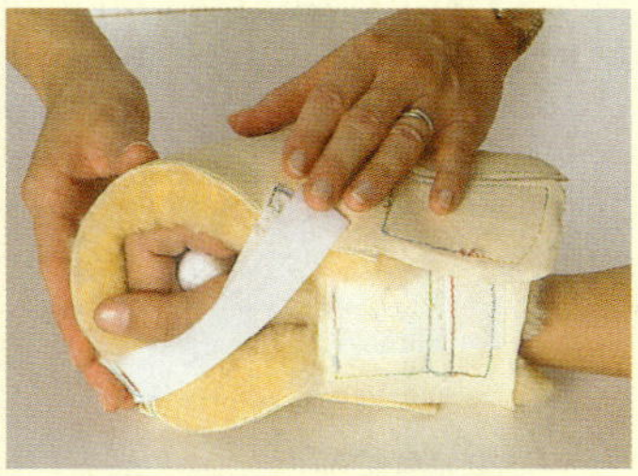

6 Fixieren des Funktionshandschuhs.

Beispiel 3
In Fotoserien wie dieser werden Handlungsabläufe Schritt für Schritt gezeigt

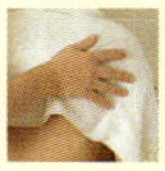

Baden des Patienten (Abb. 20.23)

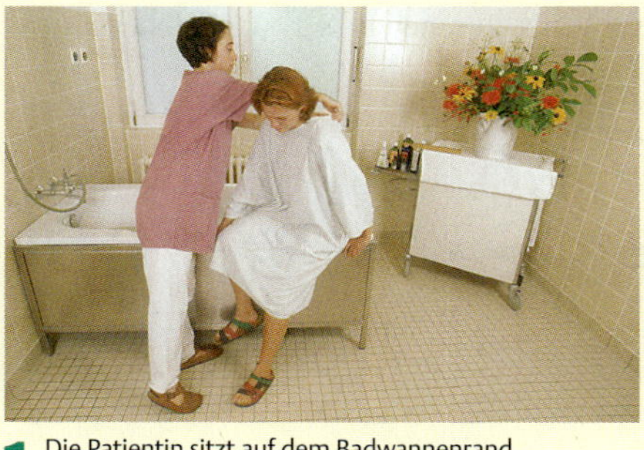

1 Die Patientin sitzt auf dem Badwannenrand. Liebevolle Details, wie der Blumenstrauß fördern das Wohlbefinden.

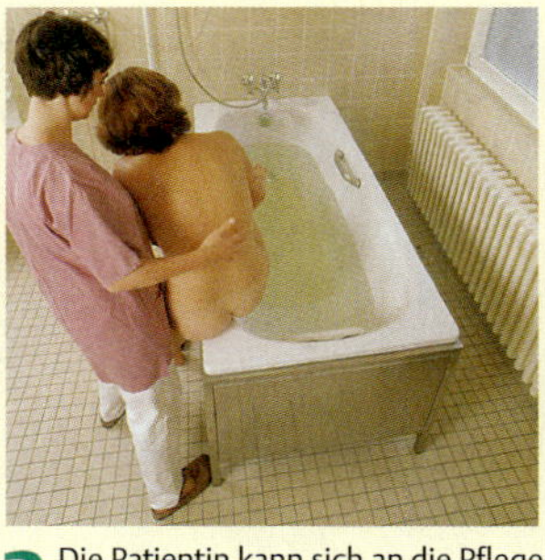

2 Die Patientin kann sich an die Pflegeperson lehnen, während die Beine einzeln in die Wanne gehoben werden.

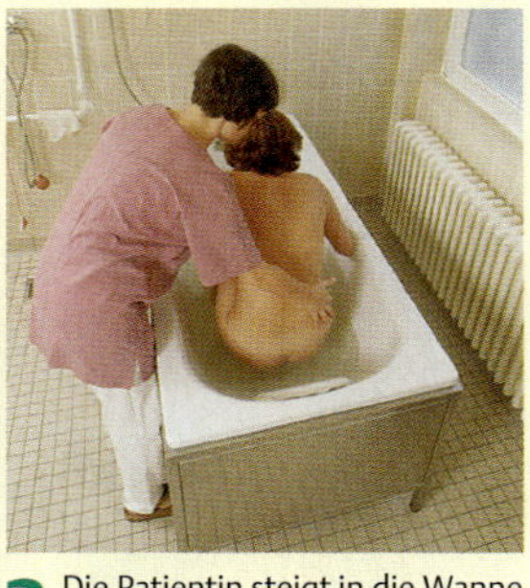

3 Die Patientin steigt in die Wanne. Die Hand der Pflegeperson ist jederzeit einsatzbereit, um zu helfen.

Beispiel 4
In der konkreten Pflegesituation „Baden des Patienten“ (hier im Ausschnitt) wird die Interaktion zwischen Pflegeperson und Patient deutlich

- die Dokumentation von Details, z. B. aus dem Bereich der Krankenbeobachtung (Beispiel 2),
- die präzise fotografische Dokumentation von pflegerischen Handlungsketten mit unmittelbarem Instruktionswert (Beispiel 3),
- die unmittelbare und konkrete Pflegesituation mit Pflegendem und Patienten (Beispiel 4).
- die „Sicht" des Patienten (Beispiel 5).

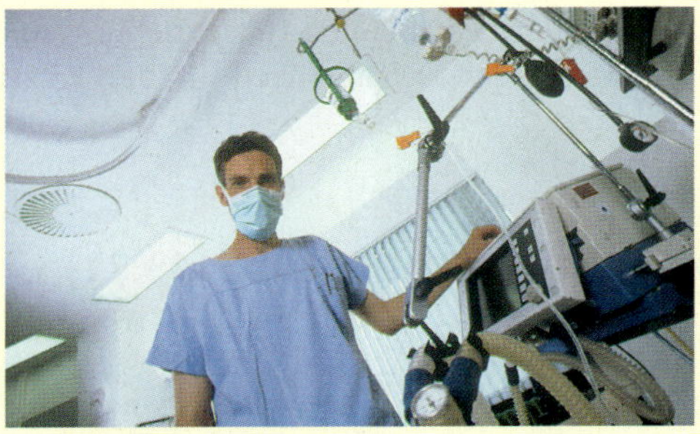

Beispiel 5
Die Information über das bevorstehende endotracheale Absaugen aus Patientensicht

Oftmals werden Sie auch Kombinationen von Fotografie und Zeichnung finden. Damit soll z. B. der Zusammenhang zwischen anatomischen Strukturen und pflegerischen Handlungen verdeutlicht werden (Beispiel 6).

Unterstützt wird das textliche und (foto-)grafische Lehr- und Lernangebot durch das konsequente Einhalten der Gliederungsstrukturen in allen Kapiteln des Buches. Dies erleichtert Ihnen als Leserin und Leser die konkrete Arbeit mit THIEMEs Pflege.

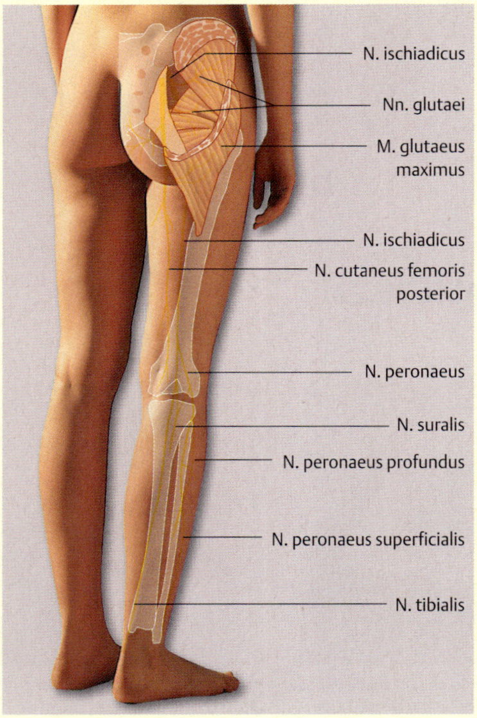

Beispiel 6
Mit dieser Kombination aus Foto und Zeichnung kann man sich den Verlauf des N. ischiadicus und der Nn. glutaei besser vorstellen und so die Verletzung dieser Nerven bei der i. m. Injektion in die Gesäßmuskulatur vermeiden

Wie kann ich mit dem Buch lernen?

Jedes Buch muss einer bestimmten Systematik folgen, die sich in der Gliederung, also dem Inhaltsverzeichnis, widerspiegelt. Dabei stehen dann in den einzelnen Kapiteln bestimmte Aspekte im Vordergrund. In der Pflegepraxis finden wir eine solche Gliederung nicht unmittelbar wieder, denn hier handelt es sich um jeweils individuelle, konkrete und komplexe Situationen, auf die sich die Pflegeperson immer wieder neu einstellen muss und in denen sie ihr Wissen und Können jeweils neu überdenken, strukturieren, anwenden und hinterfragen muss.

THIEMEs Pflege erleichtert diesen Prozess des Erkennens und Auffindens von Zusammenhängen, der letztlich die Basis für eine kompetente und qualifizierte Pflegeplanung ist, durch zahlreiche Querverweise zwischen den einzelnen Kapiteln, ein umfangreiches Sachverzeichnis und natürlich auch durch visuelle und textliche Akzentuierungen.

Dabei können z. B. beobachtete Pflegesituationen in der Praxis zu unmittelbaren Lernanlässen werden: Ein Schüler hat auf Station gesehen, wie eine Infusion gerichtet und angehängt wird. Es ging alles sehr schnell, und er fragt sich, wie das Richten der Infusion eigentlich im Detail abläuft. Er sieht sich die entsprechende fotografische Darstellung der Handlungskette an und überlegt, welche Gefahren und Risiken ggf. zu berücksichtigen sind. Daraufhin schlägt er unter „hygienische Prinzipien" nach und fragt sich dann, in welcher Situation Menschen sind, die Infusionen erhalten, welche Ängste sie vielleicht haben usw.

Wenn ein Schüler in der beschriebenen Weise mit THIEMEs Pflege lernt, lernt er nicht nur für das konkrete Thema, um das es gerade geht. Er lernt auch, wie man lernt, also, wie Informationen miteinander verknüpft werden und wie er an diese Informationen gelangt. Ein solches Lernen-lernen ist eine unabdingbare Grundlage für die Fähigkeit, sich in der Berufspraxis immer wieder neu auf veränderte Situationen einzustellen, aber auch dafür, Bekanntes klar zu identifizieren.

Lassen Sie sich auf diesen Lernprozess mit THIEMEs Pflege ein. Wir wünschen Ihnen dabei viel Erfolg!

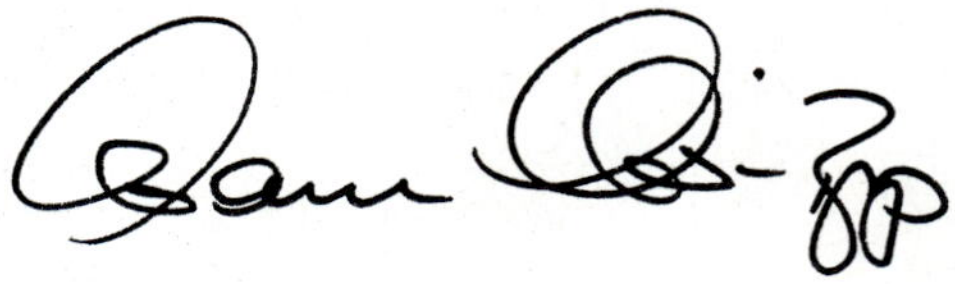

Die Aktivitäten des täglichen Lebens (ATL) – Ein Netz, das trägt

Teil II, der die 12 ATL beschreibt, ist ein Kernstück dieses Buches. Das Konzept der ATL – untrennbar mit dem Namen *Juchli* verbunden – ist auch ein wesentlicher Bestandteil der Pflegepraxis. Formulare für Stammblätter und Pflegeanamnesebögen sind anhand der ATL strukturiert, Pflegeprobleme, -ziele und -maßnahmen können systematisch formuliert und die Wirksamkeit der Pflege evaluiert werden.

Mit Hilfe der ATL wird die Beobachtung differenzierter, der Blick geschult und geschärft. Wie beim Zoomen mit einer Kamera erschließen sich bei näherer Betrachtung des Menschen Details, die beim folgenden Blick auf das Ganze ein vollständigeres Bild von ihm ergeben. Wer gelernt hat, auf der Basis der ATL die Bedürfnisse eines Menschen in ihrer Gesamtheit zu erfassen, den werden sie immer begleiten. Wichtig ist dabei, „die einzelne Aktivität in einem großen Rahmen zu sehen, also sowohl die momentane Situation wie auch die Einflußfaktoren und Rahmenbedingungen, die eine Wechselwirkung mitbestimmen." (Juchli 1997, S. 90)

Aus diesem Grunde folgen alle ATL-Kapitel einer einheitlichen Struktur, die diese Forderung erfüllt:

1. Bedeutung für den Menschen (inkl. Einflussfaktoren)
2. Phänomene wahrnehmen und beurteilen (Beschreibung des Gesunden)
3. Veränderungen wahrnehmen und beurteilen (Beschreibung der pathologischen Veränderungen)
4. Pflegeangebote auswählen und anwenden
5. Komplexe Pflegesituation gestalten

Erst vor dem Hintergrund der ersten drei Gliederungspunkte können die nun folgenden Pflegeangebote verstanden werden. Die Pflegeperson wählt anhand ihres Fachwissens, ihrer Beobachtungen und der Bedürfnisse des Patienten die geeignetsten Pflegeangebote aus und bietet sie dem Patienten an. Diese Angebote sind im wahrsten Sinne des Wortes zu verstehen: Der Patient entscheidet, ob er diese Pflegemaßnahme wünscht oder nicht. Darin drückt sich ein wesentlicher Bestandteil unseres Verständnisses von Pflege aus – die Achtung vor der Würde und somit auch Selbstbestimmung des Menschen.

Im letzten Gliederungspunkt jeder ATL wird beispielhaft gezeigt, wie das bisher Gelernte in eine individuelle Pflegeplanung einfließen kann. Die Planung fokussiert dabei diese eine Aktivität. Sie verdeutlicht dabei den Prozess, auf der Basis der Pflegeanamnese aus der Fülle von Pflegeangeboten die für den Patienten geeignetsten auszuwählen und in die individuelle Pflege einzubinden. So bildet sich aus den einzelnen ATL, die eng miteinander verknüpft sind, ein Netz, das in seiner Gesamtheit die Pflegebeziehung zwischen Patient und Pflegeperson trägt.

Aber eben weil die ATL so eng miteinander verwoben sind, wird auch die Abgrenzung oftmals schwierig. Das Pflegeproblem Dekubitusgefahr kann – wie hier geschehen – der ATL Sich bewegen zugeordnet werden, da der Dekubitus durch Druck und dieser wiederum z. B. durch Bewegungslosigkeit verursacht wird. Die Dekubitusgefahr wird jedoch von einigen Lehrern unter der ATL Sich waschen und kleiden unterrichtet, da die Beobachtung der Haut und die Hautpflege auch dieser Aktivität zugeordnet werden kann. Dies macht deutlich: es gibt nicht nur eine Betrachtungsweise und dieses Buch will „kein Rezeptbuch sein. Bücher sind wie

- Leitlinien – man muß sie selber ausprobieren;
- Landkarten, man muß die Landschaft schon selber erkunden, wenn man mehr darüber wissen oder gar darin wohnen will;
- Wegweiser, gehen muß man schon selber;
- eine Richtschnur – man kann sich daran halten, muß aber nicht;
- ein Korb voller Gegenstände – wir können auswählen, prüfen, entscheiden, ob wir sie annehmen oder weglegen.
- Schatztruhen – die Schätze findet nur, wer die Anstrengung des Suchens nicht scheut.

Immer bleibt uns die freie Wahl – doch wir müssen sie treffen." (Juchli 1997, S. 16)

Inhalt Band 1 und Band 2

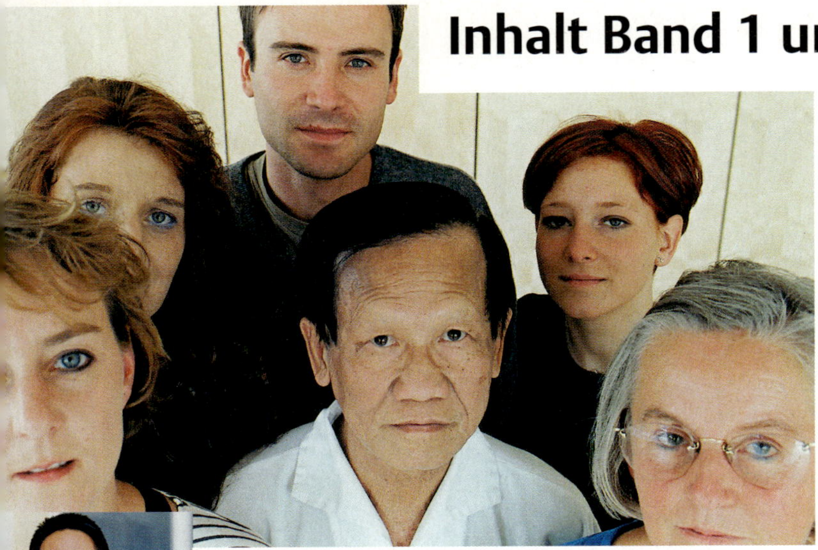

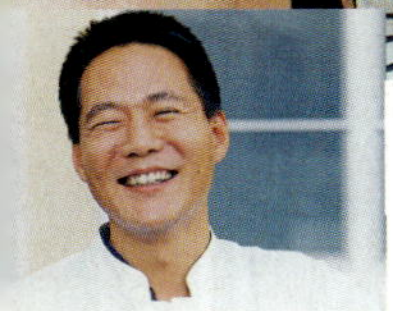

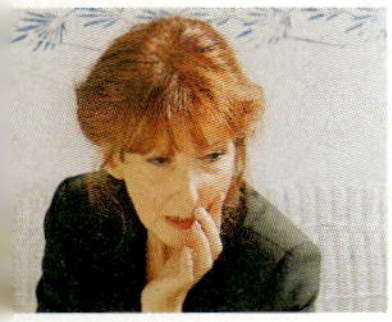

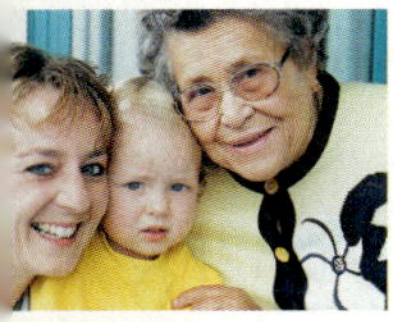

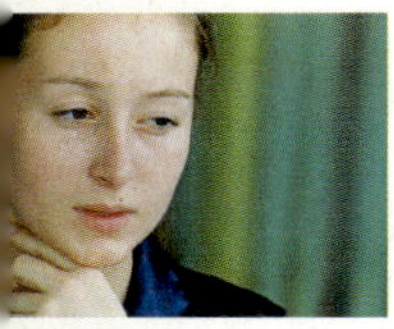

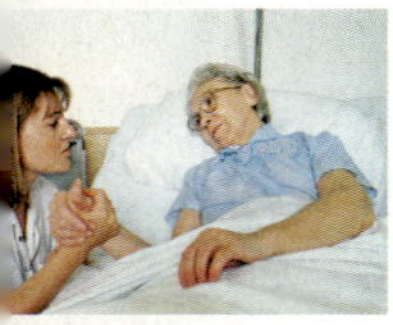

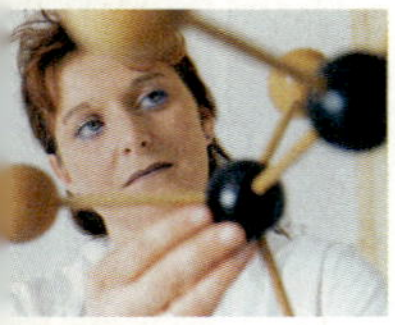

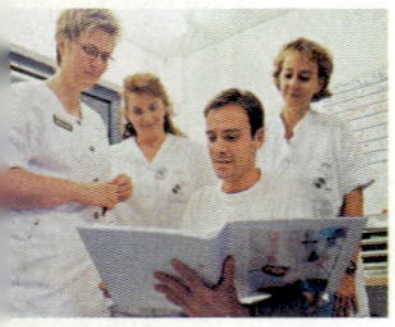

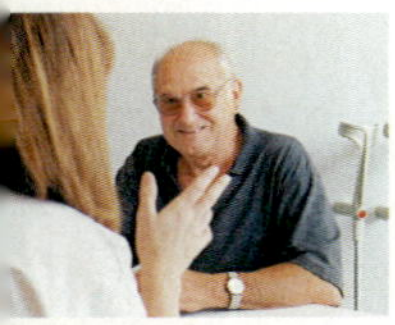

Band 1

I Grundlagen der Pflege

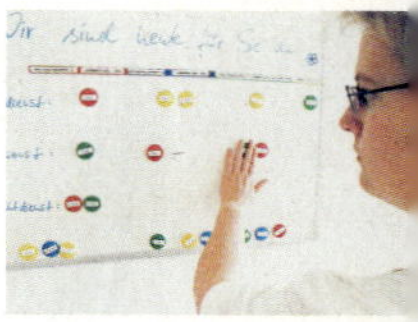
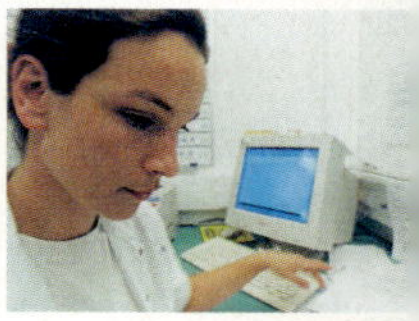
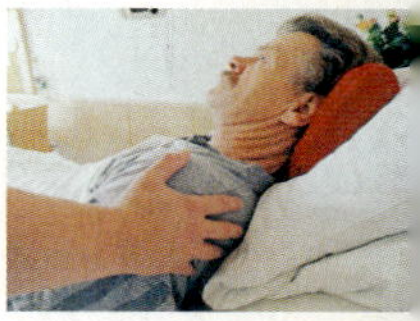
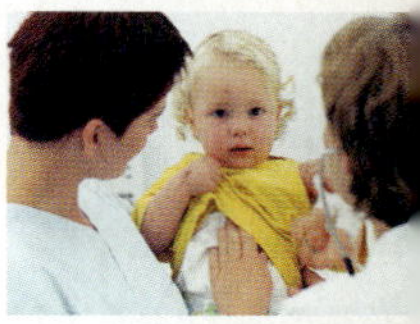
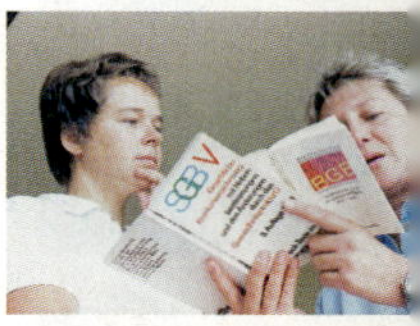
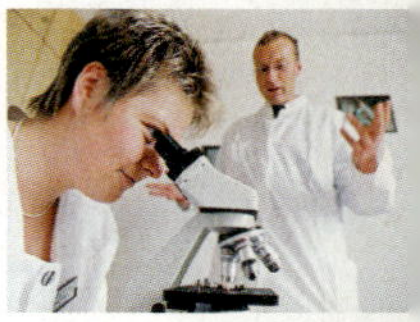
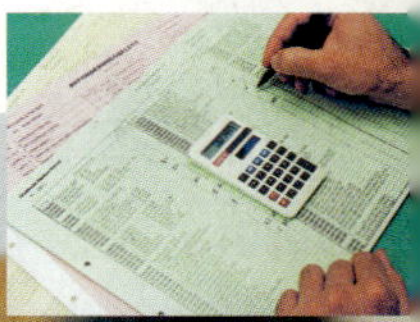
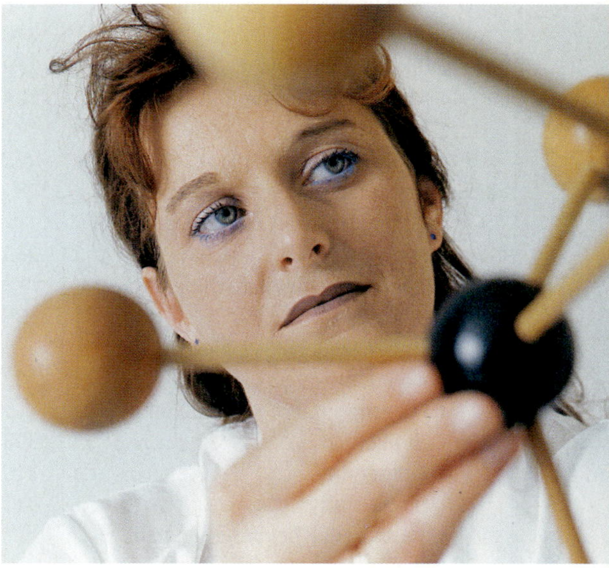
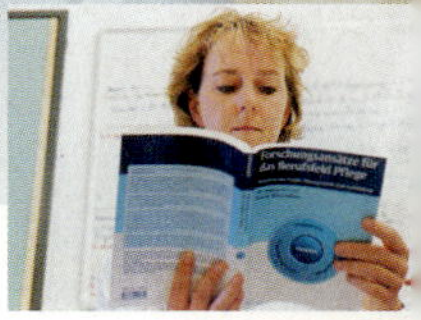
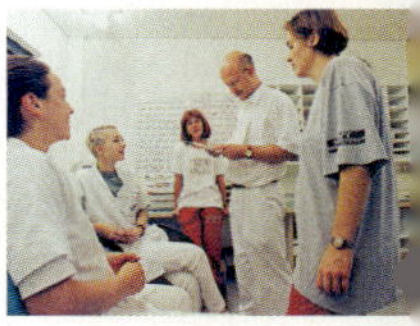

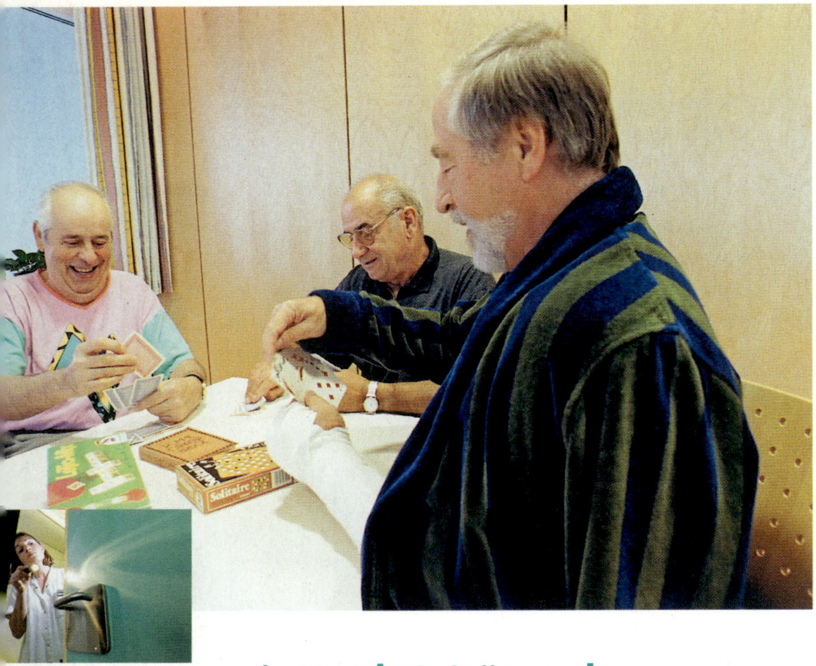

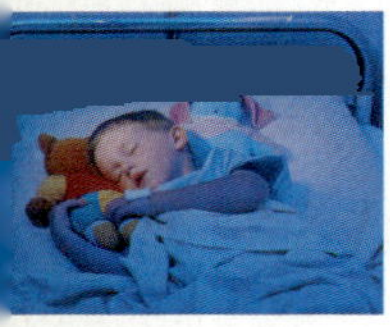

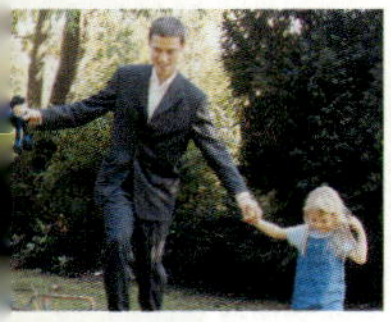

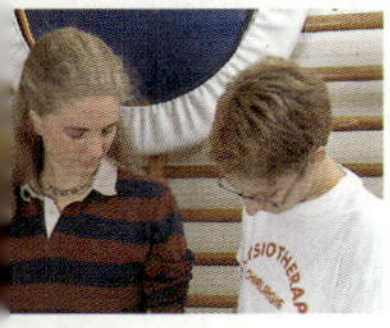

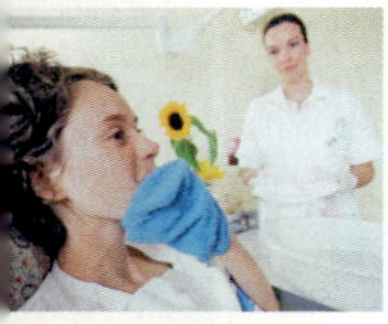

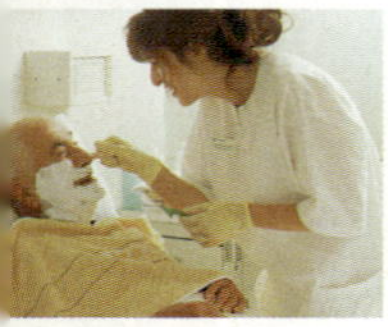

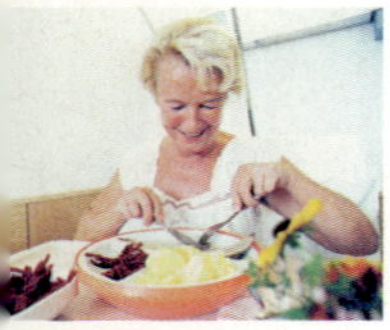

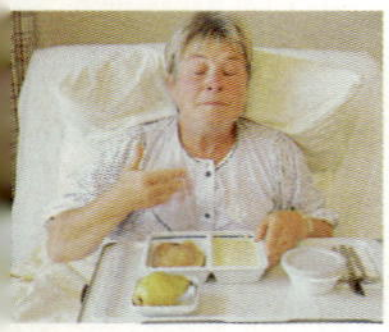

II Aktivitäten des täglichen Lebens

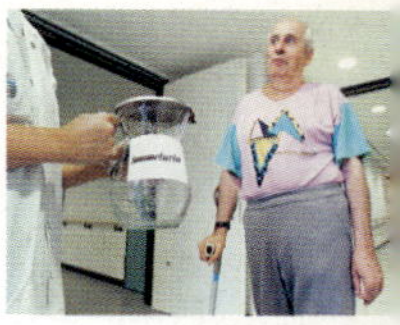
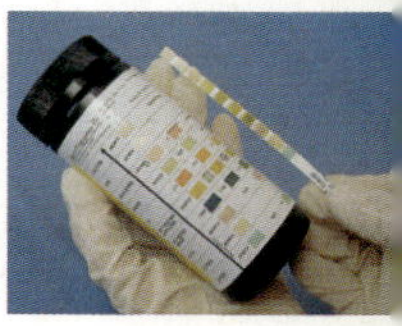
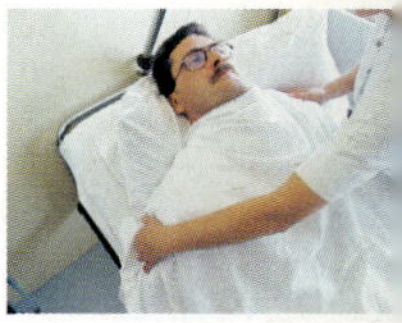
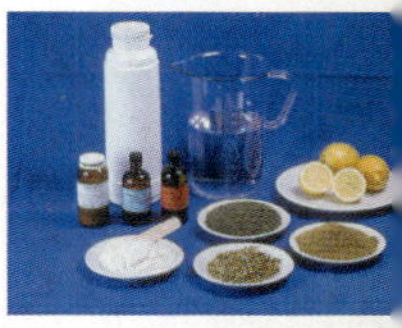
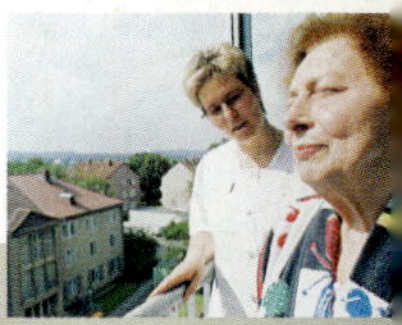

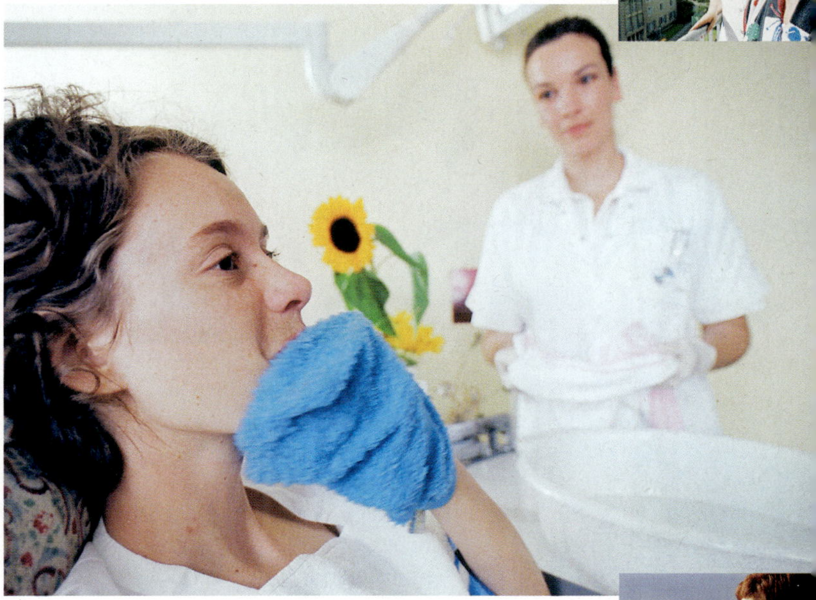

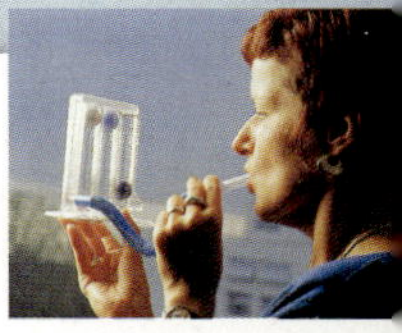
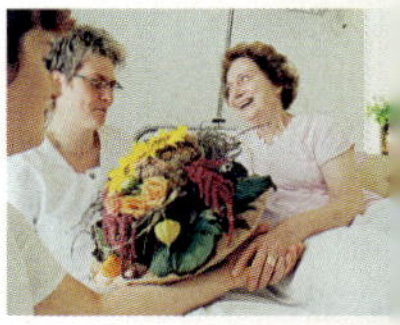
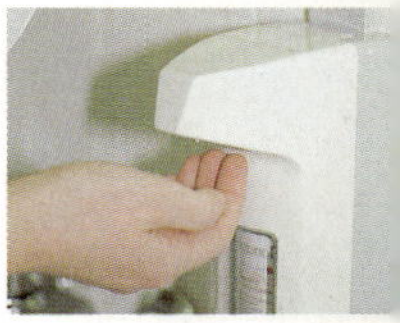

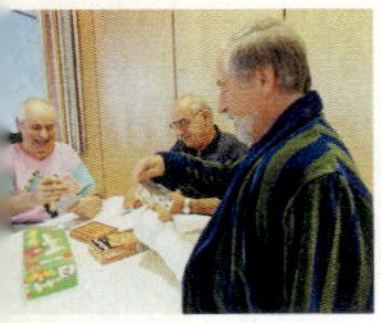
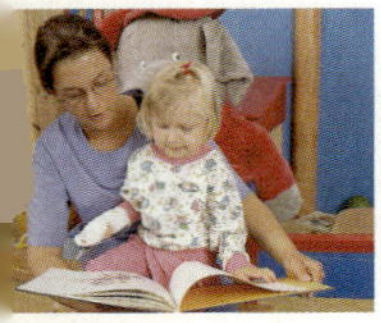
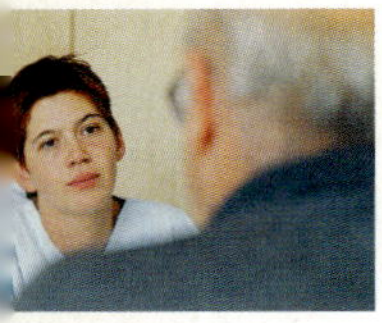
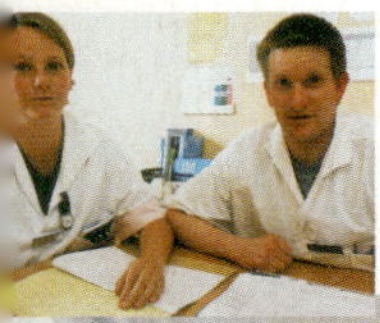

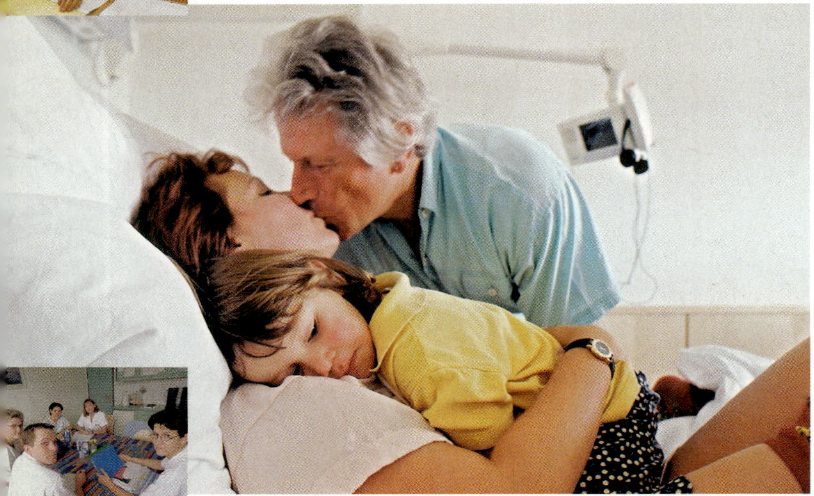

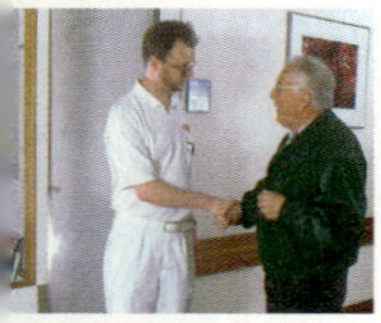
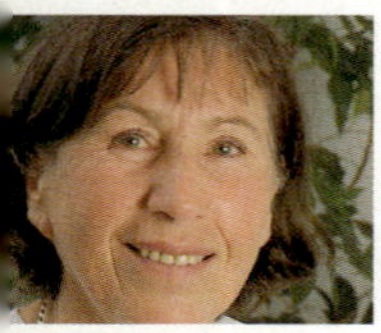
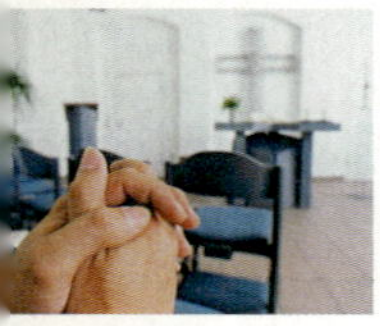
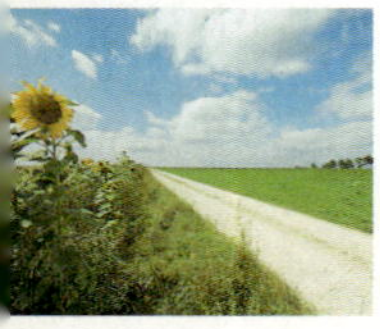

III Gesundheitspflege

Band 2

IV Pflege von Patienten mit speziellen Erkrankungen

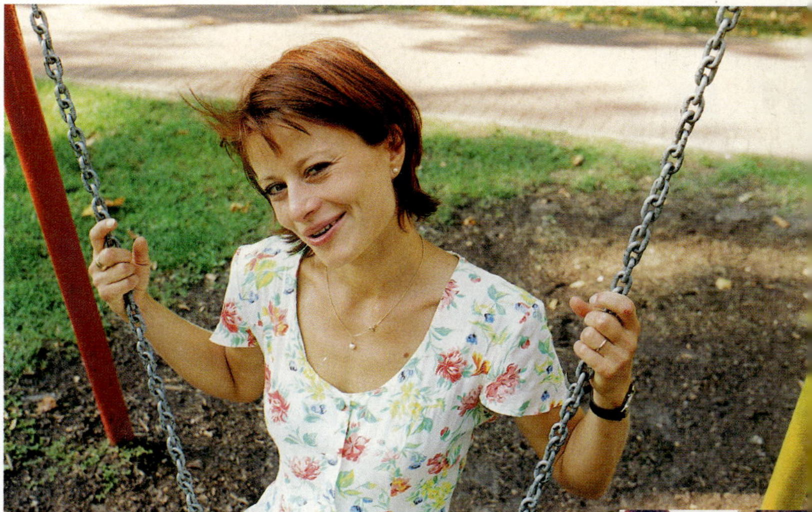

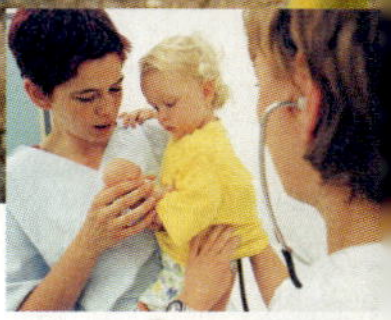
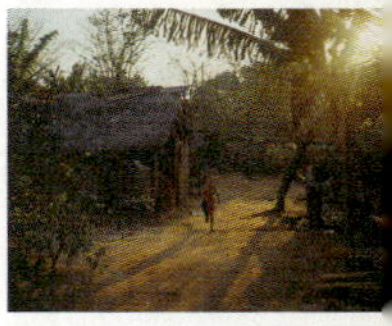
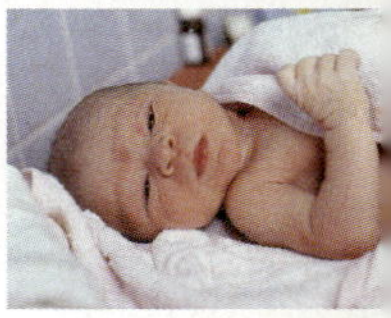
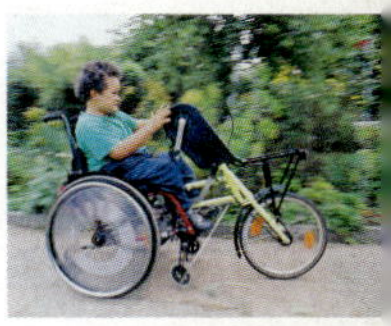
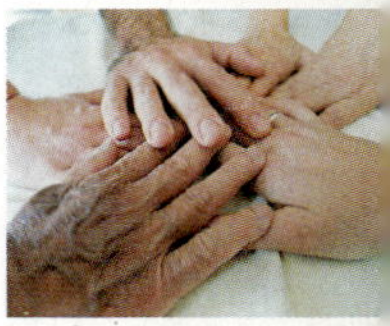
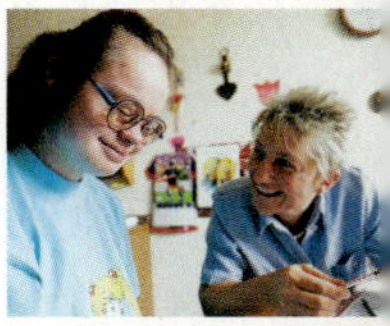
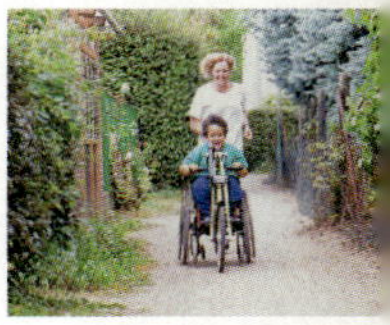
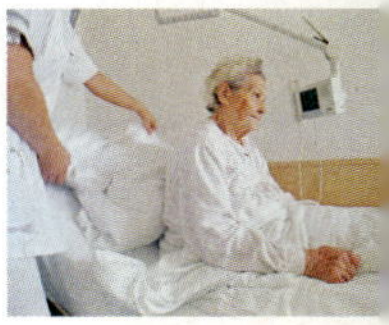

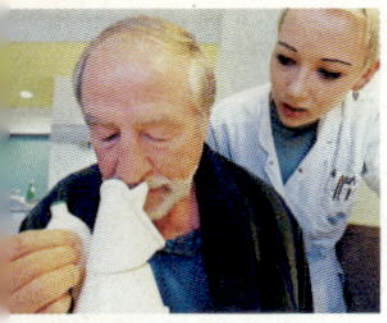
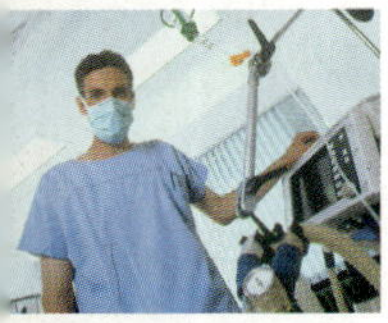
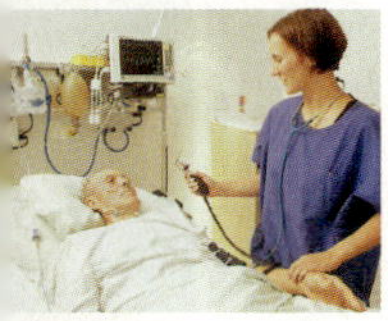
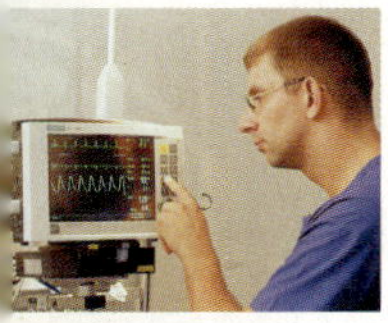
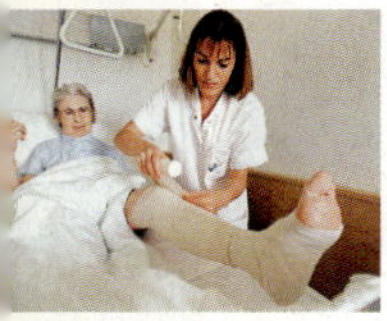
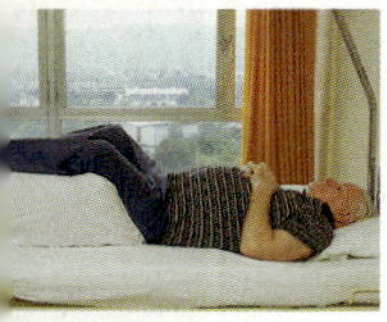
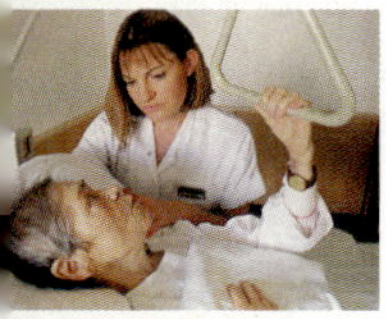
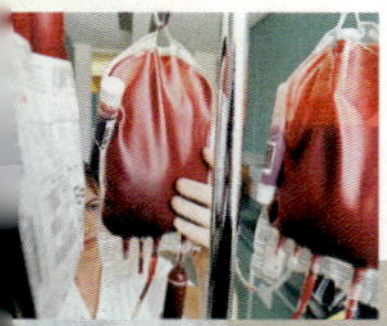

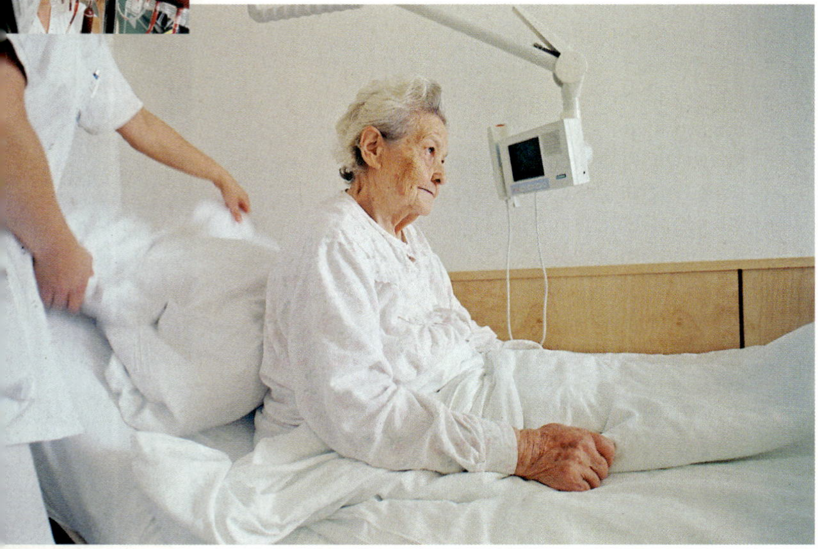

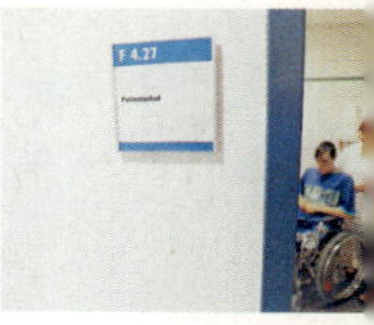
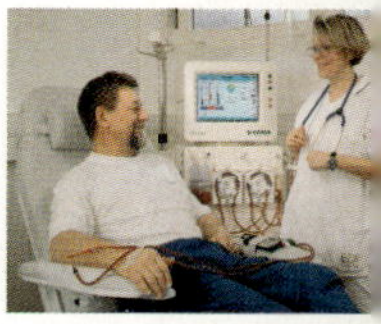
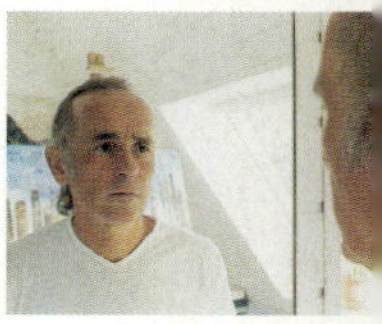
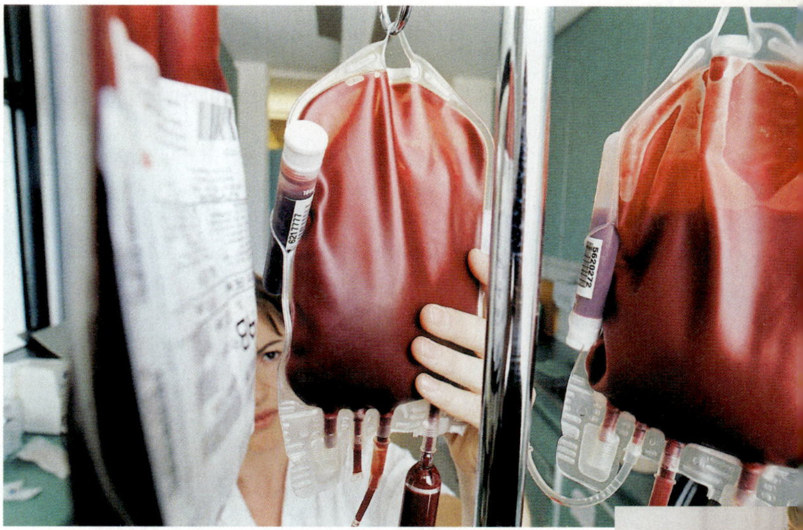

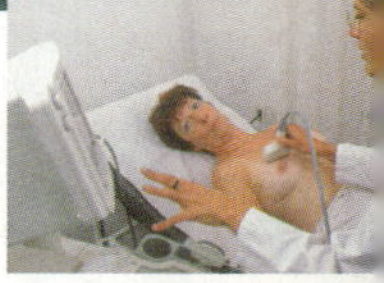
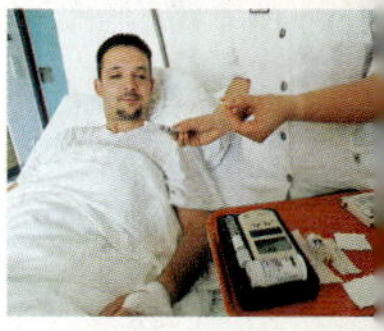
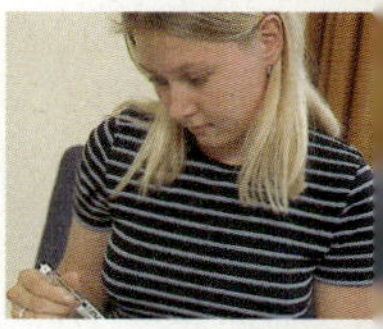
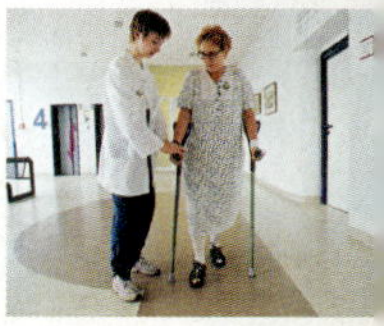
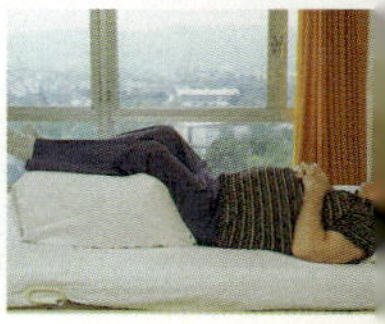

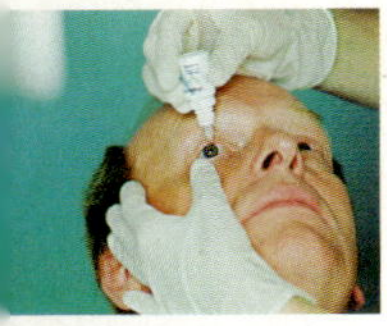
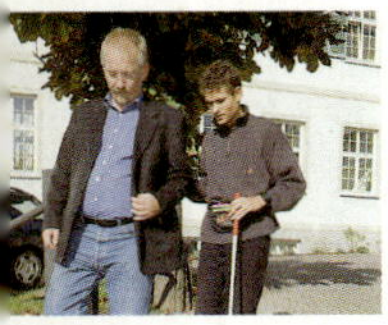
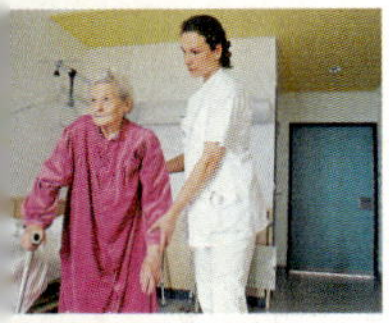
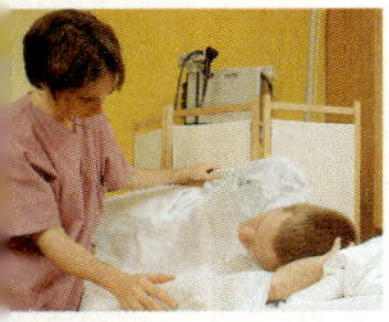
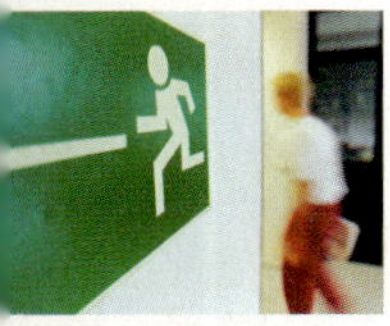
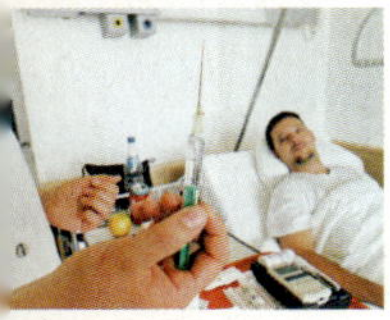
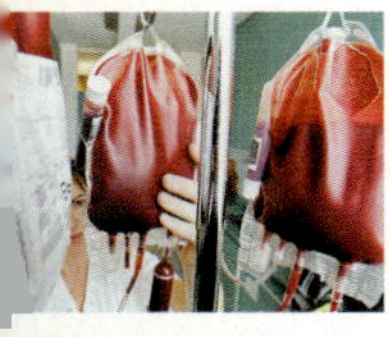
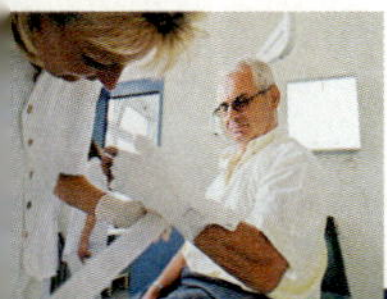

V Pflegerische Aufgaben bei diagnostischen und therapeutischen Maßnahmen

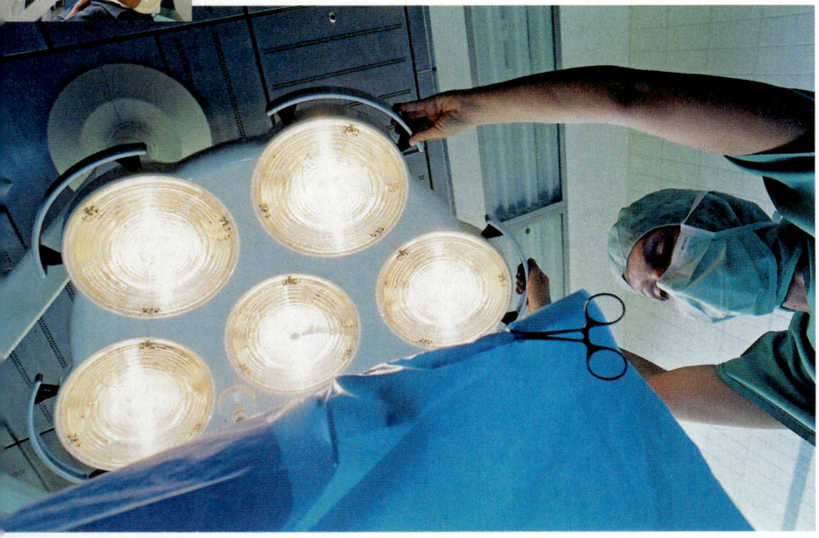

Anhang

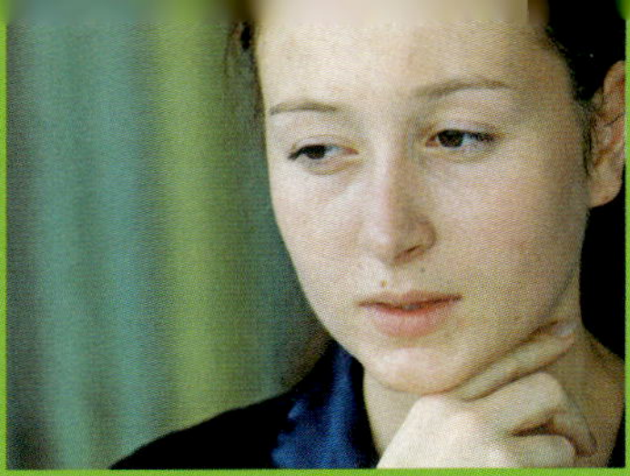
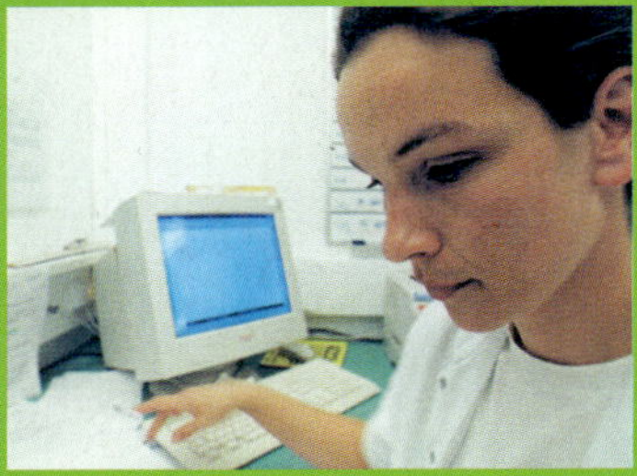
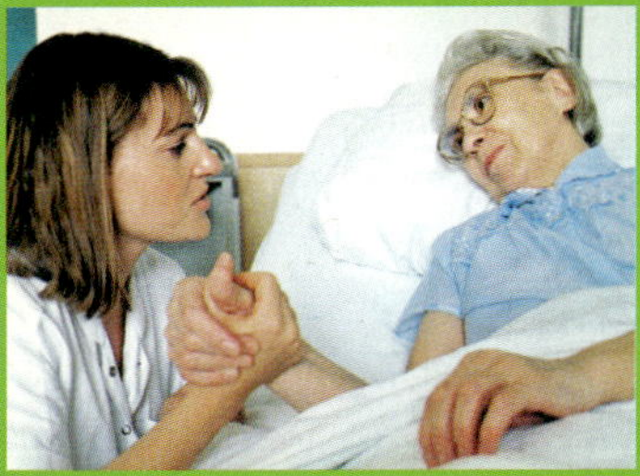
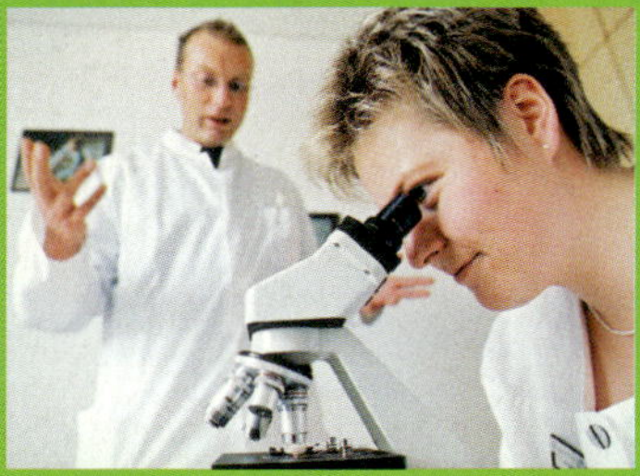
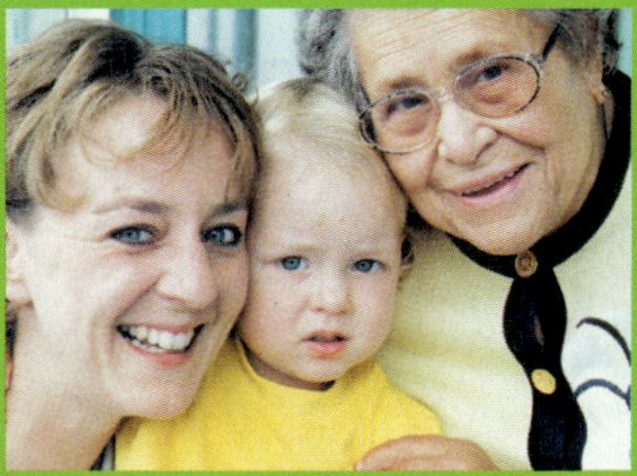
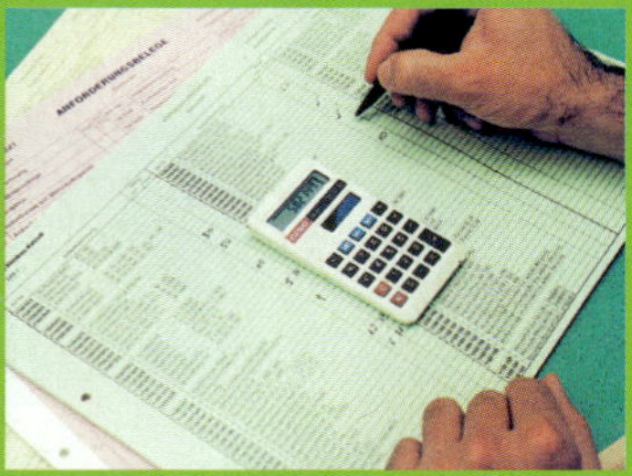
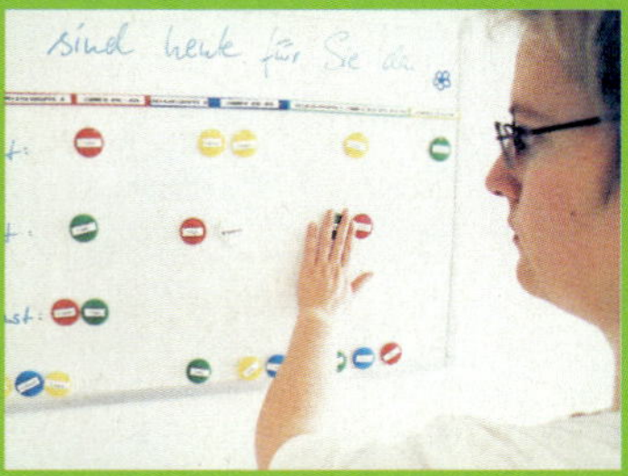
sind heute für Sie da
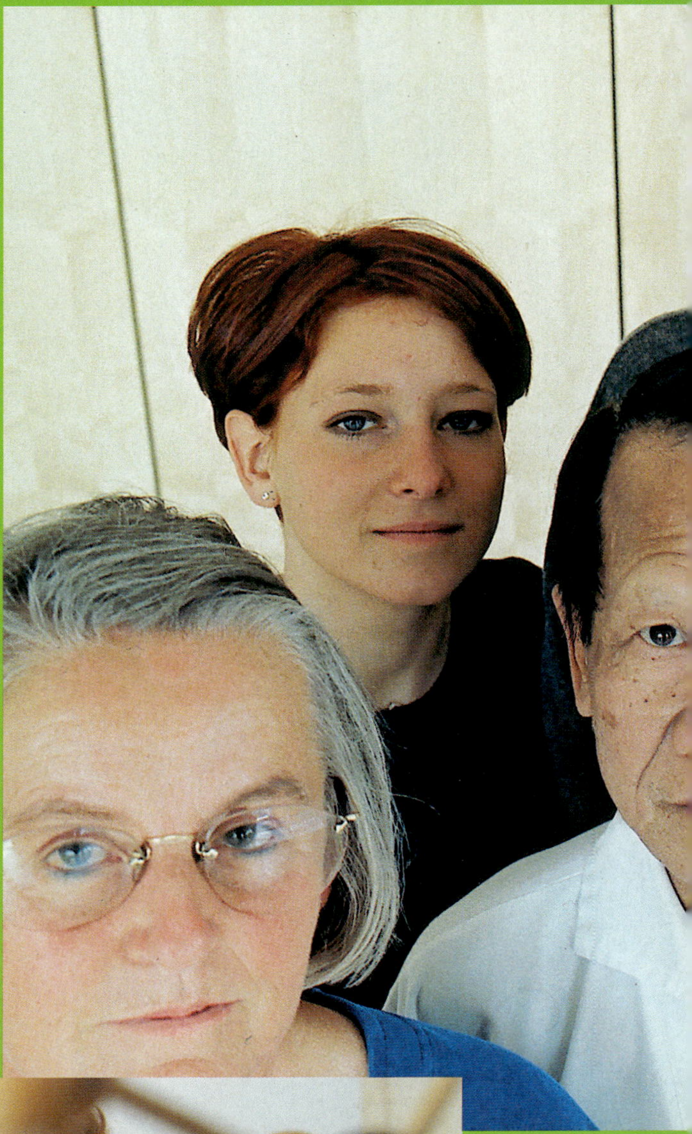
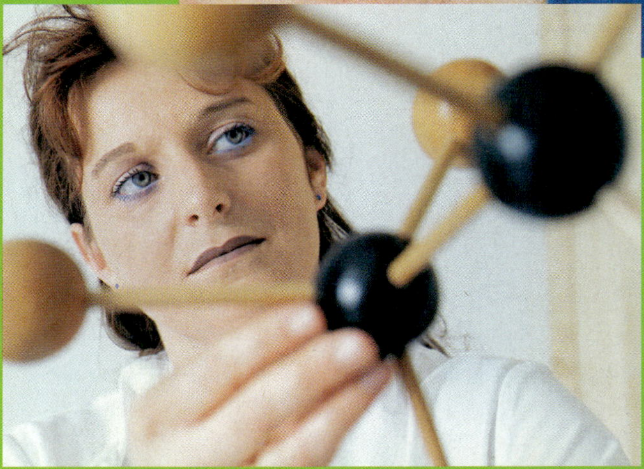
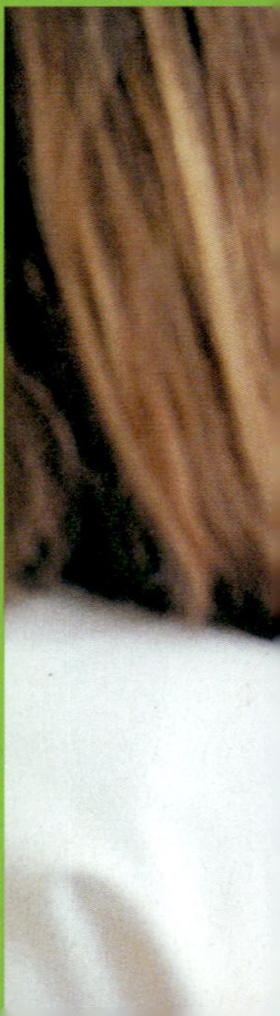

I Grundlagen der Pflege

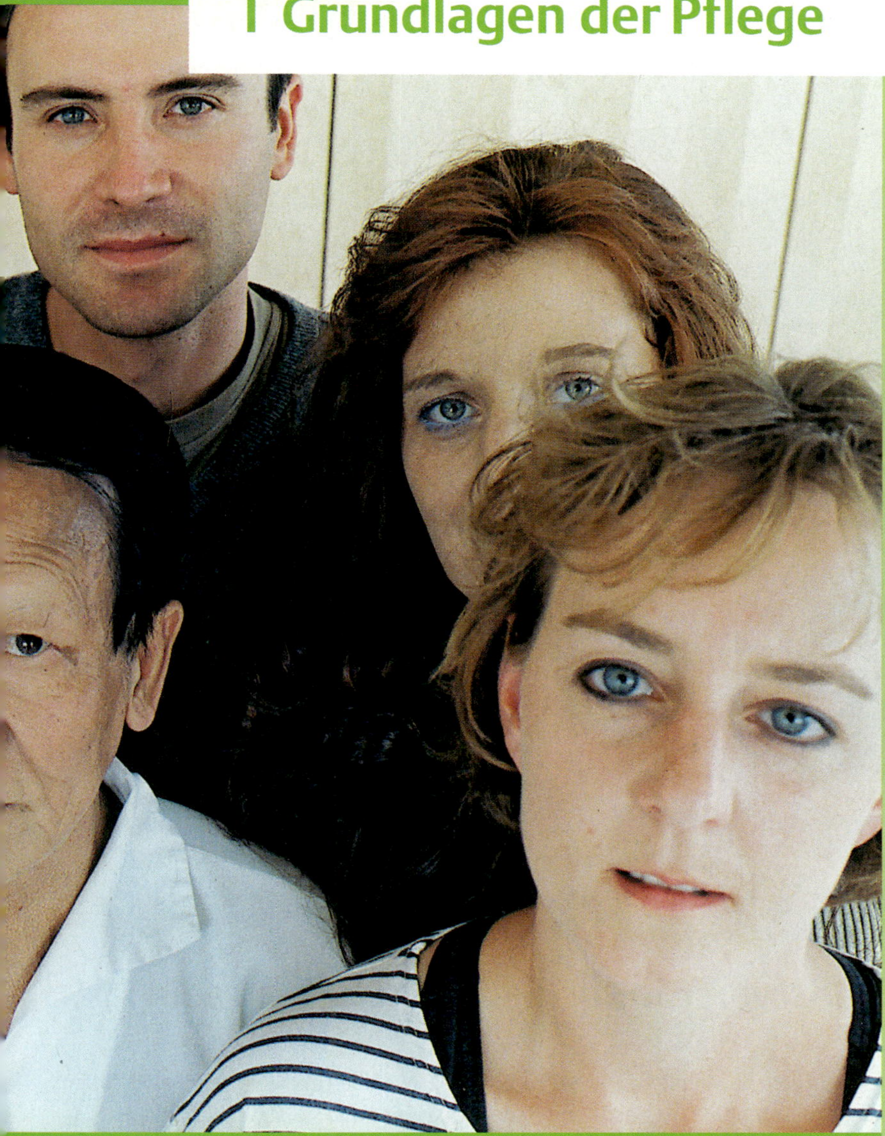

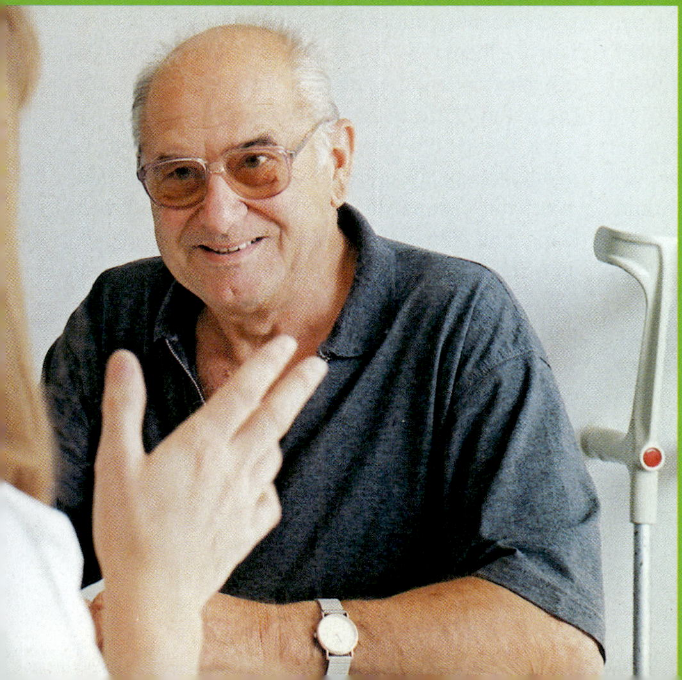

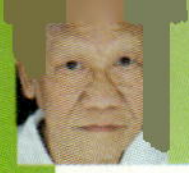

1 Menschenbild – ethische Dimension

Ursula Geißner

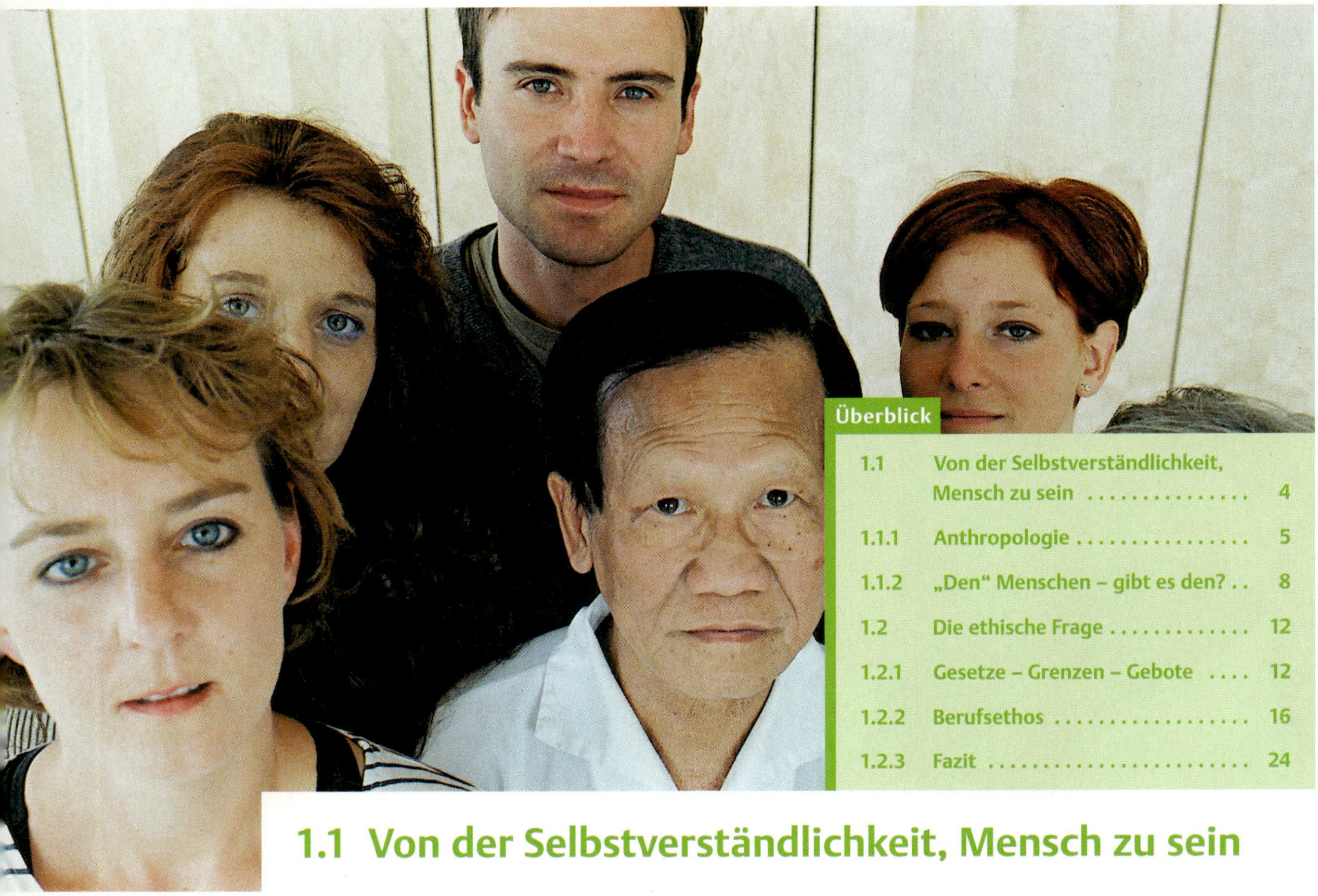

Überblick

1.1 Von der Selbstverständlichkeit, Mensch zu sein

Wenn Sie heute, mitten an einem ganz gewöhnlichen Tag, vielleicht Ihr unbekanntes Gegenüber in der Bahn fragen würde: „Sind Sie ein Mensch?", wie würden Sie wohl reagieren?

Vielleicht würden Sie einfach lauthals lachen und die Frage als Versuch irgendein Gespräch anzufangen oder als Anmache verstehen. Oder, und das ist wahrscheinlicher, Sie würden annehmen, der Frager wäre betrunken oder nicht ganz bei Sinnen.

Oder, weil Sie ein paar Filme gesehen haben, in denen Engel auf der Erde landen, oder sonstige Außerirdische, würden Sie einen Moment zögern und denken: Vielleicht kommt er vom Mars?

Dass wir Menschen sind, ist uns selbstverständlich. So selbstverständlich wie unser Leben. Und ebenso selbstverständlich nehmen wir an, dass die anderen Menschen sind. Und obwohl jeder Mensch vom anderen zu unterscheiden ist, denn selbst bei eineiigen Zwillingen gibt es Unterschiede, die die nahen Verwandten, vor allem die Zwillinge selber, wahrnehmen können, sind wir unseres Menschseins gewiss. Wir können also vom einzelnen Typ des Menschseins abstrahieren und uns und allen anderen unterstellen, dass wir und sie Menschen sind. Natürlich haben wir das gelernt, wie so vieles in unserem Leben.

Die ersten Worte, die Kinder gebrauchen, bezeichnen Beziehungen zu ganz bestimmten Menschen: „Mama" ist so ein Begriff, der keineswegs festgelegt ist auf die Frau, die das Kind geboren hat. Die ersten Worte, besser die Einwortsätze, drücken ja mehr aus als die Bezeichnung eines Menschen, sie beinhalten auch Gefühlsausdruck und Appell. „Mama" kann also mit dem entsprechenden Stimmenklang und Körperausdruck bedeuten: „Du, die du dich sonst um mich kümmerst, komm zu mir, ich fühle mich so allein!" Mit der genauen Wahrnehmung der Welt und den Unterscheidungen in der Sprache bekommen Dinge und Personen Namen und werden auch untereinander in Beziehung gesetzt. Es reicht lange Zeit in der Entwicklung unseres Denk- und Sprechvermögens aus, Namen zu geben und sie so in die eigene Welt einzubeziehen.

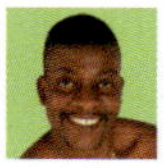

Ein etwa vierjähriger Junge sitzt im Zugabteil auf dem Schoß seiner Mutter. Ihnen gegenüber sitzt ein großer breiter Schwarzer. Der kleine Junge staunt ihn an und tippt ihm plötzlich mit seinem kleinen Zeigefinger auf den Bauch. Der Schwarze lächelt freundlich, der kleine Junge tippt noch mal und noch mal. Der Mutter ist es offensichtlich peinlich und sie sagt ermahnend: „Das macht man nicht!" Der Kleine ruft fröhlich: „Bär!" und das versteht der Schwarze ganz richtig als Aufforderung zum Spiel: Der Junge tippt – wie zu Hause bei seinem großen Teddybär auf den Bauch – und der verständige Schwarze brummt wie ein riesengroßer Bär, und alle lachen vergnügt mit.

Es wäre in dieser Situation nicht nur peinlich gewesen, wenn die Mutter oder sonstwer im Abteil den großen Satz gesagt hätte: „Das ist ein Mensch!", denn der kleine Junge hätte es gar nicht verstehen können. Wie denn auch? In seinem Alter sind seine Plüschtiere ebenso lebendig wie andere Lebewesen.

Erst in einer relativ späten Entwicklungsphase entsteht das Bedürfnis und die Fähigkeit der Verallgemeinerung und der Abstraktion: über alle Individualität und Unterschiedlichkeit hinweg nicht mehr zu unterscheiden zwischen Frauen und Männern, Alten und Jungen, Kleinen und Großen, Schwarzen und Weißen, und was der Unterschiede mehr sind, sondern sie alle Menschen zu nennen.

Das Nachdenken über den Menschen bleibt deshalb auch immer abstrakt, ein Gedankenspiel, eine Konstruktion und damit etwas typisch und unverwechselbar Mencheneigenes: Menschen können nachdenken.

Auch über sich können Menschen nachdenken. Sie stellen sich Fragen, und sie fragen andere. Und wenn die Antworten nicht zufriedenstellend sind, fragen sie weiter. Und sie können die Logik der Argumente überprüfen, die Richtigkeit der Antworten abwägen, mit ihren Fragen die Wahrheit suchen. Philosophieren nennt man im Allgemeinen diese Tätigkeiten: die Anstrengungen, Sinn und Wahrheit zu suchen (**Abb. 1.1**).

In meiner Studienzeit habe ich einmal den Spruch gehört, den die Studierenden der juristischen Fakultät über die der philosophischen spöttisch gebrauchten. Sie meinten, die „Philosophen" seien diejenigen, die „morgens lang schlafen und abends lang diskutieren". Immer mal wieder beschleicht mich das Gefühl, als würden viele Menschen Ähnliches denken: „Philosophieren ist etwas, was eigentlich nichts bringt. Ja, wenn man gut Zeit hat, eben morgens nicht früh raus muss und sonst nichts zu tun hat, dann kann man auch mal philosophieren, über Gott und die Welt reden."

» *Ich bin – das ist nicht nur ein Nachdenken über sich selbst im Sinne von Reflexion und Selbstbewußtsein, sondern es ist jene Fähigkeit des Menschen, das, was an ihm und in ihm vor sich geht, nicht nur geschehen zu lassen oder es abzuwehren, was auch das Tier könnte, sondern er kann alles auf den inneren Mittelpunkt zurückbeziehen und von daher werten und einordnen. (Juchli 1997)* «

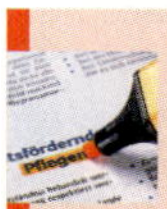

Merke

Zum Philosophieren braucht man Zeit, man braucht Gesprächspartner wegen der Argumente. Man muss mutig sein und den Zweifel lieben wegen der unbefriedigenden Antworten. Man muss sich auf Neuland wagen wegen der Fragen. Sogar Widerspruch und Widerstreit sind notwendig und der bewusste Wille, seine Meinungen dann zu verändern, wenn man überzeugt worden ist.

1.1.1 Anthropologie

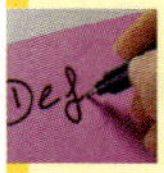

Definition

Anthropologie nennt man das Gebiet der Philosophie, das sich das Nachdenken über den Menschen zum Gegenstand gemacht hat.

Die Anthropologie ist ein Fachgebiet aller Philosophien auf der ganzen Welt. Und zu allen Zeiten, aus denen uns Dokumente zur Verfügung stehen, haben sich Menschen die Frage nach dem Menschen gestellt und unterschiedlich beantwortet: in mythologischen Geschichten, in Gedichten und Romanen, in Bildern, Statuen und Gesängen, in wissenschaftlichen Abhandlungen und alltäglichen Redensarten und Sprüchen.

Warum nur, wenn es doch so selbstverständlich ist, ein Mensch zu sein?

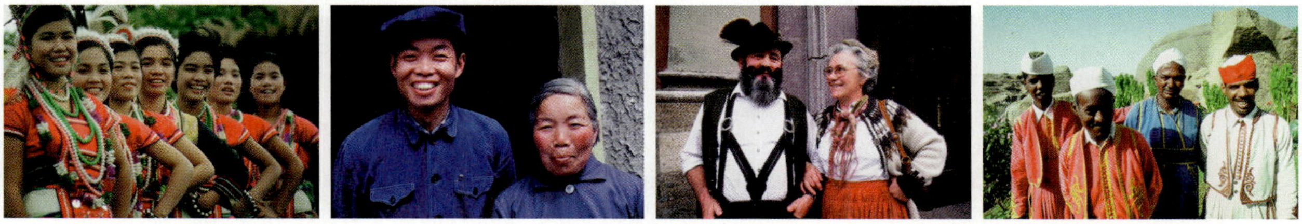

Menschen von vier Kontinenten. Sie würden unterschiedlich auf die Frage nach dem Menschsein antworten und sich doch im Kern einig sein

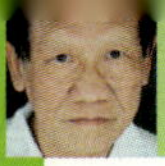

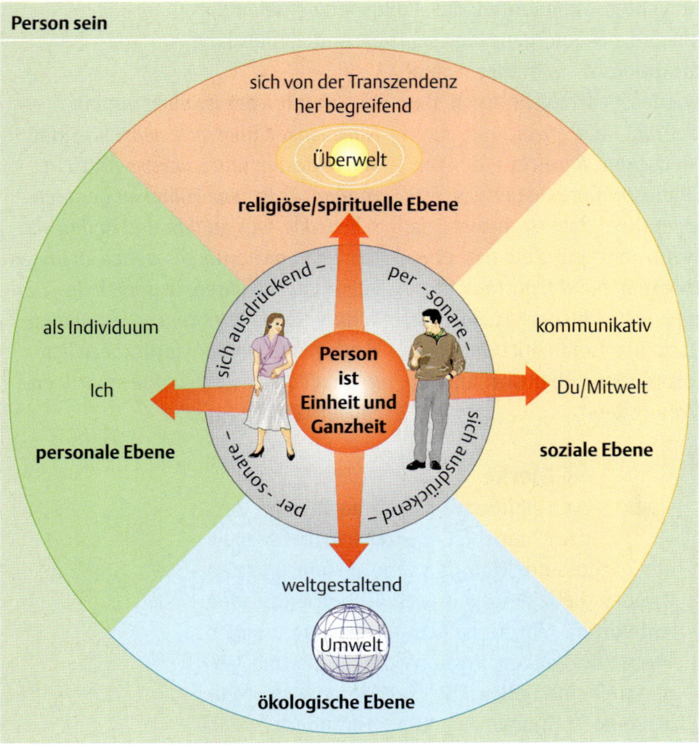

Abb. 1.1 Die Bereiche und Ausdrucksformen der Person. Person ist dynamisch, will sich ausdrücken (personare), strebt über sich selbst hinaus

„Du bist kein Mensch!"

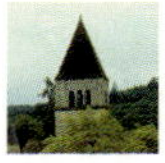

Auf der Fahrt zu der weltberühmten Kirche von Ronchamp in Frankreich kommen wir durch ein kleines Dorf: eine Kirche, ein Hotel, die Bäckerei, der Metzgerladen, verstreut kleine Einfamilienhäuser. Jedes mit seinem Vorgarten, ein Stückchen Rasen, Rosenstöcke und Geranien. In der Mittagszeit ist es ganz ruhig, Touristen verirren sich nicht nach Champagney. Wir machen einen kleinen Rundgang, wollen uns die Kirche anschauen und stoßen eine Straße weiter auf ein kleines einstöckiges Haus. „Maison de la Négritude et des droits de l'homme" (Haus der schwarzen Kultur und der Menschenrechte). Überrascht – wer hätte schon damit gerechnet – gehen wir hinein. Und mitten an diesem schönen strahlenden Augusttag werden wir konfrontiert mit Ausstellungsstücken und Bildern des Sklavenhandels: Bildern von den Booten, in denen zusammengepfercht schwarze Männer und Frauen in den Laderäumen hocken, andere an Bänke gekettet, Ruderstangen vor sich. Ein Bild vom Sklavenmarkt, der weiße Käufer überzeugt sich anscheinend vom „guten Zustand" des gefesselten Mannes vor ihm, indem er dessen Zähne kontrolliert. … Wie kommen diese Dokumente nach Champagney? Die kleine Gemeinde von 200 Familien hatte 1788 – 1789, so steht es in dem erläuternden Prospekt, einen sehr harten Winter erlebt, es war lange Zeit sehr kalt und die wenigen Vorräte waren zu früh verbraucht. Sie entschlossen sich, dem König Louis XVI. eine Bittschrift zu schicken und ihre Klagen zu begründen. Und trotz der eigenen Not und Betroffenheit fügten sie einen „Artikel 29" ein, mit der inständigen Bitte, „Seine Majestät" möge alles tun, („alle Mittel konzentrieren"), um aus den Sklaven freie Mitbürger zu machen.

Wie diese für die Zeit (19. März 1789) ungewöhnliche Bitte der armen kleinen Gemeinde zustande kam, ist verwunderlich und bewundernswert. Begründet haben die Frauen und Männer ihre „dringende Bitte" mit folgenden Argumenten:

„Wir können nicht an die Leiden der Neger in den Kolonien denken, ohne dass unsere Herzen von heftigsten Schmerzen erfasst werden, sie sind doch Unseresgleichen und werden doch härter behandelt als Tiere." (Auszüge aus dem Dokument, übersetzt von der Autorin)

Die Bauern, Männer und Frauen, haben mit ihrem Selbstbewusstsein als „Franzosen und Christen" gegen den Zeitgeist rebelliert: Die Sklaven sind Menschen, Menschen wie wir; Schmerzen, die ihnen zugefügt werden, spüren auch wir, denn sie sind Menschen.

Für solche Überzeugungen (und Taten) muss man aus der eigenen Selbstverständlichkeit – „Natürlich bin ich ein Mensch!" – heraustreten und nachdenken über den Menschen. Sklaven waren mit großer Selbstverständlichkeit und immer wieder in der Menschheitsgeschichte zu Gegenständen, Dingen, Waren degradiert. Und immer noch und immer wieder gibt es wirkliche Sklaverei, auch in den sog. zivilisierten Ländern Europas: Frauen und Männer, die ihrer Identität (real ihres Passes) beraubt werden, festgehalten werden als Arbeitskräfte (z. B. in Haushalten), zur Prostitution gezwungen werden, unwissend und unmündig gehalten werden.

Im übertragenen Sinne könnte man dies so formulieren: Du bist kein Mensch wie ich, sondern nur eine Ware, kein Mensch, sondern nur ein Mittel für meine Interessen. Du bist kein Mensch, nur ein Ding, das ich – ein Mensch – brauche. Du bist kein Mensch, denn du verursachst nur Kosten. Du bist kein Mensch, weil du ein Feind bist, deshalb darf ich dich vernichten.

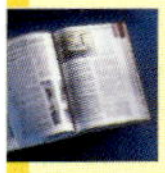

Lernaufgabe

Diese Aussagen lassen sich weiter fortsetzen. Haben Sie schon Ähnliches gehört und gelesen? Rufen Sie sich bitte solche Aussagen ins Gedächtnis und bedenken Sie, welche Einstellung dahinter stehen könnte.

Was ist der „Mensch"?

Was man aus Menschen alles machen kann, ist erschreckend und faszinierend zugleich: Man kann sie als Übermenschen, Untermenschen und Unmenschen deklarieren, als Göttinnen und Hexen ansehen, als Genies oder Dummköpfe und wie diese extremen Gegenüberstellungen immer auch genannt werden.

Die Definitionen vom „Menschen“ sind unzählig. Der statistische Versuch, sozusagen die Quersumme zu bilden, schlägt fehl. Nicht alle Menschen, die wie Menschen aussehen, verhalten sich wie Menschen in dem übergeordneten Sinn, dass zum Menschen eben mehr gehört als sein Körper. Blaise Pascal (1623–1662, Les Pensées) hat den Menschen ein Zwischending genannt: „weder Engel, noch Tier“ mit den Möglichkeiten, die Welt im Geist und in der Fantasie zu übersteigen und der Möglichkeit, triebhaft und instinktbegabt für sein körperliches Überleben zu sorgen. Aber beides nicht so vollkommen wie ein Engel und nicht so zielsicher wie ein Tier.

Außer der Anthropologie, die traditionellerweise der Philosophie zugeordnet wird, beschäftigen sich die anderen Humanwissenschaften mit dem Menschen. Das sind (klassischerweise) vor allem

- die Biologie (als Lebenswissenschaft),
- die Medizin,
- die Individual- und Sozialpsychologie,
- die Soziologie und
- die Ethnologie.

Sie alle haben ihren unverwechselbaren und notwendigen Anspruch, das Wissen über den Menschen zu festigen und zu erweitern, und jede dieser Wissenschaften beobachtet den Menschen aus einem beschreibbaren Aspekt und versucht sich im argumentativen Gang von Hypothesen zu begründeten Thesen (Aussagen) um Definitionen. Aber auch

- Religionswissenschaften,
- Ethik (S. 12),
- Ästhetik

sind Zugänge zu dem, was sich über den Menschen sagen lässt. So sehr die Einzelwissenschaften notwendige Einsichten vermitteln, so ist unserem Wissen und Denken in unserer Zeit bewusst, dass die Grenzen zwischen den einzelnen Wissenschaften nicht so klar zu setzen sind: Ohne das Wissen um gesellschaftliche Bedingungen (Soziologie), um die Beziehungen von Menschen zueinander (Sozialpsychologie) in einer bestimmten Kultur (Ethnologie) kann der einzelne Mensch (Individualpsychologie) nicht verstanden werden.

Die Einsicht, dass z. B. ein Migräneanfall organische Bedingungen hat, wie psychische und gesellschaftliche, und dass die Schmerzbewältigung – auch bei einer Migräne – von philosophischen und religiösen Faktoren abhängt, ja dass sogar ästhetische Phänomene (wie Farben und Klang) sie beeinflussen können, davon wissen Patienten manchmal mehr als Pflegende und Ärzte. Diese Komplexheit, dass alles mit allem zu tun haben kann, macht die Hilfe für den Migränepatienten kompliziert. Aber es erweitert natürlich auch die Eingriffsmöglichkeiten. Dieser komplizierte und verwirrende Befund (bei *allen* Störungen des Wohlbefindens) wird extrem reduziert, wenn Aspirintabletten verschrieben werden, obwohl sie momentan Schmerzen lindern können. Hierin liegt auch der Sinn, wenn Pflegende von der **ganzheitlichen Pflege** reden: Es ist der Versuch, die Komplexität des Menschen wenigstens zu denken und zu versuchen, hilfreiche Handlungen als Unterstützung der Wiederherstellung von Ganzheit, von den möglichen und erhofften komplexen Zusammenhängen zu rekonstruieren.

» *Dieses „Ich bin ich“ meint nicht nur die Einzigartigkeit und Einmaligkeit meiner selbst. Jeder Mensch besitzt diese im gleichen Maß. Es gibt sehr wohl das allgemein Typische „der Mensch ist wie …“, aber keine Typisierung trifft den Menschen als Individuum. – Menschsein heißt in Beziehung sein, … Der Mensch braucht das Gegenüber. Ohne dieses „andere Ich“ kann er auch sich selbst nicht wahrnehmen. (Juchli 1997)* «

Menschenbilder

Der Begriff „Menschenbild“ ist eine (Re-)Konstruktion. Mit diesem Begriff ist nicht das Bild gemeint, das ich mir von mir oder einem anderen Menschen aus meiner immer auch begrenzten Erfahrung mache:

- „Typisch Frau am Steuer!“, sagt da jemand, der sich darüber ärgert, dass vor ihm eine Autofahrerin spontan die Spur wechselt.
- „Typisch Kinderkrankenschwester!“, sagt eine Krankenschwester, oder „typisch Hebamme!“

Und wenn man, meist scherzhaft, nachfragt, bekommt man möglicherweise die Antwort: „Man sieht es ihnen an!“

Genauer lassen sich solche Eindrücke natürlich nicht belegen, aber – auch das gehört zum Menschen, dass er Einschätzungen vornimmt, um andere besser einordnen zu können, – meist reicht ein Merkmal, und die Komplexität verschwindet sozusagen hinter einem Signal oder einem Symptom, das ins Auge springt. Wir nennen das **Vorurteile**. Vorurteile sind zu schnelle Urteile, auf die wir uns leicht fixieren und dann alle anderen Wahrnehmungen diesem schnellen, vor-schnellen Urteil unterordnen.

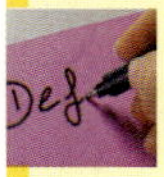

Definition
Mit dem Begriff „Menschenbild“ ist ein Entwurf gemeint, der die Einstellung zum Menschen beeinflusst.

Die Voraussetzungen für den Entwurf „Menschenbild“ sind gemischt aus Erfahrungen mit sich und mit anderen, die überdacht und reflektiert werden, eben nicht nur an realen Erfahrungen einzelner vorurteilig festgemacht werden. Menschenbilder sind Entwürfe, die den „möglichen“ Menschen denken, manchmal utopisch, also denkbar, aber noch nicht realistisch.

Menschenbilder können also von Träumen ausgehen: *Fliegen können* ist so ein Traum. Einfach so, am besten ohne Hilfsmittel. So, wie man manchmal im Traum fliegt und sanft landet. So wie ein Bodenturner mit dem vierfachen Flickflack. Oder wie Konstantin Wecker sein Sommergefühl besang: „… einfach drüber wegfliegen …", und Eduard Mörike dichtete: „… die Wolke wird mein Flügel". Dieser Traum steckt in der ursprünglichen Motivation, Flugzeuge und Raketen zu konstruieren, Seilbahnen und Karussells, Gleitschirme und Skischanzen.

» *Was beinhaltet das Menschenbild? Es sind Auffassungen, Bestimmungen, Beschreibungen, die immer geprägt sind von Gesellschaft und Kultur.* *(Juchli 1997)* «

Lerntipp
Überlegen Sie einmal, welche Träume vom Menschen haben Sie? Was würden Sie gerne können?

Dass Menschen träumen können, das macht sie – auch – zu Menschen. Ob es sich um den Traum in der Nacht handelt, die der Begründer der Psychoanalyse Sigmund Freud „Königsweg zum Unbewussten" nannte oder um „Tagträume", die der Philosoph Ernst Bloch als die menschliche Fähigkeit zur Hoffnung bezeichnet, ob es sich um die Träume von Verliebten handelt, die ihnen Mut machen, verbindliche Beziehungen einzugehen, oder um den Traum von Frieden auf Erden und einer vollkommenen Liebe, wie sie in den jüdisch-christlichen Prophezeihungen geschildert werden.

Merke
Menschen können träumen, Utopien entwerfen und realisieren, sie können hoffen und glauben.

Lerntipp
Wenn Sie eine Utopie einer Welt für die Zukunft der Menschen entwerfen, was gehört für Sie dazu? Hätten Sie Lust, dazu ein Bild zu malen – in Farben oder in Worten? Dann tun Sie es und zeigen es anderen.

1.1.2 „Den" Menschen – gibt es den?

So sehr jede und jeder sich als Mensch fühlen, denken und erleben kann, so ist der Mensch als einzelner, unabhängig von anderen Menschen nicht lebensfähig, ja, er wäre gar nicht geboren. Und selbst wenn er, was heute möglich ist, in einem Reagenzglas entsteht, braucht dieses Lebewesen Menschen, um aufzuwachsen und Mensch unter Menschen zu werden.

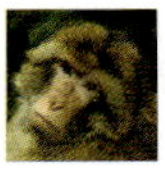

Im „Dschungelbuch" wird von Mogli erzählt, bei dem ein Bär die Mutterrolle übernimmt, ein schwarzer Panter die Vaterrolle und die Affen die Geschwister sind. Wie unwahrscheinlich und märchenhaft diese Geschichte ist, zeigt sich nicht nur in dem schönen Walt-Disney-Film dadurch, dass die Tiere in unserer Sprache sprechen, musizieren und singen, sondern auch darin, dass Mogli wirklich ein Mensch wird.

Mensch wird man bei allen Anlagen und Bedürfnisbefriedigungen nur mit und durch Menschen. Auf dieser Erkenntnis baut sich das Menschenbild auf, das als prinzipielle Voraussetzung die *gegenseitige Abhängigkeit* zum leitenden Gedanken der Anthropologie macht.

Verständlicher Wunsch nach Unabhängigkeit

Endlich nicht mehr abhängig sein, selbstständig sein, selbstbestimmt über Zeit (und Geld) verfügen! Je abhängiger man ist von den Eltern, der Schule, der Ausbildung, den Partnern, umso heftiger kann der Wunsch sein, endlich selbstbestimmt leben zu dürfen.

Radikale Entschlüsse lassen schon Kinder sich auf den Abenteuerweg machen, Decke und Teddy unter den Arm klemmen und das Weite suchen. In Heranwachsenden brennt dieser Wunsch besonders heftig, und manche machen Wirklichkeit daraus, fahren los, suchen sich andere Orte und neue Ziele.

Dieser Wunsch und die tragende Hoffnung, es möge endlich mal nach dem eigenen Kopf gehen, macht mutig und erfindungsreich. Forscherinnen und Forscher, Erfinderinnen und Erfinder beziehen daraus die Kraft, sich auf Neues, anderes einzulassen.

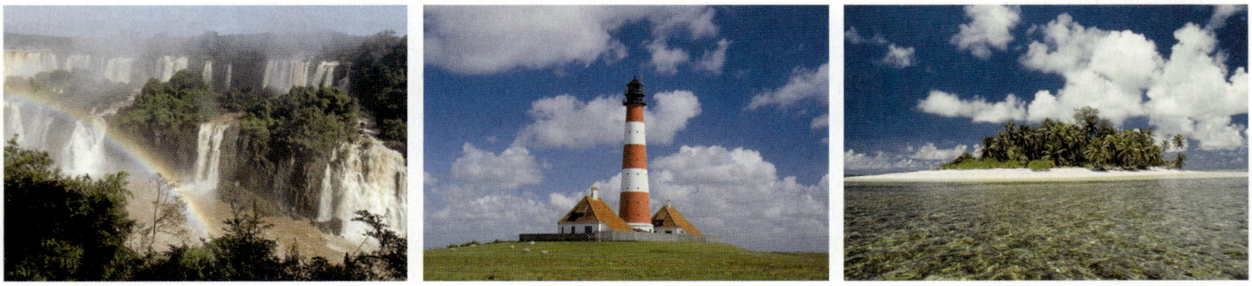

Viele Menschen erfüllen sich ihren Traum nach Unabhängigkeit und Freiheit in den kurzen Wochen ihres Urlaubs

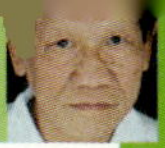

Wie gut, dass es diesen Antrieb gibt, auch wenn viele scheitern, sich überschätzen oder die Welt so kompliziert verknotet und verknäult ist, dass sie keine Lücken mehr lässt.

Autonomie und Abhängigkeit

> **Merke**
> Die prinzipielle Abhängigkeit des Menschen vom Menschen ist nicht aufzuheben, weder im Traum von der Unabhängigkeit und des selbstbestimmten Lebens noch in den Versuchen der Isolation von anderen.

Die Einsicht in die Abhängigkeit ist tief in uns verankert: aus der Tatsache unseres Lebensbeginns und der langen realistischen Zeit des Heranwachsens. Menschen bleiben aufeinander angewiesen.

Dennoch will jeder auch er selber sein, jedes Mädchen und jeder Junge. Anschaulich wird das in Lebensprozessen wie beim ersten „kleinen Nein", das schon mächtig sein kann, die natürliche Trotzreaktion eines kleinen Kindes, das laut schreiend, überraschend für seine Umgebung das, was es gestern noch gegessen hat, nicht mehr essen will: „Ich will nicht, denn ich bin auch jemand, der seinen Geschmack hat!" So könnte man diese heftige Reaktion umschreiben. Je nachdem wie die Umgebung mit dieser Selbstbehauptung umgeht, lernen Kinder, wie viel Selbstbehauptung erlaubt ist. Vereinfacht gesagt gibt es drei Formen:

1. Die Umgebung gibt nach und bemüht sich rasch den Protest zu besänftigen, eine andere Speise anzubieten, dann lernt ein Kind, dass sein Wille entscheidet, d. h., alle sind von ihm abhängig.
2. Versucht die Umgebung ihren Willen durchzusetzen, dann macht das Kind die Erfahrung, dass es klein und ohnmächtig bleiben muss und besser gar keinen eigenen Willen haben sollte.
3. Gelingt es dem Kind und der Umgebung eine Balance herzustellen zwischen der Selbstbehauptung und der Fremdbestimmung, zwischen den eigenen Bedürfnissen und denen der anderen, kann es die Erfahrung von Autonomie *und* Abhängigkeit als gute Lebenschance nutzen.

Um diese Balance wird es weiterhin im menschlichen Leben gehen, in Gruppen, in Zweierbeziehungen, in Institutionen und Organisationen. Und es geht dabei um Auseinandersetzungen, immer wieder, um Prozesse, die Konflikte heißen.

Gegenseitigkeit

Nichts kann besser dieses Wechselspiel von Selbstbehauptung (Autonomie) und deren Abhängigkeit von der Anerkennung anderer veranschaulichen als die Kommunikation.

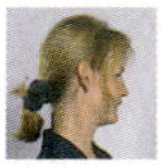

An einem Tag der offenen Tür in der Fachhochschule in Saarbrücken haben wir folgendes Experiment gemacht: In einem Seminarraum haben wir eine Videokamera installiert, Tische und Stühle im Viereck aufgestellt; auf den Tischen klebten Blätter mit dem Text, den man fortlaufend von links nach rechts lesen konnte. Darauf standen z. B.

„Herzlich willkommen!
Die Veranstaltung beginnt um 11.00 Uhr.
Machen Sie es sich bequem!" usw.

Die Kamera war an der Decke installiert und auf die Tür gerichtet. Um 11.00 Uhr haben wir die Aufnahme vorgeführt:

Meistens kamen die Besucher einzeln an die Tür, blieben an der Schwelle stehen, schauten sich um und gingen wieder. Einige kontrollierten noch einmal das Schild an der Tür und schauten in den Raum. Andere machten ein paar Schritte in den Raum, schauten sich genauer um, betrachteten ein Bild, das zur Raumausstattung gehörte, irgendeine Ansicht einer Landschaft, und verließen den Raum wieder. Das wiederholte sich mehrmals, bis eine Frau, die auch kurz den Raum betreten hatte, sich schnell umdrehte und ihre Freundin rief. Zu zweit haben sie es geschafft, miteinander plaudernd, die „unsichtbare Schwelle" zu überschreiten. Sie setzten sich weit entfernt von der Tür, ohne die Blätter gelesen zu haben, und plauderten weiter. Wenn jemand an der Tür erschien, schauten sie kurz auf, und nun schien die unsichtbare Schwelle überwindbar; immer mehr traten ein, gingen im Raum umher, lasen die Zettel, suchten sich Sitzplätze oder standen herum.

Es gab noch einmal eine entscheidende Veränderung: Eine Frau betrat den Raum, ließ ihren Blick über alle schweifen, lächelte plötzlich und sagte laut: „Ach hier bist du!" Ein Mann wandte sich um, lächelte zurück und antwortete: „Wir hatten uns doch hier treffen wollen!" – „Und was ist hier los?", fragte sie. Er: „Nix!" Jetzt lachten alle. Die Atmosphäre veränderte sich schlagartig: Viele redeten miteinander, alle setzten sich hin und fingen an, zu zweit, zu dritt, sich vorzustellen.

Wenn man solche alltäglichen Szenen sozusagen in Zeitlupe ablaufen lässt, können einem die eigenen Gefühle wieder bewusst werden, die man beispielsweise am ersten Schultag hatte. Eine Mischung aus Neugier und Furcht stellt sich ein, wenn wir uns in unbekannte Situationen begeben und die müssen keineswegs in einem unbekannten Land liegen, sondern sozusagen direkt vor der Haustür.

Die Mischung aus Neugier und Furcht löst Fremdheit in uns aus. Sicher, jeder hat in seinem Leben auch schon Bewältigungsformen gelernt: Es gibt Menschen, die die beste Erfahrung mit dem Überspringen („Übersprungshandlungen") gemacht haben, sie stürzen sich hinein ins Unbekannte, sprechen den Nächstbesten an, sie „fallen mit der Tür ins Haus". Andere ergreifen die Flucht. Sie stellen fest, dass sie nichts und niemanden kennen und finden sich fehl am Platz. Andere suchen sich Hilfe, gehen zu zweit, manche klammern sich regelrecht aneinander, um die Schwellenangst zu überwinden.

Lächeln (Abb. 1.2). Und obwohl alle fremd sein können, kann ein einziges Lächeln mit den Augen und dem Mund eine stabile Brücke bauen über alle Unsicherheit hinweg. „Komm nur herein", kann es heißen, „hier wird dir nichts geschehen."

Wie bedeutungsvoll das Lächeln unter uns Menschen ist, wissen wir alle. Untersucht wurde dieses Lächeln vor allem in der ersten Kommunikation (ohne Worte) von Säuglingen mit ihren Bezugspersonen. Das „Lächelschema" hat sich seine Eindeutigkeit bis zum Kurzsignal in der EDV bewahrt.

Das allererste Lächeln eines Säuglings tritt spontan auf: Ausdruck der Zufriedenheit, so deuteten die Betrachter dieses Lächeln, auch einfach als Entspannung der Gesichtszüge nach der Anstrengung des Saugens.

Lächeln als Reaktion auf ein lächelndes Gesicht – das sog. soziale Lächeln – wird in den ersten Monaten (2.–3. Monat) beobachtbar: Selbst abstrahierte Formen (lächelnde Gesichtsmasken) können diese Reaktion hervorrufen.

Merkwürdigerweise bleibt auch das Lächeln des Säuglings nicht stabil, wenn es nicht erwidert wird oder wenn es nur beim Lächeln bleibt. „Da das Lächeln des Kindes bei der Pflegeperson ebenfalls ein Lächeln hervorruft, werden damit Zuneigung, der Austausch von Wärme und Zärtlichkeit gefördert und damit zwischenmenschliche Bindungen gestärkt." (Izard in Bränninger-Huber 1996, S. 74)

Abb. 1.2 Nonverbale Kommunikation

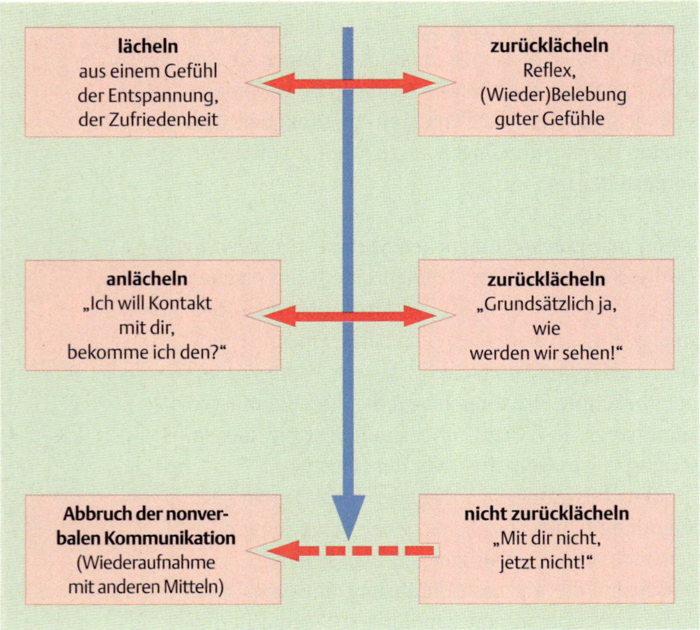

Um die Subtilität dieser Lächelkommunikation, einer Form der nonverbalen Kommunikation, wissen wir. Das „eingefrorene Lächeln", in der Konsumwerbung nicht nur in der Zahnpastareklame gebraucht, berührt nur noch an der Oberfläche. Eine Oberfläche, die allerdings auch noch in diesen Resten Wirkung zeigt. Lächeln ist ansteckend! Allein der (unbewusste) Reflex kann noch beim Betrachter Lächelansätze hervorrufen.

Allerdings können auch Menschen sehr empfindlich sein, wenn sie ahnen, dass das Lächeln künstlich oder professionell ist. Betrachtet man das professionelle Lächeln meist als eine nette Höflichkeitsgeste, z. B. einer Stewardess oder einer Verkäuferin, so können Patientinnen und Patienten ausgesprochen böse reagieren, oft einfach nur verunsichert, wenn sie im Gesicht von Pflegenden so ein eingefrorenes Lächeln wahrnehmen. In Angst und Unsicherheit beobachten sie besonders wachsam und fühlen sich getäuscht.

Wie intensiv die Kommunikation mit dem Lächeln wirkt, können wir auch aus dieser Erfahrung sehen: Sie lächeln jemanden an, und der Angelächelte schaut Sie mit einem unbeweglichen Gesicht an. Das ist irgendwie peinlich, Sie schauen weg oder nach unten, schämen sich oder überspringen dieses Schamgefühl und werden aggressiv.

In besonders affektgeladenen Situationen kann aus solch einer Nichterwiderung ein Kommunikationsabbruch passieren (s. Scham, S. 30).

Was beispielhaft beim Lächeln gezeigt wurde, kann ein Modell für die menschliche Kommunikation sein.

Menschliche Kommunikation ist immer gegenseitig (Abb. 1.3). Natürlich kann sich jemand Luft machen und die Kante anschreien, an der er sich gerade den Kopf gestoßen hat, oder im Überschwang der Gefühle einen Frühlingsbaum ansäuseln und ihn duzen. Solche Ausdrucksformen können zwar auch Kommunikation genannt werden, das Wort ist wie viele Begriffe füllbar mit unterschiedlichen Bedeutungen.

Es lohnt sich aber genauer hinzuschauen, um zu verstehen, was menschliche Kommunikation ist, nicht nur weil sie für das menschliche Leben notwendig ist. Missverständnisse und Fehlinterpretationen behindern die menschliche Kommunikation und das Verständnis für andere. Sie machen sprachlos, stumm und einsam: eine Einsamkeit, die wie ein Sterben ist.

Menschenbilder gehen davon aus, was Menschen zum Menschsein brauchen:

- Gegenseitigkeit und Anerkennung,
- Autonomie und Abhängigkeit und
- sie drücken dies aus in Kommunikation, in den Versuchen der gegenseitigen Verständigung.

In der Kommunikation können Menschen sich als unverwechselbare Individuen erfahren und sich

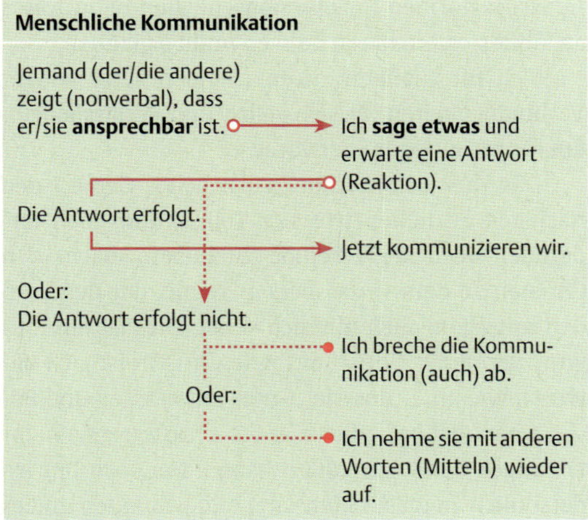

Abb. 1.3 Menschliche Kommunikation

dennoch aufeinander beziehen in allen Formen der Liebe (s. Sympathie – Antipathie – Empathie, S. 49). In der Kommunikation verständigen sie sich über die Realität, und sie geben ihren Hoffnungen und ihren Träumen Ausdruck.

Auch über den Sinn des Lebens und des Menschseins wollen Menschen nachdenken und sich über das, was sein soll, nämlich das sinnvolle und glückende Leben, miteinander austauschen, um gemeinsam an seiner Realisierung zu arbeiten.

Bewusst ist hier nicht die Rede davon, ob und wie das Menschen *können*, ob alle Menschen die Voraussetzung dazu haben und ob der Zeitraum und die gesellschaftlichen Umstände förderlich sind.

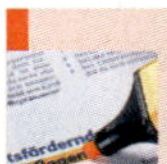

Merke

Wenn Menschenbilder Entwürfe sind, so ist es unverzichtbare Aufgabe jedes Menschen, der sich diesen Entwurf zu eigen macht, mit *jedem* so umzugehen, dass er Mensch sein kann, und selbst dadurch Mensch zu sein (**Abb. 1.4**).

Kritik und Akzeptanz

Wenn Menschen in der Lage sind zu unterscheiden, Differenzen zu bilden, dann sind sie auch aufgefordert, Kritik zu üben. Leider wird dieser Begriff in der Alltagssprache nur allzu häufig gleichgesetzt mit mäkeln, meckern oder noch häufiger mit bewerten, und zwar negativ bewerten und verurteilen. Dabei meint das Wort „kritisieren" unterscheiden.

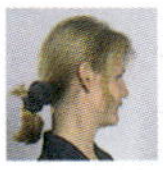

Ich bewerte doch nicht eine Speisekarte oder gar das ganze Restaurant, wenn ich mir statt der Käseplatte zum Nachtisch eine Mousse au chocolat bestelle: Die Auswahl bietet sich zur Unterscheidung an. Ich könnte also sagen: „Ich kritisiere die Speiseangebote und treffe meine Auswahl." Käseplatten können ja auch sehr fein sein und ich gönne sie meiner Begleiterin gerne.

Wenn Kritik so verstanden wird, dann ist sie die Voraussetzung einer Auswahl. Kommt es bei der Speisekarte mehr auf Lust und Appetit an, so erfordert die Auswahl zwischen geistigen Angeboten andere Begründungen. Die kann unser Verstand liefern. Recht bedacht ist nachdenken oder reflektieren immer Kritik. Stimmigkeit, Logik und Angemessenheit sind Unterscheidungskriterien. Gerade auch Menschenbilder fordern zur Kritik heraus. Da sie, wie ich zu zeigen versucht habe, Entwürfe sind, sind sie ja nicht einfach in der Wirklichkeit zu überprüfen. Sie sind also zu bedenken. Und jeder und jede hat nicht nur das Recht, sondern die Pflicht, sie zu kritisieren. Das verhindert, dass ein Menschenbild ihnen übergestülpt wird und sie daran glauben müssen. Immer wieder versuchen Männer und Frauen, sich die Welt einfach zu machen: Sie teilen die Menschheit in gute und schlechte oder wertvolle und wertlose Menschen ein. Um des Menschen willen wehrt man sich am besten so: Menschenbilder sollen auf ihre Argumentation hin überprüfbar sein. Dies geschieht am besten in gemeinsamen Diskussionen mit anderen. In diesen Diskussionen sind Kenntnisse wie Erfahrungen, logische Argumente, Gefühle und Utopien Kategorien der Kritik (S. 7).

Die Akzeptanz eines Menschenbildes ist dann allerdings so verpflichtend, dass daraus verbindliche Handlungen entstehen.

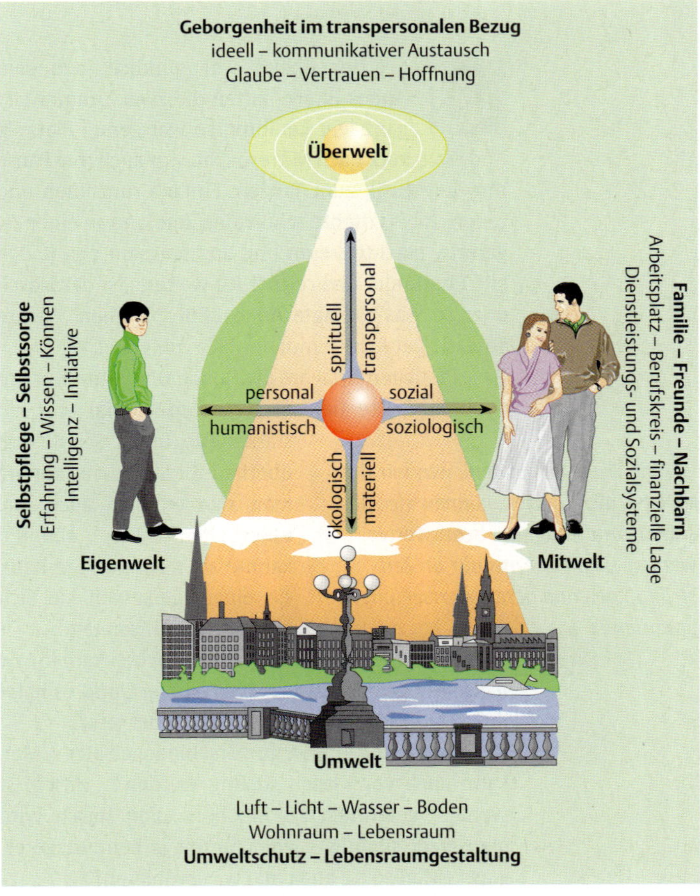

Abb. 1.4 Humanökologische spirituelle Einbindung des Menschen. Es ergeben sich vier Beziehungsbereiche mit jeweils eigenen Ressourcen und Gestaltungsmöglichkeiten

⋯› Lerntipp
Wenn Sie z.B. davon überzeugt sind, dass Menschen Hoffnung, Träume und Utopien brauchen, werden Sie die kritisieren müssen, die nur die realen Sachzwänge zum Maße ihres Lebens machen. Sie werden ernsthafter umgehen müssen mit den sog. euphorischen Situationen von Kranken und Sterbenden. Sie werden dem tödlichen Spruch: „Haben wir alles schon probiert, es bringt doch nichts!" widersprechen.
Sie werden …
Ergänzen Sie bitte die Reihe aus Ihrer eigenen Erfahrung mit sich und anderen Menschen.

Religionen. Wenn Sie sich selber als religiös bezeichnen und einer Religionsgemeinschaft angehören, bindet sie (was in der lateinischen Wurzel des Wortes „Religion" steckt, nämlich „Bindung") an das Menschenbild dieser Religion. Religionen liefern die Begründung für ihre Menschenbilder mit. Religionen bieten mit ihren Überlieferungen (Erfahrungen), mit ihren Ritualen (Methoden) und den Botschaften Ausdrucksformen für die menschlichen Bedürfnisse an, über sich hinaus zu denken und zu glauben.

Sich für Glauben zu entscheiden setzt wieder Verbindlichkeiten für sich selbst und Verlässlichkeiten für mein Gegenüber voraus.

Das herausfordernde christliche Gebot, den Nächsten zu lieben wie sich selbst, und noch fordernder, auch seine Feinde zu lieben, macht den Christen zu dem verlässlichen Freund, der den Frieden mit allen, auch mit sich sucht. Dies ist ein Entwurf und jeder Christ und jede Christin ist sich bewusst, wie oft er und sie „Gutes unterlassen und Böses getan haben" und wie oft Christen gegen ihr wichtiges Gebot verstoßen haben. Dennoch bin ich persönlich an dieses Menschenbild gebunden und es verpflichtet mich verbindlich. So ist dieser Text über den Menschen auch aus dieser Überzeugung geschrieben.

⋯› Lerntipp
Zu welchem Menschenbild verpflichtet Sie Ihre Religion?
Mit welchem philosophischen Menschenbild fühlen Sie sich verbunden?

1.2 Die ethische Frage

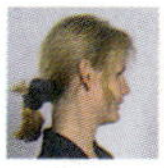

⋯› Der Abend war wirklich gelungen! Annes Eltern hatten die zwei Zimmer fast ganz leer geräumt, so war genug Platz da und jetzt, kurz nach Mitternacht, war auch mal Pause mit der Musik zum Tanzen. Einfach rumsitzen und reden. Tobias drehte schon eine Zeit lang an einer Zigarette, machte sie an und zog langsam den Rauch ein. Er strahlte und reichte sie weiter: „Ist das Hasch oder so was?", fragte Anne. „Ein Pfeifchen", lachte Tobias, „gut fürs Gemüt. Probier ruhig mal."
Das „Pfeifchen" machte die Runde und Anne war am Grübeln. Sollte sie mal probieren? Tobias war ein starker Typ, in der Schule und überhaupt. Mit dem konnte man sich wirklich auch mal unterhalten. Die anderen kannte sie auch gut. Sie hatte sie eingeladen, weil sie sich mit ihnen auch verstand.
Zigaretten rauchen kam für sie nicht infrage. Sie hatte es mal probiert, und es hatte ihr nicht geschmeckt, so sagte sie. Aber jetzt?
Durch den Kopf gingen ihr verschiedene Sätze: „Man kann auch von Hasch süchtig werden." „Hasch ist weniger gefährlich als Alkohol." „Von Hasch wird man nicht süchtig – jeder nimmt ja heutzutage etwas." „Man sollte auch mal was probieren!" „Ich kann mich ja auch sonst beherrschen, also werde ich wieder aussteigen können." „Wie steh ich da, wenn ich als einzige nicht mitmache – und wie wirkt das, wenn ich es tue, was denken die anderen dann, dass ich vielleicht arrogant bin, was würden meine Eltern sagen, wenn sie jetzt hereinkämen, aber die haben ja keine Ahnung" usw.
Anne hat sich an diesem Abend entschieden, nicht mitzurauchen. Sie wusste nicht, so sagte sie, ob es ihr bekommt, Hasch zu rauchen und sie sei ja auch verantwortlich, weil in der Wohnung ihrer Eltern gefeiert wurde.

» *Die Fragen nach dem, was wir dürfen bzw. nicht dürfen, können nie vollständig und endgültig beantwortet werden, wenn wir uns nur an Zeitströmungen und deren Wertsetzungen orientieren.* «

In Situationen dieser Art kann man schon eine ganze Menge von dem erfahren, was man ethische Entscheidungen nennen kann.
Immer dann, wenn man sich fragt:
- ⋯› Soll ich das tun?
- ⋯› Soll ich das lassen?

steht man vor einer ethischen Frage.

1.2.1 Gesetze – Grenzen – Gebote

Darf ich das tun? Ob man etwas tun darf, ist zwar eine ähnliche Frage, aber sie hat einen anderen Rahmen und betrifft andere Formen von Entscheidungen.

Wenn jemand die Frage stellt, ob er etwas tun darf, weiß er schon, dass es **Gesetze** gibt, die Grenzen setzen. Mögen das hausgemachte Gesetze sein, wie z.B.: „hier bei uns nicht", oder „in diesem Raum nicht", oder weltweit anerkannte Gesetze wie: „Man darf sich fremdes Eigentum nicht einfach aneignen."

> **Merke**
> Wer Gesetze nicht anerkennt, hat mit Sanktionen zu rechnen.

Im Grund unterscheiden sich diese Sanktionen nur in der Angemessenheit des Vergehens. Wenn ein Kind einem anderen ein Spielzeug wegnimmt, wird es hoffentlich angemessen bestraft. Angemessen kann in einem solchen Fall heißen, dass es erklärt bekommt, dass es eben Spielsachen gibt, die einem anderen gehören, dass man fragen muss, wenn man sie sich ausborgt, dass man warten muss, bis das andere Kind zugestimmt hat. Die Erklärungen können aber nun ganz und gar nicht ankommen: Die Lust, gerade das andere Spielzeug zu haben, ist so groß, dass das Kind keinem „vernünftigen" Gedanken mehr zustimmen kann. Es schreit lauthals vor sich hin, am liebsten noch vor Publikum und manche genervte Mutter greift zu Sanktionen, die mehr ihrer Hilflosigkeit angemessen sind als der Situation und ihrem Kind.

Ist das Beispiel zu klein für so ein großes Thema?

Wenn man genau hinschaut, kann man schon die wichtigsten Merkmale einer Entscheidung nach dem Gesetz erkennen:

- Man darf alles, was man kann (z.B. mit Spielzeug spielen, dazu ist es ja da).
- Man darf nur in bestimmten Grenzen alles tun, was man kann.

Diese Grenzen sind aus verschiedenen Gründen gesetzt. Es scheint einleuchtend zu sein, dass man etwas nicht tun darf, was man nicht kann. Wer kommt denn schon auf die Idee, fliegen zu wollen mit der Kraft seiner Arme? Oder den Ärmelkanal zu durchschwimmen, wenn man nicht schwimmen kann?

Was auf den ersten Blick so klar auf der Hand liegt, entpuppt sich beim genaueren Hinsehen als eine ganz schwierig zu beurteilende Situation: Es gibt ja wirklich Menschen, die glauben, sie könnten aus eigener Kraft fliegen. Die sind nicht normal, sagen andere dann oder haben einen Ausfall ihrer sie sonst schützenden Sinne. Oder sie sind verzweifelt und glauben, sich so retten zu können. Und was ist mit denen, die sich überschätzen, an Frankreichs Küste ins Meer steigen und meinen, schwimmen lerne man beim Schwimmen? Was ist mit dem Jungen, der das Auto seines Vaters nimmt und losfährt? Mit dem Angetrunkenen, der behauptet nüchtern zu sein? Mit der Frau, die sich Geld leiht und glaubt, im nächsten Monat alles zurückzahlen zu können?

Selbstüberschätzungen nennen wir das, und wir Menschen brauchen diese, sonst würden wir nie etwas riskieren, aber wir brauchen auch Grenzen, damit wir uns nicht verletzen.

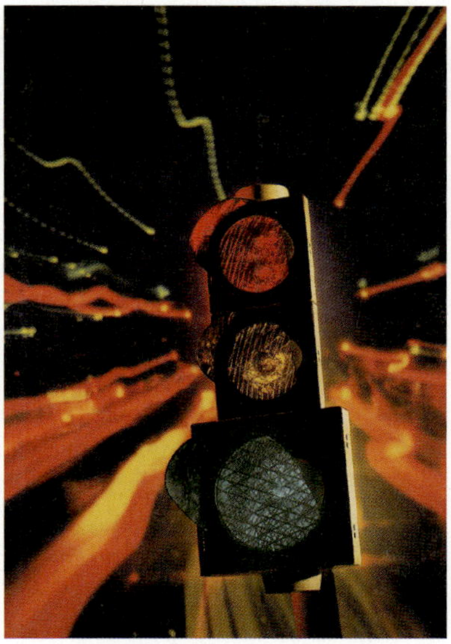

„Bei Rot musst du stehen, bei Grün darfst du gehen." Schon in frühester Jugend werden Kinder mit Grenzen vertraut gemacht

Grenzen zum Selbstschutz bauen zuerst die Eltern und Erzieher auf, meistens aus der eigenen Erfahrung und aus der Einschätzung des Könnens der Kinder. „Messer, Gabel, Scher und Licht sind für kleine Kinder nicht", mit solchen und ähnlich verkürzten Aussagen helfen die Erwachsenen, Grenzen zu etablieren.

Ob die aufgestellten Gesetze wirklich nützlich sind, das ist gar nicht so einfach einzuschätzen. Am einfachsten scheint es noch bei akuten Schmerzen zu sein: Wenn ich mich verbrenne, brauche ich niemanden, der mir sagt, dass das Bügeleisen heiß ist; doch manchmal ist es auch kalt. Jetzt muss man auch noch unterscheiden lernen! Sagt mir jemand etwas aus seiner Erfahrung, die ich nicht nachvollziehen kann, weiß ich nicht, ob dieses Gesetz gut ist, diese Grenze beachtenswert.

Deshalb lässt sich sagen:

> **Merke**
> Grenzziehungen müssen erklärbar und Gesetze begründbar sein.

Warum darf ich das nicht? Warum darf ich einem anderen nicht etwas wegnehmen, ohne ihn zu fragen und zu bitten, ob er es mir leiht, schenkt oder verkauft?

Wenn die Antwort darauf nur heißt: „Weil es so ist" oder „Das ist nun mal so", dann lernen wir Menschen nur Gesetze zu akzeptieren, weil wir uns vor Strafen fürchten.

Das allerdings ist eine schwierige und gefährliche Art des Lernens. Wir haben ja dann nur gelernt zu gehorchen und Auseinandersetzungen zu vermeiden. Das kann so weit gehen, dass wir die Strafe in Kauf nehmen, weil der Vorteil, der uns gerade daraus erwächst, höher erscheint als „das bisschen Strafe". Das mag ja beim Parken im Parkverbot so sein („Bezahle ich halt die paar Mark") oder bei einem riskanten Manöver: „Ich bin ja versichert, die zahlen schon!"

Unerträglich wird diese Einstellung, wenn es sich um Schaden am Menschen handelt: „Ich bin ja versichert, also was macht es schon, wenn ein anderer Mensch Schaden erleidet!"

Auch in diesem Fall sind Begründungen gar nicht so einfach. In unserer Welt, die so sehr vom Kaufbaren bestimmt ist, kommen sich Begründungen, die nicht um den größeren Nutzen oder den mit Geld abwendbaren Schaden gehen, so abstrakt daher, irgendwie wie aus einer anderen Welt:

- Man darf einem Menschen keinen Schaden zufügen, weil jeder Mensch das Recht auf seine Integrität, auf seine Unverletzbarkeit hat.
- Die Entscheidung für ein Menschenbild. Diese Begründung scheint „aus einer anderen Welt". In ihr verbirgt sich das Bild, das wir vom Menschen haben „wollen". Nicht nur wie ein Mensch ist und wie die Erfahrungen sind, die Menschen mit Menschen haben. In diesen Erfahrungen stecken ja auch die Züge von Menschen, die ihn als jemanden zeigen, der grausam und böse sein kann. Die Entscheidung dafür, dass jeder Mensch ein Recht auf seine Integrität hat, ist nicht nur die Summe aller Erfahrungen, sondern die Einsicht in die Möglichkeiten, die Menschen haben. Diesen Möglichkeiten Raum zu geben, dazu gehört auch, Grenzen zu ziehen.

Begründungen für Gesetze können die eigenen Erfahrungen überschreiten. Wenn für die Gesetze nun nicht mehr nur Erfahrungen gelten können, dann werden andere Instanzen gebraucht, um sich in einer manchmal verwirrenden Welt so auszurichten, dass man Entscheidungen fällen kann. **Gebote** nennen sich diese für die Zukunft verpflichtenden Richtlinien. Für unseren abendländischen Kulturkreis sind die sog. „Zehn Gebote" aus der Bibel Leitbild und Vorgabe über Hunderte von Jahren hinweg. Die Entstehungssituation wird so erzählt:

Aus Unterdrückung und Fremdherrschaft machten sich die Israeliten auf und zogen durch die Wüste. Wie aber sich verhalten in der neuen Situation? Welche Regeln und Gesetze sollten denn gelten? Und wie ein neues Land gründen, wenn man keine Grenzen kennt? Und die alten Gesetze aus der Sklaverei nicht mehr gelten? Erzählt wird weiter, dass Moses, der Mann der die Israeliten anführte, auf einen Berg stieg, den Berg Sinai, und Gott selber ihm die Gebote gab. Und so beginnen diese „Zehn Gebote" mit dem Satz: Ich bin der Herr Dein Gott. Dieser Satz ist die Legitimation auch für die Grundrechte und -pflichten, die nun aufgezählt werden. Ihre Gültigkeit ist uneingeschränkt für alle die, die an diesen Gott als ihren Herrn glauben.

Wie menschlich sie sind, d. h., wie sehr sie auch innerweltlich verstanden werden können, zeigt z. B. das Gebot: „Gedenke, dass du den Sabbat heiligst!"

Für den gläubigen Juden bedeutet dieses Gebot, dass er an einem Wochentag, dem Samstag, keinerlei Arbeit verrichtet, sondern seine Gedanken auf Gott lenkt, ihn und seine Schöpfung preist und in der Gemeinde betet. Selbst säkularisierte Juden lieben diese Tradition und feiern am Freitagabend in der Familie und mit Gästen in der Vorfreude.

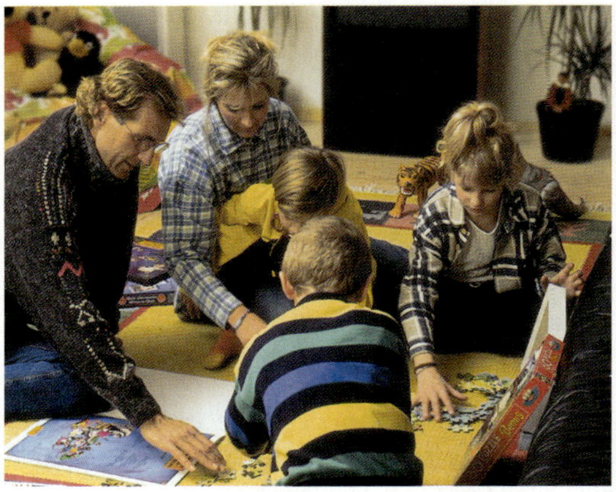

Wie gut es ist, einen Tag pro Arbeitswoche zu haben, an dem man sich ausruhen kann, zur Besinnung kommen kann, das wissen wir Menschen sehr gut. Und es macht einen Unterschied, ob es sich dabei um einen Sonntag handelt oder irgendeinen Tag. Das wissen vor allem diejenigen, die sonntags arbeiten müssen. Es geht eben nicht nur ums Ausruhen, sondern um die Möglichkeit, mit anderen, in Gemeinden oder Gemeinschaften zu sein, ja auch Gemeinschaft zu feiern.

Fundamentalisten aller Religionen, aller Ideologien behaupten selbstherrlich, die Gebote bzw. Gesetze müssten wortwörtlich eingehalten werden. Jede Veränderung und Auslegung müsse hart bestraft werden. So haben sich in unserer Geschichte Richter gerechtfertigt, die Frauen als Hexen verbrannten, Andersdenkende vertrieben, verbannten und ermordeten.

Bis heute verteidigen Fundamentalisten die Wortwörtlichkeit von Geboten und Gesetzen.

Trotz dieser schrecklichen Ereignisse hören Menschen nicht damit auf, Gebote und Gesetze absolut zu setzen. Statt die Vielfarbigkeit der Welt und die unglaubliche Vielfalt der verschiedenen Menschen zu sehen, malen sie nur schwarzweiß. Menschen bezeichnen einige Menschen als gut und lassen ihnen alles durchgehen, andere werden als böse angesehen, alles wird zu ihrem Nachteil ausgelegt.

Damit wird die Welt einfacher, so scheint es, irgendwie überschaubarer. Nur – leider – ist es nicht so. Dieses Weltbild ist ganz einfach falsch. Dieses Menschenbild wird keinem Menschen gerecht.

Lerntipp

Welche Vorschriften erscheinen Ihnen aus Ihrer Erfahrung unsinnig?

Wie können Sie Regeln, die in der Ausbildung gelten, befragen, begründen und akzeptieren und wie nicht?

Wie schützen Sie Ihre Integrität und wann fühlen Sie, dass Sie die Integrität anderer Menschen schützen sollten?

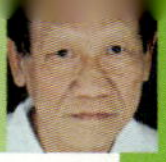

Weltweite Gebote. Hiroshima. Ein Ort in Japan. Und plötzlich, an einem Augusttag, am 6. 8. 1945 geschah das, was bis dahin unvorstellbar gewesen war: Eine Bombe, die erste Atombombe, vernichtete die ganze Stadt, nicht nur Fabriken und Wohnhäuser, Gleisanlagen und Straßen, sondern weit über die Einschlagstelle hinaus zerriss der ungeheure Explosionsdruck Menschen und Tiere, und in der feurigen Hitze verbrannte alles Leben.

Schreckliches war in dem Weltkrieg geschehen: mit welch zerstörischem Erfindungsgeist Bomben, Geschütze, chemische und biologische Waffen entworfen wurden, welche Formen des Tötens und Quälens systematisch durchgeführt wurden, das hat die Menschen auch deshalb so erschreckt, weil diese Zerstörungswut ja von „zivilisierten" Europäern ausging und nach und nach die ganze Welt mit einbezog.

Hiroshima ist der Name für die nun nicht mehr zu überbietende Katastrophe: Was eine Atombombe bewirkt, kann seitdem nicht mehr beschrieben werden. Sie vernichtet nicht nur Sachen, Güter, sie vernichtet Menschen und Tiere, und – und das bleibt als erschütterndste Erfahrung – ihre unkontrollierbaren Strahlungen lösen Krankheiten und Siechtum aus, sie verändern Gene und machen auf unberechenbare Zeit hinaus Land und Meer gefährlich.

Der Eindruck des Zweiten Weltkrieges (1939–1945) und die nicht mehr kontrollierbare Waffenentwicklung waren wichtige Motive, eine weltweite Vereinbarung zu beschließen. Ziel dieser Vereinbarung war und ist es, Menschenrechte zu erklären, an die sich die Staaten dieser Erde halten sollen. So, das ist seit der allgemeinen Erklärung der Menschenrechte vom 10. 12. 1948 zu erhoffen, können Kriege verhindert, Friedensverhandlungen geführt und vor nationalen und internationalen Gerichtshöfen verhandelt werden (**Abb. 1.5**).

Bei der Abstimmung im großen Versammlungssaal der Vereinten Nationen hat kein Land gegen die **Universal Declaration of Human Rights** gestimmt. Einige Länder haben sich enthalten. Aber allen, auch den Ländern, die sich im kriegsähnlichen Zustand (Kalten Krieg) befanden, war klar, dass die Menschheit nur so zu retten war, wenn alle sich an die Regeln und Grundsätze hielten.

Die Bundesrepublik Deutschland hat in ihrem Grundgesetz entscheidende Sätze der allgemeinen Erklärung übernommen.

Grundgesetz für die Bundesrepublik Deutschland vom 23. 5. 1949 (Auszug)

I. Die Grundrechte

Art. 1. (1) Die Würde des Menschen ist unantastbar. Sie zu achten und zu schützen ist Verpflichtung aller staatlichen Gewalt.

...

Art. 2. (1) Jeder hat das Recht auf die freie Entfaltung seiner Persönlichkeit, soweit er nicht die Rechte anderer verletzt und nicht gegen die verfassungsmäßige Ordnung oder das Sittengesetz verstößt.

(2) Jeder hat das Recht auf Leben und körperliche Unversehrtheit. ...

Art. 3. (1) Alle Menschen sind vor dem Gesetz gleich.

(2) Männer und Frauen sind gleichberechtigt.

(3) Niemand darf wegen seines Geschlechtes, seiner Abstammung, seiner Rasse, seiner Sprache, seiner Heimat und Herkunft, seines Glaubens, seiner religiösen oder politischen Anschauungen benachteiligt oder bevorzugt werden.

(Heidelmeyer 1997)

Auf diesem Fundament lassen sich Frieden und Vertrauen entwickeln.

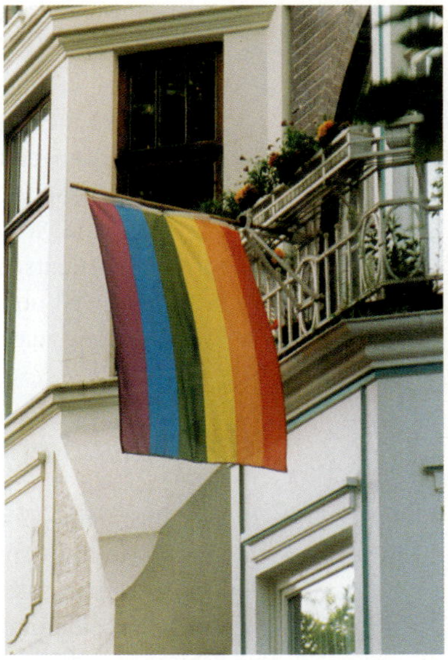

Abb. 1.5 Allee der Menschenrechte in Nürnberg

Ist es so? – realistische Umsetzung

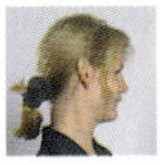

Eine polnische Krankenschwester hat sich entschlossen, in einem deutschen Krankenhaus zu arbeiten. Sie ist angeworben worden, man hat sie gebraucht und so ist sie mit ihrem kleinen Sohn in eine Wohnung nahe der Klinik gezogen. Ihren Mann und die schulpflichtigen Kinder hat sie zurückgelassen, ihnen schickt sie alles verdiente Geld, was sie entbehren kann.

Sie ist eine erfahrene Schwester, aber sie findet sich auf der Station überhaupt nicht zurecht. Die Hektik, die raschen kurzen Anweisungen der anderen Schwestern versteht sie nur zum Teil. Sie wundert sich, dass sie Patienten waschen und betten soll, sie ist es gewohnt, dass das Hilfskräfte tun oder Angehörige. Sie meint, das sei Schikane der anderen Schwestern, denn sie sieht auch nur die Schülerinnen ähnliche Arbeiten tun.

Bei den Gesprächen im Stationszimmer bekommt sie gar nichts mit. Lachen alle, bekommt sie allmählich das Gefühl, man lache über sie. Für einen abendlichen Deutschkurs ist sie angemeldet, aber sie ist oft so müde, dass sie nur körperlich anwesend ist. Außerdem muss sie doch auch ihr Kind versorgen.

Sie isoliert sich immer mehr, tut ihre Arbeit so gut sie es schafft. In einer kritischen Situation wagt sie es nicht, um Hilfe zu bitten. Beinahe ist es dann passiert! Sie zieht die Kanüle aus der Vene und sticht einfach daneben.

Nach diesem Zwischenfall kommen alle irgendwie zur Besinnung. Und nachdem Schwester Heidi, die Stationsleitung, energisch dazwischen geht: „Es geht nicht darum, wer die Schuldige ist, sondern was wir

daraus lernen können!", bemühen sich alle, das Grundgesetz, Artikel 3, in ihrem Alltag umzusetzen. Und das heißt für diesen konkreten Fall, dass alle mehr tun können als nur jemanden „tolerieren". Jede hilft mit, Lösungen zu finden, dass die Gleichberechtigung geschehen kann.
Die polnische Schwester übernimmt die Arbeitsformen der deutschen Kolleginnen, diese bemühen sich, deutlicher und langsamer zu sprechen, um nur zwei Beispiele zu nennen.

1.2.2 Berufsethos

Die allgemeine Erklärung der Menschenrechte ist genau wie das Grundgesetz eine Vereinbarung, die erfüllt werden *soll.* Damit gehören sie zu den **ethischen Vereinbarungen.** Das Gute ist gewollt und das Schlechte und Böse soll eingedämmt werden.

Damit ist natürlich das Schlechte und Böse nicht aus der Welt. Die Kriege haben nicht aufgehört, Brutalität und Rücksichtslosigkeit gibt es genauso im Alltag zwischen einzelnen Menschen wie zwischen Gruppen und Völkern. „Sie nützen ja doch nichts!", das hört man immer wieder. Gemeint sind die Vereinten Nationen, die internationalen Friedenstruppen, Verhandlungen auf allen Ebenen.

Wo aber wären wir, gäbe es diese Vereinbarungen nicht? Wie könnten Menschen dann noch auf Frieden und Freiheit, auf die Gleichberechtigung hoffen?

Aus gutem Grund gibt es Vereinbarungen für Berufsgruppen. Im Kern meinen sie auch, dass das Gute zu bewirken sei.

Jemand, der zu einem Anwalt geht, muss sich darauf verlassen, dass, wenn der Vertrag geschlossen wurde, der Anwalt im Interesse des Klienten handelt. Nur so kann er ihm vertrauen. Ganze Serien von Gerichtsfilmen behandeln dieses Thema des absoluten Vertrauens hier immer wieder. Spannend an den Filmen ist, dass es immer auch Gründe gibt, an den Aussagen des Klienten zu zweifeln.

Pflegende haben außer der Motivation, Patienten zu helfen, eine Vereinbarung beschlossen (1973), die das Berufsethos der Pflegenden im Kodex für Pflegende des ICN klar beschreibt:

Der Kodex für Pflegende des International Council of Nurses

Die Pflegenden haben vier grundlegende Aufgaben:
- Gesundheit zu fördern,
- Krankheit zu verhüten,
- Gesundheit wiederherzustellen,
- Leiden zu lindern.

Weltweit besteht der Bedarf an Pflege. Der Pflege inhärent ist die Achtung vor dem Leben, vor der Würde und den Grundrechten des Menschen.

Die Pflege wird ohne Unterschiede aufgrund der Nationalität, der Rasse, des Glaubens, des Alters, des Geschlechts, der politischen Überzeugung oder des sozialen Status ausgeübt.

Die Pflegenden üben ihre Dienstleistungen im Bereich der Gesundheitspflege zum Wohle des Einzelnen, der Familie und der Gemeinschaft aus. Sie arbeiten hierin mit anderen Berufstätigen zusammen.

Die Pflegenden und der Mitmensch. Die Interessen der pflegebedürftigen Menschen setzen sie immer an erster Stelle. Sie sorgen dafür, dass ein therapeutisches Klima geschaffen wird, worin die Normen, Gewohnheiten und der Glauben des Patienten respektiert werden.

Außerdem respektieren sie das Vertrauen, das man beim Geben von persönlichen Mitteilungen in sie setzt, und sie sind sich ihrer Verantwortung bewusst, die dieses Wissen mit sich bringt.

Die Pflegenden und die Berufsausübung. Sie sind persönlich für die Ausübung ihres Berufes verantwortlich. Es wird von ihnen erwartet, dass sie ihren Fachverband auf dem laufenden halten und nach dem höchsten Stand der Pflegequalität streben, die in den gegebenen Situationen möglich ist. Sie nehmen im Rahmen ihrer Verantwortung für das Handeln, bei der Übernahme und Delegation von Verantwortlichkeiten ständig Rücksicht auf die eigene Sachkunde und den eigenen Fachverstand.

Wenn sie beruflich tätig sind, werden sie immer eine solche Haltung in den persönlichen Kontakten einnehmen und aufrechterhalten, dass der Beruf nicht in Misskredit gebracht wird.

Die Pflegenden und die Gesellschaft. Als verantwortliche Mitglieder der Gesellschaft haben sie die Aufgabe, Initiative zu ergreifen und Aktivitäten zu unterstützen, die bei der Linderung von Nöten auf dem Gebiet der Gesundheitspflege und der Wohlfahrt helfen.

Die Pflegenden in Zusammenarbeit mit anderen. Sie sorgen für die Aufrechterhaltung einer guten Zusammenarbeit mit Tätigen im Bereich der Gesundheitspflege und anderen Berufstätigen. Sie treffen geeignete Maßnahmen, um den einzelnen zu schützen, wenn seine Pflege durch einen Mitarbeiter oder durch andere gefährdet wird.

Die Pflegenden und der Beruf. Sie sind maßgebend beim Festsetzen von Normen bezüglich der Berufs-

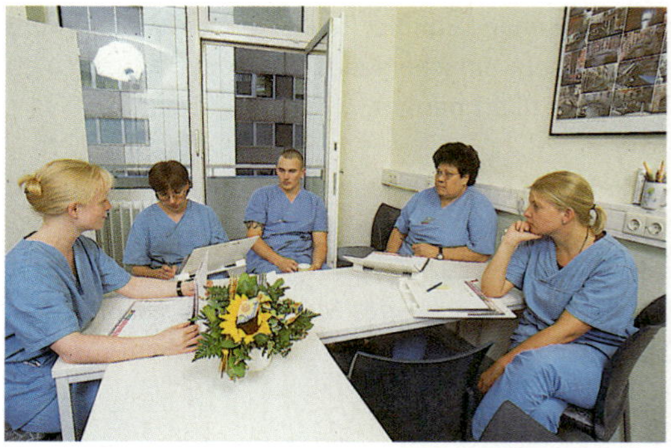

ausübung und der Berufsausbildung. Sie haben wirksamen Anteil am Entwickeln von wissenschaftlichen Grundlagen des Berufes. Sie nehmen als Mitglied von Berufsverbänden teil an der Herstellung und Erhaltung von gerechten sozial-ökonomischen Arbeitsbedingungen. (Arend 1996, S. 191 – 192)

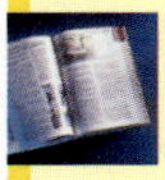

Lerntipp
Welche dieser Verpflichtungen überrascht Sie? Auf welche sind Sie als Lernende besonders stolz?

Wenn ein Patient weiß, dass Pflegepersonen diese Verpflichtung unbedingt einhalten, dann kann er sich vertrauensvoll hilflos zeigen.

Dass diese Ansprüche, die in ihrer Klarheit überzeugen, nicht immer einfach einzuhalten sind, ist zu verstehen.

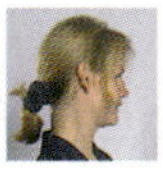

Eine Krankenschwester erzählt, sie habe sich freiwillig auf die neue Station gemeldet. Auf dieser Station bemühte sich ein therapeutisches Team um AIDS-Kranke. Die anfänglichen Ängste vor Ansteckung habe sie schnell überwunden. Bei aller Belastung arbeite sie gerne dort, sie fühlt, dass sie wirklich gebraucht wird und die Kolleginnen und Kollegen im therapeutischen Team nehmen sich Zeit, um sich miteinander zu beraten. „Was mir immer noch Mühe macht und was ich einfach nicht verstehen kann, sind Patientinnen wie eine junge Frau. Sie verdient sich mit Prostitution das Geld für Drogen. Sie ist nun schon zum zweiten Mal stationär aufgenommen worden. Wenn sie kommt ist sie absolut fertig, abgemagert, voller Geschwüre, ungewaschen und im Tran. Kaum haben wir sie halbwegs hochgepäppelt, haut sie ab und geht natürlich wieder auf den Strich und fixt weiter."

Vielen Pflegenden geht es ähnlich, wenn sie den Eindruck haben, die Patienten zerstörten ihre Gesundheit, ihr Leben mutwillig. Und kommen dann hilflos, weinend und klagend an und müssen behandelt und gepflegt werden. Das kann schon wütend machen, besonders wenn diese Patienten auch noch „arrogant und anspruchsvoll" sind. Für diese Situationen gilt der rechts zitierte Satz aus dem Kodex

Oder anders gesagt: Die Pflegenden bemühen sich mit anderen um ein Klima, man könnte auch sagen um einen Stil des Denkens, Redens und Handelns, der grundsätzlich respektvoll, auch gegenüber der Kollegin, dem Kollegen, der Putzfrau vom Reinigungsdienst und dem ärztlichen Kollegen ist. In einer solchen Atmosphäre gedeiht die Nachdenklichkeit und das abwägende Fragen.

„Kann es sein, dass ..." ist ein guter Anfang, wenn man einen anderen Menschen verstehen will. Dann kann die Frage fortgeführt werden: „Kann es sein, dass dieser Patient gute Gründe für seine Selbstzerstörung hat?"

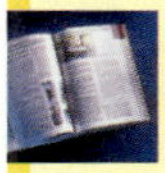

Lerntipp
Versuchen Sie solche Gründe für die Frau zu finden, die in dem Beispiel beschrieben wird.

Respekt und Autonomie

Zu den wesentlichen ethischen Anforderungen gehört der Respekt vor der Autonomie auch und gerade des kranken Menschen. Die Autonomie „ist die unentbehrliche Basis für eine aktive Einbindung des Patienten in den Heilungsprozess" (Riha 1998, S. 49). Jeder Patient, jede Patientin muss in die Therapie einwilligen, die ihr vorgeschlagen wird. Gegen den Willen von Patienten darf gar nichts geschehen. Bei den großen Entscheidungen ist das ganz klar. Die Einwilligung zu einem operativen Eingriff muss vorliegen, Patienten müssen ausführlich aufgeklärt werden, Ärzte sind zu solchen Verfahren verpflichtet. Wie aber sieht es im pflegerischen Alltag aus?

» Sie (die Pflegenden) sorgen dafür, dass ein therapeutisches Klima geschaffen wird, worin die Normen, Gewohnheiten und der Glauben des Patienten respektiert werden sollen. «

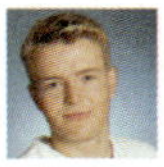

Ein Pfleger macht sich mit einem Zivi auf den Weg. Geplant ist, einen bettlägerigen Patienten zu baden. Das ist eine aufwendige Angelegenheit. Immer am „Badetag" ist der Patient mürrisch und schimpft vor sich hin, aber der Pfleger kann ihn beruhigen und dann scheint der alte Mann das Bad auch zu genießen. Auf jeden Fall sieht er entspannt und vergnügt aus, wenn er wieder im Bett liegt.
Heute aber ist es besonders schlimm: Er will nicht angefasst werden, macht sich ganz steif, schimpft laut und unverständlich. Immer wieder versuchen die beiden Männer freundlich auf ihn einzureden. Plötzlich bricht der alte Mann in Tränen aus und schluchzt herzzerreißend.
Der Pfleger versucht den alten Mann zu trösten, und versichert ihm, dass er nicht ins Bad muss. Der alte Mann beruhigt sich und fast sieht es aus, als wollte er um Entschuldigung bitten oder um Verständnis. Der Pfleger und der Zivi verlassen den Mann, versprechen ihm, bald wieder zu kommen. Der Zivi ist bedrückt und verstört: Was hatte der Mann nur? Und wie schrecklich war das Weinen. Der Pfleger ist ärgerlich: Er hat viel zu viel Zeit gebraucht für den Patienten und – nach den Anforderungen für Dokumentation und Belege – nichts getan. Das Baden muss neu geplant werden. Die Dekubitusprophylaxe ist so nicht lückenlos.

Die Frage ist heikel, aber auch voller Ernst zu stellen: Wie viel Autonomie können Pflegende Patienten zugestehen? Das gilt selbstverständlich nicht nur für den ambulanten Bereich: Im stationären Alltag sind Zeiten ebenso eng berechnet und Abläufe abhängig von der Gesamtorganisation.

Das Dilemma besteht in der Grenzziehung zwischen Autonomie des Patienten und den Vorstellungen der Pflegenden: Die Autonomie (die Selbstbestimmung) der Patienten ist unbedingt zu achten. Das ist eine grundsätzliche Entscheidung. Sie beruht auf der Anerkennung der Würde jedes einzelnen Menschen und seinem Recht auf Unverletzbarkeit. Sie muss – wie wir gesehen haben – gerade dort besonders geachtet werden, wo Menschen, weil sie krank sind, teilweise oder ganz auf andere Menschen angewiesen sind.

» *Hier wird deutlich, wie sehr ethisches Handeln von jedem Individuum auch Entscheidung und Stellungnahme verlangt, weshalb wir uns auch in der Auseinandersetzung und im Abwägen üben müssen. (Juchli 1997)* «

Und da ist ein organisatorischer Ablauf, der Zeiteinteilung und Handlungsabläufe planbar machen muss. Wie sollen diese Widersprüche gelöst werden?

„Man kann doch nicht auf jeden Einzelnen Rücksicht nehmen! Wo kämen wir da hin", so oder so ähnlich heißt es unter Mitarbeiterinnen und Mitarbeitern vom Labor, über die diagnostischen Abteilungen, die Küche, die Verwaltung, bis zu den Pflegenden und dem leitenden Arzt. Im Bewusstsein, dass das nicht ganz richtig sein kann, werden solche Aussagen meist nicht ausgesprochen, sondern sie beeinflussen indirekt das Handeln, und den Ärger auf die nicht angepassten Patienten.

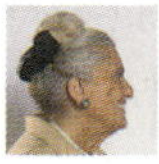

Auf einer chirurgischen Station hängt frühmorgens an der Zimmertür ein Schild: Bitte erst um 8.00 Uhr wecken. Am besten mit frischen Brötchen und Kaffee.
Und ein paar Blümchen waren auch noch draufgemalt. Die Reaktionen der Pflegenden waren eindeutig. „Die drei Damen", so drückte das die Leitung des Frühdienstes aus, „fühlen sich anscheinend wieder ganz gesund!" Ihnen war klar, dass dieses Schild auch der Ausdruck von wiedergefundenem Humor war und das bei gravierenden Befunden. Leider hat das der leitende Arzt nicht verstanden. Zornig riss er die Tür auf und schimpfte: „Wir sind hier nicht im Grandhotel!"
Kleinlaut haben die „drei Damen" sich wieder auf ihre Krankheit, ihr Leiden, ihre Verzweiflung besonnen und waren den ganzen Tag nicht mehr zu bewegen, ihren notwendigen kleinen Spaziergang zu unternehmen. Nun waren sie wieder ... Patientinnen, angepasst an die Gebote der Klinik.

Ethisches Dilemma. Widersprüche dieser Art sind überall, wo Menschen zusammen leben und miteinander arbeiten, zu finden. Häufig führen solche Widersprüche zu Scheinlösungen. Eine Scheinlösung ist z. B., wenn jemand mit dem Brustton der Überzeugung sagt: „Ich bestimme hier, was gut ist!" (also was sein soll). Eine weitere Scheinlösung ist, Sachzwänge vorzuschieben: „Wir können uns das nicht leisten!"

Damit wird z. B. Geld höher gestellt als die Autonomie eines Menschen. Daran haben wir uns irgendwie schon gewöhnt, sodass immer weniger fragen: Muss das wirklich so sein? Gibt es keine anderen Lösungen? Und wer das fragt, wird sich immer mal wieder dumm oder weltfremd vorkommen: Alle anderen scheinen ja zu wissen, was in dieser Welt bestimmend ist.

Dilemmata zwischen dem „Sollen" (also dem ethischen Anspruch) und der „Realität" (also den Sachzwängen) gehören zu unserem Leben, ja zu unserem Alltag. In den Organisationen der Pflege sind sie Anlass und Auftrag zu kooperativen Gesprächen.

Ethischer Diskurs

Über Dilemmata zu sprechen verlangt nach einer Art des Miteinandersprechens, die sich von den üblichen Diskussionen unterscheidet.

Es ist ein nachdenkliches, eher langsames Gespräch. Wenn sich alle Kolleginnen und Kollegen bewusst sind, dass Lösungen nicht einfach sind, dann werden sie die schnellen Antworten zurückhalten, die besserwisserischen Sätze belächeln und gut aufpassen, dass nicht einer oder eine Recht hat, nur weil er oder sie eine leitende Stellung, mehr Erfahrung oder studiert hat oder sonst irgendwie beeindruckend ist.

Solche Gesprächsformen nennt man *Diskurse;* man kann sie auch ethische Gespräche nennen, weil sie das Gute suchen, weil sie jede und jeden respektieren, unabhängig von seiner sonstigen Position, weil sie lebbare Kompromisse vereinbaren und gegen das individuelle Gewinnen sein sollen.

So hätte in diesem Diskurs der Zivildienstleistende ebenso viele Rechte wie der erfahrene Pfleger. Vielleicht würde er in dem Gespräch mit den Kolleginnen und Kollegen so anfangen:

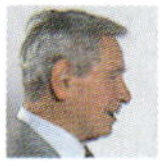

„Muss denn der alte Mann wirklich gebadet werden?"
Wenn dann nicht alle über ihn herfallen und sagen: „Aber selbstverständlich!" – „Das ist Prophylaxe." – „Das gehört zur Körperpflege." – „Was meinst du, was die Angehörigen sagen werden, wenn wir das nicht tun" usw. Wenn dagegen eine Schwester sagt: „Ja, lasst uns einfach noch mal neu nachdenken!", dann beginnt der Diskurs.

Ethische Komitees

Ethische Diskurse werden in ethischen Kommissionen, in ethischen Komitees und in vielen Fallgesprächen geführt. Ethische Kommissionen sind Konfe-

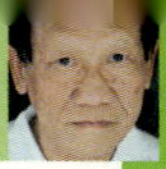

renzen, die meist ausschließlich von Ärztinnen und Ärzten besetzt sind und die schwierige Fälle, aber auch grundsätzliche Entscheidungen über ärztliches Handeln und Forschen beraten.

Ethische Komitees sind Gremien, die in einzelnen Krankenhäusern und Kliniken konkrete Fragen des *guten Handelns* in einzelnen Fällen beraten. In diesen ethischen Komitees können mithilfe der Leitung, die sich in ethischen Fragen, Verhandlungen und Entscheidungen auskennt, Pflegende und Ärzte, Seelsorger und Patientensprecher, Laien (also engagierte Vertreter der Öffentlichkeit, die nicht in der Institution angestellt sind) und Vertreter anderer Berufsgruppen miteinander in Konflikt- oder Dilemmasituationen beraten.

> **···› Lerntipp**
> Wo gehen Sie als Schülerin und Schüler mit solchen Dilemmafragen hin?
> Wie wünschen Sie sich den Diskurs?

Selbstbestimmung und Selbstständigkeit

Es gehört mit zu den Grundüberzeugungen von Pflegenden, dass sie die gesunden Kräfte der Patienten fördern sollen. Das ist nicht einfach nur so eine Meinung, sondern eine gut begründete Erfahrung.

Manchmal beobachtet man Mütter, die ihren Kindern alles abnehmen. Der Dreijährige kann schon die Treppe runterkrabbeln, zwar hinterrücks, aber er will es alleine und ohne Hilfe tun. Nur dann kann er stolz sein auf sich. Wenn die Mutter – oft sind es zugegebenermaßen die Tanten und Omas, die Onkels und Opas, die gerne hilfreich und lieb sein wollen –, wenn nun jemand „helfen" will, kann so ein Dreijähriger ganz schön losschreien: Er wollte und konnte doch auch in seiner Art ganz alleine etwas machen. Ähnliche Erfahrungen können wir alltäglich mit Menschen machen, die uns hilflos erscheinen: Je mehr wir „helfen", desto mehr verlieren sie ihre Selbstständigkeit.

Selbstbestimmung und Selbstständigkeit sind unverzichtbare Werte des Menschseins. Bei aller Anpassung, die wir unserer Um- und Mitwelt schulden, bei aller Abhängigkeit sollte jede und jeder Wert auf seine Selbstbestimmung legen und auf Handlungen, die sie und er selbstständig ausführen. Das erst schafftt das, was wir Selbstbewusstsein nennen können: das Bewusstsein, dass wir eine unverwechselbare Person sind.

Dieses Selbstbewusstsein kommt nicht von allein. Obwohl unsere biologische Entwicklung das ihre dazu tut. Selbstbewusstsein entsteht mit der Anerkennung durch unsere Umgebung, mit und durch die Bewunderung. Manchmal drückt sie sich ganz einfach so aus: „Dass du das kannst! Das könnte ich nie!"

Selbstbewusstsein entsteht in einem sozialen Klima, das weder zu warm noch zu kalt ist.

Zu warm kann z.B. eine überfürsorgliche Umgebung sein. „Hast du auch …?" (ein Unterhemd an, einen Schirm dabei, die Medizin genommen, die Fahrkarte nicht vergessen usw.). Es gibt ganze Kataloge dieser Fragen, die alle lieb gemeint sein können, aber nerven. „Ich bin doch kein Baby mehr!" ist eine selbstbewusste Antwort einer Sechsjährigen, bevor sie sich auf den Weg zur Schule macht.

Zu kalt kann heißen, dass sich jemand allein gelassen und er sich mit Fragen immer wieder zurückgestoßen fühlt. „Soll ich das so machen?" – „Das musst du alleine wissen." Menschen, die einem immer so antworten, fragt man nach einiger Zeit gar nicht mehr und man verlernt das Fragen, das Bitten um Hilfe, weil man die Antwort im Kopf hat: „Das musst du alleine wissen!"

Mir scheint es so, dass diese Zurückweisung und die Konsequenz, nicht mehr fragen zu können, in unserer Zeit viele Menschen gelernt haben und sich Vorbilder suchen, außerhalb ihrer sozialen Umwelt, mit der sie in Auseinandersetzung gehen können, ja gehen sollten. Sie suchen sich Vorbilder, die weit weg sind und die sie nur in ihren angenehmen, strahlenden Seiten sehen. „So möchte ich sein!": schön, reich, angehimmelt, und sie imitieren sie. Manche vergessen dabei ganz ihre Umgebung und wundern sich nur hin und wieder, dass sie trotz aller Imitation nur ein Fan unter anderen sind und kein Star.

Solche Träume können auch wunderbar sein: einmal so geliebt zu werden wie diese Frau in diesem Film, einmal so leicht tanzen können wie dieser Mann auf dem Ball … Stoff zum Träumen.

> **···› Lerntipp**
> Serien um Krankenschwestern und Krankenpfleger sind sehr beliebt. Was denken Sie darüber?

Aufklärung von Patienten. Wenn es um die unverzichtbare Autonomie, die Selbstbestimmung von Patienten geht, spielt dieses Klima eine ebenso entscheidende Rolle. Erleben die Patientinnen und Patienten, dass ihnen alles abgenommen wird, dann können sie sich entweder still ergeben oder aggressiv reagieren. Erleben sie genau das Gegenteil, dass ihnen nie geantwortet wird, verlernen sie das Fragen, grübeln vor sich hin – oder fragen jeden, der ihnen in die Quere kommt, nach Diagnosen und Prognosen und werden immer verwirrter und misstrauischer.

Das angemessene Klima zu schaffen ist Aufgabe aller, die mit den kranken Menschen und ihren Nächsten zu tun haben. Bestimmend sollten die Pflegenden sein. Sie sind am meisten mit den Patienten zusammen. Wie sie mit den Patienten reden, Kommunikationsformen pflegen, das wird mitbestimmend sein auch für die schwierigen Gespräche nach der *Aufklärung* vor allem dann, wenn den Kranken Prognosen der Unheilbarkeit ihrer Erkrankung mitgeteilt werden muss, belastende Therapien, Verlust ihrer Unversehrtheit und ähnliche traurige und furchterregende Urteile. Die mitbetroffenen Angehörigen und Freunde können genauso, ja manchmal noch mehr erschrecken und leiden bei den Aufklärungen. Tröstlich kann es sein, wenn sie vorher schon, vor der Aufklärung und nach einem solchen Gespräch einbezogen wurden in das kommunikative Geschehen.

Kommunikative Ethik

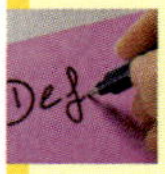

Definition
Wie mit Menschen gesprochen werden *soll*, bezeichnet man als *kommunikative Ethik.*

Respekt vor dem anderen fordert, dass die Profis, also alle Mitarbeiterinnen und Mitarbeiter um den Kranken herum, den Patienten zu verstehen versuchen.

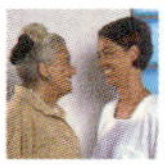

Eine Schülerin hat mitbekommen, Frau B. sei eine schwierige Patientin. Ihr ist sie auch nicht sympathisch, ihr ist nichts recht zu machen, einmal ist der Tee zu heiß, dann wieder zu dünn, dann hatte sie doch ausdrücklich gesagt, sie wolle nicht fernsehen, dabei läuft der Apparat den ganzen Tag.
Jetzt fragt sie die Schülerin, die gerade im Zimmer ist: „Was hat der Chefarzt gesagt?" – „Weiß ich doch nicht!" entfährt es der Schülerin, patziger als sie wollte. „Was machen die nur mit mir!" klagt die Patientin. „Ich will nach Hause!" – „Das wird so schnell nicht gehen, das wissen Sie doch!" Die Schülerin strengt sich an, so freundlich wie möglich zu antworten. Da fängt Frau B. an zu weinen und zu schluchzen: „Ich muss doch nicht sterben?" Die Schülerin ist ganz verwirrt und hilflos und rennt aus dem Zimmer. Sie rennt zu der Stationsleitung und hat selber Tränen in den Augen, als sie heftig sagt: „Alle schwierigen Sachen überlassen uns die Ärzte! Hat denn der Chef Frau B. nicht gesagt, wie es um sie steht? Jetzt fragt sie mich, ausgerechnet!"
Die Stationsschwester nimmt sich Zeit und versucht der Schülerin zu erklären, dass Frau B. zwar aufgeklärt worden ist, aber – wie viele Patienten und Patientinnen – noch gar nicht begreifen kann, was ihr gesagt worden ist.

In dieser Situation hatte die Schülerin Chancen: Sie hat schnell die richtige Ansprechpartnerin gefunden und nun kann sie anfangen, die Patientin zu verstehen, vielleicht sogar warum sie immer meckert, den Fernseher laufen lässt, obwohl sie es gar nicht will.

Einen anderen zu verstehen gehört nicht zu den leichten Dingen im Miteinanderleben. Auch Sie werden immer mal wieder nicht verstanden oder missverstanden. Wie gut, wenn man da einen Dolmetscher findet, jemanden, der freundlich dem Gegenüber erklärt, übersetzt, wie es gemeint ist, was der Hintergrund des Gefragten ist. „Sie hat doch nur gemeint …" – so oder so ähnlich beginnen solche vermittelnden Übersetzungen. Oder: „Das musst du verstehen, sie hat gerade …" oder „Sie ist gerade…"

Dieses Verstehen ist ja mehr als nur die Worte verstehen. Es ist eine Hilfestellung, den anderen besser zu fühlen, seine Situation zu begreifen, seine Zusammenhänge zu begreifen. Erholsam und Frieden stiftend sind solche Übersetzungen, Vermittlungen und unter uns auch im Alltag unserer Beziehungen entspannend.

Für die Profis, also für Pflegende im Kontakt mit Kranken sind sie unverzichtbar. Nicht der Kranke ist verpflichtet, sich verständlich zu machen, sondern derjenige oder diejenige, die auf Zeit seine Begleitung übernimmt, ihn pflegt. Darin zeigt sich auch seine Professionalität.

Pflegende leiden darunter, wenn Ärzte, die die Aufklärungspflicht haben, dieser nicht oder nur unzureichend nachkommen. Das ist vor allem dann so, wenn die Ärzte in ihrem Fachjargon bleiben, sie damit zwar (juristisch) aufgeklärt haben, aber so unverständlich, dass nur die Insider verstehen, was gemeint war. Oder sie verkünden, informieren nur, ohne mit dem Patienten in ein erklärendes Gespräch zu kommen. Dann ist allerdings die Situation für die Pflegenden ungeheuer belastend. Was sollen sie tun? Die Aufklärung steht ihnen nicht zu. Und die quälenden Fragen werden ja an sie gerichtet.

Andererseits kann es sein, dass ein Arzt wirklich aufgeklärt hat, aber, wie in dem angeführten Beispiel, Patienten den Inhalt und die Botschaft nicht verstehen, weil sie sie nicht akzeptieren wollen.

In der Ahnung, dass ihnen etwas Schreckliches bevorsteht, greifen sie sozusagen nach jedem Strohhalm, weil sie etwas anderes hören wollen. Auch diese Kranken fragen die Pflegenden, als wären sie nicht aufgeklärt.

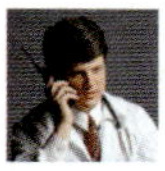

Die Schwestern auf einer chirurgischen Station bekommen mit, dass der leitende Arzt sich davor drückt, das Gespräch über den Befund mit einer von ihm operierten Frau zu führen. „Der kommt heute wieder nicht aus dem OP!" ist der Kommentar einer Schwester. Die anderen verstehen, was damit gemeint ist: So wird der Arzt nicht genügend Zeit haben mit der Patientin zu reden. Die Schwestern verstehen auch den Arzt: Es fällt ihm besonders schwer bei den Patienten, die so alt sind wie er.

Aber das hilft nichts. Die Stationsschwester macht sich auf den Weg. Sie hat im OP angerufen und passt den Zeitpunkt ab, an dem sie mit dem Arzt reden kann.
Nach einiger Zeit kommen beide ernst und gefasst auf die Station, die Stationsschwester nickt den Kolleginnen leicht zu. Der Arzt geht ins Zimmer der Patientin.
Im Stationszimmer wird kaum gesprochen, jede geht ihrer Arbeit nach. In Gedanken scheinen alle bei der Patientin und bei dem Arzt zu sein.

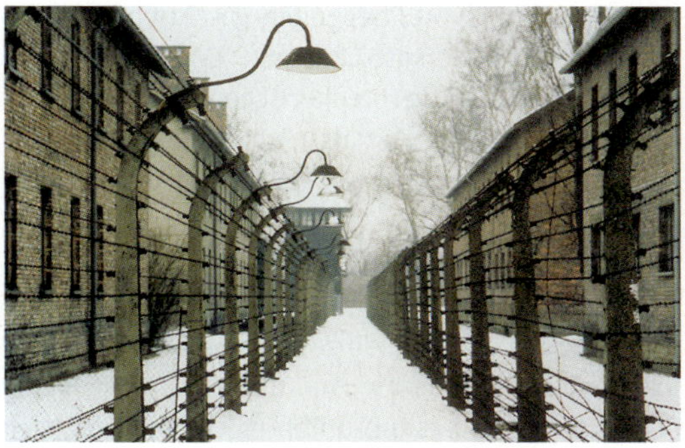

Der Weg zwischen den Männer- und Frauenbaracken des Konzentrationslagers Auschwitz I. Der Zaun war elektrisch geladen

Pflegende haben allen Grund und die ethische Verpflichtung, Ärzte und andere Mitarbeiterinnen und Mitarbeiter auf ihre Pflichten hinzuweisen: verständnisvoll und hilfreich, wie in der geschilderten Situation; oder klar und bestimmt.

Das ethisch begründete „Nein!“ Pflegende haben die ethische Verpflichtung, eindeutig und klar ihre Zustimmung zu verweigern, wenn sie mit Handlungen an Kranken nicht einverstanden sind. Juristisch geklärt ist diese Verweigerung der Assistenz z. B. bei Schwangerschaftsabbrüchen. Wenn es ethische Verpflichtungen gibt, die dem selbstbestimmten Gewissen unterliegen, dann müssen Pflegende auch ihrem Gewissen gehorchen und von ihrer Autonomie Gebrauch machen, wenn sie keinen Schaden erleiden wollen.

Manchmal ist es nur ein schmaler Grad, auf dem man sich befindet:

- Muss ich das tun?
- Darf ich das tun?
- Was soll ich tun?

Eine Anordnung ist auszuführen, auch wenn man etwas nicht gerne tut. Sich überwinden kann das heißen!

Hier aber sind Anordnungen gemeint, von denen dem Pflegenden nicht klar ist, wem sie nutzen. Nutzen sie dem medizinischen Forscher? Nutzen sie den Pflegenden? Nutzen sie der Wirtschaftlichkeit? Die Gewissensfrage heißt: Nützt diese Anordnung dem Patienten?

Mithilfe beim Töten – der Nationalsozialismus in Deutschland

In den Diskussionen um internationale Richtlinien für den ethischen Umgang mit Kranken, Sterbenden, Embryonen und Behinderten nehmen die Deutschen durch ihre eigene Geschichte eine besonders sensible Position ein.

Als die Nationalsozialisten an die Macht kamen, haben sie ihre Ideologie verwirklicht. Dazu gehörte, dass Juden ermordet und systematisch ausgerottet wurden. Sinti und Roma wurden genauso verfolgt, zu Zwangsarbeit verpflichtet und ermordet wie Homosexuelle und politisch Andersdenkende.

Diese furchtbaren Taten, die von 1935 bis 1945 in Deutschland und allen besetzten Gebieten geschahen, wurden mit eigens dazu geschaffenen Gesetzen legitimiert. Der Begriff von „lebensunwertem Leben“ begründete die Ermordnung vieler Menschen.

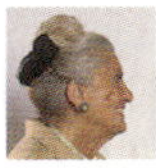

Wenn Frau L. einkaufen ging, sah sie trotz ihres Alters jugendlich und gepflegt aus. Dabei war sie „nur“ Hausfrau, wie sie sagte, hielt die Wohnung in Ordnung, pflegte den großen Garten und den Vorgarten, kochte Mittag- und Abendessen für ihren Mann, ihren Bruder und sich. Ihr Mann war, wie viele seiner Generation, von 1939 – 1945 als Soldat an unterschiedlichen Fronten, dann noch zwei oder drei Jahre in Gefangenschaft. „Vertane Jahre“ nannte er das. Ihr Sohn war mit knapp 22 Jahren irgendwo in Rußland gefallen. „So war das damals“, sagte sie.
Der Bruder E., der mit dem Ehepaar lebte, war blind, hatte Zucker, musste gewaschen, rasiert, gekämmt werden, Frau L. musste aufpassen, dass er nicht weglief, und ihm seine Tätigkeiten lassen: kleine Arbeiten im Hühnerstall und in der Werkstatt.
„Er war zurückgeblieben“, erzählte sie, „immer schon, aber er konnte sich verständigen und half schon zu Hause bei meinen Eltern in Haus und Garten. Wir haben ihn versteckt, als die Nazis kamen, aber dann haben sie ihn doch abgeholt. Zwei Jahre war er weg, ich habe ihn gesucht und gefunden in der Klinik X und einfach mitgenommen. Seit der Zeit hat er Zucker und ist blind, seine Beine sind voller Narben. Was wird man wohl mit dem Armen gemacht haben?“

Sog. medizinische Forschung gehörte mit zum faschistischen Programm: An Menschen wurden grausame Versuche unternommen. Für eine ganze Reihe von Ärzten bedeutete das keine Verletzung ihres Berufsethos. Hatte man erst einmal den Menschen zum Untermenschen, das Leben als „unwertes Leben“ erklärt, konnte man ihn schlimmer behandeln als Tiere.

Leider waren auch Pflegende an den Quälereien und an den Morden beteiligt. Hilde Steppe, selber Krankenschwester, hat ein erschütterndes Buch über die Mitwirkung von Pflegenden geschrieben (Krankenpflege im Nationalsozialismus, 7. Aufl. 1993).

Wie es zu den verbrecherischen Taten kommen konnte, die zu ihrer Zeit als legitim angesehen wurden, beschreibt eine Angeklagte in der Gerichtsverhandlung so:

„Wenn ich mich bei diesen Tötungen doch beteiligte und somit gegen meine innere Einstellung und Überzeugung handelte, so geschah es deswegen, weil ich es gewohnt war, die Anordnungen und Befehle der Ärzte unbedingt auszuführen. Ich bin so erzogen und auch ausgebildet worden. Als Schwester oder Pflegerin besitzt man nicht den Bildungsgrad eines Arztes und kann daher nicht werten, ob die vom Arzt getroffenen Maßnahmen oder Anordnungen richtig sind. Die ständige Übung, den Anordnungen eines Arztes zu folgen, geht so in Fleisch und Blut über, dass das eigene Denken ausgeschaltet wird.“ (Steppe 1993, S. 163)

Es gab auch die anderen. Pflegende, die unbeirrbar das Recht auf das Leben und die Pflege der ihnen anvertrauten Patienten schützten und verteidigten:

„Schwester Luise Zorn (1880 – 1968) aus Frankfurt am Main betreute jüdische Patienten, als diese keine ärztliche Versorgung mehr fanden und kein Krankenhaus mehr aufnahm. Als das Betreten des jüdischen Krankenhauses verboten wurde, kletterte sie nachts heimlich über die Mauer und assistierte unter Mitbringen ihres eigenen Verbandzeuges bei Operationen.“ (Steppe 1993, S. 196)

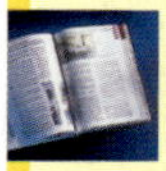

Lerntipp
Wie erklären Sie sich den Unterschied zwischen den Aussagen der beiden Krankenschwestern? Welche entscheidenden ethischen Gebote haben die (Mit-)Täterinnen missachtet? Welche ethischen Gebote haben Luise Zorn und ihresgleichen beachtet?

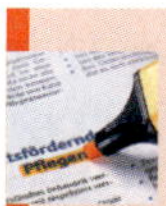

Merke
Nein sagen, Zweifel aussprechen, mit Kolleginnen und Kollegen Bedenken besprechen und das Ethische Komitee um Rat bitten gehören auch aus historischen Gründen zur ethischen Pflicht von Pflegenden.

Patiententötungen

In der Öffentlichkeit lösen Nachrichten darüber, dass Pflegende Patienten getötet haben ganz besonderes Erschrecken und Entsetzen aus. Das ist verständlich, fühlen sich Patienten ja gerade von Pflegenden beschützt und bei ihnen geborgen. Werden diese Tötungen entdeckt, begründen die Schwestern oder Pfleger ihre Handlungen damit, dass sie aus Mitleid töteten. Sie konnten das Leiden nicht mehr mitansehen: „Das war nur noch ein Hinvegetieren.“

„Hilflosigkeit und absterbende Gefühle führen in die „Todesspirale“. Die Grenze zum Töten wird unterspült. Risse im behandelnden Team gefährden die psychische Stabilität seiner Mitarbeiter. Die eigenen Ängste, Gefühle und Bedürfnisse werden auf den Patienten übertragen oder mit denen des Patienten verwechselt …

Und es gibt dann einen Punkt, von dem an die Schwester oder der Pfleger nicht mehr unterscheiden kann, was das Leid des Patienten und was das eigene Leid an sich selbst und der eigenen Situation ist.“ (Mauz 1997, S. 13)

Pflegende geraten immer wieder in schwierige Situationen. Sie müssen mitansehen, wie Kranke leiden, wie sie den Verstand verlieren, sie nur noch wimmern und ihre Körper zerfallen. Sie pflegen Tiefbewusstlose und Sterbende bis zum Tod und über den Tod hinaus. Um ethisch handeln zu können, auch in diesen schwierigen Situationen, brauchen sie mehr als gute Ratschläge und Hinweise auf den Gewöhnungseffekt: Sie brauchen die anderen, mit denen sie reden können, sie brauchen den ethischen Diskurs, der ihnen Sicherheiten gibt und die Überzeugung, dass ihr Beruf ein ethischer Beruf ist.

Umgang mit Toten

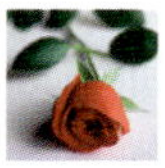

Der alte Friedhof in Freiburg ist ein stiller Ort, ein paar Minuten nur entfernt von dem lebhaften Stadtkern. Gerne gehen Menschen darin spazieren, nicht nur die Alten. Aus den Praxen und Bürogebäuden kommen Frauen und Männer, die ein bisschen Ruhe haben wollen. Auf diesem alten Friedhof gibt es ein Grab, das für viele besonders anziehend ist. Es ist das Grab einer jungen Frau. Die Legende erzählt, dass, wann immer man an dem Grab vorbeikommt, eine Blume, meist eine frische Rose darauf liegt. So passiert es, dass man, wenn man in der Nähe ist, doch stehen bleibt. So unromantisch man auch sein mag, jeder fängt ein bisschen an zu träumen und erfindet sich Geschichten von der Liebe, die im Tod nicht endet.

Ich kenne eine Menge Leute, die gerne über einen Friedhof gehen. Sei es über die Friedhöfe in den großen Städten mit alten Bäumen und gepflegten Wegen. Oder über die kleinen, die wie Hausgärten um die Dorfkirchen angelegt wurden. Die Grabsteine erzählen Geschichten mit einem Spruch, mit ein paar Daten. Diese Grabsteine und die Anlage der Gräber sind Zeugen der Kultur ihrer Zeit und ihres Landes. Und sie zeigen, wie die Hinterbliebenen mit dem Tod umgehen. Für viele Gläubige unterschiedlicher Religionen ist der Tod nur eine Zwischenstation. Irgendwie und irgendwo wird das Leben, die Seele, der Geist schon weiterexistieren. Ganz sicher bleiben die Toten, die man so gut kannte, im Gedächtnis lebendig.

Damit sie im Gedächtnis bleiben, pflegt man die Gräber. Auf dem Dorffriedhof werden vor dem Gottesdienst Lichter angezündet auf den Gräbern, so als wolle man die Toten miteinbeziehen in das Gebet. In vielen Religionen ist es Brauch, den Toten Essen und Trinken mitzubringen, Symbole für die Lebendigkeit in den Herzen und im Gedächtnis der Angehörigen. Mir gefällt der Brauch, den ich in Afrika erlebte, dass bei jedem Familientreffen ausführlich die alten Geschichten von den Toten erzählt werden, die lustigen und die schwierigen. Manchmal ist das ja auch bei uns so, wenn einer anfängt und sagt: „Weißt du noch, wie Onkel Hans …" Oder wenn die Heranwachsenden fragen: „Wer ist das denn da neben der Oma?"

Überliefert ist uns, wie bedeutungsvoll der Umgang mit den Toten zu allen Zeiten war: durch die Pyramiden in Ägypten, die Runentafeln der Goten in Skandinavien, durch die traditionellen Gesänge auf der Insel Korsika, durch die Geschichten der Indianer und die Literatur der Griechen. Von Antigone wird z. B. erzählt, die alles hingeben wollte, nur um ihren Bruder zu begraben, der in Feindesland umgekommen war.

Der ehrfürchtige Umgang mit den Toten, die Rituale, die die Trauer zulassen und ihr Gestalt geben, sind wertvolle Bestandteile unserer Kultur. Der noch so technische Umgang mit dem Sterben kann diese Einstellungen und Gefühle nicht auslöschen. Bei den Angehörigen sicher nicht. Es macht ja einen Teil ihrer Verwirrung und ihres Schmerzes aus, dass sie getrennt werden in den Sterbephasen durch Geräte und Apparate. Da sind Pflegende und Ärzte um „ihre" Sterbenden, alle Gesten, die so normal erschienen, wie in den Arm nehmen, streicheln und küssen, verstellt. Umso unbegreiflicher bleibt für jeden der Zustand, dass sich der tote Mensch noch warm anfühlt, noch atmet, die Haut noch nicht verfärbt ist und die Lebensspannung zu sehen und zu spüren ist.

Selbst für die, die wissen, warum dieser Körper „weiterbeatmet" wird und die mit einverstanden sind, dass Organe entnommen werden, um anderes Leben zu retten, selbst für die Profis ist dieser Zustand schwierig. Nicht nur, dass sie den Angehörigen gegen allen Anschein den Tod erklären müssen, mit deren Gefühlen verständnisvoll umgehen sollen, sondern dass sie selber weiter „pflegen", einen Körper „intakt" halten sollen, das ist sehr schwierig.

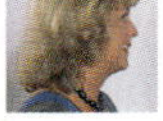

Eine Frau, die einige Jahre schon eine Intensivstation geleitet hat, und zu einem Transplantationsteam gehört, meinte einmal, fast nebenbei: „Das kann man nur gefestigten Charakteren zumuten." Was sie unter gefestigten Charakteren verstehe, fragte sie jemand. Sie meinte: „Frauen und Männer, die einen Ort haben, an dem sie gestärkt werden durch andere Menschen, die auch schwierige Aufgaben haben." Sie gehörte einem Kreis solcher Menschen an, die sich wöchentlich trafen.

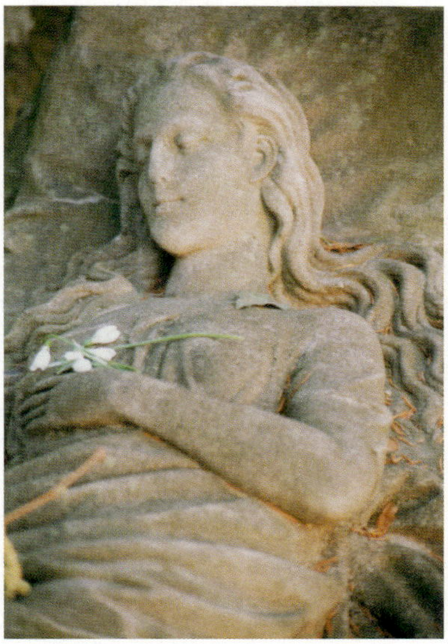

Was die pflegerische Arbeit so schwierig macht, ist der Widerspruch zwischen der rationalen Einsicht und dem Gefühl. Das Gefühl im Umgang mit den Toten braucht die Sinne: Was ich sehen und hören kann, was ich tasten und riechen kann, das unterstützt die gefühlsmäßige Wahrheit. Und die Prägung, die ich durch die Kultur bekommen habe: durch Hunderte von Jahren geformte, meist unbewusst tradierte Einstellung von Ehrfurcht und Respekt. Auch die Furcht vor dem Unheimlichen ist da, dem lebensleeren Körper und die Angst, die sich einstellt, wenn man an das eigene Ende erinnert wird. Gegen diese starken Gefühle, was sagt da schon ein Satz wie: Der Patient ist klinisch tot oder hirntot. Auch wenn die Geräte diesen Tod in Zeichen und Töne übersetzen.

Selbstverständlich kann es auch hier einen Gewöhnungseffekt geben. Pflegende lernen, Zeichen anders zu deuten, sie lernen, sich kooperativ und vernünftig zu verhalten und eine Balance herzustellen zwischen ihrem Verstand und ihrem Gefühl.

Die Gefahr besteht allerdings, dass die weggesteckten Gefühle sich anders äußern. „Innerlich ganz leer", so beschreiben das manchmal Pflegende. Oder sie besprechen in einer Supervision, dass sie sich an nichts mehr so richtig freuen können. Sie reden von Beziehungsschwierigkeiten, von Überlastungen durch den Beruf, von freiwillig übernommenen Überstunden. Durch Tüchtigkeit Gefühle überspielen, das können Männer wie Frauen sehr gut, nicht nur in diesem Beruf. Oder auch sich belasten, um das gute Gefühl zu haben, andere zu entlasten. Wenigstens *ein* gutes Gefühl. Einmalig, diese Geschichte? Leider nein. Warum leider?

» *„Unseren Ärztinnen geht es ja auch nicht gut damit!", erzählt eine Frau aus einem solchen Team. „Zuerst müssen sie die Angehörigen überreden, dann die Vernetzung und den Transportplan machen, denn schneiden. Dann sind sie oft ganz fertig und dann mache ich eben die Nähte."* «

Gegenseitige Hilfe

In schwierigen Situationen brauchen wir die anderen. Nicht nur weil vier Augen mehr sehen als zwei, vier Ohren mehr hören und unterschiedliches auch noch als zwei. Wir brauchen die Beziehungen, die uns halten, unterstützen und aufrichten.

Beziehungen kann man nicht arbeitsteilig organisieren: Du machst die Beziehung und ich die Arbeit. Das Modell der funktionierenden Arbeitsteiligkeit ist selbst dort als schädlich erkannt worden, wo es sich nur um die Herstellung eines Autos handelt, das aus verschiedenen Teilen zusammengesetzt wird. In diese Industriearbeit hat man wieder Gruppenarbeit eingeführt und die rein mechanische Arbeit Robotern überlassen.

Die Begründung heißt dort, dass es menschenunwürdig ist, sie isolierte, in kleinste Handgriffe unterteilte Arbeit, die sich immer wiederholt, machen zu lassen. Ökonomisch zahlt sich das übrigens auch aus: Die Fehlerquote reduziert sich und die Verantwortung wächst, wenn Gruppen zusammenarbeiten.

Die Begründungen, die zur Vermeidung von Funktionspflege geführt haben und führen, sind nicht nur darin zu suchen, dass Patienten als Personen gesehen werden sollen, sondern auch in der Chance, dass eine Gruppe, ein Team miteinander plant und handelt, sich belastet und entlastet, miteinander Beziehungen pflegt und sich austauscht.

Wie heißt es im „Kodex für Pflegende des International Council of Nurses"? „Sie – die Pflegenden – sorgen dafür, dass ein therapeutisches Klima geschaffen wird, worin die Normen, Gewohnheiten und der Glaube des Patienten respektiert werden" (Arend 1996, S. 191). Für das therapeutische Klima sind alle Mitarbeiterinnen und Mitarbeiter verantwortlich. In besonderer Weise aber kommt es auf die an, die Leitungsverantwortung übernommen haben.

» *Das Wohl des Menschen ist das einzige Kriterium für ein ethisches Werturteil. (Fromm, S. 20)* «

Raum und Zeit zu schaffen für diesen Austausch ist somit eine ethisch begründbare Forderung. Und doch scheint sie in vielen Abteilungen eines Krankenhauses, eines ambulanten Dienstes oder in einem Pflegeheim unrealistisch.

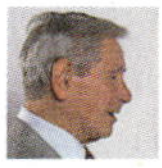

„Können Sie sich vorstellen", sagt da ein Geschäftsführer, „in der jetzigen ökonomischen Lage wollen die Pflegenden ein Pflegeleitbild erarbeiten. Und das in ihrer Arbeitszeit! Die sind doch verrückt geworden!" Oder eine andere Führungsperson: „Pflegen sollen die Pflegenden. Sie müssen endlich einsehen, dass jeder Patient Geld bringt und wir nur so überleben können!"

Bei aller Einsicht in die Sachzwänge dürfen Pflegende, wenn sie bewusst den ethischen Prinzipien ihres Berufes folgen, nicht auf den Austausch mit anderen verzichten. Auch die Schülerinnen und Schüler nicht, weder in der Ausbildungsstätte noch in der praktischen Ausbildung.

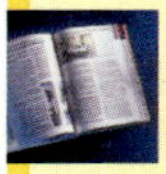

Lerntipp

Welche Argumente finden Sie, um den Austausch in Gruppen zu begründen? Mit welchen Gegenargumenten müssen Sie rechnen? Wie können Sie von Lehrenden und Mentorinnen und Mentoren unterstützt werden, um ethische Fragen des Alltags zu bearbeiten? In welchen schwierigen Situationen wenden Sie sich an wen?

1.2.3 Fazit

Ethik ist nicht nur ein Wissensfach. Ethik ist eine Auseinandersetzung. Das eigene Glück zu wollen, lässt Menschen das Gute wollen. Zum Glück gehören glückende Beziehungen. Also sollen wir zum Glück der anderen beitragen.

Zum menschlichen Glück gehören:

„Freiheit und Selbstbestimmung, Gerechtigkeit und Menschenwürde, psychische und physische Integrität." (Pieper 1997, S. 15)

In ganz ausgezeichneter Weise ist die Pflege von Kranken von diesen unverzichtbaren Anliegen eines jeden Menschen auf der ganzen Erde geeignet. Welch schätzenswerter Beruf! Wie stolz können Pflegende sein, sich dieser Menschenrechte anzunehmen!

Leserservice

Verwendete Literatur

Arend, A. van der, Ch. Gastmans: Ehtik für Pflegende. Huber, Bern 1996

Bloch, E.: Tendenz – Latenz – Utopie. Suhrkamp, Frankfurt/M. 1985

Bränninger-Huber, E.: Mimik – Übertragung – Interaktion. Huber, Bern 1996

Freud, S.: Die Traumdeutung, Bd. II der Gesamtausgabe. S. Fischer, Frankfurt/M. 1968

Heidelmeyer, W. (Hrsg.): Die Menschenrechte: Erklärungen, Verfassungsartikel, internationale Abkommen, 4. erneuerte u. erweiterte Aufl. Schöning, Paderborn 1997

Izard, C. E.: Facial expressions and the regulation of emotions. Journal of Personality and Social Psychology 58 (1990) 487–498

Maisch, H.: Dem Sterben nachgeholfen. Kindler, München 1997

Mörike, E.: Sämtliche Werke. Reclam, Leipzig o. J.

Nida-Rümelin, J. (Hrsg.): Angewandte Ethik. Die Bereichsethiken und ihre theoretische Fundierung. Kröner, Stuttgart 1996

Pieper, A.: Gut und Böse. Beck, München 1997

Riha, O.: Ethik in der Medizin: Eine Einführung. Shaker, Aachen 1998

Steppe, H. (Hrsg.): Krankenpflege im Nationalsozialismus, 7., völlig überarbeitete und erweiterte Aufl. Mabuse, Frankfurt/M. 1993

Wecker, K.: Gedichte und Lieder. Ehrenwirth, München 1981

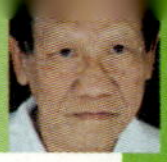

Weiterführende Literatur

Arendt, M.: Ethik denken – Maßstäbe zum Handeln in der Pflege. Thieme, Stuttgart 1996

Auhagen, A. E., M. v. Sizlisch: Zwischenmenschliche Beziehungen. Hogrefe, Göttingen 1993

Baumann, Z.: Postmoderne Ethik. Hamburger Edition, Hamburg 1995

Beier, P. (Hrsg.): Was die Welt im Innersten zusammenhält. Neukirchener Verlag des Erziehungsvereins, Neukirchen-Vluyn 1997

Berkel, K.: Unternehmenskultur und Ethik. Sauer, Heidelberg 1997

Brown, M. T.: Der ethische Prozeß. Mering, München 1996

Foerster, H. von: Wissen und Gewissen: Versuch einer Brücke. Suhrkamp, Frankfurt/M. 1993

Füllberg-Stolberg, C. (Hrsg.): Frauen in Konzentrationslagern: Bergen-Belsen, Ravensbrück. Ed. Temmen, Bremen 1994

Geißner, U.: Leiten in caritativen Institutionen. In Gärtner, H. (Hrsg): Leiten als Beruf. Grünewald, Mainz 1992

Harbach, H.: Altruismus und Moral. Westdeutscher Verlag, Opladen 1992

Höffe, O. (Hrsg.): Lexikon der Ethik, 5., neubearb. u. erweiterte Aufl. Beck, München 1997

Höffe, O. (Hrsg.): Lesebuch zur Ethik. Philosophische Texte von der Antike bis zur Gegenwart. Beck, München 1998

Keupp, H. (Hrsg.): Lust an der Erkenntnis: Der Mensch als soziales Wesen. Piper, München 1995

Lieser, A., U. Schleich: Am Ende menschlichen Lebens: Hirntod, eine kritisch-ethische Betrachtung; Tod und Sterben in der Krankenpflegeausbildung. Thieme, Stuttgart 1998

Mohr, J., C. Schubert (Hrsg.): Ethik der Gesundheitsökonomie. Springer, Berlin 1991

Nüchtern, M.: Die unheimliche Sehnsucht nach Religiösem. Quell, Stuttgart 1998

Praetorius, I.: Skizzen zur Feministischen Ethik. Matthias Grünewald Verlag, Main 1995

Richter, H.-E.: Die Chance des Gewissens. dtv, München 1986

Rommelspacher, B.: Mitmenschlichkeit und Unterwerfung. Campus, Frankfurt/M. 1992

Safranski, R.: Das Böse oder das Drama der Freiheit, 2. Aufl. Fischer Taschenbuch, Frankfurt/M. 1999

Savater, F.: Tu was du willst. Ethik für die Erwachsenen von morgen, 3. Aufl. Campus, Frankfurt 1995

Wintersteiner, W.: Pädagogik des Anderen. Agenda, Münster 1999

Zeitschrift: Ethik in der Medizin. Springer, Berlin

Kontaktadressen

Deutscher Evangelischer Krankenhausverband e.V.
Glockenstraße 8
14163 Berlin
Tel.: 030/8019 86-0
Fax: 030/8019 86-22

Deutscher Koordinierungsrat der Gesellschaft für Christlich-jüdische Zusammenarbeit e.V.
Postfach 1445
61214 Bad Nauheim
Tel.: 06032/91 11-0
Fax: 06032/91 11-25
E-Mail: DKR@aranea.de

Sektion Historische Pflegeforschung des DVP
Heinrich Recken
Klauberger Str. 13
42651 Solingen
Tel.: 0212/209053
E-Mail: Geschichte@DV-Pflegewissenschaft.de

Zentrum für Antisemitismusforschung (ZfA)
Ernst-Reuter-Platz 7
10587 Berlin
Tel.: 030/31423154

Internetadressen

DKR Gesellschaft Christl.-jüd. Zusammenarbeit
http://www.jcrelations.com/dkr/index.htm

Sektion Historische Pflegeforschung des DVP
http://www.DV-Pflegewissenschaft.de/Sektionen.htm

Zentrum für Antisemitismusforschung
http://www.tu-berlin.de/_zfa

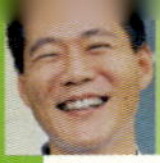

2 Gefühle

Ursula Geißner

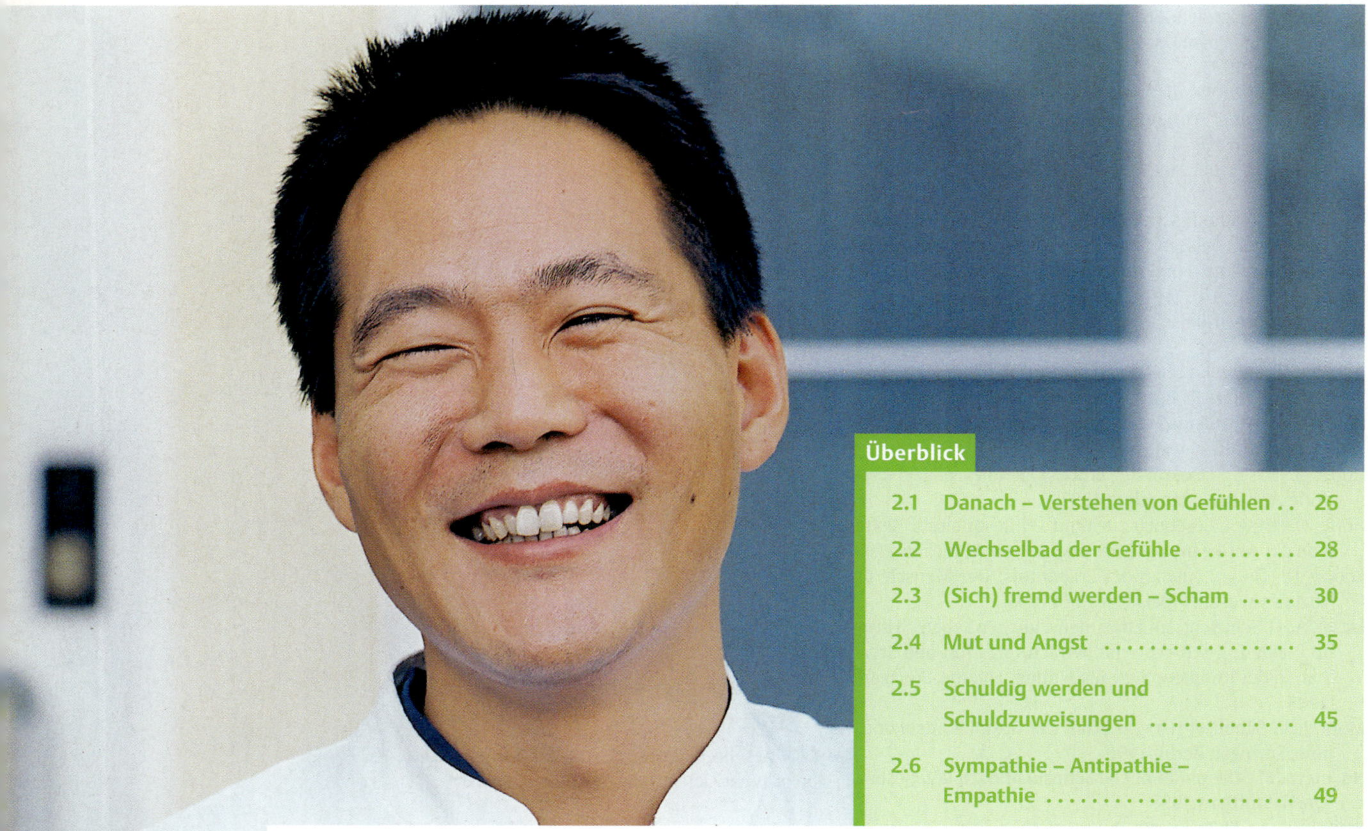

Überblick

2.1 Danach – Verstehen von Gefühlen

Es ist gar nicht so selten, dass jemand erst danach merkt, welche Angst er in einer Situation hatte: z. B. bei einem Sprung ins kalte Wasser, im wirklichen und im übertragenen Sinn; wie angespannt man war, ob man noch pünktlich sein könnte; wie schwer der Zusammenstoß war: mit dem Auto oder mit einer Person; wie hart der Verlust war, wie sehr man jemandem nachtrauert.

Oder wie glücklich man gerade war: Ganz beschwingt und heiter geht ein Mann die Straße entlang. „Du siehst ja heute blendend aus", sagt da jemand. „Ja? Mir geht es auch gut." „Warum?" Ja, warum? Weil er vielleicht gerade jemanden getroffen hat und sie ganz freundlich war, so dass er sich viel von einer Fortsetzung des Flirts verspricht. Oder wie ungeschickt: Manchmal wird man erst richtig rot, wenn es einem wieder einfällt, wie man sich angestellt hat. Statt ganz ruhig und überlegen etwas zu sagen, hat man herumgestottert. Oder anstatt jemandem die Meinung zu sagen, mit ausgewählten Worten, hat man nur gemeckert und hat dann doch geschrien oder geweint vor Zorn.

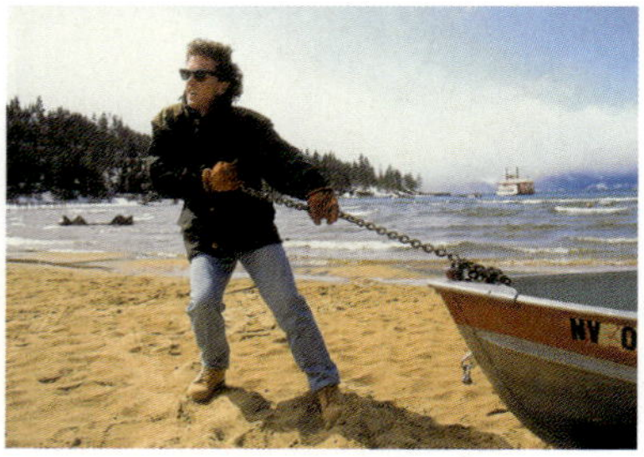

Manchmal füllt uns das Gefühl, lebendig zu sein, bis in jede Zelle aus

Gefühlsausdruck über den Körper. Dass Gefühle auf jeden Fall uns immer und überall begleiten, das ist klar. Dass wir sie nicht immer genau im richtigen Moment, in der Situation, in der sie da sind, wirklich spüren, das kennen wir auch. Und dass unser Körper schneller reagiert als unser Verstand, auch das erleben wir. Man wird schon rot, bevor man weiß, dass man verlegen ist.

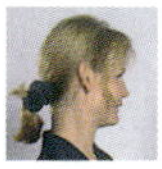

Eine mündliche Prüfung steht an. Eine Gruppe von Männern und Frauen steht zusammen. Sie reden über irgendetwas. Verboten ist es, das haben sie gerade ausgemacht, über die Inhalte der Prüfung zu reden. Alle bestätigen sich, dass sie gar nichts mehr wüssten, aber das sei nun auch nicht so schlimm. Es sei eben nur eine Prüfung, die dauere ja auch nur eine Viertelstunde. Und man verabredet sich – ganz cool – nachher auf jeden

Fall noch ins Café C. zu gehen. „ Apropos Kaffee“, sagt eine, „möchte jemand noch einen Schluck?“ „Gerne“, antwortet eine andere. Die Thermoskanne wird hervorgeholt, aber heute lässt sich der Deckel schwer aufschrauben. „Gib mal her“, ein Dritter versucht sich, es gelingt. Eine weitere Person hält ihren Becher hin, doch das Zittern ist so stark, dass sie unwillkürlich mit der anderen Hand die zitternde Hand sichern will. Die Frau, die ausschenkt, zittert ebenso, viel Kaffee wird verschüttet, nur wenig erreicht den Becher. Erst als alle lachen, weil jeder verstanden hat, dass bei aller scheinbaren äußeren Ruhe und Souveränität alle aufgeregt sind, Angst haben sich zu blamieren, erst dann können sich auch alle ein bisschen entspannen: vor allem im gemeinsamen Lachen.

Der unmittelbare Gefühlsausdruck ist der Körper. Deshalb sagen auch viele, sie würden aus dem Bauch heraus etwas sagen und machen. Das soll wohl so viel heißen wie: Ich mache etwas ohne viel nachzudenken, einfach nach meinem Gefühl. Da gibt es richtige engagierte Bauchvertreter, die nun wieder alles aus dem Bauch heraus machen wollen und dann auch noch dies als einziges Kriterium stehen lassen wollen. „Das habe ich aus dem Bauch heraus gemacht“, sagt strahlend eine Frau, die gerade eine andere umarmt hat, was der sichtlich unangenehm war.

Was man aus dem Bauch heraus macht, das muss irgendwie akzeptiert werden. Leider ist es nicht ganz so einfach. Aus dem Bauch, also aus den ungefilterten Gefühlen, kommen auch

- Wut und Hass, Neid und Eifersucht, Angst und Verzweiflung,
- die Lust, jemanden zu lieben, aber auch die Lust, jemanden umzubringen,
- die Lust, Glück zu teilen, und die Lust zu stehlen,
- die Lust, jemanden zu umsorgen, und die Lust, jemanden zu verletzen.

Merke
Gefühle sind nicht eindeutig, sondern verworren, sie sind nicht einfach, sondern komplex, sie sind nicht nur hell und erhellend, sondern haben ihre Schatten und ihre Schwärze. Meistens sind sie wie Eisberge, bei denen man nur einen kleinen Teil sieht, der größere ist unter dem Wasser verborgen.

Ausdrücken von Gefühlen. Gefühle begleiten uns, ehe wir auf der Welt sind, und die Mütter haben schon Recht, die den Takt der strampelnden Füße auf Gefühle ihrer ungeborenen Kinder beziehen. Schon Minuten nach dem Schrecken der Geburt, wieder geborgen an dem warmen Leib der Mutter, können die kleinen Gesichter mimisch ausdrücken, was sie als bitteren und als süßen Geschmack unterscheiden, und zwar so, dass wir anderen diesen Ausdruck schon verstehen. Gefühle sind in uns, mit uns. Und wir lernen Gefühle zu unterscheiden: Hunger von Durst, zärtliche Gesten von den rauen, Gefühle der Angst vor dem Fremden und des Zutrauens in einen Bekannten. Neugier und Ängstlichkeit verbinden sich gut, wie Wagemut und Vorsicht. Wir lernen auch, dass wir nicht jedes Gefühl sofort ausdrücken können und sollen, vor allem nicht lautstark.

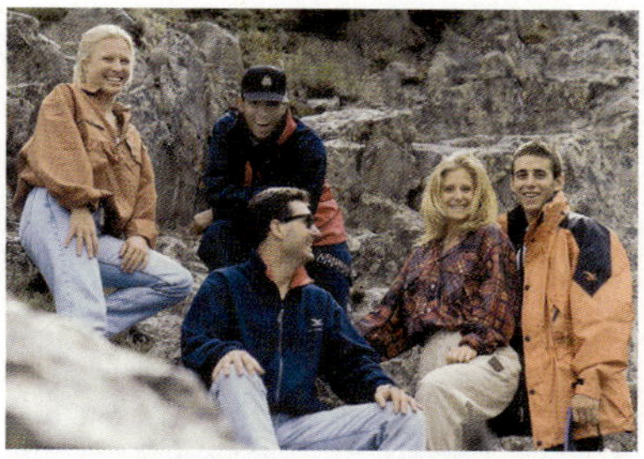

Das Gefühl der Zusammengehörigkeit wird besonders intensiv bei gemeinsamen Aktionen erlebt – gemeinsame Erlebnisse schweißen zusammen

Manchmal stelle ich mir dennoch vor, alle Menschen, die sich gerade in einer Bahnhofshalle befinden, würden unbefangen wie kleine Kinder ihren Gefühlen Ausdruck geben: Sie würden schreien, wenn sie etwas zu essen haben wollten, sie würden voller Wut auf den einschlagen, der vor ihnen die Karte bekommt. Sie wollten unbedingt so einen schönen Koffer wie der andere. Sie wollten partout dann nicht aufstehen, wenn sie müssten. Sie würden laut weinen, wenn sich jemand von ihnen entfernte. Sie würden alle ihre Eindrücke sofort aussprechen. Eine Chaosszene!

Und dennoch: Manchmal habe ich den Eindruck, genau darum dreht es sich. Alle diese Gefühle sind ja da! Nur werden sie zurückgehalten, so wie wir das alle zu unserem und der anderen Schutz gelernt haben. Manchmal brechen sie allerdings durch. Und dann kann man auch sehen, wie stark sie sind.

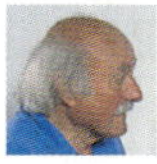

Einer meiner Freunde ist ein besonnener, ausgesprochen netter und höflicher Mann, der gerne lacht und andere zum Lachen bringt. Es gibt nur eine Situation, in der er wie verwandelt und unerträglich (für mich, seine Frau hat sich schon daran gewöhnt) ist: vor dem Abflug des Flugzeuges in der Halle. Da wird er zum bitterernsten Kontrolleur. Er überwacht das Gepäck, schaut immer wieder nach, was sich auf der Anzeigentafel tut, achtet darauf, dass wir alle zusammenbleiben und, was das Witzigste ist, er rast aus dem Bus auf die Treppe des Flugzeuges zu, versucht sich vorzudrängeln, obwohl auf der Bordkarte jeder Platz aufgedruckt ist. Darüber habe ich in so einer Situation eine spöttische Bemerkung gemacht, die er überhaupt nicht lustig fand.

Merke
Menschen lernen Gefühle auszudrücken. Sie lernen dies in bestimmten Situationen für bestimmte Situationen.

Beim Erwachsenwerden verlernen wir den unmittelbaren Gefühlsausdruck, was für eine ganze Reihe von Situationen hilfreich ist, aber wenn wir zu gründlich lernen, haben wir ganz vergessen, dass es

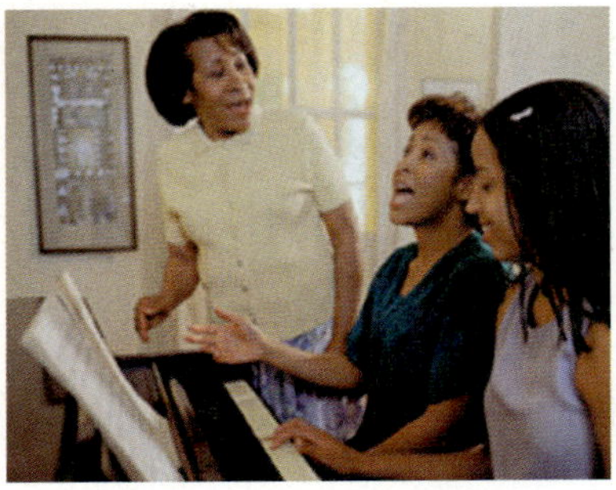

Spontaneität gibt und dass wir die auch brauchen. Lautes Lachen ist nicht überall angebracht, aber nach meiner Einschätzung viel häufiger möglich, erwünscht und entspannend, als es – in unserem Land – üblich ist. Lautes Weinen finden wir unbeherrscht, unzivilisiert. Warum eigentlich? Anscheinend muss diese Gefühlsausdrucksform noch mehr versteckt werden. Es scheint anderen unangenehm zu sein.

So schwer es schon ist, die eigenen Gefühle zu verstehen, sie angemessen zu äußern, sie zu kontrollieren, wenn es notwendig ist, umso schwerer ist es, die Gefühle anderer zu verstehen und dann auch noch damit umgehen zu können!

Dennoch gehört das gegenseitige Verstehen von Gefühlen mit zum Reizvollsten in der Beziehung zwischen Menschen. Liebe ist nur ein Beispiel dafür, und was für eins!

Der Umgang mit den eigenen Gefühlen trägt dazu bei, sich besser verstehen zu lernen. Denn unverstandene Gefühle können auch krank machen. Gefühle anderer zu verstehen und mit ihnen umzugehen gehört mit zu den Attraktionen der Berufe, die mit Menschen zu tun haben.

In der professionellen Beziehung zu Menschen, die gepflegt werden wollen, gehört elementar das Verstehen von Gefühlen. Wenn sich jemand verstanden fühlt, dann meint er oder sie meistens:

„Sie haben meine Gefühle verstanden." Der unmittelbare körperliche Ausdruck von Gefühlen ist die Chance von nahen Beziehungen:

Je besser man sich kennt, je mehr man sich liebt, umso unmittelbarer können Frauen und Männer ihre Körper sprechen lassen. Sonst wählen wir Formen des Ausdrucks:

Wir haben Begrüßungsrituale und Tanzstile, vor allem aber haben wir Worte und Sätze, mit denen wir unsere Gefühle beschreiben.

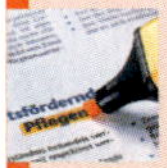

⋯› Merke

Für Frauen und Männer, die berufsmäßig mit ihren und Gefühlen anderer umgehen, bieten sich unterschiedliche Formen der Kommunikation mit und über Gefühle an. Pflegende können Patienten körperlich und geistig berühren, darum beneiden sie viele Therapeuten, die nur mit Hilfesuchenden reden können. Der erste Schritt dazu ist das Verstehen von Gefühlen.

2.2 Wechselbad der Gefühle

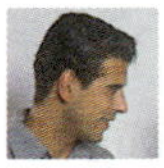

⋯› Stellen Sie sich einmal folgende Situation vor: Immer mal wieder haben Sie, junger Mann, sie gesehen, irgendetwas unterschied sie von ihren Freundinnen. Was, wissen Sie gar nicht so genau. Sie war anders, obwohl sie sich genauso kleidete wie die anderen und ebenso lässig ihre Schulsachen im Rucksack verstaute.

An sie heranzukommen war gar nicht so leicht. Immer stand sie mit anderen zusammen und einfach hingehen und wenigstens fragen, wie sie heißt, das geht ja nicht.

Wenn Sie ahnen, dass Sie sie treffen werden, ziehen Sie Ihr Lieblingsshirt an, ärgern sich, dass Sie noch keinen schönen Bartwuchs haben, und über jeden einzelnen Pickel, stylen Ihr Haar, aber nicht so auffällig, dass es gleich jeder merkt, verwenden ausgiebig Deos und putzen sich die Zähne zweimal, dass sie superweiß sind, denn dass Sie schöne Zähne haben, das hat Ihnen jemand mal so nebenbei gesagt und das haben Sie nicht vergessen. Und dann schaut sie Sie an, ganz freundlich, und Sie beide bleiben einen Moment lang stehen, schauen nur und sonst gar nichts.

„Sie hat mich gesehen, sie hat *mich* gesehen, angesehen, herrlich (oder wunderbar oder super oder cool – ganz wie Sie wollen), und das köstliche Gefühl der Erregung ergreift von Ihrem Körper Besitz. Jetzt einfach hingehen und ganz cool etwas sagen, denken Sie, aber es fällt Ihnen nichts ein. Obwohl Sie sich schon x-mal die Szene ausgemalt haben. Und selbst wenn Ihnen etwas einfiele, im Moment bekämen Sie kein Wort heraus. Der Mund ist trocken, der Hals wie zugeschnürt, Sie spüren – verdammt noch mal, denken Sie –, wie Sie rot werden.

Ausgerechnet Sie und ausgerechnet jetzt. Sie wollen auf sie zugehen, aber auch mit Ihren Beinen stimmt etwas nicht. Nichts geschieht, Sie stehen wie gelähmt einfach nur da. Und dann beschlägt auch noch Ihre Brille. „Hätte ich nur diese blöde Brille nicht!", fährt es Ihnen durch den Kopf. Plötzlich ist es diese Brille, die alles vermasselt.

Vorbei! Sie geht weiter. Sie sind fertig, enttäuscht, traurig. Sie fühlen sich so schlecht, dass Sie sich nun für doof und hässlich halten.

Der Tag ist versaut, es klappt auch sonst nichts mehr. Lustlos hängen Sie rum. Dann geht auch alles andere

noch schief und Sie finden den Rest der Welt unerträglich.
Gegen Abend haben sich Ihre schwarzen Gedanken so vermehrt, dass Sie sich nichts mehr zutrauen. „Sie hat mich gar nicht angeschaut! Das war purer Zufall!“ Oder: „Der kann ich doch gar nicht gefallen, so wie die aussieht!“ Zweifel und Selbstzweifel halten sich die Waage. Irgendwie schaffen Sie es dann doch die dunklen Wolken zu vertreiben, und vor dem Einschlafen planen Sie ganz genau, wie Sie es das nächste Mal machen werden, und träumen sich in eine süße Liebesgeschichte.

Das Erleben solcher Situationen ist altersunabhängig: ob jemand 16 Jahre, 46 oder gar 86 ist! Übrigens: Sie können die Geschichte auch aus der Perspektive der Frau erzählen und ein paar Details verändern – und die Fortsetzung träumen.

Gefühlswirrwarr

In einem Moment können wir so viele Gefühle auf einmal haben:

- Sehnsucht (nach Liebe, nach der großen versteht sich!),
- Lust (auf eine Frau oder einen Mann),
- Angst (zurückgewiesen zu werden),
- Mut (wenigstens mit den Augen einer Fremden oder einem Fremden zu begegnen).

Und dann kommt hinzu: Anders als alleine vor dem Spiegel sieht man sich so, wie die oder der andere einen sehen könnte. Die schönen Zähne sind vergessen, das gelungene Outfit stabilisiert nicht mehr. Man wird sich plötzlich der Dinge an sich bewusst, die man an sich auch nicht mag, z. B. die Brille und dahinter die kurzsichtigen Augen. Man sieht sich mit den Augen der anderen und schämt sich. Dass man dann ausgerechnet rot wird, vergrößert die Peinlichkeit.

Man ahnt, dass man schweißnasse Hände hat; die Worte fehlen einem, nichts bietet sich im Hirn an als die dauernde Wiederholung von Bruchstücken aus der Selbstbeobachtung:

Verdammt, ich werde rot! Selbst die Sprechwerkzeuge versagen, zugeschnürte Kehle und trockener Mund.

So kommen zu den vorher genannten Gefühlen noch:

- Unsicherheit (was soll ich nur tun?),
- Scham (in den Augen der anderen bin ich sicher unattraktiv). Wenn sich das Gefühl der Scham verstärkt, möchte man am liebsten in der Erde versinken oder sich in Luft auflösen. Jetzt bleiben auch noch die
- Selbstzweifel (vielleicht bin ich nicht gut und schön genug?) und die
- Trauer über die verpasste Chance.

Diese Mischung macht Leiden. Und so kann es passieren, dass man den ganzen Tag (oder viel länger) trauert, sich in sich zurückzieht, an sich und der ganzen Welt nichts Schönes mehr findet. In den meisten Fällen melden sich dann doch noch andere Gefühle. Realitätssinn und Fantasie regen sich, das Träumen und Hoffen kann wieder beginnen. Hoffentlich.

Hoffentlich gibt es dann auch Sicherheiten: Manche verlassen sich darauf, dass ihre Lieblingsmusik – am besten so laut wie möglich aufgedreht – sie erfrischt, andere, dass sie nach drei Kilometer joggen den Kopf wieder frei haben oder dass sie sich bei Freunden und Freundinnen erholen können, wieder andere schreiben Tagebuchseiten voll oder schreiben Gedichte, wie z. B. nebenstehendes Gedicht von Joseph von Eichendorff (1788 – 1857) aus: Werke, 1. Bd., 1941.

» ***Verschwiegene Liebe.***
Über Wipfel und Saaten
In den Glanz hinein –
Wer mag sie erraten,
Wer holt sie ein?
Gedanken sich wiegen,
Die Nacht ist verschwiegen,
Gedanken sind frei.
Errät' es nur eine,
Wer an sie gedacht,
Beim Rauschen der Haine,
Wenn niemand mehr wacht
Als die Wolken, die fliegen –
Mein Lieb ist verschwiegen
Und schön wie die Nacht. «

Verständigung mit Gefühlen

Manche allerdings ertrinken in dem Gefühlswirrwarr. Oder unpoetischer ausgedrückt: Sie schaffen es nicht, den Wirrwarr zu bedenken und Zusammenhänge zu erkennen und Unterschiede einzuführen.

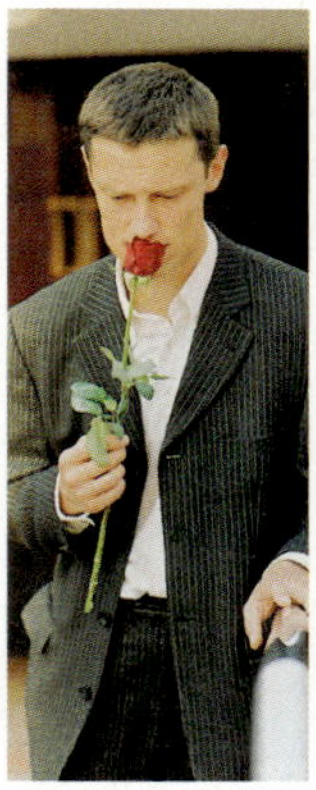

Ein entscheidender Unterschied wäre nicht gelungen, wenn jemand sein Gefühl von sich selbst, absolut und von jedem abhängig macht, sich sozusagen nur noch mit den Augen anderer sieht. Und dann, um zu gefallen, immer wieder sich „verkleiden“ muss, damit er oder sie passt. Manchmal neigen Eltern dazu, ihren Kindern zu vermitteln, dass sie anders sein sollen. Ich habe immer mal wieder Frauen kennengelernt, die sich als Frau nicht anerkennen konnten.

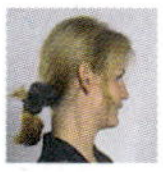

Eine Frau erzählt: „Mein Vater hat sich einen Sohn gewünscht. Er hatte nichts gegen Mädchen und fand meine Schwestern und mich auch nett und amüsant. Aber er war nicht wirklich stolz auf uns. Auf mich vielleicht. Ich bin die Zweitjüngste. Denn über mich sagte er, ich sei ein ‚verkappter Junge'. Das gefiel mir und ich wollte dann auch so sein: mutig und wild! Auf den Fotos sieht man mich nie in einem Kleid, immer in Jeans, immer mit kurzen Haaren.
Als dann als Nachzügler mein Bruder geboren wurde, wandte sich mein Vater von mir ab und all seine Aufmerksamkeit schenkte er diesem Sohn.
Was mir davon geblieben ist? Mein Leben war bestimmt von Neid und Eifersucht auf Männer. Das habe ich in einer Psychotherapie herausgefunden und nun versuche ich, mein Selbst als Frau zu suchen. Mühsam ist das und es braucht Zeit.“

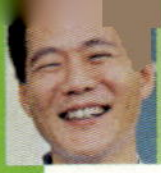

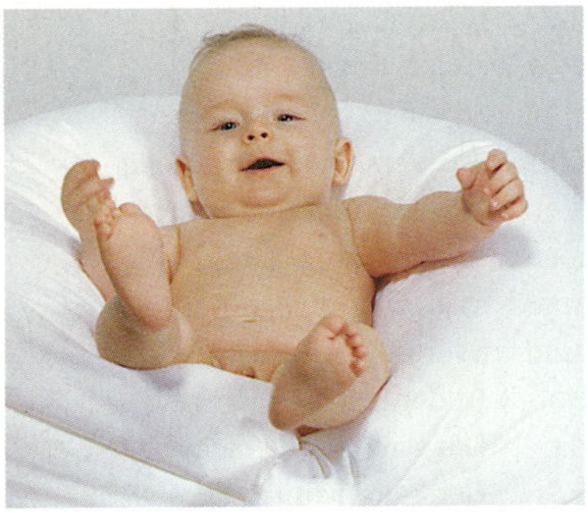

Was will uns dieser Säugling sagen? Erst nach einer Phase des Aneinandergewöhnens lassen sich Gefühlsäußerungen besser interpretieren

Gefühle sind das, was uns schon als Säuglinge auszeichnet. Sie sind sozusagen da mit unserem Werden. Säuglinge drücken sie aus, verworren zwar („Gefühlswirrwarr"), aber mit allem, was ihnen zur Verfügung steht: mit ihrem ganzen Leib, mit ihrem Körper und mit ihrer Seele und ihrem Geist. So erklären sich das Erröten und die Schweißausbrüche, das Lachen und Weinen und all die anderen physiologischen Erscheinungsformen von Gefühlen. So wie das Schreien eines Säuglings noch ganz Mischung und Ganzheit des Leibes ist, so vieldeutig ist das, was er damit meint, dieser kleine Mensch.

Babys schreien, weil sie Durst oder Hunger haben, nicht warm genug oder nicht trocken genug sind, weil sie Schmerzen haben, aber auch, weil sie irgendetwas wollen, d.h., sie rufen auch: Komm her zu mir, lass mich nicht allein. Oder sie schreien, weil sie etwas – zumindest sich selbst – hören, sich ausdrücken wollen. Sie schreien, weil sie sich erschrecken und nicht schon wieder veränderte Bedingungen haben wollen oder weil sie schreien: Ich lebe, hört ihr es!

Wer schon mal so ein winziges Menschlein schreien gehört und vor allem gesehen hat, wird den Anblick immer erinnern können: Alles an diesem Körper schreit. Die Beine, die Arme bis in die Fingerspitzen, die Haut und die Augen, der Mund und die Zunge, Darm und Blase, der Bauch bläht und zieht sich ein, das Rückgrat krümmt sich.

Um sich gegenseitig kennenzulernen, müssen die Erwachsenen experimentieren: Will das Baby essen oder trinken, getragen werden oder liegen, getröstet oder animiert werden? Erst allmählich lernen beide Seiten sich zu verstehen und erst allmählich entwickelt sich – auch auf beiden Seiten – Gefühlsbewusstsein.

So erst lernen Eltern ihre Wut über die nächtlichen Ruhestörungen zu akzeptieren und sie nicht an dem Säugling auszulassen. Denn er will sie ja nicht wütend machen, sondern ruft sie, weil er sich noch nicht alleine versorgen kann.

Diese Unterscheidung ist für beide lebens- und überlebensnotwendig. Unbeantwortete Schreie oder ihre Missdeutung verstärken die Ohnmachtsgefühle des Säuglings. Die unbedachte Wut der Umgebung kann nicht nur zu aggressiven Gefühlen führen, sondern zum Schlagen des hilflosen Kindes.

2.3 (Sich) fremd werden – Scham

„In die Fremde ziehen", das klingt heute wie ein romantischer Satz. Früher einmal war das eine Aufgabe. Der Handwerker, der auszog, wollte in der Fremde lernen und seine Kunstfertigkeit dann zu Hause zeigen. Die nachfolgende Erzählung gibt einen Einblick in in diese frühere Lebenswelt:

Es war einmal ein Mann, der hatte drei Söhne und weiter nichts im Vermögen als das Haus, worin er wohnte. Nun hätte jeder gerne nach seinem Tod das Haus gehabt, dem Vater war aber einer so lieb wie der andere, da wusste er nicht, wie er es anfangen sollte, dass er keinem zu nahe tät; verkaufen wollte er das Haus auch nicht, weils von den Voreltern war, sonst hätte er das Geld unter sie geteilt. Da fiel ihm endlich ein Rat ein und er sprach zu seinen Söhnen: „Geht in die Welt und versucht euch und lerne jeder sein Handwerk, wenn ihr dann wiederkommt, wer das beste Meisterstück macht, der soll das Haus haben."

Die Begegnung mit dem Fremden lässt erwachsen werden

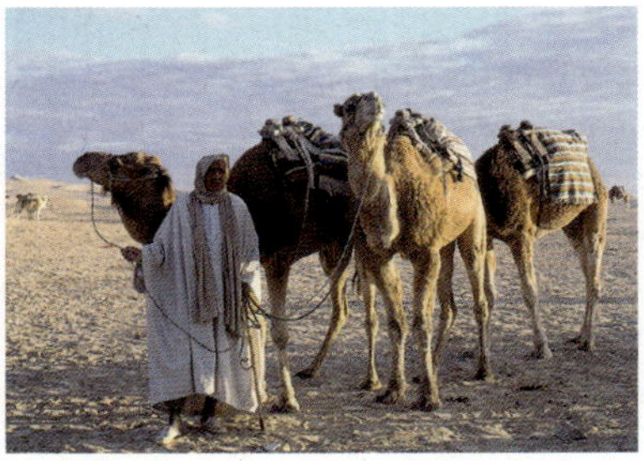

Auch die Mädchen („Königstöchter") müssen in die Fremde, dürfen nicht nur das lernen und erleben, was ihnen vertraut und wohlbekannt ist; und wenn sie partout nicht wollen, werden sie „vertrieben" (s. Grimms Märchen: Gänsemagd, Schneewittchen u.ä.)

Die Fremde hat in diesen alten Geschichten, die ja auch historisch wahr sind, den verlockenden Charakter, Abenteuer, Neues zu erleben, zu sehen und zu hören, den Blick und den Horizont zu erweitern. Die Fremde ist aber nicht ungefährlich, eben weil man sich nicht auskennt, nicht weiß, was auf einen zukommt, wie man sich verhalten soll und wie man gefährliche Situationen besteht.

Märchenbilder sind auch denkbar als Entwicklungsgeschichte von Mädchen zu Frauen, von Jungen zu Männern. Die Begegnung mit dem Fremden lässt erwachsen werden. In den gefährlichen Situationen helfen die zu Hause gelernten Verhaltensweisen nicht mehr. Aber die inneren Stimmen (in den Märchen sind das die sprechenden Tiere, die Feen und Zauberer) helfen den Heranwachsenden. So wächst das Vertrauen zu sich, man besteht geschickt auch die gefährlichsten Abenteuer, weil man neugierig bleibt und wird belohnt, wenn man sich traut, Rätsel zu lösen. In der Fremde lernt man auch zu unterscheiden, wer und was einem hilft und wer und was Verderben bringt.

Bewusst sind die Gedanken über die anziehende Fremde an den Anfang gestellt worden, in einer Zeit, in der vom Fremden mehr und mehr als Bedrohlichem die Rede ist und ein Wort wie „Fremdenhass" einem schnell einfällt. Die Mischung aus Furcht und Angst vor dem Fremden und die Faszination und Attraktivität des Fremden sind meistens gleichzeitig auftretende Gefühle.

So geht es schon dem ganz kleinen Kind, das das vertraute Gesicht seiner Mutter anlächelt, bei einem fremden Gesicht erschrickt, weint und sich versteckt. Aber auch da schon, kaum sind die Tränen getrocknet, fest an die vertraute Person geklammert, wagt es einen neugierigen Blick, um sich schnell wieder zu verstecken.

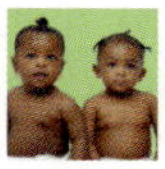

···> In einem kleinen Dorf mitten in Senegal laufen die Kinder zusammen und rufen und lachen um die Gruppe der Weißen herum. Sobald einer von ihnen stehen bleibt und freundlich lächelnd ein Kind begrüßen will, stieben alle auseinander. Wir Weißen müssen wirklich sehr fremd wirken auf die schwarzen Kinder. Die älteren wagen sich heran, als wir uns bei unseren Gastgebern niederlassen. Ein Mädchen zupft an meiner Haut und meinen (hellen) Haaren und ich soll sie genauso berühren. Fühlt sich schon alles ganz anders an! Am meisten aber hat es allen, auch den Erwachsenen, ein junger Mann angetan, der einen blonden Schnurrbart trägt: „Monsieur Moustache" (Herr Schnurrbart) heißt er ab jetzt. Endlich sind auch wir unbefangen genug, die Unterschiede, das Ungewohnte, das Nichtverständliche zu sehen und zu benennen.

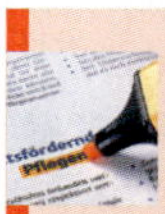

···> Merke

Furcht und Faszination sind die bestimmenden Gefühle in der Begegnung mit dem Fremden. Und wie bei jeder Mischung kann einmal die Faszination den Ton angeben, ein anderes Mal die Furcht übermächtig werden.

Auch die Berufsausbildung ist ein solches Abenteuer: Gewohntes und Ungewohntes mischen sich. Und auch hier können sich Faszination und Furcht mischen, Neugier auf Neues und anderes.

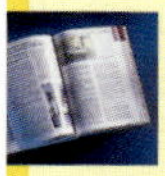

···> Lernaufgabe

In welchen Situationen haben Sie sich fremd gefühlt und wie ging es Ihnen dabei? Welche Geschichten fallen Ihnen ein, wenn Sie an Anpassung denken?

2.3.1 Andere Gesichter der Scham

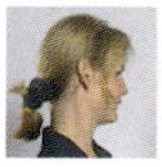

···> „Eine Studentin vereinbarte telefonisch einen Erstkontakt und wirkte dabei geordnet, klar und zugewandt. Zum Termin erschien sie 15 Minuten zu spät, ohne dafür etwa eine Erklärung abzugeben, lehnte es ab, ihre Garderobe aufzuhängen, und nahm auch zunächst nicht Platz. Im krassen Gegensatz zum Telefongespräch stellte sie nun den Sinn von Psychotherapie überhaupt in Frage und begann darüber zu sprechen, was alles an Negativem über Therapie im Allgemeinen und Psychoanalyse im Besonderen zu lesen und hören sei. Nach kurzer Zeit fühlte ich mich sehr aufgebracht und bemerkte den Impuls, mich gegen Abhängigkeit (mein Warten) und schlechte Behandlung zu wehren. Tatsächlich befand ich mich alsbald in einer heftigen aggressiven Auseinandersetzung mit der Patientin, ohne dass eine konstruktive Wende in Sicht gewesen wäre. Dabei kamen mir meine ‚Erziehungsmaßnahmen' reichlich idiotisch vor und ich ärgerte mich über mich selbst, bis ich bemerkte, dass ich mich jenseits allen Ärgers zunehmend meiner so offensichtlichen Unprofessionalität zu schämen begann. Schließlich konfrontierte ich die Patientin damit, dass ich den Eindruck hätte, mich unversehens wie ein autoritärer Erzieher zu benehmen, und dass ich das mit eigenem Erstaunen, Unbehagen und fast so etwas wie Scham an mir feststellen würde. Hierauf änderte sich die gesamte Atmosphäre schlagartig. Was nicht weiter verwundert, ist, dass die Patientin meinen Eindruck von mir bestätigte und sich erkundigte, ob ich immer so wäre. Ich versicherte ihr, dass ich der Meinung sei, dass ich mich meist anders verhielte, und machte ihr den Vorschlag, gemeinsam zu überlegen, was es wohl mit dem Gesprächsverlauf auf sich hätte. Im Folgenden entwickelte sich ein konstruktives Gespräch, in dem die Patientin schnell auf ähnliche Situationen in ihrem Leben zu sprechen kam." (Hilgers 1996, S. 48/49)

Diese Studentin überwindet zuerst ihre Scham: „Klar und zugewandt" vereinbart sie einen Termin, um dann im direktem Kontakt „unverschämt" zu sein. Sie überspielt ihre Scham und macht das so geschickt, dass selbst der Therapeut aggressiv wird. Dieser erkennt erst, als er seine Gefühle ernst nimmt und sie reflektiert, was hinter dem „unverschämten" Verhalten steckt: Er schämt sich seiner Unprofessionalität. ***Gefühle können ansteckend sein.*** Je offener jemand gegenüber einem anderen ist, umso besser spürt er sie. Mit-schämen, mit-leiden, mit-freuen, das sind nicht nur nachgeordnete Formen des Miteinanderseins. Direkt, ohne viel nachzudenken, können zugewandte Menschen überschwemmt werden von den Gefühlen anderer.

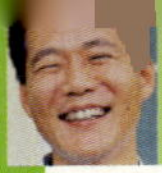

> **Merke**
> Menschen, die professionell mit anderen Menschen umgehen, sollten lernen, eigene Gefühle von den „mitgefühlten" zu unterscheiden. Diese Unterscheidung führt sie dann zu Einfällen, wie sie handeln können.

Oder die Unterschiede besprechen, wie Hilgers das in der Gesprächssituation tut. Dagegen ist eine Aufforderung zwar gut gemeint, aber unwirksam oder sogar schädlich, die so lauten kann:

„Sie brauchen sich wirklich nicht schämen. Ich habe das schon x-mal gemacht."

Mit „Das" war das Abrasieren der Schamhaare gemeint. Für die Frau, die das als intimsten Eingriff und Beschädigung erlebt, und zwar an ihrem Körper, was kümmert die in dem Moment, was andere erlebt haben oder was die Pflegende schon x-mal gemacht hat. Vielleicht ist die Frau mutig genug trotz der Körperhaltung, die sie für diesen Vorgang einnehmen muss, nicht alles zu ertragen, sondern ihre Wut über diese „Unverschämtheit" zu äußern.

Die Pflegende bekommt vielleicht nur die Wut mit und nicht, dass sich die Frau immer noch schämt. Scham kann sich äußern als

- Wut,
- Angst,
- aggressives Verhalten und Handeln,
- regressives Verhalten und Handeln,
- krankhaftes Verhalten und Handeln.

Regression

> **Definition**
> Unter Regression versteht man ein Zurückgehen, ein Sich-fallen-Lassen in frühere Zustände des Lebens.

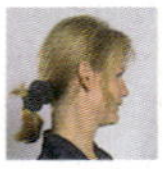

„Seit wir zusammenleben, benimmt er sich wie ein Baby", sagt eine junge Frau über ihren Partner. „Er will gefüttert und betütelt werden, bei jedem Wehwehchen soll ich ihn bedauern."

Man kann dieses Verhalten als Regression bezeichnen: Offensichtlich hat der junge Mann Lust, endlich einmal wieder verwöhnt zu werden wie früher oder nicht nur selbstständig und stark – wie in seinem Beruf – zu sein, sondern einfach nur klein und bedürftig. Und ehrlich gesagt, wer ist das nicht mal gerne! Sich verwöhnen lassen ist doch auch mal schön. Die Wünsche von den Augen abgelesen, den Kaffee ans Bett gebracht zu bekommen, gestreichelt zu werden und im Arm gehalten werden – und was dieser Genüsse mehr sind. Eine Miniregression kann sich jede leisten, die mit süßer Stimme flötet: „Liebling, kannst du mir mal den Reißverschluss zumachen?" Und natürlich kann das auch jeder Mann, der bettelt: „Liebling, pack mir doch meinen Koffer, du kannst das so gut."

Kinder und Heranwachsende leisten sich diese Regressionen. Plötzlich können sie etwas nicht mehr, was sie gestern noch voller Selbstverständlichkeit taten: z.B. Schuhe zubinden oder „anständig" essen, alleine die Hausaufgaben erledigen oder sich ein Steak braten. Die Väter, die mit Begeisterung mit der elektrischen Eisenbahn spielen, die sie ihren Kindern schenkten, leisten sich ebenso eine Regression wie die Jung-Manager, die eine Nacht mit Videospielen für Zwölfjährige um die Ohren schlagen. Und manche starke Frau näht mal wieder ein Kleidchen für ihre Puppe.

Es gibt echte Regressionsrituale. Gruppen von Erwachsenen, die in ausgelassener Stimmung sind, singen mit Begeisterung Schlager aus alten Zeiten und leicht enthemmt durch den genossenen Alkohol spielen sie Verstecken oder Blindekuh.

> **Merke**
> Sich zurückfallen zu lassen gehört mit zum Entspannen und Erholen.

Diese Formen der Regression sind ein- und zugestandene Erlebnisse, die die Kindlichkeit, die wir ja immer auch haben, zum Vorschein kommen lässt.

Kranke müssen sich dem Zustand der Regression stellen:

- liegen bleiben, das Essen gereicht bekommen,
- gewaschen, gecremt und gepudert werden,
- Angst vorm Alleinsein zeigen, gewiegt und im Arm gehalten werden, an- und ausgezogen werden.

Das alles können sie auch als Erholung im Kampf gegen die Krankheit genießen.

Sie können sich, wenn sie sich erholt haben, an diese Phasen besser erinnern als an all das Schmerzhafte. „Pfirsiche aus der Dose", strahlte einer meiner Freunde, „die bekam ich immer, wenn ich krank war. Eine ganze Dose für mich alleine!" An die Namen seiner Kinderkrankheiten konnte er sich schwer erinnern, aber an die Pfirsiche. Bleibt ein erwachsener Mensch allerdings zu lange in der Regression, dann wird sie nicht mehr heilsam. Er wird zuerst einmal anspruchsvoll, beklagt sich dann, wenn sich nicht alle um ihn kümmern. Alleine kann er nun gar nichts mehr und wird für alle zur Last.

Kommt er nun nicht mehr alleine aus dem Käfig der Regression, so kann es passieren, dass er nach einiger Zeit wirklich so hilflos bleibt und stecken bleibt zwischen den Anforderungen der Umwelt und seinen kindlichen Bedürfnissen. Psychologen vermuten eine der Ursachen für süchtiges Verhalten in diesem „Steckenbleiben". Die Gefühle der Scham (und auch der Schuld) verstärken die Ohnmacht. So herzzerreißend das Weinen aus dem Rausch Aufwachender sein kann, so wenig ist dem zu trauen, wenn Abhängigkeit schon zur Krankheit wurde, sagen die, die sich mit solchen Krankheiten auskennen.

Den nächsten Planeten bewohnte ein Säufer. Dieser Besuch war sehr kurz, aber er tauchte den kleinen Prinzen in eine tiefe Schwermut.
„Was machst du da?“, fragte er den Säufer, den er stumm vor einer Reihe leerer und einer Reihe voller Flaschen sitzend antraf.
„Ich trinke“, antwortete der Säufer mit düsterer Miene.
„Warum trinkst du?“, fragte ihn der kleine Prinz.
„Um zu vergessen“, antwortete der Säufer.
„Um was zu vergessen?“, erkundigte sich der kleine Prinz, der ihn schon bedauerte.
„Um zu vergessen, daß ich mich schäme“, gestand der Säufer und senkte den Kopf.
„Weshalb schämst du dich?“, fragte der kleine Prinz, der den Wunsch hatte, ihm zu helfen.
„Weil ich saufe!“, endete der Säufer und verschloß sich endgültig in sein Schweigen.
Und der kleine Prinz verschwand bestürzt.
Die großen Leute sind entschieden sehr, sehr wunderlich, sagte er zu sich auf seiner Reise.
(de Saint-Exupéry 1998)

Regression ist auch ein Gesicht der Scham: Wenn ich klein und hilflos – wie ein Baby – bin, dann brauche ich mich nicht zu schämen, ich weine.

Und wieder wird deutlich, wo Regressionsphasen hilfreich sein können. Wenn aber jemand die Verantwortung für sich und andere (wieder) übernehmen kann und dies nicht tut, dann gibt er seine Autonomie ab, damit auch das, was man zum Leben braucht: die Lust, der zu sein, der man geworden ist und werden kann.

Sich schämen

Merke

Sich schämen ist lebensnotwendig. Wenn jemand sich schämt, wird er sich seiner selbst bewusst. „Ich schäme *mich*“ drückt diesen Sachverhalt gut aus.

Und: Ich schäme mich vor anderen, wenn sie mich anschauen, über mich lachen, über mich reden, werde ich mir des Unterschiedes von anderen und der Wichtigkeit der anderen bewusst. Deshalb kann man sich auch schämen oder verlegen werden, wenn man gelobt wird. Auch hier wird der Unterschied deutlich.

Dieser lebensnotwendige Aspekt der Scham und des Stolzes auf sich wird zwar als unangenehm empfunden, fördert aber die Autonomie, das Bewusstsein meiner selbst. Die Scham begleitet uns ein Leben lang. Vertrautheit mit dem eigenen Körper und seinen Funktionen, mit den eigenen Gefühlen und Gedanken erleben wir als Sicherheit, in die Schamerlebnisse integriert werden können. Vertraute Menschen vermitteln uns mit ihren wohlwollenden Blicken, dass man sich vor ihnen nicht blamieren kann. Der fremde Blick allerdings verunsichert und verstärkt das unangenehme Gefühl der Scham. Das kann auch starke Gefühle der Wut auf sich selbst auslösen.

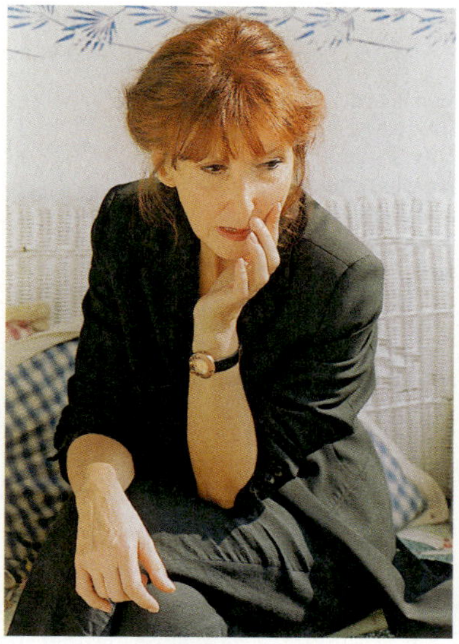

„Warum bin ich in diese Situation geraten? Am besten wäre ich gar nicht hier!“ Diese Mischung von Gefühlen kann so weit gehen, dass man lieber sterben möchte, dann würden die anderen vielleicht merken, wie wertvoll man war und… sich über ihre *Blicke* schämen. Es gibt gute Gründe anzunehmen, dass die Angst vor allem Fremden und der Fremdenhass aus Scham entstehen: „Ich will mich nicht schämen müssen, weil ich so bin, wie ich bin, also muss ich dich, den Fremden entfernen (wegwünschen, vertreiben, kein Asyl gewähren).“

» *Scham hütet die Selbst- und Intimitätsgrenzen, wie sie Ansporn für Leistung, Entwicklung und Autonomie darstellt. (Hilgers 1996, S. 15)* «

„Parallel zur Entwicklung des Selbstsystems empfinden wir Scham – als Säugling, wenn erste Kontaktwünsche unbeantwortet bleiben oder umgekehrt, wenn das Bedürfnis, in Ruhe gelassen zu werden, missachtet wird; als Kinder und Erwachsene gegenüber unerreichten Idealen, Vorstellungen und Wünschen; schließlich als alte Menschen angesichts des neuerlichen Verlustes eigener Autonomie und der zurückgehenden Beherrschung von Körperfunktionen; …“ (Hilgers 1996, S. 10)

Merke

Jede Krankheit, psychische oder somatische, ist ein Angriff auf das Gefühl von sich selbst und greift die Sicherheit der eigenen Autonomie real an: Der Kranke kann nicht mehr so über sich bestimmen, wie er das möchte.

Dass die eigene Kraft nicht mehr ausreicht, der eigene Wille nichts verändern kann, darüber schämt man sich auch vor sich. Wenn man auch noch das Ideal von sich hat, dass man einiges vertragen kann, und mit Disziplin gegen Schwäche kämpft, also sich dem Bild der Stärke verschrieben hat, dann ist die Schwäche schwer erträglich, dann schämt man sich umso mehr. Natürlich auch vor anderen.

Momente der Schwäche sind umso schwerer zu ertragen, je mehr man daran gewöhnt ist, stark zu sein

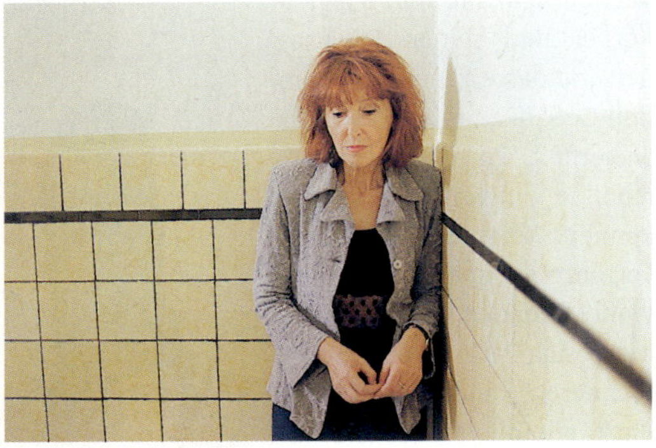

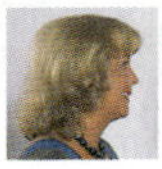

„Ich weiß gar nicht, was mit mir los ist. Früher habe ich mühelos 20 km am Tag geschafft und jetzt komme ich bei 8 km schon an meine Grenze." Die Wanderin sagt das verzagt und so, dass es nicht alle hören, zu ihrer Freundin. Die antwortet leichthin: „Ja, du wirst halt alt!" Worauf die Unterhaltung abbricht und die Wanderin die Zähne zusammenbeißt und mit hochrotem Kopf alles dransetzt mitzukommen. Wenn das Eingeständnis von Schwäche schon für mich so schwer auszuhalten ist, wie viel mehr vor all den anderen, die so stark erscheinen.

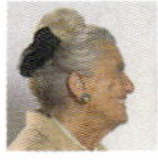

Eine Patientin antwortet auf die Frage, was am schwersten auszuhalten gewesen wäre, als ihr klar wurde, dass sie schwer erkrankt war: „Die Scham! Ich schämte mich, dass ich Namen verwechselte, mich nicht erinnern konnte, was ich gerade getan hatte, warum ich meinen Mantel angezogen habe." Ihr Mann sagte dazu: „Es war so schlimm, dass sie sich versteckte und verkroch. Einmal fand ich sie nach langem Suchen unter dem Bett, ganz zusammengerollt und leise weinend."

Wie viel schwerer sind die Blicke derer auszuhalten, die man nicht kennt, auf die man erst trifft, wenn man schon krank ist. Die nichts davon wissen, wie gut man aussehen kann an gesunden Tagen, wie lebhaft man sonst ist, wie charmant und liebenswürdig. Jetzt ist man nur noch ein Häufchen Elend. Der Nadelstreifenanzug und die originelle Krawatte, die teuren italienischen Schuhe und das Köfferchen mit den eigenen Initialen stehen im Schrank, nur noch Körper mit all den unansehnlichen Stellen, die man selber gerne verhüllte.

Schlimmer noch: Die schmucke Brille und die Oberzahnprothese werden entfernt, man ist nur noch ein Herzinfarktpatient. Die Scham ist überwältigend.

Und dann machen diese fremden Menschen auch noch Dinge an einem, die man nicht mehr selbst machen kann: Sie waschen einen, sie stecken Thermometer, Katheter und sonstige Rohre in einen, sie drehen und wenden einen, nehmen einem das Handy weg und ordnen an, genauso liegen zu bleiben, wie man gebettet wird.

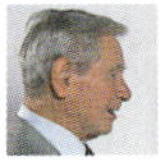

Zwei Männer begegnen sich: Der eine im Rollstuhl, Schlafanzug und Hausschuhen, blass und schlaff, wird – wie es in diesem Krankenhaus üblich ist – durch die Reihe der Wartenden vor dem Labortrakt zum EKG-Labor gefahren. Der andere, der seine Frau zur Untersuchung begleitet, in seinem gewohnten Outfit: Anzug und Krawatte. Der mit der Krawatte erkennt nach kurzem Zögern den im Rollstuhl: Es ist sein Chef. Durch den Warteraum eilt er jetzt und ruft: „Ja, Herr ...! Das ist ja eine Überraschung! Ich dachte, Sie wären im Urlaub!"
Im Warteraum ist es plötzlich noch leiser. Jeder hat den Satz gehört und irgendwie sind alle peinlich berührt.

In unserer auf die Überschätzung von Leistungen geprägten Welt *muss* einer wie dieser Chef seine Erkrankung als Urlaub tarnen, sonst wird er – vermeintlich oder wirklich – verachtet. Eine beschämende Lage! In der geschilderten Situation bekommen die Zuschauer und Zuhörer ungewollt mit, wie peinlich die Szene ist. Sie erleben, dass Scham ansteckend sein kann.

Sich für oder mit einem anderen schämen ist ein interessanter Aspekt.

Merke
Es kann uns peinlich sein, wenn jemand schamlos ist.

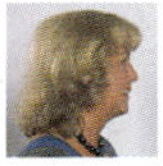

In einem Restaurant sitzen die Leute an ihren Tischen und plaudern beim Abendessen. An einem längeren Tisch feiert eine Gruppe, anscheinend Kolleginnen und Kollegen aus einem Betrieb. Plötzlich steht eine Frau auf und fängt an zu singen. Sie singt erbärmlich falsch, aber laut. Die anderen Gäste schauen ihr zu, einige verstecken ihr Lachen, andere grinsen gequält, andere schauen einfach nur böse drein. Übler geht es der kleinen Gesellschaft, eindeutig, sie schämen sich alle für ihre singende Kollegin.

Mitschämen kann auch eine Sympathieäußerung sein. „Ich fühle mit dir, also schäme ich mich mit dir", das ist auch verbündend. Manchmal verleitet das auch dazu, den anderen zu schützen und sich vor einen zu stellen, ihm sozusagen einen schützenden Mantel um seine Blöße zu legen.

Manchmal sagt aber dieser Schutz und die Unterstützung eher dies: „Ich halte dein Verhalten nicht aus, deshalb biete ich dir das bessere Verhalten an." Stotterer sagen sogar, dass sie sich darüber ärgern, wenn man sie nicht stottern lässt, sondern ihnen „die Worte in den Mund legt". Das beschämt sie sehr. Und sie verlieren den Mut zu sprechen.

Lernaufgaben

Suchen Sie bitte Beispiele aus Ihrer Erfahrung, in denen Sie sich mitgeschämt haben. Wie waren Ihre Impulse und was haben Sie getan? Wie war die Reaktion des Gegenübers?

2.4 Mut und Angst

Angst

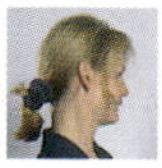

Als kleines Mädchen, ich war vielleicht acht oder neun Jahre alt, hat die Kinderärztin angeordnet, ich müsste geröntgt werden. Das ist ja nun nicht besonders aufregend, vor allem für die Fachleute in Praxen und Krankenhäusern. Für mich war es das auch nicht, eher war ich neugierig und kam mir auch irgendwie wichtig vor. Womit ich aber nicht gerechnet hatte, war, dass mir eine Krankenschwester in die Fingerkuppe stach und das höllisch weh tat. Ich schrie aus Leibeskräften und ließ mich nicht beruhigen. Mein Mutter, auf deren Schoß ich saß, ermahnte mich, ich sei doch schon ein großes Mädchen und solle tapfer sein. Die Krankenschwester sagte aber solche Sachen wie, es sei ja schon alles vorbei und es wäre ja nur ein kleiner Piks gewesen. Irgendwann hörte ich auf zu schreien und da führte mich die Schwester in einen dunkelschwarzen Raum. Ich sei ohnmächtig geworden, erzählte man mir später. Das fand ich gut so, damit schien alles überstanden.
Da hatte ich mich allerdings getäuscht. Die Untersuchung musste wiederholt werden und meine Mutter hatte meinen Vater überzeugt, dass er nun mit mir zur Untersuchung gehen müsse, ihr traute ich nicht mehr.
Ich erinnere mich heute noch, dass es meinem Vater gelang, mit einer leisen Stimme an meinem Ohr, mich abzulenken. Er versprach mir, dass wir gleich danach in den Wald gehen würden, Tannen schneiden, dass er dann mit mir einen Adventskranz binden, rote Kerzen aufstecken und die würden dann nach und nach angezündet werden. Dann sei auch bald Weihnachten.
Ich habe den Piks nicht gespürt, bin an seiner Hand in den rabenschwarzen Raum und ließ seine Hand erst los, als er im Wald beide Hände brauchte, um die Zweige zu halten und zu schneiden.

Lerntipp

Können Sie sich auch an eine vergleichbare Geschichte erinnern? Erzählen Sie sie jemandem oder schreiben Sie sie auf.

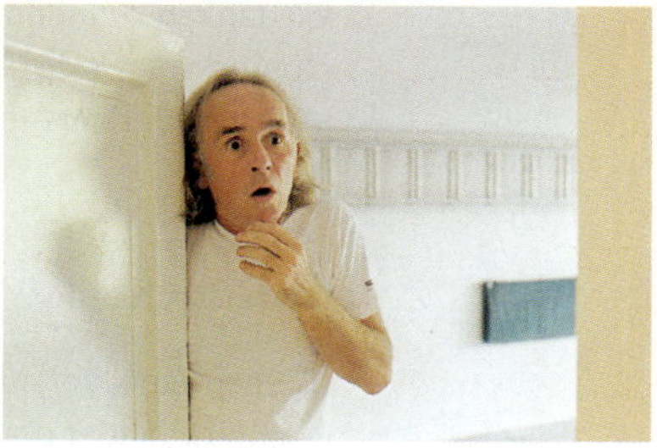

Ein Moment des plötzlichen Erschreckens, kein Laut kommt über die geöffneten Lippen

Natürlich denke ich nicht immer an diese Geschichte, aber immer mal wieder bei einer Blutabnahme oder in einem Röntgenraum: Ganz überraschend fällt sie mir ein. Auch wenn ich zusehen muss, wenn jemand, meist nahe Angehörige, „gepikst" werden. Die Erinnerung an diese Gefühle bleibt in mir wie eine kleine Narbe im Gedächtnis meines Körpers.

Wenn ich aus meiner heutigen Distanz hinschaue, kann ich Folgendes analysieren: Der überraschende Schmerz hat das Gefühl der Angst mobilisiert. Die Angst hat von mir ganz Besitz ergriffen, sie hat mich überschwemmt. Ich habe sonst nichts mehr fühlen können. Mit meinem Schreien wollte ich klar machen, dass ich nur noch Angst habe, wollte fliehen, mich nicht mehr anfassen lassen. Der dunkle Raum hat dann die Angst so übermächtigt werden lassen, dass ich mich wie tot habe umfallen lassen; nicht bewusst und gewollt, sondern unbewusst und ungesteuert.

Merke

Wenn wir Menschen Angst haben, wollen wir weglaufen, die Flucht ergreifen, uns verkriechen und wir suchen nach Sicherheiten. Auch das „Gelähmt-Sein" vor Angst, sich nicht mehr bewegen können, nichts mehr hören und sehen können, auch das kann man als Flucht deuten: Es flieht sozusagen die Seele, das Leben aus dem Körper. Weitere Äußerungen der Angst sind vor Schrecken starr stehen zu bleiben, auch wenn das Weglaufen sinnvoll wäre, und keinen Laut herauszubekommen, obwohl es vielleicht besser wäre zu schreien.

Extrem traumatisierte Frauen und Männer berichten in den Therapien immer wieder, dass sie die Situation so erlebt hätten, als wäre das, was ihnen geschehen ist, einem anderen geschehen und sie hätten sich dabei irgendwie zugeschaut. Wie in Trance, so versuchen Menschen diesen Zustand auch zu erklären.

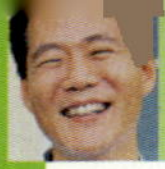

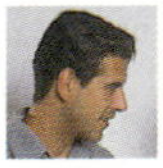

Nach einem Unfall erzählt jemand: „Ich habe ganz automatisch das Warndreieck herausgeholt, die Polizei angerufen. Anweisungen gegeben, die Verletzten versorgt usw. Erst als die Verletzten im Krankenhaus waren, habe ich gemerkt, dass ich Blut an den Händen hatte. Dann erst fing das Zittern an, der ganze Körper zitterte und ich musste mich setzen und war unfähig, noch irgendetwas zu denken, geschweige denn zu tun."

Wenn jemand von der Angst ergriffen wird, besetzt dieses Gefühl alles, der Körper reagiert, bevor die Gedanken ordnend eingreifen können. In Gedanken könnte man sich ja fragen: „Wovor habe ich denn Angst?" und manchmal würde sich der Schrecken verlieren.

Sich fürchten

Gemeinhin – vor allem in der einschlägigen Literatur – unterscheidet man zwischen Angst und Furcht.

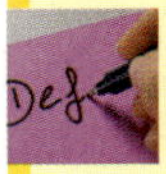

Definition

Unter Furcht versteht man das Gefühl, das auftritt, wenn man nicht weiß, ob man es schaffen kann, sich zu überwinden.

So kann man sich vor einem Menschen fürchten, wenn man nicht weiß, wie man sich verhalten soll, damit man einen guten Eindruck macht. Man kann sich vor einem Hund fürchten, wenn man nicht weiß, ob er einen beißt, vor einem Gang über eine Brücke, weil man nicht weiß, ob sie halten wird, vor einem Wettkampf, den man gewinnen möchte, und man nicht weiß, ob die Kräfte reichen. Man fürchtet sich vor unbekannten Situationen, vor der Unberechenbarkeit einer ausgelassenen Gruppe, vor allem Fremden.

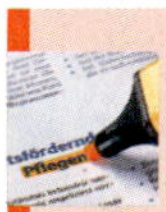

Merke

Sich fürchten macht vorsichtig. Es lässt einen Gefahren einschätzen und die eigenen Fähigkeiten überprüfen.

So muss man auch Furcht lehren und lernen:

- „Vorsicht, Autos sind gefährlich", schärfen die Eltern ihren Kindern ein und es dauert einige Zeit, bis die Kinder, ohne die Gefahr wirklich einschätzen zu können, dem rollenden Ball nicht mehr nachlaufen, sondern zuerst schauen, ob ein Auto kommt.
- „Nicht außerhalb dieser Piste fahren – Lawinengefahr" steht groß und deutlich auf den Schildern, manchmal provozierend mit Totenköpfen und gekreuzten Knochen dekoriert.
- „Hier sind schützenswerte Pflanzen. Das Gebiet ist ein Naturschutzgebiet. Bitte nur die ausgezeichneten Wanderwege benutzen." Wenn man einen Spaziergang in solchen Gebieten unternimmt und sieht, wie unbekümmert andere die Abkürzung durch das geschützte Gebiet nehmen, fragt man sich, ob die wohl nicht lesen können. Natürlich können auch die lesen, die sich nicht an die Gebote und Verbote halten. Fürchten sie sich nicht?

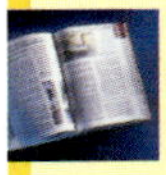

Lernaufgabe

Wie erklären Sie sich dieses Verhalten? Was geht in Ihnen vor, wenn Sie sehen, wie andere die Hinweise auf Gefahr nicht ernst nehmen?

Vom Mut

Ängstliche Menschen machen einen aufmerksam, wie viel Mut wir im Alltag brauchen. Was kann nicht alles passieren an einem ganz gewöhnlichen Tag?

An einem „Katastrophentag" könnte Folgendes passieren:

- den Wecker überhören und damit einen wichtigen Termin verpassen,
- noch schnell eine Bluse bügeln, doch das Bügeleisen ist falsch eingestellt und der Stoff versengt,
- beim Rasieren schneiden oder mit dem Wimperntuschebürstchen ins Auge stoßen,
- im Bus merken, dass man seinen Geldbeutel (Schlüssel, wichtige Unterlagen usw.) vergessen hat,
- ein riskantes Überholmanöver mitbekommen und den Atem anhalten bei der Vollbremsung,

Der Umgang mit nur knapp kalkulierbaren Gefahren gehört zu den modernen Sportarten dazu

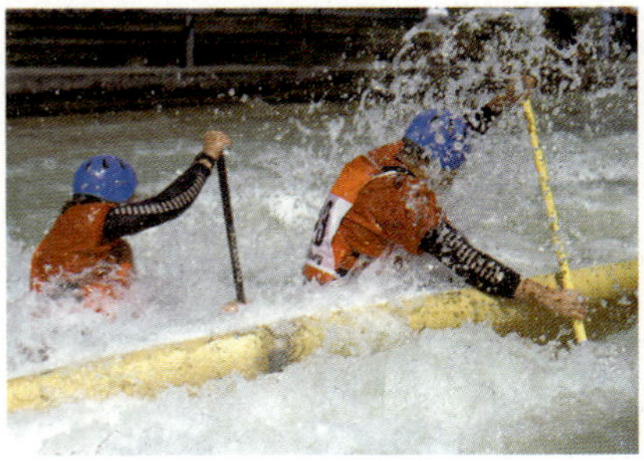

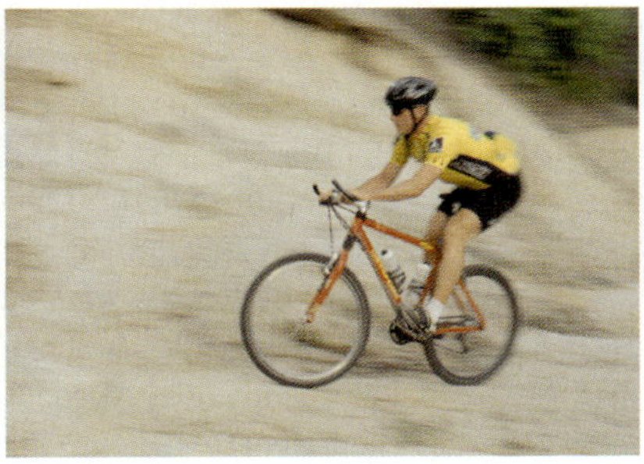

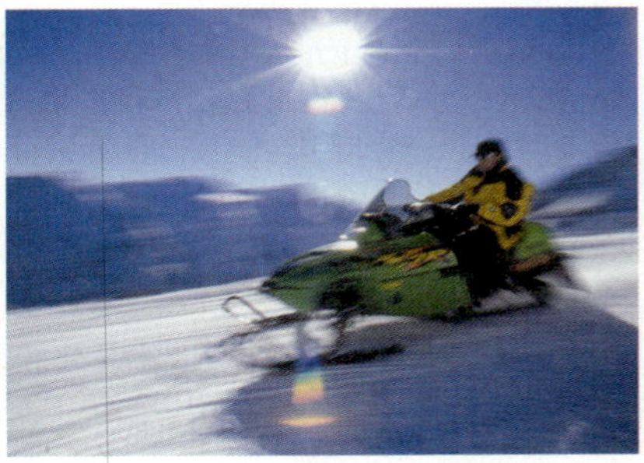

- im Aufzug stecken bleiben,
- den angegebenen Treffpunkt nicht finden und im Haus herumirren,
- vor geschlossenen Türen stehen,
- ein Gefäß fallen lassen, auf das man besonders Acht geben soll,
- plötzlich merken, dass man den Ohrring verloren hat.
- Und jetzt ist es möglicherweise erst 10.00 Uhr morgens!

Wenn man sich ausmalt, was an einem ganz gewöhnlichen Tag alles passieren kann, bleibt man am besten einfach im Bett liegen. Aus Furcht! Ich denke, dass alle Menschen dieses Gefühl schon mal gehabt haben. Katastrophenfilme dieser Art können Nacht- und Tagträume bevölkern. Wer dennoch aufsteht, beweist Mut. Dieser alltägliche Mut ist selbstverständlich und er wird nicht mit Verdienstmedaillen ausgezeichnet. Erst dann, wenn es einem bewusst geworden ist, kann – und sollte – man stolz auf ihn sein.

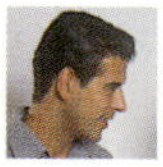

Ein junger Mann fährt vorschriftsmäßig auf dem Fahrradweg. Er überblickt den Verkehr, als plötzlich vor ihm ein Auto nach rechts abbiegt, ohne den Blinker betätigt zu haben, und das Vorderrad erfasst. Er fällt und zieht sich erhebliche Verletzungen zu. Sein Kommentar: „Ich habe noch Glück gehabt, wenn ich ohne Kopfschutz auf den Asphalt geschlagen wäre, könnte ich tot sein." Sein Mut, weiterhin mit dem Fahrrad zu fahren, ist gedämpft. Er ist vorsichtiger denn je, rechnet mit der Unberechenbarkeit anderer und setzt nun selbstverständlicher seinen Kopfschutz auf, der, wie er gesteht, ihm noch nie gefallen hat.

Ermutigung

Wie viel größer der Mut sein muss für jemanden, dessen Alltag wirklich schwierig ist, ist sicher jetzt leicht nachvollziehbar.

Sich immer wieder aufzumachen und eine Arbeit zu suchen, wenn man schon ein paarmal abgelehnt wurde, dazu gehört wirklich Mut: täglich auf die Suche zu gehen, Bewerbungsschreiben auszufüllen und wieder enttäuscht zu werden. Wenn gesagt wird, er oder sie sei „schwer vermittelbar", derjenige geht voller schlechter Gefühle wieder zum Arbeitsamt, stellt sich in der Schlange vorm Vermittlungsbüro an und wartet und hofft.

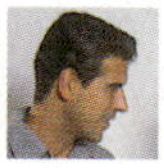

„Leider habe ich nichts für Sie", bekommt ein Mann gesagt. Er hat von früh auf in der väterlichen Tischlerwerkstatt mitgearbeitet und auch deshalb einen schlechten Schulabschluss. Vater und Sohn waren sich einig: Er würde die Werkstatt, die schon die großväterliche Familie ernährt hatte, einmal übernehmen. Das Haus, in dem sich die Werkstatt befand, war nach den Bedürfnissen der Großfamilie gebaut und erweitert, Garten und eine kleine Landwirtschaft hatten sich in Kriegs- und Nachkriegszeiten bewährt.

Da eröffnete eine Stuhlfabrik ganz in der Nähe ihren Betrieb. Für die Handwerkerfamilie blieben nur noch kleine Reparaturarbeiten. Als dann auch noch die Hausbesitzer der Umgebung Fensterrahmen aus Metall und Kunststoff anfertigen ließen, war ihre reichste Einkommensquelle versiegt. Der 55-jährige Vater hatte keinerlei Aussicht mehr auf Arbeit und der knapp 30-jährige Sohn wurde als „schwer vermittelbar" eingestuft. In einer Umschulungsmaßnahme wurde ihm, der bisher trotzig gekämpft hatte, das ganze Ausmaß seiner Nichtqualifikation bewusst: Er konnte nicht schreiben, der Umgang mit dem PC überforderte ihn und wenn er zu reden anfing, merkte er, dass er in seinem Dialekt selbst in dieser Gruppe nicht verstanden wurde. „Wie oft habe ich mir morgens überlegt, ob ich mir einen Strick besorgen soll, um mich am nächsten Baum aufzuhängen, oder nochmals anstellen soll, um irgendeine Arbeit zu ergattern. Wären nicht meine Frau und die Kinder gewesen…"

Die Familie hat den Mann ermutigt. Vielleicht nicht mit vielen Worten, sondern dadurch, dass sie ihm das Gefühl vermittelten, gebraucht zu werden. Dass seine Frau zu ihm gehalten hat „ohne Vorwürfe", das fand er am wichtigsten. Und dann wollte er auch den Kindern ein Beispiel sein: „Man muss durchhalten können", das wenigstens sollen sie lernen, und „nicht auf die schiefe Bahn geraten".

Wer Mut braucht, braucht auch Ermutigung. Das sind oft gar nicht die großen Worte und gut gemeinte Ratschläge. Es sind Worte aus der Zuverlässigkeit einer Beziehung, aus überprüfbarer Verbindlichkeit, aus der Zusage, die sich vielleicht so anhört:

- „Sei mutig! Wage es! Aber wie es auch ausgehen mag, ich bleibe bei dir."
- Oder: „Ich liebe dich auch noch, wenn es nicht klappen sollte!"
- Oder: „Ich bleibe auch dann noch deine Freundin, wenn du es nochmals versuchst."

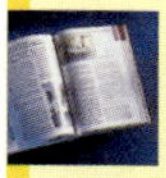

Lerntipp

Versuchen Sie bitte sich an Sätze zu erinnern, die Sie in einer Situation ermutigt haben, in der Sie sich fürchteten. Denken Sie einmal darüber nach, welchen Menschen gegenüber Sie sich mit einem ermutigenden Satz jetzt (in den nächsten Tagen) verpflichten könnten. Wissen Sie, warum?

Vertrauen

Vertrauen bekommt man geschenkt. Wenn Ihnen jemand vertraut, hat derjenige zwar schon herausgefunden, ja überprüft, wie zuverlässig Ihre Versprechungen sind und, im besten Fall, wann man Ihnen auch nicht vertrauen kann. Sie versprechen z. B. einen selbstgemachten Salat zu einer Party mitzubringen, aber was Sie mitbringen, ist in der letzten Minute beim Metzger gekauft. Zugegeben, Sie haben es versucht, aber leider keine Zeit gehabt, das Ganze verwürzt, keine Nudeln zu Hause oder einen ähnlichen Grund gehabt.

Gerade junge Menschen neigen dazu, Vertrauen zu einer Person schnell aufzubauen und dann wieder genauso schnell total abzubauen. Und jetzt haben Sie sich, um im Beispiel zu bleiben, das Vertrauen verscherzt. Nur, weil Sie das mit dem Nudelsalat nicht hinbekommen haben. Jetzt wird es seine Zeit dauern, bis die anderen wieder Vertrauen zu Ihnen haben werden, Vertrauen zu einer Ihrer Stärken, z. B. zu Ihrer Verschwiegenheit und Ihrem Gerechtigkeitssinn.

> **Merke**
> Einerseits ist also Vertrauen eine Vorschussleistung, man traut jemandem etwas zu, was man noch nicht überprüft hat, andererseits beruht es schon auch auf Test oder Testserien: Man hat schon mal etwas bewiesen.

Vertrauen, wenn es zuverlässig eingefordert werden kann, ist die realistische Einschätzung von erfahrenen Stärken und Schwächen eines anderen Menschen.

Diese Art des Vertrauens kann man auch Zutrauen nennen. Immer steckt aber auch im Zutrauen und mehr noch im Vertrauen eine Hoffnung über die Erfahrung hinaus. Hoffnung, es möge sein; es möge sein, dass der andere verschwiegen ist, sein Versprechen hält. Hundert Prozent sicher ist der Vertrauende nicht, aber er hofft und bangt.

Erinnern Sie sich an das Beispiel (S. 35), in dem ich das Vertrauen verloren hatte: Man hatte mich auf das Röntgen eingestellt, niemand hatte mir gesagt, dass man mir davor in den Finger stechen würde. Die gut gemeinten Worte der Krankenschwester, es sei alles schon vorbei, hatten mich noch mehr geängstigt, denn nun war ja klar, dass man alles nur gesagt bekommt, wenn es vorbei ist. Und was sie als kleinen Piks bezeichnete, zeigte, dass sie keine Ahnung hatte: Ich hatte ja nicht das Empfinden von so etwas Lustigem wie einem kleinen Piks. Ich hatte Schmerz erlebt. Natürlich habe ich damals dies alles nicht denken können; dadurch, dass ich mich an die Szene erinnere, eine Gefühlserinnerung habe, kann ich sie mir heute ansehen und reflektieren und sie mit anderen Szenen vergleichen.

> **Merke**
> Vertrauen baut sich auch zu den professionellen Helfern auf, zu Schwestern und Pflegern, zu Ärzten und Ärztinnen. Vorschuss liefern Patienten mit: Sie vertrauen darauf, dass die, die das gelernt haben, auch können und wissen, was sie tun.

Um sich bestätigt zu fühlen, suchen die Patienten im Gesicht, in der Stimme und den Worten, in jeder noch so kleinen Handlung, ob sie wirklich vertrauen können. Und selbst wenn sie sich ganz ohnmächtig vor lauter Angst in Regression und Apathie flüchten, bleiben ihre Sinne angespannt und sie registrieren, als würden sie außerhalb von sich selbst, sich und alles, was an ihnen geschieht, „filmen", alles, was ihr Vertrauen erschüttern kann.

Das ist für die Pflegenden und die Ärzte auch verunsichernd. Sich dauernd beobachtet zu fühlen löst auch bei ihnen Ängste aus. Diese überspringen sie dann oft genug und zeigen sich forscher und selbstsicherer, als sie es sind.

> **Lerntipp**
> Ob man Patientinnen und Patienten gegenüber Unsicherheiten eingestehen darf? Ich denke schon. Eine Schülerin oder ein Schüler könnte sagen: „Ich mache das zum ersten Mal alleine. Aber ich habe schon oft zugeschaut und assistiert. Ich gebe mir auch besondere Mühe. Bitte, helfen Sie so weit es geht mit."
> Was halten Sie von einer solchen Aussage?

> **Merke**
> Vertrauen, das wissen wir alle, lässt Menschen über sich hinauswachsen. Vertrauen lässt Ermutigungssätze wirklich fruchtbar werden.

Merkwürdigerweise war der Satz meiner Mutter (s. Beispiel, S. 35) keine Ermutigung: „Du bist schon ein großes Mädchen" und die Ermahnung, tapfer zu sein. Sie hat es sicher gut gemeint, als sie mich erinnerte, dass ich schon vieles selbstständig konnte. Und sie sprach von dem gesunden, selbstbewussten Wesen, das ich unter dem unerwarteten Schmerz nicht mehr war. Und das Wort „tapfer" erinnert einfach an Leiden und schlechte Gefühle, sonst wird das Wort gar nicht gebraucht. Ich weiß es nicht genau, aber ich vermute es, dass die Erinnerungen an überstandenes Leid, an die Fähigkeiten, die man vor einem Verlust hatte, vor der Krankheit und vor den Schmerzen, keine Ermutigung sind, eine augenblicklich schwierige Situation durchzustehen. Genauso wenig wie der Hinweis auf andere Leidende, die z. B. weniger wehleidig, weniger trotzig, weniger traurig sind. Die Erinnerungen vergrößern möglicherweise das Leiden. In der Angst vor dem, was auf einen zukommen kann, steckt ja auch die Angst davor, niemals mehr so zu sein wie damals. Von den Schmerzen weiß man ja nicht, ob sie je wieder vergehen. Das wissen höchstens die anderen.

Ermutigungen, ausgesprochen von Menschen, denen man vertraut, weisen auf die Zukunft. Das Versprechen meines Vaters, mit mir so bald wie möglich gemeinsam etwas Schönes zu machen, und das für die magisch-geheimnisvolle Zeit vor Weihnachten, war realistisch und hat Träume provoziert. Auch das ist eine Gefühlserinnerung, die ich jährlich, wo immer ich auch bin, mit Advent und grünen Tannenkränzen verbinde.

Merke

Zukunftsorientierte Sätze sind Ermutigungen auch für die Menschen, die wirklich leiden. Solche Sätze fangen mit „gleich, bald, morgen schon…“ an.

Diese Sätze sind nicht leicht und sie sind nicht programmierbar. Sie müssen nämlich nicht nur richtig sein, sondern auch stimmen, d.h., sie müssen auch den Hoffnungen entsprechen:

- „Morgen früh, wenn ich zu Ihnen komme“, sagt eine Schwester, „können Sie schon wieder ein bisschen Tee trinken.“ Und der Patient träumt, trotz seiner Ängste, immer mal wieder von dem Tee, so wie jemand, der eine Bierreklame an einem heißen Tag sieht.
- „Ich sehe schon das Köpfchen“, sagt eine Hebamme zur gebärenden Mutter und diese schöpft nun Kraft und fängt, trotz der größeren Schmerzen, an zu hoffen, dass es seinen Sinn hat, all das auszuhalten.

Unendlich schwer sind die Sätze der Ermutigung zu finden, die dem anderen nichts vormachen, die Hoffnung machen auf den Sinn des Leidens, wenn das Leiden höchstens noch zu lindern, aber nicht aus der Welt zu schaffen ist.

Lernaufgabe

Überlegen Sie bitte – am besten mit anderen in einer kleinen Gruppe –, wer Ihnen beistehen kann, wenn Sie nicht mehr wissen, wie Sie jemanden ermutigen können.

Denken Sie bitte gemeinsam nach, wie Patienten Sie ermutigen können, wenn Sie selber ängstlich und hilflos sind.

Mutproben

Definition

Mutproben sind Rituale, die sich Gruppen oder Banden als Eintrittskarte für ihre Gemeinschaft ausdenken.

Wenn die Mutproben glimpflich ablaufen und ausgehen, beschränken sie sich auf bewältigbare Risiken. Die Sehnsucht, zu einer Gruppe, Clique oder Bande zu gehören, kann aber leicht zur Überschätzung der eigenen Kräfte führen. Die Furcht vor einem Sprung in unbekannte Gewässer ist berechtigt, einfach zu springen, anderen damit zu imponieren, lässt die Furcht überwinden, aber manchmal bezahlen die Opfer mit lebenslangen Schäden.

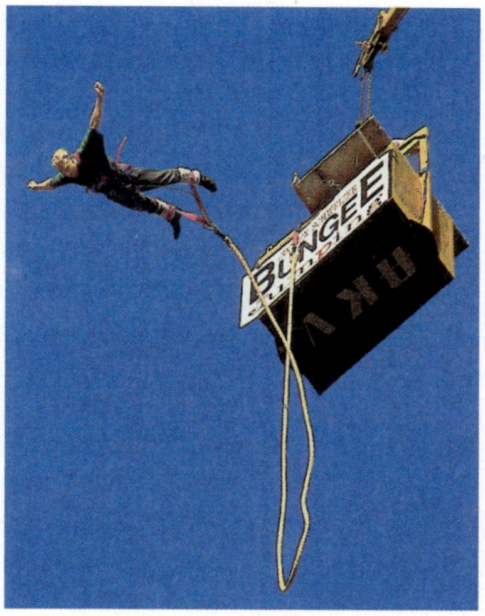

Bungeejumping ist eine Mutprobe, die uns Grenzerfahrung und Überwindung lehrt. Die Frage bleibt, ob das die Gefahr wert ist

Lerntipp

Wie stehen Sie zu Mutproben und Tapferkeit, wenn angebliche Feigheit das Leben schützen kann?

Angst kann auch Lust machen. Wie ist es sonst zu erklären, dass von der alten Geisterbahn bis zu Horrorfilmen junge und alte, Männer und Frauen, sich Erschreckendes anschauen? Risikosportarten haben ihren besonderen Reiz. Die Furcht zu überwinden steigert dabei die Lust an der Grenzerfahrung. Freizeitforscher haben herausgefunden, dass die Lust an der Gefahr überall dort zunimmt, wo Menschen das Gefühl haben, dass ihr Leben nur noch sich wiederholende Routine ist. Nichts können sie wirklich selbst bestimmen, alles wird sozusagen für sie geregelt. Die Abläufe der Arbeit sind fremdbestimmt, sie fühlen sich auswechselbar: Wenn ich die Arbeit nicht mache, macht sie ein anderer.

Es scheint wichtig, endlich wieder einen Erfolg zu erleben, und zwar einen, der nur von den eigenen Kräften abhängt. Und das Erlebnis des Erfolges ist umso größer, je größer die Angst *davor* war. Ähnliche Erlebnisse und Gefühle verbinden sich mit dem, was man **Lampenfieber** nennt.

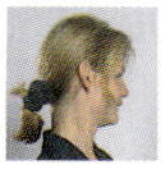

Eine Mitschülerin hatte schon von Kind an Klavierunterricht. Sie war begabt und wurde von ihren Eltern gefördert. Oft machte ihr das Üben keinen Spaß, als sie im Alter von elf, zwölf Jahren auf andere Aktivitäten verzichten musste und nicht mit ihren Freundinnen in der Volleyballmannschaft mitspielen durfte: Sie sollte Verletzungen an den Fingern vermeiden. Auch hätte sie gerne nach den Hausaufgaben rumgelungert, einfach nur so, aber sie musste nach Hause und täglich üben. Am Schulfest war ihr großer Auftritt geplant. Dafür übte sie gerne und täglich wiederholte sie ihre Etüden und die Stücke, die sie spielen sollte. Als sie ungefähr 14 Tage vor ihrem Auftritt das Programmheft

in der Hand hielt, auf dem ihr Name gedruckt stand, bekam sie es mit der Angst zu tun. Sie wachte mitten in der Nacht auf, hatte Angstträume und beim Üben verspielte sie sich immer wieder.
Essen wollte sie gar nichts mehr. Das Kleid für den großen Auftritt, das sie mit ihrer Mutter gekauft hatte, fand sie furchtbar, sie bekam auch noch Pickel im Gesicht und in der Schule erzählte sie allen, sie könne gar nicht Klavier spielen und sie würde sicher alles falsch machen. Auch wir versuchten sie zu beruhigen und zu ermutigen. Unsere Musiklehrerin hatte einen guten Einfall: Die Ruhigste aus der Klasse sollte neben ihr sitzen und die Blätter im Notenbuch umschlagen. Das schien die beste Idee zu sein. Beide waren nun unzertrennlich und die Ruhe der Freundin strahlte auf beide aus. Kurz vor dem Auftritt allerdings schien alles vergeblich gewesen zu sein. Die Spielerin zitterte am ganzen Leib, wischte sich die schweißnassen Hände an ihrem Kleid immer wieder ab, hüstelte und hörte und sah nichts mehr um sich. Endlich war es so weit, sie stand auf, stolperte über die eigenen Füße, ging dann doch bis zum Flügel, setzte sich und plötzlich war sie ganz ruhig, rückte noch einmal an ihrem Stuhl und fing an zu spielen und schlug alle in ihren Bann, so schön und ausdrucksvoll hatten wir sie noch nie spielen hören.

Lampenfieber sei notwendig, sagen viele Künstler, die sich vor anderen produzieren. Es helfe, Spannung und Konzentration aufzubauen. Und es habe den motivierenden Effekt, sich besser vorzubereiten.

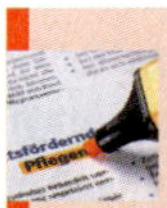

Merke

Lampenfieber ist eine Mischung aus Furcht vor und Freude auf ein Ereignis. Das Gefühl hilft nachzuvollziehen, was an der Lust und an der Angst so menschlich ist.
Ohne die Angst würden Grenzerfahrungen tollkühn oder einfach nur dumm sein. Mit der Angst werden sie planbarer, realistischer und die überwundene Angst erfüllt mit Freude und Glück.

Es gehört zum Menschen, neugierig zu sein. Auch neugierig auf sein eigenes Verhalten und Handeln:

- Habe ich genügend Kraft und Ausdauer in mir, um diesen Berg zu bezwingen, diesen Graben zu überspringen?
- Wird meine Stimme einen ganzen Saal ausfüllen?
- Wird meine Erfindung bewundert?

Es gehört auch zum Menschen, seine Grenzen zu suchen, und die Sehnsucht, sie zu überwinden. Fliegen können ist so eine Sehnsucht, bis zur Sonne, und ausprobieren wie Ikarus in der alten griechischen Sage, ob die konstruierten Flügel ihn so weit tragen.

2.4.1 Furcht und Angst

Furcht und Angst zu unterscheiden ist in einer Hinsicht sinnvoll: Fürchtet sich jemand vor etwas, dann kann man ihn, wenn man ihn ermutigen will, den Gegenstand seiner **Furcht ausmessen** und **begreifen lassen.** Oft hilft es einfach, wenn sich jemand im dunklen Zimmer fürchtet, das Licht anzuknipsen.

In anderer Hinsicht ist diese Unterscheidung wenig hilfreich:

- Im Sprachgebrauch werden die beiden Wörter häufig synonym verwendet.
- Die **Gefühle** von Furcht und Angst lassen sich nur schwer unterscheiden.

Furcht und Angst können außer den genannten Reaktionen, wie Flucht und Regression, auch Wut erzeugen. Brüllend und um sich schlagend auf das furchterregende Ungeheuer loszugehen ist auch eine Art, diese Gefühle zu bewältigen. Nicht nur in Notwehr schlagen, schreien und beschimpfen Menschen ihre furchterregenden Angreifer, sondern sie scheinen sich auch so gegen die Angst zu wehren.

Es macht mehr Sinn, von **Stufen** oder **Graden der Angst** zu reden und zu denken, um mit den eigenen oder fremden Ängsten umgehen zu lernen.

Von den kleinen Ängsten zur großen Angst

Angenommen, Sie bekommen einen Brief von jemandem, von dem Sie lange nichts gehört haben. Sie drehen und wenden ihn, Sie sind sich nicht sicher, ob etwas Freundliches drinsteht oder vielleicht ein Vorwurf. Eine kleine Angst (Unsicherheit) lässt Sie zögern, Sie öffnen nicht sofort. Dann können Sie immer noch hoffen: Wenn die kleine Angst sich vergrößert, malen Sie sich vielleicht in Ihrer Fantasie aus, was wohl darin stehen könnte.

Manchmal spielen Sie in Ihrer Fantasie: Wenn etwas Liebes drinsteht, dann wird es ein guter Tag. Wenn etwas Schlechtes drinsteht, dann werde ich vielleicht schlecht gelaunt, vielleicht sogar richtig traurig sein. Diese Fantasie kann man auch überspringen: Eigentlich ist es egal, denn der Briefschreiber ist mir egal, was so gerade eben noch nicht stimmte. Oder Sie werden ärgerlich und wütend und schimpfen über den Absender, der Sie so aufwühlt. Jetzt gehört schon Mut dazu, den Brief zu öffnen. Stehen freundliche Sachen darin (z. B. ich muss immer an dich denken, es wäre schön, wenn du jetzt bei mir wärst), schlägt das Gefühl der Angst in reine Freude um: Wunderbar geht es Ihnen jetzt.

Siegt die Angst, kann es sein, dass Sie den Brief erst viel später öffnen, oder aber, und vielleicht ist Ihnen das noch nie passiert, aber Sie können es sich sicher vorstellen:

Sie öffnen ihn überhaupt nicht und damit man sich mit der Angst vor dem Inhalt nicht herumschla-

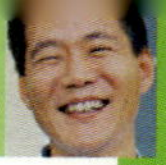

gen muss, verbrennen Sie ihn oder verlegen ihn so, dass Sie ihn nicht finden.

Steht eine schlechte Nachricht darin (z.B. ich möchte die Beziehung zu dir beenden, du bist nicht mein Typ), dann können Wut und Trauer die Angst ablösen. Vielleicht schreiben Sie sich die Wut vom Leib und teilen dem anderen mit, er sei auch nicht Ihr Typ und es nie gewesen, weil er… und nun folgen Ihre schlimmsten Beschimpfungen. Oder Sie trauern, weinen, fühlen sich selbst nicht liebenswert.

Wenn man Angst hat, kann es auch passieren, dass man sich verliest, den Text ein paarmal lesen muss, ihn gar nicht begreift, und das ist relativ unabhängig, ob Erfreuliches oder Enttäuschendes drinsteht.

„Da steht es, er kommt morgen! Ich muss noch schnell alles vorbereiten!“, sagt eine Mutter zu ihrem Mann. „Aber nein! Er schreibt, dass er eben nicht kommen kann, morgen!“ Die Angst verwirrt Sinne und Verstand: Alles schien möglich, was man befürchtet oder was man erhofft hat.

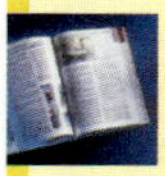

···› Lernaufgabe
Stellen Sie sich bitte vor, Sie waren zu einer Untersuchung und der Brief enthält die erwartete Diagnose. Versuchen Sie einmal die Stufen der Angst nach dem hier angeführten Beispiel nachzuvollziehen und auf die Untersuchung zu übertragen.

Was wird passieren, wenn ich mich alleine auf den Weg mache? Was wird passiert sein, wenn jemand nichts von sich hören lässt?

Solche und ähnliche Gedanken stellen sich schnell ein. Manchmal entzünden sie Fantasien: Es fällt einem ein, was alles passieren könnte, wenn man sich allein auf den Weg macht, wenn jemand nichts von sich hören lässt. Das Gefühl von Angst kann sich durch Fantasien steigern. Wenn dann auch noch die Freundinnen „Schauergeschichten“ erzählen, sich gegenseitig überbieten mit schrecklichen Ereignissen, von denen sie gehört haben, kann es leicht geschehen, dass es alle mit der Angst zu tun bekommen. Insoweit kann man von der **Angstansteckung** sprechen. Diese kann sich bis zur Panik steigern.

Jemand ruft in einem Haus, in dem sich viele Menschen befinden, mit einer angstvollen schrillen Stimme: „Feuer!“ Und obwohl man selbst das Feuer nicht gesehen hat, breitet sich die Angst aus. Sie wird verstärkt, wenn man um sich herum aufgeregte, scheinbar kopflose Menschen rennen sieht, die einfach nur nach draußen wollen und in großer Panik sogar andere wegstoßen, über sie hinwegsteigen und damit noch mehr Unheil stiften. Andere werden einfach stehen bleiben, gelähmt von Angst. Scheinbar gefühllos, apathisch, man muss sie anschreien, rütteln, damit sie wieder zu Bewusstsein kommen. Wieder andere, die genauso von der Angst angesteckt sind, wagen sich vor, ergreifen einen Feuerlöscher und treten der Gefahr aggressiv entgegen. Diese Typen der Reaktion auf Angst sind immer wieder zu finden:

- ···› Flucht,
- ···› Unbeweglichkeit oder
- ···› Angriff.

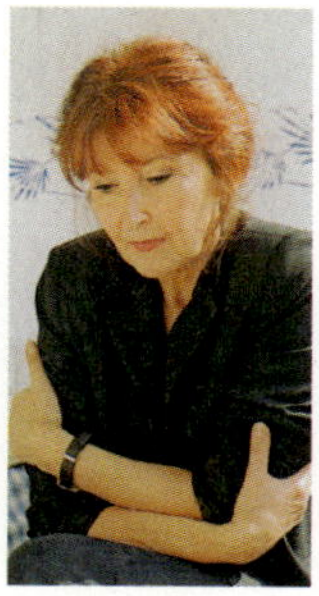

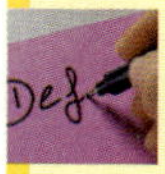

···› Definition
Wenn unsichere Situationen Ängste auslösen, so kann **Vernunft** helfen: Eine hilfreiche Definition für Vernunft ist eine angemessene Mischung aus Verstand und Gefühl. Die Angemessenheit richtet sich zuerst einmal nach der Situation.

Die Ungewissheit vor Augen, lohnt es sich, nach Sicherheiten zu suchen, also sich beispielsweise im Auto anzuschnallen und nicht zu schnell zu fahren, auch wenn man es ganz eilig hat.

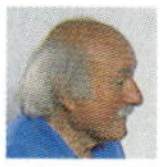

···› In Flugzeugen auf der ganzen Welt werden die Passagiere immer wieder darüber informiert, wie sie sich beim Druckabfall in der Kabine zu verhalten haben und wo die Notausgänge und die Schwimmwesten sind. Eine Routine und Vorschrift für das Personal. Ist nun der Mann neben mir, der sich schon in die Zeitung vertieft hat, ein Vielgereister, der nun wirklich weiß, wie er die Maske aufsetzen muss? Oder ist es jemand, der so viel Angst hat, dass er den Ausführungen nicht folgen kann, ohne an einen Absturz zu denken? Oder hat er nur ein bisschen Angst, wie alle anderen auch, aber sein Selbstbild verbietet es ihm, diese zu zeigen?

Die Angst versteckt sich hinter verschiedenen Ausdrucksformen und es ist gar nicht so leicht, sie wirklich zu erkennen, noch weniger das Ausmaß der Angst. Die Ausdrucksformen des Körpers und die Sätze, die Menschen in Angst sprechen, sind ebenso uneindeutig. Nur wenn man den anderen gut kennt, weiß man, wie er aussieht, was er tut und sagt, wenn er Angst hat. Gerade die Feststellung, dass die Ausdrucksformen der Angst uneindeutig sind, fordert uns alle, die wir mit Menschen zu tun haben, heraus, Beziehungen aufzunehmen und unsere Wahrnehmungen empfindlich zu machen, uns in Gespräche einzulassen und nicht vorschnell zu diagnostizieren, z.B. „Die Frau schwitzt, also hat sie Angst!“ Vielleicht ist ihr wirklich nur zu warm, weil sie ungewohnterweise viele Treppen steigen musste.

» *Angst hat vor allem mit Ungewissheit zu tun. (Vester 1991, S. 148)* «

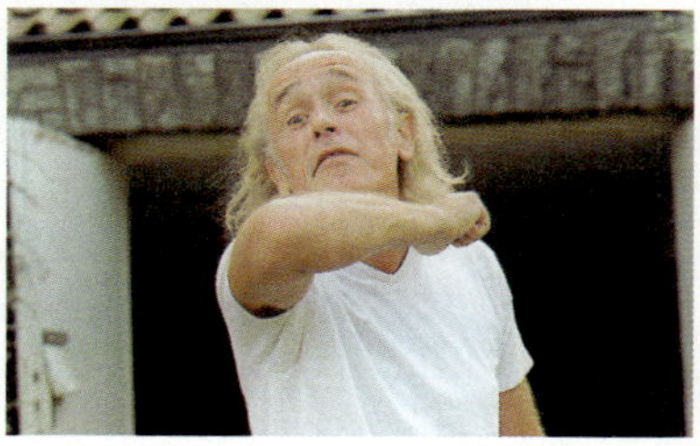

Angriff ist eine häufige Reaktion auf Angst

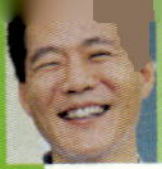

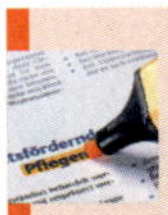

Merke

Das Gefühl der Angst steigert sich überall dort, wo Menschen sich ausgeliefert fühlen. Solange sie sich, die anderen Menschen und die Situation kontrollieren können – ob sie sich das einbilden oder wirklich können, spielt keine Rolle –, so lange können sie die Vernunftbalance finden.

Entgleitet ihnen eine dieser Sicherheiten

- in sich,
- in die anderen,
- in die Situation,

erleben sie die Angst fundamental erschütternd. Deshalb ist es nicht ungewöhnlich, wie stark die Ängste von Menschen sein können, vor einer Betäubung, einer Narkose oder auch, und davon berichten Kranke, vor dem Verlust der Kontrolle über ihre Ausscheidungen. Dann brauchen alle, die die Sicherheit in sich nicht mehr finden können, Menschen, denen sie vertrauen können. Mit denen können sie es wagen, auch dem „unberechenbaren" Anderen in ungewissen Situationen zu begegnen.

Angst vorm Verlassenwerden

Wie schon beschrieben, ist die Angst vor dem Fremden, vor der Ungewissheit und der Unsicherheit ein konstantes menschliches Gefühl von der frühesten Kindheit an.

Das Gute an diesem Fremdheitsgefühl in seiner Mischung aus Vorsicht und Neugier ist, verarbeitbare Erfahrungen zu machen. Um diese Form der Angst aushalten zu können und sie als Entwicklungshilfe zum autonomen Ich zu gebrauchen, gehört die Sicherheit, eine Person zu kennen (in der Nähe zu haben, in die Nähe rufen zu können), die zuverlässig die Beziehung hält. Das ist für das kleine Kind die Mutter, im wirklichen wie im übertragenen Sinn. Das ist für das größer werdende Kind ein Vater und in den weiteren Entwicklungsschritten sind es die Eltern. Eltern bleiben noch sehr lange, in der Fantasie bis über ihren Tod hinaus, die Zuflucht vor der Angst. Vielleicht rufen deshalb viele Sterbende in ihrer Todesstunde, wie sie es als Kind getan haben, Mama und Papa, obwohl sie das lange nicht mehr getan haben. Diese Sicherheit gegen alle Angst haben auch religiöse Menschen. Christen nennen ihren Gott „Vater", in der geglaubten Sicherheit, aus seiner Liebe nicht herauszufallen. Zu den traditionellen Gebeten von katholischen Christen gehört das Ave-Maria. Die Mutter von Jesus wird angerufen und um ihre mütterliche Hilfe gebeten und bezeichnenderweise heißt der Schluss: Bitte für uns, jetzt und in der Stunde unseres Todes.

Die Angst davor, verlassen zu werden, gehört zu den tiefen Gefühlen jedes menschlichen Individuums. Wie entsetzlich das Verlassenwerden ist, wie lebensbegleitend es sich auf alles auswirkt, was später im Leben geschieht, haben Psychologen und Psychiater untersucht (Keilson 1979). Das Trauma des Verlassenwerdens bleibt auch dann noch eine empfindliche Narbe, die schmerzt, wie körperliche Narben, wenn man sich ihrer erinnert oder erinnert wird, auch durch behutsame Hilfe neuer Mut auf mögliches, glückliches Leben in Beziehungen gelingt.

Sicher hat jede und jeder schon einmal Trennungen erlebt und selbst wenn es sich nur um eine kleine Trennung handelte, Schmerzen verspürt. Hat man die Trenung vernünftig vollzogen – mit der richtigen Mischung aus Gefühl und Verstand –, kann man gerade auch auf Trennungen stolz sein und seinen Mut bewundern und weniger ängstlich in Beziehungen sein.

Es gibt doch einen wichtigen, qualitativen Unterschied zur Trennung, der in dem Wort „verlassen", vor allem „verlassen werden" auch gefühlsmäßig nachvollziehbar ist. Vorm Verlassenwerden haben wir Menschen Angst. In Untersuchungen in verschiedenen Kulturen, die ja auch unsere Gefühle prägen, nennen Menschen immer wieder die Angst vorm Verlassenwerden (s. a. Vester). Dieses Gefühl der Angst vorm Verlassenwerden löst eine ganze Reihe von Verhaltensformen aus, die sehr problematisch sein können. Die Angst vorm Verlassenwerden ist auch ein guter Bindungsstoff.

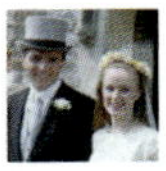

Wenn ein Paar sich eine verbindliche Beziehung verspricht, wenn sie z. B. die offizielle Eheformel aussprechen, versprechen sie sich gegenseitig, sich nicht zu verlassen, und bannen damit die große Angst vorm Verlassenwerden. Ist diese Angst gut auf beide verteilt, so beruhigt sie, schafft Vertrauen und wird Treue genannt. Ist diese Angst in einem Partner zu stark, in dem anderen eher gering, ist die Spannung vorprogrammiert.

Die Angst vor der Einsamkeit, die vor allem älter werdende Menschen plagt, ist eng verwandt mit der Angst vorm Verlassenwerden. So ist es verständlich, wenn gerade bei älteren Frauen folgende Ängste benannt werden: Angst vor Krankheit, Armut, Einsamkeit und Kriminalität, was heißt, Angst, beraubt, verletzt zu werden und sich nicht mehr wehren zu können. Auch diese Liste benannter Ängste kann interpretiert werden als Angst, nicht mehr für sich sorgen zu können, alleine zu sein in schwierigen Situationen, von aller Welt verlassen.

Todesangst

„Morgen schon könnte mein Leben zu Ende sein", dieser Gedanke ist den älteren Menschen näher als jüngeren, aber es kann jeden unverhofft treffen.

Deshalb beschließen seit alters her in unterschiedlichen Kulturen und zu unterschiedlichen Zeiten die Menschen: Lasst uns heute leben!

„Carpe diem", nutze den Tag, lebe ihn, ergreife die Gelegenheit, solange du noch kannst. Im verantwortungslosen Umgang wird das „Carpe diem" ergänzt durch: „Nach mir die Sintflut", es kümmert mich nicht, was mit mir geschieht, vor allem auch nicht mit anderen Menschen, ich will leben, heute, jetzt und darin aufgehen. „Morgen schon könnte mein Leben zu Ende sein." Was würdest du dann tun?" Martin Luther soll einmal auf eine ähnliche Frage geantwortet haben:

„Ich würde heute noch ein Apfelbäumchen pflanzen!", was so viel heißen soll wie: Diese Angst rührt mich nicht; ich würde weiterleben wie bisher und – die Hoffnung nicht aufgeben. Wozu sonst Bäume pflanzen? Dieser trotzige Spruch gegen alle Ängste vor dem Weltuntergang und dem eigenen Tod ist zu einem Leitspruch gerade wieder in unseren Jahrzehnten geworden: nicht immer nach dem Ende schauen und angstvoll fixiert darauf starren, sondern sich um diese Welt und ihre Menschen kümmern und sorgen, Bäume pflanzen, die erst in Jahren schattige Wälder werden und Früchte tragen, die die Menschen nähren (Dithfurt 1994).

„Carpe diem", lebe heute, das kann auch die Nachdenklichkeit fördern. Etwa so: Wenn ich nur noch heute zu leben hätte, was kann ich dann noch Sinnvolles tun? Die Prediger in den Zeiten allgemeiner großer Angst haben darauf verwiesen: „Wenn du morgen wirklich sterben solltest, dann nehme Abstand von deinem bisherigen gedankenlosen Dahinleben und tue das Wichtige. Kehre um!" heißt es bei den alten Propheten in der Bibel: „Tut das Gute und verlasst die schädigenden Gewohnheiten."

In der Angst vor dem Tod bedrücken die Menschen die Ängste vor der Ungewissheit des „Danach" und die Rückschau auf das gelebte Leben. Sterbebegleiter wissen darum und können helfen, auch die Sterbenden zu unterstützen, das noch zu tun, was ihnen möglich ist, um sich mit dem eigenen Leben zu versöhnen.

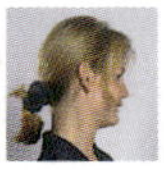

„Ich möchte nur noch einmal meine Tochter sehen", so wünscht es sich eine sterbende Frau. Jahrelang haben sich Mutter und Tochter nicht mehr vertragen. Sie haben sich nur noch an den Geburts- und Feiertagen kurze Grüße geschrieben. Fragte man die Mutter, warum das so sei, sagte sie etwas von Undankbarkeit. Sie habe doch alle nur möglichen Opfer gebracht, damit sich ihre Tochter alles leisten konnte. Und die Tochter meinte nur: „Meiner Mutter kann ich nichts recht machen, alles, was ich tue, wohin ich gehe und wie ich lebe, kritisiert sie: Ich habe ihren Traum von der Superfrau und Supermutter eben nicht erfüllt." Versöhnlich gestimmt treffen sich beide am Sterbebett und in diesem Fall schaffen es beide dennoch nicht, sich zu verständigen. Für die Mutter ist es zu schwer, ihr ganzes Leben – so wie sie es sagt – durchzustreichen: „Habe ich denn alles falsch gemacht?" Und die Tochter will ja nur dieses eine Mal hören: „Ja, du hast es gut gemacht, dein Leben, auch wenn es ganz anders verläuft, als ich es mir wünschte für dich." Beide sind nach diesem ersten Gespräch enttäuscht auseinandergegangen: die Mutter erregt und voller Wut, die Tochter schluchzend auf offener Straße.

Es scheint nicht ganz so einfach zu sein, sich mit sich und seinem Leben zu versöhnen und mit anderen seinen Frieden zu schließen. Auch nicht mit seinen Vorstellungen von einem guten Leben, das nun mit Leiden endet. In ihrem Buch „Zwischen Leiden und Erlösung. Religiöse Motive in der Leidenserfahrung von krebskranken Juden und Christen" (1998) hat Silvia Käppeli über viele Gespräche mit Frauen und Männern berichtet, die sich in der Auseinandersetzung mit ihrem Leiden und ihrem Sterben wichtigen Fragen stellen:

Die Krebserkrankung veranlasst die hier besprochenen Juden und Christen, sowohl nach dem Sinn des Lebens als auch nach demjenigen des Todes zu fragen. Damit verweist sie gleichzeitig auf Religiöses und auf Gott. Im Erleben der Kranken und in den Bildern, in denen sie dieses darstellen, zeigt sich dann auch, dass *Irdisches mit Göttlichem verquickt* ist. Die menschliche Leidenserfahrung lässt keine Trennung von einerseits Bio-Psycho-Sozialem und andererseits Religiösem zu. Leben und Leiden, Heilung und Erlösung gehören meist zusammen.

Angst vor dem, was danach ist

Was wird nach dem Tod sein? Kein Mensch weiß es und was Menschen nicht wissen, fordert sie heraus. Auch über den Tod hinaus denken zu können ist eine der erstaunlichen Fähigkeiten, die den Menschen als Menschen ausmacht. Wird die Frage ernst, so suchen die Menschen intensiver nach Antworten, die ihre Urangst stillen und beruhigen. Religionen, die ihren Sinn auch darin sehen, die Frage nach dem menschlichen Leben gerade dort aufzufangen, wo es transzendentale, also die Einzelerfahrung übersteigende Fragen sind, versuchen sich in unterschiedlichen Antworten. Wiederge-

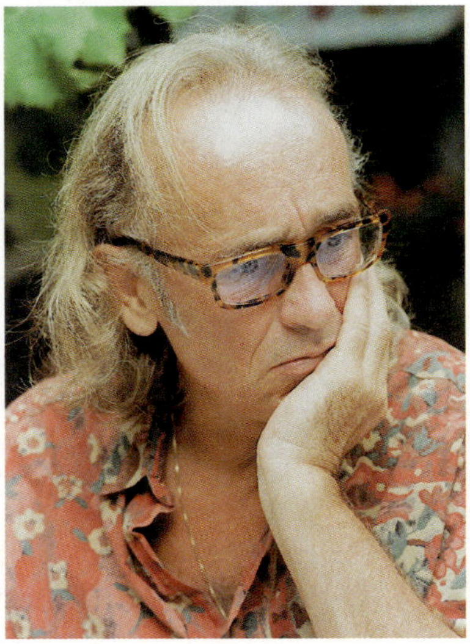

boren werden ist eine der möglichen Antworten. Diese Vorstellung ist aus den asiatischen Religionen stark in das derzeitige Bewusstsein auch unserer Gesellschaft eingegangen. Oberflächlich betrachtet scheint der Glaube an die Wiedergeburt eine Chance zu beinhalten, die Rätsel der eigenen Existenz in einem anderen Leben lösen zu können, oder noch materialistischer, alles, was einer oder eine in einem einzigen Leben nicht erreichen konnte, in einem nächsten Leben zu erreichen.

Diese eigentlich unreligiöse Wiedergeburtsvorstellung kann auch ihre Schrecken beinhalten: Wieder zwischen Können und Versagen, zwischen guten und schlechten Entscheidungen zu leben, wieder zu leiden, vielleicht noch schlimmer als bisher, kann zu Vergrößerung der Ängste führen. Schreckliche Ängste können auch die Menschen empfinden, denen man die Pein von ewigen Höllenstrafen angedroht hat, weil sie so viele „Sünden" begangen haben, die nach ihrem Tod Lohn oder Strafe erwarten. Auch das ist eine unreligiöse, materialistische Sicht, zu deren Verbreitung die christlichen Kirchen aus verschiedensten Gründen jahrhundertelang das Ihre beigetragen haben.

Die Vorstellung von gläubigen Menschen sehen eher so aus:

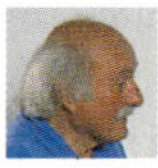

Aus dem Gespräch mit einem fast 60-jährigen religiösen jüdischen Mann, Herrn W.: Nie habe er sich je gefragt, warum er an einem Tumor leide, er habe nie gehadert deswegen, und „wenn man religiös ist, weiß man, dass es keinen Zufall gibt. Zufall war es bestimmt nicht". Als Strafe habe er es auch nie betrachtet, aber vielleich als einen Hinweis darauf, dass man das Leben ernst nehmen muss. „Es ist nicht nur Essen und Trinken. Es ist nicht einfach so oberflächlich. Man muss es ernst nehmen, nicht nur genießen." Herr W. erzählte, dass ihn die Krankheit ernster und nachdenklicher machte. Er sei sowieso immer schon zum Gottesdienst gegangen, aber er sei aufmerksamer geworden auf das Leben und die Gesundheit. Und er versuche einfach ein besserer Mensch zu sein. Er war überzeugt, dass dem irdischen Leben ein geistiges folgen würde, und deshalb habe er nie Angst gehabt vor dem Sterben (Käppeli 1998, S. 119).

Die Angst vor dem Tod hat sich bei diesem frommen Mann umgewandelt in einen Auftrag an sein Leben. Oder wie der Religionsphilosoph Karl Rahner (1904–1984) einmal sagte: „Für mein Leben übernehme ich Verantwortung. Was nach meinem Tode kommt, darüber überlasse ich die Verantwortung Gott." (private Mitteilung)

In diesem Vertrauen können Menschen sich nicht verlassen fühlen und ihre Angst immer mal wieder überwinden.

Es lohnt sich gerade beim Sterben und in der leidvollen Not hinzuhören, wie Menschen ihre Vorstellungen vom Jenseits des Todes ausdrücken. Käppeli (1998) schreibt nach ihren Erfahrungen am Schluss ihres Buches:

„Es geht nicht darum, Leidende zu kategorisieren, zu bewerten oder zu kritisieren. Die relevantesten und hilfreichsten Deutungen sind diejenigen, welche die Kranken aus ihrer inneren religiösen Auseinandersetzung hervorbringen. Sie suchen Gesprächspartner, die auf ihre Motive eingehen und mit denen sie ihre Gültigkeit im Dialog überprüfen können... Verstehen geschieht aber in einer situativen Annäherung an sie. Diese erfordert eine Art Sensibilität für Religiöses und eine persönliche Präsenz, die nicht nur Seelsorgern, sondern auch Pflegepersonen möglich ist (S. 225)."

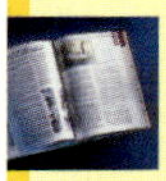

Lerntipp

Lesen Sie bitte einmal genau die Todesanzeigen in Ihrer Tageszeitung und versuchen Sie sich ein Bild zu machen über die unterschiedlichen Jenseits-des-Todes-Vorstellungen.

Angst vor dem Sterben

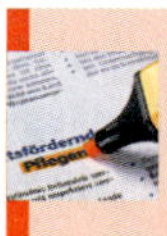

Merke

Nicht nur der eigene Tod und der von Menschen die man mag, macht Angst, sondern auch das Sterben.

Es scheint fast so, wenn man die Literatur über das Sterben liest, dass Frauen und Männer mehr Angst vor dem Sterben als vor dem Tod haben. Wenn Menschen dazu neigen, Angst vor bedrohlichen Situationen zu haben, und zwar mitten in dem Leben, dann fürchten sie sich

- vor Schmerzen,
- vor Zurückweisung,
- vor Isolation und
- vor Inkompetenzerfahrungen (Vester 1991, S. 149).

Davor fürchtet sich schon das Kind, wenn es in den Kindergarten muss, die Schülerin oder der Schüler, wenn er in eine neue Klasse oder Schule gehen muss, der Heranwachsende, wenn er sich einer Gruppe anschließen will, Erwachsene, wenn sie sich um eine neue Stelle bewerben oder mit neuen Kollegen arbeiten sollen.

Das Lampenfieber und die reizvolle Erregung vor einem Treffen mit einem Menschen, von dem man gerne hätte, dass eine länger dauernde Beziehung entsteht, enthält Elemente dieser Angst: Werde ich kompetent genug sein, nicht vor lauter Erregung als erstes das Glas umstoßen? Werde ich zurückgewie-

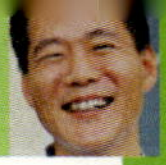

sen werden und wieder isoliert, wo doch alle anderen schon „feste“ Beziehungen haben? Werden mir Schmerzen zugefügt, Dinge zu mir gesagt, die mir weh tun?

Wie gut verständlich wird da, wie diese kleinen Ängste sich vergrößern, wenn wir ans Sterben denken. Die Erwartungen von uneinschätzbaren Schmerzen beklemmen das Herz. Und selbst wenn die Zusicherungen von Pflegenden und Ärzten heißen: „Sie müssen keine Angst vor Schmerzen haben, es gibt viele heilsame Mittel dagegen“, und selbst wenn das der Patient glaubt, dann bleiben die Ängste, zurückgewiesen und isoliert, d. h. verlassen zu werden. „Wer wird bei mir sein, wenn ich einen langen Leidensweg gehen muss? Werden mich nicht alle verlassen? Werden die netten Menschen, die ich mag, auch noch da sein, wenn ich nicht mehr so sein kann wie heute, wenn ich Hilfe brauche?“ Fragen, die deshalb auch schwer zu beantworten sind, weil die Zuverlässigkeit von Beziehungen nicht wie Versicherungen abzuschließen sind.

Für die Angehörigen und Freunde ist der Sterbeprozess ihrer Sterbenden ebenso verbunden mit der Angst, verlassen zu werden. Ich höre noch immer die inständige Klage eines Mannes: „Du kannst mich doch nicht alleine lassen!“, stöhnte er unter Tränen am Sterbebett seiner Frau. Auch die Angehörigen brauchen Beistand, die gemeinsame Suche nach lebendigen Menschen, die sie nicht verlassen. Und sie brauchen Hilfen für die Gespräche mit den Sterbenden. Wie in dem ersten Versuch eines Versöhnungsgespräches zwischen der Tochter und der Mutter (s. Beispiel, S. 35) ist das gar nicht so einfach. Wer kann den beiden helfen, dass sie verzichten können auf ihre Ansprüche, die jede von ihnen an die andere hat? Wer hilft ihnen, die neue Sprache zu finden in der Zeit, die noch bleibt? Vielleicht auch nur, um sich darüber zu verständigen, warum sie sich nicht verstehen können? Diese Aufgaben der Vermittlung und Übersetzungen zwischen Menschen voller Angst ist heikel und schwierig, sie erfordert Intelligenz und Einfühlungsvermögen. Sie wird dann aber auch zu einer beglückenden (professionellen!) Arbeit, wenn Frieden gestiftet wurde. Dieser Friede macht auch den Friedensstifter glücklich.

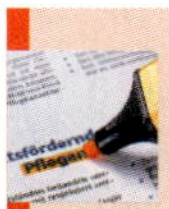

Merke
Alle Menschen wünschen sich, nicht verlassen zu werden. Und wenn keiner mehr bleibt, mögen es die sein, deren berufliche Aufgabe es ist, Menschen, die leiden und sterben, nicht zu verlassen, sondern zu pflegen, selbst über den Tod hinaus.

2.5 Schuldig werden und Schuldzuweisungen

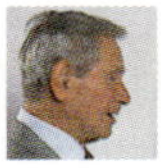

„Selbst dran schuld!“, sagt am Frühstückstisch ein Vater. Das ist die Reaktion auf die Klagen seines Sohnes. Der will gar nichts essen, weil ihm übel, er noch nicht wach und der Tag so trüb ist. Was der Vater meint, kann man nur erraten, denn er lässt sich nicht weiter dazu aus. Der Sohn ahnt es: zu spät ins Bett gegangen, zu viel „falsche“ Sachen gegessen und getrunken, eben nicht wie gewünscht mit der Familie zu Abend gegessen und Monopoly gespielt!

Wenn dieser Vater sagt: „Selbst dran schuld!“, beantwortet er eine Frage, die gar nicht gestellt wurde, die aber im Raum stand. Er sagt damit ungefähr Folgendes: „Beklage dich nicht, mein Sohn. Du hättest es besser wissen müssen, keiner außer dir ist daran schuld, dass es dir schlecht geht. Du hast die Verantwortung ganz alleine.“ Und: „Hättest du auf uns gehört!“ Die Gefühle des Sohnes können wirkliche Schuldgefühle sein: „Ich hätte auf sie, die Eltern, wirklich hören sollen, dann ginge es mir auf jeden Fall jetzt nicht so schlecht.“ Er kann aber auch wütend werden: „Immer diese guten Ratschläge. Ich kann sie nicht mehr hören!“ Und voller Verachtung denken oder sagen: „Abends vor der Glotze hängen oder diese Kinderspiele spielen, was Besseres fällt euch nicht ein!“ Vielleicht denkt er auch triumphierend: „Besser abends gut gefühlt und morgens schlecht als kein Gefühl.“ Häufig mischen sich auch in solchen Situationen Anteile verschiedener Gefühle: Scham und Stolz, Lebenslust und -verdruss, Ärger und Trauer. Vorwürfe lösen die Mischung aus, Vorwürfe, die dem anderen Schuldgefühle machen sollen.

Was erhoffen sich eigentlich die Leute, wenn sie anderen Vorwürfe machen? Diese Frage macht mich immer ganz nachdenklich. Soll der andere sich sofort ändern, bessern? Drohen sie indirekt mit irgendeiner Strafe? Wollen sie dem anderen ihren „richtigen“ Weg zeigen oder gar vorschreiben? Ich nehme an, dass viele vorwurfsvolle Sätze einfach nur Äußerungen der eigenen Wut sind. Das kann man auch daran merken, dass derjenige, der den Vorwurf macht, überrascht ist, wenn der andere danach *reden* will.

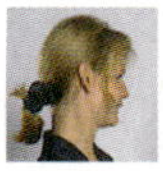

Vor der Kasse eines Lebensmittelladens hat sich kurz vor Ladenschluss eine Schlange gebildet. Eine Frau dreht sich schnell um, sie hat anscheinend etwas vergessen und will noch mal schnell zurück in den Laden. Dabei schlägt sie mit dem Ellenbogen der Frau, die hinter ihr steht, eine Flasche Milch aus der Hand, die zerschlägt auf dem Boden und die Milch spritzt erstaunlich weit. „Können Sie denn nicht aufpassen!" fährt sie die Betroffene vorwurfsvoll an.

Damit scheint alles gesagt. Es könnte auch Antworten geben: „Es tut mir wirklich leid. Ich bezahl Ihnen eine neue Flasche." Echte Entschuldigungen – auch bei schlimmeren Ereignissen – sind so aufgebaut:

- Eingeständnis der Schuld,
- Bitte um Vergebung (Reue),
- Versuch der angemessenen Wiedergutmachung (Buße).

Wenn der Betroffene will und dazu bereit ist, feiern beide dann die Versöhnung.

Eine andere Antwort könnte sein: „Können *Sie* denn nicht aufpassen!" „Ich komme grade erst von der Arbeit, bin voll im Stress, bin eh schon zu spät – wenn Sie wüssten ..." Zwar gibt es hier auch ein Schuldeingeständnis, aber keine Bitte um Vergebung, sondern irgendwie wird dem anderen die Schuld zugeschoben: „Wenn Sie das alles wüssten!" Dann, ja, was ist dann? Dann dürfte der andere nichts sagen, wie sehr er auch geschädigt ist? Es hört sich fast so an, als sollte der Geschädigte nur noch Verständnis und Mitleid haben. Diese Form der gegenseitigen Vorwürfe ist weit verbreitet: „Du bist dran Schuld!" – „Nein du!" – „Nein du!" usw. Möglicherweise ist ein solcher Schlagabtausch ein gutes, weil erleichterndes Abfuhrmittel für Wut, die aus der Ahnung von schuldhaftem Verhalten kommt, aber Vergebung und Versöhnung sind dabei lange noch nicht in Sicht.

Bricht der Beschuldigte auch noch in Tränen aus: „...wenn Sie wüssten!", werden die Rollen umgedreht. Jetzt ist der Geschädigte schuld. Vielleicht sogar an dem ganzen Elend des anderen, so hört sich das an. Bei einem solchen Rollentausch, aus dem Kläger wird ein Angeklagter, ist die Versöhnung deshalb so schwer, weil in dieser Verwirrung niemand mehr weiß, was jetzt eigentlich los ist, wer den ersten Schritt machen soll und wie dieser aussieht.

Aus meiner Beobachtung sind solche Strategien die häufigsten Ursachen für Aggressionen bis hin zu Gewaltakten. Ein Vorwurf führt zum nächsten und die Wut auf den anderen (wie auf sich selbst sogar) wird größer und sucht sich Entladungen. Verbal suchen sich die Gegner mit immer größeren Vorwürfen stark zu machen, auch mit Worten kann man ja bekanntlich einen anderen „töten", zumindest mundtot machen. Dazu könnte die „Kriegserklärung" sich so anhören: „Können Sie denn nicht aufpassen! Passen Sie mal besser auf Ihre blöde Milchflasche auf" – oder so ähnlich. Die Eskalation ist damit vorprogrammiert! Bisher ist außer Acht gelassen worden, ob der Vorwurf berechtigt ist.

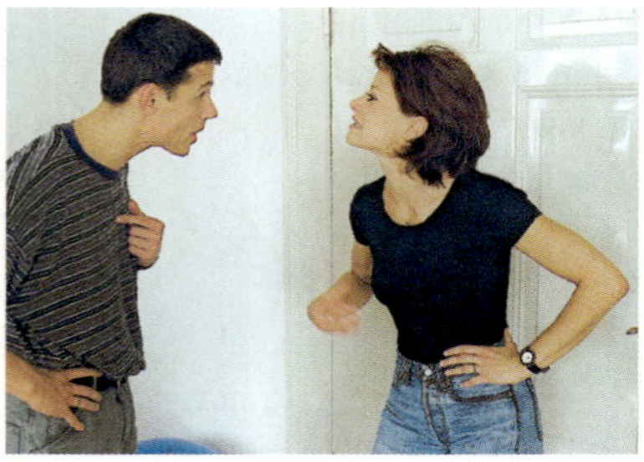

Merke
Vorwürfe tendieren dazu, Aggressionen auszulösen.

Das hat viel mit dem dahinter liegenden Sinn zu tun, dass derjenige, der Vorwürfe macht, so selbstgerecht und herablassend wirkt und damit so viel Macht ausübt, dass der Beschuldigte sich klein und ohnmächtig vorkommt, auch wenn er nur aus Versehen etwas getan hat. Um mit diesem Schuldgefühl leben zu können, kann der Beschuldigte entweder ganz klein werden, sozusagen ein unmündiges Kind, das noch nicht sprechen kann, oder aber aggressiv werden, selber zum Anschuldiger, zum Angreifer werden.

In professionellen Zusammenhängen, also in Beziehung zu Mitarbeiterinnen und Mitarbeitern nützen Vorwürfe deshalb wenig, weil sie der Abfuhr von Aggressionen dienen, und das kann ja auch sinnvoll sein, wie das berühmte Gewitter, das die Luft reinigt, bringt aber nichts, nichts für die Bearbeitung der Schuld und eröffnet so wenig Chancen für verändertes Verhalten. Das heißt selbstverständlich nicht, dass wir Menschen nicht schuldig werden, unverantwortlich handeln und andere damit schädigen.

Die Frage ist aber: Wie kann ein Gespräch geführt werden, dass die Möglichkeit zur Erkenntnis der Schuld, die Übernahme der Verantwortung dafür so weit gefördert wird, dass der Schuldige einsichtig und voll Reue um Vergebung bittet? Mit ihm zu bedenken, ob eine Wiedergutmachung möglich ist, wie eine Buße aussehen könnte und damit eine neue Art von Un-Schuld entstehen kann, das ist ein menschlicher Weg der Versöhnung. Solche Wege sind nicht nur die Königswege im alltäglichen Umgang miteinander. Sie sind in vielen Kulturen als Rituale standardisiert.
Ein christliches Gebet lautet:
„Ich bekenne
vor Gott,
dem Allmächtigen,
und vor euch, Brüdern und Schwestern,
dass ich Gutes unterlassen
und Böses getan habe."

Die angestrebte Versöhnung und Wiederaufnahme in die Gemeinschaft wird in anderen Kulturen durch vielfältig ausgearbeitete Rituale durchgeführt. Der Sprung von diesem feierlichen Gebet, den eindrucksvollen Ritualen anderer Religionen und Kulturen, zu dem Geld, das jemand in die Kaffeekasse zahlen muss, weil er zu spät kam, ist übrigens nur scheinbar sehr groß.

2.5.1 Schuldbewusstsein und Schuldgefühl

Definition
Die Unterscheidung, die Hirsch (1997) eingeführt hat, zwischen einem Bewusstsein der Verantwortung für seine Taten (Schuldbewusstsein), und dem Gefühl, schuldig zu sein (Schuldgefühl), ist eine hilfreiche Konstruktion.

Als ich Frau M. kennenlernte, konnte sie schon wieder ganz gut gehen. Sie hatte einen eleganten Stock mit einem silbernen Knauf in der linken Hand und stützte sich mit der rechten auf den Arm ihres Mannes.
Als sie Platz genommen hatte, setzte sich auch ihr Mann und er begann zu erzählen, seine Frau habe aus heiterem Himmel einen Schlaganfall erlitten, habe dort und dort gelegen, habe schon in der Klinik Sprachunterricht gehabt usw. Immer wieder versuchte Frau M. etwas dazu zu sagen, sie warf einzelne, schwer verständliche Brocken ein, auf die er antwortete mit : „Ja, Mucki!", ohne sich wirklich unterbrechen zu lassen.
Frau M. wurde immer unruhiger, ich konnte ihm nicht mehr zuhören, er redete immer weiter, bis ich selber so nervös war, dass ich nach irgendeiner Möglichkeit suchte, sie anzusprechen.
„Wie geht es Ihnen?", sagte ich, was Besseres fiel mir nicht ein. Frau M. sagte: „Un-glück-lich" und fing an zu weinen, was ihr sehr peinlich zu sein schien.
Hilflos saß ich da und war auch gerührt. Aber was sagen? Was tun? Der Ehemann war Herr der Situation. „Aber Mucki", sagte er und stand auf. „Du hattest doch versprochen, dich zusammenzureißen", und er wischte ihr ganz zart die Tränen ab und ließ sie in sein Taschentuch schnupfen.
Erfahren habe ich dann noch von ihm, dass die anfänglichen Erfolge im Sprechen stagnierten. Sie sei bei Ein-Wort-Sätzen stehen geblieben, das sei ja gar nicht so schlimm. Er und die (erwachsenen) Kinder verstünden sie auch so. Aber sie ließe sich nicht davon abhalten, ans Telefon zu gehen, obwohl sie außer ihrem Namen nichts herausbrächte, und das sei „geschäftsschädigend". Ich solle nun entweder ihr klar machen, dass sie nicht telefonieren solle, oder eben „richtig sprechen beibringen".
Zuerst war ich ihm böse, denn ich hatte Mitleid mit Frau M., die „un-glück-lich" war, was man sehen konnte. Später, während der Arbeit mit Frau M. habe ich fühlen können, wie schwer das alltägliche Leben dieses Mannes geworden war, der seine Frau dreimal in der Woche zu mir brachte, jeden Tag zur physiotherapeutischen Behandlung, sich nicht mehr wirklich mit ihr unterhalten, nicht mehr mit ihr schlafen konnte und sich um alles kümmern und daneben seiner Arbeit nachgehen, optimistisch gestimmte Verkaufsgespräche führen musste und keine Freizeit für seine Freunde mehr hatte. Aber Frau M. ist mir auch aus einem anderen Grund in Erinnerung geblieben. Als sie zum ersten Mal wieder schreiben wollte, einen einfachen Satz, der hieß: „An meiner Hand sind fünf Finger", schrieb sie: „Alle diese Dinge sind meine Schuld!" Und als sie das las, strich sie es heftig durch und wiederholte: „An meiner Hand sind fünf Finger" und schrieb wieder: „Alle diese Dinge sind meine Schuld!" Erst dann wusste ich, worüber sie sprechen wollte, endlich wollte sie ihre Interpretation ihrer Krankheit erzählen. Und es kam mir lächerlich vor, dass ich mit ihr einfache Sätze übte, mit einer Frau, die die Romane und Erzählungen von Thomas Mann liebte und montags den „Spiegel" las. Wir haben dann an Sätzen von Thomas Mann geübt, was übrigens genauso schwierig oder einfach war wie: „An meiner Hand sind fünf Finger." Aber es hat uns beiden Spaß gemacht, vorzulesen, zu interpretieren, zu schreiben und uns Geschichten zu erzählen. Auch über: „Alle diese Dinge sind meine Schuld." Auch mit ihrem Mann. Und als er in Tränen ausbrach, hat sie ihm zärtlich die Tränen abgewischt und ihn in ihr Taschentuch schnupfen lassen.

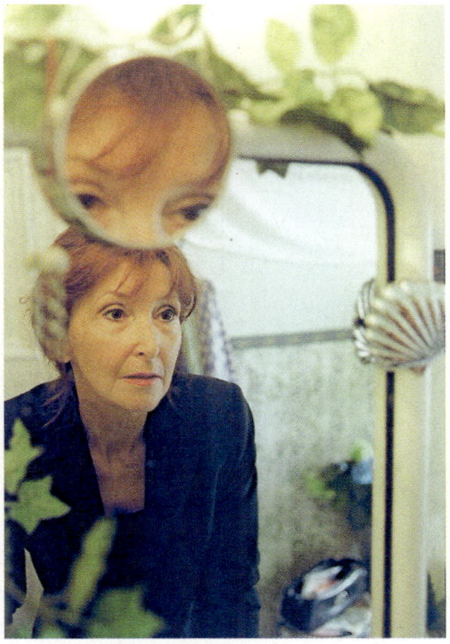

Schuldgefühle im Kranksein

An was gab sich Frau M. die Schuld? Hatte sie den Eindruck, nicht genügend für ihre Gesundheit getan zu haben? Hatte sie ihren Schlaganfall verschuldet?

Viele Menschen haben *Schuldgefühle,* wenn sie krank werden. Sicher ist es sinnvoll, nach Ursachen zu fragen, Untersuchungen anzustellen und die Lebensgewohnheiten daraufhin zu untersuchen, welche *Ursachen* Krankheiten haben. Heilende, lebensrettende Maßnahmen können so gefunden werden, auch Vorsorgen verordnet, Impfungen geplant und Forschungen betrieben werden. Es liegt in der Natur des Menschen, nach Ursachen zu forschen, Spurensuche zu betreiben und Zusammenhänge herauszufinden; Neugierde auf Neues, Unbekanntes ist eine lebendige Kraft in uns.

Es lohnt sich zu unterscheiden zwischen Ursache und Schuld. In unserer Alltagssprache unterscheiden wir das leider nicht genau. Wir sagen: „Das Wetter war schuld daran, dass so wenige zum Fest im Freien kamen." Das Wetter kann nicht „schuldig" sein, es ist die Ursache für das Nichterscheinen der Gäste. Genauso wenig kann eine Kante, an der ich mich stoße, schuldig sein, auch wenn ich antworte, dass an meiner Beule an der Stirn die Tischkante schuld war. „Der böse, böse Stuhl", lässt eine Mutter ihr Kind schimpfen und wirklich ist es eine kindliche Reaktion, die Dinge wie schuldfähige Menschen zu behandeln. Dieser Aberglaube ist weit verbreitet. Einmal sind die Sterne schuld, ein anderes Mal schwarze Katzen, die von links über die Straße laufen. Amulette sollen am Glück schuld sein und Zahlen (z. B. 13) am Unglück.

Harmlose Spielereien, könnte man meinen. Bekommt man aber mit, wie sich Menschen abhängig machen können von Sterndeutern, Horoskopen, von Kristallkugeln und exotischen Kräutermischungen, drängt sich einem die Frage auf, warum das so sein kann. Manche haben sich anscheinend ihren Kinderglauben bewahrt: Aus dem „bösen, bösen Stuhl", der schuld ist, dass das Kind sich gestoßen hat, wird das „böse, böse Wetter", aber auch der „böse Schiedsrichter", der falsch pfeift gegen die Mannschaft, an der man hängt, der „böse Nachbar", der absichtlich seinen Baum so wachsen lässt, dass er dort Schatten wirft, wo man es nicht will. Manchen wird der „böse Blick" zugeschrieben, anderen „böses Blut". Zaubern können, wirklich, nur an seinem Ring drehen und Höhlen und Schätze öffnen sich, wilde Tiere würden zu Märchenprinzen, und noch einmal drehen und aus Aschenputtel wird die Hübscheste von allen – Märchenwelten! Ein Rest von Magie steckt in uns allen. Provoziert werden solche magischen Träume immer dann, wenn wir uns unsicher fühlen, verwirrt und ohnmächtig. Nachdenken über die Zukunft ist so ein verwirrendes Thema. Was wird sein? Wie werde ich sein? Wie werde ich leben? Werde ich glücklich sein?

Gefühle von Verwirrung und Angst lassen Menschen Sicherheit suchen. Sicherheiten, die sie nur zu gerne akzeptieren, wenn sie sie von ihrer Verwirrung und Angst befreien, koste es, was es wolle. Verwirrung und Angst sind Gefühle, die zu Wundermitteln greifen lassen, zu den Alltagsdrogen und den harten (tödlichen) Drogen. Oder zur Suche nach *dem* Schuldigen. Krankheiten lösen solches Suchen aus, weil sie verwirren und beängstigen. Nicht nur *was* war daran schuld, dass ich krank bin, sondern auch *wer* war daran schuld. Hexen waren es mal, immer mal wieder auch die Fremden, denen man die Schuld an Einzelschicksalen wie an Epidemien gab. Gegen diese Schuldzuschreibungen lehren die Weisheitsbücher eine andere Art vom Umgang mit dieser Form der Schuldzuweisung. In der Bibel wird diese Ansicht im nebenstehenden Dialog bedacht.

» Und im Vorübergehen sah er einen Menschen, der von Geburt an blind war. Und seine Jünger fragten ihn: Rabbi, wer hat gesündigt, dieser oder seine Eltern, dass er blind geboren wurde? Jesus antwortete: Weder dieser hat gesündigt noch seine Eltern (Joh. 9,1 – 3). «

Wenn es um die Frage der Schuld geht, geht es um etwas anderes. Vielleicht geht es um die Frage des Sinns von Krankheiten und Leiden oder um die Frage nach dem Sinn des Lebens überhaupt. Sicher geht es auch um die Begegnung mit der Endlichkeit des menschlichen Lebens, um den Tod und dessen Sinn.

Warum leben wir und wozu gibt es das Leiden in dieser Welt, warum müssen Menschen sterben? Existenzielle Fragen, auf die die Menschen immer wieder neue Antworten versuchen und die alten Fragen der Philosophie, der Religionen, der Kunst bedenken. Wir Menschen suchen aber nicht nur bei anderen und in der Welt nach den Schuldigen. Unsere Reflexionsfähigkeit macht es möglich, dass wir in uns nach der Schuld suchen. Was habe ich getan (verschuldet), dass ich krank geworden bin?

Frau M. hatte darauf eine Antwort: „Alle diese Dinge sind meine Schuld!" Als sie wieder besser sprechen konnte, erzählte sie mir, was alles passiert war, ehe sie gelähmt wurde und nichts mehr tun konnte. Ihre Kinder hatten sich selbstständig gemacht: Die Tochter hatte geheiratet, und zwar einen Mann, mit dem Frau M. nicht einverstanden war. Der Sohn hatte sein Studium aufgegeben und war nach Indien gefahren. Hatte sie etwas falsch gemacht? Immer hatte sie doch den Kindern den Vorzug gegeben, sich aufgeopfert für sie, und das war der Dank!

Man kann sich gut vorstellen, in welchem Gefühlszustand sich Frau M. befunden hatte, dass sie Tag und Nacht grübelte und aus diesem Gefühlswirrwarr nicht mehr herauskam. Aber waren das die Ursachen für ihren Schlaganfall?

Ihre Kinder, die an ihr Krankenbett geeilt waren, selbst aus Indien kam der Sohn zurück, hatten ihrerseits Schuldgefühle: Sie hätten die Mutter nicht alleine lassen dürfen, meinten sie. Es war schrecklich: Jeder in dieser Familie hatte Schuldgefühle und die Situation wurde dadurch immer belastender.

In solch dramatischen Situationen hilft das Alltagswissen selten weiter. Spezialisten sind gefragt und Spezialisten für Schuldgefühle sind Psychotherapeuten, manchmal auch Seelsorger, denn es geht um die Seele und deren Leiden. Wenn man kein Seelsorger, kein Psychotherapeut ist, kann jeder und jede dennoch etwas tun. Man kann eine Haltung einnehmen, die von der *Unschuldsvermutung* (Amati 1990) bestimmt ist. Sie wird als eine für die Therapie notwendige und für unseren alltäglichen Umgang heilsame Unterstellung beschrieben. Zu hoffen ist, dass sich die von Schuldgefühlen geplagten Menschen besser aushalten, wenn sie dieser Einstellung begegnen, vielleicht es sogar schaffen, sich selber versöhnlicher, freundlicher anschauen.

Schuldbewusstsein und Schuldgefühle gehören zum menschlichen Leben. Sie sind die Kehrseite unseres Stolzes auf das, was wir schaffen.

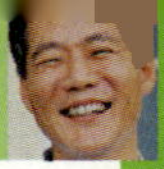

2.6 Sympathie – Antipathie – Empathie

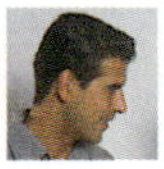

Eine Gruppe von Männern und Frauen stehen zusammen. Man kennt sich und unterhält sich über dies und das. Michael kommt humpelnd mit zwei Stöcken auf dem Weg auf die Gruppe zu. Einer entdeckt ihn: „Da ist er ja!" Anscheinend hat man auf ihn gewartet.

Als Michael näher kommt, sieht man auch, dass er ein blaues Auge hat und leicht verheilte Schrammen im Gesicht und auf den Händen. Alle stürmen auf ihn zu und fragen: „Was ist passiert?" „Was hast du denn gemacht?" Viel zu viele Fragen, alle auf einmal, Michael hat gar keine Zeit zu antworten. Er versucht es immer mal wieder, aber keiner lässt ihn zu Wort kommen. Die Fragen gehen über die Bemerkungen wie: „Hast dich wohl geprügelt!" oder „War das deine Frau?" Michael lächelt dazu, er ist das anscheinend schon gewöhnt und nun antwortet er: „Man sollte es nie mit einem Lastwagen aufnehmen!"

Und er fängt an, von seinem Unfall zu erzählen. Kaum hat er gesagt: „Ich bin auf dem Fahrradweg gefahren ..." Diese Einleitung genügt. Nun fangen Einzelne in der Gruppe an, selber Geschichten zu erzählen: „Als ich einmal Fahrrad fuhr..." oder „Als mein Bruder einmal..." usw. Jetzt sind sich alle einig: Fahrradfahrer sind die guten Verkehrsteilnehmer, Autofahrer sind rücksichtslos und blind. Da sagt eine Frau: „Ehrlich gesagt, Fahrradfahrer, hier in der Stadt, benehmen sich so, als gehörten die Straßen ihnen. Ich ärgere mich immer wieder über sie. Vor allem, wenn sie hinten und vorne auch noch Kinder sitzen haben." „Und mir", fährt ein anderer fort, „gehen vor allem die sportlichen Fahrer auf den Geist. Die quälen sich sonntags mit dem supersportlichen Outfit den Berg rauf. Wenn du sie überholen willst, musst du voll auf die linke Spur. Und bei diesen Kurven kannst du ja gar nicht überholen."

Wieder sind alle einig: Fahrradfahrer sind die schlechten Verkehrsteilnehmer, rücksichtslos beanspruchen sie die ganze Fahrbahn.

Eine Frau mischt sich ein: „Mir geht es so: Wenn ich eine Zeit lang mit dem Auto fahre, ärgern mich die Radfahrer, fahre ich mit dem Rad, ärgern mich die Autofahrer!"

„Ja, genau", meinen nun die meisten. Michael steht dabei, gestützt auf seine Stöcke, den Gipsfuß entlastend steht er nur auf einem Bein. Er hat sich an der kurzen heftigen Diskussion nicht beteiligt. Jetzt erst sagt einer zu ihm: „Geht's denn wieder?" Er nickt. Alle bewegen sich auf das Haus zu, in dem sie sich versammeln werden. Da dreht sich Gerd noch mal um und fragt: „Und, wie ist es passiert?" Michael hat anscheinend die Lust verloren, er antwortet gar nicht. Johanna sagt: „Die Hauptsache ist, dass du da bist!" und lächelt ihn an. „Klar!", sagt Michael „viel hat nicht gefehlt und ihr hättet mich nie mehr wiedergesehen!" „Nun übertreib mal nicht", meint Gerd, „so schlimm sieht es ja auch wieder nicht aus!" Michael sagt nichts mehr. Im Haus müssen alle die Treppe raufgehen. Sie gehen plaudernd, lachend, ein paar Stufen, bis der Erste der Gruppe, der beinahe schon oben ist, sich umdreht. „Moment mal!", ruft er und alle bleiben stehen. Und noch lauter: „Michael! Schaffst du das denn schon?" Michael steht noch ganz unten. „Irgendwie schon!", meint er, etwas kleinlaut.

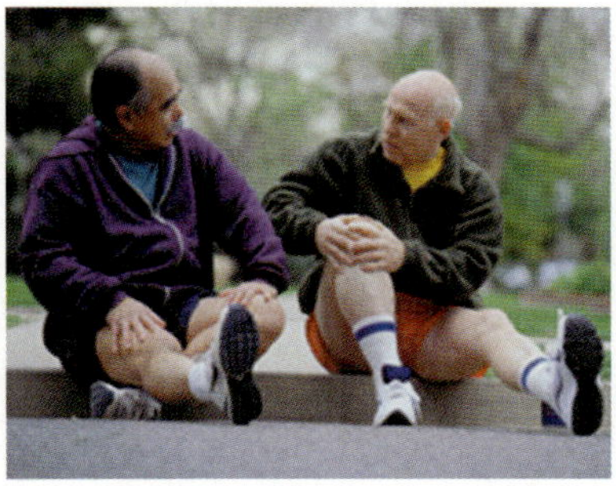

Nun kommt Bewegung in die Gruppe. Gerd rennt die Stufen wieder herunter, er ruft: „Lutz, du bist doch unser Kraftmensch!" Der rennt auch runter und nun heben sie Michael geschickt, bauen mit ihren Händen einen Sessel, Johanna hält die Stöcke und fröhlich steigen sie die Treppe rauf, begleitet mit allerlei Anfeuerungsrufen und dummen Sprüchen. Michael lacht mit.

Als seine Frau ihn abends fragt: „Wie war's denn?", antwortet Michael: „Ganz gut. Die Treppe haben sie mich sogar raufgetragen." „Fein", meint sie. „Aber warum siehst du dennoch so schlecht gelaunt aus?" „Weißt du, ich hätte so gerne einfach noch mal erzählt, wie's passiert ist." Seine Frau schweigt.

Später ruft Gerd noch mal an. Er sagt zu Michael: „Du, ich habe ganz vergessen zu fragen, ob du noch Schmerzen hast." „Klar, was meinst du denn!", kontert Michael unwirsch. „Erzähl mal", sagt Gerd. Michaels Miene (und Stimme) hellt sich auf und er erzählt. Lange und ausführlich. Gerd hört nur zu und außer „hm" und „wirklich?" und „zu blöd aber auch" macht er keine Anmerkung. Als Michael sagt: „Das war's!", antwortet Gerd: „Wie wär's, morgen abend gehen wir gemütlich einen Rotwein trinken!", meint Michael: „Ne, hör mal, du musst mich nicht betreuen!", lässt Gerd nicht locker: „Du weißt doch, ich bin auch mal froh, wenn ich hier rauskomme. Und wir haben uns ja lange nicht mehr in Ruhe unterhalten. Wie früher." Denn eigentlich sind die beiden schon lange befreundet. Michael strahlt: „Du hast recht, okay!" Als er vom Telefon zurückkommt, meint seine Frau: „Du solltest doch nicht so lange stehen!" und plötzlich tut ihm wieder alles weh, beim Telefonieren hat er nichts gemerkt.

Es gibt noch einen Anruf an dem Abend. Johanna sagt: „Du tust mir wirklich Leid, Michael, wenn du irgendetwas brauchst... Du weißt ja, ich tue es gerne für dich!"

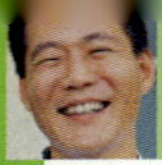

Wenn Sie diese Geschichte lesen und versuchen, sich die Szenen und Gespräche vorzustellen, dann kann es sein, dass sie sich identifizieren:

Vielleicht

- mit den Radfahrern oder den Autofahrern,
- mit den Radfahrerinnen oder den Autofahrerinnen,
- mit der Frau, die sich einmal über Radfahrer ärgert, ein anderes Mal über die Autofahrer,
- mit Michael oder
- mit Johanna oder
- mit Gerd oder
- mit Lutz?

Merke

Die Fähigkeit, sich mit einem anderen zu identifizieren, ist ein menschliches Talent. Menschen können mitfühlen. Manchmal ganz spontan, weil sie Ähnliches erlebt haben oder weil sie über eine ähnliche Geste oder einen ähnlichen Satz sich wiedererkennen.

Definition

Spontane Identifikationen können **Sympathie** genannt werden: Man mag den anderen, findet ihn sympathisch, weil man in ihm etwas entdeckt hat, was man von sich kennt. Ähnlichkeiten sind uns vertraut und sie verringern spontan den „Sicherheitsabstand" und erzeugen ein Gefühl von Verstandenwerden und Sich-angenommen-Fühlen.

Selbstverständlich kann dieses Gefühl zu viel versprechen, die Sehnsucht wecken, der andere möge nun auch den (großen) Rest verstehen und mögen. Aber das Gefühl der Sympathie ist ein gutes Gefühl, das man genießen kann. Es macht es Menschen leichter aufeinander zuzugehen.

2.6.1 Sympathie

Wer ist mir sympathisch? Manchmal sind dies Entscheidungen von Bruchteilen von Sekunden. Da sieht eine Frau eine andere und findet: Die ist mir sympathisch – auf den ersten Blick. Und wenn sie Zeit und Gelegenheit hat, geht sie auf sie zu und fängt an zu testen. Trügt der erste Eindruck oder ist er stabil? Misstrauische Menschen warten ab: Vielleicht haben sie zu oft die Erfahrung gemacht, dass der erste Eindruck täuscht. Aber auch sie testen, sie beobachten und schätzen das Verhalten der anderen ein.

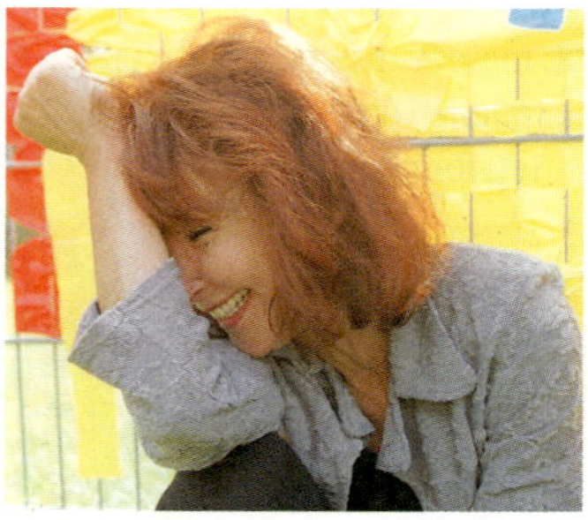

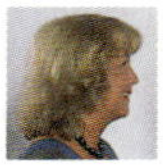

Auf dem Bahnhof sucht eine Mutter, neben ihr steht ein etwa zehnjähriges Mädchen mit einem Kuscheltier auf dem Arm, den Rucksack auf dem Rücken, mit den Augen nach jemandem. Dann nimmt sie plötzlich ihre Tochter bei der Hand und geht auf eine andere Frau zu, die mit ihrem Handgepäck auf demselben Bahnsteig steht. „Entschuldigen Sie bitte", so spricht sie sie an, „wohin fahren Sie?" Die Angesprochene ist leicht verblüfft, antwortet dann aber doch: „Nach Hamburg." „Das ist gut. Könnten Sie bitte so nett sein und ein Auge auf meine Tochter werfen? Sie ist schon sehr selbstständig und wird Ihnen sicher keine Mühe machen. Mir wäre wohler, wenn sie jemanden hätte, den sie ansprechen kann – ach, der einfach ein bisschen aufpasst." Die fremde Frau schaut auf das Mädchen, das Mädchen zu ihr auf, ganz ernst. „Bitte!", fügt die Mutter noch leise hinzu. Die Frau nickt, immer noch auf das Mädchen schauend, und fragt: „Wie heißt du?" – „Anja." – „Ich bin Frau...", sagt die Fremde. Die Mutter redet noch weiter, vor allem zu ihrer Tochter, zupft noch an ihr herum, ermahnt sie: „Denk dran, dass..." und die unvermeidliche Frage: „Hast du auch alles?" Während dieser Zeit schauen sich das Mädchen und die Frau unverwandt an, bis Anja plötzlich lächelt und fragt: „Wo ist denn dein Mann oder hast du gar keinen?" Jetzt lacht die fremde Frau und meint: „Heute nicht!" Der Bann ist gebrochen, sie reden miteinander, bis der Zug kommt.

Bevor die Mutter die fremde Frau anspricht, hat sie die anderen Frauen auf dem Bahnsteig alle schon durchgecheckt und nur über den visuellen Eindruck Sympathie empfunden. Auch das Mädchen und die fremde Frau haben das getan.

Glück gehabt! Und dennoch ist es nicht zufällig, warum Menschen Sympathie füreinander empfinden. **Wiedererkennungsmomente** spielen eine Rolle. Vereinfacht ausgedrückt, kann die Mutter durch die dunklen Augen der Frau sich an Frauen mit dunklen Augen erinnert fühlen, die gut zu ihr waren. Für das Mädchen war vielleicht ausschlaggebend, dass die fremde Frau sie nicht sofort betütelt, angefasst und abgewartet hat, bis sie selber was sagte.

Merke

Der Körperausdruck und das (nonverbale) Verhalten eines anderen erwecken unsere Sympathie und das, was wir wie sagen und die Kommunikation gestalten.

Da wir das wissen, mehr oder weniger bewusst, können wir selber versuchen mit unserem Aussehen und unserem Sprechen sympathisch zu wirken. Es gibt eine beobachtbare Korrelation, eine wechselseitige Beziehung, zwischen Menschen: Wer sich sympathisch findet, erlebt andere Menschen viel öfter sympathisch als jemand, der sich selbst als unsympathisch, unattraktiv einschätzt oder einfach schlecht gelaunt ist und keine Lust auf Kontakte hat. ***Sympathie ist wechselseitig beeinflussbar.*** Das kann darüber hinweghelfen, sich nur auf äußere Merkmale zu verlassen; nicht jeder hat schöne dunkle Augen wie die fremde Frau aus dem Beispiel. Und es kann das ängstliche Bemühen, nur ja einen guten Eindruck zu *machen,* in den Hintergrund schieben. Auch wenn die erste Kontaktaufnahme nicht gelingt, kann es gut sein, dass gerade darüber Sympathie entsteht. Denn auch das ist ein beobachtbarer Einfluss auf die Sympathie, dass das gemeinsame Erleben einer Situation verbindet.

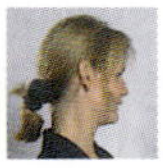

Eine Frau und ein Mann begegnen sich, sie begrüßen sich und fangen gleichzeitig an zu reden, werden verlegen, fangen noch mal an, wieder gleichzeitig und dann lachen sie beide – und finden sich sympathisch.

In besonders heiklen Situationen, so hat sich herausgestellt, nehmen Menschen notgedrungen Beziehungen auf und finden sich vor allem dann sympathisch, wenn sie sich über ihre Lage verständigen. Je gefährlicher die gemeinsame Situation eingeschätzt wird, umso sympathischer wirken die Leidensgenossen.

Merke
Gemeinsam erlebte Situationen machen wechselseitig sympathisch.

Ein weiterer Sympathieträger auf längere Zeit ist das gemeinsame Ziel. Treffen Menschen aufeinander, die ein gemeinsames Ziel haben, so finden sie sich schon deshalb sympathisch, weil sie sich bestätigt fühlen bei ihrer Entscheidung für ein Ziel, das sie von anderen unterscheidet.

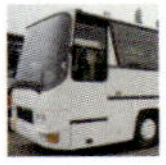

Auf dem Betriebsausflug steigen bei einer Zwischenstation alle aus dem Bus. Es regnet. Man ordnet sich ohne große Absprache in kleine Gruppen. Wann alle zurück sein sollen, wird noch angesagt, dann geht man seiner Wege. Eine kleine Gruppe geht wandern, eine andere auf dem schnellsten Weg ins nächstgelegene Café, wieder eine andere besucht Kirche und Museum. Die Gruppen haben sich quer zu den üblichen Abteilungsgruppen gebildet und finden nach sehr kurzer Zeit, dass sich jeweils die nettesten zusammengefunden haben. Jede Gruppe meint das von sich, klar, und jede Gruppe spart auch nicht mit Kommentaren über die anderen, die plötzlich nicht mehr so sympathisch scheinen.

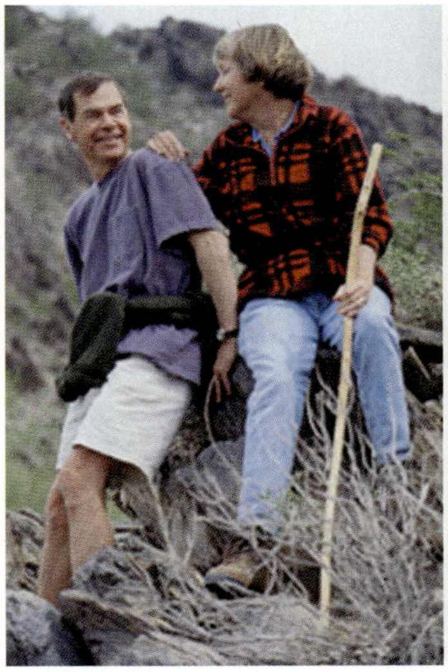

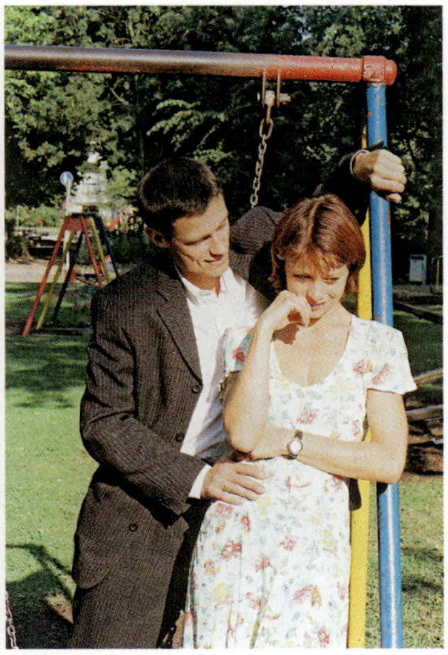

Merke
Über kurzlebige Sympathiegruppen hinaus ist die gefühlsmäßige, engagierte Bindung an ein gemeinsames Ziel das Geheimnis von echten Teams.

Weil sie gemeinsam darauf hinarbeiten, finden sich Menschen sympathisch, die sich sonst möglicherweise aus dem Weg gehen würden. „Das ist doch ein unmöglicher Typ!“, kritisiert jemand von außen einen Teamkollegen. „Der ist gar nicht so, wie du ihn siehst“, verteidigen ihn seine Kollegen, „er ist ausgesprochen sympathisch!“ So erleben sie ihn im Team.

Das wirkliche Geheimnis von Teams ist dieses Ergebnis: Das gemeinsame Ziel und die gemeinsame Überzeugung lassen tiefe Gefühle der Sympathie wachsen und gedeihen. Jede macht jede sympathisch, jeder jeden. Dieses Teamgefühl, wenn ich das einmal so bezeichne, hält auch Krisen aus. Dieses Gefühl schafft Vertrauen und Geborgenheit, verklärt die Ticks und Eigenheiten zu Profilmerkmalen, beschwingt die Erfindungslust, lässt selbst die Durststrecken überwinden und erfindet eine Form der gegenseitigen Verständigung bis in Andeutungen hinein.

Heißt nun die Schlussfolgerung, das die besten Teams aus den Mitarbeiterinnen und Mitarbeitern zusammengesetzt werden, die sich sympathisch sind? Vielleicht, aber vielleicht ist es viel wichtiger, ähnlich zielorientierte Menschen zusammenzubringen. Oder ähnlich engagierte. Oder ähnlich ehrgeizige, motivierte. Da jedes mit allem zusammenhängt, ist es nicht möglich, darauf eine Antwort zu geben. Hier soll vor allem auf die Notwendigkeit hingewiesen werden, dass es in Teams auch um das Gefühl der gegenseitigen Sympathie geht und dass diesem Raum und Zeit und auch eine Sprache, Ausdrucksformen gegeben werden muss.

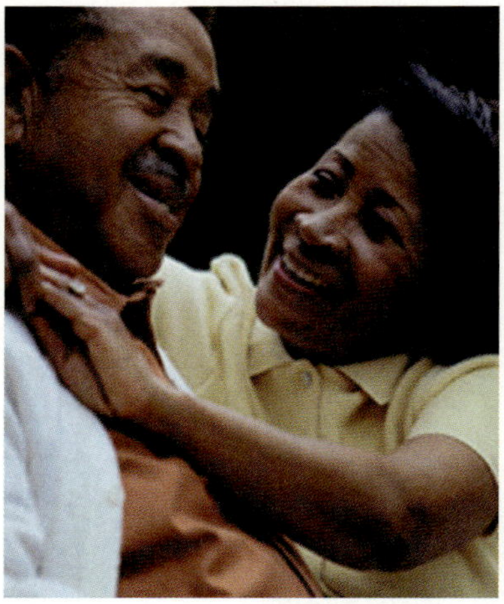

Der Erfolg einer ganzen Reihe von Fernsehserien beruht auf der Darstellung von Teams: Gruppen, die miteinander arbeiten, sich streiten und verstehen, sich helfen und unterstützen. „Privaten" Kummer fangen sie auf und wehren interne Intrigen ab. OP-Teams umgibt diese Ausstrahlung auch. Das gemeinsame Ziel kann auch so was Verpflichtendes sein, wie Kinder bis zur Selbständkeit zu pflegen, zu erziehen und zu bilden, zu begleiten und zu fördern. Selbst wenn die Eltern sich nicht mehr leidenschaftlich lieben, bleiben die guten Gefühle der Sympathie durch das gemeinsame Engagement für ihre Kinder.

> **Merke**
> Gemeinsame Einstellungen und Ziele schaffen Sympathie.

2.6.2 Antipathie – oder wenn man jemanden nicht ausstehen kann

Die Gefühle der spontanen Ablehnung können jemanden genauso unverhofft treffen wie die der Zuneigung. Antipathie ist die dunkle Schwester der Sympathie (s. Sich fremd werden – Scham, S. 30).

> **Merke**
> Parallel zu den sympathieschaffenden Merkmalen, Beziehungen und Situationen kann man behaupten:

- Der Köperausdruck und das (nonverbale) Verhalten erwecken unsere Antipathie *und* das, was und wie wir etwas sagen und die Kommunikation gestalten.
- Antipathie ist wechselseitig beeinflussbar.
- Widersprechende Einstellungen und Ziele schaffen Antipathie.

Diese Übertragung ist, so ist zu hoffen, spontan einsichtig. Wie aber ist es mit der Parallelthese, dass gemeinsam erlebte Situationen wechselseitig Antipathie fördern?

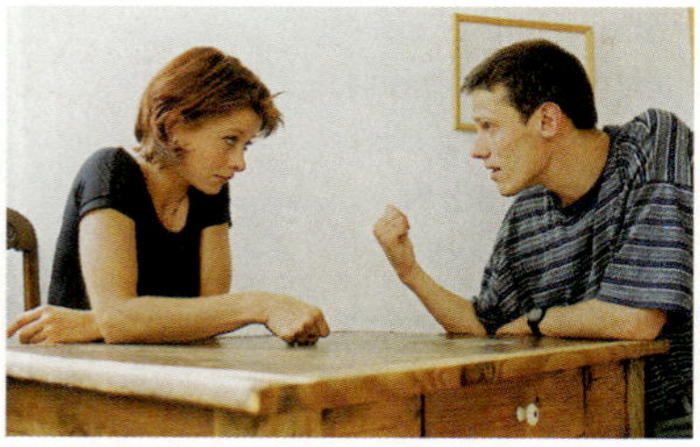

Diesen Befund hat die Kleingruppenforschung dann erhoben, wenn Männer und Frauen gezwungen werden, miteinander zu sein. Zwar gibt es auch dort Formen der Solidarität, vor allem, wenn diese Gruppe von Menschen gemeinsam sich gegen Zwang und Gewalt wehren. Auch denn gelingt es diesen Männern und Frauen, sich sympathisch zu finden: Das *Gefühl* von Solidarität lässt die gegenseitige Sympathie wachsen.

Unter welchen Bedingungen dennoch nur allzu oft gegenseitige Antipathie in Gruppen entsteht, lässt sich z.B. so verstehen und beschreiben: Bekommt eine Gruppe oder auch nur ein Paar gesagt, dass nur einer gewinnen kann, z.B. die begehrte Stelle bekommt, dann entsteht nicht nur Leistungsdruck bei allen, sondern die Menschen kämpfen nun gegeneinander. Damit sie überhaupt bereit sind so zu kämpfen, dass sie die Verletzungen anderer nicht nur in Kauf nehmen, sondern sie bewusst provozieren, ja, im übertragenen wie im wörtlichen Sinn bereit sind, „über Leichen zu gehen", dazu müssen sie die Gefühle der Sympathie und Zuneigung in sich abtöten und all das im anderen suchen, was ihnen unsympathisch ist und verabscheuungswürdig erscheint.

Das Wort „Antipathie" ist ein Kunstwort (analog zur Sympathie): Es gibt kein entsprechendes Adjektiv. Und so schwankt die Bedeutung in unserem Sprachverständnis und -gebrauch zwischen unsympathisch, unerträglich und verabscheuungswürdig. Wenn man jemandem unsympathisch ist, so kann ich dennoch damit und mit ihm leben, zwar nicht so gut wie mit sympathischen Menschen, aber der Umgang ist möglich. Antipathie betont stärker die Gefühle, die mich gegen jemanden sein lassen. Dennoch heißt Antipathie nicht Hass, wie Sympathie nicht Liebe meint, wohl aus Sympathie auch leidenschaftliche Liebe entstehen kann und aus Antipathie tödlicher Hass, beides aber keineswegs zwingende Folgen sind.

> **Definition**
> Nach diesen Überlegungen bietet sich folgende Definition an: Antipathie ist ein Gefühl, das Menschen den Umgang miteinander schwierig erscheinen lässt.

Man kann nur so darauf reagieren, dass man gelassen sagt: „Der oder die liegt mir nicht, also unterlasse ich den Kontakt." Oder sich vorsichtig zurückzieht und denkt: Lieber gehe ich diesem Menschen aus dem Weg, ich weiß nicht, was mir blüht, wenn wir aufeinander treffen. Radikaler noch kann einer dem anderen sagen: „Ich will nichts mit dir zu tun haben." Manchmal bestätigen sich ja die Ahnungen!

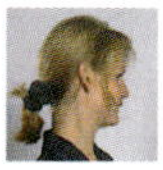

Eine junge Frau lernt einen Mann in einer Disco kennen. Er ist ihr unsympathisch. Als er sie zu einem Drink einlädt, überwindet sie sich und sagt ja statt nein, was sie nur denkt. Er fasst dieses Ja so auf, als habe er nun alle Freiheiten ihr gegenüber, und als er zudringlich wird, muss sich die junge Frau wehren und zurückstoßen, was er nun gar nicht mehr versteht und sie beschimpft.

Hat man eine andere Erfahrung gemacht, z. B. dass man immer mal wieder jemandem gegenüber Antipathie empfunden hat im ersten Augenblick, dann aber, wenn man dieses erste Gefühl überwunden hatte, Qualitäten am anderen entdecken konnte, dann hat man auch den Mut, über den ersten Eindruck hinwegzusehen und nach Qualitäten im anderen zu suchen.

So empfinden viele spontan Antipathie, wenn sie einem offensichtlich behinderten Menschen begegnen (s. Gesundheitspflege, Umgang mit behinderten Menschen, Kap. 32.2 und 32.3). Manche überwinden diesen ersten Eindruck und suchen nach Möglichkeiten des Kontakts. Andere brauchen Hilfen, um ihr Gefühl von Antipathie zu überwinden. Gerne erzählen dann diejenigen, die das erste Gefühl überwunden haben, voller Stolz, wie nett (intelligent, freundlich, weise) behinderte Menschen sind. Anscheinend sind sie so stolz darauf, ihr erstes Gefühl überwunden zu haben, dass sie ungern eingestehen, dass es natürlich auch behinderte Menschen gibt, die nicht nett – nicht intelligent, freundlich oder gar weise – sind.

Wenn nun nicht Verachtung und Hass die notwendigen Folgen von Antipathie sind, so ist es doch gut und sinnvoll eingerichtet, dass wir unterscheiden können zwischen sympathischen und unsympathischen Menschen: mit den einen freunden wir uns vielleicht an und die anderen lassen wir leben.

Sympathie und Antipathie sind allerdings in menschennahen Berufen keine ausreichenden Steuerungsmöglichkeiten. Für die Verkäuferin im Konfektionsladen so wenig wie für die Lehrerin der dritten Klasse, für den Masseur so wenig wie für den Handwerksmeister beim Kundenbesuch; für die Pflegende so wenig wie für die Managerin, für den Arzt so wenig wie für den Angestellten an der Pforte einer Farbrik oder eines Altenheims. Sie können es sich nicht leisten, heißt es so lapidar wie zutreffend. Nicht leisten, weil sie dann Kunden verlieren. Nun ist ja auch der Begriff „Kunde" in der Pflege nicht mehr ungewöhnlich: Wenn man das Krankenhaus, ambulante Pflegestationen, Heime und Kliniken als Unternehmen konkurrierend mit anderen Unternehmen mit vergleichbaren Angeboten und seine Kunden haben muss, dann können sich diese Unternehmen es sich nicht leisten, zu Betreuende und zu Pflegende zu verlieren. Höflichkeit und Freundlichkeit sind gefordert, zu jedem, der kommt, egal ob er den Pflegenden (und anderen Mitarbeiterinnen und Mitarbeitern) sympathisch oder unsympathisch ist.

Aber reicht das? Die Höflichkeit kann zu Formeln erstarren und die Freundlichkeit zu einem stereotypen Lächeln. Das reicht nicht. Höflichkeit und Freundlichkeit sind sozusagen die zivilisierten Umgangsformen unter Menschen.

2.6.3 Empathie

Für therapeutische Beziehungen ist der Begriff „Empathie" geschaffen worden, auch als Kunstwort oder Fachbegriff.

Jemandem empathisch begegnen, das ist als fachliches Können erwünscht. Wenn ich genauer beobachte, bekomme ich mit, dass sehr oft der Begriff „Empathie" angewandt wird als Möglichkeit, Sympathie oder Antipathie zu dämpfen und zu neutralisieren. Als hieße der Auftrag: „Verzichte auf dein Gefühl von Sympathie, denn sonst leidest du mit jedem Patienten", was schon deshalb nicht stimmt, weil gerade das Gefühl von Sympathie sehr selektiv ist, also wählerisch. Dasselbe gilt für das Gefühl der Antipathie: „Vermeide das Gefühl von Antipathie, sonst kannst du die Menschen, die das bei dir auslösen, nicht gut pflegen." Auch das stimmt so nicht, denn wenn sich jemand bewusst ist, dass die Antipathie es einem schwieriger macht, in Kontakt zu kommen, so ist ja damit nur gesagt, dass diese Schwierigkeiten eine Herausforderung sind.

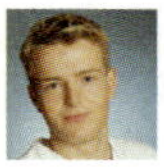

··→ Einen erfahrenen Pfleger habe ich mal gefragt, wie sich seine Pflege unterscheidet, je nachdem, ob er Gefühle der Sympathie oder Antipathie verspüre.
Nach einigem Nachdenken sagte er: „In der Pflege gibt es da keine Unterschiede. Ich versuche beiden das Liegen erträglich zu machen. Nur, wenn ich Sympathie verspüre, mache ich die Arbeit lieber."

> **··→ Merke**
> Es ist kein Ziel im Umgang mit Patienten, keine Gefühle zu haben, sondern es ist ein Ziel zu lernen, mit seinen Gefühlen gut umzugehen.

Perspektivenwechsel

> **··→ Definition**
> Empathie ist die Kunst, Perspektiven wechseln zu können. Sich in der Bewegung mit Menschen *nicht nur* anregen zu lassen, seine eigenen Einschätzungen und Beurteilungen wach werden zu lassen, sondern auch zu versuchen, mit den Augen des anderen zu sehen, mit seinen Ohren zu hören, seine Biografie als seinen Lernweg zu begreifen.

Selbst bei Verhaltensweisen, die Sie ablehnen, die Sie für unmenschlich halten, die Ihnen total gegen den Strich gehen, können Sie versuchen zu verstehen (s. Ethik, S. 12). Wie kann das gelingen?

Dieses Verstehen ist äußert schwierig, aber man kann täglich üben und allmählich wird es einem selbstverständlich:

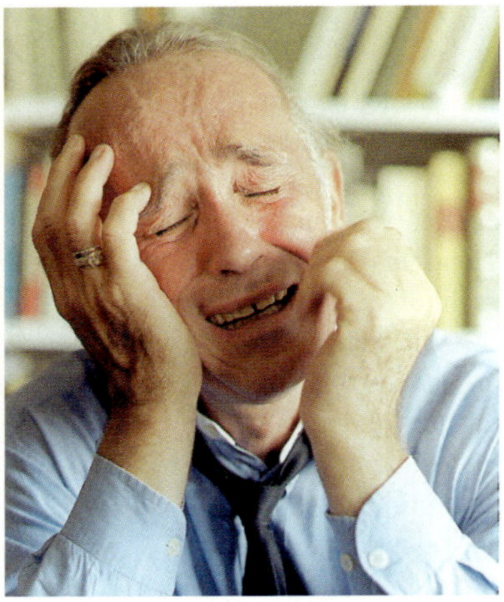

Neugierde. Die erste Qualität ist die Neugierde: wissen wollen, warum jemand etwas so sagt, so beurteilt, so meint. Vor allem dann, wenn der andere sich anders als man selbst verhält.

Unterschiede. Die zweite Qualität ist es, die Unterschiede schätzen zu lernen: „Am liebsten ist es mir", so sagt einer meiner Freunde, wenn wir mal essen gehen, „dass sich jeder was anderes bestellt und ich bei jedem versuchen darf."

Zuhören und verschieben können. Die dritte Qualität ist das wirkliche **Zuhören.** Im Alltag ist das besonders schwierig, wenn man es immer wieder mit denselben Menschen zu tun hat, die auch immer wieder – so scheint es – dasselbe sagen. Sich bei demselben Stichwort aufhalten, die „alte Platte spielen". Wie kann man das schaffen? Natürlich nicht immer, dieses Zuhören fordert ja Konzentration und Kraft. Ich weiß nur, dass es die Menschen schaffen, die ganz bewusst auf Zuhören, auf Empfang schalten und dazu vorher von der Beschäftigung mit den eigenen Gedanken ausdrücklich Abschied nehmen. Ein passendes Bild ist: ein Buch nicht zu Ende zu lesen, obwohl es sehr spannend ist, ein Lesezeichen hineinlegen und zu sich selbst sagen: Du kannst ja nachher weiterlesen.

Verschieben können, so könnte man diese (dritte) Fähigkeit auch nennen, das heißt: „Verschoben ist nicht aufgehoben" oder „Morgen erzähle ich dir, wie's weitergeht." Allerdings können die eigenen Probleme so bedrängend sein, dass sie einen nicht loslassen, das eigene Durcheinander so wirr, dass man gar nicht weiß, was man verschieben soll, die eigene Spannung und Vorfreude auf ein schönes Erlebnis so raumgreifend, dass man an nichts anderes denken kann.

Dauert dieser Zustand an, dann ist es dringend notwendig, sich selber einen Zuhörer zu suchen, und wenn Freundinnen und Freunde, Partnerinnen und Partner damit überfordert sind, ist es für Pflegende ebenso selbstverständlich wie für alle anderen therapeutischen Berufe, dass sie sich eine Psychotherapeutin oder einen Psychotherapeuten suchen, eine Supervisorin oder Supervisor. Ebenso selbstverständlich? Es scheint immer noch so, dass gerade Berufsgruppen, die es eigentlich wissen müssten, die fachliche Hilfe für sich selbst gar nicht in Betracht ziehen. Aber wie soll das sonst zu schaffen sein?

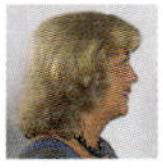

···› Eine Kollegin ist gerade in der leidvollen Phase einer Trennung von einem langjährigen Partner. Sie ist auch eine gute Beraterin für Studentinnen, die in ihrer Sprechstunde immer wieder auch ihre sog. persönlichen Probleme ansprechen. Eines Nachmittags kommt sie plötzlich ganz zerschlagen in mein Büro und sagt verzweifelt: „Alle Frauen, die heute in der Sprechstunde waren, haben Partnerschaftsprobleme. Die Männer sind wirklich zum Kotzen." Verständlich? Natürlich, dass die Kollegin besonders sensibel die Dinge hört, die mit Partnerschaft zu tun haben. Sie kann in dieser Phase nicht zuhören, sondern hört nur, was ihre wunde Seele berührt. Also muss sie sich selbst beraten lassen und vorläufig auf Beratung anderer verzichten.

Respekt. Die vierte Qualität ist Respekt: vor allem vor den Wegen, die jemand schon gegangen ist, bevor er so leidend zu einem Patienten wurde. Wenn dieser Respekt mehr sein soll als ein diffuses Verstandesprodukt, so wird er auf die Probe gestellt.

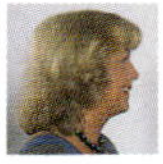

···› Bei einer Patientin wird eine Veränderung an der Gebärmutter festgestellt. Der untersuchende Arzt empfiehlt ihr eine Operation und, da sie nun schon bald 50 Jahre alt sei, auch die Entfernung der Gebärmutter. Die Frau hatte gehört, dass Gynäkologen viel zu oft sog. Totaloperationen anordnen. Ihr graut vor dem Wort und sie geht zu einem Homöopathen, der ihr zwar die Entscheidung überlässt, ganz wie der behandelnde Arzt, aber ihr eher auch zu einer chirurgischen Intervention rät. Sie ist sehr enttäuscht, geht zu einer Heilerin und unterwirft sich deren Therapie. Als sie immer besessener alle empfohlenen Rituale durchführt und viel Geld für die selbstgebrauten Medikamente ausgibt, sich ihrer Familie und Bekannten entfremdet, wacht sie plötzlich auf: Eine alte Freundin ist gerade mit dem Befund Gebärmutterkrebs ins Spital eingeliefert worden.

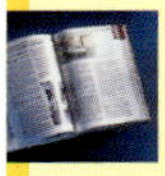

···› Lernaufgabe

Wenn diese Frau von Ihnen gepflegt werden soll, wie schaffen Sie es, für diesen ihren Weg ihr Respekt entgegenzubringen?

Mitfühlen. Und fünftens gehört zur Empathie das Mitfühlen, sich den Gefühlen des anderen so aussetzen, dass man sie selber spüren kann. Seine Ängste und Sorgen fühlen, bei seinen Triumphen und Erlebnissen Freude zu empfinden, seinen Neid auf die Gesunden spüren, seine Hoffnung teilen, seine Hoffnungslosigkeit zulassen, in sich selber.

Das Mitfühlen kann so weit gehen, dass man die Distanz verliert, die Distanz, die notwendig bleibt, um handeln zu können. Obwohl auf der einen Seite das Mitfühlen das Verständnis für die Gefühle anderer Menschen erleichtert, kann es auf der anderen Seite belasten und überfordern. Deshalb haben allzu oft Pflegende und Ärzte ihre Gefühle so stark zurückgedrängt, dass sie nach einiger Zeit gar nichts mehr fühlten.

Das hat sich dann gerächt: Irgendwo müssen die Gefühle ja hin! Am sog. „Burnout" sind Anteile unbewältigter und verdrängter Gefühle beteiligt, ebenso wie an einer Reihe von psychosomatischen Erkrankungen.

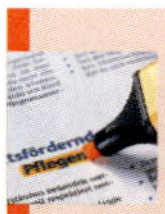

Merke
Mitgefühl und Mitleid sind aber die prinzipiellen Motive und grundsätzlichen Voraussetzungen für alle Berufe, die sich mit Menschen in Not und Leid beschäftigen.

Mitleid. Mitleid ist also nicht mitleiden in dem Sinne von: „Ich kann gar nichts mehr, weil ich genauso leide wie der Patient." Mitleid ist die Basis für Kreativität. Es ist schon ein Ausdruck der Reflexion des Unterschieds zwischen mir und dem anderen. Keiner kann die Schmerzen genau so empfinden wie der, der sie hat. Aber nachspüren kann man sie, wenn man empathisch wahrnimmt und sich den Gefühlen des anderen aussetzt. Selbst wenn ich Kopfschmerzen kenne, weiß ich nicht, wie sie sich beim anderen anfühlen. Selbst wenn ich selber schon getrauert habe, wie weiß ich, wie der andere Trauer fühlt. Und dennoch kann man, wenn man sich die Sensibilität leistet, mitweinen um den Verlust einer Mutter, obwohl die eigene noch quicklebendig ist, den Tod einer Tochter mitbetrauern, obwohl man keine Kinder hat.

Mitleid als Motor zu der persönlichen Hilfe für die Veränderung von Zuständen in unserer Welt. Deshalb haben die großen Religionen Mitleid zu einem wichtigen Kriterium erklärt, um Erlösung vom menschlichen Leid zu suchen. Im Koran ist Mitleid mit Witwen und Waisen ein Gebot, das alle Muslime verpflichtet. Im Hinduismus erstreckt sich das Mitleid auf alle Geschöpfe, auf die Ganzheit des Lebens, ja auf jede Fliege: Auch sie soll leben und der ärgerliche Zorn auf ihr Summen und ihren Stich soll die Menschen bewegen, sich zu schützen, aber „keiner Fliege etwas zu Leide tun".

Buddha fand, die höchste Erleuchtung sei das Mitleid mit jeder Kreatur, und die buddhistischen Mönche provozieren bettelnd das Gefühl von Mitleid mit ihrer Reisschale allmorgendlich vor dem Kloster.

In der jüdischen Religion befiehlt Gott das Mitleid mit allen Menschen. „Liebe deinen Nächsten", heißt es da und die christliche Religion ergänzt das Gebot der Liebe zu den Nächsten, den Bekannten, die zum eigenen Volk gehören, mit dem Gebot der Feindesliebe. Selbst die sollen Christen lieben! Und noch psychologischer: die Nächsten, auch die Feinde sollen geliebt werden, „Liebe deine Feinde wie dich selbst" (Lk 10,27).

Sich selbst zu lieben, nicht um sich selbst zu bestätigen, sondern um sich zu verstehen, zu akzeptieren, sich mit sich zu versöhnen ist die, wie ich meine, unverzichtbare Voraussetzung, andere zu lieben.

Meint Empathie Liebe? Ich denke ja:

- die konkrete, täglich vollziehbare Neugier auf andere und sich,
- die reflektierte Beobachtung der Unterschiede zwischen sich und anderen und in sich,
- die Fähigkeit seinen Verstand zu gebrauchen und seine Gefühle wahrzunehmen, sich und anderen „zuzuhören",
- die konkrete Fähigkeit, spontane Emotionen und voreilige Urteile verschieben zu können über andere, aber auch über sich.
- Mitleiden zu können, auch Mitleid mit sich zu haben, sich verstehen zu lernen und sich mit sich zu versöhnen: Das also bin ich, das sind meine Schwächen, das aber kann ich und, ich kann noch mehr werden: für mich und andere – einfach gesagt, ich kann lernen.

Ist Empathie Liebe? Empathie ist Liebe zu anderen und zu sich. Und warum so anspruchsvoll? Das allerdings ist wieder ganz konkret: um heilen zu können. Heilen Pflegende? Sicher. Möglicherweise helfen sie, gesund zu werden. Möglicherweise helfen sie, dass kranke Menschen mit ihrer Krankheit leben können. Möglicherweise helfen sie, dass Todkranke gut sterben können. Möglicherweise sind sie nur da, damit jemand eine einzige Nacht überstehen kann.

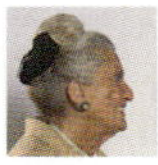

In einem Altenpflegeheim kommt eine alte Frau spät aus ihrem Zimmer. Sie wimmert, dann schreit sie, dann geht sie wie eine Diva, mühsam hüftenschwingend auf die Pflegerin zu. Diese lächelt und sagt: „Aber gnädige Frau, es ist schon spät. Und morgen?" Sie antwortet mit einer schönen Stimme: „Sie haben Recht, meine Liebe. Morgen." Und lässt sich zurückführen, ruhig und lächelnd. Ich kannte diese Pflegerin. Sie schien mir sonst eher handfest ruppig und ich schaute dieser Szene zu, gerührt, dass mir die Tränen kamen.

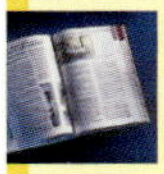

Lernaufgabe
Wenn Sie sich jetzt das Anfangsbeispiel S. 49 anschauen und sich folgende Fragen stellen:

- Wer hat am besten seine Sympathie ausgedrückt?
- Wer seine Antipathie?
- Wer sein Mitgefühl?
- Wer sein Mitleid?

Wenn Sie sich bitte noch einmal in Michael hineinfühlen:

- Wer hat für ihn (scheinbar) Antipathie ausgedrückt?
- Wer Sympathie?
- Wer Mitleid?

Wie haben alle ihre Empathie differenziert?

Leserservice

Verwendete Literatur

Amati, S.: Die Rückgewinnung des Schamgefühls. Psyche 44 (1990) 724–740

Bettelheim, B.: Kinder brauchen Märchen. dtv, München 1999

Dithfurt, H. v.: So laßt uns denn ein Apfelbäumchen pflanzen. Rasch & Röhring, Hamburg 1994

Hilgers, M.: Scham. Vandenhoeck & Ruprecht, Göttingen 1996

Hirsch, M.: Schuld und Schuldgefühl. Vandenhoeck & Ruprecht, Göttingen 1997

Käppeli, S.: Zwischen Leiden und Erlösung. Huber, Bern 1998

Kast, V.: Vom gelingenden Leben: Märcheninterpretationen. Walter, Zürich 1998

Keilson, H.: Sequentielle Traumatisierung bei Kindern. Ferd. Enke, Stuttgart 1979

de Saint-Exupéry, A.: Der kleine Prinz. Rauch, Düsseldorf 1998

Vester, H.-G.: Emotion, Gesellschaft und Kultur. Westdeutscher Verlag, Opladen 1991

Weiterführende Literatur

Amelang, M. et al. (Hrsg.): Attraktion und Liebe. Hogrefe, Göttingen 1991

Apsel, R. (Hrsg.): Glaube, Magie, Religion. Brandes u. Apsel, Frankfurt/M. 1990

Balint, M.: Die Urformen der Liebe. Klett, Stuttgart 1966

Battegay, R.: Psychoanalytische Neurosenlehre. Fischer Taschenbuch, Frankfurt/M. 1986

Benjamin, J.: Phantasie und Geschlecht. Fischer, Frankfurt/M. 1993

Elias, N.: Über die Einsamkeit der Sterbenden in unseren Tagen. Suhrkampf, Frankfurt/M. 1982

Fiehler, R.: Kommunikation und Emotion. Walter de Gruyter, Berlin 1990

Finzen, A.: Massenmord ohne Schuldgefühle. Psychologischer Verlag, Bonn 1996

Goffman, E.: Stigma. Suhrkamp, Frankfurt/M. 1975

Hewstone, M., C. Antaki: Attributionstheorie und soziale Erklärungen. In Stroebe, W. u. a. (Hrsg.): Sozialpsychologie, 2. korr. Aufl., Springer, Berlin 1992

Jacoby, M.: Scham – Angst und Selbstwertgefühl. Walter, Düsseldorf 1991

Körtner, U.: Wie lange noch, wie lange? Neukirchener, Neukirchenverlag 1998

Luhmann, N.: Liebe als Passion, 4. Aufl. Suhrkamp, Frankfurt/M. 1984

Marquard, A., P. Runde, G. Westphal: Psychische Belastung in helfenden Berufen. Westdeutscher Verlag, Opladen 1993

Mellody, P.: Verstrickt in die Probleme anderer. Kösel, München 1991

Mitscherlich, A. u. M.: Die Unfähigkeit zu trauern. Piper, München 1967

Ochsmann, R.: Angst vor Tod und Sterben. Hogrefe, Göttingen 1993

Overbeck, G.: Krankheit als Anpassung. Der sozio-psychosomatische Zirkel. Suhrkamp, Frankfurt/M. 1984

Overlander, G.: Die Last des Mitfühlens. Mabuse, Frankfurt/M. 1994

Ritter-Gekeler, M.: Lebens- und Sterbekrisen. Juventa, Weinheim 1992

Schäffter, O. (Hrsg.): Das Fremde. Westdeutscher Verlag, Opladen 1991

Schlösser, A.-M., K. Höhfeld (Hrsg.): Trauma und Konflikt. Psychosozialverlag, Gießen 1998

Seidler, G. H.: Der Blick des Anderen. Verlag Internat. Psychoanalyse, Stuttgart 1995

Simon, F. B.: Der Prozess der Individuation. Vandenhoeck u. Ruprecht, Göttingen 1984

Sölle, D.: Leiden, 3. Aufl. Kreuz, Stuttgart 1976

Verres, R.: Krebs und Angst. Springer, Berlin 1986

Wesiak, W.: Mut zur Angst. Thieme, Stuttgart 1992

Kontaktadressen

Club D & A
Gesellschaft zur Förderung
der Selbsthilfe bei Depression und Angststörungen
Carla Stanek
Lederergasse 22
A-1080 Wien
Tel.: 00 43/1/4 07 77 27
Fax: 00 43/1/4 07 77 27–71

Emotions Anonymous
Kontaktstelle
Katzbachstr. 33
10965 Berlin
Tel.: 0 30/7 86 79 84

Internetadressen

http://www.psychologie-online.ch
http://www.pflegenet.com/isfp/einblicke/gefuehle.html

3 Entwicklung des Menschen

Dorothee Spürk

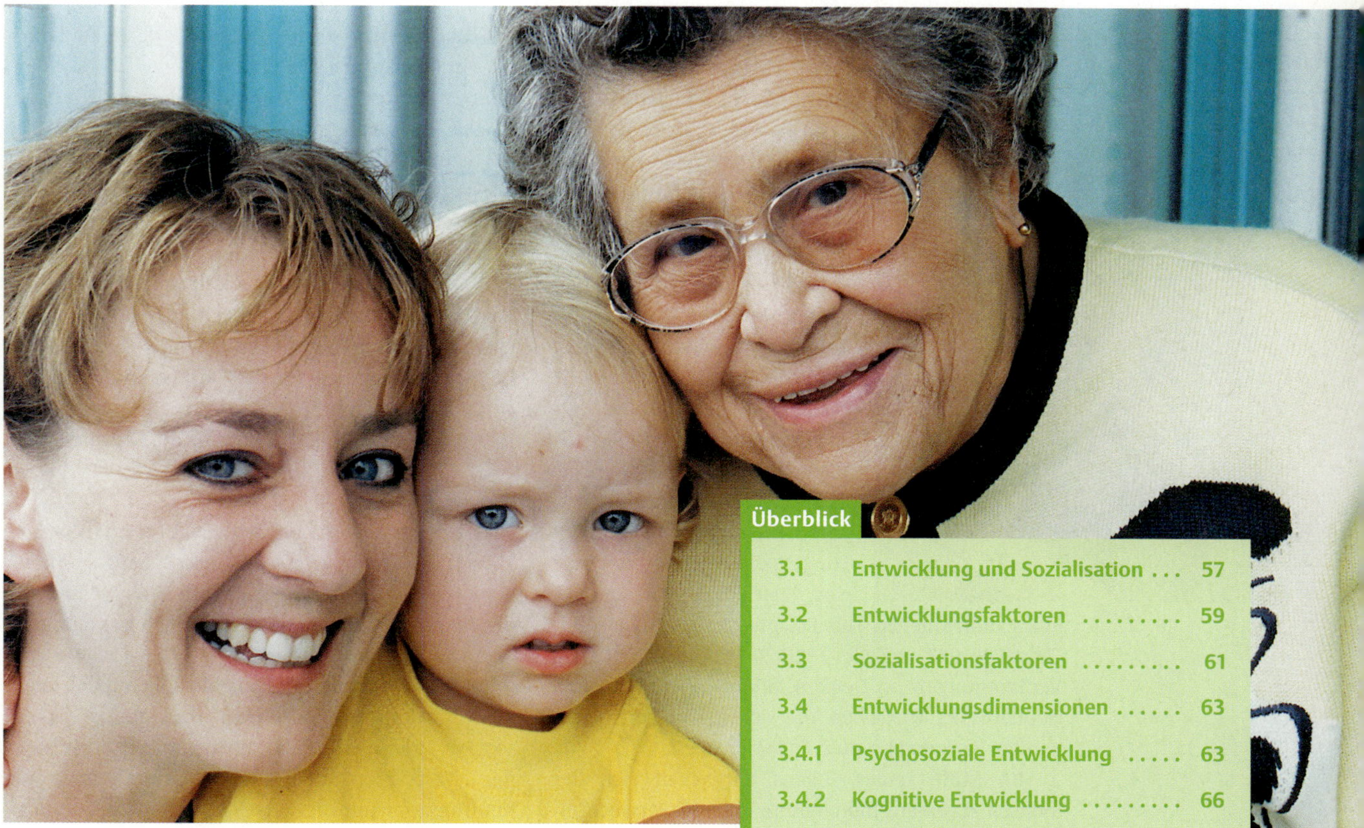

Überblick

3.1 Entwicklung und Sozialisation

Patienten mit gleicher Krankheit oder ähnlichen Gesundheitsproblemen reagieren sehr unterschiedlich auf gleiche Symptome. Sie unterscheiden sich im individuellen Erleben ihrer persönlichen Situation und ihrer sozialen und institutionellen Umgebung und gehen auf unterschiedliche Art und Weise mit den pflegerischen Unterstützungsangeboten um. Pflegepersonen orientieren sich bei ihren pflegerischen Maßnahmen am psychischen, physischen und sozialen Befinden des Patienten. Sie stehen ihm als kompetenter Partner in kurativen und präventiven Veränderungs- und Entwicklungsprozessen zur Seite. Dabei werden die Persönlichkeit des Patienten, seine Lebensqualität und all das, was sein Leben ausmacht (Biografie, Umgebung usw.), in die Pflege einbezogen. Das erfordert nicht nur pflegewissenschaftliche, sondern auch psychologische und sozialwissenschaftliche Kenntnisse, denn Fragen zum menschlichen Erleben und Verhalten zu den Einflüssen von Gruppen, Institutionen und Gesellschaft sind Gegenstand der Sozialwissenschaften. Bei der nachfolgenden Betrachtung verschiedener Aspekte zur menschlichen Entwicklung wird häufig nur eine einzelne Facette der menschlichen Person oder seiner Lebenswelt betrachtet. Dadurch wird die Einheit von Erleben und Denken, Fühlen und Verhalten, von Körper, Seele und Geist aufgebrochen und differenziert gesehen. In der Realität, d.h. in der Praxis kommt es aber darauf an, die Beziehung zwischen den Einzelbereichen wieder herzustellen und durch die Vernetzung der Kenntnisse eine situationsgerechte und individuelle Pflege zu ermöglichen.

Merke

Die differenzierte Betrachtungsweise der menschlichen Entwicklung hilft dabei, eigene Verhaltensweisen und die der Kollegen und Patienten zu verstehen und einzuschätzen, Pflegesituationen zu analysieren, Risiko- und Belastungsfaktoren zu ermitteln und gezielte pflegerische Schwerpunkte dort zu setzen, wo gesunde Kräfte vorhanden und Ressourcen einbezogen werden können.

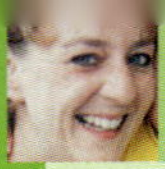

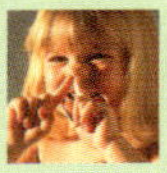

Begriffsbestimmung Entwicklung und Sozialisation

Persönlichkeitsentwicklung

Der Begriff „Entwicklung" lässt sich aus der Sicht verschiedener Wissenschaftsdisziplinen erklären. Er kann aus dem lateinischen Wort „explicatio" = entfalten, ausrollen und herauswickeln abgeleitet werden. Das Wort Entwicklung setzt demzufolge etwas Vorhandenes voraus. Es bezeichnet eine Veränderung von Dingen oder Erscheinungen als Aufeinanderfolge verschiedener Formen oder Zustände, der eine Richtung innewohnt, die weder zufällig noch bloße Wiederholung ist (Lenzen 1993, Bd I). Die Entwicklungspsychologie definiert Entwicklung „als Reihe von (...) miteinander zusammenhängenden Veränderungen, die bestimmten Orten des zeitlichen Kontinuums eines individuellen Lebenslaufes zuzuordnen sind" (Thomae 1959, in Keller 1998, S. 14). Sie umfasst also Veränderungen im Denken, Erleben, Verhalten und Handeln des Menschen, die sich in der Zeitspanne von der Zeugung bis zum Tod vollziehen.

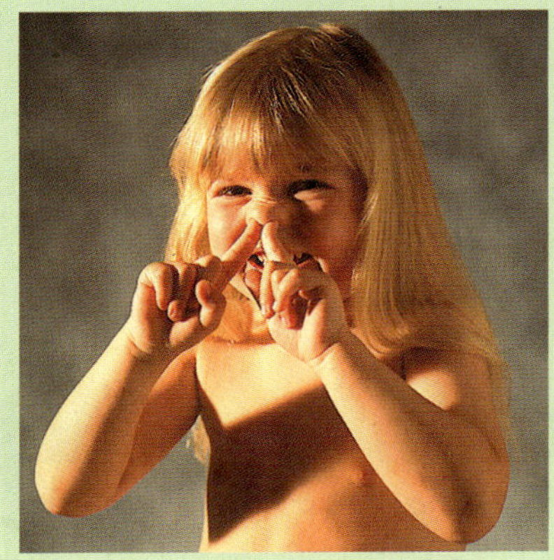

Im Laufe seines Lebens entwickelt sich der Mensch zu einem Individuum, einer unverwechselbaren Persönlichkeit. Seine Einzigartigkeit lässt sich u.a. an unterschiedlichen morphologischen (auf die äußere Gestalt bezogenen) und physiologischen Merkmalen, an einer ihm eigenen Grundstimmung und emotionalen Eigenschaften festmachen. Spezifische Interessen, Bedürfnisse und Haltungen sowie individuelle Fähigkeiten sind prägend. Trotz unverwechselbarer Charaktere kann jeder an sich und anderen beobachten, dass wir uns nicht nur in den ersten Lebensjahren bis zum Erwachsenenalter, sondern auch danach ein ganzes Leben lang verändern.

Die Entwicklungspsychologie geht vom einzelnen Menschen und seiner Individualentwicklung im Zuge des Älterwerdens (Ontogenese) aus. Sie betrachtet dabei zum einen für alle bzw. die meisten Menschen generalisierbare Merkmale und Zielpunkte von Veränderungen sowie Gesetzmäßigkeiten und Einflussfaktoren der Entstehung von intraindividuellen – dem Individuum innewohnenden – und interindividuellen – zwischen einzelnen Individuen – Unterschieden.

Des Weiteren nimmt sie

- bestimmte Lebensabschnitte, z.B. Kindheit, Jugend- und Erwachsenenalter,
- bestimmte Funktionsbereiche oder Dimensionen der Entwicklung, z.B. die kognitive, moralische, psychosoziale, emotionale oder fertigkeitenorientierte Entwicklung und
- bestimmte Entwicklungsaufgaben, z.B. Elternschaft und kritische Lebensereignisse wie Schuleintritt, Pensionierung, Krankheit oder Behinderung, in den Blick (Trautner 1995).

Dabei geht es um die Beschreibung, Erklärung, Vorhersage und gezielte Beeinflussung der Entstehung und Veränderung von organismusinternen physiologischen und innerpsychischen Prozessen und der daraus resultierenden Entwicklung individueller Handlungskompetenzen, die Hurrelmann (1995) vereinfacht als „innere Realität" bzw. als „subjektiven Faktor" der menschlichen Entwicklung bezeichnet.

Sozialisation

Arbeiten zum Thema der Sozialisation versuchen zu klären, in welcher Weise die Gesellschaft die Individualentwicklung des Menschen beeinflusst und wie der Mensch zu einem gesellschaftlich handlungsfähigen Subjekt wird.

Die individuelle Persönlichkeit kann sich nicht gesellschaftsfrei herausbilden. Der Mensch ist ein soziales Wesen und entfaltet die ihn kennzeichnenden Wesensmerkmale (Individuierung) durch die Konfrontation und die aktive Auseinandersetzung mit seiner konkreten soziokulturellen Lebenswelt und deren spezifischen Anforderungen. Die Lebenswelt des Menschen wird u.a. auch als objektiver Faktor der Entwicklung bezeichnet (Hurrelmann 1995).

Gesellschaftlich handlungsfähig zu sein bedeutet mehr als die Ausformung verschiedener charakteristischer Wesensmerkmale. Es erfordert, dass

- der Einzelne in der Lage ist, sich in seiner Lebenswelt zurechtzufinden und sich adäquat zu verhalten: „Um den Umfang dessen zu ermessen, (...) stelle man sich vor, was ein Mensch aus einer fremden Kultur oder einer vergangenen Epoche lernen müsste, um in unserer Kultur zu leben" (Oerter/Montada 1995, S. 57),
- das Individuum gestaltend auf die Umwelt Einfluss nimmt.

Niemandem wird es gelingen, sich ohne die Hilfe von Mitmenschen in seiner Lebenswelt zurechtzufinden. Viele Menschen, z.B. Eltern, Geschwister, Freunde und Kollegen, aber auch Institutionen wie Kindergärten, Schulen, Betriebe und Kirchen sind an diesem Entwicklungsprozess beteiligt. Die Sozialisation erfolgt z.B. durch Anleitung, Aufklärung, Beobachtung oder Nachahmung der Mitmenschen. Erst wenn die Aneignung von gesellschaftlichen Normen, Verhaltensmustern oder Rollen, Werthaltungen und

Strukturen, materiellen und sozialen Lebensbedingungen, einfach gesprochen die Aneignung der „äußeren Realität“ (Vergesellschaftung) vollzogen wurde, kann eine aktive und gestalterische Auseinandersetzung damit stattfinden. Was aus der Perspektive der Gesellschaft eher als *Sozialmachung* oder als passive Vereinheitlichung von Individuen erscheint, wird aus der Perspektive der Person eher als *Sozialwerden* im Sinne einer aktiven, progressiven, gestalterischen Veränderung des einzelnen Individuums und seiner Umgebung verstanden (Trautner 1995).

So soll Sozialisation abschließend definiert werden als „Prozess der Entstehung und Entwicklung der menschlichen Persönlichkeit in Abhängigkeit von und in Auseinandersetzung mit den sozialen und den dinglich-materiellen Lebensbedingungen…, die zu einem bestimmten Zeitpunkt der historischen Entwicklung einer Gesellschaft existieren. Sozialisation bezeichnet den Prozess, in dessen Verlauf sich der mit einer biologischen Ausstattung versehene menschliche Organismus zu einer Persönlichkeit bildet, die sich über den Lebenslauf hinweg in Auseinandersetzung mit den Lebensbedingungen weiterentwickelt“ (Hurrelmann 1995, S. 14).

Verhältnis von Entwicklung und Sozialisation

Die beiden Begriffe weisen auf verschiedene theoretische Richtungen und Untersuchungsgegenstände hin. Während mit dem Begriff „Entwicklung“ meist psychologische Inhalte bzw. Sichtweisen verbunden werden, fokussiert der Begriff „Sozialisation“ vor allem soziologische Vorstellungen zur menschlichen Entwicklung. Die Sozialisationsforschung untersucht die Analyseeinheit Gesellschaft, während die Entwicklungspsychologie die Analyseeinheit Organismus und Psyche ins Visier nimmt. Im Schnittpunkt beider Perspektiven steht die Persönlichkeitsentwicklung, die in wechselseitiger Auseinandersetzung mit der inneren und äußeren Realität entsteht. Daraus folgt, dass sich die Sozialisationsforschung ebenso wie die Entwicklungspsychologie mit bestimmten Lebensabschnitten (s. Psychosoziale Entwicklung, S. 63), Funktionsbereichen (s. Kognitive Entwicklung, S. 66) und Lebensaufgaben (s. Entwicklungsaufgaben, S. 71) der menschlichen Entwicklung beschäftigt. Somit ergänzen sich beide Wissenschaftsbereiche gegenseitig.

3.2 Entwicklungsfaktoren

Hinsichtlich der Faktoren, die auf die Entwicklung Einfluss nehmen, lauten bedeutende Fragen in der Entwicklungspsychologie:

- Was löst Entwicklungsprozesse aus? Was treibt sie voran und gibt ihnen eine Richtung?
- Sind es erworbene (exogene) oder angeborene (endogene) Anstöße oder Mechanismen? Was ist der relative Anteil der Anlage- oder der Umwelt-Komponenten?
- Welche Möglichkeiten der gezielten Einflussnahme auf Entwicklungsprozesse haben Außenstehende und hat die sich entwickelnde Person selbst? (Flammer 1996)

Lerntipp
Klären Sie für sich selbst oder gemeinsam mit Ihren Mitschülern, was Sie unter Entwicklung verstehen.

Anlagefaktor

Merke
Vertreter endogenistischer Entwicklungsauffassungen führen die Persönlichkeitsentwicklung weitgehend auf endogene, d. h. von innen gesteuerte, also genetisch bedingte, angeborene Faktoren zurück.

Sie bestimmen also die Hauptrichtung der Entwicklung. Die schließt nicht aus, dass die Umwelt stimulierend oder modifizierend wirkt.

Arnold Gesell (1880 – 1961) war ein Vertreter dieser Position. Er ist durch seine Arbeiten zur motorischen Entwicklung bekannt geworden und war überzeugt, dass Reifungsprozesse die menschliche Entwicklung bestimmen und das Aufnehmen neuer Erfahrungen ermöglichen (Keller 1998). Als Reifungsvorgänge bezeichnet man Verhaltensänderungen, die nicht aufgrund von Lernvorgängen, sondern aufgrund der kontinuierlichen Wirksamkeit der Erbfaktoren zustande kommen. Sie sind gekennzeichnet durch eine typische Reihenfolge von Entwicklungsschritten, wie sie z. B. für die motorische Entwicklung beim Kind (**Abb. 3.1**) beobachtet und häufig in Form von Alterstabellen und Entwicklungsnormen niedergeschrieben und dargestellt werden. Die Möglichkeiten der Förderung von Entwicklung sind nach dieser Auffassung begrenzt. Unterstützung, Ermunterung oder Lenkung von Veränderungsprozessen sind allerdings nicht unmöglich, wenn eine gewisse Sensibilität und Bereitschaft für die Anregungen von außen vorhanden sind.

Kritisch zu sehen ist, dass diese Konzeption der wesentlichen sozialen Bezogenheit der Entwicklung nicht gerecht wird, „ja sogar blind macht für kultu-

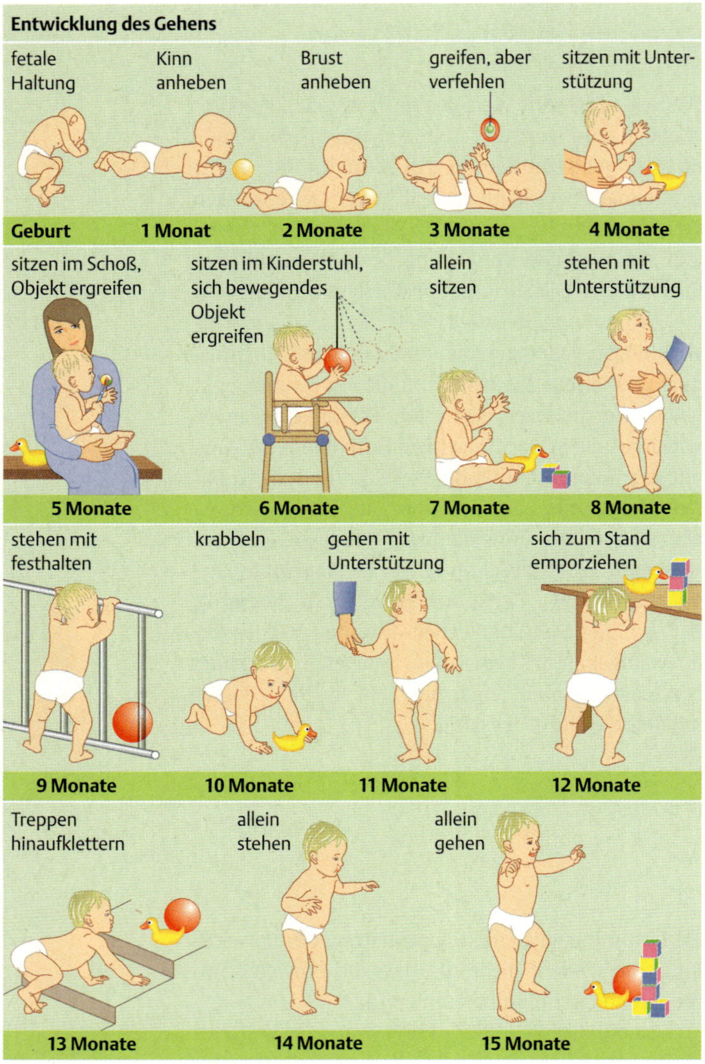

Abb. 3.1 Phasenabfolge bei der Entwicklung des Gehens (nach Zimbardo)

relle, gesellschaftliche und historische Zusammenhänge der menschlichen Entwicklung" (Flammer 1996, S. 46). Des Weiteren wird bemängelt, dass die erfasste Lebensspanne i.d.R. das Erwachsenenalter und die Alterungsprozesse nicht mit umfasst.

Umweltfaktor

···› Merke
Vertreter exogenistischer Entwicklungsauffassungen führen die Persönlichkeitsentwicklung auf exogene, d.h. von außen gesteuerte, also umweltbedingte soziokulturelle und materielle Faktoren zurück.

Diese Gegenposition zur endogenistischen Perspektive für die menschliche Entwicklung, vertritt die These, dass jede Verhaltensänderung einer Person auf Erfahrungen und Lernprozessen beruht.

Zu den Vertretern dieser Konzeption werden z. B. Lerntheoretiker wie Skinner (1904–1990) gezählt. Lerntheoretische Konzeptionen beschreiben Mechanismen, mit denen in kleinen Schritten gezielt oder mehr oder weniger zufällig Verhaltensänderungen hervorgerufen werden können. Menschen können ein Leben lang Handlungen neu lernen, modifizieren oder auch verlernen. Daher ist die Möglichkeit der Beeinflussung von Personen ständig gegeben und nicht auf spezifische Lebensphasen beschränkt. Die Entdeckung exogener Entwicklungsfaktoren bietet eine große Chance hinsichtlich der Verhinderung und Beseitigung von körperlichen, seelischen und sozialen Leiden durch Aufklärung, Beratung und Therapie bzw. durch pädagogische, psychologische oder politische Interventionsprogramme (s. Gesundheitspflege, Teil III).

Entwicklungsförderung stellt aber auch die Frage der Verantwortbarkeit der geplanten Maßnahmen. Dabei geht es nicht darum, „ob, sondern wie und wie viel Einfluss auf die Entwicklung genommen wird. Das wir uns dessen bewusst sind, ist u. a. deshalb wichtig, weil wir dann über Ziele, über unsere Werte und Präferenzen nachdenken und diskutieren müssen" (Flammer 1996, S. 61).

···› Lerntipp
Überlegen Sie, was für ein Menschenbild hinter der endogenistischen und der exogenistischen Entwicklungsauffassung stecken könnte.

···› Merke
Die Diskussion darüber, ob endogene oder exogene Faktoren die Hauptrolle in Entwicklungsvorgängen spielen, hat sich insofern verändert, als dass heute Konsens darüber herrscht, dass sowohl Umweltbedingungen als auch Reifungsvorgänge die menschliche Entwicklung beeinflussen.

Allerdings gibt es weiterhin unterschiedliche Meinungen über das Ausmaß und die Art der wechselseitigen Beeinflussung (Interaktion) der Faktoren. Daran schließt sich die Frage an, inwieweit jede Person selbst bewusst oder unbewusst Einfluss auf und Kontrolle über seine eigene Entwicklung ausübt.

„Interaktionismus ist eine Betrachtungsweise, bei der prinzipiell davon ausgegangen wird, dass zumindest im psychosozialen Bereich keine einfachen, linearen Kausalbeziehungen bestehen, bei denen eine Seite (...) einzig und allein als Ursache wirkt, während die andere (...) lediglich als Wirkung in Erscheinung tritt, sondern dass stets beide Seiten zugleich als Ursachen und Wirkungen zu sehen sind, wobei die Gewichte freilich sehr verschieden verteilt sein können." (Lempert 1998, S. 181)

Nach diesem Modell entstehen durch die Vielzahl der Wechselbeziehungen zwischen endogenen und exogenen Entwicklungsfaktoren immer wieder neue Ausgangslagen, die die individuelle Entwicklung und die Biografie des Menschen nicht vollständig vorhersehbar, aber dennoch gestaltbar machen. Menschen wählen bestimmte Freunde und Vereine, bevorzugen bestimmte Partys und Moderichtungen und entscheiden sich für einen bestimmten Beruf. Dadurch beeinflussen sie ihren Lebenskontext, der seinerseits wiederum Auswirkungen auf deren weitere Entwicklung der Biografie hat (Oerter/Montada 1995).

···> Merke

Der Mensch hat die Möglichkeit als selbstbestimmtes, reflexives Wesen Entwicklungseinflüsse selbst zu regulieren. Er kann seine materielle und soziale Umwelt aufgrund bewusster oder unbewusster subjektiver Motive annehmen, auswählen oder zurückweisen. Er modifiziert seine Umwelt somit selbst.

3.3 Sozialisationsfaktoren

Persönlichkeitsentwicklung findet stets in einem konkreten sozialen und räumlichen Lebenskontext statt, der wiederum durch gesellschaftliche Komponenten geprägt wird. Die gesellschaftlichen Komponenten haben als Bestandteil des Lebenskontextes Einfluss auf zahlreiche Prozesse der menschlichen Entwicklung. Sie bieten in Form von Rollen- und Identitätsmustern Verhaltensregeln und Orientierungspunkte, was teilweise zur Verinnerlichung gesellschaftlicher Erwartungen, Normen und Werte führt.

Geulen und Hurrelmann haben 1980 erstmals ein Strukturmodell (**Tab. 3.1**) entworfen, das es ermöglicht, verschiedene gesellschaftliche Komponenten hinsichtlich ihrer Bedeutung im Sozialisationsprozess zu ordnen. Dabei können die Komponenten drei Abstraktionsebenen zugeordnet werden:

1. Faktoren, die unmittelbare Auswirkungen auf die Ausbildung von Persönlichkeitsmerkmalen des Individuums haben, werden der **Individualebene** (Mikroebene) zugewiesen.
2. Faktoren, die zur sozialen, räumlichen und materiellen Umwelt des Individuums gehören, werden der **Ebene der konkreten Lebenswelt** zugeteilt.
3. Faktoren, die den Sozialisationsprozess indirekt beeinflussen, werden der **Gesellschaftsebene** (Makroebene) zugeordnet (Tillmann 1994).

Die verschiedenen Komponenten und Ebenen sind in komplexer Weise miteinander verbunden. Sie überlagern sich gegenseitig und funktionieren miteinander, nebeneinander oder manchmal auch gegeneinander. Daher ist es schwierig, die Relevanz des einzelnen Faktors für die Persönlichkeitsentwicklung klar einzuschätzen (Hurrelmann 1995).

···> Merke

Dem Strukturmodell der Sozialisationsbedingungen werden drei Funktionen zugeschrieben:

1. Es dient der Identifikation und Einordnung zahlreicher Sozialisationskomponenten.
2. Mit dem Modell wird der Anspruch verbunden, die einzelnen Komponenten hinsichtlich der Bedeutung für die Entwicklung des Menschen zu analysieren.
3. Das Modell soll den Anteil gesamtgesellschaftlicher Bedingungen an der Ausbildung psychosozialer Persönlichkeitsmerkmale verdeutlichen.

Die folgenden Ausführungen zum Strukturmodell stützen sich im Wesentlichen auf Publikationen von Geulen/Hurrelmann (1980), Hurrelmann (1995) und Tillmann (1994).

Tabelle 3.1 Ebenen und Komponenten des Strukturmodells der Sozialisationsbedingungen (nach Geulen u. Hurrelmann [1980] u. Tillman [1994])

Ebenen	*Komponenten*
Individualebene (Mikroebene)	physisch-psychische Grundstruktur des Menschen: ···> Erfahrungen, Einstellungen, kognitive Strukturen ···> emotionale und psychomotorische Fähigkeiten ···> spezifische Interessen und Bedürfnisse
Ebene der konkreten Lebenswelt	Institutionen, Organisationen, Sozialisationsinstanzen (inkl. der implizierten Regeln des Zusammenlebens in den Institutionen etc.): z. B. Kindergärten, Schulen, Universitäten, soziale und öffentliche Einrichtungen wie Krankenhäuser, Einkaufszentren oder Behörden, Industriebetriebe, Dienstleistungsunternehmen etc. (Inter-)Aktion und Kommunikation in Kleingruppen und sozialen Netzwerken: z. B. Freunde, Nachbarn, Familie, Verwandte, Vereins- oder Parteimitglieder, Angehörige eines Stadtbezirkes
Gesellschaftsebene (Makroebene)	ökonomische, technologische, politische, juristische, soziale, geografische und kulturelle etc. Gegebenheiten einer Gesellschaft

Individualebene

Die Individualebene kann auch Mikroebene oder Ebene der Persönlichkeitsentwicklung genannt werden.

Sie umfasst die physische und psychische Grundstruktur des Individuums. Verschiedene Merkmale bzw. Komponenten (Dimensionen) kennzeichnen die Einzigartigkeit des Individuums.

Hierzu gehören neben der genetischen Struktur z. B. die Erfahrungen und Einstellungen der Person, die kognitiven, emotionalen und psychomotorischen Fähigkeiten eines Menschen sowie seine spezifischen Interessen und Bedürfnisse (s. Definition Persönlichkeitsentwicklung, S. 58, und Entwicklungsdimensionen, S. 63).

Ebene der konkreten Lebenswelt

Der Begriff der Lebenswelt, in anderen Zusammenhängen auch als Ökosystem oder Setting bezeichnet, umfasst alle Gegenstände, die einen Menschen umgeben, alle Verhaltensregeln, die in einer Gesellschaft vorkommen und alle sozialen Beziehungen, die ein Mensch pflegt.

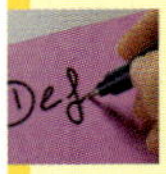

⇢ Definition

Im Sinne Bronfenbrenners (1977) kann man den Begriff Lebenswelt definieren als einen „Ort mit spezifischen physikalischen Eigenschaften, in dem die Teilnehmer in bestimmter Weise in bestimmten Rollen und in bestimmten Zeitabschnitten aktiv sind. Die Faktoren Ort, Zeit, physikalische Eigenschaften, Aktivität, Teilnehmer und Rolle konstituieren die Elemente eines Settings" (Oerter u. Montada 1995, S. 87).

Hier soll insbesondere auf die Bedeutung von direkten sozialen Kontakten zu Personen eingegangen werden, die an der Sozialisation des einzelnen Individuums beteiligt sind. Dazu zählen Familien- und Verwandtschaftsmitglieder, Freunde, Schul- und Arbeitskollegen oder Nachbarn. Die Art ihrer Kommunikation und Handlungen beeinflussen die Erfahrungen, Einstellungen, die emotionalen und kognitiven Strukturen aller Beteiligten. Die Sozialisationseffekte werden hier durch die Interaktionen, Tätigkeiten und Regeln in den sozialen Kleingruppen und Netzwerken bestimmt, die auch als Face-to-face-Systeme bezeichnet werden. Die Mitgliedschaft in diesen Gruppen wird gerade für Kinder und Jugendliche als besonders bedeutsam eingeschätzt, da sie hier mit Orientierungsmustern, mit Rollenerwartungen und Situationsdeutungen konfrontiert werden und daraus ihre eigenen Wahrnehmungs- und Erklärungsmuster entwickeln.

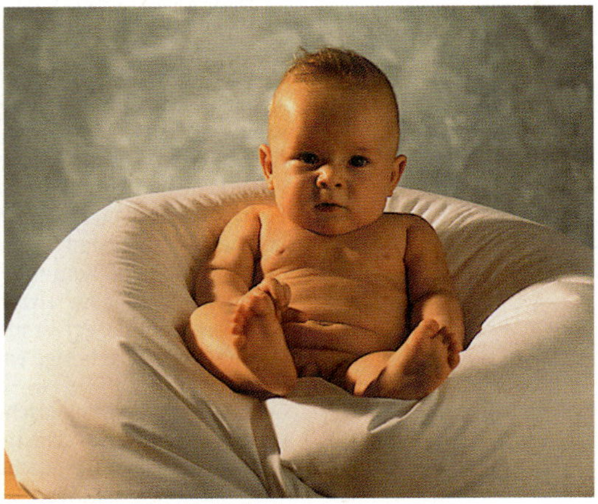

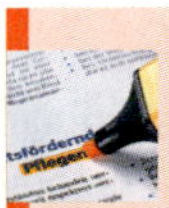

⇢ Merke

Auch für Erwachsene sind soziale Netzwerke von Bedeutung. Sie erfüllen vier wichtige Funktionen. Sie dienen als *emotionale, instrumentelle, informative* und *finanzielle* Unterstützungssysteme. So helfen Freunde z. B., indem sie ein offenes Ohr haben (emotional), einkaufen gehen, wenn man krank ist (instrumentell), unbekannte Sachverhalte erklären (informativ) oder in Notfällen kurzfristig Geld leihen (finanziell).

Soziale Netzwerke unterscheiden sich in ihrer Stabilität, im Grad ihrer persönlichen Verbundenheit untereinander und der Aufteilung der Aufgabenverantwortung. Sie stellen eine klassische soziale Ressource dar. In einer Gesellschaft, in der die Anonymität zunimmt, werden die sozialen Funktionen häufig von Personen in Dienstleistungsberufen übernommen.

Wir Menschen bewegen uns aber nicht nur innerhalb von sozialen Netzwerken und Kleingruppen, sondern auch in Institutionen, die in organisierter Form Sozialisationsfunktionen übernehmen. Sie werden als Sozialisationsinstanzen bezeichnet. Beispiele dafür sind Kindergärten, Schulen, soziale, öffentliche und kirchliche Einrichtungen oder Betriebe. Institutionen und soziale Organisationen wirken zum einen über die darin erfahrenen Kontakte ihrer Mitglieder, zum anderen aber durch die ihnen eigenen Wert- und Verhaltensmuster. So verhalten sich die meisten Menschen in einer Kirche anders als in einem Krankenhaus, auch wenn sie noch keinem Mitglied der Organisation begegnet sind.

Gesellschaftsebene

Alle Organisationen und Institutionen sind Teil des gesamten Gesellschaftssystems, deren ökonomische, technologische, politische, soziale und kulturelle

Gegebenheiten Veränderungen in Organisationen hervorrufen und auch alle zuvor beschriebenen Komponenten beeinflussen. Unsere Gesellschaft unterliegt einem ständigen Wandel. Wertesysteme, Wissenschaften, Sprachen und Ideologien verändern sich dynamisch. Daher ist unsere Entwicklung und Sozialisation nie zu Ende. Bronfenbrenner (1979) spricht „bei der menschlichen Entwicklung von sich verändernden Individuen in einer sich verändernden Umwelt“ (Oerter u. Montada 1995, S. 85).

···› Lerntipp
Umwelten wechseln im Laufe eines Lebens, ja sogar im Laufe eines Tages beträchtlich. Denken Sie über Beispiele nach.

3.4 Entwicklungsdimensionen

Entwicklungspsychologen interessieren sich weniger für die Analyse soziokultureller Entwicklungsbedingungen.

Sie beschäftigen sich vor allem mit der Ausbildung langfristiger Persönlichkeitsmerkmale. Die in diesem Zusammenhang untersuchten Fähigkeiten, Motive und Verhaltensweisen betreffen verschiedene Entwicklungsbereiche.

So findet man in der Literatur spezifische Konzepte zur psychischen, kognitiven, emotionalen, moralischen oder motorischen Entwicklung des Menschen. Nachfolgend sollen beispielhaft zwei Konzepte vorgestellt werden:

- die Theorie der psychosozialen Entwicklung nach Erikson
- die Konzeption zur kognitiven Entwicklung nach Piaget.

3.4.1 Psychosoziale Entwicklung

···› Merke
Für die psychosoziale Entwicklung nach Erikson (1902–1994) ist charakteristisch, dass sie sich über die gesamte Lebensspanne – von der Zeugung bis zum Tod – erstreckt. Das Konzept gehört damit zu den ersten Entwicklungsmodellen, die die menschliche Entwicklung über die Kindheits- und Jugendphase hinaus erklären. Der Zielpunkt der Entwicklung ist eine autonome und sozial integrierte Persönlichkeit, die verantwortlich handelt (Flammer 1996).

Nach Erikson erfährt der Mensch aufgrund endogener Prozesse während seines ganzen Lebens Veränderungen in den Einstellungen über sich selbst und der Haltung gegenüber anderen Menschen.

Die Veränderungen führen zu emotionalen und sozialen Spannungen, auch als Krisen oder Konflikte bezeichnet, die bearbeitet werden müssen. Die Art und Weise der Bewältigung beeinflusst die Entwicklungen im nächsten Lebensabschnitt.

Daher ist der erfolgreiche Umgang mit den psychosozialen Spannungen wichtig für positive Bewältigung neuer Konflikte.

Das schließt aber nicht aus, dass in einer späteren Lebensphase eine angemessene Konfliktlösung zuvor inadäquat bewältigter Krisen möglich wird (**Abb. 3.2**).

Das Modell der psychosozialen Entwicklung von Erikson zählt zu den sogenannten Stufen- bzw. Phasenmodellen. Es gehört zu den endogenistischen Entwicklungsauffassungen, die davon ausgehen, dass Reifungsvorgänge des Organismus Veränderungen hervorrufen.

In Phasenmodellen steht in jeder Entwicklungsphase eine bestimmte Lebensaufgabe im Mittelpunkt. Der Übergang von einer zur nachfolgenden Phase ist häufig durch krisenhafte Konflikte gekennzeichnet. Gelingt es nicht, die zentralen Krisen zu bewältigen, führt das auf Dauer zu Entwicklungs- bzw. Persönlichkeitsstörungen (Oerter u. Montada 1995).

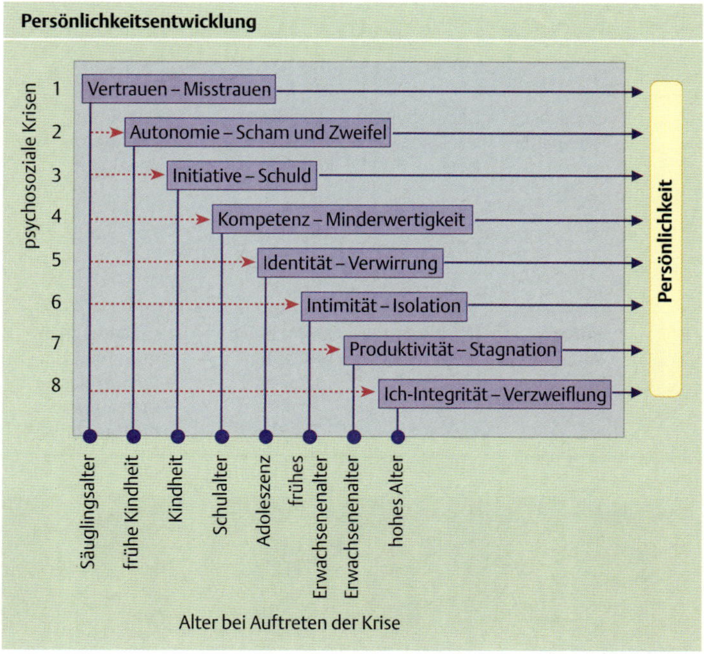

Abb. 3.2 Entwicklung der Persönlichkeit nach Erikson durch Bewältigung psychosozialer Krisen (nach Gage u. Berliner 1986)

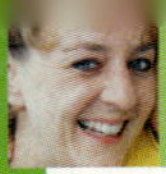

Tabelle 3.2 Eriksons Modell zur psychosozialen Entwicklung des Menschen (nach Flammer 1996)

Stufe	*Lebensphase*	*Psychosozialer Konflikt*	*Bezugspersonen*	*(Psychosoziale) Verhaltensweise*	*Positive Bewältigung*	*Zentrale Stärke*	*Negative Bewältigung*
1	**Säuglingsalter**	Vertrauen vs. Misstrauen	Mutter oder andere primäre Bezugsperson	→ geben und bekommen	→ grundlegendes Sicherheitsbewusstsein	→ Hoffnung	→ Unsicherheit, Angst, Rückzug
2	**frühe Kindheit**	Anatomie vs. Selbstzweifel	Eltern	→ halten und festhalten → lassen und loslassen	→ sich selbst als Handelnden wahrnehmen → Körperbeherrschung → Austesten von Grenzen	→ Wille	→ Zweifel an eigenen Fähigkeiten zur Kontrolle von Ereignissen → Gefühl von Hilflosigkeit, zu etwas gezwungen werden
3	**Kindheit**	Initiative vs. Schuld	Familienmitglieder	→ tun → tun, als ob (= spielen)	→ Vertrauen auf eigene Initiative und Kreativität → Erfolgserlebnisse haben	→ Neugierde → Zielstrebigkeit	→ Gefühl fehlenden Selbstwertes, gehemmt sein
4	**Schulalter**	Kompetenz vs. Minderwertigkeitsgefühl	Freunde und Bekannte aus Wohngegend und Schule	→ etwas „Richtiges" machen → etwas mit anderen zusammen machen	→ Vertrauen auf angemessene soziale u. intellektuelle Fähigkeiten → Begabungen und Leistungsfähigkeit entdecken → sich selber einordnen	→ Kompetenz	→ mangelndes Selbstvertrauen → Gefühle des Versagens → fehlende Entscheidungsfreudigkeit → Trägheit, Langeweile
5	**Adoleszenz**	Identität vs. Rollenkonfusion	eigene Gruppen, Freundeskreise	→ Wer bin ich (nicht)? → das „Ich" in der Gemeinschaft → Erleben des anderen Geschlechts	→ lernen sich selbst zu verstehen → festes Vertrauen in die eigene Person	→ Treue	→ Wahrnehmung des eigenen Selbst als bruchstückhaft → schwankendes unsicheres Selbstbewusstsein, Zurückweisung, Verwirrung
6	**frühes Erwachsenenalter**	Intimität vs. Isolation	Freunde, sexuelle Partner, Rivalen, Kollegen	→ Wie richte ich mein weiteres Leben ein? → sich im anderen verlieren und finden	→ Fähigkeit zur Nähe und zur Bindung an jemand anderen → vom „Ich" zum „Wir" kommen, ohne sich selbst aufzugeben	→ Liebe	→ Gefühl der Einsamkeit → Leugnung des Bedürfnisses nach Nähe → pathologische Exklusivität und Extravaganz
7	**Erwachsenenalter**	Generativität vs. Stagnation	Lebenspartner, Arbeitskollegen	→ schaffen, gestalten, versorgen	→ Interesse an Familie u. künftigen Generationen (über persönliche Belange hinaus) → aktiv am Gesellschaftsprozess teilnehmen	→ Fürsorge	→ selbstbezogenes Interesse → fehlende Zukunftsorientierung → ablehnende Grundhaltung
8	**hohes Alter**	Ich-Integrität vs. Verzweiflung	Menschheit, Menschen meiner Art	→ sein, was man geworden ist → wissen, dass man einmal nicht mehr ist	→ Gefühl der Ganzheit → grundlegende Zufriedenheit mit dem Leben	→ Weisheit	→ Gefühl der Vergeblichkeit und Enttäuschung → Selbstverachtung

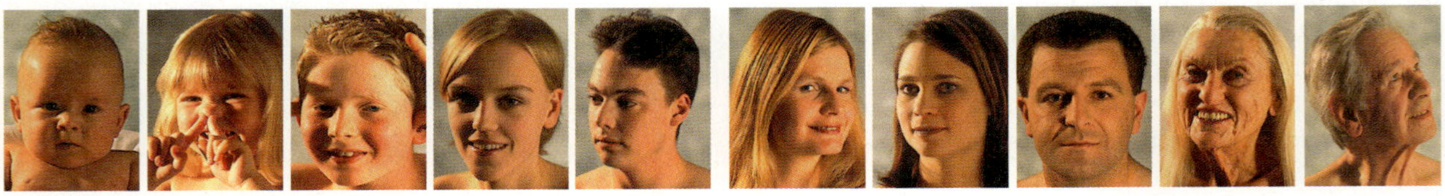

Aus der Beobachtung menschlicher Lebensläufe ergeben sich nach Erikson für die psychosoziale Entwicklung acht Entwicklungsstufen (**Tab. 3.2**, Flammer 1996).

1. Säuglingsalter: Vertrauen versus Misstrauen. Der Säugling lernt durch den Kontakt zu seinen Bezugspersonen, Gefühle von Vertrauen und Misstrauen gegenüber seinen Mitmenschen zu entwickeln. Wichtige Faktoren sind die ihm entgegengebrachte Aufmerksamkeit, die positiv oder negativ erfahrenen Körperkontakte und die Ernährungssituation. Erhält der Säugling genügend Beachtung und Wärme, öffnet er sich vertrauensvoll seiner Umwelt. Fehlt ihm die nötige Fürsorge, kann er sich zum vorsichtigen, zurückhaltenden, ängstlichen, niedergeschlagenen oder pessimistischen Kind entwickeln. Selbstverständlich macht jeder Säugling auch unangenehme Erfahrungen. Entscheidend aber ist, dass die positiven überwiegen. Die gemachten Erfahrungen wirken ein Leben lang. Daher spricht man auch von Urvertrauen oder „basic trust".

2. Frühe Kindheit: Autonomie versus Scham und Selbstzweifel. Mit der Entwicklung sprachlicher und motorischer Fähigkeiten und der Kontrolle über die eigenen Ausscheidungen erwirbt das Kleinkind die Möglichkeit, die Welt um sich herum zunehmend unabhängig von seinen Bezugspersonen zu entdecken. Es kann sich ein Stück weit der Kontrolle anderer entziehen, seinen eigenen Willen entwickeln und in die Tat umsetzen. Das Kleinkind will Dinge „selber machen", es „kann alleine". Die ersten Schritte in die Selbstständigkeit werden durch das bisher erworbene (Ur-)Vertrauen und durch geduldiges Gewährenlassen unterstützt, durch autoritäre Kontrolle oder zu früh erzwungene Loslösung jedoch gehemmt. Wird das eigene Handeln vom Kleinkind als nicht erfolgreich erlebt, wird es bestraft, kritisiert und überfordert, zweifelt es an sich und seinen Fähigkeiten, schämt es sich für sein als misslungen gedeutetes Verhalten. Der Drang nach Selbsttätigkeit ist allerdings nicht immer konstant vorhanden. So verlangt das Kind z. B. in der gleichen Situation in dem einen Moment nach Eigenständigkeit und in einem anderen nach Fürsorge und Hilfestellung. In dieser Phase findet die erste Auseinandersetzung zwischen Fremd- und Selbstkontrolle, zwischen autonomem Handeln und herrschenden Regeln statt.

3. Kindheit: Initiative (Entschlusskraft) versus Schuld. Ist das Gefühl von einer eigenständigen Person gewachsen, beschäftigt sich das Kind mit der Frage, welche Person es sein möchte. Dieses klärt es spielerisch, zum einen durch die neugierige Erkundung der Umgebung und zum anderen, indem es typische Rollen ausprobiert (z. B. Vater-Mutter-Kind oder Doktor spielen). In dieser Phase knüpft das Kind neue soziale Kontakte, z. B. im Kindergarten, es zeigt viel Fantasie und Wissbegierde. Die typischen Warum-Fragen treten auf. Begegnen die Eltern den Initiativen des Kindes zu häufig mit Verboten oder erhöhten Leistungserwartungen, kann es Schuldgefühle oder auch Übergewissenhaftigkeit entwickeln. Fördern die Bezugspersonen angemessene Erfahrungen und Kreativität, stärken sie Selbstvertrauen, Zielstrebigkeit, Entschlusskraft, eine realistische Einschätzung von Handlungsspielräumen und der eigenen Identität.

4. Schulalter: Kompetenz (Werksinn) versus Minderwertigkeit. Im Schulalter wird die Neugierde und Lernbereitschaft der Kinder systematisch zur Entwicklung von kognitiven (Lesen, Rechnen, Schreiben), sozialen und motorischen (Sport) Fähigkeiten genutzt. Aus spielerischen werden leistungsorientierte Aktivitäten, die sich an der Welt der Erwachsenen orientieren. Durch die Erledigung von (Pflicht-)Aufgaben und die Anfertigung von Handlungsprodukten bekommt das Kind Anerkennung aus der Gruppe und bei Erwachsenen innerhalb und außerhalb der Schule. Im Vergleich zu Gleichaltrigen erlebt es sich als kompetent und erfolgreich oder als minderwertig und unterlegen. Will man Kinder in diesem Stadium fördern, so muss man ihnen Erfolgserlebnisse ermöglichen. Das gelingt nur, wenn man die Neigungen, den Lernstand und die Ressourcen genau kennt und die Lernbedingungen kontrolliert und gestalten kann.

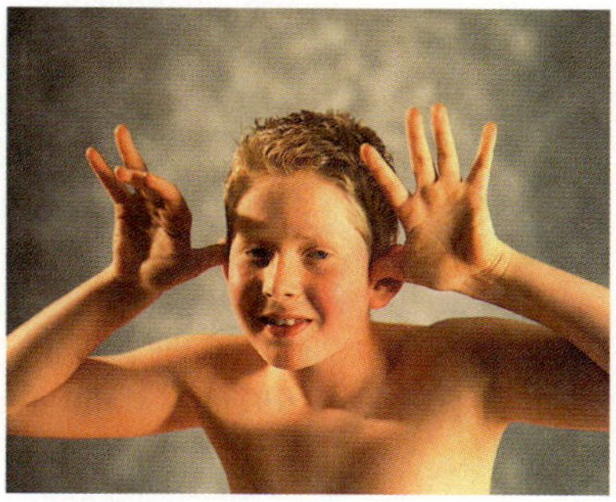

5. Adoleszenz: Identität versus Rollendiffusion (Verwirrung). Die zentrale Herausforderung in der Adoleszenz ist die Ausbildung einer relativ stabilen Identität. Ausgelöst wird diese Krise durch die körperlichen Reifungsprozesse, den veränderten Umgang mit dem anderen Geschlecht und die Forderung nach einer Neubestimmung sozialer Rollen und einer Festlegung eigener Berufsziele. All das erfordert die Fähigkeit, sich selbst zu verstehen und eine Vorstellung davon zu entwickeln, was man aus seinem Leben machen will. Können bisher erlernte Rollen und Kompetenzen nicht in das erweiterte Verständnis der eigenen Person, des eigenen Lebens und der Gesellschaft integriert werden, kommt es zu Gefühlsverwirrungen, einem gestörten Selbstbild und zur Orientierungslosigkeit bezüglich gesellschaftlicher Normenerwartungen. Die Unausgewogenheit von persönlichen Haltungen, Möglichkeiten und Zielen kann in manchen Fällen zu politischem Extre-

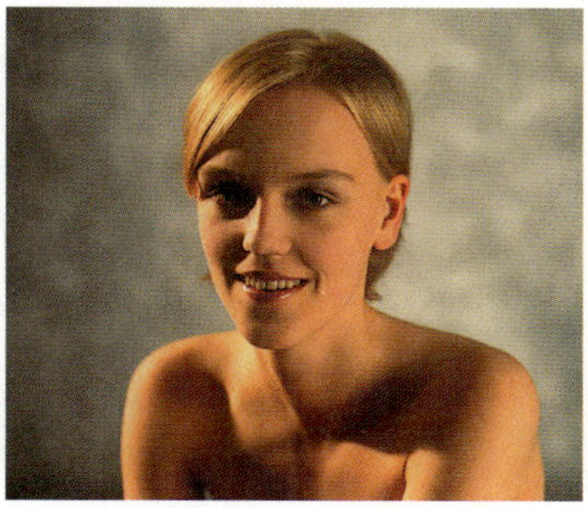

mismus oder Drogenmissbrauch führen. Dennoch ist es normal, dass Jugendliche Extrempositionen einnehmen, um ihre Einstellung aus verschiedenen Perspektiven ausloten zu können, weil sie in gewisser Weise identitätsstiftend sind.

6. Frühes Erwachsenenalter: Intimität versus Isolation. Wer eine stabile Identität aufgebaut hat, ist fähig, feste, tragfähige, intime soziale Beziehungen aufzubauen. Private Gedanken, Freude und Sorgen mit jemandem in Gemeinschaft zu teilen, das kann gelingen oder misslingen. Misslingt es, so werden die verbleibenden Beziehungen als berechnend und kühl oder höflich und distanziert beschrieben. Anstelle des Wir-Gefühls und gemeinsamen Zukunftsplänen tritt vornehmlich der Gedanke an das eigene Ich, psychische Isolation droht. Eine andere Form der Fehlentwicklung ist die Selbstaufopferung für den Partner. Verschwimmen die Grenzen, die Charakteristika der eigenen Persönlichkeit, kann keine sinnstiftende, stabile Beziehung aufrechterhalten werden.

7. Erwachsenenalter: Generativität (Produktivität) versus Stagnation. Der erwachsene Mensch hat das Bedürfnis, fürsorglich für andere da zu sein, sich für und in Gemeinschaften und Organisationen einzusetzen, Kenntnisse und Fertigkeiten weiterzugeben, kreativ, künstlerisch tätig zu sein und am Fortkommen weiterer Generationen mitzuarbeiten. Verantwortliche und aktive Elternschaft ist die natürlichste Form der (Für-)Sorge für nachfolgende Generationen. Dennoch sind Kinder nicht automatisch ein Zeichen einer gelungenen Gestaltung dieser Lebensaufgabe, da Elternschaft durchaus egoistisch ausgeübt werden kann. Das Zusammenleben mit jüngeren Menschen setzt nicht nur kreative Kräfte frei. Es kann auch ein Gefühl der Begrenztheit und Stagnation hervorrufen, welches durch erste körperliche Einschränkungen verstärkt wird. Wer durch diese Gefühle nicht mehr dazu motiviert wird, Ideen zu verwirklichen oder Beziehungen zu pflegen, bei dem können z. B. Ichbezogenheit, Langeweile oder Pessimismus Fuß fassen.

8. Hohes Alter: Ich-Integrität versus Verzweiflung. Geburt von Enkeln und Urenkeln, Pensionierung, Geburtstage, eigene Erkrankungen oder der Tod von Angehörigen sind Anlässe, sein eigenes Leben Revue passieren zu lassen, Lebenssituationen zu reflektieren und im Angesicht der Endlichkeit des Lebens nach dessen Sinn zu fragen.

···› Merke

Wer Lebensziele realisieren konnte, Leistungen und Misserfolge als Konsequenz seiner eigenen Handlungen und Biografie sieht und mit seinem bisherigen Leben zufrieden ist, der kann sich selbst akzeptieren und erlangt eine zeitlose Identität.

···› Lerntipp

Wird die oben beschriebene Zufriedenheit und damit eine Integrität (Unverletztlichkeit) der eigenen Person nicht erreicht, kommen häufig Gefühle des Versagens, der Bitterkeit und der Verzweiflung über verpasste Lebenschancen auf.
Kennen Sie Beispiele?

3.4.2 Kognitive Entwicklung

Die Theorie der kognitiven Entwicklung von Piaget (1896 – 1980) versucht den Prozess zu erklären, wie sich das Kind ein Verständnis von der Welt und ihren Bedingungen aufbaut. Sie beschreibt, wie neue Erfahrungen in bisherige Wissensstrukturen integriert werden und diese verändern, wie der Umgang mit Symbolsystemen erlernt und die Fähigkeit zu logischem Denken aufgebaut wird. Piaget zog aufgrund der Fragen und Urteile von Kindern Rückschlüsse auf deren Denkprozesse und deren Wahrnehmung der Wirklichkeit. Als Ergebnis seiner Beobachtungen und Experimenten mit Säuglingen, Kindern und Jugendlichen formulierte er

1. allgemeine Entwicklungsprinzipien und
2. vier Stadien der kognitiven Entwicklung.

Beide Prinzipien werden in den folgenden Abschnitten in ihren wesentlichen Punkten beschrieben. Abschließend soll kurz auf die Bedeutung der Stadien für das Krankheitsverständnis bei Kindern und einige Kritikpunkte zur Theorie von Piaget eingegangen werden.

Allgemeine Entwicklungsprinzipien

Die Kernfragen der Arbeiten von Piaget lauten: Wie entstehen „Begriffe" von den Dingen und Prozessen in unserer Welt und wie können damit Erfahrungen und Wahrnehmungen der Wirklichkeit schrittweise rekonstruiert werden? Welche Verhaltensweisen führen dazu, dass intellektuelle Fähigkeiten aufgebaut werden können?

Die Hauptannahme Piagets besteht darin, dass sich Menschen in aktiver Auseinandersetzung mit Personen und Gegenständen eine Vorstellung von der sie umgebenden Welt entwickeln. Erkenntnisleistungen entstehen durch den Austausch und das Einwirken auf die Umwelt. Dadurch entwickelt der Mensch Schemata als symbolische Begriffe für die Dinge, die ihn umgeben. Sie werden im Gedächtnis abgelegt und stehen zur Verfügung, um unzählige verschieden organisierte Denkleistungen vollziehen zu können. Mit ihrer Hilfe werden neue Erfahrungen interpretiert, differenziert oder neu kodiert.

Da die mentalen Strukturen kein Abbild, sondern hypothetische Konstrukte der Realität sind und der Mensch bei der Strukturbildung nie alle Aspekte berücksichtigen kann, kommt es immer wieder zu Differenzen zwischen den Vorstellungen und den Anforderungen der Realität. Das führt zu Irritationen, zu einem kognitiven Ungleichgewicht. Der Mensch versucht automatisch wieder einen Gleichgewichtszustand herzustellen.

Merke

Entwicklung bedeutet einen fortlaufenden Wechsel von Ungleichgewichts- und Gleichgewichtszuständen und strebt nach einem Gleichgewichtszustand. Dieses Prinzip nennt man **Äquilibrationsprinzip.** Dabei kann aber immer nur ein vorläufiges Gleichgewicht erreicht werden (Flammer 1996).

Als Stadium des Gleichgewichts bezeichnet man den Zustand, in dem der Mensch glaubt, seine Erfahrungen richtig zu interpretieren und die anfallenden Probleme richtig lösen zu können. Ist das nicht der Fall, wird über zwei Mechanismen versucht, eine Anpassung zwischen Organismus und Welt zu erreichen. Die beiden Mechanismen, die sich untereinander ergänzen, sind die Prozesse der Assimilation und Akkomodation.

Definition

Assimilationsvorgang. Hier wird die Wahrnehmung des Individuums so verändert, dass sie sich in die vorhandenen kognitiven Strukturen einordnen lässt. Es handelt sich also um die Angleichung der Umweltgegebenheiten an die Möglichkeiten des Subjekts.

Akkommodationsvorgang. Dabei werden die kognitiven Strukturen des Individuums so verändert, dass sich die aufgenommenen Wahrnehmungen angemessen darin eingliedern lassen. Es handelt sich hierbei um eine Angleichung der kognitiven Möglichkeiten des Individuum an die Gegebenheiten der Umwelt.

Stadien der kognitiven Entwicklung

Nach Piaget verändert sich die Qualität des Denkens bei Kindern in verschiedenen Lebensabschnitten. Für die geistige Entwicklung des Menschen unterscheidet er vier Entwicklungsstufen, die durch spezifische Fähigkeiten bzw. Defizite charakterisiert werden können (**Tab. 3.3**). Die beschriebene Zuordnung eines bestimmten Lebensalters zu den kognitiven Stadien ist nicht absolut, sondern als Orientierung zu verstehen. Das bedeutet auch, dass innerhalb der Stufen interindividuelle Schwankungen auftreten können. Die Übergänge zwischen den Stufen sind fließend. Die Fähigkeiten, die eine bestimmte Stufe kennzeichnen, gehen in die nachfolgende Stufe mit ein. Zuvor erworbene Kompetenzen sind Grundlage für den Erwerb neuer kognitiver Operationen. Daher ist die Reihenfolge der Stufen nicht variabel (**Abb. 3.3**).

1. Sensomotorisches Stadium. Piaget geht davon aus, dass das Neugeborene noch keine Repräsentation von Personen und Gegenständen besitzt. Es muss zunächst lernen, sich selbst als unabhängig von der Welt wahrzunehmen. Die ersten Wahrnehmungsmöglichkeiten entstehen durch die Ausübung angeborener Reflexe, wie z. B. durch den Saugreflex. Im Wesentlichen ist der Säugling aber zunächst von der äußeren Stimulation abhängig. Er wendet sich dem Stimulationseffekt zu und versucht angenehme Erfahrungen wiederholt auszulösen, z. B. Berühren eines Glöckchens. Über Wahrnehmungsleistungen wie Sehen, Tasten, Hören und Schmecken und einfache motorische Tätigkeiten wie das Greifen bekommt der Säugling eine Vorstellung von Objekten. Er erweitert diese Vorstellung, indem er versucht, selbstinitiativ auf ein Objekt mehrere Handlungsschemata, wie z. B. in den Mund nehmen, in den Händen drehen oder auf den Boden fallen lassen, anzuwenden und sie dadurch zu manipulieren. Man könnte sagen, er experimentiert mit ihnen. So beginnt das Kind im wahrsten Sinne des Wortes zu *begreifen,* dass Dinge trotz Veränderung der Perspektive die Gleichen bleiben. Am Ende des zweiten Lebensjahres hat das Kind die Fähigkeit, nicht vorhandene Objekte symbolisch zu repräsentieren. Es verfügt über ein inneres Bild, eine kognitive Struktur eines Gegenstandes, ohne dass dieser gerade wahrnehmbar ist. Diese These lässt sich an drei Verhaltensweisen des Kleinkindes festmachen:

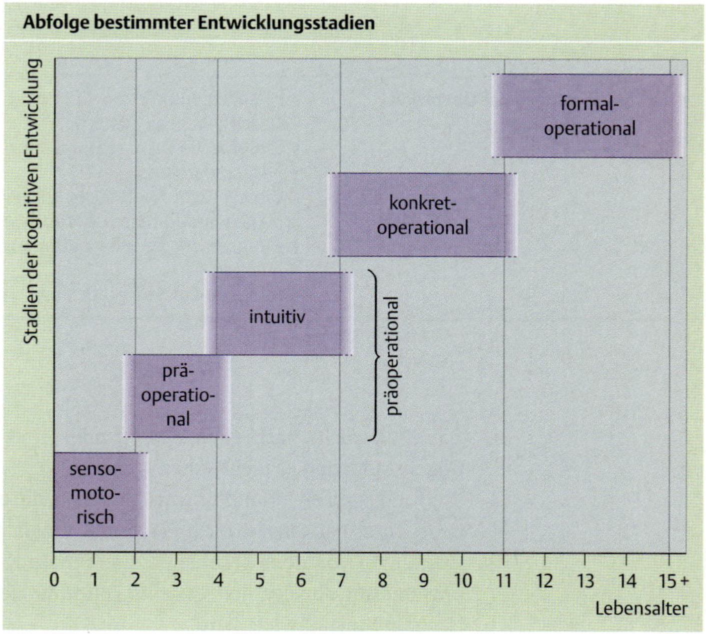

Abb. 3.3 Kognitive Entwicklung nach Piaget als Abfolge bestimmter Entwicklungsstadien (nach Gage u. Berliner 1986)

Tabelle 3.3 Piagets Modell zur kognitiven Entwicklung des Menschen (nach Gage u. Berliner 1986 und Keller 1998)

Stufe	Entwicklungsstadium	*Mentale Fähigkeiten und Defizite*	*Krankheitsverständnis*
1	**Sensomotorisches Stadium** 0 bis 2 Jahre	→ Entstehen von Gegenstandsschemen und Objektpermanenz → Üben angeborener Reflexmechanismen → versuchen, interessante und angenehme Dinge zu wiederholen → versuchen, mehrere Handlungsschemata auf den gleichen Gegenstand anzuwenden → versuchen, Dinge zu manipulieren und mit ihnen zu experimentieren → erkennen, dass Dinge trotz Veränderung von Raum und Zeit dieselben sind	(ist noch nicht näher untersucht worden)
2	**Präoperationales Stadium** 2 bis 7 Jahre	→ Entwicklung von Symbolgebrauch und Spracherwerb → Egozentrizität, Zentrierung → Fehlen von logischen Operationen → eingeschränkter Kausalbegriff	→ Konzentration auf augenblicklich wahrnehmbare Symptome
	egozentrische (symbolische) Phase; 2 bis 4 Jahre	→ Selbstbezogenheit, d. h. nicht in der Lage, den Standpunkt anderer einzunehmen → Zeigen von Nachahmungsverhalten, Ausführen von Symbolhandlungen → klassifiziert Objekte aufgrund eines einzigen Merkmals → kann Dinge, die die Form ändern, nicht als konstant ansehen → kann Objekte nicht als einerseits ähnlich und andererseits als unterschiedlich ansehen	→ keine adäquate Vorstellung über Krankheitsursachen und -verläufe (kann sich nur auf den jetzigen Krankheitszustand konzentrieren; Krankheit wird durch räumliche und zeitliche Nähe von Ereignissen erklärt, z. B. durch das Fehlverhalten einer Person)
	intuitive (anschauliche) Phase; 4 bis 7 Jahre	→ kann unbewusst (intuitiv, anschaulich) Klassen und Relationen bilden → Umwandlungsprozesse, Transformationen sind dabei nicht möglich → kann Dinge erstmals in eine Reihenfolge bringen → kann keine Schlüsse über Dinge ziehen, die nicht nebeneinander in der Reihe liegen → wachsendes Verständnis des Prinzips der Erhaltung von Masse, Gewicht, Volumen	→ geringes Verständnis für Absichten und Emotionen anderer (kann sich nicht vorstellen, dass andere helfen wollen, wenn ihre Handlungen z. B. Schmerzen bereiten)
3	**Stadium konkreter Operation** 7 bis 12 Jahre	→ klares Verständnis des Erhaltungsprinzips → beherrscht logische Operationen wie Umkehrbarkeit, Klassifikation, Rangordnungen → kann mit mathematischen Reihen arbeiten → kann Perspektive eines anderen einnehmen → kann logische Begründungen formulieren	→ Verständnis für konkret erklärte Sachverhalte (Symptome, Therapien) → Verständnis für Absichten und Emotionen anderer → Verständnis für prozesshafte Krankheitsverläufe (Durchlaufen mehrerer Krankheitszustände)
4	**Stadium formaler Operation** 12 bis 16 Jahre	→ Fähigkeit zum Testen von Hypothesen und Fähigkeit zu Gedankenexperimenten → Fähigkeit zu Wenn-dann-Schlussfolgerungen und proportionalen Aussagen → Fähigkeit zur Analyse von formalen Aspekten und Fähigkeit zur Kombinationsanalyse → Fähigkeit zur Transformation und Generalisierung von Inhalten → Fähigkeit zur Selbstreflexion	→ Fähigkeit, multifaktorielle, komplexe Krankheitsphänomene zu verstehen → Fähigkeit, Sachverhalte aus verschiedenen Blickwinkeln zu sehen

1. Das Kind sucht nach einer Person oder einem Gegenstand, den es nicht sehen kann.
2. Das Kind kann eine Handlung nachmachen, die es beobachtet hat. Das ist nach Piaget nur möglich, wenn man von dem Gesehenen eine innere Repräsentation abgelegt hat, die zum Zeitpunkt der Nachahmung aktiviert wird.
3. Das Kind führt Tätigkeiten symbolisch aus. Es demonstriert z. B. das Zu-Bett-Gehen dadurch, dass es seinen Kopf auf die Hand legt und die Augen schließt.

Letztgenannte Fähigkeiten kennzeichnen den Übergang zur nächsten Entwicklungsstufe.

2. Präoperationales Stadium. Die Fähigkeiten und „Denkfehler" des Kindes werden in diesem Stadium nochmals in zwei Phasen untergliedert:

1. die *egozentrische* bzw. *symbolische* Phase, die ungefähr bis zum Ende des vierten Lebensjahres reicht, und
2. die *intuitive* bzw. *anschauliche* Phase, die ungefähr bis zum siebten Lebensjahr andauert.

Beide Phasen sind dadurch gekennzeichnet, dass es dem Kind bis zum siebten Lebensjahr nach Piaget nicht möglich ist, logische Operationen zu vollziehen.

Definition

Unter logischen Operationen versteht man verinnerlichte Formen von Handlungen. Diese bilden organisierte kognitive Strukturen und folgen einem System von Regeln, die reversibel angewendet werden können (Sodian 1998).

Wie der Name *symbolische Phase* bereits andeutet, können durch den schnellen Erwerb der Sprache jetzt Worte Dinge und Handlungen bezeichnen, also symbolisieren. Die Fähigkeit des symbolischen Sprachgebrauchs wird gleichzeitig mit der Fähigkeit von Nachahmungs- und symbolischen Handlungen am Ende des sensomotorischen Stadiums erworben und gerade zu Beginn des präoperationalen Stadiums gefestigt. Ein weiteres Merkmal dieser Phase ist die Selbstbezogenheit des Kindes. Es ist noch nicht in der Lage, den Standpunkt anderer einzunehmen oder z. B. eine Landschaft aus einer anderen Perspektive zu beschreiben. Dem Phänomen der Egozentrizität ist das Phänomen der Zentrierung ähnlich. Es hat die Tendenz, sich bei der Klassifizierung einer Situation oder eines Objektes auf ein zentrales Merkmal zu konzentrieren. Es ist nicht in der Lage, zwischen ähnlichen und nicht übereinstimmenden Merkmalen von Objekten einer Klasse zu unterscheiden. Zum Beispiel kann jeder Mann als Papa bezeichnet werden, weil er genau wie der Vater einen Bart hat (Krech u. Crutchfield 1992).

Während der *intuitiven Phase* lässt sich das Denken des Kindes vom äußeren Anschein von Dingen leiten, es ist gebunden an anschauliche Merkmale. Das führt dazu, dass ein Kind beim Umschütten einer gleichen Menge von Flüssigkeit von einem hohen schmalen in ein niedriges breites Glas zu der Annahme kommt, dass in dem breiten Glas weniger Flüssigkeit sei als in dem hohen Glas, da die Höhe des Flüssigkeitsspiegels abgenommen hat. Das Kind kann nur den Ausgangs- und den Endzustand des Versuches miteinander vergleichen und kognitiv speichern, aber die Handlung nicht bewusst mental rückgängig machen, um zu dem Schluss zu kommen, dass die Menge der Flüssigkeit konstant ist. Aufgrund dieser Einschränkung haben Kinder in dieser Phase kein Verständnis für das Erhaltungsprinzip von Massen, Gewichten oder Volumina (**Abb. 3.4**, S. 70).

Des Weiteren wurde bei Kindern im Vorschulalter beobachtet, dass sie ein anderes Begründungsschema zeigen als Erwachsene. Sie begründen Phänomene intentionalistisch, d. h., ihre Erklärungen von Handlungen beruhen auf Zielen und Wünschen einer Person. Daraus folgt, dass auch unbelebten Objekten Intentionen zugeschrieben werden. Physikalische und biologische Funktionsmechanismen stehen zur Begründung von Phänomenen noch nicht zur Verfügung (Sodian 1992). Ferner werden Objekte und Vorgänge, die gleichzeitig auftreten, in einen kausalen Zusammenhang gebracht. So könnte z. B. eine Erklärung für einen Gewitterregen lauten: „Der Donner macht den Regen, weil er jemandem böse ist."

Lerntipp

Bitte überdenken Sie das Gelesene noch einmal und überlegen Sie sich weitere Beispiele.

3. Stadium der konkreten Operation. Etwa vom siebten Lebensjahr an hat ein Kind Verständnis von hierarchischen Klassen, Kategorien sowie von Rangordnungen. Es kann Dinge aufgrund mehrerer Merkmale einordnen. Dadurch wird das Prinzip der Erhaltung, auch Invarianz genannt, von Masse, Menge und Volumen anwendbar. Typischerweise begründen Kinder ihre Aussagen zu Fragen nach Mehr oder Weniger nun mit drei Antwortkategorien:

1. Merkmal A (z. B. Höhe) kompensiert oder relativiert Merkmal B (z. B. kleinerer Durchmesser).
2. Man hat nichts hinzugefügt oder weggenommen, sondern nur einer Veränderung der Form vorgenommen.
3. Man kann das Objekt (z. B. Flüssigkeit im Glas) wieder in den Urzustand zurückführen (Flammer 1996).

Die Antworten zeigen, dass nun logische Operationen ausgeführt werden können, wenn sie sich auf konkrete Objekte und Situationen in der unmittelbaren Umgebung beziehen. Jetzt ähnelt das Denken dem der Erwachsenen. Der Unterschied besteht vor allem darin, dass es die neu entwickelten Fähigkeiten noch nicht auf abstrakte Begriffe und hypothetische Aufgaben anwenden kann. Sie sind an die konkrete Situation, das konkrete Experiment gebunden.

4. Stadium der formalen Operation. In diesem Stadium ist das logische Denken nicht mehr an konkrete Probleme, Experimente oder Situationen gebunden. Es kann abstrakt vollzogen werden. Abstraktes, logisches Denken zeichnet sich dadurch aus, dass zu unbekannten Phänomenen Hypothesen gebildet werden. Diese Hypothesen beinhalten Aussagen zu Kombinationen, zu Relationen und Proportionen

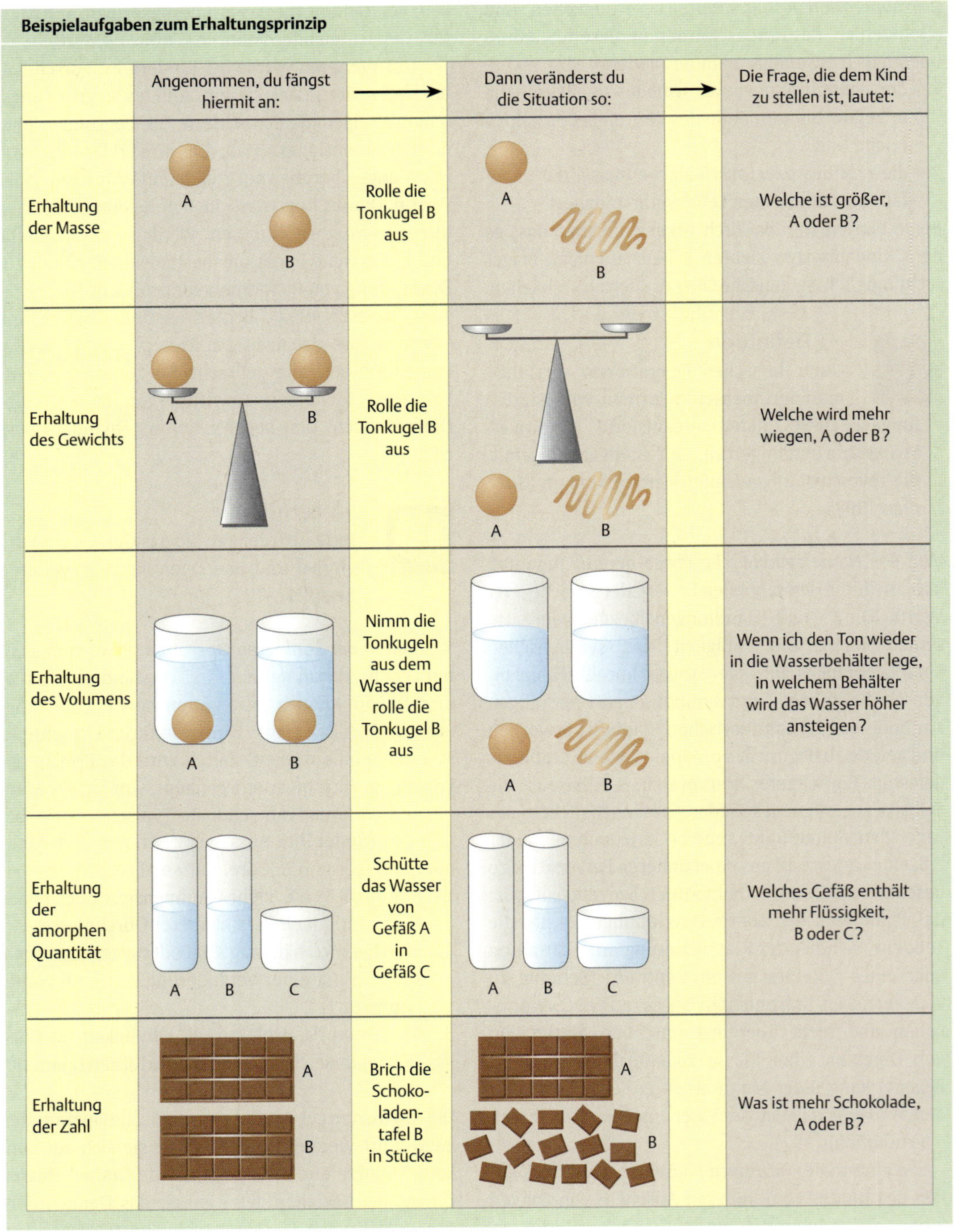

Abb. 3.4 Kognitive Entwicklung nach Piaget anhand von Erhaltungsaufgaben (nach Gage u. Berliner 1986)

oder zur Austauschbarkeit von Variablen. Die Hypothesen werden systematisch anhand eines aufgestellten Lösungsplanes bearbeitet, bis die richtige Antwort gefunden wurde. Dabei werden schrittweise eine Reihe von Variablen analysiert und manipuliert, was einer wissenschaftlichen Arbeitsweise entspricht.

Mit der Fähigkeit zur formalen Operation ist der Jugendliche in der Lage, seine eigenen Denkprozesse zum Gegenstand seiner Gedanken zu machen. Er erwirbt die Fähigkeit zur Selbstreflexion. In dieser letzten Entwicklungsphase hat der Mensch den Zustand der geistigen Reife erreicht:

„Das soll nicht heißen, daß kein weiteres Wachstum und keine weitere Zunahme der Intelligenz möglich sei. Vielmehr ist das Individuum nunmehr mit einem vollständigen Satz potentieller Denkwerkzeuge ausgestattet, mit deren Hilfe es immer komplexere Adaptationen an die physische und soziale Welt vollziehen kann." (Krech u. Crutchfield 1992, S. 18)

Kognitive Entwicklung und Krankheitsverständnis von Kindern

Eine praktische Anwendung findet die Theorie zur kognitiven Entwicklung von Piaget in Untersuchungen zur Begriffsbildung von Kindern zur Gesundheit und Krankheit. Die folgenden Ausführungen basieren auf einer Darstellung von Lohaus (1998).

Für die **sensomotorische Phase** wird davon ausgegangen, dass in den ersten beiden Lebensjahren nicht unbedingt Erfahrungen mit eigenen Erkrankungen oder denen von Bezugspersonen gemacht werden. Im Vor- und Grundschulalter dürften allerdings Vorerfahrungen (z. B. Erkältungen, Kinderkrankheiten etc.) und Konzepte zu Ursachen, Symptomen und Folgen von Krankheit vorliegen.

Kinder der **präoperationalen Entwicklungsstufe** sind stark fixiert auf augenblicklich wahrnehmbare Krankheitssymptome. Sie können keinen adäquaten Zusammenhang zwischen dem Ausgangs- und dem gegenwärtigen Zustand herstellen. Daher ist es ihnen kaum möglich, eine realistische Vorstellung von Krankheitsverläufen, -ursachen oder möglichen Risikofaktoren und Begleiterscheinungen zu entwickeln. Die Krankheit wird häufig in Verbindung gebracht mit Phänomenen, die in räumlicher und zeitlicher Nähe zur Krankheit auftreten. So könnte eine Begründung lauten: „Mama hat Bauchschmerzen, weil ich das Zimmer nicht aufgeräumt habe."

> **···› Merke**
> Ebenso können Kinder im präoperationalen Stadium aufgrund ihrer eingeschränkten Perspektivität nicht verstehen, dass jemand, der ihnen durch eine Behandlung Schmerzen zufügt, damit gute Absichtent verfolgt. Sie beurteilten die Situation aufgrund der Erfahrungen zum gegenwärtigen Zeitpunkt.

> **···› Lerntipp**
> Können Sie sich an solche Erfahrungen erinnern?

In der **konkret-operationalen Entwicklungsstufe** entwickelt sich ein Verständnis für die Absichten und Emotionen anderer Personen. Auch Ursache-Wirkungs-Zusammenhänge können erkannt werden, solange sie auf konkreten Erfahrungen beruhen. Jedoch kann die Fixierung auf konkrete Prozesse z. B. zu Schwierigkeiten führen, wenn eine einst als positiv empfundene Therapie umgestellt werden soll. Die hypothetische Vorstellung, dass mehrere Wege zum Ziel führen können, ist schwierig. Werden diese Behandlungsmöglichkeiten simuliert, werden sie auch nachvollziehbar und verstanden.

Im **formal-operationalen Entwicklungsstadium** werden Krankheitsgeschehen und -ursachen multifaktoriell begründet. Komplexe Wechselwirkungen zwischen psychischen und physischen Krankheitsursachen werden analysiert. Auch die Perspektive anderer Personen und indirekte Beeinflussungungen des Krankheitsgeschehens durch Institutionen oder gesellschaftliche Regelwerke werden mitberücksichtigt.

> **···› Merke**
> Trotz des hohen Abstraktionsgrades gilt für dieses und auch die anderen Stadien, dass starke emotionale Belastungen die kognitiven Leistungen einschränken können und der Betroffene auf Erklärungs- und Handlungsmuster vorheriger Entwicklungsstufen zurückgreift (s. Modelle von Gesundheit und Krankheit, S. 76).

3.5 Entwicklungsaufgaben

Wie schon in der Theorie zur psychosozialen Entwicklung von Erikson angedeutet, bedeutet Entwicklung im Wesentlichen das Lösen von zahlreichen Aufgaben, die jedem Menschen im Laufe des Lebens widerfahren. Dadurch werden beim Durchlaufen der verschiedenen Lebensabschnitte und Entwicklungsstufen neue Kompetenzen erworben. Unter Umständen können aber auch zuvor vorhandene Kompetenzen wieder verloren gehen, wie z. B. die Speicherung von Informationen im Kurzzeitgedächtnis im Alter.

Die Lebens- bzw. Entwicklungsaufgaben des Menschen lassen sich unterscheiden in normative und nicht normative Lebensereignisse:

- Zu den normativen Lebensereignissen gehören diejenigen, die normalerweise bei den meisten Menschen in einem bestimmten Lebensabschnitt auftreten. Das sind z. B. der Schuleintritt, der Auszug aus dem Elternhaus oder die Pensionierung. Auf diese Ereignisse kann man sich vorbereiten, weil man sie voraussehen kann.

- Bei den nicht normativen Entwicklungsaufgaben ist das schwieriger, da sie sich eher unvorhersehbar bzw. zufällig ereignen. Sie betreffen meist einzelne Individuen in unterschiedlichen Lebensabschnitten. Zu den nicht normativen Ereignissen zählen z. B. Krankheit und Tod. Nur selten sind größere Teile der Bevölkerung betroffen, wie das z. B. bei einer Hochwasserkatastrophe oder im Krieg der Fall ist.

Die Begriffe „Entwicklungsaufgabe" und „Kritisches Lebensereignis" werden zum Teil synonym verwendet. Da die Lösung von Lebensaufgaben oft eine Änderung von Lebensplänen und Handlungsroutinen erfordern, werden sie grundsätzlich als problemhafte, krisenhafte und belastende Ereignisse empfunden. Einige Autoren sprechen eher von normativen und nicht normativen kritischen Lebensereignissen (Flammer 1996, S. 242), während andere die Bezeichnung normative und nicht normative Entwicklungsaufgaben bevorzugen (Kreppner 1998, S. 140). Den nachfolgenden Ausführungen liegt das bei Oerter u. Montada (1995, S. 63) benutzte Begriffsverständnis zugrunde. Dort werden normative Aufgaben als Entwicklungsaufgaben (EA) und nicht normative Aufgaben als Kritische Lebensereignisse (KLE) bezeichnet.

Für beide Formen von Lebensaufgaben gilt folgendes Zitat (Oerter u. Montada 1995, S. 63):

„Entwicklungsprobleme und -krisen haben Auswirkungen auf das Leben und die Lebenspläne der Person. Viele Probleme und Krisen werden noch lange erinnert als traumatische Ereignisse, als große Herausforderungen oder als Wendepunkte, die dem Leben eine neue Richtung gaben, eine Reorganisation der Lebenspläne notwendig machten und aus denen man vielleicht mit neuem Selbstkonzept und neuer Weltsicht hervorging (...). Es ist eine weitverbreitete Idee, dass wesentliche Veränderungen und Wachstum in der menschlichen Entwicklung aus einer erfolgreichen Auseinandersetzung mit Problemen und Krisen resultieren und dass ein neues Niveau der intellektuellen, sozialen und persönlichen Organisation erreicht werden kann."

Die Konzepte der altersnormativen Entwicklungsaufgaben (EA) und der nicht normativen kritischen Lebensereignisse (KLE) werden hier vor allem in Anlehnung an Oerter u. Montada (1995) und Flammer (1996) dargelegt.

Altersnormative Entwicklungsaufgaben (EA)

Definition

Havighurst definiert EA als Aufgaben, die sich in einer bestimmten Lebensperiode stellen. Während die Bewältigung zu Glück und Erfolg führt, stößt Versagen auf Ablehnung in der Gesellschaft. Ein Scheitern bringt Schwierigkeiten bei der Bewältigung späterer EA.

Im Gegensatz zu Erikson nimmt Havighurst keine entwicklungspsychologische Perspektive ein, sondern vertritt eine der Sozialisationsforschung zugewandte Sichtweise. Neben biologischen Faktoren gehören die von der Gesellschaft gestellten EA zu den Hauptquellen, d. h., sie sind gesellschaftlich festgelegt und mit gesellschaftlichen Erwartungen verknüpft. Der Grad der normativen Verpflichtung zur Bewältigung einer EA kann anhand gesellschaftlicher Unterstützungsangebote oder Sanktionsandrohungen, z. B. keine Erlaubnis zur Berufsausübung ohne Ausbildung und Abschlusszertifikat, abgelesen werden. Man kann sagen, dass EA in gewisser Weise Sozialisationsziele vorgeben.

Generell lassen sich EA in drei Kategorien einteilen:

- Zum einen werden sie bestimmten Alters- bzw. Entwicklungsperioden zugeschrieben. Dabei dient das erste Lebensdrittel i.d.R. dazu, spezifische Kompetenzen aufzubauen und ein stabiles Selbstkonzept zu erwerben. Im Erwachsenenalter besteht die Hauptaufgabe in der Erhaltung, Kontrolle, Stärkung und Erweiterung positiver Kompetenzen, während im letzten Lebensabschnitt die Verhinderung und Kompensation von Abbauprozessen eine wichtige EA darstellt.
- Neben der Einteilung der EA nach Lebensabschnitten existiert eine Klassifizierung nach dem Umfang bzw. der Zeitdimension, die zur Bewältigung der Aufgaben vorgesehen ist. Dabei werden EA unterschieden in:

1. EA, die ein ganzes Leben lang dauern, z. B. Wahrung der Integrität der Persönlichkeit oder Erhaltung von Moralität und Gesundheit.
2. Meilensteine im Lebenslauf, die auf einem bestimmten Zeitraum auftreten und bewältigt werden müssen, z. B. Schuleintritt oder -abschluss, Heirat, Geburt eines Kindes oder erwarteter Ruhestand.
3. Kurze, klar umrissene Episoden, z. B. Schwangerschaft.
4. Alltägliche EA, die innerhalb sehr kurzer Zeit bewältigt werden sollten, z. B. Vorbereitung eines Urlaubs oder eines Familienfestes.

- Als letzte Möglichkeit der Einteilung von EA soll die Klassifikation nach inhaltlichen Bereichen erwähnt werden. Dieses sind nach Oerter u. Montada (1995) u. a. Gesundheit, Familie, soziales Leben sowie Schule, Beruf und Freizeit.

Die gängigste Einteilung von EA ist die Unterscheidung nach Alters- bzw. Lebensabschnitten, wie sie Havighurst vorgenommen hat. In zahlreichen Untersuchungen wurde die Konzeption von Havighurst überprüft, aktualisiert und ergänzt. In **Tab. 3.4** sind die Ergebnisse ausgewählter Untersuchungen zu EA des Jugendalters aufgeführt.

Tabelle 3.4 Entwicklungsaufgaben des Jugendalters nach Havighurst u.a. und Schwaller (modifiziert nach Flammer 1996, S. 239 f)

Wissenschaftler	*Entwicklungsaufgabe*
Havighurst (1948): Er formuliert zehn EA aufgrund der Beurteilung von Sozialisationsbedingungen	1. Erwerb neuer reifer Beziehungen zu Altersgenossen beider Geschlechter (peers) 2. Erwerb der männlichen respektive weiblichen sozialen Rolle 3. Akzeptieren der eigenen körperlichen Erscheinung und effektive Nutzung des eigenen Körpers 4. Gewinnung emotionaler Unabhängigkeit von Eltern und anderen Erwachsenen 5. Anstreben wirtschaftlicher Unabhängigkeit 6. Wahl und Vorbereitung einer beruflichen Karriere 7. Vorbereitung auf Heirat und Familienleben 8. Entwicklung der intellektuellen Kompetenzen für bürgerliches Auskommen 9. Erwerb eines sozialverantwortlichen Verhaltens 10. Aufbau eines Wertesystems für das eigene Verhalten
Dreher u. Dreher (1985): Aufgrund einer Befragung Jugendlicher ersetzen sie EA 7 durch folgende drei EA:	→ Aufnahme und Aufbau intimer Beziehungen → Entwicklung einer eigenen Identität → Errichtung einer Zukunftsperspektive
Dieselbe Befragung ergibt eine quantitative Häufung folgender vier Punkte:	→ Entwicklung einer eigenen Persönlichkeit, besonders Selbstsicherheit und -kontrolle → Aufbau sozialer Kompetenzen, vor allem Konfliktlösungskompetenzen, Toleranz und Abbau von Vorurteilen → kritische Haltung gegenüber der Gesellschaft, besonders in den Bereichen Umweltschutz und Friedenssicherung → Verständnis für komplexe Zusammenhänge in Politik und Wirtschaft
Schwaller (1991): Er ergänzt und erweitert die beiden EA Sozialkompetenz und -kritik aufgrund von Befragungen Jugendlicher	→ EA Sozialkompetenz: „Den Mitmenschen gegenüber tolerant, vorurteilsfrei sein und ihnen, wenn nötig, helfend zur Seite stehen." → EA Sozialkritik: „Sich um aktuelle Probleme wie z. B. Friedenssicherung, Umweltverschmutzung, Drogen, Kriminalität, Arbeitslosigkeit usw. kümmern."

Nicht normative EA – Kritische Lebensereignisse (KLE)

→ Definition

Nicht normative Lebensaufgaben sind schwerwiegende existenziell bedrohliche nicht vorhersehbare Ereignisse, wie z. B. Arbeitslosigkeit, Betroffenheit von Behinderungen oder Gewalttaten. Sie lösen bei den Menschen unterschiedliche Reaktionen aus. Entweder sie werden als Herausforderung angenommen, als unbeeinflussbares Schicksal interpretiert oder als fundamentaler Kontrollverlust wahrgenommen.

Entscheidend für die Folgen und die Bewältigung der KLE ist die subjektive Bewertung des Betroffenen. Wird das KLE negativ bewertet, reicht das Spektrum der Reaktionen von Unterschätzung der eigenen Kompetenz, Resignation, Trauer, Hilflosigkeit, Empörung und Selbstvernachlässigung bis hin zur Depressivität. Dennoch sind die meisten Menschen in der Lage, diese Probleme alleine oder mit der Unterstützung sozialer Netzwerke zu bewältigen.

Bewältigung von EA und KLE

Forschungen, die Faktoren nennen, die zur Bewältigung einer Lebensaufgabe notwendig sind, stellen im Wesentlichen zwei Faktoren heraus. Dieses sind sowohl individuelle als auch gesellschaftliche Faktoren. Zu den individuellen Faktoren gehören z. B. biologische Gegebenheiten wie geistige Gesundheit, aber auch individuelle Ziele, Kompetenzen und Defizite. Zu den gesellschaftlichen Faktoren zählen soziale Netzwerke und ihre Unterstützungsmöglichkeiten sowie institutionelle Strukturen, wie die Zahl vorhandener Kindergarten- oder Therapieplätze bei bestimmten Erkrankungen (s. Modelle von Gesundheit und Krankheit, S. 76).

Wie bereits angesprochen, spielt bei der Bewältigung von EA und KLE deren subjektive Bewertung eine entscheidende Rolle. Das Individuum kommt aufgrund von vier Kriterien zu seiner Bewertung:

- → die Erklärung der Ursache,
- → die Sichtweise zur Verantwortlichkeit für das Eintreten des Ereignisses,
- → der Sinn, der dieser Lebensaufgabe zugeschrieben wird und

- die Aussicht auf eine erfolgreiche Problemlösung.

Prinzipiell gibt es verschiedene Möglichkeiten, Bewältigungsstrategien einzuteilen. Nach Flammer (1996) kann unterschieden werden in

- problem- oder emotionsorientierte Mechanismen,
- Mechanismen aktiver Problemlösung,
- Mechanismen kognitiver Umbewertung und
- Mechanismen, die Formen der Verunsicherung und Abwehrreaktionen beinhalten.

Merke

Probleme bei der Bewältigung von Lebensereignissen ergeben sich immer dann, wenn

1. die bisherigen Handlungsalternativen nicht ausreichen,
2. ein Missverhältnis besteht zwischen den erwünschten Zielen, den augenblicklichen Anforderungen und den vorhandenen Ressourcen und
3. keine Problemlösungsziele formuliert werden können.

3.6 Fazit

Die vorausgegangenen Ausführungen orientieren sich am Gesamtbild der Forschungen zur menschlichen Entwicklung, das nach Trautner (1992, S. 22) durch folgende Merkmale geprägt wird:

- eine Koexistenz und wechselseitige Beeinflussung zahlreicher Konzepte zur Erklärung von Entwicklung,
- eine Lebensspannenorientierung (S. 63),
- eine verstärkte Bezugnahme auf die durch Piaget beeinflussten Kognitionswissenschaften (S. 66),
- eine verstärkte Berücksichtigung des sozialen, ökologischen und gesellschaftlichen Kontextes, in dem Entwicklungsprozesse stattfinden (s. Sozialisationsbedingungen, S. 61),
- eine zunehmende Spezialisierung der Themen bei gleichzeitig zunehmender interdisziplinärer Ausrichtung.

Was bieten die dargestellten Erkenntnisse der Entwicklungspsychologie und Sozialisationsforschung der Pflege? Welchen Nutzen können Pflegende für ihre Arbeit mit Pflegebedürftigen aus Entwicklungstheorien ziehen? Pflegende gehen täglich mit Menschen aus verschiedenen Kulturen, mit unterschiedlichstem Alter und vielfältigen Pflegeerfordernissen um. Sie stehen Menschen gegenüber, die bei der Bewältigung von Entwicklungsaufgaben und kritischen Lebensereignissen Unterstützung brauchen. Derartige Unterstützung wird erforderlich, wenn Fehlentwicklungen, Abbauprozesse und Stagnation verhindert (präventive Maßnahmen) oder positiv beeinflusst (kurative und rehabilitative Maßnahmen) werden sollen.

Merke

Pflegerische Tätigkeiten sind im weitesten Sinne immer auch Eingriffe in Entwicklungsprozesse. Pflege ist Entwicklungsförderung und -intervention.

Für die Planung und Ausführung von Interventionsmaßnahmen ist es zwingend notwendig, einen Orientierungsrahmen an der Hand zu haben, der Kriterien für eine normale Entwicklung bietet.

Merke

Das Wissen über die menschliche Entwicklung kann z. B. dabei helfen:

- die Pflege auf die Bedürfnisse und Möglichkeiten des Patienten abzustimmen,
- personenbezogene und kontextbezogene Entwicklungsanforderungen und -bedingungen zu ermitteln und adäquat zu gestalten,
- Begabungen, Fähigkeiten und Ressourcen des Betroffenen zu berücksichtigen und zu fördern,
- Risiken für eine angemessene Entwicklung und Gesundheitsförderung zu erkennen, zu beheben und zu verhindern,
- Entwicklungs- und Interventionsziele (Pflegeziele) zu begründen, zu planen und zu überprüfen,
- den gewünschten Entwicklungsverlauf und Genesungsprozess ungefähr zu prognostizieren (Trautner 1995).

Darüber hinaus sind spezifische Kenntnisse zur Entwicklung nicht nur für den Umgang mit Patienten von Nutzen. Sie können ebenso Anhaltspunkte zur Förderung der Persönlichkeitsentwicklung von Auszubildenden und zur humanitären und effektiven Gestaltung der Mitarbeiterförderung bieten.

Lerntipp

Was sind für Sie persönlich die wichtigsten Erkenntnisse dieses Kapitels? Sie können Ihre Überlegungen in Form einer Mind-map darstellen.

Leserservice

Flammer, A.: Entwicklungstheorien – Psychologische Theorien der menschlichen Entwicklung. 2. Aufl. Huber, Bern 1996

Gage, N.L., D.C. Berliner: Pädagogische Psychologie. 4. Aufl. Beltz Psychologie Verlags Union, Weinheim 1986

Geulen, D., K. Hurrelmann: Zur Programmatik einer umfassenden Sozialisationstheorie. In Hurrelmann, K., D. Ulich: Handbuch der Sozialisationsforschung. Beltz, Weinheim 1980

Hurrelmann, K.: Einführung in die Sozialisationstheorie – Über den Zusammenhang von Sozialstruktur und Persönlichkeit, 5. Aufl. Beltz, Weinheim 1995

Hurrelmann, K, D. Ulich: Neues Handbuch der Sozialisationsforschung, 5. Aufl. Beltz, Weinheim 1998

Keller, H. (Hrsg.): Lehrbuch Entwicklungspsychologie. Huber, Bern 1998

Krech, Crutchfield u. a.: Grundlagen der Psychologie. Beltz Psychologie Verlags Union, Weinheim 1992

Kreppner, K.: Vorstellungen zur Entwicklung der Kinder – Zur Geschichte der Entwicklungstheorien in der Psychologie. In Keller, H. (Hrsg.): Lehrbuch Entwicklungspsychologie. Huber, Bern 1998

Lempert, W.: Berufliche Sozialisation oder Was Berufe aus Menschen machen – eine Einführung. Schneider, Hohengehren 1998

Lenzen, D. (Hrsg.): Pädagogische Grundbegriffe, Bd. I. Rohwolt Reinbek bei Hamburg 1993

Lohaus, A.: Begriffe von Gesundheit und Krankheit bei Kindern. In Keller, H. (Hrsg.): Lehrbuch Entwicklungspsychologie. Huber, Bern 1998

Oerter, R., L. Montada: Entwicklungspsychologie – Ein Lehrbuch, 3. Aufl. Beltz Psychologie Verlags Union, Weinheim 1995

Remschmidt, H.: Psychologie für Pflegeberufe, 6. Aufl. Thieme, Stuttgart 1994

Sodian B.: Theorie der kognitiven Entwicklung. In Keller, H. (Hrsg.): Lehrbuch Entwicklungspsychologie. Huber, Bern 1998

Trautner, H.M.: Allgemeine Entwicklungspsychologie, Bd. XII. Kohlhammer, Stuttgart 1995

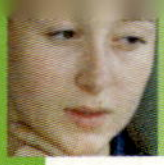

4 Modelle von Gesundheit und Krankheit

Susanne Schewior-Popp

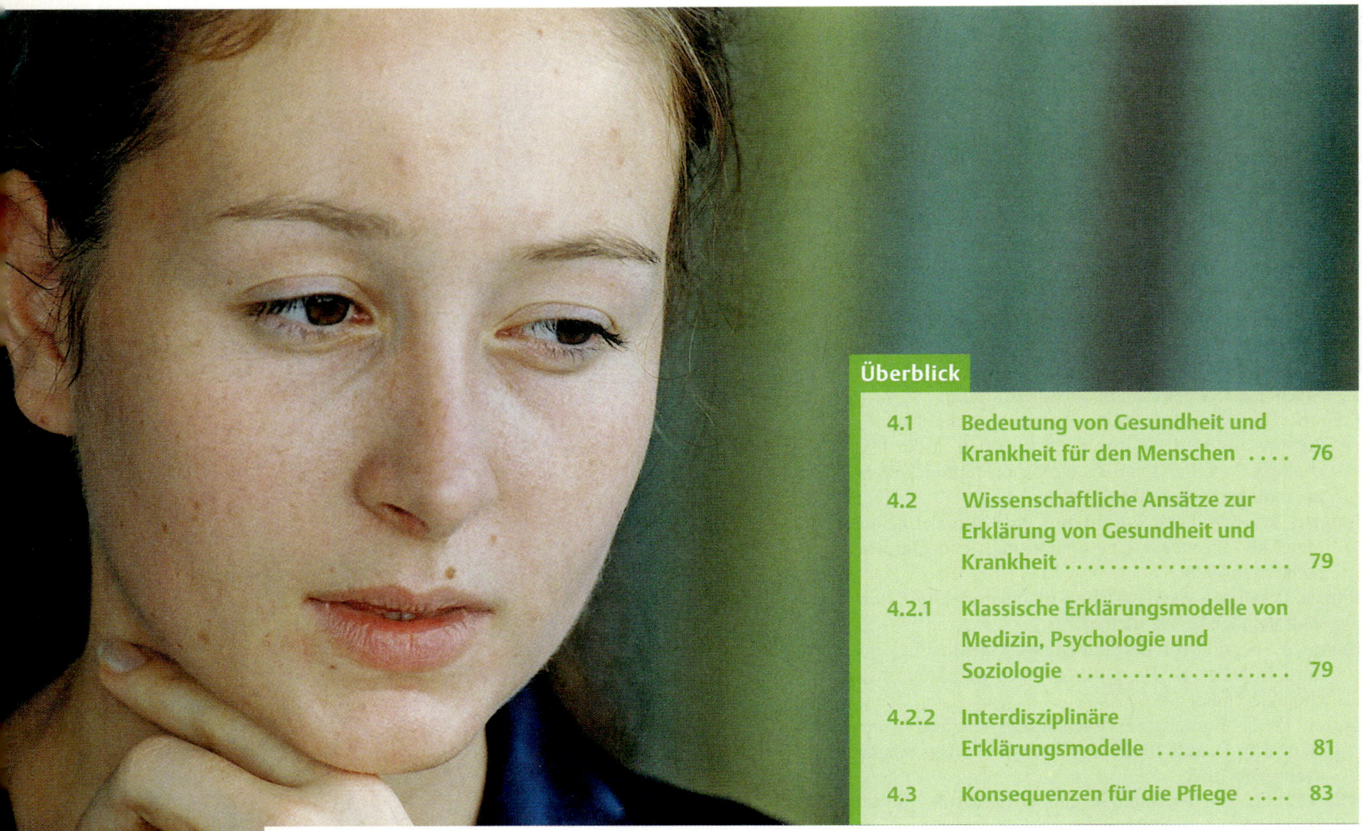

Überblick

4.1 Bedeutung von Gesundheit und Krankheit für den Menschen

- Wann bezeichnen wir uns selbst oder einen anderen Menschen als gesund, wann als krank?
- Gibt es klare Richtlinien oder (Mess-)Daten, die festlegen, wann ein Mensch als gesund und wann als krank gilt – und wer legt diese fest?
- Was wissen wir über die Ursachen von Gesundheit und Krankheit?

Die Reihe der Fragen ließe sich fortsetzen, sind sie doch letztlich nur ein Hinweis darauf, dass es offensichtlich nicht so einfach ist, die Begriffe „Gesundheit" und „Krankheit" sowohl allgemeingültig als auch hinlänglich eindeutig und konkret zu definieren.

Pflegende gehen tagtäglich mit den Phänomenen von Gesundheit und Krankheit um. Es gehört damit zu ihren zentralen Aufgaben, gemeinsam mit anderen Berufsgruppen, die Auswirkungen von Krankheit zu lindern und – wenn irgend möglich – den Gesundungsprozess der ihnen anvertrauten Menschen zu fördern. Dabei sind sie in sehr unterschiedlicher Ausprägung mit den jeweiligen „gesunden" und „kranken" Anteilen ihrer Patienten konfrontiert.

Die Diskussion über die Frage: Wann ist ein Mensch gesund, wann krank? wird bis heute mit beeinflusst durch eine Definition von Gesundheit, die bereits 1946 von der WHO sinngemäß so formuliert wurde:

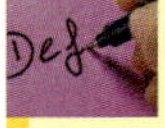

Definition

Gesundheit ist ein Zustand des völligen körperlichen, seelischen und sozialen Wohlbefindens und nicht nur das Freisein von Krankheit und Gebrechen.

Gesundheit ist nach dieser Definition also offenbar mehr als die bloße Abwesenheit von Krankheit, Gesundheit lässt sich positiv für den einzelnen Menschen definieren, und diese individuelle Definition kann jeweils sehr unterschiedlich ausfallen. Denn: Bei gleichen, vermeintlich objektiven, gesundheitlichen Gegebenheiten *fühlen* sich einige Menschen eher gesund bzw. nur wenig beeinträchtigt, während andere hauptsächlich die kranken bzw. die beeinträchtigenden Anteile in sich verspüren. Damit zusammen hängt die Häufigkeit der Inanspruchnahme professioneller Hilfe, z. B. bei einem Arztbesuch.

Dieses Kapitel wird sich daher u. a. auch damit beschäftigen, möglichen Ursachen des individuellen Sich-gesund- bzw. Sich-krank-Fühlens nachzugehen. Damit eng verbunden ist die Frage der „Grenzziehung" zwischen „gesund" und „krank" – eine Frage, die auch professionell Pflegende, z. B. im Rahmen der Pflegeplanung, immer wieder beschäftigt.

Besonders deutlich wird die Schwierigkeit der Abgrenzung zwischen „gesund" und „krank" bei chronischen Erkrankungen. So gilt z. B. ein Mensch mit einem Diabetes mellitus, auch wenn er medikamentös optimal versorgt wird und sich eigentlich relativ gesund fühlt, medizinisch als chronisch krank.

Interessant ist in diesem Zusammenhang auch ein Blick über unseren Kulturkreis hinaus: In einer Studie (Schaefer 1992) wurden mehrere hundert Testpersonen im Alter zwischen 14 und 25 Jahren sowohl in der Bundesrepublik Deutschland als auch auf den Philippinen nach ihren Assoziationen zum Begriff „Gesundheit" befragt. Dabei ergaben sich die in **Abb. 4.1** dargestellten Nennungen bzw. Verteilungen.

Unser gewähltes Beispiel macht deutlich, wie unterschiedlich die Assoziationen der befragten Personen aus beiden Ländern zum Begriff „Gesundheit" sind. Es lässt auch Rückschlüsse darauf zu, dass in einer westlichen Industrienation wie Deutschland offensichtlich der Begriff „Gesundheit" nicht unmittelbar definiert wird wie dies z. B. bei den philippinischen Testpersonen der Fall ist, sondern eher indirekt vom Krankheitsbegriff (einschließlich der dazugehörigen Institutionen) her abgeleitet wird (s. Gesundheitspflege, Kap. 30).

Direkt und indirekt wird diese Tendenz auch durch zahlreiche öffentliche wie private „Gesundheitskampagnen" unterstützt, die explizit die Vorbeugung von Krankheiten bzw. die Verminderung der sog. Risikofaktoren (Rauchen, Übergewicht, Bluthochdruck etc.) in den Mittelpunkt ihrer Teilnehmer- bzw. Kundenwerbung stellen. Dabei geraten die Ziele solcher Kampagnen in eine Schieflage, wenn Wellness und Fitness zu Kategorien menschlicher Leistung werden: Wer auf dem Weg zur Erlangung eben jener Kategorien scheitert oder wer ihn aufgrund welcher Ursachen auch immer gar nicht erst beschreitet, wird zum Versager in Sachen Gesundheit.

So richtig und fördernswert die (Mit-)Verantwortung des Einzelnen am Erhalt bzw. der Wiederherstellung seiner Gesundheit ist (s. Gesundheitspflege, Kap. 30), so problematisch ist der oben erwähnte Versagensaspekt, zumal dann, wenn Erkrankung als „Strafe" für menschliches Versagen oder gar „Schuld" angesehen wird. Diese Sichtweise hängt eng zusammen mit den jeweiligen gesellschaftlichen und individuellen Vorstellungen vom richtigen, vom moralischen Verhalten. So erhält bei entsprechender Sichtweise beispielsweise der HIV-positive Homosexuelle mit seiner Erkrankung die gerechte Strafe für sein moralisches Fehlverhalten, für die Schuld, die er mit seinem gleichgeschlechtlichen Sexualverhalten auf sich geladen hat; der an Lungenkrebs erkrankte Raucher erhält die Quittung für seine Unvernunft und Willensschwäche.

In allen aufgezeigten Fällen steht das (willentliche) Verhalten als wesentliche Ursachenkomponente für die Entstehung einer Krankheit im Mittelpunkt.

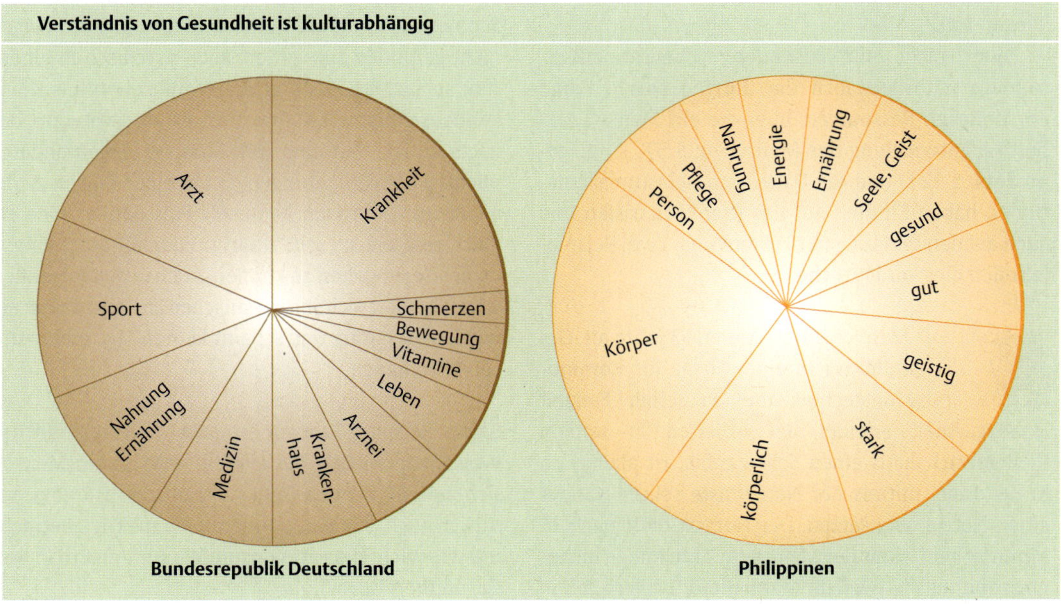

Abb. 4.1 Die häufigsten Assoziationen zum Stichwort „Gesundheit" bei 14- bis 25-jährigen Testpersonen in der Bundesrepublik Deutschland und auf den Philippinen (nach Schaefer 1992)

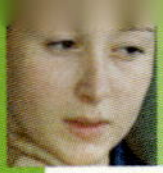

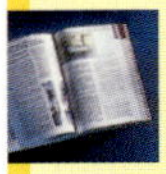

Lerntipp
Bitte denken Sie einmal darüber nach, ob Sie im privaten Bereich oder auch im Umgang mit Patienten schon einmal mit solchen Sichtweisen konfrontiert waren. Sprechen Sie über Ihre diesbezüglichen Erfahrungen gemeinsam in der Lerngruppe.

In eine andere Richtung der Ursachen von Gesundheit und Krankheit zielen Redewendungen wie: „Das ist mir auf den Magen geschlagen" oder „Als ich diese Nachricht gehört habe, war das für mich wie ein Stich ins Herz". Bei den genannten Beispielen wird das Wohlbefinden nicht durch eigenes Verhalten beeinträchtigt, sondern durch äußere Einflüsse. Es kommt, psychologisch gesprochen, zu einem Stress-Erleben, nämlich zu einer Situation, in der ein Missverhältnis vorliegt zwischen einerseits den Anforderungen, mit der eine Person konfrontiert ist (z.B. am Arbeitsplatz) und andererseits den Fähigkeiten der Person, diesen Anforderungen zu genügen. Dabei ist es zum Teil unerheblich, wie hoch die Anforderungen „tatsächlich" sind, es kommt wesentlich auf das individuelle Erleben an.

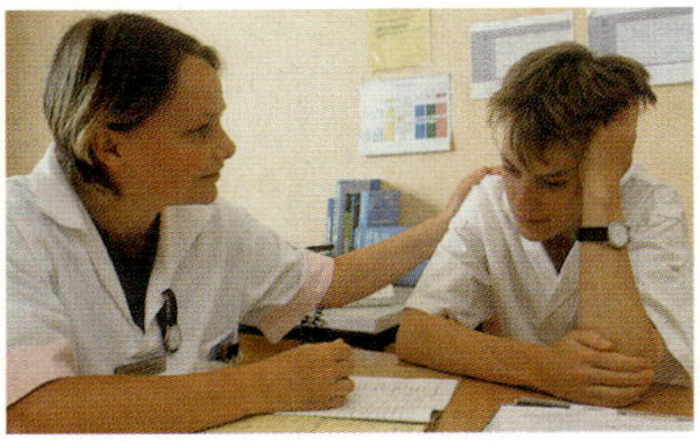

Im Spannungsfeld zwischen hohen Anforderungen und eigenen Fähigkeiten steigt das Krankheitsrisiko

Die sogenannte Life-Event-Forschung (Life-Event: Lebensereignis) befasst sich unter anderem mit der Frage, in wieweit besondere Lebensereignisse das Risiko erhöhen, krank zu werden. So kann auf der Basis der Forschungen von T. Holmes und R. Rahe für die sog. westlichen Industrienationen festgestellt werden, dass insbesondere Trennungssituationen bzw. der Tod von wichtigen Bezugspersonen das Risiko zu erkranken deutlich erhöhen können (z.B. Teegen 1992).

Aber nicht nur besondere Lebensereignisse, sondern natürlich auch die übrigen sozialen und persönlichen Ressourcen, über die ein Mensch verfügt (s. Entwicklung des Menschen, S. 57; s. Pflegeprozess, S. 129) und die Dauer von Belastungssituationen haben Einfluss auf das Krankheitsrisiko und auch auf den Verlauf einer Erkrankung. Zwei Beispiele sollen dies verdeutlichen:

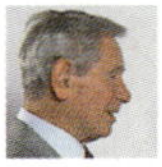

Beispiel 1: Herr Meier, 55 Jahre alt, Geschäftsführer in einer Firma für Kommunikationstechnik und in seiner Freizeit Hobbygärtner, erleidet bei Arbeiten in seinem Kleingewächshaus einen Schlaganfall, ist aber noch in der Lage, mittels der Notruftaste seines Handys einen Notruf abzusetzen. Der Notarzt trifft nach 10 Minuten beim Haus der Meiers ein. Frau Meier, bisher noch ahnungslos, weil ihr Mann oft für längere Zeit in seinem Gewächshaus arbeitet, reagiert jetzt sehr rasch und führt Notarzt und Sanitäter unverzüglich in den hinteren Teil des Gartens.
Herr Meier wird nach der Erstversorgung unmittelbar in die „Stroke-Unit" (Spezialabteilung für Schlaganfallpatienten) des nahe gelegenen Klinikums transportiert. Aufgrund der unmittelbaren Versorgung kommt es zu einer raschen Besserung der Symptomatik. Frau Meier besucht ihren Mann täglich in der Klinik und ist in engem Kontakt mit den ihn betreuenden Ärzten, Schwestern, der Physiotherapeutin und der Logopädin. Zudem organisiert sie schon frühzeitig alles für einen anschließenden Aufenthalt in einer Rehabilitationsklinik. Dabei ist ihr ein befreundeter Sozialarbeiter behilflich, der sich in der Erledigung der erforderlichen Formalitäten gut auskennt.

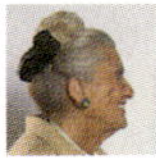

Beispiel 2: Frau Müller, 86 Jahre alt, lebt allein in ihrer Zwei-Zimmer-Wohnung im vierten Stock eines Mietshauses. Da ihr das Treppensteigen mehr und mehr große Mühe macht, geht sie nur noch einmal wöchentlich einkaufen und hat auch sonst wenig Kontakt nach außen. Die 50-jährige Tochter von Frau Müller lebt mit ihrer Familie 300 Kilometer entfernt und besucht ihre Mutter ungefähr alle zwei Monate. Beide telefonieren aber zweimal wöchentlich miteinander.
Beim Fensterputzen fällt Frau Müller von einem Schemel und stürzt so unglücklich, dass sie sich den Oberschenkel frakturiert. Sie schafft es nicht mehr, zu ihrem Telefon zu gelangen. Erst nach stundenlangem Rufen wird eine Mitbewohnerin im Haus aufmerksam. Sie benachrichtigt den Hausmeister, der aber selbst keinen Schlüssel für die Wohnung hat. Erst nach weiteren zwei Stunden wird die Wohnung von Frau Müller durch einen Schlüsseldienst geöffnet. Frau Müller liegt völlig hilflos am Boden, weint vor Schmerzen und befindet sich aufgrund ihrer Angst, nicht gefunden zu werden, auch psychisch in einem sehr schlechten Zustand. Frau Müller wird ins Krankenhaus eingeliefert. Ihre Tochter wird von dort benachrichtigt, teilt aber mit, dass sie wegen anderer wichtiger Verpflichtungen erst in einer Woche zu ihrer Mutter kommen kann. Als Frau Müller dies erfährt, reagiert sie sehr traurig; zudem hat sie Angst, nicht wieder gehen zu können. Auch in den folgenden Tagen bessert sich ihr psychischer Zustand kaum, sie weint sehr häufig und scheint keinen Mut mehr zum Leben zu haben.

Beide Beispiele zeigen in sehr unterschiedlicher Weise, wie wichtig das Umfeld, in dem ein Mensch sich aufhält, für den Genesungsprozess ist, aber natürlich auch, aus einer anderen Perspektive betrachtet, wie wichtig das Lebensumfeld für den Erhalt von Gesundheit ist.

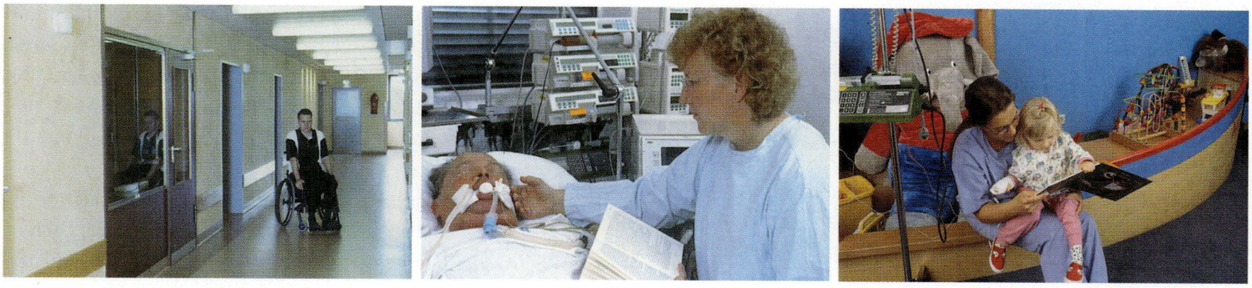

Die Umgebung beeinflusst den Genesungsprozess – eher negativ wie ganz links zu sehen oder positiv, wie auf den beiden anderen Fotos

Merke
Es ist also nicht nur das individuelle **Verhalten** (Schaffen, Aufrechterhalten oder Vermeiden von Risikofaktoren), das neben den **biomedizinischen Faktoren** das Wohlbefinden eines Menschen beeinflusst, sondern bedeutsam sind auch die **Verhältnisse**, in denen ein Mensch lebt.

Diese aus dem alltäglichen Erleben abzuleitende Sichtweise über den Erhalt und Verlust von Gesundheit und über die Entstehung und den Verlauf von Krankheit spiegelt sich auch in unterschiedlichen Schwerpunktsetzungen und Fragestellungen wissenschaftlicher Auseinandersetzung mit den Themen Gesundheit und Krankheit.

4.2 Wissenschaftliche Ansätze zur Erklärung von Gesundheit und Krankheit

So sehr es bei den Phänomenen Gesundheit und Krankheit eigentlich um das Gleiche geht, nämlich die jeweilige Befindlichkeit des betroffenen Menschen, so unterschiedlich sind die wissenschaftlichen Herangehensweisen an diese Problematik.

Es lassen sich zunächst zwei Zugangswege unterscheiden, die jeweils entweder den Begriff der Krankheit oder den der Gesundheit zum Ausgangspunkt ihrer Überlegungen haben:

- die pathogenetische Forschungsrichtung: sie stellt die Frage nach den Ursachen von Krankheit (und nach deren Vermeidung) in den Mittelpunkt, und
- die salutogenetische Forschungsrichtung: sie setzt sich mit den Ursachen der Gesundheit bzw. den Möglichkeiten ihrer Erhaltung auseinander.

Eine weitere Differenzierung ergibt sich aus den verschiedenen Wissenschaftsdisziplinen, die sich mit den Fragestellungen von Gesundheit und Krankheit beschäftigen. Zu unterscheiden sind:

- medizinische Erklärungsansätze,
- psychologische Erklärungsansätze,
- soziologische Erklärungsansätze.

Hinzu kommen z. B. pädagogische oder ökonomische Teilaspekte entsprechender Forschungen. Dabei ist es grundsätzlich in allen genannten Wissenschaftsdisziplinen möglich, eher die pathogenetische oder die salutogenetische Fragestellung zu betonen. In der chronologischen Entwicklung der Theorie und Forschung zum Bereich Gesundheit und Krankheit zeigt sich allerdings eine Tendenz, in der ursprünglich fast ausschließlich die Fragen nach den Ursachen und der Vermeidung von Krankheit gestellt wurden (Pathogenese) und erst in jüngerer Zeit (in Deutschland seit ca. 1980) verstärkt die Aspekte von Gesundheit und Gesundheitserhaltung (Salutogenese) in die wissenschaftliche Diskussion kommen.

Begrifflich lässt sich diese Entwicklung als Weg von der reinen Krankheitswissenschaft hin zu aktuellen Forschungsschwerpunkten der Gesundheitswissenschaften beschreiben. Dabei zeigt sich zudem eine zunehmend interdisziplinäre Orientierung in der Theoriebildung, also ein verstärktes Zusammenarbeiten der einzelnen Wissenschaftsdisziplinen.

4.2.1 Klassische Erklärungsmodelle von Medizin, Psychologie und Soziologie

Im Sinne eines systematischen Zugangs zur oben skizzierten wissenschaftlichen Entwicklung wird hier zunächst eine kurze Zusammenfassung der sogenannten klassischen – pathogenetisch orientierten – Modelle zur Erklärung der Entstehung und des Verlaufs von Krankheit gegeben. Dabei werden zur Verdeutlichung der unterschiedlichen Positionen und Gemeinsamkeiten die idealtypischen Erklärungsmodelle skizziert, ohne an dieser Stelle auf spezifische Sichtweisen einzelner Vertreter einzugehen – zumal es sich hier eher um generalisierte Wissenschaftsrichtungen handelt.

Definition

Das **klassische medizinische Erklärungsmodell** betont ausschließlich die physiologischen bzw. biochemischen Aspekte und begreift Krankheit grundsätzlich als eine Störung der entsprechenden Vorgänge im Organismus. Es wird daher auch als **biomedizinisches Modell** bezeichnet.

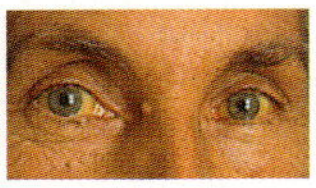

Zu den Grundsätzen des Modells gehören:

- beobachtbare körperliche Symptome, wie z. B. die Gelbfärbung der Skleren, deren Interpretation in der Zusammenschau der Symptome zur Diagnose führt;
- die Annahme, dass zwischen normalen und normabweichenden Werten unterschieden werden kann und dass diese Werte objektiv feststellbar (messbar) und für jeden Menschen gleich gültig sind (z. B. Blutdruckwerte, Blutwerte, Körpergewicht).

Nach dem biomedizinischen Ansatz können die Zustände gesund und krank eindeutig durch die Definition dessen, was als normabweichend gilt, getrennt werden: Ein Mensch ist entweder gesund oder er ist krank – sofern er sich entsprechenden Untersuchungen bzw. Diagnosestellungen, in der Regel durch Arztbesuch oder Klinikaufenthalt, unterzieht.

Definition

Das **klassische psychologische Erklärungsmodell** führt insbesondere psychische Erkrankungen grundsätzlich auf eine angeborene oder in der frühen Kindheit erworbene Störung des innerpsychischen Gleichgewichts zurück.

Die klassische Psychoanalyse (S. Freud) betont ein Missverhältnis zwischen Bedürfnissen und Motiven einerseits und deren Befriedigung andererseits. Aufgrund solcher Frustrationserlebnisse kann es neben psychischen Auffälligkeiten auch zu sogenannter Somatisierung, also zum Entwickeln körperlicher Symptome, kommen. Die Ursachen für Krankheit oder Gesundheit liegen beim einzelnen Menschen bzw. dessen Fähigkeit, Spannungen und Konflikte, sog. *Stressoren*, zu verarbeiten. Auch bei diesem Modell gibt es eine klare kausale Verbindung zwischen innerpsychischem Ungleichgewicht und der Entstehung einer Erkrankung.

Definition

Das **klassische soziologische Erklärungsmodell** stellt im weitesten Sinne die Umgebung des Menschen in den Mittelpunkt der Ursachenforschung von Krankheit.

Dazu gehören sowohl die allgemeinen gesellschaftlichen, politischen, kulturellen und ökonomischen Bedingungen, aber auch die spezifische Umgebung, in der ein Mensch lebt: Familie und Freundeskreis, Arbeit, Freizeit, individuelle soziale und ökonomische Lage.

Krankheit gilt in diesem Modell als eine Störung (aufgrund) der Lebensbedingungen eines Menschen. Dabei kann es sich sowohl um unmittelbare körperliche Schädigungen, z. B. durch Umweltgifte oder bestimmte Materialien am Arbeitsplatz, handeln, aber auch um eher indirekte Phänomene, wie z. B. den sich aufgrund von Arbeitslosigkeit entwickelnden Alkoholismus eines bestimmten Menschen.

Im Hinblick auf die Einschätzung der genannten Ansätze schreibt der Bielefelder Sozialisations- und Gesundheitsforscher Klaus Hurrelmann (1998): „Die drei Erklärungsmodelle sind zwar in sich stimmig. Sie sind auch für einige bereichsspezifische Analysen tauglich und zutreffend. Aber sie können jeweils nur begrenzte Ausschnitte der Realität erfassen. Sie sprechen jeweils in isolierter Form organismus-, person- und umweltspezifische Aspekte an …" (S. 199).

Lernaufgabe

Bitte denken Sie über folgendes Beispiel nach und diskutieren Sie es in Ihrer Lerngruppe:

Markus, 24 Jahre alt, ist in einem großen Softwareunternehmen beschäftigt. Seine Arbeit dort macht ihm (jedenfalls meistens) Freude, allerdings kommt es zunehmend häufiger vor, dass er noch bis in die Abendstunden an seinem Schreibtisch sitzt oder Kunden besucht. Er hat gute Chancen, in absehbarer Zeit eine Abteilung selbst zu übernehmen. Allerdings gibt es auch noch Konkurrenten im Haus. Markus investiert immer mehr an Zeit und Engagement in seine Tätigkeit. Das führt dazu, dass es abends zunehmend häufiger zu Auseinandersetzungen mit seiner Freundin kommt, und auch seine Freunde im Squash-Club werden langsam ungehalten, weil Markus oftmals abgemachte Spieltermine kurzfristig absagt.

Markus gerät zunehmend in eine Zwickmühle: Einerseits will er im Beruf vorankommen, andererseits aber auch nicht seine Freunde ständig vor den Kopf stoßen. Hinzu kommt, dass er immer häufiger bereits morgens mit starken Magenbeschwerden aufwacht. Zunächst ignoriert Markus die oftmals heftigen Schmerzen und die Übelkeit, da er auch früher schon häufig solche Beschwerden hatte, die offensichtlich mit einer gewissen Empfindlichkeit gegenüber bestimmten Speisen zusammenhingen.

Schließlich wendet er sich aber doch an seinen Hausarzt, der ihm eine entsprechende Medikation verschreibt. Kurzfristig bessern sich die Beschwerden, und Markus ist erleichtert, wieder mit voller Kraft auf die Beförderung hinarbeiten zu können. Nach kurzer Zeit setzen die Beschwerden wieder ein.
Warum konnte die ärztliche Therapie nicht dauerhaft wirken?

4.2.2 Interdisziplinäre Erklärungsmodelle

Hurrelmanns oben zitierte Einschätzung der sog. klassischen Erklärungsmodelle beschreibt den Weg, den die Entwicklung der Theoriebildung und Forschung im Zusammenhang mit den Fragen um Gesundheit und Krankheit tatsächlich nimmt. Dieser Weg lässt sich systematisieren als eine Loslösung

a) von rein monokausalen hin zu eher multikausalen Erklärungsmustern und
b) von einer ausschließlich pathogenetischen zu einer (auch) salutogenetischen Sichtweise.

Diese Zweigleisigkeit drückt sich auch im Verhältnis der oben bereits erwähnten Krankheits- und Gesundheitswissenschaften zueinander aus, denn je nach Zielrichtung bzw. Schwerpunktsetzung (pathogenetisch oder salutogenetisch) sind in beiden Bereichen interdisziplinäre Forschungsansätze möglich.

Sollen interdisziplinäre Forschungsansätze gelingen, ist notwendigerweise eine enge Zusammenarbeit der verschiedenen Disziplinen in Forschungsteams, aber letztlich auch in der Praxis notwendig. Ein gutes Beispiel hierfür ist die **Psychosomatik.**

Die psychosomatische Forschung geht von einem Ineinandergreifen körperlicher, psychischer und sozialer Faktoren aus, die erst in ihrem spezifischen Zusammentreffen die Art und das Ausmaß des jeweiligen Krankheitsgeschehens bestimmen. Einer der entscheidenden Wegbereiter der Psychosomatik, Thure von Uexküll (1996), macht in diesem Zusammenhang insbesondere auf die Wechselwirkungen zwischen dem menschlichen Organismus und der ihn umgebenden Lebenswelt (s. Entwicklung des Menschen, S. 57) aufmerksam und interpretiert Krankheit im Wesentlichen als ein *Versagen von Anpassungsmechanismen.* Dabei ist der kranke Mensch für ihn ein bio-psycho-soziales Wesen. Entsprechend muss auch die Wissenschaftstheorie ausgelegt sein, die der Erforschung von Krankheit und Gesundheit zugrunde liegt.

In einem ähnlichen Zusammenhang ist auch die Entwicklung vom Risikofaktorenmodell hin zum **Modell der Risikofaktorenkonstellation** zu sehen. Während ersteres in der Tradition des biomedizinischen Erklärungsansatzes „einen kausalen Zusammenhang zwischen riskanten Verhaltensweisen und der Genese von chronisch-degenerativen Erkrankungen postuliert" (Vogt 1998, S. 120), geht das Modell der Risikofaktorenkonstellation davon aus, dass erst im *Zusammenwirken bestimmter Risikofaktoren* von einer höheren *Wahrscheinlichkeit des Auftretens* bestimmter Erkrankungen gesprochen werden kann, die statistisch belegt ist. Damit ist weder ein unmittelbarer kausaler Zusammenhang hergestellt (wer raucht, bekommt Lungenkrebs), noch wird etwas darüber ausgesagt, warum manche Menschen bei identischen Risikofaktoren *nicht* erkranken (Hurrelmann 1998).

Insbesondere diese letzte Frage, nämlich die, warum manche Menschen in bestimmten Konstellationen gesund bleiben, während andere krank werden, ist die zentrale Ausgangsfrage des salutogenetischen Modells, das damit eine entscheidende Wende, einen sogenannten Paradigmawechsel, in der Forschung über Gesundheit und Krankheit markiert. Wegen seiner diesbezüglichen Bedeutsamkeit soll dieses Modell hier ausführlicher vorgestellt werden.

Salutogenetisches Modell (A. Antonovsky)

Der israelische Medizinsoziologe Aaron Antonovsky stellt mit seinem hier zu beschreibenden Modell eine – wie er es selbst ausdrückt – „radikal andere Frage" als die klassischen Ansätze der Erklärung der Ursachen von Krankheit bzw. der Systematisierung bestimmter Symptomatiken nach Krankheitskategorien.

Seine Frage lautet: „Warum befinden sich Menschen auf der positiven Seite des Gesundheits-Krankheits-Kontinuums, oder warum bewegen sie sich auf den positiven Pol zu, unabhängig von ihrer aktuellen Position?" (Antonovsky 1997, S. 15). Mit dieser Frage sind bereits zwei wesentliche Grundlagen des Ansatzes formuliert:

1. Das **Kontinuum von Gesundheit und Krankheit** und
2. die **Perspektive der Salutogenese** (abgeleitet von lat. salus: Gesundheit, Wohlergehen)

In seinem 1979 erschienenen Buch („Health, Stress and Coping") beschreibt Antonovsky sein Verständnis des Kontinuums von Gesundheit und Krankheit in Bezug auf den einzelnen Menschen als einen kontinuierlichen und dynamischen Prozess der Wechselwirkung zwischen einer Vielzahl sowohl *belastender und risikoreicher Einflussfaktoren* als auch *entlastender und schützender Faktoren.* Je nach der aktuellen Konstellation und Wirksamkeit der Einflussfaktoren lässt sich die Position des einzelnen Menschen auf dem Gesundheits-Krankheits-Kontinuum orten.

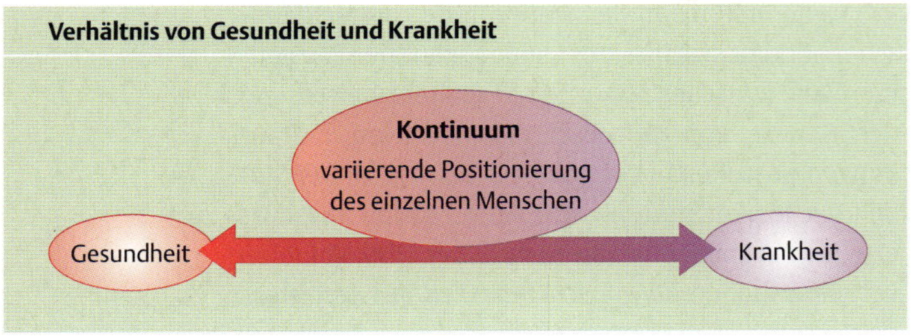

Abb. 4.2 Kontinuum von Gesundheit und Krankheit

Damit gibt es keine exakte Trennung zwischen den Zuständen von Gesundheit und Krankheit, sondern – wenn man so will – eine grundsätzliche *Gleichzeitigkeit von gesunden und kranken Anteilen,* deren Verhältnis zueinander variiert (**Abb. 4.2**).

In der Auseinandersetzung mit der Frage nach den Ursachen der jeweiligen individuellen Positionierung des einzelnen Menschen auf dem Gesundheits-Krankheits-Kontinuum, also nach der Wirksamkeit der verschiedenen Einflussfaktoren, stellt Antonovsky fest, dass die Identifizierung von sog. Stressoren bzw. Stresskonstellationen als entscheidende und auslösende Momente zu kurz greift.

Viele Menschen bleiben trotz objektiv hoher Stressbelastung relativ gesund, sie kommen mit den Belastungen gut zurecht. Stressoren, so seine Hypothese, sind im menschlichen Leben „omnipräsent... Die Konfrontation mit einem Stressor... resultiert in einen Spannungszustand, mit dem man umgehen muss. Ob das Ergebnis pathologisch sein wird, neutral oder gesund, hängt von der Angemessenheit der Spannungsverarbeitung ab. Damit wird die Untersuchung der Faktoren, die die Verarbeitung von Spannung determinieren, zur Schlüsselfrage der Gesundheitswissenschaften" (Antonovsky 1997, S. 16).

Die Antwort auf diese „Schlüsselfrage" findet Antonovsky im Konzept der **generalisierten Widerstandsressourcen** („generalized resistance ressources", GRR). Diese Widerstandsressourcen können, ebenso wie die Stressoren, den verschiedensten Bereichen zugeordnet werden. Zu nennen sind u. a.

- der physikalische und biochemische Bereich (z. B. das Immunsystem),
- die materielle Situation (Einkommen, finanzielle Verhältnisse generell),
- der kognitive Bereich (Wissen, Intelligenz),
- Selbstbild und Selbsteinschätzung (Zutrauen, Optimismus),
- der soziale Bereich (Unterstützungssysteme, Eingebundensein in ein Netzwerk) sowie
- kulturelle und weltanschauliche Aspekte (Eingebundensein und Orientierung in einem Kulturkreis, religiöse Verankerung).

Das Gemeinsame dieser Widerstandsressourcen ist, dass der Mensch, der über sie verfügt, es leichter hat, die Stressoren, denen er ausgesetzt ist, nicht als unvermeidbar zerstörerisch zu erleben, sondern in der Auseinandersetzung mit ihnen zumindest einen **Sinn** zu sehen. Geschieht dies über einen längeren Zeitraum hinweg, entwickelt der jeweilige Mensch ein starkes sogenanntes *Kohärenzgefühl* (von lat. cohaerentia: Zusammenhang), also die Bereitschaft und Fähigkeit, Dinge erklären zu können, Zusammenhänge zu erkennen.

Den Begriff des Kohärenzgefühls („sense of coherence", SOC) definiert Antonovsky folgendermaßen: Es ist „eine globale Orientierung, die ausdrückt, in welchem Ausmaß man ein durchdringendes, andauerndes und dennoch dynamisches Gefühl des Vertrauens hat, dass

1. die Stimuli, die sich im Verlauf des Lebens aus der inneren und äußeren Umgebung ergeben, strukturiert, vorhersagbar und erklärbar sind;
2. einem die Ressourcen zur Verfügung stehen, um den Anforderungen, die diese Stimuli stellen, zu begegnen;
3. diese Anforderungen Herausforderungen sind, die Anstrengung und Engagement lohnen" (Antonovsky 1997, S. 36).

Zusammenfassend lassen sich die Komponenten des Kohärenzgefühls als ***Verstehbarkeit, Handhabbarkeit*** und ***Bedeutsamkeit*** beschreiben. Insgesamt korrespondiert die Entwicklung des Kohärenzgefühls mit der generellen menschlichen Entwicklung (s. Entwicklung des Menschen, S. 57); es ist im Kontext des gesamten salutogenetischen Modells insbesondere auch für Fragen der Gesundheitsförderung von besonderer Relevanz (s. Gesundheitspflege, Teil III). Dabei geht es immer auch um Fragen des Copings, also der eingesetzten Bewältigungsstrategien im Umgang mit gesundheitlichen Beeinträchtigungen (s. Beraten – Schulen – Anleiten, S. 142), denn Antonovsky geht davon aus, dass die Suche nach Bewältigungsstrategien entscheidend davon abhängt, ob sich die Auseinandersetzung mit dem Stressor für die jeweilige Person lohnt, ob sie für sie bedeutsam ist, ob sie Sinn macht.

In der fachwissenschaftlichen Diskussion wurde der Ansatz von Antonovsky überwiegend positiv aufgenommen, er gilt als wichtiges interdisziplinäres Modell des Verständnisses von Gesundheit und Krankheit.

Neben dem Ansatz Antonovskys gibt es eine Reihe von Konzepten, die sehr ähnlich im Sinne eines multifaktoriellen Erklärungsmodells argumentieren, aber z. T. andere Schwerpunkte setzen bzw. mit anderen Begriffen arbeiten.

Zu nennen ist hier etwa der **stresstheoretische Ansatz von Pearlin (1987),** der von psychosozialen Risiken (kritische Lebensereignisse, dauerhafte Belastungen, „Übergänge" im Lebenszyklus) ausgeht, die zu Überforderung und schließlich zu einer physischen oder psychischen Symptomatik führen kön-

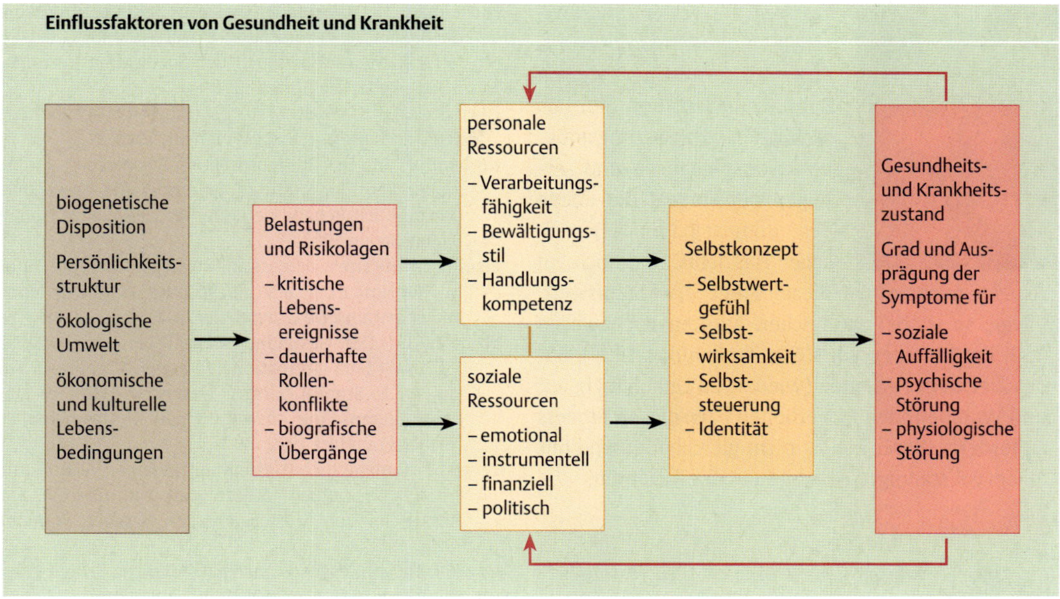

Abb. 4.3 Sozialisationstheoretisches Synthesemodell nach Hurrelmann (in Anlehnung an Hurrelmann 1998, S. 207)

nen. Das Modell berücksichtigt dabei ebenso die sozialen und ökonomischen Rahmenbedingungen wie das Selbstbild der jeweiligen Person.

In Anlehnung bzw. Weiterführung seiner generellen Arbeiten zur Sozialisationsforschung (s. Entwicklung des Menschen, S. 61) hat **Hurrelmann (1994, 1998)** sein **sozialisationstheoretisches Synthesemodell** entwickelt. Gesundheit wird in diesem Modell verstanden als „Teil der individuellen lebensgeschichtlichen Entwicklung..., als Prozess, der nur möglich ist, wenn ein Individuum flexibel und zielgerichtet den jeweils optimal erreichbaren Zustand der Koordination der inneren und äußeren Anforderungen bewältigt, dabei eine zufriedenstellende Kontinuität des Selbsterlebens (der Identität) sichert und eine persönliche Selbstverwirklichung in Abstimmung mit und in Rücksichtnahme auf Interaktionspartner ermöglicht. Gesundheit spiegelt die subjektive Verarbeitung und Bewältigung gesellschaftlicher Verhältnisse" (Hurrelmann 1994, S. 17). Zentral bei diesem Modell ist, ähnlich wie bei den bereits beschriebenen anderen interdisziplinären Ansätzen, die Interdependenz der verschiedenen Einflussfaktoren (**Abb. 4.3**). Eingang in das Modell finden Elemente der bereits beschriebenen Ansätze, so insbesondere die belastungs- und stresstheoretischen Aspekte – daher der Begriff des Synthesemodells. Hurrelmann versteht sein Modell insgesamt als ein „dynamisches Verlaufsmodell", das „mehrere Rückschleifen enthält" (Hurrelmann 1998, S. 208). Insofern ist auch Gesundheit, ähnlich wie bei Antonovsky, „kein statisch-stabiler Dauerzustand, sondern ein Gleichgewichtsstadium zwischen verschiedenen Kräften und Anforderungen..." (Hurrelmann 1998, S. 209).

···› Lernaufgabe

Sie haben in diesem Kapitel bislang eine Menge über Modelle von Gesundheit und Krankheit gelesen. Wie sieht nach dieser Lektüre Ihr eigenes Modell aus? Versuchen Sie bitte, Ihr Modell in Form einer Skizze darzustellen.

4.3 Konsequenzen für die Pflege

···› Merke

Berufliche Pflege ist eine kontinuierliche und tätige Auseinandersetzung mit den Phänomenen Gesundheit und Krankheit. Jeder Patient repräsentiert diese Phänomene in einer ganz spezifischen Weise, allerdings sind es in der Regel zunächst die (vermuteten) „kranken" Anteile, die ihn zum Patienten und damit im weitesten Sinne zum Pflegebedürftigen machen.

Dabei kommt dem im Rahmen des salutogenetischen Modells dargestellten Kontinuum von Gesundheit und Krankheit insofern eine besondere Bedeutung zu, als sich dieses Verständnis zum einen in verschiedenen Pflegetheorien wiederfindet (s. Pflegetheorien, S. 104) und es zum anderen Bestandteil einer ressourcenorientierten prozesshaften Pflege ist (s. Pflegeprozess, S. 125). So beschreibt und belegt etwa Krohwinkel (1993) in ihrer Studie zur ganzheitlich-rehabilitierenden Prozesspflege von Apoplexie-

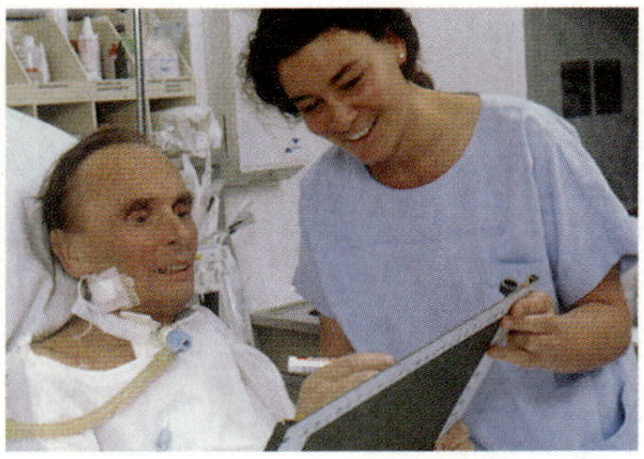

Der Patient kann zwar wegen seines Tracheostomas nicht sprechen, er erreicht jedoch einen gewissen Unabhängigkeitsgrad durch die Verwendung der Schreibtafel

kranken die Verbindung zwischen einem ressourcenorientierten theoretischen Rahmenkonzept und den tatsächlichen Umsetzungsmöglichkeiten, -chancen und -erfolgen bis hin auf die Ebene des unmittelbaren pflegerischen Handelns. Und noch ein Aspekt erscheint an dieser Stelle erwähnenswert: Pflege, so ist bei zahlreichen Autoren nachzulesen (z.B. Bartholomeyczik 1992; Krohwinkel 1993), hat das Ziel, dem Patienten (wieder) zu Unabhängigkeit und Wohlbefinden zu verhelfen bzw. diesen Prozess zu fördern. Dieses Ziel ist nicht gleichbedeutend mit einer (vollständigen) Gesundung des Patienten.

Merke

Professionelle Pflege (s. Professionelle Pflege, S. 85) ist damit eben nicht defizitorientiert, sondern macht auch da weiter, wo keine Heilung mehr möglich ist.

Denn, so drückt es die Pflegewissenschaftlerin Sabine Bartholomeyczik aus: „Auch bei den im ärztlichen Sinne als aussichtslos definierten Pflegebedürftigen gibt es Dimensionen von Unabhängigkeit und Wohlbefinden, die selbst im Sterben von Bedeutung sein können.“ (Bartholomeyczik 1992, S. 828)

Lerntipp

Bitte denken Sie noch einmal über das Zitat, das Sie gerade gelesen haben, nach: Kann es eine ressourcenorientierte Pflege bei sog. hoffnungslos erkrankten Patienten geben? Welche Erfahrungen haben Sie gemacht?

Leserservice

Verwendete Literatur

Antonovsky, A.: Health, Stress and Coping: New Perspectives on Mental and Physical Well-Being. Jossey-Bass, San Francisco 1979

Antonovsky, A.: Salutogenese. Zur Entmystifizierung der Gesundheit. Deutsche Gesellschaft für Verhaltenstherapie, Tübingen 1997

Bartholomeyczik, S.: Zum Verständnis von Gesundheit und seinem Einfluß auf die Pflege. Deutsche Krankenpflege – Zeitschrift. 12 (1992) 826

Hurrelmann, K.: Sozialisation und Gesundheit. Somatische, psychische und soziale Risikofaktoren im Lebenslauf, 3. Aufl. Juventa, Weinheim und München 1994

Hurrelmann, K.: Gesundheitswissenschaftliche Ansätze in der Sozialisationsforschung. In Hurrelmann, K., D. Ulich (Hrsg.): Neues Handbuch der Sozilisationsforschung, 5. Aufl. Beltz, Weinheim 1998

Hurrelmann, K., U. Lasser (Hrsg.): Handbuch Gesundheitswissenschaften. Juventa Weinheim 1998

Krohwinkel, M.: Der Pflegeprozeß am Beispiel von Apoplexiekranken. Eine Studie zur Erfassung und Entwicklung Ganzheitlich-Rehabilitierender Prozeßpflege. Nomos, Baden-Baden 1993

Pearlin, L.: The stress process and strategies of intervention. In Hurrelmann, K. u.a.: Social intervention: Potentail and constrains. De Gruyter, Berlin 1987

Schaefer, G.: Der Gesundheitsbegriff bei verschiedenen Völkern – Eine internationale Vergleichsstudie. In Trojan, A., B. Stumm (Hrsg.): Gesundheit fördern statt kontrollieren. Eine Absage an den Mustermenschen. Fischer, Frankfurt 1992

Teegen, F.: Ganzheitliche Gesundheit. In Trojan, A., B. Stumm (Hrsg.): Gesundheit fördern statt kontrollieren. Eine Absage an den Mustermenschen. Fischer, Frankfurt 1992

Uexküll, Th. von: Psychosomatische Medizin, 5. Aufl. Urban Schwarzenberg, München 1996

Vogt, I.: Psychologische Grundlagen der Gesundheitswissenschaften. In Hurrelmann, K., U. Lasser (Hrsg.): Handbuch Gesundheitswissenschaften. Juventa Weinheim 1998

Weiterführende Literatur

Hurrelmann, K.: Sozialisation und Gesundheit. Somatische, psychische und soziale Risikofaktoren im Lebenslauf, 3. Aufl. Juventa, Weinheim 1994

Waller, H.: Gesundheitswissenschaft. Eine Einfürhung in Grundlagen und Praxis, 2. Aufl. Kohlhammer, Stuttgart 1996

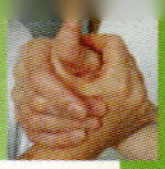

5 Professionelle Pflege

Veerle Krilla

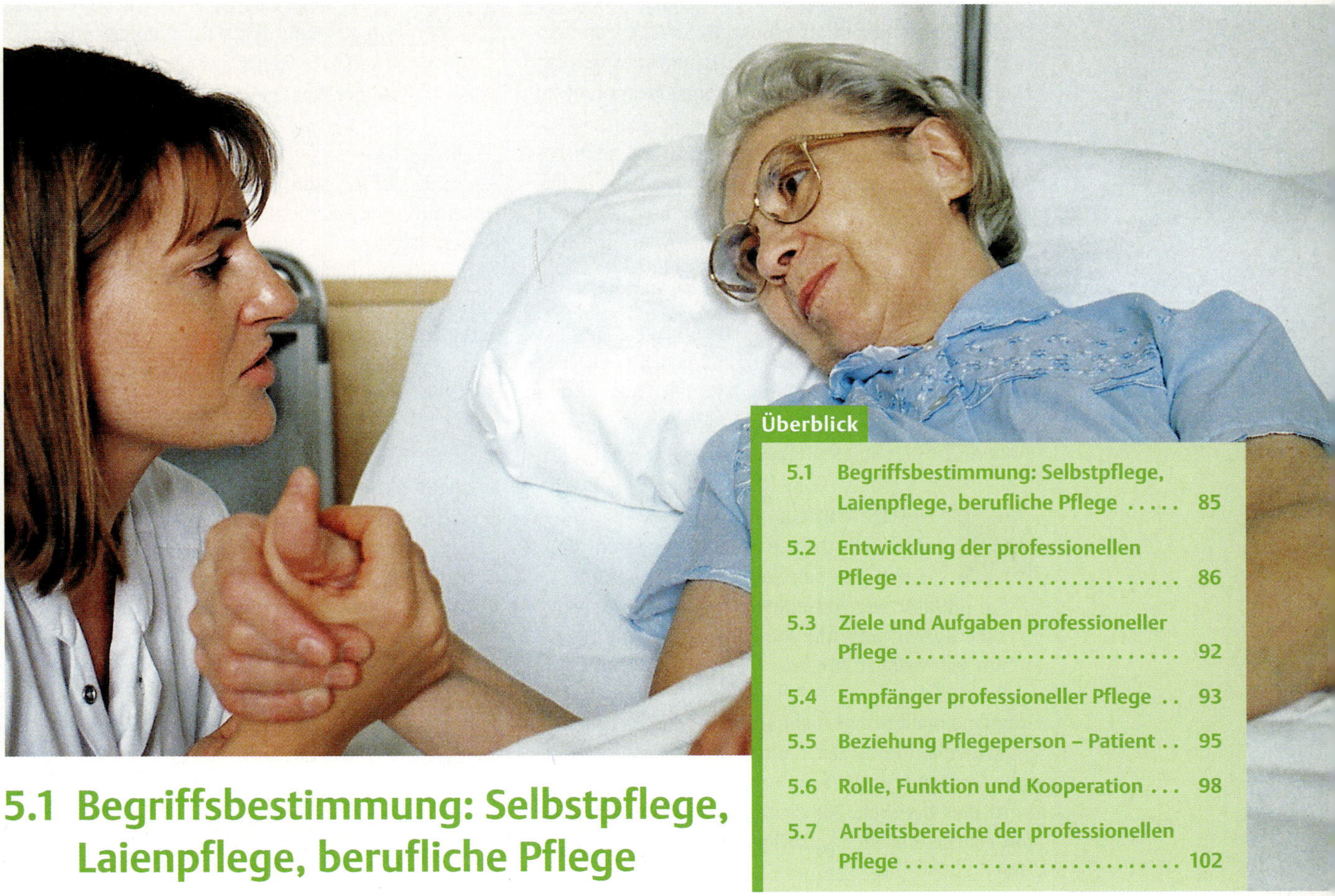

Überblick

5.1 Begriffsbestimmung: Selbstpflege, Laienpflege, berufliche Pflege

Um sich mit dem Begriff „Professionelle Pflege“ inhaltlich vertraut zu machen, sollte man sich gedanklich mit dem Begriff „Pflege“ auseinandersetzen. Dazu folgende Szene:

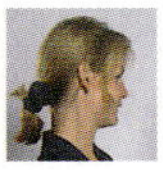

Tina, 17 Jahre alt, möchte einen Ausbildungsplatz in der Krankenpflege bekommen und schreibt an ihrer Bewerbung. Während sie darüber nachdenkt, was alles in so einem Schreiben stehen soll, gibt ihr Hund Bello ihr zu verstehen, dass er in den Garten gehen möchte. Tina streichelt ihn verständnisvoll über den Kopf, steht auf und lässt ihn raus. Zurück an ihrem Schreibtisch bemerkt sie, dass ihre Lieblingspflanze dringend Wasser benötigt. Sie holt die Gießkanne und versorgt ihre Pflanze. Indessen steht Bello wieder vor der Terrassentür und bellt, um hereingelassen zu werden. Tina öffnet die Tür. Gleichzeitig klingelt das Telefon. Es ist Anna, ihre beste Freundin. Sie kommt mit der Matheaufgabe nicht klar. Tina erklärt ihr die Aufgabe. Im Anschluss daran verabreden sie sich für den heutigen Abend. Tina setzt sich jetzt hin und setzt ihr Bewerbungsschreiben auf.

In dieser Episode übt Tina im weitesten Sinne Pflege aus. Sie kümmert sich um ihren Hund, versorgt ihre Lieblingspflanze, unterstützt ihre Freundin, pflegt ihre Beziehung zu ihrer besten Freundin, indem sie sich mir ihr verabredet, und setzt sich für ihre berufliche Zukunft ein. Pflege in diesem Sinne bedeutet das Kümmern um, das Sorgen für, das Unterstützen und Hegen von, das sich Einsetzen für jemanden bzw. etwas.

In diesem Kapitel sprechen wir aber über Pflege im engeren Sinne und meinen damit die Pflege an und mit Menschen. Was beinhaltet dies genau? Folgende Teilfragen sind hilfreich, die Sie am Ende dieses Kapitels beantworten können:
Wer übt Pflege aus?
Wer wird gepflegt?
Welche Ziele und Aufgaben hat Pflege?

Wer übt Pflege aus?

Seitdem die Menschheit besteht, gibt es auch Pflege im Sinne von der Sorge um das Wohlbefinden und die Entwicklung von Menschen. Dazu gehört, sich gegen Leid und Schmerzen zu schützen, Schäden an Leib und Seele zu verhüten und ggf. zu heilen bzw. sich um Heilung zu bemühen und die eigene Gesundheit zu fördern und zu erhalten.

Insofern verfügt jeder Mensch über ein gewisses pflegerisches Grundwissen und pflegerische Fähigkeiten, und zwar sowohl im Hinblick auf die eigene als auch bezogen auf andere Personen. An drei Beispielen soll dies verdeutlicht werden:

Beispiel 1

Anne ist schwer erkältet. Aus Erfahrung weiß sie, dass ein warmes Fußbad am Abend und eine Tasse heißer Tee mit Honig ihre Beschwerden lindern. Aus diesem Grund wendet sie diese Maßnahmen an.
Anne führt hier Selbstpflege aus.

Definition

Als Selbstpflege bezeichnet man die Sorge für sein eigenes Wohlbefinden. Sie umfasst alle Aktivitäten, die der Mensch in Wechselwirkung mit seiner Umgebung ausübt, um sich wohl zu fühlen.

Dazu muss allerdings nicht alles, was der Einzelne als wohltuend empfindet, auch tatsächlich gesundheitsfördernd für ihn sein. Am Beispiel des Rauchens wird dies deutlich. Selbstpflege kann somit sowohl förderliche, als auch schädigende Komponenten besitzen.

Beispiel 2

Frau Friedrich hat sich beim Sturz von der Leiter den rechten Oberarm gebrochen. Durch den Gips kann sie viele Tätigkeiten nicht mehr ohne Hilfe ausüben. Ihr Mann muss ihr sogar beim Waschen und Ankleiden helfen.

Hier sorgt Frau Friedrichs Mann zusätzlich für das Wohlbefinden seiner Ehefrau. Er führt Laienpflege aus. Dies kann er, weil seine Frau seine Hilfe bzw. Pflege annimmt.

Definition

Laienpflege ist eine Hilfe, die auf Erfahrung beruht und sich an den Bedürfnissen eines anderen Menschen orientiert. Sie wird auf freiwilliger Basis geleistet.

Beispiel 3

Annes Erkältung wird immer schlimmer, und die Hausmittel wirken nicht mehr. Ihr Freund weiß sich keinen Rat und benachrichtigt den Hausarzt, der Anne mit Verdacht auf Lungenentzündung in die Klinik einweist. In der Klinik wird Anne von Pflegepersonen berufsmäßig gepflegt.

Definition

Berufsmäßig ausgeübtes Pflegen, das sich an bestimmten Qualitätskriterien orientiert, wird in der Literatur als professionelle Pflege bezeichnet. Sie bedarf einer umfassenden und intensiven Ausbildung zur Vermittlung von theoretischen und praktischen Kenntnissen und Kompetenzen, basierend auf den Ergebnissen wissenschaftlicher Forschung.

Lernaufgabe

Diskutieren Sie folgende Aussagen:

- Pflege geschieht immer da, wo ein Mensch Hilfe benötigt. „Pflegt eine Mutter, die ihr Kind wickelt, auch?“
- Wenn ein Mensch krank ist, wird er gepflegt. „Pflegt der Hausarzt den Kranken auch?“
- Pflege ist Hilfestellung für die Menschen, die sich selbst nicht mehr versorgen können. „Pflegt ein Sozialarbeiter auch?“
- Pflegen heißt Menschen behandeln und versorgen. „Pflegt der/die Physiotherapeut/in auch?“

5.2 Entwicklung der professionellen Pflege

Der Begriff der professionellen Pflege wird in der Literatur vielfältig und unterschiedlich beschrieben (s. Pflegetheorien, S. 104). Dies liegt auch daran, dass man die Professionalisierung eines Berufes sowohl als gesellschaftliches Phänomen beschreiben kann als auch als einen berufsspezifischen und individuellen Prozess der Entwicklung und Qualifizierung. Auf beide Aspekte wird im Folgenden eingegangen.

5.2.1 Pflege als Beruf innerhalb der gesellschaftlichen Arbeitsverteilung

Eine Gesellschaft besteht, soziologisch betrachtet, aus Gruppen von Individuen, die eine soziale Einheit bilden und bestimmte Verhaltensmuster zeigen, welche ihr Zusammenleben regeln.

Diese Verhaltensmuster haben zum Ziel, die individuellen und kollektiven Bedürfnisse ihrer Mitglieder zu befriedigen bzw. die Erhaltung und Entfaltung der Menschen zu realisieren. Die Struktur einer Gesellschaft besteht also aus einem komplexen System, das dazu dient, den Zusammenhalt und das „Funktionieren" der Gesellschaft zu erhalten und zu festigen. Dazu gehört auch, dass die zur Bestandssicherung der Gesellschaft notwendige Arbeit unter deren Mitgliedern verteilt wird. Der jeweilige Beitrag des Einzelnen in diesem Handlungssystem bestimmt dessen Funktion und auch soziale Position innerhalb der Gesellschaft.

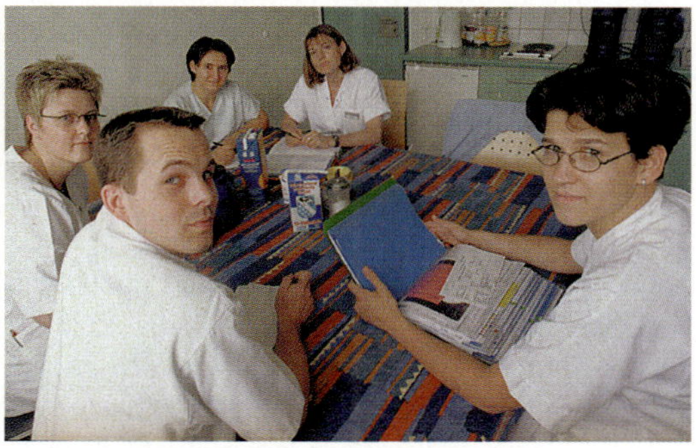

Das gesellschaftliche Phänomen der Arbeitsverteilung führt zur Entstehung verschiedener Berufe. Die inhaltliche Gestaltung der Berufe geschieht prozesshaft, indem die Angehörigen eines Arbeitsbereiches ihre Tätigkeit nach Form und Inhalt im gesamtgesellschaftlichen Kontext beschreiben. Erst durch eine solche Beschreibung ist es der Gesellschaft möglich, eine Vorstellung darüber zu bekommen, was sie von einem bestimmten Beruf erwarten kann. Letzteres bestimmt die Anerkennung des Berufes durch die Mitglieder der Gesellschaft.

Die Entwicklung eines Berufes kann generell folgendermaßen dargestellt werden:

- Entwicklung einer Berufshaltung (Personen identifizieren sich mit einem Tätigkeitsbereich und fühlen sich ihm als Gruppe zugehörig),
- Entwicklung von berufsmäßigen Handlungen, die von der Gesellschaft als berufsspezifisch angenommen werden („Know-how" und spezifische Aufgabenfelder),
- Entwicklung von Legitimationsgrundlagen zur Abgrenzung des Aufgabengebietes (z. B. Berufsgesetze),
- Entwicklung von Ausbildungsmodi (z. B. Ausbildungs- und Prüfungsordnungen und Lehrpläne).

Wie nun die Entwicklung der beruflichen Pflege konkret aussah, ist im Folgenden im Überblick nachzulesen.

5.2.2 Geschichtliche Entwicklung der beruflichen Pflege

Über Jahrhunderte hinweg basierte die Pflege von kranken Menschen auf überliefertem Wissen, das zwar nicht im heutigen Sinne wissenschaftlich abgesichert war, aber dennoch Zusammenhänge herstellte.

Die Pflege und Betreuung der Kranken wurde vor allem von Frauen ausgeübt, während die Heilungstätigkeiten von Priesterärzten geleistet wurden.

Antike. In der Antike herrschte die Vorstellung, dass Gesundheit und Krankheit unmittelbar an das Verhältnis der vier „Körpersäfte" (Blut, Schleim, gelbe und schwarze Galle) gebunden waren, die wiederum den vier Elementen Luft, Wasser, Feuer und Erde zugeordnet waren (die sog. Elemente- und Säftelehre des Hippokrates, 460 – 377 v. Chr.). Die jeweilige „Mischung" der Säfte ließ Rückschlüsse auf die jeweiligen Organe, Temperament und Gemütsverfassung zu. Aus dieser Lehre entwickelte sich die sog. „Diätetik". Der aus Pergamon stammende römische Arzt Galen (129 – 199 n. Chr.) führt erste medizinische Tierversuche durch und entwickelte daraus ein Modell der „Blut- und Nährstoffbewegung". Grundsätzlich gewann schon damals die genaue Krankenbeobachtung im Hinblick auf die „Diagnose" eine hohe Bedeutung. Sie ist auch heute noch die wichtigste Komponente in der Pflege. Behandelt und gepflegt wurden in der Antike allerdings nur diejenigen Kranken, bei denen man eine Heilung für möglich und wahrscheinlich hielt. Die „Prognose" (die Vorausschau) nahm daher eine besondere Rolle ein: So erläutert der griechische Philosoph Platon in seinen Ausführungen über den „Staat", dass die Arzneikunst nur bei denjenigen Menschen angewandt werden sollte, die eigentlich von Natur aus gesund sind, aber von irgendeiner „zufälligen" Krankheit befallen werden. Als unheilbar geltende kranke Menschen wurden ihrem Schicksal überlassen, denn sie brachten, nach der antiken Auffassung, dem Staat keinen Nutzen.

> *„Die Menschen gewannen ihre Erkenntnisse aus der Deutung von für sie unerklärlichen Vorgängen mit Hilfe von Magie, Religion und Naturbeobachtung. Diese Erkenntnisse wurden nicht nur angewandt, sondern auch weitergegeben und dadurch verbreitet und weiterentwickelt. Dies führte letztendlich dazu, dass die Menschen Zusammenhänge zwischen ihrer Art zu leben und der Entstehung von Krankheiten erkannten und verstanden. Aus diesem Wissen entwickelten sie dann Regeln und Vorschriften zur Verhinderung und Behandlung von Krankheiten."* *(Metzger, 1998)*

Christentum. Erst mit dem Aufkommen des Christentums fand ein Wandel statt. Für die Christen galt der Dienst am Nächsten, zu verstehen als Dienst an allen Notleidenden, als Dienst an Gott. So entstand ein gänzlich neues Pflegeverständnis, nämlich Pflege als karitativer Dienst. Dieser wurde zunächst im häuslichen Milieu geleistet. Erst mit der Anerkennung der christlichen Religion durch das „Toleranzedikt von Mailand" (313 n. Chr.) entstanden zunehmend öffentliche Einrichtungen, in denen Hilfsbedürftige (Kranke und Arme) aufgenommen wurden.

Mittelalter. Im frühen Mittelalter schlossen sich zunehmend christliche Ordensgemeinschaften zusammen, die sich ganz besonders auch der Pflege der Kranken im Sinne des Liebesdienstes am Nächsten widmeten. Eine der bekanntesten ist der Benediktinerorden (Kloster Monte Cassino, 529 n. Chr.). In der Regel des Benediktinerordens ist nebenstehendes Zitat nachzulesen.

» Um die Kranken soll man vor allem und über alles besorgt sein. Man diene ihnen so, wie man wirklich Christus dienen würde. «

Danach entstanden viele sowohl kirchliche als auch weltliche Ordensgemeinschaften, die Klöster und Hospitäler gründeten. Die Pflege der Kranken wurde dort zunehmend auch von Ordensfrauen übernommen. Zugleich gab es die sog. Mönchsärzte, die sich zwar mit den Fragen der „inneren Medizin" beschäftigen durften, denen es aber seitens der Kirche nicht gestattet war, chirurgische Eingriffe vorzunehmen.

Im späten Mittelalter nahm die Bevölkerungszahl rapide zu, und es kam zur Ausbreitung von Seuchen, denen die Medizin hilflos gegenüberstand, obwohl mittlerweile an ersten Universitäten (im Deutschen Reich in Heidelberg, Prag und Wien) Medizin studiert werden konnte. Die Gründung der Universitäten dokumentierte zugleich die Trennung von Medizin und Pflege personell und institutionell.

Renaissance. Mit der Renaissance, also der frühen Neuzeit, erfolgte ein allmähliches Lösen der Medizin von der Kirche. Sektionen, die bis dahin verboten waren, konnten durchgeführt werden. Dies brachte es mit sich, dass Krankheit nun nicht mehr vornehmlich als Strafe Gottes angesehen wurde, sondern vielmehr als Ursache persönlichen Fehlverhaltens. Gleiches galt für die Armut.

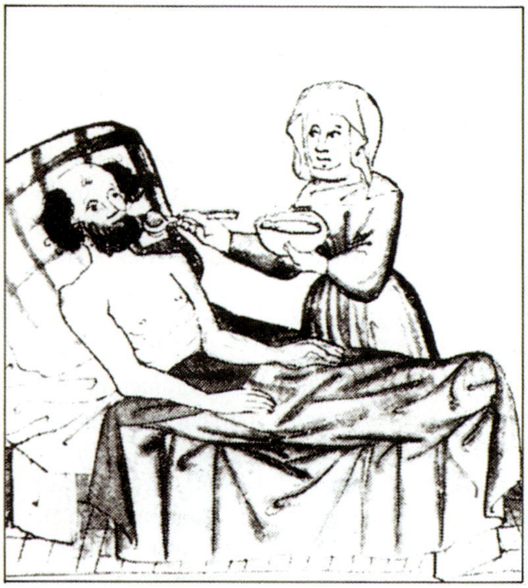

Eine Schwester um 1450

Neuzeit. Mit dem 30-jährigen Krieg (1618 – 1648) wurden im Zuge der sich ausbreitenden Reformation viele Klöster aufgelöst. Alleinstehende Kranke und Arme suchten ihre Zuflucht in den wenigen übrig gebliebenen Klöstern. Die Häuser waren dadurch schnell überfüllt, und man musste für die Versorgung der Kranken nach neuen Lösungen suchen. So kam es z. B. im „Hotel Dieu" in Paris zu einer Trennung der akut erkrankten Menschen von den übrigen zu versorgenden Personen. Weil zudem das Personal in den Häusern, das aus Ordensangehörigen bestand, aufgrund mangelnder Eigenrekrutierungsmöglichkeiten zurückging, mussten die Armen nun teilweise die Pflege der Kranken übernehmen. Auf diese Weise wurden zum ersten Mal in der Geschichte Männer und Frauen aus der untersten Gesellschaftsschicht gegen Bezahlung zur Pflege der Kranken rekrutiert, die sog. Wärterinnen und Wärter.

Zur gleichen Zeit entstanden in den katholischen Regionen neue Orden, die sich um die Kranken kümmerten. Die Medizin entwickelte sich rasant, und es entstand allmählich eine große Diskrepanz zwischen den Anforderungen seitens der Medizin an die Pflege einerseits und dem vorhandenen Wissensstand der Pflegenden andererseits. Letzteres führte unweigerlich zu Veränderungen in der Pflege. Es entstanden die sog. Mutterhäuser, in denen Frauen sowohl theoretisch als auch praktisch für die Ausübung der Pflege vorbereitet wurden. In dieser Organisationsform verfügten die pflegenden Frauen über eine gewisse soziale Sicherheit. Das Mutterhaus wurde zum Familienersatz. Viele unverheiratete Frauen nahmen ab dem ausgehenden 18. Jahrhundert diese Chance wahr.

Der Beginn des 19. Jahrhunderts war einerseits geprägt durch die zunehmende Industrialisierung, andererseits durch zahlreiche Kriege. Dies führte dazu, dass viele Frauen gezwungen waren, ihren Lebensunterhalt selbst zu verdienen. Auf diese Weise entstand die freiberufliche Krankenpflege. Auch entstand in dieser Zeit durch die zunehmende Zahl großer Hospitäler immer mehr die Tendenz, dass neben der Pflege und Grundversorgung der Kranken auch bei ärztlichen Tätigkeiten assistiert wurde. Die kirchlichen Ordensgemeinschaften bemühten sich, diesen Anforderungen durch selbstgeregelte Anleitungen der zukünftigen Krankenschwestern gerecht zu werden. Theodor Fliedner entwickelte in Kaiserswerth ein hauseigenes „Ausbildungsprogramm" für die Lernschwestern, das neben dem Lernen am Krankenbett auch einige theoretische Ausbildungsanteile vorsah.

Trotz der Entwicklung des zunehmenden Bedarfs an ausgebildetem Personal gab es aber bis zum Anfang des 20. Jahrhunderts noch keine gesetzliche Ausbildungsregelung. Die Bezahlung reichte kaum zum Überleben, und die Arbeitszeit betrug durchschnittlich 12 – 16 h. Viele Pflegende zogen es deswegen vor, in die freiberufliche Arbeitswelt, die Hauspflege, zu gehen. Agnes Karll, selbst Pflegende und lange freiberuflich tätig, setzte sich für bessere Arbeitsbedingungen und für eine Alters- und Krankheitsabsicherung der freiberuflichen Schwestern ein. Sie gründete im Jahr 1903 mit Gleichgesinnten den ersten freien Berufsverband die „Berufsorganisation der Krankenpflegerinnen Deutschlands (BO)“. Daneben etablierten sich auch zunehmend die „Schwesternschaften vom Roten Kreuz“, die aus den sog. „Vaterländischen Frauenvereinen“ hervorgegangen waren.

1907 wurde schließlich nach langen Parlamentsdebatten das erste Krankenpflegegesetz in Preußen verabschiedet. Es sah eine einjährige Ausbildung vor. In den folgenden Jahren wurden auch in zahlreichen anderen deutschen Ländern entsprechende Regelungen erlassen. Damit war der Schritt hin zum Beruf der Krankenpflege getan.

Nationalsozialismus. In der Zeit des Nationalsozialismus wurde der bis dahin relativ schlechte soziale Status des Pflegeberufs insofern gesellschaftlich aufgewertet als dieser Beruf zum einen die „Werte“ der „deutschen Frau“ im Sinne einer besonderen Aufopferungsbereitschaft und Fürsorglichkeit repräsentierte, zum anderen die Kompetenzen des Berufs für die Durchsetzung der (rassen)ideologischen Ziele genutzt wurden. Es entstand die „Nationalsozialistische Schwesternschaft“, Status und Bezahlung verbesserten sich. 1938 trat ein reichseinheitliches „Gesetz zur Ordnung der Krankenpflege“ in Kraft, das eine Ausbildungsdauer von eineinhalb Jahren vorsah. Die Berufserlaubnis wurde nach einer sich anschließenden einjährigen praktischen Tätigkeit erteilt. Es wurden nur solche Personen zur Ausbildung zugelassen, die „arischer Abstammung“ und „politisch zuverlässig“ waren. Im Laufe des Zweiten Weltkrieges kommt es zu zahlreichen Zusatzregelungen, die u. a. die Versorgung der Kriegsverletzten in den Lazaretten sicherstellen sollten.

Nachkriegszeit. Nach dem Zweiten Weltkrieg gab es aufgrund der großen Flüchtlings- und Kriegsverletztenzahl einerseits und durch die von Bomben zerstörten Häuser andererseits einen großen Bedarf an neuen Krankenhäusern. Die Krankenpflege kennzeichnete sich weiterhin durch das traditionelle Bild der Schwester, die sich am Arzt orientiert und seine Anordnungen gewissenhaft ausführt. Erst im Jahre 1950 wurden in Deutschland neue Ausbildungsvorschriften erlassen, die aber noch keine wesentlichen Veränderungen mit sich brachten. Die Ausbildung wurde auf ein Minimum von zwei Jahren festgelegt. Die einzelnen Länder konnten die Ausbildungszeit aber individuell verlängern. Dadurch gab es unterschiedliche Ausbildungszeiten in Deutschland.

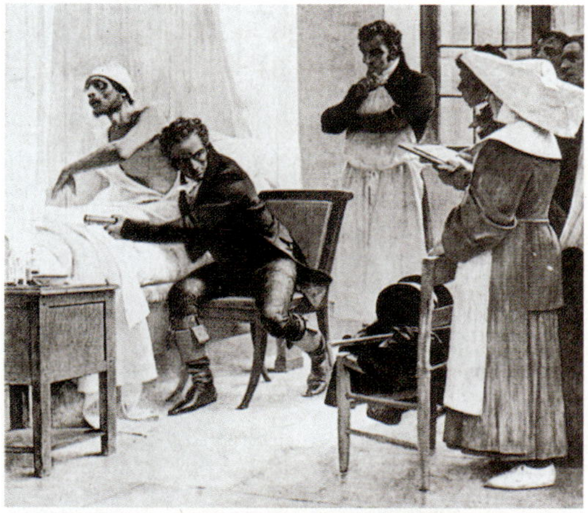
Schwester in typischer Tracht um 1816

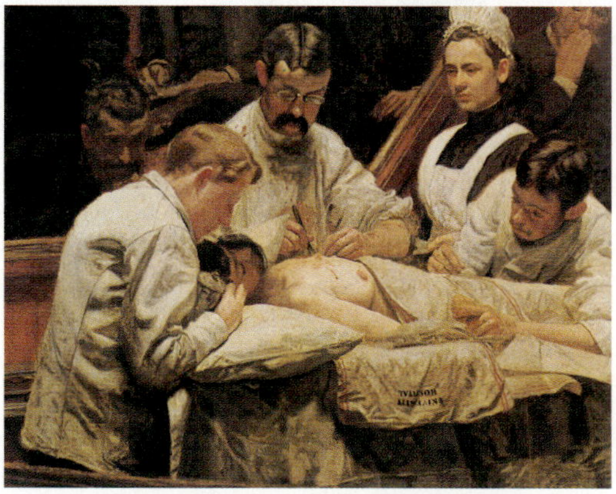
Schwester um 1889 mit typischer Schürze und Haube

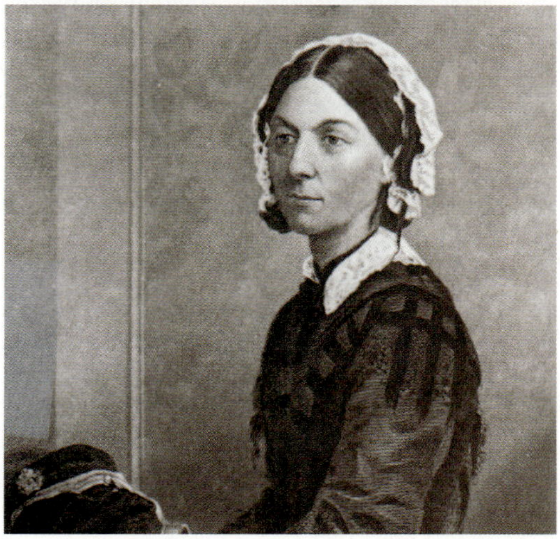
Florence Nightingale

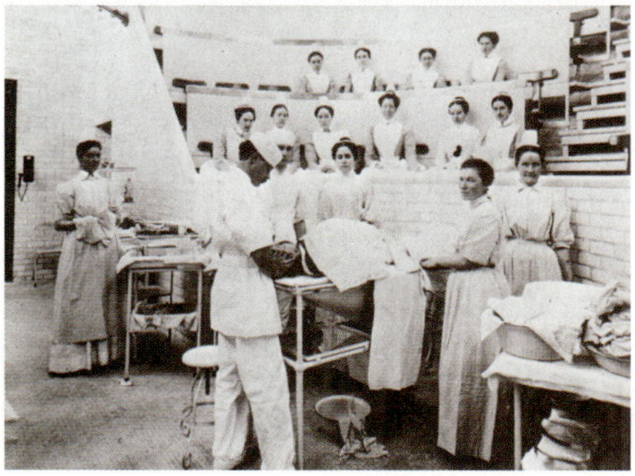
Schwestern in der Ausbildung am St. Luke's Hospital, 1899

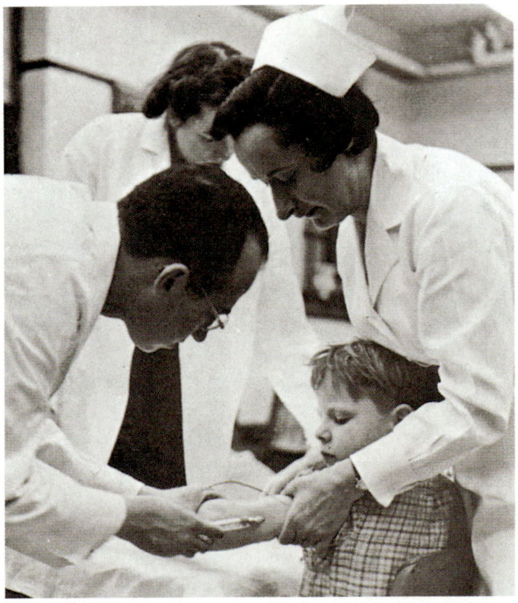

Assistierende Krankenschwester 1954 beim ersten Großversuch des Impfstoffes gegen Kinderlähmung

Erst 1957 trat ein bundeseinheitliches Krankenpflegegesetz in Kraft. Die Ausbildung betrug zwei Jahre und bestand aus einer theoretischen und praktischen Ausbildung, zuzüglich einer einjährigen praktischen Tätigkeit zur Vertiefung des Gelernten. Die Novellierung des Gesetzes von 1965 sah eine dreijährige Ausbildungszeit vor.

Während die Pflege in Deutschland nach wie vor kein eigenes wissenschaftliches Profil entwickelt hatte und sich weiterhin ausschließlich über die Entwicklung der Medizin definierte, sah es in den angelsächsischen Ländern anders aus: Pflegerisches Handeln und Pflegeaufgaben wurden durch die Berufsangehörigen selbst erforscht und beschrieben, Konzepte und Modelle wurden erarbeitet und es entwickelte sich eine eigenständige Pflegewissenschaft (s. Pflegetheorien, S. 104 und Pflegeforschung, S. 240).

Die Entwicklung im angelsächsischen Bereich führte in den 70er Jahren auch in Deutschland dazu, dass sich die Berufsangehörigen der Pflege erneut mit Form und Inhalt ihres Berufes beschäftigten und Veränderungen in der Ausbildung angestrebten. So entstand 1985 das bis heute gültige Krankenpflegegesetz und eine entsprechende Ausbildungs- und Prüfungsordnung.

···› Merke

Die Entwicklung des Pflegeberufs in der Vergangenheit wird entscheidend durch die gesellschaftlichen Rahmenbedingungen mitgeprägt. Dazu gehören die jeweiligen gesellschaftlichen Werte und Normen, die Sozialpolitik, das ökonomische System und die Entwicklungen von tätigkeitsbezogenem Wissen bzw. Wissenschaft. Alle diese Faktoren haben einen großen Einfluss auf die inhaltliche Ausgestaltung der Pflege.

Es stellt sich nun im Folgenden die Frage, was unter professioneller Pflege zu verstehen ist, oder anders formuliert: Was unterscheidet professionelle Pflege von nicht professioneller Pflege?

5.2.3 Vom Beruf zur Profession

···› Lernaufgabe

Versuchen Sie mit eigenen Worten zu beschreiben, was Sie unter professioneller Arbeit verstehen. Welche Kriterien müssten Ihrer Meinung nach dafür erfüllt sein und warum? Vergleichen Sie Ihre Ergebnisse mit denen Ihrer Kolleginnen und Kollegen in der Kleingruppe. Was fällt Ihnen dabei auf? Gehen Sie der Frage nach, woher mögliche Unterschiede herrühren.

Wenn im Volksmund über eine sehr gut geleistete Arbeit gesprochen wird, so sagt man: Das ist „Profiarbeit“. Dem Gedanken folgend müssten diejenigen, die diese Arbeit geleistet haben, die „Profis“ sein. Ganz offensichtlich handelt es sich bei diesen „Profis“ also um Personen, die eine bestimmte Sache in einer besonders guten, eben professionellen Art und Weise bearbeiten oder durchführen, und zwar im Vergleich zu anderen Personen, die die gleiche Arbeit möglicherweise auch berufsmäßig, aber eben nicht professionell tun. Was unterscheidet nun die Profession vom Beruf?

···› Definition

Als Beruf bezeichnet man einen durch die gesellschaftliche Arbeitsverteilung legitimierten und definierten Aufgabenbereich. Dabei setzt die Berufszugehörigkeit eine geregelte Ausbildung sowie spezifische Kompetenzen und Qualifikationen voraus.

Der Begriff der Profession beschreibt Merkmale, die über die in der Berufsdefinition genannten hinausgehen. Dabei ist eine Entwicklung vom Beruf zur Profession durchaus möglich.

Wenn, bezogen auf den Pflegeberuf, der Berufsangehörige durch kontinuierliche Weiterbildung und unter Anwendung systematisierten Pflegewissens eigenständig und im Hinblick auf andere Berufsgruppen unverwechselbar sein Pflegehandeln strukturiert plant, durchführt und auswertet, ist der erste Schritt hin zur Professionalisierung getan.

Unter soziologischen Gesichtspunkten sind an eine Profession allerdings ganz bestimmte Kriterien gebunden, mit denen wiederum die gesellschaftliche Anerkennung des Berufs als Profession verknüpft ist.

5.2.4 Gesellschaftlicher Prozess der Professionalisierung

In unserer Gesellschaft gibt es im Grunde nur wenige Berufsgruppen, die als Professionen gelten, da dafür nachfolgende zusätzliche Bedingungen erfüllt sein müssen (Kellnhauser 1994):

- eine einheitliche akademische Ausbildung,
- autonomes Handeln unter Anwendung systematisierten Spezial- und Fachwissens,
- eigene Fachsprache,
- Spezialisierungsprozess durch Fort- und Weiterbildung während der Berufsausübung,
- Organisation in Berufsverbänden,
- autonome Berufsverwaltung,
- eigenständige Berufsethik.

Hieraus lässt sich ableiten, dass der Pflegeberuf von der Gesellschaft bislang im o.g. Sinne nicht als Profession anerkannt werden kann, da er nicht alle Bedingungen erfüllt. Man zählt den Pflegeberuf deshalb zu den Semiprofessionen.

Pflege befindet sich also auf dem Weg zur Professionalisierung. Sie entwickelt sich zunehmend zu einem selbständigen Beruf mit eigener wissenschaftlicher Grundlage. Kellnhauser (1994) beschreibt diesen Prozess als: „ein(en) dynamische(n) Vorgang, in dessen Verlauf ein Beruf zu einer Profession wird. Das Endziel eines Professionalisierungsprozesses ist die Erfüllung der sozialwissenschaftlich anerkannten klassischen Professionsmerkmale" (S. 50).

Dabei bedeutet Professionalisierung ganz entscheidend auch eine berufsspezifische Qualifikationsentwicklung. Wichtige Schritte für die Entwicklung des Professionalisierungsprozesses in der Pflege wären insofern:

- eine kontinuierliche Evaluation der Ausbildungsmodi innerhalb der Berufsgruppe mit dem Ziel der Begründung und Initiative notwendiger Veränderungsprozesse,
- intensive Auseinandersetzung mit berufsethischen Fragestellungen und verbindliche Kodifizierung für alle Berufsangehörige,
- berufspolitische Initiativen im Hinblick auf die Erhöhung der Berufsautonomie bzw. das Bemühen um die Kodifizierung klar umrissener Tätigkeitsbereiche und Kompetenzen (langfristig erscheint hier das Instrument einer „Pflegekammer" sinnvoll),
- Etablierung und Weiterentwicklung insbesondere der sog. „klinischen" Pflegeforschung, also der Forschung, die sich unmittelbar mit den Voraussetzungen und Wirkungen pflegerischen Handelns in der Praxis befasst,
- verstärkte Umsetzung pflegewissenschaftlicher Erkenntnisse in der Praxis und geeignete Verfahren zur Strukturierung des Umsetzungsprozesses.

5.2.5 Professionalisierung als individueller Qualifizierungsprozess

Die Pflegewissenschaftlerin Patricia Benner (1994) nimmt bei ihrer Beschreibung des Professionalisierungsprozesses die Perspektive der Handlungskompetenz in der Berufspraxis ein. Sie beschreibt insgesamt fünf Stufen des individuellen Qualifizierungsprozesses von Pflegepersonen:

Stufe 1: Neuling/Anfänger/Schüler

Berufliche Anfänger haben noch keine Berufserfahrung. Sie sind deswegen bei ihrer Berufsausübung auf Regeln angewiesen, um sich in ihrer Arbeitsausführung sicher zu fühlen. Diese Regeln ermöglichen es ihnen, das Richtige im geeigneten Moment zu tun. Sie vermögen ihnen aber nicht zu sagen, was in einer bestimmten Pflegesituation nun oberste Priorität hat bzw. wann z.B. Ausnahmen gemacht werden können. Hieran erkennt man, dass Regeln einerseits sehr wichtig sind, andererseits auch ihre Grenzen haben.

Stufe 2: fortgeschrittene Anfängerin

Fortgeschrittene sind in ihrer Berufsausübung schon mit vielen Situationen konfrontiert worden. Sie haben dadurch die Fähigkeit erlangt, situationsbedingte wiederkehrende Muster zu erkennen und entsprechend zu handeln. Das Erkennen alleine genügt aber noch nicht, um selbständig Prioritäten setzen zu können. Daher sind auch sie innerhalb komplexer Situationen noch auf feste Regeln angewiesen.

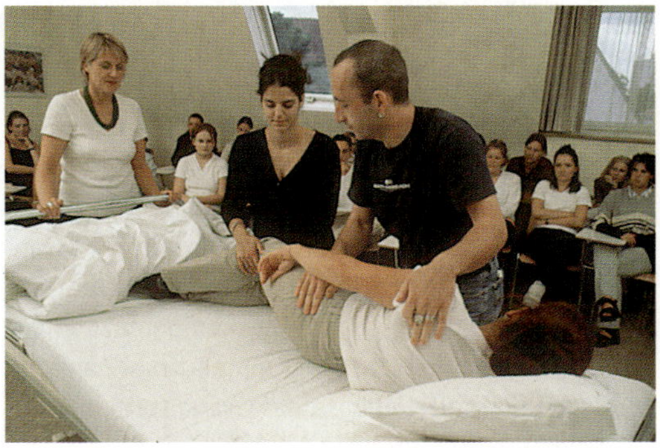
Schüler, die unter Anleitung ihrer Lehrerin im Demoraum das Lagern eines Patienten erlernen

Stufe 3: kompetente Pflegeperson

Kompetente Pflegepersonen besitzen schon mehr Berufserfahrung in komplexen Situationen. Sie können ihr Handeln auf langfristige Ziele und Pläne ausrichten und erkennen, welche Aspekte in einer Situation wichtiger sind als andere. Sie fühlen sich in jeder Situation ihrer Berufsausübung sicher, sind aber dennoch nicht so schnell und flexibel wie erfahrene Pflegepersonen.

Stufe 4: erfahrene Pflegeperson

Erfahrene Pflegepersonen sind in der Lage, eine Situation in ihrer Gesamtheit zu sehen und nicht nur als Zusammensetzung einzelner Teile. Sie finden schnell das Wichtigste heraus und können aufgrund dessen in der Situation rasch Entscheidungen treffen.

Stufe 5: Pflegeexpertin

Pflegeexperten benötigen in der Berufsausübung keine expliziten Regeln mehr, da sie diese schon internalisiert haben. Durch ihren großen Erfahrungshintergrund erfassen sie die jeweilige Situation richtig und gehen unmittelbar das Hauptproblem an. Dieses Erfassen der Gesamtsituation kann nicht nur einfach erlernt werden, es resultiert aus langjähriger Erfahrung auf einem bestimmten Gebiet. Daher muss dieses Expertenwissen bei jedem beruflichen Wechsel neu erworben werden.

Benner geht aber auch davon aus, dass lange Berufserfahrung nicht automatisch dazu führt, Pflegeexperte zu werden. Wer sich nicht ständig fachlich weiterentwickelt, wird zwar eine langjährige Berufserfahrung besitzen, jedoch wird der Blick für die Wahrnehmung einer Gesamtsituation durch die sich allmählich einschleichende Routine getrübt.

Professionalisierung in diesem Sinne ist ein indivueller Qualifikationsprozess, basierend auf kriterienorientiertem, begründetem und theoriegeleitetem Handeln in der Praxis der Berufsausübung.

5.2.6 Professionalität ist mehrdimensional

Merke

Professionalisierung beschreibt einen Prozess, innerhalb dessen zwei Ebenen miteinander verknüpft sind:

- der gesellschaftliche Prozess der Entstehung einer Profession und damit zusammenhängend die gesellschaftliche Anerkennung des Berufes als Profession,
- der Prozess der innerberuflichen Qualifizierung und Entwicklung zum „Experten" auf der Basis eines entsprechenden theoriegeleiteten fachlichen, methodischen und sozialen Kompetenzspektrums.

An professionelle Pflegepersonen werden also auch unter dem Gesichtspunkt der Qualifizierung spezielle Anforderungen gestellt. Es wird deutlich, dass nur solche Personen als professionelle Pflegende bezeichnet werden können, die:

- über eine anerkannte und qualifizierte Ausbildung in der Pflege verfügen und deren Berufsbezeichnung gesetzlich geschützt ist und die zudem
- kontinuierlich ihre erworbenen Kenntnisse durch aktuelle wissenschaftliche Erkenntnisse vertiefen und erweitern.

5.3 Ziele und Aufgaben professioneller Pflege

Professionelle Pflege basiert, wie in diesem Kapitel bereits erläutert wurde, auf einer gründlichen und intensiven Ausbildung, in die nicht nur pflegewissenschaftliche, sondern auch Erkenntnisse aus anderen Disziplinen miteinfließen. Hinzu kommt das Erlangen praktischer Handlungskompetenz. Pflege versteht sich heute nicht mehr nur als Krankenpflege, sondern unterstützt ebenso das Gesundsein und Gesundbleiben des Menschen.

Gesundheitspflege ist das Bemühen um die Erhaltung und Förderung der Gesundheit sowie die Verhütung von Krankheit bei Menschen aller Altersgruppen (s. Gesundheitspflege, Teil III).

Die Ziele sind demnach:

- Erhalten und Fördern der Gesundheit,
- Verhüten von Krankheit,
- Hinleiten zu gesundheitsförderlichem Verhalten,
- Befähigen zu angemessener Selbst- und Laienpflege.

Pflege bei Gesundheitsproblemen ist eine Hilfeleistung an Menschen aller Altersgruppen im Zustand von Behindertsein, Krankwerden, Kranksein, Gesundwerden, Krankbleiben und Sterben.

Die Ziele sind demnach:

- Wiedererlangen von Gesundheit,
- Neuorientierung und Selbstständigkeitssteigerung bei bleibender Krankheit oder Behinderung,
- Befähigen zu angemessener Selbst- und Laienpflege,
- würdevolles Sterben.

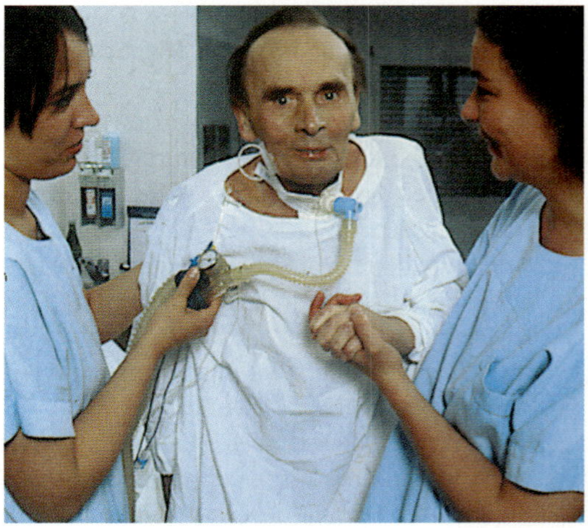

Altenpflege ist eine besondere Form der Pflege. Sie ist eine Hilfeleistung in Form von Unterstützung bei der Bewältigung der Lebensaktivitäten alter Menschen, deren Selbstständigkeit aufgrund von Altersprozessen und damit einhergehendem Ressourcenverlust eingeengt ist.

Die Ziele sind demnach:

- Neuorientierung und größtmögliche Selbstständigkeitserhaltung,
- Erhalten und Fördern der Gesundheit,
- Befähigen zu angemessener Selbst- und Laienpflege,
- Ermöglichen würdevollen Sterbens.

Merke
Grundsätzlich gilt, dass Pflege immer ein zwischenmenschliches Geschehen ist, eine Arbeit mit und für Menschen, in und/oder mit Organisationen und Systemen, in denen es im Interesse der Patienten um klar definierte Verantwortungsbereiche in Kooperation mit anderen Berufsgruppen geht.

Die wichtigsten berufsspezifischen Aufgaben bestehen in der unmittelbaren pflegerischen Versorgung, Begleitung, Betreuung, Beratung und Anleitung des einzelnen Patienten und seiner Angehörigen oder unmittelbaren Bezugspersonen.

Für Deutschland sind die pflegerischen Aufgaben abzuleiten aus §4 des Krankenpflegegesetzes von 1985 (s. Rechtliche Aspekte, S. 209).

Die Gesamtverantwortung für die Pflege und deren Qualität (s. Qualitätssicherung, S. 249) liegt bei der Berufsgruppe selbst. Wie „professionell" diese Verantwortung wahrgenommen wird, ist entscheidend von der Qualifikation der Berufsangehörigen abhängig.

5.4 Empfänger professioneller Pflege

Die bisher erörterten Ausführungen verdeutlichen, dass derjenige zum Empfänger professioneller Pflege wird, der sich selbst nicht mehr genügend aus eigenen Kräften pflegen kann (Selbstpflegedefizit) und/oder von seiner Umgebung unzureichend, gar nicht oder nicht mehr gepflegt werden kann (Laienpflegedefizit) und der zudem selbst (oder durch Angehörige) um Pflege anfragt.

Diese Anfrage kann sowohl vom Kranken als auch vom Gesunden ausgehen.

5.4.1 Der Patient als Empfänger professioneller Pflege

Der Patient unterscheidet sich vom Kranken dadurch, dass seine Krankheit durch Experten (Ärzte) festgestellt bzw. diagnostiziert wird. Mit dem Gang zum Arzt wird der kranke Mensch zum Patienten, es findet eine Institutionalisierung statt. Mit der Einweisung ins Krankenhaus wird dies besonders deutlich. Patient sein bedeutet somit auch ein Anpassen an die Abläufe und Organisationselemente der Institution. Dies kann zu einem großen Maß an Fremdbestimmung über den Patienten führen, bis hin zu Depersonalisierung.

Als Beispiel: Der Patient kann seine Mahlzeiten nicht mehr einnehmen, wann er will. Das Krankenhausgelände darf er nur mit ausdrücklicher Genehmigung des betreuenden Arztes verlassen. Sein Zimmer (eigentlich Schlafzimmer) muss er mit Fremden teilen und es wird überdies ungefragt und oftmals unerwartet von vielen Menschen betreten. Seine Familie steht ihm als Besucher gegenüber usw. Weil mit dem Begriff „Patienten" (von lat. patiens: erdulden) oftmals negative Assoziationen verbunden werden, spricht das moderne Krankenhaus- bzw. Gesundheitsmanagement zunehmend vom Patienten als Klient oder Kunde. Was ist darunter eigentlich in Abgrenzung zu dem Begriff „Patient" zu verstehen?

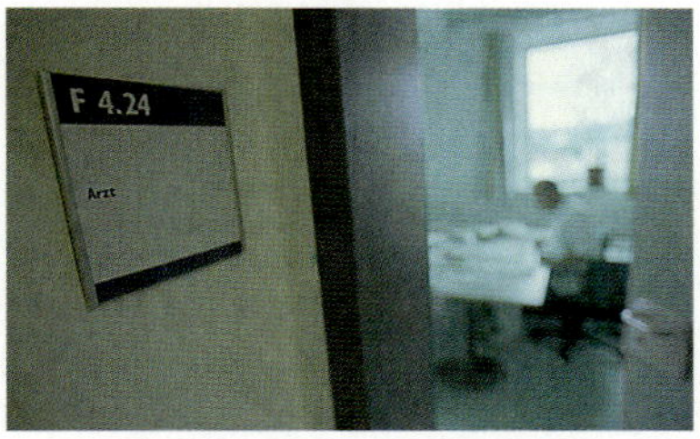

Mit dem Gang zum Arzt wird der kranke Mensch zum Patienten

Der Klient kann im weitesten Sinne als „Ratsuchender" verstanden werden, der entweder selbst Auftraggeber für bestimmte Berufsgruppen ist (Rechtsanwalt, Steuerberater) oder der als beratungsbedürftig angesehen wird und dann zum Klienten von z. B. Sozialarbeitern oder Psychologen wird.

Patienten sind dieser Definition nach Klienten von Ärzten und, bedingt durch die Etablierung ambulanter Pflegedienste, ebenso Klienten der Pflegepersonen in diesem Bereich. Mit Eintritt in eine Institution (Krankenhaus, Altenheim) wird der betroffene Mensch zum Klienten dieser Institution und damit personell zum Klienten aller in die Versorgung involvierten Berufsgruppen.

Der Kunde ist im Wesentlichen gleichzusetzen mit dem Käufer. Der Patient kann also demnach auch als Kunde bezeichnet werden, da er einerseits als

Auftraggeber für einen Gesundheitsdienst auftritt und andererseits von Leistungserbringern, im weitesten Sinne, als wiederkehrender Leistungsanforderer angesehen wird.

Wenn betriebswirtschaftlicher Nutzen, Bedürfnisse und Bedarf im Zentrum des Denkens stehen, werden solche Güter und Dienstleistungen, die nicht gegen Entgelt entnommen werden können, vernachlässigt. Das höchste menschliche Gut, dass Sichfüreinander-Einsetzen in der Gesellschaft, gerät in Gefahr. Im Gesundheitssektor darf man sich aus diesem Grund nicht nur an ökonomischen Grundsätzen orientieren, sondern diese müssen immer mit qualitätsbezogenem und ethisch verantwortlichem Denken korrespondieren.

Merke

Ein professionelles Pflegeverständnis kann entscheidend dazu betragen, sowohl ökonomisch verantwortlich zu handeln, als auch die Patienten im wohlverstandenen Sinne eines Klienten und damit auch eines „Gasts" in den Mittelpunkt der Bemühungen der entsprechenden Gesundheitsinstitution zu stellen. Geschieht dies, rückt die gewählte Terminologie in den Hintergrund und der hilfebedürftige oder ratsuchende Mensch wird zum Zentrum professioneller Berufsauffassung.

5.4.2 Gesunder Mensch als „Nachfrager" professioneller Pflege

Nicht nur Kranke sind als Patienten Empfänger professioneller Pflege, auch gesunde Menschen zählen ggf. zum Klientel der Pflegepersonen und treten in zwei Funktionen auf:

- als Angehöriger und damit „Ressource" des Kranken bzw. Patienten,
- als (potenzieller) Kunde.

Angehörige als „Ressource" des Patienten

Die Zusammenarbeit zwischen Pflegepersonen und Angehörigen ist ein wichtiger Aspekt professioneller Pflege. Die wirkungsvolle familiäre Unterstützung für den Patienten ist sowohl im Akutkrankenhaus als auch in der Rehabilitation und ganz besonders in der ambulanten Pflege von großer Bedeutung.

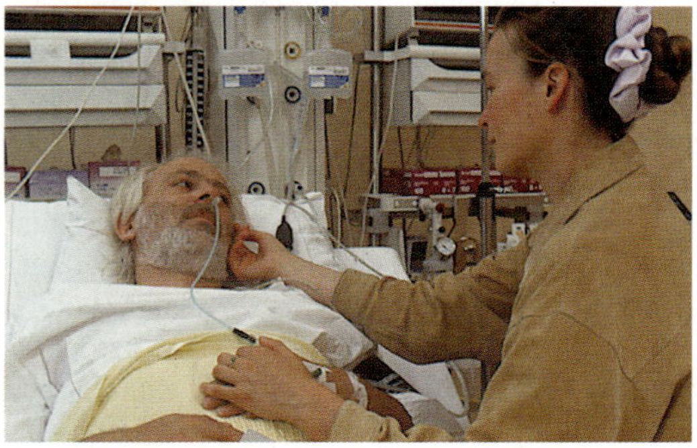

Die liebevolle Zuwendung der Angehörigen ist für den Patienten eine große Unterstützung

Eine Gesundheitsbeeinträchtigung schränkt den Aktionsradius des Betroffenen ein und hat dadurch emotionale Auswirkungen auf das Verhältnis zu seinen Angehörigen. Einerseits erwartet der Patient von den Angehörigen eine erhöhte Aktivität, andererseits wird er aufgrund seiner Abhängigkeit zeitweilig passives Mitglied des Familienverbundes oder der Gemeinschaft, in der er lebt, weil er seine vorher üblichen und selbstverständlichen Aufgaben nicht mehr erfüllen kann. Das Verhältnis zu den Angehörigen wird somit entscheidend durch die Gesundheitsproblematik des Patienten geprägt. Eine ressourcenorientierte Unterstützung verlangt nicht nur die Veränderung von bis dato an den Patienten gerichteten Rollenerwartungen, sondern ebenfalls die vorübergehende Aufgabe gewohnter Kommunikationsmuster. Die Angehörigen müssen frühere Spannungen und evtl. negative Erfahrungen zurückstellen.

So entsteht oftmals eine Doppelbelastung, die dazu führen kann, dass Angehörige selbst der Unterstützung professioneller Pflege bedürfen. Die Unterstützungsleistungen können sich beziehen auf das:

- Informieren (z.B. über andere Unterstützungsmöglichkeiten),
- Beraten (z.B. hinsichtlich einer möglichen Aufnahme in ein Heim),
- Empfehlen und Vermitteln notwendiger Pflegehilfsmittel,
- Schulen und Anleiten hinsichtlich pflegepraktischer Verrichtungen (z.B. bei einem Diabetes mellitus des Patienten),
- Begleiten in Krisensituationen.

(Potenzieller) Kunde als „Nachfrager" professioneller Pflege

Jeder Mensch, der sich für gesundheitserhaltende Maßnahmen interessiert, ist als „Gesundheitsratsuchender" anzusehen und stellt somit einen Kunden dar.

Viele Wirtschaftszweige nehmen sich der nicht explizit geäußerten Wünsche dieser Kunden an und „fördern" entsprechende Bedürfnisse. Kein Fernsehabend geht vorbei ohne Reklame für irgendwelche gesundheitsfördernden Artikel bzw. Maßnahmen. Ärzte, Psychologen, Ernährungsexperten und auch Geistliche nutzen das Medium Fernsehen, um ihre Anliegen und Angebote „rüberzubringen".

Wenn man auch viele solcher „Angebote" hinterfragen kann, so fällt jedoch auf, dass die professionelle Pflege auf dem Gebiet der gesundheitsbezogenen Angebote praktisch nicht repräsentiert ist. Der Gesundheitsratsuchende ist oft noch darauf angewiesen, sich pflegerelevante Informationen anderweitig zu besorgen.

Auch diejenigen, die sich nicht a priori für gesundheitserhaltende Maßnahmen interessieren, können als möglicher zukünftiger Patient angesehen werden. Dieser begegnet uns tagtäglich in unserer Berufsausübung als:

- Angehöriger oder enge Bezugsperson des Patienten,
- Besucher der Kranken, der um Informationen über den Kranken bittet oder einfach die Pflege des Kranken beobachtet und daraus Schlüsse über das Angebot der Pflegeleistungen zieht,
- Mitarbeiter anderer Berufsgruppen,
- Praktikant,
- Selbsthilfegruppe,
- Patientenfürsprecher,
- Interessent für die Pflegeausbildung.

Sie alle erleben in irgendeiner Form professionelle Pflege. Die Art und Weise, wie sie diese erleben, wird mit ausschlaggebend sein, welches Krankenhaus z.B. – falls im konkreten Fall eine Wahlmöglichkeit gegeben ist – bei einem notwendig werdenden Krankenhausaufenthalt präferiert wird oder – falls in der eigenen Familie Pflegebedürftigkeit entsteht – welcher ambulante Dient gewählt wird.

5.5 Beziehung Pflegeperson – Patient

In den vorangegangenen Kapiteln dieses Buches ist schon viel über die Beziehungen zwischen Menschen gesagt worden. Zusammengefasst unterhalten Menschen vielfältige Beziehungen unterschiedlichster Art und Qualität:

- freundschaftliche Beziehungen,
- familiäre Beziehungen,
- intime Beziehungen,
- Arbeitsbeziehungen,
- politische Beziehungen,
- gesellschaftliche Beziehungen,
- religiöse Beziehungen,
- nachbarschaftliche Beziehungen.

Menschen stehen aber auch in Beziehung zu sich selbst, zu ihren eigenen Fähigkeiten, ihren eigenen Mängeln, internalisierten Werten und Normen. Daraus entwickelt sich das jeweilige Selbstbild oder Selbstkonzept eines Menschen. Dieses Selbstkonzept findet sich in jeder Beziehung wieder, die eingegangen wird. Es gilt immer für alle an einer Beziehung beteiligten Personen.

Grundsätzlich ist jede Beziehung abhängig von:

- dem jeweiligen Menschenbild der Beteiligten,
- dem jeweiligen Entwicklungsstand der Beteiligten,
- dem Grad des Wohlbefindens der Beteiligten,
- dem jeweiligen Kontext, in dem sich die Beteiligten befinden,
- der jeweiligen Situation,
- dem Rollenverständnis der Beteiligten,
- der gegenseitigen Sympathie oder Antipathie der Beteiligten,
- dem angewandten Kommunikationsmuster der Beteiligten,
- der Wahrnehmungsqualität der Beteiligten,
- den Werten und Normen der Beteiligten,
- der Zahl der Beteiligten und den damit zusammenhängenden Interaktionsmustern,
- dem Grund, warum eine Beziehung aufgenommen wird.

In der pflegewissenschaftlichen Fachliteratur wird die Beziehung zwischen Pflegepersonen und Patienten vielfach beschrieben. Nach Roper (1993) ist die Beziehung zwischen Pflegeperson und Patient: „... in erster Linie eine menschliche. Dennoch ist jeder Patient zu einem ganz bestimmten Zweck in Behandlung, nämlich um seinen vorhandenen oder potentiellen Gesundheitsproblemen Abhilfe zu schaffen. Die Krankenschwester hat den pflegerischen Beitrag zur Lösung, Verbesserung oder Verhütung der vorhandenen oder potentiellen Probleme des Patienten zu leisten. Daher beruht die Beziehung Patient–Schwester nicht auf freier Wahl, sondern dient der Erfüllung beruflicher Pflichten" (S. 206).

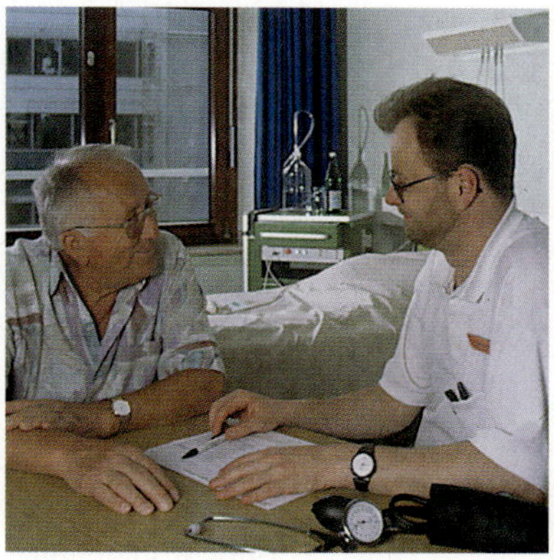

Die erste Kontaktaufnahme entscheidet häufig über die Qualität der Beziehung zwischen Patient und Pflegeperson

Es wird deutlich, dass es um eine aus dem beruflichen Auftrag resultierende Beziehung geht, die in der Regel nicht auf Freiwilligkeit beruht und durch das „Patient-Sein" begrenzt ist.

Um eine derartige bewusste Beziehung eingehen zu können, sind neben pflegefachlichem Wissen pflegefachliche Kompetenzen und kommunikative Fähigkeiten erforderlich.

Darüber hinaus unterliegt die Beziehung zwischen Pflegepersonen und Patienten vielen Einflussfaktoren. Diese entscheiden mit darüber, ob eine vertrauensvolle Beziehung entwickelt werden kann oder ob diese von Distanz und Misstrauen geprägt wird. Solche Einflussfaktoren finden sich sowohl beim Patienten als auch bei der Pflegenden. Zusätzlich zu den bereits genannten Einflussfaktoren sind in

der Beziehung zwischen Pflegepersonen und Patienten folgende Aspekte wichtig:
- Lebenserfahrung und Lebensgeschichte,
- Kommunikationsbereitschaft und Kommunikationsfähigkeit,
- Pflegeverständnis,
- Erwartungen und Rollenverhalten als Pflegeperson und als Patient,
- Einstellung zu Gesundheit, Krankheit und Alter,
- Bedürfnisse, Ressourcen und Probleme bei Pflegepersonen und Patienten.

Das folgende Beispiel soll diese Einflussfaktoren verdeutlichen.

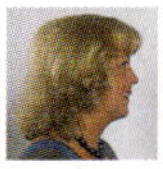

Frau Kratig wird von ihrem Hausarzt wegen kolikartigen Oberbauchbeschwerden ins Krankenhaus eingeliefert. Sie hat ihre beste Freundin, die an Darmkrebs litt, vor 15 Jahren verloren. Dieses Erlebnis hat sie sehr geprägt. Seitdem reagiert sie empfindlich auf alles, was mit Krankenhaus und Operation zusammenhängt. Sie ist der Meinung, dass jegliche körperliche Manipulation eine Krebserkrankung nur fördert. Bis jetzt ist sie sehr gut mit ihren Hausmitteln zurecht gekommen. Nun jedoch sieht sie sich selbst in einer ähnlichen Situation. Sie hat Angst. Argwöhnisch registriert sie alles, was um sie herum geschieht. Bei jeder Pflegeverrichtung fragt sie, ob dies auch so angeordnet sei. An allem hat sie etwas auszusetzen. Ihr Mann ist 20 Jahre älter und sehr unselbstständig in seiner Selbstversorgung. Er hängt sehr an seiner Frau. Das ist mit ein Grund, warum Frau Kratig so schnell wie möglich wieder nach Hause will. Als ihr eröffnet wird, dass eine Operation unumgänglich ist, verweigert sie die Einwilligung. Die Pflegeperson, die über die ganzen Hintergründe ihres Verhaltens nicht weiß, versucht ihr gut zuzureden, aber Frau Kratig zeigt keine Gesprächsbereitschaft. Als an diesem Tag die Nachtschwester über das Verhalten von Frau Kratig informiert wird, fragt sie sich, was wohl der Grund für dieses Verhalten sein könnte. Sie weiß aufgrund ihrer jahrelangen Erfahrung, dass frühere Erlebnisse oftmals unbewusst das Verhalten prägen. An diesem Abend nimmt sie sich vor, sich etwas mehr Zeit für diese neue Patientin zu nehmen. Bei der Begrüßung erkundigt sie sich nach dem Befinden der Patientin, fragt, wie es ihren Angehörigen geht, da sie doch im Krankenhaus liegt, und ob diese nun ohne sie zurecht kommen. Jetzt erzählt Frau Kratig über ihren Mann und darüber, wie sehr dieser auf sie angewiesen ist. Sie erzählt über ihre Angst vor einer Operation, über ihren Unmut darüber, dass so viele „junge Dinger" versuchen, sie davon zu überzeugen, dass eine solche Operation so harmlos sei. Auch erwähnt sie, wie sie immer wieder an ihre Freundin denken müsste. Die Nachtschwester hört einfach nur zu. Frau Kratig weint leise. Die Schwester lässt alles geschehen, ohne einzugreifen. Sie gibt zu erkennen, dass sie ihre Lage gut nachvollziehen kann und signalisiert Bereitschaft, gemeinsam nach Lösungen zu suchen, damit ihr Mann in der Zwischenzeit versorgt werden kann. Nach einer Weile fragt Frau Kratig die Nachtschwester, ob diese auch Dienst hat, wenn sie operiert wird. Die Nachtschwester zeigt in diesem Beispiel ein patientenorientiertes Pflegeverständnis. Dieses Verständnis ermöglicht es der Patientin, ihre biografischen Hintergründe zum Ausdruck zu bringen, welche Ursachen für ihr zuvor gezeigten Verhalten sind. Durch die Kommunikationsbereitschaft und Kommunikationsfähigkeit der Pflegeperson wird es der Patientin nun möglich, diese Hintergründe selbst bewusst wahrzunehmen und zu erkennen. Damit hat die Nachtschwester der Patientin dazu verholfen, ihr Copingverhalten (ihren Umgang mit der Krankheit, ihren Bewältigungsstil) zu ändern (s. Beraten, Schulen, Anleiten, S. 142). Gleichzeitig hat sie sie dazu motiviert, sich aktiv am Gesundungsbemühen zu beteiligen.

Eine professionell angelegte pflegerische Beziehung lässt sich in Anlehnung an das interaktionsbezogene Pflegemodell von Peplau (1995) in vier Phasen beschreiben, die jeweils durch das Stadium des „Patient-Seins" sowie durch bestimmte Beziehungsinhalte geprägt sind (s. Pflegetheorien, S. 111). Auch Bauer (1997) lehnt sich in seinen Ausführungen zur „Beziehungspflege" an dieses Modell an.

In Anlehnung an die Terminologie von Peplau lassen sich folgende Phasen unterscheiden (sie werden hier kurz erläutert und im Kapitel „Pflegetheorien" nochmals im Zusammenhang dargestellt):

1. Orientierungsphase. Diese Phase ist geprägt durch das gegenseitige Kennenlernen und fängt bei der ersten Kontaktaufnahme an.

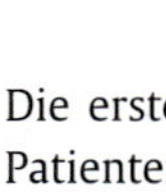

Frau Jakob kommt am Aufnahmetag auf die Station und meldet sich im Stationszimmer. Da trifft sie auf Pflegeperson Anke. Beide sehen sich zum ersten Mal und haben mehr oder weniger bestimmte Wahrnehmungen voneinander. Bei beiden tauchen Gefühle auf. Sie nehmen das Aussehen, die Gestalt, die Wirkung der Person, das Gesicht, die Ausstrahlung und vieles mehr von einander wahr.

Die erste Begegnung zwischen Pflegepersonen und Patienten prägt oftmals entscheidend die weitere Entwicklung der Beziehung zwischen beiden, da die so entstandenen Eindrücke oft selbst durch objektive Informationen und tatsächlich vorhandene Gegebenheiten nicht mehr berichtigt werden können (Bauer 1997). Eine professionelle Pflegeperson sollte sich der „Schlüsselfunktion" der ersten Begegnung bewusst sein und diese entsprechend gestalten (s. Pflegeprozess, S. 129).

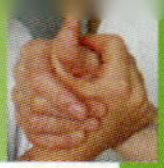

2. Identifikationsphase. In dieser Phase der Beziehung identifiziert sich der Patient mit der Pflegeperson. Die Pflegeperson wird von ihm als jemand erkannt, der ihm bei der Bearbeitung seiner Gesundheitsprobleme helfen kann. Ziel dabei ist es, gegenseitiges Vertrauen und Verständnis aufzubauen.

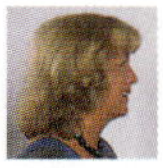

Frau Jakob kommt mit ihrer Situation nicht zurecht und übt vorwurfsvolle Kritik an ihrer Umgebung: „Die Luft im Zimmer ist nicht zum Aushalten. Das Essen ist immer nur lauwarm. Die Schwestern haben nie richtig Zeit für mich."

Die zuständige Pflegeperson nimmt diese Äußerungen wahr und interpretiert diese vor dem Hintergrund der spezifischen Situation der Patientin. Sie weiß, dass die Patientin im Moment mit allem überfordert ist und derartige Unmutsäußerungen häufig einem Gefühl der Hilflosigkeit entspringen. Über aktives Zuhören (s. ATL Kommunizieren, Kap. 27) versucht die Pflegeperson, die hinter den Äußerungen von Frau Jakob versteckten Gefühle herauszufinden. Dabei ist es wichtig, dass die professionelle Pflegeperson auch ihre eigenen Gefühle ausdrückt. Vorrangige Bedürfnisse der Patientin können auf diese Weise befriedigt werden; eine professionelle Distanz ist möglich (Bauer 1997).

3. Nutzungsphase. In dieser Phase nutzt der Patient die von der professionell Pflegenden angebotene Hilfe voll aus. (Er ist in der Lage, das Angebot wirklich zu nutzen.) Dadurch können vorhandene Probleme produktiv bearbeitet und gelöst werden.

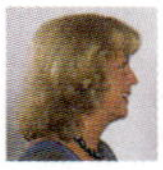

Frau Jakob erwartet den Besuch ihres Mannes und bittet die Pflegeperson, ob diese ihr im Laufe des Vormittags die Haare waschen kann. Gemeinsam überlegen beide, diese Verrichtung am späten Vormittag durchzuführen, da zu diesem Zeitpunkt sowohl die Pflegende als auch Frau Jakob über ausreichend Zeitressourcen verfügen.

4. Ablösungsphase. Pflegeperson und Patient lösen allmählich ihre Bindungen und Abhängigkeiten. Die Entlassung wird vorbereitet. Die Pflegende hilft den Patienten, seine Handlungen auf dieses Ziel hin auszurichten. Diese Ablösung sollte sowohl physisch als auch psychisch stattfinden, damit der Patient frei wird, sich auf andere Beziehungen seiner Wahl einzulassen.

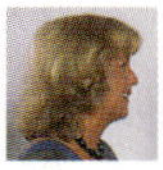

Frau Jakob wird voraussichtlich in vier Tagen entlassen. Die Pflegende bespricht im Hinblick auf die Entlassung mit Frau Jakob, wer ihre Pflege übernehmen wird. Frau Jakob lässt ihre Schwester in die Pflege einweisen und die Pflegeperson schränkt langsam ihre Tätigkeiten ein. So fördert sie die Selbstständigkeit der Patientin bei der Übernahme ihrer Bedürfnisbefriedigung. Beide sprechen darüber, wie sie den Krankenhausaufenthalt erlebt haben, wie Frau Jakob die Zeit nach ihrer Entlassung sieht, wer sie abholt usw. Am Tag der Entlassung beenden sowohl Frau Jakob als auch die Pflegeperson ihre Beziehungen ohne Verlusterleben.

Selbstständigkeit des Patienten als Ziel der Pflege bedingt ein Loslassen desselben, ein Sichzurückziehen, das schrittweise Lösen der beruflichen Beziehung. Die erwähnten Beispiele machen deutlich, wie einzigartig und individuell letztlich jede Beziehung zwischen Pflegepersonen und Patienten ist. Benner (1994) sagt dazu treffend: „Die Beziehung zwischen Patient und Pflegeperson läuft nicht nach einem einheitlichen professionellen Schema ab, sondern stellt eher ein Kaleidoskop aus Nähe- und Distanzmomenten in einigen der dramatischsten, ergreifendsten und auch banalsten Momente des Lebens dar" (S. 21).

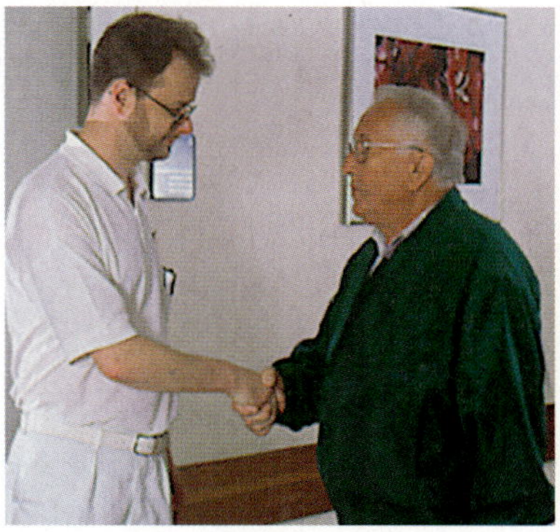

Die Art der professionellen Beziehung ist immer auch funktionell angelegt und hängt vom situativen Kontext in den unterschiedlichsten Bereichen der Pflegepraxis ab. Benner (1994) unterscheidet hier die Bereiche:

- Helfen,
- Beraten und Betreuen,
- Diagnostik und Patientenüberwachung,
- wirkungsvolles Handeln bei Notfällen,
- Durchführen und Überwachen von Behandlungen,
- Überwachen und Sicherstellen der Qualität der medizinischen Versorgung,
- Organisieren und Zusammenarbeiten.

Bei aller Differenziertheit und Individualität der Beziehung zwischen Pflegeperson und Patient lassen sich aber doch einige Grundvoraussetzungen einer professionellen Pflegebeziehung zeigen:

- die Bereitschaft, den Patienten an der Beziehung zu „beteiligen" und diese nicht einseitig gestalten zu wollen,
- Empathie (Einfühlungsvermögen),
- Akzeptanz: den Patienten akzeptieren und anzunehmen, so wie er ist, frei von Beurteilungen und Bewertungen,
- Kongruenz: wahrnehmen eigener Emotionalität und Sichtbar-machen dieser Erlebnisinhalte auf angemessene Weise,
- Kompetenz: fachliche, methodische und soziale Kompetenz, letztere impliziert die Selbst-, Wahrnehmungs- und Kommunikationskompetenz,

- ein gesundes Gleichgewicht von Nähe und Distanz zielgerichtet auf die höchstmögliche Selbstbestimmung und Selbstständigkeit des Patienten.

Diese Grundvoraussetzungen dienen dem Ziel, den Patienten zu fördern in:

- seiner Auseinandersetzung mit seinem Selbst- und Fremdbild,
- seiner Einsichtsfähigkeit und Selbstreflexion,
- seiner Auseinandersetzung mit für ihn nicht akzeptablen Gefühlen,
- seiner Sozialkompetenz im Umgang mit den ihn umgebenden Menschen,
- seiner Sinnfindung, gerade in der aktuellen Situation,
- seiner Bewältigungsstrategie hinsichtlich seiner Erkrankung bzw. damit verbundene Probleme.

Geplante und strukturierte Pflege zeichnet sich neben der fachlichen und methodischen Kompetenz auch dadurch aus, die genannten Grundvoraussetzungen und Ziele einer professionellen Beziehungsgestaltung zwischen Pflegenden und Patienten mit einzubeziehen (s. Pflegeprozess, S. 125).

5.6 Rolle, Funktion und Kooperation

Pflegende üben ihren Beruf an vielen unterschiedlichen Orten aus: in Krankenhäusern, in der häuslichen Pflege, in Betrieben, in Schulen, Kurkliniken, Rehabilitationszentren, Alten- und Pflegeheimen, Hospizen, Tages- und Nachtkliniken etc. (s. Arbeitsfelder der Pflege, S. 185). Damit sind zugleich sehr verschiedene Pflegesituationen und Funktionen verbunden. So unterschiedlich wie die Pflegesituation sind auch die Menschen, die gepflegt werden: Junge und Alte, Männer und Frauen, Angehörige verschiedener Religionen und Kulturen.

In jeder dieser genannten Konstellationen haben die Pflegenden einerseits unterschiedliche Funktionen und andererseits unterschiedliche Rollen zu erfüllen. Sie werden mit Erwartungen unterschiedlichster Art konfrontiert. Erwartungen werden nicht nur von den Patienten und deren Angehörigen formuliert, sondern auch von den Kollegen der eigenen sowie anderer Berufsgruppen auf Station, den unmittelbaren Vorgesetzten, der Verwaltung und – im Hinblick auf die Schüler – zudem noch von der Krankenpflegeschule. Da diese Erwartungen in der Regel unterschiedlich sind, setzt die Pflegende automatisch Prioritäten, und es kommt oftmals zu einem inneren Konflikt, zumal wenn Wunschrolle und gelebte Rolle nicht übereinstimmen.

Definition

Generell versteht man unter einer „Rolle" ein Bündel von Normen und Erwartungen, die an den Inhaber einer Position gerichtet sind. Wird ein Positionsinhaber mit verschiedenen Rollenerwartungen konfrontiert, ist ein (innerer) Konflikt meist vorprogrammiert

Zu unterscheiden sind:

- Intrarollenkonflikt: Dieser entsteht, wenn von verschiedenen Seiten gegensätzliche Erwartungen an den Rolleninhaber gestellt werden. Zum Beispiel: Die Pflegeschülerin kann den Erwartungen der Schule, immer Zeit für Patientengespräche einzuräumen, und den Erwartungen des Stationsteams, Schüler sollen möglichst zügig arbeiten, nicht gleichzeitig nachkommen.
- Interrollenkonflikt: Dieser entsteht, wenn zwei oder mehr Rollen gleichzeitig übernommen werden, mit denen Erwartungen verknüpft sind und die miteinander nicht vereinbar sind. Zum Beispiel:
  Die Pflegeschülerin, Mutter zweier Kinder, kann nicht gleichzeitig den Erwartungen ihrer Kinder bezüglich eines Sonntagsausflugs und den Erwartungen der Station, gerade diesen Sonntag zu arbeiten, nachkommen.

Rollenkonflikte sind zwar grundsätzlich nicht zu vermeiden, werden aber für den Betroffenen transparenter, wenn er seine Funktion in der jeweiligen beruflichen Situation genau kennt und sein Handeln begründen kann.

Generell kann unterschieden werden zwischen:

- der Rolle in der direkten Pflegesituation,
- der Rolle in der innerberuflichen Kooperation,
- der Rolle im therapeutischen Team,
- der Rolle in der jeweiligen Institution.

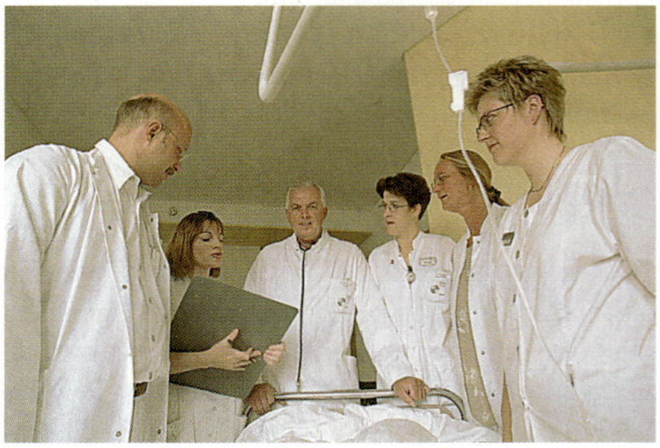

Die einzelnen Rollen beinhalten zum Teil unterschiedliche Kenntnisse und Fähigkeiten und ggf. auch eine andere Grundhaltung. So spielt z. B. die Kommunikation in der direkten Beziehung zum Patienten eine wichtige Rolle, sie ist in der multidisziplinären Rolle zwar genau so wichtig, ist aber in der Regel anders zu gestalten. Im Rahmen der innerberuflichen Kooperation kann Kommunikationsfähigkeit sich z. B. auf die Fähigkeit beziehen, Schüler anzuleiten, oder als Mitglied des Stationsteams, die Gruppeninteressen gegenüber anderen zu vertreten.

5.6.1 Rolle der Pflegenden in der direkten Pflegesituation

Die Rolle der Pflegenden in der direkten Pflegesituation wird geprägt von deren jeweiligem Verständnis über Krankheit/Gesundheit (s. Modelle von Gesundheit und Krankheit, S. 76) und von deren individuellem Menschenbild, welches ihr Pflegeverständnis prägt; ebenso von den Erwartungen der Institution, in der sie arbeitet, den Erwartungen der im therapeutischen Team arbeitenden Disziplinen und natürlich von den mit der jeweiligen Pflegesituation verbundenen Erwartungen des Patienten.

Wie die Rolle der Pflegeperson in der jeweiligen Situation gestaltet ist, wird entscheidend von den individuellen Fähigkeiten und Anforderungen des Patienten hinsichtlich seiner Selbstpflegefähigkeiten bzw. -fertigkeiten beeinflusst.

Diesbezüglich können nach Orem (s. Pflegetheorien, S. 108) unterschieden werden:

- die vollständig übernehmende Rolle = vollkompensatorisch,
- die teilweise übernehmende Rolle = teilweise kompensatorisch, hier überschneiden sich Selbst-, Laien- und professionelle Pflege,
- die erklärende unterstützende Rolle = kompensatorisch im Hinblick auf die Regulierung der Selbstpflegeentwicklungsfähigkeit des Patienten sowohl physisch wie psychisch.

Vier Verhaltensweisen prägen jeweils diese Rollen:

- das Eingehen, Aufrechterhalten und Beenden einer Beziehung,
- das Einschätzen und Festlegen in Zusammenarbeit mit dem Patienten, ob und wie dem Patienten durch Pflege geholfen werden kann,
- das Reagieren auf Nachfrage nach Pflege oder nach ihrer begleitenden Unterstützung,
- das Koordinieren und Integrieren von Pflege in das tägliche Leben des Patienten, ebenso wie Koordinieren und Integrieren weiterer Hilfen, z. B. medizinische, soziale, beratende Hilfen.

5.6.2 Rolle der Pflegepersonen in der innerberuflichen Kooperation

Innerhalb der eigenen Berufsgruppe der Pflegeperson ist Kooperation besonders wichtig. Dabei steht die strukturierte Informationsweitergabe hinsichtlich der jeweils zu versorgenden Patienten im Mittelpunkt, und zwar sowohl im direkten persönlich-fachlichen Austausch der Pflegenden untereinander als auch hinsichtlich der Dokumentation (s. Organisation der Pflege, S. 162, s. Pflegeprozess, S. 128). Auch unabhängig von der konkreten Patientenbetreuung ist die kollegiale Unterstützung mit Blick auf die pflegefachliche Kompetenzerweiterung ein wichtiger Aspekt innerberuflicher Kooperation, dies kann z. B. durch Fort- und Weiterbildungsempfehlungen, aber auch durch ein spezifisches Fachgespräch geschehen.

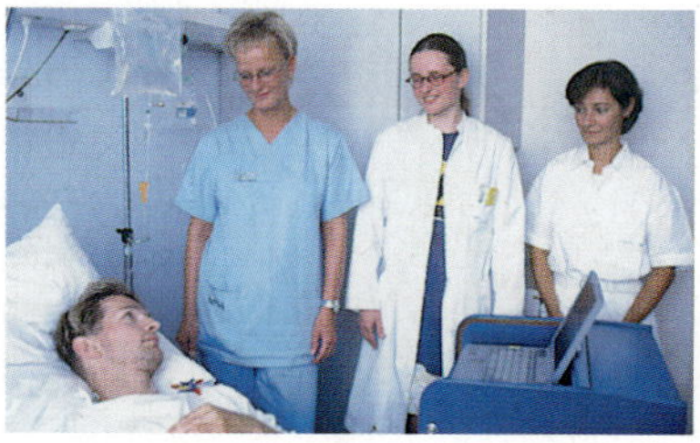

Je nach Funktion kann die innerberufliche Kooperation noch weitere Aufgaben beinhalten. Hierzu zählen:

- die Anleitung von Krankenpflegeschülern,
- die Einarbeitung neuer Mitarbeiter,
- die Dienstplangestaltung,
- die Verantwortung für persönliche Fort- und Weiterbildung der Teammitglieder.

Des Weiteren ist jede Pflegende für die Weiterentwicklung ihres Berufes verantwortlich, indem sie sich ggf. an Forschungsprojekten beteiligt, sich in den Berufsverbänden einbringt, ihre Berufsgruppe nach außen würdig repräsentiert und neue Erkenntnisse in der Pflege in ihre Berufsausübung integriert.

5.6.3 Rolle der Pflegepersonen im therapeutischen Team

Die Rolle der Pflegeperson im therapeutischen Team ist einerseits eine unabhängige, in welcher sie für ihren Aufgabenbereich verantwortlich ist und andererseits eine auf Zusammenarbeit ausgerichtete Rolle zur optimalen Gesundheitsversorgung der anvertrauten Patienten. Die Zusammenarbeit verschiedener Berufsgruppen mit dem globalen Ziel des ICN (International Council of Nursing), nämlich der Verbesserung des Gesundheitszustandes der Bevölkerung einschließlich der Förderung von Gleichbehandlung und sozialer Gerechtigkeit bedingt eine partnerschaftliche Zusammenarbeit.

Partnerschaft wird dabei als ein Prozess verstanden, in dessen Verlauf allen Beteiligten ein Recht auf Mitbestimmung bei der Gesundheitsversorgung zukommt. Mitbestimmung impliziert die Feststellung des Gesundheitsbedarfs sowie die Planung,

Durchführung und Evaluation der Dienstleistungen.

Therapeutische Teams gibt es in jedem Arbeitsbereich der Pflege:

- im stationären Bereich,
- im teilstationären Bereich,
- im ambulanten Bereich.

Merke

In allen genannten Arbeitsbereichen kommt es auch immer wieder zu Kooperationsproblemen im Team bis hin zu Konflikten. Diese sind, ähnlich wie die oben beschriebenen Rollenkonflikte, kaum vollständig zu vermeiden und stellen sich gerade auch oftmals als Rollenkonflikte dar. Bei konstruktivem Umgang kann solch ein Konflikt sogar letztlich zu einer Verbesserung der Patientenversorgung führen. Wichtig ist, dass die Anliegen und Kompetenzen jeder Berufsgruppe und natürlich des Patienten ernstgenommen werden. Dann erst ist eine wirklich ganzheitliche Betreuung des Patienten möglich.

Lernaufgabe

Sprechen Sie bitte mit Ihrem Sitznachbarn oder in der Gruppe über einen Konflikt zwischen verschiedenen Berufsgruppen, den Sie selbst oder einer Ihrer Mitschüler auf Station erlebt haben.

- Wer waren die Beteiligten?
- Welche Anliegen wurden von den Beteiligten formuliert?
- Worin bestand der eigentliche Konflikt?
- Welche Bedeutung hatte der Konflikt für die Betreuung des betroffenen Patienten?
- Überlegen Sie gemeinsam Lösungswege, erproben Sie diese ggf. im Rollenspiel!

Therapeutisches Team im stationären und teilstationären Bereich

Mit dem Eintritt des Patienten ins Krankenhaus oder in eine andere stationäre Einrichtung kommt es zum Abschluss eines Behandlungsvertrages. Durch diesen haben die Patienten Anspruch auf eine lückenlose fachqualifizierte Behandlung, die sämtliche durch die entsprechende Institution angebotene Dienstleistungen einschließt. Dies setzt die Kooperation der betreffenden Berufsgruppen voraus. Das therapeutische Team setzt sich zusammen aus:

- Pflegepersonen (einschließlich Krankenpflegeschülern),
- Ärzten,
- Hebammen, Physiotherapeuten,
- Ergotherapeuten,
- Diätassistenten,
- Logopäden,
- Sozialarbeitern,
- Psychologen,
- Seelsorger,
- evtl. Überleitungspflegenden und ambulanten Pflegediensten.

In diesem therapeutischen Team haben die Pflegepersonen allein zeitlich betrachtet den weitaus häufigsten Kontakt zum Patienten und verfügen daher über differenzierte Kenntnisse der jeweiligen Situation des Patienten. Durch ihre tagtäglichen Beobachtungen sind sie eine wesentliche Informationsquelle für die an der Versorgung beteiligten Berufsgruppen. Daneben erfüllen sie mit der Grundpflege sowie mit der Behandlungspflege originäre, aber aufgrund der hinzukommenden Koordinationsaufgaben darüber hinaus komplementäre Aufgaben im Sinne der effektiven Arbeit des gesamten therapeutischen Teams.

Aufgaben und Verantwortungsbereiche der Pflege im Rahmen des therapeutischen Teams sind:

- grundpflegerische Aufgaben wie
  - Körperpflege,
  - Betten, Lagern, Mobilisation,
  - Durchführung prophylaktischer Pflegemaßnahmen,
  - Beobachten,
  - psychosoziale Betreuung,
  - individuell orientierte Pflegeplanung, -ausführung und -evaluation,
- autonome behandlungspflegerische Aufgaben wie
  - Vorbereiten und Unterstützen der Maßnahmen bei Diagnostik und Therapie,

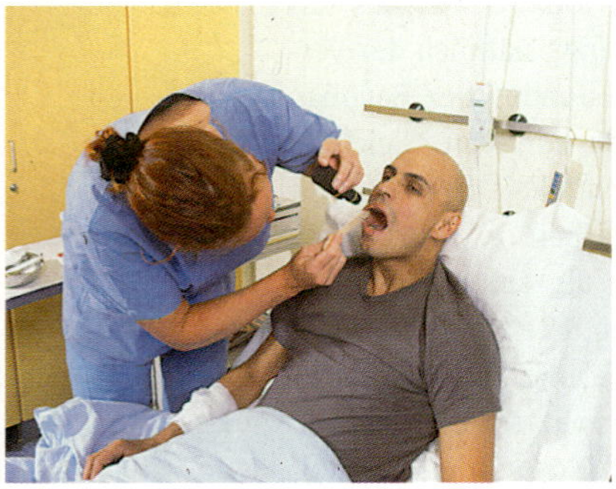

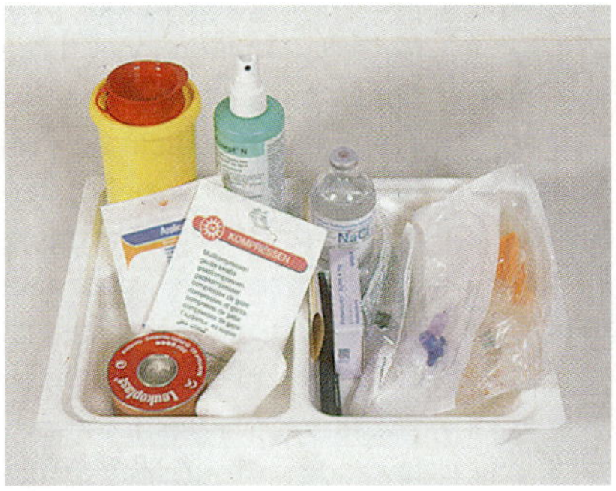

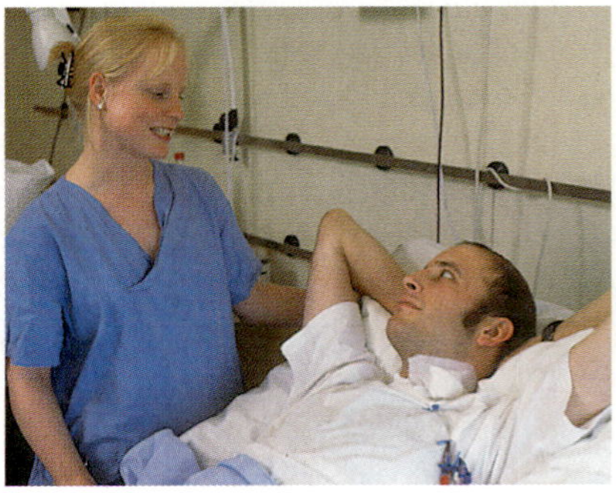

- Sicherstellen und Überwachen medizinischer Erfordernisse,
- sachgemäßes Handhaben und Anwenden medizinisch-technischer Geräte im Rahmen des pflegerischen Aufgabenbereichs sowie deren laufende Überwachung und Funktionskontrolle unter Beachtung der Medizingeräteverordnung und anderer Sicherheitsvorschriften,
- Versorgen von Wunden und Anlegen von Verbände und Schienen, soweit der Krankheitszustand des Patienten nicht ein Tätigwerden des Arztes erfordert,
- Kontrollieren der Körpertemperatur, Puls, Atmung, Blutdruck und deren Dokumentation,
- Durchführen lebensrettender Sofortmaßnahmen bis zum Eintreffen des Arztes,
- Unterstützen der Rehabilitationsmaßnahmen,
- Durchführen der vom Arzt angeordneten diagnostischen und therapeutischen Maßnahmen soweit diese nicht ein mögliches Tätigwerden des Arztes erfordert,
- Durchführen hygienischer und seuchenhygienischer Maßnahmen,

→ delegationsfähige Aufgaben wie – Maßnahmen, die wegen ihres Stellenwertes im Diagnose- und Therapiekonzept oder wegen ihrer Auswirkungen auf die körperliche oder gesundheitliche Integrität des Patienten mehr als die vorher benannte Behandlungspflege ärztlicher Legitimation und Teilhabe bedürfen,

→ Koordinationsaufgaben wie
- Entgegennahme bzw. Weiterleiten zahlreicher Anrufe,
- Tätigen von Anmeldungen, Ummeldungen, Bestellungen,
- Administration von Aufnahmen, Verlegungen und Entlassungen,
- Vorbereiten der ärztlichen Visite, Visitenbegleitung, Visitenausarbeitung,
- Abstimmen der multiplen disziplinären Maßnahmen und der pflegerischen Maßnahmen,
- Abstimmen der Anforderungen an pflegerische Assistenzaufgaben im ärztlichen Bereich mit Maßnahmen zur Gewährleistung erforderlicher Pflege.

Therapeutisches Team im ambulanten Bereich

Ambulante Pflege ist die pflegerische Betreuung eines Patienten in seiner häuslichen Umgebung. Diese Betreuung wird in der Regel durch selbstständige Pflegepersonen oder angestellte Pflegepersonen (Sozialstation, ambulanter Pflegedienst) geleistet. Die Aufgaben der Pflegepersonen im ambulanten Bereich differieren teilweise von denen im stationären Bereich, das schlägt sich in der Zusammenarbeit mit anderen Berufsgruppen nieder. Das generelle Aufgabenspektrum der Pflege im ambulanten Bereich lässt sich folgendermaßen beschreiben:

→ Fortsetzen der Krankenhauspflege im häuslichen Bereich bis zur Selbstständigkeit des Patienten,
→ Unterstützen der Aktivitäten des täglichen Lebens der Patienten zur Vermeidung eines Krankenhausaufenthaltes,
→ Beraten und Anleiten Pflegebedürftiger und ihrer Angehörigen in pflegerischen Aufgaben,
→ Sichern der ärztlichen Behandlung,
→ Entlasten und Unterstützen der Angehörigen pflegebedürftiger Menschen,
→ Begleiten in Lebenskrisen und beim Sterben,
→ Kooperieren mit anderen an der Gesundheitsversorgung beteiligten Berufsgruppen zur Realisierung bestmöglicher Betreuung und Behandlung der Patienten u. a. mit Physiotherapeuten, Ergotherapeuten, Logopäden, niedergelassenen Ärzten, Sozialarbeitern, Sanitätshäusern, Krankenversicherungen, Sozialämtern, Gesundheitsämtern, Essen auf Rädern, Nachbarschaftshilfen, hauswirtschaftlichen Hilfen, Krankenhäusern, Rehakliniken, Apotheken usw.

Die Unterschiede in der Berufsausübung zur stationären Pflege liegen begründet in der Situation der Berufsausübung, nämlich der häuslichen Situation:

→ Pflegepersonen sind hier „Gast" (in gewisser Weise eine Umkehrung der Situation im Krankenhaus). Sie bedürfen für die Ausübung sämtlicher Tätigkeiten der Zustimmung des zu Pflegenden (z. B.: Der Griff in den Kleiderschrank für das Herausholen eines Nachthemdes bedarf der Zustimmung des zu Pflegenden),
→ Pflegepersonen stehen in direkter vertraglicher Verbindung mit dem zu Pflegenden,
→ Pflegepersonen sind in ihrer Berufsausübung nur auf sich gestellt,
→ Pflegepersonen pflegen in Zusammenarbeit mit den Angehörigen oder Bezugspersonen des zu Pflegenden,
→ Pflegepersonen betreuen sowohl den zu Pflegenden als auch seine Angehörigen bzw. Bezugspersonen,
→ Pflegepersonen stehen in direkter Verbindung mit den jeweiligen Krankenversicherungen,
→ Pflegepersonen unterliegen der Kontrolle des medizinischen Dienstes hinsichtlich der Einstufung der Pflegebedürftigkeit ihres Patienten,
→ Pflegepersonen sind für ihre autonomen behandlungspflegerischen Aufgaben auf die Information anderer Berufsgruppen in hohen Maße angewiesen (z. B.: verordnete Medikation des Hausarztes).

5.6.4 Rolle der Pflegepersonen in der Institution

Jede Institution hat ihre spezifischen Strukturen, innerhalb derer die Berufsausübung zu gestalten ist. Diese Strukturen bedingen eine strukturabhängige Positionierung der einzelnen Pflegeperson im Gesamtgefüge der Institution. Dabei ist die Rolle der jeweiligen Person abhängig von ihrer jeweiligen Funktion innerhalb des Institutionsorganigramms (dem Aufbau der Institution). In der Regel repräsentieren Institutionsorganigramme immer auch hierarchische Strukturen, d.h. dass die weisungsbezogene Positionierung und Zuordnung der einzelnen Mitarbeiter einer Institution in einem solchen Organigramm ausgewiesen ist. Je nach Position im Gesamtorganigramm sind die teambezogenen Rollenerwartungen sehr unterschiedlich.

Lernaufgabe
Diskutieren Sie in der Gruppe die Rolle der Krankenpflegeschülerin/des Krankenpflegeschülers in der Gesamtstruktur der Institution Krankenhaus.

5.7 Arbeitsbereiche der professionellen Pflege

Pflegepersonen üben ihren Beruf in den unterschiedlichsten Bereichen und Einrichtungen des nationalen und internationalen Gesundheits- und Sozialwesens aus, mit jeweiligen unterschiedlichen Dienstleistungsangeboten (s. ausführlich: Arbeitsfelder der Pflege, S. 185). Dabei können sie als Mitarbeiter oder in Leitungsfunktionen tätig sein:

- im klinischen Bereich
  - in verschiedenen Disziplinen wie Chirurgie, Innere Medizin, Gynäkologie usw.,
  - in Funktionsbereichen wie Operationsabteilung, Endoskopie, Dialyse, EKG (Elektrokardiogramm) usw.,
  - in Rehabilitationseinrichtungen unterschiedlichster Disziplinen usw.,
- im öffentlichen und privaten Bereich
  - in Sozialstationen und ambulanten Diensten kirchlicher, kommunaler, öffentlicher oder privater Trägerschaft, Werkambulanzen, Gesundheitsämtern,
  - in halboffenen Einrichtungen wie Tag- und Nachtkliniken, ambulanten Einrichtungen,
  - in Behinderteneinrichtungen,
  - in Einrichtungen der Altenhilfe und Altenpflege,
  - in ambulanten Pflegediensten,
  - in Kindergärten, -krippen und -horten, Internaten, pädagogischen Freizeiteinrichtungen,
  - in Beratungsorganisationen bzw. Institutionen,
  - in medizinischen Diensten,
  - in Flughäfen, bei Reedereien,
  - bei Verlagen, Fernsehanstalten, Radiosendern usw.,
- an Aus-, Fort- und Weiterbildungseinrichtungen
  - in Kranken-, Kinderkranken-, Altenpflege-, Krankenpflegehilfe- und Altenpflegehilfeschulen
  - in der innerbetrieblichen Fortbildung (IBF)
  - an Weiterbildungsinstituten, Fachhochschulen, Universitäten usw.,
- im Bereich der Forschung
  - in regionalen Bereichen,
  - in überregionalen Bereichen, z. B. WHO,
- in der Berufspolitik
  - in Arbeitsgemeinschaften und Berufsverbänden sowohl auf nationalem wie auf internationalem Gebiet,
  - in Gewerkschaften,
  - in Pflegereferaten der entsprechenden Ministerien.

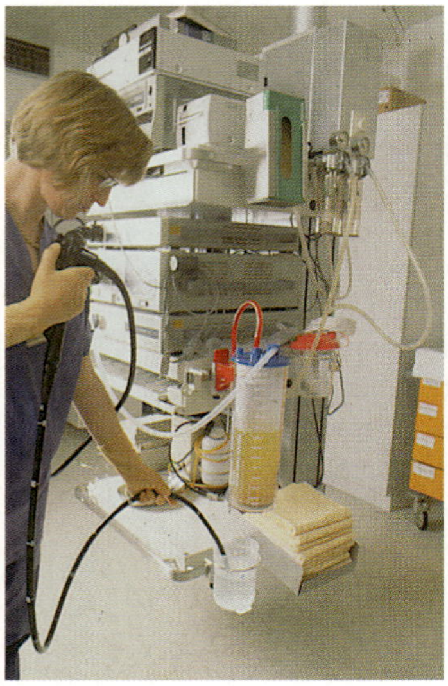

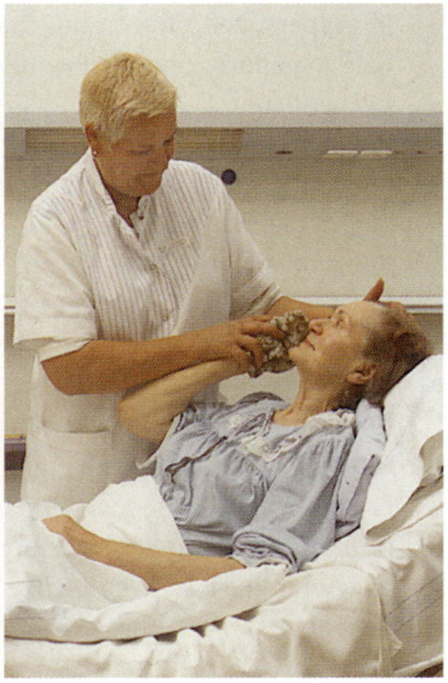

Sie sehen, der Pflegeberuf bietet vielfältige Arbeitsmöglichkeiten in unterschiedlichen Bereichen. Je nach Neigung und Interesse kann man sich für eine bestimmte Richtung entscheiden. Wichtig ist in erster Linie nicht, wofür man sich entscheidet, sondern dass man sich – nachdem man sich entschieden hat – weiterentwickelt im Sinne des in diesem Kapitel aufgezeigten Qualifizierungsprozesses.

Dabei ist es schon innerhalb der Grundausbildung wichtig

- sich intensiv mit den Patienten zu beschäftigen, um so viel wie möglich vom Verhalten der Menschen kennenzulernen,
- viele Pflegesituationen, in denen man beteiligt war, zu analysieren, um daraus Erfahrungswissen (auch über sich selbst) zu sammeln,
- alles, was einem in der alltäglichen Praxis geboten wird, aufzugreifen,
- offen zu sein für Neues,
- Altes zu hinterfragen,
- sich mit pflegetheoretischem Wissen auseinander zu setzen und zu versuchen, dieses in die tägliche Praxis zu integrieren (also Üben),
- viele Fragen zu stellen, damit das Handeln der anderen Berufsangehörigen erkennbar wird,
- sich vor allem für diesen Beruf und seine Entwicklung interessieren.

Nach der Grundausbildung geht es dann darum, das Gelernte in die Praxis umzusetzen, es an die jeweiligen aktuellen Pflegesituationen anzupassen, das Setzen von Prioritäten im täglichen Pflegehandeln zu erlernen, dieses begründen zu können und daraus Erfahrungen abzuleiten, seine eigene Handlungsfähigkeit und -fertigkeit zu erweitern und sich an Fort- und Weiterbildung zu beteiligen, um so die eigene Qualifikation zu erweitern.

Merke

Professionalität in der Pflege ist keine Worthülse, sondern eine lebenslange Qualifikationsaufgabe für jeden, der „Pflege" lernt – auch nach dem bestandenen Examen.

Leserservice

Verwendete Literatur

Bauer, R.: Beziehungspflege. Ullstein Mosby, Wiesbaden 1997

Benner, P.: Stufen zur Pflegekompetenz, From Novice to Expert. Huber, Bern 1994

Brenner, G.: Rechtskunde für das Krankenpflegepersonal einschließlich des Altenpflegepersonals und anderer Berufe im Gesundheitswesen, 5. Aufl. Fischer, Stuttgart 1992

Kellnhauser, E.: Krankenpflegekammern und Professionalisierung der Pflege. Bibliomed, Melsungen 1994

Marriner-Tomey, A.: Pflegetheoretikerinnen und ihr Werk. Recom, Basel 1992

Metzger, M., A. Zielke-Nadkarni: Von der Heilerin zur Pflegekraft. Thieme, Stuttgart 1998

Peplau, H.: Interpersonale Beziehungen in der Pflege. Recom, Basel 1995

Reimer, W., F. Fueller: Der Pflegeprozess. Universitätsverlag, Ulm 1998

Roper, N. u. a.: Die Elemente der Krankenpflege. Recom, Basel 1993

Schletting, H. J., U. von der Heide: Bezugspflege. Springer, Berlin 1993

Steppe, H. (Hrsg.): Krankenpflege im Nationalsozialismus. Mabuse, Frankfurt 1993

Kontaktadressen

Agnes-Karll-Institut für Pflegeforschung, DBfK
Hauptstr. 392
65760 Eschborn
Tel.: 0 61 73/60 43
Fax: 0 61 73/60 44 99
E-Mail: DBfKBundesverband@compuserve.com

Deutscher Pflegeverband
Mittelstr. 1
56564 Neuwied
Tel.: 0 26 31/83 88 – 0
Fax: 0 26 31/83 88 – 20

Arbeitsgemeinschaft Deutscher Schwesternverbände und Pflegeorganisationen e. V. (ADS)
Reinhäuser Landstr. 19/21
37083 Göttingen
Tel.: 05 51/5 07 50 10
Fax: 05 51/5 07 50 42
E-Mail: ADS@vereinsnetz.de

Ärzte ohne Grenzen
Lievelingsweg 102
53119 Bonn
Tel.: 02 28/55 95 00
Fax: 02 28/55 95 00 – 1

Internetadressen

http://www.dbfk.de
http://www.dpv-online.de
http://www.aerzte-ohne-grenzen.de

6 Pflegetheorien

Eva Stähling

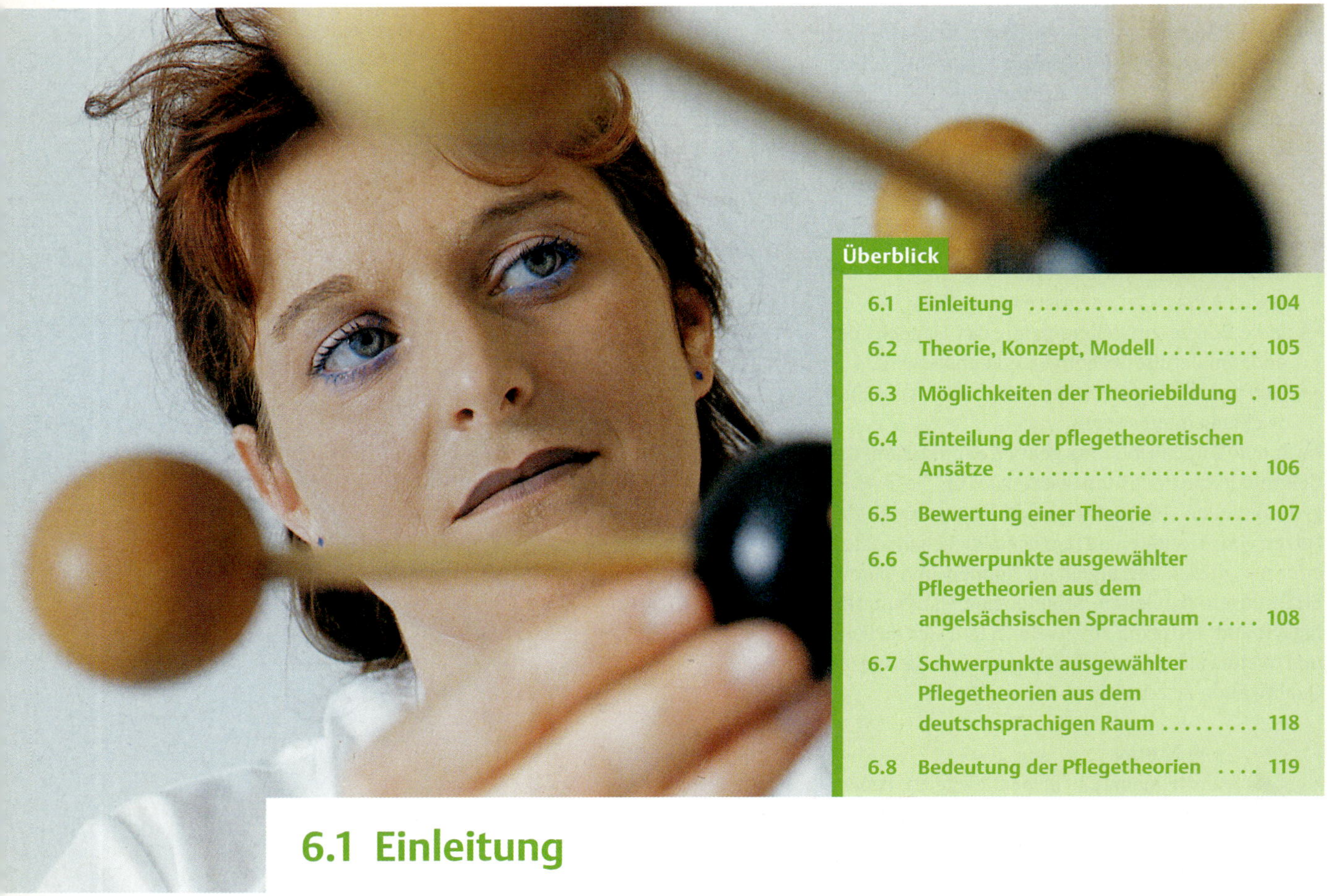

Überblick

6.1 Einleitung

Das Interesse an der Theoriebildung im Rahmen der Krankenpflege ist in den letzten Jahren immens gestiegen. Der Grund dafür ist auf das Bestreben, die Krankenpflege eindeutig definieren und von anderen Disziplinen klar abgrenzen zu wollen sowie auf die Erkenntnis, dass Theorien die Voraussetzung für die Anerkennung der Pflege als Beruf und die professionell ausgeübte Pflegekunde sind, zurückzuführen.

Pflegende erhalten anhand der Pflegetheorien eine solide wissenschaftliche Grundlage für ihre Arbeit, auf die sie sich zum einen bei der Beschreibung, Kontrolle, Vorhersage oder Erklärung eines Zustandes in der Krankenpflege beziehen können. Zum anderen erfahren sie bei der professionellen Lösung ihrer pflegerischen Anliegen eine hilfreiche Unterstützung.

Nach Kellnhauser (1998) besteht die Hauptaufgabe von Pflegetheorien darin, eine wissenschaftliche Basis für das praktische Tun in der Pflege zu schaffen, sodass Pflegende die größeren Zusammenhänge ihrer Tätigkeiten erkennen und dadurch eine vertiefte Sinngebung ihres Wirkens erleben. Ferner bieten Pflegetheorien wissenschaftlich fundierte Hilfe beim Gestalten und Verstehen der Pflegerealität.

> **Merke**
> „Das endgültige Ziel einer wissenschaftlichen Theorie ist es, unser Wissen, Verständnis und unsere Kontrolle über die Welt, in der wir leben, zu vergrößern.“ (Arets u. a. 1997, S. 113)

Neben dieser Funktion der *Wissenserweiterung* ist eine weitere wesentliche Funktion der Theoriebildung das Zusammenfügen und *Ordnen* einer Vielzahl an sich eigenständiger Fakten zu einem bedeutsamen Ganzen, um sie sinnvoll für die Verschiedenartigkeit und Vielzahl von Pflegeprozessen nutzen zu können. Man spricht in diesem Zusammenhang auch von der Funktion der *Organisation bestehenden Wissens.*

6.2 Theorie, Konzept, Modell

Aufgrund dessen, dass in der Fachliteratur im Zusammenhang mit Pflegetheorien immer wieder auch die Begriffe Konzept und Modell auftauchen, geht es zunächst um eine Klärung dieser Begriffe.

> **Definition**
>
> *Alltagstheorien,* die sich aus alltäglichen Erfahrungen des Individuums ableiten, bestimmen das Handeln der Menschen und geben ihnen einen Orientierungsrahmen für die Bewältigung des Alltags (Mischo-Kelling 1989).
>
> *Modelle* bilden die Realität ab, ohne selbst Realität zu sein. In der Krankenpflegeausbildung werden z.B. häufig Modelle herangezogen, um die Anatomie des menschlichen Körpers darzustellen und zu erklären.
>
> Bei *Konzepten* handelt es sich dagegen um gedankliche Entwürfe, die Teilaspekte einer Erscheinung beschreiben und denen unterschiedliche Bedeutungen beigemessen werden können.

So kann eine Pflegedienstleitung für ihre Abteilungen das Konzept der patientenorientierten Pflege bevorzugen. Darunter kann sie die gemeinsame Pflegeplanung mit dem Patienten verstehen. Eine andere Auslegung desselben Konzepts könnte den Schwerpunkt auf die Orientierung der Pflege an der Individualität des einzelnen Patienten legen. Auch wenn die Bedeutung ein und desselben Konzepts variieren kann, stellen Konzepte doch geistige Einheiten dar, die durch Sprache ausgedrückt und mitgeteilt werden können (Mischo-Kelling 1989).

Konzepte sind abstrakte Begriffe für ein konkretes Phänomen. So kann z.B. die Unfähigkeit des Patienten, selbstständig zu essen mit dem abstrakten Begriff „Hilfsbedürftigkeit" oder nach Orem als „Selbstfürsorgedefizit" beschrieben werden. Konzepte bilden die Bausteine einer Theorie. Das heißt, die verschiedenen Pflegetheorien setzen sich aus Konzepten, die die Pflegetheoretikerinnen für den Erkenntnisbereich der Pflege als wichtig erachten, zusammen. Von daher wird auch häufig der Begriff *konzeptionelles Modell* synonym für den Begriff Theorie verwandt. Eine Theorie stellt die höchste Form der Abstraktion von der Wirklichkeit dar.

> **Merke**
>
> *Theorien* zeichnen sich durch folgende Eigenschaften aus:
>
> - Theorien basieren auf Hypothesen (Vermutungen, Annahmen),
> - Theorien klären die Beziehung zwischen Konzepten und stellen diese dar,
> - Theorien sind zielorientiert, d.h. sie verfolgen einen bestimmten Zweck, der auf den Anwendungsbereich, die Praxis wirken soll,
> - Theorien sind handlungsleitend,
> - Theorien beziehen Erkenntnisse anderer wissenschaftlicher Disziplinen mit ein und übertragen deren Inhalte auf die spezifische Situation der Pflege.

Jene Theorien, die dazu beitragen, das Phänomen Pflege zu erklären, vorherzusagen, zu verändern, zu begreifen oder auch weiterzuentwickeln, können als Pflegetheorien bezeichnet werden. Speziell Pflegetheorien sind durch ein bestimmtes Menschenbild geprägt. Inhaltlich gehen sie auf die Rolle der Patienten und Pflegepersonen ein, legen deren Handlungsspielraum fest und formulieren Ziele der Pflege (Aggleton 1993, S. 3).

Meleis (1998) unterscheidet nach ihrer Zielsetzung zwei Arten von Pflegetheorien:

- *deskriptive Theorien,* die versuchen, die Wirklichkeit der Pflege zu beschreiben;
- *verschreibende Theorien,* die das Ziel verfolgen, die Praxis der Pflege zu kontrollieren, zu entwickeln und zu ändern.

Auch wenn sich die existierenden Pflegetheorien entsprechend ihrer Zielsetzung unterscheiden, so können sie dennoch alle als inhaltlicher Bezugsrahmen für die Ausgestaltung des Pflegeprozesses fungieren und empirisch überprüft werden.

6.3 Möglichkeiten der Theoriebildung

Während es vorangehend darum ging zu klären, *was* eine Theorie ausmacht, geht es im Folgenden darum zu beschreiben, *wie* eine Pflegetheorie entwickelt und konstruiert wird. Pflegetheorien berücksichtigen in der Regel Erkenntnisse anderer wissenschaftlicher Disziplinen und übertragen deren Inhalte auf die spezifische Situation der Pflege.

Die Art und Weise, wie solche Theorien gebildet werden, kann sehr unterschiedlich sein. Sie können sich aus rein theoretischen Annahmen entwickeln, deren Gültigkeit dann bewiesen werden muss. Oder sie können das Ergebnis einer praktischen Erfahrung sein, die gemacht wurde und deren Übertragbarkeit auf andere Situationen dann überprüft werden muss. Theorien werden also nach dem *Weg ihrer Entstehung* unterschieden (Steppe 1989). Dementsprechend differenziert man die von verschiedenen pflegetheoretischen Ansätzen zugrunde liegenden zwei Vorgehensweisen der Theoriebildung:

- die deduktive Theoriebildung,
- die induktive Theoriebildung.

Beide Vorgehensweisen führen alleine zu keinem wissenschaftlich fundierten Ergebnis. Deshalb werden sie als Komponenten im Rahmen der wissenschaftlichen Methode eingesetzt (s. Pflegeforschung, S. 240).

Deduktive Theoriebildung

> **Merke**
> Im Rahmen der deduktiven Theoriebildung wird der Einzelfall vom Allgemeinen abgeleitet.

Als Ergebnis erhält man theoretische Aussagen, von denen zwei oder mehrere verbindende Aussagen benutzt werden, um Voraussagen abzuleiten, die empirisch getestet werden müssen. Beispielsweise gehen Sie von der allgemeinen Aussage aus:

Alle Pflegepersonen tragen im Dienst Berufskleidung. Krankenschwester Klara Müller ist im Dienst. Also trägt Klara Müller Berufskleidung.

Induktive Theoriebildung

> **Merke**
> Bei der Theoriebildung auf induktivem Weg leitet sich das Allgemeine vom Einzelfall bzw. aus dem Besonderen ab.

Hier werden besondere Ereignisse beobachtet (Einzelbeobachtungen), addiert, verglichen und abstrahiert. Aufbauend auf dieser Grundlage werden dann allgemein theoretische Aussagen formuliert (empirische Verallgemeinerung). Diese Verallgemeinerungen gilt es dann im nächsten Schritt zu überprüfen, um objektives Wissen zu erlangen.

Beispielsweise beobachten Sie, dass Pflegepersonen der Station A Berufskleidung tragen. Sie gelangen zu der Aussage: Alle Pflegepersonen aller Stationen tragen Berufskleidung.

6.4 Einteilung der pflegetheoretischen Ansätze

Die geschichtliche Entwicklung eines begrifflichen Konzepts für die Krankenpflege begann 1858 mit *Florence Nightingale.* Sie übte mit der Auffassung, dass es Aufgabe der Pflege sei, die Umgebung des Patienten so gesundheitsfördernd zu gestalten, dass seine Selbstheilungskräfte wirksam werden können, weltweit großen Einfluss auf die Pflegepraxis und die Ausbildung in der Krankenpflege aus.

Dabei gründete die Pflege ihr Handeln auf Erfahrungswissen und Tradition, bis in den 50er Jahren dieses Jahrhunderts die ersten wissenschaftlich belegten Pflegetheorien entwickelt wurden. Eine der ersten Pflegetheoretikerinnen war *Hildegard Peplau,* die mit ihrer 1952 veröffentlichten *Theorie der zwischenmenschlichen Beziehungen in der Pflege* wie alle anderen Theoretiker auch die Absicht verfolgte, den examinierten Pflegepersonen zu einem besseren Verständnis ihres Tuns zu verhelfen sowie zu einer Systematisierung ihres Handelns beizutragen.

Von den frühen Anfängen bis heute haben Pflegetheorien mehrere Entwicklungsphasen durchlaufen. Eine dieser Phasen bezeichnet Meleis (1997) als *Theoriephase,* im Rahmen derer man sich zum einen mit dem Auftrag von Pflege und zum anderen mit den Zielen pflegerischer Betreuung und Versorgung auseinander gesetzt hat. Aus dem Versuch, Antworten auf die Frage: „Was ist Pflege?“ zu finden, entwickelten sich die vier nach Meleis benannten folgenden Denkschulen, denen sich die bestehenden Pflegetheorien zuordnen lassen:

Bedürfnistheorien

Die Schule der Bedürfnistheorien geht auf *Virginia Henderson* zurück. Sie definiert nach Nightingale erstmals 1966 Pflege als einen von der Medizin unabhängigen Beruf.

> **Merke**
> Bedürfnistheorien gehen folgender Frage nach: „Was tun Pflegepersonen?“

Dabei wird die Auffassung vertreten, dass professionelle Pflege dann einsetzt, wenn ein Mensch einzelne oder mehrere seiner Bedürfnisse nicht mehr selbst erfüllen kann, d. h. wenn ein Defizit an Bedürfnisbefriedigung besteht. Aufgabe der Pflege ist es, die Bedürfnisse des Patienten zu erkennen, den Defiziten zu begegnen und diese zu kompensieren (Stähling 1998). Theoretikerinnen, die diese Denkschule vertreten, sind Abdellah (1960), Henderson (1966), Hall (1966), Orem (1971) und Roper (1976).

Interaktionstheorien

> **Merke**
> Interaktionstheorien verfolgen die Absicht, eine Antwort darauf zu geben, wie Pflegepersonen das tun, was sie tun.

Dabei nimmt der Interaktionsprozess zwischen Pflegepersonen und Patienten eine zentrale Rolle ein. Denn diese Theorien gehen davon aus, dass der Heilungs- und Pflegeprozess nur dann eintritt, wenn mithilfe von Interaktion, Aktion und Transaktion eine Beziehung zustande kommt, die eine Übereinstimmung von Patient und Pflegeperson in der Einschätzung der Bedürfnisse gewährleistet. „Pflegetherapeutisches Handeln wird als bewusstes Einsetzen von Problemlösungstechniken gesehen, aber auch als bewusster Einsatz der eigenen Person im Interaktionsprozess und in der Durchführung von Pflegehandlungen" (Meleis 1997, S. 21). Vertreter dieser Strömung sind Peplau (1952), Orlando (1961), Wiedenbach (1964), Travelbee (1966) und King (1971).

Humanistische Theorien

Paterson und Zderad (1976), Leininger (1978) und Watson (1979), Vertreter dieser Denkschule, betrachten Pflege als Betreuung, Fürsorge und Versorgung (*caring*), die geprägt ist durch eine wechselseitige Beziehung zwischen Patient und Pflegeperson.

Leiningers *Theorie der transkulturellen Pflege* und die *Theorie der transpersonalen Zuwendung* nach Watson können auch den kulturorientierten Theorien zugeordnet werden. Beide Theorien geben auf unterschiedliche Art und Weise Hinweise dafür, wie in einer multikulturellen Gesellschaft, die kulturell unterschiedlichen Bedürfnisse der Patienten erfasst werden können und welche Form der Beziehungsgestaltung für die Sicherstellung einer kulturspezifischen Pflege notwendig ist (Schleich 1999).

Ergebnisorientierte Theorien

> **Merke**
> Ergebnisorientierte Theorien versuchen eine Antwort auf das „Warum" zu geben.

Ziel der Pflege ist es hier, die verlorene Balance oder Stabilität wieder herzustellen, um dem kranken Menschen zur Harmonie mit seiner Umgebung zu verhelfen. Der Schwerpunkt dieser pflegetheoretischen Strömung liegt dabei auf dem *Ergebnis der pflegerischen Handlungen* (Steppe 1980). Vertreter dieser Strömung sind Levine (1967), Rogers (1970), Roy (1974), Neumann (1980) und Johnson (1980).

Diese Einteilung der Pflegetheorien nach den von Meleis benannten vier Denkschulen ist nur eine Möglichkeit, die Theorien kriteriengeleitet zu strukturieren. Eine weitere Möglichkeit ist die Einteilung nach Marriner-Tomey (1992, S. 111), die die Theorien nach der Beeinflussung durch andere Wissenschaften während ihres Entwicklungsprozess einteilt.

Außerdem können die Theorien nach Arets (1997, S. 122) entsprechend ihrer zeitlichen Entstehung unterschieden werden.

6.5 Bewertung einer Theorie

Nützlichkeit einer Theorie

Für die Wahl von Pflegetheorien hat die Weltgesundheitsorganisation (WHO) einen Nützlichkeitsindex entwickelt, mithilfe dessen die Pflegenden einen ihrem Bedarf entsprechende Pflegetheorie auswählen und somit deren Nützlichkeit beurteilen können. Dieser Nützlichkeitsindex enthält fünf Kriterien:

- ***Sozialer Wert.*** Eine nützliche Theorie muss sozial wertvoll sein. Außerdem sollten die Pflegenden durch den Gebrauch einer Pflegetheorie eine Anleitung bei ethischen Entscheidungen sowie bei der Lösung ethischer Konflikte erfahren.
- ***Kompatibilität.*** Eine Pflegetheorie kann nur dann für die Pflege von Nutzen sein, wenn sie in ihren Inhalten mit den Grundsätzen des jeweiligen Gesundheitssystems und den kulturellen Werten der Gemeinde vereinbar (kompatibel) ist.
- ***Vollständigkeit.*** Eine nützliche Theorie muss vollständig sein. Das heißt,
  - sie ist logisch,
  - sie lässt sich in die Praxis umsetzen,
  - sie wird ihren Vorhersagen gerecht,
  - sie ist eine Hilfestellung für Pflegende bei der Gesundheitsförderung, bei der Versorgung von Kranken und bei der Krisenbewältigung.
- ***Notwendige Fertigkeiten.*** Eine Pflegetheorie macht Aussagen dazu, welche pflegerischen Fertigkeiten in welchem Ausmaß bei der Umsetzung einer theoriegeleiteten Pflege erforderlich sind.
- ***Durchführbarkeit.*** Außerdem besagt der Nützlichkeitsindex, dass eine Pflegetheorie Angaben zu den für die Durchführung einer theoriebegründeten Pflege notwendigen Voraussetzungen machen muss. Die wichtigsten Voraussetzungen dabei sind die menschlichen Fähig- und Fertigkeiten, das notwendige Fachwissen sowie die zeitlichen und räumlichen Handlungsmöglichkeiten (Steppe 1989).

Viele Autoren fordern bezüglich der Nützlichkeit einer Theorie neben den Kriterien des Nützlichkeitsindexes explizit die Anwendbarkeit der Pflegetheorien auf das Instrument des Pflegeprozesses.

Verständnis einer Theorie

Für das Verständnis einer Pflegetheorie ist es nach Steppe (1989) auch erforderlich, dass die Pflegenden im Rahmen der Theorie Angaben erhalten über:

- die Theoretikerin als Person,
- deren kulturellen und sozialen Hintergrund,
- den Zeitpunkt der Theorieentstehung,
- die Verwendung anderer theoretischer Quellen,
- den Gebrauch von Erkenntnissen anderer wissenschaftlicher Disziplinen,
- den inhaltlichen Schwerpunkt der Theorie.

6.6 Schwerpunkte ausgewählter Pflegetheorien aus dem angelsächsischen Sprachraum

Aufgrund der mittlerweile relativ hohen Anzahl an bestehenden Theorien kann nur eine begrenzte Zahl an Theorien hier vorgestellt werden. Die inhaltliche Darstellung erhebt keinen Anspruch auf Vollständigkeit und konzentriert sich auf die jeweiligen Kernaussagen. Eine Darstellung der kompletten und umfassenden Bilder der einzelnen Theorien können lediglich die Originalwerke leisten.

6.6.1 Bedürfnistheorien

Dorothea Orem: Selbstfürsorge-Defizit-Theorie

Dorothea Orems Selbstfürsorge-Defizit-Theorie setzt sich aus drei Teilen zusammen:

- der Theorie der Selbstfürsorge,
- der Theorie des Selbstfürsorgedefizits,
- der Theorie der Pflegesysteme.

Abb. 6.1 Selbstfürsorge-Defizit-Theorie nach Orem im Pflegeprozess

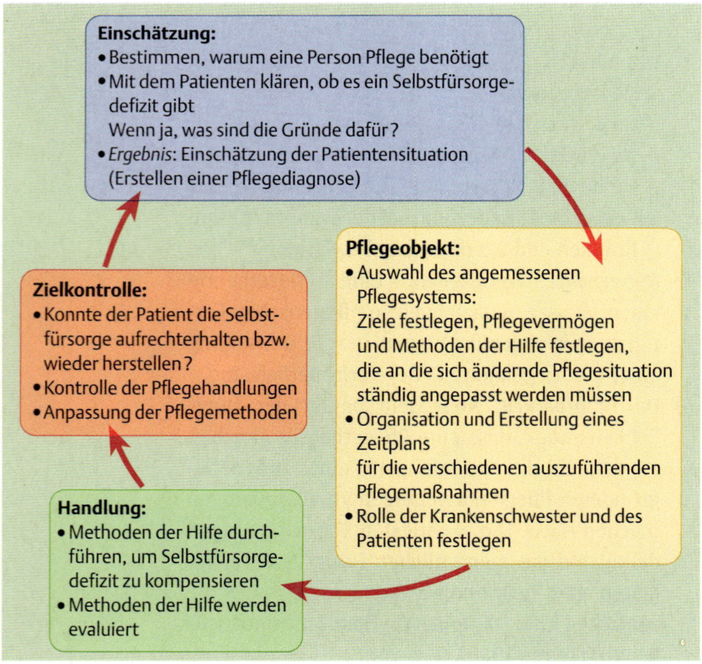

Theorie der Selbstfürsorge (Selfcare). Unter der Selbstpflege bzw. Selbstfürsorge eines Menschen versteht Orem (1985) „Das Erbringen der Handlungen, die für sich selbst oder für die Umgebung bestimmt sind, um die persönlichen und wesentlichen Aufgaben im Leben zu erfüllen und das Wohlbefinden zu erhalten" (S. 31). Die Selbstfürsorge findet dabei ihren Ausdruck im zielgerichteten Bestreben, die Selbstfürsorgeerfordernisse (auch Selbstfürsorgebedürfnisse genannt) zu befriedigen. Orem unterscheidet *universelle, entwicklungsgebundene und durch Gesundheitsstörungen bedingte Selbstfürsorgeerfordernisse.* Ihre Auswahl macht den therapeutischen Selbstpflegebedarf aus, von dem sich die notwendigen Maßnahmen zur Befriedigung der Selbstfürsorgeerfordernisse ableiten. Die Fähigkeit, diesem Bedarf gerecht zu werden, bezeichnet Orem als *Selbstpflege-* bzw. *Selbstfürsorge-Vermögen.*

Theorie des Selbstfürsorgedefizits. Diese Theorie beschreibt „...die defizitäre Beziehung zwischen dem Handlungsvermögen der Selbstfürsorgefähigkeit eines Menschen und der therapeutisch erforderlichen Selbstpflege, d. h. der Menge an Maßnahmen, die zur erfolgreichen Durchführung der Selbstfürsorge erforderlich sind, um den Zustand des Wohlergehens zu erreichen" (Stähling 1998, S. 47).

Überschreitet der Bedarf an Selbstfürsorge das Selbstpflegevermögen, so entsteht ein Selbstfürsorgedefizit, das professionelle Pflege (= Pflegevermögen) notwendig macht.

Theorie des Pflegesystems. Ist ein Selbstfürsorgedefizit identifiziert, geht es im Folgenden darum, dessen Ausmaß festzustellen, um dann das entsprechende Pflegesystem zu bestimmen. **Abb. 6.1** stellt die Selbstfürsorgedefizittheorie im Zusammenhang mit dem Pflegeprozess dar.

Drei Arten des Pflegesystems werden unterschieden:

- das unterstützende/aufklärende Pflegesystem,
- das teilweise kompensierende Pflegesystem,
- das vollständig kompensierende Pflegesystem.

- Diese Pflegesysteme können wiederum verschiedene helfende Methoden beinhalten:
- für jemanden etwas tun,
- jemanden führen/leiten,
- jemanden unterstützen,
- eine Umgebung schaffen, die die persönliche Entwicklung und Fähigkeit fördert, um erforderliche Handlungen zu vollbringen,
- jemanden lehren, belehren.

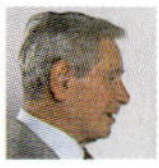

Herr Klerner wurde wiederholt in das Krankenhaus eingewiesen, weil sein Diabetes außer Kontrolle geraten war. Seine Selbstfürsorge beschreibt er folgendermaßen: „Ich arbeite gerne und sehr viel in meinem Baugeschäft und habe dadurch kaum Zeit, ein ordentliches Mittagessen zu mir zu nehmen, statt dessen esse ich Schokolade. Das Insulin spritze ich, wenn ich Zeit dafür habe, eine große Mahlzeit zu essen. Die Insulinwerte kontrolliere ich nicht, da ich keinen Nutzen darin sehe, auch eine spezielle Diät finde ich viel zu aufwendig."

Nach Orem besteht hier ein Selbstfürsorgedefizit in den Bereichen: Verständnis für die Rollen von Diät und Insulin sowie Umsetzung dieser Einsichten in konkrete Selbstfürsorgehandlungen.

Notwendig werden hier das unterstützende/aufklärende Pflegesystem und die helfenden Methoden des Lehrens und auch des Führens, damit Herr Klerner den Anforderungen, die seine Diabeteserkrankung an ihn stellt, gerecht werden kann (= Erweiterung des Selbstfürsorgevermögens).

Nancy Roper: Modell des Lebens

1976 entwickelte Nancy Roper das ursprüngliche *Modell des Lebens* und veröffentlichte es unter dem Titel „Clinical Experience in Nurse Education". 1980 wurde das Modell gemeinsam mit Winifried Logan und Alison Tierney überarbeitet und in „Elements of Nursing" neu beschrieben.

Ausgangsfrage der Theorieentwicklung war: „Gibt es eine identifizierbare Aktivität, die man Pflege nennt und die jeder braucht?" bzw. „Was ist Pflege?" (Mönig 1998, S. 462). Auf der Grundlage dieser Frage entwickelte Roper das Modell des Lebens. Dahinter stand die Absicht, durch die Darstellung der Komplexität der Pflege den Pflegenden eine Theorie an die Hand zu geben, die ihr Denken und Handeln leitet.

Eva Groß
Krankenschwester

Praxistipp

Das *Modell des Lebens* wird heute aufgrund seiner klaren und einfach verständlichen Struktur für viele Bereiche der Krankenpflege herangezogen, z. B.:
- zur Ordnung des Lehrstoffs im Rahmen der Krankenpflegeausbildung,
- als kurrikulare Grundlage (im Hessischen Kurrikulum),
- als Leitfaden für den Aufbau von Unterrichtseinheiten für die Lehrkräfte,
- als Strukturierungshilfe des Lerninhaltes für die Auszubildenden.

Das **Modell des Lebens** ist charakterisiert durch fünf Komponenten:

1. Aktivitäten des Lebens. Das Modell des Lebens geht von zwölf menschlichen Aktivitäten des Lebens (Life activities) aus, die sich in beobachtbaren Äußerungen des menschlichen Verhaltens zeigen und einen Rückschluss auf die menschlichen Bedürfnisse ermöglichen:
- eine sichere Umgebung bewahren,
- kommunizieren,
- atmen,
- essen und trinken,
- ausscheiden,
- den eigenen Körper pflegen und kleiden,
- die Körpertemperatur regulieren,
- bewegen,
- arbeiten und spielen,
- Sexualität erleben,
- schlafen und
- sterben.

Um einen Menschen verstehen zu können, muss man ihn Roper (1992) zufolge bezüglich seiner Aktivitäten des Lebens beobachten. Zu berücksichtigen ist dabei, dass die Aktivitäten in Wechselbeziehung zueinander stehen, das heißt, dass z. B. das Atmen unabdingbare Voraussetzungen für alle Aktivitäten ist.

2. Die Lebensspanne. Der Mensch führt diese Aktivitäten innerhalb einer Lebensspanne, die mit der Befruchtung beginnt, mit dem Tod endet und unter ständigem Einfluss körperlicher, geistiger, emotionaler und sozialer Entwicklung steht, aus. Er verfolgt dabei das Ziel, die maximale Unabhängigkeit bei jeder der Lebensaktivitäten zu erreichen.

3. Das Abhängigkeit-Unabhängigkeits-Kontinuum. Der Mensch durchlebt immer wieder Abschnitte seines Lebens, während derer er bestimmte Aktivitäten nicht, noch nicht oder nicht mehr unabhängig ausführen kann. Dementsprechend bewegt er sich auf seiner Lebensspanne entweder in Richtung Abhängigkeit oder in Richtung Unabhängigkeit.

4. Faktoren, die die Lebensaktivitäten beeinflussen. Die Art und Weise, wie jemand seine Aktivitäten des Lebens ausführt, steht unter dem Einfluss physiologischer, psychologischer, sozialer, kultureller und politisch-ökonomischer Faktoren.

5. Individualität im Leben. Diese Komponente ist ein Produkt der anderen Komponenten, d. h. dass die In-

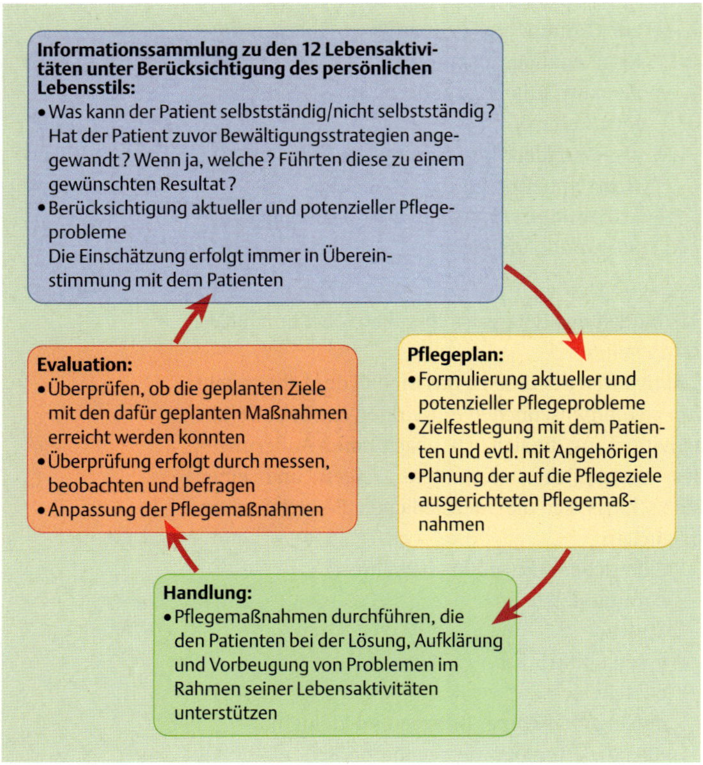

Abb. 6.2 Modell des Lebens nach Roper im Pflegeprozess

dividualität eines Menschen durch seinen Stand innerhalb der Lebensspanne, durch das Ausmaß seiner Abhängigkeit und Unabhängigkeit bei der Ausführung der Lebensaktivitäten sowie durch die beeinflussenden Faktoren bestimmt wird. Erkennbar ist die Individualität zum einen daran, wie, wie oft, wo, wann und warum ein Mensch die Lebensaktivitäten ausführt und zum anderen daran, welche Überzeugung und welches Wissen er von der einzelnen Lebensaktivität hat (**Abb. 6.2**).

6.6.2 Interaktionstheorien

Imogene King: Zielerreichungstheorie

1981 hat King die von ihr entwickelte Zielerreichungstheorie unter dem Titel: „A Theory of Nursing: Systems, Concepts, Process" publiziert. Die Besonderheit dieser Theorie besteht darin, dass King nicht nur, wie alle anderen Interaktionstheoretikerinnen auch, eine Antwort darauf gibt, wie Pflegepersonen das tun, was sie tun, sondern dass ihre Theorie auch Hinweise dafür gibt, wann Anlass zum Pflegen besteht. Nämlich dann, wenn ein Mensch den an seine Rolle gestellten Erwartungen nicht mehr gewachsen ist.

Im Rahmen der Zielerreichungstheorie wird Pflege als ein Interaktionsprozess beschrieben, dessen Schwerpunkt auf der Beziehung zwischen Patient und Pflegeperson liegt. Die Grundlage für die gemeinsame Feststellung der Pflegeprobleme und für die gemeinsame Erarbeitung von Lösungsmöglichkeiten innerhalb des Pflegeprozesses bildet die *Interaktion* – geprägt durch verschiedene Kommunikationstechniken – zwischen Patient und Pflegeperson. Jansen u. Mostert (1997, S. 43) beschreiben Kings Verständnis von Pflege als „einen Prozess der menschlichen Interaktion zwischen Krankenschwester und Patient, wobei jeder den anderen in der Situation wahrnimmt und worin sie durch Kommunikation Ziele festlegen, Alternativen untersuchen und sich auf die Mittel der Zielerreichung einigen" (**Abb. 6.3**).

Dabei ist es *Ziel der Pflege*, Patienten dabei zu helfen, ihre Gesundheit zu erhalten, zu genesen oder die Gesundheit wieder herzustellen, sodass sie in den Rollen, die sie in ihrem sozialen Leben einnehmen, funktionieren und in Würde sterben können. Die **Zielerreichungstheorie** beinhaltet drei Systeme:

1. Personales System. Um einen Menschen verstehen zu können, muss man seine *Werte* kennen. Diese sind:

- sein *Ich*, sein persönliches System, das Wachstum und Entwicklung durchläuft und sich somit fortdauernd verändert,
- die *Zeit*, die die Dauer zwischen zwei von einem Menschen individuell erfahrenen Ereignissen beschreibt,
- der *Raum*, die unmittelbare Umgebung, in der Pflegende und Patienten interagieren,
- die *Wahrnehmung* seines Ichs, seines Körpers, seines Wachstums, seiner Entwicklung, der Zeit und des Raums und dadurch persönliche Erfahrung und Annahme der Wirklichkeit.

Die Individualität eines Menschen gründet sich darauf, dass ein und dasselbe Ereignis aufgrund eigener subjektiver Empfindung und Wahrnehmung von verschiedenen Personen unterschiedlich wahrgenommen wird. Diese unterschiedliche Wahrnehmung bestimmt somit die Art und Weise, wie z. B. Patient und Pflegeperson aufeinander reagieren.

2. Interpersonales (= zwischenmenschliches) System. Das zwischenmenschliche System ist das System, im Rahmen dessen die Pflegeperson gemeinsam mit dem Patienten die Pflege unter Identifikation der Pflegeprobleme, unter Festlegung der Pflegeziele und unter Aufstellung der Pflegemaßnahmen, die zum Pflegeziel führen, plant. Interaktion zwischen Patient und Pflegeperson, die Voraussetzung für erfolgreiche Pflege, bildet den Schwerpunkt der Zielerreichungstheorie. Schlüsselfunktion innerhalb dieser Theorie haben die Begriffe *Rolle* und *Stress*.

Unter einer Rolle wird das Verhalten verstanden, das von einer bestimmten Person in einer bestimmten Position erwartet wird. Gesundheitsstörungen können Grund dafür sein, dass eine Rollenerwartung,

z. B. die Rolle der fürsorgenden Mutter, nicht mehr erfüllt werden kann. Aufgabe der Pflege ist es nun, mithilfe eines unter individueller Wahrnehmung und in einer bestimmten Umgebung stattfindenden Informationsaustausches (Interaktion), Menschen dabei zu helfen, ihren Rollenanforderungen gerecht zu werden.

Stress beschreibt einen Zustand, im Rahmen dessen eine Person mit ihrer Umgebung (= Stressoren) interagiert. Faktoren wie z. B. Alter, Geschlecht, Erziehung usw. bestimmen das Ausmaß des empfundenen Stresses. Stress kann somit die Interaktion zwischen Patient und Pflegeperson soweit beeinträchtigen, sodass es z. B. sinnvoll ist, ein Aufnahmegespräch nicht in der Gegenwart von verunsicherten oder verängstigten Angehörigen zu führen, sondern in einer für den Patienten ruhigen und stressfreien Atmosphäre.

3. Soziales System. Innerhalb dieses Systems, das größere Gruppen, wie z. B. Berufsgruppen des Gesundheitswesens, mit gemeinsamen Interessen und Bedürfnissen impliziert, findet die Pflege eines Patienten statt.

Zielerreichungstheorie im Pflegeprozess

Nach King (1992) beschreibt der Pflegeprozess (**Abb. 6.4**) eine Reihe von Handlungen, die *Aktion, Reaktion* und *Interaktion* mit einschließen. *Transaktion* folgt, wenn eine wechselseitige Beziehung durch die Krankenschwester und den Patienten stattgefunden hat und beide zusammen in gegenseitiger Übereinkunft das zu erreichende Ziel festgelegt haben. Das heißt, Patient und Pflegeperson nehmen sich, wie in **Abb. 6.3** dargestellt, im Rahmen der menschlichen Interaktion gegenseitig wahr und fällen Urteile, deren Folge Handlungen sind, aus deren Aktivitäten sich Reaktionen ergeben und über die anschließend interagiert wird. Das Ergebnis dieser Interaktion ist die Transaktion.

Hildegard Peplau: Psychodynamische Krankenpflege

Mit Peplaus *Theorie der psychodynamischen Krankenpflege* wird eine der ersten und wichtigsten entwicklungspsychologischen Pflegetheorien dargestellt. 1952 erschien ihr Buch „Zwischenmenschliche Beziehungen in der Pflege", das zum einen auf die psychiatrische Pflege, aber auch auf alle anderen Bereiche der Pflege starken Einfluss hatte. Zur Beschreibung dessen, was Krankenpflege ist, nutzt Peplau psychologische, verhaltenstheoretische und psychoanalytische Theorien.

Schwerpunkt ihrer Theorie bildet die zwischenmenschliche Beziehung, in der sich der psychodynamische Charakter des Pflegens zeigt.

Die Theorie setzt sich aus drei Hauptelementen zusammen:

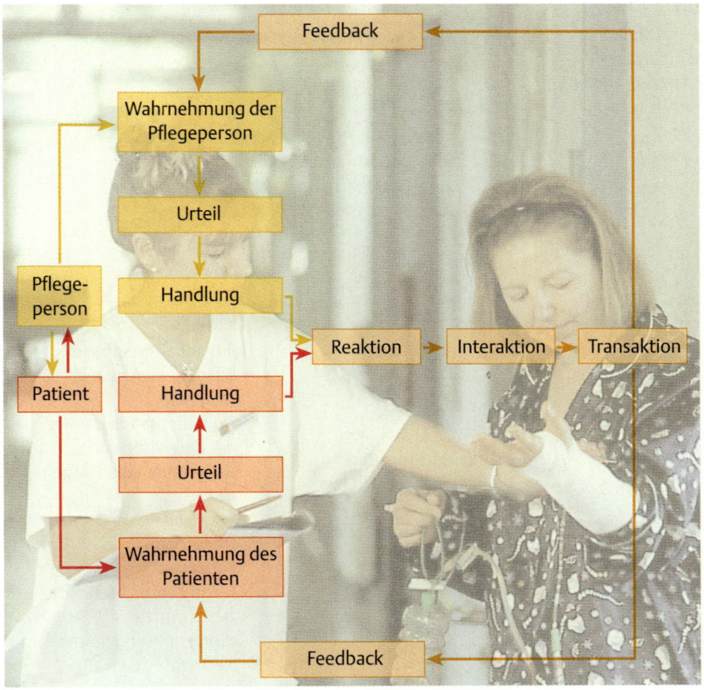

Abb. 6.3 Prozess menschlicher Interaktion nach King (nach Jansen u. Mostert)

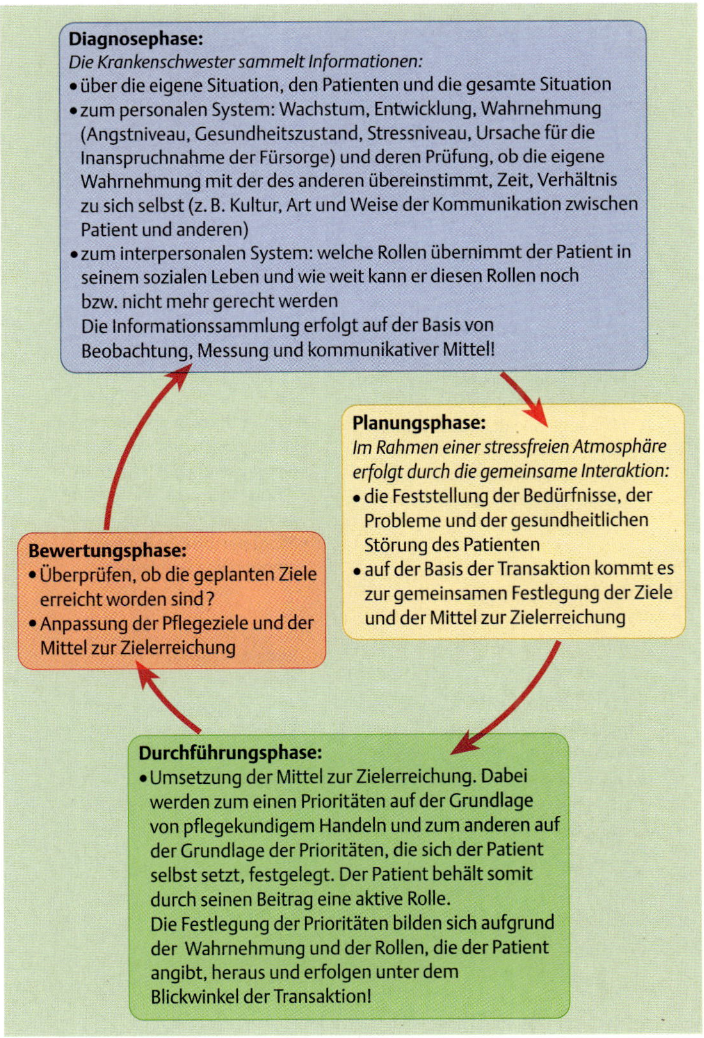

Abb. 6.4 Zielerreichungstheorie nach King im Pflegeprozess

Abb. 6.5 Wechselnde Rollen in der Pflegeperson-Patient-Beziehung nach Peplau

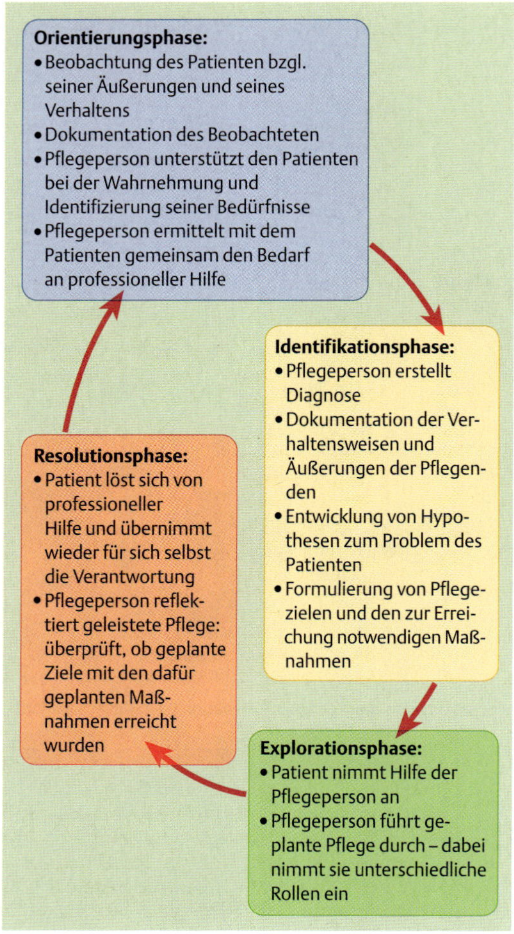

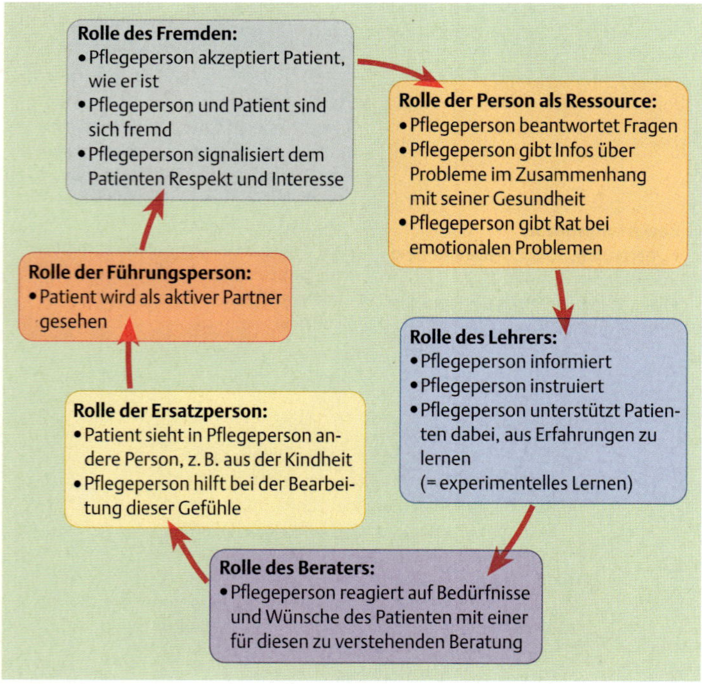

Abb. 6.6 Psychodynamische Pflege nach Peplau im Pflegeprozess

- der Beschreibung psychodynamischer Pflege,
- den Phasen der Beziehung zwischen Pflegeperson und Patient und
- der Beschreibung der Rollen, die Pflegepersonen in dieser Beziehung einnehmen.

1. Psychodynamische Pflege. Erkennen, klären und ein Verständnis dafür entwickeln, was passiert, wenn eine Krankenschwester sich hilfreich einem Patienten zuwendet, macht nach Peplau (1988) die Psychodynamik der Krankenpflege aus. Pflege ist nur dann hilfreich, wenn Patient und Pflegeperson aus dieser Situation lernen und sich weiterentwickeln können. Was und ob überhaupt der Patient aus der Situation etwas lernen kann, steht dabei in Abhängigkeit zur Persönlichkeitsentwicklung der Pflegeperson. Den Patienten in seiner Entwicklung zur Reife hin zu fördern, ist Aufgabe der Pflege.

2. Beziehung zwischen Pflegeperson und Patient. Peplau unterscheidet im Rahmen ihrer Theorie vier Phasen der Beziehung:

- *Orientierungsphase.* Diese Phase beginnt mit dem empfundenen Bedürfnis des Patienten nach professioneller Hilfe. Der Patient klärt in dieser Situation sein Anliegen mit der Pflegeperson, die ihm dabei hilft, seine Probleme, seine Bedürfnisse und den daraus resultierenden Bedarf an professioneller Unterstützung wahrzunehmen und zu identifizieren. Ziel der Pflege ist demnach laut Steppe (1990) die kreative und konstruktive persönliche Weiterentwicklung des Patienten, in deren Verlauf er seine Krankheit als Chance zur Veränderung wahrnehmen kann.
- *Identifikationsphase.* Im Rahmen dieser Phase anerkennt der Patient die Pflegeperson als jemanden, der ihm helfen kann, seine Gesundheit zu fördern. Auf der Basis von Vertrautheit unterstützt die Pflegeperson den Patienten im Ausdruck seiner Gefühle und Bedürfnisse und gelangt auf diesem Weg zur Erstellung einer Pflegediagnose und zur Formulierung eines Pflegeplans.
- *Explorationsphase.* Wenn ein Patient während der Identifikationsphase spürt, dass eine Pflegeperson seine Situation erkennt und seine Bedürfnisse versteht, ist er in der Lage, die professionell angebotene Hilfe anzunehmen und aus ihr den vollen Nutzen zu ziehen (Exploration). Der Pflegeperson ist es dann möglich, den Patienten im Bereich seiner persönlichen und zwischenmenschlichen Entwicklung zu fördern, indem sie aktiv darum bemüht ist, Spannungen und Ängste des Patienten zu lindern.
- *Resolutionsphase.* Sind die erkannten Bedürfnisse in Zusammenarbeit zwischen Patient und Pflegeperson befriedigt, ist der Patient wieder in der Lage, für sich selbst Verantwortung zu übernehmen und sich ohne fremde Hilfe der Zukunft

zuzuwenden. Diesen Moment des Ablösens nutzt die Pflegeperson zur Reflexion der geleisteten Pflege und untersucht, inwieweit es gelungen ist, Ängste und Spannungen zu mindern. Die Resolutionsphase ist mit der Bewertungsphase im Rahmen des Pflegeprozesses (**Abb. 6.5**) gleichzusetzen.

Während der Phasen nimmt die Pflegeperson unterschiedliche **Rollen** ein. Insgesamt unterscheidet Peplau im Rahmen ihrer Theorie sechs verschiedene Rollen, die Pflegepersonen während ihrer Beziehung zum Patienten in den oben genannten unterschiedlichen Phasen einnehmen (**Abb. 6.6**).

6.6.3 Humanistische Theorien – kulturorientierte Theorien

Jean Watson: Theorie der transpersonalen Zuwendung

Watson konzentriert sich in ihrer *Pflegetheorie der transpersonalen Zuwendung* auf den Aspekt der menschlichen Zuwendung. Geprägt wurden Watsons Überlegungen durch *Carl Rogers,* einen Vertreter der humanistischen Psychologie. Er vertritt die Auffassung, dass der Patient die Richtung des therapeutischen Prozesses bestimmt.

Pflege ist für Watson eine zwischenmenschliche Beziehung und erfolgt unter folgender Zielsetzung:

- Pflege will die menschliche Würde und die Menschlichkeit bewahren.
- Pflege will Menschen bei der Wiederherstellung der Harmonie von Körper, Geist und Seele helfend zur Seite stehen, um ihn so zu befähigen:
  - zu Selbstkenntnis (Wissen über sich selbst),
  - zur Selbstachtung (Respekt vor sich selbst),
  - zur Selbstheilung (Mobilisation eigener Kräfte, die die Genesung vorantreiben) und
  - zur Selbsthilfe (Förderung der eigenen Fähigkeiten mit dem Ziel der Unabhängigkeit).

Watson (1996) geht davon aus, dass der Mensch bestimmte Bedürfnisse hat:

- das Bedürfnis nach positiver Reaktion und Akzeptanz,
- das Bedürfnis nach Verständnis und Wertschätzung,
- das Bedürfnis nach zwischenmenschlichen Bindungen und
- das Bedürfnis nach einem Leben in Harmonie mit der Welt.

Werden diese Bedürfnisse nicht befriedigt, kommt es zu einem Mangel an Wohlbefinden. Um dieses Defizit in der Bedürfnisbefriedigung zu erkennen, tritt die Pflegeperson in den Lebensraum des Patienten (phänomenales Feld) ein. Sie versucht dabei die Erfahrungen des Patienten anzusprechen, um die von ihm „erlebten und erspürten Gefühle nachzuvollziehen und schließlich so zum Ausdruck zu bringen, dass der Patient in die Lage versetzt wird, sie klarer zu sehen und nach außen dringenden Gefühlsregungen freien Lauf zu lassen" (Watson, zit. nach Schleich 1999). Dieses Vorgehen verlangt von der Pflegeperson vor allem soziale Kompetenzen, wie z. B. Empathie, Trost und Mitgefühl zum Ausdruck bringen zu können, die Bedeutung der Situation einschätzen können, Stärken und Grenzen der eigenen Person sowie die des Patienten wahrnehmen zu können.

Um aber die Selbstheilungskräfte des Patienten zu mobilisieren und so zur Wiederherstellung seiner Harmonie zwischen Körper, Geist und Seele beizutragen, bedarf es eines bestimmten prozesshaften Vorgehens, das Watson als die transpersonale Zuwendung bezeichnet und in fünf Schritten beschreibt.

1. Eintritt der Pflegeperson in das phänomenale Feld des Patienten,
2. Erfassen der seelischen Befindlichkeiten des Patienten,
3. Erspüren einer gemeinsamen emotionalen Ebene,
4. Ausdrücken der in der Situation empfundenen Gefühle durch die Pflegekraft,
5. Loslassen der drängenden Gefühle und Gedanken durch den Patienten.

Voraussetzung für das Zustandekommen einer transpersonalen Zuwendung ist, dass alle Schritte durchlaufen werden. Beispielsweise bemerkt eine Pflegeperson die Unruhe einer allein erziehenden Patientin, die auf ihre Operation wartet und zwei kleine Kinder zu Hause hat, die von der Großmutter versorgt werden. Die Pflegeperson tritt in das phänomenale Feld der Patientin und erfasst im zweiten Schritt die Unruhe und Ängstlichkeit der Frau. Die Pflegeperson spricht diese Gefühle an und versucht sie nachzuvollziehen. Sie drückt aus, wie sie die Situation empfindet und wie das Verhalten der Patientin auf sie wirkt. Damit ermöglicht die Pflegeperson der Patientin, im nächsten Schritt ihren eigenen Gefühlen, Gedanken und Befürchtungen im Hinblick auf die Operation und die Versorgung der Kinder freien Lauf zu lassen, damit diese klarer und besprechbar werden.

Madeleine Leininger: Theorie der Transkulturellen Pflege

Madeleine Leininger ist die Begründerin der *Transkulturellen Pflege.* Sie verfolgt mit ihrer Theorie das Ziel, eine Grundlage für eine Pflege zu schaffen, die mit kulturellen Aspekten der Patienten übereinstimmt.

Die Theorie der Transkulturellen Pflege besteht aus zwei Kernelementen:

- *Culture Care* (= eine auf die jeweilige Kultur eingehende Pflege);

- *Sonnenaufgangmodell* (Sunrise model), welches zahlreiche ineinander greifende (interagierende) kulturgebundene Faktoren, die das Wesen des einzelnen Menschen (Kulturträgers) bestimmen und die jeweilige Art der Pflege beeinflussen, darstellt.

> **Definition**
> Kultur ist das, was das menschliche Handeln bedingt und was nicht genetisch vererbt ist, sondern durch einen Lernprozess erworben ist. Kultur ist das, was einer großen Zahl von Menschen aufgrund ihrer Traditionen und lebensgeschichtlicher Aneignung gemeinsam ist.
> Transkulturelle Pflege ist ein Gebiet der Krankenpflege, das damit befasst ist, Ethnozentrizität zu überkommen (transzendieren), um Pflege im Einklang mit den Gegebenheiten anderer Kulturen auszuüben (Mosby's Dictionary, Medical, Nursing and Allied Health 1994).

Culture Care oder kulturspezifische Pflege. Leininger sieht Kultur und Pflege als zwei Komponenten, die nicht isoliert betrachtet werden dürfen, denn nur eine auf die Kultur abgestimmte Pflege kann zu einer effektiven Pflege führen. Leininger definiert Kultur als „erlernte, gemeinsame und überlieferte Werte, Meinungen, Normen und Lebensweisen einer bestimmten Gruppe, die das Denken, Handlungen und strukturierte Wege leiten" (Marriner-Tomey 1992, S. 238).

Care, verstanden als Sorge oder Fürsorge, ist das, was Menschen brauchen, um gesund zu bleiben, gesund zu werden und um Krankheit zu vermeiden. Diesbezüglich hat die Pflegeperson die Möglichkeit, unterschiedliche gesundheitsfördernde und unterstützende Fürsorgemaßnahmen, wie z. B. Trost, Interesse, Empathie, Nähe, Liebe, Bestätigung, Vertrauen, Berührung, Beistand und Mitleid einzusetzen. Obwohl Care in jeder Form der Pflege enthalten ist, kann diese immer anders in Erscheinung treten. Das heißt, Pflege zeigt innerhalb der Kulturen zum einen Übereinstimmungen (*universality*) und zum anderen Unterschiede (*diversity*). D. h. überall auf der Welt sorgen Menschen füreinander. Die Art und Weise wie dies geschieht ist jedoch kulturabhängig. Dies führte Leininger zu der Einsicht, dass eine optimal gestaltete Pflege, Kenntnisse über die jeweilige Kultur des einzelnen Patienten voraussetzt.

Sonnenaufgangmodell. Nach Leininger stellt die kulturelle Pflege einen Prozess dar, der mit der Kenntnissammlung beginnt, zur Beschlussbildung führt, im konkreten Handeln in der Praxis endet und durch unterschiedliche Faktoren beeinflusst wird. Das Prozessergebnis ist eine kulturkongruente Pflege. Diesen Prozess stellt Leininger in Form des Sunrise Model grafisch dar (**Abb. 6.7**). Das Sunrise Model dient der Kenntnissammlung darüber, wie das Sorgsam-Sein für die Gesundheit von Individuen, Familien und Gruppen durch verschiedene Faktoren beeinflusst wird. Das gesundheitliche Wohlbefinden wird direkt von den verschiedenen Pflegepraktiken beeinflusst, diese wiederum hängen insgesamt von der kulturellen und sozialen Struktur sowie der Weltanschauung der jeweiligen Kultur ab, d. h. von Technik, Religion und Philosophie, Verwandtschaft, kulturellen Werten, Lebensart, Politik und Recht, Wirtschaft und Bildung. Drei Gesundheitssysteme können unterschieden werden, die auf das Wohlbefinden des Einzelnen oder die Gruppe einwirken. Das System der Krankenpflege verbindet hierbei das *volkstümliche System,* wie es in der jeweiligen Kultur gehandhabt wird, mit dem *professionellen System,* das in einer Klinik vorgefunden wird. Die Kenntnis dieser verschiedenen Systeme soll dazu führen, dass Pflegeentscheidungen in Übereinstimmung mit der Kultur des Patienten getroffen werden. Hierzu nennt Leininger *drei Pflegemodalitäten:*

- *kulturelle Pflegeerhaltung,* die Kultur des Patienten wird bei Pflegeentscheidungen vollkommen respektiert;
- *kulturelle Pflegeanpassung,* die Kultur des Patienten wird bei Pflegeentscheidungen dahingehend respektiert, dass die von außen kommende Pflege seiner kulturellen Lebensweise angepasst wird;
- *kulturelle Pflegeneukonstruktion,* die Kultur des Patienten wird bei Pflegeentscheidungen dahingehend respektiert, dass ihm geholfen wird, seine Lebensweise auf für ihn kulturell akzeptable Art zu ändern.

Leiningers Absicht ist es, eine theoretische Grundlage zu schaffen, die es den Pflegepersonen ermöglicht, kulturell bedingte Verschiedenheiten der einzelnen Patienten besser zu verstehen und auf dieser Basis für sie eine kulturspezifische Pflege zu gewährleisten.

6.6.4 Ergebnisorientierte Pflegetheorien

Callista Roy: Theorie der Anpassung (Adaption)

Roys *Theorie der Anpassung* (Adaption), die sie 1980 erstmals vorstellte, beschreibt den Menschen als adaptives System. Ziel pflegerischen Handelns ist, die Förderung der Anpassung des Patienten an den Stress, der durch seine Krankheit hervorgerufen wird, sodass Energie für den Gesundungsprozess frei werden kann. Roy ist eine der wichtigsten Repräsentantinnen, die Stress und Adaption als Schlüsselbegriffe zur Beschreibung des Verhaltens von Patienten gebraucht.

Im Rahmen der Anpassungstheorie wird der Mensch als ein Gebilde aus biologischen, psycholo-

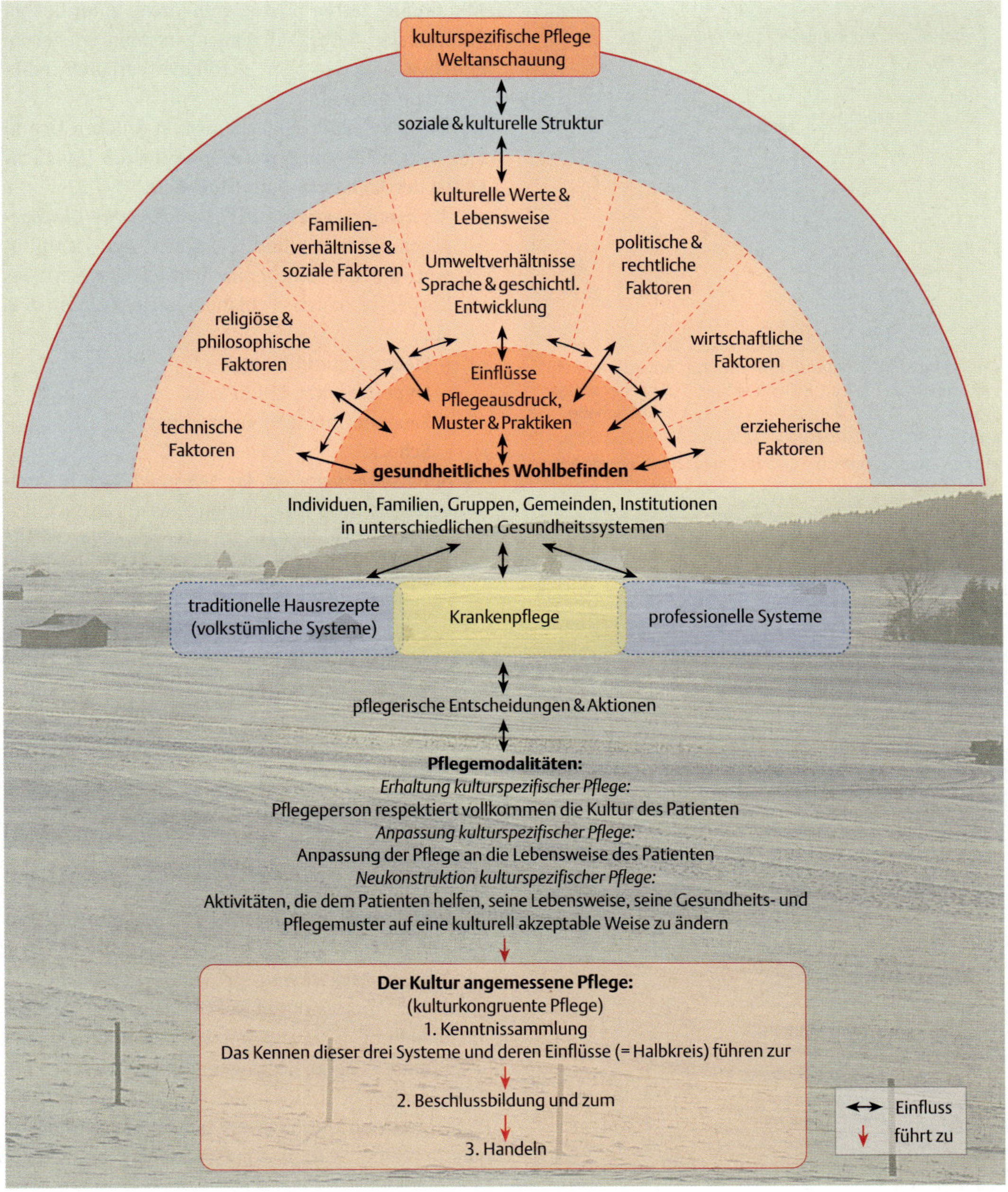

Abb. 6.7 Sunrise Model nach Leininger

gischen und sozialen Systemen beschrieben. Dabei ist jedes System bemüht, zum einen in sich selbst und zum anderen im Kontakt mit anderen Systemen ein Gleichgewicht (*Homöostase*) herzustellen. Das Handlungsvermögen eines Menschen auf Reize (*Stimuli*) zu reagieren, wird von seinem Anpassungsniveau bestimmt. Fällt ein Reiz nicht in die Grenzen seiner Anpassungsfähigkeit, so hat der Mensch keine adäquate Handlungsantwort bereit. Er muss also eine neue erlernen, oder er reagiert ineffektiv.

Roy beschreibt drei Reizarten, die auf den Menschen einwirken können. Alle drei gemeinsam haben Einfluss darauf, wie er sich gerade verhält:

- *Direkte Reize* sind Reize, mit denen der Patient aus seiner direkten Umgebung konfrontiert wird, wie z. B. mit den für ihn bestimmten pflegerischen Maßnahmen oder mit der Anwesenheit seiner Zimmernachbarn.
- *Reize aus der Umgebung* treten zusammen mit den direkten Reizen auf, wie z. B. Hitze, die den Patienten zusätzlich belastet.
- *Innere Reize* entstehen aus der Meinung, Begabung, Einstellung eines Menschen und stehen in Verbindung zu früheren Erfahrungen. Das heißt, dass z. B. negative Erfahrungen mit einem früheren Krankenhausaufenthalt in Verbindung mit einer anstehenden Operation gebracht werden.

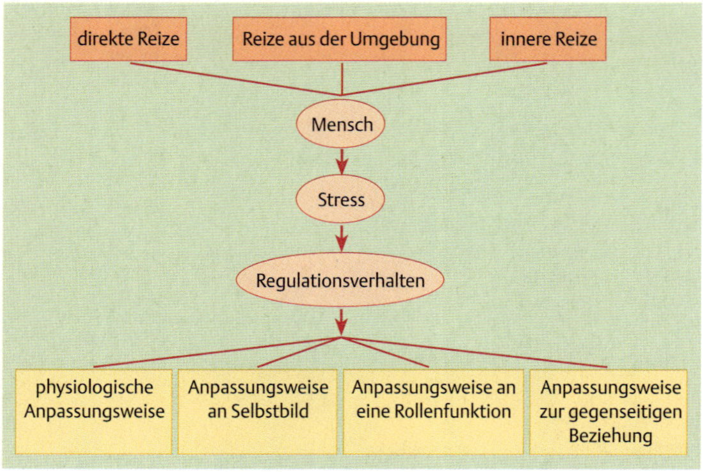

Abb. 6.8 Auf den Menschen einwirkende Reizarten und das daraus resultierende Regulationsverhalten nach Roy

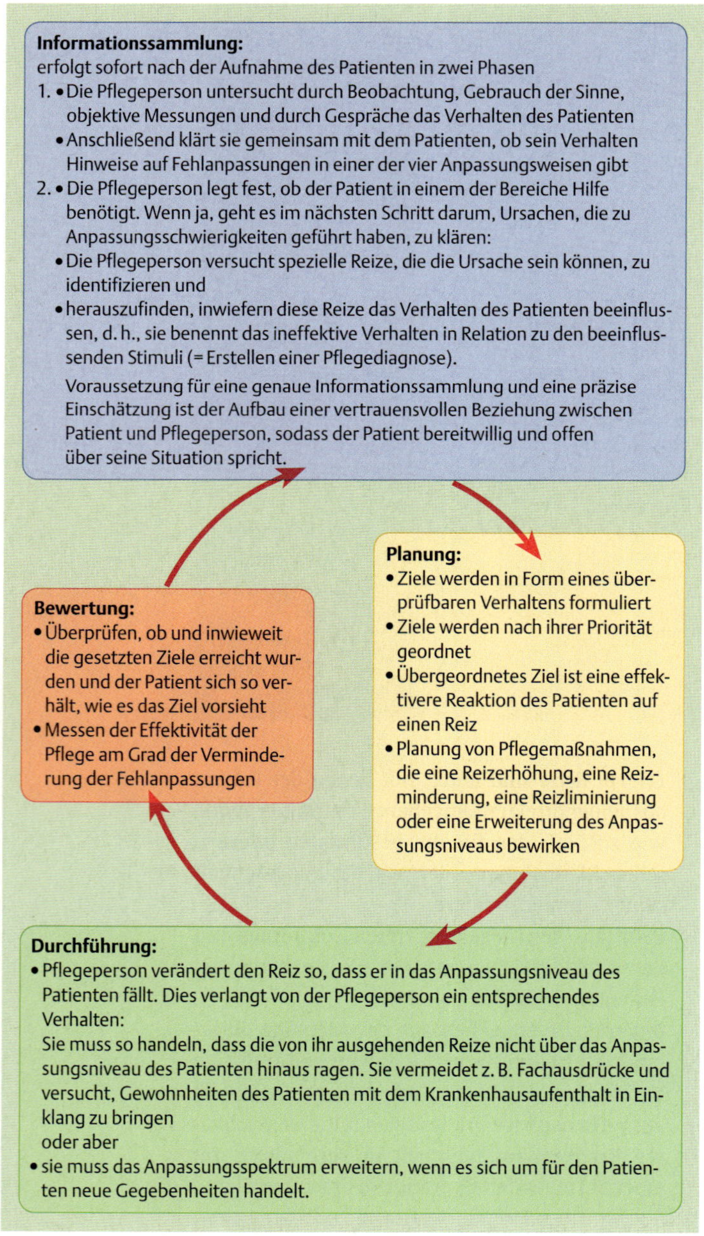

Abb. 6.9 Anpassungstheorie nach Roy im Pflegeprozess

Alle drei Reizarten produzieren *Stress*, unter dessen Einfluss sog. Bewältigungsmechanismen wiederum effektive, adaptive oder ineffektive Verhaltensreaktionen produzieren.

Diese Regulationsmechanismen drücken sich in vier verschiedenen **Regulationsverhalten** (Möglichkeiten der Anpassung) aus (**Abb. 6.8**):

- ***Anpassungsweise an das physiologische Gleichgewicht.*** Sie beinhaltet Reaktionen und Handlungen, die das biochemische Gleichgewicht des Körpers erhalten. Fehlanpassungen führen z. B. zu:
  - Fieber, Unterkühlung,
  - Hyperaktivität, Müdigkeit,
  - Sauerstoffmangel, -überschuss,
  - Schock.
- ***Anpassungsweise an das Selbstbild.*** Der Mensch versucht, sich im Rahmen dieser Anpassungsweise entsprechend den Vorstellungen seines eigenen Idealbildes zu verhalten.
  Fehlanpassungen können:
  - Schuldgefühle,
  - Angstgefühle,
  - Gefühl von Machtlosigkeit und sozialer Isolierung,
  - Aggressionsgefühle und
  - Gefühle physischen Verlustes auslösen.
- ***Anpassungsweise an eine Rollenfunktion.*** Hier verfolgt der Mensch sein Bestreben, eigenen Rollenerwartungen gerecht zu werden.
  Fehlanpassungen führen zu:
  - Rollenversagen und
  - Rollenkonflikten.
- ***Anpassungsweise zur gegenseitigen Beziehung.*** Mit dieser Anpassungsweise versucht der Mensch, Beziehungen zu anderen Menschen aufrechtzuerhalten. Fehlanpassungen können z. B. zur Entfremdung oder Einsamkeit führen.

Pflegepersonen tun das, was sie tun, weil in einem oder in mehreren Anpassungsbereichen vom Patienten ein Überschuss oder ein Defizit an Reizen besteht oder weil ein Mensch unangemessen reagiert. Die Anpassungstheorie von Callista Roy kann für die Pflege dahingehend handlungsleitend sein, dass sich die Umsetzung des Pflegeprozesses (**Abb. 6.9**) an dieser orientiert und die getroffenen Entscheidungen sowie das entsprechende Handeln durch sie begründet werden können.

6.6.5 Corbin und Strauss: Pflegemodell „Chronische Krankheiten"

Dieses von Juliet Corbin und Anselm Strauss 1996 in den USA entwickelte Modell versucht diejenigen Pflegenden zu erreichen, die sich speziell der Pflege chronisch Kranker widmen.

Tabelle 6.1 Einteilung der Stadien einer chronischen Krankheit nach Woog (1998)

Stadium	*Definition*
vor der Pflege- und Krankheitsverlaufskurve	···> vor Beginn der Krankheit, Präventivphase, keine Anzeichen oder Symptome einer Krankheit vorhanden
Einsetzen der Pflege- und Krankheitsverlaufskurve	···> Auftreten von Anzeichen und Symptomen einer Krankheit, beinhaltet den Zeitpunkt der Diagnose
Krise	···> lebensbedrohliche Situation
akut	···> akuter Krankheitszustand oder Komplikationen, die einen Krankenhausaufenthalt notwendig machen
stabil	···> Krankheitsverlauf und -symptome werden mit Hilfe von Heilprogrammen unter Kontrolle gehalten
instabil	···> Krankheitsverlauf und -symptome können nicht länger mit Hilfe von Heilprogrammen unter Kontrolle gehalten werden, ein Krankheitsaufenthalt ist jedoch nicht notwendig
Verfall	···> fortschreitende Verschlechterung der körperlichen und geistigen Verfassung gekennzeichnet durch zunehmende Behinderung und verstärktes Auftreten von Krankheitssymptomen
Sterben	···> Stunden, Tage und Wochen unmittelbar vor dem Tod

Nach Corbin u. Strauss (1988, S. 2) braucht die Pflege einen „Bezugsrahmen, der auf Untersuchungen über chronische Krankheiten basiert und von Pflegepersonen genutzt werden kann, um erstens Einblick in die für chronische Krankheiten eigene Problematik zu gewinnen und sie zu erforschen, um zweitens die bereits vorhandene Literatur zum Thema chronische Krankheiten zu integrieren und zu ordnen und um drittens Anweisungen zur Ausarbeitung von Pflegemodellen zu erhalten, welche Richtlinien für die Praxis, den Unterricht, die Forschung und die Entwicklung von Leitlinien bereitstellt". Das von Corbin und Strauss entwickelte *Pflegemodell der Pflege- und Krankheitsverlaufskurve* ist ein solcher Bezugsrahmen.

···> Merke
Grundgedanke dieses Modells ist, dass chronische Krankheiten einen Verlauf haben, der Veränderungen und Schwankungen unterworfen ist. Diese Veränderungen, die die individuelle Krankheitsverlaufskurve eines Patienten bestimmen, sind bedingt durch zahlreiche unterschiedliche Stadien, die eine chronische Krankheit einnehmen kann (**Tab. 6.1**).

Dieser individuelle, nicht vorhersehbare Krankheits- und Pflegeverlauf kann durch Pflege verlangsamt oder stabil gehalten werden. Das vorrangige Ziel der Pflege bei Chronizität ist, Patienten bei der Gestaltung ihres Krankheitsverlaufs und bei der Aufrechterhaltung der Lebensqualität durch die Bereitstellung einer bestimmten Art von Pflege, nämlich der *begleitenden Pflege* zu helfen. Dabei ist die begleitende Pflege als ein fortlaufender Prozess zu sehen, der sich an der Pflege- und Krankheitsverlaufskurve orientiert und auf das jeweilige Krankheitsstadium zugeschnitten wird. Im Rahmen der begleitenden Pflege geht es dann nach Corbin u. Strauss (1998, S. 10) „vor allem um die Berücksichtigung und Realisierung der Patienten- und Angehörigenbedürfnisse und um eine Beteiligung derselben an der Entwicklung von Pflegeplänen und Vorgehensweisen bei der Bewältigung chronischer Krankheitsverläufe". Pflegeinterventionen zielen darauf ab, das Leben eines Menschen mit einer chronischen Krankheit qualitativ wertvoll zu gestalten und den bestehenden Gesundheitsstatus zu erhalten. Pflegemaßnahmen können an Effektivität gewinnen, wenn bei ihrer Planung mit dem Patienten das Zusammenspiel von Biographie, Krankheitsstatus und alltäglichen Aktivitäten berücksichtigt wird.

Gestalt erhält die Pflege- und Krankheitsverlaufskurve durch ihre Übertragung auf den Pflegeprozess (**Abb. 6.10**).

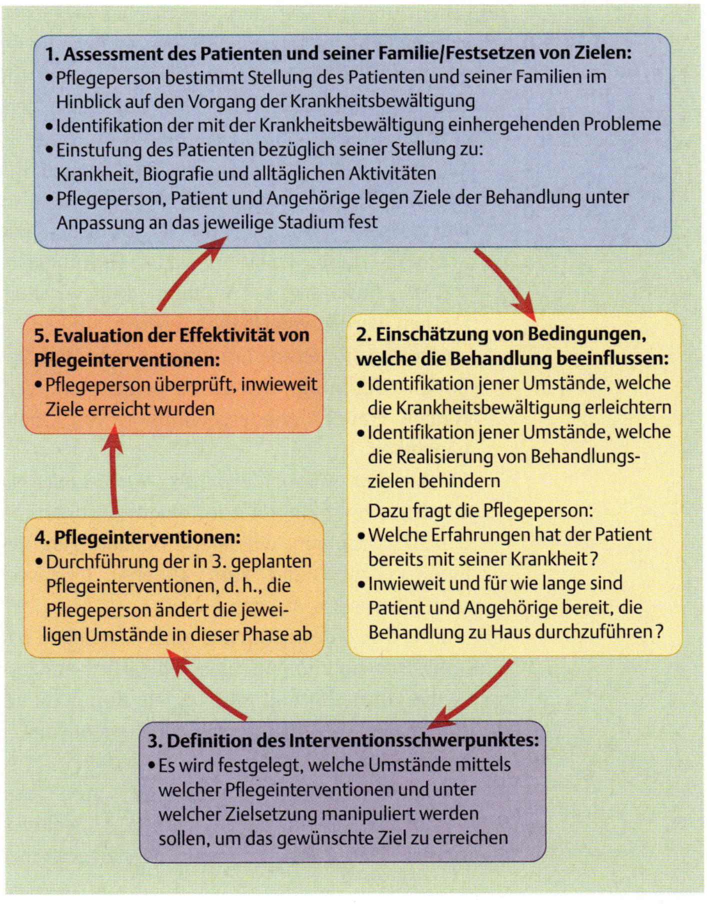

Abb. 6.10 Modell von Corbin u. Strauss im Rahmen des methodischen Arbeitens

6.7 Schwerpunkte ausgewählter Pflegetheorien aus dem deutschsprachigen Raum

Während es in den vorangegangenen Ausführungen darum ging, eine begrenzte Auswahl der bekanntesten Pflegetheorien des angelsächsischen Sprachraums darzustellen, geht es im Folgenden darum, die wenigen, aber doch einflussreichen Pflegetheorien des deutschen Sprachraums in ihren inhaltlichen Schwerpunkten darzustellen. Im deutschen Sprachraum bekannt geworden sind Krohwinkel (1984) und Wittneben (1995).

Monika Krohwinkel: Modell der Aktivitäten und der existenziellen Erfahrungen des Lebens (AEDL)

Monika Krohwinkel veröffentlichte 1984 erstmals ihr *konzeptionelles Model der Aktivitäten und der existentiellen Erfahrungen des Lebens* (AEDL), das der Kategorie der Bedürfnismodell zuzuordnen ist und im Zusammenhang mit einem Forschungsauftrag des Deutschen Bundesministeriums für Gesundheit entstand. Sie orientierte sich bei der Entwicklung ihres Modells an Rogers', Orems und Ropers pflegetheoretischen Ansätzen. So hat sie in ihrem Modell elf Lebensaktivitäten nach Roper übernommen und die AEDL „mit existentiellen Erfahrungen des Lebens umgehen" und „die sozialen Bereiche des Lebens sichern" hinzugefügt. Letztere scheint von besonderer Wichtigkeit, da Krohwinkel mit dieser explizit die nachklinische Situation, also die Zeit nach dem Krankenhausaufenthalt ins Blickfeld rückt.

Die AEDL „mit existentiellen Erfahrungen des Lebens umgehen" ist untergliedert in:

- *die Existenz gefährdende Erfahrungen,* wie Schmerz, Trauer, Isolation, Angst, Hoffnungslosigkeit, Misstrauen, Trennung, Ungewissheit, Sterben, Verlust von Unabhängigkeit;
- *die Existenz fördernde Erfahrungen,* wie Wohlbefinden, Hoffnung, Sicherheit, Integration, Vertrauen, Freude, Wiedergewinnung von Unabhängigkeit;
- *Erfahrungen, welche die Existenz fördern oder gefährden,* dazu gehören zum einen kulturgebundene Erfahrungen, wie Weltanschauungen, Religion, Glaube und zum anderen lebensgeschichtliche Erfahrungen.

Jede AEDL, d.h. jedes Bedürfnis eines Menschen hat eine physisch-funktionale, eine willentlich-emotionale, eine kulturelle und eine soziale Komponente, die immer alle – aber in unterschiedlichem Ausmaß – vorhanden sind.

Dem AEDL-Modell vorangestellt sind vier Schlüsselkonzepte der Pflege: Person, Umgebung, Gesundheit und Wohlbefinden und pflegerischer Handlungsprozess (Pflegeprozess), die zusammen das Rahmenmodell ganzheitlich-fördernder Prozesspflege bilden.

Das Rahmenmodell gliedert sich in vier Teile:

- das primäre pflegerische Interesse, meint die Bedürfnisbefriedigung eines pflegebedürftigen Menschen (s. Orem);
- die primäre pflegerische Zielsetzung; die vorhandenen Fähigkeiten einer pflegebedürftigen Person unabhängig von Prognose und Gesundheitszustand zu fördern, aufrechtzuerhalten bzw. wiederzuerlangen helfen;
- die primäre pflegerische Hilfeleistung beinhaltet verschiedene Möglichkeiten methodischen Handelns: handeln für jemanden, jemanden führen und leiten sowie jemanden unterstützen, anleiten, beraten, unterrichten und fördern.

Karin Wittneben: Theorie der multidimensionalen Patientenorientierung

Unter dem Namen Karin Wittnebens ist die *Theorie der multidimensionalen Patientenorientierung* bekannt geworden. Charakteristisch für Wittnebens pflegetheoretischen Ansatz ist, dass sie pflegetypische Aktivitäten, wie Krankenbeobachtung oder Patientenorientierung, mit pflegetheoretischen Ansätzen aus dem angelsächsischen Sprachraum verknüpft.

Wittneben beschreibt ihr Modell als ein *Stufenmodell,* bei dem der Grad der Patientenorientierung von Stufe zu Stufe steigt und die höhere Stufe die niedere Stufe einschließt. Sie spricht in diesem Zusammenhang auch von einer *integrativen Theorie.*

Pflege zeichnet sich durch einen partnerschaftlichen Charakter aus, der sich im Respekt gegenüber dem Patienten und in der Achtung seines Selbstbestimmungsrechtes zeigt. Pflegende ermöglichem dem Patienten, sich aktiv an der Pflege zu beteiligen, in dem sie mit ihm in einen Dialog treten.

Fünf grundlegende **Typen der Pflege** (auch Dimensionen genannt) werden unterschieden:

- ***Verrichtungsorientierung.*** Eine rein an der Verrichtung orientierte Pflege beschränkt sich ausschließlich auf die Durchführung angeordneter Maßnahmen von ärztlicher Seite und auf die Durchführung pflegerischer Maßnahmen. Führt eine Pflegeperson diese Maßnahmen auch noch ohne das dazugehörige Fachwissen und ohne Achtung des Patienten durch, so kann die ohnehin schon niedrige Patientenorientierung in Patientenignorierung umschlagen.

- ***Symptomorientierung.*** Die Symptomorientierung setzt am Konzept der Krankenbeobachtung an. Ein höherer Grad an Patientenorientierung wird hier durch die Wahrnehmung einzelner medizinischer Symptome erreicht.
- ***Krankheitsorientierung.*** Professionelle Pflege, die eine erhöhte Patientenorientierung und eine erhöhte Pflegequalität anstrebt, sucht danach, die Symptomzusammenhänge, d.h. die Krankheitsbilder zu erfassen.
- ***Verhaltensorientierung.*** Pflegepersonen, die verhaltensorientiert vorgehen, sorgen für eine ruhige, für den Patienten reizarme Umgebung, sodass dieser sich erholen und entspannen und somit neue Kräfte sammeln kann, um sein Wohlbefinden zu steigern.
- ***Handlungsorientierung.*** Pflegepersonen, die eine handlungsorientierte Pflege befürworten, orientieren sich an der Selbstpflege-Defizit-Theorie von Orem.

6.8 Bedeutung der Pflegetheorien

Merke
Ein pflegetheoretischer Hintergrund als übergeordnetes Denkmodell hilft in der Praxis, berufsspezifische Informationen und Wahrnehmungen einzuordnen und im Zusammenhang zu sehen.

Pflegetheoretikerinnen sehen die Bedeutung ihrer Theorien in der Fähigkeit, die Praxis über den Weg der Verbesserung der Pflegequalität zu verändern. Generell beschreibt eine Pflegetheorie den Soll-Zustand der Pflege. Wird sie dem tatsächlichen, also dem Ist-Zustand gegenüber gestellt, werden Defizite offenbar, die dann zur Verbesserung der Situation aktivieren. Ferner fördern Kenntnisse über verschiedene Pflegetheorien fachkompetente Entscheidungen und Maßnahmen.

Pflegetheorien geben den in der Praxis tätigen Pflegepersonen die Begründung für ihr situativ unterschiedliches Handeln. Sie beinhalten wissenschaftlich fundierte Grundannahmen, von denen ihre Tätigkeit geleitet wird. Außerdem bieten Pflegetheorien eine gemeinsame Sprache und beschreiben gemeinsame Ziele der Disziplin Pflege.

Merke
Bei einer theoriegeleiteten und -begründeten Pflege handelt es sich um eine reflektierte, geplante Pflege, die ein gewisses Maß an Effektivität vorweisen kann und einen gewissen Pflegestandard garantieren und damit ein gewisses Maß an Qualität sicherstellen kann.

Im Rahmen der Krankenpflegeausbildung können Pflegetheorien zur Strukturierung ganzer Kurrikula genutzt werden. So baut z.B. das hessische Kurrikulum auf der Theorie Ropers auf.

Generell ist bei einer geplanten Umsetzung einer Pflegetheorie in die Praxis zu berücksichtigen, dass sich nicht jede Pflegetheorie für jeden Praxisbereich eignet und dass nicht mit einer Pflegetheorie alleine alle pflegerischen Handlungen entschieden und begründet werden können. So eignet sich z.B. Orems Selbstfürsorgedefizittheorie nicht für Patienten, die aufgrund des Schweregrades ihrer Erkrankung nicht in der Lage sind, für sich und ihre Pflege die Verantwortung zu übernehmen.

Die häufigste *Kritik* an den Interaktionstheoretikerinnen ist, dass sich ihre Theorien nur für die Pflege von Patienten eignen, die auch verbal in der Lage sind, mit ihrer Umgebung zu interagieren. Komatösen Patienten oder auch Neugeborenen ist dies z.B. nicht möglich. Insofern muss eine Theorie jeweils auf ihre Anwendbarkeit in einer speziellen Situation oder bei einem speziellen Patienten überprüft werden. Stärken und Schwächen der einzelnen Theorie müssen in Bezug auf die spezielle Situation und die Individualität des Patienten analysiert werden.
Keine Pflegetheorie kann sämtliche Gegebenheiten eines Pflegealltags abdecken, sodass es unerlässlich ist, mehrere Theorien auf ihre Eignung und Relevanz hin zu überprüfen, um dann aus den verschiedenen Theorien möglicherweise die Elemente auszuwählen, die der aktuellen praktischen Situation wirklich dienen.
So erscheint es z.B. generell sinnvoll für die Pflege ausländischer Patienten, die Elemente der Transkulturellen Pflege von Leininger schwerpunktmäßig heranzuziehen, auch wenn es sich vielleicht gerade um die ambulante Pflege eines Patienten handelt, für die sich eigentlich Orems Selbstfürsorgedefizittheorie am ehesten anbieten würde.

Die für die Pflege eines Patienten in einer bestimmten Situation aus unterschiedlichen Pflegetheorien ausgewählten Elemente sind generell als komplementär zueinander zu betrachten.

„Krankenpflegetheorien stellen Bausteine dar, die als einzelne einen Beitrag zum spezifischen Krankenpflegewissen leisten. Die verschiedenen Theorien ergänzen sich untereinander" (Rick u. Schmidli-Bless 1989, S. 114).

Leserservice

Verwendete Literatur

Aggleton, P., H. Chalmers: Pflegemodelle und Pflegeprozess. Deutsche Krankenpflegezeitschrift 5 (1989) 2

Aggleton, P., H. Chalmers: Zukunftsmodelle für die Praxis. Deutsche Krankenpflegezeitschrift 10 (1993) 2

Arets, J., F. Obex, J. Vaessen, F. Wagner: Professionelle Pflege. Eicanos, Bocholt 1996

Botschafter, P., M. Moers: Pflegemodelle in der Praxis, 8. Folge: Dorothea Orem – Die Selbstfürsorge-Defizit-Konzeption der Pflege. Die Schwester/Der Pfleger 8 (1991) 701

Brouns, G.: Leinigers Theorie der kulturellen Pflegediversität und -universalität. Pflege 3 (1993) 191

Evers, G.: Theorien und Prinzipien der Pflegekunde. Ullstein Mosby, Berlin 1997

Gillmann, U.: Madeleine Leiningers sunrise model. Pflegen ambulant 2 (1998) 1

Kellnhauser, E.: Richtlinien für den pflegerischen Umgang mit Patienten/Klienten aus unterschiedlichen Kulturen. Unveröffentlichtes Vorlesungsmanuskript

Käppli, S.: Pflege und Pflegetheorien. Krankenpflege 1 (1988) 5

Kruijswijk Jansen, J., H. Moster: Pflegeprozess. Ullstein Mosby, Berlin 1997

Marriner-Tomey, A.: Pflegetheoretikerinnen und ihr Werk. Recom, Basel 1992

Mischo-Kelling, M., K. Wittneben: Pflegebildung und Pflegetheorien. Urban & Fischer, München 1995

Mischo-Kelling, M., H. Zeidler: Innere Medizin und Krankenpflege. Urban & Fischer, München 1989

Ricka, R., C. Schmidli-Bless: Eine professionelle Krankenpflege braucht Krankenpflegetheorien. Pflege 2 (1989) 114

Roper, N., W. Logan, A. Tierney: Die Elemente der Krankenpflege. Recom, Basel 1987

Schaeffer, D., M. Moers, H. Steppe, A. Meleis: Pflegetheorien. Huber, Bern 1997

Steppe, H.: Pflegetheorien und ihre Bedeutung für die Praxis. Die Schwester/Der Pfleger 4 (1989) 255

Steppe, H.: Pflegetheorien und ihre Bedeutung für die Praxis. Die Schwester/Der Pfleger 9 (1990) 768

Woog, P.: Chronisch Kranke pflegen. Das Corbin-Strauss-Pflegemodell. Ullstein Medical, Wiesbaden 1998

Weiterführende Literatur

Gätschenberger, G.: Transkulturelle Pflege – Eine Herausforderung. Die Schwester/Der Pfleger 4 (1993) 295

Gätschenberger, G.: Transkulturelle Pflege – Eine Herausforderung. Krankenpflege 5 (1993) 309

Gätschenberger, G.: Pflege von Patienten aus verschiedenen Kulturen. Deutsche Krankenpflegezeitschrift 8 (1993) 569

Giesen, D.: Die Pflege von Patienten anderer Kulturen. Pflege 3 (1993) 197

Madler Mucciolo, L.: Multikulturelle Zusammenarbeit in der Pflegepraxis. Pflege 1 (1993) 13

Uzarewicz, C., G. Piechotta: Transkulturelle Pflege. Verlag für Wissenschaft und Bildung, Berlin 1997

Internetadressen

American Association for the History of Nursing
http://www.aahn.org/aahn.html

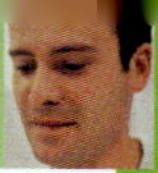

7 Pflegeleitbild

Edith Kellnhauser

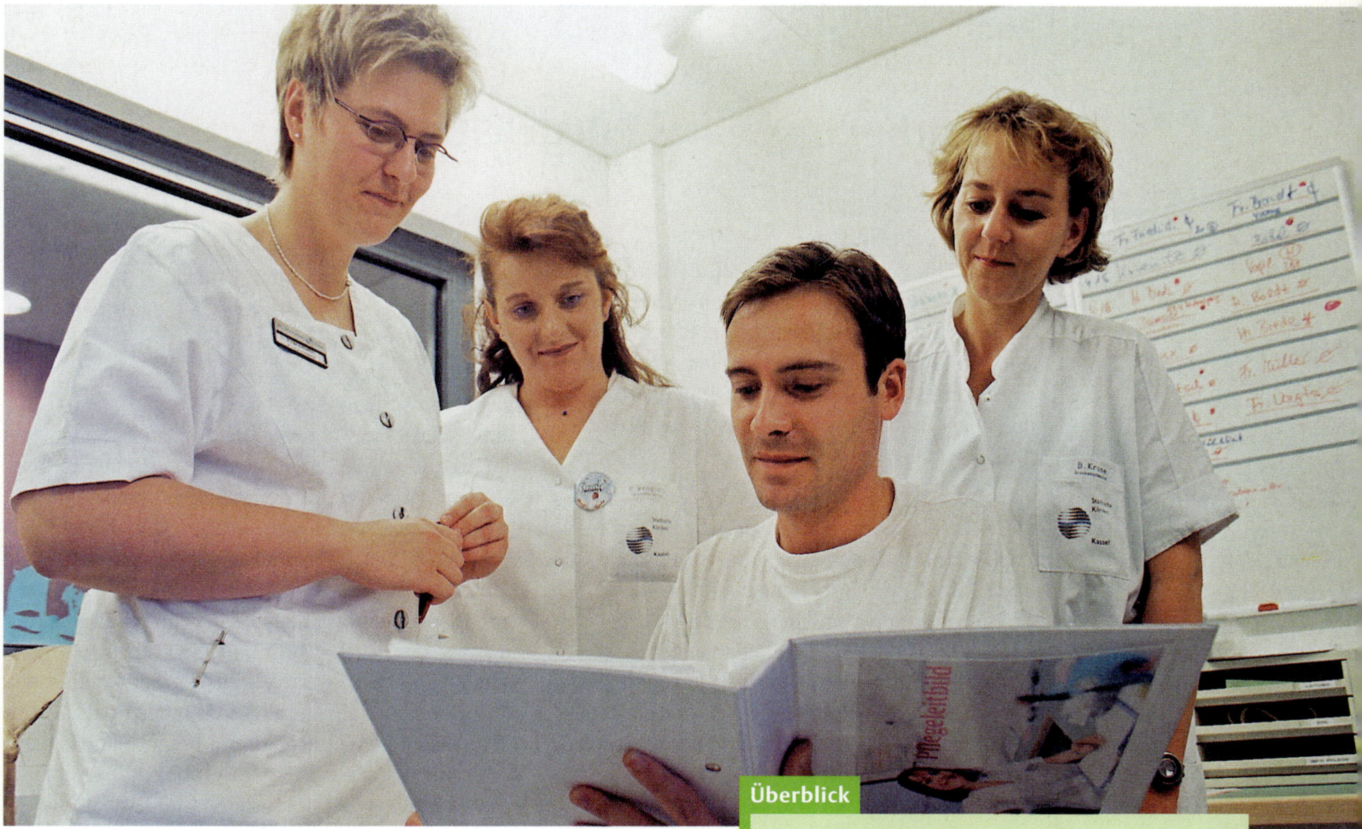

Überblick

7.1 Betriebsleitbild

Bevor auf ein Pflegeleitbild eingegangen wird, muss bedacht werden, dass der Pflegedienst Teil eines Gesamtbetriebs ist. Der Gesamtbetrieb legt für die Erreichung seiner Betriebsziele ideelle Orientierungspunkte fest, die in einem Betriebsleitbild zusammengefasst sind. Das heißt, das Betriebsleitbild ist dem Pflegeleitbild übergeordnet (vgl. die schematische Abbildung am Ende dieses Kapitels).

Das Pflegeleitbild greift die betrieblichen Orientierungspunkte auf, ergänzt diese mit speziellen pflegerischen Aspekten und bewirkt dadurch eine Harmonisierung beider Leitbilder.

Generelle Orientierungspunkte eines betrieblichen Leitbildes sind: das betriebliche Selbstverständnis, die betriebliche Einstellung und Verpflichtung.

■ Betriebliches Selbstverständnis

Unter diesem Punkt wird beschrieben, wie eine Gesundheitseinrichtung sich selbst und ihre Aufgaben sieht. Beispielsweise wird ausgesagt: Wir sind ein Krankenhaus in freier, gemeinnütziger Trägerschaft und sehen unseren humanitären Auftrag darin, zur Heilung oder Linderung von Krankheiten unserer Patienten beizutragen.

■ Betriebliche Einstellung

Es werden Aussagen gemacht zur Einstellung des Betriebes gegenüber Patienten und deren Angehörigen. Beispielsweise wird erklärt: Der Patient ist der primäre Grund für die Existenz dieser Gesundheitseinrichtung. Wir achten die Würde des Patienten, indem wir ihn über seinen Zustand informieren, seine Mitsprache und Entscheidung einholen und seine Wünsche respektieren. Gleiches gilt für den Umgang mit Angehörigen des Patienten.

■ Betriebliche Verpflichtung

Es werden Angaben dazu gemacht, auf welche Weise der Betrieb seine Aufgaben erfüllen will. Beispielsweise wird ausgesagt: Zur Durchführung unserer Aufgaben stellen wir eine nach neuesten wissen-

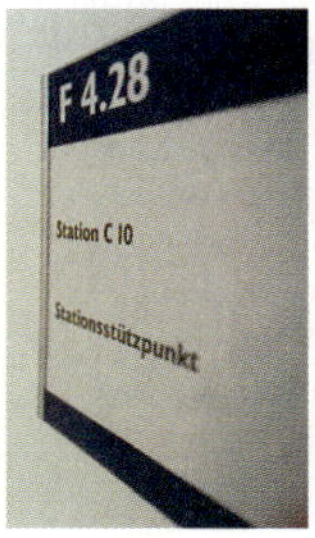

schaftlichen Erkenntnissen durchgeführte medizinische Behandlung zur Verfügung. Zusätzlich dazu wird eine qualitativ hochstehende pflegerische sowie erforderliche andere spezifische Betreuung gewährleistet. Technische Serviceleistungen wie Telefon und Fernseher u. a. stehen zur Verfügung. Die Durchführung unserer Aufgaben geschieht im Rahmen wirtschaftlicher Erfordernisse (Wilkens 1988; Barmherzige Brüder Trier 1995).

7.2 Erarbeitung eines Pflegeleitbildes

Definition

Ein Pflegeleitbild ist eine schriftliche Deklaration der geistigen Werteorientierung eines Pflegedienstes. Ein Pflegeleitbild legt die ideelle Grundeinstellung fest, die bei der Zielsetzung und Durchführung pflegerischer Aufgaben richtungsweisend ist (Kellnhauser 1991).

Pflegerische Aufgaben konzentrieren sich auf Menschen. Demnach beschreibt ein Pflegeleitbild die ideelle Einstellung eines Pflegedienstes gegenüber den zu betreuenden Menschen.

Das Pflegeleitbild steht in Einklang mit dem Betriebsleitbild. Das heißt, es werden dem Pflegeleitbild die Orientierungspunkte des Betriebsleitbildes zugrunde gelegt. Diese werden um die pflegespezifischen Aufgaben erweitert.

Merke

An der Erarbeitung eines Pflegeleitbildes sollen möglichst viele in der direkten Pflege stehenden Pflegepersonen beteiligt sein.

Pflegerisches Selbstverständnis

Unter diesem Punkt wird aufgezeigt, wie der Pflegedienst sich selbst definiert. Beispielsweise wird ausgesagt: Der Pflegedienst sieht seine Rolle in der Krankheitsverhütung, der Gesundheitsförderung, der pflegerischen Behandlung während des Krankheits- und Genesungsprozesses und in der Rehabilitation. Es ist unsere Aufgabe, jeden Patienten unter Berücksichtigung seiner physischen, psychosozialen, kulturellen und geistigen Bedürfnisse individuell zu betreuen und dadurch ein höchstmögliches gesundheitliches Wohlbefinden der Betroffenen zu erhalten oder wiederherzustellen.

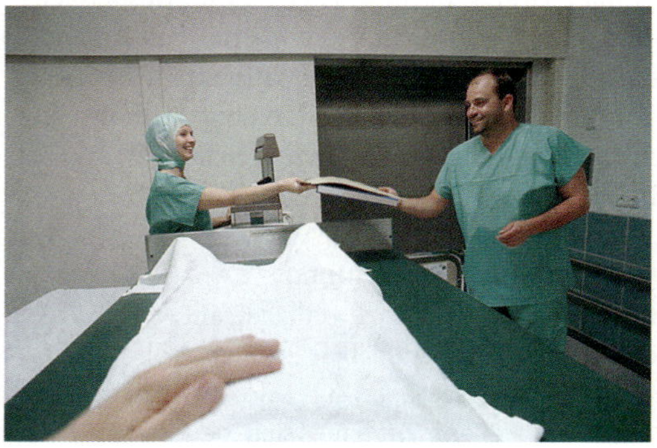

Die pflegerische Einstellung trägt z. B. maßgebend dazu bei, ob ein Patient im OP wie eine Ware über die Schleuse transportiert wird oder ob er als Mensch von der Obhut einer Pflegeperson in die einer anderen übergeben wird

Pflegerische Einstellung

Unter diesem Punkt wird aufgezeigt, welche Einstellung die Pflegepersonen ihrer pflegerischen Betreuung von Patienten und deren Angehörigen zugrunde legen. Beispielsweise wird erklärt: Wir anerkennen das Recht jedes Patienten, mit Würde und Respekt behandelt zu werden. Informationen zum Verständnis seiner Krankheit werden von uns in einer für ihn verständlichen Terminologie vermittelt. Wir räumen ihm ein, eine pflegerische Behandlung anzunehmen oder abzulehnen. Wir sehen es als unsere Pflicht, dem Patienten während des Krankheits- und Genesungsprozesses das größtmögliche Mitspracherecht zu gewähren. Ausländische Patienten werden unter Berücksichtigung ihrer individuellen soziokulturellen Bedürfnisse betreut.

Im Hinblick darauf, dass eine unterstützende Familie einen wichtigen Faktor für die Wiedereingliederung des Patienten in Familie und Gesellschaft darstellt, werden die Angehörigen in das Gesundheitsteam mit einbezogen und bei der Festlegung von Kurz- und Langzeitzielen konsultiert. Wir betreuen Patienten mit einer Finaldiagnose und leisten pflegerischen Beistand während des Sterbeprozesses. Den Angehörigen werden während dieses Prozesses uneingeschränkte Besuchszeiten eingeräumt.

Wir wahren die Schweigepflicht über die Person und Daten von Patienten.

Pflegerische Verpflichtung

Es werden Angaben dazu gemacht, mit welchen Mitteln der Pflegedienst seine Aufgaben erfüllen will. Beispielsweise wird erläutert: Zur Durchführung unserer pflegerischen Aufgaben wird der Pflegedienst von einer qualifizierten Krankenschwester bzw. einem qualifizierten Krankenpfleger geleitet. Hauptaufgabe dieser Person ist es, die Qualität der Pflegepraxis zu garantieren und das Pflegeniveau, unter Berücksichtigung aktueller pflegewissenschaftlicher Erkenntnisse, fortlaufend zu verbessern.

Dieser Pflegedienst fördert die berufliche Fortbildung mit dem Ziel, individuelle berufliche Kompetenz zu steigern und dadurch einen qualitativ anspruchsvollen Pflegestandard zu gewährleisten.

Wir sind bestrebt, jedem Mitglied des Pflegeteams die Möglichkeit zu geben, auf dem Weg kontinuierlicher Weiterbildung sein höchstes menschliches und berufliches Potential zu verwirklichen. Wir unterstützen schöpferisches Denken und fördern aktive Mitarbeit auf allen Ebenen des Pflegedienstes.

Wir sind bemüht, ein möglichst stressfreies Arbeitsklima zu schaffen, das es jedem Mitglied des Gesundheitsteams ermöglicht, Zufriedenheit und Erfüllung in der Ausübung seiner Rolle zu finden.

Wir versichern die kooperative Zusammenarbeit des Pflegedienstes mit allen innerbetrieblichen Abteilungen und außerbetrieblichen Gesundheitsdiensten bei der Koordination der Patientenversorgung.

Der Pflegedienst berücksichtigt die wirtschaftlichen Rahmenbedingungen des Betriebes und praktiziert den ökonomischen Einsatz der zur Verfügung stehenden Resourcen.

In diesem Milieu haben die examinierten Pflegepersonen die Gelegenheit und Verpflichtung, berufliche Vorbilder für Krankenpflegeschüler und -schülerinnen und Mitarbeiter zu sein.

Aus dieser Darstellung ist erkennbar, wie die Orientierungspunkte des betrieblichen Leitbildes mit denen des pflegerischen verzahnt sind. Beide Leitbilder sind darauf ausgerichtet, eine ideelle Orientierung vorzugeben, auf deren Basis eine optimale praktische Patientenversorgung stattfinden soll. Die inhaltliche Nähe beider Leitbilder kann dazu führen, dass eine Schrift erarbeitet wird, die eine Mischung aus Betriebsleitbild und Pflegeleitbild darstellt.

Praktische Umsetzung des Pflegeleitbildes

Die Festlegung eines Pflegeleitbildes ist nur eine Seite der Medaille. Die andere Seite ist dessen praktische Umsetzung.

> **Merke**
> Ein Pflegeleitbild muss in der täglichen Praxis gelebt werden, wenn es seinen Zweck erfüllen soll, d.h., von der ideellen Bekundung einer Werteorientierung sind konkrete praktische Aktivitäten abzuleiten und in der Praxis durchzuführen.

Die praktische Umsetzung des Pflegeleitbildes hängt prinzipiell von dessen Übereinstimmung mit dem Betriebsleitbild ab. Deshalb werden die Inhalte des Pflegeleitbildes mit der Betriebsleitung abgesprochen. Hierdurch wird eine einheitliche Werteorientierung zwischen Betriebsleitung und Pflegedienst geschaffen. Auf dieser Basis werden die Aspekte des Pflegeleitbildes und die daraus abgeleitete pflegerische Zielsetzung von der Betriebsleitung ideell mitgetragen und durch Zuteilung der zur Zielerreichung erforderlichen finanziellen Ressourcen konkret unterstützt. So ist aus dem Orientierungspunkt *pflegerisches Selbstverständnis* aufgrund der erklärten Verpflichtung eine individuelle, den Bedürfnissen der Patienten entsprechende Pflege durchzuführen, eine ganzheitliche Pflege abzuleiten. Dieses erfordert einen Pflegemodus, mittels dessen ganzheitliche Pflege realisiert werden kann. In Frage kommen Zimmerpflege, Bereichspflege oder Primärpflege. Bei diesen Pflegeformen kommt eine strukturierte Arbeitsmethode, bestehend aus Pflegeanamnese, Pflegeplanung, Pflegedurchführung und Pflegebewertung zum Einsatz. Das heißt, Pflege wird als *Pflegeprozess* praktiziert.

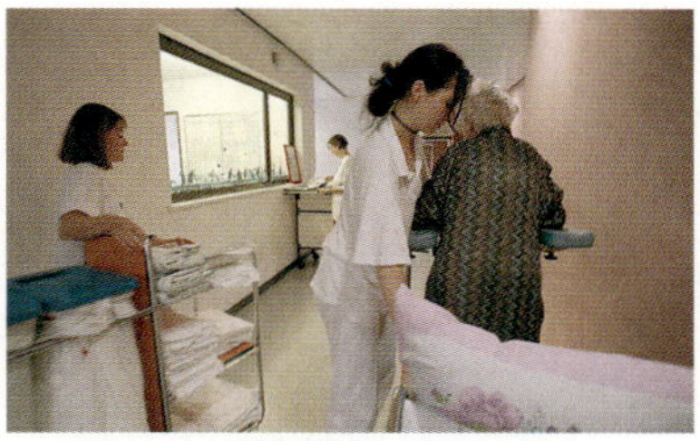

Realisation der ganzheitlichen Pflege. Diese zwei Pflegepersonen pflegen die Patienten eines Bereiches nach der Methode des Pflegeprozesses

Die pflegerischen Aktivitäten bei der *Gesundheitsförderung, Gesundheitserziehung* und *Rehabilitation* erfordern das Vorhandensein der hierfür notwendigen Kompetenz auf Seiten des Pflegepersonals. Die Entwicklung dieser Fähigkeit bedeutet die Bereitstellung entsprechender innerbetrieblicher oder außerbetrieblicher Fortbildung.

Die unter *pflegerischer Einstellung* beschriebene vielseitige Interaktion mit Patienten und deren Angehörigen und besonders die Betreuung Sterbender setzt Einfühlungsvermögen, Kommunikationsfähigkeit und theoriegeleitetes Handeln voraus. Diese Fähigkeiten müssen kontinuierlich vertieft werden.

Die unter *pflegerische Verpflichtung* angesprochene bildungsorientierte Förderung der Pflegenden mit dem Ziel pflegerischer Qualitätsanhebung setzt diesbezügliche Fortbildungsmöglichkeiten voraus.

Die Schaffung eines *stimulierenden Arbeitsklimas* sowie der konstruktiven *interdisziplinären Zusammenarbeit* erfordert zahlreiche individuelle Gespräche und Gruppendiskussionen auf allen Ebenen innerhalb des Pflegedienstes sowie die Mitwirkung Pflegender in interdisziplinären Arbeitskreisen.

Die Verpflichtung zum effektiven und *wirtschaftlichen Einsatz* von Sachmitteln und Apparaten

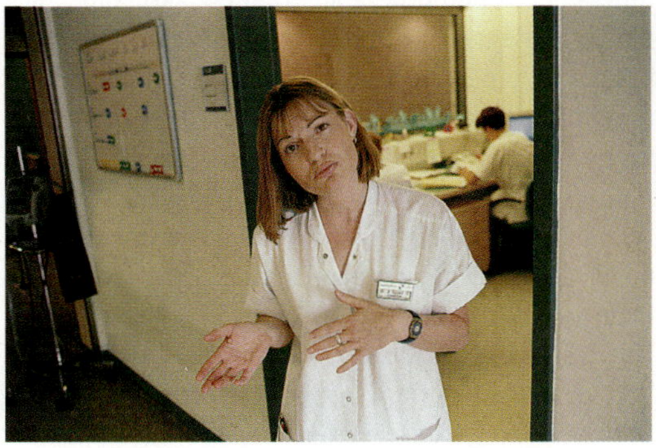

Einfühlungsvermögen, Kommunikationsfähigkeit und theoriegeleitetes Handeln sind wichtige Grundkompetenzen einer Pflegeperson

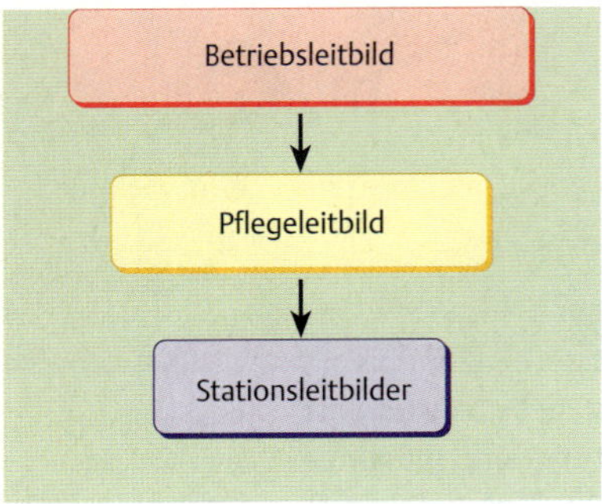

Abb. 7.1 Leitbildhierarchie

zur Erbringung qualitativer Pflege erfordert einen aktuellen Wissensstand auf Seiten der Pflegenden über Entwicklung moderner Hilfsmittel und Einsatzmöglichkeiten von Apparaturen. Das hierfür erforderliche Fachwissen wird dem Pflegepersonal durch die betriebliche Vorhaltung von Fachliteratur sowie betrieblich geförderte Besuche von Fachmessen und Teilnahme an einschlägiger Fortbildungsveranstaltungen vermittelt. Diesen Ausführungen zufolge beansprucht die Umsetzung des Pflegeleitbildes in die Praxis in der Regel eine Kompetenzerhöhung und -erweiterung der Pflegenden, die durch Fort- und Weiterbildung erworben werden kann. Die Durchführung von Bildungsveranstaltungen zum Erwerb spezieller Kompetenzen sowie der sichere Einsatz dieser neu erworbenen Fähigkeiten in der Praxis erfordern Zeit.

Merke
Grundsätzlich kann die Verwirklichung eines Pflegeleitbildes nur schrittweise vorgenommen werden, d.h., dass die Integration des Pflegeleitbildes in die Praxis ein fortlaufender Prozess ist.

Dieser Integrationsprozess wird umso erfolgreicher sein, je mehr an der Basis tätige Pflegepersonen an der Erstellung des Pflegeleitbildes beteiligt waren und demzufolge sich mit dessen inhaltlichen Aussagen identifizieren.

Pflegeleitbild einer Pflegestation

Ähnlich wie das Betriebsleitbild dem Pflegeleitbild übergeordnet ist und mit diesem harmoniert, ist das Pflegeleitbild den einzelnen Stationsleitbildern vorangestellt (**Abb. 7.1**). Das heißt, die einzelnen Stationen und Funktionsbereiche haben ein fachspezifisch zugeschnittenes Leitbild. Beispielsweise kann ein Pflegeleitbild für eine onkologische Station lauten: Die Aufgabe der Pflegenden auf dieser Station ist es, Patienten mit Krebserkrankungen, die Bestrahlungs- oder Chemotherapie erhalten, aktiv oder palliativ zu pflegen. Die Pflege auf dieser Station ist geprägt von einer positiven, realistischen, aber nicht überoptimistischen Einstellung der Pflegepersonen zu den Lebenssituationen der zu betreuenden Patienten.

Für manche Patienten ist eine aktive Behandlung nicht mehr Erfolg versprechend. Daher wird der wahrscheinliche Eintritt des Todes als ein natürlicher Teil des Lebens betrachtet.

Kernaufgaben der Pflege auf dieser Station sind: Die Befreiung der Patienten von Symptomen (Schmerzen, Übelkeit u.a.), die Schaffung einer mit der Krankheit zu vereinbarenden Lebensqualität und die Sicherung eines würdevollen und friedlichen Todes (Philosophy of the Wolfe Barry Ward, Westminster Hospital, London 1989).

Ähnlich wie ein Pflegeleitbild muss auch ein Stationsleitbild gelebt werden. Das heißt, die ideelle Leitlinie muss in praktische Handlungen umgesetzt werden. Bei obigem Leitbild ist unter anderem der Einsatz spezieller Pflegepläne mit Schwerpunkt Interaktion/Kommunikation vorstellbar. Es ist eine grundsätzliche Nutzung von Schmerzskalen denkbar. Bei der Schaffung von jeweils individueller Lebensqualität für diese Patienten sind der Kreativität der Pflegenden keine Grenzen gesetzt. Die Pflegenden bestimmen auch, wie das räumliche, personelle und spirituelle Umfeld zur Sicherstellung eines würdevollen Todes zu gestalten ist.

Leserservice

Verwendete Literatur

Barmherzige Brüder Trier (Hrsg.): Grundsätze und Leitlinien, Trier 1995

Kellnhauser, E.: Die Bedeutung einer Pflegephilosophie für die Pflegepraxis, Erfahrungen aus den USA. Die Schwester/Der Pfleger 12 (1991) 1098

Philosophy of the Wolfe Barry Ward, Westminster Hospital, London 1989. Nursing Times 21 (1990), übersetzt und modifiziert von E. Kellnhauser

Wilkens, M. W.: Unternehmensphilosophie im Krankenhaus. Führen und Wirtschaften im Krankenhaus, Melsungen Mai/Juni (1988) S. 30, 31

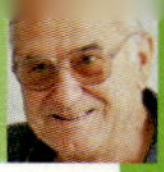

8 Pflegeprozess – eine Methode geplanter und strukturierter Pflege

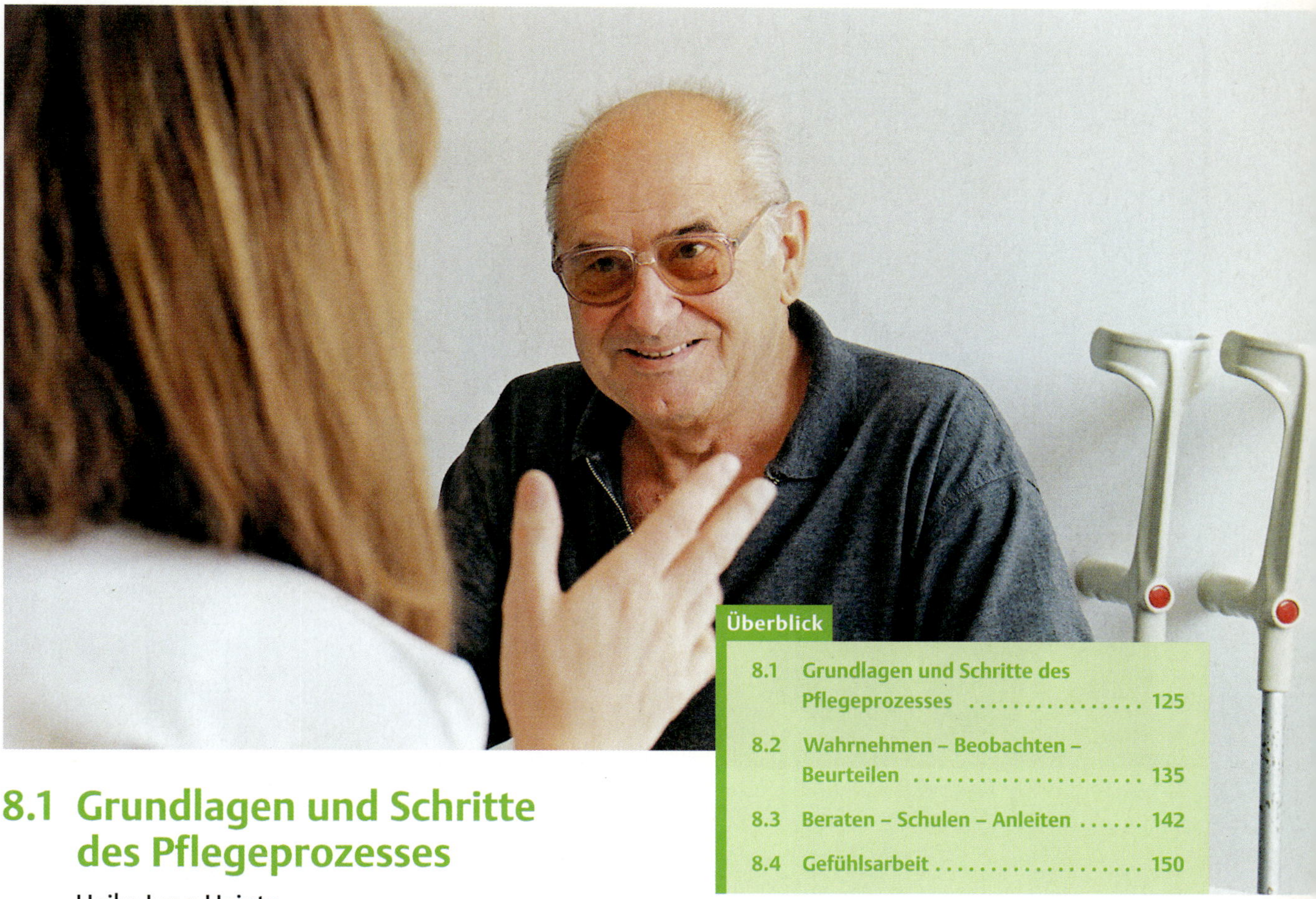

Überblick

8.1 Grundlagen und Schritte des Pflegeprozesses

Heike Jung-Heintz

Der Pflegeprozess stellt die Anwendung einer problemlösenden Methode dar und befasst sich mit den Gesundheitsbedürfnissen von Patienten, die durch die Krankenpflege erfüllt werden können.

Wesentliche Bestandteile und Grundlagen für eine Pflege, die auf die individuellen Gesundheitsbedürfnisse von Patienten abgestimmt sind, sind Erkenntnisse und Wissen aus den Bereichen:

- Kommunikation (ATL Kommunizieren, Kap. 27),
- Wahrnehmung und Beobachtung (S. 135),
- Beratung, Schulung und Anleitung (S. 142),
- Gefühlsarbeit (S. 150).

Kommunikation stellt die Basis für ein gegenseitiges Begreifen und Verstehen in der Beziehung Patient und Pflegeperson dar. Dadurch wird eine Zusammenarbeit im Pflegeprozess möglich.

Wahrnehmung und Beobachtung finden im Pflegeprozess fortlaufend statt. Dabei kommt der Beobachtung, als zielgerichteter und systematischer Vorgang, die größte Bedeutung zu, denn es werden Informationen, wie z. B. über die Hautbeschaffenheit, die Stimmungslage oder den Blutdruck des Patienten, gesammelt, die für die Auswahl von Pflegemaßnahmen entscheidend sind.

Beratung, Schulung und Anleitung sind Bestandteile, die Pflegepersonen im Verlauf ihrer Tätigkeit situativ durchführen. Dies reicht z. B. von Fragen, die der Patient zum Behandlungsverlauf hat, bis zur konkreten Beratung und Schulung im Umgang mit speziellen Erkrankungen, wie Diabetes mellitus. Der Pflegeprozess beginnt mit der Aufnahme eines Patienten in eine Gesundheitseinrichtung und endet mit der Entlassung des Patienten (**Abb. 8.1**).

Der Pflegeprozess wurde 1955 in den USA von Lydia Hall eingeführt. Die Pflegetheoretikerinnen Johnson, Orlando und Wiedenbach (s. Pflegetheorien, S. 107) legten in den 60er Jahren ein Pflegeprozessmodell in drei Schritten dar. Dieses Modell wurde zu einem Vier-Phasen-Modell erweitert und diente als Grundlage für die Beschreibung des Pflegeprozesses

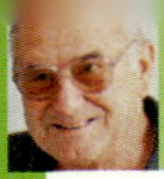

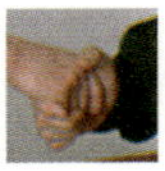

···› Aufnahmegespräch (Abb. 8.1)

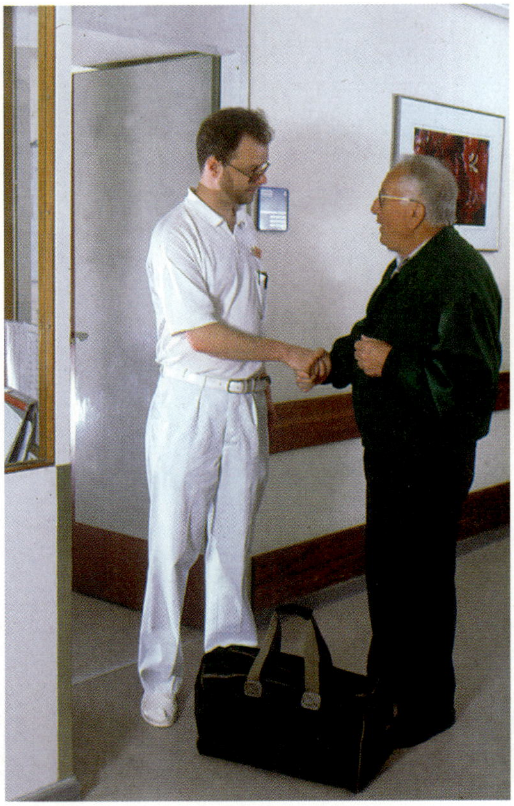

1 Begrüßung des Patienten

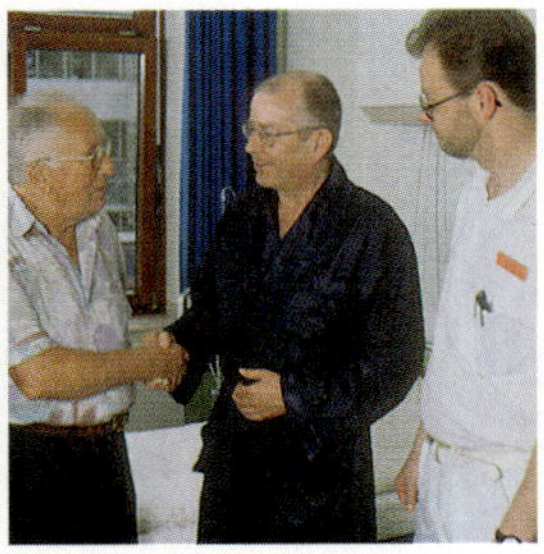

2 Vorstellung des Mitpatienten

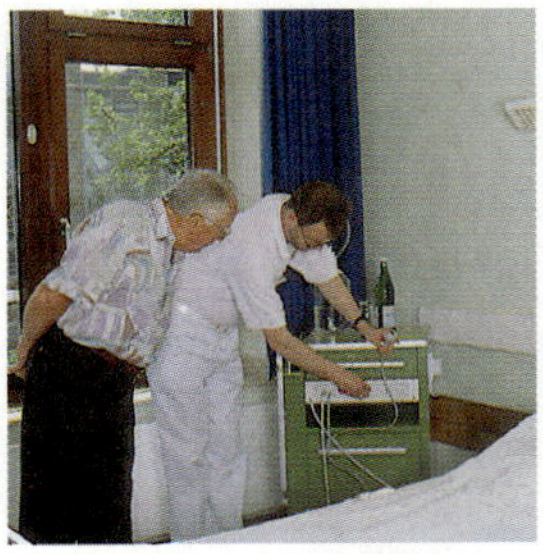

3 Erklärung des Nachttisches und der Ruf-Sprech-Anlage

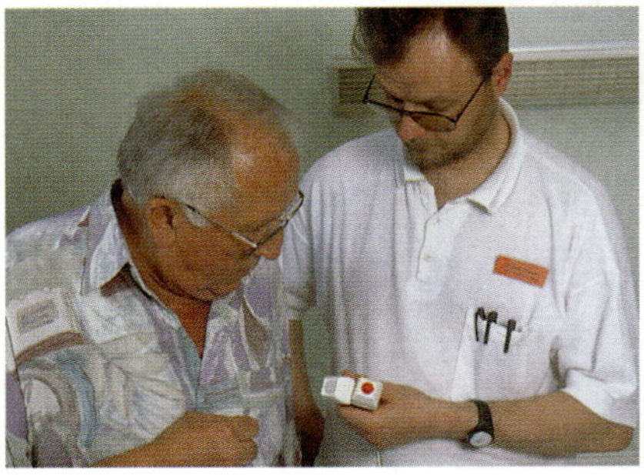

4 Demonstration der Rufanlage

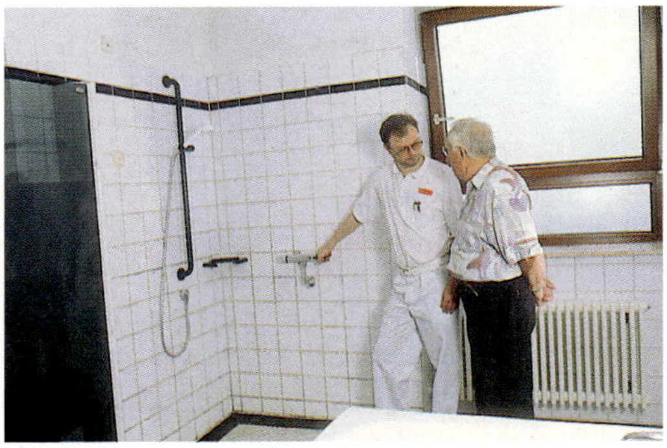

5 Zeigen und Erklären der sanitären Einrichtungen

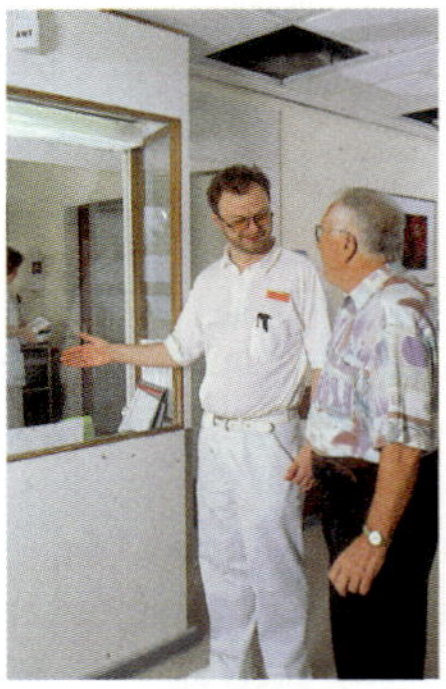

6 Zeigen des Stationszimmers

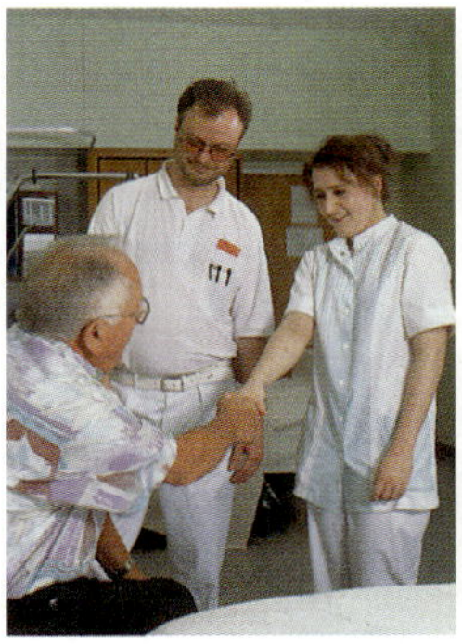

7 Vorstellen der Stationsmitarbeiter

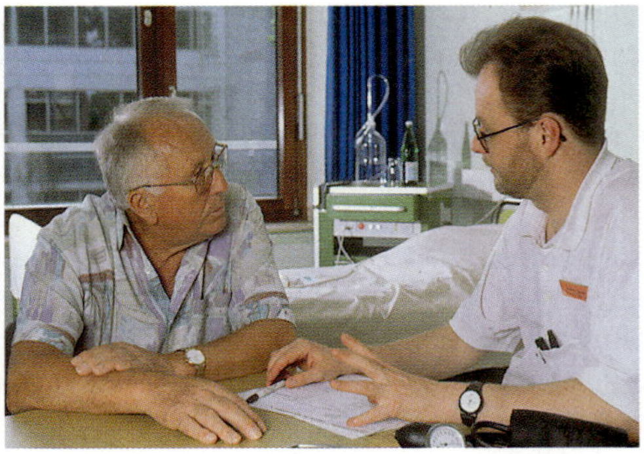

8 Führen des Anamnesegesprächs in ruhiger Atmosphäre

nach der WHO (Weltgesundheitsorganisation) mit den Schritten:
1. *Einschätzung,*
2. *Planung,*
3. *Durchführung,*
4. *Bewertung.*

Fiechter u. Meier (1993) differenzierten die einzelnen Schritte und stellten den Pflegeprozess in sechs Schritten als ein Regelkreismodell dar. Dieses Modell bildet die Grundlage für die nachstehenden Ausführungen.

Nach Fiechter u. Meier (1993, S. 30) hat der Pflegeprozess zum Ziel, „auf systematische Art und Weise dem Bedürfnis des Patienten nach pflegerischer Betreuung zu entsprechen. Der Krankenpflegeprozess besteht aus einer Reihe von logischen, voneinander abhängigen Überlegungs-, Entscheidungs- und Handlungsschritten, die auf eine Problemlösung, also auf ein Ziel hin, ausgerichtet sind und im Sinne eines Regelkreises einen Rückkopplungseffekt (Feed-back) in Form von Beurteilung und Neuanpassung enthalten."

Lernaufgabe
In welchen Schritten sind Sie bei Ihrer Berufswahl oder bei der Wahl Ihres Ausbildungsplatzes vorgegangen?

Der Pflegeprozess – als eine Methode strukturierter Pflege – ist in die folgenden Schritte unterteilt:
1. Informationssammlung,
2. Problemdefinierung und Ressourcenklärung,
3. Festlegung der Pflegeziele,
4. Planung der Pflegemaßnahmen,
5. Durchführung der Pflegemaßnahmen,
6. Beurteilung der Wirkung der Pflegemaßnahmen.

Der Pflegeprozess kann als Regelkreis oder auch als Spirale dargestellt werden, abhängig von der Situation des Patienten.

Ein *Regelkreis* (**Abb. 8.2**) liegt dann vor, wenn nacheinander alle Schritte des Prozesses durchlaufen wurden und die Pflegeperson bei der Beurteilung der Wirkung der Pflegemaßnahmen feststellt, dass das Pflegeziel erreicht wurde.

Die Pflegeperson hat mit einem Patienten, der an Diabetes mellitus erkrankt ist, vereinbart, dass er nach zehn Tagen durch eine von ihr durchgeführte intensive Schulung und Anleitung in der Lage ist, sich das verordnete Insulin korrekt und selbstständig s. c. zu injizieren. Auf dieses Ziel wird in den folgenden Tagen hingearbeitet. Am zehnten Tag ist der Patient fähig, sich das Insulin in der vorgeschriebenen Weise nach Kontrolle der Pflegeperson zu injizieren. Der Regelkreis ist geschlossen, das Pflegeziel wurde erreicht.

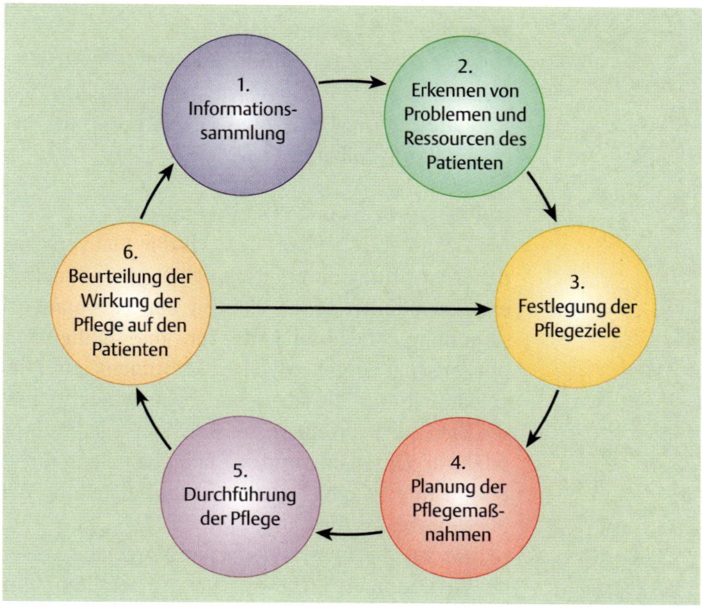

Abb. 8.2 Pflegeprozess als Regelkreis (nach Fiechter u. Meier 1993)

Eine *Spirale* (**Abb. 8.3**) ist der Pflegeprozess dann, wenn immer wieder neue Informationen in die Pflege einfließen sowie neue Bedürfnisse seitens des Patienten auftreten und die Pflegeperson und/oder der Patient erkennen, dass die geplanten und durchgeführten Maßnahmen nicht zu dem festgelegten Ziel führen.

Der oben genannte an Diabetes mellitus erkrankte Patient ist nach zehn Tagen nicht in der Lage, die Injektion durchzuführen. Er weicht mit der Kanüle immer wieder zurück, weil er Angst vor dem Schmerz bei der Injektion hat. Das vereinbarte Ziel wurde nicht erreicht, eine veränderte Vorgehensweise wird notwendig. Diese kann je nach Absprache mit dem Patienten vielleicht in der Einbeziehung eines ambulanten Dienstes für die Versorgung zu Hause bestehen oder in weiteren Gesprächen und Übungen zum Umgang mit der Injektion.

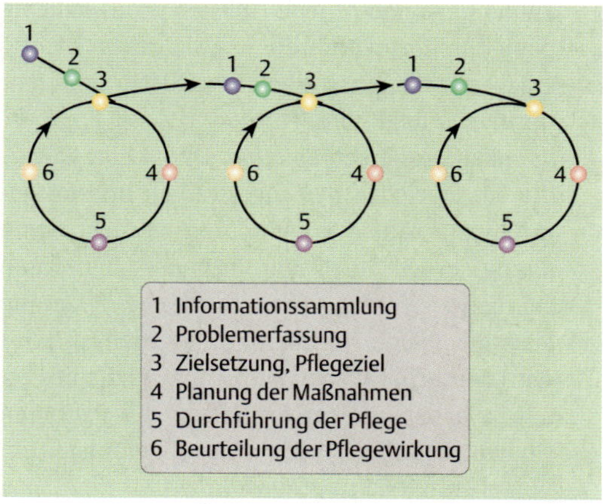

Abb. 8.3 Pflegeprozess als Spirale (nach Fiechter u. Meier 1993)

Lernaufgabe
Welche weiteren Beispiele fallen Ihnen ein, bei denen sich die Pflege eines Patienten in der Form eines Regelkreises oder in Spiralform vollzogen hat?

Pflegeprozess und Dokumentation

Die Dokumentation der Pflege wird in den verschiedenen Institutionen unterschiedlich gehandhabt. Es existieren teilweise Checklisten zur Informationssammlung, Pflegestandards für eine einheitliche pflegerische Vorgehensweise, Richtlinien zur Pflegeplanung und Pflegeberichte sowie Erhebungsmaterialien zur Beurteilung der Pneumoniegefährdung oder zur Einschätzung des Dekubitusrisikos. Diese Dokumente können Bausteine zur Darstellung des Pflegeprozesses sein.

Da auf die unterschiedlichen Vorgehensweisen der Institutionen nicht eingegangen werden kann, wird hier der Pflegeprozess in seinen einzelnen Schritten mit Bezug zur Dokumentation der Pflege dargestellt.

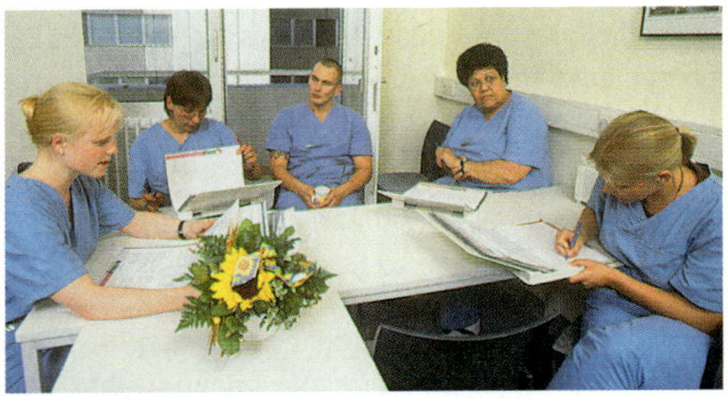

Spätestens zur Übergabe sollten alle Informationen einer Schicht schriftlich fixiert werden

Die wichtigsten Funktionen der Dokumentation der Pflege sind nach Arets u. a. (1997, S. 311 f.):

- ***Kommunikation und Konsistenz.*** Durch die schriftliche Niederlegung der einzelnen Schritte des Pflegeprozesses kann sich jede beteiligte Pflegeperson umfassend über die Bedürfnisse der Patienten informieren, weiß welche Pflegemaßnahmen durchzuführen sind und kennt die zu erreichenden Ziele. Weiterhin wird eine kritische Reflexion sowie ein Austausch über die Pflegeplanung erleichtert. Wird die Pflege nicht dokumentiert, kann jede Pflegeperson beliebig planen und durchführen, wie sie es für wichtig erachtet, ohne dass eine einheitliche Zielorientierung verfolgt wird.
- ***Kontinuität und Koordination.*** Durch eine Pflege, die ein Erreichen der angestrebten und festgelegten Pflegeziele im Vordergrund sieht, kann kontinuierlich durch alle Pflegepersonen daran gearbeitet werden. Die schriftliche Fixierung lässt die Pflege transparenter werden, d.h., es wird deutlich, welche Maßnahmen täglich zu erfolgen haben, sodass die Pflege der Patienten sinnvoll koordiniert und Überschneidungen im Ablauf vermieden werden können.
- ***Evaluation.*** Durch die Festlegung von Pflegezielen und der für die Zielerreichung erforderlichen Maßnahmen haben die Pflegepersonen Kriterien an der Hand, mit deren Hilfe sie ihre Vorgehensweise überprüfen (evaluieren) können, die Pflege wird optimiert.
- ***Organisation.*** Die Planung der Pflege ermöglicht eine Einschätzung der Arbeitsintensität, sodass belegbar wird, welcher pflegerische Aufwand nötig ist und wie die Organisation der Pflege effektiv und flexibel zu gestalten ist.
- ***Recht.*** Die Dokumentation der Pflege wird im Rahmen des Gesundheitsstrukturgesetzes gefordert. Dazu ist es erforderlich, die Pflege so zu dokumentieren, dass der Verlauf im Wesentlichen nachvollziehbar wird. Kommt es z. B. zu einer Klage eines Patienten wegen eines Pflegefehlers, z. B. eines entstandenen Dekubitus, soll der Richter in der Lage sein, den Ablauf der prophylaktischen Maßnahmen und deren Wirkung anhand der Pflegedokumentation verfolgen zu können. Sind die Maßnahmen nicht schriftlich niedergelegt, kann der Beweis der Durchführung nicht erbracht werden.

Im Folgenden werden die einzelnen Schritte des Pflegeprozesses dargestellt.

8.1.1 Informationssammlung

Die Informationssammlung steht meist im Zusammenhang mit der ersten Kontaktaufnahme zu dem Patienten und bildet die Grundlage für die weitere Vorgehensweise im Pflegeprozess. Aber auch im laufenden Prozess werden immer wieder neue Informationen in die Pflege einfließen, um die Pflege zu aktualisieren. Die Pflegeperson trägt bei der Informationssammlung systematisch und zielgerichtet Fakten und Daten zusammen, die aus folgenden unterschiedlichen Quellen stammen können:

- Gespräch (Anamnesegespräch) mit dem Patienten und seinen Bezugspersonen,
- Beobachtungen,
- medizinische Dokumentation,
- Fachliteratur, Expertengespräche,
- körperliche Untersuchung.

Merke
Zur Informationssammlung gehören: Name, Adresse, Bezugspersonen, Wahrnehmung und Einschätzung des Gesundheitszustandes durch den Patienten/die Pflegeperson, Probleme hinsichtlich des Gesundheitszustandes, Beschwerden, medizinische Diagnose, Krankenhausaufenthalte, Medikamenteneinnahme, Lebensgewohnheiten, jetzige Einschränkungen, Fähigkeiten und Fertigkeiten des Patienten.

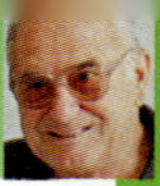

Hinsichtlich der Lebensgewohnheiten können als Denk- und Strukturierungshilfe für die Informationssammlung die Aktivitäten des täglichen Lebens (ATL) dienen (Teil II), wobei zu beachten ist, dass je nach Krankenhaus bzw. Institution und bevorzugten Pflegemodellen unterschiedliche Schwerpunkte gesetzt werden.

Fähigkeiten und Fertigkeiten des Patienten werden auch als **Ressourcen** bezeichnet.

Ressourcen (franz. Quelle, engl. Bodenschätze): Im Gesundheitswesen wird der Begriff Ressource gebraucht, um Kräfte, Fähigkeiten und Möglichkeiten zu beschreiben, die dem Patienten zur Verfügung stehen. Es sind Bereiche, die der Patient zur Gesunderhaltung und/oder zur Bewältigung der Krankheit einsetzen kann.

Ressourcen lassen sich in *persönliche* und *soziale* Ressourcen unterteilen. Unter persönlichen Ressourcen versteht man bestimmte Persönlichkeitsmerkmale, die dem Einzelnen zur Verfügung stehen und die ihm helfen, schwierige Situationen zu bestehen. Dazu gehören z. B. ein gesundes Selbstwertgefühl, oder es sind Eigenschaften und Haltungen, die eine lebensfördernde Wirkung haben, wie Mut, Glaube, Kreativität und Flexibilität. Soziale Ressourcen sind in erster Linie positive Beziehungen zu Mitmenschen, das Eingebettetsein in eine soziale Umgebung. Es sind aber auch materielle und ideelle Unterstützungsmöglichkeiten, die durch andere Menschen oder durch soziale Institutionen gewährleistet werden.

Anamnesegespräch

Das erste Gespräch (Anamnesegespräch) mit dem Patienten soll systematisch und zielgerichtet dazu dienen, in aktiver Zusammenarbeit mit dem Patienten alle für die individuelle Pflege des Patienten wichtigen Informationen zu sammeln.

Hilfsmittel. Hilfreich für Pflegepersonen mit wenig Gesprächserfahrung können sogenannte Checklisten oder Fragebogen (**Abb. 8.4**) sein, die das Gespräch strukturieren. Diese Checklisten folgen meist, je nach Krankenhaus und bevorzugten Pflegemodellen, unterschiedlichen Einteilungen.

Wichtig in der Anwendung ist es, die Checkliste als ein Instrument, ein Gedankengerüst zu benutzen. Es kann nur dann wirksam zur Anwendung kommen, wenn die Pflegeperson gelernt hat, den Menschen bewusst wahrzunehmen, und nicht nur das vollständige Ausfüllen des Formulars im Vordergrund steht. Jedes Anamnesegespräch verläuft einzigartig. Der Patient, die Pflegeperson und die Situation sind wesentlich für den Ablauf des Gespräches bestimmend.

Umgebung und Gesprächssituation. Die Gestaltung der Umgebung ist ein wichtiger Faktor für die Gesprächsatmosphäre und entscheidend dafür, wie weit sich der Patient und die Pflegeperson kennenlernen können. Beachtet werden sollte:

- Bitten Sie Mitpatienten und Besucher, das Zimmer zu verlassen.
- Vermeiden Sie störende Einflüsse, wie Radio oder Fernseher.
- Planen Sie das Gespräch zu einem Zeitpunkt, wenn keine Untersuchungstermine festgesetzt oder keine Essenszeiten angesetzt sind.
- Wählen Sie eventuell einen ruhigen Raum für das Gespräch aus.
- Fragen Sie den Patienten vor Beginn des Gespräches, ob er einen Wunsch hat oder Informationsbedürfnisse bestehen.
- Erklären Sie dem Patienten, warum Sie Informationen sammelnn
- Beginnen Sie das Gespräch nach der Vorstellung mit offenen Fragen, z. B. „Wie fühlen Sie sich?"
- Fassen Sie die Aussagen des Patienten zusammen, um sicher zu stellen, ihn verstanden zu haben.
- Fragen Sie den Patienten vor Abschluss des Gespräches, ob Sie noch etwas ergänzen sollen, und informieren Sie Ihn über die weitere Vorgehensweise.

Besonderheiten. Kann ein Patient aufgrund sprachlicher Verständigungsschwierigkeiten das Anamnesegespräch nicht führen, kann z. B. ein Übersetzer hinzugezogen werden. Zusätzlich sollte bei Menschen aus anderen Kulturen bzw. Ländern soziokulturelles Expertenwissen in die Pflege einfließen, um eine kulturangepasste Pflege zu ermöglichen (s. Pflegetheorien, S. 104).

Bei Patienten mit Sprachstörungen ist je nach der Ursache der Beeinträchtigung zu handeln (s. ATL Kommunizieren, Kap. 27). Mögliche Vorgehensweisen können sein:

- Einbeziehung von Bezugspersonen,
- zeitliche Begrenzung des Gespräches und Fortsetzung zu weiteren Terminen,
- Anwendung von kurzen, geschlossenen oder Mehrfachfragen,
- Möglichkeiten, um Antworten zu notieren.

Beobachtungen und Wahrnehmungen. Während des Anamnesegespräches und auch bei allen weiteren Interaktionen nimmt die Pflegeperson den Patienten wahr. Zielgerichtet und systematisch beobachtet sie z. B. seine Mimik und Gestik, um Anhaltspunkte für seine Stimmungslage zusätzlich zu den verbalen Äußerungen des Patienten zu bekommen. Die Beobachtungen sollten anschließend auf ihren Wert überprüft werden, um zu gültigen Aussagen zu gelangen (s. Wahrnehmung/Beobachtung, S. 135).

Medizinische Dokumentation. Aus der medizinischen Dokumentation können verschiedene Informationen, wie z. B. Diagnosen, bisherige Medikamenteneinnahme, entnommen werden, sodass der Patient

Mimik und Gestik dieses Patienten weisen auf Schmerzen hin. Um zu einer gültigen Aussage zu gelangen, muss diese Beobachtung durch Fragen verifiziert werden

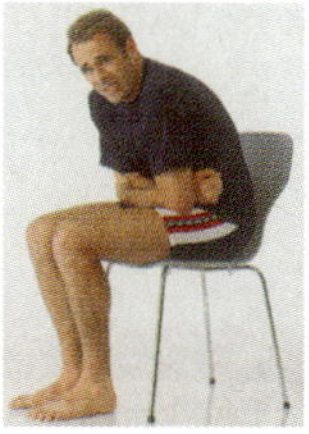

Pflegestammblatt

Name: .... Vorname: ....
Geb.-Datum: .... Aufn.-Datum: .... Station: ....

Aufnahme: Gehfähig ☐ ja ☐ nein
☐ Erstaufnahme ☐ Wiederaufnahme ☐ Notfalleinweisung

Verlegung von: ....
letzter KH-Aufenthalt: ....
Aufnahmediagnose: ....

Besonders zu beachten/Gefährdungen/Sonstiges
(z. B. Allergien, Schrittmacher, Medikamente)
....

Vitalwerte bei Aufnahme
Puls: .... BZ: .... Temp.: ....
RR: .... Gewicht: .... Größe: ....

Ist die Station/Einrichtung erklärt worden? ....

Der/die Patientin ist über das folgende Aufnahmegespräch informiert worden: ....

Vermerk über Wertsachen: ....

Norton-Skala
Punkte: ...... ☐ Kontraktur ☐ Sonstiges: ....

Dekubitus
1°
2°
3°
4°

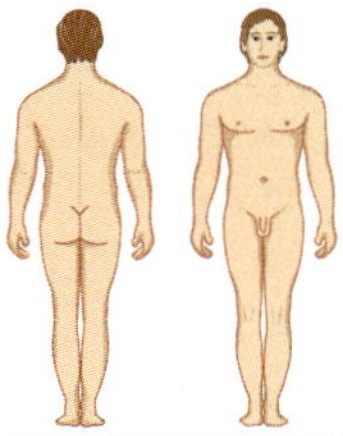

aktualisiert:
Datum/Punkte/Grad/HZ
1. ....
2. ....
3. ....
4. ....
5. ....

Berührungspunkt zur Ansprache: ....

Sozialkontakte/häusliche Versorgung
(Wer kommt zu Besuch; ist die Person erreichbar?)
....
....
Tel.:

Pflegeentlassungsbericht:
Datum: ....
☐ Seniorenheim
☐ Sozialstation
☐ sonstige Einrichtung: ....

Datum/Unterschrift der Pflegekraft: ....

1	2	3	**Atmen**
			Abhusten
Besonderheiten:			

1	2	3	**sich bewegen**
			Motorik:
			Koordination:
			Einschränkungen:
Hilfsmittel:			
Rechtshänder ☐ Linkshänder ☐			
Gewohnheiten:			

1	2	3	**Waschen und Kleiden**
			Körperpflege:
			Mundhygiene:
			An- und Auskleiden:
Gewohnheiten:			
Hautzustand:			
Typ: ☐ normal ☐ trocken ☐ fett			
Veränderung:			
Eindruck:			

1	2	3	**Essen und Trinken**
			Handhabung
besondere Vorlieben:			
besondere Abneigungen:			
Hilfsmittel:			
Zahnprothese: ☐ oben ☐ unten			
Kostform:			
Gewohnheiten:			

1	2	3	**Kommunikation**
Hören:			
Sehen:			
Sprache:			
Hilfsmittel:			
Gewohnheiten:			

1	2	3	**Ruhen und Schlafen**
Einschlafen:			
Durchschlafen:			
Rhythmus:			
Gewohnheiten:			

1	2	3	**Ausscheiden**
			Urin:
			Stuhl:
Erbrechen:			
Schwitzen:			
Ableitungen:			
Gewohnheiten:			

1	2	3	**sich beschäftigen**
Gewohnheiten/Hobbys:			
Beruf/vor der Rente ausgeübter Beruf:			

Pflegeanamnese/Besonderes
(frühere Krankenhaus-, Heimaufenthalte, Familie, Religion/Kultur etc.)

1	selbstständig
2	z. T. hilfsbedürftig
3	vollständig hilfsbedürftig

Abb. 8.4 Beispiel einer Checkliste (nach Budnik 1998)

nicht noch einmal befragt werden muss und eine doppelte Dokumentation vermieden wird.

Fachliteratur, Expertengespräche. Durch das Hinzuziehen von Fachliteratur oder das Gespräch mit Experten kann die Pflegeperson ihr eigenes theoretisches Wissen aktualisieren und damit dazu beitragen, dass dem Patienten die Pflege zukommt, die dem neuesten Erkenntnisstand entspricht.

Körperliche Untersuchung. Durch die Begutachtung des Körpers des Patienten, wo dies angezeigt ist, erhält die Pflegeperson zusätzliche Informationen über die erforderliche Pflege des Patienten. So kann z. B. die Beobachtung der Haut des Patienten der Pflegeperson Anhaltspunkte für die Auswahl der Hautpflegemittel geben.

8.1.2 Probleme und Ressourcen

⋯› Definition
Ein Pflegeproblem besteht, wenn die Selbstständigkeit eines Patienten in einem Lebensbereich eingeschränkt ist, er das Problem nicht selbst lösen kann und das Problem durch pflegerische Maßnahmen ausgeglichen oder aufgehoben werden kann. Solche pflegerischen Maßnahmen sind z. B. Anleitung, Unterstützung oder Übernahme der Tätigkeit.

Die durch die Informationssammlung erhobenen Daten werden deshalb hinsichtlich folgender Fragestellungen analysiert:

- ⋯› Welche Probleme des Patienten sind pflegerelevant?
- ⋯› Welche Ressourcen liegen bei dem Patienten vor, die er zur Lösung der Probleme nutzen kann?

Die Formulierung der Pflegeprobleme soll sich an drei Kriterien orientieren, um eine realistische und klare Zielsetzung zu ermöglichen (Fiechter u. Meier 1991, S. 48):

- ⋯› kurz und knapp (wesentliche Aussage),
- ⋯› exakt und spezifisch (Art und Weise der Einschränkung),
- ⋯› objektiv (ohne Interpretation oder Werturteil).

Beispiele: Sie lesen nachstehende Problemformulierungen. Herr Walter hat eine Gipsschiene am linken Arm. Das Pflegeproblem ist: Herr Walter kann nicht selbstständig essen und trinken. Dieses Pflegeproblem ist kurz und knapp formuliert, aber Sie erhalten keine Information darüber, ob der Patient die Nahrung nicht alleine zum Mund führen kann, der Schluckvorgang beeinträchtigt ist oder er die Mahlzeit nicht mundgerecht zubereiten kann.

Eine differenzierte Formulierung kann lauten:

Herr Walter kann sich die Mahlzeiten nicht mundgerecht zubereiten.

Frau Kallmann wurden die Zehen rechts amputiert. Das Pflegeproblem ist: Frau Kallmann ist launisch und jammert viel.

Hier erhalten Sie die subjektive Bewertung einer Pflegeperson über Frau Kallmann und keine Information z. B. über die Hintergründe des Verhaltens der Patientin. Möglich wäre, dass die Patientin Angst hat vor weiteren Amputationen oder ihr verändertes Körperbild nicht akzeptieren kann. Notwendig wären ein Gespräch und Nachfragen zum Verhalten von Frau Kallmann, um eine exakte und wertfreie Problemformulierung zu erreichen.

Einteilung von Pflegeproblemen

Grundsätzlich können Pflegeprobleme in zwei Gruppen eingeteilt werden:

- ⋯› generelle Pflegeprobleme,
- ⋯› individuelle Pflegeprobleme.

Von generellen Pflegeproblemen wird gesprochen, wenn diese bei allen Patienten unter den gleichen Bedingungen auftreten und damit voraussehbar sind. Solche Pflegeprobleme können in Pflegestandards aufgenommen werden (s. Qualitätssicherung, S. 253).

Beispiel: Ein generelles Pflegeproblem kann die Thrombosegefahr nach Operationen sein.

⋯› Lernaufgabe
Welche weiteren generellen Pflegeprobleme fallen Ihnen ein?

Individuelle Pflegeprobleme liegen dann vor, wenn diese für einen Patienten spezifisch sind. Die Pflegeprobleme sind auf die Person des Patienten bezogen und betreffen seine Lebensumstände sowie sein persönliches Erleben. Aber auch generelle Pflegeprobleme können zu individuellen Pflegeproblemen werden, wenn Veränderungen des typischen Verlaufs entstehen (Budnik 1998, S. 54).

Beispiel: Die standardisierte Vorgehensweise bei Thrombosegefahr sieht u. a. die Verwendung von Anti-Thrombosestrümpfen vor. Diese werden aber aufgrund der Materialbeschaffenheit von einer Patientin nicht vertragen, sie reagiert mit Hautrötungen. Hier liegt ein generelles Pflegeproblem vor und zusätzlich ein individuelles Problem.

Eine weitere Unterscheidungsmöglichkeit von Pflegeproblemen ist die Einteilung in:

- ⋯› aktuelle Pflegeprobleme,
- ⋯› potentielle Pflegeprobleme,
- ⋯› verdeckte Pflegeprobleme.

Aktuelle Pflegeprobleme sind beobachtbar, messbar und werden von den Patienten bestätigt oder geäußert.

Beispiele:

- ⋯› Ein Patient hat Fieber (messbar).
- ⋯› Ein Patient klagt über Schmerzen im linken Bein (geäußert).
- ⋯› Ein Patient verändert seine Lage im Bett nicht selbstständig (beobachtbar).

Potenzielle Pflegeprobleme sind im Moment der Problembestimmung noch nicht gegeben, aber im Zusammenhang mit Risikofaktoren und auf der Grundlage des Hintergrundwissens vorhersehbar. Dazu gehören z. B. Probleme, wie die Gefahr der Entstehung von Pneumonien oder Dekubiti, die durch geeignete prophylaktische Maßnahmen zum größten Teil vermeidbar sind. Verdeckte Pflegeprobleme können vom Verhalten des Patienten her vermutet werden. Sie sind dem Patienten vielleicht noch nicht bewusst, es zeigen sich aber Anhaltspunkte, evtl. auch körperliche Symptome, die ein Problem nahelegen.

Beispiel: Eine ältere Patientin wird nach ihrem Krankenhausaufenthalt auf die Entlassung in ein Seniorenheim vorbereitet. Zwei Tage vor der Entlassung klagt sie über Schwindelgefühle beim Laufen und Schmerzen in den Beinen. Untersuchungen geben keinen Aufschluss über eine Ursache. Die Pflegepersonen vermuten, dass sich die Patientin noch nicht mit der veränderten Situation und dem Umzug in ein Seniorenheim genügend auseinandergesetzt hat und noch Ängste bestehen.

Wird ein solches Problem vermutet, sollten Gespräche zur Klärung der Situation geführt werden, sodass die Vermutung überprüft werden kann (Fiechter u. Meier 1991, S. 50).

Lernaufgabe

Kennen Sie weitere Beispiele für die verschiedenen Arten von Pflegeproblemen?

Ressourcen

Die Zuordnung und Förderung der Ressourcen bei der jeweiligen Problemstellung soll dazu dienen, die größtmögliche Eigenständigkeit des Patienten zu erhalten und zu erweitern.

Die vorhandenen Ressourcen haben damit Einfluss auf die Zielsetzung und auf die Auswahl von Pflegemaßnahmen. Die Erfassung und Einbeziehung der Ressourcen finden fortlaufend im Pflegeprozess statt.

8.1.3 Festlegung der Pflegeziele

Nach Fiechter u. Meier (1991, S. 52) gehört zu jedem formulierten Pflegeproblem ein Pflegeziel: „Dieses gibt die Richtung der geplanten Maßnahmen an, eine unbefriedigende Situation zu verändern. Das Ziel dient gleichzeitig als Kriterium, als Maßstab, die Wirksamkeit der geplanten Maßnahmen zu beurteilen, den Unterschied zwischen der Ausgangssituation und dem Endresultat zu messen."

Merke

Ein Pflegeziel kann sich auf verschiedene Aspekte beziehen:

- Zustand des Patienten (z. B. Hautbeschaffenheit),
- Können des Patienten (z. B. er kann selbstständig essen),
- Wissen des Patienten (z. B. die Wirkung von Diuretika),
- messbare Befunde des Patienten (z. B. Körpertemperatur),
- Verhalten und Entwicklungsprozesse des Patienten (z. B. kann Ängste, Bedenken hinsichtlich des Lebens nach einem Herzinfarkt äußern; vgl. Budnik 1998, S. 58 f.).

Hinsichtlich der Erstellung und Formulierung soll ein Pflegeziel folgenden Kriterien genügen:

- patientenorientiert,
- realistisch,
- erreichbar,
- überprüfbar.

Der Patient wird – wie bei den vorangegangenen Schritten – in die Zielsetzung einbezogen. Dadurch kann gewährleistet werden, dass der Patient aktiv an der Erreichung der Ziele mitarbeitet. Ebenso können sich durch realistische und erreichbare Zielsetzungen motivierende Effekte ergeben.

Beispiele: Herr Malz kann sich in drei Tagen das Gesicht selbst waschen. Dieses Beispiel genügt auch dem Kriterium der Überprüfbarkeit, indem messbare Kategorien formuliert werden.

Fernziele und Nahziele

Fernziele beschreiben, was ein Patient in Wochen, Monaten oder sogar Jahren erreichen soll. Es sind langfristige Ziele, die eher allgemeiner formuliert sind. Fernziele können als Entlassungskriterium dienen oder als Ziele betrachtet werden, auf die kontinuierlich hingearbeitet wird.

Beispiel: Frau Lachner ist wiederholt Patientin in einer psychiatrischen Klinik. Die medizinische Diagnose lautet Zyklothymie – akuter Schub einer manischen Phase. Für und mit ihr wurden bisher immer als Fernziel vereinbart: Frau Lachner ist nach der Entlassung in der Lage, wieder in ihrer betreuten Wohngemeinschaft zu leben und täglich drei Stunden bei der Lebenshilfe e. V. zu arbeiten.

Nahziele sollen innerhalb von Stunden oder Tagen bis zur Entlassung des Patienten erreicht werden. Es sind kurzfristige Ziele, die in Teilschritten zur Erlangung festgelegter Fernziele führen. Auf diese Weise entstehen überschaubare Abschnitte, Ergebnisse können gesichert werden und sichtbare Erfolgserlebnisse sind möglich.

Beispiel: Herr Blatt kann nach der Anleitung zur subkutanen Insulininjektion die Körperstellen nennen, die sich zur Injektion eignen.

Prioritäten setzen

Prioritäten setzen bedeutet, dass entschieden wird, welche Pflegeziele zuerst bearbeitet werden sollen. Nicht alle Pflegeziele sind gleichrangig zu betrachten. Pflegeprobleme stehen nicht immer mit dem zentralen Pflegeproblem in Zusammenhang.

Beispiel: Frau Klein hat nach einer Knieoperation starke Schmerzen. Diese Schmerzen beeinflussen ihre gesamten Lebensaktivitäten. Sie kann nicht schlafen, nicht essen und ihre Lage im Bett nicht verändern. Im Mittelpunkt steht hier der Schmerz, und die Schmerzfreiheit hat oberste Priorität. Alle weiteren Ziele in Bezug auf die Nahrungsaufnahme und ihren Schlaf sind nachrangig.

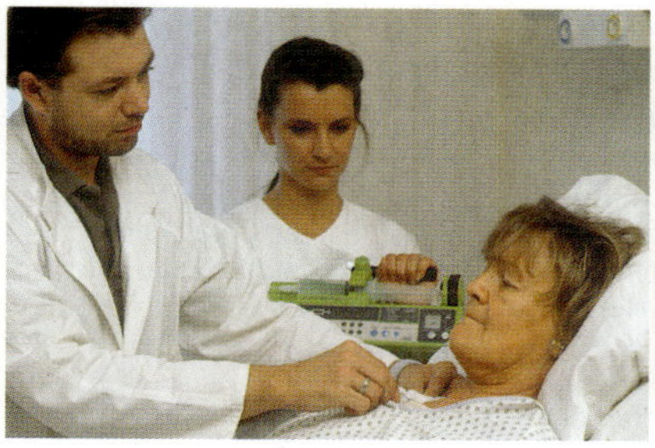
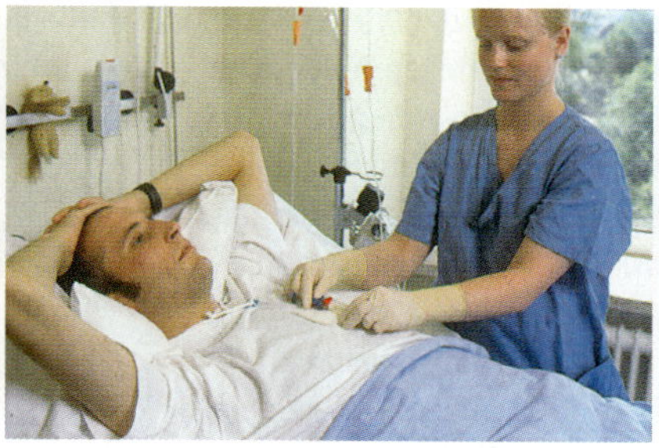
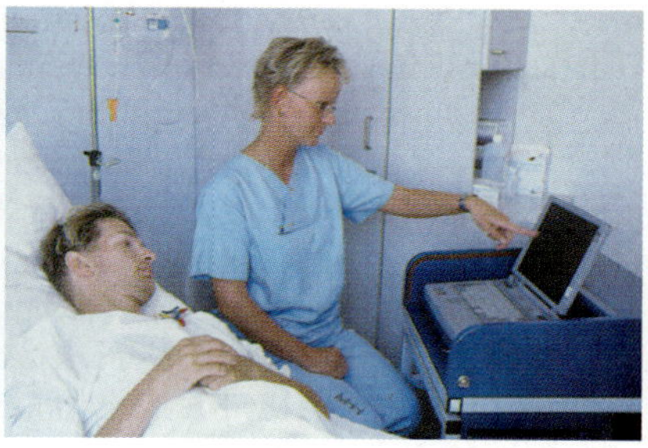

Nach Arets u. a. (1997, S. 312) ist es notwendig: „während der Planungsphase Prioritäten zu setzen, die auf einer Gesamtübersicht der Gesundheitsprobleme des Patienten basieren; während der Durchführung der Pflege jeden Tag und zu jeweils notwendigen Zeitpunkten die Prioritäten erneut zu bestimmen und anzupassen."

Prioritäten zu setzen, heißt entscheiden zu können, was der Patient in der jetzigen Situation am dringendsten benötigt: einen Arzt, der ein Analgetikum verabreicht, Zuspruch oder detaillierte Informationen

8.1.4 Planung der Pflegemaßnahmen

Bei diesem Schritt im Pflegeprozess wird genau festgelegt, mit welchen Pflegemaßnahmen das vereinbarte Pflegeziel erreicht werden soll. Dies dient dazu, dass das gesamte Pflegeteam kontinuierlich, einheitlich und zielorientiert vorgeht. Die Auswahl der Pflegemaßnahmen ist dabei abhängig von der Problem- und Zielformulierung sowie von den Ressourcen des Patienten.

Merke

Die Formulierung der Pflegemaßnahmen soll beinhalten, was, wann, wie oft und wie durchgeführt wird.
Die Pflegemaßnahmen sollen möglichst genau, kurz und verständlich dargestellt werden, die entsprechenden Ressourcen einbeziehen und keine medizinische Therapie beschreiben.

8.1.5 Durchführung der Pflegemaßnahmen

Dieser Schritt beinhaltet, die geplanten Pflegemaßnahmen umzusetzen. In diesem Zusammenhang werden fortlaufend weitere Informationen gesammelt und Prioritäten erneut festgelegt, d. h. es können Abweichungen von der geplanten Pflege sinnvoll und notwendig werden, die auch begründet werden können. Korrekturen oder Aktualisierungen können entstehen, weil:

- Pflegeprobleme bereits gelöst sind,
- neue Pflegeprobleme entstanden sind,
- ein Pflegeproblem an Intensität zu- oder abgenommen hat.

8.1.6 Beurteilung der Wirkung der Pflege – Pflegebericht

Hier findet eine Beurteilung und Überprüfung der durchgeführten Pflege anhand von Kriterien statt. Kriterien sind in diesem Fall die festgelegten Pflegeziele und die dafür eingesetzten Pflegemaßnahmen. Das Ziel dieser Vorgehensweise ist die Optimierung der Pflege.

Merke

Folgende Fragestellungen können behilflich sein, die täglichen Pflegemaßnahmen und Zielsetzungen zu prüfen:

- Wie ist der aktuelle Zustand des Patienten?
- Hat sich der Zustand verbessert bzw. verschlechtert?
- Hat der Patient Aussagen bezüglich seiner Befindlichkeit gemacht?
- Haben sich Ressourcen und Problemstellungen aktuell verändert?
- Sind Fortschritte bezüglich der festgelegten Pflegeziele zu verzeichnen?
- Welche Wirkung haben die Pflegemaßnahmen?
- Warum konnten die Pflegemaßnahmen nicht wie geplant durchgeführt werden?
- Sind unvorhersehbare Ereignisse oder Komplikationen aufgetreten? (Budnik 1998, S. 82).

Diese kontinuierliche und auch abschließende Bewertung der Pflege wird im *Pflegebericht* festgehalten. Es werden Zustände und Befindlichkeiten dargestellt, die durch Beobachtung und Gespräche mit dem Patienten gewonnen werden und die für die Pflege von Bedeutung sind, sodass der Verlauf, die Wirkung der Pflege und das Befinden des Patienten ersichtlich werden.

8.1.7 Pflegediagnosen

Der Begriff der Pflegediagnose wurde erstmalig 1953 von Virginia Fry in den USA eingeführt. Erst 20 Jahre später – mit der Gründung der North American Nursing Diagnosis Association (NANDA) – fanden Pflegediagnosen vielfach Anwendung in der Pflegepraxis. Dies geschah aus dem Bestreben, Pflegeprobleme zu klassifizieren, d.h. Pflegeproblemen einen Titel zu geben und in ein Gesamtsystem einzuordnen. Gebbie und Lavin definierten 1973 den Begriff der *Pflegediagnose* auf der ersten nationalen Konferenz zur Klassifikation von Pflegediagnosen als „die Beurteilung oder das Ergebnis einer pflegerischen Einschätzung."

Die NANDA formulierte 1990 folgende allgemein anerkannte Definition, da es bis dahin eine Vielzahl unterschiedlicher Begriffserklärungen gab:

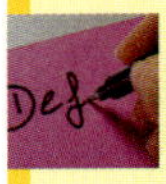

⋯› Definition

„Eine Pflegediagnose stellt eine klinische Beurteilung der Reaktionen eines Individuums, einer Familie oder einer Gemeinde auf aktuelle oder potenzielle Gesundheitsprobleme/Lebensprozesse dar. Pflegediagnosen bilden die Grundlage für die Auswahl von pflegerischen Interventionen, um die aufgestellten Ziele und erwünschten Pflegeergebnisse zu erreichen, für die die Pflegeperson verantwortlich ist."

Bis heute hat die NANDA weit über 100 anerkannte Pflegediagnosen formuliert. Die Diagnosen werden fortlaufend ergänzt und überprüft, mit dem Ziel, ein einheitliches Klassifikationssystem für die Pflege zu erarbeiten. Pflegediagnosetitel sollen knapp, genau und treffend die Definition sowie die Zeichen und Symptome einer Pflegediagnose darstellen. Es werden nach Gordon (1994) grundsätzlich zwei Formen der Pflegediagnose unterschieden:

- aktuelle Pflegediagnose,
- Hochrisiko- oder Gefährdungspflegediagnose.

Tabelle 8.1 Aktuelle Pflegediagnose: Ineffektive Reinigungsfähigkeit der Atemwege (nach Gordon 1994, S. 201)

Definition
- Unfähigkeit zur wirkungsvollen Entfernung von Sekreten und Verlegungen der Atemwege

Kennzeichen (Zeichen und Symptome)
- Abnormale Atemgeräusche (Rasseln, Knistern, Giemen, Pfeifen)
- Abhusten (effektiv/ineffektiv; mit oder ohne Sputum)
- Veränderung der Atemfrequenz oder Atemtiefe
- Tachypnoe
- Dyspnoe in Ruhe oder bei Anstrengung
- Zyanose

Ätiologische oder damit in Verbindung stehende Faktoren
- vermehrte zähflüssige Sekretion
- Verminderung der Körperenergie/Erschöpfung
- veränderte Bewusstseinslage
- Schmerzen
- Obstruktion
- Tracheobronchiale Infektion
- Verletzung
- perzeptorisch kognitive Beeinträchtigung

Tabelle 8.2 Hochrisikopflegediagnose: Gefahr eines Flüssigkeitsdefizits (nach Gordon 1994, S. 121)

Definition
- Der Zustand, bei dem ein Mensch der Gefahr eines Flüssigkeitsverlustes (intravasale, intrazelluläre oder interstitielle Dehydration) ausgesetzt ist.

Kennzeichen (Risikofaktoren)
- Altersextreme
- Körpergewichtsextreme
- übermäßiger Flüssigkeitsverlust auf natürlichem Wege (z.B. Diarrhö)
- Flüssigkeitsverlust über künstliche Ableitungen (z.B. Sonden, Katheter)
- körperliche oder psychische Veränderungen, die den Zugang zu Flüssigkeiten, deren Einnahme oder Absorption beeinflussen (körperliche Immobilität, Bewusstlosigkeit)
- Faktoren, die den Flüssigkeitsbedarf eines Menschen beeinflussen (z.B. hypermetabolische Zustände; Fieber; trockene, heiße Umgebung)
- Wissensdefizit (täglicher Flüssigkeitsbedarf)
- Medikamente (z.B. Diuretika)
- erhöhte Flüssigkeitsausscheidung
- Häufigkeit der Urinausscheidung
- Durst

Eine aktuelle Pflegediagnose bezeichnet einen Zustand, der durch Hauptkennzeichen und Symptome nachweisbar ist. Die Diagnose hat drei Bestandteile (Beispiel: **Tab. 8.1**):

- Pflegediagnosetitel,
- Kennzeichen und Symptome,
- ätiologische Faktoren.

Eine Hochrisiko- oder Gefährdungspflegediagnose besteht aus zwei Teilen (Beispiel: **Tab. 8.2**):

- Pflegediagnosetitel,
- in Verbindung stehende Risikofaktoren.

Funktionen der Pflegediagnosen

Wenn die Pflegepersonen übereinstimmend bei den identischen Symptomen in verschiedenen Situationen die gleiche Pflegediagnose stellen, so kann Folgendes erreicht werden (Arets u.a. 1997, S. 296):

- Verbesserung der Kommunikation, da jede Pflegeperson weiß, was unter der jeweiligen Diagnose zu verstehen ist;
- Ermöglichung einer standardisierten Pflege bei entsprechend wissenschaftlich gestützten Ergebnissen;
- Abgrenzung des Fachgebietes, da die Pflegeperson verantwortlich ist für die Erstellung der Pflegediagnose und die darauf abgestimmten Maßnahmen;
- Strukturierung pflegerischen Wissens durch die Erarbeitung eines Klassifikationssystems;
- Identifizierung von Pflegeproblemen, die sowohl mit der medizinischen Diagnose zusammenhängen als auch davon unabhängig sind (Carpenito 1983).

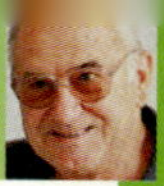

8.2 Wahrnehmen – Beobachten – Beurteilen

Anja Lieser

Die **Patientenbeobachtung** ist ein wichtiger Bestandteil im Pflegeprozess. Sie ist grundlegend für eine geplante und strukturierte, begründbare Pflege; sie ist Voraussetzung für die Festlegung von Pflegezielen und -maßnahmen. In allen Phasen des Pflegeprozesses spielt die Patientenbeobachtung eine große Rolle: bei der Informationssammlung und der Erfassung von Ressourcen und Problemen des Patienten, aber auch bei der Evaluation, der Bewertung der Pflege. Von besonderer Bedeutung ist darüber hinaus die Verlaufsbeobachtung während des gesamten Pflegeprozesses (S. 127). So kann beispielsweise der Patient während der Durchführung der postoperativen Pflegemaßnahmen gezielt im Hinblick auf eine Nachblutung beobachtet werden.

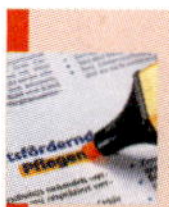

Merke

Grundsätzlich sollte der Begriff *Patientenbeobachtung* dem der Krankenbeobachtung vorgezogen werden, weil die professionelle Pflege bestrebt ist, nicht nur die kranken Anteile eines Menschen zu betrachten, sondern das gesamte pflegerisch bedeutsame Spektrum zwischen krank und gesund (vgl. Schewior-Popp 1997). Auf diese Weise können Sie z. B. die oft vernachlässigten *Ressourcen* des Patienten stärker in den Blick rücken.

Wahrnehmung ist die Voraussetzung für Beobachtungen jeder Art, sei es im Alltag, in der Wissenschaft oder in Bezug auf Patientenbeobachtung. Aus diesem Grund sollen im folgenden Abschnitt einige Grundlagen der Wahrnehmungspsychologie dargestellt und erläutert werden.

8.2.1 Grundlagen der Wahrnehmung

Jede Wahrnehmung bedeutet Aufnahme von Informationen und Weiterverarbeitung dieser Informationen. Das Wahrnehmungsergebnis und die anschließende individuelle Urteilsbildung unterliegen vielen Einflussfaktoren. Beim Tier sind diese Vorgänge überwiegend instinktgesteuert. Der Mensch hingegen muss in Ermangelung von Instinkten *komplexe Lern- und Denkprozesse* einsetzen, um die für ihn wichtigen Wahrnehmungen und Beobachtungen aufzunehmen, zu verarbeiten und in entsprechender Weise darauf zu reagieren. Es besteht daher ein enger Zusammenhang zwischen Wahrnehmen, Denken und Urteilen. Der folgende Textkasten verdeutlicht diesen Zusammenhang an einem Beispiel.

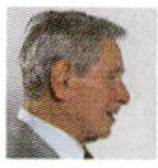

Patient Herr Müller sieht, wie die Krankenschwester ein Essenstablett mit einem reichhaltigen Menü auf dem Tisch seines Krankenzimmers abstellt. Er registriert bei sich Appetit auf diese Mahlzeit. Die Krankenschwester bemerkt seine Blickrichtung und sagt: „Dieses Tablett gehört Herrn Peters." Diese Interaktion beinhaltet in Bezug auf die abgelaufenen Wahrnehmungsprozesse folgende wesentlichen Aspekte:

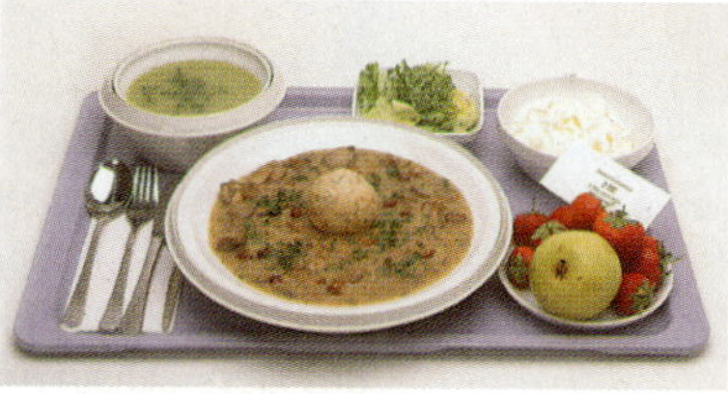

- Herr Müller nimmt beim Anblick des Essens bei sich einen entsprechenden Appetit wahr.
- Da er Reduktionskost bekommt, weiß er, dass das reichhaltige Essen nicht für ihn bestimmt ist.
- Er schätzt die „Erreichbarkeit" des Essens ab: Wird er es essen können, wenn die Krankenschwester weg ist, noch bevor Mitpatient Peters ins Zimmer kommt? Welche Ausreden erscheinen geeignet?
- Die Krankenschwester weiß, dass Herrn Müller die Einhaltung seiner Diät schwerfällt, sie erkennt sein Bedürfnis und reagiert entsprechend. (vgl. Heller u. Nickel 1978)

Dem Wahrnehmungsprozess liegen sowohl physiologische als auch psychologische Vorgänge zugrunde.

Physiologische Vorgänge

Die physiologischen Vorgänge im Rahmen der Wahrnehmung betreffen in erster Linie das Nervensystem:

Reiz ⇒ Rezeptor⇒ Erregung.

Der Rezeptor kann einen Reiz oder Signal, also ein physikalisch messbares Ereignis in eine dem zentralen Nervensystem eigene „Sprache" transformieren:

⇒ ZNS ⇒ Informationsverarbeitung ⇒ Reaktion.

Neben den bekannten fünf Sinnen (Sehen, Riechen, Schmecken, Hören, Tasten) gibt es noch unzählige weitere Wahrnehmungsmöglichkeiten im Körper, z. B. Gleichgewichtssinn, Wärme- und Kälteempfindung, Schmerzempfindung, Dehnungsrezeptoren, Lagesinn. Darüber hinaus bestehen Systeme zur Messung physiologischer Prozesse im Körper selbst, z. B. Höhe des Blutzuckerspiegels im Blut, CO_2-Gehalt im Blut, Körpertemperatur.

Die im Gehirn einlaufenden Wahrnehmungsdaten sind zwar alle nach den gleichen Prinzipien verschlüsselt, je nach Herkunft erfolgt jedoch eine unterschiedliche Dekodierung (Entschlüsselung). So führt beispielsweise eine Reizung der im Auge befindlichen Fotorezeptoren stets zu einer Lichtempfindung, egal ob die Reizung durch Licht, elektrischen Strom oder Schlag auf das Auge ausgelöst wurde. Nur ein Bruchteil der ins Gehirn gelangenden Informationen wird uns tatsächlich bewusst. Oft tritt der Ort der Reizaufnahme nur durch einen besonders *intensiven Reiz* in das bewusste Erleben, etwa bei Blendung des Auges durch Sonnenstrahlen oder bei starkem Mundgeruch des Gesprächspartners. Aber auch das *Fehlen eines erwarteten Reizes* kann uns bestimmte Wahrnehmungen bewusst werden lassen: Wenn man z. B. bei Schnupfen nichts schmecken kann oder wenn nach einer Lokalanästhesie beim Zahnarzt die betäubte Lippe viel dicker erlebt wird als die andere. Welche Wahrnehmungen ins Bewusstsein gelangen, ist zusätzlich sehr stark von individuellen Faktoren bestimmt.

Kippfigur

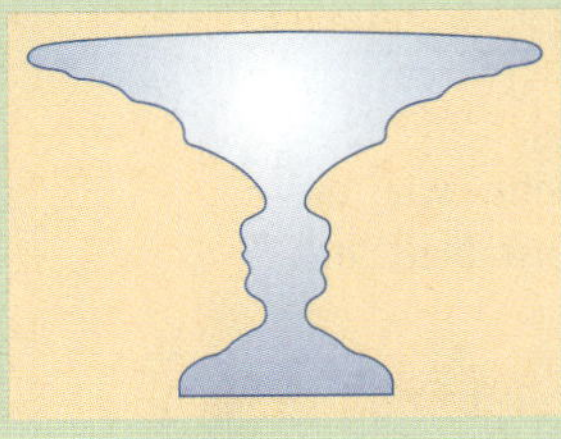

Abb. 8.5 Die Figur zeigt einen Kelch oder zwei sich anblickende Gesichter im Profil (nach Thanae u. Feger). Derselbe Reiz führt zu unterschiedlichen Wahrnehmungen

Psychologische Verarbeitung

Weshalb werden uns bestimmte Wahrnehmungen bewusst, während andere unbewusst bleiben? Der folgende Test kann helfen, eine Antwort auf diese Frage zu finden.

> **Lernaufgabe**
>
> Wenn Sie sich im Klassenzimmer oder in einem anderen großen, Ihnen bekannten Raum befinden, schließen Sie Ihre Augen und beantworten Sie:
>
> 1. Wie viele Lampen hängen an der Decke?
> 2. Wie viele Mitschüler sind heute anwesend, wer fehlt?
>
> Öffnen Sie die Augen und überprüfen Sie Ihre Ergebnisse. Überlegen Sie, weshalb Ihre Antworten richtig bzw. falsch waren.

Oft hängt die Tatsache, ob eine Person etwas bestimmtes wahrnimmt oder nicht, damit zusammen, wie wichtig oder unwichtig ihr die betreffende Sache ist. Wie viele Lampen an der Decke hängen, wird für die meisten Schüler relativ unerheblich sein. Welche Mitschülerin fehlt, wissen Sie am besten, wenn es sich z. B. um Ihre beste Freundin oder auch um Ihre ärgste Feindin handelt, wohingegen Sie evtl. nicht auf Anhieb sagen können, wer fehlt, wenn diese Person Ihnen gleichgültig ist.

> **Merke**
>
> Für die *Patientenbeobachtung* bedeutet dies: Wir müssen wissen, was genau wir am Patienten wahrnehmen/beobachten müssen, d. h., wir müssen die Beobachtungskriterien kennen. Wir müssen wissen, warum es wichtig und sinnvoll ist, gerade diese Kriterien an diesem Patienten zu beobachten. Die Patientenbeobachtung muss uns wichtig sein.

In der „objektiven“ Welt gibt es kein hell, dunkel, laut, leise. Diese Empfindungen – z. B. es ist laut – entstehen erst durch die Entschlüsselung der aufgenommenen Daten im Gehirn und durch die anschließende kognitive (erkenntnismäßige) Verarbeitung. An der kognitiven Verarbeitung sind vielfältige individuelle psychische Phänomene beteiligt, sodass derselbe Reiz bei unterschiedlichen Personen zu unterschiedlichen Wahrnehmungen führt (**Abb. 8.5**).

Aber auch bei derselben Person kann der gleiche Reiz unterschiedliche Wahrnehmungen zur Folge haben. Ein Beispiel hierfür sind optische Täuschungen (**Abb. 8.6**). Zwei verschiedene Reize führen unter Umständen zur gleichen Wahrnehmung (**Abb. 8.7 a u. b**).

Optische Täuschung

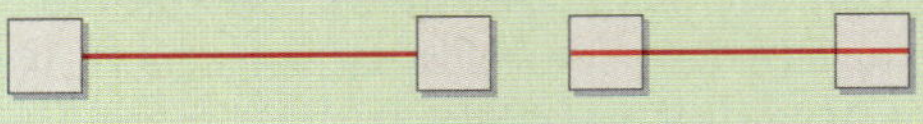

Abb. 8.6 Welche Linie ist länger? Messen Sie nach!

a

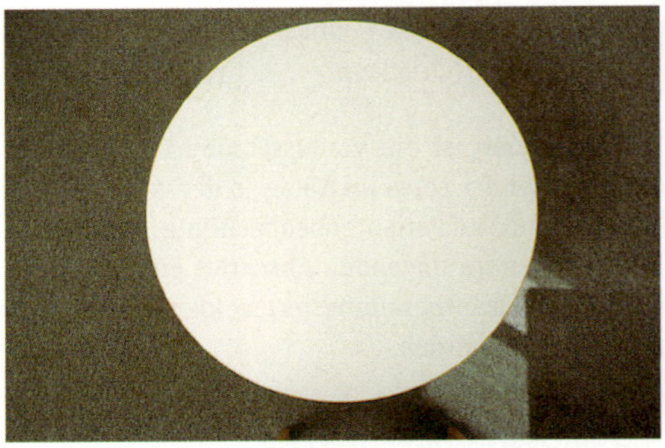

b

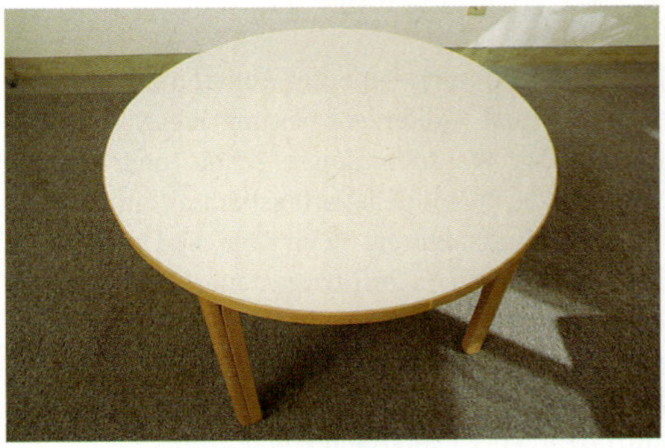

Abb. 8.7 Konstanzphänomen. **a** Ein runder Tisch von oben betrachtet, **b** ein runder Tisch von schräg oben betrachtet. Der Tisch wird als rund wahrgenommen, obwohl die Tischplatte in Bild **b** oval abgedruckt ist. Diese Eigenart der Wahrnehmung wird als Konstanzphänomen bezeichnet

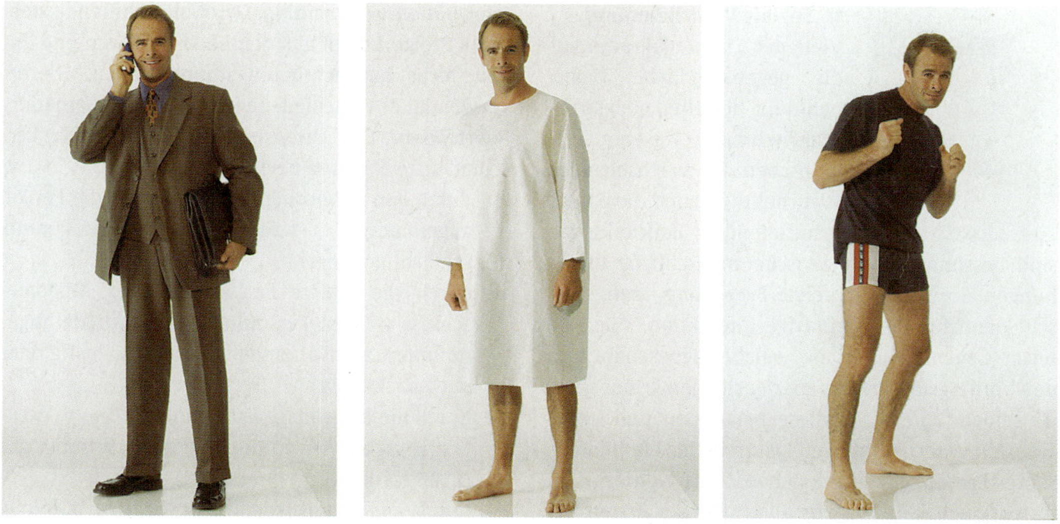

Informationen werden je nach persönlicher Einstellung in Kategorien eingeordnet. Kleidung, wie z. B. der Geschäftsanzug oder Accessoires, wie ein Handy liefern diese Informationen ebenso wie Mimik und Gestik

Der Wahrnehmende spielt bei der *Interpretation der Reize,* des „sensorischen Inputs" eine aktive Rolle. Um die ständig auf uns einströmende Informationsflut bewältigen zu können, bedienen wir uns – meist unbewusst – einiger Hilfsmittel:

- Durch gerichtete, gezielte Aufmerksamkeit werden die wichtigsten Informationen ausgewählt (*Selektion;* man sieht, was man sehen will, man hört, was man hören will).
- Abhängig von den eigenen Einstellungen und Werten werden Informationen in *Kategorien* eingeordnet (z. B. Vegetarier sind engstirnig, Ausländer sind dumm, Ärzte sind reich, Banker sind erfolgreich, skrupellos oder geldgierig, Patienten sind schwach).
- Mehrdeutige, schlecht strukturierte Informationen werden nach den bisherigen eigenen Erfahrungen und aktuellen Gefühlen bewertet *(Projektion).*

Merke

Die bisher aufgeführten Beispiele zeigen, dass Menschen nicht objektiv wahrnehmen können. Wahrnehmen, Denken, Urteilen oder Reagieren sind immer subjektiv, gleich ob gegenständliche oder zwischenmenschliche Wahrnehmung die Grundlage ist.

Einfache, eindeutige Informationen führen annähernd zur gleichen Wahrnehmung bei verschiedenen Personen. Bei der Patientenbeobachtung gibt es überwiegend vieldeutige Informationen und wenig absolute Beobachtungskriterien (wie blass ist die Haut, wie dünn der Stuhl, wie stark der Schmerz?). Daher kommt es oft zu extremen Wahrnehmungs- und Beurteilungsunterschieden sowohl zwischen Patient und Pflegeperson als auch zwischen verschiedenen Pflegepersonen und Angehörigen anderer Berufsgruppen im Team.

8.2.2 Dimensionen der Wahrnehmung

Es werden drei Dimensionen der Wahrnehmung unterschieden:

- gegenständliche Wahrnehmung,
- interpersonale (zwischenmenschliche) oder soziale Wahrnehmung,
- Selbstwahrnehmung.

Gegenständliche Wahrnehmung

Der gegenständlichen Wahrnehmung liegen – ebenso wie der sozialen und der Selbstwahrnehmung – sowohl physiologische als auch psychologische Vorgänge zugrunde (S. 135 f).

Wie ein Individuum einen Gegenstand wahrnimmt, hängt von unzähligen Faktoren wie z. B. der Stimmung, dem Alter oder den Vorerfahrungen des Individuums ab. Die wahrgenommene Struktur eines Gegenstandes ist die besondere Art, in der die einzelnen Teile zusammentreten, die das Ganze ausmachen.

Man kann davon ausgehen, dass zwei verschiedene Individuen denselben Gegenstand unterschiedlich wahrnehmen (S. 136). Bedenken Sie, wie unterschiedlich die einzelnen Patienten eine Untersuchung im engen Kernspintomographen empfinden. Dem einen macht die Untersuchung gar nichts aus, der andere bekommt Platzangst. Genauso kann man auch davon ausgehen, dass ein und dieselbe Person ein und denselben Gegenstand zu unterschiedlichen Zeitpunkten unterschiedlich wahrnimmt. So empfand vielleicht ein Patient seine erste Untersuchung im Kernspintomographen sogar als angenehm; er fühlte sich geborgen und sicher in der Röhre. Bei einer nachfolgenden Untersuchung wird er die Röhre möglicherweise als bedrohlich eng empfinden, vielleicht weil er mit großer Sorge das Untersuchungsergebnis erwartet.

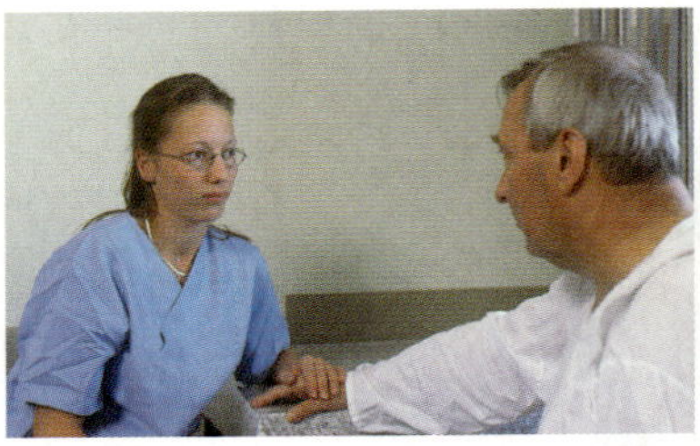

Diese Pflegeperson ist ganz für den Patienten da. Wenn dies die erste Begegnung für die beiden war, wird sie die zukünftige Interaktion entscheidend prägen

Soziale Wahrnehmung

Viele der Einflussfaktoren auf die gegenständliche Wahrnehmung betreffen ebenso die Wahrnehmung unserer Mitmenschen. Die wechselseitige Wahrnehmung und die daraus resultierenden Beurteilungen sind bestimmend für zwischenmenschliche Beziehungen. So ist z. B. die *erste Begegnung* häufig entscheidend für die zukünftige Interaktion. Wie sich unser Gegenüber verhält, welche Eigenschaften in den Vordergrund treten, aber auch wie wir uns gerade selber fühlen, alle diese bewussten und unbewussten Wahrnehmungen lassen in uns ein Bild von seiner Persönlichkeit entstehen, auch wenn die Informationen häufig – vor allem bei der ersten Begegnung – unzureichend sind. Der so gewonnene erste Eindruck ist erstaunlich widerstandsfähig.

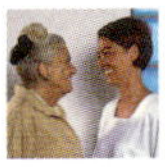

Für den ersten Eindruck gibt es keine zweite Chance! Gestalten Sie daher die erste Begegnung mit einem Patienten oder einer Patientin freundlich und entgegenkommend, besonders wenn Sie die erste Kontaktperson aus dem Pflegeteam sind. Denn der erste Eindruck, den der Patient/die Patientin von Ihnen gewinnt, prägt nicht nur die Beziehung zu Ihnen, sondern zum gesamten Pflegepersonal. Häufig wird dadurch sogar seine oder ihre Einstellung zum Krankenhausaufenthalt bestimmt.

Die zentrale Frage bei der sozialen Wahrnehmung ist: Wie erkennen wir die Eigenschaften unseres Gegenübers? Am *Wahrnehmungsprozess* (**Abb. 8.8**) sind unzählige Einflussfaktoren beteiligt.

Information. Hierzu gehören alle verfügbaren Informationen über die wahrgenommene Person, z. B. direkte Signale und Eindrücke, wenn die Person selbst anwesend ist, aber auch indirekte Informationen wie z. B. Fotos, Filme, Handschrift. Wenn die Person bereits bekannt ist, kommen noch gespeicherte Informationen und Erinnerungen hinzu. Zusätzlich gibt es vielleicht noch Hinweise zum sozialen und physischen Kontext, in dem die Person steht (z. B. aus der Pflegeanamnese, dem Verlegungsbericht u. a.).

Informationsauswahl- und aufnahme. Hier spielen die Einstellungen, Werte, Motive und Vorerfahrungen des Wahrnehmenden eine entscheidende Rolle.

Abb. 8.8 Aktuelle Informationen werden anhand individueller Schemata ausgewertet und beurteilt, die aufgrund bisheriger Erfahrungen gebildet wurden. Das Auswertungsergebnis kann wiederum zu einer Veränderung eines Schemas beitragen

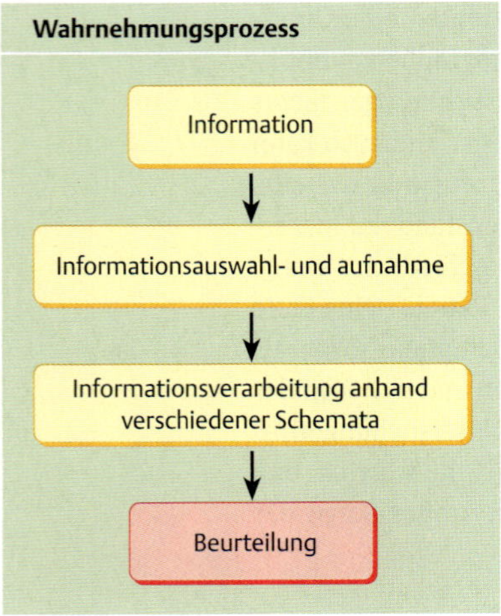

Informationsverarbeitung. Der Wahrnehmende zieht Schlussfolgerungen aus den beobachtbaren und zur Zeit nicht beobachtbaren Informationen. Hierbei verwendet er verschiedene individuelle Schemata.

Beurteilung. Die Urteilsbildung wird durch verschiedenste Faktoren beeinflusst, z. B.

- durch den *Erwartungseffekt* (wie war die Person angekündigt: schwerkrank, simulierend, schlecht gepflegt?),
- durch die *äußere Erscheinung* (per Analogieschluss werden Persönlichkeitsmerkmale angenommen, z. B. Patient ist adipös, also lustig oder auch nachlässig),
- durch die *Reihenfolge der Informationen* (was zuerst erwähnt wird oder auffällt, bestimmt das Urteil stärker) und
- durch *implizite Persönlichkeitstheorien* (z. B. alle Privatpatienten sind schwierige Patienten, sind fordernd, haben hohe Ansprüche oder sind intelligenter als andere Patienten).

Darüber hinaus färben auch Stimmung, Tagesform, Alter, Altersunterschied, Geschlecht, Kultur, soziale Einstellung, Intelligenz und psychische Faktoren des Wahrnehmenden die Beurteilung.

Es muss angemerkt werden, dass eine solche lineare Darstellung des Wahrnehmungsprozesses nicht ganz unproblematisch ist. Die einzelnen „Wahrnehmungsschritte" finden nämlich annähernd gleichzeitig statt, außerdem hängen sie alle gegenseitig voneinander ab. So beeinflusst z. B. die Stimmung des Wahrnehmenden sowohl die Informationsauswahl- und -aufnahme als auch die Informationsverarbeitung und die Beurteilung.

Mit welcher *Genauigkeit* wir unsere Mitmenschen wahrnehmen und beurteilen, lässt sich kaum messen oder kontrollieren. Dennoch sind manche Menschen als sog. „Menschenkenner" bekannt. Sie verfügen meist über emotionale Stabilität, viel Erfahrung im Umgang mit Menschen, über ein generelles Interesse an ihren Mitmenschen, haben ihnen gegenüber aber dennoch eine leichte Distanzhaltung (Heller u. Nickel 1978), die eine gewisse Objektivität ermöglicht. Diese Eigenschaften des Menschenkenners sind auch im täglichen Umgang mit Patienten hilfreich und können die Effektivität der Pflege prozessbegleitend fördern.

Säuglinge und Kleinkinder können ihren Empfindungen noch keinen bzw. nur geringen sprachlichen Ausdruck verleihen. Sie sind ganz besonders darauf angewiesen, dass Pflegende sie genau beobachten, z. B. um herauszufinden, wo ein Kind Schmerzen hat. In einem solchen Fall könnten Sie durch gezielte Beobachtung beim Kind u. a. bestimmte Abwehrbewegungen oder Schonhaltungen erkennen. Auch Menschen mit Artikulationsstörungen, wie z. B. Menschen ohne Kehlkopf, Gehörlose, Menschen mit Aphasie oder körperlich oder geistig

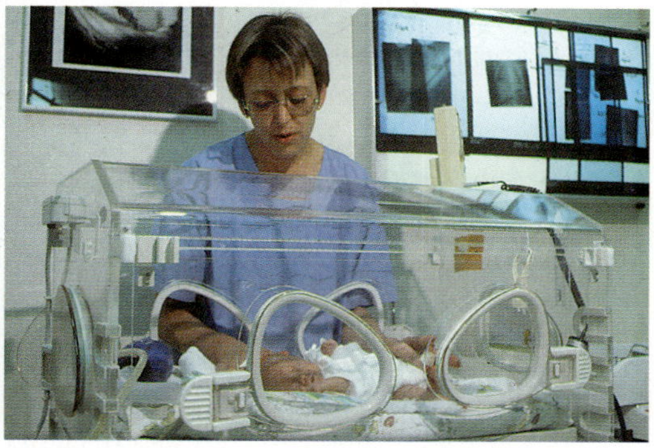

behinderte Menschen sind auf die besondere Fähigkeit der Pflegenden zur Wahrnehmung und Beobachtung der Patientenbedürfnisse angewiesen.

Selbstwahrnehmung

Damit ein Mensch in seiner Umwelt und mit seinen Mitmenschen leben kann, benötigt er Informationen über die äußere Welt *(Umweltkonzepte)*. Um den voraussichtlichen Erfolg seiner eigenen Handlungen abschätzen zu können, braucht er zusätzlich Informationen über sich selbst (s. Selbstkonzept, **Abb. 8.9**).

Das Selbstkonzept dient dazu, im Vorhinein die Erfolgsaussichten des eigenen Handelns abzuleiten und im Nachhinein eine Beurteilung des eigenen Handlungsergebnisses vorzunehmen (war ich gut oder schlecht?). Nicht immer hängt das Handlungsergebnis nur von den eigenen Fähigkeiten ab. Auch äußere, zum Teil unvorhergesehene Ereignisse können beeinflussend sein. Im Beispiel aus **Abb. 8.9** könnte bei der Fahrt zum Aufzug plötzlich der Gürtel des Bademantels des Patienten ein Rad blockieren. Jeder Mensch entwickelt im Laufe seines Lebens verschiedene Erklärungsmuster für das Zustandekommen bzw. die Ursachen von Ereignissen. Die Krankenschwester aus dem Beispiel könnte sich den Misserfolg ihrer Handlung so erklären: „Heute geht alles schief, weil ich mit dem linken Bein aufgestanden bin." Oder so: „Ich habe nicht genug auf den Bademantel geachtet, ich hätte ihn zubinden sollen." Oder so: „Ein Gürtel ist zum Zubinden da. Der Patient hätte ihn zubinden müssen." Je nach individuellem Erklärungsmuster der Krankenschwester kann man sich unterschiedliche äußere Reaktionen auf den beschriebenen Vorfall vorstellen.

> **Merke**
> Unsere Selbstwahrnehmung und unsere individuellen Erklärungsmuster bestimmen – obwohl nach außen nicht direkt sichtbar – in starkem Maße die Kommunikation und Interaktion mit unseren Mitmenschen.

Zur Selbstwahrnehmung gehört auch die Wahrnehmung der inneren Welt und der Wahrnehmung, die sich auf die Aktivität der Fantasie gründet. Mit innerer Welt ist der aktuelle sensorische Kontakt mit gegenwärtigen inneren Vorgängen gemeint, das, was man in einem Augenblick inseits seiner Haut fühlt, z. B. Harndrang, Schmerzen, Stechen, Übelkeit, Muskelverspannungen und Bewegungen usw. Zur Wahrnehmung, die sich auf die Aktivität der Fantasie gründet, gehören alle gedanklichen Vorgänge „jenseits der Wahrnehmung gegenwärtiger Erlebnisse: alles Erklären, sich Vorstellen, Interpretieren, Vermuten, Denken, Vergleichen, Planen, jede Erinnerung an Vergangenes, jedes Vorausnehmen der Zukunft…" (Stevens, zit. nach Juchli 1997, S. 92 f). Auch diese zum Teil bewussten, zum Teil unbewussten Wahrnehmungen beeinflussen unser Handeln. Die Aktivität der Fantasie hat in der Pflege vor allem ihren Platz im Nachdenken darüber – z. B. im Pflegegespräch –, wie Aussagen, Zeichen oder Symptome eines Patienten besser zu verstehen und zu beurteilen sind und wie ihnen professionell begegnet werden kann. Diese zum großen Teil kreative Fähigkeit wird in allen Bereichen des Pflegeprozesses eingesetzt.

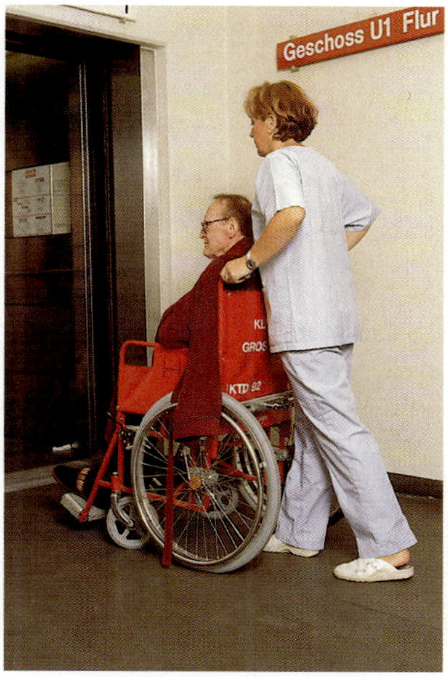

Abb. 8.9 Selbst- und Umweltkonzept. Die Krankenschwester möchte den im Rollstuhl sitzenden Patienten in den Aufzug schieben. Sich selbst und ihre Umwelt abschätzend stellt sie sich mehrere Fragen: Schaffe ich den Aufzug noch, bin ich schnell genug? Passe ich mit dem Patienten noch in den Aufzug hinein oder wird's zu eng? Die Krankenschwester stellt einen Ist-Soll-Vergleich an

8.2.3 Beobachtung

Jedes Wissen über einen Patienten geht letztendlich auf Beobachtungen unterschiedlichster Art zurück. Wahrnehmen ist Voraussetzung für Beobachten; damit unterliegt Beobachten den gleichen Einschränkungen, Verzerrungen und Fehlern wie Wahrnehmen (s. oben).

> **Definition**
> Beobachtung ist eine absichtliche, aufmerksame, selektive Art des Wahrnehmens, die ganz bestimmte Aspekte beachtet. Die Bestimmtheit anderer Aspekte nimmt dabei automatisch ab, weil ihnen die Aufmerksamkeit entzogen wird.

Beispiel: Ein frisch am Knie operierter Patient klingelt. Der Krankenpfleger nimmt über die Gegensprechanlage Kontakt zu ihm auf. Der Patient klagt über plötzliche, ungewöhnlich starke Schmerzen im Bereich der OP-Wunde. Der Krankenpfleger geht zum Patienten in der Absicht, die Wunde im Hinblick auf Blutungen zu beobachten. Als er das Zimmer wieder verlässt, hat er nicht bemerkt, dass die Infusionsfla-

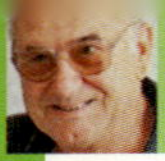

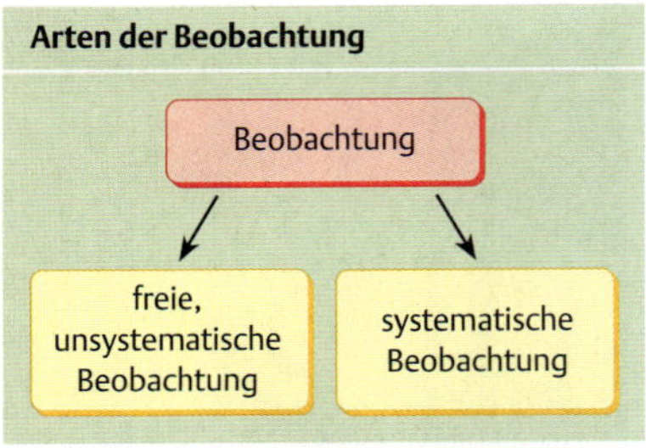

Abb. 8.10

sche des Patienten leergelaufen war. Die absichtliche, aufmerksame Beobachtung der Wunde „verhinderte", dass der Krankenpfleger die leere Infusionsflasche beachtete. Beim routinemäßigen stündlichen postoperativen Check des Patienten wäre ihm die leere Infusionsflasche sehr wahrscheinlich nicht entgangen. Die routinemäßigen postoperativen Kontrollen stellen aus Sicht der Beobachtungslehre eine Mischung zwischen freier (unsystematischer) und systematischer Beobachtung dar (**Abb. 8.10**).

Freie, unsystematische Beobachtung

Die freie Beobachtung von Menschen und Gegenständen – der Umwelt allgemein – findet mehr oder weniger *ungeplant, ungerichtet* und *ergebnisoffen* statt. Oft handelt es sich um Gelegenheitsbeobachtungen oder situationsbezogene Verhaltensbeobachtungen, die uns dennoch mit wichtigen Informationen für unser praktisches Handeln versorgen. Die unsystematische Form der Beobachtung kann zur Aufdeckung von Problemen führen, aber auch zur Bildung von Hypothesen (unbewiesene Annahmen) und zu Problemlösungen. Die freie Beobachtung ist ausgesprochen subjektiv (= unsachlich, von der eigenen Person aus urteilend) geprägt, d. h., sie ist stark durch die Persönlichkeit des Beobachters, z. B. der Pflegeperson, beeinflusst und damit wenig objektiv (= sachlich, unvoreingenommen). Zu einer zusätzlichen Einschränkung der Objektivität kommt es durch die Tatsache, dass Patientenbeobachtung meist teilnehmende Beobachtung ist, bei der sich der Beobachter mitten im Geschehen befindet und gleichzeitig beobachten, handeln und kommunizieren muss.

Ein Verfahren ist valide, wenn es das misst, was es zu messen vorgibt. So kann z. B. der Blutdruck nicht aus der Hautfarbe der Patientin geschlossen werden (in diesem Fall würde die Hautfarbe und nicht der Blutdruck „gemessen" werden)

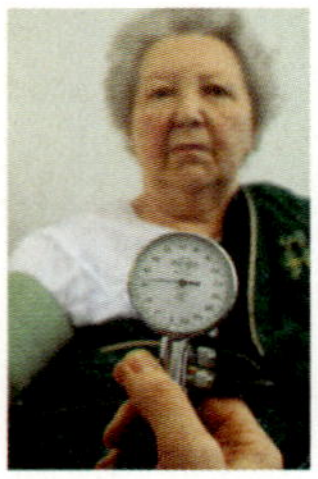

Lernaufgabe

Drei zufällig ausgewählte Mitschüler Ihrer Klasse sollen voneinander getrennt einen allen Schülern bekannten Ort (z. B. die Eingangshalle des Krankenhauses) beschreiben. Oder sie sollen alles beschreiben, was ihnen heute an einem bestimmten Mitschüler aufgefallen ist. Achten Sie auf die Unterschiedlichkeit der Beobachtungsergebnisse bzw. auf die unterschiedliche Reihenfolge!

Trotz mangelhafter Objektivität spielt die freie Beobachtung in der Pflege eine sehr große Rolle, vor allem wenn es darum geht, einen Gesamteindruck von einem Patienten oder einer Situation zu gewinnen. Dazu bedarf es einer wachsamen und achtsamen Grundeinstellung der Pflegeperson. Darüber hinaus sind in diesem Zusammenhang die Berufserfahrung und die Fähigkeit zur Intuition von Bedeutung.

Im folgenden Text bezeichnet Martin Buber den freien Beobachter als *Betrachter*, während sein *Beobachter* eher systematisch vorgeht.

Merke

„Der *Beobachter* ist ganz darauf gespannt, den Beobachteten sich einzuprägen, ihn zu ‚notieren'. Er sucht ihn ab, zeichnet ihn auf. Und zwar ist er beflissen, so viele ‚Züge' als möglich aufzuzeichnen. Er lauert den Zügen auf, dass ihm keiner entgeht … Der *Betrachter* ist nicht gespannt. Er nimmt die Haltung ein, die ihm den Gegenstand frei zu sehen gibt, und erwartet unbefangen, was sich ihm darbieten wird. Nur zu Anfang darf bei ihm Absicht walten, alles andere ist unwillkürlich …
Dem Betrachter und dem Beobachter ist das gemeinsam, dass sie eine Einstellung haben, eben den Wunsch, den vor unseren Augen lebenden Menschen wahrzunehmen." (Buber, zit. nach Juchli 1997, S. 93)

Eine dem Patienten gerecht werdende Pflege stützt sich auf bewusste Wahrnehmung, freie Beobachtung und in zunehmendem Maße auf systematische Beobachtung. In Teil II dieses Lehrbuchs finden sich entsprechend den einzelnen Aktivitäten des täglichen Lebens ausführliche Erläuterungen zur Wahrnehmung, Beobachtung und Beurteilung der jeweiligen Phänomene und Veränderungen.

Systematische Beobachtung

Geplante, systematische Beobachtung hilft, die Subjektivität zu reduzieren. Die Beobachtungsergebnisse und damit deren Aussagekraft werden dadurch genauer. Zu den wissenschaftlichen Beobachtungsmethoden, die zunehmend auch in der Pflegewissenschaft (S. 240) Anwendung finden, gehören zum Beispiel genau geplante, standardisierte Befragungen, Tests oder Experimente. Aber auch die gezielte teilnehmende oder nicht teilnehmende Beobachtung an sich ist eine Methode zur Datenerhebung. Damit die Ergebnisse solcher wissenschaftlichen Beobachtungen und Tests wirklich aussagekräftig sind, müssen sie bestimmte Anforderungen erfüllen: Der Test muss so *objektiv* sein, dass verschiedene Beobachter/Tester bei gleichen Bedingungen zum gleichen Testergebnis kommen (*Objektivität*). Der Test und die Ergebnisse müssen *gültig* sein, d. h. der Test/die Beobachtung muss tatsächlich das erfassen, was er zu erfassen vorgibt (*Validität*). Wenn z. B. der Blutdruck eines Patienten ermittelt werden soll, kann sich die Pflegeperson nicht auf die Hautfarbe des Patienten verlassen. Der Test muss so angelegt sein, dass er *verlässliche*, genaue Ergebnisse liefert *(Reliabilität)*. Im genannten Beispiel müsste sich die Pflegeperson vor der Blutdruckmessung von der Funktionstüchtigkeit des Blutdruckmessgerätes überzeugen. Darüber hinaus sollten in wissenschaftlichen Untersuchungen Einflüsse, die das Testergebnis stören könnten (Störvariablen) ausgeschaltet werden. Dies ist aber nicht immer möglich, insbesondere dann nicht, wenn das Beobachtungs„objekt" – wie in der Pflege – ein Mensch ist. In unserem Beispiel könnte das Ergebnis verfälscht, d.h. der Blutdruckwert erhöht sein, weil der Patient sich über die Zuwendung freut oder weil er die messende Pflegeperson besonders unsympathisch findet oder auch weil er Angst hat.

⋯> Merke
Bei der Patientenbeobachtung sollte man sich stets bewusst sein: Indem man beobachtet, verändert man!

Zusammenfassend lässt sich sagen: In der Pflegepraxis sind die Anforderungen an die wissenschaftlich-systematische Beobachtung in den seltensten Fällen erfüllt, weil Menschen an Menschen handeln und Menschen stets Subjekte und nicht Objekte sind. Aktionen und Reaktionen sind nur begrenzt plan- bzw. vorhersehbar. Nicht immer ist in der Pflegepraxis eine wissenschaftlich-systematische Beobachtung nötig oder erwünscht. Oft bringt die freie, man könnte auch sagen ganzheitliche Patientenbeobachtung beachtliche Ergebnisse.

Beispiel: Eine Krankenschwester beobachtet (ohne vorherige Planung), dass ein alkoholkranker Patient nach dem Besuch seiner Ehefrau verstärkt Alkohol zu sich nimmt. Diese für Pflege und Therapie evtl. sehr wichtige Beobachtung hätte ein hochgenaues Alkoholmessgerät nie machen können.

Dort wo eine exakte Patientenbeobachtung sinnvoll ist, lässt sich durch bestimmte Maßnahmen eine Steigerung der Objektivität erzielen.

8.2.4 Kriterienorientierte Beobachtung in der Pflege und Dokumentation von Beobachtungsergebnissen

Um die Aussagekraft von Beobachtungsergebnissen in der Pflege zu erhöhen, gibt es verschiedene Möglichkeiten:

- Die wichtigste ist die *Orientierung an festgelegten Beobachtungskriterien.* Was will ich beobachten: Menge, Farbe, Geruch, Aussehen, Verhalten? Die Kriterien müssen möglichst präzise und interpretationsarm beschrieben werden. Hier können z.B. Farbskalen oder Schmerzskalen (**Abb. 8.11**) eine Hilfe sein.
- Die *Formulierung des Beobachtungsergebnisses* ist entweder bereits standardisiert (z.B. Herzfrequenz 75 Schläge/min) oder es sollte vom Beobachter selbst formuliert werden. In jedem Fall

Schmerzskalen

TAGESPROTOKOLL Datum: ....

Skalen für die Schmerzstärke

Schmerzbehandlung (Medikamente, Massagen, Ablenkungen, was tun Sie gerade? ...)

Uhrzeit: keine Schmerzen 0 — stärkste vorstellbare Schmerzen 100

morgens: ☐ |————————| ➤ ....

vormittags: ☐ |————————| ➤ ....

mittags: ☐ |————————| ➤ ....

nachmittags: ☐ |————————| ➤ ....

abends: ☐ |————————| ➤ ....

nachts: ☐ |————————| ➤ ....

Bitte Rückseite ausfüllen!

Tagesablauf (am Abend ausfüllen)

1. Wie war heute Ihr allgemeines Wohlbefinden?
   sehr schlecht – 100 |————|———— 0 ————| + 100 sehr gut
2. War Ihre nächtliche Schlafdauer
   ☐ ausreichend? ☐ nicht ausreichend?
3. Hatten Sie heute Dauerschmerzen?
   ☐ nein ☐ ja
4. Wurden Sie heute durch Ihre Schmerzen in Ihren Tätigkeiten und Bedürfnissen eingeschränkt?
   ☐ nein ☐ ein wenig ☐ deutlich ☐ stark ☐ fast völlig
5. Haben die Schmerzen heute Ihre Stimmung beeinträchtigt?
   ☐ nein ☐ ein wenig ☐ deutlich ☐ stark ☐ sehr stark
6. Hatten Sie heute das Gefühl, die Schmerzen lindernd beeinflussen zu können?
   ☐ nein ☐ ein wenig ☐ deutlich ☐ stark ☐ sehr stark
7. Sonstige Beschwerden:
   ☐ Müdigkeit (a) ☐ Niedergeschlagenheit (b) ☐ Übelkeit (c) ☐ Appetitlosigkeit (d)
   ☐ Lustlosigkeit (e) ☐ Magenbeschwerden (f) ☐ Schlafstörungen (g)
   Andere ....
8. Besondere schmerzbezogene Ereignisse und andere Bemerkungen: ....

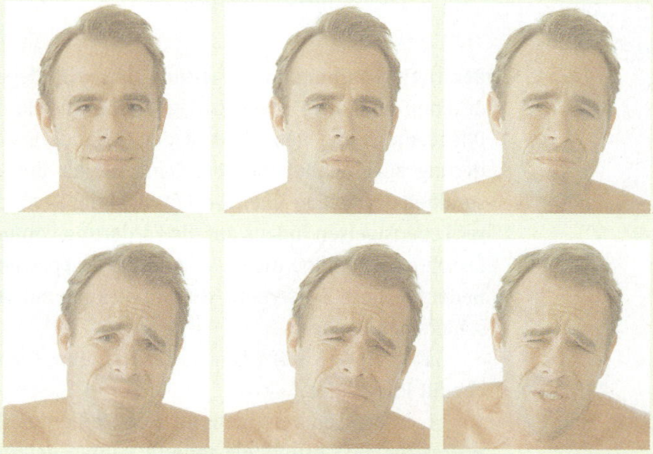

Abb. 8.11 Verschiedene Schmerzskalen in einem Schmerz-Tagesprotokoll. Sie ermöglichen eine genaue Schmerzbeschreibung und bilden eine Grundlage für die Pflege- und Therapieplanung („Heidelberger Schmerztagebuch"). Darunter sehen Sie zur besseren Einschätzung die Mimik in den sechs Schmerzstufen

sollte es vom Beobachter selbst dokumentiert werden. Häufige mündliche Weitergaben von Pflegeperson zu Pflegeperson erhöhen die Gefahr einer Verzerrung des Beobachtungsergebnisses.

···› Lernaufgabe
Spielen Sie in Ihrer Klasse einmal „Stille Post“: Der erste Mitschüler flüstert seinem Banknachbarn eine Nachricht aus mehreren Sätzen und Zahlen ins Ohr. Dieser flüstert es dem nächsten ins Ohr usw. Nachfragen ist nicht erlaubt. Inwieweit hat sich die Nachricht am Ende verändert?

- Auch eine stationsinterne oder krankenhausinterne Standardisierung der Wortwahl ist hilfreich, weil dadurch der Interpretationsspielraum kleiner wird und die Beobachtungsergebnisse besser miteinander vergleichbar werden (s. Pflegediagnosen, S. 128).
- Es sollte eine gewisse Kontinuität bestehen. Das bedeutet, es sollen vergleichbare Bedingungen vorliegen. So wird z. B. das Körpergewicht immer morgens nach dem ersten Toilettengang und vor dem Frühstück bestimmt, oder der Blutdruck wird stets am rechten Arm gemessen.
- Eventuell kann die Beobachtung durch eine Kontrollperson wiederholt werden, z. B. bei Unsicherheit. Die Bitte um Kontrolle sollte einer Pflegeperson nicht als persönliches Versagen, sondern als selbstkritisches, verantwortungsbewusstes Handeln ausgelegt werden.

Geplantes, standardisiertes und an Kriterien orientiertes Beobachten ist nützlich, weil es die der Wahrnehmung und Beobachtung innewohnende Subjektivität vermindert. Es stärkt die Urteilskraft. Raster, Checklisten und Beobachtungsstandards können im übertragenen Sinne wie Messer zum Brotschneiden verwendet werden. Pflegende arbeiten mit und an Menschen; und das Leben lässt sich mit Standards nicht einfangen, ebenso wie die Uhr den Tag nicht einfängt.

Die kriterienorientierte Patientenbeobachtung ist dort als kritisch zu beurteilen, wo das bewusste Wahrnehmen des Gesamteindrucks oder des ersten Eindrucks und das Zwischen-den-Zeilen-Lesen vernachlässigt werden. Erinnern Sie sich an die Definition von Beobachtung: Beobachtung ist eine absichtliche, aufmerksame, selektive Art des Wahrnehmens, die ganz bestimmte Aspekte beachtet. Die Bestimmtheit anderer Aspekte nimmt dabei automatisch ab, weil ihnen die Aufmerksamkeit entzogen wird.

Pflegende sollten sich der verbleibenden *Restsubjektivität* ihrer Beobachtungen gegenwärtig sein. Zuweilen kann es sogar hilfreich sein, die eigenen Gefühle, die ein Patient in einem selbst auslöst, zu hinterfragen: Weshalb reagiere ich auf diesen Patienten so aggressiv? Wieso treten mir ständig die Tränen in die Augen beim Anblick der Patientin? Warum möchte ich mich am liebsten weigern, diesen Patienten zu pflegen/zu berühren?

Je genauer Sie Ihren subjektiven Beobachterstandpunkt beschreiben und einschätzen können, desto unproblematischer wird die Subjektivität Ihrer Beobachtungsergebnisse.

8.3 Beraten – Schulen – Anleiten

Heike Jung-Heintz

Beratung, Schulung und Anleitung sind grundlegende kommunikative sowie pädagogische Anteile des Pflegealltags, die dem Bereich der Gesundheitsförderung zugerechnet werden. Danach zielt die **Gesundheitsförderung** über die Entwicklung gesünderer Lebensweisen hinaus auf die Förderung von umfassendem Wohlbefinden. Für die *Pflegepersonen* bedeutet diese Zielsetzung die Mitwirkung auf verschiedenen Ebenen.

Sabo (1997, S. 99 f.) nennt drei Handlungsbereiche für Pflegende:

„1. Interessen vertreten, d. h., die Rolle des Anwaltes für die Gesundheit anderer zu übernehmen, z. B. bei der Verbesserung gesundheitsförderlicher Verhältnisse.

2. Befähigen und ermöglichen, d. h., die Rolle des Anbieters zu übernehmen, um die gesundheitsförderlichen Fähigkeiten anderer entwickeln zu helfen.

3. Vermitteln und vernetzen, d. h., die Rolle des Moderators zu übernehmen, damit sich viele Verantwortliche und Betroffene an der Gesundheitsförderung beteiligen.“

Beraten, Schulen und Anleiten stellen in diesem Sinne die Instrumente zur Umsetzung dieser Handlungsbereiche im Sektor der Pflege dar.

Des Weiteren stellt das Gesetz zur sozialen Absicherung des Risikos der Pflegebedürftigkeit (Pflege-Versicherungsgesetz – Pflege-VG) vom 26. Mai 1994 mit nachfolgenden Änderungen die Elemente einer aktivierenden Pflege mit den Maßnahmen der *Prä-*

vention, Beratung, Schulung, Anleitung und *Rehabilitation* als eine Hauptaufgabe der Pflege in den Vordergrund. § 5 bestimmt den **Vorrang von Prävention und Rehabilitation,** d. h., dass frühzeitig alle geeigneten Maßnahmen der Prävention, der Krankenbehandlung und der Rehabilitation eingeleitet werden sollen, um den Eintritt von Pflegebedürftigkeit zu vermeiden. Im Hinblick auf die Eigenverantwortung der Patienten beschreibt § 6, dass „die Versicherten durch gesundheitsbewusste Lebensführung, durch frühzeitige Beteiligung an Vorsorgemaßnahmen und durch aktive Mitwirkung an Krankenbehandlung und medizinischer Rehabilitation dazu beitragen sollen, Pflegebedürftigkeit zu vermeiden". Aufklärung und Beratung durch die verschiedenen Gesundheitseinrichtungen soll nach § 7 dazu dienen, dass sich Patienten über eine gesunde, der Pflegebedürftigkeit vorbeugende Lebensführung informieren können. Aktivierende Pflege bedeutet nach den Richtlinien der Spitzenverbände der Pflegekassen vom 21. Dezember 1995 (Pflegebedürftigkeitsrichtlinien) „noch vorhandene Fähigkeiten bei den Verrichtungen des täglichen Lebens zu erhalten und zu fördern sowie dem Pflegebedürftigen zu helfen, verlorengegangene Fähigkeiten wieder zu erlernen und nicht vorhandene zu entwickeln. Zur Unterstützung gehört auch, den Pflegebedürftigen zur richtigen Nutzung der ihm überlassenen Hilfsmittel anzuleiten".

Zur pflegerischen Versorgung gehört weiterhin nach dem Pflege-Versicherungsgesetz die Beratung von pflegenden Angehörigen in gesundheitsfördernden Arbeits- und Pflegetechniken sowie die Durchführung von Schulungen für Angehörige und ehrenamtliche Pflegepersonen, die auch in der häuslichen Umgebung des Pflegebedürftigen stattfinden können (§ 45).

Bezogen auf den Pflegeprozess stellt die Informationssammlung das geeignete Instrument zur Feststellung des Bedarfs an Beratung, Schulung und Anleitung dar. Dieser Bedarf, formuliert als Pflegeproblem oder Pflegebedürfnis mit den entsprechenden Ressourcen, wird im nächsten Schritt mit in die Pflegezielsetzung sowie in die Planung darauf abgestimmter Maßnahmen aufgenommen.

Beratung wird dort notwendig, wo Patienten und/oder deren Bezugspersonen vor einer Entscheidung stehen, mit der sie sich alleine überfordert fühlen oder Informationsdefizite bestehen. Dies kann der Fall sein bei der Entscheidung hinsichtlich ambulanter Unterstützungsmöglichkeiten zur Versorgung eines pflegebedürftigen Menschen. Es wird Hilfestellung gegeben, damit der Patient und seine Bezugspersonen zu einer Lösung der Problemstellung gelangen können.

Schulung ist dort angebracht, wo Patienten und/oder Bezugspersonen einen Lernbedarf und eine Lernbereitschaft in Bezug auf einen definierten Problembereich aufweisen. Dies kann z. B. im Bereich der Ernährung das Ziel sein, zu lernen eine natriumarme Diät einzuhalten (**Abb. 8.12**).

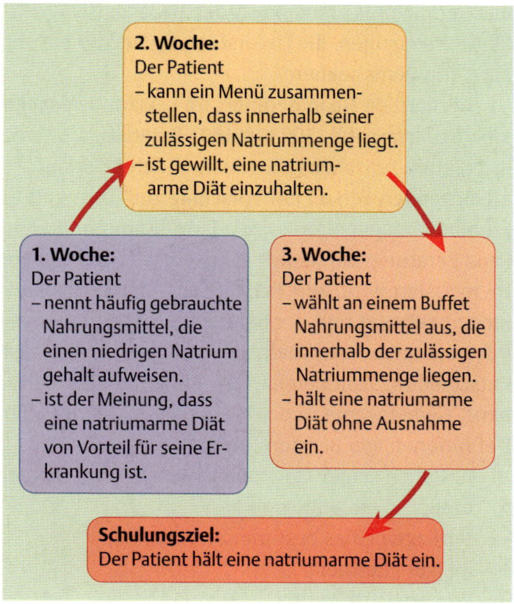

Abb. 8.12 Lernziele „natriumarme Diät"

Anleitung ist dort angezeigt, wo es für den Patienten und/oder seine Bezugspersonen um das Erlernen eines konkreten Handlungsablaufs geht: beispielsweise um das Beherrschen der Selbstpflege bei einem Stoma-Patienten oder um die Handhabung einer Insulin-Injektion bei einem Patienten mit Diabetes mellitus.

> **Uwe Klein** Krankenpfleger
>
> **···› Praxistipp**
>
> In der Pflegepraxis überschneiden sich diese drei Bereiche der Hilfestellung meist. Eine Form allein wird der bei einem Patienten vorliegenden komplexen Problemstellung nicht gerecht. Denken Sie z. B. an den Patienten mit einem Stoma, der zwar die Technik des Wechsels eines Stomabeutels durch Anleitung beherrscht, sich aber aufgrund seiner veränderten Lebenssituation sozial isoliert fühlt. Hier wäre zusätzlich u. a. die Beratung im Hinblick auf die Teilnahme an Selbsthilfegruppen notwendig.

Im Folgenden werden zur Übersicht Beratung, Schulung und Anleitung einzeln aufgeführt, in den weiteren Abschnitten finden sich in Bezug auf Patienten mit speziellen Krankheitsbildern die Darstellungen darauf abgestimmter Vorgehensweisen.

8.3.1 Beratung

Beratung wird in der Fachliteratur vielfach definiert. So schreiben etwa Brunner u. Schönig (1990, S. 153): „Beratung ist zielgerichtetes, kontext-spezifisches und temporäres Handeln in der pädagogischen Arbeit mit Personen, die Unterstützung bei der Lösung eines Problems suchen."

Gerhard de Haan definiert im Lexikon *Pädagogische Grundbegriffe* (1993, S. 160) Beratung als „eine Interaktion zwischen Individuen, in deren Verlauf der ratsuchenden Person ein Vorschlag zur Lösung ihres Problems angeboten wird. Jede Kommunikation kann Beratungsmomente enthalten, falls ein Problem thematisiert wird, eine Person der anderen Hilfestellungen anbietet und der Beratende Fähigkeiten oder Informationen vermittelt, die die Handlungs- und Entscheidungskompetenz des Ratsuchenden erhöhen." Gemeinsame und wesentliche Elemente aller Definitionen von Beratung sind:

- Bestehen einer zwischenmenschlichen Beziehung,
- Vorliegen eines bestimmten Anlasses,
- Zielgerichtetheit,
- Prozesshaftigkeit,
- Möglichkeit verschiedener Vorgehensweisen.

Definition

Beratung kann also definiert werden als ein Prozess zwischen zwei oder mehr Menschen, der darauf gerichtet ist, Veränderungen in einem definierten Problembereich mittels verschiedener Strategien zu bewirken.

An möglichen Vorgehensweisen nennt Murgatroyd (1993, S. 20) *sechs allgemeine Strategien*, die eine beratende Funktion haben:

- *Ratschläge geben:* die beratende Person versucht Verhalten zu ändern;
- *Informationen erteilen:* die beratende Person gibt neue Informationen, um Veränderungen zu bewirken;
- *Konfrontieren:* die beratende Person gibt Rückmeldung über das Verhalten, um Gedanken herauszufordern, sodass sich der hilfesuchende Mensch selbst ändern kann;
- *kathartisch wirken:* die beratende Person löst Gefühle aus, die eine Entspannung bringen;
- *Unterstützung geben:* die beratende Person hilft in dem Bestreben, die eigene Entwicklung zu akzeptieren;
- *katalytisch wirken:* die beratende Person ermöglicht eine Prozessbeschleunigung.

Diese sechs Strategien beinhalten zwei grundlegend unterschiedliche Hilfeprofile: zum einen den *direktiven Stil* und zum anderen den *indirekten unterstützenden Stil.*

Beim direkten Stil leitet der Berater mehr an, er führt den Patienten zu angemessenem Handeln, während der indirekte Stil dazu genutzt wird, dass der Rat suchende Patient von sich aus Problem lösende Handlungen einleitet.

Welche Strategie die beratende Pflegeperson einsetzt, sollte abhängig gemacht werden von den jeweiligen Rat suchenden Patienten und der Situation, in welcher sich diese befinden. Ein Patient, der schon mehrfach wegen seines Asthmas in das Krankenhaus aufgenommen wurde und der wiederholt über die schädliche Wirkung seines Zigarettenkonsums informiert wurde, wird z. B. im nächsten Schritt mit Negativbeispielen konfrontiert und ein Unterlassen des Rauchens eingefordert.

Das heißt, dass Beratungen sich auch konflikthaft gestalten und Widerstände bei Patienten herausfordern können. Ob eine Beratung sich erfolgreich zeigt, ist immer abhängig von der *Compliance* des Patienten. Als Compliance wird die Mitarbeit und die Einhaltung von Anordnungen und Empfehlungen durch den Patienten bezeichnet. Die Kooperation betrifft z. B. die Medikamenteneinnahmen, Einhaltung von Diätvorschriften und die Änderung von Risikoverhaltensweisen. Das Ausmaß von *Non-Compliance* ist nach von Uexküll überraschend hoch. Beispielsweise werden selbst gut verträgliche Medikamente wie Digitalispräparate „nur von 36 % der Kranken konsequent eingenommen, 40 % nehmen die Digitalismedikation so unregelmäßig ein, dass sie nicht mehr therapeutisch wirksam ist" (von Uexküll 1990, S. 425). Die Compliance ist von zahlreichen Faktoren abhängig, dazu gehören u. a. die Persönlichkeitsvariablen von Patient und Pflegeperson, von Uexküll weist z. B. auf Patienten hin, die sich nicht helfen lassen können, weil sie die Fähigkeiten anderer ständig in Frage stellen, sowie das Kommunikationsverhalten zwischen Patient und Pflegeperson.

Merke

Grundlegende Fähigkeiten, die für eine *erfolgreiche Beratung* stehen und die Carl Rogers, ein bedeutender amerikanischer Psychologe, 1957 identifiziert und zusammengefasst hat, sind:

- *Empathie* (einfühlendes Verständnis),
- *Echtheit* (Übereinstimmung mit sich selbst, Selbstkongruenz),
- *Wertschätzung* (emotionale Wärme).

In der konkreten Beratungssituation heißt dies:

Zuhören. Zuhören können ist eine spezifisch menschliche Fähigkeit. Erst das Hinhören ermöglicht das Antworten. Menschen fühlen sich dadurch angesprochen, und es setzt sich etwas in ihnen in Bewegung. Treffend erzählt Michael Ende von seiner Romanfigur Momo: „Sie konnte so gut zuhören, dass Unglückliche und Bedrückte zuversichtlich und froh wurden. Und wenn jemand meinte, sein Leben sei ganz verfehlt ... und er ging hin und erzählte alles der kleinen Momo, dann wurde ihm, noch während er redete, auf geheimnisvolle Weise klar, dass er sich gründlich irrte, dass es ihn, genauso wie er war, unter allen Menschen nur ein einziges Mal gab und dass er deshalb auf eine ganz besondere Weise für die Welt wichtig war."

Annehmen. Solches Zuhören, dass den anderen zur Entfaltung seiner besten Möglichkeiten bringt, ist nur möglich, wenn wir uns diesem anderen auch wirklich zuwenden und ihn annehmen in seinem Sosein.

In Worte fassen. Erst wenn ich dem Gegenüber deutlich machen kann, dass ich ihn gehört und verstanden habe, kann der andere sich öffnen. Wir müssen also lernen, das, was er uns signalisiert (verbal oder nonverbal), so in Worte zu fassen, dass der andere sich nicht nur verstanden fühlt, sondern sich selbst besser versteht.

Betrachtet man den **Verlauf einer Beratungssituation,** dann gestaltet sich ein Beratungsprozess in folgenden Schritten:

1. **Problemanalyse,** d.h. für die beratende Pflegeperson zuhören und die Gedanken und Probleme des Patienten ordnen helfen, die Begründungen des Patienten für sein Verhalten hören, seine Lösungen verstehen und klären, ob nicht weitere Fachpersonen eingeschaltet werden müssen.
2. **Zielvereinbarung,** d.h. Entwicklung, Planung und Bewertung von Lösungsmöglichkeiten und Zielbestimmung mit dem Patienten für das weitere Vorgehen. Verschiedene Aspekte einführen sowie Pläne entwerfen, besprechen und festlegen.
3. **Durchführung,** d.h. Umsetzung der besprochenen Lösungsmöglichkeiten
4. **Erfolgskontrolle,** d.h. Einschätzung und Überprüfung, inwieweit die Ziele erreicht wurden und wie zufrieden der Patient mit der Veränderung ist.

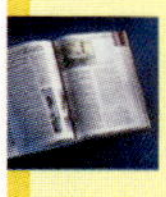

···> Lernaufgabe

In welcher Situation waren Sie schon beratend tätig; können Sie in Erinnerung dieser Situationen die einzelnen Phasen nachvollziehen?

Folgendes Beispiel soll die verschiedenen Phasen der Beratung veranschaulichen:

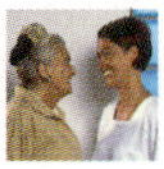

···> Frau Blum, eine 86-jährige Patientin, die sich auf dem Weg der Genesung nach einer schweren Lungenentzündung befindet, wendet sich an die Krankenschwester Katja Reim mit folgender Fragestellung:

Frau Blum: Ach, ich denke, es wird wohl das Beste sein, wenn ich mich in einem Seniorenheim anmelde, was meinen Sie Frau Reim?

Frau Reim: Wie kommen Sie zu dem Gedanken Frau Blum, dass Sie in einem Seniorenheim wohnen möchten?

Frau Blum: Nun, ich schaffe das zu Hause alles nicht mehr, es wird mir alles zuviel. In einem Seniorenheim hätte ich es bestimmt einfacher. Ich habe keine Kinder, die mir beistehen können, und mein Mann ist schon vor 13 Jahren gestorben.

Frau Reim: An was denken Sie, wenn Sie sagen, dass Sie alles nicht mehr schaffen?

Frau Blum: Es sind die Einkäufe zu erledigen, die schweren Taschen drei Stockwerke hochzutragen, die Wohnung sauber zu halten und die Wäsche zu erledigen, das fällt mir in letzter Zeit besonders schwer. Ich habe auch Angst, dass ich eines Tages vielleicht stürze und niemand ist da, der auf mich aufmerksam wird.

Frau Reim: Das heißt, Sie bräuchten Hilfe im Haushalt und die Gewissheit, dass in Notsituationen gleich jemand bei Ihnen ist.

Frau Blum: Ja, das würde mir sehr helfen. Wissen Sie, ich hänge sehr an meiner Wohnung und der Umgebung, in der ich bin, aber es wird wohl nicht anders gehen, als dass ich in ein Seniorenheim ziehe, am liebsten würde ich aber schon wieder nach Hause wollen.

Bis zu diesem Punkt hilft die Pflegeperson der Patientin, ihre Gedanken zu ordnen und das Problem zu definieren. Im nächsten Schritt kann die Pflegeperson neue Lösungsmöglichkeiten für die Situation, wie z.B. die Möglichkeit der Einschaltung der Nachbarschaftshilfe, eines Rufdienstes oder die Hilfe durch Zivildienstleistende ansprechen und mit der Patientin diskutieren. Auch kann die Pflegeperson den Vorschlag machen, den Sozialarbeiter des Krankenhauses zu informieren, der konkrete Hilfsangebote kennt. Dann wären Ziele zu vereinbaren und ein erster Kontakt der Personen im ambulanten Hilfebereich mit der Patientin herzustellen. Hier kann eine erste Erfolgskontrolle im Krankenhaus nur hinsichtlich der Zufriedenheit mit den angestrebten Hilfsangeboten geleistet werden. Idealerweise könnten Pflegepersonen in der *Überleitungspflege* auch überprüfen, inwieweit sich die Hilfestellungen in der Praxis bewähren und erforderlichenfalls Korrekturen in Absprache mit den Patienten vornehmen.

8.3.2 Schulung

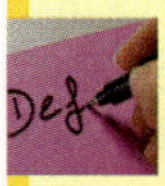

···> Definition

Schulung kann definiert werden als Vorgang, der eine Veränderung im Verhalten oder im Wissen von Patienten zu erreichen versucht.

„Patientenschulung heißt: Untersuchung des Lernbedarfes und der Lernbereitschaft des Patienten, Einleitung von Aktivitäten, die geeignet sind, eine Veränderung im Wissen oder im Verhalten des Lernenden zu erreichen, und schließlich Auswertung der Ergebnisse." (Klug-Redman 1996, S. 11)

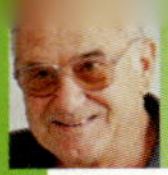

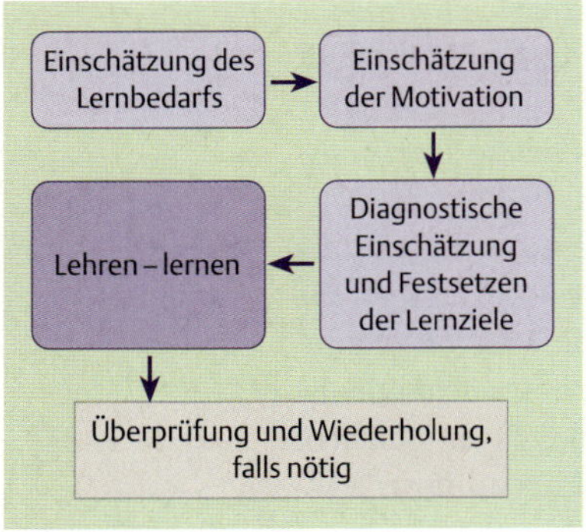

Abb. 8.13 Prozess der Patientenschulung (nach Klug-Redman 1996)

Dies bedeutet, dass eine Patientenschulung – ähnlich wie der Pflegeprozess – in aufeinander aufbauenden Schritten erfolgt (**Abb. 8.13**). Es folgen die einzelnen Schritte der Schulung.

1. Schritt: Einschätzung des Lernbedarfes

Dieser Schritt beinhaltet, dass die Pflegeperson herausfindet, ob ein Patient oder seine Bezugspersonen hinsichtlich eines Bereichs ein Informations- bzw. Wissensdefizit haben. Es ist möglich, dass der Patient oder seine Bezugspersonen direkt mit bestimmten Fragen an die Pflegeperson herantreten, d. h., sie äußern ein Lernbedürfnis; es kann aber auch sein, dass sich der Patient eines Lernbedarfs überhaupt nicht bewusst ist. Beispielsweise beobachtet eine Pflegeperson, dass ein Diabetespatient sehr trockene und rissige Haut an den Füßen hat. Hier wird es nun notwendig, den Patienten zu fragen, wie er seine Füße pflegt und ob er weiß, welchen Stellenwert die Fußpflege im Rahmen einer Diabeteserkrankung einnimmt.

2. Schritt: Einschätzung der Motivation

Lernen setzt Motivation voraus. Ein Patient, der nicht davon überzeugt ist, dass er ein bestimmtes Wissen oder eine Fähigkeit braucht, um mit seiner Erkrankung umgehen zu können, wird nicht bereit sein zu lernen. Mangelnde oder fehlende Motivation kann verschiedenste Ursachen haben. So kann dies Folge der Nichtakzeptanz einer Krankheit sein, oder ein Patient ist der Meinung, dass eine Erkrankung ihm vorherbestimmt ist und er sowieso nichts dagegen tun kann. Es gilt also vorab zu klären, inwieweit ein Patient bereit und in der Lage ist zu lernen.

> **Praxistipp**
>
> Uwe Klein Kranken-pfleger
>
> Die Pflegeperson kann bei der Pflegeanamnese durch folgende Fragen zu einer allgemeinen Einschätzung gelangen: Welche Informationen haben Sie über die Krankheit, die Behandlung und Pflege? Wie bewältigen Sie diese Situation? Wie kommen Sie mit den Symptomen zurecht? Wie möchten Sie am liebsten weitere Informationen erhalten? Wie empfinden die Bezugspersonen die Situation?

Das heißt, die Pflegeperson setzt sich auch mit dem Bestreben des Patienten auseinander, mit den möglichen Problemen und Belastungen der Krankheit fertigzuwerden, was eine Voraussetzung für einen gelingenden Schulungsprozess ist.

Die psychosoziale Forschung der letzten Jahre hat sich diesem Aspekt besonders zugewandt. Sie hat dabei festgestellt, dass Belastungen durch Krankheit bzw. das Eintreten von Krisenereignissen zu ähnlichen Reaktionen führen wie bei Stress. Entsprechend sind auch die psychophysiologischen Auswirkungen auf den Organismus, sie beeinflussen indirekt den Krankheitsverlauf. Die Fähigkeit, Stressoren bzw. Krankheit zu bewältigen, wird mit dem Ausdruck *Coping* (engl. to cope = bewältigen) oder *Krankheitsbewältigung* umschrieben (s. Modelle von Gesundheit und Krankheit, S. 76). Sie ist wesentlich bestimmt von den *inneren Ressourcen* einer Person und davon, wie diese Ressourcen erkannt, aktiviert und genutzt werden. Für den einsetzenden Bewältigungsprozess ist es entscheidend, wie das eingetretene Krisenereignis (Krankheit, Unfall) *subjektiv bewertet* wird und wie die Möglichkeit der Inanspruchnahme von Ressourcen benutzt werden kann. Der Copingprozess führt entweder von der Belastung zur Bewältigung oder zur anhaltenden Beeinträchtigung (**Abb. 8.14**).

A. Kruse (nach Wahl 1991) hat z. B. bei Patienten, die einen Schlaganfall erlitten haben, festgestellt, dass Bewältigungsversuche verschiedenen Mustern folgen, die auf einem unterschiedlichen Reaktionsstil basieren:

- einen *leistungsbezogenen, auf Veränderung in der Umwelt zielenden Reaktionsstil:* Die Schlaganfallpatienten setzten sich aktiv mit ihrer durch die Krankheit veränderten Lebenssituation auseinander. Interessen wurden verändert, verbliebene Handlungsmöglichkeiten wurden soweit wie möglich ausgeschöpft, soziale Kontakte wurden neu geknüpft. Die Zukunft wurde als ge-

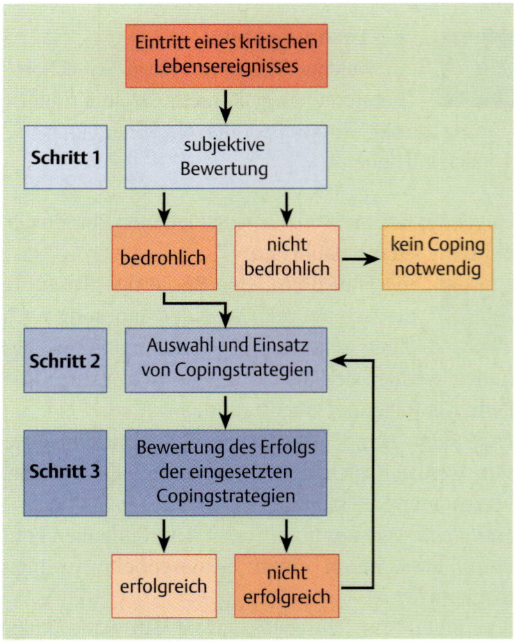

Abb. 8.14 Schritte des Bewältigungsprozesses

staltbar erlebt, und Zukunftspläne waren weiterhin vorhanden.

- einen *akzeptierenden, auf innere Veränderung zielenden Reaktionsstil:* Hier stand das Streben nach einem Akzeptieren der eigenen Situation im Mittelpunkt. Durch die nachdenkende Auseinandersetzung mit sich selbst und seinem Leben sollte den mit der Krankheit verbundenen Belastungen ihr bedrohlicher Charakter genommen werden. Die Einstellung zur Zukunft war eher neutral, man fügte sich in sein Schicksal, ohne aktiv nach neuen Handlungsspielräumen zu suchen.
- einen *resignativen, geringes inneres Engagement aufweisenden Reaktionsstil:* Die vorherrschenden Reaktionsformen bestanden aus Niedergeschlagenheit und Resignation. Einerseits waren die Menschen dieser Gruppe sehr stark von den erfahrenen körperlichen Einschränkungen und Verlusten bestimmt, andererseits sahen sie aber kaum Möglichkeiten der Veränderung der eigenen Lebenslage. Die Zukunftsperspektive war eher negativ getönt.
- einen *von Enttäuschung und Verbitterung bestimmten Reaktionsstil:* Diese Gruppe haderte mit ihrem Schicksal und versuchte durch die Abwertung anderer Personen und durch Widerstand gegenüber den Verhaltensweisen anderer Personen des sozialen Umfelds mit der existentiellen Herausforderung fertig zu werden. Das Erleben der körperlichen Einschränkungen bestimmte die eigene Lebenssituation, verbunden mit einer ausgeprägten Niedergeschlagenheit. Die Zukunftsperspektive war negativ getönt.

Das Wissen um solche allgemeinen Gesetze der Auseinandersetzung mit Krankheit kann für die Planung der Pflege sehr hilfreich sein, da diese uns zeigen, dass Patienten grundsätzlich in der Lage sind, vielfältige Komponenten zu aktivieren und damit zu einer ihrer Person und ihrer Biographie entsprechenden Bewältigung zu gelangen.

Merke

Bei der Situationseinschränkung muss auch die *Art und Weise der Bewältigung von Krankheit* wahrgenommen und handlungsleitend für die weitere Vorgehensweise werden.

3. Schritt: Diagnostische Einschätzung und Festsetzen der Lernziele

Dieser Schritt beinhaltet die Festlegung von Lernzielen in Zusammenarbeit von Pflegepersonen und Patient unter Berücksichtigung der Lernfähigkeit und der wahrgenommenen sowie besprochenen Bedürfnisse des Patienten. Die Ziele sind – ähnlich wie beim Pflegeprozess – klar und umfassend zu formulieren, um den Lernprozess überprüfbar zu gestalten. Lernziele können in drei Bereiche unterteilt werden:

- *kognitive Lernziele* (Ziele, die die Bereiche Wissen, Wahrnehmen, Erkennen, Denken, Auffassen, Beurteilen und Begründen umfassen);
- *affektive Lernziele* (Ziele, die sich beziehen auf Gefühle, Einstellungen, Anerkennung oder Wertschätzung);
- *psychomotorische Lernziele* (Ziele, die sich auf Fertigkeiten der Bewegung oder Handlungsabläufe konzentrieren).

Ein Beispiel für die Formulierung von Lernzielen im Rahmen der Rheumabehandlung zeigt **Tab. 8.3.**

4. Schritt: Lehren-lernen

Definition

Lernen kann allgemein umschrieben werden als der relativ dauerhafte Erwerb einer neuen oder die Veränderung einer schon vorhandenen Fähigkeit, Fertigkeit oder Einstellung. Notwendig ist die Auseinandersetzung mit Inhalten, Aufgaben und Gegenständen, die aus den Lernzielen abzuleiten sind.

Tabelle 8.3 Lernziele für die Rheumabehandlung (nach Klug-Redman 1996)

Lernziel: Der Patient erlernt die Verwendung von Techniken zur Schmerzkontrolle im täglichen Leben.	*Lernziel: Der Patient erlernt die Maßnahmen zur Bewältigung von Steifheit als Teil der täglichen Aktivitäten.*
Kriterien: 1. fasst in Worte, dass Schmerz charakteristisch für rheumatische Erkrankungen ist 2. identifiziert die Faktoren, die die Schmerzwirkung beeinflussen oder vergrößern 3. identifiziert Veränderungen in der Art oder Intensität von Schmerz 4. stellt realistische Ziele für die Linderung von Schmerzen auf 5. fasst in Worte, dass Schmerz oft zur Verwendung von unkonventionellen und ungeprüften Methoden der Selbstbehandlung führt 6. identifiziert Strategien zur Schmerzbewältigung 7. benutzt geeignete Maßnahmen zur Schmerzbewältigung	Kriterien: 1. erklärt die Beziehung zwischen Steifheit und Aktivität der Krankheit, Medikamenten und den Aktivitäten des täglichen Lebens 2. fasst die Veränderungen von Intensität und Dauer der Steifheit in Worte 3. beschreibt geeignete Methoden zur Verringerung der Steifheit 4. beschreibt einen Plan von täglichen Aktivitäten, wobei dieser die Intensität und Dauer der Steifheit berücksichtigt 5. benutzt geeignete Methoden, um die Steifheit zu verringern

Methoden und Verfahrensweisen, die eingesetzt werden können, sind z. B. Vortrag, erklärende Darstellungen, die Arbeit in Gruppen oder Aufgaben für den Einzelnen. Wie gelernt wird, versuchen die **Lerntheorien** zu erklären, dabei können im Wesentlichen vier Arten von Lernen unterschieden werden (Edelmann 1994):

1. **Assoziatives Lernen:** Erwerb von Reiz-Reaktions-Verbindungen, d. h., bei dieser Art zu lernen wirkt ein Ereignis in der Umwelt (Reiz) auf den Menschen ein und ruft ein bestimmtes Verhalten hervor (Reaktion). Beispielsweise können kleine Kinder schon beim Anblick eines weißen Kittels mit Angst und Schreien reagieren, weil sie in der Vergangenheit erfahren haben, dass Menschen mit dieser Kleidung ihnen z. B. bei einer Injektion Schmerzen zugefügt haben.
2. **Instrumentelles Lernen:** Herstellung von Verbindungen zwischen Verhalten und nachfolgenden Konsequenzen. Hierbei ist das Verhalten ein Instrument zur Erreichung eines bestimmten Zieles. Neue Verhaltensweisen können aufgebaut werden durch positive Verstärkung, wie z. B. Lob oder Anerkennung, oder durch den Wegfall einer unangenehmen Konsequenz.
3. **Kognitives Lernen:** Informationsaufnahme und -verarbeitung. Diese Lernform bezeichnet einen Prozess, an dem der Mensch aktiv beteiligt ist und dessen Ergebnis eine klare und organisierte Wissensmenge sein soll.
4. **Lernen von planvollem Handeln:** Hierbei werden der Mensch als Subjekt, der sich selbst Ziele setzt und eine Situation, die es zu bewältigen gilt, im Zusammenhang gesehen. Das Lernen selbst besteht in der Problemlösung.

Das **Lernen am Modell** nach Bandura stellt eine Verbindung der genannten Lerntheorien dar. Der Lernprozess vollzieht sich dabei in zwei Schritten. Zunächst wird das Modellverhalten exakt beobachtet und die wichtigsten Merkmale genau gespeichert, dann erfolgt die Aneignung des Verhaltens. Beispielsweise kann ein Diabetiker am Hygieneverhalten einer Pflegeperson die Wichtigkeit des sauberen Umgehens mit Spritze und Kanüle ablesen. Förderlich für das Erlernen eines Modellverhaltens ist, wenn es zu positiven Konsequenzen führt.

⇢ Beispiel: Lesen Sie nochmals die Lernziele für einen Patienten, der eine natriumarme Diät einhalten soll (**Abb. 8.12**, S. 143). Hier können die verschiedenen Lernformen zum Tragen kommen. Der Patient hat z. B. durch einen Vortrag über den Natriumgehalt verschiedener Speisen gelernt, welche Nahrungsmittel für ihn geeignet sind, er hat kognitiv gelernt und kann nun im nächsten Schritt eine Speisenfolge zusammenstellen, die innerhalb seiner zulässigen Natriummenge liegt, dafür erhielt er von der Schulungsleitung Anerkennung (positive Verstärkung). Um die neue Ernährungsform auch bei öffentlichen Anlässen einzuüben, wählt die Schulungsleitung das Lernen von planvollem Handeln sowie das Modelllernen.

Die Schulungsleitung kann z. B. ein Buffet gestalten und evtl. ehemalige Schulungsteilnehmer einladen, die bereits eine Diät einhalten. Die Patienten sind nun vor die Aufgabe gestellt, geeignete Speisen auszusuchen, des Weiteren können die ehemaligen Teilnehmer als Modell für die Patienten hinsichtlich der Speisenauswahl fungieren.

5. Schritt: Überprüfung und Wiederholung, falls nötig

Die Bewertung stellt einerseits den abschließenden Schritt des Lehr-/Lernprozesses dar und ist andererseits auch darauf gerichtet, notwendige Korrekturen falls notwendig für die Zukunft vorzunehmen. Möglichkeiten, um zu einer Überprüfung zu gelangen, können z. B. die direkte Beobachtung der Patienten sein, im oben genannten Beispiel die Auswahl der Nahrungsmittel am Buffet, Selbstberichte der Patienten oder auch Fragen sowie Kontrollbogen.

Zur Überprüfung für die lehrenden Pflegepersonen einer Schulung, wenn verschiedene Ziele nicht erreicht wurden, führt Klug-Redman (1996, S. 243) Fragestellungen zur Selbstkontrolle auf (**Tab. 8.4**).

Tabelle 8.4 Kontrollfragen bei fehlender Zielerreichung (nach Klug-Redman 1996)

Mögliche Fehler im Lehr-Lern-Prozess, wenn die Ziele nicht erreicht werden
Ziele für Bereitschaft/Motivation: 1. Hat der Patient je die Ziele akzeptiert, oder haben Sie nur gelehrt, was Sie für wichtig hielten? 2. Welche Belege haben Sie dafür, dass die Ziele angemessen waren? 3. Waren die Ziele klar verfasst und von Pflegeperson und Patient verstanden worden? 4. Wurden die Ziele in genügend Zwischenschritten aufgeteilt, um eine entsprechende Führung zu geben?
Lehren und Lernen: 1. Wurde das Lehrmaterial vorher an Personen mit ähnlichen Fähigkeiten wie die Ihres Patienten getestet und war es erfolgreich? 2. Wenn keine vorherigen Erfahrungen mit den Materialien verfügbar waren, auf welche Weise waren Ihre Charakteristika für die Bereitschaft des Patienten geeignet? 3. Wurden während des Unterrichts bewertende Daten gesammelt, um Belege für erfolgreich oder erfolglos bearbeitete Lernbereiche anzuführen? 4. Wurde der Unterricht genügend lange fortgeführt, um für gründliches Lernen zu sorgen? 5. Waren die für die Bewertung gesammelten Daten ausreichend gültig und verlässlich, um eine geeignete Basis für die bewertende Entscheidung zu sein? 6. Wurden Ausgangsdaten gesammelt, um die Veränderung zu messen? Menschen fangen selten ohne jegliches Wissen oder Fertigkeiten an.

8.3.3 Anleitung

> **Definition**
> Anleitung kann definiert werden als das Vertrautmachen eines Patienten und/oder seiner Bezugspersonen mit einer zu erlernenden Fertigkeit, z. B. dem Betten, Heben oder Tragen einer pflegebedürftigen Person.

Die Anleitung verläuft dabei in den vier folgenden Phasen.

- *Vorbereitung* der Pflegeperson im Hinblick auf den Lerngegenstand (Materialien, Raum, Informationsmittel) und das Vorwissen des Patienten und/oder seiner Bezugspersonen;
- *Vorführen* der zu erlernenden Handlung, evtl. mehrfach mit abnehmender Ausführlichkeit der Erläuterungen;
- *Durchführen* der zu erlernenden Handlung durch den Patienten und/oder seine Bezugspersonen;
- *Anerkennen* des Erlernten und Sicherung durch weitgehend selbständiges Üben, welches kontrolliert und ergänzt wird.

Auf der Entbindungsstation möchte eine Mutter das Baden ihres neugeborenen Jungen erlernen. Die Pflegeperson ermittelt einen günstigen Zeitpunkt, um das Kind in einer ruhigen Atmosphäre zu versorgen, erkundigt sich nach den Vorstellungen der Mutter über das Baden und bereitet mit der Mutter den Raum und notwendige Utensilien vor. Sie erläutert der Mutter die geplante Vorgehensweise und beginnt dann mit erklärenden Worten den Säugling zu entkleiden, sie gibt Hinweise über Waschzusätze und Wassertemperatur und zeigt dann, wie der Säugling im Wasser zu halten und worauf beim anschließenden Abtrocknen zu achten ist.
Nachdem der Junge wieder angekleidet ist, geht sie mit der Mutter die einzelnen Schritte nochmals durch und klärt auftretende Fragen. Für einen nächsten Termin wird vereinbart, dass die Mutter unter Anleitung und Kontrolle der Pflegeperson ihr Kind selbst badet, dabei kann die Pflegeperson korrigierend eingreifen, und die Mutter gewinnt zunehmend Sicherheit im Umgang mit dem neugeborenen Jungen.

Nach Dave (Meyer 1994, S. 26) erfolgt das Erlernen einer psychomotorischen Fertigkeit in fünf Stufen (**Abb. 8.15**). Diese Stufen geben der anleitenden Pflegeperson Anhaltspunkte, welche Schritte bis zur sicheren Ausführung einer Handlung für den Patienten zu durchlaufen sind. Sie sind damit zugleich Hilfe für die Einschätzung der jeweils erreichten Durchführungsqualität beim Erlernen einer bestimmten Fertigkeit.

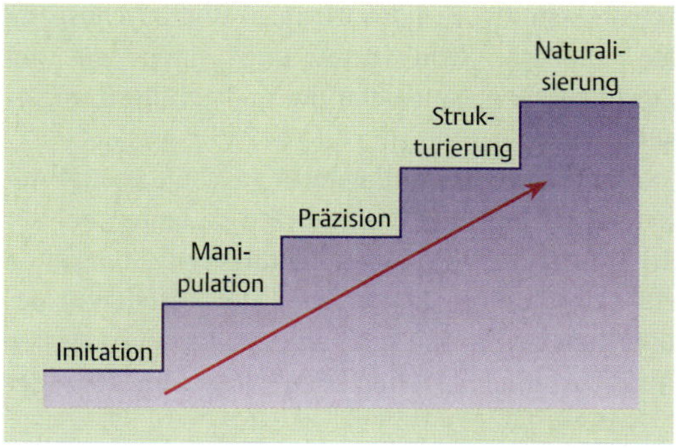

Abb. 8.15 Erlernen einer psychomotorischen Fertigkeit nach Dave

- Die *1. Stufe*, die *Imitation*, stellt die noch unvollkommene und unkontrollierte Handlungsnachahmung dar, wenn der Patient mit einer beobachtbaren Handlung konfrontiert wird. Der Ausführung fehlt noch die neuromuskuläre Koordination, sodass diese im Allgemeinen grob und unvollständig ist.
- *Die 2. Stufe*, die *Manipulation*, bedeutet, dass der Patient anfängt, zwischen verschiedenen Schritten zu differenzieren und das erforderliche Verhalten auswählt. Allmählich kommt es nach ausreichender Übung zu einer ziemlich sicheren, aber noch bewusst kontrollierten Ausführung.
- Die *3. Stufe*, die *Präzision*, beinhaltet das Erreichen eines höheres Niveaus der Verfeinerung. Genauigkeit und Exaktheit gewinnen an Bedeutung. Der Patient wird von der ursprünglich vorgeführten Handlung unabhängig, er kann den Handlungsablauf variieren, die Geschwindigkeit herabsetzen oder erhöhen.
- Bei der *4. Stufe*, der Stufe der *Strukturierung*, kommt es darauf an, eine Serie von Handlungen zu koordinieren, um eine der praktischen Situation angemessene Abfolge zu gewährleisten. Das heißt, der Patient erwirbt die Gewandtheit, eine Reihe von Handlungen gleichzeitig und in Aufeinanderfolge auszuführen.
- Die *5. Stufe*, die *Naturalisierung*, beschreibt den höchsten Grad der Beherrschung und Sicherheit. Eine Handlung wird ohne viel Überlegung und Anstrengung zu einer automatischen Handlungsfertigkeit.

> **Lernaufgabe**
> Das Erlernen der Gabe von Injektionen kann z. B. nach diesen Stufen erfolgen. Welche Stufen haben Sie bisher erreicht oder durchlaufen?

Die fünf Stufen des Fertigkeitenerwerbs gelten grundsätzlich für alle Arten von Fertigkeiten. Dabei spielt es bezogen auf die Pflege keine Rolle, ob z. B. eine Krankenpflegeschülerin eine Pflegehandlung lernt oder der Patient selbst bzw. ein Angehöriger. Wichtig ist, dass bei einer Anleitung natürlich ebensolche kognitiven, motivationalen und psychosozialen Prozesse von Bedeutung sind, wie im Zusammenhang mit Beratung und Schulung aufgezeigt.

Zusammenfassung. Beratung, Schulung und Anleitung fördern und unterstützen Patienten bei der Erhaltung und Wiederherstellung von Fähigkeiten zur selbständigen Bewältigung der Aktivitäten des täglichen Lebens und gehören somit zu den zentralen Aufgaben einer aktivierenden Pflege. Im Zuge der Veränderungen im Gesundheitswesen im Hinblick z. B. auf frühere Entlassungen der Patienten aus dem Krankenhaus sind Patienten und deren Bezugspersonen auf Informationen und Anleitung zum sicheren Umgang mit ihrer Erkrankung häufig angewiesen. Pflegepersonen können Patienten durch die Vermittlung aktuellen Gesundheitswissens dabei helfen, aktiv und lernend ihre Erkrankungssituation zu bewältigen bzw. präventiv zum Wohlbefinden der Patienten beitragen.

8.4 Gefühlsarbeit

Edith Kellnhauser

Auf den Zustand des Krankseins und als Folge davon eines Aufenthaltes in einem Krankenhaus oder ähnlichen Einrichtung reagiert eine kranke Person häufig mit Angst, Furcht und Verunsicherung. Diese Gefühle entstehen aufgrund der für den Patienten völlig fremden und unpersönlichen Umgebung. Sie ist gekennzeichnet durch eine für ihn undurchschaubare Technisierung in Diagnostik und Therapie. Zudem ist er unter Fremden, deren beruflichen Werdegang, Kompetenz oder Einstellung er nicht kennt und deren medizinterminologische Sprache er nicht versteht. Außerdem ist bei komplizierten Erkrankungen weder die Aufenthaltsdauer noch das Behandlungsergebnis vorauszusehen (Strauss u. a. 1985).

Im Sinne einer ganzheitlichen Betreuung ist es Aufgabe der Pflege, diese gefühlsmäßige Belastung des Patienten so weit wie möglich aufzuheben und dadurch ein bestimmtes Maß an emotionalem Wohlbefinden für ihn und mit ihm herzustellen.

Die Herstellung emotionalen Wohlbefindens kann durch den Einsatz von Gefühlsarbeit erreicht werden. Der Begriff *Gefühlsarbeit* wird im Austausch mit den Bezeichnungen *Beziehungsarbeit* oder *Emotionsarbeit* benutzt.

Definition

Beziehungsarbeit oder Beziehungspflege ist nach Bauer (1997) ... „die bewußte Wahrnehmung und die professionelle Bearbeitung mit Klärung der interpersonalen und interdependenten Aspekte einer Schwester-Patient-Beziehung im Pflegeprozess". Dunkel (1988) definiert Gefühlsarbeit als „Teil der Interaktion zwischen Dienstleistungsgeber und Dienstleistungsempfänger". Für den amerikanischen Sozialwissenschaftler Anselm Strauss ist „Beziehungsarbeit als Teil jeder Tätigkeit immer da vorhanden, wo das Wesen, an dem gearbeitet wird, lebendig ist, fühlen und reagieren kann" (Strauss u. a. 1985).

Basierend auf seinen in Krankenhäusern durchgeführten Studien kategorisiert Strauss verschiedene Arten pflegerischer Gefühlsarbeit.

8.4.1 Arten von Gefühlsarbeit

Vertrauensbildende Arbeit

Eine grundlegende Art von Emotionsarbeit besteht für Strauss in der Vertrauensbildung zwischen Pflegeperson und Patient. Der Aufbau von Vertrauen ist dadurch gekennzeichnet, dass der Patient von der Pflegeperson als mündiger Partner akzeptiert und respektiert wird. Dies kommt dadurch zum Ausdruck, dass die Pflegeperson eine bestimmte Art von Kommunikation bereits bei der Aufnahme des Patienten einsetzt. Das heißt, dass sie dem Patienten während des Aufnahmegesprächs gefühlsmäßig nahe ist und den Ausführungen des Patienten interessiert zuhört. Wichtig ist, dass sie ihn dabei nicht vorschnell unterbricht und dem Patienten dadurch möglicherweise ihr Desinteresse an seinen Ausführungen signalisiert. Zur Vertrauensbildung gehört, dass sie dem Patienten das Gefühl vermittelt, während der Zeit der Interaktion ist sie ausschließlich für ihn da. Zur kontinuierlichen Vertrauensbildung nach der Aufnahme gehört die regelmäßige Informationsvermittlung an den Patienten bezüglich erforderlicher medizinisch/pflegerischer Maßnahmen. Dabei verwendet die Pflegeperson eine für den Patienten verständliche Terminologie und ermuntert ihn zu Rückfragen und zur Wiederholung des Gesprächsinhalts mit seinen eigenen Worten. Sie erläutert dem Patienten den betrieblichen Tagesablauf und gibt zu verstehen, dass darin sein individueller Tagesrhythmus – wenn immer möglich – Berücksichtigung findet.

Von besonderer Bedeutung für die Vertrauensbildung ist es, dass die Pflegeperson den Patienten auf geplante pflegerische Behandlungen emotional

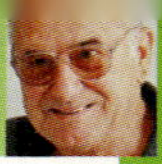

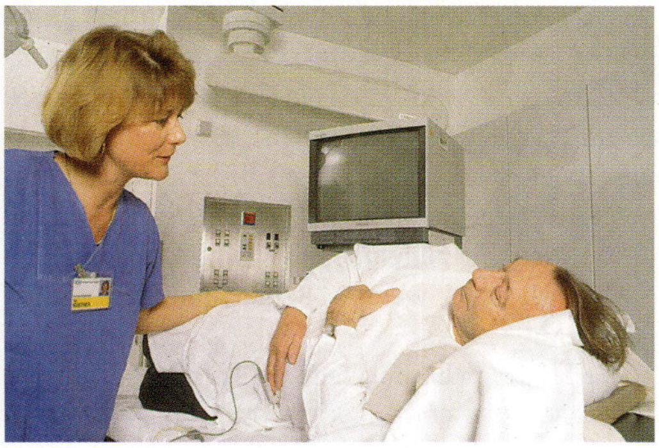

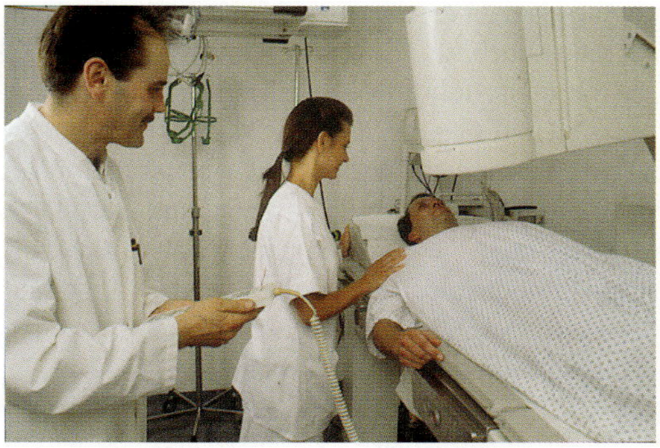

Zwei Beispiele für vertrauensbildende Arbeit. Die Pflegepersonen bereiten die Patienten emotional auf die bevorstehenden Maßnahmen vor. Im ersten Bild auf eine Endoskopie, im zweiten auf eine Stoßwellenzertrümmerung

vorbereitet. Vor einer pflegerischen Behandlung erklärt sie dem Patienten die dabei notwendige Vorgehensweise und weist auf möglicherweise auftretende unangenehme oder schmerzhafte Auswirkungen hin. Gleichzeitig gibt sie ihm zu verstehen, dass sie bei der Durchführung der Maßnahme bestimmte Mittel einsetzen wird, die das Unangenehme der Prozedur minimieren. Sie ermuntert den Patienten, Fragen zu stellen. Schließlich fordert sie ihn auf, in angemessener Weise (wo möglich) an der Maßnahme mitzuwirken und dabei seine Gefühle zum Ausdruck zu bringen.

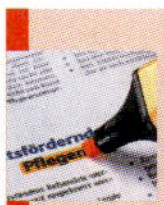

Merke

Der Einsatz von Emotionsarbeit bei der Vertrauensbildung ist gekennzeichnet von gefühlsmäßiger individueller Betreuung des Patienten. Dabei geht es hauptsächlich darum, seine Ängste, Unsicherheiten und Befürchtungen einfühlend zu eruieren und durch entsprechende Maßnahmen auszuschalten, um ein Höchstmaß an emotionalem Wohlbefinden für ihn zu erreichen.

Haltungserhaltende Arbeit

Ein weiteres Element der Gefühlsarbeit bezeichnet Strauss als „composure work“. Damit ist die Pflegetätigkeit gemeint, die dem Patienten hilft, seine Haltung und dadurch seinen Selbstrespekt zu bewahren. Die vielen mit ungewöhnlichen Maschinen oder fremdartigen Instrumenten durchgeführten Untersuchungen, die der Patient über sich ergehen lassen muss, bergen für ihn die Gefahr des Verlustes seiner Haltung, seines Gesichtes, seiner Selbstkontrolle (denken Sie beispielsweise an eine Gastroskopie). Während solcher Untersuchungen wird von Pflegenden Emotionsarbeit durchgeführt und zwar in der Form, dass sie dem Patienten ermunternd zusprechen, seine Hand halten oder seine Mitarbeit lobend hervorheben. Zureden wie „nur noch ein wenig länger“, oder „es ist gleich vorbei“, helfen dem Patienten, eine furchterregende und möglicherweise schmerzhafte Prozedur durchzustehen. Ohne diese gefühlsmäßige Unterstützung seitens der Pflege kann es vorkommen, dass der Patient weint, schreit, seine Körperlage oder -stellung verändert, in Panik kollabiert oder die Fortsetzung der Untersuchung verweigert.

Verständlicherweise ist diese Art von Gefühlsarbeit umso wichtiger, wenn bestimmte Prozeduren wiederholt durchgeführt werden müssen.

In der Praxis ist „haltungserhaltende Arbeit“ (composure work) die häufigste und am meisten beobachtete Art von Gefühlsarbeit.

Biografische Arbeit

Bei der sog. biografischen Arbeit werden vom Pflegepersonal Informationen eingeholt, die das soziokulturelle Umfeld des Patienten betreffen. Ziel ist es, die Hintergründe der Erkrankung des Patienten zu eruieren, um basierend darauf eine individuelle Pflegeplanung und -behandlung durchführen zu können.

Die vom Arzt erhobene Krankheitsgeschichte erstreckt sich auf die Sammlung von Fakten, die in Relation zur Krankheit des Patienten stehen. Die Befragung des Patienten erfolgt auf betont sachliche Weise.

Im Gegensatz dazu nutzt die Pflege die biografische Arbeit, um dem Patienten emotional durch schwierige Situationen zu helfen und ihm seinen Krankheitsverlauf so erträglich wie möglich zu machen.

Identitätsarbeit

Die Identitätsarbeit ist der biografischen Arbeit ähnlich, befasst sich aber vorwiegend mit dem Lebensumfeld und Erfahrungshintergrund des Patienten. Identitätsarbeit legt zugrunde, dass Personen/Patienten bestimmte Tätigkeiten ausüben und Rollen im Berufs- oder Privatleben wahrnehmen und sich mit diesen identifizieren. Durch Krankheit oder Behinderung kann es dazu kommen, dass diese Tätigkeiten nicht mehr ausgeführt und Rollen nicht mehr wahrgenommen werden können. Dadurch kommt es zu einem Identitätsverlust, zu einem Selbstwertverlust. Es kommt

Bedingt durch die Krankheit nehmen diese Patienten nicht mehr ihre Rollen im Berufsleben wahr – Identitätsarbeit könnte nötig werden

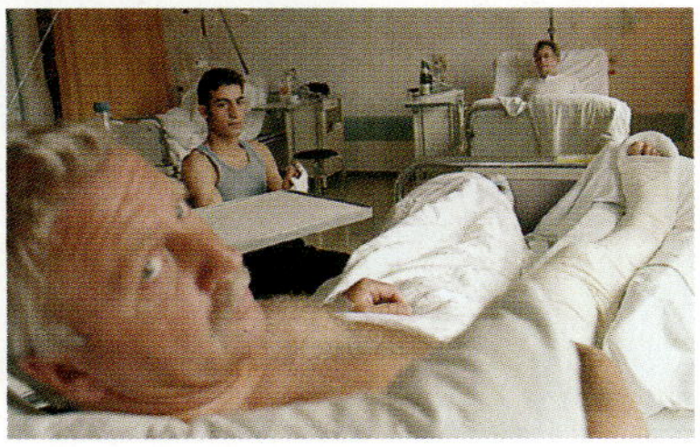

zu Aussagen: „Wer braucht mich noch?"; „Was kann ich schon noch tun, ich gehöre zum alten Eisen".

Pflegende führen Gespräche mit Patienten. Sie hören zu und spenden Trost. Sie klären krankheitsrelevante Zusammenhänge. Sie geben Informationen über poststationäre Rehabilitation und berufliche Möglichkeiten. Sie belehren über Leben mit chronischen Krankheiten. Diese Aktivitäten der Pflege sind dazu angelegt, dem Patienten zu helfen, sich seine Identität, seinen Selbstwert zu bewahren.

Bewusstseinsarbeit

Bei der Bewusstseinsarbeit handelt es sich um pflegerische Maßnahmen, die das Bewusstsein des Patienten über die Zusammenhänge seiner Krankheit betreffen.

Diese Art von Arbeit wird immer dann eingesetzt, wenn die Pflegenden dem Patienten Informationen vorenthalten, von denen sie glauben, dass sie für ihn schwierig zu akzeptieren seien. Beispielsweise werden negative Testergebnisse, ungünstige Verlaufsprognosen, zu erwartende Zustandsverschlechterungen vom Patienten ferngehalten, „weil er damit nicht fertig wird".

Es wird davon ausgegangen, wenn der Patient bestimmte Informationen haben möchte, wird er die entsprechenden Fragen stellen oder diesbezügliche Andeutungen machen.

Diese Art der Gefühlsarbeit wird praktiziert bei der Zurückhaltung unterschiedlicher Informationen, kann aber am häufigsten bei der Pflege von Patienten mit einer Finaldiagnose festgestellt werden. Diese Strategie erfordert kontinuierliche Wachsamkeit und Selbstkontrolle seitens der Pflegenden.

Wiedergutmachungsarbeit

Pflegepersonen übernehmen häufig Wiedergutmachungsarbeit. Diese Arbeit wird immer dann erforderlich, wenn ein Mitarbeiter durch Nachlässigkeit oder Ignoranz die Regeln der Gefühlsarbeit missachtet hat und der Patient sich dadurch verletzt fühlt.

Patienten kommen in Kontakt mit vielen Pflegepersonen und Personen aus unterschiedlichen Fachabteilungen. Es fallen unbedachte Äußerungen. Oder es kommt zu einfühlsloser, rüder Behandlung.

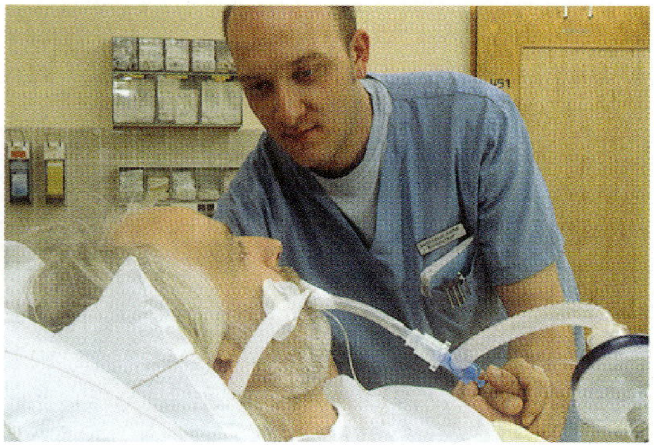

Der Patient teilt sich den Pflegenden mit. Diese leisten Wiedergutmachungsarbeit in Form von Entschuldigungen oder Erklärungen. Der Patient wird beruhigt, und was wichtiger ist, sein Selbstrespekt wird wieder hergestellt. Ohne diese Arbeit seitens des Pflegepersonals könnte der innere Widerstand des Patienten zunehmend anwachsen und ihn schließlich eine weitere Behandlung verweigern lassen.

Es ist davon auszugehen, dass nicht bei allen Patienten jede dieser Kategorien von Gefühlsarbeit zum Einsatz kommt. Vielmehr stellen diese Arten von Gefühlsarbeit eine Auswahlmöglichkeit zur Nutzung in bestimmten emotionsbefrachteten Situationen dar.

> **Merke**
> Eine von Pflegenden je nach Situation des Patienten durchgeführte Art von Gefühlsarbeit kann weitgehend dazu beitragen, seine aufgrund der Erkrankung und des Krankenhausaufenthalts entstandene emotionale Belastung zu verringern und einen gewissen Grad an gefühlsmäßigem Wohlbefinden herzustellen (Strauss u. a. 1985).

Leserservice

Verwendete Literatur

Grundlagen und Schritte des Pflegeprozesses

Arets, J., F. Obex, J. Vaessen, F. Wagner: Professionelle Pflege. Eicanos, Bocholt 1997

Budnik, B.: Pflegeplanung. Fischer, Stuttgart 1998

Carpenito, L. J.: Handbook of Nursing Diagnosis. Lippincott, Philadelphia 1993

Doenges, M. E., M. F. Moorhouse: Pflegediagnosen und Maßnahmen. Huber, Bern 1994

Gordon, M.: Pflegediagnosen. Ullstein Mosby, Berlin 1994

Fiechter, V., M. Meier: Pflegeplanung. Recom, Basel 1993

Wahrnehmen – Beobachten – Beurteilen

Bierhoff, H. W.: Personenwahrnehmung. Springer, Berlin 1986

Heller, K., H. Nickel (Hrsg.): Psychologie der Erziehungswissenschaften, Bd. 4, Beurteilen und Beraten. Klett, Stuttgart 1978

Hildebrandt, E.: Die Bedeutung der Patientenbeobachtung für die Pflege. Deutsche Krankenpflegezeitschrift 43 (2/1990) 82 – 86

Martin, E., U. Wawrinowski: Beobachtungslehre. Juventa, Weinheim 1991

Meier-Käser, B., I. Meyer-Müller. Schulung der Wahrnehmung als Schlüsselqualifikation. Pflegepädagogik (5/1995) 4 – 12

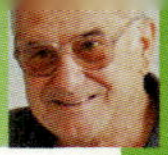

Morrison, P., P. Morrison: Das Geheimnis unserer Wahrnehmung. Droemer Knaur, München 1988
Rock, I.: Wahrnehmung – Vom visuellen Reiz zum Sehen und Erkennen. Spektrum der Wissenschaft, Heidelberg 1985
Schäffler, A., N. Mensche, U. Bazlen, T. Kommerell (Hrsg.): Pflege heute. Fischer, Stuttgart 1997
Schewior-Popp, S. (Hrsg.): Patientenbeobachtung in der Pflegeausbildung. Bibliomed, Melsungen 1997

Beraten – Schulen – Anleiten

Brunner, E., W. Schönig (Hrsg.): Theorie und Praxis von Beratung, Lambertus, Freiburg 1990
Canobbio, M.: Praxishandbuch Patientenschulung und -beratung. Ullstein Medical, Berlin 1998
De Haan, G.: Beratung. In: Lenzen, D. (Hrsg.): Pädagogische Grundbegriffe. Rowohlts Enzyklopädie, Reinbeck 1993
Edelmann, W.: Lernpsychologie. Beltz, Weinheim 1994
Klug-Redman, B.: Patientenschulung und -beratung. Ullstein Mosby, Berlin 1996
Murgatroyd, S.: Beratung als Hilfe. Beltz, Weinheim 1993
Sabo, P.: Prävention und Gesundheitsförderung. In: Oelke u.a. (Hrsg.): Gesundheitssystem, Prävention, Gesundheitsförderung. BVS, Baunatal 1997
Uexküll, Th. von: Psychosomatische Medizin. Urban & Fischer, München 1990
Wahl, H.W.: Das kann ich allein. Huber, Bern 1991

Gefühlsarbeit

Bauer, R.: Beziehungspflege. Ullstein-Mosby, Berlin 1997
Dunkel, W.: Wenn Gefühle zum Arbeitsgegenstand werden – Gefühlsarbeit im Rahmen personenbezogener Dienstleitungstätigkeiten. In: Soziale Welt, 39 (1/1988) 66
Strauss, A., S. Fagerhaugh, B. Suczek, C. Wiener: Social Organization of Medical Work. University of Chicago Press, Chicago 1985

Verwendete Literatur

Wahrnehmen – Beobachten – Beurteilen

Juchli, E.: Arbeitsbuch Krankenbeobachtung als Teil der Krankenpflege. Fischer, Stuttgart 1992
Leonhardt, A.: Krankenbeobachtung in Frage und Antwort. Kohlhammer, Stuttgart 1993
Thalheimer, M.: Krankenbeobachtung. Eine Betrachtung aus der Sicht der patientienorientierten, ganzheitlichen Krankenpflege mit Hilfen für die Planung und Durchführung des Unterrichts. Deutsche Krankenpflegezeitschrift 40 (3/1987) Beilage

Beraten – Schulen – Anleiten

Meyer, H.: Trainingsprogramm zur Lernzielanalyse. Beltz, Weinheim 1994

Internetadressen

International Council of Nurses (ICN)
http://www.icn.ch
http://www.pflegenet.com/isfp/forum/fachleute/Pflegeprozess.html

9 Pflegesysteme und Modelle der Pflegeorganisation

Eva Stähling

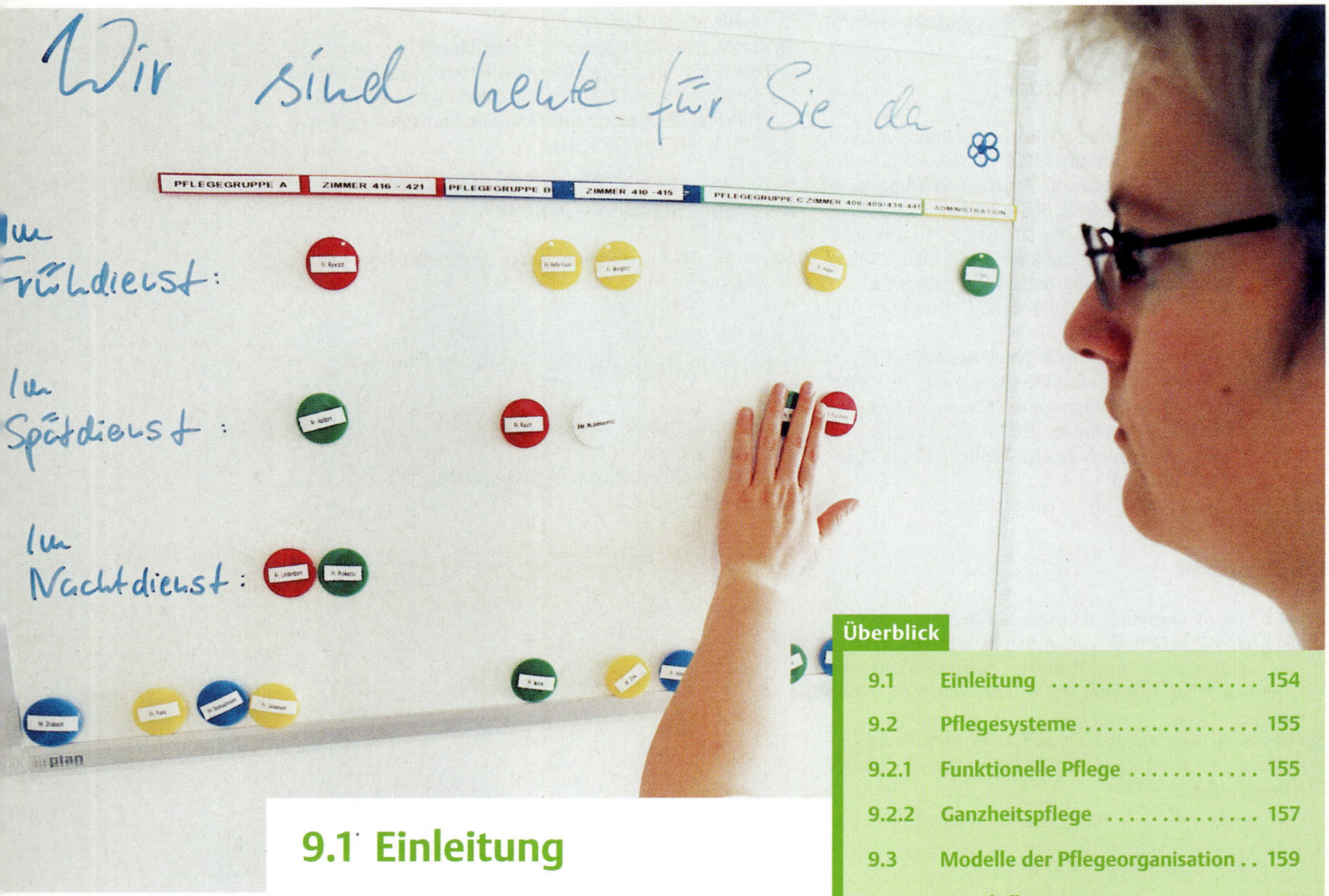

Überblick

9.1 Einleitung

Die täglich anfallende Arbeit in der Krankenpflege auf den Stationen und die damit verbundenen Qualifikationsanforderungen an die Pflegenden sind sehr vielfältig. Der Arbeitsalltag zeichnet sich zum einen durch einen vorhersehbaren und unvorhersehbaren und zum anderen durch einen regelmäßigen und einen unregelmäßigen Handlungsbedarf aus. Diese Gegebenheiten verlangen von den Pflegenden ein hohes Maß an Flexibilität.

Die breite Palette der täglich anfallenden Tätigkeiten fordert von den Pflegepersonen entsprechend der Gegebenheit der Situation geistige und/oder emotionale Fähigkeiten sowie motorische Fertigkeiten, um eine erfolgreiche, den Bedürfnissen des Patienten entsprechende Pflege zu gewährleisten.

Ferner ist es für eine erfolgreiche Pflege Voraussetzung, dass zum einen die Verteilung der Pflegepersonen unter Berücksichtigung ihrer Qualifikationen auf eine bestimmte Anzahl von Patienten erfolgt. Zum anderen, dass die Verantwortungsübernahme für die Bedarfsermittlung, die Planung und die Durchführung der diversen Pflegetätigkeiten entsprechend organisiert ist.

Diese Organisation der anfallenden Pflegetätigkeiten auf den Stationen kann sehr unterschiedlich gestaltet sein und wird im Folgenden dargestellt. Generell beschreibt die Arbeitsorganisation der Stationen die Art und Weise, wie die anfallenden Pflegearbeiten aufgeteilt und auf das zur Verfügung stehende Personal verteilt werden. Die Aufteilung der Pflegetätigkeiten sowie die Verteilung des Personals richten sich nach bestimmten Strukturen. Diese Strukturen werden als Pflegesysteme oder Pflegeorganisationsmodelle bezeichnet (Elkeles 1997).

Definition

Pflegesysteme repräsentieren die planmäßige Gestaltung des pflegerischen Arbeitsablaufes (= Ablauforganisation). Ein Pflegesystem kann danach funktionell oder ganzheitlich gestaltet sein. Der Unterschied dabei liegt in der Art und Weise der Arbeitsverteilung, im Hierarchieaufbau, im Ausmaß der Handlungs- und Entscheidungsspielräume sowie in der Intensität der Kooperationsbeziehungen.

Pflegeorganisationsmodelle wie die Bereichs-, Gruppen-, Zimmer- und Einzelpflege sowie Primary Nursing beschreiben die Aufbauorganisation in der Pflege, d.h. ein Pflegeorganisationsmodell macht Aussagen über die Verteilung der zu versorgenden Patienten auf das zur Verfügung stehende Pflegepersonal. Es beschreibt die entsprechende Art und Weise, wie sich die an der Pflege beteiligten Pflegepersonen zum Pflegen organisieren.

In der Literatur taucht der Begriff Pflegeorganisationsmodell nur sehr selten auf. Meist wird alles unter dem Oberbegriff Pflegesystem zusammengefasst, der außerdem noch je nach Autor unterschiedlich definiert wird. Auch die Begriffe Bereichs-, Gruppen-, Zimmer-, Bezugs- und Ganzheitspflege werden oft synonym verwendet. Die im folgenden Text gebrauchten Definitionen stützen sich auf die Begriffserklärung nach Elkeles (1994).

9.2 Pflegesysteme

9.2.1 Funktionelle Pflege

Die funktionelle Pflege ist das älteste institutionalisierte Pflegesystem. Es handelt sich hierbei um das taylorisierte Arbeitssystem (Taylor, 1856–1915, amerikanischer Ingenieur und Begründer des Taylorismus, einer wichtigen Grundlage für Rationalisierungsmaßnahmen in der Industrie). Dieses System ist dadurch charakterisiert, dass es einzelne Aufgaben – hier die Pflege eines Patienten – in einzelne Arbeitsschritte aufteilt. Die Durchführung dieser Arbeitsschritte obliegt der am besten dafür qualifizierten (aber auch nicht überqualifizierten) Person.

Hierarchie

Im Rahmen der funktionellen Pflege werden soziale Beziehungen unter den Pflegepersonen einer Station hierarchisch – zentralistisch geregelt, d.h. zentrale Umschaltstelle aller im Arbeitsalltag entstehenden Informationen ist die *Stationsleitung.* Sie ist vorwiegender Ansprechpartner für Ärzte und Vertreter anderer Berufsgruppen und hat die alleinige Teilnahmeberechtigung an der *Visite.* Auch die Verwaltung der *Patientenkurven* liegt ausschließlich in ihrem Verantwortungsbereich; ihr allein obliegt der Schreibtisch.

Für die funktionelle Pflege gilt: „Je arztnäher und verwaltungsnäher eine Funktion ist, desto höheres Sozialprestige genießt sie und desto mehr ist sie den in der Stationshierarchie höher gestellten Pflegekräften vorbehalten.“ (Elkeles 1997, S. 66)

Die *Dienstübergabe* stellt bei der funktionellen Pflege idealtypisch ausschließlich eine Kommunikation zwischen der Stationsleitung und der Schichtführung der nächsten Schicht dar, sodass die übrigen Pflegepersonen meist nur unzureichend über die Pflege (diese beinhaltet: Pflegeprobleme, Ressourcen, Pflegebedürfnisse, Pflegeziele, Pflegemaßnahmen, Pflegeergebnisse) und medizinische Therapie informiert sind. Die Stationsleitung kennt die Patienten meist nicht persönlich, sondern nur über mittelbare Informationen und über den Moment des Gegenübertretens im Rahmen der Visite.

Der Stationsleitung obliegen sämtliche *informationsverarbeitende* und *planende Arbeitsschritte.* Ausführende Arbeitsschritte verbleiben den hierarchisch unter der Stationsleitung angesiedelten Personen. Die einzelne Pflegeperson hat dadurch wenig Eigenverantwortung.

Über Autonomie am Arbeitsplatz verfügt also ausschließlich die Stationsleitung, denn nur ihr ist ein zeitlicher und sachlicher Spielraum bei der Arbeitsgestaltung möglich, d.h. selbstständige Planungs-, Organisations- und Kontrollbefugnisse sind für die übrigen Pflegepersonen stark begrenzt. Lediglich während der Ausführung einer Einzeltätigkeit liegt es im Verantwortungsbereich der einzelnen Pflegeperson, bei einem unvorhersehbaren Ereignis (z.B. es klingelt während der Blutdruckrunde) selbstständig eine Entscheidung zu treffen oder sich Anweisung bei der Stationsleitung zu holen.

Arbeitszerlegung

Typisch für die funktionelle Pflege ist die Arbeitszerlegung, d.h., ein inhaltlich zusammengehörender Arbeitsgang wird von mehreren Personen bewältigt, indem jede einen anderen Abschnitt dieses Arbeitsganges übernimmt. Es kommt so zu einer Ausgliederung von Arbeiten aus einer vom Patienten erwarteten individuell-ganzheitlichen Betreuung. Die aus-

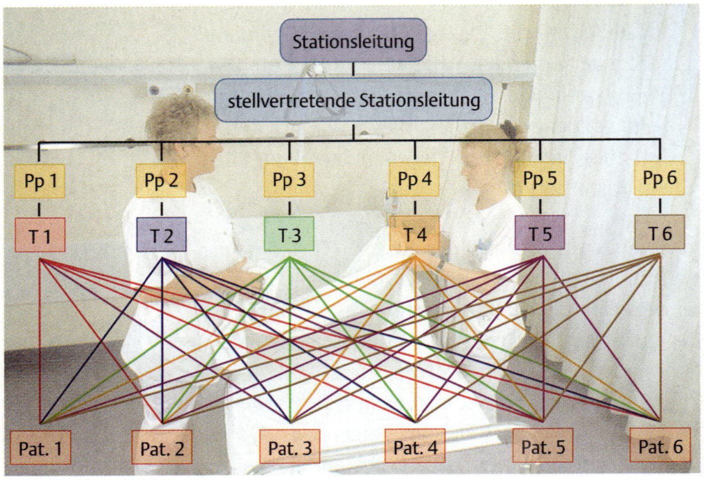

Abb. 9.1 Ablauforganisation der funktionellen Pflege (Pp: Pflegeperson; T: Tätigkeit; Pat.: Patient)

gegliederten Arbeiten werden dann neu zu gesonderten Arbeitsgängen (*Partialverrichtungen*) zusammengestellt. Dabei entstehen die sogenannten Runden, im Rahmen derer z. B. eine Pflegeperson bei allen Patienten Blutdruck misst, eine weitere Pflegeperson Medikamente verteilt und eine andere Person bei allen Patienten die Temperatur kontrolliert. Die Koordinierung dieser Partialverrichtungen erfolgt wiederum zentral durch die Stationsleitung.

Man unterscheidet zwei für die funktionelle Pflege typische Arten der Arbeitszerlegung:

Interpersonale Zerlegung. Hier werden Einzelverrichtungen (z. B. Messen des Blutdruckes) aus einer inhaltlich zusammengehörenden Gesamttätigkeit (z. B. postoperative Überwachung) herausgelöst und durch die Stationsleitung auf die zur Verfügung stehenden Pflegepersonen (einschließlich Auszubildende, Zivildienstleistende, Praktikanten usw.) aufgeteilt. Die Personen führen die ihnen zugeteilten Einzelverrichtungen dann unabhängig voneinander durch (**Abb. 9.1**). Folge der interpersonalen Arbeitszerlegung sind unnötige Wegzeiten zwischen dem Stations- und dem Patientenzimmer. Beispielsweise, wenn zwei Pflegepersonen Einzelverrichtungen bei ein und demselben Patienten durchzuführen haben.

Außerdem sind *ablaufbedingte Wartezeiten* keine Seltenheit. Will eine Pflegeperson z. B. bei einem Patienten Blutdruck messen, bei dem eine andere Pflegeperson gerade einen Verbandwechsel vornimmt, muss entweder gewartet werden oder zunächst ein anderer Patient versorgt werden, was wiederum mit unnötigen Wegzeiten verbunden ist. Dasselbe ist zu beobachten, wenn Pflegematerialien von mehreren Personen gleichzeitig benötigt werden. Es kommt dann zu Wartezeiten.

Intrapersonale Zerlegung. Auch hier handelt es sich wie bei der interpersonalen Zerlegung um eine Aufteilung der Gesamtarbeit in einzelne *Arbeitselemente.* Die einzelnen Elemente verbleiben jedoch bei einer Pflegeperson, die diese dann zeitlich versetzt durchführt. Das heißt, eine Pflegeperson misst erst bei allen Patienten den Blutdruck, dann kontrolliert sie bei allen Patienten die Temperatur. Die Folge ist auch hier ein Verlust des inhaltlichen Zusammenhangs.

Nach jeder ausgeführten Tätigkeit melden sich die Pflegenden bei der Stationsleitung zurück, um einen neuen Auftrag entgegenzunehmen. Durch das sich ständige Wiederholen solcher zugeteilten Einzelverrichtungen wird die Arbeit meist als ermüdend eintönig empfunden. Die Folge ist eine Arbeitsunzufriedenheit mit nachfolgender hoher Fluktuation (langfristig gesehen). Infolge der bei der funktionellen Pflege extrem ausgeprägten Arbeitszerlegung bedarf es eines relativ hohen Koordinationsaufwandes, der *zentralistisch* durch die Stationsleitung wahrgenommen wird. Nachteilig dabei ist, dass die Fehlerquote relativ zur Menge an zentral zu verarbeitenden Informationen steigt und somit entsprechend hoch ist. Diese Neigung, die durch Unsicherheit der Pflegepersonen bedingt ist, zeigt sich in für den Arbeitsalltag der funktionellen Pflege typischen Fragen, wie z. B.: „Hat schon jemand Frau X. gespritzt?", „Hat Herr Y. schon seine Medikamente?" Damit verbunden sind unnötiger Zeit- und Wegeaufwand.

Die Arbeitszerlegung bringt somit für die Pflegepersonen *Unklarheiten* mit sich, wer für welche Aufgabe zuständig ist, bzw. ob die eine oder andere Aufgabe schon erledigt ist. Dies hat zur Folge, dass manch vorgesehene Verrichtung unterlassen wird, weil angenommen wird, dass sie bereits von Kollegen ausgeführt wurde. Andererseits kann es aufgrund dieser Unklarheit auch zu Mehrfachausführungen einer Verrichtung kommen.

Auswirkung der funktionellen Pflege

Zusammenfassend ist festzuhalten, dass im Rahmen einer funktionell organisierten Pflege individuelle Problemlösungen durch die Pflegepersonen auf Grund der Arbeitszerlegung und der damit verbundenen Zuteilung der einzelnen Tätigkeiten nur sehr begrenzt möglich sind und wenig genutzt werden können.

Im Rahmen der funktionellen Pflege führen Pflegepersonen manche Tätigkeiten immer wieder durch und manche Tätigkeiten selten oder nie. Dies hat zur Folge, dass sie sich einerseits zu einseitigen *Spezialisten,* z. B. zum Spezialisten für Verbandswechsel, entwickeln. Andererseits sind *Wissensdefizite* und ein sich daraus ergebender Fortbildungsbedarf bezüglich der anderen Tätigkeiten nicht erkennbar.

Die Qualifikationen, die in Verbindung zu den Tätigkeiten stehen, die nie bzw. selten durchgeführt werden, verkümmern. Auf Dauer bringt dies eine Verschlechterung des Pflegeniveaus mit sich.

Der Ganzheitscharakter der Pflege geht durch die Arbeitszerlegung verloren. Einem Pflegebedürfnis eines Patienten und dessen Befriedigung wird nicht von Anfang bis Ende nachgegangen. Arbeitserfolge lassen sich somit nicht erkennen. Die Folge ist eine Sinnentleerung der Arbeitsinhalte. Bei den Pflegepersonen drückt sich dies in einer sinkenden Arbeitsmotivation aus.

Der Patient erlebt die funktionelle Pflege aufgrund der vielen von verschiedenen Pflegepersonen durchgeführten Einzelmaßnahmen als sehr bruchstückhaft und unruhig. Er ist dabei oft nur passiver Empfänger von Verrichtungen, ohne aktiv in die Planung und Durchführung seiner Pflege einbezogen zu werden.

Eine Kontinuität der Schwester-Patient-Beziehung lässt diese Arbeitszerlegung nicht zu, welche aber zu einer schnelleren Genesung beitragen kann. Der Patient erfährt viele Begegnungen mit vielen Pflegepersonen; aber alle Begegnungen bleiben unpersönlich. Ein fester Ansprechpartner würde Vertrauen geben und die aus der Unruhe entstehende Unsicherheit reduzieren.

Die Routinisierung der Arbeitsabläufe in Runden steht der durch die Veränderlichkeit der Patientenbedürfnisse erforderlichen Flexibilität entgegen.

Ein Patient, Claudio Kürten, hat in seinen Texten zur Patientenwirklichkeit, u. B. in seinem nebenstehenden Gedicht „Nebenwirkung", sein Erleben der funktionellen Pflege beschrieben (1987, S. 23).

9.2.2 Ganzheitspflege

Die Auffassung darüber, was *ganzheitliches Pflegen* bedeutet, ist je nach Autor sehr unterschiedlich. Dennoch lassen sich bei den meisten Autoren Übereinstimmungen über das Verständnis von ganzheitlicher Pflege erkennen:

Der Patient wird in diesem Pflegesystem – wie es das Wort schon beschreibt – in seiner Ganzheit, speziell auch unter Einbeziehung psychosozialer Aspekte gepflegt. Inhaltlich gesehen spricht man nach Schletting u. von der Heide (1993) von einer ganzheitlichen Betrachtungsweise des einzelnen Menschen, wenn dieser als *Einheit von Leib, Seele und Geist* betrachtet wird. Basierend auf einer ganzheitlichen Pflegeauffassung ist der Mensch ein dynamisch Ganzes, das nie endgültig festgelegt und festgefügt ist. Danach darf die jeweilige Situation des Patienten nicht isoliert betrachtet werden, sondern muss innerhalb seines sozialen Lebenszusammenhanges und des Verlaufs seiner Biographie gesehen werden. Das heißt, dass z. B. auch kulturelle Aspekte, wie von Madeleine Leininger im Rahmen ihres Sunrise-Modells betont (s. Pflegetheorien, S. 114), mit berücksichtigt werden müssen.

Merke

Ganzheitliche Pflege zeichnet sich durch eine menschliche, menschengerechte Pflege aus, die sinnvoll und befriedigend ist, weil das Wesentliche Gewicht und Inhalt bekommt. Sie orientiert sich am individuellen Menschen, an seinen Bedürfnissen und seinem Befinden. Ganzheitliche Pflege steht gleichwertig neben der Medizin und ist wirksam und sinnvoll, wenn die Medizin nichts (mehr) tun kann.

Außerdem muss eine ganzheitliche Pflege umfassend geplant sein. Voraussetzung dafür ist, dass Pflege als ein *prozesshaftes Geschehen* verstanden wird (s. Pflegeprozess, S. 125).

Organisation und Hierarchie

Um dieser inhaltlichen Vorstellung von ganzheitlicher Pflege praktisch gerecht zu werden, bedarf es einer entsprechenden organisatorischen Vorgehensweise: Eine Arbeitszerlegung nach funktionellen Gesichtspunkten ist damit ausgeschlossen. Arbeitsgänge, die aus Patientenperspektive heraus einen Zusammenhang konstituieren, werden in ihrer Ganzheitlichkeit belassen: Planende und durchführende Anteile verschränken sich miteinander. Handlungen werden als Ganzes ausgeführt. Es werden keine Teilfunktionen ausgeübt.

Lediglich die Zahl der zu betreuenden Patienten erfährt eine Aufteilung auf das zur Verfügung stehende Personal. Die dabei notwendige Koordinierung der Arbeitsabläufe erfolgt dezentral.

Die Berechtigung und die Notwendigkeit für das examinierte Pflegepersonal, bestimmte Arbeiten auszuführen, ist bei der Ganzheitspflege auf die Examinierten gleich verteilt. Leitgedanke der Ganzheitspflege ist: Jede Pflegeperson übernimmt die Verantwortung für ihren Arbeitsbereich im Sinne einer umfassenden Betreuung einer bestimmten Zahl an Patienten. Die Informationen über einen Patienten sind bei der betreuenden examinierten Pflegeperson angesiedelt. Diese ist somit direkter Ansprechpartner für Angehörige, Ärzte und andere Berufsgruppen, ohne dass eine Stationsleitung dazwischen geschaltet werden muss. Der Pflegeperson ist also im Rahmen dieses Pflegesystems die Möglichkeit gegeben, Veränderungen im Gesundheitszustand eines Patienten direkt zu

» *Nebenwirkung*
Es ist erreicht: Die Organisation
funktioniert perfekt!
Täglich kommen im Durchschnitt
achtundzwanzig verschiedene
Mitarbeiter ans Bett des Patienten.
Täglich wechseln viele Gesichter –
nach vier Wochen sind es bereits
sechsundneunzig verschiedene
Menschen, die Hand anlegten.
Diese Arbeitsteilung, verbunden mit
dem Rotationsprinzip der Mitarbeiter,
gewährleistet den reibungslosen,
störungsfreien Betrieb.
Irgendwelche Nachteile bekannt?
Nein, eigentlich nicht – nur gelegentlich
ist die völlige Vereisung eines
Herzens zu beobachten. (Kürten 1987) «

beobachten und ihre Pflegehandlungen eigenverantwortlich entsprechend anzupassen (*Eigenkontrolle*), sodass eine individuelle und ganzheitliche Pflege gewährleistet ist. Natürlich verlangt eine solche Autonomie der examinierten Pflegekräfte, die hier ihre Verrichtungen selber inhaltlich und zeitlich planen, eine Zusammenarbeit zwischen den Pflegepersonen. Planungen müssen gegenseitig aufeinander abgestimmt werden. Die kontinuierliche Kommunikation mit dem Patienten ist zentraler Bestandteil der Ganzheitspflege.

In der **Tab. 9.1** wird ein zusammenfassender Vergleich zwischen den Pflegesystemen Funktionelle Pflege und Ganzheitspflege gezeigt.

···› Lernaufgabe
Welche Auswirkungen sehen Sie auf die praktische Ausbildung der Krankenpflegeschüler bei der Durchführung der funktionellen Pflege im Vergleich zur Durchführung der ganzheitlichen Pflege?

Tabelle 9.1 Vergleich zwischen funktioneller und ganzheitlicher Pflege

Kriterien	*Funktionelle Pflege*	*Ganzheitliche Pflege*
Arbeitsaufteilung	···› inter- und intrapersonale Arbeitszerlegung. Folge: Pflegepersonen können Wissensdefizite und damit verbundenen Fortbildungsbedarf nicht erkennen. Qualitätsminderung der Pflege. Arbeitserfolge sind nicht nachvollziehbar. Sinnentleerung der Arbeitsinhalte	···› patientenorientierte Aufteilung nach quantitativen Aspekten, aber keine Arbeitszerlegung. Arbeitsgänge werden in ihrer Ganzheitlichkeit belassen. Keine Ausführung von Teilfunktionen. Wissensdefizite und Fortbildungsbedarf sind dadurch erkennbar. Qualitätssteigerung
Organisation	···› Organisation und Koordination der Partialverrichtungen erfolgt zentral durch die Stationsleitung	···› dezentrale Organisation und Koordination durch die Pflegepersonen selber
Information	···› Stationsleitung hat Informationsmonopol über sämtliche Aspekte, die den Patienten betreffen	···› Alle Pflegepersonen sind gleichermaßen informiert
Ansprechpartner	···› Stationsleitung ist alleiniger Ansprechpartner für Ärzte	···› direkte Kommunikation zwischen Arzt und der verantwortlichen Pflegeperson
Visite	···› Visite: alleinige Teilnahmeberechtigung der Stationsleitung	···› Visite: Teilnahme der für den jeweiligen Patienten verantwortlichen Pflegeperson
Dienstübergabe	···› Dienstübergabe erfolgt fast ausschließlich zwischen Schichtleitungen	···› gesamtes Pflegepersonal nimmt an Dienstübergabe teil
Ideenverwirklichung	···› eigene Ideenverwirklichung der Pflegepersonen kaum möglich; wird auch nicht gewünscht	···› Eigener Verantwortungsbereich ermöglicht es, eigene Ideen zu verwirklichen
Verantwortung	···› Die einzelne Pflegeperson hat kaum Eigenverantwortung. Zentrale Verantwortung bei der Stationsleitung	···› Jede Pflegeperson ist für die Pflege ihrer Patienten verantwortlich
Arbeitszufriedenheit	···› Pflegepersonen empfinden die Arbeit als repetitiv-monoton. Bildung von Pflegespezialisten, z. B. Injektionsspezialist. Verkümmerung anderer Qualifikationen. Absinken des Pflegeniveaus	···› Arbeit wird als eine ständig neue Herausforderung gesehen Sämtliche Qualifikationen werden gebraucht
Nutzung der Zeit	···› relativ hohe Fehlerquote verbunden mit unnötigem Zeit- und Wegeaufwand sowie Wartezeiten	···› Zeit wird für Pflege genutzt
Zuständigkeit	···› Unklarheit unter den Pflegepersonen über die Zuständigkeit für bestimmte pflegerische Verrichtungen. Folgen: Unterlassen von Ausführungen oder Mehrfachausführungen	···› klare Zuständigkeiten durch eindeutige Verantwortungsbereiche
Patientenaktivität	···› Patient ist passiver Empfänger der Pflege	···› Patient ist aktiv durch gemeinsame Zielfestlegung und durch gemeinsame Planung und Durchführung der Schritte, die zum Ziel führen, in die Pflege eingebunden
Beziehung	···› Beziehungsaufbau zwischen Patient und Pflegeperson nicht möglich. Je mehr Runden, desto weniger Kommunikation möglich	···› Patient hat feste Bezugsperson/Ansprechpartner. Kommunikation ist selbstverständlicher integrativer Bestandteil der Gesamtpflege
Ausbildung	···› Die Ausbildung ist nicht auf eine umfassende Pflege ausgerichtet (KrPflG §4)	···› Auszubildende können die gesetzlich geforderte umfassende Pflege kennenlernen

9.3 Modelle der Pflegeorganisation

Pflegeorganisationsmodelle beschreiben die Verteilung der zu pflegenden Patienten auf die zur Verfügung stehenden Pflegepersonen. Je nach Art und Ausmaß der Verteilung unterscheidet man nach Elkeles (1994):

- *Einzelpflege,*
- *Gruppen-/Zimmer- und Bereichspflege,*
- *Primary Nursing.*

9.3.1 Einzelpflege

Die Einzelpflege ist das älteste Pflegeorganisationsmodell und beschreibt die eigenverantwortliche umfassende Betreuung eines Patienten durch eine Pflegeperson. Das heißt, dass eine examinierte Pflegeperson für einen Patienten die Pflegebedarfserhebung, Planung und Durchführung aller anfallenden Pflegetätigkeiten sowie deren Ergebnisbewertung übernimmt.

Die Art und Qualität der geleisteten Pflege ist somit überprüfbar und steht in Abhängigkeit zur individuellen beruflichen Fähigkeit der verantwortlichen Pflegeperson. Generell kann bei diesem Pflegeorganisationsmodell von einer relativ *hohen Qualität der Pflege* ausgegangen werden, da die einzelne Pflegeperson eigene Wissensdefizite selbst erkennen kann, sodass die Notwendigkeit von Fort- und Weiterbildung direkt sichtbar und begründbar ist. Eigene Pflegeerfolge sind direkt nachvollziehbar, was eine entsprechend hohe Arbeitsmotivation erwarten lässt. Die Bewältigung eines inhaltlich zusammengehörenden Arbeitsganges durch mehrere Pflegepersonen, d.h. die Funktionalisierung von Arbeitsgängen ist hier nicht möglich. Die Einzelpflege wird und kann ausschließlich, wie in **Abb. 9.2** dargestellt, auf der Basis der Ganzheitspflege umgesetzt werden.

Die Einzelpflege wird hauptsächlich im Rahmen der Intensivpflege, wie z.B. im Aufwachraum für narkotisierte Patienten, in der häuslichen Pflege und in Lehrsituationen zu Übungszwecken angewandt.

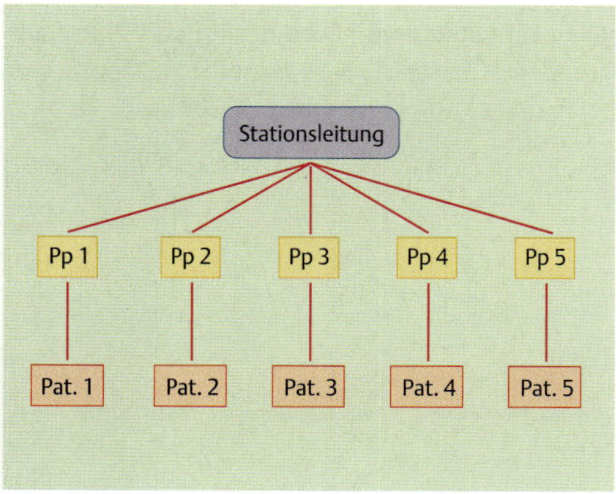

Abb. 9.2 Ablauforganisation der Einzelpflege

Der Stationsleitung obliegen koordinierende, überwachende und unterstützende Aufgaben, wie z.B. die Planung des Einsatzes von Pflegepersonen entsprechend des Pflegebedarfs der Patienten oder die fachliche Beratung der Pflegepersonen bei speziellen Pflegeproblemen.

9.3.2 Gruppen-/Zimmer- und Bereichspflege

Sinn und Zweck dieser Organisationsformen ist es, dem Patienten eine ganzheitliche Pflege zu gewährleisten. Mit Gruppen-/Zimmer- oder Bereichspflege ist die Umsetzung einer Pflege nach ganzheitlichen Gesichtspunkten gemeint.

Gemeinsames Prinzip dieser Pflegeorganisationsmodelle ist, dass die zu versorgenden Patienten auf die zur Verfügung stehenden examinierten Pflegepersonen aufgeteilt werden. Je nach Krankenhaus wird der so entstehende Arbeitsbereich (d.h. die Anzahl der von einer Pflegeperson oder einem Pflegeteam zu betreuenden Patienten) als Gruppe, Bereich oder als Zimmer bezeichnet. Den für die jeweiligen Arbeitsbereiche verantwortlichen examinierten Pflegepersonen werden durch die Stationsleitung Pflegehelfer, Auszubildende, Zivildienstleistende und Praktikanten zur Unterstützung bei der Bewältigung der anfallenden pflegerischen Verrichtungen zugeteilt (Bildung eines Teams). Die Bildung der Teams und die Zuordnung der Anzahl der Patienten geschieht durch die Stationsleitung (**Abb. 9.3**).

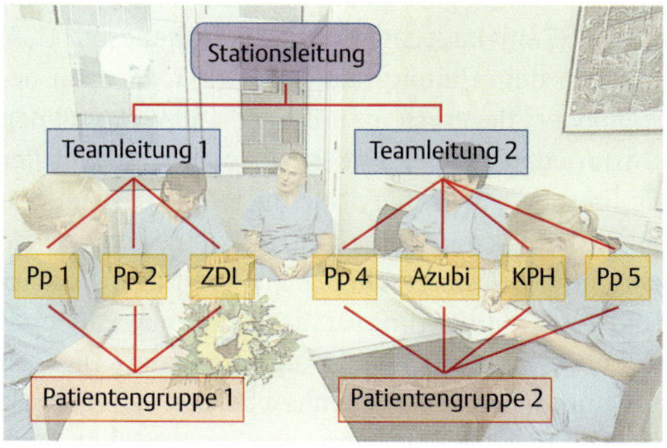

Abb. 9.3 Aufbauorganisation der Gruppen-/Zimmer- und Bereichspflege (Pp: Pflegeperson; ZDL: Zivildienstleistender; Azubi: Auszubildender; KPH: Krankenpflegehelfer)

Fälschlicherweise kommt es aber häufig vor, dass die Verteilung der zu versorgenden Patienten auf die zur Verfügung stehenden Pflegepersonen zwar als Gruppen-/Zimmer- und Bereichspflege deklariert wird, dass aber die Gestaltung des teaminternen Arbeitsablaufes nach funktionellen Gesichtspunkten geschieht. Bei der Gruppen-/Zimmer- und Bereichspflege wird die Zuteilung pflegerischer Arbeit je nach

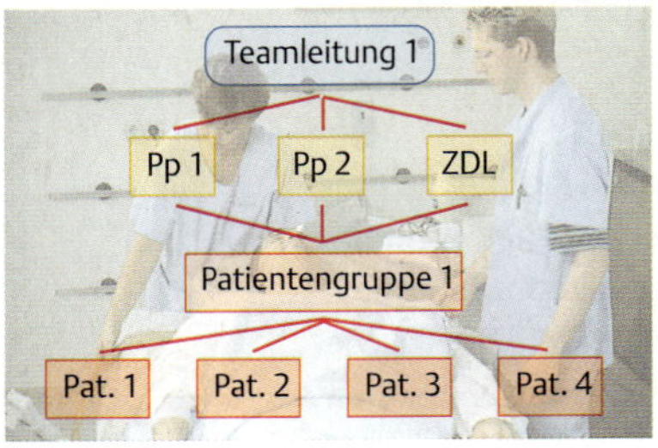

Abb. 9.4 Ablauforganisation der Gruppen-/Zimmer- und Bereichspflege (Pp: Pflegeperson; ZDL: Zivildienstleistender; Azubi: Auszubildender; Pat.: Patient)

Pflegebedarf der einzelnen Patienten sowie unter Berücksichtigung der Qualifikation der einzelnen examinierten Pflegepersonen durch die Stationsleitung vorgenommen. Die Stationsleitung fungiert ferner als fachliche Unterstützung für die einzelnen Teams. Unter den für eine bestimmte Anzahl von Patienten zuständigen examinierten Pflegepersonen gibt es eine hauptverantwortliche Person, die für die Koordinierung der anfallenden Arbeit innerhalb des zugewiesenen Arbeitsbereiches (bestimmte Anzahl von Patienten) und für die Qualität der geleisteten Pflege zuständig ist. Die Ganzheitspflege der Patienten wird hier generell als Gruppenaufgabe bzw. Teamarbeit gesehen: Patientenbeobachtung, Ermittlung der Patientenbedürfnisse, Pflegeplanung, -durchführung, Bewertung und Interpretation sowie die daraus resultierende Anpassung der Pflegeaktivitäten und ihre Durchführung werden im Team besprochen und durchgeführt (**Abb. 9.4**).

9.3.3 Primary Nursing (Primärpflege)

Primary Nursing oder zu deutsch Primärpflege ist ein dezentral organisiertes Pflegeorganisationsmodell, das die Erbringung von umfassender koordinierter, kontinuierlicher und individualisierter ganzheitlicher Pflege durch eine examinierte Krankenschwester (Primary Nurse) für eine limitierte Anzahl von Patienten (5 – 7), beschreibt. Der Primary Nurse (Primärschwester) ist hierfür Autonomie, Verantwortung und Autorität auf einer 24-stündigen Basis für sieben Tage die Woche übertragen. Die Implementierung dieses Pflegeorganisationsmodells durch Marie Manthey im Jahr 1968 am University Hospital von Minnesota, USA, fand vor dem Hintergrund der Unzulänglichkeit bestehender Pflegesysteme und der damit verbundenen Unzufriedenheit beim Pflegepersonal statt. Mit der Einführung von Primary Nursing wurde das Ziel verfolgt, den Pflegepersonen am Bett eine *umfassende berufliche Selbstbestimmung* zu übertragen, sodass sich die Verantwortung für die Pflege eines Patienten nur noch auf eine Pflegeperson konzentriert. Dies soll sowohl eine hohe Zufriedenheit bei den Patienten als auch bei den Pflegepersonen sicherstellen. Die Grundlage dafür bilden die für Primary Nursing typischen Elemente, die es den examinierten Pflegepersonen ermöglichen, sich auf ihre eigentliche berufliche Rolle zu konzentrieren:

Verantwortung. Die Primary Nurse übernimmt für 24 Stunden des Tages und sieben Tage die Woche die Verantwortung für ihr pflegerisches Handeln im Rahmen der ihr zugeteilten Patienten. Sie ist für alle pflegerischen Tätigkeiten verantwortlich, die während der Gesamtzeit des stationären Aufenthalts des Patienten – also vom Krankenhauseintritt bis zum Krankenhausaustritt – zum Tragen kommt. Sie entscheidet in Eigenregie, wann, wie und in welcher Weise Pflegetätigkeiten ausgeführt werden.

Autonomie. Die Primary Nurse entscheidet frei und eigenständig über die Wahl der auf den einzelnen Patienten individuell abgestimmten Pflegemaßnahmen. Sie bestimmt die Gestaltung der individuellen pflegerischen Betreuung.

Gleichwertigkeit. Der für dieses Pflegeorganisationsmodell charakteristischste Faktor der Kontinuität lässt die Pflege über Informationen einzelner Patientensituationen verfügen, von denen andere Disziplinen für ihre Tätigkeiten abhängig sind. Dies ermöglicht den Pflegenden, sich gegenüber anderen Disziplinen zu behaupten und sich gleichwertig zu fühlen (Kellnhauser 1998).

Aufgabe der Primary Nurse

Die Primary Nurse entwickelt eigenständig für und mit ihren Patienten – basierend auf deren Bedürfnissen – Pflegepläne, für deren Inhalt sie die alleinige Verantwortung trägt. Unter Einsatz des Pflegeprozesses werden alle Informationen über den Patienten an die am Behandlungsprozess beteiligten Personen weitergeleitet. An die sogenannte *Associate Nurse*, die vertretende Schwester, z.B. in der nachfolgenden Schicht, gibt sie die Information, welche Art von Pflegemaßnahmen in welcher Situation angewendet werden sollen, wenn sie selber außer Dienst ist. Die *Primary Nurse ist zentraler Ansprechpartner* für den Patienten, seine Angehörigen, den Arzt und weitere Therapeuten. Nur durch diese Zusammenarbeit gelingt es ihr, eine umfassende ganzheitliche Pflege sicherzustellen. Mit zu ihrem Verantwortungsbereich gehört auch die Planung und Begleitung der Entlassung des Patienten. Jede Primary Nurse kann noch als Associate Nurse für weitere Patienten fungieren (**Abb. 9.5**).

Aufgabe der Associate Nurse

Allen Patienten wird neben der Primary Nurse aufgrund der Tatsache, dass diese eine Pflegeperson

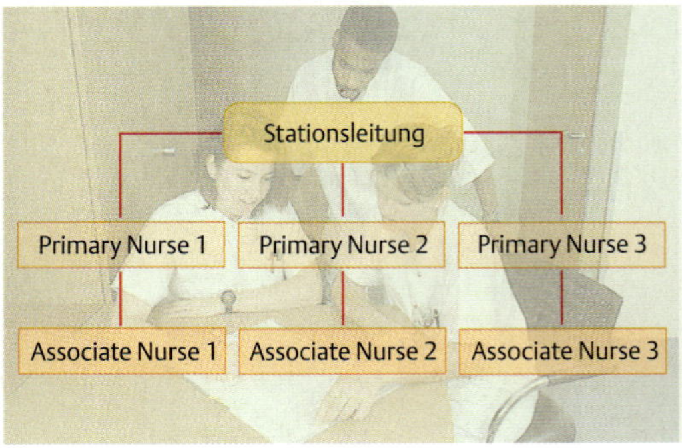

Abb. 9.5 Ablauforganisation der Primärpflege

nicht 24 Stunden anwesend sein kann, eine Associate Nurse (vertretende Schwester) zugeteilt. Sie führt die von der Primary Nurse geplanten Pflegemaßnahmen in deren Abwesenheit durch. In dieser Phase trägt sie die Durchführungsverantwortung. Die für die Umsetzung der geplanten Pflege notwendigen Informationen erhält sie aus dem Pflegeplan, der Pflegedokumentation und Pflegegespräch, an dem Primary Nurse, Associate Nurse und Patient teilnehmen. Der Patient hat in diesem gemeinsamen Gespräch nochmals die Möglichkeit, die Informationen zu bestätigen und/oder zu ergänzen. Kann er sein Anliegen nicht selber vertreten, ist die Primary Nurse sein Sprachrohr. Die Associate Nurse löst sich nur dann von den Pflegeaufgaben der Primary Nurse, wenn sich der Zustand des Patienten akut verändert.

Aufgabe der Stationsschwester

Die Stationsschwester ist weiterhin für das Management der Station zuständig. Im Rahmen dieser Rolle fungiert sie als Beraterin, Lehrerin und als Unterstützung für die Primary Nurse. Ihre Hauptaufgabe besteht in der Bewältigung organisatorischer Belange, wie z.B. der Dienstplangestaltung, der Stundenabrechnung, der Beantragung von Neuanschaffungen, der Auswahl der für die Station geeigneten Fachliteratur, der Erstellung und Überwachung des Stationsbudgets, der Organisation von Fortbildung (**Abb. 9.6**).

Bedeutung der Primärpflege

Für den Patienten: Dieses Pflegeorganisationsmodell bietet dem Patienten eine auf seine Individualität abgestimmte Pflege. Vom Zeitpunkt der stationären Aufnahme bis hin zu seiner Entlassung hat der Patient in seiner Primary Nurse eine feste Bezugsperson. Er kann sich darauf verlassen, dass die gemeinsam festgelegte Pflege (der Patient ist aktiv in die Pflege eingebunden) auch in Abwesenheit der Primary Nurse fortgeführt wird. Der Patient gewinnt auf diesem Wege Vertrauen in die Kontinuität der pflegerischen Maßnahmen und die Kompetenz der Pflegenden, was ihm wiederum ein entsprechendes Maß an Sicherheit verleiht.

Für das Personal: Für die Pflegeperson bedeutet Primary Nursing eigenständiges und eigenverantwortliches Arbeiten. Der Primary Nurse ist im Rahmen dieses Pflegeorganisationsmodells die Möglichkeit gegeben, sich auf ihre eigentliche berufliche Rolle zu konzentrieren. Die Primary Nurse kann in diesem Pflegesystem nicht nur autonom berufliche Entscheidungen treffen, sondern es bietet ihr uneingeschränkte Möglichkeiten für Innovation und Kreativität. Dadurch wird sie in ihrem Selbstwertgefühl gestärkt, motiviert und gelangt letztlich zu einer höheren Arbeitszufriedenheit.

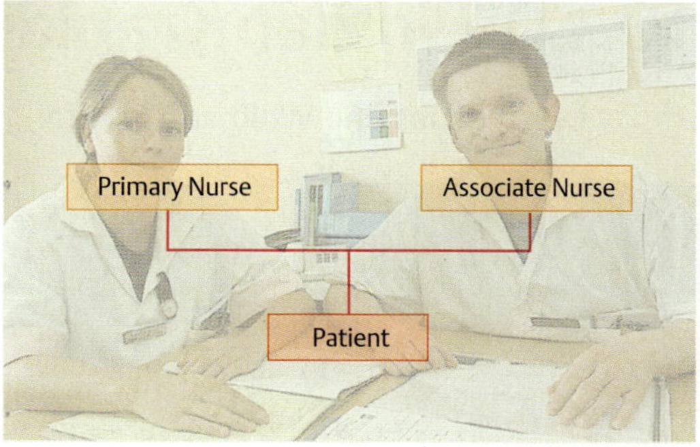

Abb. 9.6 Aufbauorganisation der Primärpflege

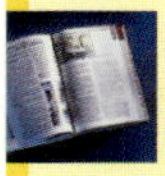

Lernaufgabe

Überlegen Sie bitte, welche Auswirkungen die einzelnen Pflegeorganisationsmodelle jeweils auf Patienten- und Mitarbeiterzufriedenheit, Pflegequalität, Berufsbild, Qualität der praktischen Pflegeausbildung haben.

Leserservice

Verwendete Literatur

Arets, J., F. Obex, J. Vaessen, F. Wagner: Professionelle Pflege. Eicanos, Bocholt 1996

Benzmann, H.-F.: Ganzheitlichkeit – Was ist das? Die Schwester/Der Pfleger 1 (1997) 41

Bischofberger, I.: Wie Bezugspflege funktioniert. Krankenpflege 2 (1992) 56

Cvetkovic, R.: Pflegesysteme zur Diskussion gestellt. Krankenpflege 2 (1980) 48

Elkeles, T.: Arbeitsorganisation in der Krankenpflege, 5. Aufl. Mabuse, Frankfurt/M. 1994

Flammang, A.: Pflegesysteme. Die Schwester/Der Pfleger 7 (1980) 553

Friedrich, I.: Pflegesysteme und ihr Einfluß auf die Qualität der Krankenpflege. Heilberufe 9 (1985) 344

Friedrich, I.: Pflegesysteme im Krankenhaus. Heilberufe 10 (1988) 362

Hradsky, J.: Primary Nursing. Österreichische Krankenhaus-Zeitung 29 (1988) 451

Kellnhauser, E.: Primary Nursing und Feminismus. Die Schwester/Der Pfleger 8 (1998) 639

Kürten, C.: Texte zur Patientenwirklichkeit. CK-Verlag, Hamm 1987

Meier, M.: Die Bedeutung des Begriffes Ganzheitlichkeit der Pflege bei verschiedenen Autoren. Pflege 1 (1989) 27

Meten, A.: Organisatorische Möglichkeiten der Pflegedienstleistung in bezug auf Pflegesysteme, Pflegemethoden und Pflegedokumentation. Krankenpflege 7/8 (1988) 371

Müggler, E.: Ich bin Krankenschwester und für Ihre Pflege verantwortlich. Krankenpflege 2 (1992) 52

Schletting, H.-J., U. von der Heide: Bezugspflege. Springer, Berlin 1995

Internetadressen

http://www.dbfk.de/aki/projekte.htm
http://www.krankenhaus-am-rosarium.de/-inf./pflege.htm

10 EDV in der Krankenpflege

Peter Jacobs und Wolfgang Schäfer

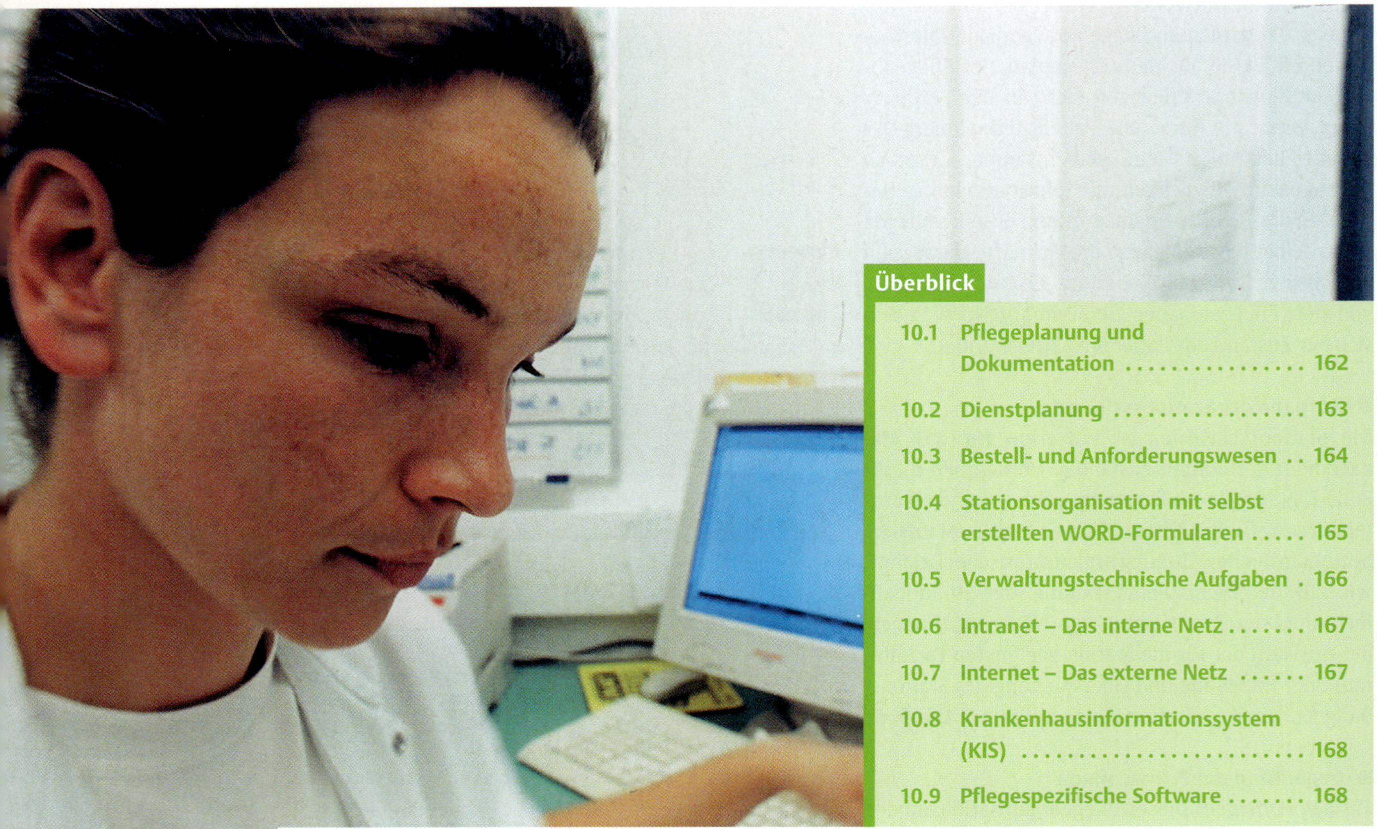

Überblick

10.1 Pflegeplanung und Dokumentation

Im folgenden Text wird exemplarisch beschrieben, in welchen Bereichen die Pflege zur Zeit die Möglichkeit hat, mit EDV zu arbeiten und welche Möglichkeiten in naher Zukunft zur Verfügung stehen.

Abb. 10.1 Beispiel: Durchgeführte Maßnahmen im Rahmen der Pflegeplanung

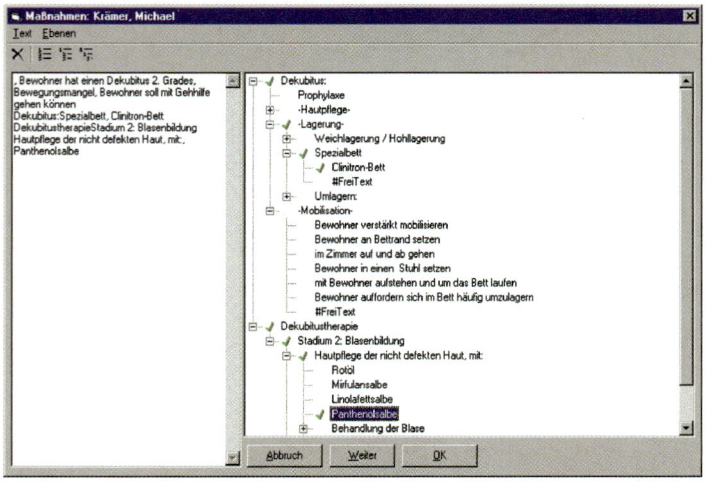

Eines der Haupteinsatzgebiete elektronischer Datenverarbeitung in der Krankenpflege wird der *Pflegeprozess* sein. Gerade die Planung der Pflege und daran anschließend die Dokumentation der Pflegemaßnahmen wird durch die EDV vereinfacht. Die Hardwarevoraussetzungen sind geschaffen, und es sind inzwischen auch durchaus brauchbare Programme auf dem Markt. Barcode-Leser und Hand-Held-Computer (Mini-PC, die in der Hand gehalten werden können, ähnlich wie ein Schreibblatt in einem Klemmbrett) sind ebenfalls serienreif. Derzeit wird verstärkt an der drahtlosen Datenübertragung vom Patientenzimmer zum Stationsterminal gearbeitet.

Das (nicht mehr so ferne) Beispielszenario sieht dann so aus: Die Pflegeperson betritt das Patientenzimmer. Sie legt ihren Hand-Held-PC auf dem Tisch ab und führt die Pflegemaßnahmen beim Patienten durch. Anschließend schreibt sie zeitnah den Pflegebericht und dokumentiert die ermittelten Vitalwerte. Die erbrachten Pflegeleistungen werden mittels eines Barcode-Lesers aus einer Liste in die Patientendokumentation eingelesen. So wird in Sekundenschnelle eine Ganzkörperwäsche unter erschwerten Bedingungen dokumentiert. (Erschwert, weil bei der Waschung auf mehrere Zugänge geachtet werden musste.) Der Wechsel der Magensonde und die Thromboseprophylaxe nach Standard 3 werden ebenfalls über einen Barcode erfasst. Die Maßnahmen der Dekubitusprophylaxe werden durch Anklicken im vorgefertigten individuellen Pflegeplan schnell dokumentiert (**Abb. 10.1**). Dieser Bericht samt Leistungserfassung wird später durch Andocken an das Stationsterminal automatisch in die Patientenakte überspielt oder sofort vom Patientenzimmer aus über Infrarot in die zentrale Akte übermittelt.

Pflegemaßnahmen werden aufgrund der *Pflegeplanung* erbracht. **Abb. 10.2** und **10.3** zeigen auszugsweise die Planung mit Ursachen und Zielen. Aufgrund dieser Pflegeplanung wurden die in **Abb. 10.1** durchgeführten Maßnahmen erbracht.

EDV-Einsatz wird an dieser Stelle zwingend notwendig werden. Ein Blick in die USA zeigt die Richtung an. Während in Deutschland im Zusammenhang mit der Pflegedokumentation in erster Linie Qualitätsgesichtspunkte diskutiert werden, liegt der Zwang zur Dokumentation auf wirtschaftlicher Ebene. In Zukunft werden nur noch Pflegeleistungen bezahlt, die nachweislich erbracht wurden. Damit muss jede einzelne Pflegeleistung erfasst werden. Diese Leistungen werden bezahlt, und aus dieser erwirtschafteten Summe wiederum berechnet sich dann die Anzahl an Pflegepersonen für eine Station.

Gleichzeitig schützen die dokumentierten Pflegeleistungen das Pflegepersonal vor ungerechtfertigten Patientenforderungen bei juristischen Auseinandersetzungen wegen angeblicher Pflegefehler.

Die Qualität der Pflege wird über die Pflegeplanung und die Kontrolle der erreichten Ziele sichergestellt. Daneben stellt die Pflegeplanung Ärzten und anderen behandelnden Personen wichtige Informationen über den Zustand des Patienten zur Verfügung.

Bis zur routinemäßigen Anwendung des Pflegeprozesses über EDV muss von den Pflegenden allerdings noch viel Arbeit in diese Systeme gesteckt

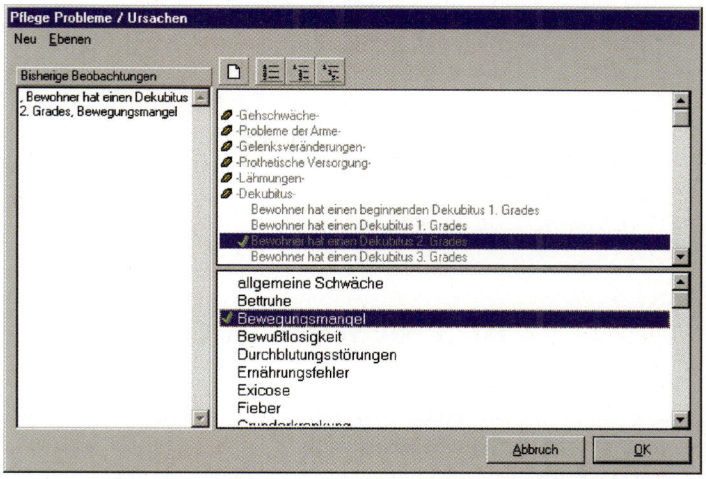

Abb. 10.2 Beispiel: Problemformulierung mit Ursachen im Rahmen der Pflegeplanung

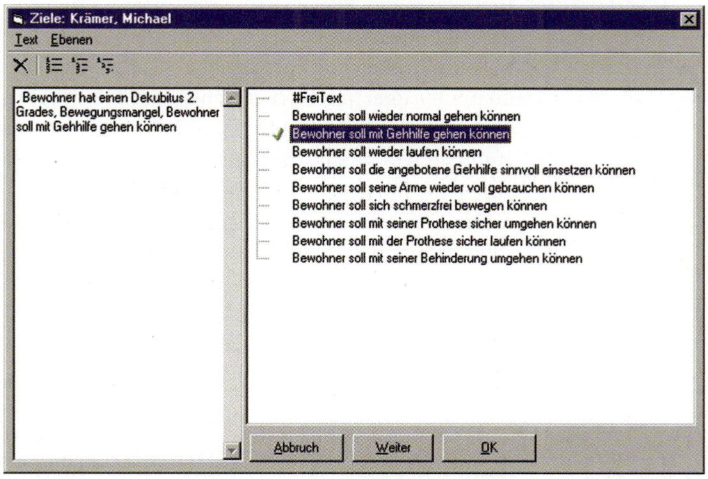

Abb. 10.3 Beispiel: Zielformulierung im Rahmen der Pflegeplanung

werden. Ein System ist umso effizienter, je mehr Informationen als Bausteine zur Verfügung gestellt werden, die dann durch einfaches Anklicken zum Bestandteil der Patientenakte werden. Andererseits liegt die große Gefahr darin, dass eine individuelle Pflegeplanung verloren geht, weil nur noch mit fertigen Vorgaben gearbeitet wird.

10.2 Dienstplanung

Die Dienstplanung ist für die Sicherung einer patientenorientierten Arbeitsablauforganisation verantwortlich, also muss sie pflegefachlichen Kriterien entsprechen. Die Stationsleitung schreibt in der Regel den Dienstplan für ihre Station, dabei nutzt sie das große informelle Wissen über die bestmöglichen Personalzuordnungen. Diese Zuordnungen kann ein EDV-Programm nicht leisten, aber es kann Rechenoperationen übernehmen und logische Zusammenhänge überprüfen. Ebenso ist eine Unterstützung bei komplexen Zuordnungsaufgaben möglich sowie die Überprüfung von gesetzlichen Vorgaben (z. B. Ruhezeiten).

Die Gestaltung und Abrechnung von Dienstplänen ist ein sehr komplexer und zeitaufwendiger Vorgang. Wichtige Punkte, um die durch die EDV gestützte Dienstplanung leichter umzusetzen, sind u. a. der effektive Personaleinsatz (unproduktive Zeiten sollen vermieden werden), Integration von Teilzeitarbeit und flexible Arbeitszeiten (höhere Arbeitszufriedenheit). Der *elektronische Dienstplan* ist häufig mit einer Zeiterfassung über Steckkarten gekoppelt, um die tatsächlichen Arbeitszeiten der Mitarbeiter exakt zu erfassen. Voraussetzung für die Gestaltung von Dienstplänen am Bildschirm sind ein ruhiger Arbeitsplatz, ein großer Bildschirm (21 Zoll), ein bedienerfreundliches Dienstplanprogramm und ein DIN-A3-Drucker.

Um die Funktionen der elektronischen Dienstplanung zu erlernen, ist mit einer umfangreichen Schulungs-, Einarbeitungs- und Nachschulungszeit zu rechnen.

10.3 Bestell- und Anforderungswesen

Eine große Erleichterung für die Pflege ist das elektronische Bestellwesen.

■ Medizinisches und wirtschaftliches Material

Hier kann die Pflegeperson mit einem tragbaren Barcode-Leser die Artikel einlesen, die gewünschte Menge eingeben und anschließend die Daten auf den Computer überspielen (per Kabel oder Infrarot). Im Computer wird dann die Bestellung von der dafür autorisierten Person freigegeben und an das Lager gesendet. Um eine zu große Lagerhaltung zu vermeiden, ist es sinnvoll, einen Soll-Bestand im Bestellprogramm zu definieren. Beim Einlesen der Daten macht der Computer einen *Ist-Soll-Vergleich* und kann so automatisch die richtige Menge ordern. Veränderungen der Bestellmengen sind trotzdem möglich. Ein weiterer Vorteil der EDV-gestützten Bestellung: Die Pflegeperson kann jederzeit überprüfen, ob das Lager die gewünschte Ware vorrätig hält.

Über das Lager oder die Finanzbuchhaltung kann dann jede Station eine monatliche Kostenaufstellung erhalten, aus der die Stationsleitung im Rahmen ihrer Budgetverantwortung (S. 166) ersehen kann, ob die Kosten innerhalb des Wirtschaftsplans liegen.

■ Apotheke

Arzneimittelbestellungen (**Abb. 10.4**) können ebenfalls mit dem Barcode-System eingelesen oder per Hand eingegeben werden. Die Freigabe am Computer erfolgt durch den ärztlichen Dienst.

Eine weitere Möglichkeit der Arzneimittelbestellung ist das System „UNIT-DOSE“. Hier werden die Medikamente, die für einen Patienten an einem Tag benötigt werden, direkt am Computer eingegeben

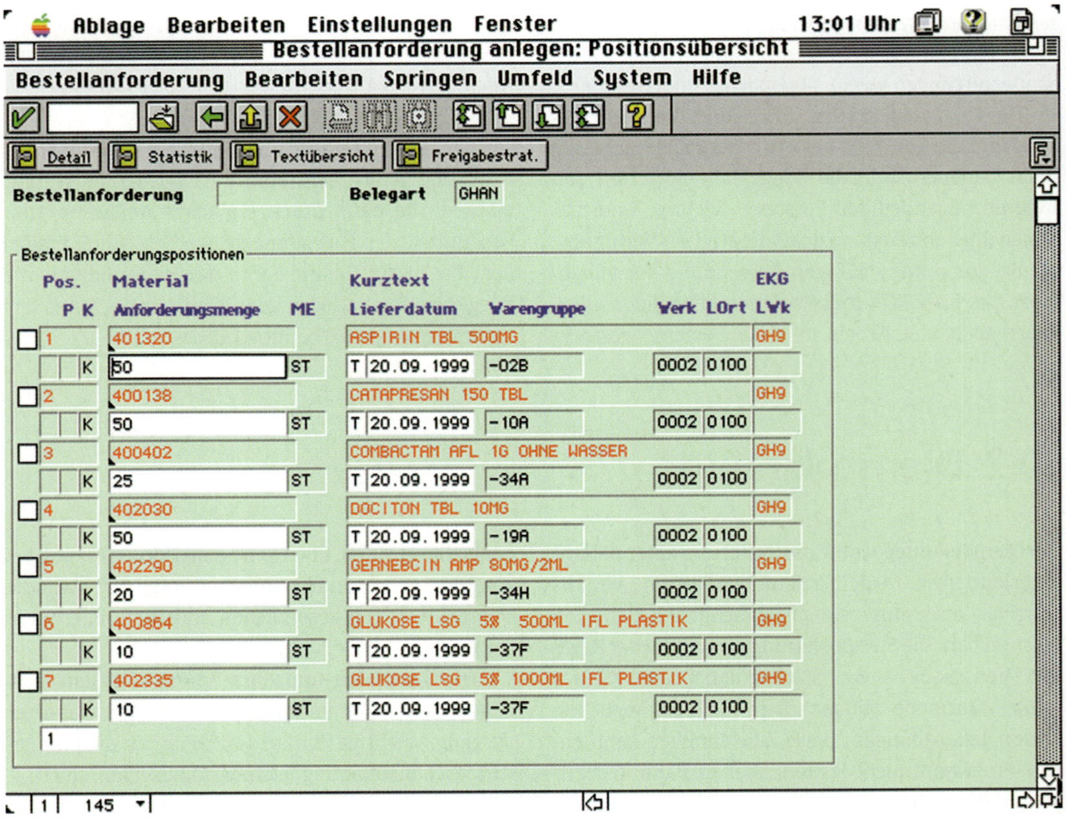

Abb. 10.4 Beispiel: Eingabe einer Apothekenbestellung im SAP-System

und bestellt. In der Hausapotheke werden die Medikamente maschinell in Tagesdosen abgefüllt, mit dem Namen des Patienten versehen und auf die Station verschickt.

■ **Essenanforderung**

Auch die Essenanforderung über das Barcode-System ist möglich. Die Pflegeperson hat die Möglichkeit, Menüwünsche zu berücksichtigen, Diäten anzufordern oder besondere Bedürfnisse des Patienten zu vermerken. Die Küche übernimmt die Daten an ihrem Computer, setzt die Anforderungen der Stationen zügig um und kann eine kostengünstige Vorratshaltung betreiben.

■ **Krankentransport (Abb. 10.5)**

Gibt es im Hause einen zentralen Krankentransport, so kann dieser ebenfalls über den Computer angefordert werden. Der Name des Patienten, die gewünschte Transportzeit und die Art des Transports wird eingegeben. Der Krankentransportdienst bestätigt den Transport im Computer und führt ihn durch. Insgesamt eine schnelle und unkomplizierte Methode. Die Daten wiederum dienen der statistischen Leistungserhebung, wie z.B. der Gesamtzahl der Transporte oder der Transportarten (Notfall, liegend usw.). Aus diesen Daten werden Rückschlüsse gezogen, um die Ablauforganisation des Krankentransportes zu verbessern und somit einen reibungsloseren Transport zu gewährleisten.

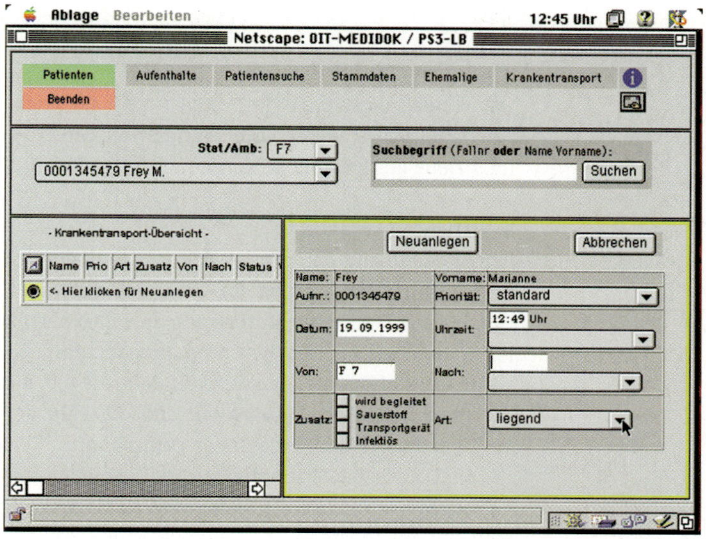

Abb. 10.5 Beispiel: Anforderung des Krankentransports im Intranet

10.4 Stationsorganisation mit selbst erstellten WORD-Formularen

Ein gutes Textverarbeitungsprogramm ist ein sehr nützliches Hilfsmittel für die Pflegeperson, um aktiv an der Arbeitsablauforganisation mitzuwirken. In diesem Abschnitt werden WORD-Dokumente vorgestellt, da das Programm weit verbreitet ist. Beispiele für selbstgestaltete Formulare:

- Hygieneplan (so gestaltet, dass geplante Hygienemaßnahmen mit Handzeichen als durchgeführt bestätigt werden; **Abb. 10.6**),
- Patientenübersicht (jeden Morgen neu, als Notizzettel und Informationsblatt),
- Telefonnummernübersicht (die auf der Station am häufigsten benutzten Telephonnummern),
- Medikamentenaustauschtabelle. Immer mehr Handelsnamen für ein und denselben Wirkstoff verwirren; selbstangelegte Listen (mit Apotheke abgestimmt) helfen.

Dies sind nur wenige Beispiele von vielen Möglichkeiten, der Fantasie der Pflegepersonen sind keine Grenzen gesetzt. Um sinnvolle Dokumente zu erstellen, muss man sich überlegen: Wo verschwende ich Zeit damit, Informationen zu suchen oder wo sind bestehende Formulare nicht ausreichend? Damit hat man die Basis für die Erstellung eigener Dokumente, die sich als sehr nützliche Helfer erweisen können.

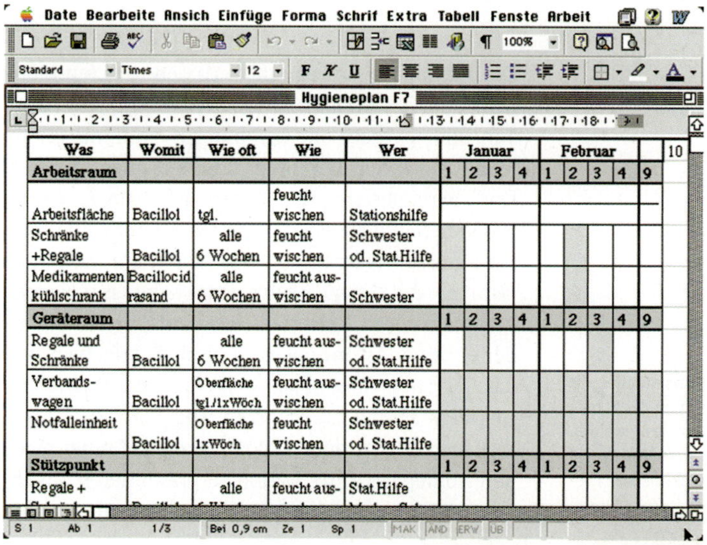

Was	Womit	Wie oft	Wie	Wer	Januar				Februar				10
Arbeitsraum					1	2	3	4	1	2	3	4	9
Arbeitsfläche	Bacillol	tgl.	feucht wischen	Stationshilfe									
Schränke +Regale	Bacillol	alle 6 Wochen	feucht wischen	Schwester od. Stat.Hilfe									
Medikamenten kühlschrank	Bacillocid rasand	alle 6 Wochen	feucht aus- wischen	Schwester									
Geräteraum					1	2	3	4	1	2	3	4	9
Regale und Schränke	Bacillol	alle 6 Wochen	feucht aus- wischen	Schwester od. Stat.Hilfe									
Verbands- wagen	Bacillol	Oberfläche tgl./1xWöch	feucht aus- wischen	Schwester od. Stat.Hilfe									
Notfalleinheit	Bacillol	Oberfläche 1xWöch	feucht wischen	Schwester od. Stat.Hilfe									
Stützpunkt					1	2	3	4	1	2	3	4	9
Regale +		alle	feucht aus-	Stat.Hilfe									

Abb. 10.6 Beispiel: Word-Dokument, das mithilfe der Tabellenfunktion erstellt wurde

10.5 Verwaltungstechnische Aufgaben

Der verwaltungstechnische Anteil ist ein wichtiger Teil der EDV, hier werden Daten erfasst, ausgewertet, finanzielle und personelle Konsequenzen gezogen.

Patientenverwaltung

Patientenaufnahmen, Entlassungen, Verlegungen und Stammdaten werden im Computer verwaltet. Durch die gesammelten Daten kann die Pflegeperson folgende Möglichkeiten des Computers nutzen:

- In der statistischen Auswertung kann sie u. a. die monatliche Bettenauslastung und die Zahl der Neuzugänge und Entlassungen einsehen;
- die Daten eines Patienten suchen und jeden seiner Krankenhausaufenthalte nachvollziehen.

Eine unendlich große Datenmenge steht hier zur Verfügung.

Pflegepersonalregelung (PPR)

Die PPR ist zwar als Gesetz abgeschafft, wird aber vom Pflegemanagement weiter für die Personalbedarfs- und Personaleinsatzanalyse benutzt, da es kein neues Gesetz gibt, das die Personalberechnung regelt. Daher ist es von großer Bedeutung für die Pflegepersonen, die tägliche Einstufung der einzelnen Patienten in die jeweilige Pflegekategorie (je nach Pflegeaufwand am Patienten) vorzunehmen und im Computer einzugeben. Hieraus errechnet sich der Personalbedarf der Station.

Stationsbudgetierung

Ein noch recht junges Thema für den Pflegedienst im mittleren Management (Stationsleitung) ist die interdisziplinäre Stationsbudgetierung. Im vierten Quartal eines jeden Jahres setzen sich die Mitglieder des sog. Kostenstellenteams, in der Regel Stationsleitung und Stationarzt, zusammen und besprechen alle Buchungen der eigenen Station (= Kostenstelle). Der *Kostenstellenbericht* gliedert sich in Personalkosten und Sachkosten sowie der innerbetrieblichen Leistungsverrechnung (ILV).

Neben den Sitzwachen/Stationswachen und Überstunden werden Apothekenverbrauch, Blutbestellungen, Fremduntersuchungen usw. diskutiert. In Abhängigkeit zu den erbrachten Leistungen gilt es, optimale Abläufe zu finden bzw. günstigere Produkte und Arzneimittel einzusetzen.

Für das folgende Jahr werden die Kosten und Leistungen des laufenden Jahres hochgerechnet, entsprechend den zu erwartenden Veränderungen korrigiert und als Planzahl im System eingestellt.

10.6 Intranet – Das interne Netz

Das Intranet gehört ebenfalls zu den neueren Möglichkeiten der EDV. Im Intranet werden Daten (Text, Ton, Bilder, Videos und Computerprogramme) für alle, die mit ihrem Computer ans Netz angeschlossen sind, bereitgestellt. Alle haben die Chance, eigene Daten bereitzustellen, die dann von sämtlichen Nutzern gelesen werden können. Außerdem bietet das Intranet die Möglichkeit, dass jeder mit jedem kommunizieren kann. Das Intranet arbeitet nur in der eigenen Institution, es ist ähnlich aufgebaut wie das Internet, aber lokal begrenzt, um Daten vor fremdem Zugriff zu schützen. Hier hat der Pflegedienst jeder Station die Möglichkeit, auf einer eigenen Homepage seine Station zu präsentieren. Im Intranet können zentrale Informationen wie Pflegestandards, Dienstanweisungen, Handbücher usw. gesammelt und leicht zugänglich gemacht werden. Man braucht dann nur noch die Informationen auszudrucken, die aktuell benötigt werden. Die gesammelten Informationen sind leicht zu aktualisieren. Die Aktualisierung muss sorgfältig, fachlich korrekt und regelmäßig erfolgen. Es empfiehlt sich, für diesen Zweck eine eigene Arbeitsgruppe einzurichten. Diese Arbeitsgruppe kontrolliert die Einspeisung der Datenflut, macht sie übersichtlich und effektiv.

Pflegeschüler, die sich in der Schule ins Intranet ihres Krankenhauses einklinken

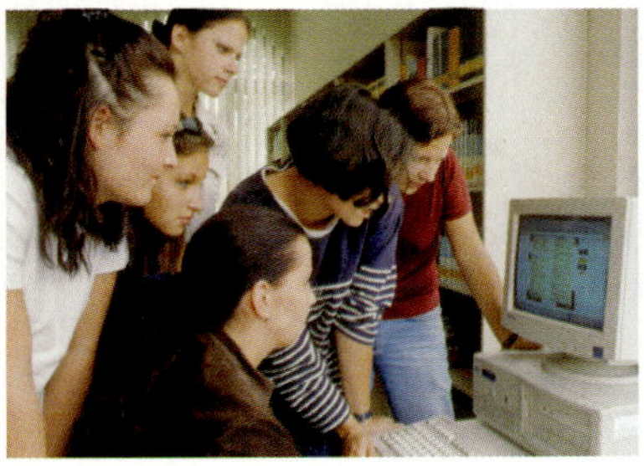

Informationspool (Abb. 10.7)

Die Datenbanken, die im Intranet zur Verfügung gestellt werden, sind für die Arbeit der Pflegeperson von großem Nutzen.

Beispiele von Datensammlungen:

Pflegerichtlinien und Pflegestandards, Pflegeleitbild, Organigramm des Pflegedienstes, Literatur (Fachzeitschriften als mehrjährige CD-ROM Ausgaben), Fort- und Weiterbildungsangebot für die Pflege, Hygienebestimmungen, das Roche-Lexikon, die Rote Liste, Namen und Telefonnummern aller Mitarbeiter im Hause, Arzneimittelliste (Hausapotheke), Diäten; Befundausgabe von Blutuntersuchungen, Ergebnisse von radiologischen Untersuchungen, Befunde von endoskopischen Eingriffen.

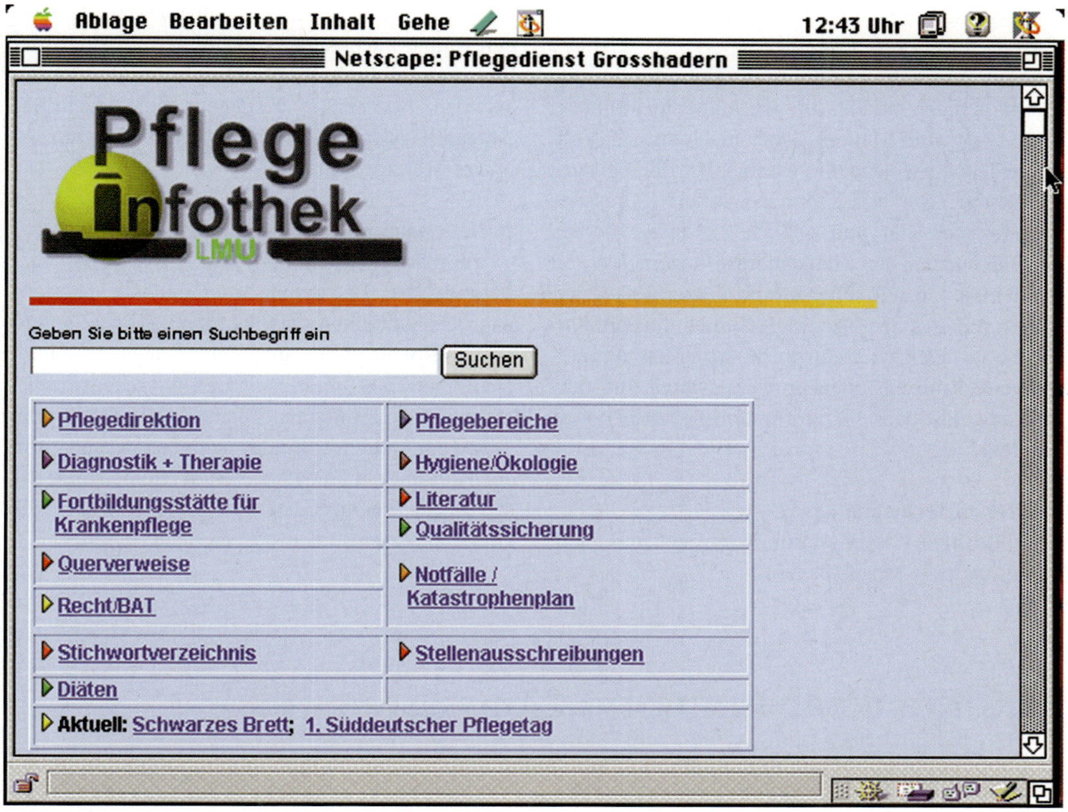

Abb. 10.7 Übersicht über das Informationsangebot der Pflege im Intranet

10.7 Internet – Das externe Netz (Abb. 10.8)

Im Gegensatz zum Intranet ist das Internet für die ganze Welt offen. Der Wechsel aus dem Intranet in das Internet ist jederzeit möglich. Umgekehrt jedoch kann man vom Internet nicht in das Intranet wechseln. Im Internet hat jeder seine eigene Adresse. Will man sich auf eine Homepage schalten, gibt man zuerst die Adresse an. Kennt man diese nicht, können Suchmaschinen dabei helfen. Das Internet bietet jedem, der mit seinem Computer am Netz angeschlossen ist, einerseits die Möglichkeit, Zugriff auf Datenbanken zu nehmen (z. B. Text, Ton, Bilder, Videos und Computerprogramme) und andererseits seine eigenen Daten in seiner Homepage zu präsentieren. (Ein Krankenhaus kann mit der eigenen Homepage die Leistungsfähigkeit seines Hauses demonstrieren.)

Das Internet bietet u. a. die Gelegenheit Briefe zu schreiben, Informationen zu sammeln, zu lernen, Literaturrecherchen durchzuführen, an Diskussionsrunden aller Art teilzunehmen und Fachartikel zu jedem Thema zu lesen. Wie man sich im Internet anmeldet, welche Voraussetzungen im Hard- und Softwarebereich nötig sind und wie man die Möglichkeiten des Internet nutzt, muss die Pflegeperson aus weiterführender Literatur entnehmen (s. Leserservice, S. 169).

Im Folgenden einige Beispiele, wie die Pflege das Internet nutzen kann:

■ Mailing-Listen

Mit der E-Mail-Funktion (elektronischer Brief) des Computers schreibt man Briefe und versendet sie. Der Briefeschreiber hat die Möglichkeit, sich in einer

Abb. 10.8 Eine gute Adresse im Internet zum Thema Pflege

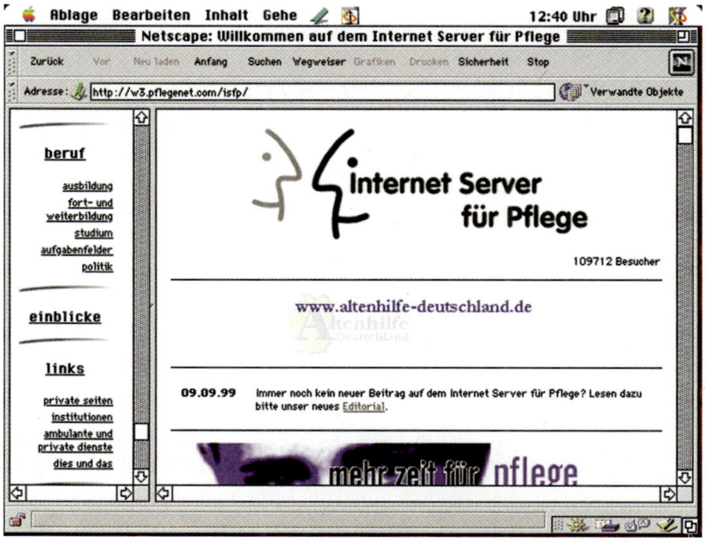

Mailing-Liste einzutragen und dann seine Briefe dorthin zuschicken. Eine Mailing-Liste besteht aus einem Computerprogramm, das die Nachricht aufnimmt und an eine Vielzahl von Teilnehmer kopiert. Es gibt sehr viele Mailing-Listen, in denen sich Leute anmelden, die gleiche Interessen haben. Eine pflegespezifische Liste ist z. B. der „NurseGer" (Adresse s. Leserservice). Hier sind 1999 ca. 230 Pflegende aus allen Bereichen der Krankenpflege angemeldet. So kann man z. B. ein Pflegeproblem zur Diskussion stellen, indem man einen Brief schreibt und damit im „NurseGer" gleich 230 Ansprechpartner hat. Auf diese Weise kann ein Pflegeproblem schnell und umfassend gelöst oder ein Informationsdefizit behoben werden.

Literaturrecherche

Um spezifische Pflegeliteratur im Internet zu suchen, gibt es mehrere Möglichkeiten:

Über Stichworte in einer Suchmaschine suchen, den Online-Buchhandel konsultieren, in einer Mailing-Liste nachfragen, die Homepage der Verlage aufrufen, Homepages besuchen, die Pflegefacharbeiten im vollständigen Text anbieten. Adressen sind im Leserservice zu finden.

Nationales und internationales Informationsmedium

Datenbanken, Diskussionsforen und alle oben genannten Funktionen sind nicht nur national, sondern auch weltweit verfügbar. Interessant ist es z. B., in englischen oder amerikanischen pflegespezifischen Mailing-Listen mitzumachen, um die Denk- und Sichtweise anderer Länder kennenzulernen. Aber auch der Blick auf die Pflegeseiten (Homepages) dieser Länder erweitert schon den Blickwinkel für die Pflege. Adressen sind im Leserservice zu finden.

10.8 Krankenhausinformationssystem (KIS)

Bisher wurden von den Autoren die Möglichkeiten der EDV unter dem Blickwinkel der Pflegeberufe dargestellt. Da inzwischen alle Berufsgruppen, die an der Patientenversorgung beteiligt sind, mit EDV arbeiten, ist es nur logisch, dass die patientenbezogenen Daten dort zusammengezogen werden, wo der Patient die meiste Zeit auf der Station ist. Hier setzt das Konzept eines Krankenhaus-Informationssystems (KIS) an. Gleichzeitig wird die konsequente Umsetzung dieses Systems in den nächsten Jahren zu erheblichen Veränderungen in den Arbeitsabläufen führen (müssen). KIS stellt den Patienten in den Mittelpunkt der Planung aller Abläufe.

Deutlich wird dies am Beispiel der *Terminplanung*. Alle Termine eines Patienten werden über KIS im Stationscomputer gesammelt und gleichzeitig auf Plausibilität geprüft. Wird also ein Patient für 9.00 Uhr zu einer Röntgenuntersuchung bestellt, die eine Stunde dauert, um 9.30 Uhr aber von der Endoskopie abgerufen, erhält die Endoskopie diesen Termin nicht. Fortschrittliche Systeme bieten der Endoskopie einen Alternativtermin an. Auch die Station kann bei der Anmeldung zu Untersuchungen Wunschtermine angeben, die das System nach Möglichkeit einbaut.

Werden beispielsweise für eine Untersuchung bestimmte Laborwerte benötigt, prüft das System, ob diese vorliegen. Ist dies nicht der Fall, erhält die Abteilung die Meldung, dass der Patient nicht untersucht werden kann, gleichzeitig erscheint eine entsprechende Aufforderung, die Laborwerte einzuholen auf dem Stationsbildschirm.

Schon dieses kleine Beispiel macht deutlich, wie einschneidend neue EDV- bzw. IT-Technologien die Arbeitsabläufe beeinflussen werden. Zwar gilt nach wie vor: Wo kein Wille, da ist auch kein Weg! Die wirtschaftlichen und juristischen Zwänge, gekoppelt mit einem steigenden Qualitätsanspruch werden die in diesem Kapitel aufgezeigten Entwicklungen erzwingen. Daher werden diejenigen, die diesen Entwicklungen offen gegenüberstehen und sich die Vorteile nutzbar machen auf dem Konkurrenzmarkt Pflege- und Gesundheitswesen „die Nase vorn haben".

10.9 Pflegespezifische Software

Lernen mit dem Computer ist äußerst intensiv und beinhaltet viele Techniken unseres Multimediazeitalters. Es werden Texte, Sprache, Bilder und Videos verwendet, um dem Lernenden die Materie möglichst attraktiv zu präsentieren. Man kann die Lernsoftware, die auf einer CD-ROM gespeichert ist, direkt am Computer aufrufen. Der Markt für multimediale Lernprogramme in der Krankenpflege befindet sich im Aufbau. Im Leserservice werden einige Lernprogramme für die Pflege vorgestellt.

Leserservice

Verwendete Literatur

Brühe, R. u. a.: Das Internet für Pflegende. Huber, Bern 1998
Bergen, P.: EDV in der Pflege. Fischer, Stuttgart 1996
Heuser, L.: Internet und Intranet im Krankenhaus. Baumann, Kulmbach 1998
Höhmann, U., B. Schulz: EDV in der Krankenpflege, Anforderungen an Dienstplanprogramme aus der Sicht der Pflege. Anges-Karll-Institut für Pflegeforschung. DBfK, Eschborn 1995
Lauterbach, A.: Pflege im Internet. Care Safari. Ullstein Medical, Berlin 1997

Pflegespezifische Software

Ars Medici: Dekubitus und Dekubitusprophylaxe. CD-ROM für Windows. Ullstein Medical, Berlin 1996
(Standardmaßnahmen der Dekubitusprophylaxe und Therapie, Pathogenese von Dekubitalulzera, interaktives Multimediaprogramm mit über 250 Bildschirmseiten, 75 Abbildungen, 49 Zeichnungen und Grafiken, 16 Animationen und 644 Sprachsequenzen, ausführliches Sachwortverzeichnis mit 330 Stichworten.)
Frohwein, G.: Pflege-Lexikon. CD-ROM. Ullstein Medical, Berlin 1998
Neander, K. D.: Thrombose und Thromboseprophylaxe. CD-ROM für Windows. Ullstein Medical, Berlin 1997
(Eine multimediale Einführung in die Prophylaxe und Therapie von Thrombosen unter Berücksichtigung von pflegerischen und physiotherapeutischen Maßnahmen von der Bewegungstherapie bis hin zur Kompressionstherapie.)
Nydahl, B.: Basale Stimunlation. Neue Wege in der Intensivpflege. CD-ROM für Windows und Macintosch. Ullstein Medical, Berlin 1998
(Über 140 Bilder, 18 Videosequenzen, Animationen, Sprachsequenzen und Beiträge von namhaften Experten sind zu einem interaktiven Gesamtwerk verknüpft.)
Pages, J.: Stomaversorgung von Ileo und Kolostomien. Grundlagen – Pflege – Selbsthilfe. CD-ROM für Windows. Ullstein Medical, Berlin 1996
(Vermittelt grundlegende Informationen und praktische Anleitungen zur Pflege eines künstlichen Darmausgangs. Mit Hilfe von praxisbezogenen Beispielen, Videosequenzen, Trickanimationen und Grafiken werden Verhaltensregeln, Lösungsvorschläge für typische Probleme und der richtige Einsatz von Pflegehilfsmitteln gezeigt.)

Literaturrecherche im Internet

Deutsche Zentralbibliothek für Medizin
http://www.uni-koeln.de/zentral/zbib-med/
http://www.ub.uni-koeln.de/zbmed-bin/zbm-suchform
(Zeitschriftensuche)

LISK
http://www.lisk.de/
(LISK ist eine Datenbank für Krankenhauswesen, Krankenhausmanagement, Heimleitung und Pflege.)

Medline
http://www.medportal.com
(Die Recherche in diesem öffentlich zugänglichen Angebot der wohl größten Literaturrecherchebank der Welt für Medizin und Krankenpflege ist zwar nicht vollkommen uneingeschränkt nutzbar, jedoch ist die Suche kostenlos und ebenso können über diese Adresse Auszüge aus der dort gefundenen Fachliteratur bestellt werden. Letzteres ist jedoch kostenpflichtig.)

Internetadressen

Internet-Server für Pflege
http://www.pflegenet.com/isfp
(Das Forum für Krankenpflege im Netz in Deutschland schlechthin. Dort ist auch „Der Pflegebrief" im WWW zu Hause. Die Mitarbeiter haben dort innerhalb kurzer Zeit ein beachtliches und umfassendes Angebot für Pflegende geschaffen.)

Campus für Alten- und Krankenpflege
http://www.pflege.klinikum-grosshadern.de/campus
(Hier findet man eine Sammlung von Pflegefacharbeiten.)

American Association for the History of Nursing
http://www.aahn.org/aahn.html
(Hier bekommt man einen guten Einblick in die amerikanische, aber auch internationale Geschichte der Krankenpflege.)

ICN
http://www.icn.ch
(International Counsil of Nurses, der internationale Dachverband, in dem auch der DBfK sein Zuhause hat, ist über diesen Link erreichbar.)

Digital Anatomist Program
http://sig.biostr.washington.edu/projects/da
(Hier lassen sich online Einblicke in die menschliche Anatomie gewinnen.)

NurseGer
(NurseGer heißt die Mailingliste, welche unter deutschsprachigen Pflegenden im Net große Beliebtheit besitzt. Aber auch Anfragen aus anderen Ländern werden hier gern gesehen. So lesen auch regelmäßig Pflegende und an Pflege Interessierte aus Übersee die Mails zu pflegerelevanten Themen. Nutzung: Einfach eine E-Mail an
nurseGer@walle.net
schicken und „subscribe nurseger" in den Text der Mail eintippen. Dieser Dienst ist kostenlos.)

11 Pflegetherapeutische Ansätze

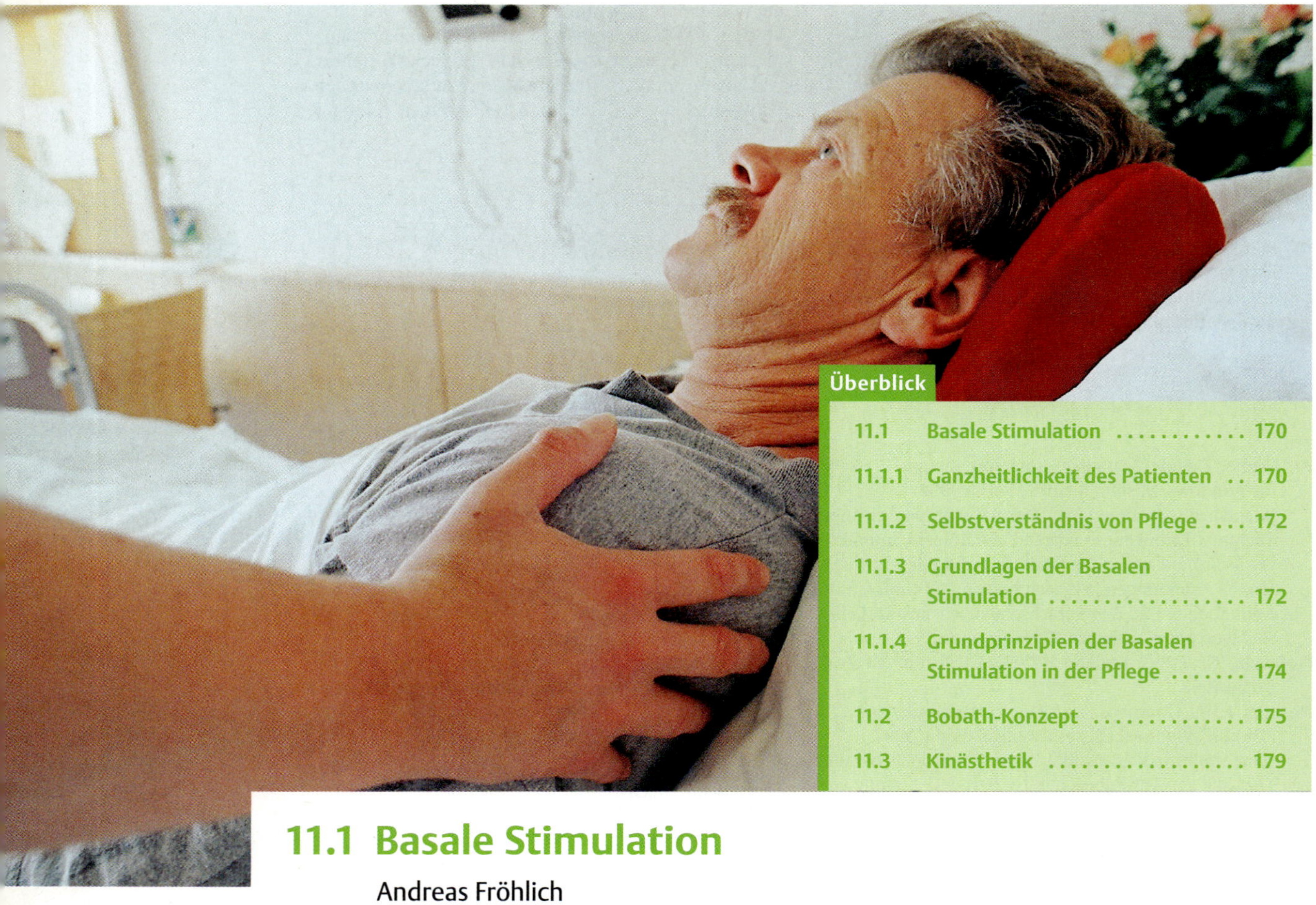

Überblick

11.1 Basale Stimulation

Andreas Fröhlich

Basale Stimulation entstand als pädagogisches Konzept zur Förderung schwerstbehinderter Kinder und Jugendlicher Mitte der 70er Jahre. Zum damaligen Zeitpunkt waren diese Kinder als Dauerpflegefälle pädagogisch mehr oder weniger aufgegeben, therapeutische Angebote fanden fast nicht statt und auch eine medizinische Behandlung im engeren Sinne bot sich nicht an. Angesichts dieser schwierigen Herausforderungen wandten sich Pädagogen, Therapeuten und Kinderkrankenschwestern verstärkt dem Aspekt der körperlichen Anwesenheit dieser Kinder zu. Man entdeckte, dass jenseits von gesprochener Sprache und den üblichen Lernvorgängen Kontakt mit diesen Kindern aufgenommen werden konnte, wenn man sich im Wesentlichen auf die körperlichen Kommunikationsmöglichkeiten konzentrierte. Der Begriff „basal" sollte deutlich machen, dass es sich um allereinfachste und grundlegende Anregungsformen handeln soll, der Begriffsbestandteil „Stimulation" macht deutlich, dass es Anregungen im Sinne von Einladungen sind, sich mit einem Angebot zu befassen. Die sprachliche Nähe zu „stimulus = Reiz" hat sich im Nachhinein als ungünstig herausgestellt, immer wieder kam es zu Missverständnissen. Es handelt sich in keinem Falle um eine *Bereizung* von hilflosen Menschen.

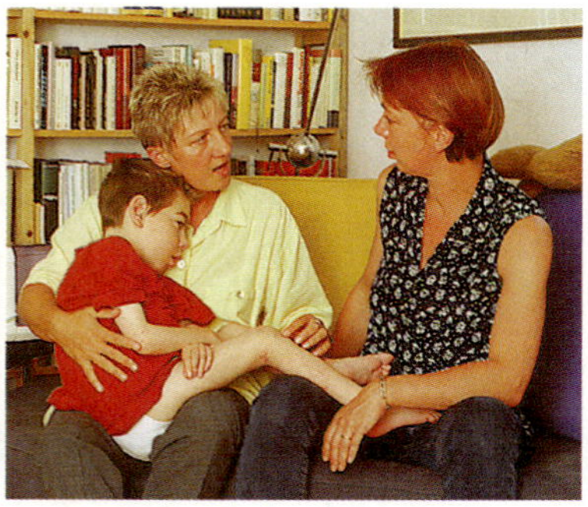

Definition
Heute verstehen wir unter Basaler Stimulation ein umfassendes Konzept, das voraussetzungslos Angebote an behinderte Menschen als kurzzeitig oder langfristig schwer kommunikations- und aktivitätsbeeinträchtigte Menschen macht.

11.1.1 Ganzheitlichkeit des Patienten

Die Person des Menschen, die uns im Patienten begegnet, ist auch dann, wenn eine bestimmte Krankheit, bestimmte Funktionsausfälle oder auch unklare

Störungen sich in den Vordergrund schieben, dennoch immer eine Ganzheit, die in der Pflege berücksichtigt werden muss. Ein Mensch lässt sich nur unter wissenschaftlichen Aspekten, in der Theorie, in seine einzelnen Funktionen zerlegen, in der Realität bleibt er eine Ganzheit aus sich wechselseitig beeinflussenden, bestärkenden und ergänzenden Wirkgrößen.

Wir haben versucht, dies vereinfachend schematisch darzustellen, obwohl Ganzheitlichkeit eigentlich nicht abbildbar ist.

In **Abb. 11.1** soll veranschaulicht werden, dass die wichtigsten menschlichen Entwicklungsbereiche immer miteinander in Beziehung stehen, aufeinander einwirken und sich wechselseitig stabilisieren. Ein isoliertes Erleben in einem Bereich ist nicht möglich, immer sind die anderen daran beteiligt. Im Zentrum steht hier die Kommunikation, in bestimmten Momenten des Lebens kann da aber auch die Bewegungsfähigkeit, die Wahrnehmung oder jeder andere genannte Bereich stehen. Es gibt keine ausgesprochene Rangfolge, sondern je nach Situation und nach Befindlichkeit steht der eine oder andere Bereich einmal im Zentrum. Es ist für uns eine Grunderkenntnis, dass alle diese Bereiche gleich wirklich, gleich wirksam und gleich wichtig sind. Aus diesem Grund müssen sie auch in der Begegnung mit Menschen, speziell in der pflegerischen Begegnung gleichmäßig Beachtung finden.

Diese Ganzheitlichkeit des Patienten findet ihre Entsprechung in der Ganzheitlichkeit der Pflegenden. Auch sie können sich nicht in bestimmte Persönlichkeitsbereiche aufspalten, sie wirken auf den Patienten ihrerseits ganzheitlich. Dies bedeutet, dass eine einfache pflegerische Verrichtung, die vielleicht nur mit einer Folge von Berührungen verbunden ist, immer auch die Körpererfahrung, die soziale Erfahrung über die Wahrnehmung mit beeinflusst. Ein isolierter Kontakt in Teilbereichen zwischen Patient und Pflegenden bzw. zwischen Pflegenden und Patient ist nicht möglich. Nur in unserer willkürlichen professionellen Sicht können wir Teilbereiche so in den Vordergrund heben, dass die anderen scheinbar verschwinden. Es ist ein wichtiger Baustein des Konzeptes der Basalen Stimulation, diese isolierende Sichtweise aufzulösen und zumindest grundsätzlich die Öffnung in Richtung einer ganzheitlicheren Wahrnehmung des jeweiligen Gegenübers zu erreichen.

Merke

Die Ganzheitlichkeit des Menschen, seine Eindrucks- und Ausdrucksfähigkeit in unterschiedlichen Bereichen stellt eine Grundannahme für die Pflege dar.

Für die Pflege selbst können wir die Ganzheitlichkeit des Konzeptes auch auf die klassischen Bereiche des

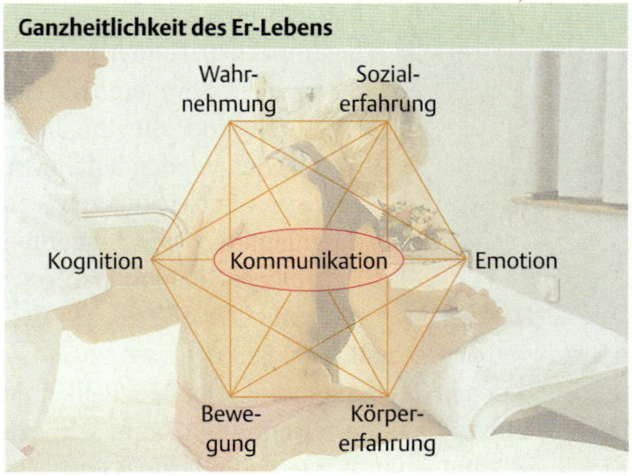

Abb. 11.1 Die Ganzheitlichkeit der Person können wir als das gleichzeitige, gleich wirkliche und gleich wichtige Zusammenwirken der unterschiedlichen Persönlichkeits- und Entwicklungsbereiche verstehen

Körpers, der Seele und des Geistes unmittelbar beziehen. Der Patient ist körperlich präsent, wir leben immer in unserem Körper und so lange wir leben, findet dieses Leben in unserem Körper, mit unserem Körper und durch unseren Körper statt. Körperlichkeit ist also unsere Existenzform in dieser Welt und nur über die Körperlichkeit stehen wir mit der Welt in Verbindung, sehen wir einmal von besonderen spirituellen Erfahrungen ab. Dieser Körper ist aus Sicht unseres Konzeptes aber nicht nur ein System von funktionierenden und vielleicht gestörten Organen, sondern er stellt auch die Summe aller Lebenserfahrung des Menschen dar, er ist das Konzentrat des bisherigen Lebens in der Gegenwart. Der Körper ist gleichzeitig das Medium für zwischenmenschliche Kontakte, für die sinnliche Erfahrung mit der Umwelt und für die Möglichkeiten in die Umwelt einzugreifen, die Umgebung zu verändern, ja überhaupt etwas zu tun.

Die Seele umfasst in diesem Verständnis alle Gefühle, die Befindlichkeit, die Fähigkeit, das Erlebte zu bewerten, allem die Farben zu geben, die das Leben erst reich und vielfältig machen. Für Menschen in schwierigen Lebenssituationen spielen insbesondere Befindlichkeiten wie das Erleben von Sicherheit oder Angst eine besonders große Rolle. Im Konzept der Basalen Stimulation wird deswegen der Befindlichkeit in psychoemotionaler Hinsicht eine besonders große Bedeutung zugeschrieben.

Den Geist sehen wir hier in einem gewissen Zusammenhang mit Wachheit, Bewusstsein und Verständnis, also mit der Fähigkeit, Wahrgenommenes und Erlebtes zu strukturieren, einzuordnen und zu bedenken. Er ist gerade bei Menschen, für die das Konzept der Basalen Stimulation entwickelt wurde, in Schwierigkeiten, sich mitzuteilen, seine Aktivität anderen deutlich zu machen.

In dieser **Dreiheit von Körper, Seele und Geist** liegen die Entwicklungsmöglichkeiten und Entwicklungskompetenzen des Menschen, auch beim schwer beeinträchtigten Patienten. Wir gehen davon aus, dass nicht Medizin und Pflege, genau so wenig Pädagogik und Therapie, den Menschen wieder gesund

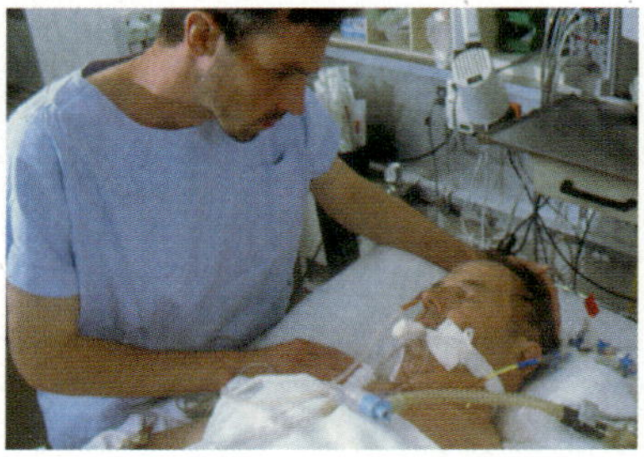

Wo Sprache längst zu versagen scheint, wo der Blick ganz nach innen gerichtet die Außenwelt nicht mehr wahrnimmt, erreichen Berührungen den Patienten

machen oder ihn leistungsfähiger machen, sondern dass es die eigenen Kompetenzen des Patienten sind, die ihn befähigen oder wieder befähigen, gewisse Entwicklungen zu durchlaufen. Die genannten Disziplinen haben natürlich die Möglichkeit, diese Entwicklungen zu unterstützen, Bedingungen zu schaffen, unter denen das Individuum seine Möglichkeiten leichter und unbehinderter entfalten kann. Schwere Krankheit kann, ebenso wie Behinderung, Entwicklungen beeinträchtigen, die genannten Fachdisziplinen sind aufgerufen, hier Unterstützung zu geben.

Merke
Die Entwicklung eines Menschen in Gesundheit und Krankheit wird von ihm selbst organisiert, er benötigt dazu die Unterstützung anderer Menschen, die ihm dabei Anregung und Hilfe geben können. Die Entwicklung kann jedoch nicht von außen, d. h. durch andere Menschen geleistet werden.

11.1.2 Selbstverständnis von Pflege

Auf diesen anthropologischen Grundlagen entsteht ein Pflegeverständnis, das den Menschen mit seiner individuellen Entwicklung ins Zentrum stellt. Nicht Gesundmachen, Korrigieren und Belehren sind Hauptaktivitäten, sondern Unterstützen und Begleiten. Daraus entsteht ein möglichst partnerschaftliches Pflegeverständnis, das auch beinhaltet, dass Impulse des Patienten aufgenommen und weiter verfolgt werden, dass standardisierte routinemäßige Abfolgen möglichst vermieden werden. Pflege wird damit zu einer Prozessbegleitung, sei es hin zum vollständigen Gesundwerden, sei es hin zum Sterben. Sie gewinnt ihre Kompetenz aus der Sensibilität, aus der Interaktion und der gezielten Unterstützung der individuellen Entwicklungsanzeichen des Patienten.

In diesem Verständnis sind natürlich auch Krankheiten eine Form der Entwicklung, häufig krisenhaft zugespitzt und am Lebensende immer auf eine Umformung der menschlichen Existenz hinweisend. Somit unterstützt Pflege den Menschen in seiner Entwicklung, stellt sich in den Dienst der Persönlichkeitsentwicklung und zeigt damit eine gewisse Nähe zu pädagogischem und therapeutischem Arbeiten.

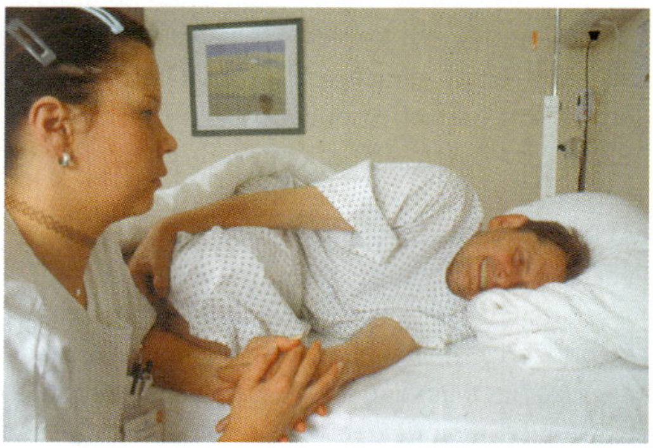

Diese Pflegeperson unterstützt und begleitet den Patienten in einer Krise. Sie durchbricht damit die Stationsroutine – eine Handlung, zu der in manchen Häusern Mut gehört

11.1.3 Grundlagen der Basalen Stimulation

Körperliche Existenz

Jeder lebende Mensch ist körperlich anwesend, ist über seinen Körper erreichbar und wirkt über seinen Körper auf andere Menschen. Der Körper ist das Bezugssystem, über das sich Menschen in eine Beziehung miteinander bringen. Alle Äußerungen des Menschen sind letztlich körperlicher Art, sei es Sprache oder Schrift, sei es Atmung oder Mimik, erst im Gegenüber wird diesen körperlichen Äußerungen wieder Bedeutung zugeschrieben. Wir können uns nur körperlich äußern, wir rekonstruieren die Bedeutung dieser Äußerungen, wir geben ihnen Sinn, wenn wir die Äußerungen anderer Menschen aufnehmen.

Dies bedeutet eine große Chance für die Pflege, denn sie hat es immer mit körperlich anwesenden Menschen zu tun, der Körper ist ihr „Hauptbetätigungsfeld", sie hat wie keine andere Berufsgruppe Zugang zum Körper des Menschen und steht damit in unmittelbarstem Kontakt zu Menschen in schwierigsten Entwicklungsphasen.

Wir gehen davon aus, dass der Körper sich immer zu äußern in der Lage ist. Seine Atmung, die Beschaffenheit der Haut, die Muskelspannung, seine Bewegung, seine Starrheit: Mittel des Ausdrucks, die bei dem Gegenüber einen Eindruck hinterlassen, die für ihn eine bestimmte Bedeutung haben können. Der Körper ist immer aber auch ansprechbar, d. h. Berührungen, Temperaturunterschiede, Lageveränderungen, die ihn von außen erreichen, bewirken ihrerseits etwas beim betreffenden Menschen.

Wo Sprache längst zu versagen scheint, wo der Blick ganz nach innen gerichtet die Außenwelt nicht mehr wahrnimmt, erreichen doch Berührungen den Patienten. Daraus resultiert eine somatische Kommunikationsfähigkeit, d. h. die Kommunikationsfähigkeit des Körpers mit anderen, wenn man in der Lage ist, sich auf die basale Ebene des Körperlichen einzulassen.

Mit unserer Körperlichkeit haben wir die Möglichkeit, Berührung und Nähe, Distanz und Abwehr, Wärme und Kühle, Sicherheit und Irritation, Aufforderung und Beruhigung und vieles mehr zu vermitteln, ohne dass es dazu der Worte bedarf. Diese basale

Kommunikationsfähigkeit bleibt erstaunlich lange erhalten und kann in der Pflege nicht nur genutzt, sondern auch kultiviert werden.

Gefährdungen des Patienten

Patienten, die in ihrem Bewusstsein verändert oder eingetrübt sind, denen es schwer fällt, mit ihrer Umgebung so zu kommunizieren, dass diese Umgebung sie als wach und orientiert bezeichnet, laufen besonders Gefahr, im Pflegeprozess fremdbestimmt und abhängig zu werden. Sie werden häufig als nicht mehr kommunikativ bezeichnet. Es werden an sie nur schematische Sprechformeln gerichtet, Reaktionen werden auf der Sprachebene nicht beobachtet und demzufolge wird die Kommunikation häufig drastisch eingeschränkt. Hinzu kommt, dass in Anwesenheit dieser Patienten über sie gesprochen wird, so als ob sie am System Sprache keinen Anteil mehr hätten. Wir wissen aber aus unterschiedlichen Untersuchungen (Salomon 1994, Hannich 1994), dass auch scheinbar tief bewusstlose Menschen Sprache aufnehmen, verstehen und sich ihrer sogar erinnern können. Auch da, wo ein Mensch nicht bewusst wirkt, kann Sprache wirken und wir müssen mit dieser Sprache bewusst umgehen.

Über die Wahrnehmung, mittels unserer Sinnesorgane nehmen wir die Welt auf. Spezifische Informationsfolgen aus der Umwelt werden durch unsere Sinnesorgane so umformuliert, dass sie für unser Zentralnervensystem verarbeitbar werden. Aus diesen Informationen *bilden* wir eine innere Wirklichkeit, die für uns die Abbildung der äußeren Wirklichkeit ist.

Wir sprechen heute von einer Konstruktion der Wirklichkeit, die der einzelne Mensch leistet. Unsere Sinnesorgane bieten uns kein einfaches Abbild der Wirklichkeit, sondern wir schaffen in uns eine Welt, die mit unseren Erfahrungen der Außenwelt weitestgehend übereinstimmt oder doch übereinstimmen sollte.

Der Prozess der Wahrnehmung ist uns in der Regel nicht bewusst, er läuft ständig ab und sichert unseren engen Zusammenhalt mit der uns umgebenden Welt, ja sogar mit unserem eigenen Körper, den wir propriozeptiv selbst wahrnehmen. Im Bereich der Wahrnehmung ist nun für sehr schwer beeinträchtigte Patienten ein Problem hervorstechend. Es handelt sich um die sogenannte Habituation. Dies bedeutet, dass immer dann, wenn Informationen aus der Umwelt sich nicht mehr verändern, wenn sie ständig gleich bleiben, sie für unbedeutend und unwichtig gehalten werden.

Unser Bewusstsein blendet sie aus, hält sie für nicht mehr informativ. Gleichzeitig ist unsere Wahrnehmungsfähigkeit aber sehr stark an die aktive Bewegungsfähigkeit des Körpers und seiner Sinnesorgane gebunden. Nur durch aktives Herumschauen können wir sehen. Ein unbewegtes Starren auf einen Punkt führt dazu, dass alsbald die Seheindrücke verschwimmen, schließlich ganz verschwinden. Hier haben wir es mit Habituation, d.h. Gewöhnung, zu tun. Menschen, die nun krankheitsbedingt in einer Position verharrend liegen müssen, ohne sich lagemäßig verändern zu können, geraten sehr schnell in eine propriozeptive Habituation: Sie spüren ihren eigenen Körper nicht mehr. Das Fehlen von Druckveränderungen durch Lageveränderung lässt den eigenen Körper nicht mehr spüren, weil die Information immer gleich bleibt.

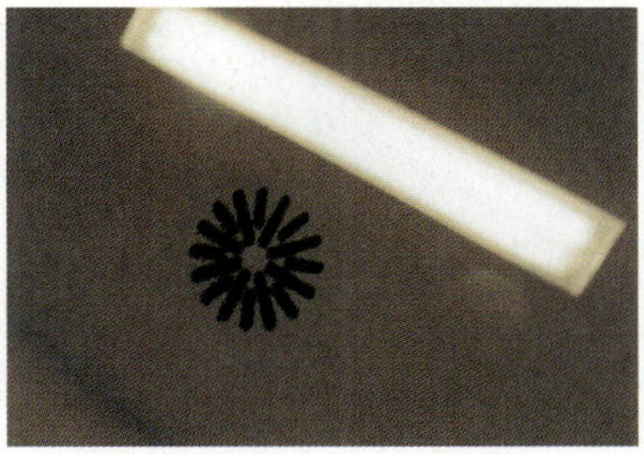

Der Ausschnitt einer Zimmerdecke aus Sicht eines Patienten, dessen Seheindrücke verschwimmen. Der Luftfilter wird anfangen sich bedrohlich zu drehen und der helle Balken wird nicht mehr als Lichtleiste erkannt werden

Hier setzt die Gefährdung ein, da dieser Mensch sich seines eigenen Körpers nicht mehr bewusst ist, Körperteile gehen ihm „verloren", seine Grenzen verschwimmen und damit wird die körperliche Identität bedroht.

Merke

Eine wesentliche Aufgabe basal stimulierender Pflege scheint uns zu sein, diese körperliche Identität zu sichern, dem Patienten dabei zu helfen, sich als Individuum auch körperlich immer wieder zu erfahren und zu bestätigen.

Die Interaktion zwischen Patienten und Pflegenden kann bei den beschriebenen Veränderungen auch dadurch massiv gestört sein, dass beide in einer unterschiedlichen Wirklichkeit leben. Für den Patienten stellt sich die ungewohnte, befremdliche und häufig genug auch bedrohliche Umgebung anders dar als für die Pflegenden, die hier ihren täglichen beruflichen Arbeiten nachgehen.

Wir stellen immer wieder fest, dass das Phänomen der „Verwirrtheit" auf einer Fehlinterpretation der Pflegenden beruhen kann. Die bedrohlichen Spinnen, die ein Patient an der Decke kriechen sieht, existieren in den Augen des Pflegenden nicht. Für den Patienten sind kleine schwarze Punkte, die sich über die Decke bewegen, nicht als Folgen seiner visuellen Habituation (fehlende Sehanregung durch starren Blick an die weiße Decke) erkennbar, sondern sie werden von ihm als Spinnen interpretiert, die er natürlich beseitigt haben möchte. Die Antwort der Pflegenden darf dann nicht in verbalen Beruhigungs- oder Beschwichtigungsversuchen bestehen, sondern die Pflege muss dafür sorgen, dass die ungünstige visuelle Entwicklung nicht weiter fortschreitet, sondern dass durch Lageveränderung, durch eine veränderte Blickrichtung die Habituation verhindert werden kann.

11.1.4 Grundprinzipien der Basalen Stimulation in der Pflege

Für das Konzept der Basalen Stimulation in der Pflege lassen sich einige Grundprinzipien herausarbeiten, die sich in den vergangenen Jahren sowohl theoretisch wie praktisch als tragfähig erwiesen haben. Basale Stimulation in der Pflege strebt nicht an, bestimmte pflegerische Maßnahmen standardisiert und in einer eindeutig festgelegten Form in Anwendung kommen zu lassen. Es geht vielmehr darum, dass Grundprinzipien erkannt und auf die individuelle Situation hin variiert angewandt werden können. Insofern dürfen die folgenden Aussagen nicht als Rezepte verstanden werden, sondern sie dienen als Hinweise für eine mögliche Anwendungspraxis.

■ Eindeutigkeit und Sicherheit der Interaktion

Patienten in schwierigen Lebenssituationen dürfen nicht durch zusätzliche „Rätsel" im Umgang mit ihnen belastet werden. Die Annäherung, die Begrüßung, die Einleitung von Pflegehandlungen, die Beendigung, die Verabschiedung sollte in einer ritualisierten Form erfolgen, die es dem einzelnen Patienten möglich macht, die Situation einzuschätzen, die Spannung in Grenzen zu halten und eine positive Erwartungshaltung aufzubauen. So haben wir im Bereich der Basalen Stimulation den Begriff der Initialberührung entwickelt, um an einem ganz bestimmten Punkt deutlich zu machen, dass Patienten eine eindeutige Hilfe in der Orientierung auf ihr pflegendes Gegenüber benötigen.

Initialberührung. Vor einer pflegerischen Maßnahme wird der Patient zunächst in angemessener Form angesprochen, sodann erfolgt eine ruhige, eindeutige Berührung am Körper. Berührungen an den Extremitäten, Unterarm und Hand haben sich weniger bewährt, sie werden vom Patienten als zu weit entfernt und unspezifisch erlebt. Wir bevorzugen eine Berührung im Bereich des oberen Rumpfes – jedoch nicht über Hals oder Sternum –, die aber nicht drückend/drohend von oben den Patienten ins Bett hineindrückt, sondern eher stützend und tragend unterhalb der Schulter (Hand zwischen Schulter und Matratze) angeboten werden soll. Diese Berührung verweilt einen Moment und geht dann in eine gleitende Berührung der pflegenden Hand über, die sich von dieser Initialberührung aus zu der Körperpartie hin bewegt, wo etwas getan werden muss. Die Initialberührung kann dann auch als Verabschiedungsberührung eingesetzt werden, wieder verweilt die Hand ruhig an der Schulter, erhöht noch einmal kurz den Druck, um sich dann zu entfernen (**Abb. 11.2**). Diese Initialberührungen können natürlich nach individueller Situation auch an einer anderen Körperpartie stattfinden, hier muss zusammen mit dem Patienten nach einer guten Lösung gesucht werden.

■ Orientierung auf den eigenen Körper hin

Alle pflegerischen Maßnahmen, die mit Berührung verbunden sind, können auch dazu genutzt werden, die Orientierung auf den eigenen Körper des Patienten hin zu stärken. Jedes An- und Ausziehen, jeder Verbandswechsel, insbesondere Waschungen, sind geeignet, die Wahrnehmung des eigenen Körpers zu unterstützen und damit die Orientierung des Patienten zu fördern. Nur wer in seinem eigenen Körper zu Hause ist, kann sich mit diesem Körper gezielt ausdrücken, kann in Interaktion treten und den Körper zu Aktivitäten des täglichen Lebens nutzen.

■ Beziehungsstiftung zur Umwelt

Die Veränderung der Position im Raum durch eine geeignete Lagerung, Transfers von liegender in sitzende Position, aber auch nur das Verstellen eines Bettes im Raum kann dem Patienten helfen, aus einer Einseitigkeit, die zur Habituation führt, herauszukommen und sich einzufinden in die Situation auf Station oder in einer Pflegeeinrichtung. Patienten sollten die Möglichkeit bekommen, Pflegematerial, medizinisches Gerät, das um sie herum und an ihrem Körper eingesetzt wird, zu erfahren und mit den ihnen verbleibenden sensorischen Möglichkeiten auch zu erleben. Sie sollen das in die Hand bekommen können, sie sollen etwas spüren, riechen und sehen können, was in den Pflegehandlungen, aber auch in diagnostischem und therapeutischem Einsatz mit ihnen verwendet wird. Die Verminderung des Fremdheitsgefühls schafft Sicherheit, Sicherheit baut

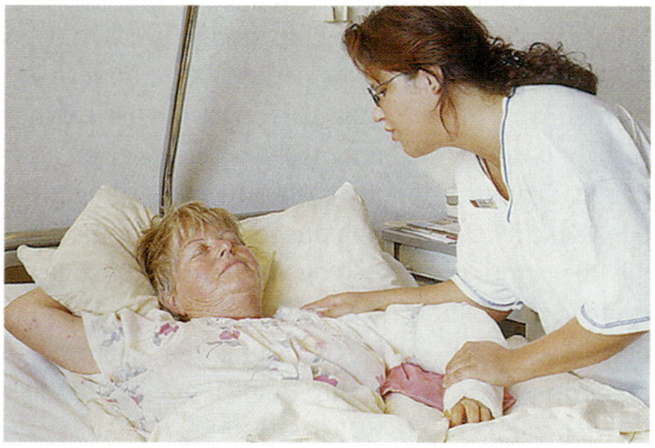

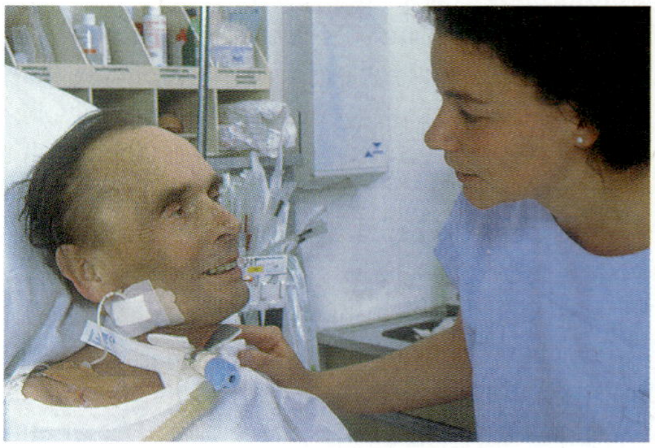

Abb. 11.2 Initialberührung: Die Hand der Pflegenden berührt, begrüßt und leitet jede pflegerische Maßnahme ein. Ebenso beendet sie eine gemeinsame Aktivität und gestaltet eine Verabschiedung

Stress ab und weniger Stress bedeutet mehr Energie für die Gesundung.

Biografie des Körpers und seiner Aktivitäten

Menschen haben immer eine Geschichte. Ihr derzeitiges Befinden hat eine Vorgeschichte, ihre Art wahrzunehmen hat sich in der Vergangenheit entwickelt, ihre Werte, ihre Vorstellungen, ihre Wünsche und ihre Pläne hängen immer mit dem bisherigen Leben zusammen. Es ist von enormer Bedeutung für eine individuelle und ganzheitliche Pflege, etwas über diese Geschichte zu wissen. Die biografische Anamnese stellt einen Kernpunkt des Konzeptes Basale Stimulation dar und ohne ein individuelles Verständnis des Patienten ist eine angemessene Pflege kaum möglich. Am Beispiel der Mundpflege sei dies kurz verdeutlicht. Viele Patienten in bewusstseinseingetrübten Zuständen verweigern die aktive Mithilfe bei Mundpflege, verschließen den Mund scheinbar hartnäckig und widersetzen sich so den pflegerischen Bemühungen. Wir haben in vielen Einzelfällen erlebt, dass es sich oft nur um einen Widerstand gegen bestimmte ungeliebte Geschmacksanregungen handelt. In dem Moment, wo ein in der Biografie bedeutsames und geschätztes Geschmackselement in die Mundpflege mit einbezogen worden ist, gelang sehr schnell eine aktive Zusammenarbeit.

Es ist also notwendig, zugunsten der individuellen Zugangsweise von Standardrichtlinien abzuweichen, um wichtige Ziele zu erreichen.

Respekt vor der individuellen Entwicklung

Zum Konzept gehört die tiefe Überzeugung, dass jeder Mensch seinen eigenen Weg geht, dass eine Zielsetzung durch andere letztlich nicht möglich ist. Fremdbestimmung und der Verlust von Autonomie ist im Patientenleben eine fast unvermeidliche Erfahrung. Gerade deswegen ist es besonders wichtig, individuelle Entwicklungen zu respektieren. Pflegende lernen zu akzeptieren, dass auch schwerstkranke Menschen, dass auch Menschen im Koma, ihren Weg gehen, der begleitet werden kann, der aber nicht durch eine berufliche Systematik von außen bestimmt werden darf. Dies schließt auch den Respekt vor der Entwicklung zum Sterben hin ein. Das Leben endet nun einmal mit dem Tod und der Kampf gegen den Tod kann das eine oder andere Mal gewonnen werden, letztlich aber ist die Vorstellung vom Kampf sinnlos, denn „wir leben auf den Tod hin". So versucht Basale Stimulation Menschen auf ihrem individuellen Weg zu stärken, ihnen Sicherheit zu geben, Angst zu nehmen und damit Menschlichkeit zu bewahren.

11.2 Bobath-Konzept

Christiane Fürll-Riede

Das Bobath-Konzept ist nach seinen Begründern, dem Arzt Dr. Karl Bobath und der Krankengymnastin Berta Bobath benannt.

In den 40er Jahren bemerkte Berta Bobath bei der Behandlung hemiplegischer Patienten, dass sich der Muskeltonus in verschiedenen Ausgangsstellungen und durch ihre therapeutische Behandlung veränderte. Bis zu diesem Zeitpunkt ging man davon aus, dass Spastik und auch Hypotonie feste Größen sind – ihre Beobachtung war also revolutionär.

Mit ihrem Mann Karl Bobath, der auch die neurophysiologischen Grundlagen erarbeitete, entwickelt sie im Laufe der Jahre das Bobath-Konzept. Karl Bobath sagte in den 80er Jahren:

„Die einzige Antwort auf die Frage, ob das, was Sie tun, das richtige für den Patienten ist, ist die Reaktion des Patienten auf das, was Sie tun. Behandlung, wie Erziehung, wie Leben, ist eine konstante Interaktion. Das Wichtige ist, dass wir im Laufe der 40 Jahre absichtlich davon abgesehen haben, eine Methode zu schaffen. Wir nennen es heute noch ein Konzept, und wir lernen täglich." (Maier-Baumgartner, S. 1)

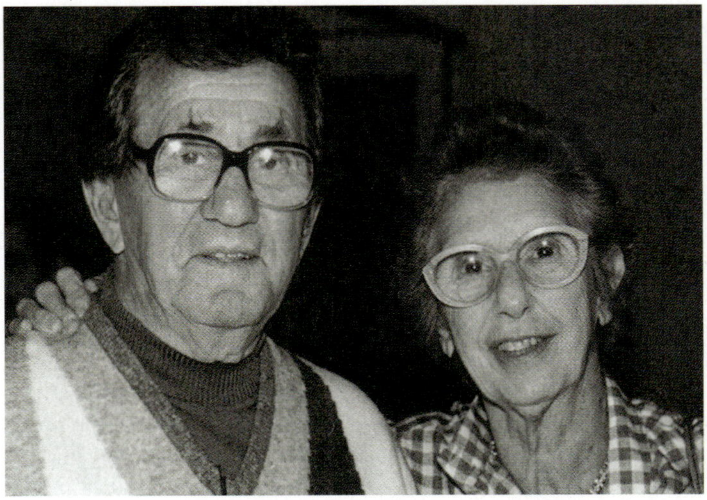

Abb. 11.3 Dr. Karl und Berta Bobath

Karl und Berta Bobath verstarben Anfang 1991. Ihre „Erben" tragen die Ideen, Konzeptgedanken und die Offenheit des Konzeptes weiter.

Zielgruppe. Alle Patienten mit zentralen neurologischen Schädigungen können im Sinne des Bobath-Konzeptes behandelt werden. Zunächst wurden

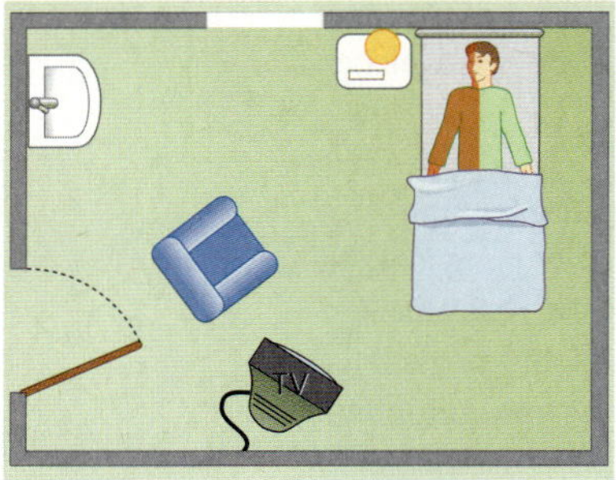

Abb. 11.4 Raumgestaltung bei einem Patienten mit Hemiparese rechts (nach Schimpf)

ausschließlich Kinder therapiert, nach der anfangs beschriebenen Erfahrung von Berta Bobath weitete sich das Konzept in den Erwachsenenbereich aus. Entsprechend dem Thema dieses Buches ist der pädiatrische Bereich im Weiteren vernachlässigt. Beispiele aus dem Erwachsenenbereich sind Patienten mit Hemiplegie, multipler Sklerose, Ataxie oder Schädel-Hirn-Trauma.

Neurophysiologische Grundlagen. Solange das Gehirn lebt, lernt es. Diese lebenslange Lernfähigkeit wird **Plastizität** genannt.

> **···> Definition**
> „Plastizität ist die Fähigkeit einer jeden Zelle des Organismus, sich in jedem Stadium ihrer Entwicklung zu organisieren oder zu re-organisieren, d.h. Dendriten und Axone aussprossen zu lassen, neue Verbindungen mit anderen Zellen einzugehen." (Brown u. Hardmann 1987 in Kidd u. a. 1992)

Diese Organisation und Reorganisation findet ständig statt. Es werden etwa ab dem 30. Lebensjahr tagtäglich Neurone abgebaut und dieser Verlust kompensiert. Diese Kompensation und Reorganisation ist anregungsabhängig. Sie wird von einem ständig stattfindenden bewussten und unbewussten Lernprozess unterstützt.

Direkt nach einer Schädigung werden die Synapsen im geschädigten und umgebenden Bereich inaktiv. Nach etwa einer Woche werden die Bereiche wieder aktiviert, die noch vorhandenen Funktionen werden überprüft (ähnlich dem „Booten" beim Computer). Neuroaktive Substanzen und Nervenwachstumsfaktoren werden zum geschädigten Bereich transportiert, um eine maximale Aussprossung zu ermöglichen. Liegen in der Nähe des geschädigten Bereiches „schlafende" Synapsen, werden sie ebenfalls aktiviert. Die Ausnutzung der umliegenden Synapsen wird als kollaterale Aussprossung bezeichnet.

> **···> Merke**
> Die Fähigkeit zur Reorganisation/Aussprossung steht etwa eine Woche nach einer Hirnschädigung zur Verfügung.

Im Rahmen des Bobath-Konzeptes wird versucht
- ···> durch Tonusregulation und normale Haltung ein Maximum an normaler Information von der betroffenen Seite her weiterzuleiten,
- ···> über eine vorgegebene Ausgangsposition, die Sensibilität für therapeutische Reize zu fördern,
- ···> durch ununterbrochene Reizsetzung die bestmögliche Aussprossung/Reorganisation zu erreichen.

Prinzipien. Das Bobath-Konzept bietet keine festgelegten Übungen, die verschieden aneinander gereiht „individuelle" Übungsprogramme ergeben. Es werden für jeden Patienten vielmehr individuell, aufeinander abgestimmte Aktivitäten erarbeitet. Diese orientieren sich an der normalen Bewegung, am vorhandenen Potential des Patienten und natürlich an den Bedürfnissen des Patienten. Ziel ist es, maximale Selbstständigkeit, Unabhängigkeit und Lebensqualität zu erreichen.

Die Säulen des Konzeptes sind
- ···> Regulation des Muskeltonus und
- ···> Bahnung von Bewegung.

> **···> Merke**
> Das Bobath-Konzept ist ein empirisches Konzept. Es entstand in den 40er Jahren. Die Säulen des Konzeptes sind Tonusregulation und Bewegungsbahnung.

Die Behandlungsprinzipien, Aspekte und Faktoren – sozusagen die Postamente der Säulen – sind folgende:
- ···> das 24-Stunden-Management,
- ···> die Rahmenbedingungen,
- ···> die posturale Kontrolle,
- ···> das Alignment,
- ···> die Kommunikation.

24-Stunden-Management

Nachdem die Patienten früher 2–3 Wochen ruhen sollten, forderten Bobaths den schnellstmöglichen Beginn der Behandlung. Die 1- bis 2-mal tägliche Behandlung durch Krankengymnasten oder Physiotherapeuten schien auch zu wenig, um möglichst ununterbrochen positive Reize auf den Patienten wirken zu lassen.
- ···> Es werden **alle**, die mit dem Patienten zu tun haben, einbezogen: Pflegepersonal, Physiotherapeuten, Ärzte, Ergotherapeuten, Logopäden, Angehörige, Besucher etc.
- ···> Die Umgebung und der Alltag sind so zu gestalten, dass möglichst viele Reize über die betroffene Seite an den Patienten gelangen, z.B.: Raumgestaltung (**Abb. 11.4**), Kommunikation, Nahrungsaufnahme, Waschen, An- und Auskleiden. Würden Pflegepersonal, Ärzte und Therapeuten den Patienten immer über seine betroffene Seite ansprechen, die Besucher jedoch grundsätzlich auf der nicht betroffenen Seite am Bett sitzen, bekäme der Patient leider nicht von allen den gleichen Orientierungsreiz angeboten.
- ···> Die Lagerung soll, neben allen „üblichen" Aspekten, pathologischen Tonus verhindern – Sensibilität fördern und physiologische Bewegung anbahnen. Die Lagerungen auf der Seite entsprechen der jeweiligen Standbeinphase des Gehens,

Spastik bei Benutzung einer Aufrichthilfe

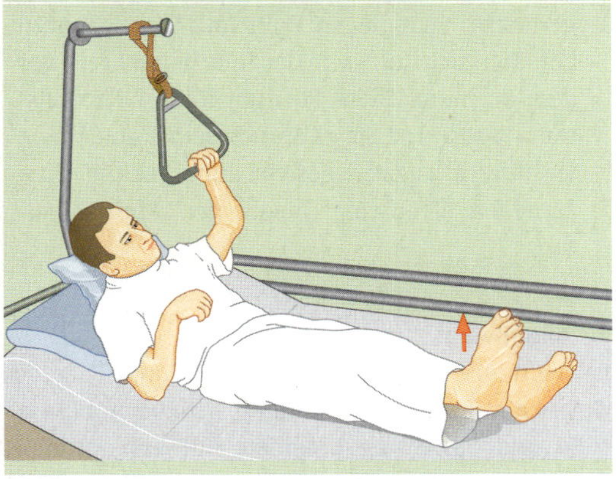

Abb. 11.5 Typisch auftretende Spastizität in Arm und Bein, wenn ein „Bettgalgen" benutzt wird (nach Urbas)

es erfolgt also ein dauerhafter Stimulus, der in einer späteren Phase die Therapie erleichtert. Es ist außerdem darauf zu achten, dass der Patient keinen „Bettgalgen" am Bett hat, da die Spastizität dadurch erheblich gefördert wird (**Abb. 11.5**).

Eva Groß
Krankenschwester

Praxistipp

Wenn Sie die Korrektheit der Lagerung überprüfen möchten, stellen Sie sich Ihren Patienten stehend vor. Entspricht dies der Standbeinphase – also dem Moment des Gehens, bei dem Sie nur auf einem Bein stehen und das andere Bein den Boden noch nicht wieder berührt?

Handling. Als Handling wird das Behandeln, der Umgang mit dem Patienten bezeichnet. Es beinhaltet die Hilfestellungen bei Bewegungen im Bett und im Sitzen, Aufstehen und Hinsetzen sowie alle Transfers (**Abb. 11.6**). Es wird *passives* und *aktives* Handling unterschieden.

- Passives Handling bedeutet, dass der Patient nicht in der Lage ist, die Aktivität zu unterstützen. Ein Beispiel dazu ist in **Abb. 11.7** dargestellt: Der Patient ist im Bett heruntergerutscht und kann das Becken nicht aktiv anheben, das betroffene Bein noch nicht halten. Sie halten beim „Bridging" das Bein fest, fassen den Patienten am Gesäß und „schaukeln" ihn zum Kopfende.
- Aktives Handling bedeutet, dass der Patient in der Lage ist, die Aktivität zu unterstützen. Als Beispiel nehmen wir die gleiche Situation: Der Patient kann das Becken inzwischen aktiv anheben, das betroffene Bein jedoch noch immer nicht halten. Sie halten beim Bridging das Bein fest, der Patient kann sich aktiv nach oben drücken. Die betroffene Seite soll in ihrer Aktivität und Wahrnehmung maximal miteinbezogen werden. Ist noch zu wenig Funktion vorhanden, ist darauf zu achten, dass die betroffene Seite nicht vernachlässigt wird. Der Patient wird z. B. aufgefordert, mit seiner nicht betroffenen Hand die betroffene zu halten. Für viele ist diese bilaterale Armführung, das „typische" Händefalten, der sog. *Betgriff nach Bobath.* Es haben sich inzwischen einige Alternativen zum Betgriff entwickelt, da der Griff auf Dauer nicht unbedingt komplikationslos ist. So sind z. B. bei einigen Patienten Subluxationen der Fingergrundgelenke aufgetreten.

Auch das grundsätzliche Mitführen des betroffenen Armes hat sich gelockert. Bei Transfers darf der Arm inzwischen durchaus auch neben dem Körper herabhängen. Häufig ist die Schulter der betroffenen

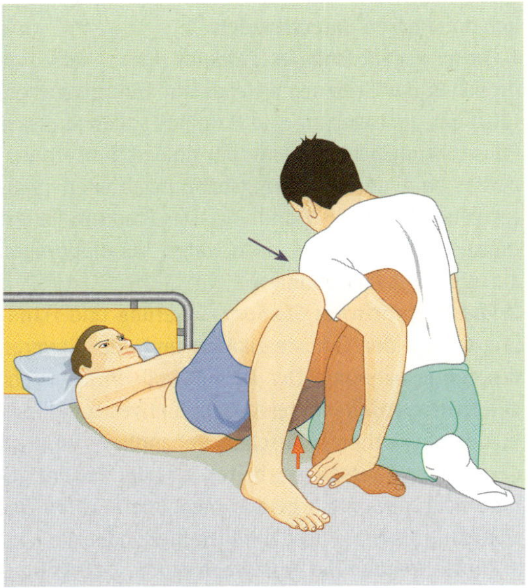

Abb. 11.6 Beginn eines Transfers im Sitz an der Bettkante (nach Urbas)

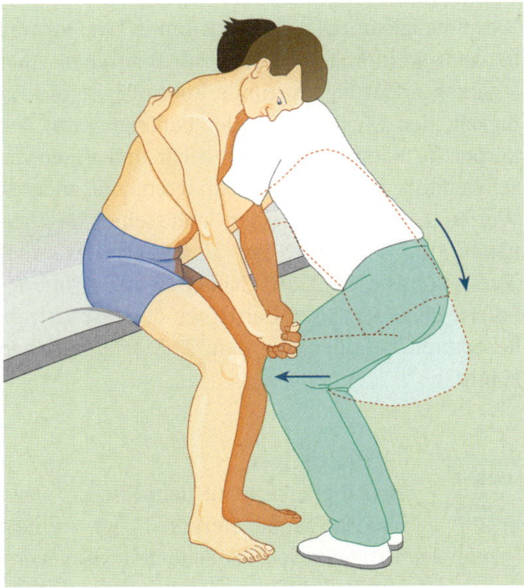

Abb. 11.7 Hochrutschen im Bett mittels Bridging (nach Urbas)

Seite subluxiert. Wird der Arm des Patienten unvorbereitet über 90° gehoben, kann es zu schmerzhaften Zuständen mit langwierigen Folgen kommen.

Merke

Für alle Hilfestellungen gilt:
So viel Hilfe wie nötig, aber so wenig wie möglich!
Das 24-Stunden-Management fordert den frühestmöglichen Behandlungsbeginn.
Alle, die mit dem Patienten zu tun haben, werden einbezogen. Möglichst viele Reize sollen über die betroffene Seite an den Patienten gelangen.
Die Lagerung bahnt physiologische Bewegungen an. Das Handling bezieht die betroffene Seite maximal mit ein.

Rahmenbedingungen

Das räumliche Umfeld ist so zu gestalten, dass der Patient in seiner Wahrnehmung gefördert und motiviert wird. Es bieten sich ein gut lesbarer Kalender oder eine große Uhr an mit Digital- oder Analoganzeige, je nach Ort der Schädigung. Die linke Hemisphäre nimmt Details wahr, die rechte räumliche Zusammenhänge. Um eine Analoguhr lesen zu können, muss man den räumlichen Zusammenhang der Zeiger erkennen. Vertraute Musik kann den Muskeltonus positiv beeinflussen und alltagsorientierte Aktivitäten die Selbstständigkeit des Patienten fördern. Die Wünsche des Patienten sind möglichst zu berücksichtigen.

Wahrnehmungsstörungen können jedoch auch dazu führen, dass der Patient sich sehr leicht ablenken und verunsichern lässt, in diesem Fall ist von einer aufwendigen Umgebungsgestaltung abzusehen.

Posturale Kontrolle (postural set)

Was im angloamerikanischen Raum in zwei Worten benannt werden kann, bedarf im Deutschen einer längeren Erklärung. Posturale Kontrolle ist die Fähigkeit, den Muskeltonus, der benötigt wird, den Körper im Raum im Gleichgewicht und gegen die Schwerkraft zu halten, zu aktivieren; mit anderen Worten „… die Stellung der Schlüsselpunkte zueinander und in Bezug zur Unterstützungsfläche“ (Paeth Rohlfs 1999, S. 30). Schlüsselpunkte sind definierte Punkte im Körper, an denen sich eine Vielzahl Rezeptoren befinden, die dem ZNS Informationen zuführen.

Praxistipp

Eva Groß
Krankenschwester

Ihr Patient liegt auf dem Rücken. Der Schlüsselpunkt Sternum liegt, wenn man den Patienten von der Seite betrachtet, vor den auf dem Bett aufliegenden Schultern. Diese Position fördert Extensionstonus. Ihr Patient sitzt im Rollstuhl und ist schon etwas heruntergerutscht, „hängt“ im Rollstuhl. Die Schultern befinden sich nun – von der Seite betrachtet – vor dem Sternum. Diese Position fördert Flexionstonus. Probieren Sie es an sich selber aus. Wenn Sie aufrecht sitzen, ist es viel einfacher, die Arme zu heben, als in einer „bequemen“ Lümmelhaltung.

Alignment

Ist die biomechanisch optimale Position, in der sich Gelenke samt aller zugehörigen Strukturen bei Haltung und Bewegung befinden. Für ein optimales Alignment ist die Anpassung des Muskeltonus nötig, die Muskulatur muss ausreichend dehnfähig sein, es dürfen keine Kontrakturen (s. Pflegeangebot Kontrakturprophylaxe, Kap. 19.4) oder Subluxationen vorliegen.

Kommunikation

Dass die verbale Kommunikation über die betroffene Seite erfolgen sollte, ist bereits erwähnt. Es können je nach Lokalisation der Schädigung Sprachstörungen im Sinne von Aphasien auftreten (Kap. 27.3). Faktoren, die das Kommunizieren leichter machen, sind in jedem Fall Ruhe, Zeit, Aufmerksamkeit und Bereitschaft, „zwischen den Zeilen zu hören“. In vielen Fällen ist nonverbale Kommunikation leichter und verständlicher. Hände sagen manchmal mehr als Worte – das Wort be*hand*eln ist mit der Hand quasi verwandt.

Behandlungsstadien

Die Behandlungsstadien sollen im Folgenden beispielhaft für einen Patienten mit Z. n. apoplektischem Insult aufgezeigt werden. Es lassen sich grundsätzlich drei Phasen unterscheiden.

1. Phase: Pseudoschlaffes Stadium. Es schließt sich direkt an das Ereignis, welches zur Hemiplegie geführt hat, an. Lagerung und Handling sollen in dieser Phase hauptsächlich dem physiologischen Tonusaufbau und der Bewegungsbahnung dienen (weitestgehend passives Handling). Das Stadium dauert meist 1–2 Wochen, danach treten Veränderungen auf, die zur 2. Phase führen.

2. Phase: Spastisches Stadium. Lagerung und Handling dienen der Tonusregulation und der aktiveren Bewegungsbahnung. Der Patient soll immer mehr gefordert werden (weitestgehend aktives Handling). In der physiotherapeutischen Behandlung wird an den Grenzen dessen gearbeitet, was der Patient gerade noch oder auch gerade nicht mehr kann. Der Übergang zu Phase 3 ist ziemlich fließend.

3. Phase: Stadium der Restsymptomatik. Jetzt geht es hauptsächlich um die Automatisierung bestimmter Bewegungsabläufe, wobei natürlich das Lernen an den Grenzen (aus Phase 2) bestehen bleibt.

Merke

Je früher mit der rehabilitativen Pflege und Therapie begonnen wird, desto besser kann die Reorganisation und Kompensation stattfinden. Die Plastizität des Gehirns benötigt Herausforderung!

Nur wenn alle, die mit dem Patienten zu tun haben, an einem Strang ziehen, nach dem gleichen Konzept arbeiten, die gleiche Sprache sprechen, ist eine optimale Versorgung möglich. Dies erfordert entsprechende Kompetenz aller Beteiligten, Bereitschaft zur Zusammenarbeit, Offenheit und Geduld.

11.3 Kinästhetik

Frank Hatch und Lenny Maietta

Mit unserem Eintritt in das 21. Jahrhundert verlagert sich unser Verständnis dessen, wie es ist, am Leben zu sein. Seit der Mitte des 17. Jahrhunderts, als die wieder erwachenden Vorstellungen der Wissenschaft und die rationale Spekulation über die Natur des Menschen von Philosophen wie Descartes und anderen in Worte gefasst wurden, vermittelt unsere Kultur die Vorstellung, dass wir und andere Lebensformen wie Maschinen funktionieren.

Maschinen bestehen aus Teilen, die in Beziehung zueinander gesehen werden können. Natürlich wird diese Art der Beziehung zwischen Teilen auch in Lebenssystemen aller Art offensichtlich. Aber erst in der zweiten Hälfte unseres Jahrhunderts wurde die Analogie zwischen Leben und Maschine ernsthaft in Frage gestellt. Maschinen bedürfen einer äußeren Krafteinwirkung, um gebaut und in Bewegung gesetzt werden zu können. Sie besitzen weder eigene Intentionen, noch können sie sich selbst erschaffen. Doch die Wissenschaft, einschließlich die Wissenschaft der Medizin und des Lebens, die wir bisher dazu benutzt haben, uns selbst zu informieren, basiert auf einem mechanischen Modell. Wir nahmen mehr, als uns eigentlich bewusst war, an, dass wir bloß komplizierte Maschinen sind, die einfach nur eingestellt werden müssen, um gesund zu werden.

Erst in den 40er Jahren schlugen Wissenschaftler und Mathematiker eine zufriedenstellende Alternative zu Descartes' „mechanischer" Metapher vor. Sie arbeiteten an der problematischen Aufgabe, Kriegsgerät auf die Bedürfnisse der Menschen, die es benutzten, anzupassen. Das war der Beginn der kybernetischen Revolution. Norbert Wiener gab die erste kohärente Beschreibung über das Rückmeldeverhalten von selbststeuernden Systemen in seinem Buch „Mensch und Menschmaschine" (Wiener 1954). Szilard und Brillouin entwickelten und förderten die Informationstheorie, um darzulegen, wie Organe, Zellen und sogar die Moleküle von Lebenssystemen durch Rückmeldung gesteuert sind (Jacob 1974). Adolph (1982) demonstrierte, dass sämtliche in Lebewesen stattfindenden psychologischen Prozesse

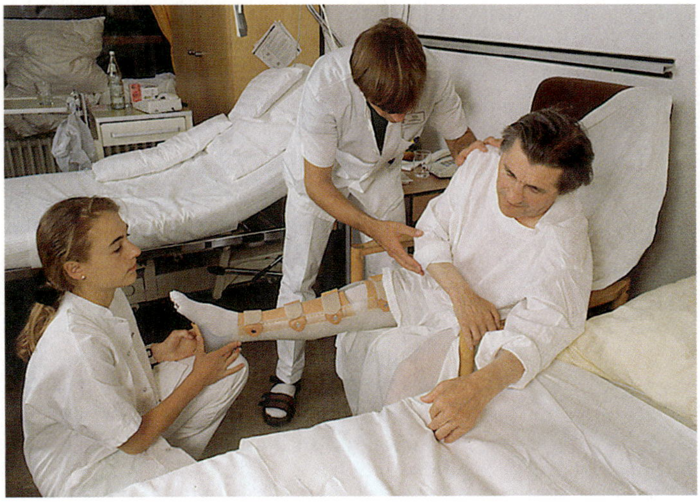

vom Informationsaustausch oder der „Rückmeldung" zwischen ihren Bestandteilen abhängig sind. K. U. Smith und W. M. Smith (1958) zeigten, wie durch selbsttätige Regelung die Regulierung menschlichen, zwischenmenschlichen, sozialen und kulturellen Verhaltens im Leben eines Menschen möglich ist.

Diese Wissenschaftler schufen eine neue Erklärung dessen, was lebende Objekte sind. Sie legten auch Methoden nahe, lebendige Objekte auf der Grundlage der selbsttätigen Regelung zu beeinflussen und herbeizuführen. Damit ist die daraus resultierende Regulierung gemeint, wenn Teile miteinander kommunizieren, um ihre Funktionen zu koordinieren. Und genau das geschieht auch bei Lebenssystemen. Mit Rückmeldung sind durch Bewegung hervorgerufene Sinneseindrücke gemeint, die dazu benutzt werden, weitere Bewegungen zu leiten. Dieser Kreislauf findet auf jeder Lebensebene statt, angefangen bei Molekülen, Zellen, Organen und Organsystemen, und kann sogar auf der Ebene sozialer, industrieller und kultureller Organisationen beobachtet werden. Obwohl uns diese Vorstellungen schon seit über 50 Jahren begleiten, beginnen sich Bedeutung und Anwendung dieses neuen Verständnisses für die Natur des Lebens erst jetzt, Anfang des

21. Jahrhunderts, in der Praxis der Gesundheitsfürsorge zu etablieren. Dies tritt ganz besonders auf krankenpflegerische Berufe zu. Verschiedene, vor kurzem eingetretene Veränderungen in der Krankenpflege basieren auf der Integration dieser neuen Einsichten in die Haltung und Arbeit des Krankenpflegepersonals. „Kinästhetik in der Pflege“ zum Beispiel basiert auf der Anwendung von Grundsätzen der Verhaltenskybernetik in der Krankenpflegepraxis (Hatch u.a. 1994). Das Bobath-Konzept zur Behandlung neurologischer Störungen bei Erwachsenen und Kindern stimmt intuitiv mit dem Inhalt von Kybernetik und Systemtheorie überein, so wie die Idee, die hinter der Basalstimulation steht (Fröhlich 1998), die in der Krankenpflege von sensorisch beeinträchtigten Patienten angewendet wird.

Nach diesem neu entstandenen Paradigma ist alles Leben evolutionär und selbststeuernd. Nur das Individuum ist in der Lage, ein die Gesundheit bestimmendes Verhalten zu entwickeln und beizubehalten. In dieser Hinsicht wird Gesundheit nicht als Zustand gesehen. Vielmehr ist Gesundheit die Fähigkeit, die jeder Mensch im Laufe seines Lebens entwickelt, um sich fortzubewegen und so physiologische Prozesse im inneren und die sozialen und persönlichen Bedingungen im äußeren Bereich zu steuern, d.h., dass niemand die Gesundheit eines anderen erzeugen kann. Pflegepersonen, die Patienten heben und herumtragen, schaden nicht nur sich selbst, sondern tun auch ihren Patienten wenig Gutes. Vielmehr kann man von Pflegepersonen, die ihren Patienten dabei helfen, sich selbst zu bewegen und die Aufgaben des täglichen Lebens effizient und mit einem Minimum an Stress auszuführen, behaupten, sie praktizierten gesundheitsentwickelnde Maßnahmen (Hatch u. Maietta 1998). Dies ist deswegen so, weil durch die Unterstützung des Patienten, sich bei der Ausführung der Aufgaben des täglichen Lebens anzustrengen, die interne Produktion von Energiekomponenten angetrieben wird, die die Grundlage für die Fähigkeit zur Führung eines gesunden Lebens bilden. Angesichts des auf die Ressourcen in der Gesundheitsfürsorge zukommenden demographischen Drucks infolge der Bevölkerungsalterung werden „gesundheitsentwickelnde“ Krankenpflegepraktiken immer notwendiger.

Das Institut für Kinästhetik (s. Leserservice) ermöglicht ein Fortbildungsprogramm für Krankenpflegepersonal und Krankenpflegeschüler, sodass diese in der Lage sind, gesundheitsentwickelnde Krankenpflege gekonnt zu praktizieren. Es bietet außerdem Fortbildungskurse für Lehrer von Grund- und Aufbaukursen für praktizierendes Krankenpflegepersonal und Lehrfortbildungen zur Vorbereitung von Lehrern in Krankenpflegeschulen, um Krankenpflegeschüler entsprechend zu unterrichten.

Die **Abb. 11.8** bis **11.13** (Autor: Stephan Posse) zeigen, wie das Erlernen von Bewegungsfähigkeiten gefördert, Positionen ermöglicht und zur Fortbewegung angeleitet werden kann.

Förderung des Erlernens von differenzierten Bewegungsfähigkeiten (Abb. 11.8)

1 Bewegungsmöglichkeiten erfahren lassen. Hier neigt sich der Patient auf seine rechte Seite und beugt sich leicht nach vorne, um nach den Medikamenten zu greifen.

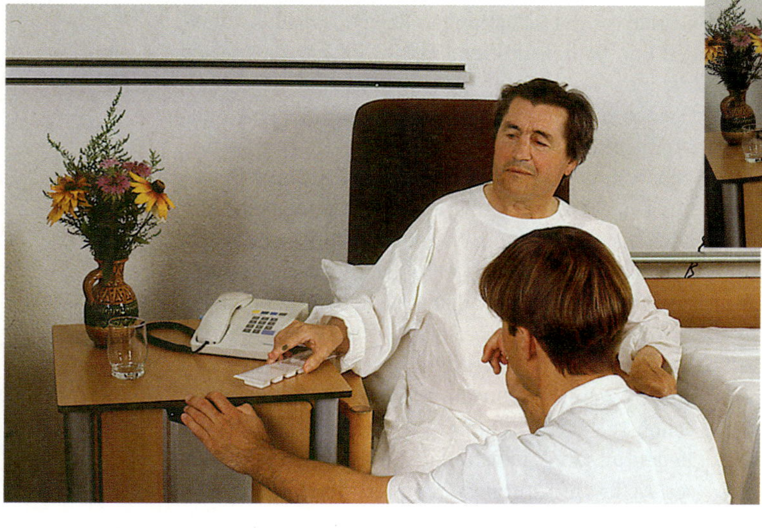

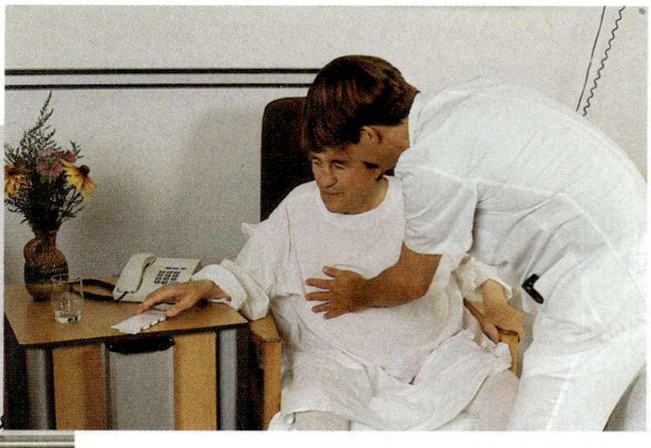

2 Varianten im Vergleich erfahren lassen, hier hält der Patient den Körper aufrecht, er verlagert sein Gewicht leicht auf seine linke Seite und streckt den Arm weiter aus.

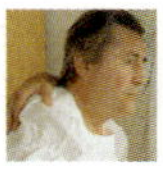

Aufrichten im Bett (Abb. 11.9)

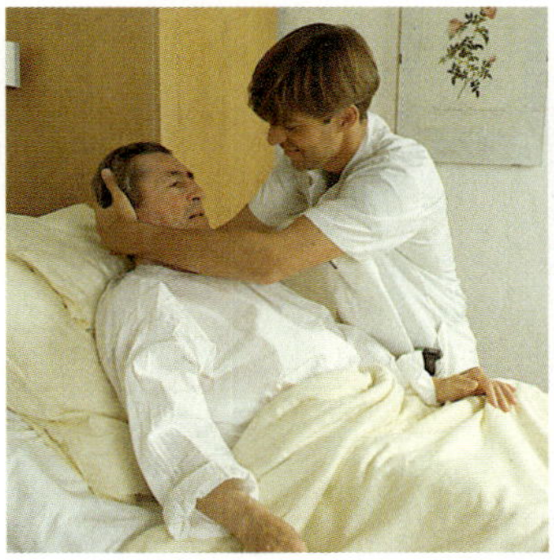

1 Der Patient bekommt den Impuls, seinen Kopf zu beugen.

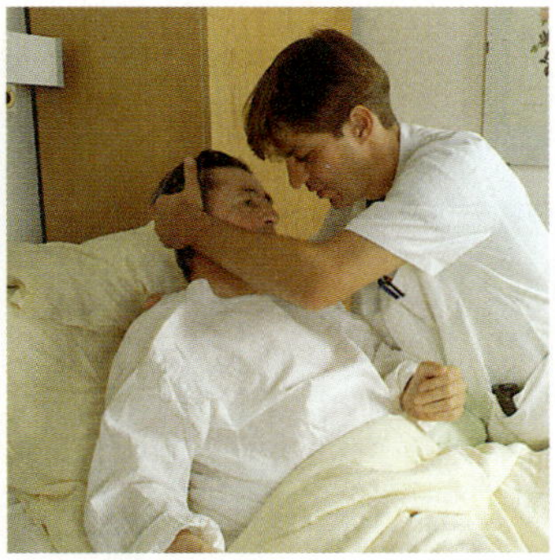

2 Durch eine seitliche spiralige Bewegung wird es dem Patienten ermöglicht, Gewicht auf den linken Ellenbogen zu verlagern und sich über ihn aufzurollen.

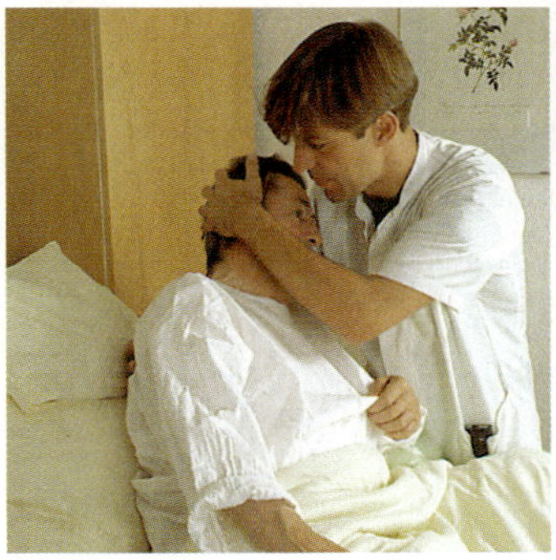

3 Durch Führen und Unterstützung der „Masse" Brustkorb erfolgt ein klarer Bewegungsimpuls.

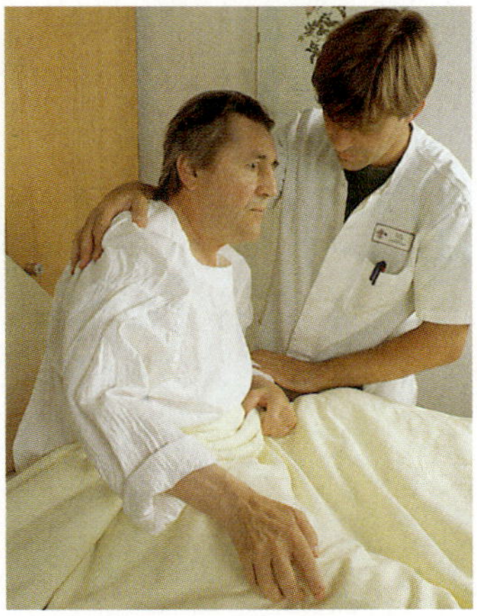

4 Der Patient sitzt und kann sich nun im Raum orientieren.

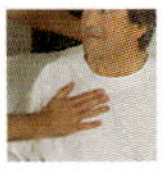

Positionen ermöglichen (Abb. 11.10)

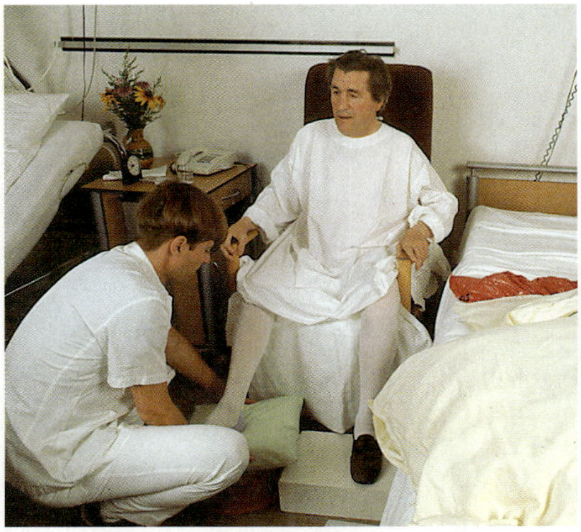

1 Gestaltung der Position durch Anpassung der Umgebung, zur korrekten Lagerung wird hier ein Höhenausgleich für die Beine geschaffen.

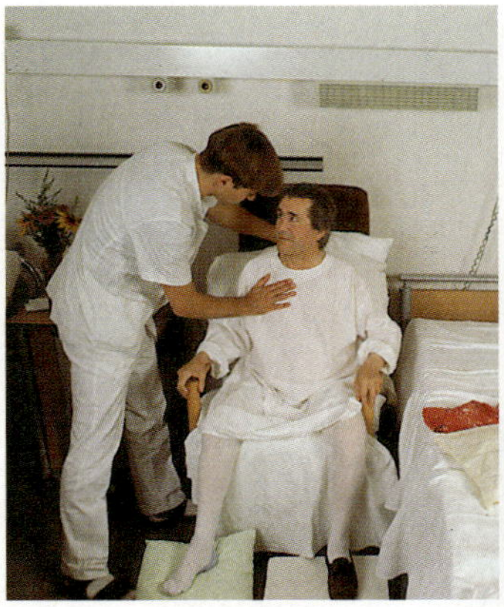

2 Bewegungsmöglichkeiten erfahren lassen.

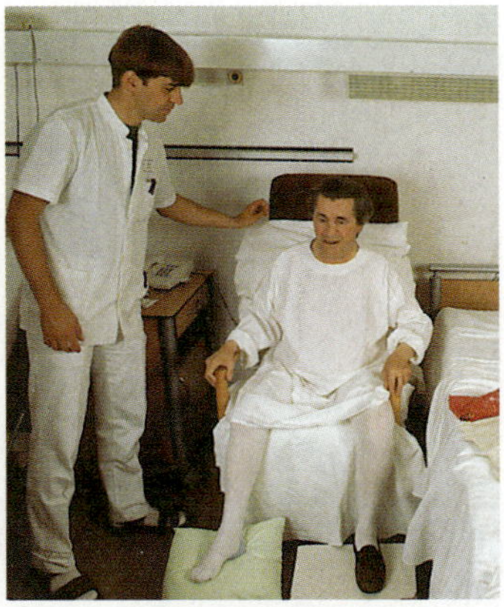

3 Weitere Varianten anbieten

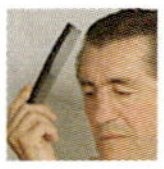

Förderung des Erlernens von differenzierten Bewegungsfähigkeiten (Abb. 11.11)

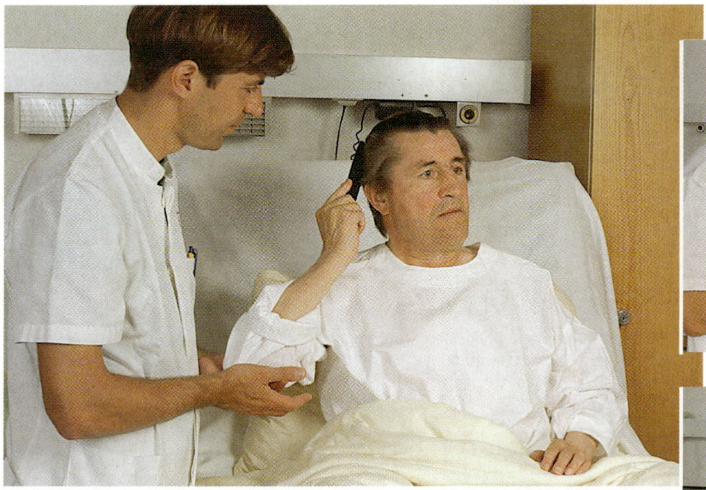

1 Aktive Unterstützung der Bewegung mit Erfahrung der Bewegungsfähigkeit. Die Pflegeperson stützt und führt den Arm des Patienten mit den eigenen Händen.

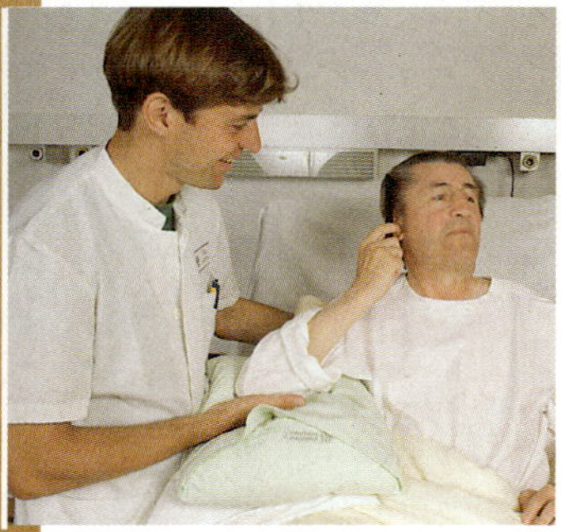

2 Erprobung von möglichen Varianten. Hier werden stützende Kissen unter den Arm gelegt.

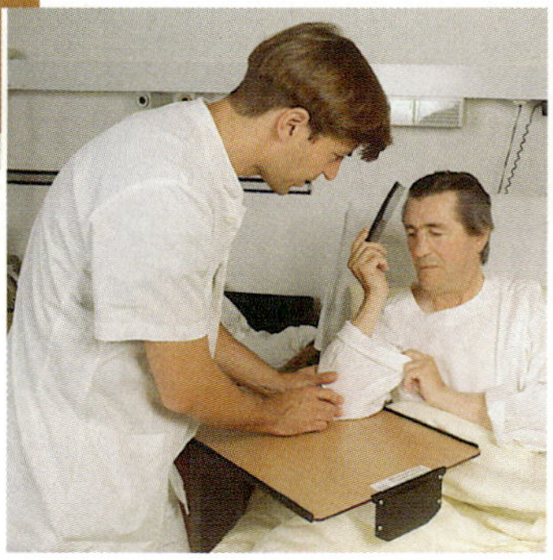

3 Ermöglichung und Festlegung einer eigenständigen Umsetzung, z.B. indem das ausziehbare Brett des Nachtkästchens als stützende Unterlage verwendet wird.

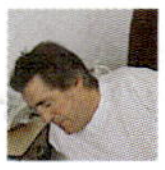

Zur Fortbewegung im Sitzen anleiten (Abb. 11.12)

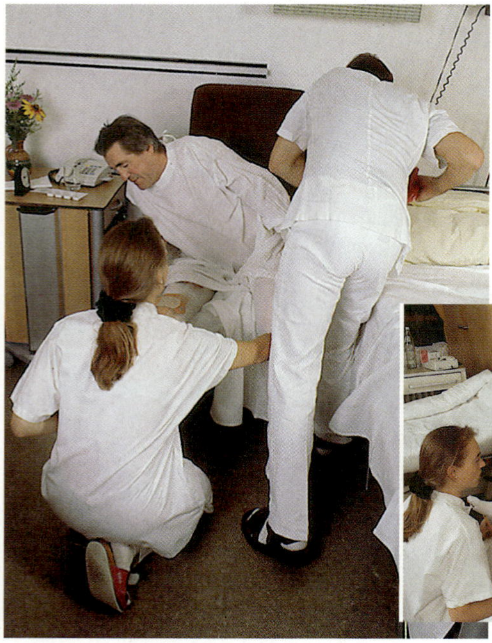

1 Gewichtsverlagerung des Patienten auf die rechte Seite. Die Pflegeperson im Vordergrund unterstützt das auf ihrem Knie liegende Bein.

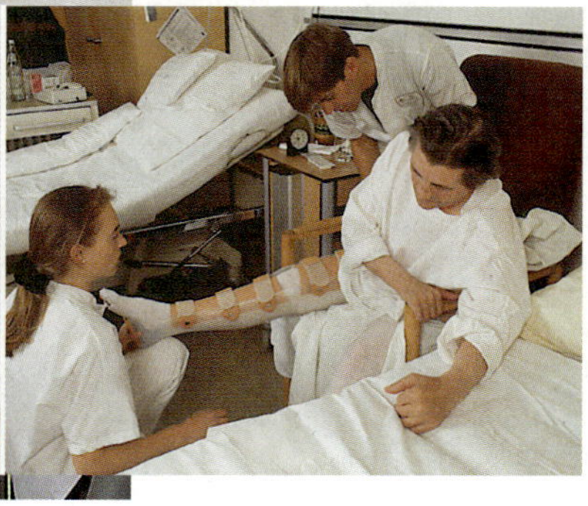

2 Gewichtsverlagerung auf die linke Seite. Der Patient nutzt die Lehne des Sessels und das Bett, um die Verlagerung selbstständig durchführen zu können.

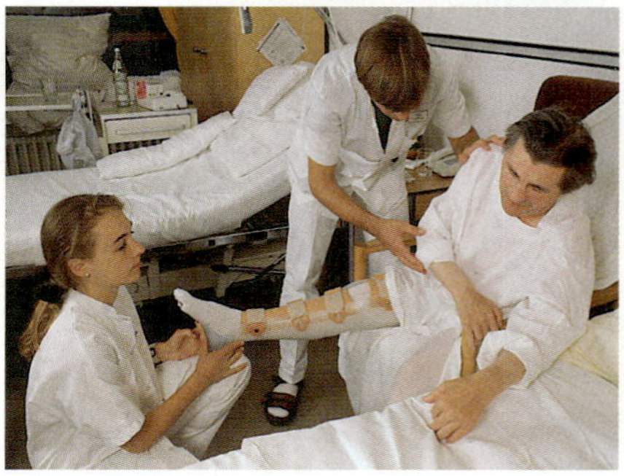

3 Unterstützen durch Führen der Bewegung. Der Patient fühlt und erfährt die richtige Bewegungsfolge.

Förderung des Erlernens von differenzierten Bewegungsfähigkeiten (Abb. 11.13)

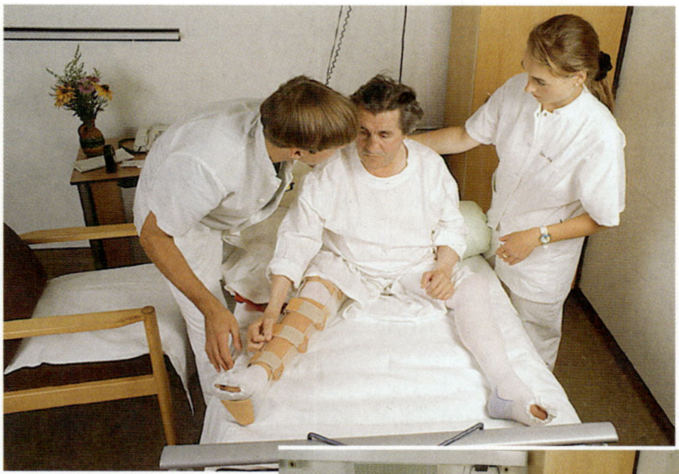

1 Dem Patienten eine Orientierung über den Verlauf der Bewegung geben

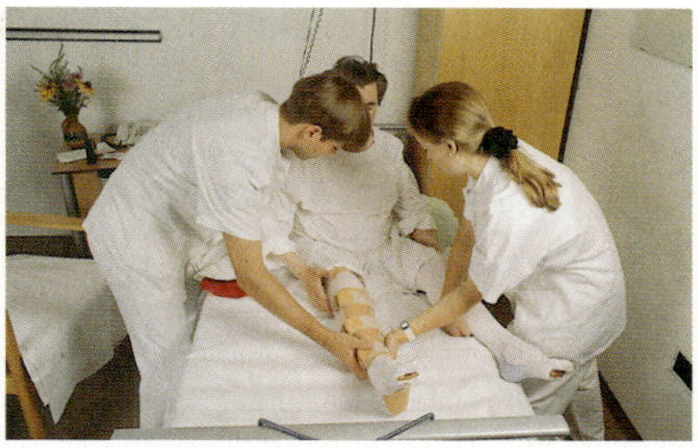

2 Ermöglichung der schrittweisen Gewichtsverlagerung zwischen der linken und rechten Körperseite, um sich im Bett sitzend um 90° zu drehen

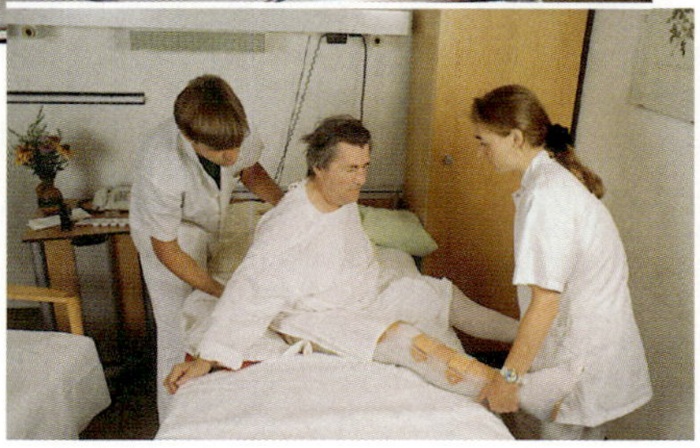

3 Dem Patienten Zeit lassen, um ihm die Gelegenheit zu geben, die Bewegung zu steuern und sich zu orientieren

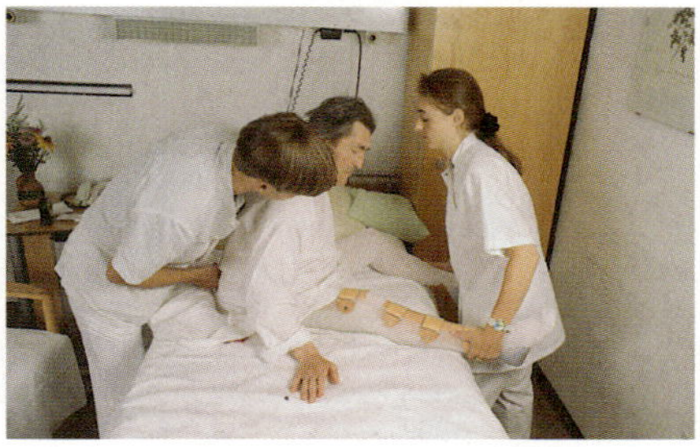

4 Durch Führung wird der Patient unterstützt.

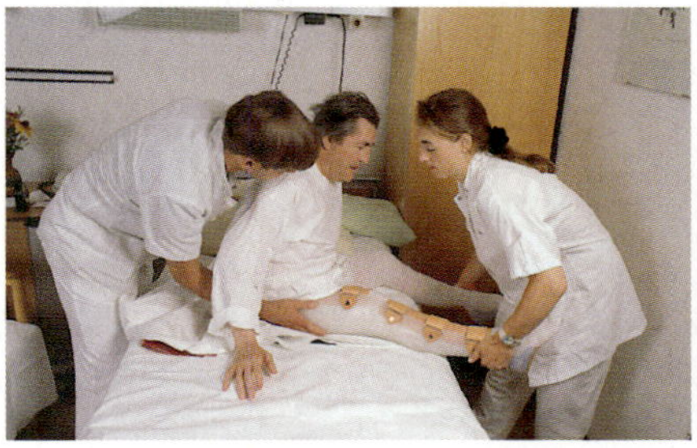

5 Hier wird nochmal die Unterstützung des Patienten bei der Änderung der Bewegungsrichtung deutlich.

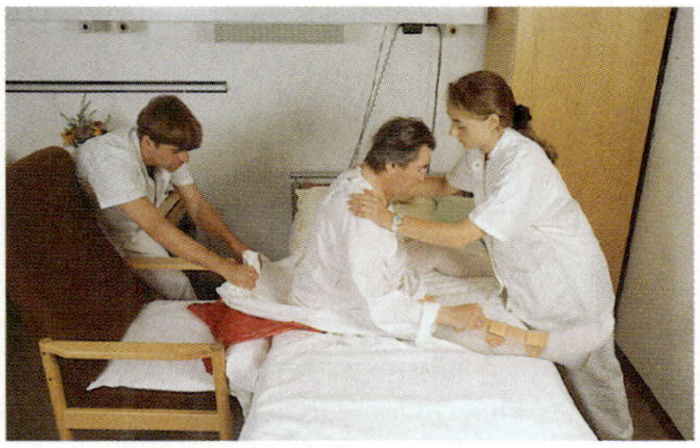

6 Der Richtungswechsel ist abgeschlossen. Die Fortbewegung vom Bett in den Sessel wird hier durch Zug am Stecklaken, das über einer Plastiktüte liegt, gestaltet.

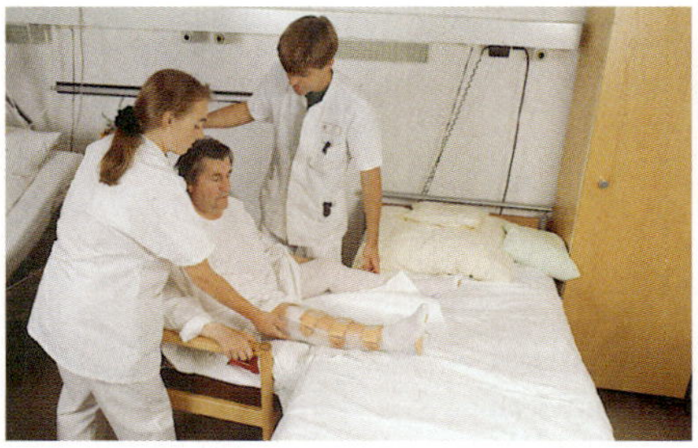

7 Der Patient sitzt im Sessel, der nun vom Bett weggedreht werden kann.

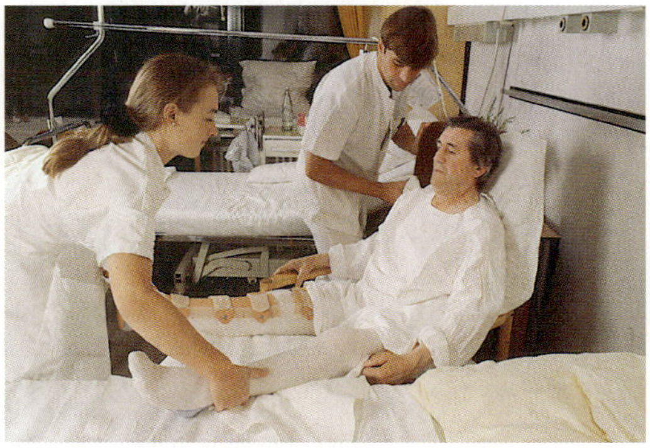

8 Die zweite Pflegeperson sichert die Beine.

Leserservice

Verwendete Literatur

Basale Stimulation

Bartoszek, G., P. Nydahl: Ich begleite dich durch deine Verwirrtheit. Zeitschrift für Mitglieder der Deutschen Gesellschaft für Fachkrankenpflege (GFK) 1 (1996) 15–20

Bienstein, C., A. Fröhlich (Hrsg.): Bewusstlos. Verlag Selbstbestimmtes Leben, Düsseldorf 1994

Bienstein, C., A. Fröhlich: Basale Stimulation in der Pflege. Verlag Selbstbestimmtes Leben, Düsseldorf 1994

Buchholz, Th.: Basale Stimulation: Pflegequalität spüren. Ambulante Pflege 5,6 (1995) 11

Bucholz, Th, A. Gebel-Schürenberg, P. Nydahl, A. Schürenberg: Der Körper: eine unförmige Masse – Wege zur Habituationsprophylaxe. Die Schwester/Der Pfleger 7 (1998) 568

Fröhlich, A. (Hrsg.): Wahrnehmungsstörungen und Wahrnehmungsförderung. Edition Schindele Universitätsverlag, Heidelberg 1997

Fröhlich, A.: Basale Stimulation. Pflege Aktuell 6–7 (1995) 504

Fröhlich, A.: Basale Stimulation. In: Neander, K. u. a.: Handbuch der Intensivpflege. Ecomed, Landsberg 1994

Fröhlich, A.: Basale Stimulation – Das Konzept. Bundesverband für Körper- und Mehrfachbehinderte, Düsseldorf 1998

Fröhlich, A., U. Haupt, C. Bienstein (Hrsg.): Fördern – Pflegen – Begleiten. Verlag Selbstbestimmtes Leben, Düsseldorf 1997

Hannich, H., B. Dirkes: Ist Erleben im Koma möglich? Intensiv 4 (1996) 4

Nydahl, P., G. Bartoszek (Hrsg.): Basale Stimulation – Neue Wege in der Intensivpflege. Wiesbaden 1999

Bobath-Konzept

Bobath, B.: Die Hemiplegie Erwachsener. Thieme, Stuttgart 1985

Davies, P. M.: Hemiplegie. Springer, Berlin 1986

Gschwend, G.: Neurophysiologische Grundlagen der Hirnleistungsstörungen. Karger, Freiburg 1998

Meier-Baumgartner, H. P.: Das Bobath-Konzept. Zeitschrift für Geronotologie 6 (1987) 377–380

Paeth Rohlfs, B.: Erfahrungen mit dem Bobath-Konzept. Thieme, Stuttgart 1999

Schimpf, O.: Checkliste Physiotherapie in der Neurologie. Thieme, Stuttgart 1999

Urbas, L.: Die Pflege des Menschen mit Hemiplegie nach dem Bobath-Konzept. Thieme, 2. Aufl., Stuttgart 1996

Kinästhetik

Adolph, E. F.: Physiological integrations in action. The Physiologist 25(2) (1982), Anhang 1

Citron, J.: Kinästhetisch handeln. Thieme, Stuttgart 1998

Hatch, F., L. Maietta: Kinästhetik – Gesundheitsentwicklung und Menschliche Funktionen. Ullstern Medical, Wiesbaden 1998

Hatch, F. u. a.: Kinästhetik – Interaktion durch Berührung und Bewegung in der Pflege. DBfK Eschborn 1994

Urbas, L.: Pflege eines Menschen mit Hemiplegie nach dem Bobath-Konzept. Thieme, Stuttgart 1996

Weiterführende Literatur

Basale Stimulation

Nydahl, P.: Angehörige Integrieren. Die Schwester/Der Pfleger 5 (1996) 439

Nydahl, P.: Wie erleben Patienten die Intensivstation? Intensiv 4–6 (1996) 250

Kinästhetik

Jacob, F.: The Logic of Life: A History of Heredity. Pantheon, New York, 1974

Smith, K. U., W. M. Smith: The Behaviour of Man: Introduction to Psychology. Holt, Reinhart and Winston, New York 1958

Wiener, N.: The Human Use of Human Beings. Cybernetics and Society, 2. Ausg. Doubleday, New York 1954

Kontaktadressen

Lothar Urbas
Krankenpfleger
Pflegeinstruktor Bobath (BIKA)
Akazienweg 20
53545 Linz am Rhein
Tel.: 0 26 44/98 02 24
Fax: 0 26 44/98 02 23

Internetadressen

http://www.bobathpflege.de

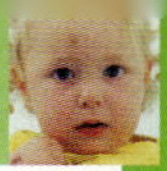

12 Arbeitsfelder der Pflege

Henry Kieschnick

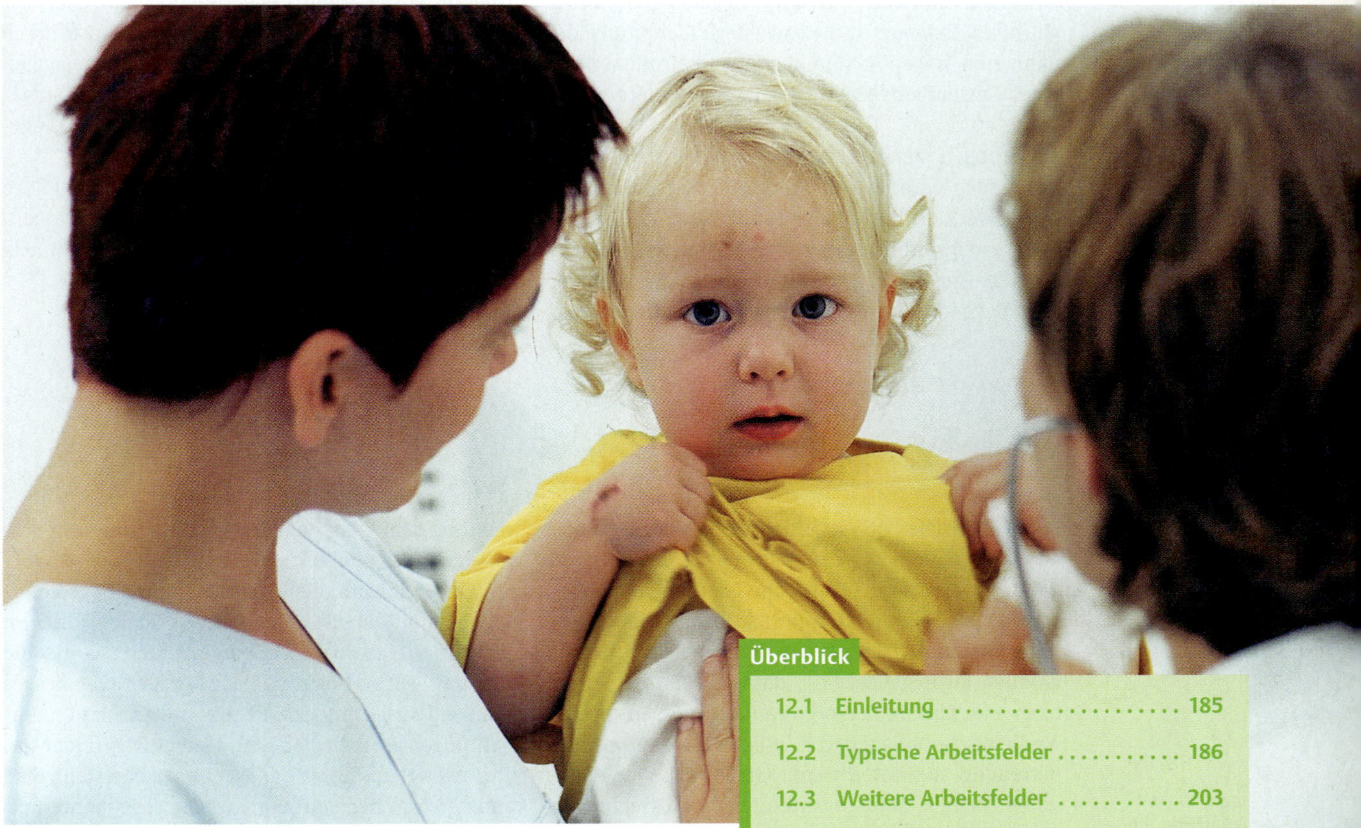

Überblick

12.1 Einleitung

Lernaufgabe

Beantworten Sie vor dem Lesen dieses Kapitels allein oder in der Gruppe folgende Fragen:
In welchen Bereichen bzw. Institutionen des Gesundheitssystems, aber auch in welchen fachfremden Bereichen kommen Pflegepersonen nach Ihrer Erfahrung zum Einsatz?
Welche Aufgaben übernehmen die Pflegenden in den einzelnen Arbeitsfeldern hauptsächlich?
Was unterscheidet die Arbeitsfelder bzw. die Tätigkeit in den einzelnen Bereichen voneinander?

Überlegt man, wo Pflegepersonen in der Berufspraxis eingesetzt werden können, denkt man häufig zuerst an die Tätigkeit im Krankenhaus. Das Krankenhaus ist zwar ein klassisches Arbeitsfeld von Pflegenden, Pflegepersonen arbeiten aber auch in anderen Einrichtungen des Gesundheitssystems wie in Rehabilitations- und Kurkliniken, ambulanten Pflegediensten, Altenpflegeheimen und Hospizen. In den genannten Einrichtungen übernehmen Pflegepersonen einen wesentlichen Teil der Versorgung und Betreuung von kranken und alten Menschen. Zahlenmäßig stellen Pflegende in den Institutionen einen hohen bzw. den größten Anteil der Beschäftigten.

Hinsichtlich der Arbeitsmöglichkeiten von Pflegepersonen besteht eine zusätzliche Vielfalt auch dahingehend, dass es innerhalb der Einrichtungen häufig nicht nur einen Bereich gibt, in denen Pflegende zum Einsatz kommen können, sondern verschiedene Teilbereiche, Abteilungen und Stationen (z. B. im Krankenhaus). Möglich ist auch der Einsatz in sog. Funktionsabteilungen, z. B. im Herzkatheterlabor oder in der Endoskopie. Im ersten Teil dieses Kapitels werden typische Arbeitsfelder der Pflegepersonen vorgestellt. Darüber hinaus werden im zweiten Teil weitere Einsatzmöglichkeiten von Pflegenden aufgezeigt, die nicht zu den klassischen Ar-

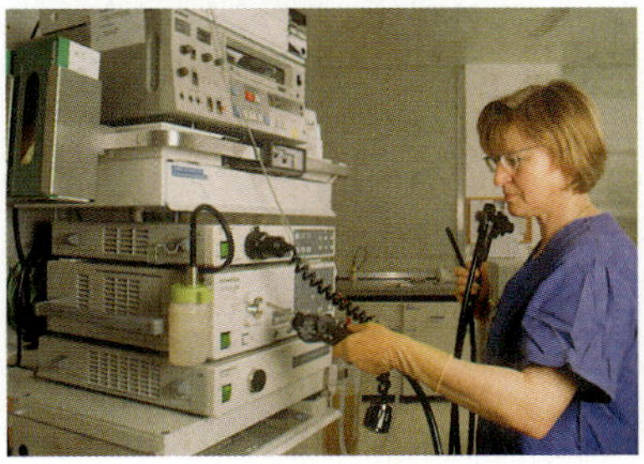

Pflegeperson in der Endoskopie mit typischer Bereichskleidung

beitsfeldern zählen, in denen Pflegende aber wichtige Aufgaben im Rahmen der Gesundheitsversorgung übernehmen. Abschließend werden Aussagen zu einem speziellen Aspekt der Zusammenarbeit der einzelnen Einrichtungen des Gesundheitssystems getroffen. Gemeint ist die sog. Pflegeüberleitung, die dann zum Tragen kommt, wenn ein Betroffener von einer Gesundheitseinrichtung in eine andere wechselt.

Bezogen auf die typischen Arbeitsfelder der Pflegenden wird jeweils einleitend dargestellt, welchen Zweck die betreffende Einrichtung im Gesundheitssystem erfüllt und welche Leistungen erbracht werden. Außerdem wird erläutert, welche Stellung die Pflegenden in den einzelnen Institutionen einnehmen, mit welchen Berufsgruppen sie zusammenarbeiten und für welche Aufgaben sie zuständig sind. Dabei werden allerdings vor allem die Tätigkeiten benannt, die speziell in der jeweiligen Einrichtung im Vordergrund stehen. Auf Kernaufgaben der Pflege wurde bereits in anderen Kapiteln ausführlich eingegangen, bzw. es wird noch darauf eingegangen werden. Deshalb finden die pflegeoriginären Aufgaben in den folgenden Ausführungen nur eingeschränkt Erwähnung.

Ableiten lassen sich die Kernaufgaben der Pflege u. a. aus dem Gesetz über die Berufe in der Krankenpflege (Krankenpflegegesetz – KrPflG; s. Rechtliche Aspekte, S. 209).

12.2 Typische Arbeitsfelder

Bevor typische Arbeitsfelder der Pflegepersonen näher vorgestellt werden, soll darauf eingegangen werden, wann kranke und alte Menschen die verschiedenen Gesundheitseinrichtungen überhaupt nutzen (müssen). Krank sein oder alt sein bedeutet nämlich nicht gleichzeitig, dass die Betroffenen in einer Einrichtung versorgt werden müssen, in der medizinische, pflegerische, psychische bzw. soziale Betreuung angeboten wird. Kranke und alte Menschen können unter bestimmten Voraussetzungen auch zu Hause und ohne professionelle Hilfe leben. Dies ist der Fall, wenn sie mit ihrer Krankheit bzw. mit gesundheitlichen Einschränkungen (noch) allein zurechtkommen (s. sog. Selbstpflege, S. 86) oder wenn die notwendige Hilfe durch Personen im Umfeld des Betreuungsbedürftigen abgesichert wird, z. B. durch Angehörige, Nachbarn, Freunde oder andere Bezugspersonen (s. sog. Laienpflege, S. 86). Erst wenn die Einschränkungen nicht mehr vom Betroffenen selbst oder durch die Laienpflegepersonen kompensiert werden können bzw. die Krankheit behandlungsbedürftig wird, ist eine professionelle Versorgung notwendig. Je nachdem, wie umfassend die medizinische, pflegerische oder andere Hilfe eingreifen muss und inwieweit Personen aus dem sozialen Umfeld weiterhin in die Betreuung einbezogen werden können, ist zu entscheiden, in welcher Einrichtung dem kranken oder alten Menschen am besten geholfen werden kann.

Junge Frau mit Tetraplegie, die nach erfolgreicher Rehabilitation in der Lage ist, selbständig Auto zu fahren (s. Einsteigen ins Auto, Kap. 32)

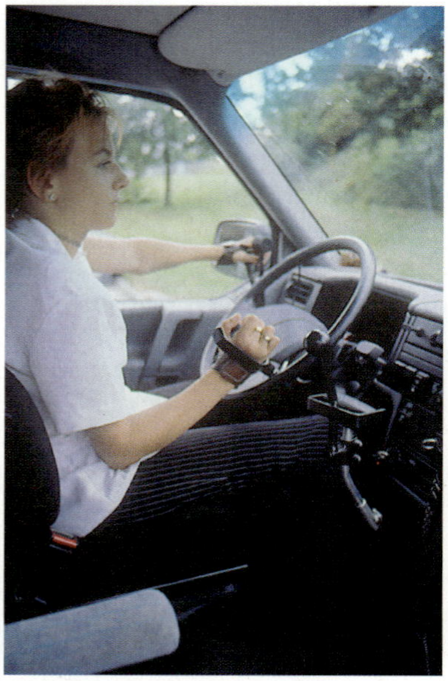

Generell kann die Behandlung und Pflege einerseits als ambulante Versorgung erfolgen, d. h. im häuslichen Umfeld des Patienten. Andererseits ist die Nutzung von stationären Einrichtungen wie die des Krankenhauses möglich. In sog. vollstationären Einrichtungen wird die Versorgung über 24 Stunden am Tag und sieben Tage in der Woche sichergestellt. Eine andere Form der Betreuung ist die sogenannte teilstationäre. Hier werden die Patienten über einen begrenzten Zeitraum am Tag oder nur in der Nacht versorgt. Typische Beispiele sind Tageskliniken und Nachtkliniken, z. B. im Bereich der Psychiatrie. Die teilstationäre Betreuung kann im Unterschied zur vollstationären auch darin bestehen, dass die Versorgung nicht an allen Tagen der Woche gewährleistet wird. Dies ist z. B. in Dialysezentren der Fall. Die Patienten kommen in der Regel mehrmals in der Woche zur Dialyse (s. Dialyse, Kap. 37.5). Die Einrichtung ist aber in der Regel am Wochenende oder zumindest sonntags geschlossen.

In Deutschland ist gesetzlich vorgeschrieben (z. B. im Pflegeversicherungsgesetz), dass generell der ambulanten Betreuung der Vorzug vor der voll- oder teilstationären Versorgung gegeben werden soll, wenn es der Zustand des Patienten und die Einbindung in sein soziales Netzwerk zulassen. Dies soll bewirken, dass der Betroffene so lange wie möglich in seinem privaten Umfeld leben kann. Ambulante Pflege geschieht näher bei der Familie, näher beim normalen Leben. Die Behandlung in einer stationären Einrichtung bedeutet für den Patienten immer auch eine Trennung vom primären Beziehungsnetz sowie die Konfrontation mit einer meist fremden Umgebung. Der kranke oder pflegebedürftige Mensch muss sich in gewisser Weise an die Gegebenheiten der Institution anpassen. Dies ist für den Betroffenen in der Regel mit Einschränkungen verbunden und wird von ihm als Belastung empfunden. Darüber hinaus ist die ambulante Versorgung in den meisten Fällen kostengünstiger als die stationäre. Die stetige Zunahme der älteren Bevölkerung bewirkt, dass auch die Zahl der pflegebedürftigen Menschen steigt, da im Alter die Anfälligkeit gegenüber Krankheiten tendenziell zunimmt und der altersbedingte Abbau häufig sowohl mit körperlichen als auch mit psychischen Einschränkungen einhergeht. Eine Versorgung der Pflegebedürftigen ausschließlich bzw. überwiegend in stationären Einrichtungen wäre bei den bestehenden baulichen Kapazitäten nicht möglich, und sie ist auch nicht sinnvoll. Andererseits gibt es Situationen, in denen die Betreuung von kranken bzw. alten Menschen in voll- oder teilstationären Einrichtungen notwendig ist.

12.2.1 Ambulanter Pflegedienst

Können alte oder kranke Menschen bzw. deren Angehörige und Bezugspersonen die pflegerische Betreuung im häuslichen Umfeld nicht mehr sicherstellen, können sie die Hilfe von *ambulanten Pflegediensten* in Anspruch nehmen. Ein ambulanter Dienst ist ein Dienstleistungsunternehmen, in dem vor allem Pflegepersonen, aber auch Haushaltshilfen, Sozialarbeiter und andere Helfer tätig sind, die in der Wohnung bzw. im häuslichen Umfeld des Patienten bestimmte Leistungen erbringen. In der Schweiz nennt sich die dafür zuständige Institution *Spitex* (spitalexterne Krankenpflege).

Die professionelle ambulante Pflege geht auf die Tätigkeit von sogenannten *Gemeindeschwestern* zurück. Einzelne Krankenschwestern übernahmen in einer Gemeinde oder einem Stadtteil die pflegerische Betreuung von alten und kranken Menschen, die nicht oder nicht ausschließlich von der Familie oder den Nachbarn versorgt werden konnten. Durch die gesellschaftlichen Veränderungen in den letzten 20–30 Jahren bzw. deren Auswirkungen auf das Familien- und Berufsleben (z. B. Rückgang der Anzahl von Großfamilien, Zunahme der beruflichen Tätigkeit von Frauen), nahm die Möglichkeit und/oder die Bereitschaft der Personen aus dem häuslichen Umfeld zur Laienpflege ab. Dadurch wuchs der Bedarf an professionellen Helfern. Eine einzelne Gemeindeschwester konnte die pflegerische Versorgung in ihrem Zuständigkeitsbereich nicht mehr sicherstellen. Die ersten ambulanten Dienste wurden gegründet, in der Regel von karitativen oder frei gemeinnützigen Trägern bzw. Wohlfahrtsverbänden (z. B. Diakonie, Caritas, DRK, Johanniter). Die sog. *Sozialstationen* beschäftigten mehrere Pflegekräfte und andere Helfer, die dann für eine bestimmte Anzahl von Patienten bzw. in einem begrenzten Gebiet die Pflege übernahmen. Inzwischen wird ambulante Pflege auch von einer Vielzahl von privaten Anbietern geleistet. Außerdem wird ambulante Pflege zunehmend ein weiteres Standbein von stationären Einrichtungen. An immer mehr Krankenhäuser und Altenheime ist ein ambulanter Dienst angeschlossen. Die Formen der Einbindung des ambulanten Bereichs in die tragende stationäre Einrichtung bzw. der Zusammenarbeit mit ihr sind vielfältig. Sie reichen von der Bereitstellung der notwendigen Räumlichkeiten bis zur Eingliederung in die finanziellen, personellen und Leitungsstrukturen der stationären Institution.

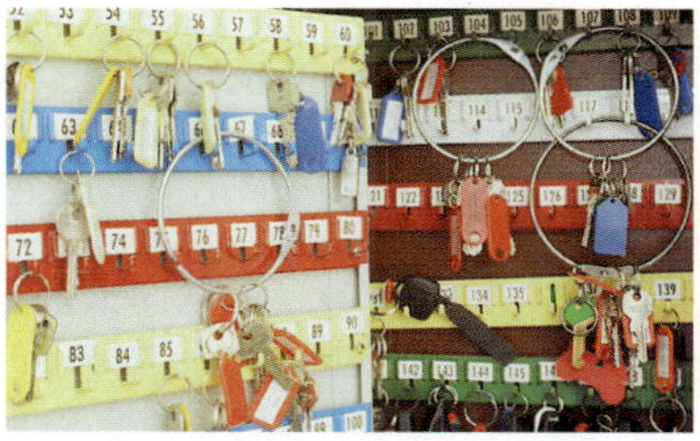

Das Schlüsselbord einer ambulanten Pflegestation. Hier hängen die Haus- oder Wohnungsschlüssel der Patienten, die ihre Tür nicht selber für die Pflegeperson öffnen können

Unabhängig von ihrer Organisationsform und Trägerschaft wird von den ambulanten Pflegediensten in der Regel ein Paket an **Grundleistungen** angeboten. Dies sind vor allem folgende Leistungen:

- Hilfe bei der Grundpflege und bei anderen Verrichtungen des täglichen Lebens (z. B. in Bezug auf Kleidungswechsel, Ausscheidung, Mobilisation);
- Ausführen der ärztlich verordneten Behandlungspflege (z. B. Spritzen von Insulin, Anlegen von Verbänden, Messen von Blutdruck, Verabreichen von Medikamenten);
- Beraten und Schulen des Pflegebedürftigen und der Laienpflegepersonen hinsichtlich der selbstständigen Durchführung der Pflege;
- Begleiten der Betroffenen in Lebenskrisen und beim Sterben;
- Übernehmen von hauswirtschaftlichen Tätigkeiten (z. B. Geschirrspülen, Kochen, Einkaufen, Reinigungsarbeiten);
- Begleiten der Patienten bei Spaziergängen und Einkäufen, in die Arztpraxis, zu Behörden und Veranstaltungen etc.;
- Vermitteln oder Ausführen weiterer Dienstleistungen/Hilfen (z. B. fahrbarer Mittagstisch, Beschäftigung, psychologische Betreuung, seelsorgerischer Beistand).

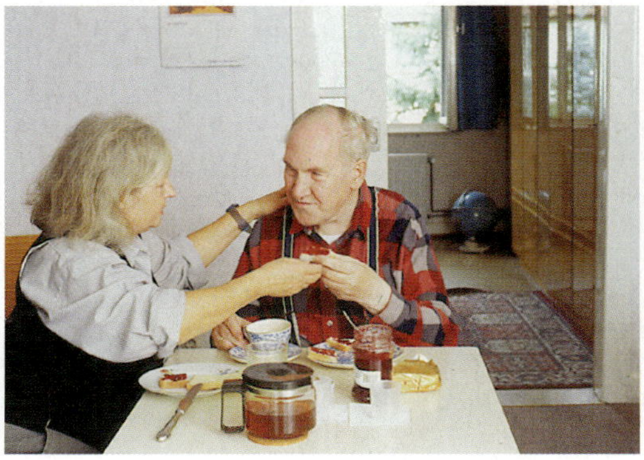

Förderung eines Patienten. Er kann sich durch die gezielte Unterstützung die Fähigkeit des selbständigen Essens erhalten

Einige Einrichtungen bieten zusätzlich zum Grundangebot oder stattdessen besondere Leistungen an. Sie haben sich beispielsweise auf die Betreuung von Kindern, psychisch Kranken oder Schwerstkranken/Komapatienten spezialisiert. Andere Dienste bieten Pflege in der Nacht oder über mehrere Stunden am Tag bis zur Versorgung rund um die Uhr an, meistens als Entlastung für die Angehörigen oder beim Fehlen von Laienpflegepersonen.

Wie bereits erwähnt, bietet die ambulante Pflege gegenüber der stationären Versorgung einige Vorteile bzw. sie wird gesetzlich gefordert. Notwendig bzw. denkbar ist die ambulante Pflege grundsätzlich

- wenn die Selbst- bzw. Laienpflege zu Hause nicht mehr gewährleistet werden kann, aber die (Weiter-)Versorgung im häuslichen Umfeld gewünscht wird und möglich ist;
- wenn ein Krankenhausaufenthalt oder die Unterbringung in einem Altenpflegeheim vermieden werden kann;
- als Fortsetzung der im Krankenhaus und/oder in der Rehabilitations- bzw. Kurklinik begonnenen Behandlung.

Für die Versorgung im häuslichen Umfeld des Pflegebedürftigen müssen aber auch bestimmte Voraussetzungen vorhanden sein. Die Grenzen der ambulanten Betreuung werden heutzutage weniger aus medizinischen Gründen gesetzt. Selbst Schwerkranke (z. B. Patienten mit Krebserkrankungen im Endstadium und sog. Appaliker) können inzwischen zu Hause betreut werden. Viele diagnostische Maßnahmen und selbst aufwendige Therapien, sogar Operationen müssen nicht mehr zwingend im Krankenhaus oder einer anderen stationären Einrichtung durchgeführt werden, sondern erfolgen in den Arztpraxen oder speziellen Diagnose- bzw. Therapiezentren. Ambulante Dienste stellen die anschließend notwendige pflegerische Betreuung sicher.

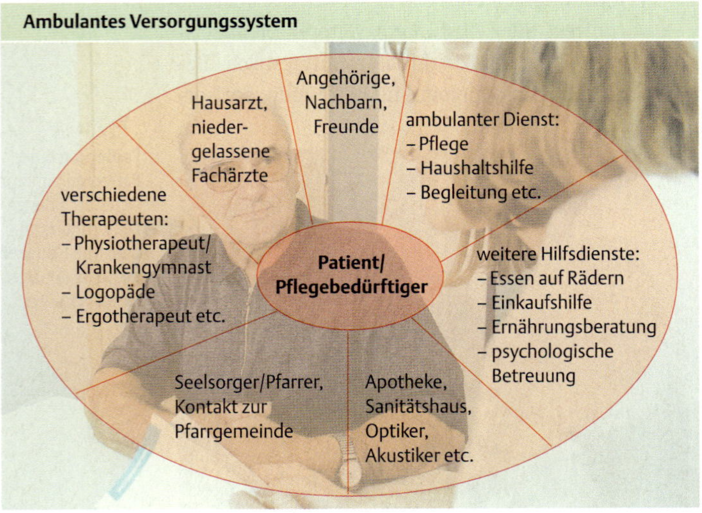

Abb. 12.1 In einem Krankenhaus müssen verschiedene Leistungsbereiche zusammenarbeiten, um die optimale Betreuung der Patienten zu gewährleisten

Wesentliche Voraussetzung ist, dass das ambulante Versorgungssystem insgesamt gut funktioniert. Beteiligt an der Betreuung sind nämlich neben *Pflegepersonen* und anderen *Helfern* diverse andere Dienste (**Abb. 12.1**).

In dem Netzwerk wirken genauso die *niedergelassenen Ärzte* mit, vor allem die Hausärzte (in der Regel Allgemeinmediziner oder Internisten), für spezifische Diagnostik und Therapie aber auch Fachärzte (z. B. Hals-, Nasen-, Ohrenarzt, Orthopäde, Urologe, Gynäkologe, Neurologe). Außerdem wird die Versorgung zusätzlich durch verschiedene *Therapeuten* wie Physiotherapeuten/Krankengymnasten, Logopäden, Ernährungsberater und durch *andere Dienstleistungsunternehmen* wie Apotheke und Sanitätshaus unterstützt.

Physiotherapeuten. Unter Physiotherapie versteht man die Behandlung von Funktionsstörungen des Bewegungs- und Stützapparates des Körpers mittels physikalischer Anwendungen und Maßnahmen. Typische Verfahren sind Krankengymnastik, Bewegungstherapie, Massage sowie Elektro- und Hydrotherapie. Ziel der physiotherapeutischen Behandlung ist u. a. die Mobilisierung von Gelenken, die Kräftigung der Muskulatur bzw. Lockerung spastischer Muskelgruppen, die Straffung von erschlafftem Bindegewebe sowie die Anregung/Stabilisierung von Kreislauf und Lungenfunktion. Die Krankengymnastik/Bewegungstherapie umfasst vor allem die Durchführung passiver und aktiver Bewegungsübungen sowie die Schulung der Patienten hinsichtlich des Gebrauchs von Hilfsmitteln und der selbstständigen Anwendung geeigneter Techniken zur Verbesserung der Bewegungsabläufe.

Logopäden. Logopädie bedeutet Stimm- und Sprachtherapie. Sie ist eine Teildisziplin der Sprachheilkunde. Es handelt sich dabei um eine systematische Übungsbehandlung bei angeborenen und erworbenen Sprachfehlern wie Stottern, Zungenanstoßen und Aphasien. Im Bereich der Gesundheitseinrichtungen steht in der Regel die Behandlung von Funktionsstörungen im Vordergrund, die im Zusammenhang mit bestimmten Erkrankungen auftreten (z. B. nach einem Schlaganfall). Neben der Durchführung spezieller Übungen zur Verbesserung des Kommunikationsvermögens umfasst die Logopädie u. a. auch die Anleitung zum Gebrauch von Hilfsmitteln (z. B. Sprechtafel, Communicator).

Ernährungsberater. Ernährungstherapeuten beraten Patienten, die aufgrund des Vorliegens entsprechender Erkrankungen (z. B. Stoffwechselstörungen, Magen-/Darmerkrankungen, Nierenleiden) ihre Ernährung umstellen müssen. Die Betroffenen werden vor allem in der richtigen Auswahl von Art, Menge und Zusammensetzung der Nahrung sowie hinsichtlich der Zubereitung geeigneter Speisen und Getränke geschult. Aufgabe der Ernährungsberatung ist auch die Betreuung von Patienten mit künstlicher Ernährung.

Stomaberater. Stomatherapeuten beraten Patienten mit einem künstlichen Darmausgang (Stoma oder Anus praeter genannt). Die Betroffenen werden vor allem hinsichtlich des Umgangs mit den Stomamatbeuteln/-materialien, der notwendigen Hautpflege, der Spülmethoden und der richtigen Ernährung geschult.

Eine wichtige Aufgabe der Pflegepersonen ist es, zusätzlich zu ihren *pflegespezifischen Leistungen* ihren Beitrag zum *Funktionieren des Gesamtsystems* zu erbringen und mit den anderen Helfern eng zusammenzuarbeiten bzw. sich mit ihnen gut abzustimmen.

Darüber hinaus ist es notwendig, auch bezogen auf den internen Aufgabenbereich des ambulanten Pflegedienstes, Möglichkeiten und Grenzen realistisch einzuschätzen. Hauptverantwortlich ist dafür die *Leitung des Pflegedienstes.* Was nützt es z. B., wenn zwar die Pflege gewährleistet ist, aber die Haushaltshilfe fehlt bzw. nicht angeboten werden kann? Was, wenn Angehörige gewillt sind, die alte und pflegebedürftige Mutter daheim zu pflegen, aber eine Entlastung für die Laienpflegepersonen nur in der Zeit zur Verfügung steht, wenn der ambulante Dienst ein- oder zweimal täglich die Grundversorgung übernimmt? Möglich ist hier z. B. die Ausdehnung der professionellen Betreuung auf mehrere Stunden am Tag oder die Einbeziehung weiterer Fachpersonen wie **Seelsorger** und **Psychologen**. Ein Ausgleich kann auch dadurch geschaffen werden, dass der Pflegebedürftige einmal im Jahr für bis zu vier Wochen in einem Altenpflegeheim untergebracht wird, das die sogenannte Kurzzeitpflege anbietet. Entsprechende Entlastungsmöglichkeiten, vor allem auch hinsichtlich des finanziellen Aspekts, sind inzwischen zum großen Teil gesetzlich geregelt (z. B. im Pflegeversicherungsgesetz). Revisionsbedürftig sind noch die Regelungen, die die Versorgung mit notwendigen Hilfsmitteln betreffen. Was nützt der gute Wille zur Förderung von Selbstständigkeit und Eigeninitiative, wenn das Geld für ein Pflegebett, einen Rollstuhl oder ein anderes Hilfsmittel nicht oder nicht zeitnah genug zur Verfügung gestellt wird?

Die Einbindung in das ambulante Gesamtversorgungssystem und die Tatsache, dass die Pflege im direkten häuslichen Umfeld der Patienten stattfindet, stellt an die Pflegepersonen spezifische Anforderungen, die sich von der Pflege in stationären Einrichtungen unterscheiden. So nimmt die Pflegeperson in der Wohnung des Pflegebedürftigen eine Art Gastrolle ein. Sie muss sich den häuslichen Bedingungen weitgehend anpassen und die gegebenen Voraussetzungen und Ressourcen möglichst optimal nutzen. Sie benötigt für die Ausübung sämtlicher Tätigkeiten oder hinsichtlich der Umgestaltung ihres Arbeitsumfeldes die Zustimmung des Patienten bzw. der Angehörigen. Die Pflegekraft kann z. B. nicht einfach von sich aus einen beliebigen Schrank öffnen, in der Küche so aufräumen, wie sie es für richtig hält oder entscheiden, dass das Bett des Pflegebedürftigen aus Gründen der Arbeitserleichterung im Erdgeschoss des Hauses aufgestellt wird, statt es im ersten Stock zu lassen.

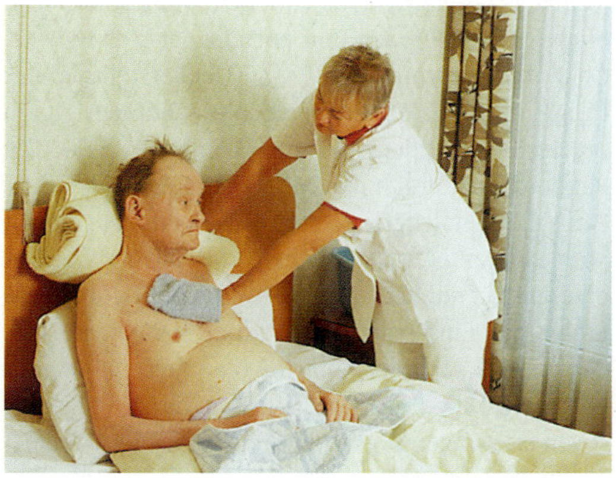

Die Bedingungen in der häuslichen Pflege sind oftmals nicht so optimal, wie im Krankenhaus. Betten können nicht höher gestellt werden, unbewegliche Nachtschränkchen führen dazu, dass die Waschschüssel nicht immer in Reichweite steht

Außerdem muss die Pflegende eng *mit den Angehörigen und ggf. anderen Laienpflegepersonen zusammenarbeiten,* da sie in der Regel nur für einen gewissen Zeitraum am Tag die Versorgung übernimmt oder unterstützt. Die meiste Zeit hingegen wird die Betreuung von den Laienpflegepersonen gewährleistet. Deshalb ist es nicht nur Aufgabe der Pflegepersonen, während ihrer Anwesenheit die vertraglich vereinbarten Leistungen auszuführen, sondern darüber hinaus die Angehörigen und anderen Bezugspersonen hinsichtlich fachlicher und pflegepraktischer Aspekte anzuleiten, sie aber auch psychisch und emotional zu unterstützen.

Des Weiteren ist die Pflegekraft bei der Ausübung ihrer Tätigkeit auf sich allein gestellt. Sie muss daher sowohl fachlich sehr versiert sein, als auch ein hohes Maß an Flexibilität, Einfühlungsvermögen und Organisationstalent besitzen, um angemessen auf die wechselnden Situationen bzw. Anforderungen beim Patienten eingehen zu können.

Diese Autonomie der Pflegekraft bezieht sich auch auf die *Zusammenarbeit mit Ärzten.* Anders als im Krankenhaus oder in einer Rehabilitationsklinik untersteht sie nicht der unmittelbaren Weisungsbefugnis des Arztes, sondern der Pflegedienst geht eine direkte vertragliche Bindung mit dem Pflegebedürftigen ein. Andererseits ist die Pflegeperson hinsichtlich der Ausführung von sog. behandlungspflegerischen Maßnahmen wie der Vergabe von Medikamenten, dem Anlegen von Verbänden, der Einreibung mit medizinischen Salben auf die Verordnung des Arztes angewiesen. Für eine optimale Patientenversorgung muss außerdem der Informationsfluss zwischen Pflegeperson und Arzt, aber auch in Bezug auf die anderen an der Patientenbetreuung Beteiligten gewährleistet sein.

Was die **Finanzierung** anbelangt, erhält der ambulante Pflegedienst die Vergütung für die erbrachten Leistungen direkt vom Patienten oder dessen Pflege- bzw. Krankenkasse. Die Grundlage für die finanzielle Absicherung der Pflege stellt jedoch in den meisten Fällen die Feststellung des Grades von Pflegebedürftigkeit durch den Medizinischen Dienst der Krankenkassen (MDK) dar. Mit der Eingruppierung in eine der drei Pflegestufen entscheidet sich, wieviel Geld dem Betroffenen für die Sicherstellung der Pflege durch Laienpflegepersonen und/oder durch professionelle Pflegende zur Verfügung steht. Die Begutachtung durch den MDK findet direkt bei dem Patienten/Versicherten statt. Die Pflegepersonen können zumindest versuchen, das Begutachtungsergebnis dahingehend zu beeinflussen, dass sie die Probleme, Einschränkungen und Bedürfnisse des Betroffenen fachgerecht dokumentieren. In bestimmten Fällen muss die Versorgung mit pflegerischen Leistungen sogar vom Arzt verordnet werden.

Insgesamt gesehen stellt die Pflege im ambulanten Bereich wegen der spezifischen Bedingungen und den hohen Anforderungen an die Pflegepersonen eine große Herausforderung dar. Pflegepersonen, die in der ambulanten Pflege tätig werden möchten, sollten sich dieser Herausforderung bewusst sein.

12.2.2 Krankenhaus

Trotz der Vorteile und Möglichkeiten der ambulanten Versorgung von Pflegebedürftigen gibt es Situationen, in denen die Nutzung einer stationären Einrichtung sinnvoll bzw. notwendig ist. Eine der wichtigsten Institutionen stellt in diesem Zusammenhang das Krankenhaus dar.

> **Definition**
>
> Im Krankenhausfinanzierungsgesetz (KHG) und im Sozialgesetzbuch (SGB) ist der Begriff *Krankenhaus* definiert. Danach sind Krankenhäuser „Einrichtungen, die ... mit Hilfe von jederzeit verfügbarem ärztlichem, Pflege-, Funktions- und medizinisch-technischem Personal darauf ausgerichtet sind, vorwiegend durch ärztliche und pflegerische Hilfeleistungen Krankheiten der Patienten zu erkennen, zu heilen, ihre Verschlimmerung zu verhüten, Krankheitsbeschwerden zu lindern oder Geburtshilfe zu leisten, und in denen die Patienten untergebracht und verpflegt werden können." (SGB V, § 107, 1. Abs.).

Eine Funktion der Krankenhausbehandlung besteht also darin, die beim Patienten bestehende(n) Krankheit(en) festzustellen *(Diagnostik)*. Im Gegensatz zu den Möglichkeiten in den Arztpraxen der niedergelassenen Ärzte suchen Patienten ein Krankenhaus vor allem auf, wenn die Diagnostik sowohl vom Zeitaufwand als auch von den notwendigen Verfahren und Geräten her sehr aufwendig ist. Der Aufenthalt in einer stationären Einrichtung ist außerdem bei Untersuchungen sinnvoll und notwendig, die für den Patienten mit hohen körperlichen, aber auch emotionalen Belastungen verbunden sind, z. B. die Entnahme von Körpergewebe (s. sog. Biopsie, Kap. 46) oder die Herzkatheteruntersuchung (Kap. 34.2). Die Betroffenen müssen in der Regel nach der Untersuchung eine Zeit lang beobachtet werden. Das Krankenhaus kann und muss für die *Beobachtung* und das Reagieren auf eventuell auftretende Komplikationen rund um die Uhr Personal zur Verfügung stellen.

Neben der Diagnostik erfolgt im Krankenhaus die *Behandlung* von Krankheiten. Dies betrifft vor allem Erkrankungen im Akutstadium bzw. Krankheiten, die eine umfassende und/oder eingreifende Therapie notwendig machen. So sind beispielsweise die Erstversorgung mit hochwirksamen Medikamenten (z. B. als Infusionstherapie) bei akuten Entzündungen oder (anderen) internistischen Krankheitsbildern, die Durchführung aufwendiger Operationen einschließlich der notwendigen Betreuung nach den Eingriffen oder die Versorgung komplizierter Wunden am kompetentesten und am sichersten im Krankenhaus zu bewerkstelligen. Darüber hinaus bieten die meisten Krankenhäuser Geburtshilfe an.

Je nach Zielsetzung bzw. gesetzlichem Auftrag, Größe und örtlicher Lage ist das Krankenhaus in verschiedene *Abteilungen* gegliedert. Die Unterscheidung und Bezeichnung der Abteilungen erfolgt in der Regel danach, für welches Fachgebiet die medizinische und pflegerische Versorgung sichergestellt wird.

Folgende typische Fachbereiche unterscheidet man:

- Innere Medizin (z. B. Behandlung von Herz-/Kreislauf-, Nieren-, Magen-/Darmerkrankungen);
- Chirurgie (operative Behandlung von Krankheiten);
- Hals-, Nasen-, Ohrenheilkunde;
- Gynäkologie (Behandlung von Erkrankungen der weiblichen Geschlechtsorgane) und Geburtshilfe;
- Dermatologie (Behandlung von Hauterkrankungen);
- Onkologie (Behandlung von Krebserkrankungen);
- Neurologie (Behandlung von Erkrankungen des Nervensystems);
- Psychiatrie (Behandlung von psychischen Erkrankungen);
- Pädiatrie (Kinderheilkunde);
- Geriatrie (Behandlung von Erkrankungen im Alter).

Eine Abteilung kann in mehrere *Stationen* untergliedert sein. Die Trennung findet meist nach räumlichen Gesichtspunkten oder der Anzahl der Betten statt, oft erstreckt sich eine Station über eine ganze Etage oder einen Teil davon. Ordnungsprinzip kann auch sein, dass die Abteilung mehrere fachliche/medizinische Schwerpunkte eines Fachgebiets abdeckt (z. B. Chirurgie: Abdominal-, Neurochirurgie und Orthopädie) und dafür verschiedene Stationen vorhält.

Bestimmte Krankenhäuser verfügen zusätzlich oder statt der angegebenen Fachgebiete über Möglichkeiten der Diagnostik und Behandlung *spezieller Krankheitsbilder* (z. B. Versorgung von Brandverletzten, Lungenkliniken). Möglich und vereinzelt bereits vorhanden sind darüber hinaus sog. *multidisziplinäre Abteilungen oder Stationen,* in denen Spezialisten unterschiedlicher Fachgebiete zusammenarbeiten. Ansatz dabei ist, eine Krankheit nicht einseitig aus der Sicht eines bestimmten medizinischen Bereiches zu behandeln, sondern ganzheitlich, oder Patienten zu versorgen, bei denen parallel mehrere Krankheiten aus verschiedenen Fachgebieten diagnostiziert und/oder therapiert werden müssen.

Intensivpflege. Einen besonderen und im Prinzip multidisziplinär arbeitenden Bereich des Krankenhauses stellt die sogenannte Intensivpflege dar. Auf Intensivstationen werden Patienten mit sehr kritischem bis lebensbedrohlichem Gesundheitszustand oder nach erfolgter Operation medizinisch und pflegerisch betreut. Dabei sind die Betroffenen oft bewusstlos oder in ihrem Bewusstsein zumindest stark eingeschränkt. Das Umfeld des Patienten ist von einer Vielzahl von Apparaten geprägt, die für die Überwachung und Aufrechterhaltung seiner lebenswichtigen Körperfunktionen (z. B. Atmung, Kreislauf, Nierenfunktion) notwendig sind. Die Pflegepersonen stellen einerseits die Beobachtung des Patienten und das Funktionieren der Geräte bzw. die ärztlich verordnete Therapie sicher. Andererseits müssen sie einen Großteil der pflegerischen Versorgung für den Patienten übernehmen, da der Betroffene aufgrund seines Zustandes die Verrichtungen des täglichen Lebens (z. B. Waschen, Augen-, Nasen-, Ohrenpflege) nicht selbst oder nur eingeschränkt ausführen kann. Aufgrund des hohen Betreuungsaufwandes ist jede Pflegekraft in ihrer Schicht jeweils nur für einen oder eine geringe Anzahl an Patienten verantwortlich. Intensivstationen (teilweise auch Akut- oder Wachstationen genannt) gibt es vor allem im internistischen und chirurgischen Bereich.

Onkologische Stationen. Eine aufwendige Pflege wird ebenso auf onkologischen Stationen gewährleistet, wenn auch aus anderem Grund bzw. mit anderem Ansatz. In der Onkologie werden Patienten mit Krebserkrankungen betreut. Die sehr eingreifenden Behandlungsmethoden (z. B. Bestrahlung, Chemotherapie) haben in der Regel massive Nebenwirkungen, die für die Patienten sehr belastend sind. Das Immunsystem der Betroffenen ist durch die Therapie oft so geschwächt, dass entweder die Pflegepersonen besondere Anforderungen hinsichtlich der Hygiene beachten müssen oder die Patienten sogar „isoliert", d. h. zu ihrem Schutz z. B. in keimfreien Räumen untergebracht und unter weitgehend sterilen Bedingungen versorgt werden. Außerdem kommt der umfassenden psychischen Betreuung der Patienten eine große Bedeutung zu. Die Betroffenen sind mit einer Krankheit konfrontiert, die häufig die beschriebene belastende Therapie notwendig macht und die in vielen Fällen nicht (dauerhaft) geheilt werden kann. Besonders die Auseinandersetzung der Patienten mit dem Thema Sterben und Tod erfordert eine einfühlende Begleitung der Betroffenen durch die Pflegepersonen.

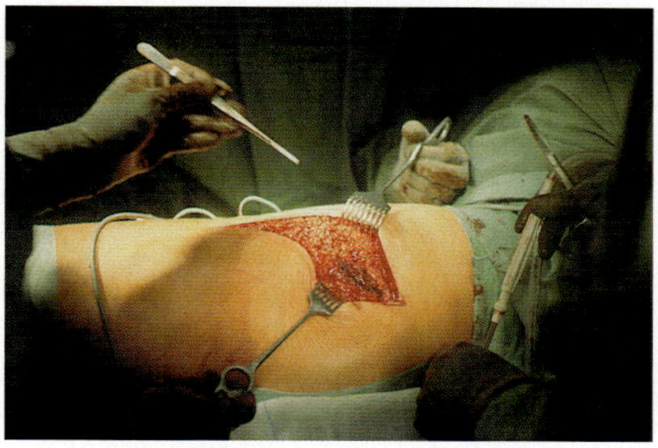

Momentaufnahme aus einem Operationssaal. Die Fachweiterbildung zur OP-Schwester dauert zwei Jahre

Psychiatrie. Ein weiterer besonderer Betreuungsansatz wird in der Psychiatrie realisiert. In der Psychiatrie werden Patienten mit seelischen Erkrankungen behandelt (s. z. B. Psychosen, Neurosen, Suchterkrankungen, Kap. 44). Die Krankheiten äußern sich nicht vordergründig durch körperliche Einschränkungen, sondern durch ein auffälliges Verhalten und Empfinden der Betroffenen (z. B. in Form von Unruhe, Angst, Depressionen, Wahnvorstellungen, Apathie). So wären viele Patienten von ihrer Beweglichkeit her in der Lage, sich selbstständig zu versorgen. Aufgrund ihrer Erkrankungen haben sie aber einen ganz anderen Bezug zu den Dingen des täglichen Lebens als Gesunde. Sie können beispielsweise die einzelnen Handlungen nicht von selbst beginnen/beenden oder in der richtigen Reihenfolge ausführen, bzw. sie se-

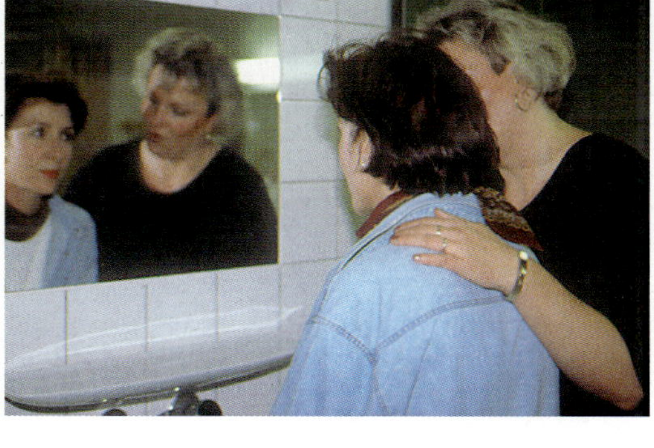

In der Psychiatrie stehen Betreuungsaspekte im Vordergrund

hen den Sinn der notwendigen Maßnahmen nicht ein, weil sie in ihrer eigenen Welt leben. Die Rolle der Pflegekräfte im Betreuungsprozess besteht vor allem in einer pflegerisch aktivierenden und stützend begleitenden Tätigkeit. Die Pflegenden nehmen in der Regel am Therapieprogramm teil und führen die Therapiemaßnahmen der Psychiater und Psychologen weiter bzw. unterstützen sie (bei entsprechender Aufgaben- und Kompetenzabgrenzung). Sie stellen für den Patienten eine Art Begleiter dar, leben erwünschte Verhaltensweisen vor und stellen die Integration von Ressourcen des Patienten sicher.

Aufgrund der spezifischen Anforderungen in der Intensivmedizin, Onkologie und Psychiatrie ist es sinnvoll und notwendig, in diesen Bereich zumindest anteilmäßig speziell ausgebildete Pflegepersonen zu beschäftigen. Die entsprechende Qualifikation können Pflegepersonen mithilfe einer Fachweiterbildung erwerben (S. 260).

Pädiatrie. Eine besondere Ausprägung hat auch die Tätigkeit in der Pädiatrie. Sichergestellt wird hier die Versorgung kranker Kinder. Die spezifischen Kenntnisse und Fertigkeiten erwerben die Pflegepersonen allerdings nicht durch eine Fachweiterbildung, sondern in einer speziellen (Grund-)Ausbildung zur *Kinderkrankenschwester* oder zum *Kinderkrankenpfleger.* In pädiatrischen Abteilungen bzw. Stationen sind überwiegend Pflegende mit einer entsprechenden Ausbildung tätig.

Neben den besonderen Anforderungen in den oben genannten Bereichen sind die Pflegepersonen auf den Stationen generell für die Ausführung der pflegeoriginären Aufgaben auf der Grundlage des Pflegeprozesses verantwortlich (s. Schritte des Pflegeprozesses, S. 125). Dazu gehören vorrangig:

- die Sicherstellung der Grundpflege einschließlich der Patientenbeobachtung und -beratung,
- die Assistenz bei diagnostischen und therapeutischen Maßnahmen, die der Arzt durchführt bzw. die Übernahme entsprechender vom Arzt delegierter Tätigkeiten;
- administrative Tätigkeiten (z. B. im Zusammenhang mit der Aufnahme, Verlegung und Entlassung von Patienten);
- die Koordination von Terminen für den Patienten, die er in Funktions- und Therapieabteilungen wahrnehmen muss.

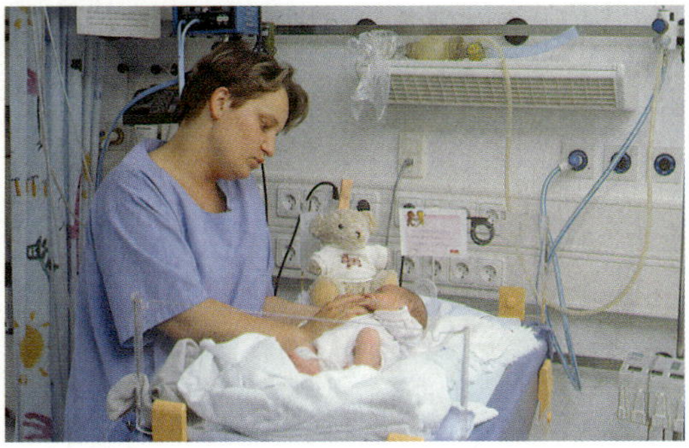

Pflegeperson mit einem Frühchen auf der pädiatrischen Intensivstation

Die examinierten Pflegepersonen können einfachere Tätigkeiten im Zusammenhang mit der Grundpflege auch an weniger qualifizierte Personen delegieren, z. B. an Krankenpflegehelferinnen und Krankenpflegehelfer. Die Verantwortung für die Pflege auf der Basis des Pflegeprozesses liegt aber immer bei den Pflegefachpersonen.

Im Rahmen ihrer Administrations- und Koordinationsaufgaben arbeitet die Pflegeperson mit einer Vielzahl von Abteilungen bzw. deren Mitarbeitern zusammen. Dies ergibt sich z. B. daraus, dass *Diagnostik und Therapie* nicht nur durch die Tätigkeit der *Ärzte* und *Pflegenden* gewährleistet werden kann, sondern dass auch Vertreter anderer Berufsgruppen am Prozess der Erkennung, Heilung und Linderung von Krankheiten beteiligt sind. Die Zusammenarbeit betrifft zum einen die *Mitarbeiter der Funktionsbereiche,* z. B. in Labor, Röntgen, Ultraschall, EKG und EEG, zum anderen *die verschiedenen Therapeuten und die Mitarbeiter von Beratungsdiensten,* z. B. Physiotherapeut/Krankengymnast, Logopäde, Ernährungsberater, Stomaberater (s. oben).

Außerdem besteht ein Unterschied der Versorgung im Krankenhaus als stationäre Einrichtung im Gegensatz zum ambulanten Bereich darin, dass die Patienten für die Dauer ihres Aufenthalts im Krankenhaus untergebracht und verpflegt werden. Für die Sicherstellung der damit verbundenen Dienstleistungen sind vor allem die Mitarbeiter des **Bereichs Hauswirtschaft** zuständig (z. B. das Personal von Küche, Wäscherei und Reinigungsdienst). Ergänzend dazu werden durch den **Bereich Haustechnik** die notwendigen Instandhaltungs- und Reparaturarbeiten ausgeführt oder zumindest koordiniert. Große Krankenhäuser verfügen oft über eigene Werkstätten (z. B. Tischlerei, Elektrowerkstatt), aufwendigere Arbeiten werden in der Regel von Fremdfirmen übernommen.

Darüber hinaus existieren im Krankenhaus noch weitere Bereiche, die an der Patientenversorgung und -betreuung mitwirken. In der **Verwaltung** wird eine Vielzahl von administrativen Tätigkeiten ausgeführt bzw. koordiniert. Der **Sozialdienst** befasst sich mit den psychosozialen Auswirkungen von Krankheit, Unfall und Behinderung. Seine Tätigkeit besteht vor allem in der sozialgesetzlichen Beratung von Patienten und Angehörigen sowie in der Erschließung von konkreten Hilfen. Dies betrifft z. B. die Hilfe in finanziellen oder behördlichen Angelegenheiten, die Herstellung von Kontakten zu Einrichtungen, die der Patient nach dem Krankenhausaufenthalt möglicherweise in Anspruch nehmen muss (z. B. Rehabilitationsklinik, ambulanter Pflegedienst, Altenpflegeheim) und die Beantragung von Hilfsmitteln. Unterstützung in psychologischer und/oder geistig-religiöser Hinsicht geben die Bereiche **Seelsorge** und **psychologischer Dienst.** Angeboten werden Gespräche und andere Formen der psychischen Begleitung vor allem für Patienten und Angehörige, aber auch für die Mitarbeiter.

In **Abb. 12.2** ist in Form einer Grobstruktur dargestellt, welche einzelnen Bereiche in einem Krankenhaus zusammenwirken. Nur wenn das Gesamtsystem Krankenhaus funktioniert, kann eine optimale Versorgung und Betreuung der Patienten sichergestellt und eine möglichst hohe Zufriedenheit der Betroffenen erreicht werden.

Hauptverantwortlich für das Funktionieren des Gesamtsystems Krankenhaus sind die **Leitungskräfte** auf den verschiedenen Ebenen der Krankenhaushierarchie. Diese Hierarchie gestaltet sich aufgrund des Vorhandenseins und Zusammenwirkens der verschiedenen Bereiche des Krankenhauses komplexer und differenzierter als in anderen Gesundheitseinrichtungen. An der Spitze der Hierarchie steht die **Krankenhausleitung,** in der idealerweise aus allen Fachbereichen je ein Leitungsmitglied vertreten sein sollte. Nur durch die paritätische Zusammensetzung der Krankenhausleitung ist eine gerechte Verteilung von Kompetenz und Verantwortung in Bezug auf die fachlichen, rechtlichen und ökonomischen Anteile der Aufgabendurchführung möglich. Außerdem sollten die Interessen der einzelnen Bereiche adäquat vertreten sein, sowohl aus der Sicht der Patienten als auch aus der Sicht der Mitarbeiter.

Für den Pflegedienst ist als Gesamtleitung der **Pflegedirektor/die Pflegedirektorin** Mitglied der Krankenhausleitung. Innerhalb des Pflegebereiches sind für die einzelnen Abteilungen die **Pflegedienst-** bzw. **Abteilungsleitungen** zuständig. Die Leitungsverantwortung für eine Station liegt bei der sogenannten **Stationsleitung.** Auf jeder der Hierarchieebenen übernimmt die Leitung die Verantwortung für einen jeweils abgesteckten fachlichen und organisatorischen Aufgabenbereich. Die Qualifikation sowohl für die Pflegedienstleitung als auch für die Stationsleitung muss in sogenannten Funktionsweiterbildungen erworben werden, die von Dauer/Umfang und Inhalt her auf das entsprechende Aufgabenfeld abgestimmt sind.

In **Abb. 12.3** ist eine mögliche Leitungsstruktur des Krankenhauses dargestellt. Speziell für den Pflegebereich sind auch die Leitungsebenen unterhalb der Krankenhausleitung genannt.

Die dargestellten Strukturen beziehen sich hauptsächlich auf das Krankenhaus als vollstationäre Einrichtung. Damit verbunden ist, dass im Gegensatz zum ambulanten Bereich im Krankenhaus die medizinische, pflegerische und andere Hilfe rund um die

Grobstruktur/Leistungsbereiche des Krankenhauses

Pflegedienst	Ärztlicher Dienst	Bereich Diagnostik: – Labor – Röntgen – Ultraschall – EKG – EEG etc.	Bereich Therapie: – Physiotherapie/Krankengymnastik – Logopädie – Strahlentherapie – Ernährungsberatung – Stomaberatung etc.		Spezialdienste: – Transfusionsdienst
Angehörige		**Patient**	andere Bezugspersonen (Nachbarn, Freunde etc.)		
Sozialdienst	Seelsorge, psychologischer Dienst	Verwaltung	Hauswirtschaft: – Küche – Wäscherei – Reinigungsdienst – Hol- und Bringedienst etc.		Haustechnik: – Schlosserei – Tischlerei – Elektrowerkstatt etc.

Abb. 12.2 In einem Krankenhaus müssen verschiedene Leistungsbereiche zusammenarbeiten, um optimale Betreuung der Patienten zu gewährleisten.

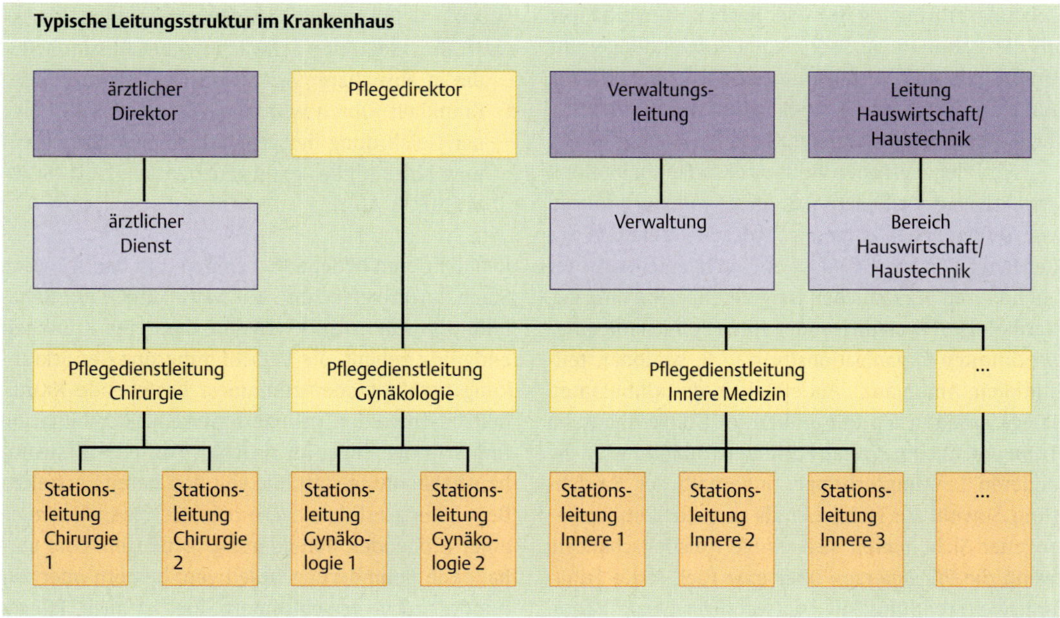

Abb. 12.3 Leistungsstruktur des Pflegebereichs eines Krankenhauses

Uhr und an allen Tagen der Woche sichergestellt wird. Viele Krankenhäuser verfügen aber zusätzlich über Bereiche, die der teilstationären bzw. ambulanten Versorgung dienen.

So werden vom Krankenhaus teilweise auch *Tages- und/oder Nachtkliniken* betrieben, z. B. im Bereich der Psychiatrie. Ein Teil der psychiatrischen Patienten muss sehr langsam an die Wiedereingliederung in das private Wohn- und Arbeitsumfeld herangeführt werden. In einer bestimmten Phase der Therapie erhalten sie daher die Möglichkeit, sich tagsüber oder nachts außerhalb der Institution aufzuhalten, aber für den anderen Teil des Tages den Schutz der teilstationären Einrichtung und die Therapieangebote in Anspruch zu nehmen.

Eine ambulante Versorgung erfolgt u. a. in den verschiedenen *Ambulanzen* des Krankenhauses, beispielsweise im Bereich der Chirurgie. In chirurgischen Ambulanzen treffen in der Regel Patienten ein, bei denen kein Krankenhausaufenthalt vorgesehen war (z. B. keine geplante Überweisung durch einen Hausarzt vorliegt), sondern die sich akut Verletzungen zugezogen haben. In der Ambulanz erfolgt die Erstversorgung der Patienten. Je nach Zustand des Betroffenen bzw. Schweregrad der Verletzung wird der Patient stationär aufgenommen oder in der Ambulanz weiterversorgt und anschließend nach Hause entlassen. Nach der Entlassung können Kontrolluntersuchungen und die ambulante Weiterbehandlung vom Hausarzt erfolgen, aber auch in der Ambulanz durchgeführt werden. Außerdem werden die Ambulanzen verstärkt genutzt, um bei geplanten Krankenhausaufenthalten die Patienten vorab auf die Phase der stationären Versorgung vorzubereiten. Ambulant durchgeführt werden z. B. die notwendige *Diagnostik* (wie Blutentnahme, Röntgen) bzw. die *Vorbereitung auf operative Eingriffe*. Diese Form der Leistungserbringung ist in der Regel kostengünstiger als die stationäre Versorgung, da Aufwendungen für Unterkunft und Verpflegung weitgehend entfallen. Außerdem erspart sie dem Patienten oft mehrere Tage Aufenthalt im Krankenhaus.

Für Pflegepersonen stellt das Krankenhaus einen attraktiven Arbeitsplatz dar, da sie in einer Vielzahl von Teilbereichen eingesetzt werden können. In der Regel wählen sie bewusst ein Fachgebiet entsprechend ihren persönlichen Neigungen (z. B. Chirurgie, Kardiologie, Psychiatrie) oder einen Bereich mit einer bestimmten Organisationsform (z. B. stationär, teilstationär, Ambulanz). Anders als in der ambulanten Pflege arbeiten die Pflegenden im Krankenhaus im *Team* und mit einer relativ direkten Anbindung an die anderen Leistungserbringer innerhalb der Einrichtung. Sowohl aus fachlicher als auch aus leitungsbezogener Sicht bieten sich einige Aufstiegschancen, wenn die Pflegeperson über eine Fach- oder Funktionsweiterbildung die notwendige Qualifikation erwirbt. Auch die Tätigkeit im nicht direkt pflegerischen Bereich (z. B. in der Diagnostik oder Ernährungsberatung) ist bei entsprechender Fort- bzw. Weiterbildung möglich. Gefordert sind die Pflegepersonen allerdings, wenn es darum geht, mit den anderen an der Betreuung und Versorgung des Patienten Beteiligten in effektiver Weise zusammenzuarbeiten. Dies betrifft nicht zuletzt auch die Einbeziehung der Angehörigen und anderen Bezugspersonen des Patienten. Gerade in einer stationären Einrichtung stellen die genannten Personen ein wichtiges Bindeglied zum Leben außerhalb der Institution dar. Angehörige kennen in der Regel sehr gut die persönlichen Fähigkeiten, Gewohnheiten und Bedürfnisse des Patienten und können daher zusätzlich als Ressource dienen, sei es als Informationsquelle oder auch, indem sie – das Einverständnis der Betroffenen vorausgesetzt – an der Pflege und Betreuung beteiligt werden. Pflegepersonen sollten diese Möglichkeiten zum Vorteil des Patienten nutzen.

12.2.3 Kurkliniken/ Rehabilitationskliniken

Vorsorge- und Rehabilitationskliniken dienen – ähnlich wie das Krankenhaus – vorwiegend der stationären Versorgung von Patienten. Sie folgen allerdings einem anderen Ansatz als dem der Krankenhausbehandlung. Im Mittelpunkt stehen Maßnahmen der **Prävention** (Krankheitsvorbeugung/-vorsorge, Gesundheitsförderung) und **Rehabilitation** (Erhaltung, Wiederherstellung und Pflege der Fähigkeiten des Menschen).

Definition
Präventionsmaßnahmen tragen dazu bei, „eine Schwächung der Gesundheit, die in absehbarer Zeit voraussichtlich zu einer Krankheit führen würde, zu beseitigen oder einer Gefährdung der gesundheitlichen Entwicklung eines Kindes entgegenzuwirken […]“ (SGB V, § 107, 2. Abs.).

Rehabilitieren bedeutet so viel wie „in den früheren Stand zurückversetzen“. Mit Maßnahmen der Rehabilitation soll erreicht werden, dass eine Krankheit endgültig geheilt, die Verschlimmerung der Erkrankung verhütet oder zumindest bestehende Krankheitsbeschwerden gelindert werden. Rehabilitation findet in der Regel im Anschluss an eine Krankenhausbehandlung statt. Sie soll den bereits erzielten Behandlungserfolg sichern oder festigen, aber auch einer drohenden Behinderung vorbeugen, eine vorhandene Behinderung beseitigen, bessern oder zumindest nicht verschlechtern. Ziel ist auch, Pflegebedürftigkeit nach Möglichkeit zu vermeiden oder zu mindern (vgl. SGB V, § 107,1. Abs.).

Kurkliniken. Für die Erbringung von stationären Leistungen im Rahmen der Vorsorge sind vor allem die Kurkliniken verantwortlich. Kuren nehmen einerseits Menschen in Anspruch, die sich starken gesundheitlichen Belastungen ausgesetzt haben. Der Kuraufenthalt soll zur Stabilisierung des Gesundheitszustands bzw. zur Verhütung von Krankheiten beitragen. Andererseits werden Kuren von chronisch Kranken genutzt, um zumindest eine Erhaltung des bestehenden Gesundheitszustandes zu sichern oder eine Verschlimmerung zu vermeiden. Kuren können nicht nur *Erwachsene* in Anspruch nehmen, sondern auch *Kinder*. Dies ist der Fall, wenn sie krank sind oder die Gefahr einer Erkrankung besteht, aber auch, wenn Entwicklungsstörungen vorliegen. Bei Kuren für Kinder besteht häufig die Möglichkeit, dass zusätzlich ein Elternteil an der Vorsorgemaßnahme teilnimmt (sogenannte *Mutter-Kind-Kur*). Die Kinder müssen damit während des Kuraufenthaltes nicht auf ihre Hauptbezugsperson verzichten. Der Elternteil kann in den Behandlungsprozess einbezogen werden. Dies betrifft vor allem auch die Beratung dahingehend, wie die Vorbeugung und Versorgung zu Hause weitergeführt werden soll.

Rehabilitationskliniken. Hier werden überwiegend Patienten betreut, die trotz vorheriger Krankenhausbehandlung noch nicht vollständig geheilt sind oder bei denen der Zustand weiter verbessert bzw. stabilisiert werden soll. Die Betroffenen können gezielt auf das Leben zu Hause oder auf den Aufenthalt in einer anderen stationären Einrichtung (z.B. Altenpflegeheim) vorbereitet werden. Die Maßnahmen dienen allerdings vor allem der sog. *medizinischen Rehabilitation*. Die berufliche und soziale Rehabilitation werden während der Phase der medizinischen Behandlung vorbereitet, bzw. es werden unterstützende Angebote vermittelt. Die entsprechenden Hilfen werden im Anschluss an den stationären Aufenthalt überwiegend durch Einrichtungen und Dienste im ambulanten Bereich erbracht oder koordiniert. Beispiele für Maßnahmen der *beruflichen Rehabilitation* sind die technische/bauliche Anpassung des bisherigen Arbeitsplatzes an die Einschränkung/Behinderung (z.B. durch den Einsatz geeigneter Möbel und notwendiger Vorrichtungen) oder die Beratung hinsichtlich eines neuen Arbeitsplatzes inklusive Stellenvermittlung, falls die ursprüngliche Tätigkeit nicht mehr ausgeführt werden kann. Die *soziale Rehabilitation* umfasst verschiedenste Maßnahmen, die der psychischen, familiären, gesellschaftlichen und wirtschaftlichen Wiedereingliederung des Betroffenen in sein Lebensumfeld dienen sollen (z.B. psychologische Betreuung, Beratung in finanziellen/behördlichen Angelegenheiten).

In Vorsorge- bzw. Rehabilitationseinrichtungen wird – soweit dies notwendig ist – die medizinische Behandlung sichergestellt, und die Patienten werden pflegerisch versorgt. Die Aufenthaltsdauer der Patienten in Kur- und Rehabilitationskliniken beträgt überwiegend nur wenige Wochen. Die zeitliche Limitierung der Aufenthaltsdauer ergibt sich aus den gesetzlichen Vorgaben zur Vorsorge und Rehabilitation. In der Regel ist der Aufenthalt auf eine Dauer von vier bis sechs Wochen begrenzt.

Wesentlicher Bestandteil der Behandlung ist insbesondere die Durchführung von speziellen Therapien wie

- Krankengymnastik,
- Bewegungstherapie,
- Sprachtherapie,
- Arbeits- und Beschäftigungstherapie und
- medizinisch-therapeutische Anwendungen wie speziellen Bädern, Packungen, Massagen.

Die Einrichtungen verfügen in der Regel über ein breites Spektrum an entsprechenden Angeboten. Anders als im Krankenhaus stellen die Mitarbeiter des therapeutischen Bereiches einen großen, teilweise den größten Anteil des Personals. Der diagnostische Bereich ist in Kur- und Rehabilitationskliniken allerdings wenig ausgebaut. Zur Sicherstellung diesbezüglicher Leistungen besteht häufig eine Kooperation mit niedergelassenen Labors, speziellen Diagnosezentren (die z.B. Computertomographie durchführen) und anderen ambulanten Einrichtungen, oder es werden die Möglichkeiten von nahe liegenden Krankenhäusern mit genutzt.

Die **Aufgaben der Pflegepersonen** in Vorsorge- und Rehabilitationseinrichtungen sind breit gefächert. Da in Kurkliniken überwiegend Patienten betreut werden, die über keine oder nur leichte körperliche Einschränkungen verfügen, kommt der Pflegeperson eher eine unterstützende und beratende Funktion zu. Die Beratung betrifft vor allem die Frage, wie der Patient nach dem Kuraufenthalt weiterhin zur Erhaltung seines Gesundheitszustands bzw. zur Verhinderung von Gefährdungen beitragen kann. Patienten mit Herzerkrankungen bekommen beispielsweise alle wichtigen Aspekte im Zusammenhang mit der evtl. notwendigen Ernährungsanpassung bzw. -umstellung und dem regelmäßig zu absolvierenden Konditionstraining erläutert. Außerdem werden durch die Pflegepersonen ggf. Behandlungsmaßnahmen weitergeführt oder unterstützt, die von den einzelnen Therapeuten begonnen oder durchgeführt werden.

Die Pflege in Rehabilitationskliniken richtet sich besonders darauf, die *eigenen Fähigkeiten des Patienten zu erhalten und zu fördern*. Dies betrifft sowohl die körperliche Leistungsfähigkeit, die durch Aktivierungsübungen verbessert werden kann, als auch das gezielte Trainieren der visuellen, akustischen und taktilen Wahrnehmung sowie der geistigen Funktionen (z. B. Sprechen, Lesen, Reagieren können). Die pflegerische Hilfe erfolgt überwiegend als Anleitung und Unterstützung bei den Verrichtungen des täglichen Lebens unter Einbeziehung der eigenen *Ressourcen des Patienten*, aber nicht bzw. nur in der Anfangsphase der Rehabilitation ausnahmsweise als teilweise oder vollständige Übernahme einzelner Verrichtungen. Beispielsweise wird mit Schlaganfallpatienten trainiert, wie sie sich selbstständig an- und auskleiden sowie waschen können. Ziel des Trainings ist es, dass sich die Betroffenen zu Hause möglichst eigenständig versorgen können. Wie in der Kurklinik kommt auch in der Rehabilitationsklinik der *Beratung* des Patienten und seiner Angehörigen/Bezugspersonen eine große Bedeutung zu. Die Betroffenen werden zu medizinischen und pflegerischen Aspekten, aber auch hinsichtlich der Nutzung von Hilfsmitteln von den Pflegepersonen geschult und sollen damit auf das Leben nach dem Klinikaufenthalt vorbereitet werden. So wird z. B. der Umgang mit behindertengerechtem Besteck oder mit Bewegungshilfen wie Rollstuhl und Deltarad sowie die Versorgung eines künstlichen Darmausgangs erläutert und eingeübt.

Eine besondere Form der Rehabilitation stellt die sog. **Frührehabilitation** dar. In entsprechenden Kliniken oder Abteilungen/Stationen werden Patienten versorgt, die nur eine kurze Zeit im Krankenhaus behandelt wurden und die noch erhebliche physische und/oder psychische Einschränkungen aufweisen. Mit der Frührehabilitation soll erreicht werden, dass bei den Betroffenen durch ein sehr intensives Training die eigenen Fähigkeiten rasch ausgebaut werden und der Gesundheitszustand wieder möglichst vollständig hergestellt wird. Gute Chancen dafür bestehen vor allem bei jüngeren Patienten, z. B. wenn sie einen Unfall erlitten haben. Bei den Betroffenen ist besonders in der Anfangsphase des Aufenthaltes eine aufwendige pflegerische Betreuung notwendig. Diese ähnelt zum Teil der Versorgung auf Intensivstationen und beinhaltet neben grundpflegerischen Aufgaben die Ausführung von behandlungspflegerischen Maßnahmen (teilweise auch die Versorgung von Trachealkanülen, das Absaugen etc.). Trotz des erheblichen pflegerischen und medizinischen Aufwandes ist die Sicherstellung der Frührehabilitation in einer entsprechenden Einrichtung in der Regel kostengünstiger als im Krankenhaus.

Für die Tätigkeit in einer Kur- bzw. Rehabilitationsklinik entscheiden sich aus fachlicher Sicht vor allem Pflegekräfte, die sich stark mit der *aktivierenden Pflege* identifizieren und die die enge Zusammenarbeit mit den Therapeuten schätzen. Besonders in Vorsorge- und Rehabilitationseinrichtungen liegt der Schwerpunkt darauf, dass alle an der Versorgung des Patienten Beteiligten im Sinne eines therapeutischen Teams zusammenarbeiten. Dadurch werden die einzelnen Maßnahmen ideal aufeinander abgestimmt, und es kann der bestmögliche Behandlungserfolg erreicht werden. Wichtig in diesem Zusammenhang ist auch, dass die Pflegepersonen die aktive Einbeziehung von Angehörigen und anderen Bezugspersonen veranlassen. Von der Organisation bzw. Struktur her schaffen dafür viele Einrichtungen günstige Voraussetzungen, indem sie für einen Angehörigen im Zimmer des Patienten oder zumindest in der Klinik bzw. in deren Nähe Übernachtungsmöglichkeiten und die Nutzung von Verpflegungs- und anderen Leistungen anbieten (üblicherweise gegen ein entsprechendes Entgeld).

Attraktiv bei der Auswahl einer Klinik kann für Betreuer und/oder Patienten sein, dass manche Einrichtungen neben der vollstätionären Versorgung auch eine teilstationäre anbieten, beispielsweise, indem der Betroffene während des Aufenthalts außerhalb der Klinik wohnt/übernachtet, aber die Therapieangebote der Einrichtung in Anspruch nimmt.

12.2.4 Altenpflegeheim

Eine weitere Einrichtung, in der überwiegend eine stationäre Versorgung erfolgt, ist das Altenpflegeheim (teilweise werden andere Bezeichnungen verwendet, z. B. Altenheim, Altenzentrum, Seniorenheim und Seniorenresidenz).

Merke
Im Altenpflegeheim werden alte Menschen betreut, bei denen die Selbst- und/oder Laienpflege im häuslichen Bereich nicht bzw. nicht mehr sichergestellt ist.

Oft ist der Umzug ins Heim notwendig, wenn die Einschränkungen beim Betroffenen so gravierend geworden sind oder sich der *allgemeine Gesundheitszustand* so verschlechtert hat, dass die Laienpflegepersonen, ggf. trotz der Hilfe eines ambulanten Dienstes, die Pflege nicht mehr rund um die Uhr bewerkstelligen können. Die relevanten Einschrän-

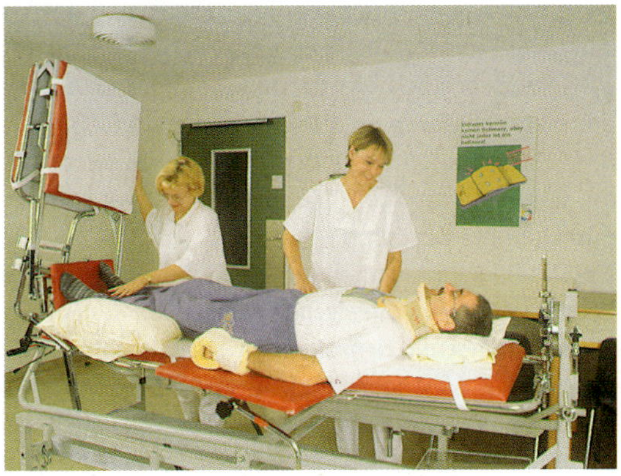

Frührehabilitation in einem Querschnittzentrum. Die Pflegepersonen bereiten den Patienten für eine Drehung vor

kungen betreffen einerseits den körperlichen Bereich. Andererseits stößt die ambulante pflegerische Versorgung häufig an ihre Grenzen bei alten Menschen, die an *gerontopsychiatrischen* oder *psychischen Erkrankungen* leiden (z. B. an einer Demenz) und bei denen daher eine sehr zeitaufwendige oder ständige Betreuung und Beaufsichtigung notwendig ist. Im Gegensatz zum ambulanten Pflegedienst, der die Betreuung nur für einen begrenzten zeitlichen Abschnitt des Tages übernimmt, kann und muss das Altenpflegeheim die Pflege und Versorgung über 24 Stunden am Tag und sieben Tage in der Woche sicherstellen.

Grund für den Einzug in ein Heim kann auch sein, dass Angehörige und andere Bezugspersonen fehlen bzw. dass sie die Pflege nicht übernehmen/nicht übernehmen können.

Dabei haben sich hinsichtlich des Klientels von Altenpflegeheimen in den vergangenen Jahren deutliche Veränderungen ergeben. Früher lebten noch mehr alte Menschen als heute im Altenpflegeheim, bei denen keine oder nur geringe körperliche bzw. geistige Einschränkungen bestanden und die das Heim vorrangig als Wohnangebot nutzten. Als Vorteil sahen die Betagten vor allem an, dass sie in möglichst behindertengerecht gestalteten Räumlichkeiten wohnen und – wenn notwendig – jederzeit die Hilfe von professionellen Pflegepersonen sowie auf Wunsch weitere Leistungen des Heimes in Anspruch nehmen konnten (z. B. Verpflegungsleistungen, Beschäftigungsangebote).

Merke

Im Rahmen der Gesetzgebung zur Pflegeversicherung wurde u. a. festgelegt, dass der *ambulanten Versorgung der Vorrang vor der stationären Betreuung* zu geben ist. Dies trug einerseits wesentlich zu einem Ausbau des ambulanten Pflegebereiches bei und führte andererseits dazu, dass inzwischen in den Heimen immer mehr Betagte mit einem hohen bis sehr hohen Pflegebedürftigkeitsgrad bzw. mit gerontopsychiatrischen Erkrankungen leben, da für sie in der Regel eine ambulante Betreuung nicht (mehr) in Frage kommt.

Für den Betagten stellt der *Umzug in ein Altenpflegeheim* oft eine große emotionale Belastung dar. Er muss sich von seiner gewohnten Umgebung trennen, und dies in der Regel nicht nur für einen begrenzten Zeitraum, sondern für eine lange Zeit oder für immer. Mit der Wohnung oder dem Haus bleiben auch viele vertraute Gegenstände und das familiäre Umfeld (Ehepartner, Angehörige, Freunde, Bekannte etc.) zurück. Erleichtert werden kann die Situation für den alten Menschen u. a. dadurch, dass er zumindest einen Teil seines Mobiliars in die Einrichtung mit-

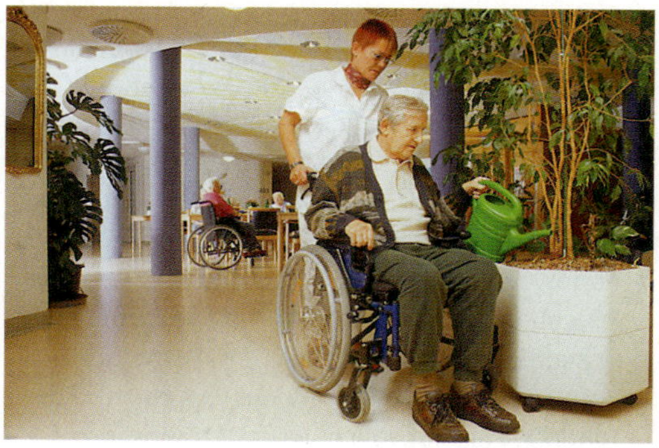

Individuelle Betreuung eines alten Menschen. Die Pflegeperson hilft dem Bewohner, seinen Interessen – hier der Pflanzenpflege – nachzugehen

nimmt. Viele Altenpflegeheime bieten entsprechende Möglichkeiten an. Dies unterstreicht auch deutlich den Ansatz in der modernen Altenpflege, dass das Altenpflegeheim (vorrangig) die Wohnung des Pflegebedürftigen darstellt. Dementsprechend wird im Altenpflegebereich auch nicht vom Patienten, sondern vom *Bewohner* gesprochen, und die einzelnen Organisationseinheiten in der Pflege werden nicht wie im Krankenhaus Stationen, sondern *Wohnbereiche* genannt.

Hinsichtlich der Bewältigung der Einzugssituation und der Tatsache, dass das Heim nach dem Einzug dauerhaft die Wohnung des Betroffenen darstellt, kommt außerdem der *Aufrechterhaltung von Kontakten des Betagten* zu seinen Angehörigen und Bezugspersonen eine wesentliche Bedeutung zu. Sie sind zwar nicht wie im ambulanten Bereich ständig oder überwiegend vor Ort anwesend, sollten aber zum Vorteil des alten Menschen – soweit möglich und gewünscht – aktiv in die Betreuung des Pflegebedürftigen und in dessen Freizeitgestaltung einbezogen werden. Außerdem kennen die Angehörigen in der Regel die Gewohnheiten und Bedürfnisse des Betagten sehr gut. Besonders wenn sich der Bewohner nicht mehr selbst zu entsprechenden pflegerelevanten Angaben äußern kann (z. B. beim Vorliegen von Sprachstörungen oder dementiellen Erkrankungen), können die Angehörigen und/oder andere Bezugspersonen den Pflegenden diese wesentlichen Informationen liefern.

Die Betonung der Wohnsituation im Altenpflegeheim hat auch zur Folge, dass die Versorgung an anderen Gesichtspunkten ausgerichtet ist als im Krankenhaus oder in einer Rehabilitationsklinik. Im Vordergrund steht nicht die Erkennung und Behandlung von Krankheiten, sondern die pflegerische Betreuung, die Gestaltung der Freizeit sowie die hauswirtschaftliche Versorgung der alten Menschen.

Merke

Die *Pflegepersonen* gewährleisten vor allem die notwendige Hilfestellung bei den Verrichtungen des täglichen Lebens mit dem Ziel, für den Betagten eine möglichst aktive und selbstbestimmte Teilnahme am Heimalltag zu ermöglichen (z. B. hinsichtlich Körperpflege, Ausscheidung, An-/Auskleiden, Mobilität). Da viele alte Menschen auch an chronischen Krankheiten leiden bzw. häufiger als junge Menschen zu akuten Erkrankungen (z. B. zu Infekten der Atemwege) neigen, gehört zu den Aufgaben der Pflegenden auch die Beobachtung des generellen Gesundheitszustandes und die Betreuung im Krankheitsfall. Darüber hinaus tragen die Pflegekräfte zur sinnvollen Strukturierung des Tagesablaufes der Bewohner bei (soweit dies erforderlich ist, z. B. bei dementiell Erkrankten).

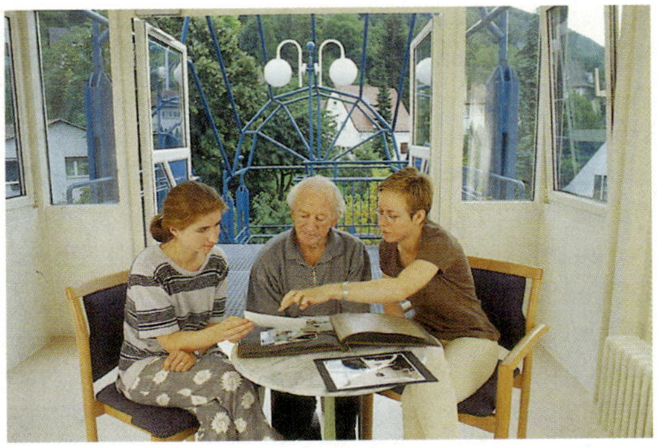

Maßstab für die Betreuung bzw. Hilfestellung sind die *Bedürfnisse* des alten Menschen (z. B. das Bedürfnis nach Privatsphäre, nach Aktivität und Geselligkeit) sowie seine Gewohnheiten. Das Fördern von Aktivität bedeutet im Altenpflegebereich aber nicht Aktivierung um jeden Preis. Vielmehr ist das Augenmerk sowohl auf die vorhandenen, teilweise vielleicht auch verdeckten oder vernachlässigten eigenen Fähigkeiten des Betagten als auch auf altersbedingte bzw. persönliche Grenzen des Betroffenen zu richten. Zwei Beispiele sollen dies verdeutlichen:

- Viele alte Menschen können zwar aufgrund von Einschränkungen in der Feinmotorik ihre Tabletten nicht mehr allein aus der Verpackung entnehmen, eine selbstständige Einnahme ist aber häufig noch möglich, und diese Fähigkeit sollte von den Pflegekräften auch gefördert werden.
- Statt wie in der Rehabilitationsklinik bei einem in der Gehfähigkeit eingeschränkten Patienten anzustreben, dass er wieder möglichst ohne Hilfsmittel und ohne Unterstützung laufen kann, wird man bei einem alten Menschen eher akzeptieren (müssen), dass er nur kurze Strecken läuft, dabei ein Hilfsmittel oder die Unterstützung durch eine Pflegekraft benötigt und lange Wege im Rollstuhl zurücklegt.

Das *Akzeptieren und Beachten von Gewohnheiten* bedeutet auch, dass im Altenheim ein geringstmögliches Maß an Regeln zur Gestaltung des Alltags existieren sollte, damit der alte Mensch – obwohl er in einer Institution lebt – weitgehend nach seinen Wünschen entscheiden und sein Leben selbst gestalten kann. Der Bewohner muss beispielsweise selbst bestimmen können, wann er aufstehen oder zu Bett gehen möchte, ob er lieber duscht oder badet und ob er dies vielleicht am Abend statt am Vormittag tun möchte.

Abb. 12.4 Interne und externe Dienste/Helfer, die an der Betreuung von Altenpflegeheim-Bewohnern beteiligt sind

Bereiche im Altenpflegeheim (interne Dienste)				
Pflegedienst	Sozialer Dienst	Hauswirtschaft	Haustechnik	Verwaltung
Angehörige		**Bewohner**	andere Bezugspersonen (Nachbarn, Freunde)	
Hausarzt, niedergelassene Fachärzte	verschiedene Therapeuten: – Physiotherapeut/Krankengymnast – Logopäde etc.	Psychologe, Seelsorger/Pfarrgemeinde	verschiedene Hilfsdienste: – Friseur – Fußpfleger	ehrenamtliche Helfer
externe Helfer/Dienste				

Spezielle Aufgabe der Pflegenden beim emotional schwierigen Übergang von der eigenen Wohnung ins Altenheim ist die einfühlsame Unterstützung der Betroffenen (s. Gefühlsarbeit, S. 150). Außerdem kommt besonders in der Phase nach dem Einzug der sog. *Biografiearbeit* eine wesentliche Bedeutung zu. Gemeint ist, dass jeder Mensch über einen lebensgeschichtlichen Erfahrungshintergrund verfügt, der in der Regel zu spezifischen Einstellungen und Verhaltensweisen führt. Dies kann sowohl positive Erfahrungen (z. B. eine glückliche Ehe) als auch negative/belastende Erlebnisse (z. B. im Zusammenhang mit Kriegsereignissen) betreffen. Oft ist es hilfreich, wenn die Pflegepersonen den Hintergrund eines speziellen Verhaltens des Bewohners kennen und die Informationen zum Vorteil des alten Menschen bei der Betreuung einbeziehen. Oberstes Gebot dabei ist allerdings ein behutsames In-Erfahrung-Bringen von biografischen Daten (immer das Einverständnis des Betroffenen vorausgesetzt) und der verantwortungsvolle Umgang mit den Informationen.

Für die Pflegepersonen besteht eine weitere wesentliche Aufgabe darin, eng und zum Vorteil der Bewohner mit den verschiedenen internen und externen Helfern zusammenzuarbeiten, die ebenfalls an der Betreuung der Betagten beteiligt sind, und ggf. die unterschiedlichen Leistungen bzw. Termine für die Betagten zu koordinieren (**Abb. 12.4**).

Zu den internen Helfern gehören u. a. die Mitarbeiter des Bereiches **Sozialer Dienst** (die Bezeichnung für den genannten Bereich unterscheidet sich zum Teil in den einzelnen Bundesländern). Zusätzlich zur Pflege wird im Altenheim üblicherweise ein breites Spektrum an Beschäftigungen angeboten, damit die Bewohner ihre Freizeit sinnvoll gestalten können.

Verantwortlich für diesbezügliche Aktivitäten ist in der Regel der Soziale Dienst. Er gestaltet einerseits Gruppenaktivitäten. Die Betagten können auf Wunsch und entsprechend ihren Interessen an Veranstaltungen wie Singkreis und Spielnachmittag teilnehmen. Andererseits wird häufig auch eine Einzelbetreuung durchgeführt, insbesondere für bettlägerige oder in der Beweglichkeit stark eingeschränkte Bewohner (z. B. Vorlesen, Spielen einfacher geeigneter Spiele).

Die Angebote dienen hauptsächlich der interessengebundenen sinnvollen Beschäftigung. Sie enthalten aber auch ergo- bzw. altentherapeutische Elemente mit dem Ziel, sowohl körperliche als auch geistige Fähigkeiten und Fertigkeiten der Betagten möglichst lange zu erhalten. Dies betrifft Angebote wie Basteln, Gedächtnistraining oder Koch- bzw. Backzirkel. Zum Teil werden besondere Formen der Betreuung für gerontopsychiatrisch veränderte Betagte genutzt. Wichtig in diesem Zusammenhang ist, dass die Angebote generell auf die tatsächlichen Interessen und Gewohnheiten der alten Menschen abgestimmt werden.

Hinsichtlich der Beschäftigungsangebote ist eine effektive Zusammenarbeit des Sozialen Dienstes mit den Pflegepersonen unabdingbar. Da in den meisten Heimen Beschäftigung nicht ausschließlich durch den Sozialen Dienst stattfindet, sondern die Pflegepersonen vielfach kleine Aktivitäten durchführen, Gespräche mit den Betagten führen und insbesondere an der Ausgestaltung von Festen und Feiern beteiligt sind, müssen die beiden Fachbereiche relevante Informationen untereinander austauschen (z. B. hinsichtlich der Interessen der Bewohner, aber auch in Bezug auf aktuelle Befindlichkeiten), und es müssen die einzelnen Angebote sinnvoll aufeinander abgestimmt werden. Dabei sind die Aktivitäten des Sozialen Dienstes in geeigneter Weise in den Tagesablauf der Bewohner einzubinden, für deren Strukturierung insgesamt die Pflegepersonen verantwortlich sind.

Ein weiterer wichtiger Bereich im Altenpflegeheim ist der Bereich **Hauswirtschaft.** Die Mitarbeiter des Hauswirtschaftsbereiches erbringen die notwendigen Leistungen im Rahmen der Verpflegung, der Hausreinigung und der Wäschepflege. Erfahrungsgemäß hat die Qualität diesbezüglicher Leistungen wesentliche Auswirkungen auf die Zufriedenheit der Bewohner. Alte Menschen schätzen in der Regel gutes Essen, eine wohnliche und saubere Umgebung und eine gepflegte Bekleidung.

Der Bereich **Haustechnik** ist vor allem für das Funktionieren der technischen Anlagen und Geräte im Heim und das Ausführen entsprechender Instandhaltungs- und Reparaturarbeiten verantwortlich. In der **Verwaltung** werden die anfallenden administrativen Aufgaben erledigt. Dies betrifft zum einen personalbezogene Aufgaben (z. B. die Lohnbuchhaltung), zum anderen aber auch bewohnerbezogene Aufgaben (z. B. die Rechnungsstellung für das Heimentgeld).

Neben den Mitarbeitern der in einem Altenpflegeheim typischerweise vorhandenen Bereiche sind in der Regel noch verschiedene externe Helfer an der Betreuung der Bewohner beteiligt. Dies sind z. B. *Seelsorger*, die die alten Menschen in Glaubensangelegenheiten unterstützen und beraten sowie Beistand in belastenden Situationen oder am Lebensende gewähren. *Friseur und Fußpfleger* tragen zu einem ansprechenden Erscheinungsbild der Betagten bei. *Verschiedene Therapeuten* wie Physiotherapeuten/Krankengymnasten und Logopäden bemühen sich, dass sich krankheitsbedingte Einschränkungen bei den Betroffenen zurückbilden oder zumindest nicht verschlechtern. Die genannten Helfer sind überwiegend nicht im Heim angestellt, sondern unterhalten verschiedenartige Kooperationsbeziehungen zur Einrichtung. Häufig beziehen Altenpflegeheime auch sog. *ehrenamtliche Helfer* in die Betreuung ein. Die genannten Personen sind in der Regel Bürgerinnen und Bürger, die im Umfeld des Heimes leben und auf ehrenamtlicher Basis in bestimmten Abständen einzelne Bewohner besuchen, mit ihnen spazieren gehen oder Gespräche führen sowie im Heim kulturelle Veranstaltungen organisieren und durchführen.

Anders als im Krankenhaus wird die medizinische Diagnostik und Therapie von Krankheiten nicht durch fest angestellte Ärzte, sondern durch *niedergelassene Ärzte* sichergestellt. Hauptansprechpartner ist der Hausarzt, der den Bewohner in der Regel bereits vor dem Einzug im häuslichen Umfeld betreut hat. Zusätzlich wird die ärztliche Versorgung – wenn notwendig – von Fachärzten sichergestellt (z. B. Zahnarzt, Gynäkologe, Urologe, Neurologe, Psychiater).

Wie im ambulanten Bereich stellt die Zusammenarbeit des niedergelassenen Arztes mit den Pflegepersonen des Heimes ein Kooperationsverhältnis dar. Da zwischen Arzt und Heim kein vertragliches Verhältnis besteht (der Arzt ist nicht im Heim angestellt), ist der Arzt gegenüber den Pflegepersonen nicht weisungsbefugt. Um nicht nur die pflegerische, sondern auch eine adäquate medizinische Versorgung für den Bewohner sicherzustellen, kann der Arzt jedoch unter bestimmten Voraussetzungen die Durchführung von sogenannten Behandlungspflegemaßnahmen an das Pflegepersonal des Heimes delegieren. Hierfür muss z. B. sichergestellt sein, dass eine schriftliche ärztliche Verordnung vorliegt und dass im Heim jederzeit genügend personelle Ressourcen vorhanden sind, um die vom Arzt delegierten Maßnahmen durch entsprechend qualifizierte Pflegekräfte ausführen zu lassen. In der Regel werden im Heim von den Pflegenden nur Behandlungspflegemaßnahmen übernommen, die nicht zu den gefahrengeneigten Tätigkeiten gehören (z.B. Insulininjektion, Wechsel einfacher Verbände, Blutzuckerbestimmung). Die Durchführung eingreifender bzw. gefährlicher medizinischer Leistungen (z.B. Legen von Blasendauerkathetern, Anlegen von Infusionen) hat dagegen durch den Arzt zu erfolgen.

Interessant ist die Tätigkeit in einem Altenpflegeheim vor allem für Pflegekräfte, die alten Menschen Hilfestellung bei der Alltagsbewältigung geben wollen. Die Betagten befinden sich in einer besonderen Situation. Sie leben in einer Institution, sollen sich aber möglichst wie zu Hause fühlen. Die Gestaltung dieses Spannungsfelds im Sinne des Bewohners und unter Einbeziehung seiner Gewohnheiten und Interessen ist eine wesentliche Aufgabe von Pflegenden in der Altenhilfe.

Merke

Dadurch, dass die Betagten in der Regel nicht nur kurze Zeit, sondern oft bis an ihr Lebensende im Heim wohnen, entstehen größtenteils enge, fast familiäre Bindungen zwischen Bewohnern und Mitarbeitern. Die professionelle Gestaltung dieser Beziehungen (z.B. in Bezug auf ein ausgewogenes Verhältnis zwischen Nähe und Distanz) stellt eine besondere Herausforderung für Pflegepersonen dar.

Die Pflegenden erfahren viel vom lebensgeschichtlichen Hintergrund der alten Menschen und können relevante biografische Daten für die Pflege nutzen. Sie müssen sich aber auch auf die häufig bei den Betagten vorhandenen irreversiblen Einschränkungen einstellen und in diesem Zusammenhang z.B. realistisch einschätzen, welche Aktivierungsmöglichkeiten (nur) noch bestehen. Außerdem sind die Pflegepersonen oft mit dem Lebensende der Bewohner und ihrem Tod konfrontiert. Die professionelle *Begleitung von Sterbenden* stellt eine anspruchsvolle und in der Altenpflege häufig vorkommende Aufgabe dar. Um sowohl den Angehörigen und Mitbewohnern als auch den Pflegepersonen den Abschied vom Verstorbenen zu erleichtern, wird dieser Prozess in vielen Altenpflegeheimen besonders gestaltet (z.B. durch bestimmte Rituale).

Attraktiv für Pflegende kann sein, dass in vielen Altenpflegeheimen nicht nur die vollstationäre Versorgung sichergestellt wird, sondern auch teilstationäre und andere Angebote und damit Variationen hinsichtlich der Arbeitsmöglichkeiten existieren.

Eine teilstationäre Versorgung bietet die sog. **Tagespflege.** Für einen bestimmten Zeitraum am Tag werden alte Menschen, die noch in der eigenen Wohnung oder im eigenen Haus leben, im Altenheim betreut. Für die Tagespflege stehen in der Einrichtung üblicherweise spezielle Räume zur Verfügung. Die Maßnahme dient vor allem der Entlastung der Angehörigen, die den Betroffenen die restliche Zeit am Tag und in der Nacht zu Hause versorgen. Während des Aufenthaltes in der Tagespflegegruppe werden die Betagten sinnvoll beschäftigt oder zumindest beaufsichtigt. Je nach Leistungsvereinbarung können die Tagespflegegäste im Heim auch das Essen einnehmen (z.B. Mittagessen und Nachmittagskaffee), und es kann ein Teil der Körperpflege übernommen werden (z.B. das wöchentliche Baden).

Ein anderes Angebot ist die sogenannte **Kurzzeitpflege** (s. oben). Für einen begrenzten Zeitraum (in der Regel für vier Wochen) werden alte Menschen, die sonst zu Hause leben, im Altenpflegeheim vollstationär versorgt. Das Angebot wird vorrangig von pflegenden Angehörigen in Anspruch genommen, die einen Urlaub verbringen wollen. Es kann auch als eine Art Probewohnen genutzt werden, wenn Überlegungen bestehen, den Betagten zukünftig dauerhaft in einer stationären Einrichtung unterzubringen.

Abschließend soll noch auf zwei Besonderheiten eingegangen werden, die sich auf die Qualifikation der im Altenpflegebereich beschäftigten Pflegenden bezieht. Im Gegensatz zum Krankenhaus, in dem im Pflegebereich vor allem Krankenschwestern und Krankenpfleger arbeiten, sind im Heim überwiegend *Altenpflegerinnen* bzw. *Altenpfleger* tätig. Hinsichtlich der Inhalte der Altenpflegeausbildung gibt es zwar keine bundeseinheitliche Regelung. Wegen des besonderen Betreuungsansatzes in der Altenhilfe legen aber viele Ausbildungsstätten ihren Schwerpunkt auf grundpflegerische und sozialpflegerische Aspekte. Die Vermittlung von Fähigkeiten und Fertigkeiten im medizinischen Bereich beschränkt sich in der Regel auf ein notwendiges Maß.

Außerdem ist erwähnenswert, dass im Altenpflegeheim nicht wie im klinischen Bereich fast ausschließlich Pflegefachkräfte arbeiten, sondern zu ca. 50% teilqualifizierte Pflegekräfte (z.B. *Altenpflegehelfer, Krankenpflegehelfer*) und *Mitarbeiter ohne pflegefachliche Ausbildung*. Zu den Aufgaben der Pflegefachkräfte gehört daher neben der bewohnerbezogenen Pflege verstärkt auch die Anleitung und Kontrolle von weniger qualifizierten Pflegepersonen und die Verantwortungsübernahme für die delegierten Tätigkeiten.

12.2.5 Hospiz

Ursprünglich war das Hospiz eine christliche Herberge für Pilger und Reisende. Später wurden diese Einrichtungen zu sog. Siechenhäusern und auch zu Zufluchtsstätten für jene Ausgestoßenen, die keiner mehr haben wollte, und schließlich zum Obdach für Sterbende. Das erste moderne Hospiz wurde 1967 durch Cicely Saunders in London gegründet. In Deutschland entstand 1983 mit der Kölner Palliativstation die erste Einrichtung dieser Art.

Definition

In der heutigen Zeit bezeichnet man als Hospize Einrichtungen und Dienste, die der Sicherstellung der sogenannten Palliativmedizin dienen. „Aufgabe der palliativen Medizin ist die umfassende Behandlung und Betreuung von Kranken mit chronischen Leiden, die zum Tode führen" (Hospiz-Führer 1997, S. 5). Dies betrifft vor allem Patienten mit Tumorerkrankungen, die nicht heilbar sind, sowie Patienten mit AIDS, HIV und bestimmten neurologischen Erkrankungen.

Im Mittelpunkt der **palliativen Medizin** steht der sterbende Mensch und seine Bedürfnisse. Alle Bemühungen richten sich darauf, für den unheilbar Kranken die bestmögliche Lebensqualität in der letzten Lebensphase zu erreichen. Sichergestellt wird dies durch

- eine angemessene medizinische und pflegerische Versorgung;
- die intensive Hilfe für den Patienten bei der Auseinandersetzung mit dem nahenden Tod sowie die umfassende Begleitung in der Phase des Sterbens.

Die medizinische Behandlung umfasst vorrangig die **Schmerztherapie.** Erreicht werden soll, dass die Patienten nicht unter Schmerzen leiden müssen, die häufig bei den oben genannten Erkrankungen auftreten und ohne adäquate Behandlung sehr intensiv sein können. Daher werden bei der Schmerztherapie im Rahmen der Palliativmedizin in der Regel hoch wirksame Medikamente eingesetzt, überwiegend aus der Gruppe der Betäubungsmittel (z. B. morphinhaltige Präparate). Außerdem steht die Kontrolle weiterer typischer Symptome im Vordergrund (z. B. in Bezug auf Stoffwechselstörungen, Einschränkungen in der Nahrungsaufnahme, Verdauungsstörungen, Wunden/Hautveränderungen, Durchblutungsstörungen, Atembeschwerden).

Hauptanliegen der **psychischen/emotionalen Begleitung** ist, den Betroffenen auf seinem letzten Lebensabschnitt nicht allein zu lassen, ihm Trost und Sicherheit zu geben und mit der tödlichen Krankheit so umzugehen, dass für den Patienten trotz ungünstiger Prognose eine möglichst hohe Lebensqualität erreicht wird. Die Begleitung bezieht sich auch auf die Familie bzw. die Bezugspersonen des Patienten vor und nach seinem Tod. Dies umfasst u. a. die Bewusstmachung des bevorstehenden *Abschieds* und das *Trauergeleit* nach dem Tod des Kranken.

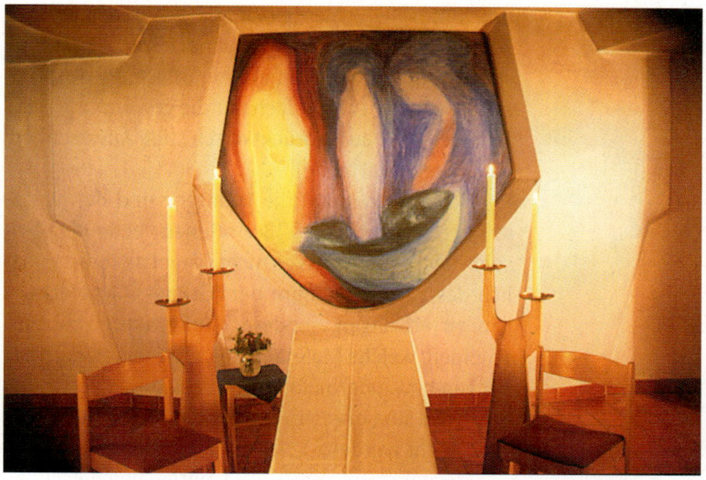

Der farblich und künstlerisch gestaltete Aufbahrungsraum strahlt Ruhe und Harmonie aus. Ein idealer Raum, in dem die Anwesenden Abschied nehmen können

Merke

Da der Hospizgedanke von einer *lebensbejahenden Grundidee* ausgeht, schließt er die aktive Sterbehilfe aus.

Die umfassenden Betreuungsmaßnahmen im Rahmen der Palliativmedizin werden durch verschiedene professionelle Helfer gewährleistet, die in einem *multidisziplinären Team* zusammenarbeiten. Dies sind neben Ärzten und Pflegekräften vor allem Sozialarbeiter, Psychologen, Seelsorger und verschiedene Therapeuten (z. B. Krankengymnasten). Darüber hinaus leisten ehrenamtliche Helfer einen wesentlichen Beitrag zur Sicherstellung der Betreuung und Begleitung. Ohne die Einbeziehung und das große Engagement von Laienhelfern, die für die anspruchsvollen Aufgaben speziell geschult werden, wäre die Hospizarbeit nicht leistbar.

Die **Aufgaben,** die Pflegepersonen im therapeutischen Team übernehmen, sind vielfältig und richten sich hauptsächlich nach dem körperlichen Zustand, dem emotionalen Befinden und den Bedürfnissen des Patienten. Die Pflegenden leisten vor allem Hilfestellung bei den Verrichtungen des täglichen Lebens (z. B. bei der Körperpflege, beim An- und Auskleiden), führen Behandlungspflegemaßnahmen durch (z. B. das Anlegen/Wechseln von Verbänden) und stellen die Versorgung mit Medikamenten sicher, insbesondere im Rahmen der Schmerztherapie. Zu den pflegerischen Maßnahmen bei der Schmerzbehandlung gehört oft die Überwachung, Handhabung und Pflege von Infusions- bzw. Portsystemen (Kap. 48).

Darüber hinaus ist es eine wesentliche Aufgabe der Pflegepersonen, auf die – häufig schwankenden – emotionalen Befindlichkeiten des Patienten einzugehen, z. B. auf Ängste oder Wünsche vor und während der *Sterbephase.* Die Begleitung und Zuwendung besteht vor allem darin, dem Betroffenen zuzuhören, seine Ängste und Sorgen ernst und wahrzunehmen und ihm Hilfe bei der Bewältigung unerledigter Dinge zu gewähren. Je nach Situation kann es sinnvoll sein, mit dem Patienten ein einfühlsames Gespräch zu führen oder ihm einfach nur die gewünschte Nähe zu geben (z. B. ausgedrückt durch stille Anwesenheit, das Halten der Hände).

Das Eingehen auf die Wünsche und den wechselnden Zustand des Betroffenen bedeutet beispielsweise auch, dass es nicht darauf ankommt, täglich das volle Programm der (Grund-)Pflegeleistungen zu erbringen, sondern häufig aktuell zu entscheiden, welche Maßnahmen dem Patienten gerade gut tun bzw. überhaupt möglich sind und welche zu belastend sind bzw. (im Moment) vom Kranken nicht gewünscht werden.

Zusätzlich zur psychisch-emotionalen Betreuung durch die Pflegepersonen wird der Patient durch *Psychologen* und *Seelsorger* unterstützt. Auch die *ehrenamtlichen Helfer* leisten entsprechenden Beistand im Rahmen ihrer Besuche. In der Regel übernehmen sie darüber hinaus einfache pflegerische Tätigkeiten sowie hauswirtschaftliche Arbeiten, und sie gehen mit den Betroffenen spazieren (soweit dies noch möglich ist) oder führen Beschäftigungen durch. Die *Sozialarbeiter* leisten hauptsächlich Hilfe bei der Erledigung der behördlichen und finanziellen Angelegenheiten (z. B. hinsichtlich des Stellens notwendiger Anträge für die Betroffenen). *Physiotherapeuten/Krankengymnasten und andere Therapeuten* führen beim Patienten spezielle Behandlungen durch, die vor allem die mit der Krankheit einhergehenden Symptome mindern und die Beweglichkeit/Mobilität der Betroffenen möglichst lange erhalten sollen. Die *Ärzte* sind vorrangig für die medizinische Behandlung verantwortlich, vor allem für die Schmerztherapie und Symptomkontrolle.

Aus welchen Personen sich das therapeutische Team im Einzelnen zusammensetzt, hängt u. a. auch vom institutionellen Charakter der Einrichtung ab, die entsprechende Dienstleistungen anbietet. Palliativmedizin wird inzwischen in einer Vielzahl von Hospizeinrichtungen erbracht. Man unterscheidet verschiedene Arten von Einrichtungen.

Ambulante Hospizdienste. Sie ähneln von Arbeitsweise und Struktur den ambulanten Pflegediensten, betreuen aber ausschließlich terminal Kranke und Sterbende. Die angebotenen Leistungen reichen vom Führen von Gesprächen bis zur umfassenden medizinisch-pflegerischen Versorgung. Dabei wird die Pflege in der Regel von professionellen Pflegepersonen übernommen. Die ehrenamtlichen Helfer widmen sich dagegen häufig der Freizeitgestaltung und ergänzen die emotionale Begleitung. Die medizinische Betreuung wird durch den jeweiligen Hausarzt sichergestellt, ggf. in Zusammenarbeit mit einem speziell geschulten Palliativmediziner. Die ambulante Versorgung soll dem Betroffenen ermöglichen, seine letzte Lebensphase in der vertrauten häuslichen Umgebung zu verbringen.

Hausbetreuungsdienste. Vorwiegend mit hauptamtlich tätigen Pflegepersonen arbeitend, stellen die sog. Hausbetreuungsdienste eine spezielle Form der ambulanten Hospizdienste dar. Sie sichern insbesondere die aufwendige pflegerische Betreuung von Schwerstpflegebedürftigen. Übernommen werden neben grundpflegerischen Aufgaben auch Maßnahmen der Behandlungspflege (z. B. die Versorgung von Wunden, die Handhabung von Infusions- und Drainagesystemen). Darüber hinaus wird in der Regel eine 24-Stunden-Rufbereitschaft und – zumindest über einen kurzen Zeitraum – eine Rund-um-die-Uhr-Versorgung angeboten.

Stationäre Hospize. Darüber hinaus findet palliativmedizinische Behandlung und Betreuung in stationären Hospizen statt. Die Einrichtungen können genutzt werden, wenn die ambulante Versorgung nicht (mehr) möglich ist. Die Pflege wird in den stationären Hospizen durch fest angestellte Pflegepersonen sichergestellt. Die ärztlichen Aufgaben werden hingegen hauptsächlich von den Hausärzten der Patienten und/oder von niedergelassenen Ärzten übernommen, die mit dem Hospiz kooperieren. Ehrenamtliche Helfer unterstützen die Arbeit der Einrichtung. Außerdem kommt in stationären Hospizen der Einbeziehung von Angehörigen des Betroffenen eine wesentliche Bedeutung zu. Oft wird eine über die übliche Kontaktpflege hinausgehende Einbeziehung der Bezugspersonen gefördert und gewährleistet, indem z. B. die Angehörigen – wenn sie dies wünschen – in der Einrichtung mit dem Patienten gemeinsam die Mahlzeiten einnehmen und im Hospiz übernachten können. Darüber hinaus wird der Wunsch bzw. Anspruch der Betroffenen, auch in einer stationären Einrichtung ein möglichst selbstbestimmtes Leben führen zu können, u. a. dadurch unterstützt, dass die Bewohner den Tagesablauf weitgehend nach ihren Wünschen strukturieren können. Essenszeiten und der Zeitpunkt für die pflegerische Versorgung sind in der Regel nicht festgelegt, sondern orientieren sich vorrangig an den Bedürfnissen der Betroffenen.

Tageshospiz. Eine besondere Form des Hospizes ist das Tageshospiz. In einem stationären Hospiz oder einer anderen (ggf. eigenständigen) Einrichtung stehen Räumlichkeiten zur Verfügung, in denen die Patienten für mehrere Stunden am Tag betreut werden. In der Regel wird ein breites Spektrum an Leistungen angeboten, von der psychosozialen Begleitung bis zur palliativmedizinischen Pflege. Die Nacht verbringen die Betroffenen in ihrer häuslichen Umgebung. Der Aufenthalt im Tageshospiz soll vor allem die pflegenden Angehörigen entlasten. Von den Patienten selbst wird häufig die Möglichkeit als angenehm empfunden, tagsüber Kontakt mit anderen Menschen zu haben.

Palliativstationen/-bereiche. Die stationäre Versorgung kann außer in Hospizen auch auf sog. Palliativstationen oder in Palliativbereichen erfolgen. Eine Palliativstation ist eine Station mit palliativmedizinischer Ausrichtung in einem regulären Krankenhaus. Ein Palliativbereich dagegen umfasst keine ganze eigenständige Station, sondern nur einen Teil einer normalen Station (z. B. mit internistischer oder onkologischer Ausrichtung). Vorteil dieser beiden Organisationsformen ist, dass die Ressourcen des Krankenhauses hinsichtlich Personal und technischer Ausstattung effektiv genutzt werden können. Insbesondere kann die ärztliche Betreuung durch fest angestellte und entsprechend weitergebildete Ärzte gewährleistet werden. Im Vordergrund der Behandlung steht in der Regel die *Linderung von Symptomen*, die mit der Grunderkrankung zusammenhängen, und insbesondere die *Schmerzbehandlung*. Ziel des Aufenthaltes auf einer Palliativstation oder in einem Palliativbereich ist es häufig, den Patienten auf die ambulante Weiterversorgung vorzubereiten. Dies schließt neben der Medikamenteneinstellung auch die Organisation der zukünftig notwendigen ambulanten Leistungen und die Beratung in allen relevanten Fragen ein. Die Beratung zu pflegerischen Aspekten obliegt dabei den Pflegepersonen. Nachteilig wirkt sich für die Patienten aus, dass der Tagesablauf oft nicht ganz so flexibel gestaltet werden kann wie im stationären Hospiz, da beispielsweise Essens- und Visitenzeiten relativ feststehen bzw. der Stationsablauf teilweise auch vom Ablauf in anderen Leistungsbereichen des Krankenhauses beeinflusst wird.

Wohneinrichtungen für AIDS-Kranke. Dieses ist eine weitere Form von Hospizeinrichtungen. Vom strukturellen/institutionellen Charakter her kommen die Einrichtungen dem sog. betreuten Wohnen nahe. In speziell dafür vorgesehenen Häusern bzw. Wohngemeinschaften leben mehrere HIV- und AIDS-Patienten zusammen und führen ein weitgehend selbstständiges Leben. Sie werden in der Regel von Sozialarbeitern bei der Bewältigung des Alltagslebens unterstützt, insbesondere in Krisensituationen. Soweit notwendig bzw. gewünscht, können sie weitere Leistungen abrufen. Dies betrifft z. B. die pflegerische Betreuung durch professionelle Pflegepersonen.

Da sich Hospizeinrichtungen ausschließlich mit der Betreuung von unheilbar Kranken und Sterbenden beschäftigen, stellt die Arbeit in solchen Einrichtungen an die dort Tätigen hohe berufsfachliche und sozioemotionale Anforderungen. Dies trifft vor allem auch auf die an der Betreuung beteiligten Pflegekräfte zu, die neben ihren pflegepraktischen Kompetenzen ein entsprechendes Einfühlungsvermögen in die individuellen Bedürfnisse von Patienten aufbringen müssen, um für die Betroffenen eine gewinnbringende und von echten Gefühlen getragene emotionale Begleitung und Unterstützung gewährleisten zu können.

Merke

Ingrid und Roland Jakob stellen in ihrem Beitrag in *Betreuung Sterbender* die folgenden fünf **Forderungen an Menschen, die Sterbende betreuen** (Blumenthal-Barby 1984, S. 57 ff.):

Wer Sterbende betreuen will, muss eine Einstellung zu sich selbst haben.

Die Betreuung Sterbender verlangt eine Einstellung zum eigenen Tod.

Wer Sterbende betreut, muss echt sein können.

Wer Sterbenden beistehen will, muss wahrhaftig sein können.

Wer Sterbende betreuen will, muss bereit sein, den anderen so zu akzeptieren, wie er ist, und jede Wertung auslassen.

12.3 Weitere Arbeitsfelder

Am Anfang dieses Kapitels wurden Gesundheitseinrichtungen vorgestellt, in denen Pflegepersonen typischerweise tätig sind. In der Ausbildung für die Berufe Krankenschwester/Krankenpfleger, Kinderkrankenschwester/-pfleger und Altenpflegerin/Altenpfleger wird auf den Einsatz in den genannten Arbeitsfeldern vorbereitet. Darüber hinaus gibt es Arbeitsmöglichkeiten für Pflegepersonen, bei denen die Pflegenden andere als die üblichen und/oder zusätzliche Aufgaben übernehmen bzw. die nicht vorrangig der direkten Versorgung von kranken, alten und sterbenden Menschen dienen. Im Folgenden soll eine Auswahl solcher Arbeitsfelder kurz vorgestellt werden. Die Auswahl ist nicht vollständig, und in den kommenden Jahren werden sicher noch weitere Arbeitsmöglichkeiten für Pflegekräfte hinzukommen.

Behinderteneinrichtungen. Ein Einsatzgebiet von Pflegepersonen ist die Arbeit in Behinderteneinrichtungen. In diesen erfolgt die Langzeitbetreuung von Menschen mit chronischen Erkrankungen bzw. Behinderungen. Häufige Ursachen für Behinderungen sind geistige Minderentwicklung bzw. psychische Störungen (geistige Behinderung), aber auch körperliche Behinderungen, beispielsweise infolge der Schädigung des Rückenmarks (z. B. Querschnittslähmung), dem Zustand nach Schädel-Hirn-Trauma

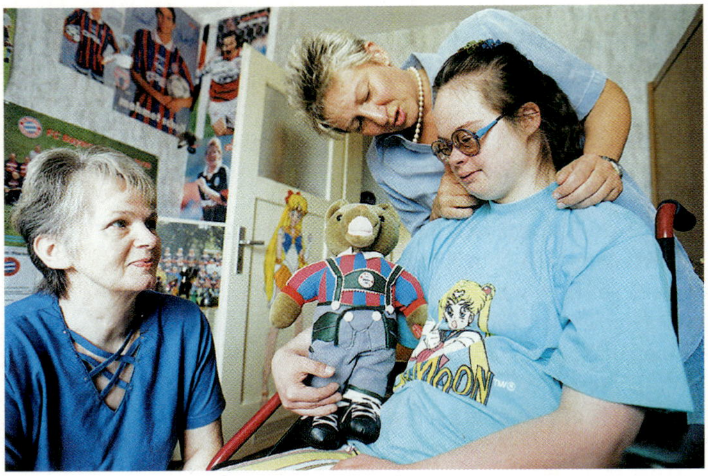

oder beim Vorliegen von multipler Sklerose bzw. einer degenerativen Muskelerkrankung.

Die Betreuung in einer entsprechenden Einrichtung ist in der Regel dann notwendig, wenn die Phase der Akutbehandlung (z. B. im Krankenhaus oder einer Rehabilitationsklinik) abgeschlossen ist und der Betroffene nicht im häuslichen Umfeld versorgt werden kann (z. B. wegen der Schwere der Erkrankung und/oder dem Fehlen von Angehörigen/Bezugspersonen). Im Gegensatz zum Altenpflegeheim leben im Behindertenheim Menschen jüngeren oder mittleren Alters. Die professionelle Hilfe in Behinderteneinrichtungen erfolgt überwiegend durch Erzieher, Sozialpädagogen, Sozialarbeiter und Heilerziehungspflegerinnen/-pfleger. Häufig sind in den Einrichtungen zusätzlich Pflegepersonen angestellt. Dies trifft insbesondere zu, wenn für die Klienten auch umfassende pflegerische Leistungen im Rahmen der Grund- und Behandlungspflege erbracht werden müssen. Das Aufgabenspektrum der Pflegepersonen in Behinderteneinrichtungen kommt dem in Altenpflegeheimen nahe (s. oben).

Arztpraxen. Tätig werden können Pflegekräfte auch in Arztpraxen von niedergelassenen Ärzten. Sie übernehmen dort in der Regel dieselben Aufgaben wie die in Arztpraxen hauptsächlich angestellten Arzthelferinnen. Das Aufgabenspektrum umfasst im Gegensatz zur Arbeit in einem typischen pflegerischen Betätigungsfeld vor allem administrative Tätigkeiten und die Assistenz für den Arzt. Dies betrifft u. a.

- das Sicherstellen der Patientenadministration (z. B. Führen der Patientendokumentation, Terminverwaltung, Erledigen abrechnungstechnischer Tätigkeiten);
- das Durchführen von nicht risikoreichen diagnostischen und therapeutischen Maßnahmen im Auftrag des Arztes (z. B. Blutentnahme, EKG, Wechseln einfacher Verbände);
- die Vor- und Nachbereitung von bzw. Hilfestellung bei ärztlichen Eingriffen (inklusive Materialvorbereitung, Desinfektion etc.).

Je nach medizinischer Ausrichtung, Art der angebotenen Leistungen und/oder Größe der Arztpraxis können weitere Aufgaben hinzukommen. Beispielsweise fallen in Praxen, in denen ambulante Operationen durchgeführt werden, die Maßnahmen der Operationsvorbereitung, die Assistenz beim Eingriff sowie die Überwachung und Versorgung des Patienten nach der Operation weitgehend in den Aufgabenbereich der Pflegepersonen.

Für die Arbeit in einer Arztpraxis entscheiden sich die Pflegenden häufig, wenn für sie die in einer Praxis typischen Dienstzeiten günstig sind (z. B. kein sehr früher Dienstbeginn am Morgen, oft Möglichkeiten des Arbeitens in Kurzschichten, in der Regel keine oder nur eingeschränkte Wochenendarbeit).

Betriebe. Eine andere Arbeitsmöglichkeit für Pflegepersonen besteht in Betrieben als sog. Betriebsschwester/Betriebspfleger. In Betrieben ab einer bestimmten Größe existiert jeweils eine Betriebsarztpraxis. Der Betriebsarzt ist vor allem für die Durchführung von arbeitsmedizinisch vorgeschriebenen Vorsorgeuntersuchungen (z. B. Sehtest bei Mitarbeitern mit Bildschirmarbeitsplatz, Arbeitstauglichkeitsuntersuchung bei Pflegepersonen, verschiedene Blutuntersuchungen bei Arbeitern in der chemischen Industrie) und für Erste-Hilfe-Maßnahmen bei Betriebsangehörigen zuständig, die sich während der Arbeit verletzt haben. Die Vorsorge kann auch therapeutische Maßnahmen wie die Hepatitisschutzimpfung bei Krankenhauspersonal oder verschiedene Schutzimpfungen bei Mitarbeitern mit Auslandeinsätzen einschließen.

Hauptaufgabe der Betriebsschwester ist die Unterstützung des Betriebsarztes. Dies beinhaltet einerseits administrative Tätigkeiten, andererseits aber auch die Assistenz bei ärztlichen Leistungen oder die Durchführung bestimmter diagnostischer und therapeutischer Maßnahmen im Auftrag des Arztes (z. B. Blutentnahme, EKG, Durchführen von Sehtests, Verabreichen von Impfungen). In Betrieben, in denen der Betriebsarzt nicht ständig anwesend ist, nimmt die Betriebsschwester darüber hinaus eine Art Vermittlerfunktion zwischen Personal und Arzt wahr. Sie ist Ansprechperson für die Mitarbeiter in allen relevanten Fragen. Bei Arbeitsunfällen organisiert die Pflegeperson die medizinische Erst- oder Weiterversorgung bzw. den Transport in eine stationäre Einrichtung (vor allem bei schweren Unfällen). Bei leichten Unfällen führt sie bis zum Eintreffen des Arztes die Erstversorgung durch (z. B. Anlegen von Verbänden bei oberflächlichen Wunden). Außerdem übernimmt die Betriebsschwester häufig die Aufklärungsarbeit bei den Betriebsangehörigen hinsichtlich der notwendigen Vorsorgeuntersuchungen und -maßnahmen.

In Betrieben mit einem relativ geringen Gefährdungs-/Unfallpotenzial (z. B. im Bankgewerbe) ist in der Regel die Betriebsschwester lediglich in der Hauptdienstzeit der Angestellten anwesend. In Bereichen mit einem hohen Gefahrenpotential (z. B. in der Chemie- oder Schwermetallindustrie) ist die Anwesenheit während der Zeit des gesamten Arbeitsprozesses oder zumindest die ständige Erreichbarkeit im Rahmen einer Rufbereitschaft erforderlich (ggf. über 24 Stunden).

Schiffspflegepersonen. Auch auf Schiffen können Pflegepersonen zum Einsatz kommen. Notwendig ist die Anwesenheit von medizinischem Personal beispielsweise auf Kreuzfahrtschiffen. In der Verordnung über die Krankenversorgung auf Kauffahrteischiffen ist vorgeschrieben, dass ab einer bestimmten Anzahl von Passagieren die Schiffsbesatzung um einen Arzt und eine Pflegeperson, ggf. auch um zwei Pflegende erweitert werden muss (auf Handelsschiffen ist ein entsprechender Einsatz nicht vorgesehen). Der Schiffsarzt hat die Aufgabe, während des Aufenthaltes auf hoher See die bei Passagieren eventuell akut auftretenden Erkrankungen (z. B. Magen-Darm-Erkrankungen, Herz-Kreislauf-Störungen) zu behandeln und bei Unfällen die (Erst-)Versorgung vorzunehmen. Bei schweren Krankheiten, die eine aufwendige Therapie erfordern, muss entsprechende Hilfe von Land angefordert bzw. der Transport in eine stationäre Einrichtung organisiert werden. Die Pflegeperson übernimmt vor allem Assistenzaufgaben hinsichtlich der Tätigkeit des Arztes. Bei Passagieren mit bestimmten Erkrankungen kann aber im Einzelfall auch – zumindest vorübergehend – eine pflegerische Betreuung notwendig werden (z. B. die Hilfe bei der Körperpflege oder bei anderen Verrichtungen des täglichen Lebens), die dann durch die Pflegeperson sichergestellt wird.

Verschiedene Behörden. Sie greifen hinsichtlich der Erledigung von Aufgaben, die pflegerische Aspekte beinhalten, auf Pflegepersonen zurück. Dies trifft zum Beispiel auf den **Medizinischen Dienst der Kranken- bzw. Pflegekassen (MDK)** zu. Eine Hauptaufgabe des MDK besteht darin, beim Vorliegen von Pflegebedürftigkeit beim betreffenden Versicherten im Rahmen einer Begutachtung den Grad der Pflegebedürftigkeit zu ermitteln (s. oben). Die rechtliche Grundlage dafür bildet das Pflegeversicherungsgesetz. Die Begutachtung wurde in der Vergangenheit überwiegend von Ärzten durchgeführt.

Merke

Da bei der Bestimmung von Pflegebedürftigkeit vor allem eingeschätzt wird, ob und – wenn ja – in welchem Ausmaß der Versicherte Hilfestellung bei ausgewählten Verrichtungen des täglichen Lebens benötigt, sind Pflegepersonen aufgrund ihrer Ausbildung und ihrer beruflichen Erfahrung besonders prädestiniert, diese Einschätzung vorzunehmen. Diese Überlegung führte dazu, dass inzwischen beim MDK verstärkt Pflegepersonen eingesetzt werden, die die genannte Aufgabe übernehmen.

Darüber hinaus prüft der MDK in Gesundheitseinrichtungen, die die Langzeitversorgung von Pflegebedürftigen sicherstellen (hauptsächlich ambulante Pflegedienste und Altenpflegeheime), ob geeignete Maßnahmen zur Qualitätssicherung durchgeführt werden (sog. Qualitätsüberprüfung). Gesetzliche Grundlage für eine entsprechende Verpflichtung der Einrichtungen ist der § 80 des Pflegeversicherungsgesetzes. In die Qualitätsüberprüfung werden beim MDK zunehmend angestellte Pflegekräfte einbezogen.

Heimaufsicht. Sie nimmt ebenfalls bestimmte Kontrollaufgaben in Bezug auf Pflegeeinrichtungen wahr. Die Heimaufsicht ist eine Behörde, die u. a. überprüft, ob Altenpflegeheime die gesetzlichen Voraussetzungen für den generellen Betrieb der Einrichtung erfüllen und eine adäquate Versorgung der Bewohner sicherstellen. Rechtliche Grundlage für die Überprüfung ist das Heimgesetz. Entsprechende Kontrollen finden nicht nur hinsichtlich neu zu eröffnender Einrichtungen, sondern in regelmäßigen Abständen oder bei bestimmten Anlässen (z. B. bei Bewohner- bzw. Angehörigenbeschwerden) auch in bestehenden Heimen statt. Bei der Heimaufsicht sind in der Regel Mitarbeiter mit unterschiedlichem beruflichen Hintergrund beschäftigt, z. B. mit der Ausbildung im Bereich Verwaltung, Recht, Sozialarbeit oder Medizin, aber auch aus dem Pflegebereich. Während Juristen oder Verwaltungsangestellte vorrangig das Vorhandensein von generellen Rahmenbedingungen in den Einrichtungen prüfen, sind die Pflegepersonen hauptsächlich mit der Kontrolle pflegerelevanter Aspekte betraut (z. B. in Bezug auf die Qualität der Pflegedokumentation und Pflegeplanung, die Organisation der Medikamentenversorgung, die Angemessenheit und Qualität von Pflegeleistungen).

Krankenkassen. Außerdem kommen Pflegepersonen vereinzelt bei Krankenkassen zum Einsatz. In der Vergangenheit wurde ihnen überwiegend die Beratung von Versicherten hinsichtlich der Gesundheitsvorsorge sowie die Durchführung diesbezüglicher Veranstaltungen und Kurse (zu Themen wie gesunde Ernährung, Rücken schonendes Arbeiten) übertragen. Zunehmend übernehmen Pflegepersonen auch die Vorbereitung und Durchführung von Schulungen für pflegende Angehörige. In den Kursen werden den Laienpflegepersonen vor allem Kenntnisse darüber vermittelt, wie sie ihre pflegebedürftigen Angehörigen möglichst fachgerecht pflegen können, und es werden wichtige Pflegetechniken erläutert und eingeübt (z. B. Lagerungstechniken). Außerdem ist geplant, Pflegepersonen zukünftig stärker als bisher im Bereich der Beratung von Versicherten zu pflegepraktischen und leistungsbezogenen Aspekten einzusetzen und speziell auch bei Überprüfungen, bei denen die Notwendigkeit und Effizienz von Pflege- und Behandlungsmaßnahmen beurteilt wird (sog. *Fallmanagement*).

Fazit. Die Tätigkeit in einem Arbeitsfeld, das von den Hauptarbeitsgebieten abweicht, kann für Pflegende interessant sein. Als reizvoll werden häufig die von den üblichen Systemen abweichenden Arbeitszeiten (z. B. ohne Schicht- bzw. Wochenendarbeit), der besondere Arbeitsort (z. B. das Schiff) oder die speziellen Aufgaben angesehen. Die jeweilige Tätigkeit stellt allerdings auch spezifische Anforderungen, sowohl hinsichtlich der Rahmenbedingungen als auch was den beruflichen Hintergrund anbelangt. Häufig werden von den (potentiellen) Stelleninhabern ausgezeichnete fachliche Kenntnisse, umfassende soziale Kompetenzen sowie eine ausreichende berufliche Erfahrung verlangt. Darüber hinaus ist zu bedenken, dass in den genannten Arbeitsfeldern jeweils nur eine geringe Anzahl von Arbeitsplätzen zur Verfügung steht.

12.4 Pflegeüberleitung

Oben in diesem Kapitel wurden die verschiedenen Gesundheitseinrichtungen und -dienste vorgestellt, in denen Pflegepersonen zum Einsatz kommen. Jede der Institutionen hat sich auf bestimmte Leistungen spezialisiert und erfüllt einen definierten Versorgungsauftrag. Viele Patienten nehmen aber nicht nur die Dienste einer Gesundheitseinrichtung in Anspruch, sondern sie werden nacheinander von mehreren Einrichtungen oder Diensten versorgt. Dies ist meist der Fall, wenn bei den Betroffenen aufgrund der Erkrankung und/oder des Allgemeinzustandes eine relativ langfristige Behandlung notwendig ist oder wenn ein dauerhafter Betreuungsbedarf besteht. Abgesehen davon ist die Inanspruchnahme von mehr als einer Institution auch bei akuten und günstig behandelbaren Erkrankungen heutzutage allein schon wegen der bereits erwähnten Spezialisierung und Differenzierung der einzelnen Einrichtungen bzw. deren Angebotspalette sehr wahrscheinlich. Einige typische Versorgungsketten sind in **Abb. 12.5** dargestellt.

Durchlaufen die kranken und/oder alten Menschen mehrere Einrichtungen, ist es für sie insbesondere wichtig, dass die einzelnen Institutionen effektiv und in einer für die Betroffenen nützlichen Weise zusammenarbeiten. Eine Form bzw. einen Aspekt dieser Zusammenarbeit stellt die sog. **Pflegeüberleitung** dar.

Abb. 12.5 Einige typische Versorgungsketten im Gesundheitssystem

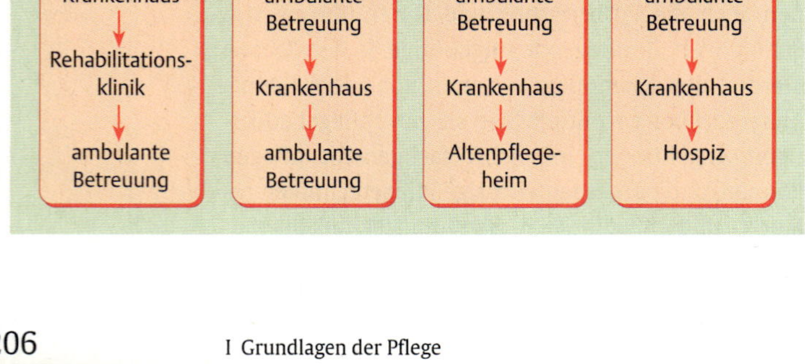

Merke

Ziel der Pflegeüberleitung ist es, die Versorgung durch die einzelnen Gesundheitsdienste dahingehend aufeinander abzustimmen und den Übergang in die Folgeeinrichtung so zu gestalten, dass der größtmögliche Grad an Betreuungskontinuität und damit ein hohes Maß an Zufriedenheit und Lebensqualität für den Betroffenen gewährleistet werden. Darüber hinaus kann durch eine effektive Pflegeüberleitung Doppelarbeit vermieden werden, und jede Einrichtung kann die eigenen Ressourcen optimal nutzen.

Die Maßnahmen der Pflegeüberleitung umfassen zum einen die eigentliche Entlassungsvorbereitung in der verlegenden Einrichtung und zum anderen die Abstimmung mit der Folgeeinrichtung. In Bezug auf die verlegende Einrichtung kommt der guten Zusammenarbeit aller an der Betreuung beteiligten Berufsgruppen eine wesentliche Bedeutung zu. So sollte beispielsweise abgestimmt sein, wer den Betroffenen und seine Angehörigen über welche relevanten Aspekte informiert und welche konkreten Vorbereitungen getroffen werden müssen, um einen möglichst zeitnahen und reibungslosen Übergang zu erreichen. Dabei ist der Arzt dafür verantwortlich, den Patienten generell über Anlass und Zeitpunkt der Verlegung/Entlassung, den Stand der Therapie und die medizinische Weiterbehandlung zu informieren. Die Information und Beratung hinsichtlich pflegerischer Belange (z. B. zum richtigen Einsatz von Hilfsmitteln) sowie die unmittelbaren Vorbereitungsarbeiten (z. B. das eventuell notwendige Helfen beim Packen der persönlichen Utensilien des Patienten) obliegen den Pflegepersonen. Außerdem sind Therapeuten und andere professionelle Helfer mit ihren speziellen Anteilen einzubeziehen (z. B. indem der

Ernährungsberater dem Betroffenen und dessen Angehörigen den Ernährungsplan erklärt oder der Patient unter Anleitung des Krankengymnasten nochmals einen speziellen Bewegungsablauf übt), und die notwendigen Maßnahmen/Termine sind von der Pflegeperson zu koordinieren. Die Auswahl einer geeigneten Folgeeinrichtung und die Klärung der notwendigen finanziellen und sozialen Aspekte übernimmt – in enger Abstimmung mit dem Betroffenen und den Angehörigen – in der Regel der Sozialdienst.

Da die Pflegeüberleitung ein sehr komplexes Aufgabenfeld umfasst, wurden besonders im Krankenhausbereich bereits vereinzelt spezielle Stellen für die Pflegeüberleitung geschaffen. Die Stelleninhaber (überwiegend Pflegepersonen) sollen alle Maßnahmen koordinieren und die notwendigen Informations-/Beratungsanteile sicherstellen. Vorteil eines solchen Vorgehens ist, dass die Pflegeüberleitung weitgehend in einer Hand liegt. Mit der Delegation entsprechender Aufgaben an eine spezialisierte Instanz wird allerdings eine zusätzliche Schnittstelle geschaffen. Damit sich dies nicht nachteilig auf den Überleitungsprozess auswirkt, sind bestimmte Rahmenbedingungen erforderlich (z. B. Klären der Aufgabenverteilung, Funktionieren des Informationsflusses, Vorhandensein ausreichender personeller Ressourcen).

Die Abstimmung mit der Folgeeinrichtung, die idealerweise durch die Überleitungsperson erfolgt, umfasst neben der unmittelbaren Verlegungsorganisation (z. B. Vereinbaren eines Termins, Klären der Notwendigkeit einer Begleitperson beim Transport) vor allem die *Weitergabe von pflegerelevanten Informationen* über den Patienten. Die Kontinuität der Betreuung kann nur gewährleistet werden, wenn entsprechende Informationen umfassend und möglichst zeitnah der Folgeeinrichtung verfügbar gemacht werden. Relevant sind u. a. Angaben zu Zustand und Befinden des Betroffenen, dem erforderlichen Hilfebedarf, vorhandenen oder notwendigen Hilfsmitteln, aber auch hinsichtlich der familiären und sozialen Rahmenbedingungen des Patienten. Ebenso sollten die Pflegepersonen der Folgeeinrichtung darüber informiert sein, welcher Pflegeplan der Betreuung bisher zugrunde lag, damit sie die Bedürfnisse des Patienten, seine eigenen Fähigkeiten sowie die Ressourcen hinsichtlich seiner Bezugspersonen weiterhin adäquat und im Sinne der aktivierenden Pflege einbeziehen können. Besonders in Einrichtungen, in denen eine Langzeitversorgung sichergestellt wird (z. B. im Altenpflegeheim), ist zusätzlich das Vorhandensein von biografiebezogenen Angaben von Vorteil (zur Biografiearbeit: s. oben). Außerdem sollten die mitgelieferten Dokumente möglichst auch Verlaufsinformationen enthalten, z. B. zur bisherigen Gesundheitsentwicklung insgesamt, zur Mobilitätsgeschichte (Müller-Mundt u. a. 1998).

Festgehalten werden die genannten Informationen im **Überleitungsbericht.** Darüber hinaus wird bei chronisch Kranken und dauerhaft Pflegebedürftigen – das Einverständnis des Betroffenen vorausgesetzt – bereits vereinzelt ein sogenanntes **Begleitbuch** eingesetzt. Es enthält sowohl die Grunddaten zum Patienten als auch wichtige Hinweise des Betroffenen bzw. dessen Angehörigen (z. B. zu individuellen Gewohnheiten), Informationen zu wesentlichen Absprachen mit professionellen Helfern (z. B. zum Umgang mit lebensverlängernden Maßnahmen) und zum Betreuungsverlauf. Das Buch kann von den verschiedenen Einrichtungen bzw. Diensten, die der Patient in Anspruch nimmt, als Informationsquelle genutzt werden, insbesondere im Notfall oder bei einer plötzlichen Verlegung in eine andere Einrichtung. Die Weitergabe von schriftlichen Informationen sollte idealerweise durch ein persönliches Gespräch (z. B. durch eine Fallbesprechung im Vorfeld der Verlegung) zwischen den bisher und den zukünftig an der Betreuung Beteiligten sowie dem Patienten und dessen Bezugspersonen ergänzt werden.

Generell kommt der Einbeziehung des Betroffenen und seiner Angehörigen im gesamten Überleitungsprozess eine wesentliche Bedeutung dahingehend zu, dass der Patient den gesamten Krankheitsverlauf überblicken kann. Außerdem sollten seine mit der Verlegung zusammenhängenden Fragen, Bedürfnisse und Sorgen ernst genommen werden, und es sollte ein Abgleich der Perspektiven des Betroffenen und der professionellen Helfer vorgenommen werden. Was nutzt es beispielsweise, wenn der Arzt eine frühzeitigere Verlegung als ursprünglich geplant für sinnvoll hält, aber die erforderlichen Vorbereitungen noch nicht abgeschlossen sind (z. B. bei Entlassung nach Hause und vorgesehener Weiterbetreuung durch einen ambulanten Pflegedienst die Kostenübernahme noch nicht geklärt ist oder das bestellte Pflegebett noch nicht geliefert wurde)?

Insgesamt gesehen wäre es von Vorteil, wenn die einrichtungsübergreifende Zusammenarbeit noch mehr als bisher vorangetrieben und institutionalisiert würde. Wichtige Voraussetzung dafür ist eine funktionierende Kommunikation zwischen den einzelnen Gesundheitseinrichtungen. Der fachliche Austausch im Rahmen der Pflegeüberleitung stellt eine Form der Zusammenarbeit dar und bietet Chancen, auch andere Kooperationsformen zu installieren (z. B. den Austausch über konzeptionelle Ansätze und Verfahrensweisen in den verschiedenen Institutionen).

12.5 Zusammenfassung und Ausblick

Es gibt eine große Zahl von Betätigungsfeldern für Pflegende. Die grundsätzlichen pflegerischen Aufgaben in den einzelnen Institutionen sind – abgesehen von einigen fachfremden Arbeitsfeldern – weitgehend identisch. In allen Gesundheitseinrichtungen leisten die Pflegenden den Betroffenen Hilfestellung bei den Verrichtungen des täglichen Lebens sowie bei der Bewältigung der persönlichen Situation, die oft nicht nur mit Einschränkungen im körperlichen, sondern auch im psychischen und/oder sozialen Bereich verbunden ist. Darüber hinaus ist es Aufgabe der Pflegepersonen, die Gesundheit zu fördern bzw. wieder herzustellen, trotz Behinderung Lebensqualität zu schaffen und Sterbende emotional zu begleiten. Die verschiedenen Arbeitsfelder unterscheiden sich vor allem danach, welchem Zweck die Versorgung der kranken und alten Menschen dient, welche Leistungen dementsprechend angeboten werden und an welchen Grundprinzipien sich die Betreuung ausrichtet (z.B. Behandlung schwerwiegender Erkrankungen im Krankenhaus, Wohnprinzip einschließlich pflegerischer Versorgung im Altenpflegeheim, Betreuung Sterbender im Hospiz). Unterschiede bestehen auch dahingehend, ob in der betreffenden Institution vorrangig eine Akut- oder eine Langzeitversorgung stattfindet und ob die Leistungen ambulant, teilstationär oder vollstationär erbracht werden. Für besondere Einsatzgebiete (z.B. in Intensivpflege und Psychiatrie, im Hospizbereich) sind Zusatzqualifikationen oder zumindest zusätzliche fachliche Kenntnisse notwendig bzw. von Vorteil.

Der unterschiedliche Auftrag der einzelnen Einrichtungen und das entsprechend gestaltete Leistungsangebot ziehen zum Teil voneinander abweichende Rahmenbedingungen nach sich, z.B. hinsichtlich Arbeitszeiten, Bezahlung, (rechtlicher) Stellung zu anderen an der Betreuung Beteiligten. Wegen der Unterschiede in Bezug auf Umfang bzw. Inhalt der Ausbildung sind Kinderkrankenschwestern und -pfleger sowie Altenpflegerinnen und Altenpfleger im Gegensatz zu Krankenschwestern und Krankenpflegern in der Regel in bestimmten Institutionen/Arbeitsbereichen nicht tätig, bzw. sie können nur unter gewissen Voraussetzungen oder mit eingeschränktem Aufgaben-/Zuständigkeitsfeld eingesetzt werden. So arbeiten beispielsweise Altenpflegepersonen selten im Krankenhausbereich (am ehesten denkbar ist ihr Einsatz auf gerontopsychiatrischen Stationen/Abteilungen) und insbesondere nicht in der Intensivpflege.

Aus dem Pool der Möglichkeiten und unter Beachtung der genannten Rahmenbedingungen sowie fachlichen Einschränkungen können die Pflegepersonen – zumindest theoretisch – einen Arbeitsplatz wählen, der ihren persönlichen Neigungen und fachlichen Voraussetzungen entspricht. Praktisch gesehen werden diese Möglichkeiten oft dadurch eingegrenzt, dass – je nachdem wo die Pflegekräfte wohnen – im Umfeld nur eine begrenzte Anzahl von Gesundheitseinrichtungen vorhanden ist.

Lernaufgabe

Wo würden Sie gerne arbeiten? Prüfen Sie neben Ihren persönlichen Neigungen auch die notwendigen Voraussetzungen bzw. Vor- und Nachteile hinsichtlich des Arbeitens in dem von Ihnen favorisierten Arbeitsfeld.

Leserservice

Verwendete Literatur

Blumenthal-Barby, K.: Betreuung Sterbender, 2. Aufl. Volk und Gesundheit, Berlin 1984

Deutsche Gesellschaft für Palliativmedizin, Bundesarbeitsgemeinschaft Hospiz (Hrsg.): Hospiz-Führer '97. Ambulante und stationäre Einrichtungen zur Palliativtherapie in Deutschland, 2. Aufl. Deutsche Gesellschaft zum Studium des Schmerzes, Köln 1998

Müller-Mundt, G., B. Schulz, U. Höhmann: Patientenorientierte Qualitätssicherung. Pflege 4 (1998) 192

Kontaktadressen

Arbeitsgemeinschaft Deutscher Schwesternverbände und Pflegeorganisationen e.v. (ADS)
Reinhäuser Landstr. 19/21
37083 Göttingen
Tel.: 05 51/5 07 50 10, Fax: 05 51/5 07 50 42
E-Mail: ADS@vereinsnetz.de

Deutscher Berufsverband für Pflegeberufe/
Agnes-Karll-Institut für Pflegeforschung. DBfK
Hauptstr. 392
65760 Eschborn
Tel.: 0 61 73/60 43, Fax: 0 61 73/60 44 99

Medizinischer Dienst der Krankenhäuser
MDK Baden Württemberg
Ahornweg 2
77933 Lahr/Schwarzwald
Tel.: 0 78 21/93 80, Fax: 0 78 21/93 82 00

Internetadressen

DBfK
http://www.dbfk.de
MDK Baden-Württemberg
http://www.mdk.de

13 Rechtliche Aspekte der Pflege

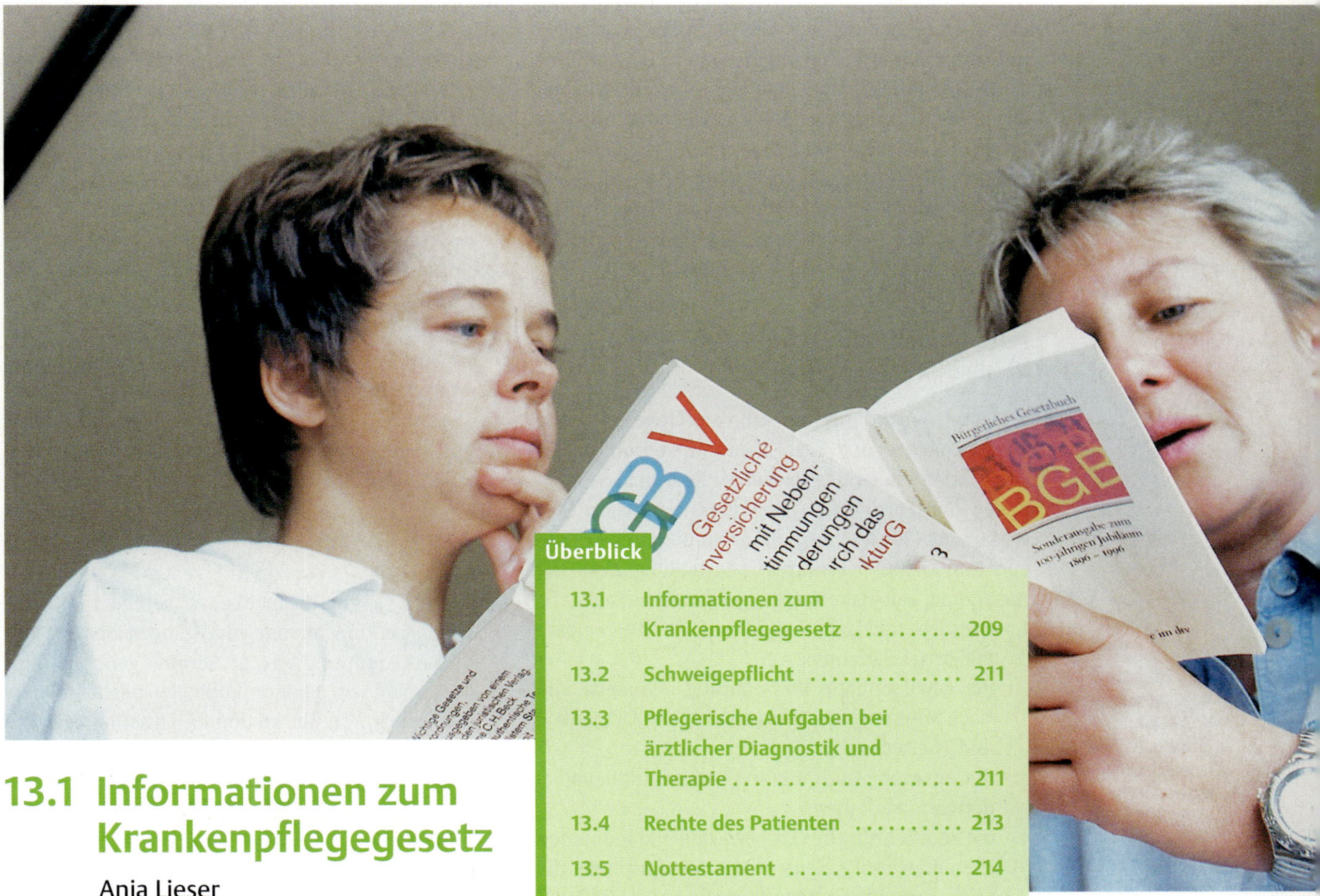

Überblick

13.1 Informationen zum Krankenpflegegesetz

Anja Lieser

Pflege ist eine Dienstleistung, die beruflich Pflegende im Auftrag der Pflegeempfänger, aber auch im Auftrag der ganzen Gesellschaft erbringen, zu der alle an der Pflege Beteiligten gehören. Das Zusammenleben der Menschen in der Gesellschaft ist durch sittliche, kulturelle, religiöse und gesetzliche Normen geregelt. Die gesetzlichen Normen, das *Recht* stellen eine verbindliche Ordnung für alle dar. Man kann es als *geronnene Ethik* betrachten.

Die Pflege ist durch vorgegebene Rahmenbedingungen begrenzt. Dazu gehören z. B. finanzielle und personelle Ressourcen, der Kompetenzbereich anderer Berufsgruppen, das Selbstbestimmungsrecht des Patienten und nicht zuletzt auch ethische und rechtliche Normen (**Abb. 13.1**).

Der Handlungsspielraum der Pflegenden kann nur in einigen Fällen durch eine Aufweichung oder Erweiterung der Rahmenbedingungen vergrößert werden. In Anbetracht der durch die derzeitige Gesundheitspolitik immer knapper werdenden Ressourcen für die berufliche Pflege wird es zunehmend wichtiger, die innerhalb des Rahmens gegebenen Möglichkeiten kreativ auszuschöpfen.

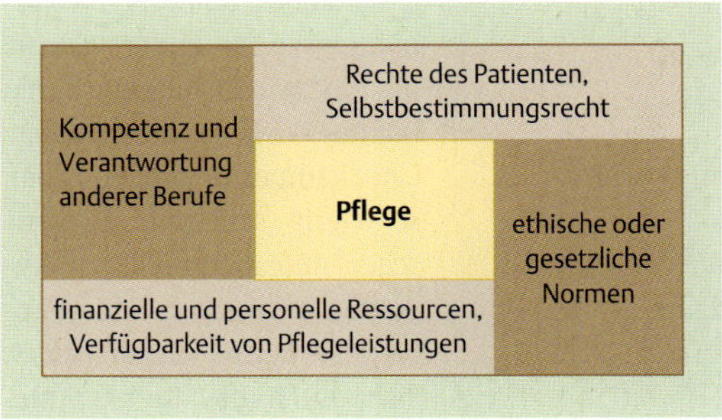

Abb. 13.1 Rahmenbedingungen der professionellen Pflege

Einen wichtigen gesetzlichen Rahmen für die Pflegeberufe bildet das Krankenpflegegesetz (KrPflG). Dort ist festgelegt, unter welchen Umständen die Erlaubnis zur Führung der Berufsbezeichnungen Krankenschwester, Krankenpfleger, Kinderkrankenschwester, Kinderkrankenpfleger, Krankenpflegehelferin bzw. Krankenpflegehelfer erteilt oder entzogen wird (§§ 1–3). Die Berufs*bezeichnung* ist damit gesetzlich geschützt. Das KrPflG lässt auch Rückschlüsse zu auf die Berufs*tätigkeit* von Pflegenden. Im § 4 sind Richtziele der Krankenpflegeausbildung niedergelegt.

Ausbildungsziele nach § 4 des Krankenpflegegesetzes

„(1) Die Ausbildung für Krankenschwestern und Krankenpfleger und für Kinderkrankenschwestern und Kinderkrankenpfleger soll die Kenntnisse, Fähigkeiten und Fertigkeiten zur verantwortlichen Mitwirkung bei der Verhütung, Erkennung und Heilung von Krankheiten vermitteln (Ausbildungsziel). Die Ausbildung soll insbesondere gerichtet sein auf:

1. Die sach- und fachkundige, umfassende, geplante Pflege des Patienten,
2. die gewissenhafte Vorbereitung, Assistenz und Nachbereitung bei Maßnahmen der Diagnostik und Therapie,
3. die Anregung und Anleitung zu gesundheitsförderndem Verhalten,
4. die Beobachtung des körperlichen und seelischen Zustandes des Patienten und der Umstände, die seine Gesundheit beeinflussen, sowie die Weitergabe dieser Beobachtungen an die an der Diagnostik, Therapie und Pflege Beteiligten,
5. die Einleitung lebensnotwendiger Sofortmaßnahmen bis zum Eintreffen des Arztes,
6. die Erledigung von Verwaltungsaufgaben, soweit sie in unmittelbarem Zusammenhang mit der Pflege stehen."

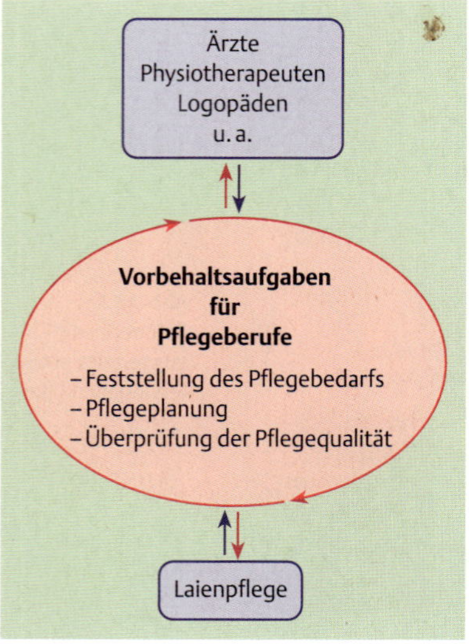

Abb. 13.2 Bei einer Novellierung des KrPflG müssen dringend Vorbehaltsaufgaben für die berufliche Pflege festgelegt werden. Sie sind für die kooperative Zusammenarbeit mit anderen Berufsgruppen im Gesundheitswesen nötig, ebenso zur klaren Abgrenzung der Verantwortung gegenüber der Laienpflege (nach Höfert)

Wenn im Gesetz vorgeschrieben ist, auf welche Tätigkeiten die Pflegeausbildung insbesondere gerichtet sein soll, so kann davon ausgegangen werden, dass dies auch die späteren Berufstätigkeiten einer Pflegeperson sind. Da die Ausbildungsziele – anders als z. B. in einem Ausbildungskurrikulum – nur grob formuliert sind, kann es in einigen Fällen schwierig sein, die pflegerischen Aufgaben rechtlich eindeutig festzulegen und abzugrenzen. Die Berufs*tätigkeit* ist also durch das Krankenpflegegesetz nicht gesetzlich geschützt. Das heißt, es gibt keine genaue Auflistung von Tätigkeiten, die beruflich Pflegende ausführen dürfen bzw. die *ausschließlich* beruflich Pflegende ausführen dürfen. Für die Praxis bedeutet dies, dass die Abgrenzung zu anderen Berufsgruppen (z. B. Ärzte, Physiotherapeuten, Reinigungspersonal) ebenso uneindeutig ist wie zur Laienpflege. Im Rahmen der Weiterentwicklung des Berufsbildes Pflege und der Pflegequalitätssicherung fordern die Berufsverbände seit längerer Zeit eine Legaldefinition (rechtliche Festlegung) der den Pflegeberufen vorbehaltenen Tätigkeiten (**Abb. 13.2**). Mit einem Gutachten zu dieser Thematik, das von dem Juristen G. Igl erstellt und im Januar 1998 veröffentlicht wurde, ist eine wichtige Basis für entsprechende gesetzgeberische Initiativen gelegt worden.

Unabhängig davon ist jede Pflegeperson bei allen ihren Tätigkeiten zur sorgfältigen Arbeit verpflichtet. Schell (1998, S. 516) schreibt dazu:

Merke

„Bei jedweder Tätigkeit muss mit dem erforderlichen Maß an Geschicklichkeit, Sorgfalt und Fachkunde vorgegangen werden. Es ist dabei immer diejenige **Sorgfalt** geboten, die der Patient von einer ordentlichen, pflichttreuen Pflegeperson in der konkreten Situation erwarten kann (§ 276 BGB). Aus dem Gebot, immer mit der im Pflegedienst erforderlichen Sorgfalt tätig zu werden, ergibt sich für das Pflegepersonal [trotz bester Grundausbildung] eine ständige arbeitsplatzbezogene **Weiterbildungspflicht**!" (Hervorhebungen von der Autorin)

Auch Auszubildende in den Pflegeberufen sind verpflichtet, sorgfältig zu arbeiten (§ 15 KrPflG). So müssen sich Schülerinnen und Schüler bemühen, die in § 4 KrPflG (s. oben) genannten Kenntnisse, Fähigkeiten und Fertigkeiten zu erwerben, die erforderlich sind, um das Ausbildungsziel zu erreichen. Sie sind dazu verpflichtet, an den vorgeschriebenen Ausbildungsveranstaltungen teilzunehmen und die Verrichtungen, die ihnen im Rahmen der Ausbildung aufgetragen werden, sorgfältig auszuführen. Darüber

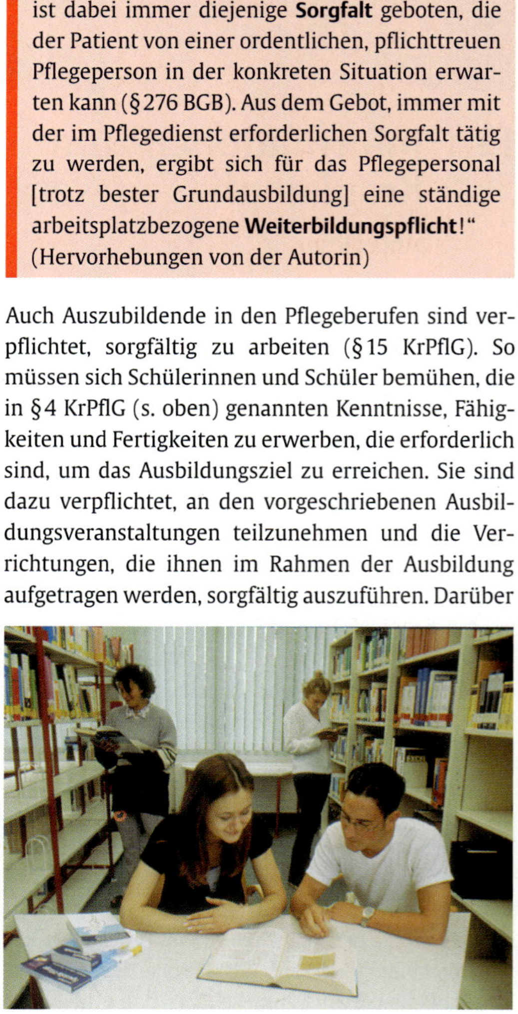

hinaus müssen sie – wie die anderen Beschäftigten im Krankenhaus auch – die Bestimmungen über die Schweigepflicht (s. unten) einhalten und über Betriebsgeheimnisse Stillschweigen wahren.

■ **Altenpflege**

Die Altenpflegeausbildung ist in den verschiedenen Bundesländern gesetzlich unterschiedlich geregelt. Weil es strittig ist, ob für die Altenpflegeausbildung der Bund oder das jeweilige Bundesland zuständig ist, konnten sich 1993 Bundesregierung und Bundesrat nicht auf ein bundeseinheitliches Altenpflegegesetz einigen. Die Ausbildungsdauer beträgt je nach Bundesland zur Zeit 2–3 Jahre. Die Pflegeberufsverbände fordern eine bundeseinheitliche Altenpflegeausbildung, wobei die Altenpflege nicht isoliert, sondern im Kontext aller Pflegeberufe betrachtet werden sollte. Eine pflegepraktische Besonderheit ergibt sich im Altenheim: Die Hausärzte der Bewohner sind gegenüber den Pflegepersonen im Altenheim, anders als die angestellten Ärzte im Krankenhaus (s. unten) nicht weisungsbefugt. Aus organisatorischen und humanitären Gründen (z. B. damit ein Bewohner mit Diabetes mellitus täglich seine Insulinspritzen erhält) werden die ärztlichen Anordnungen zur sog. Behandlungspflege dennoch häufig von den Altenpflegerinnen übernommen, obwohl diese sich damit auf rechtlich unsicheres Terrain begeben.

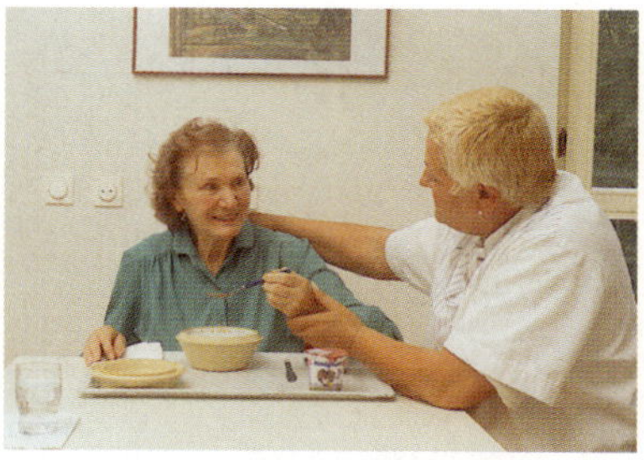

Pflegeperson unterstützt eine Bewohnerin beim Essen. Eine Tätigkeit, die in der Altenpflege oft einen hohen Grad an Kompetenz erfordert

13.2 Schweigepflicht

Durch die Schweigepflichtgebote im Gesundheitswesen kann das *Vertrauensverhältnis* zwischen dem Patienten und den in Gesundheitsberufen Tätigen (z. B. Pflegende, Ärzte) geschützt werden. Ziel ist es, dass der Patient sich ihnen mit seinen körperlichen und seelischen Nöten bedenkenlos anvertrauen kann.

Nach § 203 Strafgesetzbuch werden z. B. Krankenschwestern und Krankenpflegeschüler auf Antrag bestraft, wenn sie unbefugt ein fremdes, zum persönlichen Lebensbereich gehörendes Geheimnis offenbaren, das ihnen in ihrer Berufseigenschaft anvertraut worden oder sonst bekannt geworden ist. Des Weiteren ergibt sich eine vertragliche Schweigepflicht aus dem Krankenhausaufnahmevertrag. Verstöße können hier zu Schadensersatzansprüchen des betroffenen Patienten führen.

Über die gesetzlichen Pflichten hinaus haben sich viele Berufsgruppen im Gesundheitswesen eine Selbstverpflichtung zum Schweigen auferlegt (S. 214).

Merke

Grundsätzlich ist der Patient Herr seiner Daten. *Ausnahmen von der Schweigepflicht* gibt es nur, wenn der Patient die Pflegeperson von der Schweigepflicht entbindet, wenn innerhalb des für den Patienten zuständigen Behandlungsteams Informationen weitergegeben werden, wenn die Weitergabe der Informationen gesetzlich vorgeschrieben ist (z. B. meldepflichtige Erkrankungen), oder wenn durch die Weitergabe der Informationen eine Straftat verhindert werden kann.

13.3 Pflegerische Aufgaben bei ärztlicher Diagnostik und Therapie

Die medizindiagnostischen und -therapeutischen Maßnahmen sind Teil des ärztlichen Behandlungsplanes und liegen deshalb immer im *Kompetenzbereich des Arztes.* Ihm obliegt die Entscheidung, Planung (Verordnung) und Auswertung. Das heißt auch, dass diese Maßnahmen grundsätzlich in den Zuständigkeits- und Verantwortungsbereich des Arztes gehören. Was die Durchführung dieser Maßnahmen betrifft, kann er sie ganz oder teilweise an besonders ausgebildetes Personal, wie z. B. Krankenschwestern, MTA, Physiotherapeuten, Diätassistentinnen delegieren: *Der Arzt ist weisungsbefugt, er ist aber nicht Vorgesetzter des Pflegepersonals.* Daher ist der häufig verwendete Begriff „vertikale Arbeitsteilung" nicht ganz zutreffend. **Abb. 13.3** zeigt exemplarisch die Arbeitsteilung bzw. Zusammenarbeit von ärztlichem

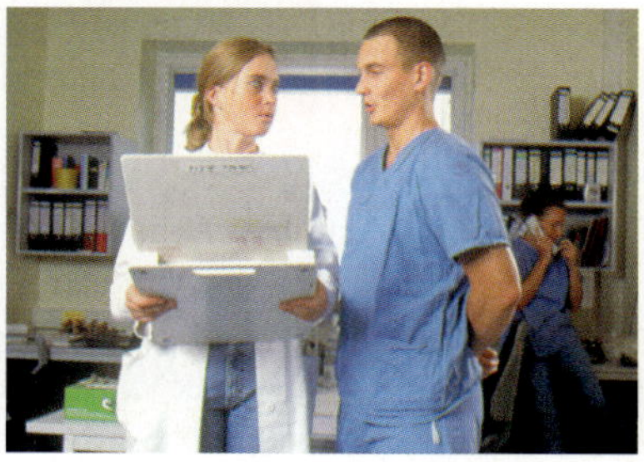

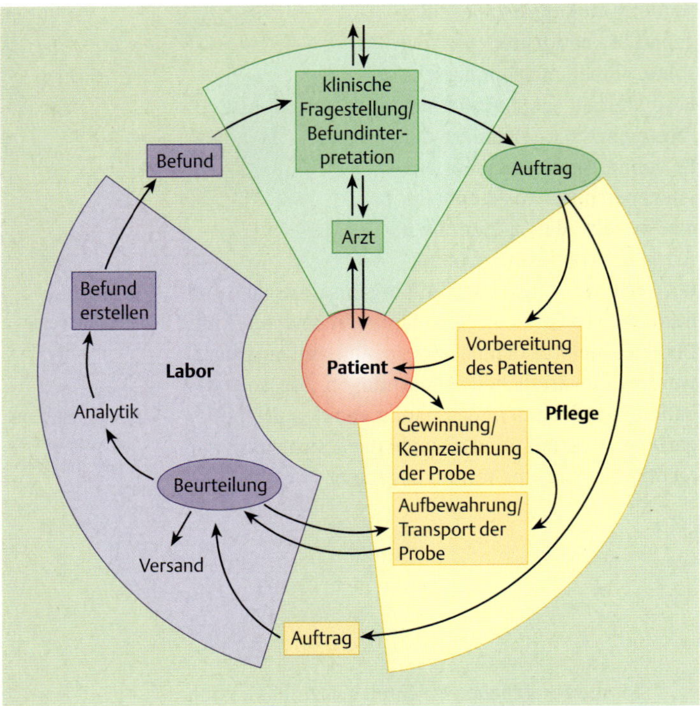

Abb. 13.3 Zusammenarbeit zwischen Arzt, Pflegepersonal und MTA. Der Arzt verordnet die diagnostische Maßnahme und delegiert deren Durchführung an den Pflege- und Labordienst. Die Befundinterpretation, d. h. die evtl. aus dem Befund abzuleitende Therapieentscheidung obliegt wieder dem Arzt

und pflegerischem Dienst und Laborpersonal. „... je geringer die theoretische und praktische Gefährdungsmöglichkeit des Patienten ist, desto eher darf der Arzt die anstehende Verrichtung zur Durchführung einer Pflegeperson übertragen“ (Schell 1998, S. 148).

⋯› Merke
Für die ausführende Pflegeperson ist es besonders wichtig, dass der Arzt seine Delegationsentscheidung schriftlich dokumentiert (mündlich oder telefonisch nur im Notfall!). Nur so kann sie im Zweifelsfall nachweisen, dass sie nicht unerlaubt gehandelt hat.

Die Pflegeperson muss immer selbstkritisch prüfen, ob sie sich fachlich ausreichend qualifiziert fühlt, die ihr vom Arzt angetragene Aufgabe zu erfüllen. Ist dies nicht der Fall, hat sie das Recht und die *Pflicht*, die Übernahme abzulehnen.

⋯› Merke
Sie dürfen und müssen – auch als Krankenpflegeschüler/-schülerin – die Übernahme einer Tätigkeit ablehnen, wenn Sie sich dieser fachlich nicht gewachsen sehen.

Die Pflegeperson trägt die **Übernahmeverantwortung.** Wenn sie die Aufgabe übernommen hat, hat sie die Pflicht zur (rein technisch) korrekten Durchführung (**Durchführungsverantwortung**). Anschließend muss die durchgeführte Maßnahme von ihr dokumentiert werden.

Keinesfalls dürfen bei der Durchführung der angeordneten Maßnahme die Selbstbestimmungsrechte des Patienten außer Acht gelassen werden. Wenn beispielsweise ein Patient einen Verbandwechsel ablehnt und die Pflegeperson den Patienten nicht vom Sinn und Zweck des Verbandwechsels überzeugen kann, darf die Pflegeperson diesen nicht durchführen.

Arbeitsverweigerung aus Gewissensgründen

Viele Fragen im Arbeitsalltag einer Pflegeperson gehen über die berufliche Problemsituation hinaus. Sie betreffen die Pflegeperson in ihrer persönlichen Lebenseinstellung. Es kommt vor, dass Ärzte, Kolleginnen oder der Krankenhausträger bei einer Pflegeperson die Bereitschaft zur Mitwirkung an einer Behandlungsmaßnahme voraussetzen, die dem moralischen Empfinden der Pflegeperson widerstrebt. Häufig genannte Beispiele hierfür sind Mitwirkung an lebens- bzw. leidensverlängernden Maßnahmen bei Todkranken, Mitwirkung an Schwangerschaftsabbrüchen, Pflege von Hirntoten, die für eine Explantation vorgesehen sind, obwohl sie nicht selbst eingewilligt haben. Die Arbeitsverweigerung aus Gewissensgründen ist jedoch nur in einem Ausnahmefall ohne arbeitsrechtliche Konsequenzen möglich: beim Schwangerschaftsabbruch. Wenn Pflegepersonen in anderen Situationen die Mitarbeit aus ethischen Überlegungen ablehnen, kann der Arbeitgeber arbeitsrechtlich gegen sie vorgehen. Trotzdem: Eigene Standpunkte in Bezug auf moralische Fragen sind für eine gewissenhafte Pflege unabdingbar. Die Aussage (oder Ausrede) „Ich war gehorsam, habe auf Anordnung gehandelt und nur meine Pflicht getan“ entlässt keinen Handelnden aus der moralischen Verantwortung.

Dann gibt es nur eins!

Du. Mann an der Maschine und Mann in der Werkstatt. Wenn sie dir morgen befehlen, du sollst keine Wasserrohre und keine Kochtöpfe mehr machen – sondern Stahlhelme und Maschinengewehre, dann gibt es nur eins:
Sag NEIN!
Du. Mädchen hinterm Ladentisch und Mädchen im Büro. Wenn sie dir morgen befehlen, du sollst Granaten füllen und Zielfernrohre für Scharfschützengewehre montieren, dann gibt es nur eins:
Sag NEIN!
Du. Besitzer der Fabrik. Wenn sie dir morgen befehlen, du sollst statt Puder und Kakao Schießpulver verkaufen, dann gibt es nur eins:
Sag NEIN!
Du. Forscher im Laboratorium. Wenn sie dir morgen befehlen, du sollst einen neuen Tod erfinden gegen das alte Leben, dann gibt es nur eins:
Sag NEIN!

Du. Dichter in deiner Stube. Wenn sie dir morgen befehlen, du sollst keine Liebeslieder, du sollst Haßlieder singen, dann gibt es nur eins:
Sag NEIN!
Du. Arzt am Krankenbett. Wenn sie dir morgen befehlen, du sollst die Männer kriegstauglich schreiben, dann gibt es nur eins:
Sag NEIN!
Du. Pfarrer auf der Kanzel. Wenn sie dir morgen befehlen, du sollst den Mord segnen und den Krieg heilig sprechen, dann gibt es nur eins:
Sag NEIN!
Du. Kapitän auf dem Dampfer. Wenn sie dir morgen befehlen, du sollst keinen Weizen mehr fahren – sondern Kanonen und Panzer, dann gibt es nur eins:
Sag NEIN!
Du. Pilot auf dem Flugfeld. Wenn sie dir morgen befehlen, du sollst Bomben und Phosphor über die Städte tragen, dann gibt es nur eins:
Sag NEIN! . . .
(aus Wolfgang Borchert: Das Gesamtwerk. Rowohlt Taschenbuch Verlag, Reinbek bei Hamburg 1991. S. 318 ff)

13.4 Rechte des Patienten

Vor etwa 100 Jahren mussten Patienten an der Krankenhauspforte nicht nur ihre Kleidung abgeben, sondern im übertragenen Sinne auch ihre Persönlichkeit. Sie mussten sich ganz in die Obhut des Arztes bzw. der Krankenschwestern begeben; Aufklärung und Einwilligung fanden nur in geringem Maße statt.

Im Rahmen der zunehmenden Individualisierung der Menschen kam es zu einer stärkeren Sensibilisierung für die eigene Person, für deren Bedürfnisse und Rechte. Heute benötigen die Menschen ein Vielfaches an Information, Mitsprache und Mitentscheidung, um sich sicher fühlen zu können. Von der Rechtsprechung wurde der Grundsatz entwickelt:

Nicht das Wohlergehen des Kranken steht an erster Stelle, sondern der **Wille des Patienten** ist entscheidend (s. unten). Das bedeutet, pflegerische und ärztliche Maßnahmen sind nur rechtmäßig, wenn der Patient zuvor darüber *aufgeklärt* wurde und anschließend in deren Durchführung *eingewilligt* hat (**Abb. 13.4**).

Im modernen Krankenhaus sind die Rechte (und die Pflichten) des Patienten Teil des schriftlich niedergelegten Pflegeleitbildes (Pflegephilosophie), der Krankenhausordnung und der Leitlinien des Krankenhausträgers (s. Unternehmensphilosophie, S. 121). 1994 erarbeiteten die Teilnehmer einer europäischen WHO-Beratungstagung über Patientenrechte Grundsätze für die Förderung und Umsetzung von Patientenrechten in den europäischen Mitgliedstaaten der WHO. Es werden dabei soziale und individuelle Patientenrechte unterschieden.

Die *sozialen Rechte* beziehen sich auf die gesellschaftliche Verpflichtung der Staaten, der gesamten Bevölkerung eine bedarfsgerechte Gesundheitsversorgung zu sichern. Zu den *individuellen Patientenrechten* zählen z. B. Privatsphäre und religiöse Überzeugungen.

Im folgenden Textkasten ist eine Auswahl der Patientenrechte ausführlicher dargestellt.

Patientenrechte

Menschenrechte und Werte in der Gesundheitsversorgung
- Recht auf Achtung seiner Menschenwürde
- Recht auf Selbstbestimmung
- Recht auf Schutz seiner Gesundheit

Information
- Recht auf Auskunft über Leistungen des Gesundheitswesens
- Recht auf volle Aufklärung über seinen Gesundheitszustand, die Therapiemöglichkeiten und die Prognose
- Recht auf Aufklärung, die er verstehen kann (inhaltlich/sprachlich)
- Recht, nicht aufgeklärt werden zu wollen
- Patienten sollen Namen und berufliche Stellung der sie betreuenden Personen kennen; ebenso Stationsregeln und Routinemaßnahmen

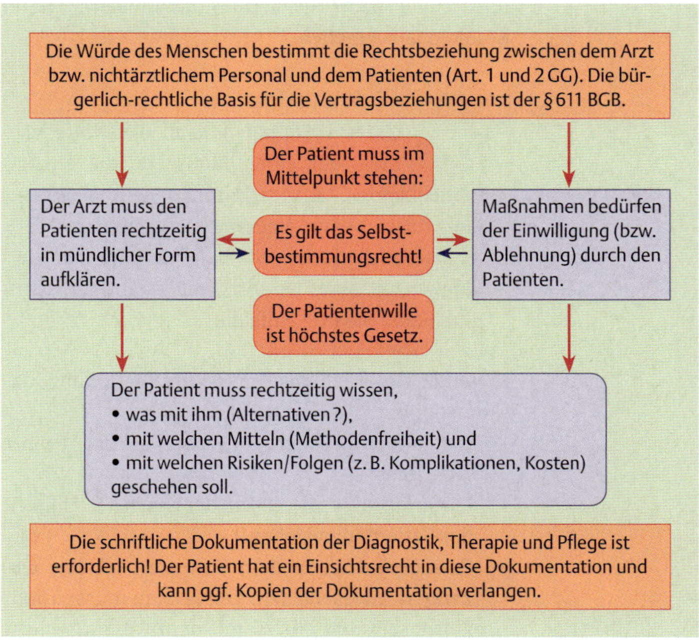

Abb. 13.4 Selbstbestimmung des Patienten

Einwilligung

- Sie ist Voraussetzung für jede ärztliche/pflegerische Maßnahme
- Recht darauf, Maßnahmen abzulehnen oder abzubrechen
- Alle Patienten (ob minderjährig, erwachsen oder rechtlich vertreten) müssen nach ihren Fähigkeiten in die Entscheidung einbezogen werden
- Einwilligung in klinischen Unterricht und wissenschaftliche Studien ist erforderlich

Vertraulichkeit und Privatsphäre

- Alle Daten des Patienten sind vertraulich zu behandeln und zu schützen, auch nach dessen Tod
- Recht auf Einsicht in eigene Befunde und Dokumentationsunterlagen; Anspruch auf Kopie der Unterlagen
- Eingriffe nur in Anwesenheit der fachlich dafür erforderlichen Personen; Ausnahmen bedürfen der Zustimmung des Patienten

Pflege und Behandlung

- Anspruch auf hohes technisches Niveau der Versorgung
- Zusammenarbeit aller an Behandlung und Pflege Beteiligten
- Anspruch auf menschenwürdige Behandlung, Achtung vor ihren kulturellen/sittlichen Wertvorstellungen
- Recht auf jederzeitige Unterstützung durch Verwandte oder Freunde
- Recht auf Behandlung und Pflege nach dem neuesten Stand des Wissens
- Recht auf humane Sterbebegleitung und Sterben in Würde (vgl. WHO-Regionalbüro für Europa 1994)

Patienten haben nicht nur Rechte, sondern auch *Pflichten*. Ihre Rechte enden dort, wo Rechte anderer Personen beginnen. So muss beispielsweise eine Krankenschwester sexuelle Übergriffe eines Patienten nicht dulden, weil diese ihre persönlichen Rechte verletzen.

> **Praxistipp**
> Händigen Sie dem Patienten die Pflege- und Trägerleitlinien Ihres Krankenhauses aus und erläutern Sie ihm seine Rechte und Pflichten als Patient in einem vertrauensvollen Gespräch. So können Gefühle des Ausgeliefertseins und der Unsicherheit gemildert werden.

13.5 Nottestament

Das Nottestament (Dreizeugentestament) ist ein Testament, das nur bei naher Todesgefahr eines Menschen errichtet werden darf bzw. wenn zu befürchten ist, dass bald eine bis zum Tod andauernde Testierunfähigkeit eintritt. Voraussetzung ist auch, dass die Zeit, einen Notar zu rufen, nicht mehr ausreicht. Eine solche Ausnahmesituation kann sich im Krankenhaus ergeben.

> **Praxistipp**
> Unter Umständen kann ein Nottestament für einen Menschen die einzig verbleibende Chance sein, seinen letzten Willen kundzutun. Wenn eine solche Ausnahmesituation besteht, machen Sie den Patienten auf die Möglichkeit eines Nottestamentes aufmerksam und bieten Sie Ihre Hilfe an.

Folgende Kriterien müssen erfüllt sein, damit das Nottestament wirksam ist:

- Der Patient (Erblasser) muss mindestens **16 Jahre** alt sein.
- Es dürfen keine Zweifel an der **Geschäftsfähigkeit** des Patienten bestehen.
- Es müssen neben dem Patienten ständig **drei Zeugen** anwesend sein. Die Zeugen müssen volljährig sein und dürfen mit dem Patienten nicht verheiratet, verwandt (in gerader Linie oder im 2. Grad der Seitenlinie) oder verschwägert sein. Sie dürfen nicht im Testament bedacht sein oder zum Testamentsvollstrecker ernannt werden. Des Weiteren dürfen sie nicht geisteskrank, -schwach, gehörlos, blind oder stumm sein und müssen die deutsche Sprache verstehen.
- Es muss eine **Niederschrift des Nottestamentes** angefertigt werden, die bestimmte Angaben enthalten muss. Der folgende Textkasten zeigt ein Muster für die Niederschrift eines Nottestamentes bei naher Todesgefahr eines Krankenhauspatienten.

Niederschrift über die Aufnahme eines Nottestamentes

Anwesend: Schwester Maria… Ulrike… Gertrud… sowie der Patient Peter Meyer.

Herr Peter Meyer, geboren am 5.10.1950 in Düsseldorf, wohnhaft in Neuss, ausgewiesen durch den Personalausweis Nr.…, ausgestellt am… vom Stadtdirektor in Neuss, wurde gestern mit schweren Unfallverletzungen im …-Krankenhaus aufgenommen. Herr Meyer befürchtet, daß er infolge der Unfallverletzungen bald sterben muß. Mit seinem nahen Todeseintritt ist auch nach Überzeugung der

Unterzeichnenden zu rechnen. Die Hinzuziehung eines Notars oder des Stadtdirektors scheint nicht mehr möglich zu sein. Herr Meyer ist bei klarem Bewußtsein. Zweifel an seiner Geschäftsfähigkeit bestehen nicht. Er ist infolge eines gebrochenen Armes nicht in der Lage, diese Niederschrift zu unterschreiben. Seinen letzten Willen erklärt Herr Meyer wie folgt:
„Alleinerbin meines Vermögens soll meine Ehefrau sein.“ Vorstehende Niederschrift wurde Herrn Meyer laut vorgelesen und von ihm uneingeschränkt gebilligt. Geschehen am … gegen … Uhr im … Krankenhaus … in Station … Zimmer … Genehmigt und unterschrieben:
Unterschriften der Schwestern Maria, Ulrike und Gertrud. (aus Schell 1998, S. 103)
Ein Nottestament verliert nach drei Monaten seine Gültigkeit, wenn der Patient noch lebt und in der Lage ist, vor einem Notar ein ordentliches Testament zu errichten.

13.6 Patientenverfügung

Eine Patientenverfügung enthält Verfügungen für die Zeit *vor* dem Eintritt des Todes und basiert auf dem Selbstbestimmungsrecht des Patienten. Eine Person kann z. B. verfügen, dass sie bei bestimmten Krankheitszuständen (etwa schwere Gehirnschäden nach Unfall) einen Abbruch der Behandlung und lediglich Sterbebegleitung oder Sterbenlassen wünscht. Tritt der in der Patientenverfügung näher bezeichnete Krankheitszustand ein, so ist die Verfügung ein sehr wichtiger Anhaltspunkt für den **mutmaßlichen Willen** des Patienten, den Ärzte und Pflegende in ihre Überlegungen zur Behandlungs- und Pflegeplanung einschließen müssen. Die Rechte von Ärzten und Pflegenden enden, wo ihnen keine Einwilligung des Patienten vorliegt. Andererseits kann ein Patient von Pflegenden oder Ärzten z. B. nicht das gezielte Töten (aktive Sterbehilfe) oder unterlassene Hilfeleistung, also eine Straftat, verlangen.

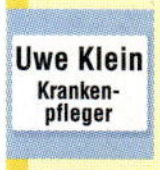

Praxistipp
Die Entscheidung, ob die Behandlung eines sterbenskranken, nicht einsichtsfähigen (Def. unten) Patienten abgebrochen wird oder nicht, fällt in der Regel weder Ärzten noch Pflegenden noch Angehörigen leicht. Wünschenswert und wichtig ist der Konsens aller Beteiligten. Wenn Sie Zweifel haben, dass die ärztlich angeordnete Vorgehensweise (z. B. Intubation und Beatmung als lebensverlängernde Maßnahme oder z. B. Abbruch der parenteralen Ernährung zum Sterbenlassen) nicht dem mutmaßlichen Willen des Patienten entspricht, betrachten Sie es als Ihre moralische Pflicht, mit dem Arzt in Diskussion zu treten.

13.7 Aspekte des Betreuungs- und Unterbringungsrechts

Häufig wird die Patientenverfügung mit einer *Bevollmächtigung* bzw. einer *Betreuungsverfügung* kombiniert, in denen eine Person im Vorhinein festlegt, wer im Falle ihrer (krankheitsbedingten) mangelnden Einsichtsfähigkeit vom Vormundschaftsgericht zum Bevollmächtigten bzw. zum Betreuer bestellt werden soll. Betreuung bedeutet hier nicht tatsächliche Pflege oder Versorgung, sondern rechtliche Vertretung in bestimmten Angelegenheiten. Wenn der Betroffene in Zukunft nicht mehr in der Lage sein sollte, seine Aufgaben wahrzunehmen, wird nach einem medizinischen Sachverständigengutachten eine Betreuung eingerichtet, d. h., es werden dem Betreuer/Bevollmächtigten genau definierte Aufgabenkreise zugewiesen, z. B. die Gesundheitsfürsorge; dies bedeutet, der Betreuer/Bevollmächtigte vertritt den Betreuten (Patienten), soweit dieser einsichtsunfähig ist, und kann nach Aufklärung in bestimmte Behandlungsmaßnahmen einwilligen.

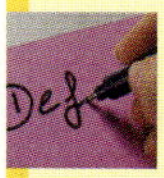

Definition
Die Einsichtsfähigkeit fehlt, wenn der Patient trotz ordnungsgemäßer Aufklärung nicht über das geistige oder sittliche Erkenntnisvermögen verfügt, das es ihm erlauben würde, Bedeutung und Tragweite der Behandlungsmaßnahmen zu erfassen und seinen Willen danach auszurichten.

Nach dieser Definition ist nicht bei allen Behandlungsmaßnahmen die Zustimmung des Betreuers/Bevollmächtigten erforderlich. So kann z. B. das Verständnis des betreuten Patienten für einen Verbandwechsel oder eine Heparin-Spritze ausreichen, während ihm das Verständnis für eine Operation, eine Koloskopie oder eine Chemotherapie fehlt. Hier muss der Betreuer einwilligen. Bei schwerwiegenden, gefährlichen Eingriffen und bei zwangsweiser (mit Freiheitsentziehung verbundener) Unterbringung aus Gründen der Selbstgefährdung benötigt der Betreuer/Bevollmächtigte zusätzlich die Genehmigung des Vormundschaftsgerichtes.

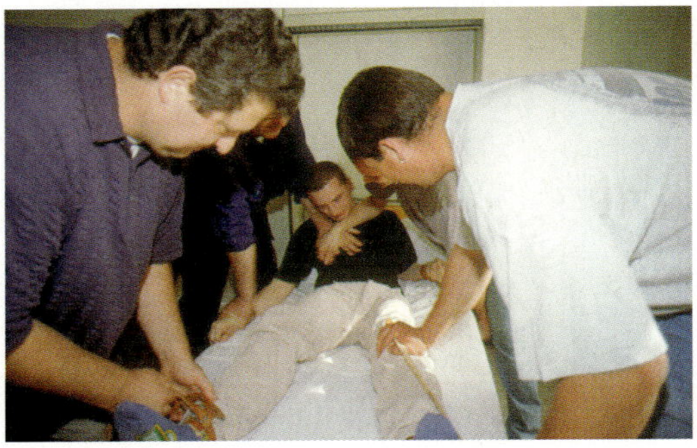
Fixierung eines Patienten durch mehrere Pflegepersonen (gestellte Szene)

> **Merke**
> Sie dürfen einen Patienten, wenn er nicht selbst eingewilligt hat, nur bei akuter Selbst- oder Fremdgefährdung bis zum Eintreffen des Arztes z. B. an Armen und Beinen oder mit Leibgurt fixieren, ihn im Zimmer einschließen oder Bettgitter anbringen, da es sich dabei um unterbringungsähnliche, freiheitsentziehende Maßnahmen handelt.

Im selben Maße zählen die sog. chemische Fixierung durch Medikamente, Wegnahme der Kleider, Anbringen von Trickschlössern usw. zu den freiheitsentziehenden Maßnahmen. Sollen diese regelmäßig oder über längere Zeit, d. h. über den Notfall hinaus, angewendet werden, benötigt auch der anordnende Arzt die Genehmigung des Vormundschaftsgerichtes.

13.8 Pflegeversicherung

Immer mehr Menschen in Deutschland werden immer älter. Die durchschnittliche Lebenserwartung hat sich in den letzten 100 Jahren nahezu verdoppelt. Infolge dieses Prozesses entwickelte sich in den vergangenen Jahrzehnten die **Pflegebedürftigkeit** zum allgemeinen Lebensrisiko. Mit einer neuen, der fünften Säule der Sozialversicherung sollte dieses Risiko abgesichert werden; am 1. 1. 1995 wurde die soziale Pflegeversicherung geschaffen. Die Pflegekassen wurden aus Gründen der Kostenersparnis unter dem Dach der Krankenkassen eingerichtet.

Pflegebedürftige werden per Gutachten von Pflegefachkräften des Medizinischen Dienstes der Krankenkassen (MDK) in eine von drei Pflegestufen eingestuft und können dementsprechend aus der Pflegeversicherung Sach- oder Geldleistungen erhalten.

Unter **Pflegesachleistungen** werden Grundpflege und hauswirtschaftliche Versorgung durch geeignete Pflegepersonen zusammengefasst. Meist werden Pflegepersonen einer Sozialstation, die einen Versorgungsvertrag mit der Pflegekasse hat, vom Pflebebedürftigen beauftragt. Der Pflegebedürftige kann aber auch **Pflegegeld** für die Bezahlung einer selbst beschafften Pflegehilfe erhalten. Darüber hinaus ist eine **Kombination** aus jeweils anteiliger Sach- und Geldleistung möglich. Weitere Leistungen der Pflegeversicherung sind:

- teilstationäre Pflege (z. B. Tagespflege; nachts ist der Pflegebedürftige zuhause),
- häusliche Pflege bei Verhinderung der Pflegeperson (z. B. bei Krankheit oder Urlaub eines pflegenden Angehörigen),
- Gebrauch von Pflegehilfsmitteln und technischen Hilfen (z. B. um die Selbstständigkeit des Pflegebedürftigen zu erhöhen),
- Kurzzeitpflege in einer vollstationären Einrichtung (wenn z. B. vorübergehend die häusliche Pflege nicht erbracht werden kann und eine teilstationäre Pflege nicht ausreicht),
- vollstationäre Pflege, wobei die Kosten für Unterkunft und Verpflegung vom Pflegebedürftigen selbst zu bezahlen sind;
- Beiträge zur Rentenversicherung und kostenlose Schulungen für Laienpfleger (z. B. Angehörige).

Die soziale Pflegeversicherung ist ein wichtiges Element der sozialen Sicherung. Dennoch kristallisierten sich seit ihrer Einführung einige *Schwachstellen* heraus: So ist z. B. das Risiko der Pflegebedürftigkeit nicht komplett abgesichert, wie zunächst von großen Teilen der Bevölkerung angenommen wurde. Bei vollstationärer Unterbringung reichen die Leistungen der Pflegeversicherung meist nicht aus; der Bewohner muss selbst zuzahlen. Darüber hinaus treten Schwierigkeiten bei der Einstufung von pflegebedürftigen Kindern, von Behinderten und von dementen Menschen auf. Ihr Grad der Pflegebedürftigkeit wird aufgrund der engen Begutachtungsrichtlinien häufig niedriger als es der Realität entspricht eingestuft.

13.9 Einige die Pflege betreffende gerichtliche Entscheidungen

Die Zahl der **Schadensersatzklagen** von Patienten gegen in Gesundheitsberufen Tätige nahm in den letzten Jahren zu. Für Pflegende ist es wichtig, die betreffenden richterlichen Entscheidungen zu kennen, da diese in Ermangelung einer eindeutigen Rechtsgrundlage für die Pflegetätigkeit (S. 210) eine Orientierungshilfe bieten. Die folgende kleine Auswahl von Entscheidungen ist entnommen aus Schell 1998:

- Eine aufgezogene Spritze darf nicht länger offen herumliegen (BGH-Urteil v. 12. 3. 1968 – VI ZR 85/66).
- Intramuskuläre Injektionen durch Krankenschwestern oder Arzthelferinnen sind grundsätzlich zulässig (Urteil des LG Osnabrück v. 22. 12. 1983 – 8 0 314/83).
- Es ist zweifelhaft, ob einer Arzthelferin (Krankenschwester) die i.m. Injektion gefährlicher Medikamente übertragen werden darf (Urteil des OLG Stuttgart v. 23. 10. 1986 – 14 U 1/86).
- Das Pflegepersonal muss die erforderliche Sorgfalt anwenden (Urteil des LG Berlin v. 25. 6. 1980 – 504 63 Ls 136/78 Ns 58/79).
- Das Danebenlaufen von Infusionsflüssigkeit erfordert sofortiges Reagieren des zuständigen Personals (Urteil des OLG Düsseldorf v. 7. 6. 1984 – 8 U 136/82).
- Eine mangelhafte Händedesinfektion vor einer Injektion ist ein Verstoß gegen elementare Behandlungsregeln (Urteil d. OLG Düsseldorf v. 4. 6. 1987 – 8 U 113/85).
- Bei Verabreichung einer Injektion besteht die zur Einhaltung einer Einwirkzeit des Desinfektionsmittels (Urteil d. OLG Stuttgart v. 20. 7. 1989 – 14 U 21/88).
- Durchliegegeschwüre müssen durch intensive Pflegemaßnahmen vermieden werden (BGH-Urteil v. 2. 6. 87 – VI ZR 174/86).
- Die Pflegemaßnahmen zur Vorbeugung und Behandlung eines Durchliegegeschwüres müssen dokumentiert werden (BGH-Urteil v. 18. 3. 86 – VI ZR 215/84).
- Der Sturz eines Patienten muss durch geeignete Pflegemaßnahmen vermieden werden (BGH-Urteil v. 18. 12. 1990 – VI ZR 30/90).
- Bei Narkosenachwirkungen mit Übelkeit darf ein Patient nicht aufstehen und zur Toilette geführt werden (Urteil d. OLG Oldenburg v. 19. 3. 1991 – 5 U 146/90).
- Die Fixierung eines Patienten durch das Pflegepersonal ist nur bei akuter Gefahr und sofortiger Arzthinzuziehung erlaubt (Urteil d. OLG Köln v. 2. 12. 1992 – 27 U 103/91).

13.10 Gesundheits- und Krankenpflegegesetz in Österreich

Ingrid Bruckler

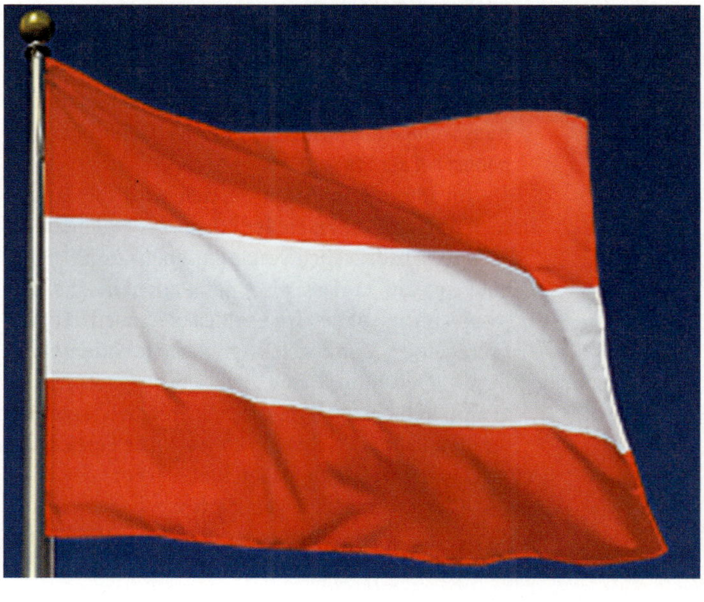

Einführung/Allgemeines

Nach jahrelangen Vorarbeiten wurde das Gesundheits- und Krankenpflegegesetz 1997 im Nationalrat beschlossen und trat noch im gleichen Jahr in Kraft. Die Ausbildung zur Dipl.-Gesundheits- und Krankenschwester/zum Dipl.-Gesundheits- und Krankenpfleger ist eine Generalistenausbildung und dauert drei Jahre. Spezialisierungen auf andere Fachbereiche erfolgen danach.

Durch den Beitritt Österreichs zur EU 1995 wurde eine Angleichung der EU-Richtlinien bei der Anerkennung von Ausbildungen vorgenommen. Dies erleichtert es zukünftig Interessenten aus den Ländern der EU, in Österreich zu arbeiten. Erstmals taucht der Begriff *Gesundheit* in der Gesetzbenennung auf. Nun genügt Krankheit nicht mehr als Anlass zu pflegen: Gesundheit wird formal als Wert erkannt und benannt, sie gilt als pflegewürdig.

Dieser Tatsache wird auch in der Ausbildung Rechnung getragen: *Gesundheitsförderung* und *Gesundheitserziehung* sind neue Fächer im Lehrplan der Gesundheits- und Krankenpflegeschulen. Aus ganzheitlicher Sicht bedeutet dies, dass im Unterricht berücksichtigt wird, dass Schüler und Schülerinnen nicht nur mit dem Kopf lernen, sondern auch aus emotionaler Erfahrung profitieren.

Neu im Gesetz verankert ist die SchülerInnenvertretung. Dadurch wird Mitsprache an der Gestaltung des Unterrichtes und des Schullebens ermöglicht. Die Übernahme von Verantwortung für den eigenen Lernprozess sowie Einfluss auf das Lernen in der Gruppe, bieten SchülerInnen Gelegenheit, das Erlernen und Ausüben von Pflege fantasievoll und kreativ zu gestalten.

Auf die diplomierten Pflegepersonen kommen neue Aufgaben, neue Herausforderungen zu. Information und Beratung über gesunde Lebensführung und über alles, was zum persönlichen Wohlbefinden beiträgt, wird Teil der Aufgaben sein.

Gemäß dem Grundsatz lebenslang zu lernen gibt es erstmals auch eine gesetzlich verankerte *Verpflichtung zur Fort- und Weiterbildung.*

Tätigkeitsbereiche der Gesundheits- und Krankenpflege

Das aktuelle Gesundheits- und Krankenpflegegesetz regelt Kompetenzen der Pflege im eigenverantwortlichen Bereich mit dem Ziel, bewusst Verantwortung zu übernehmen. Beispielsweise obliegen Pflegeplanung, Aufgaben der Pflegeforschung oder der Gesundheitsförderung eindeutig den Pflegepersonen. Gesundheitsförderung in der Praxis könnte heißen, Wachstum-, Reife- und Entwicklungsprozesse zu begleiten, zu fördern, zu unterstützen.

Pflegepersonen sind mit den Ärzten *gemeinsam verantwortlich.* Im Falle der Verabreichung von Medikamenten jeder Art ist nunmehr klar die *Anordnungskompetenz beim Arzt,* die *Durchführungskompetenz bei der Pflegeperson.*

Im interdisziplinären Bereich wird die Zusammenarbeit mit allen an der Pflege des Patienten Beteiligten ausdrücklich vorgeschrieben. Zum Beispiel sind bei der Entlassung eines Patienten aus dem Krankenhaus Angehörige, Pflegepersonen, Physiotherapeuten, Diätassistenten gleichermaßen gefordert alles zu tun, damit der Genesungsprozess zu Hause mit besten Erfolgsaussichten weitergeführt werden kann. Der *eigenverantwortliche Bereich* umfasst u. a. folgende Aufgaben und Fragen:

- Ermittlung des Pflegebedarfes:
  - Was wird wann, wie benötigt, um Wohlbefinden zu erlangen?
- Eruierung persönlicher Ressourcen:
  - Wo liegen die Stärken, die Quellen der Kraft verborgen?
  - Wie können sie mobilisiert, ans Licht gebracht werden?
- Festlegen der Pflegeziele:
  - Welche Ziele sind erstrebenswert? Warum?
  - Wann soll welches Ergebnis vorliegen?
- Planung ausgewählter Pflegemaßnahmen:
  - Welche Mittel stehen zur Verfügung? Welche können mobilisiert werden?
  - Mit welchen Mitteln können die gewünschten Ziele erreicht werden?
  - Sind die ausgewählten Maßnahmen sinnvoll?
- Durchführung:
  - Sorgsam, überlegt, liebevoll, achtsam, geduldig Pflege vollbringen!
  - Wünscht der Patient, dass nahestehende Personen, Bezugspersonen daran beteiligt werden?
- Evaluation:
  - Wie war die ausgewählte Pflege?
  - Hat sie zur Förderung des Wohlbefindens beigetragen?
  - Entspricht das Erreichte den Vorstellungen?
  - Ist eine Angleichung, Korrektur notwendig?

Erstmals wird auch Gesundheitsförderung und Mitwirkung an der Pflegeforschung als eigenständiges Aufgabengebiet der Pflege benannt. *Mitwirkung an Pflegeforschungsprojekten* kann eine spannende Aufgabe sein. Spezielle Pflegehandlungen wahrzunehmen, Erfahrungen des Pflegealltags aufzuschreiben kann im besten Fall dazu führen, dass daraus Schlüsse gezogen werden, die auf vergleichbare Situationen übertragen werden können.

Besonders hervorgehoben wird die *Dokumentationspflicht.* Sie ist nicht nur aus rechtlichen Gründen unerlässlich, sie ermöglicht erst eine sinnhafte und koordinierte Teamarbeit, weil jeder an der Pflege Beteiligte sehen kann, was ein anderer bereits getan hat. Auch die Sorgfaltspflicht ist ein ernst zu nehmendes Thema. Kommt die Pflegeperson ihrer Sorgfaltspflicht nicht nach, hat dies im Falle einer Klage sowohl zivil- als auch haftungsrechtliche Folgen.

Die individuellen Folgen – jenseits von Recht und Gesetz – sind aber immer auch individuelle Leidenswege, und das Ausmaß persönlicher Betroffenheit bleibt schwer einschätzbar.

Erkenntnisse im Team zu diskutieren, soll dazu führen, Vertrautes zu bewahren, das Für und Wider einer pflegerischen Entscheidung gegeneinander abzuwägen und sich selbst für Neues und Fremdes zu öffnen. Wünschenswert wäre es, dass alle am gleichen Strang ziehen, und sollten sie es noch nicht können, zumindest den Wunsch hegen, es zu lernen.

Im *mitverantwortlichen Bereich* ist klar formuliert, für welche Aufgaben Ärzte die Anordnungsverantwortung und Pflegepersonen die Durchführungsverantwortung tragen. Trotzdem wird es von Vorteil für alle sein, sich immer wieder miteinander zu verständigen. Die Verabreichung von i.v. Injektionen ist beispielsweise Bestandteil der Pflegeausbildung. Trotzdem ist ein generelles Delegieren an Pflegepersonen von ärztlicher Seite nicht möglich.

Bedeutungsvoll und entscheidend bleibt weiterhin die Frage, ob man sich als Pflegeperson imstande fühlt, diese Aufgabe zu übernehmen. Erstrebenswert wäre demnach, größtmögliche Sicherheit im Wissen und Können zu erlangen und Erfahrungen immer wieder zu reflektieren, ganz wie es E. Fried so vortrefflich formuliert.

Zweifle nicht an dem, der dir sagt, er habe Angst, aber hab Angst vor dem, der sagt, er kenne keine Zweifel.

13.11 Krankenpflege und Recht in der Schweiz

Swen Tschannen und Barbara Breitenstein

Einleitung

Auch wenn das Recht im Pflegealltag nicht direkt sichtbar ist, sind die in der Pflege beschäftigten Menschen auf vielfältige Weise in das Netz des Rechts eingebunden. Aus diesem Grunde ist es wichtig zu wissen, welche Bereiche des Rechts wo und wie mit der Pflege in Berührung kommen. In diesem Unterkapitel wird spezifisch auf das Recht in der Schweiz Bezug genommen, dabei wird auf den vorangegangenen Beitrag von A. Lieser aufgebaut.

Das Recht ist hierarchisch gegliedert und in Gesetzbüchern niedergeschrieben. Zuoberst auf der Leiter steht die Schweizerische Bundesverfassung (BV), danach folgen die schweizerischen Gesetzbücher, wie z.B. das Obligationenrecht (OR), das Zivilgesetzbuch (ZGB) oder das Strafgesetzbuch (StGB). Für die Pflege sind auch die kantonalen Gesetze wesentlich, liegt doch der Bereich des Gesundheitswesens vorwiegend in der kantonalen Hoheit. Die Kantone sind für all dasjenige zuständig, was der Bund nicht in eigener Kompetenz geregelt hat.

Das Recht wird in öffentliches und privates Recht unterteilt. Grob vereinfacht wird die Beziehung von Privatpersonen untereinander durch das private Recht geregelt, die Beziehung zwischen Behörden/Staat und Einzelnen durch öffentliches Recht. Konkret heißt dies, dass wer an einem Privatspital arbeitet nach Privatrecht (OR) angestellt ist und wer in einem öffentlichen Spital angestellt ist nach öffentlichem Recht. Wesentlich dabei ist auf welcher rechtlichen Basis das Spital steht.

Individuum und Staat: Grundrechte

Um zu verstehen, wo die Grenzen einer Tätigkeit sind oder wo private Bereiche beginnen, ist ein grundlegendes Verständnis der Grundrechte wesentlich. Die Grundrechte der BV garantieren individuelle Freiheitsräume. Es handelt sich um Abwehrrechte gegen Übergriffe des Staates oder seiner Organe (Behörden, Beamte) auf Individuen. Diese Freiheitsrechte dürfen nur unter bestimmten Voraussetzungen einge-

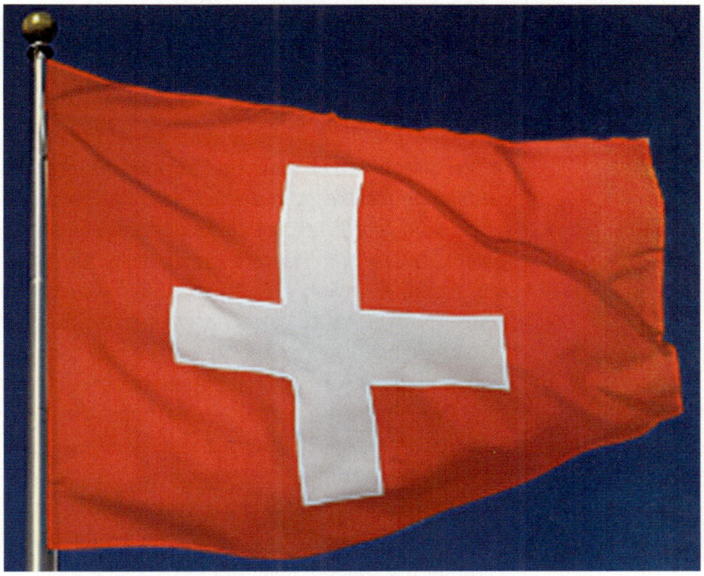

schränkt werden. Diese Voraussetzungen müssen in jedem Fall in einer gesetzesähnlichen Form festgehalten werden, verhältnismäßig sein, und die Einschränkungen müssen im öffentlichen Interesse liegen. Im öffentlichen Interesse liegend bedeutet, dass das Motiv der Einschränkung nicht privaten Interessen dienen darf. So kann es dem öffentlichen Interesse dienen und verhältnismäßig sein, einen Patienten im Spital festzuhalten oder sogar festzubinden, so z.B. wenn der Patient geistesgestört ist und sich oder andere gefährdet.

Die *Religionsfreiheit*, auch Kultusfreiheit genannt, garantiert die Ausübung der eigenen Religion, auch im Spital.

Konflikte ergeben sich z.B. bei der Verweigerung von Behandlungsmaßnahmen durch Patienten aus religiösen Gründen.

Meinungsäußerungs- und *Informationsfreiheit* sowie *Versammlungsfreiheit* erlauben es dem Einzelnen, sich auf öffentlichem Grund zu versammeln und dabei auch seine Meinungsfreiheit zu gebrauchen.

Das *Petitionsrecht* schützt das Recht, sich mit Petitionen an Behörden zu wenden ohne dadurch Nachteile zu erleiden. Eines der wesentlichsten Grundrechte im Pflegealltag ist die **Persönliche Freiheit,** deren Teilbereiche den Schutz der physischen Freiheit (Bewegungsfreiheit und körperliche Integrität) und den Schutz der psychischen Freiheit umfassen. Dabei soll die **Menschenwürde** und der Eigenwert des Individuums geschützt werden.

Merke

Das Festbinden eines Patienten verstößt gegen seine physische Freiheit, wenn die Situation dies nicht unbedingt erfordert.

Die Rechte des Individuums werden hochgehalten und sind Grundpfeiler der Schweizer Demokratie, dabei ist aber zu beachten, dass die Interessen der Gemeinschaft (Gesundheit, Ruhe, Ordnung usw.) höhere Priorität genießen.

Verhältnis Arbeitgeber und Arbeitnehmer

Ausbildung und Recht in der Schweiz. Das sonst allgemein für alle Lehrlinge geltende Berufsbildungsgesetz (BBG) gilt für Pflegepersonen nicht. Abzuwarten bleibt, wieweit der Anwendungsbereich des neuen BBG gesteckt wird. Ausgangspunkt für die Auszubildenden ist der Lehrvertrag mit der Schule, der in der Regel auf das Schulreglement verweist, das somit zu einem Bestandteil des Vertrages wird. Die Schulreglemente nehmen zumeist Bezug auf die Ausbildungsrichtlinien des Schweizerischen Roten Kreuzes, welches die Anerkennungszuständigkeit für Berufe im Pflegebereich hat. Aufgrund der laufenden Veränderungen ist es ratsam, sich bei den Berufsverbänden zu informieren. Während der Praktikumseinsätze unterstehen die Schülerinnen und Schüler den Vorschriften am Praktikumsplatz, wobei Einzelheiten oft mit der Schule vertraglich geregelt sind.

Arbeitsverhältnis. Wie ist der Fall zu beurteilen, in dem eine qualifizierte Pflegeperson sich weigert, eine Anordnung eines zuständigen Arztes zu befolgen? Oder nach welchem Recht beurteilt sich die Situation, wo keine direkte Anweisung erfolgte und die Pflegeperson in eigener Regie etwas unternimmt? Welche Rechte und Pflichten hat die Pflegeperson gegenüber dem Arbeitgeber? Darf die Pflegeperson streiken oder sich politisch äußern? Dabei sind die Verhältnisse Patient – Spital, Patient – Pflegeperson, Pflegeperson – Arzt und Pflegeperson – Spital auseinanderzuhalten. Nur das Verhältnis Pflegeperson – Spital ist ein Arbeitsverhältnis.

Merke

Welche Kompetenzen und Sorgfaltspflichten die Pflegeperson hat, ergibt sich aus dem Arbeitsverhältnis.

Stellt sich die Frage, wo was geregelt ist, ist wiederum zu unterscheiden, ob der Arbeitgeber mit dem Arbeitnehmer in einem privaten Dienstverhältnis oder in einem öffentlich-rechtlichen Verhältnis steht.

Verhältnis Arbeitnehmer und Arbeitgeber im privatrechtlichen Bereich. Im privatrechtlichen Bereich wird das Arbeitsverhältnis von verschiedenen Gesetzen geregelt, und in der Regel wird der Arbeitnehmer mit dem Arbeitgeber eine individuelle Vereinbarung abschließen: den Arbeitsvertrag und dabei eingeschlossen das Pflichtenheft.

Merke

Zwischen Pflegeperson und Arzt besteht kein Arbeitsverhältnis. Wieweit Aufsichtspflichten der Pflegeperson gegenüber Auszubildenden bestehen, ist dem Vertrag und den Spitalreglementen zu entnehmen.

Somit ist in einem ersten Schritt zu prüfen, welche individuellen Vereinbarungen getroffen wurden. Diese gelten aber nur, wenn sie gegenüber zwingenden Vorschriften (aus Obligationenrecht, Arbeitsgesetz [ArG] oder Gesamt- oder Normalarbeitsverträge [GAV, NAV]) eine Besserstellung des Arbeitnehmers bedeuten. In einem zweiten Schritt ist das zwingende Recht zu konsultieren (OR 361/362, ArG soweit anwendbar, GAV, NAV). In dritter Priorität gelten alle individuellen Vereinbarungen, die im Arbeitsvertrag niedergeschrieben sind oder auf die durch den Arbeitsvertrag hingewiesen wird, wie z. B. personalrechtliche Bestimmungen. Muss nach diesen drei Schritten das Fehlen einer Vertragsvereinbarung festgestellt werden, so gelten die nicht zwingenden Artikel in OR, ArG, GAV und NAV als Lückenfüller.

Verhältnis Arbeitnehmer – Arbeitgeber im öffentlichrechtlichen Bereich. Wer von staatlichen Anstalten angestellt wurde, hat auch einen individuellen Arbeitsvertrag unterzeichnet, daneben gelten jedoch nicht das OR oder das ArG, sondern bestimmte Dienstreglemente und (Anstalts-)verordnungen. Jede staatliche Anstalt hat in einem gewissen Rahmen die Kompetenz, diese selber auszugestalten. Zu prüfen ist in jedem Fall jedoch auch, ob nicht gerade ein Reglement wieder auf das OR verweist. Im Zuge der Umstrukturierung der öffentlichen Verwaltung ist davon auszugehen, dass immer mehr staatliche Anstalten dazu übergehen, ihre Angestellten nach privatrechtlichen Grundsätzen anzustellen. Sollten diese öffentlich-rechtlichen Reglemente und Verordnungen Lücken aufweisen, so kann Privatrecht (s. oben) ergänzend/lückenfüllend wirken.

Einzelfragen. *Probezeit:* 1 – 3 Monate, wobei hier eine Kündigungsfrist von sieben Tagen gilt, der Kündigungsschutz für Schwangere gilt hier nicht!

Arbeitsinhalt: Das Pflichtenheft legt den Aufgabenbereich fest, Änderungen im Pflichtenheft sind schriftlich festzuhalten.

> **Merke**
> Ist die Pflegeperson unsicher, wie weit ihre Kompetenzen reichen, sollten diese mit dem Arbeitgeber festgelegt werden.

Überstunden: Müssen geleistet werden, nicht aber, wenn diese wegen Personalmangels über längere Zeit notwendig werden.

Treuepflicht: Sorgfältiges Arbeiten, Loyalität, Sorgfalt im Umgang mit Arbeitsmaterial. Wiederholte Verletzung der Treuepflicht kann nach Ermahnung zu einer fristlosen Entlassung führen.

Streikrecht: Nur wo ausdrücklich ein Streikverbot in einem Gesetz/einer Verordnung festgelegt ist, ist dies auch einzuhalten, daneben kollidiert das Streikrecht mit der Treuepflicht. Der Streik ist an und für sich ein erlaubtes Mittel, Forderungen durchzusetzen, juristisch unklar bleibt, ob und wann der Arbeitgeber fristlos kündigen kann!

Persönlichkeitsschutz: Der Arbeitgeber hat die Privatsphäre der Pflegeperson (gerade an der Arbeit) zu schützen und alles zu unternehmen, dass sie z. B. nicht sexuell belästigt wird, dass sie ihre politische Meinung kundtun darf (dies darf die Arbeit nicht behindern), dass intime Personaldaten nicht weitergegeben werden etc.

> **Merke**
> Der Arbeitgeber hat dafür zu sorgen, dass sich niemand im Spital mit Krankheiten ansteckt oder sexuellen Belästigungen ausgesetzt ist.

Für die Pflegeperson bleibt zu prüfen, inwieweit der neue GAV für das Pflegepersonal auch in ihrem Spital gilt, das heißt, der GAV gilt nur für diejenigen Anstalten, die ihm ausdrücklich beigetreten sind.

Weisungsrecht des Arbeitgebers. Die Leitung des Spitals ermächtigt den Arzt, der Pflegeperson Weisungen zu erteilen.

> **Merke**
> Angehörige eines Patienten haben kein Recht, dem Pflegepersonal Anordnungen zu erteilen.

In der Krankenhaushierarchie ist die Pflegeperson jedoch der Pflegeleitung unterstellt und nicht dem Arzt. Anordnungen können also sowohl vom Arzt als auch der Pflegeleitung erteilt werden. Doch unabhängig davon, woher die Weisung kommt, die Pflegeperson hat diese zu verweigern und ihre entsprechenden Vorgesetzten zu informieren, wenn:

- durch deren Befolgung die Pflegeperson sich strafbar machen würde (falsches Medikament, falsche Dosierung, Falschinformation an Patienten, Anordnung, die die Kompetenz der Pflegeperson übersteigt);
- die Anordnung in die Freizeit der Pflegeperson eingreift;
- die Anordnung nicht sachbezogen und schikanös ist;
- die Anordnung in den betrieblich festgelegten Fachbereich der Pflegeperson eingreift;
- die Anordnung Rechte des Patienten in irgendeiner Weise verletzt.

> **Merke**
> Nennt der Arzt der Pflegeperson eine Bandbreite für die Medikamentierung eines Patienten, so hat die Pflegeperson die darin enthaltene Kompetenz (Verantwortung) übernommen und hat dementsprechend sorgfältig zu entscheiden, welche konkrete Dosierung die angemessene ist.

Verhältnis Pflegeperson/Spital und Patient

Grundsätzlich stellt die Tätigkeit des Pflegepersonals eine vom Arzt abhängige, unterstützende (Hilfs-)Tätigkeit dar. Der Arzt trägt die *Anordnungsverantwortung,* wobei die Pflegeperson für die fach- und sachgerechte Durchführung verantwortlich ist und die *Durchführungsverantwortung* trägt. Daraus lassen sich gewisse Rechte und Pflichten ableiten, wobei die Grenzen fließend sind und immer der Einzelfall am Recht und am gesunden Menschenverstand geprüft werden muss. Im Kanton Bern gibt das Patientendekret (PatD) Auskunft über die wesentlichsten Rechte und Pflichten der Patienten. Artikel 8 Absatz 2 Satz 1 lautet: Die Patientinnen und Patienten dürfen nicht gegen ihren Willen im Spital zurückbehalten werden. Wobei besondere Vorschriften vorbehalten sind.

Selbstbestimmungsrecht des Patienten. Auch in der Schweiz ist wie in Deutschland jeder Eingriff in die Privat- und Intimssphäre des Patienten von seiner Einwilligung abhängig. Ohne Einwilligung ist jeder Eingriff rechtswidrig. Insbesondere wenn ein Eingriff in seinem Körper vorgenommen wird, so z. B. Spritze, Katheter. Nicht jeder Eingriff verlangt jedesmal die ausdrückliche Einwilligung des Patienten, es ist ausreichend, wenn von einer umfassenden Einwilligung in die Pflegemaßnahmen ausgegangen wird. Verweigert der Patient den Eingriff, so ist sein Selbstbestimmungsrecht zu wahren, und der Eingriff darf nicht vorgenommen werden. Der urteilsfähige Patient bestimmt in jedem Fall selbst über Art und Umfang der Behandlung, anzuwendende Behandlungsmethoden, etwaigen Abbruch der Behandlung und Dauer/Ende des Spitalaufenthaltes.

Fehler bei der Arbeit
Grad/Ausmaß des Verschuldens

	Absicht	Fahrlässigkeit			Zufall Berufsrisiko
Verschuldensstärke		grob fahrlässig	mittel	leicht	
Beispiele	z. B. aktive Sterbehilfe	z. B. krasse Übermedikamentierung	z. B. keine Stuhlsicherung eines notorisch unruhigen Patienten	z. B. Brille zu Boden fallen lassen	z. B. Stromausfall infolge Blitzschlages mit Folgen auf Notoperation

Schadensersatz

Abb. 13.5 Ausmaß des Verschuldens von Fehlern bei der Pflegetätigkeit

Merke
Jedes Einführen einer Spritze ist eine Körperverletzung, gerechtfertigt nur über die Einwilligung des Patienten und die Notwendigkeit der Situation. Wenn der unruhige Patient in der Nacht aus dem Bett zu fallen droht, so hat die Pflegeperson alles Nötige zu tun, damit dies nicht geschieht.

Kann der Patient sich aus psychischen oder physischen Gründen kein Urteil über seine Situation machen (was zuweilen schwierig festzustellen ist), so hat die Pflegeperson ihre *Aufsichtspflicht* wahrzunehmen und im Interesse des Patienten und in Absprache mit dem Vorgesetzten, dem Arzt und den Angehörigen zu handeln. In solchen Fällen ist es dringend anzuraten, dass dies schriftlich zu Beweiszwecken festgehalten wird.

Haftung bei Verschulden. Bei Fehlverhalten der Pflegeperson haftet in erster Linie der Arbeitgeber für den eingetretenen Schaden, dieser kann jedoch je nach Verschulden (**Abb. 13.5**) finanziell auf den Arbeitnehmer Regress (Rückgriff) nehmen.

Merke
Allgemeine Voraussetzungen für Haftung sind Schaden, fehlbares regelwidriges Verhalten, Verschulden und verhältnismäßig ursächlicher Zusammenhang (Kausalität).

Das Maß des Verschuldens steht in direktem Verhältnis zu: Berufsrisiko, Bildungsgrad, Fachkenntnissen, Erfahrung, Instruktion, Beaufsichtigung und den Betriebssicherheitsvorkehrungen. Eine unerfahrene Pflegeperson, welche durch unsachgemäßes Verabreichen eines Medikamentes den Patienten schädigt, hat nur ein mittleres Verschulden zu verantworten, weil die Unerfahrenheit durch qualifizierte Aufsicht kompensiert werden müsste. Dasselbe Fehlverhalten ist, wenn von einer erfahrenen Pflegeperson begangen, bereits im Bereich der Grobfahrlässigkeit.

Übernahmeverschulden: Übernimmt die Pflegeperson eine Handlung, die ihre Kompetenz übersteigt, so trägt sie dafür die Verantwortung.

Schädigt sich ein Patient selbst, in dem er z. B. aus dem Bett fällt, so kann die Pflegeperson nur dann verantwortlich gemacht werden, wenn sie aufgrund des Krankheitsbildes und des Vorverhaltens um die besondere Aufsichtsbedürftigkeit des Patienten wusste und durch Nichtgenügen ihrer Aufsichtspflicht ein Schaden entsteht, der bei richtiger Aufsicht hätte vermieden werden können.

Leserservice

Verwendete Literatur

Gesundheits- und Krankenpflegegesetz, 2. Novelle. Manzscher Verlag, Wien 1998

Schell, W.: Staatsbürgerkunde, Gesetzeskunde und Berufsrecht für die Pflegeberufe in Frage und Antwort. Thieme, Stuttgart 1998

Schneider, P.: Recht im Pflegealltag. Sauerländer, Frankfurt/M. 1994

WHO-Regionalbüro für Europa: Eine Erklärung über die Förderung der Patientenrechte in Europa. Kopenhagen 1994

Internetadressen

Krankenpflegegesetz

in Deutschland
http://home.t-online.de/home/Frank.Jacobs./kpg.htm

in der Schweiz
http://pflege.ch

in Österreich
http://www.aekorien.or.at/aek/aerzte/info/brecht/kpg/
http://members.aon.at/aebai/krpflges.htm

Pflegeversicherung

http://www.medizin.litpflege/pflege.htm
http://www.versicherungsnetz.de/02 – 01/00 000 638.htm
http://home.t-online.de/home/carehelix/

14 Prinzipien der Hygiene und Ökologie

Franz Sitzmann

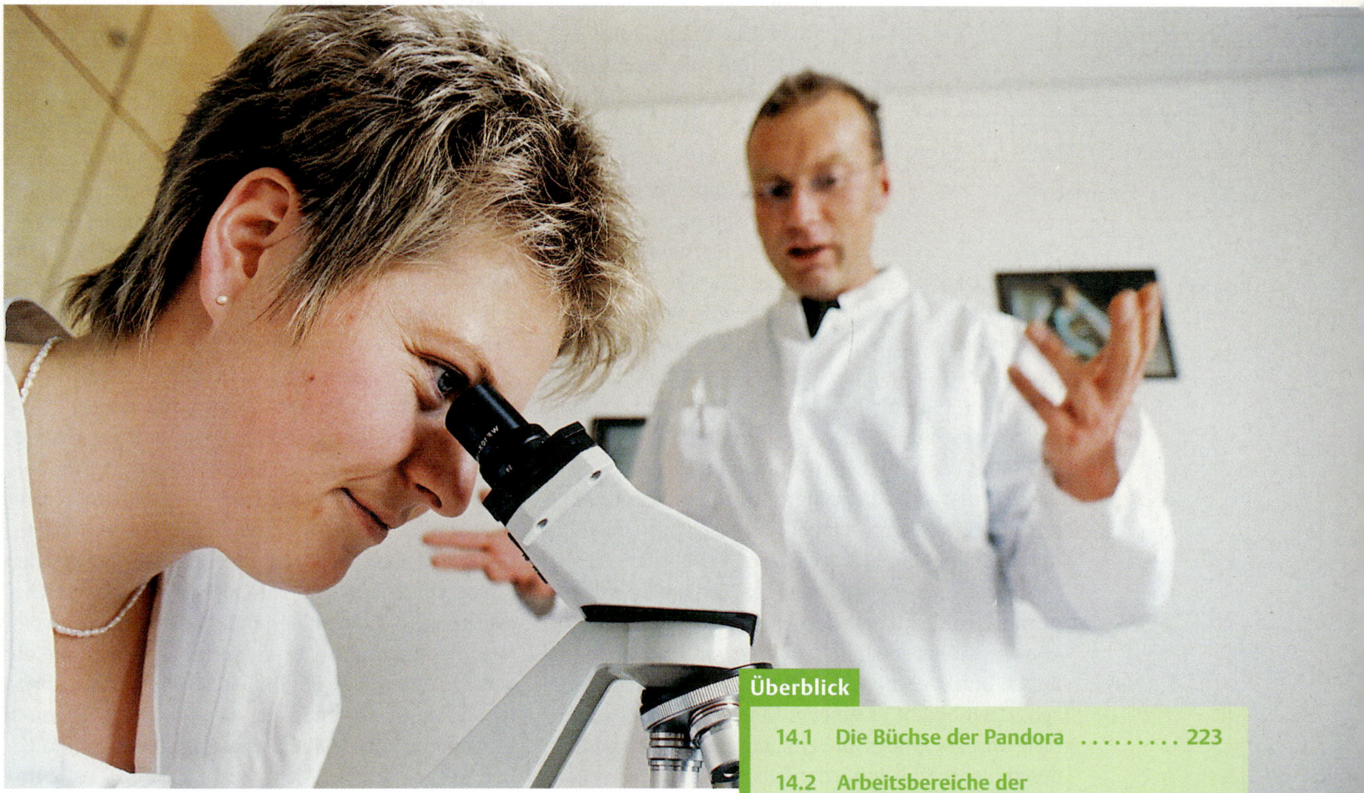

Überblick

14.1 Die Büchse der Pandora

Zeus schickte den Menschen zur Strafe für den Raub des Feuers durch Prometheus die Pandora, die ein Gefäß trägt, angefüllt mit allen Übeln und Krankheiten. Es enthielt nur ein Gutes, die Hoffnung. Doch als Pandora auf Geheiß der Götter die Übel entweichen ließ, verschloss sie den Deckel rechtzeitig, bevor die Hoffnung das Gefäß verlassen konnte.

Krankheit ist so alt wie das Leben selbst. Während Krankheitstendenzen und Schädlinge bei Tier und Pflanze Regulative im ökologischen System sind und damit in Wirklichkeit Heilungsvorgänge im Haushalt der Natur, scheint dies beim Menschen auf den ersten Blick anders zu sein. Menschliches Streben und Hoffen ist auf den **Schutz vor Krankheit** ausgerichtet. Obwohl wir bei einem möglichen Beobachter eines anderen Planeten sicher oft den Anschein machen, dass uns dieses Prinzip menschlichen Lebens als Einzelperson und in unserem gesellschaftlichen Zusammenleben weniger wichtig erscheint, steht Gesundheit für viele Menschen auf der Wunschliste ganz oben.

In der gegenwärtigen wissenschaftlichen Praxis wird mit reduktionistischen Methoden unser Wissen auf allen Gebieten unendlich erweitert. Forschungen bilden beispielsweise auf der zellularen oder molekularen Ebene Grundlage für zukünftige Behandlung und Vorbeugung von Krebserkrankungen. Oft wird versucht, ein Überleben todkranker Patienten um jeden Preis zu erreichen. In der Orientierung auf maximale Lebenserhaltung kann der Tod in aussichtslosen Fällen nicht zugelassen werden. Da entsteht die Frage, ob wir von einem solchen Wissenschaftsverständnis vorbeugende Hilfe zum Wohlbefinden des einzelnen Menschen und Überleben der menschlichen Zivilisation, z. B. auf dem Gebiet der Umwelt und Seuchen durch soziale Missstände, erwarten können. Wir beobachten auch in Deutschland, dass schon für Kinder die Formel gilt: *Armut macht körperlich und seelisch krank.* Unser Lebensstil, den wir nicht nur auf Kosten der Natur, sondern auch des größeren Teils der Menschheit führen, muss auf ein Verständnis von Mitwelt-Umwelt-Nachwelt

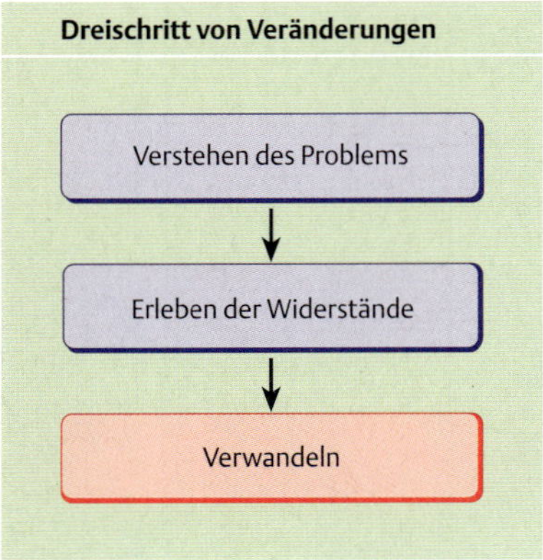

Abb. 14.1 Wandlungen

verantwortlich gestaltet werden. Momentan praktizieren wir eine *Übernutzung* unserer natürlichen Mitwelt, vergeuden die knappen Umweltressourcen. Der Umgang mit der Umwelt weist als Spiegelbild unserer Moral endzeitähnliche Formen auf. „Weg mit Schaden" ist überwiegend die Devise. Zukunftsperspektiven auf unserem Planeten schwinden für unsere Kinder hier und auf anderen Kontinenten, wenn die jetzt anstehenden Lernschritte nicht vollzogen werden. Dem äußeren Sterben der Natur liegt etwas zugrunde, was mit der inneren Lebenssituation des Menschen zusammenhängt. Die zu beobachtende *Umweltvernichtung* ist auch ein Bild dafür, dass wir in uns selbst etwas nicht bewältigt haben. Dem ist nicht durch Gesetze zu begegnen. In uns muss die Verwandlung ansetzen. Eine Veränderung ist möglich durch den in **Abb. 14.1** gezeigten Dreischritt:

Nur wo wir dem Wesen der Natur bewusst begegnen, werden Werte des Lebens neu gesehen. Dann können Kräfte entstehen, lieb gewordene Gewohnheiten aufzugeben und Veränderungen durchzusetzen. Dazu bedarf es einigen Mutes und einer Änderung unseres Alltags, in dem man gewöhnlich anders denkt als spricht und jedenfalls nicht sagt, was man will. Denn für den Umgang mit der Natur heißt es: „Das Fortbestehen des Menschen in einer menschenwürdigen Umwelt wird davon abhängen, ob es gelingt, ökologisches Denken … in allen Bereichen des Lebens durchzusetzen." (Odum 1999, S. 5)

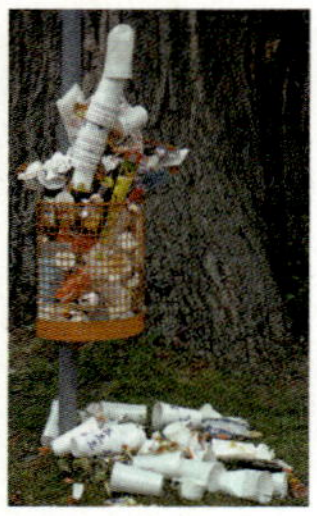

Ökologisches Denken und Handeln verhindert, dass unser Wald zur Müllkippe verkommt

In der naturwissenschaftlichen Medizin sind wir gewöhnt, von Krankheitserregern und Krankheitsursachen zu sprechen, die „bekämpft" werden müssen. Dabei wird meist nicht die Frage gestellt, auf welchen Wegen es denn zur *Empfänglichkeit* für die eine oder andere Krankheit kommt. So können beispielsweise für die immer mehr verbreiteten atopischen Erkrankungen (Bronchialasthma, atopische Dermatitis und Heuschnupfen) Umweltfaktoren verantwortlich gemacht werden, doch Entwicklungen in der *Prävention* werden immer mehr geschwächt. Genauso wenig wird jedoch eine persönliche Entwicklungschance durch die Beschränkungen in unserem Wohlbefinden betrachtet, wie sie uns beispielsweise bei Kindern nach einer durchgemachten Kinderkrankheit auffallen. Im übenden Umgang mit der Natur können wir lernen, in ganzheitlichen Zusammenhängen zu denken und daraus unserem Tun eine neue Richtung zu geben. Pflege des Schönheitssinns und eine liebevolle Hingabe an die Erscheinungen der Natur können eine Besinnung auf unsere Lebensgrundlagen sein.

Es muss für das Gebiet der Hygiene immer wieder der Versuch gemacht werden, **Phänomene als Ganzes** zu verstehen, ein Problem holistisch zu behandeln. Reduktionismus und Holismus haben wohl den gleichen Wert, kein Gebiet darf über- oder untergeordnet behandelt werden. Und sicher muss im Bereich der Ökologie der Wald, d. h. das Ganze ebenso untersucht werden wie der einzelne Baum, d. h. die Teile. Beschränkt man sich ausschließlich auf die Bäume, so sieht man den Wald vor lauter Bäumen nicht.

Den dringend voranzutreibenden nahe liegenden Maßnahmen im Klinikalltag auf dem Gebiet der Hygiene und Ökologie kann nur Nachhaltigkeit gegeben werden, wenn eine Verbindung geschaffen wird zwischen Möglichkeiten zur Gesundung der Natur und der Lebenssituation des Menschen. Das bedingt auch eine Emanzipation der Pflegeberufe aus medizinisch-naturwissenschaftlicher Vormachtsstellung, die durch eine traditionell geübte *Krankenbeobachtungsfunktion* bevorzugt auf Defizite gerichtet und ausschließlich organ-, krankheits- und symptomorientiert war. Gefragt ist Wissen, das pflegerisches Handeln und Gestalten mit eigenen therapeutischen Konzepten ermöglicht. Damit ist eine Pflege und Therapie des Kranken zu verbinden, die dem Menschen Wandlung und Entwicklung ermöglicht und die die geistige Autonomie des Individuums schützt. Zentraler Ansatz muss der *Schutz der Würde des Patienten* sein, somit muss es auch ein Anliegen sein, die Lebensgrundlagen der Menschen erhalten zu wollen.

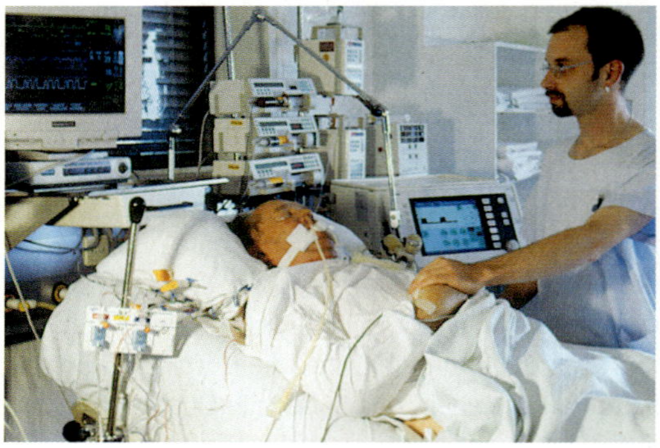

Definition

„*Hygiene* umfasst das Erkennen aller Faktoren, welche die Gesundheit des Einzelnen oder der Bevölkerung beeinflussen, sowie die Entwicklung von Grundsätzen für den Gesundheits- und Umweltschutz. Dazu gehören die Erarbeitung und Anwendung von Methoden zur Erkennung, Erfassung, Beurteilung sowie Vermeidung schädlicher Einflüsse" (Sitzmann 1999, S. 1). „*Ökologie* ist die gesamte Wissenschaft von den Beziehungen des Organismus zur umgebenden Außenwelt, wohin wir im weiteren Sinne alle Existenzbedingungen rechnen können" (Haeckel 1866).

14.2 Arbeitsbereiche der Krankenhaushygiene

Krankenhaushygiene befasst sich nicht nur mit der Fragestellung und Untersuchung aller im Krankenhaus auftretenden Ursachen für eine Gesundheitsschädigung von Patienten und Mitarbeitern. Als Arbeitsgebiete umfasst sie ebenso

- *Infektionsschutz*, Verhütung und „Bekämpfung" übertragbarer Krankheiten, dazu gehören im Krankenhaus erworbene Infektionen,
- *Lebensmittel- und Ernährungshygiene*,
- *Sozialmedizin* (die sich mit Gesundheitsstörungen beschäftigt und ihrer Prävention, die durch die soziale Umwelt verursacht werden) sowie Soziologie,
- *Arbeitsmedizin*, z.B. Berufskrankheiten, Umgang mit Schadstoffen, hygienischer Arbeitsschutz zum Schutz vor Infektionen, Arbeitsunfällen,
- *Umwelthygiene*,
- *Psychohygiene*, also die Bereiche Humanität im Krankenhaus und Sprachhygiene.

Umwelthygiene befasst sich mit den Beziehungen zwischen Gesundheit und Umwelt, einschließlich der Epidemiologie, also dem Vorkommen und der Verbreitung sowie den Ursachen von infektiösen und nicht infektiösen Krankheiten. Die Epidemiologie der Krankenhaushygiene befasst sich mit der gegenüber der Gesamtbevölkerung relativ kleinen Gruppe der Patienten im Krankenhaus. Es geht um das Auftreten von Infektionen während und kurz nach einem Krankenhausaufenthalt (**N**oso**k**omiale **I**nfektionen oder Hospitalinfektionen, NKI).

Psychohygiene umfasst Maßnahmen zur Verhütung von psychischen bzw. psychosomatischen Krankheiten. Damit spielt sie sich im Vorfeld von physischen (somatischen) Erkrankungen ab und beeinflusst Komplikationen während des Krankenhaus- oder Altenheimaufenthalts erheblich. Im Sinne der Lebensgestaltung stellt sich dieser Bereich der Hygiene als eine wesentliche pflegerische Aufgabe dar, sie betrifft

- die Umgebungsgestaltung, z.B. des Krankenzimmers und Aufenthaltsraums,
- das Vermeiden eines den Menschen abwertenden und verächtlich machenden Sprachgebrauches (Sprachkultur),
- die Förderung einer Arbeitsatmosphäre, die Therapiegemeinschaften entstehen lassen,
- die Würde sterbender Patienten, auch über den Tod hinaus.

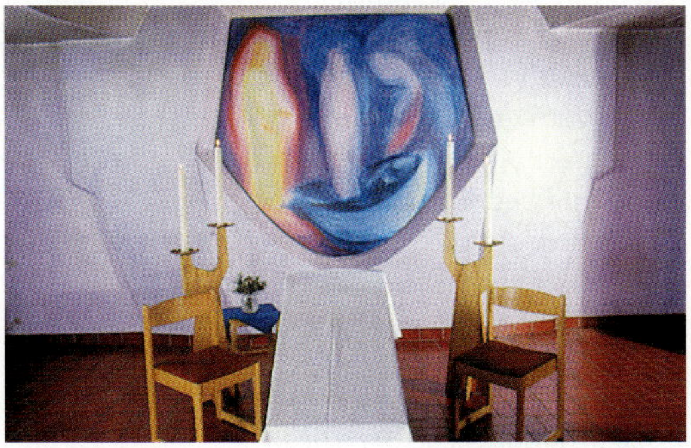

Menschenwürdige Aufbahrung Verstorbener – unterstützende Hilfe in der Trauer

Dabei befasst sich eine *Sozialhygiene* mit dem geschaffenen und gestalteten sozialen Umfeld und der Auswirkung auf die menschliche Gesundheit.

> **Lernaufgabe**
> Durch Ihre bisherige Tätigkeit im Krankenhaus haben Sie sich eine unmittelbare, durch „Berufsblindheit unverdorbene" Anschauung behalten. Betrachten Sie sich den Aufenthaltsraum (Krankenzimmer, Flur ...) einer Krankenstation Ihres Krankenhauses mit dem Blick eines jungen Menschen, der sich in diesem Raum wohl fühlen soll. Wie würden Sie die Farben, Einrichtungen, Bilder auswählen? Eine schwierige Aufgabe wird sein, in die „Schuhe eines älteren Erwachsenen zu schlüpfen" und mit seinem Auge die Einrichtung auszuwählen. Wie würden Sie bei der Gestaltung entscheiden?

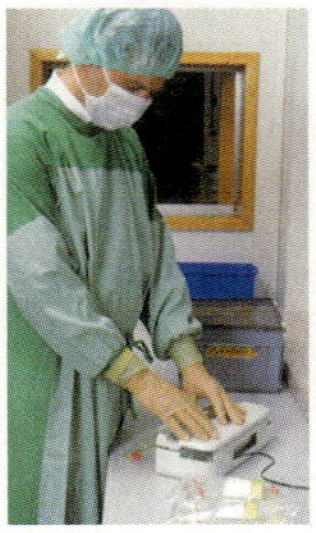

Die Arbeitsmedizin beschäftigt sich mit dem Schutz der Beschäftigten, hier beim Umgang mit Zytostatika

14.3 Pflegebezogene Prinzipien von Hygiene und Ökologie

Das Wort *Ökologie* stammt aus dem Griechischen. Oikos heißt „Haus" oder „ein Platz, um zu leben". Damit bedeutet Ökologie eine Wissenschaft, die Bedingungen von Lebewesen in Wechselbeziehungen zu ihrem „Zuhause" oder ihrer Umwelt behandelt.

Die Wortbedeutung von *Hygiene* leitet sich aus der griechischen Götter- und Sagenwelt ab. Hygieia wurde als Göttin der Gesundheit verehrt. Heute ist damit eine der Gesundheit zuträgliche Kunst oder Wissenschaft gemeint. Sie befasst sich mit der Erhaltung und Förderung der Gesundheit, wobei bereits in der Mythologie ihrer Zeit Hygieia die Prävention von Erkrankungen verkörperte. Diese Bedeutung einer Vorsorge ist bis heute mit dem Begriff der Hygiene verbunden, womit Hygiene als *die* pflegerische Aufgabe anzusehen ist.

Ein empirisches, d.h. durch Erfahrung begründetes Hygieneverständnis zur Prävention von Erkrankungen finden wir bereits 4500 v.Chr. in der babylonisch-assyrischen Geschichte. Beispiele sind die Techniken der Wasserversorgung und der Abwasserbeseitigung. Ein weiteres Beispiel, das durch sorgfältige Beobachtung praktischer Erfahrung schon als Hygieneprinzip formuliert wurde, ist vor etwa 1200 Jahren entstanden: „Alles was mit Händen verarbeitet und zubereitet wird, wie Speck, Rauchfleisch, Sülze, Pökelfleisch, Wein, Essig, Brombeerwein, Würzwein, Most, Senf, Käse, Butter, Malz, Malzbier, Met, Honig, Wachs, Mehl soll mit größter Sauberkeit hergestellt werden." Es wurde in der Regierungszeit Kaiser Karls des Großen (um 795 n.Chr.) aufgeschrieben. Es ist noch heute gültig.

Typische Berufskleidung in der Endoskopie

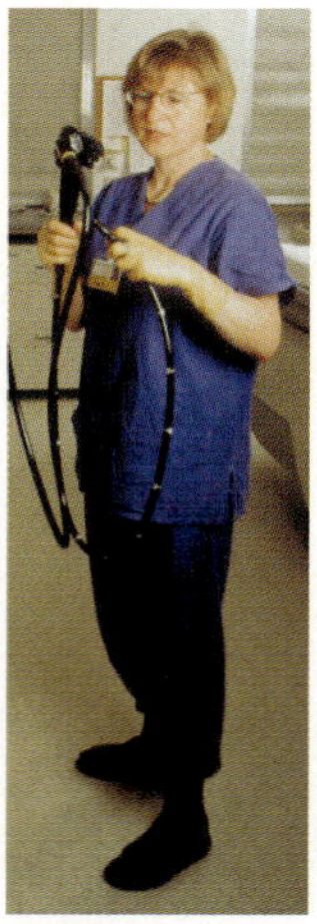

Wissenschaftlich begründete, z.B. auf mikrobiologischen Kenntnissen basierende Prinzipien der Hygiene, haben sich als allgemeingültige Regeln oder Grundlagen erst im Laufe der vergangenen 100 Jahre durchgesetzt. Es wurden folgende infektionsvorbeugende Prinzipien entwickelt:

- die *Antiseptik*, d.h. antimikrobielle Maßnahmen am Ausgangsort oder der Eintrittsstelle einer möglichen Infektion,
- die *Asepsis*, d.h. ein Prinzip der Keimfreiheit zur Vermeidung einer Infektion oder Kontamination = „Non-Infektion",
- die *Distanzierung* im Sinne eines Kontaminationsschutzes, z.B. durch Berufs- und Schutzkleidung, Maßnahmen der Isolierung von infektiösen Kranken.

Prinzip der Antiseptik

Historisch wurde das Prinzip der Antisepsis bereits seit 1867 durch den Chirurgen Lister angewandt. Als Desinfektionsmittel wurde Phenol mit benetztem Mull oder durch Spray während der Operation in die Wunden gebracht. Die jahrtausendealte Praxis der Manipulation mit unsterilen Instrumenten und nicht desinfizierten Händen des Operateurs wurde zunächst noch fortgesetzt.

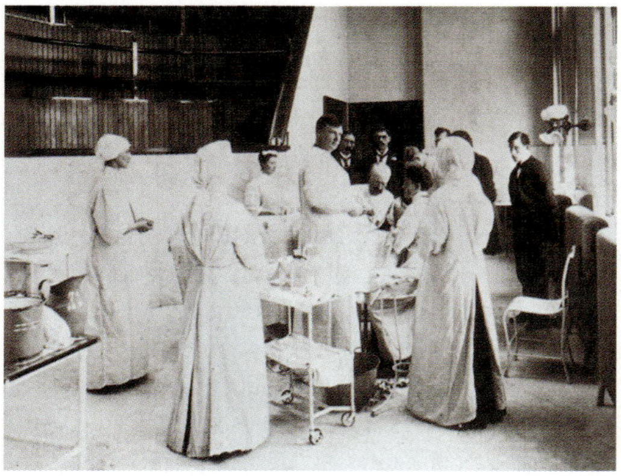

Um 1890: Die Schwestern und Ärzte tragen im Operationssaal keine Handschuhe, das Vorsorgeprinzip der Asepsis befindet sich erst in Entwicklung

Antisepsis umfasst heute die Anwendung sog. *Antiseptika*, das sind Substanzen, die Bakterien durch *Wachstumshemmung* (bakteriostatisch) oder *Abtötung* (bakterizid) unschädlich machen. Auf Viren können diese Stoffe viruzid oder virustatisch wirken.

Definition

Heute wird *Antiseptik* definiert: „Antimikrobielle Maßnahmen am Ausgangsort bzw. der Eintrittspforte einer möglichen Infektion und/oder am Infektionsherd auf der Körperoberfläche (Haut, Schleimhaut, Wunden) ... mit der prophylaktischen und/oder therapeutischen Zweckbestimmung, einer unerwünschten Kolonisation oder Infektion vorzubeugen bzw. diese zu behandeln, unabhängig vom Funktionszustand der Mikroorganismen." (Kramer u. Jülich 1992, S. 168)

Antiseptische Maßnahmen werden z.B. angewendet auf intakten Körperoberflächen, z.B. die präoperative Hautantiseptik, als Schleimhautantiseptik vor einem Blasenkatheterismus, streng indizierte Anwendung bei septischen Wunden und die Spülung einer Drainage mit einem Antiseptikum.

Die zwangsläufig mit der Anwendung von Antiseptika mehr oder weniger verbundene Schädigung von Haut oder Schleimhaut wurde bereits von Lister beobachtet, es stellten sich auch Wundheilungsstörungen durch die Wirkstoffe ein. Aus diesem Wissen entwickelte sich die Methode der Asepsis. Denn: Wundinfektionen können am wirksamsten bekämpft werden, wenn das Eindringen von Erregern in die Wunde von vornherein verhindert wird.

Prinzip der Asepsis

Prinzip ist die Keimfreiheit zur Vermeidung einer Infektion oder Kontamination. Die Aseptik umfasst alle Maßnahmen, die das Ziel haben, Infektionsmöglichkeiten beim Setzen einer Operationswunde o.ä. auszuschalten (Prinzip der „Non-Infektion").

Anwendungsgebiete sind: das Nutzen steriler Instrumente, Schutzhandschuhe, Schutzkleidung und Verbandstoffe, die korrekte Anwendung des Mund-Nasen-Schutzes, die Klimatisierung der OP-Räume u.a.

Prinzip der Distanzierung

Eine Reihe von Möglichkeiten zur Distanzierung von Schmutz und pathogenen Mikroorganismen kann in der pflegerischen und therapeutischen Arbeit verwirklicht werden (**Abb. 14.2**).

Es sind Prinzipien zum Schutz vor Kontaminationen und es heißt: „Weit weg vom Schmutz" (Non-Infektion), jedoch nicht vom Patienten. Das muss ausdrücklich betont werden. Beabsichtigt ist Schutz vor Infektionen, besonders beim Umgang mit in-

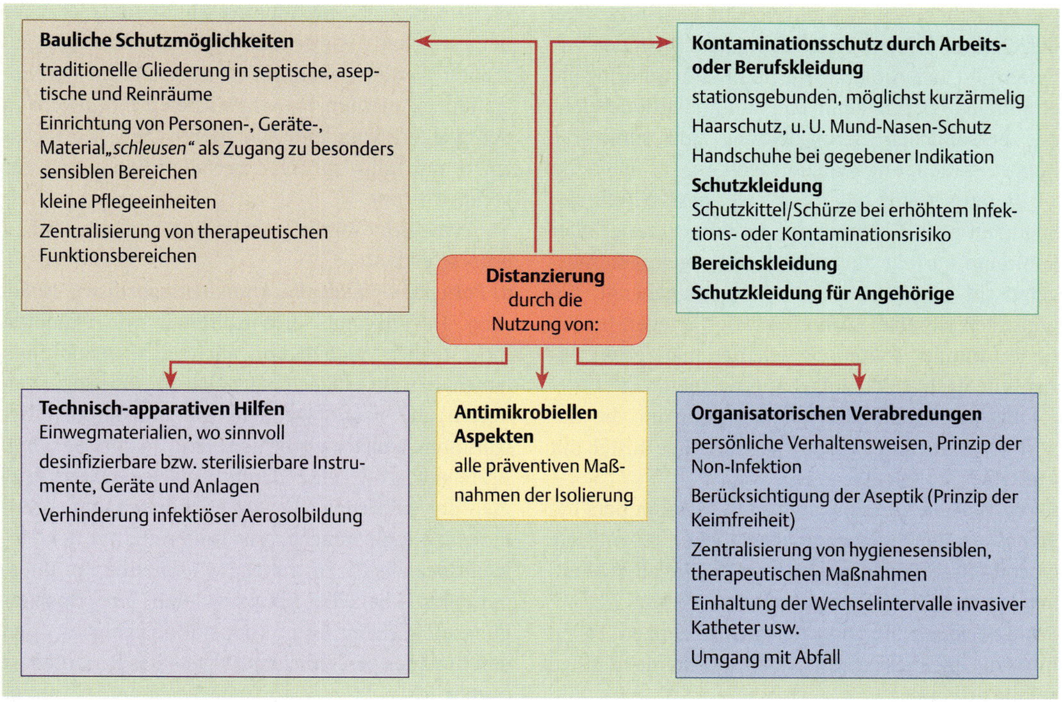

Abb. 14.2 Einige Gesichtspunkte zum Hygieneprinzip der Distanzierung (modif. nach Kramer 1988, S. 33, Sitzmann 1999, S. 61)

fektiösen Materialien, ebenso Eigen- und Fremdschutz bei wechselnden Patienten.

Weitere Gesichtspunkte zum Prinzip der Distanzierung sollen am Kontaminationsschutz durch Arbeits- oder Berufskleidung vorgestellt werden.

Kleidung. Genauso, wie niemand ein Auto reparieren kann, ohne schwarze Hände und Kleidung zu bekommen, kann niemand mit Infektionsquellen in Kontakt kommen, ohne dass danach auf Kleidung und Händen Mirkoorganismen zu finden wären. Mikroorganismen an Kleidung und Händen eines Pflegenden sind also genauso normal und gehören zum Beruf wie das Öl an Händen und Kleidung des Mechanikers. Da Mikroorganismen auf kontaminierter Kleidung aber nicht so leicht sichtbar sind wie ölverschmierte Kleidung, müssen wir aufgrund von Wissen die Anlässe bestimmen, bei denen welche Arbeitskleidung zu tragen ist.

Kleidung am Arbeitsplatz muss mindestens drei wesentliche Anforderungen erfüllen:

- Sie muss angenehm zu tragen sein – guter Bekleidungskomfort.
- Sie muss hygienisch sicher sein.
- Sie muss wirtschaftlich sein.

Zur häufigen Begriffsverwirrung um eine Dienst-, Berufs- und Schutzkleidung folgende Erklärung:

Arbeits- oder Berufskleidung. Sie hat die Aufgabe, die private Straßenkleidung zu ersetzen. Sie kann ihre Schutzfunktion während der Berufsausübung nur dann erfüllen, wenn sie häufig, möglichst täglich, gewechselt wird. In Pflege und Therapie verliert sie an Bedeutung. Vielfach werden in der Pädiatrie, der Psychiatrie und Psychosomatik sowie weiteren Bereichen von Pflegenden keine Dienstkleider oder Kassak mit Hose in einheitlichem Design und Farbe und von Ärzten keine weißen Kittel mehr getragen. Vielmehr setzt sich immer mehr durch, dass Pflegende private Kleidung tragen *und* im Fall von kontaminationsgefährdenden oder hygienisch sensiblen Tätigkeiten eine Schürze oder einen Schutzkittel überziehen.

In der Intensivpflege und in einigen Funktionsbereichen, z. B. Endoskopie, dient die einheitliche Kleidung, z. B. Kassak und Hose, dem Ziel, einen kurzfristigen Wechsel der kontaminierten Kleidung, mindestens jedoch einen täglichen Wechsel der Arbeits- oder Berufskleidung praktizieren zu können. Soweit es sich nicht um einen hygienisch besonders sensiblen Bereich, wie OP oder Knochenmark-Transplantationseinheit handelt, ist diese Kleidung auch nicht an den Bereich gebunden, d. h. die Mitarbeiter dürfen sich ohne weitere Kittel im übrigen Krankenhaus aufhalten.

„***Schutzkleidung*** hat die Aufgabe zu verhindern, daß die Kleidung (auch die Berufskleidung) der Beschäftigten mit Krankheitskeimen verschmutzt wird und hierdurch … Gefahren entstehen …“ (UVV VBG 103 1986, S. 10). Damit ist klar, dass es sich bei Schutzkleidung um zusätzlich zur Dienst- oder Berufskleidung oder auch zur privaten Kleidung getragene Kittel und Schürzen handelt.

Diese Pflegeperson in der Endoskopie trägt bei der groben Reinigung des verwendeten Endoskopes sowohl Berufs- als auch Schutzkleidung

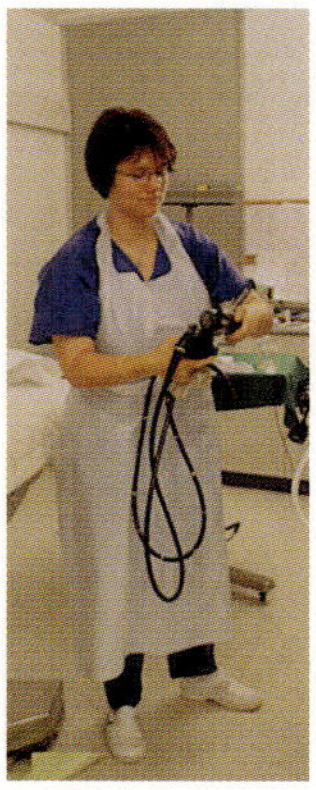

Nach den Unfallverhütungsvorschriften ist Schutzkleidung u. a. geeignet, wenn

- die Vorderseite des Rumpfes bedeckt ist (bei Schürze oder zugeknöpftem Kittel),
- sie desinfizierbar ist (wenn es sich nicht um Einmalmaterial handelt und daher durch Waschen oder Abwischen desinfiziert wird).

Die zusätzliche Verwendung von Trägerschürzen bei der direkten Pflege von Kranken, zum Austeilen von Essen und bei Arbeiten im Spülraum ist dringend empfohlen. Damit kann die Kontaminationsgefahr der persönlichen Berufskleidung und somit die Keimverschleppung reduziert werden.

Voraussetzung allerdings ist, dass Kittel und Schürzen nach Gebrauch im Patientenzimmer oder Spülraum korrekt aufgehängt und regelmäßig ausgetauscht werden. Auf dem Flur aufgehängt, begünstigen sie eine Ausbreitung der Erreger. Im Patientenzimmer sollten sie mit der markierten Außenseite nach außen aufgehängt werden.

Bei Infizierten oder Infektionskranken, die isoliert werden müssen, sind langärmelige Kittel mit Rückenverschluss zu tragen.

Bereichskleidung. Sie ist auf spezielle, besonders hygienesensiblen Intensivpflegeeinheiten sowie die Operationsabteilung begrenzt und sollte ausschließlich in diesen Bereichen getragen werden.

Schutzkleidung für Angehörige. In einigen Fällen müssen Angehörige von Infektionskranken einen Schutzkittel tragen.

Oft ist es für Patientenbesucher der Intensivstation noch üblich, dass sie im Besucherempfangsraum gebeten werden, einen Schutzkittel anzuziehen. Aus hygienischer Sicht gibt es keine Gründe, Angehörige grundsätzlich einen Schutzkittel anziehen zu lassen. Krankenhausrelevante Infektionen werden zum großen Teil durch die Hände übertragen und dann auch weniger von Angehörigen. Sie tragen eher eine ubiquitäre Keimpopulation an sich, d.h. überall in unserer Umwelt anzutreffende Keime. Vielmehr muss auf eine gezielte Kittelhygiene und Händedesinfektion bei Patienten mit multiresistenten Krankenhausinfektionen oder Infektionen durch Besucher geachtet werden. Besondere Hygienevorschriften auch für Besucher gelten bei Infektionskranken, deren Krankheiten im Bundesseuchengesetz geregelt sind.

Besucherkittel behindern z.B. eine frühe Form der Kommunikation bei Patienten mit Schädel-Hirn-Trauma, die sonst auch über den Geruchssinn möglich ist. So lässt das Parfüm der Freundin, vermittelbar in der Umarmung mit dem Lieblingspulli, alte Erfahrungen wach werden und hilft bei der Dialogförderung. Von den Angehörigen gehen keine nosokomialen Infektionen aus, es sind unsere Hände, die spezifische Krankenhauskeime von Patient zu Patient verbreiten. Weitergehende Erläuterungen zum Prinzip der Distanzierung sind in Kapitel 25.8 behandelt.

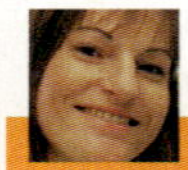

siehe Pflegeangebot Vorbeugung nosokomialer Infektionen, Kapitel 25, Seite 595

Prinzip der Isolierung

Eine Isolierung, d.h. eine Absonderung von Menschen ist die stärkste prophylaktische Hygienemaßnahme, um die Verbreitung von pathogenen Keimen aus einer bekannten Quelle zu verhindern. Die Konsequenz ist, dass Mitpatienten, Mitarbeiter, Besucher und Umgebung vor dem Einfluss einer Infektion geschützt werden sollen. Sie ist *belastend* für den betroffenen Patienten, hat erheblichen *Mehraufwand* in der pflegerischen und therapeutischen Arbeit zur Folge und führt zunächst bei allen Beteiligten zur *Verunsicherung*.

Zwei grundsätzliche Isolierungssysteme sind zu unterscheiden:

a) Patientenindividuelle, krankheitsspezifische Isolierung. Da Pflegende eine Isolierung von Patienten nicht täglich erleben und auch nicht anzuordnen haben, besteht vielfach bei Isolierungsüberlegungen Verwirrung bei Pflegenden. Die Indikationen bestimmter Isolierungsformen sind nicht bekannt, Ärzte geben oft keine klaren Hinweise auf das Ausmaß der Isolierung. Hier ist es hilfreich, patientenindividuelle Absprachen zur Isolierung mit den Hygienespezialisten zu treffen. Mit detaillierten Informationen über die Krankheit und ihre Übertragungsmöglichkeit, die Kooperationsfähigkeit und den Grad der persönlichen Hygiene des Patienten ist es möglich, auf die persönliche Situation des Patienten bezogen den Isolierungsumfang zu bestimmen. Dies erfolgt am besten mit einem sog. Epidemiologie-Protokoll (**Abb. 14.3**), das nach Besprechung im Pflege- und Behandlungsteam in die Patientenunterlagen eingefügt wird.

b) Kategoriespezifische Isolierungsmaßnahmen. Steht nicht regelmäßig eine kompetente Beratung zur patientenindividuellen Bestimmung des Isolierungsumfangs zur Verfügung, muss entsprechend einiger Kategorien eine standardmäßige Isolierung des Patienten vorgenommen werden. Dabei ist eine „Überisolierung" einiger Patienten bei klassischen Infektionskrankheiten und nosokomialen Infektionen nicht zu vermeiden.

Folgende Kategorien lassen sich unterscheiden:

1. Protektive Isolierung (Umkehrisolierung). Sie dient dem Schutz eines jeweiligen abwehrgeschwächten und stark infektionsgefährdeten Patienten, z.B. Patienten mit AIDS (Kap. 36.7), Leukopenie im Rahmen einer Tumorbehandlung, Knochenmarktransplantation (Kap. 36.5), großflächiger Verbrennung. Im Verlauf der Behandlung dieser Patienten kommt es zu einer zunehmenden Schwäche des humoralen und zellulären Immunsystems, d.h. einer Einschränkung der humoralen und zellulär vermittelten Abwehr. Dadurch werden die Patienten anfällig für Infektionen gegenüber zahlreichen Mikroorganismen, auch gegenüber ihrer eigenen Körperflora.

2. Standardisolierung. Der Unterschied zwischen den beiden Isolierungsarten „Standardisolierung" und „strikte Isolierung" liegt in der Intensität der Absonderung, ihnen liegen identische Prinzipien zugrunde. Standardisolierung ist z.B. für Patienten mit offener Lungentuberkulose (Kap. 33.6) angezeigt.

Abb. 14.3 Epidemiologie-protokoll

Epidemiologieprotokoll

Adressette des aufgenommenen Patienten mit Symptomen / Verdacht auf Infektionserkrankung nach **BSeuchG**
(Hierdurch wird **nicht** die Meldepflicht nach **BSeuchG** erledigt, die den Lt. Arzt betrifft)

→ Meldung bitte an Klinikhygiene
Rufgerät ....

Diagnose / Verdachtssymptome: ....

Mitpatienten: .... Erreger/ Infektiöses Material: ....

Empfohlene Schutzmaßnahmen nach RICHTLINIE für Krankenhaushygiene und Infektionsprävention RKI 5/94, BENZ Handbuch der Infektionskrankheiten für den stationären Alltag. Bremen 1994, DASCHNER Praktische Krankenhaushygiene und Umweltschutz. Berlin 1997, 2. Aufl., SITZMANN F (1999) Hygiene. Springer Berlin

- ☐ **Einzel**zimmer (Zimmer kennzeichnen, Besucher müssen sich anmelden)
- ☐ **Mehrbett**zimmer möglich
- ☐ **Händedesinfektion** vor und nach Patientenkontakt bzw. Betreten des Zimmers
- ☐ **Patienten** in hygienische **Händedesinfektion** einweisen (z.B. nach **WC**-Benutzung)
- ☐ **eigenes WC** oder Nachtstuhl zuweisen mit täglicher desinf. Reinigung
- ☐ **Schutzkittel** (täglich/pro Schicht frisch) bei
  - Betreten des Patientenzimmers
  - Kontakt mit Körperflüssigkeiten / Ausscheidungen / Sekreten / Betten des Patienten/Kontakt mit kontaminierten Körperarealen
- ☐ Einmal**handschuhe** (bei Kontakt mit Körperflüssigkeiten / Ausscheidungen /Sekreten/ bei Kontakt mit kontaminierten Körperarealen)
- ☐ **Mund-Nasen-Schutz** erforderlich: ....
- ☐ **Wäsche**abwurf im Zimmer in gelbgestreiften Textilsack mit äußerem Klarsicht-Plastiksack
- ☐ **Müll**abwurf in grünen Plastiksack (auf gesond. Anforderung: Klinikhygiene / HBD)
- ☐ **Speisereste** zurück in die Spül-Küche
- ☐ **Flächen** (Fußböden, Möbel, Leisten, Nachtschränke, Bettgestelle, u.a.) und Gegenstände (Bücher, Spielzeug, Geschirr u. a.) werden **gereinigt**
- ☐ sichtbare Kontaminationen (**Verunreinigungen** durch Ausscheidungen / Sekrete/Blut) müssen sofort desinfizierend gereinigt werden
- ☐ **laufende Desinfektion** der Pflege- / Behandlungs- / Untersuchungsmaterialien (Instrumente, Steckbecken, Urinflaschen, Thermometer, Nagelschere, Haarbürsten)
- ☐ **laufende Desinfektion** der Flächen (Fußboden, patientennahe Flächen)
- ☐ **Schlussdesinfektion** als Scheuer-Wisch-Desinfektion
- ☐ **Stuhlprobe** bei **allen** direkten Kontaktpersonen (Namensliste zum Betriebsarzt)
- ☐ Stuhlprobe **nur** von Kontaktpersonen **mit Symptomatik** (Durchfall / Erbrechen)
- ☐ **Aufhebung** der Isolierungsmaßnahmen:
  - **drei negative Stuhlproben** im Abstand von je 48 Stunden
  - **fünf negative Stuhlproben** im Abstand von je 48 Stunden

Alle Flächendesinfektionsarbeiten mit INCIDIN Plus 0,5% 1 Std. Wert und Handschuhen.
Beachten Sie bitte beigefügte **Anlagen**:

Datum: .... Unterschrift: ....
12/92, 10/93, 7/94, 2/97, 2/99 Klinikhygiene Mitarbeiter Pflege
Kopie: Patientenakte/Akte Hygienekommission

3. Strikte Isolierung. Die räumliche Einrichtung und Bedingungen der Pflegeorganisation ermöglichen in speziellen Infektionsstationen die adäquate Pflege und Behandlung von Patienten mit gefährlichen Infektionskrankheiten, z.B. Diphtherie, Milzbrand, Cholera, Pest, virusbedingtes hämorrhagisches Fieber und Lungenmilzbrand.

4. Gruppenisolierung. Es werden Patienten mit gleichartiger Infektion in einem Zimmer oder Stationsbereich zusammengefasst, z.B. mit Wundinfektionen.

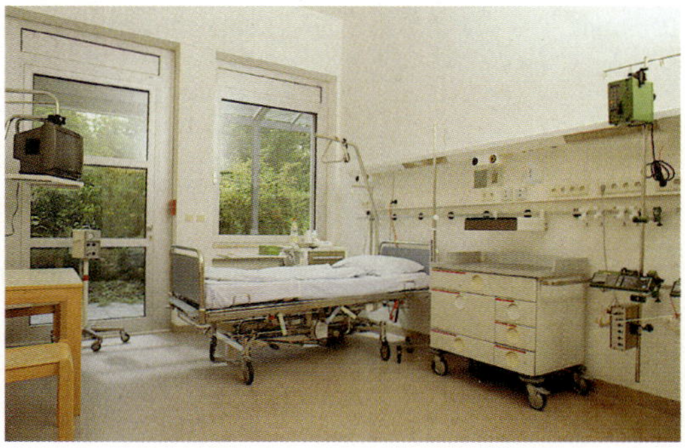

5. Keine Isolierung. Verschiedene Infektionserkrankungen, wie Hepatitis B und C, machen es beim Verfolgen üblicher professioneller Pflege- und Behandlungsbedingungen möglich, eine Isolierung der Patienten zu vermeiden. Lediglich während der Behandlung in Funktionsbereichen mit erhöhter Verletzungsgefahr (u.a. Operation, Endoskopie, Geburt) muss der Arbeitsschutz intensiviert werden.

Auf neueren Erkenntnissen der Humanwissenschaften begründete Hygieneprinzipien lauten:

- eine Evidence-Based Hygiene,
- Prinzip der anwendungsbezogenen Wiederaufbereitung von Material,
- Prinzip der Non-Touch-Technik,
- Prinzip des Mitarbeiterschutzes,
- das Hygieneprinzip der Eigenverantwortung jeden Mitarbeiters,
- Hygiene ist eine praktische Angelegenheit,
- Nosokomial-Infektionen lassen nicht von vorneherein auf hygienisches Fehlverhalten schließen,
- das Prinzip eines aktiv an Pflege und Therapie beteiligten Patienten.

Evidence-Based Hygiene

Darunter kann eine auf zugleich wissenschaftliche und praxisorientierte Erkenntnis oder Wahrnehmung begründete Hygienepraxis verstanden werden. Hygiene ist heute eine angewandte Wissenschaft, die sich auf wissenschaftlich begründete Fakten, Daten und möglichst internationale Erfahrungen berücksichtigende Erkenntnisse berufen kann. Ein Hygieneverständnis, das sich lediglich auf Tradition („haben wir schon immer so gemacht"), persönlichen Ansichten („ich meine ..., ich habe das Gefühl ...") und/oder lediglich auf Empfehlungen der Industrie begründet sind, ist ein Problem. Praktisch wirkt sich dies aus, wenn Hygieniker beispielsweise in Krankenhäusern und Altenheimen eine tägliche routinemäßige Fußbodendesinfektion empfehlen, obwohl NKI erwiesenermaßen keinesfalls vom Fußboden ausgehen.

> **Merke**
> Ein Bonmot zur hygienischen Vorbeugung lautet: Außer Füßen und Rollen befindet sich im Krankenhaus nichts auf dem Fußboden.

Wenn diese Regel befolgt wird, kommt es beispielsweise nicht zur Kontamination der Hände durch Bettwäsche, die nicht auf den Fußboden geworfen werden darf.

Evidenz heißt hier, dass ein Prinzip unmittelbar einleuchtend, keines weiteren Beweises bedürfend angewandt werden kann. Es ist augenfällig, offenkundig.

Prinzip der anwendungsbezogenen Wiederaufbereitung

Zur Beantwortung der Frage, welches Verfahren zur Aufbereitung kontaminierter Gegenstände das Richtige ist, ist es notwendig, das vom kontaminierten Gegenstand ausgehende Risiko zu betrachten (Sitzmann 1999, S. 121; **Tab. 14.1**).

Als *kritisch* bezeichnete Gegenstände müssen gereinigt und sterilisiert werden. Eine Desinfektion vor der Sterilisation ist nur dann notwendig, wenn bei der Reinigung oder dem Hantieren Verletzungsgefahr besteht (z.B. scharfe, spitze Instrumente). Die Verletzungsgefahr kann durch Tragen von Schutzhandschuhen und Verwendung vollautomatischer Reinigungsverfahren erheblich reduziert werden. Dazu sollen die Instrumente nicht zu dicht, in geöffnetem Zustand ohne vorheriges Einlegen in chemische Desinfektionsmittel desinfizierend gereingt werden. *Semikritisch* gekennzeichnete Gegenstände müssen gereinigt und desinfiziert werden, während es ausreicht, als *unkritisch* eingestufte Gegenstände zu reinigen. Eine Desinfektion ist nur notwendig nach Kontakt mit infektiösen Patienten oder Körperstellen mit Konzentrationen nach der DGHM-Liste.

Tabelle 14.1 Desinfektions- bzw. Sterilisationsverfahren in Abhängigkeit von der Art der medizinischen Gegenstände (Rutala 1996)

Art	*Kritisch*	*Semikritisch*	*Unkritisch*
Definition	→ Kontakt mit sterilen Geweben → Blut oder dem Gefäßsystem	→ Kontakt mit Schleimhaut oder nicht intakter Haut	→ Kontakt mit intakter Haut
Reinigungs-, Desinfektions- bzw. Sterilisationsmethode	→ Sterilisation	→ Desinfektion	→ Reinigung oder Desinfektion
Geräte (Beispiele)	→ chirurgische Instrumente → intravaskuläre Katheter → Zystoskope → Laparoskope	→ Anästhesie- oder Beatmungszubehör → Thermometer	→ Waschschüsseln → Steckbecken → Möbel → Bettgestelle → Blutdruckmanschetten

Prinzip der Non-Touch-Technik

Bei verschiedenen pflegerischen Tätigkeiten bestimmt die Qualität der Ausführung den Heilungsverlauf des Patienten ganz wesentlich. Beispielsweise können Infektionen beim endotrachealen Absaugen, Verbandwechsel, transurethralen Katheterisieren durch Handkontakt entstehen. Daher ist bei diesen Tätigkeiten immer die sog. „Non-Touch-Technik" anzuwenden, wobei Haut, Schleimhaut und notwendiges Material niemals mit bloßen Händen berührt werden. Um erhöhten Risiken bei solchen Tätigkeiten septischer Patienten begegnen zu können, werden sogar zwei Personen empfohlen.

Prinzip des Mitarbeiterschutzes

Ohne Mitarbeiter ist ein Krankenhausbetrieb nicht möglich. Mitunter ist es aber ein riskanter Arbeitsplatz. Patienten können infektiös sein, technische Hilfsmittel, Medikamente u. a. können Verletzungen (z. B. Kanülenstichverletzung) oder toxische Wirkungen (z. B. Zubereiten von Zytostatika) verursachen. Um solche Risiken zu beherrschen, sind genaue Kenntnisse erforderlich. Arbeitsschutz verpflichtet zunächst den Arbeitgeber, die Gesundheitsgefährdungen zu beurteilen und die Risiken zu senken. Nach wiederholter motivierender Unterweisung der Mitarbeiter über die Risiken, denen sie ausgesetzt sind sowie die Vorbeugung, sind Gefahren weniger bedeutsam. Nur wenn Mitarbeiter nicht zu Patienten werden, hat das Gesundheitswesen Zukunft.

Hygieneprinzip der Eigenverantwortung jedes Mitarbeiters

Vorschriften verhindern keine Infektionen, lösen aber häufig Trotzreaktionen aus, zumindest solange der Sinnzusammenhang, in dem sie stehen, unklar bleibt. Einsicht in die Sinnzusammenhänge allein genügt aber auch nicht. Die eigene Handlungskompetenz muss erweitert werden. Für Unterricht und Eigenstudium heißt dies vor allem: selbst Ableiten von Verhaltensweisen statt Lernen von Vorschriften.

Eva Groß
Krankenschwester

Praxistipp

In den Unfallverhütungsvorschriften werden seit Jahrzehnten Fingerringe mit der Begründung untersagt, dass sich unter den Ringen Krankheitskeime festsetzen können, die auch durch eine Händedesinfektion nicht vollständig beseitigt würden. Untersuchungen beweisen jedoch, dass eine korrekt durchgeführte Händedesinfektion auch Keime unter den Ringen abtöten. Eine Begründung gegen Fingerringe in der Krankheitspflege muss lauten: Verletzungsgefährdung für Patient und Mitarbeiter, Dermatosegefahr unter dem Ring durch Seifen- und Desinfektionsmittelreste.

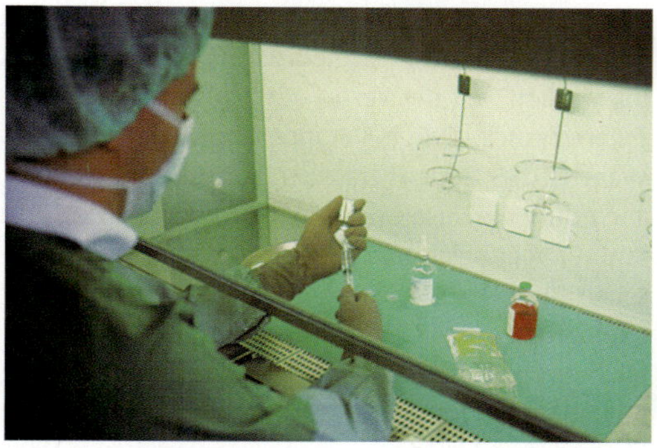

Arbeitsschutz soll verhindern, dass sich die Mitarbeiter schädigen. Der Mitarbeiter bereitet daher die Zytostatika unter schützender Luftströmung (laminar air flow) hinter einer trennenden Glasscheibe zu. Er ist durch Handschuhe, Schutzkittel, Mundschutz und Kopfhaube zusätzlich geschützt

Wer heute nur noch konventionell oder nach Vorschrift arbeitet, kommt immer mehr ins Aus und fällt auch gesamtgesellschaftlich aus dem Entwicklungsprozess früher oder später heraus.

Hygiene ist eine praktische Angelegenheit

Das heißt, Infektionsgefahren, die sich häufig ergeben, lassen sich nur durch konkretes Handeln lösen. Dazu meinte bereits Goethe vor etwa 200 Jahren: „Es ist nicht genug, zu wissen, man muss auch anwenden; es ist nicht genug, zu wollen, man muss auch tun."

Nosokomial-Infektionen lassen nicht von vornherein auf hygienisches Fehlverhalten schließen

Infektionen können nicht absolut verhindert werden. Normalerweise tun wir etwas, damit etwas geschieht. Das Problem jeder Prophylaxe ist, dass wir etwas tun, damit *nichts* geschieht. Wir werden also nie ein direktes Erfolgserlebnis haben, da wir nie nachweisen können, dass eine Infektion deswegen nicht eingetreten ist, weil wir uns so oder so verhalten haben. Bei der uns eigenen Zweckorientiertheit ist dies ein schwerwiegender Nachteil für die Motivation prophylaktischen Handelns. Der größte Teil der im Krankenhaus entstehenden Infektionen ist auch mit optimalen Hygienemaßnahmen nicht zu verhüten. Keineswegs stammen alle Infektionen aus einem exogenen Erregerreservoir. Insbesondere bei schwer kranken oder abwehrgeschwächten Patienten stammen sie aus der eigenen Körperflora (endogenes Erregerreservoir) und sind damit nicht oder nur begrenzt zu beeinflussen.

Krankenhaushygiene ist ein Teilgebiet der biotischen Gemeinschaft

Es bestehen gegenseitige Beziehungen der Organismen im Ökosystem (Odum 1999, S. 168). Die Mehrzahl der Nosokomialinfektionen (NKI) werden durch wenige Keimarten ausgelöst. Diese Keimarten sind gleichzeitig aufgrund von Resistenzentwicklungen therapeutisch wenig bis gar nicht mehr beeinflussbar. Das Hauptgewicht muss also bei der Prophylaxe liegen. „Es besteht eine bedeutsame

Wechselbeziehung zu unserer Umwelt, Mitwelt und Nachwelt ... Umwelthygienische Schäden (wirken inzwischen) auf die Verursacher, d.h. auf den Menschen zurück. Durch Veränderungen der Luft, des Wassers, des Bodens und der Nahrungsmittel, aber auch durch zivilisatorische Einwirkungen wie Lärm und ‚Pferchungsdruck' geraten dabei mit den Menschen auch Haus-, Nutz- und Versuchstiere unter ökologischen Streß. Dies läßt sich am Beispiel der Intensivtierhaltung, ihrer Veränderung der Fütterung mit humanwirksamen Medikamenten aus der Gruppe der Antibiotika belegen". (Sitzmann 1999, S. 3). Die gleichen antibiotikaresistenten Mikroorganismen lassen sich inzwischen, verursacht durch Fütterung und medikamentöse Unterstützung der Aufzucht der Tiere, bei unseren Patienten nachweisen.

Wechselwirkungen zwischen lebendigen Organismen und ihrer Umwelt bestimmten die natürliche Selektion und damit nicht nur das bestmögliche Überleben einzelner Organismen, sondern auch die Veränderungen der Ökosysteme insgesamt im Laufe ihrer Entwicklung. Damit kommt es auf eine medienübergreifende Praxis von Krankenhaushygiene an.

Prinzip eines aktiv an Pflege und Therapie beteiligten Patienten

Patienten können selbst zur Verminderung des Infektionsrisikos oft erheblich beitragen, wenn sie entsprechend informiert und instruiert werden. Dazu ist aber Voraussetzung, den Patienten nicht nur als behandelten, erduldenden und leidenden, sondern genauso als handelnde Person zu begreifen.

Über solche prinzipiellen Hygienevorstellungen besteht in Fachkreisen meist Einigkeit. In der praktischen Realisierung hygienischen Arbeitens gibt es jedoch große Variationswünsche und Meinungsunterschiede. Es besteht oft der Eindruck: „Jeder Mensch baut sich seine Wahrheit selbst", und notwendige Verbindlichkeit im Handeln bezieht sich lediglich auf den anderen.

Wenn man einer größeren Zahl von Krankenhausinfektionen nachgeht, dann fallen vier Dinge auf:

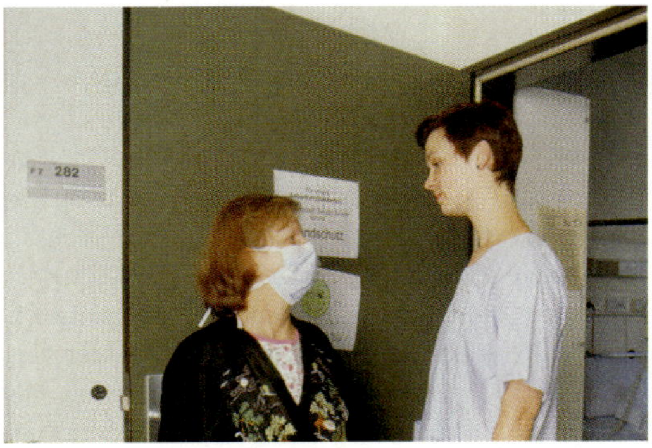

Die Patientin ist darüber informiert, dass sie die Transplantationsstation nur mit einem Mundschutz verlassen darf. Ein Schild an der Tür weist nochmals darauf hin

1. Es sind immer wieder dieselben, relativ wenigen Mikrobenarten, die den größten Teil aller Krankenhausinfektionen bewirken;
2. eine Häufung der Infektionen bezüglich ihrer Lokalisation (wie Harnwege, Atemtrakt, Darm, Wundinfektion);
3. die Lokalisation, die einhergeht mit ganz bestimmten, häufigen Pflege- und Behandlungstätigkeiten (Einführen von Blasenkathetern, Inhalation und Beatmung, Wundpflege usw);
4. die Häufung bestimmter Übertragungsarten (Hände, Instrumente, Apparate).

Die Konsequenz aus diesen Häufungen beeinflussbarer Krankenhausinfektionen ist eine Konzentration der hygienischen Bemühungen auf relativ wenig Inhalte, um so sinnvolles, gezieltes Handeln des Einzelnen zu erreichen.

Leserservice

Verwendete Literatur

von Goethe, J.W.: Wilhelm Meisters Wanderjahre

Haeckel, E.: Generelle Morphologie der Organismen, unveränd. photomechan. Nachdruck der Ausgabe v. 1866. de Gruyter, Berlin 1988

Sitzmann, F.: Hygiene – Ein Lehrbuch für die Fachberufe im Gesundheitswesen. Springer, Berlin 1999

Kramer, A. u.a.: Grundlagen der Krankenhaushygiene. VEB Volk u. Gesundheit, Berlin 1992

Weiterführende Literatur

Odum, E. P.: Ökologie. Grundlagen – Standorte – Anwendung. Thieme, Stuttgart 1999

Rutala W. A.: Disinfection and sterilization of patient-care items. Infect Control Hosp. Epidemiol 17 (1996) 377 in: Rüden, H., F. Daschner: Anwendung von Reinigungs- und Desinfektionsmaschinen in Krankenhaus und Praxis. InfFO III + IV

Sitzmann, F.: Mit wachen Sinnen wahrnehmen und beobachten. Recom, Basel 1995

Kontaktadressen

Beratungszentrum für neue Standards
im Hygienemanagement (BZH GmbH)
Breisacher Str. 60
79106 Freiburg
Tel.: 07 61/2 70 54 98
Fax: 07 61/2 70 54 92

Internetadressen

http://www.bzh-freiburg.de

15 Wirtschaftliche Aspekte der Pflege

Henry Kieschnik

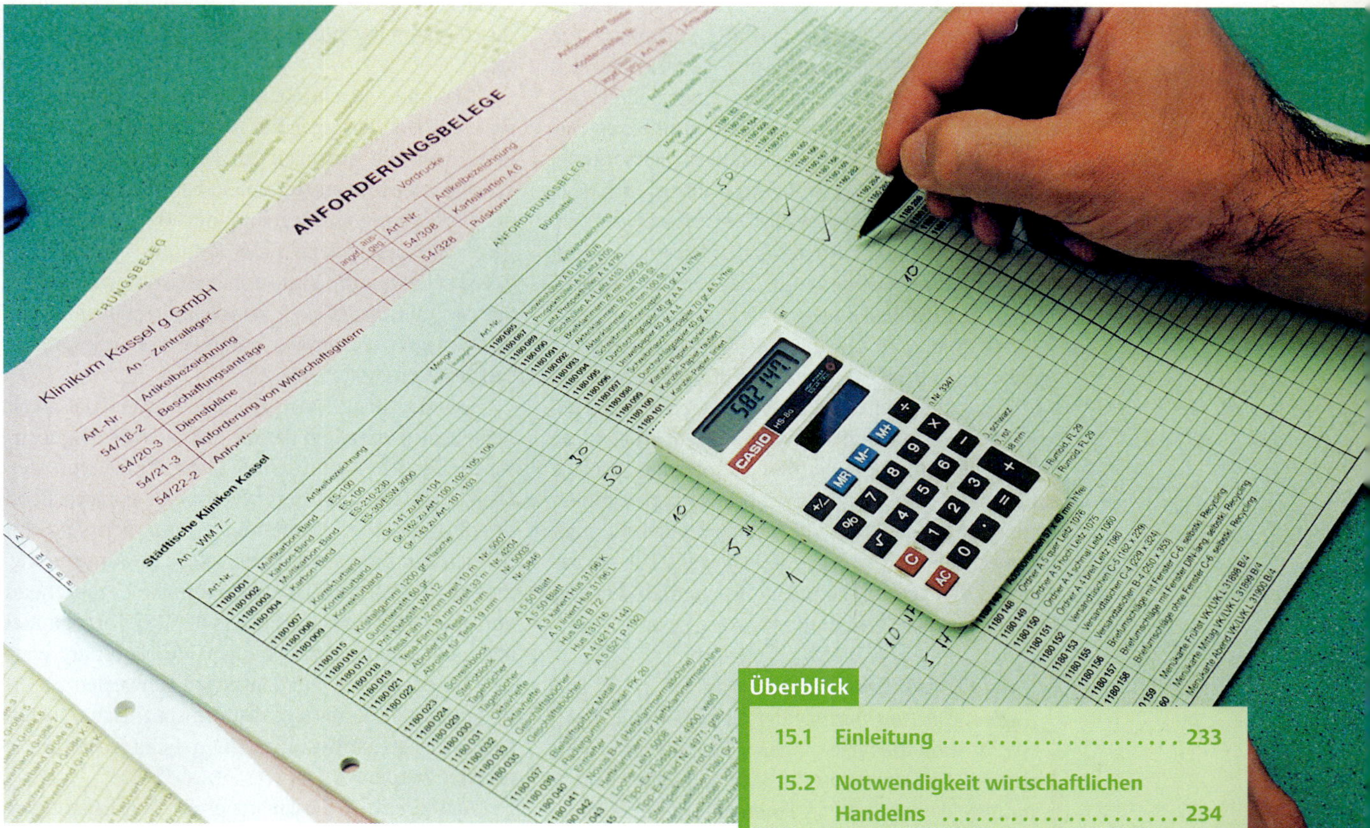

Überblick

15.1 Einleitung

Bei der Ausübung ihres Berufes bringen Pflegepersonen vorrangig ihre fachliche Kompetenz ein. Bei der Versorgung und Betreuung der Patienten wenden sie die Kenntnisse und Fertigkeiten an, die sie im Rahmen der Aus-, Fort- bzw. Weiterbildung erworben haben, und sie schöpfen aus ihrer beruflichen Erfahrung. Die Pflegenden konzentrieren sich vor allem darauf, den Zustand der kranken, alten und sterbenden Menschen sowie deren Befindlichkeiten und eigenen Fähigkeiten permanent einzuschätzen, um daraus resultierend geeignete Pflegemaßnahmen einzuleiten und dabei die notwendigen Materialien, Hilfsmittel und Geräte einzusetzen.

Das Einbringen dieser Fachlichkeit allein reicht aber nicht aus. Pflege findet nicht nur in einem fachlichen, sondern auch immer in einem rechtlichen und wirtschaftlichen Bezugsrahmen statt. Während der rechtliche Rahmen in der Regel durch entsprechende gesetzliche Vorschriften abgesteckt wird (z.B. hinsichtlich des Berufsrechts, der vertraglichen Beziehung zwischen Patient und Gesundheitseinrichtung, der Beachtung von Datenschutz und Schweigepflicht; S. 209), ist aus ökonomischer Sicht insbesondere die Frage der **Finanzierung** bzw. Finanzierbarkeit von Leistungen des Gesundheitssystems von Bedeutung.

Im Folgenden soll darauf eingegangen werden, warum sich Pflegekräfte mit der Forderung nach wirtschaftlichem Handeln im Gesundheitsbereich auseinandersetzen müssen und welche Einflussmöglichkeiten sie in diesem Zusammenhang haben.

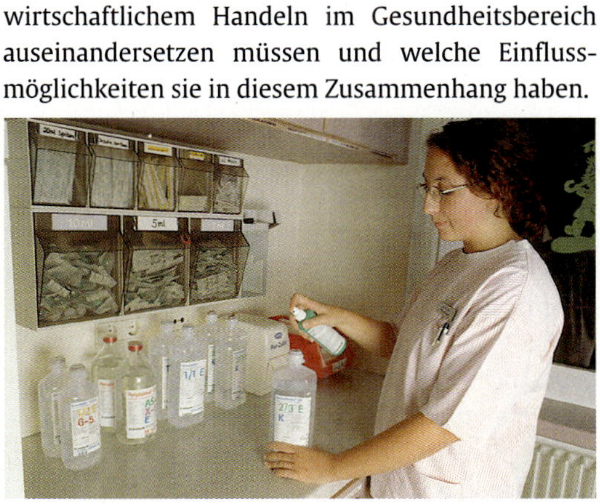

15.2 Notwendigkeit wirtschaftlichen Handelns

Jede Leistungserbringung im Gesundheitswesen verursacht bestimmte *Kosten*. Diese werden in Deutschland überwiegend aus den *Beiträgen zur Kranken- bzw. Pflegeversicherung* gedeckt. In der Regel rechnet die Einrichtung die finanziellen Aufwendungen für die erbrachten unmittelbaren Patientenleistungen (z. B. für medizinische Versorgung, Pflege, Unterkunft, Verpflegung) direkt mit der Kranken- bzw. Pflegekasse des Betroffenen ab. Für einen anderen Teil der entstehenden Kosten kommen *Bund, Land* bzw. *Kommune* auf. Dies betrifft vor allem die sog. Investitionskosten.

Das Geld, das für die Gesundheitsversorgung aufgewendet wird, steht aber nicht unbegrenzt zur Verfügung. Bezogen auf die Leistungen der Kranken- bzw. Pflegekassen kann – einfach ausgedrückt – nicht mehr Geld verbraucht werden als über die Beiträge zur Kranken- und Pflegeversicherung eingenommen wird. Auch für die Kosten, die durch Bund, Land bzw. Kommune gedeckt werden, steht jeweils nur ein begrenztes Budget im Rahmen des verfügbaren *Gesamtbudgets* zur Verfügung.

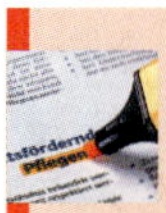

Merke
Die *Begrenzung der Ausgaben* für Gesundheitsleistungen bewirkt, dass die Gesundheitsversorgung immer in einem Spannungsfeld stattfindet: Einerseits wird angestrebt, für jeden einzelnen Patienten eine möglichst optimale Behandlung, Pflege und Betreuung zu leisten, andererseits muss die Versorgung aber auch in einem finanziell vertretbaren Rahmen erfolgen. Ein vorgegebener finanzieller Rahmen darf allerdings auch nicht dazu führen, dass dem einzelnen Patienten notwendige Leistungen vorenthalten werden bzw. die Qualität der Leistungserbringung aus Kostengründen auf ein nicht vertretbares Maß reduziert wird.

Bei der Betreuung von kranken, alten und sterbenden Menschen müssen in jedem Fall humanitäre Gesichtspunkte Vorrang vor finanziellen Interessen haben. Ein Beispiel soll dies verdeutlichen: Das Krankenhauspersonal wird bei der Einlieferung eines Verletzten nach einem Unfall nicht zu allererst recherchieren bzw. den Betroffenen fragen, ob er krankenversichert ist bzw. die Kosten für die Versorgung tragen kann, bevor die notwendigen Maßnahmen (z. B. die Versorgung von Wunden, eine Operation) eingeleitet werden. Unabhängig vom finanziellen Hintergrund des Patienten wird ihm die medizinische, pflegerische und andere Hilfe zuteil werden, die er benötigt.

Insgesamt gesehen wird allerdings der wirtschaftliche Rahmen für die Gesundheitsversorgung durch die relevante Gesetzgebung deutlich abgesteckt.

Das oben beschriebene Spannungsfeld spiegelt sich in Formulierungen der Gesetze und Verordnungen wider, die Aussagen zur Finanzierung von Gesundheitsleistungen treffen. So ist beispielsweise in der Verordnung zur Regelung der Krankenhauspflegesätze (Bundespflegesatzverordnung – BPflV) festgelegt, dass nur die Krankenhausleistungen vergütet werden, die ***medizinisch zweckmäßig*** sind und eine ***ausreichende Versorgung*** darstellen (Bundespflegesatzverordnung, § 2, Abs. 2).

Der Begriff der medizinischen Zweckmäßigkeit bezieht sich vor allem darauf, dass nur die diagnostischen und therapeutischen Maßnahmen von den Krankenkassen finanziert werden, die entsprechend des Zustandes des Patienten erforderlich sind. Im Bereich der Diagnostik findet dies z. B. Anwendung, indem nach der Krankenhausaufnahme ausgehend von einer Verdachtsdiagnose in der Regel erst einmal allgemeine Blutuntersuchungen durchgeführt werden, bevor anhand von deutlichen Hinweisen auf eine konkrete Erkrankung weitere spezifische, insbesondere kostenaufwendige Untersuchungsverfahren genutzt werden.

Außerdem ist die Finanzierung von Leistungen, die über das notwendige – sprich ausreichende – Maß hinausgehen, nicht vorgesehen. Als Regelleistung übernehmen die Krankenkassen zwar die Kosten für die sog. **Grundversorgung** (z. B. für notwendige medizinische Leistungen, Pflege, Unterkunft und Verpflegung), **Sonderleistungen** (auch Wahlleistungen genannt) müssen aber vom Patienten selbst getragen werden, z. B. über eine private Zusatzversicherung. Dies betrifft beispielsweise zusätzliche Aufwendungen für die Nutzung eines Einzelzimmers oder die sogenannte Chefarztbehandlung.

Auch im Pflegeversicherungsgesetz werden Aussagen zum Wirtschaftlichkeitsaspekt getroffen. Ein Beispiel sind die Ausführungen in § 4, Abs. 3: „Pflegekassen, Pflegeeinrichtungen und Pflegebedürftige haben darauf hinzuwirken, dass die Leistungen wirksam und wirtschaftlich erbracht und nur im notwendigen Umfang in Anspruch genommen werden."

Darüber hinaus besteht eine Beschränkung dahingehend, dass bei einer vollstationären Versorgung eines Pflegebedürftigen (z. B. in einem Altenpflegeheim) die Pflegekasse zwar die Kosten für die erforderliche Pflege übernimmt, Aufwendungen für Unterkunft und Verpflegung sowie für ggf. in Anspruch genommene Sonder-/Zusatzleistungen aber vom Betroffen selbst getragen werden müssen.

Merke

Trotz der vorgegebenen (gesetzlichen) Rahmenbedingungen kann das Spannungsfeld zwischen der Gewährleistung der notwendigen Versorgung und der Finanzierbarkeit der Leistungen auch von Pflegepersonen aktiv mitgestaltet werden. Die damit verbundenen Aufgaben stellen nicht nur eine Chance, sondern vorrangig eine Verpflichtung dar. Mit den ihnen zur Verfügung stehenden Mitteln müssen die Pflegekräfte dazu beitragen, die Kosten im Gesundheitswesen in einem vertretbaren Rahmen zu halten und die vorhandenen Ressourcen effektiv einzusetzen.

15.3 Möglichkeiten in Bezug auf wirtschaftliches Handeln

Voraussetzung für bewusstes wirtschaftliches Handeln in der Pflege ist das Wissen um wesentliche betriebswirtschaftliche Zusammenhänge, die in Gesundheitseinrichtungen zum Tragen kommen, sowie davon abgeleitet um die konkreten Einflussmöglichkeiten der Pflegepersonen. Zum besseren Verständnis soll im ersten Schritt kurz verdeutlicht werden, welche Kosten bei der Versorgung von kranken, alten und sterbenden Menschen entstehen. Im zweiten Schritt wird auf einige wesentliche Möglichkeiten eingegangen, wie Pflegende zu einer ökonomischen Nutzung der im Gesundheitssystem vorhandenen materiellen Ressourcen beitragen können.

Personal- und Sachkosten

Bei der Betrachtung des Kostenaspektes ist die Unterscheidung verschiedener Kostenarten von wesentlicher Bedeutung. Eine in der Betriebswirtschaftslehre übliche und für die weiteren Ausführungen relevante Untergliederung ist die in **Personalkosten** und **Sachkosten**. Unter Personalkosten versteht man die Aufwendungen für Löhne und Gehälter für sämtliche Mitarbeiter der Gesundheitseinrichtung, einschließlich sogenannter Lohnnebenkosten (z. B. Migliedsbeiträge für die Berufsgenossenschaft). Sachkosten sind Kosten für alle Verbrauchs- und Gebrauchsgüter (z. B. für medizinischen Bedarf, Lebensmittel, Wasser, Energie, Einrichtungsgegenstände) sowie für weitere Sachaufwendungen wie Steuern, Versicherungen und Instandhaltung. In **Tab. 15.1** sind wesentliche Beispiele für Personal- und Sachkosten genannt.

Da im Gesundheitswesen die Erbringung von Dienstleistungen durch Menschen für Menschen im Vordergrund steht, ist die Gesundheitseinrichtung ein sehr lohnintensiver Betrieb. Dies wirkt sich dahingehend aus, dass in der Regel ca. 70% der Gesamtkosten auf Personalkosten entfallen und nur ca. 30% auf Sachkosten. Je nachdem, welche Berufsgruppen an der Versorgung und Betreuung der Patienten beteiligt sind und welche konkreten Leistungen in der jeweiligen Institution erbracht werden, untergliedern sich die einzelnen Kostenarten in verschiedene Bestandteile. Die Personalkosten in Einrichtungen, in denen neben pflegerischer Versorgung, Unterkunft und Verpflegung auch medizinische Leistungen erbracht werden (z. B. Krankenhaus, Rehabilitationsklinik), werden durch folgende Funktionsbereiche verursacht:

- ärztlicher Dienst,
- Pflegedienst,
- medizinisch-technischer Dienst und Funktionsdienst,
- klinisches Hauspersonal,
- Wirtschafts- und Versorgungsdienst,
- technischer Dienst,
- Verwaltungsdienst,
- Sonderdienste,
- sonstiges Personal.

In schwerpunktmäßig pflegeorientierten Einrichtungen (z. B. ambulanter Pflegedienst, Altenpflegeheim) entfallen die Kosten für den ärztlichen Dienst, da die Ärzte nicht in der Institution angestellt sind. Einrichtungsbezogene Unterschiede bestehen auch bei den Sachkosten. Während in Krankenhäusern ein

Tabelle 15.1 Mögliche Struktur von Personal- und Sachkosten

Personalkosten	*Sachkosten*
– Löhne, Gehälter – gesetzliche Sozialabgaben – freiwillige Altersversorgungsleistungen – sonstige freiwillige Sozialleistungen	– medizinischer Bedarf – Lebensmittel – Wirtschaftsbedarf – Verwaltungsbedarf – Wasser, Energie, Brennstoffe – Instandhaltung – Steuern, Abgaben, Versicherungen – Miete, Pacht – Zinsen u. ä. Aufwendungen

Großteil der Sachkosten auf den medizinischen Bedarf entfällt, ist der Anteil der genannten Aufwendungen in schwerpunktmäßig pflegeorientierten Einrichtungen eher gering, da die entsprechenden Materialien zum überwiegenden Teil nicht von der Pflegeeinrichtung vorgehalten werden müssen, sondern vom Arzt rezeptiert werden können.

Bezugnehmend auf die dargestellten betriebswirtschaftlichen Zusammenhänge kann man generell davon ausgehen, dass in Gesundheitseinrichtungen sowohl Möglichkeiten der Beeinflussung von Personalkosten als auch von Sachkosten bestehen. Außerdem lässt sich ableiten, dass das Augenmerk vor allem auf die ökonomische Nutzung der personellen Ressourcen gelegt werden sollte, da die Personalkosten den größten Kostenfaktor in der Gesundheitsinstitution darstellen.

Wie können Pflegekräfte nun einen Beitrag zur wirtschaftlichen Betriebsführung leisten? Grundsätzlich ist zu erwähnen, dass die Einflussmöglichkeiten der Pflegenden überwiegend einen eher mittelbaren Charakter haben.

Personalkosten im Pflegedienst

Bezogen auf die Personalkosten im Pflegedienst liegt beispielsweise die direkte Steuerung nicht im Verantwortungsbereich der einzelnen Pflegeperson, sondern sie ist Aufgabe der Pflegeleitungskräfte. Vor allem die Pflegedienstleitungen, bedingt auch die Stationsleitungen sind im Rahmen der *Personaleinsatzplanung* u. a. dafür verantwortlich,

- die Arbeitsaufgaben von Pflege in Abgrenzung zu anderen Leistungserbringern der Einrichtung zu definieren,
- den erforderlichen Pflege- und Personalbedarf zu ermitteln (insbesondere auf der Grundlage der Pflegebedürftigkeit der Patienten),
- den Personaleinsatz unter Beachtung von quantitativen und qualitativen Gesichtspunkten zu planen (z. B. hinsichtlich der notwendigen Anzahl von Pflegepersonen im Verhältnis zur Anzahl der Patienten sowie der erforderlichen Qualifikationsvoraussetzungen) und
- eine Organisation der Pflege sicherzustellen, die optimale Arbeitsabläufe und damit einen ökonomischen Personaleinsatz ermöglicht.

Die Diskussion um die Abgrenzung der Aufgabenfelder ist in manchen Krankenhäusern ein Dauerthema

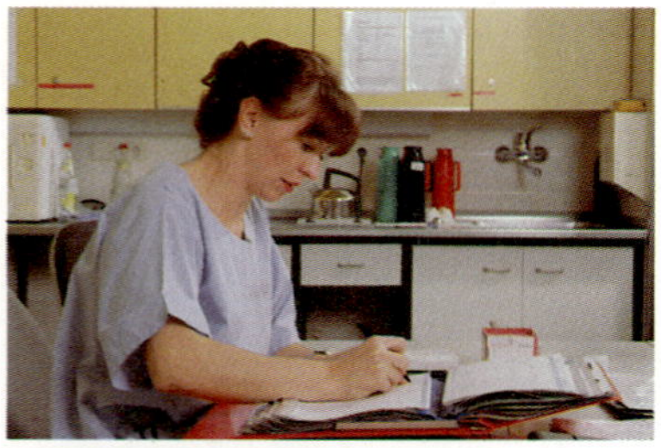

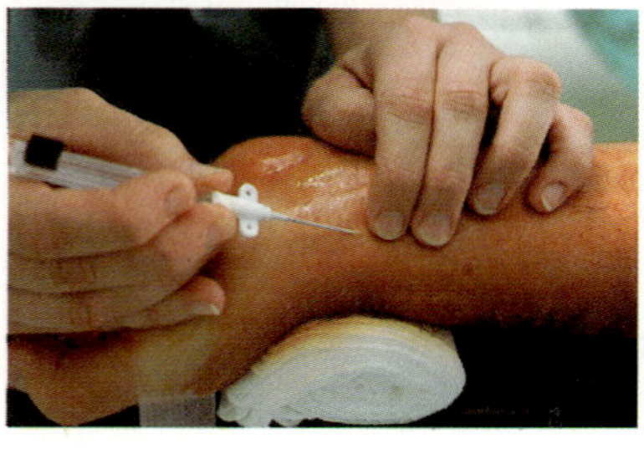

Hinsichtlich der *Abgrenzung des Aufgabenfeldes von Pflege* ist von den Leitungsverantwortlichen zu klären, welche Tätigkeiten zu den pflegeoriginären Aufgaben gehören und welche Leistungen nicht oder nur unter bestimmten Voraussetzungen von Pflegepersonen erbracht werden, z. B. nur dann, wenn die eigentlichen Pflegeaufgaben bereits sichergestellt und noch zeitliche Ressourcen vorhanden sind (s. pflegeoriginäre Aufgaben, S. 98). So gehört es beispielsweise nicht zum Aufgabengebiet von Pflegenden, die ärztliche Dokumentation zu führen (z. B. Arztbriefe zu schreiben). Pflegepersonen haben lediglich die Pflegedokumentation sicherzustellen. Ebenso ist die Entnahme von venösem Blut beim Patienten eine ärztliche Tätigkeit und keine Aufgabe von Pflegepersonen.

Im Altenpflegebereich wird häufig diskutiert, welche hauswirtschaftlichen Tätigkeiten auf keinen Fall von Pflegepersonen ausgeführt werden sollten und bei welchen Aufgaben die Mitwirkung der Pflegepersonen sinnvoll ist. Einerseits ist es z. B. ökonomisch nicht vertretbar, dass Pflegende (insbesondere Pflegefachkräfte) teilweise einen hohen Zeitanteil für die dezentrale Zubereitung von Mahlzeiten für die Bewohner einsetzen müssen. Andererseits gehören das Anreichen von Speisen und Getränken bei Pflegebedürftigen sowie die Kontrolle der Nahrungsaufnahme bei relativ selbstständigen Patienten/Bewohnern zum Aufgabenbereich der Pflegepersonen. Es wäre im Gegenteil unverantwortlich, bei Patienten mit erheblichen Gesundheitseinschränkungen (z. B. beim Vorliegen von Schluckstörungen) die Essensverabreichung an nicht pflegerisch geschultes Personal zu delegieren.

Im Zusammenhang mit der Abgrenzung des pflegerischen Tätigkeitsbereiches hat die einzelne Pflegeperson die Aufgabe, den vorgegebenen Rahmen einzuhalten und nur dort, wo ein Handlungsspielraum gegeben ist, diesen entsprechend zu nutzen. Nur so ist eine sinnvolle und kosteneffektive Verteilung der in der Gesundheitseinrichtung insgesamt anfallenden Tätigkeiten auf die verschiedenen Arbeitsbereiche bzw. Mitarbeiter möglich. Die Definition des eigenen Aufgabenfeldes schließt die notwendige Zusammenarbeit mit den anderen an der Versorgung der Patienten Beteiligten (z. B. Ärzten, Therapeuten, Mitarbeiter von Funktionsabteilungen) nicht aus. Im Gegenteil, sie hilft, die Kooperation klar zu regeln und optimal zu organisieren.

Einen äußerst wichtigen Anteil an der Personalkostensteuerung haben die Pflegepersonen über die Sicherstellung einer fachgerechten **Pflegeplanung** sowie der entsprechenden **Pflegedokumentation.** Im Rahmen der Pflegeplanung werden der Zustand des betreffenden Patienten eingeschätzt, die Zielrichtung der pflegerischen Interventionen festgelegt und unter Berücksichtigung der Gewohnheiten und Bedürfnisse sowie der eigenen Fähigkeiten des Betroffenen der notwendige Hilfebedarf definiert (s. Schritte des Pflegeprozesses, S. 125). Über die Pflegeplanung lässt sich der Pflegebedarf sowohl für den einzelnen Patienten als auch für die gesamte Station ermitteln. Dies führt natürlich nicht zu einem ökonomischen Effekt in dem Sinne, dass Personal eingespart werden kann. Mit Hilfe der Pflegebedarfsermittlung kann aber zumindest das vorhandene Personal gerecht verteilt bzw. der Personaleinsatz orientiert am tatsächlichen Pflegeaufwand geplant werden. Somit können die personellen Ressourcen optimal ausgenutzt und kann ein ggf. erhöhter Personalaufwand nachvollzogen und begründet werden.

Im Bereich der *ambulanten Pflege* und in der *Altenpflege* besteht darüber hinaus ein noch direkterer als der bereits beschriebene Bezug zwischen Pflegeplanung und wirtschaftlichen/finanziellen Aspekten. Bei jedem Patienten bzw. Bewohner, der Leistungen aus der Pflegeversicherung erhält, wird durch den Medizinischen Dienst der Krankenkassen (MDK) der *Grad der Pflegebedürftigkeit* eingeschätzt. Entsprechend dem vorhandenen Pflegeaufwand erfolgt eine Zuordnung zu einer der drei im Gesetz definierten Pflegestufen. Je nachdem, welche Pflegestufe festgelegt wurde, erhält der Pflegebedürftige – vereinfacht dargestellt – monatlich einen bestimmten Geldbetrag, der für die Deckung der pflegebedingten Kosten genutzt werden kann (s. Arbeitsfelder der Pflege, S. 190). Die Beurteilung der Pflegebedürftigkeit wird nicht nur durch eine persönliche Begutachtung beim Betroffenen, sondern auch auf Basis der Einsichtnahme in relevante schriftliche Unterlagen sichergestellt. Eine wesentliche Datengrundlage dabei ist die Pflegeplanung. Je nachvollziehbarer im Pflegeplan der Hilfebedarf des Betroffenen sowie die Gründe dargestellt sind, warum die geplanten Pflegeinterventionen notwendig sind, umso realistischer kann der Grad der Pflegebedürftigkeit eingeschätzt und die entsprechenden finanziellen Mittel gesichert werden.

Bezüglich der Pflegeplanung ist aber noch ein weiterer Aspekt von Bedeutung. Da mit der Pflegeplanung verbindlich festgelegt wird, welche Pflegeinterventionen notwendig sind und wie bei der Durchführung der einzelnen Maßnahmen vorgegangen werden soll, ist ein einheitliches Arbeiten aller Pflegekräfte möglich. Bezogen auf die Unterstützung des Patienten bei den Verrichtungen des täglichen Lebens wird z. B. vereinbart, ob die Hilfe in Form der vollständigen/teilweisen Übernahme der Verrichtung oder als Anleitung erfolgt und welche besonderen Gewohnheiten des Betroffenen zu beachten sind. Das Festlegen eines einheitlichen pflegerischen Handelns wirkt sich positiv sowohl auf den Patienten als auch auf das Pflegeteam aus. Der Pflegebedürftige erfährt eine kontinuierliche, auf seine Bedürfnisse und eigenen Fähigkeiten abgestimmte sowie qualitativ hochwertige Pflege. Für das Pflegeteam sind der Pflegeaufwand sowie der Gesamtarbeitsablauf planbar und nicht etwa von dem – unter Umständen unterschiedlichen – Pflegeselbstverständnis bzw. Interessen der einzelnen Mitarbeiter abhängig. Doppelarbeit und uneffizientes Vorgehen werden vermieden. Gegenüber einer ungeplanten Pflege hat damit geplante Pflege einen unmittelbaren ökonomischen Nutzen.

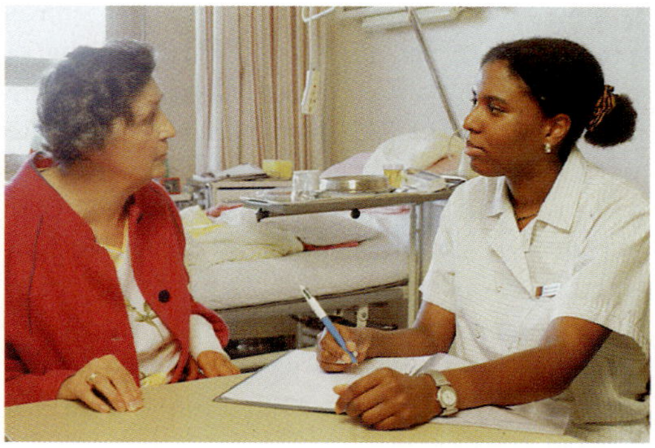

Die Pflegeperson kann gemeinsam mit der Patientin überlegen, welchen Kompromiss es zwischen den Wünschen einerseits und einem organisatorisch sinnvollen Arbeitsablauf gibt

Optimale Gestaltung der Arbeitsorganisation

Abgesehen von den positiven Auswirkungen einer geplanten Pflege auf die direkt pflegebezogenen Arbeitsabläufe trägt auch eine möglichst optimale Gestaltung der Arbeitsorganisation im Pflegebereich zu einem wirtschaftlich sinnvollen Personaleinsatz bei. Hauptverantwortlich für das Festlegen entsprechender Vorgaben und die regelmäßige Kontrolle deren Einhaltung ist – wie bereits erwähnt – die Pflegedienstleitung. Aufgabe der Pflegepersonen ist es aber, die einzelnen Arbeitsabläufe, die tagtäglich ausgeführt werden, immer wieder dahingehend zu überprüfen bzw. zu hinterfragen, ob sie effizient sind. Bezogen auf Einzeltätigkeiten (z. B. Vorbereiten von Arzneimitteln usw.) betrifft dies u. a. die Fragen, ob geeignete Hilfsmittel eingesetzt werden, die Tätigkeit zeitlich sinnvoll im Schicht- bzw. Tagesverlauf platziert wird und ein einfaches Handling beim Ausführen der Tätigkeit gewählt wurde.

Auch bezogen auf die Gesamtorganisation gibt es Gestaltungsspielräume. Zu nennen ist hier beispielsweise das Mitspracherecht der Pflegenden bei der Entscheidung, in welchem Pflegesystem auf der jeweiligen Station gearbeitet wird und wie sich die Umsetzung des gewählten Systems konkret gestaltet (s. zu den einzelnen Pflegesystemen wie Funktionspflege und Gruppenpflege, S. 154). Gefordert sind die Pflegepersonen ebenso, wenn es darum geht, die Pflegeabläufe mit der Organisation in anderen Arbeitsbereichen (z. B. Hauswirtschaft, Therapiebereich, Funktionsabteilungen) abzustimmen, da der Patient in der Regel nicht nur pflegerische, sondern auch andere Leistungen in Anspruch nimmt. Gemeint ist allerdings nicht, dass sich die Pflege an die organisatorischen Gegebenheiten in anderen Leistungsbereichen anpassen muss. Vielmehr kommt es darauf an, im Interesse des Patienten die einzelnen Angebote hinsichtlich Art, Umfang und Zeitpunkt sinnvoll miteinander zu verknüpfen und um dies sicherzustellen, mit den Vertretern der anderen Berufsgruppen in der Gesundheitseinrichtung in geeigneter Weise zu kooperieren. Ein koordiniertes Vorgehen trägt u.a. dazu bei, Doppelarbeit sowie uneffektive Abläufe und damit einen unnötig hohen Personaleinsatz zu vermeiden.

Insgesamt gesehen gibt es hinsichtlich der ökonomischen Nutzung der personellen Ressourcen auch für Pflegende mehrere Gestaltungsmöglichkeiten. Die einzelnen Einflussfaktoren lassen sich zum Teil aber nicht trennscharf betrachten bzw. sie stehen oft in einem Bezug zueinander. Ein abschließendes *Beispiel* soll diesen Aspekt verdeutlichen:

Im Krankenhaus ist es oft erforderlich, dass Patienten längere Wege zurücklegen und Wartezeiten in Kauf nehmen, wenn sie diagnostische Leistungen in Funktionsabteilungen oder spezielle Therapien in Anspruch nehmen (z.B. Röntgen, EKG, Ultraschall, Strahlentherapie). Pflegebedürftige (z.B. in der Beweglichkeit stark eingeschränkte) Patienten müssen zu den Untersuchungsstellen transportiert und ggf. während Transport und Untersuchung/Therapie begleitet werden. Grundsätzlich ist es kostengünstiger, wenn die Begleitung nicht durch eine Pflegeperson, sondern durch Hilfspersonal oder Mitarbeiter des Transportdienstes erfolgt. In bestimmten Fällen kann es aber aus pflegefachlicher Sicht erforderlich sein, dass eine Pflegeperson den Patienten begleitet, z.B. bei dementiell erkrankten Patienten, die den Sinn der Maßnahme aufgrund der Krankheit nicht verstehen und nur bedingt die Durchführung der Untersuchung/Therapie unterstützen können. Die Notwendigkeit dieser Maßnahme und der besondere pflegerische Aufwand würden in der Pflegeplanung des betreffenden Patienten beschrieben und die Tatsache bei der Planung des Personaleinsatzes und der Arbeitsabläufe berücksichtigt werden. Um vermeidbare Wartezeiten vor den Transporten und vor der Untersuchung/Therapie zu vermeiden, müssen die einzelnen Termine und die konkrete Vorgehensweise mit dem Transportdienst und der Funktionsabteilung sinnvoll aufeinander abgestimmt werden.

Sachkosten

Hinsichtlich der Sachkosten stellen sich die Einflussmöglichkeiten für die Pflegepersonen häufig offensichtlicher dar als bei den Personalkosten. Die ökonomische Ressourcennutzung im Sachkostenbereich besteht vor allem darin, verantwortungsbewusst und effizient mit allen im Betreuungsprozess einzusetzenden Materialien und mit den verschiedenen Energieformen (z.B. Elektroenergie, Wärmeerzeugung) umzugehen. Der Zusammenhang zwischen dem Verbrauch von materiellen Gütern bzw. Energie und den dadurch entstehenden Kosten ist

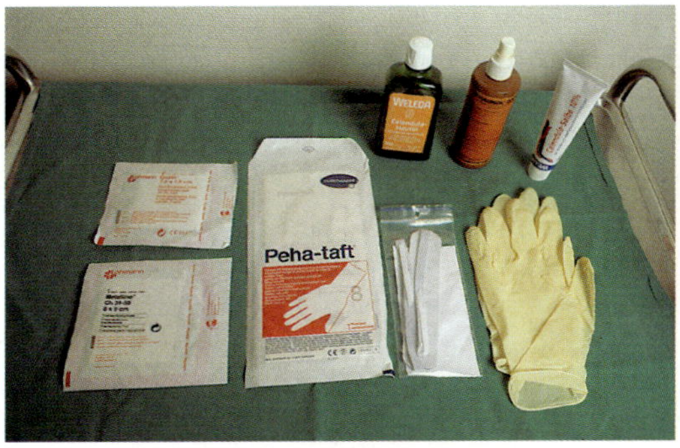

Der Verbrauch an Einmalmaterial ist ein enormer Kostenfaktor. Die Pflegepersonen haben es in der Hand, ob unnötig Material eingesetzt wird oder ob ein sinnvoller Materialeinsatz erfolgt

auch aus dem häuslichen Bereich bekannt. In Kliniken (z.B. Krankenhaus, Rehabilitationskliniken) stellt – wie bereits erwähnt – der Verbrauch von medizinischem Bedarf den größten Kostenfaktor bei den Sachmitteln dar. Folgende wichtige Artikelgruppen gehören zum medizinischen Bedarf:

- Arzneimittel, Heil- und Hilfsmittel,
- Apothekenbedarf,
- Blut, Blutkonserven, Blutplasma,
- Verbandsmaterial,
- ärztliches und pflegerisches Verbrauchsmaterial,
- Instrumente, medizinische Geräte,
- Implantate, Transplantate,
- Narkose- und sonstiger OP-Bedarf,
- Röntgen- und Nuklearbedarf,
- Laborbedarf,
- Bedarf für EKG, EEG, Ultraschall,
- Bedarf für physikalische Therapie,
- Desinfektionsmittel.

In allen Gesundheitseinrichtungen fällt in den Verantwortungsbereich der Pflegepersonen vor allem die Verabreichung von Arzneimitteln und die Anwendung von Verbandmaterial, pflegerischem Verbrauchsmaterial (z.B. Schutzhandschuhe) und Desinfektionsmitteln. Einerseits müssen natürlich die Arzneimittel und Materialien eingesetzt werden, die für die Versorgung des betreffenden Patienten notwendig sind, andererseits sollten die Pflegenden darauf achten, das Material bestimmungsgemäß einzusetzen und nicht unnötig viele Sachmittel zu verbrauchen.

Ökonomisch nicht vertretbar ist es beispielsweise, wenn aufgrund einer nicht optimalen Gestaltung von Arbeitsabläufen bei der direkten Pflege am Patienten öfter als normalerweise erforderlich die Schutzhandschuhe gewechselt werden müssen. Ein anderes Beispiel: Häufig sind einzelne Materialien, die für die Durchführung komplexerer Tätigkeiten bzw. beim Gebrauch von Geräten zusätzlich eingesetzt werden müssen, in Sets verpackt (z.B. Set für die Pflege von Blasendauerkathetern, Überleitungs- und Anschlusssysteme bei der Ernährung über Nahrungssonde). Wird beim Gebrauch der Set-Bestandteile nur ein bestimmtes Teil versehentlich unsteril oder unbrauchbar gemacht, sollte nicht ein weiteres komplettes Set angebrochen, sondern das in der Regel auch vorhandene/vorrätige und gesondert verpackte Einzelteil genutzt werden.

In den pflegerischen Aufgabenbereich fällt außerdem die Nutzung von medizinischen Instrumenten (z. B. Pinzetten, Fieberthermometer) und Geräten (z.B. Perfusoren, Nahrungspumpen). Unter wirtschaftlichen Gesichtspunkten ist besonders der bestimmungsgemäße Einsatz und der richtige Gebrauch der Instrumente/Geräte von Bedeutung. Darüber hinaus sind die Pflegepersonen dafür verantwortlich, die genannten Gebrauchsgüter regelmäßig zu warten oder die Wartung zu veranlassen.

Auch der ökonomische Einsatz von *Energien* kann zumindest teilweise und oft mit einfachen Mitteln von Pflegepersonen beeinflusst werden. Beispielsweise sollte häufiger als dies erfahrungsgemäß in der Pflegepraxis der Fall ist, überprüft werden, ob statt einer hundertprozentigen Ausleuchtung des ganzen Arbeitsraumes oder Patientenzimmers einzelne kleine Lichtquellen gezielt eingesetzt werden können. Außerdem müssen Räume, die nicht ständig benutzt werden (z. B. das Stationsbad), nicht permanent beheizt werden, sondern nur in den Nutzungszeiträumen.

Insgesamt kann eine ökonomisch bewusste Verwendung von Materialien, Geräten und Energien häufig dadurch gefördert werden, dass den Pflegekräften die Preise für die Verbrauchs- und Gebrauchsgüter bekanntgemacht werden. Darüber hinaus sollten von Seiten der Pflegedienstleitung verbindliche Regeln für die Bestellung, Lagerung und Anwendung der Materialien existieren. Aufgabe der Pflegekräfte ist es, in diesem abgesteckten Rahmen die vorhandenen Mittel zweckmäßig und wirtschaftlich einzusetzen.

Leserservice

Verwendete Literatur

Eichhorn, S.: Krankenhausbetriebslehre. Theorie und Praxis des Krankenhausbetriebs, Bd. 1 u. 2. Kohlhammer, Stuttgart 1990

Weiterführende Literatur

Führen und Wirtschaften im Krankenhaus (f&w). Ein Magazin für Krankenhäuser, Vorsorge und Rehabilitationseinrichtungen. Bibliomed

Heim + Pflege. Magazin für das Management in Alten- und Pflegeheimen. Baumann Fachzeitschriftenverlag

Krankenhausumschau (ku). Das Hospital Management Magazin. Baumann Fachzeitschriftenverlag

Piehl, A., B. Ristock: Kosten senken – Erlöse steigern in ambulanten Pflegeeinrichtungen. Lambertus, Freiburg 1997

Sießegger, T.: Handbuch Betriebswirtschaft. Wirtschaftliches Handeln in ambulanten Pflegediensten. Vincentz Verlag, Hannover

Kontaktadressen

Wissenschaftliches Institut der AOK
Kortrijker Str. 1
53177 Bonn
Tel.: 02 28/84 33 93
Fax: 02 28/84 31 44

Internetadressen

Wiss. Institut AOK
http://www.wido.de/projekte/kh/zusa2.htm
http://www.gitverlag.de/management_krankenhaus/mknews.html

16 Pflegeforschung

Heike Jung-Heintz

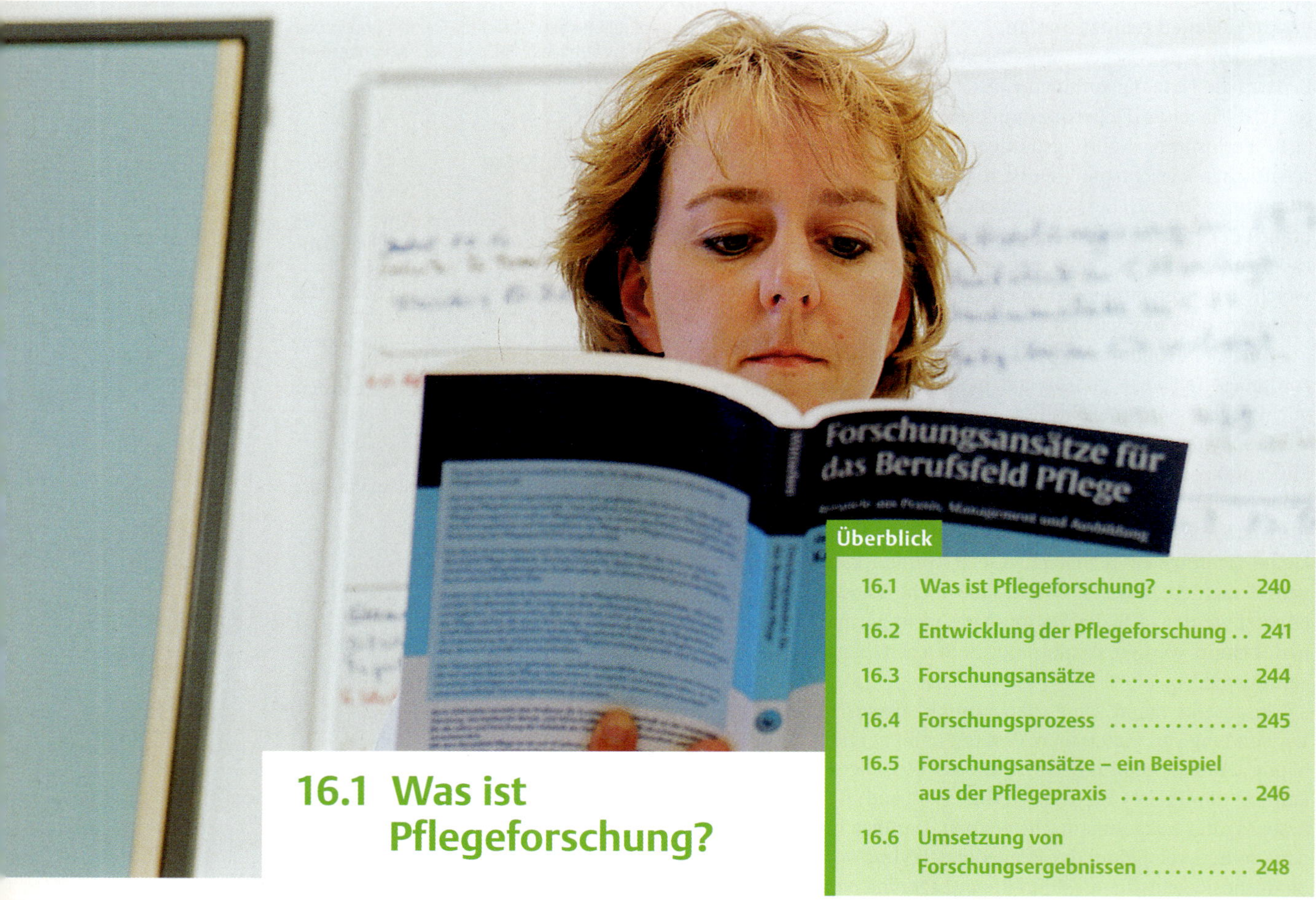

Überblick

16.1 Was ist Pflegeforschung?

Forschung wird dort notwendig, wo man zu einem systematisch erarbeiteten, methodisch geordneten und allgemeingültigen Wissen gelangen will.

Definition

Nach L. Hockey lässt sich Forschung definieren als „eine Vermehrung des Wissens auf einem bestimmten wissenschaftlichen Gebiet durch systematische Untersuchungsmethoden aufgrund derer man zu neuen Erkenntnissen gelangt, die in der Praxis verwertbar sind" (1991).

Dies steht im Gegensatz zu dem sog. Erfahrungs- oder Alltagswissen, einem Wissen, welches durch eigene Erfahrung oder Überlieferung erworben wurde und relativ unzusammenhängend ist.

Ein Beispiel aus der Pflege, das die Differenz zwischen Erfahrungswissen und wissenschaftlichen Erkenntnissen deutlich macht, ist die Pflegemethode des „Eisens und Föhnens". Das „Eisen und Föhnen" wurde jahrelang zur Verhinderung von Druckgeschwüren angewandt und, wie man glaubte, mit Erfolg.

Erst die Untersuchung dieser Behandlung mit wissenschaftlichen Methoden deckte auf, dass das „Eisen und Föhnen" eher zur Förderung von Druckgeschwüren führt, dass aber die damit verbundene Umlagerung eine Druckentlastung bewirkt und dadurch ein Dekubitus verhindert werden kann. Das überlieferte Erfahrungswissen hatte sich als falsch herausgestellt (Neander 1989).

Dies muss jedoch nicht heißen, dass Erfahrungswissen immer auf falschen Annahmen beruht. Allerdings veranschaulicht das Beispiel, wie wichtig ein Hinterfragen gängiger Pflegepraxis sein kann.

Neues und überprüftes Wissen kann rationale Gründe und logische Folgerungen für eine bestehende Praxis liefern, aber auch dazu führen, dass Veränderungen stattfinden (**Abb. 16.1**).

Dennoch wurde innerhalb und außerhalb des Berufes jahrelang darüber diskutiert, ob Pflege überhaupt eine eigene Wissenschaft sein kann. Geht man aber davon aus, dass Pflege eine eigene Praxisdisziplin ist, die von der Medizin und anderen Wissenschaften abgrenzbare Schwerpunkte hat (s. Professionelle Pflege, S. 85), dann ist wissenschaftliche Forschung notwendig, um Aussagen und Erklärungen zu erhalten, die Allgemeingültigkeit besitzen. Die Pflegeforschung in Deutschland befindet sich noch im Aufbau. Sie beschäftigt sich nicht nur mit der aktuellen Pflegepraxis, sondern darüber hinaus auch mit Themengebieten, wie z. B. *Geschichte der Pflege* (z. B. Steppe 1993), *Bildung in der Pflege* (z. B. Kruse 1995, Wittneben 1998) und *Management in der Pflege* (z. B. Lorenz-Krause 1993). Der ICN (1993) formuliert hierzu: „In erster Linie befasst sich Pflegeforschung damit, Kenntnisse über und für die Pflegepraxis zu gewinnen, wobei auch die Betreuung kranker oder gesunder Menschen eingeschlossen ist. Sie will die grundsätzlichen Mechanismen verstehen, die es Einzelnen oder Familien ermöglichen, bei bestmöglicher Gesundheit zu bleiben oder diese herzustellen bzw. auch die negativen Auswirkungen von Krankheiten zu vermindern.

Pflegeforschung sollte auch die Ergebnisse von pflegerischen Interventionen berücksichtigen, um Qualität und Effektivität der Pflege sicherstellen zu können. Pflegeforschung konzentriert sich außerdem auf die Kenntnis von politischen Strategien und von Systemen, in denen Pflege sinnvoll und effektiv zum Einsatz kommen kann. Sie beschäftigt sich weiterhin mit dem Beruf(sbild) und seiner geschichtlichen Entwicklung, mit ethnischen Grundregeln für die Berufsausübung sowie mit der Entwicklung von Systemen, die Pflegende sinnvoll und effektiv auf aktuelle und zukünftige gesellschaftliche Aufgaben vorbereiten. Darüber hinaus können sich Pflegende leitend oder unterstützend an der Erforschung allgemeiner Themenbereiche, z. B. Gesundheit, Krankheit, Entwicklung und Leitung von Diensten des Gesundheitswesens, der politischen Strategieentwicklung und Bildung, beteiligen."

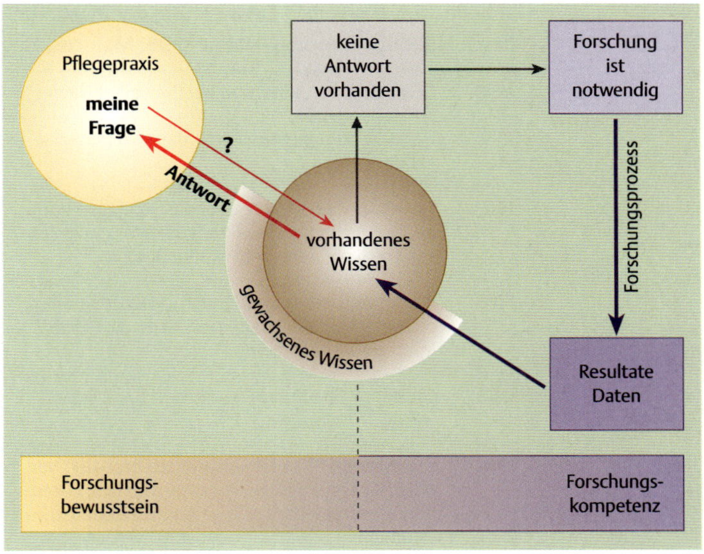

Abb. 16.1 Ohne Frage kann das Wissen nicht wachsen (nach Hockey)

Lernaufgabe
Sehen Sie an Ihrer Institution einen Bedarf, Erfahrungswissen zu überprüfen – wenn ja, wo?

16.2 Entwicklung der Pflegeforschung

Die Institutionalisierung der Pflegeforschung schritt und schreitet international betrachtet unterschiedlich schnell voran. Im Folgenden wird beispielhaft die Geschichte der Pflegeforschung in den USA und in Deutschland dargestellt.

16.2.1 Pflegeforschung in den USA

In den USA hat die Pflegeforschung gegenüber Deutschland eine längere Geschichte. Bereits 1907 wurde in den USA der erste Lehrstuhl für Krankenpflege an der Columbia Universität in New York eingerichtet und eine erste wissenschaftliche Abhandlung über die Krankenpflegeausbildung von einer amerikanischen Krankenschwester, Adelaide Nutting, verfasst. Impulse für die Pflegeforschung kamen anfangs überwiegend von der Pflegebildung. Untersucht wurden z. B. Eigenschaften von Schülern und Krankenschwestern, die berufliche Stellung der Krankenschwester und der Mangel an Pflegepersonal.

Im weiteren Verlauf kann die Entwicklung der Pflegeforschung in direktem Zusammenhang mit der Etablierung akademischer Ausbildungen in der Krankenpflege gesehen werden. Die einzelnen Stationen sind so zahlreich, dass **Tab. 16.1** eine Übersicht in diesem Verlauf geben soll.

Waren bis zu den 50er Jahren die Themen der Pflegeforschung noch wenig praxisorientiert, so zeigen die Studien in den 60er und 70er Jahren in den USA eine deutliche Zunahme an klinischen Forschungen mit einem breiten Spektrum an Fragestellungen. Untersucht wurden z. B. die Eindämmung

Tabelle 16.1 Überblick: Entwicklung der Pflegeforschung in den USA (nach LoBiondo-Wood u. Haber 1996, Majoros, Hagen, Knipfer 1995)

1899	Gründung des „International Council of Nurses“
1900	Das *American Journal of Nursing* wird herausgegeben
1902	Lavinia Dock berichtet über das von Lilian Wald begonnene Experiment zur kostenlosen Gesundheitsvorsorge bei Schulkindern
1909	Pflegeprogramme werden am „Teacher's College“ der Columbia University und an der University of Minnesota angeboten
1912	Gründung der „American Nurses' Association“ (ANA)
1914	Die „Metropolitan Life Insurance Company“ verpflichtet Krankenschwestern vertraglich, Daten über Gesundheitsprobleme und Tuberkulose zu sammeln
1924	Die ersten Pflegeprogramme (doctoral degree) werden am „Teacher's College“ der Columbia University angeboten
1927	Die Krankenschwester Edith S. Bryan erhält als erste den Doktortitel in Pflegewissenschaft von der „John Hopkins University“
1948	Die „Division of Nursing“ des „United States Public Health Service“ führt die Pflege betreffende Erhebungen durch und veröffentlicht einen Leitfaden für die Durchführung der Pflegeforschung
1950	Die ANA legt einen Gesamtplan für die Forschung fest, startet ein landesweites Programm zur Untersuchung von Pflegetechniken, Aufgaben des Pflegepersonals und Verbesserung der Krankenhausbetreuung. Regionale und überregionale Forschungsteams waren beteiligt
1952	*Nursing Research* wird herausgegeben. Ziel der Zeitschrift ist die Information über die Ergebnisse wissenschaftlicher Forschung und die Anregung zu weiteren Forschungsvorhaben
1953	Das „Institute of Research and Service in Nursing Education“ an der Columbia University wird gegründet. Forschungsarbeiten aus dem Bereich der Krankenpflege und Krankenpflegeausbildung werden durchgeführt und veröffentlicht. Beginn des Zusammenschlusses anderer Forschungszentren mit Institutionen, Forscherteams und Einzelpersonen
1955	Ein Fonds für Pflegedienste innerhalb des amerikanischen Gesundheitsdienstes wird eingerichtet. Das Geld kann für Forschungsprojekte, Workshops, Konferenzen und Weiterbildungsmaßnahmen abgerufen werden. Gründung einer unabhängigen Organisation durch die ANA zur Betreuung und Unterstützung konkreter Forschungsprojekte
1958	Delegierte der ANA bestimmen als vorrangiges Ziel ihrer Organisation, Krankenpflegepersonal dazu anzuregen, Pflegeprinzipien zu formulieren und die Anwendung dieser Prinzipien wissenschaftlich zu erforschen
1959	Es gibt bereits 151 Krankenpflegekräfte mit Doktortitel
1966	Der Berufsverband wird neu strukturiert, verbunden mit der Schaffung einer Kommission für Pflegeforschung
1970	Beginn einer Diskussion zum Thema Pflegediagnosen
1973	In Washington findet eine nationale Pflegekonferenz statt
1985	Der Kongress der vereinigten Staaten erhebt die Pflegeforschung zu einer Hauptrichtung wissenschaftlicher Forschung. Das National Center for Nursing Research wird zur Unterabteilung des National Institute of Health erklärt. Das Zentrum für Pflegeforschung hat vier Abteilungen: → Gesundheitsvorsorge → Verhütung akuter und chronischer Krankheiten → Pflegesysteme und spezielle Pflegeprogramme → Forschungsentwicklung und Dokumentation
1987	In Washington tagt eine internationale Pflegekonferenz Es wird eine Broschüre für Fachleute und Laien mit dem Titel *Research in Nursing: Toward a science in Nursing* herausgegeben. Es wird der Nutzen der Pflegeforschung beschrieben und Informationen für die Gesetzgebung, Verwaltung und Verbraucher gegeben, die wichtig sind, um die Zuteilung von Fonds und Hilfsmitteln für die Pflegeforschung unterstützen zu können
1991	*Qualitative Health Research* wird herausgegeben
1993	Das National Center for Nursing Research gibt einen Bericht über längerfristige Finanzierungsmöglichkeiten heraus, mit dem Ziel einer Integration von Bio- und Pflegewissenschaften
1993	Das „National Institute of Nursing Research“ entsteht

von Infektionen, Alkoholismus oder auch Alternativen zur stationären Unterbringung von älteren Patienten. Diese Veränderung resultierte teilweise aus der Forderung einiger Pioniere der Pflegetheorien, wie z.B. Ida Jean Orlando und Hildegard Peplau (s. Pflegetheorien, S. 107), nach der Entwicklung einer theoriegeleiteten Pflegepraxis (LoBiondo-Wood u. Haber 1996). Die 80er Jahre waren gekennzeichnet durch eine zunehmende Qualifizierung der Pflegestudenten für höhere Ausbildungsstufen. Insbesondere haben Doktoranden zahlreiche pflegespezifische Forschungsstudien veröffentlicht.

Auch in den 90er Jahren schritt die Entwicklung der Pflegeforschung voran. Priorität hatten dabei vornehmlich klinisch fundierte Studien. Begleitet, gestützt und gefördert wurden und werden die vielen Forschungsstudien durch z.B.:

- die American Nurses Association (ANA 1912),
- die Verfügbarkeit verschiedener forschungsspezifischer Zeitschriften, wie z.B. Nursing Research (1952), International Journal of Nursing Studies (1963), Qualitative Health Research (1991),
- die Einrichtung von Pflegeforschungszentren,
- die Gründung des National Institute of Nursing Research (1993),
- Aufbau von pflegewissenschaftlichen Archiven,
- die finanzielle Unterstützung durch die Bundesregierung.

16.2.2 Pflegeforschung in Deutschland

In der ehemaligen DDR wurde bereits 1963 eine Abteilung Gesundheitswesen am Institut für Berufspädagogik der Pädagogischen Fakultät an der Humboldt-Universität zu Berlin gegründet, welche bis heute als Institut für Medizin- und Pflegepädagogik sowie Pflegewissenschaft weiterbesteht und 1988 eine Abteilung Medizinpädagogik an der Martin-Luther Universität in Halle eröffnete. Verbunden mit diesen Studiengängen, die sich zu Zentren der Pflegeforschung entwickelten, entstanden verschiedene Dissertationen und Diplomarbeiten, die eine wesentliche Quelle für Forschungsergebnisse in der Pflege darstellten. Hauptsächliche Forschungsfelder der Medizin- und Pflegepädagogik sind in **Abb. 16.2** ersichtlich.

Die Pflegeforschung in den alten Bundesländern gewann erst in den 80er Jahren durch die Initiative von Pflegenden an Bedeutung, die oftmals notgedrungen ein Studium in einem nicht pflegerischen Fachgebiet absolviert hatten.

Beispielhaft sind die Studien von Sabine Bartholomeyczik (1989) „Die letzten Stunden der Nacht im Krankenhaus aus der Sicht der Nachtwache" oder von Klaus Dieter Neander (1989) zur Entstehung von Druckgeschwüren.

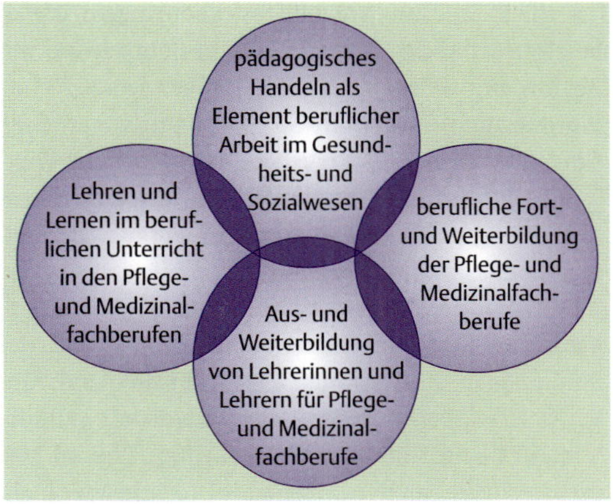

pädagogisches Handeln als Element beruflicher Arbeit im Gesundheits- und Sozialwesen
Lehren und Lernen im beruflichen Unterricht in den Pflege- und Medizinalfachberufen
berufliche Fort- und Weiterbildung der Pflege- und Medizinalfachberufe
Aus- und Weiterbildung von Lehrerinnen und Lehrern für Pflege- und Medizinalfachberufe

Abb. 16.2 Forschungsfelder der Medizin- und Pflegepädagogik (nach Beier u. Jahn)

Tabelle 16.2 Übersicht: Pflegeforschung im Deutschen Berufsverband für Pflegeberufe (DBfK)

1976	Veranstaltungen und Seminare zur Pflegeforschung in München, Essen und Frankfurt
1978	Der DBfK wird Mitglied in der Workgroup of European Nurse Researchers (WENR). Zusammenarbeit mit der Gesamthochschule Essen zur universitären Qualifizierung von Pflegekräften
1982	Bewerbung um das Forschungsvorhaben „Qualitätssicherung" und Mitarbeit im Forschungsbeirat
1984	Gründung der Agnes-Karll-Stiftung des DBfK für Pflegeforschung
1985	Grund- und Aufbauseminare für Pflegeforschung im Bildungszentrum Essen
1986	Forschungstag im Bildungszentrum Essen
1986	Forschungsprojekte des DBfK beginnen: → Projektvorbereitung zur Untersuchung „Die Nacht im Krankenhaus aus der Sicht der Nachtwache" (Bartholomeyczik 1993) → Vorbereitungsarbeit zum Forschungsprojekt „Der Pflegeprozeß am Beispiel von Apoplexie-Kranken". Eine vergleichende Studie zur Erfassung und Entwicklung ganzheitlich rehabilitativer Pflege in Akutkrankenhäusern (Krohwinkel 1993). Einreichung des Forschungsantrages beim Bundesministerium für Jugend, Familien, Frauen und Gesundheit
1989	1. Internationaler Pflegeforschungskongress in Deutschland in Zusammenarbeit mit der Workgroup of European Nurse Researchers: „Pflegeforschung für professionelle Pflegepraxis"
1990	Die Arbeitsgruppe Pflegeforschung beschließt, einen bundesweiten Pflegeforschungstag in Nürnberg durchzuführen
1991	Vorstellung des Projektes „Der Pflegeprozeß am Beispiel von Apoplexie-Kranken" vor Repräsentanten des Bundesministeriums und Vertretern der Medizin, Soziologie, Psychologie, Erziehungswissenschaften und Pflege. Aus der Agnes-Karll-Stiftung geht das Agnes-Karll-Institut für Pflegeforschung hervor
1994	Bewerbung um das Forschungsprojekt Beitrag des Pflegeplanes zur Qualitätssicherung und Projektauftrag durch das Bundesministerium für Arbeit und Sozialordnung
1995	Forschungsprojekt: EDV in der Krankenpflege
1997	Forschungsschwerpunkte: Entwicklung berufs- und institutionenübergreifender Qualitätsentwicklungskonzepte für eine möglichst nahtlose Versorgung multimorbider pflegebedürftiger Patienten und Formulierung professioneller Qualitätsmaßstäbe für die Pflege

Die Etablierung von Pflegestudiengängen, vor allem an Fachhochschulen, gelang in Deutschland mit Beginn der 90er Jahre. Mit einiger Verzögerung wurden auch universitäre Studiengänge eingerichtet. Dies, obwohl bereits kurz nach dem Zweiten Weltkrieg Überlegungen bestanden, die Krankenpflegeausbildung nach amerikanischem Vorbild auf College-Ebene anzusiedeln.

Es wurden zwar verschiedene Probestudiengänge etabliert oder Studiengänge geplant, z. B. der Studiengang „LehrerInnen der Kranken- und Kinderkrankenpflege" an der Freien Universität in Berlin von 1978 – 1981 oder der Studiengang „Diplom-Mediziner Pflege" an der Universität Ulm, die aber nicht weitergeführt wurden (Brandenburg u. Dorschner 1997).

Pflegeforschung fand überwiegend außerhalb des universitären Bereiches statt; so bot der Deutsche Berufsverband für Krankenpflege (DBfk) 1976 verschiedene Veranstaltungen und Seminare zum Thema Pflegeforschung an. **Tab. 16.2** gibt einen Überblick zu den Forschungsaktivitäten des DBfK in den darauffolgenden Jahren.

Mittlerweile liegen auch in Deutschland eine Vielzahl von pflegewissenschaftlichen Studien vor, die sich mit den Gegenstandsbereichen *Pflegepraxis*, *Pflegemanagement* und *Pflegebildung* befassen.

16.3 Forschungsansätze

In der Wissenschaft gibt es teilweise sehr unterschiedliche Standpunkte, wie eine Forschungsfrage angegangen werden soll. Zunächst werden deshalb einige Begriffe geklärt.

Notter u. Hott (1991) unterschieden die drei geläufigsten Forschungsansätze:

- deskriptive Forschung,
- historische Forschung,
- experimentelle Forschung.

Deskriptive Forschung. Sie versucht durch die Sammlung von Daten Fragen zu beantworten, die sich auf den aktuellen Stand eines Forschungsgegenstandes beziehen. Sie beschreibt und analysiert den Ist-Zustand, woraus oft weitere Forschungsvorhaben resultieren. Ein Beispiel für einen deskriptiven Forschungsansatz ist die Studie von Bartholomeyczik (1989) „Die Nacht im Krankenhaus aus der Sicht der Pflegenden". Ziel der Untersuchung war eine Bestandsaufnahme der Aufgaben der Pflegepersonen im Nachtdienst, vor allem in den frühen Morgenstunden, und die Erfassung von belastenden bzw. förderlichen Einflussfaktoren für Patienten und Pflegepersonen sowie die Möglichkeiten von Veränderungen in organisatorischer Hinsicht.

Historische Forschung. Sie will vergangene Ereignisse mithilfe einer systematischen Sammlung von Materialien versuchen einzuordnen, zu bewerten und zu verstehen. Diese Art der Forschung kann auch dazu dienen, formulierte Erwartungen oder Vermutungen (Hypothesen) hinsichtlich der Auswirkungen der vergangenen Ereignisse auf derzeitige Vorkommnisse zu testen oder deren Beitrag für künftige Entscheidungen zu eruieren.

Ein Beispiel aus der Krankenpflege für die historische Forschung stellt die Untersuchung von Steppe (1993) „Krankenpflege im Nationalsozialismus" dar.

Experimentelle Forschung. Sie arbeitet mit Versuchs- und Kontrollgruppen. Ein oder mehrere Faktoren, Charakteristika oder Eigenschaften (Variablen) in einer Situation werden bewusst verändert, um ein Ursache-Wirkungs-Verhältnis festzustellen bzw. um zu überprüfen, ob eine zuvor formulierte Hypothese zutrifft. Ein Beispiel hierzu wäre eine vergleichende Untersuchung einer computergestützten Unterrichtsmethode auf die Lernergebnisse von Schülern versus der Methode des Lehrervortrages und dessen Auswirkungen auf die Lernergebnisse von Schülern.

Lernaufgabe
Welche Beispiele, Forschungsfragen fallen Ihnen für die verschiedenen Forschungsansätze ein?

Außerdem wird die quantitative Forschung von der qualitativen unterschieden. Bei einem quantitativen Ansatz wird die Häufigkeit von vorab festgelegten Merkmalen gemessen. Eine Methode, die hierbei häufig angewendet wird, ist der Fragebogen. Die Ergebnisse können dann mithilfe statistischer Mittel ausgewertet und zueinander in Beziehung gesetzt werden.

Qualitative Forschung hingegen zielt auf eine umfassende Würdigung der Erfahrungen des Einzelnen ab. Typische Methoden zur Erhebung von Daten bei der qualitativen Forschung sind die Beobachtung oder das Interview.

Lernaufgabe
Welche Methoden würden Sie für Ihre Forschungsfragen einsetzen und mit welcher Begründung?

16.4 Forschungsprozess

Der Forschungsprozess verläuft in verschiedenen Schritten, die einen überprüfbaren Ablauf gewährleisten sollen. Dieser kann – ähnlich wie der Pflegeprozess – immer wieder von vorne beginnen (**Abb. 16.3**). Die Hauptschritte des Forschungsprozesses sind nach Notter u. Hott (1991):

Schritt 1: Forschungsfrage

Am Anfang eines jeden Forschungsprojektes steht ein ungelöstes Problem oder eine Frage. Um diese erforschbar zu machen, ist eine Konkretisierung und Abgrenzung aus einem Problemfeld notwendig. Der Grad der Präzisierung der Fragestellung hat Auswirkungen auf alle weiteren Schritte im Forschungsprozess.

Schritt 2: Literaturstudium

Die Literaturrecherche hat verschiedene Funktionen. Sie dient der Abklärung, ob nicht schon ein ähnliches oder das gleiche Forschungsprojekt durchgeführt wurde, sodass evtl. nur noch Teilfragen untersucht werden müssen. Weiterhin werden möglicherweise theoretische Erklärungen gefunden, die mit der eigenen Untersuchung verknüpft werden können. Auch geben ähnliche Untersuchungen oftmals Anhaltspunkte für die Methodenauswahl.

Zur Literaturrecherche können Bibliotheken und computergestützte Systeme genutzt werden. Bei der Literatur selbst wird die Primärliteratur von der Sekundärliteratur unterschieden. Das heißt, wenn ein Autor eine Studie selbst durchgeführt und darüber geschrieben hat, handelt es sich um Primärliteratur. Der Begriff Sekundärliteratur bezieht sich auf Veröffentlichungen, die in Anlehnung an Primärliteratur entstanden sind. Die Bearbeitung der Literatur führt zur Bildung eines theoretischen Bezugsrahmens, d.h. die Forschungsfrage kann in eine bestimmte wissenschaftliche Sichtweise eingeordnet werden. Zum Beispiel könnte eine Forschungsfrage zum Thema „Schwangerschaft" untersucht werden aus:

- psychologischer Sicht (Kommt es zu einer Veränderung von Verhalten und Gefühlen während einer Schwangerschaft?),
- naturwissenschaftlicher Sicht (Welche biologischen Veränderungen finden in der Schwangerschaft statt?),
- ethnologischer Sicht (Welche kulturelle Bedeutung hat Schwangerschaft in verschiedenen Völkern?).

Schritt 3: Hypothesenbildung und Forschungsfragen

Die Formulierung einer Forschungsfrage lässt das Ergebnis einer Studie offener als die Bildung einer Hypothese, bei der der Forschende seine Annahme oder Vermutung zum Ergebnis der Studie nennt.

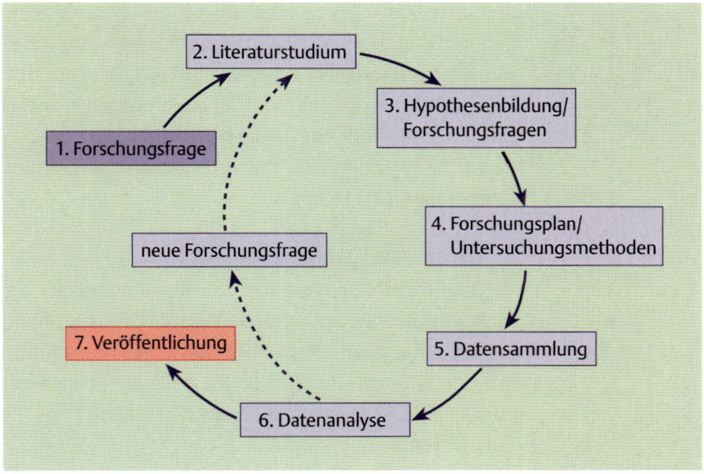

Abb. 16.3 Forschungsprozess

Zum Beispiel kann die Forschungsfrage zum Thema „Pflegesysteme" (S. 154) lauten: Welche Auswirkungen hat Primary Nursing (S. 160) auf die Berufszufriedenheit der Pflegepersonen?

Eine Hypothese könnte lauten:

Primary Nursing erhöht die Berufszufriedenheit der Pflegepersonen.

Schritt 4: Forschungsplan und Untersuchungsmethoden

Bei diesem Schritt wird festgelegt, wie der Forscher zu seinen Ergebnissen gelangen will: Ob er experimentell oder deskriptiv vorgehen möchte, welche Methoden für die Datenerhebung infrage kommen und welche Personengruppen (Stichprobe) oder Situationen untersucht werden sollen. Dabei bestimmt der Forschungsgegenstand sowie die Forschungsfrage oder die Hypothese die Vorgehensweise.

Von den vielen verfügbaren Untersuchungsmethoden sind die gebräuchlichsten:

- der Einsatz von Fragebogen,
- die Durchführung von Interviews,
- die Durchführung von Beobachtungen.

Schritt 5: Datensammlung

Bevor die eigentliche Datenerhebung beginnt, werden Voruntersuchungen (Pretests) eingesetzt, um die gewählten Methoden bei einer kleinen Personengruppe auf die Anwendbarkeit für die Forschungsfrage zu prüfen. Daraufhin wird die Hauptuntersuchung durchgeführt.

Schritt 6: Datenanalyse

Je nach Untersuchungsmethode werden die gesammelten Daten umgeformt und zusammengefasst. So wurden z.B. bei einem Fragebogen, der mit geschlossenen Fragen formuliert wurde, – d.h. die möglichen Antworten waren vorgegeben und konnten angekreuzt werden – die verschiedenen Aussagen ausgezählt und statistisch ausgewertet. Hingegen wird z.B. bei einem unstrukturierten Interview mit Tonbandaufzeichnung, bei dem der Forscher mit offenen Fragen arbeitete und der Befragte einen großen Freiraum zur Beantwortung hatte, es zunächst notwendig sein, das Interview schriftlich zu fixieren, um es dann zu analysieren.

Schritt 7: Veröffentlichung

Veröffentlicht werden Forschungsergebnisse in Fachzeitschriften und/oder Fachbüchern. Dabei folgt die Abfassung eines Forschungsberichtes meist einer standardisierten Gliederung, die nach Notter u. Hott (1991, S. 97) folgendermaßen aussehen kann:

1. Einleitung:
- Aussage über das Forschungsproblem und kurze Diskussion seiner Bedeutung,
- Überblick über die relevante Fachliteratur,
- theoretische Grundlagen,
- Hypothesen, Forschungsfragen,

2. Methode:
- Aufbau der Untersuchung – detaillierte Darstellung,
- Untersuchungsmethode,
- Beschreibung der Stichprobe,
- Beschreibung der Methoden zur Datenerhebung,
- Beschreibung der Methoden zur Datenanalyse,

3. Ergebnisse:
- objektive Darstellung der gesammelten Daten in zusammenfassender Form,
- Tabellen, Grafiken und andere Illustrationen,
- Ergebnisse aller Signifikanztests und anderer statistischer Messmethoden,

4. Diskussion:
- Schlussfolgerungen,
- Interpretation der Ergebnisse,
- Vergleich der Ergebnisse mit denen anderer relevanter Forschungsarbeiten,
- Konsequenzen für die Pflegepraxis und/oder weitere Forschungsarbeit,

5. Zusammenfassung:
- kurze Aussage über das Problem,
- Aussage über die eingesetzten Methoden, über Erbgebnisse, Schlussfolgerungen und Konsequenzen für die Pflegepraxis,

6. Literaturverzeichnis:
- alphabetische Liste aller zitierten Werke,

7. Anhang:
- Kopien der eingesetzten Forschungsinstrumente (Fragebogen, Checklisten etc.).

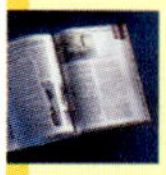

Lernaufgabe

Wählen Sie einen Forschungsbericht aus einer aktuellen Fachzeitschrift oder aus einem Fachbuch aus und vergleichen Sie die Gliederung mit der beschriebenen Vorgehensweise.

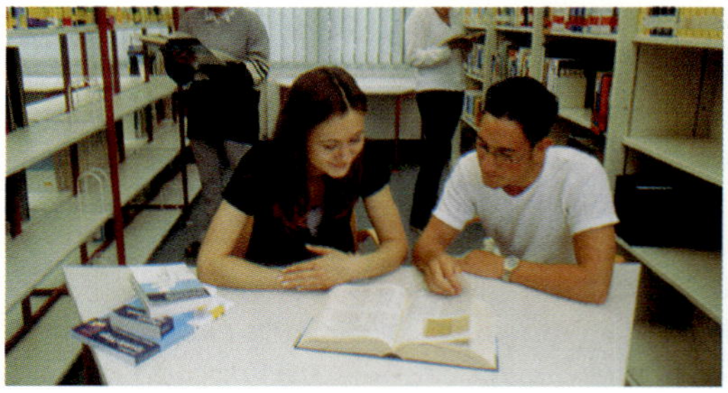

16.5 Forschungsansätze – ein Beispiel aus der Pflegepraxis

Im Folgenden wird eine Studie ausschnitthaft skizziert; sie wendet sich der Patientengruppe der Apoplexiekranken zu: Der Pflegeprozess am Beispiel von Apoplexiekranken – eine Studie zur Erfassung und Entwicklung ganzheitlich rehabilitierender Prozesspflege (Krohwinkel 1993).

Dieses Forschungsprojekt stellt das erste pflegespezifische Projekt dar, welches von einem Bundesministerium für die Dauer von drei Jahren gefördert wurde.

Ziele

- Erfassung von konzeptuellen Zusammenhängen zum Pflegeprozess bei Patienten mit der Diagnose Schlaganfall,
- Beobachtung von Pflegebedürfnissen und Pflegeproblemen sowie Fähigkeiten der Patienten vor dem Hintergrund des Modells der Aktivitäten und existentiellen Erfahrungen des Lebens,
- Erfassung struktureller und personeller Rahmenbedingungen zur Durchführung ganzheitlich-rehabilitierender Prozesspflege,
- Entwicklung eines Konzeptes zur Einführung von Veränderungsprozessen in der Pflege.

Untersuchungsdesign

Die Untersuchung erfolgte an zwei Projektkrankenhäusern auf je zwei Stationen in drei Schritten:

1. Erfassung der Ausgangssituation (Basisuntersuchung)

Es wurden die Bereiche *direkte Pflege, Arbeitsorganisation* und *Pflegedokumentation* analysiert. Zusammenfassend ließen sich diese Bereiche durch Unsichtbarkeit pflegerischer Arbeit, Fragmentierung, Diskontinuität pflegerischer Handlungsabläufe und Abhängigkeitsförderung der Patienten im physischen und psychischen Bereich kennzeichnen.

2. Beratung, Begleitung, Schulung (Intervention)

Die Interventionsphase umfasste eine sechsmonatige Schulung der Pflegepersonen. Die Ziele hierbei waren:

- von der Unsichtbarkeit zur Sichtbarkeit, d.h. Berücksichtigung von Problemen, Bedürfnissen und Fähigkeiten der Patienten und ihrer Bezugspersonen,
- von der Fragmentierung zur Ganzheitlichkeit, d.h. Zusammenhänge erkennen und nutzen,
- von der Diskontinuität zur Kontinuität, d.h. prozesshafte Durchführung der Pflege,
- von der Abhängigkeitsförderung zur Unabhängigkeitsförderung, d.h. Wahrnehmung und Integration der Fähigkeiten der Patienten.

3. Vergleichende Analyse (Postinterventionsuntersuchung)

Die Ergebnisse der Basisuntersuchung wurden mit der Durchführung der Pflege *nach der Schulung* verglichen.

Methodisches Vorgehen

Quantitative und qualitative Verfahren (Beobachtung, Interviews, Analyse und Pflegedokumentationen) wurden kombiniert angewendet.

Auswertung

Zentrale Ergebnisse des Forschungsprojektes sind nach Krohwinkel (1993, S. 271):

„Konzeptuelle Modelle ganzheitlich-rehabilitierender Prozesspflege wurden entwickelt und am Beispiel von Apoplexiekranken überprüft, konkretisiert und im Sinne praxisintegrierender Theoriebildung weiterentwickelt. Folgende Konzepte und Modelle wurden in diesem Zusammenhang erarbeitet, untersucht und in die Praxis umgesetzt:

- Rahmenmodell ganzheitlich-gesundheitsfördernder (rehabilitierender) Prozesspflege mit integriertem Strukturmodell zu Bereichen und Spezifika der identifizierten Aktivitäten und existentiellen Erfahrungen des Lebens (AEDL),
- Verlaufsmodell zum Pflegeprozess, mit den Aufgaben und Verantwortungen der Pflege von der Aufnahme bis zur Entlassung der PatientInnen,
- Managementmodell mit Aufgaben- und Verantwortungsbereichen ganzheitlich-rehabilitierender Prozesspflege zur Strukturierung, Analyse und Entwicklung von direkter Pflege, Arbeitsorganisation, Ressourcen und Rahmenbedingungen,
- Modell zum reflektierenden Erfahrungslernen in seiner Anwendung auf den pflegerischen Lernprozess mit entsprechenden Methoden und Inhalten.

Hiermit liegt ein erstes im deutschsprachigen Raum entwickeltes und in der pflegerischen Praxis konkretisiertes und validiertes konzeptuelles Pflegemodell vor. Dieses Modell kann zusammen mit den empirischen Ergebnissen der Untersuchung als eine geeignete Grundlage für Innovationen in der Pflegepraxis sowie für curriculare Entwicklungen in der Aus-, Fort- und Weiterbildung angewendet werden."

Weiterhin konnte die Effizienz einer Pflege auf der Grundlage des Modells der Aktivitäten und existentiellen Erfahrungen des Lebens (s. Pflegetheorien, S. 118) exemplarisch nachgewiesen werden, die so vorher nicht beobachtet wurde:

- ein geringeres Auftreten von Sekundärerkrankungen,
- ein hohes Maß an Unabhängigkeit in relevanten Aktivitäten des Lebens und Umgang mit existentiellen Erfahrungen.

Der pflegerische Beitrag zur Gesundheitsentwicklung liegt nach Krohwinkel nach Analysierung der Daten (Krohwinkel 1993, S. 274):

- „in der ganzheitlichen und kontinuierlichen Integration rehabilitierender Einzelmethoden in die verschiedenen Pflegemaßnahmen der AEDL-Bereiche,
- in der prioritätsorientierten ganzheitlichen Unterstützung von PatientInnen zur Entwicklung von Unabhängigkeit und Wohlbefinden in den für sie wesentlichen AEDL-Bereichen,
- in der Anleitung und Beratung von primären persönlichen Bezugspersonen (z.B. Angehörigen) sowie in der Übermittlung pflegerischer Informationen an alle Personen und Gruppen, welche die (nachklinische) Pflege von PatientInnen mit gewährleisten."

Rahmenbedingungen zur Sicherung einer solchen Pflege sind nach Krohwinkel z.B. Bereichspflege, Information und Kooperation der verschiedenen Berufsgruppen sowie patienten- und personalorientierte Arbeitsorganisation.

Lernaufgabe

Welche Bedeutung könnte diese Studie für Ihre pflegerische Tätigkeit haben?

16.6 Umsetzung von Forschungsergebnissen

⇢ Lernaufgabe
Welche Ergebnisse deutscher Pflegeforschung kennen Sie? Haben Sie versucht, solche Ergebnisse in die Praxis umzusetzen?

Der Prozess der Integration von Forschungsergebnissen in die Pflegepraxis gestaltet sich oftmals schwierig. Hindernisse zur Umsetzung von Forschungsergebnissen sind häufig das fehlende Erkennen anwendbarer Forschung, der mangelnde Zugang zu Forschungsliteratur, ungeklärte Zuständigkeiten für die Übertragung von Ergebnissen in die Pflegepraxis, die fehlenden Möglichkeiten der Umsetzung, das Fehlen von interner Fortbildung, die Höhe des Zeitaufwandes (Korff 1997, S. 145).

Folgendes Beispiel verdeutlicht, wie schwierig der Einbezug von Forschungsergebnissen in die Pflege sein kann (Krohwinkel 1993, S. 146):

„In einem Krankenhaus fand eine Pflegeexpertin beim Literaturstudium, dass die pulmoarterielle Druckmessung bei hämodynamisch stabilen PatientInnen durch eine 45-Grad-Hochlagerung des Oberkörpers nicht beeinflusst wird. Üblich war bis dahin, das Kopfteil der PatientInnen für die Messung flacher zu stellen. Durch die Zusammenlegung von mehreren Intensiv-Pflegeeinheiten im Hause arbeitete sie zusammen mit zwei Stationsleitungen eine neue Anordnung für diese Messung aus. Die neue Vorschrift wurde jedoch nicht ausgeführt, da die Pflegenden an der Basis große Skepsis gegenüber dieser neuen Praxis hatten. Hier war vor allem versäumt worden, eine umfassende Information und Kommunikation zwischen allen Pflegenden der Intensiveinheiten und der Pflegeexpertin aufzubauen und gemeinsam die Innovation in der Praxis anzuwenden. Den Pflegenden in der Praxis war der entsprechende Artikel nicht zum Selbststudium gegeben worden. Die Vorteile der neuen Praxis (Zeit, Aufwand, Wohlbefinden der PatientInnen) hatte man ihnen nicht mitgeteilt. Das neue Verfahren war nicht gemeinsam diskutiert worden, obwohl sich hierfür z. B. die Pflegevisite geeignet hätte."

Viele Faktoren sind bei der Integration der Pflegeforschungsergebnisse in die Praxis zu beachten. Vorgehensweisen und mögliche Strategien zur Umsetzung können sein: die Gründung von Lesezirkeln, zum Austausch, zur Diskussion und Bewertung von gelesener Forschungsliteratur, der Aufbau eines Archivs oder einer „Forschungsbibliothek", der Einbezug von Pflegeforschung in die Innerbetriebliche Fortbildung, die Berücksichtigung des Zeitaufwandes zum Studium von Forschungsliteratur und die Bereitstellung von finanziellen Mitteln.

⇢ Lernaufgabe
Welche weiteren Möglichkeiten fallen Ihnen zum Einbezug von Forschungsergebnissen in die Pflegepraxis ein?

Leserservice

Literatur

Bartholomeyczik, S., E. Müller: Pflegeforschung verstehen. Urban & Schwarzenberg, München 1997

Beier, J., G. Jahn: Pflegeforschung in der ehemaligen DDR. In: Bartholomeyczik, S., E. Müller: Pflegeforschung verstehen. Urban & Schwarzenberg, München 1997

Brandenburg, H., S. Dorschner: Einführung in die Pflegewissenschaft. Studienbrief Fernstudiengang Pflege, Fachhochschule Jena 1997

Hockey, L.: Der Beitrag eines Forschungszentrums zur Entwicklung von Forschungsbewußtsein und Forschungskompetenz in der Krankenpflege. In: Pflege, Band 4, 3 (1991) 168

Korff, M.: Die Umsetzung von Forschungsergebnissen. In: Bartholomeyczik, S., E. Müller: Pflegeforschung verstehen. Urban & Schwarzenberg, München 1997

Krohwinkel, M.: Der Pflegeprozess am Beispiel von Apoplexiekranken. Schriftenreihe des Bundesministeriums für Gesundheit, Band 16. Nomos Verlagsgesellschaft, Baden-Baden 1993

LoBiondo-Wood, G., J. Haber: Pflegeforschung. Ullstein Mosby, Berlin 1996

Lorenz-Krause, R.: Die Einführung neuer Arbeitsmethoden in der Krankenpflege. Lit Verlag, Hamburg 1993

Neander, K.-D., R. Birkenfeld, V. Geldmacher: Welchen Einfluß hat die Methode „Eisen und Fönen" auf die Hautdurchblutung als Dekubitusprophylaxe? In: Krankenpflege 10 (1989) 506

Notter, L., J. Hott: Grundlagen der Pflegeforschung. Huber, Bern 1991

Schiemann, D.: Eine qualitative Inhaltsanalyse von Interviews mit Eltern zu ihren nachgeburtlichen Rooming-in-Erfahrungen. In Wittneben, K.: Forschungsansätze für das Berufsfeld Pflege. Thieme, Stuttgart 1998

Schröck, R.: Die Pflege als Gegenstand der Forschung. In: Deutsche Krankenpflegezeitschrift 5 (1989) 288

Steppe, H.: Krankenpflege im Nationalsozialismus. Mabuse, Frankfurt 1993

Wittneben, K.: Forschungsansätze für das Berufsfeld Pflege. Thieme, Stuttgart 1998

Kontaktadressen

Deutscher Verein zur Förderung von Pflegewissenschaft und -forschung e.V.
Bürgerstr. 47
47057 Duisburg
Tel.: 02 03/35 67 93, Fax: 02 03/3 63 47 10

Internetadressen

http://www.DV-Pflegewissenschaft.de
http://www.uni.bielefeld.de/gesundhw/ffgw/arbgr6.html

17 Qualitätssicherung in der Pflege

Anja Lieser

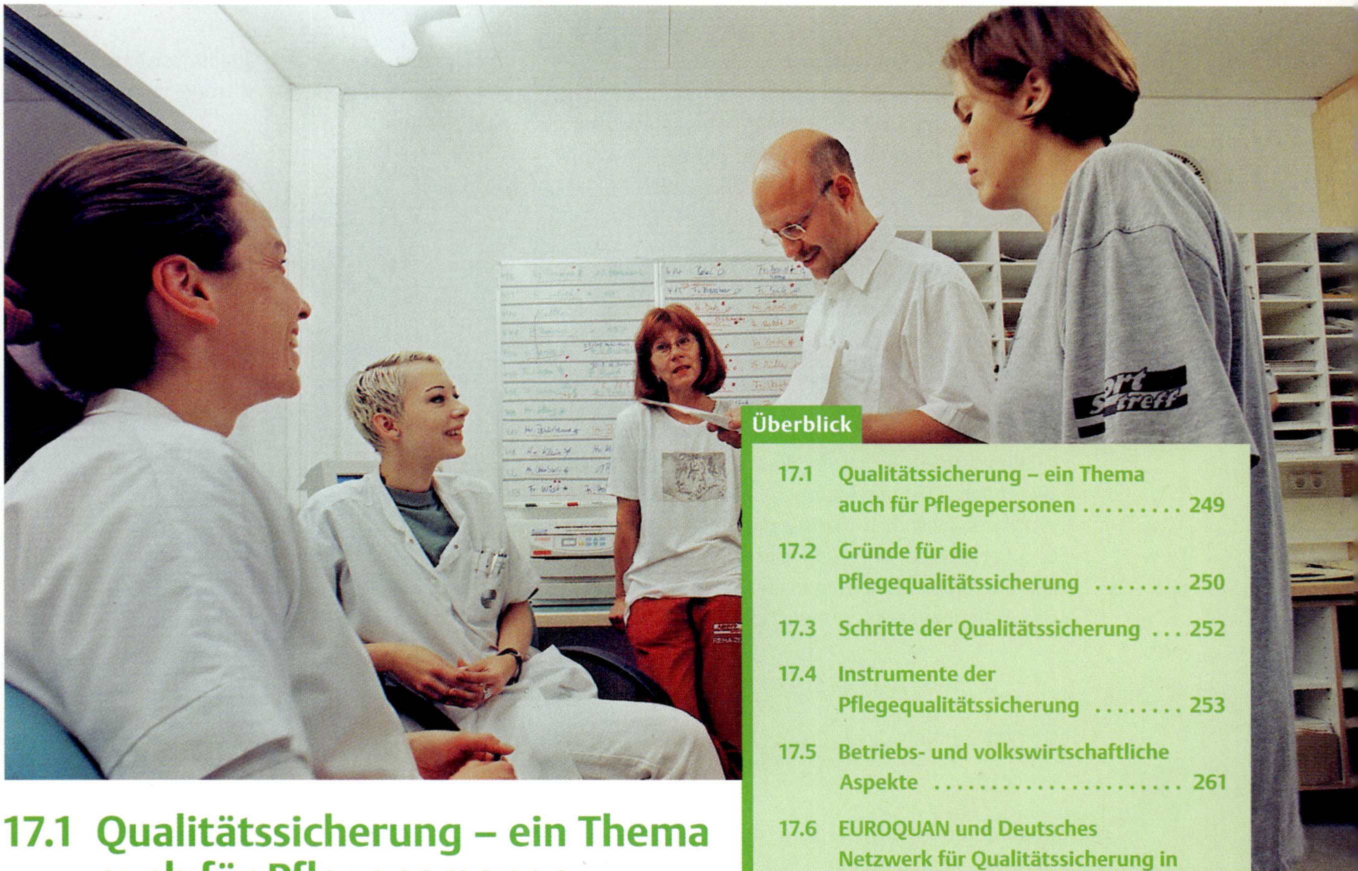

Überblick

17.1 Qualitätssicherung – ein Thema auch für Pflegepersonen

Der Abschnitt „Qualitätssicherung in der Pflege" bildet nicht zufällig den Abschluss des vorliegenden Buchteils I. Alle Aspekte, Methoden und Instrumente der Pflege, die in den vorangegangenen Abschnitten beleuchtet wurden, z. B. der Pflegeprozess oder die Pflegetheorien, dienen letztlich dazu, die Qualität der Pflege zu sichern.

Zuweilen wird die These vertreten, das Thema Qualitätssicherung sei nur für Führungskräfte relevant. In diesem Lehrbuch für die Pflegeausbildungen ist es dennoch ausführlich vertreten, weil Führungskräfte zwar in der Regel für die Qualitätssicherung verantwortlich sind, aber die Pflegepersonen auf den Stationen die Maßnahmen zur Beurteilung und Verbesserung der Pflegequalität ausführen und sich daher auch theoretisch mit dem Thema auskennen müssen. Auf den Stationen laufen die Fäden zusammen, hier findet Qualitätssicherung statt. Was aber bedeutet „Qualitätssicherung"? Was bedeutet „Pflegequalität"?

Definition

Qualitätssicherung bedeutet Qualitätsverbesserung auf der Grundlage von Qualitätsbeurteilung. Sie umfasst systematische Verfahren, mit denen Qualitätsmängel festgestellt und behoben werden können. Darüber hinaus muss ein Qualitätssicherungsverfahren seine eigene Effizienz überprüfen können.

Um beurteilen zu können, ob die erbrachte Pflege qualitativ gut oder schlecht ist, benötigt man Kriterien, an denen man die Pflege „messen" kann. Es wird ein Vergleich zwischen der Art der geleisteten Pflege und der Art der angestrebten Pflege (Ist-Soll-Vergleich) durchgeführt. Inhaltlich werden dabei die folgenden drei Qualitätsaspekte der pflegerischen Berufsausübung berücksichtigt:

- die Qualität der Pflegemethoden und -techniken,
- die Qualität der Einstellung und des Verhaltens der Pflegepersonen gegenüber den Patienten und

- die Qualität der Organisation des Pflegedienstes.

Der Begriff „Pflegequalität“ bezieht sich also nicht nur auf die konkrete pflegerische Verrichtung am Patienten, sondern immer auch auf die beiden zuletzt genannten Aspekte.

> **Definition**
> Unter *Pflegequalität* versteht man den Grad der Übereinstimmung zwischen der tatsächlich geleisteten Pflege und den dafür festgelegten Kriterien in der Pflege, den Pflegestandards (nach Donabedian).

Besteht eine große Übereinstimmung zwischen tatsächlicher Pflege und den Pflegestandards, so liegt eine hohe Pflegequalität vor. Gibt es eine große Diskrepanz zwischen tatsächlicher Pflege und den Pflegestandards, so ist die Pflegequalität schlecht; ein Qualitätsmangel liegt vor. Ziel aller Maßnahmen zur Qualitätssicherung ist es, diese Diskrepanz so weit wie möglich zu verringern. Nur anhand von Pflegestandards lässt sich die Pflegequalität kontrollieren und verbessern. Aufgrund dieser Erkenntnis sind in den letzten 10 – 15 Jahren in vielen Einrichtungen des Gesundheitswesens zahlreiche Pflegestandards erstellt worden. Die dadurch ermöglichte *Qualitätskontrolle* ist ein Teilaspekt der Qualitätssicherung. Durch die Qualitätskontrolle sollen vor allem die vermeidbaren Mängel aufgedeckt werden, damit sie in einem anschließenden Schritt behoben werden können.

Die Instrumente der Qualitätssicherung sind in **Abb. 17.1** dargestellt. Sie werden in Abschnitt 17.4 näher erläutert.

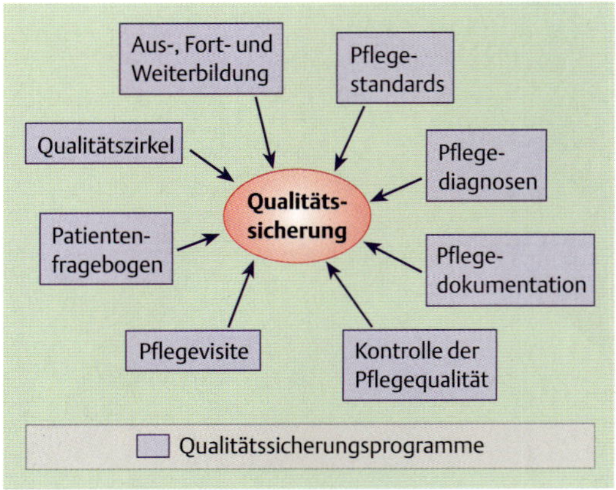

Abb. 17.1 Instrumente der Qualitätssicherung

17.2 Gründe für die Pflegequalitätssicherung

Qualitätssicherung ist nicht nur eine pflegerische Aufgabe. Sie betrifft alle Berufsgruppen in einer Einrichtung des Gesundheitswesens, z. B. einem Krankenhaus oder einem Altenheim, und stellt damit Anforderungen an den gesamten Betrieb. Qualität hat zwar zunächst ihren Preis, auch in der Pflege, aber nach einer gewissen Zeit wird sich der Einsatz auszahlen. Ob und wie ein Qualitätssicherungsprogramm durchgeführt wird, hängt entscheidend davon ab, wieviel Geld die Betriebsleitung dafür zur Verfügung stellt. Damit Sie als Pflegeperson mit unmittelbarem Patientenkontakt in Zukunft persönlich motiviert sind, an der Steigerung der Pflegequalität mitzuarbeiten, werden in den nachfolgenden Abschnitten Argumente beleuchtet, die für die Qualitätssicherung sprechen. Abschließend sollen aber auch mögliche Gegenargumente Erwähnung finden.

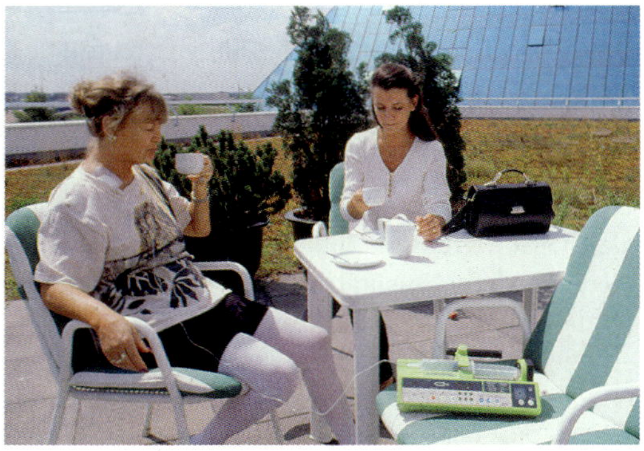

Eine patientenzentrierte Werteorientierung drückt sich auch in der Gestaltung eines Erholungsraumes aus, wie hier auf dem Dach des Krankenhauses

> **Merke**
> Die Motivation der Mitarbeiter und Mitarbeiterinnen an der „Basis“ zur Qualitätsverbesserung und -sicherung ist mindestens genauso wichtig wie die qualitätssichernde Initiative der Betriebsleitung.

17.2.1 Patientenzentrierte Werteorientierung

Grundlegend für die Erarbeitung, Einführung und Durchführung eines Qualitätssicherungsprogrammes in der Pflege ist eine *patientenzentrierte Wertorientierung* der Pflegepersonen. Sie sehen den kranken Menschen als den Mittelpunkt ihrer beruflichen Arbeit; sie möchten ihn optimal versorgen und für ihn ein Umfeld schaffen, in dem er seinen Krankenhausaufenthalt möglichst angenehm und komplikationslos erleben kann. Vor diesem Hintergrund geschieht Pflegequalitätskontrolle nicht im Sinne negativ verstandener Kontrolle, sondern im positiv verstandenen Bestreben, eventuelle Schwachstellen in der Pflege zu finden und diese aufzuarbeiten, um damit die Pflegequalität zu steigern (Kellnhauser 1993, S. 245). Allerdings müssen die Pflegenden für die schriftlich fixierte Standardisierung der Pflegemaßnahmen, deren Qualitätsbeurteilung – und wenn nötig auch -verbesserung – viel Engagement mitbringen und entsprechend viel Bearbeitungszeit einplanen.

Die Wertorientierung, auf der die Merkmale der Pflegequalität nach Shaw basieren, ist stärker auf die gesellschaftliche Ebene ausgerichtet und berücksichtigt die gesellschaftlichen Rahmenbedingungen der Pflege.

Entscheidende Merkmale der Pflegequalität nach Shaw sind folgende:

- Pflege soll *angemessen* sein, d. h., die Pflegedienstleistung entspricht den aktuellen Bedürfnissen der Bevölkerung oder des Individuums,
- Pflege soll *akzeptiert* werden, d. h., Pflegedienstleistungen werden so ausgeführt, dass vernünftige Erwartungen von Patienten, Pflegepersonen und Gesellschaft erfüllt werden,
- Pflege soll *effektiv* sein, d. h., der beabsichtigte Nutzen für den Einzelnen und für die Bevölkerung wird erreicht,
- Pflege soll *effizient* sein, d. h., die zur Verfügung stehenden Mittel werden nicht auf eine Dienstleistung oder einen Patienten verwendet, wenn diese für andere wichtiger sind,
- Pflege soll *gerecht* sein, d. h., Pflege steht gleichberechtigt für die ganze Bevölkerung zur Verfügung,
- Pflege soll *zugänglich* sein, d. h., die Pflegedienstleistung wird nicht durch unangemessene Begrenzung von Zeit oder Entfernung eingeschränkt.

In einigen Fällen wird der Grad der Pflegequalität noch in den aus den 60er Jahren stammenden Stufenbegriffen der Kaderschule des Schweizerischen Roten Kreuzes

- optimale Pflege,
- angemessene Pflege,
- sichere Pflege und
- gefährliche Pflege

angegeben. Ihre Aussagekraft ist jedoch sehr eingeschränkt, weil den einzelnen Stufen meist – anderes als in einem Pflegestandard – keine genauen Pflegeinhalte zugewiesen wurden. Die „Messlatte" fehlt. Die Einstufung wird von den einzelnen Pflegepersonen deshalb eher intuitiv und individuell vorgenommen. Die Frage „Wie soll die anzustrebende qualitativ hochwertige Pflege konkret aussehen?" bleibt dabei nicht selten unbeantwortet. Es besteht die Gefahr, dass damit bestehende Qualitätsmängel zugelassen und legitimiert werden. Aus diesem Grund ist die Anwendung von Pflegestandards zur Beurteilung der Pflegequalität in jedem Fall vorzuziehen.

17.2.2 Vorteile für Patienten und Pflegende

Die Anwendung von Pflegestandards und die Durchführung einer Pflegedokumentation, die sich an Pflegeproblemen bzw. -diagnosen orientiert, ermöglicht es, die *Effektivität* der pflegerischen Arbeit einzuschätzen. Effektiv ist eine Pflegehandlung nur, wenn durch sie der angestrebte Nutzen tatsächlich erreicht wird. Beispiele für ineffektive Pflegehandlungen sind die sog. Pflegerituale, die aus Tradition vollzogen werden, obwohl deren Nutzen nie nachgewiesen wurde (z. B. täglicher Stecklakenwechsel aus hygienischen Gründen oder Einreiben mit Franzbranntwein zur Pneumonieprophylaxe). Allerdings können Maßnahmen der Qualitätssicherung, wie z. B. das Erstellen von Pflegestandards, niemals eine wissenschaftlich fundierte Pflegeforschung (S. 240) ersetzen.

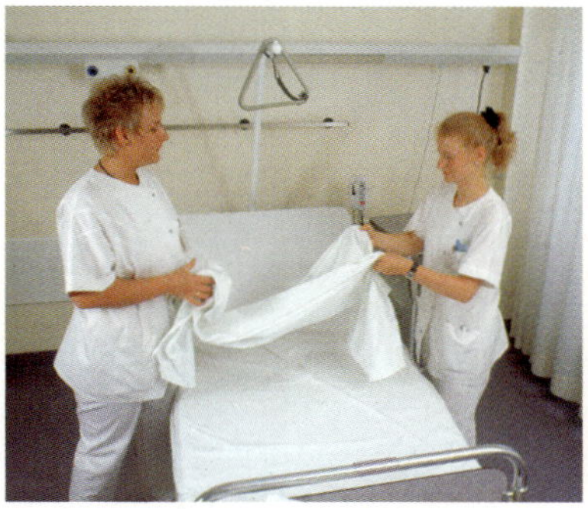

Der tägliche Stecklakenwechsel oder auch dessen genereller Einsatz ist ein Pflegeritual, das erst im Rahmen der finanziellen Knappheit überdacht wurde

Aus der schriftlichen Festlegung der Pflegeinhalte ergeben sich positive Nebeneffekte: Die *Kommunikation* mit fachfremden Stellen, z. B. der Verwaltung, wird erleichtert. Es gelingt dem Pflegedienst besser, sich gegenüber der Betriebsleitung in seiner tatsächlichen Rolle, nämlich als wichtiger Leistungserbringer und nicht als „Hauptkostenverursacher" darzustellen. Es kann ein inhaltlich differenziertes Leistungsprofil der Pflegeberufe erstellt werden, welches dann unter Kostengesichtspunkten beleuchtet wird. Dadurch wird deutlich, welche Rahmenbedingungen nötig sind, um eine hohe Pflegequalität zu erreichen und beizubehalten (Hasenfuss 1996, S. 37).

Die Reflexion und Diskussion der Pflegepersonen über die tägliche Arbeit und den Arbeitsablauf, die z. B. durch die Erstellung von Pflegestandards entsteht, führt zu mehr Interesse an Fort- und Weiterbildung (**Abb. 17.2**), weil eventuelle Wissensdefizite erkannt werden und die Pflegepersonen diese aufarbeiten möchten. Eine Folge der Aktualisierung des

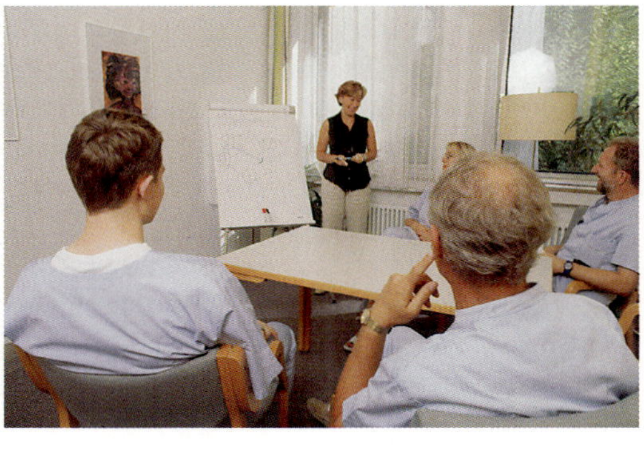

Abb. 17.2 Stationsinterne Weiterbildung. Die Weiterbildungen finden wöchentlich immer zur gleichen Zeit statt. Jeweils eine Kollegin oder ein Kollege bereitet sich auf ein Thema vor, das auf der Station von aktuellem Interesse ist

beruflichen Wissens ist meist die Erhöhung des beruflichen Selbstwertgefühls. Des Weiteren steigt das Interesse an angewandter Pflegeforschung und deren Ergebnissen. Darüber hinaus wird durch Standards die Kontinuität der Pflege trotz des Schichtdienstes und in Urlaubszeiten gewährleistet. In der Summe ist eine allgemeine Steigerung der *Pflegekompetenz* zu erwarten.

Alle vorgenannten Vorteile gewinnen jedoch nur vor dem Hintergrund des *Patientennutzen* an Sinn.

Merke
Letztendlich profitiert immer der Patient direkt oder indirekt von Maßnahmen zur Sicherung der Pflegequalität.

Pflegeforschungsergebnisse aus den Niederlanden zeigen auf, dass sich mit einer verbesserten Arbeitsweise der Pflegepersonen auch das Wohlbefinden der Patienten vergrößerte (Giebing 1991, S. 2).

17.2.3 Einschränkungen aufgrund der Rahmenbedingungen

Wie intensiv ein Programm zur Qualitätssicherung in der Pflege entwickelt, durchgeführt und kontrolliert wird, orientiert sich immer an den personellen und finanziellen Ressourcen einer Einrichtung. Das heißt einerseits, dass kontinuierlich genug Geld, z. B. für Fortbildung des Personals, zur Verfügung gestellt werden muss, und andererseits muss die Motivation der Pflegepersonen für das Programm aufrechterhalten bleiben. Dies ist oft nicht ganz einfach, weil die lückenlose Dokumentation der Pflegetätigkeiten sehr viel Zeit kostet.

Lerntipp
Auf den ersten Blick mag es scheinen, dass die viele „Schreiberei" Ihnen die Zeit für Ihre Patienten stiehlt. Machen Sie sich jedoch bewusst, dass die „Schreiberei" zu Recht mit dem Ziel gefordert wird, die Pflegequalität zum Nutzen der Patienten zu erhöhen.

Ein weiterer bedenkenswerter Punkt ist die Empfindung einiger Pflegepersonen, die sich durch die Standards und die lückenlose Dokumentation reglementiert und kontrolliert fühlen. Diese Einstellung ist deshalb nicht haltbar, weil auch innerhalb der Standards reichlich Raum für eigene Kreativität bleibt.

Wenn man die positiven und negativen Aspekte der Qualitätssicherung einander gegenüberstellt, so wird deutlich, dass für die Patienten und für die Pflegepersonen überwiegend Vorteile entstehen. Zusammenfassend lässt sich sagen, dass sich Qualitätssicherung in der Pflege im Wesentlichen auf der institutionellen und auf der personellen Ebene bewegt: Die Institution muss die Rahmenbedingungen dafür schaffen, und die Pflegepersonen müssen über Motivation und Know-how verfügen.

17.3 Schritte der Qualitätssicherung

Die Schritte der Qualitätssicherung ähneln sehr stark denen des Pflegeprozesses (S. 125), weil es sich in beiden Fällen um ein systematisch-analytisches Vorgehen zur Problemlösung handelt. Die einzelnen Schritte der Pflegequalitätssicherung stehen miteinander in Wechselwirkung. Sie sind in **Abb. 17.3** dargestellt und sollen im Folgenden anhand eines Beispiels verdeutlich werden.

Beispiel
1. Schritt. Die Pflegepersonen der Station F möchten ihren Patienten trotz zum Teil einschränkender Rahmenbedingungen (u. a. aufgrund von Personalmangel) eine qualitativ hochwertige Pflege gewährleisten.

2. Schritt. Sie treffen sich wöchentlich zur Teambesprechung, bei der aktuelle Probleme aufgegriffen werden. In letzter Zeit mussten aufgrund von ärztlichen Anordnungsänderungen häufig bereits gerichtete Medikamente verworfen werden.

3. Schritt. Ziel der Pflegepersonen ist es, mit Medikamenten sachgerecht (Lagerung von Arzneimitteln, 5-R-Regel, Kap. 25.4) und ökonomisch umzugehen.

4. Schritt. Zurzeit richtet die Nachtschwester am Vorabend alle Medikamente für den Folgetag. Die Pflegepersonen des Tagdienstes können die Medikamente dann zeitsparend austeilen. Eine Überprüfung der Medikamente findet nicht mehr statt. Nach

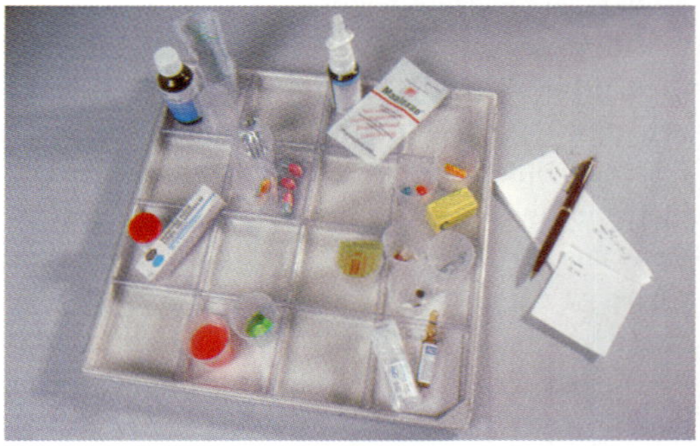

der ärztlichen Visite am Vormittag müssen oft Tabletten und Tropfen für mittags, abends und nachts neu gerichtet werden.

5. Schritt. Zur Prüfung des Sachverhaltes ziehen die Pflegepersonen zwei Pflegelehrbücher und einen Artikel aus einer Fachzeitschrift zu Rate. Sie stellen dabei fest, dass das Richten der Medikamente am Vortag nicht sachgerecht ist, weil diese ab dann nicht mehr richtig gelagert sind (stärkerer Einfluss von Licht, Luftsauerstoff und -feuchtigkeit). Die Wirksamkeit kann dadurch herabgemindert sein. Darüber hinaus kann die Pflegeperson, die ein Medikament an den Patienten ausgibt, nicht sicher sein, dass es das richtige Medikament ist, weil sie es nicht selbst gerichtet und überprüft hat. Daraus können sich schwerwiegende Nachteile für den Patienten ergeben, aber auch für die Pflegeperson, die sich rechtlich auf unsicherem Boden befindet. Des Weiteren erkennt das Pflegeteam, dass die aktuelle Vorgehensweise nicht ökonomisch ist. Teure Medikamente müssen weggeworfen werden, und zeitsparend ist das jetzige Vorgehen auch nicht, weil oft nachgearbeitet werden muss.

6. Schritt. Die Pflegepersonen der Station F sehen ein, dass eine Änderung im Umgang mit Medikamenten notwendig ist. Sie beschließen, dass in Zukunft jede Pflegeperson die Medikamente für ihre Patienten (Bereichspflege) jeweils unmittelbar vor den Ausgabezeiten richtet und verteilt. Mit der Nachtschwester wird besprochen, welche Tätigkeit sie ersatzweise übernehmen kann.

7. Schritt. Es wird beschlossen, die neue Vorgehensweise eine Woche wie geplant auszuführen, und falls nötig, erst nach der nächsten Teambesprechung Änderungen aufzunehmen. Nach weiteren zwei Wochen der Bewährung soll die neue Vorgehensweise als verbindlich gelten.

8. Schritt. Zu den angegebenen Zeiten trifft sich das Team erneut. Bei der Besprechung wird bemängelt, dass kurz vor den Ausgabezeiten immer drei Pflegepersonen gleichzeitig Medikamente richten. Die Fehlerquote war recht hoch, weil es zu häufigen Unterbrechungen durch Telefon und Patientenklingeln kam. Daraufhin beschließt das Team, dass die einzelnen Pflegepersonen einer Schicht zeitgestaffelt vor den Ausgabezeiten die Medikamente jeweils für ihre Patienten richten. Die Patienten der Pflegeperson, die gerade Medikamente richtet, werden so lange von den übrigen Pflegepersonen mitbetreut. Gleiches gilt für die Gesprächsentgegennahme am Telefon. Das Beispiel macht deutlich, wie stark die drei Qualitätsaspekte der pflegerischen Berufsausübung (S. 249) beteiligt sind: Es geht nicht nur um die korrekte Technik des Medikamentenrichtens, sondern auch um die Einstellung der Pflegepersonen und um die Organisation des Pflegedienstes. Darüber hinaus wird deutlich, dass Qualitätssicherungsmaßnahmen nicht gleich beim ersten Mal erfolgreich sein müssen; oft muss nachgearbeitet werden.

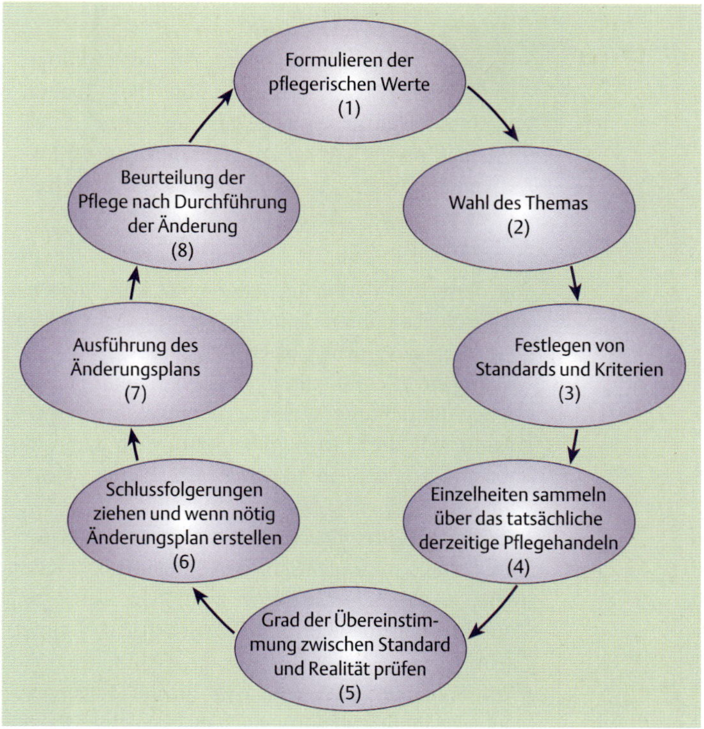

Abb. 17.3 Schritte des Prozesses zur Qualitätssicherung in der Pflege (modifiziert nach Norma Lang). Die Ziffern in Klammern beziehen sich auf das Beispiel im Text

> **Lernaufgabe**
> Diskutieren Sie gemeinsam mit anderen Schülern Ihrer Station, welches Pflegethema für eine Änderung in Frage kommen könnte. Wie würden Sie vorgehen? Besprechen Sie Ihren Plan mit Ihrem Mentor.

17.4 Instrumente der Pflegequalitätssicherung

Abb. 17.1 zeigt die wesentlichen Instrumente der Qualitätssicherung in der Pflege. Im Folgenden werden die einzelnen Instrumente und deren Anwendungsmöglichkeiten näher erläutert.

17.4.1 Pflegestandards

Pflegestandards sind das Fundament jeglicher Qualitätssicherung in der Pflege. Sie dienen sowohl der Qualitätsverbesserung als auch -sicherung, indem sie ein Leistungs- und Qualitätsniveau festlegen.

Definition

Ein Pflegestandard ist „eine gültige, präzise Richtlinie für die Qualität eines bestimmten Aspektes der Pflege. Diese Richtlinie enthält Kriterien, mit denen die Effektivität dieses Aspektes evaluiert [bewertet] werden kann" (Kellnhauser 1993, S. 245).

In dieser auf den ersten Blick recht komplizierten, jedoch gehaltvollen Definition werden sehr wichtige Punkte angesprochen (Sperl 1996, S. 35 f.):

Gültigkeit. Pflegestandards müssen in einer pflegerischen Einrichtung verbindlich eingeführt werden, damit jede dort tätige Pflegeperson sich daran halten muss und nicht tun und lassen kann, was sie möchte.

Präzision. Hinter diesem Begriff verbirgt sich zweierlei. Erstens muss der Standard eindeutig formuliert sein, zweitens muss seine inhaltliche Festlegung durch Pflegeforschung wissenschaftlich fundiert sein.

Richtlinie. Ein Standard ist zwar für die Pflegepersonen verbindlich, er darf jedoch nicht zu einer starren Hülse werden. Das bedeutet, dass eine Pflegeperson zuerst immer von der im Standard genannten Methode ausgehen muss. Wenn sie aber feststellt, dass diese Methode im Einzelfall für einen bestimmten Patienten nicht geeignet ist, so darf und muss sie – dies auch begründend – vom Standard abweichen. Auf diese Weise ist trotz „Standardisierung" individuelle Pflege möglich.

Aspekte der Pflege. Hier wird ersichtlich, dass der große Komplex Pflege in kleinere und kleinste Einzelaspekte unterteilt werden kann. Jeder einzelne Aspekt ist beschreibbar und praktizierbar. Der Begriff macht auch deutlich, dass es dabei verschiedene Betrachtungsweisen gibt.

Evaluation. Evaluation bedeutet Bewertung; es geht um die Erfolgskontrolle. Im Standard muss festgelegt sein, unter welchen Umständen und mit welchem Ergebnis er mit Erfolg angewendet wurde. Der Standard beschreibt mögliche Vorgehensweisen bei Nichterfolg.

Pflegestandards legen immer das *angestrebte* Qualitätsniveau fest (**Tab. 17.1**). Es ist nicht wünschenswert und in vielen Fällen gefährlich, die im Standard beschriebene Pflegequalität an den Bedürfnissen und Möglichkeiten der Pflegepraxis zu orientieren, wie im folgenden Beispiel skizziert: Bei Patienten mit Nahrungskarenz wird nur einmal täglich Mundpflege durchgeführt (... weil zu mehr keine Zeit/kein Personal da ist). Ein Standard muss wissenschaftlich fundiert sein und optimale Ziele und Methoden vorschreiben, deren Nichterreichung bzw. Nichtdurchführung zu Pflegemissständen und -fehlern führt.

Tabelle 17.1 Pflegestandard für die Durchführung einer subkutanen Heparininjektion. Er beinhaltet sowohl Elemente zur Struktur- als auch zur Prozess- und Ergebnisqualität der Pflegemaßnahme (nach Schäffler u. a.)

Heparininjektion

Der Patient/die Patientin:
- Möchte über Notwendigkeit und Durchführung der Maßnahme informiert werden
- Eine schmerzfreie, komplikationslose (keine Hämatome) Injektion erfahren
- Nur solange wie nötig Heparin erhalten
- Nachts ungestört schlafen

Pflegeziele:
- Die Patientin/der Patient ist über die Notwendigkeit und Durchführung informiert
- Die Patientin/der Patient erfährt eine schmerzlose Injektion
- Eine Abnahme des Thromboserisikos wird dem Arzt berichtet, sodass über ein Absetzen der Heparininjektionen entschieden werden kann
- Die Injektionszeiten richten sich nach den Ruhezeiten

Pflegemittel:
Tablett, Heparinstechampullen mit Spike (im Kühlschrank gelagert, mit Datum des ersten Anbruchs versehen), nach Anbruch sieben Tage haltbar, Heparinspritzen mit I.E.-Skalierung, Subkutankanüle 0,45 × 12 (brauner Konus), sterilisierte Tupfer, Kanülenabwurfbox, Hautdesinfektionsmittel

Pflegemaßnahmen:
- 5-R-Regel beachten
- Hygienische Händedesinfektion durchführen → Standard
- Injektionslösung steril aufziehen
- Patienten informieren
- Injektionsstelle aussuchen (nur Bauch oder Oberschenkel)
- Haut nach Standard („sprühen – wischen – 30 s warten") desinfizieren
- Mit Daumen und Zeigefinger eine Hautfalte bilden und halten, senkrecht in diese Falte einstechen, nicht aspirieren, injizieren
- Nadel nach Injektion herausziehen, Bauchfalte loslassen
- Kanüle im Abwurf entsorgen, nicht in die Hülle zurückstecken
- Bei Blutungen Heftpflasterverband anlegen
- Material entsorgen
- Maßnahme mit Handzeichen und Uhrzeit dokumentieren

Pflegepersonen:
Krankenschwester, Krankenpfleger, Schüler nach besonderer Anleitung

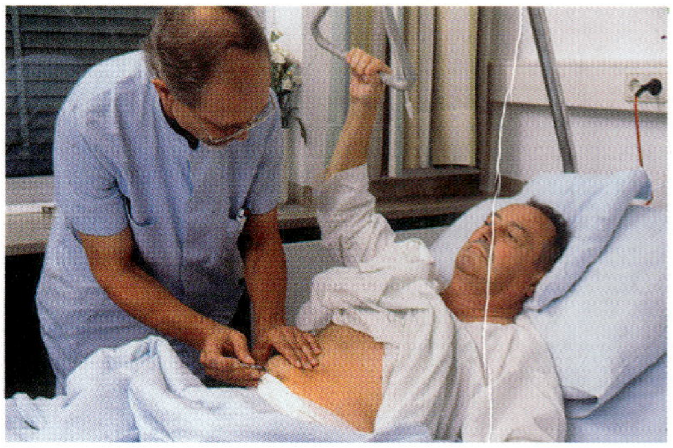

Vorteile für die Pflegepersonen

Die Vorteile der Anwendung von Pflegestandards für die Patienten liegen auf der Hand: Sie erhalten angemessene, individuelle und nach wissenschaftlich fundierten Standards ausgerichtete Pflege. Für die professionellen Pflegepersonen stellen Pflegestandards nach der Erarbeitungsphase eine erhebliche Arbeitserleichterung dar.

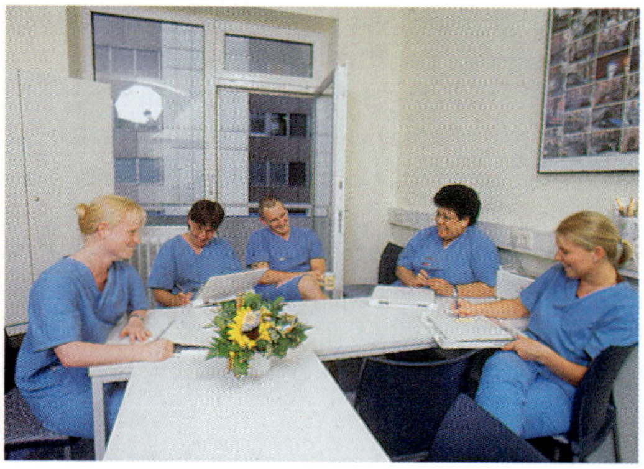

Vereinfachung der Dokumentation. Man muss nicht mehr jede einzelne Pflegetätigkeit dokumentieren; oft reicht das Kürzel „n. S." (nach Standard). Dies gilt auch für umfangreiche Standardpflegepläne für Patienten mit komplexen Krankheitsbildern. Die Dokumentation wird dadurch einfacher und zugleich exakter.

Größere Arbeitssicherheit. Die Pflegepersonen fühlen sich aufgrund wissenschaftlich fundierter Standards sicher bei ihrer Arbeit.

Schnellere Arbeitsabläufe. Viele Arbeitsabläufe sind in den Standards vorgeplant und können dadurch schnell und rationell durchgeführt werden.

Messbare Pflegeleistung. Art und Umfang von Pflegehandlungen werden durch Standards auch nach außen sichtbar und messbar. Pflegepersonen können exakt nachweisen, welche Pflegeleistung für eine qualitativ hochwertige Pflege nötig ist. Forderungen nach mehr Personal und besseren Arbeitsbedingungen können mit klaren Fakten begründet werden. Somit können Standards z. B. Grundlage für eine Personalbedarfsberechnung sein.

Effektive Praxisanleitung. Die praktische Krankenpflegeausbildung wird erheblich dadurch erleichtert, dass in der Schule und auf allen Pflegestationen die einzelnen Pflegemaßnahmen in der gleichen Art und Weise vermittelt und durchgeführt werden. Die Auszubildenden fühlen sich sicherer.

Arten der Pflegestandards

In der Pflege kommen im Wesentlichen drei Standardvarianten zum Einsatz: Struktur-, Prozess- und Ergebnisstandards.

■ Strukturstandards

Sie beziehen sich im weitesten Sinne auf die Organisation des Pflegedienstes. In einem Strukturstandard kann z. B. die Mindestanzahl der Pflegepersonen auf einer Station pro Schicht erfasst werden oder welche Tätigkeiten ausschließlich von Pflegepersonen ausgeführt werden dürfen. Weitere Kriterien können u. a. Hilfsmittel, bauliche Voraussetzungen, Personalqualifikation und das Angebot an Fort- und Weiterbildungsmöglichkeiten sein.

> **Definition**
> Der Strukturstandard gibt Antwort auf die Frage: Wer macht was wo und zu welcher Zeit?

■ Prozessstandards

Diese Standards beziehen sich auf die konkreten Pflegehandlungen während des gesamten Pflegeprozesses, also auf Informationserfassung, Problemdarstellung, Pflegezielsetzung und -planung, Durchführung, Patientenschulung und -beratung und erneute Pflegezielsetzung. Mit einem Prozessstandard wird festgelegt, welche Pflegeprozessqualität angestrebt wird und wie sie erreicht werden kann.

> **Definition**
> Ein Prozessstandard gibt Antwort auf die Frage: Wie und mit welchen Mitteln wird etwas gemacht?

■ Ergebnisstandards

Ergebnisstandards werden auch als *Outcome-Standard* bezeichnet. Sie beziehen sich auf das Resultat der pflegerischen Handlungen. Durch sie kann ermittelt werden, in welchem Ausmaß die angestrebten Pflegeziele erreicht wurden und weshalb sie ggf. nicht erreicht wurden.

> **Definition**
> Ein Ergebnisstandard gibt Antwort auf die Fragen: Wozu wird etwas gemacht? Welches Ergebnis soll damit erreicht werden?

■ Gleichzeitiges Vorkommen

Viele der Pflegestandards, die in Einrichtungen des Gesundheitswesens ausgearbeitet werden, enthalten gleichzeitig sowohl Struktur- als auch Prozess- und Ergebniskriterien (**Tab. 17.2**).

■ Einzelstandard, Standardpflegeplan, individueller Pflegeplan

Eine weitere Möglichkeit, Pflegestandards einzuteilen, besteht in der Unterscheidung von Einzelstandards, Standardpflegeplänen und individuellen Pflegeplänen.

Tabelle 17.2 Pflegestandard zur Durchführung einer Pflegeanamnese (erarbeitet vom Pflegedienst am Kantonsspital St. Gallen/Schweiz, Pflegegruppe der ORL-Klinik)

Thema: Eintritt eines Patienten auf der ORL-Klinik
Pflegeaktivität: Durchführen einer Pflegeanamnese
Zielbeschreibung: Die Pflegeperson erhält vom Patienten (evtl. von seiner Bezugsperson) persönliche Informationen, um eine den Bedürfnissen des Patienten angemessene und individuelle Pflege zu gewährleisten. Das Gespräch findet innerhalb der ersten zwei Tage nach Eintritt des Patienten statt

Strukturkriterien:
- Kardexblatt, schriftlicher Pflegeapparat von Pflege-/Altersheim
- Krankengeschichte, Bericht des einweisenden Arztes (das soziale Umfeld des Patienten entnehmen)
- ruhiger Ort für das Gespräch

Prozesskriterien:
- Die Pflegeperson stellt sich als Bezugsperson vor.
- Sie nennt den Grund des Gesprächs.
- Die Pflegeperson vereinbart mit dem Patienten und evtl. seiner Bezugsperson den Ort und Zeitpunkt des Erstgespräches.
- Die Pflegeperson befragt den Patienten/die Bezugsperson über
- frühere Krankenhausaufenthalte des Patienten,
- soziales Umfeld (Bezugspersonen, Beruf, Zivilstand),
- Wohnverhältnisse (Erreichbarkeit, Treppe? Lift?),
- Freizeitgestaltung (Hobbys, Tagesrhythmus),
- spezielle Gewohnheiten (z. B. in Bezug auf die Ernährung ...),
- Lebensaktivitäten (schlafen, sich bewegen, essen und trinken, ausscheiden, atmen, kommunizieren, Sinn finden, für Sicherheit sorgen),
- Selbstständigkeitsgrad bzw. Einschränkungen des Patienten und daraus resultierende Pflegebedürfnisse,
- Hilfsmittel (z. B. Brillen, Kontaktlinsen, Gehhilfen ...),
- Hilfsbedürftigkeit vor Krankenhauseintritt (Spitex/soziale Dienste, Bezugspersonen),
- Wünsche und eventuelle Ängste,
- Bedeutung der jetzigen Krankheit für den Patienten,
- Vorstellungen des Patienten zu Fragen der Rehabilitation (wozu muss der Patient in der Lage sein, damit er zu Hause wieder zurechtkommt, spezielle Ziele?).
- Die Pflegeperson vermerkt in der Pflegedokumentation die erhaltenen Informationen.

Ergebniskriterien:
- Das Gespräch findet innerhalb der ersten zwei Tage nach Eintritt statt.
- Die Pflegeperson erhält ein umfassendes Bild der Situation des Patienten.

Patientin injiziert sich das Insulin mit einem Pen

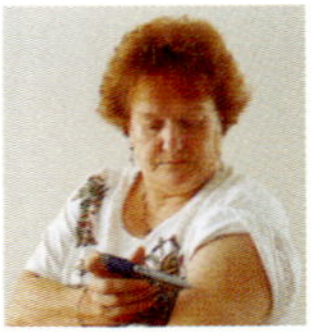

Einzelstandard. Er bezieht sich auf den Ablauf einer bestimmten Pflegehandlung, z. B. Mundpflege oder Heparininjektion (**Tab. 17.1**).

Standardpflegeplan. Er beschreibt die Vorgehensweise der Pflege bei bestimmten Pflegediagnosen, Erkrankungen oder anderen pflegerisch relevanten Symptomenkomplexen, wie z. B. Pflege eines Patienten mit Herzinfarkt.

Individueller Pflegeplan. Er wird für einen bestimmten Patienten erstellt. Hier wird festgehalten, welche Einzelstandards und welche Standardpflegepläne bei diesem Patienten Anwendung finden und welche Abweichungen von den Standards aus welchen Gründen geplant und durchgeführt wurden.

Risiken von Pflegestandards

In den meisten Pflegeeinrichtungen haben Pflegestandards den Charakter einer Dienstanweisung. Hieraus entsteht das Risiko, dass einzelne Pflegepersonen sich in falscher Sicherheit wiegen und meinen, wenn sie strikt nach Standard vorgingen, leisteten sie qualitativ hochwertige Pflege. Es passiert dann leicht, dass Pflegeprobleme eines Patienten, die über den Pflegestandard hinausgehen, nicht erfasst werden oder dass im Standard aufgeführte Pflegemaßnahmen aufgrund zusätzlicher Pflegeprobleme bei diesem einen Patienten kontraindiziert sind.

Merke

Stets ist die Pflegeperson für die Einschätzung des individuellen Pflegebedarfs eines Patienten verantwortlich. Diese Verantwortung kann Sie nicht an den Standard abgeben.

17.4.2 Pflegediagnosen, Pflegedokumentation und Kontrolle der Pflegequalität

Die Erstellung von Pflegediagnosen und die Dokumentation von Pflegehandlungen und pflegerischen Arbeitsabläufen sind wichtige Instrumente der Qualitätssicherung. Sie finden beide pflegeprozessbegleitend statt und werden daher im Kapitel „Pflegeprozess", S. 125, näher erläutert.

Zur **Kontrolle der Pflegequalität,** einem Teilaspekt der Qualitätssicherung, sind Pflegestandards (u. a. beruhend auf Pflegediagnosen) und Pflegedokumentation zwingend erforderlich. Im Pflegestandard werden die Ziele der pflegerischen Behandlung festgelegt, und aus der Pflegedokumentation muss erkennbar sein, ob, inwieweit und wann diese Ziele erreicht wurden.

Soll ein Patient z. B. bis zu seiner Entlassung lernen, seine Insulininjektion mittels Pen selbst durchzuführen (Ziel), dann muss man aus der Pflegedokumentation erkennen, in welchen zeitlichen Abständen und auf welche Weise die Pflegepersonen ihm diese Fertigkeit vermittelt haben. Außerdem müssen aus der Pflegedokumentation die Fortschritte des Patienten erkennbar sein, damit der Erfolg der pflegerischen Leistung, also die Pflegequalität nachgewiesen werden kann (Kellnhauser 1993).

Zur **Ermittlung der Pflegequalität** gibt es mehrere Möglichkeiten. Sie kann z. B. bei einem Patienten bereits während des Krankenhausaufenthaltes durchgeführt werden. Defizite in der Pflege können dadurch meist kurzfristig beseitigt werden.

Lernaufgabe

Wählen Sie einen Ihrer Patienten aus, und führen Sie einen Vergleich zwischen einem für ihn relevanten Pflegestandard und seiner aktuellen Pflegedokumentation durch. Finden Sie Differenzen? Können die Differenzen Ihrer Meinung nach behoben werden; wenn ja, wie? Sprechen Sie mit Ihrer Mentorin darüber.

Des Weiteren kann die Pflegequalität auch retrospektiv ermittelt werden. Meist untersucht man hierzu eine Gruppe bereits entlassener Patienten mit ähnlichem Krankheitsbild. Die qualitätsbeauftragte Pflegeperson – es kann aber auch eine ehemals mit der Pflege dieser Patienten befasste Pflegeperson sein – vergleicht die Pflegedokumentation der Patientengruppe mit den relevanten existierenden Pflegestandards. Sie kann so evtl. Differenzen zwischen Pflegezielen und Pflegeerfolgen feststellen, das Ergebnis statistisch aufbereiten und an die Pflegedirektion weiterleiten.

Dieses Ergebnis ist die Grundlage für eine Verbesserung der Pflegequalität. Weitere Instrumente der Pflegequalitätsmessung sind z. B. Quality Patient Care Scale (Qualpacs), Rush Medics und Nursing Audit by Phaneuf. Sie stammen aus dem angloamerikanischen Sprachraum und sollen an dieser Stelle nicht weiter erläutert werden.

17.4.3 Pflegevisite

Die Pflegevisite dient den Pflegenden als Instrument zur Einschätzung und Kontrolle der Pflegequalität. Gleichzeitig bietet die Pflegevisite die Möglichkeit, den Patienten direkt in die Pflege bzw. den Pflegeprozess mit einzubeziehen.

Definition

Bei der Pflegevisite handelt es sich um regelmäßig stattfindende Gespräche zwischen den betreuenden Pflegepersonen und dem Patienten. In einigen Kliniken werden weitere Mitarbeiter wie z. B. Stationsleitung, Pflegeexpertin, Physiotherapeutin oder Pflegedienstleiterin hinzugezogen. In dem Gespräch geht es im weitesten Sinne um den Pflegeverlauf, rückblickend und für die weitere Planung (**Abb. 17.4**).

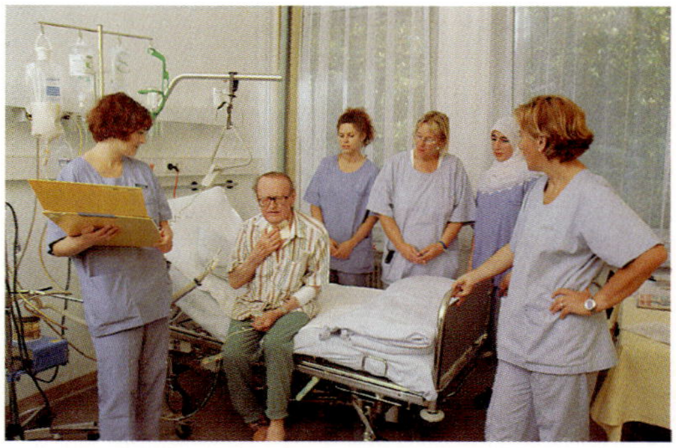

Abb. 17.4 Pflegepersonen während der Pflegevisite beim Patienten. In diesem Bild nimmt eine Praxisanleiterin mit zwei Schülerinnen teil, ansonsten sollten höchstens drei Pflegepersonen anwesend sein. Insbesondere bei längeren Visitengesprächen mit Patienten oder bei speziellen Problemen ist es ratsam, dass sich zumindest eine Pflegeperson räumlich auf die Höhe des Patienten begibt, sich z. B. auf einen Stuhl am Bettrand setzt. Damit wird verhindert, dass sich der Patient übergangen oder von oben herab behandelt fühlt

Ziele der Pflegevisite

- Der Patient soll gezielt in die Pflege miteinbezogen werden. Seine Ressourcen können so besser erfasst und Informationen direkt vermittelt werden. Der Patient fühlt sich ernst genommen und ist motiviert, da er aktiv am Geschehen beteiligt und nicht mehr nur passiver Pflegeempfänger ist.
- Die Wirksamkeit der Pflege soll durch die Pflegevisite laufend überprüft und bewertet werden.
- Pflegerische Fragen oder Fragen des Patienten können im Beisein aller Beteiligten schnell geklärt werden.

Pflegevisiten sollen regelmäßig durchgeführt werden. Die Häufigkeit und die Intensität sind von den anstehenden Pflegeproblemen abhängig. Die beiden genannten Kriterien sollten von den Pflegenden aus arbeitsorganisatorischen Gründen festgelegt werden. Um die Effektivität der Pflegevisite zu erhöhen, ist es sinnvoll, sich einen Katalog mit Standardfragen für die Pflegevisite auszuarbeiten.

Standardfragenkatalog für die Pflegevisite

- Wie ist das aktuelle Befinden des Patienten?
- Welche Pflegeprobleme stehen im Vordergrund?
- In welchem Umfang wurden Teilziele erreicht?
- Welche Pflegemaßnahmen werden beibehalten? Wo sind neue Ansätze notwendig?
- Welche neuen Teilziele müssen formuliert werden?
- Sind spezielle Interventionen nötig, z. B. Stomaberatung, Ernährungsberatung?

Die aufgeführten Fragen können erweitert werden und dienen lediglich als Gedächtnisstütze. Sie sollen nicht einzeln abgefragt werden. Berücksichtigen Sie dabei immer die aktive Einbeziehung des Patienten und/oder seiner Angehörigen.

Notwendige Rahmenbedingungen

Damit die Ziele der Pflegevisite erreichbar sind, müssen einige Rahmenbedingungen erfüllt sein. Eine wichtige Voraussetzung ist die *Bereichspflege* (Gruppenpflege oder Primary Nursing sind vorteilhaft); in die reine Funktionspflege ist das patienten- und res-

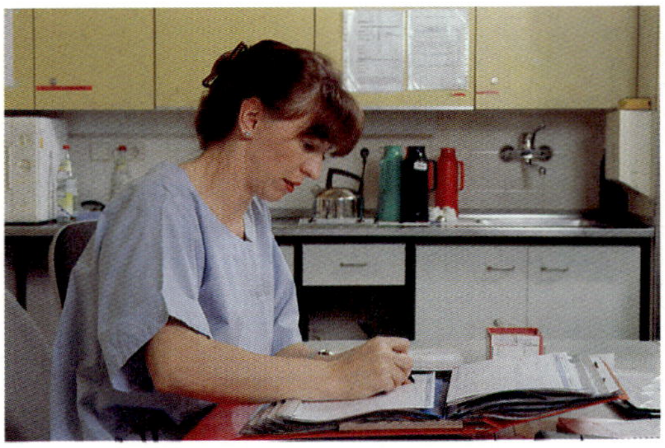

Die Pflegedokumentation ist eine originäre Aufgabe der Pflege. Jede Pflegeperson sollte sich darin üben, kurz, knapp und präzise zu formulieren

sourcenorientierte Pflegeverständnis, das der Pflegevisite zugrunde liegt, nicht unterzubringen. Eine weitere Voraussetzung ist eine fachgerechte *Pflegedokumentation.* Sie bildet bei der Pflegevisite die Grundlage für die Beurteilung der Pflegeverlaufsentwicklung. Darüber hinaus ist es hilfreich, die Pflegevisite zeitlich fest im Tagesablauf der Station zu verankern und eine Mindestbesetzung hinsichtlich der Pflegepersonen zu definieren. Fortbildungsmaßnahmen zum Thema Pflegevisite vermitteln den Pflegepersonen die notwendigen theoretischen Kenntnisse und können helfen, die Motivation zu steigern.

Organisatorischer Ablauf der Pflegevisite

Die Pflegevisite gliedert sich in drei Bestandteile:
- die Vorbesprechung,
- die Visite mit Gesprächsbeteiligung von Pflegepersonen, Patient und ggf. von Angehörigen,
- die Nachbesprechung.

In der Vorbesprechung wird festgelegt, welche Fragen zu klären sind bzw. welche Themen beim Patienten nicht angeschnitten werden sollen, z.B. das Ergebnis der Biopsie eines Tumorpatienten, der noch nicht ärztlich über die Diagnose aufgeklärt wurde.

Im Gespräch mit dem Patienten findet ein gegenseitiger Informationsaustausch statt. Dieser sollte möglichst störungsarm ablaufen.

Uwe Klein Krankenpfleger

Praxistipp

Bringen Sie außen an der Tür des Patientenzimmers, in dem gerade die Pflegevisite stattfindet, ein Schild mit folgender Aufschrift an: *Pflegevisite. Tür bitte nur in dringenden Fällen öffnen!* Achten Sie während des Gespräches auf das Sprachniveau des Patienten und gehen Sie darauf ein. Betonen Sie Gemeinsamkeiten bei den Zielen und Wünschen des Patienten und der Pflegepersonen.

Das Ziel der Nachbesprechung ist die Ergebnissicherung. Reflektieren Sie dabei den Ablauf der Pflegevisite und dokumentieren Sie evtl. geplante Veränderungen in Bezug auf Pflegepläne oder Hilfsmitteleinsatz. Verständigen Sie ggf. auch andere in der Einrichtung tätige Berufsgruppen, z.B. den Arzt oder die Diätassistentin.

Die Pflegevisite verläuft immer in erster Linie mit dem Ziel der pflegerischen Qualitätssicherung. Dennoch wird gleichzeitig ein für die Pflegepersonen positiver Nebeneffekt erreicht: Die anderen Berufsgruppen, die in der Einrichtung tätig sind, aber auch Patienten und Angehörige erkennen, dass Pflege wissenschaftlich begründet, patientenorientiert und fachkompetent durchgeführt wird.

17.4.4 Patientenfragebogen

Die Qualität der Patientenversorgung hängt entscheidend von der Pflegequalität ab. Die Pflegequalität wiederum wird entscheidend durch die Handlungsabläufe im Pflegeprozess bestimmt. Aus diesem Grund fällt die Gesamtbeurteilung der Pflegequalität in den ausschließlichen Kompetenzbereich von ausgebildeten Pflegepersonen. Fachfremde oder Laien können spezifische pflegerische Handlungen oft nicht nachvollziehen und deswegen auch nicht beurteilen (Sperl 1996). So wird möglicherweise die Ehefrau eines Patienten mit Hemiplegie verärgert fragen, warum die Pflegepersonen den Fernseher ihres Mannes immer wieder auf die Seite des Zimmers platzieren, die auch der betroffenen Körperseite entspricht, obwohl er doch auf der gesunden Seite viel besser sehen kann (s. Hemiplegie, Kap. 43.1). Aus Laiensicht: schlechte Pflege.

Nichtsdestotrotz sind Meinung und Zufriedenheit der Patienten (auch ihrer Angehörigen) für die Qualitätsentwicklung in der Pflege von Bedeutung. Der Grad der *Patientenzufriedenheit* gibt Hinweise, wo aus Patientensicht „Pflegedefizite" bestehen. Die Hinweise helfen den Pflegepersonen, noch stärker *am Patienten orientiert* vorzugehen. Im oben aufgeführten Beispiel ist zwar die Pflegehandlung fachlich korrekt, es liegt aber ein Informationsdefizit seitens der Angehörigen vor. Beschwerden von Patienten oder Angehörigen über *scheinbare* Pflegedefizite können durch genauere Analyse von Seiten der Pflegepersonen verdeckte, tatsächliche Pflegedefizite aufdecken helfen.

Besonders effektiv ist die systematische Ermittlung der Patientenzufriedenheit mittels *Patientenfragebogen* (**Abb. 17.5**), der anonym von den Patienten ausgefüllt und in einen Briefkasten eingeworfen wird. Hierzu kann eine *einzelne Station* einen Fragebogen ausarbeiten und ausschließlich an Patienten dieser Station verteilen; der Fragebogen kann aber auch durch die *Pflegedienstleitung* herausgegeben und an alle Patienten der Einrichtung verteilt werden. Letzteres hat die Vorteile, dass mehr Patienten erreicht werden und z.B. auch Informationen von pflegefremden Bereichen (z. B. Verwaltung/Patientenaufnahme) gleichzeitig miterfasst werden können. Allerdings ist die Auswertung sehr viel aufwendiger als beim stationsbezogenen Fragebogen. Dieser hat jedoch den Vorteil, dass die Informationen ohne Umwege dorthin gelangen, wo sie benötigt werden: bei den Pflegepersonen auf der Station. Darüber hinaus bietet der stationsbezogene Fragebogen die Möglichkeit, speziellere Fragen zu stellen. So ist z. B. die Frage „Empfanden Sie die Bekämpfung der Übelkeit während Ihrer Chemotherapie als ausreichend?" für eine onkologische Station interessant, für eine unfallchirurgische Station hingegen nicht.

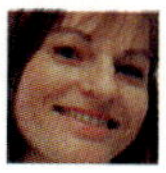

Fragebogen

1. Wie wurden Sie am ersten Tag aufgenommen? Wurden Ihre Ängste, Nöte, Befürchtungen und Fragen gehört? ....

   Möchten Sie uns von Ihrem ersten Eindruck etwas Besonderes mitteilen? ....

2. Wie fühlten Sie sich über den Stationsablauf informiert? (pflegebezogen) ....

3. Wie informiert fühlten Sie sich in Hinsicht auf Aufklärung von Untersuchungen (pflegebezogen), z. B. Operationsvorbereitung, sonstige Untersuchungen? ....

   Welche Möglichkeiten der Verbesserung gibt es? ....

4. Wie sind Sie mit der Zimmerpflege/patientenorientierten Pflege zufrieden? ....
   Konnten Sie Ihre betreuende Schwester bei Bedarf ansprechen?
   ☐ häufig ☐ oft ☐ selten ☐ nie

5. Wie beurteilen Sie die Räumlichkeiten? Haben Sie eventuell Verbesserungsvorschläge? ....

6. Wie beurteilen Sie die Sauberkeit/Hygiene auf der Station? ....

   Haben Sie eventuell Verbesserungsvorschläge? ....

7. Wie zufrieden sind Sie mit dem Beschäftigungsangebot der Station? ....

   Haben Sie eventuell Verbesserungsvorschläge? ....

8. Mussten Sie das Zimmer wechseln? Wenn ja, wie oft? ....

9. Wie schätzen Sie das Essen ein in Bezug auf Qualität, Verträglichkeit und Abwechslung? ....

10. Wie empfinden Sie die Qualität Ihrer Nachtruhe auf der Station? Bitte benennen Sie die häufigsten Störungen. ....

Vielen Dank für die Beantwortung der Fragen.

Abb. 17.5 Beispiel für einen stationsbezogenen Fragebogen zur Ermittlung der Patientenzufriedenheit (nach Moschall u. Skupin 1999)

⋯› Lernaufgabe
Überlegen Sie gemeinsam mit anderen Auszubildenden, wie ein Patientenfragebogen für Ihre Station aussehen sollte. Besprechen Sie den Fragebogen mit Ihrer Mentorin/Ihrem Mentor.

Mit dem Sammeln und Auswerten der Fragebogen sind bereits wichtige Schritte getan. Sie werden viele Anregungen erhalten, die Sie keineswegs als Beschwerden betrachten sollten. Der wichtigste Schritt ist die kreative Umsetzung der Verbesserungsvorschläge in der täglichen Pflegepraxis. Nur dann lässt sich die Patientenzufriedenheit tatsächlich steigern, und Ihr Krankenhaus erhält dadurch in Zeiten geringer werdender finanzieller Ressourcen möglicherweise einen Wettbewerbsvorteil, der mithilft, Ihren Arbeitsplatz zu sichern.

17.4.5 Qualitätszirkel

Der Pflegedienst arbeitet im Krankenhaus, aber auch in anderen Einrichtungen des Gesundheitswesens in enger Kooperation mit anderen Berufsgruppen und Abteilungen der Einrichtung. Dadurch entstehen abteilungsübergreifende Aufgaben. Aus diesem Grund ist in Bezug auf Qualitätssicherung ein gemeinsames Vorgehen in den jeweils betroffenen Abteilungen nötig. In diesem Sinne hat sich die Errichtung eines Qualitätszirkels bewährt.

⋯› Definition
Ein Qualitätszirkel ist ein interdisziplinärer Arbeitskreis für Qualitätssicherung. Ihm gehören Mitglieder aus allen Abteilungen eines Betriebes an. Daneben kann zusätzlich ein pflegeinterner Qualitätszirkel bestehen.

Im Qualitätszirkel wird *problemorientiert* vorgegangen. Das heißt, die einzelnen Mitglieder des Zirkels (**Abb. 17.6**) berichten über aufgetretene Qualitätsmängel in ihren jeweiligen Abteilungen und über evtl. Lösungsmöglichkeiten. Sind mehrere Abteilungen betroffen, wird nach einer gemeinsamen Lösung gesucht. Häufig behandelte Probleme sind z. B. die zeitgerechte Zulieferung von Patientenmahlzeiten auf den Stationen, Probleme mit nosokomialen Infektionen, der Umgang mit Abfall und die Koordinierung von Untersuchungen. Zu den Aufgaben der

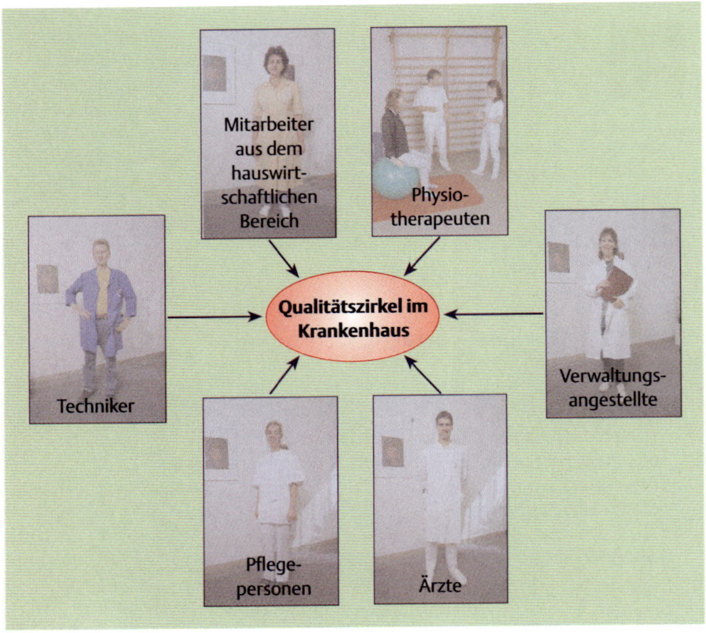

Abb. 17.6 Mögliche Mitglieder eines Qualitätszirkels im Krankenhaus

Mitglieder im Qualitätszirkel zählt auch die Weitergabe von Problemlösungen an die übrigen Mitarbeiter ihrer jeweiligen Abteilungen.

Der *gemeinsame* Versuch der Problemlösung, um den es in Qualitätszirkeln primär geht, führt zu einem besseren gegenseitigen Verständnis der einzelnen Abteilungen und deren spezifischen Probleme. Es entsteht eine größere Identifikation mit dem Gesamtbetrieb und eine größere Bereitschaft zu konstruktiver Zusammenarbeit. Beides wirkt sich auf Mitarbeiter wie auf Patienten positiv aus. Insbesondere Pflegepersonen haben in Qualitätszirkeln gute Möglichkeiten, Entscheidungen im Sinne der Patienteninteressen zu beeinflussen.

17.4.6 Fort- und Weiterbildung in der Pflege

In der Pflegepraxis haben sich die Anforderungen und Einsatzbereiche spezialisiert und vermehrt. Deshalb wurden teilweise neue Möglichkeiten zur Fort- und Weiterbildung geschaffen.

Ziel ist es, die Pflegequalität in diesen Bereichen zu sichern.

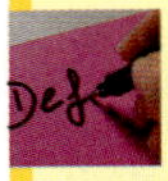

Definition

Mit dem Begriff *Fortbildung* bezeichnet man Maßnahmen, die der ständigen Aktualisierung des beruflichen Wissens einer Pflegeperson dienen (z. B. ein Bobath-Kurs). Bei einer *Weiterbildung* hingegen werden neue, spezielle Qualifikationen für ein bestimmtes Arbeitsfeld vermittelt (z. B. für den Operationsdienst oder zur Leitung einer Station).

Viele Krankenhausträger fordern inzwischen von jedem Mitarbeiter die regelmäßige Teilnahme an Veranstaltungen der innerbetrieblichen Fortbildung bzw. alternativ an externen Fortbildungsveranstaltungen. Ein wichtiges Ziel dabei ist es, die Pflegequalität auf der Basis aktueller pflegerischer Erkenntnisse ein gleichbleibend hohes Niveau zu sichern.

„Grundsätzlich muss (hier) festgestellt werden, dass auf die solide (...) Ausbildung in der Krankenpflege mehr Gewicht gelegt werden muss als bei den meisten Lehrlingen im Bereich der gewerblichen Wirtschaft. Es geht im Krankenhaus letztlich um mehr als z. B. eine ‚Fehlbuchung', die storniert werden kann: Menschen lassen sich nicht so schnell ‚stornieren'. Jeder Kunstfehler im Krankenhaus hat wesentlich ernstere Auswirkungen als in vielen anderen Ausbildungsbereichen." (Crusius u. a. 1974, S. 83)

Diese Aussage ist zwar schon über 20 Jahre alt, sie hat dadurch an Aktualität dennoch nichts eingebüßt. Sie lässt sich nicht nur auf die Pflegeausbildung, sondern gleichermaßen auf die Fort- und Weiterbildung in der Pflege beziehen. Die professionelle Pflege kann qualitativ nur so gut sein, wie es Pflegeaus-, -fort-, und -weiterbildung sind.

Die in den letzten Jahren und Jahrzehnten stetig gestiegenen Anforderungen an die Pflegeberufe haben zu Veränderungen in der Ausbildung geführt: So ist z. B. der Einsatz von Mentoren zur Verbesserung der praktischen Ausbildungsqualität zur Selbstverständlichkeit geworden. Darüber hinaus hat die Pflege Zugang zum Fachhochschul- bzw. zum Hochschulstudium erlangt.

Im Rahmen von qualitativ hochwertiger Pflege und der damit verbundenen Sorgfaltspflichten muss es ein Anliegen jeder Pflegeperson sein, sich in geeigneter Weise fortzubilden, um immer auf dem neuesten beruflichen Wissensstand zu bleiben. Nicht nur rechtliche, sondern auch pflegebezogene Einflussfaktoren erfordern eine ständige Erweiterung der pflegerischen Kompetenz:

- Die aktuelle sozio- und gesundheitspolitische Entwicklung verlangt es, gezielt Prioritäten zu setzen, ohne dass die Pflegequalität Schaden nimmt,
- durch eine zunehmend multikulturelle Gesellschaft ist die vermehrte Auseinandersetzung mit sozialen, kulturellen und religiösen Einflüssen nötig,
- die zunehmende Technisierung verlangt Wissen und Fertigkeiten, die über die reine Pflege hinausgehen, z. B. das Bedienen und Warten von Geräten, den Umgang mit Computern,
- rascher Wandel in der Pflege und in den Bezugswissenschaften wie Medizin, Psychologie, Soziologie u. a. bedingt hohe mentale Flexibilität,
- die Mitarbeit an pflegewissenschaftlichen Studien erfordert zusätzliche Qualifikationen.

17.4.7 Qualitätssicherungsprogramme

Wie bereits erläutert wurde, betrifft Qualitätssicherung nicht nur den Pflegebereich, sondern ist eine betriebsübergreifende, interdisziplinäre Aufgabe. In vielen Einrichtungen des Gesundheitswesens gibt es aus diesem Grund bereits eine Vollzeitstelle für einen Qualitätsbeauftragten bzw. einen Qualitätskoordinator. Er erarbeitet und koordiniert in Zusammenarbeit mit der Betriebsleitung, aber auch mit den einzelnen Abteilungen ein Qualitätssicherungsprogramm für den Gesamtbetrieb. Qualitätssicherungsprogramme enthalten immer mehrere verschiedene Maßnahmen zur Qualitätssicherung, wie sie in Kap. 17.4 beschrieben wurden. Ein Qualitätssystem für den Gesamtbetrieb verstärkt die Wirksamkeit der einzelnen Maßnahmen. Ziel eines Qualitätssicherungsprogramms ist die ständige Verbesserung der Leistungsqualität des Betriebs. Zu Beginn ist das mit erheblichen Kosten verbunden, aber:

„... erfolgreiche Krankenhäuser fangen mit der Qualität an, nicht mit Kosten, bei der Effektivität ihrer Leistungen. Wenn die Qualität hoch ist, senken sich die Kosten, und Nachfrage, Produktivität und Profite erhöhen sich. Das Endergebnis sind höhere Einnahmen und zufriedene Patienten" (Omachonu zitiert nach Kellnhauser 1993, S. 250).

Ein besonderer Ansatz für die betriebsweite Qualitätssicherung ist das „**Total Quality Management**". Er wurde 1986 von Deming in Japan entwickelt. Häufig wird der Ausdruck mit TQM abgekürzt; übersetzen kann man ihn mit *umfassendem, betriebsweitem Qualitätsmanagement.* Hier wird der Nutzen von qualitätssichernden Maßnahmen so hoch eingeschätzt, dass sie sich praktisch immer lohnen. Der Schwerpunkt liegt nicht so sehr in der Fehler*behebung,* sondern vielmehr in der Fehler*vermeidung:* Vorbeugung ist besser als Therapie. Kundenorientierung und Kunden- bzw. Patientenzufriedenheit sind Hauptbestandteile des TQM. Alle Abteilungen und Hierarchieebenen des Betriebes sind durch das TQM miteinander verknüpft, die grundle-gende Verantwortung liegt aber bei der Betriebsleitung. Diese Art der Qualitätssicherung beruht auf partizipativer Entscheidungsfindung und steht im Gegensatz zu einemeher autokratischen bzw. bürokratischen Stil. Einige Fachleute (z. B. Bernhard u. Walh 1997, Luithlen 1996) halten das TQM für das Qualitätssicherungssystem der Zukunft, mit dem Strukturen errichtet und Ressourcen zugeteilt werden können, die es ermöglichen, eine qualitativ hochwertige und zugleich kosteneffektive Versorgung der Patienten und der Bevölkerung zu sichern (Kellnhauser 1991, S. 416).

> *Wenn die Qualität hoch ist, senken sich die Kosten, und Nachfrage, Produktivität und Profite erhöhen sich. (nach Kellnhauser 1993)*

DIN ISO 9000. Im Zusammenhang mit der Qualitätssicherung im Krankenhaus taucht immer häufiger die Bezeichnung *DIN ISO 9000* auf. Es handelt sich dabei um den Leitfaden des Deutschen Institutes für Normung für Qualitätsmanagement und Qualitätssicherungsnormen.

Einer von vier Bereichen des Leitfadens, die DIN ISO 9004, bezieht sich auf Dienstleistungen, die DIN ISO 9004 – 2 ausdrücklich auf das Gesundheitswesen. Hier werden bestimmte Qualitätsziele angegeben, z. B. „die Zufriedenheit der Kunden unter Beachtung der berufsspezifischen Maßstäbe und der Berufsethik, worunter auch die Beachtung des Standes von Wissenschaft und Technik fällt" (zitiert nach Sperl 1996, S. 97).

Zur Erreichung der vielfältigen Qualitätsziele wird ein strukturiertes, konsequent durchgeführtes Qualitätssicherungssystem gefordert. Dabei ist immer auch der Nutzeffekt für den Erbringer der Dienstleistung zu berücksichtigen.

17.5 Betriebs -und volkswirtschaftliche Aspekte

Die finanziellen Ressourcen im Gesundheitswesen sind knapp. Die gesetzlichen Krankenkassen dürfen de facto ihre Beiträge nicht erhöhen. Es soll gespart werden, oder zumindest dürfen die Kosten bei anhaltendem medizinischen und pflegerischen Fortschritt nicht weiter steigen; das Ausgabenvolumen ist budgetiert. Besonders die Krankenhäuser sind von den Sparmaßnahmen bzw. vom Ausgabenstopp betroffen. Für sie bestehen – anders als in der freien Wirtschaft – kaum Möglichkeiten, durch Produktivitäts- oder Preissteigerung ihre Einnahmen zu erhöhen, um z. B. steigende Lohnkosten auszugleichen oder Investitionen zu tätigen. Die Patienten bzw. Kunden erwarten andererseits, dass ein gutes Krankenhaus stets die besten – und vielfach sind das auch die teuersten – Diagnose-, Behandlungs- und Pflegemethoden bereithält. Viele Krankenhausträger begegnen diesem Dilemma mit Einsparungen im Personalbereich (Derwein 1999). Es ist leicht ersichtlich, dass hierdurch schnell Qualitätseinbußen in der Pflege und in anderen Bereichen entstehen können. Infolgedessen nimmt längerfristig auch die Wirtschaftlichkeit Schaden. Qualitätssicherungsmaßnahmen dienen primär zwar nicht der

> *Wer auf die Kosten schielt, senkt die Qualität; wer auf die Qualität schielt, senkt die Kosten. (Luithlen 1996)*

Verbesserung der Wirtschaftlichkeit im Krankenhaus bzw. im gesamten Gesundheitswesen. Aber mit den Methoden der Qualitätssicherung kann – ganz nebenbei – eine Verbesserung der Wirtschaftlichkeit erreicht werden. Luithlen (1996, S. 8) drückt es kurz und prägnant aus (s. Zitat S. 261).

Grundsätzlich lässt sich sagen, dass effektive Qualitätssicherung den Marktwert eines Krankenhauses langfristig erhöht. Wenn jeder Mitarbeiter einer Einrichtung des Gesundheitswesens innerhalb seiner Möglichkeiten bereit ist, an der Qualitätssicherung mitzuarbeiten, arbeitet er gleichzeitig daran, Arbeits- und Ausbildungsplätze zu erhalten.

17.6 EUROQUAN und Deutsches Netzwerk für Qualitätssicherung in der Pflege

EUROQUAN ist ein europaweites Netzwerk zur Qualitätssicherung in der Pflege. Es wurde 1991 auf Anregung der WHO von einer englischen Pflegeorganisation gegründet. Mittlerweile sind Pflegeorganisationen fast aller EU-Staaten dem Netzwerk beigetreten. Durch die gezielte Unterstützung der mit der Pflegequalitätssicherung befassten Pflegepersonen verfolgt EUROQUAN sein wichtigstes Ziel: Die Pflegequalität in Europa zu verbessern und zu fördern. EUROQUAN sorgt für regelmäßigen Informations- und Erfahrungsaustausch, entwickelt Bildungsprogramme und stellt den Mitgliedern Forschungsergebnisse zur Verfügung.

Das Deutsche Netzwerk für Qualitätssicherung in der Pflege besteht seit 1991. In ihm haben sich Pflegeexpertinnen zusammengeschlossen, um Grundlagen zur Förderung, Entwicklung und Management der Pflegequalität zu schaffen. Das Netzwerk gibt alle zwei Jahre einen Katalog heraus, in dem praktische Anregungen zu Aktivitäten der Pflegequalitätssicherung aufgeführt sind, z. B. zu Standardentwicklung, Qualitätszirkelarbeit, Schulungsprogramme und Forschungsprojekte.

Leserservice

Verwendete Literatur

Derwein, U.: Lässt sich der Sozialstaat budgetieren? Zur Diskussion über die Begrenzung der Krankenhauskosten. Dr. med. Mabuse 24 (1999) 22

Giebing, H.: Pflegerische Qualitätssicherung in kurzem Überblick. Krankenpflege 45 (1991)

Hasenfuss, S.: Qualitätsmanagement in der Pflege – Investitionen in die Zukunft. In Viethen, G., I. Maier: Qualität rechnet sich. Thieme, Stuttgart 1996. S. 36 – 40

Kellnhauser, E.: Ein Qualitätssicherungsprogramm für den Gesamtbetrieb Krankenhaus. f&w 8 (1991) 416 – 420

Kellnhauser, E.: Grundlagen der Qualitätssicherung in der Pflege. Die Schwester/Der Pfleger 38 (1993) 245 – 250

Luithlen, E.: Qualitätsmanagement aus der Sicht des Bundesministeriums für Gesundheit. In Viethen, G., I. Maier: Qualität rechnet sich. Thieme, Stuttgart 1996. S. 5 – 9

Moschall, M., S. Skupin: Wettbewerbsvorteil durch Patientenzufriedenheit. Die Schwester/Der Pfleger 38 (1999) 574 – 576

Sperl, D.: Qualitätssicherung in der Pflege. Schlütersche Verlagsanstalt, Hannover 1996

Weiterführende Literatur

Bernhard, L. A, M. Walsh: Leiten und Führen in der Pflege. Ullstein Mosby, Wiesbaden 1997

Kellnhauser, E.: Ein Qualitätssicherungsprogramm für den Gesamtbetrieb Krankenhaus. f&w 8 (1991) 367 – 369 und f&w 9 (1992) 54 – 56

Kellnhauser, E.: Pflegequalität durch pflegerische Emotionsarbeit. Die Schwester/Der Pfleger 35 (1996) 809 – 812

Viethen, G., I. Maier: Qualität rechnet sich. Thieme, Stuttgart 1996

Kontaktadressen

Anlaufstelle für das Netzwerk:
Prof. Dr. Doris Schiemann
Fachhochschule Osnabrück
Fachbereich Wirtschaft
Studiengänge Pflegewissenschaft,
Krankenhausmanagement
Pflegedienstleitung im Krankenhaus
Albrechtstr. 30
49076 Osnabrück
Tel.: 05 41/9 69 30 00
Fax: 05 41/9 69 29 89

Internetadressen

http://www.med.uni-muenchen.de/mfv/qualit.html
http://www.medzinfo.de/quality/html/qliteratur.html
http://www.uni-koeln.de/_ava02/qsb_html/inhalt.html

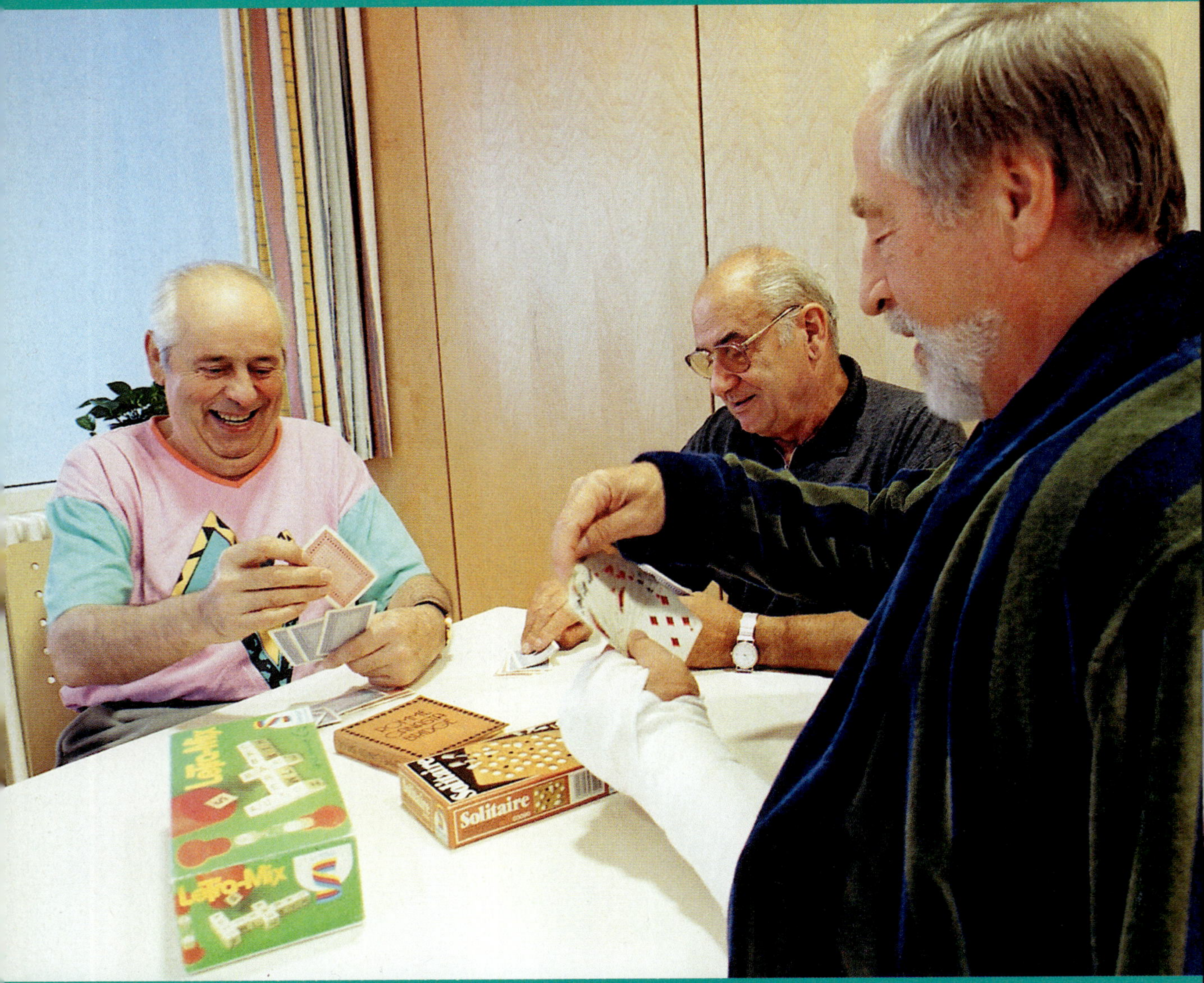
Lotto-Mix
Solitaire

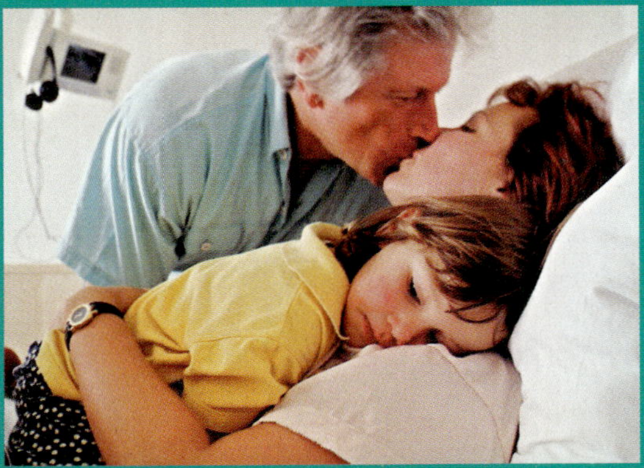

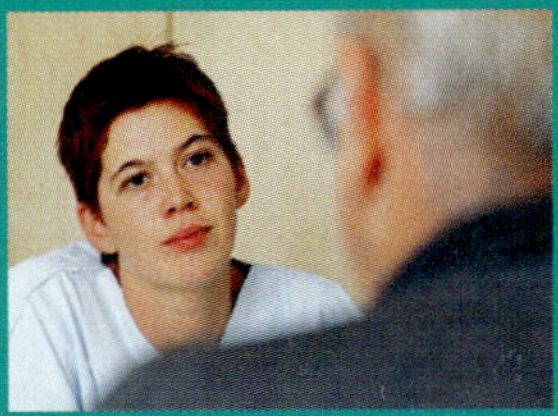

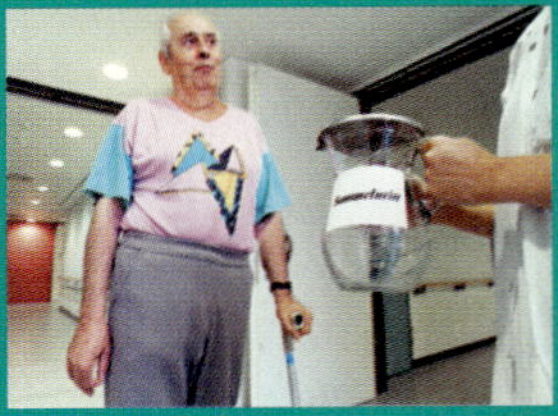

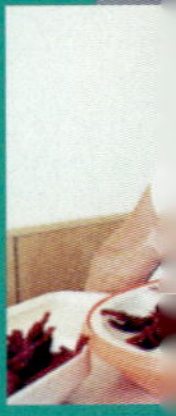

II Aktivitäten des täglichen Lebens

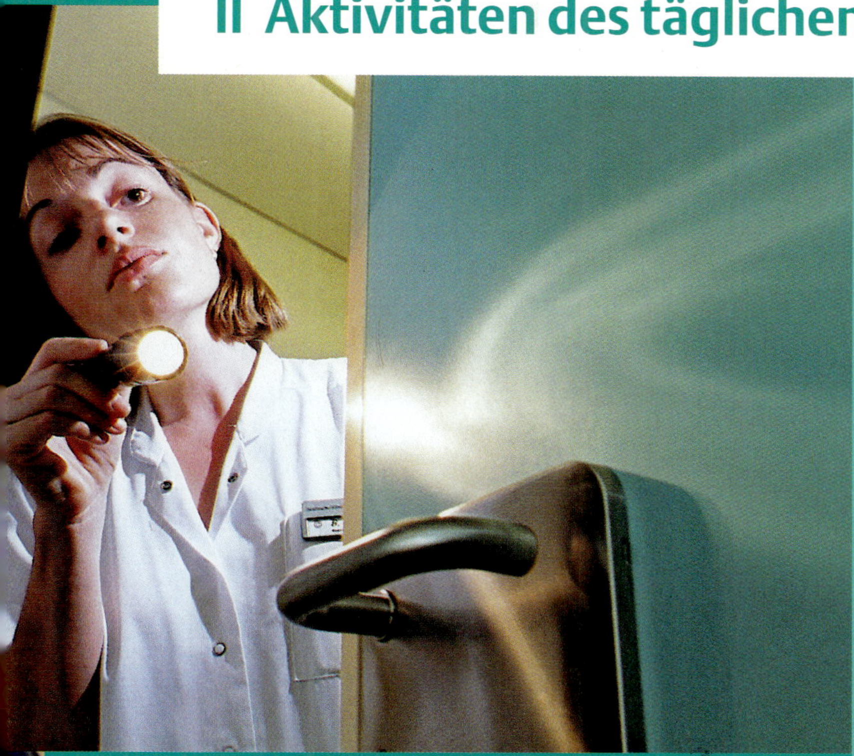

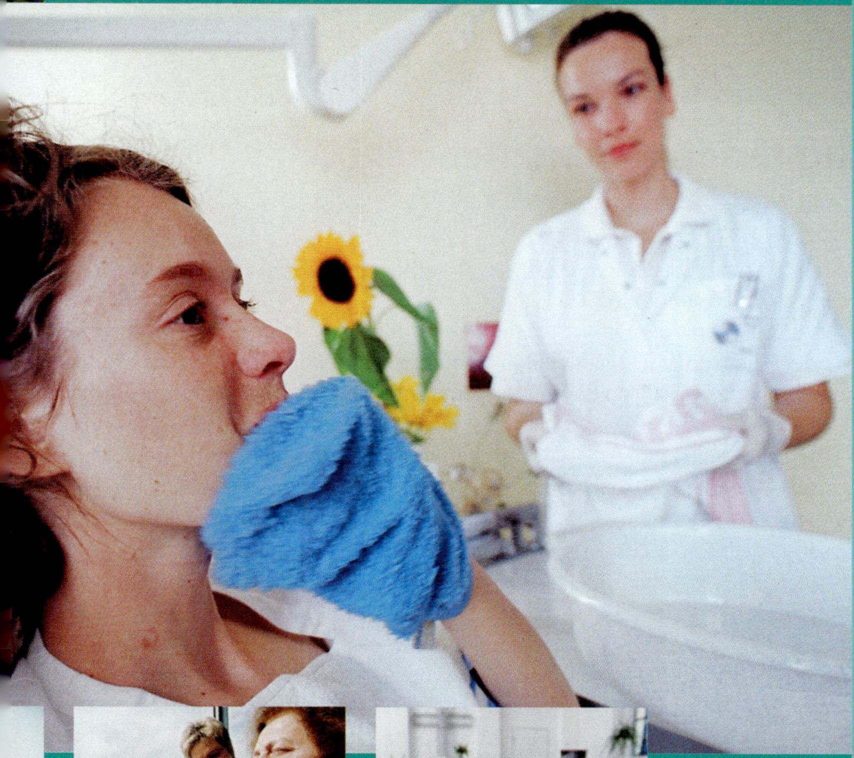

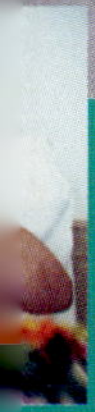

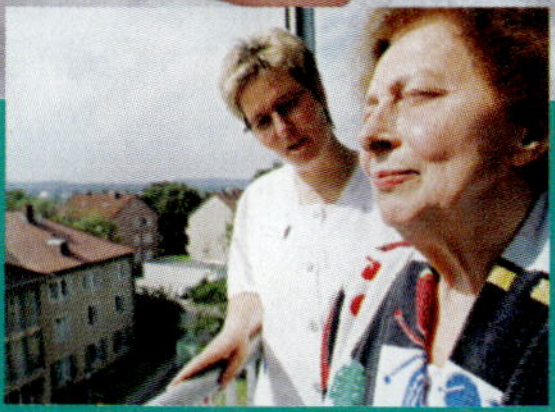

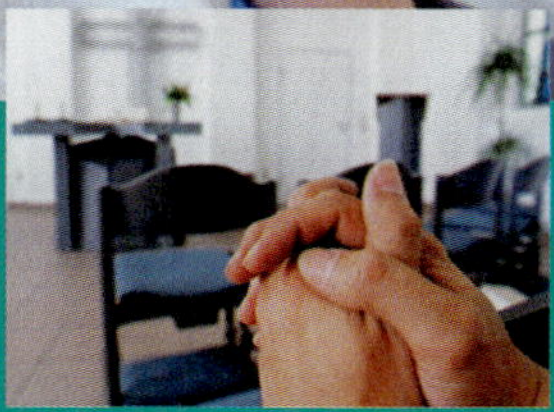

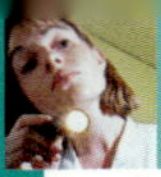

18 ATL Wach sein und schlafen

Nimm ein Licht in deinen Traum

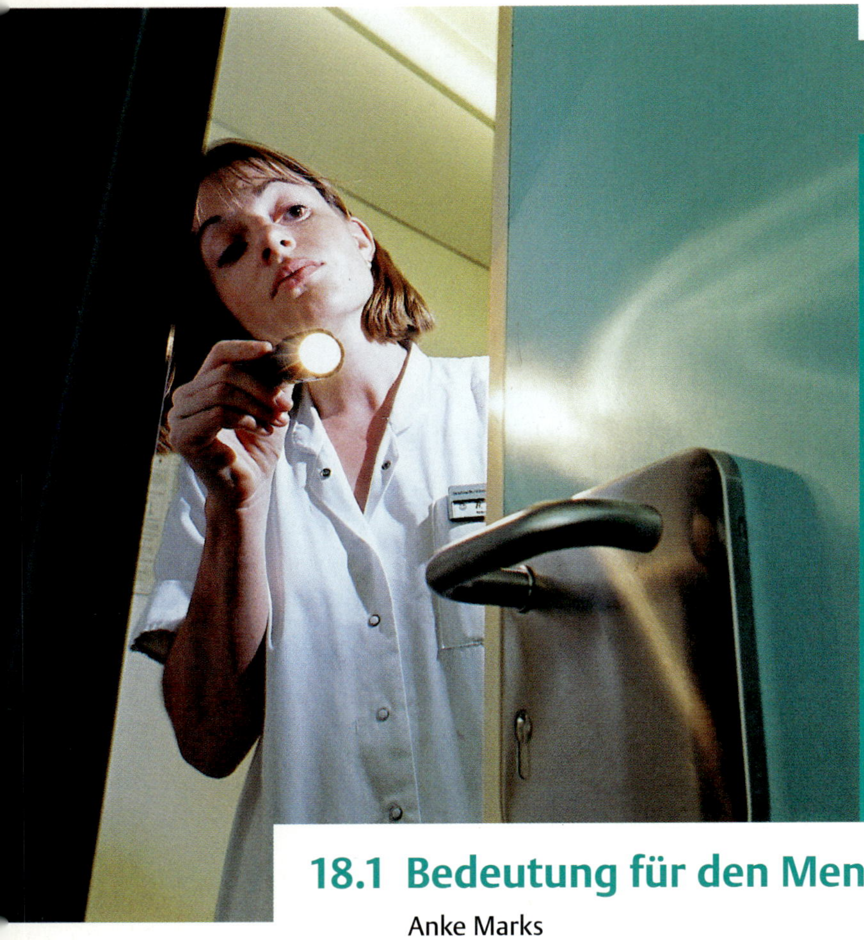

Überblick

18.1 Bedeutung für den Menschen

Anke Marks

Die ATL „Wach sein und schlafen" kann als Grundlage für alle ATLs gesehen werden. Sie ist eng verknüpft mit der Art und Weise des Lebens bzw. mit dem individuellen Lebensstil des Menschen. Es müssen deshalb die anderen ATLs immer mit dieser in Bezug gesetzt werden.

Wach sein und schlafen spiegelt den ständigen wechselnden Rhythmus des Lebens wider, der sich durch Aktivität im Wachsein und Passivität (zumindest physische) im Schlaf auszeichnet. Der Mensch benötigt den regelmäßigen Schlaf. Er ist als Ausgleich zum Wachzustand zu betrachten.

Definition
Schlaf ist eine physiologische Bewusstseinsveränderung, die der Regeneration von physischen und psychischen Kräften dient.

Wach sein und schlafen werden von psychischen, ökologisch-kulturellen und physiologischen Faktoren beeinflusst, die den verschiedenen Lebensbereichen zuzuordnen sind.

18.1.1 Psychische Einflussfaktoren

Psychologische Einflussfaktoren werden ausgelöst durch Stimmungen, sowohl ausgelassene Fröhlichkeit und Erregung (bei Feierlichkeiten wie Hochzeit o.ä.) als auch Niedergeschlagenheit (bei Trauer). Akute oder chronische Konflikte sowie unterschiedliche körperliche, psychische und soziale Stressfaktoren wirken sich positiv oder negativ auf das Schlafverhalten des Menschen aus. Psychischer Stress und Emotionen, Ängste, Ärger, Sorgen, ein aufregender Film, Fernsehsendungen oder Diskussionen können verschiedene Stimmungen auslösen. Das Fehlen von Lebenssinn und Lebensfreude durch Verlust des Partners, Familienangehörige, Freunde oder Arbeitsplatz, aber auch Konflikte in Partnerschaft, Familie und Freundeskreis oder am Arbeitsplatz, Mobbing und Arbeitslosigkeit belasten die seelische Verfassung. Beispielsweise durch Arbeitslosigkeit hervorgerufene Langeweile und Unerfülltheit führen zu einem Mangel an psychischer Ausgeglichenheit und geistiger Auslastung. Krankheit kann als Begleiterscheinung Einfluss auf das Schlafverhalten nehmen, ebenso Ängste in Bezug auf Diagnose, Therapie, Operation, Zukunftsperspektiven und Schmerzen.

18.1.2 Ökologisch-kulturelle Einflussfaktoren

Die störenden Faktoren können in der unmittelbaren Umgebung liegen: ungewohnte oder unbequeme Schlafstätte, das Mehrbettzimmer oder auch extreme Innen- oder Außentemperaturen. Es gibt Menschen, die in schlecht gelüfteten Räumen oder bei zu hoher oder zu niedriger Luftfeuchtigkeit Einschlafschwierigkeiten haben. Andere wiederum reagieren auf Lichteinflüsse, z.B. flackernde Leuchtreklame, Straßenbeleuchtung, fehlende Abdunkelung oder Dauerbeleuchtung auf Intensivstationen.

Des Weiteren können auch Geräusche, Straßen- oder Fluglärm, knallende Türen, laute Musik oder Fernsehen, rücksichtslose Nachbarn, das Schnarchen des Partners oder Bettnachbarn den Schlaf stören.

Merke
Lärm, der vom Schläfer nicht registriert wird, stört die Schlafqualität unbewusst, denn das Gehör ist im Schlaf funktionstüchtig (s. Schlafzustand, S. 268).

Viele Menschen sind in ihrem Schlaf auch von der Wetterlage abhängig (Wetterumschläge, Föhn, Vollmond). Soziokulturelle Faktoren haben ebenfalls Einfluss auf die Schlafsituation des Einzelnen: Familienschlafstätten, Schlafen auf dem Fußboden, das Schlafen mit dem Partner in einem Raum oder verschiedene Formen der Schlafbekleidung. Darüber hinaus spielt die wirtschaftliche Lage eine Rolle, die u.a. die Wohnverhältnisse oder den Schlafkomfort bestimmt.

Auch Obdachlosigkeit, mit ihren besonders einschneidenden Konsequenzen für die Schlafsituation, ist zu bedenken. Leistungsdruck, zu großer Leistungswille und finanzielle Sorgen lassen die Gedanken häufig nicht zur Ruhe kommen. Aus Belastungssituationen kann sich eine Schlafstörung entwickeln. Soziokulturelle Faktoren stehen häufig auch in Wechselwirkung mit den psychischen Faktoren, vor allem dann, wenn Ängste, Sorgen und Probleme die zwischenmenschlichen Beziehungen belasten. Dies kann auch bei gestörter Sozialisation der Fall sein: Kinder aus geschiedenen Ehen, Menschen, die in Randgruppen leben, sozial Schwache oder Menschen, die nicht in die Gesellschaft integriert sind oder ausgegrenzt werden (Gastarbeiter, andere Kulturen, Völker, Religionen).

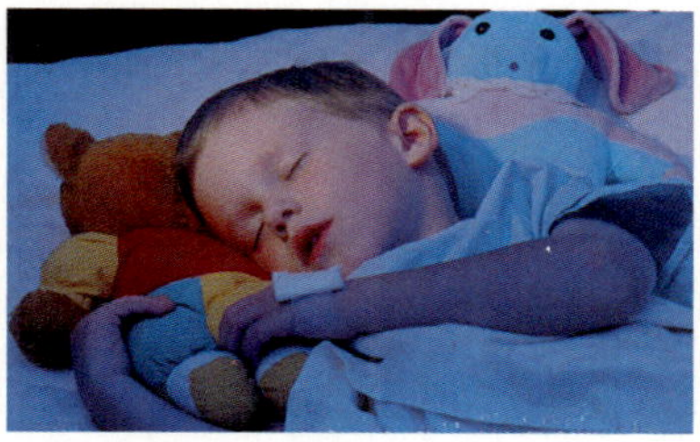

Einflussfaktoren auf den Schlaf

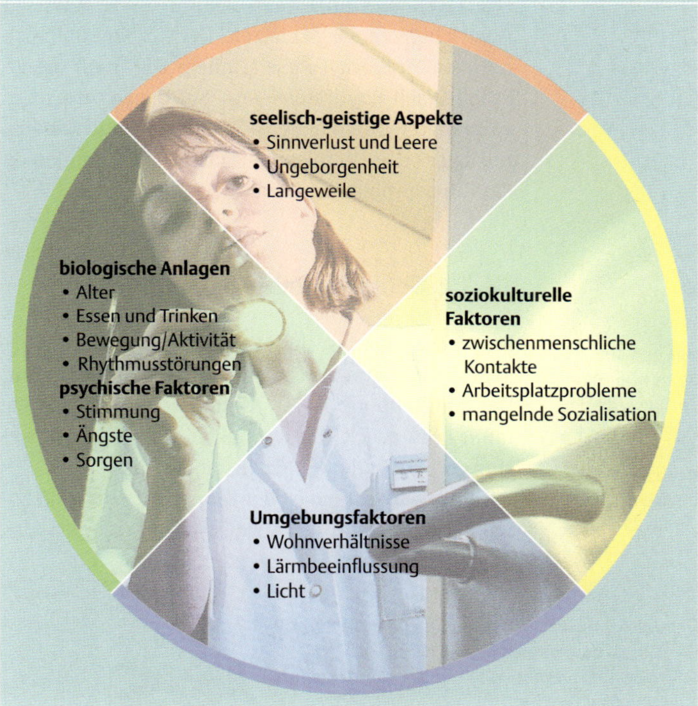

18.2 Phänomene wahrnehmen und beurteilen

Anke Marks

18.2.1 Physiologische Einflussfaktoren

Als physiologischer Einflussfaktor auf das Schlafverhalten ist zunächst das Lebensalter zu nennen, denn sowohl Schlafdauer als auch Schlaftiefe und Schlafstadien verändern sich im Laufe eines Lebens. Kinder brauchen mehr Schlaf als Erwachsene. Bewegung und körperliche Aktivität stehen in konstanter Wechselwirkung zum Wachsein und Schlafen. Ein wacher Mensch ist aktiv. Findet tagsüber eine ausreichende Beanspruchung statt, empfindet der Mensch abends körperliche Erschöpfung und hat ein

Schlafbedürfnis. Allerdings kann zu viel abendliche Aktivität ebenso schlafhindernd sein wie zu wenig.

Auch Essen und Trinken nehmen Einfluss auf das Schlafverhalten des Einzelnen. Schwere üppige Mahlzeiten beeinträchtigen bei vielen Menschen den Schlaf; andere können aufgrund eines Hungergefühls nicht einschlafen. In Verbindung damit ist auch das Körpergewicht zu erwähnen: Untersuchungen zeigen, dass Menschen mit Norm- oder leichtem Übergewicht besser schlafen als mit Untergewicht oder während Schlankheitskuren. Bei behandlungsbedürftigem Übergewicht muss der betreffende Mensch seine Schlankheitskur nicht abbrechen, wenn Schlafstörungen auftreten. Die Pflegepersonen können über die potenzielle Begleitsymptomatik aufklären und den Patienten unterstützen.

Die meisten Menschen in unseren Breiten gehen jahrein, jahraus ungefähr zur selben Zeit ins Bett und stehen zur selben Zeit auf. Nur an Wochenenden oder Feiertagen und im Urlaub kommt es zu gewissen Abweichungen der Schlafzeit. Der Körper stellt sich mit seinem Biorhythmus („innere Uhr") auf diesen Schlaf-Wach-Rhythmus ein. Störungen der Gewohnheiten durch andere Lebensumstände (Urlaub, Auslands- oder Krankenhausaufenthalte) können zu Rhythmusproblemen führen.

18.2.2 Schlaf-Wach-Rhythmus

Im **Wachzustand** ist der Mensch i. d. R. aktiv, die Organtätigkeit wird durch den Sympathikus bestimmt. Der Muskeltonus ist in Aktion, Herzfrequenz, Atmung, Blutdruck, Darmtätigkeit und Stoffwechsel sind gegenüber dem Schlafzustand erhöht.

Im **Schlafzustand** ist der Körper auf Ruhe und Erholung eingestellt, die Augen sind geschlossen, das Gehör jedoch ist voll funktionstüchtig. Die Organtätigkeit wird in der Ruhephase durch den Parasympathikus beeinflusst. Der Muskeltonus und die Herzfrequenz sind herabgesetzt, die Atmung wird langsamer und tiefer, Blutdruck und Stoffwechsellage sind erniedrigt, die Darmtätigkeit ist vermindert. So sinkt auch die Körpertemperatur nach der ersten Tiefschlafphase ab und steigt erst wieder beim Aufwachen.

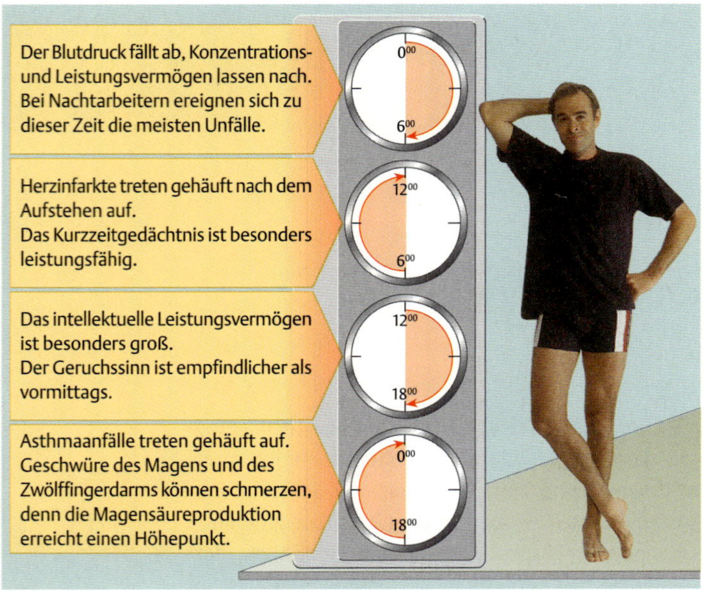
Der Blutdruck fällt ab, Konzentrations- und Leistungsvermögen lassen nach. Bei Nachtarbeitern ereignen sich zu dieser Zeit die meisten Unfälle.
Herzinfarkte treten gehäuft nach dem Aufstehen auf. Das Kurzzeitgedächtnis ist besonders leistungsfähig.
Das intellektuelle Leistungsvermögen ist besonders groß. Der Geruchssinn ist empfindlicher als vormittags.
Asthmaanfälle treten gehäuft auf. Geschwüre des Magens und des Zwölffingerdarms können schmerzen, denn die Magensäureproduktion erreicht einen Höhepunkt.
0⁰⁰
6⁰⁰
12⁰⁰
6⁰⁰
12⁰⁰
18⁰⁰
0⁰⁰
18⁰⁰

Abb. 18.1 24-Stunden-Biorhythmus. Körperliche und geistige Funktionen des Menschen werden durch eine innere Uhr im 24-Stunden-Takt gesteuert

Der gesunde Mensch stellt sich mit seinem Schlaf-Wach-Rhythmus verhältnismäßig exakt auf die 24 Stunden eines Tages ein („innere Uhr") und die Schlafdauer bleibt einigermaßen konstant (**Abb. 18.1**). Einige Menschen benötigen weniger Schlaf, andere brauchen mehr. Der Schlaf-Wach-Rhythmus wird durch Aktivitäten bestimmter Hirnkerne im Stammhirn und durch die Formatio reticularis reguliert. Der 24-Stunden-Rhythmus ist eingebunden in den natürlichen Wechsel von Tag und Nacht, dieses wird auch als zirkadianer Rhythmus (lat. circa = um-, herum; dianus = täglich) bezeichnet.

Schaltet man künstlich alle Umwelteinflüsse aus, z.B. in einem Schlaflabor (keine Geräusche oder Lärm, kein Licht, konstante Raumtemperatur), würde sich ein Schlaf-Wach-Rhythmus von 25 Stunden (zirkadian) einstellen. Die meisten Menschen gehen aufgrund äußerer Umstände (Beruf, Tag-Nacht-Rhythmus, Jahreszeiten etc.) ungefähr zur gleichen Zeit ins Bett und stehen zur gleichen Zeit auf. Zu Abweichungen kommt es in der Regel nur an Wochenenden, im Urlaub oder an Feiertagen.

Als besonderes Problem sind an dieser Stelle Menschen zu erwähnen, die im Schichtdienst tätig sind, so auch die Berufsgruppe der Pflegepersonen (3-Schicht-System, Nachtdienste). Schichtarbeiter benötigen immer wieder Zeit, ihren Organismus erneut dem zirkadianen Rhythmus anzupassen. Gelingt ihnen dieses nicht, können Störungen des Schlaf-Wach-Rhythmus (s. Schlafstörungen, S. 273) entstehen. Das *Ruhen* steht zwischen Aktivität und Schlaf. Ruhezeiten dienen wie der Schlaf der Erholung; sie sind lebensnotwendig.

18.2.3 Schlafphasen

Das Weckzentrum (Schlaf-Wach-Zentrum) hat seinen Sitz in der Formatio reticularis. Der Schlaf (lat. somnus) wird vom Weckzentrum gesteuert und findet in wiederkehrenden Schlafphasen mit unterschiedlicher Schlaftiefe statt. In Schlaflabors (**Abb. 18.2**) können mittels bestimmter Messgeräte Schlafdauer, Schlaftiefe und Schlafphasen festgestellt werden. Dazu verbringt ein Patient die ganze Nacht an Messgeräte angeschlossen.

- EEG (Elektroenzephalogramm) zur Registrierung von elektrischen Hirnströmen,

···› Vorgehensweise in einem Schlaflabor (Abb. 18.2)

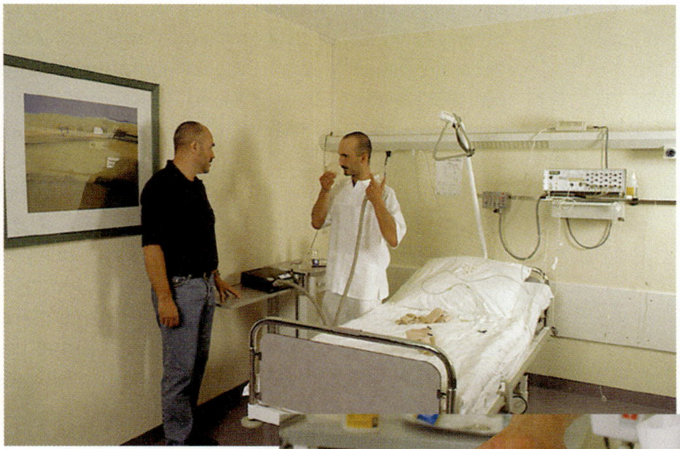

1 Ein Patient wird über die einzelnen Anschlüsse (EKG, EEG, Pulsoxymeter) und die Vorgehensweise im Schlaflabor informiert.

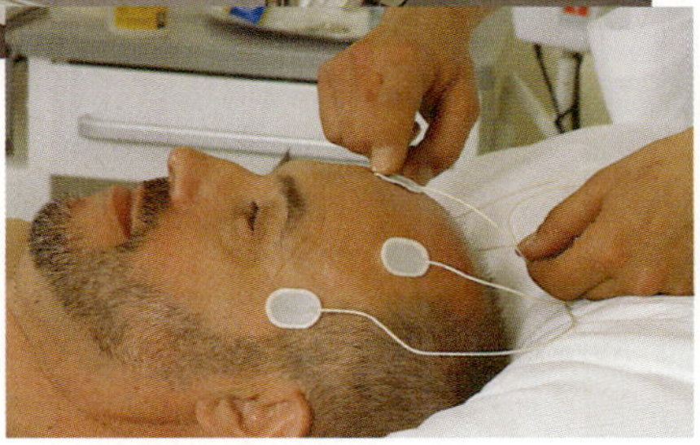

2 Dem Patienten werden Elektroden zum Ableiten und Aufzeichnen der Hirnströme aufgeklebt. Diese Untersuchung nennt man EEG (Elektroenzephalographie).

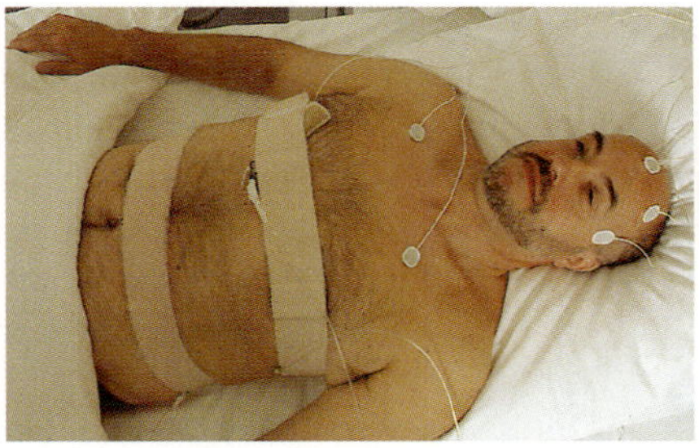

3 Der Patient hat am Oberkörper und im Brustbereich weitere Elektroden erhalten, um die Herzströme aufzeichnen zu können. Diese Untersuchung nennt man EKG (Elektrokardiographie).

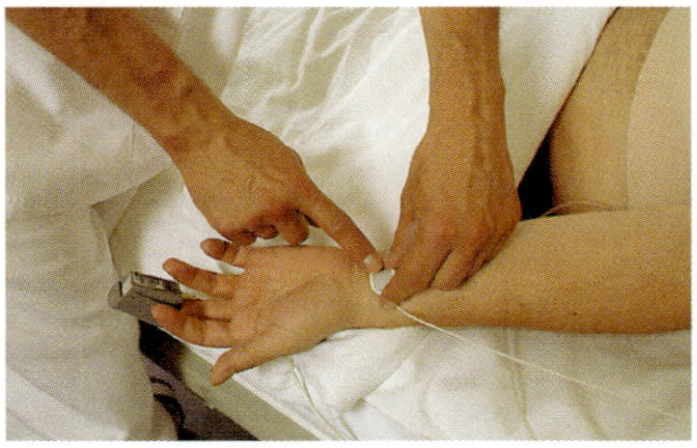

4 Anlage einer EKG-Elektrode am linken Unterarm zur Vervollständigung der EKG-Ableitungen. Der Patient ist am linken Mittelfinger an ein Pulsoxymeter angeschlossen, das der Ermittlung der Pulsfrequenz dient.

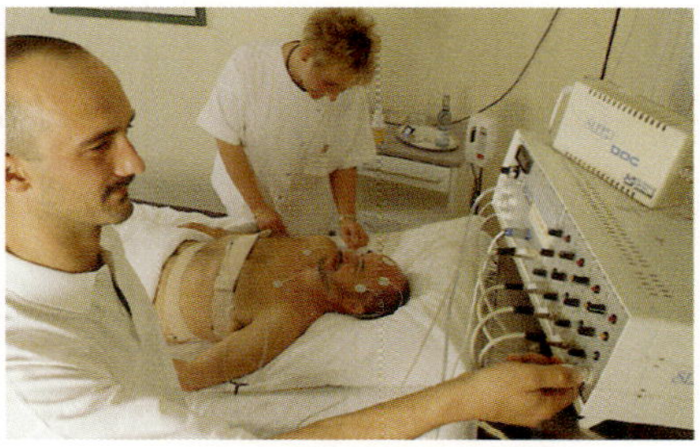

5 Eine der betreuenden Personen überprüft anschließend den Sitz der Elektroden, während von der anderen das Gerät und die Einstellungen überprüft werden.

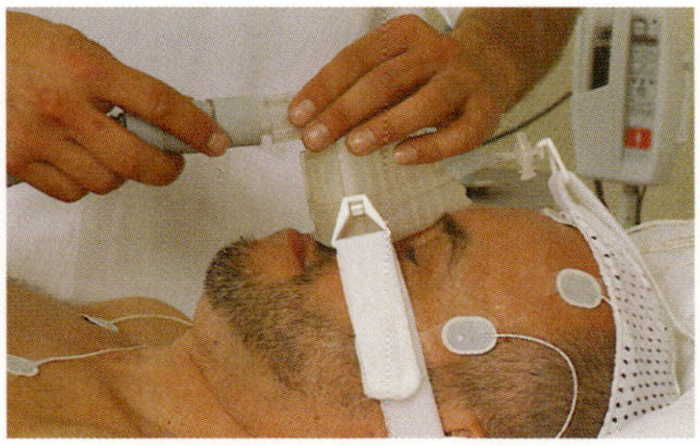

6 Der Patient hat noch eine Sauerstoffmaske erhalten, da er unter einer Schlafapnoe leidet und die Sauerstoffzufuhr gewährleistet werden soll.

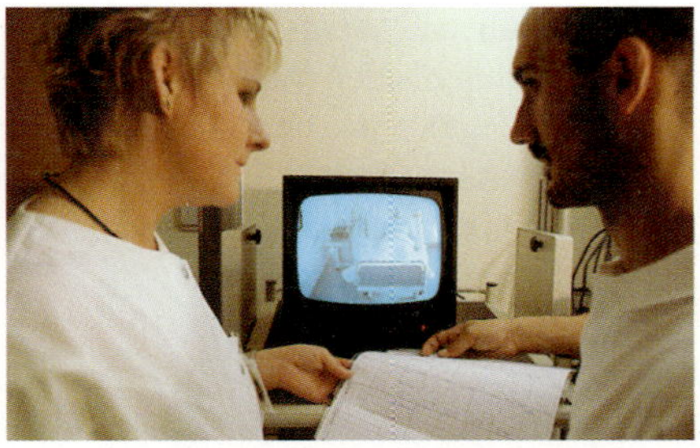

7 Der Raum, in dem der Patient die Nacht verbringt, wird von einer Videokamera überwacht, was auf dem Monitor zu sehen ist. Die Pflegenden halten einen Beobachtungsbogen in der Hand. Hier werden weitere Beobachtungen zeitlich dokumentiert.

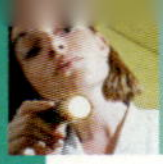

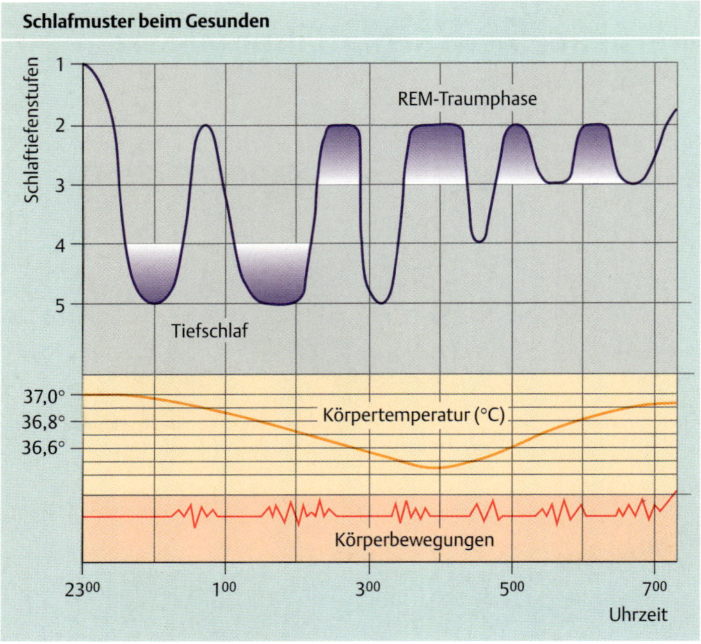

Abb. 18.3
Schlafmuster beim Gesunden.
1 Wachzustand
2 Leichtschlaf oder REM-Schlaf, der die Traumphasen enthält
3, 4, 5 Tiefschlaf

- EMG (Elektromyogramm) zur Messung der Muskelspannung,
- EOG (Elektrookulogramm) zur Aufzeichnung von elektrischen Strömen, die durch Augenbewegungen entstehen.

Bei diesen Messungen werden Schlaftiefe und Schlafphasen registriert und in Form einer Schlafkurve, dem Somnogramm, aufgezeichnet.

Leichtere und tiefere Schlafphasen wechseln sich ab und werden in jeder Nacht etwa 4- bis 5-mal durchlaufen (**Abb. 18.3**).

Der Wachzustand leitet über eine Leichtschlafphase, die SEM-Phase (Slow-eye-movement = langsame Augenbewegungen beim Einschlafen), den orthodoxen Schlaf ein.

Abb. 18.4
Schlafphasen und Lebensalter. Die Verteilung der Schlafstadien ist abhängig vom Lebensalter

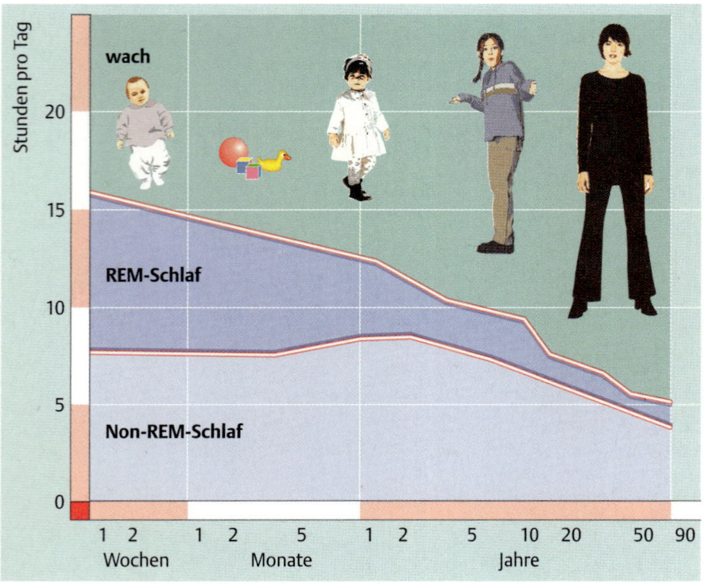

Die erste Tiefschlafphase ist in durchschnittlich 35 – 40 Min. erreicht, die Tiefschlafdauer variiert zwischen 30 und 60 Min. (in der ersten Schlafperiode) und wenigen Minuten (in der letzten Schlafperiode).

Eine Sonderstellung nimmt die Traumphase ein, das sogenannte REM-Stadium (Rapid-eye-movement = REM). Es ist charakterisiert durch rasche Augenbewegungen und ein fast vollkommenes Fehlen des Muskeltonus. Blutdruck und Atemfrequenz hingegen steigen. Das REM-Stadium ähnelt dem Leichtschlaf.

In diesem paradoxen REM-Schlaf träumt der Mensch (Traumphase). Träume sind integraler Bestandteil einer Schlafphase. Die REM-Phasen nehmen im Laufe einer Nacht zu. So zeigt sich eine Verlängerung der Traumdauer von anfangs 10 bis zu 50 Min. Träume treten beim Erwachsenen 3- bis 6-mal pro Tag auf und entsprechen nahezu 25% der Gesamtschlafzeit.

Die Traumforschung hat die besondere Bedeutung des Träumens bewiesen: Hindert man Versuchspersonen daran, zu träumen, indem man sie zu Beginn der REM-Phase weckt, so stellen sich nach einiger Zeit Persönlichkeitsstörungen und Gesundheitsprobleme ein. Da fast alle Schlafmittel die REM-Phase unterdrücken, kann davon ausgegangen werden, daß der durch Medikamente gewonnene Schlaf nicht erholsam wirkt. Alkohol und Drogen sind den Schlafmedikationen an dieser Stelle gleichzusetzen.

Schlafbedarf

Neben der Schlafdauer (Schlafbedarf), die im Verlauf eines Lebens abnimmt (**Tab. 18.1**), verändern sich auch die Schlaftiefe und somit die Schlafstadien. Ältere Menschen verbringen weniger Zeit im Tiefschlaf, der REM-Anteil bleibt hingegen bis ins hohe Alter konstant. Was sich verändert ist das Schlafmuster (**Abb. 18.4**).

Die Verteilung der Schlafstadien ist abhängig vom Lebensalter. Beim Neugeborenen macht der REM-Schlaf die Hälfte des Gesamtschlafes aus. Schon im Verlauf des ersten Lebensjahres verringert sich die REM-Schlafzeit drastisch, während die Non-REM-

Tabelle 18.1 Schlafbedarf in den verschiedenen Lebensabschnitten

Lebensabschnitt	*Stunden*
Säugling	18 – 20
Kleinkind	12 – 14
Schulkind	10 – 12
Jugendlicher	8 – 9
Erwachsener	6 – 8
Betagter	um 6*

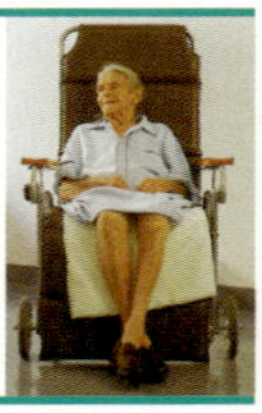

* bzw. 12 – 14 Stunden, wenn man alle „Nickerchen“ (Zerstückelungen) dazurechnet.

Schlafzeit praktisch gleich bleibt. Im Erwachsenenalter beträgt der REM-Schlafanteil nur noch 20–25%. Da die Abbildung auf Befunden beruht, die im Schlaflabor erhoben wurden, ist im Vergleich zu den aus Umfragen ermittelten Werten die Gesamtschlafdauer im Erwachsenenalter zu kurz. Es ist auch nicht nachgewiesen, dass die Schlafdauer im höheren Alter kürzer ist als im früheren Erwachsenenalter. Ferner ist zu beachten, dass das Lebensalter logarithmisch dargestellt ist, d.h. dass die Zeit mit zunehmendem Alter immer gedrängter erscheint (nach Roffwarg u. Mitarb.)

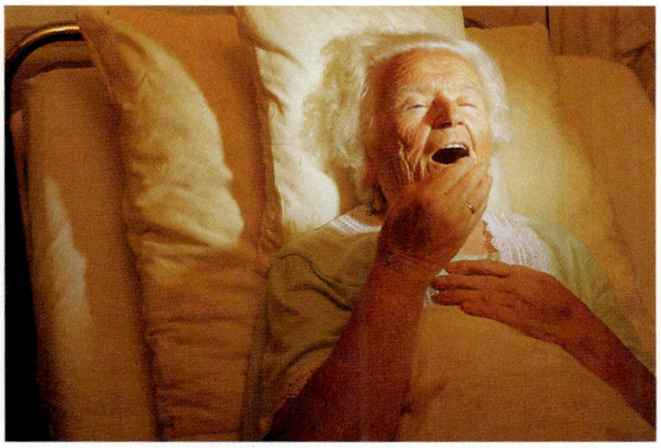

Schlafmuster

Der früher monophasische (ohne Unterbrechung empfundene) Schlaf wird durch ein biphasisches (zweigeteiltes) Muster abgelöst.

Diese Schlafmuster (**Abb. 18.5**) zeigen, dass zwei Drittel der älteren Menschen mit längeren Einschlaf- und Wachzeiten während der Nacht zu rechnen haben. Die Wachphasen (beim Einschlafen und in der Nacht) werden dabei oft als unverhältnismäßig lang und qualitätsbestimmend erlebt, bis zu dem Gefühl, nicht geschlafen zu haben. Hier gilt es, diese Situationen als normal anzunehmen und ins Leben zu integrieren in der Gewissheit, dass es keine krankhafte Störung ist.

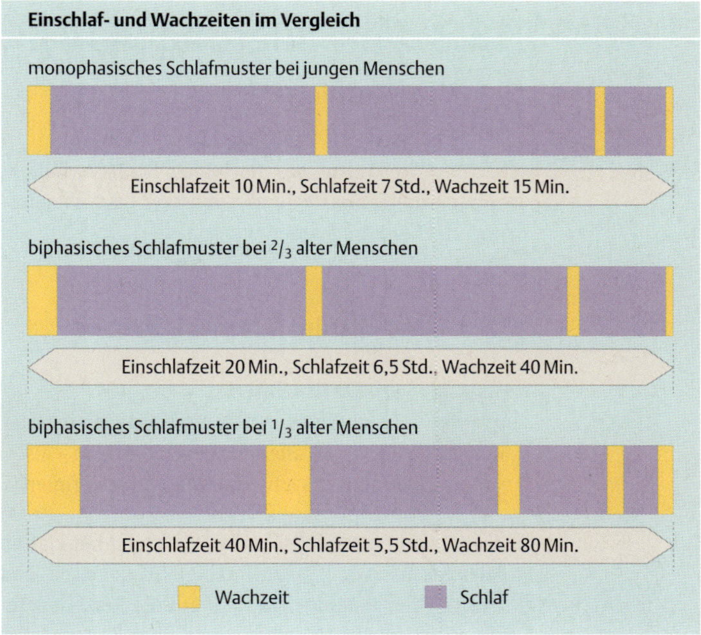

Abb. 18.5 Schlafmuster in verschiedenen Lebensaltern

18.2.4 Individuelle Gewohnheiten/Schlafrituale

Der Mensch schaltet seinen Organismus meist nicht spontan von Wachsein auf Schlafen um. Es erfolgt noch eine Phase der Ruhe und Entspannung, um von Tagesereignissen abzuschalten. Hierzu treffen viele Menschen allabendlich gleiche Vorbereitungen. Diese Vorbereitungen werden nach einem immer wiederkehrenden Muster ritualisiert durchgeführt.

Diese Schlafrituale können sehr vielfältig sein: Ein Abendspaziergang, Lüften vor dem Zubettgehen, die allabendliche Toilette (vom Zähneputzen bis zum Entspannungsbad). Und was für ein Kind die „Gute-Nacht-Geschichte", das Schlaflied, das Kuscheltier oder -kissen ist, ist für den Erwachsenen beispielsweise das Fernsehen, Lesen, Musik hören. Andere trinken vor dem Schlafengehen heiße Milch, Kräutertees, ein Glas Rotwein oder machen sich eine Wärmflasche. Des Weiteren ist es möglich, über verschiedene Entspannungstechniken in den Schlaf zu finden. Anhänger religiöser Glaubensgemeinschaften sprechen abends ein Gebet.

Merke
Um Patienten bedürfnisorientiert pflegen zu können, müssen Sie sich über die individuellen Schlafgewohnheiten oder Schlafrituale informieren, denn diese wirken durchaus als Einschlafhilfen.

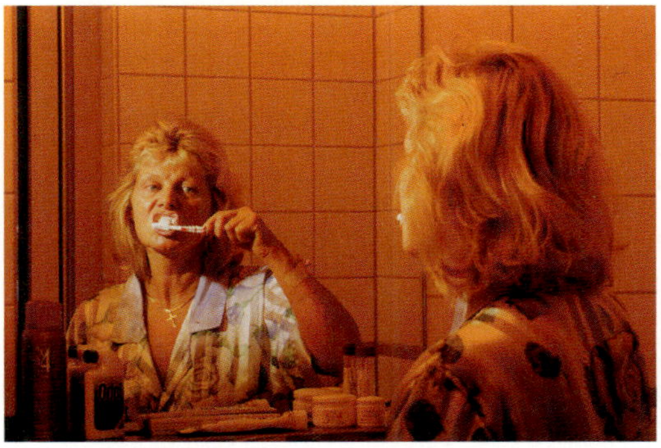

18.3 Veränderungen wahrnehmen und beurteilen

Anke Marks

Bei den Störungen des normalen Schlafverhaltens müssen die Schlafstörungen von den Bewusstseinsstörungen unterschieden werden.

18.3.1 Wachsein, Bewusstsein

Definition
Bewusstsein wird als Gesamtheit und Ausdruck aller uns gegenwärtigen – also empfundenen – psychischen Vorgänge definiert.

Der gesunde Mensch ist im *Wachzustand* bei klarem *Bewusstsein*, d.h. er kann seinen Fähigkeiten und seinem Alter entsprechend auf äußere Reize reagieren. Er ist über sich selbst sowie über Zeit und Ort orientiert.

Zur Beobachtung des Wachzustands können Sie sich an bestimmten Kriterien orientieren, um Abweichungen zu erkennen und zu beschreiben:
- Denk- und Merkfähigkeit,
- Vorstellungskraft und Sprache,
- Reproduktionsfähigkeit und Koordination,
- Reaktions- und Handlungsfähigkeit,
- Orientierungs- und Durchhaltevermögen.

Müdigkeit und Schläfrigkeit beeinflussen sowohl die physiologischen als auch die psychischen und geistigen Fähigkeiten!

Zur Beobachtung des Bewusstseinszustandes orientieren Sie sich an folgenden Kriterien:
- Sprache,
- Sensibilität und Motorik, Reflexe,
- Pupillenreaktion,
- Koordinationsfähigkeit und Reaktionsvermögen.

Bewusstseinsstörungen

Definition
Unter Bewusstseinsstörungen werden alle Abweichungen von der normalen Bewusstseinslage verstanden. Es handelt sich um Zustände, bei denen das Bewusstsein quantitativ (Somnolenz, Sopor, Koma) oder qualitativ (Delirien, Dämmerzustände) verändert ist. Die quantitative Bewusstseinsstörung äußert sich in der Verzögerung im Ablauf der oben genannten Einzelfunktionen, wobei das Ausmaß der Verzögerung dem Grad der Bewusstseinsstörung weitgehend entspricht (**Tab. 18.2**).

Tabelle 18.2 Bewusstseinsstadien und Befunde (Huber u. a. 1994)

Stadium	*Reaktionen des Patienten*		
	Sprache	*Sensibilität*	*Motorik*
ansprechbar/wach	adäquate Antwort, prompt, spontan, normal, Mimik differenziert, Befehle werden sofort ausgeführt	spürt schon leichte Berührung mit den Fingerspitzen	bewegt spontan und seitengleich
benommen	zeitlich und örtlich desorientiert, sehr gut weckbar, oft schweigend, Befehle werden verzögert ausgeführt, Mimik differenziert, unzusammenhängende Sprache, Verständnisschwierigkeiten, Echolalie	spürt Kneifen, Stechen	bewegt seitenungleich (Spontaneität, Kraft, Widerstand), nicht gezielt auf Befehl
somnolent	desorientiert, apathisch, antriebslos, schläft ein, keine spontanen Worte, Lallen, Artikulation schlecht, Mimik undifferenziert	spürt Kneifen, Stechen	Abwehrbewegungen, bei Schmerz gezielt
soporös	völlig desorientiert, kein Schmerzlaut, nur mit Schmerz weckbar, Mimik nur bei Schmerz	spürt Stechen	Abwehrbewegungen bei Schmerz ungezielt
Koma	keine Reaktionen ablesbar	spürt nichts bzw. kann uns nicht mehr sagen, dass er spürt	keine Reaktion außer einigen Reflexen erkennbar

Zu den graduellen Unterschieden s. **Glasgow-Koma-Skala,** S. 1353.

Verändertes Schlafbedürfnis

Verschiedene Umstände beeinflussen Faktoren bzw. das Schlafbedürfnis eines Menschen; sie können psychologischer, physiologischer oder auch pathologischer Natur sein. Zu den physiologischen Faktoren, die das Schlafbedürfnis herabsetzen, zählen das Lebensalter, geringe Belastung, das Gefühl des Ausgeruhtseins und die individuelle Veranlagung. Pathologisch wirkt sich z. B. die Manie aus. Das Schlafbedürfnis wird physiologisch gesteigert bei körperlicher Anstrengung und in der Rekonvaleszensphase. Pathologische Ursachen für ein gesteigertes Schlafbedürfnis sind hirnorganische Erkrankungen, präkomatöse Zustände, psychische Störungen (z. B. Depression) und die Schlafkrankheit (epidemische Enzephalitis).

18.3.2 Schlafstörungen (Dyssomnien)

Ursachen

Ein Patient schildert Schlaflosigkeit, Einschlafschwierigkeiten, häufiges Erwachen oder vorzeitiges Aufwachen. Die Diagnose ist schnell gestellt, aber welches u. U. vielschichtige Problem dahinter steckt, ist vorerst noch nicht zu ahnen. Um welche Form der Schlafstörung (**Dyssomnie**) es sich handelt, geht aus dem Bericht nicht hervor. Der Ursachenbereich kann sehr vielfältig sein. Es können beispielsweise exogene Faktoren eine Rolle spielen, aber auch psychophysiologische. Kranke Menschen haben häufig Schlafprobleme; auch Menschen, die vor einer akuten Krankheitssituation keine Probleme hatten, beginnen unter Schlafstörungen zu leiden. Das hängt einerseits mit der Einstellung zusammen: Patienten gehen davon aus, viel Schlaf zu benötigen, weil sie krank sind. Andererseits ist Kranksein eine Situation, die für das Schlafen nicht gerade förderlich ist. Zusätzlich belastend ist der Eintritt ins Krankenhaus (z. B. fremde Umgebung, ungewohntes Bett, Angst, aus dem Bett zu fallen, fehlende Intimität, ungewohnter Tagesrhythmus). Gleichzeitig unterliegt der Patient meist einer eingeschränkten Beweglichkeit (Bettruhe, Therapien), und/oder Sorgen und Ängste bedrücken ihn. Ebenso können Schlafstörungen auch als Begleiterscheinung von z. B. internistischen (Atemnot, Herzinsuffizienz mit nächtlichem Wasserlassen, Husten und Juckreiz), neurologischen (Nervenschmerzen, Morbus Parkinson, Demenzen vom Typ Alzheimer) oder psychiatrischen (Depression, Angsterkrankungen mit Zwangsphänomenen) Krankheitsbildern auftreten.

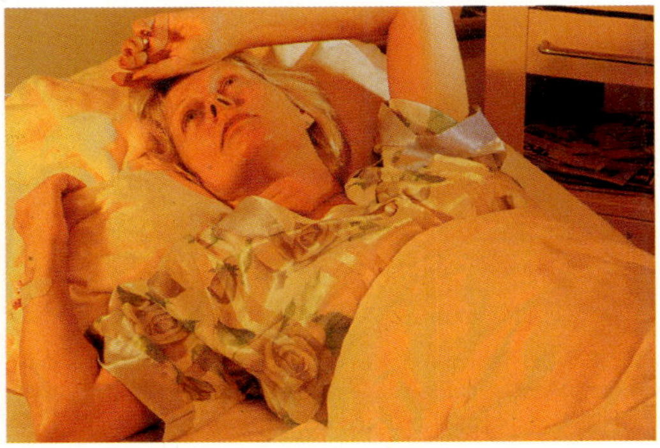

Ängste und Sorgen können den Patienten ebenso wachhalten wie die ungewohnte Umgebung und die Störungen durch die Nachtschwester

Diagnostik und Klassifikation

Bei Schlafstörungen handelt es sich um ein dominierendes Symptom, deren Ursachen unbedingt durch eine spezifische Diagnose und Differentialdiagnose zu klären sind. Die sorgfältige Pflegeanamnese und Patientenbeobachtung sind ein gutes und bewährtes Mittel zur Diagnosefindung. Für die Ursachenforschung ist das Anfertigen eines **Schlafprotokolls** (s. Schlafstörungen, S. 275) hilfreich.

Bei der Differenzierung von Schlafstörungen gibt es verschiedene Klassifikationsmodelle/-muster (**Tab. 18.3**).

Die Störungen, die in **Tab. 18.3** aufgelistet sind, treten häufig in Mischformen auf.

Eine Sonderform der Schlafstörungen stellt das sog. **Schlafapnoe-Syndrom** dar. Es handelt sich hierbei um nächtlich auftretende Atempausen/-aussetzer von mehr als 10 Sek. Dauer (während der Non-REM-Phase), die mit einer Sauerstoffunterversorgung einhergehen können. Dieses Schlafapnoe-Syndrom betrifft häufiger Männer als Frauen, meist Schnarcher, Menschen mit hohem Blutdruck und/oder Übergewicht. Die ständig wiederkehrenden Atemaussetzer können zu schwerwiegenden Folgen führen; u. a. kann es zu nächtlichen Herzrhythmusstörungen kommen oder zu einer Hypoxie (Sauerstoffunterversorgung) des Gehirns.

Auswirkungen von Schlafstörungen

Zu welchen Auswirkungen Schlafstörungen führen können, ist abhängig von der Dauer, der Intensität, der Ursache und dem individuellen Empfinden des Betroffenen.

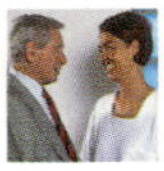

Sie fragen Herrn E. nach seinem Befinden, und sofort klagt er über eine Fülle von Beeinträchtigungen: „Schwester, seit Wochen leide ich zunehmend mehr unter Konzentrationsschwäche. Meine Frau schimpft über meine

Tabelle 18.3 Klassifikation von Schlafstörungen

Schlafstörung	*Charakterisierung/Ursache*
Insomnie	völlige Schlaflosigkeit
Hyposomnien	Ein- oder Durchschlafstörungen sowie Früherwachen
Hypersomnien	erhöhte Einschlafneigung und Müdigkeit
Narkolepsie	hierbei handelt es sich um eine Sonderform der Hypersomnien: minutenlange zwanghafte Schlafanfälle am Tag, welche mit einem Tonusverlust der Muskulatur einhergehen; es ist bezeichnend, dass die Narkolepsie auch als Schlaflähmung bezeichnet wird
Parasomnien	Nebenphänomene des Schlafs, wie beispielsweise Schlafwandeln (Somnambulismus), Zähneknirschen (Bruxismus), Reden im Schlaf (Somniloquie), Alptraum (ein REM-Schlaf-Phänomen) oder auch Muskelzuckungen (Einschlafmyoklonien)
Einschlafstörungen	es wird länger als eine halbe Stunde zum Einschlafen benötigt
Durchschlafstörungen	hier schläft der Betroffene zwar ein, wird aber während der Nacht immer wieder wach; man spricht dann von „zerhacktem Schlaf"
Früherwachen	charakteristisch für alte Menschen, die häufig das Gefühl haben, gar nicht geschlafen zu haben und in den frühen Morgenstunden erwachen
Schlafumkehr	der Schlaf findet tagsüber statt, nachts wird nicht geschlafen; anzutreffen bei Patienten mit Demenzen und Arteriosklerose
Störungen der Schlaftiefe	sie äußern sich darin, dass der Schläfer sich herumwälzt, häufig aus dem Schlaf aufschreckt und sich am Morgen wenig erholt fühlt
Störungen des Schlaf-Wach-Rhythmus	hier entsteht ein Missverhältnis zwischen „innerer" und „äußerer" Uhr mit Desynchronisation verschiedener Körperfunktionen: Schlafstörungen, Müdigkeit, Magen-Darm-Probleme u. a. Schichtarbeit ist die häufigste Ursache, zunehmend auch das Jetlag-Syndrom (Zeitverschiebung bei Interkontinentalflügen)
Akute Schlafstörungen	meist ist eine erkennbare Ursache bzw. eine aktuelle Situation der Anlass und sie verschwinden nach Beseitigung so schnell, wie sie aufgetreten sind
Chronische Schlafstörungen	die Ursache ist häufig schlecht erkennbar, und der Zustand überschreitet eine Dauer von mehr als 3 Wochen

Ungeduld und Reizbarkeit mit den Kindern. Innerlich fühle ich mich unruhig und nervös und gehe morgens zerschlagen zur Arbeit. Manchmal habe ich den Eindruck, ich kann nicht mehr klar denken, und ich merke auch, ich bin nicht mehr der Alte."

Der Bericht macht die Dimension von Schlafstörungen deutlich; abgesehen von den geschilderten Symptomen kann es zu emotionalen Störungen, zu Persönlichkeitsstörungen, zur Abnahme der Kreativität und zu gesteigertem Schmerzempfinden kommen. **Schlaflosigkeit,** wie immer sie sich auch manifestiert und wodurch sie verursacht ist, ist für den Betroffenen ein schwerwiegendes gesundheitliches Problem (**Abb. 18.6**).

Eva Groß Krankenschwester

···› Praxistipp

Stellen Sie sich selber einmal vor, wie es für Sie wäre, wenn Sie keine Nacht durchschlafen können und wie Sie sich dann fühlen. Bedenken Sie dies im Umgang mit Patienten mit Schlafstörungen.

···› Merke

Diese Menschen brauchen Ihre menschliche Begleitung und fachliche Beratung. Die Ursachen zu beheben ist besser als die Überdeckung durch Medikamente.

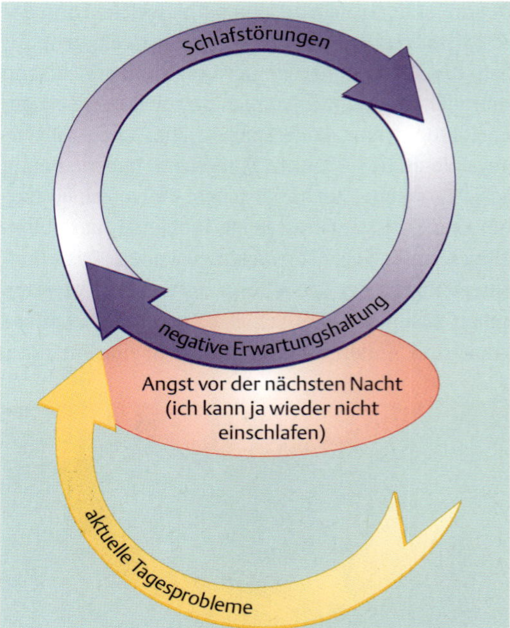

Abb. 18.6 Der Teufelskreis des gestörten Schlafes und der Angst vor dem Nicht-schlafen-können. Hilfe bringt nur das Durchbrechen des Gedankenmusters und der Erwartungshaltung

18.4 Pflegeangebote auswählen und anwenden

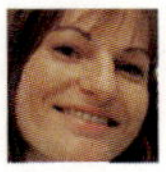

···› Pflegeangebot Beurteilung von Schlafstörungen

Anke Marks

Gelegentliche Schlafstörungen treten bei vielen Menschen auf, sie sind von kurzer Dauer und bedürfen keiner speziellen Behandlung, da sie gewöhnlich von selbst wieder verschwinden. Sie haben keine ernsthaften Auswirkungen auf die Gesundheit.

Zur Behandlung von Schlafproblemen gibt es keine Patentrezepte. Im Vordergrund steht die Analyse der Schlafstörung und die Behebung der Ursachen, die nicht im medizinischen Bereich liegen.

Um den vielfältigen Ursachen von Schlafstörungen und den jeweils mit ihnen in Zusammenhang stehenden Situationen gerecht werden zu können, ist eine gute Beobachtung des Patientenverhaltens am Tag und in der Nacht erforderlich. Des Weiteren ist eine umfangreiche Anamnese zu erheben oder ein **Schlafprotokoll** anzufertigen.

Bei der Anamneseerhebung sollten folgende Fragen berücksichtigt werden:

- Wie würden Sie Ihr körperliches Befinden beschreiben?
- Haben Sie körperliche oder psychische Erkrankungen?
- Wie groß sind Sie und was wiegen Sie?
- Wie würden Sie Ihr psychisches Befinden beschreiben? Haben Sie Ängste oder sind Sie traurig?
- Wie würden Sie Ihre psychische und körperliche Belastungssituation beschreiben?
- Nehmen Sie regelmäßig Medikamente, Drogen oder Alkohol zu sich?
- Welche Einstellung zum Schlaf haben Sie?
- Was für Ernährungsgewohnheiten haben Sie?
- Wie sieht Ihre familiäre und berufliche Situation aus?
- Was für Schlafgewohnheiten haben Sie?
- Leiden Sie unter nächtlichen Beschwerden, wie zum Beispiel Wasserlassen, Hautjucken, Herzrasen, Lärm oder anderen Störfaktoren?
- Wie ist Ihr persönlicher Schlaf-Wach-Rhythmus?
- Stören Krankheit oder Behinderung den Schlaf oder das Bewusstsein?
- Bringen Krankheit oder Krankenhausaufenthalt zusätzlich Störungen?
- Wie lange dauert es, bis Sie einschlafen?
- Werden Sie nachts wach, wie oft und wie lange dauert es, bis Sie wieder einschlafen?
- Erwachen Sie immer zur gleichen Zeit?
- Wie viele Stunden schlafen Sie durchschnittlich in der Nacht?
- Wie fühlen Sie sich morgens, wenn Sie erwachen?

Es ist mit den Betroffenen zu klären, ob die Schlafstörung akut aufgetreten ist oder ob generell Schlafprobleme bestehen. Des Weiteren sollte erfragt werden, ob der Patient in Bezug auf seine fehlenden Schlafrituale eigene Vorstellungen von der Ursache hat.

> **···› Merke**
> Nehmen Sie sich Zeit für diese Gespräche. Nur so werden Sie gemeinsam mit dem Patienten Wege zur Bewältigung seiner Schlafprobleme finden können.

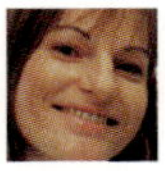

···› Pflegeangebot Schlafförderung

> **···› Merke**
> Ziel ist, dass für den Betroffenen die Schlafprobleme nicht lebensbestimmend werden und ein Gefühl der Hilflosigkeit eintritt, sondern dass ein alltagsadäquater Umgang damit gefunden wird.

Viele unterschiedliche Maßnahmen erzielen ähnliche Wirkungen, aber nicht bei allen Menschen. Ebenso unterschiedlich wie die betroffenen Personen ist ihre Ansprechbarkeit auf die verschiedenen Maßnahmen oder Mittel. Es gilt für sich herauszufinden was gut tut und dies dann mit Ausdauer einzusetzen, bzw. anzuwenden.

Wird die Hilflosigkeit groß, ist es naheliegend, mit einem Schlafmittel nachzuhelfen (s. Medikamentöse Maßnahmen, S. 278). Allerdings könnte eine mögliche Folge einer solchen „Lösung" die Abhängigkeit sein. Um der Suchtentstehung vorzubeugen und um alltagsentsprechende Lösungen für die jeweilige persönliche Situation zu finden, werden im Folgenden Alternativen zur medikamentösen Therapie aufgezeigt. Die pflegerischen Maßnahmen sind in erster Linie prophylaktischer Natur. Sie dienen der **Beratung,** der **Hilfe zur Selbsthilfe** und der **Information.**

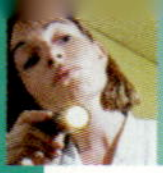

Physiologische Maßnahmen

Den Tag ausklingen lassen

Dem Wachsein und Schlafen ist eine Zeit des Ruhens zwischengeschaltet. Es handelt sich um eine Phase, die die Anforderungen des Tages von der Regenerationszeit der Nacht trennt. Eine wohltuende Abendgestaltung dient dem Organismus dazu, von Aktivität auf Passivität umzuschalten. In dieser Zeit lässt man den Tag ausklingen. Diese Umschaltphase sollte zu einem zwanglosen Ritual ausgebaut werden, sonst wird der Betreffende Gefahr laufen, das Gegenteil zu erreichen, denn Schlaf lässt sich nicht erzwingen.

Ermüdungslesen

Einen Versuch ist es wert, Müdigkeit durch Lesen zu provozieren. Diese Methode empfiehlt sich sowohl vor dem Einschlafen als auch bei Durchschlafstörungen und Früherwachen und ist oft hilfreich.

> Eva Groß
> Kranken-schwester
>
> **···› Praxistipp**
> Klagt Ihnen ein Patient sein Leid über seine Schlafprobleme, können Sie ihm Folgendes empfehlen: Stehen Sie wieder auf, wenn Sie eine halbe Stunde nach dem Zubettgehen nicht eingeschlafen sind. Gehen Sie in ein anderes Zimmer. Beschäftigen Sie sich, bis Sie sich wirklich müde fühlen. Seien Sie nicht deprimiert, sondern sehen Sie in einem missglückten Einschlafversuch die Chance, etwas anderes zu tun. Spüren Sie Ermüdungserscheinungen, sollten Sie diese als physiologisches Zeichen des Körpers erkennen und als Aufruf zum Schlaf nutzen.

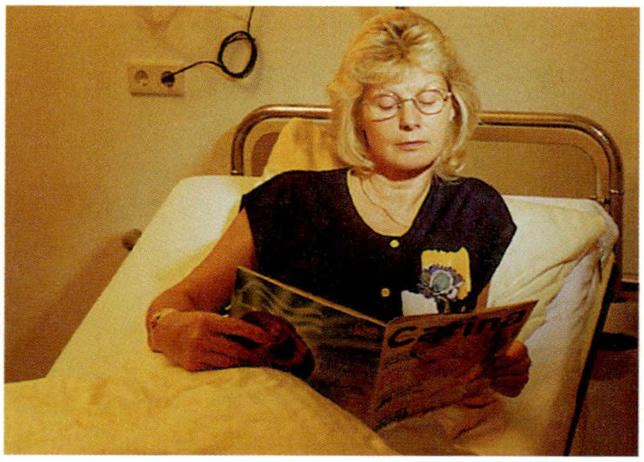

Das Ermüdungslesen ist eine geeignete Maßnahme, wenn der Patient allein im Zimmer liegt

Leistungsermüdung

Viele Menschen verbringen den Tag ohne körperliche Aktivität, ob bei der Arbeit oder auch in der Freizeit. Belastungen körperlicher Art sind jedoch für unser Wohlbefinden und unsere Gesundheit unerlässlich, denn ohne körperliche Belastung tritt kein befriedigender Schlaf ein. Alles, was Alltag, Freizeit und Hobby zu körperlicher und sportlicher Tätigkeit bereit hält, bietet sich hier als „Therapeutikum" an. Angefangen beim abendlichen Spaziergang (der auch dem geistigen und psychischen Ausgleich dient) über Fahrrad fahren, Schwimmen gehen, Badminton spielen, Ballsportarten bis zu Gymnastik oder was jedem Einzelnen an sportlicher Aktivität gefällt.

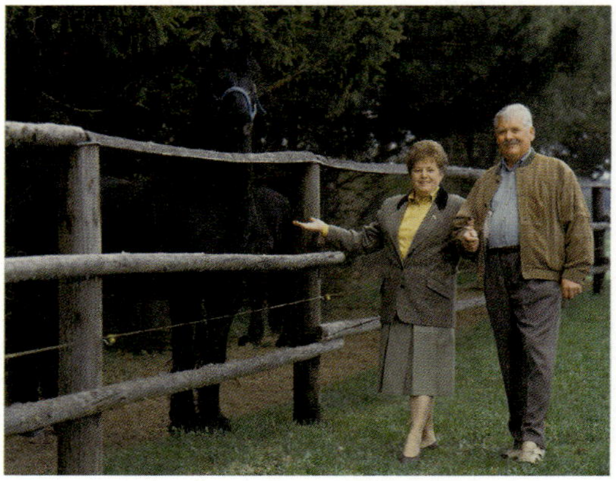

Ein Spaziergang in der Natur trennt die Hektik des Tages von der Ruhe der Nacht und schafft einen erholsamen Übergang

Schlaf-Rhythmus-Training

Das Antrainieren eines täglichen Rhythmus kann der Schlafförderung dienlich sein. Der Körper passt sich bei absoluten Regelmäßigkeiten einem zirkadianen Rhythmus an („innere Uhr"). Der physiologische Schlafablauf kann trainiert werden, indem man einen regelmäßigen Schlaf-Wach-Rhythmus lebt. Diese Regelmäßigkeit muss anfangs zum Teil gegen das eigentliche körperliche Bedürfnis durchgeführt werden. Das heißt z. B., den Mittagsschlaf oder ähnliche Gewohnheiten wegzulassen.

> Eva Groß
> Kranken-schwester
>
> **···› Praxistipp**
> In Beratungsgesprächen können Sie dem schlafgestörten Menschen folgende Empfehlungen zum Training des Schlafrhythmus geben: Stehen Sie immer zur gleichen Zeit auf und gehen Sie immer zur gleichen Zeit ins Bett. Regelmäßige Gewohnheiten, Wärme und Befriedigung der elementaren Bedürfnisse werden wesentlich dazu beitragen, dass Sie schneller einschlafen. Ein vernünftiges Ausmaß an körperlicher Bewegung (Abendspaziergang) wirkt sich auf den Schlaf und Ihr allgemeines Wohlbefinden günstig aus. Lassen Sie coffeinhaltige Getränke (Kaffee, Tee, Cola) und auch Alkohol weg. Trinken Sie lieber Kräutertee am Abend.

Psychologische Maßnahmen

Eine Erkenntnis lautet: Einschlafstörungen sind Abschaltstörungen. Bei schlechten Schläfern lässt sich nachweisen, dass sie ein höheres Niveau physiologischer Aktiviertheit und eine schlafstörende Anspannung aufweisen. Um diesen Problemen entgegenzuwirken, können Entspannungsmethoden und Gespräche helfen. Untersuchungen von Entspannungsverfahren haben gezeigt, dass diese sich überwiegend positiv auf das Schlafverhalten auswirken.

Werden Entspannungsverfahren in gesunden Tagen erlernt, können sie in schwierigen Phasen angewendet werden.

Zwischen den einzelnen Entspannungsverfahren gibt es keine bedeutsamen Unterschiede, d.h. jeder muss für sich herausfinden, welches für ihn das Richtige ist. Diese Entspannungstechniken können in Kursen erlernt werden, die z.B. von den Volkshochschulen angeboten werden. Informationen über derartige Kurse erhalten Sie bei Ihrer Krankenkasse. Als Anregungen für Ihre Beratungsarbeit werden 4 Techniken kurz vorgestellt, aber wenn Sie Erfahrungen mit anderen Methoden haben, ist dies ebenso gut.

Das Autogene Training nach Schulz

Beim Autogenen Training, einer konzentrativen Selbstentspannungsübung, erfolgt durch ständiges Wiederholen gleicher Formeln eine Umschaltung des Organismus von Aktiv und Passiv. Über die Autosuggestion werden die Tätigkeit des Sympathikus und die damit verbundenen Organtätigkeiten herabgesetzt und die des Parasympathikus aktiviert. Der Körper schaltet auf Ruhe um.

Phantasiereisen

Bei Phantasiereisen soll die Aufmerksamkeit von störenden Gedanken und Umwelteinflüssen abgewendet werden. Die Phantasiereise soll nicht das Ziel des direkten Einschlafens verfolgen, sondern eher ein Umschalten der Gedanken und des Organismus auf Ruhe herbeiführen.

Yoga, Meditation

Diese Form der Entspannungstherapie kann neben der Entspannung auch eine Veränderung der Einstellung gegenüber Körper, Seele und Krankheitssymptomen bewirken.

Progressive Muskelrelaxation nach Jacobson

Bei der Progressiven Muskelrelaxation werden Muskelgruppen systematisch an- und entspannt. Dadurch erfährt der Körper insgesamt Entspannung.

Physikalische Maßnahmen

Hydro- und Thermotherapie

Alle Wasseranwendungen bewirken eine Entlastung des Kopfes und des Nervensystems, indem das Blut vom Kopf in die Beine abgezogen wird. Anwendungen mit kaltem Wasser wirken belebend auf den Organismus, heiße dagegen entspannend.

Wärmeanwendungen beruhigen bei motorischer Unruhe, warme Bäder fördern das Einschlafen; dieses kann durch den Zusatz von Badesalzen oder -ölen mit Extrakten von Heilkräutern (z.B. Baldrian, Hopfen, Heublumen, Lavendel etc.) noch unterstützt werden.

Bei kalten Füßen helfen ein warmes Fußbad oder auch Wechselbäder. Die Füße werden zuerst für etwa 3–5 Min. in 40 °C warmem Wasser gebadet und anschließend 1 Min. in kaltes Wasser getaucht. Dieses regt die Durchblutung des Betreffenden an.

Leidet ein Patient an hohem Blutdruck, können der Blutkreislauf und das Druckgefühl im Kopf durch ein kaltes Fußbad entlastet werden. Dieses darf allerdings nur bei warmen Füßen durchgeführt werden.

Entspannungstherapie

Bei Verspannungen im Bereich von Nacken, Rücken und Brust weist die Muskulatur bei vielen stressgeplagten Menschen einen ausgesprochenen Hartspann auf. Diese Verspannungen haben Auswirkungen auf Atmung und Motorik, die das Schlafverhalten beeinträchtigen können. Wie Untersuchungen im Schlaflabor bewiesen haben, zeigen schlechte Schläfer eine größere physiologische Aktivierung vor und während des Schlafes als gute Schläfer. Sie sind auch mehr störenden Gedankenmustern unterworfen. Hier können Entspannungsübungen helfen.

Die atemstimulierende Einreibung

Die schlaffördernde Wirkung der **a**tem**s**timulierenden **E**inreibung nach C. Bienstein (ASE) ergibt sich aus verschiedenen Faktoren:

- Die Atmung wird verlangsamt und vertieft.
- Durch den Hautkontakt erfährt der Patient Zuwendung und ein Gefühl von Geborgenheit.
- Durch den Einsatz von Kräuterölen (z.B. Lavendelöl) kann dieses positiv unterstützt werden.

Zur genauen Beschreibung einer **atemstimulierenden Einreibung** s. S. 520 f.

Die Bewertung der Pflege in ihrer Wirksamkeit bezieht sich auf Wohlbefinden und auf Heilungsförderung. Je nach den Problemen, die sich infolge von Veränderungen der gewohnten Situation ergeben, muss die Pflegeplanung angepasst und eine Veränderung der Maßnahmen vorgenommen werden.

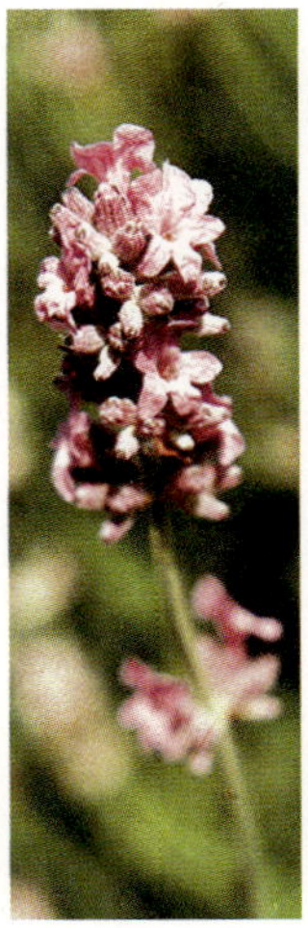

Eva Groß
Krankenschwester

Praxistipp

Es ist zu empfehlen, alle Maßnahmen exakt zu dokumentieren. Nur so können Sie die Wirkungen überprüfen und bei ausbleibendem Erfolg alternative Maßnahmen planen. Die Sorge für einen erholsamen Schlaf ohne Medikamente ist ein sehr wichtiges Pflegeangebot.

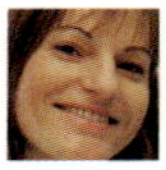

···› Pflegeangebot Medikamentöse Maßnahmen zur Schlafförderung

Andreas Portsteffen

Versuche, den eigenen Schlaf, das Einschlafen oder das Durchschlafen durch Einnahme von Schlafmitteln zu beeinflussen, sind sehr weit verbreitet. Oft sind es spezielle Situationen, in denen die nächtliche Ruhe nicht gefunden werden kann. Dies können besondere emotionale Belastungen wie Trauer oder Angst sein, oder Situationen, in denen ein Loslassen oder Abschalten nicht gelingt und die nächtliche Ruhe dadurch beeinträchtigt wird. Aus diesem Zusammenhang wird deutlich, dass ein Schlafmittel Symptome beeinflusst, aber nicht ursächlich zu wirken vermag. Der durch Hypnotika, wie z.B. Benzodiazepine, erzwungene Schlaf ist ein anderer als der natürliche Schlaf. Die natürliche Abfolge von unterschiedlichen Schlafstadien wird verändert und mit Benzodiazepinen wird der weniger tiefe Schlaf verlängert und der eigentliche Tiefschlaf verkürzt. Dies reduziert immer auch den Erholungswert des Schlafes. Nach einer gewissen Zeit erscheint dem Menschen das Hilfsmittel „Schlaftablette" als unverzichtbar und notwendig, um in den Schlaf zu finden. Dies kann auch unabhängig von einer eigentlichen, körperlichen Abhängigkeit geschehen, die emotionale Abhängigkeit ist ebenso problematisch.

Ein unkritisches, allgemeines Anbieten einer Schlafmedikation sollte im Krankenhaus der Vergangenheit angehören. Indikation und Auswahl des Medikaments ist eine ärztliche Aufgabe. Bereitstellen und kontrollieren der Einnahme, aber auch die eventuelle Suche zusammen mit dem Patienten nach (nicht-medikamentösen) Alternativen, wird in der Regel durch die Pflegenden geleistet.

Je stärker wirksam ein Präparat ist, desto intensiver muss der Patient beobachtet werden, um evtl. unerwünschte Wirkungen schnell erfassen zu können.

Schwach wirkende, pflanzliche Präparate können für einige Patienten eine Alternative bzw. Hilfe sein, besser ein- und durchzuschlafen. Eine abgestufte Auswahl an Präparaten sollte vorhanden sein und sich an den individuellen Bedürfnissen des Patienten orientieren. Gleiches gilt für die Dosis; oft reichen bereits halbe Standarddosen aus, um eine ausreichende Wirkung zu bekommen.

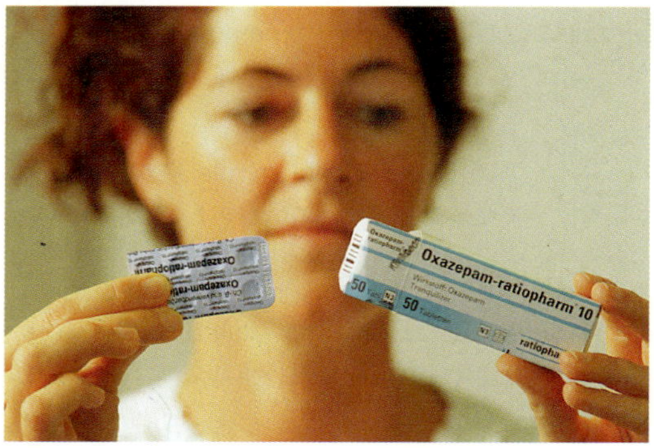

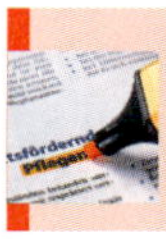

> **···› Merke**
> Für die Dosierung von Schlafmitteln gilt die Devise: „So wenig wie möglich!"

Die sog. H_1-Antihistaminika haben ihre Bedeutung vornehmlich in der Selbstmedikation. Bei den stark wirksamen Benzodiazepinen müssen Nebenwirkungen und Risiken bedacht und auch wahrgenommen werden, um eine sichere Anwendung zu ermöglichen. Der Einsatz von z.B. Diazepam (Valium und v.a.m.) als Schlafmittel ist durch die außerordentlich langen Halbwertszeiten kaum gerechtfertigt. Ein Teil der Wirkung tritt in der Nacht ein, aber auch tagsüber ist noch eine Sedierung und Anxiolyse (Angstminderung) gegeben. Bei einigen Patienten kann dies erwünscht sein, bei einer (Ein-)Schlafmedikation wäre das eine unerwünschte Wirkungsverlängerung. Eine zusätzliche, stark muskelrelaxierende Wirkung erhöht die Gefahr von Stürzen beim morgendlichen Aufstehen älterer Patienten. Nicht selten sind dann komplizierte Oberschenkelhalsfrakturen die Folge.

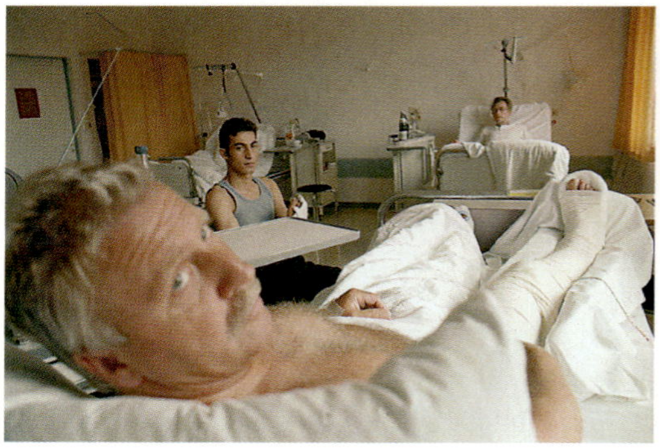

Kumulation (Anhäufung) von Wirkstoff oder lang wirkenden Metaboliten sind ein Problem bei vielen, insbesondere älteren Benzodiazepinen nach regelmäßiger Einnahme (**Tab. 18.4**). Dies hat zur Folge, dass bei längerem Gebrauch ein abruptes Absetzen zu schwierigen Entwöhnungsprozessen führen kann. Schlaflosigkeit, Angstzustände, Schwindel oder Verwirrtheit können dabei verstärkt auftreten. Gleichzeitig können die Ausscheidungsleistungen der Niere und der Leber im höheren Alter reduziert sein, was eine besonders starke Kumulierung auch bei relativ niedrigen Dosierungen zur Folge hat. Paradoxe Wirkungen mit euphorischen Erscheinungen anstelle der Sedierung sind ebenso, insbesondere bei

Tabelle 18.4 Aufstellung aktueller als Schlafmittel verwendeter Medikamente (Hypnotika und Sedativa)

Gruppe	*Freiname*	*Präparate (Beispiele)*	*Halbwertszeit, Wirkdauer*
Pflanzliche Sedativa	Baldrianwurzel	u. a. Baldrian Dispert	
	Hopfenzapfen	meist in Kombinationen u. a. Baldriparan, Sedacur	
	Passionsblume	meist in Kombinationen u. a. Biral forte, Passiorin N	
H_1-Antihistaminika	Diphenhydramin	u. a. Dolestan, Halbmond, Sedovegan	5 – 6 Std.
	Doxylamin	u. a. Gittalun, Hoggar N	8 – 10 Std.
Benzodiazepine	Triazolam	Halcion	2 – 4 Std., + länger wirksame Metabolite
	Brotizolam	Lendormin	4 – 7 Std.
	Flurazepam	u. a. Dalmadorm	1 – 2 Std., + lang wirksame Metabolite
	Temazepam	u. a. Planum, Remestan	7 – 15 Std.
	Lormetazepam	Noctamid	10 – 14 Std.
	Flunitrazepam	u. a. Rohypnol	10 – 20 Std., + lang wirksame Metabolite
	Nitrazepam	u. a. Mogadan	20 – 30 Std.
	Oxazepam	u. a. Adumbran, Praxiten	6 – 15 Std.
Benzodiazepin-Analoga	Zolpidem	Bikalm, Stilnox	2 – 3 Std.
	Zopiclon	u. a. Ximovan	4 – 5 Std.
	Zoleplon	Sonata	ca. 1 Std.

älteren Patienten, möglich. Auch die atemdepressive Wirkung kann bei Patienten mit vorbestehender Lungenerkrankung oder Schlafapnoe eine unerwünschte Reaktion verursachen.

Neuere Präparate mit Benzodiazepin-ähnlicher Wirkung könnten hinsichtlich der Veränderung des Schlafphasenmusters und der Erzeugung einer Gewöhnung Vorteile haben. Die relativ kurzen Halbwertszeiten und die Abwesenheit lang wirkender Metabolite sind vorteilhaft. Aufgrund der zunehmend bekannten Benzodiazepin-Problematik in der Dauermedikation, d. h. bereits nach mehr als 2 – 3 Wochen, haben sich diese Präparate (u. a. Zopiclon, Zolpidem, **Tab. 18.4**) als Schlafmittel relativ schnell etabliert. Langzeiterfahrungen sind demzufolge noch nicht ausreichend verfügbar.

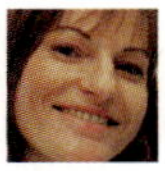

···› Pflegeangebot Hilfe am Krankenbett

Martina Gümmer

Das Krankenbett

In den letzten Jahren hat das Krankenbett eine enorme Entwicklung von der einfachen manuellen Bedienung über die Hydraulik bis zur elektronischen Ausstattung durchgemacht (**Abb. 18.7**). Wünschenswert wäre noch eine an den menschlichen Körpermaßen orientierte Liegefläche mit einer Beugemöglichkeit, die den physiologischen Bedingungen entspricht. Eine interessante Neuentwicklung ist das 5-Rad-Bett, das in erster Linie eine verbesserte Fahreigenschaft besitzt und durch das in der Mitte platzierte 5. Rad besonders gut zu rangieren ist, selbst bei engen Fluren, Ecken und in kleinen Zimmern. Dieses Bett ist mit seiner größeren Länge von 208 cm darüber hinaus der Durchschnittsgröße der Menschen besser angepasst. Das moderne Krankenbett ist auch vom Patienten selbst leicht zu bedienen.

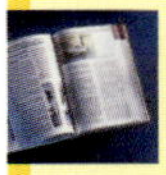

···› Lerntipp

Informieren Sie sich genau, wie die hausüblichen Betten funktionieren, damit Sie auch in Akutsituationen, die eine Lageveränderung des Bettes erforderlich machen könnten, schnell und sicher handeln können. Es gibt eine Vielzahl von Zubehörteilen, die am Bett nach Bedarf installiert werden. Lassen Sie sich die sichere Montage zeigen und üben Sie sie im Einzelfall ein, damit für den Patienten die Gefahr eines Unfalls möglichst auszuschließen ist.

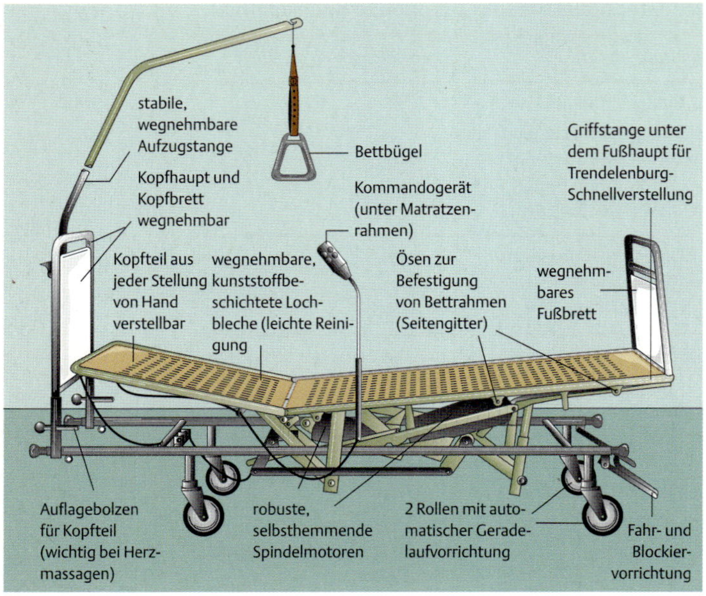

Abb. 18.7 Die einzelnen Bezeichnungen des Patientenbettes

Das Beziehen des Bettes

Für einen neuen Patienten kann das Bett gereinigt, desinfiziert und frisch bezogen von der Bettenzentrale angefordert werden. Steht diese Dienstleistung nicht zur Verfügung, obliegt die Verantwortung für saubere und desinfizierte Betten der Station. Das Betten wird in aller Regel zu zweit durchgeführt. Das spart unnötige Wege um das Bett herum und ist rückenschonend. Es wird synchron und zügig, aber dennoch mit Ruhe gearbeitet.

Vorbereitung

Bevor Sie beginnen, empfiehlt es sich, das Bett auf eine gute Arbeitshöhe zu bringen. Ist der Größenunterschied zwischen Ihnen und Ihrer Kollegin/Ihrem Kollegen sehr groß, sollten Sie einen guten Kompromiss zur Entlastung des Rückens suchen.

Auch wenn es noch nicht in jedem Krankenhaus üblich ist, sollten Sie unter hygienischen Gesichtspunkten eine Schürze über der Schutzkleidung tragen (S. 227).

Frische Wäsche, die auf einem Mehrzweckwagen mitgeführt wird, sollte in ausreichender Menge zur Verfügung stehen. Eine Box mit Pflegematerial ist bereitzustellen. Sie enthält die üblichen Pflegemittel wie z. B. Einreibemittel, denn gewisse Pflegeverrichtungen lassen sich vorteilhaft mit dem Betten verbinden. Der Wäschesackrolli für die Schmutzwäsche ist als fahrbares Gestell meist mit 2–3 Säcken bestückt, damit die Wäsche sofort sortiert werden kann. Die Säcke haben eine Farbkodierung, an der Sie erkennen, welche Wäsche in welchen Sack gehört. Die eingehängten Wäschesäcke werden aus hygienischen Gründen jeweils mit einem Deckel verschlossen. Am besten platzieren Sie den Wäschesackrolli für die Schmutzwäsche so am Bett, dass Sie auf direktem Weg die abgezogene Wäsche im richtigen Sack ablegen können. Die frische Wäsche sollte in ausreichendem Abstand von der schmutzigen stehen, damit Kontaminationen vermieden werden.

Hilfreich ist es, sich am Fußende des Bettes einen Stuhl zurechtzustellen oder die am Bett integrierte Bettzeugablage aufzuklappen, um das Bettzeug ablegen zu können.

Durchführung

In folgenden Schritten wird nun das Bett frisch bezogen (**Abb. 18.8**):

- Sie stellen das Kopfteil des Bettes flach und legen Kissen und Decke ab. Jetzt werden Stecklaken und Bettlaken rundherum gelöst und von Kopf- und Fußende zur Mitte hin aufgerollt. Dieses Aufrollen ist wichtig, um nicht unnötig Staub aufzuwirbeln. Auf hygienisches Arbeiten sollte großer Wert gelegt werden. Ebenso verfahren Sie bei Decke und Kopfkissen.
- Die eingerollte Schmutzwäsche wird körperfern gehalten und direkt in den entsprechenden Sack abgelegt.
- Das saubere Bettlaken wird faltenfrei über die Matratze gespannt.
- Das Laken bleibt schön glatt, wenn Sie es an den Ecken jeweils, wie im Bild gezeigt, einschlagen.
- Das Stecklaken wird quer eingespannt und möglichst weit unter die Matratze gesteckt.
- Stoffknicke müssen gut glattgezogen werden, sie könnten sonst Druckstellen beim Patienten verursachen.
- Die Decke wird mit zwei gegenüberliegenden Ecken in den Bezug gesteckt. Dann fassen Sie von außen Decke und Bezug an den Ecken und ziehen ihn leicht über. Dabei fällt er fast von selbst, wenn Sie die Decke hinter dem Fußende des Bettes hochhalten und leicht „schütteln". Dabei sollten Sie möglichst wenig Staub aufwirbeln.
- Die frisch bezogene Decke wird glatt auf das Bett gelegt, am Fußende eingeschlagen und gedrittelt abgelegt.
- Das Kopfkissen wird in gleicher Weise bezogen. Wenn Sie das Kissen nacheinander an einer Ecke fassen und die Federn einfach mit einem leichten Ruck nach unten fallen lassen (zipfeln statt schütteln!), vermeiden Sie am ehesten eine Staubentwicklung.

Bettwäschewechsel mit Patient

Hat der Patient strenge Bettruhe einzuhalten, muss die Wäsche gewechselt werden, ohne dass er das Bett verlässt. Die oben beschriebenen Grundregeln für die Vorbereitung und Durchführung gelten hier ebenso. Für den möglichst schonenden Wäschewechsel bei einem schwerkranken Patienten sind Ihnen u. U. einige weitere Hinweise hilfreich.

Das Beziehen des Bettes ohne Patient (Abb. 18.8)

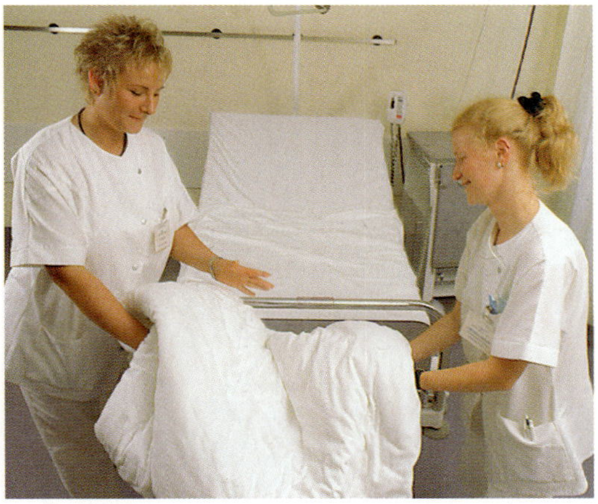

1 Ablage des Bettzeugs am Bettende.

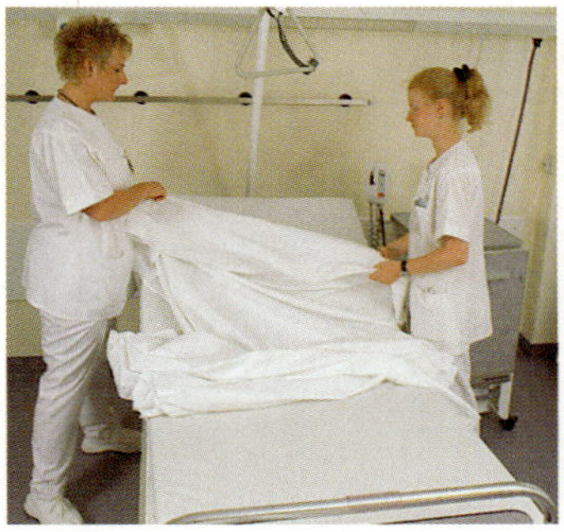

2 Steck- und Bettlaken von Kopf- und Fußende zur Mitte hin aufrollen.

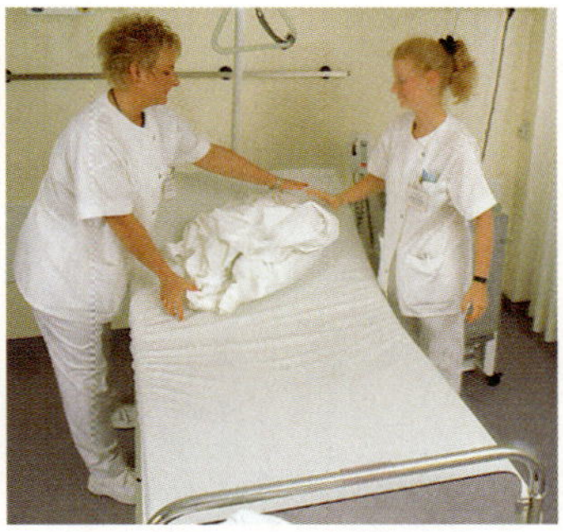

3 Schmutzwäsche ist körperfern zu halten.

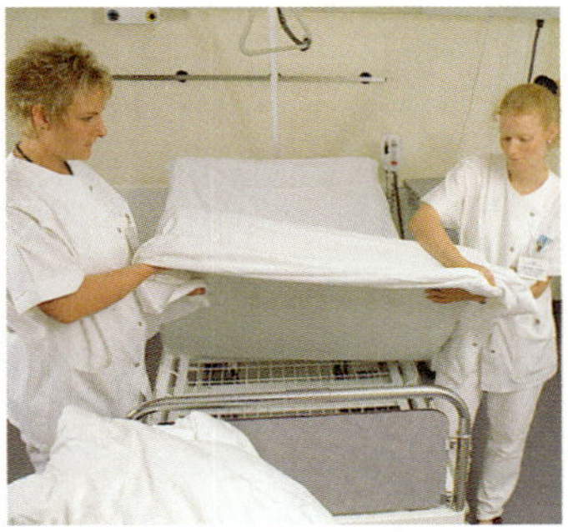

4 Sauberes Laken über Matratze spannen.

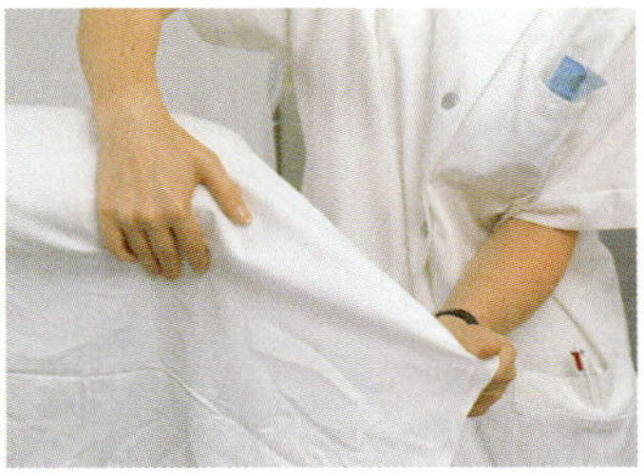

5 Laken an den Enden spannen …

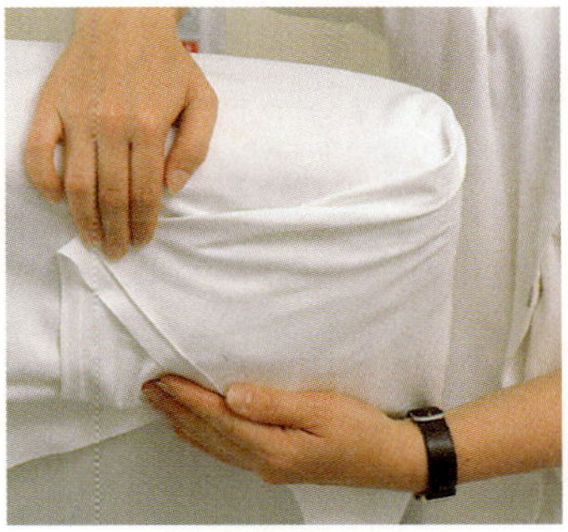

6 … und glatt einschlagen.

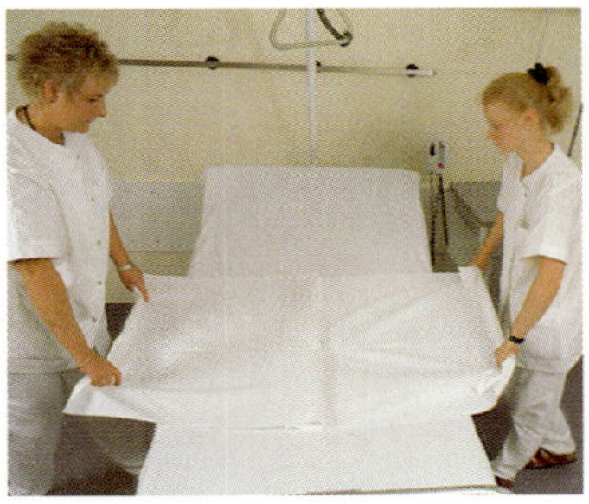

7 Stecklaken quer ausbreiten, sodass die Enden links und rechts ungefähr gleich lang sind.

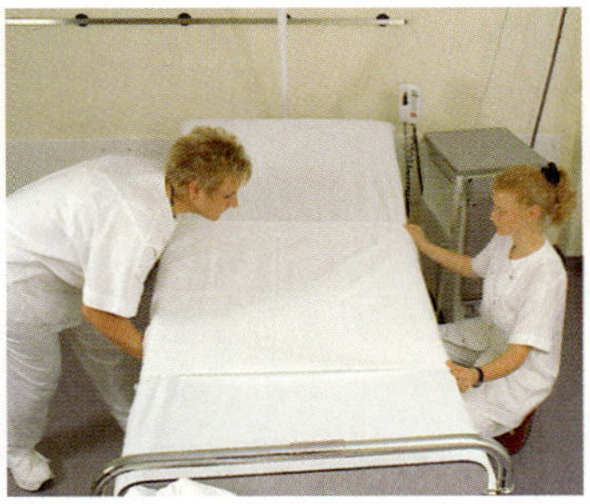

8 Stecklaken möglichst weit unter die Matratze spannen.

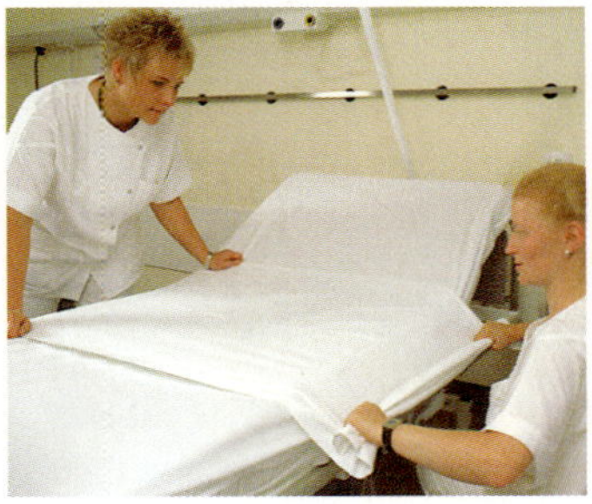

9 Stoffknicke glatt ziehen.

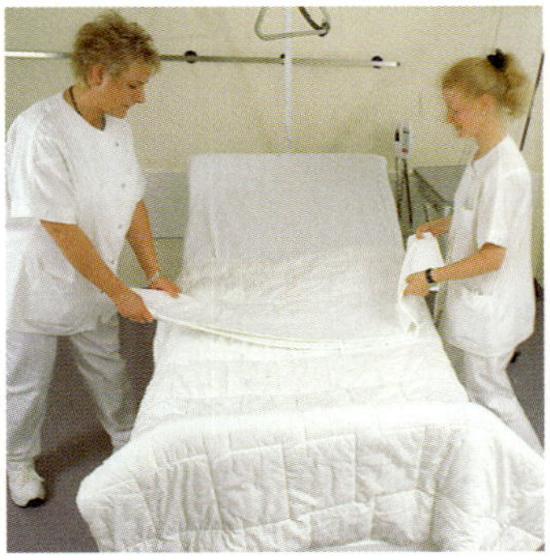

10 Bezug der Bettdecke ausbreiten …

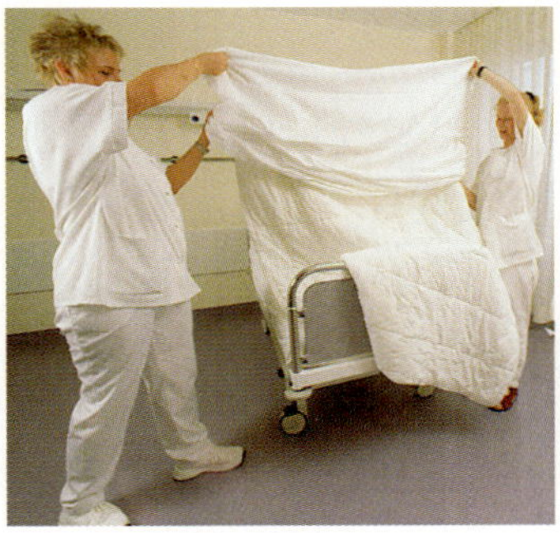

11 … und über die Bettdecke ziehen.

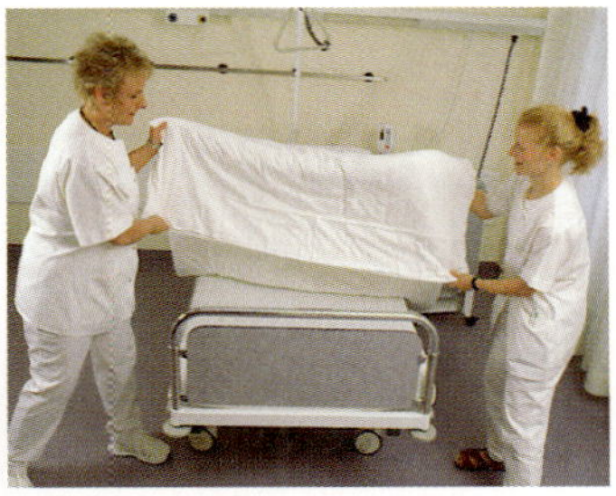

12 Frisch bezogene Bettdecke ablegen.

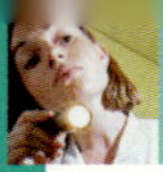

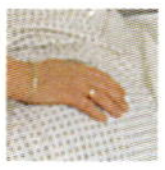

···> Beziehen des Bettes: Der Patient dreht sich (Abb. 18.9)

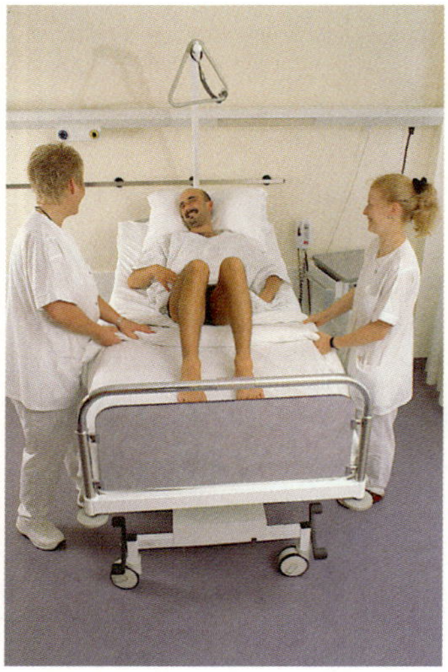

1 Instruktion des Patienten.

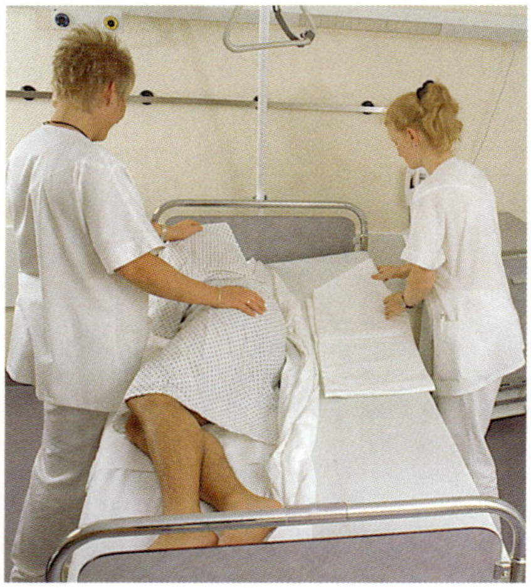

2 Stecklaken und Laken lösen und an den Patienten heranrollen. Der Patient wird zur Absicherung an Schulter und Hüfte gehalten.

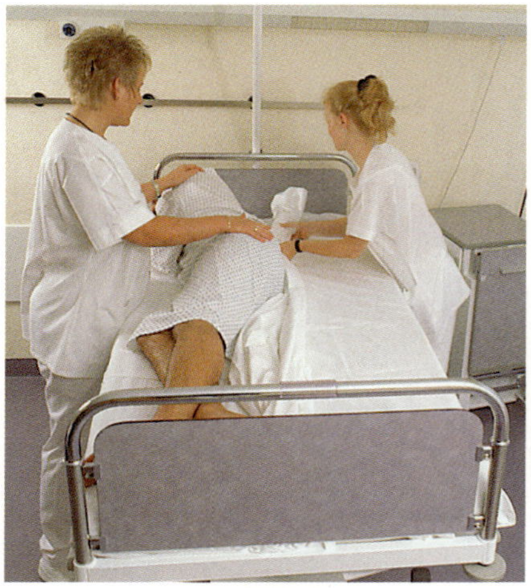

3 Frisches Laken und Bettlaken hinter die benutzte Wäsche rollen.

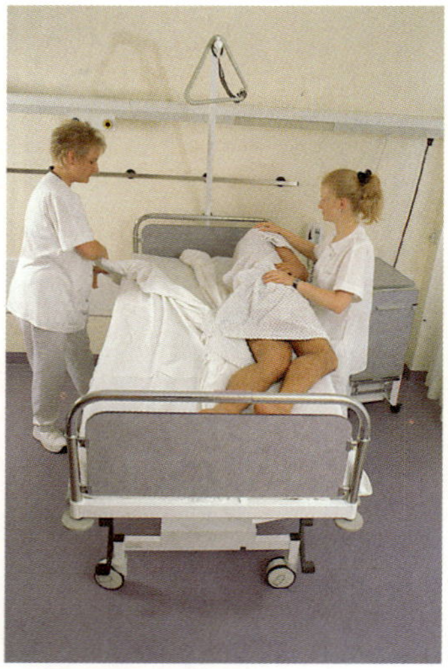

4 Patient wird über die „Wäschewurst" gedreht.

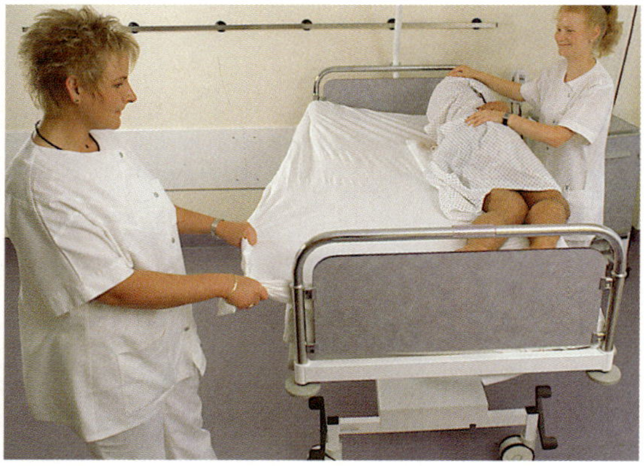

5 Laken …

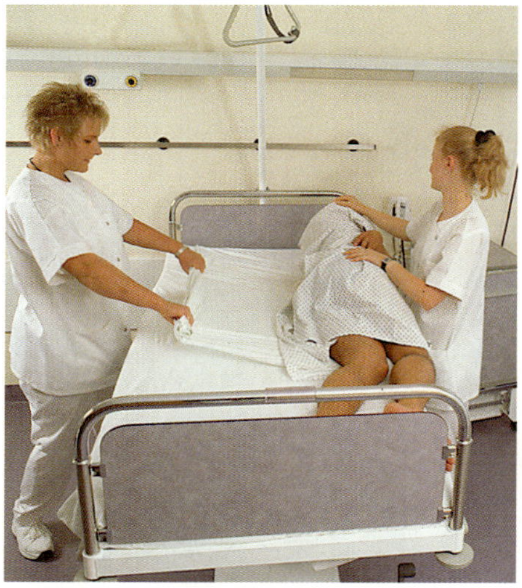

6 … und Stecklaken werden glatt gezogen.

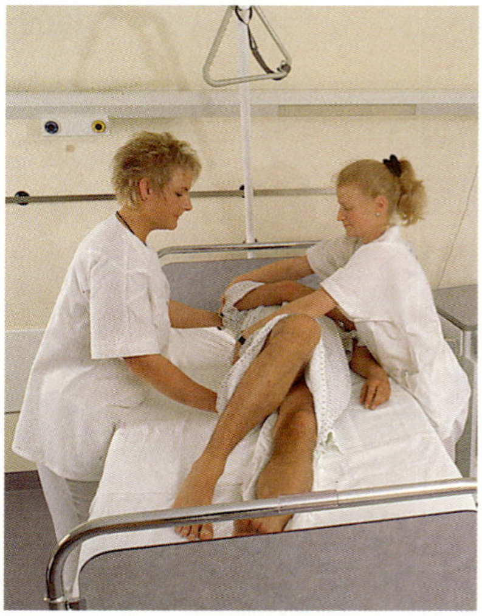

7 Der Patient wird behutsam gelagert.

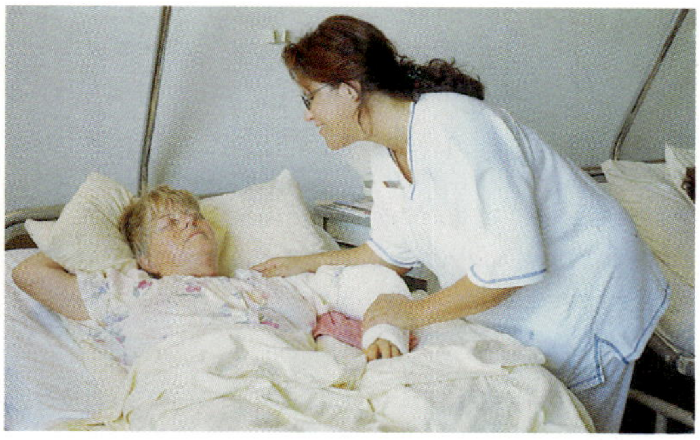

- Zunächst nehmen Sie Kontakt zu dem Patienten auf, sprechen mit ihm und erklären ihm, was Sie jetzt tun werden. Je mehr Sie ihn instruieren, desto eher kann er möglichst viel mithelfen. Andernfalls bekommt der Patient bei dieser Maßnahme leicht Angst. Dasselbe gilt auch für den bewusstlosen Patienten: Wenn Sie ihm erklären, was Sie jetzt mit ihm tun werden, berühren Sie ihn dabei mit gutem Kontakt z. B. an der Schulter.
- Soweit es die Situation des Patienten zulässt, stellen Sie das Kopfteil flach und entfernen das Kopfkissen. Beobachten Sie dabei den Patienten, ob er Atemnot bekommt oder Schmerzäußerungen zeigt.
- Je nach dem Gesundheitszustand des Patienten erfolgt der Bettwäschewechsel, indem er sich auf die Seite dreht (**Abb. 18.9**) oder eine Brücke macht (**Abb. 18.10**).
- Bei der Aufforderung an den Patienten, sich auf die Seite zu drehen, können Sie ihn an Schulter und Hüfte unterstützen und geben ihm so zusätzlich mit Ihrem Körper das Gefühl und die Sicherheit, dass er nicht aus dem Bett stürzen kann.

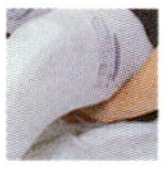

Beziehen des Bettes: Der Patient macht eine Brücke (Abb. 18.10)

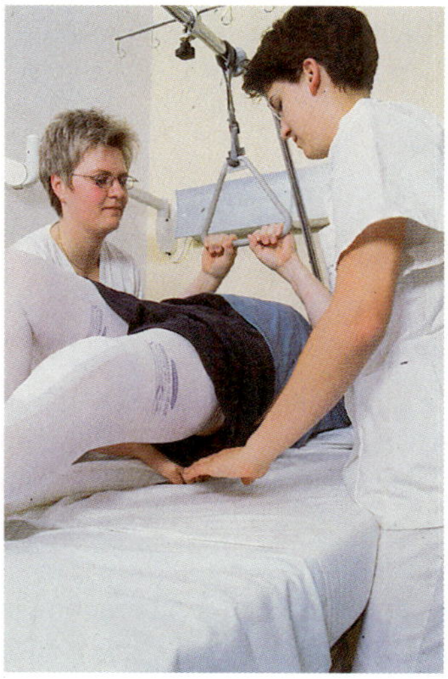

1 Wäsche wird zur Mitte des Bettes gerollt. Der Patient hält sich am Bettbügel und hebt das Gesäß.

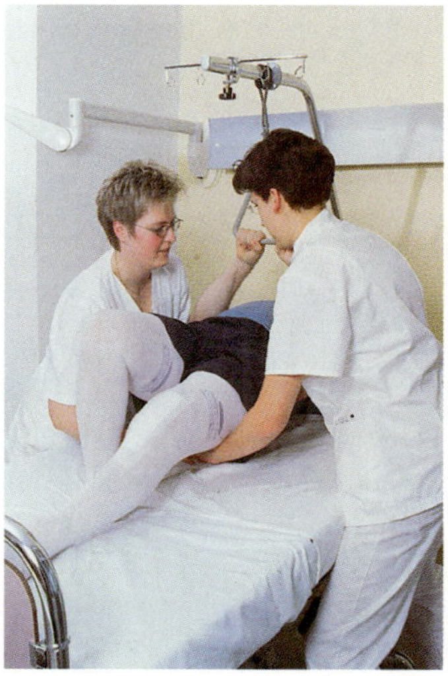

2 Die Pflegeperson greift unter das Gesäß des Patienten …

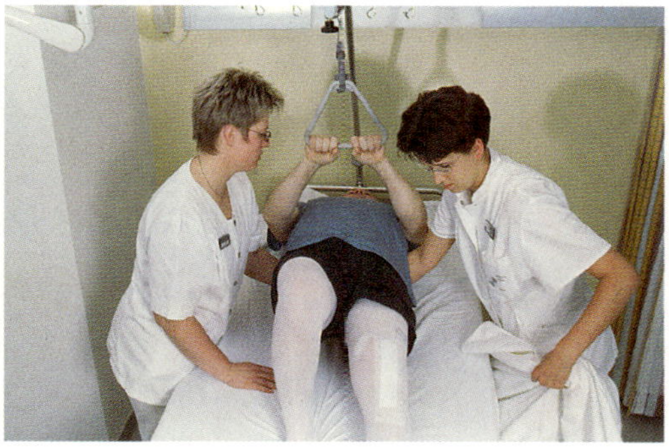

3 … und entfernt das Stecklaken.

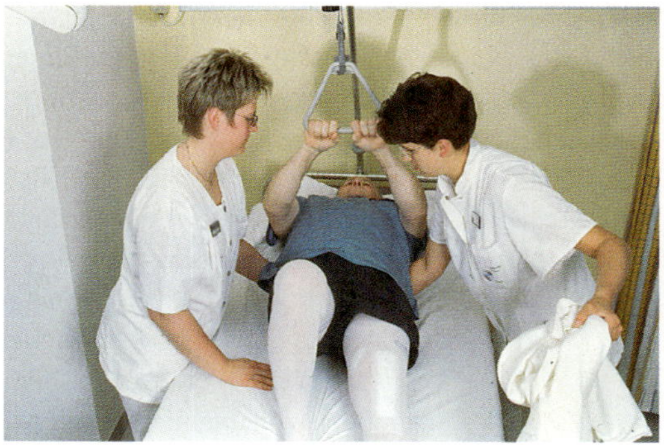

4 Der Patient wird dabei am Gesäß unterstützt.

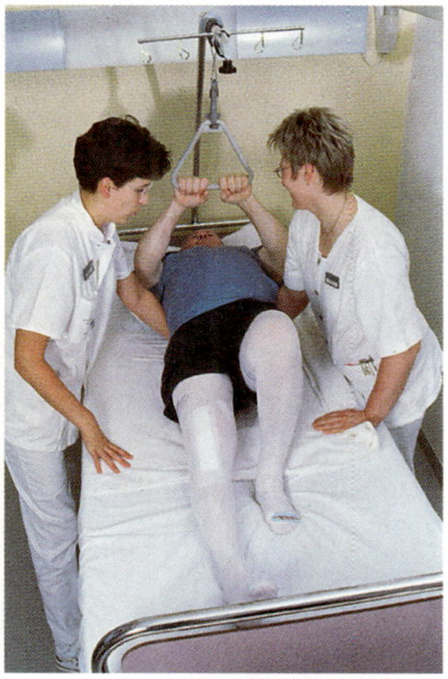

5 Ein neues Stecklaken wird eingerollt und durchgezogen.

- Die 2. Pflegeperson löst dann Stecklaken und Laken und rollt alles schnell dicht an den Körper des Patienten heran.
- Anschließend legt sie das saubere Laken der Länge nach zur Hälfte auf die Matratze, spannt es an der oberen und unteren Ecke ein und fixiert es unter der Matratze. Sofort wird auch das Stecklaken untergesteckt. Bett- und Stecklaken werden hinter die benutzte Wäsche gerollt.
- Jetzt wird der Patient aufgefordert, sich über die „Wäschewurst" in der Mitte des Bettes auf die andere Seite zu drehen. Zügig werden Laken und Stecklaken gelöst, die schmutzige Wäsche aufgerollt und im Wäschesack abgelegt.
- Das saubere Laken wird ausgerollt und gut gespannt. Achten Sie dabei insbesondere darauf, dass der Patient nicht auf Falten liegt, sonst besteht die Gefahr von Druckstellen!
- Anschließend wird das Stecklaken glatt gezogen und faltenfrei untergesteckt.
- Behutsam wird der Patient gelagert und das Kopfteil wird sofort in eine angenehme Position gebracht.
- Kopfkissen und Decke werden wie oben beschrieben bezogen.

Eva Groß
Krankenschwester

Praxistipp
Viele Menschen empfinden die Flachlagerung als unangenehm und beängstigend. Wenn Sie diesen Patienten ihre zugewandte Nähe über Sprache und Körperkontakt vermitteln, helfen Sie ihnen, die Situation leichter zu nehmen.

Kann sich der Patient nicht auf die Seite drehen, so lässt sich analog von oben nach unten verfahren. Dazu wird der Patient zunächst mit dem Oberkörper leicht angehoben und die Wäsche zur Mitte des Bettes heruntergerollt. Beim Einspannen der frischen Wäsche wird der Patient aufgefordert, das Gesäß etwas anzuheben (u. U. benötigt er dabei Ihre Unterstützung!). Anschließend werden schmutzige und frische Wäsche zum Fußende hin abgerollt. Eine weitere Möglichkeit besteht darin, das Stecklaken von einer Seite zur Mitte zu rollen und es unter dem Gesäß des Patienten durchzuziehen (**Abb. 18.10**). Achten Sie darauf, das frische Laken gut zu spannen, das Stecklaken nach beiden Seiten gleichzeitig noch einmal glattzuziehen und zu kontrollieren, dass der Patient nicht auf Falten liegt. Zum Schluss werden Kissen und Decke bezogen und der Patient bequem gelagert.

18.5 Komplexe Pflegesituation gestalten

Heike Jung-Heintz

Aufnahmesituation

Frau Klein, 74 Jahre, wird mit dem Rettungswagen eingeliefert. Der Notarzt diagnostiziert einen akuten Asthmaanfall. Frau Klein wurde von einer Nachbarin, die verschiedene Einkäufe vorbeibringen wollte, schwer atmend, schweißnass und mit blau verfärbten Lippen im Treppenhaus aufgefunden. Die Nachbarin hat sofort den Rettungsdienst verständigt, da Frau Klein nicht mehr sprechen konnte und sie nur voller Angst angesehen hat. Der Notarzt hat Frau Klein intravenös Medikamente zur Erweiterung der Bronchien verabreicht. Er hat außerdem die Gabe von Sauerstoff sowie eines Beruhigungsmittels angeordnet. Noch während der Fahrt ins Krankenhaus bessert sich der Zustand von Frau Klein allmählich. Sie wird auf eine internistische Station aufgenommen. Gegen Abend fühlt sie sich in der Lage, mit der für sie zuständigen Krankenschwester ein Aufnahmegespräch zu führen.

Lebenssituation

Frau Klein erzählt, dass ihr Ehemann vor zwei Jahren gestorben ist. Sie hat das Gefühl, dass seitdem ihr Asthma, an dem sie seit 20 Jahren leidet, schlimmer wird. Oft fällt ihr das Treppensteigen – sie wohnt im 3. Stock – auf Grund der Atemnot schwer. An schlechten Tagen kann sie auch nicht einkaufen oder den Haushalt erledigen.

„Meine Nachbarin, die Frau Häusle, übernimmt in letzter Zeit einige Einkäufe für mich und schaut auch mal zu einem Kaffee vorbei, das hilft mir und ich habe ein wenig Abwechslung und vor allem ein wenig Ansprache, da ich ja sonst ganz allein bin und kaum noch vor die Türe komme. Als mein Mann noch lebte, haben wir öfters was unternommen, sind viel spazieren gegangen, was meinem Asthma ganz gut getan hat, damals hatte ich viel seltener Atemnot. Wir haben uns alle Aufgaben im Haushalt geteilt, nach seinem Tod ist mir alles schwer gefallen, ich vermisse ihn sehr. Finanziell habe ich keine Sorgen, da hat mein Mann gut vorgesorgt, aber so allein, das ist schon schwer und immer die Angst, bei einem Anfall zu ersticken und keiner ist da. Bisher hatte ich das Gefühl, mit den von meinem Hausarzt verordneten Medikamenten auszukommen, aber die reichen anscheinend nicht mehr."

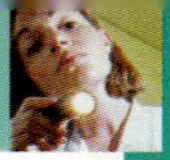

Pflegeanamnese

Zur Aktivität Wachsein und Schlafen berichtet Frau Klein: „Wenn es mir gut geht, das heißt wenn ich gut Luft bekomme, mache ich jeden Tag zwei kurze Spaziergänge, einen morgens und einen abends, wegen der frischen Luft, und dann bin ich abends ordentlich müde. Ansonsten erledige ich meinen Haushalt und freue mich, wenn Frau Häusle vorbeischaut und wir ein wenig erzählen können; sie kommt fast jeden zweiten Tag. Abends schaue ich bis 23.00 Uhr Fernsehen oder stricke, die Tochter von Frau Häusle mag so gerne meine selbst gestrickten Strümpfe.

Seit mein Mann nicht mehr lebt, schlafe ich abends schlecht ein, wache nachts oft auf und morgens fühle ich mich dann wie zerschlagen. Zu meinen liebgewonnenen Gewohnheiten zählt, dass ich mir vor dem Einschlafen noch eine warme Milch mache, die hat früher immer mein Mann für mich bereitet. Nachts brauche ich unbedingt meine drei dicken Kopfkissen (mein Bett lässt sich nicht hochstellen), sonst habe ich das Gefühl, keine Luft zu bekommen. Das Fenster im Schlafzimmer ist grundsätzlich offen. Wenn ich nachts aufwache, mache ich mir Licht und lese, bis ich wieder einschlafen kann. Nachts ist die Angst vor Asthmaanfällen und Atemnot besonders groß, da ja keiner da wäre, um mir zu helfen. Aber hier bin ich ja nicht allein. Nicht wahr, Schwester, Sie schauen doch nach mir? Einerseits beruhigt mich das schon, dass ich weiss, dass jetzt jemand da ist, der nach mir schaut. Aber es ist auch eine große Umgewöhnung, wenn man mit ganz fremden Menschen in einem Zimmer untergebracht ist. Ich habe ja doch so meine Angewohnheiten in der Nacht. Vielleicht stört es die anderen ja, wenn ich nachts das Licht anmache, um zu lesen? Und daheim habe ich mein Bett an der Wand stehen, weil ich Angst habe, aus dem Bett zu fallen. Meinen Sie, dass das hier genauso möglich ist?

Ärztliche Anordnung

Zur Bekämpfung der Atemnot verordnet der Arzt 4-mal tgl. 2 Hübe Sultanol, 3-mal tgl. 2 Hübe Sanasthmax, 3-mal tgl. 2 Hübe Atrovent. Außerdem soll Frau Klein bei Bedarf 2 – 4 l/min. Sauerstoff über die Nasensonde und zusätzlich 2 Hübe Sanasthmax erhalten. Außerdem ist bei Atemnot der Arzt zu benachrichtigen.

Prioritätensetzung

Mit Frau Klein wird vereinbart, dass die Beobachtung und Behandlung ihrer Atemnot im Vordergrund steht. Sie soll sich sicher fühlen und beruhigt ein- und durchschlafen können. Für die Sicherheit in ihrer häuslichen Umgebung wird mit Frau Klein die Inanspruchnahme eines Notrufdienstes und hauswirtschaftlicher Hilfe in den nächsten Tagen besprochen werden. Die Pflegeplanung für die ATL Wach sein und schlafen kann im Fall von Frau Klein wie in **Tab. 18.5** formuliert werden.

Tab. 18.5 Exemplarische Pflegeplanung für die ATL Wach sein und schlafen

Pflegeproblem	*Pflegeziel*	*Pflegemaßnahme*
Frau Klein hat besonders nachts große Angst vor Atemnot und Asthmaanfällen, da sie nicht weiß, ob rechtzeitig jemand da ist, um ihr zu helfen	Sie fühlt sich sicher, sie weiß, dass die Nachtschwester besonders nach ihr sieht	→ Die Nachtschwester sieht zu Beginn ihres Dienstes kurz bei ihr rein und stellt sich vor, → Pflegeübergabe abends am Patientenbett, → Frau Klein über die Zeitpunkte der nächtlichen Rundgänge aufklären, → Beim ersten Rundgang Frau Klein auffordern, die Klingel zu drücken, damit sie sicher sein kann, dass die Klingel funktioniert, → Frau Klein informieren, dass sie bei Atemnot 2 l O_2/min (darf bis 4 l gesteigert werden) erhalten kann, bis sich die Atemnot subjektiv verbessert hat. Initial soll sie 2 Hübe Sanasthmax hintereinander nehmen.
Frau Klein hat seit 2 Jahren Ein- und Durchschlafstörungen, sie hat zwar Einschlafrituale, befürchtet aber, dass sie die Mitpatienten dadurch stört.	Frau Klein behält ihre Einschlafrituale bei und kann auch in der veränderten Umgebung ein- und durchschlafen	Einschlafrituale beachten: → Um 21 h eine Tasse warme Milch anbieten, → Fenster nachts in Absprache mit Mitpatienten öffnen, → Abends halbhohe Oberkörperhochlagerung, ein dickes Kopfkissen einbetten, → Bücherdienst informieren, damit sich Frau Klein etwas für die Nacht heraussuchen kann, Buch in Reichweite legen, → Bedienung für die Lichtleiste in greifbarer Nähe platzieren, → Mitpatienten über Lesegewohnheiten in Absprache mit Frau Klein informieren und um Akzeptanz bitten, → Sichtschutz (Paravant) vorziehen, → Wirksamkeit der Maßnahmen überprüfen; wenn sie nicht wirken, eine Atem stimulierende Einreibung mit Lavendelmilch um 23 h durchführen.

→

Tab. 18.5 Exemplarische Pflegeplanung für die ATL Wach sein und schlafen

Pflegeproblem	*Pflegeziel*	*Pflegemaßnahme*
Frau Klein hat Angst, nachts aus dem Bett zu fallen	Frau Klein fühlt sich nachts sicher	→ Frau Klein zur Nacht das Anbringen von Bettgittern anbieten, → Einverständniserklärung unterschreiben lassen, → Bettgitter nach der ASE um 23 h hochklappen.
Frau Klein macht sich Gedanken, wie es daheim weitergeht. Sie hat Angst, dass ihr vor allem nachts bei Atemnot keiner helfen kann	Fernziel: Frau Klein fühlt sich zuhause sicher und kann beruhigt ein- und durchschlafen	→ Einschalten des Sozialdienstes, um das Hinzuziehen eines Notrufdienstes abzusprechen, → Frau Kleins Kompetenz im Umgang mit der Erkrankung erhöhen: – Beratungsgespräch mit dem Arzt über die Erkrankung organisieren – Im Frühdienst die Atemtechnik der Lippenbremse einüben – Richtige Anwendung des Dosieraerosols überprüfen – Am Sonntag Lagerungsarten zum verbesserten Abhusten erklären und ausprobieren lassen, "Apfelpflück"-Übung einüben

Leserservice

Verwendete Literatur

Faust, V., G. Hole: Der gestörte Schlaf und seine Behandlung. Universitätsverlag, Ulm 1991

Friebel, V.: Schlafprobleme aktiv angehen. Thieme, Stuttgart 1990

Sturm, A., P. Clarenbach: Checkliste Schlafstörungen. Thieme, Stuttgart 1997

Weiterführende Literatur

Finzen, A.: Medikamentenbehandlung bei psychischen Störungen. 12. Aufl., Psychiatrie-Verlag, Bonn 1998

Möller, H.-J.: Therapie psychiatrischer Erkrankungen. Enke, Stuttgart 1993

Kontaktadressen

Bundesverband Schlafapnoe Deutschland e.V.
Am Burgholz 6
42349 Wuppertal
Tel./Fax: 02 02/40 89 17
E-Mail: bsd@schlafapnoe.wtal.de

Internetadressen

http://www.bundesverband.schlafapnoe/wtal.de
http://uni-marburg.de/sleep/dgsm/tutorial/rpr2.htm
http://www.schlafstoerungen.de
http://www.med-online.de/natap/mdhnerv.htm

19 ATL Sich bewegen

Leben ist Bewegung – Bewegung ist Leben!

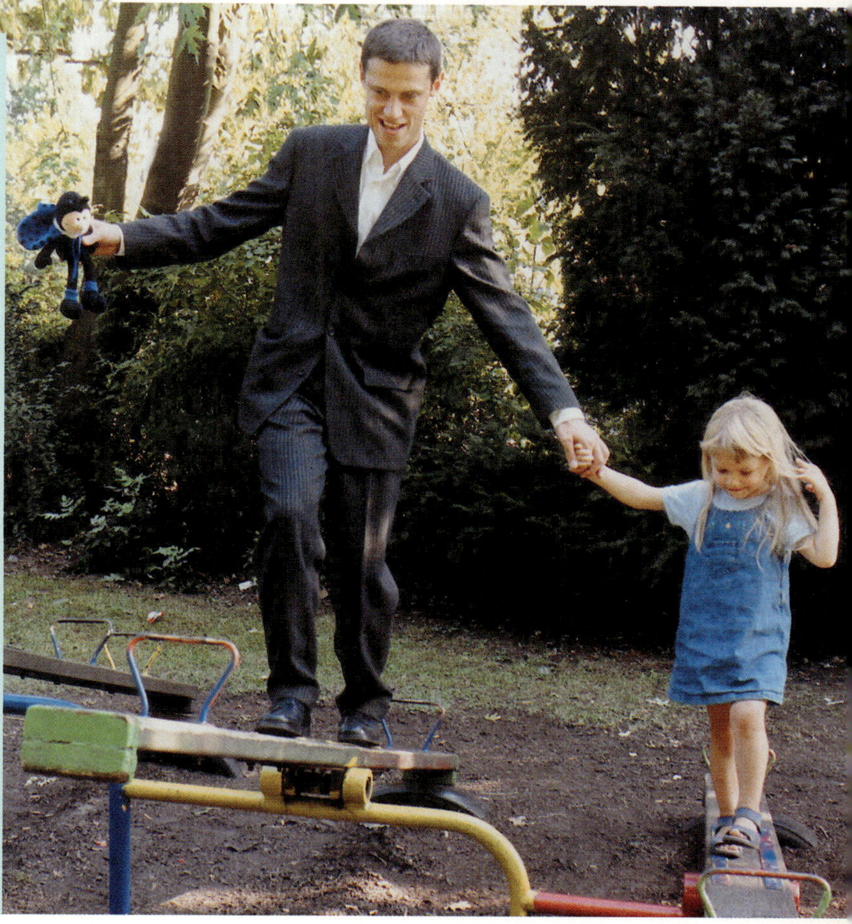

Überblick

19.1 Bedeutung für den Menschen

Gerhard Schröder

Die Möglichkeit der Bewegung stellt eine Grundlage unseres gesamten Lebens dar. Erst wenn der Mensch im Laufe seines Lebens lernt, sich zu bewegen, wird er selbstständig. Durch Bewegung können wir unsere Umwelt erfahren, soziale Kontakte knüpfen sowie für uns selber und für andere sorgen. Umgekehrt heißt das: Jede Einschränkung der Beweglichkeit bedeutet eine Einschränkung der menschlichen Fähigkeiten und damit Abhängigkeit. Schon der Verlust des Laufens bringt in unserem Alltag enorme Probleme. Wie können der Gang zur Toilette, die Zubereitung des Essens und die Körperpflege bewältigt werden?

Bei einem vollkommenen Verlust der Beweglichkeit sind die Auswirkungen im Tagesablauf noch gravierender: Schon frühmorgens sind ein Umdrehen im Bett und der Blick zum Fenster nicht möglich, weil die Bewegungen des Kopfes und der Augäpfel fehlen, sodass ein starrer Blick zustande kommt. Auch viele andere Aktivitäten des täglichen Lebens

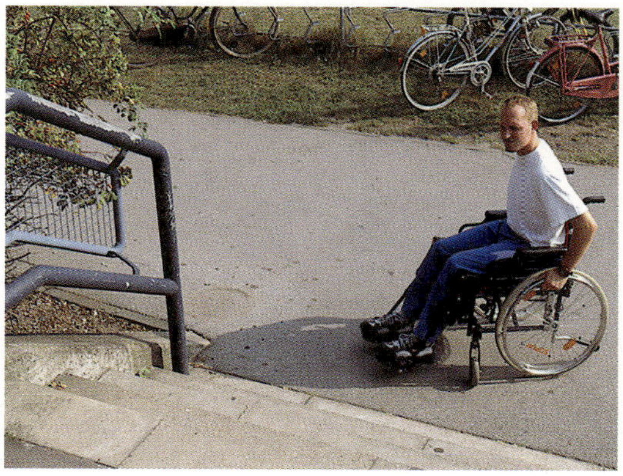

Für einen Rollstuhlfahrer können Treppen ein unüberwindliches Hindernis sein

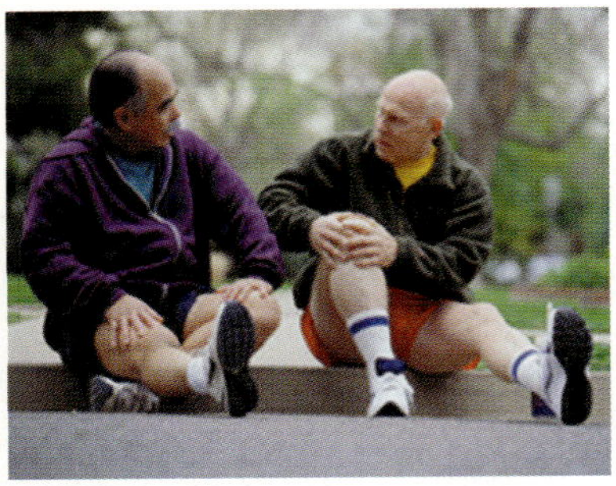

Ein aktiver Lebensstil senkt die Mortalitätsrate

sind eingeschränkt: Bewegt sich das Zwerchfell nicht mehr, so besteht Lebensgefahr, weil die Atmung nicht mehr ausreichend möglich ist. Da die Sprache durch Bewegung entsteht, wird auch die Kommunikation behindert, und der Autor hätte diese Zeilen nicht schreiben können. Auch geistiger Stress kann durch körperliche Bewegung ausgeglichen werden, was für die Pflegeperson von großer Bedeutung ist. Ein angemessener und regelmäßiger Ausgleichssport ist bei einem stressigen Beruf besonders wichtig. Auslöser für eine Unbeweglichkeit oder Beweglichkeitsstörung des Körpers können seelische Konflikte sein. Schwere psychische Traumen können zur Lähmung des gesamten Körpers führen. In der Sprache wird der Zusammenhang zwischen Geist und körperlicher Beweglichkeit durch die Begriffe „geistige Beweglichkeit“ oder „geistige Kraft“ ausgedrückt.

Merke

Umgekehrt bedeutet dies, dass passive Bewegungen wie Lagerungen eine Auswirkung auf den geistigen Zustand des Patienten haben. Eine einengende Lagerung schränkt auch psychisch ein und wirkt geistig immobilisierend.

Auch die menschliche Entwicklung hat Einfluss auf die Beweglichkeit. Die beim Kleinkind noch vorhandene körperliche Unruhe reduziert sich im Alter, und der Mensch verliert an Beweglichkeit.

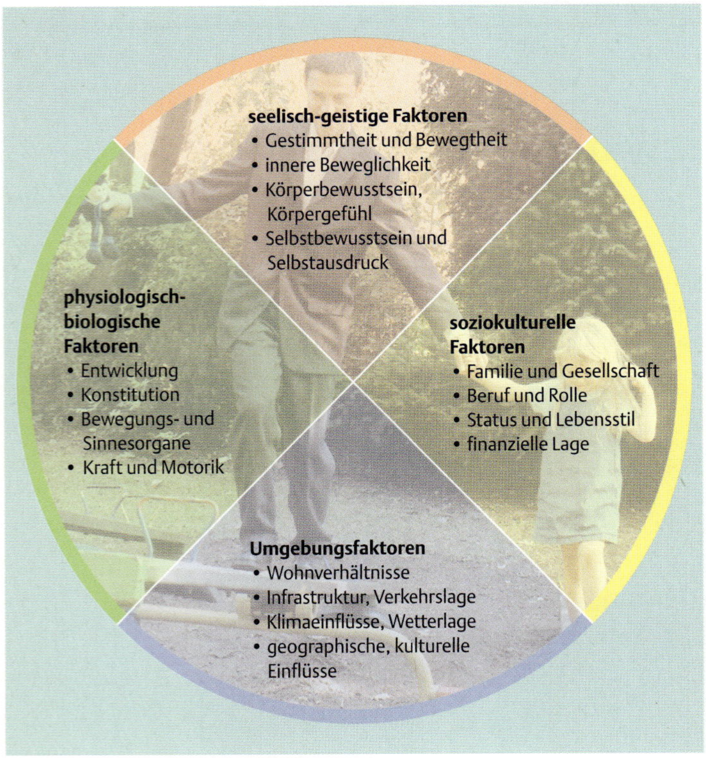
seelisch-geistige Faktoren
• Gestimmtheit und Bewegtheit
• innere Beweglichkeit
• Körperbewusstsein, Körpergefühl
• Selbstbewusstsein und Selbstausdruck
physiologisch-biologische Faktoren
• Entwicklung
• Konstitution
• Bewegungs- und Sinnesorgane
• Kraft und Motorik
soziokulturelle Faktoren
• Familie und Gesellschaft
• Beruf und Rolle
• Status und Lebensstil
• finanzielle Lage
Umgebungsfaktoren
• Wohnverhältnisse
• Infrastruktur, Verkehrslage
• Klimaeinflüsse, Wetterlage
• geographische, kulturelle Einflüsse

Abb. 19.1 Einflussfaktoren auf das Bewegen

19.1 Einflüsse auf die Bewegung

Die Beweglichkeit eines Menschen wird auch durch soziokulturelle Einflüsse geprägt (**Abb. 19.1**). Jeder Mensch hat seinen individuellen Gang, und es gibt auch Unterschiede zwischen den Kulturen. Außerdem beeinflusst der Beruf die Bewegung. Ein Briefträger, der den ganzen Tag auf den Beinen unterwegs ist, hat eine andere Beziehung zum Laufen als ein Berufskraftfahrer, der den ganzen Tag sitzen muss.

Unsere gesellschaftliche Entwicklung hat die Bewegungsfähigkeiten in den letzten Jahrhunderten verändert. Schnelligkeit und Terminnot drängen zur Fortbewegung durch Kraftfahrzeug, Bahn oder Flugzeug. Noch vor 100 Jahren bedeutete eine Entfernung von 600 km eine wochenlange, strapaziöse Reise. Heute sind diese Entfernungen nur noch Tagesreisen. Durch die Schnelligkeit verändern wir unsere Wahrnehmung, d. h. viele Menschen nehmen bei der rasanten Fortbewegung ihre Umwelt und die Natur nur noch geringfügig oder oberflächlich wahr.

Durch die Entwicklung hat sich auch der Wohnraum des Menschen verändert. Rolltreppen, Aufzüge und Wohnungen auf einer Etage tragen dazu bei, dass der Mensch bewegungsärmer wird und sich sportlichen Ausgleich suchen muss. Inzwischen treten beim Menschen viele Bewegungsstörungen auf. So haben mehr als 20 Mio Menschen in Deutschland zeitweise Rückenbeschwerden, und auch viele andere Krankheiten werden durch Bewegungsarmut ausgelöst.

Eine amerikanische Studie aus den 90er Jahren besagt, dass durch einen aktiven Lebensstil die Mortalitätsrate der Bevölkerung um 12 % gesenkt und die Lebensqualität erheblich verbessert werden kann. Dabei wurde im Wesentlichen festgestellt, dass kleine, aber häufige Übungen in der Woche ausreichend sind (Healthy People 2000 Review, 1994). Damals hat dies die sog. Walking-Welle ausgelöst. Nach den Ergebnissen der Studie sollten täglich ca. 400 kcal durch gezielte Bewegung verbraucht werden. Dies entspricht einem schnellen Gehen von ca. 30 – 40 Min., das auf Einheiten von 5 – 10 Min. verteilt werden kann. Anfangs ist mit der Hälfte, d. h. mit Einheiten von 3 – 5 Min., zu beginnen.

Merke

Dieser Hinweis ist besonders für Pflegepersonen in der Ausbildung wichtig, weil vor der Ausbildung vorhandene Ressourcen, wie sportliche Aktivitäten, wegen der Schichtarbeit eingestellt werden. Hierzu sollten unbedingt Alternativen gefunden werden.

19.2 Phänomene wahrnehmen und beurteilen

19.2.1 Bewegungsapparat

Gerhard Schröder

Zur normalen Bewegung muss der Bewegungsapparat koordiniert funktionieren. Zum Bewegungsapparat des Menschen gehören Muskeln, Knorpel, Knochen und Gelenke (**Abb. 19.2**), deren Zusammenspiel durch das Nervensystem gesteuert wird. Der Mensch bewegt sich nach den Gesetzen der Mechanik.

Ein besonders beanspruchter Teil des Bewegungsapparates ist der Rücken. Immer mehr Menschen leiden an Rückenschmerzen. Diese beginnen häufig erst ab dem 35.–40. Lebensjahr. Schmerzen signalisieren, dass der Rücken jahrelang falsch oder übermäßig belastet wurde.

Zu häufig lassen wir uns „buckeln“ und zeigen kein Rückgrat. Ist die Wirbelsäule schmerzhaft, so sind fast alle anderen Bewegungen eingeschränkt. Die entscheidende Stelle in der Wirbelsäule ist das Kreuzbein (Os sacrum). Es wird als „Wurzel des Menschen“ bezeichnet. Kreuzschmerzen sind deshalb häufig Zeichen einer Nichtverwurzelung und fehlender Einbindung in einen tragenden Grund. Heutige Therapien bei Rückenbeschwerden stärken deshalb nicht nur den Körper, z. B. durch Training der Muskulatur, sondern integrieren auch den psychosomatischen Bereich. Einen Überblick über diverse Bewegungs- und Körpertherapien, in dem nur einige Begriffe kurz vorgestellt werden können, liefert **Tab. 19.1**. Wer sich intensiver mit diesen Therapien beschäftigen möchte, sollte entsprechende Kurse besuchen.

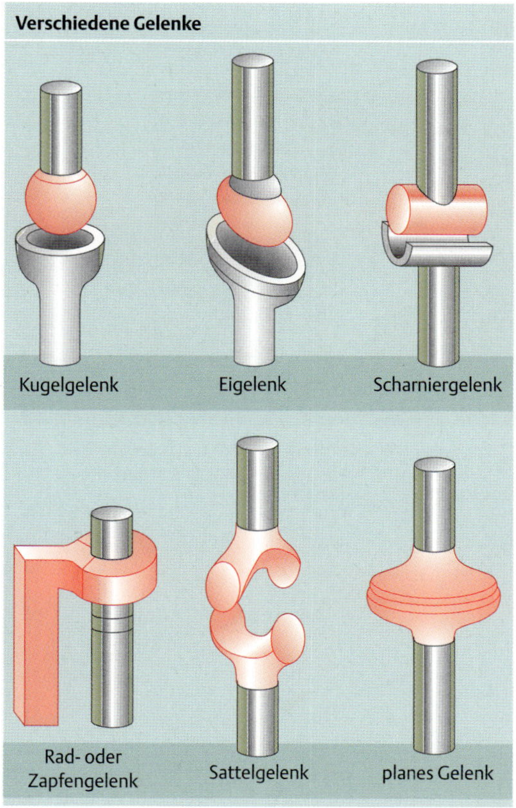

Abb. 19.2 Verschiedene Gelenkformen des menschlichen Körpers (nach Faller)

Tabelle 19.1 Bewegungs- und Körpertherapien

Methode	*Wirkungsweise*
Alexander-Technik (benannt nach F. Matthias Alexander)	→ zur Haltungskorrektur → Geist und Seele werden miteinander in Einklang gebracht
Bioenergetik (begründet von Alexander Lowen)	→ Umgang mit der Lebenskraft (Bioenergie) → Bewusstmachung von Blockierungen und Lösen von Fixierungen durch Verbindung der Arbeit an Bewusstsein und Körper
Kinesiotherapie (begründet von R. L. Birdwhistell)	→ Einbau verschiedener Bewegungselemente, wie Entspannung, Rhythmik, Gymnastik und Atmung → Ziel: Auflockerung und Gewinn neuer oder bisher verdrängter somatischer Aspekte der eigenen Person bzw. des Selbstbildes
Polaritytherapie (begründet von R. Stone)	→ betrachtet den Menschen als Feld pulsierender Lebensenergie, die den Gesetzen der Polarität folgt → mithilfe von Körperarbeit, Bewegungsübungen und Bewusstwerden von Gedanken und Einstellungen findet der Mensch zu sich selbst → Ziel: Wohlbefinden, Lebensfreude, Achtsamkeit für sich und die Umwelt
Reflexzonenmassage	→ altes chinesisches/indisches Heilverfahren → Massage der Fußsohlen und der Handinnenflächen → Anwendung bei funktionellen Störungen und Verspannungen → Hand- und Tretmassage, Anwendung von Fußrollern
Rolfing	Entwicklung einer gesunden und natürlichen Körperhaltung und -bewegung durch Entfernung überflüssigen Gewebes durch Tiefenmassage
Yoga	Selbsthilfeprogramm zur Wiederherstellung geschädigter Gesundheit bzw. zur körperlichen und geistigen Gesunderhaltung und Weiterentwicklung
Feldenkrais-Methode (benannt nach Dr. Moshe Feldenkrais)	→ Lernprozess, bei dem der Körper und die Koordination der Bewegungen im Mittelpunkt stehen → Ziele: – Verbesserung der Körperwahrnehmung und der gesamten Selbstwahrnehmung durch Ausführung kleinster Bewegungen – Vermeidung unökonomischer Bewegungsgewohnheiten – Korrektur von Fehlhaltungen – Verbesserung der Beweglichkeit der Gelenke und des Skeletts – Abbau von Muskelverspannungen zur Linderung bzw. Beseitigung von Schmerzzuständen – Verbesserung des Kreislaufs und der Sensorik

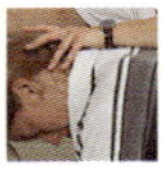

Wirbelsäulengymnastik (Abb.19.3)

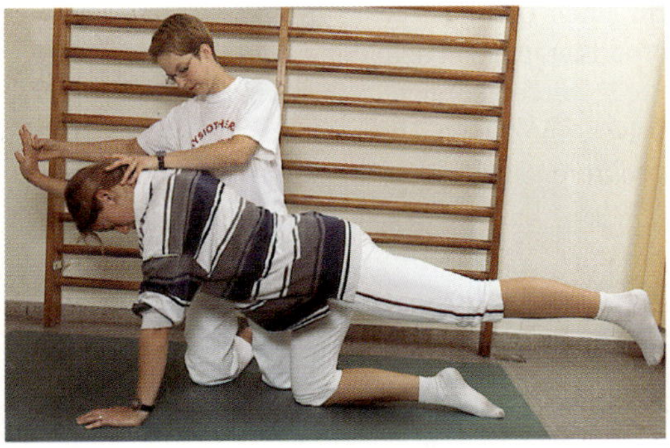

1 Die Physiotherapeutin zeigt verschiedene Übungen zur Kräftigung der Rückenmuskulatur. Hier das Ausstrecken von Arm und Bein (gegengleich) im Vierfüßlerstand. Der Kopf muss mit der Wirbelsäule auf gleicher Höhe sein.

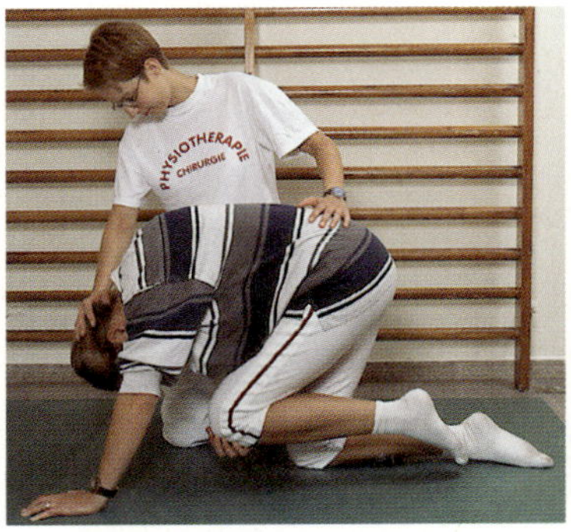

2 Vierfüßlerstand: Die rechte Hand zieht das linke Knie an den Körper heran Richtung Kopf, der Rücken wird rund.

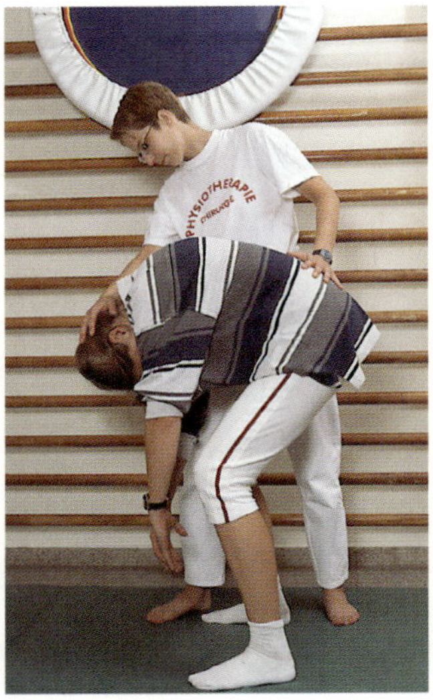

3 Langsames Aufrichten mit gebeugten Knien und rundem Rücken, die Arme hängen locker nach unten.

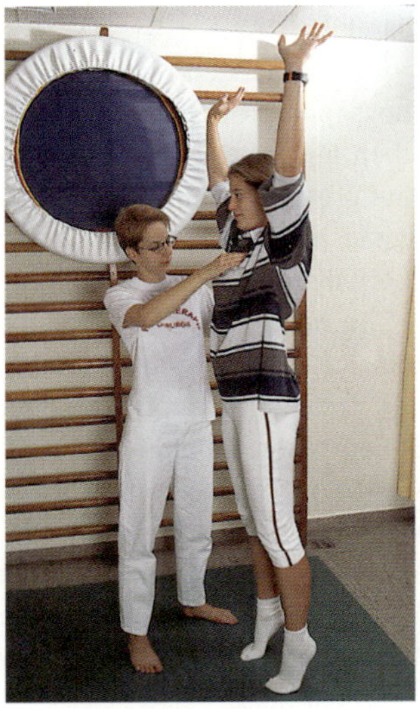

4 Sich ganz lang machen: auf die Zehenspitzen stellen und mit den Händen ganz hoch in die Luft greifen.

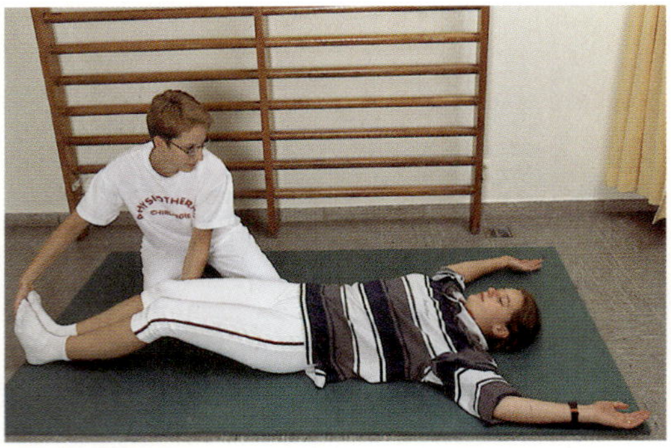

5 Rückenlage: Knie sind leicht gebeugt, mit den Füßen gegen den Widerstand der Hände drücken.

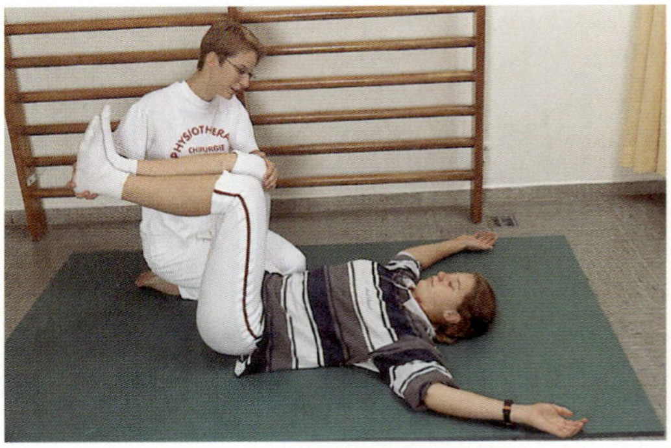

6 Rückenlage: Anheben der Beine, Ober- und Unterschenkel bilden einen rechten Winkel. Die Anspannung muss in der Bauchmuskulatur zu spüren sein.

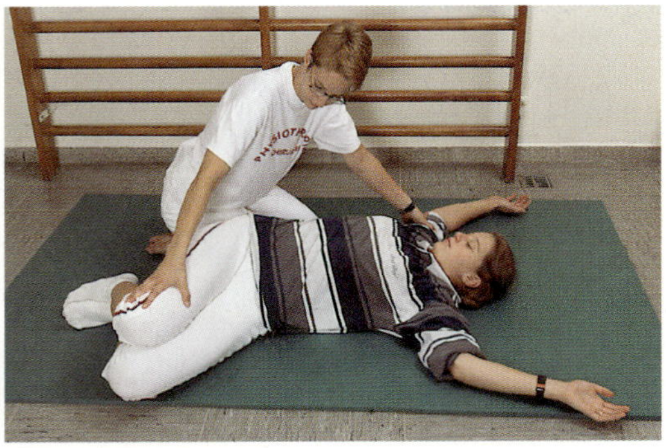

7 Rückenlage: die Beine nach einer Seite abfallen lassen. Die gegengleiche Schulter soll sich dabei nicht vom Boden abheben.

Unsere Wirbelsäule, die aus 33 Wirbeln besteht, ist normalerweise beweglich, elastisch und anpassungsfähig. Zum Training und zur Vorbeugung gibt es verschiedene Rückenschulen mit präventivem Charakter. Kommt es erst zu Beschwerden, ist es meist müßig anzufangen, aber dennoch sinnvoll. Die Rückenschule hat einerseits zum Ziel, durch Bewegung und Bewegungsübungen die Rückenmuskulatur zu stärken (**Abb. 19.3**), andererseits richtig zu sitzen, stehen und heben.

Wichtige Beurteilungskriterien der Bewegung:
- Kraft, die aufgebracht werden kann, z. B. beim Händedruck;
- Haltung des Körpers;
- Ausdauer;
- Strecke, die beim Gehen zurückgelegt werden kann;
- Zeit, die für die Strecke benötigt wird (= Geschwindigkeit).

Körperhaltung

Körperhaltung bedeutet die Position des menschlichen Körpers in Relation zum Raum: liegen, sitzen, stehen, gerade oder krumm usw. Ein gesunder Mensch kann seine Position bei geschlossenen Augen bestimmen, d. h. er weiß, ob er liegt oder steht. Hierzu erhält das Steuerungssystem Informationen aus den Rezeptoren der Muskeln, Sehnen und Gelenke sowie aus dem Gleichgewichtsorgan des Innenohres, über die Augen und zum Teil unterstützt durch andere Sinnesorgane wie der Haut.

Bei Störungen oder Veränderungen eines dieser Wahrnehmungssysteme ist eine stabile Körperhaltung und damit die Fortbewegung nicht mehr möglich. Das kann vorübergehend (beispielsweise nach Alkoholeinfluss) oder langfristig (nach einem Schlaganfall) auftreten und wird durch den körperlichen wie auch den geistigen Zustand beeinflusst.

Bei den Bewegungsabläufen spielt das Gehirn eine zentrale Rolle. Soll der Säugling allmählich komplexe Bewegungen (Bewegungsmuster) erlernen, wie z. B. das Laufen, werden die einzelnen Bewegungsschritte eingeübt und schließlich als Ganzes abgespeichert. (Dies ist mit einem Film vergleichbar, bei dem zunächst einzelne Bilder aufgenommen werden, die als Ganzes zusammengenommen erst die Bewegung ergeben.) Ein solches Bewegungsmuster ist beispielsweise das Aufstehen. Dazu sind viele einzelne Bewegungen notwendig. Kompliziert wird es dadurch, dass jeder Mensch diese Bewegungen individuell unterschiedlich erlernt und durchführt.

Wurden nach einer Störung im Gehirn (z. B. nach einem Schlaganfall, vgl. **Abb. 19.12**) diese Bewegungsmuster gelöscht, muss der Patient das komplexe Muster neu erlernen. Hierzu muss er die einzelnen Schritte mit einem Physiotherapeuten einüben, bis er die ganze Bewegung beherrscht. Ohne diese Grundbewegungen kann das Bewegungsmuster nicht beherrscht werden.

Die Körperhaltung eines Menschen wird von folgenden Faktoren beeinflusst:
- Körperbau (dick, dünn, lang) und Trainingszustand,
- Alter,
- geistige/seelische Verfassung (Trauer, Freude),
- Krankheiten,
- Situation,
- Kultur.

Die Körperhaltung sagt etwas über den Menschen aus; sie ist ein wichtiger Bestandteil der *Körpersprache* und lässt bei genauer Beobachtung und Erfahrung beispielsweise Rückschlüsse auf Schmerzen und Trauer zu.

Unser Körper hat immer einen bestimmten Spannungszustand, den *Tonus*. Ist der Tonus herabgesetzt, wirkt der Körper schlaff, wie z. B. bei körperlichen Krankheiten oder bei Depression.

Uwe Klein Krankenpfleger

Praxistipp
Durch genaue Beobachtung der Körperhaltung eines Menschen lässt sich viel über ihn erfahren. So ist z. B. bei Berührungen der Muskeltonus wahrnehmbar. Berührung kann jedoch nicht nur Signale aufnehmen, sondern auch senden. Aus diesem Grund muss sie *eindeutig* sein. Berührt beispielsweise die Pflegeperson den Patienten beim Waschen aus Unsicherheit zu sanft oder zu leicht, kann dies vom Patienten möglicherweise als Zärtlichkeit missverstanden werden.

Stehen

Das richtige Stehen sollte entspannt sein, und zwar so, dass der Mensch den Körper ohne große Muskelanstrengung im Gleichgewicht hält. Hierfür ist ein aktiver Körpertonus und eine geregelte Balance notwendig, die immer wieder neu gefunden werden muss. Die Füße sollten hüftbreit auseinander gestellt und die Fußspitzen leicht nach außen gerichtet sein. Wenn die Knie etwas gebeugt sind, ist das Stehen leichter und für die Wirbelsäule weniger belastend. Der Kopf sollte eine gerade Verlängerung der Wirbelsäule darstellen und die Schulterblätter sollten locker sein, d. h. nicht nach hinten gerissen werden.

Ein längeres Stehen ist eine anstrengende Angelegenheit. Der gesunde Mensch führt etwa alle 30 Sekunden eine Entlastungsbewegung durch. Dies kann beispielsweise durch das abwechselnde Aufstellen jeweils eines Beines auf einen Schemel erreicht werden.

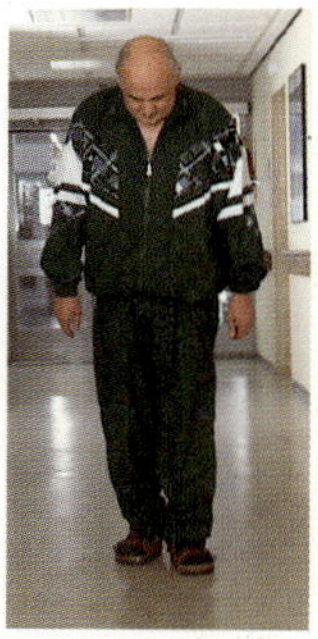

Gebückte Haltung eines älteren Menschen: herabgesetzter Tonus

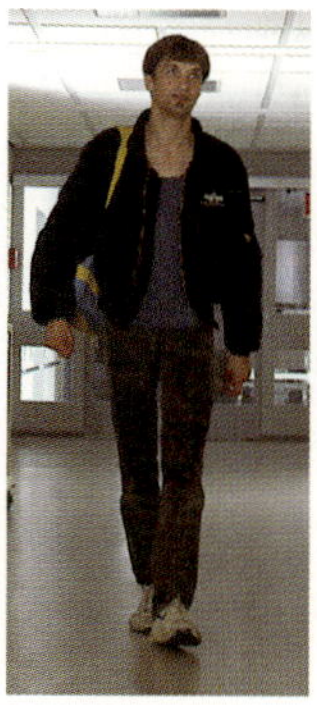

Körperhaltung eines jungen Menschen

Gerades Stehen mit hüftbreiten Füßen und leicht nach außen gerichteten Fußspitzen

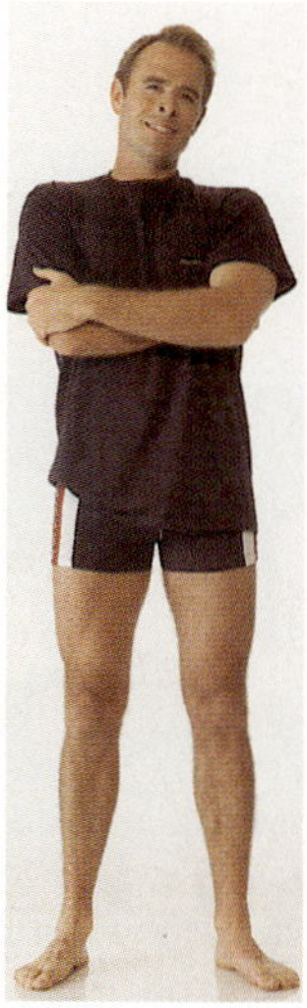

Gehen

Das Gehen ist ein erlerntes Bewegungsmuster, das für den Menschen typisch ist. Es ist eine komplizierte Körperbewegung, weil unser Körper ständig eine Balance ausüben muss, um nicht umzufallen. Die Beine dienen hierbei als beweglicher Unterbau der Wirbelsäule. Deshalb führen Gangstörungen zu Veränderungen der Wirbelsäule und zu Rückenschmerzen. Im Gehen spiegelt sich auch unser Befinden wider – die Länge der Schritte und die Körperhaltung sind individuell sehr unterschiedlich. Ein von Schmerzen geplagter Mensch wird kurze Schritte machen, im Gegensatz zu der über den Gang eilenden Krankenschwester. Ist die Gleichgewichtsregelung gestört, ist das Gehen nicht mehr möglich. Gehen versetzt den Menschen in einen unsicheren Zustand, weil die Last des Körpers bewegt wird. Dabei wird der Schwerpunkt des Körpers ständig ausbalanciert. Verändert sich also der Schwerpunkt, ist das Gehen unter Umständen eingeschränkt. Dies kann der Fall sein, wenn Gliedmaßen angeschwollen oder operiert sind. Auch bei vielen Krankheiten kommt es zu einer Veränderung des Körperbildes. Wie ein Mensch geht, lässt sich am besten an seinen Schuhen ablesen.

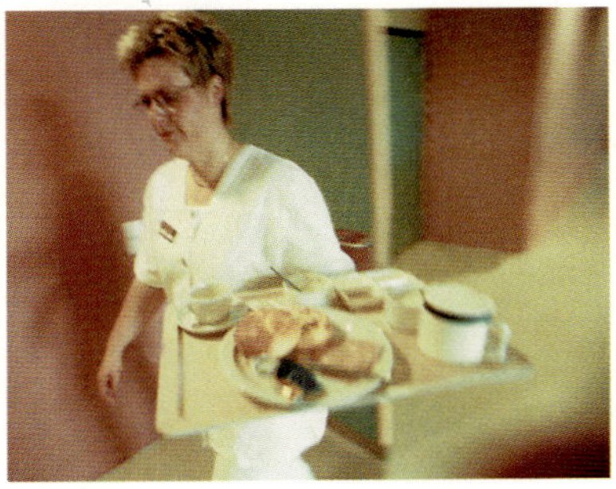

Eine Krankenschwester in Eile geht mit raschen Schritten

⇢ Praxistipp

Uwe Klein Krankenpfleger

Sind die Schuhsohlen unterschiedlich stark abgelaufen, lassen sich daraus Rückschlüsse auf die Gangtechnik ziehen.

Sitzen

Das Sitzen verlangt keine derart körperliche Aktivität wie das Stehen. Sich hinsetzen signalisiert auch, dass man Zeit hat. In der Pflege bietet sich scheinbar wenig Gelegenheit, sich hinzusetzen. Sitzen kann dem Patienten signalisieren, dass man jetzt für ihn Zeit hat und sollte daher bewusst, z. B. für Gespräche mit dem Patienten, eingesetzt werden. Langes Sitzen kann zu Rückenschmerzen führen. Heute wird ein

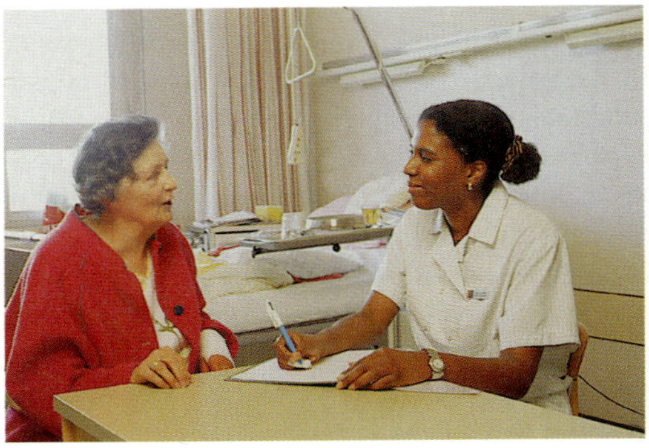

Sitzen signalisiert: ich nehme mir Zeit

gerades Sitzen der Wirbelsäule durch Sitzbälle oder spezielle Rückenstühle gefordert. Neuere Untersuchungen zeigen allerdings, dass auch ein Katzenbuckel beim Sitzen nicht automatisch zu Rückenbeschwerden führen muss.

Die Ursache von Rückenbeschwerden ist die mangelnde Festigkeit der Wirbelsäule durch eine zu schwache Muskulatur und zu seltene Veränderung der Position. Da die Muskulatur, die die Wirbelsäule stabilisiert, beim Sitzen, Stehen und Gehen nur einseitig beansprucht wird, ist eine Ausgleichsgymnastik dringend zu empfehlen. Der sitzende Mensch nimmt seine Umwelt anders wahr als der liegende Mensch. Wieder sitzen zu können bedeutet deshalb für viele Menschen, wieder gesund zu sein.

Das Sitzen verlangt einen Muskeltonus. Ältere Menschen rutschen oft im Stuhl nach unten, weil der Muskeltonus zu schwach ist (**Abb. 19.4**). Dies kann durch ein zusammengerolltes Handtuch, das unter beide Sitzbeinhöcker gelegt wird, zum Teil verhindert werden (**Abb. 19.5**).

⇢ Merke

Der Druck auf das Gewebe ist im Sitzen höher als im Liegen. Aus diesem Grund besteht bei sitzenden Patienten eher die Gefahr eines Dekubitus als bei liegenden. Diese Tatsache ist bei der Dekubitusprophylaxe zu beachten.

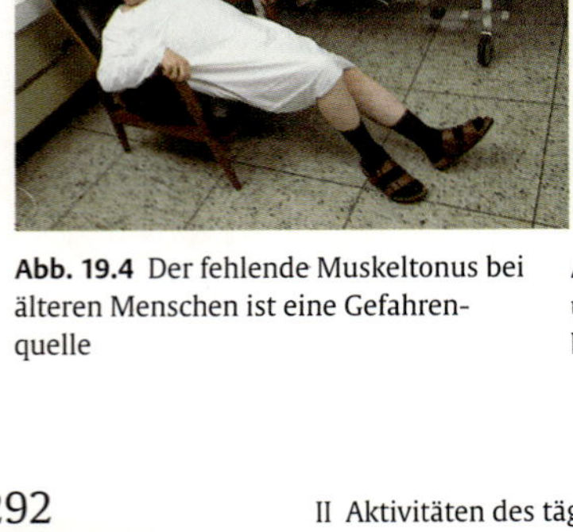

Abb. 19.4 Der fehlende Muskeltonus bei älteren Menschen ist eine Gefahrenquelle

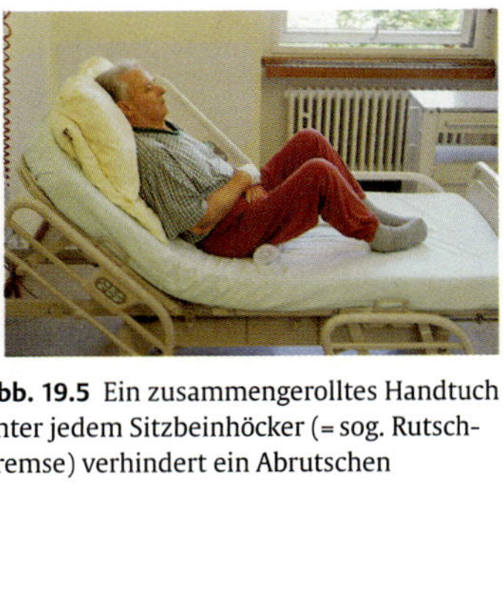

Abb. 19.5 Ein zusammengerolltes Handtuch unter jedem Sitzbeinhöcker (= sog. Rutschbremse) verhindert ein Abrutschen

Liegen

Das Liegen ist eine sehr entspannende Körperposition. Trotzdem besteht ein Körpertonus. Dies kann bei bettlägerigen Patienten mit zu schwachem Tonus beobachtet werden: die Patienten rutschen im Bett nach unten, wenn das Kopfende hochgestellt ist. Da der Mensch mehr als ein Drittel seines Lebens im Liegen verbringt, ist auch beim Gesunden die richtige Lagerung wichtig.

Jeder Mensch hat seine individuelle Einschlafposition. Kann er sie nicht einnehmen, führt dies eventuell zu Schlafstörungen. Dies kann schon bei kleineren Veränderungen der Fall sein, wie beispielsweise durch eine Infusion.

Merke

Der gesunde Mensch bewegt sich etwa alle 30 Sekunden. Kann er seine eigene Position im Liegen nicht mehr bestimmen, drohen ihm Gefährdungen, wie z. B. Pneumonie, Dekubitus, Kontraktur oder Thrombose.

Am häufigsten werden Bewegungseinschränkungen durch Schmerzen ausgelöst, die zur Einnahme einer Schonhaltung führen. So werden beispielsweise Bauchschmerzen im Liegen mit angezogenen Beinen und leicht gebeugtem Körper erträglicher. Der Kopf sollte die natürliche Haltung der Wirbelsäule unterstützen. Daher ist das Kopfkissen so unter dem Kopf zu platzieren, dass der Kopf nicht zur Halswirbelsäule hin abgeknickt ist. Die Bewegung des Aufstehens sollte möglichst Wirbelsäulen-entlastend und daher folgendermaßen ausgeführt werden: nach ausgedehntem Räkeln und Strecken in die Seitenlage drehen, dicht an die Bettkante rücken und mit den Armen nach oben in den Sitz abstoßen.

Greifen und Umarmen

Die Hände sind sicher die wichtigsten „Werkzeuge" des Menschen. Sie können die vom Gehirn erzeugten Gedanken umsetzen. Dies lässt sich an einfachen Alltagssituationen erkennen, z. B. mit der Faust auf den Tisch hauen oder zärtliche Berührung mit den Händen. Unsere Hände haben eine sehr ausgeprägte Feinmotorik, mit der wir sensibel tasten können. Die Hände sind eines unserer Werkzeuge, dass am meisten und am schnellsten lernen kann. Bewegungen der Hände, die für bestimmte Zwecke eingesetzt werden, können durch Nachahmung leicht erlernt werden.

Viele Bewegungen der Hände wurden eintrainiert, wie z. B. das Zähneputzen. Die meisten Menschen nutzen eine Hand für die Hauptaktivitäten, sie sind Links- oder Rechtshänder. Zum Wiedererlernen verloren gegangener Fähigkeiten (z. B. nach einem Schlaganfall) spielt dies eine wichtige Rolle. Ist nämlich die bisher aktive Hand ausgefallen, ist das Erlernen mit der anderen Hand sehr schwierig. Sowohl die Hände als auch die Arme haben unterstützende Funktion, wie z. B. beim kräftigen Zupacken (s. oben). Sie bieten Schutz, Geborgenheit und Sicherheit.

Rücken schonendes Bewegen

Stefan Grossmann-Haller

Um seine Arbeit bis ins hohe Alter ohne Rückenbeschwerden ausführen zu können, ist es sinnvoll, sich rechtzeitig Gedanken darüber zu machen, welche Möglichkeiten es gibt, sich Rücken schonend zu bewegen und zu arbeiten. Hilfreich hierfür ist ein gutes Körpergefühl zur Wahrnehmung von Haltung und Spannungs- bzw. Verspannungszuständen der Muskulatur. Des Weiteren sollten einige biomechanische Zusammenhänge bekannt sein, damit man sich über die Belastungen in verschiedenen Arbeitshaltungen bewusst ist.

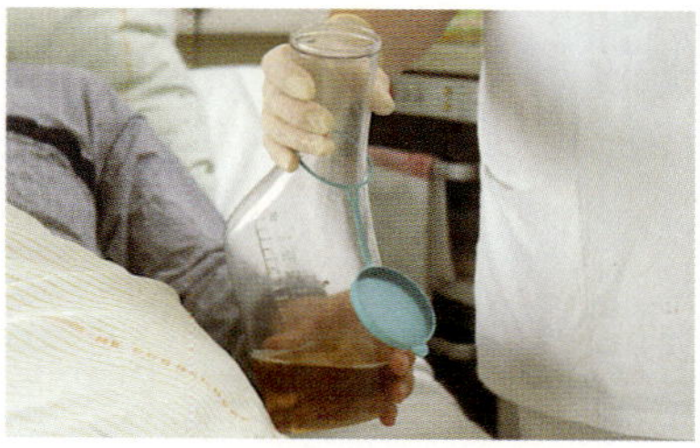

Greiffunktion der Hand, ein unerlässliches Werkzeug im Krankenhaus

Biomechanische Grundlagen. Die Bewegungsachse eines Wirbelsegments bildet den Drehpunkt eines zweiarmigen Hebels (**Abb. 19.6**). Dieser setzt sich aus dem ventral gelegenen Lastarm der Last (Bauchgewicht, zu tragendes Gewicht) und dem dorsal gelegenen Kraftarm der Rückenmuskulatur zusammen. Je länger und schwerer der Lastarm und je kürzer und schwächer der Kraftarm, umso größer ist die Belastung für die Bandscheibe (**Abb. 19.7 a**). Daraus folgt, dass die Bandscheibe entlastet wird durch Verkleinerung des Lastarmes durch körpernahes Tragen von Lasten in aufrechter Körperhaltung (**Abb. 19.7 b**) sowie Reduktion von Übergewicht und Vergrößerung des Kraftarmes durch leicht betonte Lordose der Lendenwirbelsäule.

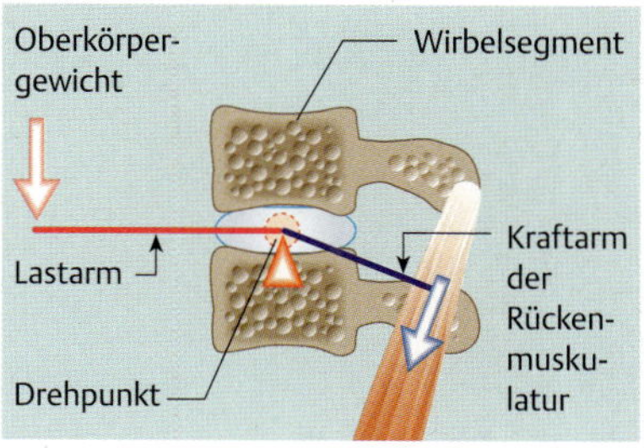

Abb. 19.6 Hebelsystem des Wirbelsegments (nach Hüter-Becker)

Zieht man einen Gegenstand (z. B. ein Krankenbett), wirkt das Drehmoment des Ziehens zusätzlich auf der Lastarmseite. Die Rückenmuskeln müssen aufgrund ihres kurzen Kraftarms sehr viel mehr Arbeit leisten, und der Druck auf die Bandscheibe steigt erheblich (**Abb. 19.8**). Schiebt man das Bett hingegen, so wirkt das Drehmoment des Schiebens auf der Seite des Kraftarms der Rückenmuskulatur. Die Bauch-

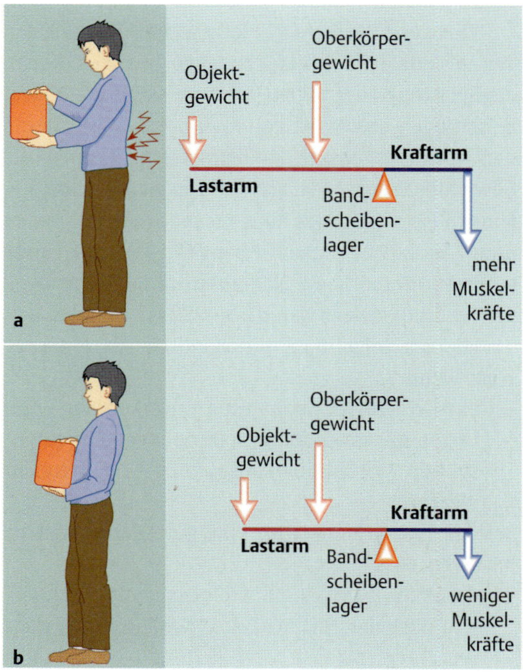

Abb. 19.7 **a** Belastung für die Bandscheibe mit langem Lastarm beim körperfernen Tragen von Gegenständen und **b** mit kurzem Lastarm beim körpernahen Tragen (nach Hüter-Becker)

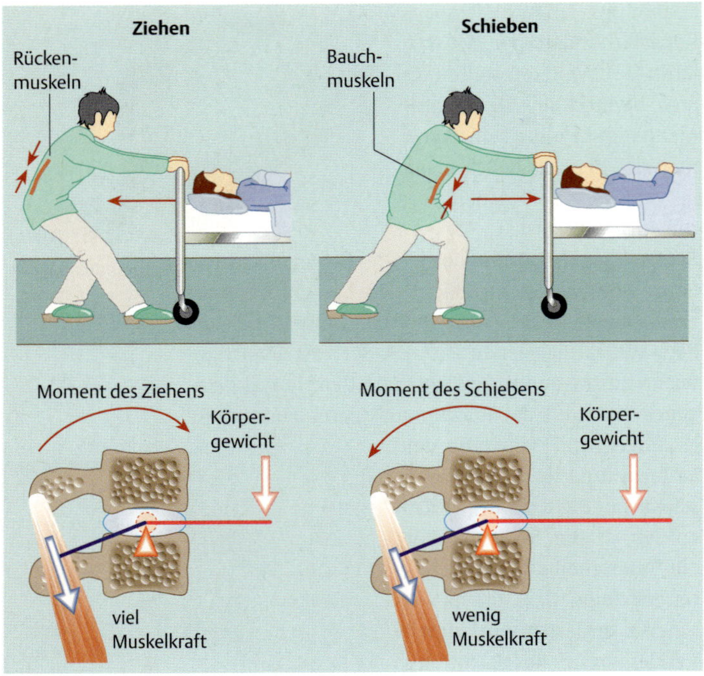

Abb. 19.8 Das Schieben eines Gegenstands bewirkt weniger Druck auf die Bandscheibe als das Ziehen

muskeln, die auf der ventralen Seite dagegen halten, besitzen einen langen Hebelarm und müssen weniger Arbeit leisten als die Rückenmuskeln beim Ziehen. Demzufolge steigt der Druck auf die Bandscheibe weniger an.

Bei einer axialen Belastung der Bandscheibe (aufrechte Haltung, lotgerechte Einstellung) erfolgt eine Verteilung der Druckbeanspruchung des Nucleus pulposus auf den gesamten Anulus fibrosus, wodurch dieser eine Zugbeanspruchung erfährt. Die kollagenen Fasern des Faserringes sind hierfür entsprechend gebaut, um dieser Zugbeanspruchung standzuhalten.

Erst wenn in einer nicht lotgerechten Stellung der Wirbelsäule die Belastung zu lange anhält und/oder die Belastung zu groß ist, wirkt sie sich negativ aus. Belastungen dieser Art kommen beim lang dauernden „krummen" Sitzen und beim falschen Heben von Gewichten häufig vor. Fasern des Anulus fibrosus können einreißen, was zu einer Protrusion (Vorwölbung) bis hin zu einem Prolaps (Vorfall) der Bandscheiben führen kann. Näheres zum Bandscheibenprolaps finden sie in Kap. 41, S. 1222.

Hieraus folgt, dass die Bandscheibe entlastet wird, wenn

- eine lotgerechte Sitzhaltung eingenommen wird,
- Lasten mit einer stabilisierten, lotgerecht eingestellten Wirbelsäule angehoben und getragen werden.

Bei den Empfehlungen für eine gute Haltung ist zu beachten, dass

- die Haltung etwas Individuelles ist und sich immer nach den Möglichkeiten des Einzelnen richten muss,
- sich eine schlechte Haltung nicht von heute auf morgen korrigieren, sondern nur Schritt für Schritt verbessern lässt,
- eine gute Haltung nicht den ganzen Tag gehalten werden kann, Dynamik und Abwechslung sind notwendig und wichtig für die Wirbelsäule, um sie zu entlasten.

Abb. 19.9 Ein ergonomischer Bürostuhl unterstützt die funktionelle Lordose der Wirbelsäule

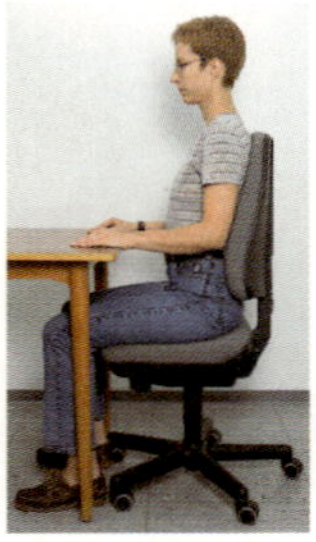

Rücken schonendes Sitzen (Abb. 19.9)

Kriterien:

- *Richtige Sitzhöhe:* Hüftwinkel über 90°, Füße haben Bodenkontakt (auch bei Kindern wichtig!). Bewegungsfreiheit im Becken und Hüftgelenk, Auslösung des Aufrichteimpulses.
- *Die Beine stehen etwa beckenbreit auseinander:* Dadurch wird die Unterstützungsfläche vergrößert.
- *Die Füße stehen unter den Kniegelenken in Verlängerung des Oberschenkels:* Vermeidung eines Valgusstresses auf die Kniegelenke, Auslösung des Aufrichteimpulses.
- *Einstellung der LWS in leichter Lordose:* Optimale Belastung der Bandscheiben der LWS, harmonische Zusammenarbeit der Bauch- und Rückenmuskulatur, Auslösung des Aufrichteimpulses der BWS.
- *Aufrichtung der BWS* (falls nötig): Ökonomische Haltung, Bewegungsfreiheit von Schultergürtel und Schultergelenk, Erleichterung der Atmung. Achtung: Schulterblätter nicht nach hinten spannen, sondern über die Rückenmuskulatur aufrichten!
- *Verschiebung des Scheitelpunktes nach hinten oben:* Dies führt zur physiologischen Wirbelsäulenstellung der HWS.

Rücken schonendes Stehen

Kriterien:

- *Beine stehen etwa hüftbreit auseinander, die Belastung liegt auf der Fußmitte:* Gute Unterstützungsfläche, Gleichgewicht der ventralen und dorsalen Muskelaktivität.
- *Knie sind nicht überstreckt:* Aktivierung der Oberschenkelmuskulatur, Entlastung der Wirbelsäule.
- *Becken steht in leichter Lordose.*

Unterstützende Maßnahmen:

- Hocker und Stühle mit leicht nach vorn geneigter Sitzfläche sowie Keilkissen erleichtern die Lordosierung der LWS.
- Sitzbälle vermeiden das Ermüden der Muskulatur.
- Bequeme, leichte Kleidung lässt den Gelenken Bewegungstoleranz. Wichtig ist die häufige Abwechslung zwischen Sitzen und Stehen.

Rücken schonendes Heben und Tragen

Bei keiner anderen Tätigkeit des täglichen Lebens ist die Wirbelsäule derart großen Belastungen ausgesetzt wie beim Heben und Tragen von Lasten (**Abb. 19.10**). Abhängig von Konstitution, Beweglichkeit, Kraft und subjektiven Beschwerden werden zwei Bücktypen unterschieden:

Horizontaler Bücktyp. Hierbei wird bei stabilisierter Wirbelsäule der Oberkörper nach vorne verlagert, wobei die größte Bewegung in den Hüftgelenken stattfindet. Bei langem Oberkörper und viel Gewicht am Rumpf ist diese Art des Bückens nicht empfehlenswert. Ebenso muss eine ausreichende Stabilisierungsfähigkeit der Muskulatur der LWS gewährleistet sein.

Vertikaler Bücktyp. Bei ebenfalls lotgerecht eingestellter Wirbelsäule wird zum Heben in die Hocke gegangen. Dies setzt eine gute Hüft- und Kniegelenksbeweglichkeit voraus. Da die Belastung überwiegend auf die untere Extremität übertragen wird, dürfen keine Kniebeschwerden vorliegen, und die Oberschenkelmuskulatur muss über genügend Kraft verfügen.

Kriterien:

- Lasten immer körpernah heben und tragen (vgl. **Abb. 19.7**).
- Beim Anheben einer Last Pressatmung vermeiden, am besten dabei ausatmen.
- Schwere Lasten möglichst zu zweit oder mit Hilfsmittel (z.B. Lifter) tragen.

19.2.2 Haut und Gewebe

Gerhard Schröder

Die Haut und die darunterliegenden Gewebe steuern ebenfalls die Bewegung eines Menschen. So nehmen die Rezeptoren in der Haut den Schmerz wahr, den man durch langes Liegen oder Sitzen auf einer Stelle erleidet. Ist diese Wahrnehmung über die Haut gestört, zum Beispiel bei Lähmungen, so wird das Gewebe geschädigt.

Die gesunde Haut kann enorme Drücke für kurze Zeit tolerieren: An der Zehenspitze eines Balletttänzers können Drücke von bis zu 2400 mmHg auftreten, ohne dass es zu einem Schaden kommt. Bei einem im Bett liegenden Menschen treten dagegen nur Drücke von ca. 30 mmHg auf, durch die es aber bei entsprechender Dauer zu einem Schaden kommen kann.

Eine intakte Haut signalisiert dem Menschen somit bei zu lange anhaltendem Druck, sich zu bewegen. Dieses Warnsystem ist somit zur Vermeidung eines Druckgeschwürs von großer Bedeutung. Aber Bewegung allein genügt nicht, denn nur gesunde Haut ist widerstandsfähig. Die richtige Hautpflege spielt somit eine entscheidende Rolle bei der Dekubitusprophylaxe, die man als Leser damit auch im Bereich der Hautpflege vermuten könnte. Ein Dekubitus kann jedoch durch Hautpflege allein nicht verhindert werden, denn hierzu ist die Bewegung entscheidend. Ein Druckgeschwür entsteht allein durch die herabgesetzte Beweglichkeit eines Menschen und kann folglich nur durch ausreichende Bewegung vermieden werden. Daraus erklärt sich, warum die Maßnahmen zur Dekubitusprophylaxe in der ATL Sich bewegen angesiedelt sind.

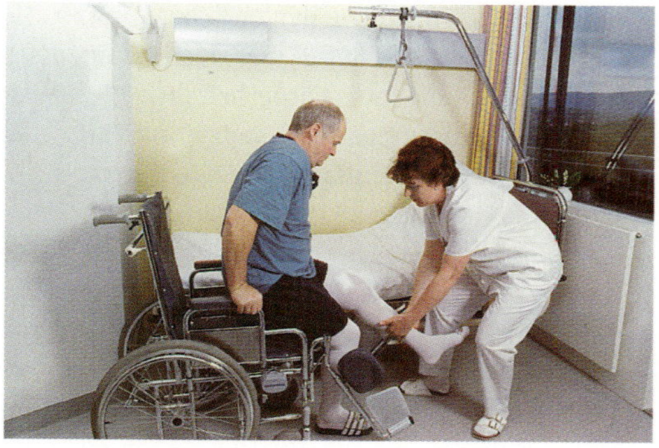

Abb. 19.10 Wichtig beim Rücken schonenden Tragen ist, dass die Pflegeperson bei der Unterstützung des Beins in die Knie geht und den Rücken gerade hält

19.2.3 Venöses Gefäßsystem

Gerhard Schröder

Im Gefäßsystem des Menschen ist das Blut ständig in Bewegung, es befindet sich in einem Kreislauf. Durch Bewegung wird dieser Kreislauf angeregt, daher ist die Mobilisation des Patienten wichtig. Für den Rücktransport des Blutes zum Herzen sind zwei Faktoren von entscheidender Bedeutung: der erste Faktor ist die Muskelpumpe, die bei Bewegung aktiviert wird. Dabei übt die Muskulatur Druck aus auf die Venen, wodurch das Blut herzwärts strömt. Der zweite Faktor sind die Venenklappen. Sie verhindern ein Zurückfließen des Blutes in tiefer gelegene Venenabschnitte. Wird der Patient bei der Mobilisation nicht ausreichend unterstützt, kommt auch die Muskelpumpe nicht ausreichend zum Einsatz. Das Blut wird weniger herzwärts transportiert, versackt zunehmend in den Venen und staut sich. Auf diesem Weg kann sich eine Thrombose (= Blutgerinnsel) bilden. Das Verständnis dieser Ursachenkette ist wichtig, um die Bedeutung der Mobilisation im Rahmen der Thromboseprophylaxe zu verstehen.

19.2.4 Aufbau und Funktion eines Gelenkes

Marianne Förster

Um das Alltagsleben selbstständig zu meistern, ist es für den Menschen – neben geistiger und psychischer Gesundheit – erforderlich, einen funktionsfähigen Haltungs- und Bewegungsapparat einsetzen zu

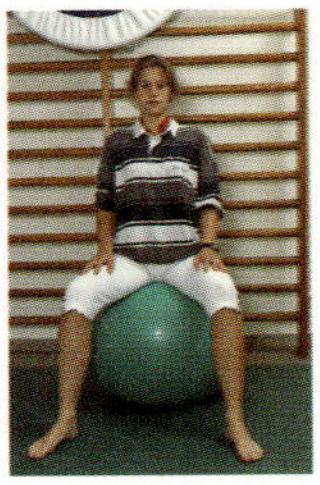

Ein Sitzball fordert mehr dynamische Leistungen als das Sitzen auf einem Stuhl

können, der es ermöglicht, dynamische und statische Leistungen bewusst, häufig aber auch automatisch auszuführen. Aufrechte Körperhaltung, Fortbewegung und weiträumiges differenziertes Hantieren mit der oberen Extremität sind Selbstverständlichkeiten für den gesunden Erwachsenen.

Ausführende Organe sind dabei zum einen der so genannte passive Bewegungsapparat, bestehend aus Knochen, Gelenken, Bändern, Kapseln. Zum anderen gehören dazu eine Vielzahl von Muskeln, innerviert vom motorischen Nervensystem als dem so genannten aktiven Bewegungsapparat. Durch sie gemeinsam werden durch Winkelveränderungen in den Gelenken Bewegungen, oder durch Stabilisierung von Gelenken bestimmte Körperhaltungen hervorgerufen.

Merke
Jedes Gelenk (= Articulatio) besteht in der Regel aus zwei knöchernen Gelenkkörpern bzw. -flächen, meist in Form eines Kopfes (Caput articulare) und einer Pfanne (Fossa articularis), die mit einer dünnen hyalinen (glasartigen) Knorpelschicht überzogen sind.

Der hyaline Überzug bewirkt bei Bewegung der knöchernen Anteile gegeneinander ein reibungsloses Gleiten und schützt bei Belastung eines Gelenkes durch seitliche Druckableitung das darunterliegende Knochengewebe.

Im Falle einer Inkongruenz von Gelenkflächen, z. B. im Bereich des Kniegelenkes, sind faserknorpelige Scheiben – hier Menisci articulares – im Gelenk eingelagert, die auch eine Pufferfunktion haben.

Ein meist fester Zusammenhang gegeneinander beweglicher Gelenkanteile wird u. a. durch die zweischichtige Gelenkkapsel (Capsula articularis) gewährleistet. Ihre äußere Schicht (Membrana fibrosa) besteht aus straffem kollagenem (leimgebendem) Bindegewebe. Die dünne Innenschicht (Membrana synovialis) dient zusätzlich zur Produktion von Synovialflüssigkeit Dieser Prozess wird durch die Bewegung ausgelöst. Die abgesonderte Flüssigkeit, auch Gelenkschmiere genannt, überzieht die Gelenkanteile filmartig, ernährt den Gelenkknorpel und macht ihn gleitfähig. Einen weiteren Zusammenhalt der Anteile erfährt ein Gelenk durch Bänder (Ligamenta) aus kollagenem Bindegewebe, die seitlich, aber auch innerhalb eines Gelenkes ausgespannt sein können.

Bei Betrachtung der zahlreichen Gelenke des menschlichen Körpers kann man gravierende Unterschiede feststellen. Diese ergeben sich nicht nur auf Grund der verschiedenen Führungsmöglichkeiten durch Knochen, Bänder oder Muskeln, sondern durch die vielfältigen Formen (vgl. **Abb. 19.2**).

Sicher ist jedem das Kugelgelenk bekannt, das mit seinen 3 Freiheitsgraden eine große Anzahl von Bewegungen möglich macht (z. B. Schultergelenk). Eigelenke (z. B. proximales Handgelenk), Sattelgelenke (z. B. Daumengelenk zwischen Handwurzel und 1. Mittelhandknochen) und Drehscharniergelenke (z. B. Kniegelenk) lassen Bewegungen in zwei Richtungen zu, während Radgelenke (z. B. proximales Radioulnargelenk) und Scharniergelenke (z. B. oberes Sprunggelenk) nur eine Bewegungsachse aufweisen.

Als aktiver Bewegungsapparat wirken die Skelettmuskeln. Sie üben ihre Funktion einzeln oder in Gruppen aus, indem sie, je nach ihrem Ursprung und ihrem Ansatz in den knöchernen Bereichen, auf ein oder mehrere Gelenke wirken. Ihre jeweilige dynamische Funktion hängt von der Lage zum Gelenk ab. Befindet sich z. B. bei einem Scharniergelenk der Muskelansatz vor der queren Gelenkachse, so ergibt sich bei Kontraktion des Muskels eine streckende Wirkung des mobilen Teils des Gelenkes. Spannt sich der gesamte Muskelmantel um ein Gelenk herum an (isometrische Muskelleistung), so entsteht eine stabilisierende Wirkung, wie sie z. B. für den Stand in den Beingelenken erforderlich ist.

Angeborene Fehlformen, Wachstumsstörungen, Traumen, vaskuläre, nervale, stoffwechselbedingte, rheumatische und degenerative Erkrankungen im Bereich der verschiedenen Gelenkstrukturen sowie die häufig damit verbundene Immobilität größerer oder kleinerer Körperbereiche führen u. a. zu Kontrakturen in den betroffenen Gelenken.

19.3 Veränderungen wahrnehmen und beurteilen

Gerhard Schröder

Viele ältere Menschen brauchen Unterstützung bei Bewegungen, die Feinmotorik erfordern, wie beispielsweise beim Trinken

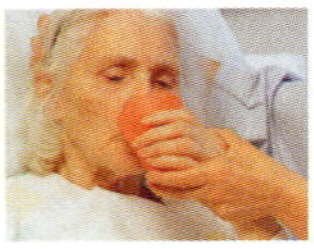

Störungen der Beweglichkeit können in sehr unterschiedlichen Formen auftreten. Sie sind angeboren oder entstehen durch Verletzungen oder Erkrankungen. Bei älteren Menschen führen sehr häufig degenerative Prozesse zu Einschränkungen der Beweglichkeit. Dazu gehört die *Arthrose*, eine degenerative Erkrankung der Gelenke, bei der die Elastizität der Gelenkknorpel nachlässt.

Bei den *lokal* verursachten Bewegungsstörungen können der Gang, die Haltung oder die Koordination der Bewegungsabläufe gestört sein. Entweder sind solche Veränderungen direkt an der Form der Bewegung erkennbar (z.B. eine Beckenkippung beim Gang, oder es treten Veränderungen in der Feinmotorik auf (z.B. ein Glas kann nicht gehalten werden). Immer bedeutet die Bewegungsstörung einen Verlust der Selbstständigkeit. Das bedeutet, der betroffene Mensch kann viele Tätigkeiten nicht mehr alleine ausführen und braucht Hilfe. Das Gefühl, von anderen Menschen abhängig zu sein, wird von den Betroffenen manchmal schlimmer erlebt als die Störung selbst.

Viele Bewegungsstörungen werden allerdings nicht lokal, sondern *zentral* durch Störungen des zentralen Nervensystems ausgelöst. Es kann eine Störung der Koordination der erlernten Bewegungsabläufe vorliegen. So bei der Multiplen Sklerose, bei der es zu einer typischen Koordinationsstörung, einer Ataxie (griech.: Unordnung, Verwirrung), kommt. Bei der *Gangataxie* ist der Gang torkelnd, weil die Koordination der Muskelgruppen nicht mehr funktioniert. Bei der *Standataxie* besteht eine Unsicherheit beim Stehen, der Patient neigt dazu, zur Seite zu kippen. Die *lokomotorische Ataxie* tritt an den Extremitäten auf, und der Betroffene kann nicht mehr zielsicher mit Händen oder Füßen agieren.

Schon kleinste Veränderungen in der Bewegung werden im Schriftbild ersichtlich. Dies kann bei mehreren Schriftproben den Verlauf einer Krankheit (z.B. Leberzirrhose) verdeutlichen. Ständiges Wiederholen von Bewegungen wird als *Bewegungsstereotypie* bezeichnet, wenn dahinter kein Ziel oder Sinn steckt. Sie tritt bei psychischen Erkrankungen z.B. als Schaukelbewegung des Oberkörpers oder des Kopfes auf. Überschießende oder schlagartige Bewegungen gehen auf eine Störung des zentralen Nervensystems zurück. Ursache können psychische Probleme wie Angst oder Unsicherheit sein. Für Patienten mit Parkinson-Syndrom ist die *Bewegungsverarmung* kennzeichnend. Es findet kaum Mimik oder Gestik statt, die Bewegungen sind sehr verlangsamt, im schwersten Fall sogar erstarrt.

19.3.1 Körper erleben – Körperbild

Der gesunde Mensch erlebt seinen Körper als Ganzes. Wenn jedoch Teile davon nicht mehr funktionieren (z.B. eine Bewegungseinschränkung des Armes), verändert dies das gesamte Körperbild. Der Körper ist unsicher geworden, der Mensch empfindet Einschränkungen bei vielen Tätigkeiten. Besonders in der Neurologie sind Störungen des Körperschemas oder Körperbildes häufig, z.B. bei Hemiplegikern (S. 1285 f). Der hemiplegische Patient empfindet die erkrankte Seite nicht mehr als zu seinem Körper gehörig (**Abb. 19.11**), es handelt sich um einen *Neglect*. Verlust oder Störung des Körperbildes bedeutet, der Patient hat nicht nur die Bewegungsfähigkeit des betroffenen Körperteils verloren, sondern darüber hinaus ist das gesamte Körperbild verändert. Er erlebt seine Körpermitte nicht mehr in der anatomischen Mitte, sondern in der Mitte der noch von ihm gespürten Hälfte. Als Folge kann er nicht mehr gerade sitzen und gehen. Erst wenn er die betroffene Körperseite wieder in sein Körperbild integriert hat, wird er die alltäglichen Funktionen wieder erlernen können. Eine ähnliche Störung kann nach einer Amputation auftreten, wenn der Betroffene an dem nicht mehr vorhandenen Körperteil *Phantomschmerzen* wahrnimmt. Psychologisch wird das *Körperschema* als erweitertes Ich verstanden. Es umfasst die reale Vorstellung der Beschaffenheit des eigenen Körpers. Dagegen handelt es sich beim *Körperideal* um eine psychische Wunschvorstellung, wie der Körper idealerweise beschaffen sein sollte. Derartige Körperschemastörungen liegen z.B. bei Anorexia nervosa oder Adipositas vor. Das Körperbild ist im Laufe des Lebens nicht immer gleich. Es wird durch psychische Faktoren beeinflusst und verändert sich im Alter. Dabei spielen auch Krankheit oder Verletzungen eine wichtige Rolle.

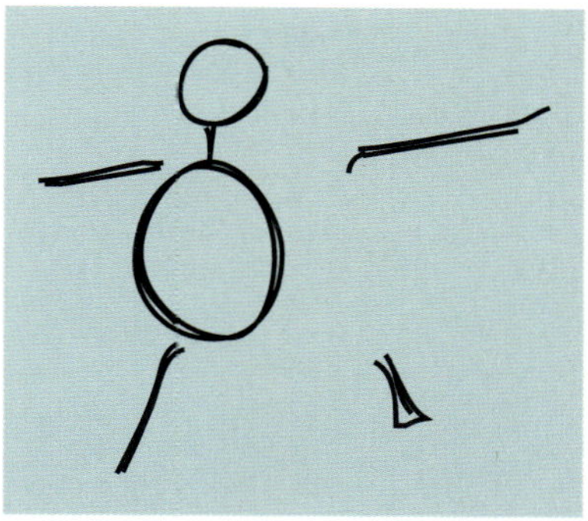

Abb. 19.11 Zeichnung eines Hemiplegiepatienten mit Verlust des Körperschemas

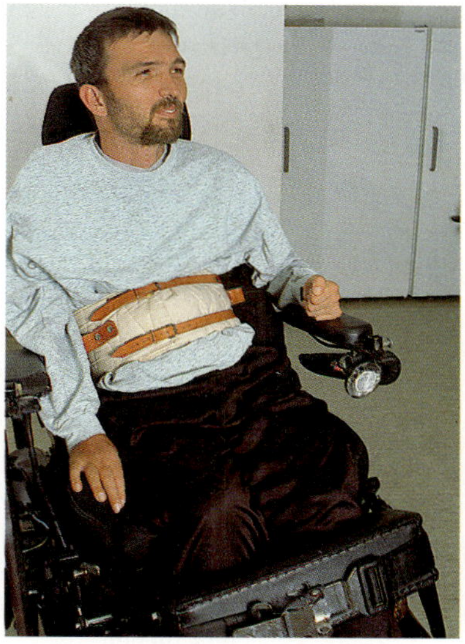

Behinderte spüren ihre Körpermitte nur in der von der Lähmung nicht betroffenen Seite

Uwe Klein Krankenpfleger

Praxistipp
In den letzten Jahren wurde das Körperbild in die Pflege mit einbezogen. Verschiedene Konzepte, wie z.B. Bobath-Konzept oder Kinästhetik, versuchen, den Menschen als Ganzes mit seinem Körperbild in die Pflege zu integrieren bzw. zu rehabilitieren. Ihr Ziel sind physiologische Bewegungen und damit das Wiederherstellen des Körperbildes.

19.3.2 Störungen des motorischen und sensiblen Systems

Lähmungen

Eine Lähmung ist ein teilweiser oder vollständiger Funktionsausfall eines Körperteils oder eines Organ-

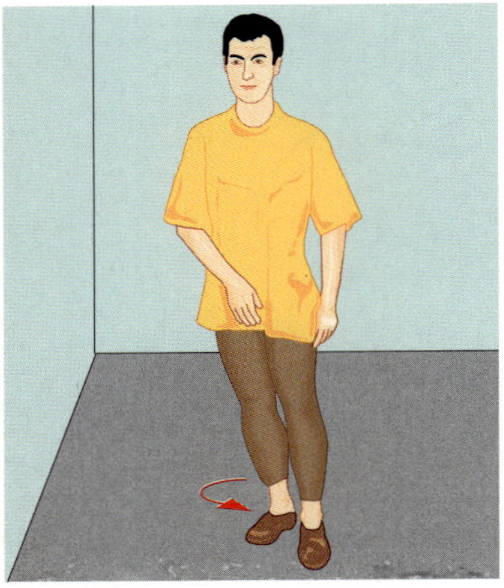

Abb. 19.12 Typische Haltung eines Hemiplegikers. Das betroffene Bein schwingt beim Gehen nach außen

systems. Von einer *unvollständigen Lähmung* (Parese) spricht man dann, wenn noch eine Restbeweglichkeit vorhanden ist, d.h. die Ausführung von Bewegungen ist eingeschränkt möglich. Bei einer *vollständigen Lähmung* (Plegie, Paralyse) ist dagegen keine Eigenbeweglichkeit mehr möglich. Die Lähmung wird entweder *zentral*, d.h. durch einen teilweisen Ausfall des Gehirns oder durch eine Störung im Bereich der *peripheren* motorischen Neurone oder sogar der Muskulatur selbst verursacht. Die verschiedenen Lähmungen werden durch eine Einteilung in verschiedene Grade genauer differenziert:

Grad 6 normale Kraft
Grad 5 Bewegung gegen starken Widerstand möglich
Grad 4 Bewegung nur gegen mäßigen Widerstand möglich
Grad 3 Bewegung gegen schwache Schwerkraft möglich
Grad 2 Bewegung nur noch unter Ausschaltung der Schwerkraft möglich
Grad 1 kein Bewegungseffekt, jedoch noch mit dem Auge wahrnehmbare Muskelkontraktionen
Grad 0 keinerlei Muskelaktivitäten

Eine vollständige Lähmung umfasst die Grade 0 und 1, die Lähmungsgrade 2 – 5 entsprechen der teilweisen Lähmung. Je nach Ausmaß des betroffenen Körperteils werden folgende Paresen bzw. Plegien unterschieden:

Monoparese/-plegie: eine Extremität (Arm oder Bein) ist betroffen.

Hemiparese/-plegie (S. 1284 f): Lähmung einer Körperhälfte, z.B. nach einem Schlaganfall (**Abb. 19.12**).

Tetraparese/-plegie (S. 1297 f): Lähmung aller vier Extremitäten (Querschnittlähmung).

Paraparese/-plegie: Lähmung zweier Extremitäten (meist beider Beine, Querschnittlähmung).

Ausgehend von der Ursache unterscheidet man periphere und zentrale Lähmungen.

Periphere Lähmung. Dabei handelt es sich meist um eine schlaffe Lähmung, da sie auf einer Schädigung im peripheren motorischen Neuron beruht, das seine Nervenzellen im Vorderhorn des Rückenmarks hat. Kennzeichen dieser Lähmung sind:

- Der Muskeltonus ist herabgesetzt (Hypotonie).
- Die Muskelfasern werden atrophisch.
- Die grobe Kraft ist vermindert (Parese) oder aufgehoben (Paralyse).
- Die Reflexe sind abgeschwächt bis erloschen.

Zentrale Lähmung. Sie ist meistens eine spastische Lähmung, weil sie auf Schädigungen im Bereich der Pyramidenbahnen beruht. Ursachen sind entweder Unfälle, Tumoren oder Blutungen, selten Degenerationserscheinungen. Die eigenen Reflexe der Extremitäten sind pathologisch gesteigert, es entstehen *Spastiken*. Dadurch ist keine normale Beweglichkeit mehr möglich. Kennzeichen sind:

- Die Kraft ist gemindert, die Feinmotorik beeinträchtigt.
- Der Muskeltonus ist spastisch erhöht.
- Es besteht keine Muskelatrophie, da das periphere Neuron noch intakt bleibt.
- Die grobe Kraft ist herabgesetzt.

Merke
Eine Läsion im rechten Gehirnteil führt zu einer linksseitigen Lähmung, weil sich die Pyramidenbahnen kreuzen.

Extrapyramidale Bewegungsstörungen

Das extrapyramidale System ist eine im Zwischen- und Mittelhirn gelegene Ansammlung von Zellmassen, den so genannten *Stammganglien*. Diese steuern die unwillkürlichen Bewegungen, wie z.B. Tonus oder das Mitbewegen der Gliedmaßen beim Laufen. Krankhafte Veränderungen der Stammganglien führen deshalb zu Bewegungsstörungen, die sich durch Veränderungen bei unbewussten Bewegungen bemerkbar machen. Die häufigste neurologische Erkrankung im fortgeschrittenen Alter ist das Parkinson-Syndrom (Schüttellähmung, S. 1340 f).

Symptome des Parkinson-Syndroms

Akinese bzw. Hypokinese. Dabei handelt es sich um Bewegungsarmut oder Bewegungshemmung. Es fällt auf, dass die Patienten eine Bewegung nur sehr zögerlich anfangen oder nicht zu Ende führen. Deshalb ist die gesamte Mimik und Gestik nur noch wenig oder gar nicht mehr ausgeprägt. Das Gesicht wirkt maskenartig, die Sprache ist monoton und sehr leise. Der typische Gang ist nach vorne gebeugt (Katzenbuckel) und die Schritte sind schlurfend und klein (**Abb. 19.13**). Manchmal können angefangene Bewegungen nicht gebremst werden.

Rigor. Der Muskeltonus ist rigide erhöht und bleibt während des gesamten Bewegungsablaufs mit zunehmendem Widerstand bestehen. Eine Entspannung der Muskeln ist nicht möglich. Eine Besonderheit ist das *Zahnradphänomen*, bei dem die Muskeln bei passiver Bewegung nicht gleichmäßig, sondern ruckartig nachgeben.

Tremor. Das unwillkürliche Zittern beginnt meist an den distalen Abschnitten der oberen Extremitäten und dehnt sich eventuell auf Gesichts-, Hals-, Schluck-, Rumpf- und Beinmuskulatur aus. Der Ruhetremor besteht bei nicht aktiver Betätigung der Extremitäten. Typisch ist der *Pillendrehertremor*. Im

Schlaf sowie bei gezielter willkürlicher Bewegung lässt der Tremor nach, während er bei Aufregung oder Angst deutlich zunimmt.

> **Praxistipp**
> Uwe Klein, Krankenpfleger
> Ein Parkinson-Patient braucht zum Ausführen seiner Bewegung Zeit. Bei Pflegehandlungen muss daher ausreichend Zeit eingeplant werden (s. Pflege- und Behandlungsplan Kap. 43, S. 1342 f).

Sensibilitätsstörungen

Dabei handelt es sich um die gestörte Wahrnehmung von Sinnesreizen über Rezeptoren. Hier ist vor allem das Wahrnehmen von Berührungen und Temperatur gemeint, das im Wesentlichen über die Hautrezeptoren geschieht. Zur Einteilung der Sensibilitätsstörungen muss die *Oberflächensensibilität* von der *Tiefensensibilität* unterschieden werden. Die Oberflächensensibilität wird über Rezeptoren vermittelt, die durch oberflächliche äußere Reize erregt werden, wie z.B. Schmerz-, Temperatur- und Berührungsempfinden.

Die Tiefensensibilität wird durch Rezeptoren aufgenommen, die auf Zustandsänderungen des Bewegungsapparates ansprechen (Propriorezeptoren), insbesondere die Druckempfindung sowie der Bewegungssinn.

Ist die Oberflächensensibilität gestört, kann dies bei den betroffenen Patienten zu Hautschädigungen, wie z.B. Verbrennungen führen. Dagegen ist bei gestörter Tiefensensibilität das Lage- und Bewegungsempfinden des Kranken derart verändert, dass er beispielsweise einen Druck durch zu langes Liegen auf einer Stelle nicht mehr wahrnimmt, und es besteht die Gefahr einer Gewebeschädigung (Dekubitus).

Einteilung der Sensibilitätsstörungen:

- *Hypo-* oder *Analgesie:* herabgesetzte oder aufgehobene Schmerzempfindung,
- *Hyperalgesie:* erhöhte Schmerzempfindung,
- *Hypoästhesie* oder *Anästhesie:* herabgesetzte oder aufgehobene Berührungs- und Schmerzempfindung,
- *Parästhesien:* Missempfindungen, z.B. Kribbeln oder Brennen,
- *Dysästhesie:* schmerzhaft empfundene, nicht spontan, sondern durch Berühren hervorgerufene Missempfindungen.

Reflexstörungen

Reflexe sind unwillkürlich gesteuerte Reaktionen auf einen Reiz. Bekannt ist die Reflexprüfung mit einem Reflexhammer unterhalb der Kniescheibe. Durch einen leichten Schlag auf diese Stelle kommt es zur spontanen Kontraktion der Muskulatur, sodass sich der Unterschenkel nach oben zieht. Fehlt diese zu erwartende Bewegung, so spricht man von *Reflexlosigkeit.*

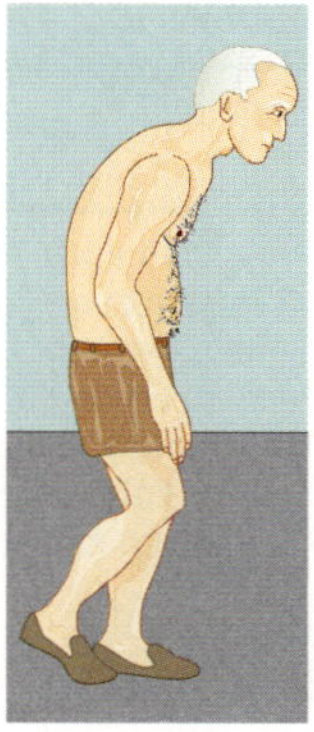

Abb. 19.13 Typische Haltung eines Patienten mit Parkinson-Syndrom

Reflexarten

Eigenreflexe. Wird ein Muskel gereizt, reagiert er selbst. Beispiele: Bizeps-, Patellar- und Achillessehnenreflex.

Fremdreflexe. Der Reiz wird an einer Hautstelle gesetzt, die Reaktion erfolgt jedoch durch den zugehörigen Muskel. Beispiel: Bauchdeckenreflex.

Pathologische Reflexe. Sie können nur dann ausgelöst werden, wenn das motorische System zentral geschädigt ist. Der bekannteste pathologische Reflex ist der Babinski-Reflex (**Abb. 19.14**). Zur Testung wird der äußere Fußsohlenrand des Patienten bestrichen. Ist der Reflex positiv, so bewegt sich die Großzehe langsam nach oben, die übrigen Zehen werden gespreizt und gebeugt. Ein positiver Babinski-Reflex ist ein Zeichen für eine Läsion der Pyramidenbahn. Bis zum ersten Lebensjahr ist der positive Babinski-Reflex normal, weil die Pyramidenbahn im Laufe des ersten Lebensjahres ausreift.

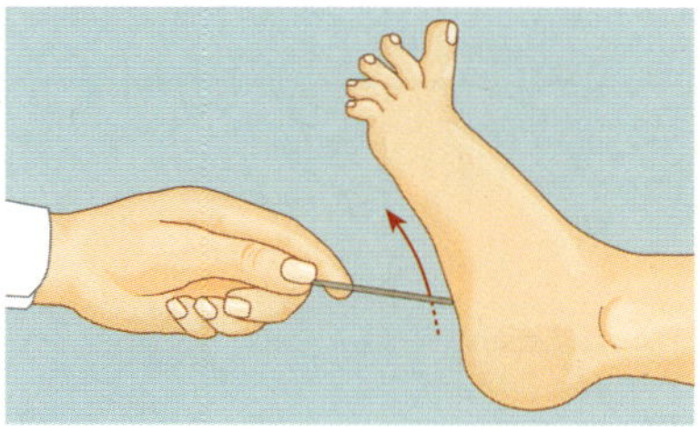

Abb. 19.14 Babinski-Reflex

19.3.3 Dekubitus

> **Definition**
> Beim Dekubitus handelt es sich um eine trophische Störung, die die Haut und das Unterhautgewebe schädigt. Man spricht auch vom so genannten „Wundliegen".

Ein Dekubitus entsteht durch einwirkenden Druck, vor allem an Gewebeteilen, die schlecht durchblutet sind oder wo ein knöcherner Gegendruck auftritt.

Der Dekubitus stellt kein eigenständiges Krankheitsbild, sondern eine Folge- oder Sekundärerkrankung dar. Die entstehende Wunde wird als *Druckgeschwür* oder *Ulkus* bezeichnet. **Tab. 19.2** gibt eine Übersicht über Ursachen, Symptome und Risikofaktoren des Dekubitus.

Dekubitus im Pflegealltag

Internationale Untersuchungen (Allman, 1989) zeigen, dass jeder 10. Patient eines Krankenhauses, in Pflegeheimen sogar jeder 4. Bewohner, einen Dekubitus bekommt. Da die Erkrankung meist bei alten Menschen auftritt und die Patienten immer älter werden, wird die Zahl der Dekubituserkrankungen in Zukunft noch weiter steigen. Um die bestehenden

Tabelle 19.2 Dekubitus

Definition	*Ursachen* (**Abb. 19.16**)	*Symptome*	*Dekubitogene Faktoren* (**Abb. 19.17 a**)
→ Wundliegen, Ausbildung von Druckgeschwüren → kein eigenständiges Krankheitsbild, sondern eine Folge- oder Sekundärerkrankung	→ lang andauernder Druck vor allem an Stellen mit dünner Muskulatur und konvexen Knochenvorsprüngen, besonders an Fersen und Os sacrum, Os ischii, Ellenbogen, seltener Trochanter major, Wirbelsäule, Rippen, Kniescheiben und Hinterkopf (**Abb. 19.15 a–c**), besonders als Folge langen Liegens bei bettlägerigen, geschwächten bzw. älteren Menschen → Druck durch Sonden, Drainagen, Tuben, falsch liegende Schläuche (Urinkatheter) oder zu eng anliegende Verbände (Gipsverband oder Schiene)	Druckgeschwüre, die anhand von folgenden 4 Stadien eingeteilt werden (**Abb. 19.19**): → Grad 1: persistierende Hautrötung, intakte Haut. Mit dem Fingerkuppentest lässt sich die dauerhafte Rötung von der vorübergehenden unterscheiden. Drücken Sie mit der Fingerkuppe in die Mitte der Rötung. Bleibt die Haut trotzdem gerötet und wird nicht weiß, dann liegt ein Dekubitus 1. Grades vor → Grad 2: Hautverletzung bis ins Korium, oberflächliches Druckgeschwür → Grad 3: Verlust aller Hautschichten und Nekrose des subkutanen Gewebes bis auf die darunterliegende Faszie → Grad 4: Verlust aller Hautschichten, Gewebenekrose, Schädigung von Muskeln, Knochen, Sehnen oder Gelenkkapseln	→ Höhe der Druckbelastung (auch Scher- u. Reibungskräfte, die beim Mobilisieren entstehen) → Dauer der Druckbelastung → Motivation des Patienten (**Abb. 19.17 b**) (Depressionen führen zu Immobilität, Druckgeschwüre lösen Depressionen aus) → Körperform (Gewicht, Deformitäten, Kachexie) → Druckstellen (dünne Haut ist empfindlicher als Fettgewebe) → Hautveränderungen (vorgeschädigte und gereizte Haut ist stärker gefährdet) → Stoffwechsel (Stoffwechselveränderungen, Durchblutungsstörungen)

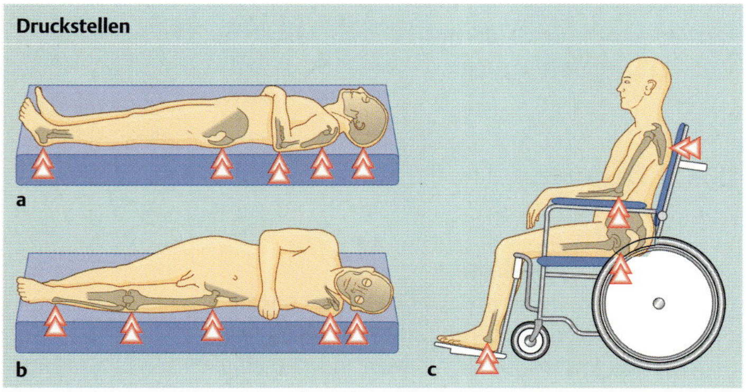

Abb. 19.15 Druckstellen
An den hier bezeichneten Körperstellen entstehen bevorzugt Druckgeschwüre. In Rückenlage (**a**), in Seitenlage (**b**) und im Sitzen (**c**) sind dies die Stellen, bei denen hervorstehende Knochenpartien ohne Muskelpolster dicht unter der Haut liegen

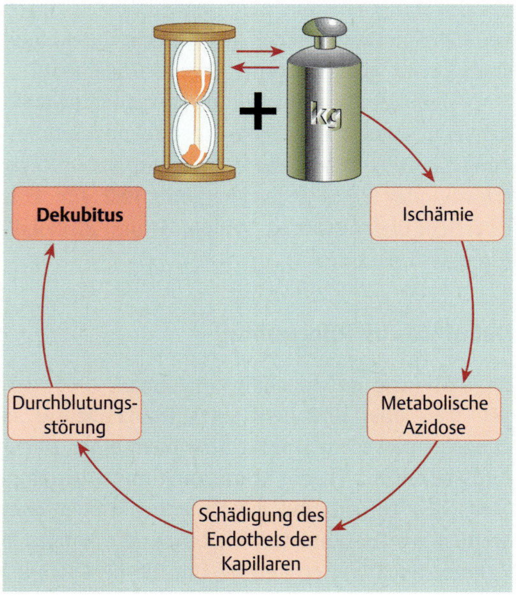

Abb. 19.16 Pathophysiologische Vorgänge bei der Dekubitusentstehung

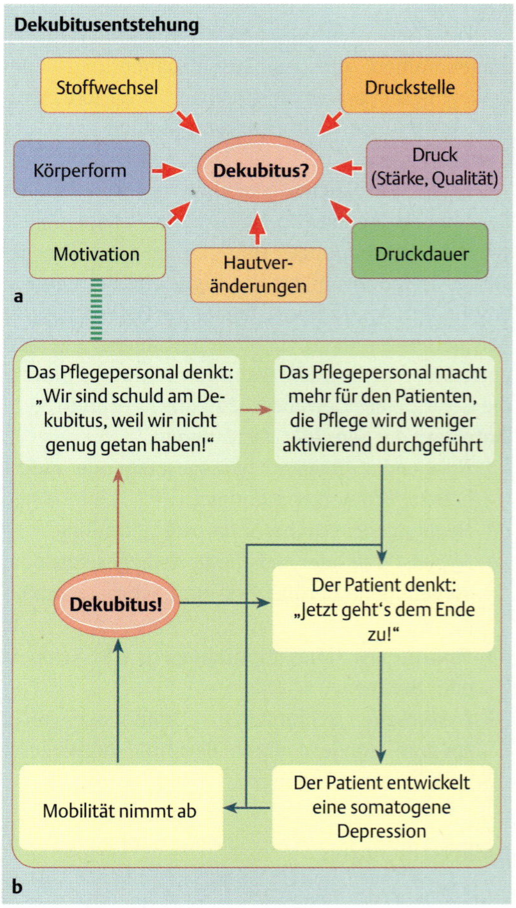

Abb. 19.17 a Faktoren, die die Entstehung eines Dekubitus beeinflussen,
b Zusammenhang zwischen Dekubitus und Depression (nach Grond)

Braden-Skala zur Dekubitusrisikoerkennung

	1 Punkt	2 Punkte	3 Punkte	4 Punkte
Sensorisches Empfindungsvermögen Fähigkeit, adäquat auf druckbedingte Beschwerden zu reagieren	☐ **fehlt** – keine Reaktion auf schmerzhafte Stimuli, mögliche Gründe: Bewegungslosigkeit, Sedierung oder – Störung der Schmerzempfindung durch Lähmungen, die den größten Teil des Körpers betreffen (z.B. hoher Querschnitt)	☐ **stark eingeschränkt** – eine Reaktion erfolgt nur auf starke Schmerzreize – Beschwerden können kaum geäußert werden (z.B. nur durch Stöhnen oder Unruhe) oder – Störung der Schmerzempfindung durch Lähmungen, wovon die Hälfte des Körpers betroffen ist	☐ **leicht eingeschränkt** – eine Reaktion auf Ansprache oder Kommandos – Beschwerden können aber nicht immer ausgedrückt werden (z.B. dass die Position geändert werden soll) oder – Störung der Schmerzempfindung durch Lähmung, wovon eine oder zwei Extremitäten betroffen sind	☐ **vorhanden** – Reaktion auf Ansprache, Beschwerden können geäußert werden oder – keine Störung der Schmerzempfindung
Feuchtigkeit Ausmaß, in dem die Haut Feuchtigkeit ausgesetzt ist	☐ **ständig feucht** – die Haut ist ständig feucht durch Urin, Schweiß oder Kot – immer wenn der Patient gedreht wird, liegt er im Nassen	☐ **oft feucht** – die Haut ist oft feucht, aber nicht immer – Bettzeug oder Wäsche muss mindestens einmal pro Schicht gewechselt werden	☐ **manchmal feucht** – die Haut ist manchmal feucht, und etwa einmal pro Tag wird neue Wäsche benötigt	☐ **selten feucht** – die Haut ist meist trocken – neue Wäsche wird selten benötigt
Aktivität Ausmaß der physischen Aktivität	☐ **bettlägrig** – ans Bett gebunden	☐ **sitzt auf** – kann mit Hilfe etwas laufen – kann das eigene Gewicht nicht allein tragen – braucht Hilfe, um aufzusitzen (Bett, Stuhl, Rollstuhl)	☐ **geht wenig** – geht am Tag allein, aber selten und nur kurze Distanzen – braucht für längere Strecken Hilfe – verbringt die meiste Zeit im Bett oder im Stuhl	☐ **geht regelmäßig** – geht regelmäßig 2- bis 3- mal pro Schicht – bewegt sich regelmäßig
Mobilität Fähigkeit, die Position zu wechseln und zu halten	☐ **komplett immobil** – kann auch keinen geringfügigen Positionswechsel ohne Hilfe ausführen	☐ **Mobilität stark eingeschränkt** – bewegt sich manchmal geringfügig (Körper, Extremitäten) – kann sich aber nicht regelmäßig allein ausreichend umlagern	☐ **Mobilität gering eingeschränkt** – macht regelmäßig kleine Positionswechsel des Körpers und der Extremitäten	☐ **mobil** – kann allein seine Position umfassend verändern
Ernährung Ernährungsgewohnheiten	☐ **sehr schlechte Ernährung** – isst kleine Portionen nie auf, sondern nur etwa 2/3 – isst nur 2 oder weniger Eiweißportionen (Milchprodukte, Fisch, Fleisch) – trinkt zu wenig – nimmt keine Ergänzungskost zu sich oder – darf oral keine Kost zu sich nehmen oder – nur klare Flüssigkeiten oder – erhält Ernährungs-Infusionen länger als 5 Tage	☐ **mäßige Ernährung** – isst selten eine normale Essensportion auf, isst im Allgemeinen etwa die Hälfte der angebotenen Nahrung – isst etwa 3 Eiweißportionen – nimmt unregelmäßig Ergänzungskost zu sich oder – erhält zu wenig Nährstoffe über Sonderkost oder Infusionen	☐ **adäquate Ernährung** – isst mehr als die Hälfte der normalen Essensportionen – nimmt etwa 4 Eiweißportionen täglich zu sich – verweigert gelegentlich eine Mahlzeit, nimmt aber Ergänzungskost zu sich oder – kann über Sonde oder Infusionen die meisten Nährstoffe zu sich nehmen	☐ **gute Ernährung** – isst immer die angebotenen Mahlzeiten auf – nimmt 4 oder mehr Eiweißportionen zu sich – isst auch manchmal zwischen den Mahlzeiten – braucht keine Ergänzungskost
Reibung und Scherkräfte	☐ **Problem** – braucht viel bis massive Unterstützung bei Lagewechsel – Anheben ist ohne Schleifen über die Laken nicht möglich – rutscht im Bett oder im (Roll-)Stuhl ständig herunter, muss immer wieder hochgezogen werden – hat spastische Kontrakturen oder – ist sehr unruhig (scheuert auf dem Laken)	☐ **potenzielles Problem** – bewegt sich etwas allein oder braucht wenig Hilfe – beim Hochziehen schleift die Haut nur wenig über die Laken (kann sich etwas anheben) – kann sich über längere Zeit in einer Lage halten (Stuhl, Rollstuhl) – rutscht nur selten herunter	☐ **kein Problem zur Zeit** – bewegt sich in Bett und Stuhl allein – hat genügend Kraft, sich anzuheben – kann eine Position über lange Zeit halten, ohne herunterzurutschen	**geringes Risiko** = 16 – 15 Punkte **mittleres Risiko** = 14 – 12 Punkte **hohes Risiko** = 11 – 9 Punkte **sehr hohes Risiko** = < 9 Punkte **Patient:** ____________ **Datum:** ____________ **Handzeichen:** ____________

Abb. 19.18 Braden-Skala zur Dekubituserkennung (nach Bienstein u. a.)

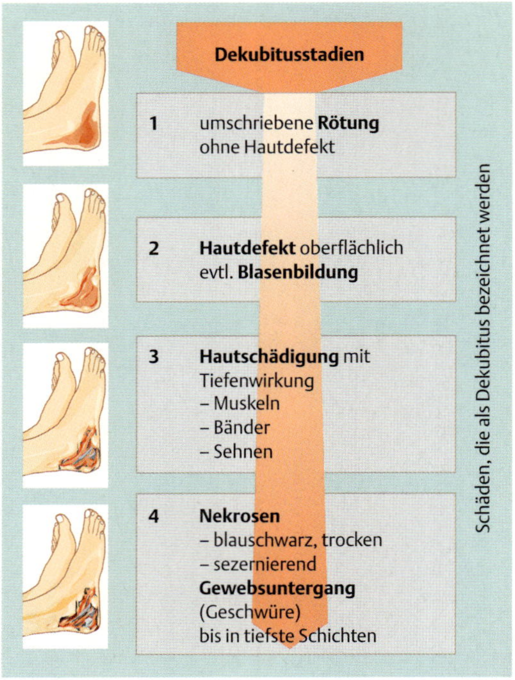

Abb. 19.19 Charakteristika der vier Dekubitusstadien

Risikofaktoren beurteilen zu können, wird heute eine Dokumentation mithilfe einer Risikoskala mit 4 Stufen dringend empfohlen:

- geringe Gefährdung,
- mittlere Gefährdung,
- hohe Gefährdung,
- sehr hohe Gefährdung.

Entscheidend ist, dass die Einstufung eines Patienten nachvollziehbar und einheitlich geschieht.

Die Skala mit der höchsten wissenschaftlichen Güte für den allgemeinen Pflegebereich ist die von der amerikanischen Krankenschwester Barbara Braden entwickelte *Braden-Skala* (**Abb. 19.18**).

Die Skala ist bei jedem Patienten anzuwenden, bei dem ein Dekubitusrisiko nicht ausgeschlossen werden kann. Die Einstufung sollte vor allem bei Veränderungen, jedoch mindestens einmal wöchentlich überprüft werden. Im operativen Bereich ist eine *tägliche* Überprüfung dringend zu empfehlen, während sie z. B. im Altenpflegeheim einmal monatlich ausreicht.

Uwe Klein Krankenpfleger

Praxistipp

Machen Sie sich gründlich mit der Braden-Skala vertraut. Wenden Sie sie zuerst bei sich selbst an, testen Sie dann die Gefährdung Ihrer Großeltern und vergleichen Sie diese Werte mit 2 – 3 Ergebnissen, die Sie bei unterschiedlich mobilen Patienten bekommen.

19.3.4 Thrombose

Definition

Bei der Thrombose handelt es sich um den Verschluss von Venen durch einen Blutpfropf (Thrombus). Eine Thrombose entsteht vor allem in den Bein- und Beckenvenen.

Tabelle 19.3 gibt eine Übersicht über Ursachen, Symptome und Risikofaktoren der Thrombose.

Laut der *Deutschen Gesellschaft für Phlebologie* erkranken jährlich 2 von 1000 Einwohnern an einer Thrombose (1999). Löst sich der Thrombus, wandert mit dem venösen Blut über das rechte Herz in die Lunge und bleibt in einer Lungenvene stecken, spricht man von einer *Lungenembolie*, in deren Folge es zum reflektorischen Herzstillstand und somit zu akuter Lebensgefahr kommen kann. In einer Studie

Tabelle 19.3 Thrombose

Definition	*Symptome*	*Risikofaktoren*
Verschluss meist von Venen durch einen Blutpfropf (Thrombus), vor allem in den Beinen und im Becken	Virchow-Trias → Gefäßwandschaden → verlangsamte Blutströmung und Bildung eines Gerinnungsthrombus → veränderte Blutzusammensetzung → Leisten-, Kniekehlen-, Waden- und Fußsohlenschmerz → Anschwellungen → Überwärmung → bläuliche Hautverfärbung → allgemeine Entzündungszeichen (z. B. Fieber, erhöhter Pulsschlag, BKS-Anstieg, Leukozytose, Tachykardie)	→ Folge einer Thrombophlebitis (oberflächliche Venenentzündung) → Verletzung bzw. Vorerkrankung der Venen (z. B. Sklerose, Operation, Entzündungen) → maligne Erkrankungen → Adipositas → Einquetschungen (z. B. zu enge Schuhe oder falsch sitzende Antithrombosestrümpfe) → Immobilität → mangelnde Flüssigkeitszufuhr → längere Bettruhe → hormonelle Veränderungen (Kontrazeptiva, Schwangerschaft, Cushing-Syndrom)

(Ebert-Willenhausen 1984) wurde festgestellt, dass fast drei Viertel der über 50-Jährigen und immerhin ein Drittel der unter 50-Jährigen mit bloßem Auge sichtbare Venenveränderungen aufwiesen. Somit steigt das Thromboserisiko mit zunehmendem Alter.

Zur Beurteilung der Gefährdung ist der auf wissenschaftlichen Untersuchungen basierende *Frowein-TVT-Score* (**Abb. 19.20**) zu empfehlen. In Kapitel 35 wird auf die Thrombose, deren Ursachen, Pflege- und Behandlungsplan eingegangen.

Frowein-TVT-Score

Risikofaktoren	Kategorie	P	Kategorie	P	Kategorie	P	
Gefäßwandschädigung							
Varikosis	nein	0	leicht	1	stark	4	
frühe Thrombose/Lungenembolie	nein	0	ja	4			
AVK	nein	0	Stadium I – IIa	2	Stadium IIb –IV	4	
Alter	40	1	> 60	2	> 70	3	
Hämodynamik							
Mobilität	mobil	0	teilmobil (bis ca. 12 Std./Tag)	2	immobil (länger als 72 Std. ununterbrochen	4	
Lähmungen	nein	0	Querschnittlähmung Halbseitenlähmung	3			
Frakturen	nein	0	Unterschenkel	2	Oberschenkel	7	
Stützverband	nein	0	Gehgips	3	Liegegips	7	
Herzinsuffizienz	nein	0	Stadium I – III	3	Stadium IV	6	
Myokardinfarkt	nein	0	ja	4			
Schwangerschaft	nein	0	ja	1			
postpartal	nein	0	ja	2			
Übergewicht	nein	0	>15% (nach Broca)	2	>20% (nach Broca)	3	
Blutzusammensetzung							
schwere Entzündung	nein	0	ja	7			
Sepsis	nein	0	ja	7			
maligner Tumor	nein	0	ja	7			
Operation	kleine Eingriffe < 30 Minuten	1	Allgemeinchirurg. Op > 30 Minuten	3	Malignom-Op, große urol., gyn. u. orthopäd. Eingriffe > 30 Minuten	7	
schwere Verletzungen	nein	0	ja	7			
orale Kontrazeption	nein	0	ja	2			
Rauchen	nein	0	ja	2			
			◄ Spaltensumme		◄ Spaltensumme		◄

Punkte	**Thromboserisiko**
0	keines
1 – 3	gering
4 – 6	mittel
7 – maximal	hoch

Gesamtsumme: ________ **Thromboserisiko:** ________

AVK-Stadieneinteilung nach Fontaine
I = beschwerdefrei bei fehlenden Fußpulsen
IIa = intermittierendes Hinken bei Gehstrecke > 200 m
IIb = Gehstrecke < 200 m
III = Ruheschmerz
IV = trophische Störungen (Nekrose, Gangrän)

Sollgewicht nach Broca
Körpergröße (cm) – 100 = Sollgewicht in kg

Herzinsuffizienz-Stadieneinteilung nach New York Heart Association
I = Beschwerdefreiheit bei normaler körperlicher Belastung
II = Beschwerdefreiheit nur in Ruhe und bei leichter körperlicher Belastung
III = Beschwerden schon bei leichter körperlicher Belastung, nicht aber in Ruhe
IV = Beschwerden schon in Ruhe

Abb. 19.20 Frowein-TVT-Score

19.3.5 Kontrakturen

Marianne Förster

> **⋯› Definition**
> Als Kontraktur wird eine anhaltende Gelenksteifigkeit bzw. ein mehr oder weniger stark ausgeprägter Verlust der physiologischen Mobilität eines Gelenks bezeichnet.

Eine Kontraktur (lat. contrahere = zusammenziehen) kann an allen Gelenken des menschlichen Körpers auftreten. Sie ist nicht mit dem Begriff „Kontraktion“ zu verwechseln, der für die physiologische Zusammenziehung eines Muskels steht. Arm-, Bein-, aber auch Wirbelgelenke und Becken- und Schultergürtel können von einer Kontraktur betroffen werden. Sie kann entweder so ausgeprägt sein, dass sich z. B. ein Kniegelenk aus starrer Streckstellung überhaupt nicht beugen lässt, oder aber nur angedeutet sein, indem z. B. in einem Ellbogengelenk nur wenige Winkelgrade zur vollen Streckung fehlen. **Tab. 19.4** gibt einen Überblick über Ursachen, Symptome und Risikofaktoren von Kontrakturen. Gelenke erlauben Bewegungen in verschiedene Richtungen, die je nach Lokalisation und Ursache der Kontraktur eingeschränkt werden. **Abb. 19.21** liefert einen Überblick über verschiedene Bewegungsrichtungen.

Ursachen von Kontrakturen

Es werden angeborene von erworbenen Bewegungseinschränkungen unterschieden. Die *kongenitalen* (angeborenen) Kontrakturen (z. B. Hackenfuß, muskulärer Schiefhals) kommen z. B. durch intrauterine Zwangsposition, Fruchtwassermangel oder durch Knochen- und Weichteildefekte zustande, die meist an mehreren Gelenken und oft symmetrisch auftreten. Bei den *erworbenen* Bewegungseinschränkungen unterscheidet man *fibröse* und *knöcherne* Kontrakturen. Fibröse (weichteilbedingte) Kontrakturen können myogene, dermatogene, fasziogene, neurogene oder psychogene Ursachen haben.

Myogene Kontrakturen

> **⋯› Definition**
> Myogene Kontrakturen werden primär durch paraartikuläre (gr. para = neben) Verkürzung der Muskulatur und ihrer Sehnen hervorgerufen. Zusätzlich treten oft periartikuläre (gr. peri = um …herum) Schrumpfungen von Gelenkkapsel und Bändern und intraartikuläre Verwachsungen der Gelenkflächen auf.

Als häufigste Entstehungsursache ist die Immobilität von Patienten, insbesondere von alten Menschen zu nennen, die bei Klinikaufenthalt, im Alten- oder Pflegeheim und zu Hause aufgrund von Erkrankung, Bewusstlosigkeit, körperlicher Schwäche oder psychischem Leiden eintritt. Sie stellt sich häufig in Form von langzeitiger Bettlägerigkeit, ständigem Sitzen in stets gleichem Sessel oder nur noch kurzer kleinschrittiger Fortbewegung im Gehwagen oder mit Stöcken dar. Die nachfolgende Krankengeschichte steht als ein Beispiel für nicht selten auftretende Auswirkungen der Immobilität.

Tabelle 19.4 Kontrakturen

Definition	*Ursachen*	*Symptome*	*Risikofaktoren*
⋯› anhaltende Gelenksteifigkeit ⋯› mehr oder weniger stark ausgeprägter Verlust der physiologischen Mobilität eines Gelenks	⋯› *angeborene (kongenitale) Kontrakturen* – intrauterine Zwangsposition (z. B. Hackenfuß, muskulärer Schiefhals) – Amnionabschnürungen – Knochen- und Weichteildefekte ⋯› *erworbene Kontrakturen* – fibrös (myogen, dermatogen, fasziogen, neurogen, psychogen) – knöchern bzw. arthrogen: Fehlwuchs gelenkiger Anteile, traumatische Deformierung der Gelenkflächen, Gelenkentzündung, tumorbedingte Destruktion, Degeneration der knöchernen Gelenkanteile	⋯› Einschränkung der Gelenkbeweglichkeit – z. B. Kniegelenk lässt sich nicht beugen: Extension- oder Streckkontraktur – z. B. Ellbogengelenk lässt sich nicht strecken: Flexions- oder Beugekontraktur – z. B. Oberarm lässt sich nicht abspreizen: Adduktionskontraktur – z. B. Oberschenkel kann nur minimal nach innen rotieren: Außenrotationskontraktur – z. B. Dorsalextension und Volarflexion im Handgelenk sind eingeschränkt: Flexions-Extensions-Kontraktur ⋯› Schmerzen bei Bewegung im betroffenen Gelenk ⋯› Instabilität bei Belastung des betroffenen Gelenkes ⋯› Fehlstellung im betroffenen Gelenk ⋯› Einschränkung von Alltagsbewegungen ⋯› Beeinträchtigung der Koordination	⋯› Immobilität ⋯› hohes Alter ⋯› lange Ruhigstellung ⋯› ständiges Sitzen in gleicher Position ⋯› unprofessionelle Lagerung ⋯› Gips-, Korsett- oder Schienenfixierung ⋯› Schonhaltung ⋯› Gewohnheitshaltung

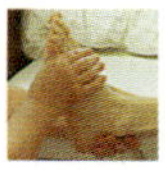

Bezeichnung verschiedener Bewegungsrichtungen im Überblick (Abb. 19.21)

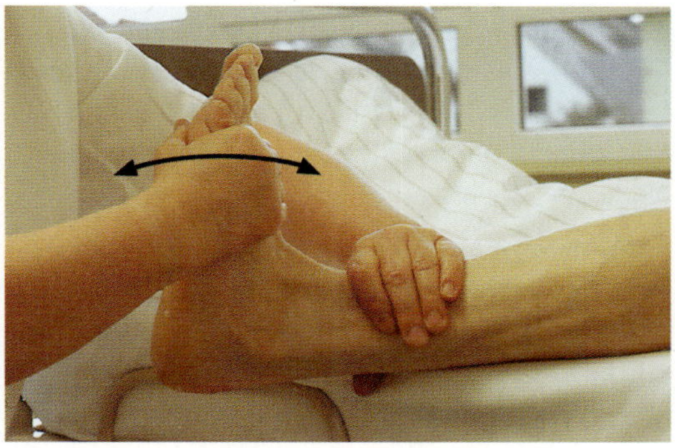

1 Extension (= Streckung) und Flexion (= Beugung) im Fußgelenk.

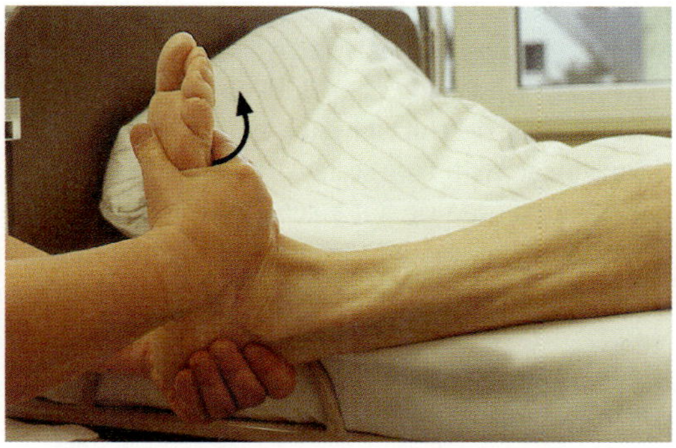

2 Pronation: Heben des äußeren Fußrandes. Pronation auch zur Bezeichnung der Innenrotation des Unterarms.

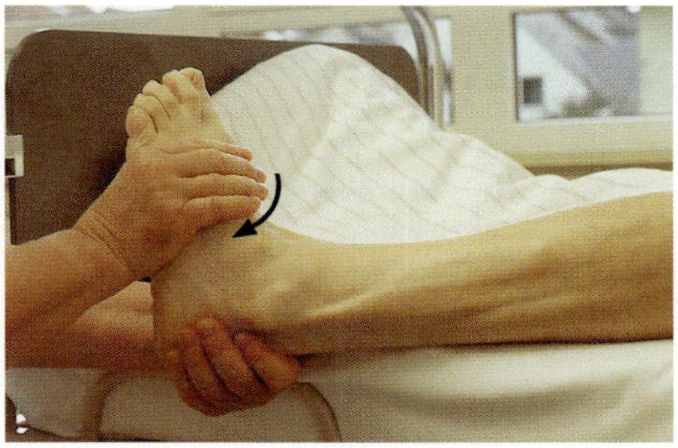

3 Supination: Heben des inneren Fußrandes. Supination auch zur Bezeichnung der Außenrotation des Unterarms.

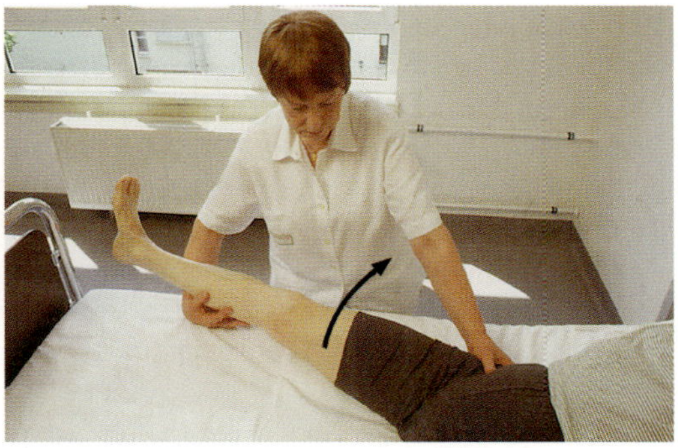

4 Abduktion: Abspreizen des Beines vom Körper.

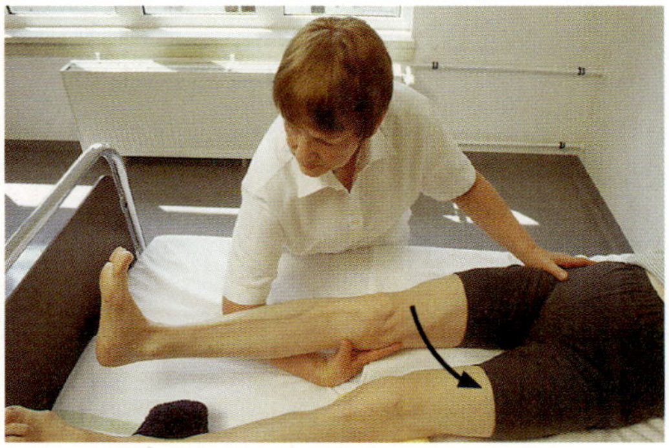

5 Adduktion: Heranführen des Beines an den Körper.

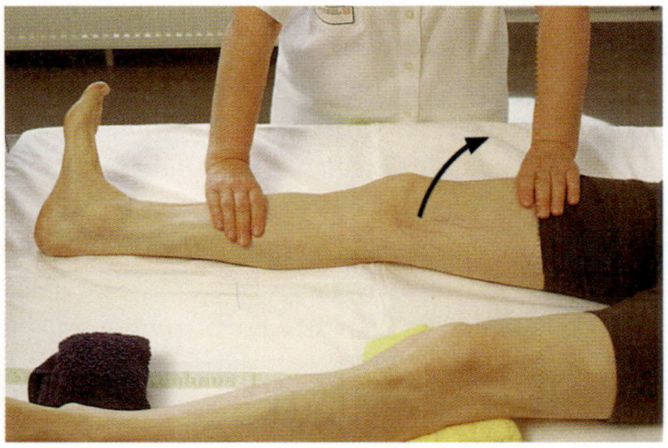

6 Außenrotation: Drehung des Beines nach außen.

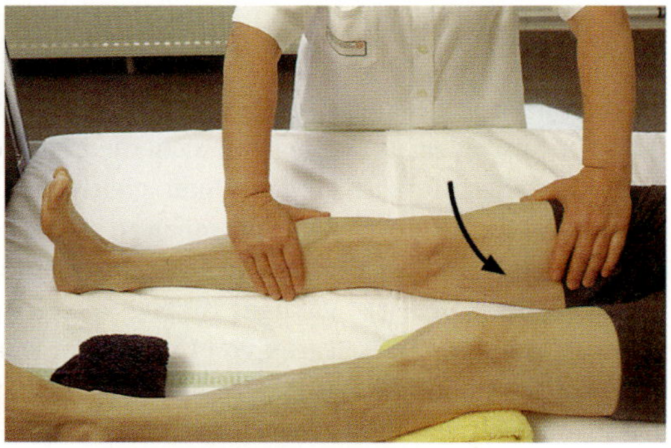

7 Innenrotation: Drehung des Beines nach innen.

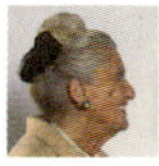

Vor vier Monaten zog sich die 86-jährige Frau J. bei einem Sturz eine Femurfraktur zu. Wegen des hohen Alters, eines nicht guten Allgemeinzustandes und erheblicher Herz-Kreislauf-Beschwerden konnte das Bein nicht operativ versorgt werden. Lange Ruhigstellung der Extremität im Liegegips brachte zwar den Bruch zur Ausheilung, schwächte aber die Patientin insgesamt so stark, dass sie trotz physiotherapeutischer Behandlung nicht mehr zum Stehen und Gehen kam. Vor vier Wochen wurde sie auf eigenen Wunsch nach Hause entlassen, wo sie mit viel Mühe von ihren Angehörigen gepflegt wird. Sie ist frei von Atemfunktionsstörungen, ohne Dekubitus, und ihre Thrombosedruckpunkte sind negativ. Sie hat einen guten Appetit, trinkt genügend, schläft ruhig und scheint bisher soweit zufrieden. Seit einigen Tagen zeigt die Patientin beim Betten, Waschen und Umlagern Einschränkungen in ihrer Mobilität. Sie äußert Schmerzen, sobald sie selbst oder ein Angehöriger versucht, die Extremitäten und den Rumpf zu bewegen. Auch kurzzeitiges Aufsetzen im Bett ist trotz Hilfe kaum noch möglich. Wie ist dieser veränderte Zustand zu erklären? Offensichtlich haben sich bei der Patientin durch die nun schon lang anhaltende Bettlägerigkeit zu Hause ohne fachliche Betreuung in den Extremitäten und im Rumpf zahlreiche Gelenkeinsteifungen, unabhängig von ihrer verheilten Oberschenkelfraktur entwickelt.

Sollte nicht sofortige Abhilfe geschaffen werden, können u.a. folgende Probleme auftreten:

- selbstständige Veränderung der Körperlage im Bett, Hand zum Gesicht führen oder Beine anstellen werden unmöglich;
- Abspreizen der Extremitäten eingeschränkt (erschwert das Waschen durch Pflegende);
- Strecken der Hüftgelenke vermindert (behindert z.B. das Einschieben der Bettpfanne);
- Schmerzen bei Umlagerung zur Dekubitus- und Pneumonieprophylaxe;
- Benutzung des Roll- bzw. Nachtstuhls unmöglich.

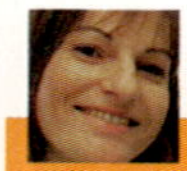

siehe Pflegeangebot Kontrakturenprophylaxe, S. 320 f

Lernaufgabe

Prüfen Sie an sich selbst, ob Sie in Muskelbereichen, die zur Verkürzung prädestiniert sind, in den dazugehörigen Gelenken noch die vollen Bewegungsausschläge hervorrufen können. Legen Sie sich dazu mit ausgestreckten Beinen in flache Rückenlage, beugen das rechte Knie maximal und das rechte Hüftgelenk 100° an, umfassen den Oberschenkel mit beiden Armen von unten und halten ihn bis zum Ende des Tests in der vorgegebenen Stellung! Versuchen Sie nun, das rechte Knie zu strecken und den Fuß anzuziehen (d.h. die Zehen dem Gesicht zu nähern). Lassen Sie das linke Bein weiterhin gestreckt am Boden liegen und entspannen dann wieder! Welche Erfahrungen haben Sie gemacht? Haben Sie vielleicht Schmerzen auf der Rückseite des rechten Oberschenkels verspürt oder ein Streckdefizit im rechten Kniegelenk festgestellt? Sollten Sie die eine oder die andere Frage oder beide bejahen, ist anzunehmen, dass Ihre ischiokrurale Muskulatur verkürzt ist. Bitte prüfen Sie auch das linke Bein!

Um der Entwicklung der hier genannten Probleme vorzubeugen, sind die Maßnahmen zur Kontrakturenprophylaxe von großer Bedeutung. Weitere mögliche Auslösefaktoren für Immobilität:

Unprofessionelle Lagerung des gesamten Körpers oder einzelner Gliedmaßen

- Hüftbeugekontrakturen bei ständiger Hochlagerung des Oberkörpers in Rückenlage;
- eingesteifte Kniegelenke infolge andauernder Unterlagerung der Kniekehlen;
- Spitzfußstellung durch anhaltenden Druck durch die Bettdecke und durch die Matratze.

Gips-, Korsett- oder Schienenfixierung zur Frakturheilung, Ruhigstellung entzündeter Körperbereiche oder Gelenkentlastung.

Schonhaltung zur Schmerzvermeidung.

Gewohnheitshaltung.

Merke

Beginnende Kontrakturen können sich verstärken und damit nicht nur die Bewegungsfreiheit einschränken, sondern auch zu schmerzhaften Fehlhaltungen, z.B. der Wirbelsäule, des Becken- und Schultergürtels und der Extremitätengelenke, führen. Neben zahlreichen anderen Symptomen können Verschleißerscheinungen (Arthrose) der fehlbelasteten knöchernen Gelenkanteile die Folge sein.

Lerntipp

Bei der Beobachtung von Menschen werden Sie mit Sicherheit viele finden, die offenbar unwillkürlich z.B. ihren Kopf schief, ihren Schultergürtel hochgezogen oder beim Gehen ihre Kniegelenke ständig mehr oder weniger gebeugt halten.

Würden diese Personen aufgefordert, ihre Fehlhaltungen auszugleichen, kämen mit Sicherheit bei vielen Bewegungsdefizite zutage. Unter gleichem Aspekt sind auch alle diejenigen Personen zu sehen, bei denen z.B. eine starre oder schiefe Sitzhaltung (oft bei Fließbandarbeit), häufiges unphysiologisches Heben und einseitiges Tragen von Lasten oder ständige Tätigkeit in gebeugter oder kniender Stellung zur Gewohnheitshaltung führt.

Dermatogene Kontrakturen

> **Definition**
> Dermatogene Kontrakturen werden auch Narbenkontrakturen genannt. Sie entstehen durch Hautdefekte mit Schrumpfungsneigung im Narbenbereich oder dadurch, dass weitere Gewebsschichten in die Vernarbung einbezogen werden.

Oberflächliche, in Gelenknähe befindliche Narben können mit starken Gewebsverkürzungen einhergehen, die gegebenenfalls bei Winkelveränderung im Gelenk in Zugrichtung so unter Spannung geraten, dass eine endgradige Gelenkbewegung unmöglich wird (nach Verbrennungen, Verätzungen, Sekundärheilung von Wunden, Operationen, z. B. Ablatio mammae).

Narben, die in Gelenknähe bis in tiefer gelegene Gewebsschichten reichen, können Verbackungen mit Sehnen, Muskeln und Faszien hervorrufen und manchmal sogar mit dem Knochen verwachsen sein.

Fasziogene Kontrakturen

> **Definition**
> Diese können nach Entzündungen, Verletzungen und auch bei Ruhigstellung durch Schrumpfung im Bereich von Aponeurosen (z. B. Aponeurosis palmaris und plantaris) oder Faszien (z. B. Fascia axillaris, Fascia cervicalis) entstehen. Diese Verkürzung im Gewebe führt im Laufe der Zeit zwangsläufig zu Bewegungseinschränkungen in den darunter liegenden oder benachbarten Gelenken.

Ein typisches Beispiel dafür ist die *Dupuytren-Kontraktur*, bei der durch Schrumpfung der Hohlhandfaszie ein oder mehrere Finger in Flexionsstellung gezogen werden.

Neurogene Kontrakturen

> **Definition**
> Neurogene Kontrakturen sind eine Art von Bewegungseinschränkungen, die durch muskuläre Dysbalance hervorgerufen wird.

Entsprechend den unterschiedlichen Ursachen und Erscheinungsbildern werden die folgenden zwei Arten unterschieden:

- ***Spastische Kontrakturen.*** Auftreten eines erhöhten Tonus in bestimmten Muskelgruppen zusammen mit pathologischen und gesteigerten Eigenreflexen, ausgelöst durch eine Schädigung des Zentralnervensystems (z. B. zentrale Hemiparese).
- ***Paralytische Kontrakturen.*** Bei Patienten nach lokaler Schädigung infolge Entzündung, Druck oder Degeneration des peripheren Nervensystems, die mit schlaffen Lähmungen einzelner Muskelgruppen einhergehen (z. B. Fibularis- bzw. Peronäusparese).

Psychogene Kontrakturen

> **Definition**
> Psychogene Kontrakturen können z. B. bei Patienten mit Neurosen auftreten. Aufgrund psychogener Körperstörungen, zu denen auch Störungen der Motorik gehören, kann es zu partiellen oder vollständigen Lähmungen einzelner Gliedmaßen kommen. Ärztlicherseits sind keine neurologischen Krankheitszeichen festzustellen.

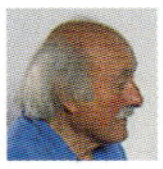

Der Patient signalisiert z. B. im Rahmen der morgendlichen Körperpflege beim Zähneputzen, dass er seine Ellbogen nicht beugen kann, obwohl keine motorischen Ausfallerscheinungen festzustellen sind. Auch bei wiederholter therapeutischer Unterstützung spannt er beharrlich die Ellbogenstrecker beider Arme an und verhindert somit die Ellbogenbeugung.

Bleibt ein derartiger Zustand über längere Zeit bestehen, kommt es zwangsläufig zu Inaktivitätsatrophien der scheinbar gelähmten Muskulatur, hier vornehmlich des M. biceps brachii und des M. brachialis. Der Antagonist, hier der M. triceps brachii, wird eine Dauerspannung aufweisen, da er zur Fixierung der Streckstellung dient. Durch solche Gegebenheiten kommt es auch zur Einschränkung von Gelenkbewegungen, im aufgezeigten Fall zur beidseitigen Ellbogenstreckkontraktur.

Knöcherne Kontrakturen

> **Definition**
> Sie werden auch arthrogene Kontrakturen genannt und entstehen durch Fehlwuchs gelenkiger Anteile, traumatische Deformierung der Gelenkflächen, Gelenkentzündung, tumorbedingte Destruktion oder durch degenerative Veränderungen der knöchernen und knorpeligen Gelenkanteile.

Die letztgenannte Ursache führt zum häufigen Krankheitsbild der *Arthrose* (S. 1211 f), bei dem es im jeweils betroffenen Gelenk neben Schmerzen u. a. auch zu Kontrakturen kommt (z. B. Gonarthrose mit Beugekontraktur, Koxarthrose mit Beuge-Adduktions-Außenrotations-Kontraktur, Morbus Bechterew mit in Kyphosierung eingesteifter BWS).

19.4 Pflegeangebote auswählen und anwenden

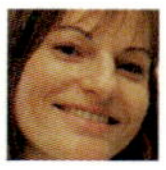

···› Pflegeangebot Bewegen mit dem Rollstuhl und mit Gehhilfen

Stefan Grossmann-Haller

Einsatz des Rollstuhls

Ein Rollstuhl ist immer dann erforderlich, wenn ein Patient seine Gehfähigkeit teilweise oder vollständig verloren hat. Dies kann einerseits bedeuten, dass er vorübergehend für weitere Gehstrecken einen Rollstuhl benötigt, und andererseits, dass er z. B. infolge von Lähmungen oder Amputationen nie wieder selbstständig gehen und stehen kann. In jedem Fall muss der Rollstuhl individuell auf die Bedürfnisse des Patienten abgestimmt werden. Hierzu sollten Physio- oder Ergotherapeuten bzw. Orthopädiemechaniker zu Rate gezogen werden.

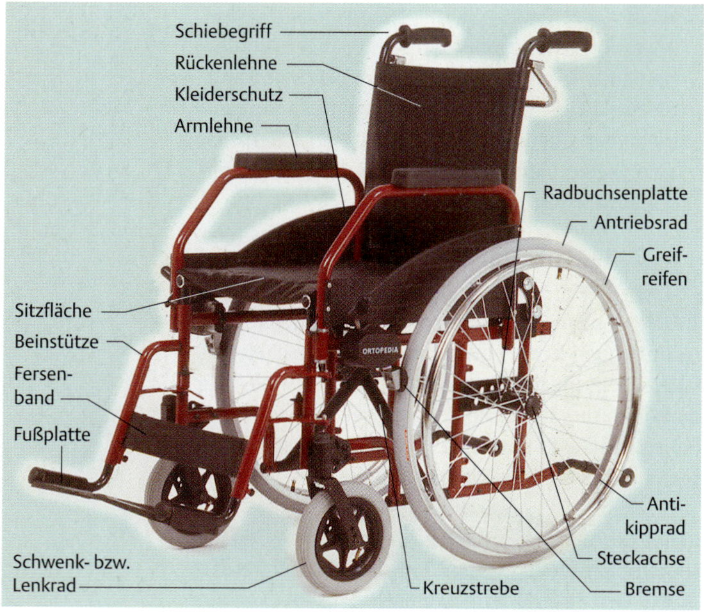

Abb. 19.22 Einzelne Bestandteile eines Faltrollstuhls

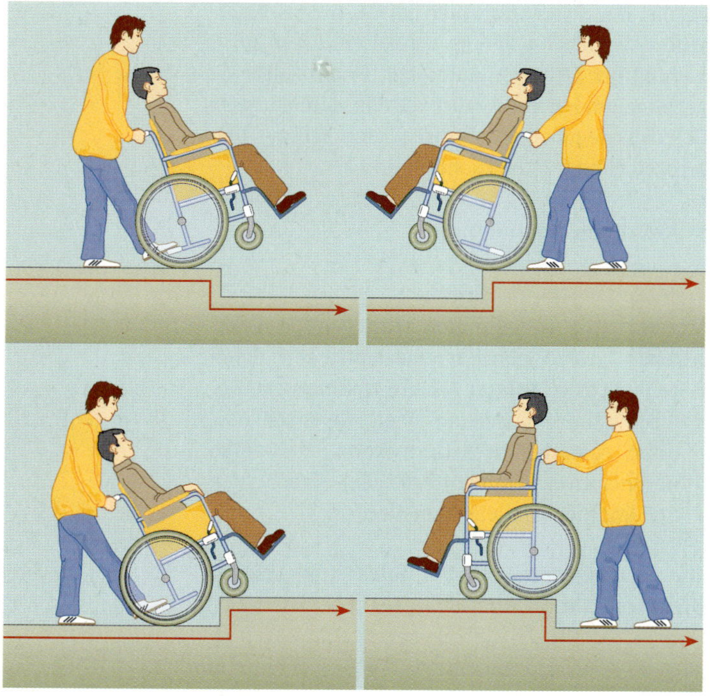

Abb. 19.23 Verschiedene Möglichkeiten zur Überwindung eines Bordsteins
a Entweder den Bordstein vorwärts herunter, rückwärts hinauf, oder **b** vorwärts hinauf, rückwärts herunter

Auswahlkriterien

- ···› Größenverhältnisse des Patienten
- ···› Art der Behinderung
- ···› Einsatzbereich

Rollstuhlarten

- ···› Faltrollstuhl (**Abb. 19.22**)
- ···› Sportrollstuhl (mit starrem Rahmen)
- ···› Elektrorollstuhl
- ···› Sonderform: Dusch- und Toilettenstuhl

Grundregeln für den Umgang mit einem Rollstuhlfahrer

- ···› Der im Rollstuhl Sitzende hat einen anderen Blickwinkel als aufrecht stehende Menschen. Bei Gesprächen sollte sich auf Augenhöhe mit dem Rollstuhlfahrer begeben werden.
- ···› Die Hilfsperson sollte den Rollstuhl immer vor sich herschieben (Orientierung für den Patienten, Übersicht für die Hilfsperson).
- ···› Nur mit voll aufgepumpten Reifen lässt sich ein Rollstuhl gut schieben bzw. antreiben. (Darüber hinaus ist eine regelmäßige Wartung des Rollstuhls sinnvoll.)
- ···› Im stehenden Zustand sollten die Bremsen immer angezogen sein.
- ···› Bei Patienten mit großer Immobilität muss auf ein Antidekubituskissen geachtet werden.
- ···› Beim Transfer mit viel Hilfe sollten die Seiten- und Fußteile abgeklappt werden.
- ···› Das Überwinden von Schwellen und Bordsteinkanten muss geübt werden (**Abb. 19.23 a u. b**).
- ···› Vor dem Kippen des Rollstuhls ist der Patient vorab zu informieren.
- ···› Muss der Rollstuhl über eine Treppe gehoben werden, ist darauf zu achten, dass nur an festen Rahmenteilen angefasst wird.

Einsatz von Gehhilfen

Gehhilfen dienen der Entlastung der unteren Extremität, der Sicherheit bei Frühmobilisation postoperativ und des Gleichgewichts bei allgemeiner Unsicherheit und schlechtem Allgemeinzustand (z. B. Geriatrie).

Bei der Versorgung der Patienten mit geeigneten Hilfsmitteln kann die Mitwirkung von Physio- bzw. Ergotherapeuten sinnvoll sein.

Arten von Gehhilfen

- Gehwagen (**Abb. 19.24**) mit diversen Unterstützungsmöglichkeiten,
- Gehbock (**Abb. 19.25**) bzw. Gehgestell,
- Rollatoren (**Abb. 19.26**) und Gehräder (**Abb. 19.27**) (Deltarad, Rollmobil),
- Achselstütze, Vierpunktestock, Gehstock und Unterarmgehstütze (**Abb. 19.28**, von li. nach re.).

Einstellen der Gehhilfen. Alle Gehhilfen müssen individuell der Körpergröße und Schrittlänge des Patienten angepasst werden. Generell muss der Patient aufrecht gehen. Dabei ist darauf zu achten, dass er die Schulterblätter der besseren Stützkraft wegen an die Wirbelsäule nach hinten-unten zieht. Die Ellenbogengelenke sind beim Stützen zu strecken.

***Einstellen von Gehstöcken* (Abb. 19.29).** Der Patient steht aufrecht in Schrittstellung, die Belastung liegt auf dem vorderen Bein, die Ellenbogengelenke sind gestreckt und die Schulter nicht hochgezogen. Die Unterarmstützen stehen in Schulterbreite neben dem vorderen Fuß in Höhe des Vorfußes. Die Unterarmführung sollte möglichst im oberen Drittel des Unterarms enden. Sie darf jedoch nie über das Ellenbogengelenk hinaus gehen.

Gangschulung mit Unterarmstützen

Je nachdem, ob ein Bein ganz oder teilbelastet bzw. unterstützt werden soll, kann zwischen verschiedenen Gangarten gewählt werden.

Gehen mit nur einer Unterarmstütze sollte gänzlich vermieden werden, da der Patient beim Abstützen allzu leicht den Oberkörper über die Gehhilfe verlagert. Diese Gewichtsverlagerung hat negative Auswirkungen auf die LWS, das Schultergelenk und die gesamte Statik. Folglich ist es sinnvoller, bei noch unsicherem Gangbild als Absicherung 1 oder 2 Gehstöcke zu benutzen. Einseitig genutzte Gehhilfen sind immer auf der nichtbetroffenen Seite einzusetzen.

Drei-Punkte-Gang. Dabei wird die Belastung nach Angaben des Arztes reduziert. Der Drei-Punkte-Gang erlaubt ein ent- oder teil- sowie ein vollbelastendes Gehen. Die Belastung wird zuvor wiederholt auf einer Waage kontrolliert. Beide Beine stehen hierbei auf gleichem Niveau (z. B. Waage im Boden versenkt, zwei Waagen oder sonstige Ausgleichsmöglichkeiten). Zur Durchführung s. **Abb. 19.30 a – c**.

Zwei-Punkte-Gang (Kreuzgang). Dieser wird zur teilweisen Entlastung eines oder beider Beine eingesetzt. Die Belastbarkeit des betroffenen Beines sollte annähernd das volle Körpergewicht betragen. Der Zwei-Punkte-Gang ist dem nachfolgend beschriebenen Vier-Punkte-Gang vorzuziehen, weil er ein flüssigeres Gangbild erlaubt. Es werden Stütze und diagonales Bein gleichzeitig vorgebracht, gefolgt von der Gegenstütze und dem Gegenbein.

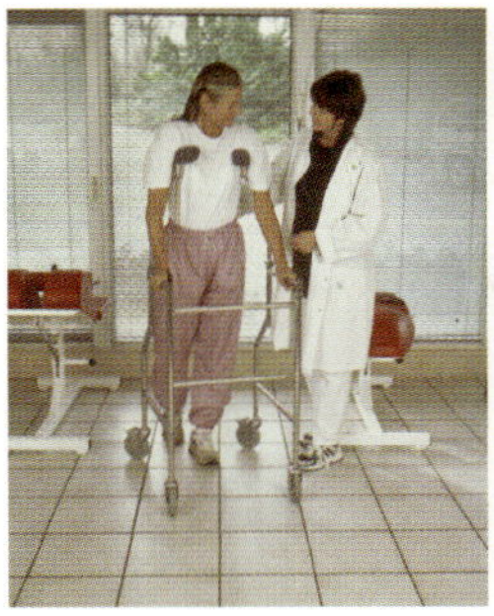

Abb. 19.24 Gehwagen

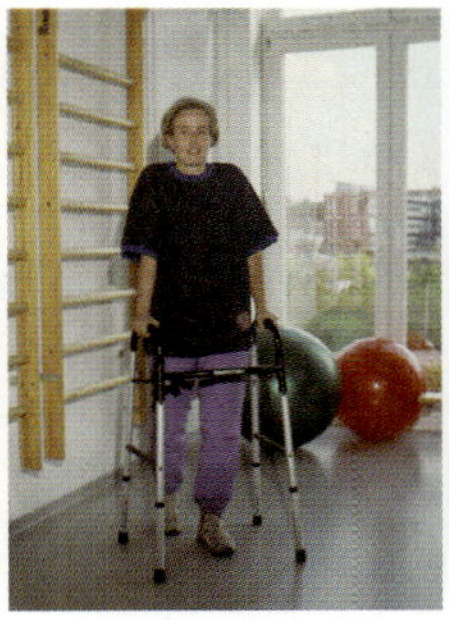

Abb. 19.25 Gehbock

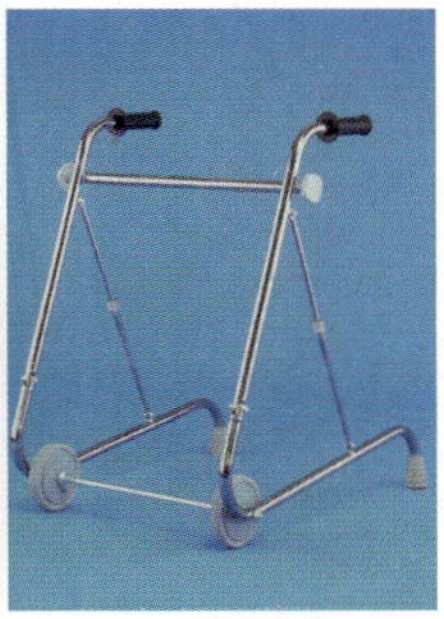

Abb. 19.26 Rollator

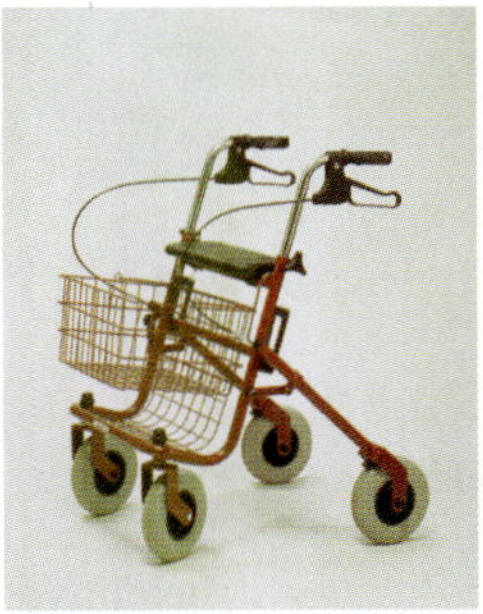

Abb. 19.27 Rollmobil

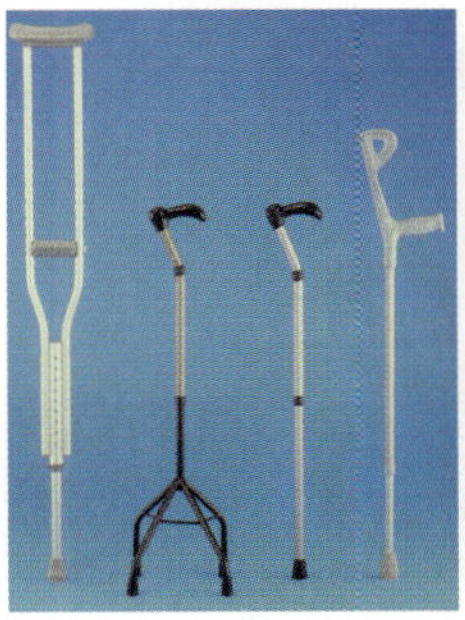

Abb. 19.28 Verschiedene Gehhilfen

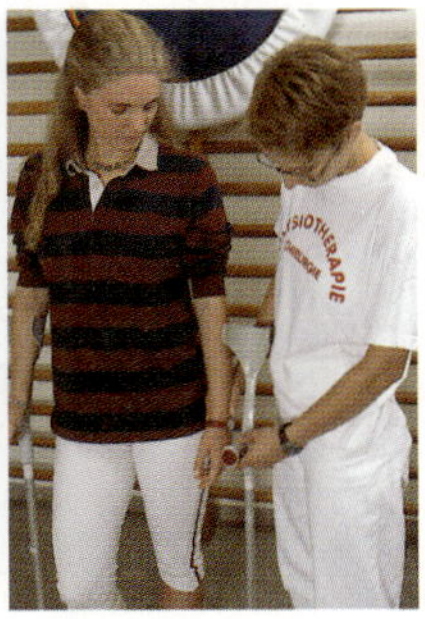

Abb. 19.29 Einstellen von Gehstöcken

Vier-Punkte-Gang. Er wird ebenfalls zur teilweisen Entlastung eines oder beider Beine eingesetzt. Das betroffene Bein sollte hierbei jedoch voll belastbar sein. Zur Durchführung s. **Abb. 19.31 a – d**.

Treppengehen mit Unterarmstützen – Treppe mit Geländer

Eine Unterarmstütze dient dem Stützen, die zweite wird mit dem Unterarmteil nach vorn in derselben Hand getragen.

Aufwärts:

- Die Hand am Geländer etwas vorziehen,
- das nicht betroffene Bein eine Stufe höher setzen,
- die Unterarmstütze und das betroffene Bein daneben setzen (bei Vollbelastung kann das Bein mit der Stütze eine Treppe höher gestellt werden).

Abwärts:

- Die Hand am Geländer etwas vorziehen,
- die Unterarmstütze und das betroffene Bein eine Stufe tiefer setzen,

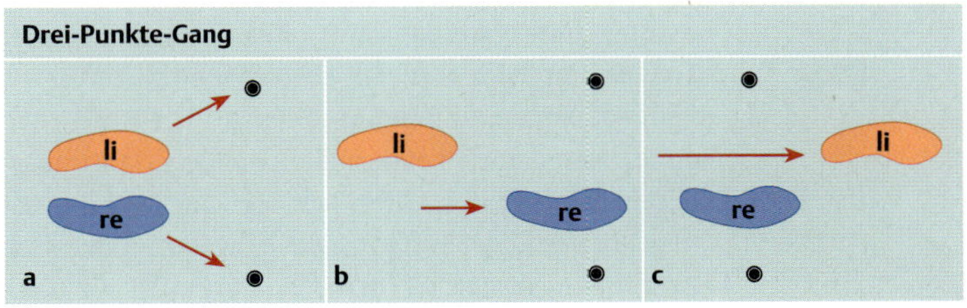

Abb. 19.30 Drei-Punkte-Gang
a Beide Beine nebeneinander, Unterarmstützen seitlich davor.
b Vorsetzen des betroffenen Beines.
c Nachsetzen des nicht betroffenen Beines (nach Hüter-Becker)

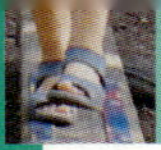

⇢ das nicht betroffene Bein daneben setzen (bei Vollbelastung kann das Bein mit der Stütze eine Treppe tiefer gestellt werden).

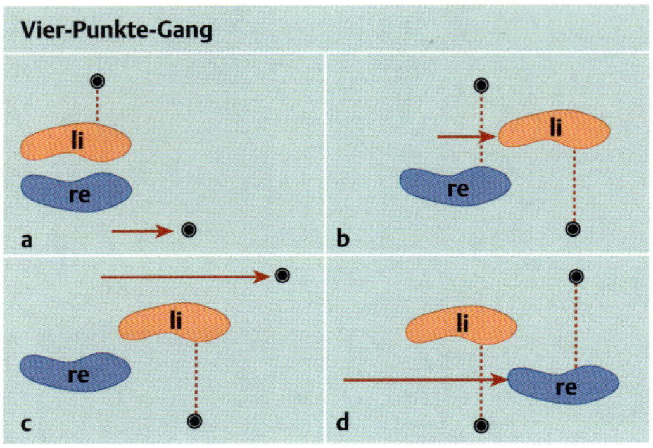

Abb. 19.31 Vier-Punkte-Gang **a** Vorsetzen der rechten Unterarmstütze. **b** Vorsetzen des linken (gegengleichen) Beines. **c** Vorsetzen der linken Unterarmstütze und **d** des rechten (gegengleichen) Beines (nach Hüter-Becker)

Treppengehen mit Unterarmstützen – Treppe ohne Geländer

Aufwärts:

⇢ Das nicht betroffene Bein eine Stufe höher setzen,

⇢ das betroffene Bein mit beiden Stützen daneben setzen (bei Vollbelastung kann das Bein mit den Stützen eine Treppe höher gestellt werden),

Abwärts:

⇢ Beide Unterarmstützen und das betroffene Bein eine Stufe tiefer setzen,

⇢ das nicht betroffene Bein daneben setzen (bei Vollbelastung kann das Bein mit den Stützen eine Treppe tiefer gestellt werden).

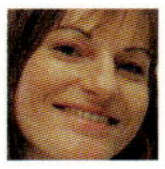

⇢ Pflegeangebot Patientenlifter

Gerhard Schröder

In vielen pflegerischen Einrichtungen stehen inzwischen komfortable Patientenlifter zur Verfügung (**Abb. 19.32**). Sie dienen der Entlastung des Pflegepersonals, werden jedoch nur selten angewendet, weil die Benutzung nicht klar ist. Die heutigen Modelle sind technisch weit entwickelt. Üblich sind motorisierte Lifter, die in ihrer Beweglichkeit sogar einen Patienten vom Boden anheben. Auch gibt es verschiedene Gurte, die je nach Mobilitätsgrad bzw. Einschränkung des Patienten verwendet werden können. Sie kommen vor allem z. B. beim Transfer in die Badewanne oder ins Bett zur Anwendung. Vor dem Einsatz muss jedoch sorgfältig geprüft werden, ob der Lifter funktionsfähig ist, ansonsten muss er aus dem Verkehr genommen werden.

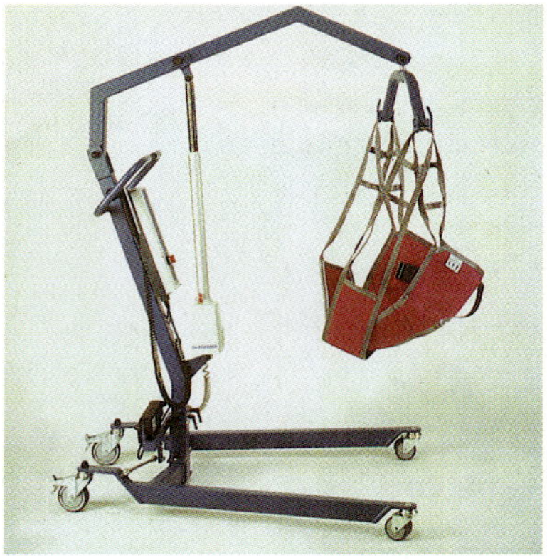

Abb. 19.32 Patientenlifter sind heute in verschiedenen Modellen im Handel gebräuchlich, hier ein so genannter Kombi-Lilfter mit elektrischer Spreizung der Standbeine

Anwendung (Abb. 19.33 a-d)

Überprüfen Sie zunächst den Lifter immer auf Funktionsfähigkeit sowie auf Vollständigkeit der Gurte und Haken. Der Raum sollte ausreichend groß sein, damit sich die Pflegekraft mit dem Patienten und dem Lifter ausreichend bewegen kann. Informieren Sie den Patienten, was passiert, damit er die Maßnahme unterstützen kann. Bei verwirrten oder ängstlichen Patienten ist es notwendig, mit zwei Pflegepersonen zu arbeiten. Dies gilt natürlich auch dann, wenn noch keine ausreichende Erfahrung in der Bedienung des Lifters vorliegt. Je nach System muss in der Regel zunächst das Tragetuch unter den Patienten gebracht werden. Der Gurt sitzt nur dann richtig, wenn er entsprechend der Größe und des Gewichts des Patienten ausgewählt wird. Der Patient wird nur so weit wie notwendig aufgedeckt, um seine Intimsphäre zu respektieren. Das Tragetuch ist entsprechend der Herstelleranweisung an den Haken bzw. Ösen des Lifters zu befestigen. Aus Sicherheitsgründen müssen alle vorhandenen Haken befestigt werden. Dabei ist darauf zu achten, dass die Arme des Patienten richtig gelagert werden oder sich der Patient an der dafür vorgesehenen Stelle festhält. Unter Blickkontakt erfolgt je nach Bedienung des Lifters das Anheben des Patienten. Der Patient wird an die gewünschte Stelle transportiert, z. B. zum Stuhl. Abschließend werden die Gurte gelöst und eventuell das Tragetuch entfernt. Zu den meisten Liftern werden Waagen angeboten, sodass der Patient mit dem Lifter gewogen werden kann.

Wartung

Die Gurte und alle Teile des Lifters, die mit dem Patienten in Berührung gekommen sind, müssen nach Gebrauch desinfiziert werden. Bei Verschmutzung

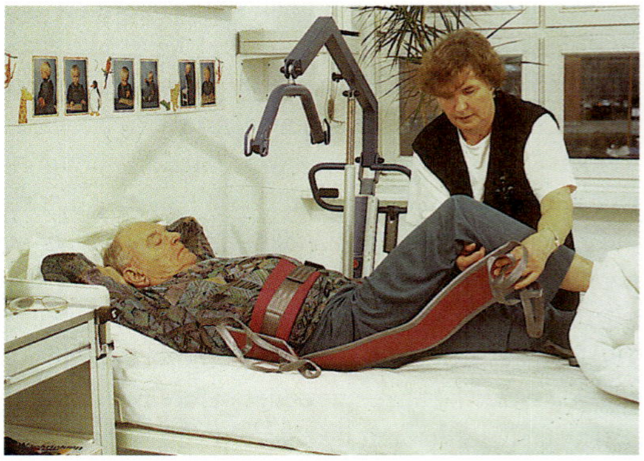

Abb. 19.33 a–d Anwendung des Lifters. a Anbringen der Tragegurte.

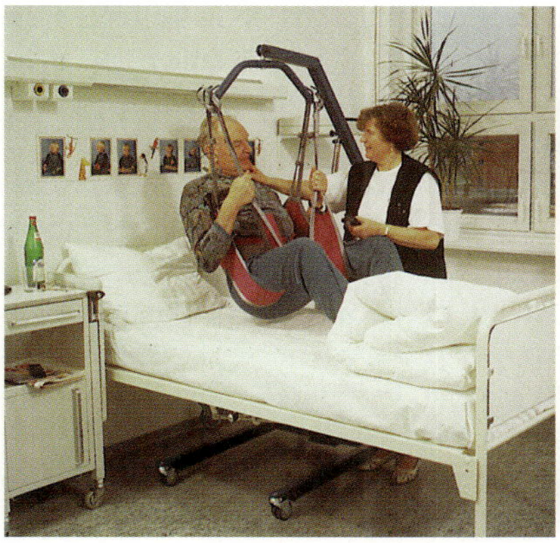
b
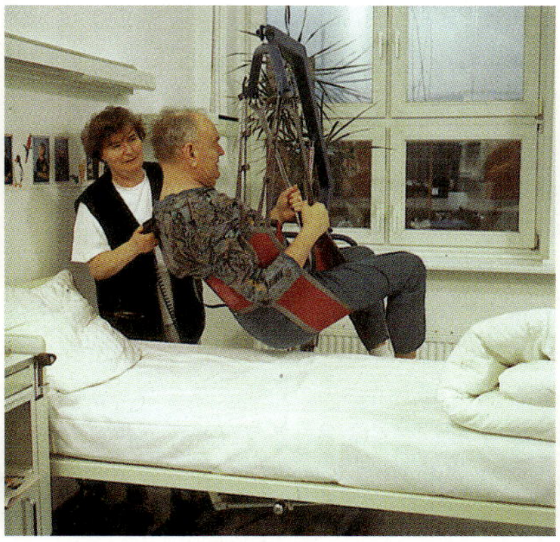
c
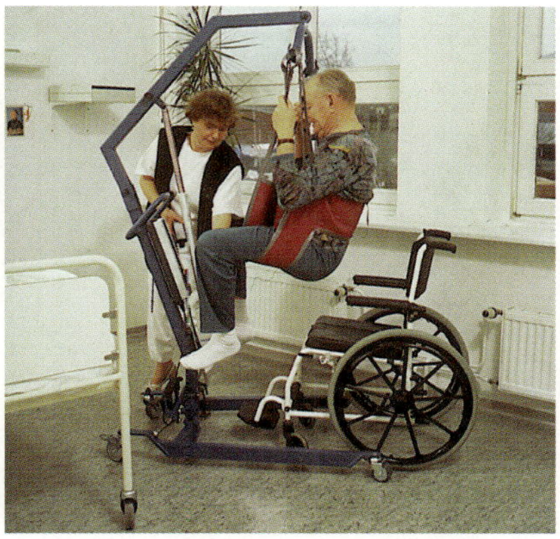
d

Abb. 19.33 b–d
b Den Patienten langsam per Fernbedienung nach oben fahren.
c Den Patienten drehen und in Richtung Stuhl schieben.
d Die Standbeine des Lifters elektrisch spreizen, um den Patienten über den Stuhl zu fahren

kann er mit Seifenlösung abgewaschen werden. Kontrollieren Sie regelmäßig die Räder auf Schäden. Defekte Geräte sind sofort aus dem Verkehr zu nehmen und als solche zu kennzeichnen.

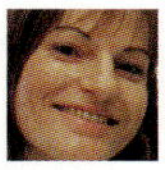

···› Pflegeangebot Dekubitusprophylaxe

Dekubitusprophylaxe und -therapie darf nicht isoliert gesehen und geplant werden, denn der Patient ist mehr als nur ein Körper, der umgelagert werden muss. Er hat auch Gefühle, Sorgen und Ängste und stellt somit hohe ethische Anforderungen an das therapeutische Team, wenn er sich beispielsweise nicht mehr lagern lassen will.

Dekubitusprophylaxe und -therapie ist nur *eine* Maßnahme bei Patienten. Meistens kommen noch andere Gefährdungen, wie z.B. Kontrakturen, Pneumonie und Thrombose hinzu. Handelt es sich um einen hemiplegischen Patienten, so steht sicherlich die Rehabilitation im Vordergrund. Das heißt, es muss grundsätzlich *eine* pflegerische Priorität gesetzt werden. (z.B. Bobath-Konzept, Dekubitus- oder Thromboseprophylaxe).

Wirkungsvolle Dekubitusprophylaxe soll die Durchblutung, das Gewebe und die Haut erhalten. Da die Förderung der Durchblutung aufgrund der gestörten Durchblutungssituation nicht möglich ist, muss eine wirkungsvolle Prophylaxe an der Ursache orientiert sein (s. Ursachen eines Dekubitus, S. 300). Wissenschaftlich abgesichert ist die Mobilisation als Dekubitusprophylaxe, die *Druckentlastung*. Dabei ist jede Veränderung der Aufliegefläche wirkungsvoll. Wenn dies nicht ausreicht, muss der Patient zusätzlich weich gelagert werden (= *Druckreduktion*). Kann oder darf der Patient nicht mehr umgelagert werden, sind *druckreduzierende* Hilfsmittel einzusetzen. Grundsätzlich muss unterschieden werden zwischen Druckentlastung (Umlagern, Wechseldrucksysteme, Spezialbetten) und der Druckreduzierung (Weichlagerungssysteme wie z. B. Schaumstoffmatratzen oder Gelkissen).

Lagerungsarten

Die Lagerungen zur Dekubitusprophylaxe sollten drei Zielen folgen:

Förderung der Selbstständigkeit des Patienten. Die Lagerung soll die Fähigkeiten des Patienten nicht einschränken, sondern bestenfalls unterstützen. Wird sehr weich gelagert, so ist Immobilität die Folge. Daher sollte dies nur geschehen, wenn der Patient nicht primär mobilisiert werden soll. Zunächst wird (bei geringer Gefährdung) auf der Normalmatratze regelmäßig umgelagert. Auch Lagerungshilfsmittel engen den Patienten ein, sodass nur so viele Hilfsmittel wie nötig eingebettet werden dürfen.

Drucksenkung. Je mehr Körperstellen frei gelagert werden, desto höher wird der Druck an den verbleibenden Stellen. Deshalb sind die Fersen nur so hoch wie notwendig und nicht auf einem dicken Kissen zu lagern. Es reicht ein Handtuch oder ein Handschuh im Bereich der Achillessehne, sodass die Ferse nur leicht auf dem Betttuch aufliegt (**Abb. 19.34 a u. b**).

Korrekte Hüftabknickung. Bienstein et al. (1997) konnten feststellen, dass der im Bett nach unten gerutschte Patient nicht mehr korrekt in der Hüfte abknickt. Dadurch erhöht sich der Druck im Bereich des Os sacrum und der Schulterblät-

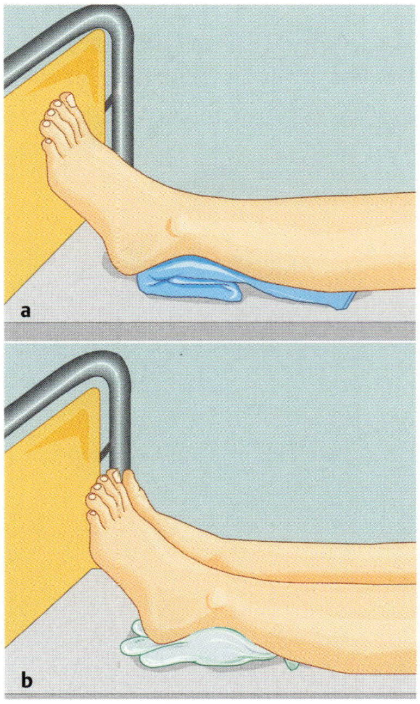

Abb. 19.34 Freilagerung der Fersen
a durch ein zusammengerolltes Handtuch,
b durch einen mit Wasser oder Luft gefüllten Handschuh

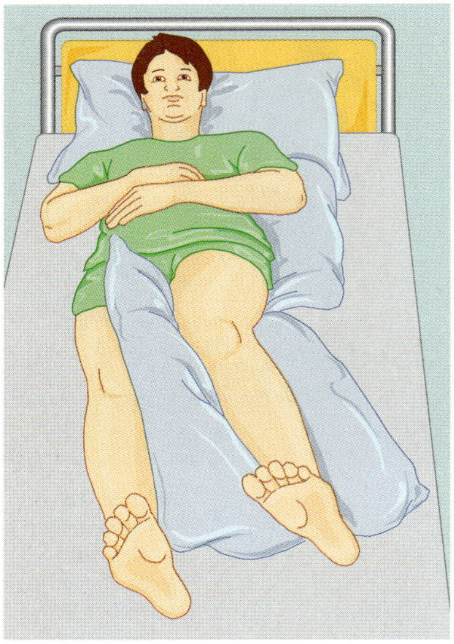

Abb. 19.35 30°-Schräglagerung

ter um bis zu 10 kg Körpergewicht. Um ein Herunterrutschen zu vermeiden, kann ein zusammengerolltes Handtuch unter beide Sitzbeinhöcker gelegt werden (vgl. **Abb. 19.5**). In welchen Zeitabständen eine Umlagerung zur Druckentlastung erforderlich ist, hängt vom Gefährdungsgrad des Patienten ab. In der Regel reicht bei geringer und mittlerer Gefährdung die 2 – 4-stündliche Umlagerung aus.

30°-Schräglagerung (Abb. 19.35)

Der Patient liegt mit beiden Gesäßballen auf der Matratze und nicht auf den Knochenvorsprüngen. (In der Praxis wird der Patient oft zu stark gedreht, sodass er das Gefühl hat, aus dem Bett zu fallen.) Zur Therapie bei Druckgeschwüren im Bereich des Os sacrum sind zusätzlich 2 große Kopfkissen mit mittlerer Füllung nötig. Der Patient wird etwas zu einer Seite gedreht und das Kopfkissen so unter den Rücken gelegt, dass es zur Hälfte hervorschaut. Das Kopfende kann bei dieser geringen Kippung des Patienten sogar hoch gestellt werden, weshalb sich die Lagerung auch für Patienten mit Atemnot empfiehlt.

135°-Lagerung (Abb. 19.36)

Sie ist vor allem für die Druckentlastung des Os sacrum, zur Wundtherapie und z. B. auf der Intensivstation auch zur Atemtherapie geeignet. Obwohl diese Lagerung auf den ersten Blick ungewöhnlich erscheint, ist sie eine häufige Einschlafposition. Vor dem Lagern wird das Kopfende flach gestellt. Ein Kopfkissen wird dem Patienten an die Seite gelegt, auf die er gedreht werden soll. Er wird über die 90°-Seitenlage bis auf das Kissen gedreht. Lagern Sie den Kopf separat auf einem kleinen Kissen und das oben liegende Bein auf ein Kopfkissen. *Beachte:* Bei Erkrankungen sowie Operationen der Wirbelsäule darf diese Lagerung nicht angewendet werden!

Abb. 19.36 135°-Lagerung

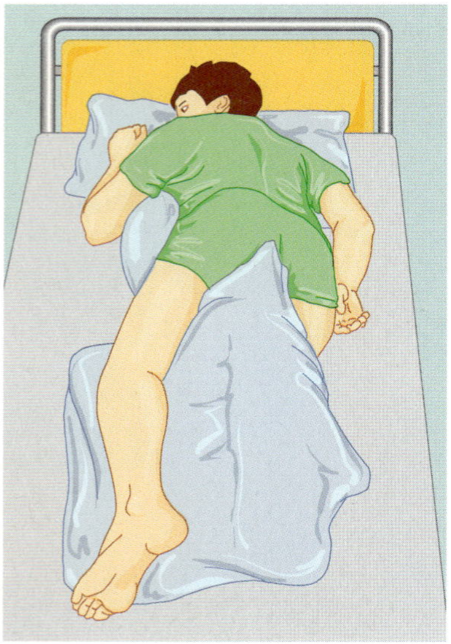

A-Lagerung

Die A-Lagerung hat sich besonders bei atemgefährdeten Patienten (s. Atemunterstützende Lagerung, S. 509) bewährt, da dabei die Schultern nach hinten fallen und die Atmung erleichtert wird. Durch die freie Lagerung im Dreieck der beiden Kissen wird das Os sacrum druckentlastet. *Beachte:* Für hemiplegische Patienten ist die Lagerung ungünstig, da die nach hinten fallenden Schultern die Spastik verstärken können.

Mikrolagerungen

Es handelt sich um kleinste, alle paar Minuten stattfindende druckentlastende Bewegungen des Patienten. Die werden ihm in der schiefen Ebene ermöglicht. Die schiefe Ebene wird durch Unterschieben eines Keiles (**Abb. 19.37**) oder eines kleinen Kissens (**Abb. 19.38**) erreicht. Der Vorteil dabei ist, dass der Patient kaum gedreht werden muss, das ist besonders im Nachtdienst oder in der ambulanten Pflege von Vorteil. *Beachte:* Bei bestehenden Druckgeschwüren reichen die Mikrolagerungen allein nicht zur Therapie aus! Zusätzlich sollten immer auch Umlagerungen stattfinden.

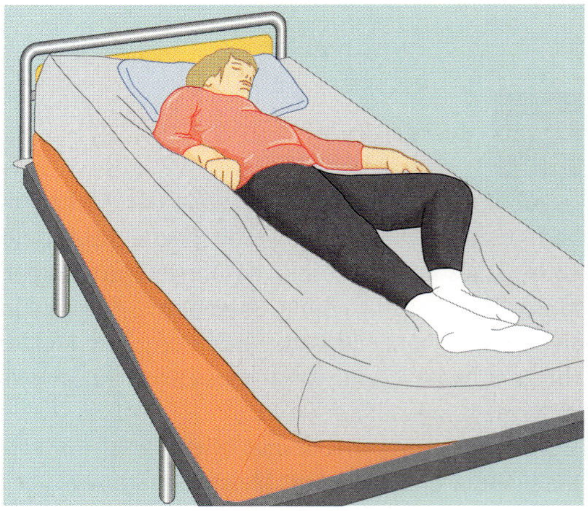

Abb. 19.37 Schiefe Ebene

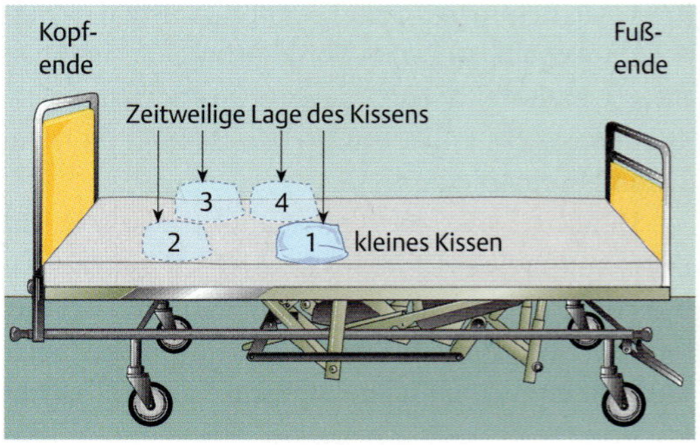

Abb. 19.38 Unterlegen von kleinen Kissen
Zunächst wird ein kleines Kissen unter die rechte Gesäßhälfte gelegt (1), nach ca. einer Stunde unter die rechte Schulter (2), dann unter die linke Schulter (3) und schließlich unter die linke Gesäßhälfte (4)

V-, T- und I-Lagerung

Sie dienen primär der Unterstützung der Atmung. *Beachte:* Da sie den Druck im Bereich des Os sacrum erhöhen, sind sie bei atemgefährdeten Patienten mit Dekubitusrisiko nicht geeignet!

5-Kissen-Lagerung (Abb. 19.39)

Die 5-Kissen-Lagerung ist eine kombinierte Weich- und Hohllagerung. Sie eignet sich besonders zur

Anwendung bei bereits bestehenden Druckgeschwüren. Der Nachteil ist, dass das Unterlegen der Kissen relativ zeitaufwendig ist. Bei polytraumatisierten Patienten kann diese Lagerungsart nicht angewendet werden. *Beachte:* Das Einsinken in die Kissen fördert die Immobilität.

3-Kissen-Lagerung (Abb. 19.40)

Sie ist eine Abwandlung der 5-Kissen-Lagerung und fördert ebenfalls die Immobilität.

> **Merke**
> Die manchmal noch praktizierte Hohllagerung der Fersen oder des Gesäßes mit einem Luftring sollte auf keinen Fall eingesetzt werden, da an den aufliegenden Stellen enorme Drücke entstehen!

Bei hohem Dekubitusrisiko reicht die Umlagerung alleine nicht aus, weil die Zeitintervalle extrem kurz sein müssten. In diesen Fällen werden Lagerungshilfsmittel zur Druckreduktion eingesetzt.

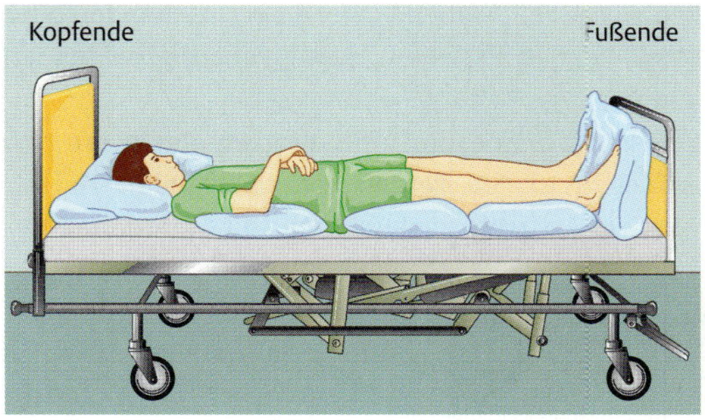

Abb. 19.39 5-Kissen-Lagerung Alle fünf Kissen werden quer zur Matratze angeordnet, sodass Schulterblätter, Sakralbereich und und Fersen frei liegen

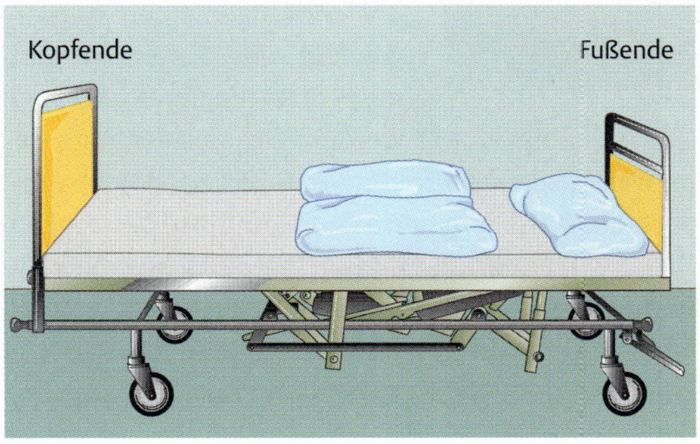

Abb. 19.40 3-Kissen-Lagerung Die Kissen für den Sakralbereich werden längs angeordnet. Damit wird die Freilagerung in diesem Bereich noch effektiver

Lagerungshilfsmittel

Neander (1993) hat Auflagedrücke gemessen und dabei festgestellt, dass die Normalmatratze mitunter eine bessere Druckentlastung bietet als einige teuere Systeme. Deshalb sollte zur Druckentlastung bei geringer bis mittlerer Dekubitusgefährdung zunächst auf der Normalmatratze umgelagert werden. Nur wenn dies nicht ausreicht, empfiehlt sich die Anwendung spezieller Systeme, denn auch die speziellen Systeme ersetzen nicht das Umlagern der Patienten! Sehr weiche Systeme haben zudem den Nachteil, dass die Patienten sehr stark in die Systeme einsinken und immobiler werden, je weicher sie liegen. Sie verlieren ihre eigene Körperwahrnehmung, was zu einer Störung des Körperbildes führt und das Wiedererlernen von Bewegungsmustern erschwert.

Da alle Hilfsmittel unter das Medizinprodukte-Gesetz fallen, ist der falsche Einsatz strafbar. Die Systeme unterliegen Gewichtsbeschränkungen, die bei der Auswahl unbedingt zu berücksichtigen sind. Ist beispielsweise ein System nur bis 100 kg Körpergewicht zugelassen, kann die Wirkung bei 130 kg nicht mehr garantiert werden. Einige Systeme (z. B. Schaumstoff) verlieren im Laufe der Zeit ihre druckreduzierenden Eigenschaften. Alle füllbaren Systeme (Luft oder Wasser) müssen entsprechend dem Gewicht des Patienten angepasst werden. Zur Zeit liegen noch keine umfassenden klinischen Studien vor, die verlässliche Aussagen über die Qualität der einzelnen Systeme machen können. Um einen Einblick in die Wirkungsweise zu bekommen, können folgende Fragen als Leitfaden dienen:

Nach welchem Prinzip arbeitet das Material/das Hilfsmittel (druckentlastend, druckreduzierend)? Ist die Wirkung nachgewiesen? Welche Vorteile hat das Hilfsmittel für den Patienten und die Pflegekraft? Kann und soll der Patient aktiviert werden? Welche Nebenwirkungen hat das Hilfsmittel (z. B. Schwitzen, Geräusche, Störung des Körperbildes)? Ist das Hilfsmittel leicht anzuwenden und hat es bei Funktionsausfall ein Alarmsystem?

Arten von Lagerungshilfsmitteln – Bettauflagen

Wassermaterialien. Hierbei sind Wassermatratzen oder Wasserbetten von Wasserkissen zu unterscheiden, die keine Druckentlastung, sondern einen ständig gleich hohen Druck bewirken (Gadomski 1978). Daher sollten Wasserkissen zur Dekubitusprophylaxe nicht mehr angewendet werden. Wassermaterialien haben einige Nachteile: Die richtige Füllung ist nicht einfach (Wasseranschluss, Temperatur) und einige Patienten erleben das Schaukeln als sehr unangenehm. Vorsicht ist bei allen Patienten mit Orientierungsstörungen oder Störungen des Körperbildes (Hemiplegie) geboten, weil sich diese noch verstärken können. Außerdem sinkt der Patient sehr stark ein, sodass sowohl die Immobilität zunimmt als auch die Gefährdung für Kontrakturen steigt.

Felle. Bisher wurden nur geringe druckentlastende Eigenschaften bei den echten Lammfellen festgestellt. In der Klinik werden wegen der besseren Reinigungsmöglichkeit meistens allerdings Kunstfelle eingesetzt. Sie sollten zur Dekubitusprophylaxe nicht mehr verwendet werden, weil sie keine Druckreduktion bewir-

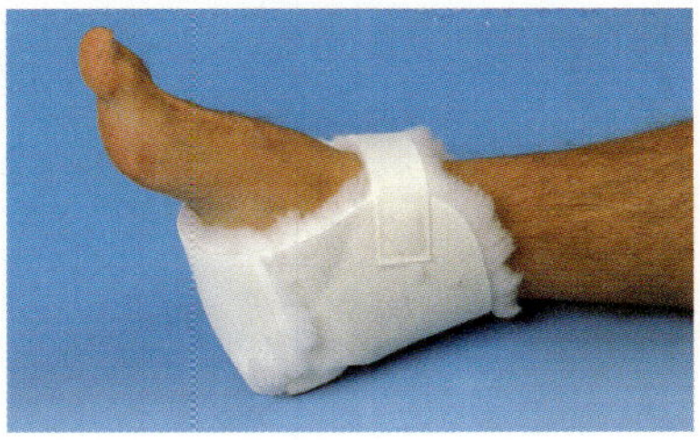

ken. Echte Felle haben Vorteile bei rutschenden oder schwitzenden Patienten, da sie Feuchtigkeit binden können.

Schaumstoff. Schaumstoffmatratzen verringern den Auflagedruck. Sie werden in unterschiedlichen Härtegraden und Materialien angeboten (**Abb. 19.41**). Einige Kliniken haben spezielle Lagerungsverfahren mit Schaumstoff entwickelt. Da es eine direkte Abhängigkeit zwischen der Wirkung und dem Körpergewicht des Patienten gibt, muss das maximal zulässige Gewicht eingehalten werden. Die Bezeichnung *Superweichschaumstoff* gilt, wenn 250 g Gewicht mindestens 30 – 45 mm tief in den Schaumstoff einsinken. Die Druckreduktion ist zwar gut, jedoch nimmt die Immobilität zu. Der Nachteil an der Weichlagerung, wie sie z. B. bei der Würfelmatratze zu sehen ist, ist das Einsinken des Patienten und damit die Zunahme seiner Immobilität.

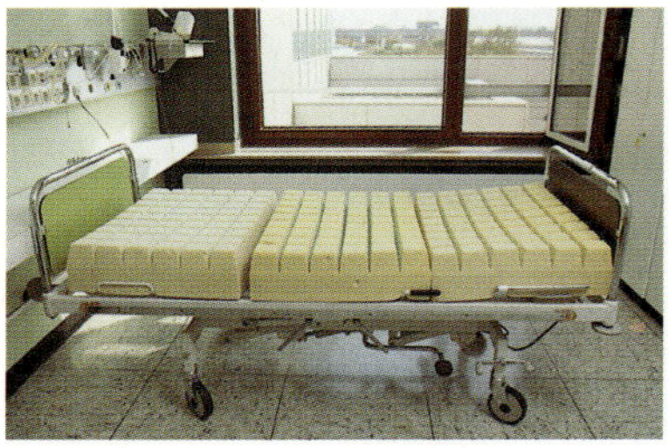

Abb. 19.41 Die Würfel schaffen Hohlräume, in denen einzelne Hautbezirke frei liegen

Gel- bzw. Trockenpolymerauflagen. Diese Auflagen werden in verschiedenen Größen hergestellt: Sitzkissen bis zur Bettauflage und spezielle Auflagen für den Kopf oder den Operationstisch. Die druckreduzierende Wirkung ist nachweisbar (Neander 1993).

Da die Gele bzw. Trockenpolymere die gleichen physikalischen Eigenschaften wie das menschliche Fettgewebe haben, können sie sehr gut bei kachektischen Patienten eingesetzt werden. Außerdem sinkt der Patient nicht ein, sodass sich darauf gut lagern lässt.

Arten von Lagerungshilfsmitteln – Ersatzmatratzen

Luftkissen oder -auflagen. Diese werden in *statische (ähnlich einer Luftmatratze) und dynamische* Systeme mit einzelnen Luftkammern, die mittels Pumpe zeitweise entleert und gefüllt werden (**Abb. 19.42**), unterteilt. Die Wirkung ist bei beiden Systemen messbar, wobei die dynamischen Systeme (Wechseldrucksysteme) neben der Druckreduktion noch eine Druckentlastung durch die zeitweise Luftentleerung bieten. Sie sind besonders für Patienten geeignet, die nicht mehr gelagert werden können oder bei denen bereits ein Dekubitus vorhanden ist.

Abb. 19.42 Luftkissenmatratze Bei diesem dynamischen System werden einzelne Kammern mit Luft gefüllt. Den Füllungsdruck kann man an dem am Fußende angebrachten Gerät flexibel wählen

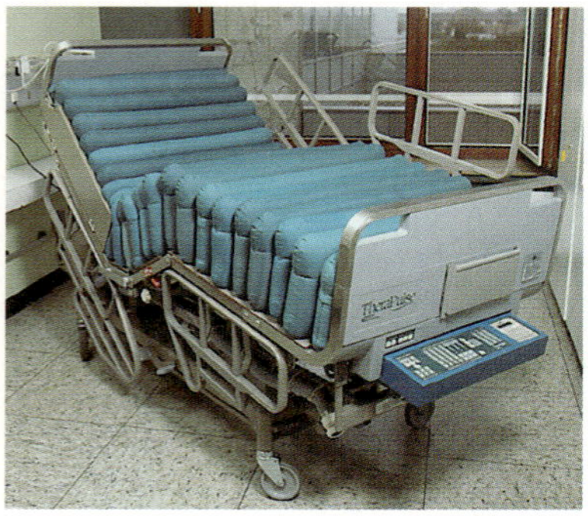

Spezialbetten. Spezialbetten sind insbesondere für die Therapie geeignet. Sie sind mit Luft, Wasser oder speziellen Glaskugeln gefüllt und dienen der Druckentlastung nach plastischen Operationen, Verbrennungen oder großen Druckgeschwüren.

Low-air-loss-Bett. Es besteht aus Luftkammern, die einen sehr niedrigen Auflagedruck auslösen, weshalb es sich zur Therapie eignet. Zur Prophylaxe wird es nur eingesetzt, wenn ein Umlagern des Patienten nicht möglich ist (z. B. bei instabilem Kreislauf eines polytraumatisierten Patienten).

Packbett. Es besteht aus Superweichkissen und wird bei nicht mehr bewegungsfähigen Patienten, wie z. B. Paraplegikern, eingesetzt.

Drehbett. Es wird für den Bereich der Intensivmedizin besonders zur Vermeidung bzw. Behandlung des gefürchteten Lungenversagens angeboten (**Abb. 19.43**) und dient der **kinetischen Therapie**, d. h. der kontinuierlichen Drehung des Patienten in seiner Längsachse um mehr als 35° zu beiden Seiten. Dadurch werden wichtige Körperfunktionen, z. B. des Darmes, der Niere und vor allem der Lunge, stimuliert.

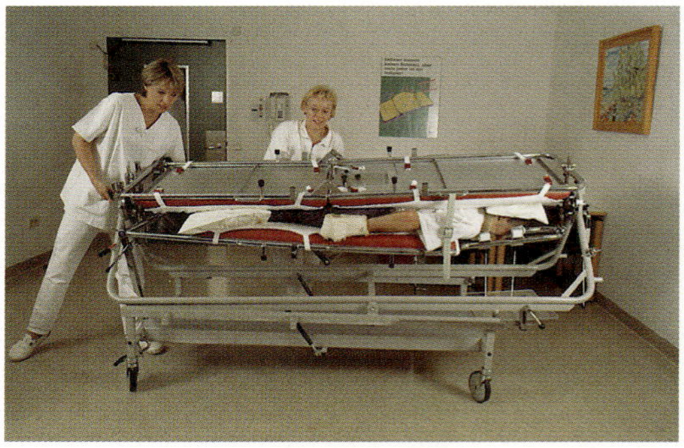

Abb. 19.43 Ein querschnittgelähmter Patient wird in einem Hess-Bett in der Frührehabilitation gedreht

Hautpflege

Die Pflege der gefährdeten Haut ist wichtig, sollte aber nicht durch falsche und übertriebene Maßnahmen zusätzliche Gefahren verursachen. Deshalb muss zunächst festgestellt werden, welcher Hauttyp beim Patienten vorliegt, um daraufhin die entsprechende Hautpflege einzuplanen. Da es keine Substanz gibt, die einen Dekubitus ursächlich vermeiden kann, ist es eher wichtig, falsche Maßnahmen auszuschließen. Alle die Haut austrocknenden oder scheinbar abhärtenden Substanzen dürfen nicht angewendet werden, ebenso nicht wie Allergie auslösende Substanzen (s. Pflegeangebot Hautpflege, S. 354).

Ernährung

Auch eine gezielte Ernährung kann kausal keinen Dekubitus verhindern, spielt aber als ergänzende Maßnahme eine wichtige Rolle. Bei Patienten mit einer Zusatzernährung traten weniger Druckgeschwüre auf als in einer Vergleichsgruppe (Schönekäs 1999). Da die meisten dekubitusgefährdeten Patienten ältere Menschen sind, muss besonders auf folgende Aspekte geachtet werden:

Trinkmenge. Im Alter besteht ein physiologisches Durstdefizit. Daher sollten ältere Patienten ausreichend Flüssigkeit zu sich nehmen, d. h. mindestens 2 l pro Tag.

Eiweiß. Da Eiweiß ein wichtiger Baustein für die Erhaltung der Haut und des Gewebes ist, muss es in genügender Menge über die Nahrung oder auch intravenös zugeführt werden. Dies ist bei den gefährdeten Patientengruppen meist nur durch Supplements (ergänzende Nahrung) möglich.

Mineralien, Vitamine und Spurenelemente. Besonders ältere Menschen neigen dazu, zu wenig Frischkost zu sich zu nehmen. Weil aber Vitamine und Spurenelemente für den Zellstoffwechsel wichtig sind, sollten diese Mikrobausteine z. B. in Form von Vitamindrinks oder -tabletten ergänzt werden.

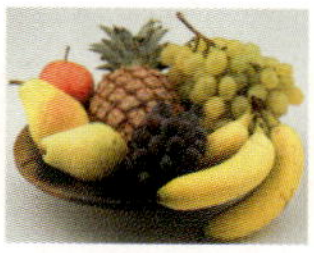

Eine vitaminreiche Ernährung ist bei dekubitusgefährdeten Patienten besonders wichtig

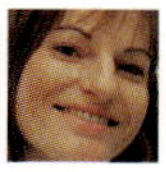

···› Pflegeangebot Unterstützung bei bestehendem Dekubitus

Wenn ein Druckgeschwür vorhanden ist, müssen alle Maßnahmen darauf abzielen, die vorhandenen Wundheilungsstörungen zu beseitigen. Die Behandlungsmaßnahmen richten sich nach dem vorliegendem Wundtyp. Einen Überblick über die Auswahl des Materials zur Wundversorgung liefert **Tab. 51.3**. Der von Seiler (1993) entworfene Plan verdeutlicht die Maßnahmen zur Beseitigung der Wundheilungsstörungen (**Tab. 19.5**).

Tabelle 19.5 Maßnahmen zur Beseitung von Wundheilungsstörungen

Störung	*Therapiemaßnahme*
Ischämie durch Liegedruck	···› absolute Druckentlastung, d. h. der Patient darf nicht auf den Druckgeschwüren liegen ···› Lagerungshilfsmittel zur Druckreduzierung bzw. -entlastung (z. B. Wechseldrucksysteme)
Nekrosen als Ursachen von Infektionen	···› chirurgische Entfernung der Nekrosen durch Débridement ···› Unterstützung der Wundreinigung durch feuchte Wundverbände (S. 1533) ···› Anwendung enzymatischer Wundreinigungspräparate
Infizierter Dekubitus	···› Beachtung der Grundsätze des sterilen Verbandwechsels ···› Anwendung systemischer Antibiotika
Reizende oder gefährdende Wundverbände/Präparate	···› ausschließlich Anwendung physiologischer, nicht reizender Substanzen ···› feuchte Wundverbände ···› Bioaktivverbände (z. B. Hydrokolloid oder Hydropolymer (S. 1536)
Schlechter Allgemeinzustand/ Risikofaktoren	···› bei Mangelernährung: Zuführung von Supplementen ···› Überprüfung störender Faktoren (z. B. Kortison, Chemotherapeutika, Antibiotika)

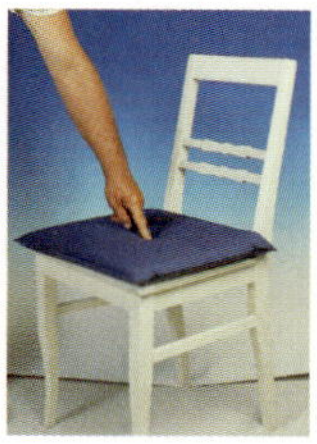

Wenn ein Patient bereits einen Dekubitus aufweist, sollte jede Sitzgelegenheit mit einem Druck reduzierenden Hilfsmittel, wie hier einem Gelkissen, ausgestattet werden

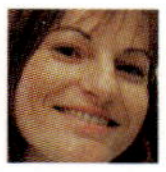

···› Pflegeangebot Thromboseprophylaxe

Die beiden entscheidenden prophylaktischen Maßnahmen sind:

- ···› Verminderung der Blutgerinnung (Heparingabe, Flüssigkeitszufuhr),
- ···› Förderung des venösen Blutrückstroms.

Insbesondere die Maßnahmen, die den Blutrückstrom fördern, gehören zu den pflegerischen Aufgaben, weil hier physikalische Methoden zur Anwendung kommen. Normalerweise fließt das Blut aus den unteren Extremitäten zurück, wenn die Venen durch die natürliche Muskelpumpe zusammengedrückt werden. Daher ist die beste Thromboseprophylaxe die frühzeitige Mobilisation, die die Muskelpumpe fördert.

Förderung des venösen Rückstroms durch Eigenaktivität

Bettfahrrad

Das Bettfahrrad (**Abb. 19.44**) empfiehlt sich sowohl für bewegliche als auch bewegungsunfähige Patienten. Am Fußende des Bettes wird ein Fahrrad angebracht, das der Patient mehrmals täglich jeweils 5 – 10 Min. in Bewegung setzen soll.

Für bewegungsunfähige Patienten besteht die Möglichkeit eines elektrischen Antriebs, sodass durch passives Bewegen ein verbesserter Blutrückstrom erreicht wird.

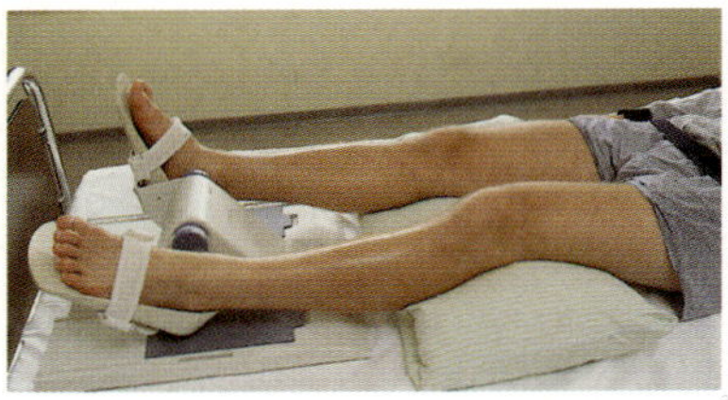

Abb. 19.44 Bettfahrrad

Mobilisation

Da das bloße Stehen vor dem Bett eher zu einem Abfluss des Blutes in die Beine führt, ist auf eine Betätigung der Muskelpumpe zu achten. Dies kann geschehen, indem der Patient beispielsweise auf der Stelle tritt. Ist er noch nicht in der Lage aufzustehen, kann er aktivierende Übungen im Bett durchführen. Bei allen Übungen ist jedoch darauf zu achten, dass der Patient gleichmäßig weiteratmet, da auch die Atmung den Blutrückfluss fördert. Ein Anhalten der Luft hat zur Folge, dass sich das Blut durch den höheren Bauchinnendruck staut.

Mögliche Übungen (nach Schwierigkeitsgrad geordnet)

- Die Kniekehlen auf die Matratze drücken.
- Wadenmuskulatur anspannen – Spannung kurz halten – wieder entspannen, dabei regelmäßig ein- und ausatmen. Zusätzlich können auch die Füße einzeln gedreht werden.
- Die Zehen spreizen und einkrallen.
- Die Füße gegen einen Widerstand drücken. Dazu gibt es spezielle Übungsgeräte für das Bett, wie z.B. das von Neander u.a. (1997) vorgestellte (**Abb. 19.45**). Dabei wird der Schlauch von zwei Sekretauffangbeuteln abgeschnitten. Beide Beutel werden mit Luft gefüllt und mit einem Zwischenstück verbunden. Mit dem linken Fuß tritt der Patient gegen den Schlauch, die Luft fließt in den rechten Beutel (und umgekehrt). Damit wird die Muskelpumpe aktiviert.

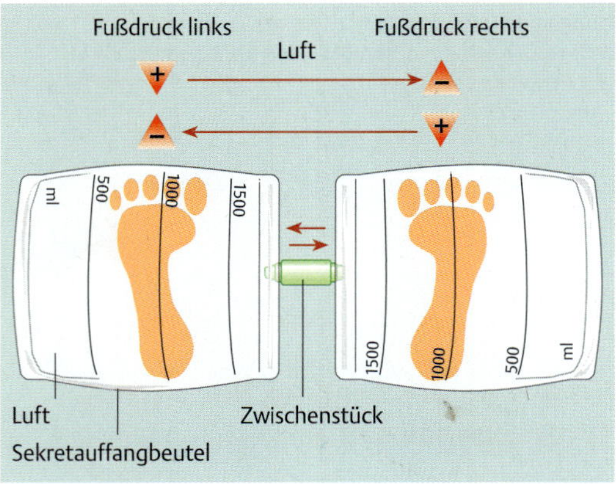

Abb. 19.45 Physikalische Thromboseprophylaxe

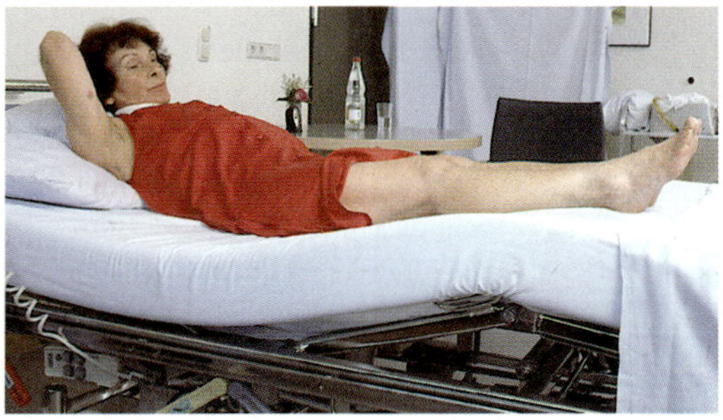

Abb. 19.46 20°-Hochlagerung der Beine

- Die Beine einzeln anheben – kurz halten – wieder ablegen.
- Mit den Beinen in der Luft Fahrrad fahren.

Nach Möglichkeit sollten die Übungen bereits vor der Operation erlernt werden, weil die Erfolge größer und die Kooperation des Patienten besser sind.

Förderung des venösen Rückstroms von außen

Lagerung der Beine

- Die Beine werden um ca. 20° erhöht gelagert (**Abb. 19.46**).
- Auch regelmäßiges Umlagern bewirkt eine bessere Durchblutung.
- *Beachte:*
  - Weder die Venen in der Leiste noch in der Kniekehle dürfen abgeknickt werden, weil dies zu einem Blutstau führt!
  - Patienten mit Herzinsuffizienz müssen überwacht werden!

Ausstreichen der Beine (Abb. 19.47)

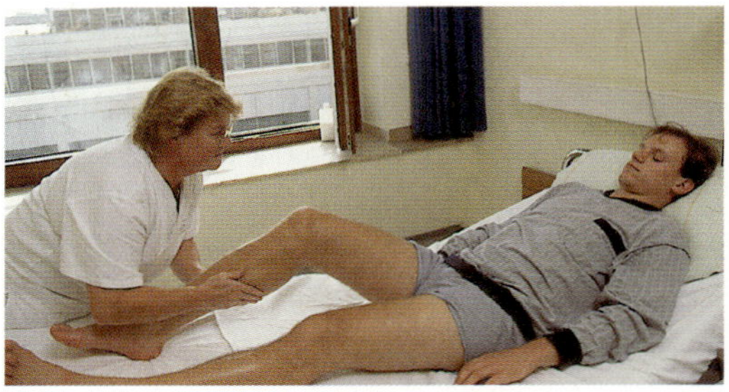

Abb. 19.47 Ausstreichen der Beine

- Einfachste, aber wirksame Maßnahme bei immobilisierten Patienten.
- Kann beim Waschen und Eincremen der Beine durchgeführt werden.
- Der beste Erfolg ist in der Wadenregion zu verzeichnen.
- Das Bein wird angehoben und von distal nach proximal ausgestrichen.
- Der Vorgang wird 3- bis 5-mal wiederholt, wobei jedes Mal an der Ferse neu angesetzt und bis oberhalb des Knies ausgestrichen wird.
- *Beachte:*
  - Nicht bei Patienten mit Herzinsuffizienz und bei bestehender Thrombose durchführen!
  - Bei Schmerzen besteht Verdacht auf Thrombose (s. Thrombosezeichen, S. 302), sodass ein Arzt zu Rate gezogen werden muss.

Medizinische Thromboseprophylaxestrümpfe

- Sie sind nur für bettlägerige Patienten geeignet.
- Druck: 1,0–2,4 kPa (8–18 mmHg), maximal 2,8 kPa (21 mmHg).

- Die Strümpfe werden jeweils über das ganze, völlig trockene Bein gezogen.
- Sie sollten mindestens einmal täglich ausgezogen werden, um Durchblutungsstörungen zu vermeiden bzw. frühzeitig zu erkennen.
- Nach 10- bis 15-maligem Waschen verlieren die Strümpfe ihre Elastizität und müssen erneuert werden.
- Der Strumpf muss für jeden Patienten individuell angepasst werden. Zur Ermittlung des Strumpfmaßes wird der stärkste Wadenumfang, der stärkste Oberschenkelumfang und die Beinlänge gemessen (**Abb. 19.48 a – c**). Dazu werden vom Hersteller verschiedene Maßbänder mit farblicher Markierung angeboten. Diese Farben entsprechen denen am oberen und unteren Teil des Strumpfes und erleichtern somit die Ermittlung der Strumpfgröße.
- Beim Abmessen und Anziehen der Strümpfe dürfen die Beine nicht gestaut sein. Der Patient muss daher mindestens eine halbe Stunde vorher gelegen haben. Beim Anziehen der Strümpfe (**Abb. 19.49**) muss unbedingt auf Faltenfreiheit geachtet werden, da sich sonst gefährliche Abschnürungen ergeben können. Einige Handgriffe wie das Herausziehen des Fersenteils aus dem Strumpf können den Vorgang des Anziehens erleichtern. Als weitere Unterstützung wurden von verschiedenen Firmen so genannte Anziehhilfen entwickelt (**Abb. 19.50 a – c**).
- Nach dem Anziehen muss regelmäßig eine Kontrolle auf Einschnürungen, Durchblutungsstörungen (rosige Hautfarbe der Zehen?) und richtigen Sitz erfolgen. Die Strümpfe sollten mindestens jeden 3. Tag erneuert werden, da die Patienten durch die Kunstfasern stark schwitzen. Man kann den Tag des Strumpfwechsels im Dokumentationssystem festhalten, um bei Patienten, die selbst keine Angaben machen können, den Überblick nicht zu verlieren.
- Die Strümpfe werden vom Arzt verordnet. Sie dürfen nicht bei arterieller Verschlusskrankheit oder septischer Phlebitis eingesetzt werden.

> **Merke**
> Um die Wirkung der Strümpfe zu garantieren, müssen sie 24 Stunden getragen werden. Dabei dürfen auch keine Ausnahmen zur Nacht gemacht werden. Da die Strümpfe für viele Patienten oft unangenehm zu tragen sind, ist eine exakte Information des Patienten wichtig, um seine Mitarbeit zu fördern.

Medizinische Kompressionsstrümpfe

- Sie werden nur zur Therapie bei bestehenden Venenleiden (z. B. Ulcus cruris) verordnet.

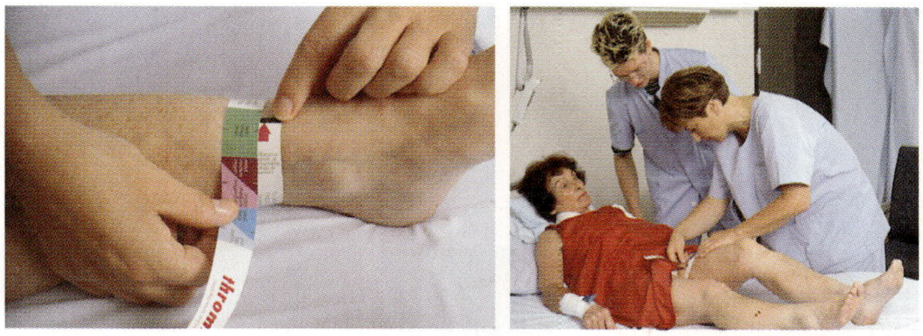

a b

Abb. 19.48 Abmessen der Strumpfmaße
Es werden (je nach Hersteller) verschiedene Maße ermittelt: **a** Messen des Knöchelumfangs. An der Farbmarkierung des Maßbandes läßt sich die Strumpfgröße ablesen. **b** Messen des Oberschenkelumfangs

- Bei mobilen Patienten verhindern sie den Abfluss des Blutes in die Unterschenkel.
- Sie werden tagsüber getragen.
- Druck: 2,4 kPa (18 mmHg) bei Kompressionsklasse I, 7,8 kPa (59 mmHg) bei Kompressionsklasse IV.
- *Beachte:* Eine exakte Anpassung durch den Fachmann ist unbedingt erforderlich!

Kompressionsverband mit elastischen Binden

- Grundsätzlich: Ein Kompressionsverband wird erst angelegt, wenn die Beine des Patienten entstaut sind. Dazu sollte er sich mindestens 30 Min. vorher hinlegen, Beinhochlagerung beschleunigt den Entstauungsvorgang.
- Material: für einen Kompressionsverband des Unterschenkels nach der Pütter-Technik beispielsweise zwei Kurzzugbinden.
- Lagerung: Patient in Rückenlage lagern, 90°-Winkel von Sprung- und Kniegelenk. Evtl. Unterstützung durch eine zweite Pflegeperson zum Halten des Beines.
- Grundsätzliches zum Anlegen: Die Binde mit der flachen Hand am Bein abrollen, nicht daran ziehen (**Abb. 19.51**). Der Druck soll von distal nach proximal abnehmen, am Fuß ist er höher als am Unterschenkel. Achten Sie darauf, dass sich keine Falten und Fenster bilden, da dies zu gefährlichen Hautschädigungen führen kann. Wann immer Ihnen solche Einschnürungen auffallen, sollte der Verband neu angelegt werden. Achten Sie besonders auf die Hautfarbe im Zehenbereich, der frei gelassen wird. Ist der Verband richtig angelegt, ist sie rosig. Das zeigt, dass das Bein gut durchblutet ist. Um optimale Druckverhältnisse zu gewährleisten, sollte der Verband täglich gewechselt werden. Die Durchführung (**Abb. 19.52**) erfordert praktisches Geschick und Übung, um Falten- und Fensterbildung zu vermeiden.
- *Beachte:* Nach ca. 30 Min. muss der Kompressionsverband kontrolliert werden: Die Zehen dürfen auf keinen Fall bläulich verfärbt sein, dies deutet auf eine Sauerstoffunterversorgung hin. In diesem Fall ist der Verband umgehend zu lösen! Bei Schmerzen, Kribbeln oder Brennen muss der Verband sofort abgenommen werden!

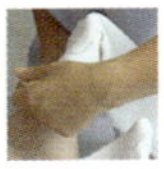

Anziehen des medizinischen Thromboseprophylaxestrumpfes ohne Anziehhilfe (Abb.19.49)

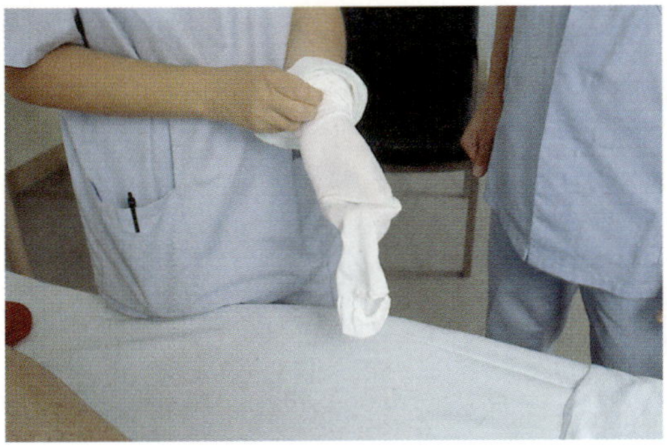

1 Eingreifen in den Strumpf und Fersenteil festhalten. Das Beinteil wird nach außen gestülpt.

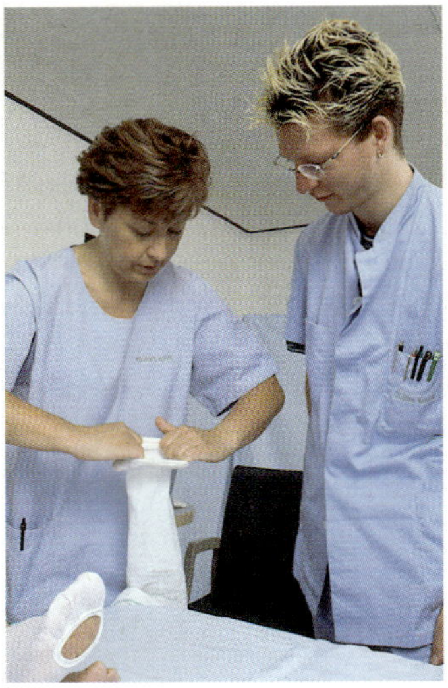

2 Dehnen der Öffnung, um dem Patienten den Einstieg zu erleichtern.

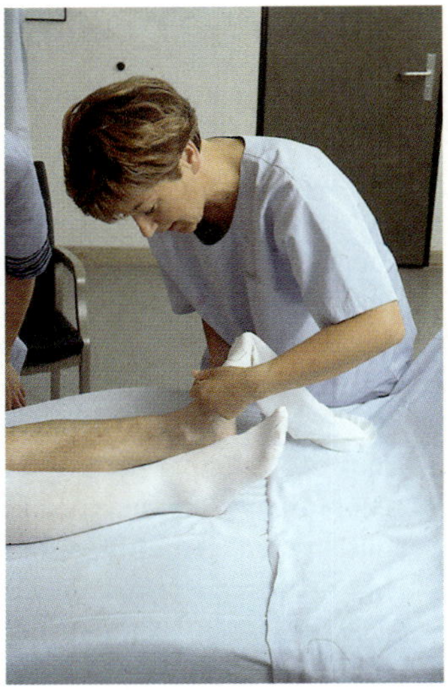

3 Der Strumpf wird vorsichtig über den Vorfuß bis zur Ferse gezogen.

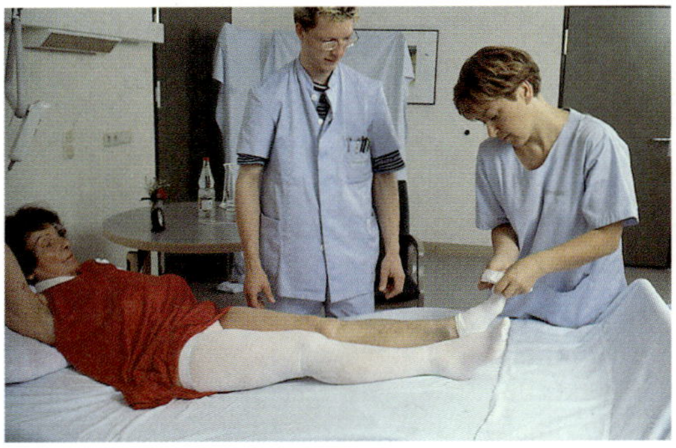

4 Das Beinteil des Strumpfes wird aufgerollt und über die Ferse gestülpt, sodass der bislang nach außen gedrehte Teil wieder nach innen kommt.

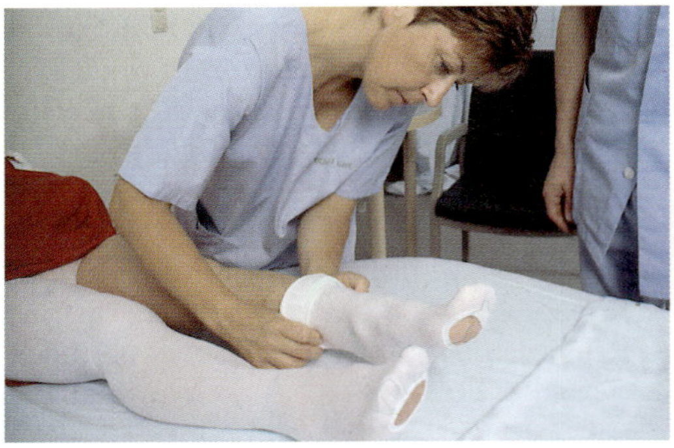

5 Das aufgerollte Beinteil wird über den Unterschenkel gezogen. Wichtig ist, den korrekten Sitz des Ferseneinsatzes des Strumpfes zu kontrollieren. Das Anziehen geht leichter, wenn der Patient das Bein möglichst gestreckt hält. Für die Pflegeperson ist es leichter, den Strumpf zu sich heranzuziehen als von sich wegzuschieben.

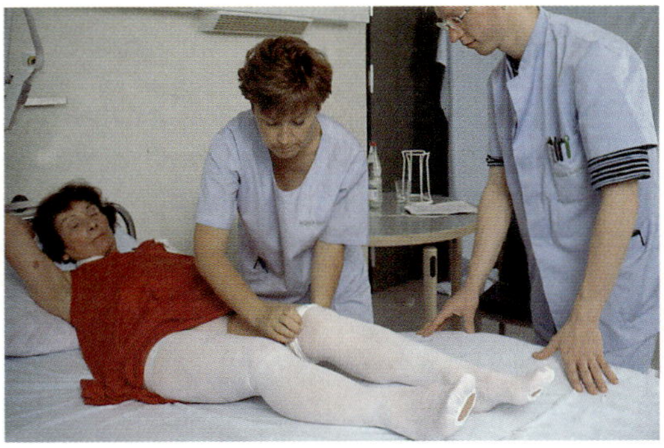

6 Der Strumpf wird in Richtung Oberschenkel aufgerollt.

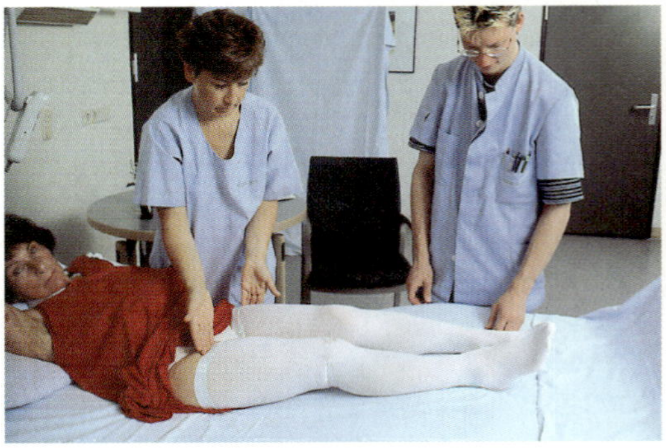

7 Abschließend ist unbedingt darauf zu achten, dass beide Strümpfe ganz nach oben gezogen sind und auf keinen Fall Falten werfen, da dies zu gefährlichen Abschnürungen führen kann. Dies sollte von den Pflegenden immer im Blick behalten werden.

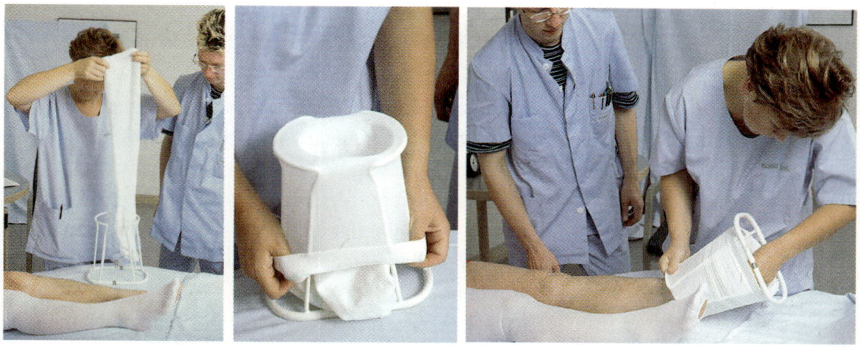

a b c

Abb. 19.50 Anziehen des medizinischen Thromboseprophylaxestrumpfes mit Anziehhilfe. a Der Strumpf hängt bis zur Ferse frei in der Anziehhilfe. **b** Das Beinteil des Strumpfes wird umgedreht aufgezogen. **c** Fuß des Patienten vorsichtig in den Strumpf einführen und die Anziehhilfe bis auf Kniehöhe schieben. Ab Kniehöhe den Strumpf weiter von Hand in Richtung Oberschenkel rollen

Intermittierende Kompressionstherapie

Diese Therapie ist sehr wirkungsvoll, weil neben dem venösen Blutrückfluss auch die Fibrinolyse gefördert wird. Sie kann daher besonders bei Patienten eingesetzt werden, bei denen eine Antikoagulation kontraindiziert ist. Sie wird täglich jeweils 20 Min. lang durchgeführt. Dabei werden Luftmanschetten um die Beine gelegt, die mit Hilfe einer Wechseldruckpumpe aufgepumpt werden (**Abb. 19.53**). Der Patient sollte möglichst vor einer Operation an das Gerät gewöhnt werden, das er dann bis zu drei Tagen danach behält.

Jede Minute wird für 12 Sekunden die Manschette aufgeblasen. Der Druckaufbau beginnt bei 6,7–8,0 kPa (50–60 mmHg) und kann bis auf 15,3 kPa (115 mmHg) gesteigert werden. Die intermittierende Kompressionstherapie wird so lange durchgeführt, bis der Patient wieder regelmäßig aufstehen kann. Das Auftreten von Thrombosen kann um 60% vermindert werden (Gruber 1981).

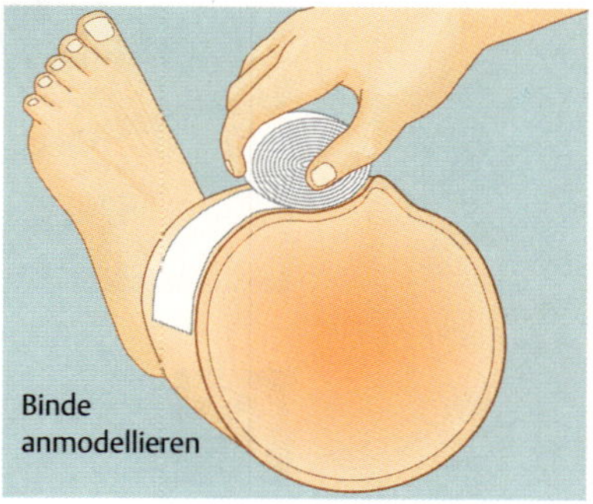

Abb. 19.51 Korrektes Führen der Binde. Nicht ziehen, sondern an der Haut abrollen

Abb. 19.52 Anlegen eines Kompressionsverbandes (Pütter-Technik)

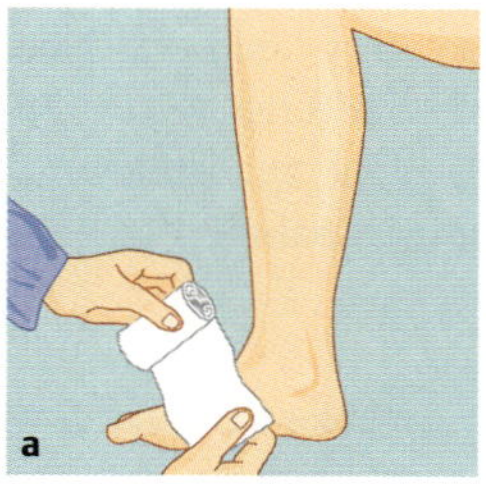

a Erste Bindentour läuft am Zehengrundgelenk von innen nach außen. Zur Beurteilung der Hautdurchblutung Zehen sichtbar lassen

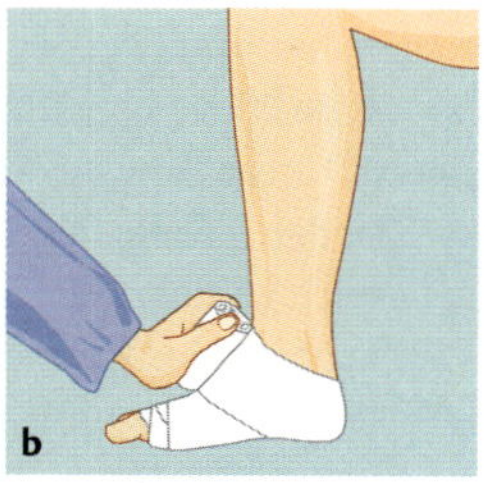

b 2–3 Kornährentouren vom Mittelfuß bis zur Ferse. Eine Tour um die Ferse und über den Innenknöchel zum Fußrücken zurückführen

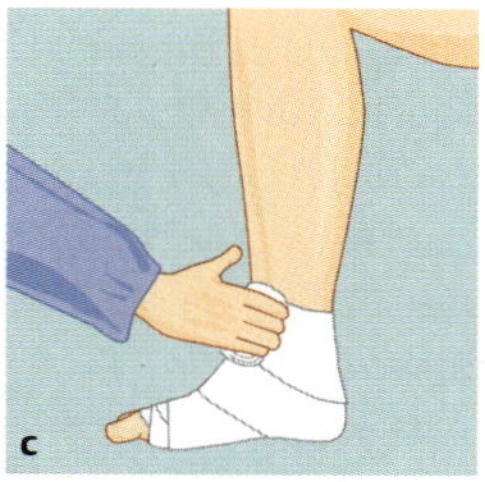

c Die erste Fersentour wird oben mit einer Tour um den Knöchel fixiert und …

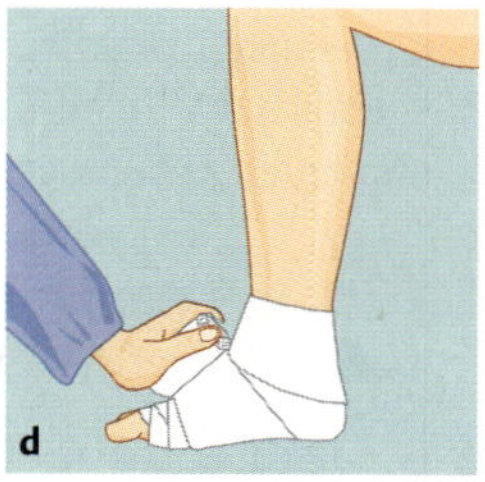

d … unten mit einer Tour über die Fußwölbung

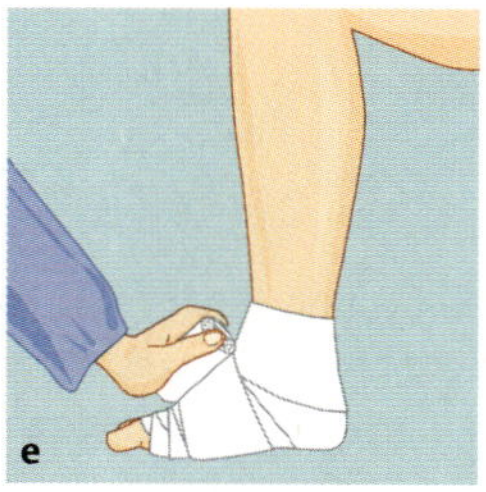

e Weitere Tour um den Mittelfuß und weiter zum Knöchelbereich führen

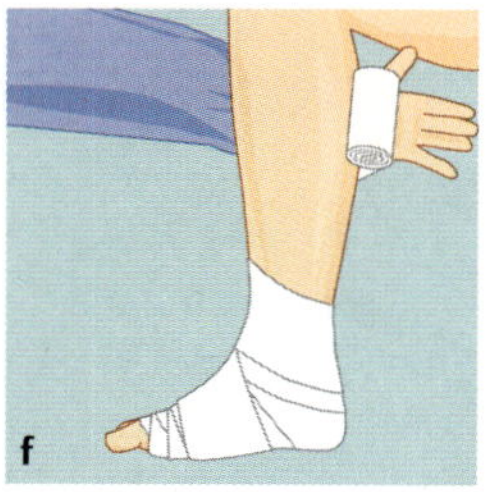

f Binde läuft steil nach oben und folgt dabei der Form des Beines bis zur Kniekehle

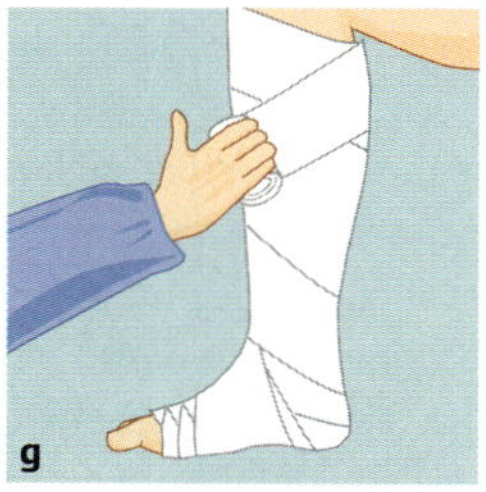

g Von dort wieder nach unten führen und dabei die bei der Aufwärtsbewegung entstandenen Lücken schließen. Das Ende der ersten Binde mit einem Pflasterstreifen evtl. fixieren

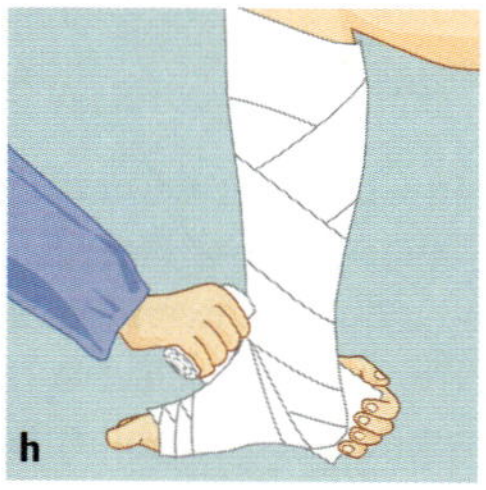

h Zweite Binde gegenläufig zur ersten – von außen nach innen – ansetzen

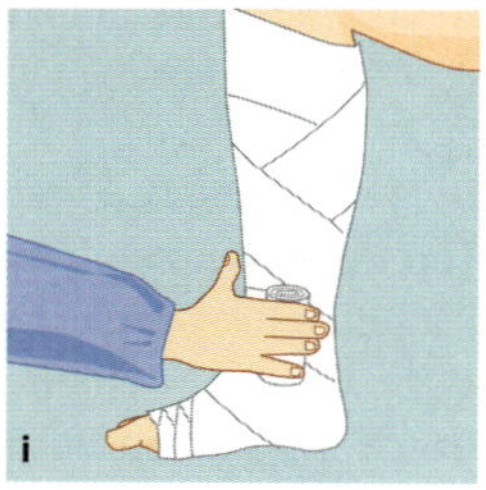

i Mit zwei Touren Ferse fixieren

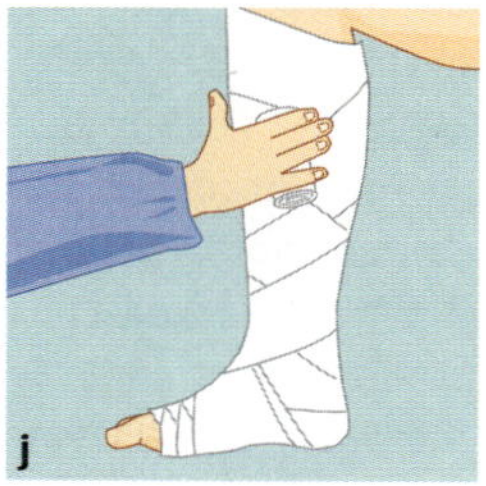

j Binde wie in **f** und **i** nach oben und unten führen

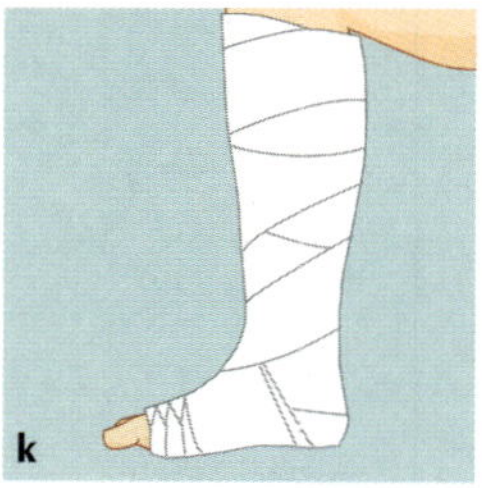

k Fertigen Verband mit Pflasterstreifen befestigen

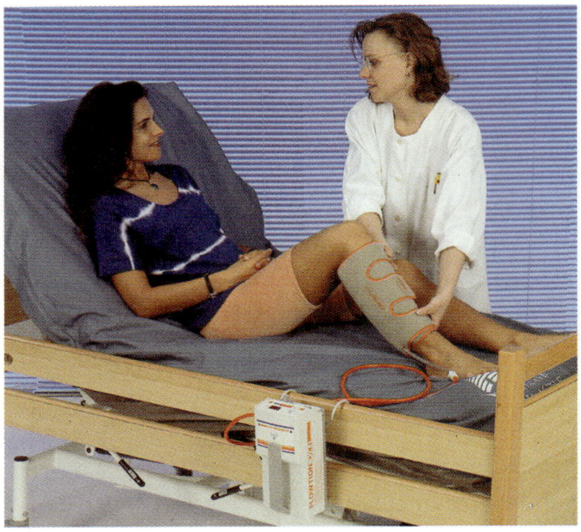

Abb. 19.53 Intermittierende Kompressionstherapie

Herabsetzung der Blutgerinnung durch Antikoagulanzien

Von besonderer Bedeutung bei immobilen Patienten ist das *niedermolekulare Heparin* (NMH). Es wird 1-mal täglich immer zur gleichen Zeit subkutan injiziert und ist gut verträglich. Wichtig ist die Inspektion – wie bei jeder Injektion – der Einstichstelle auf Rötung oder Zeichen der Unverträglichkeit des Medikaments.

Dextran wird wegen seiner vielen Nebenwirkungen nur noch selten verabreicht. *Kumarine* werden oral zur Langzeitprophylaxe angewendet.

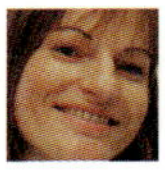

Pflegeangebot Kontrakturenprophylaxe

Marianne Förster

Die Kontrakturenprophylaxe gehört zu den zentralen Aufgaben einer Ressourcen-orientierten Pflegeplanung. Für eine effektive und kompetente Prophylaxe sind sowohl umfassende Kenntnisse über die Ursachen und Folgen von Bewegungseinschränkungen der Gelenke, praktische Handlungskompetenzen hinsichtlich der Lagerung als auch aktive und passive Maßnahmen unbedingt erforderlich.

> **Merke**
> Pflegerische Maßnahmen, die – soweit es der Zustand eines Menschen erlaubt – zum Ziel haben, die volle Beweglichkeit in möglichst vielen Gelenken zu erhalten, kommen immer dann zur Anwendung, wenn die Gefahr myogener Kontrakturen durch Immobilität, dermatogene oder neurogene Kontrakturen besteht.

Eine generelle Voraussetzung für einen erfolgreichen Einsatz kontrakturprophylaktischer Maßnahmen ist die Erstellung eines genauen Planes. Hier ist in besonderer Weise das ganze therapeutische Team gefragt: Pflegende, Physiotherapeuten und gegebenenfalls auch Ergotherapeuten stellen gemeinsam einen individuell auf den Patienten und seinen Zustand abgestimmten Pflege- und Behandlungsplan auf. Dieser enthält genaue Zeitangaben rund um die Uhr, denen die vorgesehenen vorbeugenden Maßnahmen (eventuell mit Skizzen) zugeordnet sind. Es hat sich bewährt, den Pflege- und Behandlungsplan zur Einsicht für alle Behandelnden am Bett des Patienten anzubringen. Sofern Ansprechbarkeit besteht, sollten ebenso die Information bzw. Aufklärung des Patienten über die Notwendigkeit und Art der beabsichtigten Maßnahmen sowie die freundliche Bitte, bei Aufforderung nach Kräften mitzuarbeiten, vorausgehen. Besonders wenn es sich um häusliche Pflege handelt, sind Angehörige des Patienten zur Umsetzung des Planes mit heranzuziehen.

Abb. 19.54 Eine Spitzfußstellung kann durch Druck von oben und von unten entstehen. Zur Prophylaxe kann ein Bettbogen angebracht werden

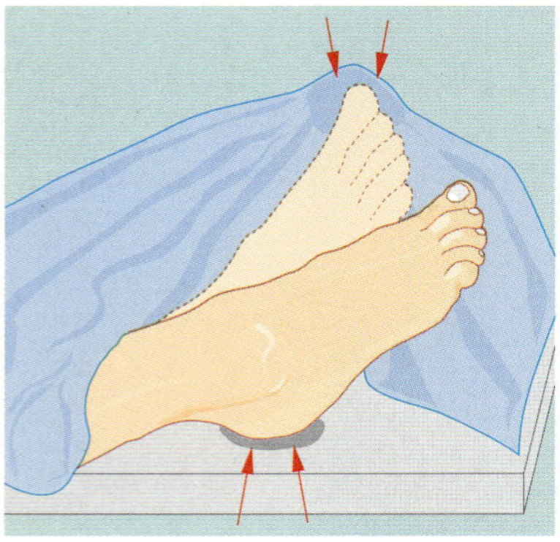

Zu den prophylaktischen Maßnahmen im Pflegebereich gehören:

- Lagerung des Patienten,
- passive Bewegungen der Gelenke bzw. aktiv-assistive und aktive Bewegungsübungen mit dem Patienten,
- Maßnahmen eines Ressourcen-orientierten aktivierenden Pflegekonzepts (s. Basale Stimulation, S. 170).

Lagerung des Patienten

> **Merke**
> Von dem therapeutischen Mittel *Lagerung* ist nicht zu erwarten, dass der Patient frei von Bewegungseinschränkungen bleibt, da die Gleitfähigkeit der gelenkigen Anteile nicht gefördert wird, nicht alle Bewegungsrichtungen der einzelnen Gelenke berücksichtigt und nicht alle Gelenkstellungen endgradig hervorgerufen werden können.

Die professionelle Lagerung im Sinne der Verhütung von Kontrakturen eines für lange Zeit bettlägerigen Patienten hat – gemessen an anderen anwendbaren Maßnahmen – einen relativ hohen Stellenwert. Durch sie können bei konsequenter Durchführung schwer reversible Fehlstellungen (z. B. Spitzfuß-, Hüftbeuge- und Ellbogenstreckstellung, **Abb. 19.54**) vermieden werden, die bei Bestehen den Patienten nach Genesung von seiner Primärerkrankung erheblich in seinen Alltagskörperfunktionen einschränken würden.

Wie nachfolgend aufgezeigt, gibt es eine Reihe von Lagerungsmöglichkeiten, die im Idealfall alle in wechselnder Folge im Tages- und Nachtverlauf zur Anwendung kommen.

Selbstverständlich spielen bei jeder Lagerung des Patienten eventuelle Zusatzleiden, sein jeweiliger Zustand mit Ruhe- bzw. Bewegungsschmerzen eine große Rolle. So ist es beispielsweise häufig Menschen mit Asthma bronchiale nicht möglich, in flacher Rückenlage zu liegen oder dem Pflegenden nicht erlaubt, ein zu entstauendes Bein aus der Hochlagerung zur Förderung der Hüftstreckung in der Horizontalen zu lagern. Ausgeführte Lagerungen, die Schmerzen hervorrufen bzw. bestehende intensivieren, müssen neu überdacht werden.

Merke

Bei jeder Lagerung ist darauf zu achten, dass kein Druck auf oberflächlich gelegene Nervenbereiche entsteht. Bei Nichtbeachtung könnte es sonst sehr schnell zu schlaffen Lähmungen im Versorgungsgebiet des komprimierten Nervs kommen. Wunden dürfen nicht durch erhebliche Winkelveränderungen im benachbarten bzw. darunter liegenden Gelenk unter starken Zug geraten. Ihr Heilungsverlauf würde gestört und damit verlängert werden. Patienten mit spastischen Lähmungen bedürfen einer Lagerung in Tonus-regulierenden Gelenkstellungen. Sie erfolgt nach besonderen Regeln, die dem Bobath-Konzept zu entnehmen sind (s. Bobath-Konzept, S. 175 f). Körperbereiche, deren Muskulatur schlaffe Lähmungen aufweist, sind mit größter Sorgfalt zu lagern, um schädigende Dehnungen bzw. Überdehnungen zu vermeiden.

Bei schlaff-paretischen Agonisten ist die Stellung des bzw. der zugehörigen Gelenke so zu wählen, dass sich Ursprung und Ansatz des gelähmten Muskels nähern.

Bei schlaff-paretischen Agonisten und Antagonisten wird das bzw. werden die jeweiligen Gelenke in Mittelstellung gelagert. In Problemfällen helfen eigens für den Patienten angefertigte Gipsliegeschalen beim Lagern. Die Lagerung des Patienten kann in Rücken-, Seit- oder Bauchlage erfolgen.

Lagerung in Rückenlage (Abb. 19.55)

Die *physiologische Mittelstellung* bzw. *mittlere Funktionsstellung* gewährleistet dem Patienten bei Einsteifung der Gelenke die Erhaltung bedingter Selbstständigkeit im Alltag. Flache Rückenlage auf möglichst harter Matratze (sofern im Rahmen einer eventuellen Dekubitusprophylaxe möglich).

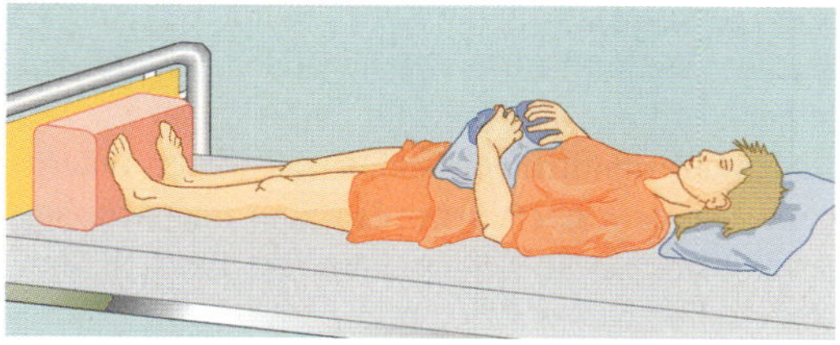

Abb. 19.55 Lagerung in Rückenlage

Wirbelsäule: gerade.
Kopf: leichte Flexion, unterlagert.
Schultergelenke: 30°-Abduktion.
Ellbogengelenke: 90°-Flexion.
Unterarme: Pronation, leicht erhöht gelagert.
Handgelenke: Dorsalextension.
Fingergelenke: leichte Flexion in *Schalenhaltung* unterlagert.
Daumengelenke: Opposition in Richtung Zeigefinger.
Hüftgelenke: Neutral-Null-Stellung, häufig auftretende Außenrotation wird durch Sandsäcke an der Außenseite der Beine verhindert.
Kniegelenke: Neutral-Null-Stellung, d. h. Extension.
Fußgelenke: Neutral-Null-Stellung, d. h. Lagerung in einem Winkel von 90° zum Unterschenkel mithilfe einer Bettkiste, einem Schaumstoffblock oder einer Fußstütze mit Arretierung. Es ist unbedingt erforderlich, dass der Patient die Lagerungshilfe beidseits mit der ganzen Fußsohle berührt. Zur Abwendung des Bettdeckendrucks auf die Zehen und den Fußrücken wird ein Bettboden verwendet. Seit einiger Zeit bewähren sich auch hoch reichende Baseballschuhe, die der Patient im Bett trägt.

Mögliche Abwandlung

Schultergelenke: 90°-Abduktion, 90°-Außenrotation (jeweils einseitig im Wechsel).
Unterarme: Neutral-Null-Stellung.
Hüftgelenke: leichte Flexion.
Kniegelenke: leichte Flexion (durch Sandsackunterlage der Kniekehlen).

Eine weitere mögliche Abwandlung

Kopf: geringe Flexion.
Ellbogengelenke: Neutral-Null-Stellung, d. h. Extension.
Handgelenke: Neutral-Null-Stellung.
Fingergelenke: Extension.
Fußgelenke: Flexion (kurzzeitig).

Lagerung in Seitlage (Abb. 19.56)

Flache Lage auf möglichst harter Matratze (sofern keine Kontraindikation durch Dekubitusprophylaxe).
Wirbelsäule: gerade.

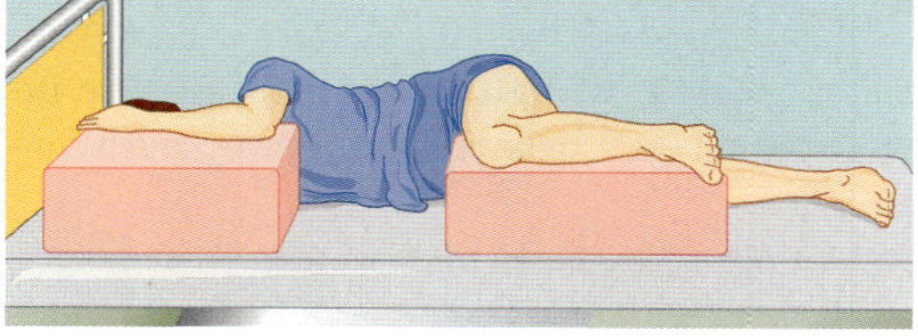

Abb. 19.56 Lagerung in Seitlage

Kopf: geringe Flexion; mit Kissen so unterlagern, dass Seitneigestellung zur unten liegenden Schulter aufgehoben.
Taille: falls deutlich vorhanden, mit Kissen unterlagern. Vor dem oben liegenden Bein und Arm sind Schaumstoffblöcke (Höhe entspricht ihrer Neutral-Null-Stellung) zu platzieren.
Aufliegendes Bein: Neutral-Null-Stellung, d.h. Extension von Knie- und Hüftgelenk, Fußgelenk in Neutral-Null-Stellung.
Aufliegende Hand: unter dem aufliegenden Ohr zur Flexion im Ellbogengelenk und Anteversion im Schultergelenk.
Oben liegendes Bein: auf Block in mehr oder weniger starker Hüft- und Knieflexion, Fußgelenk in Neutral-Null-Stellung.
Oben liegender Arm: auf Block in mehr oder weniger starker Anteversion und Ellbogenflexion, Unterarm und Hand in Neutral-Null-Stellung.

Lagerung in Bauchlage (Abb. 19.57)

Flache Lage auf möglichst harter Matratze (sofern keine Kontraindikation durch Dekubitusprophylaxe)
Wirbelsäule: gerade.
Kopf: aufliegend, wechselnd zur rechten oder linken Seite gedreht.
Stark ausgeprägtes Hohlkreuz zum Ausgleich mit Kissen (vom unteren Rippenrand bis beidseits zur Spina iliaca anterior superior reichend) unterlagern.
Arme: in unterschiedlicher Stellung (Neutral-Null-Stellung, Abduktion, Elevation, Außenrotation).
Füße: Neutral-Null-Stellung – bei ausgebautem Fußende oder durch Unterlagerung im Bereich des oberen Sprunggelenkes.

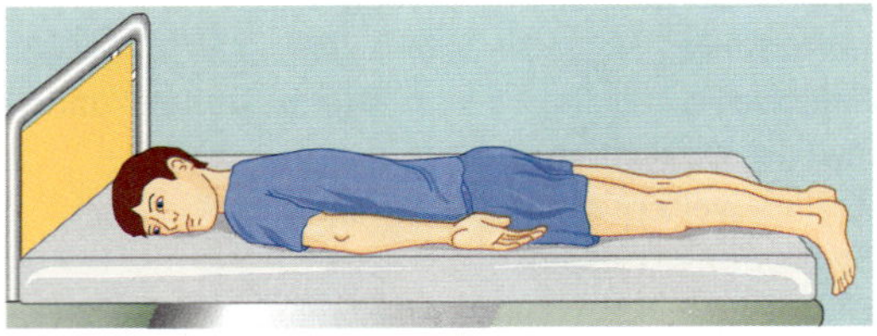

Abb. 19.57 Lagerung in Bauchlage

Passive Bewegungen, aktiv-assistive und aktive Bewegungsübungen

> **Merke**
> Da Lagerung und Umlagerung des Patienten nicht ausreichen, um ihn vor Kontrakturen zu bewahren, ist es unumgänglich, unterschiedliche Bewegungen in den Behandlungsplan des Patienten aufzunehmen.

Sofern möglich, sind aktive und aktiv-assistive Bewegungsübungen stets passiven Bewegungen vorzuziehen.
Passive Bewegungen. Hierbei werden Bewegungen, bei denen jegliche Art von Aktivität des Patienten fehlt, in einem oder mehreren Gelenken gleichzeitig (z.B. Hüft- und Kniegelenk) von der Pflegeperson oder dem Physiotherapeuten hervorgerufen. Sie kommen zur Anwendung, wenn der Patient bewusstlos, schlaff-gelähmt oder infolge körperlicher und/oder geistiger Schwäche nicht in der Lage ist, aktiv zu arbeiten. Neben dem Einsatz zur Kontrakturenprophylaxe wirken passive Bewegungen auch entspannend und entstauend, d.h. sie vermeiden venöse Stasen.
Aktiv-assistive Bewegungsübungen. Zur Ausführung dieser Übungen muss der Patient in der Lage sein, mit Hilfe und auf Anweisung die jeweiligen Muskeln zur Kontraktion zu bringen, um damit Winkelveränderungen im Gelenk hervorrufen zu können. Die Unterstützung erfährt er durch die Pflegeperson, die ihm z.B. manuell die Schwere einer Extremität abnimmt, ihn auf einem achsengerechten Bewegungsweg führt und dabei hilft, einen vollständigen Bewegungsausschlag zu erreichen.
Aktive Bewegungsübungen. Sie werden vom Patienten selbständig, d.h. ohne manuelle Hilfe der Pflegeperson oder des Physiotherapeuten und auch ohne apparative Unterstützung ausgeführt. Er erhält so lange Anweisungen und verbale und/oder manuelle Korrekturen, bis er eine Übungsfolge fehlerfrei und eigenständig ausführen kann.

Je nach Zustand des Patienten werden in allen kontrakturgefährdeten Gelenken Bewegungen passiver, aktiv-assistiver oder aktiver Art durchgeführt. Dabei ist unter anderem zu beachten, dass sie nur dann im Sinne der Kontrakturenprophylaxe wirksam sein können, wenn jeweils der größtmögliche Bewegungsausschlag im jeweiligen Gelenk hervorgerufen wird, sie mehrfach hintereinander und in regelmäßigem Turnus durchgeführt werden.

Aktiv-assistive bzw. aktive Übungen haben nicht nur den Vorteil, das Selbstwertgefühl des Patienten zu steigern, indem er selbst einen Betrag zur Ressourcen-orientierten Pflege leisten kann, sondern bewahren ihn vor den gefürchteten Inaktivitätsatrophien. Neben dem Erhalt des Bewegungsgefühls wird die Atmung angeregt, die arterielle und venöse Durchblutung gefördert sowie Schlaf und Appetit verbessert.

Vorbereitende Maßnahme

Vor Aufnahme eines Bewegungsprogramms in den Pflege- und Behandlungsplan eines Patienten sollten gemeinsam mit dem zuständigen Physiotherapeuten ein Sicht-, Tast- und funktioneller Befund erhoben werden. Hierbei sind unter anderem auch die Leistungsfähigkeit des Patienten und diejenigen Körperbereiche festzuhalten, die aufgrund der vorliegenden Erkrankung ruhig gestellt bleiben müssen.

Vor Beginn eines Übungsprogramms ist der Patient über das Vorhaben zu informieren und zur

Mitarbeit aufzufordern. Die Bettdecke und alle Lagerungskissen werden aus dem Behandlungsbereich entfernt und zu- und ableitende Schlauchsysteme fixiert. Der Patient soll so weit entkleidet sein, dass die Pflegeperson freie Sicht auf die zu behandelnden Gelenke hat, und die Bewegungen ohne Einschränkung, Hemmnis oder Behinderung ausgeführt werden können. Der Patient wird in eine entspannte Ausgangsstellung gebracht und teilweise unterlagert.

Bei Übungen in Rückenlage wird dem Patienten, soweit erlaubt, durch Hochlagerung des Kopfes ermöglicht, Blickkontakt zur Pflegeperson zu haben, um zum einen die Übungen verfolgen zu können und zum anderen die non-verbalen Chancen der Motivation und der Angstreduktion zu nutzen.

Behandlungstechnik: Theoretische Grundlagen

Passive Bewegungen und aktiv-assistive Übungen werden langsam, rhythmisch und exakt um die entsprechende Gelenkachse und unter leichtem Zug ausgeführt. Der Zug ermöglicht ein Gleiten und verhindert ein Reiben der Gelenkflächen aufeinander. Dabei ist es erforderlich, dass jede Bewegung das volle Bewegungsausmaß erreicht. Werden bei einem Bewegungsausschlag z. B. in Richtung Ellbogenflexion statt der anatomisch-physiologisch möglichen 150° nur 80° hervorgerufen und bleiben bei Ellbogenextension noch 20° Flexion, so ist eine Ellbogenflexions-Extensions-Kontraktur vorprogrammiert.

Damit sich keine Mitbewegungen benachbarter Körperabschnitte ergeben und Ausweichbewegungen vermieden werden (z. B. statt einer isolierten Abduktionsbewegung des Oberschenkels eine Abduktion mit Flexion und Außenrotation im Hüftgelenk), wird jeweils eine Hand des Behandlers (häufig die gegenseitige zur Fixation) knapp oberhalb des zu bewegenden Gelenks aufgelegt. Die gleichseitige Hand übt den Zug aus, führt die achsengerechte Bewegung und nimmt – gegebenenfalls unter Zuhilfenahme des Unterarmes – die Schwere des Körperteils ab.

Mit „gegenseitiger" Hand ist gemeint, dass z. B. die „linke" Hand des Behandlers im „rechten" Beckenbereich, oberhalb des rechten Hüftgelenks des Patienten fixiert. „Gleichseitige" Hand bedeutet, dass z. B. die „rechte" Hand des Behandlers den „rechten" Unterschenkel des Patienten zu Führung umfasst.

Praxistipp

Uwe Klein
Krankenpfleger

Für den Behandler gilt, auf seine eigene Person bezogen, so gelenk- und kräfteschonend wie möglich zu arbeiten. Dazu wird ihm empfohlen, sich den Patienten durch Ausnutzung einer eventuell vorhandenen Höhenverstellbarkeit des Krankenbettes und durch Lagerung am Bettrand so nah wie möglich heranzuholen. Ist die Auflagefläche nicht anzuheben, sollte der Behandler in Grätschstellung stehen, die gebeugten Knie über die Zehen hinausschieben und so bei gespannter Rücken- und Bauchmuskulatur arbeiten. Werden große Gelenkbewegungen ausgeführt, verlagert der Behandler sein Gewicht von einem Bein auf das andere. Beim Bewegen kleiner Gelenke (z. B. Hand, Fuß) kann der Behandler sitzen.
Bei aktiver Arbeit erhält der Patient für jede Gelenkbewegung einen Übungsauftrag (z. B. das Knie zum Bauch heranziehen, Faust machen).

Je nach Belastbarkeit des Patienten wird jede Übung 5- bis 10-mal angesagt und dann ausgeführt. Selbstverständlich sind jeweils angemessene Pausen einzulegen. Jedes Übungsprogramm sollte 2-mal täglich, einschließlich der Wochenenden durchgeführt werden. Soweit möglich ist während des Bewegens mit dem Patienten immer wieder Blickkontakt aufzunehmen. Der Übende wird gelobt und ermutigt, eine neue Übung zu probieren, und auch korrigiert.

Vorsichtsmaßnahmen zur Vermeidung von Komplikationen

Kontraindiziert ist in jedem Fall das Bewegen von Extremitäten, die erhebliche Fehlstellungen aufweisen, stark schmerzen sowie deren Gelenke geschwollen, gerötet und temperaturerhöht sind und/oder infektiöse Prozesse aufweisen. Ebenso zu beachten ist der jeweils aktuelle Zustand des Patienten. Werden z. B. Fieber, Erbrechen, Durchfall oder stark erhöhte Blutdruckwerte registriert, muss das Bewegen vorerst ausfallen. Während der Behandlung ist es erforderlich, den Patienten genau zu beobachten. Starkes Schwitzen, schnelles Atmen, hochrote oder sehr blasse Gesichtsfarbe, unregelmäßiger oder erheblich beschleunigter Puls und heftige Schmerzäußerungen sind meistens Zeichen einer Überforderung oder Unverträglichkeit.

Merke

In einer derartigen Situation sollte das Bewegen langsam und ruhig (nicht abrupt!) beendet werden, um den Patienten nicht unnötig in Angst zu versetzen. Vor der Wiederaufnahme ist Rücksprache mit dem Arzt zu halten. Negativzeichen, wie z. B. Abgeschlagenheit, hoher Blutdruck, Schmerzen und/oder Entzündungszeichen besonders im Extremitätenbereich oder sogar ein Gelenkerguss, die nach der Durchführung eines Übungsprogrammes auftreten, sind unbedingt zu beachten und ärztlicherseits begutachten zu lassen!

Patienten mit frischen Narben in Gelenknähe bedürfen der Bewegung. Diese darf jedoch im Hinblick auf das neue Gewebe nur sehr vorsichtig und eventuell auch nicht bis zum vollen Bewegungsausschlag erfolgen.

Patienten mit zentralen Paresen müssen entsprechend dem Bobath-Konzept (S. 175 f) bewegt werden.

Bewegungsprogramm zur Kontrakturenprophylaxe

Je nachdem, welche Gelenke gefährdet sind, stehen verschiedene Bewegungsübungen zur Auswahl. Hierbei wird in alle Richtungen (vgl. **Abb. 19.21**) bewegt. Auf den folgenden Seiten werden einzelne Maßnahmen zur Behandlung der Fuß- und der Zehengelenke (**Abb. 19.58**), des Knie- und Hüftgelenks (**Abb. 19.59**), des Finger-, Hand- und Unterarmgelenks (**Abb. 19.60**) sowie des Ellbogen- und Schultergelenks (**Abb. 19.61**) vorgestellt.

Kontrakturenprophylaktische Maßnahmen im Rahmen eines aktivierenden Pflegekonzepts

Bei der täglichen Pflege und Betreuung immobiler Patienten durch Pflegepersonen oder Angehörige ergeben sich immer wieder Gelegenheiten, die dazu beitragen können, Kontrakturen zu verhüten. Selbstverständlich ist dabei immer der Krankheitszustand des Menschen von Bedeutung.

Merke
Je mehr der Patient in der Lage ist, Eigenleistungen zu erbringen, desto erfolgreicher ist die Prophylaxe. Wichtig ist in jedem Fall, dass der Patient über die Notwendigkeit seiner aktiven Mitarbeit informiert und immer wieder dazu motiviert wird.

Wenn der Patient dazu in der Lage ist, können im Rahmen der täglichen Körperpflege, z. B. beim Waschen, Abtrocknen und Eincremen, eine Vielzahl von endgradigen Gelenkbewegungen ausgeführt werden.

Lerntipp
Beobachten Sie einen Patienten beim Abtrocknen seines Rückens! Allein zum Festhalten des schräg über die dorsale Rumpfpartie laufenden Handtuches sind maximale Außenrotation im einen und volle Innenrotation im anderen Schultergelenk erforderlich. Beim Haarekämmen muss er einen Arm heben und bei gebeugtem Ellbogen nach hinten in Außenrotation führen.

Nach dem Betten und vor Durchführung einer Ganzkörperlagerung ist es empfehlenswert – sofern ausführbar –, z. B. die Fersen mehrmals im Wechsel zum Gesäß heranziehen (**Abb. 19.62**) und/oder bei gefassten Händen die Arme heben und senken zu lassen (**Abb. 19.63**). Ebenso eignen sich viele Übungen aus dem aufgezeigten Bewegungsprogramm, wie z. B. das Ab- und Adduzieren oder Rotieren der Extremitäten, das Beugen und Strecken von Ellbogen- und Kniegelenken.

Die Durchführung des Programms Thromboseprophylaxe trägt gleichzeitig zur Verhütung von Kontrakturen bei (z. B. Bewegen der Füße und Zehen, Hüftgelenkstreckung durch Abheben des Gesäßes). Ebenso wirken auch Dehnlagerungen (z. B. Halbmondlage), wie sie zur Pneumonieprophylaxe (s. Pneumonieprophylaxe, S. 506) angewandt werden, der Entwicklung von Bewegungseinschränkungen entgegen.

Uwe Klein Krankenpfleger

Praxistipp
Sofern sich die Gelegenheit ergibt, den Patienten kurz- oder längerfristig an die Bettkante zu setzen, sollte sie im Sinne der Kontrakturenprophylaxe genutzt werden. Im Sitz kann der Patient gefahrlos Knie- und Fußgelenksbewegungen und Übungen für Becken- und Schultergürtel, die Wirbelsäule und die obere Extremität ausführen. Beim An- und Auskleiden sollte der Patient nach Möglichkeit mitarbeiten. So ist es z. B. zum Wechseln des Nachthemdes erforderlich, mehrfach die Arme zu heben, sie vor dem Körper zu kreuzen und die Ellbogen, Hände und Finger zu beugen und zu strecken. Beim Anziehen der Strümpfe muss der Patient die Hüft- und Kniegelenke beugen und die Füße hochziehen.

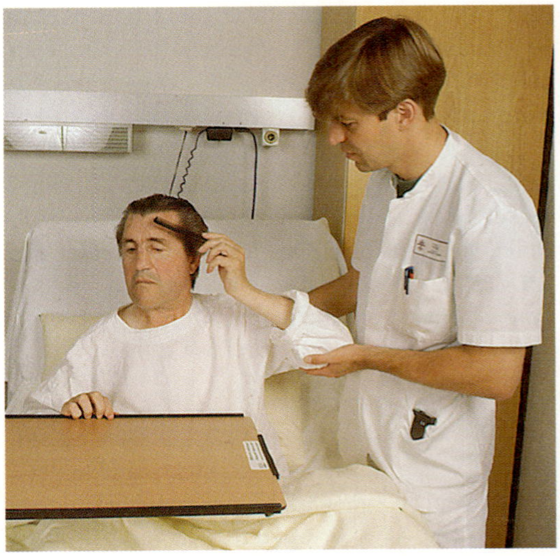

Kontrakturenprophylaxe zur Behandlung von Fuß und Zehen (Abb. 19.58)

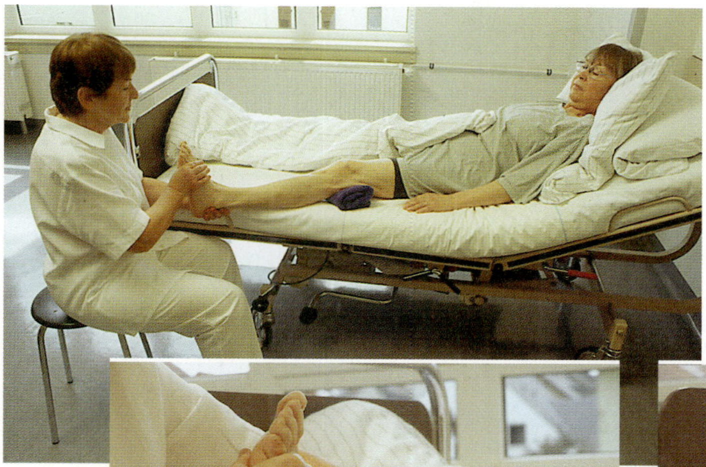

1 Erhöhte Rückenlage als Ausgangsstellung. Das zu behandelnde Bein ist abduziert und im Knie unterlagert.

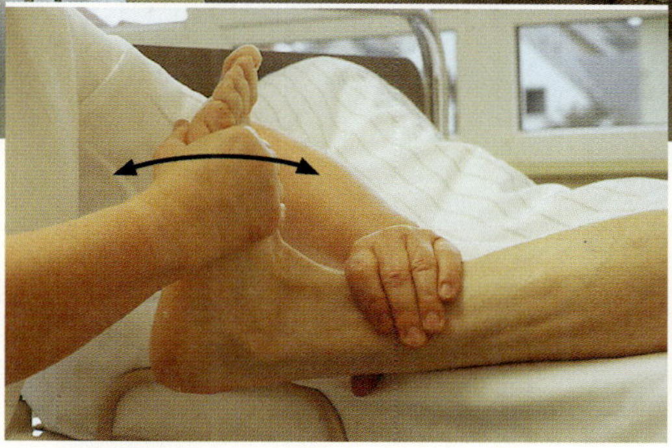

2 Dorsalextension und Plantarflexion des Fußgelenks: Die Physiotherapeutin fixiert den distalen Unterschenkelbereich. Sie umgreift den Mittelfuß und führt den Fuß aus der Neutral-Null-Stellung in 20°-Dorsalextension oder 45°-Plantarflexion und anschließend jeweils in die Neutral-Null-Stellung zurück.

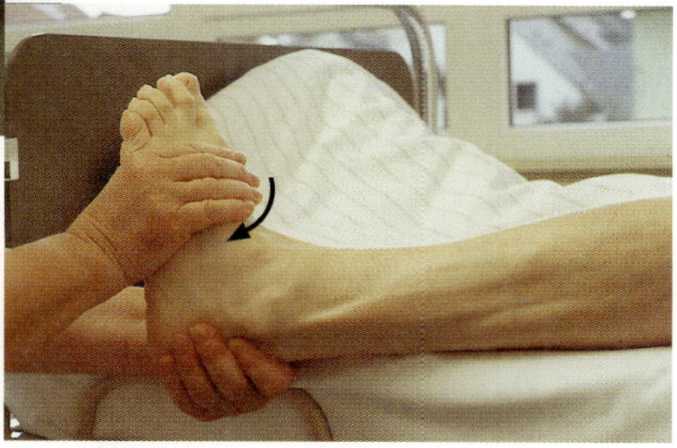

3 Supination und Pronation am Fußgelenk: Die Physiotherapeutin umfasst die Ferse. Sie umgreift den Mittelfuß und führt den Fuß aus der Neutral-Null-Stellung in 35°-Supination …

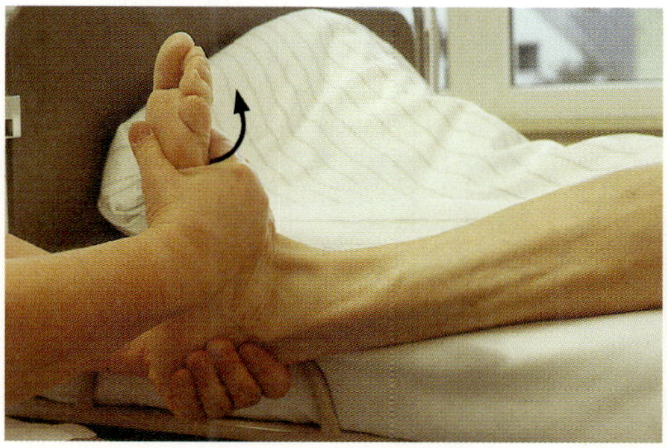

4 … oder in 15°-Pronation und wieder in die Neutral-Null-Stellung zurück.

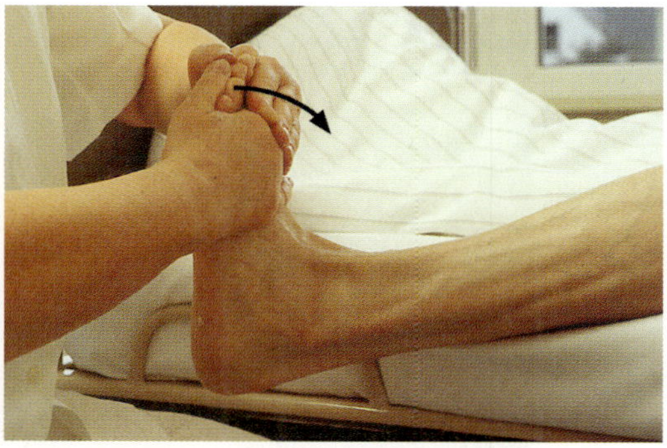

5 Extension der Zehen: Die Physiotherapeutin fixiert mit beiden Händen den Vorfuß bei Neutral-Null-Stellung des Fußgelenks. Sie führt die Zehen mit beiden Daumen aus der Neutral-Null-Stellung in 60°-Extension und wieder in die Neutral-Null-Stellung zurück.

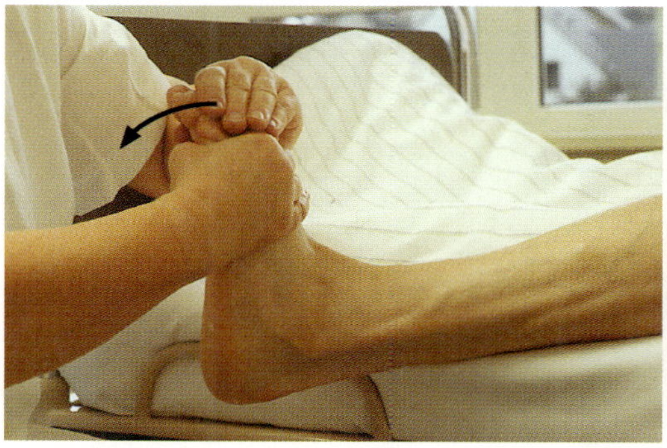

6 Flexion der Zehen: Die Physiotherapeutin umgreift den Vorfuß und legt den Daumen unter das Quergewölbe. Mit den oben liegenden Fingern führt sie die Zehen aus der Neutral-Null-Stellung in 40°-Flexion …

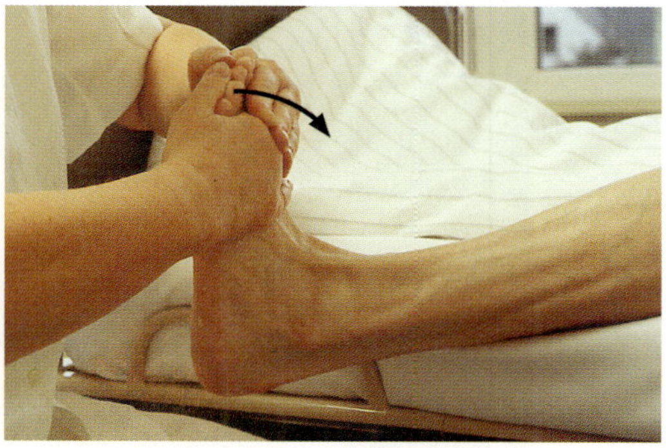

7 … und in die Neutral-Null-Stellung zurück.

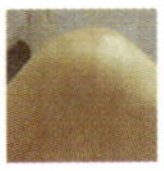

Kontrakturenprophylaxe zur Behandlung des Knie- und Hüftgelenks in flacher Rückenlage (Abb.19.59)

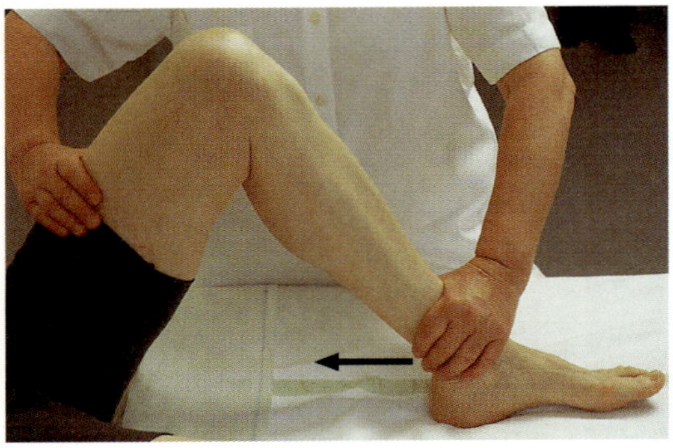

1 Flexion und Extension des Kniegelenks: Die gegenseitige Hand der Physiotherapeutin liegt auf der Vorderseite des Oberschenkels. Die gleichseitige Hand umfasst das distale Ende des Unterschenkels und schiebt die Ferse aus der Neutral-Null-Stellung in 120 –150°-Knie- und mäßige -Hüftflexion.

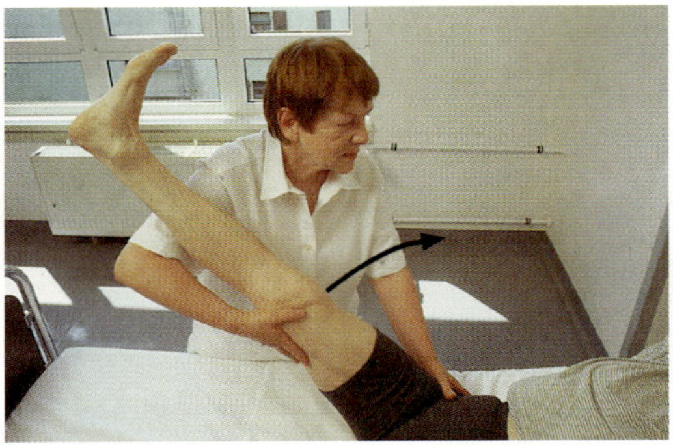

2 Flexion und Extension des Hüftgelenks: Die gegenseitige Hand der Physiotherapeutin fixiert das Becken oberhalb des Hüftgelenks. Ihr gleichseitiger, angewinkelter Arm trägt das Bein. Die Hand unterstützt im Bereich der Kniekehle und führt das gestreckte Bein aus der Neutral-Null-Stellung in 80°-Hüftflexion und durch Hüftstreckung in die Neutral-Null-Stellung zurück.

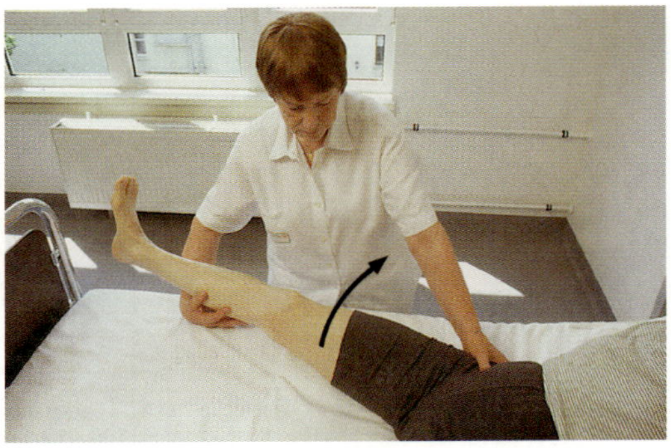

3 Abduktion und Adduktion des Hüftgelenks: Die gegenseitige Hand der Physiotherapeutin fixiert das Becken oberhalb des Hüftgelenks. Ihr gleichseitiger Unterarm und ihre Hand liegen unter dem Unterschenkel. Das gestreckte Bein wird aus der Neutral-Null-Stellung in 45°-Abduktion …

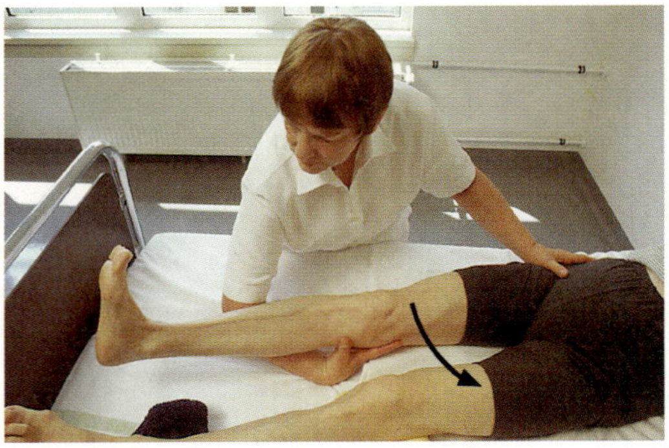

4 … oder 30° Adduktion und in die Neutral-Null-Stellung zurück geführt.

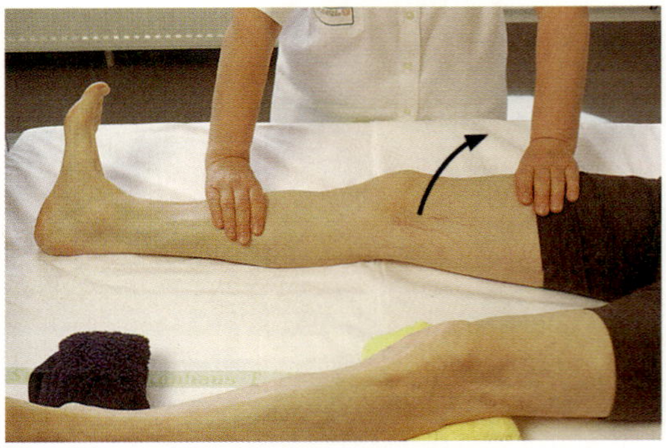

5 Außen- und Innenrotation: Die Hände der Physiotherapeutin liegen mit abgespreiztem Daumen auf der Mitte des Ober- und Unterschenkels. Beide Hände führen das Bein aus der Neutral-Null-Stellung in 45°-Außen- …

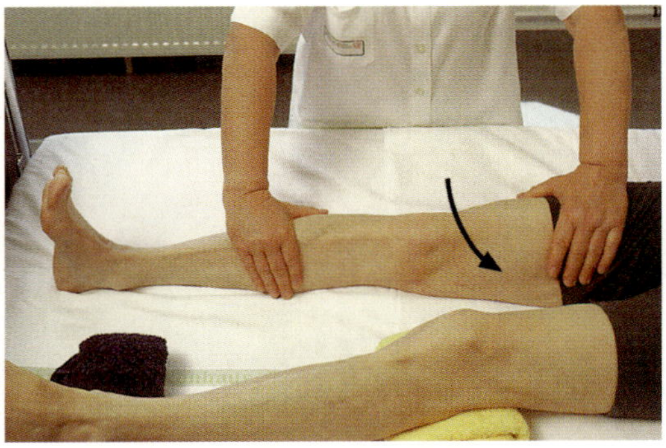

6 … oder in 30°-Innenrotation und in die Neutral-Null-Stellung zurück.

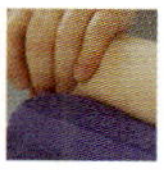

Kontrakturenprophylaxe zur Behandlung von Finger, Hand und Unterarm (Abb. 19.60)

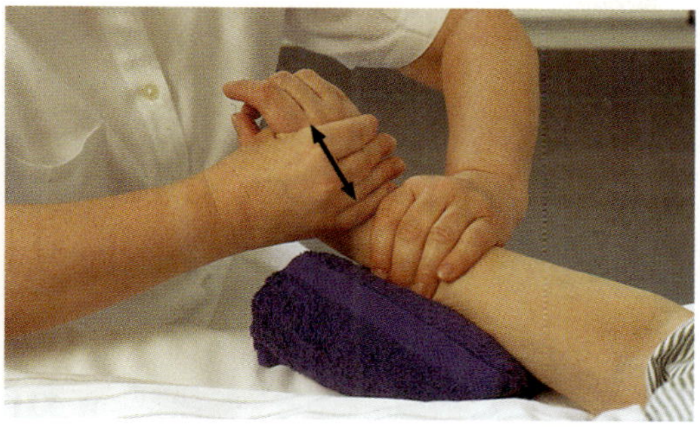

1 Dorsalextension und Volarflexion des Handgelenks: Der Unterarm befindet sich in Pronation und ist unterlagert. Die Physiotherapeutin fixiert das distale Ende des Unterarms und umgreift den Mittelhandbereich (Finger obenauf). Sie führt die Hand aus der Neutral-Null-Stellung in 40 – 50°-Dorsalextension oder 50 – 60°-Volarflexion und zur Neutral-Null-Stellung zurück.

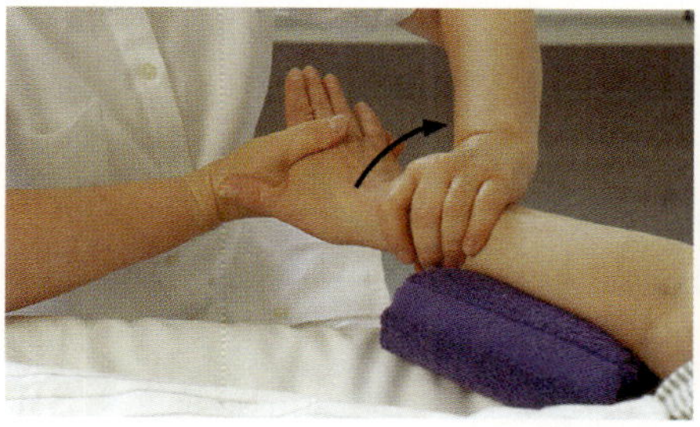

2 Ulnare und radiale Abduktion des Handgelenks: Das distale Ende des Unterarms wird fixiert, die Physiotherapeutin umgreift den Mittelhandbereich (Daumen obenauf). Sie führt die Hand aus der Neutral-Null-Stellung in 30 – 40° ulnare …

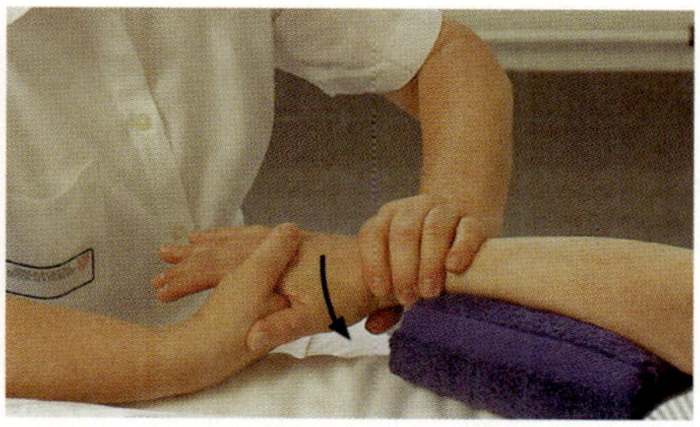

3 … oder 30 – 35° radiale Abduktion und zur Neutral-Null-Stellung zurück.

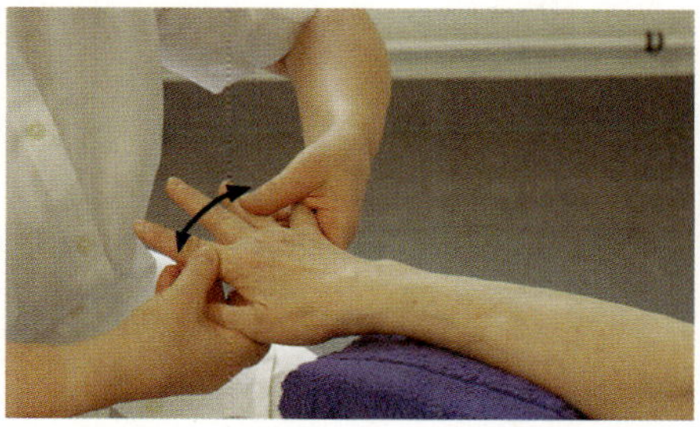

4 Abduktion und Adduktion der Finger: Die Physiotherapeutin umgreift den Kleinfinger und den Daumen. Beide Hände führen die Finger aus der Neutral-Null-Stellung in 45°-Abduktion und durch Adduktion zur Neutraul-Null-Stellung zurück.

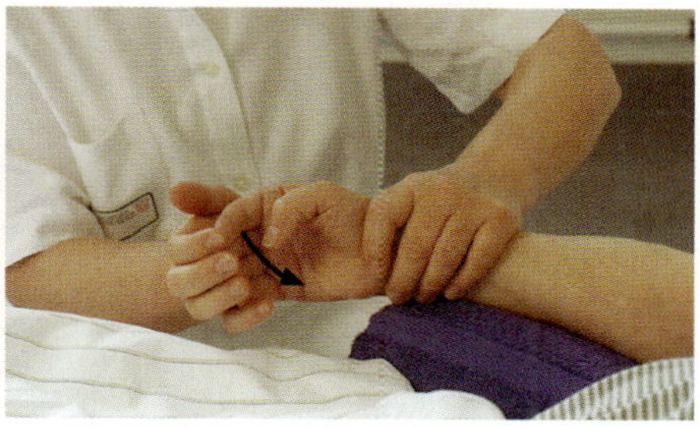

5 Flexion der Finger: Das distale Ende des Unterarms wird wieder fixiert. Die Physiotherapeutin führt die Finger in 90°-Flexion und achtet dabei darauf, dass sich der Daumen auch mitbeugt.

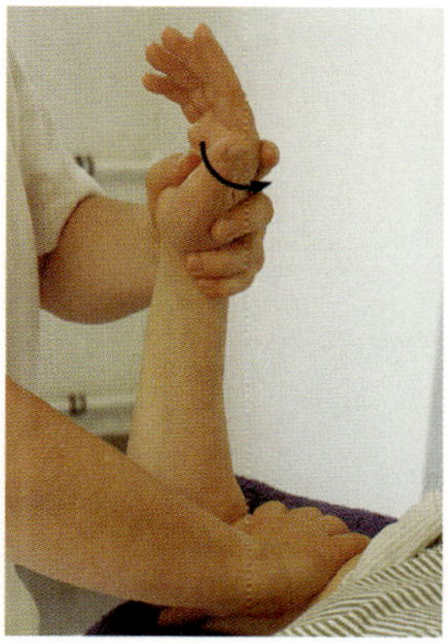

6 Pronation des Unterarms: Der Ellbogen ist 90° gebeugt und aufgestellt. Die Daumenseite zeigt zur Patientin. Die Physiotherapeutin fixiert das distale Ende des Oberarms. Sie umfasst mit der anderen Hand das Handgelenk, ihr Daumen liegt dabei in der Handinnenfläche. Sie führt den Unterarm aus der Neutral-Null-Stellung in 80 – 90°-Pronation und zur Neutral-Null-Stellung zurück.

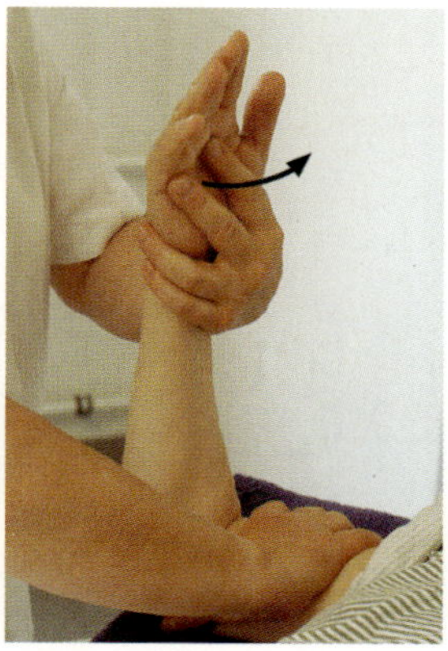

7 Supination des Unterarms: Der Daumen der Physiotherapeutin liegt nun auf dem Handrücken, sie fixiert wiederum das distale Ende des Oberarms. Sie führt den Unterarm aus der Neutral-Null-Stellung in 80 – 90°-Supination und zur Neutral-Null-Stellung zurück.

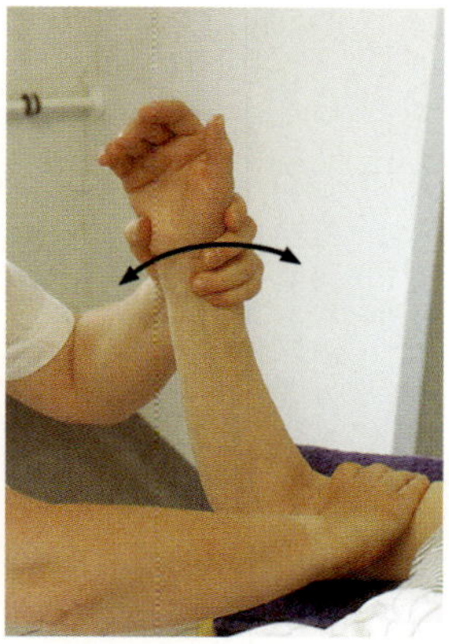

8 Flexion und Extension des Ellbogengelenks: Die Physiotherapeutin umfasst das Handgelenk und führt den Ellbogen aus der Neutral-Null-Stellung in 150°-Flexion und durch Streckung zur Neutral-Null-Stellung zurück.

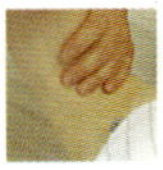

Kontrakturenprophylaxe zur Behandlung des Schultergelenks in flacher Rückenlage (Abb.19.61)

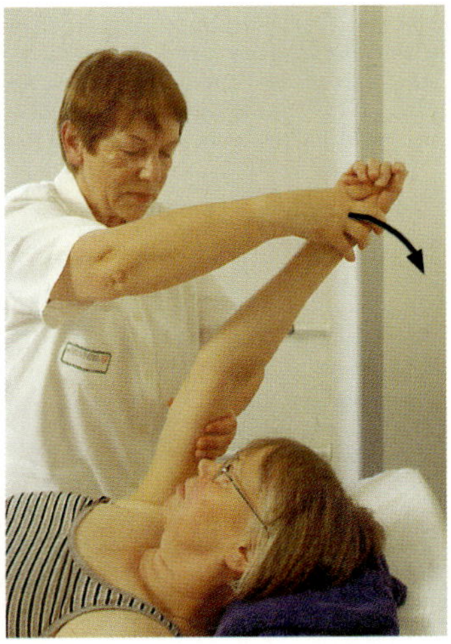

1 Elevation (=Hebung) des Schultergelenks: Der Kopf der Patientin ist mit einem Kissen leicht angehoben, das auf der zu behandelnden Seite jedoch nicht über den Kopf hinausragt. Die Physiotherapeutin umfasst das Handgelenk (Zeigefinger liegt in der Handinnenfläche). Sie führt den Oberarm aus der Neutral-Null-Stellung in 150–170°-Elevation und zur Neutral-Null-Stellung zurück.

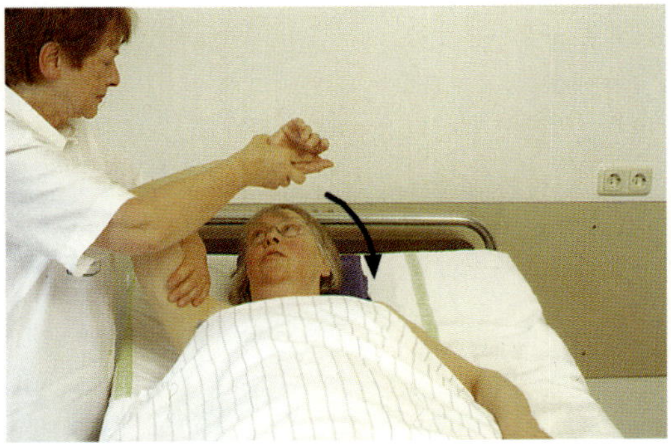

2 Horizontale Adduktion des Schultergelenks: Der Oberarm der Patientin ist 90° abduziert. Der Ellbogen befindet sich in 90°-Flexion. Die Physiotherapeutin umfasst die Mitte des Oberarms. Sie umgreift das Handgelenk, der Zeigefinger liegt in der Handinnenfläche und führt den Oberarm über den Körper zur gegenseitigen Schulter in 135° horizontale Abduktion und zur Neutral-Null-Stellung zurück.

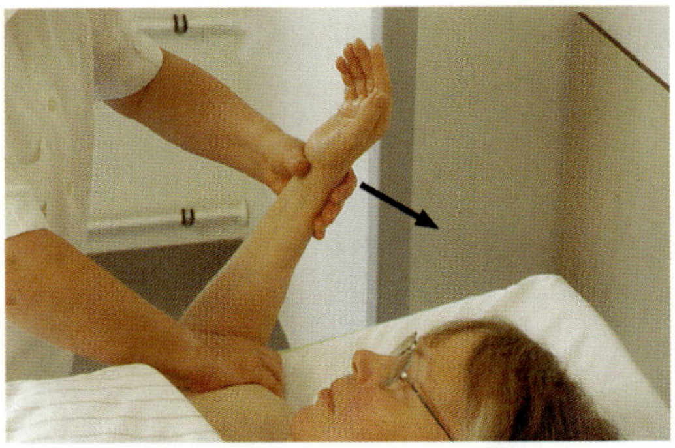

3 Außenrotation des Schultergelenks: Der Oberarm der Patientin ist 90° abduziert. Der Ellbogen befindet sich in 90°-Flexion. Die Physiotherapeutin umgreift das Handgelenk und führt den Unterarm nach hinten. Dies bewirkt am Schultergelenk eine Außenrotation um 70°.

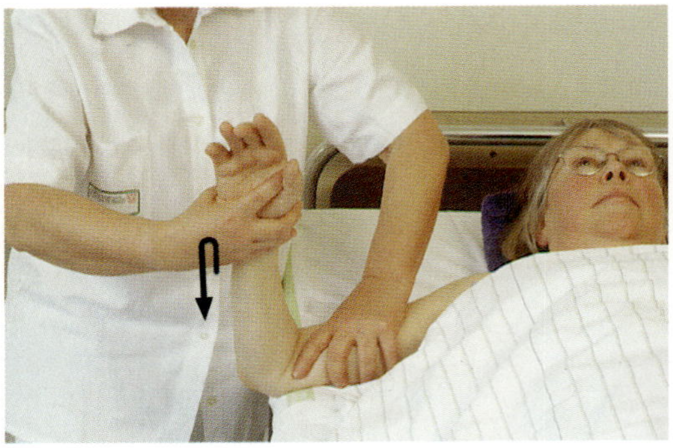

4 Innenrotation des Schultergelenks: Die Physiotherapeutin steht hinter der Patientin und umfasst mit der einen Hand den Oberarm. Mit der anderen Hand umgreift sie das Handgelenk (Zeigefinger liegt in der Handinnenfläche) und führt den Unterarm nach vorn. Dies bewirkt im Schultergelenk eine Innenrotation um 70°.

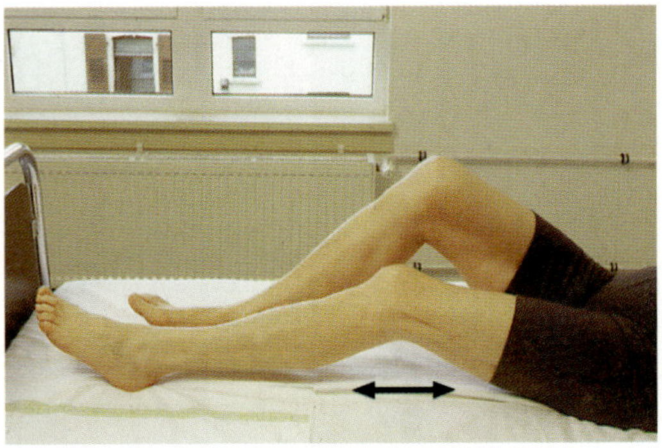

Abb. 19.62 Vor dem Betten können Sie den Patienten dazu anregen, die Fersen zum Gesäß zu ziehen

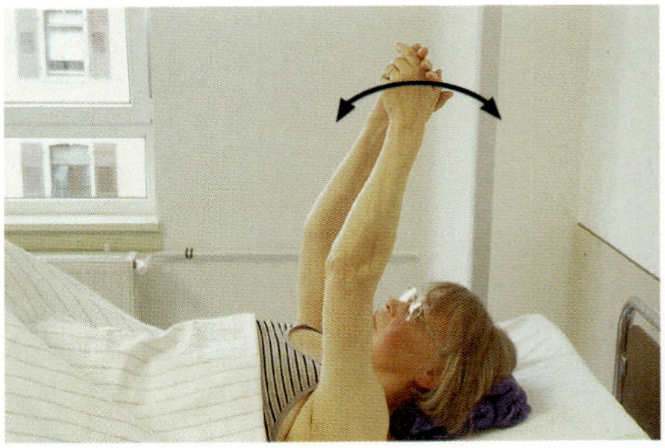

Abb. 19.63 Sie können dem Patienten immer wieder empfehlen, die Arme mit gefalteten Händen zu heben und zu senken

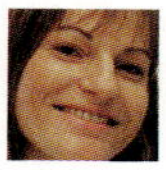

···› Pflegeangebot Unterstützung bei bestehenden Kontrakturen

Bei massiver Einsteifung verschiedener Gelenke sind prophylaktische Maßnahmen nicht mehr sinnvoll oder durchführbar, bestimmte Lagerungen können überhaupt nicht vorgenommen werden.

Grundsätzlich werden die Patienten gezielt physiotherapeutisch und ergotherapeutisch behandelt und/oder operativ versorgt. Hinzu kommt oftmals eine entsprechende Medikation. Der folgende knappe Überblick soll hiervon einen Eindruck vermitteln.

Myogene Kontrakturen

Sie entstehen zwangsläufig durch lange Ruhigstellung im Gips o. ä. oder durch Gewohnheitshaltung und führen zu hartnäckigen Bewegungseinschränkungen. Sie werden auf ärztliche Anordnung hin mit spezifischen physiotherapeutischen Maßnahmen behandelt.

Schmerz- und psychogene Kontrakturen

Die Betroffenen lassen anfangs nur wenig oder gar keine prophylaktischen Maßnahmen von Seiten der Pflegenden und/oder Physiotherapeuten zu. Erst wenn nach intensiver ärztlicher Betreuung eine Besserung des Krankheitszustandes eingetreten ist, schließt sich in der Regel eine physiotherapeutische Behandlung an.

Fasziogene und arthrogene Kontrakturen

Bei ihnen handelt es sich häufig um erhebliche und schmerzhafte Behinderungen. Es wird daher versucht, sie medikamentös und/oder mit physio- und balneotherapeutischen Maßnahmen zu lindern.

Meist ist es jedoch erforderlich, die Kontrakturen operativ anzugehen. Die moderne Orthopädie und Chirurgie nehmen neben Sehnenverlängerungen und -plastiken sowie Umstellungsosteotomien besonders bei älteren Patienten die Implantation künstlicher Gelenke vor. Nach einer sich in der Regel anschließenden physiotherapeutischen Behandlung ist der Patient oftmals schmerzfrei und wesentlich beweglicher. Wurde eine Operation in den unteren Extremitäten vorgenommen, ist meist auch die Statik erheblich verbessert.

19.5 Komplexe Pflegesituation gestalten

Heike Jung-Heintz

Aufnahmesituation

Herr Leibrecht, 67 Jahre, lebt in der Seniorenresidenz Königsstein, seit vor vier Jahren ein Parkinson-Syndrom diagnostiziert wurde. Er wurde morgens von der betreuenden Pflegeperson im Sessel sitzend aufgefunden. Er wirkte leicht benommen, fühlte sich sehr heiß an, hustete und klagte über Atemnot. Der herbeigerufene Hausarzt wies Herrn Leibrecht nach der Untersuchung mit Verdacht auf Pneumonie in die Klinik ein. Die Tochter von Herrn Leibrecht, Frau Kern, begleitet ihren Vater. Bei der Aufnahme hat Herr Leibrecht 39,8 °C Körpertemperatur, der Puls beträgt 108/min, der Blutdruck 120/70 mmHg. Er fühlt sich sehr schwach und möchte sich ausruhen. „Fragen soll bitte meine Tochter beantworten, sie kennt sich gut mit meiner Erkrankung aus", wünscht Herr Leibrecht schwer atmend und von Husten unterbrochen. Eine ausführliche Anamnese kann auf Grund der schweren Beeinträchtigung des Allgemeinbefindens nicht durchgeführt werden.

Lebenssituation

Frau Kern berichtet dem zuständigen Krankenpfleger über ihren Vater: "Mein Vater war immer gesund, bis sich vor vier Jahren der für ihn schreckliche Verdacht eines Parkinson-Syndroms bestätigte. Er hat sich sofort aus unserer Firma zurückgezogen und sich eine Wohnung in der Residenz Königsstein gemietet, um dort betreut zu werden, wenn dies notwendig werden sollte. Meine Mutter ist vor 8 Jahren bei einem Verkehrsunfall tödlich verunglückt. Darüber ist mein Vater nie hinweggekommen. Seit der Diagnose des Parkinson-Syndroms hat er sich noch weiter zurückgezogen. Seinen Beruf hat er aufgegeben, weil er meint, dass ihn sein veränderter Gang, die undeutliche Schrift und der starrer werdende Gesichtsausdruck an der Ausübung hindern. Auch die deutliche Besserung durch die Medikamente konnte ihn nicht überzeugen, weiter zu arbeiten und sein Haus zu behalten. Und nun diese Lungenentzündung, er wirkt so hilflos und atmet so schwer. Ich mache mir wirklich große Sorgen."

Pflegeanamnese

In Bezug auf die ATL Sich bewegen berichtet Frau Kern: „Durch das Parkinson-Syndrom ging mein Vater nur mit kleinen Schritten, manchmal schwankte er auch. Wenn er unter Zeitdruck war, verschlimmerten sich die Symptome. Durch die verordneten Medikamente und ein spezielles Übungsprogramm, das er 3-mal tgl. sehr konsequent durchführt, hatten sich die Einschränkungen enorm verbessert. Mein Vater ist ansonsten kerngesund, die in seinem Alter sonst üblichen Probleme kennt er nicht. Und auch seine Haut ist völlig in Ordnung, er cremt sich jeden Morgen mit einer Feuchtigkeitslotion ein. Außerdem trinkt er gerne den Zitronentee aus diesem Instantpulver. Morgens und nach dem Mittagessen trinkt er ihn heiß, ansonsten rührt er ihn sich kalt an. Früher war er sehr aktiv. Aber seit dem Tod meiner Mutter will er einfach nicht mehr so unter Leute. Jetzt hat er nur noch bei seinem Übungsprogramm Bewegung, bei den täglichen Verrichtungen innerhalb seiner Wohnung und wenn wir ihn zu einem Spaziergang einladen."

Ärztliche Anordnung

Herr Leibrecht soll bis zur Besserung der Symptome gelockerte Bettruhe einhalten. Er darf sich zu den Mahlzeiten an den Bettrand setzen und zur Toilette aufstehen, um die Lungenbelüftung zu verbessern. Zur Thromboseprophylaxe wird eine Antikoagulanziengabe 1-mal tgl. als s.c. Injektion angeordnet. Zur Behandlung des Parkinson-Syndroms erhält Herr Leibrecht weiter seine Medikamente und Physiotherapie, soweit ihn diese nicht zu sehr anstrengt. Außerdem erhält er Antibiotika und soll 3-mal tgl. inhalieren. Die Vitalzeichen (Atmung, Blutdruck, Puls und Körpertemperatur) sind 3-mal tgl. zu kontrollieren. Das Fieber kann bei Bedarf (> 39 ° C) mit Paracetamol Supp. (1000 mg) gesenkt werden. Wenn Herr Leibrecht nicht ausreichend Flüssigkeit zu sich nimmt (mind. 3 l), muss die Gabe von Infusionen in Erwägung gezogen werden.

Prioritätensetzung

Die Verbesserung der Atemsituation steht zunächst im Vordergrund. Außerdem ist darauf zu achten, dass Komplikationen und Sekundärerkrankungen, die sich aus der angeordneten Bettruhe und dem Allgemeinbefinden ergeben, sowie eine Verschlechterung des Parkinson-Syndroms vermieden werden. Es besteht eine mittlere Dekubitusgefährdung nach Einstufung der Braden-Skala sowie eine Thrombose-Embolie- und Kontrakturgefahr. Die Pflegeplanung für die ATL Sich bewegen wird in **Tab. 19.6** dargestellt.

Tabelle 19.6 Exemplarische Pflegeplanung für die ATL Sich bewegen

Pflegeproblem	*Pflegeziel*	*Pflegemaßnahme*
Herr Leibrecht muss gelockerte Bettruhe einhalten. Sein reduzierter Allgemeinzustand schränkt die Beweglichkeit ein. *Potenzielle Probleme:* → mittlere Dekubitusgefährdung nach Braden-Skala *Ressource:* bislang intakter Hautzustand, keine Vorschädigungen	Herrn Leibrechts Hautzustand bleibt intakt	→ Herrn Leibbrecht zu den Mahlzeiten an den Bettrand mobilisieren und zu Toilettengängen zur Toilette führen (vorher RR und Puls messen), → Umlagerung 3 stdl. (5 h, 8 h, 11 h, 14 h, 17 h, 20 h, 23 h), 30° Schräglagerung rechts mit zusammengerollter Bettdecke unter der Matratze, Rückenlage in atemerleichternder A-Lagerung, 30 ° Schräglagerung links. Schräglagerung mit leicht erhöhtem Kopfteil zur Atemerleichterung, → Beobachtung und Dokumentation des Hautzustands der gefährdeten Körperstellen bei jeder Lagerung und bei der Körperpflege, → Herrn Leibrecht zur selbstständigen Bewegung im Bett anleiten und motivieren. Ihn dabei nicht überfordern und genügend Zeit lassen, → Mobilisation schrittweise (Bettkante, Lehnstuhl) nach Anordnung des Arztes und in Absprache mit Herrn Leibrecht, → auf ausreichende Flüssigkeitszufuhr achten (mind. 3 l/Tag), Einfuhr aufschreiben und Arzt informieren, wenn 3 l nicht erreicht werden, → Frau Kern anrufen und bitten, das Zitronenteepulver mitzubringen, → Zum Frühstück und nach dem Mittagessen einen großen Becher heißen Zitronentee zubereiten und in Reichweite stellen, → gegen 10 h und gegen 15 h je einen Liter kalten Zitronentee anrühren und Herrn Leibbrecht stündlich davon anbieten, → Beobachtung des Hautturgors, Herrn Leibbrechts Feuchtigkeitslotion nach der morgendlichen und abendlichen Toilette einreiben.
→ Thrombose-Embolie-Gefahr *Ressource:* Keine Venenerkrankungen in der Vorgeschichte bekannt	Herrn Leibrechts venöser Rückfluss ist ungehindert möglich	→ medizinische Antithrombosestrümpfe anpassen, wenn Körpertemperatur < 38 ° C, → Beine 3-mal tgl. (8 h, 14 h und 20 h) ausstreichen (zuvor Arztanordnung einholen) → Herrn Leibrecht über die Gefahr informieren und anleiten, sooft wie möglich die Zehen zu spreizen und einzukrallen, die Wadenmuskulatur anzuspannen, die Kniekehlen auf die Matratze zu drücken. Ihn dabei nicht unter Zeitdruck setzen, Bewegungsabläufe durchdenken lassen. Diese Maßnahme um 8 h, 14 h und 20 h gemeinsam mit ihm durchführen.
→ Kontrakturgefahr: Die Beweglichkeit der Gelenke ist bei Herrn Leibrecht durch das seit 4 Jahren bestehende Parkinson-Syndrom eingeschränkt	Erhaltung der bisherigen Gelenkbeweglichkeit	→ Lagerung der großen Gelenke in physiologischer Mittelstellung, zum Umlagern das Bett ganz flach stellen und Herrn Leibrecht zum Dehnen und Strecken auffordern. → Unterstützung bei der Durchführung des Bewegungsprogramms (s. unten), → Beobachtung der Bewegungsabläufe auf Veränderungen. → Bei allen Pflegemaßnahmen Eigenaktivität fördern (selbstständiges Drehen im Bett) beim Lagern und Betten

Tabelle 19.6 Exemplarische Pflegeplanung für die ATL Sich bewegen

Pflegeproblem	*Pflegeziel*	*Pflegemaßnahme*
Herr Leibrecht leidet seit 4 Jahren an einem Parkinson-Syndrom mit gelegentlichen Gleichgewichtsstörungen *Potenzielles Problem:* Verschlechterung seiner Beweglichkeit durch die angeordnete Bettruhe und den reduzierten Allgemeinzustand durch die Pneumonie *Ressource:* Herr Leibrecht hat vor seinem Krankenhausaufenthalt selbstständig ein spezielles Übungsprogramm durchgeführt. Er war innerhalb seiner Wohnung mobil und konnte in Begleitung spazieren gehen.	Erhaltung der Beweglichkeit. Herr Leibrecht ist zu Bewegungsabläufen wie vor dem Krankenhausaufenthalt fähig, der Gleichgewichtssinn bleibt erhalten	→ passives Übungsprogramm in Absprache mit dem Arzt, bis das Fieber abgeklungen ist, → Information zum bisher durchgeführten Bewegungsprogramm einholen. Absprache mit Physiotherapeuten zur Erstellung eines speziell auf die Bedürfnisse und Gewohnheiten von Herrn Leibrecht zugeschnittenen Übungsprogramms. → Unterstützung bei der Durchführung des Übungsprogramms z. B. an den Wochenenden, wenn kein Physiotherapeut da ist. → Herrn Leibrecht mit den Übungen nicht überfordern, ihn nicht unter Zeitdruck setzen. → die Durchführung von Bewegungsübungen dem Gesundheitszustand (Atemsituation, Erschöpfung) von Herrn Leibrecht anpassen. → Mobilisation s. oben. Dabei darauf achten, dass er Zeit hat, sich räumlich zu orientieren und die Veränderung der Körperhaltung nachzuvollziehen. Ggf. mit zwei Pflegepersonen moblisieren.

Leserservice

Verwendete Literatur

Physiologie des Bewegens

Faller, A.: Der Körper des Menschen. Thieme, Stuttgart 1999

Haak, K.: Die neue Rückenschule. Falken-Verlag, Niedernhausen 1998

Molcho, S.: Alles über Körpersprache. Mosaik-Verlag, München 1995

Dekubitus

Allman, R.: Pressure ulcers among the elderly. In: The New England Journal of Medicine, March (1989) 850

Bergstrom, N., B. Braden, A. Laguzza, V. Homan: The Braden Scale for predicting pressure sore risk. In: Nursing Research, July/August, Vol. 36. No. 4 (1987) 205

Bienstein, Ch., G. Schröder, M. Braun, K.-D. Neander: Dekubitus. Prophylaxe und Therapie. Thieme, Stuttgart 1997

Braden, B., N. Bergstrom: Clinical utility of the Braden Scale for predicting pressure sore risk. In: Decubitus, Vol. 2, No. 3 (1989) 44

Braun, M.: Dekubitus, 2. Aufl. Springer-Verlag, Berlin 1991

Grond, E.: Druck auf Körper und Seele. Dekubitus und Depression bedingen und verstärken sich gegenseitig. In: Altenpflege, 12 /1993) 763

Knobel, S.: Wie man sich bettet, so bewegt man. Diplomarbeit zur HöFA, Schweiz 1994

Neander, K.D.: Prophylaktische Maßnahmen kritisch beleuchtet. In: Bienstein u. a.: Dekubitus. Verlag Krankenpflege, Frankfurt 1993

Schänekäs, H., W. Koch, C. Seuß: Mangelernährung und Dekubitus, Heilberufe 51 (1999) 36–38

Seiler, W. O.: Fünf Prinzipien zur Dekubitustherapie. In: Bienstein u. a.: Dekubitus. Verlag Krankenpflege, Frankfurt 1993

Thrombose

Ebert-Willershausen, W. u. a.: Prävalenz, Risikofaktoren und Komplikationen peripherer Venenerkrankungen in der Münchner Bevölkerung. In. Der Hautarzt 35 (1984) 68

Frowein, M.: Frowein-TVT-Score.

Gruber, U. F.: Apparative Methoden zur Thromboseprophylaxe. In: Med. Welt 32 (1981) 1179

Kujath, R.: Perioperative Thromboseprophylaxe. Uni-Med Verlag, Bremen 1999

Loose, D. A.: Thrombose, Lungenembolie, Postthrombisches Syndrom. Trends in Diagnostik und Therapie. Einhorn Presse Verlag, Reinbeck 1995

Neander, K.-D., A. Zegelin, A. Gerlach: Thrombose. Grundlagen – Prophylaxe – Therapie. Ullstein-Mosby, Wiesbaden 1997

Schettler, G., H. Greten: Innere Medizin. Thieme, Stuttgart 1998

Kontraktur

Kisner, C., L. A. Colby: Vom Griff zur Behandlung: Physiotherapie grundsätzlich, 3. Aufl. Thieme, Stuttgart 1997

Klinkmann-Eggers, R.: Grifftechnik in der physiotheraptutischen Behandlung: Ein Arbeitsbuch, 5. Aufl. Fischer, Lübeck 1998

Weiterführende Literatur

Neander, K.-D. u. a.: Hautpflegemittel zur Dekubitusprophylaxe. In: Deutsche Krankenpflegezeitschrift, 4 (1992) 264

Prölß, J., P. Elbers, A. Caspers: Entwicklung einer Dekubitusrisikoskala für Intensivpatienten. In: Intensiv, 4 (1996) 260

Seiler, W. O., H. N. Stähelin (1994): Wie Dekubitus verhindert werden kann. In: Krankenpflege (Soins Infirmiers), 1 (1994) 17

Kontaktadressen

Telefon für pflegende Angehörige
c/o Caritasverband Frankfurt
Barbara Haamel
Tel.: 0 69/95 52 49 11, Fax: 0 69/95 96 63 – 50

Internetadressen

http://www.gustavsburg.de/gesundheit/rueckenschule

http://www.hartmann.online.com/deutsch/produkte/pflege/pflegedienst/pfldienst3.htm
(Diverse Artikel zum Thema Dekubitus)

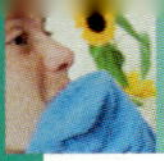

20 ATL Sich waschen und kleiden

Christine Grützner

Der Körper ist das Haus der Seele

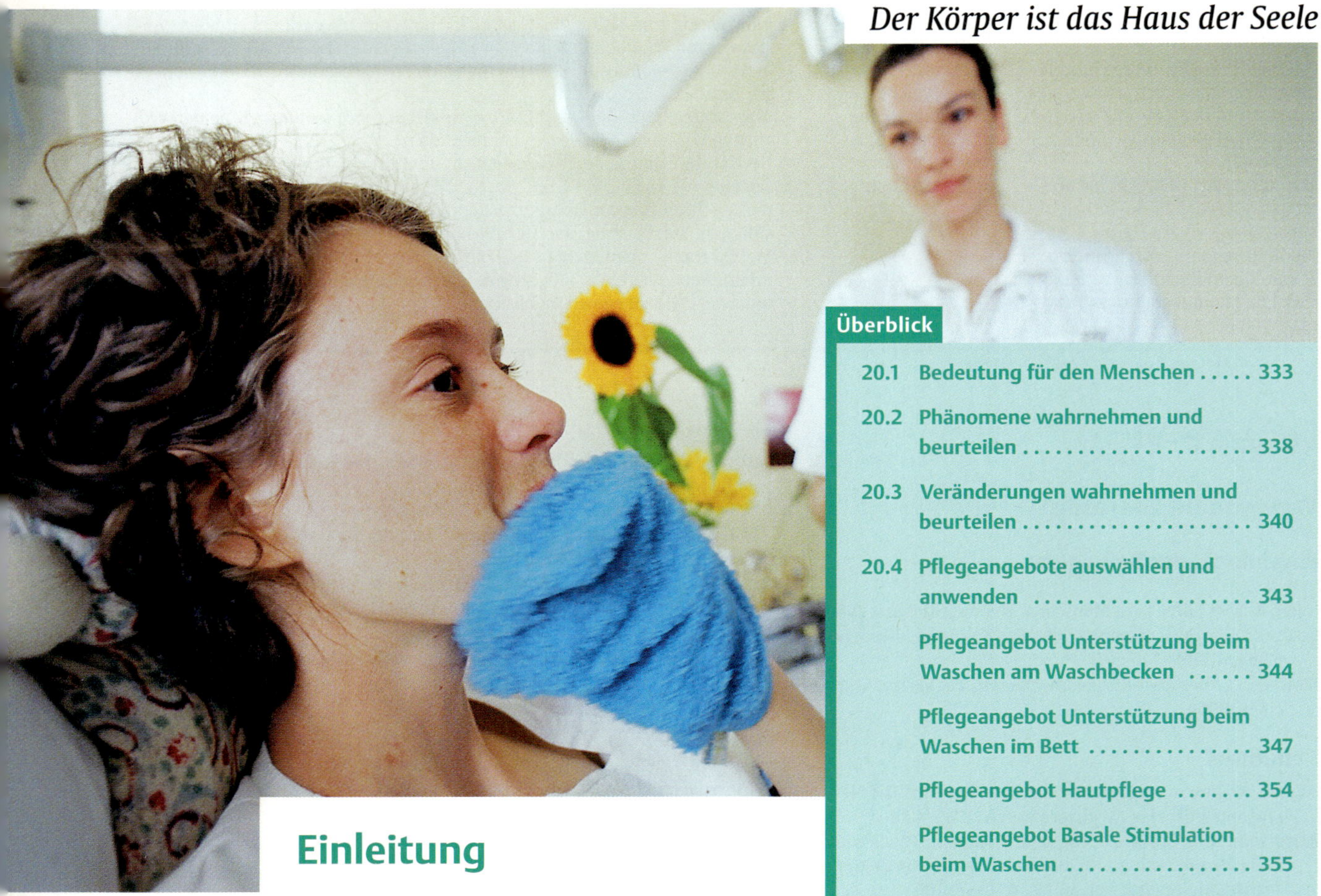

Überblick

Einleitung

Sinnliches Vergnügen oder notwendiges Übel, anregende Stimulation oder beruhigendes Erlebnis – das Spiel mit Wasser oder Materialien auf der Haut oder etwas rationaler formuliert, die Anwendung eines Reizträgers hat für jeden Menschen eine andere Bedeutung. Wasser fasziniert und seine vielfältige Wirkung auf Körper und Seele wurde schon seit Menschengedenken genutzt.

Ob in der römischen Therme, in einem türkischen Hamam, in einem Kneipp-Tretbecken oder im kühltropfenden, rauhen Waschhandschuh – Wasser ist ein Element, mit dem uns eine besondere Beziehung verbindet und das daher für die Pflege vielseitig nutzbar ist.

Sebastian Kneipp (1821 – 1897) sagte: „Unser lieber Herrgott hat uns mit dem Körper auch die Pflicht auferlegt, für diesen zu sorgen." Die Anwendung von Wasser ist eine der 5 Säulen seiner Therapie. Sie kann sowohl zur Vorbeugung als auch zur Behandlung eingesetzt werden. Er erkannte, dass warmes Wasser primär einen beruhigenden Effekt ausübt und dass je nach temperaturabhängiger

Reizstärke kräftigende und fördernde Wirkungen auf Körper und Seele erreicht werden.

Bienstein und Fröhlich haben uns mit der basalen Stimulation einen pflegetherapeutischen Ansatz geliefert, mit dem wir die für Laien recht simpel erscheinende Pflegemaßnahme Waschen als professionelles Pflegeangebot nutzen können, um die Wahrnehmung des Patienten zur fördern (Basale Stimulation, S. 170). Berührung, Druck, Reibung, Kälte, Wärme und vertraute Gerüche der Pflegemittel helfen dem kranken Menschen, seine Körpergrenzen wahrzunehmen, sie nicht zu verlieren.

Eva Groß
Kranken-schwester

Praxistipp

Um sich in der Erlebniswelt des Patienten leichter einfühlen zu können, probieren Sie einmal folgende Übung aus: Legen Sie die Fingerspitzen einer Hand auf den Rücken Ihres Partners, verändern Sie die Anzahl der Finger und fragen Sie Ihren Partner, wieviele Finger er spürt. Verändern Sie auch die Entfernung der Finger, spreizen Sie sie oder legen Sie sie eng nebeneinander. Stimmen die Aussagen immer, oder wann irrt sich Ihr Partner? Nehmen Sie diese Erfahrung als Basis, um sich vorzustellen, wie es ist, wenn Ihre Empfindungsfähigkeit noch stärker reduziert wird.

Langes Liegen auf dem Rücken kann innerhalb weniger Tage dazu führen, dass Sensoren für Druckreize unempfindlicher werden. Die Grenzen des Körpers verschwimmen. Die Anzahl der Sensoren ist im Körper unterschiedlich dicht verteilt, im Mund liegen sie sehr eng beieinander, am Rücken sind sie weiter voneinander entfernt. Je weiter sie voneinander entfernt liegen, desto undifferenzierter und verschwommener werden die Eindrücke. Wenn sie nun

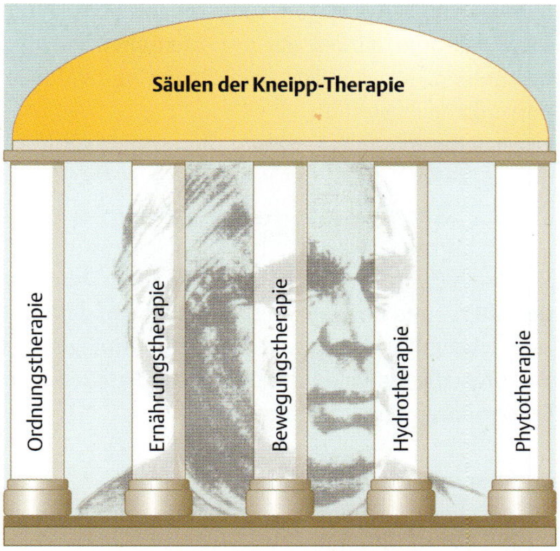

Weit über 100 verschiedene Kneippanwendungen stärken die Abwehrkraft und verbessern die Lebensqualität

durch fehlende Stimulation noch unempfindlicher werden, verliert der Mensch die Grenzempfindung zwischen innen und außen.

Lerntipp

Lesen Sie in Ihrem Anatomie-/Physiologielehrbuch die Inhalte zu den Sensoren der Haut und der Verteilung von Hautrezeptoren nach. Während sich z. B. 100 Schmerzrezeptoren auf 1 cm^2 Haut drängeln, registrieren nur maximal 3 Kaltrezeptoren und nur 1 Warmrezeptor pro cm^2 Temperaturunterschiede.

Um mit möglichst viel Fachverstand das Waschen des Körpers als professionelles Pflegeangebot einsetzen zu können, ist es wichtig, zu wissen, welche Bedeutung es für den Menschen hat, welche Faktoren Einfluss nehmen, welche normalen Phänomene und welche Veränderungen beobachtbar sind.

20.1 Bedeutung für den Menschen

20.1.1 Individuelle Bedeutung

All das, was unseren Körper unmittelbar umgibt, also auch Wasser und Kleidung, hat für jeden Menschen eine andere Bedeutung. Sie spiegelt sich in unserem Pflegeverhalten wider, aber auch im Ausleben unserer innersten Interessen.

Alles Leben auf unserer Erde hat seinen Ursprung im Wasser, Föten schwimmen im Fruchtwasser, und die Art und Weise, wie wir ins Wasser zurückkehren, ist vielfältig. Frauen wählen als Ort für die Geburt ihres Kindes das Wasser, Meditierende begeben sich auf der Suche nach ihrem Selbst in den sog. Braintank, ein sargähnliches mit Wasser gefülltes, dunkles Objekt, in dem nur noch das Gesicht aus dem Wasser schaut. So extrem muss es jedoch nicht sein. Jeder Mensch hat sein *eigenes Verhältnis* zum Wasser, er ist wasserscheu oder liebt es, sich stundenlang im Wasser aufzuhalten, er hasst es, Wasser beim Duschen über den Kopf laufen zu lassen oder taucht Erholung suchend im Wasserrauschen unter. Er scheut häufige Wäschen, um seinen eigenen Körpergeruch intensiver wahrzunehmen oder empfindet das tägliche Wannenbad als wichtiges

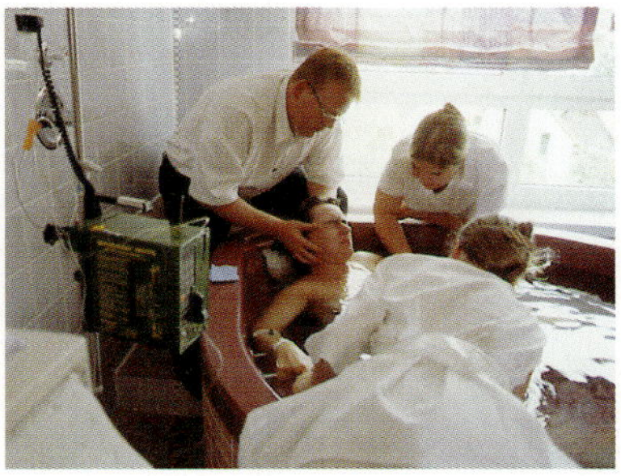

Frau in den Wehen mit laufender Infusion und aufzeichnendem CTG (Kardiotokogramm)

Symbol der Selbstbestimmung bis ins hohe Alter. Viele Faktoren wirken auf den Menschen ein und bestimmen letztendlich seine ganz individuelle, persönliche Einstellung.

20.1.2 Biophysiologische Faktoren

Die Bedeutung des Waschens und Kleidens wird von der Alters- und Entwicklungsstufe und von der Haut selbst beeinflusst. Sie sind die biophysiologischen Faktoren, die jeden Menschen von der Stunde seiner Geburt bis zu seinem Tod begleiten.

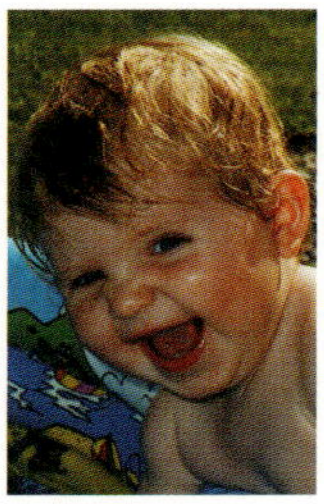

Noch kein Jahr alt, ist die kleine Anna begeistert, nackt im Wasser zu plantschen

■ Alter und Entwicklungsstufe

Körperpflege und Bekleidung sind wesentlich vom Grad der Entwicklung abhängig. Säuglinge und Kleinkinder sind naturgemäß darauf angewiesen, dass Eltern und Bezugspersonen sie waschen, wickeln und ihnen geeignete Kleidung anziehen.

Ab etwa dem 15. Monat hilft das Kind bereits beim An- und Ausziehen mit, indem es einen Arm oder ein Bein ausstreckt.

Ab dem 4. Jahr benötigt es nur noch Hilfestellung beim Zähneputzen und Waschen. Das Kind entwickelt mit dem 5. Lebensjahr ein ausgeprägtes Schamgefühl, es möchte nicht mehr von den Eltern im Genitalbereich gewaschen werden und zieht sich nur sehr ungern vor Fremden (z. B. Pflegepersonal und Ärzten) aus (Hoehl u. Kullick 1998).

Das Waschen und Kleiden ist kein losgelöster Vorgang. Viele Faktoren wirken darauf ein und führen zu unendlich vielen individuellen Vorlieben und Gewohnheiten

Jugendliche entwickeln dann sehr schnell eigene Vorstellungen, die durch die körperliche Entwicklung gefördert werden. Durch die hormonelle Umstellung in der Pubertät verändert sich auch die Hautaktivität, die Talgsekretion steigt, die Talgdrüsen verstopfen quasi an ihrer eigenen überstürzten Sekretion, und es entstehen Talgpfropfen (Mitesser und Komedonen), die den Boden für eine eitrige Entzündung der Talgdrüsen, die Akne, bereiten.

Diese Veränderungen lassen die Jugendlichen zu Pflegemitteln greifen, die einen ganzen Wirtschaftszweig ernähren. Antibakterielle Waschcremes mit tiefenreinigenden Inhaltsstoffen, Peelingprodukte, Gesichtswasser und Abdeckstifte werden im Kampf gegen überschüssiges Fett und Pickel verursachende Bakterien eingesetzt. Auch Deodorants werden nun gerne verwendet. Mädchen setzen sich mit der Monatshygiene auseinander und interessieren sich für BHs. Die Frage, ob Tampons oder Binden verwendet werden sollen, ist der Inhalt so mancher Mädchengespräche und fördert die Auseinandersetzung mit dem eigenen, sich verändernden Körper. Für die Jungs ab dem 14. Lebensjahr wird die tägliche Rasur wichtig.

Der Erwachsene schließlich hat *feste Gewohnheiten* entwickelt. Wasser, Seife, Make-up, Deodorant, Parfum sowie Kleidung und Schmuck dienen nicht nur hygienischen Zwecken, ihre Benutzung unterliegt auch ethischen Bewertungen, sie spiegeln das Verhältnis zu unserem Körper wider. Der eingelegte Schönheits-, Pflege- oder Verwöhntag mit Körperpeeling, Gesichtsmaske und dem Tragen weicher, bequemer Wohlfühlklamotten ist Ausdruck der Auseinandersetzung mit unserem Körper. Je nach ökologischer Einstellung wird dafür das Gemüsefach geplündert oder auf teure Markenprodukte zurückgegriffen: „... weil ich es mir wert bin". Das Ausleben individueller Gewohnheiten steht häufig im krassen Gegensatz zur gelebten, starren Krankenhausroutine mit vorgeschriebenen Reinigungsritualen nach dem Aufstehen oder dem Waschen im Bett.

Beeinflussende Faktoren

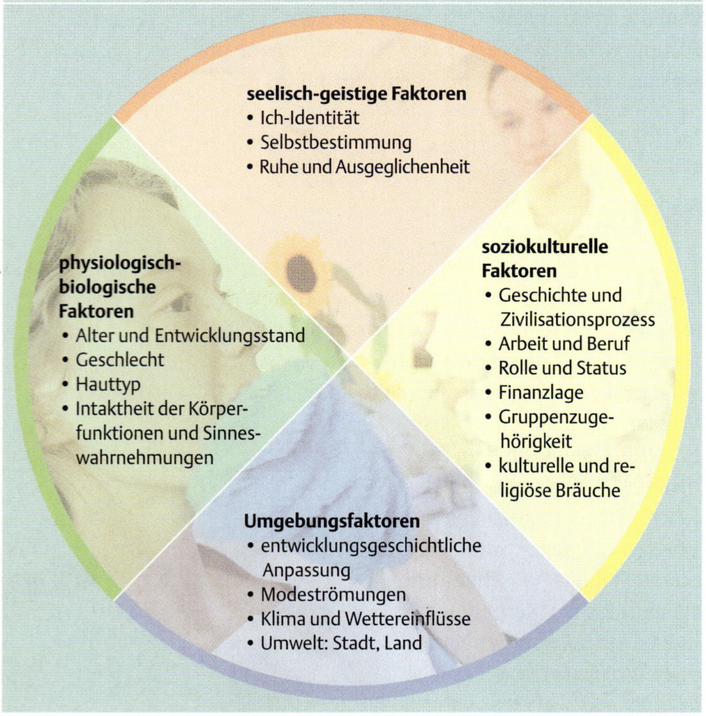
seelisch-geistige Faktoren
• Ich-Identität
• Selbstbestimmung
• Ruhe und Ausgeglichenheit
soziokulturelle Faktoren
• Geschichte und Zivilisationsprozess
• Arbeit und Beruf
• Rolle und Status
• Finanzlage
• Gruppenzugehörigkeit
• kulturelle und religiöse Bräuche
physiologisch-biologische Faktoren
• Alter und Entwicklungsstand
• Geschlecht
• Hauttyp
• Intaktheit der Körperfunktionen und Sinneswahrnehmungen
Umgebungsfaktoren
• entwicklungsgeschichtliche Anpassung
• Modeströmungen
• Klima und Wettereinflüsse
• Umwelt: Stadt, Land

■ Haut und Hautbeschaffenheit

Auch Haut und Hautbeschaffenheit beeinflussen das Waschen und Kleiden:

- sie schützt vor Austrocknung und Substanzverlust, vor Verletzung des darunter liegenden Gewebes bei mechanischen, chemischen und physikalischen Einwirkungen und hält schädliche Bakterien, Viren, Pilze und Toxine fern,
- sie stellt aber auch den Kontakt zur Außenwelt dar. Rezeptoren nehmen Reize auf, die das Gehirn verarbeitet und als Druck, Temperatur oder Schmerz in feinsten Nuancen erkennt,
- als Regulationsorgan stellt sie einen Ausgleich zwischen dem Körper und der sich ändernden Umgebungstemperatur her, indem sie die Volumenkapazität der Hautgefäße ändert oder über vermehrte Schweißproduktion Verdunstungskälte erzielt,

- schließlich ist sie auch an der Figur des Menschen beteiligt. Durch die geschlechtsspezifisch unterschiedliche Einlagerung von Fett entsteht die typische Form (Verteilung der Fetteinlagerung, S. 387).

Die Hautbeschaffenheit und ihr Erscheinungsbild trägt entscheidend zum Wohlbefinden bei. Sie kann trocken, fettig oder feucht, behaart oder unbehaart sein, Falten bilden, rauh und schwielig oder zart und weich sein. Der zarte, rosige, feinporige Teint steht für Gesundheit, während die sich schuppende, juckende, entzündete, pickelige Haut Unwohlsein und Krankheitsgefühle auslöst. Die Häufigkeit des Waschens und die Auswahl der Pflegemittel werden stark von der Beschaffenheit der Haut beeinflusst.

Interessante biophysiologische Faktoren finden Sie auch auf S. 336. Da sie evolutionsgeschichtlich als Anpassung des Menschen an die Umwelt zu verstehen sind, stehen sie unter der Überschrift „Umgebungsfaktoren".

20.1.3 Seelisch-geistige Faktoren

Der Umgang mit dem eigenen Körper, seine Pflege und Bekleidung ist ein Spiegel unserer Empfindungen und Erfahrungen. Kleine Kinder gewinnen an Ich-Identität bei der selbstständigen Körperpflege und Bekleidung und lösen sich aus der Abhängigkeit von Erwachsenen.

Alte Menschen verbinden die selbstständige Pflege ihres Körpers sehr eng mit dem Gefühl von Selbstbestimmung. Der zurückgelegte Lebensweg und die damit verbundenen Erfahrungen haben Gewohnheiten und Vorlieben geprägt.

Ein Mensch, der sich zeitlebens einmal in der Woche gründlich sauber geschrubbt und fein gemacht hat, weil sich dies mit seinem Lebensrhythmus, z. B. auf einem Bauernhof in der tiefsten Rhön, am besten vereinbaren ließ, wird auch im Krankenhaus nur eine auf das nötigste beschränkte Körperpflege täglich durchführen. Dafür beansprucht er dann am Badetag das Bad eine geraume Zeit für sich alleine. Die Körperpflege ist für ihn zu einem Ritual geworden, das die Zeit in Ruhe- und Aktivitätsphasen einteilt: die Erfrischung am Morgen und somit die Vorbereitung auf die Arbeit oder das abendliche Abwaschen der Last des Tages.

Unser Empfinden spiegelt sich in unseren Hautreaktionen wider: Wir erröten vor Scham oder Zorn, wir erbleichen vor Schreck, erschauern und bekommen eine Gänsehaut oder es läuft uns eiskalt den Rücken hinunter. Die Haut und ihr Zustand ist so selbstverständlich Ausdruck der Persönlichkeit, dass Rückschlüsse auf die Persönlichkeit mit Vokabular, das die Haut beschreibt, getroffen werden: „Der ist ja wohl nicht ganz sauber."

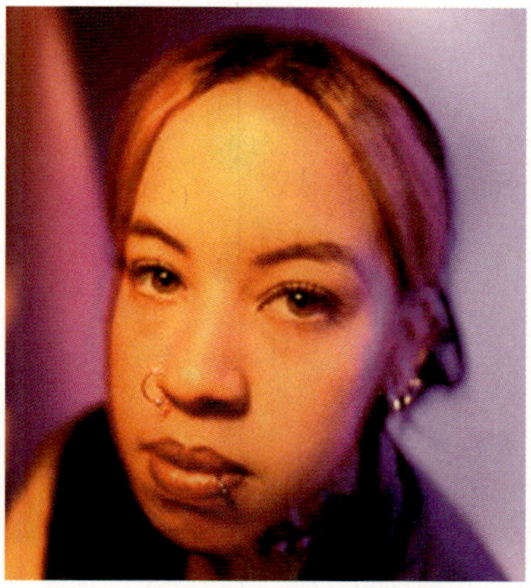

Permanentes Make-up, Tätowierungen und Piercing verleihen dem Körper auf Dauer eine unverwechselbare Persönlichkeit und Individualität

Die Kleidung ist Ausdruck unserer Identität und wie wir uns fühlen. Wir stimmen uns auf die Freizeit ein, tragen einen eng anliegenden kurzen Fitness-Dress, wenn wir uns körperlich austoben wollen und dabei auch seelisch Dampf ablassen oder weiche, umhüllende Pullover und Leggins, um uns zurückzuziehen. Wir können mit der Kleidung die Rolle wechseln und unser Selbstbewusstsein stärken. Die seelische und geistige Verfassung findet auch ihren Widerhall in der Verwendung von Schmuck und Make-up. Manche Frauen fühlen sich ohne die gewohnten Utensilien ganz nackt.

Lerntipp

Überprüfen Sie Ihre Stimmungslage, wenn Sie in Ihre Dienstkleidung schlüpfen. Fühlen Sie einen Unterschied, wenn Sie in Dienst- oder Privatkleidung dem Patienten oder Arzt gegenüberstehen? Gewinnen Sie mit der Krankenschwester-Uniform an Dominanz oder verlieren Sie an Individualität durch die uniforme Bekleidung?

20.1.4 Soziokulturelle Faktoren

Sozialkontakt. Der Säugling erfährt über die Haut die ersten, intensiven Sozialkontakte. Er kommuniziert bereits auf nonverbaler Ebene. Dabei ist es wichtig zu wissen, dass die Berührung durch die Hand eines anderen Menschen intensiver erfahren wird als die eigene Berührung.

Soziales Umfeld. Hygieneverhalten und Bekleidung unterliegen sehr stark dem Geist einer Zeitepoche und der Gesellschaft, in der der Mensch lebt. Arbeit und Beruf, Freizeitverhalten, Rolle und Status, Sozialprestige, finanzielle Möglichkeiten und familiäre Gewohnheiten üben ihren Einfluss aus. Die regelmäßige Körperhygiene ist in der westlichen Zivilisation des beginnenden 21. Jahrhunderts Standard, auch wenn die Zahnhygiene oftmals noch zu wünschen übrig lässt.

Identifikation und Gruppenzugehörigkeit. Das Zugehörigkeitsgefühl wird bereits bei den Kleinsten im Kindergarten entscheidend von Kleidung und Accessoires mitbestimmt. Die Kindergartentasche mit der Maus ist dann doof, aber der Elefant ist stark. Manche Klamotten sind *in*, andere sind *out* – ob Plateauturnschuhe, eng anliegende Tops, Hosen mit aufgesetzten Taschen, das Jill-Sander-Ensemble oder der Business-Anzug.

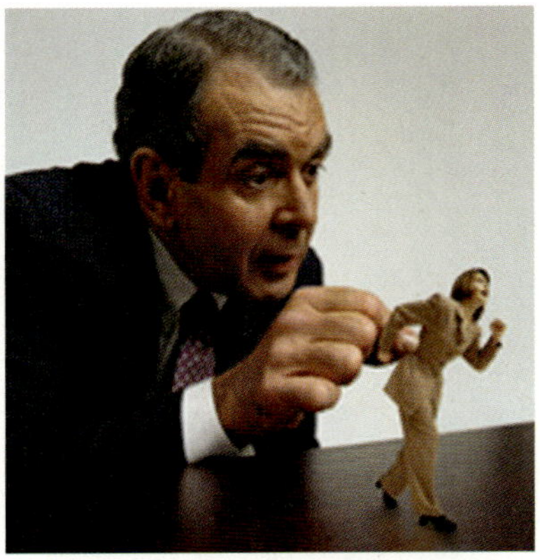

Frauen leben in einer von Männern und deren Vorstellungen dominierten Arbeitswelt, das wirkt sich auch auf die Bekleidung aus

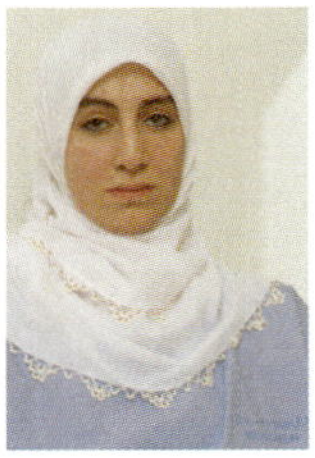

Es ist oft eine große Erleichterung für türkische Patientinnen, von einer türkischen Pflegeperson betreut zu werden

Kleiderregeln finden sich in Unternehmen wieder, entweder als offizielle Kleider- und Schminkvorschrift (sehr deutlich bei der Lufthansa zu sehen) oder als inoffizielle Kleiderordnung. Wer einer bestimmten Führungs- oder Gesellschaftsebene angehören will, versucht, sich mit seinem Erscheinen anzupassen. Die Kleidung bestimmt, ob man dazugehört oder nicht – *und der Mensch beugt sich den Normen oder demonstriert seine Unabhängigkeit.* Kleidungsunterschiede wirken vielfältig: sie können den Abstand zwischen Menschen erhöhen, aber auch Ängste und Befangenheit reduzieren. Das Gefühl *overdressed* zu sein, entfernt uns voneinander, während der uniforme Look uns nach außen hin als zusammengehörige Gruppe ausweist. Kleidung kann auch Angst machen. Aus diesem Grund verzichten die Ärzte in Kinderkliniken weitestgehend auf weiße Kittel und tragen Privatkleidung. Der weit wehende weiße Kittel eines Arztes hingegen, mit dem er schon rein räumlich gesehen viel Platz einnimmt, kann für Dominanz, Selbstbewusstsein und den Wunsch nach Abgrenzung stehen.

Auch kulturelle und religiöse Bräuche wirken sich auf die Bekleidung aus. Das Tragen von Kopftüchern und den Körper bedeckenden, langen Kleidungsstücken ist das äußere Zeichen für Frauen islamischen Glaubens. Von der Art und dem Ausmaß der Körperbedeckung wird auf die Geisteshaltung und Moral geschlossen. Kopftücher werden mit Stolz getragen oder wirken als weithin sichtbares Zeichen der Unterdrückung der Frau durch den Mann. Die Ansichten hierzu differieren sehr stark und sind Ursache so mancher familiärer Streitigkeiten.

20.1.5 Umgebungsfaktoren

Physiologische Anpassung

Anpassungen in kürzeren Zeiträumen, z. B. innerhalb von einigen Monaten oder Jahren führen zu anderen Veränderungen: Luft und Sonne gerben und bräunen die Haut, das Abschirmen durch Kleidung erhält sie blass. Ständige mechanische Beanspruchung lässt sie fester und widerstandsfähiger werden, Hornhaut und Schwielen entstehen.

Die Aufgabe der Haut als Regulationsorgan und somit ihre Anpassungsfähigkeit an äußere Bedingungen wie Wetter, Beanspruchung, Jahreszeit und Beschaffenheit der Umgebung hat aber auch ihre Grenzen. Durch die Wahl der Kleidung passen wir uns an die äußeren Bedingungen an, schützen uns und unser Schamgefühl. Dabei nutzen wir in mehr oder weniger starkem Umfang die Ressourcen unserer Umwelt. Seehundfelle schützen die Inuit vor der eisigen Kälte ihrer Klimaregion. In unserer westlichen Zivilisation sind Pelze Luxusartikel, die eher ein Symbol für die Ausbeutung der Natur sind.

Andere Kleidungsstücke, wie z. B. der Ostfriesennerz aus dem nassen Norden, schützen vor Feuchtigkeit und Regen. Die moderne Textilforschung arbeitet an immer besser den Bedingungen angepassten Materialien, die z. B. einerseits atmungsaktiv sind und den Austausch von Feuchtigkeit von innen nach außen ermöglichen, jedoch den umgekehrten Weg verhindern.

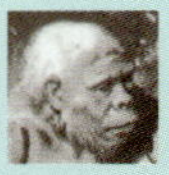

···> Entwicklungsgeschichtliche Anpassung

Der Mensch hatte entwicklungsgeschichtlich gesehen lange Zeit, sich an seine Umgebung anzupassen. Von der ersten Vormenschenart, zu der Lucy, die berühmteste Vertreterin dieser Zeit (gefunden in Äthiopien) gehört, bis zum frühen, anatomisch modernen Homo sapiens vergingen knapp 4 Millionen Jahre. Die frühen Hominiden (Menschenähnliche) passten sich an den veränderten Lebensraum an. Sie verließen den dichten Wald und suchten in der offenen Baumsavanne nach der verstreuten Nahrung. Durch die Aufrichtung auf zwei Beine wurde ein geringerer Teil der Körperoberfläche der direkten Sonneneinwirkung ausgesetzt und durch die größere Entfernung vom Boden konnte der Körper besser durch den Wind gekühlt werden.

Eine weitere wesentliche körperliche Veränderung trat beim Homo habilis, dem *geschickten Menschen* auf. Das dichte Haarkleid reduzierte sich. Der Homo habilis (**Abb. 20.1**) setzte sich bei der Nahrungssuche den tropischen Temperaturen aus. Um eine konstante Körpertemperatur zu erhalten, entwickelt sich ein sehr effektiver Mechanismus:

- Reduzierung der Behaarung und
- Zunahme der Schweißdrüsenzahl.

Weitere anatomische Anpassungen an das Klima finden sich bei Neandertalern (vor ca. 400 000 Jahren).

Sie passten sich an die eiszeitlichen Lebensbedingungen durch relativ kurze Unterarme und Unterschenkel an. Die heutigen Inuit (der Begriff Eskimo ist ein Schimpfwort und sollte daher nicht mehr verwendet werden) haben noch heute kurze Gliedmaßen. Der Vorteil liegt in der geringeren Wärmeabstrahlung.

Die Evolution des Menschen über Millionen von Jahren zeigt die enorme Anpassungsfähigkeit an die Umgebung und die Lebensbedingungen. Äußere Merkmale wie Hautfarbe, Schweißabsonderung pro Stunde, Körperform, Form und Beschaffenheit der Haare sind bei Afrikanern, Westeuropäern oder Asiaten sehr unterschiedlich und exakt auf die Umweltbedingungen abgestimmt (**Abb. 20.2**).

Hautfarbe. Die Hautfarbe ist genetisch bedingt. Eine physiologische Anpassung an intensive Sonnenstrahlung ist die Bräunung der Haut. Pigment wird vermehrt als Schutz in den Pigmentzellen gebildet. Es wandert aber mit den Epithelzellen nach oben, die Bräune geht wieder verloren.

Schweißdrüsen. Die Schweißdrüsen reagieren bei steigenden Außentemperaturen mit einer vermehrten Bildung von Schweiß. Dieser verdunstet auf der Haut, Wärme wird entzogen. Interessant ist, dass es keine wesentlichen Unterschiede bei der Gesamtzahl der Schweißdrüsen bei dunkel- und hellhäutigen Menschen gibt. Bei großer Hitze müssen sich alle Menschen durch den Rückzug in den Schatten den Umgebungstemperaturen anpassen.

Körperform. Auch die Körperform passte sich in Größe, Gewicht und Proportion den äußeren Bedingungen an. Große massige Körper produzieren mehr Wärme, kleine leichte Körper produzieren weniger.

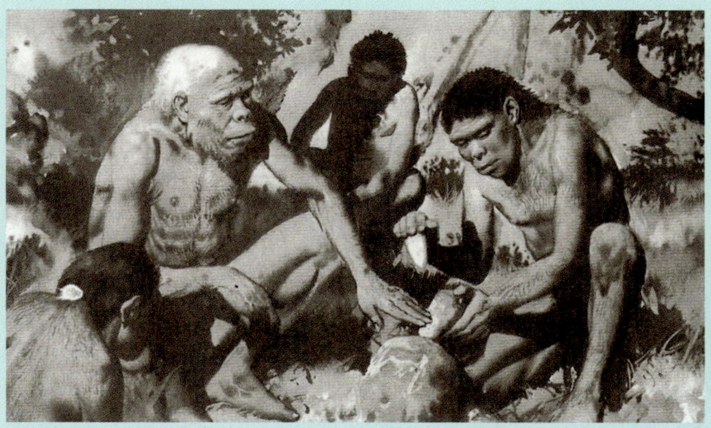

Abb. 20.1 Homo-erectus-Gruppe bei der Werkzeugherstellung (aus Wolf/Burian 1977)

Nasenform. Die breiten Nasen der Schwarzen mit einem weiten Atemkanal haben den großen Vorteil, die Luft schneller passieren zu lassen und dadurch weniger Wärme über die Nasenschleimhaut aufzunehmen. Auch die Befeuchtung der Atemluft über die größere Schleimhautoberfläche wird verbessert.

Kopf und Gesicht. Die Größe von Nase, Ohren und Kinn nimmt immer mehr ab, je niedriger die mittlere Jahrestemperatur ist. Der Vorteil: die der Kälte ausgesetzten Körperteile kühlen weniger aus.

Haarform. Das krause Haar mit dicken straffen Einzelhaaren bildet ein elastisches Polster um den Kopf, das Wärme nur sehr schlecht leitet und daher vermutlich Schutz vor Überhitzung bietet. Die Inuit und Nordasiaten sind bartlos, das verhindert eine Auskühlung des Gesichts, denn die ausgestoßene Atemluft würde im Bart gefrieren.

Geografische Verteilung der Hautfarbe

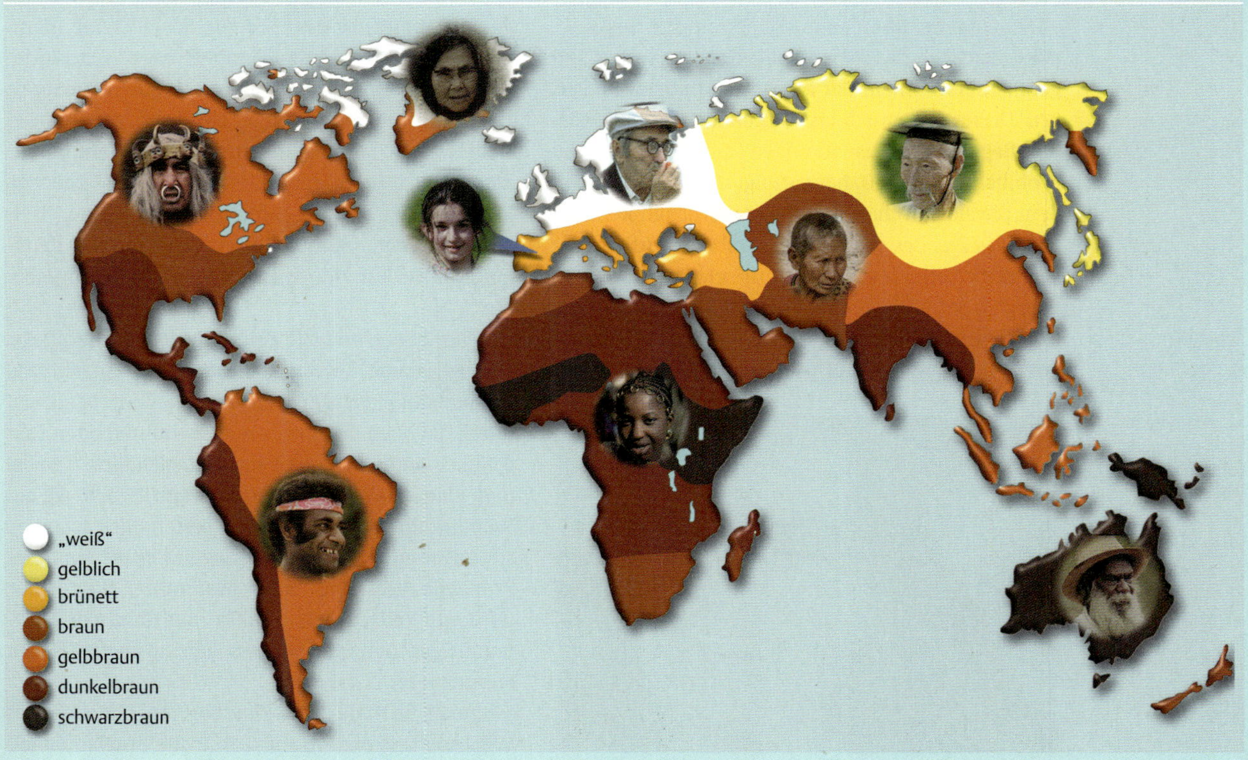

Abb. 20.2 Verteilung der Hautfarben über die Kontinente. Die „weiße“ Hautfarbe ist in der Minderzahl

20.2 Phänomene wahrnehmen und beurteilen

Gesundes Aussehen und Verhalten spiegeln sich in beobachtbaren Phänomenen wider. Sie weisen immer auch auf ein Geschehen im Inneren des Menschen, seines Körpers und seiner Seele hin.

20.2.1 Beobachtbare äußere Zeichen

Äußere Zeichen von Gesundheit und Wohlbefinden sind:

- rosige, glatte, feinporige, elastische, reine Haut, deren Oberhaut sich durchschnittlich einmal im Monat komplett erneuert und einen pH-Wert von 4,5 bis 6,5 aufweist,
- sich den Anforderungen anpassende, gut funktionierende Schweiß-, Talg- und Duftdrüsen,
- prall-elastischer Hautturgor,
- 32 weiße, feste Zähne mit intaktem Zahnschmelz,
- festes, eng am Zahn anliegendes, gut durchblutetes Zahnfleisch,
- eine blass-rosige, leicht feuchte, glänzende Schleimhaut,
- geschmeidige Lippen,
- glänzendes, schwungvolles, gleichmäßig dichtes, kräftiges Haar,
- feste, glatte, gleichmäßig geformte Finger- und Fußnägel mit intaktem Nagelbett und dem beidseits 3 – 5 mm tiefen Nagelfalz,
- angenehmer Körpergeruch,
- entspannte Mimik und unverkrampfte Gestik.

Diese Zeichen von Gesundheit lassen uns sauber und gepflegt erscheinen. Der Mensch ist *mit sich im Reinen.* Dieser Ausspruch lässt erkennen, dass die Körperpflege auch Auswirkungen auf das seelische Wohlbefinden hat. Daher verfolgt der Mensch neben dem physiologischen Ziel der körperlichen Reinheit auch das Ziel des seelischen Wohlbefindens, er entspannt sich oder regt sich an, erfrischt sich und tankt Energien auf.

Plantschen mit dem Wasser, Singen und Pfeifen unter der Dusche, der Aufschrei beim eiskalten Wasserguss, das sinnliche Spiel mit Schaumbergen in der Badewanne, Räkeln im heißen Wasser und das gegenseitige Rücken eincremen, kämmen und Zöpfe flechten sind elementare Erfahrungen unseres Lebens, die mit Wohlgefühl und Lebendigkeit gleichgesetzt werden.

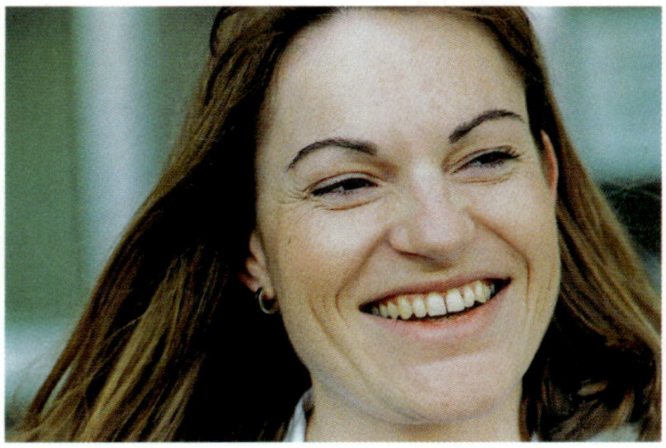

Das gesunde Aussehen einer sich wohlfühlenden Frau

20.2.2 Gesundes Verhalten

Das Spektrum gesunden Verhaltens reicht weit. Der gesunde Mensch versucht sein Wohlbefinden zu halten oder zu fördern, indem er zu bestimmten Zeitpunkten, in unterschiedlicher Intensität und Häufigkeit, mit einer mehr oder weniger großen Anzahl an Produkten seinen Körper pflegt.

Zeitaufwand und Zeitpunkt. Das tägliche Waschen ist in unserer Zivilisation Standard. Große Unterschiede gibt es bei der Art des Waschens, die auch von den baulichen Gegebenheiten des Bades abhängig ist. Viele Menschen duschen täglich, andere duschen nur einmal die Woche. Manche Menschen begnügen sich mit dem täglichen Waschen von Gesicht, Händen und Intimbereich, während andere sich erst dann wohl fühlen, wenn sie ihr tägliches Bad hinter sich haben.

Pflegemittel. Die Liste der Pflegemittel ist lang: Waschlappen, Schwämme, Luffa-Handschuhe, Fingerbürsten, Rückenkratzer, weichgespülte oder an der Luft getrocknete, harte Handtücher, Wattestäbchen zum Reinigen des äußeren Ohrs, Deodorants, Peelingcremes, Scheren, Feilen, Schleifsteine, Kämme, Haarbürsten, Seifen, Syndets oder Waschlotionen, Hautcremes, Make-up, Shampoo, Haarspray, Haarwachs, Wimpernzange, Lippenpflegestifte, Gesichtswasser, Maske, Pinzette, Rasierer, Zahnbürste, Zahnseide, Interdentalbürsten, Zahnputzbecher, Mundwasser, Prothesenreiniger, Haftcreme, Brillenputztücher, Kontaktlinsenpflegemittel, Reinigungsmittel für Hörgeräte, feuchte Toilettentücher etc.

Der Zweck und der Zeitpunkt der Körperpflege, der betriebene Aufwand, die Auswahl, Anzahl und Einsatzhäufigkeit der Pflegemittel wird bestimmt durch die oben beschriebenen beeinflussenden Faktoren. *Es ergibt sich somit eine fast unendliche Zahl an individuellen Wasch- und Reinigungsritualen, die das Wohlbefinden fördern.* Auf den ersten Blick scheinen sie unvereinbar mit den strengen Zeitplänen eines Krankenhauses. Die Pflege bestimmter Körperteile wird von Zeit zu Zeit gerne in die Hand des Fachmanns gegeben: des Friseurs, der Kosmetikerin, der Fußpflegerin.

Auch die Wahl der Bekleidung, die Häufigkeit des Wechsels und die Anzahl, Größe und Beschaffenheit der Wäschestücke differieren. Normal ist der Wechsel von Tag- und Nachtwäsche. Unterschieden wird auch in Freizeit- und Arbeitskleidung. Die Auswahlmöglichkeiten sind nicht weniger gering als bei den Pflegeprodukten. Alte Menschen tragen nachts gerne Bettjacken und Socken, da ihre Thermoregulation verringert ist und sie dadurch leichter frieren. Weiche, anschmiegsame, feuchtigkeitsausgleichende Materialien werden für die Nacht bevorzugt, während die Tageskleidung an Funktion, soziales Umfeld und Klima angepasst wird.

Eva Groß
Krankenschwester

Praxistipp

Sicher haben Sie schon erlebt, dass ein Patient das Anziehen der Krankenhaushemden verweigert, dass sie zwar getragen werden, aber mit sichtlichem Unbehagen oder dass verwirrte Patienten sich immer wieder das Hemd ausziehen. Um sich besser in die Ihnen anvertrauten Patienten einfühlen zu können, verbringen Sie doch ruhig einmal einige Nächte in unseren typischen Patientenhemden. Vergleichen Sie die Qualität der Stoffe, die Weite und die Öffnungen dieses Kleidungsstücks. Wie fühlen Sie sich? Testen Sie auch, wie es sich anfühlt, wenn ein Arm nicht im Ärmel steckt, wie es leider nur allzu häufig bei Patienten mit laufenden Infusionen zu sehen ist.

20.2.3 Ausdrucksfähigkeit

Im Alltag haben wir normalerweise keine Mühe, unsere Mitmenschen wahrzunehmen und ihren Ausdruck zu interpretieren. Nichts charakterisiert einen Menschen in seiner Ganzheit mehr als die körperliche Ausdrucksweise (s. Körpersprache, S. 633). Er drückt sich durch seine Körperhaltung, Mimik, Gestik, Sprache und Schrift aus. Körperpflege, Kleidung, Make-up, Schmuck, allem drückt er seinen Stempel auf und macht es zu einem Teil seiner Persönlichkeit.

Mimik. Die mimische Muskulatur hat eine enorme Bedeutung für unser Sozialverhalten. Daher nimmt sie auch ein großes Projektionsareal in der motorischen Großhirnrinde ein und ist, im Gegensatz zu allen anderen Muskeln, direkt mit der Haut verbunden. Emotionen wie Ekel und Abscheu, Erstaunen, Ärger, Zorn, Wut, Ablehnung, Trauer, Weinen und Lachen werden durch das Senken und Heben, Straffen und Furchen von fein aufeinander abgestimmten Muskeln ausgedrückt. Sie sind die Basis für eine erfolgreiche *nonverbale Kommunikation.*

Wie stark wir auf die Mimik angewiesen sind, um unser Gegenüber einschätzen und verstehen zu können, zeigt die Kommunikation mit Patienten, die an einer Lähmung der Gesichtsmuskulatur leiden, z. B. Patienten mit einer Hemiplegie. Eine Gesichtshälfte reagiert, wirkt lebendig, die andere Hälfte bleibt stumm.

Ausdruck. Der Gesichtsausdruck wird durch wiederholte, gleichförmige Bewegungen und Ausdrucksstellungen der Muskeln geprägt. Sie hinterlassen Gesichtslinien und Furchen, die als mimische Spuren auf Dauer erhalten bleiben und auch bei Entspannung und Schlaf nicht verschwinden. Lebenserfahrungen meißeln sich gleichsam ins Gesicht ein. Wir nehmen sie im ruhigen, nicht bewegten Gesicht wahr. Sie vermitteln uns einen Eindruck über den Menschen und seine *Persönlichkeit.* Das Gesicht ist der Spiegel unserer Seele, was uns innen bewegt, zeigt sich außen. Gefühle, z. B. Zorn und Wut, aktivieren das sympathische Nervensystem, Adrenalin wird ausgeschüttet, die Durchblutung verbessert, die Augen treten hervor, die Pupillen weiten sich, verstärkte Tränenabsonderung verleiht dem Auge Glanz. Angst und Schrecken lassen uns erbleichen, gedrückte Stimmung äußert sich im fahlen Aussehen (s. Gefühle, S. 35 f).

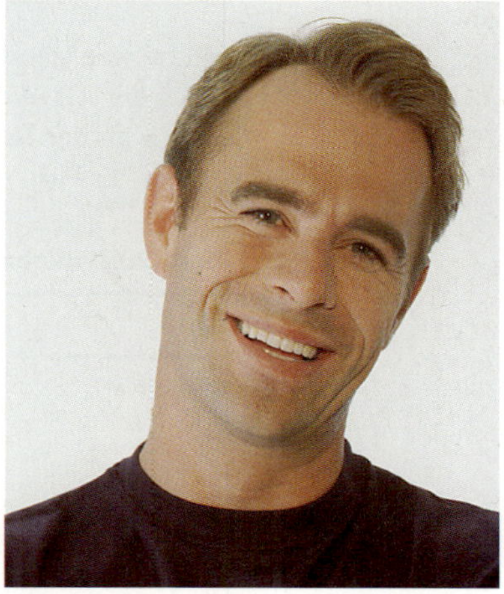

Mimische Spuren im Gesicht eines Enddreißigers

Augen. Ein Blick sagt mehr als tausend Worte. Die intensivste Ausdrucksleistung erbringt das Auge und die Augenregion. Mit einer Vielzahl von Begriffen beschreiben wir sie: feurig, sanft, liebevoll, verliebt, drohend, verschlingend, fixierend, verschlagen, kokett, weich. Augen tauchen ineinander, funkeln und blitzen, irritieren und verunsichern – Augen sprechen.

» *Das gesamte Seelenleben scheint in Auge und Blick vereint (Hertl).* «

Lippen und Mundpartie. Sie beeinflussen durch ihre Stellung und Spannung den Grundton eines Gesichts. Der Mund wirkt weich oder hart, verschlossen, trotzig, schmollend, lächelnd. Das Heben der Mundwinkel zum Lachen wird durch den großen Jochbeinmuskel (M. zygomaticus major) bewirkt, der allein durch seine Größe dem Gesicht Ausdruck verleiht.

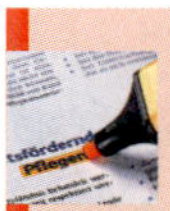

Merke

Eine an den Bedürfnissen des Patienten ausgerichtete Pflege kann nur dann erfolgen, wenn Sie seine Gewohnheiten und Vorlieben kennen. Die Krankenbeobachtung und die Pflegeanamnese liefern wichtige Anhaltspunkte. Sie müssen jedoch nicht immer alles erfragen. Ein Blick in den Waschbeutel oder in den Schrank, wenn Sie dem Patienten beim Ausräumen des Koffers helfen, bieten auch wichtige Informationen. Bedenken Sie bitte immer: Mit Fragen können Sie die Intimsphäre des Patienten verletzen.

20.3 Veränderungen wahrnehmen und beurteilen

20.3.1 Veränderungen der Haut und Hautanhangsorgane

Objektiv wahrnehmbare Veränderungen, die in den Bereich der ATL Waschen und Kleiden gehören, finden sich an der Haut, im subkutanen Gewebe und den Hautanhangsorganen. Sie sind der Übersichtlichkeit halber in einer Tabelle dargestellt (**Tab. 20.1**).

Tabelle 20.1 Beobachtbare Veränderungen im Bereich der ATL Sich waschen und kleiden

Bereich	*Beobachtbare Veränderung und mögliche Ursachen*
Hautstruktur 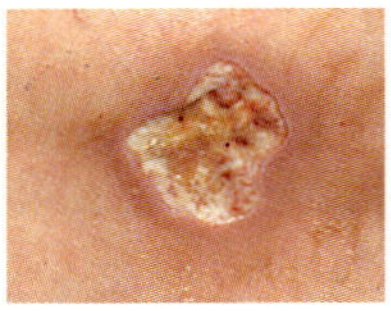	→ Blasen, z. B. als II. Grad eines Dekubitus oder infolge einer Verbrennung → Knötchen → Narben infolge von Traumen oder Operationen → Geschwüre, z. B. bei einem diabetischen Gangrän → Verdünnung der Haut, die Blutgefäße schimmern verstärkt durch → Pigmentanhäufungen → Tumor (Schwellung) infolge eines Traumas oder eines Karzinoms → schuppende Rötung bei Erythrodermie → Entzündung, z. B. als Intertrigo zwischen Hautfalten
Hautfarbe	→ Blässe – *chronisch*, z. B. bei Anämie – *akut*, z. B. bei Fieber oder Schock → Rötung → Zyanose (Blaufärbung) durch eine verminderte Sauerstoffsättigung des Blutes. Sie tritt unterschiedlich auf: – *peripher* (Akrozyanose), sie zeigt sich an den Akren, an der Nase, den Ohren, Fingerspitzen und Zehen – *zentral*, sie tritt an den Lippen und am Körperstamm auf und ist Zeichen einer Herzerkrankung, z. B. einer Herzinsuffizienz oder eines Klappenfehlers → Ikterus (Gelbfärbung der Haut und der Skleren), z. B. bei Leberzirrhose oder einem Verschluss des Gallengangs durch Gallensteine → fahlblaue, marmorierte Haut bei Sterbenden → kirschrote Haut als Leitsymptom bei Kohlenmonoxidvergiftung → Braunfärbung als Folge therapeutischer Bestrahlung oder als Bronzehaut bei Morbus Addison
Hautfeuchtigkeit 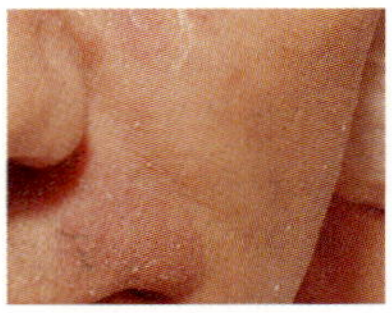	→ sehr trocken und rauh, z. B. bei Fehlernährung, Hypothyreose oder als frühes Symptom des Waschzwangs → trocken und schuppend bei Neurodermitis oder Psoriasis → verminderte oder fehlende Schweißsekretion bei Hypohidrosis und bei Erkrankungen mit hohen Flüssigkeitsverlusten, wie Diabetes insipidus → starke Schweißsekretion: – *generell*, z. B. bei vegetativen Störungen, Adipositas, Hyperthyreose – *lokal* an Händen, Füßen oder in der Achselhöhle bei vegetativen Störungen – *einseitig* (Hemihyperhidrosis), z. B. bei Hemiplegie, Tumoren, Entzündungen des zentralen Nervensystems
Hautturgor	→ vermindert bei Dehydration oder Fehlernährung, die Hautfalten bleiben stehen → erhöht durch Ödeme, z. B. bei Niereninsuffizienz
Subkutanes Gewebe	→ Entzündungen, z. B. infolge von Injektionen → Emphyseme → Ödeme, als Symptom bei Rechtsherzinsuffizienz oder bei gestörtem Lymphabfluss → Tumoren, z. B. Lipome
Haare	→ Haarausfall: – hormonell bedingt, z. B. beim Ansteigen des Androgenspiegels und im Klimakterium – als Nebenwirkung von Medikamenten, z. B. Zytostatika – bei chronischen Erkrankungen wie Eisenmangelanämie oder Diabetes mellitus → trockenes, brüchiges Haar infolge falscher Pflege oder Ernährung → Pigmentlosigkeit beim Albinismus → vorzeitiges Ergrauen bei stoffwechselbedingten Erkrankungen, z. B. beim Cushing-Syndrom → Befall, z. B. durch Kopfläuse → Lanugobehaarung bei Mädchen mit ausgeprägter Anorexia nervosa (Magersucht)

→

Tabelle 20.1 Beobachtbare Veränderungen im Bereich der ATL Sich waschen und kleiden

Bereich	*Beobachtbare Veränderung und mögliche Ursachen*
Auge 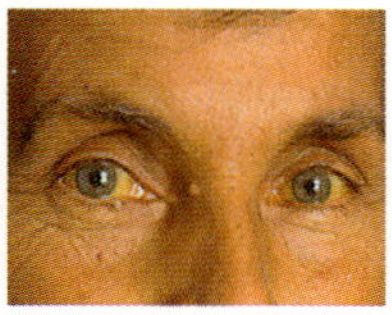	Farbveränderung der Skleren, gelb (s. links) beim Ikterus (S. 1081), rot bei Entzündungen Veränderung der Pupillenform und -weite bei erhöhtem Hirndruck, z. B. infolge eines Schädel-Hirn-Traumas (S. 1312 f) Nystagmus (Augenzittern, S. 1258) bei Erkrankungen des Innenohrs, z. B. Morbus Menière hervorstehende Augen, z. B. bei Morbus Basedow (S. 1199)
Nase	vermehrte Sekretabsonderung bei Erkältungen Rötung bei Entzündung Nasenbluten infolge eines Traumas oder erhöhten Drucks in den Gefäßen geweitete, bebende Nasenflügel bei Ateminsuffizienz angeborene oder durch Traumen entstandene Missbildungen
Mund 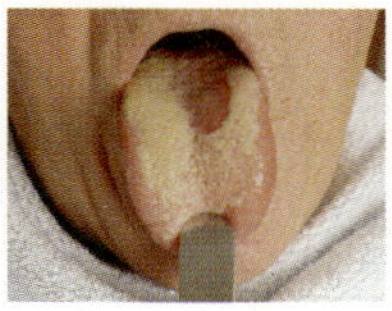	*Lippen:* spröde und aufgerissen bei Flüssigkeitsmangel oder verstärkter Mundatmung, blasig bei Herpes labialis *Mundschleimhaut:* entzündet und gerötet, – trocken, z. B. als Nebenwirkung von Atropin – weißliche Beläge bei Pilzerkrankungen, z. B. Soor (s. links) *Zahnfleisch:* weich und weißlich, es liegt nicht mehr dem Zahn an und bildet Taschen, z. B. bei Parodontose und Parodontitis *Zähne:* fehlen oder sind abgebrochen, kariös
Nägel 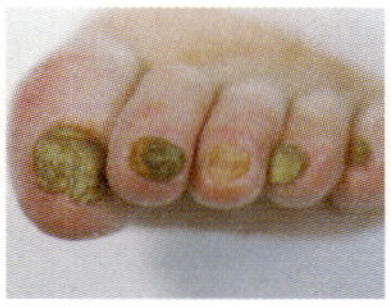	brüchig bei Kalzium-Eisen-Mangel In der Form verändert – *Uhrglasnägel* (gewölbt), meist kombiniert mit Trommelschlegelfingern bei Herz-Lungen-Erkrankungen, die mit Sauerstoffmangel einhergehen – *Quer- und Längsrillen* bei Pilzbefall oder Ekzem – *Löffelnägel* (weich und nach innen gedellt) bei Anämie Entzündungen beim Einwachsen der Nägel, meist an der Großzehe Farbveränderungen durch mangelnde Durchblutung, Blaufärbung durch Hämatome, Braunfärbung durch Nikotin, Schwarzfärbung bei Nekrosen, quer über den Nagel ziehende weiße Streifen bei Arsen- oder Thalliumvergiftung Krallenbildung bei fehlender Nagelpflege
Körpergeruch	unangenehmer Körpergeruch wird durch mangelnde Körperhygiene verursacht Azetongeruch entsteht beim Coma diabeticum fauliger Geruch bei chronischen Entzündungen des Zahnfleischs oder der Tonsillen

20.3.2 Gesundheitsgefährdendes Verhalten

Ein ungepflegtes Erscheinungsbild, schmutzige, zerrissene Kleidung und ein unangenehm nach Schweiß riechender Körper lassen nicht immer auf das Verhältnis zum eigenen Körper schließen.

Im Krankenhaus haben wir auch mit Menschen Kontakt, die sich nicht auf ihren Aufenthalt vorbereiten konnten. Der Fußballer, der direkt vom Spielfeld mit einer Kreuzbandruptur eingewiesen wird, hat dazu keine Chance, ebensowenig der ältere Mensch, der bei der Gartenarbeit einen Schlaganfall erleidet. Diese Menschen werden direkt aus ihrem Leben gerissen.

Wer die Zeit hat, versucht sich z. B. vor einem Arztbesuch nochmal schnell zu waschen und überprüft seine Wäsche. Ein ungepflegter Eindruck, z. B. beim Gynäkologen, wäre peinlich.

Differenzierte Krankenbeobachtung hilft, den momentan ungepflegten Eindruck von den Zeichen der Verwahrlosung zu unterscheiden. Von einem ersten Eindruck auf den ganzen Menschen zu schließen wäre falsch. Haut, Hautanhangsorgane und Bekleidung weisen bei längerer Vernachlässigung Spuren auf, die nicht durch eine normale Dusche oder Waschung zu beseitigen sind. Das sind z. B. Verkrustungen von Schweiß, abgestorbenen Hautzellen, Staub oder Erde zwischen den Zehen und an allen anderen Körperstellen, wo Haut auf Haut liegt. Nach Entfernung dieser Kruste zeigt sich darunter eine wunde, gerötete Haut.

Die Nägel sind schmutzig und können vor allem an den Füßen Krallen bilden. Es kommt auch vor, dass sich die harten Fußnägel durch den permanenten Druck an der Innenseite fester Schuhe nach unten biegen und wieder zurück in Richtung Zeh wachsen, um sich dort unterhalb des Nagelbetts in den Zeh zu bohren. Die Haut ist dann aufgeschwemmt, weich und entzündet. Die Fingernägel sind weicher und brechen durch den Gebrauch der Hände eher ab.

Der Befall von Parasiten ist möglich, manchmal sind Kopfläuse in den langen, verfilzten Haaren zu finden. Offene Wunden und Geschwüre treten vor

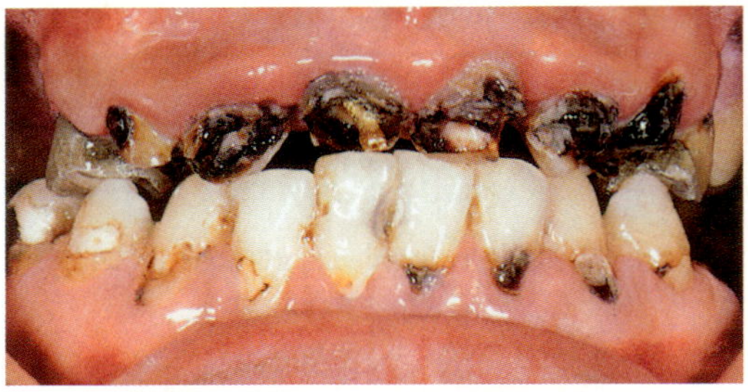

Abb. 20.3 Das kariöse Gebiß mit faulenden Zahnstümpfen eines jungen Mannes in den Zwanzigern

allem an den unteren Extremitäten auf. Bei starkem Grad von Verwahrlosung können diese Wunden von Maden befallen sein.

Die Zähne sind kariös oder fehlen. Es können faulige Stümpfe bestehen (**Abb. 20.3**), die sehr schmerzhaft sind, die Aufnahme von festen Nahrungsmitteln unmöglich machen und einen unangenehmen Mundgeruch verursachen.

Leider werden auch zunehmend mehr Frauen obdachlos. Reizungen, Rötungen, Entzündungen bis hin zu Abszessbildungen im Intimbereich stören das Wohlbefinden erheblich. Aufgrund der kürzeren Harnröhre können schneller Infektionen aufsteigen als bei Männern. Männer leiden ebenfalls an Entzündungen, die vor allem dann entstehen, wenn das sich bildende Smegma unter der Vorhaut nicht entfernt wird.

Diesen Veränderungen geht ein monate- oder jahrelanges gesundheitsgefährdendes Pflegeverhalten voraus. In unserer Gesellschaft wird so gerne propagiert, dass jeder für sich selbst verantwortlich ist und aus eigener Kraft etwas leisten muss. Menschen können aber ganz *unverschuldet in Notsituationen* geraten. Der Zustand, in dem sie sich befinden, ist selten frei gewählt. Familiäre und berufliche Notsituationen wie Scheidung, Arbeitslosigkeit, Überschuldung können zum Verlust des festen Wohnsitzes führen. Sie fallen durch die Maschen unseres sozialen Netzes und landen in der Obdachlosigkeit.

In Schwimmbädern gab es früher Badetage, an denen für ein geringes Entgelt geduscht werden konnte. Heute werden Obdachlose häufig nicht mehr eingelassen. Die vermehrte Schließung von Schwimmbädern hat also auch härtere Auswirkungen als dass wir nicht mehr unserem Sport und Spaß nachgehen können. Sie nimmt Menschen die Möglichkeit, sich wenigstens einmal in der Woche oder im Monat sauber und gepflegt zu fühlen.

Merke
Bitte schließen Sie nicht vom Zustand des Körpers auf die inneren Werte eines Menschen, der Ihnen gegenübersteht. Hinter jedem Menschen steht eine Geschichte, die Sie (noch) nicht kennen. Überprüfen Sie Ihr Menschenbild und fragen Sie sich, ob Sie manchmal vorschnell urteilen und wie es dazu kommt.

20.3.3 Veränderung des Ausdrucks

Mimik. Jedes Krankheitsgeschehen drückt sich im ganzen Menschen und in besonderer Weise im Gesicht aus. Die Veränderungen können einerseits durch lokale Prozesse verursacht werden, z. B. eine Fazialislähmung oder eine Mund-, Kiefer-, Gaumenanomalie. Andererseits manifestieren sich im Gesicht Krankheiten mit allgemeiner Auswirkung, z. B. der eine chronische Erkrankung begleitende Schmerz, wie er sich in folgendem Bild zeigt.

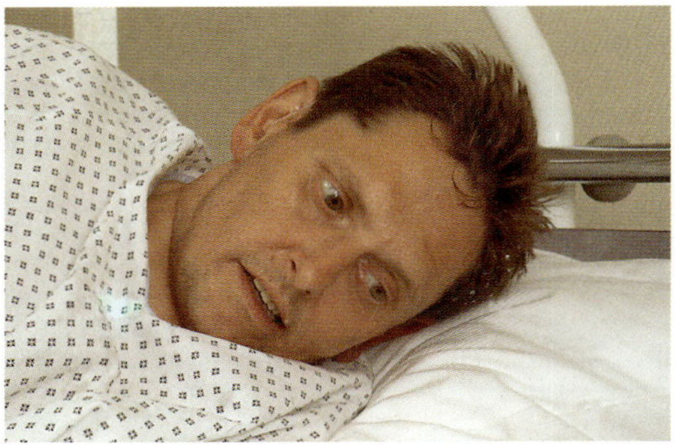

Änderungen von Mimik und Gestik werden jedoch nicht nur durch Erkrankung verursacht. Die Reaktionen anderer auf die Erkrankung (Erschrecken oder Mitleid) und die eigene Reaktion beim Blick in den Spiegel können zu Niedergeschlagenheit und Angst führen, die den Menschen sich zurückziehen lassen.

Viele Krankheiten drücken dem Gesicht gleichsam einen Stempel auf:

- *starke Schmerzen* führen zum typischen, schmerzerfüllten Gesichtsausdruck;
- *Abgeschlagenheit* gemischt mit Ängstlichkeit führt zu einem tonusarmen, wenig bewegten Gesicht mit schlaffen Gesichtszügen;
- *Hinfälligkeit* und Traurigkeit führen zu Mimikverlust, Unbewegtheit, Unbeteiligtsein und Distanzierung;
- *stuporöser Zustand:* es kann sich um Bewusstseinsprobleme infolge zerebraler Prozesse handeln;
- *depressive Züge* machen ein Gesicht leblos und maskenhaft;
- *verzerrte Gesichtszüge* sind z. B. beim Facies abdominalis bei schwerer Aszites zu beobachten. Beim Facies hippocratica sind die Gesichtszüge leidend verzogen. Er kann in Kombination mit der schweren Aszites auftreten, dabei mischt sich der anhaltende abdominale Schmerz mit einem peritonealen Schockzustand: tiefliegende Augen, schmerzlich-ängstlicher Blick, schlaffe, eingesunkene Wange, spitze Nase, matt glänzende Augen, trockene Lippen.

Gestik. Mimik und Gestik stehen in einer engen, nicht voneinander trennbaren Verbindung zueinander. Ein schallendes Gelächter bewegt den ganzen Körper, wir könnten vor Freude hüpfen und springen. Ein emotionsloses, lebloses Gesicht findet sich in einem bewegungslosen, schlaffen Körper wieder. Starker Schmerz verzerrt nicht nur das Gesicht, sondern lässt auch den Körper sich zusammenkrampfen (**Abb. 20.4**). Psychiatrische Erkrankungen beeinflussen das Ausmaß und die Intensität von Bewegungen, sie werden überschüssig oder starr (Pflege von Menschen mit psychiatrischen Erkrankungen, Kap. 44).

Immer dann, wenn ein Patient nicht in Worte fassen kann, wie es ihm geht, kann unsere Beobachtung wichtige Hinweise auf seinen Zustand geben. Die nonverbale Kommunikation ist für eine erfahrene Pflegeperson ein unverzichtbarer Quell von Informationen, die mehr über einen Menschen verraten kann, als dieser vielleicht will. (In Kap. 8.2 Wahrnehmen, beobachten, beurteilen und Kap. 27 ATL Kommunizieren finden Sie weitere wichtige Informationen zu diesem Thema.)

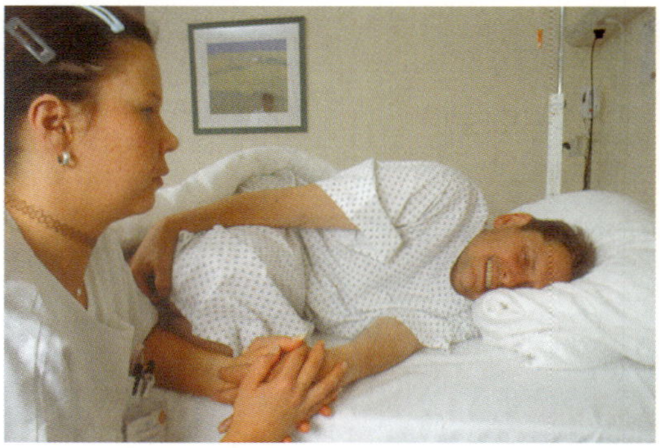

Abb. 20.4 Schmerz wirkt auf den ganzen Körper, wir igeln uns innerlich und äußerlich ein

20.4 Pflegeangebote auswählen und anwenden

20.4.1 Situationseinschätzung

Am Beginn einer jeden Pflegehandlung steht die Einschätzung der Situation des Patienten, die Pflegeanamnese. Dafür benötigen Sie zwei wichtige Voraussetzungen:

1. das unter 20.1 bis 20.5 beschriebene Wissen als Basis professionellen Handelns und
2. die Fähigkeit zur Wahrnehmung und richtigen Interpretation der individuellen Situation bezüglich Gewohnheiten, Bedürfnissen, Selbstbewusstsein und Pflegedefiziten.

Zur *systematischen Pflegebedarfseinschätzung* eignen sich die folgenden fünf Fragen:

1. Welche Einflussfaktoren wirken auf den Patienten? Welche haben eine besondere Bedeutung für ihn in individueller Sicht und in Bezug auf Gefährdung und Risikofaktoren?
2. Wie ist die Hautbeschaffenheit? Gibt es auffällige Veränderungen? Was weiß der Patient darüber? Wie geht er damit um?
3. In welchem Zustand sind Haare, Zähne und Nägel? Gibt es Zeichen von Vernachlässigung (z. B. Mundgeruch oder unangenehme Gerüche im Intimbereich) oder Krankheit?
4. Wie sind die Wasch-, Bade- und/oder Duschgewohnheiten? Wie oft, wann und wie gründlich putzt sich der Patient die Zähne? Wie häufig wäscht er sich die Haare?
5. Welche Kleidung trägt der Patient? Was sagt sie möglicherweise über ihn aus (Grad der Sauberkeit, Geruchsbildung, Auffälligkeiten)?

Es sollte auch abgeklärt werden, welche Toilettenartikel der Patient dabei hat. Was fehlt ihm? Welche Gewohnheiten zeigen sich dabei?

Eva Groß
Krankenschwester

Praxistipp

Bringen Sie bei bewusstseinseingeschränkten Frauen im gebärfähigen Alter in Erfahrung, ob sie gerade ihre Periode haben. Ein zu lange verbleibender Tampon kann aufsteigende Infektionen bis hin zu einem anaphylaktischen Schock zur Folge haben.

Nicht alle Fragen (**Abb. 20.5**) müssen *beim ersten Kontakt* mit dem Patienten abgeklärt werden. Je nach seinem Zustand müssen Sie entscheiden, welche Informationen Sie am dringendsten benötigen. Die Frage nach den Wasch- und Bekleidungsgewohnheiten kann dann zunächst zurückgestellt werden. Manchmal müssen Sie auch gar nicht alles in Erfahrung bringen.

Ein Patient, der sich selbst versorgen kann, sollte das auch tun. Der Wunsch nach vielen Informationen muss der Verhältnismäßigkeit entsprechen.

Wenn Sie z. B. für eine Untersuchung zwei Tage im Krankenhaus verbringen müssten, wären Sie sicherlich befremdet, wenn eine Pflegeperson Sie danach fragt, ob Sie sich lieber kalt oder warm waschen, doch eher duschen oder lieben baden und welche Pflegemittel Sie verwenden. Wenn sie Ihnen aber sagt, wo das Badezimmer ist und wann Sie die besten Chancen auf eine ungestörte Körperpflege haben, fühlen Sie sich ernst genommen.

Klären Sie immer vorher ab, wie schnell und intensiv Sie Antworten auf Ihre Fragen brauchen und ob diese Fragen nötig sind.

Sie sollten die Intimsphäre des Patienten wahren. Die Checkliste kann dabei helfen, keine Daten zu vergessen.

Checkliste: sich waschen und kleiden

○ Körperpflege	○ Haut	○ Haare	○ Nase	○ Besonderheiten
○ Aussehen	○ Nägel	○ Füße	○ Hände	....
○ Bekleidung	○ Intimbereich	○ Make-up	○ Ohren	....

Die folgenden Fragen dienen exemplarisch zur Situationseinschätzung

- ○ Die Bekleidungs- und Körperpflegegewohnheiten sind bekannt
- ○ Die Bekleidung und Textilqualität entspricht den Bedürfnissen und ermöglicht eine zweckmäßige Pflege
- ○ Die Hautbeschaffenheit ist erfaßt (trocken, rissig, fettig, beschädigt, gefährdet)
- ○ Prophylaktische Maßnahmen sind getroffen: Dekubitus-Kontrakturen-Prophylaxe ist eingeleitet
- ○ Die Bedürfnisse für die Pflege der Haut, der Haare usw. sind bekannt
- ○ Für die tägliche Körperpflege (Selbstaktivität, Selbstpflege) ist genügend Zeit eingeräumt
- ○ Sie wird vom Kranken als wohltuend erlebt, sein Rhythmus ist berücksichtigt
- ○ „Gesichtspflege" (einfaches Make-up) ist bei Langzeitpatienten in die Pflege integriert und wird soweit möglich vom Kranken selbst vorgenommen
- ○ Angehörige (Freunde) sind bei der Pflege (Hilfe beim Haarewaschen, Nagelpflege usw.) mit einbezogen
- ○ Aspekte der Gesundheitsbildung sind zweckmäßig in die Pflegeplanung eingebaut
- ○ Wenn Selbsthilfetraining angezeigt: Wie ist die ATL „Sich waschen und kleiden" in das Aktivitätsprogramm integriert?
- ○ ...

Abb. 20.5 Die Checkliste ist ebenso wie der gedankliche Gang durch die eigene Körperpflege ein gutes Hilfsmittel

20.4.2 Ziele

Die Ziele orientieren sich in erster Linie an den Wünschen und am Unabhängigkeits- oder Abhängigkeitsgrad des Patienten und bezwecken eine fördernde und wohltuende Pflege. Beachten Sie:

- die Selbsthilfeanteile des Patienten und damit Ihr Maß an Hilfe zur Selbsthilfe;
- die ressourcen-orientierten Anteile, wie Wünsche nach Eigenständigkeit, Schönheitsgefühl usw.

Ihre Pflegeangebote umfassen alle drei Stufen der Prävention:

1. die *primäre Prävention*, sprich Gesundheitsbildung und -beratung und das Hinführen – wo nötig – zu einer angepassten und gesunden Körperpflege;
2. die *sekundäre Prävention*, d.h. die Beseitigung von Risikofaktoren und Gefahren, die durch die Krankheit und ihre Umstände, z.B. Immobilität, entstehen. Die Prophylaxen gehören in die Stufe der sekundären Prävention;
3. die *tertiäre Prävention*, das ist die Hilfe dort, wo der Kranke sich nicht mehr selber helfen kann, also die Übernahme der Haut- und Körperpflege und die Sorge für angemessene Kleidung.

Eingebettet in den Pflegeprozess müssen Sie ausgehend von Ihrer Pflegeanamnese mit dem Patienten die Ziele besprechen (**Abb. 20.6**), sinnvolle Pflegeangebote formulieren, sie abgestimmt auf die Hilfsbedürftigkeit des Patienten durchführen und ihre Wirksamkeit bewerten.

Die Erreichung der Ziele kann nur dann erfolgen, wenn alle Wünsche berücksichtigt sind. Im Pflegebericht werden alle wichtigen Beobachtungen objektiv beschrieben (s. Pflegebericht, S. 141).

Die Dokumentation erlaubt die Beurteilung der Pflegequalität. Sie macht auch die Unterschiede zwischen Laienpflege und professioneller Pflege deutlich.

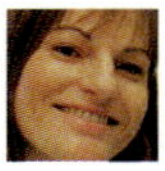

Pflegeangebot Unterstützung beim Waschen am Waschbecken

Es gibt viele Gründe, warum ein Patient Unterstützung beim Waschen am Waschbecken benötigt. Hier ein paar Beispiele.

Der Patient:

- fühlt sich unsicher (z.B. durch längere Immobilität mit Schwäche und eingeschränkter Körperbeherrschung),
- ist durch zu- oder ableitende Systeme eingeschränkt,
- ist nicht in der Lage, alle Körperteile zur Körperpflege zu erreichen (z.B. durch ein in einer Gipsschiene gelagertes Bein oder aus Altersgründen),
- ist vorübergehend sehbehindert, z.B. aufgrund eines Traumas oder einer Katarakt-Operation,
- Sie befürchten eine plötzliche Verschlechterung des Allgemeinzustandes, durch die der Patient Schaden erleiden könnte (z.B. labiler Kreislaufzustand, Schwindelzustände, postoperative Situation).

Merke

Je nachdem, welche Probleme der Patient hat, müssen Sie unterschiedlich handeln. Sie müssen Sicherheit vermitteln oder Einschränkungen ausgleichen, verlängerter Arm sein oder Orientierung bieten, Verschlechterungen des Allgemein- und Kreislaufzustandes frühzeitig erkennen und ihnen entgegenwirken.

Sicherheit vermitteln

Die bloße Gegenwart einer Pflegeperson, deren Sicht- und Hörnähe vermittelt oft schon Sicherheit. Daher ist es sinnvoll, die Pflege der Patienten eines Zimmers so zu organisieren, dass die Pflegeperson im Zimmer bleiben kann. Wenn der Patient nur wenig Unterstützung beim eigentlichen Waschen benötigt, kann er als erstes mobilisiert werden und mit dem

Waschen beginnen, während die Pflegeperson z. B. noch die Vorbereitung für das Waschen eines anderen Patienten im Bett trifft. Benötigt er Unterstützung, kann die Pflegeperson sie ihm noch geben, ggf. kann sie ihm gleich zurück ins Bett helfen.

Eva Groß Krankenschwester

···› Praxistipp
Wenn der Patient sich länger in der Waschkabine aufhält, so können Sie, während Sie z. B. die Betten der anderen Patienten frisch beziehen, einen Blick zu ihm hineinwerfen und sich erkundigen, ob er Hilfe benötigt. Sie können ihn auch, während Sie einen Patienten beim Waschen unterstützen, mit Namen rufen und fragen, ob alles in Ordnung ist. Es gibt viele Möglichkeiten, und die müssen Sie nutzen, da Sie selten personell so gut besetzt sein werden, dass Sie die ganze Zeit beim Patienten bleiben können.

Ausgleichen von Einschränkungen durch zu- und ableitende Systeme

Zu- und ableitende Systeme, wie z. B. Venenkatheter, Blasendauerkatheter, Bülau-Drainagen, Magensonden etc. können das Bewegungsausmaß mehr oder weniger stark einschränken.

Die Sorge des Patienten, irgendwo hängen zu bleiben, etwas falsch zu machen oder Wasser an die Systeme herankommen zu lassen, verstärkt diese Einschränkungen noch.

Pflegepersonen, die den Umgang mit der medizinischen Technik gewöhnt sind, können sich oft nicht mehr vorstellen, wie verunsichernd und beängstigend z. B. Infusomaten sind.

- Sichern Sie daher die Systeme, z. B. indem Sie mit einem Pflasterstreifen das Infusionssystem zusätzlich am Verband befestigen, und prüfen Sie die Belastbarkeit, indem Sie daran vorsichtig ziehen. Der Patient fühlt sich dadurch auch sicherer,
- schützen Sie Verbände durch wasserabweisende Folien, mit denen Sie sie überkleben können,
- verlängern Sie zu kurze Infusionssysteme mit einem Zwischenstück, das es erlaubt, den Infusionsständer ein Stück hinter den Patienten zu stellen und ein größeres Bewegungsausmaß ermöglicht,
- vergewissern Sie sich, dass der Patient den Arm zum Wasserhahn ausstrecken kann, ohne dass Spannung am Infusionssystem entsteht,
- die Beutel von Magensonden, Blasendauerkathetern etc. werden am besten an speziellen Haken befestigt. Manchmal befinden sich diese direkt am Sitzstuhl oder am Hocker, auf dem der Patient am Waschbecken sitzt, ggf. müssen Sie den Infusionsständer oder Armlehnen nutzen.

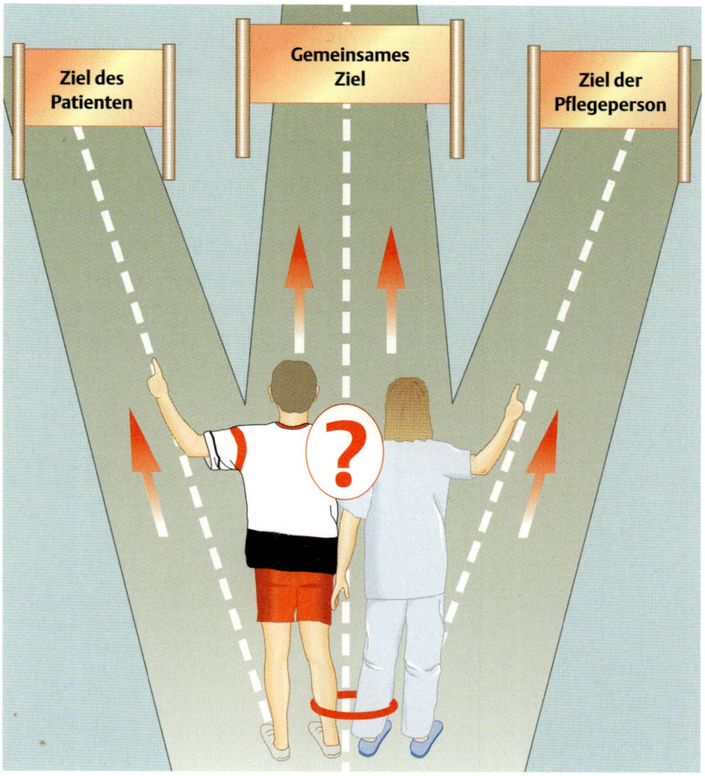

Abb. 20.6 Die Auswahl der Pflegeangebote sollte immer mit dem Patienten abgesprochen werden, sonst wird der Weg zum (fraglichen) Ziel zu einem unsinnigen Gerangel mit vielen Meinungsverschiedenheiten

···› Merke
Beachten Sie beim Befestigen der Auffangsysteme immer, dass die Beutel von ableitenden Systemen unterhalb des Organs befestigt sein müssen, in dem sie liegen, damit der Inhalt nicht zurücklaufen kann, also z. B. unterhalb des Blasenniveaus oder des Magens beim Blasendauerkatheter oder der Magensonde.

Ausgleichen von körperlichen Einschränkungen

Patienten, deren Bein z. B. nach einer Kreuzbandnaht in einer Gipsschale liegt, haben andere Probleme, als Patienten, die aus altersbedingten Gründen ihre Füße nicht mehr erreichen können. Sie müssen das eigentliche Problem erkennen und ausgleichen. Beim vielleicht sehr jungen Patienten mit der Kreuzbandnaht müssen Sie alle Pflegeutensilien in Reichweite bringen, wenn diese z. B. in hohen Schränken aufbewahrt werden, die der Patient aus einer sitzenden Position heraus nicht erreichen kann.

Fahren Sie den Rollstuhl mit dem waagerecht nach vorne gelagerten Bein leicht schräg oder seitlich ans Waschbecken heran, dadurch befindet sich der Patient näher am Waschbecken, denn das nach vorne gelagerte Bein würde ihn erheblich vom Wasserhahn entfernen. Diese Maßnahme ist die Ausgangsbasis dafür, dass sich der Patient zumindest teilweise alleine waschen kann. Wenn ein Patient seine Füße nicht erreichen kann, können Sie ihm ein Fußbad am Tisch anbieten (**Abb. 20.7**). Das ist vor allem dann nützlich, wenn das Bad sehr klein sind.

Eva Groß
Krankenschwester

Praxistipp

Bedenken Sie immer, dass Ihre Möglichkeiten zur Beobachtung und Ihre eigene Beweglichkeit in einer kleinen Waschkabine stark eingeschränkt sind. Während Sie unten die Füße waschen, kann ein kreislauflabiler Patient erste Anzeichen eines Kollapses zeigen, die Sie übersehen könnten.

Wenn der Patient nur kurzfristig stehen kann und ihn dieser Vorgang stark schwächt, dann legen Sie das Waschen des Intimbereichs an den Schluss. Vergewissern Sie sich, dass der Boden trocken ist und der Patient nicht ausrutschen kann. Richten Sie alles, was Sie benötigen, ziehen Sie sich Schutzhandschuhe an und helfen Sie dem Patienten aufzustehen. Ideal ist es, wenn spezielle Halterungen angebracht sind, ansonsten kann sich der Patient am Waschbecken festhalten. Ist Ihnen die Situation zu unsicher, dann bitten Sie eine zweite Pflegeperson, den Patienten zu halten, ansonsten können Sie die Waschung des Intimbereichs auch ins Bett verlegen. Auch hier gibt es wieder

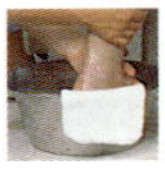

Fußbad am Tisch (Abb. 20.7)

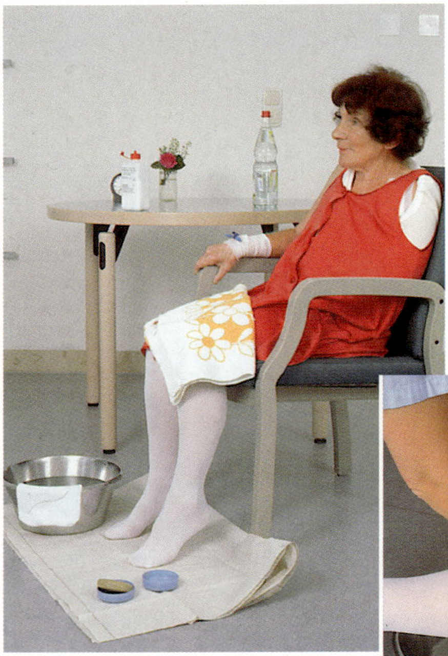

1 Patientin bereit zum Fußbad, es werden die persönlichen Pflegemittel verwendet.

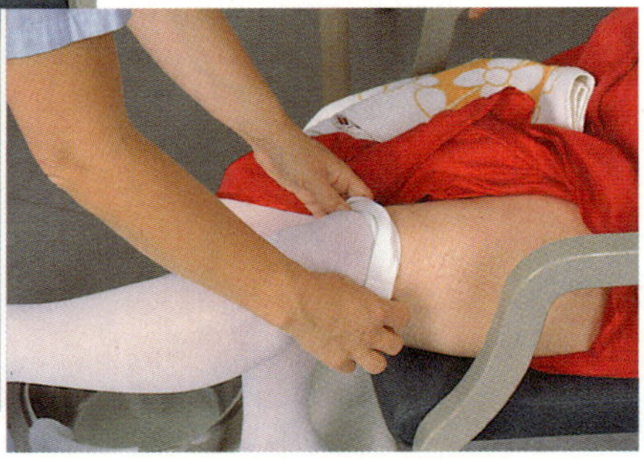

2 Die Antithrombosestrümpfe werden ausgezogen.

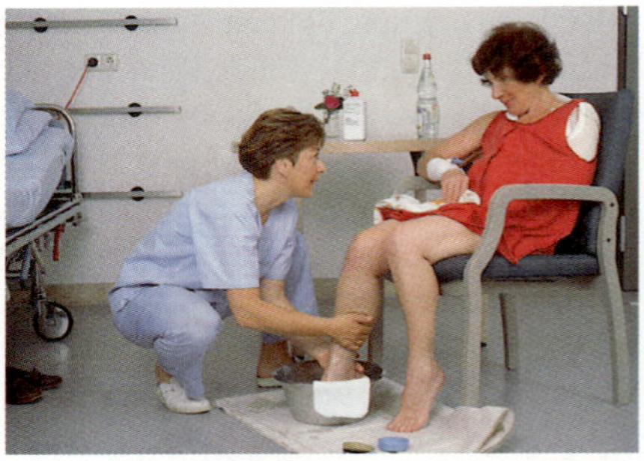

3 Fuß und Unterschenkel werden gewaschen.

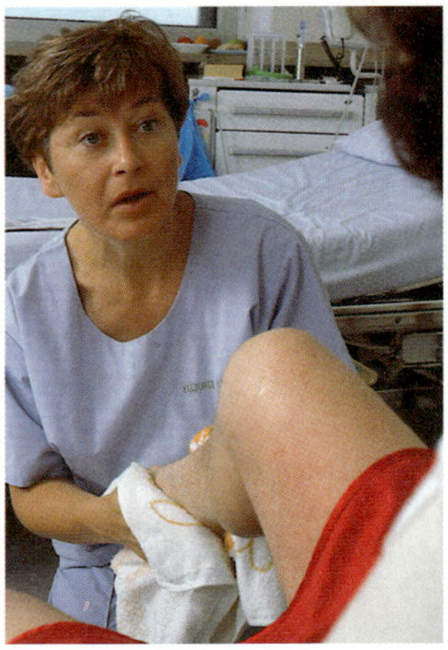

4 Für Kommunikation ist bei jedem Pflegeangebot Zeit.

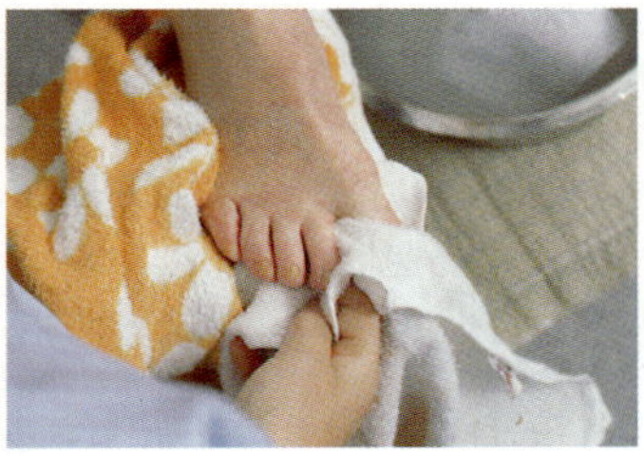

5 Gründliches Trocknen zwischen den Zehen.

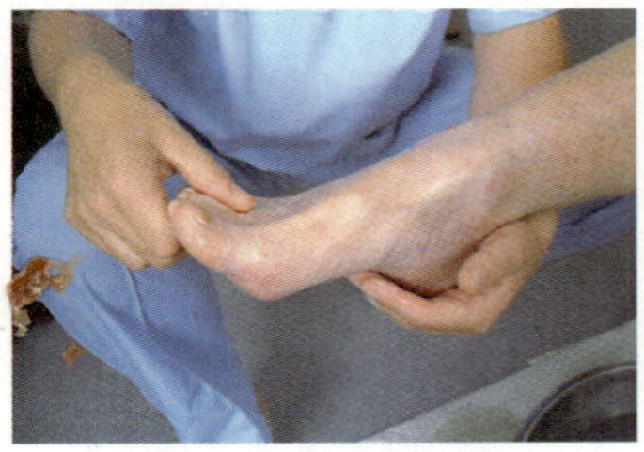

6 Eincremen der Haut. Frische Strümpfe werden erst angezogen, nachdem die Patientin 15 Minuten in entstauender Lage im Bett gelegen hat.

viele Möglichkeiten, und die Situation und Verfassung des Patienten bestimmt, wie Sie vorgehen.

Orientierung bieten

Der Grund weswegen Sie einen Patienten beim Waschen am Waschbecken unterstützen, kann auch der sein, dass er vorübergehend ein eingeschränktes Sichtfeld hat. Patienten, die an grauem Star erkrankt sind und denen eine neue Linse eingesetzt wurde, tragen einen ein- oder beidseitigen Augenverband. Ihnen müssen Sie helfen, sich zu orientieren. Sagen Sie ihnen, wo sich die Waschutensilien befinden und führen Sie die Hand dorthin. (Weitere Informationen zum Umgang mit Sehbehinderten finden Sie auf S. 1259 f.)

Kreislaufprobleme frühzeitig erkennen

Patienten, die nach längerer Bettruhe wieder mobilisiert werden oder Patienten nach kreislaufbelastenden Untersuchungen oder Operationen sind besonders kollapsgefährdet. Vor der Mobilisation sollten *Blutdruck* und *Puls* gemessen werden. Beobachten Sie die *Gesichtsfarbe* des Patienten und den *Hautzustand* (kalter Schweiß ist ein Zeichen für einen labilen Kreislauf). Diese Parameter müssen Sie während des Waschens am Waschbecken immer wieder beobachten und frühzeitig einschätzen, ob Sie die Waschung unterbrechen müssen. Wenn Sie sich unsicher sind, ob der Patient schon die Belastung des Waschens in der Waschkabine ertragen kann, wählen Sie eine Zwischenstufe. Der Patient kann sich im Sitzen an der Bettkante waschen. Das stark hochgestellte Kopfteil kann ihm auf der einen Seite Halt geben, während Sie ihm auf der anderen Seite Sicherheit vermitteln. Oder Sie können das Fußbad am Tisch durchführen, dann haben Sie den Patienten besser im Blick und sind meist näher in Bettreichweite, wohin Sie den Patienten im Notfall schnell bei den ersten Anzeichen befördern können, bevor er kollabiert.

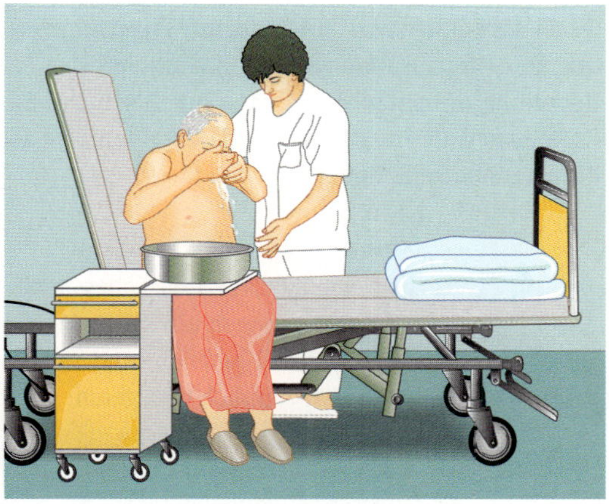

Der Patient kann sich sicher fühlen und seine Ressourcen nutzen und ausbauen

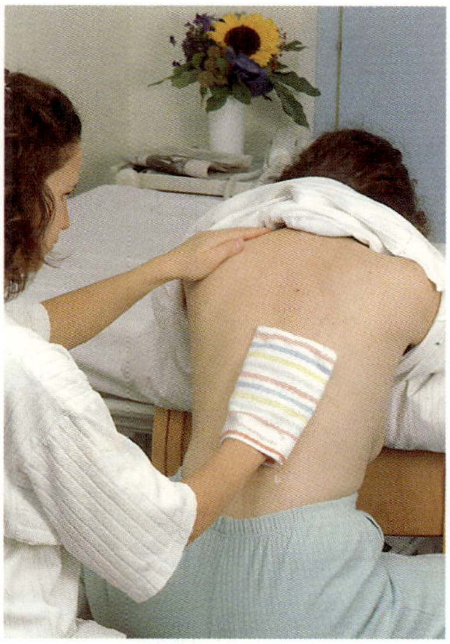

Das Waschen des Rückens wird häufig sehr dankbar angenommen. Es fördert den Kontakt zum Patienten, lässt Körpergrenzen erfahren und trägt zum Wohlbefinden bei

Eva Groß
Krankenschwester

···› Praxistipp

Bedenken Sie bitte: Der Satz „In der Ruhe liegt die Kraft“ trifft auch hier zu. Wenn der Patient kollabiert, bleiben Sie ruhig. Schützen Sie seinen Kopf und ggf. Wundbereiche. Achten Sie darauf, daß Sie evtl. liegende Sonden und Katheter sichern, indem Sie sie näher zum Patienten holen. Lassen Sie den Patienten an Ihrem Körper entlang zu Boden gleiten. Liegt der Patient erst am Boden, kann ihm erst mal nichts Schlimmes passieren. Geben Sie ihm Zeit, zu sich zu kommen. Bleiben Sie ruhig, begleiten Sie ihn beim Aufwachen und Orientieren. Ihre Hektik und Unruhe würde sich auf den Patienten übertragen und oft bekommen die Patiente dann das Gefühl, etwas falsch gemacht zu haben (Notfallmaßnahmen beim Kreislaufkollaps finden Sie auf S. 538).

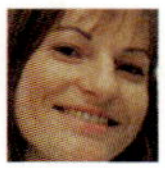

···› Pflegeangebot Unterstützung beim Waschen im Bett

Vorbemerkung zur schwierigen Abfolge des Waschens

Das Waschen des Patienten im Bett gehört mit zu den meistdiskutierten Themen in der Pflege. Die Temperatur des Wassers, der Zeitpunkt und die Häufigkeit des Waschwasserwechsels, die Abfolge der zu waschenden Körperteile, der Zeitpunkt des Seifeneinsatzes und nicht zu vergessen die grundsätzliche Frage nach der Verwendung von Seifen & Co. und der Körperregionen, an denen sie zum Einsatz kommen, bewegt ganze Schüler- und Lehrergenerationen. Spätestens zum Examen wird wieder ins Lehrbuch geschaut, um zu sehen, wie er denn nun examensgerecht hinter sich zu bringen ist, der ganz normale „Waschakt“. Viele Lehrbücher haben versucht, Ordnung und Struktur in die Abfolge zu bringen. Letzten Endes führt das aber meist dazu, dass nicht das individuelle Bedürfnis des Patienten im Vordergrund steht, sondern die Körperzone, die mit Nummer 3 versehen war, aber dummerweise vergessen wurde und nun an 5. Stelle gewaschen werden muss. Aber gehörte da nicht noch ein Waschwasserwechsel dazwischen?

Ein kleiner Tipp. Nutzen Sie Schemata und Reihenfolgen, solange Sie noch nicht darin versiert sind, die Wünsche und Bedürfnisse des Patienten mit Ihrem Fachwissen um Prävention zu einem harmonischen, gut organisierten Wasch*erlebnis* zu verknüpfen. Es ist nie falsch, ein paar wichtige und richtige Grundsätze im Kopf zu haben und sie umzusetzen. Wer ein Fan der strikten Einhaltung von Reihenfolgen ist, sollte nochmals zu Punkt 20.1 zurückkehren, sich die individuelle Bedeutung zu Gemüte führen, Kap. 1 *Menschenbild* lesen, eigene Einstellungen überprüfen, um dann nochmals bei Punkt 20.4 einzusteigen.

> **Eva Groß** Krankenschwester
>
> **Praxistipp**
> Überdenken Sie gerade beim Waschen immer wieder, was Sie über die Bedürfnisse und Wünsche des Patienten wissen. Welche Vorlieben hat er, und was erwartet er daher von Ihnen? Belasten Sie den Patienten mit Ihren Hygienevorstellungen oder leisten Sie einen Beitrag zur dringend notwendigen Gesundheitserhaltung?

Waschen gehört ganz sicher nicht zu den leichtesten Pflegeangeboten. Es findet meist zu einem sehr frühen Zeitpunkt am Tage statt, an dem Sie und Ihr Patient noch nicht in Topform sind. Der Zeitdruck ist enorm, vor allem, wenn Sie auf einer Station arbeiten, auf der viele Patienten stark pflegebedürftig sind. Oft finden Sie sich allein mit Ihren Patienten wieder, die Glocke geht, ein anderer Patient benötigt schnell Hilfestellung in der Waschkabine, ein Notruf einer anderen Pflegeperson kommt dazwischen, und Ihr Patient liegt während dessen vielleicht halbnackt im Bett, und das Waschwasser ist nun wirklich zu stark abgekühlt als dass man noch sagen könnte, Ihr Ziel war es, eine belebende Wäsche durchzuführen.

Solange Sie es mit Menschen zu tun haben, wird immer etwas dazwischen kommen, und Sie werden sich noch so manchen Morgen kopfschüttelnd fragen, wo heute wieder der Wurm drin war. Das Waschen eines Patienten im Bett ist in den wenigsten Fällen ein vom sonstigen Arbeitsumfeld losgelöster Prozess, wie er es sein sollte.

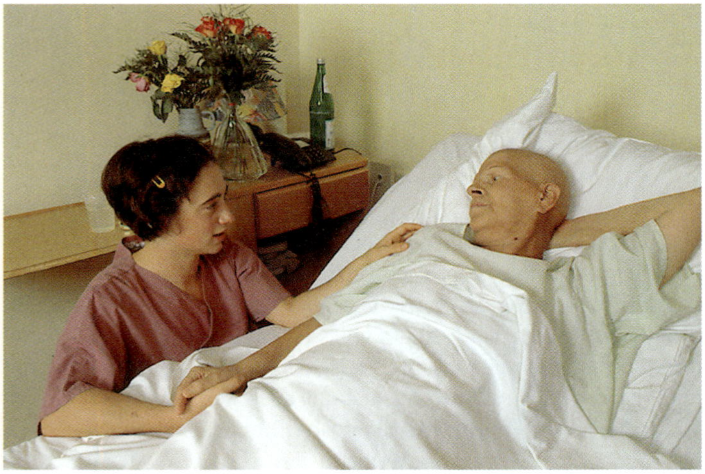

Ein ruhig und sympathisch gestalteter Start in den Tag bedeutet kranken Menschen sehr viel

Lernen Sie aus der Situation, wie Sie die Wünsche der Patienten eines Zimmers so koordinieren und umsetzen können, dass Ihre Handlungen ein sinnvolles Gesamtgefüge ohne Stress und Hektik ergeben. Mit der Zeit werden Sie immer geschickter, und Sie haben nicht umsonst 3 Jahre Zeit zu lernen. Nehmen Sie sich nicht zuviel auf einmal vor.

Beginnen Sie mit den einfachen Sachen, z. B. einer guten und rationellen Vorbereitung, bei der Sie nicht ständig hin und her eilen und mehrmals das Zimmer verlassen müssen. Stellen Sie sich vor, jemand würde bei Ihnen daheim durchs Schlafzimmer rennen und Hektik verbreiten.

Bauen Sie dann nach und nach Ihr Fachwissen um Wassertemperatur, Wasch- und Pflegezusätze, Wirkung des Waschens (beruhigend oder anregend), Wischrichtung etc. ein. Arbeiten Sie dann an der Qualität Ihrer Berührung, setzen Sie Ihren Körper in immer stärkerem Maße als sensibles Werkzeug ein. Kombinieren Sie Ihr Wissen und Ihre Fähigkeiten und wenden Sie es erst bei „leichten" Patienten an – das ist schon schwer genug, denn die oben beschriebenen äußeren Umstände kommen noch hinzu. Wenn Sie all das können und fähig sind, Ihre Pflegeangebote und Ihre Organisation um die Bedürfnisse des Patienten herum aufzubauen, dann bereitet Ihnen das Examen und die Frage nach der Waschreihenfolge der Körperzonen kein Kopfzerbrechen mehr.

> **Merke**
> Für die Tage, an denen das alles noch nicht so recht gelingen will: Es ist noch kein Meister vom Himmel gefallen, und wenn doch – dann hat er sich ziemlich weh getan.

Und noch eine letzte Vorbemerkung: Sicher haben Sie schon Pflegepersonen kennengelernt, die ihre Patienten in 5 – 10 Minuten gewaschen (oder besser: feucht abgestaubt) haben. Vergessen Sie das lieber ganz schnell und arbeiten Sie an Lösungen, wie Sie Ihre eigenen Vorstellungen mit den Wünschen des Patienten, den organisatorischen Vorgaben einer Station und dem Pflegeleitbild eines Krankenhauses (s. Pflegeleitbild, S. 122 f) verbinden können. Wenn Ihnen das gelingt, haben Sie einen entscheidenden Schritt in Richtung Profession getan.

Hilfreiche Regeln

- Die Wünsche des Patienten stehen an 1. Stelle,
- durchdachte Organisation und Vorbereitung erleichtern die eigentliche Durchführung von Pflegemaßnahmen,
- mit der Einhaltung hygienischer Richtlinien schützen Sie Ihren Patienten,

- mit einer ruhigen Ausstrahlung fördern Sie den Gesundungsprozess des Ihnen anvertrauten Menschen,
- die Überprüfung des eigenen Tuns und die konsequente Arbeit an der Verbesserung führen zu einem vertrauensvollen Verhältnis des Patienten zu Ihnen, das der körperlich sehr intimen Nähe bei der Körperpflege entspricht,
- waschen Sie den Patienten besser alleine. Das ist besonders für bewusstseinsgestörte Patienten besser, da sie das Waschen als verwirrendes Erlebnis erfahren, wenn vier Hände und zwei Stimmen auf ihn einwirken.

Lernaufgabe

Um welche Grundregeln ließen sich die aufgeführten Punkte noch erweitern? Hinterfragen Sie dazu Ihr Menschenbild, ziehen Sie das Pflegeleitbild Ihres Hauses hinzu, befragen Sie Patienten, Großeltern und Freunde oder diskutieren Sie diese Fragestellung in der Schule.

Vorbereitung des Patienten

Es steht am Anfang, und Sie werden es in diesem Buch noch Dutzende Male lesen: *Information des Patienten.* Überfallen Sie den Patienten nicht. *Lassen Sie ihm Zeit,* sich selbst vorzubereiten, Zeit, langsam aufzuwachen und sich klar zu werden, wo er ist, während Sie die Materialien vorbereiten. Er hat dann auch die Gelegenheit, Sie um einen Schluck zu trinken zu bitten oder Ihnen gleich den ersten Wunsch zum Waschen zu sagen.

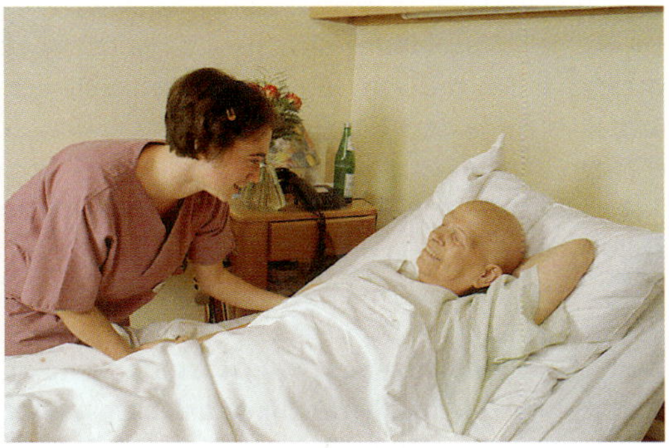

Vielleicht ist das: „Heute aber nur eine Katzenwäsche" oder: „Können Sie mich bitte richtig abschrubben, ich habe das Gefühl, mir geht mein Körper verloren" oder auch: „Ich habe – glaub' ich – ins Bett gemacht." Sie gewinnen wichtige Informationen, die für Ihre weitere Organisation wichtig sind. Nutzen Sie die Initialberührung zur Kontaktaufnahme. Andernfalls kann es Ihnen auch so ergehen wie Tausenden von Pflegepersonen vor Ihnen, dass Sie mit allen Materialien am Bett auftauchen, mit Schwung die Bettdecke wegziehen und feststellen, dass Ihr Patient eine morgendliche Erektion hat. Das können Sie zwar nicht verhindern, aber Sie können eine Atmosphäre schaffen, in der das für den Patienten nicht so peinlich ist, und in der er nicht so unvorbereitet entblößt wird. Er hätte die Chance, noch um 10 Min. Ruhe zu bitten.

Praxistipp

Eva Groß
Krankenschwester

Lassen Sie den Patienten Zeit, z. B. indem Sie zuerst eine Runde durch die Zimmer machen, Patienten aufwecken, sich nach ihrem Befinden erkundigen und sagen, welches Datum und welcher Tag heute ist. Sie haben hier auch eine gute Möglichkeit, sich bei bewusstseinseingeschränkten Patienten ein aktuelles Bild der Pflegebedürftigkeit zu verschaffen. Das ist umso wichtiger, wenn Sie nicht nur für einen Patienten zuständig sind, sondern z. B. für sechs Patienten. Ihre Organisation müssen Sie den Gegebenheiten dieses einen Morgens anpassen. Gestern sah es vielleicht ganz anders aus.

Vorbereitung der Materialien

Wenn der Patient nicht in der Lage ist, für die Körperpflege das Bett zu verlassen, müssen Sie das Bett und die unmittelbare Umgebung quasi zum Badezimmer umgestalten. Bei der Vorbereitung zur Waschung hilft es, sich vorzustellen, was man selber im Bad in Reichweite benötigt:

- 2 Handtücher;
- ggf. 2 Waschlappen, Schwämme oder Einmalwaschlappen (nach Gewohnheit des Patienten);
- 1 großes Badetuch zum Bedecken des Patienten;
- 1 Waschschüssel;
- Wasch- und Pflegemittel wie Seife oder Duschgel, Deodorant, Gesichts- und/oder Körpercreme, Rasierer, Rasierschaum, Rasierwasser;
- Zahnpasta, Zahnbürste und Zahnputzbecher oder Prothesenschale, Gebissreiniger und Haftcreme;
- Haarbürste oder Kamm;
- frische Wäsche.

Da der Wasseranschluss fehlt, benötigen Sie Wasser in der Waschschüssel, und da das Waschbecken ebenfalls nicht in Reichweite ist, eine Nierenschale. Um den Vergleich mit dem Badezimmer noch etwas

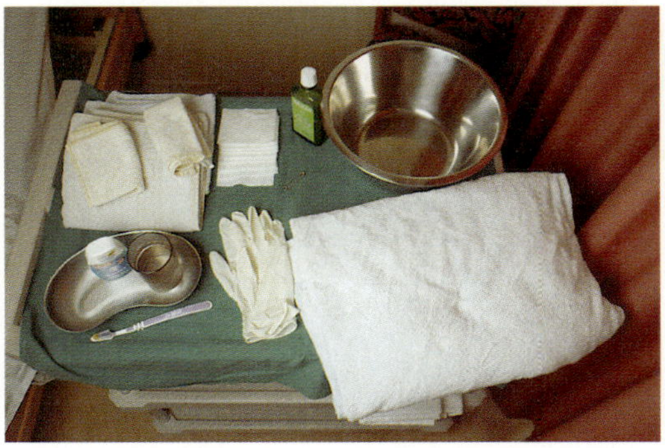

Benötigte Materialien plus einer Sicherheitsnadel, die ein die Intimsphäre wahrendes Handtuch zusammenhält, wie Sie es in **Abb. 20.10** sehen können

zu strapazieren: Beim Waschen wird häufig der Boden nass, hier ist es das Bett, daher benötigen Sie meist zusätzlich ein oder zwei aufsaugende Handtücher (damit der Patient während des Waschens nicht im Feuchten liegt) und frische, trockene Bettwäsche.

Für sich selber benötigen Sie ggf. eine Einmalplastikschürze, wenn Sie Ihre Dienstkleidung nicht nach dem Waschen und Betten wechseln möchten, und Schutzhandschuhe für die Waschung des Intimbereichs. Denken Sie hierbei an den Schutz der Patienten, denen Sie später beim Essen helfen. Keime des einen Patienten können durch verunreinigte Dienstkleidung auf den anderen übertragen werden.

Lagerung

Zur Vorbereitung gehört ebenfalls, dass Sie den Patienten in eine Körperhaltung bringen, die ihm einerseits eine gute Orientierung über die Situation verschafft und ihm andererseits möglichst viel Bewegungsspielraum ermöglicht. Die Oberkörperhochlagerung, bei der der Patient korrekt in der Hüfte gebeugt ist, bietet diese Vorteile. Die Lagerung ist aber auch vom Krankheitsbild des Patienten abhängig. Ein Patient mit einer Wirbelfraktur muss sich in der flachen Seitenlage waschen, einem Patienten nach einer Operation am Hüftgelenk, z. B. einer TEP (Totalendoprothese), kann die starke Beugung heftige Schmerzen verursachen.

Der Lagerung voraus geht das Entfernen von Kissen und Lagerungshilfsmitteln, soweit sie nicht für den Patienten eine wichtige Unterstützung bedeuten. Daher wird z. B. eine Schaumstoffschiene, die das Bein eines Patienten nach einer Meniskusektomie ruhigstellt, im Bett gelassen. Kissen, Rollen und Decken, die der Seit- oder Bauchlagerung dienten, werden entfernt, um den Patienten nicht im Bewegungsausmaß zu behindern und um nicht durchs Waschen unnötig nass zu werden.

Nun wird der Patient unter Beachtung seines Krankheitsbildes und seiner Ressourcen entsprechend gelagert (**Abb. 20.8**). Meist muss er dazu zunächst im Bett höherbewegt werden. Um das erneute Runterrutschen im Bett zu verhindern, wenn der Patient nicht in der Lage ist, sich mit den Füßen gegen das Bettende zu stemmen, kann zunächst eine Handtuchrolle unter den Oberschenkeln das verhindern (s. Rutschbremse, S. 292).

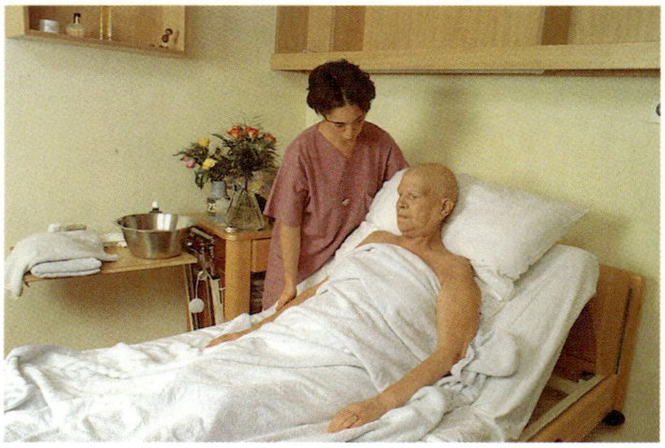

Abb. 20.8 Erst nach der Entfernung der nicht benötigten Lagerungsmittel wird das Kopfteil hochgestellt

Den Abschluss der Vorbereitung bildet das Heranrücken des Nachtkästchens, auf dessen Ausziehbrett die Waschschüssel stehen wird (Vorsicht! Das Nachtkästchen kippt sehr leicht). Die Waschschüssel muss später möglichst gut erreichbar sein, ohne dass der Patient seine Schultern und Arme ständig anheben muss. Eventuell ist es dafür nötig, das Bett höher zu pumpen. Unbedingt nötig ist es, wenn sich der Patient in der flachen Seitenlage waschen muss. Die obere Kante der Waschschüssel muss dann etwas tiefer als die obere Kante der Matratze sein – eine große Erleichterung für den Patienten.

> Eva Groß
> Krankenschwester
>
> **Praxistipp**
>
> Probieren Sie im Demoraum Ihrer Schule aus, wie sich die Höhe der Waschschüssel auf den eigentlichen Waschvorgang auswirkt. Sie werden staunen, wie anstrengend es plötzlich wird.

Helfen Sie dem Patienten aus dem Nachthemd oder dem Oberteil des Pyjamas und decken Sie ihn mit dem großen Badetuch oder der Decke wieder zu. Richten Sie alle Utensilien in Reichweite des Patienten.

Das ist leichter, als wenn Sie schon die Waschschüssel auf dem Nachttischchen stehen haben. Bei den Bewegungen beim Ausziehen könnte sie im Weg sein oder das Wasser überschwappen. Sinnvoll ist es auch, das Handtuch gleich auf den Oberkörper oder unter den Kopf zu legen – egal ob der Patient sich erst Gesicht oder Hände wäscht, es ist in Reichweite.

Für bewusstseinseingeschränkte Patienten ist es wichtig, durch die vertrauten Utensilien und den Kontakt z. B. mit dem Handtuch eine Information zu erhalten, worum es gleich gehen wird. Er hat Zeit, diese Information zu verarbeiten, während Sie das Wasser holen.

Durchführung

Wenn Sie schon wissen, welche Wassertemperatur der Patient wünscht, können Sie sich danach erkundigen, ob es beim Alten bleibt oder ob der Patient andere Wünsche hat. Kann er sich nicht äußern, schauen Sie am besten schon bevor Sie mit den Vorbereitungen beginnen in der Pflegeplanung nach, ob er eine beruhigende oder anregende Waschung erhalten soll (s. basal beruhigende Waschung und basal anregende Waschung, S. 355) und wählen Sie dann die entsprechende Temperatur. Fügen Sie keine Zusätze bei, wenn es nicht notwendig ist! Seife, die Sie jetzt schon hinzufügen würden, bleibt auf der Haut, wenn Sie nicht noch eine zweite Schüssel mit klarem Wasser verwenden möchten, um die Rückstände wieder zu entfernen.

Platzieren Sie die Waschschüssel auf dem bereits zurechtgerückten Nachtkästchen. Generell gilt für alle Ihre Pflegehandlungen:

- unternehmen Sie alles, um die Selbstständigkeit des Patienten zu ermöglichen (**Abb. 20.9**),
- unterstützen Sie ihn dabei, im Rahmen seiner Möglichkeiten soviel wie möglich selbst auszuführen,
- überanstrengen Sie ihn aber nicht und denken Sie daran, abzuklären, welche Schwerpunkte der Patient setzt. Wenn er wenig Energie zur Verfügung hat, ist es ihm vielleicht wichtig, seinen Intimbereich selbst zu waschen und vielleicht reicht auch nur dafür seine Kraft aus und alles andere übernehmen Sie. Vielleicht legt er aber auch nur Wert darauf, sein Gesicht selbst zu waschen, dann waschen Sie den Rest.

Das Waschen der Hände und des Gesichts steht meist am Anfang, das ist bei Ihnen privat auch meist der Fall. Helfen Sie daher zuerst, die Hände zu waschen. Die Waschschüsselhöhe ist dabei von Bedeutung (s. oben). Das Plantschen im Wasser ist äußerst wohltuend, bedenken Sie, dass der Patient dazu nicht allzu häufig am Tag die Gelegenheit hat.

Das Gesicht ist ein sehr intimer Bereich. Wenn der Patient sonst Waschlappen oder Schwamm verwendet, benutzen Sie ihn auch. Fahren Sie mit sanftem Druck über die Konturen des Gesichts, streichen Sie störende Haare aus der Stirn und verwenden Sie ausreichend Wasser. Fahren Sie vorsichtig von außen nach innen über die Augen. Wenn sich so Verkrustungen nicht lösen lassen sollten, müssen Sie noch eine spezielle Augenpflege (S. 1255) durchführen. Umkreisen Sie die Ohren und waschen Sie Hals und Nacken mit langen, ruhigen Zügen gleich mit. Vermeiden Sie kurze, rubbelnde Bewegungen. Dann trocknen Sie Gesicht, Hals und Nacken mit dem Handtuch ab.

Wenn irgend möglich, beziehen Sie den Patienten ein, z. B. indem Sie ihm den Waschlappen über die Hand ziehen und seine Hand führen. Das Ausmaß Ihrer Unterstützung ist vom Zustand des Patienten abhängig. Es kann vom leichten Führen der Hand bis zur völligen Übernahme des Armgewichts und des gleichzeitigen Führens von Arm und Hand reichen.

Sie können nun zunächst die Brust und den Bauch oder zuerst Arm für Arm waschen. Legen Sie dafür das Handtuch unter, um das Bett nicht unnötig nass zu tropfen (**Abb. 20.10**). Wenn der Patient stark geschwitzt hat, kann es sinnvoll sein, die Achselhöhlen zunächst auszusparen und erst nach dem Waschen des Rückens mit Seife zu reinigen.

Der Zustand des Patienten bestimmt, ob Sie erst den Rücken waschen (**Abb. 20.11**). Wenn er sich vorbeugen kann, können Sie nun den Rücken waschen. Wenn ihm Lagewechsel Probleme bereiten, warten Sie damit und waschen erst die Beine. Sparen Sie den Intimbereich zunächst aus, waschen Sie die Beine und zum Schluss die Füße, wenn der Patient z. B. an Fußpilz leidet. Legen Sie auch hier das Handtuch unter das jeweilige Bein und trocknen Sie es erst ab, bevor Sie das andere waschen (**Abb. 20.12**).

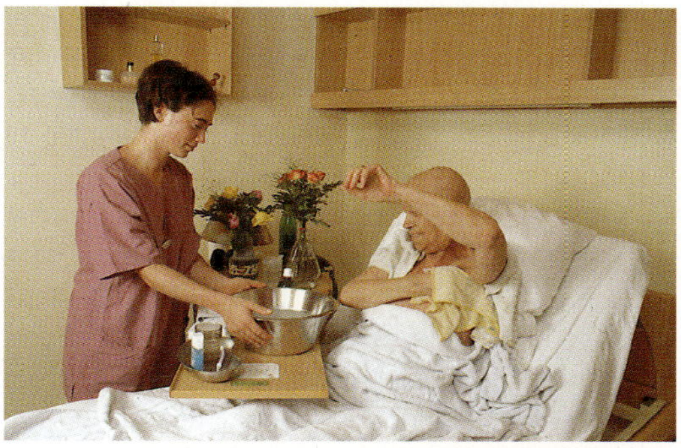

Ein auf den Hauttyp abgestimmtes Öl wird zugegeben, um einen schützenden Film zu bilden. Seife würde diesen Effekt wieder zerstören

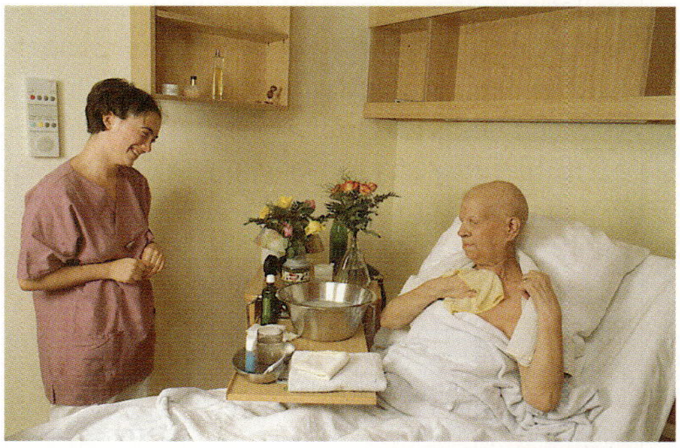

Abb. 20.9 Es ist sehr schön zu sehen, wie die Pflegeperson die Patientin begleitet, für sie da ist und damit die Eigenaktivität unterstützt

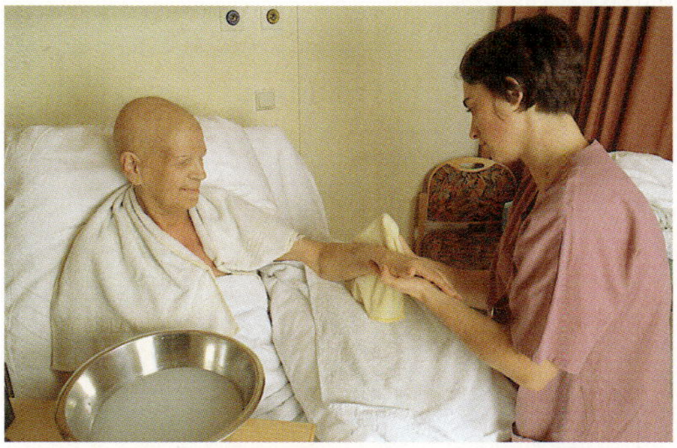

Abb. 20.10 Ein Kissen kann helfen, wenn durch das Heben des Armes beim Waschen unnötig Schmerzen in der Schulter entstehen würden. Auch dieses Kissen wird mit einem Handtuch vor unnötiger Nässe geschützt

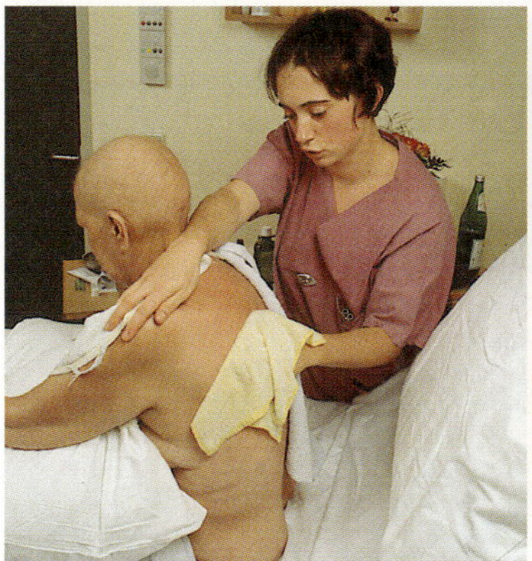

Abb. 20.11 Je nach Allgemeinzustand kann ein dickes Kissen auf den Oberschenkeln dem Patienten Halt vermitteln, so dass er nicht vorne zusammenklappt

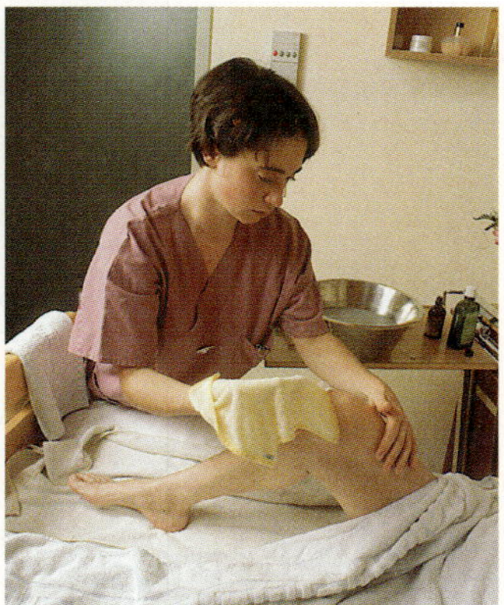

Abb. 20.12 Sie sehen sehr deutlich die Vorteile eines großen Badetuchs. Beim Freilegen der zu waschenden Körperteile stört es kaum, es ist leicht und kann auch ruhig nass werden, was bei der Verwendung der Bettdecke nicht passieren darf

Die berühmte Frage des Waschwasser-, Handtuch- und Waschlappenwechsels

Nun könnte ein Wechsel der drei erfolgen. Sie haben schon ausreichend damit gearbeitet, das Handtuch ist nass, das Wasser gebraucht und der Waschlappen ggf. mit Achselschweiß oder Fußpilz in Berührung gekommen. Das Wasser in der Waschschüssel bietet nicht ausreichend Möglichkeit, den Waschlappen zu reinigen.

- Wenn Sie den Rücken noch nicht gewaschen haben, können Sie das nun übernehmen, dazu lehnt sich der Patient entweder vor, oder Sie stellen das Kopfteil flach (je nachdem, wie der Patient dies toleriert; ganz flach oder nur etwas niedriger, wenn der Patient unter Atemnot leidet).
- Helfen Sie dem Patienten, sich auf die Seite zu drehen. Um ihm mehr Sicherheit zu verleihen, können Sie die Bettdecke verwenden, die ihn während der ganzen Zeit geschützt hat und nur nach oben oder unten geklappt wurde, um die zu waschenden Körperteile frei zu legen. Rollen Sie die Bettdecke der Länge nach zu einer Rolle zusammen. Legen Sie diese auf die linke Körperhälfte des Patienten, winkeln Sie sein rechtes Bein an, legen Sie den rechten Arm wie umarmend um die Rolle und drehen Sie den Patienten zu sich auf die linke Seite (**Abb. 20.13**). Korrigieren Sie den Sitz der Rolle bis Sie sich sicher sind, dass der Patient ein sicheres Gefühl hat und nicht weiterrollen kann.
- Nun können Sie ein Handtuch hinter den Rücken legen, leicht unter den Rücken schieben und den Rücken mit langen festen Strichen waschen. Auch hier haben Sie verschiedene Möglichkeiten. Entweder Sie bleiben auf der Seite stehen, oder Sie gehen auf die andere Seite, wo Sie eine bessere Zugriffsmöglichkeit auf den Rücken haben. Wenn Sie den Patienten ein bißchen weiter drehen, können Sie ideal mit beiden Händen den Rücken bearbeiten. Das ist die Grundbedingung für basal stimulierende Pflegemaßnahmen.
- Trocknen Sie den Rücken mit dem neuen Handtuch ab,
- helfen Sie dem Patienten baldmöglichst ins Nachthemd (**Abb. 20.14**) oder in den Pyjama.

Besondere Situationen

Häufig ist es nötig, von der oben beschriebenen Vorgehensweise abzuweichen.

Gründe hierfür sind:

- andere *Wünsche* des Patienten,
- der Patient *erbricht,*
- der Patient muss zwischendurch die *Urinflasche* oder die *Bettschüssel* benutzen,
- plötzliche *Verschlechterung des Allgemeinzustandes* des Patienten, der den sofortigen Abbruch der Waschung und die Einleitung erleichternder oder lebensrettender Maßnahmen erzwingt,
- *Einkoten* vor oder während der Waschung direkt ins Bett, die eine Reinigung des Intimbereichs und ggf. der Hände nötig macht, ebenso einen vorherigen Wäschewechsel des Durchziehers oder des ganzen Bettlakens. Wenn der Patient den Stuhl auf andere Gegenstände, z. B. ein Bettgitter, das Nachtkästchen, die Patientenglocke etc. verteilt hat, müssen auch diese zunächst gereinigt werden, um einen unbeabsichtigten Kontakt zu vermeiden,
- *Notfall* eines anderen Patienten.

Es gibt unendlich viele Gründe, die es nötig machen, den Ablauf zu ändern. Sie müssen dann entscheiden, was am wichtigsten ist und was warten kann. Ein Patient, der sich während des Waschens überanstrengt und nach Atem ringt, muss sich zunächst wieder erholen, das Wechseln des Bettlakens kann warten. Wichtiger ist es, ihm ggf. Sauerstoff zuzuführen.

Waschen des Genitalbereichs

Meistens werden die Innenseiten der Oberschenkel, die Leisten und der Genitalbereich zum Schluss gewaschen.

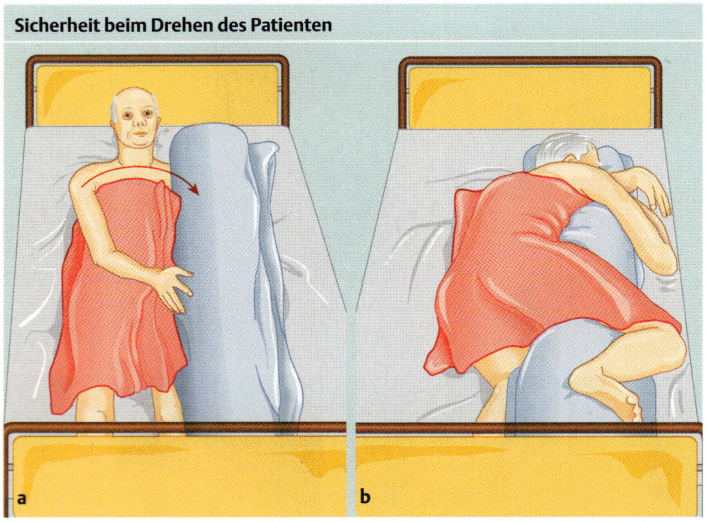

Abb. 20.13 Auf diese Methode können und sollten Sie immer wieder zurückgreifen. Sie ist einfach, vermittelt dem Patienten Sicherheit, ermöglicht das Arbeiten ohne Kollegen und ist vielseitig anwendbar, z. B. beim Reinigen des Gesäßes nach der Bettpfannenbenutzung

Abb. 20.14 a u. b **a** Eine Möglichkeit, wie Sie auch beim Anziehen des Nachthemdes die Intimsphäre wahren können. **b** Helfen Sie beim Herunterziehen des Nachthemdes. Das fällt Patienten schwer, die sich abstützen müssen

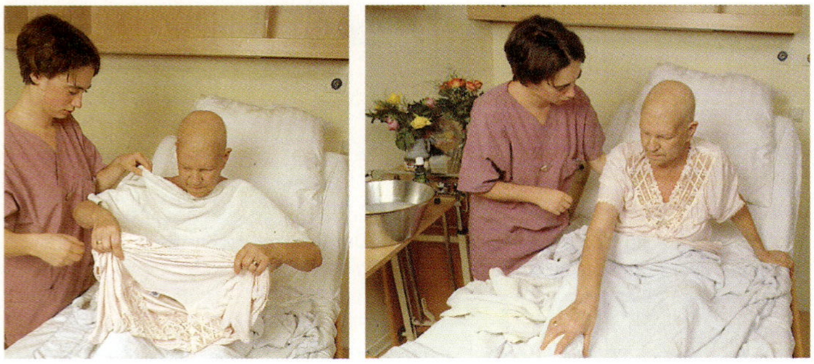

a b

- Wahren Sie die Intimsphäre, indem Sie einen Sichtschutz verwenden. Wenn er nicht zur Verfügung steht, bilden Sie mit Ihrem eigenen Körper einen Sichtschutz,
- ziehen Sie sich Schutzhandschuhe an, um die Übertragung von Darmkeimen zu verhindern,
- bitten Sie den Patienten, die Beine leicht anzuwinkeln und auseinanderfallen zu lassen. Ist der Patient dazu nicht in der Lage, übernehmen Sie das für ihn.

Eva Groß Krankenschwester

Praxistipp

Wenn Sie vorher die Füße gewaschen haben und der Patient Fußpilz hat, dann müssten Sie eigentlich nochmals das Wasser wechseln. Um das zu vermeiden, sollten Sie den für die Füße verwendeten Waschlappen und das Handtuch gleich in den Wäschesack werfen. So kommt das Waschwasser nicht mehr damit in Kontakt und Sie können mit diesem Wasser und einem dritten Waschlappen weiterarbeiten.

Waschen des weiblichen Intimbereichs:

- waschen Sie die Leisten und die Innenseiten der Oberschenkel, wenn Sie dies noch nicht beim Waschen der Beine getan haben,
- waschen Sie dann von oben nach unten die äußeren und inneren Schamlippen und fahren Sie dann über die Harnröhrenöffnung und den Scheidenvorhof,
- verwenden Sie bei jedem neuen Ansetzen einen frischen Teil des Waschlappens, wiederholen Sie den Vorgang so oft, bis die Intimgegend sauber ist,
- trocknen Sie dann sorgfältig nach, ohne die Haut zu stark zu zerren,
- während der Menstruation sollten Sie den Intimbereich mehrmals täglich waschen oder abspülen (S. 763) und dann frische Vorlagen einlegen.

Waschen des männlichen Intimbereichs:

- waschen Sie die Leisten und ggf. den inneren Teil der Oberschenkel,
- schieben Sie die Vorhaut am Penis vorsichtig zurück und säubern Sie die Eichel von der Harnröhre weg,
- entfernen Sie das sich bildende Smegma direkt am Eichelkranz,
- streifen Sie die Vorhaut wieder vor, das ist besonders wichtig, da es sonst zu einer Phimose kommen kann,
- waschen Sie das gesamte Glied und die Hoden.

Eva Groß Krankenschwester

Praxistipp

Wenn sich die Vorhaut nicht wieder vorstreifen lässt, z. B. wenn beim letzten Waschen vergessen wurde, sie wieder vorzustreifen und die Eichel angeschwollen ist, dann legen Sie einen mit sehr kaltem Wasser benetzten Waschlappen darauf. Es ist dann häufig leichter. Wenn Sie nicht so recht wissen, wie Sie die Vorhaut anfassen können oder wie stark Sie ziehen oder schieben sollten, bitten Sie einen männlichen Pfleger, es Ihnen zu zeigen.

Besonderheiten:
Bei adipösen Patienten bietet es sich an, die Haut mit einem Fön nachzutrocknen. Sie wird vor allem in den kleinsten Fältchen erheblich trockener als durch die bloße Trocknung mit dem Handtuch. Wenn die Patienten einen Blasendauerkatheter (BDK) oder ein Kondomurinal tragen, müssen Sie das berücksichtigen (s. Pflege bei liegendem BDK, S. 439 f). Eventuell benötigt die Haut des Intimbereichs eine besondere Pflege, wenn der Patient urin- und/oder stuhlinkontinent ist (S. 450).

Zum Schluss wird noch das *Gesäß* gewaschen:

- dazu wird der Patient auf die Seite gedreht und das Handtuch leicht untergelegt,
- beide Gesäßhälften werden gewaschen,
- Anus und Gesäßspalte werden von vorne nach hinten gewaschen, auch hier wird jeweils bei jedem neuen Ansetzen ein frischer Teil des Waschlappens verwendet,
- nachdem der Vorgang so häufig wiederholt wurde, bis der Bereich völlig sauber ist, wird gut abgetrocknet.

Organisation von Arbeitsabläufen

Es ist sinnvoll, verschiedene Pflegeangebote zu kombinieren. Sicher könnten Sie zunächst erst den ganzen Körper waschen, dann ihn eincremen und dann das Bett frisch beziehen. Darunter leidet jedoch häufig die Intimsphäre, da der Patient meist schnellstmöglich sein Nachthemd wieder anziehen will. Ein weiteres Argument, das dagegen spricht ist, dass der Patient häufiger umgelagert werden muss – die Belastung steigt.

Merke

Es kann eine Leitlinie daraus abgeleitet werden: Je weniger belastbar Ihr Patient ist, desto mehr kombinierbare Pflegeangebote sollten Sie in einem Arbeitsgang ausführen.

Dadurch wird natürlich die oben beschriebene Reihenfolge geändert.

Das heißt, wenn Ihr Patient die *Seitenlagerung kaum toleriert,* sollten Sie:

- zuerst die Vorderseite des Patienten in Rückenlage waschen und den Intimbereich mit einem zweiten Waschlappen reinigen,
- cremen Sie die Haut dann ein und

- ziehen Sie das Patientenhemd von vorne bereits an,
- drehen Sie den Patienten auf die Seite,
- waschen Sie Rücken, Rückseite der Beine, Gesäßbacken und zum Schluss Anus und Gesäßspalte,
- cremen Sie die Haut ein,

Die Pflegeperson steht bereit, aber sie greift nicht selbst aktiv ein. Das fällt schwer, muß aber sein

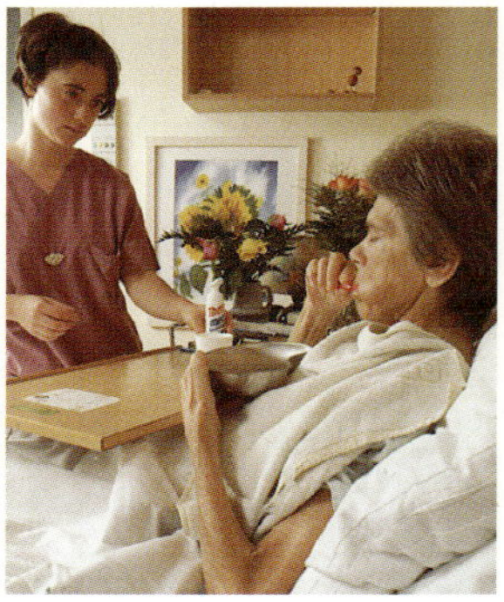

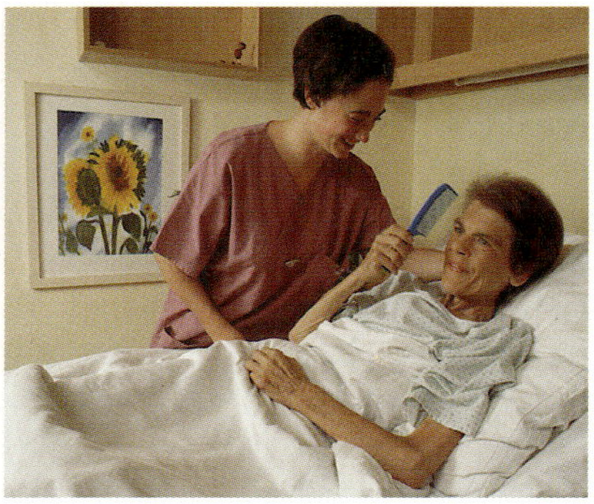

- rollen Sie Laken und Durchzieher im Rücken des Patienten zusammen und spannen Sie ein frisches Laken und einen Durchzieher ein,
- drehen Sie den Patienten,
- entfernen Sie das alte Bettzeug und ziehen Sie das neue straff (es sei denn der Patient liegt auf einer Würfelmatratze, dann dürfen Sie es nur lose einspannen, um die Wirkung nicht zu beeinträchtigen).

Mit diesem Vorgehen gelingt es, den Patienten bei nur zweimaligem Drehen so wenig wie irgendmöglich zu belasten. Der Zustand des Patienten, seine Wünsche und einige wenige hygienische Grundregeln diktieren Ihr Vorgehen, nicht die vorgegebene Reihenfolge in einem Lehrbuch.

Das Kämmen der Haare und das Putzen der Zähne können sowohl nach dem Waschen der Hände und des Gesichts erfolgen als auch ganz am Schluss.

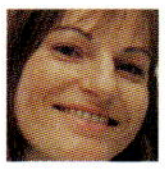

Pflegeangebot Hautpflege

Normalerweise benötigt eine gesunde Haut keine besondere Pflege. Das kann sich ändern, wenn die Haut durch besondere Umstände stärker belastet und angegriffen wird, z. B. bei Patienten mit Inkontinenz (s. Pflege der Haut bei Inkontinenz, S. 450). Besteht keine besondere Notwendigkeit, wird die Haut nach dem Waschen mit dem Pflegemittel eingecremt, das der Patient normalerweise daheim verwendet (**Abb. 20.15**).

Ältere Menschen neigen häufiger zu trockener, schuppender Haut, auch das Tragen von medizinischen Antithrombosestrümpfen lässt die obere Hautschicht zum Teil so stark austrocknen, dass beim Ausziehen der Strümpfe ein wahrer Schuppenregen rieselt. In beiden Fällen wird mindestens einmal täglich die Haut mit einer W/O-(Wasser-in-Öl-)Creme eingerieben. Das findet am Sinnvollsten nach dem Waschen statt.

Es sollte auch darauf geachtet werden, dass die verwendeten Seifen oder Syndets (waschaktive Substanzen) pH-neutral sind. Der normale pH-Wert der Haut beträgt 4,5 – 6,5.

Die Substanzen müssen unbedingt wieder von der Haut abgewaschen werden, da sie die Haut irritieren und zusätzlich austrocknen würden. Anders verhält es sich bei pflegenden Substanzen und Ölen, die direkt dem Waschwasser beigegeben werden (z. B. von Weleda), aber nicht mit reinigenden Substanzen verwechselt werden dürfen.

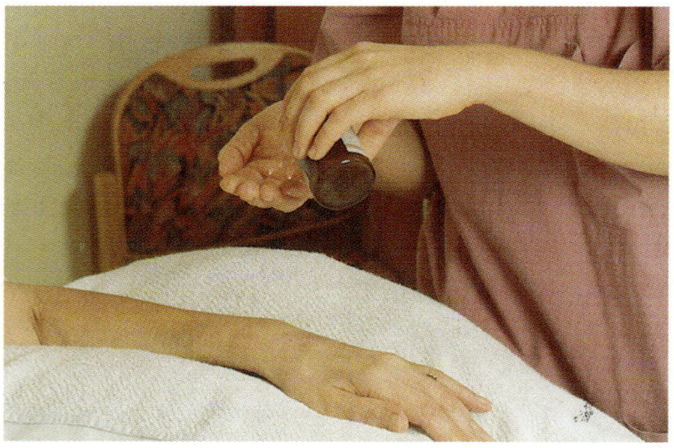

a

Abb. 20.15 a u. b
a Träufeln Sie das Öl zunächst in Ihre eigene Hand. Sie können es so bereits erwärmen, was für leicht frierende Patienten sehr angenehm ist

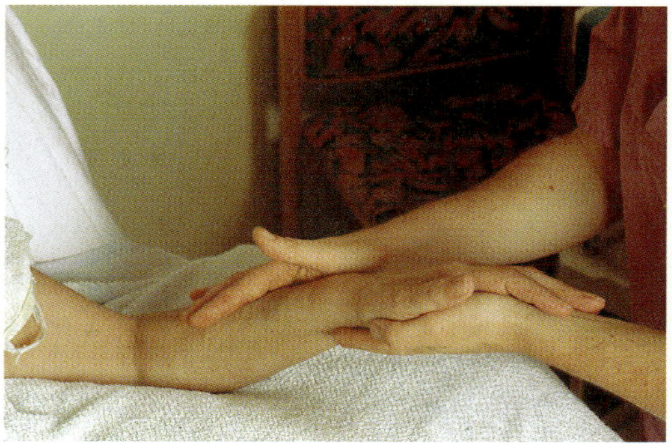

b

b Die Hautpflege bietet auch Streicheleinheiten für die Seele, gut zu erkennen an der vertrauensvoll ruhenden Hand der Patientin

Praxistipp

Eva Groß
Krankenschwester

Da es eine große Vielzahl von Reinigungsprodukten gibt, sollten Sie diese einmal genauer unter die Lupe nehmen. Die Stiftung Warentest hat bereits viele Produkte getestet und miteinander verglichen. Suchen Sie sich ein oder zwei Produkte heraus und schreiben Sie den Hersteller an. Bitten Sie ihn um eine differenzierte Beschreibung des Produkts und ggf. weitere Informations-Broschüren. Die meisten Hersteller antworten bereitwillig innerhalb kürzester Zeit.
Vergleichen Sie die Beschreibungen und probieren Sie die Produkte an sich aus.

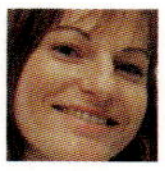

···› Pflegeangebot Basale Stimulation beim Waschen

Fröhlich entwickelte in den 70er Jahren das Konzept der basalen Stimulation. Durch die Zusammenarbeit mit dem Bildungszentrum Essen des DBfK (Deutscher Berufsverband für Pflegeberufe) wurde das Konzept in die Pflege integriert (s. Grundlagen der basalen Stimulation, S. 174 f):

Lesen Sie auch das Buch *Basale Stimulation in der Pflege* von Bienstein u. Fröhlich. Sie finden dort unerlässliche, gut erklärte Grundlagen, für die der Platz hier leider nicht reicht.

Wie vorab bereits besprochen: „Arbeiten Sie an der Qualität Ihrer Berührung, setzen Sie Ihren Körper in immer stärkerem Maße als sensibles Werkzeug ein." Um sensibel und mitfühlend pflegen zu können, ist es unerlässlich zu wissen, was Berührung bewirkt, wie sie sich anfühlt. Erst das eigene Erleben von Unterschieden führt zu einem vertieften Verständnis.

» *Arbeiten Sie an der Qualität Ihrer Berührung, setzen Sie Ihren Körper in immer stärkerem Maße als sensibles Werkzeug ein.* «

Tabelle 20.2 Anwendung basaler Stimulation bei der Ganzkörperwaschung (nach Bienstein 1991)

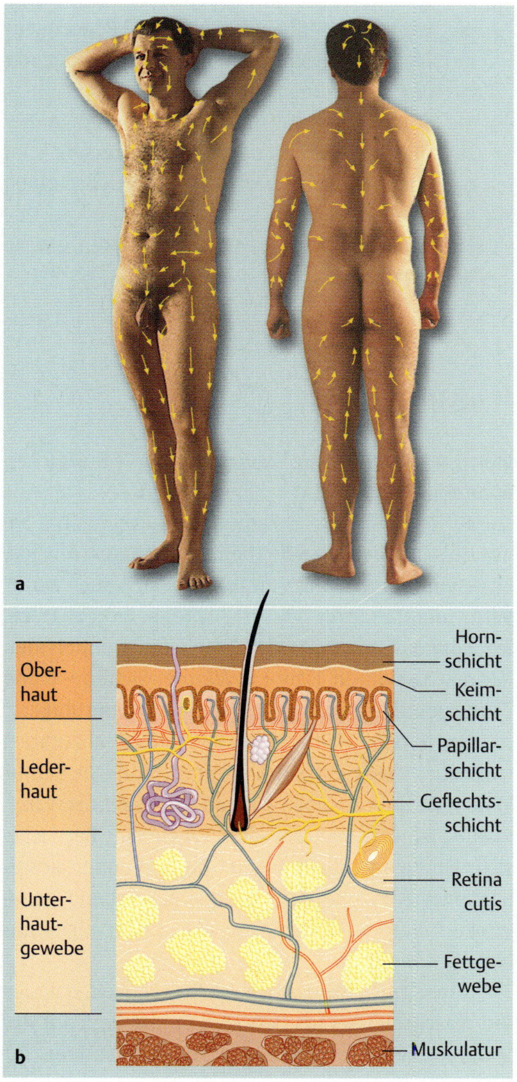

Abb. 20.16 a u. b
a Sie sehen die Wuchs- und Strichrichtung der Haare, anhand derer Sie sich bei der basal-beruhigenden bzw. -stimulierenden Waschung orientieren. Bei Männern fällt das aufgrund der stärkeren Behaarung leichter **b** Schnitt durch die Hautschichten. Die Bewegung des Haares führt zu Reizungen in der Tiefe des Gewebes

	Basal beruhigend	*Basal stimulierend*
Ziel	···› Förderung von Entspannung, Körperintegration	···› Patient fühlt seinen Körper, erfährt die Körpergrenzen
Indikation	···› unruhige, hyperaktive Patienten ···› Einschlafstörungen ···› Schmerzzustände	···› bewusstlose oder bewusstseinsgestörte, orientierungslose Patienten ···› Depression
Orientierung	···› Körperbehaarung ···› Körpertemperatur ···› Vitalzeichen ···› positive Beziehung zu bestimmten Pflegepersonen ···› Bewusstseinszustand, Pupillenreaktion ···› Diagnose	
Wassertemperatur	···› 37 – 40 °C	···› 23 – 28 °C
Hilfsmittel	···› gut ausgewrungener Waschlappen	···› deutlich strukturierter, tropfender Waschhandschuh oder Schwamm
Umgebungsfaktoren	···› wichtig: warme Zimmertemperatur ···› wenig mit dem Patienten sprechen ···› keine Unruhe im Zimmer durch andere Pflegepersonen	
Zusatz	···› keiner, ggf. später beruhigende Lavendelmilch	···› vertraute Waschlotion oder Seife des Patienten, ggf. später anregende Rosmarinmilch
Wirkungsentfaltung	···› mit der Haarwuchsrichtung	···› gegen die Haarwuchsrichtung
Vorgehen	···› vom Thorax ausgehend beginnen ···› mit der Haarwuchsrichtung **(Abb. 20.16 a u. b)**	···› von der Körpermitte ausgehend nach außen, erst den Rumpf und dann die Extremitäten waschen ···› Hand- und Fußbad einbeziehen ···› gegen Haarwuchsrichtung
Abtrocknen	···› ebenfalls in Haarwuchsrichtung	···› ausschließlich gegen die Haarwuchsrichtung unter Verwendung eines rauhen Handtuchs

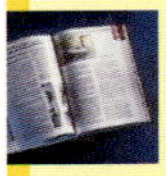

Lernaufgabe

Führen Sie mit einem Partner Körpererfahrungsübungen durch. Erleben und beschreiben Sie dann, wie folgende Empfindungen auf Sie wirken:

- kurze, hastige versus deutliche, ruhige Berührung,
- punktuelle versus flächige Berührung,
- wechselnder Druck versus gleichmäßige Einwirkung,
- weiche, sanfte versus feste Berührung,
- kaltes versus warmes Wasser,
- rauhes, trockenes versus weiches, angewärmtes Handtuch,
- Streichen gegen und mit der Haarwuchsrichtung,
- gespreizte versus geschlossene Finger,
- gespannte versus lockere, anschmiegsame Hand.

In **Tab. 20.2** auf Seite 355 finden Sie anhand von zehn Kriterien eine Gegenüberstellung basalberuhigender und basalstimmulierender Maßnahmen bei der Ganzkörperwaschung.

Bitte achten Sie darauf, dass Sie

- möglichst alleine arbeiten, um den Patienten nicht zu verwirren,
- in gleichmäßigem Rhythmus arbeiten, um einen Bewegungsfluss aufzubauen,
- Ihre Hände körperformend bewegen, um die Körpergrenzen wieder erfahrbar zu machen,
- die Hand nach jeder Bewegung neu ansetzen, um die Grenzen zwischen belebend und beruhigend nicht zu verwischen,
- im Kontakt mit dem Patienten bleiben, damit er nicht erschrickt (eine Hand bleibt am Körper),
- Angehörige einbeziehen, um den Patienten durch vertraute Stimmen und Berührungen zu fördern,
- für eine ruhige Umgebung sorgen, um eine verwirrende Reizüberflutung zu vermeiden,
- die Stimulation über längere Zeit konsequent fortführen, um Reaktionen und Erfolge eindeutig zuordnen zu können,
- die Stimulation nur durch einige wenige Bezugspflegepersonen durchführen lassen, um nicht durch ständig wechselnde Menschen einen Rückzug zu bewirken,
- Reaktionen des Patienten dokumentieren, um die Wirksamkeit evaluieren zu können.

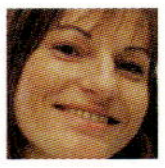

Pflegeangebot Hand- und Fußbad im Bett

Statt Hände und Füße nur mit dem Waschlappen zu waschen, können Sie dem Patienten ein intensiveres *Wascherlebnis* bereiten. Von der wohltuenden Wirkung von Wasser wurde bereits gesprochen.

Patienten, die das Bett gar nicht verlassen können, um sich wenigstens die Hände einmal gründlich unter Wasser zu waschen, sollte ein Handbad im Bett angeboten werden.

Auch hier noch einmal der Hinweis, dass es verschiedenste Gründe gibt, warum ein Patient das Bett nicht verlassen kann, um seinen Bedürfnissen selbst nachzukommen.

Am ehesten verständlich werden Wünsche des Patienten, wenn man sich in eine der eigenen Lebenssituation sehr ähnliche Lage versetzt.

Ein Beispiel wäre eine junge Frau, die mit vorzeitigen Wehen in der 25. Schwangerschaftswoche Bettruhe einhalten muss, um einer vorzeitigen Geburt entgegenzuwirken.

Ein anderes Beispiel könnte ein junger Mann sein, der sich mit seiner Harley auf regennasser Fahrbahn zu scharf in die Kurve gelegt hat und nun mit einer Beckenfraktur Bettruhe einhalten muss.

Ein Hand- oder Fußbad (**Abb. 20.17**) dauert sicher etwas länger als das bloße Waschen, Sie fördern jedoch das Wohlbefinden ganz entscheidend. Ein weiterer Vorteil ist, dass Sie Unterarm und Unterschenkel gleich mit größerem Wasserkontakt mitwaschen könnten.

Nicht zu unterschätzen ist die Wirkung, die Sie mit diesem Pflegeangebot beim Patienten erreichen. Er gewinnt etwas mehr Freiheit, da sich auch steife, verformte Hände im Wasser leichter bewegen lassen. Sie können ihm Ihre Nähe vermitteln, durch den Kontakt mit Ihren Händen Wärme, Sicherheit und Trost spenden. Unruhige Patienten werden ruhiger.

Von einem Hand- oder Fußbad ist abzuraten, wenn Ihr Patient sehr stark unruhig ist und Sie darauf keinen Einfluss ausüben können. Das Ergebnis wären wahrscheinlich mehrere Liter Wasser im Bett. Vorsicht ist auch geboten, wenn offene Wunden bestehen oder Arm und Bein nicht entsprechend angewinkelt werden können, um ins Wasser einzutauchen.

Aber dann gäbe es noch die Möglichkeit, dass Sie die Waschschüssel ins Bett stellen, das Bein auf der Seite, wo Sie stehen, mit einem Arm unterstützen (Ihr Unterarm liegt unter dem Unterschenkel des Patienten, Ihre Ellenbeuge unter dem Knie des Patienten, Ihre Hand stützt das Fußgelenk, Ihr Rücken ist dem Patienten zugekehrt) und über die Waschschüssel halten. In dieser Position können Sie viel Wasser über den Fuß laufen lassen.

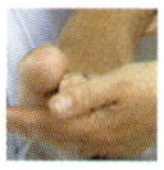

···> Hand- und Fußbad im Bett (Abb. 20.17)

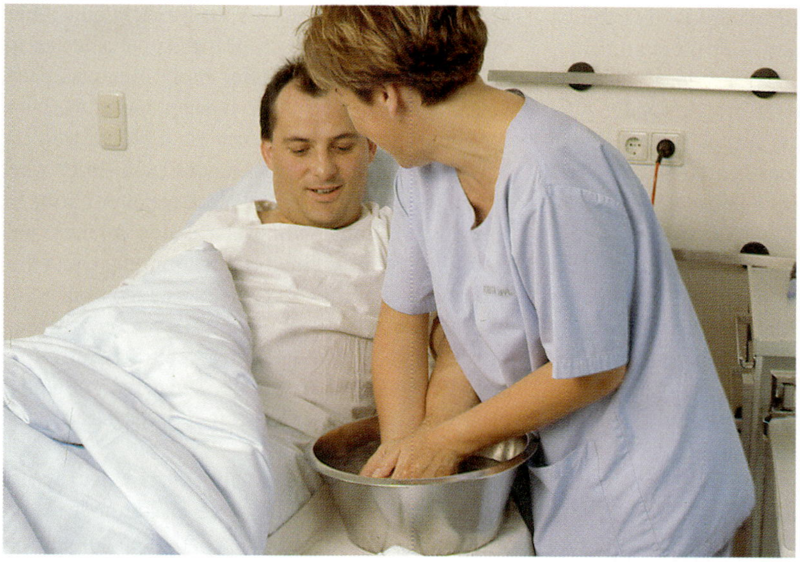

1 Die Waschschüssel wird so platziert, dass der Patient seine Hand gut eintauchen kann.

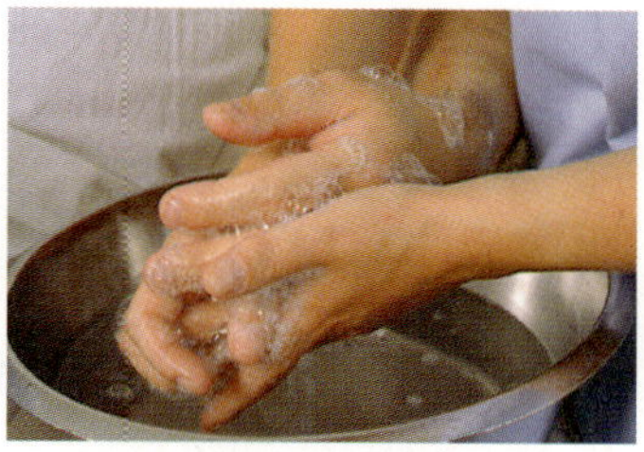

2 Auf Wunsch des Patienten wird Seife verwendet.

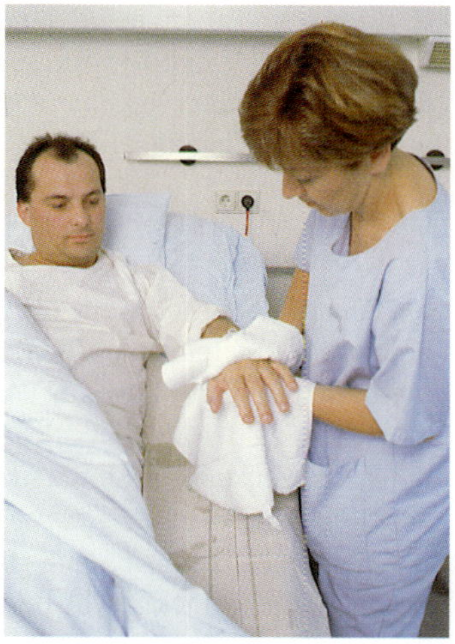

3 Hand und Unterarm werden gründlich getrocknet.

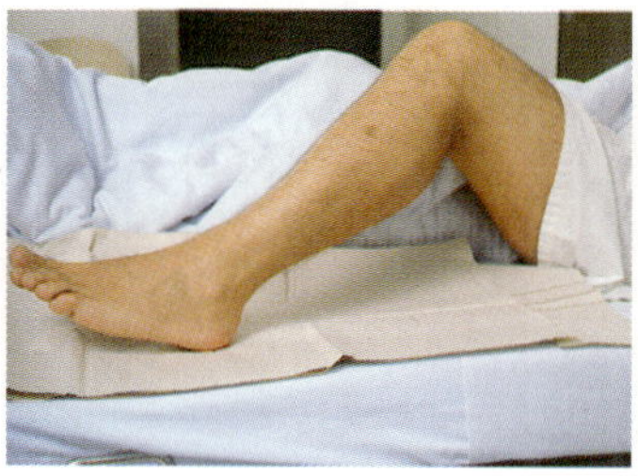

4 Gute Beinhaltung für das Fußbad. Wenn der Patient das Bein nicht selbst halten kann, könnte ein Kissen oder eine Nackenrolle unter dem Oberschenkel für eine stabile, entspannte Lage sorgen.

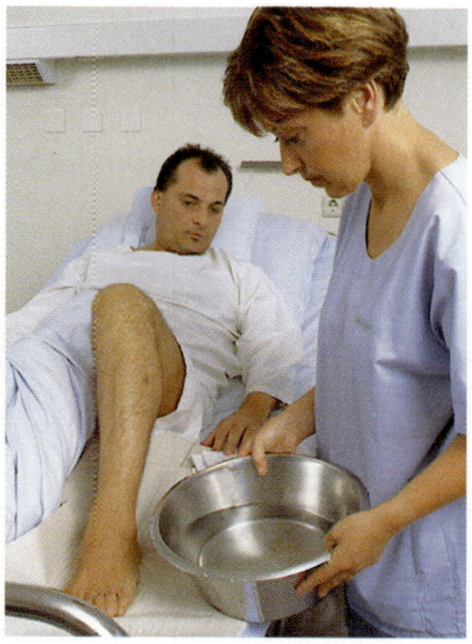

5 Der Patient bleibt weitgehend zugedeckt, das Wasser ist klar und ohne Zusätze.

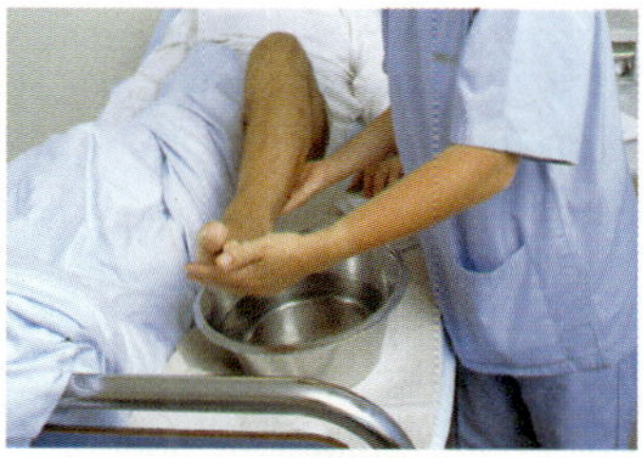

6 Eine Hand unterstützt den Unterschenkel, die andere Hand den Fuß.

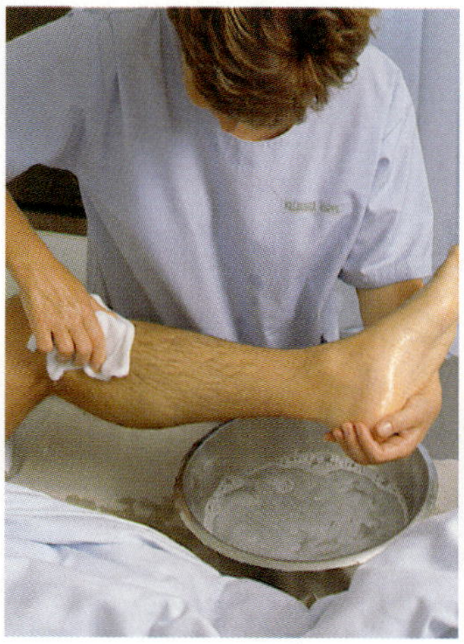

7 Sehr gut zu sehen: Die Pflegeperson wäscht gegen die Haarwuchsrichtung, also belebend.

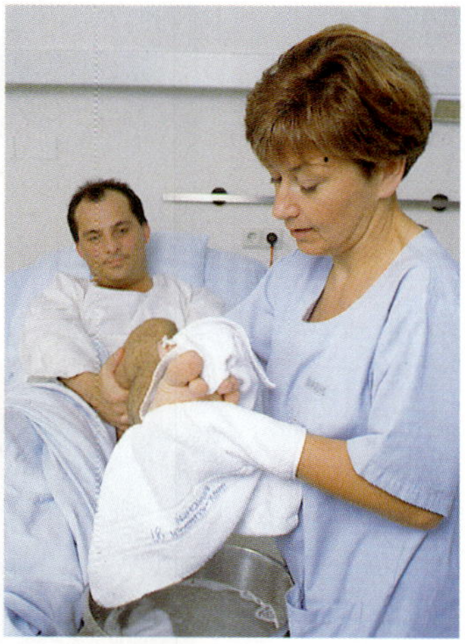

8 Gründliches Abtrocknen zwischen den Zehen. Wenn die Schüssel vorher aus dem Bett genommen wurde, wäre es etwas leichter für beide.

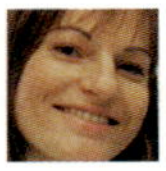

⋯ Pflegeangebot Mundpflege

Der Mund ist ein äußerst differenziertes und vielseitiges Organ. Normalerweise nehmen wir das aber kaum zur Kenntnis. Erst wenn uns etwas stört, spüren wir, welche wichtigen Aufgaben er übernimmt: *Essen, Sprechen, Küssen.* Ein kleines Herpesbläschen stört enorm, die Zunge gleitet immer wieder über rauhe Zahnkanten, Nahrungsreste zwischen den Zähnen werden von der Zunge bearbeitet, an aufgesprungenen Lippen wird herumgekaut und versucht, störende Haut abzuziehen.

Sie sollten einem Patienten, der das Bett nicht verlassen kann, nach jedem Essen die Mundpflege anbieten. Sie ist wichtig für die Gesunderhaltung der Zähne. Wenn er sich selber die Zähne putzen kann, benötigt er dafür Handtuch, Nierenschale, Zahnputzbecher mit Wasser (Temperatur erfragen), Zahnbürste, Zahnpasta, ggf. Zahnseide, Interdentalbürstchen, Mundwasser und einen Lippenpflegestift oder eine Creme (**Abb. 20.18 a u. b**).

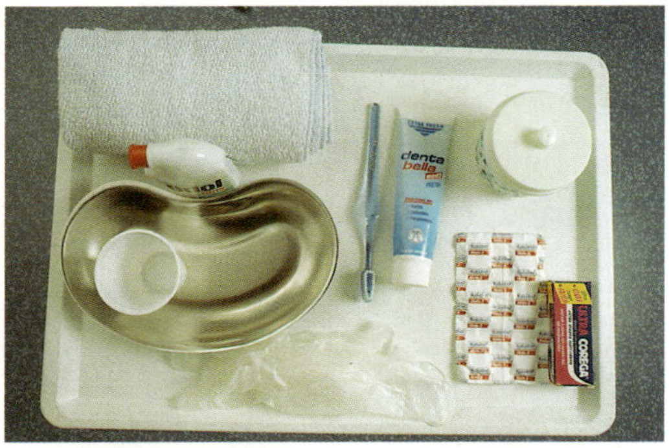

a

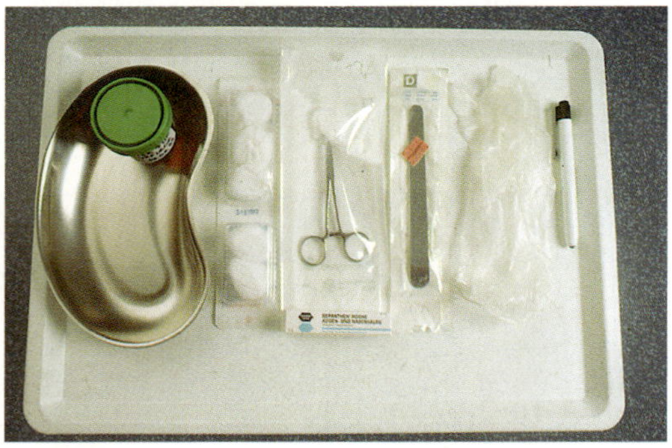

b

Abb. 20.18 Die Materialien **a** für die normale Mundpflege und **b** für die spezielle Mundpflege

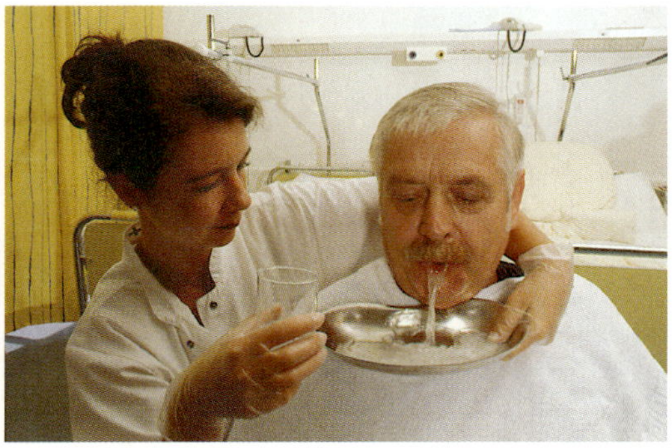

Abb. 20.19 Eine geschickte Methode, mit der Sie gleichzeitig Zahnputzbecher und Nierenschale halten können, wenn der Patient dazu nicht in der Lage ist. Durch Ihren Körper geben Sie ihm Halt, wenn er Probleme mit dem Gleichgewicht hat

Wenn der Patient nur eingeschränkt bewegungsfähig ist, unterstützen Sie ihn so gut wie möglich, z. B. indem Sie ihm das Armgewicht abnehmen (S. 182). Führen Sie ggf. die Hand. Am leichtesten ist es, wenn Sie dabei halb hinter dem Patienten stehen, da die Bewegungsfolge der eigenen Bewegung beim Zähneputzen am Ähnlichsten ist. Unterstützen Sie ihn beim Ausspülen des Mundes. **Abb. 20.19** zeigt Ihnen, wie Sie gleichzeitig den Oberkörper stützen, Nierenschale und Spülbecher halten können und zusätzlich dem Patienten Halt vermitteln, wenn dieser aufgrund seines Allgemeinzustandes oder von Gleichgewichtsstörungen die senkrechte Körperhaltung nicht beibehalten kann. Wenn Sie feststellen, dass der Patient Beläge auf der Zunge hat, sollten Sie nach dem Spülen eine therapeutische Lösung mit einem Tupfer auftragen.

Wenn der Patient überhaupt nicht in der Lage ist, sich selbst um die Mundpflege zu kümmen, übernehmen Sie diese vollständig. Patienten können aus unterschiedlichen Gründen in diese Situation geraten, nicht immer ist ein schlechter Allgemeinzustand der Grund. Die völlige Übernahme wird auch nötig, wenn sich ein Patient beide Hände bricht oder an einer Lähmung leidet. Die Fotoserie **Abb. 20.20** zeigt Ihnen, wie Sie dabei vorgehen. (Spezielle Mundpflege und -beobachtung finden Sie auf S. 564 f.)

Unterstützung oder Übernahme der Prothesenpflege

Die Zahnprothese sollte wie die Zähne auch nach jeder Mahlzeit gereinigt werden. Hier steht nicht die Verhinderung von Karies im Vordergrund, sondern die Reinigung der Mundhöhle und somit die Entfernung von Nahrungsresten, die sich zwischen Gaumen oder Kieferbögen und Prothese sammeln könnten. Die meisten Patienten fühlen sich sehr unwohl, wenn sie ihre Zahnprothese nicht tragen. Die Aussprache wird undeutlich, das Gesicht fällt ein. Oft ist auch die Sorge sehr groß, dass Sie die Prothese beschädigen könnten.

Wenn der Patient in der Lage ist, die Prothese selbst zu entfernen, zu reinigen und wieder einzusetzen, helfen Sie ihm dabei, eine Körperhaltung einzunehmen, die ihm dies erleichtert. Das kann beim Waschen am Waschbecken sein, indem Sie das Vorlehnen des Oberkörpers unterstützen, oder die Oberkörperhochlagerung im Bett. Bevor der Patient die Zahnprothese wieder einsetzt, sollte er sich den Mund ausspülen und ggf. die Kieferbögen mit einer weichen Zahnbürste abbürsten. Dadurch werden mögliche Reste einer Haftcreme entfernt oder hartnäckigere Speisereste. **Abb. 20.21** zeigt Ihnen das Entfernen, Reinigen und Einsetzen der Prothese.

···> Übernahme der Mundpflege (Abb. 20.20)

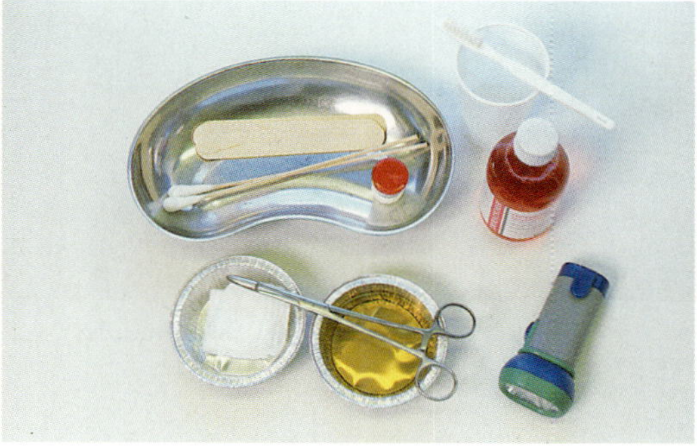

1 Benötigte Hilfsmittel.

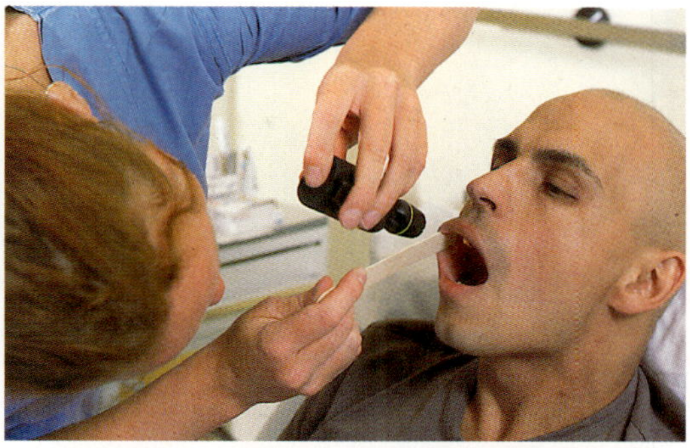

2 Mit Taschenlampe und Spatel werden Lippen, Zunge, Mundschleimhaut, Zähne, Zahnfleisch und Mundhöhle auf Entzündungszeichen oder Blutungen inspiziert.

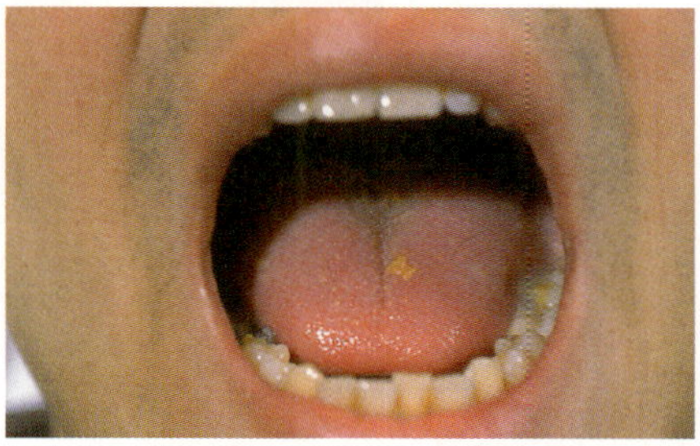

3 Blick in die Mundhöhle, ohne Schritt 2 wäre nur ein kleiner Teil einseh- und beurteilbar.

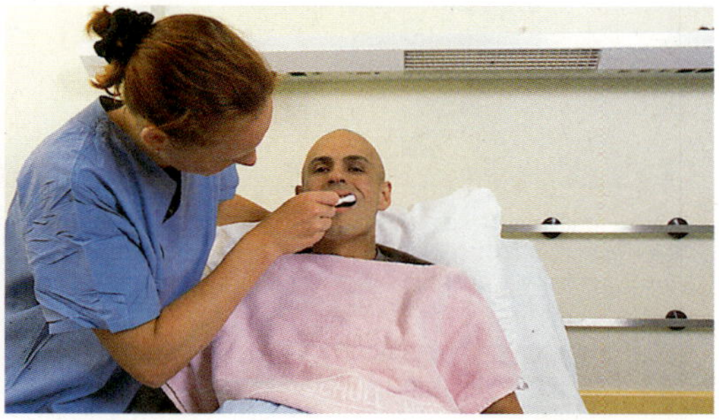

4 Je weiter Sie hinter dem Patienten stehen, umso mehr Sensibilität haben Sie beim Zähneputzen. Die Pflegeperson könnte noch etwas weiter hinter ihm stehen.

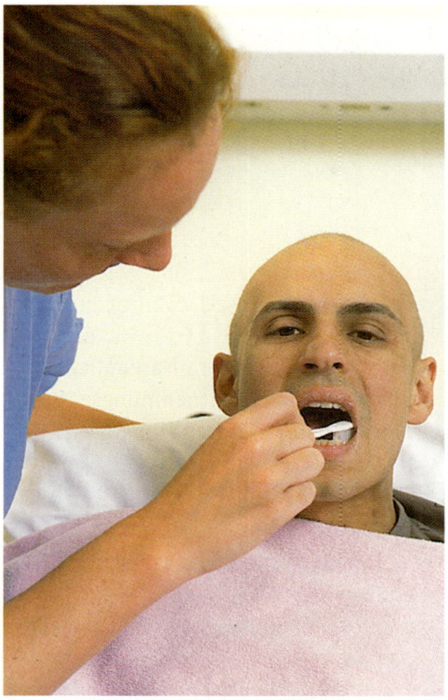

5 Die Reinigung der Kauflächen fällt am leichtesten.

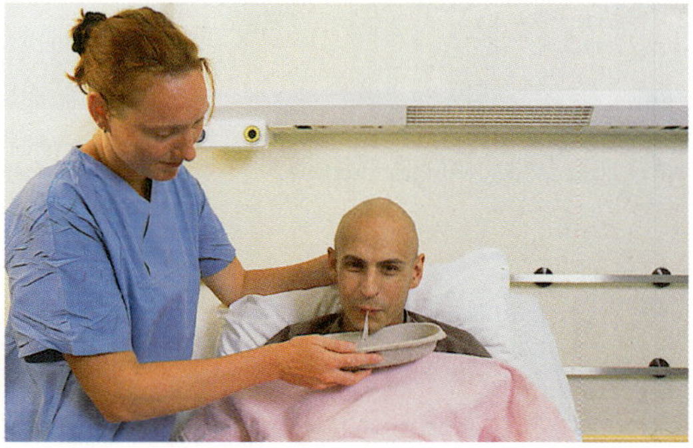

6 Die Hand der Pflegeperson unterstützt den Kopf bei der Vorwärtsneigung und erleichtert so das Ausspülen des Mundes.

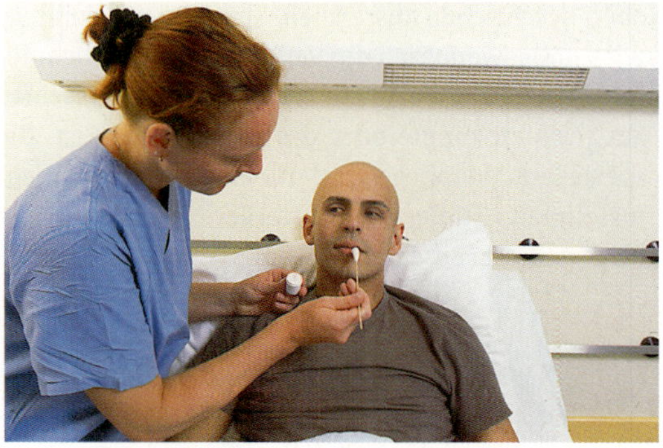

7 Mit einem Watteträger wird die Salbe zur Lippenpflege aufgetragen.

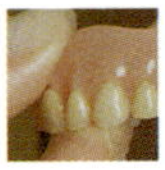

···› Entfernen und Einsetzen der Zahnprothese (Abb. 20.21)

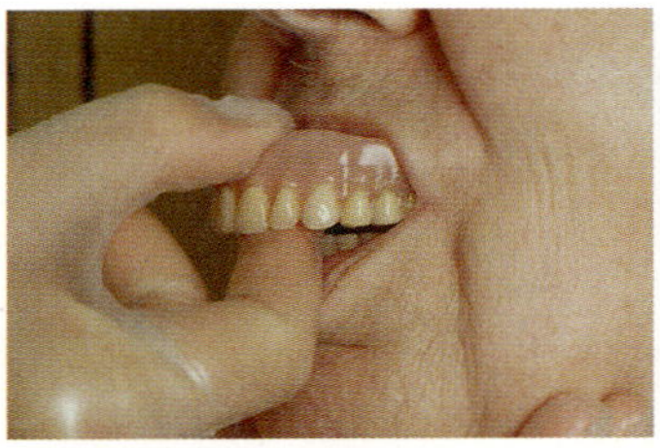

1 Der Daumen schiebt die Oberlippe etwas nach oben, um die Kante der Prothese greifen zu können.

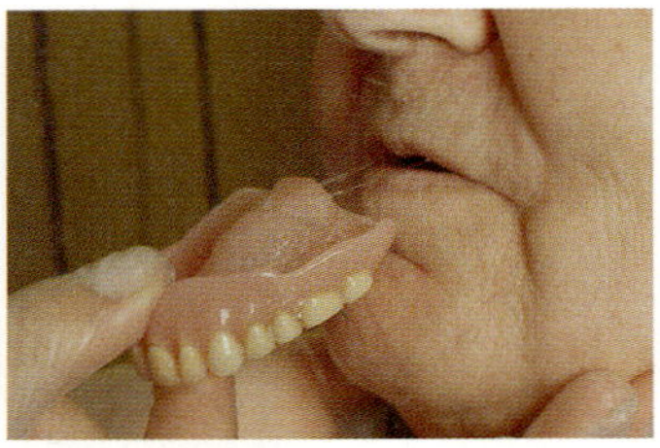

2 Entfernen der Prothese. Der Zeigefinger dient als Widerlager und verhindert ein Herunterfallen der Prothese.

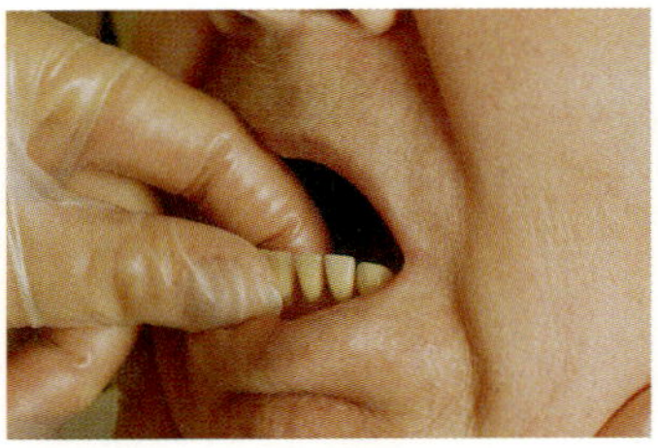

3 Analog erfolgt das Entfernen der Unterkieferprothese.

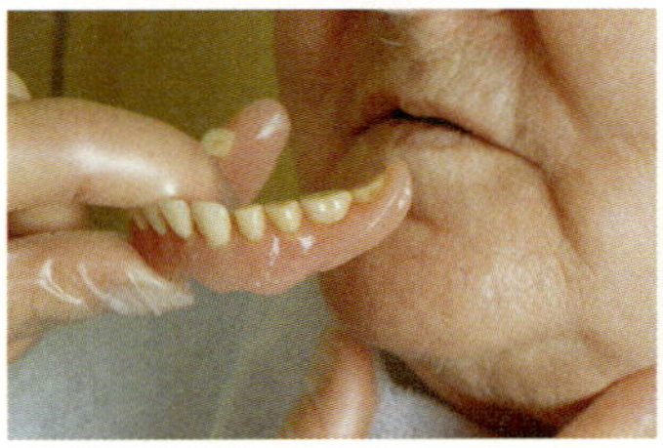

4 Weil sie kleiner ist, kann sie ggf. zum leichteren Entfernen seitlich leicht gedreht werden, das erleichtert das Entfernen bei kleinen Mundöffnungen.

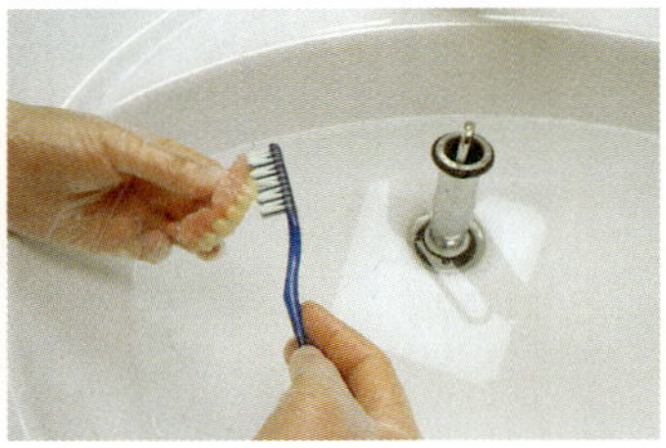

5 Reinigen der Prothese über dem stehenden Wasserspiegel.

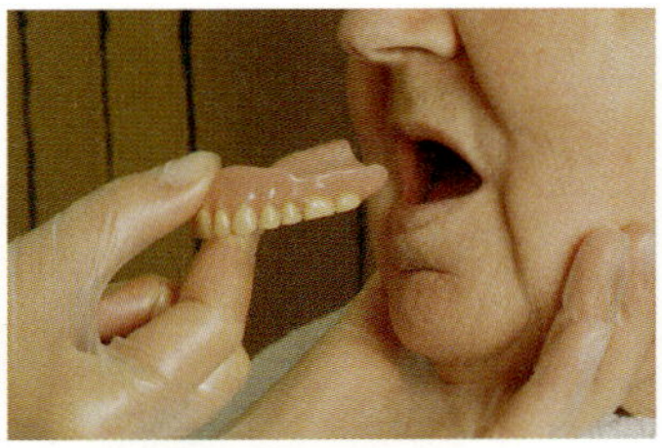

6 Einsetzen der Oberkieferprothese, die linke Hand zieht den Unterkiefer sanft nach unten.

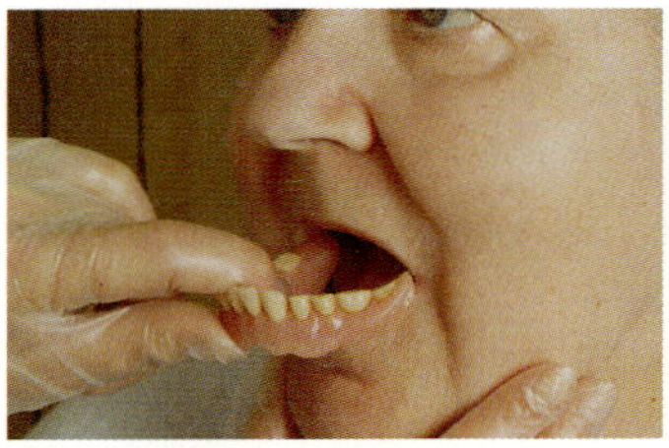

7 Leicht seitliches Einführen erleichtert die Platzierung der Unterkieferprothese.

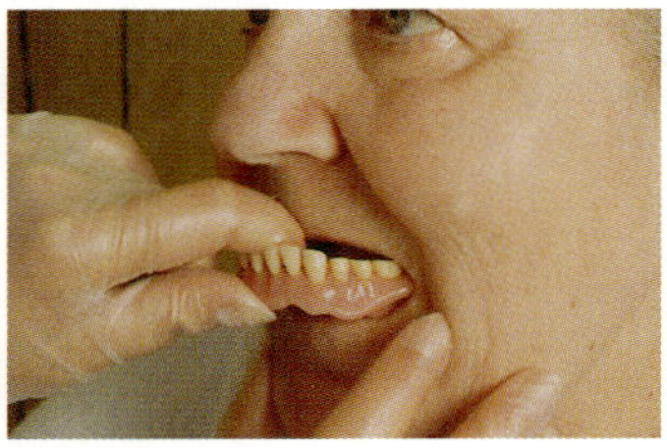

8 Ggf. kann die Wangenpartie leicht nach außen gezogen werden, auch das ist eine Hilfe bei kleinen Mundöffnungen.

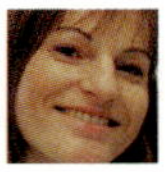

···› Pflegeangebot Augen-, Nasen- und Ohrenpflege

Augen

Normalerweise sollte das Reinigen der Augen wie oben beschrieben ausreichen. Spezielle Augenpflege wird nötig, wenn sich die Verkrustungen so nicht lösen lassen, die Hornhaut bei fehlendem Lidschlag austrocknen könnte oder das Auge infiziert ist. Die spezielle Augenpflege wird mit einem sterilen, nicht fusselnden Tupfer und steriler Kochsalzlösung durchgeführt (Beschreibung auf S. 1255).

Nase

Da die Nase viele wichtige Funktionen erfüllt, ist es nötig, die Nase sauber zu halten, um quasi die Grundvoraussetzung dafür zu erfüllen. Gesunde Menschen schneuzen sich oder reinigen unter fließendem Wasser die Nase. Besondere Nasenpflege benötigen bewusstseins- und wahrnehmungsgestörte Patienten und Patienten, bei denen eine Nasensonde liegt.

Materialien zur Nasenpflege

- Wattestäbchen,
- physiologische Kochsalzlösung,
- pflegende Salbe,
- bei Sondenträgern zusätzlich hautfreundlicher Pflasterentferner, Pflaster,
- ggf. Schere, trockener Tupfer und ein Abwurf.

Vorgehen

Besonders wichtig ist die *Information des Patienten.* Sie werden mit einem Gegenstand in ein empfindliches und kitzliges Körperteil eindringen, darauf sollte er sich vorbereiten können.

- Lagern Sie den Patienten in eine halbhohe Oberkörperhochlagerung, beachten Sie dabei den Lagerungsrhythmus des Patienten, um unnötige Lagerungswechsel zu vermeiden,
- erkunden Sie, ob die Nasenlöcher verstopft sind und ob sich trockene Borken gebildet haben, die die Nasengänge einengen,
- führen Sie das angefeuchtete Wattestäbchen gerade in das Nasenloch ein und ziehen Sie es an den Nasenwänden entlanggleitend drehend wieder heraus,
- wiederholen Sie den Vorgang so häufig und mit neuen Wattestäbchen, bis das Nasenloch wieder frei ist,
- wenn die Borken festsitzen, müssen Sie zunächst mit etwas Öl oder Vaseline aufgeweicht werden, um ein Bluten der Nasenschleimhaut zu vermeiden,
- löst sich die Borke noch nicht, kann die Nase vorsichtig von außen zwischen Daumen und Zeigefinger massiert werden,
- tragen Sie ggf. Nasensalbe mit dem Wattestäbchen auf,
- bei Trägern von Ernährungs- oder Magensonden wird auch die Sonde selbst von Borken gereinigt, die Sondenlage darf nicht durch Herausziehen verändert werden,
- wenn Sauerstoffsonden oder -brillen (S. 526 f) verwendet werden, sollten diese erneuert werden,
- die schützenden Schaumstoffpolster sollten ggf. mehrmals gewechselt werden,
- Fixation der Sonden S. 407 u. S. 527.

Ohren

Die Ohren benötigen meist keine besondere Pflege, da sich der Gehörgang von selber reinigt. Das äußere Ohr wird beim Waschen mit dem Waschlappen gereinigt, dabei erleichtert der leichte Zug des Ohrs nach oben diesen Vorgang. Hartnäckiger Ohrschmalz muss vom Arzt entfernt werden.

Bei Störungen der Sekretion kann das Ohr mit einem Wattestäbchen vorsichtig gereinigt werden. Der Vorgang ist dabei ähnlich wie beim Reinigen der Nase. Das Wattestäbchen wird gerade und nicht zu tief eingeführt und leicht drehend am Rand wieder nach außen gezogen. *Vorsicht:* Bei zu tiefem Eindringen können Sie das Trommelfell verletzen oder einen Würgereiz beim Patienten auslösen. Danach werden ggf. Ohrentropfen verabreicht. Die spezielle Pflege bei Ohrenerkrankungen finden Sie auf S. 1264.

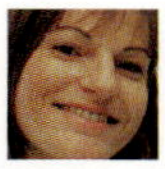

Pflegeangebot Unterstützung beim Duschen

Das Duschen ist für den Patienten meist ungleich angenehmer als das Waschen im Bett oder in der Waschkabine. Es setzt jedoch einen einigermaßen stabilen und einschätzbaren Kreislaufzustand voraus. Daher werden zuvor immer erst Blutdruck und Puls gemessen, ggf. ist der Puls während des Duschens weiter zu beobachten.

Vorbereitung

Das Bad sollte warm und in hygienisch einwandfreiem Zustand sein, um Unterkühlung und Infektionen (Fußpilz) vorzubeugen. Weitere Bedingungen sind ein funktionierendes Rufsystem und ein Besetzt-Schild, um die Intimsphäre zu wahren. Die Dusche sollte mit einem Hocker oder Spezialstuhl ausgestattet und befahrbar sein. Zweckmäßige Haltevorrichtungen und eine rutschfeste Unterlage sind absolut nötig.

Durchführung

Die Fotoserie **Abb. 20.22** zeigt *einen möglichen Ablauf* des Duschens. Wenn möglich sollten gleich die Haare mitgewaschen werden.

- Überfallen Sie den Patienten nicht mit dem Wasser, beginnen Sie an den Füßen, lassen Sie ihn die Wassertemperatur fühlen und ändern Sie sie eventuell, wenn sie unangenehm ist,
- lassen Sie den Wasserstrahl aufwärts gehen,
- betonen Sie Körperkonturen, z. B. indem Sie zuerst mit dem Wasser darüber gleiten und diese Wahrnehmung durch Ihre streichende Hand verstärken,
- vermeiden Sie Unterkühlung des Patienten, indem Sie das Wasser weiterhin über einen Körperteil laufen lassen, wenn Sie einen anderen waschen. Vor allem der Körperstamm sollte nicht auskühlen,
- lassen Sie den nassen Patienten nur dann aufstehen, wenn Sie sicher sind, dass er sicher stehen kann. Ansonsten bieten die heutigen Duschstühle die Möglichkeit, den Intimbereich auch im Sitzen zu waschen,
- wenn Sie Temperaturwechsel einsetzen, um die Kreislaufsituation zu fördern, sollte der Temperaturunterschied 10 °C nicht überschreiten. Beginnen Sie immer an den distalen Extremitäten,
- hüllen Sie nach dem Duschen den Patienten am besten in vorgewärmte Handtücher, fahren Sie ihn ins Trockene und lassen Sie ihn erst auf einer rutschfesten, trockenen Unterlage aufstehen, um ein Handtuch auf den Stuhl zu legen (es ist sehr unangenehm, mit nassem Gesäß auf einem klammen Stuhl zu sitzen),

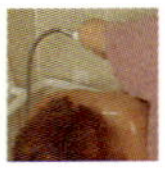

Duschen des Patienten (Abb. 20.22)

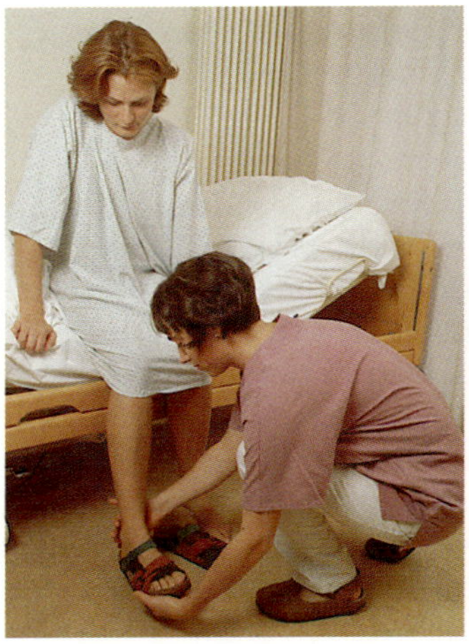

1 Unbedingt auch für kurze Wege Schuhe anziehen, um für die nötige Sicherheit beim Transfer zu sorgen.

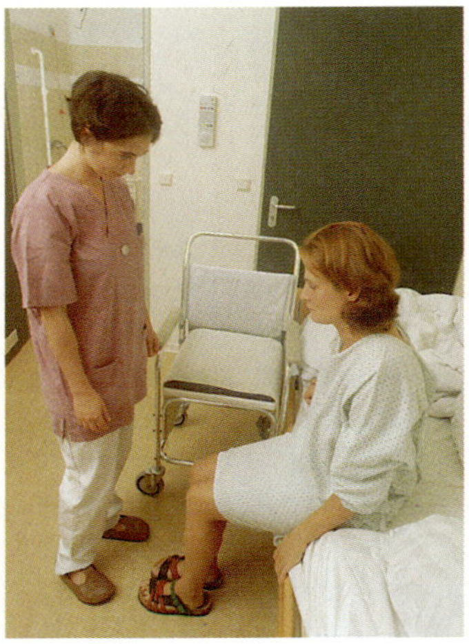

2 Kurze Verschnaufpause mit der Möglichkeit der Beobachtung der Vitalzeichen.

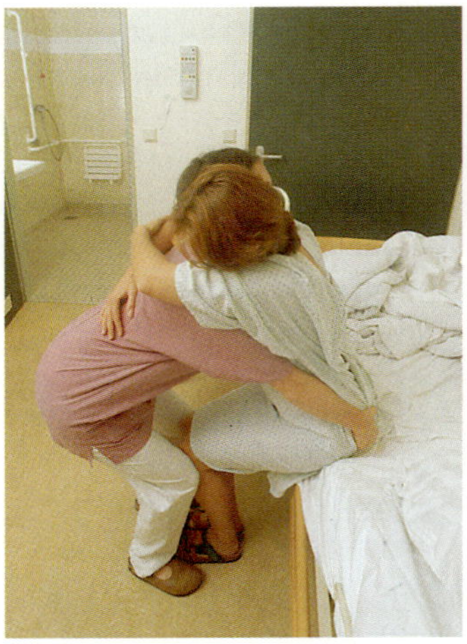

3 Aufrichten der Patientin. Die Pflegeperson stützt mit ihren Knien die Knie der Patientin.

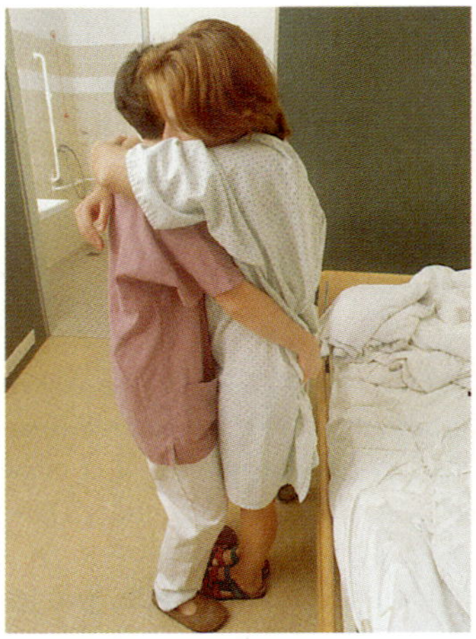

4 Sicherer Stand. Nun kann die Patientin sich drehen …

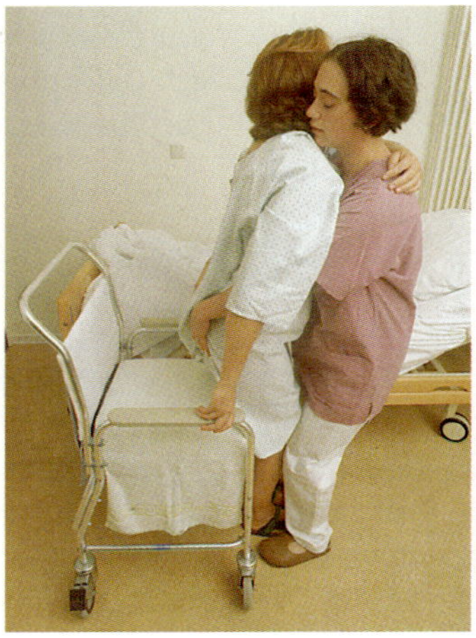

5 … und sich auf den bereitstehenden Stuhl setzen.

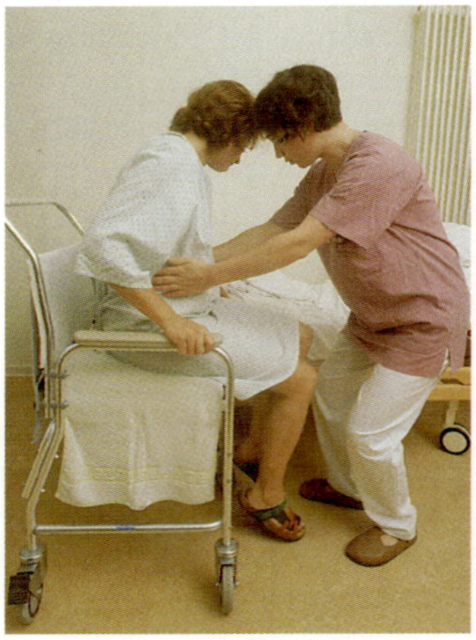

6 Die Bremse muß unbedingt festgestellt sein. Spätestens wenn kleinere Patienten versuchen, sich zurechtzurücken, würde er wegrollen.

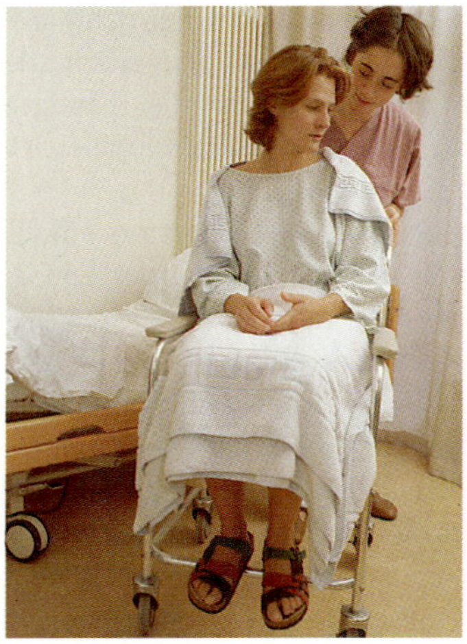

7 Schutz der Intimsphäre und Schutz vor kalter Luft durch Bade- und Handtuch.

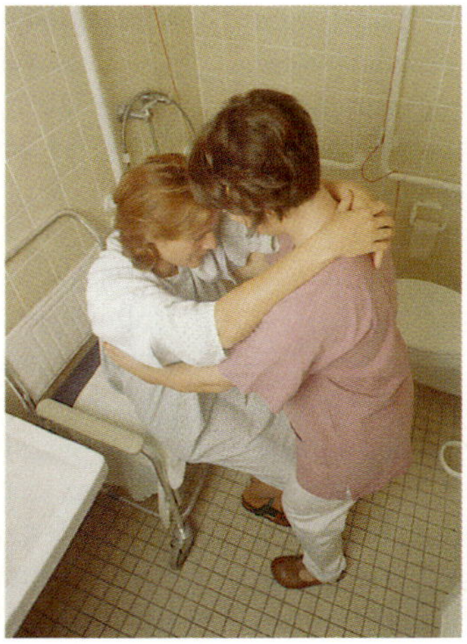

8 Transfer vom Stuhl auf den Duschsitz.

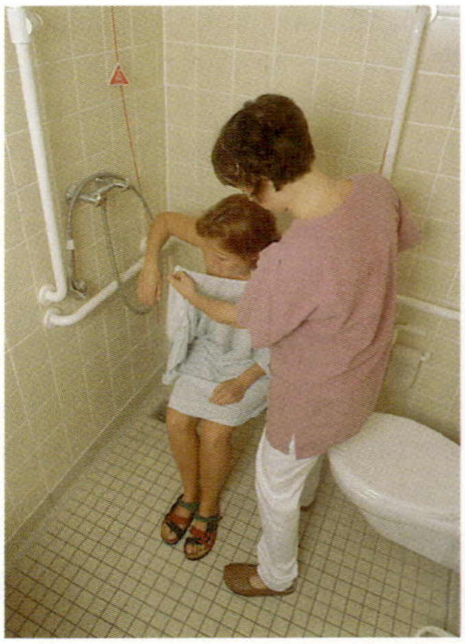

9 Ausziehen des Nachthemds.

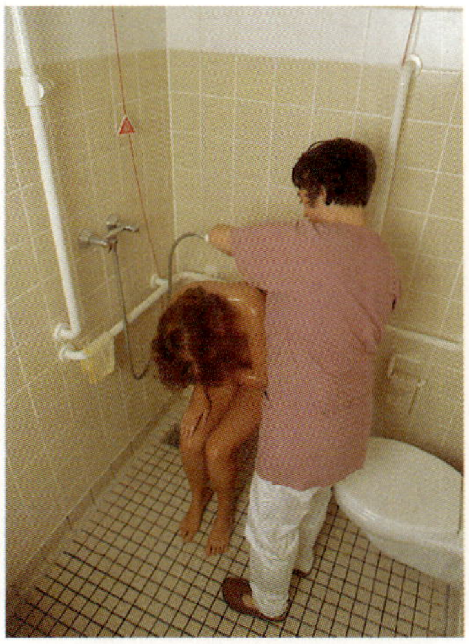

10 Je nach Ressourcen können sich die Patienten mit den Armen auf ihren Beinen abstützen oder die Haltegriffe verwenden.

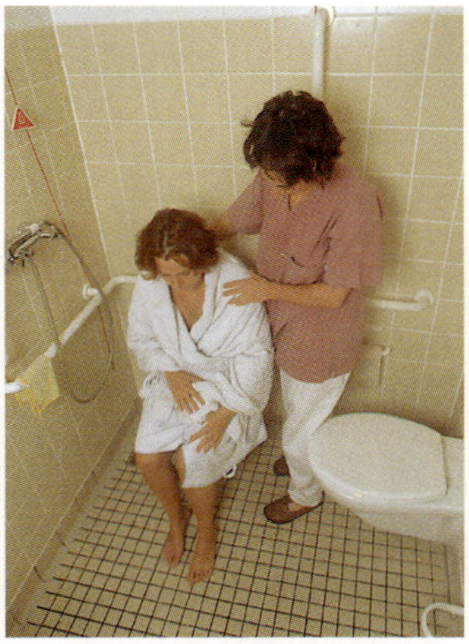

11 Nach dem Duschen schnell in das Badetuch hüllen um Verdunstungskälte zu vermeiden ...

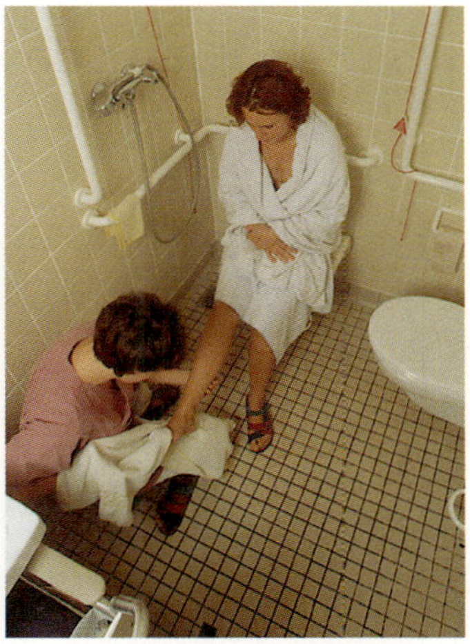

12 ... erst dann werden die Beine und Füße abgetrocknet und die Schuhe angezogen.

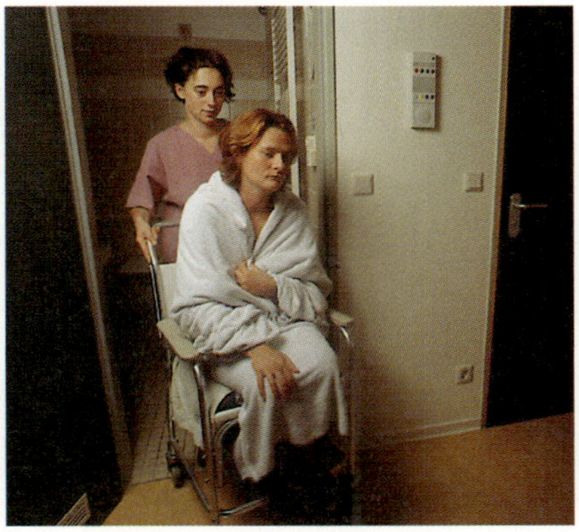

13 Die Patientin wird aus dem feuchten Bad herausgefahren ...

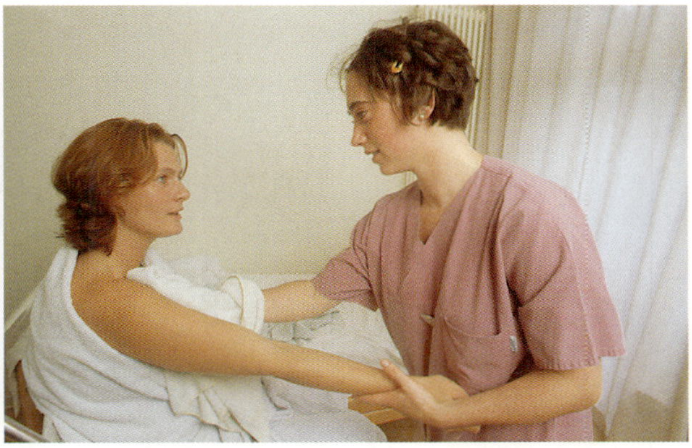

14 ... und der Körper gründlich getrocknet.

- schützen Sie den Patienten vor Zugluft, indem Sie ihm gleich ins Nachthemd oder in den Pyjama helfen und einen Morgenmantel anziehen lassen. Am Besten ist es, wenn Sie die Haare gleich im Bad fönen. Wenn das aus organisatorischen Gründen nicht geht, wickeln Sie ein Handtuch um den Kopf,
- helfen Sie dem Patienten sich das Gesicht mit seiner gewohnten Tagespflege einzucremen,
- beobachten Sie die Haut und cremen Sie sie ggf. mit einer W/O-Lotion ein.

Eva Groß
Krankenschwester

Praxistipp

Das Duschen kann auch eine wunderbar gesellige Angelegenheit sein. Manche Patienten ziehen es vor, gemeinsam der Körperpflege nachzugehen. So hatten wir zwei Patientinnen, die in schönster Übereinstimmung morgens parallel geduscht und gebadet wurden und mit uns zwei Schwestern *Hans, bleib' do, Du weßt ja net, wie's Wetter wird* gesungen haben. Ein geglückter und menschlicher Start in den Tag.

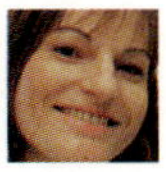

Pflegeangebot Unterstützung beim Baden

Das Bad kann sowohl der Reinigung dienen als auch der Erfrischung, Beruhigung oder Stimulation. Das Bad ist oftmals die einzige Möglichkeit, um verwahrloste Patienten in einen hygienischen Zustand zu versetzen. Dazu ist manchmal auch ein mehrmaliger Wasserwechsel nötig. Die Sicherheit des Patienten steht beim Baden an erster Stelle, daher muss die Umgebung entsprechend eingerichtet sein, d.h. mit Haltegriffen, rutschfesten Unterlagen, Patientenhebern ausgestattet. Bedenken Sie bitte: je hilfloser sich ein Patient fühlt, desto mehr Vertrauen benötigt er in Sie, um sich auf das Baden einzulassen.

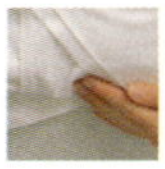

···➝ Baden des Patienten (Abb. 20.23)

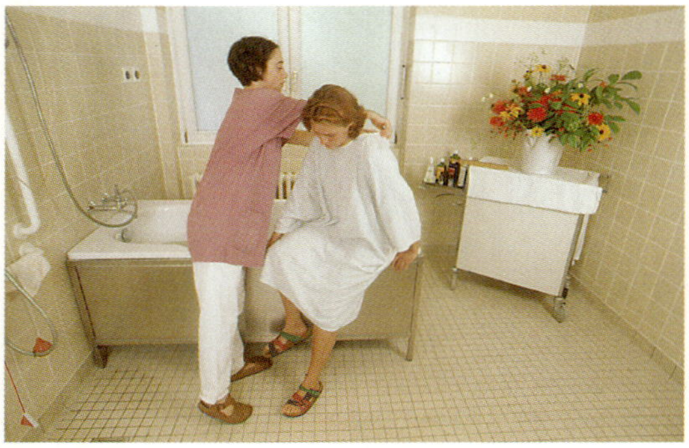

1 Die Patientin sitzt auf dem Badwannenrand. Liebevolle Details, wie der Blumenstrauß fördern das Wohlbefinden.

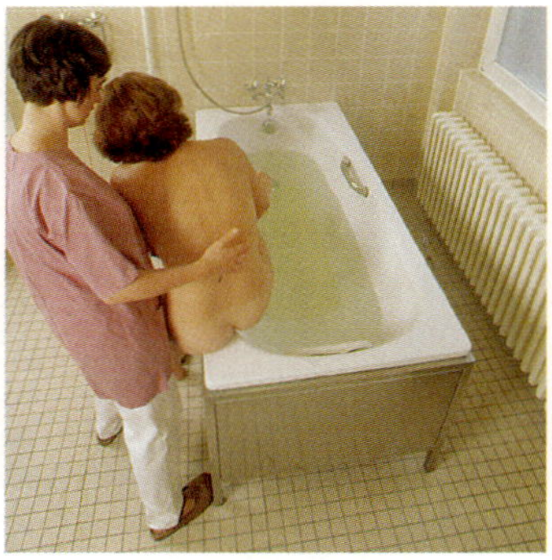

2 Die Patientin kann sich an die Pflegeperson lehnen, während die Beine einzeln in die Wanne gehoben werden.

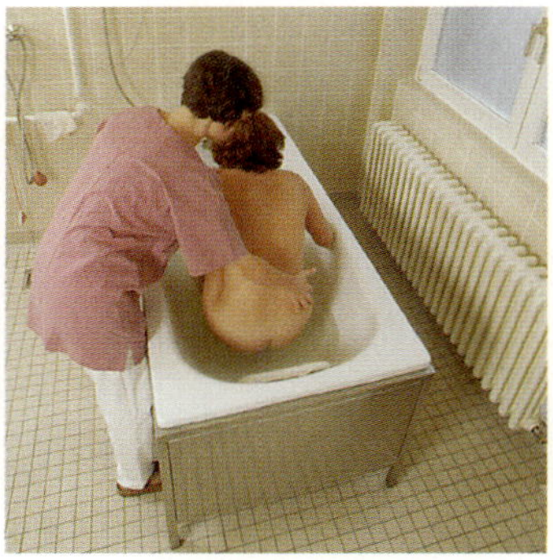

3 Die Patientin steigt in die Wanne. Die Hand der Pflegeperson ist jederzeit einsatzbereit, um zu helfen.

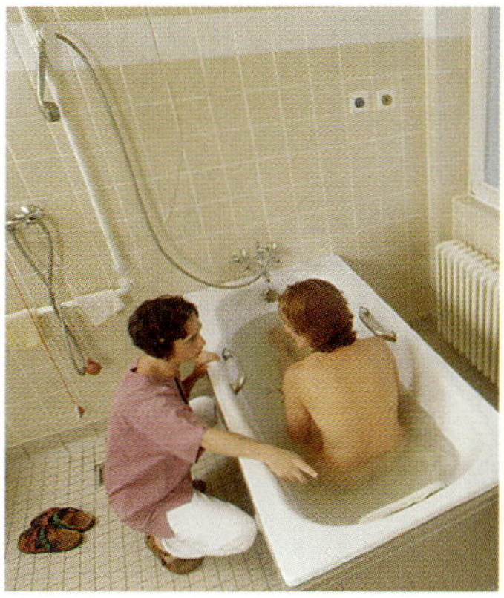

4 „Stimmt die Wassertemperatur? Geht's Ihnen gut?"

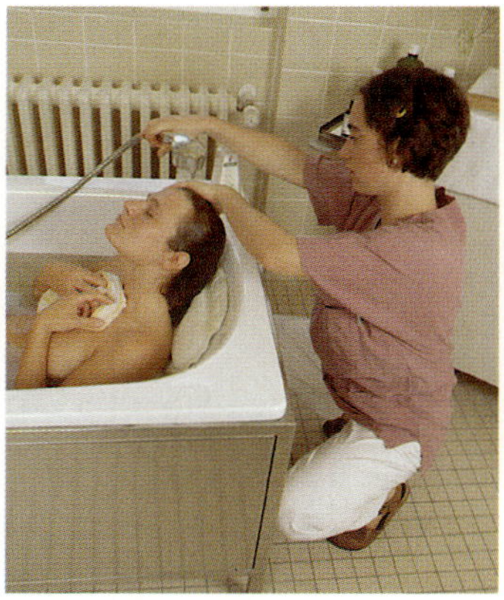

5 Schätzen Sie vor dem Waschen die Kreislaufsituation des Patienten ein. Fühlt er sich nicht wohl, sollten Sie auf die Haarwäsche verzichten. Die Körperhaltung der Pflegeperson ist nicht nur rückenschonend … – das Begeben auf die gleiche Höhe verbindet Menschen miteinander und fördert ihre Beziehung.

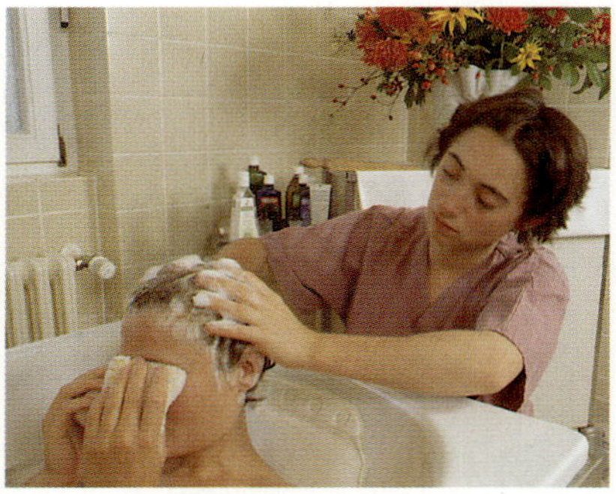

6 Ein Waschlappen schützt die Augen, ruhiges Massieren der Kopfhaut hilft dem Patienten, sich zu entspannen.

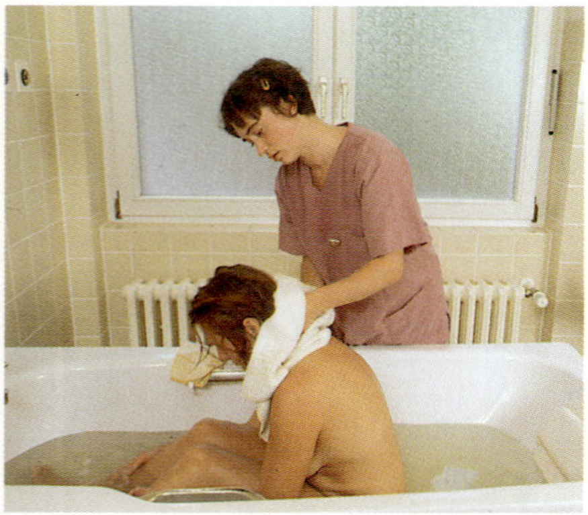

7 Während das Wasser abläuft, kann mit dem Trocknen der Haare begonnen werden.

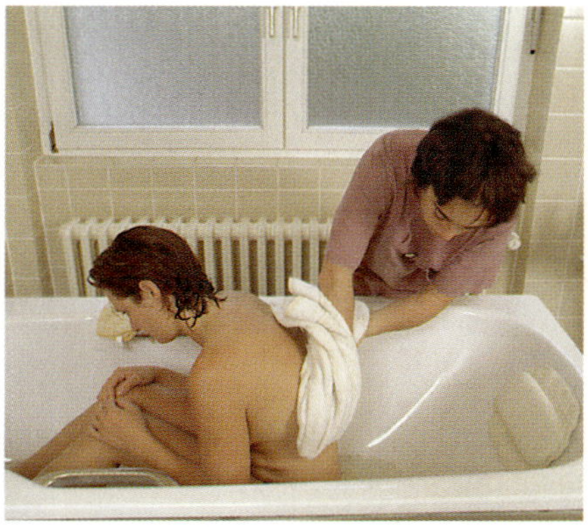

8 Alle Körperteile, die der sinkende Wasserstand freigibt, werden getrocknet.

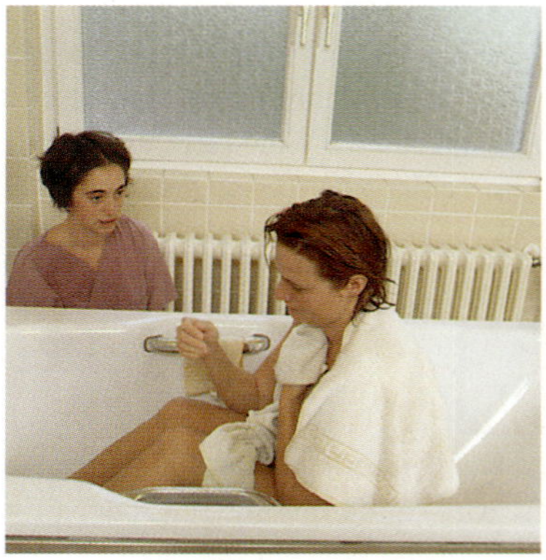

9 Lassen Sie dem Patienten Zeit, damit der Kreislauf ebenfalls Schritt halten kann.

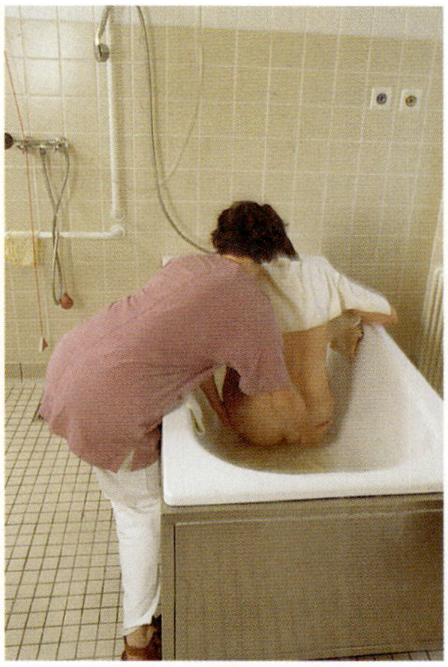

10 Unterstützen Sie den Körper am tiefsten Punkt, beim Aufstehen.

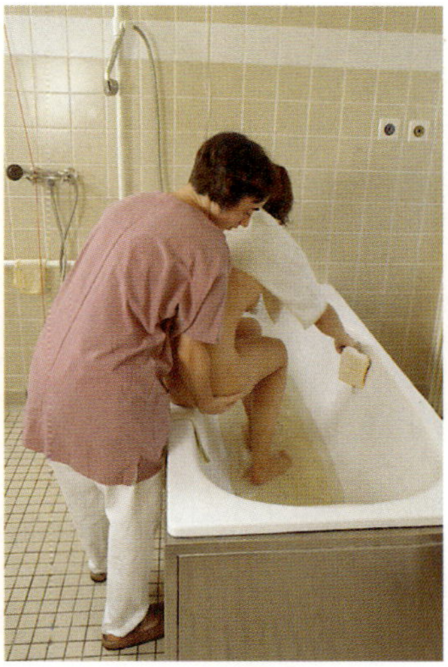

11 Auf dem Wannenrand liegt ein Handtuch, das den Patienten vor dem Abrutschen schützt.

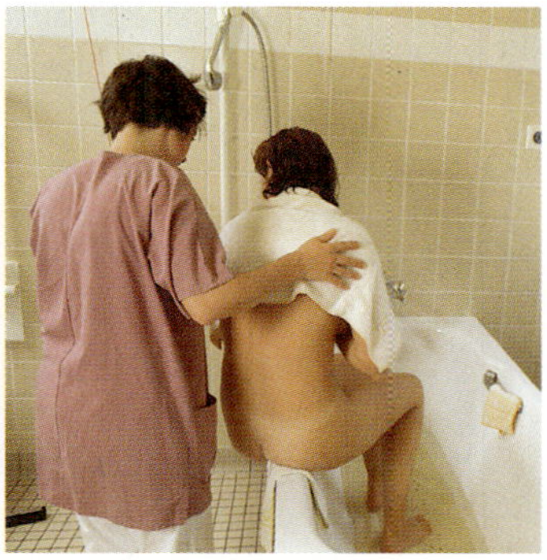

12 „Alles in Ordnung?"

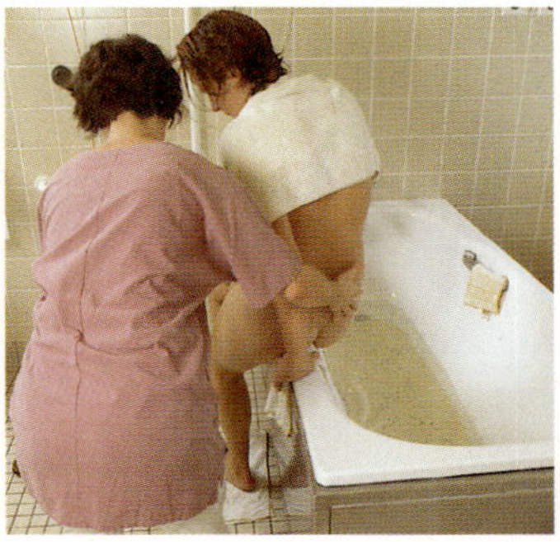

13 Die Patientin schwingt die Beine einzeln über den Beckenrand. Wäre die Patientin unsicher, könnte die Pflegeperson mit ihrem Körper und ihrem Arm um die Schulter Sicherheit und Halt geben.

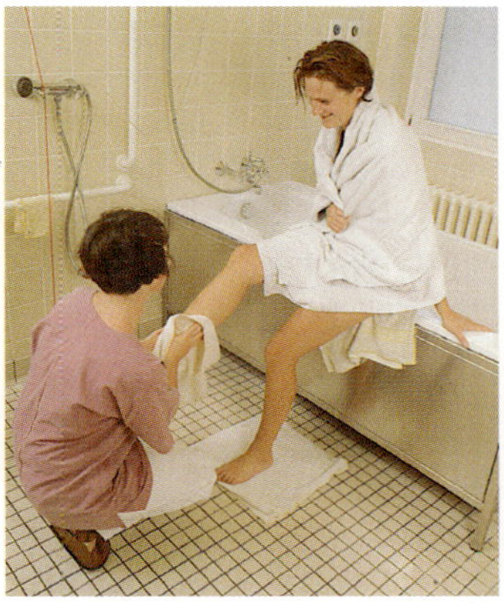

14 Abtrocknen der Beine und Füße. Die Patientin steht auf einer rutschfesten Unterlage, das Badetuch wärmt und schützt die Intimsphäre.

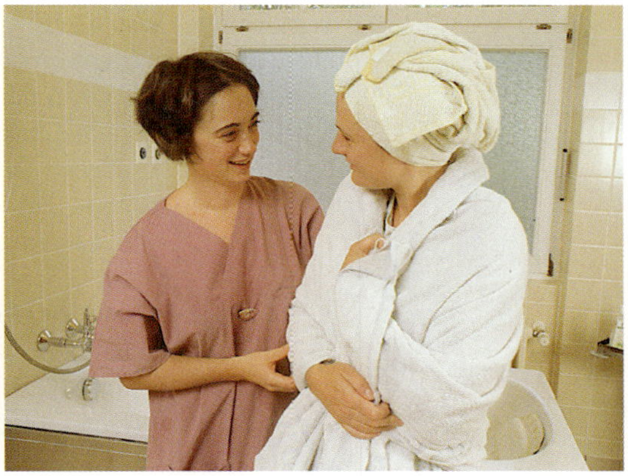

15 Ein geglücktes Badeerlebnis.

Vorbereitung

- Wasser einlaufen lassen, besonders angenehm sind Temperaturen bei 37–38 °C,
- je nach Patient sollte die Wanne nicht ganz gefüllt werden. Kleine Patienten könnten Angst bekommen, Patienten mit Herzerkrankungen könnten überanstrengt werden,
- Zusätze können auf Wunsch, kurz bevor der Patient in die Wanne steigt, hinzugefügt werden. Persönliche Zusätze sind auch hier wieder zu bevorzugen.

Durchführung

Die Durchführung zeigt die Fotoserie **Abb. 20.23**. Sobald Sie Befürchtungen für die Sicherheit des Patienten haben, bitten Sie eine zweite Pflegeperson zu Hilfe, verwenden Sie Patientenheber und lassen Sie sich bitte viel Zeit (etwas schwierig im hektischen Stationsalltag), um vor allem Patienten mit Bewegungseinschränkungen nicht zu überhasten und zu gefährlichen Aktionen zu drängen.

Am besten ist es, wenn Sie wissen, wie der Patient daheim in die Wanne einsteigt. Wählen Sie diesen Weg, da diese Bewegungsmuster dem Patienten vertraut sind. Wenn Sie dies nicht in Erfahrung bringen können, wählen Sie folgenden Ablauf.

Einsteigen vom seitlichen Rand der Badewanne

- Der Patient sitzt auf einem Hocker oder Stuhl neben der Wanne, ideal ist es, wenn dieser die gleiche Höhe hat,
- heben Sie ein Bein nach dem anderen in die Wanne, sichern Sie dabei mit Ihrem eigenen Körper, gegen den sich der Patient lehnt, dass der Patient nicht nach hinten kippen kann,

Der Badewannenlifter eignet sich sehr gut für Patienten, die in stärkerem Maße auf Halt angewiesen sind und sonst in die Wanne gehoben werden müssten

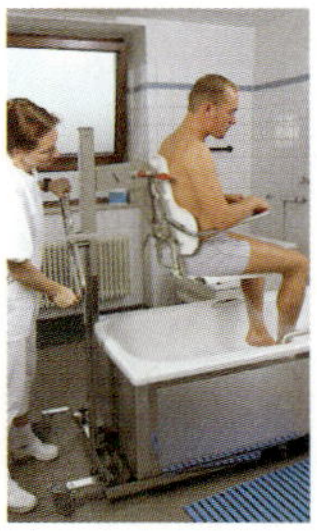

- helfen Sie ihm das Gesäß auf den Wannenrand zu heben und dann sicher ins Wasser gleiten zu lassen,
- beobachten Sie den Patienten kontinuierlich auf mögliche Zeichen eines Kreislaufkollapses und lassen Sie ihn unter keinen Umständen allein!
- im Falle eines Kollapses sollten Sie sofort das Wasser ablaufen lassen, den Notruf betätigen und den Kopf des Patienten über Wasser halten, bis Hilfe eintrifft, bleiben Sie ruhig,
- wenn die Zeit um ist (nicht länger als 10 – 15 Min.) lassen Sie zuerst das Wasser ab,
- legen Sie, während das Wasser abläuft, ein Handtuch um die Schultern des Patienten,
- trocknen Sie soviele Körperstellen wie möglich, noch während der Patient in der Wanne sitzt. Das ist besonders wichtig, wenn er sehr auf Ihre Unterstützung beim Aussteigen angewiesen ist. Ein nasser Patient entgleitet Ihnen sehr schnell,
- helfen Sie ihm aus der Wanne, es ist leichter, der gewohnten Abfolge des Patienten zu folgen.

Lerntipp
Erkundigen Sie sich in Ihrer Verwandtschaft, vor allem bei den älteren Familienmitgliedern, wie sie in die Wanne ein- und aussteigen und was ihnen dabei Sicherheit vermittelt. Sie werden staunen, welche Möglichkeiten es gibt, vorwärts, rückwärts, seitlich in die Badewanne zu steigen und dabei an den unterschiedlichsten Stellen Halt zu finden.

Pflegeangebot Nagelpflege

Die regelmäßige Nagelpflege ist wichtig für das Wohlbefinden des Patienten und sollte von Ihnen übernommen werden, wenn der Patient dies nicht selber tun kann. Sie dient ebenso hygienischen Zwecken. Bei Patienten, die z. B. mit ihrem Stuhl spielen, sollte sie jeden Tag vorgenommen werden. Ein Handbad ist hier unerläßlich, um die Reste rund um das Nagelbett gründlich entfernen zu können.

Bei Patienten, die an Diabetes mellitus erkrankt sind, gehört die ggf. nötige Einweisung in eine optimale, Gefahren vermeidende Nagelpflege zur Beratung. Aufgrund der Sensibilitäts- und Durchblutungsstörungen sowie der verzögerten Wundheilung sind sie besonders gefährdet (s. Pflege des Patienten mit Diabetes mellitus, S. 1187 f). **Abb. 20.24** zeigt Ihnen das korrekte Schneiden und Feilen der Fußnägel.

Schneiden und Feilen der Fußnägel

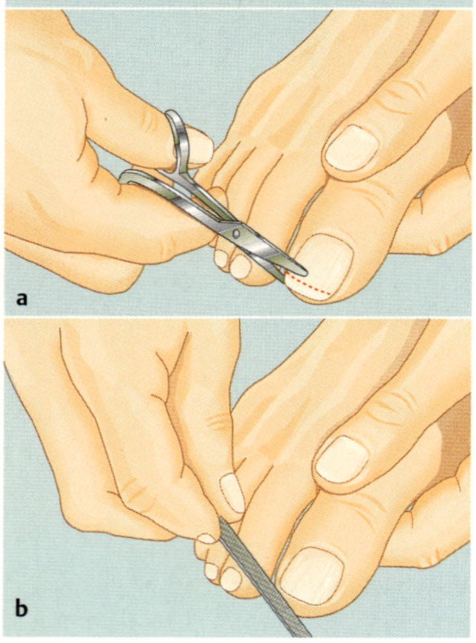

Abb. 20.24 a u. b Die Ecken der Fußnägel sollen nur leicht abgerundet sein, um eine Verletzung durch scharfe Nagelkanten zu verhindern. Benutzen Sie zur Sicherheit immer Scheren mit abgerundeten Spitzen

Die meisten Krankenhäuser bieten einen Fußpflegeservice an. Wenn sich der Patient diesen nicht leisten kann, können Sie dem Patienten etwas Gutes tun, wenn Sie diesen aus der (offiziell nicht existierenden) Stationskasse bezahlen.

Eva Groß
Krankenschwester

Praxistipp
Nach einem Hand- oder Fußbad sind die Nägel weich und lassen sich leichter schneiden.

Wenn Sie sehen, dass der Patient einen solch ausgedehnten Nagelpilz hat, sollten Sie den Arzt informieren. Diese Nägel dürfen Sie keinesfalls schneiden, da sie unkontrolliert bei Druck brechen.

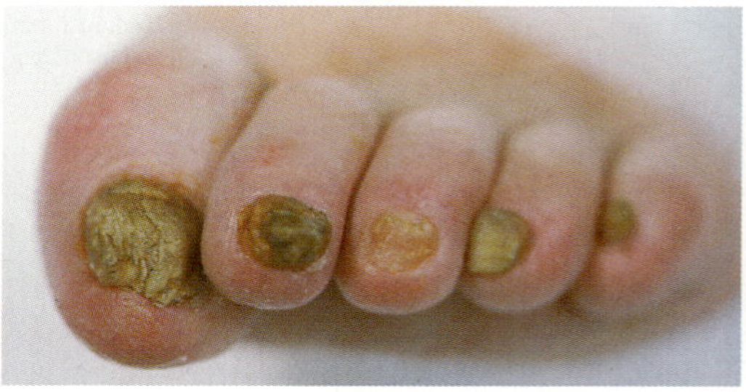

Pflegeangebot Rasur

Die Gesichtsrasur gehört bei Männern zum *täglichen Pflegeprogramm*. Je nach Vorliebe sollten Sie den Patienten nass oder trocken rasieren.

Meist hat er die benötigten Utensilien dabei, wenn nicht, dann sollten die Angehörigen diese besorgen, da der vertraute Geruch des Rasierschaums oder des Aftershaves wichtig für das Wohlbefinden ist. Vorsicht sollten Sie walten lassen, wenn sich der Patient sonst mit einem Flügelmesser rasiert hat. Aus Sicherheitsgründen sollten Sie auf dessen Einsatz verzichten und zu Einmalrasierern greifen.

Das ist im Zeitalter von AIDS sowieso die geeignetere Maßnahme, um der Übertragung auch nicht die kleinste Chance zu geben.

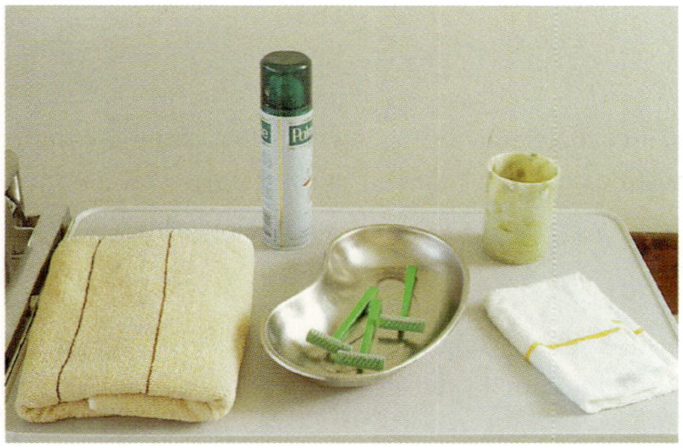

Materialien für die Nassrasur

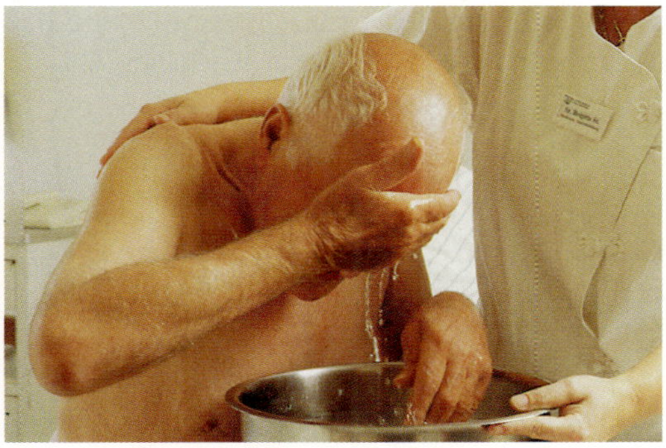

Erfragen Sie Gewohnheiten, manche Männer waschen sich vorher das Gesicht, andere nachher

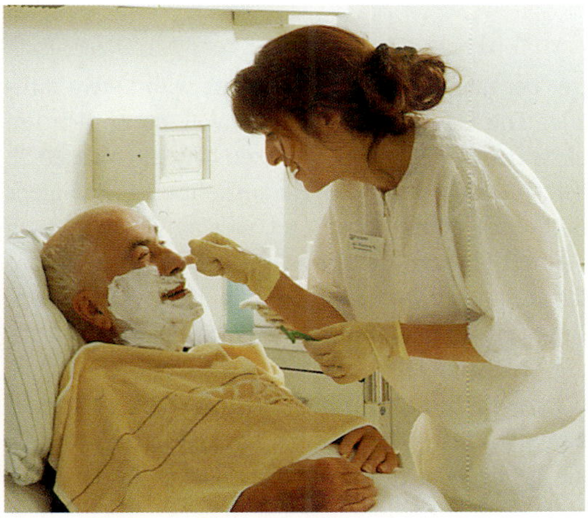

Gründliches Auftragen des Rasierschaums, dabei haben Sie die Gelegenheit, sich mit den Gesichtsfalten vertraut zu machen

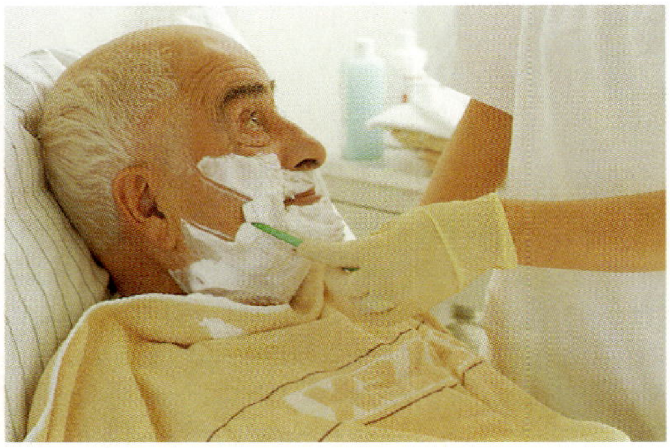

Rasur der Wange in langen Bahnen

Nassrasur

Die folgende Abfolge ist exemplarisch. Jeder Mann geht beim Rasieren des Gesichts anders vor.

- Helfen Sie dem Patienten zuerst beim Waschen des Gesichts,
- tragen Sie dann den Schaum auf und verteilen Sie ihn sorgfältig vor allem im Bereich zwischen Nase und Oberlippe und an allen Konturen, wie z. B. dem Unterkieferübergang zum Hals. Je faltiger die Gesichtshaut ist, desto gründlicher müssen Sie arbeiten,
- tauchen Sie den Rasierer in das Wasser ein,
- fahren Sie mit dem Rasierer zunächst über die flächigeren Stellen,
- spannen Sie die Haut mit zwei Fingern, um nicht in die Hautfalten zu schneiden,
- tauchen Sie nach jedem Zug den Rasierer ins Wasser, um ihn von den Haaren zu befreien,
- wiederholen Sie diese Vorgänge solange, bis die Haut glatt ist,
- waschen Sie nochmals das Gesicht, um es von möglichen Schaumresten zu befreien,
- trocknen Sie es ab,
- tragen Sie auf Wunsch ein Aftershave auf.

> Eva Groß
> Krankenschwester
>
> **Praxistipp**
>
> Sie erleichtern sich das Rasieren enorm, wenn Sie dafür sorgen, dass der Patient vorher seine Zahnprothese einsetzt. Wenn er keine hat, können Sie mit dem Zeigefinger von innen die Lippen oder Wange nach außen drücken, um das Gebiet rund um den Mund besser rasieren zu können. Vor allem bei kachektischen Patienten wird die Rasur sonst sehr schwer.

Trockenrasur

Die Trockenrasur mit dem elektrischen Rasierer ist wesentlich leichter, jedoch weniger erfrischend für den Patienten. Auch hier wird versucht, möglichst lange, glatte Bahnen zu rasieren. Dafür wird ebenfalls die Haut gestrafft, z. B. wird die Haut des Halses am Unterkiefer nach oben gezogen. Nach der Rasur muss der Rasierer mit einem Bürstchen gereinigt werden.

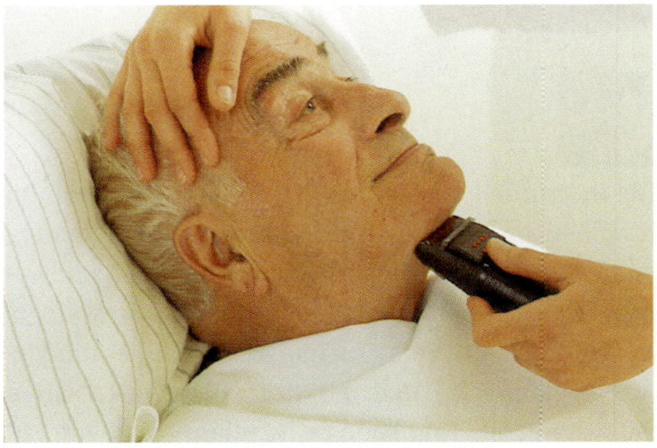

Rasieren mit einem Elektrorasierer. Bitten Sie den Patienten, den Kopf nach hinten zu überstrecken, das verbessert den Kontakt des Rasierers zur Haut

···› Plegeangebot Sehhilfen pflegen

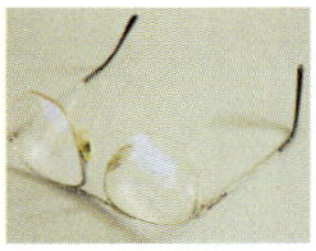

Für die Kommunikation ist es unerlässlich, dass der Patient seine gewohnten Sehhilfen verwenden kann. Wenn er nicht in der Lage ist, sie selber zu pflegen, übernehmen Sie das für ihn. Ein Patient der nichts sieht oder nur eingeschränkt sehfähig ist, wird sich unsicher fühlen, seine Orientierung verlieren, schreckhaft und vorsichtig werden. Missgeschicke wie das Umschütten von Bechern oder Urinflaschen sind vorprogrammiert, die Gefahr von Stürzen steigt.

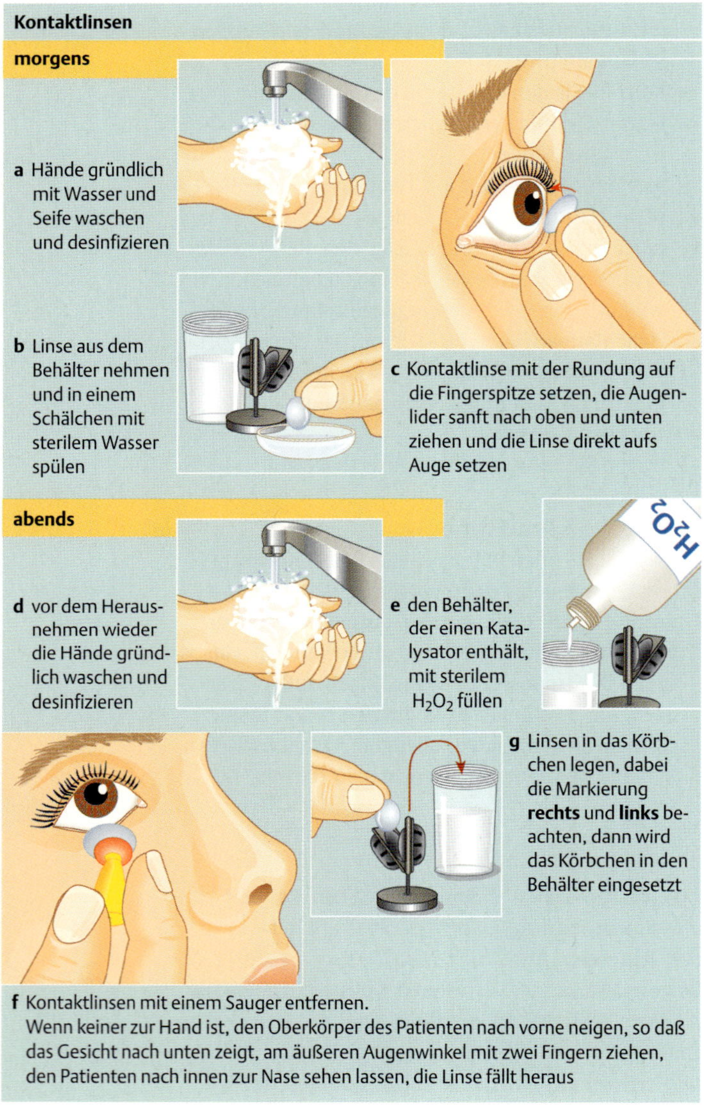

Abb. 20.25 Umgang mit Kontaktlinsen

Brille

Brillen sollten möglichst feucht, entweder mit einem Brillenputztuch oder unter fließendem Wasser gereinigt werden, damit die Gläser nicht verkratzen. Danach wird die Brille mit einem nicht fusselnden Tuch getrocknet. Um zu vermeiden, dass Kratzer durch das Umstoßen aufs Glas kommen, sollte eine Brille immer auf den geöffneten Bügeln liegen.

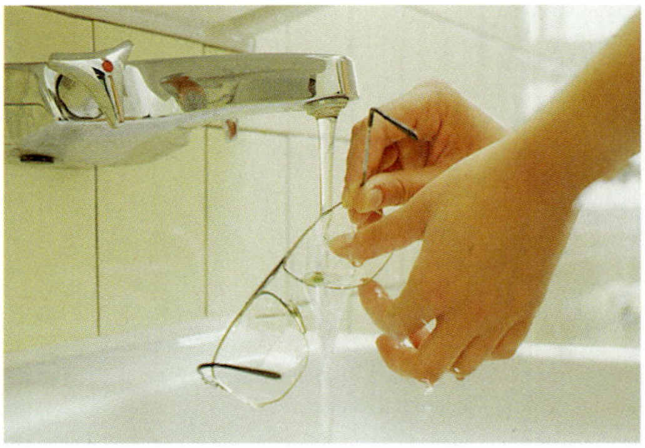

Kontaktlinsen

Der Umgang mit Kontaktlinsen ist schon etwa diffiziler. Die Pflege ist abhängig davon, ob es sich um harte oder weiche Kontaktlinsen handelt. **Abb. 20.25** zeigt den Vorgang des Herausnehmens, Reinigens und Einsetzens. Harte und weiche Kontaktlinsen werden unterschiedlich gepflegt. Bei weichen Kontaktlinsen wird eine sterile, gepufferte Kochsalzlösung verwendet, um die Kontaktlinsen aufzubewahren, abzuspülen, Enzymtabletten aufzulösen und sie thermisch zu desinfizieren. Ihr pH-Wert entspricht dem natürlichen Tränenfilm. Mit einer Kombilösung, die reinigende Substanzen enthält, wird die Linse etwa 30 Sekunden lang leicht massierend gereinigt, danach mit der gleichen Lösung abgespült und in frischer Kombilösung mindestens 4 Stunden aufbewahrt.

···› Pflegeangebot Bekleidung

Die individuelle Bekleidung ist für den Patienten im Krankenhaus sehr wichtig. Die gewohnte Bekleidung bietet Schutz und Sicherheit. Soweit es irgendwie möglich ist, sollte der Patient sie tragen können. Ausnahmen sind Untersuchungen und Operationen. Aus hygienischen und praktischen Gründen ist es dann sinnvoll, Krankenhaushemden zu tragen. Es fördert die Aktivität des Patienten, wenn Sie ihn auffordern, einen Jogging- oder Hausanzug zu tragen. Es muss nicht immer das Nachthemd oder der Pyjama sein, der gleich mit Bett und Krankheit assoziiert wird und die Patienten davon abhält, sich frei im Stationsbereich oder Krankenhaus zu bewegen. Das Krankenhaushemd mit dem peinlich entblößten Ge-

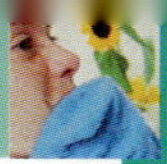

säß hält die Patienten im Zimmer zurück. Die eigene Wahl der Kleidung hingegen ermöglicht ein Gefühl von Selbstbestimmung und Ich-Identität.

> Eva Groß Krankenschwester
>
> **Praxistipp**
>
> Wenn eine Patientin schwer bettlägerig ist, und Sie feststellen, dass sie eine Abneigung gegen die Krankenhaushemden hat (sie zieht sie z. B. immer wieder aus), können Sie die Angehörigen bitten, dass sie die normalen Nachthemden umändern. Es ist kein großer Aufwand, ein weites Nachthemd im Rücken aufzuschneiden, die Ränder umzunähen und ein Bändchen zum Schließen im Nacken anzunähen.

Vor allem Langzeitkranke schätzen ihr *privates Nachthemd,* das eine persönliche Note verleiht. Die heutige Krankenhausmode wird besser. Die Patientenhemden werden weicher (das Leinen ist bisher oftmals sehr steif) und bunter.

Ältere Patienten legen häufig Wert darauf, sich am Sonntag schöner anzuziehen. Das können ein anderes Bettjäckchen oder frische Socken sein. Die Infusionsflaschen sollten durch den Ärmel des Pyjamas gefädelt werden, um den Patienten einen möglichst großen Bewegungsradius zu ermöglichen (**Abb. 20.26**).

Das Infusionssystem darf dabei nicht geöffnet werden. Luftfilter und Rollklemme müssen geschlossen sein.

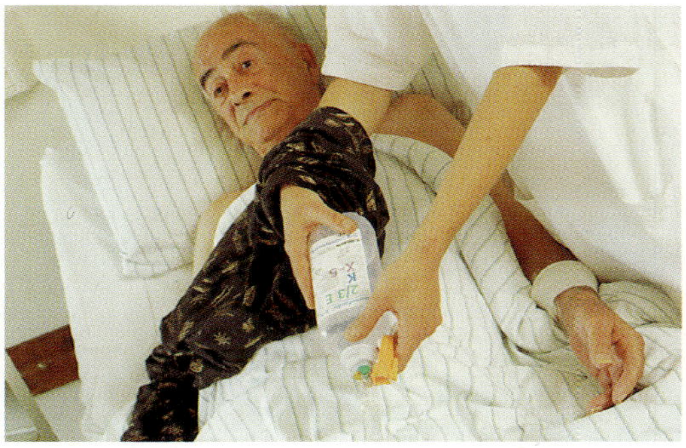

Abb. 20.26 Die Infusionsflasche wird zuerst durch den zusammengerollten Ärmel gefädelt, dann erst folgt der Arm des Patienten

Materialien

Die Wäsche des Patienten sollte die Funktion der Haut unterstützen. Naturfasern wärmen und können Feuchtigkeit gut aufnehmen, was wichtig für fiebernde Patienten ist. Chemiefasern, wie z. B. Polyester, sind zwar reißfest und kostengünstig, fühlen sich aber unangenehmer an, laden sich elektrostatisch auf und nehmen kaum Flüssigkeit auf, weswegen auf der Haut ein feuchter Film stehen bleibt und den Patienten durch Wärmeentzug unangenehm kühlt.

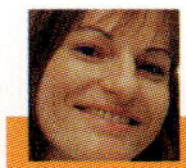

siehe Pflegeangebot zur Unterstützung bei Fieber, Kap. 23, S. 481 f

Unterstützung

Je nach Zustand und Abhängigkeitsgrad betrifft unser Pflegeangebot die Wahl der Bekleidung, die Unterstützung beim An- und Ausziehen, die Anleitung und Förderung des Selbsthilfetrainings, z. B. bei Patienten mit Hemiplegie (S. 1294).

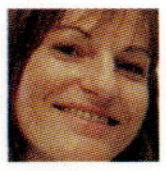

Pflegeangebot Haarwäsche im Bett

Ungepflegte, fettige Haare wirken sich sehr negativ auf das Wohlbefinden aus. Daher sollten auch dem bettlägerigen Patienten regelmäßig die Haare gewaschen werden. Mit den heutigen Hilfsmitteln ist das relativ einfach. Dieses Pflegeangebot sollte von zwei Pflegepersonen durchgeführt werden. Es bedarf dazu der vorherigen Absprache zum Vorgehen und zur Aufgabenaufteilung. **Abb. 20.27** zeigt den Ablauf einer Haarwäsche im Bett.

Wenn kein Haarwaschbecken zur Verfügung steht, z. B. in der häuslichen Pflege, kann ein großer Abfallplastiksack, wie er im Garten auch verwendet wird, diese Aufgabe übernehmen. Er wird aufgeschnitten, ein Teil wird zum Schutz unter den Kopf des Patienten gelegt und vorne leicht zusammengeknotet. Es darf durch das abfließende Wasser kein Zug am Hals des Patienten entstehen. Das andere Ende des Sacks endet in einem Auffangbecken. Zur Sicherheit wird es dort mit einigen Klebestreifen befestigt. Das Bett muß unbedingt am Kopfende tiefer gestellt werden, damit das Wasser abfließen kann. Wenn das Bett nicht zu kippen ist, muß der Patient höherbewegt werden, so daß der Kopf etwas über das Bettende ragt. Die zweite Pflegeperson oder ein Angehöriger muß den Kopf dann während der Haarwäsche halten. Diese Art, die Haare im Bett zu waschen, ist nur für Patienten geeignet, die keine Atemprobleme haben. Patienten mit Rechtsherzinsuffizienz sollten möglichst im Sitzen die Haare gewaschen bekommen. Dafür gibt es spezielle Haarwaschbecken, die an der Wand angebracht sind. Das setzt natürlich voraus, dass der Patient zumindest 15 Minuten mobilisationsfähig ist.

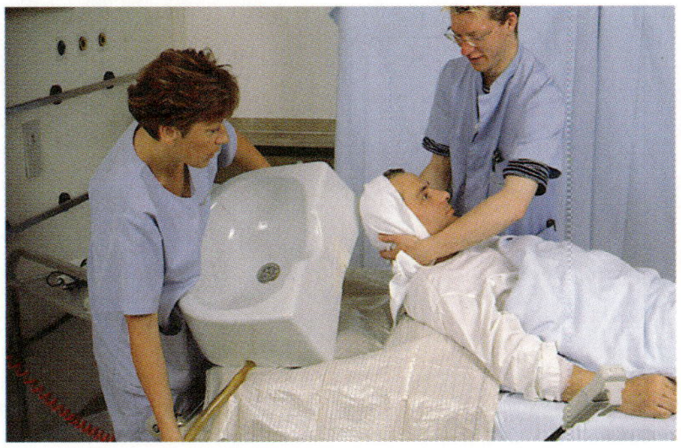

Szene beim Haarewaschen, das die Arbeitsteilung deutlich zeigt

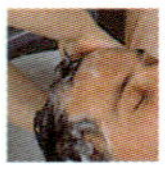

Haarwäsche im Bett (Abb. 20.27)

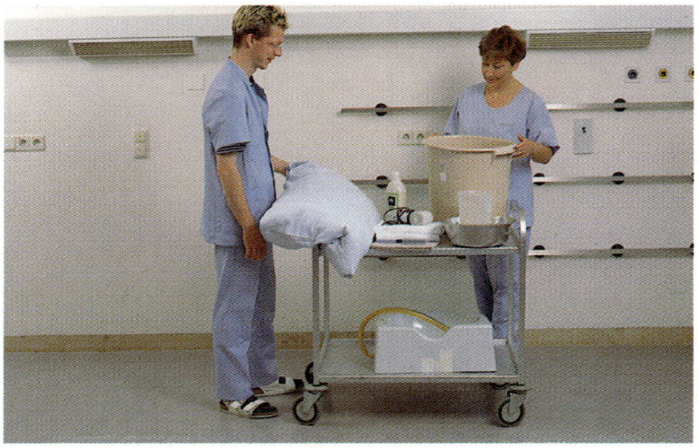

1 Zwei Pflegepersonen mit den benötigten Materialien auf einem Wagen.

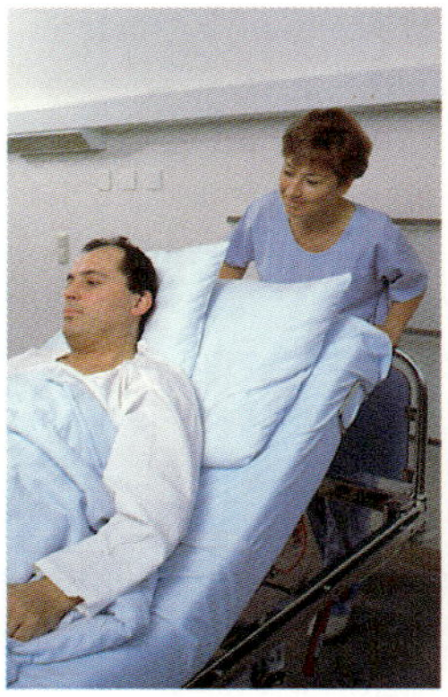

2 Für mehr Bewegungsfreiheit wird das Bett ca. 1 m von der Wand abgerückt.

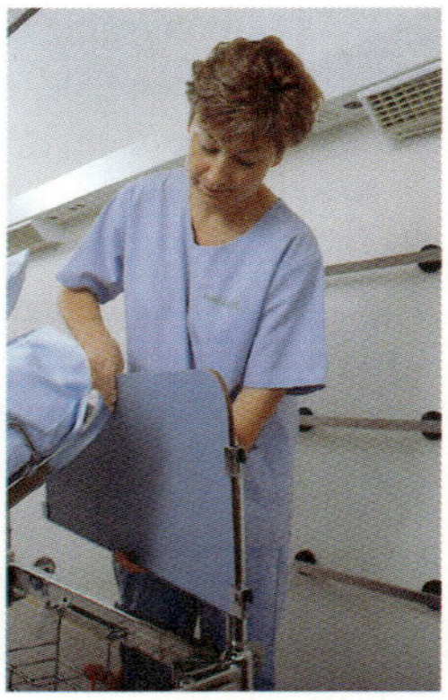

3 Das Kopfbrett des Bettes wird entfernt, da es nur stören würde.

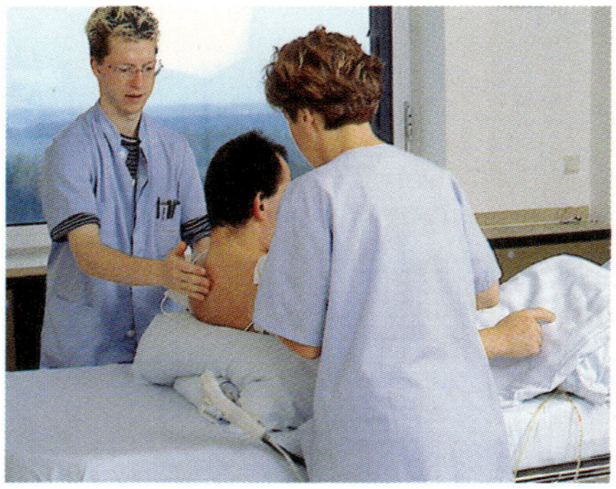

4 Der Rücken des Patienten wird mit einem dicken Kissen unterpolstert, um den Höhenunterschied zur Kopfschale auszugleichen.

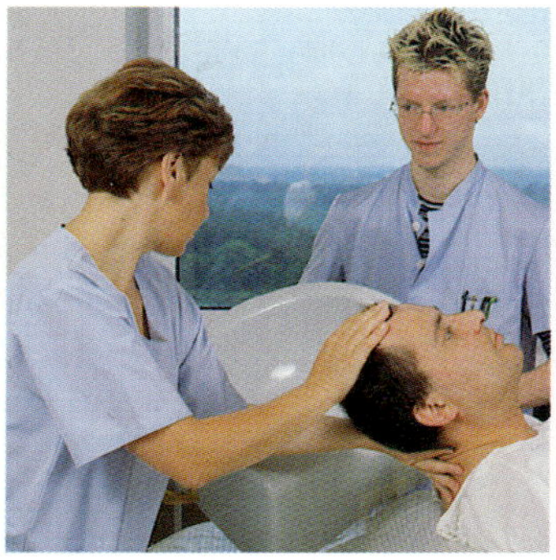

5 Eine Pflegeperson stützt den Kopf des Patienten, während die andere das Haarwaschbecken unterschiebt.

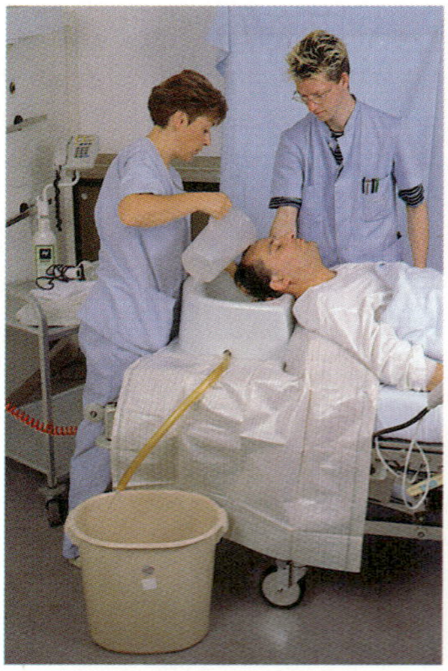

6 Nicht immer stimmen die optimale Arbeitshöhe und die Länge des Wasserschlauches überein.

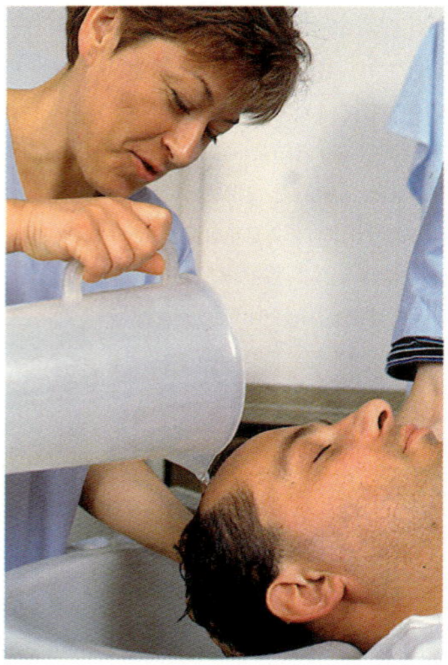

7 Der entspannte Gesichtsausdruck und die locker geschlossenen Augen des Patienten zeigen, daß er sich sicher fühlt.

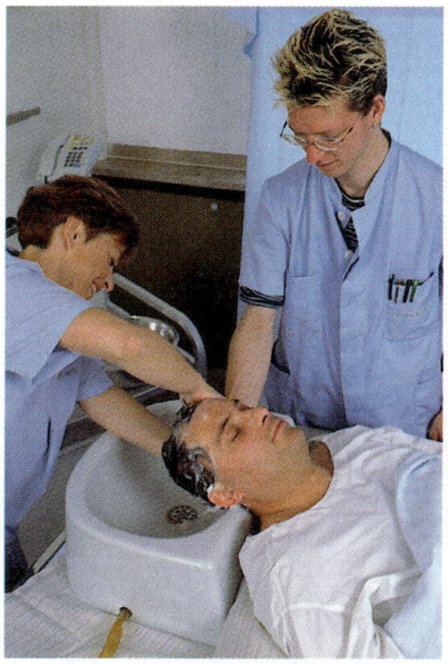

8 Eine Pflegeperson unterstützt immer den Kopf des Patienten, der Nacken kann zusätzlich mit einem zusammengefalteten Waschlappen oder Handtuch gepolstert werden.

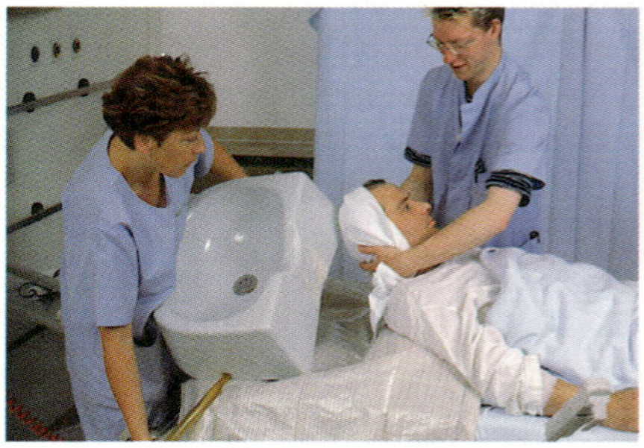

9 Während eine Pflegeperson den Kopf des Patienten mit einem Handtuch vor unnötiger Verdunstungskälte schützt, entfernt die andere das Waschbecken in Richtung des Abwasserschlauches.

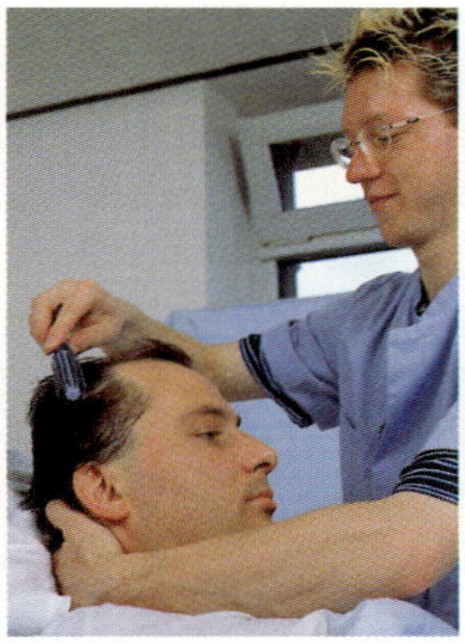

10 Der Oberkörper des Patienten kann aufgerichtet werden, je nach Allgemeinzustand kämmt der Patient selber die Haare oder die Pflegeperson übernimmt das für ihn.

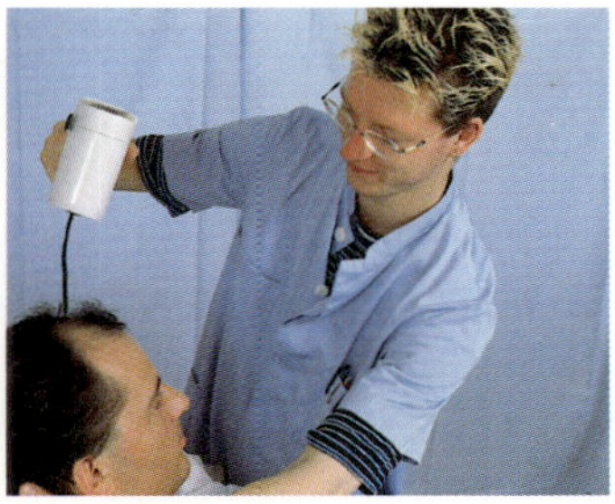

11 Ebenso ist es beim Föhnen. Die Arbeitsteilung zwischen den Pflegepersonen ermöglicht rationelles Vorgehen ...

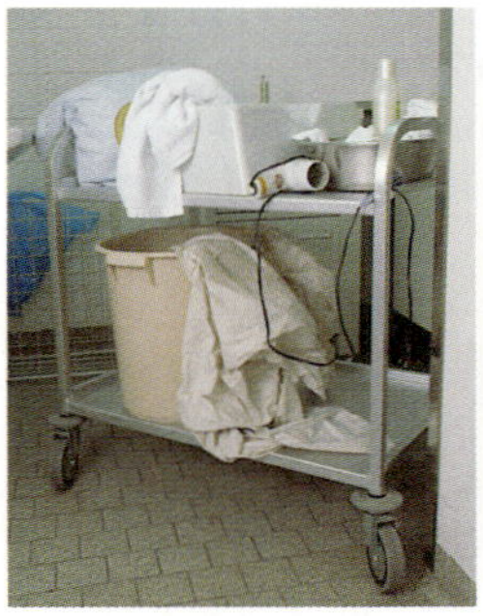

12 ... sonst muß dieser Berg danach entsorgt werden.

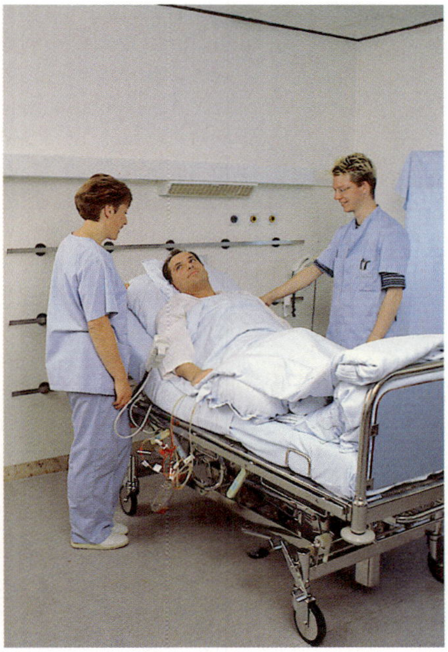

13 Der sich wohlfühlende, erfrischte und entspannte Patient ist das Ziel der Haarwäsche im Bett.

Fast das Wort zum Schluss

Wie Sie sicherlich in der Praxis festgestellt haben, bringen Sie alle Pflegeangebote in sehr intimen Kontakt mit dem Patienten. Pflegepersonen sind diejenige Berufsgruppe im Krankenhaus, die am intensivsten und intimsten Kontakt mit dem Patienten haben. Diese Nähe kann alle Beteiligten sich einander näher kommen lassen, aber auch voneinander entfernen. Nicht nur Sie können dem Patienten unsympathisch oder sympathisch sein, das Gleiche gilt auch für den Patienten. Verschiedenste Gerüche werden wahrgenommen. Das kann Ihr unangenehmer Achselschweiß sein, wenn Sie kein Deodorant benützen oder Zigarettengeruch, wenn Sie rauchen und sich über den Patienten beugen. Es kann aber auch der scharfe Uringeruch des Patienten sein, der Sie auf nüchternen Magen erwischt. Körperpflege ist zum Teil dazu da, den Körper zu reinigen, d.h. er ist in einem schmutzigen Zustand. Daran müssen sich Pflegepersonen gewöhnen. Vielleicht hilft Ihnen der Gedanke, dass es dem Patienten auch peinlich ist, dass Sie ihn in dieser Lage sehen. Ekel ist eine natürliche Reaktion auf eine unästhetische Situation, die nicht als normal erlebt wird. Wenn Sie das erste Mal einen Patienten erleben, der seinen Stuhl im Bett und überall an seinem Körper verteilt hat, kann Sie das entsetzen. Wie sollen Sie reagieren? Jeder Mensch hat seine Grenzen. Für den einen ist es die verschleimte, mit Speiseresten verklebte Zahnprothese, für den anderen der aufgegangene Kolostomiebeutel. Äußern Sie Ihren Ekel, Sie sind auch nur ein Mensch, aber tun Sie das bitte nicht in Gegenwart des Patienten. Fragen Sie sich immer wieder: Kann er etwas dafür? Sprechen Sie mit Kollegen darüber. Menschen sind sehr unterschiedlich und es gibt viele Verhaltensweisen, die man zunächst nicht verstehen kann. Sie müssen lernen das zu akzeptieren. Das Waschen ist aber auch eines der schönsten Pflegeangebote und es wird Sie vielleicht daran erinnern, warum Sie diese Ausbildung gewählt haben. Mit kaum einem anderen Pflegeangebot können Sie einem Menschen soviel Gutes tun, so unmittelbar auf ihn einwirken und ihn im Sinne einer partnerschaftlichen und trotzdem (oder gerade deswegen) professionellen Pflege fördern. Vielleicht ist diese ATL auch Ihre Lieblings-ATL?

20.5 Komplexe Pflegesituation gestalten

Aufnahmesituation

Frau M. wurde mit dem Verdacht auf eine transitorische ischämische Attacke (TIA) auf die neurologische Station eingewiesen. Der Blutdruck beträgt 170/95 mmHg, der Puls 88. Sie wurde von ihrer Tochter und ihrem Schwiegersohn in die neurologische Notfallaufnahme gebracht. Frau M. erlitt bereits zwei Schlaganfälle (1990 und 1992) mit einer linksseitigen Hemiparese, hatte sich aber jedesmal mit eisernem Willen ihre Selbständigkeit wieder erarbeitet. Ihre Tochter wurde aufmerksam, weil der Hund bellte und ihre Mutter nicht wie üblich mit ihm nach draußen ging. Frau M. saß in ihrem Lehnstuhl und klagte über Seh- und Gleichgewichtsstörungen. Die Sensibilität in der linken Körperhälfte hat sich verändert, ohne dass sie genau beschreiben kann auf welche Art und Weise. Sie sagt: „Es fühlt sich so komisch an, irgendwie anders." Frau M. ist 75 Jahre alt, verwitwet, 1,60 m groß und wiegt 70 kg. Frau M. blickt aufgeregt wirkend hin und her und bewegt sich unruhig im Stuhl. Sie spricht schnell aber deutlich und mit normaler Lautstärke. Frau M. ist persönlich, räumlich und zeitlich voll orientiert. Die Tochter ist sehr besorgt, begleitet Fr. M. auf unsere Station, hinterläßt ihre Telefon- und Handynummer. Sie möchte zu jeder Tages- und Nachtzeit informiert werden, falls es ihrer Mutter schlechter geht.

Lebenssituation

Frau M. wohnt in einer kleinen Einliegerwohnung im Haus ihrer Tochter und versorgt sich dort selbst. Eine Putzfrau kommt einmal die Woche. Die Einkäufe bestellt sie telefonisch, sie werden ihr von einem Einkaufszentrum zwei mal die Woche geliefert. Sie kocht sich jeden Tag eine warme Mahlzeit und liebt Butterbrote morgens und abends. Wenn es sein muss, isst sie auch Obst.

Viermal täglich unternimmt sie mit ihrem kleinen Hund, an dem sie sehr hängt, etwa halbstündige Spaziergänge. Sie benützt eine Unterarmgehstütze beim Laufen auf der Straße, um mehr Sicherheit zu haben, daheim verwendet sie sie nicht. Sie legt großen Wert darauf, dass alles so funktioniert, wie sie es will und dass gewohnte Zeitabläufe korrekt eingehalten werden. Es kommt deswegen öfters zu Streitigkeiten mit ihrer Tochter. Zu ihren drei Enkelkindern (2, 10 und 14 Jahre alt) hat sie ein herzliches Verhältnis. Mit den beiden älteren Kindern hat sie auch nach ihrem ersten Schlaganfall noch einen Urlaub an der Nordsee verbracht. Damals lebte ihr Mann noch, der vor einem Jahr gestorben ist.

Pflegeanamnese

Bei der Pflegeanamnese berichtet Frau M., welche Gewohnheiten ihr bei der Körperpflege wichtig sind und wie sie sich fühlt:

„Ich wasche mich jeden Tag um 7.00 Uhr gründlich vom Kopf bis zu den Zehen am Waschbecken, dafür habe ich einen speziellen Hocker, auf dem ich sitze. Jedes Handtuch und jeden Waschlappen (ich nehme immer zwei) benutze ich nur einmal, da bin ich eigen. Sauberkeit muss sein! Ich bade nur dann, wenn ich vom Gassi-Gehen im Regen ganz nass und kalt geworden bin, ansonsten kann mir diese Plantscherei gestohlen bleiben. Am Abend wasche ich mir nur Gesicht und Hände, richte mir aber immer nach der Tagesschau ein Fußbad mit dem efasit-Zusatz. Das entspannt mich und ich kann besser einschlafen. Meine Zähne sind mir heilig, es sind noch meine eigenen, und ich putze sie nach jedem Essen, selbst wenn ich nur einen Keks genascht habe.

Auf meine Haare bin ich besonders stolz. Sie wurden schon seit 10 Jahren nicht mehr geschnitten und reichen mir bis zur Taille. Eine alte Freundin, die Lisbeth, kommt alle zwei Wochen vorbei und wir waschen uns dann gegenseitig die Haare und frisieren sie. Eigentlich käme sie übermorgen vorbei. Morgens und abends kämme ich sie mit einer weichen Bürste und flechte sie dann in einen Zopf, den ich tagsüber zu einem Knoten stecke. Das Haarnetz ist ganz wichtig, um sie zu schützen. Alle vier Wochen besuche ich Frau Reinke, meine Fußpflegerin, bei der ich vor einer Woche war. In der Rehabilitation habe ich gelernt, wie ich mich anziehen kann. Ich habe ein sehr gutes Gefühl in den Fingerspitzen meiner rechten Hand und kann damit die vielen kleinen Perlmuttknöpfe, die ich so liebe, gut öffnen und schließen. Es dauert ein bißchen, aber es geht schon.

Jetzt fühle ich mich so benommen im Kopf und unsicher. Irgend etwas passiert mit mir, hoffentlich ist es nicht wieder ein Schlaganfall. Ich kann mich kaum bewegen und sehe so schlecht."

Ärztliche Anordnung

Frau M. soll bis zur Abklärung der Diagnose eingeschränkte Bettruhe einhalten, und darf nur für höchstens zwei Stunden am Tag das Bett verlassen. Die Vitalzeichen sollen zweistündlich gemessen und dokumentiert werden. Es werden ein kranielles Computertomogramm, Labor, EKG, Thorax in zwei Ebenen, eine Doppler-Sonografie der Carotiden und eine Angiographie angeordnet. Diese Untersuchungen sollen innerhalb der nächsten zwei Tage durchgeführt werden.

Prioritätensetzung

Aufgrund der geschilderten Situation werden mit Frau M. die Prioritäten abgesprochen. Sie weiß, dass die nächsten Tage durch die Untersuchungen anstrengend werden und sie nur zeitweise das Bett verlassen darf. Sie legt allergrößten Wert darauf, sich weiterhin am Waschbecken zu waschen. Die anstehende Haarwäsche will sie zunächst noch eine Woche verschieben. Dann kann sie aber nicht mehr länger warten. Es ist ihr auch sehr wichtig, die Toilette zu benutzen, dafür isst sie dann lieber im Bett, um die zwei Stunden täglich nicht zu überschreiten. Sie ist einverstanden, das anschließende Zähneputzen am Bettrand sitzend auszuführen. Aufgrund dieser Prioritätensetzung und der Pflegeanamnese sieht die Pflegeplanung für die nächsten Tage folgendermaßen aus.

Tabelle 20.3 Exemplarische Pflegeplanung für die ATL Sich waschen und kleiden

Pflegeproblem	*Pflegeziel*	*Pflegemaßnahme*
→ Frau M. möchte keinesfalls Krankenhauswäsche verwenden oder tragen → Frau M. benötigt jeden Tag zwei neue Handtücher und Waschlappen, sowie ein frisches Nachthemd *Ressource:* Sie legt Wert auf persönliche Wäsche und ihre Tochter ist sehr hilfsbereit	→ Frau M. folgt ihren Gewohnheiten und verwendet ihre persönlichen Utensilien zum Waschen und Kleiden	→ Mit der Tochter von Frau M. sprechen und sie bitten, von sich aus regelmäßig frische Wäsche gegen die gebrauchte auszutauschen und alle persönlichen Waschutensilien mitzubringen
→ Frau M. kann sich durch die Gleichgewichts- und Sehstörungen nicht alleine am Waschbecken waschen → Sie fühlt sich unsicher, schwankt auch im Sitzen leicht hin und her und verliert das Gleichgewicht, wenn sie nicht von der Pflegeperson auf einer Seite gestützt wird → Durch die Sehstörungen kann sie nicht genau erkennen, welches ihre Pflegemittel sind *Ressource:* Für Frau M. ist das tägliche morgendliche und abendliche Waschen am Waschbecken ein wichtiges Ritual, das sie unbedingt beibehalten will. Sie verfügt über einen starken Willen	→ Frau M. folgt weiterhin ihren individuellen Gewohnheiten und kann sich am Waschbecken waschen → Sie ist dabei weitestgehend selbstständig	→ Frau M. um 6.50 Uhr wecken und über den Tag und die Uhrzeit informieren → Zwei frische Handtücher und Waschlappen sowie ein frisches Nachthemd und die persönlichen Pflegemittel beim Waschbecken bereitlegen → Frau M. um 7.00 Uhr zur Toilette führen und dabeibleiben. Frau M. säubert sich selber → Frau M. im Bad auf einen Sitzstuhl mit Armlehnen setzen → Frau M. erklären, wo ihre Pflegemittel liegen und ihre Hand dorthin führen → Frau M. die Körperpflege alleine und in ihrer individuellen Reihenfolge durchführen lassen, anwesend bleiben und ggf. Unterstützung anbieten, aber nicht vollständig übernehmen → Frau M. beim Waschen des Intimbereichs unterstützen, indem wir ihr beim Aufstehen helfen und den Stand sichern → Frau M. beim Putzen der Zähne und Kämmen der Haare durch Stabilisierung des Oberkörpers unterstützen → Frau M. beim Gehen zum Bett unterstützen → Um 19.45 Uhr Frau M. zum Waschbecken führen und das Waschen von Gesicht und Händen sowie das Zähneputzen ermöglichen
→ Frau M. würde normalerweise morgen, am 4.11. ihre Haare waschen *Ressource:* Sie will damit bis zum 11.11. warten, da sie merkt, daß sie sich nicht wohl genug dafür fühlt	→ Frau M. trifft selber die Entscheidung über den Zeitpunkt → Frau M. fühlt sich wohl und gepflegt	→ Am 11.11. nachmittags die Haare waschen → Je nach Allgemeinzustand und den Ergebnissen aus der Diagnostik die Haare im Bett oder am Haarwaschbecken im Stationsbad waschen. Bitte kurzfristig zusammen mit Frau M. entscheiden → Frau M. fragen, ob sie zum Haarewaschen ihre Freundin Lisbeth einladen möchte
→ Frau M. fühlt sich nur wohl und kann abends einschlafen, wenn sie ein warmes Fußbad nimmt *Ressource:* Frau M. richtet sich jeden Tag ein Fußbad mit efasit-Zusatz. Dieses Ritual hilft ihr bei der Strukturierung des Tages und beim Einschlafen	→ Frau M. nimmt weiterhin ihr Fußbad → Frau M. kann ruhig einschlafen → Frau M. folgt ihrem normalen Rhythmus	→ Frau M. abends um 20.15 ein warmes Fußbad im Bett mit dem efasit-Zusatz richten
→ Frau M. kann nur für zwei Stunden am Tag das Bett verlassen, das ist zu wenig, als daß sie zu jedem Zähneputzen aufstehen könnte *Ressource:* Frau M. führt gewissenhaft die Zahnhygiene durch und putzt sich nach jedem Essen die Zähne	→ Frau M. führt wie gewohnt ihre Zahnhygiene durch	→ Frau M. nach jeder Mahlzeit (auch Zwischenmahlzeiten) das Zähneputzen ermöglichen und die Utensilien ungefragt zur Verfügung stellen

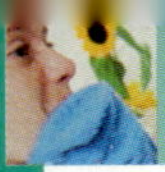

Diese Pflegeplanung zu den Inhalten der ATL Sich waschen und kleiden berücksichtigt die Daten, die bei der Pflegeanamnese erhoben wurden. Die Gewohnheiten von Frau M. werden unter Beachtung ihrer Persönlichkeit eingebaut und ihre Eigenaktivität wird gefördert. Unberücksichtigt sind hier spezielle Pflegemaßnahmen und Verhaltensweisen von Seiten der Pflegepersonen, die aufgrund der Diagnose angeboten werden müssen. In Kap. 43 finden Sie auf den Seiten 1286 bis 1297 den speziellen Pflege- und Behandlungsplan bei Patienten, die an einer Apoplexie erkrankt sind. Er beinhaltet z. B., von welcher Seite aus Sie Frau M. ansprechen und unterstützen müssten, die Förderung der Sensibilität, das Waschen nach dem Bobath-Konzept.

Leserservice

Verwendete Literatur

Bachmann, M. u. G. Scheinkofer: Natürlich gesund mit Kneipp. Trias, Stuttgart 1997

Bienstein, C., A. Fröhlich: Basale Stimulation in der Pflege. verlag selbstbestimmtes leben, Düsseldorf 1991

Hoehl, M., P. Kullick: Kinderkrankenpflege und Gesundheitsförderung. Thieme, Stuttgart 1998

Inhester, O., I. Zimmermann: Ganzkörperwaschung in der Pflege. Schlütersche Verlagsanstalt

Köther, I., E. Gnamm: Altenpflege in Ausbildung und Praxis, 4. Aufl. Thieme, Stuttgart 1999

Schwegler, J.: Der Mensch - Anatomie und Physiologie, 2. Aufl. Thieme, Stuttgart 1998

Weiterführende Literatur

Dirschauer, U., A. Burfeind, J. Hohenhövel, M. Schütte: Physikalische Therapie in Klinik und Praxis, 5. überarb. Aufl. Kohlhammer, Stuttgart 1995

Eder, A.: Thalassotherapie für zu Hause, Falken, Niedernhausen 1998

Kinon, U.: Wasser – das Lebenselexier. Falken, Niedernhausen 1998

Raab, W., U. Kindl: Pflegekosmetik, 3. Aufl. Wissenschaftliche Verlagsgesellschaft, Stuttgart 1998

Stiftung Warentest: Körperlotionen – Gut gepflegt. Test 11 (1999)

Stiftung Warentest: Duschbäder – Verträglich und wirksam. Test 7 (1999)

Stiftung Warentest: Elektrorasierer – Im Schnitt gut. Test 12 (1998)

Kontaktadressen

KNEIPP Werke
Steinbachtal 43
97082 Würzburg

KNEIPP GmbH
Opfikonerstraße 45
Postfach 356
CH-8304 Wallisellen
Infotelefon: 084880 1821

KNEIPP Naturheilmittel-GmbH-Austria
Burgenlandstr. 13
A-4020 Linz
Tel.: 0043 – 732 – 655983

Internetadressen

http://www.kneipp.de
http://www.kneipp-schweiz.ch
http://www.kneippbund.at
www.weleda.de
www.stiftung-warentest.de

21 ATL Essen und trinken

… und ließ sich feine Düfte um die Nase spielen

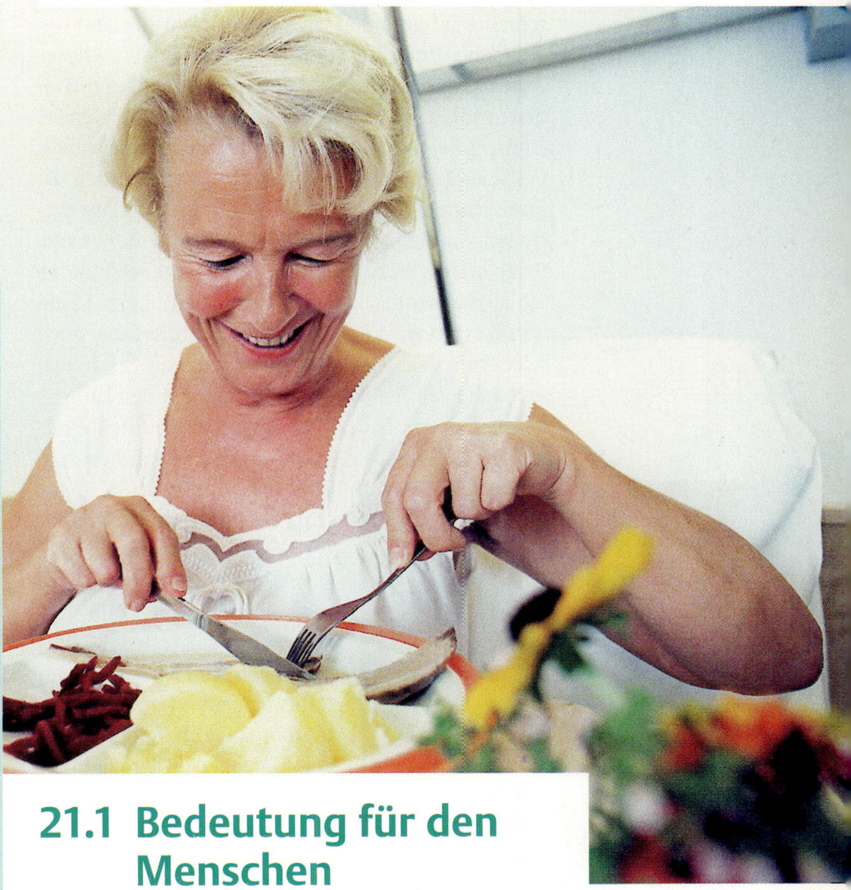

Überblick

21.1 Bedeutung für den Menschen

Franz Sitzmann

21.1.1 Psychische Einflussfaktoren

Die Aufnahme von Speisen und Getränken ist nicht nur für das physische, sondern auch für das psychische Wohlbefinden des Menschen von Bedeutung. Dies wird auch in dem seit vielen Generationen im Volksmund überlieferten Sprichwort zum Ausdruck gebracht: „Essen und Trinken hält Leib und Seele zusammen." Stimmungen und Gefühle spielen dabei eine wichtige Rolle. Jeder, der genug zu essen hat, kann es täglich bei sich und anderen beobachten. Viele von uns können die unterschiedliche Wirkung einzelner Speisen einschätzen und haben bereits als Kinder gelernt, welche Speisen, Nahrungs- und Genussmittel ihre Stimmung heben und welche nicht. Deutlich spüren wir dies bei schlechter Stimmung. Ein bestimmtes, an der Stimmungsregulation beteiligtes System im Gehirn wird sowohl durch kohlenhydrat- und fettreiche Nahrung als auch durch Fasten in ähnlicher Weise beeinflusst (s. Nahrungsverweigerung S. 384).

21.1.2 Ökologisch-kulturelle Einflussfaktoren

Essgewohnheiten werden nur selten rational entschieden. Erwerb und Verzehr von Nahrung sind von alters her mit Kult und Ritus verbunden. Dieser Aspekt zeigt sich im religiösen Abendmahl und Friedensmahl. Essen kann als gemeinschaftsbildendes Element beim Hochzeitsessen, Leichenschmaus oder bei Staatsempfängen mit Gelagen erlebt werden. Zu zweit kann beim Essen eine intime Atmosphäre entstehen, für eine Gruppe kann es verbindend wirken. Essen in Gesellschaft kann auch im Krankenhaus eine sozialtherapeutische Funktion haben. Dem Essen und Trinken wird in unserer Kultur große, aber auch wiederum ganz geringe Aufmerksamkeit geschenkt, was an folgenden Beispielen gezeigt werden kann.

Beispiel 1: Das Fasten. Die psychischen Effekte des Fastens sind ebenso beeindruckend wie altbekannt. Zunächst beherrscht das Hungergefühl und das damit verbundene Unbehagen die Stimmung des Fastenden. Dieses starke Hungergefühl verschwindet jedoch nach einigen Tagen; es folgt eine durch Nahrungsrestriktion ausgelöste Anorexie, d.h. Appetitlosigkeit. Danach tritt der ebenfalls schon seit langem bekannte stimmungsstabilisierende und spannungslösende Effekt des Fastens ein. Vielfach wird das Fasten zur Erlangung transzendentaler Bewusstseinszustände im Rahmen religiöser oder spiritueller Handlungen angewendet. Auch religiöse Bräuche wie die christliche vorösterliche Fastenperiode oder der islamische Ramadan (Beginn des Fastenmonats abhängig vom Mondstand, in 2000 am 28. 11.) scheinen auf der Erfahrung dieser biologischen Wirkungen zu beruhen.

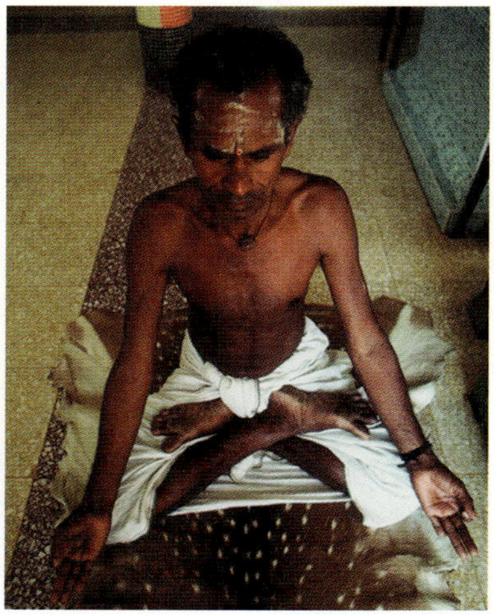

Das Fasten ist Bestandteil verschiedener Religionen

Beispiel 2: Das Idealbild vom schönen Menschen. In den westlichen Industrienationen dominiert seit vielen Jahren das sehr schlanke Schönheitsideal für Frauen. Die geforderten „idealen" Körperproportionen stehen der Wirklichkeit entgegen. Bisher galt die sog. Taille-Hüfte-Relation als Zauberformel zur „Schönheitsgestaltung". Die Taillenweite, dividiert durch den Hüftumfang, musste 0,7 ergeben, zumindest wenn die Frau dem Manne gefallen wollte. Dies wurde von Forschungen der amerikanischen Lebensversicherungsgesellschaften beeinflusst, die profan ausgedrückt, folgendes ergaben: „... das Körpergewicht, welches mit der geringsten Morbidität (Krankheitshäufigkeit) und Mortalität (Sterblichkeit) einhergeht, stellt das **Idealgewicht** (s. Idealgewicht S. 378) dar." Die alte Barbie hatte sogar noch eine dünnere Sanduhrtaille. Nach 40-jähriger Beeinflussung zumindest labiler Menschen geht Barbie heute aus der Form. Nicht mehr die waist-hip-ratio (WHR = Taille-Hüfte-Relation) der Schönheitsforschung gilt. Eine neue Formel, der **Body-Mass-Index** (BMI, s. Ernährungszustand S. 377) wurde für die schlanke Silhouette entwickelt. Das Idealmaß männlicher Träume erreichen wieder nur die Playmates der Männermagazine: 18,9 beträgt deren BMI im Schnitt. Dies wurde nach Angaben des „Playboy" errechnet. Mannequins kommen auf 17,57, Magersüchtige auf 14,72!

Beispiel 3: Mangelernährung im Alter. Gleichfalls mit dem BMI kann leicht ermittelt werden, dass in Ländern der westlichen Überflussgesellschaft bei älteren Menschen häufig eine Proteinmangelernährung vorliegt. Die damit verbundene Muskelatrophie ist aber ebenso mit erfahrenem Blick bei alten Menschen zu erkennen, z. B. bei der Körperwaschung.

> **Merke**
> 43% der zur geriatrischen Behandlung in Großbritannien eingewiesenen Patienten waren untergewichtig; 20% hatten eine mittelgradige und 19% sogar eine schwere Eiweißmangelernährung.

In Frankreich wurde bei Menschen mit Alzheimer-Demenz in 40% der Fälle Unterernährung festgestellt. Die Faktoren sind vielfältig: u. a. schlecht sitzende Zahnprothesen, Schluckstörungen, mangelnde Essensqualität, Vitaminmangel, Störungen des Essverhaltens, erhöhter Energiebedarf durch motorische Unruhe und ruheloses Umhergehen der Patienten. Die durch Krankheit bedingte Mangelernährung trifft auch die pflegenden Lebenspartner. Sie ist bedingt durch die körperliche und psychische Belastung und es treten Gewichtsverluste und Erschöpfung auf.

Beispiel 4: Weltweites Problem: Trinkwasserversorgung. Ohne Wasser ist kein Leben möglich. Ein Wasserverlust von ca. 20% des gesamten Wasserbestandes des Körpers führt zum Tode (ausgedehnte Wunden, Durchfall, Verbrennung der Haut). Durch kontaminiertes Wasser werden z. B. Cholera, Typhus oder

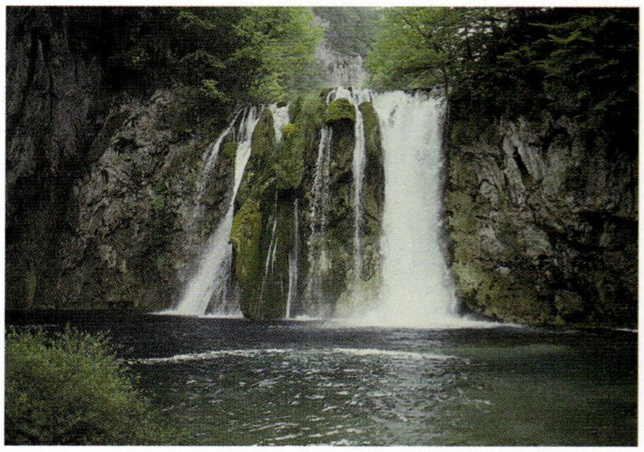

Gastritis hervorgerufen. In den Entwicklungsländern ist Diarrhö eine Hauptursache der Kindersterblichkeit. In Teilen Asiens, Afrikas und Lateinamerikas sterben jährlich 5 – 10 Mio Säuglinge an Gastroenteritis, meist verursacht durch schlechte Wasserqualität!

Zahlreiche Gifte (z. B. Pestizide) sind inzwischen weltweit über die Nahrungskette beim Menschen angekommen und im Körperfett und in der Muttermilch nachweisbar. Grundwasser ist als Trinkwasser ein menschliches Lebensmittel und muss vor jeglicher Kontamination geschützt werden. Deshalb muss die Lösung in der Schonung dieses Nahrungsmittels liegen. Hilfreich wäre, wenn unsere Lebenspraxis nicht im Sinne eines Wasser*verbrauches* erfolgen würde. Denn Wasser kann nicht verbraucht, sondern nur *gebraucht* werden; und dabei können wir es für immer ungenießbar machen.

21.2 Phänomene wahrnehmen und beurteilen

Franz Sitzmann

Essen ist Voraussetzung für den Aufbau und Lebenserhalt des Organismus und hat wesentlichen Einfluss auf unsere Gesundheit, Leistungsfähigkeit und Lebensqualität. Es ist von einer Reihe von Faktoren abhängig (**Abb. 21.1**).

Nahrungsmittel bestehen aus Nährstoffen, Vitaminen, Salzen, Spurenelementen, Geschmacks- und Ballaststoffen sowie Wasser. Ihre Aufnahme wird hauptsächlich durch die Sinneswahrnehmung von Hunger und Durst beeinflusst. Besonders an Menschen mit Schluckstörungen oder Demenz ist zu erkennen, dass man ein gewisses Maß an Aufmerksamkeit und Kraft benötigt (S. 389), um Nahrung aufzunehmen, zu kauen und zu schlucken.

Auch das Verwerten der Nährstoffe im Stoffwechsel erfordert Kraft, um die körperfremd gebundene Energie der Nahrung in körpereigene umzuwandeln. Ein heute wieder anerkanntes Therapieprinzip stellt die enterale Ernährung dar; sie soll so lang als möglich aufrechterhalten werden und nach einer krankheitsbedingten Pause mit Infusionstherapie so schnell wie möglich wieder aufgenommen werden. Bereits durch geringe enteral zugeführte Nahrungsmengen wird eine Stressulkusprophylaxe unterstützt sowie die Pneumonierate durch eine funktionsfähige Darmmukosa gesenkt. Die erhaltene Darmmukosa kann ihre natürliche Barrierefunktion aufrechterhalten, Keime treten aus dem Darmlumen nicht in den Blutkreislauf. Im Folgenden sollen einige wichtige Begriffe und physiologische Phänomene erklärt werden.

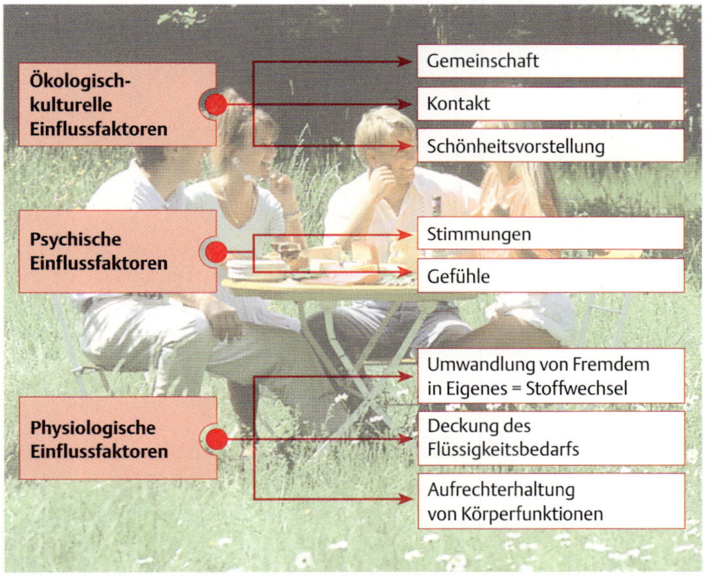

Abb. 21.1 Die Bedeutung von Essen und Trinken

21.2.1 Ernährungszustand

In unseren Breitengraden ist, wie schon erwähnt, der „schlanke Mensch" das Idealbild des gesunden und schönen Menschen. Ein Bild entspricht aber nie der Realität. Jeder Mensch ist ein Individuum, und das wirkt sich selbstverständlich auch auf die Körperformen und zusammen mit den Essgewohnheiten auf die Körperfülle aus. Der normale Ernährungszustand wird über das Gewicht bestimmt. Dem Idealgewicht („so möchte ich sein") steht das Realgewicht („so bin ich") gegenüber. Dabei ist es wie bei Athleten: Wird das individuell optimale Verhältnis zwischen Gewicht und Leistungsanforderung nicht erkannt, kommt es zu Leistungsminderung – gleich, ob mit Übergewicht oder Unterernährung. Nach dem Mathematiker L. A. J. Quetelet (1796 – 1874) wurde eine Berechnungsformel entwickelt, der Body-Mass-Index, nach dem heute allgemein üblich gemessen wird.

Body-Mass-Index. Das Normalgewicht wird nach dem Body-Mass-Index (BMI = Körper-Massen-Index) errechnet (**Abb. 21.2**). Überprüfen Sie einmal Ihr eigenes Körpergewicht mit dem Body-Mass-Index-Nomogramm.

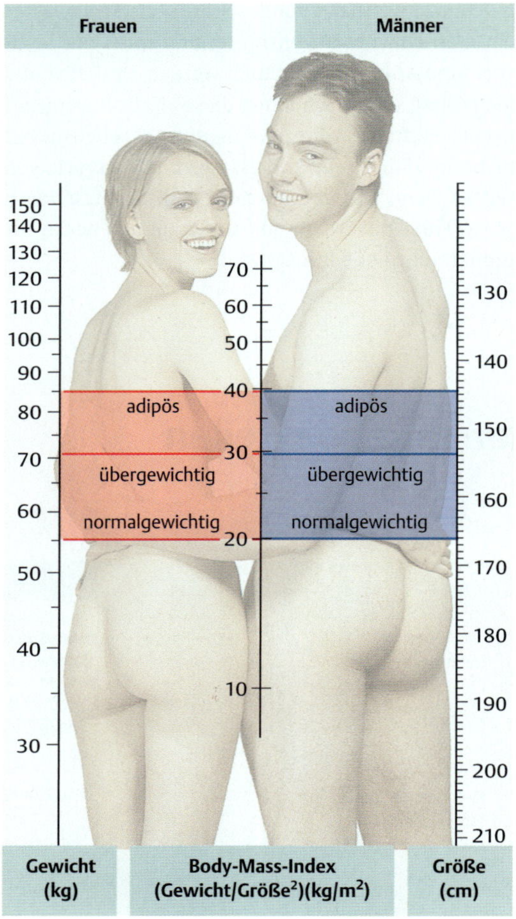

Abb. 21.2 Body-Mass-Index (nach Huth 1995). BMI < 17: Magersucht; BMI 20 – 25: Normalgewicht; BMI 25 – 30: Übergewicht; BMI 30 – 40: Adipositas; BMI > 40: Adipositas per magna

···› Merke

Die Formel des Normalgewichts nach dem Body-Mass-Index (BMI) berücksichtigt das Körpergewicht in kg, geteilt durch die Körpergröße in m im Quadrat:

$$\text{BMI} = \frac{\text{Körpergewicht (KG) in kg}}{\text{Körpergröße in m}^2}$$

Beispiel: Bei einer Körpergröße von 1,70 m und einem Gewicht von 64 kg lautet die Formel

$$\frac{64\,\text{kg}}{1{,}70\,\text{m}^2 = (1{,}70 \times 1{,}70 = 2{,}89)} = \text{BMI } 22{,}15$$

Dank der Beliebtheit statistischer Berechnungen vergessen wir zu oft, dass das Leben primär dynamische Größen beinhaltet. Abgesehen von einem Körpergewicht und einer Körpergröße, die eindeutig abnorm sind, gilt es nicht so sehr, auf die statistischen Abweichungen als vielmehr auf die dynamischen Veränderungen zu achten.

Die BMI-Berechnungsformel hat Vorteile z. B. gegenüber der Broca-Sollgewichtsformel:

- unterschiedliche Körpergrößen werden besser berücksichtigt,
- bessere Korrelation mit dem Fettgewebsanteil,
- als Normalgewicht gilt nicht nur eine einzelne Zahl, sondern ein Zahlenbereich. Unterschiedliche Einflüsse auf das Körpergewicht wie Knochenbau, Muskulatur usw. sind in diesem Bereich berücksichtigt.

Sollgewicht nach Broca. Sollgewicht = Körperlänge (in cm) – 100. Diese Formel eignet sich für Erwachsene über 30 Jahre und ist als eine alte, einfache Formel immer noch beliebt zur Schätzung des Sollgewichts. Bei Frauen sind 10 % vom ermittelten Wert abzuziehen. Nochmals 10 – 15 % Reduzierung ergeben das sog. **Idealgewicht**. 5 und mehr Prozent Überschreitungen werden als **Übergewicht** bezeichnet, mehr als 20 % als **Fettsucht**.

Messungen von Oberarmumfang und Hautfaltendicke. Der „Body-Mass-Index" ist im Kindesalter nur begrenzt aussagekräftig. Zur Beurteilung von Körperbau und Ernährungszustand empfiehlt sich deshalb neben der Messung von Körperlänge und Körpergewicht auch die Bestimmung der Hautfaltendicke. Die Hautfalte gibt Aufschluss über die Fettreserven und wird durch das Zusammenkneifen der Haut mit einem Messgerät (Caliper) über dem Trizepsmuskel in Oberarmmitte und am Schulterblatt ermittelt. Es handelt sich um eine zuverlässige Vergleichsmethode, da etwa 50 – 70 % der Gesamtfettmasse in der Subkutis abgelagert ist und das subkutane Fett mit der Gesamtfettmasse des Körpers proportional ansteigt.

21.2.2 Hunger, Appetit, Durst

···› Definition

Hunger ist das rein physiologische Verlangen nach Nahrung. Appetit hingegen stammt vom Wort Appetenz und bedeutet im ursprünglichen Sinn Zuwendung, Offensein für etwas. Appetit ist stimmungsabhängig und im Gegensatz zu Hunger ein Zeichen von Lebenslust.

Hunger wird primär wahrscheinlich durch Abnahme der Glukosekonzentration im Gehirn, aber auch in der Leber und im Magen-Darm-Trakt ausgelöst. In Lebensumständen, wo es genügend zu essen gibt, bestimmen soziale und Umgebungsreize wie Essenszeit, Geschmack und Aussehen von Speisen sowie die beim Essen anwesenden Personen stärker Zeitpunkt und Menge der Essensaufnahme als physiologische Faktoren. Das Ihnen bekannte „Magenknurren", also Hungerkontraktionen der Magenwand, spielen eine geringe Rolle in der Kurzzeitregulation des Hungers, da dieser auch nach Magenentfernung entsteht. Geschmacksreize, vor allem süß schmeckende Speisen oder ein „schön" zubereitetes Mahl, erhöhen den **Appetit**, obwohl der Hunger

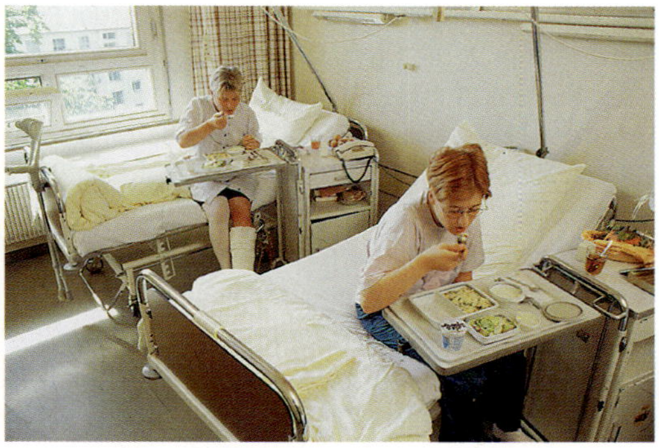

längst „gestillt“ ist. Es besteht also nicht nur sprachlich zwischen Hunger und Appetit ein Unterschied.

Im Laufe des Lebens nimmt die Leistungsfähigkeit des Geruchs- und Geschmackssinns ab. Die Ursachen können vielfältig sein: verschiedene Krankheiten, Degenerierung der Papillen, Änderung des Speichelflusses, Veränderung der Mundflora, unzureichende Mundhygiene, Einnahme von Medikamenten u.a. Die Sensitivität gegenüber süßen und salzigen Speisen läßt in besonderem Maß im Alter nach. Im hohen Alter trägt der mangelnde Geschmack der Speisen zu häufig vorkommender Appetitlosigkeit bei. Noch schneller als die Geschmacksempfindung läßt der Geruchssinn nach. Dem Geruch kommt möglicherweise eine größere Bedeutung zu als dem Geschmack der Speisen, die Appetitlosigkeit wird durch den fehlenden Geruchsreiz noch verstärkt. Wesentlich für die Selektion bestimmter Nahrungsmittel sind gelernte Geschmacks- und Geruchsaversionen oder -vorlieben. Wo sie nicht biographisch bedingt sind („Der Bauer isst nur, was er kennt!“), sind sie oft Ausdruck momentaner Bedürfnisse des Körpers.

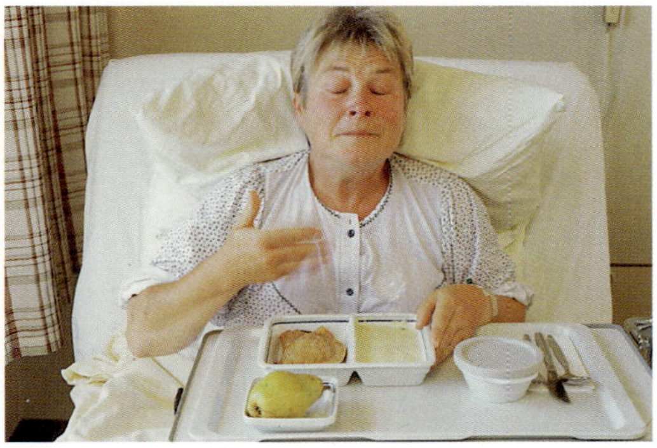

Einige **Beispiele:**

- Bei akuten Erkrankungen des Magen-Darm-Trakts mit Übelkeit und Erbrechen bildet sich häufig ein oft lang anhaltender Ekel gegen den Geruch und Geschmack der in den Stunden vor der Erkrankung aufgenommenen Speisen.
- Fieberkranke lehnen kalorienreiche Nahrung ab, statt dessen verlangen sie nach salz- und mineralhaltigen Flüssigkeiten, was dem Bedürfnis des Organismus entspricht.
- Auch spezielle Aversionen, z.B. von Leber-Gallen-Kranken gegenüber Fett, entsprechen dieser Selbstregulation.
- Eine Nahrungsaversion kann auch als Folge einer medizinischen Behandlung auftreten, die Übelkeit und Erbrechen verursacht (z.B. Röntgenbestrahlung).

Praxistipp

Uwe Klein Krankenpfleger

Hellhörig sein für Vorlieben hilft, ein evtl. bestehendes Nährstoffdefizit zu entdecken, wie dies vor allem bei alten Menschen und bei Frauen während Veränderungen im Hormonhaushalt während der Schwangerschaft und in den Wechseljahren der Fall ist. Auch Jugendliche im Wachstumsalter entwickeln oft ein typisches Essverhalten (Heisshunger, Lust nach Schokoladenriegel).

Die Nahrungsaufnahme wie auch das Stillen des Durstes werden zeitlich vor dem Ausgleich des Glukosemangels (ca. 20–40 Min. nach Nahrungsaufnahme) beendet (präresorptive Sättigung). Dabei sind Reizungen des Geruchs, Geschmacks sowie von Mechanorezeptoren des Nasen-Mund-Rachen-Raumes und der Speiseröhre beteiligt sowie möglicherweise der Kauvorgang selbst. Die Dehnung des oberen gastrointestinalen Trakts (Dehnung des Magens) sowie Lernfaktoren wirken sich auf diese präresorptive Sättigung aus.

Durst bedeutet, dass der Mensch ein Trinkbedürfnis hat. Hat der Körper des Menschen mehr als 0,5% seines Gewichts an Wasser verloren, werden Rezeptoren im Zwischenhirn angeregt, da der Wassergehalt mit großer Genauigkeit konstant gehalten werden soll.

Merke

Der Wasserbedarf des Organismus wird beeinflusst durch die Außentemperatur, die Luftfeuchtigkeit, die körperliche Bewegung (z.B. Arbeit, Wandern) und die Art der aufgenommenen Kost (Salzgehalt).

Physiologische Wasserverluste des Körpers (Harn, Schweiss, Atemluftfeuchtigkeit) führen zur Abnahme des Wassergehalts. Verminderte Speichelsekretion lässt das für den Durst so charakteristische Trockenheitsgefühl des Mund-Rachen-Raums entstehen. Obwohl vom Beginn des Trinkens bis zur tatsächlichen Beseitigung eines Wassermangels einige Zeit vergeht (das in Magen und Darm aufgenommene Wasser muss erst in den Blutkreislauf resorbiert

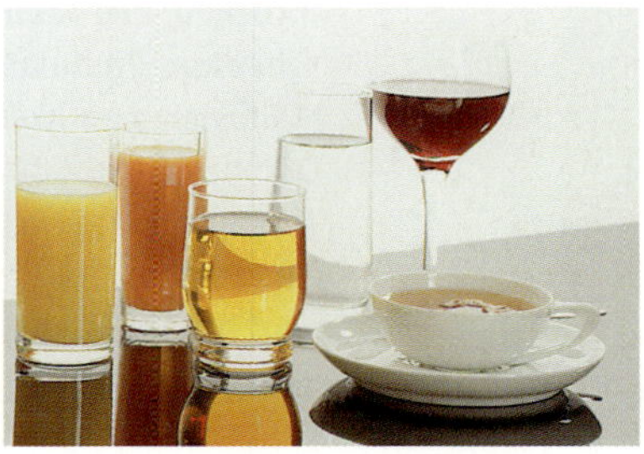

werden), kann man beobachten, dass das Durstgefühl erlischt und wir zu trinken aufhören, lange bevor der Mangel beseitigt ist. Empfindungskörperchen im Zungen-Rachen-Raum sowie in Magen, Duodenum und Leber informieren das Hirn über die aufgenommene Wassermenge und hemmen den Trinkakt. Das im Alter häufig zu beobachtende verringerte Durstgefühl wird vermutlich durch eine Regulationsstörung des ZNS verursacht.

Sie haben sicherlich selbst schon festgestellt, dass die aufgenommene Flüssigkeitsmenge aber auch von ihrem Geschmack abhängt. Zuckerzusatz führt zu deutlich größerer Flüssigkeitsaufnahme. Auch die Auswahl an unterschiedlichen Getränken erhöht den Konsum im Vergleich zu einem gleichförmigen Angebot.

Uwe Klein
Krankenpfleger

Praxistipp

Alten Menschen mit reduziertem Geschmacks- und Durstempfinden kann durch eine größere geschmackliche Auswahl an Getränken oft eine parenterale Flüssigkeitszufuhr erspart werden.

Andererseits wird der Wohlgeschmack eines Getränks, auch von Wasser, um so positiver beurteilt, je größer der Durst ist.

21.2.3 Unterschiedliche Ernährungsformen zur Gesundheitsförderung

Global betrachtet stellen Hunger und chronische Unterversorgung das Hauptgesundheitsproblem dar. In Mitteleuropa ist jedoch eher die Verführung zu übermäßiger Nahrungsaufnahme durch ein Überangebot an Lebens- und Genussmitteln der Fall, und das in einer Situation, in der das Maß der körperlichen Anstrengung bei der Arbeit und im täglichen Leben ständig zurückgeht. Aus dem großen Lebensmittelangebot (ca. 74000 Lebensmittel 1994) weiß der Verbraucher oftmals nicht mehr auszuwählen. Weltweite Konzerne der Lebensmittelindustrie beherrschen und verändern Appetitgefühle und Essensgewohnheiten, indem sie an unserem Bedürfnis nach Emotionalität anknüpfen. Es werden mit der Werbung Stimmungen und Gefühle angesprochen, die offensichtlich mit dem Kauf und Verzehr eines Produkts verbunden sind.

Heilfasten oder Nulldiät. Schon im 4. Jh. vor Chr., zur Zeit des Hippokrates, begann man, das Fasten zur Therapie körperlicher und geistiger Erkrankungen einzusetzen. Nach einiger Zeit der Überernährung wird dem heutigen Menschen die heilsame Wirkung des Fastens wieder bewusst. Die völlige Nahrungskarenz hat in der Adipositastherapie als vorübergehende therapeutische Maßnahme einen festen Stellenwert (**Tab. 21.1**). Die Voraussetzung des Überlebens bei Nahrungskarenz ist ein Energiespeicher in Form des Fettgewebes, der die fehlende Nahrungszufuhr über lange Zeiträume kompensieren kann (mit Fettsäure und Glyzerin).

Nullnahrung und vitalstoffreiche Vollwertkost. Unsere Ernährungsgewohnheiten sind vielfach so, dass sie durch übermäßiges Essen, einseitige Fehlernährung und eine falsch zusammengesetzte oder bezüglich der Inhaltsstoffe unzureichende Kost vermeidbaren ernährungsbedingten Krankheiten den Boden bereiten. Sie führen zu Übergewicht und hohem Blutfettgehalt (Hyperlipidämie), schließlich zu Herz-Kreislauf-Krankheiten. Weitere ernährungsbedingte Krankheiten sind Colitis ulcerosa, Diabetes mellitus Typ II, Gicht, Hypertonie, Karies, mangelnde Infektabwehr, Obstipation, u. a.

Selbst die Speisepläne in Seniorenheimen und Krankenhäusern erfüllen oft nicht die Grundvoraussetzungen für eine bedarfsgerechte Versorgung mit Energie- und Nährstoffen. Die Mahlzeiten in diesen Gesundheitseinrichtungen sind immer häufiger tiefgekühlte, vorgekochte, vorgefertigte Fabriknahrung und mit den fabrikkostüblichen Ingredienzen, Geschmacksverstärkern (z. B. Glutamat) und künstlichen Aromen versehene „Nullnahrung". Eine Ursache dieser Umstellung des Küchenzettels ist unsere radikale Veränderung des Nahrungsangebots der letzten 50 Jahre. Ballaststoffreiche Grundnahrungsmittel (Kartoffeln, Kohlgemüse, Getreideprodukte) waren in der Kriegs- und Nachkriegszeit wohl knapp, aber verfügbar. Allerdings verband man mit

Tabelle 21.1 Heilfasten, Nulldiät

Vorteile der Nulldiät	*Probleme der Nulldiät*
nach 2–3 Tagen Nahrungskarenz kein Hungergefühl	Langzeitergebnisse nur bei Schulung der Patienten (Stoffwechselprozesse, Ernährung, Essverhalten, Diätanweisungen) zu erreichen
kein Kalorien zählen	im Einzelfall klinische und laborchemische Überwachung
keine Diätvorschriften	
kein zeitraubendes und mühevolles Zusammenstellen und Zubereiten von Mahlzeiten	
körperlich kaum eingeschränkt	
	geistig evtl. in der Konzentrationsfähigkeit eingeschränkt

ihnen Armut und Hunger; „das gute Stück Butter", das Stück Fleisch am Sonntag, für den Vater reserviert, entwickelten sich „zu einem Stück Lebenskraft". Schokolade für artige Kinder wurde zum Inbegriff der Belohnung. Das führte zu den uns bekannten Lebensmittelpräferenzen. Eine schmackhafte und abwechslungsreiche Alternative kann eine auch im Krankenhaus mögliche **Vollwertkost** darstellen (**Tab. 21.2**).

21.2.4 Energie und Nährstoffe

Energie. Eine gesunde Ernährung soll dem Körper langfristig alle von ihm benötigten Stoffe in ausreichendem Maße und in ausgewogener Zusammenstellung schmackhaft zuführen. Auf diese Weise soll Krankheiten vorgebeugt und die Gesundheit erhalten werden. Die Deutsche Gesellschaft für Ernährung empfiehlt für eine ausgewogene gesunde Ernährung ein Verhältnis von 60% Kohlenhydraten, maximal 30% Fett und 10% Proteine (**Tab. 21.2**). Diese Nährstoffe sind Energieträger. Die durch Oxidation erzeugte Energie ist messbar und wird als Wärmeeinheit bzw. Brennwert ausgedrückt. Obwohl inzwischen nur das Joule als Maßeinheit für den Energiegehalt verwendet werden soll, findet die bisherige Einheit Kalorie in der Praxis noch breite Anwendung. Dabei gelten folgende Umrechnungen:
1 kcal = 4,185 kJ, 1 kJ = 0,239 kcal.

Der Brennwert der Grundnährstoffe ist verschieden. Für Kohlenhydrate beträgt er beispielsweise 4,10 (kcal/g), für Fett 9,3 (kcal/g), für Protein 4,10 (kcal/g) und für Alkohol 7,10 (kcal/g). Die Nahrungszufuhr richtet sich in erster Linie nach dem Energiebedarf des Menschen, dieser ist wiederum abhängig vom jeweiligen Grundumsatz und Arbeitsumsatz.

Definition

Eine Kilokalorie (kcal) entspricht der Energie, die man braucht, um 1 l Wasser von 14,5 auf 15,5 °C zu erwärmen. Der Grundumsatz ist die Energiemenge, die der Körper bei völliger Ruhe im Liegen zur Aufrechterhaltung der Körperfunktionen benötigt. Er ist abhängig von Geschlecht, Alter, Gewicht und Körpergröße. Faustregel: 1 Kalorie/1 kg Körpergewicht/Stunde.

Tabelle 21.2 In vitalstoffreicher Vollwertkost enthaltene Wirkstoffe

Nährstoffe	*Eiweiß – Protein*	*Kohlenhydrate*	*Fett*
Anteil Gesamtkalorien	10%	60%	30%
empfohlene Zufuhr Erwachsene	etwa 0,8 g/Tag in kgKG = kg Körpergewicht	5 – 7 g/Tag kgKG alternativ: 300 g Eiweiß	etwa zu gleichen Teilen Speisefett und verborgenes Fett
Jugendliche	50 – 60 g		
Kinder	20 – 45 g	Säuglinge 13 g	
im Alter	1,2 – 1,3 g bei normaler Nierenausscheidungsfunktion	4,5 g	
	Protein besteht aus 20 verschiedenen Aminosäuren, essenzielle Aminosäuren kann der Körper nicht selbst aufbauen	bevorzugt aus pflanzlichen Nahrungsmitteln: Monosacchariden (Glukose, Fruktose, Galaktose), Disacchariden (Rohr- und Rübenzucker, Milch- und Malzzucker) oder Polysacchariden (Stärke, Zellulose)	gesättigte, ungesättigte und mehrfach ungesättigte Fettsäuren; essenzielle Fettsäuren kann der Körper nicht selbst aufbauen (z. B. Linolsäure)
bei Überschuss	Speicherung als Glykogen	in Form von Glykogen in Leber, Muskeln, als Depotfett	Depotfett
bevorzugt in Lebensmitteln wie	Kartoffeln, Vollkorngetreide, Brot, Spinat, Hülsenfrüchte, Ei, Milch, mageres Fleisch, Fisch, Käse	Obst, Gemüse, Brot, Kartoffeln, Vollkornerzeugnisse, Mais, Hülsenfrüchte	pflanzlich (Mais, Soja, Oliven, Nüsse, Kokos- und Palmkern) und tierische Fette (Butter, Sahne, Käse, Wurstwaren)
Mangelerscheinungen	Minderung körperlicher und geistiger Leistungsfähigkeit, Hungerödeme, Muskelschwund, Infektanfälligkeit, Anämie	Untergewicht, verminderte Leistungsfähigkeit, Hypoglykämie, Abbau von Körperprotein und Depotfett (Austauschbarkeit von Fett und Kohlenhydrate)	Untergewicht, verminderte Leistungsfähigkeit, Mangelsymptome durch Fehlen fettlöslicher Vitamine (A, D, E, K), Hämaturie, Hautveränderungen

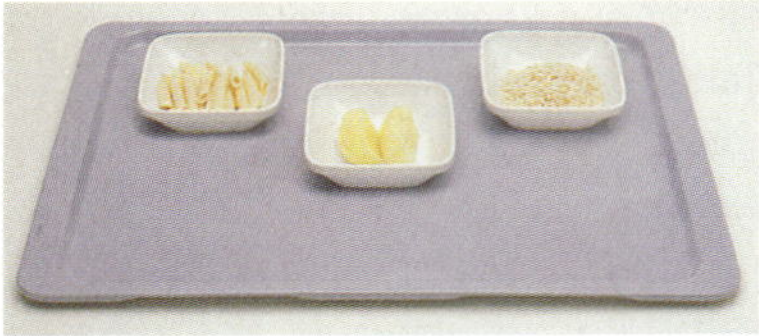

Verschiedene Nahrungsmittel, die viel Kohlenhydrate enthalten

Der Arbeitsumsatz richtet sich nach der Schwere und Dauer der körperlichen Betätigung (**Tab. 21.3**). Abweichungen von Ernährungsformen, wie sie in Rezepten mit Nährstoffanteilen, ihrem Energiegehalt und dem Energiebedarf des Menschen als **Kostmaß** formuliert werden, dürfen nicht gleich als gesundheitsschädlich angesehen werden.

Die Verbrauchsangaben schwanken in der Literatur erheblich. Nicht jede nach einem Kostmaß sogenannt als überschüssig aufgenommene Flasche Bier wird in ein Fettdepot eingelagert, sodass man am Jahresende auf ein zusätzliches Körpergewicht von z. B. 9 kg käme. Physiologische Verhältnisse sind komplex und nicht mit einfachen Überschußbilanzen zu beschreiben.

Die Nährstoffe im engeren Sinne sind die Grundlage für Aufbau- und Betriebsstoffwechsel; ihre essenziellen Anteile sind lebensnotwendig.

Eiweiß. Eiweiß ist in erster Linie Aufbaustoff, bei Mangel an Kohlenhydraten kann aus den Aminosäuren des Eiweißes Glukose aufgebaut werden. Es wird dann als Brennstoff herangezogen. Eiweiße aus tierischen Nahrungsmitteln (z. B. Ei) decken den Bedarf des Menschen besser als einzelne pflanzliche Proteine und besitzen daher eine höhere biologische Wertigkeit. Durch Mischung verschiedener pflanzlicher Proteine, z. B. Hülsenfrüchte und Getreide, kann ihre biologische Wertigkeit gesteigert werden. Durch Mischung pflanzlicher und tierischer Proteine, beispielsweise Kartoffel und Ei, kann sogar eine biologische Wertigkeit erreicht werden, die weit über der von Eiprotein liegt. Eine bedarfsdeckende Proteinzufuhr ist auch mit Proteinen ausschließlich pflanzlicher Herkunft gegeben.

Kohlenhydrate. In der Nahrung des Menschen sind Kohlenhydrate traditionell der Hauptenergieträger. Daneben sind sie Ausgangssubstanz für die Speicherung von Glykogen in Leber und Muskulatur, Bestandteil von Glykoproteinen und an der Bildung der Stützsubstanzen Knochen, Knorpel und Bindegewebe beteiligt. Die für den Menschen wichtigen Kohlenhydrate sind fast ausschließlich pflanzlicher Herkunft; neben den verdaulichen auch für den Menschen unverdauliche Kohlenhydrate, z. B. Zellulosefaserstoffe, auch als Ballaststoffe bezeichnet (**Abb. 21.3**).

Ihre Wirkung unterscheidet sich jedoch grundsätzlich von der anderer Nahrungsinhaltsstoffe. Früher wurden sie als unnötiger „Ballast" und damit als unerwünschte Nahrungsbestandteile angesehen. Heute wird ihnen eine bedeutsame Rolle zugesprochen.

Tabelle 21.3 Steigerung des Energieumsatzes durch körperliche Tätigkeiten

Tätigkeit	*kcal/h*	*kJ/h*	*Zunahme (%)*
Schlaf	70	290	Basiswert
sitzende Arbeit (leichte Tätigkeit Büro)	100	420	42%
mittelschwere Tätigkeit (Krankenschwester)	120	510	71
schwere Arbeit (Bauarbeiter)	500	2100	615
Schwerstarbeit (Ausdauer-Leistungssport)	700	2900	900

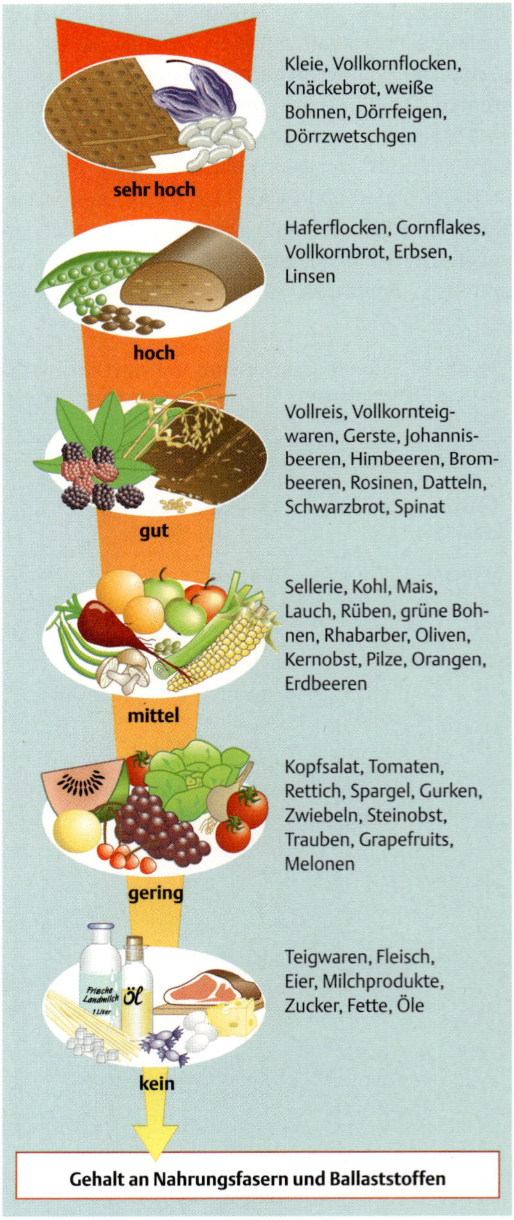

Abb. 21.3 Der Fasergehalt pro Portion ist unterschiedlich hoch. Sehr hoch = mehr als 9 g, hoch = mehr als 5 g, gut = mehr als 2 g, mittel = unter 2 g. Die tägliche empfohlene Menge liegt bei 40 g

Merke
Während Nährstoffe wie Proteine, Fette, Kohlenhydrate, Vitamine und Mineralstoffe eine biochemische Wirkung besitzen, entfalten die Ballaststoffe im wesentlichen physikalische Effekte. Es sind pflanzliche Nahrungsfasern, vor allem Zellwände aus Holz und Zellstoff, aber auch lösliche pflanzliche Quellmittel wie Pektin, die bei der menschlichen Verdauung nicht oder nur teilweise abgebaut und vom Darm nicht aufgenommen werden. Diese Fasern nehmen aber Flüssigkeit und Gallensäure im Darm auf, quellen und bilden so den Kot. Je mehr Ballaststoffe wir essen, desto reichlicher und weicher wird der Kot.

Genügend Ballaststoffe erleichtern dem Darm die Arbeit und beschleunigen die Durchgangszeit der Nahrung. Es hat sich gezeigt, dass durch ausreichende Ballaststoffeinnahme verschiedene Verdauungsstörungen (Darmkrämpfe, Blähungen, Verstopfung) vermieden werden können.

Eine oft geäußerte Vermutung, dass eine ballaststoffreiche Ernährung Darmkrebs vorbeugen kann, hat sich nicht bewahrheitet. Über einen Zeitraum von 16 Jahren wurde an 89000 amerikanischen Krankenschwestern (Fuchs 1999) nach einem Unterschied in der Zahl kolorektaler Malignome gesucht. Selbst in der Gruppe mit dem sehr hohen Pflanzenfasergehalt in der Nahrung von 25 g gab es kaum weniger Krebserkrankungen als in der Gruppe mit einem täglichen Verzehr von nur 10 g.

Fett. Hauptursache des bei unseren Ernährungsgewohnheiten bestehenden Missverhältnisses ist der Trend, immer stärker auf Lebensmittel tierischen Ursprungs zurückzugreifen. Vor allem der verstärkte Verzehr von versteckten (nicht mit dem Auge wahrnehmbaren) Fetten in Fleisch, Wurst, Käse und Gebäck geht dabei zu Lasten des Kohlenhydratanteils.

Weitere wichtige Nahrungsbestandteile. Neben Kohlenhydraten, Proteinen und Fetten muss die tägliche Nahrung auch eine Mindestmenge an Wasser, Vitaminen, Mineralstoffen, Spurenelementen, Faserstoffen, Fermenten (Enzymen) und Aromastoffen enthalten.

Vitamine sind lebensnotwendige organische Substanzen mit spezifischen Stoffwechselfunktionen. In den letzten Jahren ist die „Pillenkultur" aus den USA auch nach Deutschland gekommen. Gegenwärtig nehmen etwa 20% der Erwachsenen regelmäßig Vitamin- oder Mineralstoffpräparate ein. Doch die ursprünglich propagierten antioxidativen Vitamintabletten bieten allein keinen Schutz gegen Krebs- und Herz-Kreislauf-Erkrankungen. Erst die Kombination von Nährstoffen und anderen bioaktiven Komponenten, z.B. enthalten in abwechslungsreicher Nahrung mit hohem Anteil an Obst, Gemüse und Getreideprodukten, wirkt sich als Schutz für die Gesundheit aus. Wir essen, um zu leben und leben nicht, um zu essen; dieser Teil unserer Kultur verdient Aufmerksamkeit, Überlegung und Zuwendung.

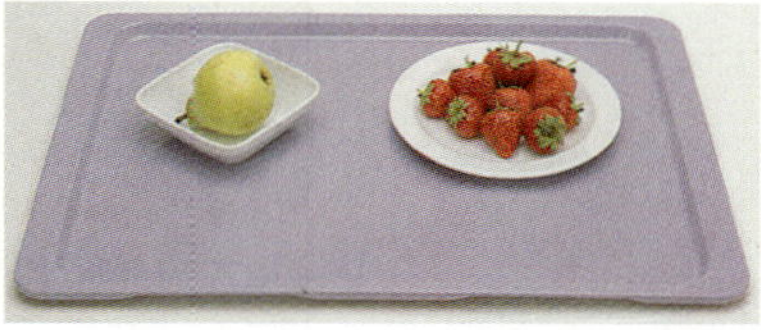
Vitamine

Fleischlose Ernährung. Wachsende Besorgnis über Hormonbelastungen in der Rindermast, Quecksilberrückstände im Fisch oder Wachstumsförderer in Form von Antibiotika aus der industriellen Tierproduktion führen angesichts der damit verbundenen Gesundheitsrisiken zu immer stärkerem Verzicht auf Fleischkonsum. Resistente Bakterienstämme schränken humanmedizinische Behandlungsmöglichkeiten bei Infektionen ein. Aus verschiedenen Gründen werden folgende **Ernährungsformen** praktiziert:

- *Streng vegetarische Kost.* Es werden keinerlei Tierprodukte wie Milch, Honig, Eier und Fleisch gegessen. Bei langfristiger rein pflanzlicher Ernährungsweise (veganische Ernährung) wird der Vitamin-B_{12}-Bedarf nicht gedeckt.
- *Lakto-vegetabile Kost.* Es wird auf Eier, Fisch und Fleisch verzichtet.
- *Vegetarische Kost.* Eine physiologisch hochwertige Ernährung ist auch ohne Fleisch möglich, wenn Milch, Milchprodukte und Eier verzehrt werden (ovo-lakto-vegetabile Kost). Für eine ausgewogene fleischlose Ernährung sind jedoch ein hoher Kenntnisstand und sehr bewusste Lebensmittelauswahl erforderlich.

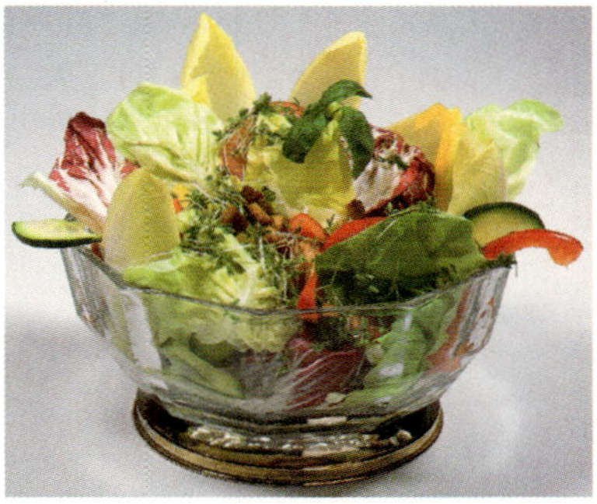

Für einige Bevölkerungsgruppen, insbesondere menstruierende Frauen, Säuglinge und Kinder, Leistungssportler und alte Menschen ist Fleisch für eine adäquate Substratversorgung wertvoll. Als kleiner Anteil einer gemischten, an Gemüse, Frischobst, Vollkornprodukten und Ballaststoffen reichen Ernährung kann Fleisch in der Versorgung mit Eiweiß, gut resorbierbarem Eisen und Zink, Vitamin A, B_6, B_{12} und beim Schweinefleisch B_1 hilfreich sein.

21.2.5 Verträglichkeit von Essen und Trinken

Die Zeichen einer Unverträglichkeit von Essen und Trinken können einzeln oder als Komplex auftreten:

- **Mundgeruch** und **Zungenbelag**.
- **Dyspepsie.** Ausdruck einer harmlosen Ernährungsstörung oder Begleiterscheinung bei orga-

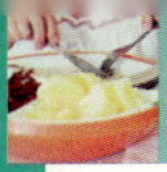

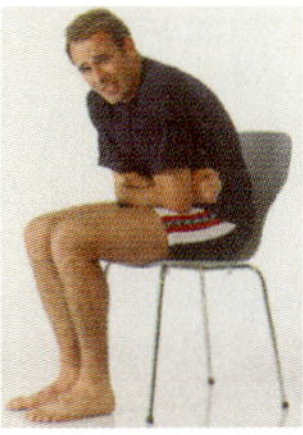

Epigastrische Schmerzen werden durch Reflux von Magen- bzw. Duodenalsaft in die Speiseröhre verursacht

nischen Erkrankungen des Gastrointestinaltrakts. Auch zu rasches Essen, ungenügendes Kauen, Essen während einer Gemütserregung, ungewohnt hoher Alkoholkonsum oder psychische Belastungen führen zu mehr oder weniger ausgeprägten Verdauungsstörungen.

- **Schluckauf (Singultus).** Unwillkürliche, schnelle Zwerchfellkontraktion bei exspiratorischem Stimmritzenverschluss und nachfolgender tönender Einatmung. Ohne Bedeutung oder auch krankhaft bei abdominellen oder zentralvenösen Prozessen. Über Schluckauf, verbunden mit einer Refluxösophagitis, klagen über die Hälfte der Frauen im letzten Drittel der Schwangerschaft. Hormonelle Veränderungen führen zu einer kompletten Schwächung des unteren Speiseröhrenverschlusses. Besonders werden diese Symptome bei horizontaler Lage beim Bücken, Pressen oder bei reichlicher Nahrungsaufnahme ausgelöst. Der Frau können weite Kleidung, das Schlafen mit erhöhtem Oberkörper und eine eiweißreiche und fettarme Nahrung empfohlen werden. Einem postoperativen Singultus kann evtl. mit Luft anhalten oder Wasser trinken begegnet werden.
- **Sodbrennen.** Epigastrisch, retrosternal und pharyngeal aufsteigende brennende Schmerzen infolge Rückfluss (Reflux) von saurem oder gallehaltigem Magen- bzw. Duodenalsaft in die Speiseröhre. Enge-, Wärme- und Würgegefühl.
- **Aufstoßen.** Willkürliches Ablassen von in die Speiseröhre aspirierter Luft oder unwillkürliches Ablassen von verschluckter Luft (Aerophagie) aus dem Magen. Oft ist eine psychische Ursache (man schlingt die Nahrung in sich hinein), seltener eine organische Erkrankung vorhanden.
- **Blähungen** (S. 427; Pflegeangebot Unterstützung bei Meteorismus, S. 461). Übermäßige Gasansammlungen im Magen oder/und im Darm = Magen- oder Darmflatulenz oder **Meteorismus**. Die angesammelte Luft verursacht ein Druck- und Völlegefühl. Aufstoßen und/oder Windabgang werden als Erleichterung empfunden.
- **Verstopfung** und **Durchfall** (S. 425, 426; Pflegeangebote Unterstützung bei Obstipation/Obstipationsprophylaxe und Unterstützung bei Diarrhö, S. 459 und 460).
- **Übelkeit, Brechreiz** und **Erbrechen**. Einmaliges Erbrechen ist nicht krankhaft. Zu krankhaften Ursachen s. **Appetitlosigkeit** S. 384.

21.3 Veränderungen wahrnehmen und beurteilen

21.3.1 Veränderungen des Hungers und Appetits

Franz Sitzmann

- **Heißhunger** (Akorie, Bulimie) ist Begleitsymptom bei bestimmten Stoffwechselkrankheiten (Diabetes mellitus im Stadium der Hypoglykämie, Überfunktion der Schilddrüse) sowie seelischen Störungen.
- **Appetitlosigkeit** kann beispielsweise bei kachektischen Menschen beobachtet werden, die unter fehlendem Appetit leiden; in der Klinik lassen sie größere Mengen oder bestimmte Speisen auf ihrem Teller zurück. Auch der nicht kachektische Appetitlose hat die Freude und Lust am Essen verloren, er stochert darin herum, ohne davon zu essen. Er äußert kaum einen oder nur extreme Essenswünsche und lässt dann das Gewünschte doch stehen. Als Symptom kann fehlender Appetit vielfältige Ursachen haben: z. B. organische Erkrankungen, Krebserkrankungen und psychogene Störungen, bei Kindern akute Infekte der oberen Luftwege, Virusinfektionen mit Beteiligung des Gastrointestinaltrakts in Verbindung mit Übelkeit und Erbrechen.
- **Nahrungsverweigerung.** Es handelt sich um eine aktive Form von Appetitlosigkeit. Sie kann ein unausgesprochenes, vom Patienten vielleicht nicht einmal ganz bewusst wahrgenommenes Signal des Protests sein. Dieser Protest kann sich gegen das Leben allgemein richten, gegen bestimmte Menschen und im Krankenhaus beispielsweise gegen die bestehende Situation des Leidens. Im Extremfall ist sie ein Suizidversuch, vor allem, wenn andere Handlungen zur Selbsttötung, z. B. wegen Bettlägerigkeit, nicht ausgeführt werden können.

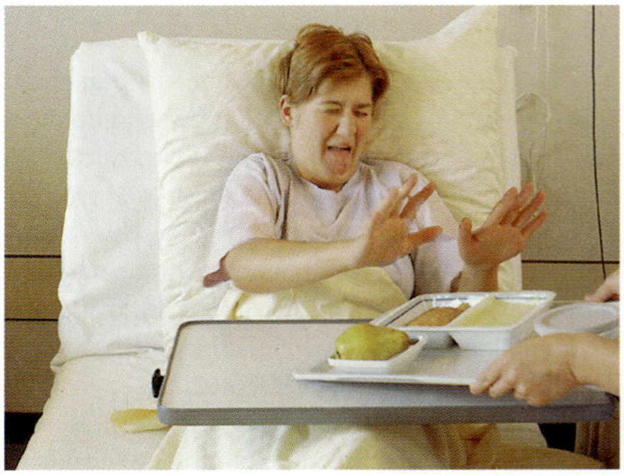

- **Hungerstreik.** Hungerstreik ist häufig Teil einer politischen oder ideellen Überzeugung, eine Demonstration gegen bestehende Normen, Gesetze oder Einrichtungen (demonstrativer Suizidversuch).

21.3.2 Veränderungen des Durstes

Franz Sitzmann

Krankheitsbedingt wird **klinischer Durst** (Polydipsie) beobachtet. Vermehrter Wasserbedarf kann z.B. durch abnorm hohen Wasserverlust bedingt sein (z.B. bei anhaltendem Erbrechen, Fieber oder schweren Durchfällen). Zum kontrollierten Ausgleich der Flüssigkeitsmenge ist hier eine sog. Bilanzierung durch ein Tagesprotokoll (S. 399) angebracht. Durch eine Schädigung des Hypothalamus kann eine Verminderung bzw. ein Erlöschen des Durstgefühls (Adipsie) eintreten.

> **Merke**
> Zeichen der Austrocknung (= Dehydration) infolge mangelnder Flüssigkeitszufuhr und/oder vermehrtem Verlust sind schlaffe, rauhe, in Falten abhebbare Haut, trockene, rauhe Schleimhäute, Beeinträchtigung der Stimme, schließlich Lethargie, Muskelschwäche, Krämpfe, Bewusstseinstrübung.

Der Durstige ist unruhig und erscheint gequält. Der Mund ist halb offen. Die Lippen und die wie suchend vorgestreckte Zunge sind trocken. Der Kiefer vollführt leere Kaubewegungen. Die Nase wird spitz, die Augen wirken durch ein mehr oder weniger Eingesunkensein groß und haben einen matten Glanz. Bietet man dem Durstigen zu trinken an, wird der im Bewusstsein klare Kranke in hastigen Zügen trinken und dann, wenigstens für kurze Zeit, zufrieden und durch die Anstrengung des Trinkens ermüdet, zurücksinken.

21.3.3 Veränderungen an den Zähnen

Franz Sitzmann

Der Zahnstatus hat, insbesondere bei älteren Menschen, erhebliche Bedeutung für den Ernährungszustand. Daher muss möglichen Veränderungen der Zähne Aufmerksamkeit geschenkt werden. Häufige Veränderungen sind:

- **Zahnbelag (Plaque).** Grauweiße, schmierige Auflagerung infolge mangelnder Zahnhygiene. Sie besteht aus Sekreten und Zellen der Mundhöhle sowie Nahrungsresten. Der Belag ist ein guter Nährboden für Bakterien und damit für Karies auf der Zahnoberfläche. Streptokokken können sich darauf ansiedeln, die Dextrane produzieren, die nun wiederum anderen Bakterien als Haftoberfläche (Matrix) dienen. So bildet sich nach wenigen Tagen durch Vermehrung eine dicke Schicht, die Plaque, die durch ihre sauren Stoffwechselprodukte (vor allem Milchsäure) eine zahnschmelzauflösende Wirkung zeigt und die Kariogenese vorantreibt. Durch mechanische Einwirkungen (Kauen, Zähne putzen) wird sie entfernt. Durch Kauen wird die Speichelproduktion angeregt (täglich 0,6 – 1,5 l Mundspeichel), der eine reinigende und durch den Gehalt an Lysozymen, sekretorischem Immunglobulin A und Rhodanidionen antibakterielle bzw. antivirale Wirkung hat (**Abb. 21.4**).

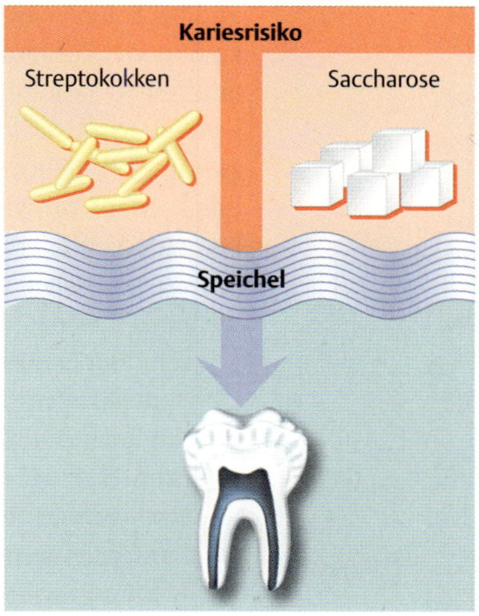

Abb. 21.4 Wirkung von Streptokokken von Zucker auf den Zahn

- **Karies.** Zahnfäule mit Zerstörung der Zahnhartsubstanz infolge äußerer Einflüsse. Als Auslöser von Karies sind vor allem Streptokokken (S. mutans und S. sanguis) verantwortlich. Es bestehen lokale Infektionen, die bis zur Zerstörung der Zahnsubstanz führen können.
- **Parodontitis.** Entzündung des Zahnhalteapparates mit der Folge von Parodontose (Zahnfleischschwund): freiliegende Zahnhälse; durch Zahn„wanderung“ entstehen Frontzahnlücken, Kälteempfindlichkeit, Gefahr des Zahnverlustes.
- **Zahnfehlstellungen.** Unbehandelte Zahnfehlstellungen bewirken Fehlbelastungen nicht nur einzelner Zähne, sondern führen zu nächtlichem Knirschen und zu Kiefergelenksbeschwerden.

21.3.4 Veränderungen des Ernährungszustandes

Franz Sitzmann

Reduzierter Ernährungszustand. Ein herabgesetzter oder reduzierter Ernährungszustand zeigt sich an dem ungenügend vorhandenen subkutanen Fettpolster. Der Patient ist durch die verminderte Stoffwechselaktivität mager, müde, matt und wenig leistungsfähig. Das Gewicht ist zu gering, der Mensch greift auf den Abbau körpereigener Substanzen zurück. Von **Kachexie** (Auszehrung) spricht man erst bei hochgradiger Abmagerung, bei der die Fettpolster ganz fehlen. Die Haut wird schlaff, faltig, die Wangenhaut fällt ein. Folge mangelnder Ernährung sind Kräfteverfall, Abmagerung, Anfälligkeit für Infekte. Es können sog. Hungerödeme (Eiweißmangelödeme) und bei Frauen eine Amenorrhö auftreten. Weiterhin konnte ein Zusammenhang zwischen erhöhter Gefahr, einen Dekubitus zu entwickeln, und Proteinmangel als Ausdruck einer Malnutrition (Mangelernährung) eindeutig nachgewiesen werden. Der Heilungsverlauf von Wunden ist beeinträchtigt. Altersbedingte Veränderungen der Verdauungsorgane lassen alte Menschen eher kachektisch werden:

- Abnahme des Geschmacks- und Geruchssinnes verstärkt eine evtl. durch ein verändertes soziales Umfeld mitverursachte Appetitlosigkeit im Alter. Hinderlich wirkt sich außerdem ein schlechter Zahnersatz auf die Nahrungsaufnahme aus.
- Erschwerend wirken sich eine reduzierte Speichelsekretion und mehr zähflüssiges Sekret aus, da Mundtrockenheit (Xerostomie) Schlucken und Verdauung behindern.
- Einschränkungen der Muskelkraft der Speiseröhre können zu Schluckbeschwerden führen.
- Bevorzugt verzehrte ballaststoff- und nährstoffarme Nahrungsmittel vermindern langfristig die Speichelsekretion, fördern Zahnschäden, Mangelernährung und Obstipation.
- Im Alter ist die intestinale Mikroflora, u. a. bedingt durch veränderte Nahrungszufuhr, Medikamente und Krankheiten anders zusammengesetzt als beim jungen Menschen. Das Wachstum der auch für die Infektabwehr nützlichen Darmbakterien, wie Bifidusbakterien und Laktobazillen, kann durch eine geeignete Ernährung (z. B. ballaststoffreiche Lebensmittel) gefördert werden, während das der schädlichen Bakterien gehemmt wird.

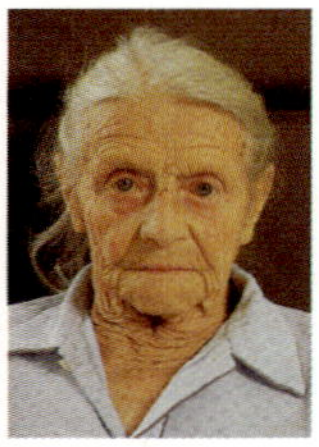

Viele ältere Menschen klagen über Appetitlosigkeit

Untergewicht/Gewichtsabnahme. Gewichtsabnahme ist Begleiterscheinung bei vielen Krankheiten: schwere Erkrankungen des Verdauungstraktes, Infektionskrankheiten, endokrine Funktionsstörungen (z. B. Hyperthyreose, S. 1199 ff) und bei sog. konsumierenden Erkrankungen (z. B. Lungentuberkulose, durch die hohe Stoffwechselaktivität eines Tumors). Psychisch bedingte Ursache einer Kachexie ist die **Magersucht** (Anorexia). Emotional labile Personen sind besonders gefährdet, bei psychischen Belastungen dieses mit selbst herbeigeführtem Gewichtsverlust und Körperschemastörung einhergehende Krankheitsbild zu entwickeln. Die Pathogenese anorektischer und bulimischer Essstörungen (Teufelskreis von Heißhungeranfällen, Erbrechen, Fasten und Heißhungeranfällen) wird als multifaktoriell angesehen. Folgende Formen gehen oft ineinander über:

- **Anorexia nervosa** (S. 1392). Angst vor dem Dickwerden, das Körpergewicht wird bewusst unter altersentsprechender Norm gehalten durch extreme Nahrungseinschränkung, Erbrechen, Laxanzien-/Appetitzügler- und Diuretikaabusus, Körperbildstörung: Betroffene erleben sich unabhängig vom Gewicht als zu dick und sind hyperaktiv.
- **Bulimia nervosa** (S. 1392). Andauernde Beschäftigung mit Nahrungsaufnahme, -beschaffung und -zubereitung; Essanfälle mit Kontrollverlust (Gefühl für Hunger und Sättigung ist verloren gegangen; 98 % der Betroffenen sind normalgewichtig mit erheblichen Gewichtsschwankungen. Gewichtsabnahme durch Erbrechen, Fastentage, exzessiven Sport u. a.

Übergewicht/Adipositas. Der Begriff „Bevölkerungsexplosion" hat auf unserer Welt eine zweifache Bedeutung: Eine zunehmende Gruppe von Menschen in den westlichen Industrienationen haben Übergewicht und ihre Zahl nimmt zu.

Definition

Übergewicht ist definiert als Gewicht mit BMI-Werten zwischen 25 und 30. Von Adipositas spricht man bei BMI-Werten ab 40.

Eine vereinfachende Einschätzung des Problems erklärt Adipositas durch zuviel Essen und zuwenig Bewegung.

Der Erfolg der Behandlung liegt jedoch nicht in weniger Essen und mehr Bewegung. Die Adipositas scheint mit den bekannten und plausiblen Methoden nicht behandelbar. Bei krankhafter Fettsucht haben herkömmliche Ernährungs- und Bewegungstherapien wenig Aussicht auf Erfolg. Aufklärungsmaßnahmen, soweit sie verstanden wurden, haben keine nachhaltige Änderung des Essverhaltens stimuliert. Trotz des „Schlankheitsdrucks" steigt in unseren westlichen Kulturen das durchschnittliche Körpergewicht. Der Körper dieser Menschen ist übermäßig belastet, es können im Laufe der Jahre organische Schäden wie kardiovaskuläre Erkrankungen (z. B. koronare Herzkrankheit, Bluthochdruck), Stoffwechselstörungen (z. B. Gicht, Diabetes mellitus, Hyperlipidämie, Gallensteine) vermehrt auftreten. Doch leiden Übergewichtige nicht nur selten unter den körperlichen Störungen, sondern auch unter den seelischen und kosmetischen Auswirkungen der Fettanhäufung. Nach der Art ihrer Nahrungsaufnahme können adipöse Menschen in verschiedene Gruppen unterteilt werden:

- „Rauschesser" neigen zu Essattacken,
- „Daueresser", deren Appetit fast ständig merklich erhöht ist,
- bei „Nimmersatten" fehlt das Appetit- und Sättigungsempfinden,
- „Nachtesser" zeigen tagsüber ein eher restriktives Essverhalten, leiden an Ein- und Durchschlafstörungen und stillen nächtliche Hungergefühle. Dabei können sie den Essvorgang nicht beenden.

Bei Erkrankungen aufgrund von Übergewicht sind die Thromboseprophylaxe (S. 315), Dekubitusprophylaxe (S. 311) und die Hautpflege besonders wichtig.

Das erhöhte Risiko von Erkrankungen und früherer Sterblichkeit durch Adipositas ist von Fettverteilungsmustern abhängig. Der Unterschied des zwischen Männern und Frauen typisch verteilten Fettgewebes ist bei Fettsucht noch deutlicher sichtbar (**Abb. 21.5**).

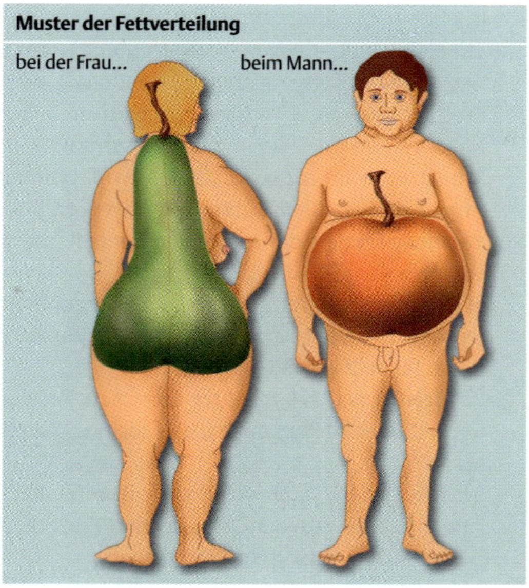

Abb. 21.5 Bevorzugte Fettverteilung beim „Apfeltyp", der vor allem Männer betrifft: Doppelkinn, Stiernacken, Bauch. Der „Birnentyp" findet sich meist bei Frauen: Fettansammlung bevorzugt im Bereich von Hüfte, Gesäß, Oberschenkel und Oberarm

···› Merke

Essstörungen haben sowohl biologische wie psychologische Ursachen; wir beobachten Überessen mit Fettsucht (Übergewicht oder Adipositas), Essensverweigerung (Anorexia nervosa) und Essattacken (Bulimia nervosa) nach freiwilligen Perioden des Fastens am häufigsten.

Möglichkeiten zur Beobachtung von Gewicht und Appetit

Gesunde Menschen halten ihr Gewicht relativ konstant. Die Schwankungen sind minimal (1–2 kg); gewichtsstabile Menschen benötigen eigentlich keine Waage. Bei unstabilem Gewicht und Gewichtsproblemen sind eine regelmäßige Kontrolle und das Anlegen eines Gewichtsprotokolls hilfreich. Bei Kranken gehört die Gewichtskontrolle zu den Routinemaßnahmen

- bei der Aufnahme in das Krankenhaus,
- vor Operationen (z. B. zur Berechnung der Anästhesiedosierung),
- bei Essstörungen bzw. zur Verlaufskontrolle.

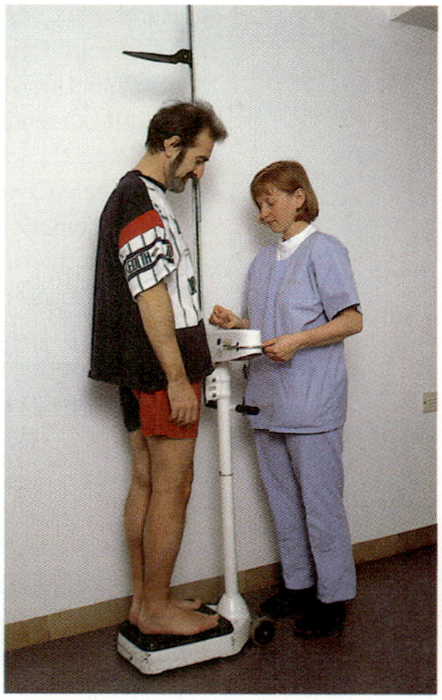

Abb. 21.6 Stehwaage

Die Waage muss zuverlässig sein und der Patientensituation entsprechen. Wichtig bei mechanischen Waagen ist die Austarierung vor dem eigentlichen Wiegen: bei Schiebegewichtswaagen müssen die Wiegezungen eine Waagerechte bilden. Im Krankenhaus gibt es die

- Stehwaage (**Abb. 21.6**),
- Sitzwaage: fahrbarer und arretierbarer Stuhl mit Waage (**Abb. 21.7**),
- Bettwaage: unter die Räder des Bettes legbare Scheiben zur digitalen Gewichtsmessung,
- Patientenheber mit integrierter Waage.

Bedingungen für eine zweckmäßige Gewichtskontrolle sind, dass immer zur gleichen Zeit (morgens, nüchtern), auf der gleichen Waage und mit der gleichen Kleidung barfuß gewogen wird.

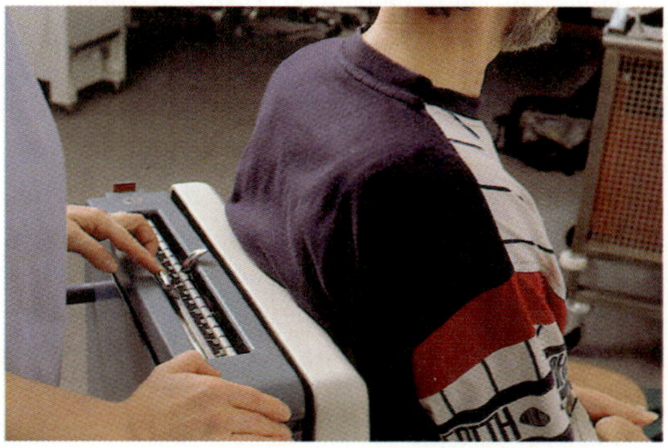

Abb. 21.7 Sitzwaage

Uwe Klein Krankenpfleger

···› Praxistipp

Neben dem Wiegen haben Sie außerdem die Möglichkeit, bei der Nahrungsaufnahme oder bei der Körperpflege den Ernährungszustand und das -verhalten des Patienten zu beobachten. Sie können außerdem auf die Hautbeschaffenheit achten.

21.3.5 Symptome für Störungen der Nahrungsaufnahme

Franz Sitzmann

Übelkeit und Würgen

Übelkeit bezeichnet das starke Bedürfnis zu erbrechen. Es ist Ausdruck einer Drucksteigerung, d. h. einer Spannung der Magenwände, des Duodenums oder des Ösophagus, verbunden mit starker Speichelproduktion und Würgen. Die Ursachen können ganz verschieden sein: Passagebehinderung, Aufblähung des Magens u.a. Übelkeit kann von allgemeinem Krankheitsgefühl begleitet sein: Schwäche, Schwindel, Kopfschmerzen, Schweißausbrüche, Brechreiz.

Würgen ist ein Begleitsymptom oder Vorläufer des Erbrechens. Es ist ein Atmen gegen die geschlossene Glottis mit anstrengenden rhythmischen Kontraktionen der Atem- und Abdominalmuskulatur bei verschlossener Glottis und geschlossenem Mund. Thorakale Atmung und Bauchpresse wirken einander entgegen (**Abb. 21.8**).

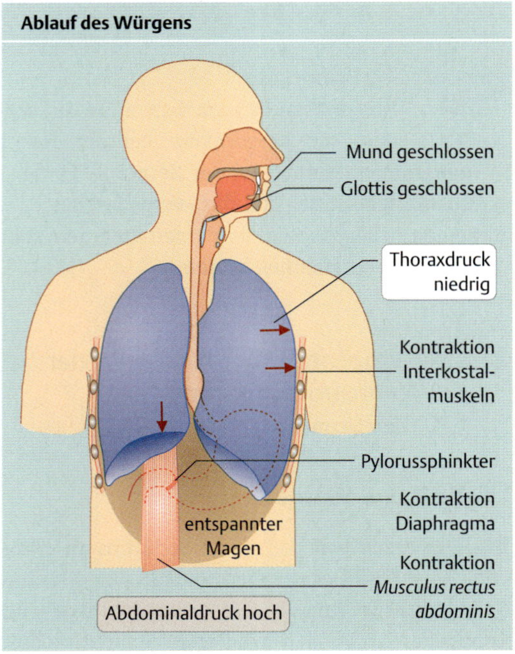

Abb. 21.8 Bei Würgen erhöht sich der Druck im Bauchraum dadurch, dass sich die geraden Bauchmuskeln und das Zwerchfell zusammenziehen. Der Thoraxdruck ist dagegen niedrig (nach Hawthorn)

Brechreiz und Erbrechen

> **⇢ Definition**
> Unter Erbrechen versteht man das rasche, kraftvolle Herausbefördern von Magen- bzw. Dünndarminhalt durch den Mund.

Das Erbrechen (Vomitus, Emesis) ist normalerweise ein wichtiger Schutzreflex, durch den sich der Organismus z.B. einer schlecht verträglichen oder verdorbenen Speise schnell entledigen kann. Jeder kennt Erbrechen und hat es an sich erlebt.

Die auslösenden sensiblen Brechreize können aus verschiedenen Rezeptoren des Körpers stammen:

- *Physikalische Reizungen* des Zungengrundes, Zäpfchen am Rand des weichen Gaumens (Uvula), Rachens, Magens (z.B. Druckerhöhung durch Überfüllung), Darmes (z.B. nach laparoskopischem Operieren), des Labyrinths im Innenohr (z.B. bei Seekrankheit, Autofahren).
- *Toxische* und *mechanische Einwirkungen* auf das in der Medulla oblongata gelegene Brechzentrum löst den Brechreflex aus, bei Einwirkung von Medikamenten (Digitalis, Zytostatika, Opiate, Östrogene, Kaliumchlorid) und Alkohol, Schädelverletzungen mit Erhöhung des Hirndrucks, Frühschwangerschaft, bei Infektionskrankheiten durch Bakteriengifte (z.B. Salmonellose) und virale Kontaminationen.
- Da das Brechzentrum mit der Hirnrinde in Verbindung steht, kann es auch durch *psychische Vorgänge* erregt werden, z.B. durch Sinnesreize über das Auge, die Ekel und Widerwillen auslösen; durch bestimmte Geruchs- und Geschmacksempfindungen sowie durch große Angst und starken Schmerz (emotional) wird Brechreiz ausgelöst. Da das Brechzentrum in der Nähe von Atem- und Kreislauf-Zentrum liegt, kann der Brechreiz z.B. durch tiefes, willkürliches Atmen vorübergehend unterdrückt werden.

Verschiedene Formen des Erbrechens können unterschieden werden:

- *akutes Erbrechen:* Auftreten innerhalb von Minuten oder Stunden nach emetogener Exposition. Dauer bis zu 24 Stunden,
- *verzögertes* und *protrahiertes Erbrechen:* Auftreten erst über 24 Stunden nach Exposition, Dauer bis zu 7 Tage,
- *persistierendes Erbrechen:* wiederkehrendes, länger als 24 Stunden anhaltendes Erbrechen (Beispiel: Schwangerschaftserbrechen),
- *antizipatorisches Erbrechen:* vorwegnehmendes, d.h. Einsetzen des Erbrechens vor Beginn einer Chemotherapie als Folge einer vorangegangenen unzulänglichen medikamentösen Emesis-Kontrolle,
- *psychogenes Erbrechen:* ausgelöst durch psychische oder emotionale Störungen. Weitgehend normaler Ernährungszustand.

Das Erbrechen verläuft in 3 Abschnitten (**Abb. 21.9**): Eingeleitet durch eine tiefe Inspiration mit nachfolgendem Verschluss der Glottis und des Nasopharynx. Anschließend erschlaffen die Magenmuskulatur und die oberen Ösophagussphinkter. Dann kontrahieren sich das Zwerchfell und die Bauchdeckenmuskulatur ruckartig. Der intraabdominelle Druck wird erhöht und der Mageninhalt teilweise über den Mund entleert. Aufgrund einer gegengerichteten Peristaltik im Duodenum und der Pyloruserschlaffung kann dabei auch Galle erbrochen werden.

Beobachtungskriterien des Erbrechens.

- *Zeitpunkt:* Besonders wichtig ist das Verhältnis des Erbrechens zu den Mahlzeiten (morgens nüchtern, vor, während, unmittelbar nach, x Zeit später, bei jeder Mahlzeit, nur nach bestimmten Speisen, unabhängig von der Nahrungsaufnahme).

  Weitere Kriterien: frühmorgens bei Schwangerschaft in den ersten Monaten (Emesis gravida-

Erbrechen

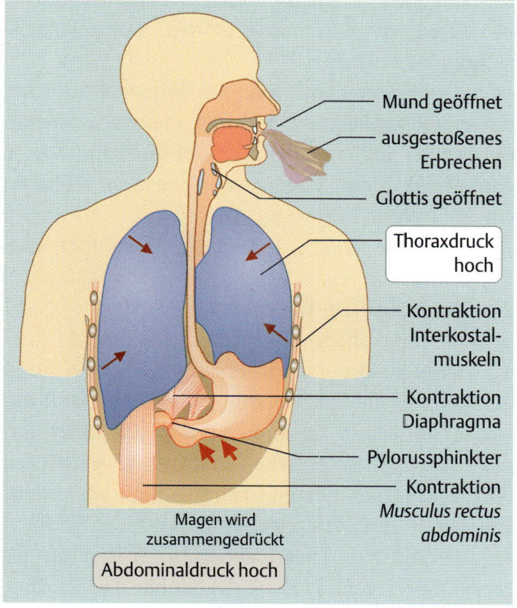

Abb. 21.9 Beim Erbrechen ist der Thoraxdruck im Gegensatz zum Würgen hoch und die Glottis geöffnet (nach Hawthorn)

rum); Schmerzen vermindernd bei einem Magengeschwür, bei Migräne, in Stresssituationen usw.

- *Häufigkeit:* einmalig auftretend oder wiederholt.
- *Menge des Erbrochenen:* bekannte Vergleichsgrößen angeben: mundvoll, eine Nierenschale voll, bei großen Mengen in Flüssigkeitsmaßen (ml, l).
- *Auftreten in Verbindung mit anderen Phänomenen:* Gerade hier ist eine aufmerksame Beobachtung für die Diagnose unerlässlich (vorausgehende Übelkeit, vorausgehende Aufregung, mit Schweißausbruch verbunden, Pulsverlangsamung, mit Durchfall verbunden, nach Narkosen).
- *Geruch des Erbrochenen:* normalerweise säuerlich bis intensiv sauer. Bei tiefliegendem Darmverschluss kann Erbrochenes nach Stuhl riechen.
- *Bestandteile:* Zu erwarten sind Schleim, unverdaute Speisereste, Magensaft, grünliches Sekret (Beimengungen von Galle spricht für Darminhalt aus dem Zwölffingerdarm). Unveränderte Nahrung, die aber schon sauer riecht, spricht für sofortiges Erbrechen nach Eintritt in den Magen. Blutbeimengungen zeigen sich „kaffeesatzartig" (braunschwarzes Blut) bei Magenblutung; das Blut ist durch Salzsäure des Magens angedaut, frischrot bei Ösophagusblutung (unverdautes, verschlucktes Blut), bei großen Mengen entstehen Koagula. Bei Stuhlerbrechen durch Darmverschluss spricht man von **Miserere**.

Auswirkungen des Erbrechens. Ihnen wird in Erinnerung sein, dass dem Erbrechen meist eine Lethargie und ausgeprägte Muskelschwäche folgt. Menschen empfinden, dass ihre Beine zittern und sie nicht mehr tragen können. Man wünscht, sich zu setzen. Andere frieren und frösteln oder empfinden Muskelschmerzen. Allein durch die Anstrengung ist dies nicht zu erklären. Einmaliges Erbrechen hat keine weiteren Folgen. Ausgenommen sind Zustände, die mit weiteren Beschwerden einhergehen. Anhaltendes oder sehr häufiges Erbrechen, z. B. in der Schwangerschaft (Hyperemesis gravidarum) ist nicht ungefährlich (Frühgestose, S. 1167 ff), da es zu Verlust von Körperflüssigkeit (Exsikkose, Dehydratation) und Störung des Wasser- und Elektrolythaushalts (Natriumverarmung, Ketonurie) sowie zu psychischer und physischer Erschöpfung führt. Es können Alkalosen (evtl. Tetanie) auftreten. Rasch kann sich (z. B. bei Säuglingen, kleinen Kindern, alten Menschen und Geschwächten) ein bedrohliches Zustandsbild entwickeln. Die gemachten Beobachtungen werden im Pflegebericht dokumentiert und bei akutem Auftreten an den Arzt mündlich berichtet.

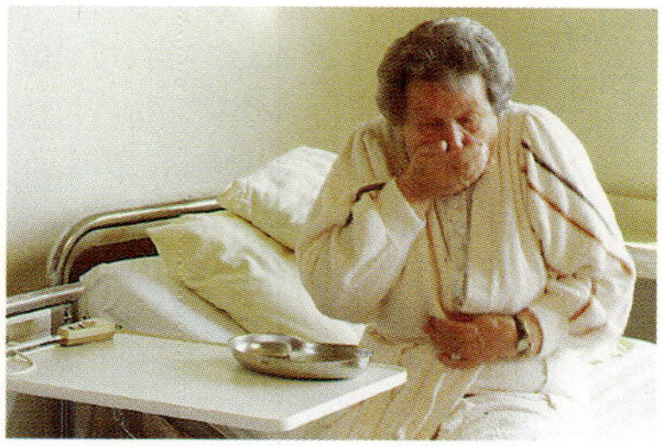

Die Menge des Erbrochenen kann beispielsweise in Nierenschalen angegeben werden

> **Praxistipp**
> Uwe Klein Krankenpfleger
> Wenn ein Tagesprotokoll als Flüssigkeitsbilanz geführt wird, soll nach Möglichkeit die Menge des Erbrochenen gemessen und dokumentiert werden.

21.3.6 Die Schlucksequenz und ihre Störungen

Ricki Nusser-Müller-Busch

Der Kau-, Trink- und Schluckvorgang ist äußerst komplex. Zahlreiche Strukturen und Muskeln müssen koordiniert werden. Gesunde Menschen schlucken zwischen 600 – 2000 mal pro Tag mehr oder weniger unbewusst. Sie brauchen dazu ca. 1,5 l Speichel pro Tag, auch um die Mundschleimhaut zu reinigen, einen Bolus formen zu können und die Nahrung gleitfähig zu machen und für den Magen vorzubereiten. An der Schlucksequenz sind verschiedene Schluckzentren („höhere kortikale Schluckzentren", ein „pontines Schluckzentrum" und „2 bulbäre Schluckzentren"), 5 Hirnnerven (HNn V, VII, IX, X, XII) mit ihren Kernen und die ersten 3 Zervikalnerven beteiligt; ca. 50 Muskelpaare werden innerviert.

> **Lerntipp**
> Für die Selbsterfahrung ist es wichtig, sich und andere beim Essen verschiedener Konsistenzen zu beobachten, die sichtbaren Bewegungen beim Kauen und Schlucken zu

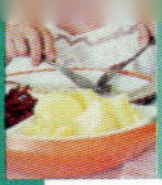

registrieren, auf Geräusche zu hören, und die Kehlkopfbewegungen zu tasten (**Abb. 21.10**). Üben Sie mit einem Partner! Je besser wir die normale Schlucksequenz und ihre Phasen kennen, umso besser können wir Störungen analysieren!

Mit einigen **Schutzreflexen** wehrt sich der Körper gegen fehlgeleitete Nahrung.

- ***Husten*** ist unser wichtigster Schutzreflex, um die in den Kehlkopf penetrierte oder gar unterhalb der Stimmbänder aspirierte Nahrung, Flüssigkeit oder Speichel wieder hochzutransportieren.
- ***Niesen***, wenn Nahrung in den Nasen-Rachen-Raum eindringt.
- ***Würgen/Erbrechen***, wenn unvorbereitet Nahrung in den Schlucktrakt eindringt oder steckenbleibt.

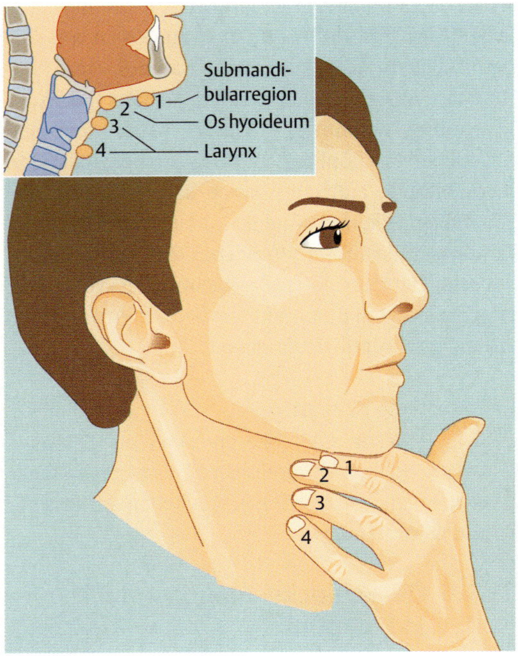

Abb. 21.10 Taktile Schluckkontrolle. Der Zeigefinger spürt die Mundboden- und Zungenbewegung, der Mittelfinger liegt in Höhe des Zungenbeins. Der Ringfinger und der kleine Finger tasten die Kehlkopfhebung

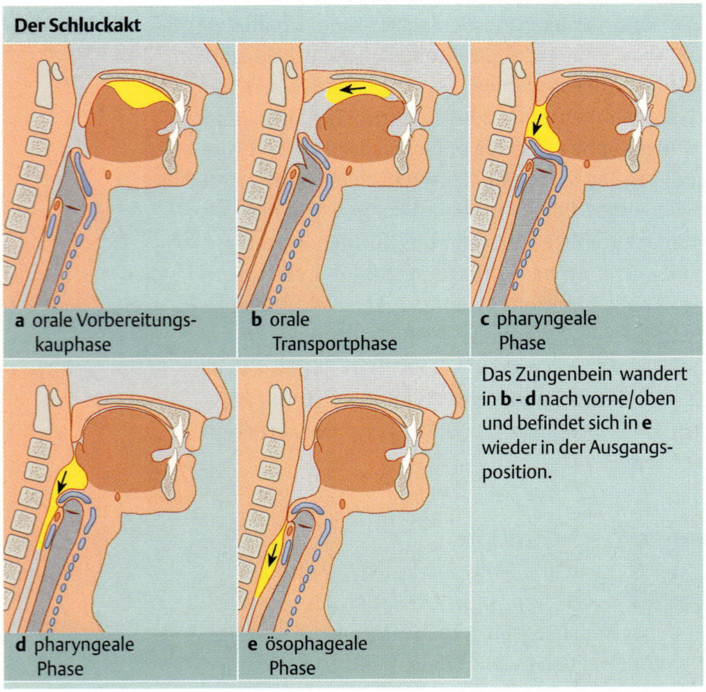

Abb. 21.11 a – e Verschiedene Phasen des Schluckaktes

Der Schluck„akt" – gemeint ist hier die Boluspassage vom Mund in den Magen – wird meist in 4 Phasen eingeteilt (**Abb. 21.11 a – e**):

1. Phase: die orale Vorbereitungsphase oder Kauphase,
2. Phase: die orale Transportphase,
3. Phase: die pharyngeale und
4. Phase: die ösophageale Phase.

Wir kennen alle Redewendungen wie „Mir läuft das Wasser im Mund zusammen" oder „Das Auge isst mit". Wenn wir Essen sehen oder riechen, verspüren wir Speichel und müssen schlucken. Deshalb bezieht Coombes (1996) die präorale Phase in die Schlucksequenz und in ihr Therapiekonzept der Therapie des Fazio-Oralen Traktes (F. O. T. T.) mit ein (**Tab. 21.4**).

Tabelle 21.4 Die Schlucksequenz (modifiziert nach Coombes 1996)

präorale Phase	Vorbereitungen zur Nahrungsaufnahme Sehen, Erkennen, Riechen der Nahrung Speichelproduktion und Schluckstimulation Zuführen der Nahrung zum Mund
orale Phase 1. Vorbereitung	Schmecken, Spüren der Nahrung, Abbeißen, Kauen und Bolusbildung
orale Phase 2. Transport	Boluszentrierung und Transport durch die Mundhöhle in den Rachen
pharyngeale Phase	Transport durch den Rachen
ösophageale Phase	Transport durch die Speiseröhre

Die Schlucksequenz nach Coombes

Präorale Phase

Über höhere Hirnfunktionen (Hungergefühl, Speiseauswahl u. a.) und die Stimulation von Auge und Geruchssinn durch die Nahrung werden die Schluckzentren stimuliert. Es kommt zu vermehrter Speichelproduktion und dadurch zu vermehrtem Schlucken. Wir sitzen bei Tisch, die Nahrung wird angefasst, ertastet und zum Mund geführt. Dies alles trägt zur Vorbereitung einer erfolgreichen Nahrungsaufnahme bei.

Orale Phase

Kauphase oder orale Vorbereitungsphase. Wir nehmen einen Bissen in den Mund und schließen unsere Lippen, damit die Nahrung nicht entweichen kann.

Lippen und Zähne verschließen die Mundhöhle nach vorne, die Wangen seitlich, das gegen den Zungenrücken gesenkte Gaumensegel nach hinten.

Während wir mit Kiefer, Zähnen und Zunge die Nahrung kauen und mahlen und mit Hilfe des Speichels zu einem gleitfähigen Bolus formen, prüfen die Rezeptoren die Nahrung auch geschmacklich. In dieser Zeit atmen wir durch die Nase weiter. Der Bolus wird dann in der schüsselförmigen Zunge gesammelt, die Zungenspitze legt sich hinter die oberen Schneidezähne an den harten Gaumen (Artikulationsort der Zunge beim „n").

Transportphase. Ausgelöst durch den negativen intraoralen Druck und Kontraktionen der Zungen-, Wangen und Mundbodenmuskulatur wird der Bolus in 0,2 Sek. in der Zungenlängsrille nach hinten in Richtung Rachen gesogen. Diese Rückwärtsbewegung der Zunge entspricht am ehesten der artikulatorischen Zungenbewegungen wenn wir „n-ga" sagen.

Dabei wird die **Schlucktriggerung** durch den Zungen- und Speisedruck auf die Rezeptoren der vorderen Gaumenbögen, der Zungenbasis und der Rachenwand eingeleitet. Als Folge hebt sich reflektorisch das Gaumensegel und „dichtet" den Nasen-Rachen-Raum ab, damit der Bolus nicht in die Nase gedrückt wird. Hier endet der willentliche Vorgang. Der Schluckreflex – oder besser die Schluckreaktion – ist ein vorprogrammierter, automatischer Bewegungsablauf, der nicht willentlich unterbrochen werden kann (nur reflektorische Unterbrechungen durch Würgen oder Erbrechen möglich).

Pharyngeale Phase

Die Rachenmuskeln und die Zungenbasis, der Rachenanteil der Zunge, setzen sich nun hufeisenförmig über den Bolus und treiben ihn mit einer peristaltischen Welle in ca. 0,5 – 1 Sek. durch den Rachen in Richtung Ösophagus. In dieser Phase kreuzen Luft- und Speiseweg (**Abb. 21.12**).

Zungenbein und Kehlkopf heben sich nach oben, vorne unter die Zunge und ziehen so einerseits die Luftröhre „aus dem Schluckweg" und helfen dadurch andererseits den oberen Ösophagussphinkter zu relaxieren und zu öffnen, damit die Nahrung in den Ösophagus fließen kann.

Im Rahmen der Schluckreaktion setzt ein dreifacher Verschluss der unteren Atemwege ein. Der Kehldeckel „kippt" über den Kehlkopfeingang und die Stimmbänder und Taschenfalten verschließen sich, so dass die Atmung unterbrochen wird.

Am Ende dieser Phase gehen Zungenbein und Kehlkopf wieder in ihre Ausgangsposition zurück und die Atemwege werden wieder geöffnet.

Dieser Vorgang wird zum Reinigen des Rachens automatisiert rhythmisch wiederholt – das **Nachschlucken**.

Ösophageale Phase

Die quergestreifte Muskulatur des oberen Drittels der Speiseröhre befördert den Bolus durch den 2. Sphinkter in den Magen.

Kreuzung von Atem- und Speiseweg in der pharyngealen Phase

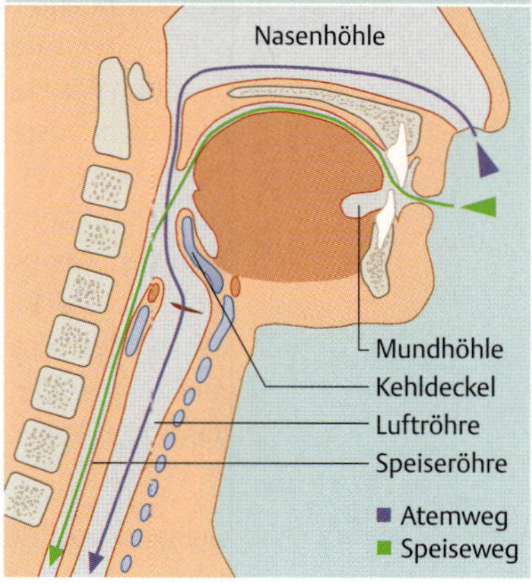

Abb. 21.12 Die Betrachtung der Kreuzung des Atem- und Speisewegs lässt verständlich werden, warum die Aspirationsgefahr bei Störungen des Phyrynx so groß ist

Schluckmuster im Säuglingsalter

Schon im 3. Embryonalmonat beginnt der Fötus im Mutterleib zu saugen, Daumen zu lutschen und zu trinken. Beim Neugeborenen füllt die nach vorne verlagerte und im Verhältnis zur Mundhöhle sehr große Zunge den Mundraum ganz aus. Der weiche Gaumen, die Zunge und der Kehldeckel stehen in enger Nachbarschaft, daher ist die Atmung meist nasal. Der Säugling saugt dreimal und dadurch wird Schlucken freigesetzt (bis zum 3. Lebensmonat). Durch das Saugen wird die Koordination verbessert, der Ablauf wird zunehmend willkürlich gesteuert und die Knochen des Mittelgesichts werden geformt. Im Laufe des Wachstums verändern sich die Proportionen: Die Mundhöhle wird größer, die Zungengröße relativiert sich dadurch und der Kehlkopf „wandert" nach unten. Folgende Reflexe sind unterschiedlich lang zu beobachten: Suchreflex, Bereitstellungsreflex (Mund öffnen, Zunge vorstrecken), Würgereflex, Saug- und Schluckreflex (ausgelöst durch den nach hinten spritzenden Strahl).

Störungen der Nahrungsaufnahme

Wie bereits erwähnt, befassen sich Wissenschaftler mittlerweile intensiv mit dem Schluckakt. Aus pflegerischer und therapeutischer Sicht reicht das nicht aus. Wir erleben die Patienten nicht nur beim Schlucken, sondern beim gesamten Vorgang der Nahrungsaufnahme, bei dem zahlreiche Strukturen und Muskeln sehr differenziert und zeitlich exakt koordiniert zusammenarbeiten müssen.

Um dem Gesamtvorgang des Schluckens Rechnung zu tragen, ist es sinnvoll, von **Störungen der Nahrungsaufnahme** anstatt wie größtenteils üblich von Schluckstörungen zu sprechen. Fallen eine oder mehrere der für den Vorgang der Nahrungsaufnahme charakteristischen Strukturen aus oder laufen die einzelnen Phasen der Schlucksequenz nicht ausreichend vorbereitet oder gestört ab, kann die Koordination des gesamten Ablaufs empfindlich gestört werden!

Bei der Unterstützung des Patienten beim Essen müssen die vielen möglichen Störungen der Nahrungsaufnahme bedacht werden

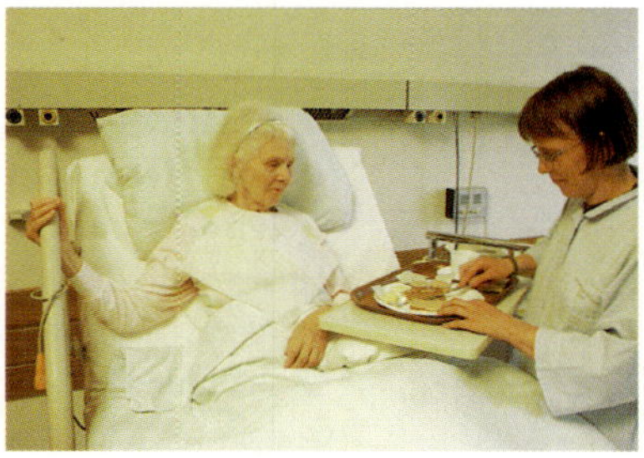

Uwe Klein
Krankenpfleger

⇢ Praxistipp

Bekommt ein älterer Patient, der Unterstützung bei der Nahrungsaufnahme benötigt, das Essen zu schnell angereicht, so dass er es nicht ausreichend sehen und riechen kann, dann kann die zum Schlucken wichtige Speichelproduktion unter Umständen nicht in Gang kommen. Die präorale Phase verläuft nicht adäquat ab, die folgende orale Phase wird unter Umständen nicht entsprechend vorbereitet und tonisiert, in der pharyngealen Phase kommt es dann zum Verschlucken.

Ausgehend von der normalen Schlucksequenz beobachten wir mit Hilfe des **Phasenmodells** den Patienten (**Abb. 21.13**). Je nach Zeitpunkt des Auftretens können wir auftretende Störungen und Aspirationen vor, während und nach der Auslösung des Schluckreflexes (prä-, intra- und postdeglutitive Aspiration [= Phase 1 – 4]) klassifizieren. So finden wir bei Störungen im Neugeborenenalter primär *Saugschwächen*, die das Aufnehmen und Schlucken der Milch verhindern; dies würde einer (prädeglutitiven) Störung in der oralen Phase entsprechen. Bei Patienten mit neurogenen Störungen kommen neben möglichen *fazio-oralen Störungen im Schlucktrakt* (wie Störungen des Mund- und Kieferschlusses, Lähmungen des Gesichts, der Zunge, des Gaumensegels, des Kehldeckels und des Kehlkopfes) auch *Wahrnehmungs- und Sensibilitätsstörungen* und *gesamtkörperliche Tonus-/Haltungs-, Bewegungs- und Koordinationsstörungen* hinzu, die den gesamten Vorgang der Nahrungsaufnahme schwer beeinträchtigen können. Hier kann jede, es können aber auch mehrere oder alle Phasen betroffen sein.

Phasenmodell

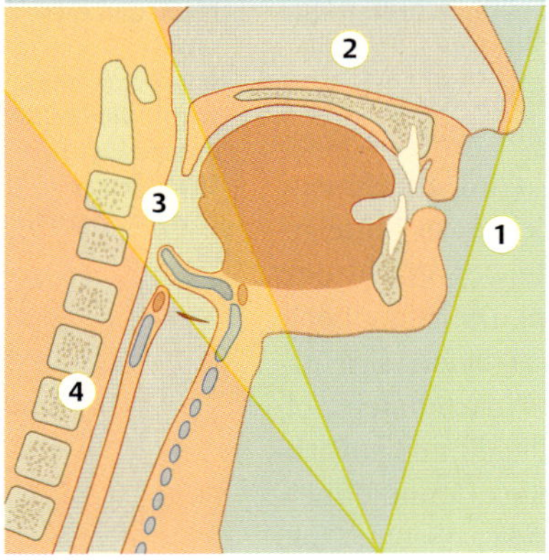

Abb. 21.13 Zu sehen sind die Bereiche, die die Nahrung während der Schlucksequenz in den verschiedenen Phasen passiert

Bei Patienten mit Passagebehinderung (z. B. Stenosen) in der Speiseröhre oder gastroenteralen Störungen treten Symptome wie Reflux, Sodbrennen oder Aufstoßen u. a. mit Gefahr des Überlaufens in die Atemwege oft erst nach der Mahlzeit auf. Dies entspricht einer (postdeglutitiven) Störung in der ösophagealen Phase.

Ursachen

Die sehr unterschiedlichen und vielfältigen Ursachen treten u. a. auf bei angeborenen oder erworbenen Hirnschädigungen, bei Schädigungen und Eingriffen an der Halswirbelsäule und des Rückenmarks, bei Missbildungen (auch Divertikel), Tumoren, Verletzungen, Verätzungen und Erkrankungen im Schlucktrakt (Mundhöhle, Rachen und Kehlkopf, Speiseröhre und Magen), aber auch bei dermatologischen (Sklerodermie) und internistisch-systemischen Erkrankungen (AIDS).

Die Hauptursache sind **neurogene** Störungen der Nahrungsaufnahme. Fast die Hälfte aller Schlaganfallpatienten weisen in den ersten Wochen entsprechende Symptome auf. Bei Zustand nach schweren erworbenen Hirnschäden, Apoplex, Schädel-Hirn-Traumen, hypoxischen Hirnschädigungen ist zu Beginn oft der gesamte Vorgang der Nahrungsaufnahme zusammengebrochen und muss manchmal mühsam über Monate wieder gelernt werden.

Eine besondere Stellung nimmt die durch fortschreitende Altersprozesse physiologische **Presbyphagie** oder **Altersschluckstörung** ein, die die Schlucksequenz beeinflussen kann. Bis zu 40% der Patienten in Altenpflegeheimen sind von Störungen der Nahrungsaufnahme betroffen. Schlecht sitzende oder fehlende Prothesen sind oft mit ein Grund. Es kann zu einem Rückgang der Speichelproduktion kommen, wodurch die Geschmacks- und Geruchsempfindung abnehmen kann. Speisen werden deshalb oft stark gewürzt und sehr heiß gegessen. Auch die Rachenperistaltik kann beeinträchtigt sein. So kann man beobachten, dass alte Leute Essensreste, die im Rachen hängenbleiben, mit viel Flüssigkeit „runterspülen“ müssen. Ebenso kann die Peristaltik in der Speiseröhre herabgesetzt sein, so dass der Bolus länger braucht, um durch die Speiseröhre transportiert zu werden.

Symptome

Das Hauptsymptom wird üblicherweise mit dem Begriff „**Verschlucken**“ beschrieben. Weitere Symptome sind **Husten**, wenn Nahrung in den Kehlkopf eindringt, **Würgen** und/oder **Erbrechen** als Schutz bei unvorbereitetem Eindringen oder Steckenbleiben von meist fester Speise im Rachen und **Niesen** (wenn Nahrung, z. B. durch eine Gaumensegellähmung, in den Nasen-Rachen-Raum dringt).

Speichelfluss aus dem Mund hat seine Ursache meist weniger im fehlenden Mundschluss als oft an der Tatsache, dass Speichel zu wenig gespürt wird und daher auch nicht geschluckt wird, oder aber die Zunge nicht in der Lage ist, Speichel und Nahrung in den Rachen zu transportieren.

Essensreste in einer Wangentasche sprechen für eine insuffiziente Zungen- und/oder Wangenbeweglichkeit auf der betreffenden Seite. Essensreste am Gaumen finden sich bei schweren krankhaften Veränderungen und gelangen dorthin, wenn Kiefer und Zunge nicht unabhängig voneinander bewegt werden können. Die Nahrung wird durch die vertikale Bewegung (auf-zu) an den Gaumen gedrückt.

Als pathologische orale Muster können auch die **frühkindlichen Reflexmuster** wieder auftreten, die

die Nahrungsaufnahme massiv erschweren: Suchbewegungen (rooting), Saug-/Schmatzbewegungen und bei sehr schweren Hirnschädigungen der gefürchtete Beißreflex sowie der Zungen„stoß“, die stereotype, horizontale Zungenvorwärtsbewegung, wodurch die Nahrung immer wieder zum Mund heraustransportiert wird. Ein feucht-klingender „gurgelnder“ Stimmklang ist ein sicheres Zeichen von (mindestens) Penetration von Speichel in den Kehlkopf bis an die Stimmbänder oder aber Aspiration in die unteren Atemwege.

Wiederholtes, **angestrengtes Schlucken** und Pressen ist zu beobachten, wenn feste Nahrungsreste durch mangelnde Peristaltik im Rachen hängenbleiben oder der obere Ösophagussphinkter eine Öffnungsstörung aufweist. Oft wird dann mit viel Flüssigkeit nachgespült.

Bei schweren Hirnstammschädigungen finden sich häufig **Aspirationen**, d.h. Nahrung, Flüssigkeit oder Speichel dringen in die unteren Atemwege ein. Diese können auch „still“, d.h. ohne äußere Symptome vorkommen. Fieber, rezidivierende Bronchitiden und Aspirationspneumonien sind dringende Verdachtszeichen für **stilles Aspirieren**, wobei der lebenswichtige Hustenschutzreflex ausgefallen sein kann.

Merke

6–20% der Patienten sterben im ersten Jahr nach erlittener Hirnschädigung an Aspirationspneumonien. Klinische Zeichen für stilles Aspirieren sind u.a. die feuchte Stimme, ein schwacher oder fehlender Hustenstoß, eine verminderte Kehlkopfhebung und Fieber. Oft reicht die klinische Untersuchung allein nicht aus, Aspirationen (schon gar nicht „stilles Aspirieren“) zu erkennen und seine Ursachen zu erklären.

Interdisziplinäre Diagnostik

Den Pflegepersonen kommt eine besondere Rolle beim Erkennen von Störungen der Nahrungsaufnahme zu. Sie beobachten die akuten Probleme der Patienten bei der Nahrungsaufnahme, so dass frühzeitig ein kompetentes, interdisziplinäres Vorgehen in die Wege geleitet werden kann. Dies ist notwendig, um Aspirationspneumonien zu vermeiden und die normalerweise automatisierte Schlucksequenz wieder zu erlernen und ihre Frequenz zu steigern.

Die funktionelle Befundung und Behandlung liegen meistens im Bereich der Logopädie, in Reha-Kliniken teilweise auch im Bereich der Ergotherapie/Physiotherapie. Zur Abklärung einer Schluckstörung sind ärztliche Konsultationen bei teilweise sehr unterschiedlichen Fachdisziplinen wie Neurologie, HNO-Heilkunde/Phoniatrie, Radiologie, Innere Medizin und gelegentlich auch der Zahnmedizin notwendig. Im Rahmen der Diagnostik und als Verlaufskontrollen haben sich **dynamische bildgebende Verfahren** wie beispielsweise die Röntgen- oder endoskopische Schluckuntersuchungen bewährt.

Therapie

Den konservativen, funktionellen Therapieansätzen kommt die größte Bedeutung zu. Medikamentöse Therapien spielen nur eine untergeordnete Rolle. Die Tracheotomie muss wegen der Aspirationsgefahr präventiv durchgeführt werden, die **perkutane endoskopische Gastrostomie** (PEG, S.408), um die Ernährung des Patienten zu gewährleisten. Chirurgische Therapieansätze können die Schluckprobleme in der Regel nicht beseitigen. Von Durchtrennungen des oberen Ösophagussphinkters, Myotomien oder Fixierungen des Zungenbeins am Unterkiefer wird wegen schlechter Ergebnisse zunehmend Abstand genommen. Pflegende können sich fragen: Was macht der Patient anders als wir? In welcher Phase der Nahrungsaufnahme hat er Probleme?

21.4 Pflegeangebote auswählen und anwenden

Einleitung

Thomas Werschmöller

Die Pflegenden haben in ihren unterschiedlichen Arbeitsfeldern immer wieder die Aufgabe, die Patienten über die Grundlagen gesunder Ess- und Trinkgewohnheiten aufzuklären. Dabei ist auch die Miteinbeziehung der Angehörigen wichtig, um die Einhaltung der Diät zu gewährleisten. Die Voraussetzung dafür ist, dass sie über die wichtigsten Bestandteile der Nahrung und deren Aufgabe im Körper entsprechend Bescheid wissen. Die Einhaltung von **Diäten** im häuslichen Umfeld ist bei vielen Patienten eines der wichtigsten Ziele, um die Gesundheit zu erhalten bzw. einer erneuten Einweisung ins Krankenhaus vorzubeugen.

Vor allem bei mittel- oder langfristigen Diäten, die sich über den Krankenhausaufenthalt hinaus erstrecken, braucht der Patient eine intensive Beratung durch eine Diätassistentin oder entsprechend geschultes Personal.

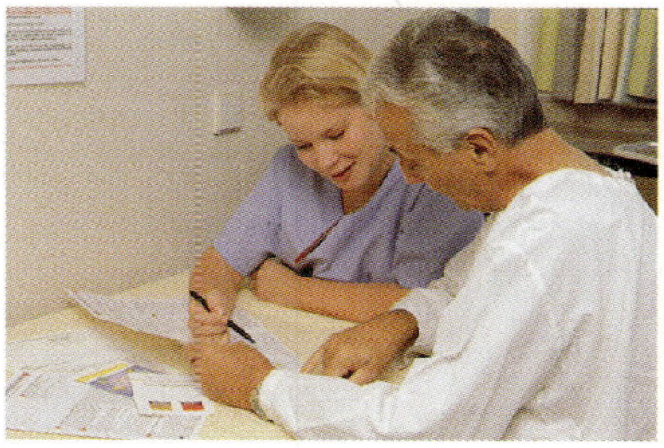

Eine umfassende Information ist wichtig, um eine Diät einhalten zu können

···› Definition

Eine Diät ist eine Kost, die einem Menschen aus medizinischen Gründen verabreicht wird. Sie beinhaltet das vermehrte oder verminderte Angebot bzw. den Verzicht auf bestimmte Nahrungsbestandteile.

Das Angebot an Speisen für den Patienten sollte immer seinem aktuellen Krankheitszustand angepasst sein (**Tab. 21.5**).

Um die Ernährungssituation einschätzen zu können, dient das Aufnahmegespräch als erste Informationssammlung. Hier können Sie besondere Vorlieben bzw. Abneigungen des Patienten in Erfahrung bringen, ebenso wie krankheitsbedingte Einschränkungen (**Abb. 21.14**). Diese Informationssammlung können Sie durch ein Ernährungsprotokoll, das u.a. die tägliche Essmenge dokumentiert, ergänzen.

···› Merke

Probleme mit der **Flüssigkeitsaufnahme** sind oft einschneidender als jene im Zusammenhang mit der Aufnahme fester Speisen. Pro kg Körpergewicht sollte ein Erwachsener 30 – 40 ml Flüssigkeit zu sich nehmen. Wichtig ist, dass Sie dem Patienten Zeit lassen zum Trinken! Manchmal kann es hilfreich sein, wenn Pflegende auch etwas mittrinken. Bieten Sie regelmäßig kleinere Trinkportionen an.

Pflegende sollen außerdem mit der Ernährung bei diagnostischen/therapeutischen Maßnahmen (z.B. im Zusammenhang mit Operationen und Narkosen) vertraut sein (s. Perioperative Pflege, S. 1420).

Allgemeine Regeln zur Unterstützung bei der Nahrungsaufnahme

- Einige Medikamente haben einen Einfluss auf den Appetit. Sie können u.a. Übelkeit und Erbrechen provozieren. Grundsätzlich gilt, dass die Angaben auf den Beipackzetteln zur Einnahme der Medikamente berücksichtigt werden müssen.
- Beschwerden, die die Nahrungsaufnahme beeinträchtigen, sind nach Möglichkeit zu beheben (z.B. schlecht sitzende Zahnprothesen oder Beläge auf der Zunge).
- Mund- und Nasenpflege: Auch das Essen und Trinken an sich trägt wesentlich zur Erhaltung der Mundschleimhaut bei.
- Bei bestimmten Patienten sollte die Nahrungsaufnahme Priorität vor den anderen diagnostischen oder therapeutischen Maßnahmen genießen.

Gestaltung des Umfeldes, der Atmosphäre

- Die Atmosphäre während des Essens sollte entspannt sein. Laute Gespräche, Geräusche und unangenehme Gerüche können die Mahlzeit stören. Sorgen Sie rechtzeitig dafür, dass das Zimmer gelüftet ist.

Tabelle 21.5 Beispiele für Diät- und Kostformen

Kost/Diät	*Merkmale der Kost/Diät*	*Beispiele für Indikationen*
Vollkost	normale Kost/Kaloriengehalt	keine spezielle Diät notwendig
passierte/pürierte Kost	Angebote von flüssigen und breiigen Nahrungsmitteln	bei eingeschränkter Kaufähigkeit
Schonkost/leichte Vollkost	leicht verdaulich, nicht blähend, fettarm	bei Erkrankungen des Magen-Darm-Bereiches
Wunschkost	Kost nach Wünschen des Patienten (interne Regelungen)	bei Krebserkrankungen, die mit Appetitlosigkeit einhergehen
Reduktionsdiät	reduzierte und festgelegte Kalorienmenge	bei ärztlich verordneter Gewichtsreduktion
kalorienreiche Diät	reich an Kalorien	bei Kachexie
Aufbaudiät	Kostaufbau nach hausinternem Schema, z.B.: Stufe 1: schluckweise Tee Stufe 2: Tee und Zwieback usw.	nach Operationen im Magen-Darm-Bereich
Eiweiß- und elektrolytdefinierte Diät	z.B. reduzierte Kochsalz- oder Eiweißmengen	bei Erkrankungen der Niere (z.B. chronische Niereninsuffizienz)
Diabetes-mellitus-Diät	auf den Diabetes abgestimmte Diät (u.a. genaue Kohlenhydratzufuhr)	bei Diabetes mellitus
fettarme Diät	fettarm	bei Fettstoffwechselstörungen
purinarme Diät	wenig Fleisch, Fisch, Kaffee keine Hülsenfrüchte, Spinat und Pilze	bei Hyperurikämie (erhöhte Harnsäurekonzentration im Blut)

Informationssammlung zu Essen und Trinken

Erstgespräch sollte folgende Punkte enthalten:
- Essenswünsche und Gewohnheiten des Patienten
- Erkrankungen, die für die Ernährung relevant sind (z. B. Diabetes mellitus)

Folgende Fragen geben Ihnen einen Überblick über die Situation des Patienten (nach Deutekom 1989)
- Braucht der Patient Hilfe beim Essen?
- Bekommt der Patient die richtige Ernährung?
- Isst der Patient (im Hinblick auf seine körperliche Verfassung) ausreichend?
- Fühlt sich der Patient vor, während und nach den Mahlzeiten wohl?

Sind die erste Frage mit nein und alle weiteren Fragen mit ja zu beantworten, dürfte beim Patienten in der Regel keine Einschränkung beim Essen und Trinken vorhanden sein.

Die nachstehenden Punkte sollen Ihnen Anregungen geben, worauf sie achten können (modifiziert nach Seel 1998). Hinweis: Nicht immer muss alles bei allen Patienten beachtet werden.

Individuelle Bedeutung des Essens und Trinkens
- ○ Genusserlebnis
- ☐ Last
- ☐ kommunikatives Geschehen
- ☐ Trost
- ☐ ....

Essenswünsche:

....

Ernährungszustand (EZ):
- ☐ Körpergröße / Gewicht
- ☐ normaler EZ
- ☐ reduzierter EZ
- ☐ Kachexie
- ☐ Übergewicht
- ☐ Adipositas
- ☐ Dehydration

Ess- und Trinkverhalten:
- ☐ Geschwindigkeit beim Essen / Trinken
- ☐ Häufigkeit der Mahlzeiten, Essenszeiten
- ☐ Verweigerung der Nahrungsaufnahme
- ☐ Kenntnis über seine Diät (z. B. bei Diabetes)
- ☐ Einhaltung der Diätvorschriften
- ☐ religiöse, kulturelle Vorschriften

Ernährungsgewohnheiten:
- ☐ letzte Ernährungsform (z. B. auch parenterale Ernährung)
- ☐ Kostform (z. B. vegetarisch)
- ☐ Nahrungsbestandteile (z. B. Obst)
- ☐ religiöse, kulturelle Vorschriften (z. B. kein Schweinefleisch)
- ☐ Vorlieben für bestimmte Speisen/ Getränke
- ☐ Abneigung gegen bestimmte Speisen / Getränke
- ☐ Veränderungen der gewohnten Nahrungs- und Flüssigkeitsaufnahme in letzter Zeit
- ☐ Alkohol- und Nikotinkonsum
- ☐ Nahrungsmittelallergien / -intoleranzen
- ☐ Einnahme von Präparaten zur Nährstoffergänzung (z. B. Vitaminpräparate)
- ☐ Menge der aufgenommenen festen Nahrung (ausreichend, zu viel, zu wenig)
- ☐ Menge der aufgenommenen Flüssigkeit (ausreichend, zu viel, zu wenig)

Sonstige Gewohnheiten:
- ☐ Wieviel bewegt sich der Patient?
- ☐ Tätigkeit vor und nach den Mahlzeiten

Beeinträchtigungen der Nahrungsaufnahme durch:
- ☐ Allgemeinzustand (z. B. körperliche Schwäche)
- ☐ körperliche Einschränkung (z. B. fehlende Armfunktion)
- ☐ ungünstige Körperstellung (z. B. Rückenlage)
- ☐ Beeinträchtigung der Sehkraft
- ☐ schlechter Zustand der Zähne bzw. des Gebisses
- ☐ Beeinträchtigung des Kauens
- ☐ Beeinträchtigung von Geruchs- und Geschmacksempfinden
- ☐ Medikamente (Dosis, Zeitpunkt, Menge): Haben sie einen Einfluss auf seinen Appetit?
- ☐ Atembeschwerden
- ☐ verändertes Hungergefühl
- ☐ veränderter Appetit
- ☐ verändertes Durstgefühl
- ☐ seelische Belastung
- ☐ geistige Behinderung

Grad der Hilfsbedürftigkeit:
- ☐ selbstständig
- ☐ teilweise hilfsbedürftig
- ☐ vollständig hilfsbedürftig
- ☐ vorhandene Hilfsmittel (z. B. spezielle Tasse)
- ☐ Einflussfaktoren auf die Selbstständigkeit (z. B. in häuslicher Umgebung selbstständiger)

Krankheitsbedingte Veränderungen:
- ☐ Ess-Störung bekannt (z. B. Anorexia nervosa)
- ☐ Appetitlosigkeit (z. B. durch Verletzungen der Mundhöhle)
- ☐ Diätvorschriften aufgrund von bestimmten Erkrankungen
- ☐ Durchfall, Blähungen
- ☐ Übelkeit, Erbrechen, Völlegefühl
- ☐ Sodbrennen
- ☐ Krankheiten des Verdauungsapparates
- ☐ Erkrankungen von Mund und Verletzungen der Gesichtsknochen
- ☐ Schmerzen
- ☐ Schluckstörungen
- ☐ transnasale Sonde, PEG oder FKJ

Soziale Gesichtspunkte:
- ☐ Ist der Patient in der Lage, die notwendigen Nahrungsmittel zu beschaffen und zuzubereiten?
- ☐ Bekommt der Patient Essen von zu Hause mitgebracht?

Abb. 21.14 Aspekte zur Informationssammlung

- Sorgen Sie für ein einladendes Aussehen, indem Sie beispielsweise das Essenstablett reinigen, wenn etwas verschüttet wurde. Das Auge isst mit!
- Kleinigkeiten aus Sicht der Pflege können für den Patienten entscheidend sein, z. B. der Einsatz und Umgang mit Servietten. Manche Menschen schämen sich, dass sie eine Schutzserviette tragen. Andere wiederum wünschen sich einen Schutz, damit ihre Kleidung nicht schmutzig wird.
- Bedenken Sie, dass Gesellschaft/Gemeinschaft beim Essen förderlich für den Appetit sein kann. Fragen Sie den Patient, ob er alleine oder in Gesellschaft essen möchte. Denken Sie dabei auch an die Angehörigen.
- Warmhalteteller leisten bei lange andauernder Nahrungsaufnahme gute Dienste.

Das Anlegen einer Serviette erinnert manche Patienten an das Anziehen eines „Lätzchens" bei Kindern. Um die Würde des Patienten zu wahren, vermeiden Sie die Verwendung dieses Begriffs

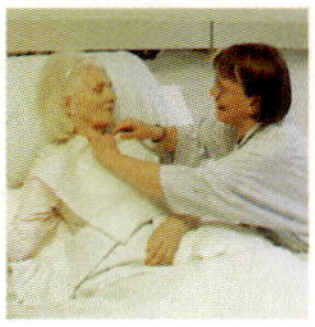

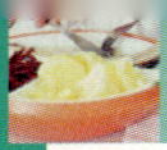

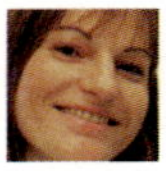

Pflegeangebot bei Störung der Kau- und Transportphase

Thomas Werschmöller

Unter bestimmten Voraussetzungen (z.B. bei Verletzungen, Erkrankungen oder Operationen im Mund-, Hals-, Rachen- oder Speiseröhrenbereich) ist es notwendig, die Konsistenz der Nahrung den Bedürfnissen der Patienten anzupassen (durch passierte, pürierte oder flüssige Kost). Die Speisen können bei den genannten Erkrankungen von den Patienten nicht ausreichend zerkleinert werden, zudem können Schmerzen beim Schlucken und Blutungen durch feste Nahrungsbestandteile auftreten.

Uwe Klein
Kranken-pfleger

Praxistipp

Das Problem bei der passierten/pürierten Kost liegt in ihrem Geschmack und in ihrem Aussehen. Der Patient kann nicht schmecken oder erkennen, was er gerade isst. Zudem werden die Kaumuskeln nicht mehr in Anspruch genommen und die Vermischung der Speisen mit kohlenhydratspaltenden Enzymen bleibt aus. Viele Menschen, auch Pflegende, empfinden Ekel vor passiertem Essen. Die Suche nach Alternativen sollte deshalb nicht aufgegeben werden. Bieten Sie Nahrungsmittel an, die normalerweise schon weich oder breiig sind. Alternativ zum passierten Essen aus einer zentralen Küche kann das normale Essen kleingeschnitten bzw. mit einer Gabel oder einem Pürierstab zerkleinert werden. Dabei kann der Patient nach seinen Möglichkeiten einbezogen werden. Temperatur (z. B. heiße Getränke oder Eis) und Konsistenz (z.B. Suppe, Pudding oder Cremespeise) der Speisen können nach den Fähigkeiten des Patienten variiert werden.

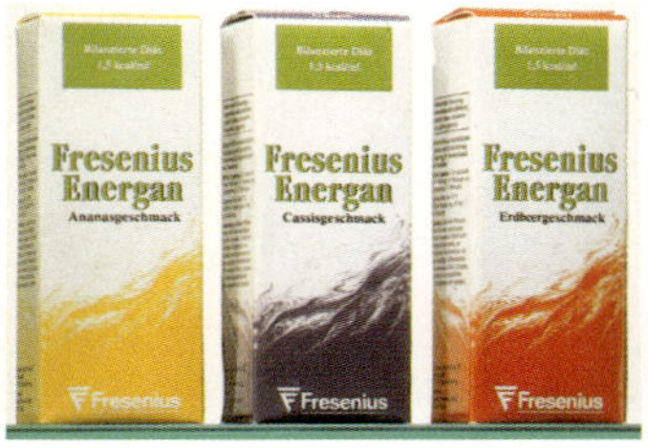

a

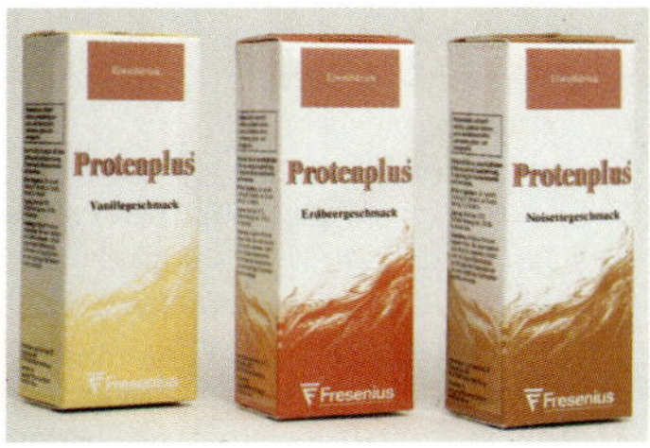

b

Abb. 21.15 Flüssige Ernährung. **a** Hochkalorische, ballaststoffreiche Trinknahrung, **b** Eiweiß und Vitamindrink

Richtlinien zur flüssigen Ernährung sind:

- Informieren Sie den Patienten über die Bedeutung der Trinknahrung.
- Verwenden Sie kalorien- und eiweißreiche Getränke (**Abb. 21.15 a u. b**).
- Bieten Sie dem Patienten verschiedene Geschmacksrichtungen und Produkte an.
- Als Zusatznahrung sollten Sie die Trinknahrung zum Nachmittagskaffee oder als Spätmahlzeit geben, nicht vor der normalen Mahlzeit (Sättigungseffekt!).

Denken Sie daran, dass Gewürze und Kräuter das Essen verfeinern und die Produktion von Speichel, Magensaft und Galle anregen. Thymian stabilisiert beispielsweise den Magen. Zu weiteren positiven Eigenschaften von Kräutern in Bezug auf die Appetitförderung s. S. 403.

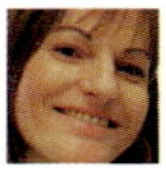

Pflegeangebot bei neurogenen Störungen der Nahrungsaufnahme

Ricki Nusser-Müller-Busch

Im Umgang mit Patienten, die an Störungen der Nahrungsaufnahme leiden, herrscht oft noch Unwissenheit und Verunsicherung. Hier ist Vorsicht geboten! Das Nichterkennen der Gefahren und/oder die Nichtbehandlung dieser Störung können zu schwerwiegenden Komplikationen führen. Zwei Beispiele:

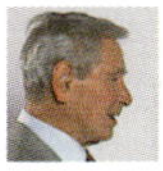

Seit 9 Monaten hat Herr O. (62 J., Zustand nach Schlaganfall und Querschnittlähmung, mit Trachealkanüle und PEG-Sonde versorgt), nichts mehr gegessen und getrunken. Nach wiederholten, widersprüchlichen Diagnosestellungen wurden die von heftigem Verschlucken begleiteten, frustrierend verlaufenden Essversuche abgebrochen. Die schicksalhafte Diagnose: Schwere Schluckstörung, orale Nahrungskarenz. Herr O. und alle Beteiligten hatten sich damit abgefunden …

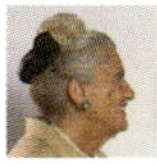

Frau L., (65 J., Schädel-Hirn-Trauma 2. Grades nach Verkehrsunfall mit Hemiparese und schweren bilateralen Hirnnervenschädigungen, seit 1 Jahr mit einer PEG und einer geblockten Trachealkanüle versorgt) ist zur Entfernung kleinerer Krebsgeschwüre im Gesicht und Mundbereich immer wieder stationär in der Abteilung für Mund-Kiefer-Gesichts-Chirurgie des Unfallkrankenhauses Berlin. Dort muss – wie auch zu Hause durch ambulante Pflegedienste – mehrfach am Tag abgesaugt werden, da sie aufgrund ihrer Hirnnervenschädigung ihren Speichel nicht schlucken kann. Sie kann sich nur schriftlich verständigen, da sie noch keinen Sprechaufsatz auf ihrer Trachealkanüle tolerieren kann. Trotz eines Rehabilitationsaufenthaltes ist die Hoffnung, Essen und Trinken zu können, in weite Ferne gerückt, eventuell ist es nie wieder möglich.

Beide Patienten essen und trinken nach eineinhalb Jahren oraler Nahrungskarenz und dank logopädischer Therapie wieder mit Freude.

Pflege im Rahmen der Therapie des Fazio-Oralen Traktes

Die Therapie des Fazio-Oralen Traktes (F.O.T.T.) nach Coombes (1996) basiert auf dem Bobath-Konzept und hat sich bei neurogenen Störungen der Nahrungsaufnahme bewährt. Die F.O.T.T. umfasst die 4 Bereiche **Ernährung**, **Mundhygiene**, **nonverbale Kommunikation** und **Sprechen** und wird zunehmend in die Pflegekonzepte integriert. Alle Teammitglieder, Ärzte, Pflegende, Physio-, Ergotherapeuten, Logopäden u.a. wissen um die Besonderheiten neuropathologischer Bewegungsmuster und arbeiten multidisziplinär auf neurophysiologischer Grundlage. Sie ermöglichen dadurch dem oft in seiner Wahrnehmung gestörten Patienten das Wiedererfahren, Spüren von möglichst normalen Funktionen im Gesicht und Mundbereich, von Bewegungen im Rahmen von Alltagsgeschehnissen.

Wieder-am-Tisch-sitzen, therapeutisches Zähneputzen (Mundhygiene), die **fazio-orale Stimulation,** therapeutisches Essen (im Kausäckchen) und Essenreichen vermitteln Sinnesreize, die an frühere Erfahrungen anschließen sollen. Ziel ist es, eine Steigerung der mimischen Bewegungen und des Schluckens und dadurch das Wiedererlernen der gestörten Funktionen zu erreichen. Es versteht sich von selbst, dass Pflegenden innerhalb des Teams eine sehr bedeutende Rolle zukommt, da sie rund um die Uhr mit dem Patienten arbeiten (**24-Stunden-Bobath-Konzept**). Auch Angehörige werden in die Prinzipien des Handlings (Transfer zum Tisch, Lagerung, Anfassen, Mund abwischen, Essen reichen und Zähne putzen) eingeführt und können so zuhause ihren Patienten nicht nur versorgen, sondern ihm therapeutisch sinnvolle Erfahrungen zuteil werden lassen.

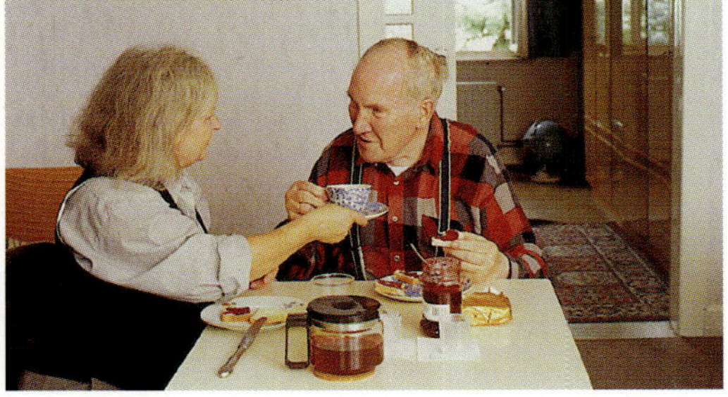

Wenn möglich, sollte der Patient zum Essen am Tisch sitzen, die Nahrung selbst zum Mund führen bzw. dabei geführt werden

Funktionelle Dysphagietherapie

Ein weiterer – logopädischer – Therapieansatz ist die funktionelle Dysphagietherapie (Logemann 1983, Bartolome 1999). Neben der **kausalen Therapie**, d.h. aktivem Training der gestörten Funktionen, finden **kompensatorische Maßnahmen** Anwendung. Dabei wird unter Ausnutzung der Schwerkraft und Haltungsänderungen die Nahrung auf einen neuen Weg in die Speiseröhre geschickt. Der Kehlkopf wird ggf. durch verschiedene Schlucktechniken verschlossen, damit die Nahrung am Eintritt in die unteren Atemwege gehindert wird. Diese Maßnahmen werden bei resistenten pharyngealen Störungen eingesetzt und sind v.a. Mittel der Wahl nach Teilresektionen im Schlucktrakt (Zunge-, Rachen- und Kehlkopfbereich). Voraussetzung ist allerdings, dass der Patient aktiv mitarbeiten kann und ein großes Maß an Koordinationsfähigkeit mitbringt! Nach einer Übungsphase kann die Logopädin die Pflegenden anleiten, auf die Einhaltung entsprechender nützlicher kompensatorischer Schlucktechniken zu achten.

Schlucktraining

Das Kau-, Trink- und Schlucktraining muss in der Hand des im Hause tätigen „Schluck"-Therapeuten bzw. eines kompetenten Teammitglieds liegen. Das kann je nach Einrichtung ein Mitarbeiter aus den Bereichen Logopädie, Ergotherapie, Krankengymnastik oder der Pflege sein.

Voraussetzungen

> Uwe Klein Krankenpfleger
>
> **Praxistipp**
>
> Zur Selbsterfahrung ist es eine wichtige Übung, sich ohne unterstützende Maßnahmen in verschiedenen Positionen (Sitzen, Liegen) Essen und Getränke anreichen zu lassen.

Meistens wird zu früh und unsystematisch mit den ersten Essversuchen begonnen. Bei den sich oft zwangsläufig einstellenden Misserfolgen wird das Schlucktraining dann vollkommen eingestellt. Im Rahmen der F.O.T.T. gibt es dazu klare Kriterien:

Voraussetzungen für eine erste orale Nahrungsgabe und kleinschrittigen oralen Kostaufbau ist: Der Patient sollte seinen Speichel schlucken können und muss ausreichende orale und pharyngeale Bewegungen ausführen können wie den Mund schließen, Zungentransportbewegungen und Kehlkopfbewegungen. Der Hustenreflex muss vorhanden und ausreichend kräftig sein, damit die evtl. in den Kehlkopf „verirrte" Nahrung wieder hochgehustet werden kann. Bei Auftreten von Fieber oder erhöhter Temperatur muss jegliches Schlucktraining bis zur Ursachenklärung eingestellt werden.

Basismaßnahmen

Von besonderer Bedeutung sind die Basismaßnahmen, die während der Therapie und beim Essen reichen eingesetzt werden:

Haltung/Tonus. Sowohl auf eine möglichst physiologische Gesamtkörperhaltung (aufgerichtetes Becken, „aufrechter" Rücken und dadurch ein „langer Nacken" mit optimaler Kopf- und Nackenbeugung nach vorne unten, **Abb. 21.16**) als auch auf eine Normalisierung des Tonus (durch Lagerung mit viel Spürinformation und Kontakt mit der Umwelt) muss ständig geachtet werden. Eine möglichst physiologische Ausgangsstellung im Sitzen, ggf. mit viel Unterstützungsfläche, soll eingenommen werden. Sitzt der Patient im Rollstuhl, müssen die Füße Kontakt zum Boden haben.

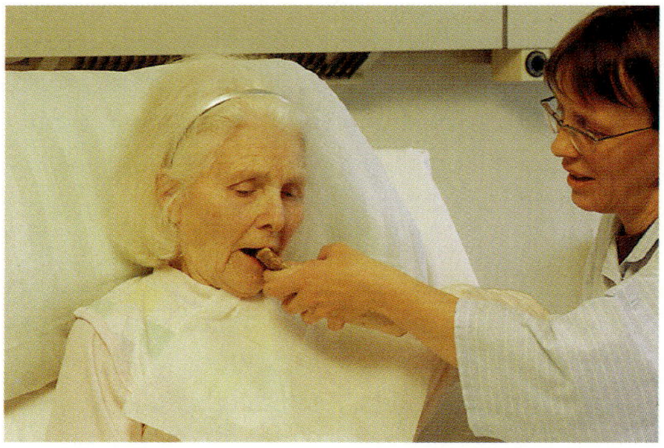

Abb. 21.16 Wird ein Patient bei der Nahrungsaufnahme im Bett unterstützt, sollte auf eine aufrechte Haltung und eine angepasste Kopf-Nacken-Beugung nach vorne geachtete werden

Nackenmobilisation. Freie Kopfbeweglichkeit und dadurch optimale Stellung von Zungenbein und Kehlkopf ist anzustreben.

Kieferkontrolle. Verschiedene, den Unterkiefer und Kopf stabilisierende Griffe sind besonders bei schweren neurogenen Störungen unbedingt erforderlich. Dabei liegt der Daumen am Kinn, der Zeigefinger seitlich am Unterkiefer und der Mittelfinger abgewinkelt unter dem Kinn.

Die physiologische Schlucksequenz ist ein vorhersagbares, effizientes, ökonomisches Bewegungsmuster. Bei Gehirnschädigungen treten pathologische Bewegungsmuster auf, die wir adäquat hemmen (inhibieren) müssen, um möglichst wieder physiologische Bewegungen erreichen zu können. Sind Kauen, Trinken und Schlucken bei Patienten mit schweren Hirnschädigungen beeinträchtigt, muss der gesamte Ablauf der Nahrungsaufnahme vom Patienten wiedererlernt werden. Die Erfahrung zeigt, dass der Schluckakt oft dann erfolgreich beendet werden kann, wenn die ersten Phasen der Schluckfrequenz, die präorale und orale Phase, mit geeigneten Nahrungsmengen und Konsistenzen gut initiiert werden konnten. Sobald es möglich ist, sollte der Patient zur Mahlzeit am Tisch sitzen. Bei bettlägerigen Patienten ist darauf zu achten, dass Rücken und Becken möglichst gerade sind. Juchli (1997) weist darauf hin, dass Patienten, die schon lange Zeit behindert sind, ihre eigenen Bewältigungsstrategien entwickeln, die es auch zu respektieren gilt.

Die sitzende Position des Patienten ist wichtig für einen erfolgreichen Schluckakt

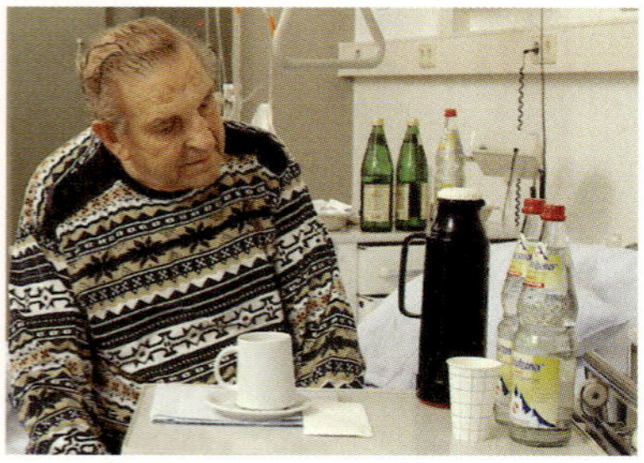

Fazio-orale Stimulation

Um Patienten mit neurogenen Störungen im oralen Bereich adäquat vorzubereiten, wird die fazio-orale Stimulation aus der F.O.T.T. durchgeführt. Toleriert der Patient langsame, feste Berührungen mit gutem Druck im Gesicht (kein Streichen über die Haut, sondern Bewegen des Muskelbauchs), dann wird unter Anwendung der Kieferkontrolle mit dem kleinen Finger (mit übergestreiftem Fingerling) im Mund das Zahnfleisch in der Regel zuerst auf der mehr betroffenen Seite oben dreimal nach hinten und nach vorne massiert und die Wange von innen ausgestrichen.

Danach wird der Finger kontrolliert aus dem Mund genommen und dem Patienten Zeit gegeben, auf diesen starken Stimulus zu reagieren. Oft sehen wir Zungenbewegungen oder schon Schlucken als motorische Reaktion. Genauso wird dann das untere Zahnfleisch der betroffenen Seite stimuliert und anschließend die andere Seite, ebenfalls oben und unten. Entscheidend ist, dass wir die fazio-orale Reaktion des Patienten zulassen und nicht durch zu schnelles Weiterarbeiten verhindern.

Ziel der oralen Stimulation ist es, die Mundhöhle „wach" zu machen, vorzubereiten auf das, was folgt. (Bei Durchführung der Stimulation bei Patienten im Koma, Wachkoma oder Durchgangssyndrom kann man hierbei ebenfalls gute Reaktionen erzielen.)

Im Laufe der Zeit erlebt der Patient diese Stimulation als „orale Routine", die auch statt bzw. vor dem Zähneputzen durchgeführt werden kann.

Essen anreichen

Uwe Klein
Krankenpfleger

···› Praxistipp

Der Patient soll die Nahrung im Blickfeld haben, sie sehen und riechen. Zum Spüren kann sie auch in die Hand gegeben werden. Selbstständiges Essen fördert die Vorbereitung und damit die Speichelproduktion und Schluckstimulation am besten. Daher soll der Patient, so bald es geht, den Löffel selber halten und/oder führen. Wir unterstützen ihn dabei, indem wir seinen Arm oder die Hand führen. Bei Hemiparesen ist die betroffene Seite immer miteinzubeziehen. Erst als letzte Möglichkeit wird die Nahrung angereicht.

Mit der am besten tolerierten Nahrungskonsistenz wird begonnen. Ein kleiner Bolus wird mit einem **flachen** Löffel, langsam und mittig von vorne unten kommend mit festem (= therapeutischem) Druck auf die Zungenmitte platziert und anschließend langsam wieder aus dem Mund genommen. Durch taktile Schluckhilfen am Mundboden bei gleichzeitiger Kopfbeugung nach vorne kann die Transportbewegung der Zunge nach hinten und manchmal auch die Schluckauslösung initiiert werden.

Besonders ist zu achten auf das regelmäßige **Nachschlucken** zum Reinigen des Rachens (bei Gesunden ist es automatisiert, bei Patienten mit neurogenen Störungen fehlt es fast immer) und auf eine klare Stimme nach den einzelnen Schlucken (s. Symptom: feucht-klingende, gurgelige Stimme, S. 393). Eventuelle Speisereste im Gesicht werden langsam mit festem Druck in Richtung Mundschluss abgetupft.

Am Anfang müssen wir uns vielleicht mit ein paar Löffeln – meist breiiger Konsistenz – zufrieden geben. Die Fähigkeiten des Patienten geben dabei immer das Tempo vor. Flüssigkeiten, die schneller fließen, werden am Anfang teelöffelweise angereicht, später evtl. **schluckweise** aus der Tasse. Auch hier ist auf das Nachschlucken zu achten und die Stimme, zu kontrollieren.

Zur Verlaufskontrolle hat sich das Führen eines **Schluckprotokolls** bewährt, in dem Körpertemperatur, Menge und Art der Nahrung und mit einer Strichliste die Anzahl des Verschluckens für die Konsistenzen flüssig, breiig und fest für jede Mahlzeit festgehalten wird (**Abb. 21.17**). Auf die Einhaltung der folgenden Sicherheitsregeln ist unbedingt zu achten:

- Nur erfahrene oder angeleitete Personen sollen Essen reichen.
- Nachschlucken muss abgewartet bzw. aufgefordert werden, ggfs. mit Druck gegen den Mundboden taktil unterstützen.
- Während der Schlucksequenz keine Gespräche mit dem Patienten führen, aber davor und anfangs nach jeder Schlucksequenz die Stimmqualität und die Atmung überprüfen. Später Stimme nach jeweils einigen Schlucken prüfen.
- Gute Mundhygiene vor und nach der Mahlzeit ist zu gewährleisten. Prothesen säubern.
- Schluckprotokoll führen.
- Nach der Mahlzeit soll der Patient ca. 20. Min. aufrecht sitzen, falls Reste aus der Mundhöhle oder aus Rachenfalten (auch aus Divertikeln) fließen. Dies ist auch wichtig, um das Risiko von ösophagealen Abflussstörungen (Stenosen) zu mindern.

Die kleinen Schritte des Schlucktrainings und ein behutsamer, langsamer Kostaufbau unter diätetischen Prinzipien entscheiden über Erfolg und Nicht-Erfolg. Auch die Kombination von oraler Ernährung und Sondenernährung kann ein anstrebenswertes Ziel sein, das die Lebensqualität des Patienten verbessert!

Ernährungsprotokoll bei Schluckstörungen

Logopädie-Abteilung				Patientin:		Therapeutin:			
Datum	Uhrzeit	Temp. 1×/Tag	Menge/Art der Nahrung Beobachtungen	Dauer in min	Verschlucken am Speichel	Häufigkeit des Verschluckens (Strichliste) bei: fester Nahrung	breiiger Nahrung	flüssiger Nahrung	Unterschrift

Abb. 21.17 Vorschlag zur Gestaltung eines Ernährungsprotokolls

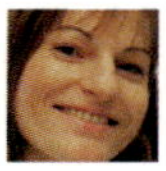

Pflegeangebot Diätetik

Ricki Nusser-Müller-Busch

Diätetische Maßnahmen helfen, Unterernährung und Dehydration der Patienten zu vermeiden, sind aber auch Teil der Therapie. Immer wieder werden Standardisierungen von Diäten diskutiert, aber die Ursache und besonders die Art der Schluckstörung darf dabei nicht außer Acht gelassen werden, wie es leider in einer Reihe von Kochbüchern mit Diätrezepten der Fall ist.

Generell gilt: Konsistenz, Geschmacks- und Geruchsstimulanzien, der Einsatz thermischer Reize und die Größe des Bolusvolumens beeinflussen die Speichelsekretion und die Schluckauslösung. **Dickflüssige** (**Abb. 21.18**) oder auch **dünnpürierte Konsistenzen** (**Abb. 21.19**) eignen sich initial oft bei Patienten mit neurogenen Störungen der Nahrungsaufnahme, wenn eine Störung in der oralen Vorbereitungsphase vorliegt (z. B. gestörte Zungentransportbewegungen). Diese Konsistenzen fließen langsam und sind homogen. Sie sind darüber hinaus hilfreich, wenn die Schluckauslösung verlangsamt ist oder wenn die pharyngeale Peristaltik herabgesetzt ist. Sie bieten allerdings wenig prägnante Reize im Mund. Dickflüssige Getränke sollten dem Patienten schluckweise im Becher oder teelöffelweise angeboten werden.

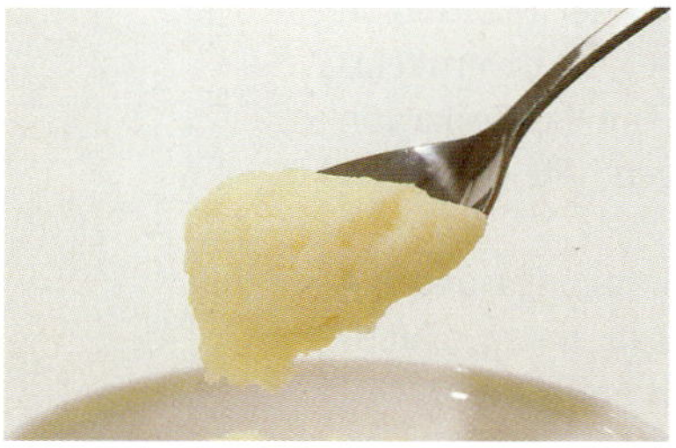

Abb. 21.18 Dickflüssiges Essen tropft zäh vom Löffel

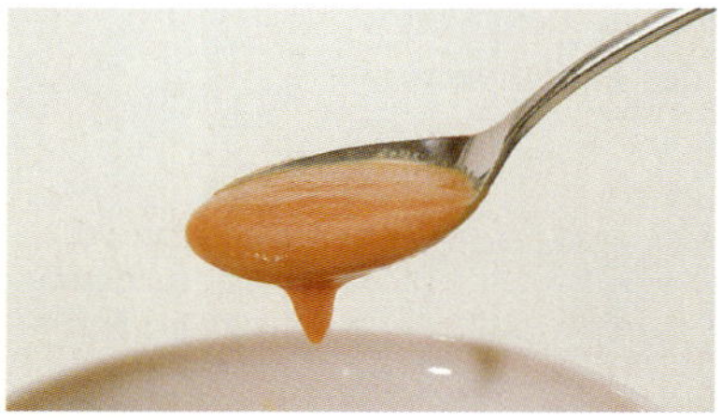

Abb. 21.19 Dünnpüriertes Essen fließt vom Löffel

Feste homogene Konsistenz (**Abb. 21.20 a u. b**) dagegen gibt bessere taktile Informationen im Mund und wird zum Stimulieren selektiver Zungenbewegungen und von Kaubewegungen verwendet.

Um das Verschlucken von Krümmeln bei schlechter oraler Boluskontrolle zu verhindern, kann die Nahrung im Kausäckchen angeboten werden (**Abb. 21.21**). Aromatische Getränke, z. B. Kaffee, regen unseren Geruchssinn an. Oft reicht es uns schon, an etwas Saures – eine Zitrone – zu denken und wir produzieren Speichel und müssen schlucken.

Abb. 21.20 Feste Konsistenz **a** von einem festen Stück Fleisch und **b** von einem weichen Stück Karotte

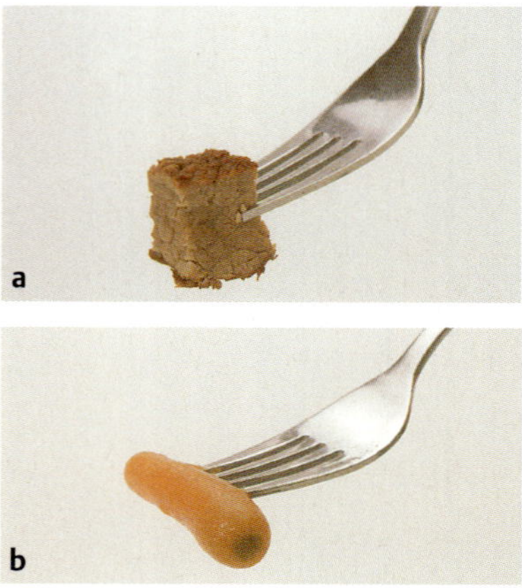

Flüssigkeiten (**Abb. 21.22**) provozieren aufgrund ihrer schnellen Fließgeschwindigkeit am häufigsten Verschlucken. Hier sind Andickungsmittel hilfreich.

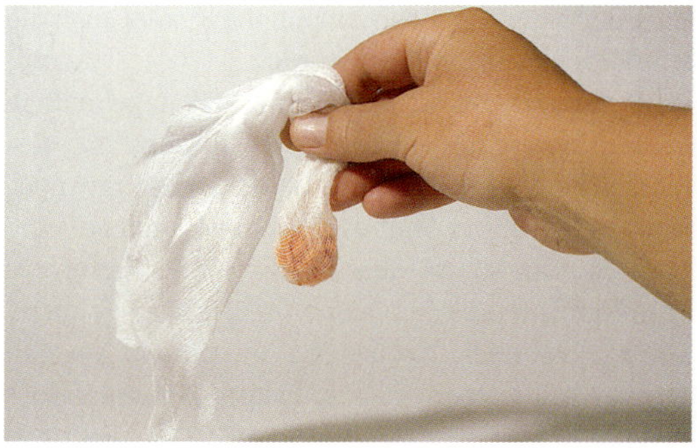

Abb. 21.21 Kausäckchen

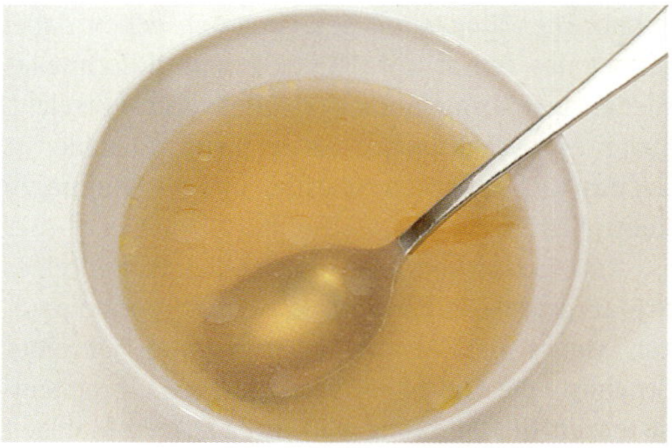

Abb. 21.22 Bei Flüssigkeiten wie Suppen neigen Patienten eher zum Verschlucken im Vergleich zu dickflüssigen Speisen

> Uwe Klein Krankenpfleger
>
> **Praxistipp**
>
> Die diätetischen Maßnahmen sind individuell auf den Patienten abzustimmen. Teamarbeit von Therapeuten, Pflegenden und der Diätküche ist dazu eine wichtige Voraussetzung. Die Beeinträchtigungen bei den Mahlzeiten sind qualitativ und quantitativ in einem Schluckprotokoll zu erfassen.

Das Konsistenzstufenmodell

Ein erfolgreicher oraler Kostaufbau steht und fällt mit der Wahl der richtigen Anfangskonsistenz der Nahrung (breiig, fest, flüssig oder deren Zwischenstufen), und zwar abgestimmt auf die individuelle Schluckfähigkeit des Patienten. Im Rahmen der Diagnostik oder der Therapie wird die am leichtesten zu schluckende Eingangskonsistenz im Rahmen des **Konsistenzstufenmodells** ausgetestet (**Tab. 21.6**). In der Therapie wird diese Konsistenzstufe so lange trainiert, bis sie vom Patienten ohne Schwierigkeiten bewältigt werden kann. Erst danach wird sie für die durch die Pflegenden assistierten Mahlzeiten „freigegeben" und kann dann als erste Konsistenz auf dem individuellen Speiseplan des Patienten erscheinen. In

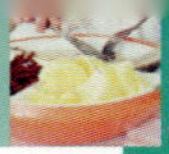

Tabelle 21.7 Konsistenzstufenmodell

Konsistenzstufen	*Beispiele für Nahrungsmittel*
dünnflüssig	Wasser, Säfte etc.
dickflüssig	cremige Suppen etc.
dünnes Püree	cremige Suppen etwas angedickt
dickes Püree	Apfelmus, Götterspeise etc.
weiche Kost	mit der Gabel zerdrückbar etc.
feste Kost	

der Therapie wird dann zur nächsten Konsistenzstufe übergegangen. So entsteht für jeden Patienten ein individueller erster Speiseplan.

Hauptziel dieser Phase ist, die Schlucksequenz während den Mahlzeiten immer wieder zu üben, um sie längerfristig zu automatisieren, nicht die orale vollkalorische Ernährung.

Die Konsistenz der Nahrung im Säuglings- und Kleinkindesalter

Muss ein Säugling oder Kleinkind per Sonde ernährt werden und kann es die für die Entwicklung wichtigen oralen Bedürfnisse und Erfahrungen nicht machen („orale Deprivation"), können Hypersensibilität im Mund- und Gesichtsbereich und daraus resultierende Störungen bei der Nahrungsaufnahme entstehen. Es ist daher bei den Kindern auf adäquate Reize und Informationen im Gesichts- und Mundbereich und ggf. auf orale Stimulation und Geschmacksanregung zu achten, z. B. durch Anbieten von „Spielzeug" aus Möhren, Sellerie oder einem Beißring aus Dörrobst. Wichtig ist, dass bei Kindern mit Sondenernährung die orofaziale Entwicklung nicht vernachlässigt wird.

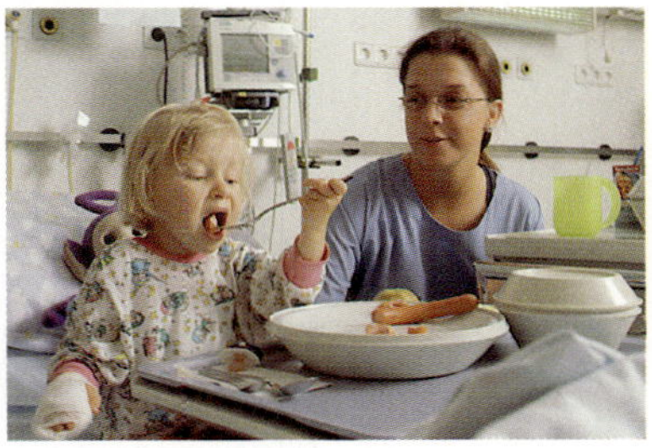

Auch bei Kindern ist die Geschmacksanregung wichtig

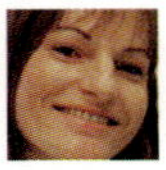

···> Pflegeangebot Mundpflege bei Störungen der Nahrungsaufnahme

Ricki Nusser-Müller-Busch

Bei Störungen der Nahrungsaufnahme ist besonders auf eine sorgfältige Mundpflege zu achten. Essensreste können in der Mundhöhle, v. a. auch in den Wangentaschen zurückbleiben und zu einem späteren Zeitpunkt in den Rachen und – im schlimmsten Fall – in die dann offenen Atemwege fallen. Ebenso sind Prothesen herauszunehmen und sorgfältig zu säubern, da oft auch Speisereste zwischen Prothese und Gaumen gepresst werden. Bei neurologisch schwer betroffenen Patienten wird am Beginn der Mundpflege die taktile orale Stimulation (F.O.T.T. nach Coombes) durchgeführt, wobei die Kieferkontrolle nicht vergessen werden darf. Anschließend werden langsam und mit gutem Druck (= therapeutischer Reiz) zuerst die Außenseiten, dann die Innenseiten und zum Schluss die Kauflächen der Zähne von hinten nach vorne, von rot nach weiß gesäubert. Die Reihenfolge des Vorgehens ist identisch mit dem Vorgehen bei der oralen Stimulation, so dass sich der Patient an eine Routine gewöhnen kann. Wird eine Zahnbürste noch nicht toleriert, kann zu Reinigungszwecken der Fingerling mit feuchter oder getränkter Gaze umwickelt werden. Auf Mund ausspülen muss eventuell verzichtet werden. Es ist wichtig, den Patienten zwischendurch immer wieder schlucken zu lassen bzw. darauf zu achten, dass er Wasser oder die Essensreste ausspuckt. Wir müssen den Patienten unter Umständen erst langsam an die Zahnbürste (mit kurzem Kopf) gewöhnen. Elektrische Zahnbürsten sollten erst am Arm ausprobiert werden, bevor wir die starken Reize der elektrischen Vibration im Mund anwenden.

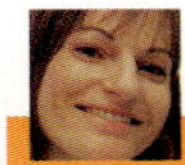

···> siehe Pflegeangebot Mundpflege, Kapitel 20, Seite 358

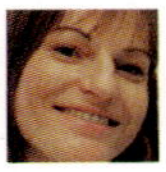

···> Pflegeangebot Hilfsmittel zur Unterstützung der Nahrungsaufnahme

Ricki Nusser-Müller-Busch

Vor allem für neurologische Patienten gibt es mittlerweile viele Hilfsmittel (**Abb. 21.23 a – l**). Die im Rahmen des Kau-, Trink- und Schlucktrainings verwendeten Löffel sollten nicht zu groß und vor allem **flach** sein, damit ein guter Druck auf die Zunge ausgeübt werden kann, der damit als Stimulus für den Schluckakt wirkt. Löffel für Patienten mit Beißreflex dürfen nicht zerbrechlich sein.

Trinkgefäße müssen **durchsichtig** sein, so dass der Trinkende wie auch der Helfende die Trinkmenge dosieren können. Dazu kann man Trinkbecher ausschneiden. Diese sogenannte „Nasenkerbe" ist auch besonders hilfreich, da der Becher weiter gekippt werden kann und der Kopf beim Trinken nicht nach hinten überstreckt werden muss. Dies bietet besseren Schutz vor Verschlucken. Schnabeltassen sind bei

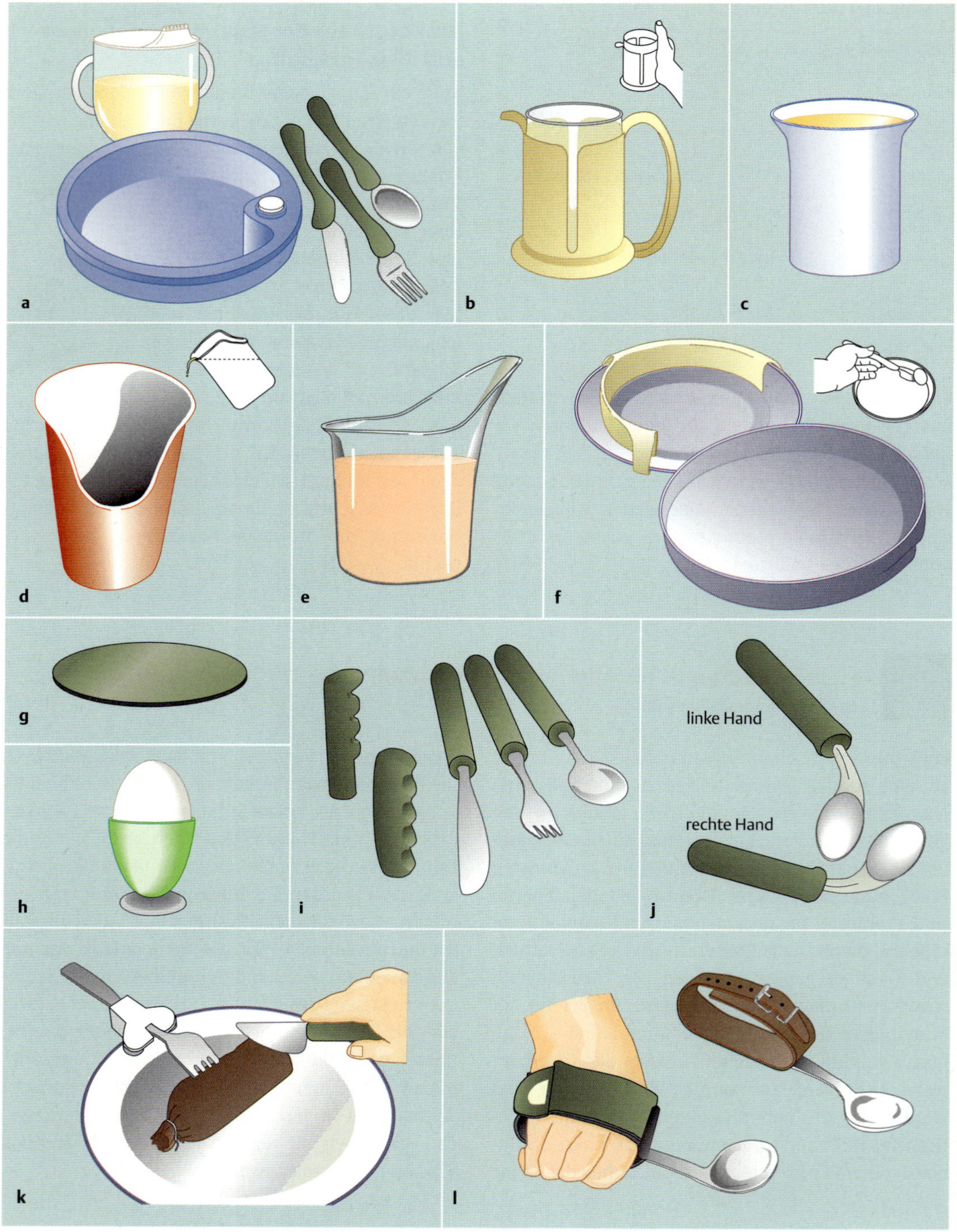

Abb. 21.23 Verschiedene Ess- und Trinkhilfen. **a** Trinkbecher, Teller und Besteck, **b** Trinkglas bei mangelndem Greifvermögen, **c** Trinkbecher mit vorstehendem Rand, **d** Trinkbecher mit Aussparung für die Nasenpartie und richtiges Neigen zum Trinken, damit ohne Anhebung des Kopfes der Becher leer getrunken werden kann, **e** Dosierbecher, **f** Teller mit erhöhtem Rand, ermöglicht die Nahrungsaufnahme mit einer Hand, **g** rutschfeste Unterlage, **h** Eierbecher mit Sauger, **i** Spezialbesteck mit auswechselbaren Griffen, **j** Speziallöffel für linke bzw. rechte Hand, **k** Klammergabel, **l** Besteckhalter (nach Hoehl/Kullick)

oralen Pathologien wie pathologischen Saug-/Schmatzbewegungen kontraindiziert, Strohhalmtrinken aktiviert die Lippen- und Gaumensegelfunktion. Oft ist aber das Ansaugen nicht möglich oder die Flüssigkeitsdosierung ist nicht zu kontrollieren. Bei gutem Ansaugdruck besteht die Gefahr, dass zu viel Flüssigkeit in den Mund gelangt und dort nicht koordiniert geschluckt werden kann. Hier helfen Strohhalme, die unten ein kleines Ventil haben, so dass die angesogene Flüssigkeit im Strohhalm bleibt und dann beim nächsten Ansaugen in den Mund gelangen kann.

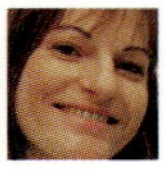

···> Pflegeangebot Hilfe bei Verschlucken (Aspiration)

Ricki Nusser-Müller-Busch

> **···> Merke**
>
> Bevor wir einem Patienten Essen geben, müssen wir sicherstellen, dass der Hustenreflex als Schutz für die unteren Atemwege vorhanden ist. Gestalten Sie jede Situation, in der Sie das Essen reichen, so, dass Sie auf eine mögliche Aspiration unverzüglich reagieren können. Der Patient darf auf keinen Fall fixiert sein. Denn falls er sich verschluckt, kommt es zu einer lebensbedrohlichen Situation.

Wichtig ist, dass wir selbst ruhig und bestimmt bleiben, um Panikreaktionen zu vermeiden. Der Patient wird zum Abhusten aufgefordert und wird unterstützt, seinen Kopf und Rumpf in Flexion zu halten.

Ziel ist kräftiges Ausatmen, damit die Nahrung wieder nach oben transportiert wird. Das kann ggf. erreicht werden, indem der Hustenstoß simultan durch Zusammendrücken der Flanken unterstützt wird. Bei hartnäckigem Verschlucken wird der Oberkörper des Patienten weit nach vorne, unten gebeugt. Im Notfall muss abgesaugt werden.

> **···> Praxistipp**
>
> Uwe Klein Krankenpfleger
>
> Wenn sich ein Patient verschluckt, sollten Sie ihm nicht auf den Rücken klopfen, da der Bolus dadurch tiefer rutschen kann.

Der umstrittene **Heimlich-Griff** wird nur angewendet, wenn eine lebensbedrohliche Verlegung der oberen Atemwege durch feste Fremdkörper vorliegt. Durch subdiaphragmale Kompression (die Pflegeperson umfasst den Patienten von hinten mit beiden Armen und drückt kurz zu) bzw. durch Schlag gegen das Abdomen wird eine große exspiratorische Stoßkraft aus den Lungen erzeugt. Diese Maßnahme darf aber nicht bei Schwangeren und bei alten Menschen angewendet werden.

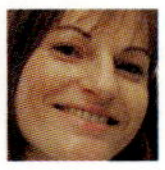

···> Pflegeangebot Unterstützung bei Appetitlosigkeit

Thomas Werschmöller

Bei appetitlosen Patienten können folgende Maßnahmen zur Appetitsteigerung angewendet werden:

- Erfragen Sie die Vorlieben des Patienten. Beachten Sie, dass die Erkrankungen des Patienten die Auswahl der Speisen einschränken können. Ausnahmen müssen mit dem Arzt besprochen werden.
- Förderlich kann sich auswirken, wenn Sie dem Patienten eine halbe Stunde vor dem Essen etwas appetitanregendes, z. B. eine kleine Tasse Bouillon oder ein Gläschen Wein (nach Rücksprache mit dem Arzt!) geben.
- In bestimmten Fällen kann das von den Angehörigen mitgebrachte Essen eine sinnvolle Alternative zur Krankenhauskost sein. Es ist für den Patienten vertrauter, schmeckt anders und drückt die Anteilnahme der Angehörigen aus.
- Achten Sie auf die Zusammensetzung der Mahlzeiten und weisen Sie darauf hin, dass die Geschmacksrichtungen häufig gewechselt werden.
- Wichtig ist, dass der Patient ausreichend trinkt. Dies kann den Appetit verbessern und verringert die Gefahr von Übelkeit.
- Bestellen Sie kleine Zwischenmahlzeiten (z. B. Nüsse, Milchmixgetränke oder Eis) für den Patienten, z. B. als Spätimbiss gegen 22 Uhr. Es ist besser, wenn große Portionen in 5–6 kleinere Mahlzeiten umgewandelt werden, da große Portionen häufig den Appetit nehmen. Kleine Portionen werden eher akzeptiert und entlasten den Stoffwechsel. Bei großen Portionen kann es passieren, dass der Patient das Mittagessen sieht und sagt: „Das ist doch viel zu viel!“ „Das können Sie gleich wieder mitnehmen!“ oder „Ich hab schon keinen Hunger mehr!“

Das Auge isst mit!

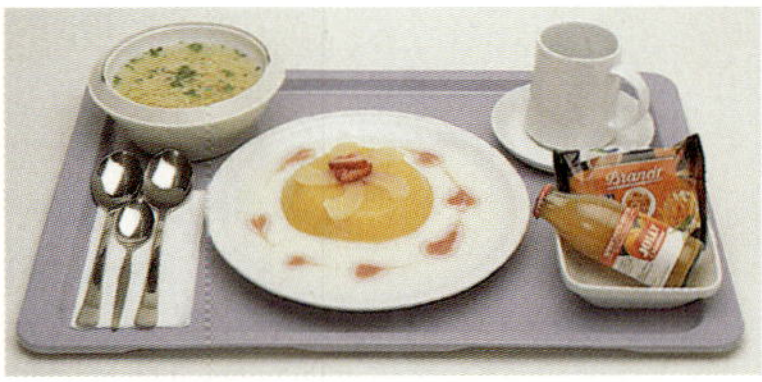

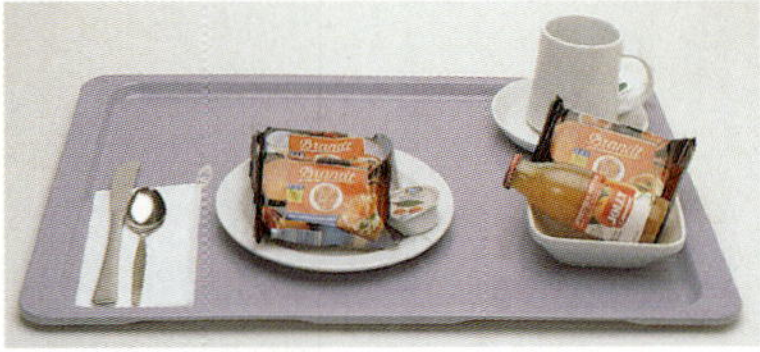

Lieber mehrere kleinere Mahlzeiten

- Regen Sie an, dass der Patient sich bewegt. Bewegung erhöht die Lust auf Essen.
- Geben Sie dem Patienten die Möglichkeit zu essen wann, wo und was er will.

Verweigert ein Patient die Nahrungsaufnahme, ist es wichtig, nach dem Grund für dieses Verhalten zu forschen. Unterscheiden Sie, ob der Patient nicht essen kann (Probleme bei der Nahrungsaufnahme) oder ob er nicht essen will (Nahrungsverweigerung). Beruhigend oder überzeugend auf den Patienten zuzugehen und ihn zum Essen zu animieren, ist immer erst der zweite Schritt.

Im pflegerischen Team sollten schwierige Situationen beim Essenreichen in Bezug auf den jeweiligen Patienten besprochen werden.

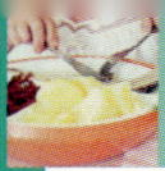

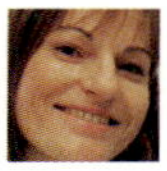

⇢ Pflegeangebot Hilfe beim Essen

Thomas Werschmöller

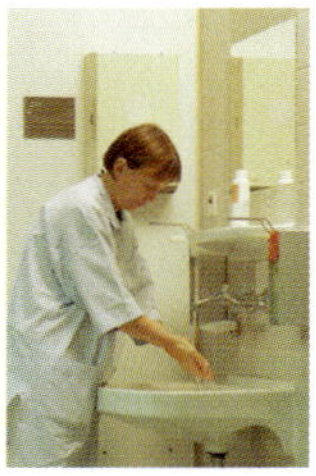

Denken Sie daran, sich die Hände zu waschen, bevor Sie mit Nahrungsmitteln in Berührung kommen. Ermöglichen Sie dies auch dem Patienten, wenn er es möchte

Waschen Sie sich die Hände, bevor Sie mit Nahrungsmitteln in Berührung kommen. Versuchen Sie, den Essplatz nach den Vorstellungen des Patienten zu gestalten und erkundigen Sie sich nach seinen persönlichen Gewohnheiten (Hände waschen, Mundpflege).

Folgende Hinweise sollten Sie beachten, um eine angemessene Hilfestellung leisten zu können:

- ⇢ ***Lagerung/Position.*** Ermöglichen Sie dem Patienten, die für ihn beste Position zum Essen einzunehmen. Die gewählte Lage muss zum einen Schutz gegen eine mögliche Aspiration bieten. Zum anderen muss es dem Patienten möglich sein, seine Fähigkeiten optimal einzusetzen. Nutzen Sie dabei Lagerungshilfsmittel und die Verstellmöglichkeiten der Betten.
  - Essen am Tisch ist prinzipiell die beste Position.
  - Essen im Bett: Auf eine gute Sitzposition (Kopfteil auf 90° hochstellen, ggf. Kissen zur Lagerung) ist zu achten, sofern keine Kontraindikation vorliegt. Das Sitzen an der Bettkante ist eine weitere Möglichkeit.
  - Essen im Liegen: Das Schlucken ist erschwert. Kleinere Portionen sind besser zu essen, warten Sie, bis der letzte Bissen geschluckt wurde.
  - Essen im Stehen: Manche Patienten sollten im Stehen essen, um die Wirbelsäule, die durch die sitzende Position belastet wird, zu entlasten. Dazu benötigen Sie u.a. einen höhenverstellbaren Tisch.
  - Beachten Sie Ihre Position, als derjenige, der das Essen reicht. Idealerweise sitzen Sie dem Patienten gegenüber. Der Patient hat dann die ganze Situation im Blick und muss sich nicht umständlich zur Seite drehen, um Sie zu sehen.
- ⇢ ***Sicherheit.*** Die Temperatur heißer Getränke oder Speisen sollte durch den Pflegenden überprüft werden.
- ⇢ ***Selbstständigkeit.*** Beschreiben Sie blinden Patienten das Essen. Häufig reicht es aus, wenn Sie dem Patienten das Essen so weit vorbereiten (z.B. Fleisch schneiden), dass er in der Lage ist, selbstständig zu essen.
- ⇢ ***Zeit.*** Vermitteln Sie keinen Zeitdruck. Setzen Sie sich zum Patienten. Passen Sie Geschwindigkeit und die Menge der dargebotenen Speise beim Reichen des Essens den Wünschen und Möglichkeiten des Patienten an.
- ⇢ ***Hilfsmittel.*** Der Einsatz von Hilfsmitteln sollte immer die Fähigkeiten des Patienten berücksichtigen. Beachten Sie z.B. das Eigengewicht von Trinkgefäßen und füllen Sie sie nicht bis zum Rand. Wichtig ist der Austausch mit Ergotherapeuten oder Logopäden über die konkreten Möglichkeiten zur Unterstützung des Patienten (s. Schlucktraining S. 397).

> Uwe Klein Krankenpfleger
>
> **⇢ Praxistipp**
>
> Wenn Essensreste an der Lippe oder am Mundwinkel des Patienten verbleiben, greifen Sie nicht direkt zur Serviette oder zum Löffel. Erklären Sie dem Patienten, wie er die Reste entfernen kann, z.B. mit der Zunge, durch das Übereinanderschieben von Kinn und Lippen oder Einsatz seiner Hände. Der Pflegende kann auch die Hände des Patienten nehmen und diese zum Mund führen.

- ⇢ ***Nachbereitung.*** Die Reinigung der Zahnprothese ist für die Mundhygiene und den Appetit wichtig. Beachten Sie, dass der Patient 20 Min. nach dem Essen aufrecht sitzen sollte. Eine Dokumentation der Ess- und Trinkmengen ist ggf. erforderlich.

Wichtige Handgriffe

- ⇢ ***Mund öffnen.*** Der Pflegende kann den Patienten darin unterstützen, indem er
  - das Kinn mit leichtem Druck durch den Daumen nach unten drückt, dabei stützt der Zeigefinger das Kinn von unten;
  - das Kiefergelenk ausstreicht, das Kinn durch Bewegungen nach oben-unten, rechts-links lockert oder indem er über die Lippen des Patienten streicht.
- ⇢ ***Führen.*** Der Pflegende umfasst den Arm oder die Hand des Patienten und führt gemeinsam mit dem Patienten (**Abb. 21.24**) z.B. den Löffel vom Teller zum Mund. Diese Art von Hilfestellung kann ein Anstoß sein, damit der Patient die Handlung alleine weiterführt.
- ⇢ ***Schlucken.*** Handgriffe, um den Schluckakt einzuleiten (s. Basismaßnahmen S. 398).

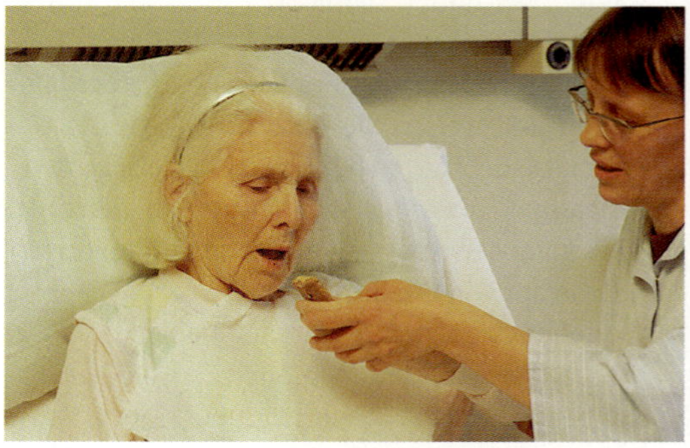

Abb. 21.24 Die Pflegeperson umgreift die Hand der Patientin und führt sie zum Mund, um diese Handlung wieder zu trainieren

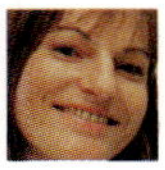

···› Pflegeangebot Legen einer transnasalen Sonde

Thomas Werschmöller

Die transnasale Sonde ist eine Maßnahme zur enteralen Ernährung des Patienten. Die Sonde wird über die Nase eingeführt und reicht bis in den Magen oder Darm. Sie stellt eine Form der künstlichen Ernährung dar, bei der Teile des Verdauungstraktes (**Abb. 21.25 a – c**) genutzt werden, im Gegensatz zur parenteralen Ernährung. Einsatzmöglichkeiten sind die vollständige Ernährung durch enterale Substrate und die Ergänzung der normalen, oralen oder parenteralen Ernährung (**Tab. 21.7**).

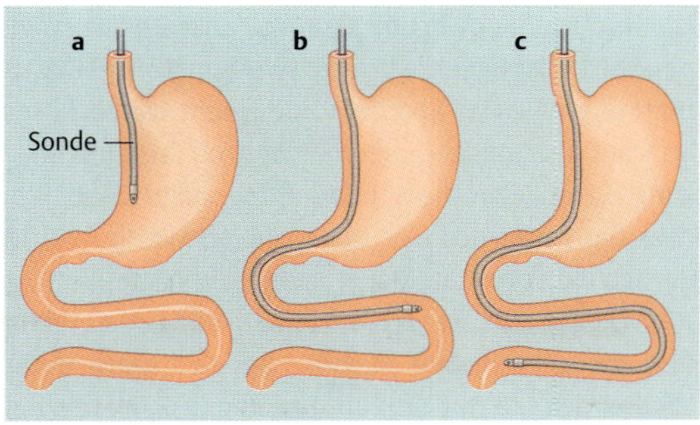

Abb. 21.25 Verschiedene Lagen einer Sonde. **a** Gastrale Lage (75 – 120 cm), **b** duodenale Lage (120 – 150 cm), **c** jejunale Lage (länger als 250 cm)

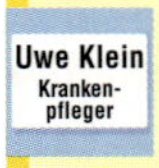

···› Praxistipp

Vergewissern Sie sich immer wieder, ob der Patient ausschließlich über die Sonde ernährt werden muss oder ob eine orale Ernährung möglich ist.

Eine Übersicht über die Anwendungsbereiche verschiedener Sondentypen gibt **Tab. 21.8**.

Machen Sie sich vor dem Legen der Sonde die Situation des Patienten bewusst und erkundigen Sie sich nach seinen Gedanken. Eine umfassende Information über das Vorgehen kann helfen, Ängste abzubauen.

Theoretische Grundlagen

- ···› ***Methode.*** Die Sonde wird durch die Nase in den Magen bzw. Dünndarm gelegt.
- ···› ***Materialien.*** Die transnasalen Ernährungssonden sind lange dünne Schläuche aus Polyurethan (PU-Sonden, **Abb. 21.26**) oder Silikonkautschuk mit Graduierungen. Sie unterscheiden sich in ihrer Länge und ihrem Durchmesser. Je dünner die Sonde ist, um so geringer ist das bleibende Fremdkörpergefühl (Außendurchmesser von 7 – 15 Charrière sind üblich). Insbesondere Silikonsonden sind zur Langzeitanwendung (Monate) geeignet. Weitere Materialien (**Abb. 21.27**): saubere Ablagefläche, Bettschutz, Nierenschale, Zellstoff, Abwurfbehälter, wasserfester Stift (zur Markierung der gemessenen Sondenlänge), Schutzhandschuhe, Lokalanästhetikum als Gel, Wattestäbchen, um Lokalanästhetikum aufzutragen, Lokalanästhetikum in Sprayform, Glas mit Wasser/Tee, Mundspatel, Taschenlampe,

Tabelle 21.7 Vor- und Nachteile der enteralen Ernährung

Vorteile der enteralen Ernährung	*Negative Folgen der enteralen Ernährung*
positive Auswirkung auf die Integrität der Darmschleimhaut (Verhinderung einer Mukosaatrophie und somit einer drohenden bakteriellen Translokation)	keine Teilnahme an gemeinsamen Mahlzeiten, Verlust an der Vorbereitung zum Essen (Gemüse schneiden, Freude an einem schön gedeckten Tisch ...)
Stressulkusprophylaxe bereits durch geringe Nahrungsmengen	Komplikationen, die durch die enterale Ernährung eintreten können
geringerer technischer Aufwand (von Patienten selbst durchzuführen, somit Erhaltung der Selbstständigkeit und des Selbstwertgefühls)	Einschränkungen durch die SK bzw. die transnasale Sonde (Einschränkung in der Freizeitplanung)
Rückkehr in die häusliche Umgebung ist mit enteraler Ernährung einfacher; sie ist komplikationsärmer als die parenterale Ernährung	Fehlen von Speichel- oder Magensaftproduktion durch fehlende orale Nahrungsaufnahme
Chance, ein qualitativ annehmbareres Leben wiederzuerlangen (verbesserter Allgemeinzustand)	das offensichtliche Tragen einer Ernährungssonde kann eine Stigmatisierung bedeuten
Erleichterung durch die enterale Ernährung mittels Sonde, bei Patienten, für die die normale Nahrungsaufnahme mit Zwang, psychischem Druck und Gefahr verbunden ist (z. B. bei schweren Schluckstörungen bei Patienten mit amyotropher Lateralsklerose)	Wahrnehmungsverluste: Die enterale Ernährung über die Sonde ist ein unphysiologischer Essvorgang. Dem Patienten fehlen Geschmacks- und Geruchserlebnisse. Bei kontinuierlicher Nahrungszufuhr stellt sich kein Sättigungsgefühl ein

Tabelle 21.8 Anwendungsbereiche verschiedener Typen von Ernährungssonden

Sondenlage/ Sondentyp	*Anwendung bei Patienten mit ...*	*Liegedauer der Sonde*
···› gastral	···› entzündlichen Darmerkrankungen ···› Kachexie, Appetitlosigkeit u. a. bei Chemo- oder Strahlentherapie	···› weniger als 4 – 6 Wochen
···› duodenal ···› jejunal	···› eingeschränkter Bewusstseinslage, z. B. nach Hirninfarkt ···› erhöhter Aspirationsgefahr	···› weniger als 4 – 6 Wochen
···› perkutane endoskopische Gastrostomie (= PEG)	···› schweren Schluckstörungen und der vorhersehbaren Notwendigkeit zur längerdauernden künstlichen Ernährung ···› Obstruktionen im Gastrointestinaltrakt z. B. durch Ösophagustumoren	···› länger als 4 – 6 Wochen

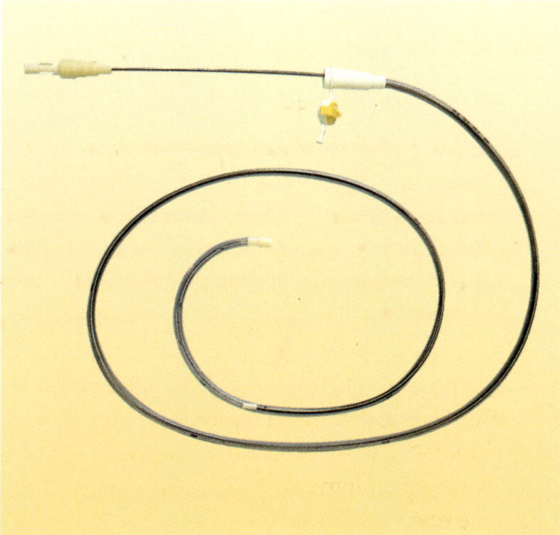

Abb. 21.26 Ernährungssonde aus Polyurethan mit Spiralmandrin zum Einspritzen von Gleitflüssigkeit

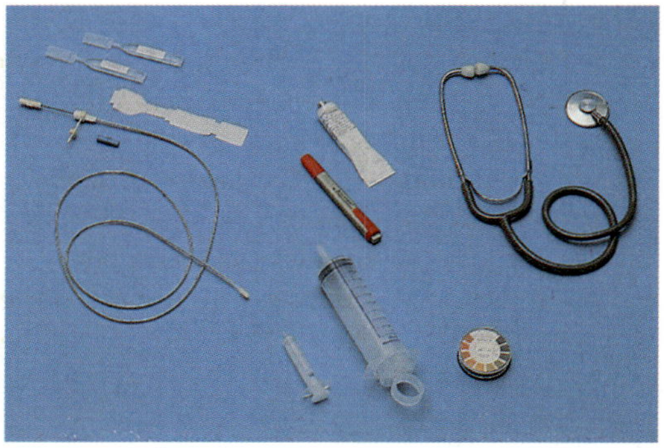

Abb. 21.27 Auswahl an Materialien zum Legen einer Ernährungssonde: Ernährungssonde, Pflaster zur Fixierung, Gleitmittel, eine Luer- und eine Blasenspritze, einen Filzstift, eine Tube mit lokalanästhesierendem Gel, pH-Papier und ein Stethoskop

Spritze (50–100 ml), Stethoskop, Indikatorpapier, alkoholgetränkte Tupfer (um die Haut an der Fixationsstelle zu entfetten), hautschonendes Pflaster zur Sondenfixierung, Schere, Klemme oder Verschlussstopfen für die Sonde.

⇢ ***Komplikationen.*** Es können Schleimhautläsionen und Blutungen im Nasen- und Rachenbereich auftreten. Ein Herzstillstand (sehr seltene Komplikation) kann durch eine Reizung des N. vagus (verursacht durch die Sonde) ausgelöst werden.

⇢ ***Rechtliche Situation.*** Der Patient muss seine Einwilligung zum Legen einer transnasalen Sonde geben. Der Arzt ordnet das Legen einer transnasalen Sonde an und klärt den Patienten auf. Das Legen ist eine arztnahe Tätigkeit, die an qualifizierte Pflegende delegiert werden kann.

> **⇢ Merke**
> Die Pflegeperson hat das Recht, das Legen einer Sonde zu verweigern, wenn sie sich nicht kompetent fühlt. Wenn Sie allerdings diese vom Arzt verordnete Maßnahme übernimmt, hat sie die strafrechtliche Durchführungsverantwortung.

Pflegerische Aufgaben beim Legen der transnasalen Sonde

Allgemeine Vorbereitung

Vergewissern Sie sich, dass die letzte Nahrungsaufnahme 6 Std. zurückliegt und dass der Patient in die Maßnahme eingewilligt hat. Wahren Sie die Intimsphäre des Patienten (z. B. können gehfähige Patienten gebeten werden, das Zimmer zu verlassen, ggf. Sichtschutz aufstellen). Bereiten Sie den Nachttisch als Ablagefläche vor, legen Sie notwendiges Material bereit, desinfizieren Sie Ihre Hände.

Ermitteln Sie die richtige Länge der transnasalen Sonde (**Abb. 21.28**): Einen Anhalt bietet die Entfernung zwischen Ohrläppchen-Nasenspitze-Xiphoid (knorpeliger Schwertfortsatz am unteren Brustbeinende), meist liegt die Länge zwischen 50 und 60 cm, markieren Sie das Ergebnis mit einem wasserfesten Stift auf der Sonde. (Folgen einer grob falschen Messung wären, dass die Sonde im Ösophagus läge oder dass das Entfernen des Mandrins schwierig würde, da sich die Sonde im Magen aufgerollt hätte.)

Informieren Sie den Patienten über den Ablauf und die gewünschte Mithilfe bei der Maßnahme. Verabreden Sie mit ihm ein Zeichen (z. B. Heben der rechten Hand), mit dem er signalisiert, wenn er eine Pause braucht.

Vorbereitung des Patienten

Der Patient soll eine sitzende Position (in einem Winkel von 45°) einnehmen, bewusstlose Patienten eine Seitenlage oder halbsitzende Position. So kann u. a. eine Aspiration vermieden werden. Vorhandene Zahnprothesen sind zu entfernen, Mund und Nase zu reinigen.

Prüfen Sie, durch welches Nasenloch der Patient besser atmet und welches Ihnen größer erscheint, indem Sie jeweils eines zuhalten und den Patienten auffordern, durch die Nase zu atmen. Zur Sondenanlage wählen Sie das „freiere“ Nasenloch. Denken Sie daran, Bettschutz und Nierenschale vorzulegen und Schutzhandschuhe anzuziehen.

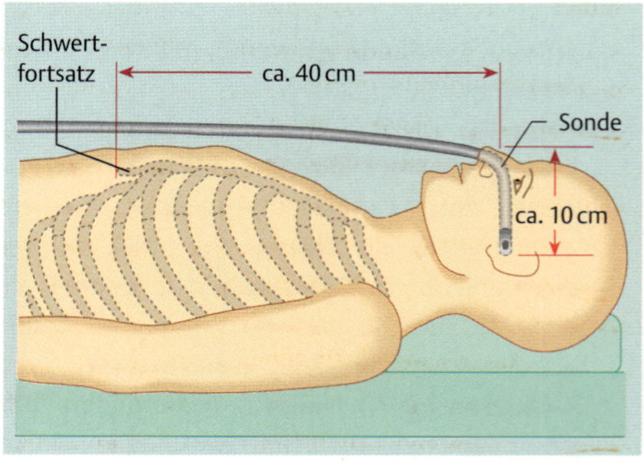

Abb. 21.28 Abmessen der Sondenlänge. Ungefähre Abstände zwischen Ohrläppchen, Nasenspitze und Schwertfortsatz

Das Lokalanästhetikum sollte mittels Watteträger im Nasenraum und auf dem vorderen Drittel der transnasalen Sonde verteilt werden (zur Schmerzlinderung und Verbesserung der Gleitfähigkeit), ggf. ein Lokalanästhetikum in Sprayform verwenden, um den Rachen zu betäuben; beachten Sie, dass der Schluckvorgang dadurch beeinträchtigt wird.

Durchführung

Rollen Sie die Sonde vor dem Legen auf, damit sie dem Patienten kleiner erscheint. Fordern Sie den Patienten auf, den Kopf leicht nach hinten zu beugen, während die Sonde in das Nasenloch eingeführt wird. So wird der Durchgang zwischen der Nase und dem Rachenraum leichter überwunden. Schieben Sie dann die Sonde unter Drehbewegungen vorsichtig weiter (insgesamt ca. 10 cm). Wenn die Sonde im Rachen liegt, sollte der Patient den Kopf leicht nach vorne beugen, um das Abgleiten der Sonde in die Luftröhre zu verhindern (**Abb. 21.29 a u. b**).

Fordern Sie den Patienten auf, zu schlucken; bei jedem Schluck wird die Sonde vorgeschoben. Hilfreich ist es, wenn der Patient ein wenig Wasser schluckt. Das Vorgehen sollte insgesamt zügig sein. Wenn die Sonde den Rachen passiert, ruft sie meist einen starken Würgereiz hervor.

Toleriert der Patient die Maßnahme, schieben Sie die Sonde bis zur Markierung vor. Bei starkem Husten, starkem Würgen oder Zyanose des Gesichts, ziehen Sie die Sonde zurück, unterbrechen Sie den Vorgang und beginnen erst wieder, wenn die Symptome abgeklungen sind und der Patient entspannt ist.

> **⋯› Lerntipp**
> Schauen Sie sich, so oft sich eine Gelegenheit bietet, an, wie eine Pflegeperson mit viel Erfahrung eine transnasale Sonde legt. Wichtig ist es, die Balance zwischen einem vorsichtigen und bestimmten Vorgehen zu finden.

Ist die Sonde bis zur Markierung eingeführt, kontrollieren Sie deren richtigen Lage durch die Aspiration von Magensaft mit einer 50/100 ml Spritze über die Sonde. Eine weitere Möglichkeit zur Lagekontrolle besteht in der Überprüfung des Magensaftes mit speziellem Indikatorpapier oder durch die Auskultation über dem Magen. Mittels einer Spritze werden dabei 10 – 20 ml Luft zügig durch die Sonde gespritzt, gleichzeitig wird das Epigastrium (Magengrube) mit einem Stethoskop auskultiert. Ist ein blubberndes Geräusch zu hören, liegt die Sonde in der Regel richtig.

Aus juristischen Gründen empfiehlt es sich, die Sondenlage nach dem Legen vor der erstmaligen Gabe von enteraler Ernährung durch ein bildgebendes Verfahren (Röntgen) zu kontrollieren. Dies ist in der Praxis jedoch die Ausnahme. Anschließend wird die Nase von Gleitmittelrückständen gereinigt und der Mandrin, wenn vorhanden, entfernt. Dann wird die Sonde mit einem Pflasterstreifen fixiert und mit Klemme oder Stöpsel verschlossen bzw. Sondenkost verabreicht (**Abb. 21.30**).

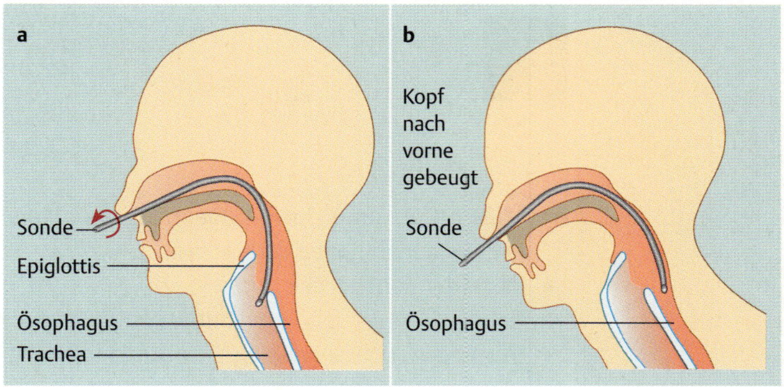

Abb. 21.29 Transnasales Einführen der Sonde unter Drehbewegungen. **a** Die Sonde wird bis in den Rachen (ca. 10 cm) eingeführt. **b** Der Patient beugt den Kopf, um ein Abrutschen der Sonde in die Trachea zu verhindern

Nachbereitung

Dem Patienten sollte die Gelegenheit zum Mund ausspülen gegeben werden. Patienten lagern (bei folgender Sondenkostgabe möglichst sitzend) und ihn über den Umgang mit der liegenden Sonde informieren. Material aufräumen. Mitpatienten wieder ins Zimmer bitten. Auffälligkeiten beim Legen, die Lage der Sonde, Durchmesser, evtl. weitere Pflegemaßnahmen, die ergriffen wurden etc., müssen dokumentiert werden.

Fehlerquellen

Fehllage der Sonde durch eine falsche Kopfhaltung des Patienten beim Legen. Die Folge wäre starker Hustenreiz bis zur Zyanose. Einzuleitende Schritte sind dann: Sonde ziehen, Vorgang abbrechen, Patient beruhigen, nach längerer Pause, wenn möglich, einen erneuten Versuch starten.

Pflege bei liegender transnasaler Sonde

- ⋯› Mundpflege: Durch die fehlende orale Nahrungsaufnahme, die verminderte Speichelbildung und die Mundatmung trocknen die Schleimhäute aus.
- ⋯› Nasenlöcher zur Erleichterung der Atmung und Pflege der Schleimhaut mehrmals tgl. säubern.
- ⋯› Die Speichelproduktion sollte durch das Kauen von Kaugummi oder Brotrinde angeregt werden.
- ⋯› Pneumonieprophylaxe: Patienten mit transnasaler Sonde können zur Schonatmung neigen.
- ⋯› Tägliche Pflasterwechsel sind zur Vorbeugung von Hautschädigungen wichtig (Pflasterstelle wechseln).

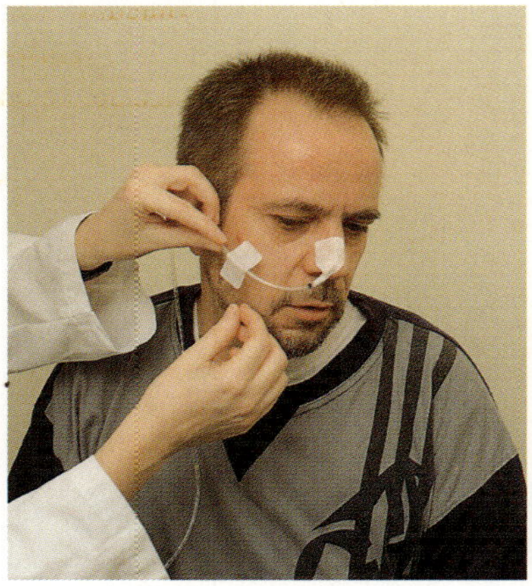

Abb. 21.30 Fixierung der Sonde an Nase und Wange mittels Pflaster. Fettige Haut zur besseren Haftung vorher mit Alkohol abtupfen

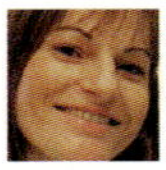

···› Pflegeangebot Anlage einer perkutanen endoskopischen Gastrostomie (PEG)

Claudia Walther

Vorbereitung

- Mundpflege, um Keimverschleppung vom Mund in den Bauchraum zu verhindern,
- Rasur der Bauchdecke,
- Hautantiseptik der ausgewählten Punktionsstelle (Auftragen von alkoholischem Wirkstoff, Einwirkzeit: 60 Sek., sterile Tupfer verwenden),
- Legen eines i.-v. Zugangs.

Durchführung (Abb. 21.31 a – e)

Der Patient bekommt eine Flüssigkeit zur Entschäumung des Magensafts zu trinken. Es kann eine Rachenanästhesie erfolgen. Wenn nicht bereits geschehen, sollte spätestens jetzt ein periphervenöser Zugang gelegt werden. Der Patient wird in Linksseitenlage, den Kopf leicht nach vorn geneigt, gelagert. Der Untersucher führt das Endoskop durch einen Beißring ein, den der Patient mit seinem Kiefer festhält. Anschließend wird der Patient in Rückenlage gebracht. Es wird eine Hautantiseptik durchgeführt, die Punktionsstelle wird steril abgedeckt. Eine zusätzliche Absaugeeinheit sollte bereitstehen. Der Raum wird verdunkelt und eine Diaphanoskopie (Licht wird durch die Bauchdecke hindurch sichtbar) durchgeführt.

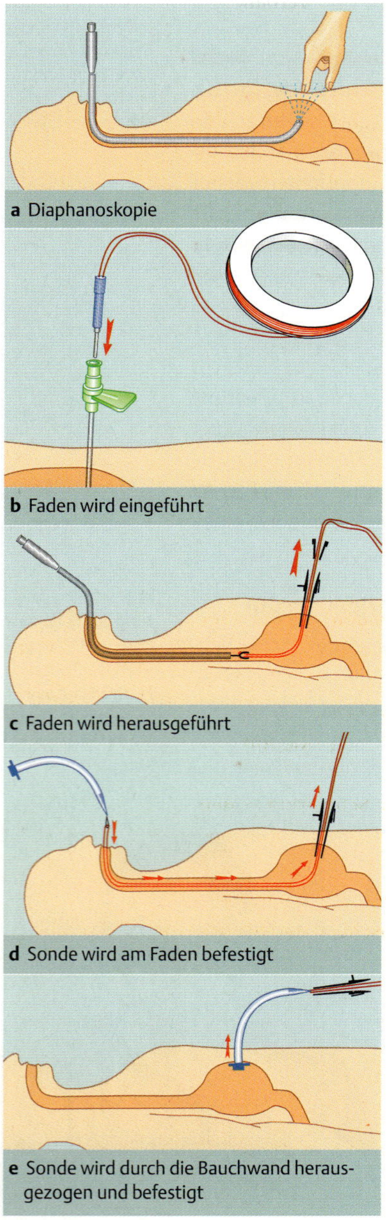

Abb. 21.31 Perkutane endoskopische Gastrostomie (PEG)

a Diaphanoskopie

b Faden wird eingeführt

c Faden wird herausgeführt

d Sonde wird am Faden befestigt

e Sonde wird durch die Bauchwand herausgezogen und befestigt

Nach Erreichen der vorher ausgesuchten Position und bei sichtbarem Lichtkegel wird eine Lokalanästhesie an der Punktionsstelle gesetzt. Danach wird die Punktionskanüle mit Kunststoffhülse in den Magen eingeführt und anschließend die Punktionsnadel entfernt. Nun wird ein Faden über die liegende Kunststoffhülse eingeführt, der im Magen liegende Faden wird mit einer Biopsiezange erfasst und mit dem Gastroskop herausgezogen. Die vorher ausgewählte Sonde wird am Faden fixiert und durch leichten Zug mit der Kunststoffkanüle wird die Sonde durch die Bauchwand nach außen gezogen, bis die Rückhaltescheibe an der Magenwand anliegt. Jetzt wird die Sonde mit einer äußeren Halteplatte fixiert und mit verschiedenen Ansätzen verschlossen. Schließlich wird ein steriler Verband angelegt.

Nachbereitung

Die Nachsorge ist abhängig von der Medikamentendosis und der Größe des Eingriffs. Allgemein gilt: Nach Rachenanästhesie den Patienten für 1 – 2 Std. nüchtern lassen, da während dieses Zeitraums Aspirationsgefahr besteht. Bis zum vollständigen Abklingen evtl. verabreichter sedierender Medikamente ist das Reaktionsvermögen des Patienten zu beobachten.

Nach therapeutischen Eingriffen ist zusätzlich eine häufige Vitalzeichenkontrolle und Beobachtung von Hautfarbe und Ausscheidungen notwendig. Gleichfalls muss die Oberbauchregion auf Druckschmerz (tastbar) und evtl. fehlende Darmgeräusche (mit einem Stethoskop abhörbar) überwacht werden, um eine Perforationsgefahr auszuschließen.

Der Patient wird engmaschig überwacht, bis die Medikationseffekte abgeklungen sind. Die Liegedauer einer PEG ist grundsätzlich unbegrenzt. Ein Sondenaustausch muss jedoch dann erfolgen, wenn die Durchgängigkeit nicht mehr gewährleistet ist.

Ernährung nach PEG-Anlage

Thomas Werschmöller

Am Tag des Eingriffes nur 500 ml Tee in kleinen Portionen verabreichen, dabei auf Reflux und Aspiration achten. An den folgenden Tagen findet der Kostaufbau statt. Beachten Sie grundsätzlich die hausinternen Vereinbarungen, ggf. ist eine 24-stündige Nahrungskarenz nach PEG-Anlage angeordnet bzw. üblich.

Verbandwechsel einer PEG

Thomas Werschmöller

Theoretische Grundlagen

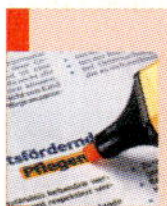

···› Merke

Die Wundinfektion nach Anlage einer PEG ist die häufigste Komplikation nach diesem Eingriff. Die richtige und regelmäßige Durchführung der Verbandtechnik ist die entscheidende Prophylaxe zur Verhinderung dieser Komplikation.

In der ersten Woche soll der Verband täglich gewechselt werden. Bei reizlosen Wundverhältnissen muss er dann jeden 3. – 4. Tag erneuert werden. Im

Bedarfsfall (z. B. Sekretabsonderung) muss der Verbandwechsel häufiger durchgeführt werden.

Materialien zum Verbandwechsel: sterile Schlitzkompresse (5 × 5 cm), 4 sterile Kompressen (5 × 5 cm), Stretchpflaster, Pflasterstreifen zur Sondenfixierung, Schere, Abwurfbehälter, Ablagefläche für Verbandmaterialien, alkoholisches Desinfektionsspray für die Haut des Patienten, Desinfektionsmittel für die Hände des Pflegenden, Waschbenzin und Schutzhandschuhe.

Praktische Durchführung

Aufgabe der Pflegenden sind die üblichen Maßnahmen beim Wechseln von Verbänden sowie Sondenlänge inspizieren (die Zahlenmarkierung an der Sondenaustrittsstelle sollte man mit dem letzten Verbandwechsel in der Dokumentation vergleichen), Fixierung der Halteplatte lockern und die Halteplatte zurückziehen, um die Einstichstelle zu untersuchen. Die Einzelteile der PEG sind zu inspizieren, die Sonde im Stichkanal zu mobilisieren, um ein Einwachsen zu verhindern. Dann muss die Sonde unter leichtem Zug befestigt werden, wobei die Markierung der Sondenlänge zu kontrollieren ist.

Ziel ist die Verwachsung von Magenwand und Bauchdecke, damit sich ein fester Kanal für die PEG-Sonde bildet. Eine sterile Schlitzkompresse wird dann um die Sonde gelegt, die äußere Halteplatte zurückgeschoben und fixiert, so dass sie ohne Spannung auf der Kompresse liegt. Anschließend wird eine sterile Kompresse darüber gelegt und mit Stretchpflaster fixiert. Ein Pflasterstreifen auf der Bauchdecke verhindert zusätzlich, dass Zug auf die Sonde ausgeübt wird (**Abb. 21.32**).

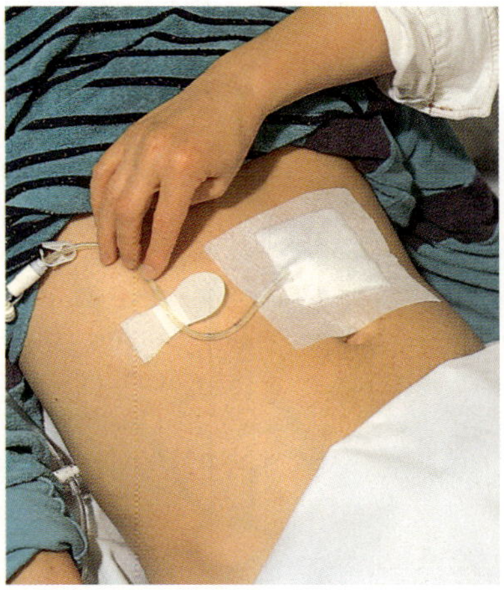

Abb. 21.32 Fertiger Verband einer PEG

Die Einstichstelle muss auf Entzündungszeichen (z. B. Rötung) beobachtet werden. Dokumentieren Sie Veränderungen exakt und informieren Sie den Arzt. Evtl. muss lokal behandelt oder eine Antibiose intravenös verabreicht werden. Bei komplikationslosem Verlauf darf der Patient auch duschen, allerdings muss danach sofort ein trockener Verband angelegt werden.

Fehlerquellen

Der Sondenschlauch kann durch den Verbandwechsel abknicken, es kann eine feuchte Kammer entstehen, die Wundinfektionen begünstigt, Drucknekrosen können entstehen, wenn die Sonde zu fest angezogen wird und die innere Halteplatte dabei auf die Magenwand drückt. Oder die Sonde ist zu schwach fixiert, so dass die Halteplatte nicht an der Magenwand anliegt.

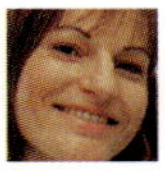

⋯> Pflegeangebot Dosieren und Verabreichen von Sondenkost

Thomas Werschmöller

Theoretische Grundlagen

⋯> ***Methode.*** Grundsätzlich gibt es neben der kontinuierlichen Gabe über Schwerkraft oder Pumpe die Möglichkeit, einzelne Portionen zu verabreichen (Bolus-Gabe).

Bolus-Gaben können nur durchgeführt werden, wenn die Sonde im Magen liegt und hochmolekulare Sondenkost verwendet wird. Andernfalls ist eine kontinuierliche Verabreichung notwendig. Der Arzt setzt das Ernährungsprogramm fest:

- Hochmolekulare Substrate (z. B. Biosorb plus Sonde, Osmolite mit Ballaststoffen oder Fresubin plus Sonde, **Abb. 21.33**) erfordern fast die gesamte Verdauungsleistung vom Darm. Synonym wird häufig der Begriff nährstoffdefinierte Formeldiät (NDD) gebraucht.
- Niedermolekulare Substrate (z. B. Survimed instant, Peptisorb oder Salvipeptid, **Abb. 21.34**) werden in den oberen Darmabschnitten resorbiert. Sie werden auch als chemisch definierte Elementardiät (CDD) bezeichnet. Sie werden bei jejunal liegenden Sonden verwendet und führen zu geringerer Stuhlmenge.

⋯> ***Materialien zum Verabreichen von Sondenkost.***

- Bolus-Gabe mit 100-ml-Spritze über das T-Stück des Überleitsystems, ggf. Klemme bei transnasalen Sonden.
- Kontinuierliche Gabe über Schwerkraft: Beutel/Flasche, Überleitungssystem, Infusionsständer.
- Kontinuierliche Gabe über eine Ernährungspumpe: Pumpe, Beutel/Flasche, Überleitungssystem, ggf. Infusionsständer (manche Pumpen sind tragbar).
- Material zur Überprüfung der Sondenlage.
- Material, um den Füllungszustand des Magens zu prüfen: 100-ml-Spritze, Gefäß.

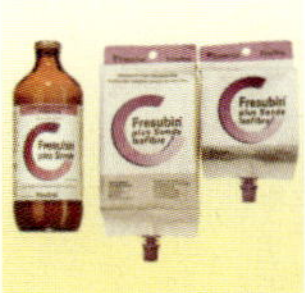

Abb. 21.33 Beispiel für nährstoffdefinierte Formeldiät (NDD)

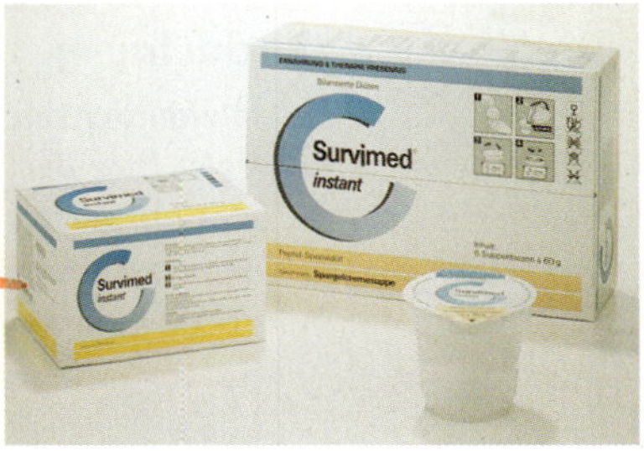

Abb. 21.34 Beispiel für chemisch definierte Elementardiät (CDD)

Pflegerische Aufgaben

Vorbereitung

Zu den Vorbereitungen beim Verabreichen von Schonkost gehören folgende Schritte:

Vorbereiten und falls erforderlich erwärmen (z. B. im Wasserbad) der jeweiligen Sondenkost. Nicht über 40 °C, da das Eiweiß dann koaguliert. Hände desinfizieren. (Die Hände sind eine der wichtigsten Ursachen für eine hohe Keimzahl in der Sondenkost.) Die in Flaschen gelieferte Sondenkost wird mit einem Flaschenöffner geöffnet, das Überleitsystem (**Abb. 21.35**) aufgesetzt und dann wie eine Infusion gerichtet. Die Verbindung zwischen dem Überleitsystem (oder einer Spritze) und der Ernährungssonde erfolgt durch einen Adapter oder nach dem Luer-Lock-Prinzip. Wenn Sie das notwendige Material bereitgestellt haben, informieren Sie den Patienten über die Vorgehensweise. Lagern Sie den Oberkörper 30 – 40° erhöht, da dies das Aspirationsrisiko vermindert und der Refluxprophylaxe dient.

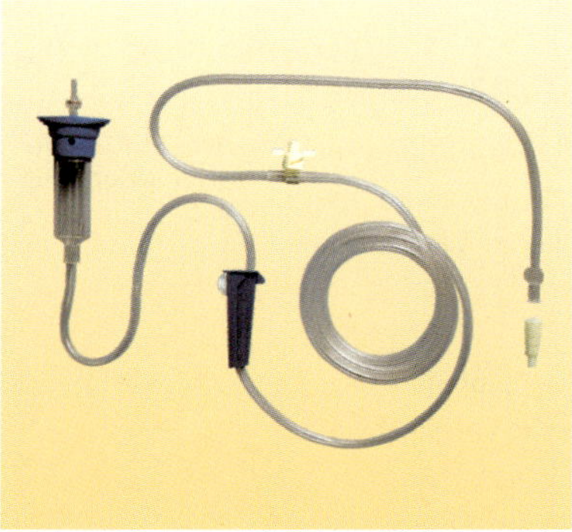

Abb. 21.35 Überleitsystem

Kontrollieren Sie die korrekte Lage bei transnasalen Sonden vor jeder Gabe. Überprüfen Sie die Magenfüllung bei allen gastral liegenden Sonden vor jeder Gabe (Refluxprophylaxe): aspirieren Sie den Mageninhalt des Patienten mittels einer Spritze (100 ml). Dadurch wird die Magenentleerungsfunktion kontrolliert. Die Kontrolle kann auch während der Nahrungsgabe über die Pumpe durchgeführt werden. Menge und Zeitpunkt der Aspiration sind immer zu dokumentieren. Aspirierte Sondenkost kann bis maximal 100 ml zurückgegeben werden. Spülen Sie die Sonde, dadurch werden die Durchgängigkeit erhalten und Infektionen vermieden.

> Uwe Klein
> Krankenpfleger
>
> **···› Praxistipp**
>
> Keine säurehaltigen (Früchtetees, Obstsäfte) oder gesüßte Flüssigkeiten (gesüßter Tee) zum Spülen verwenden. Durch die Säuren kann die Sondenkost ausflocken. Durch den Zucker verklebt die Sonde möglicherweise.

Durchführung

- ···› ***Intermittierende Bolus-Gabe mit Spritze (bei gastraler Lage der Sonde).*** Einzelportion nicht über 250 ml; Vorteil der Methode: Anwesenheit bei der Verabreichung der Sondenkost, physiologische Form der Verabreichung; Nachteil: hoher Zeitaufwand, dies verführt zur schnelleren Gabe.
- ···› ***Sondenkostgabe mittels Schwerkraft.*** Vorteil der Methode: nicht so häufige Manipulation am Überleitungssystem, geringerer Zeitaufwand als bei der Applikation mittels Spritze; Nachteil: ungenaue Einstellung der Geschwindigkeit.
- ···› ***Gabe mittels Ernährungspumpe*** (**Abb. 21.36 a u. b**). Vorteil der Methode: genaue Verabreichung, Sicherheit, verringerter Zeitaufwand. Nachteil: Abwesenheit während der Nahrungsgabe, Gefahr, dass der Patient vernachlässigt wird und Probleme nicht rechtzeitig erkannt werden.

Nachbereitung

Nach Verabreichen der Sondenkost sollte der Patient wieder in die gewünschte Lage gebracht werden. Wichtig ist jedoch, dass der Oberkörper noch mindestens 30 Minuten lang hochgelagert wird, um einem Reflux in die Speiseröhre vorzubeugen.

Sonde spülen, Dokumentation der verabreichten Sondenkostmenge und der Zufuhrgeschwindigkeit. Der Patient ist während und nach der Gabe von Sondenkost zu beobachten. Ein Bogen zur Überwachung der enteralen Ernährung sollte zumindest die Nahrungsbestandteile, die Medikamente und die Ausscheidungen aufführen.

Fehlerquellen

Zu den möglichen Fehlerquellen gehört u. a. ein zu schneller Kostaufbau (die normale Steigerungsrate beträgt 500 ml Sondenkost pro Tag), fehlerhafter Umgang mit der Applikation von Medikamenten (s. Gabe von Medikamenten S. 412).

> **···› Merke**
>
> Sondenkost ist ein sehr gutes Nährmedium für viele Keime, daher sind die Maßnahmen zum hygienischen Umgang mit der Sondennahrung unbedingt zu berücksichtigen (**Tab. 21.10**).

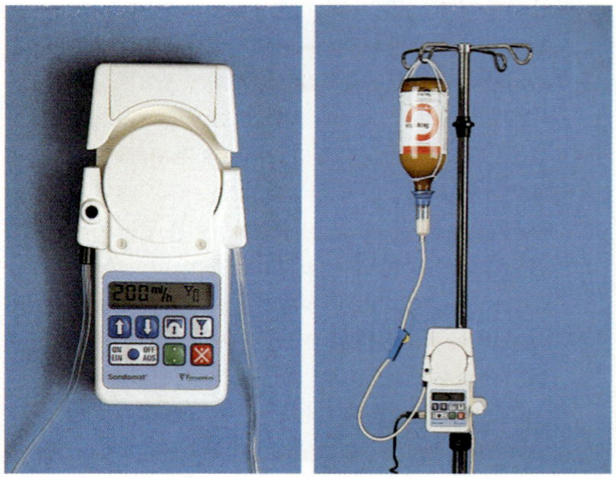

a b

Abb. 21.36 **a** Ernährungspumpe, **b** Ernährungspumpe mit Sondenkost

Tabelle 21.9 Mögliche Komplikationen bei enteraler Ernährung

Mögliche Probleme/Komplikationen	*Prophylaxe/Routinemaßnahmen*	*Erforderliche Maßnahme bei eingetretener Komplikation*
Verstopfen der Sonde (Sondenokklusion)	Sondenkost nicht zu dickflüssig verabreichen Sondendurchmesser nicht zu klein wählen regelmäßiges Spülen der Sonde Medikamente möglichst in flüssiger Form	Maßnahmen bei verstopfter Sonde versuchen Sie nicht, den Mandrin einzuführen (Perforationsgefahr!) Sonde entfernen, neue Sonde legen (bei PEG aufwändig!)
Magenentleerungsstörung (Kennzeichen: 2 Std. nach der Gabe der letzten Sondenkost sollte die Menge an aspiriertem Mageninhalt nicht größer als 100 ml sein)	Kontrolle des Mageninhaltes (vor der erneuten Gabe von Sondenkost, manchmal ist es auch sinnvoll [nachdem die Sondenkost 2 Std. gelaufen ist] zu prüfen) Einlaufgeschwindigkeit nicht über 13 ml/Min.	Nahrungsapplikation um 2 Std. verschieben Information des Arztes Einlaufgeschwindigkeit reduzieren (Einsatz einer Pumpe notwendig) die Magenentleerung kann medikamentös unterstützt werden (Arztanordnung)
Regurgitation (mögliche Folge: Aspiration) Die Gefahr einer Regurgitation besteht insbesondere bei transnasalen Sonden durch deren mögliche Fehllage und dem ständigen Offenhalten des unteren Ösophagussphinkters	Vermeidung einer Fehllage der Sonde Sondenkost nicht mit hohem Druck verabreichen Sondenkost langsam verabreichen (bei Bolusgaben mit 100-ml-Spritze max. 130 ml in 10 Min.) Refluxprophylaxe	bei fraglichem/bekanntem Reflux: 45–60 Min. nach der Nahrungsverabreichung Ablaufbeutel anschließen, so dass verbliebener Mageninhalt ablaufen kann, auf Komplikation achten (z. B. Temperaturkontrolle), Information an den Arzt
Erbrechen, Übelkeit	Sondenkost richtig temperieren Einlaufgeschwindigkeit nicht zu hoch Hygieneregeln beachten Refluxprophylaxe	Nahrungszufuhr stoppen, Atemwege schützen, Begleitung des Patienten nach einer Pause: Nahrungszufuhr evtl. wieder langsam beginnen
Blähungen (s. auch Durchfall)	Luftzutritt über die Sonde verhindern	Sonde zwischen den Mahlzeiten kurz öffnen oder einen Ablaufbeutel anschließen (45–60 Min. nach der Nahrungsgabe)
Durchfall	Beobachtung von Stuhlfrequenz und -konsistenz Hygieneregeln beachten Einlaufgeschwindigkeit nicht zu hoch ballaststoffreiche Sondenkost (wenn möglich) langsamer Kostaufbau	Einlaufgeschwindigkeit und oder Menge der Nahrungszufuhr reduzieren, Arztinformation Umstellung der Sondenkost evtl. mit der Sondenkost pausieren evtl. Gabe von Joghurt und schwarzem Tee
Obstipation	ausreichende Flüssigkeitszufuhr ballaststoffreiche Sondenkost (wenn möglich)	Flüssigkeitszufuhr steigern ballaststoffreiche Sondenkost evtl. Gabe von Joghurt

Tabelle 21.10 Hygieneregeln bei enteraler Ernährung

Hände	*angebrochene Sondenkost*	*Sondenkost (allg.)*	*Arbeitsgeräte*
→ vor jedem Umgang mit Sondenkost und vor jeder Manipulation am Überleitungssystem waschen/desinfizieren → Berührung der Anschlussstellen nach Möglichkeit vermeiden (z. B. zwischen Sonde und Überleitungssystem)	→ im Kühlschrank lagern → nach 24 Std. wegwerfen, Flasche dazu bei Anbruch mit Datum und Uhrzeit versehen → wenn erforderlich, vor der Verabreichung schnell auf die gewünschte Temperatur bringen (Flasche im Wasserbad oder Mikrowelle), anschließend die Flasche gut durchschütteln und die Temperatur prüfen → Sondenkost darf nicht in der prallen Sonne hängen → nicht länger als 6–8 Std. hängen (luftunabhängige Behälter bis 24 Std.), Zeitpunkt des Beginns notieren	→ Haltbarkeitsdatum der Sondenkost beachten → Ausfällungen und Verklumpungen der Sondenkost deuten auf ihren Verderb hin, Sondenkost wegwerfen → Zubereitung von pulverförmiger Nahrung mit abgekochtem Wasser und sauberen, trockenen Geräten → nur bedarfsgerechte Portionen zubereiten → möglichst bald verabreichen → Reste nicht aufbewahren → Ernährungspausen (mindestens einmal tgl. 4 Std.) einhalten (durch kontinuierliche Zufuhr von Sondenkost erhöht sich der pH-Wert, dadurch verminderte Abtötung von Keimen)	→ Sonde nach jeder Mahlzeit durchspülen → Anschlussstelle der Sonde in der Nahrungspause mit sauberem Verschluss schützen → Überleitungssysteme nach 24 Std. wechseln → nach der Mahlzeit mit warmem Wasser reinigen → Anschließen der Überleitungssysteme unter aseptischen Bedingungen → Ernährungsbeutel, Spritzen und das weitere Arbeitsgerät nach jeder Gabe ausspülen (Reinigung bei 60 °C, trockene, staubfreie Lagerung, wenn nochmalige Benutzung erwünscht), nach 24 Std. wechseln

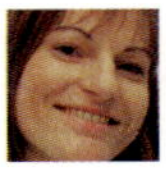

···> Pflegeangebot Verabreichung von Medikamenten über eine Sonde

Thomas Werschmöller

Grundsätzliches

Die orale Einnahme hat Vorrang, falls der Patient dazu in der Lage ist. Flüssige Arzneimittel sind gegenüber festen zu bevorzugen. (Dickflüssige und stark konzentrierte Flüssigkeiten sind vor der Gabe mit 30–60 ml Wasser zu verdünnen.) Die Vielfalt der festen Medikamente erlaubt keine generelle Aussage über die Möglichkeit des Zermörserns und Auflösens. Auch die Lage der Sonde (Dünndarm oder Magen) ist bei der Entscheidung zu beachten.

Fragen Sie Mitarbeiter der Apotheke, ob die festen Arzneiformen gemörsert oder geöffnet werden dürfen bzw. ob es Alternativen in flüssiger Form gibt.

Verabreichung

Folgende Schritte sind bei der Gabe von Medikamenten über eine Sonde durchzuführen:

- Material bereitstellen (20-ml-Spritze, Stethoskop, abgekochtes Wasser, Arzneimittel),
- Tabletten gut zermörsern und aufschwemmen lassen, damit sich die Wirkstoffe lösen können,
- Kontrolle der Sondenlage (bei transnasalen Sonden), Sonde vor der Medikamentengabe mit 20–30 ml Wasser durchspülen,
- Medikament mittels einer Spritze über das T-Stück oder direkt durch den Sondenanschluss verabreichen, dabei keinen hohen Druck ausüben,
- bei der gleichzeitigen Gabe mehrerer Arzneimittel sind diese einzeln zu verabreichen (zwischendurch mit mindestens 3–5 ml Wasser spülen),
- nach der Medikamentengabe mit 20–30 ml Wasser nachspülen.

Die notwendigen Abstände zur Nahrung sind einzuhalten. Die Regeln für die orale Gabe bleiben bestehen. U. U. muss ein umfangreicher Plan erstellt werden, wann Medikamente und Sondenkost zu geben sind.

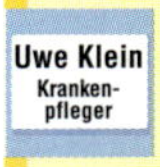

···> Praxistipp

Medikamente und Sondenkost dürfen in der Sonde nicht zusammenkommen, u. U. besteht die Gefahr, dass die Nahrung ausflockt und die Sonde verstopft wird. Auf keinen Fall dürfen Arzneimittel der Sondenkost direkt beigemischt werden.

21.5 Komplexe Pflegesituationen gestalten

Heike Jung-Heintz

Aufnahmesituation

Frau Michel, 63 Jahre alt, wird in Begleitung ihres Ehemannes am 2. August mit dem Krankenwagen ins Krankenhaus eingeliefert. Ihr Hausarzt hat sie mit dem Verdacht auf einen Apoplex mit rechtsseitiger Hemiparese eingewiesen.

Ihr Ehemann berichtet, dass ihr Gesicht seit 3 Tagen verändert ausgesehen habe und ihr auch etwas Speichel aus dem Mund geflossen sei. Beim Aufstehen habe sie keine Kontrolle über ihren rechten Arm gehabt, er sei schlaff heruntergehangen. Herr Michel gibt an, dass sie schon seit einigen Jahren Medikamente gegen Bluthochdruck nimmt, deren Einnahme sie allerdings immer wieder auch vergessen habe. Frau Michel versucht sich mitzuteilen. „Plötzlich, Krankenwagen, Schlimm, Fritz bleib." Da beide zum Zeitpunkt der ersten Symptome einen Urlaub in Kenia gemacht haben und sich nicht den Medizinern dort anvertrauen wollten, haben sie das nächste Flugzeug genommen und sind dann sofort nach der Landung zum Arzt gegangen.

Lebenssituation

Herr und Frau Michel arbeiten in ihrer gemeinsamen Gärtnerei auf einem alten Aussiedlerhof außerhalb der Stadt, sie sind finanziell unabhängig. Ihren Ruhestand möchten sie gerne in der Toskana verbringen, bis dorthin wollen sie die Gärtnerei und den Hof verkaufen, da sie keine Kinder haben, die den Betrieb weiter führen könnten. Hobbys sind für Frau Michel das Töpfern und Aquarellmalen, hierzu hat sie sich eine kleine Werkstatt eingerichtet. Außerdem geht Frau Michel zusammen mit ihrem Ehemann zweimal im Monat Kegeln mit alten Freunden.

Pflegeanamnese

Da bereits zuviel Zeit zwischen dem Einsetzen der ersten Symptome und der Einweisung verstrichen ist, wird Frau Michel nicht auf die Stroke unit sondern auf eine neurologische Station verlegt. Hier findet die ausführliche Pflegeanamnese statt.

Im Einverständnis mit Frau Michel beantwortet ihr Mann die Fragen bei der Pflegeanamnese, da es ihr schwer fällt, die richtigen Worte zu finden. Herr Michel schaut immer wieder zu seiner Ehefrau, um sich zu versichern, das Richtige zu berichten. Frau Michel nickt dann, um ihre Zustimmung auszudrücken. Zur ATL Essen und trinken erzählt Herr Michel: „Meine Frau und ich lieben eine herzhafte Küche, Gemüse und Obst gibt es ja immer ganz frisch. Also für Süßes wie Schokolade oder Pudding ist meine Frau nicht zu haben, nicht wahr Karin? Morgens lieber ein Käsebrot und einen Kaffee, mittags ordentlich gekocht und abends belegte Brote und ein Gläschen Rotwein dazu. Kann ich meiner Frau ein wenig Obst mitbringen, darf sie das essen?“

Schwester Ina informiert daraufhin Herrn und Frau Michel, dass zunächst genau untersucht werden muss, inwieweit die Nahrungsaufnahme durch die Erkrankung beeinträchtigt ist. Frau Michel könnte sich ansonsten sehr leicht verschlucken und dies ist gefährlich. Sie bittet Herrn Michel, vorerst nichts zum Essen mitzubringen und die Ergebnisse der Untersuchung durch den Arzt sowie die Logopädin abzuwarten. Auch die Beeinträchtigung der Nahrungsaufnahme durch die Parese des rechten Armes spricht Schwester Ina an und erklärt, dass Frau Michel angeleitet werde, wie sie mit dieser Einschränkung umgehen kann. „Ja, meine Frau ist doch Rechtshänderin, wie soll sie denn einigermaßen essen können, wenn sie den Arm und die Hand kaum bewegen kann. Essen ist doch wichtig, damit sie wieder auf die Beine kommt.“ Schwester Ina erklärt, dass auf das Essen und Trinken sehr geachtet werde und darüber auch ein Protokoll geführt wird, um eine ausreichende Nahrungs- und Flüssigkeitsaufnahme zu gewährleisten.

Ärztliche Anordnung

Diagnostisch werden CCT, EKG, Röntgen-Thorax und Blutuntersuchungen angeordnet. Puls, Blutdruck und Körpertemperatur sollen 3-mal tgl. kontrolliert werden. Die Flüssigkeits- und Nahrungsaufnahme ist zu protokollieren. Krankengymnastik und Logopädie werden informiert.

Prioritätensetzung

Im Vordergrund steht die Stabilisierung der momentanen Krankheitssituation von Frau Michel. In Absprache mit dem behandelnden Arzt und der hinzugezogenen Logopädin wird zunächst auf eine orale Nahrungskarenz verzichtet, da die Voraussetzungen für eine orale Nahrungsaufnahme gegeben sind. Der Verlauf soll mittels eines Schluckprotokolls kontrolliert werden (S. 399). Falls Frau Michel keine ausreichende Flüssigkeits- und Nahrungsmenge zu sich nehmen kann, soll der Arzt informiert werden, um die Möglichkeit der Anlage einer PEG unter Fortführung eines Schlucktrainings zu diskutieren.

Die nächsten beiden Tage soll Frau Michel gelockerte Bettruhe einhalten (nur zum Waschen und zur Toilette aufstehen), danach kann sie in Absprache mit dem Arzt weiter mobilisiert werden. Für die ATL ‚Essen und trinken‘ gestaltet sich die Pflegeplanung wie in **Tab. 21.11** dargestellt.

Tabelle 21.11 Exemplarische Pflegeplanung für die ATL Essen und trinken

Pflegeproblem	*Pflegeziel*	*Pflegemaßnahme*
Der Schluckvorgang ist durch die Fazio-Orale-Störung von Frau Michel beeinträchtigt *Potenzielles Problem:* Aspirationsgefahr	→ Frau Michel nimmt ausreichend Nahrung und Flüssigkeit zu sich → Beseitigung der Fazio-Oralen-Störung → Vermeidung einer Aspiration	→ Frau Michel Schritt für Schritt über alle Maßnahmen und deren Notwendigkeit informieren, → die Maßnahmen werden in den verschiedenen Schichten nur von Schwester Anja, Petra, Irene und Tanja durchgeführt, → vor jeder Mahlzeit und nach jedem Trinken Fazio-Orale Stimulation nach Coombes, → Frau Michel zur Fazio-Oralen-Stimulation, zu den Mahlzeiten und zum Trinken bis zum 4.8. im Langsitz nach Bobath lagern , ab 5.8. dann in Absprache mit dem Arzt Sitzen am Tisch nach dem Bobath-Konzept, → taktile Schluckhilfen am Mundboden anbieten, Kieferkontrollgriff, Nachschlucken abwarten oder dazu auffordern, → Schluckprotokoll führen, tgl. mit Arzt Nahrungs- und Trinkmenge besprechen, → Getränke löffelweise anbieten. Frau Michel anleiten, keine zu großen Schlucke zu nehmen, Einfuhrmenge protokollieren. → Küche informieren, keine Nahrungsmittel schicken, an denen sich Frau Michel verschlucken könnte wie z. B. Feinkörniges, → bis 20 min. nach den Mahlzeiten Oberkörperhochlagerung.

→

Tabelle 21.11 Exemplarische Pflegeplanung für die ATL Essen und trinken

Pflegeproblem	*Pflegeziel*	*Pflegemaßnahme*
Die selbstständige Nahrungsaufnahme von Frau Michel ist durch die Hemiparese des rechten Arms beeinträchtigt	Frau Michel integriert den rechten Arm in den Vorgang der Nahrungsaufnahme *Fernziel:* Frau Michel kann selbstständig essen und trinken	→ Frau Michel anleiten, den rechten Arm nach dem Bobath-Konzept in die Nahrungsaufnahme einzubeziehen → Nahrung und Getränke im Blickfeld und in der Reichweite von Frau Michel auf einer rutschfesten Unterlage anordnen
Frau Michel spürt Essensreste in der rechten Wangentasche nicht. *Potenzielles Problem:* → Gefahr der Schädigung der Mundschleimhaut, → Aspirationsgefahr	→ Intakte Mundschleimhaut → Vermeidung einer Aspiration	→ Kontrolle der Wangentasche auf Speisereste und Inspektion der Mundhöhle, (S. 401) nach jeder Mahlzeit → Frau Michel zur selbstständigen Mundpflege anleiten: Sie soll mit dem linken Zeigefinger ihre Mundhöhle austasten und reinigen → nach jeder Mahlzeit Mundpflege mit Fingerling und feuchter Gaze

Leserservice

Verwendete Literatur

Ernährung und Ernährungsstörungen

Fuchs, C. S. u. a.: Dietary fiber and the risk of colorectal cancer and adenoma in women. The New England Journal of Medicine. 340 (1999) 169 – 176

Hawthorn, J.: Übelkeit und Erbrechen. Ullstein Medical, Wiesbaden 1998

Huchzermeyer, H.: Erbrechen. Thieme, Stuttgart 1997

Huth, K., R. Kluthe: Lehrbuch der Ernährungstherapie. Thieme, Stuttgart 1995

Reich, G., M. Cierpka: Psychotherapie der Essstörungen. Thieme, Stuttgart 1997

Sitzmann, F.: Mit wachen Sinnen wahrnehmen und beobachten, Teil 2. Recom, Baunatal 1996

Sitzmann, F.: Hygiene. Springer, Berlin 1999

Vaupel, P., K. Ewe: Funktionen des Magen-Darm-Kanals. In Schmidt, R. F., G. Thews: Physiologie des Menschen. Springer, Berlin 1995

Ernährung und Pflege

Borker, S.: Essenreichen in der Pflege. Eine empirische Studie. Ullstein-Mosby, Berlin 1996

Daschner, F.: Hygienemaßnahmen bei enteraler Ernährung. Pfrimmer-Nutricia GmbH und Co. KG, Erlangen o. J.

Eich, A.: Enterale Ernährung – Sondenernährung in der Pflegepraxis. Ullstein Medical, Wiesbaden 1998

Van Kaathoven, N., A. Gundlach, N. van Mierlo, K.-J. Schote: Die Ernährung Gesunder und Kranker. Eicanos, Bocholt 1995

Kester, L. et al.: Übergangspflege. 2. Folge: Organisation und Durchführung einer heimenteralen Ernährung. Die Schwester / Der Pfleger 3 (1993) 215

Roper, N.: Elemente der Krankenpflege. Recom, Basel 1992

Seel, M.: Die Pflege des Menschen, 3. Aufl. Brigitte Kunz, Hagen 1998

Seib, U.: Arbeitsbuch Ernährung und Diätetik für Pflege- und Gesundheitsfachberufe, 2. Aufl. Urban & Fischer, München 1999

Sitzmann, F. (Hrsg.): Pflegehandbuch Herdecke. Springer, Berlin 1998

Strehl, E. (Hrsg.): Arzneimittel in der Pflege – Ein Lehrbuch für Krankenpflegekräfte und medizinische Assistenzberufe, 4. Aufl. Govi, Eschborn 1997

Schluckstörungen

Affolter, F., W. Bischofberger: Wenn die Organisation des zentralen Nervensystems zerfällt und es an gespürter Information mangelt. Neckar, Villingen-Schwenningen 1993

Bartolome, G. u. a.: Schluckstörungen. Diagnostik und Therapie, 2. Aufl. G. Fischer, Stuttgart 1999

Coombes, K.: Von der Ernährungssonde zum Essen am Tisch. In Lipp, B., W. Schlaegel (Hrsg.): „Wege von Anfang an", Frührehabilitation schwerst hirngeschädigter Patienten. Neckar, Villingen-Schwenningen 1996

Hannig, Ch., A. Wuttge-Hannig: Radiologische Diagnostik und Therapiekontrolle neurologischer Schluckstörungen. In Bartolome, G. et al.: Schluckstörungen, 2. Aufl. Fischer, Stuttgart 1999

Hoehl, M., P. Kullick: Kinderkrankenpflege und Gesundheitsförderung. Thieme, Stuttgart 1998

Juchli, L.: Pflege. Praxis und Theorie der Gesundheits- und Krankenpflege, 8. Aufl. Thieme, Stuttgart 1997

Kuhlmann, B., S. Töbeck: Ernährungsempfehlungen bei Kau- und Schluckstörungen mit Ursache in der oralen Phase. FORUM Logopädie 3 (1994) 17

Logemann, J. A.: Evaluation and Treatment of Swallowing Disorders. Proed, Austin 1983

Logemann, J. A.: Dysphagia: Evaluation and Treatment. Folia Phoniatrica et Logopaedica 47 (1995) 140

Nusser-Müller-Busch, R.: Störungen der Nahrungsaufnahme und therapeutische Hilfen. In Bienstein, Ch., A. Zegelin (Hrsg.): Handbuch Pflege bei schwerer Behinderung. Selbstbestimmtes Leben, Düsseldorf 1995

Nusser-Müller-Busch, R.: Diagnostik und Therapie neurologisch bedingter Schluckstörungen. FORUM Logopädie 3 (1994) 3

Nusser-Müller-Busch, R.: Therapieansätze bei Störungen der Nahrungsaufnahme – Eine Standortbestimmung. FORUM Logopädie 2 (1997) 5

Nusser-Müller-Busch, R.: Therapie des facio-oralen Traktes (F.O.T.T.) zur Behandlung facio-oraler Störungen und Störungen der Nahrungsaufnahme. FORUM Logopädie 2 (1997) 12

Nusser-Müller-Busch, R.: Therapie neurogener Schluckstörungen. In Böhme: Sprach-, Sprech-, Stimm- und Schluckstörungen, Bd. 2: Therapie. Fischer, Stuttgart 1998

Nusser-Müller-Busch, R.: Diätetische Maßnahmen bei Schluckstörungen im Erwachsenen- und Kindesalter. In Böhme: Sprach-, Sprech-, Stimm- und Schluckstörungen, Bd. 2: Therapie. Fischer, Stuttgart 1998

Prosiegel, M.: Anatomie der am Schluckakt beteiligten zentralnervösen Strukturen. In Bartolome, G. u.a.: Schluckstörungen, 2. Aufl. Fischer, Stuttgart 1999

Prosiegel, M.: Neurogene Dysphagie. Diagnostische und therapeutische Aspekte. NeuroReha 4 (1996) 218

Schröter-Morasch, H.: Klinische Untersuchung der am Schluckvorgang beteiligten Organe. In Bartolome, G. u. a.: Schluckstörungen, 2. Aufl. Fischer, Stuttgart 1999

Weiterführende Literatur

Ernährung und Ernährungsstörungen

Huchzermeyer, H.: Erbrechen. Thieme, Stuttgart 1997

Huth, K., R. Kluthe: Lehrbuch der Ernährungstherapie. Thieme, Stuttgart 1995

Reich, G., M. Cierpka: Psychotherapie der Essstörungen. Thieme, Stuttgart 1997

Ernährung und Pflege

Fröhlich, A.: Basale Stimulation, 9. Aufl. Selbstbestimmtes Leben, Düsseldorf 1997

Gümmer, M., G. Döring: Im Labyrinth des Vergessens – Hilfen für Altersverwirrte und Alzheimerkranke. Psychiatrie, Bonn 1996

Wagener, R. u. a.: Essen und Trinken bei Menschen mit Alzheimer-Demenz – Eine Interaktionsstudie. Pflege 2 (1998) 89

Schluckstörungen

Bartolome, G. u. a.: Schluckstörungen. Diagnostik und Rehabilitation. Urban & Fischer, München 1999

Gratz, C., D. Woite: Die Therapie des Facio-Oralen Traktes bei neurologischen Patienten – Zwei Falldarstellungen. Neue Reihe Ergotherapie. Schultz-Kirchner, Idstein 1998

Schaich, F.: Schluckstörungen und Gesichtslähmungen, 4. Aufl. Fischer, Stuttgart 1994

Nusser-Müller-Busch, R.: Therapie neurogener Schluckstörungen. In Böhme: Sprach-, Sprech-, Stimm- und Schluckstörungen, Bed. 2: Therapie. Fischer, Stuttgart 1998

Nusser-Müller-Busch, R.: Diätetische Maßnahmen bei Shluckstörungen im Erwachsenen- und Kindesalter. In Böhme: Sprach-, Sprech-, Stimm- und Schluckstörungen, Bd. 2: Therapie. Fischer, Stuttgart 1998

Kontaktadressen

Pfrimmer Nutrica GmbH
Ernährungsteam
Am Weichselgraben 14
91058 Erlangen

Fresenius AG
Marktbereich Home Care Europa
Borkenberg 14
61343 Bad Homburg

Abbott GmbH
Abteilung: Med. Ernährung
Max-Planck-Ring 2
65205 Wiesbaden

Deutsche Gesellschaft für Ernährung e. V.
Stelle für Öffentlichkeitsarbeit
Im Vogelsgesang 40
60488 Frankfurt

Deutsches Institut für Ernährungsforschung
Arthur-Scheunert-Allee 114 – 116
14558 Bergholz-Rehbrücke
Tel.: 0 33/20 08 80
Fax: 0 33/20 08 84 44

Internetadressen

http://www.meine-gesundheit.de/GesEn/GesEn.htm
(Gesunde Ernährung)

http://www.meine-gesundheit.de/kalo/kalo.htm
(Kalorientabelle)

http://www.meine-gesundheit.de/STIVER/KRANKH/Uebergew.htm
(Übergewicht)

Deutsches Institut für Ernährungsforschung
http://www..dife.de

http://www.anad-pathways.de
(Essstörung)

22 ATL Ausscheiden

Leben muss strömen

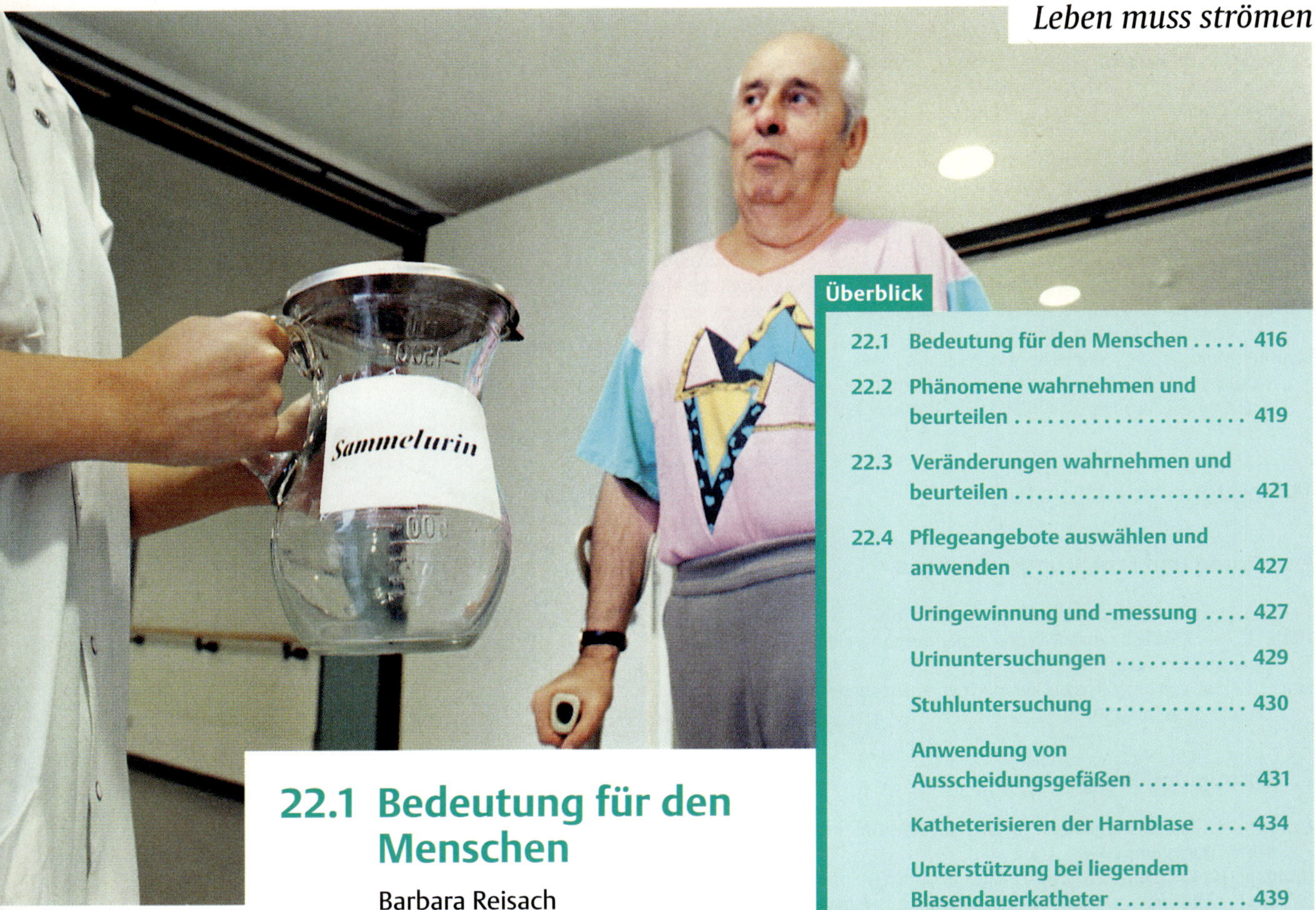

Überblick

22.1 Bedeutung für den Menschen

Barbara Reisach

Der Vorgang des Ausscheidens zählt zu den elementarsten Fähigkeiten und Bedürfnissen des Menschen. Dieser täglichen Notwendigkeit kann sich niemand entziehen, auch wenn uns Ort und Zeitpunkt dafür nicht gelegen kommen. Die ATL Ausscheiden umfasst im engen Sinne die Urin- und Stuhlausscheidung, es gibt jedoch noch andere Ausscheidungsvorgänge, wie der Auswurf von Sputum oder Erbrochenem, die Sekretion von Schweiß, Menstruationsflüssigkeit oder der Geschlechtsorgane. Sekrete dieser Art werden in den entsprechenden ATLs Atmen, Essen und Trinken, Körpertemperatur regulieren und Kind, Frau und Mann sein thematisiert. Der natürliche Kreislauf von Aufnehmen und Abgeben ist ein wichtiger Vorgang für jeden Menschen. Es entstehen Unbehagen oder sogar große Ängste, wenn Störungen der Ausscheidung auftreten.

Solche Störungen entstehen wenn wir das, was wir aufgenommen haben, nicht verdauen können. Dann werden wir krank und leiden, beispielsweise an Verstopfung. Daran zeigt sich die enge Verknüpfung von körperlichen und psychologischen Faktoren beim Thema Ausscheiden.

Physiologisch gesehen ziehen wir unsere Lebensenergie aus dem Verdauungsvorgang. Diese Energie können wir zur Gestaltung unserer Umwelt nutzen, deren Produkte wir dann wieder aufnehmen. Ausscheidungen können daher im weiteren Sinne als gestaltete und verdaute Umwelt betrachtet werden. Letztendlich ist das Ausscheiden die Kehrseite des Aufnehmens, beide gehören untrennbar zusammen und beide sind Teil des natürlichen Kreislaufs. Als nur ein Beispiel dafür sei auf die Pflanzen verwiesen, die mit ihrem Blattgrün unser Kohlendioxid aufnehmen und Sauerstoff dafür ausscheiden. Das Ausscheiden ist von einer Reihe von Einflussfaktoren abhängig, die gemeinsam ein sensibles Gleichgewicht herstellen (**Abb. 22.1**).

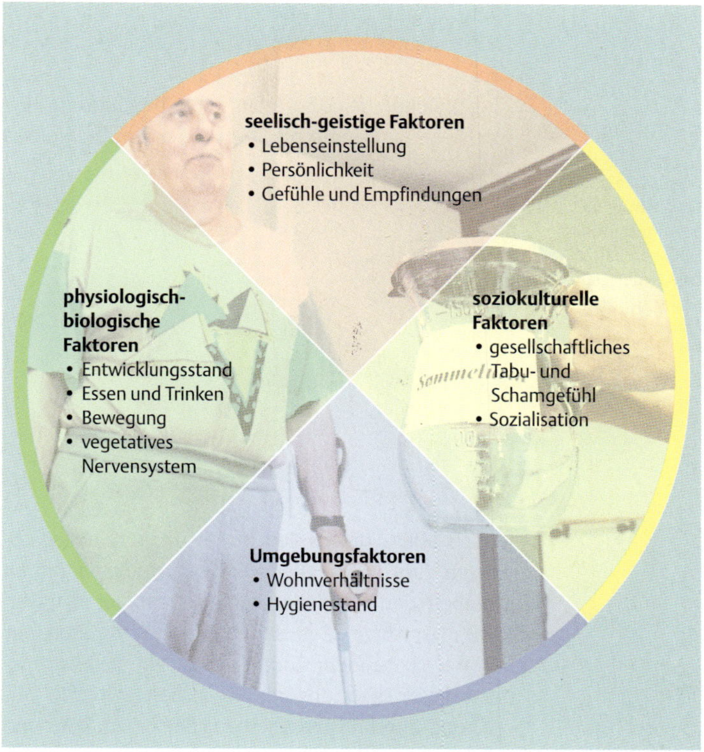

Abb. 22.1 Einflussfaktoren auf das Ausscheiden

22.1.1 Physiologische Einflussfaktoren

Durch die nervale Steuerung der Ausscheidungsorgane kann der Mensch bis zu einem gewissen Maß bestimmen, zu welcher Zeit und an welchem Ort die Ausscheidung erfolgt. Van der Bruggen (1998) stellte in einer niederländischen Studie bei Gesunden fest, dass der Stuhlgang sich überwiegend morgens zwischen 6 und 10 Uhr einstellt und zwar mit einer deutlichen Spitze zwischen 8 und 9 Uhr. Gegen 13 Uhr und zwischen 17 und 19 Uhr steigt die Häufigkeit der Stuhlausscheidung nochmals an. Neben der Bewegung bestimmen das Ess- und Trinkverhalten sowie die Zusammensetzung der Nahrung die Dauer der Passage und damit die Form des Stuhls. Die Einwirkungen dieser Faktoren zeigen sich beispielsweise an hartem, wurst- oder murmelförmigem Stuhl. Das Ess- und Trinkverhalten wird heutzutage seltener durch eine Esskultur mit gemeinsamen Mahlzeiten bestimmt, sondern vielmehr durch einen steigenden Konsum von Fastfood, bei dem die Nahrung rasch verschlungen wird. Ein Fünf-Gänge-Menü in geselliger Runde lädt da schon eher für die Zeit des genussvollen Kauens ein, was wiederum förderlich ist für die Verdauung. Körperliche Bewegung fördert die Darmperistaltik, zusätzlich bringt sie den Menschen in die Lage, seine Unabhängigkeit von fremder Hilfe bei den Ausscheidungen zu behalten. Ein funktionierender Bewegungsapparat ermöglicht den selbstständigen Gang zur Toilette und die dort nötigen Griffe beim Entkleiden und der Körperreinigung.

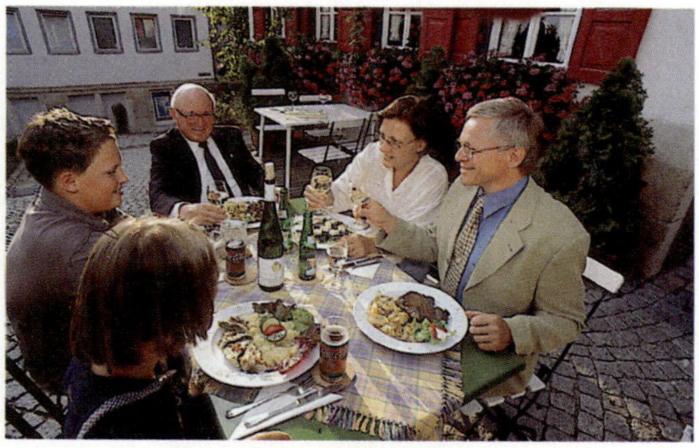

Gemeinsame Mahlzeiten, die in Ruhe eingenommen werden, sind in unserer hektischen Zeit selten geworden

22.1.2 Soziokulturelle Einflussfaktoren

Bei Kindern ist die geistige Entwicklung meist im 2.–3. Lebensjahr soweit, dass Blasenfüllung oder Stuhldrang bewusst wahrgenommen werden. Sie können den Ausscheidungsvorgang, der vorher reiner Reflex war, nun willkürlich beeinflussen. Die geistig-seelische Entwicklung führt durch den Prozess des Loslassens und der Erkenntnis, selber etwas produziert zu haben, zu lustvollem Erleben. Altersunabhängig wirken sich Gefühlsregungen wie Aufregung, Angst und Depressionen auf die Häufigkeit der Miktion und der Defäkation individuell unterschiedlich aus. Für die Wechselwirkung zwischen Psyche und Ausscheidungsverhalten ist das vegetative Nervensystem verantwortlich.

Gehen Kinder noch stolz mit ihrer körperlichen Produktion um und suchen ein Publikum für ihr „Häufchen", wird meist später mit der Erziehung ein Tabu eröffnet, über diese Ausscheidungsvorgänge Stillschweigen zu bewahren. In den meisten Kulturen werden die Menschen dazu erzogen, ein „stilles Örtchen" für die Blasen- und Darmentleerung aufzusuchen. Die Scham über die entstehenden Geräusche während der Stuhlausscheidung steigt mit dem Lebensalter (van der Bruggen 1998). Für viele Menschen, die an Obstipation leiden, ist es laut dieser Studie unangenehm, von anderen gerochen zu werden.

Spielende Kinder oder sehr beschäftigte Erwachsene ignorieren oft Stuhl- oder Urindrang, was

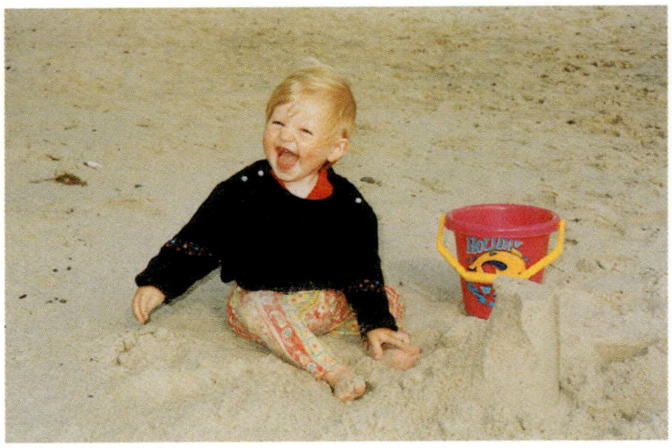

Dieses spielende Mädchen ist so begeistert mit dem Sand beschäftigt, dass es den Harndrang nicht bemerkt

jedoch über längere Zeit zu gesundheitlichen Störungen führt. Vor allem Frauen unter 40 Jahren schieben den Stuhlgang hinaus (van der Bruggen 1998). Der kürzeste Aufschub betrug 2 Minuten, der längste 10 Stunden. Ganz grob ist ein Defäkationsmuster zwischen jüngeren Menschen (unter 40 Jahren) und älteren Menschen auf der einen Seite und Männern und Frauen auf der anderen Seite auszumachen.

Ältere haben eine bestimmte Zeit für die Defäkation. Bei Jüngeren ist das Defäkationsmuster unregelmäßig. Frauen haben öfter am Tag Stuhlgang, die Menge ist geringer als bei den Männern. Frauen legen besonderen Wert auf Hygiene. Da sie in unserer Gesellschaft meist sitzend defäkieren oder urinieren und somit das WC berühren, beruht dieses Erleben des Stuhlgangs wahrscheinlich auf der anatomischen Konstellation bei Frauen und den kulturellen Gepflogenheiten.

Wo sich Menschen unterschiedlicher Kulturen begegnen, wird schnell deutlich: Was an einem Ort als schicklich und selbstverständlich angesehen wird, gilt andernorts als anstößig und peinlich.

Viele Lebensbereiche einer islamischen Frau z. B. sind streng getrennt von Männern. Geschlechtlich gemischte Gruppen im Therapiebad oder die Intimpflege durch einen Pfleger sind für sie völlig unannehmbar. Zum Abwischen des Unterkörpers kommt nur die linke Hand in Frage. Ist diese eingegipst oder durch Haltevorrichtungen blockiert, hat der Patient ernstliche seelische Konflikte. Sich nach dem Ausscheidungsvorgang nicht die Hände zu waschen, gilt als Sünde.

In den skandinavischen Ländern entwickelte sich ein freiheitlicheres Schambewusstsein. Eine gemischte Sauna ist hier eine Selbstverständlichkeit. Schamgefühl und Schamverhalten sind, neben individuellen Prägungen in der Kindheit, ein tief verwurzeltes kulturell geprägtes Lebensgefühl. Die Person will etwas für sich bewahren. Sie will, dass andere jene Sphären beachten, die sie bei sich und anderen zu respektieren gelernt hat.

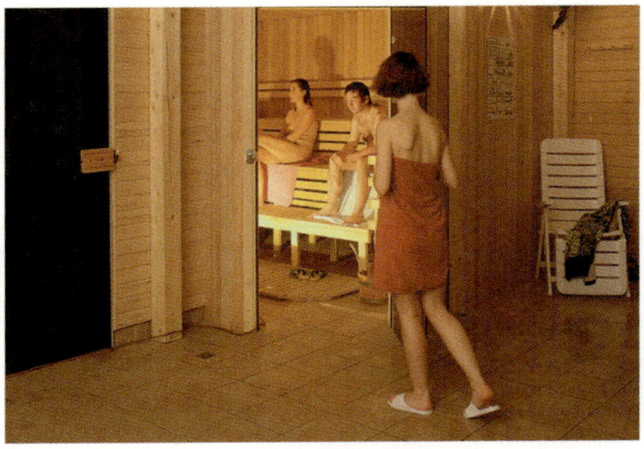

Praxistipp

Eva Groß
Krankenschwester

Immer mehr Menschen aus anderen Kulturen finden sich als Patienten in den Gesundheits- und Krankenhauseinrichtungen ein. Für Sie als Pflegende ist es wichtig, prinzipielle Unterschiede über den Verhaltenskodex Schamgefühl zu kennen (s. Kap. 28, S. 649) und respektvoll darauf einzugehen.

Merke

Schutz- und Schamgefühl sind Wächter, die von Patient und Pflegenden beachtet werden wollen. Umgehen mit der Scham heißt Diskretion, heißt unterscheiden können und taktvoll sein.

Die für den Ort der Ausscheidung und ihr Produkt verwendeten Wörter sind vom Alter und von der Region abhängig. Dialekt und Vulgärsprache bieten gerade bei dieser Körperfunktion ein reichhaltiges Repertoire. Die offizielle Hochsprache ist dagegen arm an Ausdrucksmöglichkeiten und hat wenig mit dem emotionalen Erleben des Menschen zu tun. Zur Aufgabe des Pflegenden gehören nicht nur die manuellen Handfertigkeiten, das medizinische und psychologische Wissen, die Fähigkeit zur Einfühlung und die genaue Beobachtung der Ausscheidungen.

Es gehört auch dazu, dem Patienten Sprache an die Hand zu geben, die einen mageren Wortschatz

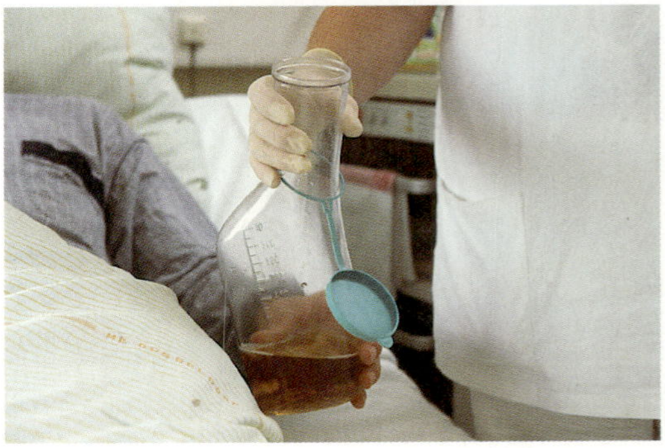

überbrücken hilft und dem Patienten trotzdem seinen dialektalen Sprachgebrauch läßt (Sitzmann 1996). Der Umgang mit Zerfallsprodukten des Körpers ruft bei vielen Pflegenden ein Gefühl der Abwehr und des Ekels hervor. Ekel ist eine Schutzreaktion vor allem Vergifteten und vor Fäulnis, weil dies dem eigenen Körper den Tod bringen kann. Christine Sowinski (1996) hat in einer Studie belegt, dass in einer Skala von „unangenehm" bis „grauenhaft" Stuhl und Urin im unteren Bereich der Skala angesiedelt sind, Dekubitus und Eiter folgen mit Erbrochenem und Sputum. An der Spitze der ekelauslösenden Situationen steht für die befragten Altenpflegerinnen „Kot im Mund". Ekel am Ausscheidungsprodukt ist am geringsten, wenn es als natürlich empfunden wird. Fast unerträglich wird der Ekel dagegen, wenn beispielsweise verwirrte Menschen Kot essen.

Berufsanfängerinnen verspüren dieses Ekelgefühl in den ersten Berufsjahren noch stark. Danach nimmt die Abwehrhaltung ab und bleibt plateauartig für viele Jahre niedrig, um dann plötzlich übermäßig weit über das Ausgangsniveau hin anzusteigen (Sowinski 1996). Diese Übersensibilität ist eines der Symptome, die beim Burnout-Syndrom beobachtet werden können. Zur eigenen Psychohygiene haben Pflegende laut dieser Studie Rituale entwickelt, um mit den vorhandenen Ekelgefühlen umzugehen. Dazu zählen:

- Konsequenter Gebrauch von Schutzhandschuhen im Umgang mit Ausscheidungen, aus hygienischen Gründen, aber auch, um sich psychisch zu schützen,
- Methoden zur Selbstreinigung, z. B. durch Atemtherapie,
- ein befreiender Schrei an einem geeigneten Ort, mit dem alles Widerliche abgeschüttelt wird,
- das ausgiebige Duschen nach Dienstende, um sauber daheim anzukommen.

Umgebungsabhängige Faktoren. Unsaubere oder außerhalb des Wohnbereichs liegende Toiletten können ein Grund sein, den Urin- oder Stuhldrang längere Zeit zu unterdrücken. Manche Menschen legen Wert, auf ihrer eigenen Toilette auszuscheiden und geben dem Pflegenden verkehrte Angaben, nur damit sie nach der Entlassung zu Hause das eigene WC benutzen können. Jeder Mensch entwickelt im Laufe seines Lebens sein eigenes Ritual der Ausscheidung.

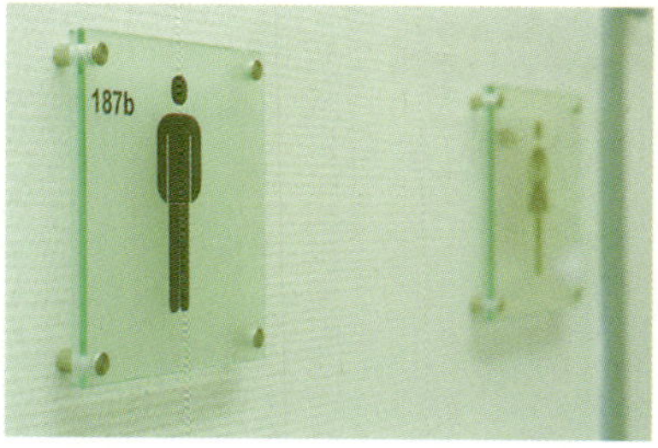

Musik hören, Zeitung lesen, Fernsehschauen, sind nur ein paar der möglichen Varianten. Die Toilette in den Einrichtungen der Gesundheitsfürsorge sind das genaue Gegenteil dazu. Die Atmosphäre ist bestenfalls nüchtern, kalt, mit gekachelten Wänden oder dazu noch schmuddelig. Es riecht des öfteren nach Stuhl, Urin und Zigaretten.

Gesundheitspolitische Einflussfaktoren. Sauberes Trinkwasser und eine intakte Abwasserkanalisation sind in Industrieländern selbstverständlich. Durch die Lebensmittelüberwachung ist das Auftreten von infektiösen Darmerkrankungen gering. In Schwellenländern sind dagegen eine ausreichende Trinkwasserqualität, sanitäre Einrichtungen und ein funktionierendes Abwassersystem häufig nicht vorhanden. Ältere Menschen und abwehrgeschwächte Kinder erkranken dann an Durchfällen. Es ist letzten Endes immer eine politische Frage, die gesellschaftlich diskutiert werden muss, für welche Maßnahmen die finanziellen Mittel zur Verbesserung der Lebensbedingungen aufgebracht werden.

22.2 Phänomene wahrnehmen und beurteilen

22.2.1 Urinbeobachtung

Barbara Reisach

> **Definition**
> Als Urin, der auch Harn genannt werden kann, bezeichnet man die von den Nieren durch die Harnwege abgesonderte Flüssigkeit. Täglich werden ca. 1000 – 2000 ml Urin ausgeschieden. Der Vorgang des Wasserlassens wird als Miktion bezeichnet. Eine Miktion enthält ca. 250 – 350 ml Urin.

Die Nieren haben die Aufgabe, unseren Wasser- und Elektrolythaushalt zu regulieren, stickstoffhaltige Stoffwechselprodukte (Harnstoff, Harnsäure, Kreatinin), Glukose und körperfremde Substanzen zu filtern sowie den Säure-Basen-Haushalt im Blut aufrechtzuerhalten. Dazu wird in den Nierenkörperchen der Primärharn gebildet. Das bedeutet, dass in 24 Std. ca. 180 Liter plasmaähnliche Flüssigkeit aus dem Blut in die ableitenden Harnkanäle gepresst wird. Im Tubulus wird der größte Teil von Wasser, Elektrolyten, Aminosäuren und Glukose rückresorbiert. Der Endharn setzt sich aus 95 % Wasser, Salzen und Abbauprodukten des Eiweißstoffwechsels, der Harnsäure, des Kreatinins und des Harnstoffs zusammen. Er wird über die Harnleiter an die Harnblase weitergeleitet. Die Beobachtung des Urins erfolgt nach festgelegten Kriterien (**Tab. 22.1**).

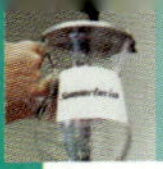

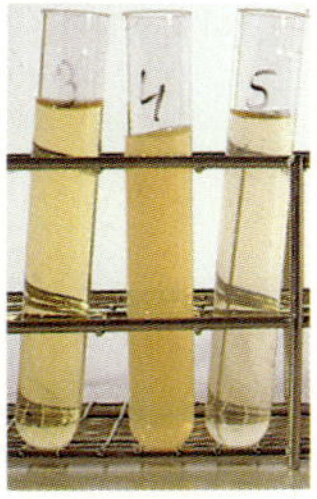

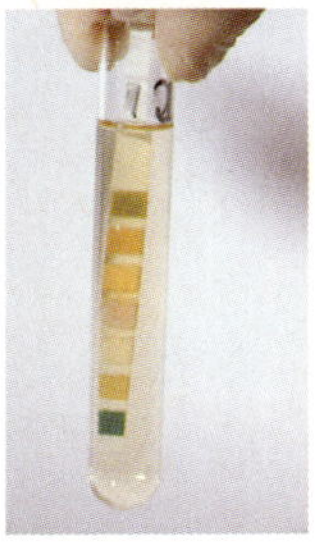

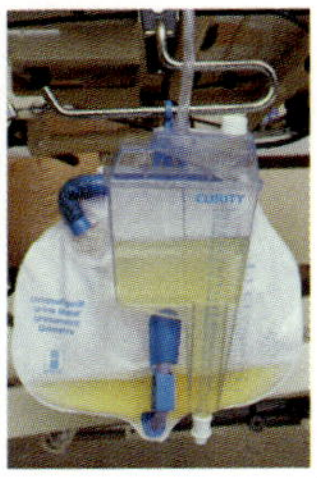

Tabelle 22.1 Beobachtungen der physiologischen Urinausscheidung

Beobachtungskriterium	*Normaler Befund*	*Abweichungen durch physiologische Ursachen*
Farbe	strohgelb	⇢ blassgelb bei hoher Flüssigkeitsaufnahme ⇢ dunkelgelb bei geringer Flüssigkeitszufuhr ⇢ rötliche Verfärbung durch Verzehr von roten Rüben ⇢ leuchtend gelbe Farbe durch Einnahme von Vitamin B
Durchsichtigkeit	klar	Leichte Trübung bei längerem Stehenlassen von konzentriertem oder saurem Urin
Reaktion	pH-Wert 5 – 6	pH-Wert 7 – 8 = alkalisch, v. a. bei pflanzlicher Kost
spezifisches Gewicht	1015 – 1025	⇢ Zunahme bei kleineren Urinmengen ⇢ Abnahme bei größeren Urinmengen
Geruch	unauffällig	⇢ durch langes Stehen scharfer Geruch nach Ammoniak ⇢ Veränderungen z. B. durch Spargel, Kaffee usw.
Menge (abhängig von Alter und Flüssigkeitszufuhr)	Säuglinge: bis 500 ml Kinder über 8 Jahren: bis 1 000 ml Erwachsene: bis 2 000 ml	⇢ Abnahme durch Flüssigkeitsverlust über Atmung und Haut (z. B. bei starkem Schwitzen) ⇢ Zunahme z. B. durch Tee, Kaffee, Bier
Häufigkeit (Miktionen erfolgen willkürlich, schmerzlos, im Strahl)	Säuglinge: bis 25-mal Schulkinder: 6 – 8-mal Erwachsene: 4 – 6-mal	⇢ abhängig von Entwicklungsstand. Kann der Harndrang willkürlich gesteuert werden? ⇢ abhängig von der Trinkmenge und Blasenkapazität

22.2.2 Stuhlbeobachtung

Barbara Reisach

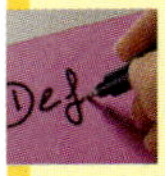

⇢ Definition

Das Ausscheidungsprodukt des Darms wird als Fäzes, Stuhl, Exkremente oder Kot bezeichnet, der Vorgang der Stuhlausscheidung als Defäkation.

Im Dickdarm werden bislang nicht verdaute Nahrungsbestandteile durch Bakterien (v. a. Kolibakterien) abgebaut. Bei der Spaltung von Kohlenhydraten wird der Vorgang als Gärung bezeichnet, bei der Eiweißspaltung als Fäulnis. Der verdaute Nahrungsbrei, der sich im Dickdarm befindet, wird in 2 – 3 großen peristaltischen Wellen Richtung Enddarm befördert. Gesteuert wird dieser Vorgang über das vegetative Nervensystem. So können z. B. Angst oder

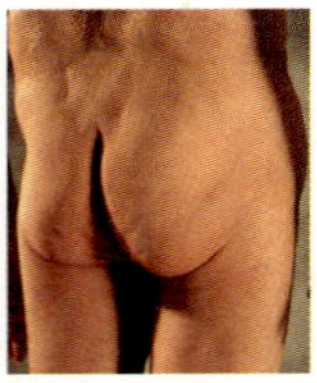

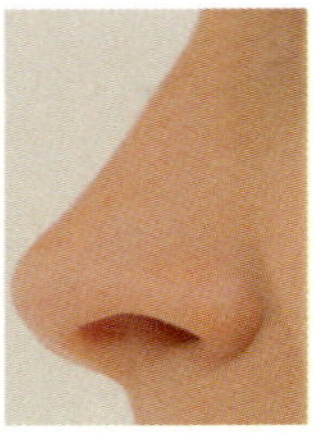

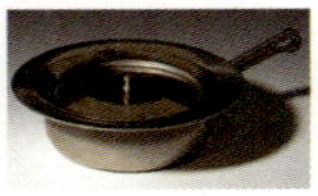

Tabelle 22.2 Beobachtung der physiologischen Stuhlausscheidung

Beobachtungskriterien	*Normaler Befund*	*Abweichungen durch physiologische Ursachen*
Farbe	mittel-, dunkelbraun (durch den Farbstoff Sterkobilin, einem Abbauprodukt des Bilirubins)	⇢ rötlich durch rote Beete ⇢ grünbraun durch Spinat ⇢ braunschwarz durch Eisen, Rotwein und Blaubeeren ⇢ gelbbraun durch viel Milchprodukte, Eier und stärkehaltige Kost ⇢ schwarz durch die Einnahme von Eisenpräparaten und med. Kohle
Konsistenz	geformt	abhängig vom Wassergehalt, bei eiweißreicher Ernährung fester, bei kohlenhydratreicher Nahrung weicher
Häufigkeit	1 – 2-mal täglich oder 3 – 4-mal wöchentlich	bei Aufregung häufiger
Geruch	nicht auffallend übelriechend	⇢ säuerlicher Geruch bei kohlenhydratreicher Kost ⇢ fauliger Geruch bei eiweißreicher Kost, bedingt durch Skatol und Indol, Abbauprodukten unverdaulicher Eiweiße und Aminosäuren
Menge	100 – 500 g täglich	⇢ unter 100 g/Tag bei Fasten oder ballaststoffarmer Ernährung ⇢ über 500 g/Tag bei Ernährung mit Vollkornprodukten

ein Ekelgefühl den Drang zur Stuhlausscheidung hemmen. Der im Enddarm gesammelte Stuhl besteht hauptsächlich aus Wasser (70–75%), Zellulose, Schleim, abgestoßenen Darmepithelien, Farbstoffen und Darmbakterien.

Stuhl ist der zersetzte und unverdaute Rest des Nahrungsbreis, der im Bereich des Dickdarms durch Flüssigkeitsentzug zu Stuhl eingedickt wird.

Die Beobachtung des Stuhls erfolgt wie die des Urins nach festgelegten Kriterien (**Tab. 22.2**).

22.3 Veränderungen wahrnehmen und beurteilen

22.3.1 Urinbeobachtung

Barbara Reisach

Verschiedene Störungen der Körperfunktion führen dazu, dass sich die Urinausscheidung pathologisch verändert. Die sorgfältige Urinbeobachtung ist daher wichtig, um diese Störungen zu erkennen. Sie stellt einen wichtigen Parameter dar, um den Verlauf einer Erkrankung beurteilen zu können. Die Beobachtung der pathologischen Veränderungen der Urinausscheidung geht im Wesentlichen von den in **Tab. 22.1** aufgestellten Kriterien zur Urinbeobachtung aus.

Farbe:

- grüngelb bis bierbraun: durch Beimengung von Bilirubin (Gallenfarbstoff) bei Lebererkrankungen (z. B. Hepatitis),
- rot (lackfarben, wird am Licht schwarz): Hinweis auf Porphyrie (Störung der Hämsynthese) oder durch reines Hämoglobin im Urin durch Hämolyse (z. B. bei Verbrennungen oder Vergiftungen),

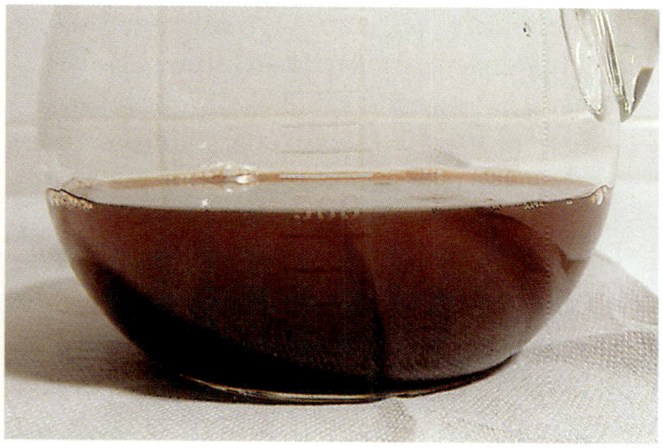

- fleischwasserfarben bis dunkelrot: durch Erythrozyten im Urin (Hämaturie) z. B. Harnwegsinfekt oder Blutung in den Harnwegen bei Makrohämaturie Blutfärbung deutlich sichtbar, bei Mikrohämaturie mikroskopischer Nachweis von Erythrozyten und Hämoglobin,
- wasserhell, hellgelb: bei Diabetes mellitus, Diabetes insipidus,
- Veränderungen durch best. Medikamente z. B. rot-orange durch Levodopa oder goldgelb durch Abführmittel.

Durchsichtigkeit:

- milchige Trübung mit weißem Bodensatz durch Eiweiß (Proteinurie) und Eiter (Pyurie): bei Infekt mit gleichzeitiger Leukozyturie.

Reaktion:

- sauer: bei Fieber, diabetischer Azidose, Tumorzerfall und Zellverfall nach Zytostatika.

Geruch:

- verändert, unangenehm: nach Ammoniak und Schwefelwasserstoff bei Harnwegsinfektionen,
- Obstkellergeruch: bei Coma diabeticum durch Keton im Urin (Ketonurie).

Menge:

- Polyurie: Krankhafte Vermehrung der Harnmenge (bis auf 10–20 l/Tag) z. B. bei Diabetes insipidus, Diabetes mellitus, nephrotischem Syndrom,
- Oligurie: Verminderung der täglichen Harnausscheidung auf Mengen von 100–400 ml z. B. bei ungenügender Flüssigkeitsaufnahme, Dehydration infolge Erbrechen, Durchfall, Fieber, Blutverlust, Schock, sowie bei ungenügender Herz- und/oder Nierenleistung,
- Anurie: Fehlende Harnproduktion: bei einer Störung, die prärenal (vor den Nieren, z. B. bei Schock), renal (in den Nieren, z. B. bei Nierenbeckenentzündung) oder postrenal (hinter den Nieren, z. B. bei Blasensteinen) liegen kann. Anhaltende Anurie führt zu Urämie (= Harnvergiftung), da Stoffwechselprodukte nicht ausgeschieden werden können.

Häufigkeit:

- Nykturie: Häufiges nächtliches Wasser lassen: z. B. bei Herz- und Nierenerkrankungen,
- Pollakisurie: Häufiges Wasserlassen in kleinen Mengen, wobei die 24-Stunden-Menge normal sein kann. Z. B. als neurovegetativer Entleerungsmechanismus bei Erkrankungen der Blase (Blasenentzündung), der Prostata (Adenom) sowie in den ersten Monaten der Schwangerschaft.

Spezifisches Gewicht:

- Isosthenurie: Harnstarre, die bei schwerer Niereninsuffizienz beobachtet werden kann. Da die Nieren nicht mehr fähig sind zu konzentrieren bzw. zu verdünnen, beträgt das spezifische Gewicht konstant 1010–1012,

Messung des spezifischen Gewichts mittels Urometer

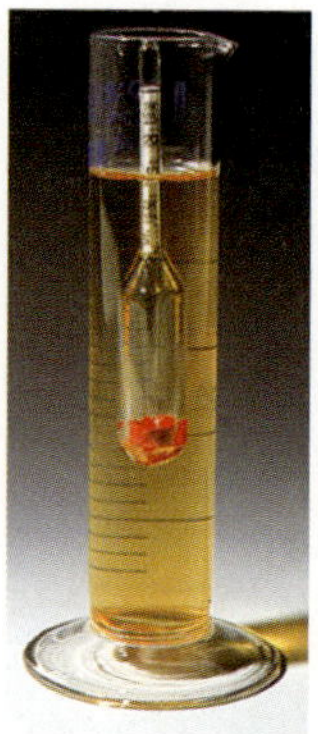

- Hyperstenurie: Übermäßig hohes spezifisches Gewicht durch massive Glukose- (Glukosurie) oder Eiweißausscheidung (Albuminurie) bei normaler bis erhöhter Flüssigkeitsmenge und hellgelbem Urin.

Weitere Veränderungen:

- Dysurie: Schmerzhafte Miktion, häufig nur tropfenweise Entleerung der Blase. Z. B. bei Harnwegsinfektionen oder postoperativ durch Sphinkterspasmus oder nach Entfernen des Blasendauerkatheters
- Harnretention: Harnverhalten trotz gefüllter Blase, z. B. bei Abflussbehinderungen durch Blasensteine, Prostataadenome etc. oder durch neurogene Störungen
- Harninkontinenz (S. 423): Auch als Harnträufeln bezeichnet. Unvermögen, den Harn willkürlich zurückzuhalten.

22.3.2 Stuhlbeobachtung

Barbara Reisach

Ebenso wie der Urin ist der Stuhl eine wichtige Informationsquelle, um Störungen der Körperfunktion zu erkennen bzw. beurteilen zu können. Zur Beobachtung einer krankhaft veränderten Stuhlausscheidung dienen die in **Tab. 22.2** zu Grunde gelegten Kriterien.

Farbe:

- braunrot bis schwarz (= Teerstuhl [Melaena]): bei Blutungen im oberen Teil des Verdauungstraktes (Mund, Speiseröhre, Magen, oberer Darmabschnitt). Die Salzsäure des Magens verfärbt das Blut dunkel, außer die Blutung ist sehr massiv,
- ockergelb (= Dyspepsiestuhl): bei Durchfällen infolge Nahrungsunverträglichkeit (allergische Reaktion) oder Infektionen mit pathogenen Darmkeimen,
- grünlich: bei schweren Diarrhoen, z. B. infolge einer akuten Gastroenteritis,
- gelbgrün: bei Typhus,
- lehmfarben (= acholischer Stuhl): der Gallenzufluss in den Darm ist vollständig behindert, z. B. bei Hepatitis, Gallenwegsverschluss oder nicht angelegten Gallengängen.

Beimengungen:

- frisches rotes Blut: kann ohne Stuhlmasse oder dem Stuhl aufgelagert beobachtet werden, manchmal zusammen mit Schleim, z. B. bei: Darmeinstülpung (Invagination), Colitis ulcerosa, Karzinom, Analfissuren, Hämorrhoiden u. a.,
- Schleim: bei gereizter Darmschleimhaut,
- Eiter: bei Entzündungen des Dickdarmes (Colitis ulcerosa), durch Absonderung von Leukozyten und eingeschmolzenem Gewebe,
- Fettauflagerung: durch Maldigestion, z. B. bei Mukoviszidose, zystischer Fibrose, Zöliakie oder fortgeschrittener Pankreasinsuffizienz (Fette werden durch fehlende Lipase nicht gespalten),
- Parasiten und Wurmeier: bei Aufnahme von Wurmeiern über die Nahrung oder durch den Kontakt mit Haustieren
  - Madenwürmer: einige Millimeter lang, fadendünn, größere Anzahl (Knäul)
  - Spulwürmer: einige Zentimeter lang, wie dünne graue Regenwürmer, meist einzeln oder in geringer Anzahl
  - Bandwürmer: weiß, glatt, fingernagelgroß
- Fremdkörper: Münzen, Kirschkerne, Augen von Teddybären, Knöpfe u. a. werden meist von Kindern verschluckt.

Konsistenz/Form:

- breiig-wässrig: z. B. bei Magen-Darm-Infektionen (gestörte Wasserrückresorption), Cholera oder Nahrungsunverträglichkeiten,
- knollig, hart: Flüssigkeitsmangel im Darm durch geringe Trinkmengen und ballaststoffarme Ernährung (geringere Peristaltik führt zu längerer Verweildauer und damit zu stärkerem Flüssigkeitsentzug des Stuhlgangs),
- bleistiftförmig: bei entsprechend eingeengtem Lumen des Dickdarms.

Merke
Wenn Sie bei einem Patienten bleistiftförmigen Stuhl beobachten, kann dies auch ein Hinweis auf einen Darmtumor sein.

Geruch:

- übelriechend: durch unverdaute Nahrungsreste, z. B. bei Ernährungsstörungen und Maldigestion, insbesondere bei gestörtem Eiweißabbau; bei Rektum- oder Darmkarzinom (alkalisch),
- säuerlich: bei gestörtem Kohlenhydratabbau,
- sauer, pH-Wert < 6: durch den Gärungsprozess bei der Kohlenhydratverdauung, wie z. B. bei Resorptionsstörungen von Zucker (Gärungsdyspepsie),
- alkalisch, pH-Wert > 8: durch den Fäulnisprozess bei der Eiweißverdauung oder bakteriellen Infektionen (Fäulnisdyspepsie).

Menge:

- massige Stühle: durch Zottenatrophie gestörte Resorption mit der Folge von Malabsorption,
- massige Fettstühle (Steatorrhoe): durch fehlende Lipase ist die Spaltung und Resorption der Fette gestört, es kommt zu Maldigestion, z. B. bei Pankreatitis,
- sehr geringe Stuhlmengen (Hungerstuhl): durch das Fehlen von Nahrung, und/oder bei Nahrungskarenz besteht der Stuhl aus eingedicktem Gallensaft, Schleim, Darmepithelien und Kolibakterien. Er sieht schwarzbraun bis grünlich aus und ist dünnflüssig.

22.3.3 Miktionsstörungen – Urininkontinenz

Elke Kuno

> **Definition**
>
> Unter Inkontinenz versteht man den unwillkürlichen Urin- oder Stuhlabgang. Sie ist ein Symptom, das sowohl physische, psychische und soziale Ursachen haben kann. Urin- und Stuhlinkontinenz können kombiniert auftreten.

Die Zahl der betroffenen Personen wird in Deutschland auf ca. 3,7 Millionen geschätzt (Urin- und Stuhlinkontinenz), mit einer hohen Dunkelziffer ist zu rechnen. Urininkontinenz ist häufiger als Stuhlinkontinenz. Inkontinenz tritt in allen Lebensaltern auf. Rund 2,8 Millionen der Betroffenen sind Frauen, rund 880 000 sind Männer.

Kontinenz wird im Laufe der kindlichen Entwicklung erlernt. Wenn Kinder über das Alter von 6 Jahren einnässen oder zu diesem Verhalten wieder zurückkehren, können diese als inkontinent bezeichnet werden.

Das Phänomen der Urininkontinenz tritt mit steigendem Lebensalter häufiger in Erscheinung. Während 0,2% der Bevölkerung im Alter von 5 – 64 Jahren an Inkontinenz leiden, sind es bei der Altersgruppe der 65 – 79-Jährigen ca. 17% und bei den Achtzigjährigen und Älteren 30%. So ist auf Grund der demographischen Entwicklung mit einer Zunahme der Betroffenen auf ca. 4,4 Millionen im Jahr 2030 zu rechnen (Beske 1994).

> **Praxistipp**
>
> Eva Groß, Krankenschwester
>
> Inkontinenz gehört zu den am stärksten tabuisierten Krankheitssymptomen (Füsgen, Melchior 1997). Im pflegerischen Umgang können verschiedene Beobachtungen auf das Problem hinweisen, wie z. B. Urinflecken in der Bettwäsche oder in der Kleidung, „heimlicher" Gebrauch von Vorlagen, ständige Benützung von Damenbinden, Verstecken von Unterwäsche, Uringeruch und Ablehnung von notwendigen Hilfestellungen bei der Körper- und Intimpflege.

Formen und Ursachen

Die Ursachen der Urininkontinenz sind vielfältig und hängen vom Lebensalter ab. Bei älteren Menschen liegen meist mehrere Ursachen zugrunde.

Die Unterscheidung in Störfaktoren für Kontinenz bzw. inkontinenzbegünstigende Faktoren und die chronischen Formen der Harninkontinenz ist für die Erfassung und Behandlung der Störung wichtig.

Inkontinenzbegünstigende Faktoren. Es gibt viele Faktoren, die das Auftreten einer Inkontinenz begünstigen können. Hierzu gehören körperliche und funktionelle Veränderungen, geistige und psychische Einschränkungen, Einflüsse durch die Umgebung oder durch Medikamente.

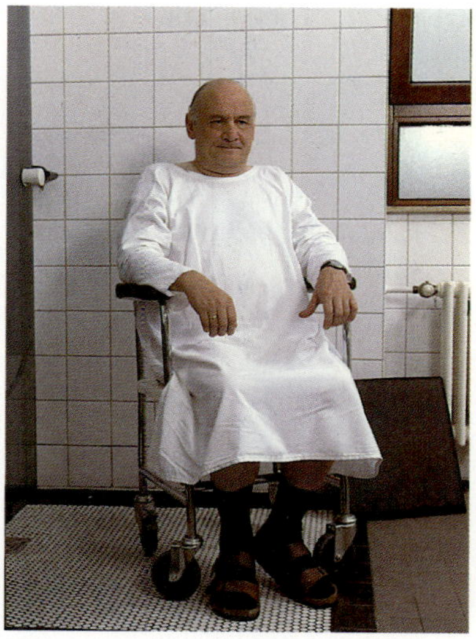

Eine Einschränkung der Beweglichkeit kann die Kontinenz stören, weil dadurch der Gang zur Toilette verzögert wird

Konkret kann das Auftreten einer Inkontinenz beispielsweise begünstigt werden durch: herabgesetzte Verschlussleistung des Beckenbodens, Obstipation, Harnwegsinfekt oder Einschränkung der Beweglichkeit. Die einzelnen Störfaktoren der Kontinenz und auch deren Kombination können unterschiedliche Folgen für den Betroffenen haben (vgl. **Tab. 22.7**). So können beispielsweise Obstipation und Harnwegsinfekt den Harndrang verstärken, eine Einschränkung der Beweglichkeit verlängert dagegen z. B. die Zeitspanne, bis die Toilette erreicht ist.

Chronische Formen der Urininkontinenz. Eine weitverbreitete Einteilung der Harninkontinenz ist die von der International Continence Society (ICS) empfohlene, symptomorientierte Einteilung. Mischformen sind dabei möglich.

- Stressinkontinenz,
- Dranginkontinenz (Urgeinkontinenz. Urge [engl.] = Drang),
- Überlaufinkontinenz,
- Reflexinkontinenz,
- extraurethrale Inkontinenz (Füsgen, Melchior 1997).

Eine Zusammenfassung von Ursachen und Symptomen der verschiedenen Formen von Urininkontinenz liefert **Tab. 22.3**. Bei Frauen im mittleren Lebensalter steht die Stressinkontinenz (S. 1144) im Vordergrund, die Dranginkontinenz nimmt mit ca. 60% beim älteren Menschen den größten Anteil ein. Das Risiko inkontinent zu werden steigt mit zunehmendem Lebensalter, aber alt werden heißt nicht, inkontinent zu werden.

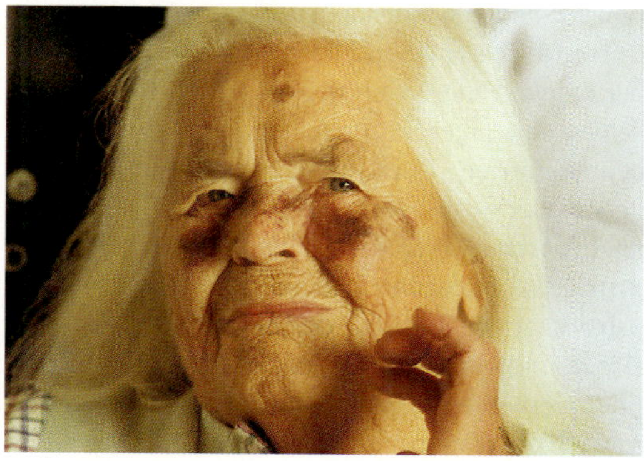

Es ist sehr wichtig, sich immer wieder klar zu machen, dass das Lebensalter nicht automatisch mit Krankheiten verknüpft sein muss. Das Bild dieser alten Dame soll Sie nachdrücklich daran erinnern

Tabelle 22.3 Formen und Ursachen der Urininkontinenz (modifiziert nach Ouslander 1995)

Form	*Symptome*	*Häufige Ursachen*
Dranginkontinenz	unkontrollierter Urinverlust (meist größere, oft auch wechselnde Mengen) durch Unfähigkeit, die Miktion hinauszuzögern, bei rasch auftretendem, starkem Harndrang	Detrusorüberaktivität isoliert oder im Zusammenhang mit einer oder mehreren der folgenden Ursachen: → *lokale* urogenitale Veränderungen wie Zystitis, Urethritis, Tumor, Steine, Divertikel u. a. → *ZNS*-Erkrankungen wie Apoplex, demenzielles Syndrom, Parkinson-Syndrom
Stressinkontinenz	ungewollter Urinverlust (meist kleinere Mengen), der bei kurzzeitiger Erhöhung des intraabdominellen Druckes (z. B. durch Husten, Niesen, Lachen) auftritt	→ Schwäche der Beckenbodenmuskulatur, die zu einer vermehrten Mobilität der Blasenbasis und der proximalen Urethra führt → Blasenhals- oder Sphinkterschwäche (intrinsisch) im Zusammenhang mit vorausgegangenem Trauma (z. B. Operation)
Überlaufinkontinenz	ungewollter Urinverlust (häufige, kleinere Mengen), der im Zusammenhang mit einer überdehnten Blase auftritt	→ anatomische Obstruktion durch Prostata, Striktur oder große Zystozele → akontraktile Blase im Zusammenhang mit Diabetes mellitus oder Rückenmarksschädigung
Reflexinkontinenz	unkontrollierter Urinverlust (meist größere, oft auch wechselnde Mengen), ohne dass Harndrang empfunden wird	→ unkontrollierte Reflexaktivität der Blase durch Rückenmarksschädigung oberhalb des spinalen Miktionszentrums (S2–S4) bei entzündlichen, traumatischen, degenerativen, neoplastischen oder vaskulären Erkrankungen
extraurethrale Inkontinenz	ungewollter (meist kontinuierlicher) Urinverlust über andere Wege als die Harnröhre	→ erworbene Urinfistel (z. B. Blasen-Scheiden-Fistel bei Unterbauchtumor) oder angeborene Fehlmündung eines Harnleiters

Therapie

Medikamentöse Therapie. Verschiedene Medikamentengruppen (z. B. Medikamente zur Dämpfung der Aktivität des Blasenmuskels bei der Dranginkontinenz) werden eingesetzt. Beim älteren Patienten ist besonders auf die Nebenwirkungen und die Interaktion mit anderen Medikamenten zu achten.

Operative Therapie. Operative Verfahren werden z. B. bei Lageveränderungen der Blase und Schließmuskelveränderungen (Stressinkontinenz), bei Abflussbehinderungen (Überlaufinkontinenz) und zur Behebung der extraurethralen Inkontinenz eingesetzt.

Physikalische Therapie. Dazu gehören Beckenbodengymnastik, Biofeedbacktraining, Elektrostimulation, Balneotherapie und Reflexzonentherapie.

Einsatz mechanischer Hilfsmittel. Sie wirken inkontinenzverbessernd, indem sie organische Veränderungen korrigieren (Pessar, Harnröhrenstents) oder den Blasenverschluss vorübergehend herstellen (z. B. Vaginaltampons). Hierzu ist auch die instrumentelle Harnableitung als intermittierende oder dauerableitende Form zu rechnen. Vor dem Hintergrund der damit verbundenen Risiken ist diese Indikation im Rahmen der Inkontinenz streng zu stellen.

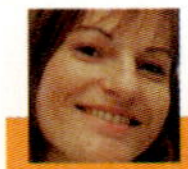

siehe Pflegeangebot Unterstützung bei Urininkontinenz, S. 446

Kontinenztrainingsprogramm. Ziel der verschiedenen Programme ist es, die Blasenentleerung auf einen geplanten Zeitrhythmus zu trainieren und den Beckenboden zu kräftigen. Sie können nur sinnvoll angewendet werden, wenn die ärztlichen Mitarbeiter und die Pflegepersonen in gemeinsamer Absprache mit dem Patienten das angemessene Programm wählen.

Verordnung von Hilfsmitteln. In unserem Versicherungssystem obliegt die Verordnung der Inkontinenzhilfsmittel den ärztlichen Mitarbeitern, eine enge Kooperation mit dem Pflegebereich ist dabei notwendig. Die zur Verordnung zugelassenen Hilfsmittel (Hilfsmittelverzeichnis) sind Leistungen der gesetzlichen Krankenkassen, sie sind besonderen Fallgruppen zugeordnet und unterliegen bisher nicht der Budgetierung.

Auswirkungen der Inkontinenz auf die Lebenssituation

Ungeachtet der Formen, Ursachen und Symptome führt die Inkontinenz zu einer psychischen und sozialen Verunsicherung. Die betroffenen Menschen büßen in der Regel an Selbstwertgefühl ein, fühlen sich meist in ihrem Frau- bzw. Mann-Sein (s. Kap. 28, S. 648) in Frage gestellt oder fragen sich, ob sie von ihrer Umgebung weiterhin als erwachsene Menschen akzeptiert werden (Hoogers 1993).

Frau B. äußert dies so: „Ich habe Angst, dass es von anderen bemerkt wird, dass sie nichts mehr mit mir zu tun haben wollen, ich sage es nicht mal meiner besten Freundin." Oder Frau C. erzählt: „Beim Einkaufen habe ich Angst, dass es vielleicht jemand sieht oder riecht. Ich gehe zwar vorher zur Toilette, aber wissen Sie, im Dorf ist das schwierig." (Kuno, 1990, S. 8, S. 13)

Nach Füsgen u. Melchior (1997) ist das Verhältnis zwischen Inkontinenz und Psyche ein noch wenig erforschter Bereich. Die Erfahrungen zeigen, dass, vergleichbar mit der Bewältigung chronischer Krankheit oder Behinderung (S. 778 ff), oder der Auseinandersetzung mit Scham (Hilgers 1997) die Betroffenen nach wiederkehrenden, aber unterschiedlichen Verhaltensmustern reagieren. So versuchen z. B. viele zum Selbstschutz die Inkontinenz zu leugnen, sie entwickeln Schuldgefühle und Aggressionen gegen sich selbst, sind deprimiert und mutlos und nehmen das Leiden als schicksalhaft und nicht behandelbar an.

22.3.4 Verdauungs- und Defäkationsstörungen

Stuhlinkontinenz

Elke Kuno

Definition
Bei der Stuhlinkontinenz können die betroffenen Menschen den Vorgang der Stuhlausscheidung nicht willkürlich steuern, er ist unkontrollierbar.

Die psychosozialen Folgen der Stuhlinkontinenz scheinen nach den Mitteilungen der Patienten sehr viel einschneidender zu sein als bei der Urininkontinenz. Das erklärt möglicherweise die Tatsache, dass nur ein sehr geringer Teil der betroffenen Menschen Hilfe aufsucht. Auffallend ist, dass die Betroffenen selber von „Durchfällen" sprechen (Enck, Schäfer 1996).

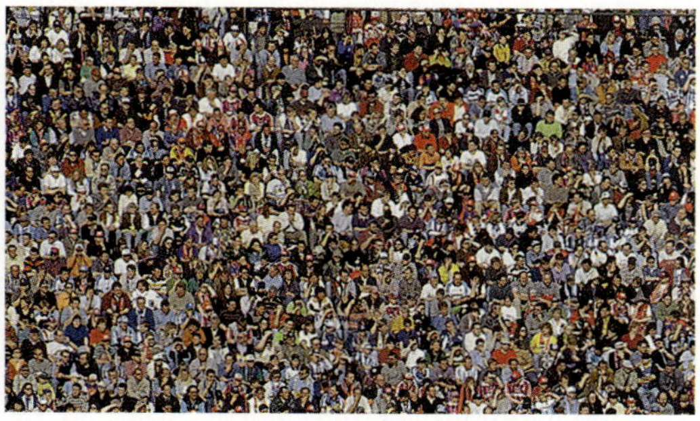

0,5–5% der erwachsenen Bevölkerung leidet an Stuhlinkontinenz

Stuhlinkontinenz kann verschieden ausgeprägt sein. Patienten können Ihnen mitteilen, dass ihnen Winde und Stuhl unwillkürlich abgehen, ohne dass sie es spüren (sensorische Stuhlinkontinenz). Oder sie teilen mit, sie merken, dass Stuhl abgeht, den sie aber nicht zurückhalten können (muskuläre Stuhlinkontinenz). Diese Phänomene können auch gemischt auftreten.

Die Stuhlinkontinenz kann unterschiedlich in Erscheinung treten:

- unkontrollierter Abgang von Winden,
- Stuhlschmieren,
- unkontrollierter Verlust von dünnflüssigem Stuhl,
- unkontrollierter Verlust von breiigem Stuhl,
- unkontrollierter Verlust von festem Stuhl.

Stuhlinkontinenz ist immer ein Symptom, das durch verschiedene Gesundheitsstörungen ausgelöst werden kann. Hierzu gehören:

- „Paradoxe Diarrhö" bei impaktiertem Stuhl (Kotstauung). Von „paradox" spricht man deswegen, weil es sich um einen uneigentlichen Durchfall handelt, einen sog. Verstopfungsdurchfall. Bei gestautem Kot geht dünner Stuhl ab. Erscheinungsbild: Stuhlschmieren in der Wäsche,
- Verletzungen des Schließmuskels (z.B. Unfallfolgen, Geburtstraumata, Folgen chirurgischer Eingriffe). Erscheinungsbild: Stuhldrang mit unmittelbarem Stuhlverlust, keine Kontrolle über Winde oder Stuhl, Stuhlabgang bei körperlicher Belastung,
- neuromuskuläre Störungen (z.B. diabetische Neuropathie, multiple Sklerose, Querschnittlähmung). Erscheinungsbild: keine Kontrolle über Winde, unbemerkter, unkontrollierter Stuhlabgang,
- Wahrnehmungs- oder Bewusstseinsstörung (z.B. demenzielle Erkrankung). Erscheinungsbild: keine Kontrolle über Winde, unbemerkter, unkontrollierter Stuhlabgang.

Praxistipp
Eva Groß Krankenschwester
Bei älteren Menschen wird die häufig vorkommende „paradoxe Diarrhö" oft als Stuhlinkontinenz fehlgedeutet. Wenn Sie Anzeichen von Stuhlschmiere erkennen, klären Sie mit den ärztlichen Mitarbeitern ab, ob eine Kotstauung vorhanden ist.

Sie sollten als Pflegende die möglichen Gesundheitsstörungen kennen, bei denen eine Stuhlinkontinenz auftreten kann. Damit schaffen Sie die Voraussetzung, um das Stuhlverhalten des Patienten kompetent beurteilen zu können. Wie bei der Urininkontinenz versuchen die Betroffenen oft, das Problem zu verdecken, weil sie sich schämen. Folgende Verhaltensweisen können Ihnen als Hinweise dienen:

- häufige Toilettengänge, tagsüber und nachts,
- Ablehnung notwendiger Unterstützung bei der Körperpflege/Wäschewechsel,
- „heimlicher" Gebrauch von Vorlagen,
- Rückzug vor anderen,
- Aufgabe sozialer Aktivitäten.

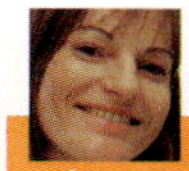

siehe Pflegeangebot Unterstützung bei Stuhlinkontinenz, S. 425

Obstipation

Barbara Reisach

Definition
Obstipation bezeichnet eine Veränderung der Defäkation, die durch seltenen Stuhlgang und/oder harten, trockenen Stuhl gekennzeichnet ist. Verbunden ist dies mit starkem Pressen bei der Ausscheidung und/oder einem Gefühl der unvollständigen Entleerung (Doenges 1996).

Die Betroffenen klagen, neben der unregelmäßigen und geringen Stuhlentleerung, über Beschwerden wie geringen Appetit, Kopfweh, verminderte Leis-

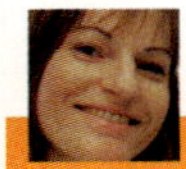

siehe Pflegeangebot Unterstützung bei Obstipation, S. 459

tungsfähigkeit, Bauchschmerzen und Druck im Mastdarm.

Obstipation (Verstopfung) ist eines der häufigsten gastroenterologischen Probleme in unserer Gesellschaft und stellt sich als Symptom dar, dem unterschiedliche Gesundheitsstörungen zu Grunde liegen können. 12% der erwachsenen Bevölkerung leiden unter dieser Defäkationsstörung. Die Häufigkeit ist bei Frauen 2 – 3-mal so hoch wie bei Männern. Sie nimmt bei beiden Geschlechtern im Alter deutlich zu (Anonym 1999).

Es gibt verschiedene Einteilungsformen, um den Begriff „Obstipation" weiter zu differenzieren. Eine Einteilungsform unterscheidet zwischen „subjektiv erlebter Obstipation" und „Kolonobstipation" (Doenges 1996). Eine andere Einteilungsform geht von der Dauer des Symptoms aus und unterscheidet zwischen akuter und chronischer Obstipation. Grundsätzlich kann das Ausmaß einer Obstipation nur durch eine Rektaluntersuchung festgestellt werden.

Subjektiv erlebte Obstipation. Dies ist ein Zustand, in dem jemand bei sich selbst eine Obstipation feststellt und durch Abführmittel, Einläufe oder Zäpfchen den täglichen Stuhlgang herbeiführt. Dem zu Grunde liegt die Erwartung, jeden Tag zur selben Zeit Stuhlgang zu haben. Dafür wird der Darm durch entsprechende Maßnahmen zur täglichen Entleerung gereizt. Selten wird die Ursache des Problems erforscht, im Gespräch geklärt und ein längerfristiger Behandlungsplan erstellt. Hintergrund ist oft eine kulturell oder familiär bedingte Auffassung von Gesundheit wie beispielsweise, dass die tägliche Stuhlentleerung für das Wohlbefinden ausschlaggebend sei.

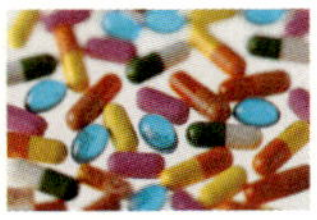

Die Bekämpfung der Obstipation durch Medikamente ist ein weit verbreitetes Problem

Kolonobstipation. Hierbei handelt es sich um harten, trockenen Stuhl als Folge einer verzögerten Darmpassage.

Akute und chronische Obstipation. Die Ausbildung und Dauer des Symptoms Obstipation hängt von einer Vielzahl verschiedenster Faktoren ab. Diese können sowohl in physischen als auch im psychischen Bereich ihren Ausgang nehmen. Im Folgenden sollen nur einige dieser Faktoren genannt werden:

- zu geringe Zufuhr von Flüssigkeit und Ballaststoffen, zu wenig körperliche Bewegung,
- Scham, fehlende Privatsphäre, Störung der persönlichen Stuhlganggewohnheiten. Manche Patienten möchten die Benutzung des Steckbeckens oder des Nachtstuhls unbedingt vermeiden und unterdrücken daher den Stuhlgang,
- reduzierte Kraft der Bauchpresse (z. B. bei Aszites, Schwangerschaft oder Übergewicht), postoperative Darmatonie,
- Unterdrücken des Stuhldrangs aus Angst vor Schmerzen z. B. bei Hämorrhoiden oder Analfissuren,
- Medikamente wie z. B. Analgetika, Diuretika, Opiate oder Antazida wirken obstipationsfördernd.

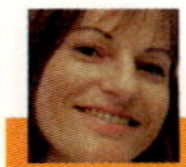

siehe Pflegeangebot Unterstützung bei Durchfällen, S. 460 und bei Meteorismus, S. 461

Merke

Paradoxerweise wirkt auch ein langjähriger Laxanzienabusus (= Missbrauch von Abführmitteln) obstipationsfördernd. Dadurch entsteht ein Kaliummangel, der wiederum die Darmperistaltik herabsetzt. Die Folge ist die Fortsetzung der Einnahme von Abführmitteln und der Teufelskreis der chronischen Obstipation beginnt.

Diarrhö

Barbara Reisach

Definition

Eine erhöhte Stuhlfrequenz (mehr als drei Stuhlentleerungen pro Tag) wird als Diarrhö bezeichnet. Je nach zeitlichem Verlauf wird zwischen akuter und chronischer Diarrhö (mehr als einen Monat anhaltend) unterschieden.

Der Prozess der Stuhleindickung bei der **akuten Diarrhö** kann durch folgende Ursachen gestört sein:

- bakterielle oder virale Magen-Darm-Infektionen (Salmonellen, Shigellen oder Campylobacter),
- Nahrungsmittelvergiftung durch Pilze und andere Toxine,
- Einnahme von Medikamenten mit abführender Wirkung, z. B. Abführmittel, Antibiotika,
- nervös-psychische Reize wie Angst, Schrecken, Spannung.

Chronische Diarrhöen sind bei einem Malabsorptionssyndrom, bei entzündlichen Darmerkrankungen (z. B. Colitis ulcerosa) und Fehlen der Pankreassäfte und/oder der Gallenflüssigkeit zu beobachten.

Betroffen von einer chronischen Obstipation sind auch Menschen mit einem sog. Reizkolon (Colon irritabile), das durch wiederkehrende Bauchschmerzen, Blähungen, Krämpfe der Darmmuskulatur und Wechsel von Durchfall mit Verstopfung gekennzeichnet ist.

Merke

Tritt eine plötzliche Obstipation auf, evtl. mit Blutauflagerungen, oder eine Diarrhö und Obstipation im Wechsel, kann dies auch ein Hinweis auf eine bösartige Darmerkrankung sein und muss immer auf seine Ursache hin untersucht werden.

Eine Diarrhö kann mit einer Beeinträchtigung des Allgemeinbefindens, einem Kräfteverlust, Bauchkrämpfen, der Gefahr der Dehydration (Austrocknung) oder Elektrolytverschiebung einhergehen.

Meteorismus

Barbara Reisach

Definition

Beim Meteorismus kommt es zu einer vermehrten Ansammlung von Luft bzw. Darmgasen im Darm oder in der freien Bauchhöhle. Daher nennt man den Meteorismus auch Blähsucht.

Durch die Fäulnisprozesse im Darm entstehen Gase, die auch als Flatus (flatus [lat.] = Wind, Blähung) bezeichnet werden. Organische Erkrankungen (z. B. Leberzirrhose, Ileus) oder funktionelle Störungen (z. B. abnorm schlaffe Bauchdecken) können zu Meteorismus führen. Die Betroffenen klagen über Oberbauchschmerzen, Völlegefühl und fühlen sich in ihrem Wohlbefinden stark eingeschränkt.

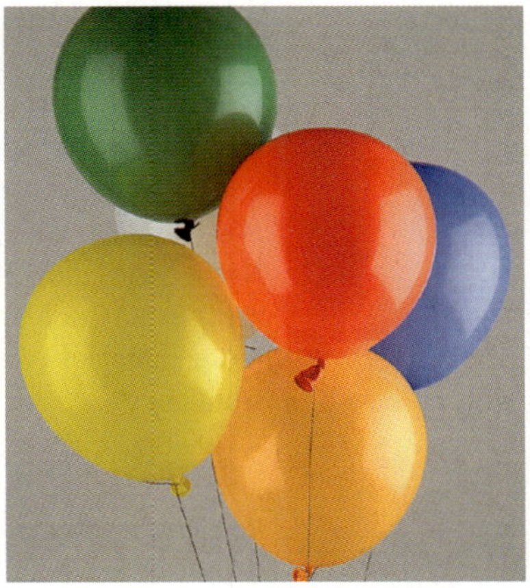

Blähungen kann man mit dem Gefühl vergleichen, als ob einem jemand Luftballone im Bauch aufbläst

22.4 Pflegeangebote auswählen und anwenden

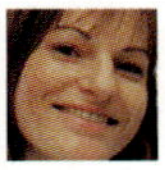

Pflegeangebot Uringewinnung und Urinmessung

Barbara Reisach

Uringewinnung

Der Urin wird zu diagnostischen Zwecken in ein sauberes, für bakteriologische Untersuchungen in ein steriles Gefäß aufgefangen und umgehend in das Labor weitergeleitet. Ist dies aus organisatorischen Gründen nicht möglich, kann er verschlossen bis zu 4 Std. im Medikamentenkühlschrank aufbewahrt werden. Man unterscheidet folgende Möglichkeiten der Uringewinnung:

- Spontanurin (Mittelstrahlurin, Zwei- und Dreigläserprobe, Morgenurin). Der Begriff Spontanurin wird verwendet, wenn der Urin selbstständig, spontan gelöst wird,
- Katheterurin: Gewinnung von Urin über Einmalkatheter oder bei liegendem Blasendauerkatheter,
- Punktionsurin: Gewinnung von Urin über die suprapubische Blasenpunktion (S. 1526).

Es gibt einige Tricks, mit denen Sie Patienten unterstützen können, wenn sie Schwierigkeiten haben, spontan Wasser zu lassen. Ein Anregen der Miktion kann bei Patienten gelingen, die im Bett Wasser lassen müssen, indem man sie in eine sitzende Position auf dem Steckbecken bringt. Hilfreich ist es, wenn sie dabei die Beine leicht anziehen. Es entspannt die Situation, wenn Sie den Patienten für eine Weile allein lassen, damit er sich nicht gedrängt fühlt.

Ein laufender Wasserhahn kann ablenken und die Assoziation mit fließendem Wasser kann die Miktion anregen. Ein kalter Waschlappen auf den Unterbauch im Bereich der Blase kann ebenfalls eine stimulierende Wirkung haben. Wenn es irgend möglich ist, sollte dem Patient erlaubt werden, zur Toilette aufzustehen.

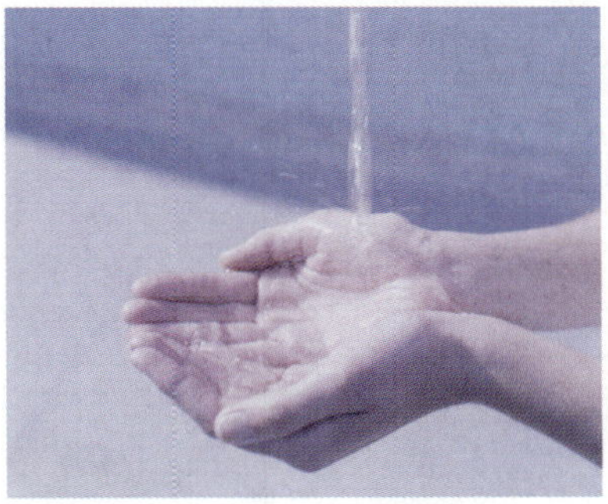

Die Miktion wird angeregt, wenn Wasser über die Hände läuft

Spontanurin. Bei allen Formen des Spontanurins ist darauf zu achten, dass der Laborbefund nicht durch Verunreinigungen im Genitalbereich verfälscht wird. Weisen Sie daher den Patienten darauf hin (oder unterstützen Sie ihn ggf. dabei), vor der Gewinnung des Spontanurins eine gründliche Intimtoilette durchzuführen.

Mittelstrahlurin. Die erste und letzte Urinportion fließt in die Toilette bzw. das Steckbecken. Die mittlere Portion wird in ein sterilisiertes Gefäß aufgefangen. Informieren Sie den Patienten, dass er Berührungen des Gefäßrandes oder der Innenseite des Deckels vermeiden soll, um das Untersuchungsergebnis nicht zu verfälschen. Achten Sie selber auch darauf, wenn Sie Patienten bei der Gewinnung des Mitttelstrahlurins unterstützen. Weitere Informationen zur Gewinnung und zum Umgang mit Mittelstrahlurin finden Sie auf S. 1525.

Zwei- und Drei-Gläser-Probe. Mit der Zwei-Gläser-Probe können Erkrankungen der Harnröhre (erste Urinportion) von denen in höher gelegenen Abschnitten der Harnwege (zweite Urinportion) voneinander unterschieden werden. Bei der Drei-Gläser-Probe wird eine dritte Urinportion nach rektaler Massage der Prostata gewonnen. In dieser Urinportion sind dann Bestandteile des in die Harnröhre ge-

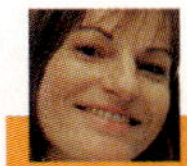

siehe Pflegeangebot Katheterisieren der Harnblase, S. 434

drückten Prostatasekrets nachweisbar und können beurteilt werden (z. B. bei Verdacht auf Infektion der Prostata).

Morgenurin. Für spezielle Untersuchungen wie z. B. den Schwangerschaftstest, wird der Morgenurin benötigt. Damit wird die erste Entleerung des in der Nacht angesammelten Urins bezeichnet. Beim konzentrierten Morgenurin hat der Patient vor dem morgendlichen Wasserlassen 12 Stunden nichts getrunken.

Urinmessung

Restharnbestimmung. Hierunter versteht man die Urinmenge, die nach spontaner Miktion in der Harnblase zurückbleibt. Normal sind 10 – 30 ml Restharn. Liegt ein Abflusshindernis (z. B. durch Prostataadenom) oder eine neurogene Störung vor, kommt es zu einer deutlichen Erhöhung des Restharns. In der Regel wird der Restharn durch die Ultraschalluntersuchung bestimmt. Informieren Sie den Patienten, kurz vor der Untersuchung zur Toilette zu gehen.

Stundenurin. Die Überwachung des Stundenurins ist insbesondere bei Patienten mit drohendem Herz-, Kreislauf- und Nierenversagen sowie bei lebensbedrohlichen Schocksituationen notwendig, um den Verlauf der Erkrankung beurteilen zu können. Die stündliche Urinmessung erfolgt über ein Urimeter. Dabei handelt es sich um einen speziellen Auffangbehälter, der zwischen den Ableitungsschlauch des Blasenkatheters und dem Auffangbeutel angebracht wird. Das Urimeter fasst 250 – 500 ml. Im Stundenrhythmus wird die Urinmenge abgelesen und dokumentiert. Anschließend kann der Inhalt des Urimeters durch Verschieben der Klemme in den Auffangbeutel entleert werden.

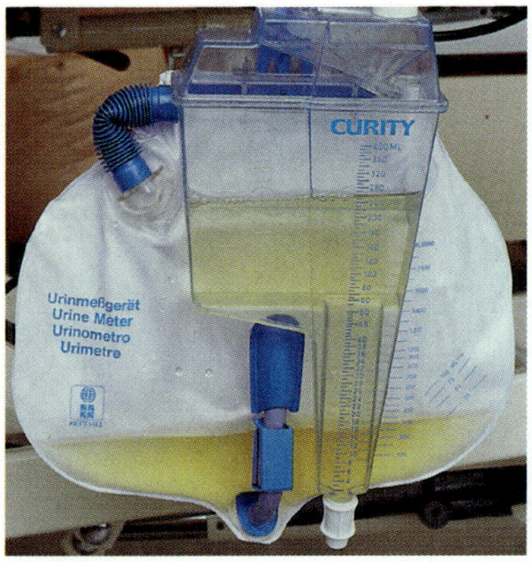

Über das Urimeter kann die Urinausscheidung kurzfristig kontrolliert werden

Sammelurin. Hier handelt es sich um die Urinmenge, die während einer Zeitspanne von 12 bzw. 24 Std. gesammelt wird. Für die erfolgreiche Durchführung ist es wichtig, den Patienten über Zweck und Dauer des Sammelns zu informieren.

Das Gefäß, in dem der Urin gesammelt wird und das mit dem Namen des Patienten beschriftet sein muss, fasst ca. 2 l. Je nachdem, welche Bestandteile des Urins untersucht werden sollen, muss das Gefäß lichtundurchlässig oder mit einem entsprechenden Zusatzstoff präpariert sein (z. B. bei der Untersuchung von Katecholaminen). Solche Gefäße stellt das Labor zur Verfügung. Wird der Urin 24 Std. gesammelt, beginnt der Patient morgens, z. B. um 7 Uhr, damit der Urin am nächsten Vormittag im Labor untersucht werden kann. Vor dem Sammelbeginn soll die Blase entleert werden. Ab dann alle Urinportionen im Gefäß sammeln und zusätzlich noch eine Portion nach Ablauf von 24 Std. Beginn und Ende des Sammelns sollte ebenfalls auf dem Gefäß vermerkt werden, wird eine Laborprobe aus dem Sammelurin abgefüllt, muss dieser vorher vermischt werden.

> Eva Groß
> Krankenschwester
>
> **Praxistipp**
>
> Bei mobilen Patienten empfiehlt es sich, das Sammelgefäß in der Patiententoilette abzustellen. Bettlägerige Patienten können ihren Urin nicht selbst sammeln, daher Sammelgefäß im Pflegearbeitsraum aufbewahren und die Urinflasche oder das Steckbecken dort hinein leeren. Auch hier mit Namen beschriften, da evtl. mehrere Patienten auf der Station sammeln.

Flüssigkeitsbilanz

Die Flüssigkeitsbilanz (vgl. auch S. 1501) hält alle Flüssigkeiten, die in 24 Stunden vom Körper aufgenommen bzw. abgegeben werden, auf einem Protokollbogen fest. Sie wird z. B. bei Herz- oder Nierenerkrankungen angeordnet.

***Einfuhr/Ausfuhr* (Abb. 22.2).** Sowohl auf der Seite der Einfuhr (Plusseite der Bilanz) als auch auf der der Ausfuhr (Minusseite der Bilanz) gibt es messbare und schätzbare Flüssigkeitsmengen. Messbare Größen der Plusseite sind z. B. Getränke, Infusionen, Sondenkost. Geschätzt werden muss jedoch die Menge des Oxidationswassers (= Wassergewinn durch Einschmelzen von Kohlenhydraten/Körpergeweben, meist 300 ml/24 Std.). Messbare Größen der Minusseite sind: Urin, Wassergehalt in Stuhl (ca. 100 ml), Wundsekret, Erbrochenes/Magensekret. Geschätzt werden müssen: Perspiratio sensibilis (merkliche Flüssigkeitsverluste über Schwitzen [ca. 500ml/24 Std.], bei Fieber 500 ml pro 1 °C Temperaturerhöhung) und Perspiratio insensibilis (unmerklicher

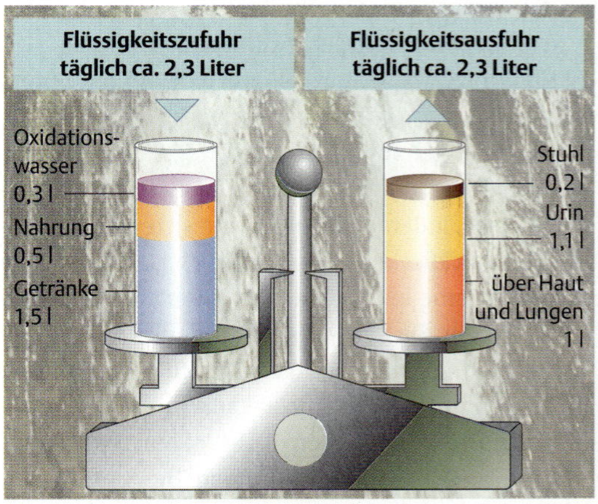

Abb. 22.2 Ausgewogene Bilanz von Ein- und Ausfuhrmengen mit messbaren und schätzbaren Größen

Flüssigkeitsverlust über Haut und Atmung [ca. 500ml/24 Std.]). Die Gegenüberstellung von Ein- und Ausfuhr kann drei verschiedene Ergebnisse liefern:

- positive Bilanz: Einfuhr > Ausfuhr, es wird mehr Flüssigkeit eingeführt als abgegeben,
- ausgeglichene Bilanz: Einfuhr = Ausfuhr,
- negative Bilanz: Einfuhr < Ausfuhr, es wird weniger Flüssigkeit eingeführt als abgegeben.

Durchführung der Bilanz.

- Protokollbogen im Zimmer des Patienten bereitlegen. Er enthält 3 Spalten für Uhrzeit, Ein- und Ausfuhr. Namen und Datum eintragen,
- Patient und Angehörige informieren,
- Urinflasche, Steckbecken oder Nachtstuhl mit Hinweis „Sammelurin" versehen,
- vor dem ersten Sammeln Patient noch einmal Blase entleeren lassen und alle Drainagebeutel leeren. Ab dann Ein- und Ausfuhrmengen notieren,
- am Ende des Bilanzzeitraums soll Patient Wasser lassen, alle Drainagebeutel leeren und mitberechnen,
- nach 24 Std. Flüssigkeitsbilanz ausrechnen und im Dokumentationssystem notieren.

Eva Groß
Krankenschwester

Praxistipp

Da verschiedene Personen den Protokollbogen führen, müssen genaue Absprachen zur Dokumentation getroffen werden, um falsche Ergebnisse zu vermeiden: notieren Sie z.B. ganze Flaschen/Teekannen und haken Sie sie ab, wenn der Patient sie getrunken hat. Alles, was übrigbleibt oder zwischendurch verworfen wird, muss abgezogen werden. Notieren Sie auf dem Protokollbogen, wieviel in Ihrem Krankenhaus z.B. eine Tasse oder ein Glas fasst.

Wenn Sie im Dokumentationssystem hinter der Bilanz ein Fragezeichen finden, dann kann das daran liegen, dass vergessen wurde, Ein- und Ausfuhrmengen anzugeben oder festzuhalten. Eine Bilanz kann auch bei inkontinenten Patienten nicht exakt bestimmt werden.

Die Flüssigkeitsbilanz sollte unterstützt werden durch die tägliche Gewichtskontrolle. Eine positive Bilanz bedeutet eine Gewichtszunahme, eine negative Bilanz eine Gewichtsabnahme. Ist dies nicht der Fall, ist eines der beiden Messergebnisse falsch. Gewichtskontrolle und Flüssigkeitsbilanz kontrollieren sich also gegenseitig.

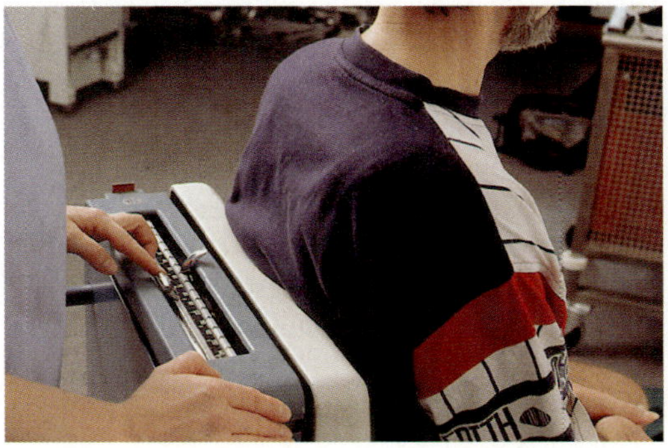

Eva Groß
Krankenschwester

Praxistipp

Um Fehlerquellen bei der Ermittlung des Gewichts zu vermeiden, sollten Sie immer zum gleichen Zeitpunkt messen (z.B. vor dem Frühstück, nach dem Wasserlassen) und in derselben Bekleidung (z.B. im Morgenmantel mit Hausschuhen).

Eine Beobachtung des Hautzustands (Ödeme) und der Wert der ZVD-Messung geben weitere Hinweise zur Flüssigkeitsbilanz.

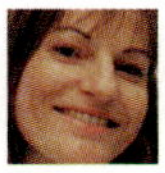

Pflegeangebot Urinuntersuchungen

Barbara Reisach

Einige Urinuntersuchungen können auf Station durchgeführt werden. Sie werden bei bestimmten Erkrankungen angeordnet (z.B. Stoffwechsel- oder Nierenerkrankungen) und haben den Vorteil, wenn sie vor Ort durchgeführt werden, rasch ein Ergebnis zu liefern. Sie sind außerdem ein wichtiger Parameter zur Verlaufskontrolle einer Erkrankung. Die Aufgabe der Pflegenden ist es, exakte Messergebnisse zu gewährleisten und ggf. die Patienten anzuleiten, diese selbst zu ermitteln.

Spezifisches Gewicht. Um die Konzentration des Urins zu ermitteln, wird das spezifische Gewicht, das heißt die Massendichte des Urins gemessen. Reines Wasser wiegt 1000 g/l. Urin ist je nach der Menge an gelösten Stoffen entsprechend schwerer oder leichter als Wasser. Der Normalwert liegt bei 1015–1025 mg/ml. Die Messung erfolgt mittels Urometer, einer kleinen Senkwaage mit Messzylinder. Abgestandener Urin wird vorher umgerührt. Der Messzylinder wird mit soviel Urin gefüllt, dass das Urometer frei schwimmt (ohne am Innenrand anzuliegen) und das Gefäß beim Eintauchen des Urometers nicht überläuft. Schaum wird mit Filterpapier entfernt, da es das Ablesen des spezifischen Gewichts erschwert. Das spezifische Gewicht wird in Augenhöhe des Flüssigkeitsspiegels abgelesen und dokumentiert. Die Messung des spezifischen Gewichts ist ziemlich störanfällig und ungenau. Die Urintemperatur muss vorher gemessen werden, da das Urometer auf 15 °C geeicht ist. Je 3 °C Unterschied muss ein Teilstrich zugezählt oder ab-

Zur korrekten Bestimmung des spezifischen Gewichts, muss das Urometer frei im Messzylinder schwimmen

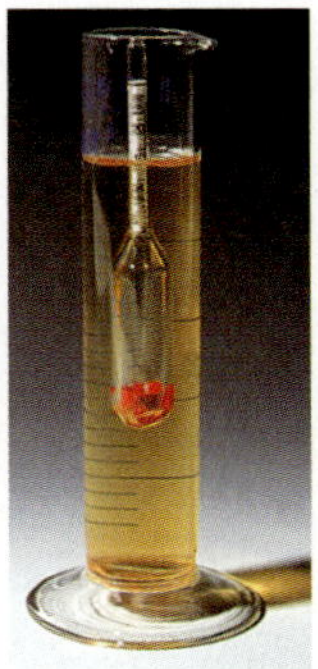

gezogen werden. Dies kann das Messergebnis ungenau machen.

Streifen-Schnelltest. Zur raschen Untersuchung von Urin werden Streifen-Schnelltests durchgeführt. Dabei handelt es sich um Teststreifen, auf deren Testfelder trockene standardisierte Reagenzien aufgebracht sind, die mit dem Urin reagieren und sich dabei verfärben. Der Universaltest erlaubt rasch orientierende diagnostische Hinweise auf Leukozyten, pH-Wert, Eiweiß, Glukose, Keton, Urobilinogen, Bilirubin, Blut und Hämoglobin im Urin.

Einzelteststreifen werden für indikationsspezifische Nachweise eingesetzt, z. B. von Zucker und Aceton bei Diabetes mellitus, Bilirubin und Urobilirubin zum Nachweis von Gallenfarbstoffen.

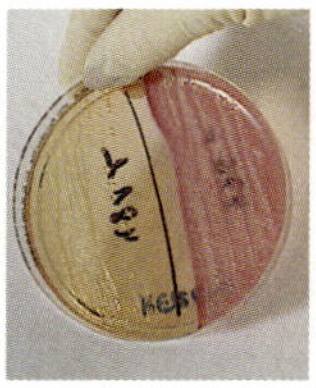

Urinkultur

Durchführung: Frischen Urin verwenden, dann

- Teststreifen kurz in den Urin tauchen, so dass alle Testfelder benetzt sind,
- beim Herausnehmen überschüssigen Harn am Gefäßrand abstreifen,
- nach 60 Sek. (Leukozytentestfeld nach 120 Sek.) Reaktionsfarbe mit der Farbskala des Behälters vergleichen,
- Ablesen des Teststreifens, ohne den Behälter zu berühren.

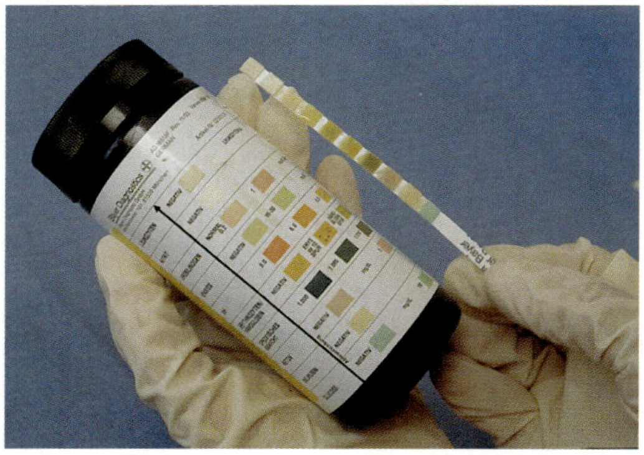

Das Ergebnis des Streifen-Schnelltests wird durch den Vergleich des Teststreifens mit der Farbskala des Behälters ermittelt

Streifen-Schnelltests werden von verschiedenen Herstellerfirmen angeboten und können sich daher beim Ablesen unterscheiden. Daher sollten Sie sich immer an dem Farbfeld auf der verwendeten Packung und der Packungsbeilage orientieren. Die Teststreifen sind in einem mit einem Trockenmittelstopfen verschlossenen Behälter verpackt.

Merke

Eine trockene Aufbewahrung und lediglich ein kurzes Öffnen zur Entnahme eines Teststreifens sind Voraussetzung für ein unverfälschtes Ergebnis, da die Luftfeuchtigkeit die Reagenzien verändert.

Die Testfelder dürfen keinesfalls mit den bloßen Fingern berührt werden, da auch dies die Ergebnisse verfälscht. Informieren Sie darüber diejenigen Patienten, die ihren Urin nach der Entlassung regelmäßig selber mit dem Streifen-Schnelltest überprüfen.

Urinkultur. Bei v. a. einer bakteriellen Harnwegsinfektion wird eine Urinkultur angelegt, um die Anzahl der Keime und die Erregerart festzustellen. Es wird außerdem eine Resistenzprüfung der Keime auf Antibiotika vorgenommen. Die wichtigsten Erreger sind Escherichia coli, Proteus mirabilis, Streptococcus faecalis und Pseudomonas. Der Urin für die Urinkultur sollte unter hygienisch einwandfreien Bedingungen – wie beim Mittelstrahlurin – gewonnen werden.

Soll Urin mit Hilfe eines Katheters gewonnen werden, ist darauf zu achten, dass häufig verwendete Gleitmittel Instillagel und Endosgel Desinfektionsmittel enthalten (Sitzmann 1999). Der Zusatz ist beim therapeutischen Katheterismus sinnvoll für die Desinfektionswirkung beim Hochschieben des Katheters. Kleinste Mengen des Desinfektionsmittels töten jedoch evtl. vorhandene Keime ab. Das Ergebnis des Uricults wird somit falsch negativ beeinflusst. Alternativ kann der Conveen- oder LoFric-Katheter benutzt werden. Diese Katheter besitzen eine PVP-Beschichtung. Gibt man steriles NaCl 0,9 % in die transparente Verpackung, bindet das PVP die Wassermoleküle und quillt auf. Nach 30 Sekunden hat sich ein Film gebildet, der den Katheter gleitfähig macht. Wichtig ist eine rasche Verwendung des Urins, andernfalls ist eine ausreichende Kühlung (4 °C) notwendig. Zum Anlegen eines Uricults s. S. 1526.

Praxistipp

Eva Groß Krankenschwester

Unbeimpfte Nährböden gehören zur Lagerung in den Klimaschrank, und nicht in den Lagerraum oder Kühlschrank.

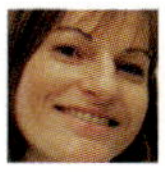

Pflegeangebot Stuhluntersuchung

Barbara Reisach

Zur Stuhluntersuchung wird ein kleiner Teil des Stuhls als Stuhlprobe ins Labor geschickt. Dies wird aus diagnostischen Gründen vom Arzt angeordnet. Es dient dem Nachweis pathogener Darmkeime (z. B. bei unklaren Durchfällen) oder von okkultem (verborgenem) Blut im Stuhl (z. B. bei Darmpolypen).

Untersuchung auf pathogene Keime

Hierzu wird ein Polystyrolröhrchen mit Schraubkappenverschluss benötigt. An dem Verschluss befindet sich ein Spatel, mit dem der Stuhl in das Röhrchen abgefüllt wird. Es genügt die Menge, die mit dem Spatel aufgenommen werden kann. Bei flüssigem Stuhl genügen ca. 2 ml. Die Stuhlprobe sollte möglichst rasch ins Labor gebracht werden.

Eine besondere Untersuchung ist der Nachweis von Oxyureneiern. Da die Eier frühmorgens in der Umgebung des Afters abgelegt werden, wird ein Klebestreifen nachts über den Anus geklebt. Zum Anbringen müssen die Gesäßhälften auseinandergezogen werden, damit der Streifen auch wirklich anliegt. Am Morgen wird er auf einen Objektträger geklebt und ins Labor geschickt.

Untersuchung auf okkultes Blut

Merke
Die Einnahme von Vitamin-C-Präparaten sowie die Abnahme der Stuhlprobe während der Menstruation führen zu falschen Messergebnissen.

Für diesen Test sind verschiedene Untersuchungsmaterialien gebräuchlich. Er kann z. B. durch sog. Testbriefchen durchgeführt werden. Grundsätzlich müssen immer drei Stuhlproben an drei aufeinanderfolgenden Tagen abgenommen werden. Der Stuhl wird mit Hilfe eines Spatels auf eines der drei Testfelder aufgebracht. Im Labor wird die Rückseite des Briefchens geöffnet, eine Lösung auf das Testfeld geträufelt und die Reaktion des Testfeldes beobachtet. Eine Blaufärbung dient als Beweis für okkultes Blut.

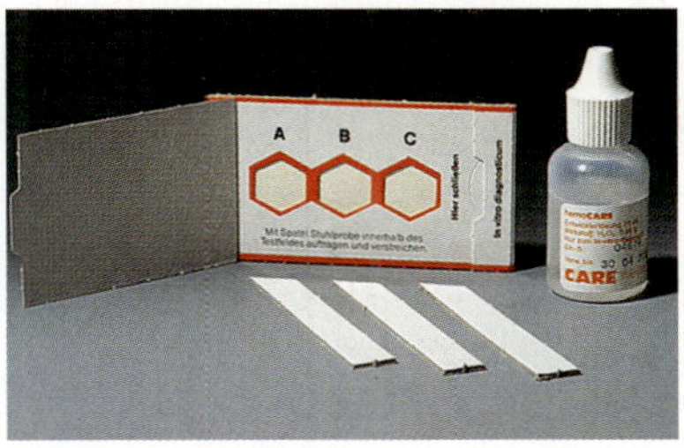

Test zum Nachweis von okkultem Blut im Stuhl

Praxistipp
Eva Groß
Krankenschwester
Patienten mit eingeschränkter körperlicher oder geistiger Leistungsfähigkeit brauchen Ihre Unterstützung bei der Stuhlgewinnung. Informieren Sie den Patienten rechtzeitig, damit er die Spülung nicht betätigt. Dokumentieren Sie die Abnahme der Stuhlprobe. Dies ist auch eine Gedankenstütze, um die zweite und dritte Stuhlprobe nicht zu vergessen.

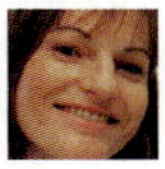

Pflegeangebot Anwendung von Ausscheidungsgefäßen

Barbara Reisach

Vielen Patienten ist es sehr peinlich, wenn sie im Bett Wasser lassen müssen oder Stuhlgang haben. Nicht immer können Mitpatienten das Zimmer verlassen und auch Pflegepersonen sind fremde Menschen, denen man hier Intimes offenbaren muss. Gehen Sie daher immer – egal ob Sie bei der Anwendung von Steckbecken, Urinflasche oder Toilettenstuhl unterstützen – so diskret wie möglich vor. Decken Sie Patienten z. B. nur so weit wie nötig auf. Stellen Sie, wenn möglich, eine spanische Wand auf oder stellen Sie sich so vor den Patienten, dass andere nicht freie Sicht auf den Intimbereich haben. Achten Sie darauf, dass der Ausscheidungsvorgang so ungestört wie möglich ablaufen kann. Manche Patienten, die zum ersten Mal in ihrem Leben solche Gefäße benutzen, haben Angst vor Harn- oder Stuhlverhalt. Nehmen Sie diese Befürchtungen ernst, auch wenn Sie sie oft hören und versuchen Sie, mit den bereits genannten Tricks (S. 427) evtl. über Startschwierigkeiten hinwegzuhelfen.

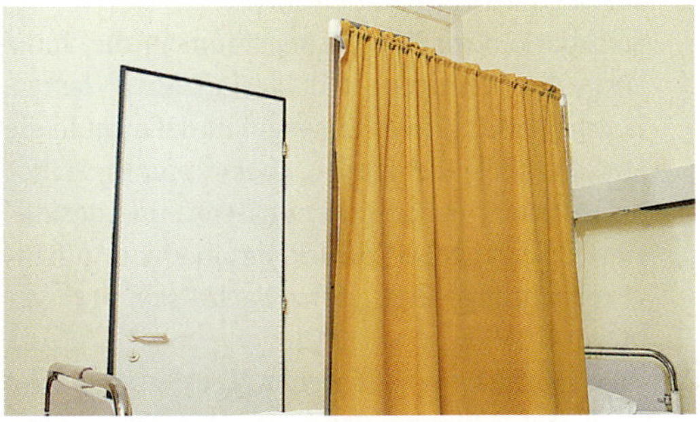
Im Krankenhaus stehen die Patientenbetten oft nur 1,5 m voneinander entfernt. Nutzen Sie daher die Möglichkeit, mit einer spanischen Wand die Intimsphäre zu schützen

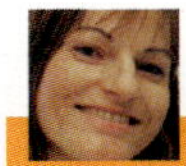
siehe Pflegeangebot Schutz der Intimsphäre, S. 669

Steckbecken

Ein Steckbecken (Bettschüssel, Bettpfanne, Schieber) wird bei der Stuhl- und Urinausscheidung bei bettlägerigen Patienten verwendet. Beim Einschieben des Steckbeckens müssen Sie nicht unbedingt Schutzhandschuhe tragen, beim Entfernen dagegen auf jeden Fall.

***Steckbecken einschieben* (22.3 a – f).**

- Informieren Sie den Patienten über Ihre Vorgehensweise und schlagen Sie die Bettdecke so weit wie nötig zurück.
- Bitten Sie ihn die Beine anzustellen und das Becken anzuheben. Kann oder darf er dies nicht, dreht er sich auf die Seite (Bett flach stellen).
- Steckbecken von der gesunden Seite aus einschieben. Der Beckenrand sollte unter dem Kreuzbein liegen, der Griff zeigt nach außen. Bei Patienten mit Halbseitenlähmung Steckbecken von der betroffenen Seite einschieben, um deren Wahrnehmung zu verbessern.
- Wenn keine Kontraindikation besteht, Kopfteil hoch stellen, da eine sitzende Position die Ausscheidung erleichtert. Männern beim Stuhlgang gleichzeitig die Urinflasche anlegen/anbieten.
- Dem Patienten die Glocke bereitlegen, damit er sich melden kann, wenn er fertig ist.

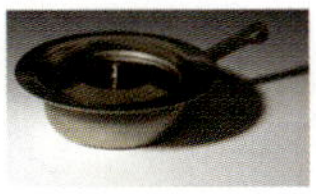
Steckbecken

Unterschieben des Steckbeckens

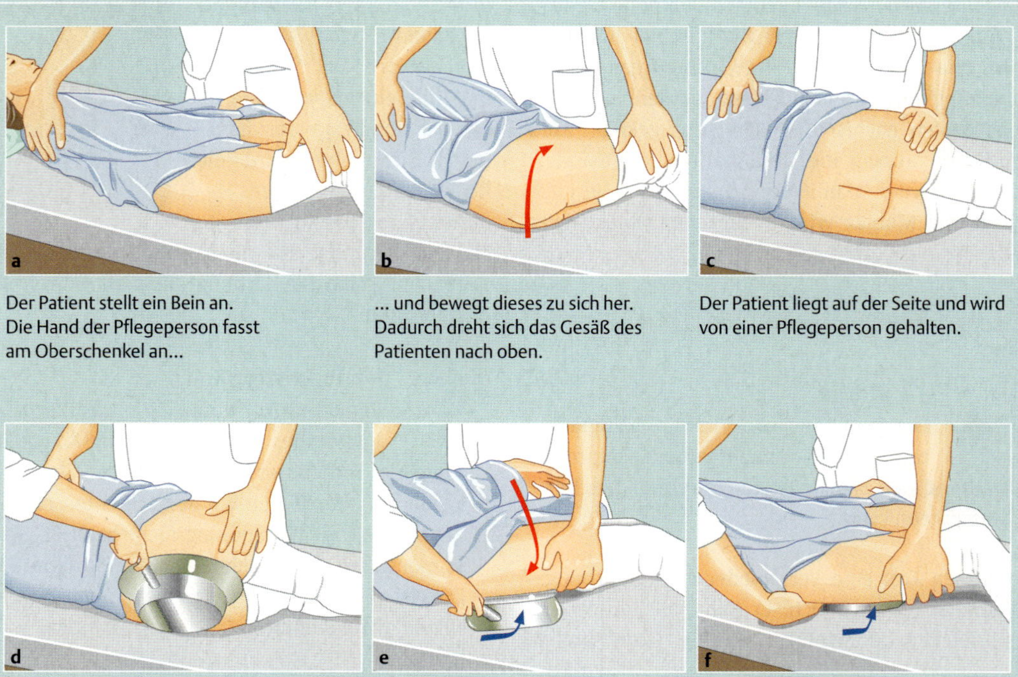

Abb. 22.3 Unterschieben des Steckbeckens

a Der Patient stellt ein Bein an. Die Hand der Pflegeperson fasst am Oberschenkel an…

b … und bewegt dieses zu sich her. Dadurch dreht sich das Gesäß des Patienten nach oben.

c Der Patient liegt auf der Seite und wird von einer Pflegeperson gehalten.

d Die andere Pflegeperson schiebt das Steckbecken unter, so dass dessen oberer Rand sich in Höhe des Kreuzbeins befindet.

e Der Patient dreht sich langsam auf den Rücken zurück.

f Das Steckbecken wird vollends unter das Gesäß geschoben. Der Griff muss nach außen zeigen.

Eva Groß
Krankenschwester

Praxistipp

Viele Patienten erschrecken, wenn das kalte Metall des Steckbeckens ihre Haut berührt. Um dies zu vermeiden, können Sie das Steckbecken vor der Benutzung mit warmem Wasser ausspülen.

Merke

Bedenken Sie, dass manche Patienten vergessen, sich zu melden (oder geistig dazu nicht mehr in der Lage sind), wenn das Steckbecken wieder entfernt werden soll. Denken Sie daran, von sich aus auf solche Patienten zuzugehen, da sonst Steckbecken Hautschädigungen verursachen können.

Steckbecken entfernen.

- Schutzhandschuhe anziehen und Bettschüssel am Griff halten. Den Patienten auffordern, sich auf die Seite zu drehen, dabei Schüssel waagrecht halten, damit der Inhalt nicht überschwappt.
- Steckbecken vorsichtig wegziehen und Deckel aufsetzen. Das Steckbecken aus hygienischen und ästhetischen Gründen nicht auf den Fußboden oder den Nachttisch stellen (z. B. Stecklaken auf Stuhl ausbreiten, Steckbecken darauf abstellen und beim Hinausgehen beides mitnehmen).
- Nach dem Wasserlassen bei Frauen das äußere Genitale mit Einmalwaschlappen, Feuchttüchern oder Zellstoff abwischen (lassen) von ventral nach dorsal (vom Nabel in Richtung Anus), bei Männern die Harnröhrenöffnung mit Zellstoffpapier abtupfen (lassen). Nach Darmentleerung die Analgegend mit Einmalmaterial, Wasser und Seife reinigen. Immer erst nach der Reinigung des äußeren Genitale.
- Verwendetes Einwegmaterial wird in einen Abfallsack, der danach ausgetauscht wird, verworfen. Den Patienten wieder bequem lagern.
- Die Ausscheidung muss auf Farbe, Konsistenz, Menge und Beimengungen hin kontrolliert und dokumentiert werden. Auffällige Stühle werden zur Begutachtung aufbewahrt.
- Steckbecken im Pflegearbeitsraum in die Spüle entleeren, reinigen und desinfizieren lassen. Zellstoff und anderes Einwegmaterial *nicht* in die Steckbeckenspüle kippen (Verstopfungsgefahr). Jeder Patient bekommt ein frisches und desinfiziertes Steckbecken zurück, das in einer Aufhängevorrichtung unter dem Nachttisch untergebracht ist.

Das Zurückbringen eines frischen Steckbeckens wird leicht einmal vergessen. Wenn der Patient es dann rasch benötigt, kann es zu einer hektischen Situation für ihn und Sie oder Ihre Kollegen kommen.

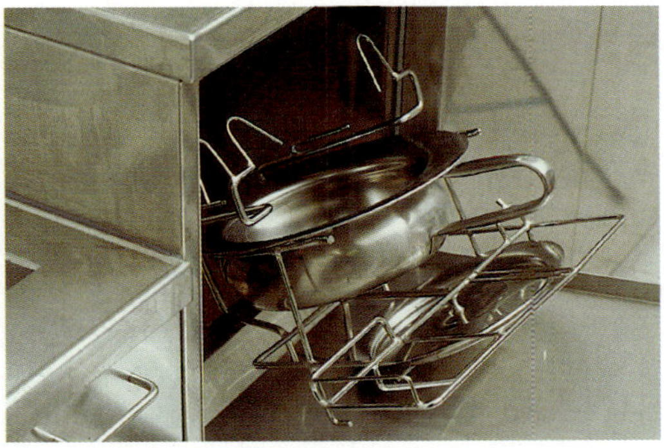

Das Steckbecken wird in einer besonderen Spüle im Pflegearbeitsraum gereinigt und desinfiziert

> **Lernaufgabe**
> Haben Sie schon einmal als Patient in einem Krankenhaus ein Steckbecken benutzt? Wenn nicht, versuchen Sie es sich vorzustellen. Was geht dabei in Ihnen vor? Was wäre wichtig für Sie?

Urinflasche

Urinflaschen besitzen eine Skalierung, einen Deckel und eine Halterung. Sie werden meist bei Männern angelegt, sind aber teilweise auch für Frauen nutzbar. Urinflaschen für Frauen (= Schiffchen) haben eine breitere und flachere Öffnung.

***Anlegen der Urinflasche beim Mann* (Abb. 22.4 a u. b).** Die Urinflasche wird in einer Halterung am Bettrand in Reichweite des Patienten angebracht. Wenn Männer dies nicht selbst tun können, wird beim Anlegen der Urinflasche der Penis mit der behandschuhten Hand an der Wurzel gefasst und in die Flaschenöffnung eingeführt. Nach dem Wasser lassen Harnröhrenöffnung mit Zellstoff abtupfen (lassen).

> **Merke**
> Achten Sie darauf, dass die Urinflasche nicht zu lange angelegt bleibt. Dies kann zu Druckschäden an Penis und Hoden führen. Außerdem kann die feuchte Wärme das Entstehen von Infektionen fördern. Auch bei inkontinenten Patienten darf die Urinflasche nie dauerhaft angelegt werden.

Wenn die Urinflasche nicht sofort nach Benutzung geleert wird, sollte sie mit dem Deckel verschlossen werden, um den Uringeruch in der Flasche zu halten.

Anwendung der Urinflasche bei der Frau: Die Öffnung der Flasche wird dicht um die Harnröhrenöffnung gelegt. Die Urinflasche ist sobald als möglich zu entfernen, da der Plastikrand zu Schleimhautverletzungen an der Scheide führen kann. Nach dem Wasser lassen Reinigung wie bei der Benutzung des Steckbeckens (S. 431) beschrieben.

Auslaufsichere Urinflaschen. Die auslaufsichere Urinflasche eignet sich für Patienten, die selbst mit der Flasche umgehen, aber den Inhalt leicht verschütten, wenn sie z. B. nachts mehrmals Wasser lassen müssen. Es gibt Modelle für Männer und Frauen. Mit etwas Übung kommen Frauen mit dieser Alternative zum Schiffchen zurecht.

Toiletten- oder Nachtstuhl

Ein Toiletten- bzw. Nachtstuhl ist sinnvoll bei Patienten, die zwar aufstehen, aber nicht laufen können. Vor allem nachts scheuen ältere Menschen mit häufigerem Harndrang den Weg zur Toilette wegen der erhöhten Sturzgefahr. Der Nachtstuhl besteht aus einem fahrbaren Stuhl mit herausnehmbaren Steckbecken, der auf zweierlei Arten benutzt werden kann.

Der Patient kann entweder mit dem Toilettenstuhl auf die Toilette gefahren werden. Damit wird seine Intimsphäre gewahrt (**Abb. 22.5 a–c**). Oder er benutzt den Toilettenstuhl als Toilette, wenn er das Zimmer nicht verlassen darf. Dann muss die Sitzplatte abgenommen, der Patient beim Transfer unterstützt und seine richtige Position auf dem Steckbecken überprüft werden. Wenn der Patient in der Waschnische sitzt, kann er seine Intimsphäre besser wahren. Legen Sie ihm die Klingel in Reichweite und lassen Sie ihn allein, wenn das möglich ist. Bitten Sie auch die Mitpatienten aus dem Zimmer.

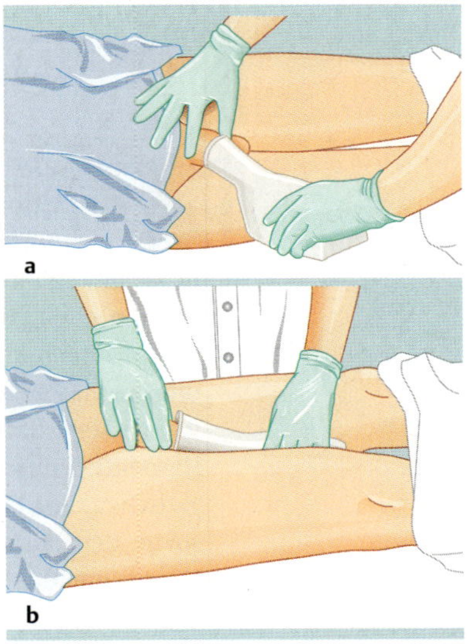

Abb. 22.4 Anlegen der Urinflasche **a** seitlich **b** auf dem Rücken liegend

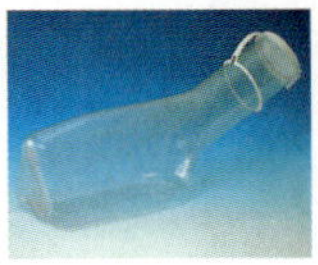

Urinflasche

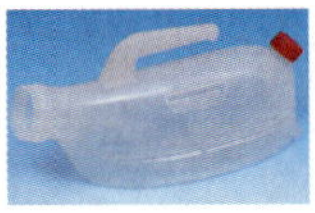

Auslaufsichere Urinflasche

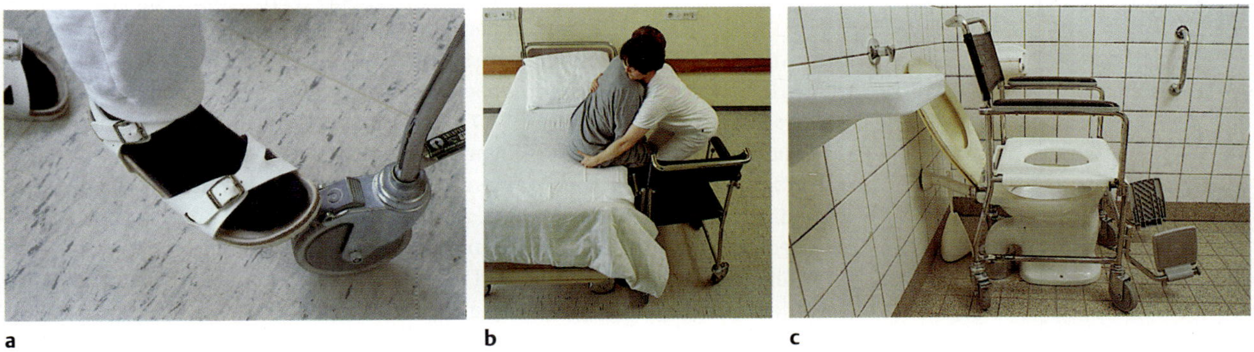

Abb. 22.5 a Bremsen des Toilettenstuhls feststellen. **b** Rückenschonender Transfer des Patienten auf den Toilettenstuhl. **c** Toilettenstuhl ganz nach hinten über die Toilette fahren, vorher Klobrille hochklappen

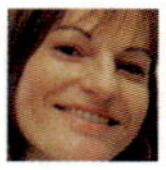

···› Pflegeangebot Katheterisieren der Harnblase

Matthias Weber

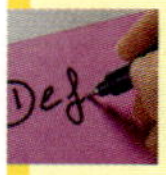

···› Definition

Katheterisieren der Harnblase ist das Einführen eines Katheters in die Harnblase, um den Inhalt zu entleeren oder um Substanzen einzubringen. Dieses erfolgt aus diagnostischen oder therapeutischen Zwecken, oder um die Harnableitung zu kontrollieren, zu gewährleisten oder zu bestimmten Zeiten eine Harnentleerung zu erreichen. Man unterscheidet zwischen dem Einbringen eines Dauerkatheters, sowie dem einmaligen und mehrmaligen (intermittierenden) Katheterismus.

Das Katheterisieren kann unterschiedliche Empfindungen beim Patienten hervorrufen. Bei einem unangenehmen und schmerzhaften Harnverhalt, z.B. nach einer Operation, kann das Katheterisieren der Harnblase eine wohltuende Erleichterung darstellen.

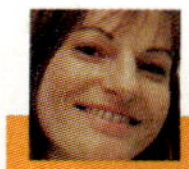

···› siehe Pflegeangebot Schutz der Intimsphäre, S. 669

Grundsätzlich ist das Katheterisieren nicht nur ein Eingriff in die Intimsphäre des Patienten, sondern auch ein direkter Eingriff in seinen Körper. Eine Verrichtung, die bisher im Verborgenen und ohne fremde Hilfe ablief, wird nun öffentlich. Zur Angst vor Schmerzen und Verletzungen tritt ein großes Schamgefühl.

Aber auch die Pflegenden empfinden Scham, z.B. wenn beim Katheterisieren eine reflektorische Erektion ausgelöst wird (v.a. bei Bewusstlosen oder Querschnittgelähmten). Dies kann nicht willentlich beeinflusst werden. Der Umgang mit dieser Situation erfordert viel Feingefühl. Gleiches gilt, wenn Patienten verbal versuchen, die Situation zu begleiten.

Der Eingriff in die Intimsphäre eines fremden Menschen darf sich trotz Routine für den Pflegenden nicht zu einer alltäglichen Maßnahme entwickeln. Dem Patienten soll die sachliche Haltung bei Würdigung seiner persönlichen Situation deutlich werden. Gefühle wie Scheu, Scham und auch Ekel bei dem Pflegenden sind ganz normal und sollten angesprochen werden.

Abb. 22.6 Spitzen verschiedener Blasenkatheter

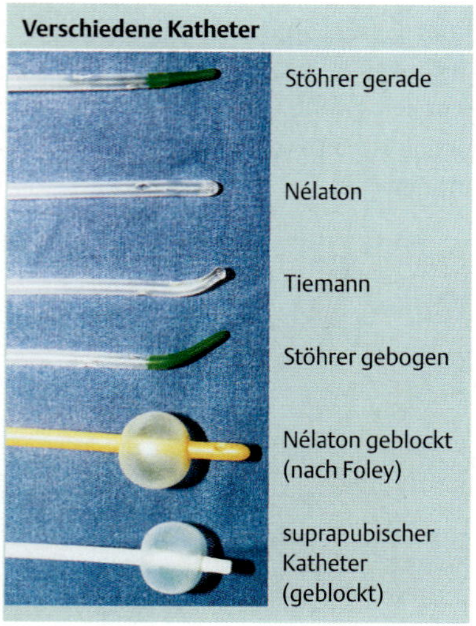

Indikationen

Harnwegsinfektionen (HWI), durch Dauerkatheter bedingt, sind noch immer die häufigste Ursache der im Krankenhaus erworbenen Infektionen (nosokomiale Infektionen = NKI). Das bedeutet, dass die Indikation für einen Katheterismus nicht leichtfertig gestellt werden darf und die Durchführung mit großer Verantwortung erfolgen muß. Größte Sorgfalt und das strikte Einhalten der empfohlenen Hygiene sind auf dem Hintergrund dieses Wissens selbstverständlich. Das Katheterisieren der Harnblase ist eine ärztliche Tätigkeit, die vom Arzt persönlich zu erbringen oder persönlich zu delegieren ist. Für die Indikationsstellung haftet der Arzt. Obwohl diese Tätigkeit zur Routine in der Pflege geworden ist, ist immer eine ärztliche Anordnung nötig. Die strafrechtliche Ausführungsverantwortung bleibt bei der Person, die den Patienten katheterisiert.

Grundsätzlich wird bei der Indikationsstellung zwischen diagnostischem und therapeutischen Katheterismus unterschieden.

Diagnostischer Katheterismus. Hierzu zählen z.B. das Zysto- und/oder Urethrogramm zur Diagnostik der unteren Harnwege oder die Sondierung der Harnröhre bei fraglicher Lumeneinengung. Außerdem zählen dazu die Restharnbestimmung, die Harngewinnung zur laborchemischen Untersuchung und die Urodynamik zur Diagnostik der unteren Harnwege.

Therapeutischer Katheterismus. Dieser ist angezeigt z.B. bei Blasenentleerungsstörungen (neurogen, postoperativ, hohe Restharnmenge etc.), zur Blasenentleerung präoperativ oder vor Geburt, bei speziellen Röntgenuntersuchungen (retrograde Darstellung der Harnröhre), zur Spül- bzw. Instillationsbehandlung mit Medikamenten und zum Ausräumen einer Blasentamponade.

Materialien zum Katheterisieren

Katheter

Es gibt verschiedene Katheterformen (**Abb. 22.6**), die meist nach ihren Erfindern benannt wurden. Es gibt z.B. Tiemann-, Foley-, Nélaton- und Mercier-Katheter, benannt nach dem New Yorker Instrumentenbauer Tiemann, dem Urologen Foley und des Pariser Chirurgen A. Nélaton und L. Mercier.

Für Männer werden in der Regel Nélaton- und Tiemann-Katheter benutzt, für Frauen Nélaton-Katheter.

Größe. Der äußere Katheterdurchmesser wird in Charrière (= Ch = $^1/_3$ mm) angegeben. Je nach Verweildauer werden Einmal- und Blasen-Verweilkatheter voneinander unterschieden. **Einmalkatheter** (**Abb. 22.7 a u. b**) werden zu einmaligen diagnostischen und zum therapeutischen Katheterismus verwendet. Der **Blasenverweilkatheter** bildet mit dem Auffangbeutel ein geschlossenes System über den Pavillon des Zuleitungsschlauchs. Um Infektionen zu vermeiden, darf diese Verbindung zwischen Pavillon und Katheter auf keinen Fall unterbrochen werden.

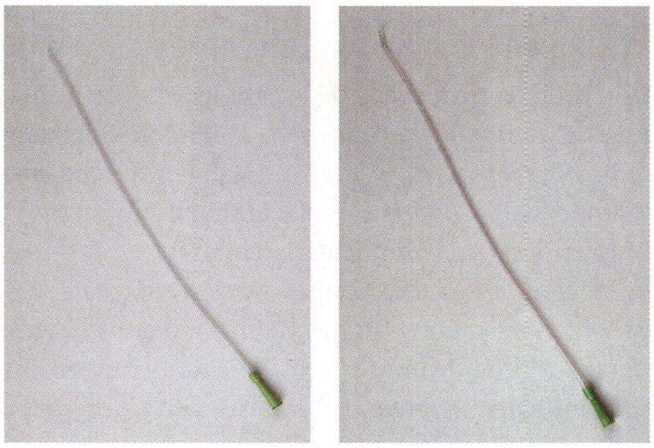

a b

Abb. 22.7 Einmalkatheter. **a** Nélaton, **b** Tiemann

Die Auswahl der Größe ist abhängig von der Anatomie des Patienten und von der Indikation (diagnostischer bzw. therapeutischer Katheterismus). So reichen zum Entleeren der Blase eher kleinere Lumen (CH 12–14), bei Makrohämaturie sind eher große Lumen (Ch 16–24) notwendig. Durch die unterschiedlich lange Harnröhre werden bei Männern 40 cm, bei Frauen 20 cm lange Katheter benötigt.

Der Katheter ist immer ein Fremdkörper und reizt daher Harnröhre und Blase. Je größer der Katheterdurchmesser, desto wahrscheinlicher sind Schleimhautirritationen oder die Gefahr einer Urethritis. Außerdem werden große Katheter als unangenehmer empfunden. Die Wahl des Katheterdurchmessers sollte also bewusst erfolgen.

Material. Zur Herstellung von Blasenkathetern werden heute verschiedene Natur- und Kunststoffe verwendet. Dabei dürfen Stabilisatoren, Weichmacher und andere Zusatzstoffe den Körper nicht schädigen, d. h. sie müssen biokompatibel sein. Grundsätzlich werden fünf Materialien (Latex, Silikon, Rotgummi, PVC, Polyurethan) zur Herstellung verwendet, deren unterschiedliche Eigenschaften die Anwendungsdauer bestimmen (**Tab. 22.4**).

Urinauffangsystem

Das Urinauffangsystem hat verschiedene Bestandteile (**Abb. 22.8**). Das Fassungsvermögen des Auffangbeutels hängt davon ab, ob der Patient mobil (eher kleines Volumen) oder bettlägerig ist (eher großes Volumen). Für die exakte Überwachung geringer Ausscheidungsmengen ist ein Stundenglas am Auffangbeutel angebracht (s. Sammelurin, S. 428). Das Urinauffangsystem muss verschiedene Anforderungen erfüllen:

- sterile Verpackung, Schutzkappe am Konnektor,
- Drainageschlauch: Länge ca. 1,2 m, ausreichende Knickfestigkeit und guter Durchfluss (Lumenweite mind. 8 mm),
- Pasteur-Tropfkammer bildet Luftschranke und unterbricht die Harnsäule im Schlauch-Beutel-system,
- Rücklaufventil verhindert Rückfluss des Urins vom Beutel in die Blase,
- ausreichende bakteriendichte Belüftung für Beutel und Tropfkammer,
- Entnahmestelle für Urinuntersuchungen,
- Transparenz für Urinbeobachtung,
- Ablasshahn am tiefsten Punkt, nicht nachtropfend. Möglichkeit zur vollständigen Entleerung,
- Tragekomfort für den Patienten,
- Sichere Aufhängung und Möglichkeit der Schlauchbefestigung.

Tabelle 22.4 Eigenschaften verschiedener Kathetermaterialien

Material	*Eigenschaften*	*Anwendungsdauer*
Latex	Reines Latex selten. Meist → mit Silikon beschichtet → mit Silikon besprüht (silikonisiert) → mit Silikonüberzug	kurzzeitig
Silikon	→ reines Silikon absolut allergiesicher und biokompatibel → gute Kontrolle von Inkrustationen möglich bei farblosen Kathetern (abhängig von Hersteller) → auch mit Silberbeschichtung (bakterizide Wirkung) → Anwendung: als suprapubische oder Nephrostomiekatheter und Endoureteralschienen	langfristig bis 6 Wochen
Rotgummi	→ Naturprodukt, nicht für Allergiker geeignet → verwendet für große Blockballons (bis 100 ml), Spülkatheter und Spitzenformen in der operativen Urologie	kurzzeitig
PVC (= Polyvinylchlorid)	→ weniger biostabil → u. a. für Einmalkatheter verwendet → Ballon, wenn vorhanden, aus Latex (Allergiegefahr!)	einmalig/intermittierend
Polyurethan	→ werden nicht hart, Anwendung daher wie bei Silikonkathetern → Ballon aus Latex (Allergiegefahr!)	langfristig bis 6 Wochen

Katheterbeutel

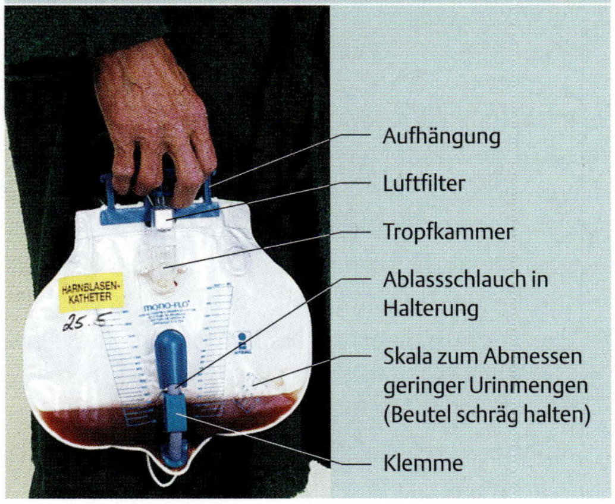

Abb. 22.8 Einzelne Bestandteile des Urinauffangsystems

Katheterset

In der Praxis haben sich fertig verpackte sterile Sets bewährt, die entweder von der Industrie angeboten oder von den Mitarbeitern der hauseigenen Zentralsterilisation nach Vorgaben gepackt werden. Diese Sets (**Abb. 22.9**) enthalten:

- Einpackpapier oder -tuch, zugleich als Arbeitsunterlage, steril, flüssigkeitsundurchlässig, etwa 50 × 60 cm groß. Damit lassen sich die gebrauchten Materialien nach Beendigung des Katheterisierens einschlagen,
- ein Lochtuch, ca. 50 × 60 cm groß zur Abdeckung,
- eine anatomische Pinzette,
- 3 – 6 Mulltupfer, pflaumengroß,
- eine Mullkompresse, um bei Frauen die Schamlippen zu spreizen und bei Männern den Penis zu halten,
- Auffangschale/n oder Beutel für den Urin, standfest und mind. 700 ml fassend,
- Schale für das Schleimhautantiseptikum,
- OP-Handschuhe.

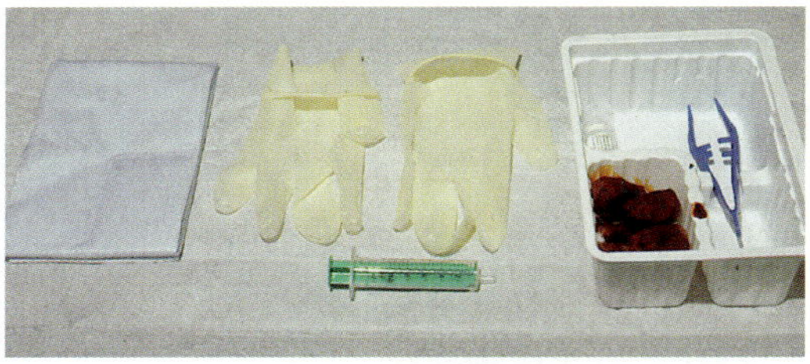

Abb. 22.9 Möglicher Inhalt eines Kathetersets, ausgebreitet auf einer sterilen Fläche: Zusammengefaltetes Lochtuch, großes grünes Tuch (Verpackung des Sets), Kugeltupfer, OP-Handschuhe, Auffangschale mit anatomischer Pinzette und sterilen Kompressen

Je nach Indikation des Katheterismus werden zusätzlich zum Katheterset folgende Materialien gerichtet (**Abb. 22.10**):

- Händedesinfektionsmittel, Abwurfsack,
- steriler Katheter nach entsprechender Art und Größe, (evtl. ein Reservekatheter),
- steriler Auffangbeutel bei Einbringen eines Dauerkatheters,
- steriles Gleitmittel. Evtl. desinfizierend und/oder anästhesierend nicht notwendig bei kompletter Querschnittslähmung),
- eine sterile Einwegspritze mit sterilem Aqua destillata zum Füllen des Katheterballons (mind. 10 ml),
- evtl. nötige Materialien zur Urinuntersuchung.

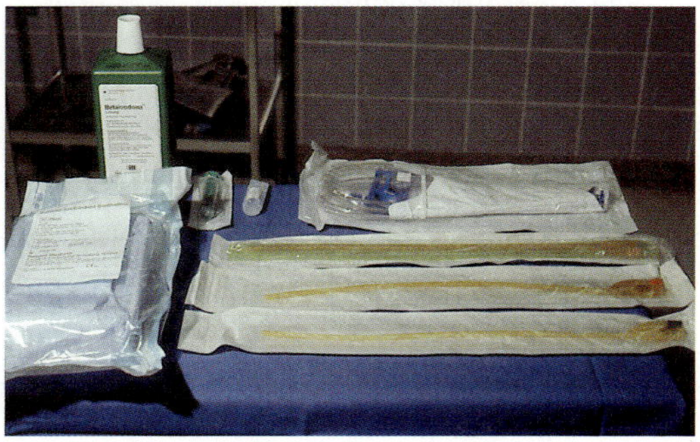

Abb. 22.10 Tisch mit Materialien zum Katheterisieren: Links das Katheterset, dahinter Schleimhautantiseptikum, Spritze zum Blocken und steriles Aqua destillata. Vorne rechts verschiedene Katheter, dahinter das Urinauffangsystem

Vorbereitung

Grundsätzlich muß die Maßnahme von ärztlicher Seite angeordnet und mit dem Patienten abgeklärt sein. Wichtig ist, dass alle Alternativen durchdacht wurden (z. B. Kondomurinal). Erklären Sie ihm behutsam Sinn und Zweck und schildern Sie ihm die Vorgehensweise. Die Kooperationsbereitschaft des Patienten ist wichtig für das Gelingen des Katheterisierens. Erkundigen Sie sich, ob Erkrankungen im Urogenitalbereich wie z. B. eine Prostatavergrößerung oder Allergien z. B. gegen Latex oder Jod vorliegen, um die Wahl des Katheters und des Desinfektionsmittels darauf abzustimmen. Klären Sie im Gespräch, ob eine Frau lieber von einer Frau, oder ein Mann lieber von einem Mann katheterisiert werden möchte.

Folgende Maßnahmen sollten zur **Vorbereitung des Raums** ergriffen werden.

- Sorgen Sie für eine geeignete Ablage, um das Katheterset öffnen zu können, z. B. ausziehbare Ablage des Nachttisches, Beistelltisch etc.
- Eine angenehme Raumtemperatur ist wichtig, da der Patient einige Zeit aufgedeckt bleibt. Schließen Sie Fenster rechtzeitig.
- Achten Sie auf den Schutz der Intimsphäre. Bitten Sie Mitpatienten, das Zimmer zu verlassen oder stellen Sie, wenn möglich, eine spanische Wand auf.
- Wählen Sie sich einen bequemen Standpunkt, je nachdem, ob Sie Rechts- oder Linkshänder sind.
- Steht das Bett hoch genug für eine rückenschonende Arbeitsweise?
- Achten Sie auf gute Sicht- und Lichtverhältnisse.

Ziehen Sie sich einen sauberen Schutzkittel an. Je nach Krankenhausstandard können auch Mund-Nasenschutz und Haube vorgeschrieben sein. Bitten Sie den Patienten, sich bis auf Höhe des Nabels zu entkleiden. Bei Frauen ist es hilfreich, das Becken leicht erhöht zu lagern, sie sollten die Beine anziehen und spreizen. Führen Sie eine sorgfältige Intimtoilette durch, beobachten Sie dabei das äußere Genitale und die Harnröhrenmündung auf Veränderungen. Achten Sie bei Männern darauf, bei der Intimtoilette die Vorhaut zurückzuziehen. Desinfizieren Sie sich anschließend Hände und Unterarme.

Durchführung

Es ist von der Kooperationsfähigkeit des Patienten abhängig, ob Sie den Katheterismus allein oder zu zweit durchführen. Bei unruhigen Patienten oder wenn eine Patientin z. B. nicht alleine die Beine anstellen kann, müssen Sie zu zweit arbeiten.

Eva Groß
Krankenschwester

Praxistipp
Es ist manchmal nicht einfach, von vornherein zu beurteilen, ob Sie alleine Katheterisieren können. Wenn Sie die Kooperationsfähigkeit des Patienten nicht sicher beurteilen können, bitten Sie lieber eine Kollegin zu Hilfe. Wenn Sie die Durchführung abbrechen müssen, weil es alleine nicht geht, müssen Sie nochmal ganz von vorne anfangen und dies stellt eine Belastung für den Patienten dar.

Im Folgenden ist das Legen eines Dauerkatheters durch *eine* Pflegeperson beschrieben. Das Einführen eines Einmalkatheters unterscheidet sich nicht vom Einführen eines Dauerkatheters.

- Öffnen Sie das Katheterset unter aseptischen Bedingungen. Die Verpackung des Kathetersets ist innen steril. Sie können Sie als Arbeitsfläche nutzen.
- Öffnen Sie alle steril verpackten Materialien und lassen Sie sie vorsichtig auf diese Arbeitsfläche fallen. Legen Sie die Schutzunterlage unter das Gesäß des Patienten. Achten Sie darauf, die anderen Materialien nicht mit den Händen zu berühren.
- Tränken Sie anschließend die Kugeltupfer mit Schleimhautdesinfektionsmittel, ziehen Sie sich die OP-Handschuhe an und entnehmen Sie das Lochtuch aus dem Katheterset.
- Legen Sie das Lochtuch so, dass die Öffnung die Vulva frei läßt bzw. dass der Penis auf dem Tuch aufliegt.
- Stellen Sie dann das Auffanggefäß zwischen die Beine des Patienten. Wenn Sie einen Dauerkatheter legen, sollten Sie jetzt auf der sterilen Arbeitsfläche den Katheter mit dem Auffangsystem verbinden. Füllen Sie die Spritze mit sterilen Aqua destillata und prüfen Sie den Katheterballon auf Dichtigkeit.

Durchführung bei der Frau

Eva Groß
Krankenschwester

Praxistipp
Das Katheterisieren ist wie vieles eine Sache der Übung. Es wird Ihnen am Anfang sicher passieren, dass Sie statt der Harnröhrenöffnung mit dem Katheter die Scheide treffen, da die beiden Öffnungen nahe beieinander liegen und man zum Erkennen der Harnröhrenöffnung erst den richtigen Blick bekommen muss. Es empfiehlt sich, den Katheter in der Scheide liegen zu lassen, um beim nächsten Versuch denselben Fehler nicht noch einmal zu machen.

Mit der Pinzette die großen Schamlippen jeweils mit einem Tupfer von der Symphyse zum Anus hin desinfizieren. Anschließend mit zwei Fingern spreizen, so dass die kleinen Schamlippen in gleicher Weise desinfiziert werden können (**Abb. 22.11 a**). Die Hand verbleibt in dieser Position, bis der Katheter in der Harnblase ist. Nun wird der Harnröhrenausgang desinfiziert (von oben nach unten) und der letzte Tupfer vor die Scheidenöffnung gelegt, um evtl. den Austritt von Sekret zu verhindern.

Beachten Sie die entsprechende Einwirkzeit des benutzten Schleimhautantiseptikums nach dem letzten Tupferstrich über den Harnröhrenausgang und lassen Sie PVP-Jod-Präparate 2 Min., Octenidin-Präparate 1 Min. einwirken. Geben Sie nun etwas Gleitmittel auf die Katheterspitze und führen Sie den Katheter mit OP-Handschuhen oder steriler Pinzette 5–6 cm in die Harnröhre ein (**Abb. 22.11 b**), bis Urin fließt. Bei adipösen Patientinnen oder wenn die Harnröhre aus einem anderen Grund nicht gut zugänglich (Spastik) oder zu finden ist, hat sich die Seitenlage der Patientin mit angewinkelten Beinen bewährt. Der Katheter wird dann von der Gesäßseite aus in die Blase geschoben. Diese Methode ist für den Durchführenden einfacher.

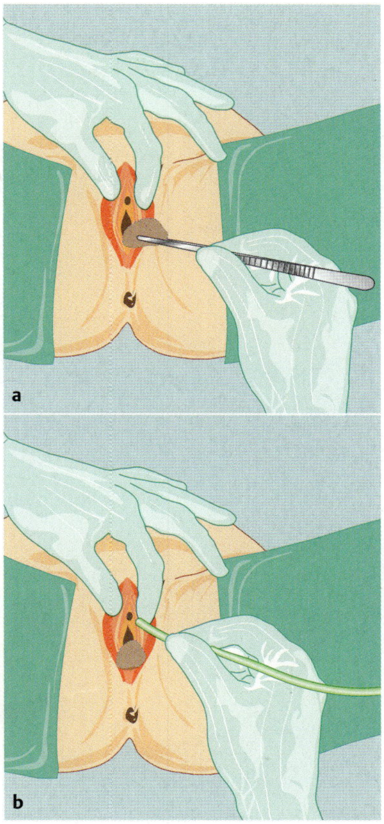

Abb. 22.11 Katheterisieren bei der Frau. **a** Desinfizieren der kleinen Schamlippen, **b** Einführen des Katheters

Durchführung beim Mann (Abb. 22.12 a–d)

Fassen Sie den Penisschaft, schieben Sie die Vorhaut zurück und spreizen Sie mit zwei Fingern durch leichten Zug nach unten den Harnröhrenausgang. Anschließend wird mit den getränkten Kugeltupfern die Eichel desinfiziert, indem beide Seiten um die Harnröhrenöffnung abgewischt und mit dem 3. Tupfer die Öffnung selbst desinfiziert wird. Auch hier muss wieder die Einwirkzeit beachtet werden! Geben Sie dann $^1/_3$ des Gleitmittels auf den Katheter, einen Tropfen auf die Harnröhrenmündung, führen Sie den Konus der Gleitmittelspritze in die Harnröhre ein und spritzen Sie den Rest ein.

Merke
Das Gleitmittel erleichtert nicht nur das Einführen des Katheters, sondern hat auch eine anästhesierende Wirkung. Für ein möglichst schmerzfreies Katheterisieren muss daher unbedingt die Einwirkzeit (i. d. R. 30 Sek.) berücksichtigt werden.

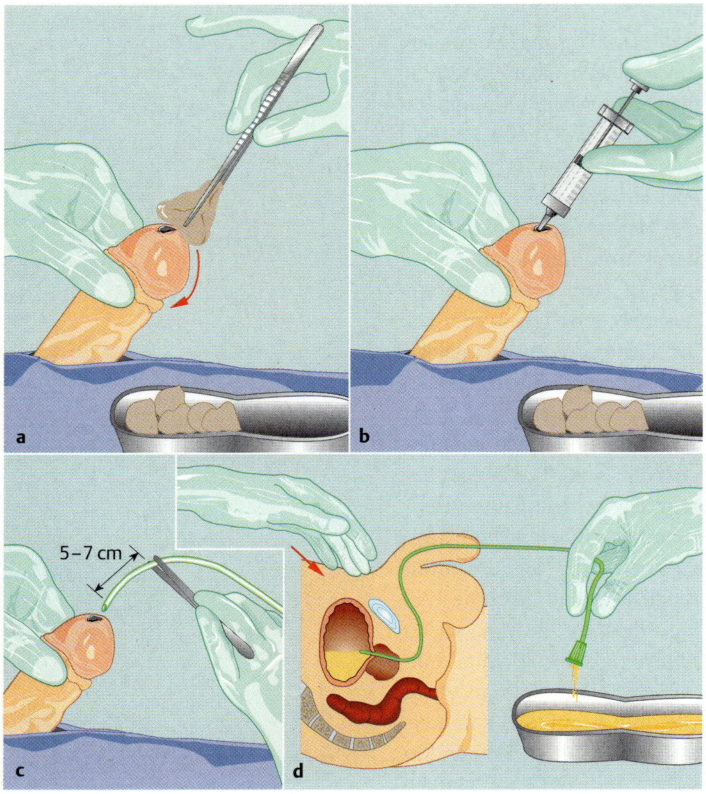

Abb. 22.12 Katheterisieren beim Mann. **a** Desinfizieren der Eichel, **b** Einbringen von Gleitmittel in die Harnröhre, **c** Einführen des Katheters, **d** Druck auf die Blase zur vollständigen Entleerung und Abfließen des Urins in die Auffangschale

Nach Abwarten der Einwirkzeit wird der Katheter langsam mit Pinzette eingeführt. Dabei wird der Penis senkrecht gehalten. Nach ca. 10 cm sind 2 Kurvaturen zu bewältigen (**Abb. 22.13**). Wenn beim Einführen des Katheters Widerstand spürbar ist, unter leichtem Druck des Katheters die Position des Penis ändern und weiterschieben, bis Urin fließt. Die häufig vorkommende Prostatahypertrophie erschwert dabei das Einführen, da dann die Prostata die Harnröhre einengt. Hier ist eine besonders vorsichtige Vorgehensweise wichtig.

Wenn beim Einführen des Katheters Widerstand spürbar ist, unter leichtem Druck des Katheters die Position des Penis ändern und weiterschieben, bis Urin fließt.

Merke

Beim Katheterismus von Frauen und Männern gilt: bei Schmerzäußerung des Patienten an pathologische Veränderungen in der Harnröhre und -blase denken und nach Abwägung evtl. den Vorgang abbrechen und den Arzt verständigen. Dies gilt auch, wenn sich kein Urin in der Blase befindet und/oder eine Makrohämaturie vorliegt.

Beendigung

Beim Einmalkatheterisieren den Urin in die Schale fließen lassen. Zur vollständigen Entleerung der Blase können Sie mit der Hand leichten Druck auf den Unterbauch ausüben (s. **Abb. 22.12 d**). Ziehen Sie dann den Katheter langsam heraus.

Wird ein Dauerkatheter gelegt, schiebt man den Katheter weiter in die Blase, damit das Blocken des Katheterballons nicht in der Harnröhre geschieht. Der Ballon wird mit der vom Hersteller angegebenen Menge an sterilem Aqua destillata geblockt und der Katheter auf Beweglichkeit geprüft, um festzustellen, ob er nicht in der Harnröhre geblockt wurde. Der Katheter muss sich frei bewegen lassen, ansonsten muss der Blockvorgang wiederholt werden.

Merke

Sind größere Mengen Urin in der Blase, kann das Ablassen von mehr als 800 ml zu einem sogenannten Blasenkollaps führen. Dabei füllen die Baucheingeweide den plötzlich wieder frei gewordenen Platz der Blase aus. Je nach Situation des Patienten kann dieses zu einem Blutdruckabfall (relativer Volumenmangelschock) führen. Es empfiehlt sich daher, den Kathetervorgang nach 800 ml abzubrechen und zu einem späteren Zeitpunkt fortzusetzen.

Wird Urin für eine Laborprobe benötigt, wird dieser direkt am Einmalkatheter aufgefangen oder über die dafür vorgesehene Stelle am Auffangsystem mit einer Spritze abgezogen. Anschließend werden die nicht mehr benötigten Materialien im Abwurfsack verworfen und das äußere Genitale abgewaschen. Beim Mann muss die Vorhaut wieder über die Eichel gezogen werden um die Gefahr einer Paraphimose (schmerzhaftes Anschwellen von Vorhaut und Eichel) zu verhindern. Unterstützen Sie anschließend den Patient ggf. beim Anziehen oder bei der bequemen Lagerung.

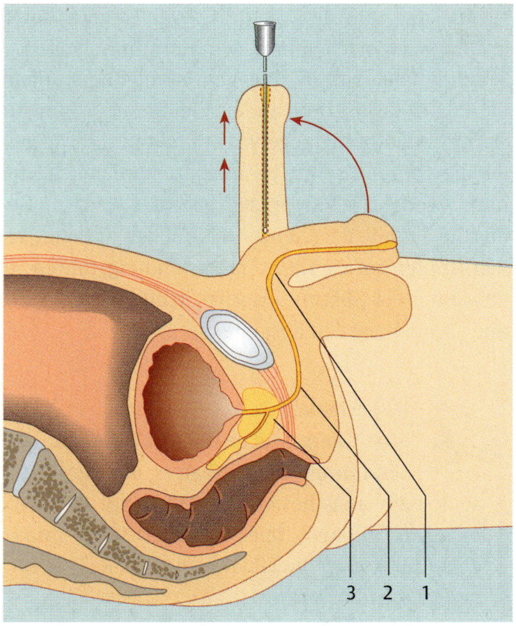

Abb. 22.13 Schwierige Stellen beim Katheterisieren des Mannes. **1** Erste und **2** zweite Kurvatur, **3** mögliche Einengung durch die Prostata

> **Merke**
> Nach jedem Katheterismus muss die Größe des Katheters, die Menge der Blockflüssigkeit und der Ablauf der Maßnahme exakt dokumentiert werden.

Blasentraining. Zur Wiederherstellung der normalen Blasenkapazität und des normalen Miktionsrhythmus ist das intermittierende Abklemmen des Dauerkatheters nur bei bestimmten Erkrankungen sinnvoll oder nötig. Wie heute bekannt, tritt die sogenannte Schrumpfblase nur bei neurogener Blasenstörung auf. Weiterhin reduziert sich bei chronischer Entzündung durch Bestrahlung oder Blasentuberkulose die Blasenkapazität durch die bleibenden Veränderungen in der Blasenschleimhaut und/oder der Blasenwand und ist durch Blasentraining nicht wieder herzustellen.

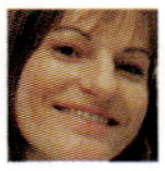

Pflegeangebot Unterstützung bei liegendem Blasendauerkatheter

Matthias Weber

Die Maßnahme bei der Pflege bei liegendem Blasendauerkatheter sind für Frau und Mann bis auf wenige Ausnahmen identisch.

- Für den Mann ist eine trockene, keimarme Kompresse am Harnröhreneingang ein gutes Mittel, um Sekret aufzufangen und um eine Kontamination der Oberschenkel und der Bettdecke zu reduzieren (**Abb. 22.14**). Diese „Krawatte" wird mit der Intimpflege erneuert. Das Benetzen der Kompressen mit Desinfektionsmittel ist nicht sinnvoll. Die anfängliche antimikrobielle Wirkung wandelt sich zu einem guten Nährboden für Keimkulturen und wird somit zur Keimstraße.
- Auf korrekte Lage des Katheters, des ableitenden Schlauchs und des Auffangbeutels achten. Der Urin muss immer frei in den Beutel abfließen (**Abb. 22.15 a–d**), da die Harnstagnation die Infektionsgefahr erhöht. Er soll weder im Schlauch, der Tropfkammer oder dem Rückflussventil gestaut werden. Dazu muss der Schlauch stetig fallen und der Beutel ständig tiefer als Blasenniveau hängen. Dies muss auch der Patient wissen.
- Regelmäßige Intimtoilette, mit Schutzhandschuhen sowie Einmalwaschlappen und frischer

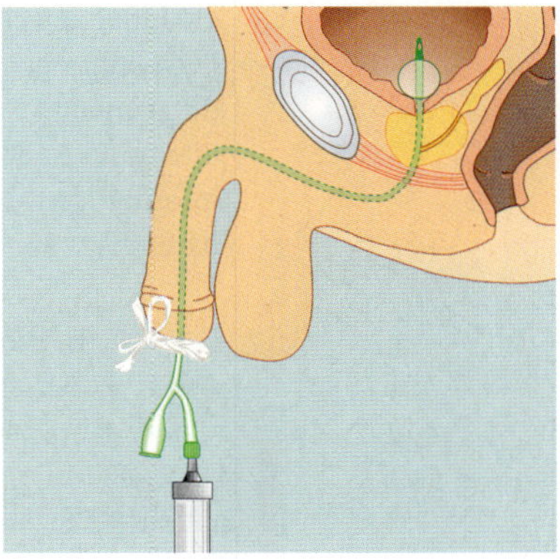

Abb. 22.14 „Krawatte" zum Schutz des Dauerkatheters

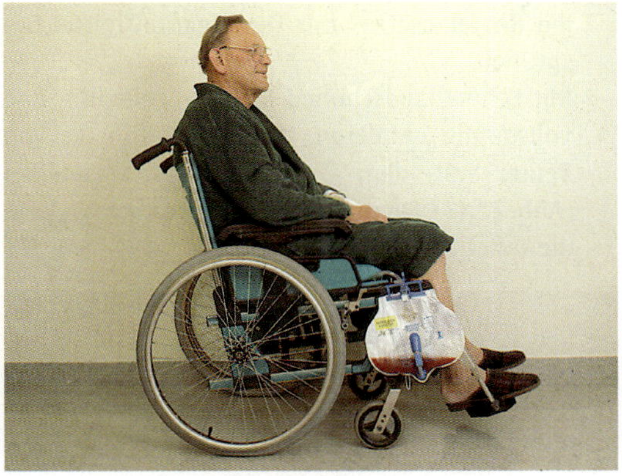

a

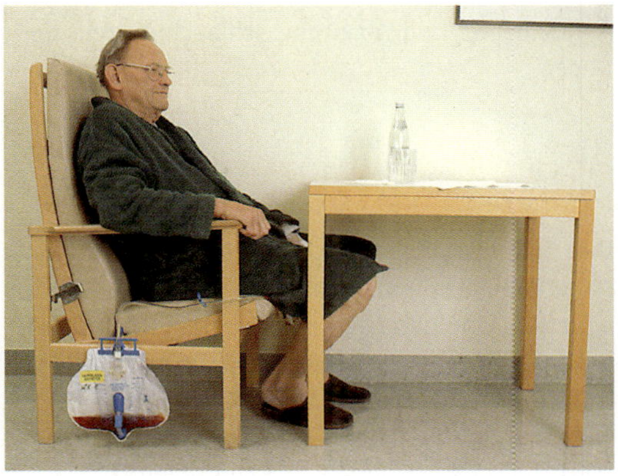

b

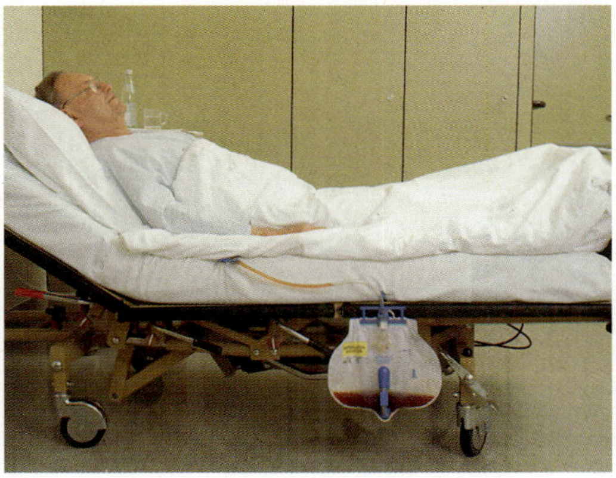

c

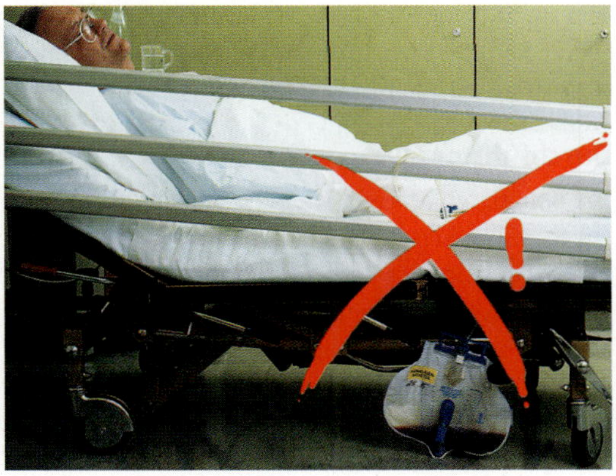

d

Abb. 22.15 a–c Korrektes Aufhängen des Katheterbeutels. Keine Abknickungen, Beutel unter Blasenniveau, stetes Abfließen des Urins.
d So nicht! Der Ableitungsschlauch ist fälschlicherweise über Blasenniveau um das Bettgitter geschlungen, der Katheterbeutel liegt auf dem Boden

Waschschüssel (zweimal täglich). Verkrustungen am Harnröhrenausgang mit Wasser und Seife entfernen. Je nach Verkrustung oder Kontamination mit Stuhl, Blut oder anderer vaginalen Ausscheidungen nach Bedarf öfters.

- Bei Kontamination mit Stuhl ist eine Desinfektion des Harnröhrenausganges sowie des Katheters mit einem Schleimhautdesinfektionsmittel nötig. Eine routinemäßige Desinfektion ist nicht sinnvoll, da das Desinfektionsmittel das Innere der Harnröhre nicht erreicht.
- Der Ablassschlauch sollte stets in der Haltevorrichtung stecken und den Boden nicht berühren. Katheter und Auffangsystem dürfen nicht voneinander getrennt werden.
- Beobachtung und Kontrolle der Ausscheidungsmenge, um Verstopfung, Abknickungen oder eine Anurie rechtzeitig zu erkennen (Arztinformation). Hilfreich ist, einen leicht einsehbaren Platz für den Urinbeutel zu wählen.

Merke
Patienten mit einem herabgesetzten Empfindungsvermögen spüren nicht, wenn der Ableitungsschlauch z. B. unter ihrem Bein liegt. Liegen diese Patienten längere Zeit auf Ableitungsschlauch, Katheter oder Auffangbeutel, können Druckstellen entstehen. Achten Sie daher immer darauf, wenn Sie einen Patienten lagern oder mobilisieren, dass Katheter, Auffangbeutel und Ableitungsschlauch korrekt liegen.

Wechsel und Entfernung des transurethralen Dauerkatheters

Der routinemäßige Wechsel von transurethralen Dauerkathetern wird unterschiedlich diskutiert. Die neuesten Empfehlungen des Robert-Koch-Institutes gehen dahin, auf einen routinemäßigen Wechsel von transurethralen Dauerkatheter zu verzichten.

Gewechselt werden soll nur nach Bedarf, d. h. bei Inkrustation, Obstruktion, Verschmutzung u. ä.

Vor jedem Wechsel eines transurethralen Katheters ist die Frage nach der Anlage eines suprapubischen Katheters zu diskutieren, da hier das Infektionsrisiko geringer ist.

Abb. 22.16 Eine Möglichkeit, um den Ableitungsschlauch ohne Klemme abzuklemmen

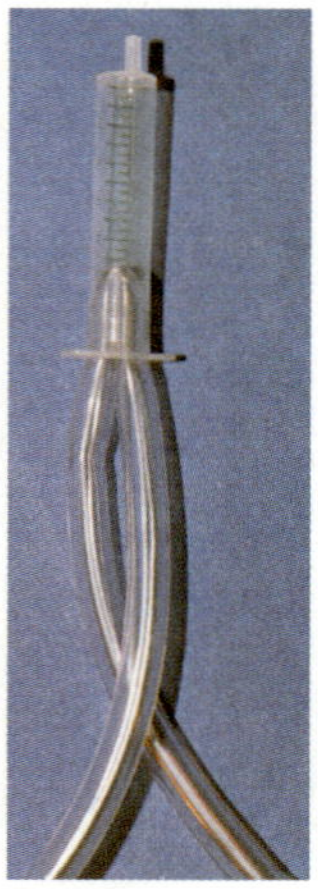

Durchführung

Die benötigten Materialien entsprechen denen beim Legen eines Blasendauerkatheters. Zusätzlich wird eine zweite Spritze benötigt, um die Flüssigkeit aus dem geblockten Katheterballon abzuziehen.

- Lagerung des Patienten wie beim Legen eines Blasenkatheters,
- Hygienische Händedesinfektion,
- mit Spritze Ballonflüssigkeit abziehen,
- Katheter vorsichtig und langsam herausziehen, Katheterauge auf Inkrustation prüfen und gebrauchte Materialien wegwerfen,
- Intimtoilette vornehmen oder vornehmen lassen und Katheterwechsel dokumentieren.

Die Anlage eines neuen Dauerkatheters wurde bereits beschrieben (s. S. 437).

Wird kein Katheter mehr gelegt, muss in der folgenden Zeit darauf geachtet werden, ob der Patient willkürlich Wasser lassen kann.

Umgang mit dem Auffangsystem

Auffangbeutel

Die wichtigsten Maßnahmen im Umgang mit dem Urinauffangbeutel, sowohl des transurethralen als auch des suprapubischen Katheters sind:

- Muss beim Lagern des Patienten der Beutel über das Blasenniveau gebracht werden, ist der Schlauch abzuklemmen. Ist keine entsprechende Vorrichtung an Schlauch oder Katheter vorhanden, läßt sich mit dem Zylinder einer 10/20 ml Spritze oder der Schutzkappe vom Beutelansatz der Schlauch ebenfalls gut abklemmen (**Abb. 22.16**).
- Bei Verstopfung oder Defekt möglichst Beutel und Katheter wechseln. In Ausnahmefällen, wenn nur der Beutel ersetzt werden muss, ist eine aseptische Vorgehensweise nötig. Dazu den Katheterpavillon vor dem Anschließen des sterilen Beutelansatzes mit Desinfektionsmittel besprühen.
- Mit Schutzhandschuhen Beutel regelmäßig und vollständig entleeren, dabei den Kontakt von Beutel mit dem Transportgefäß vermeiden (**Abb. 22.17**). So ist auch eine Entleerung direkt in die Toilette möglich.

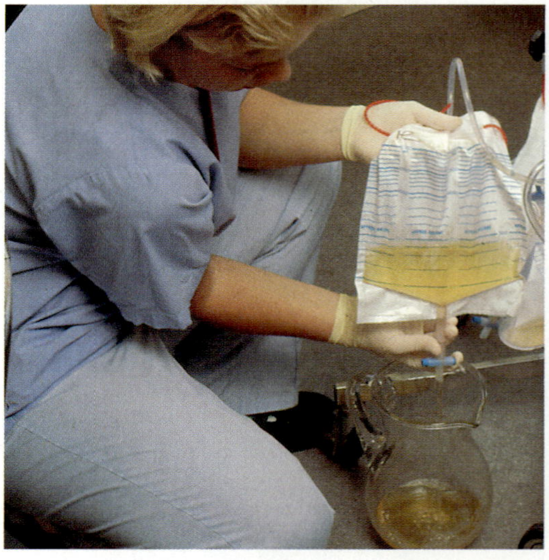

Abb. 22.17 Beim Ablassen des Urins müssen Handschuhe getragen werden. Der Schlauch sollte das Gefäß nicht berühren. Zum Schluss wieder Schlauch abklemmen und in die Schlaufe stecken

- Den Ablassschlauch nach vollständiger Leerung abschütteln und in die Schlaufe zurückstecken. Eine Sprühdesinfektion, wie bisher empfohlen, ist nicht nötig. Die Beutel bieten mit Pasteur-Tropfkammer und Rücklaufventil einen sicheren Schutz vor zurückfließendem Urin, wenn sie sachgerecht (nicht über Blasenniveau) angebracht werden.
- Für Untersuchungen wird der Urin an der dafür vorgesehenen Entnahmestelle, nahe am Katheter, unter aseptischen Voraussetzungen (nach Sprühdesinfektion der Punktionsstelle) mit Kanüle und Spritze entnommen. Dazu wird der Schlauch kurzzeitig nahe hinter der Entnahmestelle abgeklemmt.

Entleerung mit Katheterventil

Eine gute Alternative zum Auffangbeutel ist das sog. Katheterventil (**Abb. 22.18**). Es wird direkt am Katheterpavillon angebracht und kann zum Entleeren des Urins geöffnet werden. Ist eine Dauerableitung, z. B. nachts, nötig, kann mit einem speziellen Adapter ein Auffangbeutel vorübergehend angeschlossen werden. Anwendung findet dieses Prinzip hauptsächlich bei suprapubischen Kathetern.

Die verschiedenen Typen erfordern eine unterschiedliche Vorgehensweise zum Öffnen, die in der Gebrauchsanweisung nachzulesen sind.

Bei der Entleerung des Urins über das Katheterventil ist von der Pflegeperson, die Schutzhandschuhe trägt bzw. vom Patienten darauf zu achten, dass das Ventil das Auffanggefäß oder die Toilette nicht berührt. Abschließend wird das Ventil mit alkoholischem Desinfektionsmittel desinfiziert. Dieses System erscheint besonders für mobile Patienten eine gute Alternative zu dem unhandlichen Auffangbeutel zu sein. Die Infektionsgefährdung durch „stehenden" Urin oder undichte Rücklaufventile des Auffangbeutels ist bei diesem System nahezu ausgeschlossen.

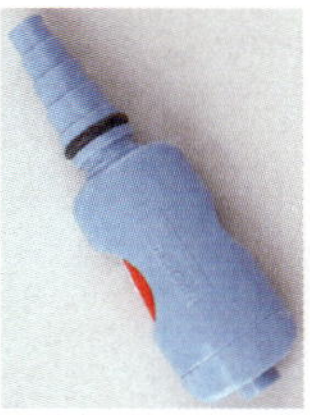

Abb. 22.18 Katheterventil

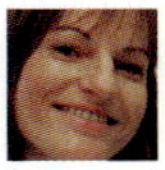

Pflegeangebot Unterstützung bei intermittierendem Selbstkatheterismus

Matthias Weber

Beim intermittierenden Selbstkatheterismus (= ISK) lernen Menschen, die auf Grund ihrer Behinderung oder Erkrankung die Blasenentleerung nicht oder nur bedingt kontrollieren können, sich selbst zu katheterisieren. In besonderen Fällen (z. B. bei Kindern, Tetraplegikern, etc.) kann es auch sinnvoll sein, betreuende Personen anzuleiten. Betroffen sind Menschen mit Spina bifida, Tumoren, Erkrankungen oder Verletzungen des zentralen Nervensystems (z. B. Parkinson, Querschnittlähmung etc.).

Wichtige Argumente, die für den ISK sprechen, sind eine größere Unabhängigkeit der Betroffenen sowie eine deutliche Reduzierung der Harnwegsinfektionen. Nicht zuletzt diese Tatsache hat eine geringere Morbidität und auch Mortalität für diese Menschen zur Folge.

Durchführung

Ein großes Maß an Einfühlungsvermögen ist angebracht, um den Patienten an den ISK heranzuführen. Für viele Menschen bedeutet es zum ersten Mal einen bewussten Umgang mit ihrem Urin und dem gesamten Ausscheidungsvorgang. „Es selber in die Hand zu nehmen" und genau hinzusehen ist für viele nicht selbstverständlich und kann Überwindung kosten. Prinzipiell unterscheidet man zwischen sterilem und sauberem ISK.

Steriler ISK

Hier lernt der Patient mit entsprechenden Sets (**Abb. 22.19 a u. b**) nach Reinigung und Desinfektion des Genitals, den Katheter mit einem desinfizierenden Gleitmittel in die Harnblase zu schieben. Der Katheter wird dabei in seiner Hülle, mit OP-Handschuhen oder mit einer Pinzette geführt. In der Anfangsphase ist ein steriles Feld um den Harnröhrenausgang sinnvoll. Frauen benötigen zusätzlich einen guten Spiegel, der standfest und vergrößernd sein muss, sowie eine Lichtquelle, um die Harnröhre zu finden. Mit etwas Übung ist auch für Frauen ein ISK im Rollstuhl und auf der Toilette erlernbar.

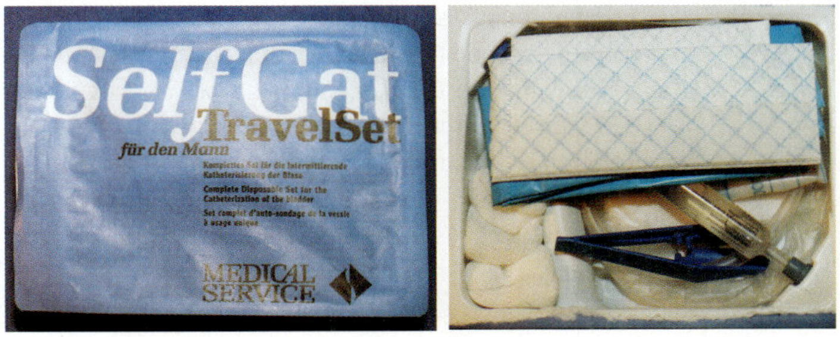

a b

Abb. 22.19 Katheterset für den intermittierenden Selbstkatheterismus **a** geschlossen und **b** geöffnet

Sauberer ISK

Diese Form des ISK ist ausschließlich für den häuslichen Bereich geeignet. Dabei wird auf Desinfektion des Harnröhrenausganges und das desinfizierende Gleitmittel verzichtet. Teilweise wird der Katheter nur mit der sauberen Hand eingeführt. Diese Methode wird sehr unterschiedlich beurteilt. Manche Menschen stellen ihre Vorgehensweise auf die Notwendigkeiten ihres Alltags und Berufslebens um.

Maßgebend für das Beibehalten des sauberen ISK bzw. den Wechsel zu einer anderen Methode ist die Häufigkeit von Harnwegsinfektionen der Betroffenen. Der Umweltschutzaspekt und steigende Müllgebühren beeinflussen ebenfalls die Wahl von Material und Vorgehensweise.

Die Vielfalt der angebotenen Kathetersets machen die Beratung, Anleitung und Übung durch kundige Pflegende, Selbsthilfegruppen oder die Herstellerfirmen selbst sinnvoll.

Die Häufigkeit des ISK richtet sich nach den Katheterentleerungsmengen. Um eine Blasenüberdehnung und somit Schädigung zu vermeiden, haben sich maximale Mengen von 500 ml bewährt. Folglich ergibt sich bei einer durchschnittlichen Trinkmenge von 2 – 3 l/Tag und einer Ausscheidung von 1,5 – 2 l ein 3 – 4maliges Katheterisieren. Für die Betroffenen sind größere Trinkmengen besser, da auch häufigeres Katheterisieren nachweislich Blaseninfektionen besser vermeiden hilft.

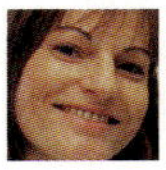

···› Pflegeangebot Suprapubischer Katheter

Matthias Weber

Eine andere Möglichkeit der Harnableitung, die nicht über die Harnröhre (transurethral) erfolgt, stellt der suprapubische Dauer-Katheter (SPDK) dar. Dieser Katheter wird oberhalb (supra) des Schambeins (Os pubis) durch die Bauchdecke in die Blase gelegt. Da der suprapubische Blasenkatheter in Lokalanästhesie gelegt wird, wird die Maßnahme von den Betroffenen weniger unangenehm empfunden als das transurethrale Katheterisieren. Vor-und Nachteile des suprapubischen Katheters zeigt **Tab. 22.5**.

Die Indikationsstellung und das Anlegen dieser Urindrainage sind ausschließlich Aufgaben des Arztes. Pflegende haben jedoch einen wesentlichen Einfluß, um diese schonende und wenig infektionsträchtige Urinableitung anzuwenden. Kontraindiziert ist die suprapubische Blasenpunktion bei Blasentumoren, Gerinnungsstörungen, Schwangerschaft, Ileus, Aszites oder Verwachsungen im Unterbauch. Die Assistenz bei der Vorbereitung, Durchführung und die anschließende Betreuung des Patienten ist Aufgabe der Pflege.

Tabelle 22.5 Vor- und Nachteile des suprapubischen Katheters

Vorteile	*Nachteile*
···› keine Reizung und Schädigung (z. B. Strikturen) von Harnröhre oder Prostata. Keine Nebenhodenentzündung (Epididymitis) als häufige Folge des transurethralen Katheterismus	···› Gefahr der Makrohämaturie (selten) oder Blasentamponade
···› deutliche Reduzierung der kathetervermittelten Harnwegsinfektionen	···› Verstopfen oder Abknicken des Katheters, da meist eher kleine Größen (Ch 10 – 14) zum Einsatz kommen
···› Miktion und Miktionstraining mit problemloser Restharnbestimmung möglich	···› Gefahr der Fehlpunktion
···› geringer Pflegeaufwand. Der Verband wird in größeren Intervallen erneuert. Im häuslichen Bereich kann unter bestimmten Voraussetzungen, z. B. wenn die Einstichstelle nicht entzündet ist, ganz darauf verzichtet werden.	···› Gefahr einer lokalen Infektion der Einstichstelle
···› Wesentlich größere Akzeptanz bei den Patienten, da der Intimbereich nicht tangiert wird. Ungestörte Sexualität.	

Vorbereitung

Der Patient liegt flach in bequemer Rückenlage. Zur Entlastung der Bauchdecke kann ihm eine Rolle unter die Knie gelegt werden. Die Blase muss bis oberhalb der Symphyse tastbar gefüllt sein. Informieren Sie daher den Patienten, viel zu trinken und mind. 1 Std. vor der geplanten Punktion nicht mehr zur Toilette zu gehen. Kann der Patient nicht ausreichend Flüssigkeit zu sich nehmen, ist auch eine transurethrale Füllung der Blase möglich. Der Unterbauch des Patienten muss vom Nabel bis zum oberen Bereich der Schambehaarung rasiert sein, ein knapper Slip kann anbehalten werden.

Benötigte Materialien:

- ···› Desinfektionsmittel, Tupfer oder Watteträger,
- ···› Lokalanästhetikum mit Spritze und Kanüle,
- ···› steriles Punktionsset (**Abb. 22.20**) mit Lochtuch, spaltbarem Punktionstrokar mit suprapubischem Katheter, Fixierplatte mit Naht- und Verbandsmaterial oder Blockkatheter, Urinauffangbeutel (in manchen Sets nicht enthalten),
- ···› Kanüle (8 – 10 cm) und 20 ml Spritze zur Probepunktion, nach Bedarf Untersuchungsröhrchen für Laborprobe. Evtl. Skalpell,
- ···› Händedesinfektionsmittel, OP-Handschuhe,
- ···› sterile Schlitzkompresse, Schere, Pflaster zum Verbinden,
- ···› Abwurfbehälter für Kanülen und Abwurfsack.

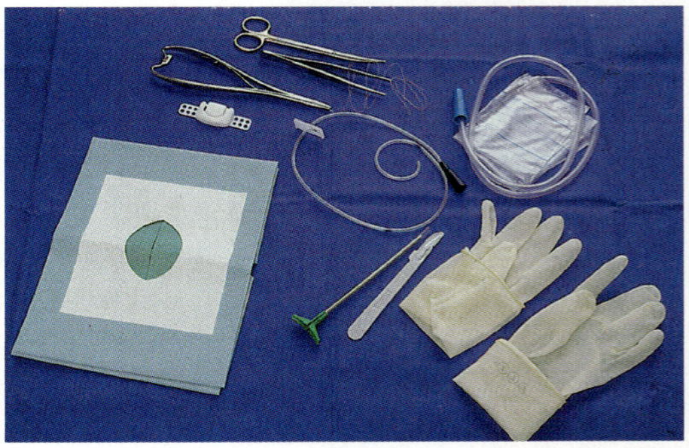

Abb. 22.20 Punktionsset zum Legen eines SPDK: Steriles Lochtuch, Trokar, Skalpell, OP-Handschuhe, Katheter mit Klemme, Auffangbeutel, Halteplatte, Schere und Pinzetten

Durchführung und Nachsorge

Das Vorgehen wird vom Arzt festgelegt und nach schriftlicher Einverständniserklärung des Patienten durchgeführt. Sinnvoll ist es, dass der Katheter vor der Punktion an den Auffangbeutel angeschlossen wird, um ein Austreten von Urin zu vermeiden.

Die Punktionsstelle wird desinfiziert, mit einem Lochtuch abgedeckt und lokal betäubt. Der Trokar wird eingestochen (**Abb. 22.21 a u. b**) und vorgeschoben bis Urin fließt. Der Katheter wird vorgeschoben, der Trokar zurückgezogen und auseinandergeklappt. Der Katheter kann mit einem Stich an der Bauchhaut festgenäht werden. Um Abknickungen und Zug auf den Katheter zu vermeiden, wird er in die Arretierungsplatte eingelegt. Anschließend wird die Punktionsstelle mit einer sterilen Schlitzkompresse und evtl. einer weiteren sterilen Kompresse verbunden. Um Druckstellen zu vermeiden, sollte die Arretierungsplatte nicht direkt auf der Haut aufliegen. Anschließend dem Patient beim Ankleiden helfen, ggf. lagern.

> **Merke**
> Nach Anlage eines suprapubischen Katheters muss der Urin auf Blutbeimengungen beobachtet werden. Eine diskrete Makrohämaturie kann vorkommen. Stärkere und anhaltende Nachblutungen müssen dem Arzt mitgeteilt werden.

Pflege bei liegendem suprapubischen Blasenkatheter

Anfangs wird die Einstichstelle täglich auf Entzündungszeichen kontrolliert, desinfiziert und aseptisch verbunden (**Abb. 22.22**). Bei reizloser Einstichstelle kann der Verbandswechsel in größeren Intervallen (2–3 Tage) stattfinden. Unter häuslichen Bedingungen und bei reizloser und trockener Punktionsstelle ist es möglich, ganz auf den Verband zu verzichten.

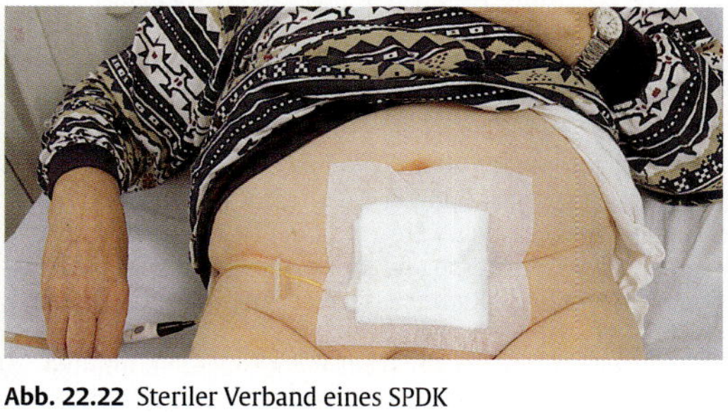

Abb. 22.22 Steriler Verband eines SPDK

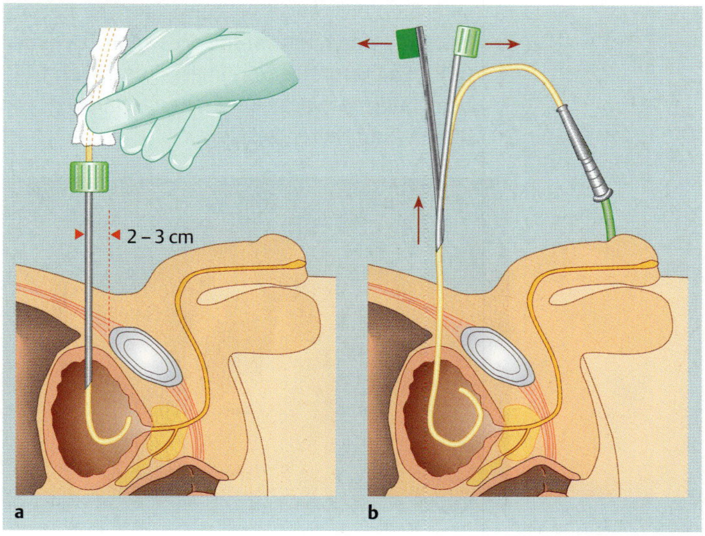

Abb. 22.21 Anlage eines SPDK. **a** Einführen und **b** Auseinanderklappen des Trokars

Baden und Duschen ist auch mit suprapubischem Blasenkatheter möglich. Dazu erhält der Patient in der Klinik einen Folienverband, der Beutel verbleibt am Katheter, wird abgeklemmt und der Verband anschließend erneuert.

Wechsel eines suprapubischen Dauerkatheters

Auch der Wechsel eines suprapubischen Katheters ist Aufgabe des Arztes und wird vom Pflegenden assistiert.

Der Wechsel erfolgt mit Hilfe eines Metallmandrins, der durch den liegenden Katheter in die Blase geschoben wird. Über diese Schiene kann der alte Katheter entfernt und der neue gelegt werden.

Verschiedene Hersteller bieten entsprechende Wechselsets an. Das Wechseln des Katheters ist abhängig vom Kathetermaterial. Verweildauer von reinem PVC und Polyurethan 4–6 Wochen.

Wird ein suprapubischer Katheter entfernt, schließt sich die Punktionsstelle in Bauch und Blase spontan. Die Gefahr einer Fistelbildung besteht nicht. Es genügt, wenn die Einstichstelle unter leichtem Druck mit einem sterilen Tupfer und desinfizierender Salbe (z. B. PVP-Jod-Salbe) aseptisch verbunden wird.

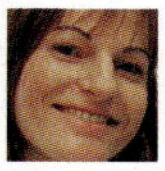

Pflegeangebot Maßnahmen zur Vermeidung eines Harnwegsinfekts

Matthias Weber

Das Katheterisieren der Harnblase stellt immer einen Eingriff in den Körper dar. Gezielte und gut ausgewählte unterstützende Maßnahmen helfen, die körpereigenen Regulations- und Abwehrmechanismen zu stärken.

Folgende Maßnahmen können ergriffen werden:

- Aufnahme von harntreibenden Nahrungsmitteln (z. B. Spargel),
- Erhöhung der Diurese durch ausreichende Flüssigkeitszufuhr. Trinkmenge mit dem Arzt ab-

sprechen. Die gewohnte Aufnahme von Getränken kann durch bestimmte Tees ergänzt werden (z.B. Equisetumtee, Brennesseltee, Bärentraubenblättertee, spezielle Fertigmischungen von Blasen- und Nierentees usw.).

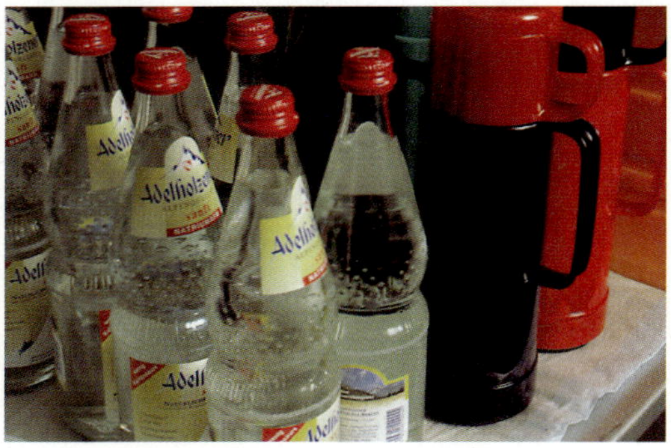

- Auflage einer Eukalyptusöl-Blasenkompresse. Sie hat eine nicht nur infektionsvorbeugende, sondern auch schmerzlindernde Wirkung bei einer Blasenentzündung
- Ansäuern des Harns durch Gabe von Medikamenten nach Anordnung des Arztes. Durch die Aufnahme von bestimmten Nahrungsmitteln kann diese Wirkung nicht erzielt werden. Das Ansäuern wirkt nicht nur der bakteriellen Besiedlung des Harns entgegen, sondern auch einer schnellen Inkrustation des Katheterauges.

Da Harnwegsinfektionen zu den häufigsten im Krankenhaus erworbenen Infektionen gehören, sind die vorbeugenden pflegerischen Maßnahmen, wie Sie bereits in den Pflegeangeboten zum Katheterismus beschrieben sind, in **Tab. 22.6** noch einmal zusammengefasst.

Tabelle 22.6 Auswahl pflegerischer Interventionen zur Verhütung katheterbedingter Harnwegsinfektionen (F. Sitzmann)

Hygieneziel	*Pflegerische präventive Interventionen*
Schädigungen durch Kathetermaterial vermeiden	→ Kathetermaterial Naturlatex und Naturkautschuk bei der Langzeitdrainage durch Silikon ersetzen (bis zu 3 Wochen) oder teflonbeschichtete und silberbeschichtete Hydrogel-Katheter verwenden → trotz verbessertem Material zur Langzeitdrainage (> 3 Wochen) einen suprapubischen Katheter (SPDK) legen
handwerklich einwandfreie Qualität des Katheterisierens	→ aseptischer Eingriff, hygienische Händedesinfektion vor und nach jeder Manipulation am Kathetersystem → beim Mann den lumenweitenden und läsionsreduzierenden Effekt des reichlichen Gebrauchs von Gleitmittel in der Harnröhre nutzen
infektionsfördernde Diskonnektionen vermeiden	Verbindung zwischen Katheter und Drainagebeutel möglichst ständig belassen: → für mikrobiologische Urinuntersuchung aus patientennaher Entnahmestelle nach Wischdesinfektion (Alkohol) Urin aseptisch mit Spritze entnehmen → funktionsfähiges, steriles geschlossenes Harndrainagesystem anwenden → bei unbeabsichtigter Diskonnektion Beutelsystem wechseln und den Katheterpavillon vor der erneuten Verbindung mit alkoholischem Spray desinfizieren
korrekte Intimpflege	→ Richtung der Reinigung immer vom Harnröhreneingang weg → Intimpflege der Frau: Bereich umfasst den Unterbauch, die Leisten, die Innenseiten der Oberschenkel und das äußere Genitale mit Schamhügel, Schamlippen und Scheidenvorhof → Intimpflege des Mannes umfasst den Unterbauch, die Leisten, die Innenseiten der Oberschenkel und den Penis. Zur Reinigung wird die Vorhaut des Gliedes zurückgestreift und mit Wasser und Seife gewaschen. Seife gründlich mit klarem Wasser entfernen, anschließend die Vorhaut wieder über die Eichel schieben → keine routinemäßige Anwendung antiseptischer Lösungen als Katheterpflege. Im Lumen der Harnröhre wirken Antiseptika nicht. Sinnvoll bei fäkaler Verschmutzung des Katheters (z.B. mit steriler Kompresse und Octenisept). Sinnvoller ist das tägliche Waschen mit Wasser und Seife im Rahmen der normalen Körperpflege
möglichst kurze Liegedauer des Katheters	→ einmaliger oder intermittierender Blasenkatheterismus hat geringere Komplikationshäufigkeit als der transurethrale Blasenverweilkatheter. Deshalb gilt immer mehr der Dauerkatheter als eine Notfallmaßnahme für max. 48 Std. → bei Männern möglichst externe Harnableitung über ein Kondomurinal
kein routinemäßiger Wechsel des Katheters	→ Wechsel eines transurethralen Katheters aus Silikon nur bei Verstopfung; andere Materialien nach 2 Wochen wechseln wegen erhöhter Inkrustationsgefahr! → Unbedingt vorher die Notwendigkeit eines erneuten Katheterismus sowie die Indikation für einen suprapubischen Katheter (SPDK) überprüfen
Urinstauung vermeiden	→ Abknicken von Katheter und Ableitungssystem vermeiden → Beutel unter Blasenniveau positionieren → Infektionskomplikationen werden durch intermittierendes Abklemmen eines transurethralen Verweilkatheters gefördert, daher unbedingt vermeiden

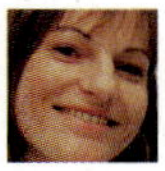

⋯› Pflegeangebot Blasenspülung und Instillation

Matthias Weber

Blasenspülungen werden ausschließlich aus therapeutischen Gründen durchgeführt. Wichtige Indikationen sind:

- Reinigung bei eitrig-fibrinöser Zystitis,
- Peri- oder postoperativ (S. 1114) zur Ausspülung von Blut, Resektions- oder Steinbestandteilen,
- Sicherung und Kontrolle der Durchgängigkeit der Harnableitungsdrainagen nach Operationen an der Harnblase oder der Prostata,
- Ausschwemmen von Blutgerinnseln aus der Blase bei Blutungen aus Prostata, Harnblase oder Nierenbecken,

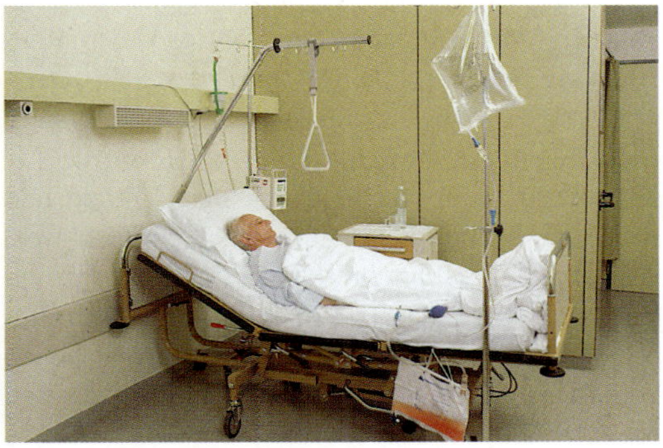

Blasenspülung nach Prostataresektion

- zur medikamentösen Therapie, wenn die orale Verabreichung keine ausreichende Wirkung zeigt oder nicht möglich ist.

Bei den Spülmethoden werden eine offene und eine geschlossene Spülung voneinander unterschieden.

Offene Spülung

Es werden meist intermittierend kleinere Mengen einer sterilen Spülflüssigkeit (z. B. NaCl 0,9%) mit einer Blasenspritze (100 ml) in die Blase eingebracht. Es gibt auch applikationsfertige Lösungen. Für die Applikation wird ein Einmalkatheter gelegt und die Spritze mit der Lösung auf den Katheterpavillon aufgesetzt und die Flüssigkeit in die Blase eingespritzt.

> **⋯› Merke**
> Bei den großen Blasenspritzen (100 ml) ist Vorsicht geboten, da damit auch ein großer Druck erzeugt werden kann, der den Patienten gefährdet. Daher die Spülflüssigkeit immer langsam und vorsichtig einspritzen. Die Industrie bietet heute Einmalkatheter an, die einen Pavillon in Luer-Look-Ausführung haben. So können auch kleinere Einmalspritzen verwendet werden.

Geschlossene Spülung

Das geschlossene Spülsystem ist aus hygienischer Sicht dem offenen unbedingt vorzuziehen. Man unterscheidet zwischen einmaliger, intermittierender und permanenter Spülung. Die einmalige oder intermittierende Spülung erfolgt über die Entnahmestelle am Auffangbeutel. Dazu wird der abführende Teil des Schlauches abgeklemmt. Nach der Desinfektion der Entnahmestelle kann das Medikament oder die Spülflüssigkeit mit einer Kanüle eingebracht werden.

Permanente Spülungen werden z. B. nach einer urologischen Operation angeordnet. Hier werden 3-lumige Dauerkatheter angewendet (**Abb. 22.23**). Ziel ist die permanente Durchgängigkeit des Katheters und die Vermeidung von Bluttamponaden. Eine ständige Kontrolle der ein- und auslaufenden Menge ist notwendig, da eine Verstopfung des Systems sehr schnell zu einem Druckanstieg in der Blase und somit zu einer Schädigung führt. Ebenso muss auch hier auf die Geschwindigkeit und Temperatur der Spülflüssigkeit geachtet werden.

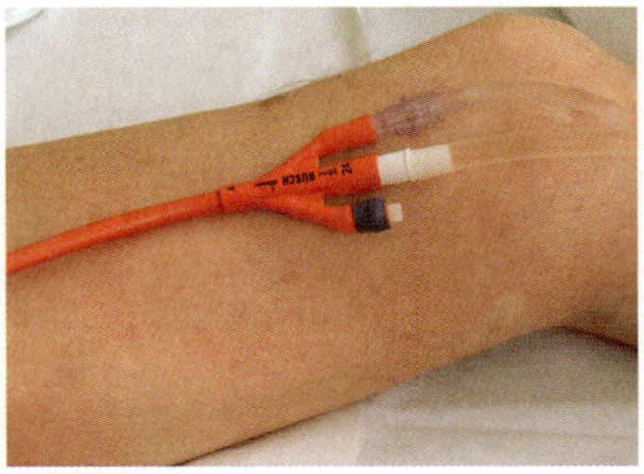

Abb. 22.23 Dreilumiger Katheter

> **⋯› Merke**
> Unbedingt beachtet werden muss die Geschwindigkeit, mit der eingespritzt wird, und die Anordnungen für die Menge, Verweildauer und Temperatur der Spülflüssigkeit. Bei Blutungen kann erwärmte Spülflüssigkeit eine Blutstillung verhindern.

Die Spüllösung wird über dem Blasenniveau an einem Infusionsständer sicher aufgehängt. Die verwendeten Klemmen sollen komplett abklemmen und dürfen den Katheter und Beutelschlauch nicht beschädigen. Für alle Spülungen ist es sinnvoll, vorher den Auffangbeutel zu entleeren. So ist es möglich, Ein- und Ausfuhr sicher zu kontrollieren, vor allem auch bei einer Bilanzierung der Ausscheidung des Patienten. Die Industrie bietet heute zahlreiche fertige Spülsysteme an. Es entfallen Basteleien, die aus einem geschlossenen System schnell ein offenes machen.

Blaseninstillation

Die Blaseninstillation unterscheidet sich von der Blasenspülung dadurch, dass hier die verwendete Flüssigkeit in der Blase verbleiben soll. Dies ist nötig bei Medikamenten, deren Wirkung gezielt in der

Blase erfolgen soll (z.B. Chemotherapeutika, Antibiotika etc.). Die Dosierung kann niedriger gehalten werden, als bei einer systemischen Verabreichung, was besonders in Bezug auf Nebenwirkungen positiv zu werten ist. Auch hier bietet die Industrie Produkte an, die eine Applikation in die Blase ohne Umfüllen ermöglichen. Die unterschiedliche Vorgehensweise ist den Packungsbeilagen zu entnehmen. Die Verfahrensweise entspricht dem der offenen Spülung. Damit am Ende die instillierte Flüssigkeit in der Blase bleibt, wird der Dauerkatheter über einen bestimmten Zeitraum (wenige Minuten bis mehrere Stunden) abgeklemmt. Beim Einmalkatheterismus entfernt man diesen direkt nach der Instillation.

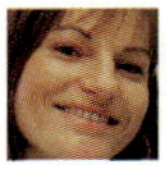

···› Pflegeangebot Unterstützung bei Urininkontinenz

Elke Kuno

Die Unterstützung von Patienten mit Urininkontinenz ist eines der zentralen pflegerischen Aufgabengebiete. Neben den physischen spielen die psychischen und soziokulturellen Einflussfaktoren eine wichtige Rolle, da die Inkontinenz nicht nur für die Betroffenen, sondern auch für die Umgebung oft ein schwieriges Thema ist. Manche wollen sich die Störung oder das Nachlassen bestimmter Körperfunktionen nicht eingestehen, die Umgebung versucht, diskret darüber hinwegzusehen oder hat Schwierigkeiten, das Problem den Betroffenen gegenüber anzusprechen.

Oft kommt es dann zu Reaktionen wie: „Ja glauben Sie denn, dass ich nicht mehr dicht bin?" Wichtig ist daher, dass Sie als Pflegeperson nicht nur das entsprechende Fachwissen mitbringen, um inkontinente Patienten beraten zu können, sondern dass Sie auch eine positive Einstellung gegenüber den Betroffenen und das nötige Fingerspitzengefühl haben, um Äußerungen wie der oben zitierten entsprechend begegnen zu können.

Die wesentlichen Ziele bei der Betreuung von inkontinenten Patienten sind:

- Erlangung der Kontinenz,
- Vorbeugung, Minimierung oder Kompensation der Inkontinenz,
- Erhaltung oder Wiederherstellung der Selbstständigkeit bei der Miktion,
- psychosoziale Sicherheit und Wohlbefinden.

Um die pflegerischen Maßnahmen zur Unterstützung von inkontinenten Patienten planen zu können, muss vorab das Ausmaß der Inkontinenz ermittelt werden.

Maßnahmen zur Einschätzung der Ausprägung der Inkontinenz

Zur Einschätzung der Ausprägung der Inkontinenz stehen Ihnen folgende Möglichkeiten zur Verfügung, deren Anwendung individuell abzustimmen ist:

- Pflege- bzw. Kontinenzanamnese einschließlich Urinbeobachtung und körperliche Inspektion,
- Miktionsprotokoll,
- Restharnbestimmung,
- Stresstest.

Pflege- bzw. Kontinenzanamnese

Für Pflegende ist es gut möglich, Kontinenzprobleme zu erfassen, da sie engen Kontakt mit dem Patienten haben. Sie nehmen hier geradezu eine Schlüsselstellung ein. Wie bereits erwähnt, fällt es vielen Menschen aus Scham und eingeschränktem Selbstwertgefühl schwer, über ihr Kontinenzproblem zu sprechen. Aus Angst vor Entdeckung verstecken sie z.B. schmutzige Unterwäsche. Durch Beobachtung und Befragung können Kontinenzprobleme erfasst werden. Welches Verfahren zunächst im Vordergrund steht, richtet sich nach der Möglichkeit der Betroffenen, zu ihrem Problem zu stehen. Durch folgende Verhaltensweisen können Sie die Situation für den Patienten erleichtern:

- Schaffen Sie eine Vertrauensbasis, indem Sie den Patienten ernst nehmen und seine Bedürfnisse akzeptieren.
- Wahren Sie die Intimsphäre des Patienten und bemühen Sie sich um Diskretion.
- Signalisieren Sie dem Patienten Ihr Interesse und lassen Sie ihm Zeit, sich mitzuteilen. Zeigen Sie Verständnis für seine Lage.

Erst wenn eine Vertrauensbasis geschaffen ist, können die Kontinenzprobleme sinnvoll erörtert werden. Als Gesprächseinstieg können Sie sich erkundigen, wie lange das Problem bereits besteht und wie der Patient bisher damit umgegangen ist. Hat er Hilfsmittel benutzt und wenn ja, welche? In manchen Fällen ist es sinnvoll, die Angehörigen in das Gespräch miteinzubeziehen, wenn der Patient dies auch wünscht, weil er selbst vielleicht die notwendigen Informationen nicht geben kann. Bei Ihrer Befragung können Sie sich zum einen an den in **Tab. 22.3** genannten Symptomen orientieren. Bei einer Dranginkontinenz können Sie z.B. fragen: „Haben Sie einen schwer zu unterdrückenden Harndrang?" Oder Sie fragen: „Verlieren Sie beim Husten Urin?" (Hinweis auf Stressinkontinenz). Zum anderen können Sie die in **Tab. 22.7** genannten Störfaktoren der Kontinenz als Gesprächsgrundlage nehmen. Dabei können Sie Fragen stellen wie: „Können Sie die Toilette rechtzeitig selbst erreichen? Kommen Sie mit Ihrer Kleidung beim Toilettengang zurecht?"

Tabelle 22.7 Störfaktoren für Kontinenz

Störfaktoren	*Folgen*	*Pflegeangebote in Zusammenarbeit mit anderen Berufsgruppen*
Physiologische Altersveränderungen → verminderte Blasenkapazität → abnehmende Kontraktionskraft des Blasenmuskels → Abnahme der Toleranzzeit zwischen Wahrnehmung des Harn-Stuhldrangs und Zeitpunkt der Entleerung → Östrogenmangel bei Frauen mit atrophischer Urethritis u. Kolpitis	→ Miktion bei 200 – 250 ml → Gefahr der Restharnbildung → Gefahr des unwillkürlichen Harn- und Stuhlverlusts → pH-Wertveränderungen in der Vagina, vermehrter Harndrang, Infektionsneigung	→ Miktionsvolumen erfassen durch Abmessen des Urins beim Toilettengang → Restharn überprüfen in Absprache mit dem Arzt (Ultraschall) → Feststellen der Toleranzzeit → Inspektion d. Genitale, Gefühl der Trockenheit der Scheide erfragen, Patienten über die Veränderung informieren, evtl. Mithilfe bei der Verabreichung von Östrogenen
Verschlussleistung des Beckenbodens für die Blase durch Druckbelastung gemindert (z. B. durch Adipositas, schweres Heben und Tragen)	unzureichender Blasenverschluss	→ Information der Betroffenen über die Funktion des Beckenbodens beim Blasenverschluss → Schulung zum richtigen Heben u. Tragen in Zusammenarbeit mit Physiotherapeuten → Information u. Anleitung zur Gewichtsreduktion
Obstipation (Verstopfung)	Harndrang kann verstärkt werden	→ Obstipation erfassen, Maßnahmen zur Obstipationsbehandlung und -prophylaxe einleiten → Betroffene über die Zusammenhänge informieren
Patient hat akuten, symptomatischen Harnwegsinfekt	verstärkter Harndrang, verringerte Toleranzzeit	→ Urinbeobachtung (Miktionsfrequenz, Geruch, Beimengungen etc.) → Information des Patienten (evtl. Brennen, Schmerzen beim Wasser lassen, verstärkter Harndrang) → zur verstärkten Flüssigkeitszufuhr anregen
Eingeschränkte Funktion der unteren Extremität (Gehen, Aufstehen, Hinsetzen) Eingeschränkte Funktion der oberen Extremität (Schulter-Armbewegung, Feinmotorik)	→ Zeit beim Gang zur Toilette verlängert → Zeitintervall zwischen Wahrnehmen des Harndrangs und willkürlicher Entleerung verlängert → Hinsetzen auf die Toilette erschwert → Öffnen u. Ausziehen der Kleidung erschwert	→ Funktionelle Fähigkeiten erfassen → Toilettengang einüben in Zusammenarbeit mit Physiotherapie, z. B. Einsatz von Gehhilfen, Toilettensitzerhöhung, evtl. Toilettenstuhl, evtl. Urinflasche, Steckbecken, evtl. Anleitung der Angehörigen bei den Hilfestellungen → Toilettentraining → Veränderung der Kleidung (z. B. Klettverschlüsse)
Eingeschränkte sprachliche Äußerungsfähigkeit in Verbindung mit eingeschränkter Selbstständigkeit (z. B. Schlaganfall)	Patienten können erschwert Harndrang äußern und Hilfe beim Toilettengang erbitten	→ auf nonverbale Äußerungen achten (z. B. Unruhe, Nesteln an der Kleidung) → mit Pat. Zeichen für Harndrang und Hilfe vereinbaren (z. B. Pat. zeigt auf Unterbauch) → Klingel bereitstellen
Eingeschränkte Orientierung (z. B. Sehstörung, Verwirrtheit)	Auffinden der Toilette erschwert oder nicht möglich, Gefahr des Urinverlusts	→ Einübung des Gangs zur Toilette → Kennzeichnen der Toilette (z. B. Symbole) → evtl. Toilettenstuhl oder andere Hilfen anbieten
Eingeschränkte kognitive Fähigkeiten (z. B. Entwicklungsverzögerung, geistige Behinderung, demenzielle Erkrankung)	Harndrang kann nicht interpretiert werden	→ Verhaltensbeobachtung → Toilettentraining → Orientierungshilfen → Assistenz beim Toilettengang → einfache Wortwahl → Beratung und Anleitung der Angehörigen über die Fähigkeitsstörung und notwendige Hilfestellungen
Psychische Belastungen (z. B. Abhängigkeit von der Hilfe anderer, Angst, Verunsicherung, Veränderung der Lebenssituation, Depression)	Hilfe zum Toilettengang wird als beschämend erlebt, nicht in Anspruch genommen. Antriebshemmung durch Depression, Toilettengang wird hinausgezögert	→ Aufbau einer vertrauensvollen Pflegebeziehung → Gesprächsbereitschaft signalisieren → auf Ängste eingehen → Information zum Krankenhausaufenthalt und Erkrankung geben → zum Toilettengang auffordern bzw. erinnern → Unterstützung in der Selbstständigkeit beim Toilettengang

→

Tabelle 22.7 Störfaktoren für Kontinenz

Störfaktoren	*Folgen*	*Pflegeangebote in Zusammenarbeit mit anderen Berufsgruppen*
Einnahme bestimmter Medikamente → z. B. Anticholinergika, Opioide, Ca-Antagonisten → Diuretika → Sedativa	→ Kontraktionsschwäche des Blasenmuskels → verstärkte Urinproduktion → verzögerte Wahrnehmung des Harndrangs, Verwirrtheit	→ Pat. nach dem Gefühl der entleerten Blase fragen nach dem Toilettengang → Ein- und Ausfuhrkontrolle → Restharnkontrolle in Rücksprache mit dem Arzt → Pat. auf Nebenwirkungen beobachten → Verhaltensbeobachtung, z. B. Orientierung
Blasenreizstoffe (Alkohol, Coffein) verstärken Harndrang und Diurese	Ausscheidung wird angeregt, Harndrang wird verstärkt wahrgenommen	Aufklärung über die Wirkung und Anleitung zur Selbstbeobachtung
Inkontinenzbegünstigende Umgebungsfaktoren: → entfernt gelegene Toilette, schwer zugängliche Toilette	→ Toilettengang ist zeitaufwändig	→ Pat. beim Toilettengang beobachten, Störfaktoren feststellen → Selbsthilfetraining in Zusammenarbeit mit Physiotherapie und Ergotherapie, gegebenenfalls Veränderungen der Toilette (z. B. Haltegriffe, Türverbreiterung), Toilettenstuhl bereitstellen
→ niedrige Toilette	→ Hinsetzen und Aufstehen ist erschwert	→ Toilettensitzerhöhung
→ unsaubere, kalte Toilette → Toilette ist schlecht auffindbar	→ Toilettengang wird hinausgezögert → Toilettengang ist zeitaufwändig	→ für gutes Raumklima in der Toilette sorgen → deutliche Kennzeichnung der Toilette in Institutionen, Weg zur Toilette einüben

Einen weiteren wichtigen Bestandteil Ihres Gesprächs stellt die Frage nach den psychosozialen Auswirkungen der Inkontinenz dar. Wie wirkt sich diese z. B. auf die Partnerschaft aus?

Miktionsprotokoll

Das Miktionsprotokoll (**Abb. 22.24**) ermöglicht einen Überblick zum Miktionsverhalten und ist ein wichtiges Instrument der pflegerischen Basisdiagnostik. In ein Formblatt werden die Uhrzeit und die Urinmengen beim Wasserlassen, auch die Zeit und die Art des Urinabgangs (kontrolliert, unkontrolliert) eingetragen. Parallel dazu wird das Trinkverhalten notiert. Die Informationen werden tagsüber alle 2–3 Stunden, nachts ca. alle 4 Stunden gesammelt. In der Regel liefert eine Erhebung über 72 Std. zuverlässige Ergebnisse. Miktionsprotokolle gibt es in unterschiedlichen Varianten, in Abhängigkeit von den Gepflogenheiten des jeweiligen Krankenhauses. Das Miktionsprotokoll kann durch Beobachtungen zur Wahrnehmungsfähigkeit („meldet sich", „wird aufgefordert"), zur Selbstständigkeit („Bemerkungen") und zur genauen Beurteilung der Kontinenz (trocken, geringe/große Urinmenge) erweitert werden. Je nach den Fähigkeiten wird das Protokoll von den Betroffenen und/oder deren Angehörigen selbst oder den Pflegepersonen ausgefüllt.

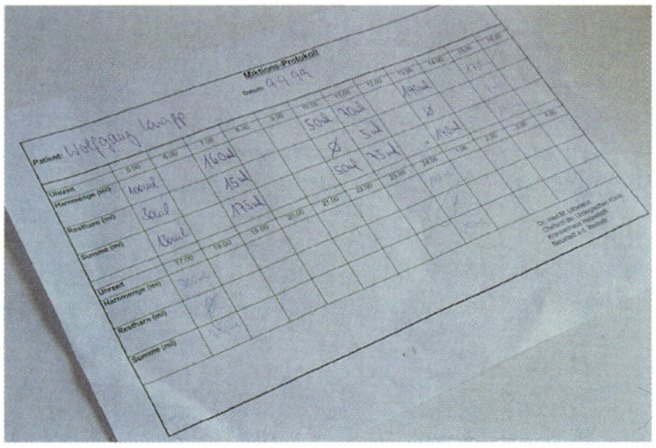

Abb. 22.24 Ein Beispiel, wie ein Miktionsprotokoll aussehen kann

Merke
Für die Qualität des Miktionsprotokolls ist Ihre Anleitung zur Handhabung wichtig, um verlässliche Informationen zu ermitteln.

Restharnbestimmung

Durch die Restharnbestimmung kann die Überlaufinkontinenz ausgeschlossen werden. Sie erfolgt auf ärztliche Anordnung. Die sonographische Bestimmung der Restharnmenge ist der durch Einmalkatheterismus vorzuziehen.

Merke
Bei allen inkontinenten Patienten muss der Restharn bestimmt werden, um dessen gefährliche Folgezustände wie z. B. Infektionen, Blasenüberdehnung, Reflux zu vermeiden.

Stresstest

Dieser Test gibt Hinweis auf eine Stressinkontinenz und wird bei Frauen eingesetzt. Die Betroffenen werden aufgefordert, im Stehen oder halb sitzend im Bett zu husten. Dabei müssen die Labien gespreizt werden, um die Harnröhrenmündung gut einsehen zu können. Je nach funktionellen Fähigkeiten spreizt die Patientin selbst oder die Pflegekraft. Ein mit dem

Hustenstoß gleichzeitig auftretender Urinabgang deutet auf eine Stressinkontinenz hin. Der Test ist bei gefüllter Blase (mindestens 200 ml) auszuführen. Wenn Sie sich selbst in diese Situation versetzen, können Sie sich gut vorstellen, dass dieser Test psychisch sehr belastend ist. Informieren Sie die Patientin gut über den Vorgang des Tests, und schirmen Sie sie von anderen Personen ab. Achten Sie darauf, dass eine weibliche Pflegeperson den Test durchführt.

Pflegerische Unterstützung bei chronischen Formen der Urininkontinenz

Zur Wiedererlangung der Kontinenz können eine Reihe von Trainingsmaßnahmen eingesetzt werden. Sie sind wenig invasiv und zeigen, welche große Bedeutung den Pflegeangeboten in der Behandlung inkontinenter Menschen zukommt. Die Wahl der Methode richtet sich nach der Form der Inkontinenz, sowie den geistigen und körperlichen Fähigkeiten des Betroffenen. Wichtige Voraussetzungen sind die richtige Diagnosestellung und eine infektfreie Blase. Ziele der Programme sind, Inkontinenzepisoden zu vermeiden oder zu reduzieren und zu erreichen, dass die Blase zu vorbestimmten Zeiten entleert wird.

Merke
Für ein Kontinenztraining müssen die Pflegenden und der Patient sehr motiviert sein und diszipliniert vorgehen.

Das Einüben eines Entleerungsrhythmus braucht Ausdauer und Frustrationstoleranz von beiden Seiten. Die Trainingsprogramme sind nur erfolgreich, wenn sie regelmäßig und konsequent durchgeführt werden. Bedingung ist deshalb, dass alle Teammitglieder bereit sind, die Programme umzusetzen. Das Miktionsprotokoll kann zur Planung und dem Erfolgsnachweis eingesetzt werden. Die Erfolge dieser Programme sind in angelsächsischen Ländern pflegewissenschaftlich nachgewiesen. In deutschsprachigen Ländern liegen z.Zt. dazu noch keine Untersuchungen vor.

Folgende Kontinenztrainingsprogramme stehen zur Auswahl (Roe/Williams 1997):

- Beckenbodentraining (bei Stressinkontinenz, wirksam auch bei Dranginkontinenz),
- Toilettentraining:
  - Blasentraining zur Verlängerung des Miktionsintervalles („Bladder drill")
  - Blasentraining zur Auslösung des Miktionsreflexes durch Triggermechanismen
  - festgelegte Entleerungszeiten
  - aufgeforderter Toilettengang.

Weitere pflegerische Unterstützungsmöglichkeiten bieten: die instrumentelle Entleerung, die Hautpflege und die Hilfsmittelversorgung.

Merke
In manchen Fällen sind mehrere Ursachen für die Inkontinenzsymptome verantwortlich, die durch die Pflegeanamnese nicht erfassbar sind. Auch beeinflusst die spezielle medizinische Problematik die Auswahl der therapeutischen Angebote. Daher ist hier der Austausch im therapeutischen Team gefragt, bevor eines der genannten Trainingsprogramme angewendet wird.

Kontinenztrainingsprogramme

Beckenbodentraining. Zielgruppe sind körperlich weitgehend unabhängige, geistig gesunde Menschen mit Stressinkontinenz, evtl. auch Dranginkontinenz. Durch gezielte Beckenbodengymnastik wird die Beckenbodenmuskulatur gestärkt, dadurch die Erhaltung der Stuhl- und Urinkontinenz gefördert und die Inkontinenzsymptomatik verbessert. Hierbei kann sich auch die Wahrnehmung des Becken- und Genitalbereichs verbessern. Physiotherapeuten und Pflegende arbeiten hier eng zusammen.

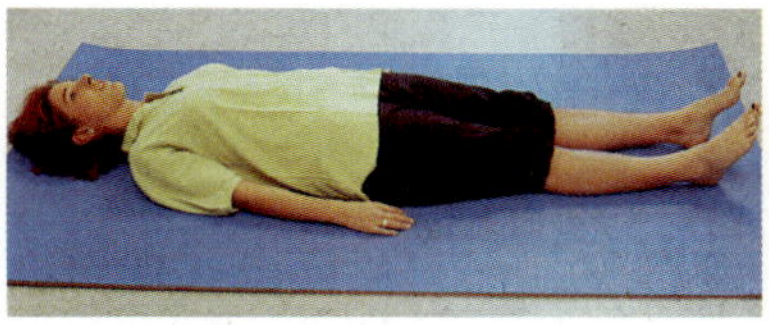

Nach der Anspannung der Beckenbodenmuskulatur folgt die Entspannung in flacher Rückenlage

Toilettentraining. Beim Toilettentraining gibt es verschiedene Vorgehensweisen, diese richten sich nach der Inkontinenzform und den geistigen und körperlichen Fähigkeiten der Betroffenen. Das Training erfolgt tags, nachts sollen die Patienten mind. 6 Std. schlafen können. Das Toilettentraining kann durch medikamentöse Therapie unterstützt werden. Achten Sie dabei auf Nebenwirkungen. Es gibt verschiedene Formen des Trainings:

Blasentraining („bladder drill"). Zielgruppe sind motivierte, geistig gesunde, möglichst körperlich unabhängige Menschen mit einer speziellen Form der Dranginkontinenz (idiopathische Form).

Vorgehensweise: Der Patient wird angehalten, nur zu bestimmten, mit ihm festgelegten Zeiten, Wasser zu lassen, auch wenn er Harndrang hat oder unwillkürlich Urin verliert. Begonnen wird in der Regel mit 1 – 2-stündlichen Toilettengängen. Die Toilettengänge und das Ergebnis werden von den Patienten dokumentiert. Ist der Betroffene für 2 – 3 Tage mit diesem Training kontinent, so werden die Zeitintervalle um 30 Minuten gesteigert. Danach werden wieder inkontinente Episoden auftreten. Der Prozess wird fortgesetzt, bis bei ausreichend langen Intervallen (günstig sind 3 – 4 Stunden) eine Kontinenz besteht. Die Trainingszeit dauert i. d. R. mehrere Wochen.

Blasentraining zur Auslösung des Miktionsreflexes („Triggern"). Zielgruppe sind Patienten mit Reflexinkontinenz.

Vorgehensweise: Die Kontraktion des Blasenmuskels wird nach einem Zeitplan durch Einsatz von

Triggertechniken ausgelöst. In der Regel werden 3–4-stündliche Intervalle gewählt (abhängig von der individuellen Blasenkapazität). Als Techniken werden eingesetzt:

- das suprapubische Beklopfen des Unterbauchs (solange bis die reflexhafte Entleerung aufhört, maximal 10 Min.),
- das Streichen an der Oberschenkelinnenseite entlang,
- die manuelle rektale Reizung.

Neurourologische Erkenntnisse zeigen, dass Triggertechniken nur eingesetzt werden sollen, wenn bei der Reflexentleerung keine pathologischen Blasendrücke entstehen. Triggermechanismen dürfen nur in Rücksprache mit dem Arzt angewendet werden.

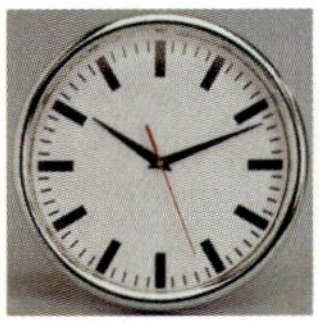

Wichtig ist bei den festgelegten Entleerungszeiten, sich genau an die verabredeten Zeitintervalle zu halten

Festgelegte Entleerungszeiten. Zielgruppe sind hirnleistungsgestörte Patienten, Menschen mit eingeschränkter Mobilität, Dranginkontinenz bei ZNS-Erkrankungen (z. B. M. Parkinson). *Vorgehensweise:* Die Betroffenen werden nach starrem Zeitplan (Miktionsprotokoll als Grundlage) zur Toilette geführt. Ein laufender Wasserhahn kann das Wasserlassen anregen. Zeitintervalle von 2–3 Std. erweisen sich als günstig. Hirnleistungsgestörte Patienten sollen nachts Hilfe bei den Ausscheidungen erfahren, wenn sie sich selbst dazu melden. Bei Patienten mit eingeschränkter Mobilität kann nachts die Selbstständigkeit erhalten oder gefördert werden, wenn Hilfsmittel wie Toilettenstuhl, Urinflasche u.ä. eingesetzt werden.

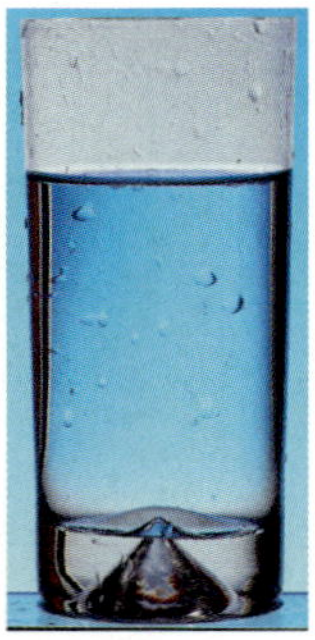

Bei diesem Kontinenztrainingsprogramm ist es wie für alle inkontinente Patienten wichtig, immer wieder Getränke anzubieten

Aufgeforderter Toilettengang. Zielgruppe sind hirnleistungsgestörte und/oder mobilitätseingeschränkte Patienten. *Vorgehensweise:* In regelmäßigen Abständen (z. B. alle 2 Std.) wird der inkontinente Mensch zum Toilettengang aufgefordert. Die Frage, ob er nass oder trocken ist, soll die Aufmerksamkeit bewusst auf die Blase lenken. Die Patienten werden nur zur Toilette gebracht, wenn sie dies wünschen. Die Pflegeperson fordert bis zu 3-mal auf, wenn der Toilettengang initial abgelehnt wird. Bei erfolgreichem Toilettengang, oder wenn die Vorlage trocken ist, gibt die Pflegeperson positive verbale Rückmeldung.

Instrumentelle Entleerung

Zielgruppe sind Patienten mit Überlaufinkontinenz und neurogenen Blasenentleerungsstörungen. Der intermittierende Einmalkatheterismus ist einer instrumentellen Dauerableitung unbedingt vorzuziehen. Je nach Blasenfüllung wird alle 3–6 Std. die Blase entleert.

Der Katheterismus wird entweder von Pflegepersonen vorgenommen, oder die Betroffenen werden zum Selbstkatheterismus geschult. Sowohl junge als auch alte Menschen können diese Technik erlernen, allerdings brauchen sie dazu bestimmte funktionelle und kognitive Fähigkeiten.

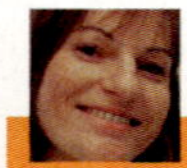

siehe Pflegeangebot Unterstützung bei intermittierendem Selbstkatheterismus, S. 441

Hautpflege

Urin und Stuhl belasten die Haut durch die Einwirkung von Feuchtigkeit und Zersetzungsprodukten (z. B. Ammoniak) und können Hautschäden, wie z. B. Kontaktdermatitis und Pilzinfektionen hervorrufen. Besonders gefährdet sind ältere Menschen. Das Ziel der Hautpflege bei inkontinenten Patienten ist es, den physiologischen Hautzustand zu erhalten oder wiederherzustellen. Neben den grundsätzlichen Regeln der Körper- und Intimpflege können folgende Pflegemaßnahmen ergriffen werden (Neander 1995):

- Reinigen Sie regelmäßig die Haut nach Kontakt mit Ausscheidungen, evtl. Zusatz von 1 Esslöffel Essig oder Zitronensaft ins Waschwasser zum Erhalt des Säureschutzmantels,
- vermeiden Sie beim Abtrocknen mechanische Belastung. Nicht rubbeln und reiben,
- pflegen Sie mit Wasser-in-Öl-Präparaten,
- schützen Sie die Haut durch Vorlagen, die mit Puffersubstanzen und Rücknässeschutz ausgestattet sind,
- wechseln Sie regelmäßig die Vorlagen, wenn deren Kapazität erreicht ist,
- setzen Sie bei besonders hautempfindlichen Patienten eventuell sogenannte Hautprotektoren, z. B. Carigard (Verstärkung der Pufferkapazität der Haut) ein,
- ausreichende Flüssigkeitszufuhr ist für einen intakten Hautzustand wichtig.

Eva Groß Krankenschwester

Praxistipp

Viele inkontinente Menschen neigen dazu, aus Angst vor dem Einnässen, wenig zu trinken. Ältere Menschen, deren Durstgefühl in der Regel nachlässt, kommen so schnell an ein Flüssigkeitsdefizit. Die Gefahr, einen Harnwegsinfekt zu entwickeln und durch den konzentrierten Urin den Harndrang zu verstärken, nimmt zu. Klären Sie die Betroffenen über die Zusammenhänge auf, und unterstützen Sie diese, dass sie ausreichend trinken.

Adäquate Hilfsmittelversorgung

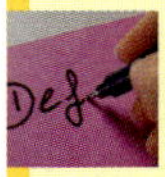

Definition

Inkontinenzhilfsmittel sind Produkte, die die Ausscheidungen sicher aufnehmen. Sie tragen dazu bei, dass sich die Betroffenen im Alltag wohl- und sicher fühlen, und sich nicht aus dem sozialen Leben zurückziehen. Die Hilfsmittel werden vorübergehend, therapieunterstützend oder dauerhaft eingesetzt. Es gibt ein vielfältiges Angebot an Hilfsmitteln, dadurch können Betroffene heute gut und individuell versorgt werden.

Die Pflegenden haben die Aufgabe, aus dem vielfältigen Angebot die Hilfsmittel individuell angepasst auszuwählen und auszuprobieren. Die Hilfsmittel können nach folgenden Qualitätskriterien beurteilt werden:

- Hohe Saug-Speicherkapazität,
- Unauffälligkeit beim Tragen,
- Schutz der Haut und Tragekomfort,
- sicherer Wäscheschutz,
- einfache Handhabung,
- Wirtschaftlichkeit,
- kundenfreundliche Lieferbarkeit,
- Schonung der Umwelt bei der Herstellung und Entsorgung.

Ihre Kenntnisse können Sie dazu in angebotenen Fortbildungsseminaren vertiefen oder die kollegiale Beratung von Fachkräften für Stomaversorgung und Inkontinenz in Anspruch nehmen.

Eva Groß Kranken-schwester

Praxistipp

Nutzen Sie das Angebot der Firmen, die Sie über ihre verschiedenen Produkte informieren und auch Muster zum Ausprobieren zur Verfügung stellen. Wichtig ist die Beachtung der Herstellerinformationen für jedes Hilfsmittel.

Bei der Auswahl des Hilfsmittels muss neben den Qualitätskriterien u.a. die individuelle Situation des Patienten berücksichtigt werden:

- Ausscheidungsmenge: „So groß wie nötig, so sicher wie möglich." Eine Unterversorgung gibt keine Sicherheit, eine Überversorgung ist unwirtschaftlich. Tagsüber können evtl. Hilfsmittel mit geringerer Kapazität eingesetzt werden als nachts.
- Handhabung: Das Hilfsmittel soll einfach zu handhaben sein, damit der Umgang möglichst selbstständig erfolgen kann. Der korrekte Umgang muss eingeübt und anfangs überprüft werden.
- Kognitive Fähigkeiten: Die geistige Kapazität muss vorhanden sein, um die Handhabung des Hilfsmittels zu erlernen.
- Hautverträglichkeit: Das Hilfsmittel darf die Haut nicht belasten. Als Hautschutz wirken Gelbildner oder Puffersubstanzen. Dennoch kann es zu einer Pilzinfektion oder Kontaktdermatitis kommen. Dann ist ein Produktwechsel notwendig.
- Anatomische Gegebenheiten: Verschiedene Hilfsmittel sind jeweils nur für Männer oder Frauen anwendbar.

Die auf dem Markt befindlichen Inkontinenzhilfsmittel werden in 3 Gruppen eingeteilt:

1. aufsaugende Systeme (Vorlagen),
2. externableitende Systeme,
3. mechanische Hilfsmittel.

Aufsaugende Systeme gibt es in Form von hochsaugfähigem Einmalmaterial oder als wiederverwendbare (waschbare) Hilfsmittel, sie werden am häufigsten eingesetzt. Sie werden als körpernahe und körperferne Systeme angeboten. Es gibt sie für Männer und Frauen oder speziell nur für Männer (Penisfutteral, **Abb. 22.25**).

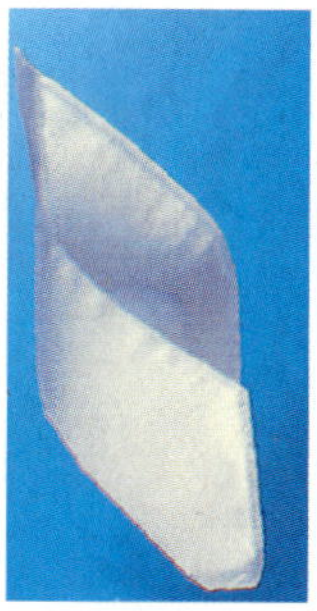

Abb. 22.25 Penistasche

Körperferne Vorlagen (sog. Krankenunterlagen, **Abb. 22.26**) werden hauptsächlich für bettlägerige, immobile Patienten benutzt. Sie schützen lediglich das Bett. Waschbare Modelle sind heute vermehrt von Interesse. Zu den körpernahen Hilfsmitteln gehören Vorlagen (**Abb. 22.27**) und sog. Inkontinenzslips, die mit wiederverschließbaren Klebebändern geschlossen werden (**Abb. 22.28**). Alle gibt es in verschiedenen Größen und Saugstärken, manche sind mit einem Nässeindikator ausgestattet. Zur Unterscheidung verwenden die meisten Hersteller heute eine Farbkodierung. Die anatomisch geformten Systeme sind zu bevorzugen. da sie sich besser der Körperform anpassen. Die körpernahen Vorlagen werden mit einer passgenauen Fixierhose oder eng anliegender Unterhose getragen. So können sie sicher an der richtigen Stelle gehalten werden.

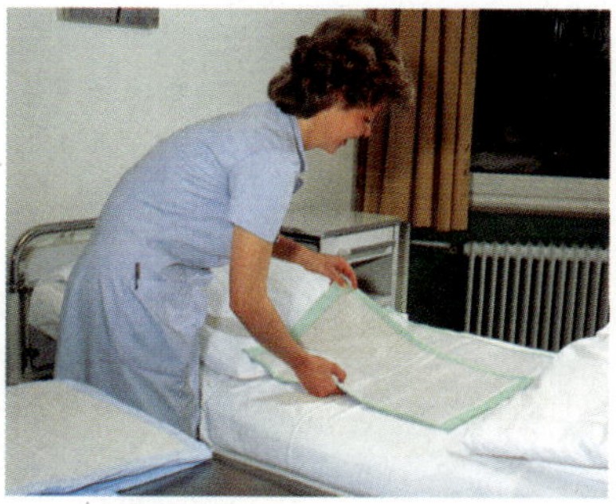

Abb. 22.26 Einwegkrankenunterlage

Merke

Gebrauchen Sie nicht die Begriffe Windel, Windelwechsel oder wickeln. Sie wirken diskriminierend. Benutzen Sie Begriffe wie z.B. Vorlagen, Inkontinenzslip, Vorlagenwechsel.

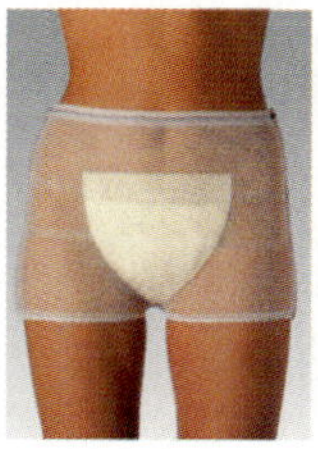

Abb. 22.27 Anatomisch geformte Inkontinenzvorlage mit Fixierhose

Externableitende Systeme gibt es besonders für harninkontinente Männer, hier wird das Kondomurinal (**Abb. 22.29 a–d**) in verschiedenen Ausführungen am meisten verwendet. Bei diesem Hilfsmittel wird der Urin über ein Kondom (Rolltrichter) in einen Sammelbeutel abgeleitet. Die Kondome werden aus Latex oder synthetischem Material angeboten, sie sind entweder selbstklebend oder werden mit Haftstreifen oder Hautkleber am Penis befestigt (**Abb. 22.30**).

Bei Männern mit retrahiertem Penis ist dieses Hilfsmittel nicht anwendbar. Die Sicherheit ist von der Auswahl eines passgenauen Kondoms abhängig, die Größe wird mittels einer Schablone oder eines Maßbandes ermittelt. Für mobile Patienten wird der Urin in einen Beinbeutel mit Rücklaufsperre und Ablassvorrichtung geleitet. Zur Befestigung am Körper stehen verschiedene Arten von Bändern, oder sog. Holster (**Abb. 22.31**) zur Verfügung. Je nach Situation wird der Beinbeutel am Ober- oder Unterschenkel

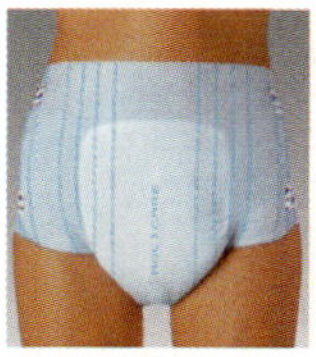

Abb. 22.28 Einmalinkontinenzslip mit wiederverschließbaren Klebebändern

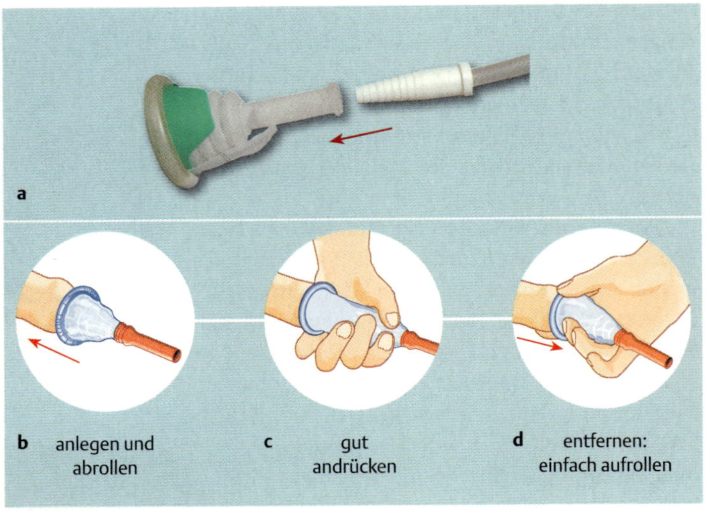

Abb. 22.29 **a** Urinalkondom und Adapter eines Auffangbeutels, **b – d** Anbringen und Entfernen des Urinalkondoms

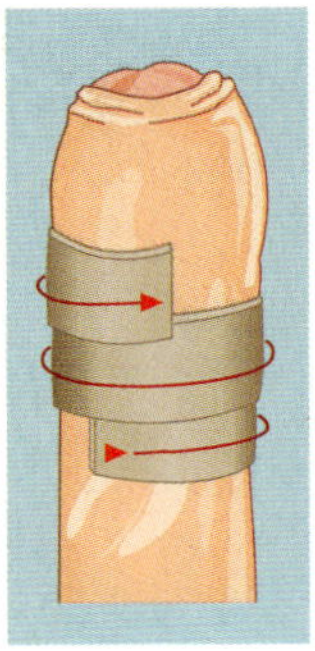

Abb. 22.30 Anbringen des Haftstreifens

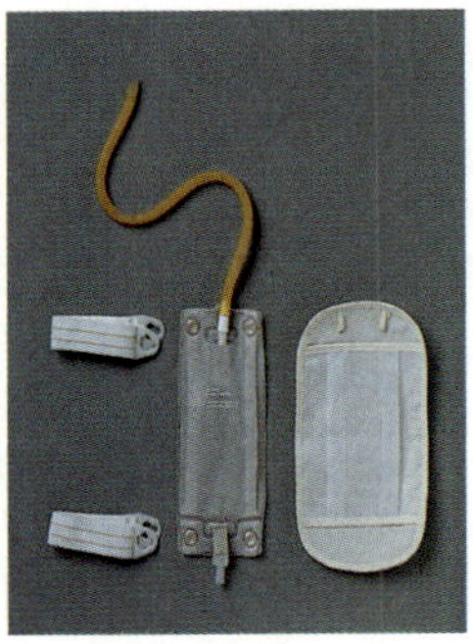

Abb. 22.31 Beinbeutel, Bänderbefestigung und Schutzüberzug

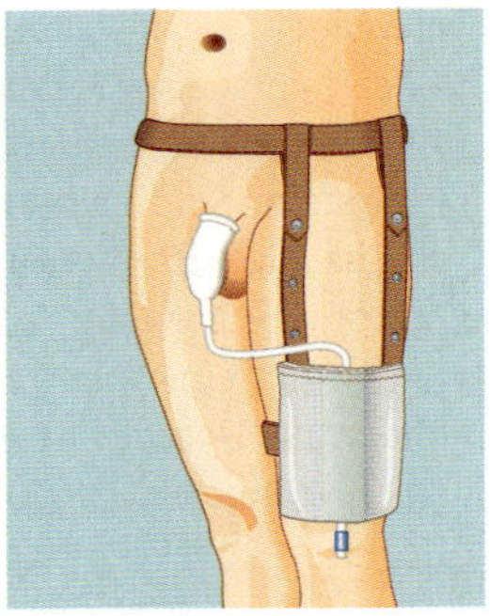

Abb. 22.32 Beinbeutel mit Holster am Oberschenkel befestigt

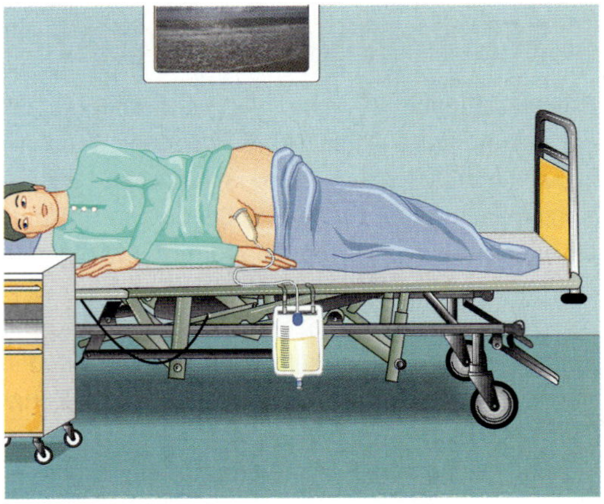

Abb. 22.33 Nachtsammelbeutel (unsteril) für Urin mit Bettaufhängung

(**Abb. 22.32**) getragen. Systeme, an denen ein sog. Nachtbeutel (**Abb. 22.33**) angeschlossen werden kann, sind bei größerer nächtlicher Urinausscheidung zu bevorzugen. Bei Akzeptanz und korrektem Anlegen ist das Urinal ein sicheres Hilfsmittel.

Seit neuerer Zeit ist ein neues Urinalmodell auf dem Markt. Das Kondom wird an einem Silikonring angebracht und durch eine elastische Stützhose fest am Körper gehalten. Es ist eine Alternative, wenn das oben genannte Kondomurinal wegen Penisveränderungen (z. B. retrahierter Penis) nicht einzusetzen ist. Langzeiterfahrungen liegen hier noch nicht vor. Für Patientinnen gibt es aufgrund der anatomischen Gegebenheiten kein vergleichbar sicheres Hilfsmittel.

···› Merke
Meistens sind es Fehler beim Anlegen, wenn das Urinal undicht ist. Beachten Sie bitte genau die Informationen des Herstellers (Hautpflege, Rasur, Anlegetechnik). Das Anbringen des Kondoms müssen Pflegende und Betroffene einüben.

···› Praxistipp
Eva Groß Krankenschwester
Das Anlegen eines Kondomurinals kann bei den Betroffenen und auch den Pflegenden belastende Gefühle auslösen. Sprechen Sie mit den Betroffenen und ggf. mit den Angehörigen darüber. Informieren Sie genau über die Vorteile des Hilfsmittels und den Vorgang des Anlegens.

Bei immobilen Männern mit retrahiertem Penis und Frauen werden sogenannte externe Urinableiter (Urinkollektoren) angeboten. Diese werden mittels einer selbstklebenden Hautschutzplatte (wie bei Stomaversorgung) angebracht, eine Rasur des Genitalbereichs ist erforderlich. Der Urin wird auch hier, wie beim Urinal, in einen Sammelbeutel geleitet.

Bei den **mechanischen Hilfsmitteln,** die jeweils eine medizinische Therapie darstellen, wie z. B. der intermittierende Einmalkatheterismus und der Vaginaltampon (**Abb. 22.34**), ist die Pflegeperson mit der Einübung und der Beobachtung der Wirkung und der möglichen Entwicklung von Komplikationen betraut. Eine mögliche Komplikation sind z. B. entzündliche Veränderungen.

···› Praxistipp
Eva Groß Krankenschwester
Inkontinenzhilfsmittel sind als Hilfsmittel im Sinne des §33, SGB V anerkannt, wenn sie bestimmten Fallgruppen zugeordnet werden, und wenn sie im Hilfsmittelverzeichnis gelistet sind. Sie werden vom Arzt rezeptiert, die Kosten übernimmt die Krankenkasse. Die Beschaffung der Hilfsmittel kann bei Entlassung auch als poststationäre Verordnung veranlasst werden. Sprechen Sie mit dem Arzt, welches Hilfsmittel der Patient verwendet. Geben Sie dem Patienten die Produktbezeichnung und die Artikelnummer des Hilfsmittels schriftlich.

Für den erfolgreichen, möglichst selbstständigen Einsatz der Hilfsmittel ist eine Anleitung und Schulung der Patienten bzw. deren Angehöriger unerlässlich. Hierzu können Sie die Hilfe von Pflegefachkräften in Anspruch nehmen, die sich auf die Beratung inkontinenter Patienten und deren Angehöriger spezialisiert haben. Zusätzlich sollten Sie schriftliches Informationsmaterial (Patientenratgeber, Merkblätter) zur Verfügung stellen.

Der Erfolg der Pflegeangebote auf der körperlichen Ebene zur Bewältigung der Inkontinenz beeinflusst den Verarbeitungsprozess maßgeblich. Die Pflegenden müssen aber auch wissen, wie sich die Inkontinenz auf das Erleben der Betroffenen auswirkt und mögliche Bewältigungsstrategien kennen und respektvoll beachten. Dieses Wissen kann helfen, die Reaktionen der Patienten besser zu verstehen und dazu angemessene Verhaltensweisen zu entwickeln. Betroffenen soll es ermöglicht werden, sich bewusst mit der Inkontinenz auseinander zu setzen und ihre Ressourcen zu nutzen. Dieser therapeutische Prozess fordert von den Pflegenden auch die Auseinandersetzung mit den eigenen Gefühlen wie z.B. Ekelgefühle, Schuldgefühle, Hilflosigkeit und den Belastungen, die mit der Pflege inkontinenter Menschen verbunden sind (Sowinski 1996).

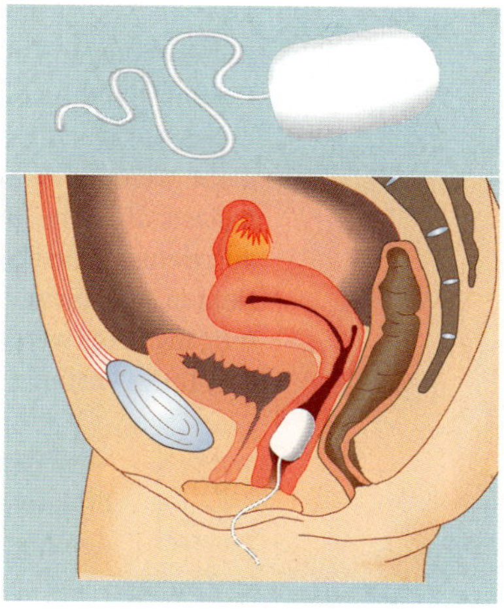

Abb. 22.34 Platzierung des Vaginaltampon in der Scheide

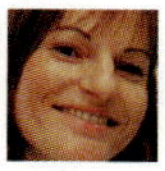

···› Pflegeangebot Unterstützung bei Stuhlinkontinenz

Elke Kuno

Für das Problem der Stuhlinkontinenz gelten die gleichen Verhaltensempfehlungen wie für Urininkontinenz (S. 446). Wenn Sie Verdacht schöpfen, dass eine Stuhlinkontinenz vorliegt, oder wenn die Betroffenen mit Ihnen darüber sprechen, fordern Sie sie auf, ärztliche Hilfe in Anspruch zu nehmen. Viele Betroffene vermeiden dies aus Scham. Die Inkontinenzsituation kann gut mit Hilfe eines Protokolls oder Stuhltagebuchs eingeschätzt werden (s. **Abb. 22.35**). Dieses muss über einen Zeitraum von mindestens zwei Wochen geführt werden. Die Betroffenen sollen möglichst selbst die Eintragungen vornehmen. Hierbei sollen folgende Informationen festgehalten werden:

- ···› Zeiten der Entleerung,
- ···› Inkontinenzereignisse,
- ···› Konsistenz der Stuhlausscheidung,
- ···› Auslöser für das Inkontinenzereignis,
- ···› Beeinträchtigung des Wohlbefindens.

Tagebuchblatt zu Stuhlinkontinenz

Name:

Datum:

Hatten Sie heute
- ◯ kontrollierten Stuhlgang
- ◯ unbemerkten Stuhlgang
- ◯ unkontrollierten Stuhlgang
- ◯ Stuhlschmieren

um .... Uhr

Wie war der Stuhl beschaffen?
- ◯ hart
- ◯ geformt
- ◯ weich
- ◯ flüssig

um .... Uhr

Welche Medikamente haben Sie heute eingenommen?

Stand Inkontinenz in einem Zusammenhang mit einem Nahrungsmittel, Aufregung, körperlicher Belastung u.a.m.?

Wie würden Sie Ihre heutige Beeinträchtigung durch die Inkontinenz bewerten, wenn „0" keine Einschränkung und „10" die größtmögliche Beeinträchtigung meint?

0	1	2	3	4	5	6	7	8	9	10

Abb. 22.35 Stuhlprotokoll

Förderung der Kontinenz

Geplante Entleerungszeiten

Ziel aller Bemühungen ist, die Ausscheidungsgewohnheiten so zu beeinflussen, dass die Betroffenen eine regelmäßige, möglichst selbstkontrollierte Entleerung eintrainieren und somit die Kontinenz gefördert wird. Hierzu sollen die Patienten bewusst zu festgelegten Tageszeiten, ca. 30 Min. nach einer Mahlzeit, den Darm entleeren, auch wenn kein Stuhlgang vorhanden ist. Gute Ergebnisse werden erzielt, wenn die Stuhlausscheidung nach dem Frühstück stattfindet. Die individuellen Bedürfnisse und Gewohnheiten sind hier zu berücksichtigen. Ggf.

wird die Entleerung mit einem Glycerin- oder CO_2-Zäpfchen angeregt. Zunächst wird ein täglicher Entleerungsrhyhtmus angestrebt. Je nach Ausscheidungsmenge kann dieser dann alle 2 oder 3 Tage geplant werden. Parallel dazu sollen die Betroffenen ballaststoffreiche Ernährung zu sich nehmen und ausreichend Flüssigkeit. Kognitiv eingeschränkte Patienten, die nicht mehr selbstständig beim Toilettengang sind, werden zur Toilette geführt, oder auf den Toilettenstuhl mobilisiert.

Eva Groß
Krankenschwester

Praxistipp

Erklären Sie den Betroffenen und/oder den Angehörigen Ziel und Vorgehen des Trainings und unterstützen Sie diese emotional, besonders wenn es längere Zeit dauert, bis sich Erfolge einstellen.

Sphinktertraining

Eine Verbesserung der Willkürfunktion des externen Schließmuskels ist, je nach Ursache, durch ein Sphinktertraining zu erreichen. Es ist nachgewiesen, dass ein Biofeedbacktraining (Enck, Wienbeck 1989) besonders effektiv ist. Sie sollten über diese Methode informiert sein, um mögliche Reaktionen der Patienten zu verstehen (z. B. Angst, Widerstand) und um diese im Gespräch positiv zu beeinflussen. Möglicherweise kann es auch Aufgabe der Pflegenden sein, die Betroffenen in der Anwendung dieses Trainings anzuleiten.

Kompensation der Stuhlinkontinenz

Einsatz geeigneter Hilfsmittel

Als Hilfsmittel werden vorwiegend die aufsaugenden Systeme genutzt, es gelten die gleichen Auswahl- und Anwendungskriterien wie bei der Harninkontinenz (S. 450 f). Der Vorlagenwechsel muss so häufig vorgenommen werden, dass auf keinen Fall eine Geruchsbelästigung entsteht.

Ein weiteres Hilfsmittel, das zur Verfügung steht, ist das Analtampon. Es wird wie ein Zäpfchen in den Darm eingeführt und dehnt sich dort aus (**Abb. 22.36 a u. b**). Es werden verschiedene Analtampons angeboten (**Abb. 22.37**). Die entsprechende Größe muss durch Ausprobieren ermittelt werden. Ob es eingesetzt werden kann, hängt von der medizinischen Fragestellung und dem Wunsch der Betroffenen ab. Ihre Aufgabe als Pflegeperson ist dabei, das Hilfsmittel den Patienten zu erklären und die Anwendung mit ihnen einzuüben. Anwendungshinweise und Tragezeit können Sie den jeweiligen Herstellerinformationen entnehmen. Bei demenziell Erkrankten scheitert die Anwendung manchmal daran, dass sie die Anwendung nicht verstehen. Sie werden z. B. unruhig oder nehmen Manipulationen vor, wenn sie den Tampon im Darm spüren.

Vergleichbar zur Harninkontinenz gibt es für immobile Frauen und Männer einen im Analbereich zu klebenden Fäkalkollektor (**Abb. 22.38**), der austretenden Stuhlgang in einem Plastikbeutel – ähnlich einem Stomabeutel – aufnimmt.

Die Hautpflege ist mit der bei Harninkontinenz vergleichbar (S. 450). Dazu kommt die Empfehlung, dass stuhlinkontinente Patienten zum Säubern möglichst kein Toilettenpapier verwenden sollen, da es dadurch zu Hautreizungen kommen kann. Empfehlen Sie deshalb den Betroffenen die im Handel erhältlichen Feucht- oder Öltücher. Bei sehr hautreizenden Stuhlausscheidungen können zum Schutz der perianalen Haut Schutzcremes dünn aufgetragen werden.

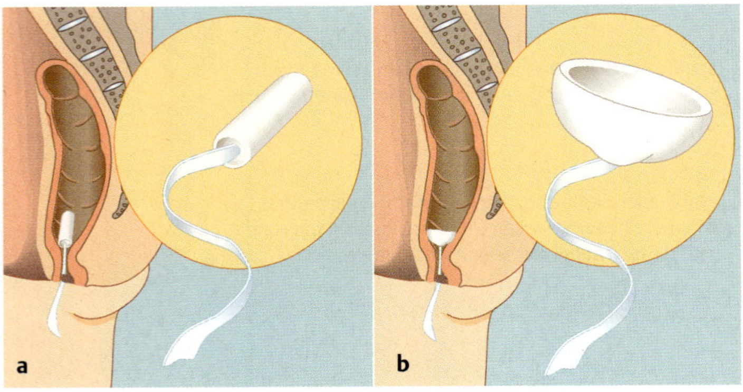

Abb. 22.36 Analtampon. a Vor der Anwendung und **b** Platzierung im Rektum

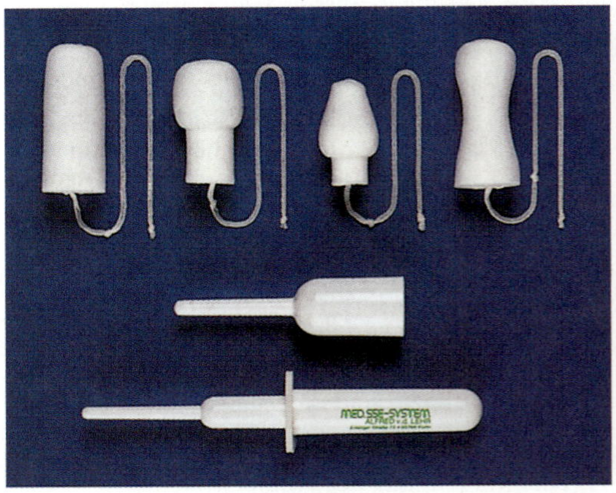

Abb. 22.37 Verschiedene Analtampons (oben) und Einführhilfen für Analtampons (unten)

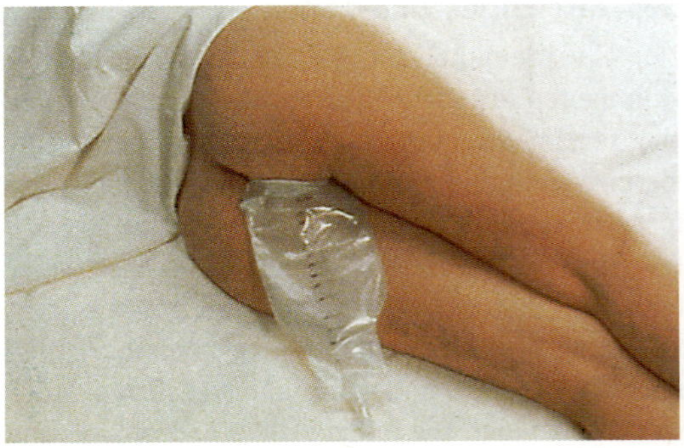

Abb. 22.38 Fäkalkollektor für stuhlinkontinente Patienten

Einsatz von Medikamenten

Zur indirekten Verbesserung der Inkontinenzsituation (Tonussteigerung des inneren Schließmuskels) können nach ärztlicher Anordnung Medikamente eingesetzt werden. Die Aufgabe Pflegender ist es, auf die Nebenwirkungen mit zu achten (Obstipation). Bei leichteren Formen der Inkontinenz können, wenn durch die Ernährung kein Einfluss erzielt wird, Quellstoffe für eine konsistentere Ausscheidung sorgen. So kann die Inkontinenz positiv beeinflusst werden (Probst, 1999).

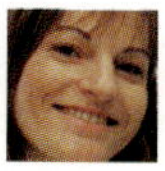

···> Pflegeangebot Darmeinläufe

Barbara Reisach

> **···> Definition**
> Von einem Darmeinlauf spricht man dann, wenn Flüssigkeit über den After in den Enddarm eingebracht wird. Bei kleineren Flüssigkeitsmengen (100 – 200 ml) spricht man auch von einem Klistier.

Ein Einlauf ist ein Eingriff in die Intimsphäre des Patienten. Wie beim Katheterismus handelt es sich um einen invasiven Vorgang, bei dem etwas Fremdes und daher Angsteinflößendes in den Körper eindringt. Der Eingriff in die Intimsphäre ist zusätzlich eng verbunden mit dem Vorgang der Ausscheidung. So wie beim Katheterismus Urin fließt, kommt es beim Einlauf mehr oder weniger rasch zum Abgang von Stuhl. Die Situation ist für den Patienten sehr belastend und erfordert von der Pflegeperson viel Feingefühl. Zum Schutz der Intimsphäre sind daher die bereits beschriebenen Maßnahmen zu ergreifen (spanische Wand, keine Mitpatienten im Zimmer etc.).

Aber auch für die Pflegeperson ist diese Situation – wie jeder Eingriff in die Intimsphäre – mit einem Gefühl der Peinlichkeit verbunden, zu dem hier noch zusätzlich Ekelgefühle kommen können. Wichtig ist auch hier wieder, das Gespräch mit Kollegen zu suchen und dass man am Besten offen anspricht, wenn man sich überfordert fühlt.

Indikationen. Die Indikationen werden bei den verschiedenen Arten von Einläufen besprochen.

Kontraindikationen. Ein Einlauf darf nicht durchgeführt werden bei:

- V. a. Ileus (Darmverschluss),
- akuten Baucherkrankungen (Bauchschmerzen und Erbrechen unklarer Ursache, Blutungen im Magen-Darm-Trakt),
- drohender Früh- oder Fehlgeburt, in der Frühschwangerschaft.

Die Wirkung eines Einlaufs erstreckt sich auf Darmschleimhaut und Peristaltik. Sie erfolgt auf mechanische, osmotische und thermische Weise.

Mechanische Wirkung. Das eingeführte Darmrohr übt an sich schon einen mechanischen Reiz aus, ebenso wie die einlaufende Flüssigkeit (Menge, Druck).

Osmotische Wirkung. Osmotische Kräfte, die von osmotisch wirksamen Substanzen ausgeübt werden, ziehen Wasser an, reizen die Darmschleimhaut und fördern so die Darmentleerung.

Leichte Reizmittel: Glyzerin (20 ml/1 l Wasser) wirkt zusätzlich als Gleitmittel, isotonische Kochsalzlösung (1 Teelöffel Salz/1 l Wasser).

Stärkere Reizmittel: Golytely-Lösung (vor Darmoperationen); hypertone Kochsalzlösung (1 Esslöffel Salz/1 l Wasser); Ölzusatz (2 – 4 Esslöffel Olivenöl/1 l Wasser).

Thermische Wirkung. Empfohlen wird eine Temperatur von 37 – 40 °C. Temperaturen < 37 °C üben einen starken Reiz aus und führen zu einer schmerzhaften Hyperperistaltik.

Verschiedene Arten von Einläufen. Je nach Indikation stehen verschiedene Arten von Einläufen zur Verfügung. Unterschieden werden:

- Einmalklistier,
- Reinigungseinlauf,
- Darmspülung,
- Kontrastmitteleinlauf,
- medikamentöser Einlauf.

> **···> Merke**
> Ein Einlauf muss grundsätzlich vom Arzt angeordnet werden. Hüten Sie sich davor, schnell einmal zu einem Klysma zu greifen, wenn ein Patient sie wegen anhaltender Obstipation darum bittet. Wenn der Grund dafür ein Ileus ist, können Sie mit dem Einlauf eine für den Patienten lebensbedrohliche Situation herbeiführen.

Einmalklistiere

> **···> Definition**
> Zu den Einmalklistieren gehören das Klysma und das Mikroklist. Es sind kleine Einläufe.

Bei einem **Klysma (Abb. 22.39)** werden ca. 200 – 300 ml Einlaufflüssigkeit in einem Plastikbehältnis mit Rektalkanüle gebrauchsfertig angeliefert.

Abb. 22.39 Practoclyss

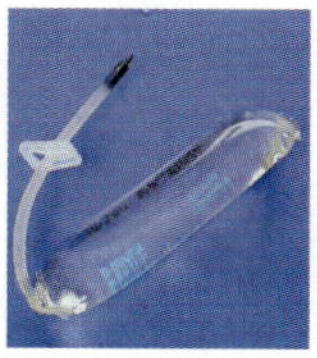

Es besteht i.d.R. aus einer hyperosmolaren Lösung, die den Einstrom von Flüssigkeit in den Darm fördert. Der Stuhl wird dadurch aufgeweicht und gleitfähiger.

Merke

Klysmen mit hyperosmolaren Lösungen dürfen nicht bei Kindern angewendet werden, da sie zu Elektrolytstörungen führen können.

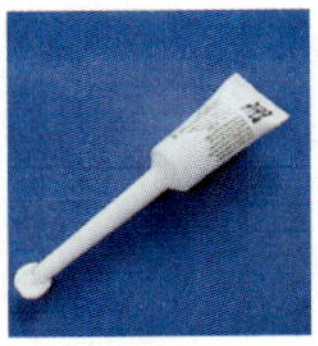

Abb. 22.40 Mikroklist

Ein **Mikroklist (Abb. 22.40)** enthält nur ca. 5 ml Flüssigkeit und wird auch gebrauchsfertig mit Applikator angeboten. Es übt als hyperosmolare Lösung und/oder auf Glycerinbasis einen sanften Darmreiz aus.

Indikationen. Typische Indikationen für Klysma und Mikroklist sind:

- Entleerung des Enddarms zur Reinigung (z.B. vor kleinen Eingriffen) oder wg. Obstipation,
- Einbringen eines Medikaments (z.B. Cortisonklistiere bei Colitis ulcerosa),
- zur postoperativen Anregung der Darmperistaltik.

Vorbereitung

Zum Verabreichen eines kleinen Einlaufs wird folgendes Material benötigt:

- Schutzhandschuhe, Abwurfsack,
- Einmalunterlage als Bettschutz,
- Zellstoff, Vaseline,
- körperwarmes Klysma/Mikroklist (rechtzeitig vorher im Wasserbad anwärmen),
- evtl. zusätzlich Darmrohr.

Praxistipp (Eva Groß, Krankenschwester)

Folgende Maßnahmen müssen bei der Vorbereitung für jeden Einlauf ergriffen werden: umfassende Information des Patienten, für angenehme Raumtemperatur sorgen (Fenster rechtzeitig schließen); Wahrung der Intimsphäre soweit möglich (z.B. spanische Wand); rechtzeitiges Erreichen der Toilette ermöglichen (z.B. Toilettenstuhl bereitstellen); Einlaufflüssigkeit körperwarm temperieren.

Durchführung

Der Patient wird gebeten, sich auf die linke Seite zu drehen. Entsprechend dem Kolonverlauf kann die Flüssigkeit so besser einlaufen. Die Bettdecke wird bis zu den Knien zurückgeschlagen und der Bettschutz eingelegt. Nach dem Anziehen der Schutzhandschuhe die Verschlusskappe entfernen. Das Ende des Ausflussrohres kann mit Vaseline gleitfähig gemacht werden. Das Mikroklist kann durch einen ausgedrückten Tropfen befeuchtet werden. Wird die Wirkung des Klysmas weiter oben im Darm erwünscht, kann noch ein Darmrohr aufgesetzt werden. Das Ausflussrohr/Darmrohr wird anschließend mit leichten Drehbewegungen vorsichtig in den Darm eingeführt. Die Flüssigkeit wird durch kräftiges Zusammendrücken der Tube in den Enddarm eingebracht und in zusammengedrücktem Zustand wieder entfernt. Der Patient sollte dabei den Schließmuskel leicht zusammenpressen und versuchen, die Flüssigkeit so lange wie möglich zu halten. Die Schutzhandschuhe werden zum Schluss über die leere Hülle gestülpt und verworfen.

Praxistipp (Eva Groß, Krankenschwester)

Vor jedem Einlauf sollten Sie beachten: Einläufe immer rechtzeitig vor den Mahlzeiten durchführen, Darmrohre nie gegen Widerstand einführen (Verletzungsgefahr!) und Beobachtung der Kreislauflage des Patienten.

Reinigungseinlauf

Definition

Der Reinigungseinlauf oder hohe Einlauf (die Flüssigkeit erreicht das Colon transversum) dient der vollständigen Reinigung des Dickdarms und der Anregung der Darmperistaltik.

Durch entsprechende Zusätze (wie z.B. Glycerin oder NaCl) kann die abführende Wirkung der Einlaufflüssigkeit noch gesteigert werden.

Indikationen. Typische Indikationen für einen Reinigungseinlauf sind:

- hartnäckige Obstipationen,
- Untersuchungen und kleinere Operationen am Magen-Darm-Trakt,
- evtl. zur Geburtsvorbereitung,
- vor Kontrastmitteleinläufen.

Vorbereitung

Als Flüssigkeit für einen Einlauf eignet sich am besten klares Leitungswasser (ca. 1,5 l), wenn der Einlauf selbst hergestellt wird. Je nach Anordnung können noch Zusätze wie Glycerin oder NaCl beigegeben werden.

Die Flüssigkeit wird in einen Einmalbeutel gefüllt (z.B. unsteriler Sekretbeutel). Dazu wird etwas Luft in den Beutel eingebracht und der Beutelschlauch in die Flüssigkeit getaucht. Durch die Sogwirkung füllt sich der Beutel. Es gibt auch Einmalbeutel mit Präparaten (z.B. Clyx-Magnum), die durch Auffüllen mit Wasser gebrauchsfertig gemacht werden. Weitere benötigte Materialien (**Abb. 22.41**):

- Schlauchklemme,
- Darmrohr und Vaseline,
- Einmalunterlage, Schutzhandschuhe, Zellstoff, Abwurfsack,
- Nierenschale, Aufhängevorrichtung.

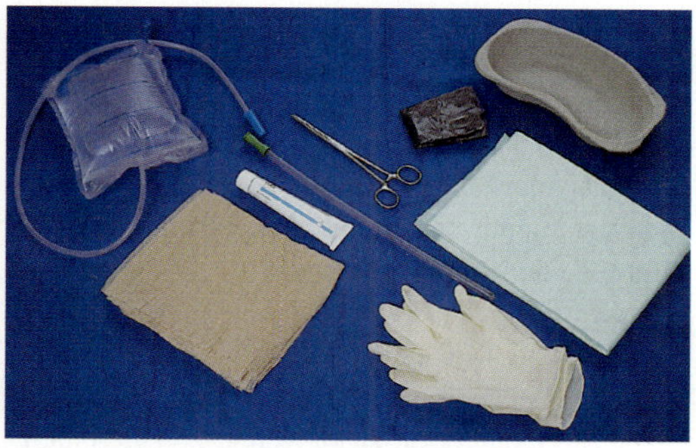

Abb. 22.41 Materialien für einen Einlauf: Unsteriler Sekretbeutel mit Spülflüssigkeit, Klemme, Schutzhandschuhe, Zellstoff, Vaseline, Darmrohr, Bettschutz, Nierenschale und Abwurfsack

Durchführung

Der Patient liegt auf der linken Seite mit leicht angewinkelten Beinen zur Entlastung der Bauchdecke. Er ist bis zu den Knien aufgedeckt, der Bettschutz ist eingelegt. Folgende Schritte schließen sich an:

- Schlauch des Einmalbeutels luftleer machen, d. h. Flüssigkeit durchfließen lassen und abklemmen,
- Schutzhandschuhe anziehen, Darmrohr mit Vaseline einfetten, ohne die Löcher zu verstopfen,
- Einmalbeutel ca. 60 cm über dem Patienten aufhängen (**Abb. 22.42**),
- vorsichtiges Einführen des Darmrohrs in den After. Das Darmrohrende liegt in der Nierenschale, um Verunreinigungen des Bettes zu vermeiden. Es darf noch nicht mit dem Einmalbeutel verbunden sein, damit evtl. Winde abgehen können,
- jetzt erst Darmrohr mit dem Schlauch des Einmalbeutels verbinden, Klemme langsam öffnen und Flüssigkeit einlaufen lassen. Dabei den Patient gut beobachten (Kreislauf/Schmerzäußerung). Er sollte mit geöffnetem Mund atmen, um ein Gegenpressen zu verhindern,
- wenn möglich, sollte der Patient sich von der linken Seite auf die rechte drehen, um alle Teile des Dickdarms mit der Flüssigkeit zu erreichen (**Abb. 22.43 a u. b**).

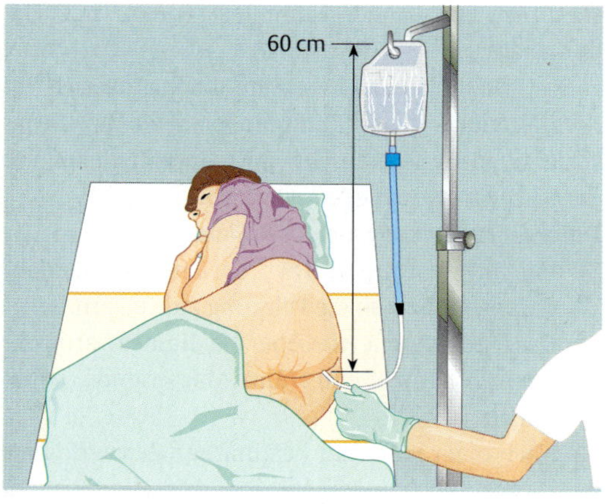

Abb. 22.42 Aufhängung des Einmalbeutels

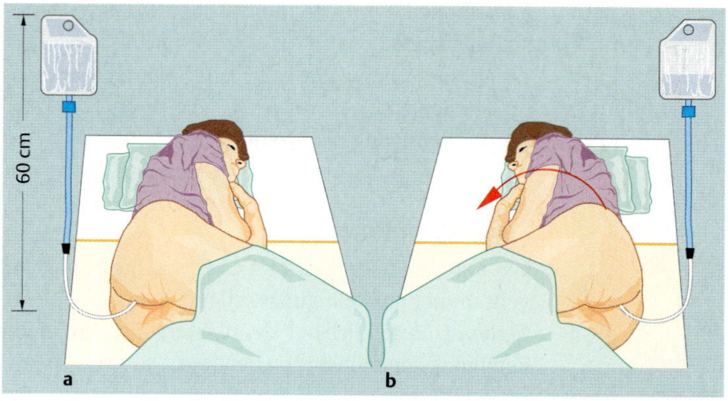

Abb. 22.43 Darmeinlauf. **a** Linke Seitenlage, **b** nach ca. der Hälfte des Einlaufs über den Bauch auf die rechte Seite drehen

Praxistipp

Eva Groß
Krankenschwester

Eine Anregung der Peristaltik kann durch wiederholtes Heben und Senken des Einmalbeutels erreicht werden. Die Flüssigkeit läuft beim Senken aus dem Darm heraus und beim Heben erneut hinein. Diese Form wird auch als Hebe-Senk- oder Schaukeleinlauf bezeichnet.

- Nach dem Einlaufen der Flüssigkeit wird der Schlauch abgeklemmt, der Patient gebeten, die Gesäßhälften zusammenzudrücken und das Darmrohr zügig entfernt.
- Flüssigkeitsreste am Gesäß mit Zellstoff abwischen, Handschuh über Darmrohr stülpen und verwerfen.
- Der Patient wird gebeten, die Flüssigkeit möglichst lange im Darm zu halten. Die Pflegeperson muss sich vom Erfolg des Einlaufs überzeugen und anschließend dokumentieren.

Merke

Klagt der Patient beim Einlaufen der Flüssigkeit über ein Druckgefühl, muss der Beutel kurz gesenkt und evtl. die Lage des Darmrohrs korrigiert werden. Klagt er über Schmerzen, muss der Vorgang unterbrochen werden. Nur wenn die Beschwerden nachlassen, kann er fortgesetzt werden. Ansonsten Vorgang abbrechen und Arztinformation.

Darmspülung

Definition

Bei der Darmspülung wird der Darm mit viel Flüssigkeit gespült, bis die aus dem Darm austretende Flüssigkeit klar ist.
Man unterscheidet die rektale und orthograde Spülung sowie die weniger belastende orale Spülung.

Indikationen. Typische Indikationen für eine Darmspülung sind:

- Vorbereitung für spezielle Röntgenuntersuchungen,
- zur Reinigung nach Vergiftungen,
- Vorbereitung für eine Darmoperation.

Rektale Spülung

Die rektale Spülung erfolgt über ein Darmrohr. Ihr geht immer ein Reinigungseinlauf voraus.

Material. Zusätzlich zu den Materialien für einen Reinigungseinlauf werden benötigt:

- Spülflüssigkeit auf Anordnung des Arztes. Bei Erwachsenen ca. 5 l,
- 2 Péan-Klemmen,
- y-Verbindungsstück,
- zusätzliches Schlauchstück für den Abfluss,
- Auffangeimer.

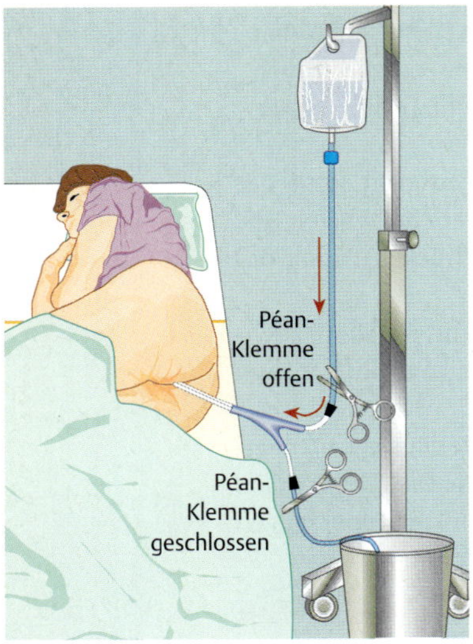

Abb. 22.44 Durchführung einer Darmspülung

Durchführung (**Abb. 22.44**). Die Lagerung des Patienten und das Einführen des Darmrohrs ist wie bei einem Reinigungseinlauf. Zu Beginn wird der zuführende Schlauch luftleer gemacht und mit einer Klemme verschlossen. Der ableitende Schlauch ist ebenfalls verschlossen. Beide Schläuche sind über das y-Verbindungsstück miteinander und mit dem Darmrohr verbunden. Die Klemme des zuführenden Schlauchs wird nun geöffnet. Ca. 100 – 200 ml Flüssigkeit laufen in den Darm ein. Dann wird die Klemme geschlossen und diejenige des Ableitungsschlauchs geöffnet. Der Vorgang wird so lange wiederholt bis die Flüssigkeit klar zurückläuft. Die einlaufende Menge darf bis zu 500 ml gesteigert werden. Ausschlaggebend ist das Befinden des Patienten!

Orthograde Spülung

Im Gegensatz zur rektalen Spülung wird die Flüssigkeit nicht über ein Darmrohr, sondern über eine Magen- bzw. Duodenalsonde verabreicht. Eine orthograde Spülung wird zur Vorbereitung für Operationen im Bereich des Dünn- und Dickdarms eingesetzt. Evtl. werden am Tag vor der Spülung orale Laxanzien bzw. ein Klysma angeordnet, um die Reinigung des Darms vorzubereiten. Die Durchführung einer orthograden Spülung wird auf S. 1063 beschrieben.

Orale Spülung

Erwachsene können die Flüssigkeitsmenge auch trinken, was häufig als nicht so belastend empfunden wird, anstatt sich eine Magensonde legen zu lassen. Die salzigschmeckenden Elektrolytlösungen können allerdings Übelkeit verursachen. Die großen Flüssigkeitsmengen stellen außerdem für viele Patienten ein Problem dar.

Nach einer Darmspülung darf der Patient nur Tee und klare Suppen zu sich nehmen. Ansonsten wird er parenteral über Infusionen ernährt.

> **Merke**
> Milch und milchhaltige Produkte dürfen nicht verabreicht werden, da sie einen Film auf der Darmschleimhaut bilden und diese dadurch nicht mehr beurteilt werden kann.

Kontrastmitteleinlauf

Kontrastmitteleinläufe dienen der röntgenologischen Darstellung des Dickdarms. Es handelt sich um einen hohen Einlauf mittels Bariumsulfatpräparaten mit evtl. Zusätzen, die Luft binden. Vorher erfolgt ein Reinigungseinlauf, nach dem der Patient bis zur Untersuchung nüchtern bleibt.

Material. Das Material entspricht dem bei einem Reinigungseinlauf. An die Stelle der Spülflüssigkeit tritt das Kontrastmittel. Außerdem werden zwei Kissen benötigt, um das Gesäß des Patienten erhöht zu lagern.

Durchführung. Die Durchführung ist mit der eines Reinigungseinlaufs identisch. Sie erfolgt häufig direkt in der Röntgenabteilung. Unter Anweisung des Arztes wird von der Pflegeperson das Einfließen des Kontrastmittels reguliert, indem der zuführende und abführende Schlauch abwechselnd geöffnet bzw. geschlossen werden. Nach der Röntgenuntersuchung wird der Patient sofort auf die Toilette geschickt. Anschließend muss eine Kontrolle der Ausscheidung erfolgen, da Obstipationsgefahr besteht.

Medikamentöser Einlauf

Der medikamentöse Einlauf dient dem Einbringen von Medikamenten in den Darm. Dazu zählen z. B. das Kortisonklistier bei Colitis ulcerosa oder der Resonium-A-Einlauf bei Niereninsuffizienz mit Hyperkaliämie.

Das Prinzip beruht auf einem Ionenaustausch, indem Natrium- gegen Kaliumionen über die Darmschleimhaut ausgetauscht und anschließend mit dem Stuhl ausgeschieden werden.

Durchführung des Resonium-A-Einlaufs.

- Zur Vorbereitung wird evtl. ein Reinigungseinlauf durchgeführt, um die Wirkung zu steigern.
- Das Medikament wird über ein dünnes Darmrohr oder eine rektal eingeführt Magensonde verabreicht.
- Nach einer vom Arzt bestimmten Zeit wird eine Darmspülung durchgeführt, um das Medikament wieder zu entfernen.

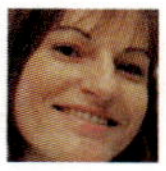

Pflegeangebot Unterstützung bei Obstipation/Obstipationsprophylaxe

Barbara Reisach

Bei einer Obstipation wird 3 Tage oder länger kein Stuhl ausgeschieden. Durch die längere Verweildauer des Stuhls im Körper hat der Darm länger Zeit, den Stuhl einzudicken, d.h. ihm Flüssigkeit zu entziehen. Dadurch wird er härter und weniger gleitfähig. Bei der Defäkation muss der Patient daher stärker pressen und hat evtl. Schmerzen. Dadurch kann er Angst vor der Defäkation bekommen und dies begünstigt wiederum die Obstipation. Wichtig ist daher die Aufklärung des Patienten über diese Wirkungsmechanismen.

Eine allgemeine Information darüber, wie durch die Lebensführung die Darmperistaltik angeregt werden kann, sollte immer auf die zugrundeliegende Ursache der Obstipation abgestimmt werden (S. 426). Neben der Lebensführung können Medikamente unterstützend bei Obstipation eingesetzt werden.

Anregung der Darmperistaltik durch die Lebensführung

Verschiedene Verhaltensweisen regen die Darmperistaltik an:

- Bewegung: Oft ist der mit dem Krankenhausaufenthalt verbundene Bewegungsmangel Grund für die Obstipation. Regen Sie den Patienten an, immer wieder kleinere Rundgänge zu unternehmen.
- Flüssigkeitszufuhr: Eine ungenügende Flüssigkeitszufuhr liegt oft bei älteren Patienten vor, da ihr Durstgefühl nachlässt und sie häufige Toilettengänge scheuen. Bieten Sie daher immer wieder Getränke an und erkundigen Sie sich nach der Trinkmenge. Die Peristaltik wird z.B. durch ein Glas warmes Wasser auf nüchternen Magen, durch reine Fruchtsäfte, Sauerkrautsaft oder Bohnenkaffee angeregt.
- Ernährung: Ballaststoffe sollten in Form von Vollkornprodukten, Weizenkleie oder Leinsamen aufgenommen werden. Bei ausreichender Flüssigkeitsaufnahme quellen sie auf, dehnen die Darmwand und wirken so anregend.

> **Merke**
> Kleie und Leinsamen sind nicht für alle Patienten zur Obstipationsprophylaxe geeignet. Pro Esslöffel muss ein Glas Wasser getrunken werden bzw. 1500 ml in 24 Std.

- Milchsäurehaltige Nahrungsmittel wie Buttermilch, Kefir oder Jogurt tragen zu einer gesunden Darmflora bei. Obstipationsfördernd wirken sich dagegen Bananen, Weißbrot und Süßigkeiten aus.
- Stuhlgewohnheiten: Der Stuhldrang sollte nicht unterdrückt werden. Patienten mit Stuhldrang, die Unterstützung benötigen, dürfen daher nicht vertröstet werden. Ermöglichen Sie ihnen eine ungestörte Toilettenbenutzung. Wenn Sie einen Patienten zur Toilette begleiten, achten Sie darauf, wie es dort aussieht. Vielleicht muss etwas aufgewischt oder das Fenster geöffnet werden? Fragen Sie sich, ob Sie selbst die Toilette benutzen könnten und ob der Raum ansprechender gestaltet werden kann (Duftöl etc.).

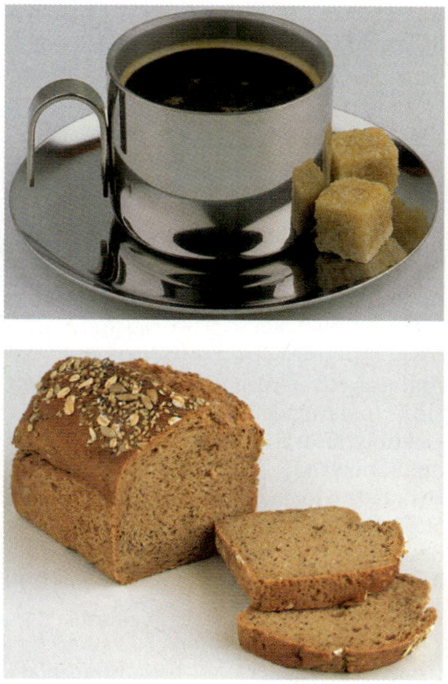

Kaffee und Vollkornprodukte regen die Darmperistaltik an

Medikamentöse Anregung der Darmperistaltik

Medikamente zur Förderung der Stuhlentleerung werden Laxanzien genannt. Auf unterschiedliche Weise bewirken sie eine Beschleunigung des Nahrungstransports und der Darmentleerung. Auch wenn oft die natürliche Basis verschiedener Laxanzien betont wird, muss die Indikation zur Verabreichung streng gestellt werden, da sich der Darm an diese Art der Unterstützung gewöhnt.

Indiziert sind Laxanzien dagegen, wenn z.B. bei bestehender Thrombose oder Herzinfarkt zu starkes Pressen vermieden werden muss. Einen Überblick über verschiedene Laxanzien liefert **Tab. 22.8**.

> **Merke**
> Auf keinen Fall dürfen Laxanzien bei unklaren Bauchbeschwerden, Verdacht auf Ileus oder akutem Abdomen verabreicht werden. Abführmittel müssen vom Arzt angeordnet werden.

Abführzäpfchen

Zäpfchen (= Suppositorien) sind Arzneimittel zur rektalen Applikation in Zylinderform, die bei Körpertemperatur erweichen. Sie können zur Stuhlregulierung bei Obstipation oder vor Untersuchungen eingesetzt werden. Mit dem Gleitmittelzusatz, wie z.B. Glycerin, tritt die Wirkung innerhalb von 20–60 Min. ein. Stuhlzäpfchen werden am besten frühmorgens verabreicht, um den Defäkationsdrang nach dem Frühstück zu unterstützen.

Tabelle 22.8 Verschiedene Arten von Abführmitteln

Wirkprinzip	*Wirksubstanz*	*Handelspräparate (Beispiele)*
Ballaststoffe/Quellmittel	Plantago ovata (indischer Flohsamen)	Metamucil, Agiocur, Mucofalk, Plantocur
	Weizenkleie	
	Leinsamen	
	Macrogol	Movicol
Gleitmittel	dickflüssiges Paraffin	Agarol N, Obstinol M
	Glyzerin	Glycilax
	Docusat-Natrium	Norgalax
Antiresorptiv wirkende Stoffe (unterbinden die Elektrolytresorption in der Darmwand) Hydragog wirkende Stoffe (für eine aktive Resorption von Wasser im Darm)	Sennoside aus Sennesblättern und Schoten	in Kombination: Bekunis, X-Prep
	Faulbaumrinde	Solubifix
	Aloe	Kräuterlax A, Rheogen
	Bisacodyl	Dulcolax
	Natriumpicosulfat	Laxoberal
	Rizinusöl	Rizinuskapsel Pohl
Osmotische Wasserretention	Natriumsulfat = Glaubersalz	
	Magnesiumsulfat = Bittersalz	
	Laktulose	Bifiteral

Anwendung. Ist der Patient in der Lage, das Zäpfchen selber einzuführen, stellt man ihm einen Fingerling und einen Schutzhandschuh zur Verfügung. Dem Patienten wird erklärt, das Zäpfchen nicht lange in der Hand zu halten, da es sonst rasch schmilzt. Die Schutzhülle muss entfernt werden, bevor das Zäpfchen dem Patienten gegeben wird, da auch schon Zäpfchen mit Verpackung verschluckt wurden. Danach sollte kurze Zeit der Finger vor dem After bleiben, um ein Herausrutschen des Zäpfchens zu vermeiden. Anschließend dem Patienten die Gelegenheit geben, die Handschuhe wegzuwerfen und die Hände zu waschen.

Führt die Pflegeperson das Suppositorium ein, wird der Patient gebeten, sich auf den Rücken zu legen oder in Seitenlage zu drehen. Die Durchführung erfolgt wie oben beschrieben.

Digitale Ausräumung

Die digitale Ausräumung ist eine unterstützende Maßnahme bei chronischer Verstopfung. Sie zeigt sich in Form einer mühsamen Entleerung harter Kotsteine. Diese werden mit dem Finger ausgeräumt. Da dies eine sehr belastende Situation für den Patienten darstellt, muss vor der Entscheidung für eine manuelle Ausräumung sicher sein, dass alle anderen Maßnahmen (Ernährung, Flüssigkeit, Klistier, Stuhlzäpfchen) ausgeschöpft sind. Der Vorgang kann für den Patienten sehr schmerzhaft sein und ist zudem ein großer Eingriff in die Intimsphäre. Daher ist viel Takt, Einfühlungsvermögen und eine umfassende Information notwendig.

Durchführung.

- Der Patient wird auf die linke Seite gelagert, ein Fingerling wird über den Schutzhandschuh von Zeigefinger und Mittelfinger gestreift und mit Vaseline gleitfähig gemacht. Bei Hämorrhoiden nur einen Finger benutzen.
- Abwurfsack bereitstellen,
- Finger behutsam in den Anus einführen und die Darmwand zirkulär mit den Fingern stimulieren, um die Kotsteine zu lockern (**Abb. 22.45**).
- Der Kot wird in kleinen Portionen entfernt. Mit Zellstoff Kotballen vom Finger abstreifen.
- Häufig muss diese Prozedur mehrmals durchgeführt werden, bis auch der harte Kot aus den oberen Darmabschnitten ausgeräumt ist.
- Der Analbereich wird anschließend gereinigt und der Patient wieder bequem gelagert.
- Zum Abschluss erfolgt die Dokumentation der Stuhlbeschaffenheit.

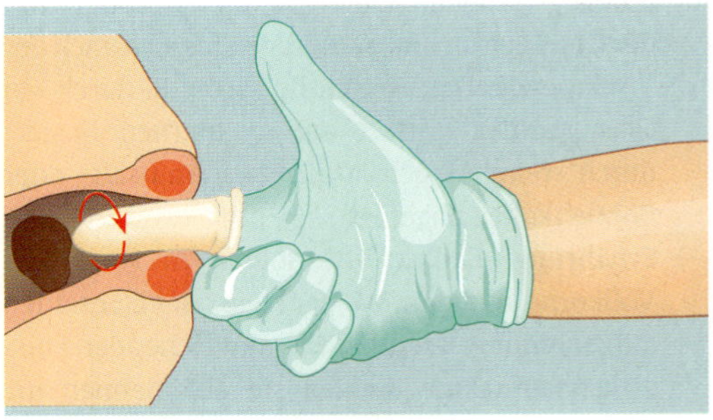

Abb. 22.45 Digitale Ausräumung

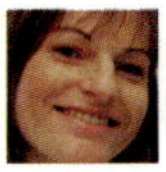

Pflegeangebot Unterstützung bei Diarrhö

Barbara Reisach

Durchfall ist wie Verstopfung ein Symptom, dem verschiedene Ursachen zugrunde liegen können. Darauf müssen die Pflegemaßnahmen ausgerichtet werden. Im Vordergrund stehen die Beobachtung des Patienten, seines psychischen und physischen Wohlbefindens und eine angepasste Ernährung.

Patientenbeobachtung

Der Patient muss auf die Begleitsymptome des Durchfalls beobachtet werden.

- Kreislauf: Blutdruck und Pulskontrollen. Die Häufigkeit richtet sich nach dem Befinden des Patienten.

- Häufigkeit der Stuhlgänge, Beschaffenheit des Stuhls.
- Bauchschmerzen: Hier kann eine Knierolle zur Bauchdeckenentlastung angeboten werden. Lindernd wirken auch eine Wärmflasche oder ein warmer Bauchwickel.
- Flüssigkeitsverlust: Es besteht die Gefahr der Austrocknung (Dehydration). Hauttugor beobachten. Genügend Flüssigkeit bereitstellen/anbieten.
- Hautbeobachtung: Die Analgegend wird durch die Durchfälle gereizt. Die Haut muss daher auf Rötungen oder Läsionen beobachtet werden. Weiches Toilettenpapier verwenden, nicht reiben, sondern tupfen. Waschen mit milder Seife, mit klarem Wasser abspülen. Hautschutzcreme verwenden.

Ernährung

Elektrolytverluste können durch bestimmte Lösungen aufgefangen werden. Diese Lösungen sind gebrauchsfertig erhältlich (z. B. Elotrans) oder können selbst hergestellt werden. Z. B. 1 Teelöffel Kochsalz, 10 Teelöffel Zucker, 1 Glas frischen Orangensaft und 1 l abgekochtes Wasser. Anfangs kann Schwarzer Tee und Nahrungskarenz indiziert sein. Der Patient will oft von sich aus nichts essen. Grundsätzlich kann man sich daran orientieren, dass der Patient das, worauf er Lust hat, auch verträgt. Hilfreich sind i. d. R. Salzstangen und Cola-Getränke.

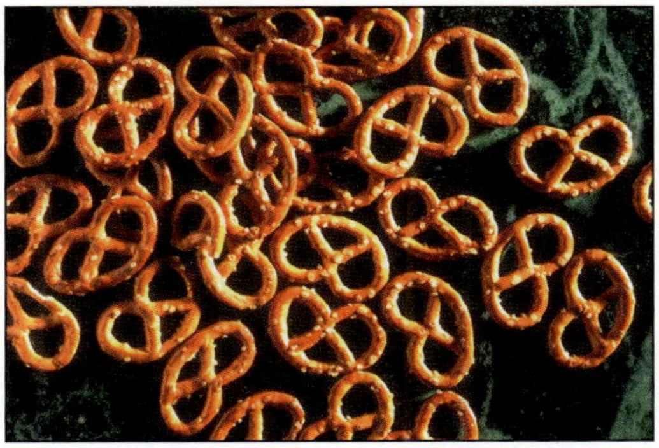

„Stopfend" wirken Weißbrot, zerhackte Bananen und trockener Reis. Zu meiden sind dagegen blähende, fett- und eiweißreiche Speisen.

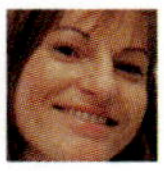

Pflegeangebot Unterstützung bei Meteorismus

Barbara Reisach

Blähungen können mit starken Bauchschmerzen einhergehen und das Wohlbefinden des Patienten stark beeinträchtigen. Ursache sind meist falsche Ernährung und eine hektische Nahrungsaufnahme. Im Folgenden werden einige Hinweise gegeben, wie Sie den Patienten durch eine entsprechende Beratung unterstützen können:

- Der Patient sollte sich Zeit nehmen für das Essen. Er sollte die Nahrung gut kauen.
- Milchprodukte regen die Fäulnisprozesse an und sollten daher gemieden werden.
- Förderlich ist der Verzehr von ballaststoffreicher Nahrung wie Vollkornbrot, Salat und Obst.
- Stark blähend wirken Zwiebel, Hülsenfrüchte (z.B. Linsen), Gemüse (z.B. Lauch) und Mehlspeisen.
- Trockene Wärme (z.B. Wärmflasche) wirkt entspannend und fördert den Abgang der Blähungen.
- Fenchel- und Kümmeltee wirken entblähend.
- auf Anordnung des Arztes kann ein Darmrohr eingelegt werden, das die Winde leichter abgehen läßt. Das darmferne Ende sollte z.B. in einer Urinflasche liegen, um den möglichen Abgang von Stuhl aufzufangen.
- auf Anordnung des Arztes können entschäumende Medikamente gegeben werden (z.B. Sab simplex).
- Bettlägrige Patienten sollten sich so wenig wie möglich für die Blähungen schämen müssen, da sie sich sonst verkrampfen und dies den Meteorismus begünstigt.

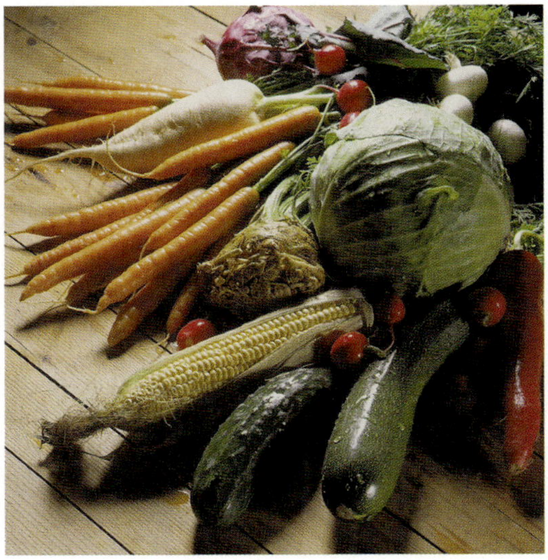

Kohl, Blaukraut, Radieschen und Rettich wirken blähend, geeignet sind dagegen Gemüsesorten wie Gurken und Karotten

22.5 Komplexe Pflegesituation gestalten

Elke Kuno

Aufnahmesituation

Frau Hilbert, 81 Jahre, wird von der Intensivstation nach einem Myokardinfarkt zur weiteren Therapie auf die internistische Station aufgenommen. Ihr Kreislauf ist momentan stabil und sie kann kleinere Strecken innerhalb des Zimmers bis zur Toilette laufen. Sie hat seit ihrer Aufnahme vor 5 Tagen einen transurethralen Blasenkatheter, Charrière 16. Als weitere Diagnosen nennt die zuständige Pflegeperson bei der Verlegung Kachexie und eine arterielle Hypertonie. Frau Hilbert ist erleichtert, die Intensivstation verlassen zu können und erhofft sich auf der neuen Station etwas mehr Ruhe.

Lebenssituation

Frau Hilbert wohnt seit 42 Jahren mit ihrer Freundin in einer Wohngemeinschaft. Vor 6 Jahren sind die beiden Frauen in ein nahe gelegenes Seniorenstift gezogen und bewohnen dort eine 3-Zimmer-Wohnung. Frau Hilbert berichtet dazu: „Wir haben beide keine Angehörigen hier, die uns unterstützen könnten, wenn wir mal selber nicht mehr so können. Da wollten wir lieber rechtzeitig in ein Seniorenstift einziehen, damit wir uns an die Menschen dort und die Umgebung gewöhnen können. Wir haben uns eigentlich rasch eingelebt. Dadurch, dass wir weiterhin in einer Wohnung leben, hat sich für uns ja auch nicht so viel geändert. Wir können nach wie vor gemeinsam kochen oder aber in den Speisesaal gehen. Unterstützung beim Waschen, Anziehen oder den sonstigen täglichen Verrichtungen brauchen wir noch nicht. Wir sind auch beide noch gut zu Fuß, nur gehe ich nicht mehr so gerne raus, seit ich das Wasser nur noch schlecht halten kann. Das ist mir sehr peinlich. Sie glauben gar nicht, wie ich mich geschämt habe, wenn meine Hose plötzlich nass wurde. Wie einen die Leute anschauen, wenn man mitten im Gespräch losrennen muss. Deswegen leben wir mittlerweile relativ zurückgezogen. Nur meine Freundin kennt das Problem von Anfang an, vor ihr brauche ich mich nicht zu schämen."

Frau Hilbert arbeitete vor ihrer Pensionierung als Lektorin, sie ist finanziell abgesichert. Noch immer nimmt sie regen Anteil an den Entwicklungen des Buchmarktes und liest mindestens fünf Bücher im Monat. Damit würde sie immerhin „geistige Spaziergänge" unternehmen, wenn sie schon nicht mehr so oft vor die Türe komme. Ein weiteres Hobby von ihr ist das Sammeln von alten Puppen. Die einzig lebende Verwandte ist ihre Nichte, die vor 31 Jahren nach Australien ausgewandert ist. Sie kommt sie 1-mal im Jahr besuchen.

Pflegeanamnese

Bei der Pflegeanamnese zur ATL Ausscheiden berichtet Frau Hilbert, dass sie seit ungefähr 5 Jahren urininkontinent ist. „Auf der Intensivstation habe ich einen Katheter erhalten, damit muss man sich um nichts kümmern. Aber eine Dauerlösung ist das ja wohl auch nicht. Es ist schon eine Belastung, wenn man das Wasser nicht halten kann, aber ich denke, das kommt halt vom Alter. Zuhause muss ich jeden Tag ca. 8-mal die Wäsche wechseln, weil ich nicht schnell genug zur Toilette komme. Auch die Untersuchungen beim Frauenarzt und Urologen haben nichts ergeben, was mir geholfen hätte. Tagsüber muss ich alle zwei bis drei Stunden auf die Toilette, nachts 3-mal. Ich merke immer, dass ich Wasser lassen muss, erreiche aber die Toilette oft nicht rechtzeitig. Meist kommt der Harndrang plötzlich und gleich darauf verliere ich das Wasser, ohne es verhindern zu können."

Das ungewollte Einnässen tritt ohne jeden Anlass und auch im Schlaf auf. Frau Hilbert muss nicht pressen, um die Blase entleeren zu können. Sie hat das Gefühl, dass die Blase danach leer ist. Brennen beim Wasser lassen verspüre sie nicht. Es sei ihr allerdings aufgefallen, dass der Urin manchmal etwas streng riecht. Meist werde die Unterhose nass, obwohl sie große Damenbinden verwende, sie lege grundsätzlich zwei ein. Sie fühle sich unsicher, da diese leicht verrutschen. Oft brauche sie 8 Damenbinden/Tag. Dies sei auch finanziell eine Belastung für sie geworden. Frau Hilbert hat außerdem häufig Juckreiz und Trockenheitsgefühl in der Scheide. Vor 30 Jahren hatte sie eine Operation, bei der die Gebärmutter und Eierstöcke entfernt wurden. Ihre tägliche Trinkmenge sind 3 – 4 Tassen Kamillentee, größtenteils trinke sie vormittags. Sie habe einfach auch kein Durstgefühl und wenn sie trinkt, würde sie gleich wieder ans Einnässen denken.

Außerdem klagt Frau Hilbert über Verstopfung. Sie habe in der Regel 2 – 3 mal in der Woche Stuhlgang, oft erst wenn sie eine Abführtablette nehme. Das mache sie aber nur, wenn es wirklich nicht mehr anders geht, wenn z. B. Bauchschmerzen sie zu sehr plagen. Sie kann sich selbst an- und ausziehen, selbstständig zur Toilette gehen und alleine von der Toilette aufstehen. Von ihrem Schlafzimmer muss sie über das Wohnzimmer und über einen langen Flur bis zur Toilette gehen. Im veranlassten Miktionsprotokoll zeigt sich, dass Frau Hilbert in 24 Stunden 8-mal einnässt, sie muss am Tag bis zu 10-mal und nachts 3-mal Wasser lassen.

Zur Zeit fühlt sich Frau Hilbert etwas schwach. Sie ist sehr verunsichert durch ihre Erkrankung, da sie bislang nur einmal wegen einer Blinddarmoperation im Krankenhaus war und sich eigentlich gesund fühlte. Auch haben ihr die vielen Geräusche auf der Intensivstation sehr zu schaffen gemacht.

Ärztliche Anordnung

Der behandelnde Arzt ordnet hinsichtlich der Diagnostik der Inkontinenz nach Entfernung des Blasenkatheters eine Laboruntersuchung des Urins an (Urinstatus, Urinkultur). Die gynäkologische und neurologische Untersuchung verlaufen ohne Befund. Bei der rektalen Untersuchung ergibt sich, dass die Ampulle mit hartem Stuhl gefüllt ist. Es ist kein pathologischer Restharn festzustellen, ein Stresstest verläuft bei 200 ml unauffällig, sodass sich folgende Verdachtsdiagnose ergibt: Dranginkontinenz bei instabilem Blasenmuskel unklarer Ursache und lokaler Östrogenmangel. Zur Behandlung des Östrogenmangels wird die Applikation eines Vaginalsuppositoriums/Tag verordnet.

Prioritätensetzung

Nach einer ausführlichen Information zu den Behandlungsmöglichkeiten der Inkontinenz durch die zuständige Pflegeperson und den Arzt zeigt sich Frau Hilbert sehr interessiert an einer Verbesserung ihrer Inkontinenzsituation. Sie möchte daran mitarbeiten, wieder kontinent zu werden. Ausgehend von den Informationen der Pflegeanamnese kann die Pflegeplanung für die ATL Ausscheiden wie in **Tab. 22.9** formuliert werden.

Tabelle 22.9 Exemplarische Pflegeplanung für die ATL Ausscheiden

Pflegeproblem	*Pflegeziel*	*Pflegemaßnahme*
Frau Hilbert ist urininkontinent, sie geht von 7.00 – 22.30 Uhr 10-mal zur Toilette, von 22.30 – 6.00 3-mal. Sie nässt in 24 Stunden 8-mal ein. *Ressource:* Frau Hilbert ist interessiert an einer Verbesserung der Inkontinenz und geht selbstständig zur Toilette.	Bestmögliche Kontinenz *Nahziel*: Kontinenz über 2 Std. am Tag innerhalb von 3 Wochen. *Fernziel*: Kontinenz über 3 Std. am Tag und Kontinenz in der Nacht.	→ ausführliche Information zu Zielen und Durchführung des Blasentrainings → positive Verstärkung im Gespräch → Blasentraining von 7.00 – 21.00 Uhr alle 2 Std. (siehe Protokoll S. 448) → Beobachtung, ob Blasentraining konsequent durchgeführt wird → wenn nach drei Tagen Kontinenz über 2 Std., Intervall um 1/2 Stunde verlängern
Frau Hilbert erreicht die Toilette oft nicht rechtzeitig, da die Zeit zwischen Wahrnehmung des Harndrangs und dem Erreichen der Toilette zu kurz ist. Sie hat bislang noch keinen Toilettenstuhl benutzt. *Ressource:* Frau Hilbert geht selbstständig zur Toilette, kann sich selbstständig an- und ausziehen.	→ Frau Hilbert erreicht die Toilette rechtzeitig. → Frau Hilbert benutzt den Toilettenstuhl selbstständig.	→ Toilettenstuhl in der Nacht neben das Bett von Frau Hilbert stellen → Frau Hilbert im Umgang mit dem Toilettenstuhl anleiten → Frau Hilbert auffordern, sich in den ersten Nächten bei Benutzung des Toilettenstuhls zu melden, um Unterstützung zu bekommen → beobachten, ob die Benützung des Toilettenstuhls funktioniert oder ob Frau Hilbert einnässt
Die Schleimhaut ist im Genitalbereich gerötet, es besteht gelegentlich Juckreiz. *Ressource:* Frau Hilbert ist bei der Intimpflege selbstständig.	→ Frau Hilbert hat keinen Juckreiz, die Schleimhaut ist feucht. → Frau Hilbert führt verordnete Scheidenzäpfchen selbst ein.	→ Anleitung von Frau Hilbert im Umgang mit den verordneten Zäpfchen → Beobachtung der Genitalschleimhaut durch Frau Hilbert → Kontrolle der Zäpfchenwirkung durch tägliches Nachfragen der Bezugspflegeperson (Schwester Ina)
Frau Hilbert trinkt sehr wenig, max. 600 ml/Tag. *Potenzielles Problem:* Gefahr einer Harnwegsinfektion *Ressource:* Frau Hilbert trinkt gerne Kamillentee.	*Nahziel:* Frau Hilbert trinkt 1000 ml/Tag. *Fernziel:* Frau Hilbert trinkt 2000 ml/Tag.	→ Frau Hilbert über die Wichtigkeit einer ausreichenden Flüssigkeitszufuhr informieren → Frau Hilbert anbieten, ihr morgens eine Kanne Kamillentee ins Zimmer zu stellen → sich nach der Menge des Getrunkenen erkundigen und ggf. an das Trinken erinnern → Flüssigkeitszufuhr protokollieren, wenn Frau Hilbert nicht genug trinkt → Beobachtung auf Symptome eines Harnwegsinfektes (z. B. Brennen beim Wasserlassen)

→

Tabelle 22.9 Exemplarische Pflegeplanung für die ATL Ausscheiden

Pflegeproblem	*Pflegeziel*	*Pflegemaßnahme*
Frau Hilberts Wäsche ist trotz Einlagen bei Einnässen feucht. Der Wäscheschutz der von ihr selbst finanzierten Vorlagen ist nicht ausreichend.	Frau Hilbert benutzt eine dem Urinverlust angepasste Vorlage.	→ Frau Hilbert werden selbstklebende, anatomisch geformte Vorlagen zur Verfügung gestellt. → Frau Hilbert im Umgang mit den Vorlagen anleiten → Frau Hilbert wird über die nachstationäre Verordnungsfähigkeit der Vorlagen informiert.
Frau Hilbert leidet unter Obstipation.	Frau Hilbert hat jeden 3. Tag Stuhlgang.	→ Frau Hilbert über die Bedeutung einer ausreichenden Flüssigkeitszufuhr für die Verdauung informieren; sie soll ihre Einfuhr auf 2 l steigern. → Hinweise geben zu einer angemessenen Ernährung: z. B. viel Obst, ballaststoffreiche Kost → beobachten, ob die steigende Einfuhr sich auch durch einen weicheren, häufigeren Stuhlgang bemerkbar macht. Wenn nicht, dann initial einmalig.

Leserservice

Verwendete Literatur

Urin- und Stuhlbeobachtung

Anonym: Obstipation und Laxantien. Experten erarbeiten Konsenspapier. Pharmazie Zeitung 22 (1999)

Doenges, M., M. Moorhouse: Pflegediagnosen und Maßnahmen, 2. Aufl. Huber, Bern 1996

Hoehl, M., P. Kullick: Kinderkrankenpflege und Gesundheitsförderung. Thieme, Stuttgart 1998

Mutschler, E.: Arzneimittelwirkungen. Wissenschaftliche Verlagsgesellschaft, Stuttgart 1996

Sowinski, Ch.: Pflege – eine intime, grenzüberschreitende Dienstleistung. GeroCare 5 (1996), Kuratorium Deutsche Altershilfe, Köln

Van der Bruggen, H.: Defäkation. Ullstein Medical, Wiesbaden 1998

Urininkontinenz

Beske, F.: Epidemiologie und soziale Bedeutung der Harninkontinenz. In Füsgen, I. (Hrsg.): Harninkontinenz – eine sozialpolitische Herausforderung. MMV Medizin, München 1994

Füsgen, I., H. Melchior: Inkontinenzmanual, 2. Aufl. Springer, Heidelberg 1997

Kuno, E.: Die Lebenssituation von Frauen mit Harninkontinenz. Unveröffentlichte Projektarbeit im Rahmen der Weiterbildung Enterostomatherapie, Bildungszentrum des DBfK, Essen 1990

Neander, K.-D.: Veränderungen der Haut durch Inkontinenz. Die Schwester/Der Pfleger 11 (1995) 974

Ouslander, J. G., J. F. Schnelle: Incontinence in the Nursing Home. Ann. intern. Med. 122 (1995) 438

Roe, B. H., K. Williams: Inkontinenz: Ein Handbuch für die Pflegepraxis. Ullstein, Mosby Berlin 1997

Sowinski, Ch.: Pflege – eine intime, grenzüberschreitende Dienstleistung. GeroCare 5 (1996), Kuratorium Deutsche Altershilfe, Köln

Stuhlinkontinenz

Enck, P., M. Wienbeck: Konservative Therapie der Inkontinenz. In Müller-Lissner, S. A., L. M. A. Akkermans: Chronische Obstipation und Stuhlinkontinenz. Springer, Berlin 1989

Enck, P., R. Schäfer: Stuhlinkontinenz (inkl. Stoma). Klinik der Gegenwart IV, 18 (1996) 1

Probst, M.: Stuhlinkontinenz – Ursachen, Diagnostik und Therapie. GIH aktuell 11 (1999) 6

Katheterisieren der Harnblase

Bach, D., P. Brühl: Nosokomiale Harnwegsinfektionen. Urban & Fischer, München

Sachsenmaier, B.: Inkontinenz-Hilfen, Versorgung und Pflege. Schlütersche Verlagsanstalt und Druckerei, Hannover 1991

Sitzmann, F.: Hygiene. Springer, Berlin 1999

Stöhrer, M., H. Madersbacher, H. Palmtag (Hrsg.): Neurogene Blasenfunktionsstörung – Neurogene Sexualstörung. Springer, Berlin 1996

Weiterführende Literatur

Urin- und Stuhlbeobachtung

Sitzmann, F.: Mit wachen Sinnen wahrnehmen und beobachten, Teil 2. Recom, Baunatal 1996

Urininkontinenz

Anonym: Inkontinenz-Gesprächsleitfaden. Coloplast, Hamburg 1992

Doenges, M. E.: Pflegediagnosen und Maßnahmen, 2. Aufl. Huber, Bern, 1994

Füsgen, I. (Hrsg): Harninkontinenz – eine sozialpolitische Herausforderung. MMV Medizin, München 1994

Füsgen, I. (Hrsg.): Kostenbewusster Einsatz von Inkontinenzhilfsmitteln unter Berücksichtigung der Pflegequalität. 10 G. F. Hennig-Symposium. MMV Medizin, München 1997

Hilgers, M.: Scham-Gesichter eines Affekts, 2. Aufl. Vandenhoeck und Ruprecht, Göttingen 1997

Hoogers, K.: Inkontinenz verstehen. Reinhardt, München 1993

Pfisterer, M., E. Kuno, M. Müller, P. Oster, G. Schlierf: Harninkontinenz im Alter. Fortschritte Medizin 17 (1998) 22

Roe, B. H.: Clinical Nursing Practice: The Promotion and Management of Continence. Prentice Hall, New York 1992

Sauer, M.: Schulungsmappe zur Urinalversorgung, 3. Aufl. Eigenverlag, Lobbach 1996

Tobin, G. W.: Incontinence in the Elderly. Arnold, London 1992

Stuhlinkontinenz

Musial, F., P. Enck: Patiententagebücher als Instrument zur Diagnosestellung und Therapieverlaufskontrolle bei Defäkationsstörungen. In Wilz, G., E. Brähler: Tagebücher in Therapie und Forschung. Hogrefe, Göttingen 1997

Katheterisieren der Harnblase

Allgemeine Unfallversicherungsanstalt (AUVA), Wien. Ganzheitliche Pflege – die Chance für erfolgreiche Rehabilitation, 4. Aufl. E. Ketterl GmbH, Wien 1997

Sitzmann, F. (Hrsg.): Pflegehandbuch Herdecke, 3. Aufl. Springer, Berlin 1998

Sökeland, J., Urologie für Krankenpflegeberufe, 8. Aufl. Thieme, Stuttgart 2000

Zäch, G. (Hrsg.): Querschnittlähmung – ganzheitliche Rehabilitation. Dr. Felix Wüst AG, Küsnacht ZH

Kontaktadressen

GIH, Gesellschaft für Inkontinenzhilfe e.V.
Friedrich-Ebert-Str. 124
34119 Kassel

Kontinenzberatungsstelle,
Bethanien-Krankenhaus,
Geriatrisches Zentrum
Rohrbacher Str. 149
69126 Heidelberg

Internetadressen

DVET Fachverband Stoma + Inkontinenz e.V.
Virchowstr. 14
38642 Goslar
Tel. und Fax: 05321/5108 – 0
http:/www.dvet.pflegenet.com/

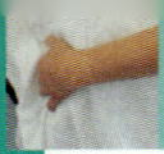

23 ATL Körpertemperatur regulieren

Susanne Herzog

Sommerhauch, im Frost des Winters

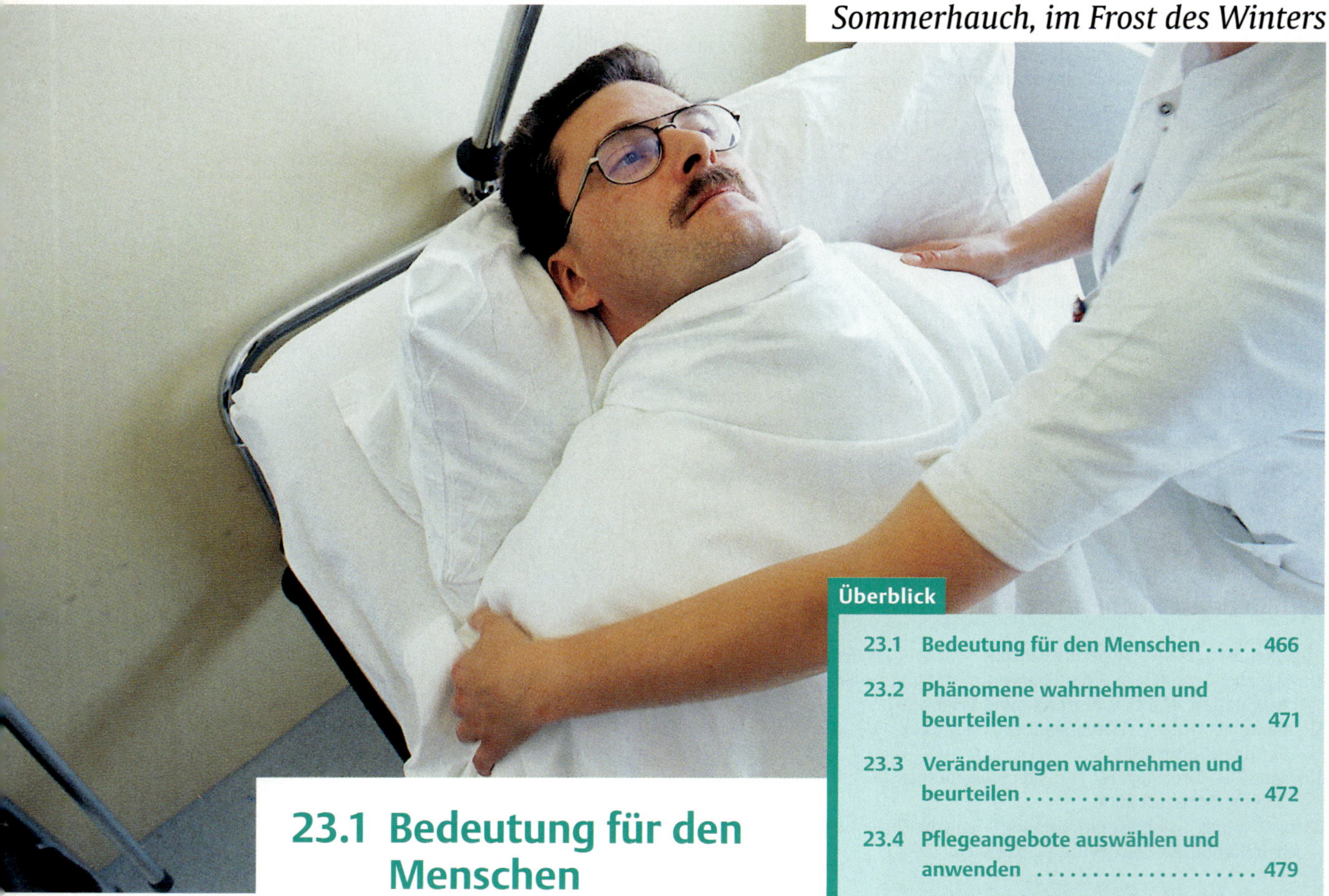

Überblick

23.1 Bedeutung für den Menschen

Menschliches Leben braucht Wärme, um zu existieren. Dies gilt sowohl für den Menschen als Individuum, als auch für seine Umwelt. Neben der Temperatur als physikalischer Größe besitzt besonders das Temperaturempfinden für den Menschen eine große Bedeutung. Körperliche, seelische, geistige und soziale Aspekte stehen im Zusammenhang mit dem Empfinden und Wahrnehmen von Kälte und Wärme und der Temperaturregulation.

Der Mensch gehört zu den homoiothermen (gleichwarmen) Lebewesen. Im Gegensatz zu poikilothermen (wechselwarmen) Tieren, bei denen die Körpertemperatur entsprechend der sich verändernden Umgebungstemperatur schwankt, ist der Mensch fähig, seine **Körperkerntemperatur** bei ca. 37° Celsius relativ konstant zu halten. Dies ist für ihn eine lebenswichtige Voraussetzung, damit die Funktionen seiner Organe und Systeme aufrechterhalten werden können. Bestehen größere Abweichungen von der physiologischen Körperkerntemperatur über einen längeren Zeitraum, sind Schädigungen der Lebensfunktionen bis hin zum Tode möglich.

Die Körpertemperatur ist sowohl von der körpereigenen Wärmeregulierung als auch vom Verhalten des Menschen abhängig. Kälteeinwirkung veranlasst den Menschen, sich z. B. durch wärmende Kleidung, Heizung, warme und kalorienreichere Ernährung oder veränderter Körperbewegung zu schützen. Bei starker Wärmeeinwirkung werden z. B. leichte Kleidung bevorzugt, kühle Getränke eingenommen und körperliche Anstrengungen gemieden. Diese Verhaltensweisen beruhen auf subjektiver **Wärme- und Kälteempfindung** des Menschen.

Die Temperaturveränderung wird erst dann wahrgenommen, wenn sie von der **Behaglichkeitstemperatur** (Indifferenztemperatur) abweicht. Diese wird in engen Grenzen von der individuellen Temperaturtoleranz des einzelnen bestimmt. Aus diesem Grund fallen entsprechende Verhaltensänderungen recht unterschiedlich aus.

Lernaufgabe
Überlegen Sie sich, welche Faktoren für Ihre Körpertemperatur, Ihr persönliches Empfinden von Hitze, Wärme, Kühle und Kälte entscheidend sind. Wie wird Ihr Verhalten davon bestimmt? Fertigen Sie dazu ein Schaubild an.

Viele verschiedene Faktoren beeinflussen die Regulation der Körpertemperatur. **Abb. 23.1** zeigt eine grobe Einteilung. Dabei ist zu berücksichtigen, dass viele der aufgeführten Punkte untereinander in Beziehung stehen oder sich gegenseitig bedingen.

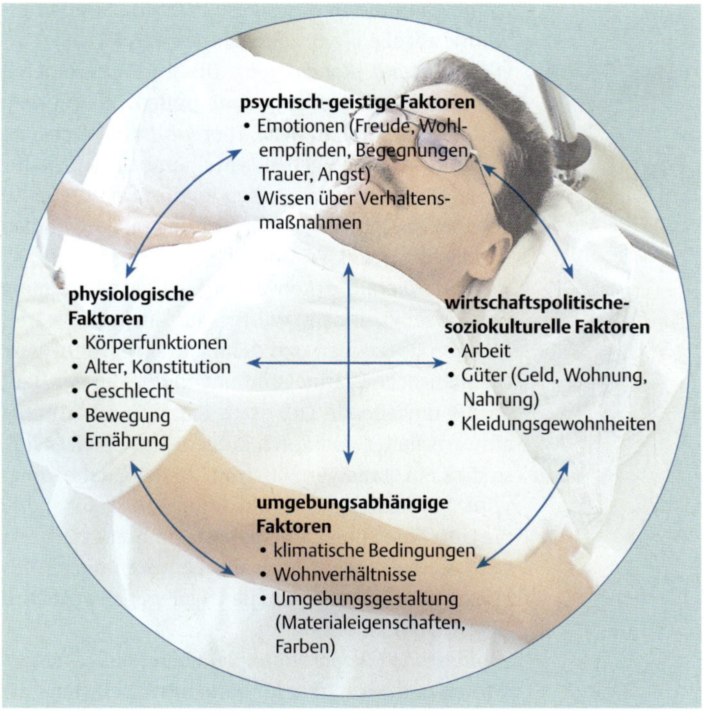

Abb. 23.1 Verschiedene Faktoren beeinflussen die Körpertemperatur und das Temperaturempfinden

23.1.1 Physiologische Einflussfaktoren

Wärmehaushalt

Die Körperkerntemperatur wird durch das Zusammenspiel von Wärmebildung, Wärmeaufnahme und Wärmeabgabe konstant gehalten. Im menschlichen Körper führen die energieumsetzenden Prozesse zur Wärmebildung, im Ruhezustand erfolgt diese über 50% durch innere Organe (insbesondere Leber). Bei körperlicher Arbeit nimmt die Wärmebildung um ein Vielfaches zu, besonders verursacht durch die Aktivität der Muskulatur. Körperbewegungen und Muskelzittern unterstützen einen erhöhten Wärmebedarf.

Die Wärmeaufnahme (durch Strahlung oder Wärmeleitung) wird bedeutsam, wenn die Umgebungstemperatur über die der Hauttemperatur ansteigt. Der **innere Wärmestrom** nimmt die durch Energieverbrennung entstandene Wärme durch das Blut auf und transportiert sie zur Körperoberfläche (dies ist nur möglich, wenn die Temperatur der Haut geringer ist als die des Körperkerns). Entscheidend für den Wärmetransport zur Haut ist vor allem die Hautdurchblutung. Der **äußere Wärmestrom**, die Wärmeabgabe (**Abb. 23.2**) umfasst:

Wärmestrahlung (Radiation). Die durch Strahlung abgegebene Wärmemenge ist u. a. von der Temperatur des Strahlers abhängig. Das gilt einerseits für die Hautoberfläche, andererseits aber auch für Menschen oder Gegenstände der Umgebung. Ist ein Gegenstand der Umgebung heißer als die Haut, nimmt der Körper von dort die Strahlungswärme auf (z. B. Sonneneinstrahlung, Heizung). Ist der Gegenstand

Abb. 23.2 Mechanismen der Wärmeabgabe (nach Silbernagl/Despopoulos)

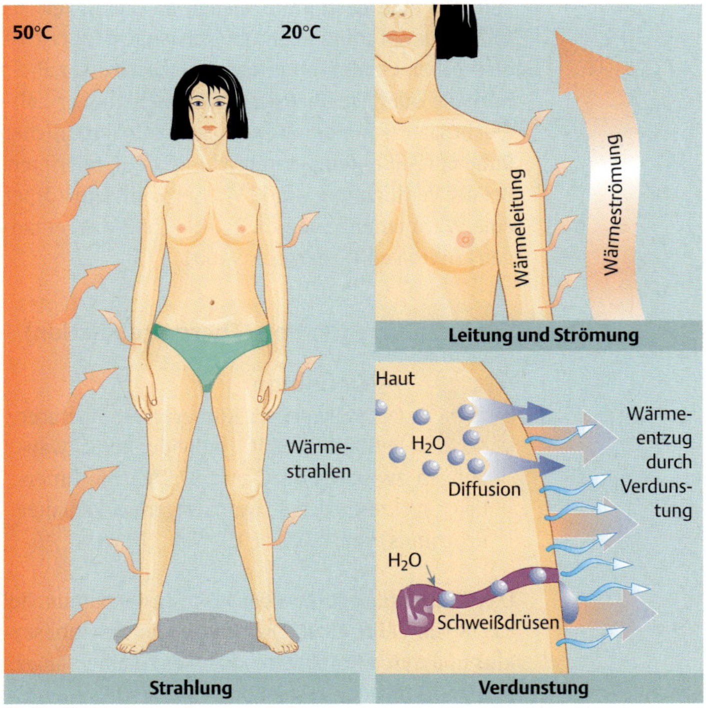

kälter, kann die Haut in diese Richtung Strahlungswärme abgeben (z. B. kalte Zimmerwand).

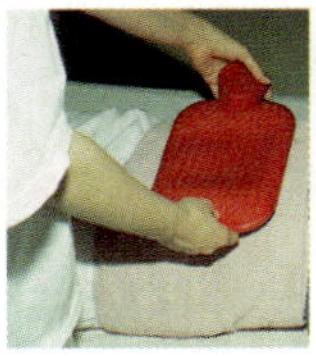

Wärmeleitung (Konduktion). Die im Körperinneren gebildete Wärme gelangt zum großen Teil mit dem Blut zur Körperoberfläche. Hier wird die Wärme an das unmittelbar umgebende Medium (z. B. Luft, kalte, nasse Kleidung) geleitet. Konduktion bedeutet aber auch, dass Wärme durch Leitung aufgenommen werden kann (z. B. Wärmflasche).

Wärmeströmung (Konvektion). Wärmeströmung wird erzeugt, indem Wärme auf ein umgebendes Medium übertragen und dann abtransportiert wird. Die natürliche Wärmeströmung findet von der Haut an die umgebende Luft statt, die nach Erwärmung aufwärtsgleitet und durch kühlere Luft ersetzt wird, so dass ein ständiger Luftstrom an der Haut erzeugt wird. Voraussetzung ist ein Temperaturgefälle, d. h. die Luft muss kühler als die Haut sein. Stark gefördert wird diese Art der Wärmeabgabe, wenn die jeweils erwärmte Luftschicht von der Haut wegbewegt wird (z. B. Ventilator, Wind).

Verdunstung (Evaporation). Bei hohen Außentemperaturen und bei starker körperlicher Arbeit steigt die Körpertemperatur an. Wärmestrahlung, Wärmeleitung und Wärmeströmung reichen nicht mehr aus, um die Körpertemperatur zu senken. Deshalb muss hier die Wärme zusätzlich durch Verdunstungskühle abgegeben werden. Das zur Verdunstung nötige Wasser gelangt auf die Hautoberfläche einerseits durch Diffusion (Perspiratio insensibilis), andererseits durch die Schweißdrüsen (Perspiratio sensibilis). Ein kleiner Teil des Wassers wird über die Schleimhäute der Atemwege abgegeben. Voraussetzung dafür ist, dass die Umgebungsluft relativ trocken ist, weil die Luft nur eine bestimmte Menge an Flüssigkeit als Wasserdampf aufnehmen kann, bis sie gesättigt ist. Ist dies nicht mehr der Fall, erlebt der Mensch dies z. B. als Schwüle oder Treibhausklima. Bei sehr hoher Luftfeuchtigkeit kann der Mensch selbst in körperlicher Ruhe nur Außentemperaturen bis ca. 33 °C tolerieren. Bei der Verdunstung von 1 l Wasser wird dem Körper eine Wärmemenge von ca. 2400 kJ (580 kcal) entzogen (Silbernagl/Despopoulos 1991).

Temperaturregulation (Thermoregulation)

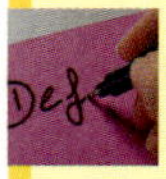

Definition

Der **Sollwert** der Körperkerntemperatur beträgt ca. 37 °C (individuelle Schwankungen zwischen 36 °C und 37,5 °C). Sie unterliegt tageszeitlichen Schwankungen (zirkadianer Rhythmus) von ± 0,5 – 1 °C).

Das Minimum liegt etwa bei 3 Uhr, das Maximum bei ca. 18 Uhr (**Abb. 23.3**). Durch den Menstruationszyklus und durch Krankheiten kann es zu einer längerfristigen Sollwertverschiebung kommen.

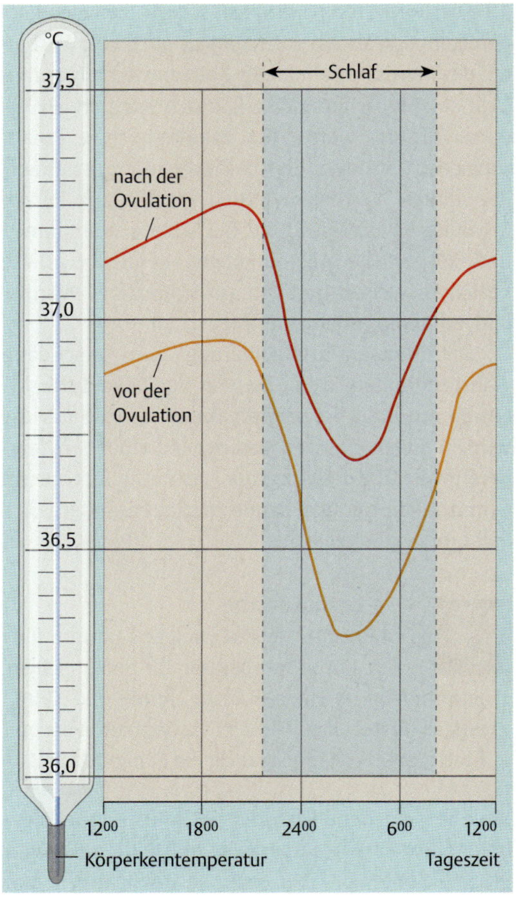

Abb. 23.3 Tageszeitliche Schwankungen der Körperkerntemperatur. Bei Frauen tritt durch Progesteronwirkung nach der Ovulation eine höhere Körperkerntemperatur auf (nach Jessen)

Die Körperkerntemperatur zwischen Wärmeaufnahme, Wärmeproduktion und Wärmeabgabe auf dem Sollwert von 37 °C konstant zu halten, ist die Funktion des Wärmeregulationszentrums (**Abb. 23.4**). Dies befindet sich im Zwischenhirn, dem Hypothalamus. Hier finden sich temperaturempfindliche Thermorezeptoren, die die Kerntemperatur registrieren. Zusätzliche Informationen erhält der Hypothalamus durch die Kalt- und Warmrezeptoren der Haut und des Zentralnervensystems. Besonders viele Kalt- und Warmpunkte finden sich an den Händen und im Gesicht. Weitere Wärmerezeptoren werden in tiefergelegenen Körpergeweben vermutet. Vielfach werden die Warm- und Kaltrezeptoren der Haut auch als Wärme- oder Temperatursinn bezeichnet.

„Die Temperaturempfindlichkeit ist nicht gleichförmig über die Haut verteilt; mit kleinflächigen Temperaturreizen lassen sich **Warm-** und **Kaltpunkte,** umgeben von unempfindlichen Hautbezirken, voneinander abgrenzen. Bei stärkerer Abkühlung oder Erwärmung gehen Temperaturempfindungen in Schmerz über. Temperaturempfindungen sind häufig affektiv getönt. Die normale Hauttemperatur wird weder als kalt noch als warm empfunden (**Indifferenztemperatur**). Wird die Hauttemperatur verändert, so hängt das Auftreten einer Temperaturempfindung von der Geschwindigkeit der Temperaturveränderung und der Größe der gereizten Fläche ab. Je schneller die Temperaturveränderung und je größer die Fläche, umso geringer braucht die Temperaturänderung zu sein, um die Wahrnehmungsschwelle zu erreichen." (Fruhstorfer 1996, S. 551)

Merke

Im Hypothalamus wird die tatsächlich gemessene Körpertemperatur (Istwert) mit dem Sollwert verglichen. Bei Abweichungen wird gegenreguliert: Überschreitet die Kerntemperatur den Sollwert (z. B. bei körperlicher Arbeit oder einem Saunagang), dann wird die Hautdurchblutung und damit der Wärmetransport vom Körperkern zur Haut erhöht.

Die periphere Gefäßregulation ist ein wichtiger Mechanismus der Wärmeregulation. Da die Wärme größtenteils mit der Blutströmung weitergeleitet wird, kann durch die Änderung des Blutdurchflusses in der Peripherie der Wärmetransport vom Körperkern an die Oberfläche in verhältnismäßig weitem Umfang geregelt werden.

Die Steuerung der Vasomotorik erfolgt auf verschiedene Weise: Zum einen sind vasoaktive Substanzen, wie z. B. Acetylcholin, Histamin als gefäßerweiternde und Adrenalin, Noradrenalin als gefäßverengende Faktoren zu nennen. Zum anderen spielt die thermische Einwirkung eine große Rolle. Bei Überschreiten bestimmter Temperaturschwellenwerte kommt es zu gegenreflektorischen Vorgängen. So kann eine drohende Auskühlung, z. B. durch eine Vasokonstriktion der Hautgefäße, verhindert werden. Wärme führt dagegen zu einer Vasodilatation der Hautgefäße und damit zu einer vermehrten Wärmeabgabe über die Haut. Dieser Mechanismus wird u. a. bei der Fiebersenkung durch Wadenwickel ausgenutzt.

Ein weiterer wichtiger Faktor stellt der Gegenstromaustausch in den Extremitäten dar: Infolge der parallelen Anordnung der großen Extremitätenblutgefäße geht auf langer Strecke Wärme von den Arterien auf die begleitenden Venen über, dies wird als arteriovenöser Wärmeaustausch bezeichnet (Simon 1995). Bei Anstieg der Körpertemperatur wird die Schweißsekretion vermehrt und diese führt bei trockener Umgebung zu einer Verdunstungskühle. Sinkt die Kerntemperatur unter den Sollwert (z. B. bei Schiffbrüchigen), wird die Hautdurchblutung gedrosselt und die Wärmeproduktion erhöht. Dies geschieht durch Muskelkontraktionen (an der sogenannten „Gänsehaut" erkennbar), Muskelzittern und Stoffwechselsteigerung.

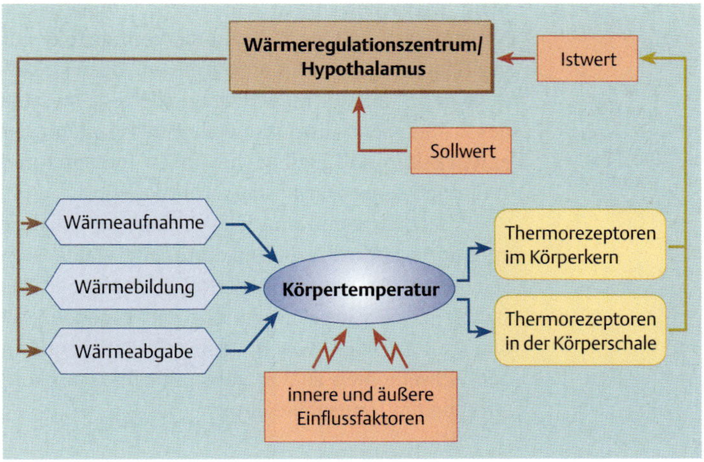

Abb. 23.4 Funktion des Wärmeregulationszentrums

Die Temperatur der Körperschale (Extremitäten, Haut und Unterhaut) kann erheblich variieren, sie ist relativ anpassungsfähig an die Umgebung. **Abb. 23.5** zeigt dies deutlich. Die äußersten Enden der Gliedmaßen können bis zu 10 °C kälter sein als der Körperkern, ohne Missempfinden zu verursachen. Das Neugeborene verfügt über ein ungünstiges Verhältnis zwischen großer Körperoberfläche und geringer Körpermasse und kann deshalb leicht auskühlen. Als zusätzliche Regulationsmöglichkeit besitzt es braunes Fettgewebe, das ihm eine zitterfreie Wärmebildung ermöglicht.

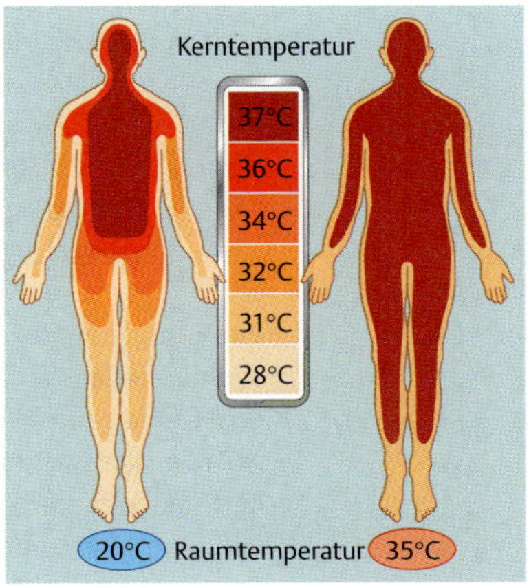

Abb. 23.5 Temperaturzonen eines unbekleideten Menschen bei unterschiedlicher Raumtemperatur (nach Aschoff)

Schweißsekretion (Transpiration)

Definition

Schweiß (griechisch hidros) ist die flüssige Absonderung der Schweißdrüsen. Er besteht aus Wasser, NaCl, Harnstoff, flüchtigen Fettsäuren und Cholesterin mit einem pH-Wert von 4,5, wirkt so antibakteriell und baut zusammen mit den Talgdrüsen den Säureschutzmantel der Haut auf.

Normalerweise ist der Schweiß geruchlos, dünnflüssig, warm und großperlig. Seinen „individuellen" Geruch erhält er durch Beimengungen aus den Duftdrüsen und aus bakteriellen Zersetzungen. Im Schweiß können auch Medikamente und Toxine enthalten sein. Die Schweißproduktion beim Menschen ist von vielen Faktoren abhängig: Außentemperatur, Flüssigkeitshaushalt, Körperaktivität, Nahrung, Luftfeuchtigkeit, Hormonhaushalt, psychische Verfassung, Medikamente u. a. Die Schweißsekretion ist ein wichtiger Faktor der Wärmeabgabe, sie wird beim Menschen durch cholinerge sympathische Nervenfasern gesteuert. Durch die Verdunstung auf der Haut wird dem Körper Wärme entzogen (s. Verdunstung S. 468). Da die Schweißdrüsen erst im Laufe des 2.–3. Lebensjahres ihre volle Funktionsfähigkeit entwickeln, sind Säuglinge bei hohen Temperaturen gefährdet, einen Wärmestau zu entwickeln.

Zusätzlich kann eine lokale Wärmeapplikation zu einer erhöhten Hauttemperatur und damit zum Schwitzen führen. Das emotionale Schwitzen bei starker psychischer Anspannung tritt besonders an den Plantarflächen von Händen und Füßen und in den Achselhöhlen auf. Es geht mit einer Vasokonstriktion der Hautgefäße einher.

Uwe Klein
Krankenpfleger

··· Praxistipp
Die Beobachtung (Aussehen, Menge, Geruch, Konsistenz), das zeitliche Auftreten und die Lokalisation des Schweißes ist hilfreich, um die körperliche und seelische Verfassung eines Menschen einzuschätzen.

23.1.2 Das Wechselspiel von Temperatur und psychisch-geistigen Faktoren

Eine angenehme Wärme trägt wesentlich zum Wohlbefinden des Menschen bei. Nach kalten Wetterperioden sehnen sich viele Menschen nach warmen Sonnenstrahlen. Die damit verbundene Helligkeit und Wärme scheint sich positiv auf die Psyche auszuwirken (Lichttherapie). Wärme trägt zur körperlichen Entspannung bei. Umgekehrt kann Freude und Wohlempfinden zur allgemeinen Entspannung und damit zur körperlichen Durchwärmung führen.

Kühle Reize wirken erfrischend und häufig aktivierend. Temperaturextreme fördern Passivität, durch starke Hitze fühlen sich viele Menschen lethargisch, ausgeprägte Kälte reduziert die Aktivität (auch die geistige) auf ein Minimum. Angst, Stress und Schmerzen können u. a. durch hormonelle Einwirkungen ein Abweichen vom angenehmen Temperaturempfinden und der Körpertemperatur verursachen. Die kalten Hände und Füße vor einer Prüfung sind ein gutes Beispiel dafür.

Abb. 23.6
a Zuwendung wird mit Wärme,
b Kälte mit Einsamkeit verbunden

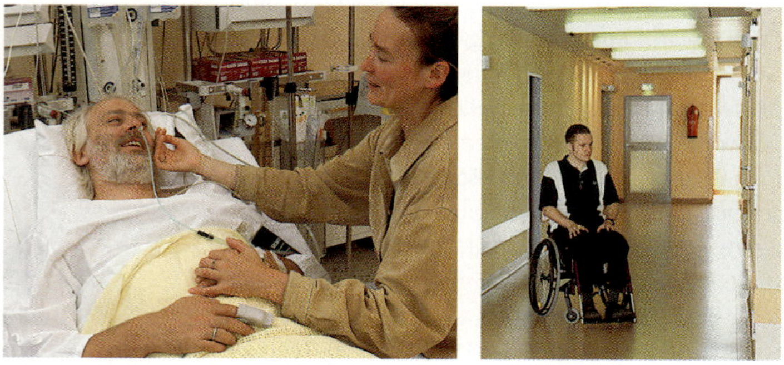

a b

Starke psychische Erregung führt manchmal zu einer erhöhten Körpertemperatur („vor Wut kochen"), hier trägt ein klärendes Gespräch oder ein beruhigendes, klares Verhalten zur „Abkühlung" bei. Antriebslosigkeit, tiefe Trauer, kann eine erniedrigte Temperatur verursachen. Emotionen und Erinnerungen begleiten alle unsere Wahrnehmungen, z. B. als Kind, als Freund oder Freundin in den Arm genommen zu werden, die Wärme des anderen gespürt und sich ge- oder beschützt gefühlt zu haben. Wärme/Kühle, Hitze/Kälte werden oft als Ausdruck einer Qualität in der zwischenmenschlichen Begegnung verwendet, um ein Gefühl auszudrücken oder zu beschreiben. Die Begriffe werden dann metaphorisch verwendet, z. B.: „Sie strahlt viel Herzenswärme aus", „es war eine kühle Begegnung", „ich musste erst mit ihm warm werden".

Auch in anderen Sprachen gibt es diese Verwendung, z. B. „a warm welcome", „to be cold to s. o. (jdn. kühl behandeln)". Worte sind häufig mit bestimmten Empfindungen „besetzt", so wird z. B. Wärme mit Geborgenheit oder Zuwendung, Kälte mit Einsamkeit oder Isolation verbunden (**Abb. 23.6 a u. b**).

Rooper weist auf folgendes hin: „Das Wissen über Verhaltensmaßnahmen bei zu warmer oder zu kalter Umgebungstemperatur, das man sich im Laufe der Persönlichkeitsentwicklung aneignet, wird die Art und Weise, wie jemand diese Dimension der LA (gemeint ist Lebensaktivität, Anm. d. Verfass.) Regulieren der Körpertemperatur ausführt, beeinflussen." (Rooper 1993, S. 477)

23.1.3 Der Einfluss der Umgebung

Hier sind vor allem klimatische Bedingungen, wie Temperatur, Wind, Luftfeuchtigkeit zu nennen. Menschen in Grönland kleiden sich anders als Menschen in Zentralafrika, ebenso sind die Wohnungen unterschiedlich gegen Kälte/Wärme isoliert und beheizbar.

Mitteleuropa liegt in einem sog. gemäßigten Klimabereich. Dies bedeutet, dass die hier lebenden Menschen zwar jahreszeitlich, aber keinen extremen Tagestemperaturschwankungen ausgesetzt sind. Kommt es doch einmal zu extremen kurzfristigen Klimaschwankungen, wie z. B. Hitze-/Kältewellen oder auf kurzen Reisen ins entfernte Ausland, dann sind rasche Akklimatisationen nicht möglich. Dies kann gesundheitliche Risiken nach sich ziehen, z. B. Überhitzung/Unterkühlung, besonders bei Kindern, älteren oder kranken Menschen. Bei längeren Aufenthalten besteht jedoch eine gewisse Anpassungsfähigkeit des Organismus (z. B. in den Tropen: Schweißsekretionsrate steigt, Salzgehalt im Schweiß fällt) und des Verhaltens (so z. B. bei Sommeraufenthalten in Südeuropa: Beachtung der mittäglichen

Siestazeit, Aufsuchen von schattenspendenden Orten, erhöhte Flüssigkeitsaufnahme).

Die vom Menschen empfundene Temperatur kann von der gemessenen Temperatur abweichen, einige Radiostationen melden dies im Wetterbericht.

Zur Umgebung gehören auch andere Dinge, die den Menschen unmittelbar „berühren". Von deren Materialeigenschaften ist die Wärmeleitfähigkeit abhängig: Z.B. unterkühlen Schiffbrüchige schon nach kurzer Zeit im Wasser (beschleunigte Wärmeabgabe). Schuhe mit dicker Sohle verhindern einen raschen Wärmeverlust an einen kalten Fußboden (Wärmeisolierung). Wände aus Fliesen, Möbelstücke aus Metall, grelles Neonlicht werden oft als kalt, in Gelbtönen gestrichene Wände, Holzmöbel, Kerzenlicht häufig als warm empfunden. Im übertragenen Sinne erleben Menschen Wärme/Kälte in der Begegnung mit anderen.

Lernaufgabe

Machen Sie den Drei-Schalen-Versuch (nach E. Hering): Tauchen Sie die linke Hand in kaltes Wasser (10 °C), die rechte Hand gleichzeitig in heißes Wasser (40 °C). Nach 30 Sek. legen Sie beide Hände in 27 °C warmes Wasser. Ihre linke Hand wird nun das Wasser als warm, Ihre rechte Hand es als kalt empfinden (**Abb. 23.7**).

„Ob wir die Berührung durch laue Luft als angenehme Abkühlung oder als unangenehm warm empfinden, hängt einfach davon ab, ob wir uns vorher in einem unangenehm überhitzten oder einem angenehm kühlen Raum längere Zeit aufgehalten haben. Der ganze Leib stellt sich auf unterschiedliche Wärmezustände ein, in denen wir uns wohl oder unwohl fühlen und von wo aus wir den Wert einer Änderung dieser Zustände beurteilen" (Basfeld 1997, S. 192).

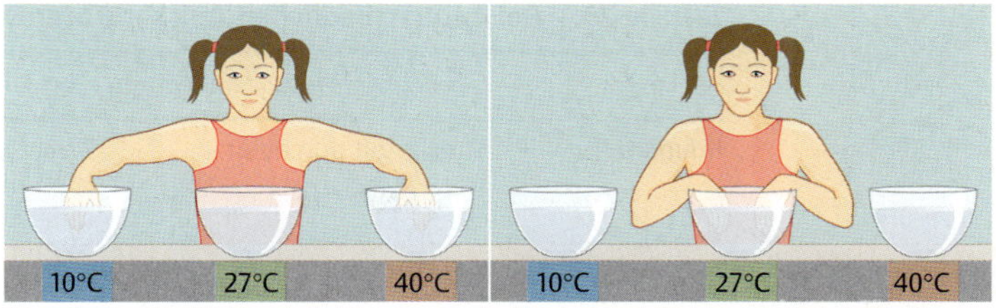

Abb. 23.7 Drei-Schalen-Versuch (nach von Campenhausen)

23.1.4 Wirtschaftspolitische und soziokulturelle Einflussfaktoren

Um die Regulation der Körpertemperatur zu unterstützen, braucht der Mensch Güter: Kleidung, Wohnung, Nahrung, Heizmaterial. Nur wenn diese in ausreichendem Maße vorhanden sind, besteht für den Menschen die Möglichkeit, sich vor Unterkühlung bzw. Überwärmung zu schützen. Menschen, die über diese Dinge nicht verfügen (z.B. Obdachlose, Opfer von Katastrophen) oder nicht in der Lage sind, dafür selbst zu sorgen (Kinder, Kranke, gebrechliche Menschen), bedürfen der Unterstützung durch Familie, Gesellschaft und Staat.

Bekleidung ist eine Verhaltensmaßnahme, durch die der Mensch versucht, seine Körpertemperatur zu beeinflussen. Aber die Art und Weise, wie er sich kleidet, ist nicht nur von seinem momentanen Wärmeempfinden abhängig, sondern auch von ökonomischen und klimatischen Bedingungen und von kulturellen sowie religiösen Anschauungen. Dies bedeutet aber auch, dass u.U. trotz Frierens oder Schwitzens eine bestimmte Kleiderordnung eingehalten wird, die der jeweilige Kulturkreis beeinflusst oder sogar vorschreibt.

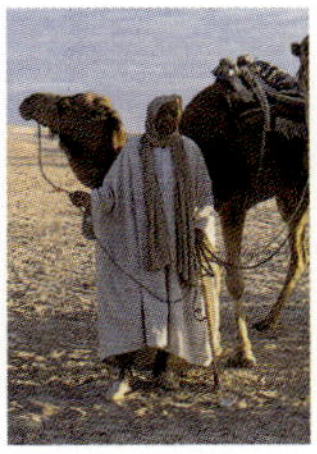

23.2 Phänomene wahrnehmen und beurteilen

Phänomene der Körpertemperaturregulation können auf unterschiedliche Weise wahrgenommen werden. Das **Gespräch** mit dem Patienten gibt Auskunft über sein alltägliches und aktuelles Temperaturempfinden (neigt er eher zum Frieren oder zum Schwitzen?) und sein individuelles Temperaturbedürfnis. Außerdem kann erfasst werden, wie der Mensch auf Temperaturprobleme reagiert und welche Maßnahmen er ergreift, die zu seinem Wärmewohlbefinden beitragen. Das **Befühlen** und **Betrachten** einzelner Hautpartien (z.B. Gesicht, Schultern, Hände, Füße) informiert über Wärmeverteilung und Hautdurchblutung. Das **Verhalten** eines Menschen zu beobachten, ermöglicht weitere Informationen zu seinem Wärmehaushalt und seiner Temperaturregulation. In **Tab. 23.1** sind typische Phänomene der Körpertemperaturregulation eines Erwachsenen aufgeführt. Bei Behaglichkeitstemperatur, bei Kälte/Kühle oder bei Hitze/Wärme erscheinen Hautfarbe, Hauttemperatur, Körperhaltung und -bewegung, Kleidung und Umgebung, Nahrungsaufnahme und seelisch-geistige Verfassung eines Menschen recht unterschiedlich. In Kenntnis der beschriebenen physiologischen Prozesse, der wahrgenommenen Phänomene (Eigen- und Fremdwahrnehmung) und der erfolgten oder nicht erfolgten Verhaltensänderungen, können Aussagen und entsprechende Beurteilungen über die Körpertemperaturregulation eines Menschen getroffen werden.

Tabelle 23.1 Bei unterschiedlichen Temperaturen sind folgende Phänomene wahrzunehmen

	bei Behaglichkeitstemperatur	*bei Kälte, Kühle*	*bei Wärme, Hitze*
Hautfarbe	rosig, gut durchblutet	Hautblässe, besonders an den Extremitäten und Akren (Ausnahme: die sog. Kältevasodilatation (Lewis-Reaktion) rote Hände, rotes Gesicht nach anfänglicher maximaler Blässe)	gerötet, Hautkonsistenz: manchmal teigig, geschwollen
Hauttemperatur	Kopf und Körperstamm warm, Extremitäten etwas kühler	fühlbar kalt, besonders an kälteexponierten Körperstellen, Extremitäten und Akren	warm, schweißig
Körperhaltung und -bewegung	locker und entspannt	Arme körpernah anliegend, zusammengekauert angespannt, aktive Bewegung, Muskelzittern, Gänsehaut	„offen", Arme eher abgespreizt, Körperbewegung: reduziert
Kleidung und Umgebung	dem individuellen Wärmebedürfnis und der Außentemperatur angepasst	dicke Kleidungsstücke, Heizung	dünne, leichte, durchlässige Kleidung, Aufenthalt in schattiger, kühler Umgebung
Nahrung	kalte/warme Getränke, den Bedürfnissen entsprechende Kost	warme Getränke, kalorienreiche Kost	kühle Getränke, flüssigkeitsreiche Kost
seelisch-geistige Verfassung	angeregt bis entspannt	eher Unwohlgefühl, reduzierter Antrieb, angespannt	eher passiv, antriebsarm oder unruhig

23.3 Veränderungen wahrnehmen und beurteilen

23.3.1 Abweichungen von der normalen Körpertemperatur

Definition

Bei Abweichungen von der normalen Körpertemperatur wird unterschieden zwischen Hypothermie, einer erniedrigten (Körperkerntemperatur unter 35 °C) und Hyperthermie, einer erhöhten (Körpertemperatur über 37,5 °C) Körpertemperatur.

Unwohlsein und Erkrankungen kündigen sich häufig mit zunächst unerklärbarem Frösteln, kalten Füßen und Händen oder Schwitzen an.

Lerntipp

Überlegen Sie sich, welche Störungen zu einer Hypo- oder Hyperthermie führen können. Dazu ist es hilfreich, wenn Sie sich die beeinflussenden Faktoren, die die Körpertemperatur regulieren, vergegenwärtigen.

Störungen entstehen durch ein Missverhältnis zwischen Wärmebildung/-aufnahme und Wärmeabgabe. **Lokale Schäden** treten bei begrenzten Hitze- oder Kältebelastungen auf, die die Kompensationsmöglichkeiten des Körpers übersteigen. Die Folgen sind Verbrennungen bzw. Erfrierungen in den verschiedenen Schweregraden.

Generalisierte Temperaturstörungen durch äußere Einflüsse entstehen bei unangepassten oder fehlenden Verhaltensänderungen, so dass es zu Unterkühlungen oder allgemeinen Hitzeschäden kommt (z. B. durch Kälte, Regen, Schnee, Hitze, Sonne, Wind oder unangemessene Kleidung, ferner körperliche Inaktivität oder extreme Aktivität).

Ein unangepasstes Verhalten im Winter kann zu einer generalisierten Temperaturstörung führen

Innere Störfaktoren, die eine abweichende Körpertemperatur verursachen, können Infektionen, Medikamentenwirkungen, Vergiftungen, Störungen des Wasser-/Elektrolyt-/Hormonhaushaltes, Körpergewichtsextreme u. a. sein. Aber auch das Temperaturzentrum im Hypothalamus kann direkt betroffen sein (z. B. Hirnblutung, hypoxischer Hirnschaden).

Bei Menschen mit einer Querschnittslähmung sind die Leistungen der Temperaturregulation eingeschränkt. Im Bereich der Lähmungen kommt es zum Ausfall des Kältezitterns, der Hautvasomotorik und des Schwitzens. Reflektorische, auf spinaler Ebene vermittelte thermoregulatorische Vasomotorik und Schwitzen werden nur bei starker thermischer Belastung beobachtet (Simon 1995).

Kälte bzw. Wärme scheint häufig bei den betroffenen Menschen zu paradoxen Empfindungen zu führen, die wiederum sehr belastende Auswirkungen haben können (s. Para-/Tetraplegie, S. 1297).

Folgende **Risikogruppen** sind besonders gefährdet: **Ältere** (oder sehr hilfs- und pflegebedürftige) Menschen haben häufiger eine gestörte Temperaturwahrnehmung und demzufolge fehlende Verhaltensänderungen.

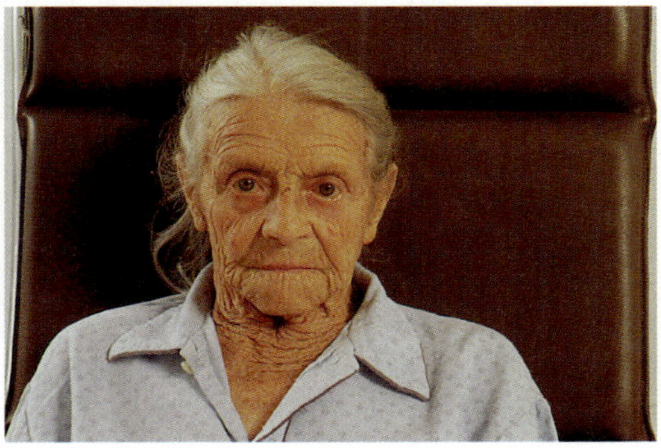

- Die Konstriktion ihrer peripheren Blutgefäße lässt nach,
- die Zitterschwelle ist häufig erniedrigt,
- sie sind eher inaktiv,
- ihre Nahrungsaufnahme und damit die Grundlage ihres Energieumsatzes ist reduziert.

Neugeborene und kleine Kinder verfügen über ein ungünstiges Verhältnis zwischen großer Körperoberfläche und geringer Körpermasse. Außerdem weisen sie eine geringe Ruhewärmeproduktion und eine dünne subkutane Fettschicht auf. Demzufolge benötigen sie eine höhere Behaglichkeitstemperatur, d. h. für das Neugeborene ca. > 34 °C.

Hypothermie

Hypothermie kann folgende Ursachen haben:

- nicht vollständig funktionierendes Wärmeregulationssystem oder fehlende, der Temperatur entsprechende Verhaltensänderung, besonders bei hilflosen, immobilen, älteren Menschen, Kleinkindern und Säuglingen,
- längerer Aufenthalt in einer kühlen, kalten und/oder nassen Umgebung, z. B. nach Unfällen, Alkohol- oder Drogenintoxikationen,
- Krankheit oder Verletzung,
- Unfähigkeit oder verminderte Fähigkeit zu frösteln bzw. Kältezittern,
- Unterernährung; verminderter Stoffwechsel,
- Vasodilatation; Schwitzen in kühler Umgebung,
- Schädigung der Temperaturregulation durch z. B. Verbrennungen, Querschnittsverletzungen, Hirnschädigungen, Intoxikationen,
- große Flüssigkeits- und/oder Blutverluste.

Die therapeutische Hypothermie (Hibernation) wird künstlich herbeigeführt. Sie wird bei großen chirurgischen Eingriffen (z. B. Herz-, Gefäß-, Neurochirurgie) oder bei sehr hohem zerebralem Fieber zur Herabsetzung des Stoffwechsels eingesetzt.

Symptome und Folgen

Nach Silbernagl (1998, S. 24) lassen sich die akuten Folgen und Symptome einer Hypothermie in 3 Stadien einteilen (**Abb. 23.8**, **Tab. 23.2**).

Beurteilung. Patienten mit einer Hypothermie im Stadium II und III bedürfen intensiv-pflegerischer Überwachung, sie befinden sich in einem lebensbedrohlichen Zustand.

Eine Wiedererwärmung muss langsam erfolgen, weil es sonst zu sehr schweren Komplikationen kommen kann (z. B. Herz-Kreislauf-Versagen, Azidose).

Bei Temperaturen zwischen 35 und 32 °C wird passiv extern erwärmt, d. h. in einem warmen Raum mit Decken und Folie.

Bei Temperaturen darunter werden warme Infusionen, Heizdecken zugeführt, u. U. muss eine Hä-

Abb. 23.8 Stadieneinteilung der Hypothermie

Stadium	°C (Kerntemperatur)	Symptome	Stoffwechsel	Bewusstseinslage	Herz-Kreislauf, Atmung	Wiedererwärmung
I Erregung	35–32	Kältezittern, Schmerzen (Akren)	Stoffwechsel ↑↑ Hyperglykämie O_2-Verbrauch ↑	hellwach-erregt ↓ verwirrt	Tachykardie, periphere Vasokonstriktion Blutdruck ↑	warmer Raum, Decke
II Erschöpfung	32–28	Muskelstarre Papillenreflex noch auslösbar	Hypoglykämie Stoffwechsel ↓	Halluzinationen, somnolent ↓ bewußtlos	Bradykardie Atemdepression **Arrhythmien** ↓	Heizdecken, warme Infusion, u. U. Hämodialyse
III Lähmung	< 28	weite, lichtstarre Pupillen	Stoffwechsel ↓↓	Koma	**Kammerflimmern** **Asystolie** **Apnoe**	extrakorporale Zirkulation

Tabelle 23.2 Stadien bei Hypothermie

Stadieneinteilung	*Beobachtungen*
I. Erregungsstadium (35 – 32 °C)	Frieren, maximales Muskelzittern (Ausnahmen: Säuglinge, bei ihnen fehlen Zitterbewegungen bzw. sind sie schwach ausgeprägt), starker Anstieg des Ruhestoffwechsels und Sauerstoffverbrauchs, blasse und kühle Haut, Gänsehaut oder marmorierte Hautfarbe durch Vasokonstriktion, verlangsamte kapilläre Füllung, zyanotische Nagelbetten, Tachykardie, erhöhter Blutdruck, anfangs hellwach-erregter, später verwirrter bis apathischer Zustand
II. Erschöpfungsstadium (32 – 28 °C)	Atemdepression, Bradykardie, Arrhythmien, Hypoglykämie, Halluzinationen, später Bewusstlosigkeit, keine Reaktionen auf Schmerzen
III. Lähmungsstadium (unter 28 °C)	Koma, fehlende Pupillenreaktion (hier kein Zeichen des Hirntodes), später Kammerflimmern, Asystolie, Apnoe

modialyse erfolgen. Eine häufige Beobachtung von Vitalzeichen und Bewusstseinslage des Patienten ist notwendig.

Uwe Klein Krankenpfleger

Praxistipp
Menschen mit Alkoholintoxikationen sind besonders von einer Hypothermie bedroht: Gefäßweitstellung (begleitet anfangs von Wärmegefühl) führt zu starker Auskühlung; durch nasse Kleidung, z. B. durch Einnässen, wird diese zusätzlich verstärkt.

Erfrierungen

Die Haut- und Extremitätendurchblutung wird schon bei leichter Hypothermie und/oder bei niedrigen Umgebungstemperaturen stark gedrosselt. Dies kann zu Erfrierungen führen. Faktoren, die diesen Prozess begünstigen, sind: Gefäßdisposition, Nikotinabusus, anhaltende Einwirkung von Feuchtigkeit bei niedrigen Temperaturen. Betroffen sind vor allem die Endglieder (Akren): Finger, Zehen, Nase, Ohren.

Erfrierungen werden in Schweregrade eingeteilt (**Tab. 23.3**).

Beurteilung. Sofortmaßnahmen: aufsteigende Wärmezufuhr, innerlich (warme Getränke, kein Alkohol!) und äußerlich (warme Decken); im übrigen je nach Zustand evtl. Überwachungsstation.

Tabelle 23.3 Einteilungsgrade bei Erfrierungen

Schweregrad	*Beobachtungen*
1. Grad:	Blässe, Abkühlung, Gefühllosigkeit; nach Erwärmung treten Schwellung und Schmerzen auf
2. Grad:	Blasenbildung nach 12 – 24 Std. mit späterer Abheilung
3. Grad:	tiefgreifende Gewebsnekrosen mit Defektheilung

Uwe Klein Krankenpfleger

Praxistipp
Beachten Sie bitte: Einreiben mit Eis oder Schnee bewirkt Hautschädigung und verstärkt Erfrierung.

Hyperthermie

Andauernde Hyperthermie von 42 °C führt durch Sauerstoffmangel und Gewebezerstörungen der Zellen zum Tode.

Eine besondere Form der Hyperthermie ist das **Fieber.** Nur beim Fieber kommt es zu einer vom Hypothalamus gesteuerten und damit gewollten „Sollwerterhöhung" der Körperkerntemperatur. Die Regulationsmechanismen (Wärmeproduktion/-aufnahme und Wärmeabgabe) sind primär intakt.

Bei allen anderen Formen sind aus verschiedenen Gründen die thermoregulatorischen Mechanismen des Organismus überfordert, die Körperkerntemperatur bei 37 °C zu halten (z. B. bei Wassermangel, sehr heißer Umgebung).

Ursachen

Die Hyperthermie kann folgende Ursachen haben: Krankheit oder Verletzung, Flüssigkeitsmangel, Unfähigkeit oder verminderte Fähigkeit, zu schwitzen. Aufenthalt in einer heißen Umgebung, übermäßige körperliche Aktivität, erhöhter Stoffwechsel, Nebenwirkungen von Medikamenten/Anästhetika oder unangemessene Kleidung. (Gordon 1998)

Symptome

Symptome von hyperthermen Erscheinungen sind erhöhte Körpertemperatur, gerötete, überwärmte, anfangs meist trockene Haut, erhöhte Atemfrequenz, Tachykardie, manchmal Bewusstseinsveränderungen, selten Krampfanfälle/Fieberkrämpfe (als Folgeerscheinung).

Erhöhte Temperatur (Hyperthermie, Fieber) rektal gemessen, wird unterteilt in:
- subfebrile Temperaturen 37,1 – 37,8 °C,
- mäßiges Fieber 37,9 – 38,4 °C,
- hohes Fieber 38,5 – 40 °C,
- sehr hohes Fieber 40,1 °C und höher.

Fieber

Külken (1984, S. 98) beschreibt 4 Grundformen der Fieberanschauung:
- „**Heimsuchung:** Fieber als Tat eines in den Menschen eingedrungenen Wesens
- **Kochung:** Fieber als Erhaltungs- und Wiederherstellungsbestreben des Organismus gegen eingedrungene oder im Organismus selbst entstandene Schädlichkeiten
- **Entgleisung:** Fieber als bedrohliche Fehlleistung einer gestörten Funktion des Organismus

⋯> **Ertüchtigung:** Fieber als Entwicklungsmittel im Erwerben neuer Fähigkeiten".

Diese 4 Grundkonzepte weisen darauf hin, dass im Laufe der Jahrtausende dem Fieber sehr unterschiedliche Bedeutung beigemessen wurde, vielfach spielten religiöse Aspekte eine bedeutende Rolle. Bis ins 19. Jahrhundert wurde Fieber als Begriff für einen bestimmten krankhaften Vorgang im Wärmehaushalt sowie als Sammelbegriff für eine Gruppe von mit Fieber einhergehenden Krankheiten gebraucht. Erst danach entwickelte sich das Wissen um Fieber als Symptom einer Erkrankung. Bis heute halten Diskussionen um Nutzen und Schaden von Fieber an.

Fieber ist ein unspezifisches Symptom und wird oft als eines der ersten Anzeichen einer Erkrankung wahrgenommen. Das Ziel der Thermoregulation ist es, die Körperkerntemperatur auf einem Sollwert von ca. 37 °C konstant zu halten. Bei Fieber ist jedoch der Sollwert erhöht, z. B. auf 39 °C. Durch die anfangs beschriebenen thermoregulatorischen Mechanismen versucht der Organismus, diesen „neuen Sollwert" zu erreichen bzw. aufrechtzuerhalten.

Ursachen

Infektiöses Fieber. Durch Bestandteile von Erregern wie Bakterien, Viren, Pilzen (exogene Pyrogene), werden im Organismus zahlreiche Prozesse aktiviert. Diese bilden bestimmte Stoffe (Zytokine), u. a. endogene Pyrogene, die zu der Fieberreaktion führen.

Resorptionsfieber. Erhöhte Temperatur infolge Resorption von Wundsekreten, Gewebstrümmern und Blutergüssen, z. B. postoperativ oder nach Verletzungen (auch aseptisches Fieber genannt). Es dauert meist einige Tage an und liegt höchstens bei 38,5 °C.

Zentrales Fieber. Dies ist ein sehr hohes Fieber, hervorgerufen durch Schädigung des Temperaturregulationszentrums, z. B. nach Hirntraumen.

Durstfieber. Dieses tritt vor allem beim Säugling infolge Flüssigkeitsmangels auf. Es wird zwar als Fieber bezeichnet, gehört jedoch eher zur Hyperthermie, da nicht der Sollwert verstellt ist, sondern eine Störung der Wärmeabgabe vorliegt.

Toxisches Fieber. Mögliche Reaktion auf körperfremdes Eiweiß, z. B. Bluttransfusionen, Impfungen.

Das sog. **„Dreitagefieber"** tritt als Virusinfektion bei Kleinkindern auf.

Fieberverlauf

Der Fieberverlauf ist durch 3 Stadien gekennzeichnet: Fieberanstieg, Fieberhöhe, Fieberabfall (**Abb. 23.9**).

Fieberanstieg – Stadium incrementi. Fiebererzeugende Stoffe (Pyrogene) verursachen im Temperaturregulationszentrum eine Sollwerterhöhung. Der „Temperatur-Istwert" weicht noch von der Erhöhung des „Temperatur-Sollwertes" ab. Die Wärmeabgabe wird durch die Verminderung der Hautdurchblutung herabgesetzt, so dass die Haut abkühlt und blass und marmoriert aussieht (Kältegefühl). Gleichzeitig wird die Wärmeproduktion durch Muskelzittern erhöht (Schüttelfrost). Manchmal kann sogar „Zähneklappern" auftreten. Der gesteigerte Energieumsatz führt zu einer Erhöhung der Puls- (pro 1 °C Körpertemperaturanstieg Zunahme um 8 – 12 Pulsschläge) und Atemfrequenz.

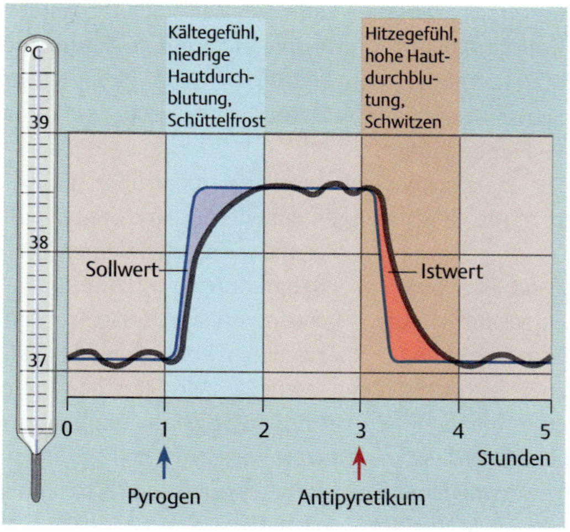

Abb. 23.9 Fieberverlauf (nach Jessen)

Fieberhöhe – Fastigum. In dieser Phase ist der Sollwert erreicht, es kann sich eine Plateauphase anschließen. Die Haut und Schleimhäute sind trocken, heiß und gerötet, die Augen sind glänzend und häufig lichtempfindlich. Der Mensch hat ein starkes Hitzeempfinden. Er leidet an einem ausgeprägten Schwäche- und Krankheitsgefühl, häufig mit Kopf- und Gliederschmerzen verbunden. Puls und Atmung sind weiterhin beschleunigt.

In dieser Phase treten oft Müdigkeit, Unruhe und Angstgefühle auf. Es besteht meist Appetitlosigkeit, aber ein großes Durstgefühl, das aus dem erhöhten Flüssigkeitsbedarf resultiert. Die Urinausscheidung ist gering und konzentriert.

Fieberabfall – Stadium decrementi. Das Temperaturregulationszentrum senkt den Sollwert wieder (z. B. durch Reduzierung der Pyrogene), der erreichte Istwert ist zu hoch. Es kommt zum Fieberabfall. Wärmeabgabe findet durch eine vermehrte Hautdurchblutung (Rötung, Hitzegefühl) und starkes Schwitzen statt. Der Fieberabfall kann langsam (**Lysis**) oder schnell (**Krisis**) erfolgen. Die Lysis kann mehrere Tage dauern. Für den Organismus ist dies weniger belastend. Der Schweiß ist warm und großperlig.

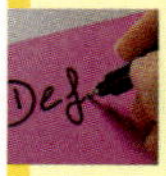

⋯> Definition

Die Krisis ist, wie der Name sagt, ein kritischer, d. h. rascher Abfall; innerhalb von wenigen Stunden sinkt das Fieber.

Infolge dieser schnellen Temperaturveränderungen erleidet der kranke Mensch einen hohen Energieverbrauch und Flüssigkeitsverlust. Dies ist für seinen Organismus sehr belastend. Mit dem Temperaturabfall sinkt auch die Pulsfrequenz; steigt sie während der Krisis erneut an, kann dies auf einen drohenden Kreislaufkollaps hinweisen. Symptome dafür sind außerdem kalter, klebriger und kleinperliger Schweiß sowie blasse Haut.

Fiebertypen

Die klassischen Fieberverläufe, die früher auf bestimmte Erkrankungen hinwiesen, sind heute aufgrund von medikamentösen Behandlungen (Antibiotika, Antipyretika) selten geworden. Nach dem Verlauf und den Differenzen zwischen höchstem und niedrigsten Temperaturwert wird zwischen folgenden Fiebertypen unterschieden (Schäffler/Menche 1996 in Kullick 1998):

*» Der **Nutzen von Fieber** liegt wohl darin, der Infektion entgegenzuwirken. Die erhöhte Temperatur hemmt die Vermehrung mancher Erreger und tötet andere sogar ab. Auch sinken die Plasmakonzentrationen der für die Bakterienvermehrung essentiellen Metalle Eisen, Zink und Kupfer. Schließlich fallen virusgeschädigte Zellen vermehrt der Zerstörung anheim, so dass die Virusreplikation behindert wird … (Silbernagl 1998, S. 20). «*

Kontinuierliches Fieber (**Abb. 23.10 a**). Gleichmäßige Temperatur, die Tagesdifferenz liegt unter 1 °C.
Ursachen: Scharlach, Viruspneumonie, Typhus abdominalis.

Remittierendes Fieber (**Abb. 23.10 b**). Nachlassendes Fieber, Tagesdifferenz beträgt bis ca. 1,5 °C. Der tiefste Wert liegt immer über dem Normalwert (37 °C), Temperatur abends hoch, dann nachlassend und am Morgen niedrig.
Ursachen: Sepsis, Pyelonephritis.

Intermittierendes Fieber (**Abb. 23.10 c**). Im Tagesverlauf wechseln hohe Temperaturen mit fieberfreien Intervallen, stundenweise hohe Fieberanfälle lösen oft einen Schüttelfrost aus, die Tagesdifferenz beträgt 1,5 °C und mehr.

Abb. 23.10 Fiebertypen

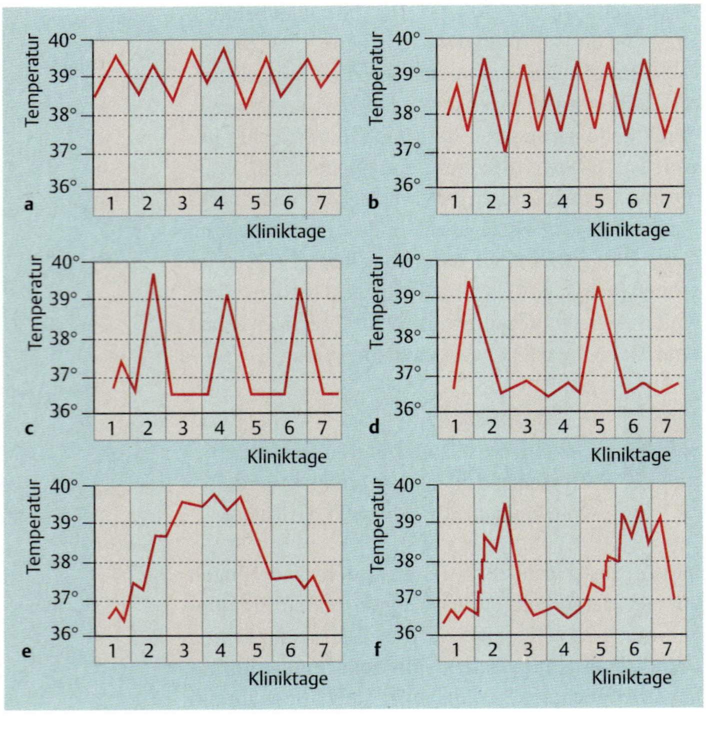

Ursachen: Sepsis, Pyelitis, systemische juvenile chronische Arthritis.

Rekurrierendes Fieber (**Abb. 23.10 d**). Wechsel zwischen mehrtägigen Fieberschüben und fieberfreien Intervallen (2 – 15 Tage).
Ursachen: Malaria, Borreliose.

Undulierendes Fieber (**Abb. 23.10 e**). Wellenförmiger Verlauf mit langsamem Temperaturanstieg, einige Tage hohes Fieber, langsamer Fieberabfall und mehrere fieberfreie Tage, dann Wiederholung.
Ursachen: Morbus Hodgkin, Tumore, Bruzellose.

Biphasisches Fieber (Dromedartyp, **Abb. 23.10 f**). Temperaturerhöhung in 2 Phasen, Verlauf von Anstieg und Abfall ergeben eine zweigipflige Fieberkurve mit dem Umriss eines Dromedars.
Ursachen: Meningokokkensepsis, Poliomyelitis.

Begleiterscheinungen von fieberhaften Erkrankungen

Begleitsymptome sind Mattigkeit, oft sehr starkes Krankheitsgefühl, Appetitlosigkeit, Kopf- und Gliederschmerzen. Tachykardie, Hypertonie und beschleunigte Atmung sowie verminderte Urinausscheidung. In der Phase des Fieberabfalls ist mit einem Schweißausbruch zu rechnen.

Fieberdelir. Bei sehr hohem und anhaltendem Fieber kann ein Fieberdelir entstehen. Das Bewusstsein ist getrübt, der Patient ist ängstlich-erregt und motorisch unruhig. Sinnestäuschungen treten auf.

Fieberkrämpfe. Fieberkrämpfe bei Kleinkindern und Kindern unter 5 Jahren treten typischerweise besonders zu Beginn einer fieberhaften Erkrankung auf und sind bei höheren Temperaturen (über 40 °C) häufiger. Bei erwachsenen Epileptikern kann Fieber manchmal einen Krampfanfall nach sich ziehen (Gelfand u. a. 1995).

Körpertemperaturen, die längere Zeit über 40 °C liegen, sind sehr belastend für den Menschen (erhöhter Sauerstoffverbrauch, Unwohlsein, Anstieg des Kalorien- und Flüssigkeitsbedarfs, katabole (eiweißabbauende) Stoffwechsellage, Gefahr des Fieberdelirs).

Weitere Formen der Hyperthermie

Hitzekollaps

Der Hitzekollaps wird hervorgerufen durch eine wärmebedingte Weitstellung der Blutgefäße. Ein großer Teil des Blutes „versackt" in den Beinen (insbesondere im Stehen), durch Schwitzen verringert sich das Extrazellulärvolumen. Folge können sein: Schwächegefühl, niedriger Blutdruck, Schwindel, Übelkeit, Ohnmacht. **Sofortmaßnahmen:** Flachlagerung und Flüssigkeitszufuhr.

Hitzschlag

„Wesentlich gefährlicher wird es, wenn die Körperkerntemperatur 40,5 °C erreicht, da das Gehirn solche Temperaturen nicht mehr toleriert. Zum Schutz vor einem Hitzschlag kann das Gehirn vorübergehend kühler als der übrige Körperkern gehalten werden, indem eine steigende Kerntemperatur (auch bei Dehydration) starkes Schwitzen am Kopf, v.a. im Gesicht auslöst. Das solcherart gekühlte Blut erreicht das endokraniale Venensystem und den Sinus cavernosus, wo es die Bluttemperatur in den begleitenden Venen senkt. Nur so ist es wohl zu erklären, dass ein Marathonläufer, bei dem ein kurzzeitiger Kerntemperaturanstieg auf 41,9 °C gemessen worden war, nicht vom Hitzschlag getroffen wurde" (Silbernagl 1998, S. 22).

Hält der Zustand an, kommt es bei dem Menschen zu Kopfschmerzen, Übelkeit, Tachykardie. Bewusstseinsveränderungen treten auf, die zur Bewusstlosigkeit (Hirnödem) führen können. Die Haut ist nun trocken und heiß. **Sofortmaßnahmen:** Kühlung durch kalte Umschläge, kalte Getränke, intensivmedizinische Behandlung kann notwendig sein.

Hitzekrämpfe

Hitzekrämpfe können bei schwerer körperlicher Arbeit in hoher Umgebungstemperatur auftreten, z.B. bei Hochofenarbeitern. Die Krämpfe und Muskelzuckungen werden verursacht durch den Mangel an Natriumchlorid, das beim Schwitzen verloren ging. **Sofortmaßnahmen:** orale Zufuhr von Elektrolytlösungen, evtl. Infusionstherapie und Überwachung.

Maligne Hyperthermie

Die maligne Hyperthermie kann bei Narkosen durch bestimmte Inhalationsgase und Muskelrelaxantien auftreten. Diese lösen in der Skelettmuskulatur plötzlich exzessiv Kalziumionen frei, so dass es zu generalisierten Muskelzuckungen mit sehr hohem Sauerstoffverbrauch und enormer Wärmebildung kommt. Betroffen sind Menschen mit einem bestimmten genetischen Defekt, der den Ca-Transport betrifft.

> **Merke**
> Patienten mit dieser plötzlich auftretenden Krankheit sind in höchstem Maße letal gefährdet, sie müssen intensivmedizinisch behandelt werden.

Andere Hitzeschäden

Der **Sonnenstich** wird durch die direkte Einstrahlung der Sonne auf Kopf und Nackenbereich hervorgerufen. Übelkeit, Schwindel, heftiger Kopfschmerz sind die Symptome. Gehirnhyperämie und seröse Meningitis sind Begleiterscheinungen, deren Verlauf tödlich sein kann. Dementsprechend kann eine intensivmedizinische Behandlung notwendig sein.

Hautverbrennungen können durch Kontakt- oder Strahlungshitze entstehen. Man unterscheidet 3 verschiedene Stufen von Verbrennungen:

1. Grad: Rötung
2. Grad: Blasenbildung
3. Grad: Nekrosen

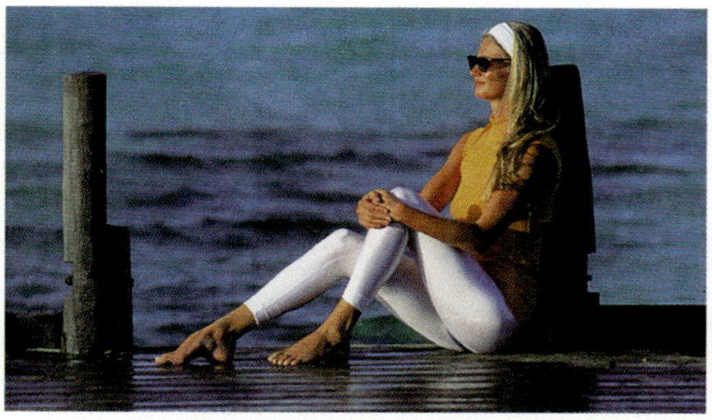

Wer sich häufig und ungeschützt intensiver Sonneneinstrahlung aussetzt, erhöht die Entstehung eines Melanoms (bösartiger Hautkrebs).

Hinweis. Stark geschädigte Haut kann an der physiologischen Wärmeregulation nicht mehr ausreichend teilnehmen (s. Verbrennungen, S. 1278).

23.3.2 Abweichungen von der physiologischen Schweißsekretion

Von der normalen Schweißsekretion gibt es folgende Abweichungen:

Anhidrosis. Fehlende Schweißproduktion; tritt auf bei angeborener fehlender Schweißdrüsenanlage, bei Läsionen oder Degeneration der sympathischen Nervenbahnen oder nach Atropingabe.

Hypohidrosis. Verminderte Schweißproduktion; Vorkommen bei Ausfall des Parasympathikus mit anticholinerger Wirkung, bei starkem Flüssigkeitsverlust, bei Hauterkrankungen mit Schädigung der Schweißdrüsen, durch Medikamentenwirkung, wie z.B. Atropin oder bei endokrinologischen Erkrankungen, wie z.B. Hypothyreose.

Hyperhidrosis. Vermehrte Schweißproduktion; als physiologischer Vorgang zur Wärmeabgabe bei hohen Außentemperaturen und gesteigerter körperlicher Aktivität. Außerdem bei Fieber, einigen Tumorerkrankungen, bei endokrinologischen (z.B. Hyperthyreose), neurologischen Erkrankungen und Lungenerkrankungen (z.B. Nachtschweißigkeit bei Tuberkulose) sowie bei manchen Frauen im Klimakterium. Weitere Auslöser, die auch zu einer lokalen Hyperhidrosis (an einzelnen Körperstellen) führen können, sind Aufregung, Angst, vegetative Störungen, Adipositas.

Kleinperliger, kalter Schweiß. Häufig Hinweis auf starke Erregung des Sympathikus. Symptom bei drohendem Kreislaufkollaps, Hypoglykämie, starken Schmerzen.

Hemihyperhidrosis. Vermehrte Schweißbildung auf einer Gesichtshälfte oder einer Körperseite; tritt bei neurologischen Erkrankungen, z.B. Hemiplegie, Enzephalitis auf.

Bromhidrose. Übelriechender Schweiß, besonders auftretend an schlecht belüfteten Körperstellen, vor allem an den Füßen und Achseln. Aber auch bei Stoffwechselerkrankungen oder nach dem Genuss von Nahrungsmitteln oder der Einnahme von speziellen Medikamenten möglich.

Beurteilung des Schweißes

Die genannten unterschiedlichen Schweißarten sind bei Erkrankungen als Symptome anzusehen. Deshalb erfordern sie je nach Ursache unterschiedliche Behandlungsformen. Bei Hyperhidrosis ist auf häufige Hautpflege zu achten, die Haut soll trocken und intakt sein. Feuchte Haut kann besonders dort, wo Hautschichten aufeinanderliegen, zu Wundsein (Intertrigo) führen. Häufig feuchte und kalte Füße steigern das Risiko, an Fußpilz zu erkranken. Der stark schwitzende Patient verliert erhebliche Mengen an Flüssigkeit und Elektrolyten. Dies muss bei der Flüssigkeitsbilanz (S. 428) und -zufuhr berücksichtigt werden. Menschen, die viel und häufig schwitzen, können sich durch die entstehende Verdunstungskühle leicht erkälten. Nicht zu unterschätzen ist die psychische und körperliche Belastung. Häufiger Wäschewechsel ist für einen schwerkranken Patienten sehr anstrengend. Übelriechender Schweiß ist nicht nur eine Belastung für Pflegende, Besucher u. a., sondern stellt insbesondere für den Patienten häufig das Gefühl des Ausgegrenztseins dar.

Tabelle 23.4 Auswahl von Heilpflanzen (orientiert am Pflegehandbuch Herdecke 1998)

Heilpflanze	*Zubereitung zum Trinken (mit 150 ml koch. Wasser überbrühen)*	*Zubereitung Wasch-/ Badezusatz (konz. mit 1 000 ml koch. Wasser überbrühen) abgeseiht dem Bad zufügen*	*Andere Anwendungsformen*	*Wirkungen/ Indikationen*
Eukalyptus			Waschemulsion Öl 2 % als Wickel-/ Auflagenzusatz	erfrischend, kühlend als Waschemulsion spasmolytisch bei Bronchitis oder Zystitis als Wickelzusatz
Holunderblüten	$^{1}/_{4}$ Teel. 2 Min. ziehen lassen			schweißtreibend bei fieberhaften Infekten
Lavendelblüten	$^{1}/_{4}$ Teel. 2 Min. ziehen lassen	Vollbad: 50 g 10 Min. ziehen lassen	Waschemulsion Öldispersionsbad Öl 10 % zum Einreiben Öl 2 % als Wickel-/ Auflagenzusatz	entspannend bei Unruhezuständen, Einschlafstörungen, Husten, Gliederschmerzen
Lindenblüten	$^{1}/_{4}$ Teel. 2 Min. ziehen lassen			hustenstillend, schweißtreibend, bei fiebrigen Erkältungen und bei Katarrhen der Atemwege
Pfefferminzblätter		als Waschzusatz: (+ 2 l lauwarmes Wasser): 6 – 7 Teel. 10 Min. ziehen lassen	Waschemulsion	durch Mentholgehalt Frischeempfinden auf der Haut
Rosmarinblätter	$^{1}/_{2}$ Teel. 2 – 4 Min. ziehen lassen		Waschemulsion Öldispersionsbad Öl 10 % zum Einreiben	kreislauftonisierend, stoffwechselanregend
Salbeiblätter	$^{1}/_{4}$ Teel. 2 Min. ziehen lassen	als Waschzusatz (+ 2 l lauwarmes Wasser): 6 – 7 Teel. 10 Min. ziehen lassen	Öldispersionsbad Mundspül-/Mundgurgellösung	Minderung der Schweißtätigkeit, entzündungshemmend im Mund-/Rachenbereich
Schwarzes Senfmehlpulver			Zusatz zum Fußbad Wickel-/Auflagenzusatz	lokal durchblutungsfördernd, wärmend, stoffwechselanregend bei Erkältungen, Bronchitis, Pneumonie und Kopfschmerzen
Thymianblätter	$^{1}/_{4}$ Teel. 2 Min. ziehen lassen	als Waschzusatz (+ 2 l lauwarmes Wasser) 3 Teel. 10 Min. ziehen lassen	Waschemulsion Wickel-/Auflagenzusatz Mundspül-/Mundgurgellösung	krampflösend bei Husten, Bronchitis u. U. desinfizierend bei bakteriellen Hauterkrankungen oder starkem Schwitzen
Zitrone		1 unbehandelte Zitrone im Wasser einritzen, ausdrücken	Waschemulsion Öl 2 % als Wickel-/ Auflagenzusatz Öl 10 % zum Einreiben	erfrischend als Wasserzusatz bei fieberhaften Erkrankungen

Uwe Klein Krankenpfleger

Praxistipp
Verwenden Sie möglichst Naturstoffe, wie Baumwolle, Leinen, Wolle etc. Mehrere Stoffschichten übereinander sind nützlich und sinnvoll, z.B. Unterhemd, Schlafanzug und ein weiches Badelaken als Untertuch. Sie saugen den Schweiß auf und ermöglichen einen schnellen Teilwäschewechsel. Häufiges Waschen, evtl. mit Zusätzen wie Salbei, Thymian, Pfefferminz und Zitrone (**Tab. 23.4**) und spezielle Hautpflegemittel unterstützen die Körperpflege von stark schwitzenden Menschen und steigern deren Wohlempfinden.

23.4 Pflegeangebote auswählen und anwenden

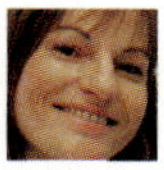

Pflegeangebot Messen der Körpertemperatur

Um die bei der Beobachtung gewonnenen Eindrücke zu objektivieren, wird die Körpertemperatur gemessen. Das Ziel hierbei ist zunächst, Abweichungen von der Normaltemperatur des betreffenden Menschen festzustellen. Der Einzelwert sagt wenig über den Wärmehaushalt und die Temperaturregulation des Menschen aus. Deshalb sollten bei Abweichungen von der normalen Körpertemperatur weitere Messungen erfolgen. So können Veränderungen innerhalb einer bestimmten Zeitdauer festgestellt und damit Rückschlüsse auf den Einfluss von Verhaltensänderungen, pflegerischen und therapeutischen Maßnahmen, Medikamenten etc. gezogen werden.

Messstellen

An folgenden **Körperstellen** kann gemessen werden:

- im Gehörgang,
- oral – in der Mundhöhle,
- sublingual – unter der Zunge neben dem Zungenbändchen,
- axillar – in der Achselhöhle,
- rektal – im Mastdarm,
- vaginal – in der Scheide,
- inguinal – in der Leiste.

In der Intensivpflege stehen weitere Messmöglichkeiten, die per Monitor elektronisch weiterverarbeitet werden, zur Verfügung: Messung der Bluttemperatur über den Pulmonaliskatheter, des Rektums über die Rektalsonde, der Harnblase über den Blasenkatheter und der Haut über das Hautthermometer.

Regeln für die Temperaturermittlung

Folgendes ist zu beachten: Die Körperkerntemperatur ist zeitlich und räumlich starken Schwankungen unterworfen, so dass ein bestimmter Messwert als repräsentativ festgelegt werden muss. Wie bereits beschrieben, unterliegt die Körpertemperatur tageszeitlichen (zirkadianer Rhythmus) und hormonellen (Menstruationszyklus) Schwankungen, die zwischen 0,5 – 1 °C differieren können.

Wegen der Abhängigkeit von vorausgegangener körperlicher Beanspruchung wie z.B. körperlicher Bewegung, Untersuchungen, pflegerischen Maßnahmen (warmes Bad, Einlauf) sollte eine Temperaturmessung nach einer entsprechenden Ruhephase erfolgen.

Unter Normalbedingungen variieren die Temperaturen an verschiedenen Körperkernstellen zwischen 0,2 und 1,2 °C, mit höchsten Werten im Rektum, in dem allerdings wiederum abhängig von der Messtiefe Temperaturunterschiede von bis zu 1 °C bestehen, so dass für Verlaufskontrollen eine gleichmäßige Messtiefe zu fordern ist (Achterberg, Dick 1995). Dies gilt ebenso für die orale Messung. Die axillare Messung gibt nur einen sehr vagen Anhalt über die Körperkerntemperatur, da sie lediglich die Hauttemperatur in der Achsel misst.

Zur Interpretation der Messwerte müssen die Tageszeit und der Messort am Körper bekannt sein. Die Werte werden im Temperaturkurvenblatt nach institutionsüblicher Weise dokumentiert. Wärmequellen sind vor der Messung zu entfernen.

Aus hygienischen Gründen ist es sinnvoll, wenn jeder Patient bei seiner Aufnahme ein eigenes Thermometer erhält. Dies ist nach Gebrauch zu desinfizieren (z.B. mit 70% Alkohol abwischen). Um Kontaminationen zu vermeiden, können handelsübliche Schutzhüllen verwendet werden.

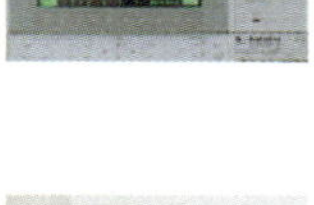

Bei unruhigen Patienten sollte man die Messung überwachen, u.U. das Thermometer festhalten. Bei kleinen Kindern, unruhigen oder zu Krämpfen neigenden Menschen empfiehlt es sich, keine orale/sublinguale Messung durchzuführen, da sie das Thermometer zerbeißen könnten. Kurz zuvor eingenommene heiße Getränke beeinflussen ebenso diese Messmethode wie eine Mundatmung.

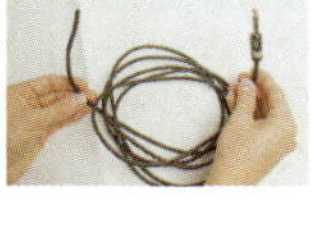

Vor der Anwendung müssen unbedingt die Hinweise des Herstellers beachtet werden, um eine genaue und sichere Messung durchführen zu können. Die verschiedenen Thermometermodelle variieren in der Handhabung und Messdauer. Bei der Reinigung und Desinfektion sind Hinweise auf Wasserdichtigkeit und Materialeigenschaften zu prüfen. Informationen zu den gebräuchlisten Messungen sind in **Tab. 23.5** aufgeführt.

Merke

Bei Verdacht auf eine Erkrankung und bei Aufnahme im Krankenhaus ist ein Messen der Temperatur angezeigt. Regelmäßige Temperaturmessungen sollten nur bei Fieber bzw. bei Verdacht auf Infektion, während eines postoperativen Aufenthaltes oder bei Risikopatienten durchgeführt werden, da unnötiges Messen den Patienten stört oder beunruhigt. Häufigkeit der Messungen richten sich nach der pflegerischen Wahrnehmung und Beobachtung, dem Krankheitsverlauf, dem Befinden des Menschen und der ärztlichen Anordnung.

Thermometermodelle

Zum Messen der Körpertemperatur stehen heute verschiedene Thermometer zur Verfügung. Die Wahl ist abhängig vom Ort der gewünschten Messung, vom Alter, der Erkrankung, dem Befinden und dem Bewusstseinszustand des Patienten, von der Häufigkeit, mit der die Resultate gebraucht werden, und naürlich auch von der Auswahl der verfügbaren Thermometer.

Maximumthermometer

Es handelt sich hier um Thermometer für die axillare, die rektale und die sublinguale/orale Messung. Die Messskala reicht von 35 – 42 °C, beim speziellen Säuglingsthermometer von 26 – 42 °C. Diese Thermometer bestehen aus einem luftleeren Glasröhrchen, das sich am unteren Ende verengt. Darin schließt sich ein Depot mit flüssigem Metall an. Für die rektale Messung gibt es abgerundete Depotspitzen. Bei Wärmeaufnahme dehnt sich das flüssige Metall aus, steigt in der Säule auf und bleibt auf der maximalen Temperaturhöhe entsprechend der Körpertemperatur stehen. Beim Abkühlen, also nachdem die Messung beendet ist, reißt der Metallfaden an der verengten Stelle ab, dabei sinkt die Temperatursäule höchstens um $^{1}/_{10}$° . Vor einer erneuten Messung muss das Metall aus dem Röhrchen mit kurzen, ruckartigen Handbewegungen in das Depot zurückgeschlagen werden.

Praxistipp

Uwe Klein
Krankenpfleger

Es gelten die folgenden Standardmesszeiten: axillar mind. 10 Min., rektal 3 – 4 Min., oral oder sublingual 5 Min., vaginal 2 – 3 Min., inguinal mind. 10 Min.

Tabelle 23.5 Verschiedene Messarten der Körpertemperatur

Messart	*Messdauer*	*Vorteile*	*Nachteile*	*Bemerkungen*
rektal	Digitalthermometer: ca. 2 Min. Maximumthermometer: ca. 3 – 4 Min.	→ kurze Messzeit → genauer Wert	→ unangenehm für den Patienten, da diese Messart einen Eingriff in seine Intimsphäre darstellt → Keimverschleppung möglich Verletzungsgefahr der Darmschleimhaut	Nicht anwenden bei: → Ablehnung dieser Messmethode durch Patienten → Operationen/Untersuchungen und therapeutischen Maßnahmen im rektalen Bereich → bei schmerzhaften Veränderungen (Rhagaden, Analprolaps, Diarrhö)
axillar Differenz zum rektalen Wert ca. 0,5 °C	Digitalthermometer: ca. 3 Min. Maximumthermometer: ca. 10 Min.	→ angenehme Messmethode	→ lange Messzeit → ungenaues Messergebnis, da viele Fehlerquellen möglich sind (z. B. Dislokation, Achselschweiß)	Nicht anwenden bei: → sehr kachektischen Patienten → Zentralisation des Kreislaufs, da nur Körperschalentemperatur ermittelt wird
oral/sublingual Differenz zum rektalen Wert ca. 0,2 – 0,5 °C	Digitalthermometer: ca. 2 Min. Maximumthermometer: ca. 5 Min.	→ angenehme Messmethode → genauer Wert	→ Messwert ist beeinflussbar durch unmittelbar vorherige Aufnahme von kalten/heißen Getränken	Nicht anwenden bei: → Patienten mit Luftnot, Fazialisparese, Muskelspasmen, Verletzungen im Bereich des Mundes → unruhigen, bewusstseinsgetrübten Patienten → Kindern
im Gehörgang	1 – 2 Sek.	→ angenehme Messmethode → sehr genauer Wert → sehr kurze Messdauer	→ teuer → geringe Verfügbarkeit, da nur ein Gerät für mehrere Patienten	Nicht anwenden bei: → Verletzungen, Erkrankungen im Bereich des Ohrs

Am bekanntesten sind Quecksilberthermometer. Hierbei ist zu beachten, dass bei defekten Thermometern das freigesetzte Quecksilber speziell in einem luftdichten Behälter als Sondermüll entsorgt werden muss. Der Kontakt mit Quecksilber durch Atmung oder über die Haut ist gesundheitsschädlich, deshalb sollte man hausübliche Entsorgungsmöglichkeiten erfragen.

Als Alternative gibt es quecksilberfreie Fieberthermometer, die sog. Geratherm-Thermometer. Als Messflüssigkeit wird anstelle des Quecksilbers eine ungiftige metallische Legierung, „Galistan", bestehend aus den Grundstoffen Gallium, Indium und Zinn, eingesetzt (**Abb. 23.11**).

Digitale Thermometer

Die Messung erfolgt über einen Mikroprozessor, der mit einem Sensor an der Spitze des Thermometers verbunden ist. Es ist batteriebetrieben (je nach Stärke der Batterie können 1000–3000 Messungen erfolgen, bevor diese ausgewechselt werden muss). Der Messbereich liegt in der Regel zwischen 32 und 42 °C. Nachdem das Thermometer angestellt ist, führt es eine automatische Funktionskontrolle durch und gibt dann einen „Kontrollwert" auf dem Display an, der mit der Anleitung übereinstimmen muss. Danach wird das Thermometer an der entsprechenden Körperstelle platziert, nach kurzer Zeit ertönt ein Signal. Dies weist auf die Beendigung des Messvorgangs hin, der Messwert kann nun am Display abgelesen werden (**Abb. 23.11**).

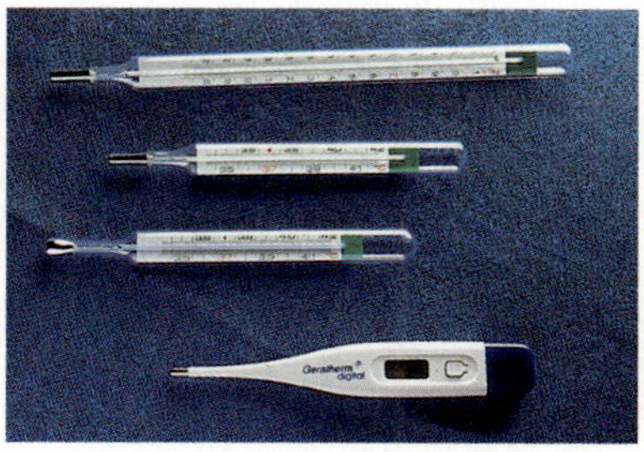

Abb. 23.11 Thermometermodelle

Infrarotthermometer

Infrarotthermometer, wie das Genius-Ohrthermometer, ermitteln die Körperwärme durch direkt vom Trommelfell ausgesandte Infrarotstrahlen. Diese werden in einen Temperaturwert umgesetzt und sind auf dem Display abzulesen. Dadurch entfallen Aufwärmzeiten, Wärmeaustausch und nicht ausreichender Gewebekontakt, die Fehlmessungen bewirken können. Bei exakter Platzierung des Messfühlers im Gehörgang ist die Trommelfelltemperatur wegen der Nähe zum Hypothalamus ein idealer Indikator der Körperkerntemperatur. Die Meßzeit beträgt nur 1–2 Sek. Der Messbereich umfasst 15,5–43,3 °C.

Um Kontaminationen zu vermeiden, muss bei jeder Messung eine neue Messhülse verwendet werden (**Abb. 23.12**).

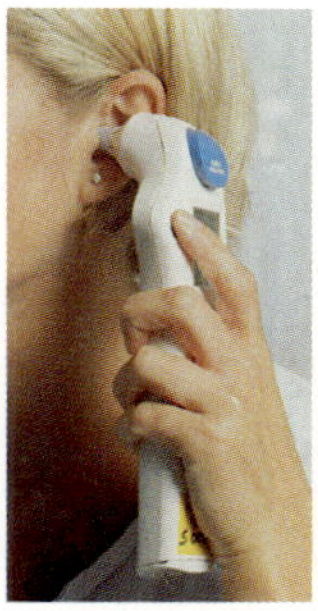

Abb. 23.12 Messen im Ohr

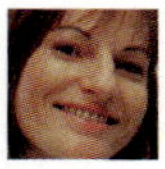

···› Pflegeangebot zur Unterstützung bei Fieber

Die Unterstützung eines Patienten mit Fieber richtet sich grundsätzlich nach dem Ausmaß der Einschränkungen, die er durch das Fieber erfährt. Je nachdem in welcher Phase des Fieberverlaufs der Patient sich befindet, können von der Pflegeperson verschiedene Maßnahmen ergriffen werden. Einen Überblick darüber liefert **Tab. 23.6**.

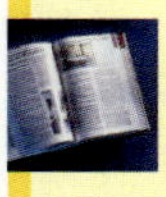

···› Lerntipp

Überlegen Sie, wie es Ihnen bei einer fieberhaften Erkrankung ergangen ist. Was war wichtig für Sie, was hat Ihnen gutgetan, was war für Sie unangenehm?

Maßnahmen bei der Pflege eines Fieberkranken haben das Ziel, ihn bei seiner Wärmeregulation zu unterstützen, seine fieberbedingten Beschwerden zu lindern und einen komplikationsarmen Verlauf zu fördern. Physikalische (kühlende) Maßnahmen, die eine vorsichtige Senkung der Körpertemperatur bewirken, greifen nicht direkt in die pathophysiologischen Fiebervorgänge ein. Antipyretika (z. B. Paracetamol, Aspirin, Novalgin) unterbrechen die pathophysiologischen Vorgänge, die zur Sollwertverstellung im Hypothalamus führen. Sie wirken daher fiebersenkend, gleichzeitig besitzen sie analgetische Eigenschaften. Antibiotika richten sich gegen die mikrobielle Ursache der Erkrankung. Eine Senkung des Fiebers, die lediglich an einen bestimmen Messwert (z. B. ab 39,0 °C) gebunden ist, wird heute größtenteils abgelehnt. Wird die Körpertemperatur zu drastisch gesenkt, kann dies erneut zu einem Fieberanstieg und einer damit verbundenen Kreislaufbelastung führen. Das Befinden des Menschen, seine Primärerkrankung und seine Reaktionen auf die erhöhte Körpertemperatur bilden die wesentlichen Grundlagen für pflegerische und therapeutische Maßnahmen.

Risikogruppen. Zu den Personengruppen, die durch hohes Fieber gefährdet sind, gehören u. a. Neugeborene, Schwangere, Menschen mit chronischen und zerebralen Erkrankungen, mit eingeschränkter Herz-Kreislauf-Funktion oder bei denen die Temperaturregulation gestört ist.

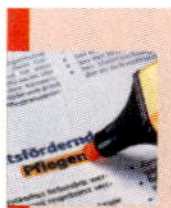

···› Merke

Neben pflegerischen Maßnahmen, die die Wärmezufuhr und die Wärmeabgabe unterstützen, muss der Fieberkranke hinsichtlich seines Befindens, Verhaltens und seiner Vitalzeichen genau beobachtet werden, um drohende Komplikationen rechtzeitig zu erkennen.

Tabelle 23.6 Pflegemaßnahmen während des Fieberverlaufs

Phase	*Symptome bei Fieber*	*Pflegemaßnahmen*
Fieberanstieg	⇢ frieren ⇢ Haut: kühl, blass, marmoriert, Gänsehaut ⇢ evtl. Schüttelfrost ⇢ Anstieg von Puls, Atemfrequenz, Körpertemperatur	⇢ Wärmezufuhr durch warme Getränke, zusätzliche Decken, warme Bekleidung (Jacke, Bettsocken), Wärmflasche, Heizung ⇢ häufig nach dem Kranken sehen, Ruhe und Sicherheit vermitteln ⇢ nach Beendigung des Schüttelfrostes Temperatur- und Vitalzeichenkontrolle ⇢ Arzt benachrichtigen
Fieberhöhe	⇢ Hitzeempfinden ⇢ trockene, gerötete Haut ⇢ erhöhte Körpertemperatur ⇢ erhöhte Puls- und Atemfrequenz ⇢ Durstgefühl ⇢ lichtempfindliche Augen ⇢ ausgeprägtes Krankheitsgefühl ⇢ Schmerzen ⇢ Unruhe, Angst	⇢ ärztliche Anordnungen beachten, evtl. Abnahme einer Blutkultur vorbereiten, evtl. fiebersenkende Medikamente verabreichen ⇢ Vitalzeichen- und Temperaturkontrolle ⇢ Beobachtung der Bewusstseinslage ⇢ Ruhe und Sicherheit vermitteln, anwesend sein ⇢ Wärmeabgabe unterstützen durch Entfernen von zusätzlichen Decken, Wärmflaschen etc., **vorsichtig** kühlende Maßnahmen wie Abwaschungen, Wadenwickel ⇢ Flüssigkeitszufuhr ⇢ Umgebung angenehm gestalten, für frische Luft und gedämpftes Licht sorgen
Fieberabfall	⇢ Körpertemperatur sinkt ⇢ vermehrte Hautdurchblutung ⇢ Lysis: warmer, großperliger Schweiß, Normalisierung von Puls- und Atemfrequenz ⇢ Krisis: kalter, klebriger, kleinperliger Schweiß, Hautblässe, erneutes Ansteigen der Pulsfrequenz	⇢ Temperatur- und Vitalzeichenkontrolle ⇢ weiterhin Wärmeabgabe unterstützen (s. o.) ⇢ Flüssigkeits- und Elektrolytzufuhr, leicht verdauliche Kost anbieten ⇢ Körperpflege, bei oder nach starkem Schwitzen Kleidungs- und Bettwäschewechsel ⇢ bei Krisiszeichen Arzt verständigen
Erschöpfung	⇢ Müdigkeit und Schwächegefühl ⇢ Schlafbedürfnis	⇢ evtl. Unterstützung bei Mobilisierung ⇢ für störungsfreie Ruhephase sorgen ⇢ pflegerische Maßnahmen auf notwendiges Minimum reduzieren

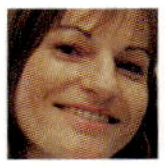

⇢ Allgemeine Pflegeangebote zur Unterstützung der Körpertemperaturregulation

Sie haben sicher selbst schon festgestellt, dass Menschen vielerlei Maßnahmen ergreifen, um ihre Temperaturregulation und ihren Wärmehaushalt zu unterstützen. Die Auswahl erfolgt je nach subjektivem Wärme- und Kälteempfinden und der individuellen Temperaturtoleranz.

Ist der Mensch aufgrund einer Erkrankung, veränderter Lebensumstände, seines Alters u. a. nicht in der Lage, selbstständig sein Verhalten im Sinne einer Temperaturanpassung/-regulierung zu ändern, dann benötigt er dazu von anderen Unterstützung und Hilfe.

Diese erfolgt in mehreren Stufen:

- ⇢ Beobachten und wahrnehmen des Wärmeempfindens, messen und beurteilen der Körpertemperaturregulierung,
- ⇢ Beratung, Anleitung zu wärmenden/kühlenden Maßnahmen,
- ⇢ Organisation von Unterstützung (Pflegende als Koordinator),
- ⇢ Unterstützung,
- ⇢ Teilübernahme,
- ⇢ Gesamtübernahme.

Je nach individueller Situation muss der Grad der Unterstützung ausfallen. Hierbei ist sicherlich zu berücksichtigen, dass z. B. in der häuslichen Krankenpflege die Beachtung der Umgebungsfaktoren wie Heizung, ausreichendes Heizmaterial bei Kälte, kühle, schattige Räume bei großer Hitze, warmes Wasser, Kleidung, Versorgung mit angemessener Nahrung eine größere Rolle spielen als beispielsweise im Krankenhaus. Hier als Koordinator zwischen kranken Menschen, Familien und sozialen Einrichtungen zu agieren, ist ein Pflegeangebot.

Im Krankenhaus oder in Pflegeeinrichtungen stehen entsprechende Mittel zur Verfügung, aber auch hier bedarf es der genauen Situationseinschätzung der verantwortlichen Pflegenden, inwieweit Verhaltensveränderungen bei dem betreffenden Menschen bzw. Anpassung an die Umgebungsfaktoren unterstützt bzw. übernommen werden müssen. Dabei gelten folgende **Richtlinien:** Für *angepasste Raumtemperaturen* sorgen, d. h. auch z. B. bei immobilen oder hilflosen Menschen darauf achten, dass sie keiner intensiven Kälte (Heizung) oder Wärme (bei hohen Außentemperaturen für kühle, schattige Aufenthaltsräume sorgen) ausgesetzt sind, Zugluft vermeiden.

Für *angemessene*, witterungsgerechte *Kleidung* sorgen. Besonders bewährt haben sich Textilmaterialien, die atmungsaktiv sind, z. B. Baumwolle, Leinen, Seide, Wollstoffe. Mehrere Schichten übereinander eignen sich besser als ein einzelner dicker Stoff, weil sich die dazwischenliegenden Luftschichten erwärmen. Außerdem ermöglicht ein solcher „Zwiebel-look" eine Anpassung an veränderte Temperaturen. Aber auch chemisch hergestellte Kleidungsstoffe, wie Sympatex oder Goretex sind geeignet. Diese sind mit so kleinen Poren ausgestattet, dass keine Feuchtigkeit eindringen kann, aber trotzdem Schweiß ungehindert abdunsten kann. Entscheidend ist auch hier das individuelle Wärmeempfinden, das durch entsprechende Kleidung weder zu Frieren noch zu Wärmestau und Schwitzen führt. Die Kopfhaut ist stark durchblutet, deshalb kann bei fehlender oder schwacher Behaarung viel Wärme abgegeben bzw. bei starker Sonnenbestrahlung viel Wärme aufgenommen werden. Aus diesem Grund sollte an eine Kopfbedeckung gedacht werden, besonders bei spärlichem Haarwuchs. *Bettdecken, Kissen, Kleidung* können für ausgekühlte Menschen an der Heizung angewärmt werden. Im OP/Anästhesiebereich werden dafür Wärmelampen o. ä. verwendet.

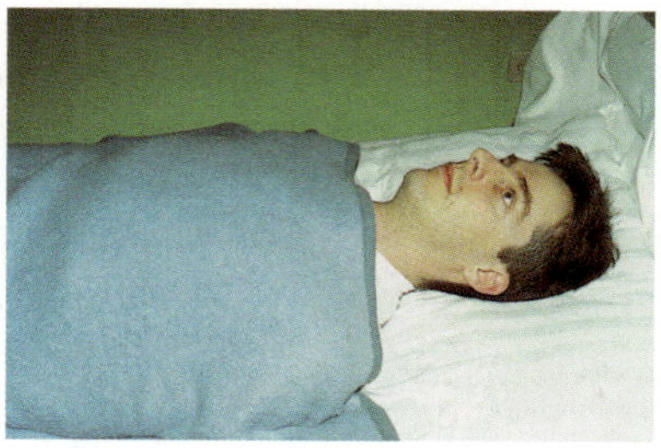

Für genügend *Flüssigkeits- und Essensvorräte,* die leicht zu erreichen sind, sorgen (besonders in der ambulanten Pflege). Flüssigkeitsverluste, wie z. B. starkes Schwitzen, Erbrechen, Durchfall schränken die Wärmeabgabe durch Verdunstung ein. Nahrungsaufnahme führt zur Energieverbrennung und damit zur aktiven Wärmeerzeugung (besonders Eiweiße), warme Nahrung führt dem Menschen passive Wärme zu.

Spezielle Heilpflanzentees oder -auszüge, die zur Unterstützung der Wärmeregulation angewendet werden können, sind in **Tab. 23.4** aufgeführt.

Soweit wie möglich, für *Körperbewegung* sorgen. Aktive Muskeltätigkeit bewirkt eine Stoffwechselsteigerung und regt die Wärmeproduktion an.

Vertrauensvolle und angenehme *Umgebung* schaffen und für Entspannung sorgen, z. B. Besuche ermöglichen, Musik, Bilder mit warmen Farben, Fotos von Angehörigen, Freunden.

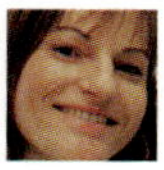

Pflegeangebot Wärme- und Kälteanwendungen

Kälte und Wärme können auf unterschiedliche Weise angewendet werden. Die **Physiotherapeuten** als eigenständige Berufsgruppe setzen zahlreiche Maßnahmen, die zur Thermotherapie und Hydrotherapie gehören, ein. In diesem Kapitel werden nur die Maßnahmen beschrieben, die von Pflegenden durchgeführt werden können, um den Menschen bei Störungen seiner Wärmeregulation zu unterstützen.

Für viele Pflegende bietet sich ein großer Bereich, in dem sie tätig werden können.

> **Merke**
> Aber hier gilt, insbesondere im Krankenhausbereich, dass die Pflegenden zwar in vollem Umfang die Verantwortung für ihr Handeln tragen, die Verordnung der entsprechenden Maßnahmen jedoch dem verantwortlichen Arzt obliegt (s. Böhme 1996).

Zu den pflegerischen Handlungsbereichen gehören:

- Maßnahmen zur Unterstützung der Wärmebildung,
- Maßnahmen zur Unterstützung der Wärmeabgabe/Kühlung,
- Maßnahmen zur Unterstützung der Wärmeregulation zur „Gesundheitsfürsorge", Stärkung der Immunabwehr,
- Maßnahmen zur Unterstützung des individuellen „Wärmewohlempfindens".

Zuführende und ableitende Wärmeanwendungen können auch auf lokale Körperstellen des Menschen begrenzt sein. So kann beispielsweise bei einer akuten Entzündung, z. B. Bronchitis oder Brustdrüsenentzündung, eine lokale Reaktion mit den Symptomen Schmerz, Schwellung, Rötung und Erwärmung auftreten. Ebenso kann eine verminderte Durchblutung der Füße durch Kälte eine lokale Wärmeanwendung indizieren. Schließlich jedoch haben alle lokale Wärme- oder Kälteanwendungen Auswirkungen auf das Gesamtbefinden des Menschen.

Grundlagen und Wirkungen von Wärme- und Kälteanwendungen

Therapeutische Effekte von Kalt-/Warmanwendungen beruhen auf physikalischen, psycho-sozialtherapeutischen, in Verbindung mit Wasser zusätzlich auf hydrotherapeutischen und bei spezifischen Zusätzen auch auf pharmakologisch-phytotherapeutischen Grundlagen. Darüber hinaus sind sie abhängig von der Applikationsfläche, der Zeitdauer der Anwendung (z.B. kommt es bei einem kühlenden Wadenwickel, der ca. 10 Min. angelegt ist, zum Wärmeentzug, ein kalter Kneipp-Strumpf, der mehrere Stunden angezogen ist, führt dagegen zu einem gewollten Wärmestau) und dem Durchblutungsgrad der betreffenden Körperpartie. Ferner ist die Wirkung auch abhängig von der Tageszeit, in der die Anwendung entsprechend dem Thermoregulationsrhythmus erfolgt. Das Temperaturminimum liegt bei ca. 3 Uhr nachts und das Temperaturmaximum am Nachmittag. Demzufolge kommt es zu einer Abkühlphase am Abend und in den ersten Nachtstunden und zu einer Aufwärmphase im Laufe des Vormittags (Roßlenbroich 1994).

Physikalisch-hydrotherapeutische Wirkungen. Kälte-/Wärmeanwendungen werden maßgeblich von den physikalischen Eigenschaften des verwendeten Mediums beeinflusst; dazu gehören u.a. Wärme-/ Kältebildung, -leitung und -abgabe (s. Wärmehaushalt, S. 467). Die Hydrotherapie umfasst die Anwendung von Wasser. Wasser ist im Gegensatz zur Luft ein hervorragender Wärme-/Kälteleiter. Es gehört zu den Urelementen und hat auf viele Menschen eine belebende Wirkung.

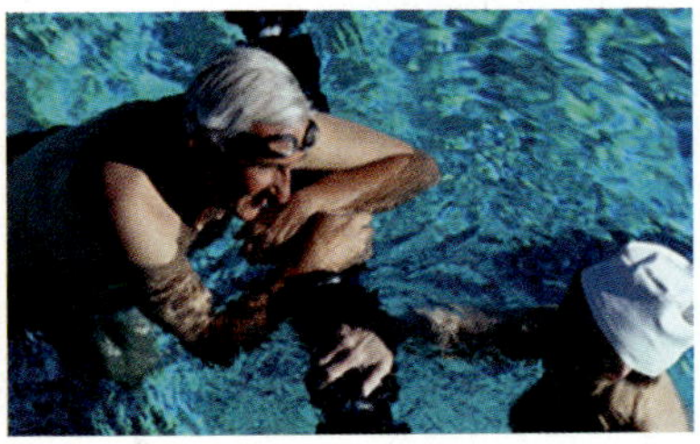

Durch die Auftriebskraft des Wassers wird die Körpermuskulatur entlastet und Bewegungen werden eher ermöglicht. Der hydrostatische Druck führt beim eingetauchten Körper eine leichte Kompression aus, die als günstige kreislaufaktivierende Wirkung angesehen wird.

Psycho-sozialtherapeutische Wirkungen. Aus wissenschaftlichen Untersuchungen ist die Bedeutung von Zuwendung und Berührung bekannt. Kranke Menschen leiden häufig an unangenehmen Symptomen, wie z.B. Unwohlsein, Frieren, Schwitzen, großer Unruhe oder Ängsten. Bei der Durchführung einer wärmenden oder kühlenden Anwendung wird dem Kranken Zuwendung durch den Pflegenden zuteil. Als kranker Mensch wahrgenommen zu werden, zu erleben, dass zur Unterstützung und Erleichterung Maßnahmen ergriffen werden, können bereits Schritte sein, die ein Gefühl von innerer Wärme, Entspannung und Wohlbefinden auslösen. Durch die Wechselwirkungen zwischen Seele und Immunsystem über nervale und hormonelle Reize haben solche Empfindungen auch körperliche Wirkungen.

» *Der Kontakt durch Berührung verbindet die Beteiligten, und unser Handeln hat sofortigen Einfluss auf die Wahrnehmung des Beeinträchtigten (Oleksiew/Scheid 1994, S. 251).* «

Darüber hinaus können äußere Anwendungen vom Patienten erlernt werden, mit deren Hilfe er selbst einen aktiven Beitrag zu seiner Gesundheitsvorsorge bzw. seiner Genesung leisten kann.

Pharmakologisch-phytotherapeutische Wirkungen. Je nach Substanz führt die spezifische Heilwirkung in Form von Teeauszug, ätherischem Öl, Essenz, Pulver, Salben etc. zu Entspannung oder Anregung, zur Hyperämisierung, Erwärmung der Haut, Förderung des Stoffwechsels oder zu einem Kältereiz und Frischegefühl.

Wirkstoffe werden über die Haut resorbiert und über Verdunstung von der Haut her inhaliert. In **Tab. 23.4** ist eine Auswahl von Heilpflanzen, die in diesem Kapitel berücksichtigt werden, aufgeführt.

Therapeutische Effekte von Wärme- und Kälteanwendungen (**Tab. 23.7**) Lokale Wärme bewirkt eine arterielle Hyperämie, die eine Zufuhr von Sauerstoff, Nährstoffen, Antikörpern, Leukozyten und einen gesteigerten Gewebsstoffwechsel fördert. Dies führt bei wiederholten Anwendungen dazu, dass die Regeneration gefördert und Exsudatreste erweicht und aufgelöst werden (Breithaupt/Demuth 1998).

Tabelle 23.7 Therapeutische Effekte von Wärme- und Kälteanwendungen

Wärmeanwendung	*Kälteanwendung*
→ erhöhter Gewebestoffwechsel → verminderte Blutviskosität → Vasodilatation → erhöhte kapillare Permeabilität → verminderter Muskeltonus → allgemeine Entspannung → Schmerzlinderung	→ verminderter Gewebestoffwechsel → erhöhte Blutviskosität → Vasokonstriktion → Steigerung der Immunabwehr durch Kaltreiztherapie → Kurz: erhöhter Muskeltonus → Lang: verminderter Muskeltonus → lokale Anästhesie → entzündungshemmend, abschwellend

Der Mensch verfügt auf spinaler Ebene im Bereich des Rückenmarks über verschiedene Reflexe, die Regelkreise darstellen. Für lokale Wärmeanwendungen ist besonders der kutiviszerale Reflex von Bedeutung, d.h. über Rückenmarkssegmente wird eine Nervenbindung zwischen Haut und inneren Organen hergestellt. So können durch hydrothermische Anwendungen (sowohl Kälte als auch Wärme) über die Haut Durchblutung und Funktion tiefer gelegener Organe beeinflusst werden. Für eine gezielte Wirkung ist die Kenntnis der entsprechenden Hautareale, der sogenannten Head-Zonen, notwendig (**Abb. 23.13**). Bei akut entzündlichen Prozessen kann eine lokale Kälteanwendung zu einer antiphlogistischen und schmerzlindernden Wirkung führen.

Das Ziel einer Kaltreiztherapie (bei der es zu einer reaktiven Durchblutungssteigerung kommt) sind adaptive Umstellungen, die durch Reizwiederholungen bewirkt werden (Breithaupt/Demuth 1990). Dies kann zur Steigerung der Immunabwehr, der allgemeinen Leistung und zur Stabilisierung von Kreislauf und Vegetativum führen.

Durch Wärme kann es zu einer allgemeinen Entspannungsreaktion kommen. Diese ist gekennzeichnet durch eine Senkung der Muskelspannung, der kortikalen Aktivität, der Herzfrequenz und des Blutdrucks und einer verlangsamten Atmung.

Merke
Die entscheidenden Parameter für die Anwendung von Kälte und Wärme sind die individuelle Reaktion und das jeweilige Befinden des betreffenden Menschen.

Trockene Wärmespender

Wärmflasche. Am häufigsten wird die Gummiflasche verwendet. Sie wird mit ca. 1 l Wasser (60 °C) gefüllt, mit passendem Verschluss zugedreht (dabei ist darauf zu achten, dass die Wärmflasche nicht brüchig und der Dichtungsring intakt ist), anschließend in Schutzhülle gezogen und angelegt. Der Verschluss zeigt dabei möglichst nach außen.

Warmpacks. Dies sind mit Gel gefüllte Elemente in verschiedenen Größen, die in warmem Wasser erwärmt werden. Sie sind gut formbar und leicht zu desinfizieren. Nach dem Erwärmen und Abtrocknen werden sie in einen Schutzbezug gesteckt und an die gewünschte Körperregion angelegt.

Heizkissen, Heizdecken. Hier sind die Angaben des Herstellers genau zu beachten. Bei unsachgemäßer Anwendung besteht Verbrennungsgefahr.

Konvektive Wärmedecke (z.B. Warm touch, Fa. Mallinckrodt). Diese Wärmedecke stellt eine aktive Wärmetherapie dar, bei der Wärme mittels eines Gebläses auf einen großen Hautbereich übertragen wird. Die Temperatur lässt sich in 3 Stufen zwischen 30–46 °C einstellen. Sie wird besonders im OP und in der Intensivpflege eingesetzt.

Lichtbehandlung (Heliotherapie). Planmäßige Anwendung des Lichts als Heilmittel in verschiedenen Formen. Genutzt werden in therapeutischer Dosierung die ultravioletten und infraroten Strahlen. Die langwellige Infrarotstrahlung besitzt eine niedrigere, die kurzwellige Ultraviolettstrahlung eine höhere Energie, dies muss bei der Anwendungsdauer beachtet werden. Infrarottherapie wird vorwiegend zur oberflächlichen Erwärmung eingesetzt.

Ultraviolettherapie (zu der auch die Bestrahlung mit der elektrischen Höhensonne gehört) toleriert der Mensch nur in engen zeitlichen Grenzen. Sie wird deshalb weniger zur Wärmeerzeugung, sondern häufiger zu anderen therapeutischen Zwecken, z.B. Vitamin-D-Bildung oder bei Hauterkrankungen eingesetzt. Sowohl infrarotes als auch ultraviolettes Licht können die Augen schädigen, deshalb ist bei der Bestrahlung auf Augenschutz (dunkle Brille) zu achten. Metallgegenstände, wie Uhren, Ohrringe, Ketten müssen vor der Bestrahlung entfernt werden (starke Wärmeleitung), da sonst Verbrennungsgefahr besteht.

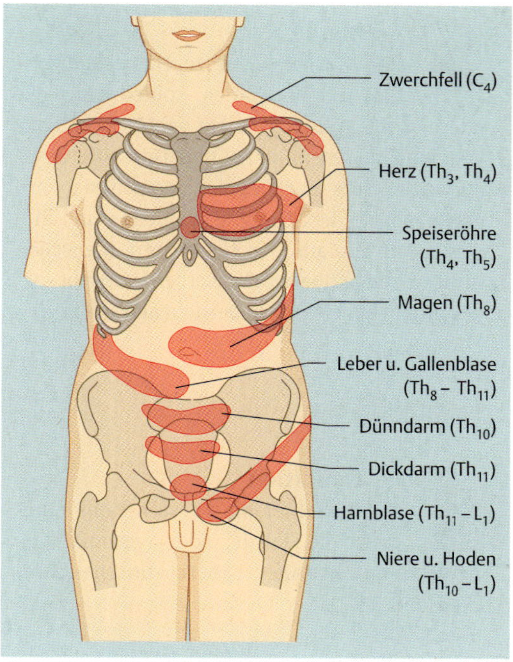

Abb. 23.13 Head-Zonen (nach Drexel)

Glühlichtbogen, Glühlichtkasten. Dies ist ein tunnelförmiges Holzgehäuse mit Kohlenfadenglühlampe und einem eingebauten Thermometer. Es wird eingesetzt, um Resorptionsvorgänge z.B. bei Ergüssen oder bei Erkrankungen der Nasennebenhöhlen zu unterstützen.

Wärmelampen, Solluxlampen. Die Wärmezufuhr geschieht über Glühbirnen mit 300–1000 Watt. Sie werden in der Augentherapie, bei lokalen Entzündungen oder bei schlecht heilenden Wunden eingesetzt. Die Art der Anwendung (Dauer, Abstand, Intensität der Bestrahlung) unterliegt ärztlicher Entscheidung.

Luftkissenmatratze-/bett (z.B. Kinair, Fa. KCI). Diese Betten werden u.a. bei Patienten mit Dekubiti eingesetzt. Sie verfügen über einen einstellbaren Temperaturregler.

Warme Kräuterkissen. Kräuter, z.B. Kamillenblüten werden in dünne Baumwolltücher gegeben und zwischen 2 Wärmflaschen erwärmt. Anschließend werden sie wie ein kleines Kissen auf die zu behandelnde Stelle gelegt. Sie werden bei Ohren- bzw. Zahnschmerzen verwendet.

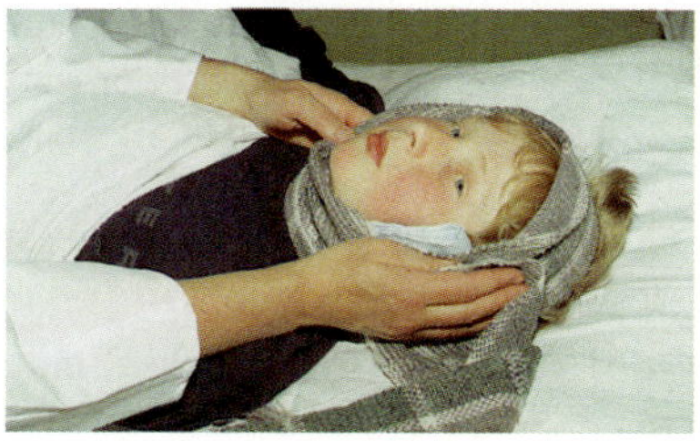

Bettjacken, Bettschuhe, Wollsocken. Hier ist auf lockeren Sitz zu achten.

> **Merke**
> Da Wärmequellen zu Hautschädigungen führen können, sollten sie nicht oder nur mit größter Vorsicht bei Menschen mit Lähmungen, Sensibilitäts- und Durchblutungsstörungen oder nach Regionalanästhesien angewendet werden. Die Wärmequellen und ihre Auswirkungen auf den jeweiligen Menschen müssen genau überwacht werden. Vorsicht insbesondere bei elektrisch betriebenen Geräten.

Trockene Kältespender

> **Definition**
> Die Kältetherapie (Kryotherapie) umfasst die lokale oder systematische Anwendung von Kälte zu therapeutischen Zwecken (**Tab. 23.7**).

Um eine Kälteeinwirkung und nicht eine reaktive Hyperämie, wie dies z. B. bei Kneippbehandlungen erwünscht ist, zu erreichen, muss die Kälte längere Zeit einwirken. Der Kältespender wird entfernt oder ausgewechselt, bevor er seine kühlende Wirkung verliert.

Mögliche Nebenwirkungen: Durchblutungsstörung der Haut und tiefer liegenden Gewebsschichten, bei Kühlung von Gelenken Erhöhung der Synovialviskosität. Deshalb ist ein korrektes Einhalten der ärztlichen Anordnung bezüglich Zeit und Fläche der Kälteauflage erforderlich.

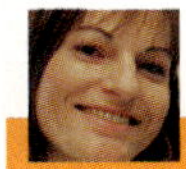

siehe Pflegeangebot Atemstimulierende Einreibung, Kap. 24, S. 520

Kälteanwendungen dürfen nur bei gut durchbluteter, warmer Haut angewendet werden, denn nur hier können sie die Wärmeabgabe sinnvoll unterstützen. Das Kühlelement wird nicht direkt an die Haut gelegt, sondern vorher mit einem Baumwollstoff überzogen, um Kälteschäden zu vermeiden. Die Farbe der Haut ist ein wichtiges Beobachungskriterium: Sie muss rosig aussehen, Blässe, Marmorierung oder bläuliche Verfärbung darf nicht entstehen, dies würde auf einen erlittenen Kälteschaden hinweisen.

Coldpacks. Dies sind mit Gel gefüllte Kühlelemente, die in gefrorenem Zustand relativ starr sind, sich aber schon nach kurzer Zeit dem betreffenden Körperteil anpassen. Sie sind leicht zu desinfizieren.

Eisblase/Eiskrawatte. Aus Gummi bestehende Behälter, in die durch eine Öffnung Eisstückchen eingefüllt werden. Die Eiskrawatte wird besonders zum Kühlen der Halsregion verwendet, z. B. nach Tonsillektomie oder bei starkem Nasenbluten.

Wärmende oder kühlende Einreibungen

Einreibungen unterstützen die Wärmeregulation. Dies kann durch die Art der Einreibung und/oder durch die Wirksubstanz der verwendeten Substanz geschehen. Dabei werden verschiedene Arten der Einreibung unterschieden.

Einsalben/Eincremen. Auftragen einer Substanz auf einen bestimmten Hautbezirk. Das Einreiben geschieht meist mit kreisenden Bewegungen und leichtem Druck.

Rhythmische Einreibung. Die rhythmischen Einreibungen haben ihren Ursprung in der von Dr. Ita Wegman (1876 – 1943), einer Mitarbeiterin von Rudolf Steiner, entwickelten rhythmischen Massage. Für den Bereich der Pflege wurde diese Massage von Margarethe Hauschka und Irmgard Marbach zur rhythmischen Einreibung weiterentwickelt. Hierzu gehören Teil- und Ganzkörpereinreibungen. Bei dieser Art der Einreibung wird eine Substanz unter rhythmischen Gesichtspunkten auf die Haut gebracht. Die Formen sind kreisend und gerade, der menschlichen Körperform angepasst. Die rhythmische Berührung ist gekennzeichnet durch eine von leichter zu intensiver Berührung wechselnde Qualität. Der Unterschied zur Massage besteht darin, dass bei der Einreibung nur die obere Hautschicht, nicht tiefergelegene Schichten und Muskeln bewegt werden (von der Heide 1995).

Atemstimulierende Einreibung.
Die auf die Haut aufgebrachten Substanzen können je nach Inhaltsstoffen wärmende oder kühlende Effekte haben. Sog. **Rheumasalben** enthalten z. B. Bienengifte oder Nikotinsäure, die zu einer hyperämisierenden und wärmenden Wirkung führen. **Mentholhaltige Salben** verursachen Kälteempfinden auf der Haut. **Gele** bestehen zum größten Teil aus Wasser (manchmal enthalten sie auch Alkohol) und wirken kühlend. **Öle:** Man unterscheidet fette und ätherische Öle. Fette Öle finden sich hauptsächlich im Samen (z. B. Maiskeimöl) oder in der Frucht einer Pflanze (Mandelöl), ätherische Öle hingegen eher in der Blüte oder im Blatt (Lavendel, Rosmarin). Heine (1995) empfiehlt, ätherische Öle einzusetzen, um Wärmeprozesse aktiv anzuregen, fette Öle eher, um die vorhandene Wärmehülle zu schützen und zu erhalten. Meist sind Kombinationen aus beiden, z. B. Rosmarinöl 10% (10% reines Rosmarinöl, 90% Erdnussöl) sinnvoll. **Franzbranntwein** besteht vorwiegend aus Wasser und Alkohol und wirkt so auf der Haut kühlend.

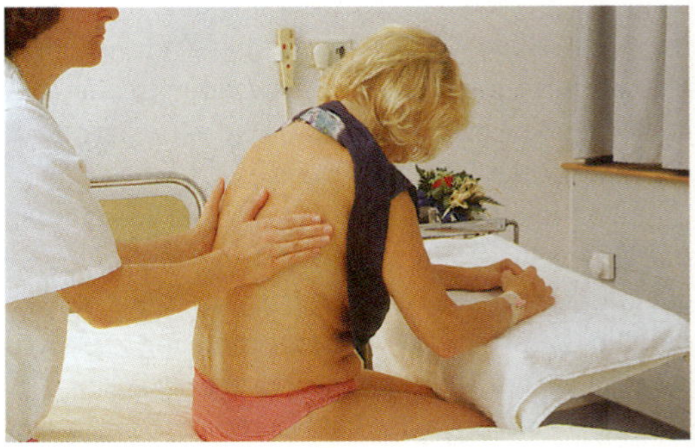

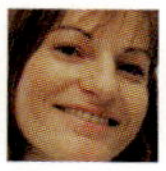

Pflegeangebot Wickel, Auflagen, Waschungen und Bäder zur Temperaturregulation: Theoretische Grundlagen

Schon aus dem Altertum werden naturheilkundliche Verfahren wie z.B. Wasseranwendungen, Abreibungen und Umschläge beschrieben. Die heutige Hydrotherapie nahm ihren Anfang mit den Anwendungen des schlesischen Arztes Siegmund Hahn und seiner beiden Söhne. Inspiriert von diesen entwickelte der Pfarrer Sebastian Kneipp die nach ihm benannten Kneipp-Therapien, die heute allgemein anerkannt sind. Ende des 19. Jahrhunderts wurden die Kaltwassertherapien durch Wärmeanwendungen erweitert. Zahlreiche andere Verfahren kamen hinzu.

Eine Erweiterung der therapeutischen Möglichkeiten durch äußere Anwendungen erarbeitete Rudolf Steiner mit der Ärztin Ita Wegman aus geisteswissenschaftlicher Sicht.

Neben diesen Verfahren werden seit langem in der stationären, der häuslichen sowie in der Laienkrankenpflege Anwendungen eingesetzt, z.B. Quarkauflagen bei Bronchitis oder Wadenwickel zur Fiebersenkung. Besonders im letzten Jahrzehnt ist für diesen Bereich pflegerischer Möglichkeiten wieder ein großes Interesse entstanden. Diese Maßnahmen beruhen größtenteils auf Erfahrungswissen, wissenschaftliche Untersuchungen dazu sind bisher selten. Mit der sich etablierenden Pflegewissenschaft im deutschsprachigen Raum ist die Hoffnung verbunden, dass die bisherigen Erfahrungen wissenschaftlich analysiert werden und dann zu einer allgemeinen Anerkennung und Verbreitung gelangen können.

Begriffserklärungen

Je nach Anwendungsort (z.B. Brust, Bauch, Bein), Anwendungsart (z.B. Teil-, Sitz-, Ganzbad) und/oder nach hinzugefügter Substanz (z.B. Öl, Quark, Moor) wird zwischen verschiedenen Anwendungen unterschieden.

Wickel. Der Wickel ist ein mit einem meist flüssigen Zusatz versehenes Tuch (Innentuch), das zirkulär um den zu behandelnden Körperteil angelegt wird (z.B. Lavendelbrustwickel, Wadenwickel). Dieses Tuch wird von 1–2 trockenen Außentüchern (meist Molton- und Frotteetuch), die jeweils an den Kanten ca. 3–4 cm überstehen, umgeben (**Abb. 23.14**).

Kneippwickel. Dieser besteht aus einem feuchten Innentuch aus grobem Leinen, einem trockenen Baumwolltuch als Zwischentuch, das an den Kanten jeweils 4 cm übersteht und einem abschließenden Außentuch aus Wolle, das an den Außenkanten aus hygienischen Gründen jeweils 2 cm schmaler ist als das Zwischentuch.

Auflage. Die Auflage, oft auch Kompresse genannt, ist ein mit einem Zusatz versehenes Tuch, das auf ein lokal begrenztes Organgebiet aufgelegt wird (z.B. Quarkauflage, Senfmehlbrustauflage). Je nach Substanz ist es ein- oder mehrschichtig. Für Öle werden meist einschichtige Baumwolltuchreste verwendet. Die Auflage wird ebenso wie der Wickel von 1–2 größeren und trockenen Außentüchern umhüllt.

Kataplasma. Hier handelt es sich um Zusätze aus Brei (z.B. Kartoffelbrei, Leinsamen); wenn diese aus geologischen Bereichen stammen (Torf, Moor), werden sie Peloide genannt.

Bad und Teilbad. Je nach Flächenausdehnung definiert man Vollbad und Teilbad. Weitere Unterscheidungskriterien sind Temperatur, Zeitdauer, Zusätze.

Waschungen. Je nach Flächenausdehnung wird unterschieden zwischen Teil- oder Ganzwaschung. Ziel, Temperatur und Zusätze sind weitere Bestandteile der Definition, z.B. fiebersenkende Teilwaschung mit Pfefferminztee.

Therapeutisch muss zwischen reizenden und unterstützenden Anwendungen unterschieden werden.

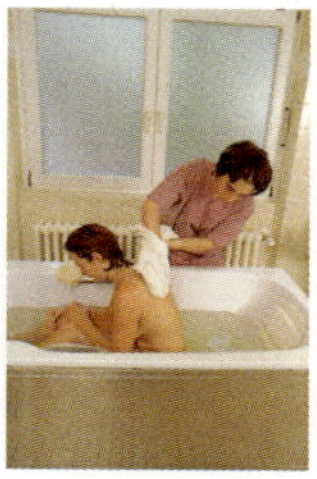

Skala der Wassertemperatur: 10–15 °C brunnenkalt, < 30 °C kalt, 30–33 °C lau-kühl, 34–36 °C indifferent, 36–37 °C warm, 38–40 °C sehr warm, 40–45 °C heiß (Walther 1990, S. 106)

Reizanwendungen

Das Prinzip von Kneipp-Anwendungen beruht auf der Applikation von therapeutischen Warm-/Kaltreizen, die zu einer Reaktion vegetativer Vorgänge und damit letztendlich zu einer Steigerung der körperlichen Abwehr und Leistung führen sollen. Die Reize werden nach einem bestimmten Schema und genau dosiert verabreicht. Dabei ist selbst bei Kaltreizen nicht die Kälteentwicklung das Ziel, sondern die körpereigene Wärmeproduktion bzw. die Regulierung des Wärmehaushaltes.

„Kalte Wickel entziehen sofort Wärme und bewirken im vegetativen Nervensystem eine Steigerung des Sympathikotonus mit Gefäßverengung, mäßigem Blutdruckanstieg und Stoffwechselanregung sowie eine Vertiefung und Beschleunigung der Atmung. Diese Wirkungen gehen nach 5 Minuten durch abklingenden Wärmeentzug und zunehmende Gegenregulation des Körpers (Wärmeproduktion) in einen erhöhten Vagotonus über. (...) Ähnliche Wirkungen haben auch heiße Wickel (...). Die reaktive Gefäßerweiterung nach etwa 10–15 Minuten bewirkt darüber hinaus eine Blutdrucksenkung und damit eine Entlastung des Herzkreislaufsystems." (Bachmann 1996, S. 88)

Unterstützende Anwendungen

In der Krankenpflege werden Wickel, Auflagen und Bäder häufig in Situationen eingesetzt, in denen Menschen nicht in der Lage sind, auf starke Reize im Sinne einer „gesunden" körperlichen Gegenregulation zu reagieren. Sie benötigen daher eine Unterstützung in ihrem Krankheitsgeschehen. Der

Abb. 23.14 Wickeltücher Innentuch und Außentücher

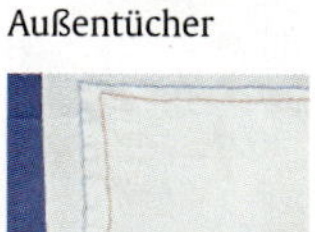

Schwerpunkt der Anwendungen bei Menschen mit akuten oder chronischen Erkrankungen liegt einerseits darauf, überschießende Prozesse zu normalisieren, im Sinne von Wärme ableiten, Wärme zuführen, entspannen, ordnen und andererseits darauf, durch Wärme Stoffwechselprozesse anzuregen.

Allgemeine Indikationen und Kontraindikationen

Der Erfolg hängt besonders davon ab, dass die genannten Wirkungsweisen nicht isoliert, sondern als ein **voneinander abhängiges Ganzes** betrachtet und beachtet werden. Aus den bereits angeführten Wirkungsweisen (s. Wärme- und Kälteanwendungen S. 483) lassen sich die folgenden, allgemeinen Indikationen und Kontraindikationen für Wickel, Auflagen, Waschungen und Bäder, die im Zusammenhang mit der „ATL Körpertemperatur regulieren" stehen, ableiten. Spezielle Indikationen und Kontraindikationen für die jeweilige Anwendung werden in den jeweiligen Beschreibungen aufgeführt.

Allgemeine Indikationen sind:

- Wärme ableiten, z. B. bei Fieber, schmerzhaften entzündlichen Erkrankungen,
- Wärme zuführen, z. B. bei chronischen Erkrankungen,
- Stoffwechsel anregen, z. B. zur Unterstützung der Sekretolyse,
- Beruhigung, Entspannung, z. B. bei spastischen Lungenerkrankungen,
- Steigerung der Immunabwehr,
- Selbstpflege, Wohlbefinden steigern.

Allgemeine Kontraindikationen sind:

- Bekannte Allergien auf entsprechende Zusätze, wie ätherische Öle, Lebensmittel etc. Kinder können besonders empfindlich reagieren,
- mangelnde Akzeptanz und fehlende Kooperation durch den Patienten,
- Hautdefekt (außer bei spezieller Anordnung),
- Fieberanstiegsphase,
- bei instabilen Kreislaufverhältnissen ist je nach Substanz und Maßnahme Vorsicht geboten (Blutumverteilung),
- kühle/kalte und minderdurchblutete Körperpartien,
- Sensibilitätsstörungen oder Lähmungen,
- unklare Beschwerden.

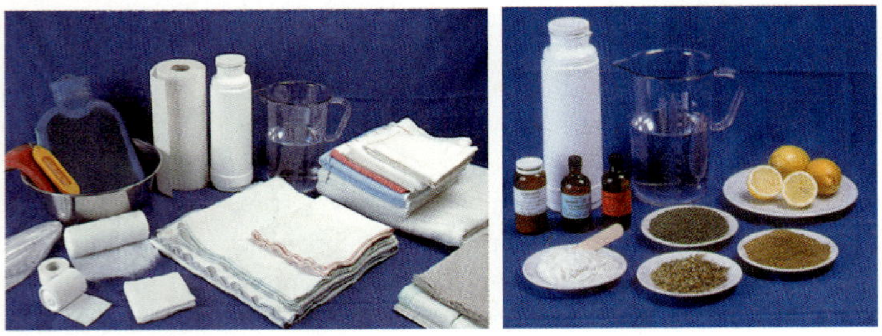

a b

Abb. 23.15 a u. b
a Materialien und **b** Zusätze für Wickel und Auflagen

Grundregeln für die Anwendung von Wickel und Auflagen

Die Größe der Wickel und Auflagentücher richtet sich nach den Körpermaßen der zu behandelnden Person. Es empfiehlt sich, Naturstoffe, wie Baumwolle oder Leinen zu verwenden, da sie atmungsaktiv sind und als Kochwäsche gereinigt werden können. Das Außentuch ist breiter als das Innentuch (Ausnahme: Kneipp-Wickel). Weitere Materialien und Zusätze sind auf **Abb. 23.15 a u. b** zu sehen.

Ähnlich wie bei Basaler Stimulation oder der Kinästhetik spielt auch in diesem Bereich die Selbsterfahrung eine große Rolle, deshalb ist die Teilnahme an einem Fortbildungskurs empfehlenswert.

Letztendlich soll für einen Patienten eine individuelle Pflegemaßnahme ausgewählt und mit seiner Unterstützung angewendet werden. Die Wünsche des Patienten, die lokalen Gegebenheiten sowie die Kenntnisse und Fähigkeiten des Pflegenden müssen immer berücksichtigt werden.

Die folgenden **Grundregeln** müssen bei der Anwendung von Wickeln, Auflagen, Bädern und Waschungen beachtet werden: Ausreichendes Wissen und Fähigkeiten des Pflegenden bezüglich der Anwendung sind erforderlich. Eine ausführliche pflegerische Patientenanamnese muss vorliegen (Befinden, Wärmehaushalt, Wärme/Kälteempfinden, Temperatur, Hautzustand, Herz-Kreislauf-Situation, Schmerzen, Bewusstseinslage, Allergien, Sensibilitätsstörungen etc.)

Die aktuelle Situation des Patienten sollte betrachtet und die allgemeinen und speziellen Indikationen und Kontraindikation müssen überprüft werden. Information, Zustimmung, Vorbereitung und Kooperation des Patienten (Patient sollte vor der Anwendung alles erledigt haben, was zu einer Unterbrechung führen könnte, z. B. Essen, Trinken, Telefonate, Toilettengang).

Die Anwendung ist zu planen und entsprechend vorzubereiten (Materialien bettnah vorbereiten, evtl. Unterstützung beim Lagern oder Aufsetzen anfordern, für störungsfreie Zeit während der Maßnahme und der anschließenden Nachruhezeit sorgen, sinnvolle Einbindung der Anwendung in den Tagesrhythmus). Arbeiten Sie zügig, um bei heißen/warmen Anwendungen ein Auskühlen der Materialien zu verhindern (Erkältungsgefahr). Eine exakte Patientenbeobachtung während und nach der Maßnahme ist erforderlich, bei Missempfinden oder untypischen Reaktionen die Anwendung ggf. abbrechen. Nach der Anwendung den Patienten in trockener und warmer Umhüllung lassen. Der Patient sollte die Nachruhezeit einhalten. Eine Beurteilung und Dokumentation der Anwendung ist erforderlich (dabei kurz-mittel-langfristige Wirkung beachten), Patienten dazu befragen.

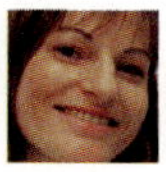

···> Pflegeangebot Anwendung von Wickel und Auflagen zur Temperaturregulation

Die im folgenden exemplarisch in **Tab. 23.8, Tab. 23.9** (S. 489 u. 493) und **Tab. 23.10** (S. 494) aufgeführten Beispiele für wärmezuführende, -ableitende und -erzeugende Wickel, Auflagen, Bäder und Waschungen beziehen sich auf Erwachsene.

Tabelle 23.8 Anwendung von Wickeln und Auflagen

	Heißer Wickel Beispiel: Zitronenbrustwickel	*Warme Ölauflage Beispiel Brustauflage mit Lavendelöl 2%*	*Kühle Auflage Beispiel Quarkauflage*	*Wadenwickel*
Indikationen	Angezeigt bei Patienten zur Pneumonieprophylaxe, in der Entwöhnungsphase vom Beatmungsgerät oder zur Unterstützung bei Bronchitis, Pneumonie und chronischen Lungenerkrankungen	Angezeigt zur allgemeinen Entspannung, bei asthmatischen Beschwerden, zur Unterstützung bei Bronchitis, Pneumonie	Angezeigt bei Patienten mit Halsschmerzen, Brustdrüsenentzündung, Thrombophlebitis, Sonnenbrand, Insektenstichen	Angezeigt bei hohem Fieber, das zu starker Beeinträchtigung des Befindens oder zu möglichen Komplikationen (z. B. Kreislaufgefährdung, Stoffwechselentgleisungen, Erschöpfung der Atmung, Fieberkrampf) führt
Kontraindikationen	Allergien bzw. Überempfindlichkeit gegen Zitrusfrüchte		Milcheiweiß-Kontaktallergie	Kalte, schlecht durchblutete Beine, bei Frösteln, Frieren oder akuten Entzündungen im Blasen-/ Nierenbereich
Wirkung und Anwendungsweise	Durch die lokale feuchte Wärme kann eine Entspannung und eine Vertiefung der Atmung erreicht werden. Der Stoffwechsel wird angeregt, dadurch kommt es zur Sekretolyse. Die Inhaltsstoffe der Zitrone bewirken Frischeempfinden. Modifiziert als vordere Brustauflage, die bis zum Zwerchfell reicht, kann eine ähnliche Wirkung erzielt werden.	Ölauflagen zeichnen sich durch wärmespeichernde Eigenschaften aus, die zu einer Entspannung führen können. Gleichzeitig kommen die speziellen Heilwirkungen des Lavendels (schlaffördernd und spasmolytisch) zur Wirkung.	Kühlend, schmerzlindernd, abschwellend. Der Quark leitet die mit der Entzündung verbundene Wärme gut ab, Schwellungen sind häufig rückläufig. Bei akuten Entzündungen darf die Quarkauflage nur solange sie kühlt, verbleiben. Es wird angenommen, dass neben den physikalischen Effekten der Kälteanwendung auch Enzyme und die Milchsäure des Quarks zur Wirkung beitragen.	Durch Wadenwickel wird die Wärmeabgabe unterstützt. Die Körperwärme wird in die kühleren Wadenwickel abgeleitet und durch die entstehende Verdunstungskälte zusätzlich gesenkt. Wird die Temperatur der Wickellösung deutlich kälter als die aktuelle Körper- bzw. Behaglichkeitstemperatur gewählt, kann es zu einer Vasokonstriktion, damit zu einer geringeren Wärmeabgabe über die Haut führen. Die Reaktionsfähigkeit auf kühlende Maßnahmen ist jedoch bei jedem Patienten sehr unterschiedlich und von vielen Faktoren (z. B. Erkrankung, Alter, Gefäßzustand, Kreislaufsituation) abhängig. Deshalb muss eine genaue Krankenbeobachtung die individuelle Richtlinie für die Temperatur der Wickellösung und für die Anwendungsdauer darstellen.
Material	Unbehandelte Zitrone, Messer, Gabel, Glas, Schüssel mit sehr heißem Wasser, Badetuch, Frotteehandtuch. Küchentuch als Auswringtuch, Moltontuch ca. 45 × 140 cm, Innentuch ca. 35 × 140 cm	Dünnes Baumwolltuch, 20 × 30 cm, ca. 10 ml Lavendelöl 2%, Plastiktüte (lebensmittelecht), 2 Wärmflaschen, Moltontuch, 40 × 140 cm, evtl. Watte oder Rohwolle	Speisequark (Fettstufe ist unerheblich), Tablett, unsterile Kompressen 10 × 10, Holzspatel, Mullbinde, Handtuch, evtl. wasserdichte Unterlage	Schüssel mit ca. 30 – 35 °C warmem Wasser, 2 Baumwolltücher (Geschirrtücher oder Mullwindeln), Nässeschutz, Badetuch, Wasserthermometer. Möglicher Zusatz: Zitrone oder Pfefferminztee (s. **Tab. 23.4**)

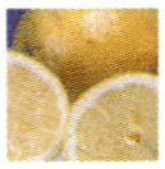

Zitronenwickel (Abb. 23.16)

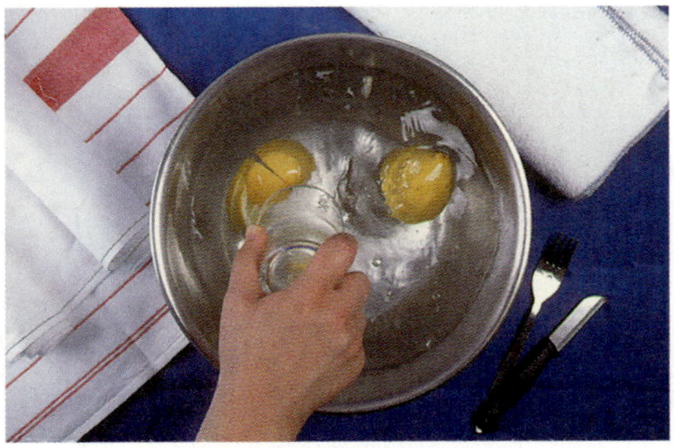

1 Aufgeschnittene Zitronen in heißem Wasser mit Hilfe des Glases ausdrücken, um Säure und ätherisches Öl zu erhalten. Zitronen nicht auspressen!

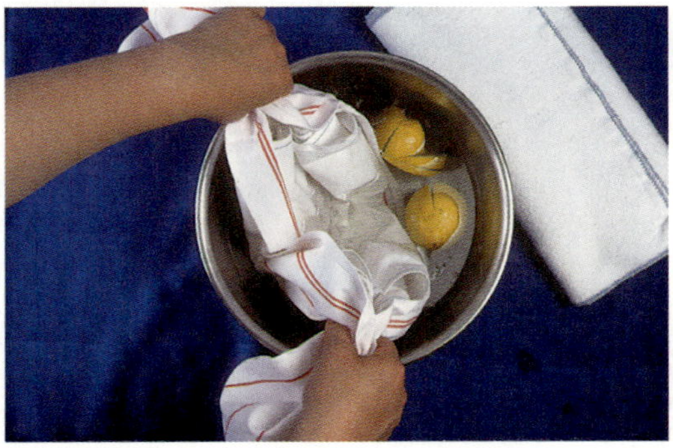

2 Aufgerolltes Innentuch eintauchen.

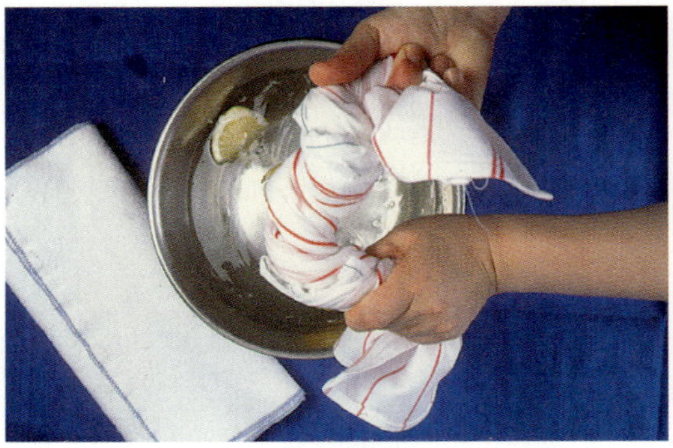

3 Innentuch sehr stark auswringen.

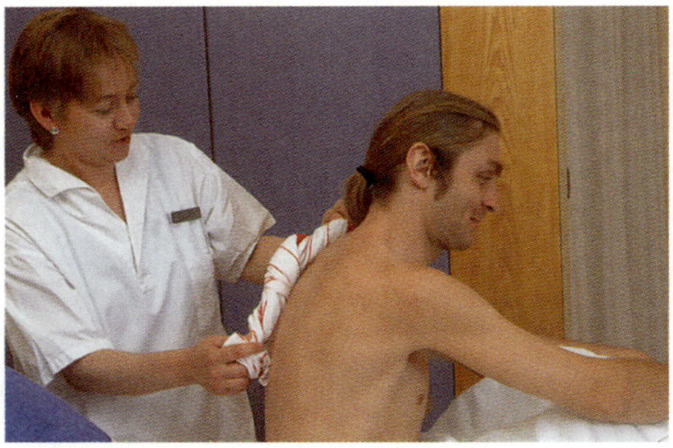

4 Heißes Tuch „anfächeln".

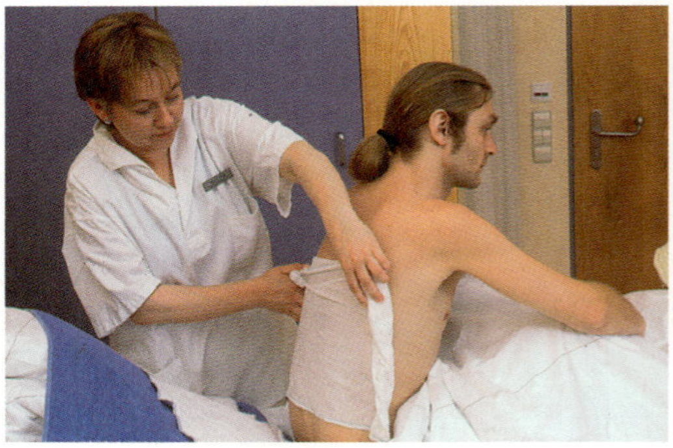

5 Einen Teil des Innentuches am Rücken ausrollen.

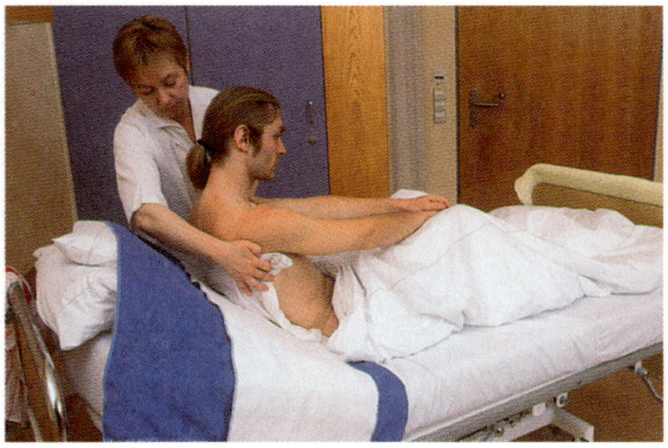

6 Patient legt sich zurück.

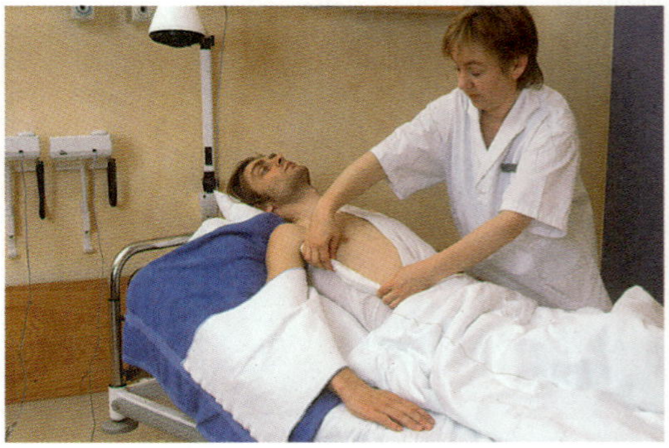

7 Innentuch vorne ausrollen und mit den Außentüchern fest anlegen.

Durchführung von Wickel und Auflagen

Heißer Wickel **(Abb. 23.16)** Abschließend wird der Patient mit Badehandtuch „eingepackt" und gut zugedeckt. Nach ca. 30 Minuten wird das Innen- und Moltontuch zügig entfernt, der Patient bleibt zugedeckt und soll nachruhen.

Warme Ölauflage. Das mit Öl beträufelte Tuch wird in die Plastiktüte und zwischen zwei Wärmflachen gelegt, um die anschließend das Moltontuch gewickelt wird. Nach ca. 10 Min. sind Öl- und Moltontuch gut erwärmt.

Das Öltuch wird auf die Brust, das Moltontuch wird rund um den Brustkorb gelegt, es dient sowohl zum Warmhalten als auch zur Fixierung der Ölauflage. Zusätzlich kann eine Auflage mit Watte oder Wolle die Wärme halten. Diese Anwendung kann mehrere Stunden belassen werden. Die Ölauflage wird nach Gebrauch in den Plastiksack zurückgelegt, sie kann einige Male wiederverwendet werden. Jeden Tag sollten einige Tropfen des ätherischen Öls hinzugefügt werden, da die Substanzen leicht flüchtig sind.

Kühle Auflage **(Abb. 23.17)**. Quark mind. 30 Min. vor der Anwendung aus dem Kühlschrank nehmen. Dauer und Anwendungshäufigkeit richtet sich nach den Entzündungszeichen und der Hautdurchblutung. Normalerweise muss sie nach 15 – 20 Minuten entfernt oder gewechselt werden.

Wadenwickel **(Abb. 23.18)**. Nässeschutz und Badetuch unter die Beine legen. Baumwolltücher ins Wasser tauchen, auswringen und zirkulär um die Wade zwischen Knie und Knöchel anlegen. Nach ca. 10 – 15 Minuten die Wickel entfernen (bevor sie eine körperwarme Temperatur erreicht haben), erneut ins Wasser tauchen und wieder anlegen. Je nach angestrebter Körpertemperatur Maßnahme wiederholen. (Wird die Temperatur zu schnell gesenkt, kann Kältezittern auftreten). Soll die Wärmeabgabe über Wärmeleitung **und** Verdunstungskühle erfolgen, dürfen die nassen Tücher nicht abgedeckt werden. Ist dagegen nur eine vorsichtige Wärmeabgabe über Wärmeleitung erwünscht, dann können die nassen Tücher mit trockenen Handtüchern bedeckt werden.

Als Alternative zu Wadenwickeln sind bei Kindern oder unruhigen Patienten in Wickellösung getauchte Strümpfe zu empfehlen.

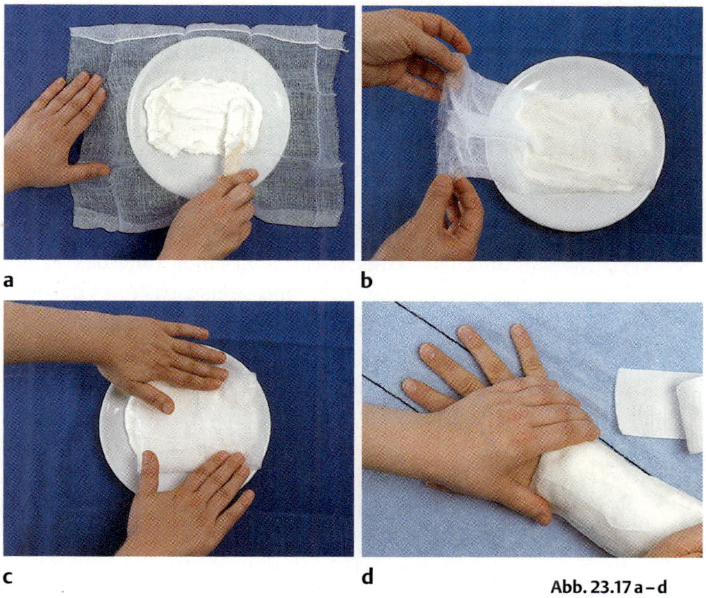

Abb. 23.17 a – d Quarkauflage. **a** Quark ca. ½ cm dick auf der Kompresse ausstreichen. **b u. c** Rand einschlagen. **d** Quarkkompresse auf betroffene Stelle legen, mit Mullbinde oder Handtuch fixieren

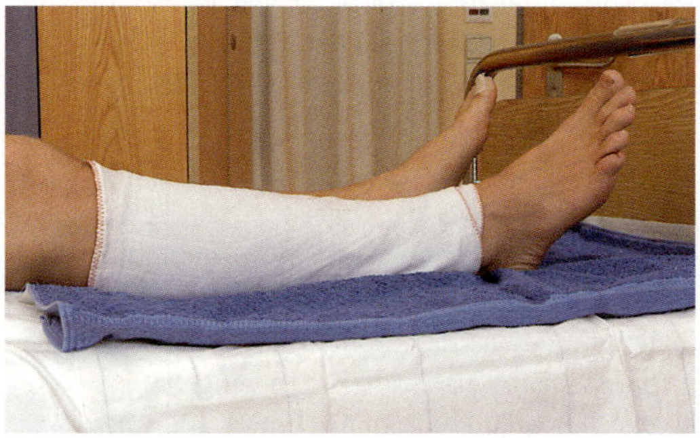

Abb. 23.18 Wadenwickel

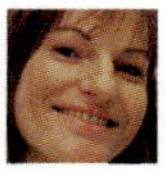

···› Pflegeangebot Anwendung von Bädern zur Temperaturregulation

Nach Bachmann (1996) werden Bäder folgendermaßen definiert: Nach der **Flächenausdehnung:** Vollbad, Dreiviertelbad, Halbbad, Sitzbad, Armbad, Fußbad. Nach der **Temperatur:** Warme Bäder (36 – 38 °C), kalte Bäder (bis 18 °C), Wechselbäder (warm/kalt), temperaturansteigende Bäder (ca. 34 – 39 °C), absteigende Bäder. Die Reizstärke der Bäder richtet sich nach der Zeitdauer, Flächenausdehnung, Temperatur, individueller Reaktionslage, Belastbarkeit, Konstitution.

Die übliche Badedauer beträgt für:

- Warme Teil- und Vollbäder: 10 – 20 Min.,
- Wechselbäder: 5 Min. warm, 10 Sek. kalt, wiederholen,
- Temperaturansteigende Bäder – klassisch (ohne Kaltanwendung) 20 – 25 Min., – modifiziert (mit Kaltanwendung) 8 – 12 Min., – kalte Bäder 6 – 30 Sek.

Herkömmliche warme Wannenbäder (38 – 39 °C, Dauer ca. 20 Min.) führen zu einer kurzen Erhöhung der Körperschalentemperatur. Ansteigende Überwärmungsbäder (bis 39 °C) lassen die Temperatur des Körperkerns ansteigen. Warme Bäder senken den Vagotonus und wirken somit schlaffördernd. Teilbäder brauchen etwas größere Temperaturabweichungen (nach oben bzw. nach unten) als Vollbäder, um eine vergleichbare Wirkung zu erreichen.

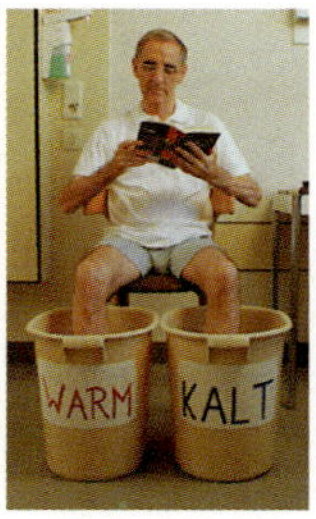

Je nach Art des Bades (z. B. Temperatur, Tiefe, Zusatz) kommen spezielle Wirkfaktoren bei Bädern zum Tragen (Bachmann [1996], s. Wirkungen von Wärme- und Kälteanwendungen S. 483).

Physikalische Wirkfaktoren.

Temperatur: Warme Bäder (vagotonisierend, alkalisierend): Erweiterung der Hautgefäße; die in die Haut verlagerte Blutmenge beträgt bis 1,5 l. Steigerung der Schweißsekretion. Eindickung des Blutes, dadurch Sogwirkung und „Entschlackung" der Körperzellen und des Zwischenzellgewebes; Alkalisierung und Senkung des Blutzuckerspiegels; Anregung der Darmperistaltik.

Hydrostatischer Druck: Durch das Wassergewicht werden Venen und Lymphgefäße komprimiert, und das Blut wird in die inneren Organe verlagert. Vorsicht bei Herzinsuffizienz (Erhöhung der Vorlast des Herzens)!

Auftrieb: Die Schwerelosigkeit führt positiv zur Entlastung des Bewegungsapparates bei degenerativen Gelenkkrankheiten.

Chemische Wirkfaktoren.

Badezusätze: Die Haut ist imstande, die freigesetzten Essenzen zu resorbieren. Badezusätze sind Pflanzenextrakte, Öle, Salze. Pflanzenextrakte werden entweder als Badesalze, an Kochsalz oder Meersalz gebunden, verwendet oder sind in Form der Badeöle mit Fetten, Rückfettern oder Ölen versetzt. Aquasane enthalten Pflanzenextrakte auf der Basis von Emulgatoren und hautfreundlichen Schaumstoffen.

Psychologische Wirkfaktoren. Entspannung, Anregung und Wohlbefinden.

> **···⟩ Merke**
> Im direkten Anschluss an Mahlzeiten sollten keine Bäderanwendungen stattfinden (vagale Reaktionen möglich). Achten Sie darauf, dass Nachruhezeiten eingehalten werden. Kreislaufreaktionen durch Blutumverteilungen sind bei Kälte/Wärme möglich, deshalb Vorsicht bei Menschen mit labilem Blutdruck.

Öldispersionsbäder (Jungebad)

Indikationen. Angezeigt bei Patienten mit chronischen Erkrankungen, Störungen des Wärmehaushaltes, Hauterkrankungen, Stoffwechselstörungen.

Wirkung. Ziel des Öldispersionsbads ist die Anregung der Wärmebildung durch ein ätherisches Öl (z. B. Rosmarin, Lavendel) und nicht durch die Wassertemperatur.

Material. Öldispersionsgerät, ätherisches Öl, Badetücher (**Abb. 23.19**).

Durchführung. Mit Hilfe des Öldispersionsgerätes, das an den Brauseschlauch der Badewanne angeschlossen wird, kann eine kleine Menge eines verordneten Öls in Millionen winziger von einem Ölfilm

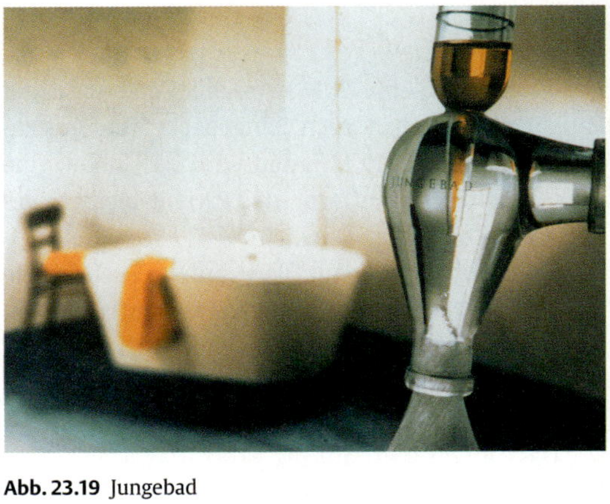

Abb. 23.19 Jungebad

umhüllter Wassertröpfchen verwirbelt werden. Durch diesen Dispersionsvorgang erreicht man eine Feinstverteilung des Öls im Badewasser. Außerdem vermindert sich so der statische Druck des Wassers um 10%. Das Wasser hat eine Temperatur, die 1 °C unter der zuvor gemessenen Körpertemperatur liegt (Bei geschwächten Menschen kann das Wasser auch in der Anfangsphase etwas wärmer sein.) Die Badezeit dauert 15 – 20 Min., anschließend wird der Patient in angewärmten Badetüchern eingehüllt, zugedeckt und soll 30 Min. ruhen (Buchholz, Uhlmann 1998).

Teilbäder

Hierzu gehören Wechselbäder, kaltes, warmes und temperaturansteigendes Armbad, warmes, kaltes, temperaturansteigendes Fußbad, Sitzbad und Halbbad.

Tab. 23.9 zeigt eine Auswahl der Teilbäder, die häufiger im Pflegebereich vorzufinden ist.

Durchführung der Teilbäder

Temperaturansteigendes Armbad. Am einfachsten lässt sich diese Anwendung an einem breiten Waschbecken mit beweglichem Wasserhahn durchführen. Der Patient legt beide Hände und Arme (bis zur Mitte des Oberarmes) in das 35 °C warme Wasser. Während einer Dauer von ca. 15 Min. wird durch die Zufuhr warmen Wassers die Temperatur auf max. 40 °C gesteigert. Anschließend den Patienten abtrocknen und ca. 1 Std. nachruhen lassen.

Warmes Fußbad. Fußbadewanne bis zur Wadenhöhe mit warmem Wasser füllen. Die Füße werden ca. 10 – 15 Min. darin gebadet. Anschließend werden die Beine und Füße gründlich abgetrocknet. Eine halbstündige Nachruhe empfiehlt sich.

Senfmehlfußbad. Fußbadewanne bis zur Wadenhöhe mit warmem Wasser füllen. 200 g Senfmehl ins Wasser geben und verrühren. Der Patient soll nun auf den Zeitpunkt achten, ab dem er ein starkes Brennen an den Füßen verspürt. Danach sollten die Füße möglichst noch ca. 5 Min. im Wasser gelassen wer-

Tabelle 23.9 Anwendung von Teilbädern

	Temperaturansteigendes Armbad	*Warmes Fußbad*	*Senfmehlfußbad*
Indikationen	Angezeigt bei Patienten mit spastischen Lungenerkrankungen, zur Unterstützung bei Infekten der Atemwege und Durchblutungsstörungen der Füße	Allgemeines Kältegefühl, kalte Füße, Schlafstörungen, Unruhe, Infekte (besonders Erkältungskrankheiten, Infekte der ableitenden Harnwege), Kopfschmerzen, chronische Lungenerkrankungen	Bei beginnenden Kopfschmerzen, Erkältungen, Bronchitis, spastischen Lungenerkrankungen
Kontraindikationen	Lymphödeme und akute Erkrankungen im Bereich der Arme. Bei Patienten mit Herz-Kreislauf-Erkrankungen sollten ansteigende Armbäder nur nach Rücksprache mit dem Arzt erfolgen.	Krampfadern, Phlebitiden	Nicht anzuwenden bei Patienten mit Hauterkrankungen oder Varikosis
Wirkung	Ein ansteigendes Armbad führt bei langsamer, möglichst unmerklicher Wärmezufuhr zu einer reflektorisch bedingten Durchblutungsförderung der Füße und Unterschenkel und zu einer Bronchospasmolyse (Walther 1990).	Das warme Fußbad wirkt durchblutungsfördernd, schlaffördernd, beruhigend. Becken- und Bauchorgane werden reflektorisch entspannt.	Schwarzer Senf entwickelt in Verbindung mit Wasser das Allylsenföl. Dies bewirkt eine starke Hautreizung und -rötung, eine Durchblutungssteigerung und eine lokale Wärmebildung. Die Erfahrung zeigt, dass durch das Fußbad die Blutgefäße im Bein- und Fußbereich erweitert werden. Senfmehl kann bei unsachgemäßer Anwendung zu schweren Hautschäden führen. Bei sehr geschwächten, bewusstseinsveränderten Menschen und bei Kindern oder Personen mit empfindlicher Haut ist Senf mit äußerster Vorsicht einzusetzen. Während der Maßnahme sollte der Patient nicht alleine gelassen werden, er muss genau beobachtet werden, weil es durch die Senfanwendung zu Missempfindungen oder Kreislaufproblemen kommen kann.
Anwendung	Bei Atemwegsinfektionen können Thymian- oder Latschenkieferzusätze als Inhalationsstoffe zugefügt werden.		
Material	Handtücher, Waschbecken oder Armschüssel, evtl. Gefäß mit heißem Wasser, Wasserthermometer	Möglichst Fußbadewanne, damit die Waden mit eintauchen können, alternativ: Eimer, 36 – 38 °C warmes Wasser, Handtuch	Fußbadewanne, 10 – 15 l warmes Wasser (ca. 38 °C), 100 g schwarzes Senfmehl, Handtuch, Spülgefäß, evtl. Lavendelöl 10 %

den. Anschließend werden die Beine und Füße gründlich abgespült und abgetrocknet und zur Hautpflege mit z. B. 10 % Lavendelöl eingerieben. Unbedingt auf Haut- und Kreislaufreaktion achten. Danach mindestens halbstündige Bettruhe. Die lokale Hautrötung muss bei einer erneuten Anwendung am nächsten Tag vollständig abgeklungen sein.

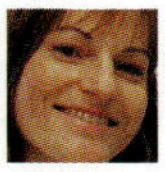

···› Pflegeangebot Anwendung von Waschungen zur Temperaturregulation

Im Bereich „Körpertemperatur regulieren“ haben Waschungen folgende Bedeutung:

- ···› Unterstützung der Wärmeabgabe (z. B. kühlende Waschung bei Fieberkranken),
- ···› Unterstützung der Wärmebildung (z. B. warme Waschung mit Rosmarinauszug bei Menschen mit stark reduziertem Allgemeinzustand),
- ···› Unterstützung und Stabilisierung des Wärmehaushalts (z. B. Kneipp-Waschungen).

Einen Überblick über verschiedene Waschungen bietet **Tab. 23.10**.

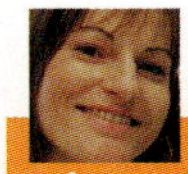

···› siehe Pflegeangebot Unterstützung beim Waschen im Bett, Teil II, Kap. 20, S. 347

Tabelle 23.10 Anwendung von Waschungen

	Temperatursenkende Waschung	*Kneipp-Waschung* *Die Kneipp-Waschung kann als Ganz- oder Teilwaschung durchgeführt werden.*
Indikationen	Fieber, sehr hohe Außentemperaturen, Hitzeschäden	Störungen der Wärmeregulation (Neigung zu kalten Händen und kalten Füßen), schlechte Hautdurchblutung, Abwehrschwäche, vegetative Dystonie
Kontraindikationen	Kältegefühl, kühle Haut	Frieren, Frösteln
Wirkung	Durch das Abwaschen der warmen Haut (Teil- oder Ganzwäsche) mit einigen Grad kühlerem Wasser kommt es zur Unterstützung der Wärmeableitung und zur Verdunstungskühle. Außerdem wird ein Frischegefühl erzeugt, das durch Zusätze, wie Pfefferminztee oder Zitrone noch verstärkt wird.	Verbesserung der Vasomotorik, vegetativ stabilisierend, Anregung des Kreislaufs und der Hautdurchblutung, Regulierung des Wärmehaushalts, schlafördernd
Material	Waschschüssel mit ca. 4 l Wasser (Temperatur richtet sich nach dem Zustand und dem Wärmebedürfnis des Kranken, zwischen 15 und 35 °C), 2 Waschhandschuhe, Handtuch, evtl. Pfefferminztee (**Tab. 23.4**) oder eine Zitrone (um nicht nur den Saft, sondern auch die ätherischen Öle, die sich in der Schale befinden, zu erhalten, wird die Zitrone im Waschwasser eingeritzt und ausgedrückt).	Leinenwaschhandschuh, Schüssel mit ca. 4 l kühlem Wasser (anfangs 18 – 22 °C, später kühlere Wassertemperatur)

Durchführung von Waschungen

Temperatursenkende Waschung. Wenn möglich, wird der Patient zügig mit beiden Waschhandschuhen abgewaschen und nur dort, wo Haut auf Haut liegt, abgetrocknet. Anschließend wird er leicht zugedeckt, er darf nicht frösteln. Die temperatursenkende Waschung kann mehrfach wiederholt werden.

Kneipp-Waschung (Bachmann 1996). Tuch in das Wasser tauchen, fest ausdrücken und dann in folgender Reihenfolge waschen: Mit rechtem Arm beginnen, erst außen, dann innen, anschließend linken Arm ebenso. Danach Hals, Brust, Leib und Rücken. Nun rechtes Bein, außen, dann vorn, anschließend innen, danach hintere Seite einschließlich Gesäß. Das linke Bein in gleicher Weise waschen, zum Schluss mit rechter und linker Fußsohle enden. Zwischendurch das Tuch immer wieder ins Wasser tauchen, auf der Haut leicht ausdrücken, so dass ein Wasserfilm auf der Haut entsteht.

Zügiges Vorgehen, diese Waschung sollte nur ca. 2 Min. dauern, Auskühlung vermeiden. Nicht abtrocknen (Reizverstärkung durch Verdunstungskälte), nach der Waschung Wiedererwärmung (Patient sollte im Bett ca. 30 – 60 Min. nachruhen oder sich warm anziehen und bewegen).

23.5 Komplexe Pflegesituation gestalten

Heike Jung-Heintz

Aufnahmesituation

Frau Gelag, 47 Jahre, wird von ihrem Hausarzt am 30. August vormittags mit Verdacht auf eine Miliartuberkulose in die Fachklinik eingewiesen. Die Verdachtsdiagnose hatte sich nach einem Röntgen-Thorax, einer Blutuntersuchung und dem Erregernachweis im Sputum bestätigt. Frau Gelag litt seit der Rückkehr von einer längeren Reise vor einigen Wochen unter Müdigkeit, Appetitlosigkeit und leicht erhöhten Temperaturen. In den letzten Tagen hat sich ihr Zustand verschlechtert. Sie bekam Husten, starke Kopfschmerzen und Fieber. Bei ihrer Einweisung hat Frau Gelag 39,2 °C Temperatur, einen Blutdruck von 130/70 mmHg, der Puls beträgt 108 und die Ruheatmung ist beschleunigt bei 25 Atemzügen pro Minute. Sie wiegt 85 kg und ist 1,65 m groß. Sie wird in ein Einzelzimmer gelegt.

Lebenssituation

Frau Gelag lebt alleine und ist seit 4 Jahren Witwe. Vor einem Jahr wurde sie wegen eines Uteruskarzinoms operiert. Nachdem sie diese Erkrankung gut überstanden hatte, entschloss sie sich, eine längere Reise zu unternehmen. Ihr Hausarzt geht davon aus, dass sie sich während dieser Reise mit dem Tuberkuloseerreger infiziert hat.

Pflegeanamnese

Bei der Pflegeanamnese berichtet Frau Gelag zur ATL Körpertemperatur regulieren: "Ich war so gut wie nie krank in meinem Leben bis zu dem Tag, an dem man mir gesagt hat, dass ich Gebärmutterkrebs habe. Bis dahin hatte ich selten einmal eine Erkältung, die ich mit alten Hausmitteln wieder in den Griff bekommen habe. Dabei hatte ich eigentlich nie Fieber, höchstens mal erhöhte Temperatur. Ich bin überhaupt kein Typ für Fieber. Die Krebsoperation habe ich ganz gut überstanden. Damals war ich zwar auch angeschlagen, hatte aber keine Infektionen oder Fieber. Doch diese Krankheit jetzt, die schafft mich ganz und gar. Mir ist so heiß. Ich schwitze, fühle mich immer klebrig, vor allem nachts. Da wache ich dann auf, weil mein Nachthemd nass ist und ich mich umziehen muss, was mich sehr anstrengt. Dadurch schlafe ich natürlich schlecht, das Fieber macht mich ganz unruhig. Wahrscheinlich fühle ich mich unter anderem deswegen so schwach, weil ich kaum Appetit habe. Ich glaube, das liegt auch an dem Fieber. Am liebsten esse ich noch Obst, das ist schön frisch. Und dann brauche ich durch das ständige Schwitzen viel mehr Flüssigkeit als sonst. Ich habe praktisch immer Durst. Am liebsten mag ich Apfelschorle."

Ärztliche Anordnung

Der behandelnde Arzt ordnet eine Röntgenaufnahme des Thorax und eine Blutabnahme an sowie die Einnahme von Tuberkulostatika. Puls und Blutdruck und Temperatur sollen 3-mal tgl. und die Temperatur 4-mal tgl. kontrolliert und Sputum im Labor untersucht werden. Solange das Fieber so hoch ist, soll Frau Gelag gelockerte Bettruhe einhalten.

Prioritätensetzung

Nach der Besprechung von Frau Gelag mit dem behandelnden Arzt steht eine Besserung des starken Krankheitsgefühls im Mittelpunkt der ärztlichen und pflegerischen Betreuung. Frau Gelag soll sich wohl und sicher fühlen. Das Fieber soll mit Hilfe von Wadenwickeln und Waschungen gesenkt werden. Darauf vertraut Frau Gelag, weil ihr Hausmittel lieber sind als noch mehr Medikamente. Weitere Priorität haben die Kontrolle der Vitalzeichen und die Überwachung der Medikamentenwirkung. Die Pflegeplanung für die ATL Körpertemperatur regulieren ist exemplarisch in **Tab. 23.11** formuliert.

Tabelle 23.11 Exemplarische Pflegeplanung für die ATL Körpertemperatur regulieren

Pflegeproblem	*Pflegeziel*	*Pflegemaßnahme*
Frau Gelag hat Fieber (39,2 °C oral am 30.8.2000).	→ 30.8. Temperatur bei 38 °C oral → 1.9. Temperatur bei 37 °C oral → 2.9. Temperatur bei 36,6 °C oral → normale Körpertemperatur, → Frau Gelag gibt Wärme nach außen ab.	→ 3-mal tgl. orale Temperaturkontrolle, bei Fieber ab 38,5 °C 5-mal tgl. → Wadenwickel für 10 Min. anlegen, Verträglichkeit erfragen, nach Arztanordnung bis zu 4-mal tgl. (8.00, 12.00, 17.00 und 20.00 Uhr), bis die Temperatur das jeweilige Tagesziel erreicht hat → Frau Gelag soll nach den Wadenwickeln mindestens 30 min ruhen. → zur Ganzkörperwaschung kühlende Eukalyptus-Waschemulsion anbieten
Frau Gelag fühlt sich durch das Fieber sehr matt. Dieser für sie ungewohnte Zustand beunruhigt sie sehr.	→ Frau Gelag überfordert sich nicht und setzt Prioritäten in den ATL's. → Frau Gelag fühlt sich wohl und sicher.	→ Frau Gelag über fiebersenkende Maßnahmen informieren → sich Zeit nehmen für Gespräche, damit Frau Gelag ihre Ängste äußern kann, Ängste ernst nehmen und mit ihr Prioritäten besprechen. Ruhe und Sicherheit vermitteln → aufmerksame Pflege, sich nach Wünschen erkundigen und Frau Gelag das Gefühl der Geborgenheit vermitteln
Frau Gelag hat heiße, feuchte Haut und fühlt sich klebrig. *Potenzielles Problem:* Durch feuchte Kammern können oberflächliche Hautläsionen und Pilzinfektionen entstehen.	Frau Gelag fühlt sich frisch, ihre Haut ist trocken und intakt.	→ Bettwäsche- und Kleidungswechsel so oft Frau Gelag dies wünscht, sie soll sich dazu melden. → lauwarme Teilwaschungen mit Zitrone anbieten, Haut gut abtrocknen, v. a. zwischen Hautfalten → 1-mal tgl. nach der Morgentoilette sorgfältige Hautbeobachtung auf Rötung und Läsionen (Bauchfalten, Leisten, Pofalte und unter den Brüsten), Befund protokollieren. Hautpflege mit Nivea-Hautlotion
Frau Gelag schwitzt stark. *Potenzielles Problem:* Gefahr der Dehydration *Ressource:* Frau Gelag trinkt gerne Apfelsaftschorle und mag frisches Obst, das auch Flüssigkeit enthält.	Frau Gelag trinkt mind. 2000 ml/Tag und hat keinen Durst.	→ Apfelsaftschorle in der Küche bestellen und pro Tag 2 Flaschen morgens ins Zimmer stellen. Je nach Wunsch von Frau Gelag weitere, kühle Getränke anbieten. → frisches Obst bestellen → Flüssigkeitszufuhr protokollieren → Hautbeobachtung auf Zeichen der Dehydration
Frau Gelag leidet durch das Fieber nachts unter Unruhe und klagt über Nachtschweiß.	Frau Gelag schläft gut ein. Der Nachtschweiß ist minimiert und hindert sie nicht am Durchschlafen.	→ Frau Gelag informieren, dass Sie auch nachts Unterstützung beim Bettwäsche- und Kleidungswechsel erhält → weiches Badelaken einbetten, wenn Frau Gelag einverstanden ist, da dies die Feuchtigkeit besser aufnimmt → Teilwaschung mit Lavendelblüten-Waschemulsion anbieten → Zimmer gut lüften, als Schutz vor Zugluft nachts den Vorhang vor das gekippte Fenster ziehen

Leserservice

Verwendete Literatur

Achterberg, H., W. Dick: Körpertemperatur und Wärmeregulation. Intensivmedizin und Notfallmedizin 32; 7 (1995) 518

Bachmann, R. M.: PraxisService Naturheilverfahren: klassische Methoden in Bild und Text. Hippokrates, Stuttgart 1996

Basfeld, M.: Phänomen-Element-Atmosphäre. Zur Phänomenologie der Wärme. In Böhme, G., G. Schiemann (Hrsg.): Phänomenologie der Natur. Suhrkamp, Frankfurt/Main 1997

Böhme, H.: Alternative Pflege – was ist erlaubt? Heilberufe 48; 8 (1996) 52 – 53

Breithaupt, H., F. Demuth: Physiologische Grundlagen der Kalt- und Warmanwendungen. In Drexel, H. (Hrsg.): Physikalische Medizin. Band 1: Hildebrandt, G. (Hrsg.): Physiologische Grundlagen, Thermo- und Hydrotherapie, Balneologie und med. Klimatologie. Hippokrates, Stuttgart 1990

Buchholz, M., B. Uhlmann: Öldispersionsbad. In Sitzmann, F. (Hrsg.): Pflegehandbuch Herdecke, 3. Aufl. Springer, Berlin 1998

Campenhausen von, C.: Die Sinne des Menschen, 2. Aufl. Thieme, Stuttgart 1993

Fruhstorfer, H.: Somatoviszerale Sensibilität. In Klinke, R., S. Silbernagl (Hrsg.): Lehrbuch der Physiologie, 2. Aufl. Thieme, Stuttgart 1996

Gelfand, J. A., C. A. Dinarello, S. M. Wolff: Veränderungen der Körpertemperatur. In K. G. Schmailzl (deutsch. Hrsg.): Harrisons Innere Medizin, Band 1, 13. Aufl. Blackwell Wiss., Berlin 1995

Gordon, M.: Handbuch Pflegediagnosen. Ullstein Medical, Wiesbaden 1998

Heine, R.: Dekubitus-, Pneumonie- und Thromboseprophylaxe bei Schwerkranken. In Heine, R., F. Bay (Hrsg.): Pflege als Gestaltungsaufgabe. Hippokrates, Stuttgart 1995

Jessen, C.: Temperaturregulation und Wärmehaushalt. In Klinke, R., S. Silbernagl (Hrsg.): Lehrbuch der Physiologie, 2. Aufl. 1996 Thieme, Stuttgart 1994

Külken, T.: Fieberkonzepte in der Geschichte der Medizin. Diss. Universität Marburg. VfM-Fischer, Heidelberg 1985

Kullick, P.: Regulieren der Körpertemperatur. In Hoehl, M., P. Kullick (Hrsg.): Kinderkrankenpflege und Gesundheitsförderung. Thieme, Stuttgart 1998

Oleksiew, K., S. Scheich: Die Hände – Fluch oder Segen? Altenpflege 4 (1994) 251

Portsteffen, A.: Tees. In Sitzmann, F. (Hrsg.): Pflegehandbuch Herdecke, 3. Aufl. Springer, Berlin, 1998

Roper, N., W. W. Logan, A. J. Tierney: Die Elemente der Krankenpflege: Ein Pflegemodell, das auf einem Lebensmodell beruht, 4. Aufl. Recom, Basel 1993

Roßlenbroich, B.: Die rhythmische Organisation des Menschen. Freies Geistesleben, Stuttgart 1994

Silbernagl, S., A. Despopoulos: Taschenatlas der Physiologie, 4. Aufl. Thieme, Stuttgart 1991

Silbernagl, S., F. Lang: Taschenatlas der Pathophysiologie. Thieme, Stuttgart 1998

Simon, E.: Wärmehaushalt und Temperaturregulation. In Schmidt, R. F., G. Thews (Hrsg.): Physiologie des Menschen, 26. Aufl. Springer, Berlin 1995

Sitzmann, F.: Mit wachen Sinnen wahrnehmen und beobachten. Teil 1 + Teil 2. Recom, Basel 1995 + 1996

Von der Heide, U.: Die Rhythmische Einreibung. In Heine, R., F. Bay (Hrsg.): Pflege als Gestaltungsaufgabe. Hippokrates, Stuttgart 1995

Walther, J.: Hydrotherapie. In Drexel, H. (Hrsg.): Physikalische Medizin. Band 1: Hildebrandt, G. (Hrsg.): Physikalische Grundlagen, Thermo- und Hydrotherapie, Balneologie und med. Klimatologie. Hippokrates, Stuttgart 1990

Weiterführende Literatur

Canal, C.: Wickel und Auflagen als ergänzende Maßnahme zur medikamentösen Therapie. Pflege Zeitschrift 6 (1995) 329 – 331

Georg, J.: Wickel und Auflagen. Pflege aktuell 1 (1995) 20 – 22

Krause, M., B. Uhlmann: Äußere Anwendungen. In Sitzmann, F. (Hrsg.): Pflegehandbuch Herdecke. 3. Aufl. Springer, Berlin 1998

Neander, K.-D.: Ätherische Öle für lungenpflegerische Maßnahmen? DKZ 4 (1992) 269

Pahlow, M.: Heilpflanzen. Gräfe und Unzer, München 1993

Reich, U.: Quarkauflagen. Pflege aktuell 1 (1995) 23

Schmidt, R. F., G. Thews (Hrsg.): Physiologie des Menschen, 26. Aufl. Springer, Berlin 1995

Schwegler, J. S.: Der Mensch – Anatomie und Physiologie. Thieme, Stuttgart 1996

Seel, M.: Die Pflege des Menschen. 3. Aufl. B. Kunz, Hagen 1998

Sonn, A.: Pflegethema: Wickel und Auflagen. Thieme, Stuttgart 1998

Thüler, M.: Wohltuende Wickel. Maya Thüler, CH Worb 1995

Weber, G.: Wickel und Auflagen in der anthroposophisch erweiterten Praxis. In Heine, R., F. Bay (Hrsg.): Pflege als Gestaltungsaufgabe. Hippokrates, Stuttgart 1995

Zimbardo, P.: Psychologie, 6. Aufl. Springer, Berlin 1995

Kontaktadressen

Hyperhidrose – Betroffener
rab.ft@t-online.de
Jungebad@t-online.de

Internetadressen

Hypothermie

http://www.iglu.ch/hypothermie/unterkuehlungmain.html

Fieber/Schwitzen

http://www.meine-gesundheit.de
(Stichwort Gesundheitsratgeber: krank – was tun?)

24 ATL Atmen, Puls und Blutdruck

Atmen ist Leben, Ausdruck des Lebens schlechthin

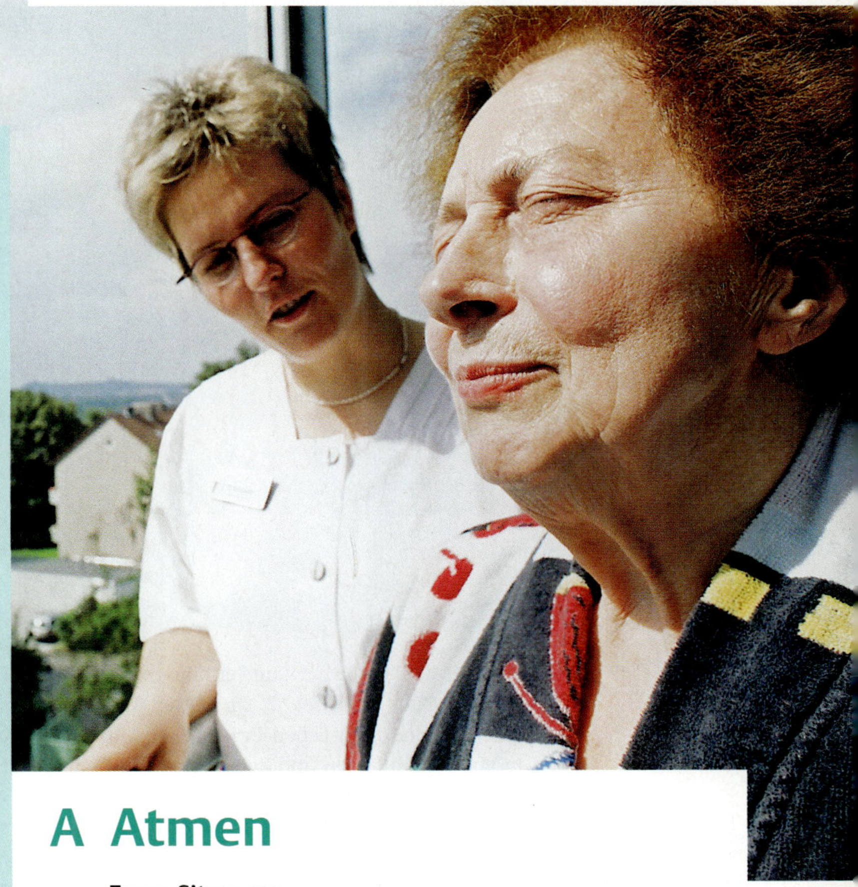

Überblick

A Atmen

Franz Sitzmann

24.1 Bedeutung für den Menschen

Nach dem ersten Atemzug als Neugeborenes atme ich mühelos, und Bewusstsein für die Atmung entsteht erst, wenn Veränderungen in mir oder meiner Umgebung die Aufmerksamkeit auf die Atmung lenken. Ich erlebe das Atmen, wenn ich, seelisch bewegt, aus Freude oder Leid tief einatme; ich „schnüffle", wenn ich mich an einer Blume erfreue und rieche die eingeatmete Luft, wenn sie um mich herum plötzlich schlecht ist. Manchmal bekomme ich weniger Luft während oder nach einer Anstrengung, da bin ich „atemlos". Wie man sieht ist diese lebenswichtige Funktion mehr als Sauerstoffversorgung der Zellen und Abtransport des Stoffwechselendproduktes Kohlendioxid. Atem wird oft stellvertretend für das Leben oder die Seele genannt. Schon im Alten Testament wird berichtet, dass der von Gott aus Lehm geformte menschliche Körper durch das „Atemge-

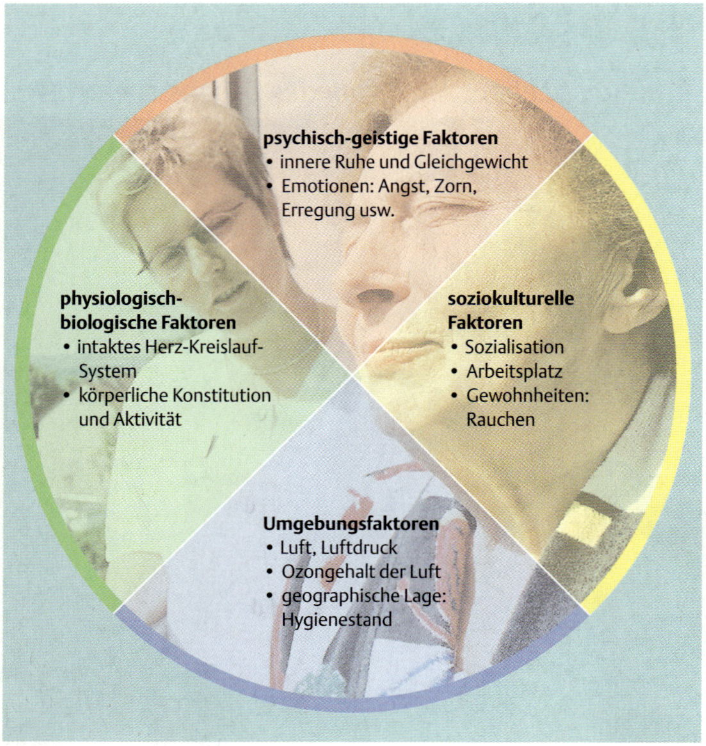

Abb. 24.1 Einflussfaktoren auf das Atmen

ben" Gottes belebt wird: „... und er blies ihm ein den lebendigen Odem" (1. Mos. 2, 7). Dieses Motiv des Anhauchens und Zum-Leben-Erweckens ist in zahllosen Volkserzählungen und Redensarten zu finden. Wir kennen die „Atemspende" als Teil der Herz-Lungen-Wiederbe-„lebung" (S. 949). „Etwas in einem Atemzug tun" heißt, etwas sehr schnell erledigen. „Der Schnaufer wird ihm ausbleiben" hat eine übertragene Bedeutung im Sinne von: mit seiner Kraft wird es bald vorbei sein. „Seinen letzten Schnaufer getan haben" wird zur Umschreibung von „sterben" gebraucht. Gefühlsregungen drücken wir so aus: „Da blieb mir der Atem weg", wenn es ganz besonders schön oder erschreckend war. „Der Atem wird ihm ausbleiben", heisst es, wenn es mit seinem Geschäft zu Ende geht. Heute eher veraltet ist der Ausruf: „Das Kleid ist atemberaubend schön!" Genauso wird heute anstelle von „ganz ruhig bleiben und tief durchatmen!" eher gesagt: „keep cool!" Atem ist wesentlicher Teil des Sprechens, Schreiens, Lachens und Singens und hat seine Funktion im sozialen Kontakt mit anderen. Die Atmung wird von verschiedenen Einflussfaktoren (**Abb. 24.1**) bestimmt, die im Folgenden behandelt werden.

24.1.1 Physiologische Einflussfaktoren

Die gegenüber der inneren Atmung (Zellatmung) abzugrenzende äußere Atmung (Respiration) ist wesentlich in die Aufgaben anderer Organe eingebettet und mit diesen verknüpft:

- der obere Respirationstrakt mit dem Essen, Trinken und Sprechen,
- die Bronchien und das Lungengewebe sind betroffen bei pulmonalen Erkrankungen (S. 822),
- ein intaktes knöchernes Thoraxskelett und die Pleurahüllen benötigen wir für die Atemfunktion,
- damit die Atemgase ein- und auswärtsströmen können, ist die Muskeltätigkeit des Zwerchfells und der Atemhilfsmuskulatur erforderlich,
- im Atemzentrum werden die Impulse für die rhythmische Atemtätigkeit gebildet und über Rückenmarksbahnen sowie periphere Nerven weitergeleitet.

> **Definition**
> Als äußere Atmung wird der Gasaustausch zwischen Luft und Blut sowie der Gastransport im Kreislauf bezeichnet.

In einer Funktionseinheit stehen Atmung und Herz-Kreislauf-Tätigkeit. Das Hämoglobin des Blutes nimmt durch die Wand der Lungenalveolen Sauerstoff auf und gibt Endprodukte des Stoffwechsels, vor allem Kohlendioxid, ab. Voraussetzung dafür ist die Einatmung (Inspiration) von Sauerstoff in die Lungen und die Ausatmung (Exspiration) von Kohlendioxid aus den Lungen. Man unterscheidet bei der Atmung Frequenz, Rhythmus (S. 500) und Typus. Diesen Vorgang nennt man auch Atemmechanik. Selbstverständlich spielen auch hier biologische Aspekte, wie Entwicklungsstand (Säugling, Kind, Erwachsener, alter Mensch) und die körperliche Konstitution und Beweglichkeit eine Rolle und beeinflussen, wie die Atemvorgänge (S. 499) ablaufen.

Folgen von Sauerstoffmangel

Ohne Atmung ist kein Leben möglich. Ringt ein Mensch nach Luft, treten alle anderen Bedürfnisse in den Hintergrund. Luft ist das am meisten notwendige „Lebensmittel" des Menschen. Gewebeanoxie, d. h. das Fehlen von Sauerstoff, führt je nach Dauer entweder zu behebbaren Störungen der Funktionen oder zu irreversiblen Schäden an Funktion und Struktur der Zellen. Das Gehirn, als Organ mit der geringsten Tendenz gegenüber Sauerstoffmangel, reagiert als erstes im Sinne von Bewusstseinstrübung und -verlust, manchmal schon nach wenigen Sekunden, gefolgt von irreversiblen Zellschäden nach 5 – 10 Min. Die vollständige Unterbrechung der Gehirndurchblutung führt nach ca. 4 Sek. zu einer deutlichen Funktionseinschränkung und nach 8 – 12 Sek. zum vollständigen Ausfall der Organfunktion und zum Bewusstseinsverlust. Die Wiederbelebungszeiten für Organe und den Gesamtorganismus sind unterschiedlich: Für die Niere und die Leber werden sie bei

37 °C mit 3 – 4 Std. und auch für das ruhende Herz mit mehreren Stunden angegeben. Nach einer Erholungszeit erreichen diese Organe wieder ihre Funktionstüchtigkeit. Das tätige Herz ist jedoch bereits nach 3 – 4 Min. Unterbrechung der Koronardurchblutung nicht mehr in der Lage, die normale Funktion kurzfristig wieder aufzunehmen. Es braucht eine Erholungszeit. Da das geschädigte Herz in den nachfolgenden 4 – 5 Min. nicht den für eine normale Gehirndurchblutung nötigen arteriellen Mitteldruck entwickeln kann, reduziert sich die Wiederbelebungszeit des gesamten Organismus temperaturabhängig auf eine Zeitspanne von nur ca. 4 Min. Sie ist somit erheblich kürzer als die Wiederbelebungszeit der einzelnen lebenswichtigen Organe.

24.1.2 Psychische Einflussfaktoren

Die Atmung ist auch eine Grundlage für das Seelenleben. In bestimmten Formen der Atembewegung drücken sich Affektlage und reaktive oder spontane Emotionen aus. Damit wird die innere Verfassung an die Außenwelt übermittelt. Ein harmonisches Seelenleben setzt eine gesunde harmonische Atmung voraus und umgekehrt; sie beeinflussen sich gegenseitig. Der Rhythmus bei Arbeit, Sorgen, Freude und Glück, das Gefühl der Erleichterung, Angst und Hektik schlagen sich in unterschiedlichen Atemrhythmen nieder und bringen sie zum körperlichen Ausdruck. Jeder kann die beruhigende und konzentrationsfördernde Wirkung eines bewussten Atmens spüren. Erleichterung und Entspannung liegen im Ausatmen, ein plötzlicher Schreck und Abscheu lassen den Atem stocken. Trauer lässt den Menschen nicht mehr richtig durchatmen, ein akutes Atemproblem löst Angst aus. In der Klinik sind am Tag Ängste und Sorgen um die Zukunft durch vielerlei Aktivitäten nicht so gegenwärtig, zur Nacht lassen sie sich nicht verdrängen und bewirken durch die Veränderung des Atmens, dass der Patient nicht einschlafen kann. Pflegerische Therapien, wie z. B. äußere Anwendungen in Form von Einreibungen (s. atemstimulierende Einreibung, S. 521), fördern neben dem Effekt der Pneumonieprophylaxe ein Senken der Atemfrequenz und das Einschlafen.

24.1.3 Ökologische und kulturelle Einflussfaktoren

Meiner Atmung bin ich mir meist nicht bewusst. Erst Umweltreize (Wind, sehr kalte Luft, Gerüche), körperliche Arbeit und Erkrankungen lenken die Aufmerksamkeit auf die Atmung. Die Luft zum Atmen finden wir vor; dort wo wir uns aufhalten, atmen wir die Luft unserer unmittelbaren Umgebung. Wir sind in jeder Minute auf sie angewiesen. Nahrung und das Trinkwasser sind transportabel und wir können uns für einige Zeit damit eindecken – mit der Luft nicht. Auch in volkstümlichen Redensarten spiegelt sich das kulturelle Umfeld; beliebt sind Tiervergleiche, um starkes Schnaufen zu charakterisieren: „er schnauft wie ein Dachs“ oder „wie eine gestopfte Gans“. Im Österreichischen heißt es: „er schnauft wie der Igel im Birnhaufen“; ganz ähnlich wird das in Westfalen: „He snüwt as en Tuniegel“ (Zaunigel) und im Schwäbischen ausgedrückt: „dear schnauft wie a Neascht voll Ig'l“. Steigerungen enthalten Technikvergleiche: „schnaufen wie ein Dampfross“ oder „wie eine Lokomotive“.

24.2 Phänomene wahrnehmen und beurteilen

···› Lernaufgabe

Eine Übung kann Probleme bei der gezielten Beobachtung von Patienten verdeutlichen. Beobachten Sie Ihre eigene Atmung: Was geht vor? Wie tief atmen Sie ein? Wie oft atmen Sie pro Minute? Sie werden feststellen, dass diese Beobachtung sofort zu einem bewussten Atmen führt und damit bereits eine Normalatmung nicht mehr zulässt. Dies war der Zweck dieser Übung.

Vielleicht können Sie einen Zusammenhang zwischen Atmung, gefühlsbetontem Erleben und der Intensität einer Körperwahrnehmung feststellen. Bewusstes Lenken der Aufmerksamkeit auf die Atmung vertieft und beschleunigt sie; sie kann bis zur Hyperventilation (S. 1391) geführt werden, die nur mit „Tütenatmung“, also chemisch durch Erhöhung der CO_2-Konzentration zu beeinflussen ist.

Eva Groß
Kranken-schwester

···› Praxistipp

Normalatmung ist bei Patienten nicht mehr möglich, wenn sie die Atembeobachtung bemerken. Beim Schlafenden hingegen ist sie unbeeinflusst.

24.2.1 Phänomene der normalen Atmung

Gesunde Atmung (Eupnoe) erfolgt in regelmäßigem Wechsel von Ein- und Ausatmung. Ein- und Ausatmung als ein Atemzug (mit dem Heben und Senken des Brustkorbs bzw. der Bauchdecke) kann von uns unmittelbar als rhythmischer Vorgang erlebt werden.

Atemrhythmus. Die Atmung wird als „regelmäßig" oder „unregelmäßig" beurteilt und beschrieben. Für die physiologischen Lebensprozesse ist ein Grundrhythmus erforderlich, der in Grenzen bewusst durchbrochen werden kann, d. h. die selbstständige Rhythmik der Atmung kann willkürlich beeinflusst werden. Physiologische Abweichungen können z. B. durch vereinzelte tiefe Atemzüge und bei bewusster Atmung entstehen. Seufzen und Gähnen kommen als physiologische Einschlaferscheinungen schon beim Neugeborenen vor. Diese Einatmungsformen kennen Sie auch bei Ermüdung und Langeweile.

···> Lernaufgabe

Sollten Sie einmal in einem langweiligen Vortrag sitzen, studieren Sie doch einfach die Atemveränderungen bei Ihnen und den anderen Zuhörern. Achten Sie auf Seufzen, Gähnen und Herzrhythmus.

Eindrucksvoll ist die Entwicklung des biologischen Rhythmus von Atmung und Herztätigkeit, als Wechselspiel beobachtbar im Verlauf der ganzen Kindheit: die recht rasche Atmung des Neugeborenen (bis 50 Atemzüge/Minute), eng verbunden mit der Herzaktion (im Verhältnis 1 : 3 [1 Atemzug: 3 Herzschlägen], 1 : 2 oder sogar 1 : 1). Entwicklungsbedingt steigen die Quotientenwerte, die Atmung vertieft und verlangsamt sich zunehmend (tagsüber Durchschnittswerte von 1 : 4 bereits beim Sechsjährigen, nachts sogar bei 1 : 5). Im Alter von 10 – 12 Jahren beträgt das Verhältnis am Tag 1 : 5, nach der Pubertät finden wir nächtliche Normwerte von 1 : 4.

Atemfrequenz. Gemessen wird die Anzahl der Atemvorgänge pro Minute. Ein Atemvorgang oder Atemzug (Respiration) = Einatmung (Inspiration) + Ausatmung (Exspiration) + Atempause.

Abb. 24.2 Lungenvolumina

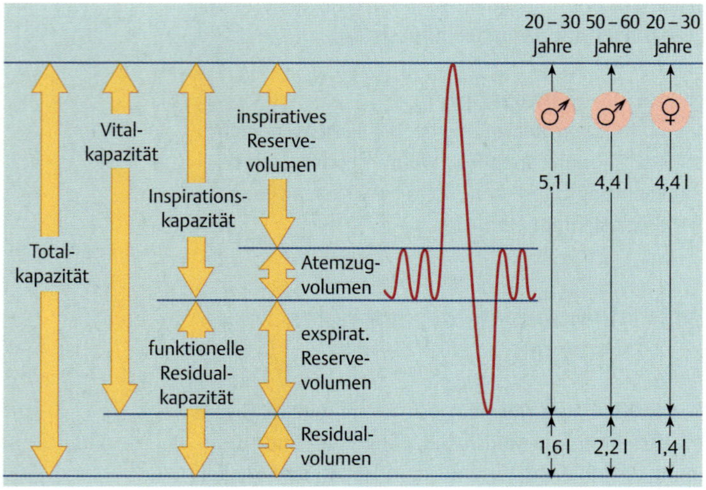

Normalwerte:

- Neugeborenes: 30 – 50 Atemzüge/Minute,
- Kleinkind (1 Jahr): 30 – 40 Atemzüge/Minute,
- Kind (10 Jahre): ca. 22 Atemzüge/Minute,
- Erwachsener: 10 – 18 Atemzüge/Minute (in Ruhe ca. 14 Atemzüge).

Physiologische Abweichungen der Frequenz finden wir als beschleunigte Atmung (Tachypnoe) bei körperlicher Anstrengung (höherer Sauerstoffbedarf), Erregung oder plötzlichem Schreck sowie als verlangsamte Atmung (Bradypnoe) in Ruhe, im Schlaf oder bei körperlich gut trainierten Menschen. Beschleunigt und herabgesetzt wird die Atemfrequenz durch eine Reizerhöhung oder -minderung des Atemzentrums. In körperlich extremen Leistungssituationen erfolgen starke Veränderungen der Atemfrequenz und Atemtiefe, um den Atemrhythmus an den jeweiligen Bedarf anzupassen. In Ruhe kehrt die Atmung wieder zum Grundrhythmus zurück.

Atemqualität. Beurteilt wird die Tiefe der Atmung, sie wird als „flach" oder „tief" beschrieben oder ob Atemgeräusche vorliegen. Eine normale Atmung erfolgt ohne Anstrengung und nahezu geräuschlos. Physiologische Abweichungen bestehen zum Teil ähnlich wie bei den rhythmischen Abweichungen (z. B. Hecheln eines untrainierten Läufers).

Atemvolumina (Fassungsvermögen der Lungen). Das Volumen des einzelnen Atemzugs bei der Ruheatmung ist gegenüber dem in der gesamten Lunge enthaltenen Gasvolumen verhältnismäßig klein. Erhebliche Zusatzvolumina können sowohl bei der Inspiration als auch bei der Exspiration aufgenommen bzw. abgegeben werden. Ein bestimmtes Restvolumen bleibt auch nach der Ausatmung immer in den Alveolen und in den zuführenden Atemwegen zurück. Die Volumengrößen nach normaler und forcierter Ein-und Ausatmung, wie sie mittels Spirometrie gemessen werden, sind in **Abb. 24.2** dargestellt. Diese Größen sind geschlechts-, körpergrößen-, körperpositions-, trainings- und altersabhängig. Die altersbedingte Einschränkung ist auf den Kapazitätsverlust der Lunge und die zunehmende Einschränkung der Thoraxbeweglichkeit zurückzuführen. Unter den Lungenvolumina versteht man im Einzelnen:

1. **Atemzugvolumen (AZV):** In- bzw. Exspirationsvolumen, das beim Erwachsenen in Ruhe etwa 500 ml beträgt und bei Belastung zunimmt. Davon gelangen ²/₃ in die Alveolen, ¹/₃ der Luftmenge bleibt im Totraum (ca. 150 ml).
2. **Inspiratorisches Reservevolumen (IRV):** Volumen, das nach normaler Inspiration noch zusätzlich eingeatmet werden kann (ca. 2100 – 3000 ml).
3. **Exspiratorisches Reservevolumen (ERV):** Volumen, das nach normaler Exspiration noch zusätzlich ausgeatmet werden kann (ca. 1500 – 1800 ml).

4. **Residualvolumen (RV):** Volumen, das nach maximaler Exspiration noch in der Lunge zurückbleibt (ca. 1200 ml). Diese Größe kann nur indirekt ermittelt werden.
5. **Vitalkapazität (VK):** Volumen, das nach maximaler Inspiration maximal ausgeatmet werden kann (Summe aus 1, 2 und 3 = ca. 4100 – 5300 ml). Die VK beträgt bei Sportlern und Sängern zwischen 5000 und 6000 ml.
6. **Inspirationskapazität:** Volumen, das nach normaler Exspiration maximal eingeatmet werden kann (Summe aus 1 und 2).
7. **Funktionelle Residualkapazität:** Volumen, das nach normaler Exspiration noch in der Lunge enthalten ist (Summe aus 3 und 4).
8. **Totalkapazität:** Volumen, das nach maximaler Inspiration in der Lunge enthalten ist (Summe aus 4 und 5).

Von diesen Größen kommen nur dem Atemzugvolumen, der Vitalkapazität und der funktionellen Residualkapazität eine größere Bedeutung zu.

Atemtypen. Entsprechend der überwiegenden Muskelbeteiligung beim Atmen wird zwischen Bauch- und Brustatmung unterschieden. *Bauchatmung (Zwerchfellatmung)*: Durch die Abflachung und das Tiefertreten des Zwerchfells bei der Inspiration werden die Baucheingeweide nach unten verschoben, daher tritt eine Vorwölbung der vorderen Bauchwand ein. Sie tritt physiologisch besonders bei Männern und Säuglingen auf. *Brustatmung (Rippenatmung)*: Die Erweiterung des Brustraumes bei normaler Atmung durch Hebung der Rippen durch die Interkostalmuskulatur bezeichnet man als Brustatmung (Rippenatmung). Man kann auch vom kostalen Atmungstyp (Brustatmung) oder vom abdominalen Atmungstyp (Bauchatmung) sprechen. Gewöhnlich treten beide Atemformen bei einem Menschen in Erscheinung. Beengende Kleidungsstücke und enge Gürtel behindern die Bauchatmung; ebenso wird während der Schwangerschaft durch das Wachstum des Embryos und die Zunahme des Bauchinnendruckes die Bauchatmung eingeschränkt. Als Schonatmung findet sich die Brustatmung nach Bauchverletzungen und -operationen. Die Bauchatmung ist bei Menschen nach Brustkorbverletzungen und -operationen zur Vermeidung atemabhängiger Schmerzen festzustellen.

Lachen. Kommt durch kurze Exspirationsstöße (Ha, ha – ho, ho – hi, hi) bei bald genäherten, bald voneinander entfernten Stimmbändern zustande. Humor und Lachen sind positive Zeichen, sie wirken atemfördernd.

24.3 Veränderungen wahrnehmen und beurteilen

Atmen ist eines der wichtigsten Grundbedürfnisse des Menschen. Atembeschwerden haben erheblichen Einfluss auf die Lebensqualität des Menschen. Pflegepersonen müssen deshalb mit den Zeitsymptomen der veränderten Atmung vertraut sein.

Angst. Die Angstgefühle im Zustand akuter Atemnot reichen vom Gefühl des Erstickens bis zu Panik und Todesangst. Eine mit Atemnot verbundene Aufnahme im Krankenhaus verstärkt oft diese Gefühle, wodurch es zu einer Hyperventilation kommt.

Asphyxie. Erstickungsabläufe durch eine gewaltsame Unterbrechung der äußeren Atmung, z. B. durch Ertrinken, sind mit einer CO_2-Retention verbunden und werden als Asphyxie bezeichnet. Die CO_2-Anreicherung im Blut führt zu einer Reizung des Atemzentrums mit frustraner Erhöhung der Atmungsfrequenz, Empfindung von Atemnot und Erstickungs- bzw. Todesangst. Gleichzeitig kommt es zu Blutdrucksteigerung und Pulsfrequenzanstieg. Immer weniger Luft zu bekommen, weil z. B. die Atemwege verschleimt oder entzündet sind, ist mit der bedrohlichste Zustand für einen Menschen. Dieses Ersticken ist ein gewaltsamer Vorgang, der in der Regel mit Gegenwehr, d. h. einer starken muskulären Aktivität abläuft. Dadurch werden verfügbare Sauerstoffreserven noch schneller verbraucht.

Abweichungen der Atemfrequenz. Frequenz, Rhythmus und Atemqualität können verändert sein und die Beschwerden des Patienten ausmachen (**Tab. 24.1**).

> **Praxistipp**
>
> Eva Groß, Krankenschwester
>
> Bei Abweichungen der Frequenz ist immer auch gleichzeitig auf Atemtiefe und Atemrhythmus zu achten, da einer dieser Faktoren allein noch keine Beurteilung der Atmung zulässt.

Atemgeräusche. Atemgeräusche, die ihre Ursache im Nasen-Rachen-Raum haben, sind in aller Regel harmlos (Schnarchen). Bestimmte Störungen der Atemfunktion aber bewirken, dass der Patient zum Atmen mehr Kraft aufwenden muss als bei normaler Atmung. Die Überwindung einer störenden Behinderung ist für den Beobachter oft deutlich hörbar (**Tab. 24.2**).

Für die Beurteilung der Atembehinderung ist es wichtig, darauf zu achten, ob die Behinderung beim

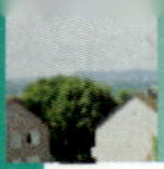

Tabelle 24.1 Abweichungen der Atemfrequenz

Frequenzabweichung	*Pathophysiologische Veränderungen*	*Krankheitsbilder z. B.*
1. Beschleunigte Atmung (Tachypnoe): bei Sauerstoffmangel versucht der Organismus einen Ausgleich zu schaffen.	verursacht durch Obstruktion (Erhöhung der Atemwegswiderstände). Die Ausatmung ist stärker behindert als die Einatmung! ⟶ Sekretvermehrung ⟶ ödembedingte Schleimhautverdickung ⟶ entzündliche Infiltrate ⟶ Kontraktion der konzentrisch angeordneten Bronchialmuskelfasern	chronische Bronchitis Lungenemphysem Asthma bronchiale
	verursacht durch Verminderung der Lungendehnbarkeit (maximale Menge der Einatemluft eingeschränkt): ⟶ Verletzungen ⟶ Verdickung der Pleura ⟶ narbige Veränderungen der Lunge ⟶ Störung der Atemmuskulatur und der Nerven	Pneumothorax Lungenfibrose Poliomyelitis Muskeldystrophie
	verursacht durch Herz-Kreislauf-Erkrankungen (Linksherzerkrankung führt zu Rückstau von Blut in die Lunge)	Herzinfarkt (evtl. mit Lungenödem) Herzfehler
	verursacht durch Abnahme der Erythrozyten oder Verminderung des Hämoglobins	massiver Blutverlust Anämie
	verursacht durch metabolische Störungen, die zu Atemnot führen (Atemzentrum wird durch Blut-pH, die Chemorezeptoren durch den Sauerstoffpartialdruck stimuliert)	diabetisches Koma Hyperventilationstetanie
2. Verlangsamte Atmung (Bradypnoe)	Druck auf Atemzentrum durch Ödeme, wodurch Atemfrequenz sinkt: ⟶ Kopfverletzungen ⟶ Hirntumoren ⟶ Entzündungen	Schädel-Hirn-Trauma Meningitis Meningiom
	chemische Beeinflussung des Atemzentrums: ⟶ Vergiftungen ⟶ verschiedene Schmerz- und Schlafmedikamente ⟶ andere komatöse Zustände	

Tabelle 24.2 Typische Atemgeräusche bei der Inspiration und bei der Exspiration

Inspiratorische Dyspnoe		*Exspiratorische Dyspnoe*	
Atemgeräusch	*Ursache*	*Atemgeräusch*	*Ursache*
Keuchen	Anstrengung	pfeifender, schnarchender Ton	Lungenentzündung
Röcheln	Atemnot	keuchend, pressend	Asthma bronchiale, spastische Bronchitis, Emphysem
Rasseln (Distanzrasseln) oder Brodeln	Lungenödem	Pfeiftöne, „Giemen“	krampfartig verengte Bronchiolen
laut schnarchend oder rasselnd	Hirnverletzungen		
hartes, pfeifendes Geräusch (Stridor)	Obstruktionen (Verlegung oder Verengung)		
schnappend	Sterben		

Einatmen (inspiratorisch) oder beim Ausatmen (exspiratorisch) vorliegt. Zur weiteren Differenzierung der mit bloßem Ohr zu hörenden Atemgeräusche kann mit dem Stethoskop gearbeitet werden (= Auskultation). Man bekommt einen direkten Eindruck vom Lufteinstrom in die Lungen, der als normal, etwas oder deutlich vermindert bzw. als seitengleich oder ungleich klassifiziert werden kann. Weiter lassen sich die Grundqualitäten der Atemgeräusche (Vesikulär- und Bronchialatmung) und deren Zwischenformen wie auch die Nebengeräusche (grob- und feinblasige Rasselgeräusche, Giemen- und Bronchospasmus) unterscheiden.

Fötor. Übel riechender Atem ist von Mundgeruch (z. B. durch Zahnkaries) nicht immer klar zu unterscheiden. Unangenehmer Atemgeruch kann bei Patienten mit Infektionen der oberen Luftwege, insbesondere bei Bronchiektasen und beim Lungenabszess festgestellt werden. Bei infektiösen Veränderungen der Mundhöhle, wie Stomatitis, Gingivitis und ausgeprägter Karies, oder bei starken Rauchern kann die Ausatemluft ebenfalls unangenehm sein. Ausatemluft kann auch nach Erbrochenem riechen. Zur Verbesserung eines unangenehmen Atemgeruchs können verschiedene Mundpflegemittel (S. 566) angewendet werden.

Atemnot. Der Mensch mit Atemnot empfindet Raumenge. Bei Atemnot (respiratorische Insuffizienz) können spezifische und unspezifische Symptome festgestellt werden (**Tab. 24.3**).

Insbesondere bei Atemnot mit ihrer erhöhten Anforderung an die Atmungsarbeit, werden die regulären Atmungsmuskeln durch Hilfsmuskeln (auxiliäre Atmungsmuskulatur) unterstützt. Aktiv beteiligt sind bei der Unterstützung der Einatmung alle Muskeln, die am Schultergürtel, am Kopf oder an der Wirbelsäule ansetzen und in der Lage sind, die Rippen zu heben. Dazu zählen: Mm. pectoralis major und minor, M. sternocleidomastoideus, Mm. scaleni sowie Teile der Mm. serrati. Menschen in Atemnot stützen sich auf einen festen Gegenstand und beugen den Kopf nach hinten. Die Ausatmung wird vor allem unterstützt durch die Bauchmuskeln, welche die Rippen herabziehen und als Bauchpresse die Baucheingeweide mit dem Zwerchfell nach oben drängen.

Atemstillstand. Akute Atembeschwerden können Vorzeichen sein oder direkt zum Atemstillstand (Apnoe) führen. Seine Zeichen sind:

- Fehlen sichtbarer Atembewegungen: kein rhythmisches Heben und Senken von Thorax und Abdomen,
- Atembewegungen sind auf Thorax und Abdomen nicht zu fühlen,
- Atemgeräusch und Luftstrom sind an Mund und Nase weder fühl- noch hörbar,
- blasse oder zyanotische Haut fällt auf (kann bei großem Blutverlust oder Kohlenmonoxid-Vergiftung fehlen).

Hämoptyse. Dieser Begriff schließt ein blutig gefärbtes Sputum genauso ein wie einen massiven Bluthusten.

Husten. Dieser kommt zu Stande durch eine explosive Ausatmung. Bei einer Reizung der Atemwege durch Entzündungen, Rauch, Gase, Staub, Eindringen von Fremdkörpern („Verschlucken") entsteht Husten, ein willkürlicher und unwillkürlicher Reflex-Schutzmechanismus des Körpers, um Sekrete und Fremdkörper aus den Atemwegen zu entfernen. Nach kräftiger Einatmung kommt es zum Verschluss der Glottis; die Stimmbänder werden zunächst verschlossen, es erfolgt eine intensive Anspannung der Ausatmungsmuskulatur und Steigerung des Drucks in der Lunge. Mit rascher Öffnung („Sprengung") der Stimmbänder erfolgt nun ein Exspirationsstoß. Dabei kann es zu Geschwindigkeiten der austretenden Luft von bis zu 120 m/s kommen. Mit der ruckartigen Luftströmung zum Mund und zur Nase werden Fremdkörper und Sekret („feuchter" oder „produktiver" Husten) mitgerissen und damit aus den Atemwegen entfernt. Oft ist der Husten jedoch „trocken" und „unproduktiv". Gelegentlich besteht Husten in Attacken mit auslösender Atemnot und folgender Zyanose. Husten kann ein Symptom für Erkrankungen der Atemwege und des Kreislaufs sein, aber auch psychogene Ursachen haben (nervöser Husten). Morgens tritt er häufiger auf, wenn der Mensch erwacht und seine Lage verändert.

Hypoxie. Sauerstoffmangel im Gewebe. Er kann entweder durch Fehlen von Sauerstoff im Atemgas durch eine respiratorische Störung oder durch Mangel an Hämoglobin im Blut entstehen. Liegt ein Sauerstoffmangel ohne CO_2-Anreicherung vor (in großen Höhen), fehlt es an einer stärkeren Reizung des Atemzentrums. Dabei kann sogar Euphorie auftreten, bevor das Bewusstsein allmählich oder relativ plötzlich schwindet. Hier spricht man auch von Höhenrausch. Die Atmungsfrequenz ist wenig gesteigert, die Kreislaufreaktionen sind gering ausgeprägt.

Lungenödem. Beim Vollbild des Lungenödems mit bilateralen feuchten Rasselgeräuschen überflutet Ödemflüssigkeit die Alveolen und erreicht die Luftwege. Vgl. Lungenödem, S. 925.

Nasenflügelatmen. Heftige Bewegung der Nasenflügel bei Atemnot oder Lungenentzündung (insb. bei bakterieller Pneumonie, fehlt bei Viruspneumonie).

Tabelle 24.3 Spezifische und unspezifische Symptome bei Patienten mit Atemnot

Spezifische Symptome	*Unspezifische Symptome*
- Schnarchen durch zurückgefallene Zunge - inspiratorischer Stridor bei Stenosen der oberen Luftwege - exspiratorischer Stridor bei Verengung der tieferen Luftwege (z. B. spastische Bronchitis) - Pfeifen und „Giemen" beim Asthma bronchiale - Brodeln und Gurgeln bei Fremdkörpern - Blubbern und Rasseln bei Sekretansammlung in Kehlkopf, Luftröhre und Bronchien	- motorische Unruhe, Angst, Beklemmung - Schwitzen - Zyanose (Lippen, Fingernägel, Haut, Schleimhäute) bei Blutverlust (Anämie) ist dieses Phänomen wegen der geringen Erythrozytenzahl nicht zu finden - Blutdruckanstieg oder -abfall - Tachykardie, in schweren Fällen Bradykardie - bei Orthopnoe (schwerste Form der Atemnot): Patient versucht in aufrechter Haltung und unter Zuhilfenahme der Atemhilfsmuskulatur, Atemnot zu überwinden; es kann zu Einziehungen im Bereich des Brustkorbes kommen (Drosselgrube, Zwischenrippenräume, untere seitliche Brustkorbabschnitte).

Niesen. Es beginnt meist mit einer tiefen Inspiration. Dann werden Mundhöhle und Kehlkopf gegen die Nase durch das Gaumensegel verschlossen. Es erfolgt ein plötzlicher Exspirationsstoß unter Sprengung des Verschlusses. Dadurch sollen Fremdkörper, Reizstoffe (z. B. Gase) oder Schleim ausgestoßen werden.

Pathologischer Rhythmus. Bei einer Reihe pathologischer Zustände treten charakteristische Veränderungen des Atemrhythmus (**Tab. 24.4**) auf. **Abb. 24.3** zeigt eine schematische Darstellung verschiedener pathologischer Atemtypen im Vergleich zur normalen Atmung.

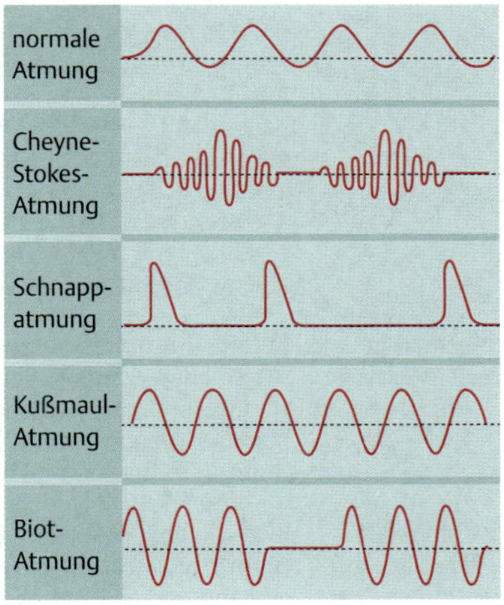

Abb. 24.3 Schematische Darstellung verschiedener pathologischer Atemtypen im Vergleich zur normalen Atmung

Schlafapnoe. Eine schlafbezogene Störung der Atemregulation. Nicht nur lautes, unregelmäßiges inspiratorisches Schnarchen mit langen Atempausen sowie bleierne Müdigkeit am nächsten Tag, sondern auch Herzkrankheiten und hoher Blutdruck können Folgen der zentralen, obstruktiven oder als Mischform auftretenden nächtlichen Erstickungsanfälle sein. Vgl. zur Schlafapnoe auch S. 273.

Schluckauf (Singultus). Als Folge von unwillkürlichen Zwerchfellkontraktionen (Reizung des N. phrenicus) strömt Luft ruckartig in die Atemwege und verursacht durch die Stimmbänder das typische Geräusch; häufig nach Bauchoperationen, bei Peritonitis oder chronischer Niereninsuffizienz.

Schnappatmung. Nur noch vereinzelte, kurze Inspirationsbewegungen bei der so genannten Schnapp-

Tabelle 24.4 Pathologische Zustände des Atemrhythmus

Veränderungen des Atemrhythmus	*Beschreibung*	*Vorkommen bei*
Hyperventilation	Übermäßige Steigerung der Atmung, vor allem verstärkte Ausatmung, erzeugt Krampfzustände. Hyperventilation kann willkürlich herbeigeführt werden und ist im allgemeinen nervös bedingt. Bei der Hyperventilation während eines Angstzustandes beklagt sich der sehr besorgte Patient möglicherweise über Atemnot, Schwierigkeiten, einen tiefen Atemzug zu schöpfen, Engegefühl über dem Thorax und Erstickungsangst.	→ Hyperventilationstetanie
oberflächliche Atmung	„Kleine" Atemzüge (Schonatmung) mit wenig Luftvolumen (verhaltene Atmung) zusammen mit einer Steigerung der Atemfrequenz sind eine natürliche Reaktion des Patienten auf (scharfe und stechende) Schmerzen, die bei der normalen Atmung entstehen würden. Hier besteht ein erhöhtes Pneumonierisiko als Zusatzerkrankung.	→ Pleuritis → Pneumonie → Rippen(serien)-brüche
tiefe, langsame Atmung	„Große" Atemzüge mit viel Luftvolumen und Sinken der Atemfrequenz (Bradypnoe). Cheyne-Stokes-Atmung: periodische Atmung, die durch abwechselnde Apnoe- und Hyperpnoeperioden charakterisiert wird. Zunächst kleine, flache, geräuschlose Atemzüge, welche im weiteren Verlauf immer tiefer (keuchender) werden, dann aber wieder abschwellen und in eine kurze Atempause (Apnoe) übergehen. Nach 20–30 Atemzügen kann eine Atempause von $1\frac{1}{2}$ – $1\frac{3}{4}$ Min. Dauer auftreten. Es liegt eine geringe Erregbarkeit und hochgradige Schädigung des Atemzentrums vor. Sie tritt auch beim Gesunden in großer Meereshöhe vor allem während des Schlafes auf.	→ Koma → funkionelle Schäden des Atemzentrums → Hirndruckerhöhung → Urämie-Vergiftung → chron. O_2-Mangel → Frühgeborene (unreife Neugeborene)
regelmäßige, tiefe Atemzüge	Kußmaul-Atmung: besonders tiefe, regelmäßige Atmung. Der Patient kann somnolent bzw. bewusstlos sein. Metabolische Azidoseatmung bei schweren Stoffwechselerkrankungen.	→ Coma diabeticum → schwere Ernährungsstörung (Toxikose) → Coma uraemicum
gleich große Atemzüge, mit Zuständen von Atemstillstand wechselnd	Biot-Atmung: periodisch kräftige Atemzüge von gleicher Tiefe werden von apnoischen Pausen unterbrochen. Ernste Störungen des Atemzentrums liegen in Form von Druckerhöhungen vor.	→ direkte Hirnverletzung (Traumen) → Blutungen im Hirn → Meningitis → Hirntumoren → unreife Neugeborene

atmung sind Zeichen einer gravierenden Störung der Respiration während des Sterbens (Agonie). Die Atemzüge treten immer seltener auf und werden zunehmend schwächer, bis eine terminale Apnoe eintritt. So treten auch bei Patienten mit irreversiblem, nekrotisierendem Hirnversagen (meist als „Hirntod" bezeichnet) noch flache, durch die Hypoxie ausgelöste respirationsähnliche Bewegungen auf.

Soziale Isolation. Gestörte Atmung, evtl. mit Dyspnoe, ist häufig verbunden mit weiteren Einschränkungen. Oft ist die normale Arbeitsfähigkeit für längere Zeit oder dauerhaft vermindert, Gespräche mit anderen sind anstrengender, die Bewegung kann eingeschränkt sein, Geschlechtlichkeit vermag nicht gelebt zu werden. Das sind Komponenten einer sozialen Isolation, die durch Atmungsbeeinträchtigungen verstärkt werden. Andererseits erleben Kinder bei Atemnot eine intensivierte Zuwendung durch ihre Eltern. Beide Teile leiden, besonders in der Nacht: das Kind an der angstbesetzten Atemnot, der wachende Elternteil, der das Kind aufrecht durch die Wohnung trägt, am verlorenen Nachtschlaf.

Sputum (Auswurf). Geht beim Husten Auswurf (Sputum) der Atemwegsschleimhäute ab, nennt man den Vorgang der Absonderung „Expektoration". Zu Beschaffenheit, Menge, Aussehen, Geruch und möglichen Beimengungen von Sputum vgl. **Tab. 24.5**.

Eva Groß Krankenschwester

Praxistipp

Der Pflegeberuf hat einen stark gefühlsbetonten Arbeitsanteil. Der Umgang mit Sputum oder Erbrochenem kann für Sie, besonders noch in der Ausbildung, mit den stärksten Ekelgefühlen verbunden sein. In Unterrichtsgesprächen oder im Austausch mit Freunden Ihres Ausbildungskurses kann es hilfreich sein, wenn Sie sich den eigenen Ekelgefühlen bewusst werden, erfahren, wie weit persönliche Ekelgefühle von Erziehung, kulturellem Umkreis und Lebenserfahrung abhängig sind, Umgehens- und Verhaltensweisen untereinander besprechen, wie Sie mit dem Gefühl des Ekels umgehen können. Machen Sie sich Reaktionen des Patienten, aber auch eigene Gefühle, wie Ekel vor Sputum und Exkrementen, Schuld- und Schamgefühl, Angst und Aggressionen nicht bewusst, kann Pflege über den funktionalen Aspekt nicht hinausgehen.

Verschlucken. Während des Ablaufes eines Schluckaktes ist die Atmung ausgeschaltet. Wenn der Nasen-Rachen-Raum oder der Kehlkopf beim Schlucken unzureichend verschlossen ist, kann Nahrung in die Nase oder den Kehlkopf (Aspiration in die Luftröhre) gelangen; diesen Vorgang bezeichnet man als Verschlucken.

Zigarettenabusus. Der größte Teil der oben erwähnten Leitsymptome kann sich aus dem Rauchen und dem Passivrauchen entwickeln. Am Beispiel der wichtigen Funktion der Flimmerzellen des respiratorischen Epithels in der Luftröhre wird dies deutlich: Kleine Staubpartikel werden durch rhythmischen Flimmerschlag bis zum Kehlkopf transportiert

Tabelle 24.5 Sputum: Beschaffenheit, Menge, Aussehen, Geruch und mögliche Beimengungen

Beschaffenheit und Konsistenz	Die mögliche Beschaffenheit wird in einer Konsistenzreihe dargestellt (von „dünn" über „klebrig-zäh" bis „dick"). Sputum kann folgendermaßen beschaffen sein: → schaumig → dünnflüssig (serös) → schleimig → glasig → zähflüssig → klumpig → plättchenförmig (eher trocken) Diese Eigenschaften können nicht eindeutig einem bestimmten Krankheitsbild zugeordnet werden.
Menge	Die Menge kann beachtlich sein (bis zu 2 l/24 h bei Bronchiektasen; so genannte „maulvolle" Expektorationen).
Aussehen und Farbe	Das spezifische Aussehen des Sputums ergibt sich aus seinen Hauptbestandteilen: schleimiges Sputum, eitriges Sputum (grünlich-gelb), seröses Sputum, blutiges Sputum. Daneben gibt es viele Mischformen (z. B. schleimig-eitriges Sputum).
Geruch	Normalerweise hat Sputum keinen Geruch. Ein fauliger Geruch deutet auf ein Lungengangrän, Bronchiektasen oder einen Lungenabszess hin.
Beimengungen	Schleim, Speichel, Leukozyten, Epithelien, evtl. Mikroorganismen.

Tabelle 24.6 Test zur Klassifizierung der Zigarettenabhängigkeit (Anonym 1997)

			Jeweils zutreffende Punkteanzahl eintragen
1. Wann nach dem Aufwachen rauchen Sie Ihre erste Zigarette?	innerhalb von 5 Min. 6 – 30 Min. 31 – 60 Min. nach 60 Min.	(3) (2) (1) (0)	
2. Finden Sie es schwierig, an Orten, wo das Rauchen verboten ist (z. B. Kirche, Bücherei, Kino usw.), das Rauchen zu lassen?	ja nein	(1) (0)	
3. Auf welche Zigarette würden Sie nicht verzichten wollen?	die erste am Morgen andere	(1) (0)	
4. Wieviele Zigaretten rauchen Sie im Allgemeinen pro Tag?	bis 10 11 – 20 21 – 30 31 und mehr	(0) (1) (2) (3)	
5. Rauchen Sie am Morgen im Allgemeinen mehr als am Rest des Tages?	ja nein	(1) (0)	
6. Kommt es vor, dass Sie rauchen, wenn Sie krank sind und tagsüber im Bett bleiben müssen?	ja nein	(1) (0)	
0 – 2 Punkte: sehr geringe Abhängigkeit 3 – 4 Punkte: geringe Abhängigkeit 5 Punkte: mittlere Abhängigkeit 6 – 7 Punkte: starke Abhängigkeit 8 – 10 Punkte: sehr starke Abhängigkeit		Summe:	

und werden entweder verschluckt oder durch Räuspern oder Husten entfernt. Der Schleimtransport sorgt also dafür, dass Fremdpartikel und Bakterien aus dem Atmungstrakt entfernt werden. Da bei starken Rauchern das Flimmerepithel weitgehend zerstört ist, können Fremdpartikel aus der Tiefe der Atemwege nur noch ausgehustet werden. Das erklärt die oft akustisch eindrücklichen morgendlichen Reinigungsprozeduren und postoperativen Hustenprobleme der Raucher.

Bei der Frage einer Gesundheitsschädigung der Nichtraucher durch das Passivrauchen hat sich bisher die Diskussion auf die Krebsentstehung konzentriert. Die Schädigung Unbeteiligter durch Herz- und Gefäßerkrankungen sowie kindliche Bronchitis und Asthma von Kindern durch das Passivrauchen ist jedoch bewiesen. Ein persönlicher oder berufsbezogener Test zur Klassifizierung der Zigarettenabhängigkeit lässt sich mit Hilfe von **Tab. 24.6** gestalten.

Zyanose. Eine bläuliche Verfärbung der Haut und der Schleimhäute wird Zyanose genannt; sie kommt durch einen erhöhten Anteil von reduziertem Hämoglobin oder von Hämoglobinderivaten in den kleinen Blutgefäßen zu Stande. Am ausgeprägtesten ist sie in den Lippen, den Nagelbetten und über den Backenknochen.

Das klinische Erkennen der Zyanose und die Beurteilung ihres Schweregrades ist schwierig, da sie durch die Qualität des Hautpigmentes, die Farbe des Blutplasmas, die Dicke der Haut und durch den Zustand der Hautkapillaren in ihrer Erscheinung verändert wird. Bei der zentralen Zyanose ist das arterielle Blut mit Sauerstoff untersättigt oder es ist ein abnormes Hämoglobin vorhanden.

Die periphere Zyanose entsteht durch Verlangsamung des Blutflusses in einem bestimmten Gebiet, z. B. durch eine allgemeine Vasokonstriktion bei Kälte (Luft, Wasser). Eine Zyanose wird nur dann bei respiratorischen Störungen beobachtet, wenn die Menge des reduzierten Hämoglobins etwa 5 gdl übersteigt. Sie können eine schwere respiratorische Störung und einen Atemstillstand ohne Zyanose beobachten, wenn die Gasaustauschstörung mit einer Anämie einhergeht.

24.4 Pflegeangebote auswählen und anwenden

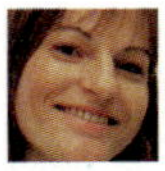

···› Pflegeangebot Pneumonieprophylaxe – Maßnahmen zur Förderung der Atmung

Franz Sitzmann

Gute Luft – gesunde Atmung

In den hochindustrialisierten Ländern verbringen Menschen bis zu 90% ihrer Zeit in Innenräumen. Dabei geben wir Gerüche, Wasserdampf und CO_2 ab, bringen Staub in Form von Schmutz mit oder wirbeln ihn auf. Durch unsere Aktivitäten (z.B. Heizen, Kochen), über die Raumausstattung (neuartige Baustoffe, Konservierungsmittel in Stoffen, Farben, Kleber etc.) werden Substanzen freigesetzt, die das Befinden und die Gesundheit beeinträchtigen können. Im Innenraum liegen sie in weit höheren Konzentrationen vor als in der Außenluft. Durch die vielen energiewirksamen Abdichtungsmaßnahmen ist die Luftwechselrate zwischen Innen und Außen zurückgegangen. Eine Reduzierung der Luftverunreinigung durch eine Verdünnung findet nicht statt, Zigarettenrauch stellt dabei vor allen anderen Schadstoffen die Innenraumnoxe Nr. 1 dar.

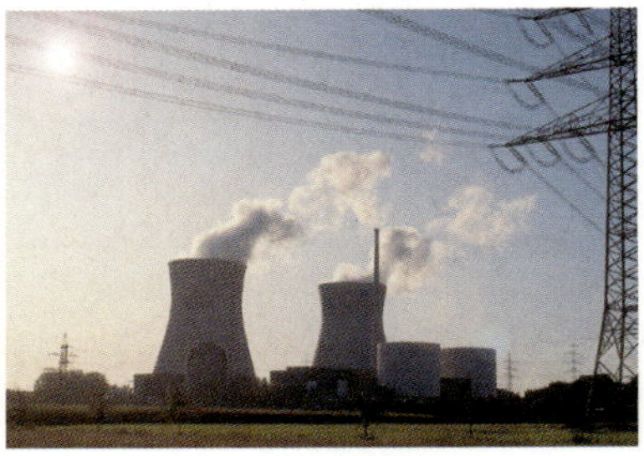

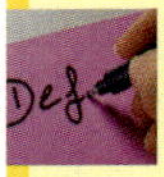

···› Definition

„Luftverunreinigungen sind Veränderungen der natürlichen Zusammensetzung der Luft durch Rauch, Ruß, Staub, Gase, Aerosole, Dämpfe und Geruchsstoffe. Dazu zählen auch Wasserdampf oder Schadstoffe, die, wie etwa die Photooxidantien, erst nach physikalischer oder chemischer Umwandlung in der Luft, also indirekt, entstehen." (Seidel 1996, S. 85)

Gerüche und Düfte bestimmen unser Leben von Geburt an. Insbesondere für den Kranken wirkt sich die Luftverschmutzung auf die Stimmung aus, alles wirkt trübe in schmutziger Luft. Die zum Herabsetzen der Atmung führenden chemischen Substanzen sind bekannt (z.B. Formaldehyd), aber auch andere krankenhausspezifische Gerüche nach Stuhl, Urin, Erbrochenem wirken depressiv auf die Atmung. Obwohl der Riechsinn auf Dauer nur den Unterschied wahrnehmen kann, bleibt die unbewusste psychische Beeinflussung. Wer bestimmte Düfte einatmet, fühlt sich je nachdem bald darauf entspannt, heiter oder belästigt.

Die Räume, in denen sich Kranke aufhalten, brauchen neben frischer Luft die entsprechende Luftfeuchtigkeit und Licht. Der Behaglichkeitsbereich liegt bei 30–70% relativer Luftfeuchte. Wird im Winter kalte Außenluft, die nur wenig Wasser aufnehmen kann, nach dem Lüften erwärmt, sinkt die relative Feuchte im Zimmer ab. Hohe Luftfeuchtigkeit reduziert die Staubbelastung in der Luft, die Partikel sinken zu Boden. Eine Luftfeuchtigkeit über 70% birgt die Gefahr besonders guter Wachstumsbedingungen für Mikroorganismen (Pilze); stellen Sie daher auch nur hygienisch einwandfreie Luftbefeuchter auf und drosseln Sie evtl. die Heizung.

Eva Groß
Kranken-schwester

···› Praxistipp

Das regelmäßige und ausgiebige Lüften des Krankenzimmers (insbesondere *vor* Atemübungen) stellt einen wesentlichen Faktor der Pneumonievorbeugung dar. Dabei das Fenster weit öffnen und den Patienten gut zudecken. Wenn die Luft nach etwa drei Minuten vollständig ausgetauscht ist, wird das Fenster wieder geschlossen, ehe die Gegenstände im Zimmer auskühlen. Diese Methode ist dem ununterbrochenen Lüften durch einen geöffneten Spalt, auch aus Energiespargründen, vorzuziehen. Ebenso besteht dadurch nicht die Gefahr ständiger Zugluft.

Grundsätzliches zur Atemtherapie

Leichtes Atmen kann bei atemtherapeutischen Verfahren zur wohligen Erfahrung für den Menschen werden. Von jedem Menschen anzuwenden können Sprache und Gesang als Ausdrucksmittel des Seelischen sehr geeignet für eine Vertiefung und Rhythmisierung der Atmung eingesetzt werden. Zur professionellen Unterstützung der Atmung gehören verschiedene pflegerische und durch Physiotherapeuten und möglichst auch durch Sprach- und Musiktherapeuten vorgestellte und angewendete Atemgymnastik, Atem- und Sprachübungen und Intonieren von Tönen. Diese Übungen dürfen jedoch nicht auf die zeitlich kurzen Therapiegelegenheiten beschränkt bleiben, sondern sollten durch Pflegepersonen bei ihrer Arbeit weitergetragen werden. Pflegen Sie den Kontakt zu den Therapeuten, um einige Therapien weiterzuführen.

Eine gewisse Rolle spielt hier auch Humor, damit kann seelisch auf die Atmung und insbesondere vertiefend auf die Ausatmung gewirkt werden. Die körperlichen Reaktionen auf Humor und Lachen beeinflussen unsere Körperfunktionen stark. Die ersten Körperreaktionen auf herzhaftes Lachen sind eine vertiefte Ausatmung, ein ansteigender Pulsschlag, steigender Blutdruck und eine erhöhte Muskelspannung, die sich jedoch auch schmerzhaft bemerkbar machen kann.

Bei den folgenden atemphysiotherapeutischen Pflegeangeboten haben Pflegepersonen die Ziele, *mit* dem Patienten

- Erleichterung bei der Sekretentleerung zu erreichen,
- die Atemarbeit effektiver zu gestalten,
- die Hustentechnik zu verbessern,
- seine Atemtechnik zu verbessern und
- atemerleichternde Stellungen und Bewegungstechniken zu praktizieren.

Ein Großteil dieser Therapien werden bei chronisch Erkrankten angewendet. Die immer wiederkehrenden Symptome von Atemnot, Angst bis hin zur Todesangst oder Panikgefühl, können zwar nicht behoben, aber günstig beeinflusst werden. Wesentlich hierfür sind Kenntnisse von den Atmungsvorgängen und ein Verständnis der auslösenden Momente und bewährter Atemtechniken. Das Ziel besteht in einer Verlangsamung der Verschlechterung. Beabsichtigt ist, die Rate der Pneumonien und anderer Atemwegskomplikationen bei den Patienten zu senken, Restfunktionen der Atemwege aufrechtzuerhalten und die Atmung zu verbessern. Dies kann nur durch eine intensive Aktivierung der Patienten in interdisziplinärer Zusammenarbeit von Pflegepersonen, Arzt und Physiotherapeuten erreicht werden.

Merke
Ein grundsätzliches Prinzip muss bedacht werden: Lediglich mechanisch absolvierte Atemtherapien werden ihr Ziel nicht erreichen. Alle atemunterstützenden Maßnahmen müssen den Patienten auch bewusst innerlich beteiligen.

Atemunterstützende Maßnahmen

Im Verlauf von Atemwegserkrankungen kann sich zunehmend eine Erschlaffung (Instabilität) der Atemwege mit einer Überblähung der Lunge entwickeln. Das Zwerchfell tritt tiefer und lässt in seiner Funktion als Atemmuskel nach. Die Atemhilfsmuskeln werden verstärkt beansprucht, die Atemarbeit nimmt zu. Sie kann schon bei geringsten körperlichen Belastungen nicht mehr gesteigert werden. Die Elastizität und Beweglichkeit des Brustraums ist stark eingeschränkt. Atemnot – vor allem unter Belastung – ist die Folge.

Möglichkeiten des Patienten selbst zur Atemunterstützung

Er kann sich ein richtiges Atemverhalten angewöhnen beim

- Aufstehen und Niedersetzen: mit dem Atem aufstehen und niedersetzen,
- Aufheben und Abstellen von Gegenständen: mit dem Atem anheben und abstellen,
- Treppensteigen: die Stufen mit dem Atem nehmen.

Hierfür ist eine zweckmäßige Atemtechnik einzuüben:

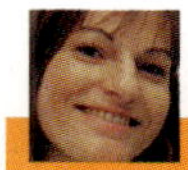

siehe Pflegeangebot Richtige Atemtechnik, S. 512

Entspannen. Langsam und ruhig atmen. Häufig eine entspannende Haltung einnehmen (**Abb. 24.4** und **24.5**). Gezielte Entspannungsübungen können erstaunliche Verbesserungen bewirken.

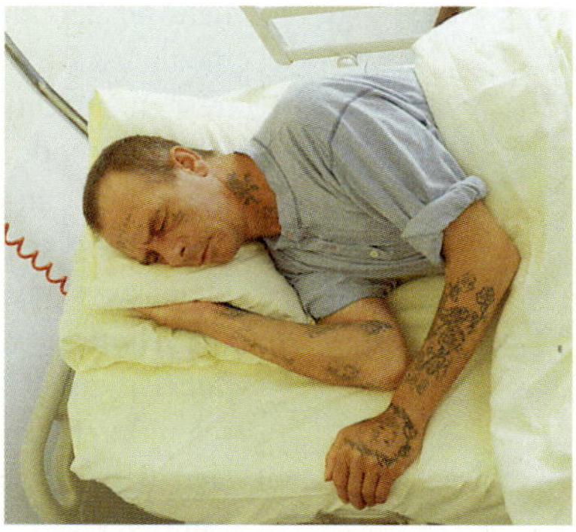

Abb. 24.4 Entspannte Seitlage

Einatmen. Durch betont langsames, tiefes Einatmen mit anschließend kurzem Anhalten der Luft wird eine Erweiterung der verengten Bronchialwege erreicht (**Abb. 24.6**). Der erhöhte Atemwegswiderstand sinkt. Technik der therapeutischen Nasenenge: Beim Einatmen die Luft hochziehen wie beim Riechen oder die Nasenflügel beim Ansatz mit zwei Fingern leicht zusammendrücken. Beschreibungen konkreter Einatemübungen, z.B. der Schnüffeltechnik finden Sie im Pflegeangebot Atemtechnik (S. 512).

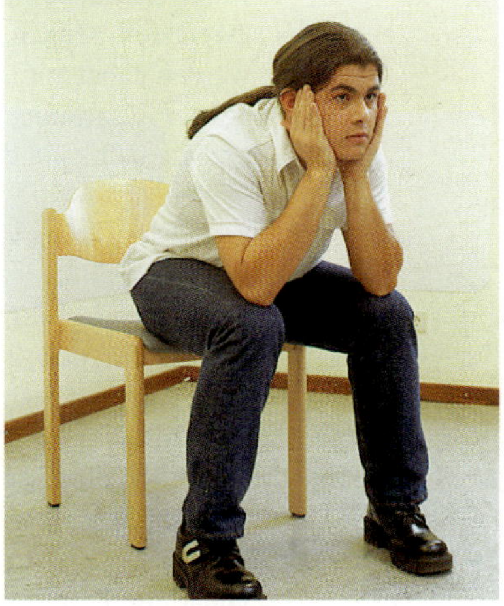

Abb. 24.5 Entspannendes Sitzen

Ausatmen. Dabei nicht pressen, sondern die Luft durch die fast geschlossenen Lippen ausströmen lassen. Dazu sind Übungen in der unten angeführten Anleitung zu den Standardübungen bei Atemproblemen und im Pflegeangebot Atemtechnik beschrieben. Wie bei vielen körperlichen und seelischen Vorgängen kommt es auch hier auf eine Regelmäßigkeit der Übungen an. Sie dienen dem allgemeinen Wohlbefinden und der Unterstützung der Atmung (vgl. auch die unten angeführte Anleitung zu den Standardübungen bei Atemproblemen, S. 508): Die Bauchatmung ist eine wirkungsvolle Massage für die inneren Organe und die Durchblutung wird gefördert. Die Brustatmung entlastet Herz und Lungen von Druck und aktiviert die Blutzirkulation. Die Vollatmung bewirkt eine volle Durchlüftung der Lungen, wodurch die Sauerstoffversorgung verbessert wird. Gleichzeitig wirkt sie beruhigend auf das Nervensystem, entspannend bei Schlaflosig-

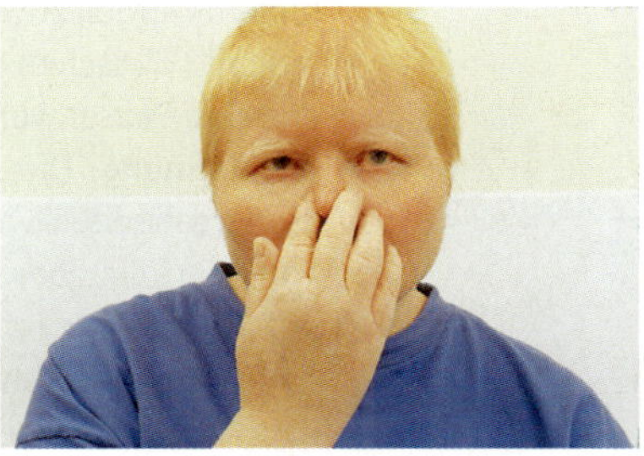

Abb. 24.6 Technik der therapeutischen Nasenenge

keit, Unruhe und Angst und anregend auf die Organtätigkeit. Dazu die folgende Anleitung:

Grundsätzlich gilt: Vor Übungsbeginn die normale Ruheatmung des Patienten beobachten. Man sieht sofort, in welchem Bereich der Atemfluss behindert wird.

- Zimmer lüften!
- Die Übungen können liegend, sitzend oder stehend ausgeführt werden. Liegende Patienten sind möglichst flach zu lagern. Ein Kopfkissen verhindert eine optimale Durchlüftung der Lunge.
- Einschnürende Kleidung ablegen.
- Wenn nicht anders erwähnt, wird ausschließlich durch die Nase ein- und ausgeatmet, der Mund bleibt dabei geschlossen.
- Die Übungen werden je 7-mal wiederholt. Um den Patienten nicht zu ermüden, werden zwischendurch Pausen eingelegt.
- Der Patient spürt selbst am besten, welche Übungen für ihn geeignet sind.

Anleitung zu Standardübungen bei Atemproblemen

Bauchatmung. Entspannte Rückenlage. Arme und Beine liegen locker neben dem Körper.

Nun wird durch die Nase eingeatmet und die Luft in den unteren Bauchraum eingesogen. Die Bauchwand wölbt sich dabei nach außen. Somit kann sich das Zwerchfell senken, und die unteren Lungenflügel werden dabei mit Luft gefüllt.

Bei der Ausatmung wird die Bauchwand eingezogen, und die Luft kann durch die Nase aus der Lunge ausfließen.

Bei dieser Übung wird bewusst nur der Bauchraum mit Luft gefüllt.

Brustatmung. Langsames Einatmen, wobei die Luft bewusst in den Brustraum eingesogen wird. Die Rippen dehnen sich nach beiden Seiten.

Beim Ausatmen die Rippen zusammenziehen und die Luft durch die Nase ausfließen lassen. Die Schultern und der Bauch bleiben bei dieser Übung unbeweglich.

Vollatmung. Dazu eignet sich die entspannte Rückenlage oder (noch besser) das lockere Sitzen im Fersensitz. Die Luft wird langsam eingeatmet. Der Bauch wölbt sich, die Rippen gehen auseinander und das Schlüsselbein hebt sich. Die Lunge wird sukzessive mit Luft gefüllt, wobei sich der ganze Oberkörper wellenförmig bewegt.

Bei der Ausatmung senkt sich die Bauchwand, die Rippen werden zusammengezogen und die Schultern gesenkt. Zwischen der Ein- und Ausatmung werden einzelne Pausen von beliebiger Dauer eingeschaltet.

Vokalatmung. Diese Atemtechnik wird wie bei der vorhergehenden Vollatmung durchgeführt. Das Einatmen erfolgt aber in drei Stufen, bis die Lunge ganz mit Luft gefüllt ist. Der Atem wird nun drei Herzschläge lang angehalten, wobei er innerlich in den Bauchraum hinunter gepresst wird.

Beim Ausatmen wird durch den Mund ausgeatmet, wobei die Vokale I, E und U gebildet werden. Die Übung wird mit jedem Vokal 3-mal wiederholt.

Merke

Wenn die Atmung sanft und fließend ist, kommen wir zur Ruhe, in der wir einen klaren Geist entwickeln können. Richtiges Atmen ist bewusstes Atmen.

Praxistipp

Tägliche Bewegungen der Arme, Beine und des Rumpfes erhalten die Beweglichkeit, durchlüften die Lungen und lockern Sekrete, die dann entleert werden können (**Abb. 24.7**). Benutzen Sie gegenüber den Patienten möglichst nicht den negativ besetzten Begriff „Gymnastikübungen".

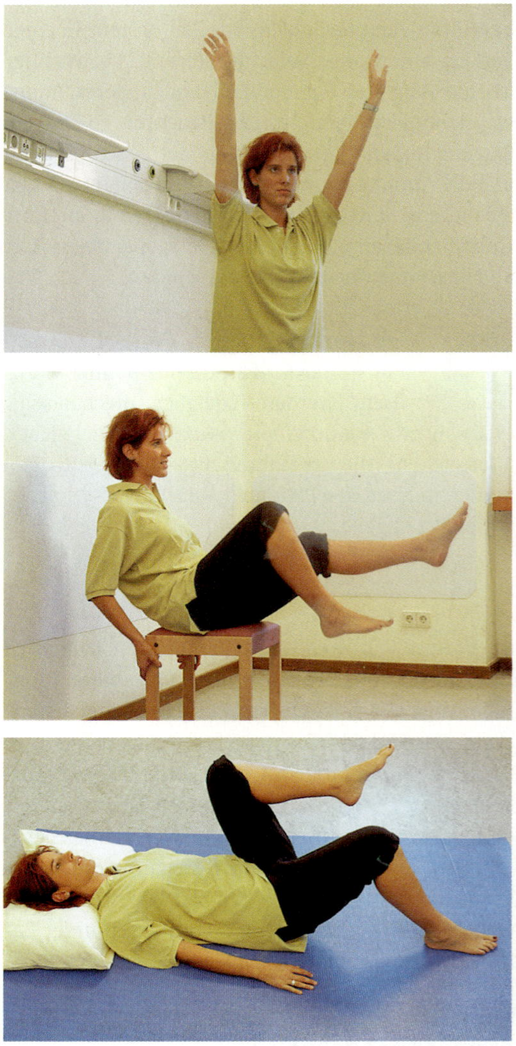

a b c

Abb. 24.7 Übungen zum Erhalt der Beweglichkeit **a** Mit beiden Armen kreisen zur Lockerung **b** Radfahren oder **c** Knie im Wechsel an die Schulter ziehen als Kräftigungsübung

Möglichkeiten zur Atemunterstützung mit Beteiligung von Pflegepersonen

Mobilisation. Jede körperliche Aktivität des bettlägerigen Patienten führt durch erhöhten Sauerstoffbedarf und Sekretbewegung zur Intensivierung der Atmung. Die Frühmobilisation auch des beatmeten Patienten auf der Intensivstation (z. B. im bequemen Liegesessel), das frühestmögliche Aufstehen postoperativ (meist schon 4 – 10 Std. nach großen Operationen) und andere Veränderungen der Körperhaltung (auch die konsequente Lagerung im Bett) verstärken die Ausatmung und fördern den Abtransport von Bronchialschleim. Durch Vertiefung der Atmung werden vorher nicht belüftete Lungenbereiche wieder mit Luft durchströmt. Wohltuende Atmungserfahrungen und eine gesteigerte Sinneswahrnehmung für den eigenen Körper lassen erwarten, dass Atemtherapien einen wesentlichen Motivationsfaktor für die Patienten in der eigenverantwortlichen Besserung von Krankheitssymptomen einnehmen.

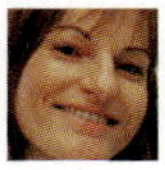

···› Pflegeangebot Atemunterstützende Lagerung

Franz Sitzmann

Lagerung und Mobilisation gehören zum Atemtraining. Wie durch konsequente Übungen zur Atemtechnik kann auch durch gezielten regelmäßigen Lagewechsel eine bewusstere Wahrnehmung der Atmung und eindrucksvolle Verbesserungen des Gasaustausches erzielt werden. Oft können Atmungsprobleme und negative Auswirkungen auf das Wohlbefinden gelöst oder vermindert werden. In Seitenlage und – noch stärker – in Bauchlage (s. Schocklunge ARDS, S. 853) werden mehr gesunde Bereiche belüftet. Entzündungssekrete und Schleim können durch die Veränderungen der Körperhaltung und durch verstärkte Ausatmung leichter abfließen. Durch Pflegepersonen und Therapeuten ausgeführte Lagerungstherapien können nicht hoch genug bewertet werden. Der Einsatz spezieller motorbetriebener Betten, mit denen kontinuierliche axiale Lagerungswechsel durchgeführt werden können, verhindert ebenso die Entwicklung von Atelektasen (s. kinetische Therapie, S. 856). Als Alternative zur pflegerisch ausgeführten Lagerungstherapie werden sie jedoch nie fungieren können.

> Eva Groß Krankenschwester
>
> **···› Praxistipp**
>
> Bedenken Sie: Selbstverständlich muss es dem Patienten möglich sein, soweit er es vermag, die durch Pflegepersonen vorgegebene Lagerungsposition selbstständig zu verändern. Verglichen mit der von Gesunden ständig vorgenommenen Veränderung der Liegeposition ist das Intervall eines zweistündlichen Lagewechsels sehr lang.

Verschiedene atemunterstützende Lagerungen können vorgenommen werden (**Abb. 24.8**):

Oberkörperhochlagerung (Langsitz im Bett). Ein erhöht gelagerter Oberkörper (**Abb. 24.8 a**), von halbhoch bis hin zur sitzenden Position, erleichtert bei Orthopnoe das Atmen. Es gelten folgende Voraussetzungen, damit der Patient wirklich eine Atemerleichterung spürt:

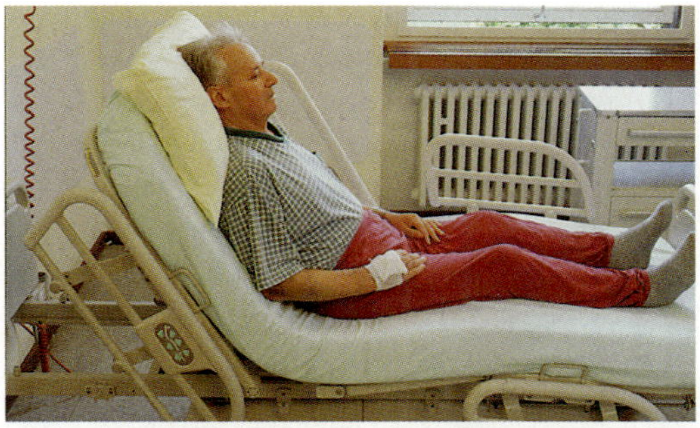
a

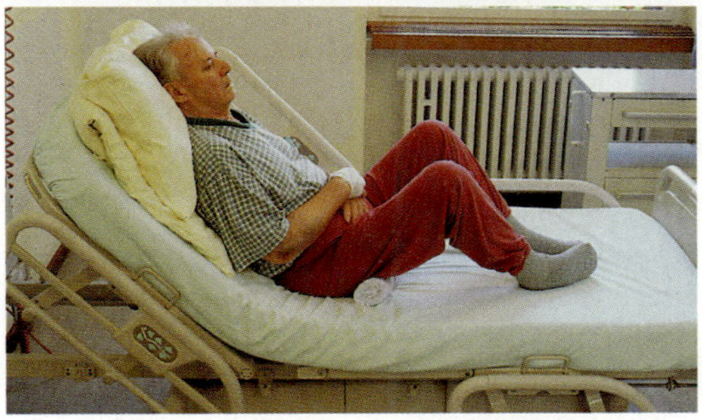
b

Abb. 24.8
a Oberkörperhochlagerung
b Oberkörperhochlagerung mit „Rutschbremse"

- Kopfteil wird erhöht. Den Oberkörper des Patienten so aufrichten, dass das Gewicht über die beiden Sitzbeinhöcker nach unten zur Matratze abgeleitet wird. Der Rücken muss gestreckt bleiben, um das Einsinken des Bauches zu verhindern. Daher wird die Wirbelsäule als Aufrichtepunkt des Oberkörpers längs mit einem kleinen Kissen unterstützt. Eine Kissenquerlagerung würde die Beugung des Oberkörpers fördern und die Atmung behindern.
- Das Gesäß des Patienten muss direkt im Knick Kopfteil/Liegefläche liegen (evtl. Bettverlängerung am Kopfende vornehmen).
- Der Patient darf nicht in Richtung Fußende rutschen. Der Oberkörper würde sonst in sich zusammen gedrückt werden und die Atmung würde erheblich behindert.
- Die Knie sind leicht gebeugt.
- Die Beine werden leicht außenrotiert und gespreizt (abduziert) gelagert.

Eva Groß
Kranken-
schwester

⋯› Praxistipp

Zur Stabilisierung der Oberkörperhochlage ist entweder empfehlenswert, das Bett zu verkürzen (Bettstütze, Kissen, Bettkiste) oder ein kleines Polster als eine so genannte Rutschbremse vor den Sitzbeinhöcker einzulegen. Eine Auffassung geht davon aus, dass ein kleines gerolltes Handtuch genügt (**Abb. 24.8 b**). Eine andere Meinung empfiehlt ein Keilkissen. In dieser Sache können Sie ohne Schaden für den Patienten Ihre eigene Erfahrung machen.

Hochlagerung der Arme. Eine weitere Atemunterstützung, z. B. bei Orthopnoe, stellt die zusätzliche Hochlagerung der Arme dar (**Abb. 24.9**). Der Brustkorb wird dabei von dem Gewicht der Schultern befreit und die Atemhilfsmuskulatur unterstützt. Für das Abstützen der Arme werden Tischchen oder Kissen benötigt. Zur weiteren Entspannung im Bereich der Bauchmuskulatur und damit zur weiteren Erleichterung der Atmung führt eine Knierolle.

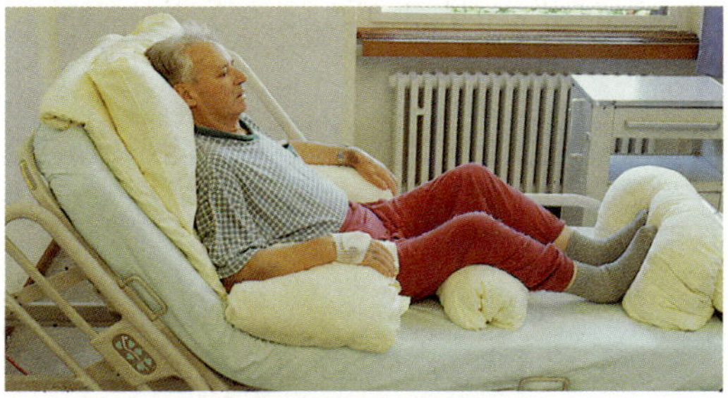

Abb. 24.9 Oberkörperhochlagerung mit Unterstützung der Arme bei erschwerter Atmung

Seitenlage. Ein mehrmals täglich (z. B. zweistündlich) erfolgender Wechsel von rechter oder linker Seitenlage ermöglicht die Belüftung der jeweils seitlich oben liegenden Lungenabschnitte. Außerdem wird das Bronchialsekret der Schwerkraft folgend in Richtung Hauptbronchus mobilisiert und kann abgehustet werden. Eine 90°-Seitenlage (**Abb. 24.10**) wirkt sich auf die druckbelastete Körperhälfte negativ aus. Deshalb sollte diese Lage nicht länger als 30 Min. durchgeführt werden.

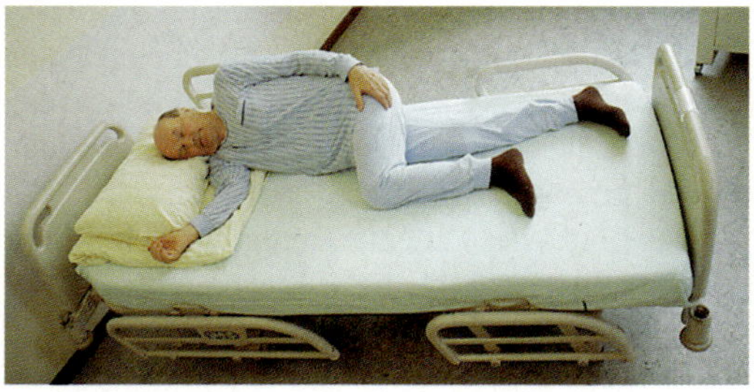

Abb. 24.10 90°-Seitenlage

Bauchlagerung. Lungenerkrankungen sind gewöhnlich nicht homogen über die gesamte Lunge verteilt. Schlecht belüftete Bezirke finden sich häufig dorsobasal, d. h. im Bereich des Rückens. Sie können funktionell als „kranke" Lunge angesehen werden, oben gelegene, gut belüftete Bezirke hingegen als „gesunde" Lunge. Durch das Drehen des Patienten aus der Rücken- in die Bauchlage, also durch die Lagerung der „kranken" Lunge nach oben und der „gesunden" Lunge nach unten, hat sich klinisch gezeigt, dass die Belüftung verbessert wurde. Es kommt zur Mobilisation der in normaler Rückenlage in den tieferliegenden Lungenbezirken eingelagerten Sekrete. Länger bettlägerige Patienten können im Wechsel zwischen linker und rechter Seitenlage sowie in Bauchlage gelagert werden. Aufgrund der Bedeutung bei diesem Krankheitsbild ist die Bauchlage bei Schocklunge ARDS (S. 856) vorgestellt.

Weichlagerungen. Bei Verwendung von sehr weichen Matratzenauflagen nimmt der Mensch nicht mehr ausreichend seinen Körper wahr. Folge ist eine reduzierte Bewegung des Patienten und eine verringerte Atemtiefe. Die Folgen auf die Atmung sind so gravierend, dass die Vorteile einer Druckminderung (bei der Dekubitusprophylaxe) kritisch abgewogen werden müssen.

Spezielle Dehn- und Entlastungslagen.

Einfache Dehnlage. Jeder Mensch hat seine bevorzugte Schlafstellung. Viele Patienten wählen diese Entlastungslage. Der Oberkörper ruht auf einer mäßig erhöhten Unterlage (Kissen). Je höher dabei der untenliegende Arm gelegt wird, um so mehr Platz gibt es für den Schultergürtel und um so größer ist die Atemfläche.

Drehdehnlage (**Abb. 24.11 a**). Sie wird eingesetzt zur Entspannung und Atemerleichterung. Hierzu den Patienten auf die Seite lagern (links oder rechts), das obere Bein leicht anwinkeln. Der obere Arm liegt hinter dem Kopf, die Hand im Nacken. Nun den Oberkörper langsam so weit wie möglich nach hinten drehen (ohne die Lage der Beine zu verändern). In dieser Stellung einige Zeit bleiben und auf die ruhige Bauchatmung achten. Dann die Übung auf der anderen Seite wiederholen.

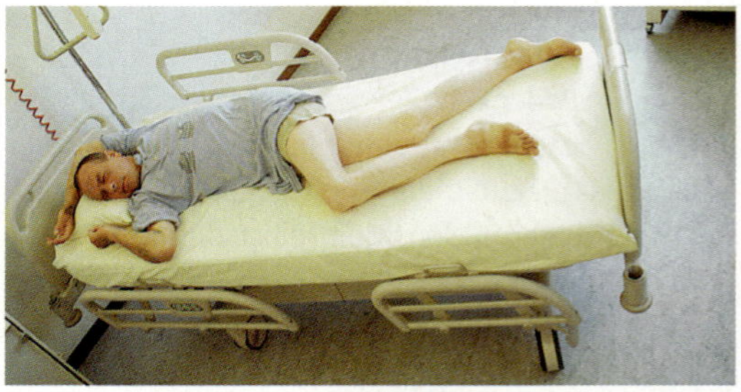

a

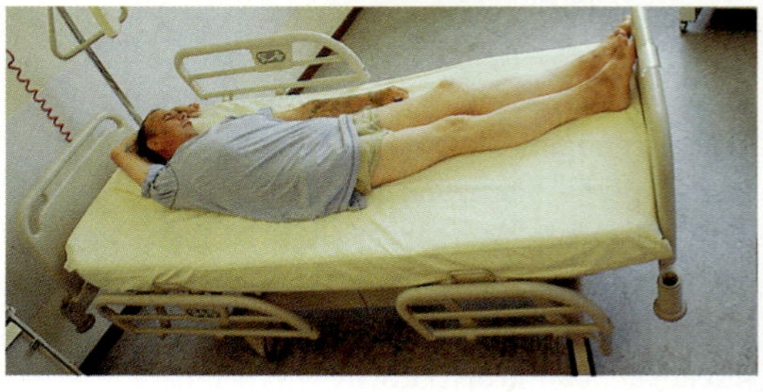

b

Abb. 24.11 Dehnlagerungen **a** Drehdehnlage **b** Halbmondlage

Halbmondlage (**Abb. 24.11 b**). Hier handelt es sich um eine therapeutische Seitenlagerung. Der Patient streckt dabei einen Arm über den Kopf. Dies bewirkt eine Dehnung des oberen Lungenteils auf der betroffenen Seite, die dadurch besser belüftet werden kann. In dieser Lage kann vorteilhaft eine Vibrationsmassage vorgenommen werden.

VATI-Lagerungen (**Abb. 24.12 a–d**) ***als Dehnlagerungen.*** Je nach Lage der Kissen wird eine unterschiedliche Entlastung erreicht. Es sind weitere Lagerungstechniken, bei denen der Patient auf dem Rücken liegen kann (z.B. **V**- oder Schiffchenlagerung, **A**-Lagerung, **T**-Lagerung, **I**-Lagerung = **VATI**-Lagerungen). Sie dehnen durch gezielte Hohllagerung den Brustkorb und führen zur besseren Belüftung der Lungen. Sie wirken atemfördernd.

V-Lagerung (**Abb. 24.12 a**): Mit zwei nicht zu prall gefüllten Kissen, die zu „Schiffchen" geformt werden, wird hinter dem Patient ein V gelegt. Die Spitzen der Kissen sollen sich überlappen und befinden sich unter dem Sakralbereich. Der Patient legt sich zurück und bekommt zusätzlich eine Kopfunterstützung. In dieser Position liegt die Wirbelsäule frei, der Oberkörper und damit die unteren Lungenbezirke werden gedehnt. Die Flankenatmung (seitliche Thoraxbereiche) wird gefördert. *Anwendung:* Nach Möglichkeit soll diese Lage 10–20 Min. eingehalten und mehrmals täglich wiederholt werden.

A-Lagerung (**Abb. 24.12 b**): Wie für die V-Lagerung benötigt man zwei Schiffchenkissen. Sie werden aber umgekehrt, also wie ein A gelegt, und zwar so, dass der Patient mit dem dritten Halswirbel auf die Kissen zu liegen kommt und der Hals frei liegt. Dadurch wird eine Dehnung der oberen Lungenbezirke erreicht. *Anwendung:* wie oben.

T-Lagerung (**Abb. 24.12 c**): Die Kissen werden in T-Form gelegt und der Patient so darauf gelagert, dass er mit der Wirbelsäule auf dem Längskissen liegt. Das Querkissen wird nach Bedarf tiefer oder höher gelegt. Mit dieser Lagerung wird eine Dehnung der unteren, mittleren oder oberen Lungenanteile erzielt. *Anwendung:* wie oben.

I-Lagerung (**Abb. 24.12 d**): Es wird statt eines Kissens eine Rolle in Längsrichtung unter die Wirbelsäule gelegt. Die Wirkung entspricht der T-Lagerung. *Anwendung:* Nur kurze Zeit belassen, wiederholen nach Verträglichkeit.

Ein wichtiger Zusammenhang besteht zwischen Schmerzen, einseitiger Lage und Pneumoniegefährdung. Schlaflose Nächte durch starke Schmerzen werden in Schonhaltung auf einer Körperseite mit flacher Atmung verbracht; diese reduzierte Belüftung einzelner Lungenabschnitte und der verminderte Lagewechsel fördern die Retention von Schleim und die Entwicklung einer Lungenentzündung durch fakultativ pathogene Mikroorganismen. Dies ist ein Beispiel für die pneumonievorbeugende Wirkung adäquater Analgetikagaben und eines intensiven Atemtrainings.

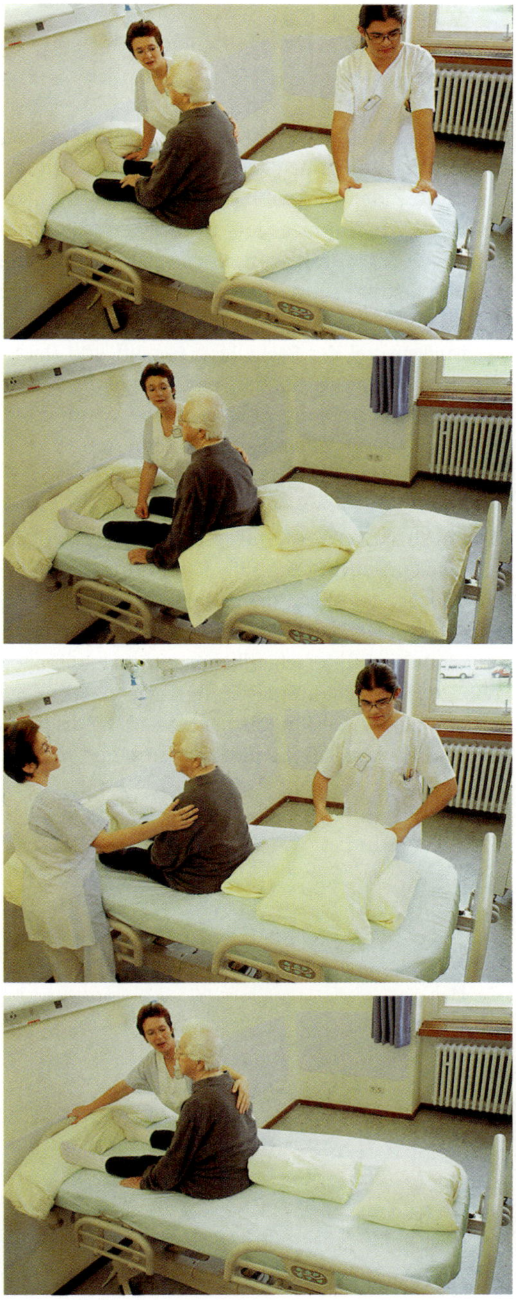

a b c d

Abb. 24.12 VATI-Lagerungen
a V-Lagerung
b A-Lagerung
c T-Lagerung
d I-Lagerung

Eva Groß Krankenschwester

Praxistipp

Die Planung der Be- und Entlastungsphasen des Patienten ist bei den unterstützenden Lagerungsformen von besonderer Bedeutung. Schlafen und Wachen, Aktivität und Ruhe, Gemeinsamkeit und ungestörtes Alleinsein sind Erlebnisse für den Menschen, sich selbst und seine Umgebung wechselhaft zu erleben. Gerade hier ist das Einbeziehen der Bezugspersonen von Bedeutung.

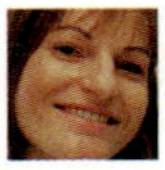

···› Pflegeangebot Richtige Atemtechnik

Franz Sitzmann

Mit einer gezielten Atemtechnik kann viel erreicht werden. Von großer Bedeutung ist es, dass alle atemunterstützenden Maßnahmen den Patienten innerlich beteiligen. Nur mechanisch absolvierte Übungen führen weder zur erwünschten Lungenbelüftung noch zur Sekretlösung. Die seelische Beteiligung, wie sie in Sprache, Gesang sowie in Form von Humor, als Ausdrucksmittel der Seele, lebt, vertieft und rhythmisiert die Atmung. Singen unterstützt die Ausatmung. Lachen ist eine hervorragende Atemübung; zurückgehaltene Tränen hemmen beim Atmen.

Atemerleichternde Körperstellungen

Bei obstruktiven Atemwegserkrankungen (z.B. chronische Bronchitis, S. 825) kann durch verschiedene Körperstellungen die Atmung erleichtert werden. Messungen wiesen nach, dass die Gesamtwiderstände in unterschiedlichen Körperstellungen (**Abb. 24.13 a u. b**) differieren. In flacher Rückenlage war er am höchsten, im Kutschersitz am niedrigsten. Hier konnten die Patienten leichter atmen.

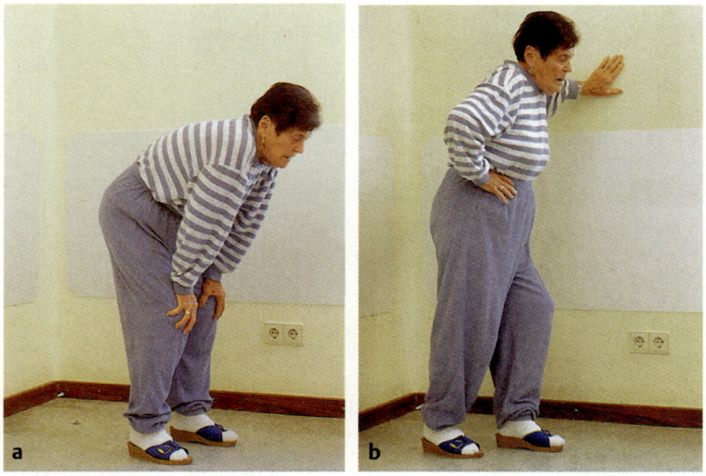

Abb. 24.13 Atemerleichternde Körperstellungen **a** Stand mit Handstütz auf den Oberschenkeln: „Torwartstellung“, **b** Stand mit Handstütz an der Wand

Im Bett. Während der Nacht liegen viele Patienten auf der Seite mit hochgestelltem Kopfteil. Der untere Arm liegt unter dem Kopfkissen, während der obere Arm vor dem Körper aufgestützt wird. Beim schweren Asthmaanfall sitzt der Patient im Bett und stützt die Hände der gestreckten Arme neben das Gesäß. Damit gelingt es ihm, die Einatemhilfsmuskeln im oberen Brustkorbbereich und am Hals sowie die Ausatemmuskeln des Oberkörpers optimal einzusetzen.

Im Sitzen. Leidet der Patient tagsüber unter Atemnot, setzt er sich im Kutschersitz mit auf den Oberschenkeln aufgestützten Unterarmen auf einen Stuhl (**Abb. 24.14**). Erleichterung finden Menschen mit Atemnot, wenn sie die Hände am Hinterkopf falten. Eine entspannende Sitzposition ist der Reitsitz. Dazu wird der Stuhl umgedreht, die Ellenbogen werden auf

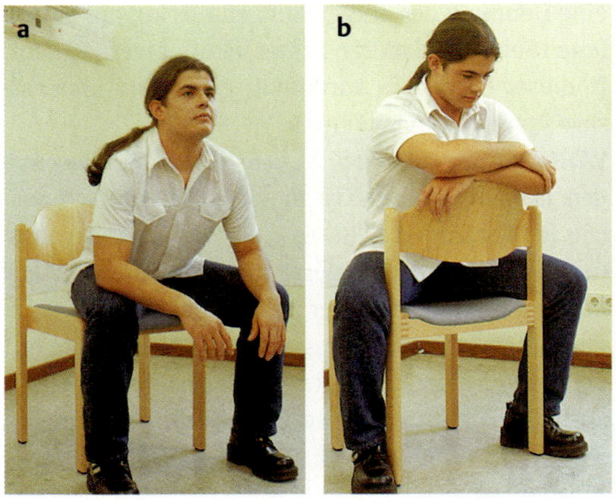

Abb. 24.14 Atemerleichterndes Sitzen. **a** Kutschersitz, **b** Reitsitz

die Lehne gestützt und der Rücken dabei gerade gehalten.

Im Stehen. Patienten mit Atemnot stellen sich nach einer Belastung in die Torwartstellung, d. h. sie stützen die gestreckten Arme auf die Oberschenkel oder stützen sich mit einer Hand an die Wand und stemmen die andere Hand auf die Hüfte.

Sie verharren alle in den Stellungen, bis die Atemnot vorüber ist.

Eva Groß Krankenschwester

···› Praxistipp

Meist verschaffen sich die Patienten selbst in Zuständen von Atemnot, in Ruhe, nach körperlicher Belastung oder starker psychischer Erregung diese Erleichterung im Liegen, Sitzen oder Stehen. Nur der Mensch mit Atemnot soll die Wahl der Körperstellung treffen! Solche Körperhaltungen sind auch im Sinne von Entspannungsübungen möglich und Patienten unabhängig von Atemnot anzuraten.

Techniken aus der Kontaktatmung

Handkontakte können während der Ein- und Ausatmung gegeben werden. Dadurch werden die Atembewegungen des Thorax und des Bauches durch Auflegen der Hände an Thorax, Bauch und Flanken vertieft (**Abb. 24.15**). Ihre Hände versuchen, sich dabei dem Atemrhythmus des Patienten anzupassen, in die Atembewegungen einzufühlen und ihm dadurch seine Atmung erfahrbar zu machen.

Verschiedene Techniken sind von Bedeutung: Zur Ausatmungsförderung liegt der Patient auf dem Bauch oder er sitzt. Beide Hände liegen auf der rückenwärtigen oder bauchwärtigen Rippenpartie. Während der Ausatmung wird der Druck der Hände etwas verstärkt und verlängert. Nach einigen Ausatemverstärkungen soll von den Händen Platz für eine

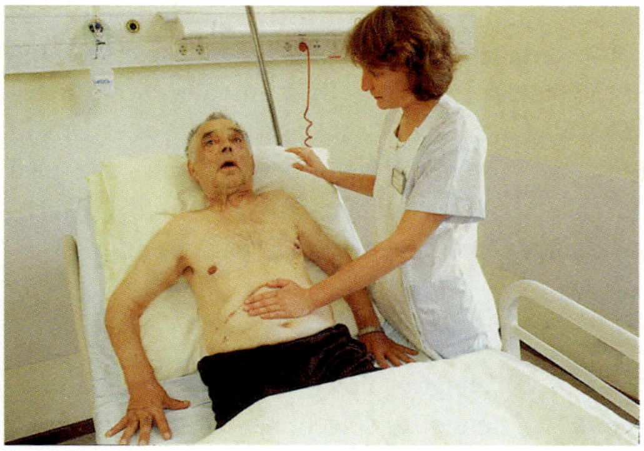

Abb. 24.15 Wahrnehmen der Bewegungen bei der Bauchatmung durch Therapeutenhand

verstärkte Einatmung gelassen werden. Eine Vertiefung der Atmung kann auf diese Weise auch bei Somnolenten oder Bewusstlosen erreicht werden: Der Patient liegt mit leicht erhöhtem Oberkörper auf dem Rücken, evtl. in leichter Dehnlage. Der Pflegende legt seine Hand auf die Nabelgegend des Patienten. Er hebt dann seine Hand mit der Einatmung des Patienten, ohne sie gänzlich von der Bauchdecke zu lösen. In der Ausatmungsphase wird die Hand wieder gesenkt. Das Heben und Senken der Hand geschieht zunächst ganz in dem vom Patienten angegebenen Rhythmus, wobei die sich senkende Hand einen leichten zunehmenden Druck auf den Bauch ausübt. Meist stellt sich nach einigen Atemzügen eine abdominelle Atmung mit Heben und Senken der Bauchdecke bei der Ein- und Ausatmung ein. Der Atemstrom beruhigt und vertieft sich. Jetzt wird der bei der Ausatmung ausgeübte sanfte Druck wieder zurückgenommen, bis die Hand völlig passiv die Hebung und Senkung der Bauchdecke mitvollzieht. Meist haben diese Maßnahmen auch einen beruhigenden Effekt auf die Patienten, wodurch auch eine Verbesserung der Atemqualität auftritt.

Einatemtechniken

> **···› Definition**
> Das Intensivieren der Einatembewegung von der Atemruhelage, als Ende der normalen Ausatmung, bis in den Bereich des inspiratorischen Reservevolumens wird als Einatemtechnik bezeichnet.

Mehrere Techniken können unterschieden werden:

Schnüffeltechnik. Die schnüffelnde Einatmung führt dazu, dass die Luft aus den unteren Nasengängen den längeren Weg über die Area olfactoria (Riechregion) nimmt und somit länger in der Nase verweilt. Der Effekt ist eine Anfeuchtung und Anwärmung der Einatemluft. Außerdem führt sie zu einer stärkeren Anspannung des Zwerchfells – erkennbar an der Bauchvorwölbung – und dadurch zu einer Einatemmuskelkräftigung.

Gähntechnik. Durch die Nase wird bei locker geschlossenen Lippen „gähnend" eingeatmet. Anleitung: Der Patient legt eine Hand unter den Ellenbogen des anderen Armes und dessen Hand mit den vier Fingerrücken unter den weichen Kinn-Hals-Winkel (**Abb. 24.16**).

Dann zieht er seine auf dem Mundboden breit liegende Zunge mehrmals nach hinten und wartet den Gähndrang ab. Beim Gähnen mit geschlossenen Lippen, dem so genannten Höflichkeitsgähnen, senkt sich der weiche Mundboden auf die Finger. Am Ende der Einatmung soll ein kurzes Luftanhalten stehen. Mit der dosierten Lippenbremse oder durch die Nase wird am Ende ausgeatmet. Bei der Gähntechnik kann gegebenenfalls auch die Hand unter dem Kinn weggelassen werden.

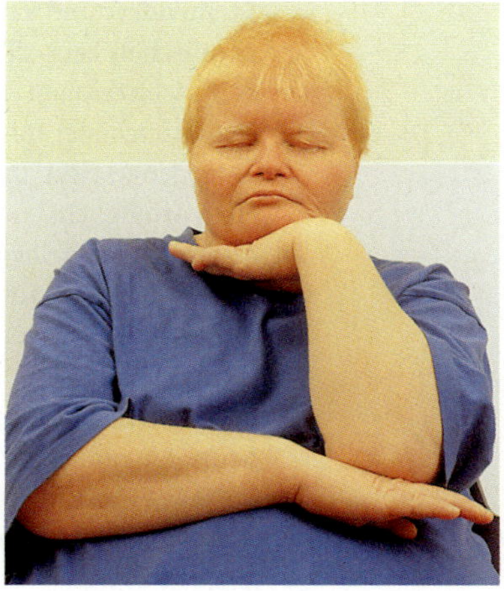

Abb. 24.16 Armhaltung beim gähnenden Einatmen mit geschlossenen Lippen

> **···› Merke**
> Die Einatemtechniken sollen eine Weitstellung verengter Bronchien durch ein Einatmen mit langsamer Luftströmung bewirken. Es kommt zu reduzierten Strömungswiderständen und einer verminderten Atemarbeit.

Ausatemtechniken

Eine Kompression der untersten Rippen bei der Ausatmung unterstützt v.a. die Patienten, die unter Atemnot leiden. Ziel ist die vertiefte Einatmung, die durch eine verstärkte Ausatmung initiiert werden kann. Neben apparativer Hilfen (z.B. PEP-Maske) können einfache Ausatemtechniken gelehrt werden.

Dosierte Lippenbremse. Sie ist gut geeignet, Sekrete zu lösen, tiefe Lungenbezirke zu belüften und die Atemmuskulatur zu stärken. Mit der Lippenbremse (**Abb. 24.17 a u. b**) kann die einfachste Form der Ausatmung gegen Widerstände vermittelt werden. Der Patient atmet normal ein, seine Ausatmung erfolgt jedoch bei fast geschlossenem Mund. Die Ausatemluft wird dabei mit den Lippen etwas zurückgehalten. Ein exspiratorischer

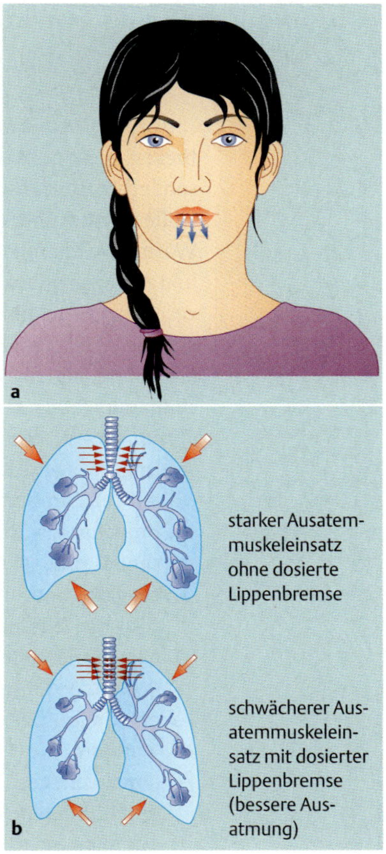

Abb. 24.17
a Lippenbremse: Der Patient atmet gegen die geschlossenen Lippen aus **b** Auswirkung auf die Lunge je nach Dosierung der Lippenbremse

Atemwiderstand kann beim Ausatmen auch auf dem phonischen Laut „ff“ erzeugt werden. Dadurch wird dem frühzeitigen Atemwegskollaps (z.B. bei tracheobronchialer Instabilität oder Lungenemphysem) entgegengewirkt und ein höherer exspiratorischer Fluss ermöglicht.

Ausatmen beim Singen, Sprechen und Lachen. Bei der stimm- bzw. geräuschhaften Form der Ausatmung, z.B. dem Summen, übertrifft die Ausatemdauer die Einatemdauer um das Drei- bis Vierfache. Beim Sprechen entsteht ein Verhältnis von 1 : 6 bis 1 : 7 und beim Singen sogar ein Verhältnis von 1 : 10 bis 1 : 50. Die Einatmung erfolgt kurz und schnell durch Mund und Nase gleichzeitig. Lachen kommt durch kurze Exspirationsstöße bei bald genäherten, bald voneinander entfernten Stimmbändern zustande. Es ist eine Serie von kurzen, vokalartigen Klängen (z.B. das ‚Ha‘, ‚Ho‘ oder ‚Hi‘). Es wirkt als prophylaktische Atemtechnik, die sich durch den mechanischen Einfluss auf die Bauchmuskulatur auch gegen Obstipation auswirkt.

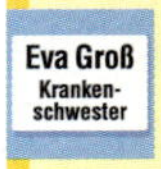

Praxistipp

Gelingt es Ihnen, ein Lied *mit* dem Patienten zu singen oder zu summen, haben Sie ein geeignetes Mittel für eine effiziente Pneumonieprophylaxe gefunden.

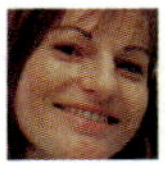

Pflegeangebot Freie Atemwege (Pflegetherapeutische Unterstützung bei der Sekretentleerung)

Franz Sitzmann

Einreibungen mit ätherischen Ölen

Durch die Verwendung ätherischer Öle können bei Patienten mit Atemproblemen therapeutische Wirkungen erzielt werden. Es sind flüssige Stoffgemische mit charakteristischem, aromatischem Geruch. Sie werden aus Pflanzen (z.B. Zitrone, Lavendel, Pfefferminze, Thymian, Eukalyptusblättern, Kamillenblüten, Kiefernnadeln oder Sonnenhutwurzeln) hergestellt. Zuverlässige Lieferanten für unverfälschte, d.h. ohne synthetische Chemikalien hergestellte Substanzen, sind Apotheken. Diese Substanzen werden nicht nur inhaliert, sondern auch transdermal resorbiert, d.h. die Wirkstoffe werden über die Haut in Verbindung mit einer Wärmeanwendung aufgenommen, z.B. als Wickel und Auflagen oder als Bade- und Waschwasserzusätze (zur Durchführung eines Lavendelölwickels s. S. 836). Auch Einreibungen mit Salben können, insbesondere als rhythmische Einreibungen (Krause/Uhlmann 1998) fachgerecht ausgeführt, atemfördernd wirken. Ätherische Öle wirken auf folgende atmungsbezogene Körperfunktionen:

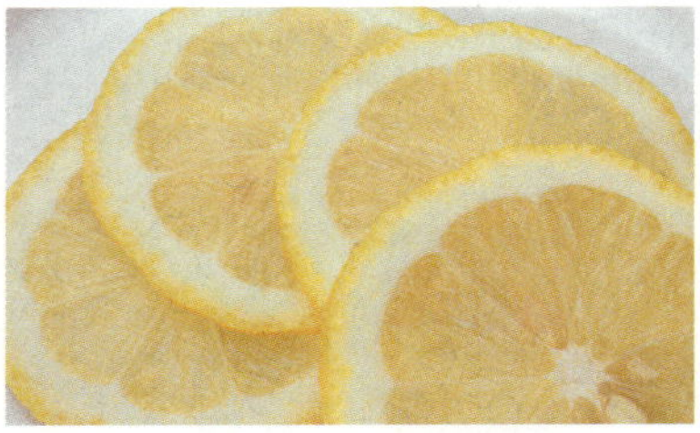

- auf vegetativ-emotionale Funktionen,
- bronchospasmolytische (bronchialkrampflösende) und sekretomotorische Wirkung (besserer Schleimtransport durch Funktionsverbesserung der Zilien),
- expektorierende (auswurffördernde) Wirkung,
- dosierbare Reize auf die Hautdurchblutung,
- entzündungshemmende und antibakterielle Wirkung,
- abschwellende Wirkung auf die Schleimhaut durch Kühleffekt ätherischer Öle mit hohem Dampfdruck.

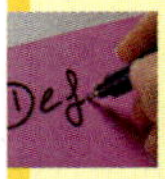

Definition

Unter dem Begriff Expektoranzien fasst man Substanzen zusammen, die die Entfernung von Bronchialsekret aus den Bronchien und der Trachea erleichtern. Unterschieden werden dabei: Sekretolytika, Mukolytika und Sekretomotorika, die vom Arzt verordnet werden. Zwischen diesen verschiedenen Expektoranzien bestehen jedoch fließende Übergänge. Sekretolytika sollen die Bronchialsekretion steigern und dadurch den Schleim verflüssigen. Mukolytika setzen die Viskosität, d.h. die Zähigkeit des Schleims herab. Sekretomotorika sollen die Sekretbewegung und das Aushusten fördern.

Hustentechniken

Husten ist ein Reflex mit einer Reizung von Hustenrezeptoren der Tracheal- und Bronchialschleimhaut. Häufige und anhaltende Hustenattacken bergen erhebliche Gefahren für Patienten mit Atemwegserkrankungen. So erhöht jeder Hustenstoß sehr stark den Druck innerhalb des Brustkorbs. Dadurch verengen sich die Bronchien und gleichzeitig werden neue Hustenstöße provoziert. So entsteht als Folge leicht eine schwere Atemnot. Bei einem überempfindlichen Bronchialsystem kann dadurch ein Asthmaanfall ausgelöst werden. Aus diesem Grund können Hustentechniken den Menschen unterstützen, wenn der mukoziliäre Sekrettransport nicht ausreicht, die Atemwege von Bronchialsekret zu befreien, z.B. zur Minderung der hustenbedingten Schmerzen nach operativen Eingriffen, zur Dämpfung eines unproduktiven Hustens („Reizhusten“) oder als Provokation zum Sekret Abhusten.

Hustenhilfe nach operativen Eingriffen. Nach thorakalen Eingriffen: In aufrechtem Sitz mit leicht nach vorn gebeugtem Oberkörper des Patienten (möglichst außerhalb des Bettes) fixiert die Pflegeperson die Rippen vorne und hinten und lässt den Patienten husten. Sehr ängstliche Patienten sollen in mehreren kleinen Stößen husten. Voraussetzung ist, dass der Patient durch Medikamente schmerzfrei ist, da er ansonsten nicht gut mitarbeitet. Nach abdominalen Eingriffen kann ein Gegendruck mit flach aufgelegten Händen auf den Verband das Abhusten erleichtern.

Hustenhilfe bei „Reizhusten". Diese Hilfe ist bei Menschen angebracht, die einen starken Hustenreiz haben, der sich in einem Kitzel im Rachenbereich bemerkbar macht. Offensichtlich besteht eine Überempfindlichkeit der Hustenrezeptoren, die z.B. auf schnelle Luftströmung, kalte Luft oder reizende Gase reagieren. Insbesondere bei Vorträgen, Konzerten o.ä. sind Menschen mit einem trockenen Husten geplagt. Die Hustenhilfe muss erläutert und geübt werden, sie ist nicht immer erfolgreich. Die Patienten sollen zuerst etwas Speichel schlucken, dann die Luft anhalten, so lange es geht, und anschließend oberflächlich, d.h. mit kleinen Atemzügen, atmen. Den Wechsel von Luft anhalten und oberflächlich atmen sollten sie bis zum Schwinden des Hustenreizes wiederholen.

Hustenprovokation zum Sekret abhusten. Patienten mit Schwierigkeiten beim Abhusten (z.B. bei zähem Schleim) werden informiert, wie sie sich beim Rasseln von Bronchialsekret im Luftröhrenbereich verhalten können: Einmal, evtl. auch zweimal, wird auf die Silbe „haff" ausgeatmet. Das forcierte Ausatmen auf die Silbe „haff" reizt die Hustenrezeptoren und löst einen Hustenstoss aus. Es ist sinnvoll, dem Patienten diese Technik vorzuführen.

Flüssigkeitszufuhr

> **Eva Groß** Krankenschwester
>
> **···› Praxistipp**
> Pflegepersonen müssen sich immer vergewissern, ob Patienten die dargereichte Flüssigkeit tatsächlich trinken, ein Einfuhrkontrollbogen ist hierfür hilfreich.

Patienten mit starker Bronchialsekretproduktion benötigen genügend Flüssigkeit. Zum Ausgleich der physiologisch produzierten Menge des Bronchialsekrets und um eine flüssige und damit transportable Konsistenz zu erreichen, sind mindestens 1500 ml Flüssigkeit täglich erforderlich. Daher ist dem Patienten, insbesondere dem alten Menschen mit schwachem Durstgefühl, ausreichend Flüssigkeit anzubieten (Vorsicht vor einer Überwässerung!). Patienten mit verschleimten Atemwegen, insbesondere bei Asthma bronchiale, sollten das Trinken von kalten Flüssigkeiten vermeiden, da eine Bronchospasmusneigung, insbesondere in der Nacht, verstärkt wird. Statt dessen bieten sich verschiedene Tees in Thermoskannen an; der spezifischen Wirksamkeit wegen besonders Lungenkraut- und Thymiantee im Wechsel.

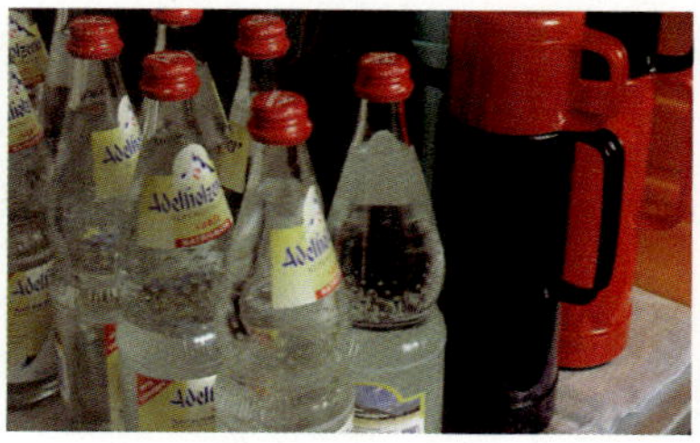

Wickel und Auflagen

Therapeutisch wirksam ist die heilende Wirkung von Wärme in Verbindung mit atemfördernden Substanzen, z.B. als feuchtwarme Wickel und Auflagen. Die richtige Auswahl setzt profunde Kenntnisse und viel (Selbst)Erfahrung voraus. Eine solche individuelle Pflegemaßnahme erfordert eine Gesamtbetrachtung der gesundheitlichen Situation des Patienten. Um äußere Anwendungen korrekt anzuwenden, muss hier auf Kursprogramme und spezielle Literatur verwiesen werden. Bei einem an Pneumonie erkrankten Patienten könnte beispielsweise ein heißer oder kalter Wickel mit Wasser, Zitrone, Lavendelöl oder eine Auflage mit Senfmehl, Quark, Thymiantee oder Ingwer hilfreich wirken.

Aus der Vielzahl der äußeren Anwendungen mit Sekret lösender Wirkung (Krause, Uhlmann 1998) werden Formen mit pneumonieprophylaktischer Wirkung auf S. 489, 824 und 836 beschrieben.

Abklopfen und Vibrieren

Beabsichtigt ist das Lösen des Bronchialsekrets von der Bronchialwand und das Verflüssigen des Schleims durch Vibration der Thoraxwand. Vibrationsmassagen sind angebracht bei Patienten mit chronisch obstruktiver Bronchitis (S. 825) oder in der postoperativen Phase.

> **···› Lerntipp**
> Es ist hilfreich, sich in Partnerarbeit gegenseitig im Stehen die Lungenumrisse auf ein T-Shirt zu zeichnen. Damit erhalten Sie eine plastische Vorstellung von der Lunge und das segment- und hilusorientierte Aklopfen oder Vibrieren ist für Sie konkreter nachzuvollziehen.

Ein Massagegerät (z.B. Vibrax) kann auf verschiedenen Brustkorbabschnitten therapeutisch angewandt werden. Das Gerät mit einstellbarer Vibrationsstärke wird in den Ausatmungsphasen mit spürbarem Druck am Thorax geführt. Die Vibrationen sind intensiver als die Handvibrationen und vermitteln den Patienten ein sehr angenehmes Empfinden im Brustbereich. Sie unterstützen

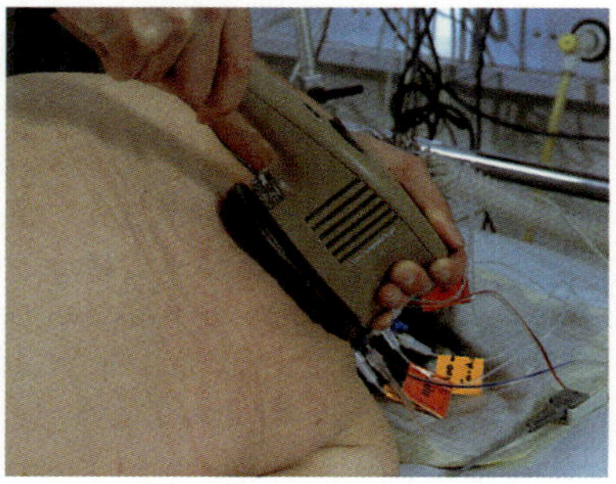

Mit dem vibrierenden Massagegerät (Vibrax) kann Bronchialsekret gelöst werden

bei Patienten mit erheblicher Sekretproduktion die Sekretelimination.

Mit einem „Igelball“ können verschiedene Abschnitte des Oberkörpers entweder von Pflegepersonen, dem Patienten selbst oder Freunden „berollt“ werden. Der Patient bekommt eine ausgeprägte Wärmeempfindung der bearbeiteten Hautabschnitte des Oberkörpers, da die Hautdurchblutung angeregt wird.

Das Abklopfen des Rückens z. B. mit der lockeren Faust, mit der hohlen Hand oder mit den Kleinfingerkanten muss vorsichtig vorgenommen werden (besonders bei alten Menschen) und sollte mindestens 5 Min. dauern. Beim Abklopfen von Patienten ist darauf zu achten, dass dies möglichst immer in Richtung Lungenhilus erfolgt. Das sich lösende Sekret folgt dem Gesetz der Schwerkraft. Kontraindiziert ist es bei Patienten mit Thrombose, Herzinfarkt oder Lungenembolie (Gefahr, dass sich ein Blutgerinnsel löst), bei Patienten mit Osteoporose oder Knochenmetastasen (Gefahr einer Spontanfraktur) und bei Patienten mit Rippen- oder Wirbelfrakturen und Kopfverletzungen, z. B. Schädel-Hirn-Trauma (Blutungsgefahr aufgrund eines Druckanstiegs im Gehirn). Schonender ist für diese Patienten das Vibrieren. Vielfach wird das Abklopfen mit dem immer noch sehr beliebten Franzbranntwein durchgeführt. Er sollte dosiert angewandt werden, oft enthält er heute neben Alkohol auch hyperämisierende Substanzen (z. B. Kampfer oder Menthol) und rückfettende Zusätze. Durch die Rückfettung soll die austrocknende Eigenschaft von Alkohol nicht zu beobachten sein. Letztendlich sollte auch ein solches Mittel nicht rituell angewandt werden. Bei Kältegefühl, Hautdefekten und wenn der Patient ablehnt, sollten Altenativen verwendet werden.

Beim Vibrieren bleibt die Hand auf der Haut des Patienten liegen, verändert wird nur der Druck: Mit der Hand kurze, schnelle, immer hiluswärts gerichtete Bewegungen vornehmen. Der Patient muss eine Seitenlage einnehmen: Linkslage zur Vibration der rechten und Rechtslage zur Vibration der linken Lunge. Anschließend legt man die eine Hand auf das Sternum, die andere unter den Rücken des Patienten und übt so – immer während der Atempause – einen leichten Druck aus. Der Atemstrom nimmt das Sekret mit, es kann ausgehustet werden.

Erleichterung der Sekretentleerung

Pflegepersonen können pflegetherapeutisch Drainagetechniken einsetzen, mit denen beim Patienten die Sekrete in den Atemwegen gelöst und dann mundwärts transportiert werden können.

Autogene Drainage. Hilfreich kann dabei zunächst eine spezielle Atemtechnik sein. Zunächst führt der Patient eine Phase vertiefter Ein- und Ausatmungen durch. Nach einer maximalen Inspiration hält er die Luft an. Dieses Atmungsmanöver hat zum Ziel, Luft hinter die Sekretansammlung zu transportieren, um in der Ausatemphase die Schleimmassen mobilisieren zu können.

Drainagelagerung. In Abgrenzung zu atemerleichternden Lagerungen erlernen die Patienten hier Körperpositionen, die von der Lokalisation der erkrankten Lungen- und Atemwegsabschnitte abhängig sind. Diese Positionen erleichtern das schwerkraftabhängige Abfließen des Bronchialsekrets von den kleinen in die großen Bronchien. Es sind auf ärztliche Anordnung auszuführende Behandlungen und ergeben sich aus ärztlich erhobenen Diagnosen von Erkrankungen, die sich auf einzelne Segment- und Lappenbronchien beziehen. Rückenlage, Rechts- und Linksseitenlage sowie Bauchlage werden in Hoch-, Flach- und Kopftieflage abwechselnd entsprechend ärztlicher Anordnung vorgenommen (**Abb. 24.18 a – d**). Für die Durchführung werden ein

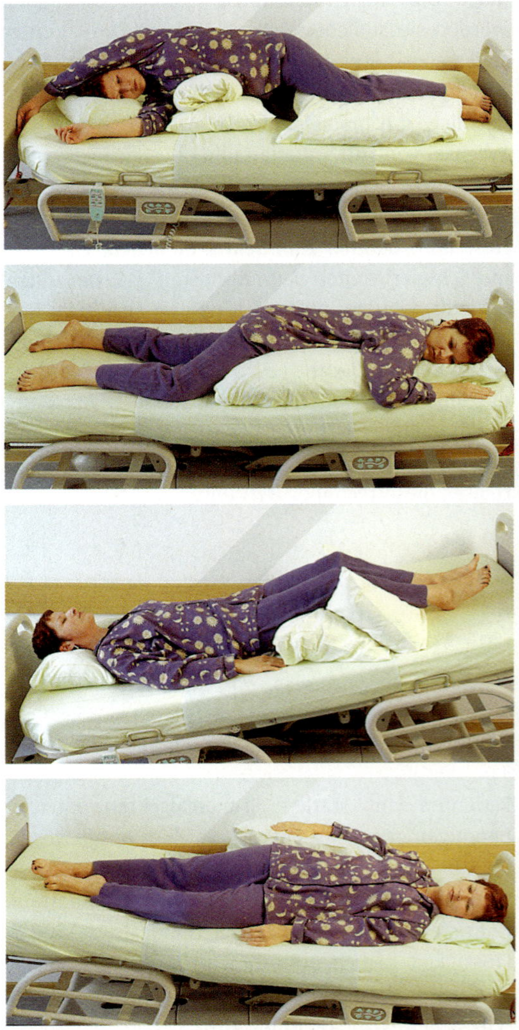

a b c d

Abb. 24.18 Drainagelagerungen **a** Drainage des gesamten linken Lungenflügels **b** Drainage des posterioren Oberlappensegments des rechten Lungenflügels **c** Drainage der anterobasalen Unterlappensegmente beider Lungenflügel **d** Drainage des rechten Mittellappens

bis zwei dickere Kissen oder ein ca. 15 cm dicker Kunststoffblock benötigt. Frühmorgens ist die Behandlung wegen der nächtlichen Sekretansammlung besonders günstig. Direkt nach Mahlzeiten kann die Drainagelagerung zu Übelkeit, Erbrechen oder Aspiration führen. Die Zeiten sind sinnvollerweise mit dem Patienten abzustimmen, denn er kennt bei sich die Tageszeit mit der stärksten Bronchialsekretion. Evtl. ist die Wirkung der Sekretverflüssigung durch vorherige Inhalation zu steigern (nach Arztanordnung).

···› Praxistipp

Eva Groß Krankenschwester

Es handelt sich um spezielle Behandlungen, die Sie so intensiv gegenseitig üben müssen, dass Sie als Pflegeperson den chronisch Kranken (z. B. mit Mukoviszidose, Bronchiektasen oder Asthma bronchiale) auf die spätere selbstständige Durchführung sicher vorbereiten können.

Vario-Resistance-Pressure(VRP)-Gerät. Dieses auch „Flutter" genannte Gerät erzeugt einen „veränderlichen Widerstandsdruck". In dem pfeifenähnlichen Gerät liegt eine rostfreie Kugel, die durch den Ausatmungsdruck an der Trichterwand hochgerollt wird (**Abb. 24.19 a**). Die Luft entweicht durch die Löcher im Kopfteil, wodurch der Druck am Mundstück sinkt. Daraufhin rollt die Kugel zurück in den Trichter und verschließt diesen erneut. Je nach Neigung des VRP-Gerätes werden unterschiedliche Drücke durch die Ausatmung erzeugt, um die Kugel zu bewegen und den Ausatemstrom freizugeben. Durch die mehrmalige Unterbrechung des exspiratorischen Atemstroms entsteht ein „Stop-and-go-Mechanismus", der die Ausatemluft in den Bronchien in Schwingungen versetzt und zur Sekretmobilisation beiträgt.

Der Patient mit viel Bronchialsekret lernt von den Physiotherapeuten die Variationen in der Haltung des Gerätes und wie es mit den Lippen umschlossen wird (**Abb. 24.19 b**). Nach mehreren Atemzügen lockert sich Sekret und wird in den oberen Luftröhrenbereich transportiert, so dass es durch Husten oder Räuspern abgegeben werden kann. Die Reinigung des VRP-Gerätes kann durch Auseinandernehmen der Teile und Abspülen mit warmem Wasser geschehen, das Trocknen erfolgt auf einem frischen Tuch.

···› Praxistipp

Eva Groß Krankenschwester

Nochmals soll darauf hingewiesen werden, dass der Patient mit viel Bronchialsekret zum Abhusten ausreichend Flüssigkeit benötigt. Zähes Bronchialsekret kann nur durch reichliches Trinken verflüssigt werden.

SMI-Atemtrainer. Die Verwendung von Atemtrainern zur „**s**ustained **m**aximal **i**nspiration" (= lange anhaltende Einatmung) soll den Patienten zu häufigen und regelmäßigen Atemübungen motivieren. Vereinfacht handelt es sich um ein Feedbackgerät. Die Einatmungsgrößen *Flow* oder *Volumen* werden für den Patienten sichtbar gemacht und sollen zu häufigem richtigem Atmen führen. Diese tiefen und langsamen Atemzüge entsprechen den „Seufzern", die auch bei Gesunden in der Ruheatmung erfolgen. Eventuell vorhandene Atelektasen, die nicht schon zu lange bestehen, werden eröffnet. Je nachdem, ob als inspiratorischer Parameter der Flow oder das Volumen optisch angezeigt wird, unterscheidet man „flow-" bzw. „volumenorientierte" Geräte (**Abb. 24.20 a u. b**). Bei den flow-orientierten Geräten werden zur inspiratorischen Strömungserhöhung Bällchen in einer Röhre angehoben, bei den volumenkontrollierten Geräten wird das eingeatmete Volumen angezeigt. Es gibt auch kombinierte Geräte.

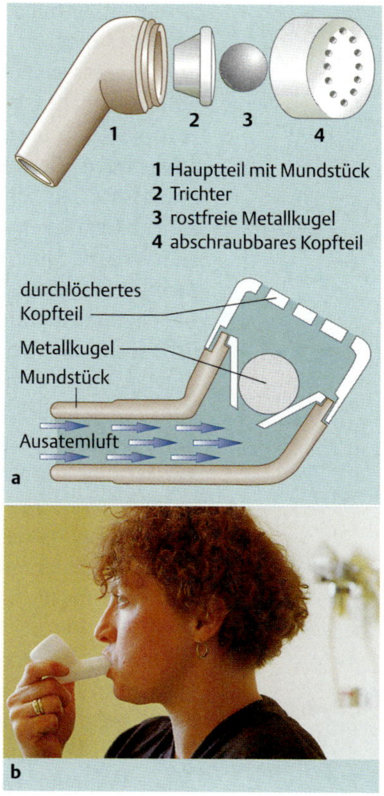

Abb. 24.19 **a** Bau des VRP in Einzelteilen und im Querschnitt **b** der Patient atmet durch das VRP

···› Praxistipp

Eva Groß Krankenschwester

Leiten Sie Ihren Patienten sinnvollerweise schon vor der Operation an, wie er mit seinen Lippen das Mundstück des Atemtrainers umschließen und tief langanhaltend einatmen soll.

Nach der Einatmung soll der Patient möglichst versuchen, ehe er ausatmet die Einatembemühung noch ein wenig fortzusetzen. In dieser möglichst langen endinspiratorischen Pause kann sich die eingeatmete Luft auf die Alveolen verteilen. Die Wiederbelüftung zeitweise von der Ventilation abgeschnittener Alveolen hält etwa eine Stunde an. Deshalb ist es ratsam, die Patienten zu motivieren, 10 gleichmäßige, tiefe und maximale Einatemzüge pro Stunde durchzuführen. Zur verbesserten Atem- und Zwerchfellausdehnung ist die Oberkörper-Hochlagerung bzw. das

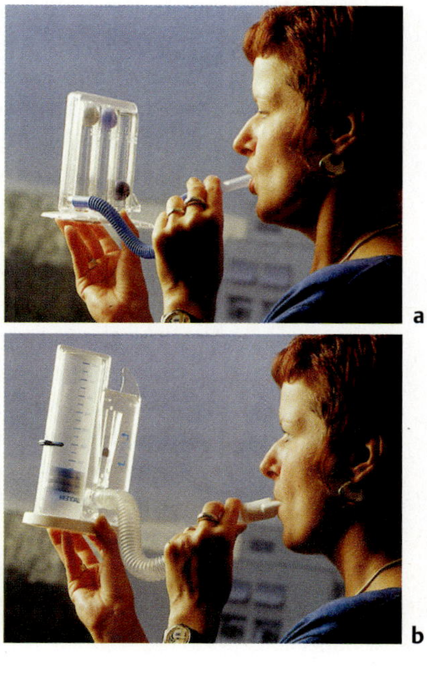

Abb. 24.20 SMI-Atemtrainer **a** floworientiert **b** volumenorientiert

Sitzen am Bettrand wichtig. Mit dem SMI-Atemtrainer ist es möglich, den Patienten aktiv in den Heilungsprozess einzubinden und die meist nur ein- oder zweimal täglich durchgeführte Physiotherapie wird wirksam unterstützt. Neben den elektronisch arbeitenden Geräten mit Patientenschlauch und Mundstück aus Einmalmaterial, werden auch Ein-Patient-Geräte verwendet. Sie können den Patienten zum weiteren Üben mit nach Hause gegeben werden.

Atemflasche (Blow-Bottle). Häufig wird nach Operationen eine Atemtherapie mit der umgangssprachlich auch „Blubber"-Flasche genannten Atemhilfe durchgeführt. Es wird dabei über einen ca. 1 m langen Kunststoffschlauch in eine mit Leitungswasser gefüllte Flasche (Wasserdruck einer 15 – 25 cm hohen Wassersäule) ausgeatmet. Durch den erhöhten Druck in den Atemwegen wird die Entfaltung der Lunge nach Pneumothorax oder bei Pleuraergüssen unterstützt. Der Ausatemwiderstand kann durch die Wassermenge und die Schlauchlänge variiert werden. Vor dem Üben mit der Blow-Bottle sollten Sie den Patienten im Wahrnehmen seiner Bauchatembewegungen im Liegen schulen. Dann atmet der Patient möglichst tief ein und bläst mehrmals in die Blow-Bottle. Er sollte das stündlich im Tageslauf wiederholen. Während der Therapie sind Pausen einzulegen, damit keine Erschöpfung eintritt.

Totraumvergrößerer. Lässt man den Patienten durch ein Rohr atmen, wird er ganz automatisch gezwungen, tiefer einzuatmen. Zur Vergrößerung des physiologischen Totraums wird als variabler künstlicher Totraumvergrößerer ein Kunststoffrohr (nach Giebel) mit zusammensteckbaren Ansatzstücken verwendet. Dadurch atmet der Patient bei jeder Einatmung zuerst seine eigene, im Rohr stehende, kohlendioxidhaltige Ausatemluft wieder ein. In den Alveolen und damit auch im arteriellen Blut steigt der Kohlendioxidgehalt (pCO_2) an, was mit einer Steigerung der Atmung beantwortet wird. Im Unterschied zur Hyperventilation kommt es bei dieser Intensivierung der Atmung nicht zu einer Abnahme des Kohlendioxids in den Alveolen und im Blut. Die Ventilationssteigerung regt den Sekrettransport an und kann ventilatorische Verteilungsstörungen durch Mikroatelektasen beseitigen. Ebenso wird eine Kräftigung der Atemmuskulatur durch die tiefen Atemzüge erreicht. Durch die verstärkten Atemexkursionen können Verwachsungen im Pleuraraum, z. B. nach Thoraxoperationen, vermieden werden.

Damit der Kohlendioxidanstieg für den Patienten nicht zu belastend wird, muss vor der Anleitung die Atmungsfrequenz gezählt werden. Dann atmet der Patient in das mit dem Mundstück versehene Rohr von 200 – 300 ml, d. h. mit 2 – 3 Ansatzstücken. Vom Organismus werden 3 Min. benötigt, um einen zusätzlichen Totraum von 200 – 300 ml zu kompensieren. Eine Atmungsfrequenz unter 24/Min. nach diesen 3 Min. gilt als Zeichen dafür, dass der Patient die erhöhte Atemarbeit für die größere Atemzugstiefe aufbringen kann. Die Übungen können dann mit den jeweils gewünschten 20 – 30 Atemzügen, bei älteren Patienten weniger, 10-mal pro Tag durchgeführt werden. Die Atmungsfrequenz darf nicht über 24/Min. ansteigen. Hustenprovokationen durch kurzfristiges Atmen in ein auf 400 – 700 ml verlängertes Rohr sollen nur unter physiotherapeutischer Anleitung erfolgen. Die Atmung durch den Totraumvergrößerer muss ärztlich angeordnet sein. Bei bestimmten Erkrankungen, z. B. Lungenemphysem, Asthma bronchiale oder Herzinsuffizienz, ist sie kontraindiziert. Das Giebel-Rohr wird wegen seiner Risiken zunehmend seltener verwendet.

Eva Groß
Kranken-schwester

Praxistipp

Bei der Anleitung Ihres Patienten kommt es darauf an, dass Sie ihm erklären, warum das Rohr zur Vergrößerung von tiefen Atemzügen führt und dass er zur Vorbeugung von Lungenentzündungen u. a. krankhaften Veränderungen das Atmen mit dem Rohr mehrmals am Tag für die Dauer von 20 – 30 Atemzügen durchführen soll. Die Nase sollte dabei durch eine Nasenklemme verschlossen werden.

Absaugen von Sekret

Ist der Patient nicht in der Lage, das Bronchialsekret auszuhusten, kann dies mittels eines Absaugkatheters entfernt werden. Durch die Sekretentfernung wird die Belüftung der Lunge gewährleistet und Atelektasen und einer Pneumonie vorgebeugt.

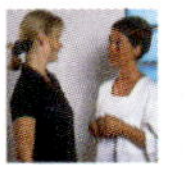

„Du, Heike, das muss ich Dir erzählen. Wir mussten in der vergangenen Nacht von unserer Intensivstation einen 50-jährigen Patienten mit Trachealkanüle auf Station verlegen. Nach Reanimation und ca. 30-tägiger Beatmung bestand der Verdacht auf einen hypoxischen Hirnschaden und ich schrieb zur Übergabe häufiges Absaugen und 4 Liter Sauerstoff pro Minute über Kanüle auf. Die Kollegen saugten den Patienten auch 2-stündlich ab, die künstliche Nase musste jedoch ständig getauscht werden, da sie mit Schleim verlegt war. Am Nachmittag nach der Verlegung bekam der Patient plötzlich starken Schweißausbruch bei normaler Temperatur. Er hatte weit aufgerissene Augen, war extrem unruhig, so dass ihm die Kollegen die Hände fixierten, da er ständig an die Trachealkanüle fassen wollte. In meiner nächsten Nacht bat mich die Kollegin von der Station, doch mal die Trachealkanüle zu wechseln. Was ich da erlebt habe, habe ich noch nie gesehen: bis auf einen winzigen Rest war die Kanüle mit eingetrocknetem Schleim fast verschlossen (**Abb. 24.21**).

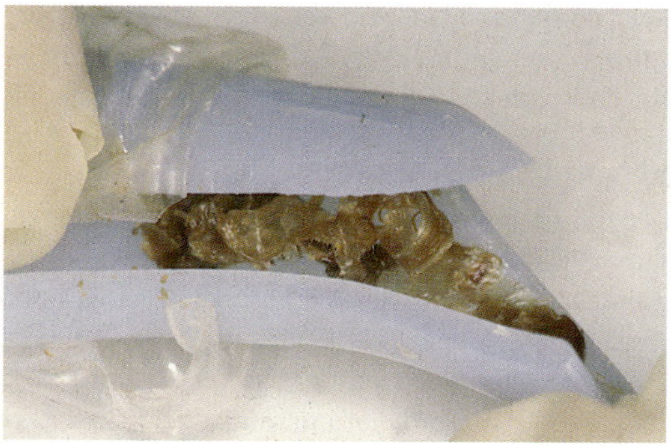

Abb. 24.21 Massiv mit Borken verstopfter Endotrachealtubus (zur Verdeutlichung aufgeschnitten)

Nachdem ich die neue Kanüle eingesetzt hatte, lächelte der Patient mich so an, als sei ich seine Retterin. Sein ganzes Gesicht strahlte, er zwinkerte mir zu, bedankte sich mit einer fixierten Hand und war nach 5 Minuten eingeschlafen. Die Nachtschwester erzählte, dass er in der vergangenen Nacht überhaupt nicht geschlafen habe… Im Aufzug traf ich morgens die Kollegin. Sie berichtete, dass er nicht mehr schwitzte und sie ihm die Fixierung lösen konnte."

···> Lerntipp

Greifen Sie zur Vervollständigung Ihres Wissens in Bezug auf den oben im Beispiel geschilderten Patienten auch die wesentlichen Ausbildungsinhalte des korrekten, hygienisch einwandfreien *endotrachealen* Absaugens auf.

···> Merke

Bei Patienten, die nicht korrekt abgesaugt werden oder deren Atemluft nicht adäquat befeuchtet wird, besteht die Gefahr des Erstickens!

Grundsätzlich unterscheidet man das Absaugen von Atemwegsekret oder aspiriertem Material durch den unterschiedlichen Zugangsweg:

- über den Mund (orales Absaugen),
- über die Nase (nasales Absaugen),
- über den Endotrachealtubus oder die Trachealkanüle (s. endotracheales Absaugen, S. 884),
- über das Bronchoskop während der Spiegelung der Atemwege.

Da der Mund-, Nasen- und Rachenraum bis zum Kehlkopf physiologisch mit Bakterien besiedelt, die weiteren Atemwege aber steril sind, erfordern orales bzw. nasales und endotracheales Absaugen eine unterschiedliche Vorgehensweise. Absaugen aus Trachea und Bronchien ist für den Patienten besonders unangenehm und gefährlich. Oft berichten Patienten nach der Extubation, dass sie das Absaugen als schmerzhaft und sehr störend empfunden haben. Darum wird nur abgesaugt, wenn wirklich Sekrete vorhanden sind. Wenn hier von „Absaugen" gesprochen wird, ist immer das Absaugen aus Mund oder Nase bis zum Kehlkopf gemeint.

Ziel muss ein hygienisch einwandfreies und möglichst atraumatisches Absaugen sein; die Geräte sind hygienisch einwandfrei aufzubereiten.

Materialbedarf (bevorratet am Bett)

- Absaugeinheit mit Verbindungsschlauch und Fingerdip,
- OP-Handschuhe,
- Köcher mit sterilen Einmalabsaugkathetern verschiedener Größe: für Erwachsene Ch 14–16 (Außendurchmesser von 4,7 mm = Ch 14 und 5,3 mm = Ch 16), für größere Kinder Ch 10, für Säuglinge Ch 6. Bei zu groß gewähltem Absaugkatheter besteht insbesondere beim endotrachealen Absaugen die Gefahr, dass durch den hohen intrapulmonalen Sog leichter Atelektasen erzeugt werden können. Wirkungsvolle, Läsionen der Schleimhaut vorbeugende Absaugkatheter haben Seitenlöcher an der Katheterspitze sowie Vertiefungen des Rillenprofils. Damit soll ein schützendes Luftkissen um die Katheterspitze entstehen, um ein Festsaugen an der Schleimhaut zu verhindern. Als Absaugkatheter werden zur Zeit entweder offene Einmalkatheter oder geschlossene Systeme zur mehrfachen Verwendung benutzt,
- evtl. NaCl-Lösung 0,9 % in Ampullen.

···> Praxistipp

Eva Groß
Krankenschwester

Arbeiten Sie möglichst mit Assistenz; beim Absaugen von bronchialinfizierten Patienten ist das Anlegen eines Mund-Nasen-Schutzes zu Ihrem Eigenschutz empfehlenswert.

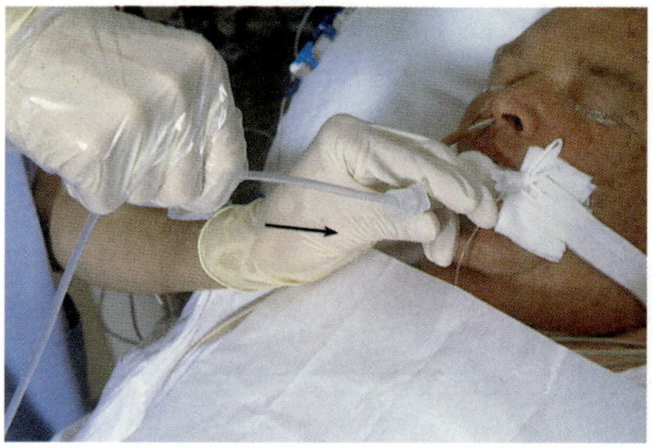

Endotracheales Absaugen

Absaugen ohne Assistenz (1 Person)

Nach der hygienischen Händedesinfektion Verpackung des Absaugkatheters öffnen und Verbindung zur Absaugeinheit herstellen, ohne den Katheteranschluss mit den Händen zu berühren; den Katheter in der Verpackung belassen und ablegen; Information auch des bewusstseinsgetrübten oder bewusstlosen Patienten über den beabsichtigten Absaugvorgang;

Anlegen der OP-Handschuhe; Absaugkatheter aus der Verpackung herausziehen; Absaugen. Dazu wird der Katheter bei laufendem Sog und offenem Fingerdip in Mund und Rachen eingeführt. Am Manometer darf nur ein Vakuum von höchstens 0,1 – 0,2 bar oder 1 – 2 m H_2O-Säule eingestellt sein (0,1 bar = 100 cm H_2O-Säule, 1 bar = 750,06 mmHg). Absaugkatheter mit Seitenlöchern werden bei laufendem Sog und geschlossenem Fingerdip eingeführt, diese Katheter können sich nicht an der Schleimhaut festsaugen. Wenn der Absaugkatheter auf Widerstand stößt, ca. 1 cm zurückziehen, den Fingerdip schließen und unter drehenden Bewegungen zurückziehen. Dabei intermittierenden Sog durch Öffnen und Schließen des Fingerdips herstellen. Nach Beendigung des Absaugvorgangs den Katheter locker um die behandschuhte Hand wickeln und den Handschuh beim Ausziehen über den Katheter stülpen. Umgehend im patientennahen Abwurfbehältnis beseitigen. Keinesfalls den benutzten Katheter nochmals einführen!

Eva Groß
Krankenschwester

···› Praxistipp

Tipp zur Zeitkontrolle: Der Absaugvorgang darf nicht länger als 15 – 20 Sek. dauern. Bei Beginn des Absaugens den eigenen Atem anhalten!

Keine Kopfdrehmanöver während des Absaugvorganges durchführen; abschließend hygienische Händedesinfektion durchführen.

Versorgung des Absauggeräts

Der transparente Verbindungsschlauch zum Sekretsammelgefäß sollte nach jedem Absaugvorgang gründlich mit Wasser-Jod-Lösung durchgespült werden; die 1%ige PVB-Jod-Lösung (z. B. Braunol-2000) in Leitungswasser, um das Verbindungsstück zwischen Absaugkatheter und Auffanggefäß zu desinfizieren, sollte mindestens täglich gewechselt werden. Das Sekretsammelgefäß täglich (bei Bedarf auch öfter) entleeren, mit Desinfektionslösung desinfizieren und danach säubern oder maschinell-thermisch aufbereiten. Das Einfüllen von Desinfektionslösung in das Sammelgefäß vor dem Gebrauch ist nicht sinnvoll; der Sterilfilter zwischen der Zuleitung für Druckluft und dem Sekretsammelgefäß sollte ebenfalls täglich erneuert werden, um den Wechsel zu kontrollieren und zu dokumentieren; bei Nichtgebrauch ist das funktionsfähige Absauggerät staubfrei und trocken zu lagern; die Wandanschlussteile des Geräts sollten nur mit einem feuchten Tuch gesäubert und nicht in Desinfektionslösung gelegt werden.

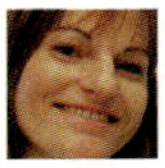

···› Pflegeangebot Atemstimulierende Einreibung

Jochen Martin

Bei der atemstimulierenden Einreibung (ASE) handelt es sich um eine Form von Massage, die die Atmung des Patienten beeinflusst und dadurch beruhigend und einschlaffördernd wirkt. Darüber hinaus hat die ASE einen pneumonieprophylaktischen Effekt und fördert die Körperwahrnehmung bei bewusstseinsgestörten Patienten.

···› Merke

Die ASE ist eine wirksame Pflegemaßnahme bei Schlafstörungen (S. 273). Die Einschlafzeit kann verkürzt, der Verbrauch von Schlaf- und Beruhigungsmitteln verringert werden. Voraussetzung ist allerdings eine Analyse der Schlafprobleme des Patienten und wenn möglich die Beseitigung von Störfaktoren wie Schmerz, Lärm usw.

Angst, seelischer Schmerz, Sorgen usw. führen häufig zu einem veränderten Atemmuster: Die Atmung wird flacher, die Atemfrequenz erhöht sich, die Atemmuskulatur ist verspannt. Umgekehrt kann eine tiefe und freie Ein- und Ausatmung für eine emotionale Entlastung (S. 499) sorgen. Ziel der ASE ist es, die Atmung zu vertiefen und die Atemfrequenz zu senken. Das Verhältnis von Ein- und Ausatemzeit soll sich im Verhältnis 1 : 2 einpendeln. Die Muskulatur von Brustkorb und Rücken soll gelockert und dadurch die Beweglichkeit des Thorax erhöht werden. Die vertiefte Atmung verringert darüber hinaus die Pneumoniegefahr. Durch den intensiv empfundenen Hautkontakt während der Massage nimmt der Patient seinen Körper verstärkt wahr. Bei wahrnehmungsgestörten oder verwirrten Patienten kann die ASE deshalb zu einer besseren Wahrnehmung und Orientierung beitragen. Waltraud Marschke und Els Eichler entwickelten ursprünglich das Konzept der atemstimulierenden Einreibung, es wurde später von Frau Bienstein publik gemacht (Sitzmann 1993).

···› Merke

Die Prinzipien der basalen Stimulation (S. 170), besonders die Hinweise zur Berührung, gelten auch für die ASE.

Durchführung

Die Einreibung wird am Rücken durchgeführt. Berührungen am Rücken werden als weniger intim empfunden als z. B. an der Brust. Gleichzeitig ist der Rücken berührungssensibel und vermittelt dem Patienten weitere Informationen.

Der Patient sitzt auf der Bettkante oder auf einem Stuhl. Er stützt die Arme (zum Beispiel auf einem Tisch) ab und hat ein Kissen vor der Brust. Bettlägerige Patienten liegen in 135°-Lagerung oder in Seitenlage. Die Pflegeperson trägt keinen Schmuck an den Händen und keine Armbanduhr. Die ASE wird ohne Handschuhe durchgeführt. Die Hände sollten warm sein. Für die Einreibung wird eine Wasser-Öl-Lotion oder Massageöl verwendet. Die Lotion wird mit der Handfläche gleichmäßig aufgetragen, wobei die Hände vom Nacken zum Steiß gleiten (**Abb. 24.22 a**). Nach der ersten Berührung wird der Körperkontakt bis zum Ende der Maßnahme nicht mehr unterbrochen, d. h. die Hände werden nicht gleichzeitig, sondern versetzt vom Körper genommen. Vom Nacken werden die Hände gleichzeitig mit kreisenden Bewegungen in Richtung Steiß geführt (**Abb. 24.22 b**). Dabei wird jeweils rechts und links neben der Wirbelsäule ein leichter Druck ausgeübt, der beim Übergang in die Kreisbewegung nachlässt (**Abb. 24.23**). Der Kreis wird dann ohne Druck geschlossen. Die Pflegeperson führt die Kreisbewegungen im Rhythmus ihrer eigenen Atmung durch. Die Phase, in der Druck ausgeübt wird, entspricht dabei der Ausatmung, das Schließen des Kreises ohne Druck entspricht der Einatmung. Ein- und Ausatmung erfolgen etwa im Verhältnis 1 : 2. Der Vorgang wird 5- bis 8-mal wiederholt. Die Einreibung wird mit abschließenden Streichbewegungen von den Schultern zum Steiß parallel zur Wirbelsäule beendet. Nach der Einreibung soll der Patient die Möglichkeit haben zu ruhen.

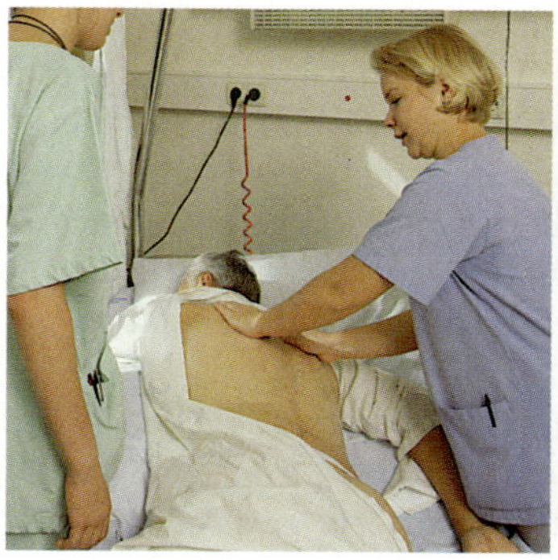
a

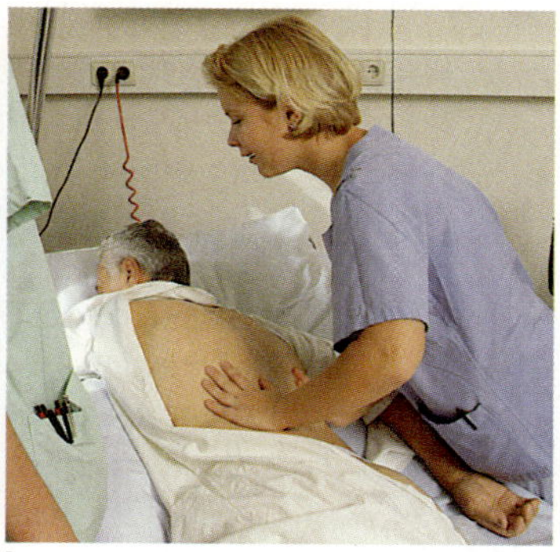
b

Abb. 24.22 Atemstimulierende Einreibung **a** Die Lotion wird mit beiden Händen vom Nacken ausgehend eingerieben **b** Die Einreibung erstreckt sich vom Nacken bis zum Steiß

> **Merke**
> Um die ASE durchführen zu können, muss die Pflegeperson selbst ruhig und entspannt sein. Nur so kann sie dem Patienten durch die Einreibung Ruhe vermitteln.

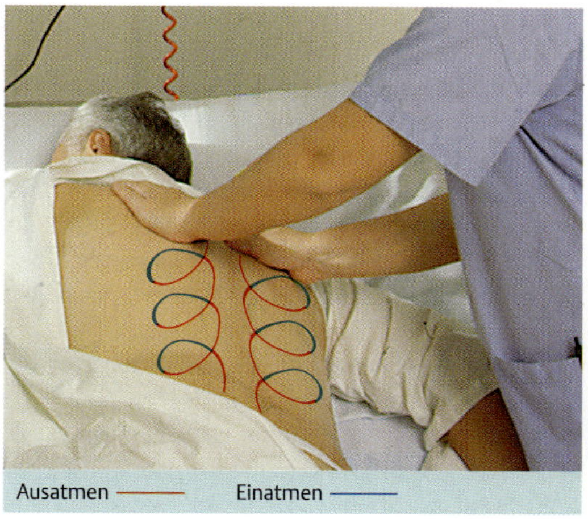

Abb. 24.23 Atemstimulierende Einreibung. Bewegungsrichtung der Hände beim Ausatmen (rot) und beim Einatmen (blau)

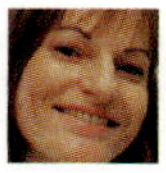

Pflegeangebot Inhalationstherapie

Franz Sitzmann

> **Definition**
> Mit Inhalation als therapeutische Maßnahme bezeichnet man das Einatmen von Dämpfen, zerstäubten Flüssigkeiten, gelösten Medikamenten oder wirkstoffhaltigen Gasen, z. B. als Dosieraerosol oder Inhalationslösung.

Kopfdampfbad

Die einfachste Inhalationsmethode ist das Kopfdampfbad. Es kann sehr gut auch in der häuslichen Krankenpflege bei hartnäckigen Nasennebenhöhlenerkrankungen und Schnupfen durchgeführt werden. Durch das Kopfdampfbad werden eine Atemerleichterung und eine Sekretlockerung bewirkt. Dem Wasser können, je nach Indikation, Kamillenblüten, Salbei, Thymian oder Emser Salz zugesetzt werden.

Anwendung. In eine Schüssel werden 2 l nicht mehr kochendes Wasser zusammen mit dem Zusatz gegeben. Der Patient sitzt sicher und bequem am Bettrand oder am Tisch und beugt den Kopf über die Schüssel. Damit der Dampf nicht entweicht, wird ein Badetuch über Kopf und Schüssel gehängt. Bei Kindern muss die Pflegeperson aus Sicherheitsgründen zusammen mit dem Kind unter dem Tuch inhalieren. Solange Dampf aufsteigt, mit offenem Mund atmen (ca. 10 Min.). Nach der Inhalation das Gesicht kalt abwaschen, damit sich die Gefäße wieder verengen, und gut abtrocknen, evtl. eincremen. Den Patienten anschließend vor Zugluft schützen, 2- bis 3-mal pro Tag die Inhalation wiederholen.

Luftbefeuchtung

Zum Anfeuchten der Raum- und Atemluft wird Wasser durch Druckluft, Erhitzen oder Ultraschall vernebelt mit der Absicht, die wichtige und wirkungsvolle Reinigungsfunktion des Respirationstraktes mit ausreichender Feuchtigkeit in der Atemluft zu unterstützen.

Bronchitiskessel (Warmwasserverdampfer). Der durch Erhitzen des Wassers entstehende Dampf entweicht einem Rohr, das auf den Patienten mit ausreichender Distanz (mind. 1 m) gerichtet wird. Die Größe der Tröpfchen liegt oberhalb 30 μm, d. h. es werden nur die oberen Luftwege erreicht.

Kaltwasservernebler. Wasser wird von einem elektrischen Gerät vernebelt. Die relativ großen Wassertröpfchen befeuchten die Raumluft. Die Funktionsweise der *Ultraschallvernebler*, mit denen ebenfalls eine Raumluftbefeuchtung erfolgen kann, ist bei der Inhalationsbehandlung (s. u.) beschrieben.

Bei diesen Luftbefeuchtungsgeräten sind wichtige Vorsichtsmaßnahmen zu beachten:

Vorsicht vor einer Verbrühung durch Dampf oder heißes Wasser. Deshalb dürfen solche Geräte bei verwirrten, aber mobilen Patienten und Kindern nicht unbeaufsichtigt und ungeschützt im Zimmer stehen. Bedenken Sie die ausreichende Distanz des austretenden heißen Dampfes zum Patienten. Überprüfen Sie mit der Hand, ob der Mindestabstand von 1 m ausreicht.

Wasser bedeutet Leben. Jedes stehende Wassergefäß verkeimt, insbesondere in geschlossenen Tanks setzt sich ein Schlamm aus Mikroorganismen und Algen ab. Es darf nur steriles Wasser verwendet werden; am günstigsten ist Sterilwasser im geschlossenen System.

Inhalationsbehandlung

Sie kann mit Einzelpatient-Geräten, als Rauminhalation oder als Freiluftinhalation durchgeführt werden und ist mit großen Vorteilen für den Patienten verbunden: Das inhalierte Medikament gelangt ohne Umwege dorthin, wo es gebraucht wird: in die Atemwege. So kann es schneller und direkter seine Wirkung in den Schleimhäuten des Atemtraktes entfalten als ein oral verabreichtes Medikament. Im Vergleich zu anderen Verabreichungsformen wird damit eine sehr viel geringere Medikamentenmenge (ca. 1/10) benötigt. Somit ist die Inhalationsbehandlung meist ohne größere Allgemeinwirkungen, d. h. unerwünschte Wirkungen im Gesamtorganismus.

> **Merke**
> Bei der Inhalation gelangt das vernebelte Medikament *direkt* in die Atemwege und in die Lungen.

Wirkung und Eindringtiefe des Medikaments. Zur Inhalation muss das Medikament in feinste Tröpfchen zerstäubt (vernebelt) werden. Eine ruhige Spontanatmung vorausgesetzt, entscheidet in erster Linie das Tröpfchengrößenspektrum, in welchem Abschnitt und in welchem Umfang das Inhalat mit der Oberfläche der Atemwege in Berührung kommt, dort deponiert wird und lokal wirkt bzw. resorbiert werden kann. Ein weiterer Faktor ist die Nebeldichte, d. h. die in 1 l Nebelvolumen enthaltene Menge der vernebelten medikamentösen Flüssigkeit. Fein disperse Nebel werden als Aerosole, großtropfige als Spray bezeichnet.

Die gebräuchlichsten Inhalationsgeräte erzeugen kleinste Aerosolpartikel mit einem Durchmesser zwischen 1 und 6 Mikrometer (= 1 – 6 μm). Diese Teilchen sind alveolargängig (lungengängiges Aerosol) und erreichen die kleinsten Aufzweigungen der Bronchien und sogar die Lungenbläschen. Tröpfchen mit einem Durchmesser von 30 μm und mehr werden bereits vollständig im Bereich von Nasen- und Mundhöhle, Rachen und Trachea abgelagert. Tröpfchen zwischen 10 und 30 μm werden im Bereich des Bronchialbaums bis zu den Bronchioli terminales transportiert und dort deponiert; Tröpfchen zwischen 5 und 10 μm Durchmesser erreichen die Ductus alveolares. Unter 1 μm Durchmesser haben die Tröpfchen eine zu geringe Sedimentationsgeschwindigkeit, um sich in der zur Verfügung stehenden Zeit in den Alveolen absetzen zu können, so dass sie zum größten Teil wieder ausgeatmet werden. Ein weiterer Verlust entsteht durch lungengängige Tröpfchen, die nur in den Bereich des anatomischen Totraums mitgeführt werden (ca. 40 – 50 %), dieser Wirkungsverlust ist daher bei der Medikamentendosierung zu berücksichtigen.

Funktionsprinzip der üblichen Inhaliergeräte. Die wirksamste Form der Inhalation wird mit *Düsenverneblern* erzielt. Diese Verneblung erfolgt durch pneumatische Zerstäubung. Dazu wird die zu zerstäubende Flüssigkeit in die Unterdruckzone eingeführt, die in einem Gasstrom (meistens Luft, aber auch Sauerstoff oder Wasserdampf) entsteht, wenn dieser unter Druck mit hoher Geschwindigkeit aus einer engen Düse ausströmt. Die angesaugte Flüssigkeit wird in Tröpfchen zerrissen und im Düsenstrahl mitgeführt. Der notwendige Druck wird entweder durch elektrische Kompressoren oder mittels druckluft- oder sauerstoffgesteuerten Aerosolbildnern erzeugt.

Bis zu 10fach größere Nebeldichten können mit *Ultraschallverneblern*, insbesondere im feintropfigen Aerosolbereich, erreicht werden. Bei dieser Technik entsteht der Nebel an der Oberfläche eines Ultraschallsprudels. Dieser wird auf der Flüssigkeitsoberfläche erzeugt, wenn die von Ultraschallgebern abgegebene Energie in einem Brennpunkt konzentriert wird.

Inhalationszusätze. Es gibt eine große Zahl von inhalierbaren Medikamenten (z. B. Bronchospasmolytika, Sekretolytika, Mukolytika). Häufig dient physiologische Kochsalzlösung, die Sekret lösend wirkt, als Trägersubstanz für Inhalationsmedikamente. Je nach Gebrauchsinformation des Medikamentenherstellers wird das Medikament in der angegebenen Dosis mit 3 ml NaCl 0,9% über 15 Min. inhaliert. Nicht aufgebrauchte Reste der Inhalationslösung im Inhaliergerät sind wegen der Verkeimung zu vernichten. Die Inhalation kann nach Herstellerangaben und Arztanordnung 3- bis 4-mal täglich durchgeführt werden. Die Patienten sind dabei abhängig von dem Medikament auf Nebenwirkungen zu beobachten. So können vernebelte Inhalationslösungen bei manchen Patienten einen ausgeprägten Kältereiz mit Hustenreaktion auslösen. Andere Medikamente wirken auf die Gefäßmuskulatur und die Herzfunktion, sie machen eine Pulskontrolle erforderlich. Hier allgemeingültige Anweisungen zu formulieren, würde die Pflicht zum Lesen der Gebrauchsinformation unsinnig machen.

Besondere Probleme können bei Patienten mit obstruktiven Erkrankungsformen auftreten, wenn Medikamente nur in die gut belüfteten Regionen gelangen, während gerade die erkrankten Teile mehr oder weniger von der Medikamentenwirkung ausgespart bleiben. Das kann durch eine vertiefte langsame Atmung, bronchospasmolytische Vorinhalation und ggf. durch parenterale oder orale broncholytisch oder sekretolytisch wirkende Medikamentengaben verändert werden. Dies bedarf der ärztlichen Anordnung.

Raum- und Freiluftinhalation. Bei der Rauminhalation entfällt die für manche Patienten bestehende Schwierigkeit, am Inhalationsapparat ohne Verkrampfung oder Hyperventilation zu atmen. Durch eine zentrale Zerstäubung aus mehreren Düsen wird in einem geschlossenen Raum ein feintropfiger Nebel erzeugt.

Bei der Freiluftinhalation werden entweder an windgeschützten Orten vieldüsige Verneblerанlagen aufgestellt oder es werden die früher der Salzgewinnung dienenden Gradierwerke, an deren hoch aufgeschichteten Schwarzdornwänden Sole herabrieselt, als Zerstäuber genutzt. Neben der Anreicherung der Luft mit Salzen kann die Befeuchtung und Kühlung der Luft durch die Verdunstungsvorgänge dem therapeutischen Effekt dienen. Eine besonders wirkungsvolle Form ist der (wandernde) Aufenthalt in der Brandungszone des Meeres.

Richtige Atemtechnik. Neben dem oben ausgeführten Tröpfchengrößenspektrum und der Nebeldichte als bedeutende Faktoren der Inhalation haben auch aerodynamische Verhältnisse auf Transport, lokale Ablagerung und Ausnutzung des Inhalats maßgeblichen Einfluss. D. h. die richtige Atemtechnik ist für eine optimale Inhalationsbehandlung von großer Bedeutung. Die von Ihnen bei den Patienten eingesetzten Geräte zur Inhalation sind also nicht allein entscheidend für die Wirksamkeit. Es kommt ebenfalls auf Ihre einfühlsamen Hinweise zur richtigen Atemtechnik an. Gerade in akuter Atemnot mit entsprechender Aufregung ist dieser Rat nicht einfach zu verwirklichen, denn oft besteht eine Abneigung vor Inhalationen bei Patienten mit chronischen Atemwegserkrankungen. Schließlich ist die Eindringtiefe des Medikamentes von der richtigen Atemtiefe und der richtigen Atemfrequenz abhängig. Je flacher und schneller geatmet wird, desto geringer ist die Eindringtiefe und der Kontakt des Medikamentes mit der Schleimhaut. Raten Sie deshalb Ihren Patienten zu folgender Atemtechnik bei der Inhalation: Jede Forcierung der Atmung ist zu vermeiden. Erhöhte Luftgeschwindigkeit und Turbulenzen führen zur vorzeitigen Ablagerung des Medikamentes. Langsamere Atmung mit zwischengeschalteten Atempausen erhöhen den Medikamenteneffekt. Hyperventilation muss unbedingt vermieden werden, sie führt zu Schwindel oder gar krampfartigen Erscheinungen (Tetanie). Diese Inhalationsatmung ist am günstigsten im entspannten, bequemen Sitzen in aufrechter Haltung mit seitlichen Armauflagen zu erreichen. Wichtig dabei ist die ungehinderte Bauchatmung. Besonders für den Patienten ohne Inhalationspraxis ist das Inhalieren anstrengend. Die Unterbrechertaste soll atemsynchron bedient und die Inhalationszeit auf ca. 15 Min. begrenzt werden.

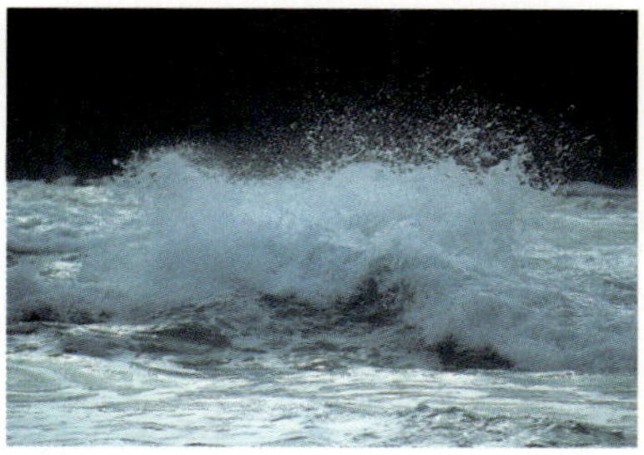

Das Wandern in salziger Meerluft in der Nähe der aufschäumenden Gischt ist eine Form der Freiluftinhalation

Praktischer Umgang mit dem Inhalationsgerät

Für den Umgang mit dem Inhalationsgerät (**Abb. 24.24 a u. b**) sollten Sie folgende Hinweise beachten, die Sie auch als Merkblatt für den Patienten zusammenstellen können.

Eva Groß Krankenschwester

Praxistipp

Patienten sollen zur Selbstständigkeit angeregt werden, dafür kann die folgende Anleitung (evtl. abgewandelt) eingesetzt werden. Ihnen als Pflegeperson kommt die Anleitung und sporadische Kontrolle zu: Hat der Patient richtig verstanden? Geht er verantwortlich mit dem Inhalieren, insbesondere mit dem Medikament um? Treten Probleme auf? etc.

Inhalieren Sie immer im Sitzen und füllen Sie zu jedem Inhalieren neue Lösung ein. Umschließen Sie beim Inhalieren das Mundstück gut mit Lippen und Zähnen. Legen Sie bei einer Maskeninhalation die

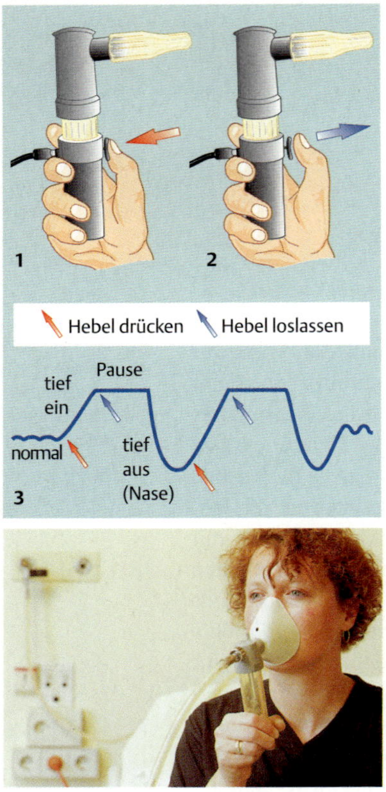

Abb. 24.24
a Membrankompressor mit Mundstück
b Membrankompressor mit Maske

Maske sorgfältig an die Gesichtsform an. Betätigen Sie bei der möglichst langsamen Einatmung die Unterbrechertaste am Handstück. Lassen Sie die Taste los, halten Sie den Atem etwas an und atmen Sie durch die Nase aus. Man sollte nicht zu tief und zu schnell ein- und ausatmen, da zu schnelles Atmen zu Schwindel und Übelkeit führt. Die Inhalationsdauer sollte 10–15 Min. nicht übersteigen. Wurde die Inhalationslösung innerhalb von 15 Min. nicht verbraucht, kann die Zerstäuberdüse verstopft sein. Wenn Sie einen empfindlichen Magen haben, vermeiden Sie die Inhalation kurz vor und kurz nach dem Essen. Wurden Ihnen zwei verschiedene Lösungen zur Inhalation verordnet, wenden Sie diese immer im Wechsel an. Vorschlag für einen Zeitplan, wenn die Inhalation 6-mal täglich verordnet wurde: 7, 10, 13, 15, 18, 21 Uhr.

Hygienischer Umgang mit den Geräten. Im Anschluss an jede Inhalation sollte der Vernebler zerlegt werden. Die hygienische Aufbereitung ist besonders bei Patienten mit Mukoviszidose von Bedeutung, daher ist sie auf S. 843 dargestellt.

Praktischer Umgang mit dem Dosieraerosol

Eine weitere Form der Inhalationstherapie ist der Einsatz von Dosieraerosolen (Taschensprays). Deren Anwendung wird in **Abb. 24.25** beschrieben. Neben der hier beschriebenen Anwendung gibt es noch die Möglichkeit, den Behälter kurz zu schütteln, lange auszuatmen, das Mundstück zwischen Lippen und Zähne zu nehmen, möglichst tief einzuatmen und gleichzeitig den Aerosolbehälter zusammenzudrücken. Danach sollte der Atem kurz angehalten werden, das Mundstück aus dem Mund genommen und durch die Nase ausgeatmet werden.

Eva Groß Krankenschwester

···› Praxistipp

Folgende Fehlerquellen können bei der Inhalation mit Dosieraerosolen auftreten: Es wird vergessen zu schütteln, die Schutzkappe zu entfernen, vorher auszuatmen, der Behälter wird nicht aufrecht gehalten, Mundstück wird nicht umschlossen, falsche Synchronisation von Inhalation und Auslösung, mehrfache Auslösung während der Inhalation, vergessen, den Atem anzuhalten (Schmitt 1999).

Wichtig ist, kortisonhaltige Dosieraerosole nur mit vorgeschaltetem Ausdehnungsgefäß (Spacer, s. **Abb. 24.25**) anzuwenden. Diese verringern die Belastung der Mund- und Rachenschleimhäute, wo es leicht zu einer Pilzinfektion als unerwünschte Nebenwirkung des Medikaments kommen kann. Sinnvoll ist die nachfolgende Mundspülung. Zu weiteren Anwendungsmöglichkeiten des Dosieraerosols s. S. 835.

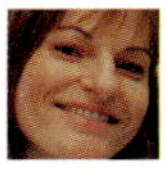

···› Pflegeangebot Sauerstoffverabreichung

Franz Sitzmann

Als Maßnahme gegen einen Sauerstoffmangel, mit seinen Körperreaktionen Zyanose, erfolgt eine Anreicherung der Inspirationsluft mit Sauerstoff (O_2). Die normale Raumluftkonzentration von Sauerstoff beträgt 21 %.

Sauerstoffbereitstellung. Medizinischer Sauerstoff wird aus Luft gewonnen. In den Vorratsbehältern der zentralen Gasversorgung eines Krankenhauses liegt Sauerstoff in flüssiger Form vor, dieser wird jedoch den Wandanschlüssen im Krankenhaus als Gas zugeleitet. Auch in Sauerstoffflaschen ist der Sauerstoff gasförmig. Als Farbkennzeichnung des medizinischen Sauerstoffs gilt entsprechend der Euro-Norm DIN-EN 1089–3 auf der Gasflaschenschulter die Kennfarbe weiß mit dem Großbuchstaben N für Neu. Zur weiteren Sicherheit schließen unterschiedliche Ventilanschlüsse für verschiedene Gasarten Verwechslungen praktisch aus.

Zentrale Gasleitung mit Wandanschluss. Im Krankenhaus kann der Sauerstoff meist einer Wandleitung entnommen werden. Die genaue Dosierung (Liter/Minute) wird am Feinregulier-Ventil eingestellt und am Durchflussströmungsmesser abgelesen (**Abb. 24.26**, S. 526).

Gasflaschen. Steht keine zentrale Gasversorgung mit Wandanschluss zur Verfügung, wird der Sauerstoff in Stahlflaschen in das Krankenzimmer gebracht. Das Gas steht unter hohem Druck. Daher ist Vorsicht beim Umgang mit Sauerstoffflaschen geboten. Die entsprechenden Vorschriften sind dabei strikt zu beachten.

Feststellung der Vorratsdauer einer Flasche. Der verfügbare Rauminhalt der Sauerstoffflasche (z. B. 10 Liter) multipliziert mit dem Manometerstand (z. B. 90 bar), dividiert durch die angeordnete Literzahl (z. B. 3 l/Min.). Bei diesem Beispiel reicht die Flasche 5

Anleitung zur Benutzung des Dosieraerosols (Abb. 24.25)

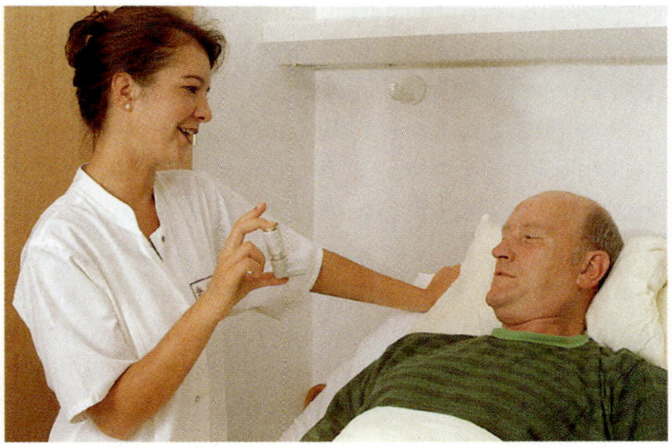

1 Nur der gut angeleitete Patient kann richtig mit dem Dosier-Aerosol umgehen.

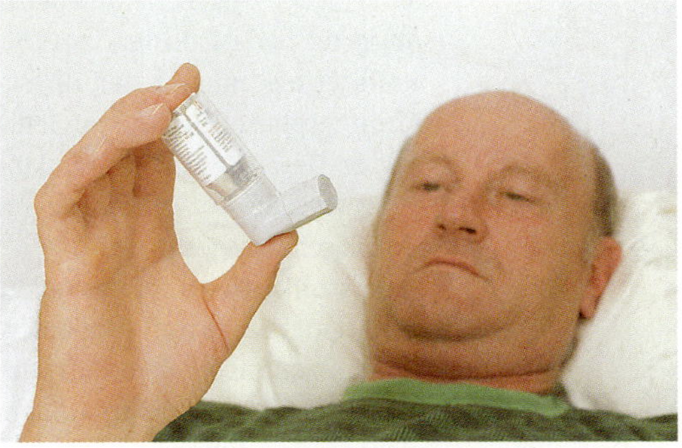

2 Mittelfinger und Daumen greifen den Behälter des Dosieraerosols.

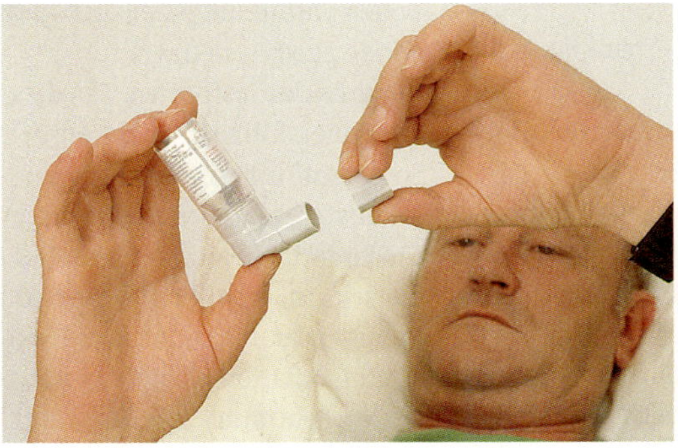

3 Die Schutzkappe wird abgenommen.

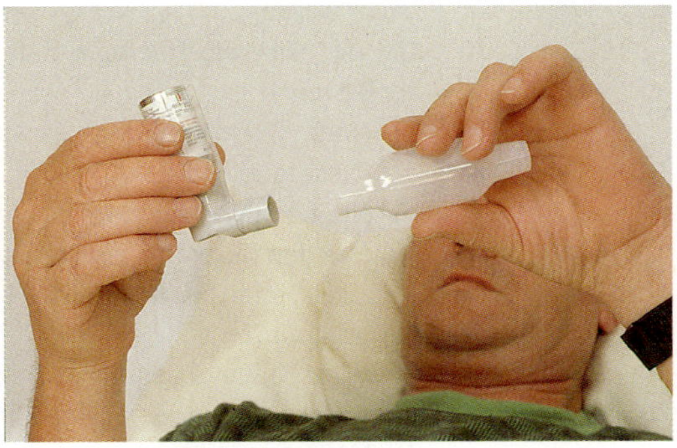

4 Die Inhalationshilfe wird aufgesetzt.

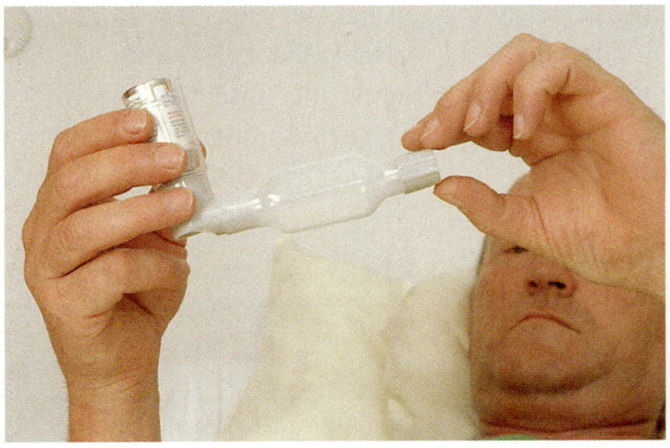

5 Die Schutzkappe verschließt die Inhalationshilfe.

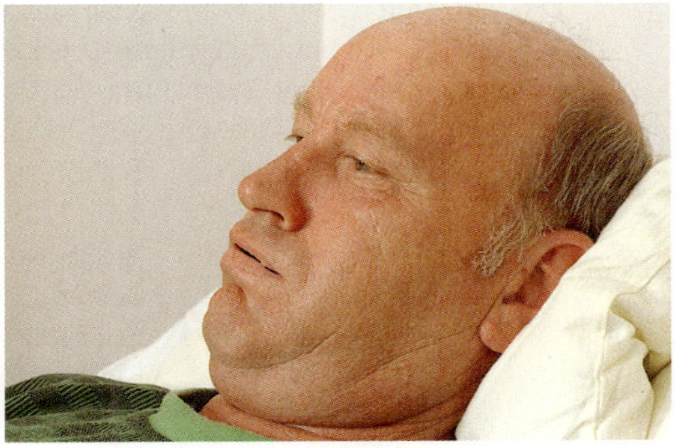

6 Der Patient atmet aus und hält die Luft an.

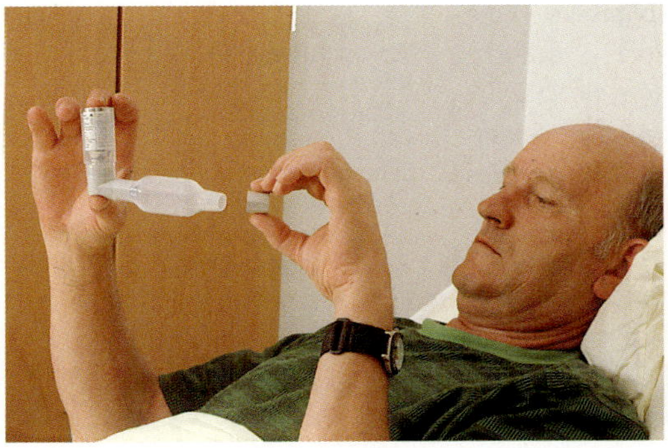

7 Erst kurz schütteln. Dann durch Druck auf den Boden des Behälters einen Aerosolstoß auslösen. Die Schutzkappe abnehmen.

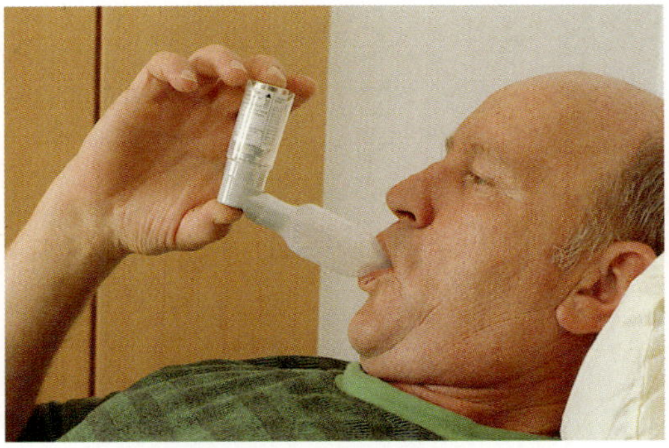

8 **Sofort** nach dem Abnehmen der Schutzkappe den Substanznebel aus der Inhalationshilfe inhalieren und den Atem einige Sekunden anhalten.

Stunden. Rechnung: Manometerstand mal Rauminhalt, dividiert durch Liter pro Minute =

$$\frac{90 \times 10}{3} = \frac{900}{3} = 300 \text{ Min.} = 5 \text{ Std.}$$

Neu entwickelte transportable Sauerstoff-Sparsysteme führen dem Patienten den Sauerstoff mit jedem Atemzug bedarfsdosiert zu. Die Zufuhr des Sauerstoffs erfolgt nur in der physiologisch wirksamen Atmungsphase, also nur zu Beginn jeder Einatmung. Solche Geräte für die ambulante Sauerstoffversorgung werden mit einer 0,8 l- oder einer 2 l-Sauerstoffflasche ausgestattet.

Sauerstoffkonzentratoren. Aus atmosphärischer Luft wird reiner Sauerstoff produziert, indem vom Sauerstoffkonzentrator Raumluft angesaugt, verdichtet und der Luftstickstoff gebunden wird. Das Gerät ist insbesondere für den häuslichen Bereich geeignet; es können Sauerstoffkonzentrationen bis 95 Vol% erreicht werden.

Ziel der Sauerstofftherapie. Eine O_2-Therapie kann bei Bestehen

- einer Einschränkung der Organdurchblutung (Ischämie),
- einer Erniedrigung des Sauerstoffgehalts im arteriellen Blut (arterielle Hypoxie) und
- einer Herabsetzung der O_2-Kapazität des Blutes (Anämie)

in vielen Fällen zu einer Verbesserung der O_2-Versorgungsbedingungen in den Geweben führen. Ziel der O_2-Therapie ist es, durch die Erhöhung des O_2-Partialdrucks (Abkürzung: pO_2) in der Einatmungsluft den pO_2 im arteriellen Blut zu steigern. Die zum Leben notwendigen pO_2-Druckwerte sollen im arteriellen Blut 8 kPa (60 mmHg) nicht unterschreiten bzw. 13,3 – 16,0 kPa (100 – 120 mmHg) nicht überschreiten, normal pO_2 arteriell: 12,6 kPa (95 mmHg). Man lässt die Patienten Gasgemische mit hohem O_2-Anteil bzw. reinen Sauerstoff atmen (isobare O_2-Therapie) oder behandelt sie in Druckkammern unter Überdruckbedingungen (hyperbare O_2-Therapie).

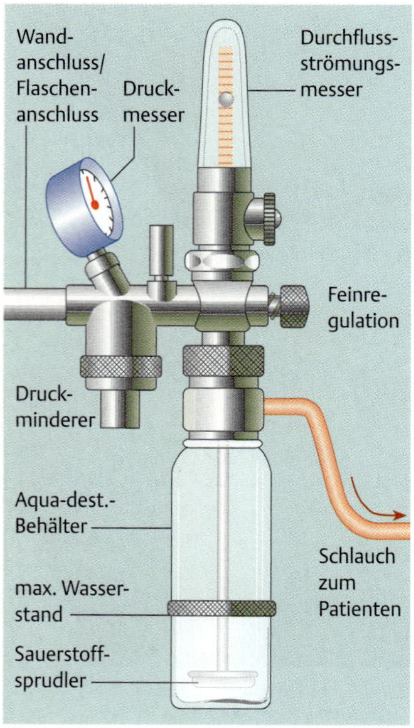

Abb. 24.26 Sauerstoffgerät

Pflegerische Aufgaben. Eine Sauerstofftherapie braucht außer im akuten Notfall die ärztliche Verordnung bezüglich Dosierung der Menge des Sauerstoffs in l/Min., der Dauer der Anwendung (kontinuierlich oder intermittierend) und der Verabreichungsform (Nasenkatheter, Maske oder Zelt).

Atemgasanfeuchtung. Sauerstoff ist trocken und muss zur Vermeidung von Komplikationen angefeuchtet werden. Die Fähigkeit des Inspirationsgemisches, Feuchtigkeit aufzunehmen, ist stark von der Temperatur abhängig. Je wärmer das Gemisch, desto mehr Feuchtigkeit kann es aufnehmen. Müssen noch nachfüllbare Sprudlerflaschen verwendet werden, darf die Befüllung der jeweils thermisch aufbereiteten Verneblerflaschen nur mit sterilem Aqua destillata erfolgen.

Die Flüssigkeit wird alle 24 Stunden gewechselt, andernfalls ist eine kontaminationsfreie O_2-Befeuchtung nicht zu realisieren. Bei geschlossenen Sterilwassersystemen sind hygienisch problemlose Standzeiten vom Hersteller angegeben, z. B. respifloH bis zu 77 Tage. Um diese Hygienebedingungen zu erhalten, ist ein täglicher Wechsel der O_2-Brille bzw. -Sonde und des Verbindungsschlauches Voraussetzung. Es empfiehlt sich, angebrochene Flaschen während der Phase der Nichtbenutzung mit einem neuen Verbindungsschlauch und noch verpackter O_2-Sonde zu versehen.

Verabreichungsformen. Es gibt zahlreiche Methoden der Sauerstoffzufuhr: Nasenkatheter, Nasenkanülen, Sauerstoffbrillen, Gesichtsmasken, Sauerstoffzelte, Inkubatoren, Sauerstoffkammern, T-Aufsatzstücke für Endotrachealtuben und Trachealkanülen. Sauerstoff kann inhaliert (bei erhaltener ausreichender Spontanatmung) oder insuffliert werden. Die Sauerstoffinsufflation erfolgt bei assistierter oder kontrollierter Beatmung mit Maske und Beatmungsbeutel bzw. mit einem Beatmungsgerät. Je nach Methode können unterschiedliche Sauerstoffkonzentrationen erreicht werden (**Tab. 24.7**).

Nasenkatheter/Nasensonde. Vor dem Einführen der Sonde die Nase schneuzen lassen, Sonde bis zum weichen Gaumen vorschieben (Entfernung von der Nasenspitze bis zum Ohrläppchen messen. Druck-

Tabelle 24.7 Sauerstoffverabreichung

Methode	*Inspiratorische Sauerstoffkonzentration*
Mund-zu-Nase-Beatmung	17% (entspr. der Exspirationsluft des Helfers)
Nasensonde	30 – 40%
Nasopharynxkatheter	30 – 50%
Inhalationsmaske	40 – 60%
Beutelbeatmung ohne O_2-Anschluss	21% (Raumluft)
Beutelbeatmung mit O_2-Flow 6 – 10 l/Min.	40 – 70%
Beutelbeatmung mit O_2-Flow 15 l/Min.	90%
Beatmungsmaschine	bis zu 100% (meist frei wählbar)

stellen an der Nasenschleimhaut können durch 2-mal täglichen Wechsel der Lage (z. B. durch den Wechsel des Nasenlochs) vermieden werden. Die Sonde wird mit hautfreundlichem Pflaster an der Wange oder an der Nase befestigt. Bei Sonden mit Schaumgummikissen (**Abb. 24.27 a**): 1 cm weit in den Naseneingang führen. Das Schaumstoffkissen sichert den festen Halt und gleichzeitig eine gute Druckverteilung an der Nasenschleimhaut (Vorbeugung eines Nasendekubitus; **Abb. 24.27 b**). Nach dem Einführen die Sonde befestigen. Verordnete Literzahl einstellen. Sonde mit Verbindungsschlauch des O_2-Spenders verbinden.

Nasensonden sind zur langfristigen O_2-Verabreichung geeignet, da sie den Patienten nur wenig behindern. Er kann trotz der eingeführten Sonde sprechen, essen und trinken. Es ist von Vorteil, wenn der Patient durch die Nase einatmet, da sonst viel Sauerstoff über den Mund verlorengeht. Die Beobachtung der Nasen- und Mundschleimhaut ist insbesondere auf Veränderungen, wie Austrocknung und Verletzung vorzunehmen. Eine Mund- und Nasenpflege ist mehrmals täglich erforderlich. Während der gesamten Therapie ist auch auf die Durchgängigkeit der Sonde zu achten.

Sauerstoffbrille. Sie ist zur langfristigen Verabreichung von Sauerstoff geeignet. Die beiden sauerstoffführenden Schlauchenden, die ca. 1 cm in die Nasenöffnung reichen, können bei Bedarf gekürzt werden. Wie Brillenbügel lassen sich die Schläuche hinter die Ohrmuschel legen oder am Hinterkopf befestigen.

Sauerstoffmasken. Sie werden kurzfristig, z. B. zur Anästhesieeinleitung verwendet. Der Vorteil der hochdosierten O_2-Verabreichung hat jedoch auch subjektive Nachteile für den Patienten: Er kann schlecht sprechen, nicht essen, nicht trinken; zudem verursacht eine Gesichtsmaske zunächst Unsicherheit und Angst.

Gefahren. Sauerstoff ist ein Medikament und daher nicht frei von Nebenwirkungen. In hohen Dosen wirkt Sauerstoff toxisch. Als typische Zeichen einer O_2-Vergiftung treten Schwindel und Krämpfe auf. Das Herzzeitvolumen ist infolge eines erhöhten Vagustonus erniedrigt, die Gehirn- und Nierendurchblutung ist eingeschränkt. In der Lunge lassen sich Veränderungen der Alveolarmembran (Verdickung) nachweisen, die Ursache für Diffusionsstörungen und eine Flüssigkeitsansammlung in den Alveolen werden können (Lungenödem). Schäden an der Netzhaut können bei Neugeborenen auftreten, die Stunden oder Tage mit reinem Sauerstoff behandelt werden. Daher müssen ärztliche Angaben zur Dosis und Dauer der Behandlung konsequent beachtet werden. Unter notfallmedizinischen, außerklinischen Bedingungen gibt es keine Kontraindikation zur Sauerstofftherapie. Die häufig beschriebene Gefahr einer Unterdrückung des Atemantriebs, vor allem bei Patienten mit chronisch-obstruktiven Lungenerkrankungen, darf nicht dazu führen, dass bei solchen Patienten im Notfall auf Sauerstoff verzichtet wird.

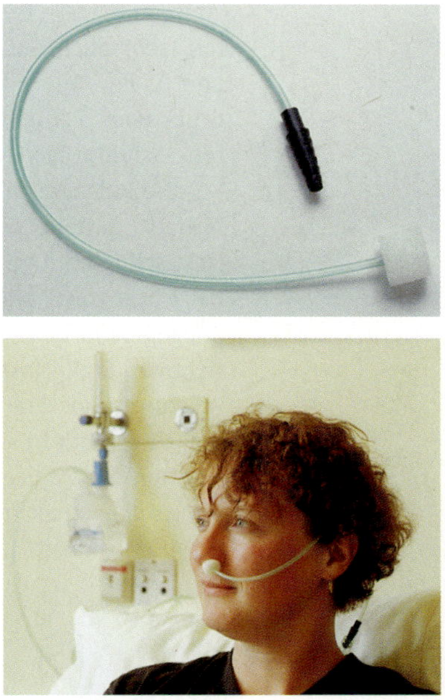

a

b

Abb. 24.27 **a** Nasensonde mit Schaumgummikissen **b** Um ein Verrutschen zu verhindern, kann die Sonde hinter das Ohr gelegt werden

B Puls und Blutdruck

Gerhard Schröder

24.5 Bedeutung für den Menschen

Zu den Vitalzeichen gehören Atmung, Puls und Blutdruck. Vita heißt Leben; die Vitalzeichen sind also die Lebenszeichen. Sie haben deshalb eine große Bedeutung. Wenn die Vitalzeichen stark verändert sind oder nicht mehr wahrnehmbar – z. B. das Fehlen des Pulses – besteht Lebensgefahr. Es ist deshalb für die Pflegeperson wichtig, die Vitalzeichen exakt messen und beurteilen zu können, damit sie den Notfall von ungefährlichen Abweichungen unterscheiden kann.

Die Kontrolle der Vitalzeichen ist wohl eine der häufigsten Tätigkeiten einer Pflegeperson im Berufsalltag. Wenn auch dieses ritualhafte Kontrollieren der Vitalzeichen wenig sinnvoll ist, so lässt sich doch an der Häufigkeit der Durchführung die Wichtigkeit der Maßnahme erkennen. Durch eine sorgfältige Kontrolle der Vitalzeichen lassen sich viele Erkrankungen oder Verschlechterungen von Krankheiten erkennen. Die Beurteilung des Pulses kann Hinweise auf Herz-, Gefäß- oder Schilddrüsenkrankheiten, aber auch auf Fieber, Aufregung, Anstrengung oder viele andere Veränderungen geben. Der Blutdruck eines Patienten erlaubt Rückschlüsse auf Nieren-, Schilddrüsen- oder andere Krankheiten.

Die Pulskontrolle dient auch dem Erkennen von Notfallsituationen: Ein nicht mehr tastbarer Puls lässt schnell auf eine Akutsituation schließen. Hierbei ist es von lebenswichtiger Bedeutung, dass die Pflegeperson den Puls technisch sicher und an der richtigen Stelle tastet. Die Vitalzeichen geben auch Auskunft über den psychischen Zustand des Patienten, so verändern sich bei Erregungszuständen oder Ängsten die Vitalzeichen. Auch dann, wenn der Patient selber nicht mehr antworten kann, z. B. in der Bewusstlosigkeit, lassen die Vitalzeichen Veränderungen, wie Schmerz, erkennen. Dies wird, neben anderen Überwachungsparametern, in der Narkose genutzt. Auch in unserer Freizeit spielen die Vitalzeichen eine große Rolle. So dient die Pulszählung dem Sportler als Maßstab seiner Belastbarkeit: Langstreckenläufer richten ihren Trainingsplan nach der Geschwindigkeit des Pulses. Im Allgemeinen soll der Pulsschlag beim Gesunden 220 minus Lebensalter nicht übersteigen. Bei einem 40-Jährigen sind dies also maximal 180 Pulsschläge pro Minute.

Bei vielen Menschen ist der Blutdruck krankhaft verändert. Inzwischen besitzen viele Patienten ein Blutdruckmessgerät und kontrollieren ihren Blutdruck selbst. Noch vor einigen Jahren war die Blutdruckmessung eine dem Arzt vorbehaltene Vitalzeichenkontrolle.

24.6 Phänomene wahrnehmen und beurteilen

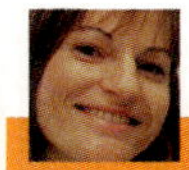

siehe Pflegeangebot Puls messen, S. 533

24.6.1 Entstehung und Lokalisation des Pulses

Der Puls ist der tastbare Druckstoß in den Arterien (lat. pulsus = Stoß). Er entsteht durch die Austreibung des Blutes aus dem Herzen und stellt eine Fortsetzung der Druckwelle dar, wenngleich der tastbare Puls eine aktive Erscheinung der Arterienwände ist. Denn die Pulswelle ist schneller als der Blutfluss. Deshalb fühlt man bei vorgeschädigten Gefäßen den Puls schlecht oder überhaupt nicht mehr. Es gibt einige Körperstellen, an denen der Puls leicht tastbar ist, weil die Arterie in diesen Gebieten relativ oberflächlich verläuft. Am bekanntesten Pulsmessort wird die A. radialis (Speichenschlagader) an der Daumenseite des Handgelenkes ertastet. **Tab. 24.8** zeigt die häufigsten Pulsmessorte. Sie werden in periphere und zentrale Orte eingeteilt. Alle zentralen Pulse sind häufig auch dann noch tastbar, wenn die peripheren nicht mehr zu fühlen sind. Neben den in der Tabelle aufgezeigten Pulsorten für die häufige Pulsmessung gibt es auch noch andere Pulsorte (**Abb. 24.28**), die allerdings nur für spezielle diagnostische Zwecke verwendet werden.

Abb. 24.28

Pulsorte

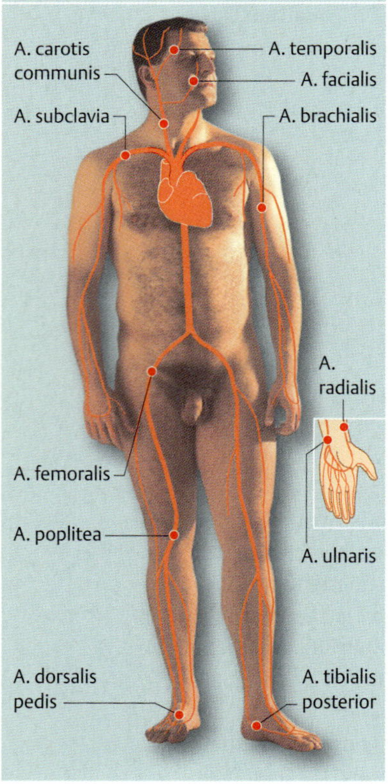

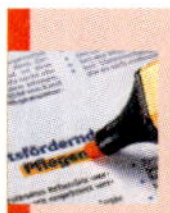

Merke

Da an den zentralen Arterien – vor allem an der A. carotis – Druckrezeptoren sitzen, kann zu kräftiges und langes Drücken zu einer Verlangsamung der Herzfrequenz bis zur Asystolie führen! Deshalb immer nur mit leichtem Druck und nicht zu lange den Puls an den zentralen Arterien tasten!

Zur Beurteilung muss man wissen, dass der Puls von verschiedenen Faktoren abhängig ist, u. a.:

Vom Alter. Kinder haben einen schnelleren Puls als Erwachsene.

Von der körperlichen Aktivität. In Ruhe und erst recht im Schlaf ist der Puls langsamer als bei körperlicher Aktivität.

Vom Stoffwechsel. Bei Fieber ist der Puls schneller.

Von der Kraft des Herzens, vom Blutdruck. Bei Herzinsuffizienz mit geringem Blutdruck ist der Puls schlechter (oder evtl. an den peripheren Pulsorten überhaupt nicht tastbar).

Vom Zustand der Gefäße. Z. B. ist bei einem Gefäßverschluss eines Beines der Puls nur noch schwach oder gar nicht mehr an diesem Bein tastbar.

Wegen der Abhängigkeit des Pulses von den Gefäßeigenschaften wird bei Pulsveränderungen der Puls an einem anderen Ort nachkontrolliert, z. B. am anderen Handgelenk. Beim Pulsmessen werden die *Frequenz*, der *Rhythmus* und die *Qualität* beurteilt.

24.6.2 Pulsfrequenz

Die Pulsfrequenz ist die Anzahl der Pulsschläge pro Minute. Die Normalwerte sind stark abhängig vom

24.7 Veränderungen wahrnehmen und beurteilen

24.7.1 Veränderungen des Pulses

Anhand der vorab beschriebenen Beurteilungskriterien können die Veränderungen des Pulses leicht beschrieben werden. Diese Pulsveränderungen können entweder direkt vom Herzen ausgehen, von den Gefäßen oder vom Füllungszustand der Gefäße, d. h. von der Blutmenge im Kreislauf. Die Ursachen sind sehr vielschichtig. Sie können organbezogen sein, z. B. bei Herz- oder Gefäßkrankheiten; sie können aber auch durch körperliche oder psychische Belastungen entstehen: bei Erregung oder körperlicher Anstrengung z. B. steigt der Puls an. Ein Pulsanstieg ist auch als Begleitsymptom bei anderen Krankheiten, wie z. B. bei Fieber, beobachtbar. Nachfolgend werden die einzelnen Veränderungen anhand der Beurteilungskriterien vorgestellt. Weitere Informationen zu Veränderungen von Pulsfrequenz und Pulsrhythmus erhalten Sie auf S. 928 f.

Veränderungen der Pulsfrequenz

Die Pulsfrequenz und deren Veränderungen sind am einfachsten festzustellen. Die auf S. 529 beschriebenen Normalwerte beziehen sich auf den Ruhezustand! Abweichungen werden folgendermaßen benannt:

Tachykardie. Pulsbeschleunigung. Physiologisch bei Erregung oder körperlicher Anstrengung. Pathologisch beim Schock, bei einer Herzinsuffizienz, einer Hyperthyreose oder bei Fieber: 1 Grad Temperaturanstieg führt i. d. R. zu einer Beschleunigung des Pulses um ca. 8 – 12 Schläge pro Minute, auch nach dem Fieberabfall bleibt der Puls noch einige Zeit erhöht.

Bradykardie. Pulsverlangsamung. Physiologisch in einigen Schlafphasen, bei der Tiefenentspannung oder bei Sportlern in Ruhe: das trainierte Herz kann eine größere Menge Blut pro Herzschlag auswerfen, arbeitet also ökonomischer.

Pathologisch ist die Bradykardie bei einem Reiz des N. vagus, z. B. durch einen erhöhten Hirndruck bei einer Hirnblutung. Auch beim Absaugen von Schleim kann eine Bradykardie ausgelöst werden, weil hierbei ebenfalls der N. vagus gereizt wird. Störungen im Reizleitungssystem des Herzens oder eine Überdosierung von Herzmedikamenten (z. B. Digitalis) können zu einer Bradykardie führen.

Von einer relativen Bradykardie spricht man, wenn die Pulsfrequenz niedriger ist als man dies, z. B. auf Grund einer Krankheit, erwartet. So müsste der Puls bei einem Patienten mit Fieber beispielsweise schneller werden (tachykard); bleibt die Pulsfrequenz jedoch innerhalb des Normbereichs, nennt man dies eine relative Bradykardie (Beispiel: Bei 39,5 °C Körpertemperatur ist eine Pulsfrequenz von ca. 90 Schlägen pro Minute zu erwarten. Liegt die Pulsfrequenz jedoch bei ca. 75 Schlägen pro Minute, handelt es sich um eine relative Bradykardie). Dies kann bei ganz bestimmten Infektionskrankheiten, z. B. bei Typhus abdominalis, auftreten.

Pulsdefizit. Die Herzfrequenz stimmt nicht mit der peripher getasteten Pulsfrequenz überein, d. h.: weniger Pulsschläge als Herzaktionen. Ursache kann eine Herzinsuffizienz sein, weil nicht alle Herzaktionen an der peripheren Pulsstelle tastbar sind. Auch Gefäßveränderungen, z. B. der Armgefäße können zu einem Pulsdefizit führen. Feststellen kann man ein Pulsdefizit folgendermaßen: Eine Pflegeperson misst den Puls, die andere Pflegekraft bestimmt gleichzeitig mit dem Stethoskop den Herzschlag des Patienten.

Asystolie. Pulslosigkeit. Es ist kein Puls mehr tastbar. Um Fehler zu vermeiden, muss bei der peripheren Pulslosigkeit sofort ein zentraler Puls getastet werden. Ist auch zentral kein Puls mehr tastbar, besteht akuter Handlungsbedarf. Der Patient ist klinisch tot und es bleiben nur wenige Minuten für eine erfolgreiche Wiederbelebung, weil das Gehirn während des Herzstillstands keinen Sauerstoff mehr erhält.

Veränderungen des Pulsrhythmus

Jede Unregelmäßigkeit des Pulses wird als Arrhythmie bezeichnet (**Abb. 24.31**). Störungen in der Reizleitung im Herzen (**Kap. 34.4**) können zu Pulsarrhythmien führen.

Zum Teil werden Arrhythmien von den Betroffenen wahrgenommen und können ein Angstgefühl auslösen.

Sinusarrhythmie. Eine Arrhythmieform, die ihre Ursache in der unregelmäßigen Reizbildung im Sinusknoten hat. Physiologisch als respiratorische Sinusarrhythmie, d. h. bei der Einatmung wird die Herzfrequenz beschleunigt, bei der Ausatmung sinkt sie wieder ab. Die respiratorische Sinusarrhythmie tritt häufig bei Kindern und Jugendlichen auf.

Extrasystolen. Herzschläge, die außerhalb des Grundrhythmus auftreten. Bei einem gehäuften Auf-

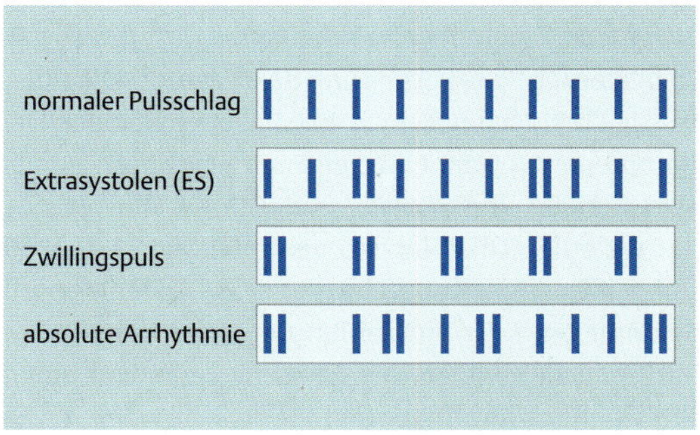

Abb. 24.31 Verschiedene Pulsrhythmen

treten von Extrasystolen kommt es zur Arrhythmie. Extrasystolen sind jedoch nicht zwangsläufig eine krankhafte Erscheinung. Beim Gesunden können sie im Rahmen von Angstzuständen, Nervosität, starkem Rauchen oder Verdauungsstörungen auftreten.

Extrasystolen werden eingeteilt,

- nach dem Ort ihrer Entstehung als supraventrikuläre Extrasystolen (= Vorhofextrasystolen), ventrikuläre Extrasystolen (= Kammerextrasystolen),
- nach der Art ihres Auftretens: vereinzelt, gehäuft oder salvenartig (aneinandergereiht). Folgt nach jedem Schlag eine Extrasystole, bezeichnet man dies als Bigeminie, den Puls als Zwillingspuls oder Bigeminus.

Absolute Arrhythmien. Der Puls ist vollkommen arrhythmisch, d. h. er hat überhaupt keine Regelmäßigkeit. Ursachen sind Störungen im Reizleitungssystem bzw. im Erregungsbildungssystem, z. B. bei Herzmuskelerkrankungen. Zu den absoluten Arrhythmien zählen:

- Vorhofflattern und Vorhofflimmern: Diese werden bei der Pulsmessung nur als eine Arrhythmie erkannt. Die Vorhöfe flattern oder flimmern ungeordnet, so dass als Folge auch die Kammern (tastbar als Puls) unregelmäßig schlagen.
- Kammerflattern und Kammerflimmern: Dies ist eine lebensbedrohliche Erscheinung, bei der kein Puls mehr tastbar ist. Ein ausreichender Blutauswurf aus den Kammern findet nicht mehr statt, weil sie sich unkoordiniert kontrahieren.

Adams-Stokes-Syndrom. Infolge einer akuten Herzrhythmusstörung kommt es zu einer Durchblutungsstörung im Gehirn (= zerebrale Hypoxie). Dies kann bei extremer Bradykardie oder Tachykardie auftreten. Auf Grund der Sauerstoffarmut im Gehirn kommt es zu Schwindelgefühl bis zur Bewusstlosigkeit. Diese Form der kurzfristigen Bewusstlosigkeit nennt man Synkope.

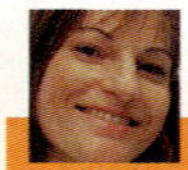

···> siehe Pflegeangebot Blutdruck messen, S. 533

Eva Groß Krankenschwester

···> Praxistipp

Bei jedem nicht mehr ansprechbaren Patienten müssen Sie als erstes die zentralen Pulse (nacheinander an beiden Halsschlagadern) und die Atmung kontrollieren. Ggf. müssen Sie Notfallalarm auslösen und mit Wiederbelebungsmaßnahmen beginnen.

Herzblock. Eine teilweise oder ganze Unterbrechung (Blockierung) der Reizleitung des Herzens. Die Pulsschläge betragen nur noch 40/Min. oder weniger. Die Kammer entwickelt einen eigenen Rhythmus.

Paroxysmale Tachykardie. Anfallsartig auftretende Tachykardie. Die Herzfrequenz beträgt 180 – 200 Pulsschläge pro Minute. Da dies ca. 3 Pulsschläge pro Sekunde sind, ist ein Zählen der Pulsschläge beim Tasten nicht möglich. Die Frequenz kann über einen EKG-Monitor abgeleitet und überwacht werden. Die Patienten erleben den Zustand der paroxysmalen Tachykardie bewusst und entwickeln Ängste, die häufig mit Atemnot verbunden sind. Die paroxysmale Tachykardie kann durch eine Reizung des N. vagus ausgelöst werden, z. B. beim Vornüberbeugen.

Veränderungen der Pulsqualität

Veränderungen der Pulsqualität betreffen die Spannung und die Füllung. Die Beurteilung – vor allem der Füllung – verlangt einiges an Übung, weil die Beurteilung subjektiv geprägt ist.

Weicher Puls. Er ist bei der Hypotonie, bei Fieber oder bei einer Herzinsuffizienz zu finden. Der weiche Puls ist leicht zu unterdrücken, d. h. mit nur geringem Druck auf das Gefäß.

Harter Puls. Er deutet auf eine Hypertonie hin, d. h. der Puls lässt sich nur schwer (mit relativ viel Fingerdruck) unterdrücken. Einen harten Puls findet man auch bei einem Hirnödem oder bei einem Hirntumor.

24.7.2 Veränderungen des Blutdrucks

Der Blutdruck kann hyperton oder hypoton sein. Die **Hypertonie** bezeichnet die Blutdruckerhöhung. Werden bei einem Erwachsenen Blutdruckwerte systolisch über 160 mmHg und/oder diastolisch über 95 mmHg (nach Schettler/Greten 1998) gemessen, spricht man von einem hypertonen Blutdruck. Ursachen können z. B. Arteriosklerose, Adipositas, Rauchen, Nierenerkrankungen oder endokrine Störungen sein. Der diastolische Wert wird häufig nicht entsprechend beachtet, obwohl ein erhöhter diastolischer Blutdruck auf eine Arteriosklerose hinweisen kann. Er ist somit ein Alarmsignal für ein erhöhtes Herzinfarkt- oder Schlaganfallrisiko. Man unterscheidet die essenzielle Hypertonie (ohne erkennbare Ursachen) von der sekundären Hypertonie (mit erkennbaren Gründen). Weitere Informationen zu Hypertonie erhalten Sie auf S. 915 f.

Eva Groß Krankenschwester

···> Praxistipp

Klagt ein Patient über Kopfschmerzen, Schwindel, Müdigkeit, Atemnot oder Herzbeschwerden, denken Sie immer auch an einen erhöhten Blutdruck als mögliche Ursache. Kontrollieren Sie den Blutdruck und geben Sie Ihre Beobachtungen an den Arzt weiter.

Die **Hypotonie** bezeichnet die Blutdruckerniedrigung. Sie tritt bei Herz-Kreislauf-Erkrankungen, beim Schock oder bei vegetativer Labilität auf. Jugendliche neigen in der Wachstumsphase zur Hypotonie. Sinkt der Blutdruck zu stark, versucht der Körper über eine Pulserhöhung die Durchblutung des Gehirns zu sichern. Reicht die Tachykardie nicht aus, kollabiert der Mensch. Im Liegen fließt wieder ausreichend Blut in die Hirngefäße, der Mensch kommt wieder zu Bewusstsein. Leichte Übelkeit, Kopfschmerzen, Schwindel oder andere subjektive Beschwerden können Anzeichen für einen hypotonen Blutdruck sein. Manche Menschen begleitet ein niedriger Blutdruck ihr Leben lang, ohne dass sie deswegen nennenswerte Beeinträchtigungen haben.

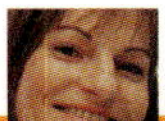

siehe Pflegeangebot Unterstützung bei Kreislaufkollaps, S. 538

24.8 Pflegeangebote auswählen und anwenden

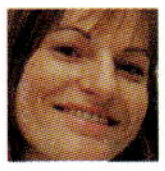

Pflegeangebot Puls messen

Den Puls tastet man am besten mit besonders sensiblen Fingerkuppen. Dies sind: der Zeige-, der Mittel- und der Ringfinger. Der Daumen ist zum Pulsmessen ungeeignet, weil er einerseits weniger sensibel ist und andererseits der Puls der Daumenarterie der tastenden Pflegeperson gefühlt werden könnte. Die Pflegeperson kann dann nicht mehr unterscheiden, ob sie den Puls des Patienten oder ihren eigenen Puls tastet.

Um vergleichbare Pulswerte zu erhalten, muss sich der Patient üblicherweise in Ruhe befinden. Ausnahme hiervon ist die Messung nach einer Belastungssituation. Zum Messen des Pulses benutzt man eine Uhr mit Sekundenzeiger oder eine spezielle Pulsuhr. Der Patient legt seinen Arm bequem auf dem Bett oder auf der Armlehne eines Stuhls ab. Mit den Fingerkuppen von Zeige-, Mittel- und Ringfinger ertastet jetzt die Pflegeperson mit leichtem Druck den Puls an der A. radialis. Wird der Puls sicher gefühlt, beurteilt die Pflegeperson eine Minute lang den Puls, um Veränderungen (z.B. bezüglich Extrasystolen oder im Rhythmus) entsprechend wahrzunehmen. Liegt kein unregelmäßiger Puls vor, werden die Pulsschläge 15 Sekunden lang durchgezählt und das Ergebnis mit vier multipliziert, um den Wert für 1 Minute zu erhalten. In der Regel wird immer der Minutenwert dokumentiert.

Nach der Messung ist die Bewertung und die Weitergabe der Beobachtung sicherzustellen. Bei bedrohlichen Veränderungen müssen Sie als Pflegeperson sofort handeln und den Arzt informieren. Das Ergebnis der Messung wird dokumentiert. Je nach Dokumentationssystem wird der Puls als Zahl oder als Linie in die Kurve eingetragen; in vielen Kliniken geschieht dies mit roter Farbe.

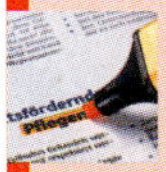

Merke

Bei allen Veränderungen im Pulsrhythmus oder bei einem sehr langsamen Puls werden die Pulsschläge 1 Minute lang gezählt!

Die Herzschläge können auch noch auf andere Weise gemessen werden: über eine EKG-Ableitung (z.B. mit Überwachungsmonitor) oder über Messsysteme, wie sie z.B. Sportler über dem Herzen anbringen und die die Herzfrequenz über Funk an ein Empfangsgerät (z.B. am Handgelenk) übertragen. Ähnliche Systeme sind auch für die Fingerkuppen vorhanden und kommen auf Intensivstationen oder während der Narkose zum Einsatz. Neben der Herzfrequenz können diese Systeme auch andere Werte bestimmen, so z.B. den Sauerstoffgehalt im Blut.

Eva Groß Krankenschwester

Praxistipp

Da man zum Puls messen einerseits große Erfahrung benötigt und andererseits pathologische Ergebnisse unter Umständen ein rasches und zielgerichtetes Handeln erfordern, muss die Unterweisung zur Pulsmessung gründlich erfolgen und häufiger kontrolliert werden. Scheuen Sie sich nicht, bei Unklarheiten nachzufragen.

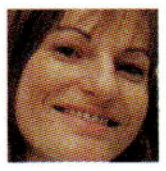

Pflegeangebot Blutdruck messen

Die Messung des Blutdrucks kann auf zwei Arten erfolgen:

Blutig = direkte Messung. Diese Methode wird zum Beispiel zur intensiven Kreislaufüberwachung während einiger Operationen oder bei lebensbedrohlich verletzten oder erkrankten Personen auf der Intensivstation angewendet (**Abb. 24.32 a u. b**). Hierbei wird eine Messsonde direkt in eine Arterie eingeführt und an ein elektronisches Messgerät mit einem Monitor angeschlossen. Auf dem Monitor kann der Blutdruckwert sowohl digital wie auch als Blutdruckkurve abgelesen werden.

Unblutige = indirekte Messung. Diese Methode ist die übliche Messung mit dem Blutdruckmessgerät nach

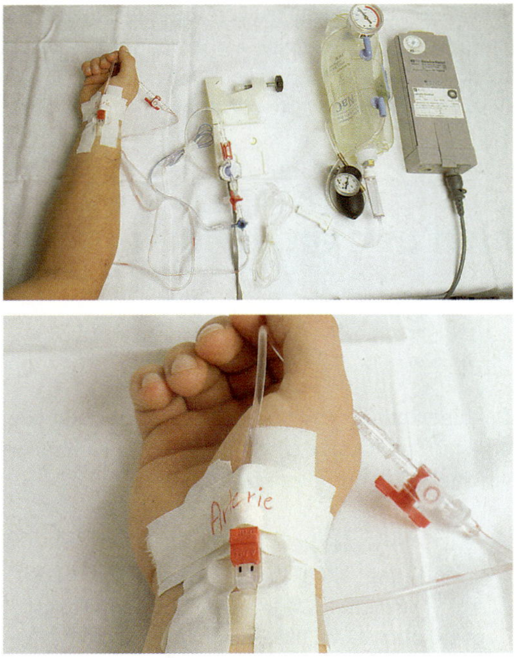

Abb. 24.32
a Notwendige Materialien zur blutigen Blutdruckmessung über die Unterarmarterie
b Ein arterieller Zugang muss besonders gekennzeichnet sein

Riva Rocci (RR). Inzwischen stehen auch andere Geräte und Messmethoden zur Verfügung (mehr dazu siehe unten).

Nachfolgend wird nur die unblutige Messung näher beschrieben, weil sie in den Aufgabenbereich der Pflege fällt. **Abb. 24.33** zeigt die einzelnen Schritte der Blutdruckmessung.

Die unblutige Blutdruckmessung erfolgt am entblößten Oberarm des sitzenden oder liegenden Patienten. Der Patient sollte zuvor mindestens 5 Minuten geruht haben. Körperliche Anstrengung (z.B. das Pressen beim Stuhlgang) kann noch einige Minuten nachwirken und zu falsch erhöhten Ergebnissen führen. Ebenso kann der Wert verfälscht werden, wenn der Arm des Patienten nicht in Herzhöhe gelagert wird.

Eva Groß
Krankenschwester

···› Praxistipp

Den Blutdruck nur auf ausdrückliche Arztanordnung im Stehen messen. Einerseits ist die Messung technisch schwierig, weil der Patient häufig den Arm nicht ruhig hält. Andererseits ist das Risiko groß, dass der empfindliche Patient während der Messung kollabiert, vor allem, wenn der Messvorgang länger dauert.

Bei neu aufgenommenen Patienten sollte der Blutdruck an beiden Armen gemessen und verglichen werden. Ist dabei ein Unterschied feststellbar, wird künftig an dem Arm mit dem höheren Wert gemessen. Der Messunterschied muss dokumentiert und dem Arzt mitgeteilt werden. Eine Seitendifferenz von mehr als 20 mmHg kann auf eine Gefäßstenose hinweisen.

···› Lernaufgabe

Bei Dialysepatienten darf nicht am Shunt-Arm Blutdruck gemessen werden, bei Hemiplegikern nicht am paretischen Arm und bei Patientinnen nach Brustamputation nicht auf der operierten Seite. Überlegen Sie sich, weshalb dies so ist und auch, warum Sie nicht an dem Arm mit einer liegenden Infusion den Blutdruck messen sollten!

Zum Messen des Blutdrucks gibt es unterschiedlich breite Manschetten (**Abb. 24.34**, S. 536). Bei einem Armumfang von mehr als 40 cm sollte eine breitere Manschette (18 cm) benutzt werden, weil eine normal breite Manschette zu hohe Werte ergeben kann. Abbildung **24.35**, S. 536 zeigt ein Blutdruckmessgerät mit gängiger Manschettenbreite samt Stethoskop.

Zur Messung muss der Oberarm frei von Kleidung sein. Die Bekleidung wird nur soweit wie nötig entfernt. Enge Ärmel von Schlafanzügen oder Hemden dürfen nicht lediglich zurückgestreift werden, da durch die Einschnürung der Kleidung falsche Messergebnisse gemessen werden.

Die luftleere Manschette wird eng um den Oberarm gelegt, so dass bis zur Ellenbeuge ca. 2 cm Platz bleiben. Für sehr kleine und dünne Arme werden spezielle Manschetten (Kindermanschetten) angeboten. Es bestehen zwei Möglichkeiten zur unblutigen Blutdruckmessung:

- **palpatorische Messung:** Es wird nur der systolische Blutdruck durch Tasten des Pulses ermittelt. Diese Methode wird nur selten benutzt, weil der diastolische Blutdruckwert ebenfalls wichtig ist.
- **auskultatorische Messung:** Mittels Stethoskop werden sowohl systolischer als auch diastolischer Wert gemessen.

Palpatorische Messung. Zunächst tastet die Pflegeperson den Puls an der A. radialis. Mit der anderen Hand pumpt sie die Manschette mittels Blasebalg soweit auf, bis der Puls nicht mehr tastbar ist, dann gibt sie zusätzlich noch 20 mmHg Druck dazu.

Während die eine Hand weiterhin an der richtigen Stelle zur Pulsmessung bleibt, öffnet sie langsam mit der anderen Hand das Verschlussventil der Manschette, so dass der Druck maximal 2–3 mmHg pro Sekunde abfällt. Die Pflegeperson blickt konzentriert auf das Manometer. Sobald der Puls wieder tastbar ist, liest sie den Wert am Manometer ab: dies ist der systolische Blutdruckwert. Die Luft wird jetzt ganz abgelassen, die Manschette entfernt und der Patient wieder angezogen bzw. gelagert. Vor dem Weglegen das Messgerät und das Stethoskop mit Alkohol 70% abwischen. Der Wert wird sofort in der Patientenkurve dokumentiert, bei hyper- oder hypotonen Werten ist der Arzt unverzüglich zu informieren. In der Dokumentation muss die Pflegeperson angeben,

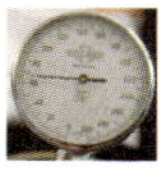

Auskultatorische Blutdruckmessung (Abb. 24.33)

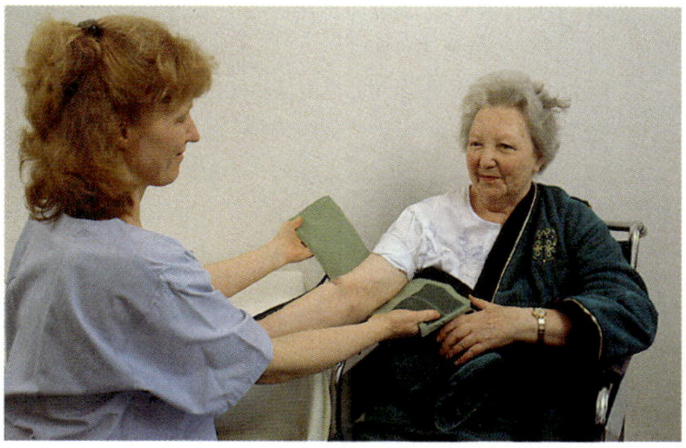

1 Die Patientin legt ihren Arm bequem in Herzhöhe ab. Die Manschette wird faltenfrei angelegt.

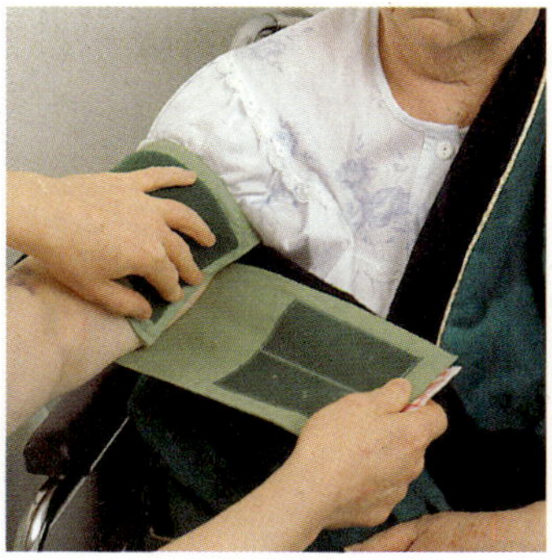

2 Die Klettverschlüsse kommen übereinander zu liegen.

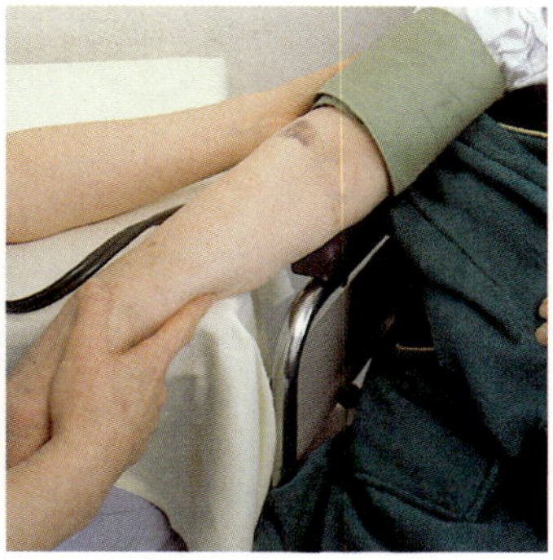

3 Der richtige Sitz der Manschette wird kontrolliert.

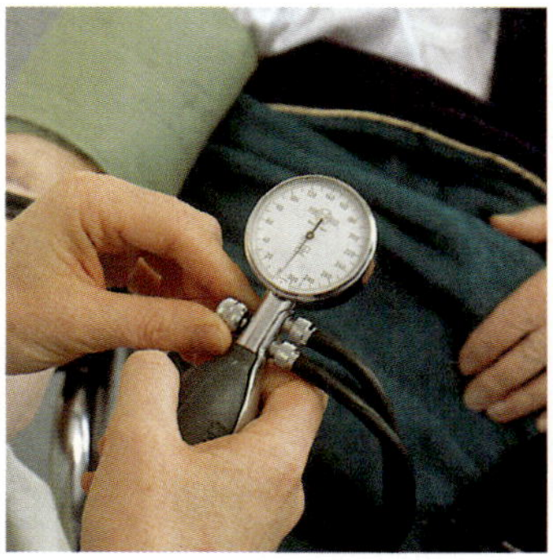

4 Das Ventil wird geschlossen, indem das Rädchen zurückgedreht wird.

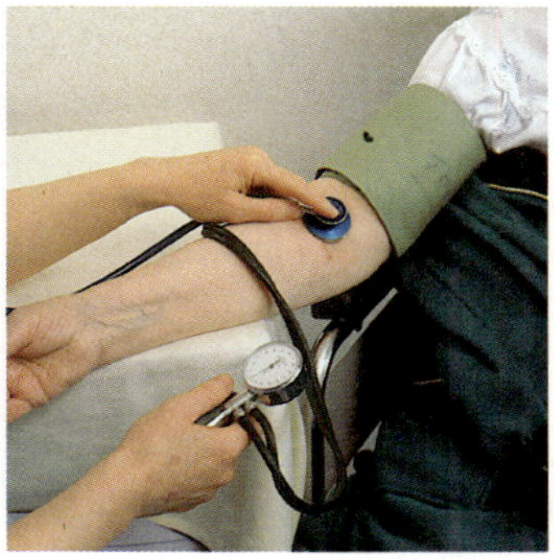

5 Jetzt wird die Manschette aufgepumpt.

6 Durch langsames Öffnen des Ventils entweicht die Luft, dabei verursacht das zirkulierende Blut ein Geräusch. Der erste hörbare Ton ist der systolische Blutdruck, der letzte hörbare Ton der diastolische Blutdruck.

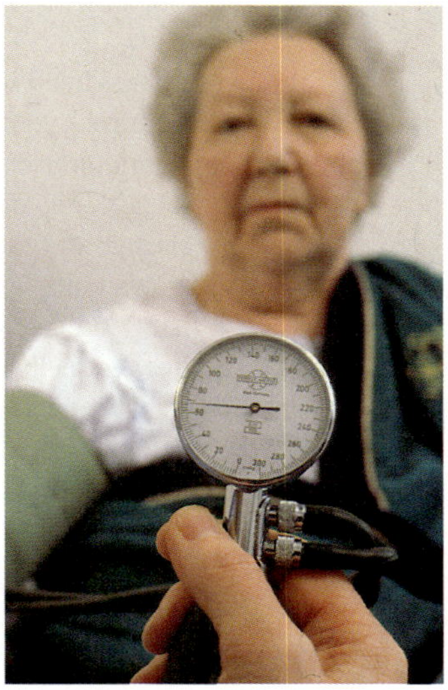

Rund ums Blutdruckmessen

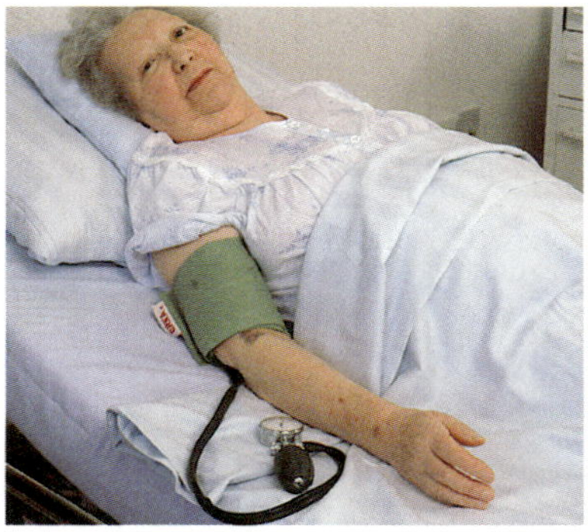

Optimale Lagerung eines Erwachsenen zur Blutdruckmessung im Bett. Bitte beachten: Wenn das Blutdruckgerät ins Bett gelegt wurde, muss es desinfiziert werden, bevor es beim nächsten Patienten verwendet wird.

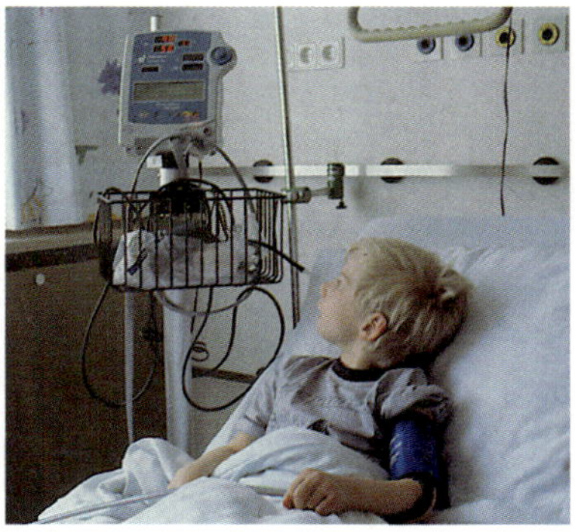

Automatische Blutdruckmessung am Oberarm eines Schulkindes.

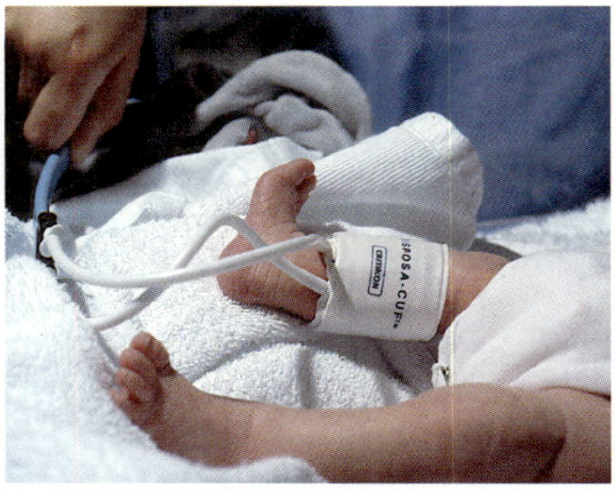

Automatische Blutdruckmessung mit Mini-Manschette am Unterschenkel des Neugeborenen.

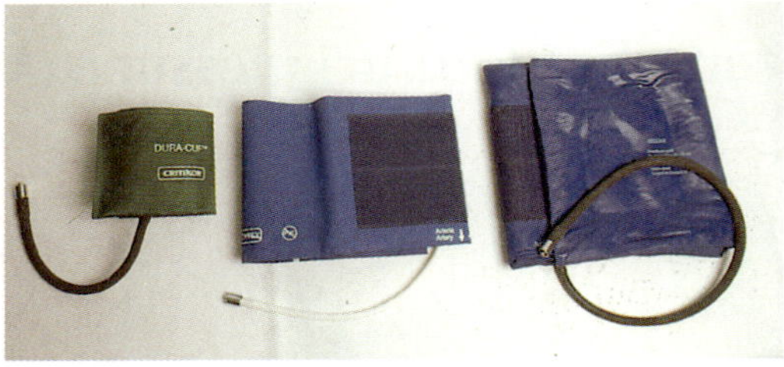

Ab.24.34 Blutdruckmanschetten in verschiedenen Größen

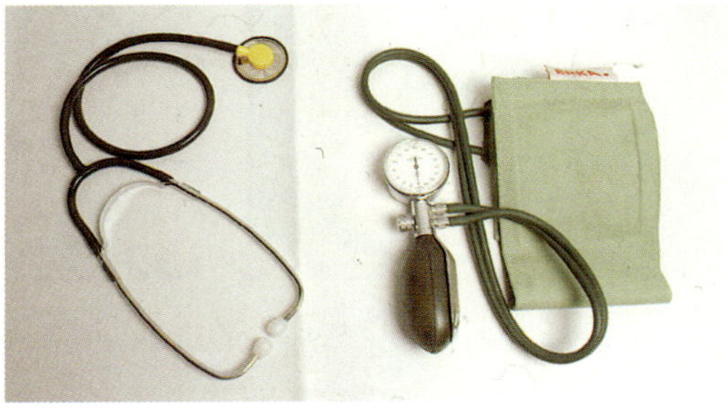

Abb. 24.35 Blutdruckmessgerät mit Manschette und Stethoskop

in welcher Position und an welchem Arm sie den Blutdruck gemessen hat.

Auskultatorische Messung (**Tab. 24.10** und **Abb. 24.33**). Die Vorbereitungen sind wie bei der palpatorischen Methode (s. o.). Auch hier wird die Manschette so weit aufgepumpt, bis der Puls nicht mehr tastbar ist. Dann legt man das Stethoskop in die Ellenbeuge des gestreckten Armes und lässt ebenfalls den Druck mit der anderen Hand langsam ab: ca. 2 – 3 mmHg pro Sekunde, nicht schneller! Wenn das erste Klopf-Geräusch (sog. Korotkow-Geräusch) zu hören ist, kann der systolische Blutdruck abgelesen werden. Das Geräusch wird zunächst etwas lauter, dann leiser und verschwindet schließlich ganz. Beim letzten Geräusch wird der diastolische Blutdruck abgelesen.

Bei einem hyperzirkulatorischen Kreislauf (z. B. bei Schwangerschaft oder Fieber) wird der diastolische Blutdruck bei den leiser werdenden Geräuschen abgelesen, nicht beim Verschwinden, weil sonst der diastolische Wert als zu niedrig angegeben wird (Schettler/Greten 1998).

Für die auskultatorische Messung muss ausreichend Ruhe vorhanden sein, sonst wird die Messung ungenau. Die Ermittlung des diastolischen Blutdrucks war erst möglich, nachdem 1905 der russische Arzt Nikolai Korotkow (1874 – 1937) herausfand, dass in der A. brachialis Strömungsgeräusche entstehen, wenn der Druck in der Manschette geringer als der systolische Druck ist. Diese Geräusche werden nach ihrem Entdecker Korotkow-Geräusche genannt. Sie verschwinden, sobald der Blutfluss in der Arterie wieder freigegeben ist, weshalb dem letzten Ton der diastolische Blutdruck entspricht.

Merke

Bei einer fortgeschrittenen Arteriosklerose kann unter Umständen der diastolische Blutdruckwert nicht bestimmt werden, weil die Korotkow-Geräusche bis auf 0 mmHg zu hören sind. Ursache hierfür sind die Gefäßveränderungen, die selber diese Strömungsgeräusche verursachen.

Bei hypertonen oder hypotonen Werten sollten auf alle Fälle am anderen Arm nochmals gemessen werden. Bestätigt sich der Wert, muss die Pflegeperson den Arzt benachrichtigen. Nach ca. 15 Minuten muss der Blutdruck unbedingt nachkontrolliert werden. In der Zwischenzeit sollte sich der Patient hinlegen und

Tabelle 24.10 Auftreten (Systole) und Verschwinden (Diastole) des Tones beim auskultatorischen Blutdruckmessen

Manschettendruck	*Arterienverhältnisse*	*Geräusch/Ton*
1 Straff angelegte Manschette ohne Druck	Blutbahn ist frei durchgängig	**kein Geräusch,** da kein Außendruck überwunden werden muss
2 Manschettendruck (aufblasen, bis der Radialispuls nicht mehr tastbar ist + 20 mmHg)	Oberarmschlagader ist ganz komprimiert	**kein Geräusch,** Blutströmung ist ganz unterbrochen, keine Pulswellen hörbar
3 Manschettendruck allmählich abbauen	Arterienkompression ist nicht mehr total, eine erste kleine Pulswelle passiert die Manschette	**Auftreten des 1. Tones,** diese erste Pulswelle erzeugt eine hörbare Schwingung und wird als Ton registriert ***= systolischer Blutdruck***
4 Manschettendruck weiter reduzieren	die Arterie füllt sich wieder, der Blutdruck wird wieder höher als der Manschettendruck; der Blutstrom wird durch Kompression nicht mehr unterbrochen	**der letzte Ton** wird hörbar, wenn die Pulswelle gerade noch einen kleinen Gegendruck überwinden muss, die Töne verschwinden, wenn der Manschettendruck niedriger ist als der arterielle Druck ***= diastolischer Blutdruck***

eine Änderung seines Befindens sofort der Pflegeperson mitteilen.

> Eva Groß Krankenschwester
>
> **Praxistipp**
>
> Bei der Blutdruckmessung ist das „Weißkittel-Phänomen" bekannt: Darunter versteht man den Blutdruckanstieg des Patienten, sobald der Arzt oder eine Pflegeperson (im weißen Kittel) den Blutdruck misst. In solchen Fällen wird die 24-Stunden-Blutdruckmessung mittels automatischer Registrierung verwendet. Vielleicht ist der Patient auch selbst in der Lage, seinen Blutdruck zu messen.

Ist der Blutdruckwert nicht exakt zu bestimmen oder sollten Abweichungen von der Norm gemessen worden sein, muss auf alle Fälle eine zweite Pflegeperson kontrollieren. Typische Probleme beim Blutdruck messen finden Sie in **Tab. 24.11**.

Neben den beschriebenen klassischen Methoden zur Blutdruckmessung werden auch andere Verfahren praktiziert, mit denen Pflegepersonen in der Regel weniger zu tun haben:

Automatische Blutdruckmessung. Hier übernimmt ein Blutdruckmessgerät die komplette Messung. Es pumpt die Manschette auf und ein Akustikabnehmer registriert die beiden Blutdruckwerte und den Puls. Solche Geräte sind zur häuslichen Selbstmessung im Handel und werden Menschen mit Hypertonie zum Teil von den Krankenkassen bezahlt. Die Messergebnisse sollten in regelmäßigen Abständen mit einem manuellen Gerät nachgeprüft werden. Vor der inzwischen ausgereiften Technik der blutigen (direkten) Blutdruckmessung wurden solche Geräte zur regelmäßigen Messung auf Überwachungs- oder Intensivstationen eingesetzt.

Langzeitblutdruckmessung. Diese Geräte bestehen aus einem kleinen Kasten und einer Manschette mit Akustikabnehmer. Die Manschette wird exakt um den Oberarm gelegt und das Gerät um den Oberkörper wie eine Tasche gehängt. In einzustellenden Intervallen misst das Gerät den Blutdruck und zeichnet diesen auf einem Datenband auf. Die Aufzeichnung läuft meistens über 24 Stunden. Der Patient wird dazu angehalten auf einem Protokoll zu notieren, was er wann getan hat. Bei der Auswertung lässt sich dann exakt erkennen, zu welcher Uhrzeit Blutdruckveränderungen auftraten.

Ultraschall-Doppler-Methode. Mit einem Ultraschallkopf werden die Strömungsgeschwindigkeit und die Strömungsgeräusche in einer Arterie registriert und ausgewertet. Diese Methode dient vor allem der Blutdruckmessung bei Säuglingen und Kleinkindern.

> **Merke**
>
> Der Blutdruck unterliegt starken psychischen Einflüssen: Er kann bei Aufregung stark ansteigen oder bei heftiger Freude oder plötzlichem Schreck auch stark abfallen – bis zum Kreislaufkollaps. Bei Patienten mit einem stark erhöhten Blutdruck kann unter Umständen die Mitteilung eines hohen Wertes Angst auslösen und den Blutdruck noch weiter erhöhen.

Tabelle 24.11 Probleme beim Blutdruckmessen

Problem	*Ursache*	*Fehlerbehebung*
offensichtlich falscher, zu hoher Blutdruck	Manschette ist zu schmal; die Manschette sollte um ca. 20% breiter sein als der Durchmesser der gemessenen Extremität	Manschette in der entsprechenden Breite verwenden
	Manschette wurde zu locker angelegt	Manschette eng, aber nicht zu stramm anlegen
	Manschettendruck wurde zu langsam reduziert; venöse Stauung in der Extremität führt zu einem hohen Wert	Druckventil kontinuierlich und nicht zu langsam öffnen
	Messung unmittelbar nachdem der Patient geraucht, gegessen, sich aufgeregt oder sich angestrengt hat	vor der Messung soll der Patient mindestens $^1/_2$ Stunde ruhen
offensichtlich falscher, zu niedriger Blutdruck	Arm des Patienten über Herzhöhe	Patient hält Arm in Herzhöhe
	auskultatorische Lücke, d. h. Geräuschunterbrechung während etwa 10 – 15 mmHg	Arterie abtasten, während Manschette aufgepumpt wird
	schwache Geräusche nicht wahrnehmbar	Patienten bitten, den Arm hochzuhalten, bevor die Manschette erneut aufgepumpt wird. Das verringert den Venendruck und verstärkt die Geräusche. Den Arm wieder in Messstellung bringen und auskultieren

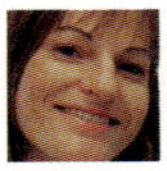

··· Pflegeangebot Unterstützung bei Kreislaufkollaps

Ein Hypotonus ist ein niedriger, abfallender Blutdruck, der im Extremfall zum Kollaps führen kann. Der Kreislaufkollaps ist eine Gegenregulation des Körpers: Durch den niedrigen Blutdruck besteht die Gefahr, dass das Gehirn nicht mehr ausreichend mit Blut (und somit mit Sauerstoff) versorgt wird, weil das Blut in die unteren Körperregionen (in die Beine) absackt. Durch das Umfallen gelangt der Körper in die horizontale Lage, so dass das Gehirn wieder durchblutet wird. Ein Kreislaufkollaps droht besonders beim Aufstehen, vor allem beim ersten Aufstehen nach Operationen oder nach längerer Bettlägerigkeit. Aus diesem Grunde muss das erste Mobilisieren in kleinen Schritten erfolgen und das Aufstehen muss durch zwei Pflegepersonen vorgenommen werden.

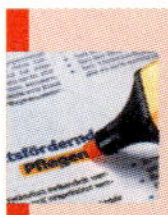

··· Merke

Es gilt als Pflegefehler, wenn ein Patient mit Gefahr des Kreislaufkollapses alleine mobilisiert wird. Die Pflegeperson, die eine solch gefährliche Handlung vornimmt, haftet für die daraus entstehenden Folgeschäden. Inzwischen liegen sogar entsprechende rechtskräftige Urteile vor.

Ein Kreislaufkollaps droht besonders dann, wenn der Patient zu schnell vom Liegen ins Sitzen gebracht wird, vor allem wenn der Kreislauf noch träge ist. Folglich helfen schrittweises Mobilisieren und Bewegungsübungen im Bett, einen Kreislaufkollaps zu vermeiden. Grundsätzlich muss der Kreislauf und der Gesamtzustand beim Mobilisieren immer überwacht werden: daher Puls fühlen (Rhythmus, Frequenz und Qualität) und: unterhalten Sie sich mit dem Patienten! Sollte der Puls schwächer und schneller werden, sind dies Zeichen der Anstrengung und des drohenden Kollapses. In solchen Fällen darf die Mobilisation nicht fortgesetzt werden. Die Pflegeperson muss ebenso das Aussehen des Patienten überwachen: Blässe bis graues Aussehen, Schwitzen und Zittern sind Zeichen des drohenden Kreislaufzusammenbruchs. Sind diese Zeichen vorhanden und klagt der Patient vielleicht noch über Übelkeit, muss die Mobilisation sofort unterbrochen werden! Der Patient muss sich umgehend hinlegen! Notfalls lassen Sie den Patienten langsam auf den Boden gleiten.

Lagern Sie die Beine etwas erhöht. Überwachung muss sensibel und diskret ablaufen. Sie als Pflegeperson müssen Ihre Aufmerksamkeit voll dem Patienten widmen!

Vor dem Aufstehen sollte der zu mobilisierende Patient soweit möglich Bewegungsübungen im Bett durchführen, unterstützen Sie ihn dabei: beispielsweise mit den Beinen in der Luft Fahrrad fahren, die Arme kreisen lassen, die Beine spreizen und wieder zusammenbringen usw.

Ein weiterer Schritt ist das Hängenlassen der Beine aus dem Bett. Als nächstes – ebenfalls unter Überwachung – ist das Sitzen an der Bettkante mit Bewegen der Beine und Arme durchzuführen. Zur Sicherheit muss die Pflegeperson vor dem Patienten stehen. Das Kopfende des Bettes ist erhöht, so dass sich der Patient notfalls dagegen lehnen kann.

Das erste Aufstehen muss mit zwei Pflegepersonen unter ständiger Überwachung des Patienten durchgeführt werden. Der Patient wird aufgefordert, langsam und tief einzuatmen und die Beine zu bewegen. Durch die Muskelaktivität in den Beinen wird das Absacken des Blutes verhindert. Sollte dennoch ein Patient plötzlich – zum Beispiel auf dem Flur der Station – die Anzeichen des Kreislaufkollapses entwickeln: Den Patienten langsam am eigenen Körper entlang auf den Boden sinken lassen. Insbesondere auf den Kopf des Patienten achten! Den Patienten auf dem Boden liegen lassen! Er kann sich in dieser Position nicht weiter verletzen. Alarm geben – selber beim Patienten bleiben. Sofort Vitalzeichen (Atmung, Puls) kontrollieren. Der Puls darf in diesem Fall nur an einer zentralen Arterie getastet werden. Bei Pulslosigkeit und Atemstillstand: Wiederbelebung (Reanimation) einleiten (S. 949). Um den Kreislauf wieder anzuregen, können die Beine erhöht werden. Arzt benachrichtigen, Blutdruck messen und den Patienten sorgfältig beobachten! Bis zum Eintreffen des Arztes beim Patienten bleiben.

24.9 Komplexe Pflegesituation gestalten

Heike Jung-Heintz

Aufnahmesituation

Herr Blei, 39 Jahre, wird am 3.07. in die Chirurgische Klinik aufgenommen. Er leidet seit 6 Jahren unter chronisch-rezidivierenden Ulzera im Pylorusbereich. Mittlerweile haben die Ulzera durch Narbenbildung zu einer Magenausgangsstenose geführt. Konservative Therapiemaßnahmen zeigten bei der Behandlung der Ulzera keinen Erfolg, sodass jetzt eine Magenresektion (Billroth-I-Operation) erforderlich wird. Herr Blei soll am nächsten Tag operiert werden. Bei der Aufnahme beträgt der Puls 84, der Blutdruck 130/70 mmHg.

Lebenssituation

Herr Blei lebt zusammen mit seiner 71-jährigen Mutter. Sie kümmert sich um den Haushalt und kocht für ihren Sohn. Herr Blei erzählt: "Meine Mutter ist sehr besorgt im Hinblick auf meine Erkrankung. Ich weiß nicht, wie viele Gastroskopien und Röntgenaufnahmen ich schon über mich ergehen lassen musste, Sie haben doch sicherlich die Befunde; und dann immer diese guten Ratschläge, ich soll meine Lebensführung ändern: weniger Rauchen, weniger Kaffee trinken, regelmäßig und ausgewogen essen, keinen Alkohol trinken. Wissen Sie, wie schwierig das ist? Ich bin Versicherungsvertreter für ein sehr großes Gebiet, das ist ein hartes Geschäft, da können sie nicht mal schnell ein bisschen autogenes Training machen und genüsslich sechs Mahlzeiten verspeisen. Zeit ist Geld, sonst sind sie draußen aus dem Geschäft. Ich hoffe, dass diese Operation endlich eine Lösung meiner Beschwerden bringt, aber ich habe auch große Angst davor. Die ganze letzte Nacht habe ich darüber nachgedacht und bin einfach nicht zur Ruhe gekommen. Der Arzt hat mich zwar ausführlich über die Vorgehensweise aufgeklärt, das hat mich ein wenig beruhigt, auch dass ich den operierenden Arzt kenne, hilft ein wenig, aber am liebsten hätte ich alles schon hinter mir."

Pflegeanamnese

Zur ATL Atmen, Puls und Blutdruck berichtet Herr Blei: "Mit dem Puls oder einem hohen Blutdruck hatte ich bislang zum Glück keine Probleme. Das lasse ich regelmäßig beim Arzt kontrollieren. Ich rauche allerdings sehr viel, drei mal habe ich versucht, es aufzugeben, doch der Stress in meinem Beruf hat mich immer wieder zur Zigarette greifen lassen. Nach der Operation will ich aber endgültig aufhören mit dem Rauchen. Mein Kreislauf scheint ganz in Ordnung zu sein, das meinte zumindest der Arzt bei den vorbereitenden Untersuchungen zur Operation. Sport treibe ich keinen, wenn ich ein wenig Zeit habe, gehe ich gerne spazieren. Großen Wert lege ich auf ein gut gelüftetes Schlafzimmer zur Nacht, da rauche ich nicht. Wissen Sie, wenn ich so den ganzen Tag im Auto und in den verschiedensten Büros verbringe, ist dies meine kleine Entspannungsinsel. Die Atmung wird doch durch die Operation nicht beeinträchtigt, Schwester?" Die zuständige Schwester klärt Herrn Blei über die Pneumoniegefahr nach der Operation auf. Sie weist ihn darauf hin, dass nach der Operation seine Kreislaufsituation insgesamt überwacht wird, um mögliche Komplikationen frühzeitig zu erkennen. Herrn Blei wird von ihr vor der Operation mit dem SMI-Atemtrainer vertraut gemacht und wird außerdem instruiert, wie er mit flach aufgelegten Händen bei Husten einen Gegendruck im Wundgebiet erzeugen kann, um Schmerzen vorzubeugen. Sie informiert Herrn Blei außerdem über eine bauchdeckenentlastende Lagerung nach der Operation. Für den Vorabend der Operation bietet sie Herrn Blei eine atemstimulierende Einreibung zur Einschlafförderung an.

Ärztliche Anordnung

Der behandelnde Arzt ordnet für die postoperative Phase an: Parenterale Ernährung nach Infusionsplan bis 6. Tag postoperativ über ZVK, stdl. Puls- und Blutdruckkontrolle, Temperaturkontrolle (alle 4 Std.), Kontrolle der Atem- und Bewusstseinslage, Frühmobilisation in Absprache mit Arzt, Analgesie mit Führen eines Schmerzprotokolls, Dekubitus-, Pneumonie- und Thromboseprophylaxe, Inhalation mit Mucosolvan 3 x tgl.

Prioritätensetzung

Im Hinblick auf die postoperative Phase steht die Kontrolle der Kreislaufsituation sowie die Vorbeugung von Folgeerkrankungen im Vordergrund.

Für die ATL Atmen, Puls und Blutdruck ergibt sich für die postoperative Zeit nach der Verlegung aus dem Überwachungszimmer nach der geschilderten Situation folgende Pflegeplanung (**Tab. 24.12**):

Tabelle 24.12 Exemplarische Pflegeplanung für die ATL Atmen, Puls und Blutdruck

Pflegeproblem	*Pflegeziel*	*Pflegemaßnahme*
Schonatmung, da tiefes Durchatmen wg. Bauchwunde schmerzhaft *Potenzielles Problem*: Pneumoniegefahr *Ressource:* Herr Blei ist informiert über den Umgang mit dem SMI-Atemtrainer und über Maßnahmen zur Schmerzreduzierung (Hustenhilfe).	→ Intakte Lungenfunktion ist erhalten, ausreichende Belüftung aller Lungenbezirke → Herr Blei kann leicht durchatmen	→ Beobachtung der Atemtiefe (nur Brust- oder auch Bauchatmung?) und Atemfrequenz → 3 x tgl. Zimmer lüften, Herrn Blei vor Zugluft schützen → Beobachtung und Erfragen der Schmerzsituation, Schmerzprotokoll führen → auf ausreichende Analgesie bei allen atemunterstützenden Maßnahmen achten → bauchdeckenentlastende Lagerung mit Knierolle → zur Anwendung des SMI-Atemtrainers motivieren und die korrekte Anwendung kontrollieren → 3 x tgl. zum Atmen mit dosierter Lippenbremse auffordern und korrekte Durchführung überprüfen → zur Nacht Herrn Blei eine atemstimulierende Einreibung anbieten (21.30 Uhr)
Ansammlung von Sekret durch Schonatmung und dauerhaften Nikotinkonsum *Potenzielles Problem:* Pneumoniegefahr	→ Sekret ist gelöst und kann von Herrn Blei abgehustet werden → Herr Blei kann leicht durchatmen.	→ 3 x tgl. Inhalation mit Mucosolvan nach Arztanordnung am Bettrand sitzend (10 Uhr, 15 Uhr, 19 Uhr). Herrn Blei Umgang mit dem Inhaliergerät erklären und Flüssigkeit tgl. erneuern → beim Abhusten Herrn Blei zur Hustenhilfe auffordern und sich von der korrekten Durchführung überzeugen → Maßnahmen zur Vermeidung der Schonatmung wie oben beschrieben durchführen
Die postoperativ eingeschränkte Mobilität führt zu einer flacheren Atmung und damit zu einer schlechteren Belüftung der Lunge. *Potenzielles Problem:* Pneumoniegefahr	Die Atmung von Herrn Blei ist durch entsprechende Lagerungs- bzw. Mobilisationsmaßnahmen intensiviert.	→ 3 x tgl. vor der Inhalation für 10 Minuten V-Lagerung durchführen, wenn Herr Blei dies toleriert → Herrn Blei zu vorsichtigen Bewegungsübungen mit Armen und Beinen in Absprache mit Arzt und Physiotherapeut motivieren Frühmobilisation in Absprache mit Arzt: → am 04.07. abends Sitzen an der Bettkante → am 05.07. Stehen vor dem Bett → am 06.07. Gehen mit Unterstützung
Herr Blei ist starker Raucher. *Ressource:* Herr Blei möchte das Rauchen aufgeben, ist informiert über Gesundheitsgefährdung.	Fernziel: Herr Blei reduziert das Rauchen oder stellt es ein.	Herrn Blei über Möglichkeiten und Maßnahmen eines Nichtrauchertrainings informieren und zur Teilnahme motivieren
Potenzielles Problem: Veränderung der Kreislauffunktionen nach Operation	Frühzeitiges Erkennen von Komplikationen	Am 04.07. stündliche Puls- und Blutdruckkontrolle

Leserservice

Verwendete Literatur

Anonym: Zigarettenabhängigkeit – Ein Test zur Klassifizierung. BDI Rundschreiben 4/1997, S. 15, ursprünglich veröffentlicht in: Versicherungsmedizin 49/1997

Ehrenberg, H.: Atemtherapie in der Physiotherapie/Krankengymnastik. Pflaum, München 1998

Faller, A., M. Schünke: Der Körper des Menschen, 13. Aufl. Thieme, Stuttgart 2000

Hoehl, M., P. Kullick: Kinderkrankenpflege und Gesundheitsförderung. Thieme, Stuttgart 1998

Krause, M., B. Uhlmann: Rhythmische Einreibungen. In F. Sitzmann: Pflegehandbuch Herdecke, 3. Aufl. Springer, Berlin/Heidelberg 1998

Krause, M., B. Uhlmann: Kompressen und Wickel. In F. Sitzmann: Pflegehandbuch Herdecke, 3. Aufl. Springer, Berlin/Heidelberg 1998

Röhrich, L.: Lexikon der sprichwörtlichen Redensarten. Herder, Freiburg 1995

Schettler, G., H. Greten: Innere Medizin, 5. Aufl. Thieme, Stuttgart 1998

Schmitt, S.: Erklärungsbedürftige Applikationsformen. In: Die Schwester/Der Pfleger 38 (1999), S. 43 – 46

Schwegler, J. S.: Der Mensch – Anatomie und Physiologie, 2. Aufl. Thieme, Stuttgart 1998

Seidel, H. J.: Umweltmedizin. Thieme, Stuttgart 1996

Sitzmann, F.: Schlafstörungen. In F. Sitzmann: Pflegehandbuch Herdecke, 1. Aufl. Springer, Berlin/Heidelberg 1993, S. V u. 33

Sitzmann, F.: Mit wachen Sinnen wahrnehmen und beobachten. Teil 2. Recom, Baunatal 1996

Sitzmann, F.: Hygiene – Ein Lehrbuch für die Fachberufe im Gesundheitswesen. Springer, Berlin/Heidelberg 1999

Weiterführende Literatur

Bienstein, C.: Basale Stimulation in der Pflege. Verlag Selbstbestimmtes Leben, Düsseldorf 1997

Gutenbrunner, C., G. Hildebrandt: Handbuch der Balneologie und medizinischen Klimatologie. Springer, Berlin/Heidelberg 1998

Heine, R., F. Bay: Pflege als Gestaltungsaufgabe. Hippokrates, Stuttgart 1995

Klaas, P.: Probleme mit der Atmung. In Chr. Bienstein, A. Zegelin: Handbuch Pflege. Verlag Selbstbestimmtes Leben, Düsseldorf 1995

Maurer, S., K. H. Pütz: Betreuung von Patienten mit Asthma bronchiale. In F. Sitzmann: Pflegehandbuch Herdecke, 3. Aufl. Springer, Berlin/Heidelberg 1998

Roßlenbroich, B.: Die rhythmische Organisation des Menschen. Verlag Freies Geistesleben, Stuttgart 1994

Sitzmann, F.: Komplementäre pflegerische Unterstützung physiologischer Funktionen. In L. Ullrich: Zu- und ableitende Systeme. Thieme, Stuttgart 2000

Sitzmann, F.: Beobachtungen physiologischer und pathophysiologischer Phänomene bei der Atmung von A – Z. In Chr. Bienstein, G. Klein, G. Schröder: Atmen. Thieme, Stuttgart 2000

van der Star, A.: Schöpferisch pflegen. Verlag Urachhaus, Stuttgart 1999

Kontaktadressen

Deutsche Atemwegsliga e. V.
Geschäftsstelle
Burgstraße 12
D-33175 Bad Lippspringe
Tel.: 05252 – 954505
Fax: 05252 – 954506

Deutscher Allergiker- und Asthmatikerbund
Hindenburgstraße 110
D-41061 Mönchengladbach
Tel.: 02161 – 814940
Fax: 02161 – 208502

Patientenliga Atemwegserkrankungen e. V.
Wormser Straße 81
D-55276 Oppenheim
Tel.: 06133 – 3543
Fax: 06133 – 2024

Zentrum der Gesundheit
Iris Muthmann
Kantstr. 21
64668 Rimbach
Tel.: 06253 – 982440
Fax: 06253 – 972438

Internetadressen

Deutsche Atemwegsliga: http://www.atemwegsliga.de

Deutsche Lungenstiftung: http://www.ruhr-uni-bochum.de/www-public/dezeejbp/Lungenstiftung

Basale Stimulation: http://www.odilien.at/odilien/md_ast1.htm

http://www.mmhg.de/service/riva.htm
(Grundlegende Seiten über den Blutdruck: Messgeräte etc.)

http://www.astamedica-awd.de/bluthochdruck/hochdruck.htm
(Informationen zu Hypertonie und Therapie)

http://www.medizinfo.de/kardio/hypmess.htm
(sehr ausführliche Seiten über die Physiologie des Kreislaufs mit guten Literaturhinweisen)

Darüber hinaus gibt es viele gut erklärende Broschüren über Blutdruckmessung und Blutdruckveränderung sowohl bei den Krankenkassen als auch in Apotheken und Sanitätsgeschäften.

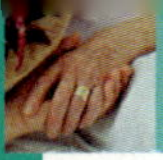

25 ATL Sich sicher fühlen und verhalten Krankenhaushygiene

Du bist mein Schatten am Tage und in der Nacht mein Licht

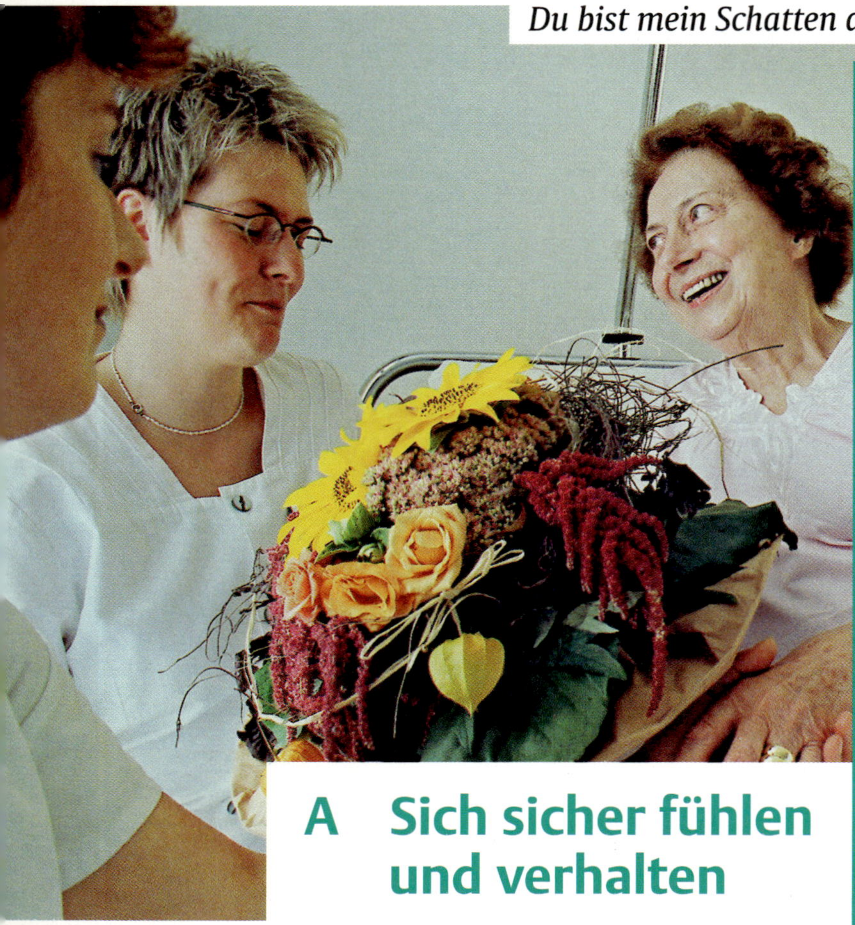

Überblick

A Sich sicher fühlen und verhalten

25.1 Bedeutung für den Menschen

Andrea Jandt

25.1.1 Einleitung

Ein Kind wagt seine ersten Schritte in dem Vertrauen auf haltende Hände. Eine Frau steht am Rednerpult. Sie spricht mit fester, klarer Stimme und hat einen sicheren Stand. Ein Artist setzt seinen Fuß auf das Seil. Er weiß um seine Fähigkeit, Balance zu halten.

Halt und Orientierung im Leben, sich getragen fühlen, festen Boden unter den Füßen spüren, Gewissheit, Vertrauen – diese Facetten des „Sich-sicher-Fühlens" sind uns wohl vertraut und bieten uns Menschen eine Grundlage, von der aus wir zu handeln fähig sind und uns entfalten und entwickeln können. Woran wir uns halten und orientieren, ist individuell unterschiedlich und abhängig von den persönlichen Erfahrungen, Erlebnissen, Gewohnheiten und den eigenen Bewertungen. Wenn auch die Ausprägung des „Sich-sicher-Verhaltens" von Mensch zu Mensch sehr verschieden ist, so ist doch das Streben nach Sicherheit allgemein im Wesen des Menschen angelegt. Sicherheitsbedürfnisse entwickeln sich nach Maslow, wenn Grundbedürfnisse bzw. physiologische Bedürfnisse nach Wasser, Luft, Nahrung, Unterkunft und Schlaf erfüllt sind. Im Grunde genommen **sichert** das Erfüllen der physiologischen Bedürfnisse das Überleben des Menschen. Der Soziologe Gehlen sieht den Menschen als ein durch die Reduktion seiner Instinkte gefährdetes Wesen, das sich in seinem Verhalten auf die Zukunft hin orientiert, seine Zukunft zu stabilisieren versucht und Mechanismen – Normen, Regeln im Zusammenleben – schafft, um sich vor Gefahren zu schützen.

Lernaufgabe

Lassen Sie sich von den Seilen (**Abb. 25.1**), die das Schiff im Hafen halten, inspirieren: Welche Seile des Haltes und der Orientierung haben Sie in Ihrem Leben? Wodurch fühlen Sie sich getragen?

25.1.2 Physiologisch-physische Einflussfaktoren

Das Bedürfnis nach Sicherheit, das „Sich-sicher-fühlen-und-Verhalten" wird von unterschiedlichen Faktoren beeinflusst (**Abb. 25.2**).

Die Entwicklungsstufe bzw. das Lebensalter prägen das Sicherheitsbedürfnis entscheidend. Beim Säugling ist es ausgesprochen groß. Er ist von der Sorge seiner Eltern abhängig und lernt als Kind erst nach und nach Gefahren einzuschätzen und zu bewältigen. Das Sicherheitsstreben steht in Konkurrenz zum Entdecken wollen und zur Neugier. In der Pubertät wird es für die Jugendlichen wichtig, sich aus der Geborgenheit und der Sicherheit des Elternhauses zu lösen. Der Wunsch nach Freiheit dominiert über das Bedürfnis nach Sicherheit. Für das Erwachsenwerden wird eine Umorientierung notwendig: weg von den Vorgaben der Eltern hin zu eigenen Wertvorstellungen. Somit ist die Pubertät eine Zeit der Unsicherheit. Durch die Entscheidung für einen Beruf und vielmehr noch für eine Familie gewinnt das Sicherheitsbedürfnis durch die Sorge für sich selbst und andere an Bedeutung. Der ältere Mensch kann beeinträchtigt sein in seiner Sorge für Sicherheit und eine sichere Umgebung, wenn die Sinneswahrnehmungen wie Hören, Sehen, Tasten schwächer werden. Gleichzeitig hat er meist ein ausgeprägtes Sicherheitsbedürfnis, das sich z. B. in dem Wunsch äußert, in vertrauter Umgebung bleiben zu können und dem Tagesablauf eine regelmäßige Struktur zu geben.

25.1.3 Kulturelle und ökologische Einflussfaktoren

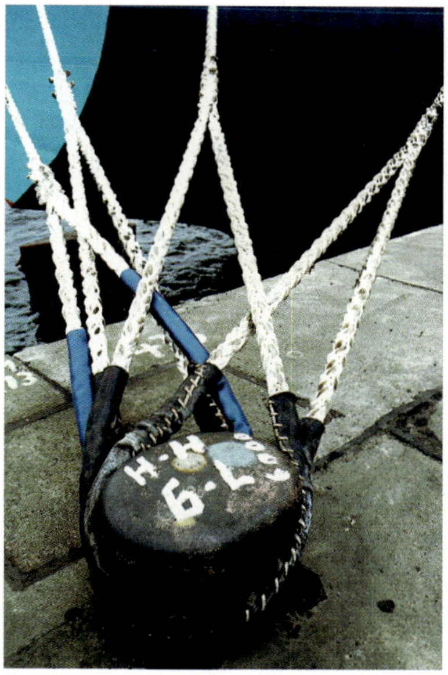

Abb. 25.1 So wie ein Schiff im Hafen von Seilen gehalten wird, braucht jeder Mensch im Leben Verankerungsmöglichkeiten, um sich sicher zu fühlen

Das Recht auf Sicherheit ist in verschiedenen Gesetzen und Erklärungen verankert: Grundgesetz, Art. 2, Abs. 2: Jeder hat das Recht auf Leben und körperliche Unversehrtheit. Die Differenzierung in innere und äußere Sicherheit – wie sie der **Tab. 25.1** zu entnehmen ist – zeigt die Verflechtung des einzelnen Menschen mit der Gesellschaft. Sicherheit und das Bedürfnis nach ihr ist nie ausschließlich individuell und subjektiv zu sehen, sondern immer eingebettet in die gesellschaftlichen und politischen Strukturen, in denen der Mensch lebt. Die gesellschaftliche Ordnung mit Normen, Werten und Rollenerwartungen vermittelt dem Menschen Sicherheit. Die politische Struktur der Bundesrepublik Deutschland garantiert eine soziale Absicherung bei Einkommensverlust nach Krankheit, Invalidität oder Arbeitslosigkeit. Aufgrund anderer Schwerpunktsetzung bei knapper werdenden finanziellen Ressourcen ist die soziale Sicherheit in Deutschland in den letzten Jahren zunehmend mehr in Frage gestellt.

In Staaten anderer politischer Ordnung ist der Einzelne stärker auf sich selbst angewiesen – wie z. B.

Abb. 25.2 Einflussfaktoren auf das Sich-sicher-Fühlen- und -Verhalten

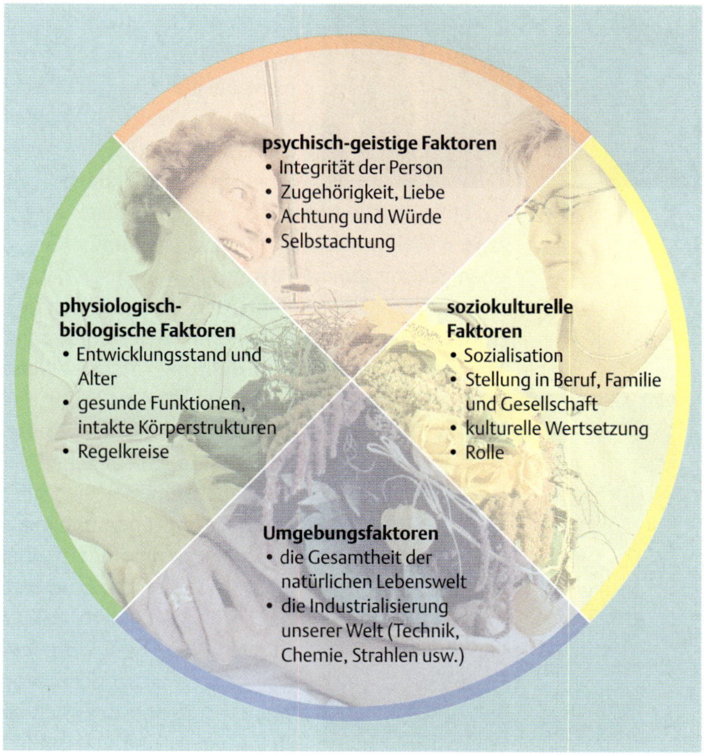

Tabelle 25.1 Äußere und innere Sicherheit

Sicherheit	*bezogen auf die Gesellschaft demokratischer Staaten*	*bezogen auf das Individuum*
äußere Sicherheit	Verhältnis eines Staates zu einem anderen: Wissen, nicht angegriffen zu werden (Staatsverträge, Bündnisse wie NATO, UNO etc.)	Verhältnis des einzelnen Menschen zu einem anderen bzw. zur Gesellschaft: → Wissen um grundgesetzliche Verankerung des Rechtes auf Sicherheit → Wissen um Schutz durch Rechtsstaatlichkeit und um soziale Sicherung bei Arbeitsplatzverlust und Krankheit (Einkommenssicherung und Gesundheitssicherung)
innere Sicherheit	Verhältnis der Gesellschaft zum Individuum: → demokratische Struktur garantiert allen Menschen Freiheit und Sicherheit (Grundgesetz) → Gewährleistung der inneren Sicherheit durch Exekutive	Verhältnis des Menschen zu sich selbst: → Selbstsicherheit, Selbstvertrauen → Gewissheit → Freiheit von Angst und Furcht → Gesundheitsfürsorge

in den USA – oder kann auf eine starke Unterstützung in der eigenen Familie, der eigenen Kaste – wie im hinduistischen Indien – oder dem eigenen Stamm – wie in Afrika – zurückgreifen. Somit haben Kultur und Religion einen entscheidenden Einfluss auf die Bedeutung von Sicherheit für den Menschen. Beide dienen der Orientierung. Eine andere kulturelle Umgebung, deren Regeln und Verständigung durch Sprache und nonverbale Zeichen uns nicht bekannt sind und nicht beherrscht werden, verunsichert, da wir kaum auf Erlerntes zurückgreifen können.

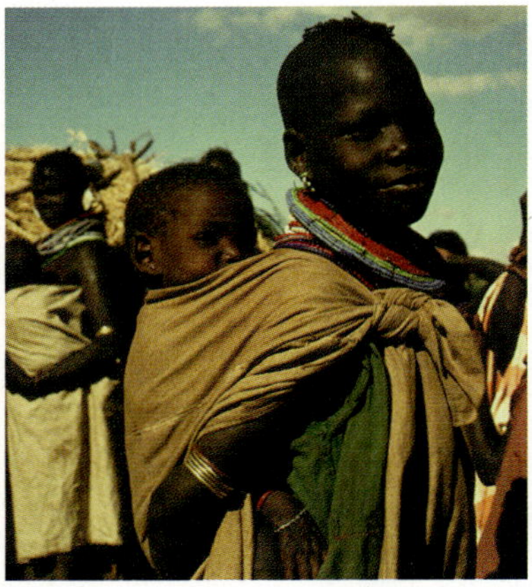

Mit vielen Bedrohungen haben Menschen auf der ganzen Welt aus einem Ohnmachtsgefühl heraus zu leben gelernt: atomare Bedrohung, Wachsen der Bevölkerungszahlen, Konflikte und Krieg, Risiken aufgrund von Technologien und Umweltverschmutzung. Aspekte gesunder Lebensführung beispielsweise durch gesunde Ernährung und den Verzicht auf Suchtmittel tragen zum persönlichen Sicherheitsgefühl bei, sind aber von der Umgebung abhängig: In Entwicklungsländern sind die Hygienestandards andere als in Industrieländern. Unfälle zu verhüten und sich vor Krankheiten zu schützen sind weitere Elemente des „Sich-sicher-Fühlens-und-Verhaltens".

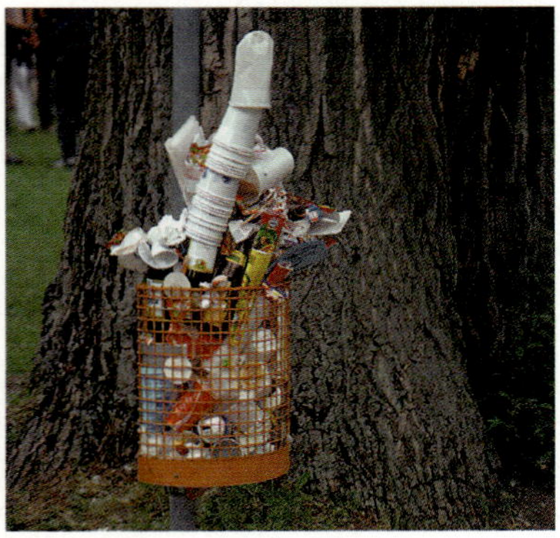

25.1.4 Psychische Einflussfaktoren

Das Erleben von Vertrauen und Angenommensein in der Kindheit und Jugend fördert die Fähigkeit, sich selbst als Person anzunehmen und sich seiner Stärken und Schwächen bewusst zu werden. Sich auf Neues und Unbekanntes einzulassen, erfordert Selbstsicherheit, durch die wiederum das Vertreten eigener Überzeugungen, Wünsche und Erwartungen möglich wird. Eine eigene Haltung auszubilden und danach zu handeln, stützt sich auf Werte, auf eine Weltanschauung, die kulturell oder religiös geprägt ist und orientierenden Charakter hat.

Die in unserer Gesellschaft zunehmende Beliebigkeit im Sinne von „erlaubt ist, was gefällt", erschwert die Orientierung an Wertvorstellungen. Die komplexer werdende Welt, die längst nicht mehr überschaubar ist, bedingt unbestimmte Lebensbezüge und fordert vom Menschen die persönliche Leistung, sich selbst zu orientieren und Werte zu setzen, um sein Handeln in eine von ihm gewollte Richtung zu lenken.

Akzeptanz und Wertschätzung in der Familie, im Freundeskreis, im Beruf und in der Freizeit erhöhen das Gefühl der eigenen Sicherheit.

Gemeint ist hier eine echte Selbstsicherheit, die ohne Selbstüberschätzung auskommt und so sich und den Mitmenschen als die Personen, die sie sind, annimmt und schätzt.

Dennoch gibt es Situationen, in denen wir uns unserer selbst u. U. nicht so sicher sind: z. B. wenn es darum geht, vor einer großen Gruppe zu sprechen, um eine Gehaltserhöhung zu bitten, nach der Ausbildung auf sich selbst gestellt zu sein.

25.1.5 Was heißt „Sicherheit" und „sicher"?

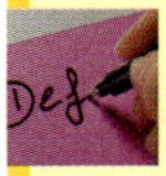

→ Definition

Sicher, abgeleitet vom lateinischen securus (sorglos, unbekümmert, sicher), bedeutet gewiss, sicher, ohne Zweifel, geschützt, in Fertigkeiten geübt, ruhig und überzeugend.

Der vielsagende, eher schwierig zu definierende Begriff „sicher" lässt sich anhand von 5 Dimensionen, bezogen auf Personen, aufgliedern (Kaufmann 1970, S. 50 f.):

1. Schutz vor Gefahr und Schaden (geborgen, behütet, versorgt),
2. seelische Stimmung, Gefühl (sich geborgen, beschützt fühlen, frei von Sorge, sorglos, verwegen, furchtlos, unerschrocken, ruhig, selbstvertrauend),
3. fester Bewusstseinszustand (ohne Zweifel, gewiss, überzeugt, entschieden, entschlossen),

4. Besitz von Fertigkeiten (geschickt, geübt, tüchtig, verlässlich, genau),
5. moralische Qualität (zuverlässig, beständig, gefestigt, gewissenhaft).

Davon lassen sich ebenfalls 5 Dimensionen, bezogen auf Dinge und Zustände, ableiten:

1. geschützt (z. B.: sicherer Hafen, sicheres Geleit, gesicherte Schuld),
2. Vertrauen erweckend (z. B.: sicheres Wetter, sichere Hütte),
3. gewiss, feststehend (z. B.: sichere Nachricht, sicherer Ausgang einer Sache),
4. zuverlässig (z. B.: sicheres Heilmittel, sichere Brücke),
5. unschädlich, gefahrlos, harmlos (z. B.: sichere Technik).

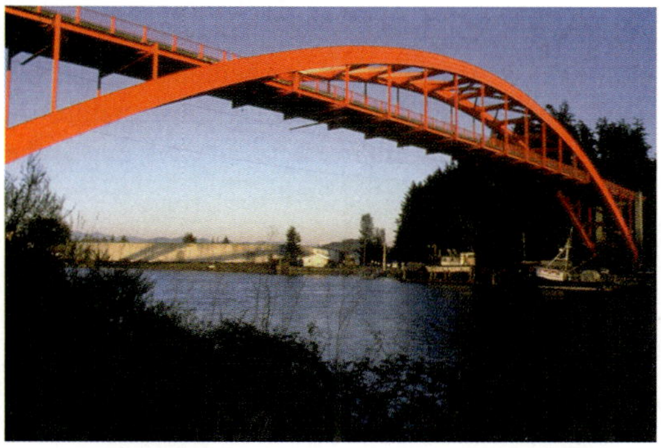

25.1.6 Balance zwischen Sicherheit und Unsicherheit

Der Mensch lebt in der Spannung zwischen Urvertrauen und Urangst (Erikson 1965), zwischen Sicherheit und Unsicherheit. Zuviel Sicherheit lässt ihn genauso handlungsunfähig werden wie zuviel Unsicherheit. Doch was ist zu viel oder zu wenig? Das Maß ist von Mensch zu Mensch unterschiedlich: dem einen bedeutet Risikobereitschaft und Freiheit sehr viel, der andere braucht in seinem Leben ein bestimmtes Maß an Versicherungen. Dies legt den Schluss nahe, dass die Anpassungsfähigkeit und die Kompensationsmöglichkeiten in Situationen der Unsicherheit differenziert betrachtet werden müssen.

Der eine Mensch findet sich in einer fremden Umgebung sehr gut zurecht und kann sich problemlos darauf einlassen. Der andere braucht eine vertraute Umgebung. Warum das so ist, lässt sich zum einen aus der unterschiedlichen Biografie und der subjektiven Lebenswelt erklären, zum anderen gibt es im Leben einschneidende Erlebnisse und Erfahrungen, die das Sicherheitsbedürfnis und das Aushaltenkönnen von Unsicherheit völlig verändern können: Ein Mensch wird krank und bedarf der Hilfe anderer Personen.

25.1.7 Aus Sicht des Patienten

Vor einer Magenuntersuchung klagt eine Patientin gegenüber dem Pflegenden:

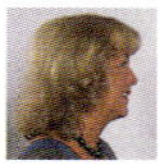

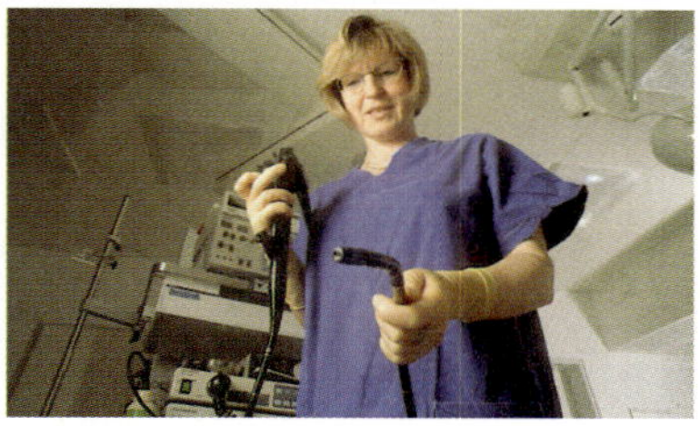

„Heute ist es soweit. Die letzte Nacht habe ich schlecht geschlafen. Was mir sonst am Morgen so leicht von der Hand geht, fällt mir heute unendlich schwer. Was mich wohl erwartet? Von einem Bekannten weiß ich, dass er bei seinen Magenspiegelungen immer das Gefühl hatte zu ersticken, dieser entsetzliche Schlauch. Nun also auch ich…"

Diese Äußerungen lassen die Unsicherheit der Patientin spüren und sind ein Beispiel dafür, dass jede Person, die eine Institution des Gesundheitswesens aufsuchen muss, dies mit einem bestimmten Vorwissen und mit Befürchtungen, aber auch Erwartungen tut. Uns ist die Einrichtung bekannt, die Räumlichkeiten, der Ablauf und die diagnostischen, therapeutischen und pflegerischen Maßnahmen sind uns vertraut. Darüber vergessen wir häufig, dass dies für die meisten Patienten nicht gilt, vor allem, wenn sie zum ersten Mal in die fremde Umgebung Krankenhaus oder Altenheim kommen.

Ein freundliches Wort zur Begrüßung, die hilfreiche Unterstützung, auch ungefragt den Weg zur Station zu zeigen, ein kurzer Hinweis, mit welcher Wartezeit zu rechnen ist, all das kann über die erste Verunsicherung hinweg helfen.

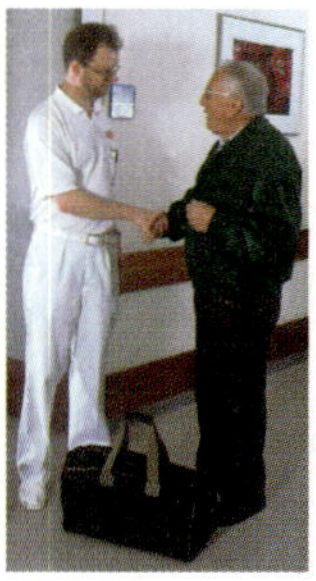

Lernaufgabe
Wie wurden Sie bei Ihrem ersten Stationseinsatz empfangen? Was schätzen Sie an der Art, wie Sie begrüßt wurden? Was werden Sie selbst anders machen in einer Begrüßungssituation?

In Abhängigkeit von den persönlichen Ressourcen und dem Grad der Selbstständigkeit des Patienten kann bei den folgenden Ereignissen das „Sich-sicher-Fühlen-und-Verhalten" eingeschränkt oder gar bedroht sein:

- Aufnahmesituation,
- Schmerzerlebnis,
- Diagnostik und Therapie (ambulant und stationär),
- pflegerische Versorgung in der stationären und ambulanten Pflege,
- Verlegung auf eine andere Station, nach Hause oder in ein Altenheim,
- Entlassung, vor allem wenn sie frühzeitig oder ungeplant erfolgt.

Gleichzeitig hat der Patient die Erwartung gegenüber professionellen Helfern im Gesundheitswesen, dass er sich darauf verlassen kann, dass alles zu seiner Heilung getan wird und er keine Schädigung in Form von Infektionen, Dekubitus oder ähnlichem erfährt. Er möchte sich anvertrauen können, Behandlungs- und Pflegefehler ausschließen und wissen, dass seine Wünsche und seine persönliche Integrität insgesamt berücksichtigt werden, denn er hat im Laufe seines Lebens ein bestimmtes Sicherheitsbedürfnis entwickelt und entsprechend Maßnahmen für die eigene Sicherheit ergriffen.

25.1.8 Psychosoziales Belastungserleben von Pflegenden

Andrea Trümner

Der Beruf der Krankenpflege ist gekennzeichnet durch zahlreiche Herausforderungen und Anforderungen. Von der Pflegeperson wird neben fachlichen und z. T. hochspezialisierten Fähigkeiten der Umgang mit Menschen gefordert, die großes Leid und starke Schmerzen erfahren und sich in einer extremen Lebensphase befinden. Auch birgt die Zusammenarbeit der verschiedenen Berufsgruppen (Pflegende, Ärzte, Therapeuten, Verwaltung) auf engem Raum die Gefahr, dass Belastungen im zwischenmenschlichen Bereich entstehen. Belastungen bzw. das Erleben von Belastung werden nicht gerne zugegeben, da sie die persönlichen Grenzen aufzeigen. Durch lang andauernde Konfrontation mit belastenden Situationen und Konflikten können Krankheiten entstehen. Psychische Erschöpfung, wie z. B. das Burn-out-Syndrom, oder psychosomatische Krankheitsbilder werden ebenfalls als Zeichen einer Überlastung angesehen.

» *Menschen sind zu unterschiedlichen Zeiten unterschiedlich empfindlich, empfänglich, verarbeitungsfähig, belastbar – gerade nicht wie hinreichend gewartete Maschinen, die gleichbleibend funktionieren. Vielmehr sind die Bewältigungskapazitäten der Einzelnen wie auch des ganzen Teams Schwankungen unterworfen.*
(List u. Osswald 1989, S. 686) «

···› Merke

Nur wenn Pflegende ihre eigenen Gefühle, Ängste und Bedürfnisse wahrnehmen, können sie sich sicher verhalten und anderen Hilfe anbieten.

Anzeichen und Auswirkungen von Belastung und Stress

Es ist nur eingeschränkt möglich, von **den** Belastungen und **den** Stressauslösern des Pflegeberufes zu sprechen. Belastung sollte immer in Relation zur psychischen Verfassung der Person **und** des Umfelds (z. B. das Stationsteam) betrachtet werden. Was für den einen keine große Anspannung bedeutet, kann für einen anderen zur psychischen Überforderung führen. Welche Zeichen von Stress und Überlastung gibt es? (s. Stress, S. 607)

Erste Anzeichen einer persönlichen Überforderung können sein:

- häufiges „Aus-der-Haut"-Fahren,
- schnelles sich Aufregen oder Ärgern über Kleinigkeiten,
- deutliche Verlängerung der Erholungsphase am Wochenende und in der Freizeit, nicht „abschalten" können.

Zu den Kennzeichen eines überlasteten Stationsteams gehören:

- hohe Fluktuation (Wechsel) im Stationsteam,
- hohe Krankheitszahlen der Mitarbeiter,
- Lautheit, überzogene Albernheit,
- ein rauher Umgangston und beißender Zynismus gegenüber Kollegen, Patienten, Vorgesetzten,
- Ausgrenzungen einzelner Mitarbeiter, Suche nach Sündenböcken, Mobbing.

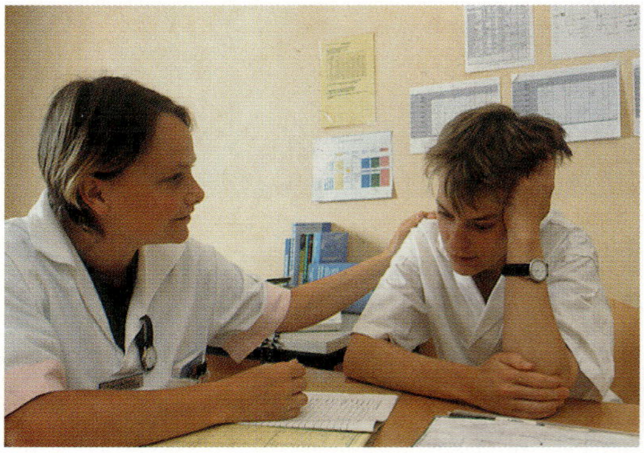

In solchen Situationen werden Abwehrmethoden und Bewältigungsstrategien entwickelt. In der Psychologie spricht man von den Begriffen Vermeidung, Verdrängung und Projektion.

···› Definition

Vermeidung bedeutet, dass den Situationen, die Stress verursachen, bewusst oder unbewusst aus dem Weg gegangen wird.
Durch die **Verdrängung** von Erlebtem werden belastende Momente aus dem Bewusstsein ausgeschieden, ohne eine Erinnerung zu behalten. Dies kann eine Art „Überlebensstrategie" sein, um zu „funktionieren".
Mit **Projektion** wird das Verhalten beschrieben, eigene Erlebnisse oder Probleme, die man nicht wahrhaben möchte, anderen Menschen zuzuschreiben.

Z. B. ist es einfacher, über einen anderen Menschen (Patient) zu sagen, dieser sei „schwierig", „aggressiv" und „nicht kooperativ", als sich selbst einzugestehen, dass man mit diesem Menschen Schwierigkeiten hat, also selbst „schwierig“ ist.

Belastungen können in somatischen Symptomen zum Ausdruck kommen. Aufgrund ihrer vielfältigen Ausprägung ist ihnen eine besondere Bedeutung beizumessen. Zu psychosomatischen Krankheiten zählen u.a. Schlafstörungen, Herz-Kreislauf-Erkrankungen, Reizbarkeit, Nervosität, Depressionen, chronischer Kopfschmerz, Rückenbeschwerden, Erkrankungen des Magen-Darm-Traktes und Essstörungen.

Belastungen

Belastungen, die spezifisch für den Pflegeberuf sind

Pflegende haben bei ihrer Arbeit viel mit schwerkranken und sterbenden Menschen zu tun. Das Erleben von Leid und Schmerzen anderer Menschen kann sich belastend auswirken (S. 688). Es gehört jedoch zu den Grundprinzipien des Pflegeberufes, dass Pflegende einen schwerstkranken oder auch sterbenden Menschen mit einer unverbrüchlichen Haltung der Sorge, der Achtung und des Respektes begleiten (Ullrich u. Hannich 1997), sich ihm zuwenden und Leid aushalten können. Die Konfrontation mit besonderen Situationen, wie z.B. einem Notfall oder einer Reanimation, ist ebenfalls Teil des Pflegeberufes.

Lernaufgabe
Welche Gedanken gehen einem dabei durch den Kopf? Wie werden solche Situationen im Stationsalltag bewältigt? Versuchen Sie sich an eine Krisensituation oder an einen Notfall, den Sie miterlebt haben, zu erinnern. Hatten Sie im Nachhinein die Gelegenheit, über das Geschehene zu sprechen?

Die Erfahrung von Erfolglosigkeit, trotz maximaler Bemühungen, z.B. angesichts des Todes eines Patienten, können Gefühle von Schuld und Versagen auslösen. Vielleicht stellen sich dann Fragen, wie: „Haben wir alles für diesen Patienten gemacht?“, „Haben wir vielleicht falsch entschieden?“, „Hätten wir doch nur…!“ Oftmals können solche Gedanken quälend sein und es ist nicht leicht, sie einem anderen anzuvertrauen.

Ein weiterer Auslöser für Belastung und Stress kann die Konfrontation mit bestimmten Patientengruppen, wie z.B. Suchtkranken (S. 1385) oder Suizidpatienten (S. 1372), sein. Diese Patienten lösen manchmal, je nach Verhalten, Wut, Ablehnung, Ohnmacht, Betroffenheit oder sogar Aggressionen bei Pflegenden aus. Aggressionen können zu Gewalt gegenüber Patienten führen.

Auf der Intensivstation erleben Pflegende einen sehr häufigen Wechsel der Patienten. Kaum geht es einem, der einige Tage oder Wochen betreut wurde, etwas besser, wird er auf eine andere Station verlegt. Der endgültige Heilungsverlauf kann nur sehr unvollständig verfolgt werden und die Pflegekräfte fragen zuweilen nach der Sinnhaftigkeit ihres Tuns. Dies kann zu einem Motivationsverlust führen.

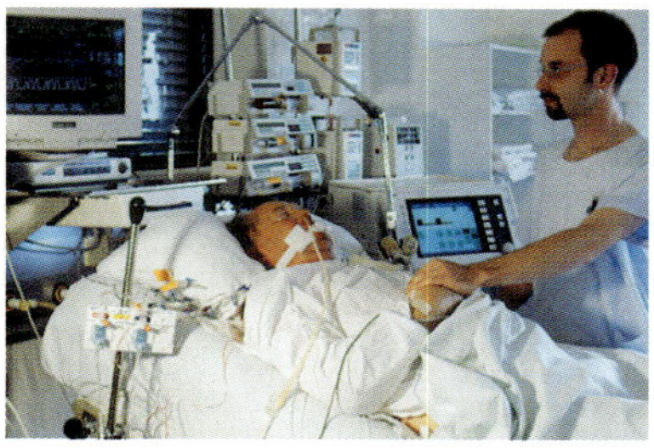

Belastungen, die von außen herangetragen werden

Verwaltung, Klinikleitung und Gesetzgeber tragen Bestimmungen und Reglementierungen an die Station oder Abteilung heran, die zu befolgen sind. Es kann der Eindruck entstehen, als sei über die Köpfe der dort arbeitenden Kolleginnen und Kollegen hinweg entschieden worden. Dies führt häufig zu Unmut und fördert nicht die Arbeitszufriedenheit. Transparenz der Informationen und ein klärendes Gespräch können hilfreich sein, Spannungen nicht zu einem dauernden Konflikt werden zu lassen.

Angehörige von Patienten haben Erwartungen und Bedürfnisse an das Behandlungsteam. Sie erwarten, dass Fragen beantwortet und Informationen gegeben werden. Manchmal werden Pflegende aber auch mit Reaktionen von Angehörigen konfrontiert, wie z.B. mit Trauer, Angst, Verzweiflung, Wut und Misstrauen. Diese Verhaltensweisen können zu Unsicherheit und zwiespältigen Gefühlen bei Pflegenden führen. Es kann hilfreich sein, „Gespräche mit Angehörigen“ innerhalb von Rollenspielen einzuüben. So genannte „kommunikative Kompetenz“ ist trainierbar. Sprachliche und kommunikative Fähigkeiten sind in der Krankenpflege enorm wichtig und tragen zu einem partnerschaftlichen Umgang mit Patienten und Angehörigen bei.

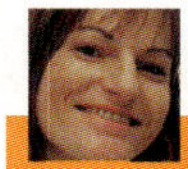

siehe Pflegeangebot Gesprächssituation gestalten, Kap. 27, S. 643 ff

Das Bild, welches in der Öffentlichkeit (z.B. im Fernsehen) über den Beruf der Krankenpflege entsteht bzw. „gemacht“ wird, kann dazu führen, dass Pflegende in einen Rollenkonflikt geraten (S. 98). Der „Rollenkonflikt“ ist ein Begriff aus der Sozialpsychologie, mit dem die Aufgabe beschrieben wird, zwei einander widersprüchliche Rollen vereinbaren zu müssen.

Lernaufgabe
Denken Sie an die zahlreichen Fernsehserien, die in Kliniken oder Arztpraxen spielen. Welche Rollenbilder werden dort produziert? Welche Erwartungen an eine Krankenschwester oder an einen -pfleger werden auf diese Art und Weise bei den Fernsehzuschauern geweckt? Stimmen sie mit Ihrem Bild der Realität überein? Welche Auswirkung hat die Vermittlung eines bestimmten Rollenbildes auf Sie?

Belastungen aufgrund der Struktur und Organisation des Teams

Durch fehlende oder unzureichende Kommunikation im Team entsteht sehr häufig Unzufriedenheit. Oftmals tragen mangelnde Transparenz und eine ungenügende Arbeitsorganisation der Station oder des Pflegeteams dazu bei, dass Informationen nicht vollständig weitergegeben werden. Anweisungen bleiben für den Einzelnen unverständlich oder behindern Arbeitsabläufe. Häufig erleben Pflegende, dass Kompetenzprobleme und Differenzen unter Ärzten hinsichtlich Diagnostik und Therapie auf dem Rücken der Pflegenden ausgetragen werden. Z.B. ergeben sich durch Hinausschieben von Entscheidungen zum Therapieverlauf unnötige Wartezeiten für die Pflegenden **und** natürlich für den Patienten. Auf diese Weise werden ebenfalls Arbeitsabläufe behindert, manchmal sogar boykottiert. Als Pflegende empfinden Sie sich vielleicht als Spielball zwischen zwei Parteien. Unsicherheiten gegenüber Ihrer eigenen Einstellung, Gefühle des „Sichrechtfertigen-Müssens“ gegenüber dem Patienten und Unzufriedenheit mit Ihrer Arbeit können aufkommen.

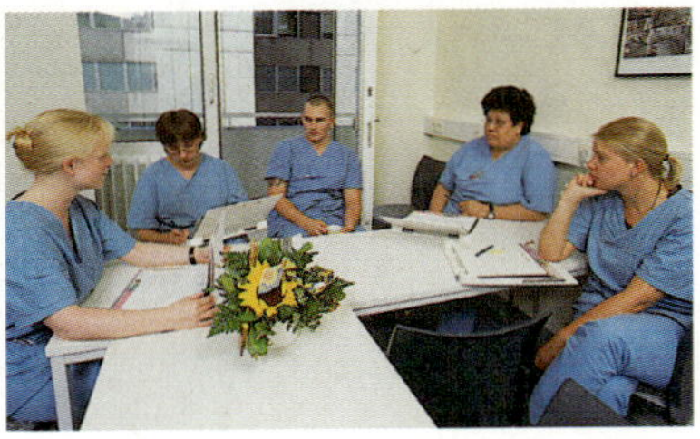

Die täglich stattfindenden Gespräche im Pflegeteam bieten die Gelegenheit, das Aufkommen von Unzufriedenheit bei der Arbeit zu verhindern

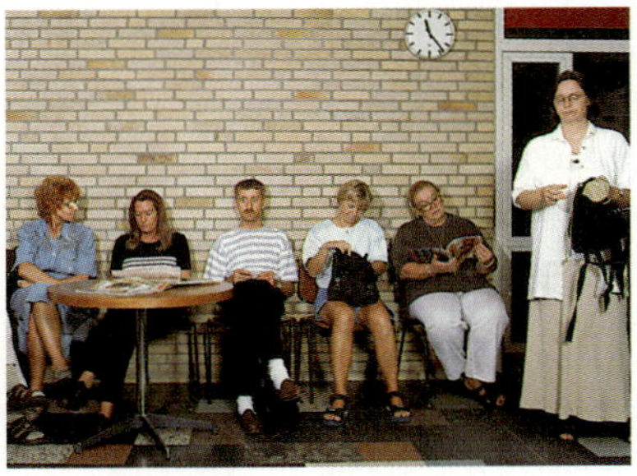

Unnötige Wartezeiten machen unzufrieden

Eine unterschiedliche Pflegeauffassung innerhalb des Pflegeteams kann zu Konfliktmomenten führen. Für die einen im Team ist der Wunsch nach „ganzheitlicher Orientierung“ der Handlungsrahmen. Für andere ist es das „medizinische Modell“, bei dem Medizintechnik, der Umgang mit Geräten und Assistenz im Vordergrund stehen.

···› Lerntipp

Wie wirken sich divergierende (voneinander abweichende) Berufsauffassungen auf pflegerisches Handeln aus? Vielleicht erinnern Sie sich an eine Konfliktsituation, in der Sie eine notwendige Zuwendung zu einem Patienten abbrechen mussten, um andere aufgetragene Arbeiten in Ihrer Schicht noch erledigen zu können? Das Pflegeleitbild (S. 121) der Klinik oder Institution kann hilfreich sein, eine eigene Einstellung zu finden.

Der Schichtdienst in der Krankenpflege trägt nicht selten zum Entstehen von Stress bei. Durch einen wechselnden Schlaf-wach-Rhythmus mit unregelmäßigen Arbeitszeiten (Tagdienst-Nachtdienst) gelingt es dem Körper nicht, sich an einen Rhythmus zu gewöhnen (S. 268).

Die Entwicklung von Hierarchien bietet immer wieder Zündstoff am Arbeitsplatz. Hierarchien gibt es nicht nur in der Zusammenarbeit mit den verschiedenen Berufsgruppen (der Arzt steht „über“ der Pflegekraft), sondern auch innerhalb jeder Berufsgruppe. Häufig kommt es zu Konflikten zwischen jüngeren und älteren Mitarbeitern.

···› Lernaufgabe

Wer könnte von wem lernen? Überprüfen Sie einmal Ihre Bereitschaft, neues Wissen in der Pflege zu akzeptieren und in Ihren Berufsalltag zu integrieren.

25.2 Phänomene wahrnehmen und beobachten

Andrea Jandt

25.2.1 Sicherheit gebende und nehmende Aspekte

Objektive Zeichen der Sicherheit wie der Unsicherheit zu nennen, ist, wie gezeigt wurde, schwierig. Der jeweilige Eindruck lässt sich nur von der betroffenen Person selbst bestätigen. In der **Pflegeanamnese** (S. 129 u. 552) und weiteren Gesprächen mit dem Patienten kann die Pflegeperson gezielt nach Aspekten, die Sicherheit geben oder nehmen, fragen:

- Was gibt Ihnen in Ihrem Leben Sicherheit? Diese Aspekte sind oben erläutert: Heimat, Kultur, Elternhaus, Privatsphäre, Intimsphäre, Freunde, soziale Integration, Rolle, Status, finanzielle Sicherheit etc.
- Wie gehen Sie mit Unsicherheit/Verunsicherung/Veränderung um? Was gibt Ihnen in bestimmten Situationen Sicherheit?
  Hier reichen die Reaktionsmöglichkeiten von nicht wahrhaben wollen, ablehnen, sich zurückziehen, vermeiden, abwarten, andere machen lassen, auf sich zukommen lassen, Übervorsicht, Nervosität, Angst bis hin zu Risikobereitschaft, sich einlassen, darauf zugehen, planen und spielerisch damit umgehen.

- Welche Unterstützung wünschen Sie sich, damit Sie sich sicher fühlen in Krankenhaus/Altenheim/Ambulanter Pflege?
  Die Antworten stellen eine Basis für das pflegerische Handeln dar, z.B. Wünsche, eigene Lösungsmöglichkeiten des Patienten berücksichtigen.

Im Gespräch mit dem Patienten ergeben sich bei genauem Hinhören viele Ansatzpunkte, die es ermöglichen, seine Ressourcen konkret anzusprechen.

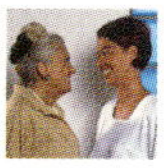

Die 70-jährige Frau Heise wird wegen einer Oberschenkelhalsfraktur stationär aufgenommen. Sie erzählt über ihre häusliche Situation im Aufnahmegespräch: „Ich lebe seit einigen Jahren mit meinem Mann im Haus meines Sohnes. Zwei seiner Kinder gehen noch zur Schule und werden dann in der Nähe studieren. So ist immer irgendjemand da, falls mit meinem Mann oder mir etwas wäre."
Die Pflegeperson: „Das heißt, Sie verstehen sich gut, sowohl mit Ihren Kindern als auch Enkelkindern, und haben gute Unterstützung?"

25.2.2 Verbale und nonverbale Äußerungen

Am einfachsten ist es, wenn der Patient eigene Wünsche und Ziele darstellen kann, eigene Rechte kennt und diese auch behaupten kann. Dies setzt Informiertheit und die Bereitschaft, Verantwortung zu übernehmen, voraus.
Nonverbale Zeichen von Sicherheit können sein:

- eine angemessen laute, feste und klare Sprache,
- eine aufrechte, offene Körperhaltung,
- ein sicherer Stand auf beiden Füßen,
- ausgewählte Position (Sitzen, Stehen) wird beibehalten und nicht abrupt gewechselt,
- offener, den gesamten Raum wahrnehmender Blick,
- standhalten können im Blick, der Person gegenüber in die Augen blicken können,
- entspannte Mimik,
- Handlungen werden ruhig und entspannt durchgeführt.

25.2.3 Sichere Umgebung wahrnehmen und gestalten

Durch Umsicht und Vorsicht kann die Umgebung auf sicherheitsfördernde bzw. -hindernde Faktoren beobachtet und das eigene Verhalten entsprechend angepasst werden. Die Beobachtung hängt im Wesentlichen davon ab, in welchem Umfang Risikofaktoren und Gefahren bekannt sind (**Information** und **Kenntnisse**) und in welchem Maß Sinneswahrnehmung möglich ist (**Wahrnehmungsfähigkeit**). Der Gesichtspunkt des **Wohlbefindens** spielt als 3. Komponente eine Rolle.

Sicherheit in Bezug auf die Umgebung kann anhand von folgenden Fragen überprüft werden: Bewegt sich der Patient sicher durch den Raum bzw. über die Station, ohne anzustoßen? Können körperliche Einschränkungen in der Mobilität oder der Sinneswahrnehmung durch Hilfsmittel kompensiert werden? Hält sich der Patient an Therapievorgaben und Hygienevorschriften? Findet sich der Patient in der veränderten Umgebung Krankenhaus oder Altenheim zurecht? Gestaltet der Patient seine Umgebung durch persönliche Dinge wie ein Bild auf dem Nachtschrank? Kann der Patient Grenzen setzen, um seine Intimsphäre zu wahren?

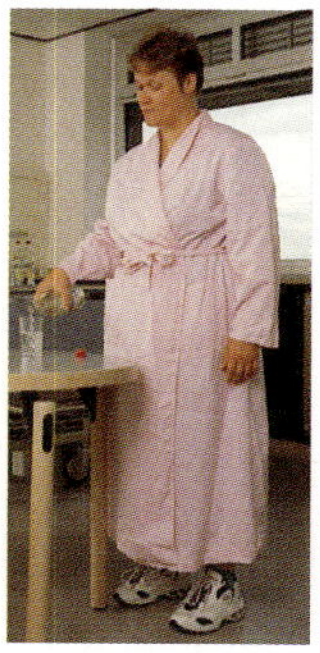

Ein Beispiel wie eine Patientin in offener, aufrechter Körperhaltung mit beiden Beinen fest auf dem Boden steht und sich mit ruhiger Hand ein Glas Wasser einschenkt

25.2.4 Sich orientieren und den Tag strukturieren

Dem heutigen Menschen steht ein großes Repertoire an Orientierungsmöglichkeiten zur Verfügung. Er hat sich über Uhren und Kalender ein zeitliches Orientierungssystem geschaffen, das für ihn sehr wichtig ist. Das zeigt sich schon allein an dem unsicheren Gefühl, das sich einstellt, wenn man am Morgen seine Uhr zu Hause vergessen hat. Die vielen Verpflichtungen und die Schnelllebigkeit unserer Zeit haben Phänomene wie elektronische „Time Manager" hervorgebracht. In der Klinik gilt meist ein anderer Rhythmus. Die Frage nach genauen Terminen von Diagnostik und dem zeitlichen Ablauf ist für den Patienten sehr wichtig, um sich darauf einstellen zu können und zu wissen, welche Stunden am Tag zur eigenen Gestaltung zur Verfügung stehen. Die Fähigkeit der Orientierung ist nicht nur an Raum und Zeit gebunden, sondern sehr wohl auch lebensanschaulich begründet. Die Pflegeperson sollte sich fragen, ob es für den Patienten Maßstäbe gibt, die ihm bei Entscheidungen helfen können, ihm Sicherheit geben, gerade in einer Krankheitssituation? Ob er diese äußern und einfordern kann?

25.2.5 Für sich selbst sorgen und Verantwortung übernehmen

Seinen eigenen Rhythmus und seine eigenen Gewohnheiten aufrechterhalten zu können, gibt dem Patienten Sicherheit. Vertrautes behält seine Bedeutung. Er kann unabhängig und selbstständig handeln, sich die notwendigen Informationen holen und muss nicht seine Verantwortung ablegen, dadurch dass er Patient wird. Um dies zu gewährleisten, wurden Pflegeleitbilder (S. 121) entwickelt. Pflegeleitbilder enthalten Aussagen über die verschiedenen Dimensionen der Pflege, über das Pflegeverständnis, die Haltung zum Patienten und zu sich selbst und die Zusammenarbeit mit anderen Berufsgruppen. Für Patienten wie für Pflegende stellt ein Pflegeleitbild einen Orientierungsrahmen dar, innerhalb dessen die tägliche Arbeit geleistet wird.

So wichtig die Auseinandersetzung in der Erstellung eines Leitbildes ist, es darf darüber nicht die Notwendigkeit der Umsetzung vergessen werden. Das Pflegeleitbild ist nur dann mehr als eine Sammlung geschriebener Worte, wenn es in der Haltung und im Handeln jeder einzelnen Pflegeperson transparent wird. Das erfordert ein Herunterbrechen der Ideen des Leitbildes auf die Ablauforganisation, auf Pflegestandards usw. Ein Pflegeleitbild hat nicht nur orientierenden Charakter nach innen, also für die Pflege selbst, sondern auch nach außen, für den Patienten und für die gesamte Gesellschaft. Mit dem Leitbild präsentiert sich eine Institution nach außen und bietet dem Patienten die Möglichkeit, einen Einblick in die Zielsetzung und die Haltung der Pflege zu gewinnen. Für den Patienten werden am Leitbild seine Rechte deutlich. Das Pflegeleitbild des Gemeinschaftskrankenhauses Herdecke z. B. berücksichtigt den Menschen als ein sich entwickelndes Wesen. Dies gilt in allen Lebenssituationen, auch in der Krankheit und Hilfsbedürftigkeit. Dem Patienten wird Individualität, Eigenständigkeit und Eigenverantwortlichkeit zugesprochen. Das Menschenbild ist anthroposophisch und christlich geprägt. Pflegerisches Handeln geschieht zielgerichtet, nachhaltig, empathisch, vorurteilsfrei und kompetent.

25.3 Veränderungen wahrnehmen und beurteilen

Andrea Jandt

25.3.1 Sicherheit gebende und nehmende Aspekte

Krank sein und sich in ein Krankenhaus begeben zu müssen, ist an sich ein Angriff auf das Sicherheitsempfinden. Der Angriff wird um so bedrohlicher eingeschätzt,

- je unsicherer die Diagnose ist,
- je schwerwiegender die Therapie hinsichtlich der Dauer und der Nebenwirkungen erscheint,
- je komplikationsreicher die Krankheit verläuft,
- je weniger gewiss die Heilung ist,
- je größer der Grad an Chronifizierung ausfällt, d. h., mit Einschränkungen und der Tatsache, nie mehr ganz gesund zu werden, leben zu müssen.

Ein Flügelhemd erweckt den Eindruck, dass der Mensch krank ist

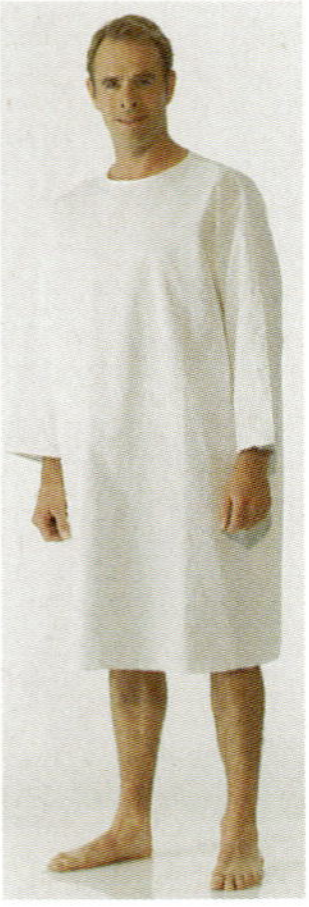

Die Rolle als Patient ist für die meisten Menschen ungewohnt und neu. Eine Äußerung dieses Empfindens ist es, direkt nach der Aufnahme die Alltagskleider gegen den Pyjama oder das Nachthemd einzutauschen und sich ins Bett zu legen. Die Patientenrolle beinhaltet oft, dass man warten muss – auf das Essen, auf Untersuchungen, auf die Visite und die Diagnosemitteilung oder nach der Aufnahme auf ein Bett. Wartesituationen fordern von den meisten Menschen ein hohes Maß an Geduld. Die Ungewissheit, wann etwas eintreten wird, potenziert die Unsicherheit des Wartens an sich. Der Patient ist mit vielen Situationen konfrontiert, die Unsicherheit verursachen können. Diese Situationen entstehen beispielsweise: bei diagnostischen und invasiven Eingriffen (z. B. Operation), durch die Apparatemedizin (z. B. bei umfangreichen Infusionstherapien, Monitoring und auf der Intensivstation), durch die Ungewissheit über den Verlauf der Erkrankung, der Krankheitsbewältigung oder des Therapieerfolgs, durch Entscheidungen (Zustimmung oder Ablehnung von Diagnostik und Therapie) und durch die Angst, noch kränker zu werden (Nosokomialinfektionen, Nebenwirkungen). Er hat Angst vor Infektionen, vor Pflege- und Behandlungsfehlern und Angst vor Schmerzen.

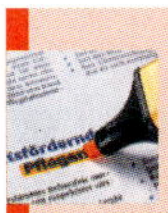

Merke

Wenn Sie einen Patienten zu einer Untersuchung schicken oder bringen, sagen Sie auf keinen Fall, dass das alles nicht so schlimm ist. Informieren Sie sich über die diagnostischen Maßnahmen, um dem Patienten klare Informationen geben zu können und er sich entsprechend darauf vorbereiten kann, z. B. auf ein ständig klopfendes Geräusch während eines NMR (S. 1565).

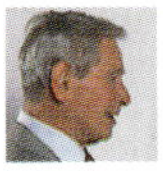

Ein Patient, der an Leukämie erkrankt ist, äußert: „Was soll ich tun? Was bleibt mir übrig? Der Arzt hat gesagt, die Chancen liegen bei 70%. Aber wer garantiert mir, dass ich nicht bei den 30% bin? Nach den vielen Chemotherapien soll ich mir nun doch Knochenmark transplantieren lassen. Die letzte Therapie… und dann entweder – oder? Aber es ist doch meine einzige Möglichkeit, überhaupt noch gesund zu werden.“

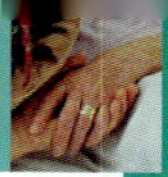

Diese Aussagen sind ein drastisches Beispiel für eine Ausweglosigkeit, die in diesem Ausmaß nur für wenige Patienten zutrifft. Doch gerade deshalb gibt es Hinweise, dass Patienten häufig sehr unsicher sind, wie sie sich entscheiden sollen, und die Verantwortung an den Arzt abgeben. Es liegt weniger am entscheiden wollen, sondern viel mehr daran, entscheiden zu können.

Sicherheit gebende Faktoren, die bisher im Leben eine Rolle gespielt haben, können durch eine Erkrankung in Frage gestellt werden und Gegenstand der Unsicherheit werden: Angehörige fühlen sich selbst verunsichert, Freunde ziehen sich zurück aus Angst vor Ansteckung oder Angst, den Freund oder die Freundin leiden sehen zu müssen und nicht die richtigen Worte und das richtige Verhalten zu finden. Eine religiöse Bindung wird vom Erkrankten selbst hinterfragt und Teil seiner persönlichen Krankheitsverarbeitung. Das Gespräch mit dem Seelsorger kann in dieser Auseinandersetzung unterstützend sein.

Die Bewältigung der Lebenssituation, krank zu sein, geschieht auf der Grundlage der bis zur Erkrankung gültigen Bedeutung von Sicherheit und der Fähigkeit, Unsicherheit auszuhalten und mit dieser umzugehen. Der Patient kann auf Strategien zurückgreifen, die er in annähernd ähnlichen Situationen erlernt und angewandt hat. Mit Hilfe eines Psychologen können diese Strategien herausgearbeitet werden, sofern der Patient dies nicht alleine leisten kann.

25.3.2 Verbale und nonverbale Äußerungen

Direkte Äußerungen der Unsicherheit und der Störungen des Sicherheitsgefühls sind selten zu hören. Aufmerksamkeit und weiteres Nachfragen während der Pflege und Betreuung des Patienten sollte sich auf die Beobachtung von folgenden Verhaltensweisen richten: Es werden immer dieselben Fragen gestellt, es werden Fragen gestellt wie: „Was würden Sie an meiner Stelle tun?“, Patienten reagieren gereizt und aggressiv, Patienten ziehen sich zurück, werden einsilbig und kapseln sich ab, Patienten halten sich fest bei pflegerischen Verrichtungen oder zeigen eine mangelnde Compliance (S. 559).

Nonverbale Mitteilungen des „Sich-nicht-sicher-Fühlens“ können sein:

- eine leise, holprige, undeutliche Sprache,
- eine gebeugte, sich selbst schützende, geschlossene Körperhaltung,
- gehetztes, unruhiges Hin- und Hergehen,
- ständiges Verändern der Position (Stehen, Sitzen),
- ein scheuer, ruheloser oder in sich gekehrter Blick,
- ein anderen Personen ausweichender Blick,
- angespannte Mimik,
- erröten, zu unpassenden Gelegenheiten lächeln,
- Handlungen werden fahrig, zitternd und unruhig durchgeführt.

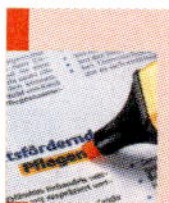

Merke
Die beschriebenen nonverbalen Zeichen sind immer im gesamten Kontext dessen zu sehen, wie ein Mensch wirkt oder sich gibt. Eine leise Sprache oder eine gebeugte Körperhaltung, ein geröteter Teint oder eine angespannte Mimik können im Zusammenhang mit einer Erkrankung stehen und sind dann nicht Zeichen von Unsicherheit, können aber unsicher machen.

Ein besonderes Problem ergibt sich, wenn der Patient sich nicht oder nur eingeschränkt verständigen kann, weil er eine andere Muttersprache hat. Für ihn wird jede Handlung eine mögliche Bedrohung darstellen.

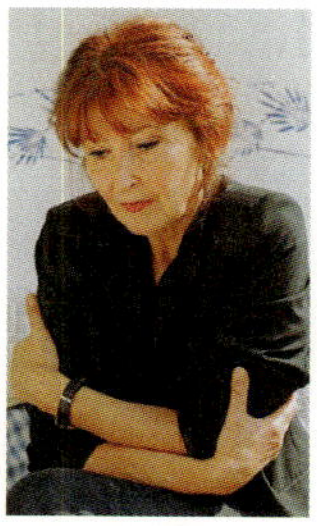

Ein Patient, der verunsichert ist, bringt dies durch seine Körpersprache zum Ausdruck

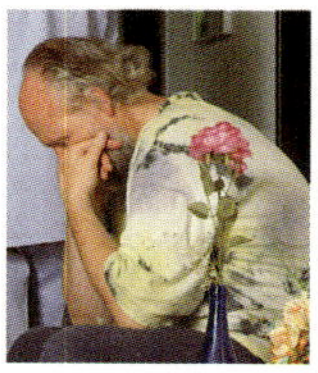

25.3.3 Sichere Umgebung wahrnehmen und gestalten

Das Krankenhaus ist für den Patienten fremd, es fällt ihm schwer, sich zu Hause zu fühlen. Sich fremd fühlen, nicht vertraut sein, kann ein Gefühl der Unsicherheit erzeugen. Verantwortlich dafür sind: fremde Menschen, denen man sich anvertrauen soll, ungewohnte Geräusche, der Lärmpegel, ständige Ruhestörung, reges Kommen und Gehen, Mehrbettzimmer: tägliche Verrichtungen, die ein Mensch normalerweise alleine durchführt, haben Zuschauer und Zuhörer. Ein ungewohntes Bett, die andere Betthöhe, fehlende Rückzugsmöglichkeit und andere Unfallgefahren als zu Hause, z. B. ein nasser Boden, Infusionsleitungen, zu- und ableitende Systeme.

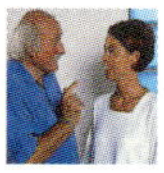

Herrn Marquart wurde am rechten Handrücken eine venöse Verweilkanüle gelegt. Er möchte am Nachmittag gerne einen Tee trinken, so wie er es von zu Hause gewohnt war. Er verlässt sein Zimmer und fragt die Krankenschwester auf dem Flur: „Könnte ich bitte einen Tee bekommen?“ „Ja, ja, schauen Sie nur, dort finden Sie alles. Sie können sich selbst bedienen.“ Herr Marquart geht zur Küchenzeile und öffnet alle Schränke. Er möchte der Krankenschwester nicht sagen, dass ihm sonst seine Frau den Tee macht. Als er endlich alles gefunden hat, sieht er entsetzt, wie an seinem rechten Handrücken Blut entlang läuft und auf die Arbeitsplatte tropft. Es ist ihm sehr peinlich, aber was bleibt ihm anderes, als nach einer Krankenschwester zu rufen. Diese antwortet: „Oh je, gehen Sie erst mal ins Zimmer. Ich komme gleich.“

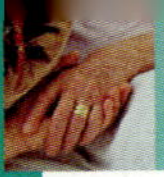

Die Krankenschwester nahm in diesem Fall die Unsicherheit des Patienten nicht wahr, weder während der Aufforderung, den Tee selbst zuzubereiten, noch als dem Patienten die Braunüle herausfiel. In der Routine, im Krankenhausalltag, in der die Mitarbeiter sich selbst sicher fühlen, ist es besonders schwer, die Aufmerksamkeit auf unsicheres Verhalten zu lenken.

Die Einweisung in ein Altenheim oder Pflegeheim interpretiert der alte Mensch in dem Maße als Sicherheit oder Bedrohung seiner Sicherheit, in dem er diese Entscheidung selbst treffen konnte. Dennoch ist eine Umgebungsveränderung in zunehmendem Alter schwerer zu kompensieren. Verwirrtheit kann die Folge sein bzw. eine bereits bestehende verstärken.

Bei Veränderungen in der Wahrnehmung wie Schwächung oder Verlust der Sehkraft, des Gehörs, der Empfindungsfähigkeit, des Geruchs- und Geschmackssinns, der Beweglichkeit und in der Reaktionsgeschwindigkeit kann der Patient der Sorge für eine sichere Umgebung unter Umständen nicht ausreichend nachkommen. Meist geschehen diese Veränderungen stufenweise, so dass sie mit Hilfsmitteln kompensiert werden können. Gerade der ältere Mensch leidet aber häufig unter irreversiblen und durch Hilfsmittel kaum zu korrigierenden Einschränkungen.

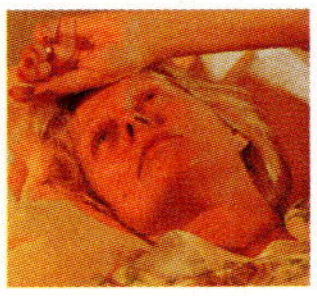

Die fremde Umgebung des Krankenhauses mit ungewohnten Geräuschen und fremden Menschen führen häufig zu Schlaflosigkeit

25.3.4 Sich orientieren und den Tag strukturieren

Ein Zeichen des Verwirrtseins (S. 1398) ist die Desorientierung: nicht mehr wissen, wo man ist, welcher Tag und wie viel Uhr es ist. Nachts nicht schlafen zu können und immer wieder aus dem Schlaf gerissen zu werden, z.B. durch piepsende Infusionsgeräte, ist für die Orientierung nicht gerade förderlich. Bei schwerkranken und alten Menschen kann es zur Schlafumkehr kommen. Fehlende Nachtruhe und wenig Erholung durch den Schlaf sind auf Dauer der Genesung nicht zuträglich.

25.3.5 Für sich selbst sorgen und Verantwortung übernehmen

In der fremden Umgebung von Krankenhaus oder Altenheim sind viele Patienten und Heimbewohner auf die Hilfe anderer verwiesen. Nach Ruthemann beschreibt die „gelernte Hilflosigkeit" den Unterschied zwischen dem Wollen eines Menschen und dem Können als Handlungsspielraum. Dazwischen liegt das Zutrauen in die eigene Person. Bei Heimbewohnern und übertragbar bei Patienten, die Hilfe anderer brauchen, kann es durch eine Einschränkung der Lebensgestaltung im Heim und Krankenhaus zu Frustration kommen und infolgedessen zu einem reduzierten Zutrauen zu sich selbst. Dazu erhalten Sie bei Käppeli im Kapitel „Konzept der Hilflosigkeit" weitere Informationen. Der Bedarf an Unterstützung nimmt so scheinbar zu. Das Erleben von unerträglichen Schmerzen bedroht den Menschen in seiner Existenz. Was ein Mensch an Schmerzen aushalten kann, ist individuell unterschiedlich, das heißt Schmerzintensität, Schmerztoleranz und Schmerzausdruck sind von Mensch zu Mensch verschieden.

25.4 Pflegeangebote auswählen und anwenden

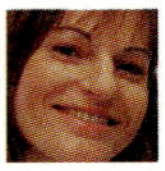

···> Pflegeangebot Orientierungshilfen geben

Andrea Jandt

Im Pflegeanamnesegespräch kann der Patient Beeinträchtigungen seines Sicherheitsgefühls äußern

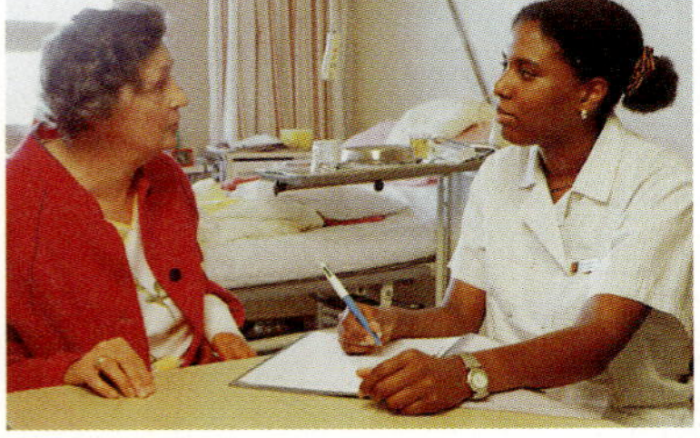

Pflegeanamnesegespräch

Resultierend aus den vorausgegangenen Erläuterungen trägt die Pflegeperson zusammen mit den anderen Berufsgruppen entscheidend zum Sicherheitsgefühl des Patienten bei. Eine vertrauensvolle, an der Person orientierte Hinwendung und die Vermittlung von fachlicher Kompetenz bilden den Rahmen, in dem sich Patienten sicher fühlen können. Der erste Kontakt mit dem Patienten ist entscheidend. Somit ist dem pflegerischen Anamnesegespräch eine große Wichtigkeit einzuräumen. Es bietet die Möglichkeit, Phänomene der Sicherheit und Störungen wahrzunehmen, zu benennen und den Patienten zu unterstützen, Strategien zum Umgang mit den Störungen zu entwickeln. Im ersten Gespräch wird der Grundstein dafür gelegt, ob sich der Patient mit seinen Sorgen und Nöten ernst genommen und angenommen fühlt. Es kann nicht das Ziel sein, dem Patienten Unsicherheiten zu nehmen, sondern ihn in der Wahrnehmung, Benennung und im Umgang mit ihnen zu begleiten und zusätzliche Unsicherheiten gar nicht erst entstehen zu lassen. Unter Berücksichtigung der Wünsche des Patienten kann es notwendig sein, Psychologen und Seelsorger hinzuzuziehen.

Bezugsperson

Einen positiven Einfluss auf das Sicherheitsgefühl hat die Kenntnis der Bezugspflegeperson und des zuständigen Arztes, denn bei den durch den Schichtdienst bedingten häufig wechselnden Kontakten muss der Patient ständig von neuem Vertrauen fassen, sich fremden Personen zuwenden und Entscheidungen von ihnen annehmen.

Transparenz der Handlungen

Für die pflegerische Betreuung über 24 Stunden ist eine gute und lückenlose Informationsweitergabe mittels Dokumentationssystem und mündlicher Dienstübergabe unabdingbar. Ambivalente Aussagen und divergierende Pflegemaßnahmen verunsichern und verwirren den Patienten. Ein bestimmter Standard in der Pflege sichert somit nicht nur die Pflegequalität, sondern trägt erheblich zum Sicherheitsgefühl des Patienten bei.

Größere Transparenz über pflegerisches Planen und Handeln vermittelt eine Dienstübergabe am Patientenbett, soweit der Zustand und das Krankheitsbild des Patienten dies erlauben (z. B. in der Psychiatrie meistens nicht umsetzbar). Das Gespräch **mit dem** Patienten ersetzt das Gespräch **über ihn.** Er spürt seine Eigenverantwortung, seinen Handlungsspielraum und kann seine eigene Einschätzung kundtun und Wünsche äußern.

> **Praxistipp**
> Uwe Klein Krankenpfleger
> Grundsätzlich ist es hilfreich, bei allen pflegerischen Handlungen davon auszugehen, dass der Betroffene nicht einschätzen kann, was Sie nacheinander tun werden. Integrieren Sie den Patienten in das pflegerische Handeln und lassen Sie ihn bestimmen. Es gibt tatsächlich nur wenige Patienten, die keine Verantwortung für sich selbst tragen können.

Aufklärung und Information

> **Praxistipp**
> Uwe Klein Krankenpfleger
> Bedenken Sie, dass Sie nur dann Sicherheit vermitteln können, wenn Sie sich selbst sicher fühlen. Also lassen Sie sich besser einmal mehr anleiten und holen Sie sich in der Ausbildung und auch nach dem Examen immer wieder Unterstützung.

Unsicherheit spürt der Patient, selbst wenn die Pflegeperson alles dazu tut, sich diese nicht anmerken zu lassen. Besonders schwierig ist die Situation, in welcher der Patient nichts und wir alles wissen: Das Untersuchungsergebnis liegt vor, aber der Arzt hat mit dem Patienten noch nicht gesprochen. Die Diagnose ist eindeutig, aber wie viel der Arzt dem Patienten gesagt hat und wie der Patient reagiert hat, weiß die Pflegeperson nicht. Sich in einer solchen Situation in Ausreden zu flüchten, lässt den Patienten möglicherweise noch misstrauischer werden. Es ist sinnvoller und vertrauenerweckender, wahrhaftig zu sein, also zu sagen, dass das Untersuchungsergebnis da ist und der Arzt zu einem Gespräch kommen wird, und den Patienten erzählen zu lassen, was er selbst bereits weiß.

Es ist wichtig, seine Grenzen zu kennen und zu wissen, dass der Aufklärungsprozess bei nicht sicher zu heilenden und schwerwiegenden Erkrankungen, z. B. Tumorerkrankungen, eine Krisensituation bedeuten kann.

Meist leisten die Pflegenden hier wichtige Unterstützung: der Patient traut sich eher noch einmal nachzufragen – hier kann die Pflegeperson ein erneutes Aufklärungsgespräch mit dem Arzt vermitteln – und der Patient wagt eher seine Gefühle wie Wut, Zorn, Angst und Resignation zu zeigen.

> **Merke**
> Es ist nicht Aufgabe der Pflegeperson, medizinische Aufklärung zu übernehmen und Fragen zu beantworten, sondern dem Patienten zuzuhören und ihm Mut zuzusprechen, beispielsweise gemeinsam die Fragen für das nächste Gespräch mit dem Arzt aufzuschreiben.

> **Lerntipp**
> Eine Hilfe kann die vom Tumorzentrum Tübingen herausgegebene Informationsschrift mit dem Titel „Die Aufklärung des Tumorpatienten" sein. Es ist eine interdisziplinär erstellte Broschüre, an der auch Mitarbeiter aus dem Pflegebereich mitwirkten.

Viele Patienten haben den Wunsch nach Information. Es gibt mittlerweile einen großen Markt an Patientenratgebern und Filmen zu bestimmten Therapieverfahren. An vielen Häusern werden eigene Informationsbroschüren erstellt. Noch einmal Gehörtes nachlesen zu können, ist sicher hilfreich. Da die Qualität sehr unterschiedlich ist, kann die Empfehlung von bestimmten Informationsmaterialien das Sicherheitsgefühl erhöhen oder wiederherstellen.

> **Merke**
> Je besser der Patient informiert ist, desto sicherer wird er sich fühlen.

Auch die grundlegende Information über die Art und Wirkungsweise der verschiedenen Medikamente sowie ihre eventuellen Nebenwirkungen gehört dazu.

···⯈ Exkurs Arzneimittel

Andreas Portsteffen

Bedeutung der Medikamenteneinnahme für den Menschen

Die Einnahme von Arzneimitteln zur Beeinflussung oder Heilung von Krankheiten und Befindlichkeitsstörungen ist eng verbunden mit der menschlichen Entwicklung und Geschichte. Wer Heilmittel herstellte und anwendete, war immer vom Stand der Erkenntnis im Bereich der Medizin und der Naturwissenschaften geprägt. Waren Herstellung und Anwendung ursprünglich gemeinsam in der Hand der Mediziner, Heiler oder „weisen Frauen", trennten sich diese Tätigkeiten im Mittelalter und das Berufsbild des Pharmazeuten/Apothekers entwickelte sich.

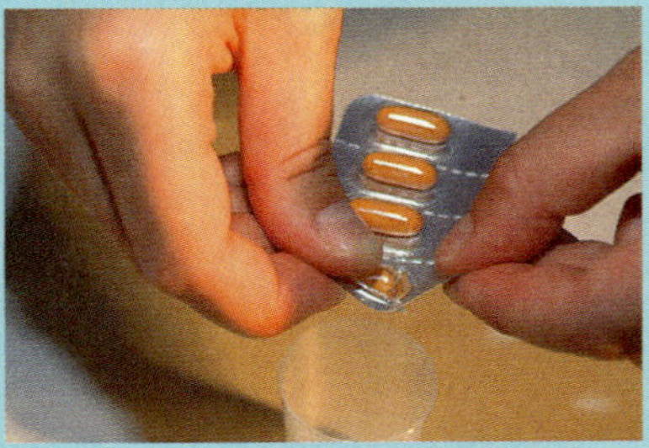

Die Art der Heilmittel entwickelte sich weiter: Von den Tinkturen und Pflanzensäften hin zu Tropfen, Säften und Lösungen, von Pulvern, Pillen hin zu Tabletten, Kapseln und Dragees und von den ersten Salben aus Schweineschmalz hin zu den verschiedensten Formen der äußeren Zubereitungen.

Die Einnahme von Arzneimitteln ist in unserer heutigen Gesellschaft eine Alltäglichkeit geworden. Die Probleme, die mit einem zu schnellen Griff zum Arzneimittel (Analgetika: Nierenschäden; Kortikosteroide: Immunsuppression; Antibiotika: Resistenzbildungen; Psychopharmaka: Suchtpotential und Abhängigkeit) verbunden sind, sind deutlich wahrnehmbar und eine zunehmende Gewöhnung an Arzneimittel im Kindesalter mindert die Hemmschwelle und fördert den Arzneimittelkonsum. Der Wunsch nach „Wundermitteln", d.h. nach Problemlösung durch ein Arzneimittel, ist so groß, dass die in regelmäßigen Abständen propagierten Präparate auch oft genug ihr eigentliches Ziel erreichen und in großen Mengen gekauft werden.

···⯈ Lernaufgabe
Schauen Sie sich Ihre Hausapotheke an, wissen Sie, wofür Sie die Medikamente bekommen haben, wie Sie sie einnehmen müssen und würden Sie sie ohne ärztliche Anweisung einnehmen? Würden Sie Medikamente an andere Personen weitergeben mit dem Hinweis, „dass sie Ihnen selbst gut geholfen haben"?

Definition – Arzneimittel, AMG

Ein Arzneimittel ist immer verknüpft mit einer Indikation, d.h. mit einer Beschreibung, welche Erkrankung oder welche Symptome korrigiert oder beeinflusst werden sollen. Dies ist der wesentliche Unterschied zwischen einem Arzneimittel und einem Lebensmittel, einem Diätetikum, einem Genussmittel oder einem Medikalprodukt.

···⯈ Definition
In Deutschland wird der gesetzliche Rahmen durch das Arzneimittelgesetz (AMG, in der aktuellen Fassung vom Dez. 1998) beschrieben. Ein Arzneimittel ist dazu bestimmt: Krankheiten, Leiden, Körperschäden oder krankhafte Beschwerden zu heilen, zu lindern, zu verhüten bzw. zu erkennen, die Beschaffenheit, den Zustand oder die Funktionen des Körpers oder seelische Zustände erkennen zu lassen bzw. zu beeinflussen und Krankheitserreger, Parasiten oder körperfremde Stoffe abzuwehren, zu beseitigen oder unschädlich zu machen.

Arzneiformen/Arzneimittel

Arzneimittel bestehen immer aus einem oder mehreren Wirkstoffen, die zusammen mit meist einer Reihe von Hilfsstoffen in eine für das Arzneimittel typische Form gebracht werden. Dabei sind eine Vielzahl verschiedener (Arznei-)Formen möglich, wie **Tab. 25.2** zeigt.

Neben dem eigentlichen Arzneimittel, z.B. der Tablette, gehören auch die (Primär-)Verpackung, hier meist der Blister oder das Döschen, die beiliegende Gebrauchsinformation und die Faltschachtel zu einem „kompletten" Arzneimittel. Nur wenn diese Teile zusammen vorliegen, erhält der Anwender die zum sicheren Gebrauch notwendigen Informationen. Daraus ergibt sich, dass die Lagerung eines Arzneimittels nur zusammen mit Gebrauchsinformation und Faltschachtel erfolgen darf. Wie ein Arzneimittel ge-

Tabelle 25.2 Arzneimittelformen

Arzneiform	*Beispiele*
Tablette	Film-, Kau-, Brause-, Lutsch-, Sublingual-, Retard-, magensaftresistente, lösliche Tabletten
Kapsel	Weichgelatine-, Hartgelatine-Kapsel gefüllt mit Ölen, Flüssigkeiten, Pulvern, Granulaten, Mikropellets, Minitabletten
Flüssigkeiten	Tropfen, Säfte, Inhalationslösungen, Suspensionen, Emulsionen, Öle, Tinkturen
Parenteralia	Injektionslösungen zur i.-v., i.-m., s.-c. Applikation, Pulver zur Herstellung von Injektions- oder Infusionslösungen, Infusionskonzentrate, Infusionslösungen zur peripheren oder zentralvenösen Applikation

kennzeichnet ist und welche Informationen wie mitgeteilt werden müssen, ist ebenfalls im AMG festgeschrieben.

Indikationen, Nebenwirkungen/Wechselwirkungen

Ein Arzneimittel ist für die Behandlung von genau beschriebenen Erkrankungen bzw. Symptomen zugelassen. Die Wirksamkeit bei diesen zugelassenen Indikationen muss vom pharmazeutischen Unternehmer belegt werden und ist Voraussetzung zum Inverkehrbringen eines Arzneimittels. Es ist eine ärztliche Aufgabe, diese Arzneimittel auch indikationsgerecht einzusetzen. Im Laufe der Entwicklung eines (neuen) Wirkstoffs werden zusätzliche Wirkungen, aber auch unerwünschte Wirkungen, Wechselwirkungen bei bestimmten Patientengruppen, mit bestimmten anderen Arzneimitteln oder bestimmten Nahrungsmitteln festgestellt und entsprechend in der Gebrauchsinformation aufgeführt. Die Auflistung dieser vielfältigen Beobachtungen und Möglichkeiten von Neben- und Wechselwirkungen entbindet den Hersteller von einer unmittelbaren Haftung für gegebenenfalls auftretende gesundheitliche Schäden. Aus diesem Grund werden im Laufe der Zeit diese Hinweise bei einem Arzneimittel immer umfangreicher. Werden zusätzliche, bisher noch nicht bekannte Nebenwirkungen beobachtet, müssen sie den Firmen und den Aufsichtsbehörden gemeldet werden, um die Beurteilung eines Arzneimittels bzgl. Wirksamkeit und Sicherheit stets weiterentwickeln zu können.

Verordnung/Verschreibungspflicht

Neben dem sog. Originalpräparat, also dem Präparat, welches als erstes von einem pharmazeutischen Hersteller mit einem neuen Wirkstoff herausgebracht wurde, gibt es auch zahlreiche sog. Generika, d.h. Präparate mit Wirkstoffen, die nicht mehr unter einem Patentschutz stehen und somit auch von anderen als dem Originalanbieter hergestellt werden dürfen. Erkennbar sind diese Generika oftmals dadurch, dass sie die Arzneistoffbezeichnung im Namen führen und eben keine Phantasiehandelsnamen. Unter wirtschaftlichen Gesichtspunkten hat der Anteil der Generika am Arzneimittelmarkt in der Vergangenheit stets zugenommen.

Ein Arzneimittel kann auf verschiedenen Wegen in den Handel kommen. Z.B. in einer Drogerie sind nicht apothekenpflichtige Arzneimittel wie Vitamin- und Mineraltabletten, Tees oder pflanzliche Präparate erhältlich. Der Verkauf bzw. die Abgabe von apothekenpflichtigen bzw. verschreibungspflichtigen Arzneimitteln ist nur in der Apotheke zulässig, letztere sogar nur mit Vorlage einer ärztlichen Verschreibung. Grund für diese Differenzierung ist die Bewertung, welche Risiken bei einem auch bestimmungsgemäßen Gebrauch auftreten können und wie diesen Risiken am geeignetsten begegnet werden kann.

Betäubungsmittel

Betäubungsmittel sind Arzneimittel, die bei einem unsachgemäßen Gebrauch ein erhöhtes Risiko bzgl. Missbrauch und Abhängigkeit beinhalten. Darunter fallen die meistens sehr stark wirksamen Analgetika (Opiate und verwandte Substanzen) sowie zahlreiche Psychostimulanzien vom Amphetamin-Typ. Im Betäubungsmittelrecht werden zudem auch synthetische wie pflanzliche Suchtstoffe/-mittel aufgeführt und entsprechend als „nicht verkehrsfähig" deklariert.

Der Umgang mit Betäubungsmitteln zeichnet sich durch eine ganze Reihe von Vorschriften bzgl. Verschreibung, Abgabe, Aufbewahrung und Dokumentation aus, die von Pflegenden und Ärzten berücksichtigt und eingehalten werden müssen. Da ein stark wirksames Analgetikum, wie z.B. Morphin, in der stationären wie auch ambulanten Behandlung von chronischen Schmerzpatienten unverzichtbar ist, ist das Wissen über den Umgang mit diesen Arzneimitteln erforderlich. Interessanterweise sind die beschriebenen und bekannten Abhängigkeitspotenziale dieser Substanzen fast ausschließlich bei nicht bestimmungsgemäßem, nicht indiziertem, d.h. missbräuchlichem Gebrauch festzustellen. Eine unter ärztlicher Kontrolle durchgeführte Schmerzbehandlung mit Opiaten ist in keiner Weise vergleichbar mit der Einnahme gleicher oder verwandter Substanzen unter dem Aspekt der Suchtbefriedigung.

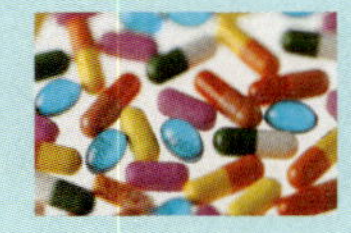

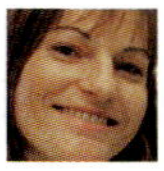

Pflegeangebot Umgebung gestalten

Andrea Jandt

Die Aufnahmesituation, die erste Begegnung mit der fremden Umgebung Krankenhaus oder Altenheim, zeichnet sich dadurch aus, dass dem Patienten die Umgebung gezeigt wird: Stationszimmer, Arzt- und Patientenzimmer, Toiletten, Duschmöglichkeiten und die Küche (**Abb. 25.3 a–d**).

Damit der Patient, gerade bei einem längeren Aufenthalt, Vertrautheit in der fremden und nicht von ihm gestalteten Umgebung entwickeln kann, sollte er selbst entscheiden können, auf welches Bild er am Morgen beim Aufwachen und vom Bett aus blicken möchte. Durch das Anbringen von Wechsel-

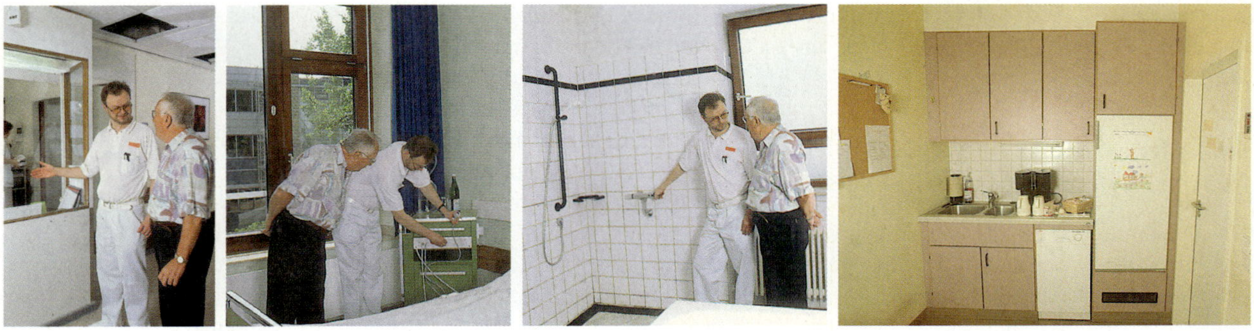

a b c d

Abb. 25.3 Dem Patienten wird die neue Umgebung gezeigt. **a** Das Stationszimmer, **b** der Nachtschrank mit der Klingelanlage, **c** die Dusche und **d** die Teeküche, in der die Pflegenden eventuell auch zu finden sind

trägern oder Magnetbilderleisten kann dies kostengünstig erreicht werden.

> **Lernaufgabe**
> Legen Sie sich in einem freien Patientenzimmer so in ein Bett, dass Ihr Blick auf das Bild an der Wand fällt. Versuchen Sie dies über 5 Minuten auszuhalten. Fiel es Ihnen schwer oder leicht? Und hat Ihr Empfinden etwas damit zu tun, ob Ihnen das Bild gefällt oder nicht?

Eigene Bilder, Fotografien von vertrauten Menschen, eine liebgewonnene Vase, das Lieblingsbuch in Reichweite auf dem Nachtschrank, selbstgewählte Musik, ein eigenes, mitgebrachtes Kissen, ein Kuscheltier oder ein Mobile am Bettbügel ermöglichen dem Patienten eigenes Gestalten einer Umgebung, in der er sich eher wohl zu fühlen vermag als in einem sterilen weißen Krankenzimmer.

Hygienische Gesichtspunkte sind hier sorgfältig abzuwägen. Dies gilt auch für das Verwenden eigener Wäsche wie Nachthemden, Handtücher und Bettwäsche.

Sichere Umgebung

Zum Angebot einer sicheren Umgebung gehört u. a.:

- Der Patient kennt sich mit dem Patientenruf (Klingel) aus und kann diesen bequem und zu jeder Zeit erreichen.
- Das Licht ist funktionstüchtig und vom Bett aus anzuschalten.
- Der Patient hat angemessene und funktionierende Hilfsmittel wie ein Hörgerät, eine Brille oder Gehhilfen.
- Die Griffe an Dusche und WC sind über Eck konstruiert, so dass ein Abrutschen verhindert wird.
- Auf dem Flur gibt es Handläufe und an verschiedenen Stellen Sitzmöglichkeiten zum Ausruhen.
- Bei verstellbaren Betten wird die Betthöhe nach jeder pflegerischen Maßnahme so weit reduziert, dass der Patient beim Sitzen an der Bettkante seine Füße auf den Boden aufsetzen kann. Bei anderen Betten wird dem Patienten zum Ausgleich ein Schemel angeboten.
- Beim Mobilisieren des Patienten in den Sessel oder Stuhl wird ein Tisch davor gestellt.
- Der Patient erhält die nötigen Informationen im Umgang mit Medikamenten, peripheren und zentralen Venenzugängen, Infusionsständern und -schläuchen, Blasenverweilkathetern, Redon-Drainagen und sonstigen invasiven zu- und ableitenden Systemen.

Dies sind nur einige Anregungen. Pflegerisches Handeln im Gesamten sollte von dem Gedanken, dem Patienten Sicherheit zu vermitteln und ihn vor Gefahren und Unfällen zu schützen, geleitet sein. Auch wenn wir als Pflegende in der räumlichen Ausstattung vieles vorfinden und im Vorfeld nicht mitgestalten konnten, so ist unser Augenmerk auf die sichere Umgebung wichtig und die Suche nach Veränderungsmöglichkeiten unabdingbar. Der Sicherheitsbeauftragte steht uns hier zur Seite. Denn es geht darüber hinaus um uns selbst: Wie schaffen wir uns als Pflegende eine sichere Arbeitssituation?

> **Merke**
> Nur wenn ich selbst einen sicheren Stand habe, kann ich den Patienten z. B. beim Lagern und Mobilisieren sicher halten und seine Bewegung unterstützen.

Orientierung

Der veränderte Tagesablauf, die ungewohnte Anstrengung durch Untersuchungen und sedierende Medikamente können das Zeitempfinden und den Schlaf-wach-Rhythmus der Patienten entscheidend beeinflussen. Orientierungserleichternd wirken ein Kalender und eine Uhr im Patientenzimmer. In psychiatrischen Abteilungen haben sich Therapiepläne bewährt, in denen die Patienten den gesamten Tagesablauf mit den für sie geltenden Terminen finden. In somatischen Abteilungen ist es weniger üblich, dem Patienten den Tagesablauf und die Termine für diagnostische und therapeutische Maßnahmen schriftlich in einem Überblick zu geben. Dennoch ist dies wünschenswert.

Die räumliche Orientierung wird erleichtert durch ein Leitsystem und Infotafeln. Doch beim ers-

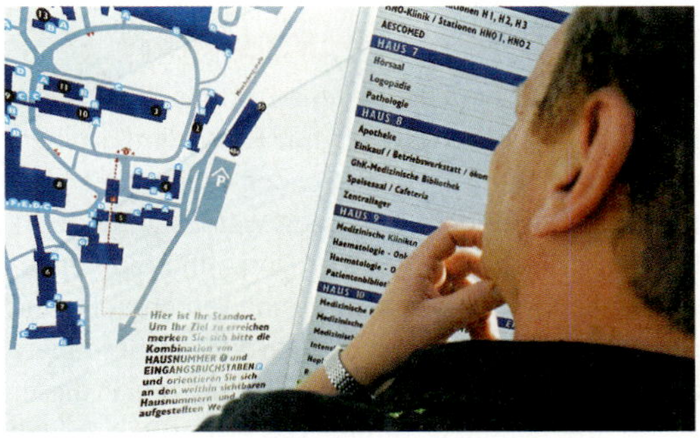

ten Kontakt mit der Institution Krankenhaus oder Altenheim kann die Aufregung so groß sein, dass die Patienten verunsichert sind und ein solches Leitsystem nicht korrekt interpretieren können. Dies fordert von Pflegenden Aufmerksamkeit in der Aufnahmesituation, in der die Patienten häufig zur Diagnostik geschickt werden, bevor sie ein Bett haben und ein Arzt sie gesehen hat. Wirkt ein Patient da schon verunsichert, sollte er auch als Fußgänger zu den diagnostischen Abteilungen begleitet werden.

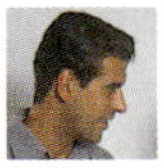

Ein Krankenpfleger berichtet: „Auf dem Weg in die Blutbank bin ich auf viele fragende Gesichter gestoßen. Es gibt so viele Patienten und Besucher, die den Weg im Krankenhaus suchen, sich aber nicht trauen zu fragen. So spreche ich sie von mir aus an und erlebe immer, wie sich ihre Gesichter entspannen und sie froh sind über die Orientierungshilfe. Manchmal gehe ich auch mit ihnen ein Stück ihres Weges."

Uwe Klein
Krankenpfleger

Praxistipp
Doch nicht nur das Zurechtfinden im Krankenhaus, sondern auch auf der Station kann schwerfallen: Für Patienten sehen die vielen Türen der Krankenhaus- oder Altenheimflure oft gleich aus. Kann sich der Patient, gerade auch der ältere, nicht an den Zimmernummern orientieren, ist ein Bild an der Tür hilfreich.

Neben der zeitlichen und räumlichen Orientierung muss der Patient auch in Bezug auf seine Krankheitssituation unterstützt werden. Bisherige Maßstäbe und Entscheidungsmuster können in Frage gestellt sein durch die Situation der Abhängigkeit und geringeren Selbstständigkeit. Aktives empathisches Zuhören, Bereitstellen von Informationsbroschüren, Vermitteln eines Gespräches mit dem Arzt, dem Psychologen und dem Sozialarbeiter, Mitteilen der Adressen von Selbsthilfegruppen sind einige Möglichkeiten, um dem Patienten Informationen zukommen zu lassen. Wichtig ist es, zu erkennen, wie groß der Orientierungsbedarf des Patienten ist. Zu viele Informationen sind für manche Menschen ebenso bedrohlich wie zu wenige.

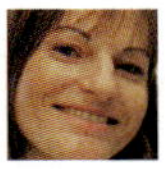

Pflegeangebot Für sich selbst sorgen und Verantwortung übernehmen

Um der gelernten Hilflosigkeit entgegenzuwirken bzw. deren Entstehung erst gar nicht zu fördern, empfiehlt Käppeli (1998, S. 76): eine therapeutische Beziehung aufzubauen, dem Pflegeempfänger mit Wertschätzung zu begegnen, Zeit für gezielte Gespräche einzusetzen, ihn [den Patienten] aufzufordern, Fragen zu stellen, hilfloses Verhalten, Wut und Hoffnungslosigkeit zu akzeptieren, ihn nicht zu korrigieren, Gespräche über rationales Denken, Vernunftaufforderungen etc. zu vermeiden, [dem Patienten] helfen zu erkennen, wozu er selber fähig ist, ihn an Entscheidungen über Tagesplan, Essen, Körperpflege, Freizeitgestaltung etc. zu beteiligen, ihn zu unterstützen, realistische Ziele zu setzen und diese in kleinen Schritten anzugehen, ihm die Selbstkontrolle soweit wie möglich zu überlassen (keine unnötigen Überwachungen und Verhaltensregeln), ihn zu ermutigen und bei gewünschten Verhaltensweisen positive Bestätigung zu geben usw.

Diese pflegerische Haltung gesteht dem Patienten zu, selbst Experte in seinem Leben zu sein, und trägt der Tatsache Rechnung, dass wir Pflegende den Patienten nur einen bestimmten Teil in seinem Lebenskontinuum begleiten. In vielen Pflegeleitbildern ist der Gedanke, Selbstständigkeit zu erhalten und zu fördern, verankert (S. 121). Diesen Wunsch in der Praxis umzusetzen, fällt uns Pflegenden schwer. Es ist nicht einfach auszuhalten, nicht selbst die vollständige Kontrolle über die pflegerische Versorgung zu haben. Die Vorstellung von professioneller Arbeit hindert uns, Wünsche des Patienten, die sich nicht mit dieser vereinbaren lassen, zu respektieren.

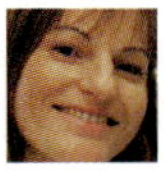

Pflegeangebot Sicherer Umgang mit Arzneimitteln

Andreas Portsteffen

Die Versorgung mit Arzneimitteln im Krankenhaus geschieht in der Regel durch eine eigene oder benachbarte Krankenhausapotheke. Die Versorgung durch eine öffentliche Apotheke ist seltener und meist nur für kleine Häuser geeignet. Der Versorgungsumfang der Krankenhausapotheke erstreckt sich meist über die Arzneimittel und Infusionslösungen hinaus und beinhaltet noch Diagnostika und

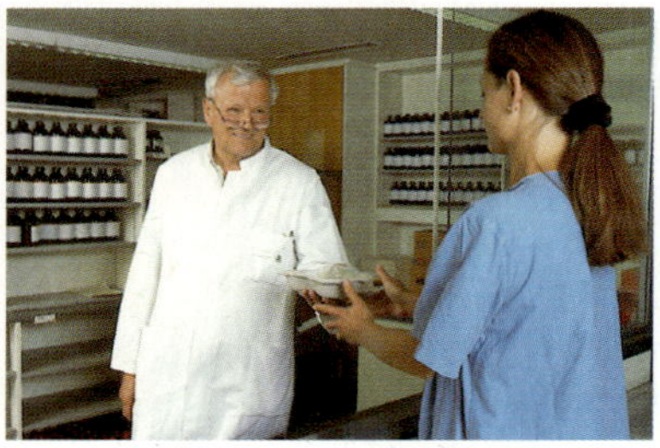

Einer der Vorteile einer eigenen Krankenhausapotheke ist, dass ein Medikament beispielsweise auch einmal rasch selbst abgeholt werden kann

Chemikalien, Diätetika und Trink- und Sondenkost, Medikalprodukte und Verbandsmittel, Pflegemittel und Reinigungs- und Desinfektionsmittel. Neben der eigentlichen Versorgung spielt die Betreuung und Information der Pflegenden und Ärzte eine zunehmend größere Rolle. Die Beratung über Art der Anwendung und die Mitarbeit an medikamentösen Behandlungskonzepten bewirkt unmittelbar eine Steigerung in der Qualität der Versorgung und hat zugleich günstige Auswirkungen auf die angestrebte Wirtschaftlichkeit in der Therapie.

Ein Krankenhaus ist vom Gesetzgeber verpflichtet, eine Arzneimittel-Kommission (AMK) einzurichten. Mitglieder sind meist leitende Ärzte der verschiedenen medizinischen Disziplinen sowie der leitende Apotheker. Der Auftrag der AMK ist es, unter therapeutischen und auch wirtschaftlichen Aspekten eine Auswahl von Präparaten zu erstellen, diese in einer hauseigenen Arzneimittel-Liste zu veröffentlichen und so die Präparate der Standardversorgung zu benennen. Zusätzliche Aufgaben einer AMK sind meist: Erarbeitung von Behandlungsrichtlinien, Weitergabe und Bewertung von Informationen und Auswertung der wirtschaftlichen Daten des Arzneimittelverbrauches.

Der Umgang mit Arzneimitteln ist eine alltägliche Übung, sowohl im privaten als auch im beruflichen Bereich der Pflegepersonen. Die Aufgabe des ärztlichen Mitarbeiters ist, bezogen auf die medikamentöse Therapie, die Verordnung von Arzneimitteln, d. h. die eindeutige Angabe, welches Präparat bzw. welcher Wirkstoff in welcher Dosierung wie oft zu verabreichen ist. Die Aufklärung des Patienten und die Verlaufsbeobachtung gehören unmittelbar zu den ärztlichen Aufgaben. Die Aufgabe des Pflegenden ist es, diese ärztlichen Verordnungen umzusetzen, zu unterstützen, zu dokumentieren und den sehr regelmäßigen und engen Kontakt zum Patienten zu nutzen, um Wahrnehmungen und Beobachtungen zu machen, die die Wirkungen und Begleiterscheinungen unter einer Therapie unmittelbar sichtbar werden lassen. Fragen und Unsicherheiten des Patienten werden oftmals zuerst den Pflegenden gegenüber geäußert und können so für die weitere Behandlung mit einbezogen werden.

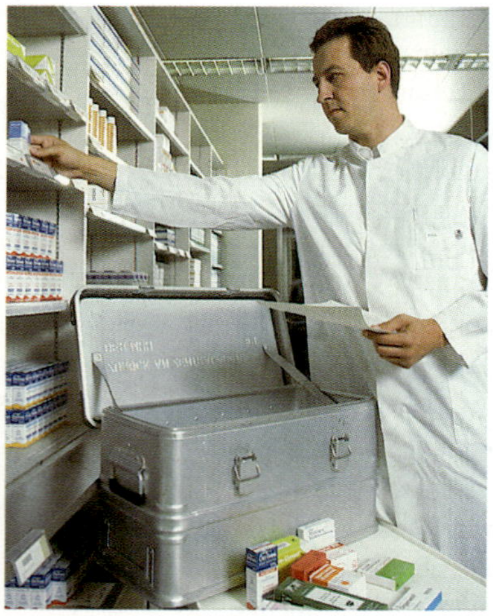

In der Krankenhausapotheke wird die Bestellung einer Station in eine Metallkiste eingepackt und ausgeliefert

Korrektes Richten der Medikamente

Die Umsetzung von der Patientenakte in die tatsächliche Medikation erfolgt oft mit Hilfe von Kärtchen, die zusammen mit dem passenden Tablett zum Stellen der Medikamente eingesetzt werden (**Abb. 25.4**). Das Übertragen von Präparat, Dosis und Einnahmezeitpunkt auf die Kärtchen ist eine Fehlerquelle und muss entsprechend geprüft werden. Insbesondere auch Änderungen in der Medikation müssen in dieser Weise übernommen werden. Das eigentliche Stellen der Medikamente erfordert eine besondere Konzentration. Der Pflegende, der die Medikamente stellt, muss dies in einer ruhigen Arbeitsatmosphäre tun (**Abb. 25.5**). Störungen durch Telefon, Rufgerät oder andere Mitarbeiter erschweren eine kontinuierliche Arbeit und mindern so die an dieser Stelle erforderliche Sicherheit. Mitarbeiter in einer Einarbeitungsphase oder Auszubildende erlernen das Stellen der Medikamente unter Anleitung von erfahrenen Pflegenden.

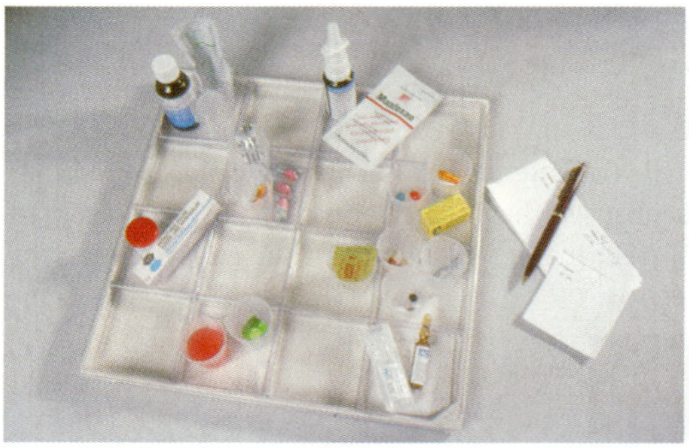

Abb. 25.4 Stellen der Medikamente. Die Kärtchen des Medikamententabletts mit den täglichen Verordnungen halten Namen und Zimmernummer des Patienten, das Medikament und dessen Dosierung fest

> Uwe Klein Krankenpfleger
>
> **··· Praxistipp**
>
> Sehr hilfreich für den Ausführenden ist das hörbare Aussprechen dessen, was er auf der Medikationskarte liest. Das gezielte „Vorlesen“ (Call outs) der gesamten Information (Patient, Präparat, Dosis und Einnahmezeitpunkt), wie sie abgelesen werden kann, verstärkt die Aufmerksamkeit und innere Kontrolle und ermöglicht unmittelbar das Erkennen von Abweichungen.

Sofern es machbar ist, sollte so oft wie möglich das gestellte Präparat namentlich erkennbar sein und bleiben. Dies erleichtert die obligate Nachkontrolle eines anderen Pflegenden. Bei Ampullen ist dies so lange gewährleistet, bis die Spritze aufgezogen wurde, danach kann die leere Ampulle zur Kontrolle neben der Spritze liegen bleiben. Bei Tabletten, Kapseln oder Zäpfchen sollte durch Teilung der Blister, sofern vorhanden, der Präparatenamen noch erkennbar bleiben.

In einer anderen Organisationsform, dem „Unit-dose-System“, wird das Stellen der Medikamente zu einem sehr großen Teil durch die versorgende Krankenhausapotheke geleistet. Die für den nächsten Tag geplante Medikation wird für jeden einzelnen Patienten der Apotheke schriftlich oder per Datenleitung mitgeteilt. Es erfolgt eine Plausibilitätskontrolle und nach Freigabe wird die Medikation meist von einem Automat in kleine Folienbeutel abgepackt und entsprechend mit Patientenname, Präparat, Stärke und Einnahmehinweisen etikettiert. Die gesamte Medikation einer Abteilung wird auf Tabletts angeordnet und zur Station gebracht. Die Pflegenden übernehmen die Weitergabe an die Patienten und ergänzen die Medikation durch die nicht im Unit-dose-System vorbereiteten Medikamente (Säfte, Tropfen, Injektions- und Infusionslösungen). Für mögliche, aktuelle Änderungen der Medikation steht der Station zudem noch ein begrenzter Notvorrat zur Verfügung.

Compliance des Patienten fördern

Definition

Wie gut ein Patient eine ihm verordnete Medikation ausführen kann bzw. ausführt, wird mit dem Begriff „Compliance“ umschrieben.

Je mehr Präparate es sind und je komplexer die Einnahmevorschriften sind, desto häufiger sind Abweichungen von der zuvor geplanten Medikation festzustellen. Dies trifft in ganz besonderem Maße bei Dauermedikationen zu und dann besonders stark, wenn der Patient kein konkret erlebbares Krankheitsgefühl hat, wie es z. B. oft bei Bluthochdruckpatienten (S. 915) oder bei einer prophylaktischen Medikation (z. B. einer Hypercholesterinämie) festzustellen ist.

Wird eine Medikation bei den ersten Anzeichen einer Besserung vom Patienten selbst reduziert oder abgesetzt, ist z. B. bei einer antibiotischen Behandlung der Behandlungserfolg unmittelbar gefährdet. D. h. die Frage, ob ein Patient seine Arzneimittel richtig einnimmt, ist immer wieder neu zu hinterfragen und dies ganz besonders im Zusammenhang eines stationären Aufenthaltes. Ein stationärer Aufenthalt kann auch deshalb nötig werden, weil die bestehende Medikation nicht korrekt ausgeführt wurde und es so zu einer Verschlechterung gekommen ist (z. B. bei einem Diabetiker). Ob ein Patient durch Alter, Gebrechlichkeit oder Krankheit in der Lage ist, eigenverantwortlich zu handeln, kann bei den Aufnahmegesprächen geklärt werden. Einschränkungen in der Feinmotorik, in der Sehkraft oder in der Orientierung müssen entsprechend berücksichtigt werden.

Wird eine Medikation verordnet, die der Patient dauerhaft erhalten soll, benötigt er eine genaue Anleitung, um sie auch nach der Entlassung selbstbestimmt weiterführen zu können. Nur wenn der Patient unabhängig von den Vorbereitungen und der Kontrolle der Pflegenden seine Medikation „versteht“, wird er sie zu Hause auch umsetzen können. Schriftliche Hinweise, intensive Erklärungen und das Einbeziehen von Angehörigen oder ambulanten Pflegeteams sind oft dazu notwendig.

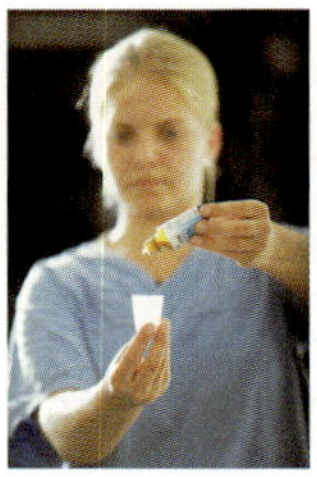

Abb. 25.5 Nicht nur beim Tropfenzählen erfordert das Stellen von Medikamenten eine besondere Konzentration

Aus unterschiedlichen Gründen wird es auch vorkommen, dass ein Patient die Einnahme der ihm gereichten Arzneimittel bestätigt bzw. vortäuscht, die Einnahme aber tatsächlich nicht geschieht. Für diese Situation muss der Pflegende eine besondere Sensibilität und Wachsamkeit entwickeln. Oftmals sind fehlendes Vertrauen in die neue Umgebung oder Unverständnis, was „mit einem geschieht“, Ursache für diese Art der Täuschung. Dieses Verhalten ist nicht auf z. B. psychiatrische Patienten beschränkt, die zu dem Zeitpunkt nicht mit den Therapeuten kooperieren können. Gleiches gilt für die zusätzliche Einnahme von Präparaten oder Mitteln, die den Ärzten oder Pflegenden nicht mitgeteilt werden. Dies kann bei alkoholkranken oder medikamentenabhängigen Patienten sein, deren Abhängigkeit bei einer akuten Aufnahme nicht bekannt ist.

Korrektes Verabreichen der Medikamente

Erst wenn das richtige Arzneimittel zum richtigen Zeitpunkt zum richtigen Patienten gelangt ist und dieser es in der gewünschten Weise eingenommen hat, ist die eigentlich so einfache Verordnung durch den Arzt auch wirklich umgesetzt. Bei der Vielzahl der Patienten pro Abteilung und der Verordnungen pro Tag ergeben sich entsprechend viele Verordnungen, die durch die Pflegenden ausgeführt werden müssen. Für die richtige Wirkung und für die gewünschte Verträglichkeit des Medikamentes müssen zudem oft spezielle Hinweise berücksichtigt werden. Der Einfluss von Mahlzeiten oder eben gerade die zeitliche Unabhängigkeit von Mahlzeiten sind wichtige Kriterien für die Medikamenteneinnahme. Einige Lebensmittel können die Wirkung von Arzneimitteln beeinflussen (z. B. Milch, Käse, Grapefruitsaft) genauso wie bestimmte Arzneimittel nicht miteinander kombiniert werden sollten. Eine zirkadiane (tageszeitliche) Abhängigkeit der Arzneimittelgabe ist dann zu berücksichtigen, wenn unterschiedlich starke Wirkungen oder auch Nebenwirkungen abhängig vom Tag-Nacht-Rhythmus festzustellen sind. Dies gilt z. B. für die Kortikosteroid-Gabe, für cholesterinsenkende Präparate, für Mittel der Bluthochdruck-Be-

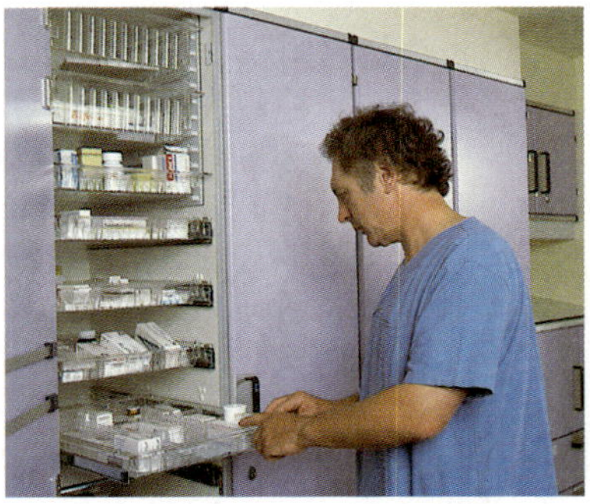

Um den Patienten auf mögliche Nebenwirkungen eines Medikaments genau beobachten zu können, sollten Pflegende stets die Beipackzettel ihnen unbekannter Medikamente lesen

handlung, für Analgetika sowie auch für einige Zytostatika.

> **Merke**
> Bei allen festen Arzneimitteln, wie Tabletten oder Kapseln, sollte die Pflegeperson darauf achten, dass der Patient möglichst sitzt oder steht und ausreichend Flüssigkeit (mind. 100 ml) dazu trinkt. Besonders Kapseln können unter Umständen in der Speiseröhre kleben bleiben, sich teilweise dort auflösen und an dieser Stelle die Schleimhaut stark schädigen.

Wenn Sie Medikamente über eine Magen- oder Dünndarmsonde verabreichen, sollten Sie dabei einige Besonderheiten beachten. Nähere Informationen dazu finden Sie auf S. 412.

Wie ein Arzneimittel gegeben werden soll, ist in der Gebrauchsinformation beschrieben. Für die häufig verwendeten Arzneimittel einer Station sollten die Mitarbeiter diese notwendigen Informationen kennen. Bei weniger oft eingesetzten Präparaten muss nachgelesen werden und bei speziellen Fragestellungen sollten die Apotheker der Klinikapotheke angefragt werden. Zu diesem Zweck ist im Bereich einer Station eine Sammlung von aktuellen Gebrauchs- bzw. Fachinformationen hilfreich. In vielen Fällen sind die Angaben der Gebrauchsinformation für die speziellen Notwendigkeiten einer Krankenhausmedikation aber nicht ausreichend. Dies gilt insbesondere für komplexere Arzneimitteltherapien z. B. einer Intensivabteilung. Dann sind besonders die Apotheker gefragt, durch zusätzliche Informationen und Bewertungen eine sichere Behandlung des Patienten zu gewährleisten. Nicht nur in der Infusionstherapie, wo es eine ganze Reihe unterschiedlicher Applikations- und Kathetersysteme gibt, sind neue Applikationstechniken entwickelt worden, die eine gekonnte und exakte Bedienung erfordern. Als Beispiele seien hier genannt:

- Pen-Systeme für z. B. Insuline (S. 1189 und 1465),
- Pulver-Inhalatoren für z. B. Kortikoide (S. 835),
- implantierbare oder tragbare Pumpensysteme (S. 1499),
- Depotpflaster bzw. transdermale therapeutische Systeme (TTS) mit z. B. Fentanyl, Scopolamin oder Estradiol.

Unterschiedliche, folgenreiche Applikationsfehler sind leider immer wieder zu beobachten.

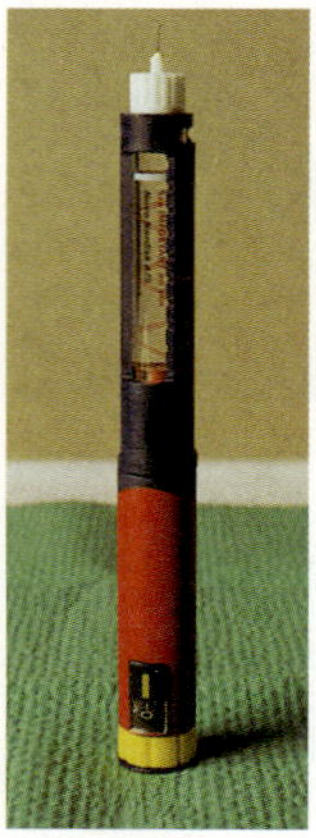
Insulin-Pen

Erfassen von Wirkung und Nebenwirkung/Begleiterscheinung

Eine Gebrauchsinformation eines Arzneimittels nennt meist viele Begleiterscheinungen oder Nebenwirkungen, die unter der Behandlung auftreten können oder bisher zumindest im Einzelfall aufgetreten sind. Durch Kenntnis der Wirkungsweise der verordneten Medikamente und durch das Wissen der dafür typischen und möglichen Nebenwirkungen entsteht zusammen mit einer intensiven Patientenbeobachtung eine Beurteilung, wie sich diese Medikation auf gerade diesen Patienten auswirkt. Durch regelmäßige Kontrolle von z. B. Blutdruck, Puls, Körpertemperatur, Blutzucker, Ausscheidungen und Frage nach der Befindlichkeit entsteht ein entsprechendes Bild, wobei es für seltene oder überraschende Reaktionen einer zusätzlichen Aufmerksamkeit bedarf, um auch in dieser Situation den Patienten sicher betreuen zu können. Wahrnehmung, Beschreibung, Dokumentation und Weitergabe dieser umfassenden Patientenbeobachtung an den Arzt ist dabei ein wesentlicher pflegerischer Schwerpunkt.

Oftmals sind Begleiterscheinungen so eng mit der Medikation verbunden, dass gleich mit einer Begleitmedikation versucht wird, diese zu mildern. Die unmittelbare Behandlung von zu erwartender Übelkeit und Obstipation gehört so z. B. zur Schmerztherapie mit Opioid-Analgetika dazu.

Dokumentation

In erster Linie dient die Dokumentation der Beurteilung von Behandlungsverläufen und -ergebnissen (S. 128). Nur wenn bei der Vielzahl der Patienten und der Vielzahl an Möglichkeiten klar und eindeutig ist, was wann mit welchem Ergebnis durchgeführt wurde, ist eine eindeutige Beurteilung möglich. Dies geschieht in hohem Maße zur Sicherheit des Patienten. In unklaren Fällen, in Situationen, wo das Geleistete oder nicht Geleistete verantwortet werden muss, ist die Patientendokumentation eine Grundlage für diese Beurteilung.

Der Zwang zur Dokumentation der pflegerischen oder ärztlichen Leistung sowie der Behandlungsverläufe resultiert neben der eigentlichen medizinischen Notwendigkeit noch aus ganz unterschiedlichen Bereichen. Die Dokumentation der Betäubungsmittel ergibt sich aus dem Betäubungsmittelrecht, die Dokumentation der Leistung am Patienten z. B. auch aus der Notwendigkeit der Abrechnung, die Dokumentation von Diagnosen, Indikationen und Behandlungen ergibt sich aus der Frage der Krankenkassen, inwieweit eine stationäre Behandlung angezeigt ist.

Wirtschaftlicher und verantwortungsvoller Umgang mit Medikamenten

Die Arzneimittelbestellung der Stationen und Abteilungen kann nach individuellen Voraussetzungen sehr unterschiedlich organisiert sein. Die Möglichkeiten reichen von der klassischen Verschreibung auf Bestellformularen (mit Durchschrift) über vorgefertigte Listen mit den meistverbrauchten Präparaten einer Station (sog. Hit-Listen) bis hin zum direkten On-line-Kontakt mit der EDV der Apotheke. Üblich ist, dass die in der Arzneimittelliste aufgenommenen Präparate zur Regelversorgung vorgesehen sind und dass notwendige Sonderbestellungen durch Fach- oder Oberarztrezept bestellt werden. Zudem gibt es für Betäubungsmittel eigene Anforderungsscheine, die im Krankenhaus zu verwenden sind. Meist werden noch individuelle Therapien (Chemotherapie, parenterale Ernährung), sofern die Apotheke die Herstellung übernommen hat, mit eigenen Formularen angefordert. Der Arzneimittelvorrat einer Station soll die üblichen und regelmäßig verwendeten Präparate dieser Station enthalten. Diese sind in der Regel auch in der hauseigenen Arzneimittelliste aufgeführt. Zu dieser Grundausstattung kommen immer noch einige Präparate, die für die aktuell zu versorgenden Patienten zusätzlich erforderlich sind. Da meist der zur Verfügung stehende Lagerraum begrenzt ist, ist eine Konzentration auf diese Standardbevorratung immer wieder notwendig. Die Art der Lagerung richtet sich im Einzelnen nach den räumlichen Gegebenheiten. Oft stehen verschiedene Schränke zur Verfügung, in denen dann z.B. Ampullen und Oralia (Tabletten, Tropfen usw.) getrennt voneinander, in alphabetischer Ordnung bevorratet werden. Dazu kommen meist eigene Lagerorte für Infusionslösungen oder Betäubungsmittel. Für alle Läger einer Abteilung gilt, dass Arzneimittel so zu lagern sind, dass ein Zugriff für Unbefugte nicht möglich ist. D.h. die Schränke müssen verschlossen sein und werden nur zur eigentlichen Entnahme geöffnet (**Abb. 25.6**). Ebenfalls zu berücksichtigen ist, dass neu gelieferte Packungen nach hinten gepackt werden und so erst die älteren Packungen aufgebraucht werden. Diese Art der Einordnung reduziert nennenswerte Verluste durch Verfall von Medikamenten oder auch anderen begrenzt haltbaren Gütern.

Alle Arzneimittel haben vorgegebene Lagerungsbedingungen (**Tab. 25.3**), die zum Erhalt der Qualität des Präparates unbedingt einzuhalten sind.

Neben der richtigen Lagerungstemperatur ist

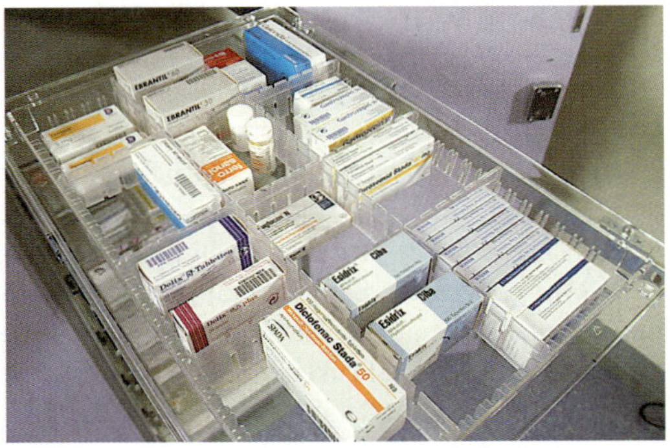

Abb. 25.6 Verschließbare, flexible und gut übersichtliche Lagerungsmöglichkeiten des Stationsvorrats erleichtern den Umgang mit den Medikamenten. Angebrochene Packungen sollten gekennzeichnet werden und vor der neuen Packung stehen

Tabelle 25.3 Übliche Lagerungsbedingungen für Medikamente

Temperatur		*Lagerungsort*	*Bemerkung*
Tiefkühllagerung	< −18 °C	in einem Tiefkühlschrank	darf nicht auftauen
Kühllagerung	2–8 °C	in einem Kühlschrank	darf nicht gefrieren
Raumtemperatur	15–25 °C	in einem Schrank	Lichtschutz erforderlich

immer auch ein Schutz vor direkter Sonneneinstrahlung notwendig. Die Haltbarkeit eines Arzneimittels ist bezüglich der Lagerungsbedingungen vom Hersteller untersucht worden und wird auf der Packung und meist auch auf Ampulle, Tube, Flasche oder Blister angegeben. Dieses Datum muss bei einem Präparat lesbar und vorhanden sein, um immer das Alter eindeutig bestimmen zu können. Nach Ablauf des Haltbarkeitsdatums darf das Arzneimittel nicht mehr verwendet werden. Es erlischt sozusagen die Garantie des Herstellers. Neben den Lagerungsbedingungen sind bei einer Vielzahl von Präparaten sog. Aufbewahrungshinweise zu beachten. Hierbei wird angegeben, wie ein angebrochenes oder zubereitetes Präparat gelagert werden muss und wie lange es bei der beschriebenen Lagerung haltbar ist. Beispiele aus aktuellen Fach- oder Gebrauchsinformationen finden Sie in **Tab. 25.4**. Werden keine besonderen Hinweise gegeben, so gilt das Haltbarkeitsdatum, das für das Präparat genannt ist. Dies gilt auch für z.B. Säfte, alkoholische Tropfen oder Salben und Puder.

Tabelle 25.4 Spezielle Hinweise für angebrochene und zubereitete Arzneimittel (beispielhafte Texte aus aktuellen Fachinformationen)

Arzneimittel	*Hinweise*
Augmentan Trockensaft	„Der zubereitete ... ist im Kühlschrank zu lagern und innerhalb von 7 Tagen zu verbrauchen."
Diflucan Saft	„Es wird empfohlen, ... nach Anbruch der Flasche nicht länger als 30 Tage zu verwenden."
Insulin Actrapid HM Novo Nordisk	„Eine im Gebrauch befindliche Injektionsflasche kann bei Zimmertemperatur (höchstens 25 °C) bis zu 6 Wochen aufbewahrt werden."
Heparin-Na 25 000 IE ratiopharm	„... ist nach Anbruch 1 Woche haltbar."
Refobacin Augentropfen	„Der Inhalt einer Flasche ... sollte aus bakteriologischen Gründen 6 Wochen nach Erstentnahme nicht mehr verwendet werden."
Rocephin	„... enthält keine Konservierungsmittel. Der Inhalt der zubereiteten Lösung ist zur einmaligen Entnahme bestimmt. Es empfiehlt sich, die Lösungen möglichst rasch nach der Zubereitung zu verwenden."
Vancomycin Lilly CP	„Für die parenterale Anwendung sollte die frisch zubereitete Lösung wegen des Risikos einer mikrobiellen Kontamination bei der Auflösung alsbald gebraucht werden. Für die orale Anwendung kann die zubereitete Lösung 96 h im Kühlschrank aufbewahrt werden."

Uwe Klein
Krankenpfleger

···› Praxistipp
Im Inneren eines Kühlschrankes herrschen oft unterschiedliche Temperaturen. Prüfen Sie mal in Ihrem Stationskühlschrank mit einem Thermometer, an welchen Stellen tatsächlich die geforderten 2–8 °C erreicht werden, die für eine Kühllagerung notwendig sind.

Die regelmäßige, gesetzlich vorgeschriebene, halbjährliche Stationsbegehung durch die Apotheker der Krankenhausapotheke soll einen Überblick in den Umgang mit Arzneimitteln im Stationsbereich ermöglichen. Ein gegenseitiges Wahrnehmen und ein Austausch über die jeweiligen Aufgaben und Fragen sollte Teil einer Begehung sein.

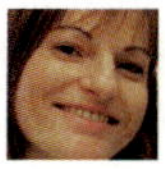

···› Pflegeangebot Sichere Zytostatikatherapie

Andreas Portsteffen

Bedeutung einer Chemotherapie für Patient und Pflegenden

Im Anschluss an die Diagnose „Krebs", die für den Patienten häufig einen schweren Schock bedeutet, ist die Möglichkeit einer Chemotherapie meist mit konkreten Ängsten und Befürchtungen verbunden. Oft entstehen Bilder und Erinnerungen von nahestehenden Menschen, die eine solche Behandlung durchgemacht haben. Befürchtungen und Ängste kommen auf, aufgrund der zu erwartenden Nebenwirkungen, ebenso Unsicherheit, ob eine Behandlung erfolgreich sein kann. Kein oder kaum ein Erwachsener wird angstfrei in eine Chemotherapie gehen, wobei die Zukunftsängste nicht nur das eigene Leben sondern unmittelbar das Leben der Familie betreffen. Wegen dieser besonderen Ausgangslage ist eine Betreuung eines onkologischen Patienten sehr viel umfassender zu sehen und nicht auf die unmittelbaren ärztlichen und pflegerischen Aufgaben beschränkt. Meist ist ein Krebskranker auch ein „Langzeit"-Patient, d.h. eine enge und intensive Betreuung und Begleitung über Jahre ist gegeben und eine andere Art von Beziehung kann sich zwischen den Therapeuten und Pflegenden und dem Patienten entwickeln.

Jeder einzelne Pflegende ist im Zusammenhang mit der Betreuung eines krebskranken Patienten mit dieser, im Vergleich zu vielen anderen Erkrankungen, besonderen Situation konfrontiert. Auch er muss sich folglich intensiver als in anderen Bereichen mit Sterben und Tod, mit höheren zwischenmenschlichen Beanspruchungen oder Belastungen auseinandersetzen. Den Patienten mit seinen Ängsten ernst nehmen, ihn fürsorglich und liebevoll behandeln und im pflegerischen, therapeutischen Handeln so professionell sein, dass die speziellen Risiken einer Chemotherapie beherrschbar bleiben, ist der Anspruch, dem die in der Onkologie Tätigen gerecht werden müssen.

Wirkungsweise verschiedener Zytostatika

Es werden ständig neue Medikamente und neue Protokolle für die Behandlung von Tumorerkrankungen entwickelt. Bisher bekannte Medikamente werden neu kombiniert oder in der Dosierung variiert und insbesondere neu entwickelte Präparate schaffen neue Behandlungsmöglichkeiten. Das Ziel ist, dem Patienten eine möglichst sichere, verträgliche und effektive Therapie anbieten zu können (**Tab. 25.5**).

Tabelle 25.5 Medikamente für Zytostatikatherapie

Medikamentengruppe	*Beispiele*
Alkylanzien	Cyclophosphamid Cisplatin Dacarbazin Nitrosoharnstoffe
Antimetabolite/ Substratanaloga	Cytarabin 5-Fluorouracil Gemcitabin Methotrexat Thioguanin
Mitosehemmstoffe	Etoposid Taxane Vinca-Alkaloide
Antibiotika	Bleomycin Doxorubicin Mitoxantron
andere Zytostatika	Enzyme monoklonale Antikörper

Nebenwirkungen

Eine Therapie mit zytostatischen Substanzen ist meist mit einer Reihe von unerwünschten Wirkungen (= Nebenwirkungen) verbunden, die oftmals bekannt und zu erwarten sind. Die Belastung, die dem Patienten durch eine solche Therapie zugemutet werden kann, muss sehr individuell beurteilt werden. Mit geeigneten Begleittherapien, aber auch durch gute Patientenbeobachtung, können diese Nebenwirkungen und Risiken verhindert, gemildert bzw. in ihrer direkten Gefährdung für den Patienten begrenzt werden.

Hämatologische Nebenwirkungen. Die Neubildung der Blutkörperchen im Knochenmark kann unter einer Chemotherapie stark beeinträchtigt werden.

Diese Knochenmarkstoxizität, bedingt durch die hohe Teilungsaktivität der Zellen im Knochenmark, hat das Absinken von z. B. Thrombozyten und Leukozyten im Blut zur Folge. Daraus ergeben sich für den Patienten u. a. Störungen in der Blutgerinnung sowie eine stark eingeschränkte immunologische Abwehrlage mit entsprechender Gefährdung bei auftretenden Infektionen.

Merke

Patienten mit einem solchen Immundefizit unter einer Chemotherapie bedürfen einer intensiven Betreuung und großer Aufmerksamkeit (S. 981).

Übelkeit und Erbrechen. Als von den meisten Patienten als unmittelbar belastendste Nebenwirkung wird die zytostatikainduzierte Übelkeit mit z. T. langanhaltendem Erbrechen geschildert. Zudem schwächt ein andauerndes Erbrechen durch starken Flüssigkeitsverlust und der Unmöglichkeit der Nahrungsaufnahme den Patienten zusätzlich. Platinverbindungen, Dacarbazin oder hochdosiertes Cyclophosphamid zeigen ein ausgeprägtes emetogenes, d. h. Erbrechen auslösendes Potenzial. Ursache ist eine unmittelbare Wirkung der Substanzen in bestimmten Regionen des ZNS. Durch eine geeignete Begleitmedikation kann dieses Problem heute weitestgehend beherrscht werden. Der Zeitpunkt und das Ausmaß an Übelkeit und Erbrechen hängt erstens von der individuellen Konstitution des Patienten ab und zweitens von dem verwendeten Zytostatikum und dessen Dosierung.

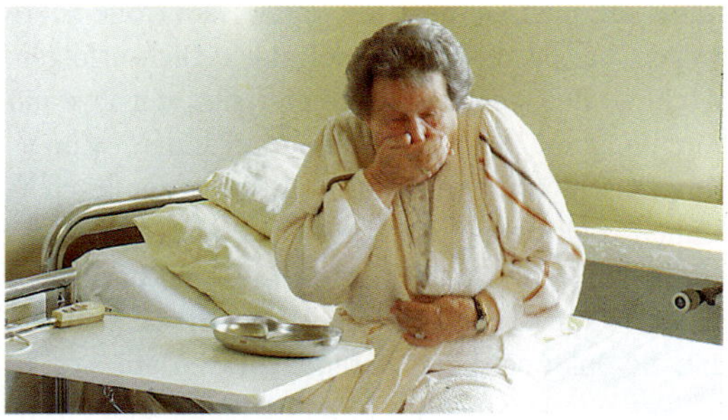

Schleimhautschäden und Haarausfall. Schleimhäute und Haarwurzeln gehören zu den Organen, die eine permanent hohe Teilungsrate aufweisen. Folglich werden auch sie in besonderem Umfang von den zytostatischen Medikamenten beeinträchtigt. Die Schleimhautveränderungen können im Bereich der Mundschleimhaut (S. 982) aber auch in der Darmschleimhaut zu starken und schmerzhaften Veränderungen führen. Da eine funktionierende Schleimhaut einen sehr effektiven Schutz vor Infektionen durch Bakterien und Pilze darstellt, ist mit deren Schädigung eine besondere Gefährdung verbunden. Resorptionsstörungen und Diarrhö sind ebenfalls direkte Auswirkungen einer Schleimhautschädigung.

Die Alopezie, d. h. der Verlust der Körper- und Kopfbehaarung, ist eine für die Umwelt unmittelbar erkennbare und dadurch für den Patienten eine besonders belastende Folge einer Chemotherapie. Der Grad der Schädigung der Haarfolikel ist bei den verschiedenen Zytostatika unterschiedlich. Eine wirksame Vorbeugung oder Begleittherapie steht beim Haarausfall nicht zur Verfügung. Ein Nachwachsen der ursprünglichen Behaarung findet in der Regel statt (s. Kap. 36).

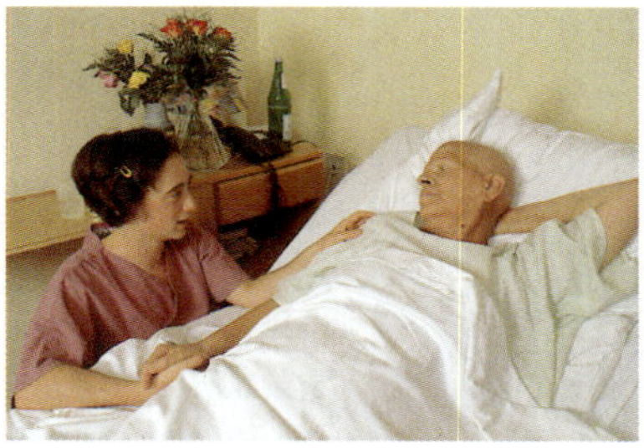

Die Alopezie ist psychisch für die Betroffenen nur schwer zu ertragen und stellt eine enorme Belastung für das Selbstwertgefühl dar

Schädigung der Keimdrüsen. Auch die Keimdrüsen zählen zu den Organen, die eine besonders hohe Zellteilungsrate aufweisen. Daraus ergeben sich in vielen Fällen Störungen in der Fruchtbarkeit (Fertilität) bei Mann und Frau. Bei einer Reihe von Zytostatika, aber auch als Folge einer Strahlentherapie, muss mit einer toxischen Schädigung der Spermien und einer Beeinträchtigung der Funktion der Ovarien gerechnet werden. Oft sind diese Beeinträchtigungen innerhalb eines längeren Zeitraumes reversibel, aber auch eine bleibende Schädigung z. B. in Form einer vorzeitigen Menopause mit bleibendem Fertilitätsverlust ist möglich.

Eine Schädigung der Keimzellen (Mutagenität) und eine Schädigung des Embryos (Teratogenität) kann Folge einer zytostatischen Therapie sein. Bei Schwangeren ist das 1. Drittel der Schwangerschaft besonders kritisch im Hinblick auf eine Chemotherapie.

Merke

An Krebs erkrankte Menschen mit Kinderwunsch brauchen eine besonders fachkundige und individuelle Beratung, um ihren Kinderwunsch möglichst gefahrlos realisieren zu können.

Organtoxizitäten. Besonders ist bei einer Chemotherapie auf die speziellen (Neben-)Wirkungen einzelner Substanzen auf bestimmte Organe zu achten. Um das Risiko für den Patienten bewerten zu können, bedarf es Voruntersuchungen der Organfunktionen beispielsweise des Herzens, der Lunge und der Leber, um dann evtl. auftretende Veränderungen erfassen zu können. Bei Substanzen wie Bleomycin (pulmonale Toxizität) oder Doxorubicin (kardiale Toxizität) ist zudem die Gesamtmenge der Substanz, die dem Patienten bereits verabreicht wurde, im Auge zu behalten. Ab einer bekannten Schwellendosis erhöht sich das Risiko für den Patienten beträchtlich, sodass eine Fortführung der Therapie mit diesen Substanzen vermieden werden sollte. Auch bei anderen speziellen Organtoxizitäten kann eine entsprechende Begleittherapie notwendig sein. Informationen dazu finden Sie in den Therapieprotokollen oder in den Fachinformationen zu den Medikamenten.

Nebenwirkungen im Bereich der Mundhöhle

Barbara Strohbücker

Schädigungen durch Zytostase- und Strahlentherapie. Die Zytostase greift nicht nur Tumorgewebe an, sondern alle Zellen mit einer hohen Zellteilungsrate, hierzu zählen vor allem Schleimhaut-, Blut- und Haarzellen. Zytostatika verursachen eine direkte Schädigung der Mundschleimhaut, sie wird atrophisch und dadurch verletzungsanfällig. Ulzerationen können entstehen. Die Verminderung der Blutzellen führt zusätzlich zu einer indirekten Schädigung, denn sie steigert die Infektions- und Blutungsneigung.

Die lokale Strahlentherapie im Bereich von Rachen, Mund und Nase beeinträchtigt ebenfalls die Regeneration der Mundschleimhaut. Hinzu kommt eine entzündliche Reaktion mit Rötung und Schwellung sowie eine oft bleibende Schädigung der Speicheldrüsen. Die verminderte Speichelproduktion führt zu Mundtrockenheit und einem reduzierten Infektschutz, denn Speichel hat eine wichtige antibakterielle Wirkung. Diese Bedingungen begünstigen eine Superinfektion durch Krankheitserreger (Groenwald u. a. 1993).

Auswirkungen der Schädigung auf den Patienten. Entzündungen der Mundschleimhaut können den Behandlungs- und Krankheitsverlauf der Patienten stark beeinträchtigen. Geschmacksveränderungen führen zu Appetitlosigkeit und einer verminderten Nahrungsaufnahme, dies wird häufig durch die übelkeitserregende Wirkung der Zytostase- und Strahlentherapie verstärkt. Mukositis kann stärkste Schmerzen verursachen, so dass Essen, Trinken und sogar Sprechen nur noch erschwert oder gar nicht mehr möglich sind. Kosmetische Beeinträchtigungen stellen eine weitere Belastung, auch für das soziale Leben, dar.

Die infizierte Mundhöhle ist ein Keimreservoir, von dem Krankheitserreger in den Organismus gelangen können. Sie können z. B. eine Pneumonie oder Sepsis auslösen. Diese Komplikationen können insbesondere bei immungeschwächten Patienten lebensbedrohlich sein. Die durch Mukositis verursachten Beschwerden können dazu führen, dass von dem ursprünglichen Behandlungskonzept abgewichen bzw. die Therapie sogar abgebrochen werden muss. Dadurch kann die Gesamtprognose beeinträchtigt werden.

Vorbeugung von Entzündungen im Mund- und Rachenraum. Zu den wichtigsten vorbeugenden Maßnahmen zählen die gründliche Reinigung des Mund- und Rachenraums, die regelmäßige Inspektion der Mundhöhle und die Information und Anleitung von Patienten zur Förderung ihres Selbstpflegevermögens. Häufige Mundspülungen können einer Besiedelung durch Krankheitserreger entgegenwirken. Die Lösung sollte die Mundschleimhaut nicht reizen, angenehm im Geschmack und steril sein. Alkoholhaltige Lösungen wirken austrocknend und sind daher nicht geeignet.

Es gibt kein optimales, die Entstehung von Mukositis sicher vermeidendes Mittel. Klinische Studien haben gezeigt, dass Wasser ebenso gut geeignet ist wie therapeutische Mundspülungen (Dodd u. a. 1996). Prophylaktisch sollte 6- bis 8-mal täglich gründlich gegurgelt werden. Die Zähne werden mit einer weichen Zahnbürste, deren Borsten abgerundet sind, sanft gereinigt, dabei muss berücksichtigt werden, dass das Zahnfleisch besonders verletzungsanfällig ist.

> **Lerntipp**
> Patienten sollen sich möglichst ihre eigene Zahnbürste mitbringen. Machen Sie auf die erforderliche Qualität aufmerksam. Hauseigene Zahnbürsten, für Patienten nach Notaufnahme gedacht, haben als Einmalartikel meist scharfe Borsten. Um sich ein besseres Bild über die Verletzungsgefahren zu verschaffen, sollten Sie diese an sich selbst ausprobieren.

Eine regelmäßige Inspektion der Mundhöhle dient dazu, Veränderungen frühzeitig zu erkennen und gezielt behandeln zu können. Schon vor Beginn der Zytostase- oder Strahlentherapie sollte ein Ausgangsstatus erhoben werden. Die Verlaufskontrolle sollte täglich, bei Beschwerden zweimal täglich erfolgen. Wichtige Beobachtungsparameter sind der Zustand von Lippen, Mundschleimhaut, Zähnen, Zunge, Zahnfleisch, Rachen und Stimme sowie die Beschaffenheit und Menge des Speichels und das Schluckvermögen (Nieweg 1997). Mit Hilfe von Checklisten (S. 565) kann die Beurteilung systematisch erfolgen und die Dokumentation vereinfacht werden.

Patienten zu befähigen, selbstständig und eigenverantwortlich die Mundpflege und Selbstbeobachtung durchzuführen, hat sich als wirksame Strategie zur Reduzierung von Mukositis (Dodd u. a. 1996) erwiesen. Ziel ist es, dass Patienten die Wirkung der Zytostase- oder Strahlentherapie auf die Mundschleimhaut und Immunabwehr kennen. Sie sollten außerdem mögliche Veränderungen feststellen und beurteilen sowie geeignete Maßnahmen zur Prophylaxe und Linderung ergreifen können. Vor allem Patienten, die ambulant behandelt werden, benötigen Information und Anleitung, da sie zu Hause auf sich selbst gestellt sind.

Die Patienten sollten täglich mindestens $2\frac{1}{2}$ l Flüssigkeit trinken, bei Erbrechen, Durchfall, Fieber

Checkliste für die Inspektion der Mundhöhle (Steinhoff/Strohbücker, Uniklinik Köln)

Name: Müller Vorname: Anna Blatt-Nr. 1

	Datum 20.1.2000	21.1.2000	22.1.2000	23.1.2000
Lippen	Rosig geschmeidig blass trocken spröde rissig Krusten Bläschen	Rosig geschmeidig blass trocken spröde rissig Krusten Bläschen	Rosig geschmeidig blass trocken spröde rissig Krusten Bläschen	Rosig geschmeidig blass trocken spröde rissig Krusten Bläschen
Mund	Rosig feucht trocken blass stark gerötet geschwollen Beläge: weiß, gelb, braun Offene wunde Stellen Bläschen Petechien 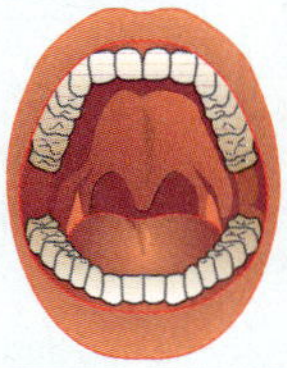	Rosig feucht trocken blass stark gerötet geschwollen Beläge: weiß, gelb, braun Offene wunde Stellen Bläschen Petechien 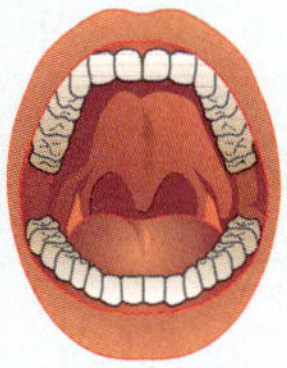	Rosig feucht trocken blass stark gerötet geschwollen Beläge: weiß, gelb, braun Offene wunde Stellen Bläschen Petechien 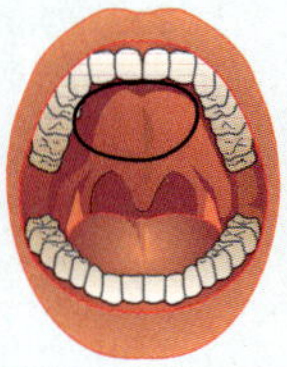	Rosig feucht trocken blass stark gerötet geschwollen Beläge: weiß, gelb, braun Offene wunde Stellen Bläschen Petechien 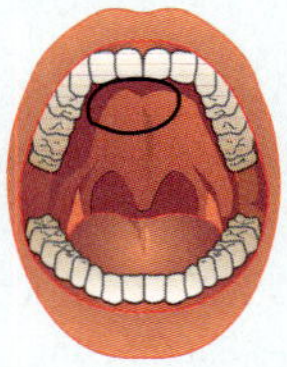
Zunge	Rosig feucht aufgeraut furchig Bläschen Borken Beläge: weiß, gelb, braun Offene wunde Stellen	Rosig feucht aufgeraut furchig Bläschen Borken Beläge: weiß, gelb, braun Offene wunde Stellen	Rosig feucht aufgeraut furchig Bläschen Borken Beläge: weiß, gelb, braun Offene wunde Stellen	Rosig feucht aufgeraut furchig Bläschen Borken Beläge: weiß, gelb, braun Offene wunde Stellen
Zahnfleisch	Rosig straff blass stark gerötet geschwollen Blutung: leicht stark geronnen	Rosig straff blass stark gerötet geschwollen Blutung: leicht stark geronnen	Rosig straff blass stark gerötet geschwollen Blutung: leicht stark geronnen	Rosig straff blass stark gerötet geschwollen Blutung: leicht stark geronnen
Speichel	Ausreichend verringert vermehrt dünnflüssig zäh	Ausreichend verringert vermehrt dünnflüssig zäh	Ausreichend verringert vermehrt dünnflüssig zäh	Ausreichend verringert vermehrt dünnflüssig zäh
Rachen	Rosig gerötet Kratzen im Hals Schlucken: schmerzhaft kaum möglich	Rosig gerötet Kratzen im Hals Schlucken: schmerzhaft kaum möglich	Rosig gerötet Kratzen im Hals Schlucken: schmerzhaft kaum möglich	Rosig gerötet Kratzen im Hals Schlucken: schmerzhaft kaum möglich
Sprache	Klar belegt heiser schmerzhaft kaum möglich	Klar belegt heiser schmerzhaft kaum möglich	Klar belegt heiser schmerzhaft kaum möglich	Klar belegt heiser schmerzhaft kaum möglich
PP Unterschrift	G. Str.	G. Str.	G. Str.	G. Str.

Entsprechende Befunde sind zu unterstreichen

und Schwitzen entsprechend mehr (Kontraindikationen beachten). Dadurch wird die Mundschleimhaut feucht gehalten und Keimbesiedlungen im Mund- und Rachenraum entgegengewirkt. Eiweiß-, vitamin- und kalorienreiche Ernährung unterstützt den Zellaufbau und die Wundheilung.

Linderung von Beschwerden. Wenn Beschwerden auftreten, muss der Mundpflegeplan angepasst werden. Eine mögliche Ursache ist, dass der Patient die Mundspülung nicht durchführen kann oder sie nicht verträgt. In diesem Fall ist es erforderlich, ihn zu beraten und herauszufinden, welche Möglichkeiten er hat und welche Hilfestellung er braucht. Eventuell muss die Spülfrequenz erhöht werden, in schweren Fällen kann eine stündliche Mundspülung angebracht sein. Ebenso sollte mehr getrunken werden.

Oberstes Ziel ist es, die Nahrungs- und Flüssigkeitsaufnahme aufrechtzuerhalten. Essen und Trinken zählen zu den wichtigsten Reinigungsmechanismen des Mund- und Rachenraums. Kühle Getränke, Eiswürfel, Geleespeisen oder Kompott haben einen kühlenden und schmerzlindernden Effekt.

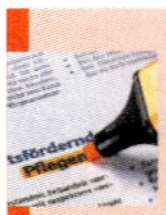

Merke

Bei starken Schmerzen ist eine konsequente schmerzlindernde Behandlung, häufig auch die Gabe von Opiaten erforderlich. Lokalanästhesierende Mittel, wie z.B. Xylocain viskös, können vor dem Essen und vor der Mundspülung angewendet werden. Das Ausmaß der Schmerzen, die durch die Mukositis ausgelöst werden, wird häufig unterschätzt.

Pflegemittel

Die folgende Übersicht zeigt die verschiedensten Mittel zur Mundpflege. Hierbei müssen je nach den zu Grunde liegenden Beschwerden verschiedene Auswahlkriterien und Hinweise zur Anwendung beachtet werden. Diese Inhalte sind auszugsweise Bestandteil der Information des Patienten.

Übersicht über die verschiedenen Mundpflegemittel (Sitzmann 1999)

Pflegemittel/ Therapeutikum	*Anwendungsgebiet/ Firmenempfehlungen*	*Art der Anwendung*	*Was Sie beachten sollten*
Bepanthen-Lösung	→ Aufweichen und Ablösen von Borken → zum Erhalt der Lippengeschmeidigkeit	→ zum Pinseln → als Spüllösung	teuer im Vergleich zu Wasser und Tee
Butter	Aufweichen und Ablösen von Borken	auf die Zunge geben, einwirken lassen, den Geschmack ggf. neutralisieren	rechtzeitig erneuern, nicht ranzig werden lassen
Calendula-Essenz 2%	→ Wundheilung → entzündungshemmend	→ als Spüllösung (2 ml Essenz und 100 ml Wasser) oder mit Péanklemme und Tupfer auftragen	bei immunsuppr. Patienten steriles Wasser verwenden, tgl. Lösung und Mundpflegeset wechseln
Glandosane Spray (künstlicher Speichel)	Mundtrockenheit	Besprühen der Mund- und Rachenschleimhaut	→ teuer im Vergleich zu Wasser und Tee → s. alternativ auch Mundduschen/Spray mit Wasser
Hexetidin-Lösung Doreporol-Lösung	→ Entzündung im Mund → zur Mundhygiene bei schweren Allgemeinerkrankungen	unverdünnt als Therapeutikum und als Spüllösung	→ antiseptische und antimykotische Medikamente, Indikation streng stellen → Alkoholgehalt beachten → Geschmacksirritationen möglich
Kamillentee	Beruhigung der Schleimhaut mit antiphlogistischer Wirkung	→ zur Spülung → zum Gurgeln → zur Mundpflege	→ wirkt austrocknend → Zubereitungsrezept beachten
Kamestat-Gel	→ Schmerzlinderung → antiphlogistische Wirkung	auf Fokus auftragen	
Lokalanästhetika z. B. Xylocain viskös	schmerzlindernd bei starken Schmerzen (Mukositis)	→ vor dem Essen → vor der Mundspülung	
Marmor/Stibium D6 (Weleda)	→ adstringierend und blutstillend	als Spüllösung	
Mundbalsam Gel (Wala)	→ Stomatitis, Aphthen → Druckstellen durch Prothesen	mit Watteträger massierend auftragen	
Munddusche mit Wasser/ Mundpflegespray	Reinigung und Feuchthalten der Mundhöhle	Zähne, Zunge und Rachen einsprühen mit tgl. gewechseltem (sterilem) Wasser	nur bei erhaltenen Schutzreflexen des Patienten oder in Verbindung mit oraler Absaugung bei intubierten Patienten
Myrrhentinktur (DAB)	→ eiternde Wunden → antiseptische und reinigende Wirkung → haftet gut auf Schleimhaut	→ zum Pinseln unverdünnt → als Spüllösung verdünnt 1 : 50	
Rosenhonig	Förderung der Sekretion mit leicht antiseptischer Wirkung	→ unverdünnt anwenden → Aphthen betupfen, Borken einstreichen	
Salbei	→ reinigende, entschleimende, entzündungshemmende Eigenschaften → wirkt antiseptisch	→ als Tee zum Gurgeln oder zur Mundspülung → für lokale Anwendung unverdünnt	Zubereitungsrezept beachten
Tormentill adstringens, NRF Lösung (Blutwurz und Myrrhe)	→ Zahnfleischbluten → wunde Mundschleimhaut	10–20 Tropfen auf 150 ml Wasser oder unverdünnt	
Zitrone	→ Förderung der Sekretion → oft bereits bei Anblick Geschmacksverbesserung → adstringierende Wirkung	→ Zunge bestreichen → bei Spülung einige Tropfen in Wasser geben	→ keine Daueranwendung, da Zahnschmelzschäden und Schmerzen an Zahnhälsen möglich → ungeeignet bei Patienten nach Chemotherapie und Gefahr der Ulzeration
Zitronensäurestäbchen	→ trockene Mundschleimhaut → fader Geschmack → zur Erfrischung	→ lutschen lassen → auf Zunge streichen	Kontraindikation beachten, da Stäbchen austrocknendes Glycerin enthalten

Begleittherapien

Andreas Portsteffen

Antiemetika. Dem behandelnden Arzt steht eine Reihe von wirksamen Medikamenten zur Verfügung, um den Patienten vor stark belastenden Nebenwirkungen zu schützen.

Neben den bereits länger bekannten Substanzen wie Metoclopramid (z. B. Paspertin) oder Alizaprid (Vergentan) gibt es seit einigen Jahren mit den 5-HT_3-Antagonisten („Setrone") neue, hocheffektive Medikamente, die auch bei Therapien mit stärkstem emetogenen Potenzial den Patienten schützen (z. B. Zofran, Navoban, Anemet). Ein abgestuftes Therapiekonzept beinhaltet die für die jeweilige Chemotherapie notwendige und passende Begleitmedikation, wobei neben den verwendeten Zytostatika und Dosierungen auch die Situation des Patienten, d. h. seine individuelle Neigung zur Übelkeit, Berücksichtigung finden muss. Die Einhaltung und Dokumentation der vorgesehenen Medikation und die oft erforderliche zeitgenaue Verabreichung ist eine Aufgabe der Pflegenden. Eine erfolgreiche antiemetische Begleittherapie hat unmittelbar Auswirkungen auf die Lebensqualität und erleichtert bei ausbleibenden Negativerlebnissen auch zukünftige Behandlungstage. Demnach muss eine ausreichende Medikation **vor** dem Auftreten von Übelkeit erfolgen und nicht als Reaktion darauf.

Analgetika. Tumorbedingte chronische Schmerzen beeinträchtigen in fortgeschrittenen Krankheitsstadien die Lebensqualität des Patienten in hohem Maße. Eine adäquate Therapie mit Schmerzmitteln/Analgetika ist möglich und das Ziel muss die weitgehende Schmerzfreiheit des Patienten sein. Auch hier sind neue Medikamente und Methoden verfügbar, die eine intensive Schmerztherapie auch ambulant ermöglichen. Eine orale Therapie mit z. B. retardiertem Morphin führt in vielen Fällen zu einer zufriedenstellenden Schmerzfreiheit, verbunden mit einer meist guten Verträglichkeit. In den Zuständigkeitsbereich von Pflegenden fällt die Anleitung und Kontrolle der Applikation und die Beobachtungen von Wirkungen und Nebenwirkungen der Medikation. Eine tragbare „Schmerzpumpe" mit z. B. einer Morphin-Injektionslösung ermöglicht ebenfalls eine ambulante Therapie, wobei der Patient bei entsprechender Notwendigkeit kurzfristig die applizierte Dosis steigern kann, um auch bei Schmerzspitzen adäquat versorgt zu sein. Für chronische Schmerzpatienten empfiehlt sich oft der spezialisierte Arzt in Schmerzambulanzen oder -praxen als die richtige Hilfe.

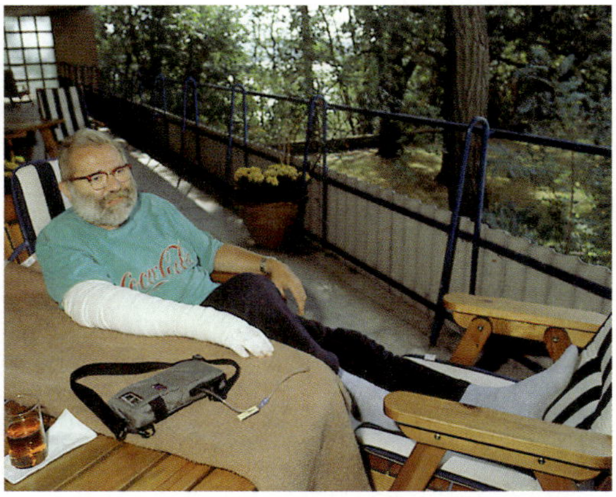

Patient mit einer kleinen tragbaren Medikamentenpumpe, über die kontinuierlich Schmerzmittel infundiert wird

> Uwe Klein
> Krankenpfleger
>
> **···› Praxistipp**
>
> Ist die Verabreichung von Kapseln oder Tabletten nicht möglich, können Fentanyl-Pflaster zur Anwendung kommen, wo kleinste Wirkstoffmengen kontinuierlich über die Haut aufgenommen werden und so eine Langzeittherapie ermöglichen.

Infektionsprophylaxe. Durch die Schwächung des Immunsystems eines onkologischen Patienten ist die Behandlung, aber auch die Prophylaxe von Infektionen ein besonders wichtiges Kriterium. Bei ersten Zeichen von Fieber in der Neutropenie oder anderen Hinweisen auf eine beginnende Infektion ist unmittelbar mit ausreichend stark wirksamen Antibiotika zu behandeln. Falls unter der Therapie keine Besserung erfolgt, ist an eine Pilzinfektion zu denken und die Behandlung muss mit Antimykotika fortgesetzt werden.

Virusinfektionen sind verglichen mit bakteriellen und mykotischen Infektionen seltener anzutreffen, können aber u. U. zu schweren Infektionen führen. Prophylaktisch kann z. B. mit antimykotischen Präparaten, wie Amphotericin, Nystatin oder Fluconazol, das Risiko von Mykosen eingegrenzt werden. Eine Prophylaxe für bakterielle Infektionen ist z. B. die Pflege der Mundschleimhaut und der Zähne, das Vermeiden von Haut- und Schleimhautverletzungen, der sorgfältige Umgang mit zentralvenösen Zugängen sowie eine möglichst ambulante Behandlung.

Hämatopoetische Wachstumsfaktoren. Das Absinken der Granulozyten im Blut durch die auftretende Knochenmarksdepression hat unmittelbar ein erhöhtes Infektionsrisiko zur Folge. Durch Gabe von granulozytenkoloniestimulierenden Faktoren (z. B. Filgastrim/G-CSF, Neupogen) kann dieses Absinken deutlich abgeschwächt werden, und der Zeitraum, in dem der Patient infektionsgefährdet ist, wird erheblich verkürzt. Der Mangel an roten Blutkörperchen und die Ausbildung einer Anämie, die ebenso eine Folge von Chemotherapien sein können, können durch die Gabe von Erythropoetin (z. B. Erypo, NeoRecormon) vorgebeugt oder behandelt werden. Für eine Dauertherapie kann der Patient zur Selbstapplikation angeleitet werden.

Vitamine. Eine Zufuhr von Vitaminen in konzentrierter Form im Rahmen einer zytostatischen Behandlung hat zusätzlich positive Auswirkungen auf die Konstitution und das Befinden des Patienten. Dabei sind insbesondere Vitamin C und E, sowie die B-Vitamine von Bedeutung. Untersuchungen zu einzelnen Vitaminen zeigen erstaunliche Einzelwirkungen z. B. in Bezug auf das Immunsystem, sodass eine entsprechende Begleittherapie dem oft geschwächten Patienten sehr hilft.

Spezielle Begleittherapien einzelner Zytostatika. Um einzelne, typische Nebenwirkungen bestimmter Substanzen zu vermeiden, sind genaue Begleitmedikationen vorgegeben. Einzelheiten dazu finden Sie in den Therapieprotokollen und den Fachinformationen zu den einzelnen Präparaten.

Bei einer Applikation von Cyclophosphamid oder Ifosfamid ist eine zeitlich genau abgestimmte Applikation von Mesna (Uromitexan) notwendig. Dieser sog. „Blasenschutz“ verhindert die toxischen Wirkungen eines Cyclophosphamid-/Ifosfamid-Abbauproduktes in der Blase.

Eine Schädigung der Niere, wie sie bei Applikation von Cisplatin möglich ist, kann durch zusätzliche Infusionen von NaCl 0,9% (evtl. plus Mannit 20%-Infusion) vorgebeugt werden.

Die Gabe von Paclitaxel ist erst dann möglich, wenn eine Prämedikation, bestehend aus einem H_2-Antagonisten, Antihistaminikum und Kortikosteroid, gegeben wurde.

Ernährungstherapie. Eine Tumorerkrankung in einem fortgeschrittenen Stadium ist oft mit einer Tumorkachexie verknüpft, d. h. einem unfreiwilligen Verlust von Körperzellmasse als Folge von verminderter Nahrungsaufnahme und/oder Stoffwechselveränderungen. Kachexie führt zu einem Schwächezustand, Schwund von Muskel- und Fettgewebe und Anämie. Bei mangelernährten Patienten ist die Infektabwehr reduziert, die Infektneigung entsprechend erhöht und die Wundheilung vermindert. Besondere Diätberatungen, die die individuelle Situation des Patienten mit einbeziehen, können von Pflegenden oder von spezialisierten Diätassistenten vermittelt werden.

Wenn eine ausreichende orale Nahrungszufuhr längerfristig nicht gewährleistet ist, kann die Verabreichung von enteraler Trink- und Sondenkost notwendig sein (S. 405). Sofern die verschiedenen Formen der enteralen Ernährung nicht möglich sind, muss durch parenterale Ernährung mit Infusionslösungen bestehend aus Glukose, Aminosäuren, Fetten, Vitaminen und Elektrolyten eine intensivierte Ernährungstherapie durchgeführt werden. Eine medikamentöse Unterstützung in der Kachexie-Behandlung kann u. U. mit anabolen Steroiden versucht werden. Auch eine intensive Ernährungs- und Infusionstherapie ist unter ambulanten Versorgungsverhältnissen möglich.

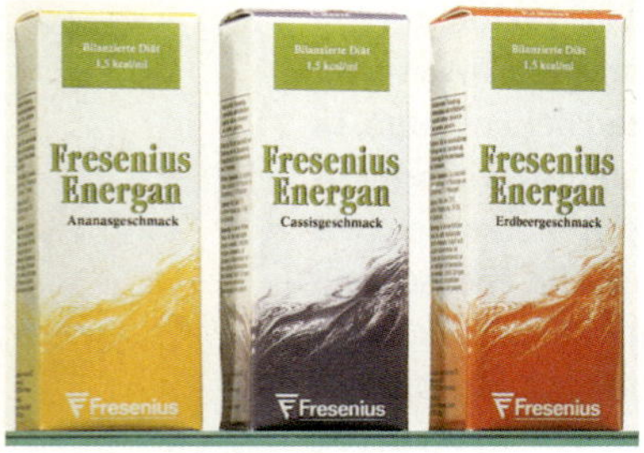

Hochkalorische Trinkkost kann kachektischen Patienten angeboten werden. Es gibt sie in den verschiedensten Geschmacksrichtungen

Misteltherapie. Eine begleitende Therapie mit Mistelpräparaten ist in der Lage, verschiedene Aspekte günstig zu beeinflussen. Neben einer direkten, zytotoxischen Wirkung stehen die indirekten Wirkungen, vermittelt über das Immunsystem, im Vordergrund.

Behandlungserfolge werden sichtbar in einem verbesserten Immunstatus des Patienten, in einer Kräftigung der Konstitution und einer Gewichtszunahme, in einer Reduktion der notwendigen Schmerzmedikation und in einer besseren Beurteilung der Lebensqualität durch den Patienten selbst. Diese Aspekte haben insbesondere für den Patienten einen hohen Stellenwert, was auch der Grund für die große Nachfrage von Patientenseite sein dürfte. Eine Information des Patienten, ob bzw. wo diese Therapieangebote möglich sind, kann auch von den Pflegenden geleistet werden.

Erweiterte und künstlerische Therapiemöglichkeiten. Erweiterte und künstlerische Therapien (z. B. Maltherapie, Musiktherapie, autogenes Training oder Heileurythmie) oder Psychotherapie in einem stationären oder ambulanten Zusammenhang ermöglichen dem Patienten eine bessere Auseinandersetzung mit den durch die Erkrankung neu geschaffenen Lebensumständen. Diese Verarbeitungsmöglichkeiten können unmittelbar auf die körperliche Ebene zurückwirken und so eine Tumortherapie wirkungsvoll unterstützen. In spezialisierten Einrichtungen sind diese zusätzlichen Therapieangebote bereits üblich. Eine Verbreiterung des Angebotes muss aus Patientensicht noch erreicht werden.

Sichere Handhabung und sichere Applikation von Zytostatika

Die Handhabung von Zytostatika ist in den letzten Jahren zunehmend ins Blickfeld der Arbeitssicherheit gerückt worden. Viele Arbeitsabläufe und individu-

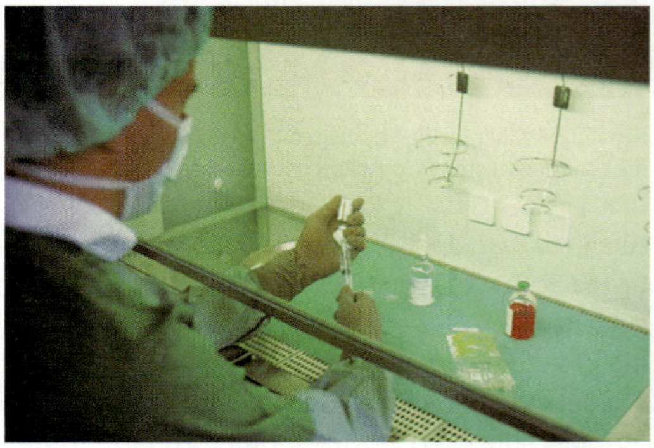

Zubereitung von Zytostatika

elle Schutzvorschriften haben sich dadurch entsprechend verändert.

> **⋯› Merke**
> Die derzeit gültigen Vorschriften zum sicheren Umgang mit Zytostatika erlauben die Zubereitung von Zytostatika in eine applikationsfertige Form nur noch in zentralen Zubereitungslabors, die meist von der Apotheke betrieben werden.

Auch eine gelegentliche Zubereitung ohne diese Schutzvorkehrungen ist nicht mehr zulässig. Hier hat sich die früher verbreitete Praxis der Herstellung durch Pflegende oder den Arzt im Stationsbereich grundlegend verändert. In gekennzeichneten, bruchsicheren Transportbehältern erreichen die zubereiteten, applikationsfertigen Zytostatikainfusionen die Station. Wenn bereits ein mit z. B. isotonischer Kochsalzlösung vorgefülltes Infusionsbesteck angeschlossen wurde, besteht im Stationsbereich kaum mehr die Gefahr des versehentlichen Kontaktes mit dem Wirkstoff. Zum persönlichen Schutz des Mitarbeiters reicht deshalb ein Schutzhandschuh beim Anhängen und Wechseln der Infusion aus. Der anfallende Infusionsmüll der Chemotherapie wird in dichten Plastiksäcken gesammelt und verschlossen und zum krankenhausspezifischen Abfall (sog. B-Müll) gegeben. Hier ist der Aspekt der Sicherheit auch auf die nachfolgenden Mitarbeiter, die den Abfall einsammeln und transportieren, auszuweiten.

Die Pflegenden werden regelmäßig über die Sicherheitsvorkehrungen informiert, diese Fortbildungen werden meist von der Apotheke angeboten.

> **⋯› Merke**
> Ein „Notfallset für Zytostatika" sollte vorbereitet sein, um bei versehentlichem Kontakt oder bei freigesetzten Zytostatika z. B. bei der Anlieferung durch Bruch oder durch Undichtigkeiten bei der Infusion, die Medikamente sicher und ordnungsgemäß aufzusammeln und zu entsorgen.

Notfallset zur Beseitigung von verschütteten Zytostatika

Das Notfallset enthält:

- jeweils 3 Paar Handschuhe in verschiedenen Größen,
- eine Labor-Schutzbrille mit Seitenschutz,
- einen flüssigkeitsdichten Überzieh-Schutzkittel, Überschuhe,
- eine Feinstaub- und Aerosol-Atemmaske (P2),
- Tupfer/Kompressen/Zellstoff,
- mehrere Abfallbeutel mit „Zytostatika-Abfall"-Aufkleber,
- 70%igen Alkohol zum Reinigen von Flächen und Befeuchten der Kompressen,
- Arbeitshinweise.

Im Zubereitungsraum steht für den Fall der Kontamination der Augen eine „Augendusche" bereit.

Verhalten im Gefahrfall

Erste Hilfe

1. Haut: Mit reichlich kaltem Wasser abwaschen.
2. Augen/Schleimhäute: Sofort mit viel Wasser mindestens 10 Min. spülen; dann Augenarzt aufsuchen.
3. Einatmen, Verschlucken: **sofort** einen Arzt aufsuchen.
4. Kontaminierte Kleidung sofort wechseln.

(Zusammenstellung von D. Wilde, Apotheke des Gemeinschaftskrankenhauses Herdecke, 8/98.)

Unter „Gefahrfall" ist jegliche Freisetzung von Zytostatika zu verstehen. Die erforderliche Ausrüstung befindet sich im Notfallset auf den Stationen. Der Bereich, der durch Zytostatika kontaminiert wurde, ist deutlich zu kennzeichnen, abzusperren und dadurch für andere Personen zu sichern. Folgende Schutzausrüstung ist bei der Reinigung zu benutzen: doppelte Handschuhe, Schutzbrille, Überziehkittel, Überschuhe, Atemschutzmaske. Bei auslaufenden Lösungen wird die Flüssigkeit mit einer ausreichenden Anzahl an Tupfern/Kompressen oder Zellstoff bedeckt und aufgenommen. Der anfallende Abfall incl. des Glasbruchs ist in einem dichten Plastikbeutel zu sammeln. Der gesamte Bereich muss, nachdem keine Substanzreste mehr sichtbar sind, großflächig 3-mal mit ausreichend Reinigungslösung/Alkohol 70% gewischt und abschließend mit Wasser gereinigt werden.

> **⋯› Merke**
> Jede Kontamination ist zu dokumentieren, bei jeglichem Kontakt von freigesetzter Substanz mit Haut, Schleimhaut oder den Augen ist ein Arzt zu konsultieren.

Ein entsprechendes Merkblatt (M 620) ist von der Berufsgenossenschaft für Gesundheitsdienst und Wohlfahrtspflege (BGW) herausgebracht worden und kann Ihnen sicher von der Krankenhausapotheke zur Verfügung gestellt werden.

Bei all den Sicherheitsvorkehrungen ist es dennoch erforderlich, dem Patienten einen konzentrierten, sicheren und selbstverständlichen Umgang mit den Medikamenten der Chemotherapie zu vermitteln. In der zuvor beschriebenen angsterfüllten Behandlungssituation sind zusätzliche, angstverstärkende Einflüsse möglichst zu vermeiden.

Ein Infusionszwischenfall, der in der Therapie mit Zytostatika u. U. gravierende Schäden für den Patienten zur Folge hat, ist das so genannte Paravasat.

Dabei läuft durch eine Verletzung der punktierten Vene die Infusionslösung in das umliegende Gewebe und kann dort, abhängig von der Substanz, starke Gewebsschädigungen zur Folge haben. Folgende Schritte sind notwendig:

- Infusion/Injektion sofort unterbrechen,
- Handschuhe anziehen, Infusion dekonnektieren,
- Versuch des Absaugens des Paravasates durch die liegende Kanüle,
- Infiltration des Paravasatgebietes mit Dexamethason (z.B. Fortecortin) (4–8 mg) sternförmig von peripher nach zentral,
- Hochlagern der Extremität,
- bei Daunorubicin/Doxorubicin/Epirubicin/Mitomycin: lokale Applikation vom DMSO, einem untoxischen lokalen Resorptionsförderer, alle 3–4 Std. für mind. 3 Tage; lokale Kühlung mit Eis in Intervallen,
- bei Vincristin/Vinblastin/Vindesin/Vinorelbine: *kein* Dexamethason (z.B. Fortecortin), Infiltration des Paravasatgebietes mit Hyaluronidase (z.B. Hylase), 150 IE (gelöst in 1 ml NaCl 0,9%); einmalig trockene milde Wärme,
- bei Etoposid/Teniposid/Paclitaxel: einmalig trockene milde Wärme,
- bei Cisplatin/Dactinomycin: lokale Infiltration von 2–4 ml einer Mischung von Natriumthiosulfat 10% mit Aqua ad inj. (4:6),
- exakte Dokumentation des gesamten Vorganges,
- ggf. Kortisonsalbe für einige Tage auftragen,
- ggf. chirurgische Wundbehandlung bei Nekrosen.

Der Vermeidung eines solchen Paravasates (Art und Lage der Kanüle, Dauer der Infusion, Information des Patienten) ist im Vorfeld von Pflegenden und Ärzten größte Aufmerksamkeit zu widmen. Der Patient muss einbezogen werden, besonders auf erste Zeichen wie Schwellung, Schmerz, Brennen oder Rötung an der Punktionsstelle zu achten und unmittelbar bei einem Verdacht Hilfe zu rufen.

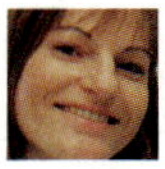

Pflegeangebot Sichere onkologische Hormontherapie

Andreas Portsteffen

Ein relativ großer Anteil der Tumoren ist in Organen lokalisiert, die selbst in typischer Weise eine Hormonabhängigkeit zeigen. Dies gilt insbesondere bei den häufigsten Tumoren bei Frauen, dem Mamma- und Ovarialkarzinom.

Verschiedene Therapieansätze sind möglich.

- Bei einer ablativen Therapie werden die Keimdrüsen operativ entfernt und somit die weitere Hormonproduktion dort ausgeschaltet (z.B. Orchiektomie, Ovariektomie).
- Eine additive, medikamentöse Therapie beinhaltet die Gabe von (meist gegengeschlechtlichen) Hormonen, die in den hormonellen Regelkreis eingreifen und so die endogene Hormonproduktion hemmen.
- Bei einer kompetitiven (konkurrierenden) Therapie werden Hormonantagonisten eingesetzt, die in der Lage sind, die eigentliche Hormonwirkung zu blockieren.

Der Hormonentzug hemmt die Zellteilung und ist teilweise für die Tumorzellen ein Signal zur Rückbildung von (Tumor-)Gewebe.

Hormontherapien sind meist mit weniger gravierenden Nebenwirkungen verbunden als zytostatische Therapien und können oft als Monotherapie über längere Zeiträume durchgeführt werden.

Die Einteilung der Medikamente nach ihrer Wirkungsweise ist in **Tab. 25.6** aufgezeigt.

Tabelle 25.6 Medikamente der onkologischen Hormontherapie

Medikamente	*Therapie*	*Begleiterscheinung*	*Nebenwirkungen*
Östrogene (Beispiele: Fosfestrol, Estramustin)	zur Behandlung des fortgeschrittenen Prostatakarzinoms		kardiovaskuläre Komplikationen, Ödeme, Gynäkomastie, Magenbeschwerden
Antiöstrogene (Beispiele: Östrogenrezeptor-Antagonisten wie Tamoxifen)	bei Mammakarzinom postmenopausaler Frauen	Verringerung von Osteoporose, kardiovaskulärer Schutz	Hautreaktionen, Kopfschmerzen, gastrointestinale Störungen, Amenorrhö, Endometriumveränderungen
(Beispiele: Aromatase-Hemmer wie Letrozol, Anastrozol)			Hauterscheinungen, Müdigkeit, Übelkeit
Gestagene (Beispiele: Medroxyprogesteronacetat, Megestrolacetat)	bei Endometriumkarzinomen, Mamma-, Prostatakarzinomen	Gewichtszunahme bei kachektischen Patienten durchaus erwünscht	Thromboserisiko, Vaginalblutungen, Amenorrhö, Ödeme, Muskelkrämpfe
Antiandrogene (Beispiele: Cyproteronacetat, Flutamid)	beim fortgeschrittenem Prostatakarzinom		Gynäkomastie, seltener kardiovaskuläre Störungen, Übelkeit, Appetitlosigkeit und Müdigkeit
GnRH-Agonisten (Beispiele: Buserelin, Goserelin)	bei Prostata- und Mammakarzinom		Knochenschmerzen, Hitzewallungen, Amenorrhö, Potenz- u. Libidoverlust, seltener Gynäkomastie

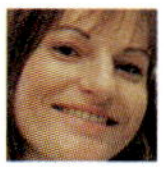

Pflegeangebot Sturzprophylaxe

Andrea Jandt

Eine sichere Fortbewegung ist an Standfestigkeit, Balance, Umgebungswahrnehmung, Reaktion auf Hindernisse und körperliche Bewegungsfähigkeit gebunden. Im Alter sind diese Faktoren oft nicht mehr in ausreichendem Maß gewährleistet, sodass es zu Stürzen kommen kann. Für den bis zum Sturzereignis selbstständigen alten Menschen bedeutet ein Sturz Schmerzen und meist eine Krankenhauseinweisung. Aufgrund der möglichen physisch (Invalidität, Tod) und psychisch (Angst, Abhängigkeit) lebensbedrohenden Folgen ist der Sturzprophylaxe in der Pflege erhöhte Aufmerksamkeit zu schenken (**Abb. 25.7**). Dies ist beispielsweise dann der Fall, wenn der Patient geführt oder das Bett frisch bezogen wird. Beim Führen kann sich der Patient bei der Pflegeperson unterhaken (**Abb. 25.7 a**), die dann bei einer möglichen Gangunsicherheit allerdings wenig Möglichkeit hat einzugreifen. Denken Sie immer daran, den Patienten nach kinästhetischen Richtlinien zu unterstützen, also an den Massen anzufassen und nicht an den Zwischenräumen. Beim Führen des Patienten durch zwei Pflegepersonen können diese den Unterarm des Patienten „schienen" und ihm so Halt geben (**Abb. 25.7 b**). Wenn beim Bettenmachen zwei Pflegepersonen anwesend sind, sollte eine Pflegeperson den Patienten an Schulter und Becken halten (**Abb. 25.7 c**). Ist nur eine Pflegeperson anwesend, sollte sie dicht vor dem Patienten stehen, um ihm ein sicheres Gefühl zu vermitteln (**Abb. 25.7 d**).

Vor der Planung der Prophylaxemaßnahmen geht es um die Ermittlung

- des Mobilitätsstatus: welche Hilfe und welche Hilfestellung werden benötigt?
- der Symptome, welche die Mobilität beeinträchtigen: z. B. Schwäche, Erschöpfung, Gelenksteife, Schmerzen, Harninkontinenz,
- des Umgangs mit Mobilitätsproblemen: Kann der Patient Ursache und Schweregrad einschätzen? Wie sieht die Auswirkung auf Aktivitäten aus? Welche Ziele verfolgt der Patient?
- möglicher früherer Stürze: Anzahl, Verletzungen, Angst, Umstände,
- und um die Erfassung endogener (innerer) und exogener (äußerer) Ursachen wie sie in der **Tab. 25.7** im Überblick dargestellt sind.

Die Prophylaxe richtet sich zunächst auf die endogenen Ursachen mit der Fragestellung, ob diese beeinflussbar sind oder nicht, z. B. ob der Patient eine andere Gehhilfe benötigt. Im Weiteren geht es darum, äußere Faktoren, die zu Sturzereignissen führen können, zu beseitigen oder wenigstens zu reduzieren. Eine genaue systematische Umgebungsanalyse ist dabei von Nutzen (z. B. Corr 1992, S. 184 f.).

Zur Prävention von Schenkelhalsfrakturen werden Hüftgelenksprotektoren angeboten. Diese bestehen aus anatomisch geformten Kunststoffschalen, die mittels einer dünnen Hose auf dem Trochanter getragen werden und bei einem Sturz durch die vergrößerte Fläche die Energie des Aufpralls abfangen.

Das Anbringen von Bettgittern bei sturzgefährdeten Patienten ist sorgfältig abzuwägen. Gerade demente und verwirrte Patienten klettern über die Gitter und fallen dann aus größerer Höhe. Eine bessere Maßnahme ist es, das Bett an die Wand zu schieben, so dass der Patient zumindest von einer Seite geschützt ist.

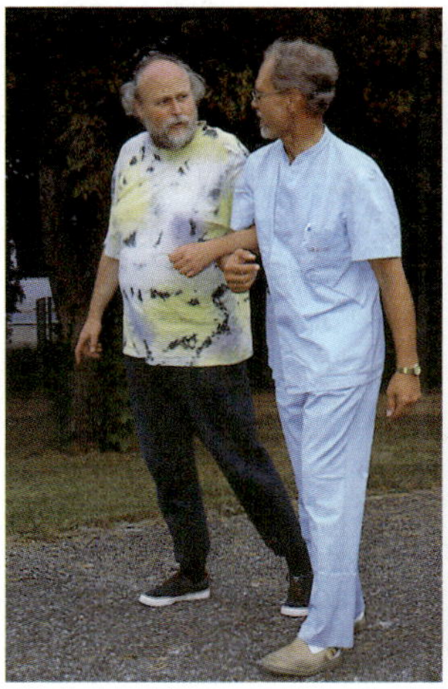

a

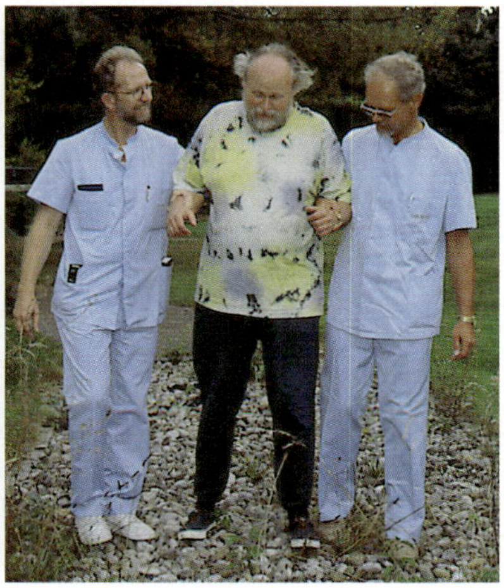

b

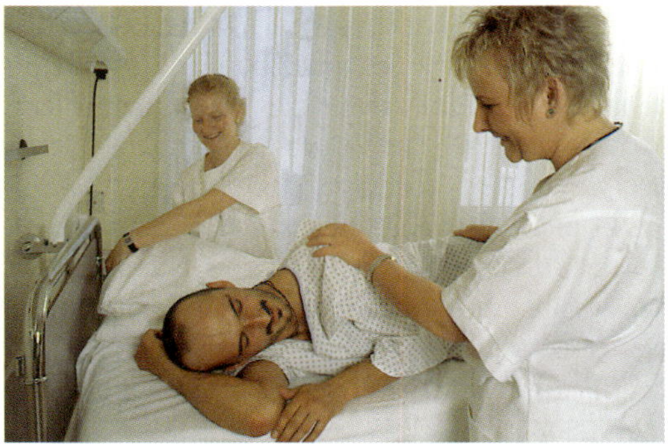

c

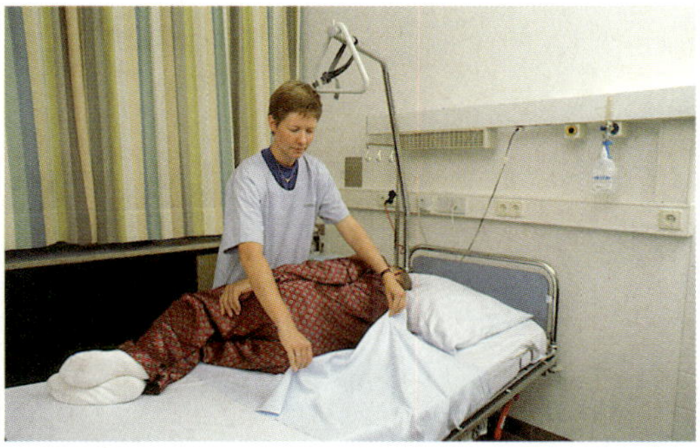

d

Abb. 25.7 a – d Sturzprophylaxe. Dem Patienten Sicherheit geben **a** beim Führen durch eine Pflegeperson, **b** beim Führen durch zwei Pflegepersonen, **c** beim Bettenmachen zu zweit und **d** alleine

Tabelle 25.7 Endogene und exogene Ursachen für Stürze

Endogene Ursachen	*Exogene Ursachen*
veränderte nach vorn gebeugte Körperhaltung im Alter bedingt relative Instabilität, Gangunsicherheit (S. 291)	fremde, ungewohnte Umgebung
Abnahme des Balancereflexes vestibuläre Dysfunktionen	instabile Möbel fehlende Haltegriffe
verlängerte Reaktionszeit auf Hindernisse	rutschiger, nasser, unebener Boden, Dusch- und Badewannen
beeinträchtigtes Seh- und Hörvermögen	Stolperfallen wie Teppichkanten, herumliegende Kabel
psychische Befindlichkeit: Angst, Stress, Depression, Verwirrung	blendender oder schattenwerfender Lichteinfall, schlechte Beleuchtung
kardiologische Erkrankungen wie Synkopen, orthostatische Hypotension etc.	unangemessene Höhe von Betten und Toiletten
neurologische Erkrankungen wie Schlaganfall, Parkinson, Demenz etc.	falsches Schuhwerk (kein stabiler Halt im Schuh, glatte Schuhsohlen)
Beeinträchtigungen des Bewegungsapparates wie Myopathien, Arthrosen etc.	Reizüberflutung (Aufmerksamkeit wird abgelenkt)
Medikamente wie Psychopharmaka, Sedativa, Hypnotika etc.	Fixierung (S. 1388) und Bettgitter

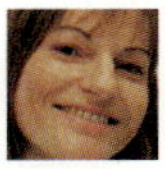

Pflegeangebot Brandschutz im Krankenhaus

Klaus Nockemann

Das offene Herdfeuer ist längst nicht mehr Mittelpunkt unseres häuslichen und beruflichen Seins. Einzeln befeuerte Öfen sind Seltenheit geworden, und wir haben uns abgewöhnt, Feuer zu unterhalten und zu hüten.

Die Aufgabe, Feuer zu unterhalten und zu hüten, haben wir an Spezialisten übertragen. Gewaltige Feuer werden von ihnen unterhalten und gehütet in den Gas-, Öl-, Kohlekraftwerken und Atommeilern. Nicht zu vergessen die Wasser- und Windkraft, deren Energie aus dem Feuer der Sonne resultiert.

In den Kraftwerken wird zum überwiegenden Teil elektrischer Strom erzeugt. Ein Medium, das für den Erhalt unserer Zivilisation unverzichtbar ist. Aber wer denkt schon beim elektrischen Strom an Feuer, denn das ist ja „gezähmt" worden in den Kraftwerken (**Abb. 25.8**).

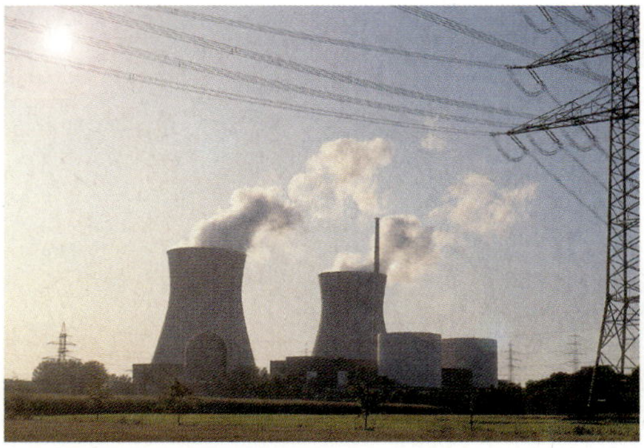

Abb. 25.8 Kernkraftwerk

Formen des Brandschutzes

Das Krankenhaus ist wie kaum eine andere Einrichtung sensibel gegenüber Brandgefahren. Tritt trotz aller Vorsichtsmaßnahmen der Brandfall ein, denken viele Menschen zunächst an Evakuierung. Dass eine solche unter erschwerten Bedingungen (viele Patienten sind bewegungsunfähig oder bewegungseingeschränkt) kaum möglich sein wird, gilt es zu bedenken.

Die wichtigste Tatsache aber, die nur wenigen Menschen im Bewusstsein ist (außer denen, die es erlebt haben), ist, dass bei einem Feuer ungeheure Mengen an Rauch entstehen.

> **Merke**
> Beim Verbrennen von 20 kg Schaumgummi (z.B. Matratze) entstehen 50 000 Kubikmeter Rauch. Bedenken Sie: Feuer ist „schwarz", Sie können nichts mehr sehen.

Wir müssen also lernen, dass die größte Gefahr beim Brand nicht vom Feuer ausgeht, sondern vom Rauch. Aufgrund des gewaltigen Volumens der Rauchentwicklung entsteht rasch ein Überdruck im Bereich des Brandes, d.h. der Rauch dringt überall hin durch jede Ritze usw. Sehr bald nach Entstehung des Brandes ist die Sicht auf Null reduziert. Eine noch größere Gefahr bildet der Rauch durch seinen Gehalt an für uns giftigen Stoffen, wie Kohlenmonoxid und anderen Verbrennungsprodukten. Diese führen sehr rasch zu einer starken Vergiftung und zum Tode.

In Spielfilmen, Brandschutzvideos, wo wir Brandszenen zu sehen bekommen, kommt diese Tatsache nicht zur Darstellung, was auch nachvollziehbar ist, denn wer würde sich einen Film anschauen wollen, in dem minutenlang nichts als Schwärze zu sehen ist.

Trotzdem dürfen Sie nicht vergessen: **Feuer ist schwarz**.

Was ist zu tun, damit wir die Patienten und uns vor den Gefahren des Feuers schützen können?
Es sind fünf Dinge, die wir beherrschen müssen:

- Brandverhütung;
- organisatorischer Brandschutz,
- technischer Brandschutz,
- srategischer Brandschutz,
- baulicher Brandschutz.

Diese Dinge machen wir uns am besten mit dem Bild einer Wand klar, die aus verschiedenen Puzzleteilen besteht (**Abb. 25.9**).

Zur Abwehr störender, ja gefährdender Einflüsse und Ereignisse errichten wir Barrieren, Wände, Dämme und anderes mehr, wohl wissend, dass die schwächste Stelle das Maß für die gesamthafte Schutzwirkung ist. Alle Dinge (Maßnahmen) müssen sich ineinander verzahnen wie bei einem Puzzle. Nur wenn sie richtig zueinander passen, bleiben keine Lücken. Weder Rauch noch Feuer haben dann eine Chance.

Brandverhütung. Sie ist das oberste Gebot. Ein Grundsatz, den in anderer Form jeder Mensch und insbesondere jeder Pflegende kennt, heißt: Vorbeugen ist besser als Heilen.

Organisatorischer Brandschutz. Darunter versteht man das sinnvolle Zusammenwirken des Wissens und Könnens aller im Krankenhaus tätigen Mitarbeiter und ihres richtigen Handelns im Brandfall. Mit anderen Worten: die richtigen und notwendigen Entscheidungen, die im Falle eines Falles zu treffen sind, muss jeder beherrschen. Ziel ist dabei, das Ausmaß der Gefährdung so klein wie möglich zu halten.

Merke
Jeder neue Mitarbeiter muss umgehend über die wichtigsten Brandverhütungsmaßnahmen und den organisatorischen Brandschutz unterrichtet und eingewiesen werden. Damit die Kenntnisse und Fähigkeiten nicht in Vergessenheit geraten, sind regelmäßige Schulungen (einmal jährlich) und Verabredungen unbedingt erforderlich.

Jeder weiß: wo sind Feuermelder, wo sind Brandschutz- oder Rauchschutztüren, wie geht man mit einem Feuerlöscher um, wo sind die Rettungswege, wie alarmiere ich richtig. Was im Einzelnen alles dazu gehört und welche Zusammenhänge bestehen, ist stations- bzw. hausspezifisch. Die Telefonnummer für Feueralarm in Ihrer Klinik kennt jeder.

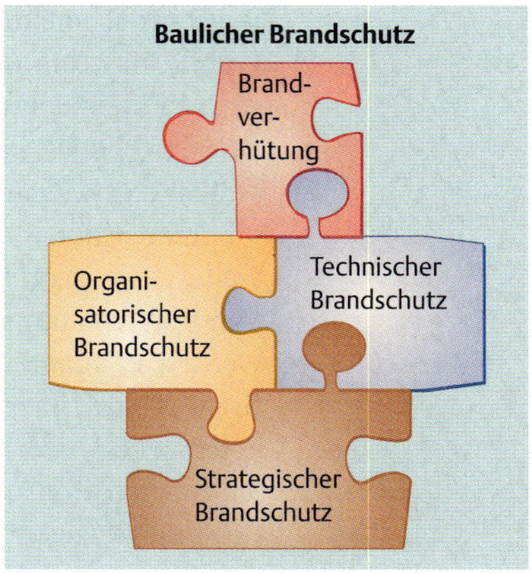

Abb. 25.9 Die einzelnen Puzzlesteine eines wirksamen Brandschutzes

Technischer Brandschutz. Hier geht es darum, dass die Vielzahl der im Krankenhaus verwendeten Geräte und Hilfsmittel, soweit sie eine Brandgefahr darstellen, regelmäßig geprüft, aber noch wichtiger, von den damit umgehenden Mitarbeitern bestimmungsgemäß genutzt werden. Bestimmungsgemäß bedeutet, dass ein Gerät oder ein Hilfsmittel nur zu dem Zweck verwendet wird, für den es tatsächlich vorgesehen ist.

Die Aufgabenstellung „Technischer Brandschutz" haben sich die Mitarbeiter der technischen Abteilung zur Aufgabe zu machen. Sie erstreckt sich ebenso auf die vielen haus- und betriebstechnischen sowie medizintechnischen Anlagen und stellt sicher, dass diese Geräte jederzeit ordnungsgemäß funktionieren und nicht zu einer Brandgefahr führen. Aber ohne eine adäquate Aufmerksamkeit der Menschen, die mit diesen Geräten umgehen (z.B. Pflegende), kann eine technische Abteilung nicht wirksam reagieren.

Merke
Defekte Geräte sofort aus dem Verkehr ziehen und in die Werkstätten geben, Mängel am baulichen Brandschutz ebenfalls melden!

Strategischer Brandschutz. Er ist ein weiteres wichtiges Puzzlestück der Brandschutzwand, denn wenn es brennt, kommt alles darauf an, dass in möglichst kurzer Zeit Hilfskräfte (intern oder von extern Feuerwehr usw.) an den Brandherd zwecks Bekämpfung gelangen können. Dazu sind zunächst um die Gebäude Zufahrtswege (so genannte Feuerwehrstraßen) geschaffen. Diese sind gesondert gekennzeichnet und müssen unbedingt frei gehalten werden.

Regelmäßige Rundgänge externer und interner Hilfskräfte finden ebenfalls statt, damit im Falle eines Falles durch gute Ortskenntnisse die Zeit zwischen Entstehung eines Brandes und Eingreifen der Rettungskräfte so kurz wie möglich bleibt.

Merke
Je kürzer die Zeit zwischen der Entstehung eines Brandes und dem Eingreifen von Hilfskräften, um so geringer ist die Schadenshöhe bzw. das Schadensausmaß.

Baulicher Brandschutz. Diesem liegt das Prinzip zugrunde, dass die Ausbreitung von Feuer und Rauch stets auf den kleinstmöglichen Teil (Brandabschnitt) eines Gebäudes beschränkt bleiben soll. Den Abschluss dieser Brandabschnitte bilden Brandwände.

Brandschutz- oder Rauchschutztüren, die entweder stets geschlossen gehalten werden oder als Türen durch automatische Halterungen aufgehalten werden, erlauben den Durchgangsverkehr. Automatische Melder, oder ein betätigter Druckknopfmelder in dem entsprechenden Bereich, lassen sie im Brandfall zufallen. Hier sind in hohem Maße die Nutzer des Gebäudes angesprochen, denn eine solche Tür kann sich nur sicher schließen, wenn in ihrem Schließbereich keine Gegenstände gelagert oder abgestellt sind.

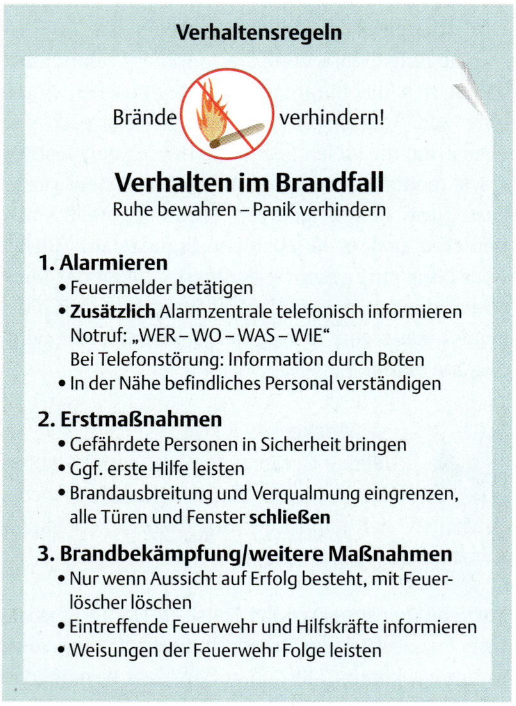

Verhaltensregeln

Brände verhindern!

Verhalten im Brandfall

Ruhe bewahren – Panik verhindern

1. Alarmieren
- Feuermelder betätigen
- **Zusätzlich** Alarmzentrale telefonisch informieren
  Notruf: „WER – WO – WAS – WIE“
  Bei Telefonstörung: Information durch Boten
- In der Nähe befindliches Personal verständigen

2. Erstmaßnahmen
- Gefährdete Personen in Sicherheit bringen
- Ggf. erste Hilfe leisten
- Brandausbreitung und Verqualmung eingrenzen, alle Türen und Fenster **schließen**

3. Brandbekämpfung/weitere Maßnahmen
- Nur wenn Aussicht auf Erfolg besteht, mit Feuerlöscher löschen
- Eintreffende Feuerwehr und Hilfskräfte informieren
- Weisungen der Feuerwehr Folge leisten

Abb. 25.10 Verhalten im Brandfall

> **Merke**
> Defekte Haltevorrichtungen von Brandschutz- und Rauchschutztüren müssen sofort gemeldet werden. Ein Feststellen dieser Türen durch Keile oder andere Gegenstände, ist strikt verboten.

Weiter gehören zum baulichen Brandschutz Feuerlöscher und Wandhydranten, die an gut sichtbarer Stelle platziert sind. Einen Nutzen bieten diese nur dann, wenn auch Erfahrung im Umgang damit besteht, was wiederum heißt, dass im Rahmen des organisatorischen Brandschutzes entsprechende Übungen veranstaltet werden müssen.

> **Merke**
> Die Kenntnis der Elemente des baulichen Brandschutzes ist eine Grundvoraussetzung für einen guten organisatorischen Brandschutz.

Alle Ausführungen in den 5 Elementen des Brandschutzes basieren in ihrem Grundgehalt auf der so genannten „Kalten Lage“, d. h. wir stellen diese Überlegungen an, machen Übungen oder treffen Verabredungen für einen Fall der Fälle, der nicht eintreten soll. Dies ist das Problem jeder Vorbeugung, denn wer übt oder lernt schon gerne und dann noch mit Überzeugung für ein Ereignis, das möglichst nie eintreten soll.

Damit allen Mitarbeitern dies nachhaltig deutlich bleibt, sind alle zuvor aufgeführten Maßnahmen in einer Brandschutzordnung festgelegt. Diese Brandschutzordnung muss jedem Mitarbeiter zugänglich sein und ist außerdem in einer Kurzfassung (**Abb. 25.10**) überall auszuhängen. Ihre Beachtung ist oberstes Gebot und deshalb auch dem Patienten nahe zu bringen.

B Krankenhaushygiene

Franz Sitzmann

25.5 Bedeutung für den Menschen

25.5.1 Einleitung

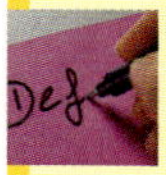

Definition

Krankenhausinfektion, die neuere Bezeichnung „**noso**k**o**miale **I**nfektion“ (NKI) leitet sich ab von griech. nosokomion = Krankenhaus und ist damit inhaltlich identisch mit dem veralteten Begriff Hospitalinfektion (lat. hospitale = Krankenhaus) oder infektiöser Hospitalismus. Damit bezeichnet man Infektionen, die Patienten während eines Krankenhausaufenthaltes zusätzlich zu ihrer Grunderkrankung erworben haben.

Der Begriff **Hospitalismus** bezeichnet im weitesten Sinne jede Schädigung durch Krankenhausfaktoren, negative Folgen der Pflegebedürftigkeit eines Menschen. Dazu gehört jede durch die besonderen Verhältnisse der pflegerischen und ärztlichen Versorgung bedingte psychische oder physische Schädigung des Patienten.

Auch Krankenhausinfektionen können **sporadisch** (vereinzelt, gelegentlich, selten), **endemisch** (ständig vorkommend, in einem begrenzten Bereich) und **epidemisch** (stark gehäuft, jedoch örtlich und zeitlich begrenzt) auftreten. Eine Krankenhausinfektion bedeutet für den **Patienten** eine akute Gefährdung, mit der Infektion verbundenes persönliches Leid, verschlechterte qualitative Ergebnisse pflegerischer und ärztlicher Eingriffe, einen damit verbundenen längeren Krankenhausaufenthalt und möglicherweise einen Arbeitsausfall. Für den **Mitarbeiter** bedeutet eine Krankenhausinfektion einen erhöhten pflegerischen Aufwand. Daneben sind nosokomiale Infektionen auch von unmittelbarer ökonomischer Bedeutung, da sich die Behandlungskosten u.a. durch steigende Verweildauer erhöhen. Das folgende Fallbeispiel dient zur Veranschaulichung:

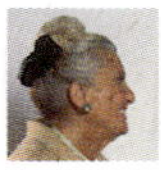

Nach Operation zum „Pflegefall“? Frau Moll lebt als 75-Jährige allein in ihrer Wohnung, da sie noch sehr rüstig ist.
Eines Tages im Winter stürzt sie vor der Haustür so unglücklich, dass sie sich den rechten Unterschenkel und die rechte Hand bricht. Jetzt liegt sie schon 6 Wochen im Krankenhaus, da die Brüche keine Heilungstendenz zeigen. Sie ist sehr unglücklich, da sie nichts mehr selbst tun kann. Außerdem hat sie in der ganzen Zeit nur zweimal eine Nachbarin besucht. Sie klagt über Druckschmerzen am Rücken. Von Tag zu Tag schwindet ihr Mut. Anfangs versuchte sie sich mit der linken Hand selbst zu waschen, jetzt lässt sie alles einfach geschehen. Sie klagt, sie sei müde, es gehe nicht, und es habe ja doch keinen Zweck.
In der 7. Woche steigt plötzlich ihre Temperatur massiv an. Diagnose: linksseitige Pneumonie, verursacht durch einen Bakterienstamm, der multiresistent ist. Ein neues Medikament wird angewendet und die Infektion kann unter Kontrolle gebracht werden. Nach einigen Tagen ist Frau Moll fieberfrei.
Nach fast 10 Wochen Krankenhausaufenthalt kann Frau Moll entlassen werden. Zu Hause findet sie sich aber nicht mehr zurecht und wird in einem Pflegeheim aufgenommen.

In diesem Fallbeispiel treten 3 verschiedene Formen von Hospitalismus in Erscheinung: psychischer, infektiöser und physiologischer Hospitalismus. Der Begriff „physiologischer Hospitalismus“ ist ungebräuchlich. Als Pflegediagnose kann dieser Zustand als Verlegungsstress-Syndrom (Doenges, Moorhouse 1994) formuliert und mit psychologischen und/oder psychosozialen Störungen infolge der Verlegung von einer Umgebung in die andere erklärt werden.

25.5.2 Natürlicher Schutz vor Infektionen

Der Mensch besitzt eine Reihe wirkungsvoller äußerer und innerer Schutzmöglichkeiten (Sitzmann 1999). Er wehrt als Gesunder Mikroorganismen ab. Ein Mikroorganismus, der eine Immunreaktion auslöst, hat antigene Eigenschaften. Darauf reagiert der Körper zunächst mit einer unspezifischen, zellulären Immunreaktion. Durch diese *unspezifische Immunreaktion* wird die Antikörperproduktion aktiviert.

Kennt der Körper des Menschen bereits den Mikroorganismus aus vorherigen Kontakten, so schüttet der Organismus bei erneutem Kontakt *spezifische Antikörper* aus, die er zu seinem Schutz in großer Zahl neu bildet. Gleichfalls schützt sich der Körper durch intakte *Organfunktionen* (Sitzmann 1999) in der Abwehr von Krankheitserregern. So wirkt z.B. die *intakte Haut* mit ihrer geschlossenen mehrschichtigen Epitheldecke, dem konstanten Säuren-Basen-Gleichgewicht und der physiologischen Standortflora als Barriere für Mikroorganismen.

25.6 Phänomene wahrnehmen und beobachten

Franz Sitzmann

25.6.1 Organisation der Krankenhaushygiene

Therapie und pflegerische Prophylaxe von Erkrankungen stellen im Krankenhaus eine unteilbare Einheit dar. Insbesondere im Bereich der Krankenhaushygiene ist der Wert patientenorientierter, interprofessioneller Zusammenarbeit nicht hoch genug zu veranschlagen. Prophylaxe bedeutet dabei in hohem Maße das Verwirklichen hygienischer Grundbedingungen. Dieser Schutz dient sowohl Patienten als auch Mitarbeitern.

> **Merke**
> Jeder Mitarbeiter trägt bei seiner Arbeit mit dem Patienten eine nicht delegierbare hygienische Verantwortung, die zusammen die Gemeinschaftsleistung als Ergebnisqualität aller in der Einrichtung Tätigen ergibt. Daraus folgt, dass Hygiene nicht nur organisiert, sondern auch kommuniziert werden muss.

Infektionsprophylaxe für Altenheim und Krankenhaus werden in verschiedenen Gesetzen, Richtlinien und Empfehlungen formuliert (vgl. Sitzmann 1999).

Das Gebiet der Krankenhaushygiene scheint nur wenig geeignet, mit der „Keule" von Gesetzen, Verordnungen und Richtlinien reglementieren zu wollen. Allzu leicht führt dies zu starren, perfektionistischen Bindungen. Wenn wissenschaftliche Ergebnisse praxiswirksam werden sollen, bedarf es krankenhausspezifischer Organisationsformen. Ziel ist das Fördern ergebnisorientierter Motivation der Mitarbeiter, vertrauensvolle Zusammenarbeit und gegenseitige Achtung der Arbeit, also Gesichtspunkte moderner Arbeitswissenschaften. Veränderungen vollziehen sich nur mit außerordentlich hoher Phasenverzögerung. Umso wichtiger sind hausinterne Maßnahmen, die durch eine ebenfalls interne Organisation festgelegt, koordiniert und überwacht werden.

> **Merke**
> Hygiene muss auch verhaltensbezogen initiiert werden.

So wie Krankenhaushygiene vom Krankenhaus selbst praktiziert werden muss, so kann auch nur ihre hausinterne Organisation die wünschenswerte Effektivität sichern. Sie ist Voraussetzung für gründliche epidemiologische Analysen und für das kooperative Erarbeiten und vertrauensvolle Durchsetzen gezielter infektionsprophylaktischer Maßnahmen. Nachfolgend werden Strukturen, wie sie in fast jedem Krankenhaus existieren, kurz vorgestellt.

25.6.2 Krankenhausinterne Strukturen zur Sicherung der Krankenhaushygiene

Hygienekommission. Dieses Gremium ist für die abschließende Beschlussfassung von Hygieneplänen und Regelungen zur Meldung bei Krankenhausinfektionen verantwortlich sowie bei der Planung von Baumaßnahmen zu beteiligen. Nur mit einer von der Anzahl der Personen her beschränkten Zusammensetzung (z. B. Vertreter aus Apotheke, Bakteriologie, Haus- und Betriebstechnik, Hygienebeauftragte, Fachpflegende für Krankenhaushygiene) und fachlicher Kompetenz und Akzeptanz vor Ort lassen sich Arbeitsergebnisse entwickeln, die dem Ziel entsprechen.

Fachkrankenschwestern oder -pfleger für Krankenhaushygiene (HFK). Mit dieser Funktion sollten engagierte und motivierte Pflegende mit langjähriger Erfahrung beauftragt werden. Vorwiegend eigenaktiv aus sachbezogener Motivation müssen diese Mitarbeiter in der Beratung und Entwicklung der Krankenhaushygiene tätig werden. Da diese Aufgabe nicht nur die Beratung von Pflegenden, sondern aller Berufsgruppen im Krankenhaus umfasst, verlangt sie Fähigkeiten in Menschenführung, verhaltensrelevanter Kommunikation und Schulung der unterschiedlichsten Personen und Mitarbeitergruppen. Beispielsweise wird eine hohe sprachliche und fachliche Kompetenz benötigt, denn dieser Pflegende muss imstande sein, ein und denselben Sachverhalt, wie z. B. „fakultativ pathogene Keime", einem Internisten, Verwaltungsleiter, Pflegenden und einer Köchin in der Klinik in deren subjektiver Bedeutsamkeit verständlich zu machen.

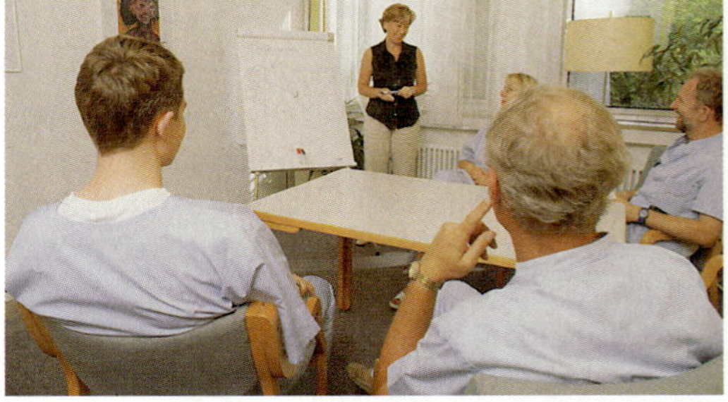

Die Mitarbeiter sollten kontinuierlich zu Themen der Hygiene fortgebildet werden

Hilfreich ist, dass es sich hierbei um eine beratende Aufgabe als Stabsfunktion des Ärztlichen Leiters handelt, die Verantwortung für den hygienischen Standard bleibt bei dem einzelnen Mitarbeiter, die Gesamtverantwortung trägt der Ärztliche Direktor.

Hygienebeauftragte. Diese im Gegensatz zum Fachpflegenden für Krankenhaushygiene in der Regel nebenamtliche Funktion sollte an erfahrene Ärzte übertragen werden, die über Kenntnisse in Hygiene oder Mikrobiologie verfügen.

Desinfektoren. Es ist erforderlich, dass das Krankenhaus einen Desinfektor einsetzen kann. Er kann im Lohnauftrag beauftragt werden.

Krankenhaushygieniker. Die Mitarbeit eines Arztes für Hygiene oder, mit entsprechender Weiterbildung, vom Arzt für medizinische Mikrobiologie und Infektionsepidemiologie sollte im Krankenhaus gesichert sein.

Hygieneplan. Nicht allein aus den Unfallverhütungsvorschriften (UVV VBG 103, §9) begründet sich das Erarbeiten von Verabredungen, in denen festgelegt ist, welche Maßnahmen zur Reinigung, Desinfektion und Sterilisation in einem Arbeitsbereich durchzuführen sind. Eine solche Übersicht hat ihren besonderen Wert bereits während der Neuformulierung und späteren Überarbeitung (Aktualisierung), wenn in kooperativer Zusammenarbeit im besten Sinne zwischen Pflegenden der Abteilung, dem Hygienebeauftragten und der Hygienekommission eine solche Verabredung entsteht. Dabei geht es nicht um einen demokratischen Entscheidungsprozess, sondern um eine Überprüfung anhand der Arbeitsprozesse der Abteilung. Hygiene ist in hohem Maße auf die Akzeptanz und Motivation der Mitarbeiter angewiesen, die nicht durch Anweisung und Dienstvorschriften zu erreichen sind. Für neue Mitarbeiter ist eine Hygieneverabredung eine gute Orientierung über die Hygienekultur im neuen Arbeitsbereich.

Ein Beispiel für eine solche Verabredung ist der Reinigungs- und Desinfektionsplan einer Abteilung für Rückenmarksverletzte (**Tab. 25.8**). Es handelt sich dabei nicht um einen Hygieneplan; dieser umfasst sehr viel mehr Einzelverabredungen, z. B. zum Katheterismus, Umgang mit Sondenkost, zur endotrachealen Absaugung, zum Verbandwechsel chronischer Wunden usw.

Weitere wesentliche Bestandteile eines Reinigungs- und Desinfektionsplanes sind:

- Datumspalte mit der letzten Änderung sowie Namen der verantwortlichen Verfasser,
- Angaben zu den ausführenden Berufsgruppen,
- Häufigkeit der Ausführung,
- Materialverwendung.

Wichtige Ergänzungen zu Tab. 25.8. Bei der Anwendung von Desinfektionslösungen sollen **immer** Handschuhe getragen werden und alle Desinfektionslösungen müssen täglich frisch angesetzt werden. Da keine routinemäßige Fußbodendesinfektion praktiziert wird, ist es wichtig, dass nach jeder Kontamination mit potenziell infektiösem Material (z. B. Urin, Blut, Stuhl) sofort eine gezielte Desinfektion der Fläche durchgeführt wird (z. B. Incidin Plus 0,5% und Einmaltuch). Im Rahmen der Unterhaltsreinigung durch eine Reinigungsfirma sind erforderliche Flächendesinfektionsarbeiten (z. B. bei Patienten mit septischen Wunden) durch den Bezugspflegenden bei der Pflegerischen Bereichsleitung an- und abzumelden. Bei Schlussdesinfektion an Quarantänelagerung des unbenutzten, optisch sauberen Pflegematerials denken (Sitzmann 1999).

Tabelle 25.8 Reinigung und Desinfektionsplan: Abteilung für Querschnittgelähmte

Parameter	*Wer macht's?*	*Wie oft?*	*Was wird genommen?*
Dusch-Toiletten-Stuhl (D-T-Stuhl)	Pflegender	nach jeder Benutzung	Wischdesinfektion Incidin Plus 0,5%, kurze Einwirkzeit, mit Wasser klar abspülen vor jeder Benutzung
Ansetzen der Desinfektionslösung für D-T-Stühle	Stationshilfe	täglich	markierter Eimer: 4 Liter Wasser + 20 ml Incidin Plus = 0,5%-Lösung mit jeweils frischem Lappen
Einmalhandschuhe für digitales Anreizen des Afterschließmuskels	Pflegender	bei jeder Benutzung	PVC-Handschuh: iatrogene Pudersilikose vermeiden: behandschuhte Hand vor Anreizen mit Wasser abwaschen
Patientenlifter: Gurtsystem	Pflegender	nach Verschmutzung	Stationswaschmaschine und Waschpulver
Patientenlifter: Rahmen + Räder	Pfleger, Außendienst	1× monatlich	Neutralseife und sauberer, ausgekochter Lappen
Waschschüsseln, Nierenschalen	Pflegender	täglich	Wischdesinfektion Incidin Plus 0,5%, Einwirkzeit: bis angetrocknet, vor erneuter Benutzung mit Wasser klar abspülen
Desinfektionslösung für Waschschüsseln in den Bädern	Stationshilfe Pflegende	täglich am Wochenende	markierter Eimer: 4 l Wasser + 20 ml Incidin Plus = 0,5%-Lösung mit frischem Lappen

→

Tabelle 25.8 Reinigung und Desinfektionsplan: Abteilung für Querschnittgelähmte

Parameter	*Wer macht's?*	*Wie oft?*	*Was wird genommen?*
Thermometer (auf Nachttisch, benutzt mit Einmalhülle)	Pflegender	nach Benutzung	Abwischen mit Einmaltuch und 70% Alkohol
Instrumente (Verbandwechsel, Katheterismus)	Pflegender	nach Benutzung	Trockenablage der Instrumente in Transportkiste, Zentralsterilisation
Redon-Flaschen	Pflegende	nach Verwendung	Schutzhandschuhe, Blut in Ausguss entleeren, mit Wasser spülen, ablegen in Transportkiste, Zentralsterilisation
Patientenzimmer: Nachtschrank	Stationshilfe	täglich	Eukalyptus-Reinigungszusatz zum Wasser, evtl. mit Neutralseife, frischer Lappen
septische Patienten: Nachtschrank	Stationshilfe	täglich	Wischdesinfektion Incidin Plus 0,5% Lösung mit frischem Lappen
Händedesinfektionsmittel, Seife	Stationshilfe	Flaschenwechsel nach Bedarf	
Fußboden	Reinigungsfirma	täglich	Eukalyptus-Reinigungszusatz 2,5 cm^3/8 l zum Wischwasser + Flüssigseife
Fußboden und weitere horizontale Flächen bei septischen Patienten	Reinigungsfirma	täglich	Incidin Plus 0,5% Lösung
Waschbecken, Toiletten, Armaturen, Sonstiges	Reinigungsfirma	täglich	Reinigung mit DX 100 pur auf frisch gekochtem Leder, Alkosoft, Push flüssig
Medikamenten-Tages-Dispenser	Außendienst	1. und 3. Montag im Monat	Wasser + wenig Neutralseife + frischer gekochter Lappen
Medizinschrank	Außendienst	1× im Quartal	(wie oben)
Arbeitsfläche zum Aufziehen von Injektionen und Infusionen	jeder Pflegende	bei jedem Aufziehen	Alkohol 70% mit frischem Tuch oder Papierhandtuch aufbringen, abtrocknen lassen
Papierhandtücher **im** Spender	Reinigungsfirma	bei Bedarf	keinen Vorrat auf Spender lagern
Oberflächen: Möbel, Telefon usw.	Reinigungsfirma	täglich	Reinigung mit Alkosoft $^1/_4$ Tasse: 4 l Wasser
Flecken aller Art	Reinigungsfirma	bei Bedarf	Reinigung mit Terosoft
Bad, Patientenzimmer: Abflussrost (insbesondere Haare)	Reinigungsfirma	1× wöchentlich, freitags	Reinigung mit Dx 100
Visitenwagen	Pflegender	monatlich	Reinigung mit Neutralseife und sauberem, ausgekochtem Lappen
Stethoskop (Ohrolive)	jeder persönlich	bei Bedarf	Desinfektion mit Alkohol, z. B. Softasept N und Watteträger
Stationswagen, Infusionsständer, Inhalator incl. Räder	Stationshilfe	1× wöchentlich	Reinigung mit Neutralseife und sauberem, ausgekochtem Lappen einschließlich Räder ölen
Sauerstoff-Befeuchtung	Pflegender	bei jeder O_2-Anwendung	steriles geschlossenes System (auch bei Patientenwechsel 3 Monate an Sauerstoff-Spender belassen), Nasensonde (tägl. Wechsel), grüner Verbindungsschlauch (tägl. Wechsel); bei Nichtgebrauch angebrochener Flaschen: neue Sonde + Verbindungsschlauch mit Verpackung an Flasche anschließen
Absaugeinheit	Pflegender	täglich	Sekretauffangflasche, Schlauchsystem und Fingertipp: alle 24 Std. wechseln und desinfizieren; Spülköcher mit Leitungswasser + Zusatz von PVP-Jod-Lösung (1% Desinfektionslösung)

25.7 Veränderungen wahrnehmen und beurteilen

Franz Sitzmann

25.7.1 Ursachen für Krankenhausinfektionen

Fälschlicherweise wird mit dem Begriff Krankenhausinfektionen oft die Vorstellung eines prinzipiellen Verschuldens durch hygienische Mängel der Mitarbeiter des Krankenhauses verbunden, was keineswegs der Fall sein muss. In der bisher bedeutendsten Studie zu diesem Thema (Senic-Studie 1981) wurde ermittelt, dass ca. 32% der Gesamtzahl an nosokomialen Infektionen (NKI) durch professionelle Prävention zu vermeiden gewesen wären. NKI haben verschiedene Ursachen:

Risikopatienten. Jede Störung der unspezifischen und spezifischen Abwehr des Menschen mit ihren jeweiligen humoralen und zellulären Komponenten führt zu einer erhöhten Anfälligkeit für Infektionen. Patienten haben im Allgemeinen eine krankheits- und therapiebedingte verminderte natürliche Resistenz und zeigen primäre (= angeborene) oder sekundäre (= im Laufe des Lebens, oder erst im Laufe des Krankenhausaufenthaltes, erworbene) Störungen der Infektabwehr. Eine krankheitsbedingte verminderte Resistenz liegt insbesondere vor bei: Leukämien, malignen Tumoren, Verbrennungskrankheiten, Agranulozytose, Diabetes mellitus, Urämie, kardiovaskulären Erkrankungen. Schon kleine Infektionsdosen können zu schweren Infektionen führen. Bei Frühgeborenen und im hohen Alter erhöht sich die Empfänglichkeit gegenüber Infektionen stark.

Risikobereiche. NKI treten bevorzugt in bestimmten Bereichen auf, z. B. Intensivstationen, Frühgeborenenabteilungen und onkologischen Stationen. Das ist bedingt durch die hohe Zahl an schwerst- und mehrfachkranken Menschen. Fehlen dort zudem Mitarbeiter, führt dies zu Überbelastung und Mängeln, Verstöße gegen hygienische Grundregeln werden gefördert. Zugleich werden mehr Patienten von einem Pflegenden versorgt, wodurch die Gefahr der NKI steigt.

Risikofaktoren durch Diagnostik und Therapie. Die starke Spezialisierung in der Medizin führt zum Anstieg der Zahl an diagnostischen und therapeutischen Eingriffen. Damit ergeben sich vielfältige Möglichkeiten der iatrogenen Infektionen (**Tab. 25.9**).

Die Zahl der Blutentnahmen, der parenteralen Injektionen und Infusionen, Inzisionen u. a. operativen Eingriffe ist angewachsen. Bei Sondierungen oder Skopien von Ausführungsgängen der Haut oder Schleimhäute bzw. der Körperhöhlen können Krankheitserreger in den Körper eingebracht werden. Jede Durchtrennung der Haut bzw. Schleimhäute ist mit dem Risiko einer Sekundärinfektion verbunden. Zudem werden resistenzmindernde Arzneimittel bzw. Bestrahlungen eingesetzt; das wirkt sich auffallend stark nach Organtransplantationen aus, bei denen immunsuppressiv behandelt wird, sowie bei sonstiger zytostatischer oder immunsuppressiver Therapie (z. B. Kortison). Die Widerstandskraft des Organismus wird extrem beansprucht durch langdauernde und komplizierte Operationen (z. B. Herz-, Gefäß-, Lungen- und Neurochirurgie). Ebenso wirkt sich der Einsatz von Fremdkörpern im Organismus (Endoprothesen, Dauerkatheter) infektionsfördernd aus.

Tabelle 25.9 Iatrogene Infektionen nach einigen invasiv-therapeutischen Eingriffen und bevorzugte Erreger

Eingriffe	*Iatrogene Infektionen*	*Erreger*
Blasenkatheter (transurethral)	Urethritis, Prostatitis, Epididymitis, Zystitis, Pyelonephritis, Bakteriämie, Urosepsis	Darmkeime, Enterokokken, Pseudomonas (Ps.) aeruginosa, Candida
Intubation, Tracheotomie, Respiratortherapie	Sinusitis, Tracheitis, Beatmungspneumonie, Septikämie	Staphylococcus (S.) aureus, Ps. aeruginosa, Darmkeime, Klebsiella, Candida, Acinetobacter
chirurgisch-operative Eingriffe	postoperative Infektionen im Operationsgebiet, Abszess, Osteomyelitis	überwiegend Bakterien (S. aureus, Enterokokken, E. coli, Ps. aeruginosa), Candida
periphere Verweilkanülen, intravasale Katheter	Phlebitis, Septikämie, Endokarditis	S. epidermidis, S. aureus, Ps. aeruginosa, Candida, Acinetobacter, Enterokokken
Ernährung durch Magensonde, perkutan endoskopische Gastrostomie (PEG)	Gastroenteritis, Lebensmittelintoxikation durch Bakterientoxine, Peritonitis, peristomale Wundinfektion (bei PEG), Pneumonie	Darmkeime, Ps. aeruginosa, S. aureus, Salmonellen
endoskopische Eingriffe, endoskopische retrograde Cholangio-Pankreatographie (ERCP)	Cholangitis, Pankreatitis, Bakteriämie	Enterokokken, Darmkeime, Staphylokokken, Ps. aeruginosa

Risikoverhalten. Es werden viele Patienten gepflegt und behandelt, die sporadisch, intermittierend oder ständig Krankheitserreger ausscheiden. Durch fehlendes Wissen oder mangelnde Motivation der Mitarbeiter in der Infektionsverhütung kommt es zur Ansiedlung und Vermehrung von Krankheitserregern in und auf Personen und Materialien. Über direkten wechselseitigen Kontakt zwischen Patienten und Mitarbeitern sowie über Gegenstände werden die Keime weiterverbreitet. Dabei spielt die permanente Aktualisierung des Wissens eine entscheidende Rolle.

Definition
Resistenz (syn. Tenazität) ist die Widerstandsfähigkeit eines Mikroorganismus gegenüber äußeren Einflüssen.

Risikoerreger. Seit Beginn der Antibiotikatherapie ist in zunehmendem Maße eine Resistenzentwicklung der Krankheitserreger besonders gegenüber häufig eingesetzten Antibiotika aufgetreten. Sie können durch die besonderen Umwelteinflüsse der Klinik begünstigt werden wie Anhäufung von Krankheitserregern, Selektion antibiotikaresistenter bzw. hochvirulenter Bakterienstämme und erhöhte Kontakt- und Übertragungsmöglichkeiten. Fehlendes Wissen über die korrekte Antibiotika- und Desinfektionsmittelanwendungen fördert diese Entwicklung.

Risikoreiches Umweltverhalten. Z. B. wirkt sich die antibiotikaunterstützte Tiermast auf den Mensch als Infektionserreger aus, sie fördert die Entstehung von resistenten Keimen bei Mensch und Tier.

Auch bei einem präventiven, ressourcenerhaltenden Lebensstil sind ausgeprägte Hygienesensibilität und ausgeprägtes Hygieneverhalten notwendig.

25.7.2 Entstehung von Krankenhausinfektionen

Die gedankliche Formulierung einer Infektionskette hilft, die Ausbreitung von Infektionen nachzuvollziehen (**Abb. 25.11**). Ziel ist eine adäquate Prävention und Behandlung von Infektionen.

Definition
Infektionsquellen sind Ausgangspunkte von Infektionen, z. B. der natürliche Lebensraum von Mikroorganismen im Körper des Menschen. Eine Infektionsquelle im Krankenhaus kann ein mit Ausscheidungen von Menschen kontaminierter Pflegeartikel oder eine infizierte Wunde sein.

Von den wichtigsten NKI sind die häufigsten Infektionsquellen in **Tab. 25.10** genannt.

Tabelle 25.10 Wichtigste Infektionsquellen von Krankenhausinfektionen

Krankenhausinfektionen	*Infektionsquellen*
Harnwegsinfektion	→ Stuhlflora → Flora des ersten Drittels der Urethra → seltener Hände und Spülflüssigkeit
Pneumonie	→ mikrobielle Besiedlung des Nasen-Rachen-Raumes und des Magens → Nasennebenhöhlen → Stuhlflora → seltener Inhalationslösungen und Hände
postoperative Infektionen im Operationsgebiet	→ Nasen-Rachen-Flora des Operationsteams → Hautflora des Patienten → Mikroorganismen aus dem Darm des Patienten bei Darmeingriffen → Hände → selten die Luft, mit Ausnahme bei Fremdkörperimplantationen
Bakteriämien/Sepsis	→ Hautflora (z. B. bei Venenkatheter) → Gastrointestinalflora (physiologische Translokation) → Flora des Respirationstraktes (Pneumonie) → Flora des Urogenitaltraktes (z. B. Harnwegsinfektionen)

Infektionswege. Die Übertragung geschieht am wirkungsvollsten direkt von Mensch zu Mensch (Patient, Mitarbeiter, Besucher), insbesondere durch die Hände. Aber auch mit kontaminierten Gegenständen, z. B. Pflegeartikel oder Instrument, können Mikroorganismen übertragen werden.

Bei der **exogenen Infektion** entsteht eine Infektion durch Mikroorganismen aus der Umgebung des Patienten (z. B. Tröpfcheninfektion, Kontaktinfektion als sog. Schmierinfektion). Liegt eine **endogene Infektion** vor, ist der Patient selbst die Quelle der verursachten Infektion. Insbesondere bei Abwehrschwäche im sehr jungen oder hohen Alter sowie abwehrschwächenden Erkrankungen (Tumoren, Diabetes mellitus u. a.) ist dies ein häufiger Infektionsweg. Auf diese Weise entstehen auch Infektionen mit primär apathogenen, physiologischen Mikroorganismen.

Die Mikroorganismen können von der Haut, dem Respirationstrakt, vom Blut, vom Darm, von Geräten mit Feuchtstellen und von Gegenständen ausgehen.

Haut des Menschen. Obwohl jeder Mensch pro Tag etwa 5×10^8 abgeschilferte Hautschuppen in die Umgebung streut, werden Mikroorganismen eher direkt durch Kontakt (Hände, Hände, Hände!) als nach Freisetzung in die Umgebung übertragen, insbesondere der potenziell pathogene Staphylococcus aureus. Für Staphylokokken (die zu Furunkel, Karbunkel und neonataler Hautsepsis führen) sind nach

Meinung von Mikrobiologen Hautläsionen und das Nasebohren typische Übertragungsursachen.

Respirationstrakt. Die effektive Abgabe von Keimen aus der Nasenhöhle wird unterstützt durch Niesen und Husten. Es wird geschätzt, dass mit einem Niesanfall bis zu 20000 Tröpfchen erzeugt werden, von denen viele, besonders im Falle einer Erkältung, Viruspartikel enthalten. Die Möglichkeit einer Tröpfcheninfektion ist von der Tröpfchengröße abhängig:

- Große Tröpfchen werden über Strecken von etwa 4 m geschleudert. Dabei entsteht eher eine Kontaktinfektion.
- Tröpfchen mit einem Durchmesser kleiner als 10 µm können beim Einatmen durch die Nasenschleimhaut eingefangen werden (Virusübertragung).
- Die kleinsten Tröpfchen mit einem Durchmesser zwischen 1 und 4 µm bleiben in der Luft suspendiert und können bis in die untersten Atemwege gelangen (= Übertragungsweg von Lungentuberkulose, Grippe [Influenza], Meningitis).

Blut. Infektiöse Partikel (Hepatitis-B-Viren, HIV) können durch Injektionsnadeln (Nadelstichverletzung) und mangelhaft aufbereitete invasive Instrumente übertragen werden. Da Blut bis zu 1 Mio infektiöser Dosen pro Mikroliter enthält, können schon winzigste Blutmengen auf Flächen die (Schmier-)Infektion übertragen.

Darm. Endogene Infektionen, insbesondere aus der Stuhlflora, werden während eines Krankenhausaufenthaltes häufig durch Mikroorganismen des Patienten, seltener durch die Mitarbeiter ausgelöst. Unter der Voraussetzung, dass ein Mikroorganismus in ausreichender Zahl mit dem Kot ausgeschieden wird, die hygienischen Bedingungen nicht optimal sind (fäkal-orale Verbreitung) und genügend empfängliche Individuen in der Nähe sind, ist die Verbreitung von Darmbakterien gesichert. Beispiele: Salmonellosen, Hepatitis A, postoperative Wundinfektionen.

Geräte mit Feuchtstellen. Obwohl aus Beatmungsgeräten, Sauerstoffanfeuchtern, Inhaliergeräten usw. die besonders in diesem feuchten Milieu sich vermehrenden gramnegativen Keime, z.B. Pseudomonas aeruginosa, isoliert werden können, stammt der überwiegende Teil dieser Keime im Trachealsekret eines intubierten und beatmeten Patienten aus seiner Stuhl- und Magenflora sowie seinem Nasen-Rachen-Raum. Es gibt eine kleine Anzahl gesunder Träger, die den Keim als Teil der normalen Darmflora beherbergen, bei Krankenhauspatienten ist dies häufiger. Daraus entwickeln sich bei immunkompromittierten Patienten die endogenen Infektionen, bei intubierten Patienten als Pneumonie, aber auch als Harnwegsinfekte, Septikämien, Osteomyelitis und Endokarditis.

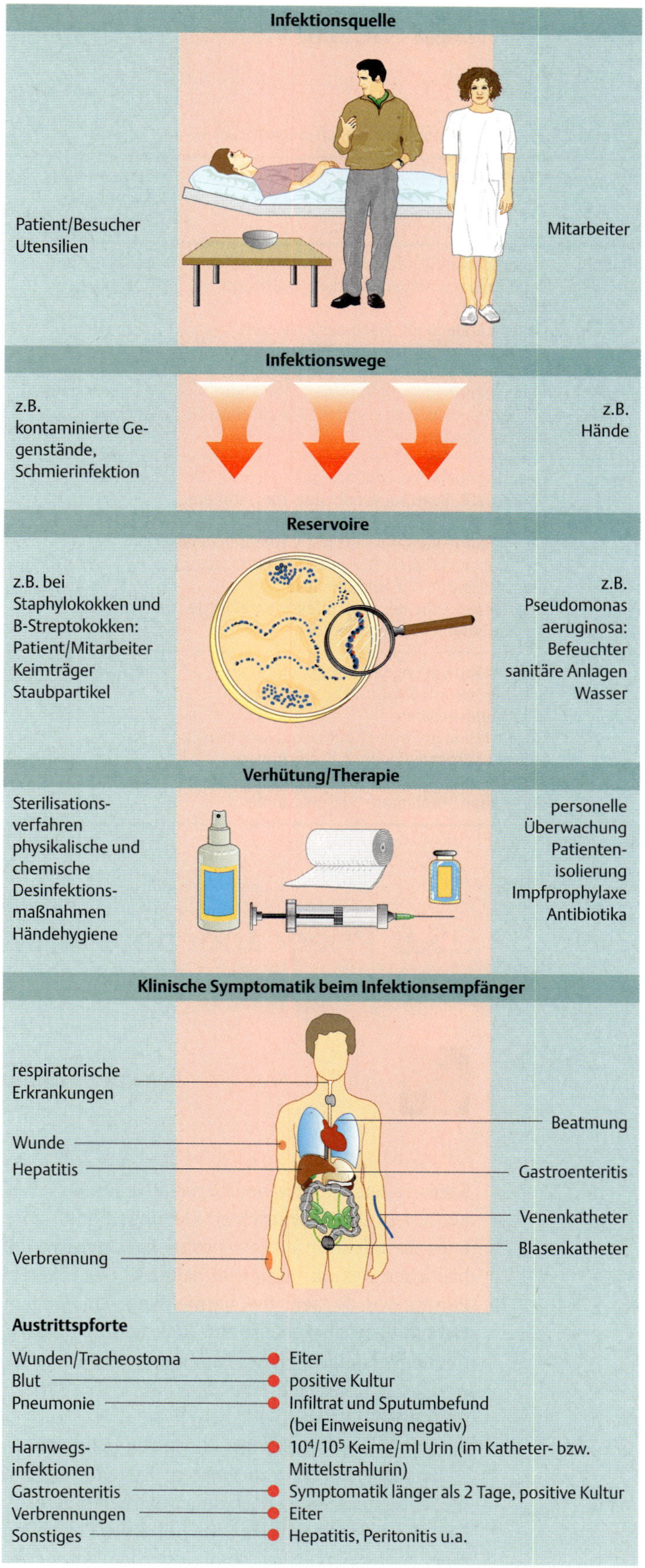

Abb. 25.11 Glieder einer Infektionskette

Gegenstände. Zum Infektionsrisiko durch Gegenstände s. **Tab. 25.11**.

Tabelle 25.11 Infektionsrisiko durch Gegenstände

Risikograd	*Gegenstände*	*Erforderliche Dekontaminationsmaßnahmen*
minimal	Gegenstände usw. in einiger Entfernung vom Patienten, z. B. Wände, Decken, Fußboden, Waschbecken Gegenstände in der Nähe des Patienten, z. B. Bettgestell, Nachttisch, Blumenvasen	Reinigung und Trocknung
gering	Gegenstände in Kontakt mit intakter Haut, z. B. Stethoskop, Badewannen, Waschschüsseln, Besteck, Telefon	Reinigung und Trocknung
mäßig	Gegenstände in Kontakt mit intakten Schleimhäuten, z. B. Beatmungszubehör, Thermometer, Endoskope Gegenstände kontaminiert mit virulenten oder leicht übertragbaren Erregern, z. B. Bettschüssel eines Patienten mit Salmonellose Gegenstände, die bei stark infektionsgefährdeten Patienten eingesetzt werden	Desinfektion
hoch	Gegenstände in engem Kontakt mit einer Schädigung von Haut und Schleimhäuten, z. B. Wundverbände Gegenstände in Kontakt mit normalerweise sterilen Körperregionen, z. B. chirurgische Instrumente, Kanülen, Spritzen, urologische Endoskope, Implantate, Blasenkatheter	Sterilisation

Infektionseintrittspforten. Dies sind die Organe oder Körperstellen, an denen die Erreger in den Körper eintreten. Natürliche Eintrittspforten sind z. B. der Mund und die Nase (Aspiration: einatmungsbedingtes Verschlucken; Verschlucken: Mund, Magen, Darm; Inhalation: Einatmung; Wunden und Schleimhautdefekte: Kontakt mit direkter Berührung, insbesondere der Hände; Injektion oder Inokulation: Einimpfung) sowie die Harnröhre. Während einer Krankenhausbehandlung werden künstliche Eintrittspforten geschaffen (Punktionsstellen, OP-Schnitte u. a.).

Infektionsempfänger. In ihm erzeugt der Erreger unter für ihn optimalen Verhältnissen eine Infektion, d. h. die Lebenssituation des Infizierten ist mitentscheidend für die Intensität. Die häufigsten nosokomialen Infektionsarten sind: Harnwegsinfektionen, untere Atemwegsinfektionen, postoperative Infektionen im Operationsgebiet und die mit einer hohen Letalitätsrate belastete Komplikation: primäre Sepsis.

Damit sind **Erregeraustrittspforten** für die weitere Verbreitung von Krankenhausinfektionen genannt.

Obwohl eine Prävention krankenhauserworbener Infektionen nur teilweise erreicht werden kann, muss es Aufgabe von Hygienebemühungen sein, soweit wie möglich durch professionell und wissenschaftlich begründete Prävention auf mögliche, zusätzlich Probleme verursachende Infektionen einzuwirken.

25.8 Pflegeangebote auswählen und anwenden

Franz Sitzmann

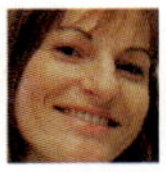

···› Pflegeangebot Vorbeugung nosokomialer Infektionen

Gestaltung der Umgebung

Seelisch-geistige bzw. neurovegetative Einflüsse beeinflussen den erwünschten Heilungsverlauf, aber auch die Infektionsabwehr positiv bzw. negativ. Die baulichen und räumlichen Verhältnisse, Gerüche, der Einsatz von Farben, die Vermeidung von grellem Licht spielen dabei ebenso eine Rolle wie der Umgang mit der Persönlichkeit des Patienten.

Distanzierung

Es ist in jeder Hinsicht eine Kunst, den richtigen Abstand zum Patienten zu wahren: Extreme werden weder dem Patienten noch dem Mitarbeiter gerecht. Die angemessene Haltung kann nur durch Erarbeiten einer inneren Haltung dem Menschen gegenüber entwickelt werden, in bewusster Anerkennung und durch bewussten Umgang mit den Bedürfnissen des Patienten und der eigenen Aufgabe.

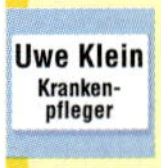

···› Praxistipp

Lassen Sie emotionale Beziehungen, ja sogar Bindungen, zu einem Patienten zu. Entwickeln Sie Rückbesinnungstechniken, die Sie eine ausschließliche Bindung bis zu Formen der Abhängigkeit des Patienten von Ihnen erkennen lassen. Achten Sie darauf, dass Sie nicht als die einzige Bezugsperson eines Patienten angesehen werden.

Eine eigene professionelle Haltung ist ebenso zum obersten Hygieneprinzip, der Distanzierung, zu entwickeln. Oft als Schwarz-weiß-Trennung bezeichnet, kann es in der Klinik nicht nur durch kostspielige technisch-apparative Lösungen (u.a. Schleusen, Reinheitszonen) erreicht werden, sondern u.a. durch wenig aufwendiges Benutzen von Instrumenten und Handschuhen zum Kontaminationsschutz bei verschiedenen Tätigkeiten (syn. Non-touch-Technik), durch Schutzkleidung (S. 227), durch Beherzigen des Hygieneprinzips: „Auf den Fußboden des Krankenhauses gehört nichts außer Rollen und Füßen" (das Steckbecken, Essenstablett, die schmutzige Bettwäsche usw. sollen eben nicht erst auf den Boden abgelegt werden und beim Aufheben Hände und Kleidung kontaminieren), durch sorgfältiges Beseitigen von kontaminiertem Material und Müll.

Uwe Klein Krankenpfleger

Praxistipp

Kontaminiertes Material wie Tupfer und Verbände sollen in Kunststoffbeutel am Patientenbett abgeworfen und sofort nach Abschluss der Arbeit der zentralen Müllsammlung zugeführt werden.

Eine wirksame Form der Distanzierung ist die Isolierung (S. 228). Einige weitere Hinweise zum Hygieneprinzip der Distanzierung sind in **Tab. 25.12** zusammengestellt. Zu den Themen Arbeitsorganisation, Kontaminationsschutz durch Arbeits-, Schutz- und Bereichskleidung finden Sie weitere Informationen in Kap. 14, zu Thema Isolation in Kap. 33.

Tabelle 25.12 Hygieneprinzip der Distanzierung

Arbeitsbereich	*Distanzierungsprinzipien*	*Wichtige Hinweise*
Angehörige	nur bei infektiös Kranken (z.B. Patienten mit MRSA) und vorbeugender Isolierung (z.B. Knochenmarkstransplantation)	sorgfältig in hygienische Händedesinfektion einweisen; bei Erkältungskrankheiten Besuchsverbot
Pflegerischer Umgang mit Patienten	sich von Patienten nicht anatmen und anhusten lassen	Abstand, Kopf abwenden
	möglichst kein direkter Kontakt mit Exkrementen (Sputum, Fäzes, Urin), Eiter, Blut und Sekret	möglichst Schutzhandschuhe vor Kontakt mit Exkrementen
	Bettwäschewechsel möglichst ohne Staubentwicklung	nicht unnötig aufschütteln, keine Bettwäsche auf Fußboden
	nach Nutzen des Steckbeckens Analgegend reinigen (möglichst Einmalwaschhandschuhe nutzen, von Scheide zum After wischen)	dem Patienten Händewaschen ermöglichen
	Begrüßung durch Handschlag wirkt infektionsverbreitend	Geste der Höflichkeit und Verbundenheit zum Patienten durch z.B. Verbeugen
	kein Sitzen auf Patientenbetten und Ablage von Patientendokumentationen	für den körperlichen Kontakt bestätigen Ausnahmen diese Hygieneregel!
	bei Visite Schutzhandschuhe nutzen: zum Lösen des Verbandes, Palpation in der Nähe infizierter Wunden	alternativ kann der Verband mit Pinzette gelöst werden

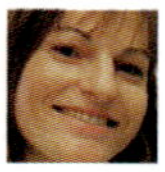

Pflegeangebot Korrekter Umgang mit Schutzhandschuhen

Schutzhandschuhe werden in erster Linie aus Gründen des Mitarbeiterschutzes vor Infektionen benutzt, die mit Blut und anderen Körperflüssigkeiten übertragen werden können, und deshalb beim Umgang mit kontaminierten Substanzen oder Materialien (Hilfestellung bei Ausscheidungen, Kontakt mit Blut, Sekreten u.a.) getragen. Um die Möglichkeit einer Erregerübertragung von Mitarbeitern auf die Patienten zu vermindern, sind Schutzhandschuhe mit sauberen Händen erst unmittelbar vor der Tätigkeit aus der Verpackung zu entnehmen. Sie müssen nach (möglicher) Kontamination gewechselt werden. Handschuhwechsel ist auch zwischen der Versorgung verschiedener Patienten und u.U. nach bestimmten Tätigkeiten beim selben Patienten notwendig. Das Waschen oder Desinfizieren üblicher Handschuhprodukte, um Kosten zu senken oder die Haut der Hände zu schonen, ist wegen Klebeeffekten und Schädigung des Materials durch die Wirksubstanzen nicht möglich. Handschuhe können nicht als Ersatz für Händewaschen bzw. Händedesinfektion angesehen werden. Hände sollen nach dem möglichst kontaminationsfreien Ausziehen von Handschuhen (**Abb. 25.12**) gewaschen bzw. desinfiziert werden, weil es oft durch unbemerkte Undichtigkeit oder beim Ausziehen der Handschuhe zu einer Kontamination der Hände

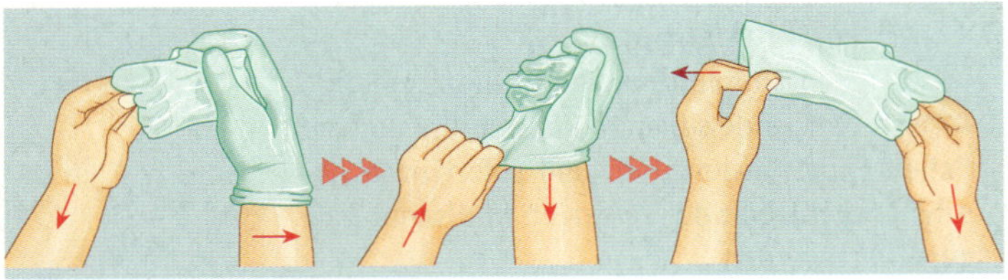

Abb. 25.12 Kontaminationsfreies Ausziehen von Handschuhen

kommt. Das häufig zu beobachtende fortwährende Tragen von Handschuhen wirkt gefährdend für den Handschuhtragenden (Allergiegefährdung), die Patienten (Übertragung Erreger anderer Patienten) und die übrigen Mitarbeiter (mit Handschuhen verschmutzte Kontaktflächen gefährden andere).

Unverträglichkeiten von Schutzhandschuhen

Durch das häufigere und längere Tragen von Handschuhen, insbesondere qualitativ minderwertiger Produkte mit verkürzter Auswaschzeit der Proteinkonzentration, steigt das Allergierisiko für die Mitarbeiter drastisch. Als besonders gefährdet für Latexsensibilisierung gelten Mitarbeiter im Pflege- und Dentalbereich, einige Patientengruppen (Patienten mit Spina bifida, traumatisch Querschnittgelähmte) und insbesondere Menschen mit atopischer Diathese, einer genetischen Disposition zu Überempfindlichkeitsreaktionen, und Menschen mit Handekzemen.

Wegen ihrer hohen gesundheitlichen Bedeutung ist die Naturlatexallergie oder -sensibilisierung als Berufskrankheit anerkannt, aus Sorge vor Nachteilen am Arbeitsplatz unterbleibt die Meldung jedoch vielfach. Grundsätzlich lassen sich nicht allergische und allergische Naturlatexreaktionen voneinander unterscheiden:

Irritative Kontaktdermatitis (nicht allergisch). Nicht alles, was wie eine Allergie aussieht, ist auch eine. Eine große Zahl von Hautreaktionen nach dem Tragen von Handschuhen ist auf andere Ursachen zurückzuführen (**Tab. 25.13**).

Tabelle 25.13 Irritative Kontaktdermatitis

Ursachen irritativer Kontaktdermatitis	*Entstehungsfaktoren*
Druck- und Schwitzurtikaria	anlagebedingt, verursacht durch mehrstündig getragene Handschuhe
irritativ-ekzematöse Hautreaktionen: z. B. Okklusionseffekte	Luftabschluss verändert die Haut. Die Hornschicht weicht auf, es kommt zu Mazerationen. Zusatzstoffe aus den Handschuhen können leichter in die Oberhaut eindringen
bis vor wenigen Jahren: Handschuhpuder	⇢ trocknet die Haut aus und kann als mechanischer Effekt der Puderpartikel Reizungen auslösen ⇢ verschiebt den pH-Wert in den basischen Bereich
Desinfektionsmittel	Es gibt keinen Handschuh, der gegen alle Chemikalien schützt!

Allergisches Kontaktekzem vom Spättyp (verzögerter Typ der Überempfindlichkeit). Die Symptome bleiben in der Regel auf lokale Hautreaktionen beschränkt. Die Sensibilisierungsphase vor dem erstmaligen Erscheinen von Symptomen ist verschieden lang, sie kann Tage oder Jahre dauern. Mindestens einer der vielen Zusatzstoffe, die bei der Herstellung von Handschuhen eingesetzt werden, führte zu den ersten Symptomen: Rötung, Schwellungen, Bläschen (zunächst trockene, schuppende, gerötete Haut mit Papeln, Vesikeln, dann folgt Nässen, Juckreiz mit 12–48 Std. Latenzzeit nach Allergenkontakt). Besonders betroffen sind Handrückenflächen und Fingerknöchel.

Allergische Soforttypreaktion. Auch bei einer Soforttypallergie ist die Sensibilisierungsphase individuell unterschiedlich lang. Die Symptome zeigen sich nach dem entscheidenden Tag der Sensibilisierung aber meist völlig überraschend innerhalb von wenigen Minuten oder Sekunden. Sie können ausgelöst werden durch:

- Hautkontakt (z. B. beim Tragen von Handschuhen),
- Schleimhautkontakt (rektale Untersuchung, zahnärztliche Behandlung),
- Inhalation von Latexproteinen oder
- Allergenaufnahme durch parenteralen Kontakt (z. B. Infusionsstopfen, Infusionssystem, Spritzenkolben).

Das Ausmaß der allergischen Reaktionen wird in 4 Schweregrade eingeteilt, deren Symptome von *lokalisierter Urtikaria* (flächiges Erythem, Quaddeln), *generalisierter Urtikaria* (Lidödeme, Lippenschwellungen), *allergischer Rhinitis,* Konjunktivitis, Asthma bronchiale bis zum manchmal tödlich verlaufenden *anaphylaktischen Schock* reichen. Zudem wurden Kreuzreaktionen zwischen Naturlatex und verschiedenen Früchten in rohem Zustand beobachtet.

Vorbeugen ist möglich durch:

- Tragen ungepuderter Latexhandschuhe: allergenhaltiger Puder von Latexhandschuhen ist ein potenter Allergieauslöser, vor allem am oberen Atemtrakt,
- vermehrte Nutzung von Latexalternativen, wie z. B. Kunststoffhandschuhe (z. B. Vinyl-Handschuhe [PVC], Copolymer-Handschuhe), und für Personen mit manifestem Handekzem, schweren atopischen Erkrankungen und bereits eingetretener Naturlatexallergie Kunstgummihandschuhe (z. B. aus Styrol-Butadien-Kautschuk, Polychloropren [Neoprene], Nitril-Kautschuk).

Um schwere, auch tödlich endende Zwischenfälle bei Patienten durch Sensibilisierung auf Latex während Anästhesie, Operation und auf der Station zu vermeiden, ist bei bereits naturlatexsensibilisierten Patienten dieser Stoff unbedingt zu vermeiden. Das Material für eine naturlatexallergenfreie Behandlungsmöglichkeit ist auch für den notärztlichen Bereich bereitzuhalten.

Lagerung. Risse am Stulpen, Löcher und Aufhellungen können durch fehlerhafte Lagerung der Latexhandschuhe entstanden sein, die wegen der daraus resultierenden hygienischen Risiken vermieden werden müssen. Latexhandschuhe sollen bei Luftfeuchtigkeit von weniger als 63% und bei Raumtemperatur, nicht in der Nähe von Heizungen und elektrischen Geräten, ohne direkte Sonnen- und Lichteinstrahlung, gelagert werden und vom Endverbraucher „möglichst frisch" verbraucht werden.

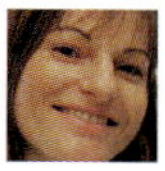

⇢ Pflegeangebot Vermeiden von Nadelstichen

Meist werden die Gefahren negiert, die durch Verletzungen mit einer benutzten Kanüle entstehen. Dadurch entstandene Infektionen haben für die betroffenen Personen Konsequenzen und bedeuten u. U. ein schweres Schicksal für den Rest ihres Lebens. Blutbedingte Infektionen (**Tab. 25.14**) von Patienten und Mitarbeitern können im Klinikalltag durch hygienisch korrektes Arbeiten weitgehend vermieden werden. Die größten beruflichen Risiken bestehen für

- Hepatitis B (HBV: durch minimale Mengen infektiöser Körperflüssigkeiten, z. B. 0,00001 ml Blut übertragbar),
- Hepatitis C (HCV),
- eine HIV-Infektion
- und selten durch Q-Fieber und Tuberkuloseübertragung.

Tabelle 25.14 Berufsbedingte Infektionen, durch Blut übertragbar

Pathogene Erreger	*Berufsrisiko Infektionsrate*	*Virusempfindlichkeit*
Hepatitis B	sehr hoch, Übertragungsrisiko bei einzelner perkutaner Nadelstichverletzung eines HBsAg-positiven Patienten > 30%	Virus relativ stabil: übersteht z. B. eine 30minütige Behandlung bei 50 °C ⇢ inaktiv bei 100 °C nach 5 Min., ⇢ stabil bis −20 °C ⇢ 1 Woche in getrocknetem Blut noch infektiös
Hepatitis C	eher gering (bei 3%), Risiko steigt bei HCV/HIV-Koinfektion	gegen Formalin und Hitze empfindlich
Hepatitis D	nicht bekannt für Kanülenstich	Resistenz des HDV gleicht der des HBV
Hepatitis G	häufiger als HCV	noch unbekannt
TT-Virus	parenterale und/oder fäkal-orale Übertragung	unbekannt
HIV	geringer als bei HBV-Infektion	gegenüber äußeren Einflüssen wenig resistent. Verliert außerhalb des Organismus 90–99% seiner Infektiosität. Infektiositätsverlust bei 56 °C nach 8–30 Min.

Eine besondere Gefahr für Pflegende ergibt sich jedoch bei Hepatitisviren durch die hohe Konzentration von Viruspartikeln in den wichtigsten Infektionsquellen Blut und Blutprodukten.

Risikopatienten sind u. a. Patienten mit bekannter oder vermuteter Hepatitis-B-, Hepatitis-C- oder HIV-Infektion, intravenös spritzende Drogenabhängige, Bluter, Homosexuelle mit promiskuitivem Verhalten und Dialysepatienten sowie polytransfundierte Patienten. Je frischer das Blut an der Nadel, desto höher die Infektiosität.

Hilfreiche Vermeidungspraktiken zum Infektionsschutz

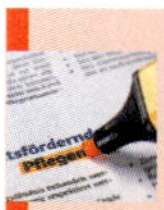

⇢ Merke

Folgende Maßnahmen tragen dazu bei, eine Nadelstichverletzung zu vermeiden: korrekte Injektionstechnik, Schutzhandschuhe, Vermeiden von „recapping" (= Zurückstecken der Schutzkappe auf die Kanüle), Kanülen nach Injektion in sicheren Kanülen-Abwurfbehälter streifen, Chaos auf dem Spritzentablett vermeiden, Sicherheitskanülen und Sicherheitsfertigspritzen benutzen, Blutkontakt auf sonstigen Wegen (Bronchoskopie, Geburt, blutige Bettwäsche) durch Handschuhe, Mund-Nasen-Schutz, Augenschutz vermeiden.

Schutzhandschuhe können nicht den Stich und die Inokulation virenhaltigen Materials in das Gewebe verhindern, durch Handschuhe ist jedoch eine Risikominimierung möglich, da weniger Virenmaterial eingebracht wird. Gebrauchte Kanülen müssen unmittelbar nach der Injektion beim Patienten sicher „abgeworfen" und dürfen nicht in die Schutzkappe zurückgesteckt werden.

Vielfach wird von Pflegenden und Ärzten der Arbeitsaufwand gescheut, ein verletzungssicheres Abwurfgefäß mit dem Spritzentablett zum Patienten zu nehmen. Ein heilloses, gefährliches Durcheinander herrscht dann auf dem Tablett. Oder es wird die Spritze ähnlich einer kampfbereiten Lanze über den Krankenhausflur getragen. Auf dem Markt setzen

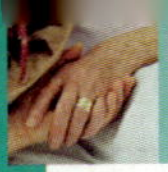

sich Sicherheitskanülen als Venenverweilkanülen, Nadelschutz für Blutentnahmekanülen, Sicherheitsspritzen immer mehr durch, die Nadelstichverletzungen nach der Punktion ausschließen oder mehr Schutz bieten.

Infektionsschutz der Mutter und des ungeborenen Kindes

Seit Anfang 1997 gelten hygienerelevante Änderungen des Mutterschutzgesetzes (MuSchG) und der Gefahrstoffverordnung. Neben Beschäftigungsverboten des MuSchG allgemeiner Art innerhalb bestimmter Fristen wurden besondere Beschäftigungsverbote konkretisiert. Dazu zählen Tätigkeiten, bei denen Gefahren durch Blut, Sekret und Speichel bestehen, mit denen Pflegende, z.B. bei Punktionen (Blutentnahmen) oder Injektionen oder bei anderen pflegerischen Gelegenheiten, regelmäßig in Berührung kommen. Es besteht ein Übernahmeverbot folgender Tätigkeiten mit möglichem Blutkontakt durch schwangere Pflegende: Blutzucker messen, wenn mit Lanzette gearbeitet wird; Verabreichen von Injektionen (subkutan); Impfungen oder Schmerz-Injektionen (intramuskulär); Blutentnahmen (intravenös); Einsatz auf Hämodialysestationen (gelb oder gemischt); Einsatz in Labor mit möglichem Blutkontakt; Gefährdung beim Instrumentieren mit Verletzungsgefahr.

Was sollte ein Mitarbeiter sofort nach einer Kanülenstichverletzung tun?

Schmerz ist nicht das größte Problem bei Nadelstichverletzungen. Auch hilft es nicht viel weiter, wenn der blutende Finger in den Mund gesteckt wird. Obwohl die Verhinderung der Exposition mit Blut oder blutkontaminierten Instrumenten oberste Priorität haben muss, ist es unrealistisch anzunehmen, dass Unfälle, die ein Infektionsrisiko für die Mitarbeiter bergen, gänzlich ausgeschlossen werden können.

Sofortmaßnahmen:

- Nach kurzer Inspektion den Blutfluss durch kurzen Druck auf das umliegende Gewebe fördern,
- möglichst rasch reinigen, zunächst mit Seife unter fließendem Wasser (Detergenzien inaktivieren zellfreies HIV sehr effektiv),
- ausgiebige Antiseptik der Wunde mit einem viruswirksamen Hautantiseptikum über 5 Min.,
- eine Kontamination von Schleimhäuten oder entzündlich veränderten Hautarealen so schnell wie möglich gründlich mit viel Wasser spülen,
- durch das Spülen einer kontaminierten Mundschleimhaut mit 20–30%iger alkoholischer Lösung kann die Erregermenge verringert werden (1 Teil vergällter Alkohol 70% auf 2 Teile Leitungswasser).

Dokumentation als Arbeitsunfall. Hausintern geregelt bei Betriebsarzt oder in Akutambulanz.

Risikoabschätzung. Das weitere ärztliche Vorgehen wird sich danach richten, ob es sich um eine parenterale Nadelstichinokulation mit Blut HBV- oder HIV-infizierter Personen oder um eine oberflächliche Nadelstichverletzung ohne nennenswerte Inokulation von Blut handelt. Blutabnahme für serologische Untersuchungen auf HBV- und HCV-Antikörper, bei Einverständnis des Mitarbeiters auf HIV, sollen durchgeführt werden. Eine notwendige Hepatitis-B-Postexpositionsprophylaxe (passive Immunisierung und/oder aktive Hepatitis-B-Schutzimpfung) sowie das HIV-Risiko und eine Indikation zur postexpositionellen Virustherapie sollen abgeklärt werden. Grundsätzlich besteht eine Indikation zur HBV-Schutzimpfung bei allen Mitarbeitern in Berufen, bei denen Kontakt zu Blut und Körperflüssigkeiten gegeben ist.

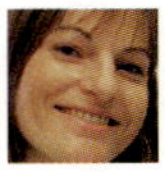

Pflegeangebot Keimzahlmindernde Maßnahmen

Feuchtigkeit, Wärme und Nährstoffe (Schmutz) fördern das Wachstum von Bakterien. Sie spielen im Arbeitsumfeld der Pflegenden eine wesentliche Rolle und müssen möglichst vermieden werden.

Keimzahlmindernde Maßnahmen stellen im Pflegebereich ein wirksames Mittel gegen nosokomiale Infektionen dar. Dabei können keimzahlmindernde Maßnahmen mit vorbeugender, kurzer und solche mit nachhaltiger Wirkung unterschieden werden. Zur Keimzahlminderung mit kurzer Wirkung gehören u.a. die Reinigung von Patientenzimmer und Einrichtung, die Körperpflege für Patienten und Mitarbeiter, die Waschung der Hände und Händepflege. Zur Keimzahlminderung mit nachhaltiger Wirkung kommen chemische Substanzen zum Einsatz, die eine länger fortwährende antimikrobielle Wirkung entfalten.

> Uwe Klein
> Krankenpfleger
>
> **Praxistipp**
>
> Eine wichtige Hygieneregel lautet: Trockene Räumlichkeiten, Arbeitsflächen und Gegenstände bieten Mikroorganismen schlechte Vermehrungsbedingungen.

Reinigung des Patientenzimmers und seiner Umgebung

Feuchtigkeit und Wärme allein fördern das Wachstum der Mikroorganismen nur schwach, wenn nicht gleichzeitig Nährstoffe vorhanden sind. In sehr sauberen Bereichen, wie zum Beispiel Operationssälen mit täglich mehrfacher Reinigung, finden sich kaum Bakterien. Ihnen wurden Nährstoffe praktisch vollständig entzogen. Erforderlich ist die ausreichende (optimal tägliche) Reinigung mit Entfernung sämtlicher Abfallprodukte. Die sachgerechte (Fußboden-) Reinigung führt nicht nur zur Keimzahlminderung, sondern ist auch aus ästhetisch-hygienischen Gründen unentbehrlich. Den meisten Maßnahmen zur Keimzahlminderung mit kurzer Wirkung ist gemeinsam, dass ihr Effekt zum großen Teil mechanisch bedingt ist. Eine normale *Reinigung* führt zu einer Keimreduktion von 50%, während bei der reinigenden Fußboden*desinfektion* etwas mehr, ca. 70%, erreicht werden. Die Kontamination ist jedoch nach 3 Stunden wieder gleich hoch. Wichtig sind neben der Reinigung der Räume und des Mobiliars auch das Lüften der Krankenzimmer. Eine so einfache Maßnahme wie das Lüften führt zu einer bis zu 80%igen Keimzahlminderung in der Raumluft. Nach Kontamination des Fußbodens oder Mobiliars durch Blut, Stuhl, Urin, Erbrochenes usw. erfolgt sinnvollerweise möglichst *sofort* eine desinfizierende Reinigung, ohne auf den üblicherweise einmal täglich eingesetzten Reinigungsdienst zu warten. Diese erfolgt je nach Umfang mit einem desinfektionsmittelgetränkten Papierhandtuch, frischen Textiltuch oder Wischmopp. Für kleine Flächen (Oberfläche des Nachttischs, Pflegearbeitswagen, Arbeitsfläche zur Injektionsvorbereitung) ist dazu 70% Alkohol sehr gut geeignet, er wirkt und verdunstet schnell, größere Flächen (Fußboden) müssen mit einem Flächendesinfektionsmittel gewischt werden. Händedesinfektionsmittel sind, auch für kleine Flächen, nicht geeignet. Sie enthalten Rückfetter und sind für diesen Zweck zu teuer.

Routinemäßig kann die tägliche Unterhaltsreinigung im Stationsbereich von Krankenhaus und Altenheim ohne Desinfektionsmittel ausgeführt werden. Lediglich bei Patienten z. B. mit großen eiternden Wunden, Gangrän, Ulcus cruris und multiresistenten Keimen ist eine desinfizierende Reinigung des Fußbodens sowie die desinfizierende Unterhaltsreinigung der Patientenumgebung täglich durchzuführen. Notwendig ist die Durchführung einer Scheuer-Wisch-Desinfektion des Zimmers auch während der Behandlung und nach Entlassung eines Patienten, dessen Umgebung massiv kontaminiert werden konnte, am besten nach Absprache mit den Mitarbeitern der Klinikhygiene. Diese Flächen können wieder benutzt werden, sobald sie sichtbar trocken sind. Nur im Fall einer Epidemie, d. h. bei mehr als einem Infektionskranken mit der gleichen Erkrankung und dann auch nur auf behördliche Anordnung, müssen Desinfektionsmittel und höhere Konzentrationen gewählt werden, die vom Robert-Koch-Institut zugelassen sind. Hier müssen die angegebenen Einwirkzeiten vor der Wiederbenutzung abgewartet werden.

Händehygiene

Die Händehygiene wird übereinstimmend als die wichtigste Maßnahme angesehen, um die Ausbreitung von Infektionen zu verhindern. Die 10 wichtigsten Risikofaktoren bei der Übertragung krankenhauserworbener Infektionen sind die 10 Finger von uns Mitarbeitern! Hände sind mögliche Infektionsquelle durch die *residente Flora* (S. 1444). Durch äußere Einflüsse, wie z. B. Waschen oder intensive Behandlung mit Handbürsten, sind diese Keime kaum zu entfernen. Durch natürliches Abschuppen oder mechanisches Abscheren der oberen Hornhautpartikel werden sie jedoch ständig freigesetzt. Mit dem Schweiß gelangen diese Keime an die Hautoberfläche, daher können sie bei defekten Handschuhen in Wunden gelangen. Hände sind weiterhin mögliche Überträger für die *transiente Flora* (S. 1444), wechselnde Keime, die, durch Kontakt mit Menschen und Gegenständen erworben, locker auf der Haut liegen, an Hautfett und Schmutz gebunden und besonders unter den Nägeln zu finden sind. Diese Mikroorganismen sind durch Waschen und Händedesinfektion leicht zu entfernen.

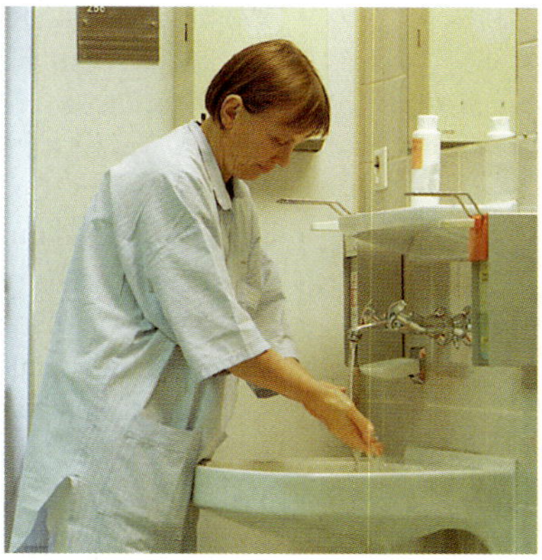

Bei einer dritten Gruppe von Mikroorganismen erfolgt teilweise eine Anpassung an die Umgebung, d. h. sie können *temporär resident* werden. In diese Gruppe werden Keime eingeordnet, die grundsätzlich der transienten Flora angehören. Aus unterschiedlichen Gründen können sie für längere Zeit auf der Haut nachweisbar sein und sich dort vermehren, ohne jedoch klinische Erscheinungen hervorzurufen. Der zeitweilige Aufenthalt z. B. von Staphylococcus aureus auf der Haut oder der Nasenschleimhaut von Klinikmitarbeitern ohne gleichzeitiges Vorliegen einer Infektion ist hier zuzuordnen. Oft sind sie nach freien Tagen und Erholung in der Natur wieder verschwunden.

Der erste Rat professioneller Händehygiene lautet: **„Beherrsche deine Hände“.**

Uwe Klein
Krankenpfleger

Praxistipp
Aufschlussreich ist es, im Unterricht zu beobachten, wo sich die Hände von Kursteilnehmern befinden.

Die Finger sollen nicht in den Haaren oder im Gesicht betätigt werden. Es sind unwillkürliche Gewohnheiten, die oft beim Essen-Eingeben, beim Verbandwechsel, sterilen Absaugen und unbeobachtetem

Warten vor der roten Verkehrsampel wahrzunehmen sind.

Händewaschung (**Tab. 25.15**). Zur Hautreinigung sollen in der Klinik flüssige Seifen genutzt werden, die auf unterschiedlicher Basis zur Verfügung stehen. Zur Vermeidung einer Rekontamination sollte man das Wasser am Hahn mit einem Einmalhandtuch abtrocknen. Wenn sie eine alkalische Reaktion auf der Hautoberfläche verursachen, besteht Gefahr. Normalerweise ist die Seife leicht sauer und liegt bei einem pH-Wert von etwa 5,5, bei einem alkalischen pH-Wert erfolgt eine Quellung der Hornschicht. Dies führt zu einer Beeinträchtigung der Barrierefunktion der Haut. Chemische Substanzen und Keime können leichter in die Haut eindringen. Durch die Quellung der Hornschicht können die natürlichen Feuchthaltefaktoren, die für die Geschmeidigkeit der Haut von Wichtigkeit sind, herausgelöst werden. Entzündungen als Reaktion können die Folge sein.

> **Praxistipp**
>
> Uwe Klein
> Krankenpfleger
>
> Häufiges Waschen der Hände, verbunden mit einer qualitativ schlechten Waschsubstanz und mangelnder Hautpflege, wirkt vielfach schädigender auf die Haut als konsequente Händedesinfektion.

Desinfizierende Händewaschung. Das noch vor wenigen Jahren als Händedekontamination bezeichnete Verfahren soll sich im Zuge der neuen CEN-Normen etablieren. Hierbei werden Präparate eingesetzt, die eine gleichzeitig reinigende und desinfizierende Wirkung haben. Während in manchen europäischen und vielen angloamerikanischen Ländern diese Präparate („surgical scrub") zur Händewaschung ebenso im medizinisch-pflegerischen Bereich verwendet werden, findet in Deutschland diese Methode lediglich im Lebensmittelbereich Anwendung. Erweitert wird die Indikation, wenn diese Präparate für die reinigende Körperdekontamination propagiert werden, also Körperwaschungen, Wannen- oder Duschbäder bei Menschen mit einer Besiedlung methicillinresistenter Staphylococcus aureus, einem Keim mit Resistenzen gegen Antibiotika.

> **Merke**
>
> Die desinfizierende Händewaschung (nach CEN) erzielt Reinigung und Desinfektion in einem Arbeitsgang, insbesondere beim Umgang mit Lebensmitteln (Küche), sowie eine reinigende Körperdekontamination bei Patienten mit antibiotikaresistenten Keimen.

Tabelle 25.15 Anlässe für Händewaschen bzw. -desinfektion

Kontaminationsarmes Händewaschen	*Hygienische Händedesinfektion*
→ vor und nach Dienstende → nach WC-Benutzung → vor dem Essen → bei sichtbarer Verschmutzung → nach dem Naseputzen sowie Husten und Niesen mit der Hand vor Mund und Nase	→ wegen möglicher Undichtigkeit der Handschuhe auch nach dem Tragen von Handschuhen und starker Kontaminationsmöglichkeit (endotracheales Absaugen, Kontakt mit Ausscheidungen) → vor invasiven Maßnahmen (Manipulation am Blasenkatheter, Infusionsbesteck u. a.) → vor Kontakt mit abwehrgeschwächten Patienten → vor dem Herstellen von Infusionen, Injektionen usw. → nach Kontakt mit Infektionspatienten

Hygienische Händedesinfektion. Bei der Standardeinreibemethode für die hygienische Händedesinfektion geht es um eine Beseitigung von Kontakt- und Schmierkeimen (transiente Flora) von der Hautoberfläche sowie einer Verminderung hauteigener Keime. Damit zählt diese Desinfektionsmethode nicht zu den keimzahlvermindernden Methoden mit nachhaltiger Wirkung, wie z. B. die chirurgische Händedesinfektion (S. 589).

Möglichst wird aus dem Spender, nur in Ausnahmefällen aus der „Kittelflasche", eine genügende Menge Desinfektionsmittel in die hohlen, *trockenen* Hände gegeben. Das Schädigungspotential ist bei feuchten Händen gesteigert, außerdem findet eine u. U. gefährliche Verdünnung des Wirkstoffes statt. Es handelt sich um Alkohole wie Ethanol, n-Propanol und Isopropanol. Das Präparat wird 30 Sek. in die Hände bis zu den Handgelenken eingerieben. Für die Einwirkzeit müssen die Hände feucht bleiben, d. h. es muss evtl. erneut Substanz auf die Hände gegeben werden. Effektive Händehygiene setzt eine intakte Haut voraus, das gilt insbesondere für die Händedesinfektion. Alkohol entfettet. Bei Kontakten eines alkoholischen Desinfektionsmittels mit geschädigter Haut entstehen zudem Schmerzen. Die Hautverträglichkeit ist bei Zusatz von Rückfettungsmitteln verbessert, u. U. wird auch eine verlängerte Wirksamkeit im Sinne einer bakteriostatischen Wirkung erreicht.

Grob verschmutzte Hände. Stuhl oder Blut soll zunächst, zwangsläufig oberflächlich, mit desinfektionsmittelbenetztem Zellstoff o. ä. abgewischt werden, um erst dann mit einer Seifenwaschung optisch vollständig entfernt zu werden. Dabei soll eine Kontamination der Umgebung so weit wie möglich vermieden werden. Ausnahmsweise muss hier dem Waschen eine alkoholische Händedesinfektion angeschlossen werden, um eine deutlich bessere Keimreduktion zu erzielen.

Hautpflege. Hautirritationen (Rötung, Reizung) und Hautschädigungen werden oft fälschlicherweise dem alkoholischen Händedesinfektionsmittel angelastet. Oftmals sind diese Hautveränderungen auf falsche Gewohnheiten zurückzuführen: zu häufiges Händewaschen, Waschen der Hände vor der Händedesinfektion, mangelnde Hautpflege. Abnutzungsekzeme heilen im Allgemeinen schnell ab, wenn sie Gelegenheit zur Regeneration erhalten, insbesondere durch zeitweises Vermeiden der hautbelastenden Tätigkeit. Besonders hilfreich ist eine hautschonende Händehygiene (**Tab. 25.16**).

Eine mit hautverträglichen Flüssigseifen, Lotionen und Hautcremes gepflegte, glatte und geschmeidige Haut gewährt einen besseren Schutz vor Besiedlung mit Krankheitserregern als eine rissige, ungepflegte Haut.

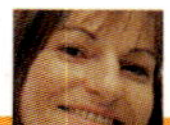

··› siehe Pflegeangebot Hautpflege, Kap. 20, S. 354

Körper- und Intimpflege

Körper- und Intimpflege haben einen hohen Stellenwert im Rahmen der Vorbeugung von nosokomialen Infektionen.

Tabelle 25.16 Hautschonende Händehygiene

Hautpflege	*Womit? Wodurch? Was muss ich vermeiden?*
Vermeiden von Schmutz und Verletzungen	··› puderfreie Schutzhandschuhe (unterschiedlicher Materialien) zum Selbstschutz nutzen ··› hygienische Händedesinfektion nach Handschuhnutzung praktizieren ··› Schutzhandschuhe nicht länger als erforderlich tragen ··› bei verletzungsgefährdenden Tätigkeiten, z. B. Gartenarbeit, Schutzhandschuhe tragen ··› vor längerem Kontakt mit Wasser und Putzmitteln Hände schützen
schonende Händewaschung	··› ohne Händeringe (Seifenreste unter Ring wirken hautschädigend) ··› mit Wassertemperatur unbedingt unter 40 °C keinesfalls länger als 1 Min. ··› mit milden (Pflanzen-)Seifen oder Flüssigseifen (nicht überdosieren) ··› und gründliches Abspülen der Tensidreste ··› die Hände nicht wieder durch den schmutzigen Wasserhahn beschmutzen; zum rekontaminationsfreien Abdrehen des Wasserhahns das benutzte Papierhandtuch verwenden
korrektes Abtrocknen der Hände	··› möglichst mit hautschonenden (Textil-)Handtüchern (beruflich 1× nutzen), sonst Einmalpapierhandtücher ··› sorgfältig ohne Restfeuchte
hygienische Händedesinfektion	··› nur auf absolut trockene Hände ··› möglichst nur mit farbstoff- und parfümfreien Produkten
wirksamer Hautschutz vor und nach der Arbeit	··› rechtzeitig schützende Handschuhe im Freien tragen (nicht erst bei Frost!) ··› Nacht-Handpackung mit fettreicher Hand-Hautcreme und Baumwollhandschuhen anwenden ··› spezielle Hautschutzsalben sind in der Pflege nur an manchen Arbeitsplätzen möglich, schonende Nagelpflege
konsequente Hautpflege	··› heilungsfördernde feuchtigkeitsregulierende Cremepflege mit individuellen Mitteln: möglichst keine Silikonpräparate, keine Erdölprodukte, Naturkosmetik ··› vor der Arbeit, in Arbeitspausen, nach der Arbeit, zu Hause

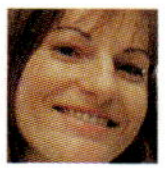

··› Pflegeangebot Keimzahlmindernde Maßnahmen mit nachhaltiger Wirkung

Zu den keimzahlmindernden Maßnahmen, bei denen die Wirkung für eine gewisse Zeit anhält, zählen die chirurgische Händedesinfektion sowie die Haut-, Schleimhaut- und die Wundantiseptik.

Chirurgische Händedesinfektion

Sie wird vor allen Operationen oder anderen invasiven Eingriffen durchgeführt und soll eine Verschleppung von Hautkeimen der direkt am Eingriff Beteiligten (instrumentierende Pflegende, Operateur, Assistent) verhindern. Sie dient neben dem Abtöten der Anflug- oder Kontaktkeime insbesondere der weitgehenden Abtötung der hauteigenen Keime (residente Flora). Im Falle einer Beschädigung des Handschuhs wird die Infektionsdosis, die mit dem Schweiß in die Wunde gelangt, niedrig gehalten.

Zwei Methoden werden angewendet, die Waschmethode und die Einreibemethode, wobei die Einreibemethode die gängige ist:

- ··› Hände am besten bereits im Umkleideraum des OP kurz (max. 15–20 Sek.) mit einer milden Waschlotion und nicht zu heißem Wasser (unter 40 °C) waschen. Eine weiche Bürste nur an den Nagelfalzen anwenden. Auf das Waschen sauberer Hände vor der Alkoholanwendung verzichten.
- ··› Gründliches Abtrocknen mit sauberen, d. h. nicht sterilen Papier- oder textilen Handtüchern, damit der nachfolgend aufgebrachte Alkohol nicht

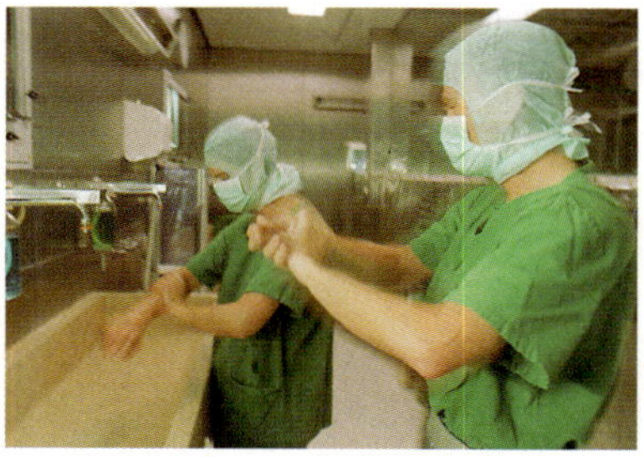

Bei der chirurgischen Händedesinfektion werden auch die Unterarme mit Desinfektionsmittel eingerieben

verdünnt wird und an Wirksamkeit verliert. Ein Händeföhn ist, wie überall im Krankenhaus, ungeeignet.

- Ausreichende Menge des Desinfektionsmittel (in Mengen von jeweils 1,5 – 3 ml) auf die Hände geben und auf Händen und Unterarmen verreiben.
- Desinfektionsmittel während des Zeitraums von 3 – 5 Min. einreiben.

Nagellack kann in den Sprüngen des Lacks als Bakterienreservoir dienen. Zwischen den Operationen sollen Handschuhe ausgezogen werden, um eine Verbreitung von Blut (auch winzigster Mengen) zu vermeiden sowie aus Hautschutzgründen. Zwischen mehreren, sehr kurzen operativen Eingriffen kann die Einwirkzeit des alkoholischen Einreibepräparates trotzdem auf 2 Min. herabgesetzt werden. Eine zwischenzeitliche Händereinigung ist nicht erforderlich.

Antiseptik

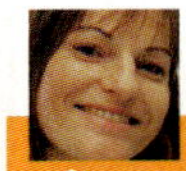

Zu antiseptischen Maßnahmen bei invasiven Pflegeangeboten s. z. B. S. 408 und 434

Eine lokale keimzahlmindernde Maßnahme ist vor diagnostischen und therapeutischen invasiven Eingriffen (Injektionen, Punktionen, Operationen) üblich. Sonst besteht die Gefahr der Keimverschleppung. Es sind verschiedene Antiseptikmaßnahmen zu unterscheiden:

- prophylaktische Hautantiseptik, z. B. vor Injektionen, Punktionen,
- präoperative Hautantiseptik,
- prophylaktische Schleimhautantiseptik, z. B. vor Blasenkatheterismus, vor diagnostischen Eingriffen,
- präoperative Schleimhautantiseptik, z. B. bei gynäkologischen und urologischen Operationen,
- prophylaktische Wundantiseptik, z. B. im Zusammenhang einer chirurgischen Wundtoilette bei kontaminierten Wunden,
- therapeutische Antiseptik, z. B. bei septischen Wunden, bei Saug- und Spüldrainagen von Wunden.

Die Anwendung chemischer Substanzen erfolgt auf intakter (Schleim-)Haut wie auf Wunden. Haut und Schleimhaut weisen je nach Körperregion (z. B. Hände, Achselhöhle, Kopf, Arme, Schleimhaut der Vagina oder Harnröhre) unterschiedliche Keimarten und Keimzahlen auf. Die Einwirkzeit ist von der Gefährdung der invasiven Maßnahme in der jeweiligen Körperregion abhängig. Während der Einwirkzeit wird das Antiseptikum abwechselnd aufgetragen und auf der Haut verrieben. Vor Operationen und Gelenkpunktionen erfolgt dies mit steriler Kornzange und sterilen Tupfern.

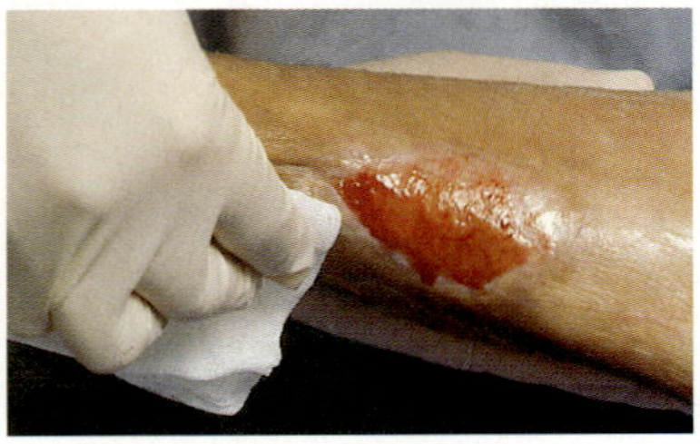

Abwischen des Wundrands zur Wundantiseptik

Hautantiseptik. Ein Hautantiseptikum muss schnell wirken und ein breites Wirkungsspektrum haben, damit sämtliche pathogenen Keime abgetötet werden. Die Einwirkzeit hängt von der Zahl der Talgdrüsen ab; man findet sie am ganzen Körper mit Ausnahme der Fußsohlen und Handteller. Einige Bereiche (Stirn, Gesicht, mittlere Anteile des Rückens und der Brust [„Schweißrinne"], Achselhöhle) sind besonders reich an Talgdrüsen. Hier besteht die Möglichkeit einer Wirkhemmung der Antiseptika: Für die Hautantiseptik werden alkoholische Lösungen (Ethanol, Propanol, evtl. auch in Kombination mit Chlorhexidin und PVP-Jodlösung) angewendet. Zu Markierungen von Hautbereichen, z. B. präoperativ, stehen gefärbte Präparate zur Verfügung. Die oft als Antiseptika verwendeten schwermetallhaltigen Lösungen sollen wegen ihrer Human- und Umwelttoxizität nicht mehr verwendet werden.

Schleimhautantiseptik. Es werden Antiseptika benötigt, die ein gutes antimikrobielles Wirkungsspektrum und eine hohe Gewebeverträglichkeit aufweisen. Dabei muss berücksichtigt werden, dass Schleimhaut sehr empfindlich ist und leicht Reizungen und Sensibilisierungen auftreten. Es besteht die Gefahr, dass die aufgebrachten Substanzen resorbiert werden, sodass sie im Körper toxische Wirkungen entfalten können. Polyvidon-jodhaltige Präparate dürfen in der Schwangerschaft, bei Schilddrüsenüberfunktion, Jodüberempfindlichkeit sowie bei Säuglingen bis zum Alter von 6 Monaten und in der Stillzeit nicht angewendet werden.

Antiseptika müssen eine geringe Toxizität besitzen, sie dürfen auch bei Dauergebrauch, z. B. beim Katheterisieren des querschnittgelähmten Menschen, nicht karzinogen und teratogen wirken. Aufgrund dieser hohen Anforderungen sind Gebrauchsinformationen des Herstellers für die verschiedenen Anwendungen sorgfältig zu beachten. Für die schmerzempfindlichere Schleimhaut werden alkoholfreie Lösungen, wässrige PVP-Jodlösung, Chlorhexidin- und Octenidinlösung verwendet.

Zu bedenken ist, dass es nach der Durchführung einer Haut- und Schleimhautantiseptik nach kurzer Zeit wieder zu einer Neubesiedelung des entsprechenden Hautareals kommt. Wirkstoffe im operativen Bereich (chirurgische Händedesinfektion/Hautantiseptik vor Operationen) weisen daher durch Zusätze eine remanente, d. h. länger anhaltende Wirkung auf.

Wundantiseptik. Bei Operations- und Zufallswunden richten sich alle Maßnahmen der Wundbehandlung gegen das Entstehen einer Wundinfektion, bei Wunden mit chronischem Verlauf (z. B. Dekubitus, Gangrän, Ulcus cruris) liegt ein Hauptaugenmerk auf der Beeinflussung ursächlicher Faktoren für die entstandene Wunde sowie lokal in der Förderung der Wundheilung.

Die Indikation für eine Wundantiseptik muss sorgfältig bedacht werden, um Wundheilungsstörungen zu vermeiden. Schon die Vielzahl der traditionellen Wirksubstanzen zeigt, dass es **das** ideale Mittel für jede Wundform nicht gibt. Wichtig ist die Kenntnis von Wundheilungshemmungen (Zytotoxizität) und anderer Nachteile des Therapeutikums. Einige präparatebezogene Hinweise zur Zytotoxizität:

Schwermetallhaltige (z.B. quecksilberorganische) Materialien und Farbstoffe sind unbedingt zu meiden, sie sind für eine Wundantiseptik als ungeeignet einzuordnen (Kramer u.a. 1998).

Bei chronischen Wunden bestehen oft septische Wundverhältnisse; das Marktangebot zellverträglicher Mittel ohne Selektionsdruck auf Mikroorganismen (keine Resistenzentwicklung) ist klein. „Lavasept ist als Wirkstoff der Wahl zur antiinfektiven Wundbehandlung akuter und chronischer Wunden… einzuordnen" (Kramer u. Mitarb. 1998). Mit Ringer-Lösung in 0,1%-Konzentration wirkt es nicht zytotoxisch, hemmt nicht die Wundheilung, wirkt nicht allergen und ist schmerzfrei bei der Anwendung (S. 1533).

Keinesfalls dürfen bei der Vielzahl die Wundheilung beeinflussenden Medikamenten endogene Faktoren der Wundheilung vergessen werden. Die Ernährung spielt eine wichtige Rolle, ein Fehlen von genügend Eiweiß führt zu einer deutlichen Heilungsstörung. Eine ausreichende Vitaminversorgung und Spurenelemente benötigt der Organismus, um die Wundheilung zu fördern. Auf den Verlauf der Wundheilung haben ebenso psychische Faktoren einen wesentlichen Einfluss. Angst, Stress und Konflikte können die Heilung ungünstig beeinflussen.

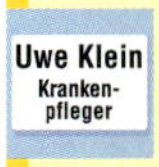

Praxistipp

Zur Wundsäuberung und für feuchte Umschläge ist es nicht sinnvoll, physiologische Kochsalzlösungen zu verwenden, besser ist Ringer-Lösung. Damit können Elektrolytverschiebungen im Wundgebiet und eine Störung der Wundheilung vermieden werden. Keine Dauerbehandlung mit Wundantiseptika praktizieren. Aus Gründen der Infektionsprophylaxe Wunden nicht baden, sondern duschen.

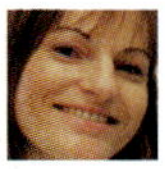

Pflegeangebot Desinfektion

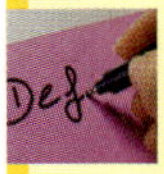

Definition

Ziel der Desinfektion ist die Abtötung, Reduzierung, Inaktivierung bzw. Entfernung von (pathogenen) Mikroorganismen von Flächen und Gegenständen so weit, dass von ihnen keine Infektion bzw. Erregerübertragung mehr ausgehen kann. Es kann nicht heißen: Abtötung aller pathogenen Keime. Desinfektionsverfahren und -mittel können nicht zwischen pathogen und apathogen unterscheiden.

Physikalische und chemische Desinfektionsverfahren sind nur dort sinnvoll, wo sich Mikroorganismen durch für sie günstige Umstände ungehindert vermehren können. Keime mit möglichen krankmachenden Eigenschaften müssen nicht unbedingt abgetötet, aber mindestens so geschädigt werden, dass sie keine Infektionen mehr verursachen (s. Infektionsrisiko durch Gegenstände, S. 582).

Physikalische Desinfektion

Die wichtigen physikalischen Methoden der Desinfektion beruhen auf der Einwirkung von Energie auf den Mikroorganismus, sodass er abstirbt. Dabei bestehen fließende Übergänge zur Sterilisation, da in Abhängigkeit von Energiemenge und Einwirkungszeit auch ein Sterilisationseffekt erreicht werden kann. Zu den wichtigsten physikalischen Desinfektionsverfahren zählen:

Trockene Hitze.
Verbrennen. Man wendet diese sichere Methode bei relativ wertlosen Materialien, z.B. Abfällen, an.
Ausglühen. Hitzestabile Gegenstände, z.B. Metallösen in bakteriologischen Labors, werden kurzzeitig in die Flamme eines Bunsen-Brenners gehalten, um das infektiöse Material zu vernichten.

Feuchte Hitze.
Auskochen. Damit lassen sich kontaminierte Gegenstände verhältnismäßig sicher desinfizieren. Vor dem Auskochen müssen jedoch Schmutzreste weitgehend aufgelöst werden, damit die Energie auch die Keime erreicht, die durch die Schmutzhülle vor dem direkten Angriff geschützt sind. Zum Auskochen im Vaporisator, z.B. von Milchfläschchen und Sauger, oder im Dampfkochtopf genügen 3 Min. bei 100°C.
Desinfektion durch strömenden Dampf. Textilien wie Matratzen, Decken oder Kopfkissen lassen sich bei Temperaturen von 75°C für 20 Min. oder 105°C innerhalb 1 Min. sicher und zuverlässig desinfizieren. Zur Desinfektion in Steckbeckenspülgeräten wird zunehmend das thermische Wirkprinzip, z.B. Dampf, genutzt (Desinfektionsleistung innerhalb 60 Sek. bei 80°C).

Strahlen. Kurzwellige UV-C-Strahlen werden zur UV-Entkeimung zum Inaktivieren von Bakterien künstlich erzeugt. Z.B. wird Wasser bestrahlt, entweder zur Trinkwasserdesinfektion oder zur Desinfektion des letzten Spülwassers in Endoskopreinigungs- und Desinfektionsautomaten einzelner Hersteller.

Im Vergleich zur chemischen Desinfektion haben die physikalisch-thermischen Desinfektionsverfahren wichtige Vorteile: geringere Kosten, geringere Umweltbelastung, höhere Sicherheit bei der Aufbereitung, Automation möglich, keine Toxizität, keine Allergisierung. Bei der Kombination von Hitzeenergie und chemischen Reinigungswirkstoffen spricht man von thermo-chemischer Desinfektion, z. B. in vollautomatischen Reinigungs- und Desinfektionsmaschinen für Instrumente, Endoskope usw.

Chemische Desinfektion

Es ist möglich, durch die Einwirkung bestimmter chemischer Substanzen bei Einhaltung geeigneter Konzentrationen, Temperaturen und Einwirkzeiten Krankheitserreger abzutöten (Mikrobizidie). Wann immer möglich, sollten physikalische Desinfektionsverfahren der Anwendung chemischer Desinfektionssubstanzen vorgezogen werden. Grund ist die Reihe von Anforderungen an die chemischen Wirkstoffe. Sie sollen

- ein breites Wirkungsspektrum gegen Bakterien, Pilze und Viren besitzen,
- rasch wirken und niedrige Anwendungskonzentrationen aufweisen,
- durch unspezifische Eiweiße (Sputum, Blut, Eiter, Wundsekrete) möglichst nicht beeinflusst werden,
- farblos, geruchlos und atoxisch sein und keine Schleimhautreizungen verursachen,
- das Material nicht schädigen sowie möglichst wirtschaftlich sein und die Umwelt nicht belasten.

Diese hochgesteckten Forderungen können von keinem Desinfektionswirkstoff in allen Punkten erfüllt werden. Man unterscheidet:

Einlegemethode. Einlegen von Gegenständen (Nassentsorgung), die vollständig mit Desinfektionslösung bedeckt sein müssen. Nur wenn spitze und/oder scharfe Instrumente manuell aufbereitet werden müssen, d. h. keine thermische Desinfektion in vollautomatischen Reinigungs- und Desinfektionsmaschinen erfolgt, ist gemäß Unfallverhütungsvorschriften eine Desinfektion der Instrumente in dieser Form erforderlich. Eine Reinigung der Instrumente (maschinell oder manuell) ist wesentliche Voraussetzung für die volle Wirksamkeit der Sterilisation.

Neben dem zeitlichen Aufwand besteht als Nachteil dieses manuellen Desinfektionsverfahrens, dass die Desinfektionsmittel abgespült werden müssen, was meist mit Trinkwasser geschieht. Dabei besteht immer die Gefahr der Rekontamination mit sog. Wasserkeimen. Weiterer Nachteil des chemischen Einlegeverfahrens ist ihre unzuverlässige Wirksamkeit. Schläuche und Hohlräume sind sorgfältig mit Lösung zu füllen. Die Lösung muss kalt angesetzt werden. Die Tauchbecken müssen abgedeckt sein, damit die Wirkstoffe nicht zur Mitarbeiterschädigung führen.

Scheuer-Wisch-Methode. Nass bzw. feucht abwischen (scheuern = säubern = reinigen). Vorteil dieser Flächendesinfektion ist, dass die Verschmutzung gelöst und entfernt wird. Die Wirksamkeit der Desinfektion großer Flächen als Infektionsprophylaxe, z. B. des Fußbodens, ist umstritten (S. 587).

Sprühen. Eine Sprühdesinfektion ist nur für kleine Flächen geeignet. Mögliche Fehlanwendungen und Folgen der Sprühdesinfektionsmittel sind in **Tab. 25.17** aufgelistet:

Weiter kann unterschieden werden zwischen

laufender Desinfektion, das ist die Desinfektion am Krankenbett, um Kontamination von Räumen, Einrichtungsgegenständen und Personen (Hände) im unmittelbaren Bereich einer Infektionsquelle möglichst gering zu halten, und

Schlussdesinfektion, die nach Abschluss der Behandlung erfolgt, wenn es sich um einen Patienten mit septischem Krankheitsbild (z. B. postoperative Infektion im Operationsgebiet, Ulcus cruris, Gangrän) oder einer Infektionskrankeit handelt. Sie ist in Form einer Scheuer-Wisch-Desinfektion nur dann indiziert, wenn das Krankheitsbild durch Kontakt über Flächen o. ä. verbreitet werden kann. Auf das Sprühen im Rahmen der Flächendesinfektion sollte völlig verzichtet werden, Vernebeln z. B. von Formaldehyd-Wasserdampf ist nur bei seltenen, einzeln indizierten übertragbaren Krankheiten erforderlich (auf behördliche Anordnung im Seuchenfall).

Tabelle 25.17 Schädigungen durch Sprühdesinfektion

Fehlanwendungen	*Mögliche Folgen (insbesondere bei Sprühdesinfektionsmitteln mit Alkoholzusatz)*
Sicherheitsregeln der BG nicht beachtet	→ Explosionsgefahr
Materialunverträglichkeit (z. B. Alkohol bei Acrylglas) nicht beachtet	→ Materialschädigung
Sprayrichtung nicht beachtet	→ Gefährdung der Augen
häufiger Hautkontakt mit dem Präparat	→ Entfettung, Hautreizung
Zusatzstoffe nicht beachtet	→ Belastung der Raum- bzw. Atemluft, Allergiegefahr
mechanische Einwirkung fehlt (Scheuern)	→ Wirkung fraglich, zu desinfizierende Fläche nicht vollständig benetzt, mangelhafte Desinfektion, Resistenz der Keime

Wirkstoffe

Zur Desinfektion von Flächen, Instrumenten, aber auch zur Anwendung am Menschen (Haut, Schleimhaut und Wunden von Patienten sowie Händen der Mitarbeiter) stehen verschiedene Wirkstoffe zur Verfügung, sodass Sie als Pflegender vor einem großen, unüberschaubaren Angebot stehen.

In den letzten Jahren wurden mit Ausnahme von Octenidin (Octenisept), Polyhexanid (Lavasept) und Glucoprotamin (Incidin plus und Sekusept plus) praktisch keine neuen Wirkstoffe propagiert, es werden vielmehr altbekannte Wirkstoffe immer neu kombiniert. Die ausgezeichnete Wirksamkeit aller alkoholischen Lösungen hat sich für die Desinfektion durchgesetzt, Lösungen in Konzentrationen zwischen 60 und 80 Volumenprozent gewährleisten unabhängig von Zusätzen eine ausgezeichnete antimikrobielle Wirkung.

Grundregeln beim Umgang mit chemischen Desinfektionswirkstoffen

Durch die Desinfektionsmittelchemie gehen Gefahren für unsere Gesundheit und die natürliche Umwelt aus. Daher muss darauf geachtet werden, dass

- sorgfältig mit diesen Produkten umgegangen wird,
- möglichst Alternativen angewendet werden und wo sie nicht zu vermeiden sind
- die Betriebsanweisungen nach §20 der Gefahrstoffverordnung (GefStoffVO) und die technische Richtlinie für Gefahrstoffe (TRGS 555) beachtet werden, um Gefahren zu verhindern.

Viele Reinigungs- und Desinfektionswirkstoffe sind Gefahrstoffe. Sie wirken gesundheitsgefährdend bei Berühren, Einatmen oder Verschlucken, darüber hinaus sind einige aufgrund eines niedrigen Flammpunktes leicht entzündbar. Reinigungs- und Desinfektionsmittel können daneben reizend, ätzend und giftig sein. Ein Hautkontakt mit Lösungen, die nicht für die Anwendung am Menschen geeignet sind, ist zu vermeiden. Auf der Station ist an Betriebsanweisungen und der Kennzeichnung der Wirkstoffe zu erkennen, welche Gefährdung besteht und wie der sichere Umgang praktiziert werden kann.

Uwe Klein
Krankenpfleger

Praxistipp

Für den Umgang mit Desinfektionswirkstoffen gilt: Distanz halten, geeignete Handschuhe tragen, immer kaltes Wasser zum Ansetzen von Lösungen verwenden, den Wischlappen regelmäßig wechseln und immer frische, ausgekochte oder Einmallappen benutzen, die nicht feucht trocknend aufbewahrt werden dürfen. Für die Dosierung Dosierhilfsmittel und Dosiertabelle verwenden.

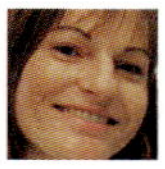

Pflegeangebot Sterilisation

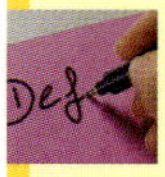

Definition

Mit dem Vorgang der Sterilisation soll Keimfreiheit erreicht werden, d.h. dass alle Mikroorganismen (einschließlich ihrer Überlebensformen, den Sporen) abgetötet werden.

Steril und pyrogenfrei (Pyrogene = Fieber erzeugende Stoffe) bedeutet, dass Mikroorganismen, die abgetötet sind, keine Infektionen mehr auslösen können. Ihr Zellwandmaterial kann jedoch, wenn es in großen Mengen ins Blut oder ins Gewebe gelangt, ernsthafte Fieberreaktionen auslösen. Deshalb müssen Lösungen für den parenteralen Gebrauch nicht nur steril, sondern auch pyrogenfrei sein. Dies wird durch Filtration erreicht.

Die Versorgung eines Krankenhauses mit Sterilgut erfolgt durch die Zentralsterilisation (z.B. OP-Sieb-Container, Verbandwechsel-Set, einzeln verpackte Instrumente), durch krankenhauseigene Mitarbeiter oder innerhalb oder außerhalb des Krankenhauses durch Fremdfirmen.

Was muss steril sein?

- Gegenstände, wenn sie in engem Kontakt mit geschädigter Haut und Schleimhaut, z.B. Wundverbände, stehen,
- Gegenstände, Lösungen und Zubereitungen, die in Kontakt mit normalerweise sterilen Körperregionen kommen. Solche physiologisch keimfreien Bereiche des Menschen sind u.a. Respirationstrakt unterhalb des Kehlkopfes, die Blutgefäße, die Gelenkkapseln, das Körpergewebe, die Harnblase, der Liquorraum. Steril müssen ebenso freiliegende Gewebsschichten berührt werden.
- Lösungen, die injiziert oder infundiert werden,
- Analysegefäße und Kulturmedien, die für die mikrobiologische Untersuchung benötigt werden.

Uwe Klein
Krankenpfleger

Praxistipp

Es gibt Berührungspunkte zum Bereich der zentralen Sterilgutversorgung bei der Vorbereitung des Sterilisationsprozesses, z.B. durch Verpacken von Sterilgut. In manchen Arbeitsfeldern müssen Sie selbstständig, z.B. mit Dampf-Klein-Sterilisatoren, eine sichere Sterilisation gewährleisten. In einem solchen Fall benötigen Sie weiteres physikalisches Grundverständnis und Kenntnisse von möglichen Fehlerquellen.

Gefahren bzw. Voraussetzungen

Einige Gefahren oder Voraussetzungen für Sterilität sind:

Mangelhafte Vorreinigung des Sterilisierguts: Mikroorganismen können sich durch Einschluss in Schleim-, Blut- und Serumreste oder auch Schmutz und andere Auflagerungen (z.B. Kalkflecken nach Abspülen der Materialien mit normalem Trinkwasser) vor der ausreichenden Einwirkung des sterilisierenden Wasserdampfes schützen.

Fehlerhaftes Verpacken: Es ist auf die Lage von zu sterilisierenden Gefäßen, z.B. Nierenschalen, Schüsseln, zu achten. Sie müssen senkrecht mit der Öffnung nach der Seite liegen (Kondensat kann ablaufen). Aus dem gleichen Grund ist eingetütetes Material senkrecht in den Sterilisationskorb zu stellen. Container mit Wäsche sollte man nicht zu dicht packen, weil der Dampf sonst nicht eindringen kann. Die flache Hand muss zwischen die Tücher eingeschoben werden können.

Die gewählte Verpackung muss die **völlige Luftentfernung** und das Eindringen von Dampf in das zu sterilisierende Gut zulassen. Es müssen Papier (entsprechend Norm), Tücher oder spezielle Polyamidfolien (entsprechend Norm) angewendet werden. Werden genormte luft- und wasserdampfdurchlässige Container verwendet, ist auf den regelmäßigen Wechsel der Filter (Verfilzungsgefahr mit erschwertem Dampfeintritt) zu achten.

Der **„small load effect“** ist zu beachten: kleine Einzelteile nicht in großen Sterilisationskammern einzeln sterilisieren, da sonst Gefahr der mangelnden Sterilität besteht.

Nur **trockenes Sterilisiergut** ist nach abgeschlossenem Sterilisationsvorgang steril. Besonders bei der Sterilisation von metallenen Instrumenten muss auf Kondenswasser geachtet werden.

Werden keine **speziellen Sterilisationskörbe** verwendet, können die Innenwände des Sterilisators mit der Verpackung verkleben. Bei der Entnahme wird die Verpackung beschädigt.

Sterilisationsverfahren

Die Wahl des Sterilisationsverfahrens hängt von der Beschaffenheit des zu sterilisierenden Materials ab. Am häufigsten werden in der Klinik zur Zeit die Dampfsterilisation und für thermolabile Güter die Formaldehydsterilisation eingesetzt.

Definition

Gespannter Dampf. Wird Wasser in einem geschlossenen Gefäß erhitzt, so steigt die Temperatur des Wassers bzw. des Dampfes über 100 °C, ebenso auch der Dampfdruck (Spannung) über 1 bar.

Gesättigter Dampf (Sattdampf). In einem gegebenen Raum bildet sich bei konstanter Temperatur eine bestimmte Dampfmenge. Wasserdampf, der mit Wasser unmittelbar in Berührung steht, ist stets gesättigt.

Physikalische Sterilisationsverfahren

Dampfsterilisation.
Bei der Dampfsterilisation mit Autoklaven wird die Wärme des gesättigten, gespannten Dampfes durch Kondensation am kälteren Sterilisiergut übertragen, wodurch eine schnelle Erwärmung erfolgt. Neben diesem rein physikalisch bedingten Grund gibt es einen zweiten entscheidenden Vorteil der feuchten Hitze gegenüber heißer Luft: Infektionserreger bestehen vorwiegend aus Wasser, Eiweiß und Nukleinsäuren. Die Abtötung der Mikroorganismen durch Hitze erfolgt durch Koagulation der Proteine, wobei die Temperaturen für diese Denaturierung vom Wassergehalt des Eiweißes abhängig sind. Geforderte Bedingungen im Autoklaven bzw. am Sterilgut: 121 °C/2,05 bar Überdruck/15 – 20 Min. Abtötungszeit, 134 °C/3,04 bar Überdruck/5 Min. Abtötungszeit.

Da die völlige Luftentfernung und das Erreichen der Betriebstemperatur an allen Punkten des Sterilisierguts das größte Problem darstellen, müssen zu den oben angegebenen Abtötungs-(Sterilisier-)temperaturen noch folgende Zeiten addiert werden:

- Anheizzeit, um die Betriebstemperatur des Dampfes zu erreichen.
- Entlüftungszeit. Da Luft ein schlechter Wärmeleiter ist, wird diese mit Vakuumpumpen zuvor möglichst vollständig aus der Sterilisierkammer abgesaugt.
- Steigezeit. Die notwendige Zeit, um die Betriebstemperatur zu erreichen.
- Sterilisierzeit. Sie setzt sich aus Ausgleichszeit, Abtötungszeit und einem Sicherheitszuschlag zusammen.

Das Verfahren kann angewandt werden z.B. für Textilien, Papier, Glas, Metall, Gummi. Die Sicherheit in Bezug auf das gesetzte Ziel der Keimabtötung ist sehr groß. Außerdem ist es auch das wirtschaftlichste und umweltschonendste Verfahren.

Heißluftsterilisation. Sie hat den Nachteil der notwendigerweise sehr heißen Sterilisationstemperatur von 160 – 200 °C und längerer Einwirkungszeit als beim Dampfsterilisator.

Die Heißluftsterilisation ist für hitzebeständige Güter gedacht, die über einen längeren Zeitraum behandelt werden können, ohne zu verkohlen oder sich zu verformen, z.B. leeres Glas, Metallteile. Sie findet in der Klinik kaum noch Anwendung.

Sterilisation mit ionisierenden Stahlen, z.B. γ-Strahlen (Gammastrahlen). Als industriell genutztes Sterilisationsverfahren, z.B. von Einmalartikeln, wird oft in der Endverpackung sterilisiert.

Chemische Sterilisationsverfahren

Leider läßt es sich nicht umgehen, dass immer mehr Geräte aus thermolabilen Materialien hergestellt werden, die bei intensiver Hitze zerstört oder verformt werden. Sterilisation mit Dampf ist dann nicht mehr zulässig.

Handhabung steriler Materialien

Vorbereiten des Sterilgutes. Die Sterilität von Sterilgut-Sets in verschiedenen Verpackungsmaterialien bleibt gewährleistet bei trockenen Lagerungsbedingungen (bis zu 70% Feuchte). Saubere, desinfizierte Hände beim Umsortieren und Suchen des Sterilmaterials können eine Kontamination des Inhalts von Sterilgutverpackung verhindern. Unsachgemäße Lagerung in Schubladen oder engen Schränken (sog. „Krambuden") (**Abb. 25.13**) kann zu Beschädigung der Schutzverpackung führen.

Kontrolle der Sterilgutverpackung. Folgendes sollte geprüft werden: Weist die Verpackung Feuchtigkeitsränder auf? Enthält die Verpackung Feuchtigkeit (Kondenswasser, Ränder)? Sind die Siegelnähte der Beutel/Tüten korrekt verschlossen (Kanalbildung durch falsch gewählte Temperatur des Schweißgerätes)? Wurde die Verpackung durch schlecht geschützte Instrumente beschädigt (Pinzette, spitze Schere usw.)? Ist der Behandlungsindikator (Farbindikator) umgeschlagen?

Merke
Feuchtes Sterilgut gilt als unsteril!

Kontrolle der Produktbeschreibung (Etikette). Beim Lesen der Produkterläuterungen sollte man vor allem auf das Sterilisationsdatum achten und darauf, ob das Verfallsdatum überschritten ist. Bei Mängeln ist es wichtig, bei industriell verpacktem Sterilgut die Chargennummer angeben zu können. Hausintern aufbereitetes und verpacktes Material sollte den Namen des packenden Mitarbeiters erkennen lassen. Andernfalls kann eine Reklamation nicht gezielt bearbeitet werden.

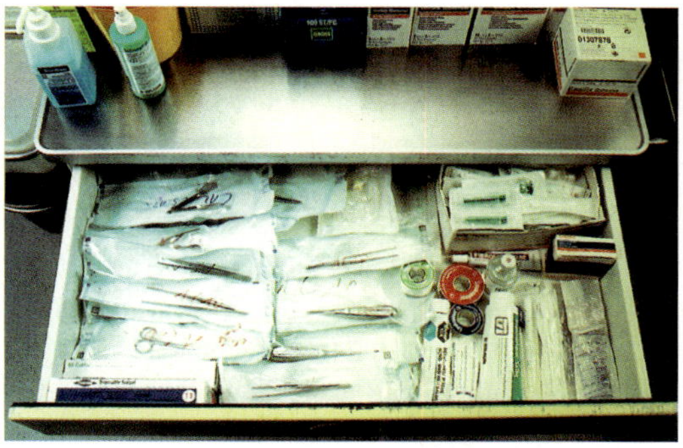

Abb. 25.13 Unsachgemäße Lagerung in Schubladen oder engen Schränken kann zu Beschädigung der Schutzverpackung führen

Wie ist Sterilgut kontaminationsfrei zu öffnen?

- Arbeitsfläche vor Öffnen der Sterilgutverpackung vorbereiten (rein, trocken, frei von unerwünschten Mikroorganismen: kurzfristige Desinfektion kleiner Flächen möglichst mit 70% Alkohol und Einmaltuch).
- Entnahme des Materials aus der Sterilverpackung in möglichst ruhiger Zone: Türen und Fenster geschlossen, keine Personenmobilität. Die Gefahr der Kontamination des Sterilguts durch den beim Auspacken aufgewirbelten Staub besteht.
- Sterile Schutzkleidung einschließlich Haube und Mund-Nasen-Schutz je nach Art der Anwendung tragen.
- Sterilmaterial möglichst erst vor dem Gebrauch auspacken. Beim Öffnen nicht sprechen, Sterilmaterial nicht anhusten usw..
- Ablage nur auf steriler Arbeitsfläche (sicher vor Durchlässigkeit von Feuchtigkeit).
- Kontaminationsgefahr bei Entnahme ausschließen (Fixation des Arbeitstisches, steriles und unsteriles Material trennen.
- Das Sterilgut nicht durch die Papierverpackung stoßen, die ausgefransten Ränder kontaminieren das Sterilgut beim Herausnehmen. Vorsichtiges Öffnen bzw. Peelen der Verpackung.
- Sterilprodukte mit Non-Touch-Methode nutzen.
- Sterile Materialien, z.B. bei großen, infizierten Wunden, nach Möglichkeit durch eine zweite Person anreichen lassen. Abstand wahren zu sterilen Materialien.

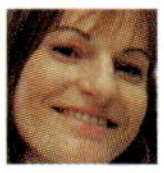

Pflegeangebot Konkrete Maßnahmen zur Vorbeugung von nosokomialen Infektionen

Vorbeugen von Harnwegsinfektionen

Die weitaus häufigsten NKI sind Harnwegsinfektionen. Sie machen ca. 40% der NKI aus, bis zu 90% sind mit einem Blasenkatheter ursächlich verbunden. Die Mehrzahl der Erreger stammen aus der eigenen Darmflora des Patienten (z.B. E. coli) oder werden exogen aus dem Krankenhausmilieu im Urogenitalbereich angesiedelt. Als Risikofaktoren sind bestätigt: Dauer der Katheterisierung (einmaliger Blasenkatheterismus bietet ein sehr viel geringeres Risiko

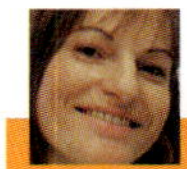

siehe Pflegeangebot Maßnahmen zur Vermeidung eines Harnwegsinfektes, Kap. 22, S. 443

als transurethrale Blasenverweilkatheter), Alter (über 65-Jährige haben die höchsten Infektionsraten), weibliches Geschlecht und reduzierter körperlicher Allgemeinzustand.

Vorbeugen von Atemwegsinfektionen

Der Häufigkeit nach folgen Infektionen der Atemwege (fast 20% aller NKI), dazu zählen Pneumonien und Bronchitiden. In der Intensivmedizin liegt der größte Anteil aller NKI mit über 50% bei den Pneumonien. Als Risikofaktoren gelten fortgeschrittenes Alter, reduzierter Allgemeinzustand, chronische Atemwegserkrankungen, vorausgegangene Operationen. Die Pneumonien gehören zu den häufigsten Todesursachen bei den NKI-bedingten Todesfällen. Zu den Präventionsmaßnahmen s. Kap. 33, S. 847.

Vorbeugen von postoperativen Infektionen im Operationsgebiet

Diese Gruppe der NKI ist mit ca. 15% an allen NKI vertreten, die Mehrheit davon waren oberflächliche Wundinfektionen (78%). In der Gynäkologie wird diese Infektion sehr selten beobachtet, wahrscheinlich durch das niedrigere Alter der Patientinnen bedingt gegenüber chirurgischen Patienten.

Risikofaktoren sind das Alter des Patienten (> 45 Jahre), was durch die natürliche Verminderung der Immunabwehr begründet ist, ein Diabetes mellitus, die hohe Bedeutung einer langen OP-Dauer und das männliche Geschlecht des Patienten.

In **Tab. 25.18** finden Sie weitere pflegerische Interaktionen zur Verhütung postoperativer Infektionen.

Tabelle 25.18 Auswahl pflegerischer Interventionen zur Verhütung von postoperativen Infektionen im Operationsgebiet

Hygieneprinzipien	*Pflegerisch präventive Interventionen*
Günstige Bedingungen für die Wundheilung zu schaffen ist Aufgabe der Pflege und des Patienten	Sind nicht heilende seelische Wunden Mitverursacher der somatischen Wundheilungsstörung? Vermindern von Angst und Unsicherheit durch professionelle Haltung
Möglichst kurzfristige präoperative Verweildauer	Keimstrukturen von Haut und Nasen-Rachen-Raum verändern sich durch Klinikaufenthalt, u. a. organisatorische Aufgabe von Pflegenden
Präoperative Rasur möglichst vermeiden	Wenn von Operateur gefordert: → keinesfalls am Vortag, Mikroläsionen (durch Schnitte, Abschürfung, Wundsein) mit ihrer endogenen und exogenen Besiedlung mit Mikroorganismen führen zu erheblich höheren Wundinfektionsraten → Benutzung von Enthaarungscreme bzw. Elektrorasierer unmittelbar präoperativ (keine Trockenrasur mit Einmalrasierer wegen Mikrotraumatisierung)
Beachten Sie bei Prävention mikrobielle Kontamination des OP-Feldes (saubere, bedingt saubere, kontaminierte, massiv kontaminierte Wunde)	→ Vermeiden von Kreuzinfektionen (räumliche Trennung septischer und aseptischer Patienten, nicht jedoch auf gesonderter Station) → Reihenfolge bei mehreren VW auf Station unwesentlich: die jeweilige Ausführung muss so erfolgen, dass keine Erregerübertragung stattfindet → statt Verbandwagen jeweils frisches Tablett mit vorher vorbereitetem Verbandmaterial nutzen; damit ist ein individueller VW ohne die Gefahr von Kreuzkontaminationen leichter möglich → vor und nach dem VW hygienische Händedesinfektion durchführen → keinen Staub oder Keime „aufwirbeln“ durch gleichzeitige Reinigungsarbeiten im Zimmer, Betten des Nachbarpatienten oder geöffnete Fenster und Türen bei einem VW; keine „Menschenansammlungen“ im Patientenzimmer bei VW → Abwurf der benutzten Instrumente in geeignete Behälter (trockene Entsorgung, keine Desinfektionslösung)
Achten Sie auf ungehinderten Sekretabfluss	Aseptischer Umgang mit Wundsekret-Ableitungssystem, Sekretabfluss beobachten: Menge und Geruch des Sekretes
Erhalten Sie und achten Sie auf eine gute Durchblutung des Gewebes	Durchblutung erhaltende Verbandtechnik, Spannung vermeiden
48 Stunden nach aseptischer OP keine Verbanderneuerung erforderlich	→ zur evt. Lockerung des Verbandes weder H_2O_2 noch NaCl 0,9% verwenden, da beide Substanzen granulationshemmend wirken. Besser geeignet ist Ringer- oder Glucose-Lösung. → Wechsel von durchbluteten oder durchnässten Verbänden (oberste Abdeckung) → nach dem 2. postoperativen Tag keinen neuen Verband anlegen, aseptische Wunde verschlossen (Ausnahme: Patient wünscht Pflaster oder Verband sowie Wunden in Problemzonen zur mechanischen Entlastung: Leiste, adipöse Bauchdecke; hier Wechsel des Verbandes bis Nahtentfernung in 2-tägigen Abständen) → sonst kann der Patient nach 3 Tagen duschen
Kontraindikation lokaler Pharmakotherapie bei aseptischen OP-Wunden	Indikation streng stellen. Zum VW nach 48 Std. nach aseptischer OP kein Antiseptikum verwenden, evtl. indiziert nach Klammer- oder Nahtentfernung bei leicht blutenden Wunden

Vorbeugen von Bakteriämie und Sepsis

Definition

Sepsis ist der Sammelbegriff für alle Infektionszustände, bei denen, ausgehend von einem lokalen Herd, konstant oder kurzfristig-periodisch Bakterien oder Pilze in den Blutkreislauf gelangen, metastatische Absiedlungen bilden und bei denen die klinischen Folgen dieses Geschehens das Krankheitsbild beherrschen. Es existiert eine **septische Trias:** Herd – Generalisation auf den gesamten Organismus – Absiedlung. Es wird auch von Septikämie oder Bakteriämie gesprochen.

Die höchste Rate primärer Sepsis wird in der Intensivmedizin beobachtet und ist mit der stark angestiegenen Anwendung von Gefäßkathetern verbunden. Insgesamt ist diese, mit einer hohen Sterblichkeitsrate belastete, Komplikation an der NKI mit ca. 8% vertreten. Der Verdauungstrakt wird als Zentralorgan bei der Sepsisentstehung angesehen, überwiegend handelt es sich um Bakterien der endogenen Patientenflora (Staphylococcus epidermidis und S. aureus). Weitere wichtige Faktoren für die Entwicklung der Sepsis sind Bewusstseinsstörung, Tumorerkrankung und Abwehrschwäche des Patienten. Pflegerische Möglichkeiten zur Sepsisverhütung finden Sie in **Tab. 25.19**.

Tabelle 25.19 Auswahl pflegerischer Interventionen zur Sepsisverhütung

Hygieneprinzipien	*Pflegerisch präventive Interventionen*
Vermindern Sie die Keimzahl an der Punktionsstelle	→ Laufende Fortbildung und Training zur Pflege intravaskulärer Zugänge helfen Komplikationen zu reduzieren. → Hygienische Händedesinfektion vor dem Legen oder Wechsel eines Katheters, vor und nach jeder Palpation sowie dem VW. → Sorgfältige Hautantiseptik. → Anlage eines zentralen Venenkatheters mit aseptischer Technik.
Bereiten Sie Injektionen und Infusionen unter möglichst aseptischen Bedingungen vor	→ Arbeitsfläche zum Vorbereiten von Injektionen und Infusionen mit 70% Alkohol und Einmaltuch desinfizieren. → Hygienische Sorgfalt beim Mischen von Infusionslösungen, zuvor hygienische Händedesinfektion, Gummistopfen der Infusionsflasche mit alkoholischem Desinfektionsmittel abreiben. → Mehrdosisbehälter (Durchstichampullen): – wenn möglich, Einzeldosisbehältnisse verwenden, – jeweils neue sterile Kanüle und Spritze verwenden, – Kanüle nicht stecken lassen, – keine sog. Mini-Spikes verwenden, – Entnahmen im Laufe von 24 Std. bei Kühlschranklagerung möglich, – Medikamente mit Konservierungsstoff (evtl. Insulin und Heparin) über 2–3 Wochen (beachte Herstellerangaben); je nach Präparat keine Kühlung erforderlich.
Vermeiden Sie das Kontaminieren von Infusionssystemen durch fehlerhafte Manipulationen	→ Hygienische Händedesinfektion vor Manipulationen am Infusionssystem (z. B. der Dekonnektion). → Beobachten Sie die Laufzeiten der Infusionen: Lipid-Infusionen maximal 24 Std. laufen lassen, Infusionen mit Medikamentenzumischungen maximal 12 Std. angehängt lassen, Herstellung unmittelbar vor der Anwendung beim Patienten. Die Hängedauer intravenöser Lösungen sollte max. 24 Std. betragen. → Infusionssysteme (d. h. alles vom Einstichdorn, der in die Infusionsflasche mündet, bis zur Konnektionsstelle zum Katheter gehört zum Infusionssystem: Tropfkammer, Schlauch mit Konus, Abklemmvorrichtung Bypass-Systeme) brauchen nicht häufiger als im 72-Std.-Intervall gewechselt werden, außer bei klinischer Indikation. Ein kurzes Verlängerungsstück, welches am Gefäßzugang angeschlossen wird, kann das Einhalten einer aseptischen Wechseltechnik des Infusionssystems erleichtern. Der Wechsel des Verlängerungsstückes erfolgt erst beim Wechsel des Gefäßzugangs. Zu bedenken sind chemische Reaktionen der verschiedenen Medikamentenzusätze (fragen Sie den Apotheker). → Infusionssystemwechsel innerhalb 24 Std. bei Verabreichung von Blut, Blutprodukten und Lipidlösungen. → Keine routinemäßige Verwendung von In-line-Filtern zur Infektionsprophylaxe, durch die damit verbundenen Manipulationen entsteht ein zusätzliches Kontaminationsrisiko. Bei gefährdeten Patienten, die große Infusionsmengen und häufige i.-v. Injektionen erhalten, ist der Einsatz eines Partikelfilters sinnvoll (sowohl bei ZVK als auch bei peripheren Plastikkanülen).

→

Tabelle 25.19 Auswahl pflegerischer Interventionen zur Sepsisverhütung

Hygieneprinzipien	*Pflegerisch präventive Interventionen*
Beobachten Sie den Patienten auf Infektionszeichen und wirken Sie mit pflegerischen Mitteln ein	→ Dokumentation des Legens von peripheren Verweilkanülen und Venenkathetern (Datum, Uhrzeit) und des VW im Dokumentationssystem und auf dem Verband. → Einmal täglich vorsichtige Palpation der Einstichstelle durch den intakten sterilen Kompressenverband auf (Druck-)Schmerzhaftigkeit. → Wenn der Patient auf Schmerzreiz nicht reagieren kann (Patient ist ohne Bewusstsein), braucht der VW nicht täglich vorgenommen zu werden, um die Einstichstelle begutachten zu können, wenn transparente Folienverbände verwendet werden. Diese neu entwickelten wasserdampfdurchlässigen Folien lassen kein höheres Infektionsrisiko als Mullkompressen erwarten. Dabei einen VW erst bei Bedarf durchführen, d. h. nach 7 – 10 Tagen (undichter, verschmutzter, beschädigter Verband, mangelhafte Fixierung). → Täglich sorgfältige Inspektion der Einstichstelle durch die Folie und bei VW (Hautzustand an Punktionsstelle, z. B. Rötung, Phlebitiszeichen am Ort der Kathetereintrittstelle: Eiteransammlung, Ödem, tastbarer Venenstrang, Erythem). → Bei stark schwitzenden Patienten ist häufigerer Wechsel notwendig. → Vor dem VW an peripheren und zentralen Venenkathetern sowie peripheren Arterienkathetern und intravaskulären Blutdruck-Überwachungssystemen eine hygienische Händedesinfektion durchführen, Vinyl- oder Latexhandschuhe sowie eine Schutzschürze zum Kontaminationsschutz über der Arbeitskleidung tragen. Bei VW an arteriellen Systemen sollte aus Arbeitsschutzgründen (Schleimhaut- und Augenkontamination mit spritzendem Blut möglich) ein Mund-Nasen-Schutz mit Schutzbrille (HBV-, HCV-Schutz) getragen werden. → Punktionsstelle des Katheters mit PVP-Jod oder alkoholischem Desinfektionsmittel desinfizieren, abtrocknen lassen. Die Verwendung antiseptischer oder antibiotischer Salben mit sterilen Kompressen oder sterilen Folienverbänden sollte unterbleiben. Die Wirkstoffe stehen häufig nicht über den relativ langen Zeitraum in ausreichender Konzentration zur Verfügung. Weiterhin wird die beim VW notwendige Sichtkontrolle der Einstichstelle erschwert. → Den Wechsel peripherer Plastikkanülen nicht alle 72 Std. vornehmen, er soll von klinischen Kriterien abhängig gemacht werden: Wechsel bei Rötung an der Einstichstelle oder im Verlauf der Vene, Schmerzen und Induration (Verhärtung im Venenverlauf). Beobachtet wird jedoch eine deutliche Zunahme der Komplikationsrate auf über 70 % nach 72 Std., insbesondere wenn dieser i.-v. Zugang unter Notfallbedingungen gelegt wurde.

Vorbeugen nosokomialer Virus-(HBV-HCV-, HIV-)Infektionen

Ein erhöhtes Risiko für Mitarbeiter im Krankenhaus, an Infektionskrankheiten zu erkranken, ist bekannt. Daneben besteht aber auch ein nicht unerhebliches Infektionsrisiko für Patienten, wenn sie von infektiösen Mitarbeitern des Gesundheitsdienstes betreut werden. Die Hepatitis-B-Virusinfektion nimmt unter den durch Blut- und andere Körperflüssigkeiten übertragenen Infektionen eine herausragende Bedeutung ein. Ebenso können auf diese Art und Weise das Hepatitis-C-Virus und das humane Immunschwäche-Virus (HIV) übertragen werden. Zur Bedeutung dieser Viruserkrankungen, dem Übertragungsrisiko, der Risikoabschätzung, zu Schutzimpfungen und postexpositioneller Prophylaxe s. S. 954.

Bei welchen Eingriffen erfolgt die Infektion?

Die meisten bisher veröffentlichten Fälle von nosokomialer HB-, HC- und HI-Virusübertragungen erfolgten durch operativ tätige Ärzte (Zahnärzte, Orthopäden, Gynäkologen, Kardiochirurgen). Trotzdem vermutet Hasselhorn (1998) aus Auswertungen von HBV-Übertragungen, dass minimale Eingriffe wie eine Blutabnahme oder das Durchführen eines Prick-Testes ausreichen können, um Patienten zu infizieren.

Die nachfolgenden Umstände kommen besonders für die Patienteninfektion in Frage: Operieren in räumlicher Enge im OP-Gebiet, Finger in der Nähe scharfer Instrumente im OP-Gebiet, Fingerführung der Nadel, Knoten von Fäden, lange Operationsdauer, Hautschädigung an den Händen (Exsudat aus entzündlichen Hautveränderungen) und Arbeiten ohne Handschuhe.

Ist hygienische Prävention möglich?

Einige der bisher berichteten HBV-Übertragungen hätten möglicherweise durch Berücksichtigen elementarer hygienischer Vorsichtsmaßnahmen wie das Benutzen von Handschuhen verhindert oder gemildert werden können. Andere Infektionsübertragungen geschahen trotz Verwendung von Handschuhen und Einhaltung der üblichen Vorsichtsmaßnahmen. Daher können auch keine allgemeingültigen Hinweise zur Vorbeugung dieser Patienteninfektionen gegeben werden.

Zur Beurteilung von Tätigkeitseinschränkungen für den infektiösen Mitarbeiter müssen immer die konkrete Tätigkeit der betroffenen Person, die Arbeitserfahrung und Disziplin im Einzelfall als Faktoren herangezogen werden. Sinnvoll ist es, wenn der infizierte Mitarbeiter mit einem Expertengremium, u.a. besetzt mit Betriebsarzt, Krankenhaushygieniker, behandelndem Arzt des betroffenen Mitarbeiters und Vertreter des Arbeitgebers, Vorsichtsmaßnahmen bespricht und abklärt, welche Tätigkeiten er besser nicht ausführen sollte.

Da ca. 50% der Hepatitis-B-Infektionen ohne jegliche Symptomatik ablaufen, ist es wichtig, dass die Infektiosität anlässlich arbeitsmedizinischer Vorsorgeuntersuchungen erkannt wird.

25.5 Komplexe Pflegesituation gestalten

Heike Jung-Heintz

Aufnahmesituation

Frau Anna Rose, 82 Jahre, wird von ihrem Hausarzt in die Innere Klinik zur Abklärung der Ursache für wiederholte Stürze eingewiesen. Kurz vor der Fahrt in die Klinik ist sie in ihrer Wohnung hingefallen und hat sich eine 6 cm lange Platzwunde am Hinterkopf zugezogen. Begleitet wird sie von Frau May, die im Stockwerk unter ihr wohnt und sich um sie kümmert. Frau Rose war noch nie vorher im Krankenhaus. Sie wirkt nervös, rutscht auf ihrem Stuhl hin und her, nestelt an ihrer Bluse und schaut sich häufig um. Der Blutdruck beträgt 170/90 mmHg, der Puls 92.

Lebenssituation

Frau Rose ist seit 17 Jahren verwitwet und lebt in einer Altbauwohnung im 3. Stock. Sie hat eine Tochter, die in England lebt. Frau May wird in die Anamnesestellung einbezogen, da Frau Rose durch den Sturz noch sehr aufgeregt ist und Frau May gebeten hat, für sie die Fragen zu beantworten. Frau May berichtet: „In letzter Zeit werden die Stürze immer häufiger, glücklicherweise ist diese Platzwunde heute die erste Verletzung. Letzte Woche ist Frau Rose 4-mal gestürzt. Dann klopft sie mir immer auf den Boden. Das höre ich und komme dann herauf, um ihr wieder auf die Beine zu helfen. Manchmal erscheint sie mir in letzter Zeit auch ein wenig sonderbar. Vorgestern hat sie abends mit Kaffee und Marmeladenbrötchen gefrühstückt, dabei isst sie abends immer Wurst und trinkt einen roten Tee."

Pflegeanamnese

Gegen Nachmittag ist Frau Rose nicht mehr so aufgeregt und fühlt sich in der Lage, ein Aufnahmegespräch zu führen. Frau Rose gibt folgende Informationen zur ATL Sich sicher fühlen und verhalten: „Ich bin schon ab und zu gestolpert, aber Frau May hat mir ja immer wieder geholfen. Mit meiner Arthrose ist das Laufen eben nicht mehr so leicht und manchmal verschwimmt mir alles vor den Augen. Ohne meine Brille geht gar nichts mehr. Sagen Sie, wie heißen Sie nochmal? Schwester Ina, ach, ich weiß nicht, ob ich mir das merken kann. Ich bin halt schon alt und werde auch vergesslich. Vielleicht sollte ich doch in ein Heim gehen, wie meine Tochter vorgeschlagen hat. Ja und zu meinem Tagesablauf soll Ihnen am besten Frau May erzählen." Frau May berichtet: „Tagsüber wird Frau Rose von einem ambulanten Pflegedienst unterstützt, der ihr beim Waschen und mittags bei der Essenszubereitung hilft. Das Radio läuft bei ihr den ganzen Tag, zu den Nachrichten macht sie es immer laut. Abends helfe ich ihr dann beim Ausziehen und schaue, dass nachts ein Licht brennt, weil Frau Rose nachts zur Toilette muss. Seit sie vor vier Wochen aus dem Bett gefallen ist, hat der Pflegedienst ihr Bett an die Wand gestellt." Frau Rose mischt sich ein: „Schwester Iris, so war doch Ihr Name, könnten Sie hier bitte mein Bett auch an die Wand schieben?" Frau May erzählt noch, dass sich Frau Rose vor einigen Wochen in der Stadt verlaufen hat und dass sie durch die Arthrose kaum mehr die Treppen bis zu ihrer Wohnung hochsteigen kann. Vor zwei Wochen seien sie das letzte Mal spazieren gewesen. Als Schwester Ina sich von Frau Rose verabschiedet, fragt diese: „Wie heißen Sie nochmal gleich und wo bin ich hier eigentlich?" Frau May sagt: „Aber Anna, das habe ich dir doch schon gesagt. Du bist im Krankenhaus". Schwester Ina geht nach 15 Minuten nochmal zu Frau Rose und überprüft die Orientierung. Frau Rose ist zeitlich und örtlich nicht orientiert.

Ärztliche Anordnung

Es werden EKG, EEG und ein Röntgen-Thorax angemeldet. Puls und Blutdruck sollen 5-mal tgl. kontrolliert werden. Außerdem wird die Einschaltung des

Sozialdienstes veranlasst und ein neurologisches und augenärztliches Konsil angeordnet.

■ **Prioritätensetzung**

Neben der körperlichen Untersuchung zur Ermittlung der Ursache für die Stürze und der Heilung der Kopfplatzwunde steht die psychosoziale Betreuung der Patientin im Vordergrund. Frau Rose wirkt zeitweise örtlich desorientiert. Es muss geklärt werden, ob sie weiter in ihrer Wohnung leben kann. Für die ATL Sich sicher fühlen und verhalten wird eine Pflegeplanung erstellt (**Tab. 25.20**).

Tabelle 25.20 Exemplarische Pflegeplanung für die ATL Sich sicher fühlen und verhalten

Pflegeproblem	*Pflegeziel*	*Pflegemaßnahme*
24. 1. 2000: Frau Rose wirkt örtlich desorientiert. Sie ist das erste Mal in einem Krankenhaus. Sie sagt, dass sie schlecht sieht.	Ziel für den 25. 1. 2000: Frau Rose findet sich im Zimmer zurecht und kennt den Weg zur Toilette und zurück in ihr Zimmer. Frau Rose weiß, dass sie im Krankenhaus ist. Ziel für den 27. 1. 2000: Frau Rose findet sich auf der Station zurecht. Sie kennt die Wege zum Stationszimmer, zum Aufenthaltsraum und zum Patientenbad.	→ Frau Rose soll immer ihre Brille tragen, → möglichst **alle** Pflegemaßnahmen werden nur von der hauptsächlich verantwortlichen Schwester der jeweiligen Schicht ausgeführt, um die Verwirrung durch viele Gesichter zu vermeiden. → 24. 1. 2000: Frau Rose den Weg vom Zimmer zur Toilette und zurück zeigen. Rote Markierungspunkte aus Pappe außen an die Zimmertüren anbringen. Mit diesem roten Punkt auch den Schrank im Zimmer markieren. → Im Gespräch und bei Pflegemaßnahmen Information zum Ort geben. → Rufsystem erläutern und mit Frau Rose ausprobieren. → Frau Rose zu allen Untersuchungen begleiten. → Beobachtung der örtlichen Orientierungsfähigkeit. Wenn Frau Rose den Weg nicht findet, muss ein Toilettenplan erstellt werden. Dazu die Zeiten erfragen und Frau Rose zu dieser Zeit zur Toilette führen und danach wieder zurückbringen. → 26. 1. 2000: Wenn Frau Rose alleine den Weg vom Zimmer zur Toilette und zurückfindet, wird ihr der Weg zum Stationszimmer gezeigt. Wenn dabei Probleme sichtbar werden, auch hier einen großen roten Punkt anbringen und mit „Schwester" beschriften. → 27. 1. 2000: Frau Rose morgens zum Duschen den Weg ins Patientenbad zeigen. Ggf. Markierung u. Beschriftung anbringen.
Frau Rose ist zeitweise zeitlich desorientiert.	Frau Rose ist zeitlich orientiert.	→ Aufstellen einer großen Uhr auf ihrem Nachttisch. → Erläuterung des groben Tagesablaufs im Krankenhaus (Waschen, Frühstück, Untersuchungen, Mittagessen, Kaffee, Abendessen) und diesen in schriftlicher Form, gut leserlich, Frau Rose aushändigen. → Im Gespräch und bei Pflegemaßnahmen Informationen über Tagesgeschehen, Datum und Zeit geben. → Frau Rose zu den Nachrichten das Radio anstellen. → Beobachtung der zeitlichen Orientierungsfähigkeit.
Frau Rose ist daheim mehrfach gestürzt.	Frau Rose kann sich sicher bewegen.	→ 25. 1. 2000: Sturzanamnese erstellen (wann, wo und warum stürzt sie, welche Schuhe trägt sie, setzt sie ihre Brille auf?). → Auf Veränderungen der Gangsicherheit achten. → Frau Rose zur Betätigung des Rufsystems auffordern, wenn sie aufstehen möchte. → 26. 1. 2000: Frau May anrufen, sie soll bequeme Schnürschuhe und Socken mitbringen. → Grundsätzlich für alle Wege Strümpfe und Schnürschuhe anziehen.

→

→ **Tabelle 25.20 Exemplarische Pflegeplanung für die ATL Sich sicher fühlen und verhalten**

Pflegeproblem	*Pflegeziel*	*Pflegemaßnahme*
Frau Rose hat Angst, nachts zu stürzen. Daheim befindet sich ihr Bett an der Wand und sie lässt ein Licht brennen.	Frau Rose fühlt sich nachts sicher, sie kann aufstehen und sich orientieren.	→ Nach Absprache mit den Mitpatienten Bett zur Nacht an die Wand schieben und Nachtlicht brennen lassen. → Rufsystem in greifbare Nähe bringen. → Aufforderung sich zu melden, falls sie nachts Angst hat, etwas braucht oder aufstehen möchte. → Zu den nächtlichen Toilettenzeiten nach Frau Rose sehen, ggf. zur Toilette helfen.
Frau Rose ist unsicher, ob sie nicht besser in ein Seniorenheim umziehen soll.	Frau Rose fühlt sich gut informiert und kann eine Entscheidung bezüglich ihrer Wohnsituation treffen, ohne sich gedrängt zu fühlen.	→ 27.1.2000: Einschaltung des Sozialdienstes. → 27. 1. 2000: Frau May anrufen und deren Meinung zu Selbstständigkeit und Betreuungsbedarf von Frau Rose einholen. → Frau Rose über weitere Möglichkeiten der häuslichen Versorgung informieren. → 28. 1. 2000: Frau Rose die Besichtigung eines Seniorenheims vorschlagen, um ihre Entscheidung besser treffen zu können.
Frau Rose hat eine Kopfplatzwunde.	Komplikationslose Wundheilung.	→ Täglich aseptischer Verbandwechsel und Kontrolle der Wundheilung.

Leserservice

Verwendete Literatur

Sich sicher fühlen und verhalten

Corr, D. M., C. A. Corr (Hrsg.): Gerontologische Pflege. Herausforderung in einer alternden Gesellschaft. Huber, Bern 1992

Erikson, E. H.: Kindheit und Gesellschaft, 2. Aufl. Klett, Stuttgart 1965

Friesacher, H.: Psychosoziale Belastungen des Intensivpflegepersonals. Teil 1 u. 2 intensiv 1 (1993) 34 – 40, 74 – 79

Gümmer, M., J. Döring: Im Labyrinth des Vergessens. Hilfen für Altersverwirrte und Alzheimerkranke, 2. überarb. Aufl. Psychiatrie-Verlag, Bonn 1996

Käppeli, S. (Hrsg.): Pflegekonzepte. Phänomene im Erleben von Krankheit und Umfeld. Band 1. Huber, Bern 1998

Kaufmann, F.-X.: Sicherheit als soziologisches und sozialpolitisches Problem. Untersuchung zu einer Wertidee hoch differenzierter Gesellschaften, 2. umgearb. Aufl. Enke, Stuttgart 1973

Kolleck, B. u. a.: Kommunikation mit Patienten. Pflege 10 (1997) 335

Maslow, A.: Motivation und Persönlichkeit. Rowohlt, Reinbek 1981

Metzmacher, M.: Der Aufklärungsprozess: Eine Krisensituation für den Patienten und eine Herausforderung für das Pflegeteam. Pflege aktuell 11 (1998) 617

Munzinger, F.: Die Bedeutung von Vertrauen in der Pflege. Pflege 2 (1996) 113

Roper, N. u. a.: Die Elemente der Krankenpflege: ein Pflegemodell, das auf einem Lebensmodell beruht, 4. überarb. Aufl. Recom, Basel 1993

Schwendimann, R.: Häufigkeit und Umstände von Sturzereignissen im Akutspital: Eine Pilotstudie. Pflege 11 (1998) 335

Snowley, G. D. u. a. (Hrsg.): Pflegestandards und Pflegeprozess. Grundlagen pflegerischer Qualitätssicherung, 2. überarb. und erweit. Aufl. Ullstein Mosby, Wiesbaden 1998

Zegelin, A. (Hrsg.): Sprache und Pflege. Ullstein Mosby, Berlin 1997

Hygiene im Krankenhaus

Anonym: Anhörung der Länder und Verbände zu Empfehlungen der Kommission für Krankenhaushygiene und Infektionsprävention am RKI; Schreiben vom 30.4. 1999: Prävention von Harnwegsinfektionen

Daschner, F.: Praktische Krankenhaushygiene und Umweltschutz, 2. Aufl. Springer, Berlin 1997

Doenges, M. E., M. F. Moorhouse: Pflegediagnosen und Maßnahmen, 2. Aufl. Hans Huber, Bern 1994

Exner, M. u. a.: Berufsbedingte durch Blut übertragene Infektionen: Hepatitis B und Hepatitis C. Hyg Med 21 (1996) 346 – 359

Gastmeier, P., H. Rüden, H. Lode, A. Ekkernkamp, J. Seifert: Qualitätssicherung in der nosokomialen Infektiologie. Aesopus, Stuttgart 1998

Gensthaler, B. M.: Asthma-Management: Viel mehr als nur das richtige Medikament. Pharmazeutische Zeitung 31 (1999) 25 – 26

Hasselhorn, H.-M.: HIV-, HCV- und HBV-Übertragung von Beschäftigten im Gesundheitsdienst auf Patienten. In F. Hofmann, W. Jilg: Nosokomiale Übertragung von HBV, HCV und HIV. Ecomed, Landsberg 1998

Lenz, M.: Änderungen im Mutterschutzrecht. Neue Juristische Wochenschrift 50 (1997) 1491 – 1492

List, W. F., P. M. Osswald: Intensivmedizinische Praxis. Springer, Berlin 1989

Luther, M., H. Martiny: Untersuchungen über die mikrobielle Kontamination von Außenseiten von Sterilgutverpackungen. Hyg Med 6 (1992) 249 – 259

Mims, C. A. u. a.: Medizinische Mikrobiologie. Ullstein Mosby, Wiesbaden 1996

RKI: Was tun bei möglicher HIV-Exposition durch Nadelstichverletzungen? Epidemiologisches Bulletin 13 (1996) 89 – 90

RKI: Überlegungen zur medikamentösen Postexpositionsprophylaxe nach beruflicher HIV-Exposition. Epidemiologisches Bulletin 43 (1996) 291 – 295

Rüden, H. u. a.: Prävalenz der wichtigsten nosokomialen Infektionen in Deutschland – Ergebnisse der NIDEP-Studie. Bundesgesundheitsblatt 6 (1997) 198 – 203

Rueff, F., P. Schöpf, R. Huber: Naturlatexallergie. Die verdrängte Berufskrankheit. Deutsches Ärzteblatt 18 (1999) A-1204 – 1207
Schnur, M.: Prinzipien der Wundversorgung. Nicht veröffentlichtes Manuskript 7/1999 GKH Heidecke
Schwegler, J. S.: Der Mensch – Anatomie und Physiologie, 2. Aufl. Thieme, Stuttgart 1998
Sitzmann, F.: Mit wachen Sinnen wahrnehmen und beobachten, Teil 2. RECOM, Baunatal 1996
Sitzmann, F.: Abfallhandling im Klinikalltag. In M. Bazan, H. Biedermann (Hrsg.): Müll im Krankenhaus. Fischer, Stuttgart 1996
Sitzmann, F.: Wider das (falsche) Heldentum in Praxis und Klinik. Heparin Zeitung 3/1998
Sitzmann, F.: Hygiene – Ein Lehrbuch für die Fachberufe im Gesundheitswesen. Springer, Berlin 1999
Ullrich, L., H.-J. Hannich: Abbruch der Intensivtherapie – ein Dilemma für Pflegende. Intensiv 5 (1997) 234 – 236
Wallhäußer, K. H.: Praxis der Sterilisation – Desinfektion – Konservierung, 5. Aufl. Thieme, Stuttgart 1995

Mundpflege

Dodd, M., P. Larson, S. L. Dibble et al: Randomized clinical trial of chlorhexidine versus placebo for prevention of oral mucositis in patients receiving chemotherapy. Oncology Nurs. Forum, 23 (6) (1996) 921 – 927
Gronewald, S. L., M. H. Frogge, M. Goodman, C. H. Yabro: Cancer Nursing. Principles and Practice, 3. Auflage, Jones and Bartlett, Boston, London, 1993
Nieweg, R. M. B.: Mundschleimhautveränderungen und Mundpflege bei Chemotherapie. Ullstein-Mosby, Berlin 1997
Sitzmann, F.: Hygiene. Springer, Berlin 1999

Weiterführende Literatur

Sich sicher fühlen und verhalten

Bauer, I.: Die Privatsphäre der Patienten. Huber, Bern 1996
Dowton, J. H.: Wenn alte Menschen stürzen. Ursachen und Risiko. Pflege und Prävention. Ernst Reinhardt, München 1995
Elsbernd, A.: Ich bin doch nicht aus Holz: wie Patienten verletzende und schädigende Pflege erleben. Ullstein Mosby, Berlin 1996
Langguth, G.: Suche nach Sicherheiten. Ein Psychogramm der Deutschen. Deutsche Verlagsanstalt, Stuttgart 1995
Salter, M.: Körperbild und Körperbildstörungen. Ullstein Medical, Wiesbaden 1998
Schröck, R., E. Drerup (Hrsg.): Schmerz. Perspektiven der Pflegeforschung. Lambertus, Freiburg 1998

Kontaktadressen

Deutsche Gesellschaft zum Studium des Schmerzes
c/o Klinik für Anästhesiologie
Universität Köln, Joseph-Stelzmann-Str. 9, 50924 Köln

Schmerztherapeutisches Kolloquium
Hainstr. 2, 61476 Kronberg

Internetadressen

Diagnostik und Therapie des Tumorschmerzes:
www.dkfz-heidelberg.de

26 ATL Raum und Zeit gestalten – arbeiten und spielen

Ute Gillmann

Das Spielen kann man gar nicht ernst genug nehmen

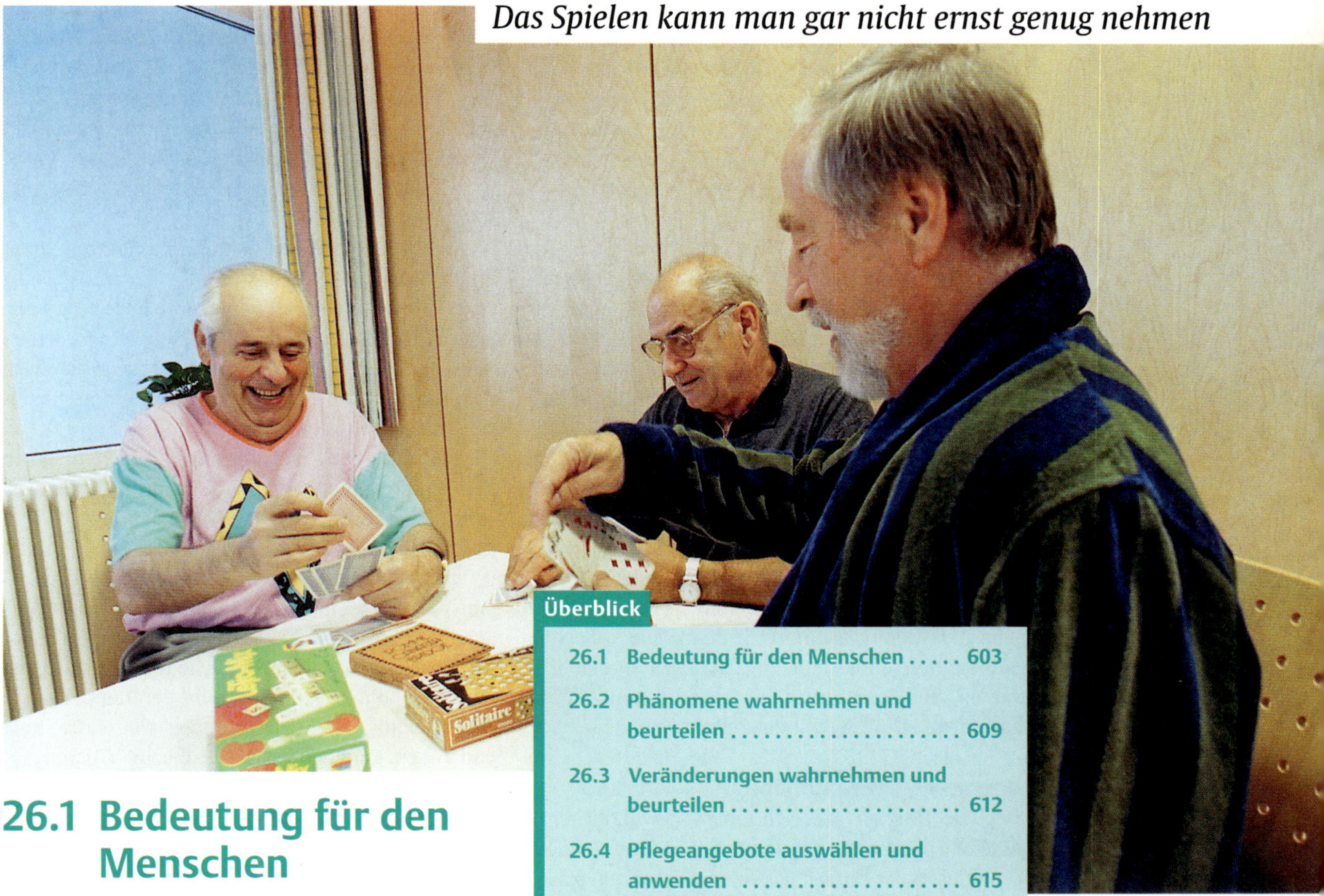

Überblick

26.1 Bedeutung für den Menschen

Eines der Grundbedürfnisse des Menschen ist es, sich in die von der Natur vorgegebenen Rhythmen des Lebens (Tag/Nacht, Wechsel der Jahreszeiten etc.) einzugliedern. Dazu gehört auch die individuelle Gestaltung des eigenen Lebensraums und der eigenen Zeit, mit dem Ziel, Organisation und innere Ausgewogenheit zu erlangen und eine Rhythmisierung des Alltags zu erreichen.

Zu den Aspekten, die für eine gesunde Gestaltung von Raum und Zeit wichtig sind, zählen u. a.:

- die Ordnung der Zeit und insbesondere der Rhythmen des Lebens,
- der Ausgleich zwischen Arbeit und Spiel, der sich im Spannungsfeld von Arbeitszeit und Freizeit, Arbeitswelt und Wohnraum ausdrückt,
- das Wechselspiel zwischen Aktion und Besinnung, die beide in einem ausgewogenen Lebensstil ihren Platz haben müssen.

Ein Blick auf die Sprache macht deutlich, wie sehr Zeit und Raum miteinander in Zusammenhang stehen. Man spricht von Zeiträumen, der Mensch bewegt sich in Raumzonen und Zeitzonen gleichermaßen, die sinnvolle und zweckmäßige Gestaltung des Raumes und der Zeit sind untrennbar. Das Eine beeinflusst das Andere, beide stehen eng miteinander in Verbindung. Raum und Zeit zu haben, ist das größte Geschenk, das wir einem Menschen machen können.

Zeit

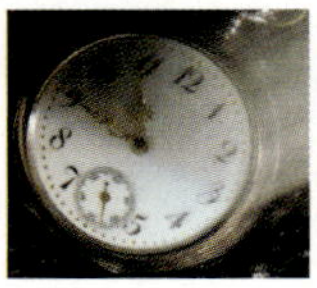

> **···> Definition**
> Psychologisch betrachtet ist Zeit das, was wir subjektiv als Veränderung erleben. Nach Aristoteles ist Zeit nur möglich, wenn es eine Veränderung, d. h. eine Bewegung gibt. Die Zeit ist das Maß der Bewegung von einem Vorher zu einem Nachher. Sie wird als etwas objektiv Gegebenes verstanden, das existiert, unabhängig davon, ob der Mensch sie wahrnimmt oder nicht. In der Moderne wird Zeit als etwas Objektives gesehen, das subjektiv zugänglich ist.

Eine Forschungsrichtung verbindet biologische Überlegungen mit der Relativitätstheorie: Jedes Lebewesen hat demnach eine ihm gemäße Lebenszeit (Eigenzeit), die es in dem ihm eigenen Rhythmus und Zeittempo lebt. Es erlebt die Welt in einer ihm spezifischen Weise.

Die Erfindung der mechanischen Uhr führte in unserem Kulturkreis zur Entwicklung eines Bewusstseins von der vergehenden Zeit. Die Uhrzeit regelt Arbeits- und Freizeit, ist für Terminabsprachen, Fahrpläne etc. wichtig. Das Zusammenleben wird vorhersehbar und planbar, aber auch eingeengt. Daneben existieren Kulturen, in denen ein Leben in Zeitbegriffen unbekannt ist. Zwischen diesen Extremen gibt es natürlich die vielfältigsten Auffassungen vom Umgang mit der Zeit.

> **···> Lernaufgabe**
> Stellen Sie sich einen gewöhnlichen Wochentag in Ihrem Alltagsleben ohne Einfluss einer Uhrzeit vor. Ändert sich durch eine Krankheitssituation der Einfluss der Uhrzeit?

26.1.1 Wahrnehmung des Raums: Motorische Entwicklung des Menschen

Raum

> **···> Definition**
> Raum ist Ausdehnung, Lage, ein Ort. Raum existiert wie die Zeit in unserer Wahrnehmung. Raumwahrnehmung geschieht durch Sehen, Hören, Fühlen und Tasten, d. h. durch unsere Sinne: Wir spüren Distanz und Tiefe, Bewegung und Lage, Entfernung und Nähe.

Die Eroberung des Raumes ist das Ziel der motorischen Entwicklung vom Neugeborenen zum Kleinkind. Da dies ein Prozess ist, an dem alle Sinne beteiligt sind, ist die hier folgende Darstellung der motorischen Entwicklung des Menschen nur für das gesunde Neugeborene zutreffend. Sind Sinne eingeschränkt, z. B. bei Blindheit, verzögert sich die motorische Entwicklung erheblich.

Alle körperlichen Fähigkeiten werden in der gleichen Reihenfolge erlernt. Meilensteine in der motorischen Entwicklung sind Herumrollen, Krabbeln, Sitzen, Stehen und Laufen (vgl. **Abb. 3.1**). Das Erlernen der neuen Fähigkeit schafft die Voraussetzung für den nächsten Entwicklungsschritt. Untersuchungen haben erwiesen, dass ein vorzeitiges Üben ohne Berücksichtigung der Reifungsvorgänge nichts nützt, ein Üben der Fertigkeit nach der Funktionsreifung jedoch nützlich ist.

Neugeborene haben noch wenig Kontrolle über ihren Körper. Die Beherrschung der Muskulatur schreitet von oben nach unten, vom Kopf bis zu den Beinen fort. Zuerst wird der Säugling lernen, seinen Kopf zu halten. Alle Säuglinge entwickeln sich nach dem gleichen Muster, allerdings mit unterschiedlichen Geschwindigkeiten.

Kann das Baby mit ungefähr 3 Monaten seinen Kopf stabil halten, vergrößert sich sein Blickwinkel. Sein Interesse an Spielzeug wächst, da es sich ihm jetzt aktiv zuwenden kann. Das Drehen von der Bauchlage in die Rückenlage und umgekehrt (ungefähr nach 3 – 4 Monaten) ermöglicht ihm, sich dem Spielzeug zuzuwenden. Mit einem halben Jahr hat das Baby Kopf, Schulter, Arme und Hände schon ganz gut unter Kontrolle, jetzt beginnt der Kampf um die Beherrschung der Muskelgruppen von Hüfte, Knie und Füßen. Ein halbjähriges Kind kann u. U. mit Abstützen sitzen; frei und mit der kompletten Kontrolle des Gleichgewichts der Wirbelsäule gelingt ihm dies jedoch erst mit 8 – 9 Monaten.

Es kippt aber immer wieder noch um, wenn es sich z. B. seinem Spielzeug zudrehen möchte, d. h. es muss diese Fähigkeit noch weiter einüben. Gleichzeitig mit dem Sitzen lernen viele Säuglinge das Krabbeln, das eine erste selbstständige Erkundung eines begrenzten Raumes ermöglicht.

Viele Kleinkinder entwickeln zunächst auch ein Robben oder andere Methoden der Fortbewegung, z. B. im Sitzen, sog. „Gesäßschlurfen“. Gerade diese Kinder überspringen oft das Krabbelstadium und

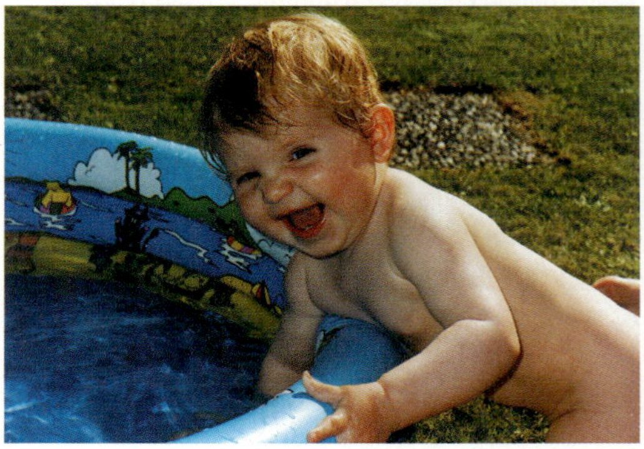

gehen gleich zum Stehen über. Dieses beginnt mit dem Hochziehen des Kindes an Gegenständen, im 9.–10. Monat. Jetzt kann es von der Beherrschung der Muskeln her sein ganzes Gewicht tragen.

Als nächstes lernt das Kind mit Unterstützung zu laufen, an der Hand oder indem es sich an Möbeln entlangbewegt. Diese Fertigkeit mündet dann in das selbstständige Gehen, mit Hilfe dessen es sich seinen Raum ebenso wie die Erwachsenen erobern kann.

Es gibt verschiedene Faktoren, die auf die Gestaltung von Raum und Zeit und auf die Fähigkeit, zu arbeiten und zu spielen, Einfluss nehmen (**Abb. 26.1**).

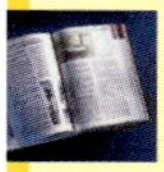

Lerntipp
Stellen Sie sich mögliche Behinderungen und ihre Auswirkungen auf den jeweiligen Entwicklungsschritt in der motorischen Entwicklung vor. Wo liegen z.B. die Probleme eines blinden Säuglings in der Abfolge der physiologischen Entwicklung?

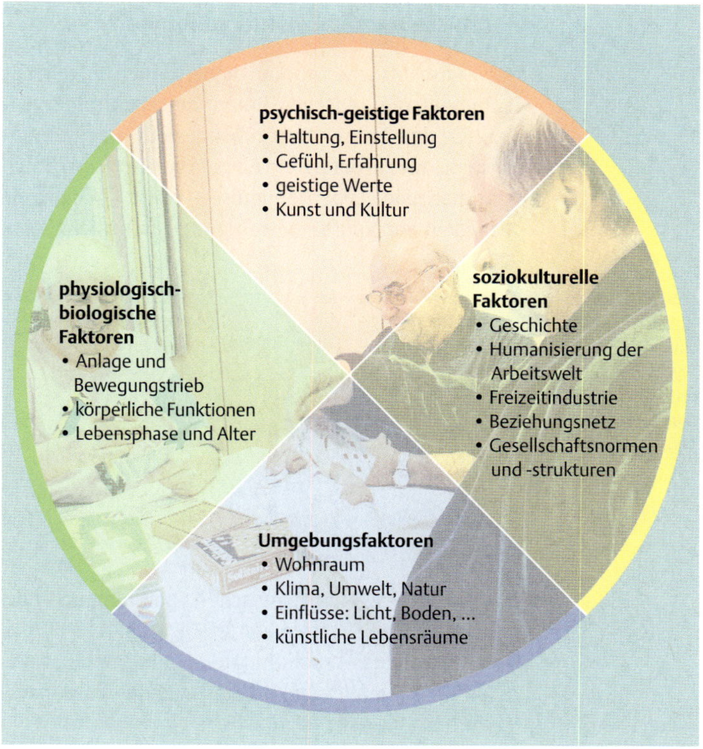

Abb. 26.1 Einflussfaktoren auf das Gestalten von Raum und Zeit, auf Arbeiten und Spielen

26.1.2 Psychische Einflussfaktoren

Beeinträchtigung von Selbstwertgefühl und innerer Ausgewogenheit

Das Erreichen einer inneren Ausgewogenheit und die Steigerung des Selbstwertgefühls hängt vom richtigen Umgang mit der Zeit ab. Wer sich von Terminen und Plänen gehetzt fühlt, kann nicht ausgeglichen sein und kann dies anderen auch nicht vermitteln. Für unsere körperliche und seelische Gesundheit ist ein harmonischer Wechsel von Anspannungs- und Entspannungsphasen wichtig (S. 276). Wenn jemand in seiner Freizeit ständig angespannt ist, nützt weder eine 35- noch eine 30-Stunden-Woche zur Regeneration, auch die Pause kann zum Stress werden. Muße hat etwas mit der Fähigkeit zu tun, loslassen zu können, sich Ruhe zu gönnen, zu sich selbst zu finden.

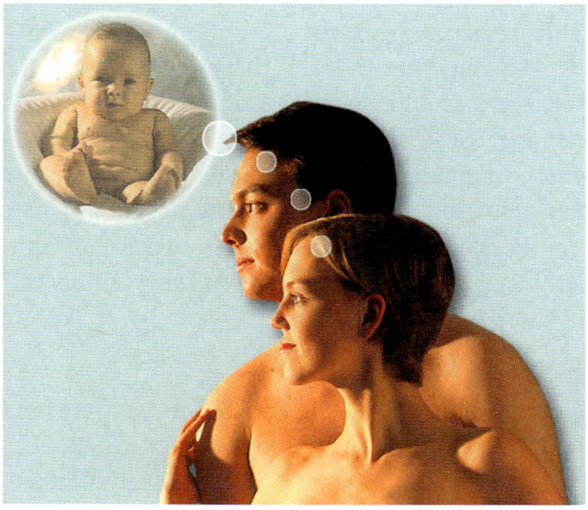

Der Gedanke an Kinder ist Teil einer vorausschauenden Lebensplanung

Wir richten unser Denken und Handeln stark auf die Zukunft aus, ein Luxus, den sich nur die heutigen Industriegesellschaften leisten können, in denen die Grundbedürfnisse sichergestellt sind.

Vorausschauende Lebensplanung gilt für viele als Voraussetzung für ein erfolgreiches Leben. Kritische Ereignisse gefährden den Lebensplan. Die Zukunft erscheint dann auf einmal, abweichend vom Lebensplan, ungewiss: Pläne müssen u.U. ganz aufgegeben werden. Psychologische Untersuchungen zeigen, dass Personen mit weitreichender Zukunftsorientierung mehr Lebensfreude und -motiviertheit aufweisen, als Personen mit wenig Zielen. Irrelevant ist dabei, ob das Zukunftsbild realisiert wird, es beeinflusst auf jeden Fall die momentane Situation.

Die Ungewissheit der Zukunft hat daher Auswirkungen auf die innere Ausgeglichenheit und schafft Unruhe (z.B. Unsicherheit der Arbeitsstelle verhindert entspanntes, konzentriertes Arbeiten).

Diese stark ausgeprägte Ziel- und Zukunftsorientierung und das Streben nach vorwärts trägt aber auch wesentlich zum Erleben von Zeitstress bei. Dass Zeit immer wiederkehrt, erleben wir in unserem Kulturkreis nicht mehr: Wir haben ein lineares Zeitverständnis, kein zyklisches.

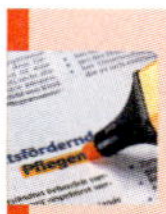

Merke
Die Einstellung gegenüber der Zeit spiegelt die Einstellung zu sich selbst wider: Wenn wir arbeitsfreie Zeit nicht aushalten, halten wir es mit uns selbst nicht aus.

Einflüsse auf die Leistungsfähigkeit

Wissenschaftliche Studien haben einen engen Zusammenhang zwischen Emotionen, Zentralnervensystem und Immunsystem festgestellt. Das Immunsystem, das körpereigene Abwehrsystem, wird durch traumatische Lebensereignisse sowie mangelnde Fähigkeit zur Konfliktbewältigung geschwächt (**Abb. 26.2**).

Abb. 26.2 Abhängigkeit der Immunlage von den psychischen und geistigen Dimensionen (nach Lukas)

geistige (noetische) Ebene	**Sinnerfüllung**	Einschätzung der eigenen Existenz als sinnvoll
seelische (psychische) Ebene	**Affektlage**	Lust- oder Unlustqualität der eigenen Gestimmtheit
körperliche (somatische) Ebene	**Immunlage**	körpereigenes Krankheitsabwehrsystem der Organismus

Das Gleichgewicht zwischen Spannung und Entspannung, das Schaffen von Wohlgefühl und Zufriedenheit und das Leben im Einklang mit den natürlichen Rhythmen tragen zur Stärkung des Immunsystems bei.

> **Merke**
> Wenn wir mit der Zeit nicht richtig umgehen können, empfinden wir Stress. Stresssymptome wie Nervosität, Gereiztheit, Schlafstörungen bis hin zu Herz-Kreislauf-Beschwerden sind Anzeichen dafür, dass wir eigene Grenzen nicht erkennen bzw. überschreiten.

Wenn wir uns überfordert fühlen, kreist unser Denken um die Dinge, die noch nicht erledigt sind, wir können den Erfolg nicht genießen, weil wir in Gedanken schon beim nächsten Termin sind. Der graue Alltag, das wiederkehrende Einerlei, die Angst, die Zeit zu wenig zu nutzen, führen zu dem Eindruck, das Leben laufe davon, ohne dass man teilgenommen habe.

Dies hindert uns, schöne und unschöne Dinge bewußt zu erleben. Eine Folge ist möglicherweise die Flucht in Freizeit„kicks", die ständige, krampfhafte Suche nach Abwechslung und Neuem.

26.1.3 Ökologisch-kulturelle Einflussfaktoren

Entwicklung von Biographien

Raum und Zeit, in denen ein Mensch lebt, beeinflussen seine individuellen Entfaltungsmöglichkeiten. Ein Kind, das im europäischen Raum aufwächst, hat andere Entwicklungsmöglichkeiten als ein Kind in einem afrikanischen oder asiatischen Land.

Innerhalb von Europa gibt es ebenfalls Unterschiede, je nachdem, in welchem Land es aufwächst. Weiter bestehen Unterschiede in Gegenden eines Landes oder sogar Stadtvierteln einer einzigen Stadt. Wer kennt nicht die Vorurteile gegenüber Kindern, die aus einem besonders „verrufenen" Viertel kommen. Es kann sein, dass so ein Kind schon von Schule und Kindergarten an gegen Vorverurteilungen ankämpfen muss, die anderen erspart bleiben.

Zeitlich bedingte Unterschiede von Entwicklungsmöglichkeiten sieht man z.B., wenn man die Biographien unserer Großeltern und die unsrigen vergleicht. Insbesondere zwischen den Entfaltungsmöglichkeiten von Frauen liegen in diesen Jahrzehnten Welten.

Kriegszeiten bringen traumatische Ereignisse mit sich, die einen Menschen von Grund auf verändern können. Gegen diese Kräfte von außerhalb sind wir nahezu machtlos, nur begrenzt haben wir die Möglichkeit, uns ihnen zu entziehen. Z. B. können wir uns durch berufliche und private Auslandsaufenthalte nur räumlich verändern, aber nicht der Zeit entrinnen. Es gibt aber immer wieder auch Menschen, die sich weniger stark als andere Zeitgenossen beeinflussen lassen. Wir sagen dann rückblickend oft, sie sind ihrer Zeit voraus.

> **Merke**
> Sich die Möglichkeit offenhalten, Zeiten und Räumen distanziert gegenüber zu stehen und nicht einfach alles als gegeben hinzunehmen, kann neue und interessante Erfahrungen bringen und zur Weiterentwicklung der Persönlichkeit beitragen.

In unserer heutigen multikulturellen Gesellschaft ist dies eigentlich einfacher, als es in früheren Generationen war. Wir können ohne Aufwand, ohne lange Reisen oder intensive Literaturstudien andere Denkweisen kennenlernen, wenn wir fremden Kulturen, Ansichten, Lebensweisen etc. interessiert und offen gegenüber stehen.

Wer Angst hat und sich abschottet, bringt sich um viele interessante Erfahrungen. Die Vielfalt unserer heutigen Gesellschaft, die viele Menschen verunsichert, ist eine große Chance für die Entwicklung der Persönlichkeit. Wenn man sich mit neuen Ansichten und Vorstellungen immer wieder auseinandersetzt, kann man an ihnen reifen und wird sich verändern.

> **Lernaufgabe**
> Überlegen Sie, wo Sie heute fremden Kulturen und Denkweisen gegenüber gestanden sind? Wie gehen Sie damit um, blocken Sie ab? Sind Sie offen und interessiert? Haben Sie etwas aus diesen Begegnungen profitiert?

Zeitliche Begrenzungen im Arbeitsbereich

Auch in unserem Arbeitsfeld erfahren wir Begrenzungen und Einflüsse der Zeit.

Die bäuerliche Gesellschaft lebte in natürlichem Einklang mit den Zyklen der Natur. Das Leben musste mit den jahreszeitlichen Phasen in einen Rhythmus gebracht werden. Diese strukturierten die Tagesabläufe. Dabei kam es zu unregelmäßigen Arbeitsrhythmen, denn man war von bestimmten Aufgaben abhängig. Heute erleben wir meistens die uhrzeitorientierte Arbeitsweise: Bestes Beispiel hierfür ist der Arbeiter, der sein Handwerkszeug Punkt 12 Uhr fallen lässt. Die zunehmende Industrialisierung löste sich aus den Rhythmen der Natur.

Mann und Frau arbeiteten im Mittelalter gemeinsam auf dem Acker oder im Laden. Die Tätigkeit in der Fabrik zwang die Männer aus dem Haus. Männliche und weiblichen Rollen fielen auseinander: es entwickelten sich ein beruflicher und ein privater Bereich. Die Existenzgrundlage ist heute nicht mehr von der Natur abhängig. Maschinen, Mitarbeiter, Vorgaben der Organisation, Auftragslage etc. bestimmen die Arbeit. Die Arbeitszeit gehört dem Arbeitgeber, im Gegensatz zur eigenen Zeit, der Freizeit. Auch die Vorstellung vom Zeitnutzen (Zeitmanagement) ist oft eng mit wirtschaftlichen Interessen verknüpft und weniger mit denen des Arbeitenden, denn entscheidend ist, wie der seine Arbeitszeit noch besser für seinen Arbeitgeber nutzen kann.

Ein Beispiel für ein arbeitsfeldbezogenes Erleben von Zeit ist die **Schichtarbeit.** Physiologisch ist der menschliche Organismus an den Tag-Nacht-Rhythmus gebunden; nachts erfolgt die Regeneration der Kräfte. Auch bei ausschließlicher Nachtarbeit findet eine Anpassung des Organisierens nicht statt. Nachtarbeit, insbesondere Wechselschichtarbeit, ist eine ausgesprochene Belastung für den Körper mit gesundheitlichen Folgen. Sie erfordert gegenüber der Arbeit am Tag eine wesentlich größere körperliche und psychische Anstrengung. So verbraucht das Heben in der Nacht beispielsweise doppelt so viele Kalorien wie am Tag (**Abb. 26.3**).

> **Praxistipp**
>
> Eva Groß
> Krankenschwester
>
> Bei Nachtarbeit sollten keine aktivierenden Mittel (Wachmittel, Koffein) genommen werden (Gefahr der Abhängigkeit, Ausbildung einer Suchtkrankheit), statt dessen sollte Sorge getragen werden für eine ausreichende Erholungszeit und für einen Rhythmus, in dem ein befriedigendes soziales Leben möglich ist und Beziehungen gepflegt werden können.

Weiter ist zu bedenken, dass der Schlaf des Nachtarbeiters am Tag nicht dieselbe regenerative Wirkung hat wie der Nachtschlaf. Nachtarbeit und

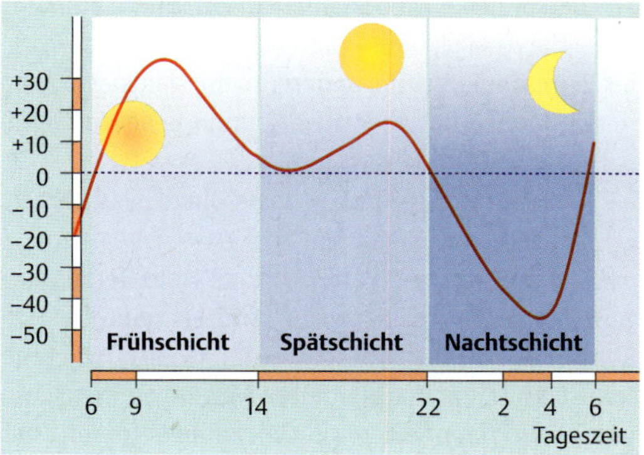

Abb. 26.3 Tageszeitlicher Verlauf der physiologischen Leistungsbereitschaft mit prozentualer Abweichung vom Tagesdurchschnitt (nach Ziegelasch)

Schichtdienst beeinflussen aber nicht nur den Schlaf-Wach-Rhythmus; auch Ernährungs- und Verdauungsprobleme können auftreten sowie soziale Konflikte im Familien- und Freundeskreis.

Stress

In unserem Kulturkreis hängen soziale Anerkennung und Zeitmangel oft miteinander zusammen. Viele Termine zu haben, vermittelt den Menschen ein Gefühl der persönlichen Wichtigkeit. Der Terminkalender wird schon in der Kindheit zum wichtigen Begleiter und zum Planungsinstrument des Alltags. Wenn jemand immer Zeit hat, kommt er in den Verdacht, sozial im Abseits zu stehen, denn es ist üblich geworden, Begegnungen nach gegenseitigen Absprachen zu organisieren. Spontane Treffen finden kaum mehr statt. Die Vielzahl zeitlicher Anforderungen empfindet aber nicht jeder als Zeitstress. Stress ist an die Erlebnisfähigkeit des Menschen gebunden (**Abb. 26.4**), hängt also auch davon ab, ob er ein Ereignis als positiv oder als negativ empfindet oder wertet. Ob Stress zum Gesundheitsproblem wird oder nicht, ist abhängig von der Dauer der einwirkenden Stressoren und von der Art und Weise, wie wir damit umgehen. Die Stressauslöser sind selten isoliert anzutreffen. Das Zusammenwirken von verschiedenen Ursachen ist oft sehr komplex. Zu den Faktoren im Zusammenhang mit dem Erleben von Zeit und Raum zählen:

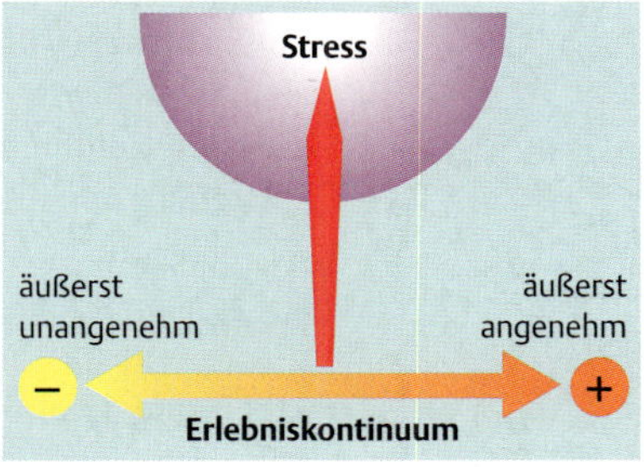

Abb. 26.4 Modell des Verhältnisses zwischen verschiedenartigen Erlebnissen und Stress (nach Selye)

- Arbeits-, Zeit- und Termindruck,
- Rolle des Individuums und/oder seiner Arbeit in einer Institution (Rollenkonflikte, Karrieredruck, Reibung zwischen Institution und persönlicher Einstellung, z.B. Leiden am Spannungsfeld zwischen „funktionieren müssen" und „pflegen wollen"),
- mangelnde Vorhersehbarkeit des täglichen Geschehens (verleitet zum Ausweichen und unkonzentrierten Arbeiten),

- persönliche Merkmale: Horten und Sammeln; volle Ablage, unerledigte Aufgaben, Pläne,
- Funktionieren für andere, nicht Neinsagen können; auch bei Abgrenzung: innerliche Beschäftigung mit Problemen,
- fehlendes Zeitgefühl: zu viele Dinge in zu kurzem Zeitraum erledigen wollen,
- Genauigkeit und Perfektion: zu viele Details.

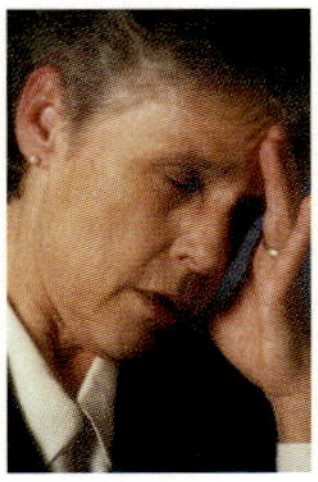

Auf Zeitstress reagiert der Körper deutlich: Oft kommt es zu Rückenbeschwerden (= Last), Migräne, Kopfschmerzen, Druck auf den Magen, da Menschen unter Zeitknappheit keine Gelegenheit finden, sich richtig zu ernähren. Der Mensch horcht nicht mehr in sich hinein, fühlt nicht mehr, wenn er Pausen braucht, sondern gibt diese dem Körper vor: Wochenende, Feierabend, Urlaub etc. Dabei übergeht er oft die natürlichen Rhythmen und den ihm eigenen Biorhythmus. Abhilfe schaffen kann eine Zeitplanung, die aber nicht zu streng sein darf, da sie sonst wieder in Stress ausartet.

Lernaufgabe
Wo erleben Sie Ihren persönlichen Stress in Zusammenhang mit dem Empfinden von Raum und Zeit? Ist Ihnen bewusst, was dieses Erleben zum Stress werden lässt?

Gerade in Krankenpflegeberufen kommt es häufig vor, dass Gefühle unterdrückt werden und sich im Unbewussten stauen. Sie können dann durch geringfügige Auslöser hervorgerufen werden und zu Reaktionen führen, die zusätzlichen Stress verursachen. Durch Ärger wird z. B. auch das Hormon Noradrenalin aktiviert, das im Stressfall den Körper auf einen bedrohlichen Angriff vorbereitet. Heutzutage werden viele Krankheiten im Zusammenhang mit unterdrückten Gefühlen gesehen, auch bei der Frage der Entstehung von Krebs spielt diese Ursache eine Rolle.

Wohn- und Lebensbedingungen

Arbeit und Spiel finden nicht im „luftleeren Raum" statt. Sie sind umgebungsbestimmt und umgebungsbestimmend. So entsteht Lebensqualität in der Gestaltung von Wohn-, Arbeits- und Freizeiträumen. Unsere vier Wände sind, nach den Kleidern, unsere nächste Umwelt. Bis zu 90 % unseres Lebens verbringen wir darin. Sie beeinflussen infolgedessen auch unsere Lebenskraft und Energie. Unsere Umgebung ist der Ausdruck unserer Persönlichkeit. Da Umwelt und Stimmungen in engem Zusammenhang stehen, sollte die Umgebung so stressfrei wie möglich sein.

Stressmindernd wirken Ruhe, ausreichend Licht, Farbgebung etc. Lampen können das natürliche Sonnenlicht imitieren und dadurch jahreszeitlich bedingte Depressionen lindern helfen. Wichtig in Wohn- oder Schlafräumen ist auch die Beachtung der Privatsphäre, die klein sein kann, aber abgegrenzt werden sollte. Raumteiler wie Rollos, Wandschirme oder Regale schaffen auch in kleinen Räumen private Bereiche. Von Patienten im Krankenhaus wird häufig die fehlende private Sphäre beklagt. Der Nachttisch ist oft der einzige Platz, der etwas persönliche Gestaltung ermöglicht und selbst der wird öfters der Kontrolle unterzogen, wenn z. B. abgewischt wird.

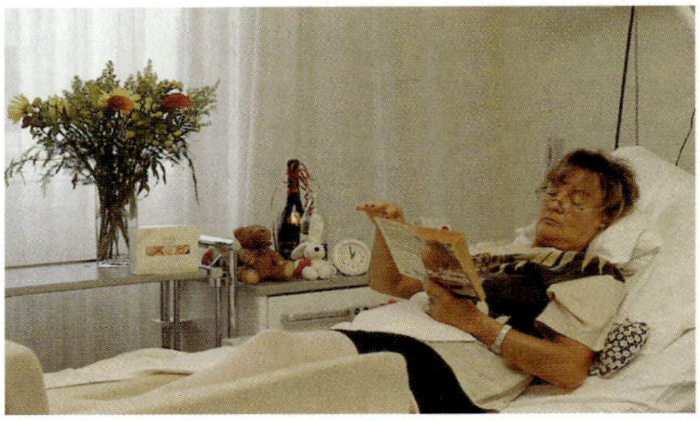

Speziell in Langzeitpflegebereichen könnte durch Gestaltungsmöglichkeiten, wie z. B. Wandregale oder zusätzliche Nischen, Geborgenheit und Privatsphäre vermittelt werden. Für die meisten Menschen bedeutet eine Eck- oder Wandstellung des Bettes Schutz. Auch Farben haben einen großen Einfluss auf Stimmungen. Warme bzw. kühle Pastelltöne können einen Raum komplett verändern und je nachdem belebend oder beunruhigend wirken.

Experimente haben gezeigt, dass blaues Licht zu einer Senkung des Blutdruckes führen kann, während Rot stimulierend wirkt. Es gibt auch Studien, die zeigen, dass ältere Menschen ein anderes Farbempfinden haben als jüngere.

Diese Erkenntnisse werden heute bei der Planung von Wohneinheiten für ältere Personen genutzt. Auch Krankenhaus-Stationen könnte man hier entsprechend gestalten. Anthroposophische Krankenhäuser oder Stationen stehen auf dem Standpunkt, dass die farbliche Gestaltung der Räume Einfluss auf die Gesundung hat. Warum nicht die Farbe der Bettwäsche den Farben der Räume oder Stationen anpassen? Patienten erleben diese Ton-in-Ton-Ausstattung als sehr angenehm.

Zum natürlichen Lebensraum des Menschen gehören die nähere und die entferntere Umwelt (Wohnraum, Arbeitsraum bzw. Luft, Licht, Wasser, Boden) einerseits, und die durch die Zivilisation entstandenen Umweltbedingungen andererseits. Diese gilt es zu kultivieren und zu erhalten. Bevölkerungswachstum, Industrialisierung und damit verbunden die Technisierung haben eine immer größere Rückwirkung auf das Individuum und die Lebensqualität der menschlichen Gemeinschaft, dies um so mehr, je mehr die natürlichen Bedingungen verlorengehen, z. B.

- in Hochhaussiedlungen, in denen biologisch gewachsene Strukturen keine Rolle mehr spielen,

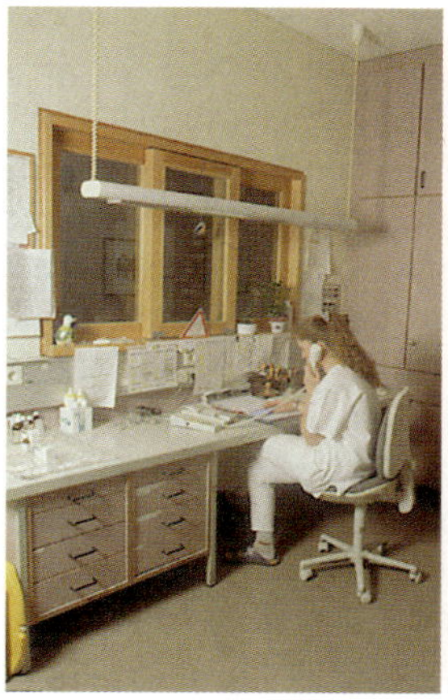

Verschiedene Räume eines Krankenhauses. Hier das Stationszimmer

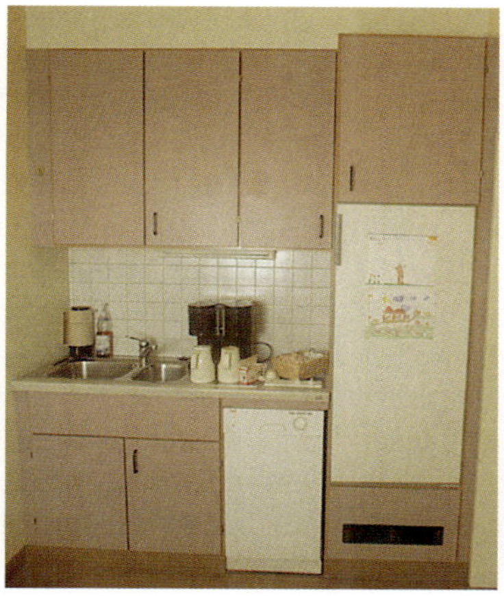

Die Teeküche

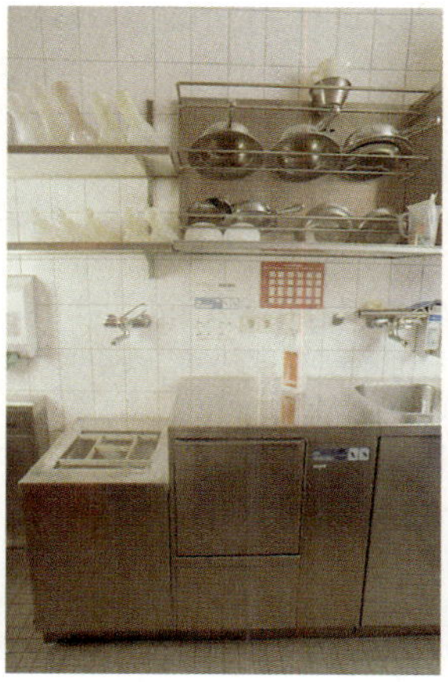

Der Pflegearbeitsraum

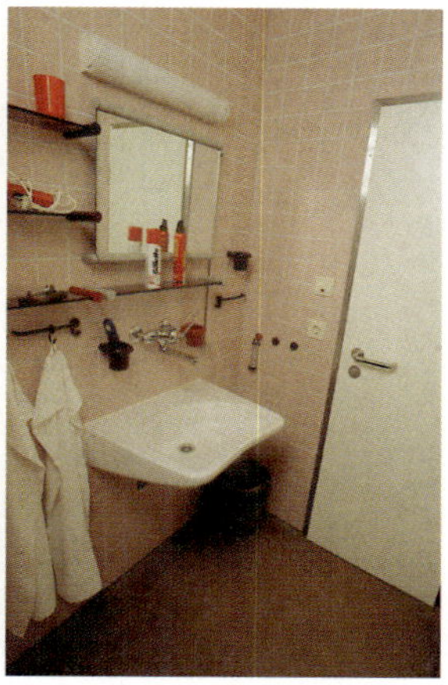

Die Waschnische eines Patientenzimmers

- in der Produktionstechnologie, in der die Lebensrhythmen ignoriert werden,
- in den hypermodernen Großkrankenhäusern und -heimen unserer „Hightech-"Ära, die alle sehr gleichartige und gleichförmige bauliche und organisatorische Bedingungen aufweisen: Abteilungen, Stationen, Zimmer, Flure und Aufenthaltsräume gleichen sich fast aufs Haar. Tagesabläufe, Arbeits- und Lebensstile sind damit vorprogrammiert und lassen keine individuelle Gestaltung mehr zu – so wenigstens glauben wir, solange wir die sich daraus ergebenden Strukturen als gegeben hinnehmen.

Das aber muss nicht so sein, denn Raumgestaltung ist auch eine Kultur des Inneren, d. h. der Privatinitiative des einzelnen zugänglich. Die Umsetzung solcher Erkenntnisse in den praktischen Alltag ist auf vielen Gebieten möglich, im privaten Bereich wie im öffentlichen. Die Grenzen sind häufig das Maß unserer Bewusstheit und unserer Kreativität.

Lernaufgabe

Stellen Sie sich ein typisches Krankenzimmer Ihres Krankenhauses vor: Könnte es auch ganz anders aussehen? Finden Sie „verrückte" Ideen zur Veränderung und diskutieren Sie eine realistische Umsetzung.
Was für Krankenzimmer haben Sie schon im häuslichen Bereich gesehen? Wo liegen die Unterschiede? Müssen diese so groß sein?
Ist Ihnen jemals aufgefallen, dass man bestimmte „Lieblingsecken" in verschiedenen Wohnungen immer wieder ähnlich gestaltet?

26.2 Phänomene wahrnehmen und beurteilen

26.2.1 Physiologische Einflussfaktoren

Biorhythmen

Definition

Die innere subjektiv vom Menschen erfahrene Zeit wird biologische Zeit genannt. Die Chronobiologie befasst sich mit den Rhythmen des Lebens bzw. unseres Körpers. Als Rhythmen bezeichnet man regelmäßig wiederkehrende Ereignisse bzw. Veränderungen. Rhythmen sind Schwingungen biologischer Prozesse, teils durch äußere, teils durch innere Ursachen beeinflusst. Biologische Rhythmen, die im Lauf des Tages einen Gipfel und ein Tal haben, nennt man *zirkadiane* Rhythmen (vgl. S. 610).

Äußere „Zeitgeber" sind z. B. der tägliche Wechsel von Licht und Dunkel, Temperatur, Umgebungsfeuchtigkeit, elektrische Felder der Atmosphäre, Verhaltensfaktoren, Wochenrhythmus, Jahreszeiten, etc.

Es werden meistens 18 innere Rhythmussysteme unterschieden, z. B. die Atmung, der Schlaf-Wach-Rhythmus, Hormonsysteme etc. Diese rhythmischen Systeme funktionieren ohne unser Zutun, können aber durch uns erheblich gestört werden: z. B. läßt Schreck den Atem stocken und heftige Emotionen führen zu Herzklopfen. Rhythmen, die länger als ein Tag sind, nennt man *infradian*. Zu ihnen zählt z. B. der weibliche Menstruationsrhythmus. Auch bei Männern lässt sich ein 30-tägiger, hormonell bestimmter Rhythmus mit Stimmungsveränderungen durch

Hormonbestimmung im Urin nachweisen. Zu diesen Rhythmen zählt weiterhin die Winterdepression (SAD = seasonal affektive disorder), die durch das kürzere Tageslicht verursacht wird.

Ultradiane Rhythmen sind Rhythmen, die mehrmals am Tag auftreten. Über den Tag verteilt gibt es ungefähr 8 Phasen, die sich in eine 90 – 120 Min. dauernde Phase der Aktivität und eine darauffolgende 20-minütige Ruhepause aufteilen. Die Ruhepause nach einer Aktivitätsphase benötigt der Körper, um sich zu regenerieren. Sie lässt sich unter ungünstigen Umständen, z. B. in der Hektik des Alltags, auch verschieben, jedoch führt eine dauerhafte Unterdrückung dieses körperlichen Bedürfnisses zu einer Stresssymptomatik, wie in **Abb. 26.5** zu sehen ist. Die durchgezogene Linie zeigt hier den physiologischen Rhythmus mit Einhalten der 20-minütigen Erneuerungspause. Ein krankhafter Rhythmus, den die gestrichelte Linie zeigt, entsteht bei Übergehen der Erholungspause. Der Körper kann sich nicht erholen, der Stresspegel bleibt erhöht. Auch der berühmte tote Punkt zwischen 15 und 16 Uhr lässt sich aus der Erforschung der biologischen Rhythmen erklären: Hier treffen zwei Rhythmen mit ihren Tiefs aufeinander: der ultradiane und der zirkadiane, der sich zu dieser Zeit abwärts bewegt und zum Schlaf führt.

Gegenaktivitäten hierzu wären: intensive Pause, etwas für den nächsten Tag vorbereiten, erholsame Aktivität ohne Anstrengung, entspanntes Gespräch etc.

Gesunde Rhythmen könnte man mit einem gut funktionierenden Motor vergleichen, der die Regelkreise des Lebens in Gang hält. Wenn diese ungehindert laufen, ist der Mensch gesund, fühlt sich wohl. Dies wird zunehmend auch auf dem Gebiet von Prävention und in der Therapie genutzt.

Z. B. ist die Schmerzempfindung morgens besonders ausgeprägt, dagegen zwischen 16 und 17 Uhr am geringsten (günstige Zeit für den Zahnarzt). Das Kurzzeitgedächtnis ist vormittags am leistungsfähigsten, das Langzeitgedächtnis dafür am Abend, sportliche Höchstleistungen sind am besten nachmittags zu erzielen, wenn Muskelkraft, Koordinationsfähigkeit und Reaktionsvermögen am größten sind.

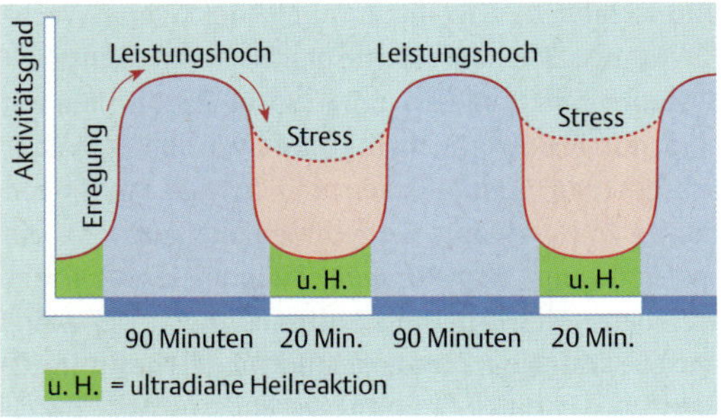

Abb. 26.5 Ultradianer Leistungsrhythmus (nach Rossi)

26.2.2 Arbeit

Die Zeit eines im Berufsleben stehenden Menschen teilt sich in Freizeit, die frei von Erwerbsarbeit ist, und Arbeitszeit, die dem Erwerb des Lebensunterhaltes dient, auf. In unserer heutigen Gesellschaft nimmt die Verlagerung des Anteiles der Arbeitszeit an der Lebenszeit zugunsten der Freizeit ab. Mit dafür verantwortlich ist die gestiegene Lebenserwartung. Die hauptberufliche Lebensphase machte 1871 in Deutschland etwa $^2/_3$ aus, heute nimmt sie nur noch knapp die Hälfte des Lebens ein.

Die Vorstellung, dass die Menschen heute mehr Freizeit als früher haben, trifft nur im Vergleich zur Zeit der Frühindustrialisierung zu. Vor der Industrialisierung wurde die Freizeit anders genutzt und war jahreszeitlich und nicht arbeitszeitlich bedingt.

Nach einer Untersuchung des BAT Freizeit-Forschungsinstituts 1990 gibt es heute keine arbeitsorientierten Lebenskonzepte mehr (**Abb. 26.6**). Es gibt nur noch eine einzige Bevölkerungsgruppe, die die Berufsarbeit als Mittelpunkt ihres Lebens an die erste Stelle ihrer persönlichen Wertehierarchie setzt, und das sind die „Leitenden Angestellten", ungefähr 3% der Bevölkerung.

Lange Zeit sah die Arbeitsschulpädagogik in der Arbeit ein wichtiges Erziehungsmittel, mehr als ein bloßes Muss, um den Lebensunterhalt zu bestreiten. Kommen geistige Werte wie Freude, Phantasie, künstlerische Neigung oder Wille zu Existenzsicherung und Pflichterfüllung dazu, wird die Arbeit zu einer Tätigkeit, die motiviert und sinn- und zielorientiert ist. Auf dieser materiell-geistigen Grundlage basiert jedes Konzept von Arbeit, die marxistische Arbeitsphilosophie ebenso wie die christliche Arbeitsethik.

> **Merke**
> Da Arbeit ein elementares Grundbedürfnis des Menschen ist, heißt die Frage nicht, ob wir arbeiten, sondern wie wir arbeiten sollen. Je mehr der Mensch versucht, sich selbst und das Leben zu verplanen und sich bloß zweckgerichteten Leistungszielen zu unterwerfen, desto größer wird die Gefahr, dass er das Gesetz der Polarität – d. h. den ausgewogenen Wechsel zwischen Aktivität und Ruhe, Anspannung und Entspannung – missachtet und daran zu leiden beginnt.

Die Herausbildung eines freizeitorientierten Lebensstils setzt neue Prioritäten, wertet die Arbeit aber an und für sich nicht ab. Man ist bereit, sich die freie Zeit auch durch Arbeitsverdichtung und Leistungsintensivierung zu ermöglichen. Im Zuge wachsender Arbeitslosigkeit hat dies in vielen Bereichen zu neuen Arbeitzeitmodellen geführt.

Auch in der Pflege gibt es diesbezüglich neue Denkansätze, die weg vom starren Drei-Schichten-Modell führen. Die Bedürfnisse der Arbeitnehmer bezüglich ihrer Freizeit werden stärker als früher berücksichtigt.

Die Erwartungen des Einzelnen an seinen Arbeitsplatz sind auch von der wirtschaftlichen Lage abhängig. In Zeiten hoher Arbeitslosigkeit herrscht die Devise vor: „Hauptsache überhaupt Arbeit." Wenn man unter einer Vielzahl von Angeboten auswählen kann, werden die Ansprüche der Arbeitnehmer in Hinsicht auf Selbstverwirklichung in der Arbeit höher und die Arbeitgeber werden dann auch mehr Zugeständnisse machen, wenn sie ihr Personal halten wollen.

Lernaufgabe

Welchen Stellenwert nimmt für Sie die Arbeit ein? Ist sie eher zweckgebunden, z. B. dient dem Geldverdienen, oder steht etwas anderes im Vordergrund? Wie sieht dieser Stellenwert im Alltag aus, verändert er sich und wenn ja, warum?

26.2.3 Freizeit

Freizeit, die von Erwerbsarbeit freie Zeit, hat die Arbeitszeit in den letzten Jahrzehnten zurückgedrängt. Politiker sprechen von der Freizeitgesellschaft, ja vom „kollektiven Freizeitpark". Doch wenn man sich umhört, hat niemand mehr Zeit als früher, sondern alle stöhnen darüber, in der Freizeit zu nichts zu kommen, sondern wie bei der Arbeit von einem Termin zum anderen zu hetzen. Jeder wünscht sich, endlich Zeit zum Nichtstun zu haben und fürchtet sich gleichzeitig davor, denn für viele bedeutet Nichtstun Langeweile. Die Flucht vor der Langeweile hat einen neuen Berufsstand ins Leben gerufen: die Freizeitpädagogen, die beraten sollen, wie Freizeit sinnvoll gestaltet werden kann. Freizeit gilt als Möglichkeit der Selbstverwirklichung. Entspannung scheint heute nicht mehr zeitgemäß zu sein, eher schon der Freizeitstress, der Druck, die kostbare Freizeit zu nutzen. Freizeit wandelt sich von der Erholungszeit zur erlebnisorientierten Konsumzeit.

Zu anderen Zeiten und in anderen Ländern wird dem Müßiggang ein anderer Stellenwert zugesprochen als in unserer Gesellschaft. Nichtstun hat bei uns den anrüchigen Beigeschmack von Trägheit und Faulheit. Man erlebt nichts Spektakuläres, kann im Bekannten- und Kollegenkreis nichts erzählen und bekommt ein schlechtes Gewissen, die kostbare Zeit unnütz zu verschwenden, Lebenszeit zu verschenken.

Auch die Gesellschaft setzt bestimmte Normen, denen man sich nicht leicht entziehen kann. Die verschiedenen Freizeitgestaltungen werden immer mehr zu einer Gestaltung von Erlebniswelten. Dazu zählt z. B. das Reisen mit seinen Trendzielen, selbst der Individualismus wird von Reiseveranstaltern entdeckt und befriedigt; ferner die Medienwelt mit der Lieblingsbeschäftigung Fernsehen. Auch das Buch wird zur Erlebniswelt, in der Trends entwickelt werden, die sowohl zur Banalisierung als auch Kommerzialisierung der Lesekultur führen. Auch der Sport wandelt sich vom Vereinssport immer mehr zu einem großen Abenteuer. „Thrilling" und „Flow"-Ereignisse sind angesagt. Viele entsprechen dem Bild des dynamischen, sportlichen, viel erlebenden Freizeitmenschen. Gearbeitet wird oft nur noch, um das nötige Geld für die vielfältigen Freizeitaktivitäten zu erwirtschaften. Man lebt nur richtig nach Feierabend, am Wochenende und im Urlaub. Unter diesen Gesichtspunkten kann es sinnvoll sein, diese Normen und Werte unserer heutigen Gesellschaft in seiner eigenen Freizeitgestaltung in Frage zu stellen. Wer sich der Fremdbestimmtheit entzieht, kann den eigenen Bedürfnissen folgen und Sinn finden. Nichtstun und Faulenzen kann bedeuten, die eigene innere Leere zu entdecken, sich mit negativen Gefühlen und Ängsten auseinanderzusetzen.

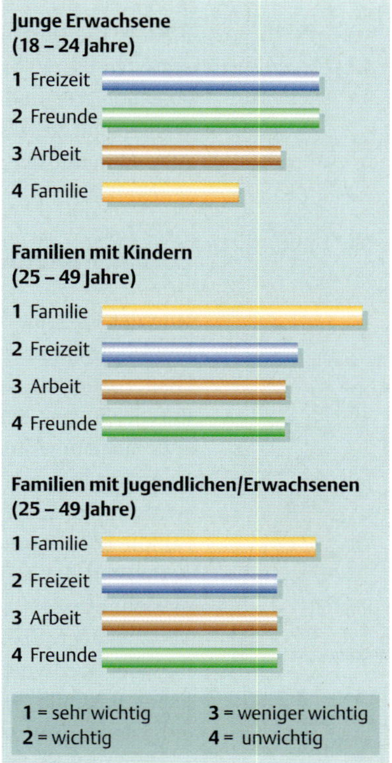

Abb. 26.6 Mit der Lebensphase wandelt sich die Lebensorientierung. Repräsentativbefragung des BAT Freizeitforschungsinstitutes 1990 von 2000 Personen ab 14 Jahren (nach Opaschowski)

Aber Nichtstun ist wichtig für die Entspannung und gehört deshalb zur Freizeitgestaltung unbedingt dazu. Der Freizeitforscher Opaschowski (1993) bringt seine Ergebnisse aus Studien zum Freizeitkonsum auf den Punkt:

- maßvoll konsumieren,
- bewusst konsumieren,
- kritisch konsumieren,
- genussvoll konsumieren.

Die Hinderungsgründe für einen vernünftigen Umgang mit dem heutigen Freizeitangebot liegen bei dem Einzelnen. Zum einen ist es die Macht der Ge-

Heutzutage ist Freizeitgestaltung häufig eine Massenveranstaltung oder muss mit Nervenkitzel verbunden sein

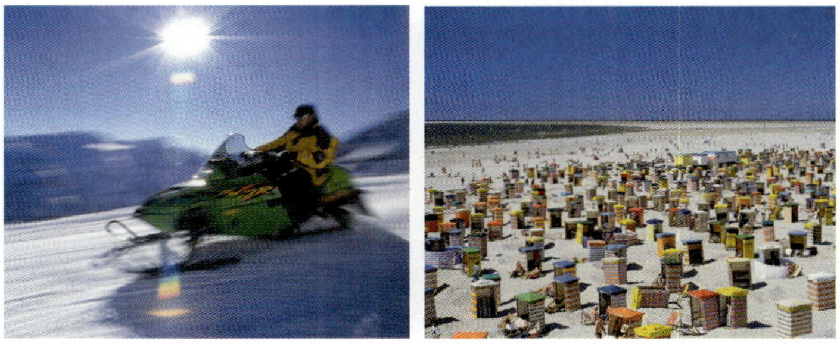

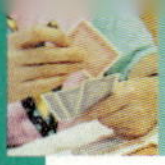

wohnheit, die das Kennenlernen von Neuem verhindert, die Unfähigkeit des Einzelnen, Initiative zu ergreifen und selbst aktiv zu werden, die Angst, sich zu exponieren und vor anderen zum Außenseiter zu werden und die Angst vor der Konfrontation und dem Alleinsein mit sich selbst.

26.2.4 Individuelle Lebensformen

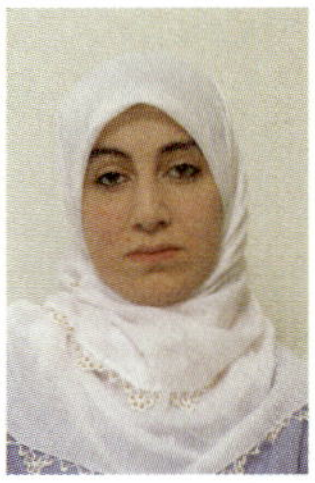

Die Art der Freizeitgestaltung wird auch von der Kultur bestimmt

Wie der Einzelne seinen Rhythmus von Arbeit und Freizeit gestaltet, ist abhängig von seinem persönlichen Lebensstil, oftmals auch von biographischen Entwicklungen. Eine traditionell erzogene türkische Frau mittleren Alters wird ihre Freizeitbeschäftigung kaum im Bungee-Springen sehen. In ihrer Kultur wird die Freizeit hauptsächlich zusammen mit der Familie oder Freundinnen gestaltet. Für die Freizeitgestaltung der Deutschen war lange Zeit das Vereinsleben äußerst wichtig. Heute klagen die meisten Vereine über Überalterungen des Mitgliederstammes, der Nachwuchs fehlt. Von den heutigen Jugendlichen wird die Form des Vereinslebens, die Festlegung der Freizeit auf einen relativ engen Raum, belächelt und abgelehnt.

Zudem wird in den Vereinen von den Mitgliedern ein gewisses Engagement erwartet, sei es in finanzieller oder in zeitlicher Hinsicht, z. B. durch ehrenamtliche Mitarbeit. Viele lehnen dieses Eingebundensein für sich ab. Was früher Geborgenheit bot, wird heute als Einengung erlebt.

Menschen anderer Kulturen, die hier leben oder aufgewachsen sind, haben diese Formen der Freizeitgestaltung für sich z. T. übernommen. In manchen Kulturen unterscheiden sich die Freizeitinteressen der Männer und Frauen aus biographischen Gründen voneinander. Denken Sie z. B. an südeuropäische Länder, in denen die Freizeitaktivitäten der Männer sich in öffentlichen Cafés abspielen und die der Frauen hauptsächlich auf den häuslichen Bereich festgelegt sind. Ganz allgemein gesagt wird jedoch auch hier mit der zunehmenden Individualisierung von Gesellschaften dieses Schema aufgeweicht.

Freizeitinteressen von Gleichaltrigen, besonders von Jugendlichen, gleichen sich in den einzelnen Kulturen immer mehr an, je mehr die wirtschaftliche Lage der Länder vergleichbar wird. Interessante Studien über das Freizeitverhalten von Ost- und Westdeutschen nach der Wende 1990 weisen ebenfalls auf diesen Sachverhalt hin.

26.3 Veränderungen wahrnehmen und beurteilen

26.3.1 Arbeitswelt

Arbeitslosigkeit

Die extremste Form der Arbeitsstörung ist die Arbeitslosigkeit, insbesondere die Langzeitarbeitslosigkeit. Kurzfristig wirkt die Arbeitslosigkeit manchmal durchaus entlastend, insbesondere dann, wenn eine sehr schwierige berufliche Situation bestand, z. B. wenn jemand unter „Mobbing" und den daraus entstehenden, möglichen gesundheitlichen Problemen litt oder Zeitstress und Überlastung zu gesundheitlichen Problemen führten. Hier kann eine Arbeitspause und die Suche nach einem neuen Arbeitsplatz gesundheitsfördernd wirken.

Dauert die Arbeitslosigkeit länger als ein halbes Jahr, kommt es häufig zum ersten Einbruch und zu

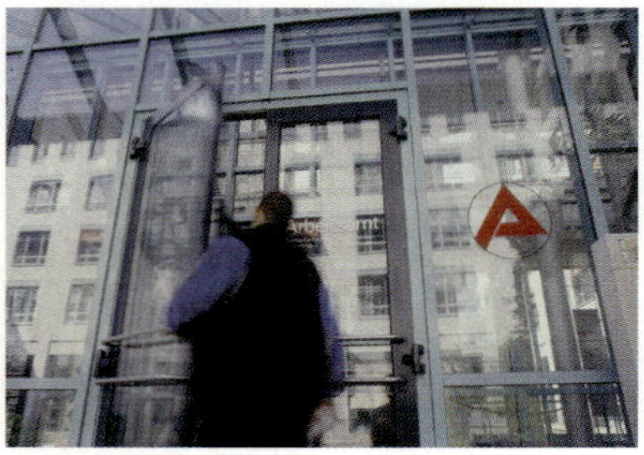

einer ernsthaften psychischen Krise. Langfristig wirkt die ungewisse Situation zermürbend, nagt am Selbstwertgefühl und gefährdet die körperliche Gesundheit. In einer schwedischen Studie wurde nach 9 Monaten Arbeitslosigkeit eine nachweisbare Schwächung des Immunsystems festgestellt. Symptome wie Depressivität, Ängstlichkeit, Schlaflosigkeit, Reizbarkeit, Konzentrationsstörungen und eine allgemeine Nervosität listet die WHO als mögliche Folgen einer länger andauernden Beschäftigungslosigkeit auf. Langzeitarbeitslose haben generell ein höheres Risiko für körperliche und psychosoziale Störungen.

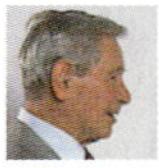

Herr Heinz Brechner, 56 J.: „Wer bin ich denn überhaupt noch, jetzt habe ich schon 35 Bewerbungen geschrieben und mich unzählige Male vorgestellt und keiner kann mich brauchen. Die haben einfach den Betrieb, in dem ich seit 25 Jahren arbeite, dicht gemacht, weil es sich für den Konzern nicht mehr lohnt, so eine kleine Außenstelle zu haben. Nun quälen mich auch noch ständig diese Magenschmerzen und ein Flimmern vor den Augen, ich weiß nicht, wohin das alles noch führen soll – ich kann doch nicht den ganzen Tag im Garten sitzen!"

Probleme, den Tag zu strukturieren, wurden schon nach kurzen Perioden von Arbeitslosigkeit festgestellt. Die Betroffenen sind teilweise nicht mehr fähig, die nächsten Stunden zu planen. Sie verlieren die

Zukunftsorientierung und fallen in eine Leere. Pünktlichkeit verliert ihren Sinn, es kommt zu einer Verlangsamung des Lebens. Fehlt jegliche Perspektive, in absehbarer Zeit wieder Arbeit zu finden, drohen Verzweiflung, Resignation, Depression.

Ruhestand

Das geflügelte Wort vom Rentner, der nie Zeit hat, rührt ebenfalls von diesem Verlust der Zeitstrukturierung her. Die scheinbar unbegrenzte Zeit des Ruhestandes kann wie bei der Arbeitslosigkeit zu Aussichtslosigkeit und Verzweiflung der Betroffenen führen.

Arbeitsumfeld

Wechselschicht und Nachtschichten sind die zweite große Gruppe der durch die Arbeit verursachten gesundheitlichen Störungen.

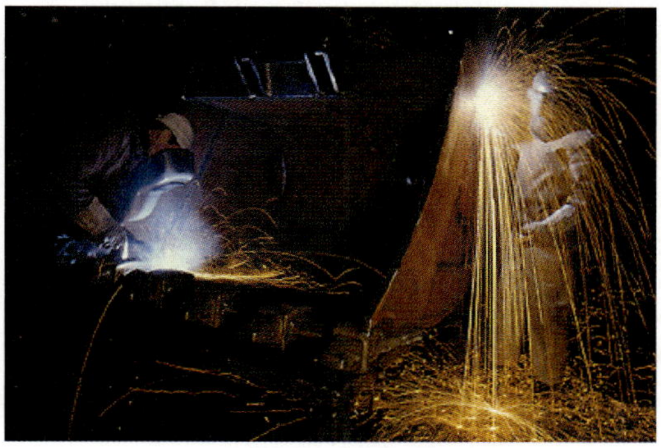

Schichtarbeit wirkt sich immer gesundheitlich und sozial belastend aus, da der Arbeitende nicht nur gegen seinen eigenen biologischen Rhythmus, sondern auch gegen den gesellschaftlichen Zeitrhythmus lebt (S. 268). Beschäftigte, die in Wechselschichten mit Nachtarbeit arbeiten, geraten schnell in ein Schlaf- und Erholungsdefizit und werden oft daran gehindert, am familiären und gesellschaftlichen Leben teilzunehmen. Über einen längeren Zeitraum führt dies häufig zu folgenden Gesundheitsbeschwerden und Krankheitssymptomen:

Kreislaufbeschwerden, andauernde Müdigkeit, Unausgeglichenheit, Reizbarkeit, Nervosität, depressive Stimmungslagen, Kopfschmerzen, kalte Gliedmaßen. Im Magen-Darm-Trakt kommt es zu Beschwerden und Appetitlosigkeit, da der Magen-Darm-Trakt zu einer Zeit, da er auf Regeneration eingestellt ist, die Nahrungsaufnahme abwickeln muss und daher mit Reizungen reagiert.

Je länger Schichtarbeit verrichtet wird, desto häufiger führen solche akuten Beschwerden zu chronischen Erkrankungen.

Unter den vorherrschenden gesellschaftlichen und familiären Bedingungen ergeben sich für Frauen insbesondere Belastungen durch diese Arbeitsweise.

Untersuchungen haben gezeigt, dass sich bei männlichen Schicht- und Nachtarbeitern das Zusammenleben mit einem Partner in der Regel als Entlastung auswirkt, während die Frauen in dieser Situation durch ihre Mehrfachrolle (Hausfrau, Mutter) in weitaus stärkerem Maße belastet sind.

Eva Groß
Krankenschwester

···➤ Praxistipp
Gerade im Pflegebereich ist zu beachten, dass die Nacht- und Spätschichten für den Körper eine Zeit des verringerten körperlichen Widerstandes sind, und er dadurch den schädlichen Einwirkungen gesundheitsgefährdender Stoffe, wie z. B. Narkosegase, Desinfektionsmittel usw. ungeschützter ausgesetzt ist.

26.3.2 Abhängigkeiten und Suchtverhalten

Arbeitssucht

···➤ Definition
Unter Arbeitssucht ist nicht die übermäßige Arbeit eines leitenden Angestellten gemeint, sondern Arbeit als Mittel zur Flucht vor Konflikten.

Immer mehr Menschen überspielen Konflikte oder Gefühle innerer Leere, indem sie sich in Arbeit stürzen. Die Folge davon ist, dass sie nicht mehr aufhören können, da sonst die verdrängten Konflikte wieder ins Bewusstsein gelangen. Arbeitssüchtige sind kaum in der Lage, sich Muße, Freizeit oder Urlaub zu gönnen. Sie haben es schwer, befriedigende Beziehungen zu anderen Menschen außerhalb des Umfeldes ihrer Arbeit herzustellen. Das Selbstbewusstsein wird ausschließlich über den Beruf, vor allem durch den beruflichen Erfolg definiert.

Arbeitssucht erfährt unter allen Suchtformen die höchste gesellschaftliche Anerkennung. Die Folgen der Arbeitssucht sind häufig starke Erschöpfungsgefühle, Verhaltensstörungen, Depressionen, Herzinfarkt, Magengeschwüre und andere psychosomatischen Erkrankungen. Diese werden oft nur symptombezogen behandelt, die eigentliche Ursache bleibt verdeckt. Arbeitssüchtige vertreten die Ansicht, dass ein erfolgreiches Leben nur dann möglich ist, wenn die Zeit diszipliniert mit Arbeit ausgefüllt wird.

Auch Vertreter des modernen Zeitmanagements unterstützen ausdrücklich diese Haltung, indem sie Tipps geben, wie Zeit noch sinnvoller ausgefüllt werden kann. Dem Hilfesuchenden wird suggeriert, dass sein eventuelles Versagen oder Ungenügen an einem schlechten Zeitmanagement liegt.

Manches, was Arbeitssüchtige als Entspannung ausgeben, ist nur eine andere Form von Arbeit. So

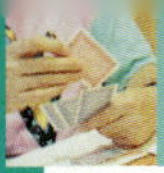

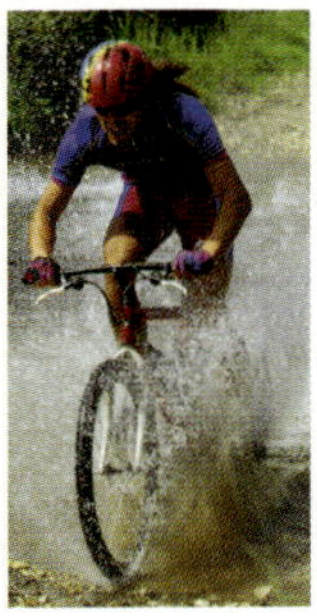

dient der morgendliche Dauerlauf nicht der Gesundung oder Entspannung, sondern dazu, Energie zu tanken, um länger arbeiten zu können. Arbeitssüchtigen ist es unmöglich, einen Ausgleich zwischen Arbeit und Freizeit zu finden. Es gibt Wissenschaftler, die die Auffassung vertreten, dass Arbeitssüchtige langsam Selbstmord begehen, wenn sie ihrem Bedürfnis nach Entspannung nicht nachgeben. Arbeit ist dann kein Mittel zur Selbstverwirklichung mehr, sondern Flucht. Das Nachlassen der Arbeitskraft führt in solchen Fällen zu Ängsten und wird mit noch mehr Arbeit versucht wettzumachen. Oft verfällt der Arbeitssüchtige auch in andere Süchte wie Alkohol- und Tablettenmissbrauch.

Die **Therapie** der Arbeitssucht ist schwierig: Zum Einen können Workoholics nicht absolute Abstinenz halten, sie müssen täglich ihr Suchtmittel konsumieren, wollen sie in der Arbeitsgesellschaft bestehen. Die Freiheit von der Sucht würde, kurzfristig betrachtet, am Arbeitsplatz sogar schaden. Zum Anderen fehlt auch häufig die Krankheitseinsicht: Oft muss es zu einem totalen psychisch-physischen Zusammenbruch kommen, bevor der Betroffene zu der Einsicht gelangt, dass er Hilfe benötigt.

Der Umgang mit arbeitssüchtigen Patienten im Krankenhaus ist meist schwierig. Wenn möglich versuchen sie im Krankenhaus weiterzuarbeiten und drängen ständig darauf, entlassen zu werden. Die Einsicht in eine Änderung ihres Verhaltens bereitet ihnen große Schwierigkeiten, da dieses Verhalten jahrelang geprägt wurde. Anders als bei anderen Süchten wird der Süchtige in seinem Verhalten von Vorgesetzten und Kollegen bestärkt, ebenso natürlich auch durch den materiellen Nutzen, den er aus dieser Sache zieht.

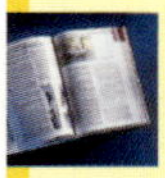

···› Lerntipp
Könnte die Arbeit auch für Sie zu einer Flucht vor anderen Problemen werden? An welchem Punkt und wie würden Sie gegensteuern?

Spielsucht

Ein Beispiel dafür, dass auch im Freizeitverhalten Sucht entstehen kann, ist die Spielsucht. Prinzipiell kann jede Verhaltensweise zu einer Sucht entarten. Riskantes Verhalten beim Glücksspiel hat beispielsweise eine ähnliche Stimulation wie Kokain oder Aufputschmittel. Der Einsatz von Geld, die Möglichkeit eines hohen Gewinnes oder Verlustes kann zu einer starken Erregung und Euphorie führen. Dieses Erleben ist jedoch nur von kurzer Dauer, sodass ein erneuter Einsatz notwendig ist, um die Euphorie wieder zu erleben. Es zeigen sich Entzugserscheinungen wie innere Unruhe, Schweißausbrüche, Zittern und Kopfschmerzen bei Spielern, die nicht mehr spielen können oder wollen. Der Spieler wird psychisch abhängig. Die Folgen exzessiven Spielens sind Kreislaufbeschwerden, Herzrhythmusstörungen, Hautkrankheiten, Magengeschwüre, u. U. auch Zahnverfall, Unterernährung und Fettleibigkeit. Bei der Spielsucht steht – wie bei jeder Sucht – die psychische Abhängigkeit im Mittelpunkt der therapeutischen Bemühungen (S. 1385). Die Behandlung der Spielsucht kann durch niedergelassene Psychologen in stationären Einrichtungen oder in Selbsthilfegruppen erfolgen.

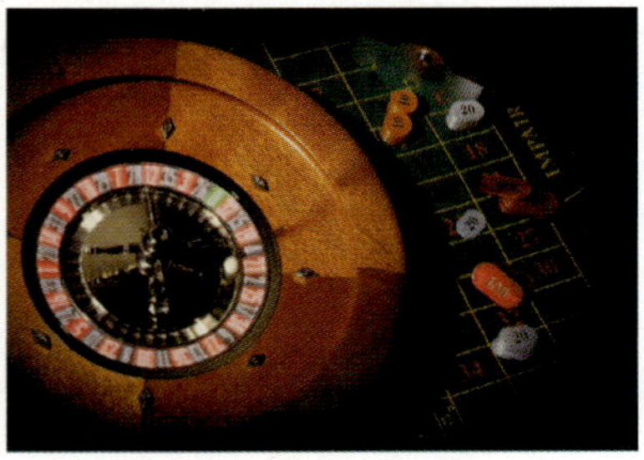

26.3.3 Disstress

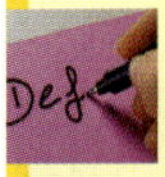

···› Definition
Disstress wird u. a. durch ein ungesundes und der Persönlichkeit nicht entsprechendes Verhältnis von Anstrengung und Erholung ausgelöst.

Viele wissenschaftliche Untersuchungen haben ergeben, dass Stresserleben eine wesentliche Rolle bei der Krankheitsentstehung spielt. Oft gehen Erkrankungen und Unfällen belastende und stressintensive Lebensphasen voraus. Auch der durch falschen Umgang mit der Zeit entstehende Stress kann zum schädlichen Disstress führen.

In der Stressforschung hat man eine Stress-Persönlichkeitstypologie geschaffen. Einen Mensch mit Typ-A-Verhaltensmuster kennzeichnet:

- chronischer Zeitdruck,
- intensiver Ehrgeiz und Konkurrenzdenken,
- Leistungsorientiertheit, starke Zielorientierung, Abneigung gegenüber Ineffektivität und Trödelei,
- Übergenauigkeit und Ungeduld mit Personen und Ereignissen im Leistungsbereich,
- Feindseligkeit, Reizbarkeit,
- hohes Verantwortungsbewusstsein,
- harter Staccato-Sprachstil (Wagner-Link 1996).

Zu den besonderen Gesundheitsrisiken dieses Persönlichkeitstyps gehört vor allem Anfälligkeit gegenüber Schlaganfall und Herzinfarkt. Der Typ A verausgabt sich bis zum Schluss, hat aber wenig Leidensdruck. Oft hört er erst nach jahrelangem Raubbau auf, z. B. wenn der erste Herzinfarkt ein Signal setzt.

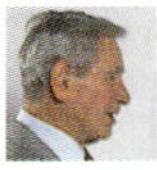

···› Herr Wilfried Mattern, 58 J.: „Ich bin ein wirklich korrekter Vorgesetzter, alles läuft bei mir wie am Schnürchen. Häufig sind bei uns Termine ganz kurzfristig einzuhalten, da kann ich nicht lange auf etwas warten. Vor meinem Herzinfarkt war wieder so eine Terminhetzerei, ein wichtiger Großkunde, den wir aufgrund der schlechten wirtschaftlichen Lage auf keinen Fall verlieren durften. Ich wusste, der Auftrag würde nur klappen, wenn ich hinter jeder Kleinigkeit her bin."

Neben diesem sog. Übererregungstyp nennt die Forschung noch zwei weitere Stresstypen:

Erfolgs-Typ B hat eine hohe Erfolgsorientierung bei wenig Stress, hier findet man gesunde erfolgreiche Personen. Der Stress-Typ C hat eine Erfolgsorientierung im mittleren Bereich, aber einen hohen Stresspegel und hohe soziale Unsicherheit. Charakteristische Krankheitsbilder dieses Typs sind vegetative Dystonie und funktionelle Kreislaufstörungen. Für den Umgang mit Stressoren ebenso bedeutsam wie die Persönlichkeit ist die Belastbarkeit eines Menschen. Menschen mit niedriger Erregungsbereitschaft reagieren nicht so schnell und so intensiv bei Stressreaktionen und erholen sich außerdem schneller.

Merke
Jeder Mensch sollte seine Belastbarkeit einschätzen können und vor allem die persönlichen Anzeichen einer Überforderung wahrnehmen.

Das Übergehen von Ruhe- und Erholungszeiten als Ausgleich für Stressphasen, führt zu einer Akkumulation von Stressoren und Stressreaktionen im Körper, die im Endeffekt in gesundheitlichen Schäden münden.

Lerntipp
Kennen Sie die Anzeichen von Überforderung bei sich selbst? Steuern Sie dagegen und wenn, wodurch – oder beißen Sie die Zähne zusammen nach dem Motto „Augen zu und durch"?

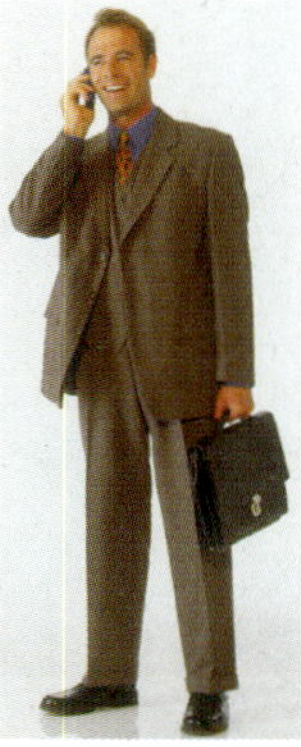

Erfolgs-Typ B hat eine hohe Erfolgsorientierung bei wenig Stress

26.4 Pflegeangebote auswählen und anwenden

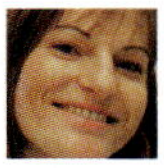

Pflegeangebot Wechsel zwischen Anstrengung und Entspannung

Ergo-, Musik- und Kunsttherapie

Ergotherapie

Definition
Die Ergotherapie (griech. ergon = Tätigkeit, Handwerk) dient dem Wiedererlernen gestörter Funktionen in allen Bereichen der Lebensaktivitäten.

Durch ausgewählte, individuell angepasste Tätigkeiten trägt die Ergotherapie zur Förderung der Selbstständigkeit, zur Aktivierung des Patienten und zur Rehabilitation bei. Sie richtet sich an Erwachsene und Kinder und hat 2 Ziele:

- dem durch Krankheit abhängig gewordenen Menschen zur Wiedererlangung seiner Selbstständigkeit zu verhelfen,
- die Fähigkeiten des durch ein fortschreitendes Leiden von der Unselbstständigkeit bedrohten Kranken so lange wie möglich zu erhalten.

Die Ergotherapie umfasst die 3 Hauptgebiete funktionelles Training, Selbsthilfetraining, berufsorientiertes Training.

Das **funktionelle Training** betrifft die Wiedererlangung motorischer Fähigkeiten mit Hilfe von Übungen oder Prothesenversorgung durch handwerkliche Tätigkeiten wie Weben, Flechten, Hobeln, Knüpfen etc.

Das **Selbsthilfetraining** fördert die Unabhängigkeit in den Aktivitäten des täglichen Lebens; dazu gehört auch die Instruktion der Angehörigen und das Bereitstellen von Hilfsmitteln.

Im Mittelpunkt des **berufsorientierten Trainings** steht die berufsbezogene Anwendung der verbesserten Funktionen, die Steigerung der Arbeitstoleranz, Haushaltstraining, die Anpassung des Arbeitsplatzes und die Erwägung einer Umschulung. Im Bereich der Lebensaktivität „Raum und Zeit gestalten" hilft die Ergotherapie im multiprofessionellen Team durch Angebote und Beschäftigung im Rahmen des funktionellen Trainings mit, den Tag des Patienten zu strukturieren. Der Betroffene erfährt eine ähnliche Einteilung seiner Zeit wie vor seiner Erkrankung. Aktivitätsphasen des Trainings und Ruhephasen wechseln einander ab. Zudem ist die Ergotherapie wichtigster Verbündeter des Kranken bei der Wiedereroberung seines Arbeitsplatzes. Sie steht ihm zur Seite bei einer eventuellen Anpassung seiner bisherigen beruflichen Tätigkeiten an seine durch die Erkrankung

» *Nimm dir Zeit, um zu arbeiten;*
es ist der Preis des Erfolges.
Nimm dir Zeit, um nachzudenken;
es ist die Quelle der Kraft.
Nimm dir Zeit, um zu spielen;
es ist das Geheimnis der Jugend.
Nimm dir Zeit, um freundlich zu sein;
es ist das Tor zum Glücklichsein.
Nimm dir Zeit, um zu lieben;
es ist die wahre Lebensfreude.
Nimm dir Zeit, um froh zu sein;
es ist die Musik der Seele.
(Isländische Weisheit) «

veränderte persönliche Situation. Sie hilft ihm sowohl den beruflichen als auch den privaten Raum wieder zu gestalten, d.h. unter veränderten Bedingungen wieder die eigenen Räume und Zeiträume einzunehmen.

Musiktherapie

> **Definition**
> Musiktherapie ist der kontrollierte Einsatz von Musik, ihrer Elemente und Einflüsse auf das menschliche Sein, um dem Individuum bei der physiologischen, psychologischen und emotionalen Integration während der Behandlung einer Krankheit oder einer Beeinträchtigung zu helfen." (Susan Munro, 1986, S. 96)

In der Praxis wird Musiktherapie unterschiedlich eingesetzt, je nach den zur Verfügung stehenden Möglichkeiten und der Kreativität des Therapeuten.

> Eva Groß Krankenschwester
> **Praxistipp**
> Eine gute Beobachtung der Reaktionen auf verschiedene Arten von Hörbeispielen gehört dabei selbstverständlich zur Krankenbeobachtung: hier können Sie auch sehr gut die Angehörigen zur Mithilfe anregen!

Aus ihrer Arbeit mit krebskranken Kindern und Jugendlichen ergeben sich für die Musiktherapeutin Barbara Griessmeier folgende Einsatzmöglichkeiten:

1. zur Überwindung körperlicher Schwierigkeiten,
2. als Stütze in schwierigen Situationen,
3. aus der Auswahl von bestimmten Liedern und Texten lassen sich Informationen ableiten,
4. als Ausdrucksmittel für Befindlichkeit und Gefühle,
5. zur Förderung sozialer Kontakte,
6. als Dialog,
7. zur Unterstützung einer altersgemäßen Entwicklung,
8. zum Mitnehmen (Erlernen eines bestimmten Liedes oder Instrumentes).

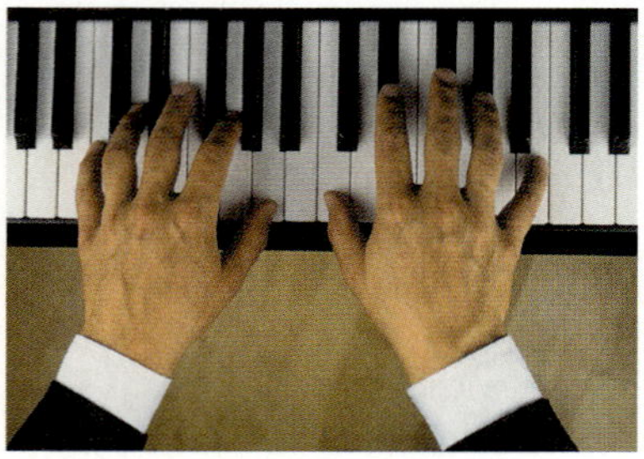

Die positive Wirkung von Musik auf das psychische Wohlbefinden wird in der Musiktherapie ausgenutzt

Bienstein u. Fröhlich haben bei der **basalen Stimulation** von Patienten mit apallischem Syndrom gute Erfolge mit dem Einsatz von Tonträgern erzielt. Wichtig dabei ist, dass die Musik für den Patienten klar zuzuordnen ist. Das Hören von Musik sollte dem Patienten so ermöglicht werden, dass er sich auch davon abwenden kann. Er darf ihr nicht hilflos ausgesetzt werden. Man sollte bedenken, dass sich das Empfinden durch eine traumatische Situation verändern kann. Eventuell sind auch frühere Lieblingsmusiken durch fehlende Erinnerung oder Verarbeitung beim Kranken negativ besetzt.

Kunsttherapie

Ähnliche Angebote macht auch die Kunsttherapie mit den Mitteln, die ihr zur Verfügung stehen wie z.B. Malen, Gestalten, Formen, Bildhauen etc.

Diese Einblicke in die Tätigkeiten anderer Mitglieder des therapeutischen Teams machen deutlich, dass es sich um komplizierte eigenständige Berufsbilder handelt, die von qualifizierten und gut ausgebildeten Therapeuten ausgeübt werden. In diesem Zusammenhang soll auf die Bedeutung hingewiesen werden, die diese Künste im Leben eines Menschen haben und gerade auch während einer Erkrankung gewinnen können. So können schöpferische Kräfte im Patienten geweckt werden, die ihn einen ganz anderen Zugang zu seiner Person und Erkrankung finden lassen.

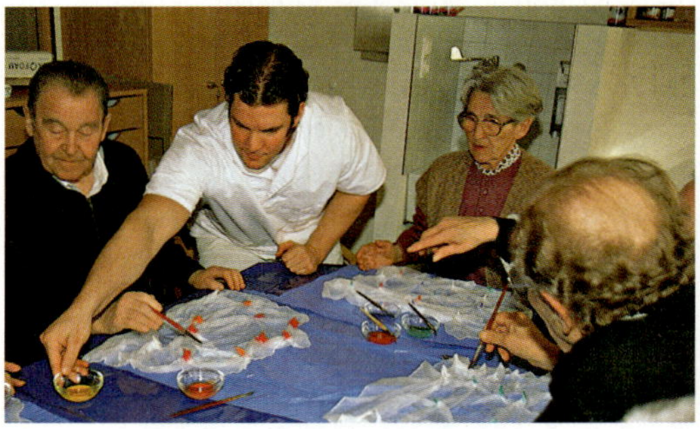

> Eva Groß Krankenschwester
> **Praxistipp**
> Pflegepersonen können durch Anregung der Patienten, sich mit den Angeboten der Kunsttherapie zu beschäftigen, einen Beitrag zum Heilungsprozess leisten!

Beschäftigung mit dem kranken Kind

Spiel und Bewegungsdrang sind fundamentale Bedürfnisse eines Kindes. Es kennt noch keine Unterschiede zwischen Arbeit und Freizeit, für ein Kind ist alles Arbeit (oder Freizeit?). Ist der gewöhnliche Beschäftigungs- und Bewegungsdrang des Kindes durch Krankheit und Krankenhausaufenthalt eingeschränkt, nimmt die Lebensaktivität „Raum und Zeit gestalten – arbeiten und spielen" in seinem Alltag einen besonderen Stellenwert ein.

Beschäftigung spielt eine zentrale Rolle. Sie muss den Fähigkeiten, Wünschen und Bedürfnissen des Kindes entsprechen und zugleich gesundheits- und entwicklungsfördernden Charakter haben. Spielen und Lernen müssen bewusst und gezielt in die Pflegeplanung einbezogen, durchgeführt und kritisch gewertet werden.

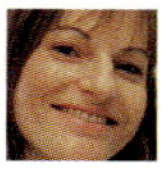

Pflegeangebot Basale Stimulation zur Orientierung in Raum und Zeit

Zu Einführung und Grundlagen der basalen Stimulation s. S. 170 ff. Im Folgenden soll auf die Anwendung der basalen Stimulation bezüglich der Orientierung der Patienten in Raum und Zeit eingegangen werden. Bei bewusstseinseingeschränkten Patienten können Pflegende mit Hilfe der basalen Stimulation einwirken und die Wahrnehmung der Patienten stärken.

Unterstützung der Orientierung im Raum

Bei Bettlägerigkeit verliert der Körper eines Menschen seine Fähigkeit, sich schnell an Lageveränderungen anzupassen (Schwindel beim Aufstehen). Er verliert außerdem mit der Zeit sein Körpergefühl, d.h. er kann die Position seines Körpers im Raum nicht mehr adäquat einordnen.

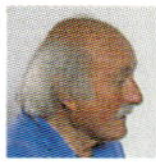

Ein 80-jähriger Patient beschreibt sein Erleben im Krankenhaus so: „Bereits nach einigen Tagen in dem winzigen weißen Zimmer verlor ich teilweise das Bewusstsein. Wenn ich die Augen aufschlug und gerade niemand im Zimmer war, konnte ich mich nicht orientieren. Mit einem Wasserbett hatte man verhindern wollen, dass ich mich wundliege. Gleichzeitig verhinderte diese Vorsorge jedoch, dass ich mich aus eigener Kraft noch irgendwie selber bewegen konnte. Bis auf schmerzende Stellen verlor ich vollständig das Gefühl für meinen Körper. Ich wusste nicht, wo meine Beine aufhörten, noch wo und wie sie gelagert waren. Mein Bauch schmerzte, aber mein ganzer Rücken war mir verloren gegangen. Einzig meine Arme bewegte ich ab und an kraftlos. Meine Augen suchten Bekanntes, aber auf der weißen Wand gegenüber befand sich nichts, außer einem Fernseher und einer kleinen roten Tafel mit der Brandschutzordnung.
Mehrmals bat ich meine Tochter, mir die Tafel vorzulesen. Dann bereitete mir die Ironie in den Vorschriften ein inneres Lachen. Dann wiederum konnte ich diesen schwarzen Humor nicht mehr verkraften und bat fast wütend darum, die Brandschutztafel von der Wand zu nehmen. Mit einer Regelmäßigkeit, die das einzig Verlässliche im Tagesablauf war, hängte die Putzfrau die Tafel jedesmal wieder auf." (Zimmermann 1992, S. 80 f.)

Dem hier beschriebenen Verlust des Körpergefühls kann durch basal stimulierende Übungen vorgebeugt werden:

- Regelmäßiges **Umlagern** regt den Gleichgewichtssinn an. Wenig genutzt wird oft die Möglichkeit, das Krankenbett höher oder tiefer zu stellen.
- Durch **Schrägstellung** wird es dem Patienten z. B. ermöglicht, Schwere in den Füßen zu spüren. Auch die Kopftieflage kann stimulierend wirken.
- Der Patient sollte so oft wie möglich **sitzen**. Neben anderen Vorteilen – Dekubitusprophylaxe, Erleichterung bei der Nahrungsaufnahme, Kommunikation etc. – fördert es den Gleichgewichtssinn.

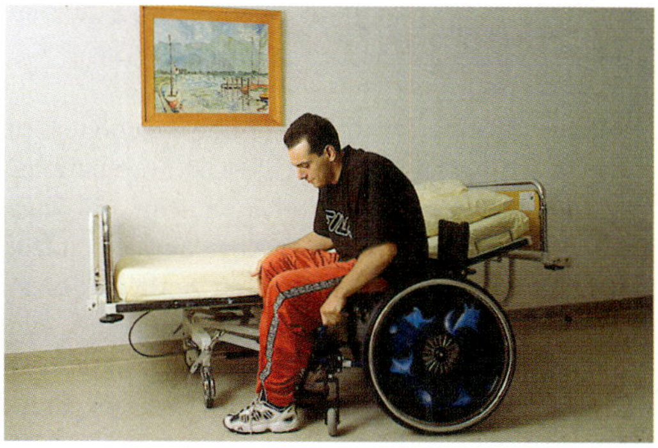

- Bei Kindern ist **Schaukeln** zur Entwicklung des Gleichgewichtsgefühls erwiesenermaßen sehr wichtig. Im stationären Alltag bieten sich diesbezüglich sicherlich Möglichkeiten, z. B. mit Patientenhebern.
- Die Wahrnehmung des eigenen Körpers geschieht über **Berührungen** und zwar auch Eigenberührungen.

Liegt der Patient hilflos und zu eigenen Bewegungen unfähig im Bett, entfällt dieser Reiz und das Körperschema verwischt. Berührungen durch andere Personen können helfen, die Erinnerung an das eigene Körperschema wieder aufzufrischen. Sie können aber auch die Konfusion komplett machen, wenn sie verwaschen, flüchtig, unkonzentriert und unplanmäßig erfolgen. Bei der Durchführung der basalen Stimulation sollten alle punktuellen, oberflächlich streifenden oder abgehackt zerstreuten Berührungen vermieden werden. Ebenso zu meiden ist eine überlastete Arbeitsweise, weil dabei unklare Informationen übermittelt werden können. Berührungen sollten

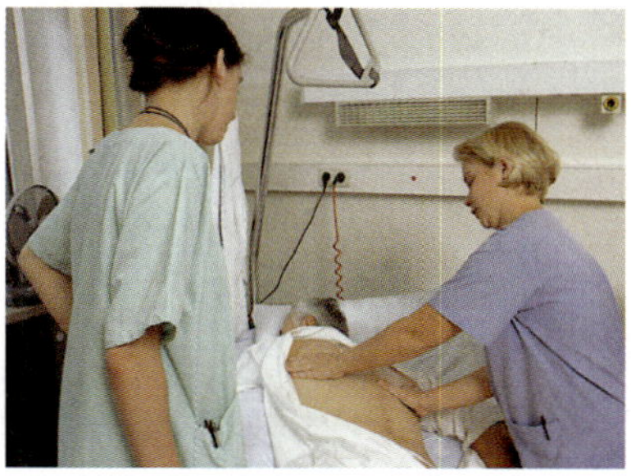

Bei der basalen Stimulation werden die Hände flächig aufgelegt

- ruhig, mit flächig aufgelegter Hand deutlich beginnen und enden,
- vorüberziehend mit konstantem Druck ausgeführt werden,
- ritualisierte Initialberührungen berücksichtigen (im Pflegeplan deutlich festgelegt!),
- bei ritualisierten Berührungen möglichst am Körperstamm z. B. Schulter durchgeführt werden.

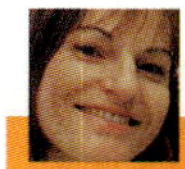

siehe Pflegeangebot Atemstimulierende Einreibung, S. 520 f

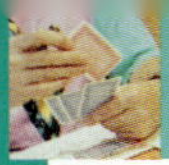

Man sollte bei der basalen Stimulation von der Körpermitte zur Peripherie arbeiten und immer Symmetrie herstellen, d.h. nicht nur eine Körperseite, sondern anschließend auch die andere Körperseite behandeln (vgl. Bienstein u. Fröhlich 1994).

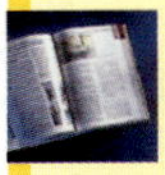

Lerntipp

Streichen Sie mehrmals langsam und deutlich über einen ihrer Arme. Bemerken Sie einen Unterschied zwischen behandeltem und unbehandeltem Arm?

Unterstützung bei der Zeitstrukturierung

Um Patienten eine Zeitstrukturierung anzubieten, ist es wichtig, über längere Zeit gleiche Stimulationsformen konsequent beizubehalten. Nur so kann wahrnehmungsgestörten Menschen ein Zeitablauf vermittelt werden. Hierzu gehören zeitliche Festlegungen im Tagesablauf, z.B. die Art und Weise der Ansprache des Patienten. Ein Morgengruß könnte z.B. so aussehen:

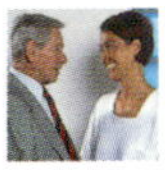

„Guten Morgen, Herr Fuchs. Ich bin Schwester Sonja. Heute ist der 12. Juni 99. In der Frühschicht werden Sie von mir betreut. Die Frühschicht dauert von 6.30 Uhr bis 13.30 Uhr."

Eva Groß Krankenschwester

Praxistipp

Sprechen Sie sich mit den Kollegen über die Inhalte und Zeitpunkte solcher Grußformeln ab, damit sich eine feste Tagesstruktur für den Patienten ergibt und er die Chance hat, diese Strukturierung zu verinnerlichen. Ebenso sollten planbare therapeutische Interventionen in diese Zeitstruktur eingepasst und in Pflegeplänen festgelegt werden. Auch diese sollten Sie mit einer festen Grußformel beginnen, um auch hier wieder eine zeitliche Orientierungshilfe zu geben. Der Patient soll realisieren, dass eine Therapieeinheit beginnt, und einen gewissen regelmäßigen Ablauf seiner Zeit erfahren.

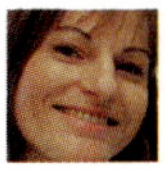

Pflegeangebot Stressprophylaxe

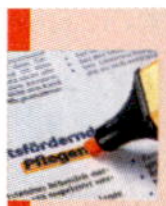

Merke

Im Krankenpflegeberuf, bei dem es zum beruflichen Alltag gehört, mit negativen Gefühlen wie Angst, Schmerz, Verzweiflung etc. konfrontiert zu werden, ist die Beobachtung der eigenen Gefühle nicht zu vernachlässigen.

John Heron weist auf 4 Aspekte im geschickten Umgang mit Gefühlen hin (S. 27 f):

1. Die Wahrnehmung der eigenen Gefühle.
2. Die Wahl zwischen Kontrolle und Spontaneität. Wann unterdrückt man seine Gefühle besser, wann gibt man ihnen Ausdruck?
3. Die Gefühle mit anderen Menschen teilen. Diese Selbstoffenbarung, die vielen Menschen schwerfällt, hilft dabei, Oberflächlichkeit in Beziehungen zu vermindern. Über Gefühle zu sprechen verhindert häufig eine gefühlsmäßige Isolation und führt auch dazu, dass man sich selbst mehr akzeptiert.
4. Gefühle kathartisch (reinigend) freisetzen, um Stauungen zu vermeiden. Dies kann durch körperliche Reaktionen geschehen wie z.B. Schreien, Seufzen, Wimmern, Brüllen, Stoßen, Treten, Stampfen, Werfen etc. Wichtig dabei: kein Lebewesen darf zu Schaden kommen! Man kann aber auch emotional loslassen, indem man schmerzliche Erinnerungen und Erlebnisse bewusst immer und immer wieder erlebt, um dann ein wohltuendes Nachlassen der Schmerzen zu empfinden.

Ein kurzes Schreien in Zurückgezogenheit (ohne Zuhörer) kann eine befreiende Wirkung haben

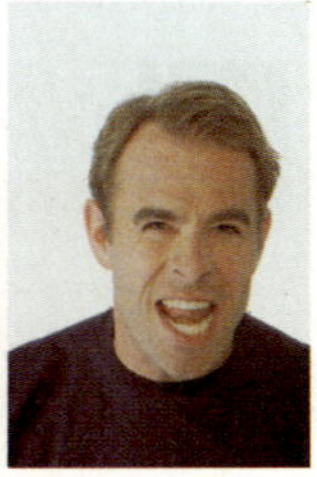

Die Bedeutung der körperlichen Bewegung zum Stressabbau ist ebenfalls unumstritten. Unser Körper hat trotz Hightech seine Anatomie und Physiologie nicht verändert, d.h. er ist seit der Steinzeit an eine Lebensweise akklimatisiert, die Bewegung und Überleben aneinander koppelt.

Nach Forschungsergebnissen sollte man, um körperlich fit zu bleiben, jeden Tag folgende Aktivitäten durchführen: sich 30 Minuten so bewegen, dass der Puls merklich beschleunigt wird, alle Hauptgelenke drehen und beugen, um die Geschmeidigkeit zu erhalten; 2 Stunden täglich auf den Beinen sein, um den Kreislauf zu unterstützen und die Knochenstruktur zu belasten und 5 Sekunden ein schweres Gewicht heben, um die Muskelkraft aufrechtzuerhalten (Bond 1989).

Eva Groß Krankenschwester

Praxistipp

Viele Bewegungen sind schon in unseren Alltag integriert, d.h. man muss nicht unbedingt das Sportprogramm absolvieren, um sich seine Beweglichkeit zu erhalten. Oft genügt ein bewussteres Einplanen derjenigen Bewegungsformen, die im Alltag zu kurz kommen, weil wir uns einseitig bewegen.

Unter den Möglichkeiten, Stress zu bewältigen, lassen sich nach Wagner-Link (1996) 2 Kategorien unterscheiden. Zur 1. Kategorie zählen die Maßnahmen zur kurzfristigen Erleichterung, die das Ziel haben, die Auswirkungen bereits aufgetretener Stressreaktionen direkt anzugehen, Eskalationen zu vermeiden und die Spitzen zu kappen. Zur 2. Kategorie zählen die Maßnahmen zur langfristigen Stressbewältigung, die direkt an der Stressreaktion und am Menschen selbst ansetzen.

Zu den Maßnahmen zur kurzfristigen Erleichterung gehört die spontane Entspannung z.B. durch Grundformen des autogenen Trainings oder Atemtechniken. Außerdem gehört dazu die Wahrnehmungslenkung, z.B. durch positive Gedanken, Vorstellen positiver Bilder, Erinnerungen an positive Situationen wie Urlaube etc. Wichtig sind auch positive Selbstgespräche, z.B. Selbstermuntern anstelle negativer Gefühle wie „das schaffst du nie, das geht auf jeden Fall schief…". Förderlich ist ebenso eine kontrollierte Abreaktion (z.B. körperliches Abreagieren durch Bewegung, emotionales Abreagieren durch Weinen, Schimpfen, sich bei Freunden beklagen etc.). Zu den langfristigen Maßnahmen zählen das Einüben von Entspannungstechniken (s. unten) und die Sorge für einen Belastungsausgleich, d.h. Lebensgewohnheiten, die Spass machen. Wichtig sind auch der Rückhalt durch soziale Geborgenheit sowie die Notwendigkeit, das eigene soziale Netz zu überprüfen, Kontakte zu pflegen.

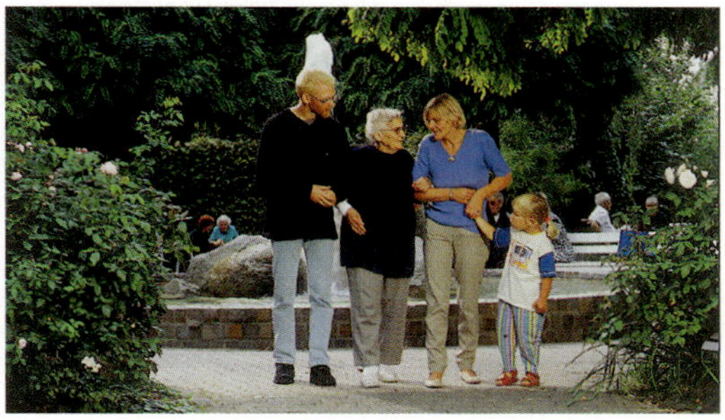

Eine systematische Problemlösung der persönlichen Stressproblematik in 5 Schritten könnte folgendermaßen aussehen:

1. Erkennen der belastenden Situation: Situationsbeschreibung und Analyse der damit verbundenen Gefühle.
2. Inhaltliche Überprüfung auf Realitätsbezug und Konsequenzen.
3. Veränderung des Denkens und Fühlens: Umbewertung und Formulierung der neuen Einstellung.
4. Veränderung des Handelns: Handlungsplan.
5. Kontrolle.

Zur speziellen Problematik des Umgangs mit zeitbedingtem Stress gilt es Folgendes zu beachten:

- Die Wahrnehmung schärfen: Reflektieren Sie jeden Tag in einem Augenblick innerer und äußerer Ruhe den Sinn und Zweck des eigenen Tuns.
- Die eigenen Bedürfnisse und den persönlichen Rhythmus kennen: Welche Tageszeit ist für Sie die kreativste, welche die unproduktivste? Wann sind Sie leicht ablenkbar, wann gut konzentriert?
- Ziele setzen: Lenken Sie Ihre Handlungen, auch unangenehme Aufgaben können einen Sinn bekommen.
- Prioritäten setzen: Setzen Sie kurzfristige und langfristige Ziele, ordnen Sie diese.
- Gute Planung: Detailliertes Planen fördert stressfreies und effektives Arbeitsverhalten.
- „Zeitdiebe" aufspüren: Analysieren Sie Störungen! Was gestaltet meinen Tag anders, als ich ihn geplant habe?
- Pufferzeiten einplanen: Ohne Pufferzeiten geraten Sie zwangsläufig unter Zeitdruck! Eine zu enge Zeitplanung wird auch zum Stressor!
- Umsetzen: Treffen Sie klare Entscheidungen! Schwierige oder unangenehme Aufgaben zerlegt man am besten in überschaubare Teilaufgaben. Machen Sie Ihre Arbeit transparent durch Verwendung von Checklisten (Wagner-Link 1996).

Lernaufgabe

Fallen Ihnen bei den 5 Schritten zur persönlichen Stressbewältigung Parallelen zum Pflegeprozess auf? Was schließen Sie daraus? Führen Sie einmal Tagebuch über Ihre Bewegungsformen im Alltag. Was kommt zu kurz? Was möchten Sie verstärkt üben? Können Sie dies in Ihren Tagesablauf integrieren, was möchten Sie zusätzlich tun?

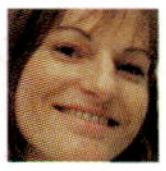

Pflegeangebot Unterstützung in Zeiten des Krankseins

Entspannungstechniken

Entspannungstechniken (S. 277, 289) haben bei der Gesunderhaltung und der Gesundheitsbildung eine zunehmende Bedeutung. Die Entspannungstechniken wirken auf die Spannung der verschiedenen Muskelsysteme, die Wahrnehmung unterschiedlicher Spannungszustände, welche Voraussetzung ist für die Veränderung der Spannung: Anspannung und Entspannung, Wärme und Schwereempfinden, wohlige Müdigkeit und anschließende Frische.

Die Entspannungsreaktion ist ein psychophysischer Vorgang, der Stress verhüten und Stressfolgen neutralisieren kann.

Eine Vielzahl von Entspannungsmethoden wird heute angeboten. Entscheidend für den persönlichen Erfolg ist es, sich eine Methode zu wählen, die der jeweiligen Lebenssituation angemessen ist, sodass sie auch regelmäßig geübt und durchgeführt werden kann. Wichtig ist, sich dabei immer wieder für sich selbst Zeit zu nehmen. Man sollte die jeweils favorisierte Methode am besten zunächst professionell, d.h. durch entsprechende Kurse einüben. Angebote gibt es bei Sportvereinen, Volkshochschulen, Familienbildungsstätten, freien Bildungsträgern sowie Arzt-, Krankengymnastik- und psychologischen Praxen.

Grundsätzlich geht es bei allen Methoden um folgende Schritte:

- sich auf sich selbst besinnen, bei sich ankommen, still werden,
- die Muskeln entspannen, den Atem ruhig werden lassen.

Beck unterscheidet systematische und unsystematische Entspannungstechniken (**Abb. 26.7**).

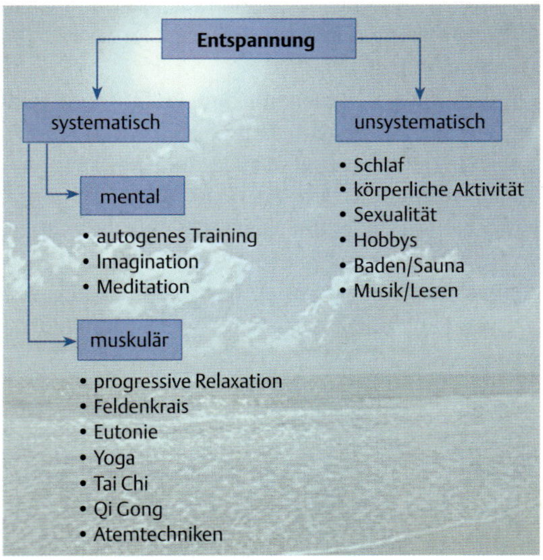

Abb. 26.7 Verschiedene Entspannungsmethoden (nach Beck)

Zu den **unsystematischen Entspannungstechniken** zählen Schlaf, körperliche Aktivitäten, Hobbys, Sexualität, Lesen, Musik hören etc. Bei den systematischen Entspannungstechniken unterscheidet man wiederum mentale und muskuläre Techniken. Die mentalen Techniken arbeiten über die Vorstellungskraft, die muskulären Techniken mit einer muskulären Aktivität, die z.T. auch mit der Vorstellungskraft kombiniert wird. Zu den mentalen Techniken zählt z.B. das **autogene Training.** Hier wird durch konzentrative Selbstentspannung Einfluss auf die unwillkürlichen Körperfunktionen wie z.B. Pulsschlag, Atmung und Hautdurchblutung genommen. Ruhe und Ausgeglichenheit werden gefördert und körperliche Beschwerden positiv beeinflusst.

Weitere Methoden in diesem Bereich sind Meditation und Imagination.

Zu den muskulären Techniken, bei der Körperübungen mit mentalen (in der Vorstellung auszuführenden) Übungen gekoppelt sind, zählt die Feldenkrais-Methode. Mit der Zeit steigern sich auf sanfte Art und Weise die Bewegungsmöglichkeiten, das Körpergefühl wird verbessert und es kommt zu einer Steigerung des körperlichen und auch seelischen Wohlbefindens. Andere kombinierte muskuläre Techniken sind die progressive Relaxation nach Jacobson, Eutonie, Tai Chi und Qi Gong, Yoga und Atemtechniken.

Auch fernöstliche Kampfsportarten beinhalten neben der körperlichen Übung oft meditative bzw. mentale Anteile.

Weniger aufwendig als die genannten Entspannungstechniken sind Minimalentspannungen, die kurzfristig angewendet werden. Sie können eine schnelle und unkomplizierte Hilfe sein, da sie sich leicht in den Alltag einbauen lassen und keiner besonderen Anleitung bedürfen.

Beispiele hierfür sind:

- während einer Arbeit kurz innehalten, sich Zeit nehmen für einen Blick aus dem Fenster, auf ein Bild,
- sich räkeln: mit den Schulter zucken, Körper und Kopf drehen und wenden, Arme und Finger ausstrecken, die Faust machen, loslassen,
- die Körperhaltung verändern. Schon kleine Haltungsveränderungen können Entspannung bewirken: Oberkörper aufrichten, Kopf in die Hände nehmen, Augen entlasten,
- tiefes Atmen: Summen, Pfeifen, Gähnen, Singen, Seufzen etc.,
- Schütteln des Körpers, Hüftkreisen, Minimalgymnastik.

All diese Entspannungstechniken sind sowohl zum Eigengebrauch der Pflegeperson als auch für den Umgang mit dem Patienten von Nutzen.

> **Praxistipp**
>
> Eva Groß, Krankenschwester
>
> Die eigene Entspannungsmethode kann sehr wohl auch ein Angebot für den Patienten sein. So könnte eine im autogenen Training erfahrene Pflegeperson diese Technik im pflegerischen Alltag einbringen, z.B. integriert in eine Körperpflege am Abend vor der OP.

Entsprechend geschulte Krankengymnasten bieten Patienten Kurse verschiedener Entspannungstechniken im Rahmen des jeweiligen Therapieprogramms an.

Ein Ziel ist es, dass Patienten nach der Entlassung, angeregt durch den Krankenhausaufenthalt, diese Techniken in ihren Alltag integrieren.

Lesen – Vorlesen – Lachen

Lesen

Schon alte Kulturen wussten von der Heilkraft des Lesens. In der Mitte des 19. Jahrhunderts entdeckten amerikanische Psychiater das Buch als seelisches Medikament wieder. Ihre Erfahrungen haben schließlich auch andere, amerikanische Krankenhausärzte so überzeugt, dass die Bibliotherapie in den USA inzwischen als eine medizinische Hilfswissenschaft gelehrt und praktiziert wird. Auf europäischem Boden fand der erste Fachkongress zu diesem Thema 1986 statt. Durch Lesen kann ein Mensch, ebenso wie durch eine Krankheit, einen Reifungsprozess durchmachen. Lebenskrisen, mit denen der Patient konfrontiert ist – durch Unfall oder Krankheit –, sind immer auch Reifungsprozesse, die durch gezielte Lektüre unterstützt bzw. begleitet werden können.

Noch wichtiger als der krankheitsbegleitende Einsatz der Lektüre ist der prophylaktische. E. Lukas, eine Vertreterin der Logotherapie, erkennt in der Lektüre eines ausgewählten Buches eine Möglichkeit, schon im Vorfeld einer Erkrankung therapeutisch auf den Patienten einzuwirken, indem es ihn zu gesundheitsfördernder Lebensweise hinführt bzw. auf bestehende Problematiken aufmerksam macht. Im Begleiten des Krankheitsprozesses können Bibliothekarin und Pflegeperson Phasen und Stufen im Bewältigungsprozess wahrnehmen und mit Büchern unterstützen. Zur Ablenkung ist erheiternde und spannende Lektüre geeignet, die Entspannung bringt oder die Spannung auf etwas anderes hinlenkt. Daneben gilt es hinlenkende Bücher, die zur Lebens-, Leidens-, Trauer- und Sterbebegleitung beitragen können. Bei der Auswahl des Buches muss auch daran gedacht werden, dass es den Leser nicht nur inhaltlich, sondern auch formal erreichen soll: Menschen, die wenig lesen, können mit dicken Büchern nichts anfangen; ältere Patienten benötigen vielleicht Großdruckbücher usw.

Vorlesen

Das Vorlesen von Geschichten kann eine therapeutische Intervention sein. Geschichten sind wie Bilder in Sprache. Sie fördern das Verständnis und regen an, weiterzudenken. Menschen lassen sich berühren und finden sich in Situationen und Gestalten wieder, die in Geschichten vorkommen. Oftmals weisen Geschichten auch auf Lösungen hin, sind wie Wegweiser, die aus den Problemen herausführen wollen.

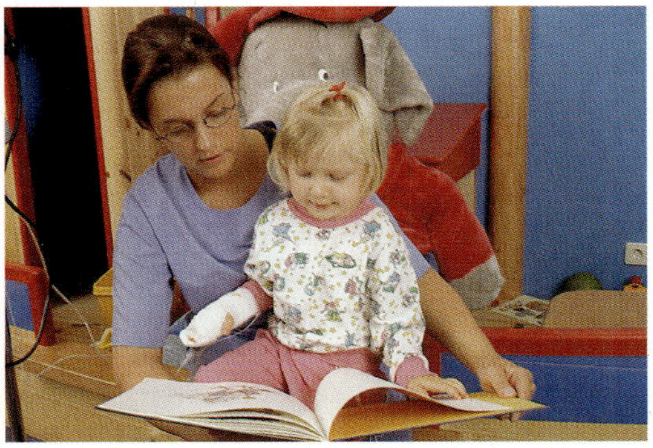

In vielen Kulturen haben Geschichten oder das Geschichten erzählen eine sehr viel größere Tradition und Bedeutung, als in unserer heutigen westlichen Kultur. Auch für Kinder kann man viele problematische Fragen und Antworten in Geschichten und Märchen verpacken.

Lachen

> **Definition**
> Humor ist die Gabe, die Unzulänglichkeit der Welt und des Lebens heiter und gelassen zu betrachten und zu ertragen.

Damit wird eine Lebenseinstellung und Grundstimmung angesprochen, deren Ausdrucksformen die Heiterkeit und das Lachen sind. Wissenschaftliche Untersuchungen aus Schweden haben gezeigt, dass Lachen hilft, chronische Muskel-Skelett-Beschwerden zu lindern: beim Lachen werden im Gehirn elektrische Impulse erzeugt, die den Körper veranlassen, bestimmte Stoffe vermehrt zu bilden und freizusetzen. Einige dieser Stoffe (z. B. Endorphine) lindern Angst und Schmerz.

» *Humor ist, wenn man trotzdem lacht.* «

Die sog. „Gelotherapie" befasst sich mit der therapeutischen Wirkung des Lachens. Lachen ist ein Reflex und kann rein körperlich durch bestimmte Reflextechniken (z. B. Kitzeln) ausgelöst werden. Auch Atemtechniken sind nützlich, um Gähnen oder Lachen und damit Entspannung und Lockerung auszulösen. Neben diesen wenigen körperlichen Auslösern gibt es eine unbegrenzte Vielzahl von „seelischen Kitzeln", die für die Lachtherapie nutzbar gemacht werden können. Lachen bedeutet grundsätzlich auch, in Spiellaune zu sein. Ziel der Lachtherapie ist es daher, diese Spiellaune zu fördern oder wiederherzustellen.

Die Spiellaune entspricht letztlich der Grundstimmung des Kindes, und es gilt, dieses lachende Kind, das in uns allen steckt, neu zu entdecken. Schon Freud hat festgestellt: Das Lachen weist eine egoistische Komponente auf; es ist das Ich, das sich weigert, sich durch äußere Wirklichkeit Leid auferlegen zu lassen.

Humor ist ein wichtiges Element bei der Stressprophylaxe. Mit Hilfe von Humor lassen sich auch Klischees entlarven und dadurch ein entspannter Umgang z. B. mit allzu hoch gesteckten Erwartungen an uns selbst finden. Der Arzt und Geologe H. Rubin-

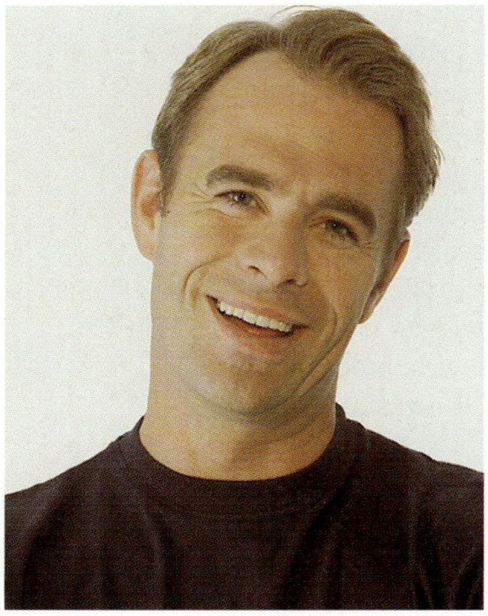

stein fasst den „Einfluss der Stimmung auf die Krankheitsentwicklung" in 10 Thesen zusammen:

1. Lachen ist die physiologische Äußerung eines Zustandes der Freude und der Lust.
2. Lachen fördert den Gruppenzusammenhalt und schafft bessere zwischenmenschliche Beziehungen.
3. Lachen trägt zu einem längeren und gesünderen Leben bei.
4. Lachen ist eine Gymnastik für den Verstand, die Muskulatur und die Atmung.
5. Lachen ist die beste Therapie gegen Stress.
6. Lachen und Humor ermöglichen eine bessere Kommunikation zwischen Arzt (Pflegeperson) und Patient.
7. Lachen ist nur selten ein Krankheitssymptom, fast immer jedoch ein Zeichen körperlicher und seelischer Gesundheit, ein Ausdruck des Lebenswillens.
8. Der therapeutische Einsatz des Lachens ist unbeschränkt.
9. Die Heilung durch Lachen ist nur ein Element der ganzheitlichen Medizin. Der Arzt muss zuerst alle Möglichkeiten ausschöpfen, um die wahrscheinlichen Ursachen einer bestimmten Krankheit zu entdecken.
10. Lachen ist eine Form der natürlichen Medizin (nach Rubinstein 1985).

26.5 Komplexe Pflegesituation gestalten

Ute Gillmann

Aufnahmesituation

Herr Winfried Braun, 48 Jahre, verheiratet, 1 Sohn, ist durch eine plötzlich auftretende Hirnblutung vor 8 Wochen aufgrund einer Aneurysmenruptur in allen Aktivitäten des täglichen Lebens pflegebedürftig geworden. Während des Krankenhausaufenthaltes hat sich Frau Braun entschieden, dass ihr Ehemann zu Hause gepflegt werden soll. In Zusammenarbeit mit dem Sozialdienst des behandelnden Krankenhauses hat Frau Braun einen ambulanten Pflegedienst ausgesucht, der sie bei der häuslichen Pflege unterstützen soll. Noch während Herr Braun im Krankenhaus ist, erstellt eine Krankenschwester des ambulanten Pflegedienstes eine Pflegeanamnese, welche sich auf Beobachtungen bei Herrn Braun, die Aussagen von Frau Braun und die Situationsbeschreibung der im Krankenhaus tätigen Pflegepersonen und Ärzte bezieht.

Lebenssituation

Frau Braun erzählt:„Wir hatten zusammen ein sehr schönes Leben und hatten noch so viele Pläne. Mein Mann war beruflich in einer leitenden Position, unser Haus war endlich bezahlt und wir haben uns vorgenommen, nun wieder öfters in Urlaub zu fahren. Diese Krankheit ist wie ein Schlag für mich und niemand kann oder will mir sagen, ob es jemals besser wird. Darum möchte ich meinen Mann ganz in meiner Nähe haben und alles tun, was ihm helfen könnte.

Unser Sohn unterstützt mich sicherlich, wo er nur kann, aber er hat ja auch sein eigenes Leben, eine Freundin, seinen Beruf, so sehr möchte ich ihn nicht in Anspruch nehmen. Die Kollegen meines Mannes haben sich schon oft nach ihm erkundigt, aber was soll ich denen denn sagen, dass Winfried fast nur noch im Bett liegen kann und anscheinend niemanden mehr erkennt, manchmal frage ich mich, wie ich das alles schaffen soll. Im Krankenhaus habe ich schon vieles übernommen, zum Beispiel das Waschen oder ich habe meinem Mann das Essen gegeben, aber daheim werde ich ja ganz auf mich selbst gestellt sein."

Pflegeanamnese

Frau Braun erzählt bei der Pflegeanamnese der Krankenschwester des ambulanten Pflegedienstes zur Raum- und Zeitgestaltung ihres Ehemannes:

„Mein Mann kann nicht sprechen, er ist oft schläfrig, an seinen Reaktionen kann ich nicht feststellen, was er von seiner Umgebung wahrnimmt und versteht, darum ist es mir sehr wichtig, dass er wieder in seine gewohnte Umgebung kommt und ich alle Fortschritte miterleben kann, ich kenne ihn doch am besten.

Selbst bewegen kann sich mein Mann nicht, im Krankenhaus wird er mittels einer Drehscheibe in einen Sessel oder Rollstuhl mobilisiert, diese Drehscheibe habe ich mir auch für daheim verordnen lassen und einen Rollstuhl, damit wir vielleicht mal nach draußen können. Winfried war so gerne im Garten.

Außerdem hat er alles was mit Sport im Zusammenhang war gemocht. Keine Sportsendung wurde ausgelassen. Dann las er zur Entspannung aber auch gerne ein Buch oder hörte klassische Musik. Regelmäßig las er die Tageszeitung."

Nach ausführlicher Beratung und Anleitung der Ehefrau zum Krankheitsbild, der Vorgehensweise bei Lagerungen, Bewegungsübungen und Mobilisation sowie der Empfehlung sich einer Gruppe für pflegende Angehörige anzuschließen, wird in Zusammenarbeit mit Frau Braun folgender Pflegeplan hinsichtlich der Aktivitäten Raum und Zeit gestalten, Arbeiten und Spielen erstellt.

Tabelle 26.1 Exemplarische Pflegeplanung für die ATL Raum und Zeit gestalten

Pflegeprobleme	*Pflegeziele*	*Pflegemaßnahmen*
Herr Braun kann sich nicht selbstständig bewegen. *Vermutetes Problem:* Herr Braun ist zu seiner Lage im Raum wenig orientiert. *Ressource:* Hilfsmittel Drehscheibe, Rollstuhl	Herr Braun erfährt durch passive Bewegung und Stimulation Orientierung zu seiner Lage im Raum. Fernziel: → Der Bewegungsraum von Herrn Braun ist erweitert. Er kann im Rollstuhl draußen spazieren gefahren werden. → Herr Braun kann seine Hände benutzen.	Bei allen Maßnahmen ist Herr Braun zu beobachten auf: → Unter- oder Überforderung → Müdigkeit → gesteigerte Aufnahmefähigkeit → Reaktionen auf Maßnahmen, die Maßnahmen sind dann jeweils anzupassen → Kontaktaufnahme durch Initialberührungen an der rechten Schulter → Lagerung nach Plan 2 stdl. bei Bettruhe, zwischen 22.00 und 6.00 Uhr Wechseldruckmatraze anstellen und Herrn Braun in 135° Lagerung bringen → Mobilisation in den Rollstuhl mittels Drehscheibe 3 x tgl. zu den Mahlzeiten durch den Pflegedienst → sprachliche Orientierungshilfen bei Lagerung und Mobilisation (z. B.: „Ich nehme jetzt deinen rechten Arm") → Unterstützung und Begleitung der Ehefrau durch den Pflegedienst bei Rollstuhlfahrten. Beginn ab 20.11. für 10 Min. → passive Bewegungsübungen 3 x tgl. (S. 622) durchführen → am 10.11., 15.00 Uhr, Einweisung von Frau Braun durch Physiotherapeutin Frau Maier → am 11.11., 15.00 Uhr, selbstständige Ausführung der Übungen unter Anleitung → am 12.11., 15.00 Uhr, selbstständige Durchführung durch Frau Braun → Spezialbett zur Dekubitusprophylaxe Frau Braun vorstellen und auf die Verordnung durch den Hausarzt hinweisen
Herr Braun kann seine Umgebung nicht selbst gestalten. *Vermutetes Problem:* Herr Braun nimmt seine Umgebung eingeschränkt wahr. *Ressource:* Herr Braun lebt in seiner gewohnten Umgebung. Herr Braun nimmt anscheinend seine Umgebung nicht wahr. *Ressource:* Herr Braun ist noch jung und war vor der Erkrankung sehr engagiert.	→ Herr Braun fühlt sich geborgen und wohl, → Herr Braun erfährt visuelle Anregung durch die Umgebungsgestaltung, → Interesse an der Umgebung ist geweckt und wächst → Interessensbekundungen werden von Frau Braun wahrgenommen.	→ Aufstellen und Aufhängen von vertrauten Gegenständen und Bildern in seiner näheren Umgebung → Gestaltung der Zimmerdecke bei Rückenlage von Herrn Braun., z. B. durch Sportposter, die jede Woche gewechselt werden sollten, hierfür den Sohn um Mithilfe bitten → genaue Beobachtung, ob und wie Herr Braun auf Reize anspricht → zunächst versuchen, Reaktionen auf seine Lieblingsgegenstände wahrzunehmen → dann diese Reaktionen positiv verstärken durch Lob und Lächeln
Herr Braun kann seinen Tagesablauf nicht strukturieren. *Vermutetes Problem:* Herr Braun ist zeitlich nur eingeschränkt orientiert. *Ressource:* frühere Tagesrhythmen sind bekannt	Herr Braun erfährt eine zeitliche Strukturierung des Tages. Herr Braun kann sich zeitlich orientieren.	→ Aufstellen von Kalender und Uhr. Nennen der Tageszeiten bei den Pflegemaßnahmen. Informationen über Tag und Monat oder Jahreszeit 1 x tgl. → Einhaltung von Ruhe- und Aktivitätszeiten unter Einbeziehung seines früheren Biorhythmus. Frau Braun nach Zeiten der Ruhe und Aktivität fragen. Die Pflegeaktivitäten und vor allem die Mobilisation in Aktivitätszeiten legen → häuslicher Pflegedienst soll zu diesen Zeiten kommen → das Bett so in den Raum stellen, dass Herr Braun möglichst nach draußen sehen kann. Ist das nicht möglich, sollten Spiegel so angebracht werden, dass er die Umwelt betrachten kann. → Einbezug und Information in das alltägliche Geschehen: z. B. Besuche, Feiertage
Herr Braun kann seine Hobbys, Interessen nicht selbstständig wahrnehmen. *Ressource:* Herr Braun ist ein vielseitig interessierter Mann.	Herr Braun hat Anregung und Unterstützung bei seinen Hobbys, Interessen.	→ Vorlesen der Tageszeitung nach dem Frühstück → Einschalten von Sportsendungen im Fernsehen und Radio, die Herr Braun gemocht hat → Klassische Musik vorspielen → den Sohn von Herrn Braun einbeziehen, z. B. indem sie gemeinsam abends eine Sportsendung sehen. Daraus sollte sich ein Ritual ergeben.

Leserservice

Verwendete Literatur

Beck, B.-B.: Die Vielfalt der Entspannungstechniken. Pflege Aktuell 4 (1999)
Bienstein, C., A. Fröhlich: Basale Stimulation in der Pflege. Verlag Selbstbestimmtes Leben, Düsseldorf 1994
Griessmeier, B.: Bin ich's oder bin ich's nicht – Musiktherapie auf einer Kinderkrebsstation. Musiktherapeutische Umschau, Band 11 Heft 1 (1990)
Gross, W.: Sucht ohne Drogen. Fischer, Frankfurt/Main 1990
Jentschura, G., H. W. Janz: Beschäftigungstherapie. Grundlage und Praxis. Bd. I/II, 3. Aufl. Thieme, Stuttgart 1979
Kuratorium Deutsche Altershilfe: Thema 112. Qualitative Anforderungen an den Pflegeheimbau unter den gegenwärtigen Rahmenbedingungen – Teil 1: Das Pflegezimmer. Köln 1995
Kuratorium Deutsche Altershilfe: Farbe ins Heim. Köln 1997
Lukas, E.: Psychologische Vorsorge. Krisenprävention und Innenweltschutz aus logotherapeutischer Sicht. Herder, Freiburg 1989
Lukas, E.: Wie Leben gelingen kann. 30 (31) Geschichten mit logotherapeutischer Heilkraft. Quell, Stuttgart 1996
Mulhaupt, H.: Möge der Wind immer in deinem Rücken sein – Alte irische Segenswünsche, 18. Aufl. Bergmoser und Höller, Aachen 1997
Munro, S.: Musiktherapie bei Sterbenden. Fischer, Stuttgart; Bärenreiter, Kassel 1986
Opaschowski, H. W.: Freizeitökonomie: Marketing von Erlebniswelten. Leske + Budrich, Opladen 1993
Plattner, I. E.: Zeitstress. Für einen anderen Umgang mit der Zeit. Kösel, München 1993
Rubinstein, H.: Die Heilkraft Lachen. Hallwag, Bern 1985
Selye, H.: Stress, Bewältigung und Lebensgewinn. Piper, München 1988
Vester, F.: Phänomen Stress. Deutscher Taschenbuch Verlag, München 1993
Wagner-Link, A.: Sackgasse Stress? Thieme, Stuttgart 1996
Zimmermenn, I.: Herzblumen. Verlag Zimmermann, Dorsten-Wulfen, 2. Aufl. 1992

Weiterführende Literatur

Dahlem, H., A. Lorenz (Hrsg.): Total normal. Neue Arbeitszeiten im Pflegedienst. Mabuse, Frankfurt/Main 1993
Kürten, C.: Texte zur Patientenwirklichkeit. CK-Verlag, Hann. Münden 1993
Raab, P.: Heilkraft des Lesens. Herder, Freiburg 1988
Robinson, V. M.: Praxishandbuch Therapeutischer Humor. Grundlagen und Anwendungen für Pflege- und Gesundheitsberufe. Ullstein Medical, Wiesbaden 1999
Rossi, E. L.: 20 Minuten Pause. Wie Sie seelischen und körperlichen Zusammenbruch verhindern können. Junfermann, Paderborn 1993
Schnack, D., T. Gesterkamp: Hauptsache Arbeit. Rowohlt, Reinbek bei Hamburg 1996
Schneider, R.: Krisen als Chancen. Wolfgang Kröger, Frankfurt/Main 1996
Ziegelasch, H. H.: Wachen in der Nacht. Schlüter, Hannover 1994

Kontaktadressen

Deutsche Hauptstelle gegen die Suchtgefahren (DHS) e. V.
Postfach 1369
59003 Hamm
Tel.: 0 23 81/9 01 50

Fachverband Sucht e. V.
Adenauerallee 58
53113 Bonn
Tel.: 02 28/26 15 55
Fax: 02 28/21 58 55

Institut für Psychologie der Arbeit, Arbeitslosigkeit und Gesundheit
Universität Bremen
Grazer Str. 2
28359 Bremen
Tel.: 04 21/2 18 28 25
Fax: 04 21/2 18 43 09

Deutsche Gesellschaft für alternative Medizin
DGAM Servicebüro
Landschaftsstr. 2
30926 Seelze
Tel.: 0 51 37/52 72
Fax: 0 51 37/93 84 80

Internetadressen

Fachverband Sucht e. V.
http://www.sucht.de

Institut für Psychologie der Arbeit
http://www.ipg.uni-bremen.de

Deutsche Gesellschaft für alternative Medizin
http://www.dgam.de

http://www.stress.de

http://www.arbeitslosen.net

Musiktherapie
http://onworld.compuserve.com/homepages/Kemp_Thelen/home.htm

Kunsttherapie
http://members.aol.com/ForumAKT/index.htm

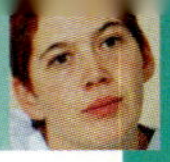

27 ATL Kommunizieren

Uwe Förster und Martina Gümmer

Der Mensch braucht sein Gegenüber

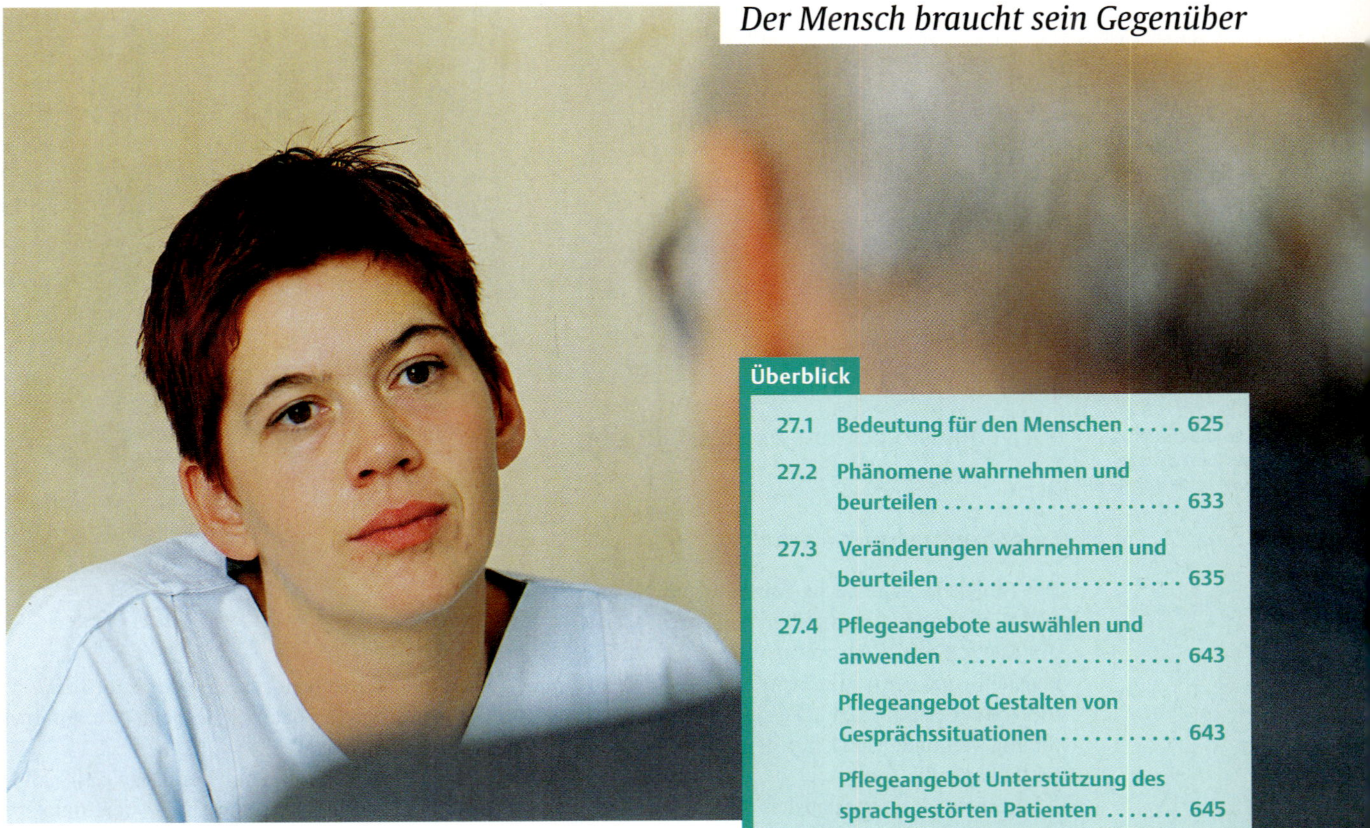

Überblick

27.1 Bedeutung für den Menschen

„Was ist Sprache?" Diese Frage ist nahezu genauso schwer zu beantworten, wie die Frage nach dem Sinn des Lebens. Man kann sich dem sehr komplexen „Gegenstand" Sprache wohl nur dadurch nähern, indem man versucht, ihn in möglichst viele seiner Bestandteile zu zerlegen.

Es ist unumstritten, dass Sprache nur als vielschichtiger Entwicklungs- und Lernprozess verstehbar wird. Ein Kind, das sich nicht in seiner Wahrnehmung, in seiner Emotion, Motorik und Denkfähigkeit entwickelt, wird kaum in der Lage sein, ein sprechendes, kommunizierendes Individuum zu werden. Ebenso wird es ohne eine sprechende, anregende und kommunikative Umgebung wenig aus seinen diesbezüglichen „Anlagen" machen können.

Das Kommunizieren ist von verschiedenen Einflussfaktoren abhängig. Dazu zählen die physiologischen Einflussfaktoren, die über die Sprachzentren im Gehirn die Sprachentwicklung steuern. Außerdem bestimmen kulturelle und milieubezogene Aspekte unsere Kommunikation, ebenso wie psychisch-geistige Faktoren (**Abb. 27.1**).

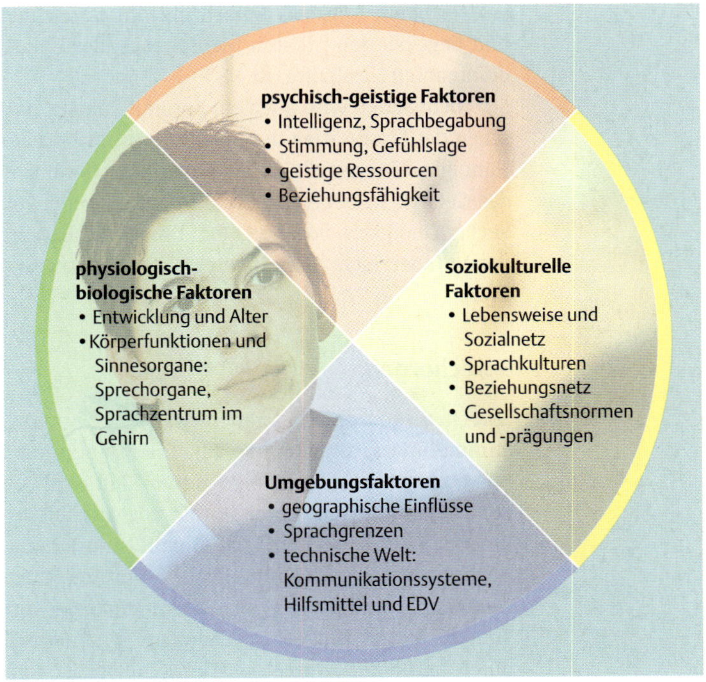

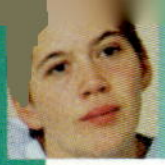

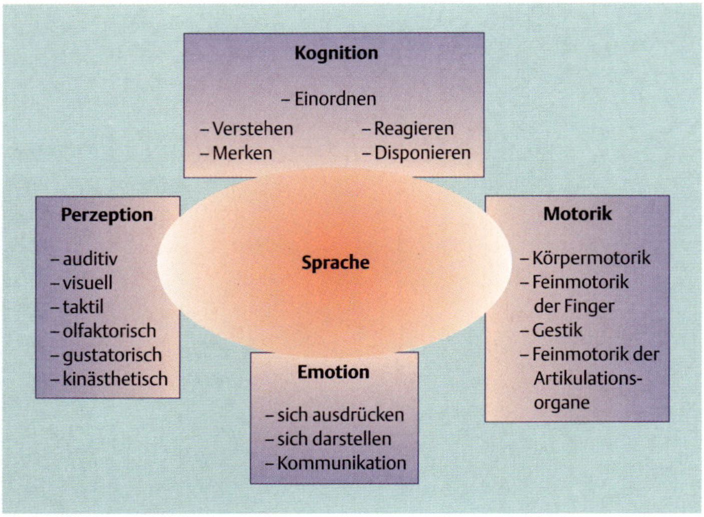

Abb. 27.1 Sprache als multifaktorielles Entwicklungs- und Lerngeschehen

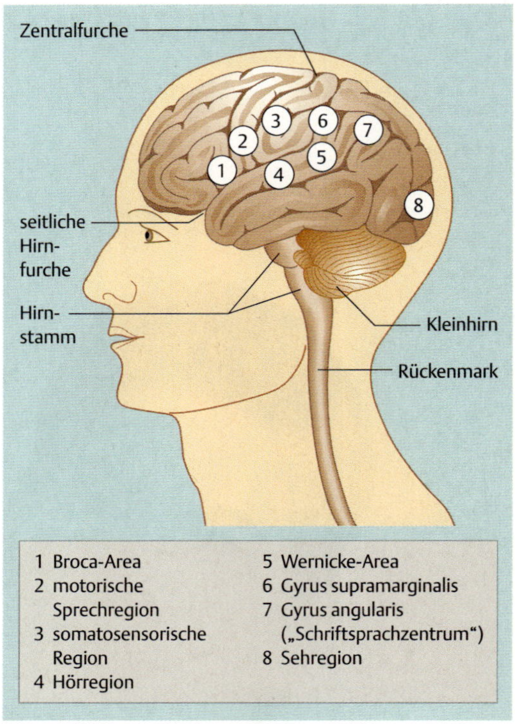

Abb. 27.2 Das Sprachzentrum und seine Bestandteile

27.1.1 Physiologische Einflussfaktoren

Uwe Förster

Sprachzentren im Gehirn

Die Fähigkeit, sprachliche Mitteilungen zu äußern und zu verstehen, zu schreiben und zu lesen, erwirbt der Mensch vor allem während der ersten fünf Lebensjahre und der frühen Schulzeit. Das Erlernen der Laut- und der Schriftsprache sind eng mit der Hirnreifung verbunden und mit dem Erreichen der Pubertät abgeschlossen.

In dieser Zeit spezialisiert sich das Gehirn des Menschen für Sprache, ein Vorgang, der genetisch festgelegt ist. Nach Huber u. a. wird das in der Kindheit erworbene Sprachwissen in einem System von Hirnzellen und Faserverbindungen gespeichert. Dieses Netzwerk wird als Sprachzentrum bezeichnet und liegt bei den meisten Menschen in der linken, dominanten Hirnhälfte (ca. 98 %).

Nicht selten wird auch ein Zusammenhang zwischen der Lokalisation des Sprachzentrums und der Händigkeit hergestellt: Linksseitige Sprachdominanz des Gehirns ist bei mehr als 90 % der Menschen von Rechtshändigkeit begleitet. Ein Umkehrschluss ist daraus aber nicht ohne weiteres zu ziehen (**Abb. 27.2**).

Sprechorgane

Sprechen setzt das Zusammenwirken von Atmung, Stimme und Artikulation voraus. Die zur Stimmgebung (Phonation) notwendige Atmungsluft wird von den Atmungsorganen bereitgestellt. Hierzu zählt der Brustkorb, die Lungen und die Atemhilfsmuskulatur. Auch der Kehlkopf (Larynx) gehört zum Atemtrakt. Sein Gerüst besteht aus gelenkig miteinander verbundenen Knorpeln, das von Bändern gehalten und durch Muskeln bewegt wird. Der Kehlkopf ist vollständig mit Schleimhaut ausgekleidet. Zum Kehlkopf gehören u. a. der Ringknorpel, die beiden Aryknorpel und der Schildknorpel.

Von den vorderen inneren Bereichen des Schildknorpels verlaufen die Stimmbänder horizontal zu den beiden vorderen Ecken der Aryknorpel. Sie lassen somit die Stimmritze zwischen sich frei. Die verschiedenen Kehlkopfmuskeln führen Positions- und Spannungsveränderungen an den Stimmbändern durch, was im Zusammenwirken mit der Ausatmungsluft einerseits und Resonanzwirkungen andererseits Stimmbandschwingungen und damit Stimmgebung zur Folge hat. Oberhalb des Kehlkopfes liegt das Ansatzrohr, ein Hohlraum, der von den Stimmlippen sowie den Mundlippen bzw. Nasenöffnungen begrenzt wird. Er schließt die Teile Schlund (Pharynx), Rachen, Mund- und Nasenhöhle ein und ist der Bereich, in dem die Sprachlaute gebildet werden.

Das kurze Verbindungsstück zwischen Schlund und Mundhöhle wird als Rachen bezeichnet. Von großer Bedeutung für das Sprechen und den Stimmklang ist seine obere Begrenzung, das Gaumensegel. Es kann durch Muskeln so bewegt werden, dass es den Nasenraum vom übrigen Ansatzrohr vollständig absperrt. So wird das Abfließen des Luftstroms durch die Nase verhindert. Geschieht dies nicht oder nur unvollständig, entsteht offenes Näseln.

Die wichtigsten Veränderungen des Ansatzrohres für die Sprachlautbildung finden in der Mundhöhle statt. Die Zunge ist als skelettloses Muskelsystem das beweglichste Organ des menschlichen Körpers. Für die Stimm- und Sprachlautbildung nimmt sie vielerlei Positionen ein; damit wird die Zunge zum Hauptakteur der Sprachlautbildung.

Die Zähne beteiligen sich nur passiv an diesem Geschehen, nämlich primär als Artikulationsstellen. Zahnbildungs- und Zahnstellungsanomalien können daher zu Artikulationsstörungen führen (z. B. zum Lispeln).

Sprachentwicklung

Wie bereits erwähnt, bedarf es einiger grundlegender Voraussetzungen für die kindliche Sprachentwicklung.

Der „Sprachbaum" (**Abb. 27.3**) soll diesen Sachverhalt noch einmal verdeutlichen: Die Sprache des Kindes (Krone) mit ihren drei Bereichen (Artikulation, Wortschatz, Grammatik) kann sich nur dann ungestört entfalten, wenn eine Reihe von Fähigkeiten (z. B. das Sehen und Hören) ausgebildet sind und das Sprachverständnis und die Sprach-Motivation (Stamm) bereits vorliegen. Dabei entfaltet sich der Baum nur, wenn ausreichend Licht vorhanden ist (Akzeptanz und Liebe in der Familie) und das Wasser (die tägliche Kommunikation mit dem Kind) genügend Nährstoffe (Sprachanregungen) enthält.

Wenn die Sprachentwicklung ihren normalen Verlauf nimmt, sollte sie mit dem vollendeten 4. Lebensjahr abgeschlossen sein. Natürlich ist die Entwicklung der Sprache ein lebenslanger Prozess – auch im höheren Erwachsenenalter lernen wir zum Beispiel noch immer neue Wörter hinzu – doch nach dem 4. Geburtstag sollte ein Kind in der Lage sein, nahezu alle Laute und Lautverbindungen normgerecht zu bilden, einen grammatisch einwandfreien Satz zu formulieren und seine Wünsche – auch für Außenstehende – verständlich auszudrücken. **Abb. 27.4** gibt Auskunft darüber, welche Zwischenstufen auf diesem Weg zu erwarten sind. Es ist zu betonen, dass die erwähnten sprachlichen „Unzulänglichkeiten" physiologisch, also entwicklungsbedingt und „normal" sind! Auf die Sprach- und Sprechstörungen im Kindesalter wird auf S. 635 ff näher eingegangen.

Merke

Erst, wenn nach vollendetem 4. Lebensjahr in den Bereichen Aussprache, Grammatik und Wortschatz noch – im Verhältnis zu altersgleichen Kindern – deutliche Abweichungen festzustellen sind, sollte ärztliche bzw. therapeutische Hilfe in Anspruch genommen werden.

Die Phasen der menschlichen Kommunikationsentwicklung können in acht Schritte untergliedert werden (nach Clausnitzer u. a. 1997):

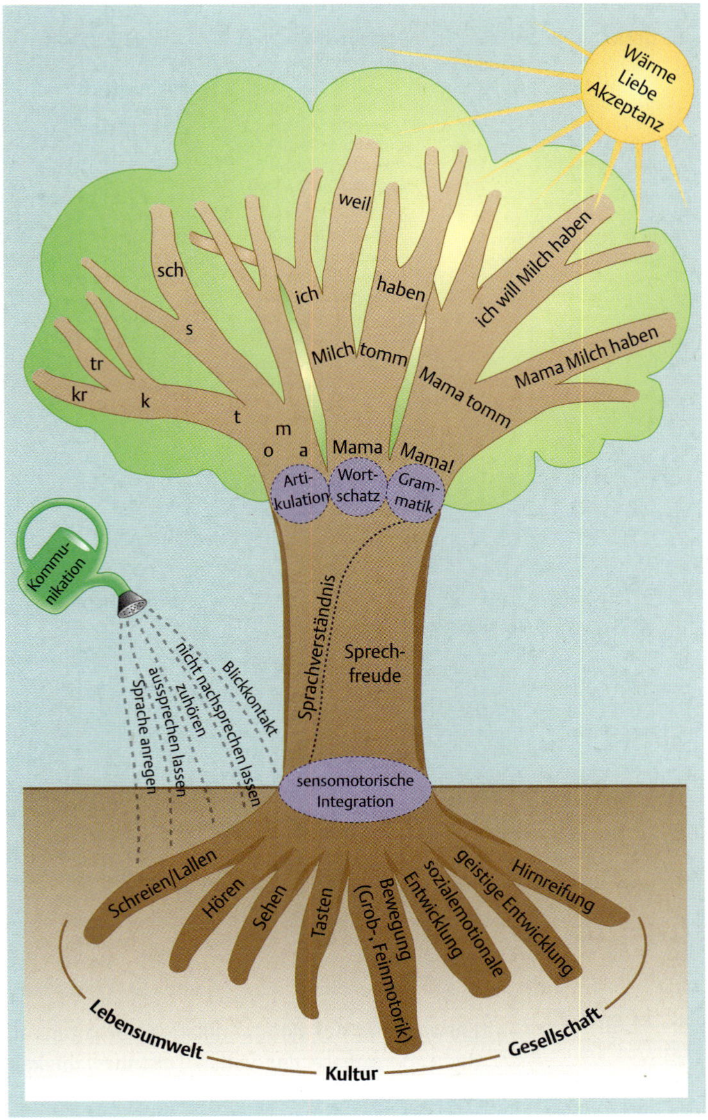

Abb. 27.3 Der Sprachbaum

1. Präverbale Etappe: 1.–12. Lebenswoche; unabhängig von der die Kinder umgebenden Sprachgemeinschaft.
2. Übergangsetappe von der präverbalen zur verbalen Kommunikation: 4.–12. Lebensmonat; am Ende dieser Phase steht das erste gesprochene Wort.
3. Ausbau der kommunikativen Kompetenzen bis zur Beherrschung der verbalen Sprache; bis zum 3. Lebensjahr.
4. Das Kind beherrscht die Kommunikation – bewusst – in allen ihren Aspekten; bis zum 7. Lebensjahr.
5. Weitere Verfeinerungen des verbalen Anteils der Sprache werden gelernt; z. B. im Wortschatz, aber auch im stimmlichen, mimischen, gestischen und körpersprachlichen Bereich; Erwerb der Schriftsprache; bis zum 15. Lebensjahr.
6. Ausreifung des erwachsenen Kommunikationsverhaltens; bis zum 20. Lebensjahr.

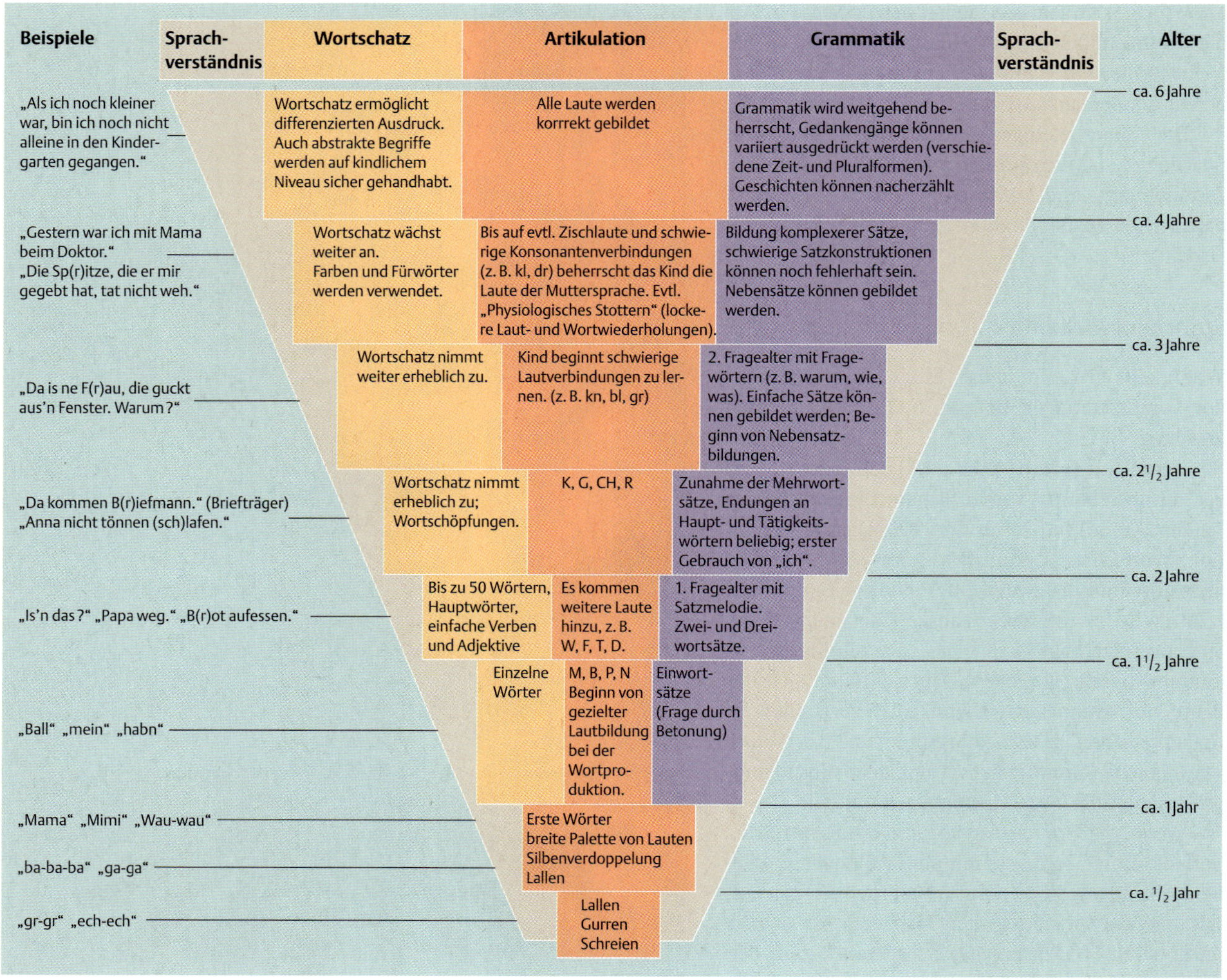

Abb. 27.4 Die Sprachpyramide

7. Entwicklung des Kommunikationsverhaltens in der Lebensphase der vollen Leistungsfähigkeit des Menschen (bis zum 65. Lebensjahr).
8. Seneszenz mit den Alterungsprozessen des Kommunikationsverhaltens.

27.1.2 Kulturelle und psychologische Einflussfaktoren

Martina Gümmer

Kulturelle Aspekte der Kommunikation

Dass Menschen sich miteinander verständigen, erscheint uns die selbstverständlichste Sache der Welt zu sein. Dabei reagieren wir aufeinander, sprechen und interagieren miteinander. Sprachliche (= verbale) und nicht-sprachliche (= nonverbale) Elemente werden bei der Kommunikation und Interaktion gleichzeitig eingesetzt. Dies alles wird darüber hinaus noch durch Kontextfaktoren (= Umgebung, Situation, Stimmung etc.) beeinflusst, ein Hinweis darauf, wie komplex die zwischenmenschliche Verständigung abläuft. Schwierigkeiten und Missverständnisse sind da nicht verwunderlich. Geradezu eine unüberwindliche Barriere wird da eine Fremdsprache. „Mit Händen und Füßen" versuchen sich die Gesprächspartner auszudrücken in der Annahme, diese nonverbale Art der Kommunikation sei international verständlich. Aber auch hier stößt man an Grenzen, da – wie Argyle festgestellt hat – die jeweilige Kultur erheblichen Einfluss auf die Kommunikation hat. So kann jemand das Verhalten eines anderen dadurch beeinflussen, indem er eine Aussage mit lächelndem Kopfnicken begleitet oder mit unbewegter Miene, indem er spontan die Hand ausstreckt zur Begrüßung oder stattdessen verhalten nickt. Der Gesprächspartner wird die nonverbalen Signale interpretieren, möglicherweise auf sich beziehen und im Einzelfall mit starker Verunsicherung reagieren. Argyle schreibt dazu:

Menschen in den verschiedenen Kulturen begegnen sich also auf der Basis entsprechend unterschiedlicher Regeln und Normen. Anschauliche Beispiele dafür bieten religiöse Riten, z. B. die Art, wie eine Hochzeit gefeiert wird oder nach welchen Regeln die Toten beerdigt werden und Trauer und Mitgefühl ihren Ausdruck finden. Darüber hinaus gibt es

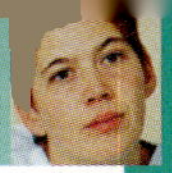

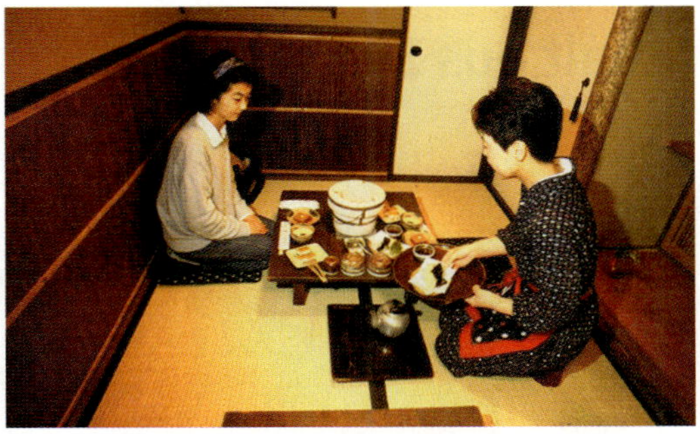

Kommunikationsverhalten ist kulturabhängig. Es wäre in Japan gänzlich unüblich, in einer anderen Körperhaltung als in dieser am Tisch zu sitzen

andere, weniger augenfällige kulturabhängige Regeln, die Kinder und Fremde immer erst lernen müssen, um keine Missverständnisse im Zusammenleben zu provozieren. Interessant ist in diesem Zusammenhang ein Vergleich der unterschiedlichen Begrüßungsrituale, wie in **Tab. 27.1** (nach Argyle 1996, S. 81) zu sehen ist.

Tabelle 27.1 Begrüßungssignale bei verschiedenen Kulturen

Begrüßungssignal	*Kultur*
Hände klatschen (die höchste Form einer höflichen Begrüßung)	Volk von Loango
Hände klatschen und mit den Ellenbogen auf die Rippen trommeln	Volk von Balonda
Seine Kleider hergeben als Zeichen von Hingabe bei der Begrüßung	Assyrer
Sich bis zum Gürtel entblößen	Abessinier
Den Hut abnehmen oder ihn nur berühren; Hände schütteln	Amerikaner und Europäer
Die Hände bei der begrüßten Person von den Schultern die Arme hinab bis zu den Fingerspitzen streifen oder die Hände gegenseitig zusammenreiben	Ainus (Japan)
Sich gegenseitig die Wangen beriechen und sich mit den Nasen berühren und reiben	Mongolen, Malayen, Burmesen, Lappen

Ein weiteres Beispiel einer Begrüßung ist das kräftige Klopfen auf die Schulter, wie es bei uns z. B. unter Männern üblich ist. Diese Art der Begrüßung könnte in einer anderen Kultur durchaus als tätlicher Angriff missverstanden werden.

Milieubezogene Aspekte der Kommunikation

Neben den kulturellen spielen milieubezogene Aspekte eine bedeutende Rolle in der Kommunikation. Im Alltag begegnet uns die Verknüpfung Sprache – Milieu auf vielfältige Weise. Ein Beispiel soll dies kurz illustrieren:

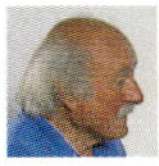

Herr Konrad, 81 Jahre alt, kam gestern abend auf die gerontopsychiatrische Aufnahmestation, nachdem sein Sohn den Hausarzt eingeschaltet hatte, weil sein Vater weder aus dem Bett aufstehen noch essen wollte. Auch auf der Station zeigte er sich vollkommen verschlossen. Alle Motivationsversuche durch das Pflegepersonal wehrte Herr Konrad hartnäckig schweigend durch tätliche Angriffe ab. In der Fallbesprechung im Team wurde eine geeignete Strategie überlegt: Das Haus von Herrn Konrad lag relativ einsam, allerdings war die Dorfgemeinschaft gut, und man traf sich zu den verschiedenen Festlichkeiten im Jahreskreis mit den Nachbarn. Eine Kollegin warf den Gedanken in die Runde „Da hat man doch sicher Platt gesprochen? Kommst Du nicht auch aus der Ecke, Erika? Kannst Du vielleicht ein paar Brocken Platt?" Die so angesprochene Kollegin versuchte es, mit Herrn Konrad auf diese Weise ins Gespräch zu kommen – ein wenig Vertrauen zu gewinnen. Das war der Durchbruch. Herr Konrad nahm zunächst nur Blickkontakt auf. Aber nach einigen Tagen erkannte er Schwester Erika bereits, wenn sie ins Zimmer kam, was er durch ein Lächeln signalisierte. Jetzt, nach einer Woche, verlässt er das Bett und spricht auch einige Worte – allerdings nur mit der Kollegin, die seine Sprache spricht. Und wenn sie sich zu ihm setzt, isst er auch.

» *Nonverbale Signale sind körperliche Bewegungen, die als rein physische Vorgänge analysiert werden können. Jedoch werden sie erst dadurch wichtig, dass sie für Sender und Empfänger eine Bedeutung haben. Zum Beispiel ist Zischen ein Geräusch, das erzeugt wird, indem man in einer bestimmten Weise Luft aus dem Mund bläst […]. Wenn ein Mensch dieses Geräusch macht, dann hat das gewöhnlich einen kommunikativen Zweck, aber seine Bedeutung ist in verschiedenen Teilen der Welt unterschiedlich: in Japan zeigt es Respekt vor einem Vorgesetzten, in England signalisiert es Verachtung. (Argyle 1996, S. 62 f.)* «

Dies ist ein Beispiel dafür, welche Auswirkungen es haben kann, dass jede Gruppe ihre jeweilige Sprache hat – eine wichtige Erkenntnis auch für Pflegesituationen, wenn wir Vertrauen und eine tragfähige Pflegebeziehung aufbauen wollen. Andere Gruppenzugehörigkeiten drücken sich in einer typischen Wortwahl aus: Jugendsprache, Wissenschaftssprache, Amtssprache, Juristensprache etc. Schwierig wird es immer dann, wenn sich Menschen verschiedener Gruppen treffen und verständigen wollen. Im Krankenhaus treffen Sie mit Menschen aus allen Bevölkerungsschichten, unterschiedlichsten Milieus und Kulturkreisen zusammen. Wollen Sie Kontakt aufnehmen und ins Gespräch kommen, müssen Sie sich keineswegs „verbiegen" und Ihre Sprache grundsätzlich der Sprache Ihres Gesprächspartners anpassen. Aber – wie am Beispiel mit Herrn Konrad sehr schön zu sehen ist – es empfiehlt sich, diese Frage zu reflektieren, um die Pflegebeziehung konstruktiv gestalten zu können.

Ein stationärer Aufenthalt aus Sicht des Patienten

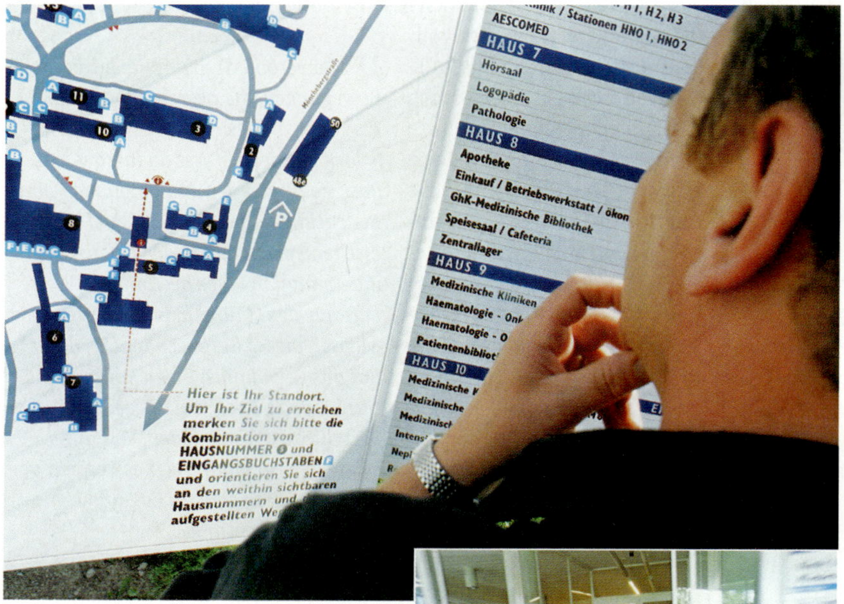

1

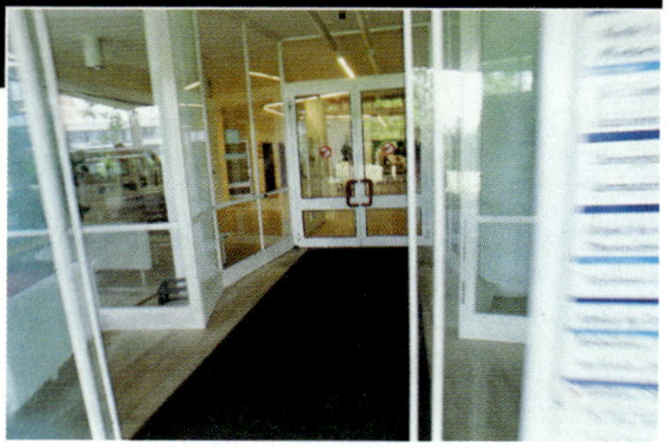
2

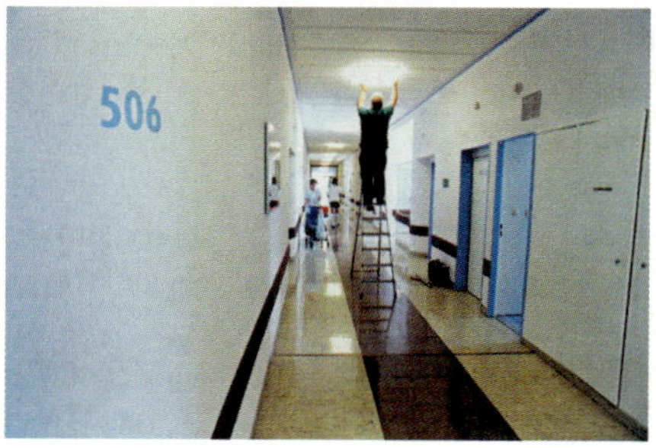

3

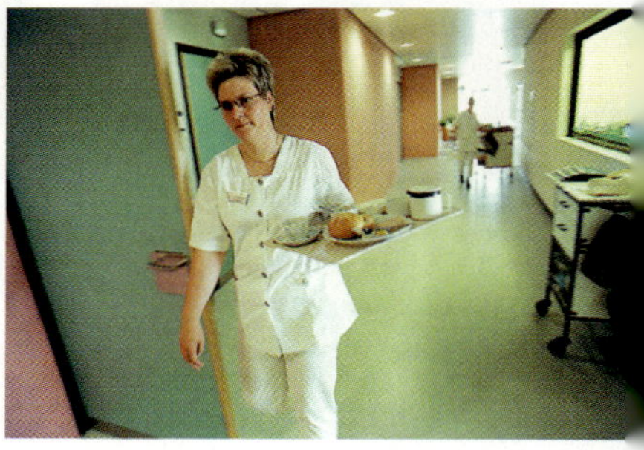
6

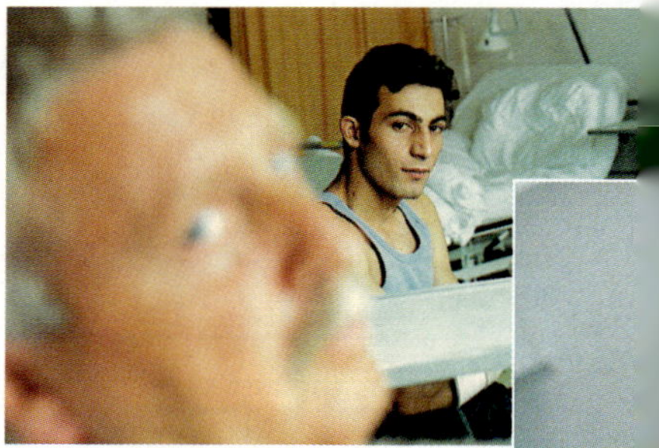
7

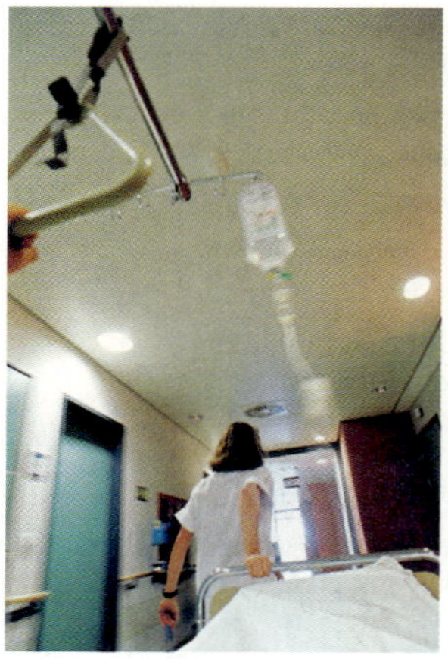
8

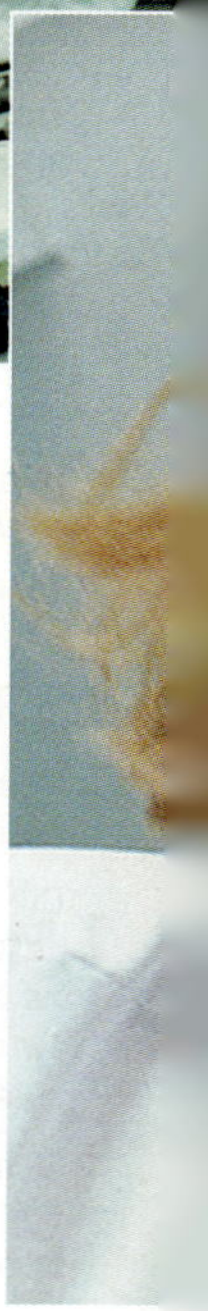

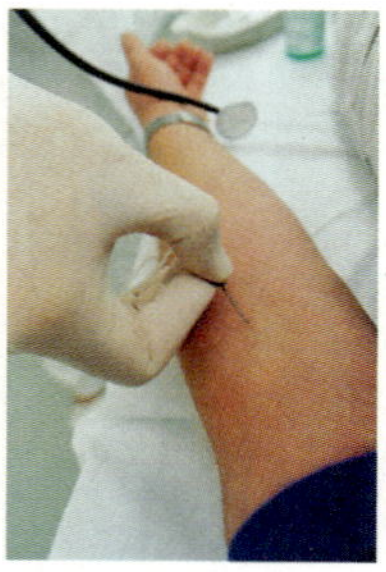
4

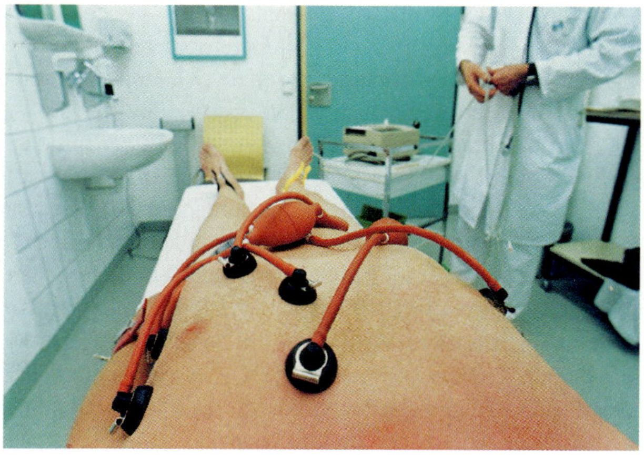
5

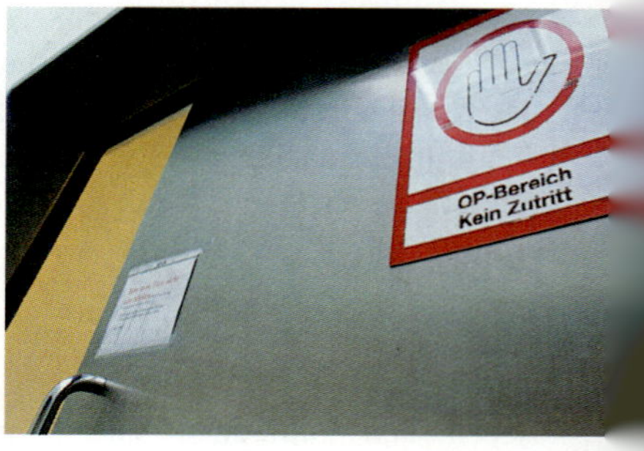

9

14

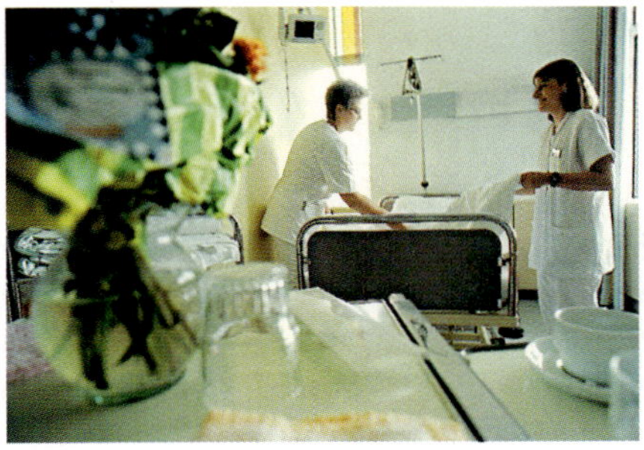

16

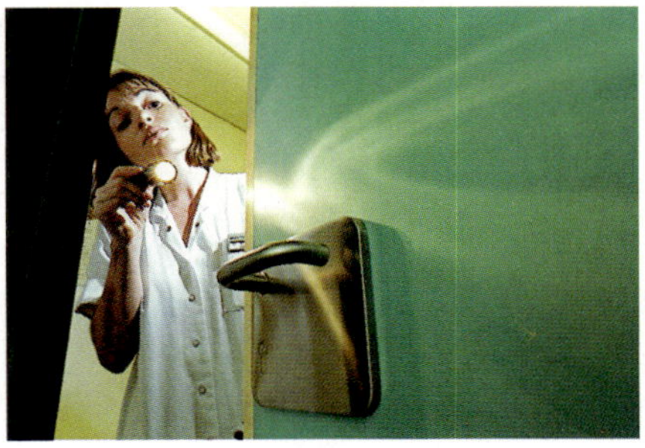

13

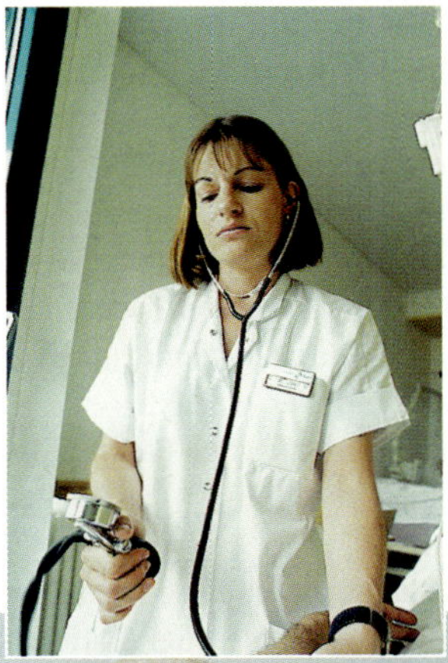

15

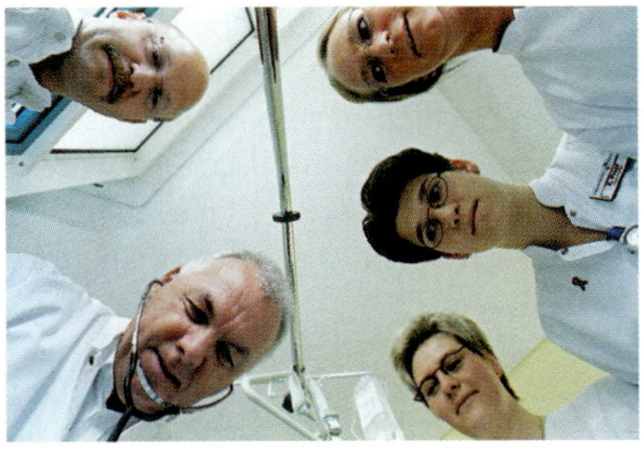

17

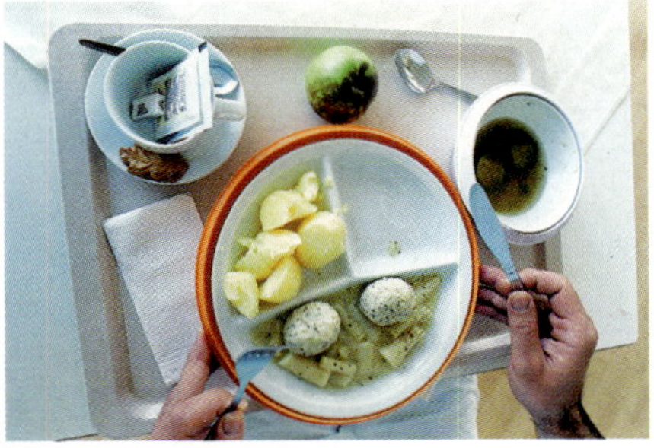

18

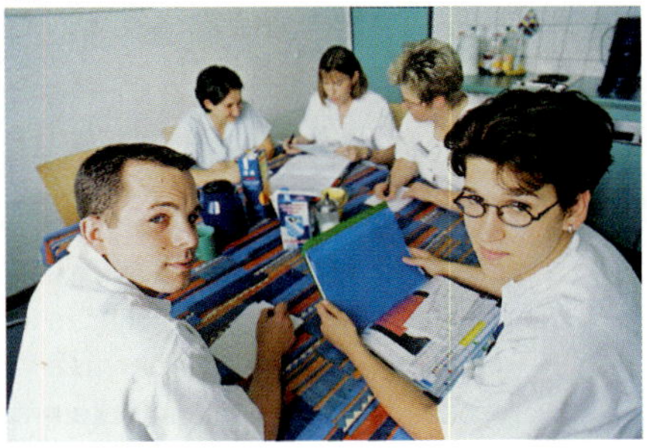

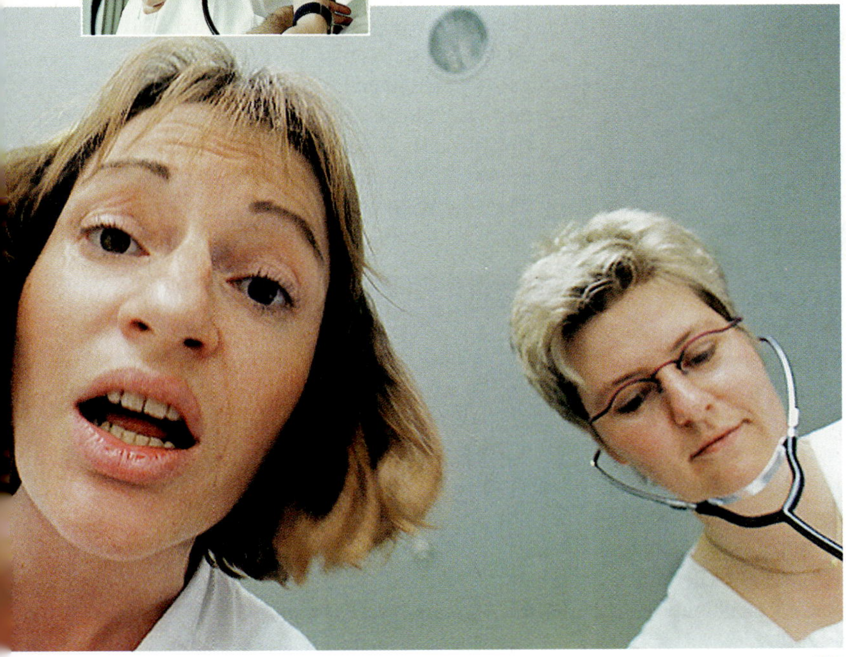

12

19

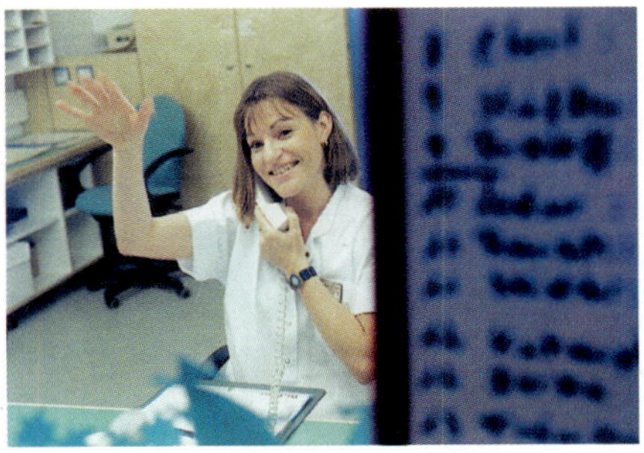

10

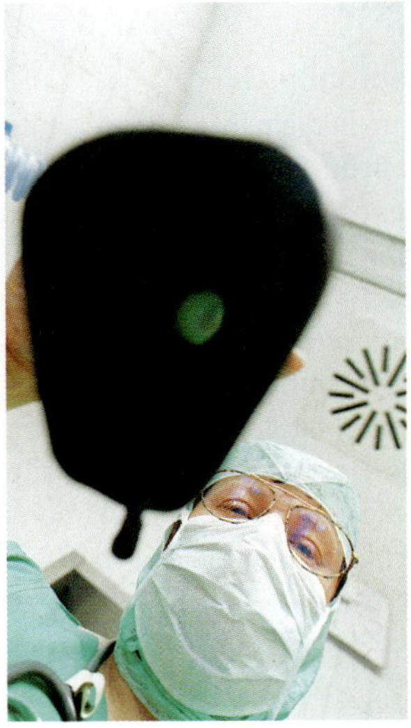

11

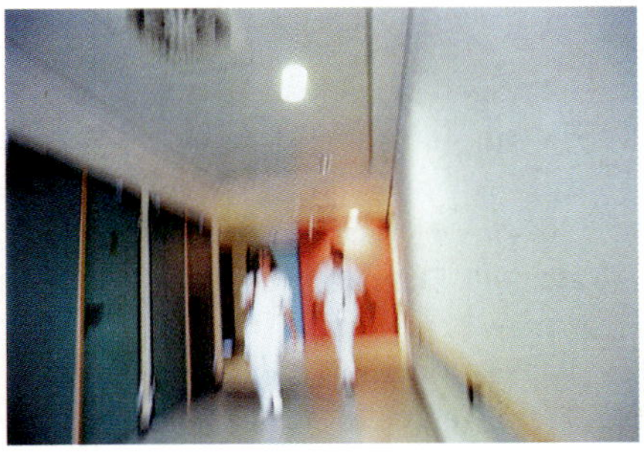

20

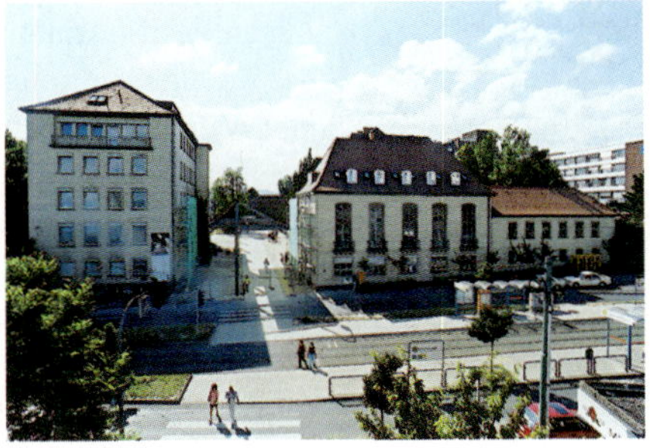

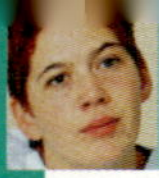

Situationsabhängige Aspekte der Kommunikation

Eine Kommunikationssituation ist immer eingebunden in einen größeren Kontext, z.B. Stimmungen und Reizen, die aus der Umgebung wirksam werden. Im Krankenhaus unterscheiden sich die Situationen in besonderer Weise vom gewohnten Alltag. Die Erkrankung, die zur Klinikeinweisung führte, verunsichert den Betroffenen. Zur körperlichen Schwäche kommt die psychische Belastung z.B. durch große Zukunftsängste hinzu (s. auch Kap. 2.4, S. 35). Alles ist verwirrend und ungewohnt. Neue Gesichter, neue Wege, noch nie erlebte Situationen werden verbunden mit der Angst vor der Diagnose und vor der Therapie: „Wer wird mir zur Seite stehen, wenn die Menschen, die dies sonst tun, nicht da sind?"

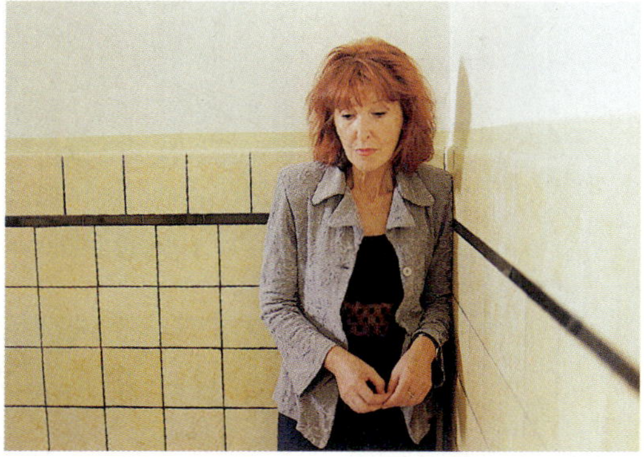

Die Unverbindlichkeit der Gebäude, Flure, Türen und eilenden Menschen macht den Ankömmling klein und unsicher. In dem Moment, wo er sich seiner Anonymität bewusst wird, ist er bereits in seiner neuen Rolle angekommen: Jetzt ist er ein Patient.

Provozierend formuliert könnte man sagen: Der Kranke gibt seine Identität an der Klinikpforte ab und wird zum Patienten. Er muss sich unterordnen unter die Regeln der Institution und unter unsere Regeln. Wird an dieser Stelle unser pflegerisches Bemühen, dem Individuum gerecht zu werden, nicht bereits auf ein unsicheres Fundament gestellt?

⇢ Lernaufgabe
Versuchen Sie, die Gefühle dieses ersten Ganges ins Krankenhaus zur Aufnahme nachzuempfinden. Gehen Sie einmal mit den Augen des Neuankömmlings diesen Weg durch das Krankenhaus, in dem Sie arbeiten. Fallen Ihnen Möglichkeiten ein, diese erste Begegnung mit dem Krankenhaus freundlicher und einladender zu gestalten? Finden Sie Angebote, die mit wenig Aufwand (die Kostenfrage ist immer ein Problem) einladend und offen wirken? Suchen Sie zu Ihren Ideen Strategien zur Umsetzung.

Der Patient ist angekommen. Er hat sein Zimmer und sein Bett. Möglicherweise hat er Angst, zumindest aber viele Fragen. „Wie geht es jetzt weiter? Passiert heute noch etwas mit mir? Wann kommt der Arzt? Werden die Untersuchungen unangenehm sein?" Ein wenig fühlt er sich ausgeliefert. Dies wird so bleiben für die Zeit seines Klinikaufenthaltes. In unseren Krankenhäusern herrscht ein eklatanter Raummangel. Badezimmer werden zu Lagerräumen, im Dienstzimmer (Stationsstützpunkt, Schwesternzimmer) wird alles abgewickelt, was die Organisation erfordert. Besprechungszimmer gibt es selten, weil selbst das Arztzimmer von mehreren Ärzten genutzt wird oder sogar noch weiteren Zwecken dienen muss. Gespräche mit Patienten werden deshalb oft unterbrochen z.B. durch folgende Störungen:

- Hektik im Dienstzimmer,
- Gespräche, die andere im gleichen Raum führen,
- Telefon, Schwesternruf (Klingel) und andere Lärmquellen,
- Dienstzimmer hat keine Tür oder sie steht immer offen, so dass die Betriebsamkeit der Station mit allen Geräuschen ständig präsent ist,
- Kollegen kommen herein mit Zwischenfragen,
- Besucher bleiben in der Tür stehen mit einem Anliegen, das sie sofort vorbringen möchten,
- im Patientenzimmer lauschen (unfreiwillig bis neugierig) alle Mitpatienten. Der Abstand zwischen zwei Betten beträgt nur ca. 1,5 Meter!

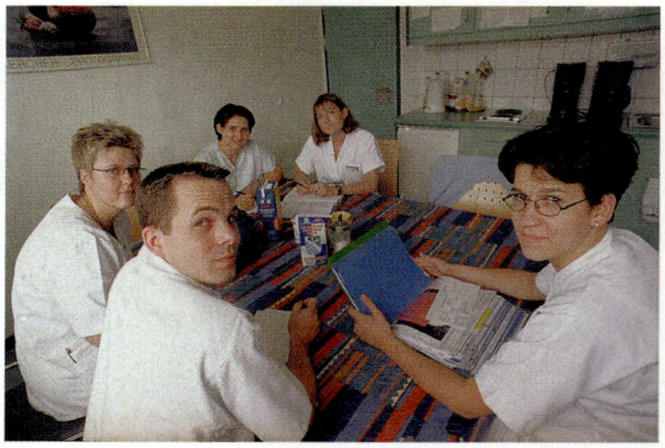

Im Dienstzimmer laufen oft verschiedene Gespräche gleichzeitig ab. Das stört die Konzentration und kann zu Fehlern führen

⇢ Lernaufgabe
Der Patient hat ein berechtigtes Interesse und Bedürfnis nach Schutz seiner Intimsphäre, geht es doch immer um persönliche Fragen, die auch wir nur mit den vertrautesten Menschen, nicht aber laut in der überfüllten Straßenbahn besprechen würden. Wo aber findet dieses Schutzbedürfnis seinen Raum? Schauen Sie sich auf Ihrer Station um. Wie wird dieses Problem dort gelöst? Ist es überhaupt bewusst? Finden Sie Alternativen? Diskutieren Sie mit Ihren Mitschülern und Kollegen darüber.

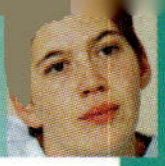

27.2 Phänomene wahrnehmen und beurteilen

Martina Gümmer

27.2.1 Sprache und Kommunikation: Definitionen

In der Fachliteratur findet man eine große Fülle von Definitionen, aber eine einzige, verbindliche Definition von Sprache bzw. Kommunikation gibt es nicht.

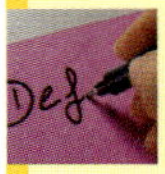

Definition

Die Sprache kann man als Bestand von Wörtern und ihrer grammatikalischen Verbindungsmöglichkeiten beschreiben. Das Kind erlernt den Wortschatz und die sprachlichen Strukturen. Durch fortgesetzten Gebrauch der Sprache (Sprechen und Schreiben) wird sie kontinuierlich aktualisiert. Kommunikation umfasst neben dem Gebrauch von Wörtern die zwischenmenschliche Interaktion.

In der Kommunikation sind nicht nur hörbare Elemente wichtig für die Verständigung, sondern auch die sichtbaren, die sich in Mimik, Gestik und Körperhaltung ausdrücken:

- Signale, die mit dem Sprechapparat erzeugt werden (mit und ohne Lunge), z.B. stimmhafte Laute und Schnalzer,
- Steuerung der motorischen und sensorischen Funktionen des Sprechens durch bestimmte Zentren im Gehirn,
- Variationsmöglichkeiten der Lautbildung durch Tonhöhe (Modulation), Sprechtempo, Präzision der Lautbildung (Artikulation) und Betonung (Emphase),
- gleichzeitig werden lautlose (= nonverbale) Signale eingesetzt: Mimik, Gestik, Körperhaltung und -bewegung. Sehen Sie dazu die unten stehenden Bildbeispiele.

Das komplexe Zusammenspiel aller genannten Elemente bildet die Voraussetzung für Kommunikation. Dieser Vorgang spielt sich ab zwischen einem Sender, der eine Botschaft in Wörter übersetzt (= verschlüsselt) und einem Empfänger, der den Sinn aus den Wörtern entnimmt (= entschlüsselt) und darauf entsprechend reagiert. In den meisten Fällen – und jeder kennt solche Gesprächssituationen – lässt sich kaum

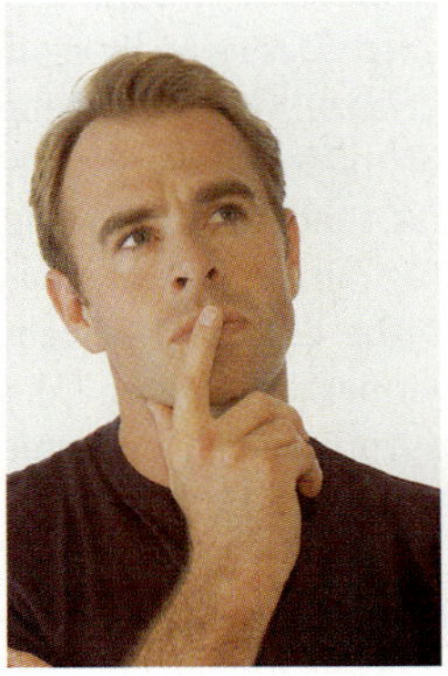

Hm, was er sagt, klingt gar nicht so schlecht. Darüber werde ich mal nachdenken.

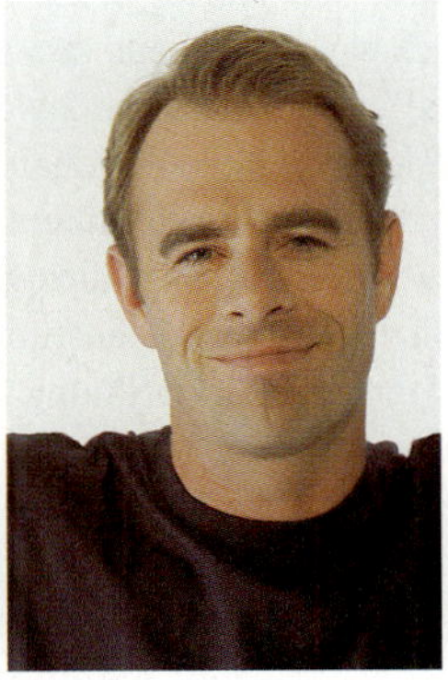

War wirklich nett, Sie mal wieder getroffen zu haben!

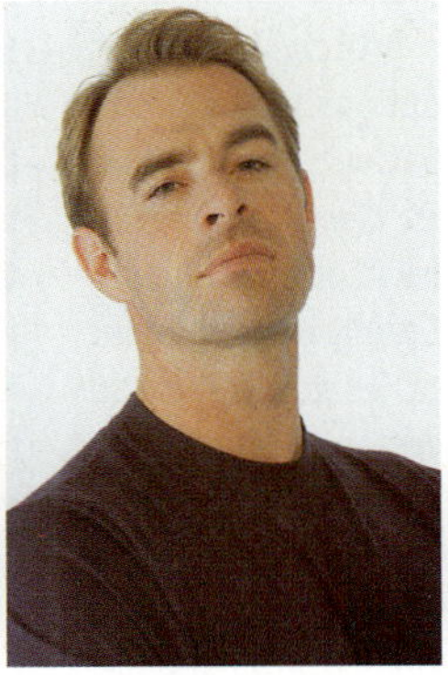

Also eines ist klar: Du kannst mir ganz bestimmt nicht das Wasser reichen!

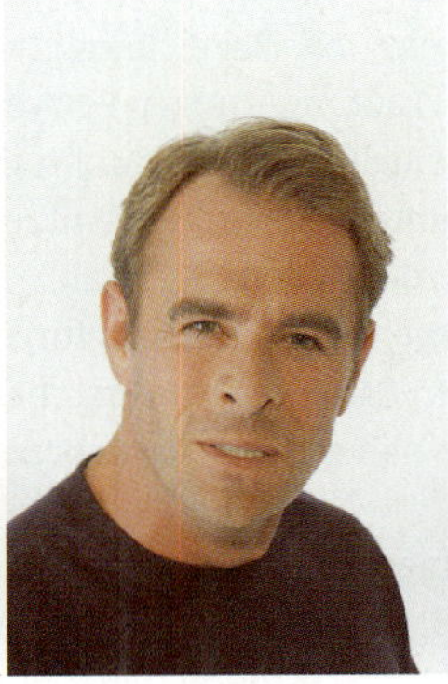

Wenn Du jetzt nicht gleich ruhig bist, dann kann ich für nichts mehr garantieren!

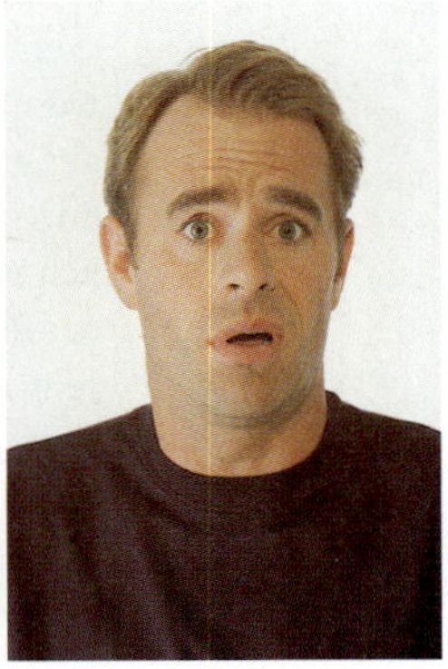

Oh nein, das glaub' ich nicht, das kann ja wohl nicht wahr sein!

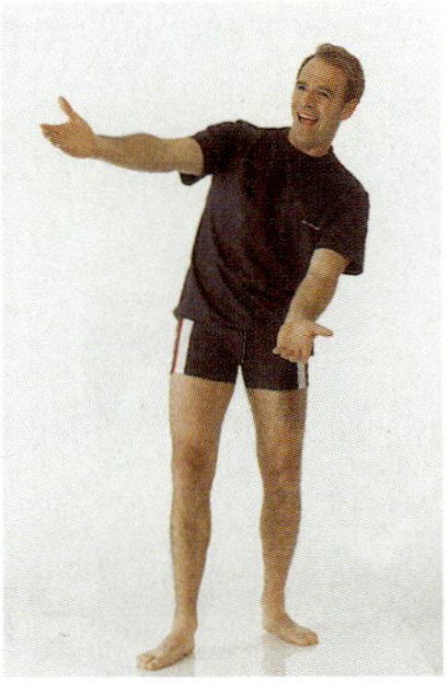

Hey, schön Dich zu sehen!

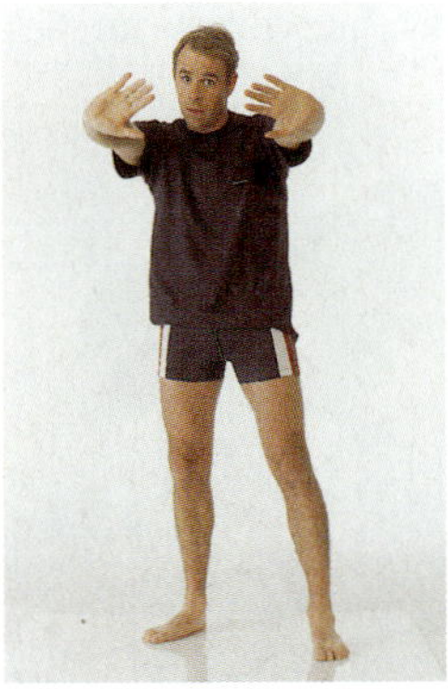

Komm mir ja nicht näher, ich hab genug von Dir!

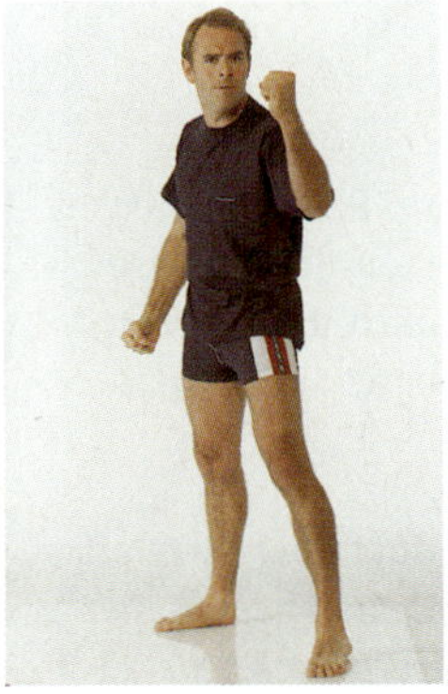

Komm her, Dir werd' ich's schon zeigen!

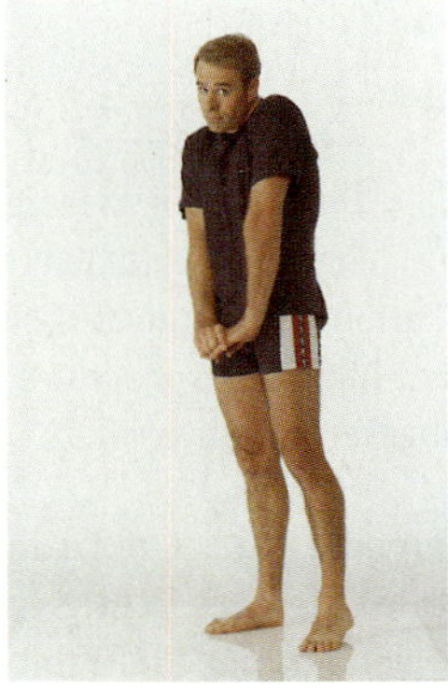

Es tut mir wahnsinnig leid, bitte sei mir nicht böse!

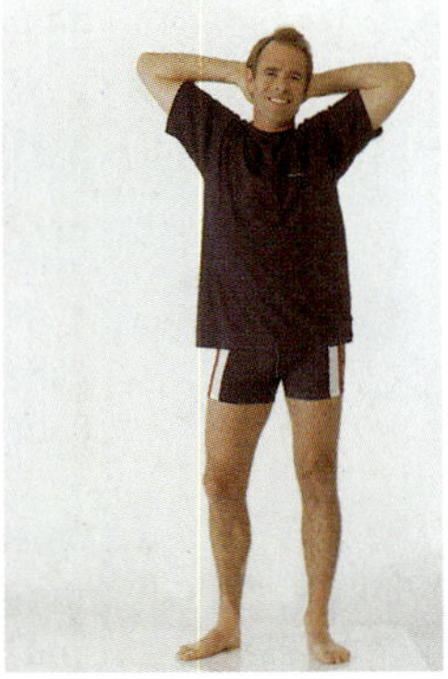

Noch einmal strecken und der Tag kann kommen.

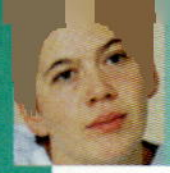

entscheiden, wer in diesem Kreislauf der Kommunikation nur Sender und wer nur Empfänger ist. D. h. jeder Empfänger ist auch gleichzeitig Sender, wenn er auf das Gesagte reagiert (Zirkularität). Diese Reaktionen sollten im Idealfall den vom Sender gewünschten Worten, Inhalten und Bildern entsprechen. Dass das nicht immer gelingt und warum es so schwer ist, einander zu verstehen, auch wenn man die gleiche Sprache spricht, versuchen Psychologen zu ergründen. Das ist ein Wissen, das durchaus pflegerelevant ist: z. B. in der Beratung, im begleitenden, anteilnehmenden Gespräch oder bei der Weitergabe von Informationen. Sie finden dazu einige Hinweise zum Weiterlesen im Serviceteil am Ende des Kapitels.

Alltagssprache

Alltagssprache (= Umgangssprache) ist die Sprache, in der wir uns in alltäglichen Situationen unterhalten. Sie ist stark von Milieu und Situationen beeinflusst und unterscheidet sich deutlich von der Schriftsprache (= Hochsprache). Umgangssprachlich werden entsprechend der Zeitströmung und der Gruppenzugehörigkeit Worte erfunden bzw. aus anderen Sprachen oder Zusammenhängen übernommen, wie z. B. „knorke", „cool" oder „geil". Es werden je nach mundartlichen Einflüssen regionale Bezeichnungen ergänzt, wie z. B. „Schrippe", „Rundstück" oder „Semmeln" als Bezeichnung für Brötchen. Und es werden Lautäußerungen verwendet, insbesondere in der Jugendsprache, die nur im situativen Kontext und durch unterstützende Mimik oder Gestik verständlich werden, wie z. B. „Uaah", „Urks" oder „Hey". In der Pflege wird es deshalb für Sie nicht immer leicht sein, den Patienten zu verstehen. Dies gelingt um so eher, je näher Sie der entsprechenden Altersgruppe sind.

Alltagssprache ist im täglichen Umgang geübt, sie ist vertraut. Die Verwendung von Alltagssprache unterstützt durch dieses Vertrautsein die Pflegebeziehung. Sie schafft Nähe, muss allerdings sensibel eingesetzt werden, damit keine Distanzlosigkeit entsteht oder Ihre Aussage ungewollt zur plumpen Vertraulichkeit missrät.

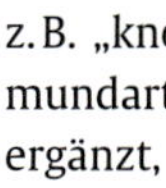

Merke

Das heißt insbesondere: Bitte kopieren Sie nicht einfach die Ausdrucksweise des Patienten, wenn es nicht auch Ihre ist. Der Patient fühlt sich sonst durch dieses „Nachäffen" herabgesetzt und verletzt.

Patienten sind trotz Aufklärung durch den Arzt oft unsicher, ob sie alles richtig verstanden haben. Hier sind Sie gefragt, mit Einfühlungsvermögen eine alltagssprachliche „Übersetzung" für die fachsprachliche Information des Arztes zu finden.

Fachsprache/Fachjargon

Fachsprache ist eine Sonderform der Standardsprache. Hier werden spezielle Fachausdrücke verwendet, die nur von denjenigen uneingeschränkt verstanden werden, die zur gleichen Gruppe von Fachleuten gehören. Dies wird Ihnen schnell deutlich werden, wenn Sie z. B. einen Untersuchungsbefund oder einen Arztbrief lesen. Jede Berufsgruppe hat ihre eigene Fachsprache entwickelt. Die Fachsprache dient der kurzen, eindeutigen Verständigung. Fachausdrücke sind in aller Regel treffend und ersparen lange Erklärungen. Und sie sind in ihrem Sinn eindeutig, Missverständnisse und andere Verständigungsbarrieren – wie sie sonst in der Kommunikation leicht vorkommen – gibt es nicht.

In der zwischenmenschlichen Beziehung z. B. zwischen Arzt und Patient oder Krankenschwester und Angehörigen angewendet, hat die Fachsprache allerdings die negative Wirkung der Distanzierung. Sinnvoll eingesetzt, gehört sie ausschließlich in das Fachgespräch. Neben der Fachsprache entwickelt sich der Fachjargon: eine Art zur Umgangssprache mutierte Fachsprache. Die Vorteile der Fachsprache verwischen hierbei und es entstehen besondere Probleme, wie das folgende Beispiel zeigt: Nach einer entstellenden Operation (Amputation) sagt die Krankenschwester beim Verbandwechsel ohne den Blick von der Wunde zu wenden „Das sieht aber gut aus!". Die Patientin schweigt dazu und wendet ihr Gesicht ab. Die emotionale Betroffenheit der Patientin bleibt nicht nur unbemerkt, sondern es wird eine weitere Verletzung hinzugefügt. In der Dokumentation und in der Dienstübergabe wird die Kollegin später „Alles in Ordnung" vermerken, während die Patientin sich vollkommen zurückzieht und mit versteinertem Gesicht im Bett liegt, die Augen geschlossen.

Wie in diesem Beispiel geschehen, kann Fachjargon verletzen; die Pflegeperson begeht unbeabsichtigt eine verbale Distanzlosigkeit, da die Beziehungsebene der Patientin vollkommen ausgeklammert bleiben. Fachjargon ist leicht eine Spur flapsig oder burschikos. Im Gespräch zwischen Kollegen

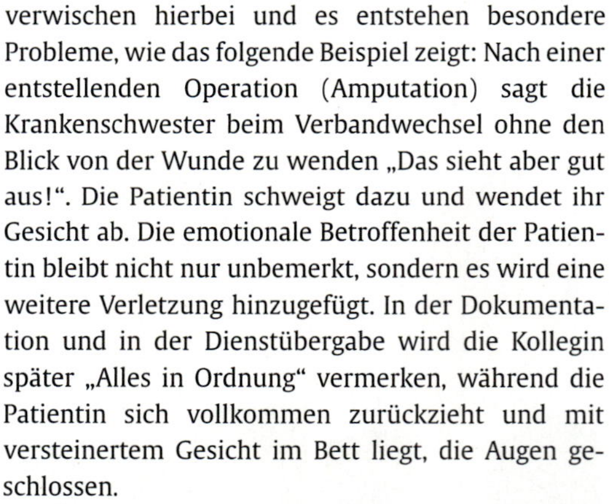

Bei Kollegen kann man seine Probleme so schildern, wie „einem der Schnabel gewachsen ist"

kann das durchaus eine berechtigte Ventilfunktion haben, um seinen aufgestauten Druck abzubauen. In die pflegerische Beziehung zwischen Patient und Pflegekraft gehört der Fachjargon nicht. Er verstellt den Blick für die Belange des Patienten ebenso wie die Fachsprache.

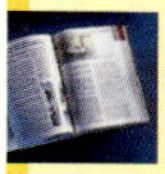

···› Lerntipp
Achten Sie einmal im Alltag darauf, in welchen Gesprächssituationen im Fachjargon geredet wird. Fallen Ihnen bei sich selbst oder bei Kollegen ähnliche Begebenheiten auf wie im Beispiel oben? Wenn ja, können Sie darüber im Team sprechen? Oder was hindert Sie daran, das kollegiale Gespräch im Team zu suchen? Wichtig: Diskutieren Sie darüber in der Schule mit Ihren Mitschülern!

Dokumentation mit dem Computer: Sonderform der Fachsprache

Der Computer (S. 162 ff) findet zunehmend Verbreitung in der direkten patientenbezogenen Dokumentation (S. 128). Computerprogramme vereinfachen die Leistungserfassung und verkürzen die Informationswege zwischen den Abteilungen, den diagnostischen Funktionsbereichen und der Verwaltung. Bei allem Nutzen, gibt es auch kritische Punkte: Die Sprache wird standardisiert. Die individuelle, affektive Ebene kommt weniger vor, obwohl gerade diese Ebene die Pflegebeziehung prägen sollte. Problematisch wird es dann, wenn Pflegekräfte diese standardisierte Sprache auch im Gespräch mit dem Patienten verwenden. In der computergestützten Dokumentation wird i. d. R. eine diagnose-orientierte Sprache benutzt, d. h. die Wortwahl ist abstrakt und verallgemeinernd. Das soll an einem Beispiel erläutert werden:

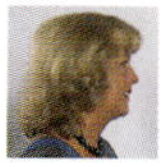

···› Der Arzt notiert über Frau Müller: „Reaktive Depression nach Multitrauma mit Amputation des rechten Unterschenkels." Die Pflegeperson verdichtet entsprechend diagnoseorientiert in der Dokumentation: „Frau Müller ist depressiv. Kann sich mit ihrer Situation nicht abfinden." Pflegerische Kompetenz und Professionalität lässt sich sprachlich besser auf folgende Weise ausdrücken: „Frau Müller wirkt heute ganz in sich gekehrt. Sie spricht mit sehr leiser tonloser Stimme und liegt eigentlich nur so da. Wenn man sie anspricht, antwortet sie einsilbig, wenn überhaupt. Aber sie hat mir gesagt, dass sie unendlich traurig ist und keinen Mut mehr hat."

Pflegerische Aufgabe ist die Krankenbeobachtung und die Weitergabe von Beobachtungen. Pflegerische Sprache ist deshalb eine beschreibende Sprache. In der Beschreibung gelingt es gut, die individuelle Situation eines Patienten wiederzugeben. Die ärztliche Diagnose hingegen kann die individuellen Aspekte der Erkrankungs*situation* nicht berücksichtigen. Für das Gespräch mit dem Patienten ist es also bedeutsam, keine formelhaften Formulierungen zu übernehmen, weil man sich das so angewöhnt hat. Machen Sie sich das immer wieder bewusst, dann werden Sie nicht so leicht in diese „Routine-Falle" tappen, auch wenn die Versuchung groß ist. Ein weiterer Aspekt soll nur kurz angedeutet werden: In einer abstrakten, distanzierten Sprache werden auch Sie als Pflegeperson keinen Raum mehr haben, um Ihre Gefühle auszudrücken. Wärme in der zwischenmenschlichen Beziehung vermitteln, das gelingt aber nur, wenn auch Sie als Mensch vorkommen. Ihre Reflexion über die Sprache, die Sie in der Pflegebeziehung verwenden, ist deshalb immer auch ein wichtiges Stück Selbstpflege.

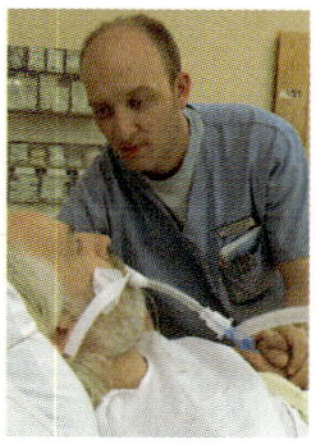

Wenn ein Tubus einen Patienten am Sprechen hindert, ist die Gefahr groß, in formelhafte Formulierungen zu verfallen, denn es kommt ja keine Gegenreaktion

27.3 Veränderungen wahrnehmen und beurteilen

Uwe Förster

27.3.1 Sprach- und Sprechstörungen

Von Sprach- und Sprechstörungen sind, je nach Berücksichtigung der jeweiligen Forschungsergebnisse, bis zu 25 % der Kinder eines Geburtsjahrganges betroffen. **Abb. 27.5** gibt einen genauen Überblick über alle Sprach-, Sprech- und Stimmstörungen im Kindes- und Erwachsenenalter.

Die häufigste Kommunikationsstörung im Vorschulalter ist die Sprachentwicklungsstörung. Dieses Syndrom besteht aus den Symptomen Dyslalie (Stammeln), Dysgrammatismus und einem reduzierten Wortschatz. Jedes einzelne Symptom kann auch isoliert auftreten.

Immer weniger Kinder kommen in die sprachtherapeutische Praxis „nur" wegen des Lispelns oder wegen einer Lautverbindungsschwäche. Die meisten kleinen Patienten weisen auf allen Sprachebenen Defizite aus, die therapiebedürftig sind.

Die Symptomatik der Störungen

Dyslalie (Stammeln). Einzelne Laute oder Lautverbindungen werden ausgelassen (z. B. „Bume" statt

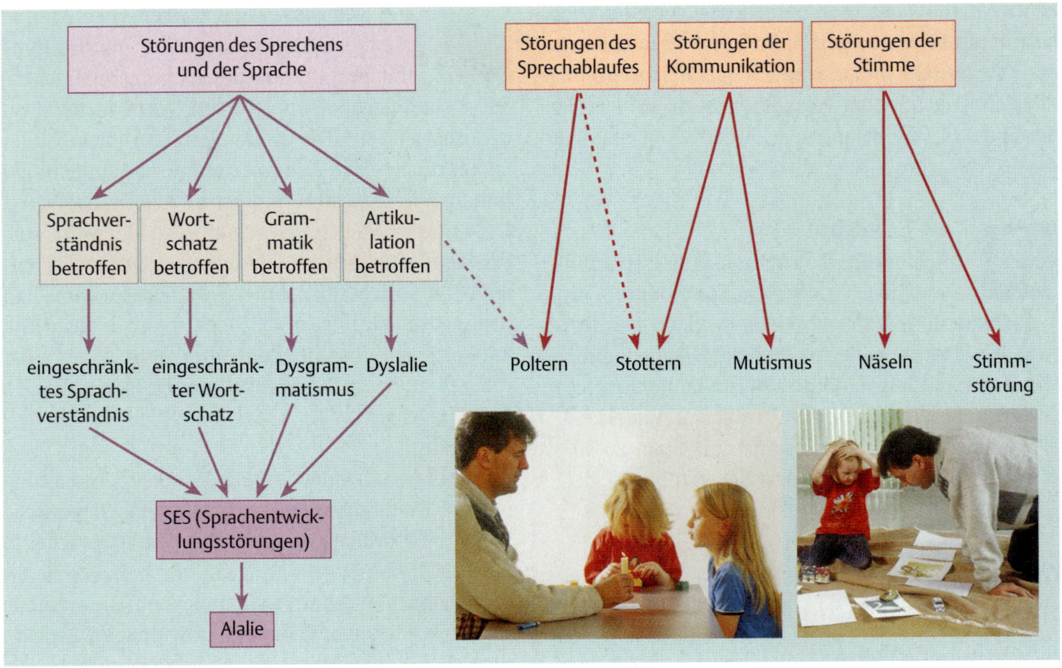

Abb. 27.5 Störungen im Überblick

„Blume"), durch andere ersetzt (z.B. „grei" statt „drei") oder falsch gebildet (z.B. wird beim Lispeln der s-Laut nicht normgerecht artikuliert).

Dysgrammatismus. Auslassen von Wörtern oder Satzteilen (z.B. „ich Milch"), falsche Wortstellung (z.B. „ich Milch hole") oder fehlende/fehlerhafte Formen (z.B. „ich bin gegangt").

Reduzierter Wortschatz. Der Wortschatz ist nicht altersangemessen, d.h. das Kind kann Dinge, die es schon kennt, nicht benennen.

Die Ursachen, die für die Entstehung dieser Störungen verantwortlich sind, sind vielfältig (multifaktoriell). Mögliche Gründe sind: mehr konsumierendes als produktives Spielverhalten, zu hoher Fernsehkonsum, ein allgemein zu beobachtender Sprachverfall und eine sehr eingeschränkte Zeitspanne für alltägliche Kommunikation.

Ob eine Sprachstörung bei Kindern entsteht, bzw. welches Ausmaß sie annimmt, hängt nicht zuletzt vom sozialen Umfeld des Kindes ab. Dieses wirkt prägend, indem es einerseits Auslöser für eine Sprachstörung sein kann, andererseits auch verstärkend wirkt, wenn z.B. ein Kind wegen einer Sprachstörung nicht ernst genommen wird.

Sprach- und Sprechstörungen, die sowohl im Kindes- wie im Jugend- und Erwachsenenalter auftreten können, werden folgendermaßen eingeteilt:

- Redeflussstörungen (Stottern/Poltern),
- zentral bedingte Sprach- und Sprechstörungen (Aphasie/Dysarthrie),
- psychogene Kommunikationsstörungen (Mutismus, evtl. Autismus),
- Resonanz- und Stimmstörungen (Lippen-Kiefer-Gaumenspalten, Dysphonien).

Uwe Klein Krankenpfleger

Praxistipp

Auch für Sie auf Station gelten Verhaltensweisen, die die Kommunikation fördern und die sie hemmen:

Förderndes Kommunikationsverhalten: Blickkontakt herstellen und Blickkontakt halten, interessiert nachfragen, über Geäußertes Freude und Anerkennung zeigen, Körperkontakt herstellen (streicheln, auf die Schulter klopfen), zunicken, anlächeln, aufmerksam zuhören, freundlicher Umgangston.

Hemmendes Kommunikationsverhalten: Aus der langen Liste soll hier nur genannt werden: lauter und hektischer Umgangston, ins Wort fallen, gestellte Fragen selbst beantworten (nach Wendlandt 1992).

Redeflussstörungen

Stottern

Stottern wird wissenschaftlich ganz unterschiedlich beschrieben, diagnostisch erfasst und behandelt. Obwohl es *das* Stottern nicht gibt – es handelt sich um verschiedene Störungsformen, die unter diesem Sammelbegriff zusammengefasst werden –, lassen sich die unterschiedlichen Ursachen kurz darstellen (Deuse 1992):

- zentralnervöser Bereich: vegetative Störungen, Wahrnehmungsdefekte,
- peripher-physiologischer Bereich: falsche Atemtechnik,
- psycho-linguistischer Bereich: spezifische sprachentwicklungsbedingte Störungen der Sprechflüssigkeit,

- konstitutionelle bzw. genetische Disposition,
- psycho-sozialer Bereich: Kommunikationsstörungen zwischen Eltern und Kind.

Definition

Beim Stottern ist von einer Störung des Redeflusses auszugehen, die sich durch krampfhaftes Wiederholen von Silben und Lauten (klonisches Stottern) bzw. Dehnen von Lauten und/oder durch Blockaden (tonisches Stottern) zeigt.

Beim Stottern können auffällige Bewegungen der Mimik und Körpermotorik, emotionale Begleiterscheinungen (Angst-, Wut und Schamreaktionen), sowie sprachliches und/oder soziales Vermeidungsverhalten auftreten (z. B. telefonieren manche Stotterer nur ungern und gehen stattdessen überall persönlich hin).

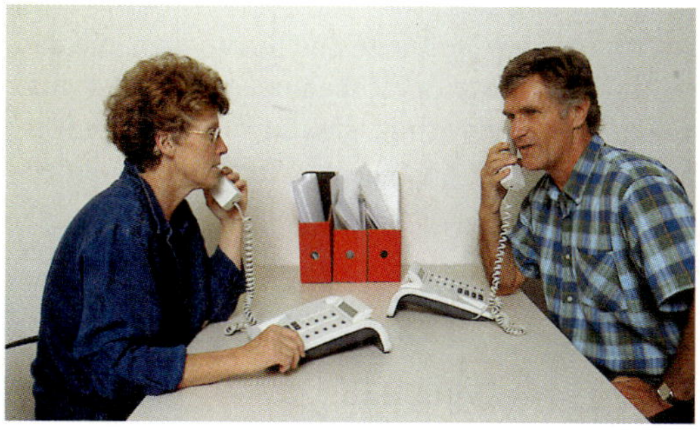

Die Situation des Telefonierens, die stotternde Patienten oft scheuen, kann trainiert werden

Obwohl das Stottern seit nahezu 100 Jahren erforscht wird und viele Therapieformen (Hypnose, Akupunktur, Trainingsprogramme) entwickelt wurden, ist nach wie vor von der sog. Drittelregel auszugehen: Durch Therapie kann ein Drittel aller Betroffenen vom Stottern befreit werden, ein Drittel wird gebessert und ein Drittel bleibt unverändert.

Diese Zahlen hängen natürlich vom Alter bzw. vom Störungsbild der Patienten ab; aber es bleibt zu bedenken, dass der Therapieerfolg umso größer sein dürfte, je jünger der Betreffende ist – je weniger sich die Sprechblockaden verfestigt haben, desto leichter können sie abgebaut werden.

Merke

1% der Bevölkerung ist vom Stottern betroffen, so dass in Deutschland von ca. 800 000 Patienten auszugehen ist.

Poltern

Die im Verhältnis zum Stottern zahlenmäßig kleinere Gruppe ist die der Polterer. Schon der lateinische Name (tumultus sermonis) macht deutlich, dass es sich um eine Störung des Sprechablaufes handelt, der gekennzeichnet ist durch ein überhastetes, unregelmäßiges Sprechtempo und eine verwaschene Aussprache, bis hin zum „Verschlucken" ganzer Worte.

Patienten mit diesem Störungsbild sind recht selten in therapeutischen Praxen anzutreffen, was wohl vor allem folgende Gründe hat: Ihre Sprache wird nicht als gestört angesehen – das zu schnelle Sprechen wird als „Eigentümlichkeit", als individuelles Merkmal betrachtet. Es besteht selten ein Leidensdruck bei den Betroffenen – wenn sie gebeten werden, langsamer zu sprechen, tun bzw. können sie es auch – warum also zur Therapie? Und so bleibt die Frage, wann der (nicht selten fließende) Übergang von einem individuellen Sprechmerkmal – das oftmals den Eindruck von „Coolness", z. B. bei Disc-Jockeys, erweckt – zu einer therapiebedürftigen Kommunikationsstörung gegeben ist.

Zentral-bedingte Sprach- und Sprechstörungen

Aphasien

Definition

Eine Aphasie ist eine Sprachstörung, die erst nach erfolgtem Spracherwerb, also jenseits des 4. Lebensjahres, diagnostiziert werden kann und eine nachweisbare Hirnschädigung zur Ursache hat.

Das Sprachzentrum wird von der mittleren Hirnarterie und ihren Ästen mit Blut versorgt. Z. B. wird bei einem Schlaganfall (S. 1284 ff) die Durchblutung der gesamten Sprachregion oder von Teilen davon vorübergehend oder für immer unterbrochen. Je nach Schwere der organischen Schädigung kann es zu folgenden Aphasieformen kommen:

Globale Aphasie. Dies ist die schwerste Form der aphasischen Störungen: alle sprachlichen Bereiche (sprechen, verstehen, lesen, schreiben) sind stark betroffen. Manche Patienten sind anfänglich nahezu stumm; ihnen gelingen nur einfache Ausrufe und Empfindungswörter. Trotz massiver sprachlicher Beeinträchtigungen ist die allgemeine Kommunikationsfähigkeit häufig recht gut erhalten. Die Betroffenen beachten im Gespräch den Wechsel von Reden und Zuhören und versuchen, ihre Mitteilungen durch Gestik und Mimik zu verdeutlichen. Teilweise gelingt es ihnen, durch Variation der Sprechgeschwindigkeit, Länge der Äußerungen, Tonhöhe und Lautstärke einfache Inhalte, wie Zustimmung oder Ablehnung, zu vermitteln.

Broca-Aphasie. Die von dieser Form betroffenen Patienten sprechen meist stockend, in unvollständigen Sätzen, mit vielen Lautverwechselungen bei langsamer und monotoner Artikulation.

Der Satzbau erinnert an den Stil von Telegrammen, ein Symptom, das als Agrammatismus bezeichnet wird. Zusätzlich ist darüber hinaus bei vielen Patienten die Auswahl und Kombination der Sprachlaute beeinträchtigt. Es werden Wörter geäußert, deren Lautabfolge so gestört ist, dass das Zielwort nicht zu erkennen ist.

Wernicke-Aphasie. Patienten mit diesem Störungsbild sprechen meist flüssig und mit guter Sprechmelodie bzw. klarer Artikulation. Beim ersten Kontakt mit solchen Patienten kann die Störung oft erst nicht auffallen. Die Sätze sind jedoch inhaltsarm und den Patienten gelingt es oft nicht, den jeweiligen Gedanken sprachlich eindeutig mitzuteilen.

Wernicke-Aphasiker verwechseln beispielsweise die Wörter Tisch und Stuhl, Sohn und Tochter oder Hose und Jacke. Der Satzbau ist komplex angelegt, bei genauerem Hinhören bemerkt man aber, dass überlange Satzgefüge mit Verschränkungen und Verdoppelungen von Satzteilen gebildet werden (Paragrammatismus).

Die Sprachverständnisstörungen gehören neben den Wort- und Lautverwechselungen und dem falschen Satzbau zu den Leitsymptomen der Wernicke-Aphasie. Während bei einem Teil der Betroffenen Verwechselungen in der Wortbedeutung dominieren, sind es bei anderen Patienten lautliche Entstellungen von Wörtern.

Amnestische Aphasie. Zu den Leitsymptomen zählen Wortfindungsstörungen und die Bildung inhaltsarmer Redefloskeln. Der Redefluss wird immer wieder unterbrochen, wenn das passende Inhaltswort nicht zur Verfügung steht. „Es liegt dem Patienten auf der Zunge", und kann vom Gesprächspartner durch Vorgabe des ersten Lautes oder der ersten Silbe aktiviert werden.

Bei Bildbenennungen fällt auf, dass die Betroffenen abgebildete Gegenstände und Sachverhalte genau kennen, sie können aber die genaue sprachliche Bezeichnung nicht schnell oder ohne nachzudenken aus ihrem Wortschatzwissen abrufen. Statt des gesuchten Wortes benutzen sie ähnliche Wörter oder Umschreibungen. Alle anderen sprachlichen Bereiche sind bei dieser Aphasieform nahezu ungestört.

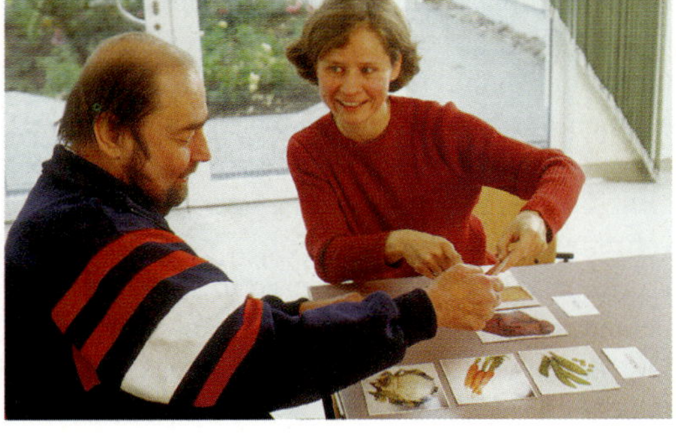

Bei einer amnestischen Aphasie können Gegenstände wie hier z. B. verschiedene Lebensmittel dem Patienten bekannt sein, die Benennung fällt jedoch schwer

Uwe Klein Krankenpfleger

···› Praxistipp

Die Pflegeperson sollte folgende kommunikative Grundregeln im Umgang mit Aphasiepatienten berücksichtigen:

Sprechen Sie ruhig und deutlich, in kurzen und einfachen Sätzen. Wiederhoden Sie ggf. Ihre Mitteilungen bzw. erläutern Sie sie auch durch Vormachen.

Vermeiden Sie Kindersprache! Behandeln Sie die Patienten immer als Erwachsene!

Lassen Sie den Patienten beim Sprechen viel Zeit. Versuchen Sie, durch Fragen oder das Vorgeben von möglichen passenden Antworten herauszufinden, was der Patient meint.

Hören Sie genau hin: Oft kann man über Schlüsselwörter den Sinn des Gesagten erschließen.

Besonders in der Anfangsphase benötigen die Patienten viel Verständnis für ihre Lage. Versuchen Sie zu vermitteln, dass Sie wissen, wie schwer ihre Lage ist.

Unterstützen Sie Dinge und Situationen, die die Patienten trotz Sprachbehinderung selbst tun können. Es ist wichtig, dass sie – auch in sprachlicher Hinsicht – möglichst selbstständig werden (nach Huber u. a. 1991).

Dysarthrie

···› Definition

Eine Dysarthrie ist eine zentral-organisch bedingte Störung der Artikulation, die mit einer Stimmstörung verbunden sein kann (Dysarthrophonie). Dysarthrie bezieht sich somit auf eine gestörte Artikulation und kann als eine Störung des Sprechens bzw. der Aussprache aufgefasst werden (Böhme 1983).

Bei neurologisch bedingten Sprechstörungen sind jedoch meist mehrere Funktionssysteme beeinträchtigt: eine neurologische Störung der Sprechatmung, der Phonation (Stimmgebung) und der Artikulation. Die häufigsten Ursachen sind traumatische Ereignisse (Unfälle aller Art), Tumoren, vaskuläre Prozesse, sowie angeborene und erworbene Entwicklungsstörungen im Bereich des ZNS. In zunehmender Weise sind auch degenerative neurogenetische Erkrankungen verantwortlich zu machen, worunter z. B. die Multiple Sklerose (S. 1334 ff) oder die Parkinson-Krankheit (S. 1340 ff) fallen.

Psychogene Kommunikationsstörungen

Mutismus

Der Begriff „Mutismus" (lat. mutus = stumm) verband sich zunächst mit der Vorstellung, dass es sich hierbei um ein „freiwilliges Schweigen" handele.

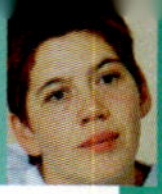

Heute ist man sich einig darin, dass das Schweigen keineswegs freiwillig, sondern Ausdruck und Symptom einer reaktiven Sprechhemmung ist.

Diese Kommunikationsstörung wird in einen totalen und einen elektiven Mutismus unterteilt (Hartmann 1992):

Totaler Mutismus. Eine nach abgeschlossenem Spracherwerb erfolgende völlige Verweigerung der Lautsprache bei erhaltenem Hör- und Sprechvermögen. Als Ursachen kommen hier sowohl psychische Faktoren (Milieuschädigungen, Traumata, Konflikte) als auch somatische Faktoren (frühkindliche Hirnschädigung, Intelligenzdefizite, familiäre Disposition) in Frage.

Elektiver Mutismus. Eine nach abgeschlossenem Spracherwerb erfolgende Verweigerung der Lautsprache gegenüber einem bestimmten Personenkreis, ohne erkennbare organische Schädigungen. Als Ursachen sind die selben Faktoren wie beim totalen Mutismus zu nennen.

Das Hauptsymptom – der meist lang andauernde Verzicht auf verbale Kommunikation – kann sich in allen Sprechsituationen sowie bei allen Personen zeigen, oder es besteht die Sprechverweigerung nur einem ausgewählten Personenkreis gegenüber. Das Schweigen tritt dann nur partiell auf und zeigt sich vorwiegend bei Kontakten zu Erwachsenen und Fremden. Dieses Phänomen macht deutlich, dass die elektive Sprechverweigerung Ausdruck einer starken inneren Ablehnung bestimmter Situationen bzw. bestimmter Personen sein kann. Mit den Eltern, Geschwistern oder nahen Verwandten sowie mit gleichaltrigen Freunden wird altersadäquat gesprochen. Zur Kompensation des verbalen Kommunikationsverzichts werden von den Mutisten andere Formen der Kommunikation eingesetzt wie z. B. Gestik, Mimik und evtl. schriftliche Aufzeichnungen.

Resonanz- und Stimmstörungen

Lippen-Kiefer-Gaumenspalten (LKG-Spalten)

LKG-Spalten entstehen bei bestimmten Entwicklungsstörungen während der embryonalen Gesichtsschädelbildung in der 5.–10. Schwangerschaftswoche. Die beteiligten Schädelanteile wachsen nicht oder nur unvollständig in unterschiedlicher Ausprägung zusammen.

LKG-Spalten gehören zu den häufigsten angeborenen Fehlbildungen. In den letzten Jahrzehnten ist eine Häufigkeitszunahme dieser Störungsform zu beobachten: Während man in den dreißiger Jahren mit einem Spaltkind pro 1000 Neugeborenen rechnete, kommt heute in Mitteleuropa ein Spaltkind auf 400 bis 450 Geburten. In Deutschland werden pro Jahr etwa 2000 Spaltkinder geboren.

LKG-Spalten führen zu verschiedenen Funktionsstörungen: z. B. Ernährungs- und Sprechstörungen aufgrund funktioneller Insuffizienzen des Mund-Rachen-Raumes. Wegen der offenen Verbindung zwischen Mund- und Nasenhöhlen kann das Kind den zum Saugen notwendigen Unterdruck nicht erzeugen. Daher ist es nicht ohne Hilfe in der Lage, zu trinken und zu schlucken. Außerdem kommt es häufig zur charakteristischen Lautbildung, dem offenen Näseln. Darüber hinaus ist eine vergleichsweise hohe Infektionsanfälligkeit und Schallleitungsschwerhörigkeit anzutreffen.

Von Geburt an und nicht selten bis zum 17./18. Lebensjahr bedürfen LKG-Patienten der medizinischen Behandlung. Beginnend nach der Geburt mit der Anpassung und dem Einsetzen einer Gaumenabdeckplatte bis zu Korrekturoperationen.

Es wurden integrierte Behandlungskonzepte entwickelt, an denen sich in so genannten Spaltzentren Vertreter unterschiedlicher Fachdisziplinen beteiligen: Kieferchirurgen und -orthopäden, Zahnärzte, HNO-Ärzte, Logopäden, Psychologen, Pädiater usw. Nach einer erfolgreichen Behandlung bleiben im günstigsten Fall lediglich kleine Narben im Oberlippenbereich sowie für Außenstehende kaum wahrnehmbare Beeinträchtigungen in der Lautbildung zurück.

Dysphonien

Dysphonien sind Stimmstörungen und können folgende Merkmale aufweisen:

Akustische Merkmale.

- Stimme: heiser, verhaucht, belegt, gepresst, rau, knarrend, klangarm, nasal, kloßig, nach hinten verlagert,
- Sprechmelodie: monoton, abgehackt,
- Atmung: Schnappatmung, kurze Atembögen,
- Sprechgeschwindigkeit: zu schnell, zu langsam,
- Artikulation: verwaschen.

Körperlich sichtbare Merkmale.

- Körperhaltung: angespannte, verkrampfte Gesamtkörpermuskulatur, hochgezogene Schultern, verkrampfte Halsmuskulatur, Rundrücken, eingefallener Brustkorb,
- Bewegung: unkoordiniert,
- Atmung: flache Atmung, Hochatmung, Mundatmung, schnelle Atemfrequenz, fehlende Atempause.

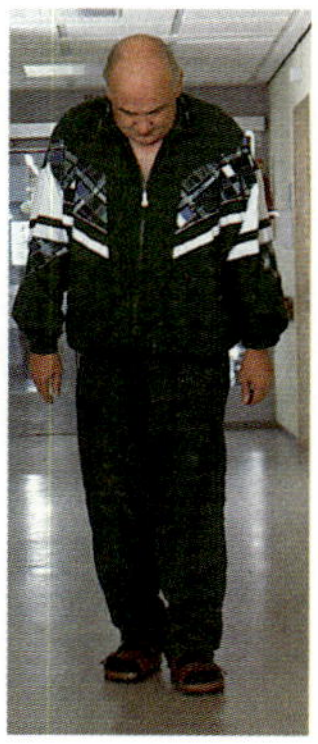

Subjektiv empfundene Merkmale.

- allgemeine Anspannung, Anstrengung,
- Druckgefühl im Kehlbereich
- Trockenheit im Hals, im Kehlbereich,
- Räusperzwang, Schluckzwang,
- fehlende Lautstärke, mangelndes stimmliches Durchsetzungsvermögen,
- Stimmermüdung.

Mögliche Ursachen.

- allgemeine und stimmliche Konstitution,
- Überforderung in Sprecherberufen,

- Überforderung allgemein (psychischer Art: Ängste, Stress etc.),
- lärmbedingte Stimmbelastung,
- falsches Atemverhalten,
- krankheits- oder operationsbedingte organische Veränderungen.

> **Praxistipp**
>
> Uwe Klein
> Krankenpfleger
>
> Auch Pflegepersonen gehören zu einer Berufsgruppe, die für Stimmstörungen disponiert ist. Ständige Mundatmung, Räuspern, Rauchen und der Verzehr von zu kalten, heißen oder scharfen Getränken und Speisen sind stimmschädigend. Bei Atemwegsinfektionen sollte folgendes beachtet werden: Viel gähnen und gurgeln, tonlos hauchen, Oberkörper abklopfen (lassen), viel trinken, nicht flüstern!

Abb. **27.6** gibt eine Übersicht über „Störfaktoren" aus dem „inneren" und „äußeren" Milieu, die eine professionelle Stimmerkrankung bewirken können.

Ösophagusstimme

Bei bösartigen Tumoren des Kehlkopfes kann es erforderlich sein, dieses stimmgebende Organ ganz oder teilweise zu entfernen (Laryngektomie).

Nach der Total- oder Teilexstirpation des Larynx muss eine neue Sprechweise erlernt werden. Psychologisch bedeutsam ist es, wie der Patient mit dem Organverlust fertig wird bzw. wie er den totalen Abbruch der stimmlichen und verbalen Kommunikation durch Konstruktion einer neuen kommunikativen Brücke (Gundermann 1981) beheben kann.

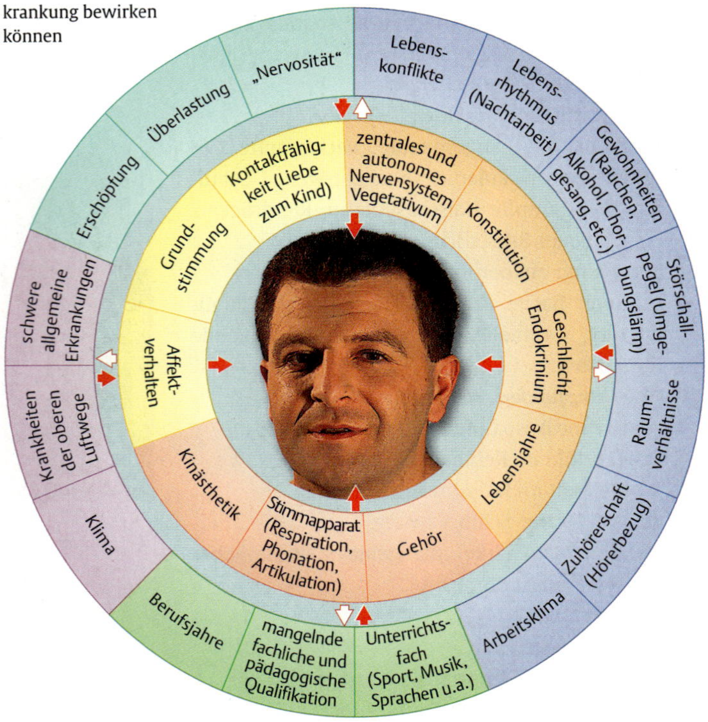

Abb. 27.6 Störfaktoren aus dem „inneren" und „äußeren" Milieu, die eine Stimmerkrankung bewirken können

Bei einem Laryngektomierten sind die Kommunikationsmöglichkeiten mit anderen Menschen nicht vollständig abgebrochen, denn er kann sich ja auf anderen Nachrichtenkanälen (Schrift- und Zeichensprache) verständigen (S. 878). Was aber verlorengeht, ist die Übermittlung der „ästhetischen" Information. Der Patient ist im emotionalen Ausdrucksbereich Einschränkungen unterworfen, denn die Äußerungsskala ist begrenzt, die Stimme hat ihre Individualität verloren. Um zu verstehen, welche Funktionen nach der Entfernung des Kehlkopfes ausgefallen sind, muss man sich die Anatomie und Physiologie des Stimmorgans in Erinnerung rufen. Postoperativ fällt die Windkesselfunktion aus. Die Lungenluft gelangt nicht mehr durch die Luftröhre in den Rachen-, Mund- und Nasenraum, sondern durch das künstlich angelegte Tracheostoma (S. 874), die Luftröhrenöffnung in der Mittellinie des Halses. Außerdem fällt das Vibrationssystem aus. Die Stimmfalten bleiben ohne Schwingungen, weil die antreibende Luft aus dem Windkessel fehlt.

Der überwiegende Teil (80 – 90%) der Kehlkopflosen erlernt die Ösophagusstimme; bei den übrigen bleibt die Ersatzstimme schwer verständlich, so dass auf eine Sprechhilfe (S. 883) zurückgegriffen werden muss. Für die Einübung der Ösophagusstimme stehen drei Methoden zur Verfügung:

Schluckmethode. Mit Hilfe des unbedingten Schluckreflexes presst der Patient die Luft in die Speiseröhre hinein. Während des Schluckens wird allerdings der Sprechakt unterbrochen.

Ansaugmethode. Die Luft wird in den Ösophagus hineingesaugt und in der anschließenden Phase durch die Pseudoglottis hindurch wieder hinausgedrückt.

Injektionsmethode. Der Patient schließt den Mund; durch Pressbewegungen der Zunge wird die Luft in den Ösophagus injiziert.

Sollte es nicht gelingen, die Ersatzstimme auf natürliche Weise auszubilden, muss der Patient auf apparative Sprechhilfen zurückgreifen. Sie sollten aber erst dann eingesetzt werden, wenn nach Trainingsversuchen der Patient außer Stande ist, die Ersatzstimme zu erlernen bzw. seine Motivation schwach entwickelt bleibt. Es finden hierbei vorwiegend Geräusch- und Summertongeräte Verwendung, bei denen der Schall von außen in Pharynx und Mundhöhle geleitet wird. Bei diesen Halsvibratoren versetzt ein Tongenerator die markstückgroße Fläche am Kopf des Gerätes in Schwingungen, die durch Anlegen an den Mundboden in den Mund-Rachen-Raum übertragen werden. Ohne Frage haben diese Geräte auch Nachteile: Das Sprechen klingt monoton und unpersönlich, es fehlt die Sprechmelodie und der belebende Akzent- und Rhythmuswechsel in der Sprache. Die Lautstärke ist reduziert.

Einen Überblick über die häufigsten Sprachstörungen im Erwachsenenalter liefert **Tab. 27.2**.

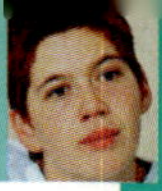

Tabelle 27.2 Die häufigsten Sprachstörungen im Erwachsenenalter

Sprachstörungen im engeren Sinne	*Sprech- und Stimmstörungen*
Aphasie (Sprachverlust), z. B. nach Apoplex	Abweichungen der Artikulation und der Stimme bei Schwerhörigen, Ertaubten und Gehörlosen
Dyslogie: Fehlen, Abbau und Verlust lautsprachlicher Fähigkeiten bei schwer Mehrfachbehinderten	Sprechbewegungs- und Stimmstörungen aufgrund zerebraler Lähmungen: Dysarthrie, Anarthrie, Dysphonie, Aphonie
Sprachstörungen als Folge von Demenzerscheinungen, z. B. Morbus Alzheimer (Abbau laut- und schriftsprachlicher Fähigkeiten)	Sprech- und Stimmstörungen aufgrund organisch-peripherer Ursachen, z. B. bei LKG-Spalten oder Kehlkopfentfernung
Sprachstörungen aufgrund sozialer Benachteiligung (verminderte sprachliche Kompetenz und Analphabetismus)	sprachliche Abweichungen und Stimmstörungen im Zusammenhang mit Psychosen oder Neurosen
	Stimmstörungen aufgrund anderer psychischer und sozialer Ursachen (z. B. Berufsheiserkeit bei Sprechberufen)
	sprachliche Abweichungen und Stimmstörungen im Zusammenhang mit speziellen Syndromen (z. B. bei Multipler Sklerose oder dem Parkinson-Syndrom)

Uwe Klein
Krankenpfleger

···> Praxistipp

Sie als Pflegeperson sollten den Patienten auf folgendes hinweisen: absolute Sauberkeit im Bereich des Tracheostomas und das Tragen hygienisch einwandfreier und zweckmäßiger Kleidung. Zur Erstausstattung und zum Pflegematerial gehören Kanülentragbänder, Lätzchen, Schutztücher, Duschschutz, Luftbefeuchter, Inhalations- und Absauggeräte.

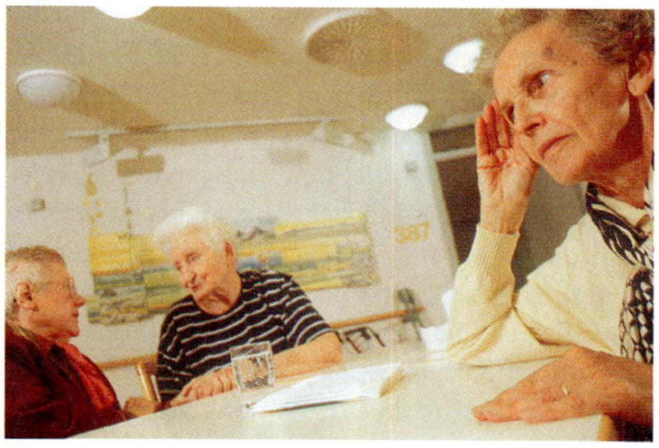

Schwerhörigkeit kann Menschen aus Kommunikation und sozialen Kontakten ausschließen

27.3.2 Handicaps für die Kommunikationsfähigkeit

Martina Gümmer

Neben Erkrankungen, die direkte Auswirkungen auf das Sprechen haben, gibt es Handicaps, die die Kommunikation erschweren. Insbesondere zu nennen sind Schwerhörigkeit (S. 1266 f), Sehbehinderung (S. 1257 f) und Erkrankungen, die das Körperbild und/oder die Mimik verändern (Parkinson, Hemiparese, andere Lähmungen etc.). Keinesfalls ist bei einem dieser Handicaps die Intelligenz betroffen, wie man annehmen könnte, wenn man im Alltag beobachtet, dass Menschen anfangen, in Babysprache und in betulichem Tonfall mit den Betroffenen zu sprechen.

Regeln für den Umgang mit schwerhörigen Patienten.

- Geben Sie Ihrem schwerhörigen Gesprächspartner immer die Möglichkeit, von Ihren Lippen abzulesen.
- Sprechen Sie langsam, artikulieren Sie klar, aber sprechen Sie nicht zwanghaft laut; Schwerhörige muss man nicht anschreien, damit sie verstehen!
- Trägt der Betroffene ein Hörgerät, werden alle Geräusche verstärkt. Sorgen Sie deshalb für eine Gesprächssituation ohne Hintergrundgeräusche.
- Wenn sich mehrere Menschen am Gespräch beteiligen, müssen Sie Rücksicht nehmen darauf, dass der Schwerhörige nur folgen kann, wenn immer nur einer redet. Gelingt das nicht – bei lebhaften Diskussionen nur allzu verständlich – wird sich der Betroffene zurückziehen.

Regeln für den Umgang mit blinden Patienten.

- Achten Sie darauf, dass Ihre Botschaften eindeutig sind. D. h. das, was Sie sagen, sollte im Tonfall und im Sprechtempo mit Ihrer Stimmung übereinstimmen.
- Geben Sie verbale Hinweise darauf, wie Sie sich fühlen, wo Sie z. B. ein Unbehagen spüren. Der blinde Mensch ist besonders sensibel für die „Schwingungen" aus seiner Umgebung. Er wird es merken, wenn Sie nur „gute Miene" zu einer Sache machen und nicht wirklich überzeugt sind. Es können Nuancen im Tonfall sein – er wird sie spüren und wird verunsichert reagieren.
- Gestik können Sie in bestimmten Situationen durch Körperkontakt ersetzen.

Regeln für den Umgang mit Parkinson-Patienten. Dem Parkinson-Kranken fehlen die Ausdrucksmöglichkeiten der Mimik, der Gestik und der stimmlichen Variationen. Darüber hinaus ist seine Körperhaltung spannungsarm und leicht gebeugt und er kann nicht spontan „drauflosreden". Alles gelingt nur nach Überwindung gewisser Startschwierigkeiten. Das verlangt dem Gesprächspartner viel einfühlende Geduld ab. Folgende Tipps schaffen ein respektvolles, förderndes Gesprächsklima:

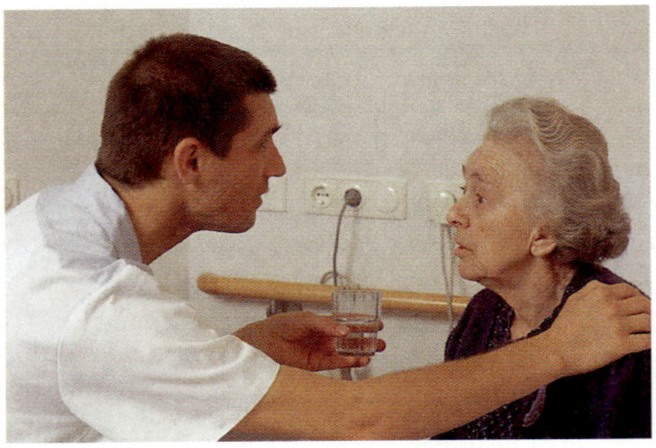

Wichtig ist der Blickkontakt zur Patientin und dass Sie sich Zeit nehmen für das Gespräch

- Lassen Sie dem Parkinson-Kranken Zeit für eine Antwort und zeigen Sie ihm, dass Sie interessiert sind an dem, was er zu sagen hat.
- Stellen Sie Blickkontakt her und strahlen Sie Ruhe aus. Wenn die Zeit wirklich einmal zu knapp ist, dann sagen Sie ihm das freundlich und vereinbaren eine Zeit für das Gespräch. Z.B.: „Frau Kohl, ich muss jetzt gleich in die Visite. In ungefähr einer Stunde habe ich dann Zeit für Sie und werde zu Ihnen kommen. Ist Ihnen das recht?"
- Der Patient wird sicher Verständnis haben, allerdings gehört zu dieser Absprache immer ein verbindlicher Zeitrahmen. „Ich komme irgendwann" ist ein unverbindliches Versprechen und wird erfahrungsgemäß selten eingelöst. Das verunsichert den Patienten und untergräbt sein Vertrauen in das Pflegeteam.
- Wenn der Parkinson-Kranke scheinbar nach Worten ringt: Unterbrechen Sie ihn nicht, um Ihrerseits seinen Satz zu vervollständigen. Er würde sich bevormundet fühlen wie ein Kind.
- Kontrollieren Sie sich selbst: Sprechen Sie im gleichen Tonfall mit dem Kranken, wie Sie es mit jedem gesunden Erwachsenen auch tun.

Im Umgang mit Menschen, die in ihrem Körperbild und in ihren körperlichen Ausdrucksmöglichkeiten beeinträchtigt sind, gelten keine besonderen Regeln: Auch wenn ihnen durch ihr Handicap bestimmte nonverbale Ausdrucksmöglichkeiten fehlen, haben sie das gleiche Recht auf Respekt, Höflichkeit und menschliche Wärme in der Kommunikation, wie jeder Gesunde. Wenn *Sie* sich allerdings in der zwischenmenschlichen Begegnung aus irgendeinem Grund unsicher fühlen, dann sprechen Sie es aus! „Was kann ich sagen?" Ihre Offenheit wird es Ihnen und dem Behinderten leichter machen, einen unbefangenen Umgang miteinander zu finden.

27.3.3 Der „schwierige" Patient

Im Pflegealltag wird unter Pflegepersonen hin und wieder von „schwierigen" Patienten gesprochen. „Schwierig" bedeutet hier, dass die Kommunikation zwischen Pflegeperson und Patient erschwert ist. Das Etikett „schwierig" wird mitunter sehr leichtfertig Patienten angeheftet. Doch was besonders zu denken gibt: Von Pflegepersonen, die sich als Patient ins Krankenhaus begeben, wird oft behauptet, dass sie zu den „schwierigsten" Patienten überhaupt gehören.

Patienten müssen sich mit den verschiedensten ungewohnten Fragen auseinandersetzen: Angefangen bei der Sorge um den Arbeitsplatz oder die Familie bis zu Todesangst aufgrund der Erkrankung. Die damit verbundenen Gefühle überrollen den Patienten, der sich darüber hinaus fremd fühlen muss in der Krankenhausatmosphäre.

Die vertraute häusliche Umgebung und die vertrauten Menschen könnten vieles auffangen. Hier fehlt das und macht die Bewältigung von Krankheit als einer (Lebens-)Krise doppelt schwer. Was vom Einzelnen als Krise erlebt wird, unterliegt ausschließlich der Bewertung des Betroffenen. Es ist durchaus ernstzunehmen, wenn jemand bereits auf einen kleinen Routineeingriff angstvoll und angespannt reagiert.

Andere scheinen selbst eine schwere Diagnose gleichmütig hinzunehmen. In jedem Falle brauchen Patienten Ihre Begleitung und Ihre Empathie (S. 53 ff), dies ist ein herausragendes Merkmal für wirklich professionelle Pflege.

Menschen reagieren in einer solchen Ausnahmesituation sehr unterschiedlich. Angst und Panik, Verzweiflung und tiefe Traurigkeit können z.B. gleichermaßen hinter einer Fassade von Gleichmut oder Aggressionen verborgen sein. Sie helfen dem Patienten, wenn Sie dies im Hinterkopf haben und sich nicht persönlich angegriffen fühlen, wenn der Patient unwirsch, unfreundlich oder gar böse reagiert. Versuchen Sie, ihn in seiner Gesamtsituation zu verstehen.

Fällt Ihnen das im Einzelfall schwer, bleiben Sie konsequent höflich. Das hilft auch Ihnen, die nötige Distanz zu wahren. Denken Sie daran: der Patient kennt Sie persönlich gar nicht. Mit seinen Äußerungen kann er nicht Sie als Person meinen; für ihn sind Sie irgendeine Pflegeperson und damit in der Rolle austauschbar.

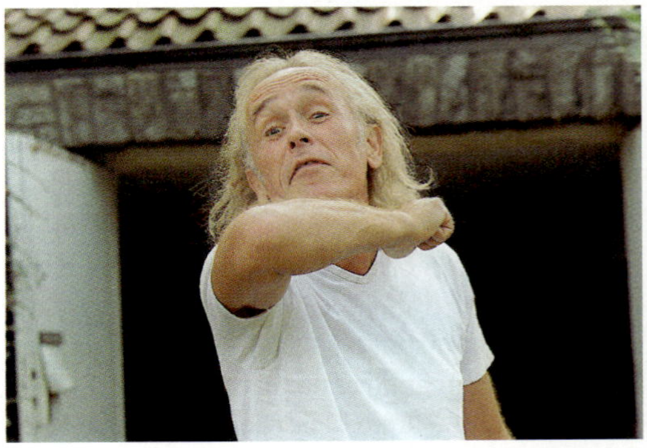

Ist ein Patient Ihnen gegenüber aggressiv, ist das häufig eine Reaktion auf Angst, die er empfindet

27.4 Pflegeangebote auswählen und anwenden

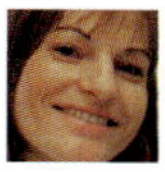

···› Pflegeangebot Gestalten von Gesprächssituationen

Anfangssituationen

Im Krankenhaus begegnen sich täglich viele Menschen das erste Mal: Patienten kommen zur Aufnahme auf die Station, Angehörige bitten um ein Gespräch, eine neue Schülerin stellt sich vor, die neue Kollegin kommt das erste Mal zum Dienst, der Stationsarzt hat gewechselt und kennt sich noch nicht aus.

> **···› Lernaufgabe**
> Wie ist es Ihnen ergangen, als Sie „die Neue"/„der Neue" waren? Wie sind Sie begrüßt worden? Sind Sie in die neue Situation eingewiesen worden? Und wie geht es einem Patienten, der zu uns ins Krankenhaus kommt? Tragen Sie im Gespräch mit Kollegen Ihre Erfahrungen und Beobachtungen zusammen. Ist alles so, wie Sie es sich wünschen? Gibt es Verbesserungsvorschläge?

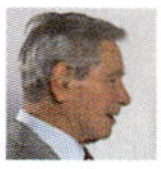

···› Herr Wind erzählt: „Schrecklich dieser erste Tag hier. Erst musste ich in die Patientenaufnahme – warten auf dem Flur und dann nur Papierkram. Warum gucken die nicht einfach in meine Einweisungspapiere? Da steht doch alles drin! Als ich dann endlich auf der Station gelandet bin, wurde ich wieder runtergeschickt zur Pforte, weil ich da den Telefonantrag ausfüllen und unterschreiben musste. So ein Hin und Her … Auf der Station hatten sie dann immer noch kein Bett für mich. War das ein Gerenne! Dafür bestellt man mich nun um 8.00 Uhr ein! Jetzt bin ich fix und fertig … und einen Arzt habe ich auch noch nicht gesehen. Nur dieser Krankenpflegeschüler hat kurz nach mir geschaut, aber eigentlich wollte der auch nur das Namensschild an meinem Bett anbringen."

Eine alltäglich sich wiederholende Erfahrung, die nicht nur Herr Wind gemacht hat. Herr Wind wurde verwaltet, aber nicht begrüßt. Sicher gibt es auch positive Beispiele dafür, dass Patienten willkommen geheißen werden. Wichtig ist es in jedem Falle, sich im Pflegeteam immer wieder eine Rückmeldung zu geben darüber, wie Menschen, die zu uns kommen, empfangen werden. Dafür einige Anregungen:

- Jeder im Team sollte sich zuständig fühlen dafür, einen Neuankömmling zu begrüßen. Dann ist gewährleistet, dass auch bei wechselnden Dienstzeiten immer jemand als Ansprechpartner zur Verfügung steht.
- Besprechen Sie im Kollegenkreis, welche Informationen z. B. der Patient unbedingt sofort benötigt und halten Sie dies schriftlich fest.
- Stellen Sie sich grundsätzlich mit vollem Namen vor und sagen Sie, welche Funktion Sie haben.
- Sprechen Sie jeden mit seinem Namen an. Es ist nicht schlimm, wenn Sie noch einmal nachfragen. Wichtig ist, dass sich jeder persönlich begrüßt und willkommen fühlt.
- Schenken Sie dem Neuankömmling immer ein freundliches Lächeln bei der Begrüßung, auch dann, wenn Ihnen im Stress des Alltags nicht danach zu Mute ist.
- Auch wenn jemand vollkommen ungelegen kommt: Stellen Sie sich vor, begrüßen Sie ihn kurz und bieten Sie ihm einen Platz an, wo er warten kann. Sagen Sie, wie lange er voraussichtlich warten muss, warum und auf wen. Denn die Eindrücke sind befremdend – wie bereits weiter oben beschrieben – und er sollte nicht das Gefühl von „bestellt und nicht abgeholt" bekommen. Das würde Angst und Unsicherheit unnötig steigern und den Stress der Aufnahmesituation enorm erhöhen.

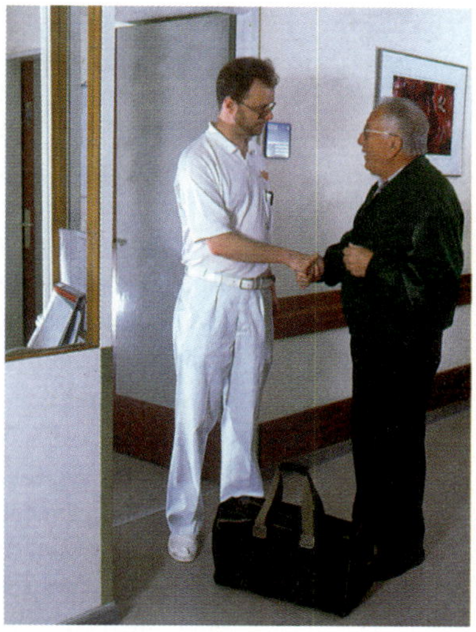

Eine freundliche Begrüßung setzt Wärme gegen die Fremdheit der neuen Umgebung

Ob Patient, Angehöriger oder ein neues Teammitglied, jeder wird einen Eindruck gewinnen bei dieser ersten Begegnung mit der Institution und mit Menschen, die dort arbeiten. Dieser erste Eindruck prägt sich deutlicher ein als alle späteren und wird jeden weiteren Kontakt überschatten. Und das um so mehr, je stärker diese Anfangssituation durch starke Gefühle, wie z. B. Angst, belastet ist. Gleichzeitig bietet die Begrüßungssituation aber auch die Chance, Vertrauen für die Folgezeit aufzubauen.

Gesprächsatmosphäre

Es gibt verschiedene Gesprächstypen bzw. -anlässe. Für die schnell ausgetauschte Information oder die kurze Antwort auf eine Frage ist es relativ unbedeutend, in welcher Atmosphäre das stattfindet. Zu flüchtig ist die Situation. Für die wichtigen Gespräche hingegen muss der Rahmen sorgfältig überlegt sein.

Zu berücksichtigen sind hier die teambezogenen Gespräche, wie z.B. Kurvenvisiten, Fallbesprechungen und Dienstübergaben. Als Mindestanforderung gilt: sorgen Sie für Ruhe und vermeiden Sie unnötige Störungen durch sinnvolle Organisation (z.B. vorherige Absprache, wer die Klingel und das Telefon bedient, während die anderen ihre Besprechung abhalten).

Die Gespräche mit Patienten und/oder Angehörigen bedürfen einer besonderen Sensibilität und sollen an dieser Stelle genauer betrachtet werden.

Kann der Patient das Bett nicht verlassen, setzen Sie sich so zu ihm ans Bett, dass er Sie gut ansehen kann. Wenn die Gesprächspartner nicht alle sitzen können, dann sorgen Sie dafür, dass die Gesprächssituation dennoch so gleichberechtigt wie möglich wird. Nehmen Sie sich genügend Zeit, strahlen Sie Ruhe aus.

Persönliche Gespräche brauchen Intimität – nicht nur, um der Schweigepflicht gerecht zu werden. Darin drückt sich Ihre Achtung vor dem anderen aus. Wenn Mitpatienten aufstehen können, ist es vielleicht möglich, dass sie eine gewisse Zeit das Zimmer verlassen. Ist dies nicht möglich, können Sie den Patienten im Bett hinausfahren. Selbst in der größten Raumnot ist es dann besser, z.B. eine durch eine spanische Wand abgetrennte Flurecke für das Gespräch zu wählen. Bei manchen Gesprächen müssen Sie mit heftigen Reaktionen rechnen. Trauer und Verzweiflung müssen auch durch lautes Weinen ausgedrückt werden können. Ein solches Gespräch muss in einem Zimmer stattfinden, in dem das möglich ist, ohne dass der Betroffene neugierigen Blicken und fremden Zuhörern ausgeliefert ist.

Stellen Sie für die Zeit des Gesprächs sicher, dass Sie weder durch das Telefon, den Funkruf, noch durch andere Menschen gestört werden. Ein Schild an der Tür mit der entsprechenden Bitte ist eine Möglichkeit.

Beginnen Sie ein Gespräch mit der Überlegung, wie Sie sitzen werden: gemeinsam an einem Tisch oder ohne trennenden Tisch, die Stühle frei im Raum? Die Situation sollte in den äußeren Bedingungen gleichberechtigt sein. (Verschanzen Sie sich nicht hinter einem Schreibtisch!) Steht Ihnen ein Besprechungszimmer zur Verfügung, dann sollte es immer aufgeräumt sein. Eine ruhige persönliche Atmosphäre lässt sich z.B. durch eine Schale mit Schwimmkerzen in einer Ecke des Raumes unterstreichen oder durch einen kleinen Strauß Blumen auf dem Tisch. Ist die räumliche und die zeitliche Situation geklärt, dann beginnen Sie das Gespräch mit einer zugewandten Frage, z.B.: „Wie geht es Ihnen?“

Wenn Sie mit einem Patienten am Tisch sitzen, der sie nicht trennt, schafft dies eine gleichberechtigte Gesprächssituation

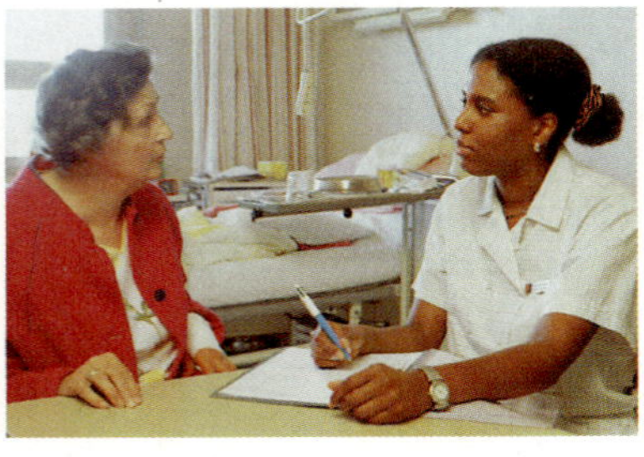

Das Anliegen des Patienten und/oder der Angehörigen sollte zu Beginn des Gesprächs noch einmal geklärt werden. Hören Sie aufmerksam zu. Halten Sie Blickkontakt. Machen Sie Pausen in Ihrem Sprechen, damit für den Patienten genug Raum bleibt, Fragen zu stellen, sich zu sammeln, nachzudenken. Persönliche Gespräche lösen immer viele Emotionen aus, dafür benötigt der Patient Ruhe und Zeit. Rechnen Sie mit Tränen und halten Sie diskret Papiertaschentücher bereit, falls der Patient kein Taschentuch hat. Versichern Sie Ihrem Gesprächspartner, dass Tränen entlasten und er sich dafür nicht schämen muss. Wenn Sie das Gefühl haben, es ist zunächst alles ausgesprochen, sollten Sie das Gespräch beenden.

Praxistipp

Uwe Klein
Krankenpfleger

Fassen Sie noch einmal kurz zusammen, was als Ergebnis betrachtet werden kann. Fragen Sie, ob das im Augenblick so stehen bleiben kann. Bieten Sie ein weiteres Gespräch an. Entweder Sie vereinbaren sofort einen nächsten Termin oder Sie machen deutlich, wie der Patient mit Ihnen einen nächsten Termin vereinbaren kann, wenn er es später wünscht. „Ich werde Sie aber morgen in jedem Falle noch einmal fragen, wie es Ihnen nach unserem Gespräch gegangen ist!“, ist ein sinnvolles Angebot und gute Möglichkeit, ein begleitendes Gespräch menschlich einzubetten. Gespräche haben oft erst später Wirkungen, z.B. Ängste oder Verunsicherung. Der Patient darf nicht allein gelassen werden mit diesen Auswirkungen.

In besonderen Krisensituationen kann es passieren, dass Ihnen die Worte fehlen. Scheuen Sie sich nicht, zu schweigen und dabei z.B. die Hand des Patienten zu drücken oder den Arm um seine Schulter zu legen. Oder sprechen Sie Ihre Betroffenheit aus: „Mir fehlen einfach die Worte, ich fühle mit Ihnen.“ Der Patient wird sich durch Ihre Offenheit und menschliche Nähe eher verstanden und getröstet fühlen als durch viele Worte, die nur Ihre Ratlosigkeit übertönen sollen.

Manchmal steht in Gesprächen das Vergewisserungsbedürfnis des Patienten im Vordergrund. Der Arzt hat ihn aufgeklärt z.B. über Diagnose und weitere Therapieschritte. Aber alles ging zu schnell. Mit dem zeitlichen Abstand sind Fragen entstanden. Gehen Sie in einfachen Worten auf die Fragen ein, erklären Sie Zusammenhänge, aber interpretieren und bewerten Sie nicht. Ermutigen Sie den Patienten bei schwierigen Fragen dazu, noch einmal mit dem Arzt zu sprechen. Entscheiden Sie im Einzelfall, ob es Zeit hat bis zur nächsten Visite oder ob evtl. der Dienst habende Arzt Auskunft geben sollte. Denn auf keinen Fall darf der Patient in quälender Angst und Ungewissheit sich selbst überlassen bleiben. Dies würde –

unnötigen! – Stress erzeugen; und Stress schwächt das Immunsystem zusätzlich.

Bringen Sie Normalität ans Krankenbett. Der Patient ist sich der Problematik seiner Situation durchaus bewusst. Das muss nicht noch durch einen tief ernsten Gesichtsausdruck verstärkt werden. Nehmen Sie das Bedürfnis des Patienten, auch seine gesunden Anteile auszudrücken, ernst und lachen Sie ruhig einmal gemeinsam. Das gilt selbstverständlich auch für schwer kranke Menschen oder Sterbende. Ihre menschliche Begegnung wird für beide Seiten reicher und die Gesprächsatmosphäre angenehm entspannt.

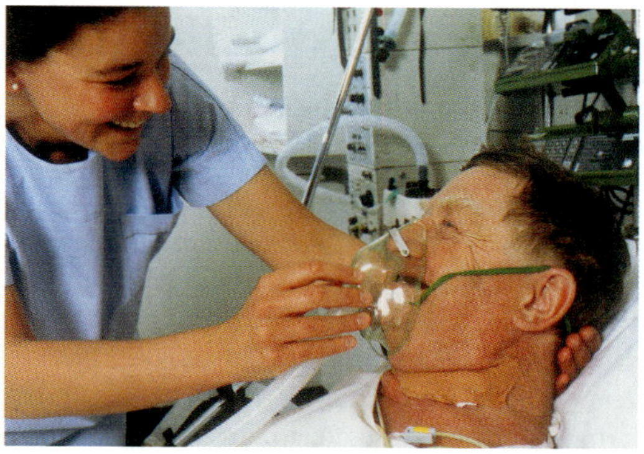
Ein gemeinsames Lachen kann helfen, sich gesünder zu fühlen

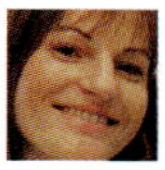

···➔ Pflegeangebot Unterstützung des sprachgestörten Patienten

Uwe Förster

Bei sprachgestörten Patienten, die wegen ihrer Grunderkrankung stationär behandelt werden müssen, bereiten Pflegepersonen die Therapie vor, bzw. übernehmen unterstützende Aufgaben. Folgende Maßnahmen können zur Förderung des Patienten ergriffen werden:

- Beratung über Möglichkeiten der Sprachtherapie; gegebenenfalls Vermittlung zu entsprechenden Personen oder Einrichtungen.
- Gewährleistung einer ganzheitlichen Kommunikation (z. B. „Sprechen mit Händen und Füßen"); der Patient sollte seine Bedürfnisse mitteilen können – egal, in welcher Form!
- Dazu beitragen, dass sprechanregende, für den Patienten alltagsrelevante Gegenstände (Fotos, Zeitschriften etc.) vorhanden sind. Gestalten Sie auch die Umgebung sprechanregend. z. B. Bilder aufhängen, Patienten untereinander ins Gespräch bringen, evtl. Radio oder TV besorgen.
- Handlungsbegleitendes Sprechen (z. B. während das Essen gereicht wird, etwas über die Art, die Zusammensetzung oder die Herkunft des Gerichtes reden).
- Je nach Interessenlage des Patienten, etwas über die Geschehnisse außerhalb des Klinikalltags berichten. Persönliche Themen ansprechen (z. B. Hobbies, Urlaubsziele).

Diese Maßnahmen können dazu beitragen, folgende therapeutische Zielsetzungen zu unterstützen:

- Korrektur von Fehlfunktionen (z. B. der Atmung),
- Prävention vermeidbarer Folgewirkungen (z. B. der Stimmgebung),
- Kompensation von Funktionsausfällen (z. B. der Artikulation),
- Konzentrations- und Gedächtnisübungen,
- Hörtraining,
- Einübung dynamisch und melodisch akzentuierter Redeabläufe, Einübung von Sprechhilfen und von sprachlichen Rollen,
- Aufbau und Erweiterung der sprachlichen Anteile sozialer Interaktionen und Abbau von Sprechangst.

Einen Überblick über einige sprachtherapeutische Übungen liefern die folgenden Bilder.

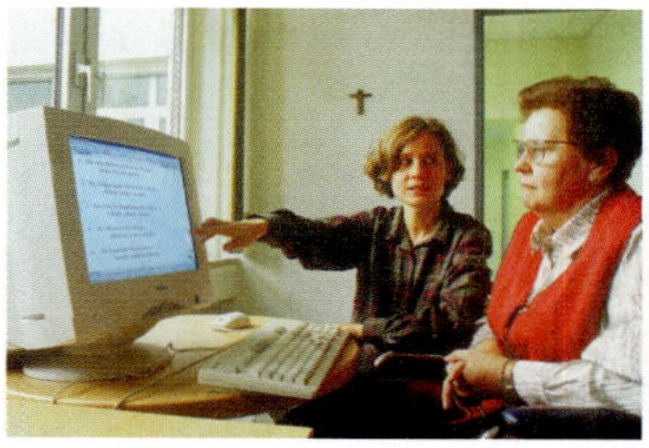
Beim Satztraining werden lückenhafte Sätze vervollständigt

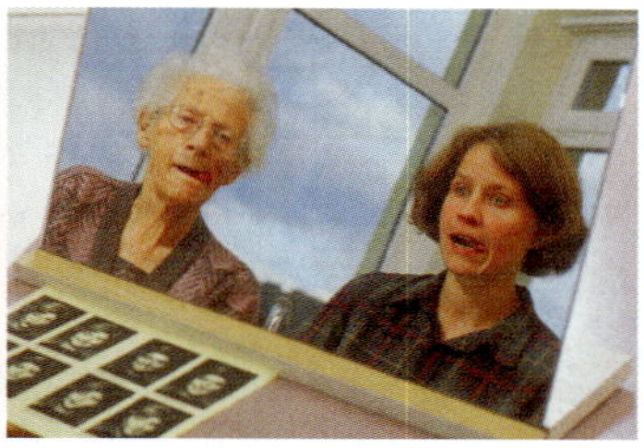
Bei den mundmotorischen Übungen vor dem Spiegel kann sich die Patientin mit der Sprachtherapeutin vergleichen

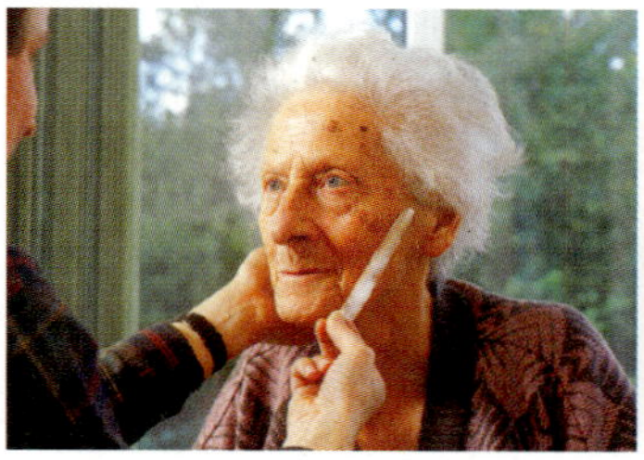
Mit Hilfe von Eis wird die Wangenmuskulatur gezielt stimuliert. Dies dient der Tonusregulierung

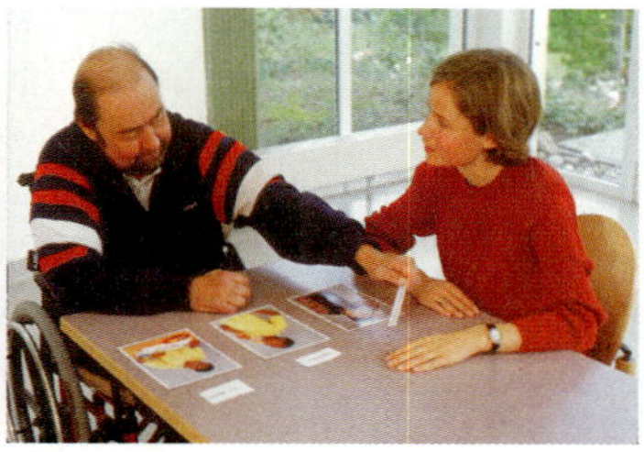
Bei den Wortbildungsaufgaben werden z. B. Text und Bild einander zugeordnet

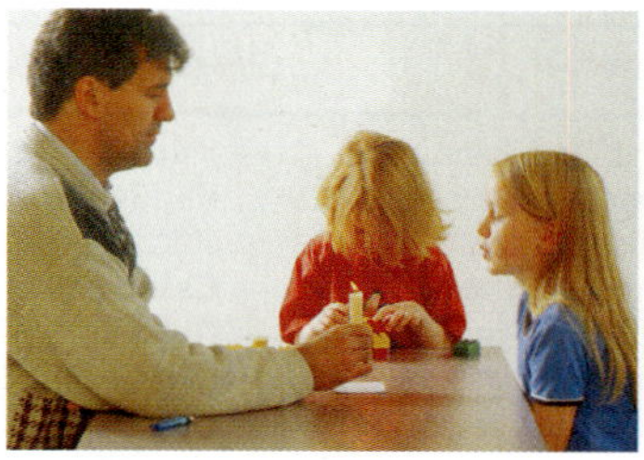
Aktivierung und Kräftigung der Lippenmuskulatur beim Ausblasen einer Kerze (z. B. für das Trainieren des sch-Lauts)

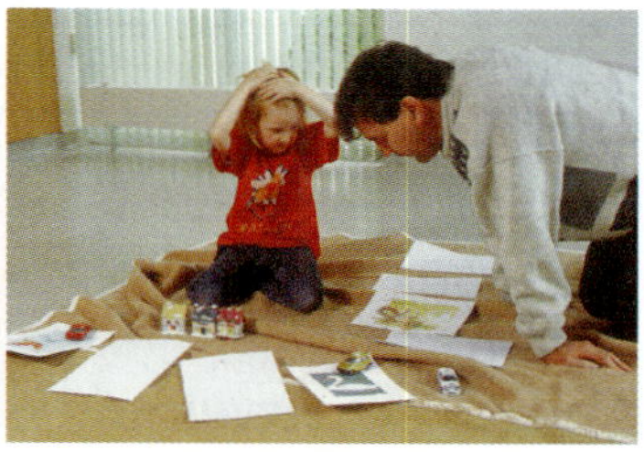
Spielerisch können Laute gefestigt werden, z. B. durch das Nachahmen von Autogeräuschen

27.5 Komplexe Pflegesituation gestalten

Heike Jung-Heintz

■ Aufnahmesituation

Herr Cirak, 48 Jahre, verheiratet, wird mit einer Tibiafraktur rechts in die Unfallchirurgische Klinik gebracht. Schwester Ina stellt bei der Aufnahme fest, dass er kaum deutsch spricht und auch nur bedingt versteht. Da die Verletzung von Herrn Cirak eine sofortige operative Versorgung notwendig macht und keine Zeit mehr bleibt, einen türkischen Dolmetscher oder sonstige Personen zu rufen, welche übersetzen könnten, versucht Schwester Ina mittels einer türkischen Übersetzungstafel und Piktogrammen, Herrn Cirak über die bevorstehende Operation zu informieren.

Herr Cirak gibt Schwester Ina mit Zeichensprache zu verstehen, dass er gerne etwas zum Schreiben hätte. Daraufhin notiert er eine Telefonnummer und bittet, diese Nummer anzurufen: „Meine Frau, Bilgin Cirak." Am Ende des Telefonates fordert Herr Cirak Schwester Ina mit gebrochenem Deutsch und Zeichensprache auf, seiner Frau mitzuteilen, wo er sich befindet. Danach entspannt sich Herr Cirak merklich. Schwester Ina begleitet ihn zur Operationsabteilung und gibt ihm zu verstehen, dass sie ihn hier auch wieder abholen wird.

■ Lebenssituation

Nach der Operation steht ein Dolmetscher zur Anamnese zur Verfügung. Herr und Frau Cirak sind mit der Einschaltung des Dolmetschers einverstanden. Herr Cirak lebt seit 5 Jahren aus beruflichen Gründen mit seiner Frau in Deutschland. Sie wurden beide in der Türkei geboren und sind Muslime. Das Ehepaar Cirak wohnt im Haus eines Onkels, der verwitwet ist, sie haben viele Verwandte in Deutschland. Zu Hause wird nur türkisch gesprochen. Die wenigen Worte, die Herr Cirak spricht und versteht, hat er bei der Arbeit gelernt. Frau Cirak versteht zwar besser als ihr Mann Deutsch, spricht aber kaum ein Wort.

■ Pflegeanamnese

Zur ATL Kommunizieren berichtet Herr Cirak, dass er sich gerne zum Gespräch mit Freunden und Verwandten trifft, die ihn sicherlich auch hier besuchen werden. Der Krankenbesuch ist in der türkischen Tradition ein religiöses Element. Schwester Ina lässt fragen, wie er sich denn hier verständigen kann, da nicht jederzeit ein Dolmetscher zur Verfügung stehen kann. Herr Cirak erwidert, dass er Schwester Ina mit Zeichensprache und durch die Bilder vor der Operation ganz gut verstanden hätte. Jetzt sei ja auch seine Frau da, die sich um ihn kümmern kann. Was ihn allerdings beschäftige sei die Frage, wie er im Krankenhaus beten könnte. Die täglichen Gebete seien ihm sehr wichtig. Der Dolmetscher übersetzt, dass Herr Cirak im Moment für die Gebete keinesfalls aufstehen darf, da er Bettruhe hat, ob er einverstanden sei, wenn das Bett in Richtung Osten aufgestellt wird und seine Ehefrau informiert wird, wie sie ihn bei den vorbereitenden Waschritualen bei der bestehenden Erkrankung unterstützen kann.

■ Ärztliche Anordnung

Postoperativ werden angeordnet: Kontrolle von Puls, Blutdruck, Temperatur, Sensibilität, Hauttemperatur und Hautfarbe des Unterschenkels, Analgesie mit Führung eines Schmerzprotokolls und Bettruhe. Für das rechte Bein: hohe Schienenlagerung.

■ Prioritätensetzung

Um eine komplikationslose Heilung der Tibiafraktur sicherzustellen, muss Herr Cirak alle Informationen zum Heilungsprozess verstehen. Es wird vereinbart, dass der Dolmetscher jeden 2. Tag ½ Stunde zur Klärung wichtiger Fragen zur Verfügung steht. Aus der Erstellung der Anamnese ergibt sich die in **Tab. 27.3** zusammengestellte Pflegeplanung für die ATL Kommunizieren für die nächsten Tage:

Tabelle 27.3 Exemplarische Pflegeplanung für die ATL Kommunizieren

Pflegeproblem/Bedürfnis	*Pflegeziel*	*Pflegemaßnahme*
→ Herr Cirak spricht und versteht kaum Deutsch, daher fehlen ihm Informationen zum weiteren Verlauf, er kann sich nicht differenziert verständlich machen. *Ressource:* Herr Cirak unterhält sich gerne mit seiner Frau, die den ganzen Tag, bei ihm sein möchte.	→ Herr Cirak kann sich verständigen, seine Wünsche, Bedürfnisse und Fragen vermitteln. → Herr Cirak kann Informationen des Pflegepersonales zu Maßnahmen der Diagnostik und Therapie verstehen.	→ jeden 2. Tag steht der Dolmetscher ½ Stunde für wichtige Informationen zur Verfügung, vorab wichtige Informationen und Fragen sammeln (Dokuzettel steckt hinter dem Pflegebericht in der Mappe) → Gestik und Mimik bei allen Pflegemaßnahmen beobachten → Nutzung der Piktogramme und Übersetzungstafeln für türkische Patienten bei Pflegehandlungen und Maßnahmen der Diagnostik (befinden sich auf dem Fensterbrett im Zimmer) → mit Hilfe des Dolmetschers in Erfahrung bringen, welche muslimischen Rituale er im Krankenhaus fortführen will. Frau Cirak einbeziehen und auf beiliegendem Plan festhalten, wer was wann macht

→

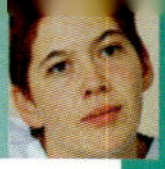

Tabelle 27.3 Exemplarische Pflegeplanung für die ATL Kommunizieren

Pflegeproblem/Bedürfnis	*Pflegeziel*	*Pflegemaßnahme*
→ Herr Cirak ist das Gespräch mit Freunden und Verwandten gewohnt. *Potenzielles Problem:* Mitpatienten fühlen sich in ihrem Ruhebedürfnis durch viele Besucher gestört.	→ Herr Cirak erhält seinem Bedürfnis entsprechend Besuch. → Das Ruhebedürfnis der Mitpatienten wird gewahrt.	→ Mitpatienten über die Tradition des Krankenbesuchs informieren → mit Hilfe des Dolmetschers Herrn und Frau Cirak über die offiziellen Besuchszeiten informieren. Es sollen nicht mehr als 3 Besucher gleichzeitig kommen. Das Ruhebedürfnis der Mitpatienten ansprechen → Information, dass bei häufigerem Besuchswunsch Herr Cirak in den Aufenthaltsraum geschoben werden kann (bis 3. postoperativen Tag im Bett, dann bei stabilen Kreislaufverhältnissen im Rollstuhl)
→ Herr Cirak möchte weiterhin seine täglichen Gebete durchführen.	→ Herr Cirak führt seine Gebete durch.	→ das Bett in Richtung Osten aufstellen und einen Sichtschutz anbieten → Frau Cirak zeigen, wo Waschschüsseln zum Auffangen und Messbecher zum Schütten des Wassers stehen. Sie kann sie sich ohne Nachfrage holen. → Mitpatienten über die Wichtigkeit der Gebete informieren → Herrn Cirak fragen, ob wir mit diesen Maßnahmen seinen Bedürfnissen gerecht werden → sobald ein Einzelzimmer frei ist, Herrn Cirak dorthin verlegen oder wenn möglich mit einem anderen türkischen Patienten zusammenlegen

Leserservice

Verwendete Literatur

Argyle, M.: Körpersprache und Kommunikation, 7. Aufl. Jungfermann, Paderborn 1996

Clausnitzer, R.: Kieferorthopädische Grundlagen der Sprach- und Sprechtherapie. In V. Clausnitzer u. a. (Hrsg.): Logopädie für Studierende und Praktiker. Band 1: Grundlagen der Therapie von Sprach- und Sprechstörungen. Hüthig, Heidelberg 1997

Clausnitzer, V.: Phylogenese und Ontogenese des Kommunikationsverhaltens. In V. Clausnitzer u. a. (Hrsg.): Logopädie für Studierende und Praktiker. Band 1: Grundlagen der Therapie von Sprach- und Sprechstörungen. Hüthig, Heidelberg 1997

Deuse, A.: Computerunterstützte Therapie mit Stotternden. In M. Grohnfeldt (Hrsg.): Handbuch der Sprachtherapie. Band 5: Störungen der Redefähigkeit. Edition Marhold, Berlin 1992

Gundermann, H.: Einführung in die Praxis der Logopädie. Springer, Berlin/Heidelberg/New York 1981

Hartmann, B.: Zur Pathologie und Therapie des Mutismus. In M. Grohnfeldt (Hrsg.): Handbuch der Sprachtherapie. Band 5: Störungen der Redefähigkeit. Edition Marhold, Berlin 1992

Huber, K. u. a.: Sprachstörungen. Ursachen und Behandlung von Sprachstörungen (Aphasien) durch Schädigung des zentralen Nervensystems. Trias, Stuttgart 1991

Wendlandt, W.: Sprachstörungen im Kindesalter. Thieme, Stuttgart 1992

Weiterführende Literatur

Gestrich, R.: Gespräche mit Schwerkranken: Krisenbewältigung durch das Pflegepersonal, 2. Aufl. Kohlhammer, Stuttgart 1998

Joosten-Weiser, D.: Multiple Sklerose als sprachheilpädagogisches Problem. Peter Lang, Frankfurt/M. 1991

Kirchner, H.: Gespräche im Pflegeteam. Thieme, Stuttgart 1996

Kulbatzki, P. u. a.: Konfliktsituationen im Krankenhaus erkennen und lösen. Recom, Basel 1993

Mahler, R.: Professionell kommunizieren. Thieme, Stuttgart 1999

Scholz, H.: Kommunikation im Gesundheitswesen. Verlag für Angewandte Psychologie, Göttingen 1999

Uhlemann, T.: Psychologische Implikationen bei Patienten mit Lippen-Kiefer-Gaumenspalten. In C. Kiese (Hrsg.): Psychologische Diagnostik und Therapie bei Kommunikationsstörungen. Deutscher Psychologen Verlag, Bonn 1992

Weinhold, Ch.: Kommunikation zwischen Patienten und Pflegepersonal. Huber, Bern 1997

Zegelin, A. (Hrsg.): Sprache und Pflege. Ullstein Mosby, Berlin 1997

Kontaktadressen

Bundesverband der Kehlkopflosen der Bundesrepublik Deutschland
Arthur Mehring
Obererle 65
45897 Gelsenkirchen
Tel.: 02 09/59 22 82, Fax: 02 09/59 77 48

Deutsche Gesellschaft für Sprachheilpädagogik e. V. (dgs)
Goldammerstr. 34
12351 Berlin
Tel.: 0 30/6 61 60 04, Fax: 0 30/6 61 60 24

Klinik für Kommunikationsstörungen
Helmholtzweg
Gebäude 101
55101 Mainz
Tel.: 0 61 31/17 73 65, Fax: 0 61 31/17 66 23

Internetadressen

Bundesvereinigung Stotterer-Selbsthilfe e.V
http://www.buss.de

Bundesverband Reha Aphasiker e. V.
http://www.aphasiker.de

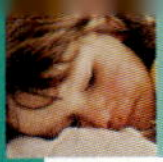

28 ATL Kind, Frau, Mann sein

Tanja Straub-Westphal

Wer Rosen mag, hüte die Knospen

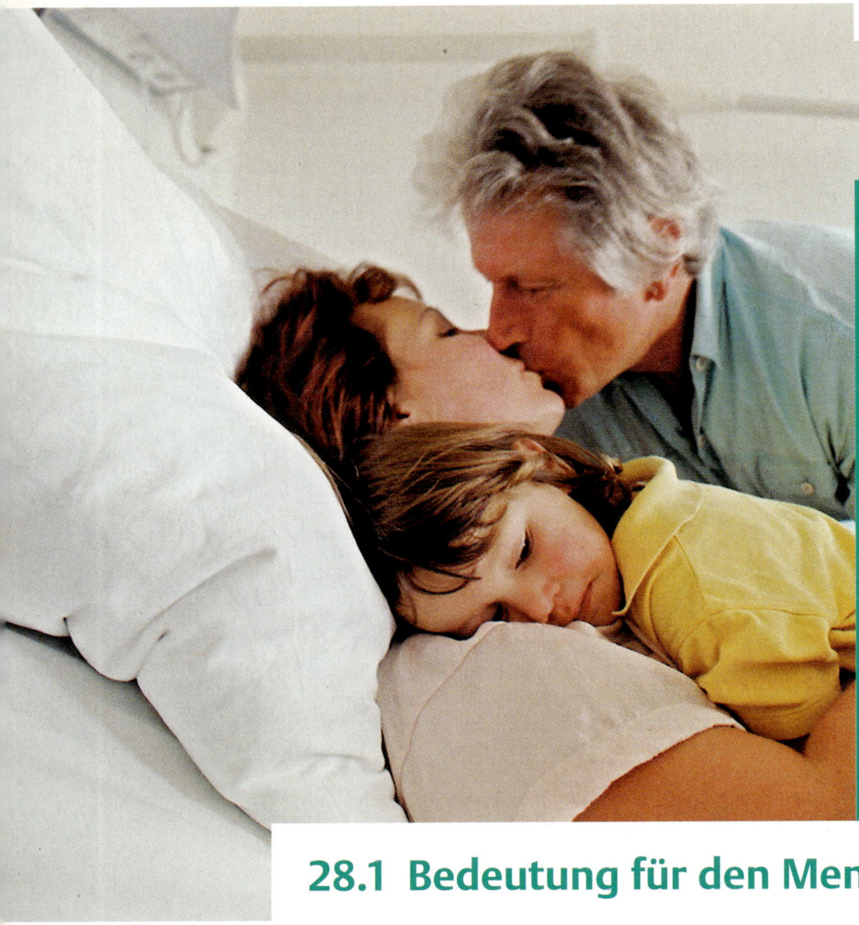

Überblick

28.1 Bedeutung für den Menschen

28.1.1 Psychologische Einflussfaktoren

Intimsphäre

> **Definition**
> Mit Intimsphäre ist der ganz persönliche und vertrauliche Lebensbereich eines Menschen gemeint, nicht nur bezüglich der Sexualität. Es handelt sich um jenen Eigenbereich des Individuums, der von diesem nicht nur sorgsam abgeschirmt, sondern auch gestaltet wird.

In unserem Beruf ist Wahrung der Intimsphäre zu einem Grundsatz einer jeden Pflegetätigkeit geworden. Um jedoch die Bedeutung dieses Prinzips erfassen zu können, wenden wir uns zunächst dem Begriff Intimität zu. Intimität lässt sich von dem lateinischen Wort „intimus" (innerster, tiefster, geheimer Vertrauter, engster Freund) ableiten. Der Intimus ist der vertraute Freund, der Intimbereich ein zu schützender Ort.

> **Definition**
> Eine weitergreifende Definition liefern Masters und Johnson: Intimität ist ein „... gegenseitiges Gefühl der Akzeptanz, der fürsorglichen Verpflichtung, der behutsamen Zuwendung und des Vertrauens." (Masters, Johnson 1990, S. 260).

Intimität ist immer gekennzeichnet durch eine Atmosphäre der Freundlichkeit und des Respekts, ist etwas, was Menschen vor allem *erfahren.* Solche Intimität kann zu jeder Zeit und in vielen Situationen geschehen. Sie kann sich in einem fortlaufenden Prozess entwickeln oder nur kurzfristig vorhanden sein.

Intimität kann z. B. entstehen in einer tröstenden Umarmung, zwischen der stillenden Mutter und ihrem Kind, in einem persönlichen Gespräch über Gedanken und Gefühle, bei der behutsamen Waschung eines Patienten, in der sexuellen Vereinigung zweier Menschen.

Zum Aufbau einer intimen Beziehung sind neben Vertrauen, Zuwendung, Anteilnahme und Verantwortungsbereitschaft auch Ehrlichkeit und Empathie (sich-in-den-anderen-hinein-versetzen-können) notwendig.

Die Fähigkeit Intimität zulassen zu können, hängt davon ab, wie stark ausgeprägt das Selbstwertgefühl (S. 660) dieses Menschen ist und in wieweit er sich selbst annehmen kann. „Ein solches ‚Selbst-Bewusstsein' trägt dazu bei, die eigenen Gefühle und Bedürfnisse erkennen zu lernen und befähigt uns, sie anderen mitzuteilen" (Masters, Johnson, 1990, S. 261). Dagegen haben es Menschen mit einem negativen Selbstwertgefühl oft schwer, Intimität und Vertrauen aufzubauen. Wir erleben bei ihnen eine spürbare Zurückhaltung, sich anderen gegenüber zu öffnen.

Im *Krankenhaus* ist es kaum möglich, Intimität zu leben. Die meisten Zimmer sind mit 3 oder 4 Betten ausgestattet und der Patient lebt auf engstem Raum mit völlig fremden Menschen. Ist der Patient mobil, gibt es als „Rückzugsmöglichkeit" nur das Besucherzimmer, die Cafeteria oder den Krankenhauspark.

Eva Groß
Krankenschwester

···> Praxistipp

Einige Beispiele, um Intimität im Krankenhaus zu ermöglichen, zu denen auch Sie als Pflegende beitragen können, sind: Anklopfen und warten, bis der Zutritt erlaubt wird, uneingeschränkte Besuchszeiten für Angehörige und Freunde, Schaffung von mehr Rückzugsmöglichkeiten (Lesezimmer, Besucherzimmer), Unterstützung des Patienten beim Aufsuchen dieser Rückzugsmöglichkeiten, bei längeren Krankenhausaufenthalten Erlaubnis von Kurzurlauben zu Hause, individuelle Gestaltungsmöglichkeiten der Tagesplanung bei Heimbewohnern fördern (was möchten Sie heute vormittag tun?), Heimbewohner können selbst bestimmen, wann sie Zutritt zu ihrem Zimmer gestatten, d. h. sie vereinbaren mit den Pflegenden feste Zeiten, in denen sie ungestört sein möchten.

Im weiteren Sinne gehören zur Intimsphäre auch persönliche Daten und Gegenstände. Dieser persönliche Bereich braucht Grenzen als Schutz. Die Grenzsetzung ist um so enger, je mehr Scheu, Scham und Tabus ausgebildet sind.

Scham und Schamgefühl

···> Definition

Der Begriff Scham hat eine vielschichtige Bedeutung. In ethischer Sicht meint Scham ein auf Schutz und Distanz bedachtes Sozialverhalten, das die Personenwürde und die Unantastbarkeit der Intimsphäre sichert.

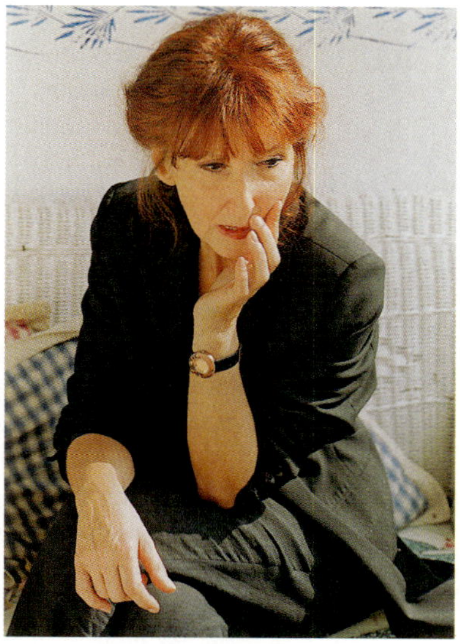

Die durch die Scham gesetzten Tabugrenzen beziehen sich in erster Linie auf die Sexualität. Es gibt aber auch die soziale und geistige Scham. Die soziale Scham äußert sich als „Schwellenangst"; aus Angst, sich eine Blöße zu geben, gehen Menschen nicht aus sich heraus, schweigen bei Diskussionen oder nehmen erst gar nicht daran teil. Die geistige Scham umfasst mehr das Innere des Menschen. Sie meldet sich in existenziellen Lebenssituationen, z. B. im Wunsch nach einem Intimraum beim Sterben. Etwas anderes ist es mit dem Schamgefühl; hier bewegen wir uns auf der psychologischen Ebene. Es ist einerseits angelernt (Sozialisation, Erziehung), andererseits Ausdruck der ureigenen Persönlichkeit. Das Schamgefühl kann deshalb auch als Indikator gesehen werden für das individuelle Selbstwertgefühl (S. 660). Patienten im Krankenhaus entwickeln häufig ein negatives Selbstwertgefühl und reagieren demzufolge beschämt z. B. über die Entblößung ihrer Genitalien oder den Verlust der Blasenkontrolle. Weitere Beispiele für schambesetzte Situationen sind:

- Patienten mit einem Colostoma schämen sich z. B. über die mit dem Stoma verbundenen Geräusche und Gerüche,
- stark übergewichtige Patienten schämen sich evtl. bei der Ermittlung ihres Gewichtes,
- eine Pflegekraft schämt sich über ihre erotischen Gedanken beim Umgang mit einem ihr sehr sympathischen Patienten.

···> Lernaufgabe

Sicher haben Sie schon ähnliche Situationen erlebt. Welche Beobachtungen haben Sie gemacht? Wie äußerte sich das Schamverhalten?

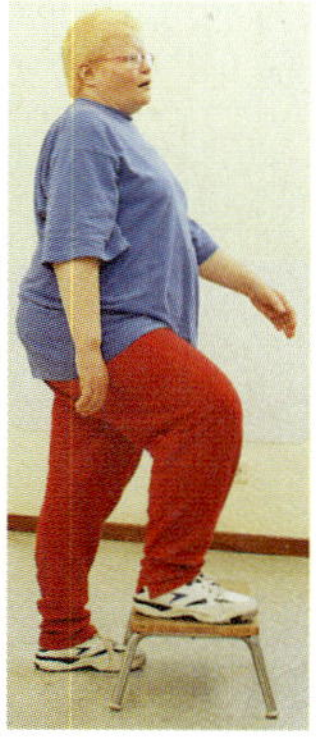

Mit Selbstbewusstsein statt mit Scham kann Übergewicht gewertet werden: Von jemandem, den man liebt, kann gar nicht genug da sein

Nach Baumgart-Fütterer (1994) sind Schamgefühle häufig mit Schuld-, Angst- und Minderwertigkeitsgefühlen verwoben und deshalb in diesem „Gefühlswirrwarr" nicht zu präzisieren. Neben dem Erröten sind jedoch Verhaltensweisen wie den Blick senken, den Kopf abwenden, hüsteln oder räuspern Hinweise auf den emotionalen Zustand des Patienten.

Im praktischen Leben gilt es auch zu unterscheiden zwischen verbergender und behütender Scham, wobei letztere dem Menschen hilft, peinliche Erfahrungen zu vermeiden. Indem sie uns davon abhält, allzu offenherzig Vertrauen und Intimität zu zeigen, hilft sie uns, ein ausgewogenes Maß an Nähe und Distanz herzustellen. Somit hat Scham auch eine positive Bedeutung.

Aber was heißt taktvolles Umgehen konkret im Pflegealltag und wie gehe ich als Pflegeperson mit meinem eigenen Schamgefühl um? Auf der Suche nach einer Antwort muss man feststellen, dass es kein allgemeingültiges Rezept gibt. Jede Pflegesituation, die schambesetzt ist, erfordert individuelles Verhalten hinsichtlich der Tätigkeit an sich, der Art der Wortwahl und des Auftretens. Einige Beispiele für konkrete Pflegesituationen finden Sie auf S. 649.

Folgende Hinweise sind allgemeingültig und können den Umgang für Patienten und Pflegende erleichtern: Wie bei jeder anderen Pflegetätigkeit auch ist bei einem Einbruch in die Intimsphäre die vorherige Information des Patienten über die Art und Weise der Pflegetätigkeit absolut notwendig. Jeder einzelne Handlungsschritt sollte vorher erklärt werden, um den Patienten auf das Folgende vorzubereiten.

Zeigen Sie dem Patienten, dass Ihnen die Wahrung seiner Intimsphäre wichtig ist. Indem Sie z.B. eine spanische Wand aufstellen, signalisieren Sie ihm Ihren Respekt hinsichtlich seiner Verletzbarkeit und helfen Sie ihm, seine Würde zu bewahren.

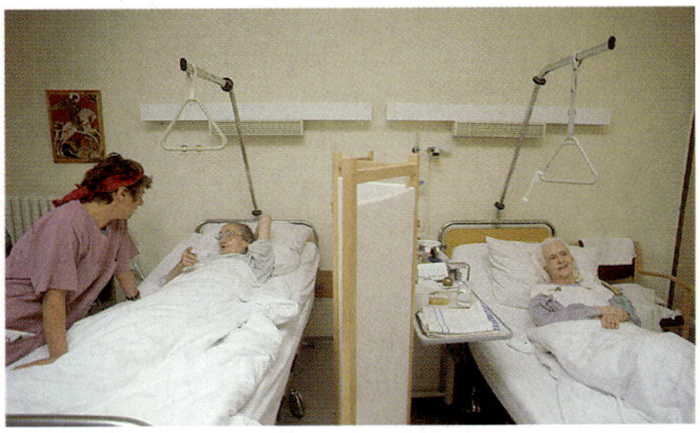

Eine spanische Wand sollte möglichst am Kopfende dauerhaft befestigt sein, da es zeitraubend ist, eine fahrbare Wand erst an Ort und Stelle schieben zu müssen

Wenn der Gesundheitszustand es zulässt, kann der Patient auch bestimmte Tätigkeiten, die die Intimsphäre betreffen, allein durchführen (z.B. Waschung im Intimbereich). Fragen Sie ihn, was er selbstständig tun möchte.

> Eva Groß
> Krankenschwester
>
> **Praxistipp**
> Um ein Gespür für die Bedürfnisse des Patienten zu bekommen, können Sie sich fragen, wie Sie selbst in der jeweiligen Situation gepflegt werden möchten. Pflegende, die selbst schon einmal als Patienten im Krankenhaus waren, zeigen diesbezüglich eine höhere Sensibilität.

In einigen Fällen ist es für Sie und den Patienten hilfreich, wenn Sie taktvoll und diskret die vermuteten Schamgefühle ansprechen. Eventuell lösen sich so auf beiden Seiten die „inneren Verkrampfungen" und der Situation wird die Spitze der Peinlichkeit genommen.

Bedenken Sie, dass für Sie nach jahrelanger Tätigkeit evtl. eine Gewöhnung an schambesetzte Situationen stattgefunden hat, Patienten diese Situation aber u.U. das erste Mal erleben. Ihre eigenen Schamgrenzen sind nur bedingt mit denen des Patienten konform. Deshalb erfordert jeder Patient ein neues sensibles „Erspüren" dieser Grenzen.

Grundbedürfnisse nach Nähe und Distanz

Die Schutzzonen der Scham ermöglichen dem Menschen einen hohen Grad an Sicherheit im sozialen Zusammenleben. Der Mensch kann sich abgrenzen, ohne ausgegrenzt zu werden. Zonenübergreifende Körperkontakte und Berührungen sind aber in der Pflege unumgänglich. Die Pflegenden nehmen an Körperbereichen Kontakt auf (z.B. bei der Intimpflege), die normalerweise sogar für Eltern und intime Freunde tabuisiert sind. Diese Zonen werden auch unterteilt in

- **Sozialzonen**: Hände, Arme, Schulter, Rücken. Der Berührung soll die Frage „Darf ich...?" vorausgehen.
- **Verletzbarkeitszonen**: Gesicht, Hals, Körperfront (beim liegenden Patienten). Hier sollte nicht ohne Erlaubnis berührt werden. Der Betroffene fühlt sich leicht „überfahren", „in Besitz genommen", abhängig gemacht wie ein Kind oder bedroht.
- **Intimzone**: Genitalbereich. Hier bedarf es der größten Behutsamkeit, Einfühlsamkeit, letztlich des Vertrauens.

Eine weitere Zone, die wir im Pflegebereich immer wieder antasten müssen, ist der sog. *Territorialbereich*. Das ist der Raum, den Menschen wie Tiere als unmittelbaren Lebensraum für sich in Anspruch nehmen. Die normale Schutzdistanz beträgt ca. 0,5 m. Der Gesunde nimmt sich diesen Raum, indem er selbst Abstand und Begrenzung schafft (er setzt sich Distanz und Nähe). Der Kranke hat oft keine Möglichkeit zu dieser Wahl; im Mehrbettzimmer ist kein Territorialbereich gewährleistet; er muss es aushalten, wenn andere Personen dauernd an seinem Bett anstoßen, an seinem Nachttisch herumhantieren oder dass Mitpatienten seinen persönlichen Bereich antasten, und sei es „nur" mit den Augen. Nähe und Distanz sind 2 Gegenpole, die sich in der Pflege in ständigem Wechselspiel befinden. Sie können einem Menschen körperlich sehr nahe sein, aber innerlich doch einen sehr großen Abstand zu ihm fühlen. Und andererseits sind Sie vielleicht sehr weit entfernt von einem Patienten und wissen sich ihm doch ganz nahe. Nähesuchendes und nähevermittelndes Verhalten wird von der eigenen Lebenserfahrung und Biografie beeinflusst. Wie viel Nähe ein Patient benötigt, ist also individuell verschieden, aber auch situationsabhängig. In der ersten Bewältigungsphase einer Erkrankung mit großen Schmerzen benötigen die meisten Patienten viel Ruhe, sobald sie sich jedoch besser fühlen, möchten sie auch vertraute Menschen um sich haben. Nähe vermitteln heißt, da zu sein, zuzuhören, Zeit zu haben, aber auch körperlich Nähe zu geben, wie z. B. die Hand halten oder den Arm berühren (S. 669).

> **Merke**
> Das Nahe-sein und Da-sein ist eines der wichtigsten pflegerischen Tätigkeiten in der Begleitung Sterbender.

Dazu gehören das Berühren und Streicheln, evtl. etwas vorlesen oder die Hand halten. In der Kinderkrankenpflege werden sterbende Kinder ihren Eltern auf den Arm gegeben. Wenn diese es wünschen, bleibt die Pflegeperson während der Sterbephase bei ihnen.

Distanz ist gleichbedeutend mit Abstand, Entfernung, Lösung oder Rückzug. Wenn ich mich distanziere, gewinne ich Abstand, ziehe mich zurück und kann so die Situation oder den Patienten aus einem anderen Blickwinkel sehen. Auch die eigenen Bedürfnisse als Pflegeperson nach Distanz sind zu beachten. Um kompetent pflegen zu können, muss ich mich zeitweise distanzieren können von z. B. Langzeitpatienten (durch Ablösung durch eine andere Pflegekraft), von der Arbeit an sich (durch ausreichend Freizeitausgleich und Urlaub) usw.

> **Praxistipp**
> Eva Groß, Krankenschwester
> Für Patienten kann sich das Bedürfnis nach Distanz z. B. darin äußern, dass sie manchmal durch die Anzahl der Besucher überfordert sind. Erfragen Sie gerade in den ersten Tagen nach einer Operation die Wünsche des Patienten und machen Sie ggf. die Angehörigen darauf aufmerksam.

Doch auch Pflegepersonen befinden sich oftmals in einer zwiespältigen Situation. Einerseits erwarten andere von ihnen (und auch sie von sich selbst) Anteilnahme, Fürsorglichkeit und Beistand, andererseits müssen auch sie einen gewissen Abstand zu dem Erkrankten und seiner Krankheit wahren, um sich selbst als Person mit eigenen Bedürfnissen wahrnehmen zu können. Ein Gespräch kann dazu beitragen, die eigenen Grenzen und Möglichkeiten zu erkennen.

Im Umgang mit Nähe und Distanz ist immer daran zu denken, dass die eigenen Grenzsetzungen anders sein können als die unserer Mitmenschen. Takt und Einfühlungsvermögen helfen uns, das richtige Maß zu finden.

Liebe

Die folgenden Assoziationen verbinden wir im Allgemeinen mit Liebe:

Umsorgen. Sie umsorgen z. B. einen Patienten, indem Sie ihn vor dem grellen Sonnenlicht schützen und die Vorhänge in der Mittagszeit zuziehen. Sie sorgen für ihn, wenn Sie ihn fragen, ob sein Kopfteil zum Lesen höher gestellt werden soll, usw.

Vertrauen. Der Patient vertraut sich Ihnen an, er vertraut Ihnen und den Ärzten. Ohne gegenseitiges Vertrauen ist eine erfolgreiche Pflege kaum möglich.

Akzeptanz. Den anderen so akzeptieren, wie er ist: Die Individualität eines jeden Patienten zu beachten, ist Aufgabe jeder Pflegetätigkeit.

Einfühlung. Wenn Sie versuchen, sich in den Patienten einzufühlen, nehmen Sie an seiner Gedankenwelt teil, sind ihm nahe und spüren schon kleinste Veränderungen in seinem Befinden.

Opferbereitschaft. Sie bringen z. B. Opfer, indem Sie ihre Ekelgefühle überwinden.

Verzeihen. Sie nehmen dem Patienten nichts übel, solange Sie sein Verhalten der Krankheit zuordnen können.

Interesse. Sie zeigen z. B. ehrliches Interesse am Wohl des Patienten, wenn Sie sich danach erkundigen, warum er sein Mittagessen nicht zu sich genommen hat und ihm evtl. etwas anderes anbieten.

Aber auch Merkmale wie „Respekt", „den anderen an die erste Stelle setzen" und „Nähe" können den liebevollen Umgang mit einem Patienten ausdrücken.

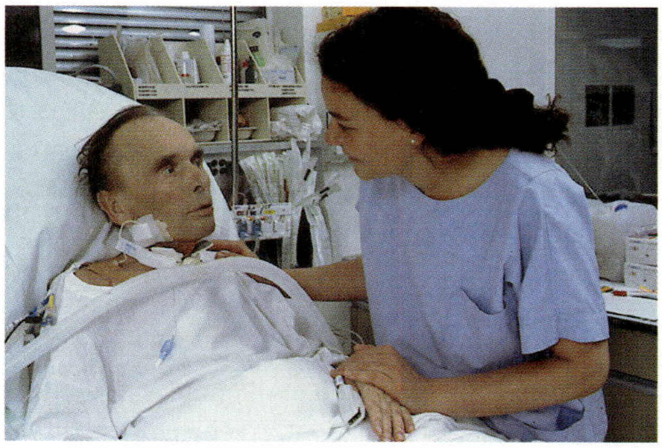

Das echte Interesse der Pflegeperson am Patienten ist hier sehr deutlich zu sehen

Sinnlichkeit

Pflegen heißt auch, die Sinne anzuregen. Im Umgang mit schwerst behinderten Kindern und Erwachsenen werden sensorische Reize bewusst und gezielt eingesetzt (z. B. in der sensorischen Integrationstherapie oder der Basalen Stimulation, S. 170 f), um die körperliche und geistige Entwicklung zu fördern. Die Körpersinne oder auch Basissinne, wie der Gleichgewichtssinn, die Tiefensensibilität und die Wahrnehmung über die Haut ermöglichen die Selbstwahrnehmung und sind zusammen mit dem Hören und Sehen das Fundament für unsere emotio-

> »*Sinnesfreuden sind genussvolle Empfindungen, die Lüste wecken können. Lüste sind „gelebte Erinnerungen an die unmittelbare unverfrorene Erlebnisfähigkeit der Kindheit (Rost 1990, S. 397).*«

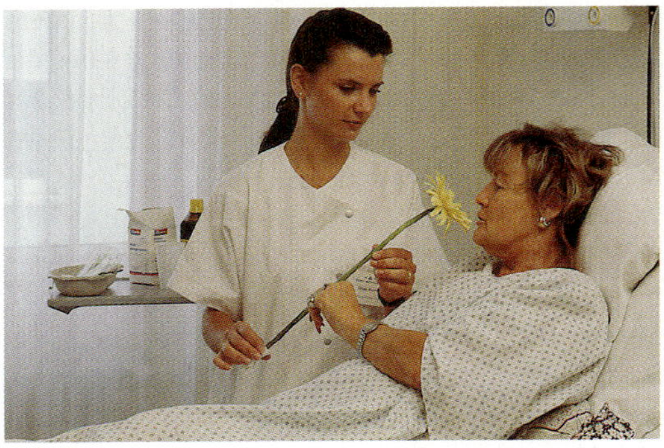

Pflegen heißt auch, die Sinne anzuregen

nale Zufriedenheit. Sie fördern die Sensibilität der Haut, wenn Sie z. B. den Patienten mit einem Frotteehandschuh waschen, ihn mit einer Körperlotion eincremen oder ihm ein frisch bezogenes Bett anbieten. Die Tiefensensibilität betrifft die Sinneseindrücke von Muskeln und Gelenken und wird z. B. bei einem festen Händedruck, einer Massage oder beim Arbeiten mit Ton stimuliert. Auch der Geruchs- und Geschmackssinn bedarf bei einigen Patienten der Anregung.

Merke
Denken Sie als Pflegende daran, dass gerade ältere und verwirrte Patienten sowie Patienten nach Schädel-Hirn-Trauma über vertraute, anregende Gerüche eine positive Orientierung erfahren können.

Natürlich können Sie in der Pflege auch visuelle und auditive Reize setzen. Indem Sie z. B. in der Mittagszeit die Vorhänge leicht zuziehen, das Licht also etwas gedämpft ist und der Patient seine Lieblingsmusik über den Kasettenrekorder hört, schaffen Sie eine Atmosphäre der Sinnlichkeit, die seine Sinne anregt.

Lust

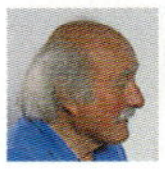

Im Krankenhaus könnte sich einmal folgende Situation ergeben: Der ältere Herr Ludwig sitzt in seinem Zimmer im Stuhl und schaut, scheinbar desinteressiert, aus dem Fenster. Sie haben gerade eine Viertelstunde Zeit und überlegen, wie Sie den Patienten motivieren könnten, etwas zu unternehmen. Sie fragen ihn: „Herr Ludwig, wozu haben Sie heute morgen Lust? Möchten Sie gerne einen Spaziergang in die Cafeteria machen, um dort einen duftenden Pfefferminztee zu trinken oder haben Sie Lust auf ein Brettspiel mit dem Patienten aus Zimmer 4?"

Bei schwerkranken Kindern wird häufig Wunschkost ermöglicht und gefragt: „Worauf hast Du heute Lust?" Die Frage ist also nicht, was möchte ich, dass der Patient tut, sondern die Frage lautet: Was möchte der Patient? Lustvolle Erfahrungen sind somit auch im Krankenhaus zu wecken, z. B. durch ein warmes Bad mit einem belebenden Badezusatz, eine prickelnde erfrischende Dusche, eine Handmassage oder durch Duftlampen.

Sicher haben Sie noch mehr Ideen, wie Sie Patienten positive Erfahrungen vermitteln können. Nutzen Sie Ihre Kreativität und überlegen Sie, wie Sie dem Patienten etwas Gutes tun können.

28.1.2 Ökologisch-kulturelle Einflussfaktoren

Toleranz

Definition
Toleranz kommt von lat. tolerare = erdulden, ertragen, und bedeutet das Geltenlassen anderer religiöser, ethisch-sozialer, politischer sowie wissenschaftlich-philosophischer Überzeugungen, Normen und Werte. Einfach ausgedrückt könnte man Toleranz auch als eine positive und respektierende, grundsätzlich offene Grundhaltung anderen Menschen gegenüber beschreiben.

Pflegende bewegen sich dabei auch immer an den Grenzen ihrer Intoleranz. Diese Grenzen werden z. B. sichtbar in Fällen, in denen Angehörige von Patienten aus religiösen Gründen in eine lebensnotwendige Operation nicht einwilligen. Doch auch weniger dramatische Situationen erfordern oftmals einen Balanceakt zwischen tolerieren und nicht tolerieren können.

Lernaufgabe
Stellen Sie sich einmal folgende Situation vor: Ein 11-jähriger türkischer Junge liegt nach einer Blinddarmoperation am 1. Tag nach der Operation in einem 3-Bett-Zimmer. Es ist Nachmittag und seine Familie kommt zu Besuch. Das sind sein Vater und seine Mutter, 2 Geschwister, Oma, Tante und 2 Cousins. Die anderen 2 Patienten haben auch Besuch. Das Zimmer ist überfüllt. Wie viel Toleranz können Sie in dieser Situation aufbringen? Wie viel Toleranz können die anderen Besucher aufbringen? Wie viel Stress und Lärm können Sie den Patienten zumuten? Überlegen Sie, wie Sie sich in dieser Situation verhalten würden!

Wie oben schon erwähnt, kann Toleranz nicht oberstes Gebot sein. Aber Sie können Toleranz als Ziel sehen, welches Sie sich für jeden Patienten neu stecken. Erfahrung, Neugier und Wissen können Ihnen auf dem Weg zu diesem Ziel helfen. Durch Ihre Erfahrung haben Sie z. B. gelernt, dass sich Patienten im Krankenhaus immer in einer Ausnahmesituation befinden und deshalb manchmal unfreundlich, unbequem, nörgelig und unzufrieden erscheinen. Wenn Sie sie jedoch Wochen später auf der Straße treffen, bedanken sie sich evtl. für die freundliche Pflege. Ihr Wissen z. B. über Demenzkranke kann Ihnen helfen, evtl. aggressives Verhalten den Veränderungen im Gehirn zuzuordnen und es nicht als persönlichen Angriff zu bewerten. Indem Sie neugierig sind und Fragen stellen, erfahren Sie von den Patienten vielleicht etwas über ihre Kultur und Gebräuche und können so bestimmte Verhaltensweisen leichter tolerieren. Auch von dem Patienten und seinen Angehörigen erwarten wir Toleranz, z. B. von dem Patienten, dass er seine Krankheit und die damit verbundenen Maßnahmen erduldet. Angehörige müssen z. B. die sich evtl. verändernde Persönlichkeit während der Krankheit ertragen und manchmal unendlich lange Wartezeiten erdulden. Vielleicht haben Sie auch schon einmal mit dem Patienten gemeinsam eine besonders unangenehme Situation ertragen und gegenseitige Toleranz erfahren.

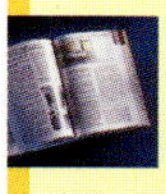

Lernaufgabe
Überprüfen Sie in einem Ihrer nächsten Dienste, wo Sie Toleranz weitergeben können und wo Ihre persönlichen Grenzen der Toleranz liegen.

Umgang mit Geschlechtlichkeit in anderen Kulturkreisen

In jeder Gesellschaft hat Sexualität ihren eigenen, aus der Tradition von Religion und Kultur stammenden Wert. Damit verbunden sind bestimmte Normen, Moralvorstellungen, Regeln und Gesetze. Hier einige Beispiele: In Polen hat der Katholizismus einen starken Einfluss auf das öffentliche und private Leben. Er prägt die Vorstellungen von „normaler" und „anormaler" Sexualität sowie von „sündhaften" und „zulässigem" Sexualverhalten. Zuwanderer aus Polen reagieren deshalb häufig irritiert, wenn sie sich mit der hiesigen Allgegenwärtigkeit von Sexualität in Werbung, Fernsehen usw. konfrontiert sehen. Die heilige Schrift der Moslems, der Koran, schreibt den muslimischen Frauen vor, den Körper zu verhüllen. Zum eigenen Schutz, um die Männer nicht zu reizen, aber auch als Zeichen ihrer religiösen Identität, tragen sie ein Kopftuch. In Japan werden auch heute noch viele Frauen vorrangig zum Dienen erzogen, gegenüber den Eltern, dem Mann, den Kindern und im Job. Die Antibabypille ist nur als Hormonmedikament erlaubt. Orthodoxen jüdischen Frauen ist es verboten, während der Menstruation und in den darauf folgenden Tage, Geschlechtsverkehr zu haben. Sie gelten in dieser Zeit als „unrein". In einigen Ländern Afrikas (z. B. in Togo oder in Äthiopien) wird auch heute noch Mädchen die Klitoris beschnitten, um ihre sexuelle Erlebnisfähigkeit einzuschränken. In den Staaten der ehemaligen Sowjetunion war noch Anfang der 90er Jahre das Thema Sexualität in der Öffentlichkeit stark tabuisiert. Verhütungsmittel waren und sind auch heute noch schwer zu bekommen, wenig effektiv und oftmals gesundheitsschädlich. Folgen davon sind häufig frühe Schwangerschaften und illegale Abtreibungen. Auf Station begegnen wir Menschen aus vielen Kulturkreisen, deren „Anderssein" uns zunächst befremden kann. Durch Nicht- oder Missverstehen fremder Orientierungen resultieren häufig Pauschalisierungen, Vorurteile, Diskreditierung und Unsicherheiten. Pflegende können den Umgang mit der täglichen Erfahrung von Differenz und Befremdung erlernen, indem sie ihre eigenen Wert- und Rollenvorstellungen zurückstellen und versuchen, sich zumindest ein Stück weit in die Sichtweise des Patienten einzufühlen. E. Kellnhauser u. S. Schewior-Popp haben unter dem Titel „Ausländische Patienten besser verstehen" Kommunikationshilfen für die Praxis erstellt.

Praxistipp
Eva Groß
Krankenschwester
Toleranz und Empathie lassen sich aber nur in einem wechselseitigen Dialog erlernen. Gehen Sie deshalb auf den Patienten zu. In einem offenen Gespräch erfahren Sie vielleicht, dass die muslimische Patientin das Kopftuch gar nicht als Zeichen der Unterdrückung sieht.

Wenn Sie sich Zeit nehmen und Verständnis für die Ängste der Patientin zeigen, wird diese Ihnen evtl. den Grund für die Ablehnung der Uterusoperation nennen. Da türkische Männer das Recht haben, sich scheiden zu lassen, wenn ihre Frauen keine Kinder bekommen, sind die Befürchtungen bei bevorstehenden gynäkologischen Operationen verständlich. Gibt es Sprach- oder Verständigungsschwierigkeiten, können Sie versuchen über Verwandte, einen Dolmetscher oder mit Hilfe von Piktogrammen mit dem Patienten in Kontakt zu kommen. Gleichgeschlechtliche Personen sind dabei zu bevorzugen, d. h. es empfiehlt sich, z. B. die Tochter der Patientin zu befragen, da das Schamverhalten bei tabuisierten Themen besonders ausgeprägt sein kann. Beachten Sie auch, dass die Zugehörigkeit zu einer Religion nicht zwangsläufig allgemeingültige Verhaltensweisen auferlegt. Auch innerhalb einer kulturellen oder religiösen Gruppe gibt

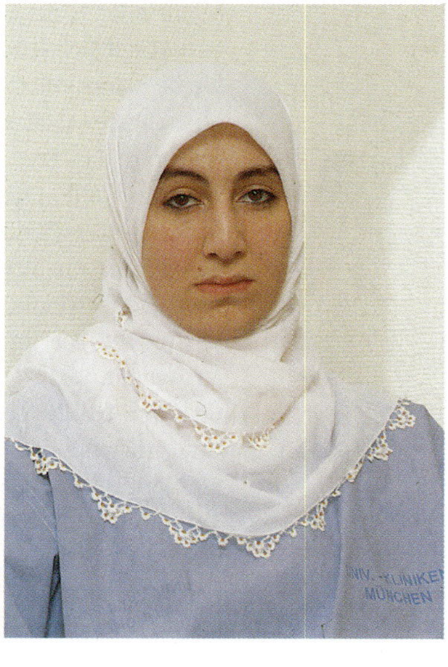

Für türkische Frauen ist es sehr erleichternd, von einer Krankenschwester gepflegt zu werden, die ihren kulturellen Hintergrund kennt

es unterschiedliche Sichtweisen und Einstellungen, d. h. die Individualität und Persönlichkeit ist auch unter ausländischen Patienten zu berücksichtigen. Für den Umgang mit türkischen Patienten, die anzahlmäßig größte Gruppe im Krankenhaus, haben Kellnhauser u. Schewior-Popp (1999) weitere Verhaltenshinweise aufgestellt: Die Bekleidungsvorschriften des Islam müssen auch im Krankenhaus beachtet werden. Bei den Frauen sind kurze, enge Nachthemden und Flügelhemden zu vermeiden. Umgekehrt können muslimische Männer sich durch Krankenschwestern mit freizügiger Bekleidung unter Umständen herausgefordert fühlen. Nach den Gesetzen des Islam erhöht die Scham den Wert einer Frau. Das gesteigerte Schamgefühl kann gemindert werden, wenn Sie z. B. bei gynäkologischen Untersuchungen den Frauen und Mädchen ein Tuch anbieten, mit welchem sie sich Bauch und Arme abdecken können.

28.2 Phänomene wahrnehmen und beurteilen

28.2.1 Physiologische Einflussfaktoren

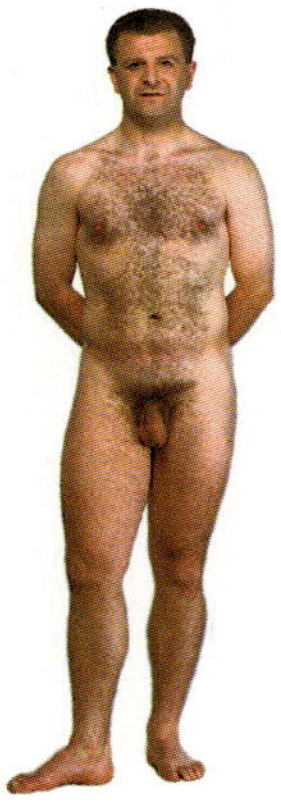

Biologische Geschlechtsfestlegung/-bestimmung

Bei der Geschlechtsbestimmung von Frau oder Mann unterscheidet man die 3 Aspekte: biologisch-genetisches Geschlecht, Geschlechtsidentität und Geschlechtsrolle.

Biologisch-genetisches Geschlecht. Das körperliche Geschlecht eines Menschen ist bei der Zeugung festgelegt. Bei der Vereinigung von Eizelle und Samenzelle, ungefähr 12 – 36 Std. nach dem Koitus, entstehen Zygoten mit einem xx- (weiblichen) oder xy- (männlichen) Chromosomensatz. Der Geschlechtsakt ist die spezifische Aktivität der erwachsenen Geschlechtlichkeit, ohne den es keine Fortpflanzung gibt. Sie ist aber nur der biologische Anteil geschlechtsspezifischen Verhaltens.

Geschlechtsidentität. Der Begriff Geschlechtsidentität meint das Bewusstsein und die Überzeugung, einem bestimmten Geschlecht anzugehören, sich als Mann oder Frau zu fühlen. Diese innere Erfahrung entwickelt sich schon in den ersten Lebensjahren und bleibt dann relativ stabil. Beim Aufbau des Geschlechtsbewusstseins spielt neben den biologischen Faktoren das Erziehungsverhalten der Eltern eine wichtige Rolle. Eltern können die geschlechtsspezifischen Unterschiede unterstützen oder ablehnen, sie können die für ihre Gesellschaft geltenden, männlichen oder weiblichen Eigenschaften und Verhaltensweisen an ihre Kinder weitervermitteln oder auch nicht.

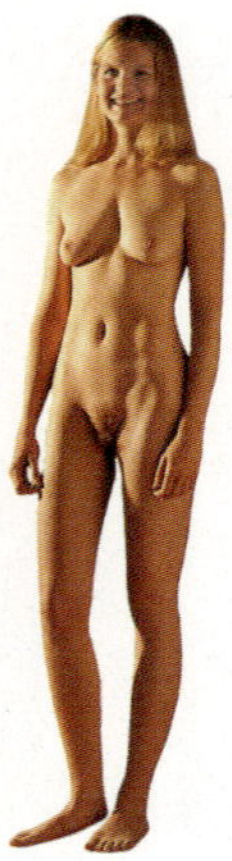

Geschlechtsrolle. Im Gegensatz zur Geschlechtsidentität, die die innere Überzeugung widerspiegelt, werden mit dem Begriff Geschlechtsrolle äußere Verhaltensweisen erfasst. Obwohl in den letzten Jahrzehnten die Gleichberechtigung zwischen den Geschlechtern angestrebt wird, gibt es auch heute klare Vorstellungen darüber, wie ein Junge oder Mann, wie ein Mädchen oder eine Frau „auszusehen haben“ oder „sich verhalten“ sollen. Dies ist aber keineswegs nur negativ zu bewerten. Gerade Kinder benötigen in der Entwicklung ihrer Identität eindeutige Vorbilder von weiblichen und männlichen Verhaltensweisen. Die Rollenstereotypie birgt aber andererseits auch die Gefahr in sich, dass diejenigen, die der Geschlechtsrolle nicht entsprechen wollen oder können, von der Gesellschaft nicht akzeptiert werden.

Geschlechtliche Reifung in der Entwicklung bis zur Pubertät

Der Weg zur geschlechtlichen Reife am Ende der Pubertät beginnt schon vor der Geburt. Ultraschallstudien zeigen, dass reflexhafte Erektionen beim männlichen Feten schon mit wenigen Monaten stattfinden. Im Säuglingsalter werden von den Eltern z. B. beim Baden oder beim Stillen frühkindliche Sexualreflexe beobachtet. Die Peniserektion ist dabei zwar deutlicher sichtbar, aber auch beim Mädchen treten Vaginalfeuchte und Klitorisreaktion auf (Masters, Johnson 1990). Im Alter von ungefähr 6 Monaten fangen Babys an, ihre Genitalien zu berühren, wenn sie nackt sind. Manche Kinder zeigen auch Freude dabei.

Im Alter von 2 – 3 Jahren haben Kinder ein Gefühl dafür entwickelt, ob sie ein Junge sind oder ein Mädchen und dass sie sich vom anderen Geschlecht unterscheiden. Die Neugier am eigenen Körper ist jetzt unübersehbar. Die Geschlechtsteile werden benannt und viele Kinder entdecken, dass das Spiel mit den Genitalien lustvolle Empfindungen hervorrufen kann.

Im Vorschulalter richtet sich das Interesse verstärkt auf das Aussehen anderer. In Doktorspielen oder Vater-Mutter-Kind-Spielen sehen Kinder eine Gelegenheit, den Körper von Gleichaltrigen zu beobachten, zu untersuchen und zu betasten. Sie möchten herausfinden, wie sie sich von anderen un-

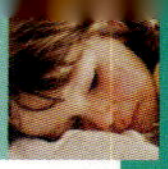

terscheiden. Auch die Frage, woher die Babys kommen und wie sie geboren werden, beschäftigt die Kinder im Alter von 4–6 Jahren. Eltern sollten diesen Fragen in kindgerechter, aber sachlich korrekter Form begegnen und nicht nach Ausflüchten suchen.

Der allgemein große Wissensdurst im Grundschulalter klammert auch das Thema Sexualität nicht aus. Am Anfang berichten die Kinder noch ganz ungeniert vom ersten Kuss und dem ersten verliebt sein, Sexualfantasien finden später ihren Ausdruck in Tagebuchaufzeichnungen. Eltern können diese Zeit nutzen, um ihre Kinder auf die bevorstehenden körperlichen Veränderungen aufmerksam zu machen, denn der Beginn der Geschlechtsreife hat sich in den letzten Jahrzehnten u. a. durch verbesserte Ernährung um 1–2 Jahre vorverschoben.

Die *Pubertät* (lat. pubescare = behaart werden, pubertas = Alter der Mannbarkeit) ist biologisch definiert, beginnt mit dem Auftreten der sekundären Geschlechtsmerkmale (z. B. Brustbildung beim Mädchen ab 8–13 Jahren, Schambehaarung) und endet mit der Geschlechtsreife, d. h. mit der Ausstoßung der ersten Spermatozoen beim Jungen (Samenerguss, Ejakulation) oder des ersten Eies beim Mädchen (begleitet von der Menstruation) rund 2 Jahre danach.

Die Pubertät setzt bei Jungen in der Regel 1–2 Jahre später ein als bei Mädchen und führt neben den geschlechtlichen Veränderungen außerdem zu Stimmbruch und Bartwuchs. Desweiteren findet bei beiden Geschlechtern ein plötzlicher Wachstumsschub statt, bei Mädchen wiederum 2 Jahre früher als bei Jungen. Mit dem Beginn der Pubertät sollten Eltern mit ihren Kindern über Schwangerschaftsverhütung und Geschlechtskrankheiten sprechen.

Neben dem Umgang mit der sich verändernden Geschlechtlichkeit werden Pubertierende mit einer Vielzahl psychosozialer Anforderungen konfrontiert. Sie müssen sich von den Eltern lösen, sich in eine Gruppe von Gleichaltrigen einbinden, dem Leistungsdruck der Schule standhalten, sich eigene Wertvorstellungen erarbeiten und Verantwortungsbewusstsein entwickeln. Außerdem lernen sie in dieser Zeit, ihre sich entfaltende Sexualität zu erleben und zu erforschen, um ein persönliches Identitäts- und Selbstwertgefühl zu erlangen (S. 660).

Weiblicher Zyklus und Menstruation

Mit dem Erreichen der Geschlechtsreife sind Frauen und Männer in der Lage, Kinder zu zeugen. Während der Mann seine Fruchtbarkeit bis ins hohe Alter hinein behalten kann, beginnt die Geschlechtsreife der Frau mit ihrer ersten Monatsblutung (*Menarche*, zwischen dem 10. und 14. Lebensjahr) und endet mit ihrer letzten (*Menopause*, zwischen dem 48. und 52. Lebensjahr) (S. 659). In diesen rund 40 Jahren ist der Organismus der Frau periodisch wiederkehrenden Veränderungen unterworfen, die man Zyklus nennt. Ein Zyklus dauert 28 Tage ± 4 und wird bestimmt durch das Zusammenwirken von Zwischenhirn, Hypophyse, Eierstöcken und Gebärmutterschleimhaut.

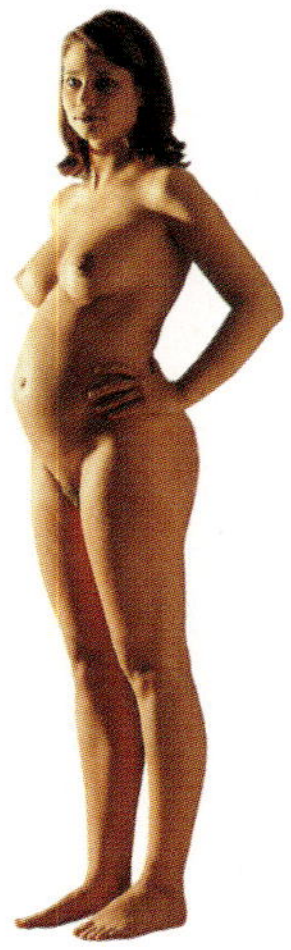

Als Voraussetzung für eine Schwangerschaft wird jeden Monat vom Eierstock eine befruchtungsfähige Eizelle entlassen (ovarieller Zyklus) und die Gebärmutter stellt einen Nistplatz für die Eizelle bereit (endometrialer Zyklus). In jedem der beiden Eierstöcke befinden sich bei Erreichen der Geschlechtsreife etwa 200 000 sog. Follikel (Eibläschen, unreife Eizellen). Die Gesamtheit der Follikel bildet das Hormon Östrogen, jedoch reift pro Monat nur in einem Follikel eine befruchtungsfähige Eizelle heran. Sie wächst und wandert dabei zur Oberfläche des Eierstocks. Beim Eisprung platzt die äußere Hülle des Follikels, das Ei fällt heraus und wird vom Eileiter aufgenommen. Die leere Hülle des Follikels wird durch Einlagerung eines gelben Pigments zum Gelbkörper (Corpus luteum) und bildet das Hormon Gestagen.

Der Zyklus der Gebärmutterschleimhaut verläuft in 3 Phasen. Der 1. Tag der *Menstruation* (Synonyme: Regel, Periode) ist der 1. Zyklustag.

Menstruation, Abstoßungsphase (Desquamationsphase): Wenn sich kein *befruchtetes* Ei eingenistet hat, wird die Gebärmutterschleimhaut über einen Zeitraum von 4–7 Tagen abgestoßen. Die abgesonderte Flüssigkeit (50–150 ml) besteht aus Blut (50–70 ml), Schleim und Geweberesten und ist nicht gerinnbar. Der Gestagen- (Progesteron) und Östrogenspiegel ist am Minimum.

Aufbauphase (Proliferationsphase): Unter dem Einfluss von Östrogen beginnt erneut das Wachstum (Proliferation) der Gebärmutterschleimhaut. Je mehr Östrogen wirksam wird, umso dicker wächst die Schleimhaut und umso stärker wird die Menstruation.

Basaltemperaturkurve

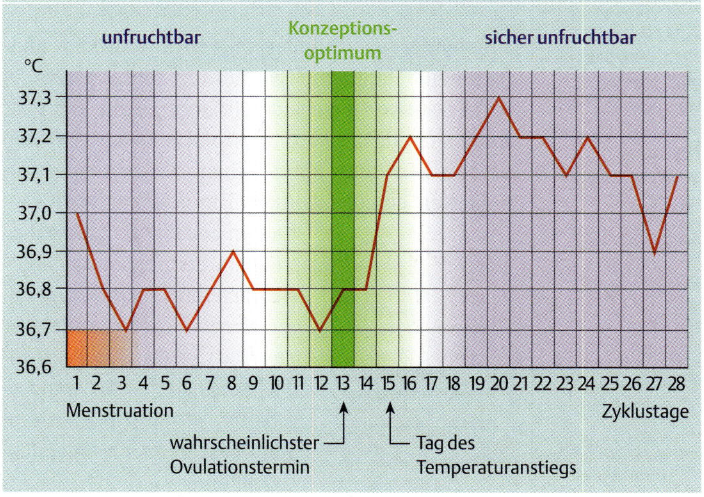

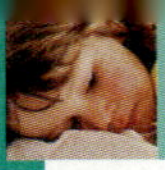

Umwandlungsphase (Sekretionsphase): Sie beginnt mit dem Eisprung (Ovulation) am 12.–14. Tag und reicht bis zur Menstruation. Die Schleimhaut wird durch Gestageneinfluss infolge des Einwachsens von Drüsen umgewandelt. Die so aufgelockerte Schleimhaut ermöglicht einer befruchteten Eizelle die Einnistung (Nidation).

Neben Eierstöcken und Gebärmutter sind auch die Eileiter (verstärkte Peristaltik während des Eisprungs), Brüste (verstärkte Durchblutung und Wassereinlagerung nach Eisprung) und der Gebärmutterhals (verbesserte Durchlässigkeit des Zervixschleimes für Samenfäden um den Eisprung herum) am Zyklusgeschehen beteiligt, um ihrerseits eine mögliche Schwangerschaft zu unterstützen.

Konzeption

Synonyme sind Befruchtung, Empfängnis, Vereinigung von Ei- und Samenzelle. Nach dem Eisprung ist die Eizelle 6–12 Std. befruchtungsfähig. Sie wird durch die Muskelbewegungen des Eileiters zur Gebärmutter transportiert. Dieser Transport dauert 5–7 Tage. Die männlichen Samenzellen sind 48–72 Std. befruchtungsfähig. Nach dem Samenerguss, der vor oder nach dem Eisprung stattfinden kann, gelangen die Samenzellen durch Eigenbewegung vom hinteren Scheidengewölbe durch den Gebärmutterhalskanal und den Gebärmutterkörper in die Eileiter. Sie benötigen dafür ungefähr 45 Min. Samenzelle und Eizelle müssen nun innerhalb ihrer befruchtungsfähigen Zeit aufeinandertreffen. Da diese bei der Eizelle mit max. 12 Std. relativ kurz ist, der Weg zur Gebärmutter aber vergleichsweise lang (5–7 Tage), kann eine Befruchtung nur am äußeren Ende des Eileiters erfolgreich sein (Gros 1989). Konzeptionsoptimum nennt man die günstigste Zeit für die Befruchtung. Es sind die 4–5 Tage vor dem Anstieg der Basaltemperatur.

Konzeptionsverhütung

Synonyme sind Empfängsnisverhütung oder Kontrazeption. Empfängnisverhütung sollte immer in der Verantwortung beider Partner liegen. Ein Paar sollte sich für die Methode entscheiden, die seinen psychischen und körperlichen Vorstellungen am weitesten entgegenkommt. Die verschiedenen Methoden der Empfängnisverhütung unterscheiden sich hinsichtlich ihrer Anwendung, ihrer Verträglichkeit und ihrer Zuverlässigkeit. Der *Pearl-Index* (ungewollte Schwangerschaften pro 100 Frauen und Jahr) beschreibt die Zuverlässigkeit einer Methode. Je niedriger der Pearl-Index, umso zuverlässiger ist die Methode. Situationen, in denen Sie mit Fragen der Konzeptionsverhütung konfrontiert werden, könnten z. B. folgendermaßen aussehen:

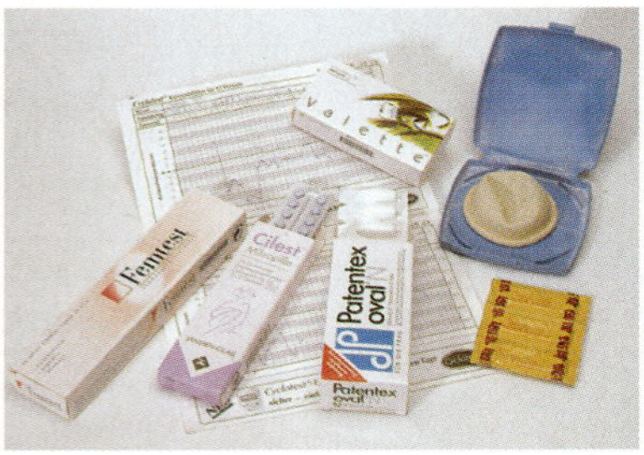

Verschiedene Verhütungsmittel (von rechts nach links): Kondom, Diaphragma, Zäpfchen, „Antibabypille“ und zur Überprüfung, falls es zu Unsicherheiten kommt, ein Schwangerschaftstest

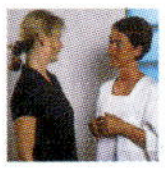

Auf der Entbindungsstation: „Schwester, ich werde ja morgen mit Tobias entlassen und ich hätte da noch mal eine Frage. Ich habe vor, Tobias weiter zu stillen. Stimmt es, dass mein Mann und ich dann nicht verhüten müssen? Die Pille möchte ich nämlich nicht mehr nehmen! Welche anderen Möglichkeiten der Schwangerschaftsverhütung gibt es denn noch?“

Die Stillzeit stellt keinen hundertprozentigen Schutz vor einer unerwünschten Schwangerschaft dar, deshalb können Sie die Patientin über folgende Methoden der Konzeptionsverhütung informieren:

Biologische oder natürliche Methoden

Knaus-Ogino-Methode

Diese Methode beruht auf der Berechnung der fruchtbaren bzw. unfruchtbaren Tage. Unter der Voraussetzung eines regelmäßigen Zyklus findet der Eisprung jeweils 15 Tage vor dem Einsetzen der Blutung statt. Bei einem 28-tägigen Zyklus wäre das also der 13. Tag. Berechnet man außerdem die 3-tägige Lebensdauer der Spermien und die maximale Lebensdauer der Eizellen von 12 Stunden lägen die fruchtbaren Tage in diesem Fall zwischen dem 10. und 14. Tag. Der hohe Pearl-Index von 14–40 ist damit zu erklären, dass diese Methode nur bei regelmäßigem Zyklus angewendet werden kann und zudem große Disziplin von beiden Partnern verlangt. Doch auch ein regelmäßiger Zyklus kann sich plötzlich durch verschiedene Einflüsse, wie z. B. Klimawechsel, Stress oder Krankheit verlängern oder verkürzen.

Temperaturmethode

Die Messung der morgendlichen Temperaturschwankungen (Basaltemperaturkurve) ist ein einfaches und zuverlässiges Mittel (Pearl-Index: 1–3), um Angaben über den Ablauf eines Zyklus oder über die Ursachen von Zyklusstörungen (S. 655) zu gewinnen. Eine über einen ganzen Zyklus aufgezeichnete Basaltemperaturkurve zeigt nach dem Eisprung eine Temperaturerhöhung von $^{2}/_{10}$–$^{5}/_{10}$° an, die bis zur nächsten Blutung anhält. Diese Hyperthermie beruht auf dem vom Gelbkörper gebildeten Gestagen. Eine Verlängerung der Hyperthermie ist das früheste objektive Zeichen für den Eintritt einer Schwangerschaft. Unmittelbar vor dem Eisprung kann die Basaltemperaturkurve einen Tiefpunkt zeigen, dem dann 1–2 Tage später der Temperaturanstieg folgt. Die *sicher unfruchtbare* Zeit beginnt am 2. Tag nach dem intermenstruellen Temperaturanstieg und endet mit der Menstruation. Die ersten 7

Tage des Zyklus werden als unfruchtbar bezeichnet, da es bei Anwendung der Temperaturmethode in dieser Zeit vereinzelt zu ungewollten Schwangerschaften gekommen ist.

Der Nachteil dieser Methode liegt darin, dass die unfruchtbaren Tage erst nach der Temperaturerhöhung zu erkennen sind und deshalb eine weitere Verhütungsmethode für die kritischen Tage davor angewendet werden muss.

Bei der Temperaturmethode müssen folgende Regeln beachtet werden: Die Messung muss jeden Morgen zur annähernd gleichen Zeit unmittelbar nach dem Aufwachen und vor dem Aufstehen nach mind. 6 Std. Schlaf vorgenommen werden. Abweichende Messzeiten, die mehr als 1 Std. betragen, müssen unbedingt eingetragen werden. Die Messung kann oral, vaginal oder rektal erfolgen und sollte 5 Min. dauern. Wenn ein neues Fieberthermometer verwendet wird, sollte dies vermerkt werden. Darüber hinaus sind Störfaktoren, wie z. B. Erkältung, Fieber, Urlaub, späteres Aufstehen und Stress festzuhalten.

Billings-Methode

Die Konsistenz des Zervixschleims unterliegt während des Zyklus typischen Veränderungen. Normalerweise ist er zäh und bildet maximal 2 cm lange Fäden. Zur Zeit des Eisprungs ist er flüssiger und läßt sich zu 10 cm langen Fäden spinnen. Der Neurologe John Billings empfahl eine sexuelle Enthaltsamkeit nur an den Tagen, an denen der Abgang von flüssigem Zervixschleim zu beobachten ist. Nach den fruchtbaren Tagen ist der Schleim wieder zäh. Die Angaben des Pearl-Index schwanken zwischen 15 und 30 Schwangerschaften pro 100 Frauen und Jahr. Die Ursachen für die schlechte Zuverlässigkeit liegen zum einen in der praktischen Anwendung dieser Methode (der Schleim muss direkt aus dem Zervixkanal entnommen werden) und zum anderen finden bei einigen Frauen keine charakteristischen Veränderungen des Zervixschleims in der präovulatorischen Phase statt.

Symptothermale Methode

Die Kombination der Symptome des Zervixschleims (sympto) und der Messung der Basaltemperatur (thermal) erhöht die Sicherheit der Empfängnisverhütung und ergibt einen Pearl-Index von 0,8. Die sicher unfruchtbaren Tage beginnen nach Verschwinden des flüssigen Zervixschleims *und* nach Messung von 3 Temperaturwerten, die höher sind, als an den vorausgegangenen 6 Tagen.

Coitus interruptus

Der Coitus interruptus (= unterbrochen) ist eine der ältesten Methoden der Empfängnisverhütung. Bevor es zum Samenerguss kommt, zieht der Mann seinen Penis aus der Scheide. Der Pearl-Index wird bei dieser Methode mit 10–20 angegeben, woraus sich folgern lässt, dass der Koitus von Seiten des Mannes zu spät unterbrochen wird. Die Annahme, dass schon vor der eigentlichen Ejakulation Prostatasekret in die Scheide gelangt und zur Befruchtung führen kann, ist durch neuere Untersuchungen widerlegt.

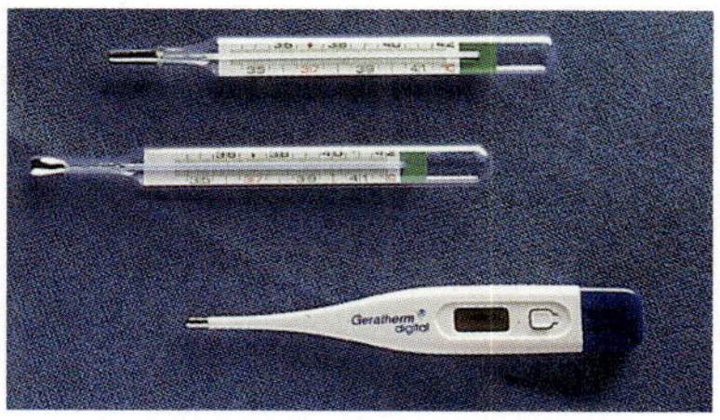
Verschiedene Thermometer eignen sich für die Temperaturmethode, das digitale Thermometer liefert jedoch die schnellsten Ergebnisse

Lokal-chemische Methoden

Chemische Verhütungsmittel in Form von Tabletten, Zäpfchen, Ovula, Gel, Creme oder Spray werden vor dem Geschlechtsverkehr in die Scheide appliziert und sollen den äußeren Muttermund für Samenzellen verschließen und gleichzeitig die Spermien abtöten. Tabletten, Zäpfchen und Ovula müssen 5–10 Min. vor dem Verkehr in die Scheide eingeführt werden, damit sie sich auflösen können. Cremes und Gels sind bereits aufgelöst und werden direkt vor dem Verkehr mit Hilfe eines Applikators eingeführt. Die lokale Verträglichkeit ist relativ gut, in einigen Fällen kommt es zu Reizerscheinungen und Scheidenentzündungen. Der Pearl-Index liegt zwischen 8 und 13 und verringert sich erheblich bei gleichzeitiger Anwendung eines Kondoms oder Scheidendiaphragmas.

Mechanische Methoden

Mechanische Methoden sollen den Weg der Samenzelle zur Eizelle verhindern (z. B. Kondom) oder die Einnistung des befruchteten Eies verhindern (z. B. Spirale).

Kondom

Das Kondom, auch Präservativ genannt, wird vor dem Eindringen in die Scheide über den erigierten Penis gestreift und nimmt bei der Ejakulation die Samenflüssigkeit auf. Die meisten Kondome sind feucht beschichtet und mit einer spermiziden Substanz versehen. Die Vorteile des Kondoms überwiegen deutlich. Es sind im besonderen: der Schutz vor Geschlechtskrankheiten und Aids auf beiden Seiten, die relativ hohe Sicherheit (Pearl-Index 0,4–2), völlige Unschädlichkeit, leichte Verfügbarkeit und Anwendbarkeit, Schutz vor Infektionen des inneren weiblichen Genitals und vor Gebärmutterhalskrebs.

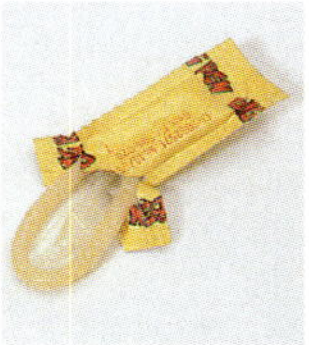
Kondom

Die Nachteile sind: mögliches Fremdkörpergefühl und damit verbundene eventuelle Erektionsstörung, Vorbereitungshandlung unmittelbar vor dem Geschlechtsakt stört die erotische Spannung, noch immer auf dem Markt befindliche Produkte mit minderwertiger Qualität, Latex-Allergie. Deshalb sei an dieser Stelle auf die Untersuchung der Stiftung Warentest vom Juni 1999 hingewiesen.

Scheidendiaphragma, Pessare

(pessos = Stein; bereits im Altertum wurden Kamelen kl. Steine in den Uterus gelegt, um eine Trächtigkeit auf langen Reisen zu vermeiden). Das Scheidendiaphragma besteht aus einem elastischen Gummiring und einem dünnen nachgiebigen Gummi. Der übliche Durchmesser liegt bei 7–9 cm für Frauen, die schon einmal geboren haben. Die richtige Anpassung erfolgt durch den Gynäkologen. Später wird das Diaphragma von der Frau selbst eingeführt und nach spätestens 12 Std. wieder entfernt, ansonsten entstehen Entzündungen. Während der Menstruation darf das Diaphragma nicht getragen werden. Die Zuverlässigkeit ist im wesentlichen von der richtigen Handhabung abhängig. Der hintere Rand des Diaphragmas muss am hinteren Scheidengewölbe, der vordere Rand hinter der Symphyse liegen. In Kombination mit einer spermiziden Creme beträgt der Pearl-Index 2–4.

Intrauterine Pessare

Intrauterine Pessare (= IUPs) werden aufgrund der gewundenen Form der ersten Modelle auch Spirale genannt. Ihre Wirkung besteht darin, dass sie die Gebärmutterschleimhaut so verändern, dass eine Einnistung des befruchteten Eies unmöglich ist, die Samenzellen durch Kupfer abgetötet werden (kupferbeschichtete IUPs), der Zervixschleim durch Einwirkung von Gestagen undurchlässig wird (gestagenhaltige IUPs).

Das Einlegen eines IUPs ist ein intrauteriner Eingriff und muss unter sterilen Bedingungen vom Gynäkologen durchgeführt werden. Die Lage des IUPs sollte nach 6 Wochen und in halbjährigen Abständen kontrolliert werden. Nebenwirkungen sind starke Unterleibschmerzen, verstärkte und schmerzhafte Blutungen, die Gefahr von Gebärmutter- und Eileiterentzündungen sowie Eileiterschwangerschaften. Nach 3–5 Jahren sollten die IUPs gewechselt werden. Die Kosten (300–600 DM) übernimmt die Frau, der Pearl-Index wird mit 1–3 angegeben.

Hormonelle Methoden

Orale Ovulationshemmer (Antibabypille)

Die Antibabypille besteht aus einem Gemisch von Gestagen und Östrogenen (außer der Minipille, sie enthält nur Gestagene). Die oral zugeführten, synthetisch hergestellten Hormone wirken in vielfältiger Weise und bewirken somit die höchste Sicherheit aller Verhütungsmittel (Pearl-Index 0,5). Hypothalamus und Hypophyse werden durch die Einnahme der Pille blockiert, es findet keine Ausschüttung von FSH (Follikel stimulierendes Hormon) und LH (Luteinisierendes Hormon) statt, dadurch kommt es im Eierstock nicht zu Eireifung und Eisprung. Die Gebärmutterschleimhaut wird so umgewandelt, dass sich kein Ei einnisten kann und der Zervixschleim wird undurchlässig für Spermien.

Antibabypille

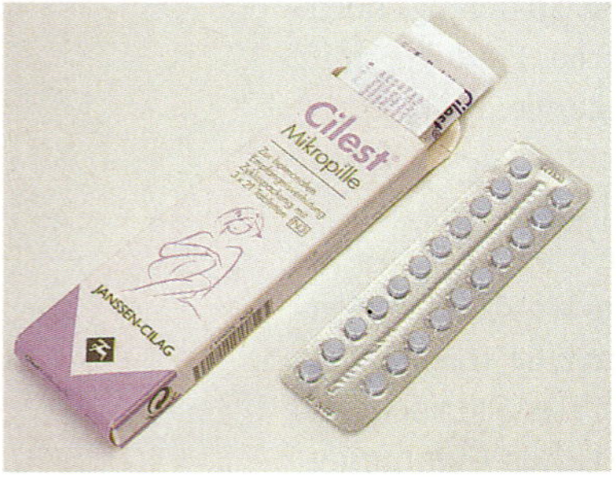

Vor der Verordnung der Pille durch den Gynäkologen muss eine genaue Anamnese erstellt werden, da verschiedene Erkrankungen wie Lebererkrankungen, Nierenerkrankungen, Epilepsie, Neigung zu Thrombosen u. a. eine Kontraindikation darstellen. Auch dürfen starke Raucherinnen keine Pille einnehmen, weil sich dadurch die Gefahr der Thrombose verstärken würde. Bestimmte Wirkstoffe in Medikamenten, wie z. B. Ampicillin und Chloramphenicol in Antibiotika oder Barbiturat in Schlaf- und Beruhigungsmitteln setzen die Wirksamkeit der Pille herab. Außer zum Zweck der Empfängnisverhütung kann die Pille auch therapeutisch eingesetzt werden, z. B. bei polyzystischen Ovarien, bei Zyklusunregelmäßigkeiten oder zur Behandlung von Akne.

Dreimonatsspritze

Bei dieser Methode wird am 5. Zyklustag hochdosiert Gestagen intramuskulär injiziert. Der Empfängnisschutz hält 2–3 Monate an und hat einen Pearl-Index von 0,5. Wegen der vermehrten Nebenwirkungen (Schmierblutung, Schrumpfung der Gebärmutterschleimhaut, Zyklusstörungen) sollte diese Methode nur streng indiziert werden, wenn andere Arten der Empfängnisverhütung nicht möglich sind.

Chirurgische Methoden

Durch eine chirurgische Sterilisation wird der Zustand der Unfruchtbarkeit herbeigeführt. Eine Sterilisation muss wohlüberlegt sein, da sie irreversible Folgen hat. Beide Partner müssen sich hinsichtlich ihrer weiteren Lebensplanung über die Sterilisation einig sein. Neben dem vorrangigen Grund einer Sterilisation nach erfülltem Kinderwunsch kann eine Sterilisation auch aus medizinischen Gründen (bei schwerem Diabetes oder wiederholten Kaiserschnitten) erfolgen.

Die Sterilisation des Mannes ist im Vergleich zu der der Frau ein relativ kleiner Eingriff. Die Vasektomie (Durchtrennung der Samenleiter) kann in örtlicher Betäubung und ambulant durchgeführt werden.

Die Sterilisation der Frau erfolgt in Vollnarkose meist im Rahmen einer Laparoskopie. Entweder werden die Eileiter durch Strom verschweißt (elektrische Methode) oder mit Hilfe von Clips aus Kunststoff oder Metall verschlossen (mechanische Methode). Die Versagerquote beträgt 0,9–4%.

Durch die Sterilisation beim Mann oder bei der Frau wird das sexuelle Empfindungs- und Leistungsvermögen nicht beeinträchtigt. Das Bewusstwerden der Unfruchtbarkeit kann jedoch zu psychischen Problemen führen.

Sterilität

Nach Gros (1989) bleibt etwa $^{1}/_{7}$ aller Ehen kinderlos. Die Gründe dafür liegen zu etwa 50% bei der Frau

(z. B. kein vorhandener Eisprung, entzündete Eileiter oder psychische Gründe), zu 30% beim Mann (z. B. gestörte Spermienbildung) und in etwa 20% der Fälle bleibt die Ursache ungeklärt.

···› Definition

Unter Sterilität versteht man den Zustand, wenn ein Paar nach 2 Jahren ungeschützten regelmäßigen Geschlechtsverkehrs kein Kind gezeugt hat. Ist es noch nie zu einer Konzeption gekommen, spricht man von primärer Sterilität; ist schon einmal eine Schwangerschaft ausgetragen und geht dann die Fruchtbarkeit verloren, spricht man von sekundärer Sterilität. Infertilität dagegen bedeutet, dass die Frau zwar schwanger wird, das Kind aber nicht austragen kann.

Ausführliche Informationen zum Thema Sterilitätsbehandlung finden Sie in Sautter (1994).

Klimakterium

···› Definition

Das Klimakterium umschreibt die Wechseljahre der Frau, die Übergangsphase von der vollen Geschlechtsreife zum Senium. Beim Mann spricht man von Climacterium virile, wenn die Testosteronbildung abnimmt.

Das geschieht nur sehr langsam, oft im hohen Alter und bringt keine physiologisch bedingten Beschwerden mit sich, wie das bei der Frau der Fall ist. Bei der Frau beginnt das Klimakterium mit dem Wechsel (darum Wechseljahre) der Hormonbildung im Ovar. Es sind die Jahre, in denen die Fortpflanzungsfähigkeit nachlässt und schließlich ganz versiegt. Man unterscheidet Prä-, Peri- und Postmenopause.

Die **Prämenopause** erstreckt sich ungefähr vom 40. Lebensjahr bis hin zum Auftreten der ersten unregelmäßigen Monatsblutungen. Durch die Abnahme der Hormonproduktion in den Eierstöcken, vor allem des Gelbkörperhormons, treten die ersten Anzeichen der Wechseljahre auf. Oft hat die Frau in dieser Zeit noch ihre normalen Zyklen. Auch der Östrogenspiegel liegt meist noch im Normalbereich. Zeichen der beginnenden Veränderung sind zyklusabhängige Beschwerden, vor allem vor der Regel. Bei vielen Frauen treten Migräneschmerzen auf, verursacht durch vermehrte Flüssigkeit im Gehirn mit kurzfristigem Hirnödem. Andere Beschwerden sind Brustspannungen – die Brust wird berührungsempfindlich –, aber auch Gewichtszunahme.

Die **Perimenopause** ist die Zeit vor und nach dem Ausbleiben der Regel. Sie dauert ca. 2 Jahre. Der Östrogenabfall verursacht nicht nur das Ausbleiben der Regelblutung, sondern ist auch verantwortlich für eine Reihe von Beschwerden: vegetative Störungen mit Hitzewallungen, Schweißausbrüchen und Parästhesien (Kribbeln in Fingern und Zehen, „eingeschlafene" Arme und Beine), Schlafstörungen. Auch psychische Probleme sind fast immer anzutreffen, so z. B. Gereiztheit, Unkonzentriertheit, Antriebslosigkeit bis hin zu Depressionen. Äußere Veränderungen sind neben der Gewichtszunahme Haarausfall, aber auch verstärkter Haarwuchs im Gesicht und an den Beinen.

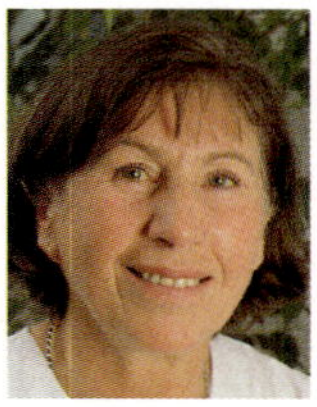

Die Symptome des Klimakteriums werden sehr unterschiedlich erlebt. Während einige Frauen sie nur kaum spüren und lediglich als lästig empfinden, leiden andere Frauen sehr stark

Die **Postmenopause** beginnt 1 – 2 Jahre nach der letzten Regel und umfasst einen Zeitraum von etwa 15 Jahren. Durch den immer länger andauernden Östrogenmangel entstehen mit der Zeit die sog. atrophen Erscheinungen der Haut, der Schleimhaut und der Knochenstruktur. Folgezustände sind die gefürchteten Knochenbrüche infolge Osteoporose und Arteriosklerose. Die Entscheidung dafür oder dagegen sowie die Wahl der Hormontherapie (Tabletten, Depotspritzen, Hormonpflaster) sollte jede Frau mit ihrem Arzt/ihrer Ärztin besprechen. Es müssen die Vor- und Nachteile individuell abgewogen werden.

Beim Mann gibt es kein physiologisch bedingtes Klimakterium, seine Umstellung ist mehr sozial bedingt. Nach seinem 50. Lebensjahr kann es sein, dass nach der Phase des beruflichen Höhepunkts der Abstieg beginnt. Viele reagieren auf diese Tatsache mit einem erhöhten Leistungsschub. Stresskrankheiten nehmen zu, oder das Gefühl der Insuffizienz belastet zunehmend die letzten Berufsjahre vor der Pensionierung. Für den Mann ist dies eine Zeit höchsten gesundheitlichen Risikos, die Todesrate steigt an und nimmt dann wieder ab.

Ob die Umstellung physiologisch (Frau) oder soziologisch (Mann) begründet ist, beiden Geschlechtern wird nun die Unausweichlichkeit des Alterns und Altwerdens bewusst. Diese Erfahrung kann von heftigen psychologischen Erschütterungen begleitet sein. Man spricht von der Krise der Lebensmitte (midlife crisis). Die Krise ist Ausdruck des Verarbeitenmüssens der körperlichen und/oder sozialen Ereignisse: Schönheit und Jugend, sexuelle Attraktivität, Leistungskraft und Konkurrenzfähigkeit entsprechen nicht mehr den Erwartungen. Das führt zu einer Beunruhigung des Selbstwertgefühls (S. 660), es kann ein negatives Altersbild entstehen. Die Folge sind Reizbarkeit, Aggressivität oder depressive Verstimmung. Die Erfahrungen zeigen, dass diese „Wechseljahre" um so beschwerdefreier verlaufen/erlebt werden, je bewusster Mann und Frau sich auf die 2. Lebenshälfte vorbereiten, sich darauf einstellen und diese annehmen. Wo dies gelingt, können die Jahre neu mit Inhalt (z. B. geistige, künstlerische oder sportliche Interessen) gefüllt und mit neuem Sinn gelebt werden. Das Senium beginnt mit dem Nachlassen der körperlichen Leistungsfähigkeit und dem Auftreten echter Alterungsprozesse im 65. – 70. Lebensjahr.

28.2.2 Identität/Identifikation

Die Identität eines Menschen reift entsprechend seinem Entwicklungsprozess. Im Alter von 21–24 Monaten erkennen sich Kinder im Spiegel wieder. Im Kindergartenalter bemerkt das Kind den Unterschied zwischen Jungen und Mädchen und in der Schulzeit erfährt es durch den Vergleich mit anderen etwas über seine Interessen und Fähigkeiten. Junge Menschen stehen heute vor der Aufgabe, ihre Identität – vielleicht noch mehr als früher – auf mehreren Ebenen zu finden.

Die *geschlechtliche Identität* befasst sich mit den Fragen: Kann ich zu meinem Frau/Mann sein stehen? Will ich in einer Beziehung oder allein leben? Möchte ich Kinder haben? Die *berufliche Identität* ergibt sich aus den Überlegungen: Möchte ich einen Beruf erlernen oder studieren? Möchte ich einen Beruf oder mehrere haben? Welchen Stellenwert soll der Beruf in meinem Leben haben? Kann ich Kinder und Beruf integrieren? Die *gesellschaftliche Identität* beschäftigt sich mit den Fragen: Welche Rolle nehme ich in der Gesellschaft ein? Wie engagiere ich mich in der Gesellschaft? Über seine *religiöse Identität* und Wertefindung erfährt der Mensch etwas, indem er sich fragt: Welche Religion kann ich annehmen? Wie wichtig ist mir meine Religion? Woher komme ich? Wohin gehe ich?

Desweiteren gehören zur Identitätsfindung die Fragen: Was ist mir wichtig im Leben? Was möchte ich erreichen? Welche Ziele habe ich und welche Kompromisse kann ich in Kauf nehmen, um diese Ziele zu erreichen? Welche Verpflichtungen habe ich gegenüber bestimmten Dingen und anderen Menschen? Sind am Ende dieser Phase verbindliche Entscheidungen getroffen, wird der Erwachsene im Laufe seines Lebens durch bestimmte Ereignisse, wie z. B. Verlust eines nahen Angehörigen oder Krankheit, die eigene Identität immer wieder hinterfragen.

Der Wunsch, seine Identität auszudrücken, wird im Krankenhaus auf ein Minimum begrenzt (S. 608 f). Kinder bringen ihr Kuscheltier oder -kissen mit und haben so ein Erinnerungsstück von zu Hause. Für persönliche Gegenstände der Erwachsenen ist kein Platz. So stellen oftmals nur die mitgebrachten Blumen von Freunden oder Verwandten oder ein Foto eine Brücke zum „Daheim" dar.

28.2.3 Selbstwert/Selbstbewusstsein

Mit dem Begriff Selbstwert assoziieren wir Selbstbewusstsein, Selbstsicherheit, Selbstvertrauen oder Selbstachtung. Der Selbstwert ist das Ergebnis einer Bewertung, die ein Mensch in Bezug auf seine eigene Person vornimmt (Bäuerle, Moll-Strobel 1996). Er bewertet dabei eigene Stärken und Schwächen.

Lernaufgabe
Wie würden Sie sich bewerten? Wo liegen Ihre Stärken und Schwächen?

Die Entwicklung des Selbstwerts durchläuft verschiedene Phasen. Das Kleinkind erfährt seinen Selbstwert über Lob und Anerkennung oder Tadel und Bestrafung seiner Mitmenschen. Im Grundschulalter bewertet sich das Kind anhand seiner erbrachten Leistungen und seines Verhaltens im Vergleich mit anderen. Das Selbstwertgefühl wird an der Anerkennung oder Ablehnung von Gleichaltrigen, Lehrern oder Eltern gemessen. Die Vorpubertät ist die Phase des gesteigerten Selbstvertrauens. Der Status der Eltern – ihr Können, ihr Besitz, ihr Ansehen – werden zu einem wichtigen Teil des eigenen Selbstwertgefühls. In der Pubertät befindet sich das Selbstbild in einem sehr labilen Zustand. Das Selbstwertgefühl wechselt sprunghaft zwischen Selbstgefälligkeit und Selbstzweifel.

In der Zeit des Übergangs vom Jugendlichen zum Erwachsenen festigt sich dann das Selbstwertgefühl. Ist eine zufriedene Berufswahl getroffen, erfolgreich ein Studium abgeschlossen und/oder der passende Partner gefunden, sind die Weichen für ein gesundes

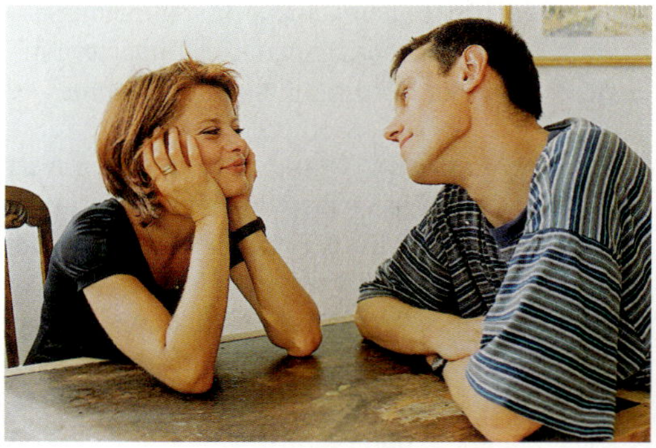

Selbstwertgefühl gestellt. Doch hier zeigt sich auch, dass der Selbstwert eines Menschen nicht statisch zu sehen ist. Schicksalsschläge wie Arbeitslosigkeit (S. 612), Scheidung, Krankheit oder auch das Alter (S. 613) an sich können Minderwertigkeitsgefühle und Verlusterfahrungen wie „nicht mehr richtig funktionieren, nicht mehr dazu gehören, nicht mehr mithalten können" hervorrufen und das gesunde Selbstwertempfinden erheblich stören. Die durch Krankheit bedingten Minderwertigkeitsgefühle nehmen im Krankenhaus häufig noch zu.

Wenn Entscheidungen über den Kopf des Patienten hinweg gefällt werden, wenn während der Visite keine Gelegenheit gegeben wird, Fragen zu stellen oder Bedenken zu äußern oder wenn Informationen vorenthalten werden, verstärkt sich für den Patienten das Gefühl der Bedeutungslosigkeit und Unzulänglichkeit. Diese seelischen Verletzungen können sich hemmend auf den Heilungsprozess und auch auf die Selbstständigkeit des Patienten auswirken (Baumgart-Fütterer 1994). Die Stärkung des Selbstwertgefühls unabhängig vom Lebensalter ist übergeordnetes Pflegeziel und prägt die Haltung und Einstellung der Pflegeperson zum Patienten.

Eva Groß
Krankenschwester

···› Praxistipp
Bedenken Sie, dass mangelndes Selbstvertrauen nicht nur an einem traurigen Blick oder hängenden Kopf zu erkennen ist. Auch ein Patient mit einem starken Anlehnungsbedürfnis, der auf diese Art seine Verlassenheit signalisieren will oder ein Patient, der sich unverstanden fühlt und deshalb aggressiv reagiert, benötigt Ihre einfühlsame Anteilnahme und Wertschätzung.

28.2.4 Sexualität

Das Thema Sexualität steht am Ende des 20. Jahrhunderts so stark in der Öffentlichkeit wie nie zuvor. Sexualität zwischen zwei Menschen, die höchste Form von Intimität hat sich aus der Privatsphäre gelöst und ist öffentlich geworden. An jedem Kioskstand blickt uns Nacktheit entgegen. Werbung wird über weibliche und männliche Reize vermittelt, im Fernsehen wird über sexuelle Themen aller Art diskutiert und im Internet erfahren wir Details aus dem Intimleben von Politikern. Sexuelles Verhalten und Empfinden ist immer geprägt durch individuelle Erfahrungen (z. B. Erziehungseinflüsse der Eltern) und gesellschaftliche Normen. Sexualität hat für jeden Menschen eine andere Bedeutung und auch die Einstellung dazu verändert sich im Laufe eines Lebens. Das breite Spektrum sexuellen Handelns und Denkens wird auch im Krankenhaus spürbar. Hier treffen Patienten, Angehörige, Ärzte und Pflegende mit ihren individuellen Erfahrungen, Bedürfnissen und Wertvorstellungen aufeinander. Pflegende erleben dabei den engsten und intimsten Kontakt zum Patienten. Sexuelle Fantasien, Empfindungen und Handlungen sind auf beiden Seiten zu beobachten und lösen nicht selten Gefühle von Scham, Peinlichkeit und Schuld, aber auch Lust aus.

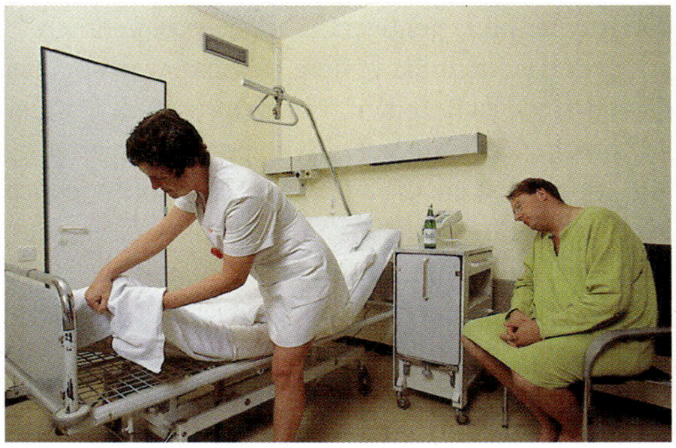

···› Lernaufgabe
Reflektieren Sie einmal die folgenden drei Situationen:
1. Eine Schwester berichtet: „Ich wasche Patienten anders, wenn sie wach sind, als wenn sie schlafen. Wenn der Patient wach ist, habe ich viel mehr Hemmungen. Es ist dann viel schwieriger, ihn richtig zu waschen, die Vorhaut wegzuschieben. Man macht dann ganz schnell. Ich weiß ja nicht, wie das für den Patienten ist…" (v. Klitzing, Pflege 8/97, S. 462)
2. Eine Auszubildende wäscht in der Morgenrunde einen Patienten mit erigiertem Glied. Nachdem sie in der Pause einer befreundeten Kollegin davon berichtete, erklärt ihr diese, dass eine morgendliche Erektion auch durch eine gefüllte Blase entstehen kann.
3. Anzüglichkeiten wie: „Haben Sie heute abend nach Dienstschluss schon etwas vor? Kommen Sie doch noch mal zu mir rein!" Haben Sie schon ähnliche Erfahrungen gemacht?

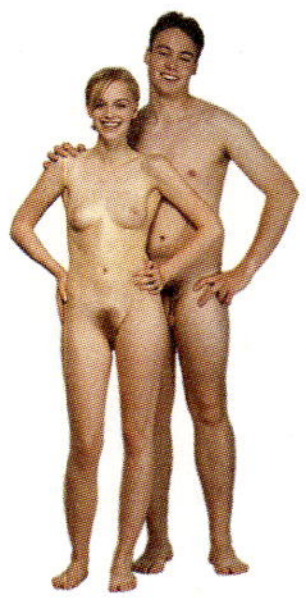

Der unverkrampfte Umgang mit dem nackten Körper der anderen ist unter Paaren „normal". Im Berufsleben muss ein professioneller Umgang mit dem Körper des Patienten erst erlernt werden

Das souveräne Umgehen mit solchen und ähnlichen Situationen setzt ein umfangreiches Wissen über den menschlichen Körper und seine Reaktionen voraus. Zum Sexualverhalten bei Erkrankungen oder im Alter können wichtige Aspekte auch auf S. 664 ff nachgelesen werden. Des Weiteren ist eine Reflektion der eigenen Sexualität sowie der Sexualität an sich unerlässlich, um adäquat auf sexuelle Anzüglichkeiten und Probleme zu reagieren.

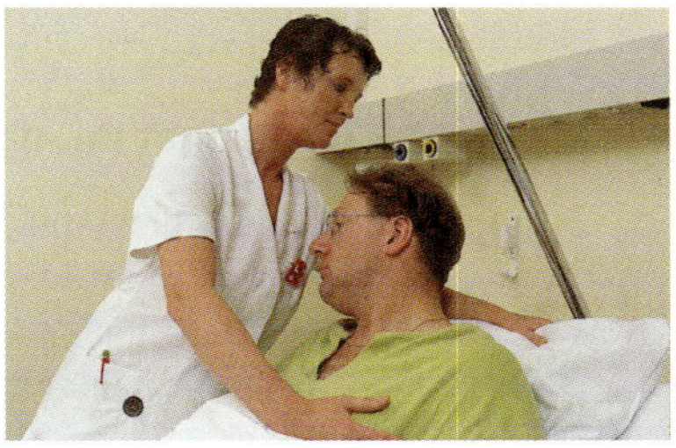

Auch im Krankenhaus erleben Menschen sexuelle Fantasien. Der enge Körperkontakt und ungeeignete Dienstkleidung mit zu weit entfernten Druckknöpfen oder zu kurzen Kleidern können diese Fantasien fördern

···› Lerntipp
Folgende Fragen können Ihnen helfen, einen Einstieg zum Thema zu finden: Wie bin ich aufgeklärt worden? Wie habe ich das Sexualverhalten meiner Eltern erlebt? Welche Erinnerungen verbinde ich mit meinem ersten sexuellen Erlebnis? Was ist mir bei meiner Sexualität besonders wichtig? Was denke ich zu Behinderung und Sexualität? Kann ich mit meinem Partner über meine sexuellen Wünsche sprechen? Wie stelle ich mir Sexualität im Alter vor (S. 662)? Wie stehe ich zu meinem Körper? Wie weit geht meine Toleranzgrenze gegenüber bestimmten Sexualpraktiken? Wie offen kann ich mit meinen Kollegen und Kolleginnen über Sexualität sprechen? Was weiß ich über Auswirkungen bestimmter Erkrankungen bzw. Therapien auf die Sexualität der Betroffenen (S. 664 f)?

Das positive Umgehen mit der eigenen Sexualität ist Voraussetzung für die Akzeptanz der fremden Geschlechtlichkeit, das betrifft sowohl die Gesprächsführung zum Thema Sexualität als auch die Bewältigung spezifischer Pflegeprobleme.

Durch einen offenen Umgang mit dem Thema Sexualität auf der Station, in Aus- und Weiterbildung und in den Pflegewissenschaften werden die verschiedenen Facetten menschlicher Sexualität bewusster, werden sie selbstverständlich reflektiert und können leichter in den Pflegealltag integriert werden. Dabei ist zu beachten, dass das persönliche Verständnis von Sexualität nur eines von vielen ist.

Im Bewusstsein und Bewusstwerden dieser Aspekte sind Pflegende aufgefordert, sexuelle Erlebensweisen bei sich und beim Patienten zuzulassen und zu ermöglichen. Das kann sich darin ausdrücken, dass Pflegende z. B. mithelfen, institutionelle Bedingungen zu schaffen, die es Langzeitpatienten erlauben, ihre Sexualität intim und ohne Störungen zu leben. Weiterhin können sie Richtlinien aufstellen, wie z. B. vorher anzuklopfen und auf ein „herein" zu warten, bevor man einen Raum betritt. Sie können ihre eigenen sexuellen Fantasien wahrnehmen, ohne sich schuldig zu fühlen oder diese auf den Patienten zu übertragen.

Sexualität im Alter

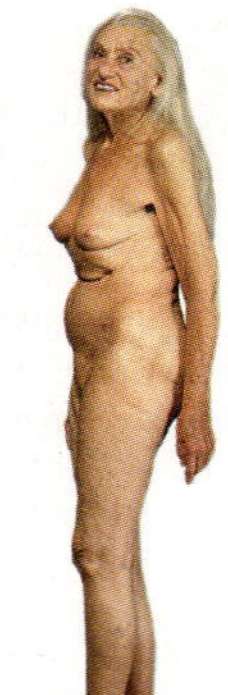

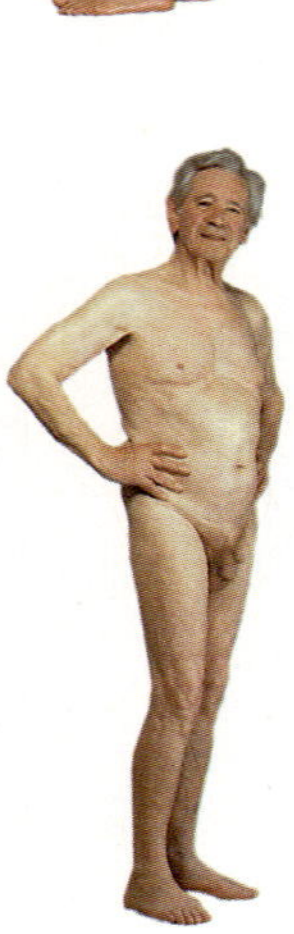

Was geschieht mit unserer Sexualität, wenn wir älter werden? Sind alte Menschen überhaupt zu körperlicher Liebe fähig? Wenn wir anfangen, uns mit dem Thema Sexualität im Alter auseinander zusetzen, begegnen wir einer Fülle von Klischees und Vorurteilen, wie z. B.: „Ab Mitte 50 ist man eh' auf dem absteigenden Ast!" „Alte Menschen sind doch jenseits von Gut und Böse!" „Wenn eine ältere Frau ein lustvolles Interesse an Sex zeigt, versucht sie wohl, sich mit aller Macht an ihre verlorene Jugend zu klammern!" „Wenn ein 75-jähriger eine 30-jährige heiratet, kann nur Sex dahinter stecken!" „Meine Eltern haben sich nie für Sex interessiert!" „Wenn du erstmal alt bist, ist es aus mit dem Sex!" „Alte Körper mit schlaffer, welker Haut sind unansehnlich!" „Ist das peinlich!"

Diese Vorurteile stehen jedoch im starken Kontrast zu dem gesellschaftlichen Verhalten der alten Menschen. Die durchschnittliche Lebenserwartung liegt bei 75 Jahren. Bedingt durch verbesserte medizinische Möglichkeiten lebt ein Großteil der Alten noch in seiner eigenen Wohnung, geht auf Reisen oder arbeitet sogar noch voll oder in Teilzeitstellen.

Liebe und Sexualität im Alter können ganz unterschiedliche Funktionen erfüllen, z. B.: das Selbstwertgefühl steigern, Schutz und Geborgenheit finden, den eigenen Körper als funktionsfähig erleben, Berührungen, Zärtlichkeit, Nähe und Wärme spüren, Selbstbestätigung finden und Zufriedenheit erlangen, voller Lebenslust sein und so seine Lebensqualität steigern.

Die Arbeiten von Masters und Johnsson und anderen Fachleuten zeigen, dass sexuelle Aktivität bis ins *sehr* hohe Alter möglich ist und praktiziert wird. Festzustellen bleibt, dass das Alter eine sexuell aktivere Phase ist als bisher angenommen. Der Alterungsprozess führt zu einer Veränderung der körperlichen sexuellen Reaktionen. Das Wissen der alten Menschen um diese Veränderungen kann Leistungsdruck (Werde ich noch eine ausreichende Erektion haben?) und Versagensängsten (Werde ich allmählich impotent?) entgegenwirken.

Bei Frauen kommt es durch den Östrogenmangel zu einer Verdünnung der Scheidenwände. Der Uterus wird kleiner und richtet sich bei der sexuellen Erregung nicht mehr so deutlich auf, wodurch die Kontraktionen beim Orgasmus weicher und weniger zahlreich werden (Kerres, Pflege 9/95). Die Vagina braucht im Alter Zeit, um feucht zu werden. Der Vaginaltrockenheit, die außerdem zu Schmerzen bei der Penetration führen kann, kann mit künstlichen Gleitmitteln Abhilfe geschaffen werden. In einer vertrauensvollen Beziehung zwischen Pflegekraft und Patienten können solche Fragen erörtert werden.

Die Abnahme der Testosteronwerte bei Männern führt zu einer längeren Stimulationsphase, bevor der Penis erigiert. Die Erektionen sind nicht mehr so hart wie in früheren Jahren, die Ejakulationsintensität ist vermindert und der Orgasmus teilweise weniger intensiv. Die veränderten Reaktionen im Alter mindern jedoch nicht die Qualität einer sexuellen Beziehung. Sexualität im Alter kann ebenso lustbetont wie genussvoll, erfüllend und befriedigend erlebt werden.

Wie Sexualität zwischen älteren Menschen gelebt wird, ist individuell abhängig von historischen Einflüssen, biographischen Gegebenheiten und letztlich auch von physischer und psychischer Gesundheit. Dazu folgende Beispiele: In einer Beziehung ist ein Partner behindert oder chronisch krank, der andere dagegen noch kerngesund. Dadurch können Probleme auf beiden Seiten entstehen. Der kranke Partner fühlt sich schuldig, weil er die Bedürfnisse des anderen nicht mehr erfüllen kann. Der gesunde Partner fühlt sich in dieser Situation unbefriedigt und macht sich Vorwürfe, auf seinen leidenden Partner nicht genügend Rücksicht zu nehmen.

Bedingt durch die höhere Lebenserwartung von Frauen sind nach Zettl u. Hartlapp (1997) 70% der Frauen über 65 Jahre verwitwet, geschieden oder ledig. Für alleinstehende alte Menschen gibt es jedoch in unserer Gesellschaft kaum Möglichkeiten, ihre sexuellen Bedürfnisse auszuleben. Selbstbefriedigung wird nur von wenigen Älteren praktiziert, neue Bindungen von den Kindern u. U. nicht akzeptiert. Für viele ältere Paare hat Zärtlichkeit, das Gefühl von Geborgenheit und eine liebevolle Umarmung einen höheren Stellenwert als die Frage der Koitus-Häufigkeit. Eine gewisse Anzahl älterer Menschen schließlich hat wenig oder gar kein Interesse an Sexualität, sei es aus negativen Erfahrungen in früheren Lebensabschnitten, sei es aus religiösen Gründen oder einfach aus Gewohnheit. Institutionelle Gegebenheiten in einer Heimeinrichtung, z. B. 2-Bett-Zimmer, unterdrücken häufig sexuelle Betätigungen. Gesundheitsinstitutionen, insbesondere Pflege- und Altenheime müssen sich auf die sexuellen Bedürfnisse ihre Bewohner einstellen und entsprechende Wohnformen und Intimräume anbieten.

Praxistipp

Eva Groß
Kranken-schwester

Pflegende sollten darauf vorbereitet sein, älteren Menschen bei Problemen mit ihrer Sexualität beratend zur Seite zu stehen. Sie können die Patienten/Bewohner auf die veränderten körperlichen Reaktionen aufmerksam machen und ihnen erklären, dass sie sich für ihre sexuellen Bedürfnisse nicht schämen, sondern sie stattdessen bejahen sollten, da Sexualität im Alter von großer Bedeutung für die psychische und physische Gesundheit sein kann.

Ausprägungen gelebter Sexualität

Definition

Heterosexualität ist die häufigste Form sexueller Ausrichtung und orientiert sich eindeutig am anderen Geschlecht.

Die sexuelle Orientierung eines Menschen beschreibt das Erleben, als Mann oder als Frau vom jeweils anderen und/oder gleichen Geschlecht sexuell angezogen zu werden. Die Entstehungsbedingungen dieser Orientierung (hormonelle Einflüsse, Umwelteinflüsse) sind noch nicht geklärt. Von der Partnerorientierung ist die Frage der Geschlechtsidentität (S. 654) abzugrenzen, beide Merkmale stehen in der sexuellen Beziehung in Verbindung. In der Pflege werden Sie auf die unterschiedlichen Formen gelebter Sexualität treffen. Sie erleben z. B. die Umarmung zweier homosexueller Männer oder Sie nehmen eine transsexuelle Frau auf, die sich zu einer geschlechtskorrigierenden Operation entschlossen hat.

Bisexualität

Definition

Bisexualität besagt, dass Männer und Frauen sich zu Menschen beiderlei Geschlechts hingezogen fühlen.

Einige Autoren sehen Bisexualität als Wesenseigenschaft eines jeden Menschen an, die zu seiner Persönlichkeit dazugehöre und nur durch gesellschaftlichen Druck nicht zur Entfaltung kommen könne. Andere vertreten die Auffassung, wer bei heterosexueller Präferenz gelegentlich Erfahrungen mit gleichgeschlechtlichen Partnern macht, sei deshalb noch nicht bisexuell und bezeichnen Menschen mit keiner oder nur geringer geschlechtlicher Präferenz als bisexuell.

Transsexualität

Definition

Transsexualität ist der „Wunsch, als Angehöriger des anderen Geschlechts zu leben und anerkannt zu werden."

Dieser geht meist mit dem Gefühl des Unbehagens oder der Nichtzugehörigkeit zum eigenen Geschlecht einher. Es besteht der Wunsch nach hormoneller und chirurgischer Behandlung, um den eigenen Körper dem bevorzugten Geschlecht soweit wie möglich anzugleichen" (Clement, Senf 1996, S. 2).

Transvestitismus

Definition

Unter Transvestitismus versteht man die Neigung, Kleider, Schuhe und Perücken des anderen Geschlechts zu tragen.

Fetischistische Transvestiten sehen die Kleidung als fetischistisches Objekt sexueller Erregung und Befriedigung. Im Gegensatz zu Transsexuellen streben Transvestiten keine Übernahme der andersgeschlechtlichen Identität an. Für den Transvestiten ist die Kleidung Objekt, für den Transsexuellen Teil seiner selbst.

Gleichgeschlechtliche Lebensentwürfe

Claudia Heinz

Definition

Unter gleichgeschlechtlichen Lebensformen (= Homosexualität) werden lesbische und schwule Beziehungen verstanden, d. h. Beziehungen zwischen 2 Frauen oder 2 Männern.

Lesbische und schwule Beziehungen sind nicht nur sexuelle Beziehungen, es geht auch um ein spezifisches Lebensgefühl, eine emotionale und geistige Verbundenheit. Nach vorsichtigen Schätzungen dürften ca. 5 – 10 % der Bevölkerung lesbisch oder schwul empfinden. Zu den Ursachen der lesbischen und schwulen Lebensweisen gibt es viele Hypothesen. Eine befriedigende Antwort auf die Frage nach dem „warum" ist heute noch nicht möglich.

Es gibt eine „normale" lesbische und schwule Entwicklung. Unter einem „Coming-out" versteht man einen Prozess, an dessen Ende der offene Umgang mit den lesbisch, schwulen und bisexuellen Empfindungen steht. Entscheidend ist, dass der schwul empfindende Mann oder die lesbisch empfindende Frau für sich selbst einen problemlosen Umgang mit den gleichgeschlechtlichen Empfindungen entwickelt.

Merke

Es ist wichtig, Menschen, die gleichgeschlechtlich empfinden, nicht auf diese Eigenschaft zu reduzieren. Die lesbische Frau oder der schwule Mann ist darüber hinaus berufstätig oder in Ausbildung, politisch aktiv oder inaktiv, kulturell engagiert, sportlich oder kreativ, kurz: in der Freizeit oder im Berufsleben nicht „anders" als Heterosexuelle. Im Umgang mit einem pflegebedürftigen schwulen Mann oder einer lesbischen Frau gelten keine spezifischen Umgangsformen.

Im alltäglichen Umgang mit gleichgeschlechtlichen Lebensentwürfen fallen auch am Ende des 20. Jahrhunderts weiterhin Diskriminierungen auf. Diese reichen von körperlicher Gewalt über Beschimpfungen und Verunglimpfungen bis zu Ausgrenzung und Nicht-wahrgenommen-werden. In vielen europäischen Ländern gibt es bereits die „Homo-Ehe", leider noch nicht in Deutschland, d. h. auch hier besteht eine Diskriminierung.

Viele Schwule, Lesben und bisexuelle Menschen fühlen sich einer der großen christlichen Kirchen verbunden. Selbstverständlich gibt es auch schwule Moslems. Es ist schwer, eine Heimat in der Kirche zu finden, Ausgrenzung von Schwulen und Lesben ist auch hier immer noch die Regel. Ein positives Beispiel sind schwule Priester die sich „outen" und oftmals die Unterstützung einer ganzen Kirchengemeinde erfahren. Für Menschen, die gleichgeschlechtlich empfinden, bietet die Gruppe HuK (Homosexuelle und Kirche) eine Möglichkeit, Spiritualität in der Gemeinschaft mit anderen zu erleben.

Sie haben in der Rolle der Pflegenden Berührung mit intimsten Bereichen von Menschen. Gerade deshalb sind sie aufgefordert, sich dieser besonderen Verantwortung zu stellen. Ein vorurteilsfreier Umgang wird gerade bei der Begegnung mit sog. „Randgruppen" angestrebt. Ein Gespräch mit einem Schwulen oder einer Lesbe kann ein erster Schritt sein, bestehende Vorurteile abzubauen. Unsicherheiten im Kontakt können besprochen, Vorurteile vermindert oder ausgeräumt werden.

Lernaufgabe

Versuchen Sie einmal, sich in die Lage eines Schwulen oder einer Lesbe zu versetzen. Was lösen folgende Fragen in Ihnen aus: Wann haben Sie bemerkt, dass Sie homosexuell empfinden? Wie viel Zeit haben Sie benötigt um akzeptieren zu können, dass Sie homosexuell fühlen, wie lange haben Sie heterosexuell, bisexuell oder ohne Sexualität gelebt? Wie haben Sie es Ihren Eltern gesagt, dass sie homosexuell leben möchten? Wie hat Ihr Arzt auf die Eröffnung reagiert, dass Sie homosexuell sind, hat er oder sie versucht, Sie davon zu heilen?...

28.3 Veränderungen wahrnehmen und beurteilen

28.3.1 Körperliche Krankheit und Sexualität

Abhängig von der Art und Schwere der Erkrankung müssen sich Sexualität und Krankheit nicht unbedingt ausschließen. Während für manche Menschen die Krankheitsbewältigung Vorrang hat und das Sexualleben in den Hintergrund tritt, empfinden andere die mit der Sexualität verbundene Geborgenheit und Lebendigkeit als hoffnungsvoll und positiv für den Krankheitsverlauf. Die Einschränkung des Gesundheitszustandes hat aber einen direkten Einfluss auf die sexuelle Appetenz (Verlangen), die Funktionsfähigkeit sowie auf das Sexualempfinden eines Menschen.

Definition

Sexuelle Funktionsstörungen verhindern die von den betroffenen Personen gewünschte sexuelle Beziehung. Es können ein Mangel an sexuellem Verlangen oder Befriedigung, ein Ausfall der für den Geschlechtsakt notwendigen physiologischen Reaktionen (z. B. Erektion) oder eine Unfähigkeit, den Orgasmus zu steuern oder zu erleben, auftreten." (Zettl u. a. 1997, S. 13)

Im einzelnen handelt es sich bei der Frau um Symptome, die in **Tab. 28.1** aufgeführt sind. Die sexuellen Funktionsstörungen des Mannes sind in **Tab. 28.2** aufgeführt.

Die genannten sexuellen Störungen können körperlich und/oder psychisch bedingt sein. Die somatischen Ursachen, die die sexuellen Funktionen unmittelbar beeinflussen, sind in **Tab. 28.3** dargestellt.

Weitere somatisch bedingte Faktoren sind: schwere Infektionskrankheiten oder Stoffwechselstörungen, Wundschmerzen oder Verwachsungsschmerzen nach Operationen, Schmerzen bei intestinalen Stomata. Sie führen zu Veränderungen von Körperfunktionen (z. B. Erektionsstörung) sowie zur Veränderung des Körperbildes und beeinflussen die Sexualität somit auch indirekt. Lähmungen nach Schlaganfall, Verlust von Extremitäten nach Verkehrsunfall, behandlungsbedingte Veränderungen wie mangelnde Befeuchtung der Scheide nach Strahlentherapie des Beckens, medikamentöse Nebenwirkungen bei Psychopharmaka, Antihypertensiva.

Verschiedene psychosoziale Faktoren sind in Zusammenhang mit der Erkrankung und ihren Folgen zu sehen, wie z.B.: Gefühl des Identitätsverlustes bei Haarausfall nach Chemotherapie, negativ verändertes Selbstwertgefühl (z.B. bei Erektionsstörungen), Beeinträchtigung des Empfindens der eigenen Attraktivität (z.B. nach Brustamputationen oder bei Anlage eines Stomas), sexuelle Versagensängste, Depressivität. Die Wechselwirkung von körperlichen und psychischen Ursachen für sexuelle Störungen veranschaulichen folgende Beispiele:

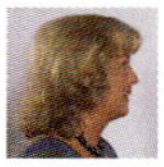

„Einer 45-jährigen Frau muss wegen eines Karzinoms die rechte Brust amputiert werden. Wie sie später in einem Beratungsgespräch berichtet, habe sie sich nach der Operation nicht mehr als begehrenswerte Frau gefühlt. Wegen der damit verbundenen tiefgreifenden Verunsicherung habe sie nach der Entlassung aus dem Krankenhaus auch nicht zärtlich auf ihren Mann zugehen können. Dieser habe sich umgekehrt abwartend verhalten, um sie zu schonen und ihr Zeit zu lassen. Da jedoch beiden Partnern eine offene Aussprache über dieses Thema schwergefallen sei, habe sie sein Verhalten nicht richtig einordnen können und es als Rückzug interpretiert: „Ich dachte, er begehrt mich nicht mehr!" In der Folge sei sie zunehmend depressiver geworden, was ihn noch mehr dazu gebracht habe, sie zu schonen und seine eigenen sexuellen Wünsche vor ihr zu verbergen. Dadurch sei ihre zuvor intakte Ehe in eine schwere Krise geraten." (Zettl, Hartlapp, 1997, S. 27)

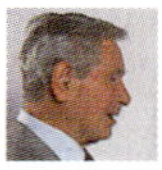

„Wenigstens im Bett hatte ich das Gefühl, dass ich etwas wert bin. Ich war eigentlich immer stolz auf meine Potenz und hatte nie Schwierigkeiten, meine Frau zu befriedigen. Auch in meiner Junggesellenzeit hatte ich in dieser Beziehung einen guten Ruf – es gab niemals irgendwelche Klagen, wenn Sie verstehen, was ich meine.

Tabelle 28.1 Sexuelle Funktionsstörungen bei der Frau

Funktionsstörung	*Symptomatik*
sexuelle Lustlosigkeit, Aversion	Die Patientin empfindet Gleichgültigkeit, Versagensängste oder eine ausgesprochene Abneigung gegenüber Sex.
Erregungsstörung	Aufgrund verminderter Erregungsdauer und -stärke kommt es zu einer nicht ausreichenden Befeuchtung der Vagina.
Dyspareunie	Brennen, Stechen und Schmerzen im Genitalbereich werden durch eine Reihe von Krankheiten ausgelöst (Vulvitis, Adnexitis, Endometriose usw.).
Vaginismus	Durch einen unwillkürlichen Spasmus der Beckenbodenmuskulatur und des äußeren Drittels der Scheide ist der Koitus nicht oder nur unter Schmerzen möglich.
Orgasmusstörung	Der Orgasmus tritt trotz ausreichender Stimulation selten, stark verzögert oder gar nicht ein.

Tabelle 28.2 Sexuelle Funktionsstörungen beim Mann

Funktionsstörung	*Symptomatik*
sexuelle Lustlosigkeit, Aversion	Gleichgültigkeit, Versagensängste oder Abneigung gegenüber Sex
Dyspareunie	Brennen, Stechen und Schmerzen sind Folge anderer Krankheiten (z. B. Urethritis, Frenulumeinrisse, Prostataerkrankungen, u. a.).
Ejakulationsstörung	Der Patient ist nicht fähig, den Zeitpunkt seiner Ejakulation zu kontrollieren, es tritt überhaupt keine Ejakulation ein, die Ejakulation tritt nur selten oder verzögert ein, das Sperma wird wegen mangelndem Blasenhalsverschlusses retrograd in die Blase ejakuliert oder das Sperma tröpfelt ohne sexuelle Reizung heraus.
Orgasmusstörung	Orgasmus ohne Ejakulation oder Ejakulation ohne Orgasmuserleben

Tabelle 28.3 Somatische Ursachen für sexuelle Störungen

Somatische Ursache	*Sexualstörungen*
Diabetes mellitus	bei Männern Erektionsstörungen, bei Frauen verringerte Orgasmushäufigkeit, vermindertes Verlangen
koronare Herzerkrankungen und Herzinfarkte	vermindertes Verlangen und Erektionsstörungen infolge von Angst vor einem Reinfarkt, „Liebestod"
chronische Nierenerkrankungen	verminderte Appetenz und Erektionsstörungen
Alkoholismus	Erektionsstörungen
Rückenmarksverletzungen	je nach Höhe und Intensität der Schädigung kommt es zur Beeinträchtigung bis Verlust von Ejakulations- und Erektionsfähigkeit (S. 1310 f)
Krebserkrankungen	S. 666 f

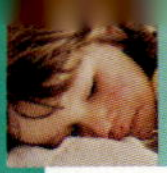

Wenn ich meine Frau zum Höhepunkt bringen konnte, empfand ich ein Gefühl von Macht, das mich richtig glücklich machte. Das hat mir geholfen, auch den Ärger im Beruf wegzustecken. Da gehöre ich doch schon lange zum alten Eisen, die nehmen mich gar nicht mehr ernst. Deshalb hat es mir dann auch so enorm zu schaffen gemacht, dass ich nach meiner Krebsoperation plötzlich impotent war.“ (Zettl, Hartlapp, 1995, S. 39)

Diese Beispiele machen deutlich, welche enormen Belastungen mit dem Verlust von Identität und Sexualität verbunden sein können. Einige Anregungen für mögliche Verhaltensweisen im Umgang mit diesen Patienten finden Sie S. 668 f.

28.3.2 Psychische Krankheit und Sexualität

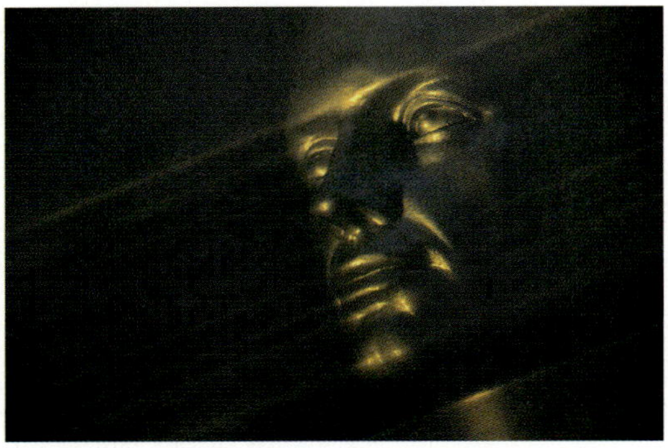

Eine eindeutige Zuordnung von bestimmten Symptomen sexuellen Verhaltens und Erlebens zu den verschiedenen psychischen Erkrankungen ist nicht möglich. Patienten, die an einer Manie oder Alzheimer-Demenz leiden, können sowohl hyper- als auch hyposexuelles Verhalten zeigen. Öffentliche Masturbation findet man sowohl bei schizophrenen Patienten als auch bei Patienten mit einer schizoaffektiven Psychose. Die einzelne psychische Erkrankung führt nicht zwangsläufig zu einem bestimmten sexuellen Verhalten, jeder psychiatrische Patient hat sein eigenes Krankheitsbild, auch hinsichtlich seiner Sexualität.

Deshalb seien an dieser Stelle sexuelle Auffälligkeiten im Allgemeinen genannt: Verlust des Schamgefühls, betont aufreizende Kleidung, sexuelle Aufdringlichkeiten, Enthemmung, verbale Anzüglichkeiten, Entblößungsszenen (Exhibitionismus), Wahnvorstellungen in Bezug auf Körperveränderungen (Depersonalisation), Liebeswahn, Eifersuchtswahn, exzessive (öffentliche) Masturbation, genitale Selbstverstümmelung, Autokastration, Penisamputation, Promiskuität (häufig wechselnde Geschlechtspartner), Vergewaltigung (*kann* Ausdruck einer psychischen Störung sein), sexuelles Desinteresse, Asexualität.

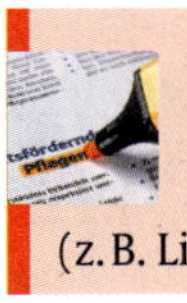

Merke
Zu beachten ist, dass auch Neuroleptika sexuelle Störungen als Nebenwirkungen (z. B. Libidoverlust, Erektionsstörung) aufweisen.

Zur Pflege psychisch erkrankter Patienten vgl. S. 1356 ff.

Hinsichtlich sexueller Verhaltensweisen können Sie als Pflegende je nach Art der Erkrankung z. B.: jugendlichen Patienten Gespräche anbieten, z. B. über den Umgang mit einem Partner, über Verhütungsmittel oder über Möglichkeiten, Gefühle auszudrücken; je nach Krankheitsstadium dem Patienten das Bedürfnis nach sexueller Aktivität in einem privaten geschützten Raum ermöglichen; den Patienten über bestehende Regeln und Grenzen aufklären (z. B. Masturbation findet im Privaten statt); bei sexuellen Aufdringlichkeiten, Ausschreitungen gegenüber anderen Patienten oder Pflegenden ruhig einschreiten und die Handlungen unterbinden; in einem klärenden Gespräch nach der akuten Phase versuchen, dem Patienten die Schuldgefühle zu nehmen (Manikern ist ihr Verhalten oft peinlich); auf psychiatrischen Langzeitstationen gemischt-geschlechtliche Wohngruppen und Aktivitäten (wie Ausflüge, Mahlzeiten, Beschäftigungsangebote) fördern, um „Normalität“ herzustellen sowie Gespräche mit anderen Patienten über Neid, Eifersucht und Angst führen.

28.3.3 Krebserkrankungen und Sexualität

Krebserkrankungen an den Geschlechtsorganen können bei den Betroffenen zu sexuellen Beeinträchtigungen führen, die ursächlich in der Behandlung und Therapie des Karzinoms liegen und/oder durch deren psychische Verarbeitung hervorgerufen werden.

Genitalmalignome bei Frauen betreffen die Schamlippen, die Scheide, den Gebärmutterhals, die Gebärmutterschleimhaut, die Eierstöcke und die Brust. Bei Männern können Genitaltumoren an Penis, Hoden und Nebenhoden sowie am Samenstrang und an der Prostata auftreten.

Krebsfrüherkennungsuntersuchungen

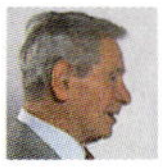

Ein 64jähriger Patient berichtet: „Ich hielt es eigentlich nie für notwendig, zu einer Krebsfrüherkennungsuntersuchung zu gehen. Als ich vor 3 Jahren zunehmende Schwierigkeiten mit dem Wasserlassen bekam, bin ich dann schließlich zu einem Urologen gegangen.. Der Urologe schaute mich ernst an und erklärte mir: Leider müssen wir eine Radikaloperation durchführen und zusätzlich auch Ihre Hoden entfernen, um ein weiteres Wachstum des Krebses zu verhindern! Ich war schockiert – nicht nur über die Diagnose, sondern auch über die bevorstehende operative Kastration.... Plötzlich sollte ich kein richtiger Mann mehr sein!" (Zettl, Hartlapp, 1996, S. 64)

Männer und Frauen haben Angst, ihre geschlechtliche Identität und Ausdrucksfähigkeit zu verlieren und nehmen deshalb Vorsorgeuntersuchungen nicht oder nur sporadisch wahr. Dabei ist es sehr wichtig, sich regelmäßig untersuchen zu lassen, denn Krebs ist grundsätzlich heilbar, wenn er frühzeitig erkannt wird. Bei frühzeitiger Diagnose ist Brustkrebs in bis zu 90%, Gebärmutterhals-, Prostata- und Hodenkrebs in über 80% der Fälle heilbar. Deshalb werden folgende Krebsfrüherkennungsuntersuchungen *einmal jährlich* empfohlen:

- bei Frauen für Krebserkrankungen: des Genitals ab dem 20. Lebensjahr, zusätzlich Brust und Haut ab dem 30. Lebensjahr, zusätzlich Rektum/Dickdarm ab dem 45. Lebensjahr,
- bei Männern für Krebserkrankungen des Dickdarms, der Prostata, des äußeren Genitals und der Haut ab dem 45. Lebensjahr.

Neben den empfohlenen Früherkennungsuntersuchungen liegt es auch in der Eigenverantwortung jedes Einzelnen, das Risiko für Krebserkrankungen zu senken.

> Eva Groß Krankenschwester
>
> **Praxistipp**
> Als Pflegende können Sie Patienten auf bestehende Risikofaktoren aufmerksam machen und z. B. in die Selbstuntersuchung der Brust oder des Hodens einweisen.

Untersuchungen für die Frau

Brustkrebs. Die Selbstuntersuchung der Brust ist eine einfache Methode, um mögliche Veränderungen frühzeitig wahrzunehmen bzw. um ein Mammakarzinom festzustellen. Das Beobachten und Abtasten der Brust soll regelmäßig, am besten jeden Monat unmittelbar nach der Periode vorgenommen werden (Veränderung der Brust während des monatlichen Zyklus!). Falls keine Monatsblutung (mehr) zu erwarten ist, ist dafür ein fester Zeitpunkt zu wählen (z. B. jeden 1. Samstag im Monat). Zum Abtasten der Brust kann eine Körperlotion oder ein Massageöl verwendet werden, die Haut fühlt sich dann geschmeidiger an und die Finger reagieren sensibler auf auffällige Veränderungen. Die Selbstuntersuchung beginnt mit der Betrachtung der Brust im Spiegel. Dazu sind die Hände einmal über dem Kopf verschränkt und dann in der Hüfte aufgestützt. Zur Abtastung der beiden oberen Quadranten wird die Brust in eine Hand gelegt, die andere streicht langsam in Richtung Mamille und erspürt mögliche Veränderungen des Gewebes. Die Untersuchung der unteren Quadranten erfolgt im Liegen, der Arm der zu untersuchenden Brust liegt dabei hinter dem Kopf. Die andere Hand streicht in Richtung Mamille. Durch die regelmäßige Untersuchung entwickelt jede Frau ein Gespür, wie sich ihre Brust anfühlt. Das Auftreten von Veränderungen ist sofort dem Arzt/der Ärztin zu melden. Panik ist aber nicht angesagt, da es sich oftmals um gutartige Erscheinungen (wie Zysten oder Fibrome) handelt. Eine zuverlässige Überwachungsmethode zur Früherkennung verdächtiger Veränderungen ist die Mammographie (S. 1150).

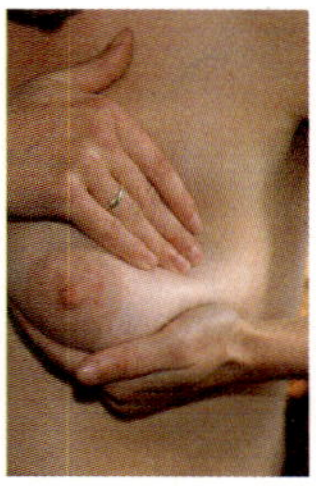

Jede Frau sollte in regelmäßigen Abständen ihre Brust auf Veränderungen untersuchen. Es ist dabei wichtig, dass sie weiss, wie sich ihre Brust während des Menstruationszyklus verändert

Eierstockkrebs. Mit höherem Alter steigt das Risiko an Eierstockkrebs zu erkranken beträchtlich an. Deshalb sollten sich Frauen über 50 Jahre einmal jährlich gezielt auf Eierstockkrebs untersuchen lassen. Eierstockkrebs macht im Frühstadium der Erkrankung keine typischen Symptome und wird deshalb oft erst spät erkannt. Es gibt jedoch Warnsignale wie unbestimmte Verdauungsbeschwerden (Magenschmerzen, Blähungen, aufgetriebener Leib), Blutungen außerhalb der Periode und nach den Wechseljahren sowie unerklärliche Gewichtsabnahme. Diese Warnsignale müssen unbedingt ärztlich abgeklärt werden.

Gebärmutterhalskrebs. Gebärmutterhalskrebs hat bei frühzeitiger Erkennung eine Heilungschance von nahezu 100%. Ein zytologischer Abstrich (Pap-Test) ermöglicht die Diagnose. Das Risiko an Gebärmutterhalskrebs zu erkranken erhöht sich bei Frauen, die schon in sehr jungen Jahren Geschlechtsverkehr und häufigen Partnerwechsel hatten (evtl. vermehrte Scheideninfektionen), bei Frauen mit chronischen Infektionen der Geschlechtsorgane oder verminderter Immunabwehr der Scheide und bei Frauen, bei denen schon einmal ein ungünstiger Befund beim Zellabstrich festgestellt wurde. Auch für den Gebärmutterhalskrebs gibt es keine typischen Symptome, ein Arztbesuch ist jedoch erforderlich bei Blutungen und blutigem Ausfluss außerhalb der Periode, Kontaktblutungen nach Geschlechtsverkehr, Schleimabsonderungen aus der Scheide, unerklärliche Gewichtsabnahme.

Gebärmutterschleimhautkrebs. Bei mehr als der Hälfte der Betroffenen tritt die Krankheit nach den Wechseljahren auf. Als Ursache wird ein Ungleichgewicht der Hormone Gestagen und Östrogen vermutet. Ein hoher Östrogenspiegel ohne den „Gegenspieler" Gestagen (wird während der Menopause eingestellt) regt das Wachstum der Gebärmutterschleimhautzellen an, einzelne Zellen können entarten. Das Risiko, an Gebärmutterschleimhautkrebs zu erkranken, ist erhöht bei Frauen, die bereits an Brust- oder Dickdarmkrebs erkrankt sind, die älter als 50 Jahre oder kinderlos sind, deren Wechseljahre erst nach dem 55. Lebensjahr eingetreten sind, die zuckerkrank sind oder Bluthochdruck haben, die übergewichtig sind (Fettzellen speichern Östrogen).

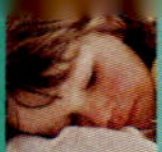

Ein Zellabstrich ist nur teilweise erfolgreich. Folgende Veränderungen sollten ärztlich untersucht werden: Zwischen- und Schmierblutungen, blutiger, fleischfarbener oder blutig-eitriger Ausfluss, Schmerzen im Unterbauch, unerklärliche Gewichtsabnahme.

Untersuchungen für Männer

Prostatakrebs. Auch diese Erkrankung hat bei frühzeitiger Erkennung sehr gute Heilungschancen. Zu den Risikofaktoren gehören steigendes Alter sowie familiäre Disposition (auch bei weiblichen Vorfahren mit wiederholtem Brustkrebs). Weiterhin gilt die Ernährung als wichtigste vorbeugende Maßnahme: Ein hoher Konsum an tierischen Fetten fördert, eine fettarme, faserreiche Kost (vegetarisch) senkt die Krebsentstehung in der Vorsteherdrüse. Im Frühstadium der Erkrankung treten keine Symptome auf. Später sind Schmerzen beim Wasserlassen, Blutbeimengung im Urin, „Ischias"-Schmerzen, Warnzeichen, die untersucht werden müssen.

Hodenkrebs. Das Haupterkrankungsalter für Hodenkrebs liegt zwischen dem 20. und 35. Lebensjahr. Oft gehen Männer aus falscher Scham zu spät zum Arzt, d.h. erst, wenn der Hodentumor schon Metastasen gebildet hat. Das Risiko, an Hodenkrebs zu erkranken, besteht bei: ehemaligem Hodenhochstand (8 × höheres Risiko!), Hodenschrumpfung nach Entzündung oder Verletzung. Bei folgenden Warnzeichen ist ein Arztbesuch erforderlich: bleibende Schwellung des Hodens ohne Schmerzen, Knotenbildung im Hoden.

Die einfachste und wichtigste Früherkennung besteht in einer regelmäßigen Abtastung der Hoden auf Verdickung oder Verhärtung.

28.4 Pflegeangebote auswählen und anwenden

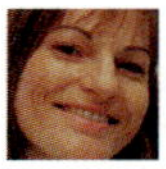

···› Pflegeangebot Gesprächsmöglichkeiten bieten

Um Patienten mit sexuellen Störungen in ihrem Prozess der subjektiven Verarbeitung zu unterstützen, bieten sich auf der Grundlage eines offenen Gesprächs mehrere Möglichkeiten:

Vor einer Operation, die einen Identitätsverlust zur Folge haben kann, sind umfassende Aufklärungsgespräche erforderlich. Fragen Sie nach der Information durch den Arzt noch einmal nach, ob der Patient alles verstanden hat und bieten Sie weitere Gespräche zur Klärung offener Fragen an. Klären Sie den Patienten frühzeitig über die möglichen Veränderungen (wie z.B. Haarausfall nach Chemotherapie) und deren Kompensationsmöglichkeiten (z.B. Tuch, Mütze, Perücke) auf. Am Anfang ist es wichtig, dass sich der/die Betroffene mit dem Verlust von sexueller Potenz, von gewohnten Formen der sexuellen Befriedigung oder dem Verlust von Organteilen wie der Brust oder dem Penis auseinandersetzen kann. Verlust führt fast immer zu Angst und Trauer. Diese Ängste und Trauergefühle müssen wahrgenommen und sollten von Ihnen eher anerkannt werden durch Bemerkungen wie z.B. „Natürlich ist es für Sie schlimm, keine Erektion mehr zu bekommen!" als dass sie übergangen werden, etwa nach dem Motto: „Es ist alles gar nicht so schlimm, es gibt da spezielle Medikamente!"

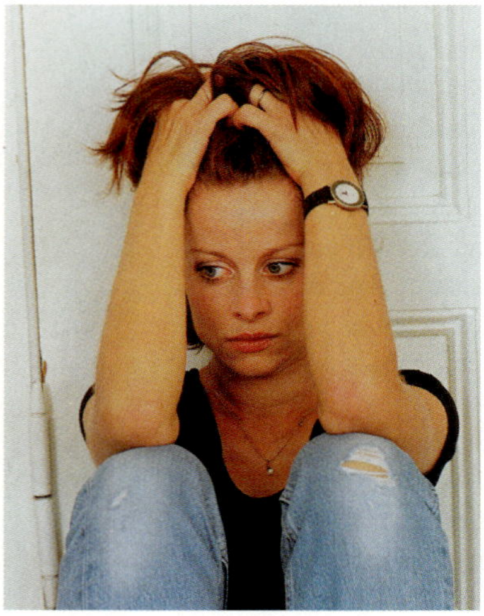

Diese junge Schauspielerin stellt die Gefühle Trauer und Verlust dar. Wenn ein Patient diese Gefühle zeigt, sollten Sie diese ernst nehmen

Im Trauerprozess können Gefühle wie Wut, Verzweiflung, aber auch Scham und Traurigkeit auftreten. Gestehen Sie dem Patienten diese Gefühle zu und nehmen Sie evtl. heftigere Reaktionen nicht persönlich. In dieser Zeit können Sie dem Patienten auch dadurch helfen, dass Sie ihn auf seine anderen Qualitäten und Schönheiten hinweisen, wie z.B. seine glatte Haut oder seine körperliche Fitness.

Hat sich nach einer Operation oder infolge einer Therapie das Körperbild des Patienten verändert, braucht dieser Zeit, um das vertraute Körperbild loszulassen. Im späteren Verlauf des Annehmens der körperlichen Veränderungen können Sie dem Patienten Mut machen, auch sexuelle Wünsche zuzulassen und zu neuen Wegen des sexuellen Zusammenseins zu finden. (s.u.)

Der Partner kann bei der Bewältigung des Problems eine wichtige Hilfe sein und sollte deshalb über Verlauf und Therapie der Erkrankung informiert sein. Wann immer der Patient es wünscht, sollte der Partner in Gespräche mit einbezogen werden. Andererseits sollten Sie auch darauf achten, dass der Partner in diesen Gesprächen die Möglichkeit hat, seine sexuellen Bedürfnisse und evtl. damit verbundenen Ängste äußern zu können. Wenn die gewohnten Formen sexueller Befriedigung nicht mehr erlebt werden können, könnten Sie den Patienten auf Literatur oder Videos hinweisen, die über neue Wege des intimen Zusammenseins informieren. Das kann z.B.

bedeuten, andere Stellungen beim Geschlechtsverkehr einzunehmen oder Hilfsmittel, wie einen Vibrator zu benutzen. Des Weiteren könnten z. B. Frauen ermutigt werden, Selbstbefriedigung auszuüben.

Auch wenn es durch bestimmte Erkrankungen nicht mehr möglich ist, Geschlechtsverkehr zu haben, so ist der Körper doch weiterhin mit all seinen Sinnen für erregende und lustvolle Berührungen empfänglich. Machen Sie in diesen Fällen den Patienten darauf aufmerksam, dass der Geschlechtsakt nur *eine* Ausdrucksform einer liebevollen Beziehung zwischen zwei Menschen ist, aber nicht die einzige. Zur zärtlichen Berührung oder Liebkosung, ja sogar zur Stimulation eines Orgasmus eignen sich ebenso Lippen, Zunge, Hände und andere Körperteile. Für den Patienten ist das Wissen um die Ursachen und Auswirkungen seiner sexuellen Störungen Grundlage dafür, Bewältigungsstrategien zu entwickeln. Pflegende sollten deshalb den Patienten in seiner Suche nach Informationsmaterial unterstützen. Zu Adressen von Patienteninformationsdiensten und Selbsthilfegruppen s. S. 673. Ebenso könnten Sie Kontakte zu anderen Betroffenen vermitteln.

In einigen Fällen ist es erforderlich, die Hilfe eines Psychotherapeuten oder Sexualtherapeuten in Anspruch zu nehmen. Kontaktadressen vermitteln die Beratungsstellen von Pro Familia sowie die Deutsche Gesellschaft für Sexualforschung (S. 673).

Pflegeangebot Schutz der Intimsphäre

Lerntipp
Die folgenden Anregungen zum Schutz der Intimsphäre stellen nur eine Auswahl von Denkanstößen dar. Überlegen Sie zusätzlich, welche Verbesserungen auf Ihrer Station konkret möglich sind.

Klopfen Sie vernehmlich an der Zimmertür an. Warten Sie ein wenig und öffnen Sie dann die Tür einen Spalt, um kurz „hallo" zu rufen. Sie können mit dem Patienten bestimmte Ruhezeiten vereinbaren, in denen er ungestört ist, z. B. „Sie haben jetzt zwei Stunden Zeit für sich, ich komme erst um 14 Uhr wieder zu Ihnen."

Wenn Sie den Patienten nach dem Stuhlgang fragen, empfiehlt es sich, dies ganz nebenbei, z. B. beim Waschen, zu tun. Dabei sollten Sie allerdings auf die Wortwahl achten. Bei der Benutzung des Toilettenstuhls (S. 433) können Sie den Patienten, wenn es sein Zustand erlaubt, im Bad oder Waschraum dabei alleine lassen. Bei der Benutzung des Steckbeckens (S. 431) bitten Sie, wenn möglich, andere Patienten hinaus und hängen Sie ein Schild „Bitte nicht eintreten!" an die Tür. Auch beim Wechsel von Inkontinenzeinlagen (S. 450 f) sollen andere Patienten nach Möglichkeit hinaus gebeten werden oder Sie nehmen den Wechsel im Bad vor. Hinsichtlich der Bekleidung des bettlägerigen Patienten können Sie seine Wünsche erfragen, z. B. ob er lieber ein eigenes Nachthemd oder einen Schlafanzug möchte; bieten Sie ihm Schlüpfer an. Pflege- oder ärztliche Diagnosen sollten dem Patienten nach Möglichkeit im Schwestern- oder Arztzimmer mitgeteilt werden.

siehe Pflegeangebot Bekleidung, S. 368 f

Für die Ganzkörperwaschung ist es wichtig, dass ein Schild „Bitte nicht eintreten!" an der Zimmertür hängt. Darüber hinaus sollten ausreichend Stellwände oder andere Abtrennungsmöglichkeiten vorhanden sein. Wenn möglich, andere Patienten hinaus bitten. Informieren Sie den Patienten über jeden einzelnen Arbeitsschritt, z. B. über das Entfernen der Bettdecke. Die Körperteile, die nicht gewaschen werden, mit einem Handtuch abdecken und bei der Intimhygiene Handschuhe benutzen. Lassen Sie den Patienten soviel wie möglich selbst tun oder unterstützen Sie ihn dabei. Häufig finden sich fest installierte Trennvorhänge nur in Krankenhäusern mit amerikanischer Kooperation. Überlegen Sie kurz: in amerikanischen Krankenhausserien ziehen Pflegepersonen und Ärzte ständig Vorhänge auf und zu, in deutschen . . .

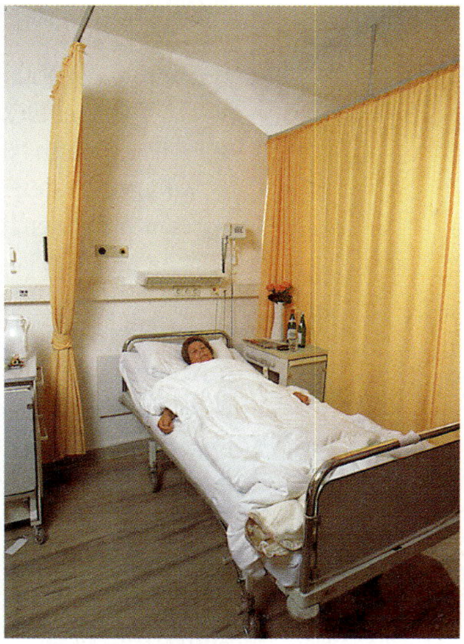

Pflegeangebot Therapeutische Berührung

Der Stellenwert professionellen Berührens für das Wohlbefinden und den Heilungsprozess kann nicht hoch genug eingeschätzt werden. Dies setzt aber voraus, dass wir unterscheiden lernen, zwischen Routineberührung und bewusstem Berühren. Konkret heisst das, dass wir nicht einfach etwas tun, sondern dass wir wissen, was wir tun, warum wir es tun und vor allem, wie wir es tun wollen. Berührungen gehören zu den elementaren Lebenserfahrungen und zu den natürlichen Fähigkeiten des Menschen. Schon im Alter von etwa 8 Wochen reagiert der Embryo auf ein leichtes Streicheln der Oberlippe mit einem Zurückweichen des Halses. Der Berührungssinn ist also in diesem Stadium schon hochentwickelt, zu einem Zeitpunkt, wo Augen und Ohren noch gar nicht ausgeprägt sind. In den ersten Lebensjahren ist körperlicher Kontakt zu einer konstanten Bezugsperson (es muss nicht die Mutter sein) für die körperliche, geistige und soziale Entwicklung unerlässlich. Auf Frühgeborenenstationen hat man die Beobachtung gemacht, dass Atempausen und Abfälle der Herztöne sich deutlich reduzieren, wenn die kleinen „Frühchen" nackt und nur mit einem Fell bedeckt bei der Mutter oder dem Vater auf der Brust liegen. Seit einigen Jahren werden Frühgeborene und Säuglinge im Bett in ein Nestchen gelegt, welches ihnen eine ähnliche Begrenzung vermitteln soll, wie sie sie im schützenden Uterus erfahren haben. Fehlt diese Berührungs- und Begrenzungsmöglichkeit, sind die Kinder unruhig und suchen sich Grenzen, indem sie z. B. ans Fußende rutschen. Doch nicht nur Kinder brauchen körperliche Nähe. Menschen in jedem Alter sind auf Berührungen angewiesen, um nicht seelisch zu vereinsamen.

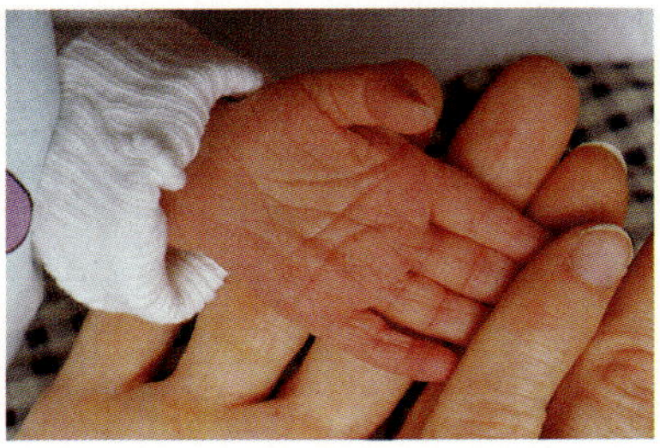

> **Eva Groß** Krankenschwester
>
> **Praxistipp**
> Vielleicht denken Sie das nächste Mal, wenn Sie einen Patienten waschen, weniger an den Reinigungseffekt und beobachten stattdessen, wie der Patient auf Ihre Berührung reagiert.

Viele ältere Menschen leiden an Einsamkeit, Depressionen und Langeweile, die durch mangelnde Berührung noch verstärkt wird (S. 811). Dabei ist zu bedenken, dass der Tastsinn bis ins hohe Alter erhalten bleibt und das nachlassende Augenlicht oder das schlechter werdende Gehör unterstützt.

Auch kranke Menschen erfahren durch die Pflege häufig nur ein Minimum an körperlicher Zuwendung. Die Ursache, so vermutet Ashley Montagu (1997), liegt wohl darin, dass die therapeutische Berührung nicht so einfach ist wie eine mechanische Prozedur (wie z. B. eine Infusionsflasche anzuhängen), sondern eigentlich eine Art Kommunikation (S. 625 ff) darstellt. Dabei sind aber gerade die Berührung und körperliche Nähe das wichtigste Mittel, um akut Erkrankten ihre Bedeutung als lebendes Wesen mitzuteilen. Wenn Patienten sich verbal nicht (mehr) mitteilen können, sind die Hände neben den Augen das wichtigste Kommunikationsmittel. Mit Hilfe der Hände können Sie den Zustand des Patienten wahrnehmen und erfühlen, wie z. B. den Muskeltonus, den Hautturgor oder die Temperatur der Haut. Ein anderer Aspekt der Kommunikation über die Haut wird bei Demenzkranken deutlich. Für sie wird im Laufe der Erkrankung die Berührung von Dingen oder die Berührung anderer und an sich selbst zum wichtigsten Kontakt- und Kommunikationsmittel.

Körperlicher Kontakt sollte nicht nur bei intimsten Pflegeangeboten stattfinden. Welch positive Wirkung Körperkontakt hat, sehen Sie hier

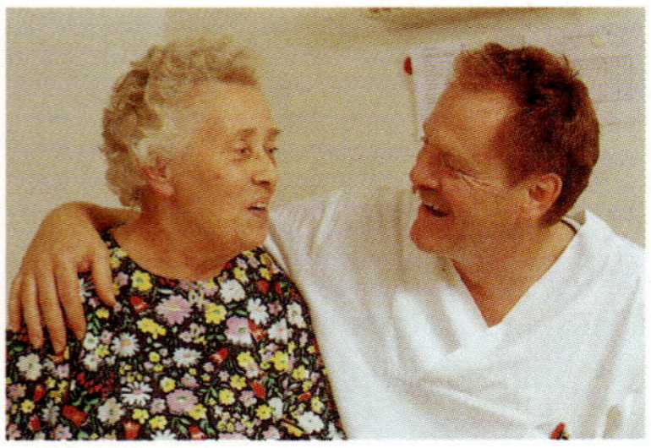

> **Eva Groß** Krankenschwester
>
> **Praxistipp**
> Die therapeutische Berührung oder anders gesagt das bewusste Berühren bedeutet nicht nur mit jemandem körperlich in Kontakt zu treten. Bewusstes Berühren heißt auch, ihn psychisch zu berühren. Eine psychische Berührung erfährt der Patient, wenn Sie mit ihrer vollen Aufmerksamkeit und mit allen ihren Sinnen bei ihm sind, ihm zuhören, Zeit haben, einfach präsent sind.

Eine sorgsame Berührung kann eine Reihe positiver Veränderungen in Gang setzen. Bewusstes und liebevolles Berühren kann Stress vermindern und zur Entspannung beitragen. Dadurch kann der Patient evtl. wieder leichter atmen, seine Schmerzen werden reduziert oder sein Appetit angeregt. Neben den direkten körperlichen Auswirkungen kann Berührung auch ein Loslassen der aufgestauten Gefühle bewirken, Depressionen mildern oder das Gedächtnis aktivieren. In der Pflege älterer und verwirrter Patienten hilft manchmal ein Festhalten, ein sanftes Streicheln oder ein fester Handgriff, ihn wieder in die Gegenwart von Raum und Zeit zu holen. Der psychosoziale Nutzen des direkten Berührens zeigt sich besonders in der Pflege von Heimbewohnern. Die körperliche und psychische Berührung kann Isolations- und Minderwertigkeitsgefühle mildern und dem Bewohner Wertschätzung, Sicherheit und Unterstützung vermitteln.

Auch Sie als Pflegende können von der Berührung, die Sie einem Patienten zu Teil werden lassen, profitieren. Eventuell werden Sie über den Hautkontakt sensibler für ihren eigenen Körper oder Sie erfahren über eine positive Rückmeldung des Patienten eine Bestätigung für Ihre Arbeit.

D. Nelson beschreibt mit eindrucksvollen Worten und Bildern verschiedene Techniken des heilsamen Berührens, wie z. B. die einfühlsame Massage und das aktive Halten, gemeinsames Atmen oder Wahrnehmungsübungen. Welche Form der Berührung angemessen ist, hängt vom Krankheitszustand des Patienten ab. Manchen schwerkranken Patienten ist selbst die sensibelste Berührung unerträglich, dies gilt es zu respektieren. In solchen Fällen kann die psychische Berührung dem Patienten Trost und Unterstützung spenden, so dass er sich weniger einsam und verloren fühlt. Andere Patienten fühlen sich stark genug für eine belebende Rückenmassage und erfahren so eine Erneuerung ihrer Lebensenergie.

Jeder Mensch reagiert, entsprechend seiner Erziehung und Sozialisation, anders auf Berührung.

> **Merke**
> Es ist wichtig, vorsichtig und einfühlsam vorzugehen. Eventuell müssen Sie einen verunsicherten Patienten, der die Berührung scheut, erst fragen, ob Sie seine Hände in Ihre nehmen dürfen. Eine andere Patientin braucht vielleicht mehr Zeit, Sie kennenzulernen, bevor sie Ihnen erlaubt, Ihre Hände auf ihre Schulter zu legen.

> Eva Groß Krankenschwester
> **Praxistipp**
> Wichtig bei jeder Form von Berührung ist, dass sie bewusst eingesetzt und auch bewusst wieder abgebrochen wird. Wenn die Zeit gekommen ist, die Berührung zu beenden, sollten Sie Ihre Hände langsam vom Körper des Patienten wegnehmen, um sich auf diese Weise von dem Patienten zu verabschieden.

Verschiedene Formen therapeutischer Berührung, wie z. B. die basale Stimulation (S. 170) oder verschiedene Massagetechniken finden Sie auf S. 289. Allgemein kann man sagen, dass Berührung mit Handschuhen auf jeden Fall besser ist, als gar keine Berührung und viele Berührungstechniken auch mit Handschuhen wirksam sind.

> *» Der wohl bedeutendste Aspekt in der heilsamen Berührung liegt schlicht im Kennenlernen eines anderen Menschen. Jedesmal, wenn wir unser Herz wirklich einem anderen Menschen öffnen, wird ein Teil unserer selbst gespiegelt, wodurch sich unsere Vision weitet. (Nelson 1996, S. 37) «*

Dennoch sollten Sie den Einsatz von Handschuhen wohl überlegen, denn der Gebrauch hat nicht nur hygienische Gesichtspunkte (S. 583). Handschuhe schaffen auch ein Stück Distanz zwischen Patient und Pflegenden. Das kann einerseits sinnvoll sein, indem über die Handschuhe z. B. Respekt vor der Intimsphäre des Patienten gezeigt wird. Andererseits kann aber auch das Selbstwertgefühl des Patienten erheblich verletzt und ein Gefühl von Isolierung hervorgerufen werden, wenn er z. B. mit Handschuhen eingecremt wird und ihm somit signalisiert wird: „Ich will Dich ungern berühren!"

> **Merke**
> Wägen Sie deshalb den Einsatz von Handschuhen bei jeder Pflegetätigkeit sorgfältig ab, um den größtmöglichen physischen und psychischen Nutzen zu erzielen.

28.5 Komplexe Pflegesituation gestalten

Heike Jung-Heintz

Aufnahmesituation

Daniel Holzer, 5 Jahre, kommt mit seiner Mutter in die HNO-Belegabteilung des Krankenhauses zur Tonsillektomie. Daniel leidet unter vergrößerten Tonsillen und hatte schon mehrfach starke Anginen. Die Operation mit Intubationsnarkose erfolgt am Aufnahmetag. Daniel und seine Mutter wurden in der Praxis des HNO-Arztes über die Tonsillektomie aufgeklärt. Vorausgehende allgemeine Untersuchungen haben bereits ambulant stattgefunden. Daniel hat eine große Tasche mit Spielsachen mitgebracht, schaut sich neugierig im Aufnahmezimmer um und hält sich an der Hand seiner Mutter fest. „Na, Daniel, was hast du denn alles mitgebracht?", fragt Schwester Ina. „Och, nur meine Lieblingssachen, den Willi-Bär, die Felix-Bücher, meine Autos, die Raumschiffe, mein Fußball, sind hier auch noch andere Kinder?" „Ja, es sind noch mehr Kinder hier, du wirst sie alle kennenlernen, gleich wird noch Moritz kommen, er bekommt wie du die Mandeln heute entfernt und wird mit dir in einem Zimmer sein." „Die Mame und der Doktor haben gesagt, dass ich schlafen werde und wenn ich aufwache die Mandeln draußen sind und es weh tun kann", sagt Daniel. „Ja, das stimmt, dann sollst du auch nicht viel sprechen und gegen das Weh-tun mache ich dir einen kalten Umschlag mit Eis um deinen Hals. Soll ich dir zeigen, wie das bei uns gemacht wird?" Auf die Frage ob Daniel Angst vor der Operation habe, antwortet Daniel: „Nee, ich weiß doch alles und der Julian bei mir im Kindergarten hat das auch schon gemacht gekriegt." Schwester Ina zeigt Daniel die Herstellung einer Eiskrawatte, führt ihn über die Station und bereitet Daniel zusammen mit seiner Mutter auf die Operation vor. Frau Holzer begleitet ihren Sohn in den Operationssaal und holt ihn zusammen mit Schwester Ina wieder dort ab.

Lebenssituation

Daniel wohnt zusammen mit seinen Eltern und 3 Geschwistern (Eva 1 Jahr, Kathrin 7 Jahre und Michael 9 Jahre) in einem Haus außerhalb der Stadt. Er spielt gerne Fußball und ist in einem Fußballverein. Morgens geht er normalerweise in den Kindergarten und trifft sich nachmittags mit seinen Freunden zum Spielen. Daniel isst am liebsten Pommmes frites oder Nudeln mit Soße, Zähne putzen und Haare waschen sind ihm ein Greuel. Seine Mutter erzählt: „Eigentlich war geplant, dass ich die ganze Zeit oder zumindest den größten Teil hier sein kann. Mein Mann wollte Urlaub nehmen und sich um unsere Kinder kümmern. Leider ist jetzt eine Geschäftsreise dazwischen gekommen. Die Operation wollten wir aber auch nicht verschieben, da Daniel jetzt gerade einmal gesund ist. Ich kann heute hier bleiben bis Daniel aufwacht. Eine Nachbarin hat sich angeboten, die Kinder solange zu betreuen."

Pflegeanamnese

Zur ATL Kind, Frau, Mann sein erzählt Frau Holzer: „Daniel ist eine richtige Quasselstrippe, es wird schwierig sein, ihm verständlich zu machen, dass er nach der Operation nicht viel reden darf. Er malt ganz gerne und bekommt gerne vorgelesen, da bleibt er dann auch ruhig sitzen, ansonsten ist er immer unterwegs. Abends lesen wir immer Geschichten und singen ein Lied vor dem Einschlafen. Zum Schlafen nimmt er seinen Willi-Bär mit. Manchmal wird Daniel nachts wach, dann möchte er etwas zu trinken oder bei uns schlafen. Falls er nachts wach wird, Angst hat und sich nicht beruhigen lässt, würden Sie mich bitte anrufen, unsere Nachbarin würde dann auf die Kinder aufpassen und ich würde vorbei kommen. Ich möchte keinesfalls, dass er sich alleine gelassen fühlt. Ja, was ich noch sagen wollte: alles was im Zusammenhang mit Körperpflege steht, mag Daniel nicht, das möchte ich gerne übernehmen und habe es mit Daniel besprochen. Ich werde jeden Nachmittag für 4 Stunden kommen, für diese Zeit haben wir eine Betreuung für die Kinder organisiert.

Schmerzen machen Daniel ganz unruhig, er weint dann viel und braucht Trost und Ablenkung, aber Sie geben auch sicherlich Medikamente. Rufen Sie mich bitte auf jeden Fall an, wenn Sie Fragen haben, Komplikationen auftreten oder Daniel nach mir verlangt, das habe ich mit ihm vereinbart."

Ärztliche Anordnung

Postoperative Kontrolle auf Nachblutung, Puls- und Blutdruckkontrolle, Temperaturkontrolle. Eiskrawatte und schmerzstillende Zäpfchen, falls notwendig Flüssige Kost.

Prioritätensetzung

Um eine Nachblutungsgefahr zu verringern, wird Daniel vor der Operation erklärt, dass er postoperativ nicht so spielen kann, wie er es gewohnt ist und er wenig sprechen soll. Zusammen mit Schwester Ina sucht Daniel daher einige Lieblingsbücher aus, die sie ihm vorlesen kann.

Für die ATL Kind, Frau, Mann sein ergibt sich folgende Pflegeplanung:

Tabelle 28.4 Exemplarische Pflegeplanung für ATL Kind, Frau, Mann sein

Pflegeproblem/Bedürfnis	*Pflegeziel*	*Pflegemaßnahme*
Daniel spricht gerne viel und hat einen großen Bewegungsdrang. *Potenzielles Problem:* postoperative Gefahr der Nachblutung. *Ressource:* Daniel malt sehr gerne, hört gerne zu, wenn man ihm vorliest.	Gefahr der Nachblutung ist minimiert	→ Daniel dazu anhalten, möglichst wenig zu reden → am OP-Tag abends Daniel mobilisieren, bei stabilen Kreislaufverhältnissen mit ihm in die Spielecke zu den anderen Kindern gehen und ihnen dort aus dem Buch „Briefe von Felix" vorlesen → Daniel ein Eis anbieten, um ihn vom Reden abzuhalten → Fragen so stellen, dass er mit einem Kopfnicken oder Kopfschütteln antworten kann → Malstifte und Papier zur Verfügung stellen
Daniel wacht manchmal nachts auf, hat evtl. Angst im Krankenhaus ohne seine Mutter zu sein. *Ressource:* Frau Holzer kann angerufen werden, falls Daniel sich nicht beruhigen kann.	Daniel soll sich beruhigt fühlen. Daniel soll nachts schlafen können.	→ Daniel sagen, dass er gerne jederzeit zur Schwester ins Stationszimmer kommen kann, wenn er will kann er dort auch nachts bleiben → Daniel etwas zu trinken anbieten → darauf achten, dass Willi-Bär bei Daniel ist → wenn Daniel sich ins Bett legen will, dort zum Einschlafen Daniel eine Geschichte vorlesen → Daniel Sicherheit vermitteln, an seinem Bett sitzen bleiben, bis er wieder eingeschlafen ist → falls Daniel sich nicht beruhigen kann, seine Mutter anrufen
Die Umgebung und was ihn erwartet sind Daniel unbekannt. *Potenzielles Problem:* Daniel bekommt Angst.	Daniel soll sich sicher fühlen.	→ alle Maßnahmen kindgerecht erklären → Nachuntersuchung zuerst mit Daniels Willi-Bär durchspielen → ehrliche Informationen, z. B. über Schmerzen geben → Daniel zu den anderen Kindern bringen, ihm die Spielecke zeigen → Daniel in ein Zimmer mit Kindern legen, die ebenfalls eine Tonsillektomie erhalten

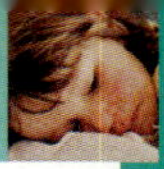

Leserservice

Verwendete Literatur

Identität – Selbstwert

Bäuerle, S., Moll-Strobel, H.: Ich bin, ich kann, ich mag. Aufbau von Selbstwert bei Kindern. Wolf, Regensburg 1996

Baumgart-Fütterer, I.: Die Schwester/Der Pfleger 33 (1994) 85

Kellnhauser, E., Schewior-Popp, S.: Ausländische Patienten besser verstehen. Thieme, Stuttgart 1999

v. Klitzing, W.: Die Nähe zum Patienten kann Angst machen. Pflege Zeitschrift 8 (1997) 459

Mietzel, G.: Wege in die Entwicklungspsychologie, 2. Aufl. Beltz, Weinheim 1995

Satir, V.: Selbstwert und Kommunikation. Pfeiffer, München 1990

Sexualität

Clement, U., Senf, W.: Transsexualität, Behandlung und Begutachtung. Schattauer, Berlin 1997

Gissrau, B.: Die Sehnsucht der Frau nach der Frau, dtv, München 1997

Hünert, M.: Geschlechtsrollenwandel und Sexualität bei Jugendlichen, Barbara Weißbach, Dortmund 1985

Masters, W., V. Johnsson: Liebe und Sexualität. Ullstein, Berlin 1990

Niedersächsisches Frauenministerium: Lesben gibt es – aber wie?! Hannover 1998

Rauchfleisch, U.: Schwule, Lesben, Bisexuelle, 2. Aufl. Vandenhoeck & Ruprecht, Göttingen 1996

Reinberg, B., E. Roßbach: Stichprobe: Lesben. Centaurus, Pfaffenweiler 1985

Sigusch, V.: Jugendsexualität – Veränderungen in den letzten Jahrzehnten. Deutsches Ärzteblatt 20 (1998) 997

Sexualität und Alter

Butler, R. N., M. I. Lewis: Alte Liebe rostet nicht. Hans Huber, Bern 1996

Hirsch, A. M.: Psychologie für Altenpfleger, Band 1. Medizin Verlag, München 1996

Kerres, A., J. Falk: Sexualität ist kein Privileg der Jugend. Pflege Zeitschrift 9 (1995) 549

Miesen, B.: Leben mit verwirrten älteren Menschen. Thieme, Stuttgart 1998

Roth, A.: Alte Bäume soll man nicht verpflanzen. Pflege Zeitschrift 3 (1997) 108

Zapotoczky, H. G., P. K. Frischof: Handbuch der Gerontopsychiatrie. Springer, Wien 1996

Sexualität und Krankheit

Gros, R.: Gynäkologie für Frauen, Trias, Stuttgart 1989

Montagu, A.: Körperkontakt, 9. Aufl., Klett-Cotta, Stuttgart 1997

Nelson, D.: Die Kraft der heilsamen Berührung. Kösel, München 1996

Rost, W.: Emotionen. Springer, Berlin 1990

Zettl, S., J. Hartlapp: Krebs und Sexualität. Weingärtner, St. Augustin 1996

Zettl, S., Hartlapp, J.: Sexualstörungen durch Krankheit und Therapie. Springer, Berlin 1997

Weiterführende Literatur

Sexualität

Eicher, W.: Transsexualität, 2. Aufl. Gustav Fischer, Stuttgart 1992

Rieder, I.: Wer mit wem? Berühmte Frauen und ihre Liebhaberinnen. dtv, München 1997

Sautter, T.: Unerfüllter Kinderwunsch – ein Schicksal? Trias, Stuttgart 1994

Sexualität und Alter

Kolle, O.: Die Liebe altert nicht. Econ, Düsseldorf 1997

Sexualität und Krankheit

Thüler, M.: Wohltuende Wickel, 6. Aufl. Maya Thüler Worb, 1994

Kontaktadressen

Deutsche Gesellschaft für Sexualpädagogik und
Sexualberatung e. V. Pro Familia
Bundesgeschäftsstelle der Pro Familia
Streesemannallee 3
60596 Frankfurt

Frauenselbsthilfe nach Krebs e. V.
Bundeszentrale B 6 – 11
68159 Mannheim

Deutsche Krebshilfe e. V.
Thomas-Mann-Str. 40
53111 Bonn
Tel.: 02 28/72 99 00

Forum H.E.L.P (Hilfe bei erektiler Leistungsschwäche und
Potenzproblemen)
Burgplatz 21 – 22
40213 Düsseldorf
Tel.: 02 11/8 36 90 29
E-Mail: H.E.L.P@online.de

Männerprobleme
Informationszentrum für Männerfragen e. V.
Sandweg 49
60316 Frankfurt/Main
Tel./Fax: 0 69/4 95 04 46

Internetadressen:

Deutsche Krebshilfe e. V.
http://www.krebshilfe.de

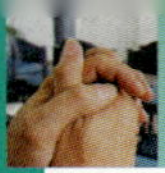

29 ATL Sinn finden im Werden – Sein – Vergehen

Und meine Seele spannte weit ihre Flügel aus

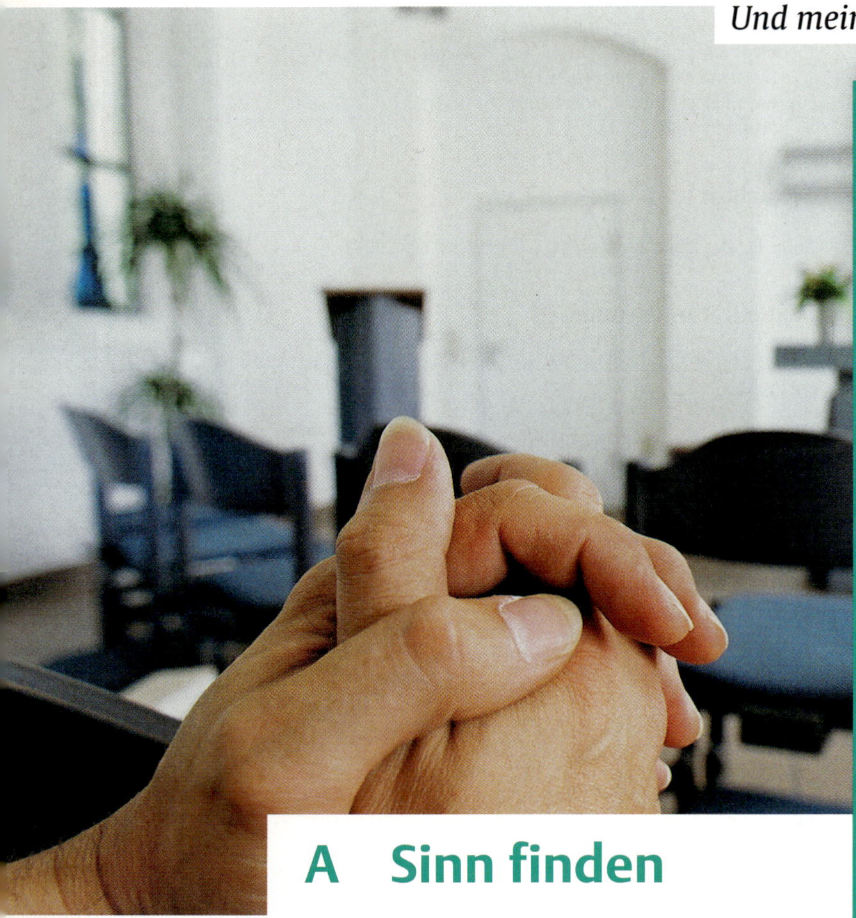

Überblick

A Sinn finden

Bernhard Wiedemann

29.1 Bedeutung für den Menschen

Da sitze ich jetzt am Schreibtisch. Vor mir unbeschriebenes Papier und die Absicht, für ein neues Krankenpflegelehrbuch am Kapitel „ATL Sinn finden im Werden – Sein – Vergehen“ zu schreiben. Fragen und Gedanken kommen mir in den Sinn. Ich denke darüber nach, wie es war, als ich mir zum ersten Mal Gedanken über den Sinn meines Lebens machte. Ich hatte damals das Gefühl, dass ich erwachsen wurde. Soll ich für das Kapitel nachschlagen, was Philosophen zu dem Thema sagten? Bin ich eher ein religiöser Mensch oder bin ich eher unreligiös? Welche Antworten gebe ich mir überhaupt auf die Frage „Hat mein Leben einen Sinn?“ Und – falls ja – „Wie sieht dieser Sinn für mich aus? Was wird in Krisensituationen sein? Wie sehen meine Erfahrungen im Umgang mit Patienten diesbezüglich aus?“ Sisyphos fällt mir ein, der unentwegt einen Felsblock den Berg hinaufwälzt, obwohl dieser vom Gipfel sofort wieder herunterrollt.

Die Arbeit an diesem Kapitel wird mich zwingen, mir Klarheit zu verschaffen. Wird mir die Auseinandersetzung mit der Sinnfrage unangenehm sein? Jedenfalls werde ich ihr nicht ausweichen können. Eine Gesprächssituation mit einem ehemaligen Patienten erscheint vor meinem geistigen Auge: Wir unterhielten uns über Joggingschuhe. Als mir Herr M. von seinen Überlegungen berichtete, sich vielleicht ein ganz bestimmtes Modell kaufen zu wollen, musste ich erst einmal schlucken. Herr M. war unheilbar krank, verließ nur noch selten sein Bett und dass er die Klinik wahrscheinlich nicht mehr lebend verlassen würde, darüber hatten wir uns schon unterhalten. Ich bin mir noch nicht klar darüber, warum mir gerade jetzt die Szene einfällt, wo ich mir zu „Sinn finden im Werden – Sein – Vergehen“ meine Gedanken machen will.

Was heißt „Sinn“?

„Sinn“ – das ist ein in der deutschen Sprache häufig gebrauchter Begriff, der mehrere Bedeutungen besitzt und auch in Wortverbindungen vorkommt: z. B. „Geruchssinn“, „sinnvoll“, „Eigensinn“, „Unsinn“, „Lebenssinn“, „in den Sinn kommen“ usw. Neben seiner Bedeutung in der Physiologie als Reizaufnahme- und Reizweiterleitungsorgan (z. B. die Nase als Geruchssinn: Sie empfängt Geruchsreize und leitete diese an das Gehirn weiter) kann der Begriff „Sinn“ noch einen gänzlich anderen Inhalt haben: Die Deutung von Erlebtem, die Bedeutsamkeit, der Wert und die Zielgerichtetheit von Handlungen, Sachverhalten oder Vorgängen wird ebenfalls als „Sinn“ bezeichnet. Man spricht so z. B. vom „Sinn der Händedesinfektion“ oder vom „Sinn des Erholungsschlafes“. In dem vorliegenden Kapitel „ATL Sinn finden im Werden – Sein – Vergehen“ wird die „Zielgerichtetheit“, die „Bedeutsamkeit“ und der „Wert“ des Lebens als Inhalt des Begriffes „Sinn“ im Mittelpunkt stehen.

Die Sinnfrage

Ein typisches Merkmal des Menschen ist es, sich zu fragen, worin er sich vom Tier unterscheidet. Auch wenn bei vielen Eigenschaften der Unterschied zwischen Tier und Mensch nur auf den ersten Blick groß ist, gibt es doch ein eindeutiges Unterscheidungsmerkmal: Der Mensch stellt sich die Frage nach der Bedeutsamkeit und dem Sinn seines Lebens. Diese Frage nach dem Sinn ist keine bloße intellektuelle Spielerei, mit der sich Philosophen, Ethiker oder Theologen beschäftigen. Die Beschäftigung mit dieser Frage ist vielmehr eine „Aktivität des täglichen menschlichen Lebens“, und diese Aktivität ist ebenso existenziell wie z. B. die Nahrungsaufnahme oder die körperliche Bewegung. So bringt jeder Mensch bezüglich der Sinnfrage seine eigene Grundkompetenz mit.

Es gibt natürlich viele Sinnfragen, z. B. „Welchen Sinn hat eigentlich die Händedesinfektion?“ Oder „Hat es einen Sinn darüber zu diskutieren?“ Diese Sinnfragen werfen immer wieder weitere Fragen auf, die schließlich in der „großen Abschlussfrage“ aller Sinnfragen, in der Frage nach dem Sinn des Lebens gipfeln. Kinder sind bekanntlich Meister in solchen Frageketten: „Warum soll ich das essen?“ „Damit Du groß und stark wirst!“ „Warum soll ich groß und stark werden?“ …

Die Frage nach dem Sinn des Lebens dürfte eine der schwierigsten Fragen überhaupt sein, die der Mensch sich stellen kann.

> *Die Sinnfrage ist allgegenwärtig; es geht immer zentral um sie. Aber sie entzieht sich, sobald wir sie direkt in den Blick zu nehmen versuchen. Sie ist die Voraussetzung aller anderen Fragen, aber wir können sie aufschieben, aus der ersten in die letzte Frage verwandeln. Sie ist unausweichlich, und doch können wir ihr den Rücken kehren. Sie duldet keinen Aufschub, aber meist wissen wir uns nicht anders zu helfen, als sie aufzuschieben.*
> (Gollwitzer 1970, S. 17)

Es gibt Philosophen, die die Sinnfrage für sinnlos halten, da ihre endgültige Beantwortung nicht möglich erscheint. Der Psychiater Viktor E. Frankl formulierte, dass das allererste und wichtigste Motiv des menschlichen Verhaltens die Suche nach dem „Daseinssinn“ ist. Er nennt dies den „Willen des Menschen zum Sinn“. Die Frage nach dem Lebenssinn gehört zu der Art von Fragen, über die im Allgemeinen keine großen öffentlichen Diskussionen geführt werden. Dass sich aber dennoch viele Menschen mit dieser Frage auch intensiver beschäftigen, zeigen die zahlreich vorhandenen Publikationen, die die Frage nach dem Lebenssinn zum Inhalt haben.

In den Zeiten, in denen das menschliche Leben noch stärker als heute durch die Religion und den Glauben des Menschen geprägt war, war in aller Regel die Antwort auf die Frage nach dem Sinn des Lebens durch die jeweilige religiöse Anschauung gegeben (S. 43 f). Nachdem die religiösen, philosophischen und gesellschaftlich sozialen Grundanschauungen vor allem in den letzten zwei Jahrhunderten an Bedeutung einbüßten, erhielt die Frage nach dem Sinn des Lebens und nach verbindlichen Werten eine andere Gewichtung: Da der Mensch mit seiner Individualität mehr in den Mittelpunkt rückte, wurde auch das Wesen des Menschen bei der Sinndeutung stärker berücksichtigt. Dass die religiöse Sinngebung – zumindest durch die traditionellen Kirchen – an Bedeutung verloren hat, heißt somit nicht zwangsläufig, dass das menschliche Leben „sinn-“ und „wertlos“ geworden ist. Neue Formen „religiösen“ Sinnes werden auch durch die Esoterik vermittelt.

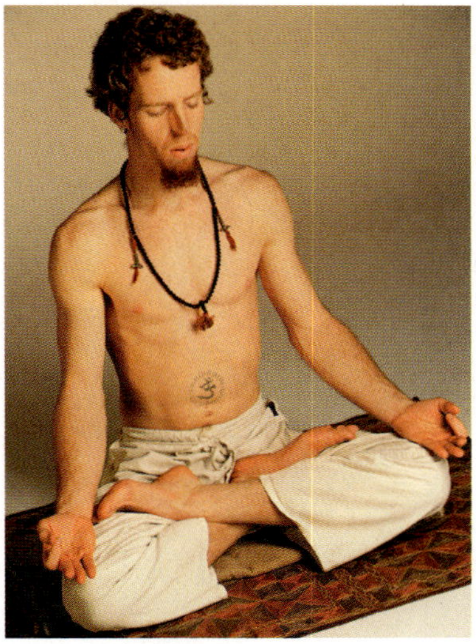

Meditation ist heute für viele eine neue Form der Religiösität

Jeder Mensch stellt sich die Frage anders

Die Individualität des Menschen bringt es mit sich, dass sich jeder Mensch die Frage nach dem Sinn des Lebens anders stellt. Die Biografie wie auch der kulturelle Umkreis beeinflussen die Art und Weise der persönlichen Sinnsuche. Was für den einen sehr viel Sinn beinhaltet, kann für einen anderen völlig „sinn-

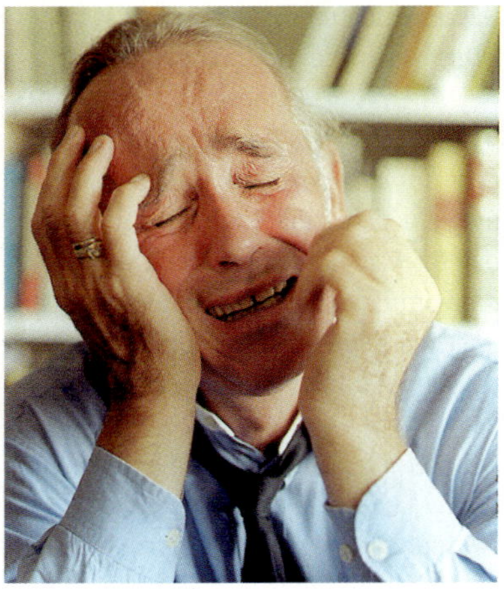

So wie ein Gesicht von Falten geprägt wird, hinterlässt der Tod prägende Spuren auf dem inneren Gesicht eines Menschen

los" sein. Der eine Mensch stellt die Frage wegen einer religiösen Grundhaltung, der andere wegen einer gänzlich unreligiösen Lebenseinstellung. Die einen denken häufig über die Sinnfrage nach, die anderen nur sehr selten.

Die Biografie eines Menschen wird durch eine Reihe existenzieller Erfahrungen geprägt, wie z.B. durch das Erfahren von Liebe und Geborgenheit in der Kindheit, das Erleben von Freundschaft und Partnerschaft oder den Verlust eines nahe stehenden Menschen. Diese Erfahrungen wiederum haben Einfluss auf das Erleben des Daseins und die Lebenseinstellung. Sie sind nicht an ein Lebensalter gebunden und werden vom Kind ebenso erlebt wie vom Jugendlichen und Erwachsenen.

Die meisten Menschen sind sich der bisherigen existenziellen Erfahrungen, die ihre Lebenseinstellung beeinflussten, bewusst. Ein Mensch mit einer positiven Lebenseinstellung wird die Frage nach dem Sinn des Lebens auf eine andere Art und Weise angehen und für sich zu beantworten suchen als ein Mensch, der ein eher negatives Lebensgefühl mit sich bringt. Statistiken haben gezeigt, dass z.B. in Kriegs- und allgemeinen Notzeiten in einer Gesellschaft die Selbstmordrate niedriger ist als in wirtschaftlich guten Zeiten. Dies lässt auf einen wechselhaften Umgang mit der Frage nach dem Sinn des Lebens schließen.

29.2 Der Mensch erfährt Sinn

Sinnerfahrung

Frankl formuliert, dass der Mensch stetig auf der Suche nach einem Grund zum Glücklichsein ist. Er beschreibt weiter, dass Glück eine Ursache haben muss, als deren Folge es sich jeweils von selbst einstellen kann. Es muss folgen, ist aber nicht machbar; ganz im Gegenteil, je mehr das Glück (und nicht der Grund zum Glücklichsein) zum Ziel gemacht wird, je mehr es einem nur um die Lust geht, desto mehr geht einem diese auch schon verloren. Bezüglich des menschlichen Strebens nach Glücklichsein steht die Sinnfrage ganz im Mittelpunkt. Den Grund zum Glücklichsein kann der Mensch einmal in seinem „Lebenssinn" und/oder in der Begegnung mit anderen Menschen finden. Sinnerfahrung bedeutet für den Einzelnen, sein persönliches Daseinsgefühl zu steigern. Die Auseinandersetzung mit der Sinnfrage ist auch bei der Verarbeitung von Erlebnissen sehr wichtig. Manche Menschen werden in Krisensituationen vom Ansturm des Sinnwidrigen verwirrt, gegen das ihnen das Sinnvolle nicht aufzukommen scheint. Die Frage des Menschen nach dem Sinn des Lebens ist nicht nur eine Frage nach dem Zweck und der Bedeutung des Lebens, sondern sie beinhaltet gleichzeitig auch die Forderung eines Wertes: Das Leben soll sich lohnen und bejaht werden können. Aufgrund der schweren Fassbarkeit der Sinnfrage kann das Nachdenken über

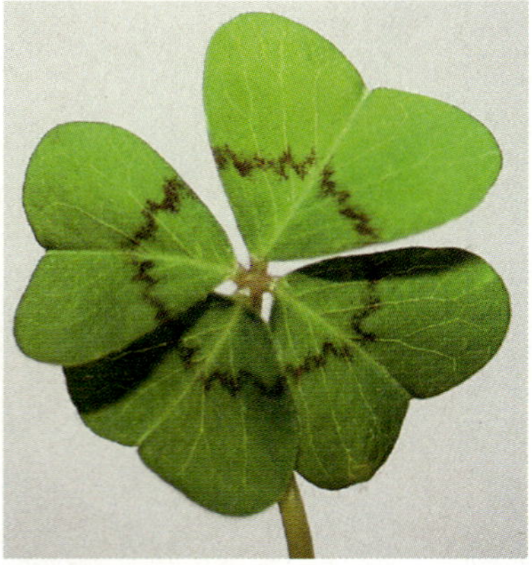

die Frage unter Umständen Verzweiflung hervorrufen. Der Mensch ist durchaus bereit, für eine Sinnerfüllung auch Leid auf sich zu nehmen, falls es notwendig sein sollte. Wer jedoch keinen Sinn erkennt, gewinnt eine gleichgültige Haltung dem Leben gegenüber – die Bereitschaft, sein Leben zu beenden, wächst. Aus diesen Gründen beschäftigt sich auch in zunehmendem Maße die Psychologie, vor allem in ihren psychotherapeutischen Bereichen, mit der Sinnfrage. Hier ist insbesondere die von Frankl begründete **Logotherapie** zu nennen:

> **Definition**
> „Logos" bedeutet hier: im Unbewussten ruhendes „Geistiges" und Sinn der individuellen Existenz; ein der Existenzanalyse zuzurechnender therapeutischer Ansatz, der seelische Konflikte als Sinndefizite definiert. Im Rahmen der Therapie werden insbesondere die individuellen Wert- und Sinnmöglichkeiten des Patienten betrachtet. Aufgabe der Therapie ist es, den Patienten bei der Bewältigung von Leid und im Prozess der Sinnfindung zu unterstützen.

Der biografische Hintergrund eines Menschen prägt sein Werteempfinden. Sinn wird dabei von jedem Individuum auf andere Weise erfahren. Der persönlich erfahrene Sinn ist nicht objektivierbar. Jeder Mensch hat die Möglichkeit, den Sinn seines Lebens selbst zu bestimmen – er entscheidet selbst für sich, darf sich aber auch nicht auf die Meinung anderer verlassen. Auch erfährt ein Mensch in seinem Leben immer wieder auf **andere** Weise Sinn. Was für ihn in der Gegenwart als sinnlos erfahren wird, kann zu einem späteren Zeitpunkt ausgesprochen sinnvoll sein. Dieser Aspekt ist auch bei der Pflege von alten Menschen von Bedeutung. Der Mensch reflektiert auch rückwirkend über den Sinn seines Lebens und zieht mit zunehmendem Alter Bilanz über sein bisheriges Dasein.

Uwe Klein Krankenpfleger

···> Praxistipp

Nicht alle Menschen erzählen von ihrer Vergangenheit gleich gerne. Die hier angeführten Grundfragen können Ihnen im Gespräch über die Vergangenheit eines Menschen „Starthilfe" sein: Wie erlebten Sie die Geschwindigkeit, mit denen Ihr bisheriges Leben verging: langsam oder schnell? Welche Personen waren Ihnen wichtig? Mit was beschäftigen Sie sich am meisten? Haben Sie Fotos oder andere Erinnerungsstücke? Gibt es negative oder positive Schlüsselerlebnisse in Ihrem Leben?

Den im Laufe des menschlichen Lebens erfahrenen Sinn vergleicht Frankl mit einer „Ernte, die in die Scheune des Lebens eingebracht wurde". Der Mensch erntet nach diesem Bild von einem vor ihm liegenden Getreidefeld nach und nach immer mehr ab und bringt das Getreide in seine Scheune. Das Stoppelfeld wird mit der Zeit immer größer. Aber so wie das abzuerntende Getreide immer weniger wird, wächst der Vorrat des Geernteten in der Scheune.

Elisabeth Lukas, eine Schülerin Frankls, teilt das Leben in zwei Abschnitte ein und vergleicht diese mit zwei Bergen: Der eine Berg steht für die noch möglichen, der andere für den bereits verwirklichten Sinn im Leben. Im Tal dazwischen steht der Mensch in seiner Gegenwart: „Der junge Mensch, der erst ins erwachsene Leben eintritt, hat ein riesiges Gebirge an Sinnmöglichkeiten vor sich, aber kaum größere Schätze an Sinnverwirklichungen hinter sich – seine Zukunft ist groß, seine Vergangenheit klein" (**Abb. 29.1 a**). „Der alte Mensch hat, wenn ihm ein sinnvolles Leben geglückt ist, das riesige Gebirge bereits überschritten, es liegt hinter ihm mitsamt der Fülle aller Werte, die er in seinem Leben verwirklicht, in seine Vergangenheit ‚hinein' gerettet und dort verankert hat. Dafür enthält seine Zukunft nur mehr beschränkte Sinnmöglichkeiten, sie ist arm gegenüber der Vergangenheit, die reich war" (**Abb. 29.1 b**).

Werte, die Sinn ausmachen

Erfahrener Sinn kann sich an ganz verschiedenen Inhalten festmachen. Wesentlich ist jedoch, dass im Sinn ein Wert erkannt wird. Dieser Inhalt kann sich materiell in Form von **Besitz**, psychisch als **Wohlbefinden**, sozial als **Freundschaft** oder weltanschaulich in einer **Heilsgewissheit** darstellen. Welche unterschiedliche Gewichtung diese Werte bei der Sinnerfahrung im Laufe eines Lebens haben können, vermag jeder Mensch an seiner eigenen Biografie abzulesen. Für die modernen Industriegesellschaften ist eine Vielzahl verschiedener und auch wechselnder Sinnangebote kennzeichnend. In erster Linie sind es die Bereiche des Spirituellen, der Freizeit und der Politik, die Sinnangebote vorgeben. Jeder Einzelne überprüft für sich diese Sinnangebote und setzt sich mit ihnen kritisch auseinander, bevor er eine Wahl trifft. Ein Mensch kann auf verschiedene Arten Sinn erfahren.

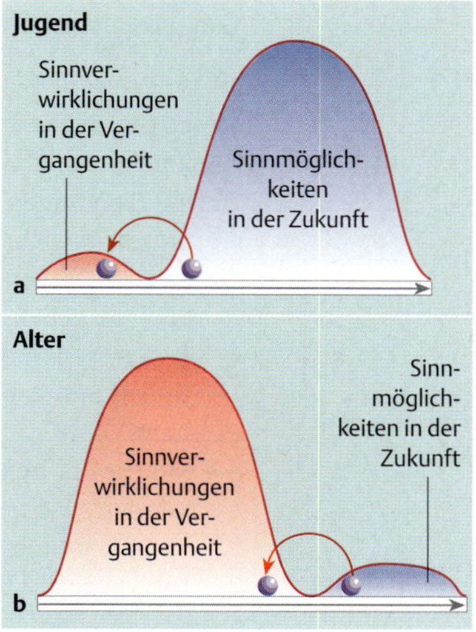

Abb. 29.1 Sinnverwirklichung **a** in der Jugend und **b** im Alter (nach Lukas)

Frankl (1991) unterscheidet drei Wertebereiche, die dem Menschen Sinnerfüllung vermitteln können:

Schöpferische Werte. Dies sind die Werte, die der Mensch in Tätigkeiten, in seinem Beruf oder in einem persönlichen Engagement erfährt. Je nach Individuum kann alles Tun hierbei einen Wert vermitteln – z. B. Basteln ebenso wie das Pflanzen eines Baumes oder die Mitarbeit in einem Verein.

Erlebniswerte. Der Mensch erfährt ein positives Wertgefühl im Erleben von etwas Ansprechendem, etwas Schönem, sei es ein Buch, ein Gedicht, ein Bild oder Musik. Einen solchen Erlebniswert kann der Mensch auch beim Entdecken neuer Erfahrungshorizonte z. B. durch Reisen erfahren. Nicht zuletzt ist es das Erleben eines nahe stehenden Menschen, das einen tiefen Erlebniswert in sich birgt („Jemanden in seiner ganzen Einmaligkeit erleben, heißt, ihn lieben").

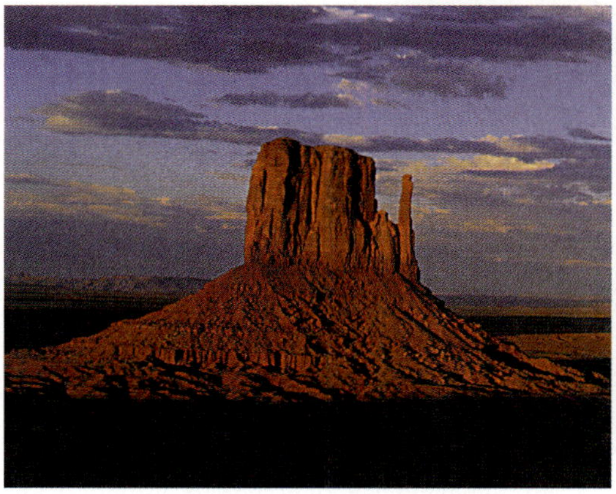

Einstellungswerte. Der Mensch erfährt diese Werte durch seine individuelle Einstellung der eigenen Lebenssituation gegenüber, deren Ursache und deren Charakter er nur annehmen, aber nicht ändern kann. Das Beispiel des tragischen Helden Sisyphos (s. u.) fällt unter die Kategorie der Einstellungswerte.

Der Weg zum Sinn

Im Umgang mit der Sinnsuche wurden von Frankl die folgenden Grundsätze formuliert, die auch die professionelle Arbeit von Pflegepersonen in Bezug auf die **ATL Sinn finden** berühren:

- Sinn kann nicht gegeben, sondern muss gefunden werden. Zu versuchen, einem anderen Menschen Sinn zu geben, würde auf Moralisieren hinauslaufen. Jeder muss seinen eigenen Lebenssinn finden und kann ihn nicht von anderen bekommen.
- Sinn muss gefunden, kann aber nicht erzeugt werden. Was erzeugt werden kann, ist nur scheinbar Sinn, ein bloßes Sinngefühl mit wenig Lebenskraft.

Merke

Der Mensch hat, auch was seinen „Sinn des Lebens" betrifft, keine letztendliche objektive Gewissheit. Seine intellektuellen Fähigkeiten sind hierfür zu beschränkt. Was der Mensch haben kann, ist eine subjektive Gewissheit und Vertrauen.

Der religiöse Mensch und der nichtreligiöse Mensch

Ein grundsätzlich unterschiedliches Sinnverständnis ergibt sich daraus, ob ein Mensch einen vom Menschen unabhängigen Sinn annimmt – also mit einem höheren Wesen in Verbindung bringt – oder ob ein Mensch den Sinn seines Lebens im Menschsein selbst findet. Letztere Meinung wird besonders von den Existenzphilosophen vertreten. Da die meisten religiösen Weltanschauungen einen höheren, vom Menschen unabhängigen Sinn annehmen, können diese aufgrund des Glaubens bei der Sinnerfahrung in Bereiche vordringen, die dem Philosophieren nicht zugänglich sind. Aus diesem Grund werden manche über die Sinnfrage Gott neu oder vertieft erfahren. Für den gläubigen Menschen ist es eine Gnade, glauben zu können; er betrachtet seinen Glauben als Geschenk Gottes. Für ihn hat der Sinn des menschlichen Lebens seinen Ursprung und sein Ziel in Gott. Trotzdem hat es der religiöse Mensch in seiner Sinnsuche nicht unbedingt leichter als der nichtreligiöse Mensch: Zum Glauben gehört auch der Zweifel.

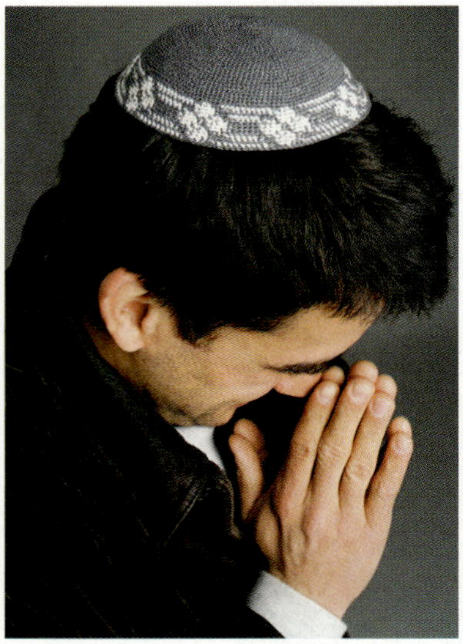

Es ist unverkennbar, dass vor allem in den modernen Industriegesellschaften eine zunehmende Tendenz vorhanden ist, Religion und spirituelles Erleben zu einer Privatangelegenheit zu machen. Daraus ergibt sich, dass auch Sinn nicht mehr verallgemeinert wird – er wird individualisiert. Ganz anders war dies noch in früheren Jahrhunderten: Für Martin Luther beispielsweise war das individuelle „Sich-zurechtlegen" des Sinns des Lebens eine der schwersten Sünden, die der Mensch begehen konnte. Die Existenzphilosophie geht von einem ganz anderen Ansatz aus. Indem der Mensch auf einen jenseitigen Sinn verzichtet, wird das Leben zu einer rein menschlichen Angelegenheit, die auch unter Menschen geregelt werden muss und sich an dem Wert der Solidarität orientiert.

Der existenzialistische Schriftsteller Albert Camus hat in Bezug auf die Sinnfrage in dem Eassay „Der Mythos von Sisyphos" ein anschauliches Bild gewählt: Sisyphos wurde von den Göttern dazu verurteilt, unablässig einen Felsblock einen Berg hinauf zu wälzen. Auf dem Gipfel rollt der Stein von selbst wieder herunter. Die Arbeit beginnt für Sisyphos von Neuem und er weiß genau, dass auch dieses Mal der Felsen wieder ins Tal hinabrollen wird. Ein offensichtlich völlig sinnloses Unterfangen und gleichzeitig eine fürchterliche Strafe: eine unnütze und aussichtslose Arbeit.

Camus lenkt seinen Blick auf Sisyphos' Rückweg vom Gipfel ins Tal:

„Auf diesem Rückweg, während dieser Pause, interessiert mich Sisyphos (...). Ich sehe, wie dieser Mann schwerfälligen, aber gleichmäßigen Schrittes zu der Qual hinuntergeht, deren Ende er nicht kennt. Diese Stunde, die gleichsam ein Aufatmen ist und ebenso zuverlässig wiederkehrt wie sein Unheil, ist die Stunde des Bewusstseins. In diesen Augenblicken, in denen er den Gipfel verlässt (...), ist er seinem Schicksal überlegen. Er ist stärker als sein Fels. Sisyphos (...) kennt das ganze Ausmaß seiner unseligen Lage: Über sie denkt er während des Abstiegs nach. Das Wissen, das seine eigentliche Qual bewirken sollte, vollendet gleichzeitig seinen Sieg. Es gibt kein Schicksal, das durch Verachtung nicht überwunden werden kann. Darin besteht die ganze verschwiegene Freude des Sisyphos. Sein Schicksal gehört ihm. Sein Fels ist seine Sache (...). Der Kampf gegen Gipfel vermag ein Menschenherz auszufüllen. Wir müssen uns Sisyphos als einen glücklichen Menschen vorstellen." (Camus, 1990, S. 99 ff)

In Camus' Bild sind es letztendlich die von Frankl sog. Einstellungswerte, die Sisyphos nicht verzweifeln lassen. Nur aufgrund seiner Einstellung – seines „Trotzes", seiner „Verachtung", seiner „Annahme" – seinem Schicksal gegenüber zerbricht er nicht.

Antworten aus dem Internet auf die Frage nach dem Sinn des Lebens

Während einer Diskussionsrunde in einem Internetforum äußerten sich verschiedene Menschen über ihre Vorstellung vom Sinn des Lebens. Die Aussagen sind nach keinem bestimmten Prinzip ausgewählt. Sie sollen lediglich zeigen, wie verschiedenartig Menschen zu dem Sinn ihres Lebens stehen, und sie sollen Anregung sein, vielleicht den eigenen Standpunkt zu definieren:

„Ich bin der Ansicht, dass es nur eine Frage gibt, die es zu klären gilt, und zwar: Warum? Sollte jemand die Antwort wissen, ist er Gott und hat gewonnen."

„Die einzige Möglichkeit, den Sinn des Lebens zu verfehlen, ist, ihn finden zu wollen."

„Die Suche nach dem Sinn des Lebens ist ein abendfüllendes Programm, und ich kenne einige „Sinnsucher", die das zum Sinn ihres Lebens machen. Warum nicht? Jeder kann mit seiner Zeit machen, was er will. Ich widme mich lieber dem Vergnügen, dem Humor und anderen Sachen. Und halte mir die Sinnsucher vom Leib. Die haben immer so brennende Augen."

„Wir sind alle Kulturstaubsauger, stellte mein Freund neulich mit einem Augenzwinkern fest. Durch die Zuflucht zu Kunst und Kultur suche man einen Sinn. Doch wer, statt einfach zu leben, nach Sinn suche, finde den Sinn erst recht nicht."

„Mein Tipp: Wenn Ihr über den Sinn Eures eigenen Lebens eine klare Erkenntnis gewinnen möchtet, so nehmt doch einmal den Jupiter im Radix genauer unter die Lupe (Zeichen- und Hausstellung, fördernde und auch blockierende Aspekte etc.). Vielleicht geht da so manchem ein (astrologisches oder wie auch immer) Licht auf!"

„Liegt der Reiz des Lebens darin, dass man auch sterben kann? Ja, der Tod grenzt ein Stückchen Existenz ein und gibt allem Sinn und Zweck."

„Wer vermittelt den Menschen heute eigentlich so etwas wie ein Empfinden für den Sinn des Lebens? Ich höre immer wieder, dass Leute in der so genannten Midlife-Crisis meinen, sie hätten vom Leben noch nichts gehabt, und aus irgendwelchen Gründen kommen sie zu der Erkenntnis, ausgerechnet ihr Lebensgefährte und die Kinder, welche ihnen doch eigentlich Stabilität und Selbstvertrauen geben sollten, seien dafür verantwortlich. Irgendwo scheint der Sinn des Lebens ja wohl total sexualisiert zu sein. Denn anderenfalls könnte die Midlife-Crisis ja wohl nicht solche Früchte hervorbringen."

„Wir sind hier, um zu sterben, nichts weiter. Ich fahre Taxi, angle manchmal, gehe ab und zu mit meiner Freundin aus, zahle Steuern, lese ein bisschen und bereite mich dann auf den Tod vor. Das Leben ist ein einziger Schwindel."

„Für mich ist der Sinn des Lebens, dass ich anderen Menschen helfe."

„Der Tod ist für mich der Sinn des Lebens. Grund: Ohne ihn ist das Leben nichts wert. Es wird durch den Tod erst wertvoll. Ohne Tod ist kein Leben möglich. Leben bedeutet Vergänglichkeit, Veränderung, Anpassung."

„Das Leben zu leben."

„Glaube und anderen helfen könnte für mich nur dann der Sinn des Lebens sein, wenn dies mich wirklich fesseln würde. Allerdings glaube ich, dass es mich eher voll einnehmen könnte, wenn ich für eigene Kinder oder jemanden, für den ich mich wirklich verantwortlich fühlte, zu sorgen hätte – vielleicht aber auch nicht, denn ob etwas mich wirklich erfüllt und fesselt, das kann ich nur dann feststellen, wenn es wirklich da ist, nicht theoretisch im voraus."

„Ein Zahnrad im Lebenssystem Erde zu sein."

„Problembewältigung – ich sage es zwar nicht gerne, aber mir scheint der Sinn des Lebens Problembewältigung zu sein."

„Ich bin nicht imstande, diese Frage zu beantworten, aber ich glaube daran, dass es eine Antwort auf diese Frage gibt. Für mich ist die Antwort auf die Sinnfrage nicht eine von vielen, sondern die entscheidende Antwort überhaupt, denn nur sie kann unserem Handeln einen Sinn geben. Beispiel: Ein Mensch ist am Verbluten. Ich helfe ihm und verbinde seine Wunden. Warum mache ich das, welchen Sinn hat dieses Nichtverbluten? Wenn man diesen Faden weiterspinnt, dann kommt man immer auf die Grundfrage zurück: Was ist der Sinn des Lebens? Was ist nun aber die Voraussetzung dafür, eine Antwort auf diese Frage zu finden? Diese Voraussetzung ist, sich Gedanken über diese Frage zu machen und nicht zu verzweifeln, wenn die Antwort nicht sofort entgegen geflogen kommt. Ich bin der Überzeugung, dass es eine Antwort auf diese Frage gibt"."

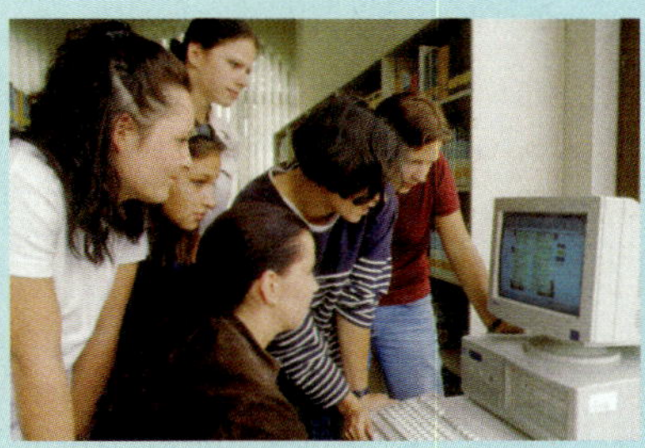

„Partys feiern bis ins Grab."

„Vielleicht ist es der Sinn des Lebens, einen Job zu haben, zwei oder drei Kinder, ein Haus, eine Frau, eine grantige Stiefmutter und ein Auto. Dann erlebt man jeden Tag dasselbe und irgendwann fragt man sich, was soll das ganze eigentlich. Ich bin 16 Jahre alt, habe noch keine Ahnung, was aus mir wird, aber ich hoffe, das nicht."

29.3 Der Mensch in der Krise stellt sich die Frage nach dem Sinn

Krisensituationen – der Mensch wird mit seiner Vergänglichkeit konfrontiert

Im Leben jedes Menschen gibt es Phasen, in denen er sich sehr bewusst und sehr intensiv die Frage nach dem Sinn seines Lebens stellt. Markante Punkte, die diese Frage aufwerfen können, sind z. B. der Übergang vom kindlichen Erleben zum erwachsenen Denken – mit dem Zurücklassen des Kindesalters geht das kindliche Geborgenheitsgefühl verloren, was mitunter eine krisenhafte Situation auslösen kann. Ähnliches gilt für Schicksalsschläge, Krankheiten oder auch das Schuldigwerden. Dies sind Grenzsituationen, die den Menschen zu Reflexionen veranlassen können und sich die Frage nach dem Sinn des Lebens zu stellen. Eine krisenhafte Situation kann auch beim Übergang vom Berufsleben in den Ruhestand entstehen, vor allem dann, wenn die berufliche Existenz das bisherige Leben dominierte und einen Großteil des Lebenssinns ausmachte. Ähnlich ist die Situation, wenn ein Mensch plötzlich arbeitslos wird – unabhängig davon, ob krankheitsbedingt oder nicht – und ohne berufliche Perspektive vor der Zukunft steht.

Heute werden viele Menschen im Falle einer schweren Erkrankung plötzlich mit ihrer eigenen Vergänglichkeit konfrontiert (S. 44) und von dieser Situation überrascht. In unserer Gesellschaft z. B. berühren Leiden, Sterben und Tod den eigenen Lebensumkreis oftmals nur noch am Rande. Da der Anteil der Menschen, die in Krankenhäusern oder Altenheimen sterben, immer weiter zunimmt, erleben zumeist nur noch die allerengsten vertrauten Menschen den Tod ihres Angehörigen. Hinzu kommt, dass Bestattungsunternehmen zum großen Teil den Umgang mit dem toten Körper des Verstorbenen übernehmen. Durch die relative Distanz zu Leid, Sterben und Tod, erfährt der Mensch – als ein Meister der Verdrängung – nur noch sehr selten einen Anstoß, über seine eigene Vergänglichkeit und seinen eigenen Lebenssinn nachzudenken. Eine solche Extremsituation könnte z. B. sein, wenn ein Mensch mit der Diagnose einer voranschreitenden unheilbaren Krankheit konfrontiert wird. Vor allem für jüngere Menschen oder für Menschen, die sich noch jung fühlen und ihre Lebensplanung noch nicht abgeschlossen haben, hat die Frage „Wieviel Zeit bleibt mir noch?" eine zentrale Stellung; besonders dann, wenn diese Menschen noch Verantwortung für Kinder oder den Ehepartner tragen. Die Krise kann sich in dem Fall sogar noch verstärken, wenn das Schicksal von Angehörigen, die sich (noch) nicht selbst versorgen können, ungeklärt ist. Aus solchen Krisensituationen können Sinnkrisen entstehen – das Leben wird als nicht mehr sinnvoll erfahren. Dieser Zustand kann auch mit den Begriffen „existenzielles Vakuum" oder „existenzielle Frustration" treffend beschrieben werden. Leidende sprechen auch von einer „Leere" oder „Sinnleere". Ein Leben, das seine Mühen und Leiden nicht lohnt, erscheint sinnlos, insbesondere den Menschen, die sich bereits von ihrem Leben distanzierten, sodass sie es nach ihrem „Preis" befragen, als wäre es eine Sache. Enttäuschungen im Leben können zu einer solchen Distanz führen.

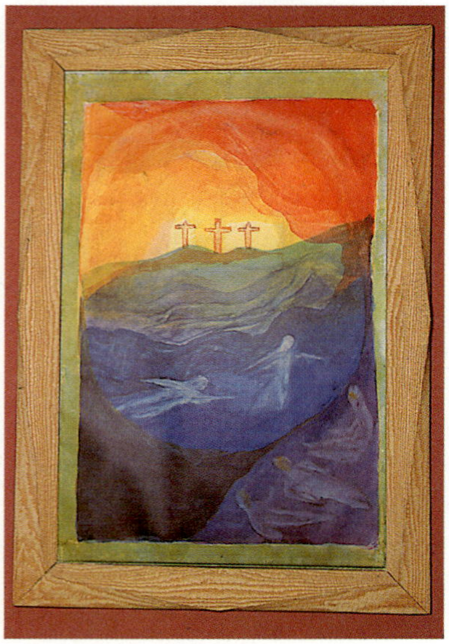

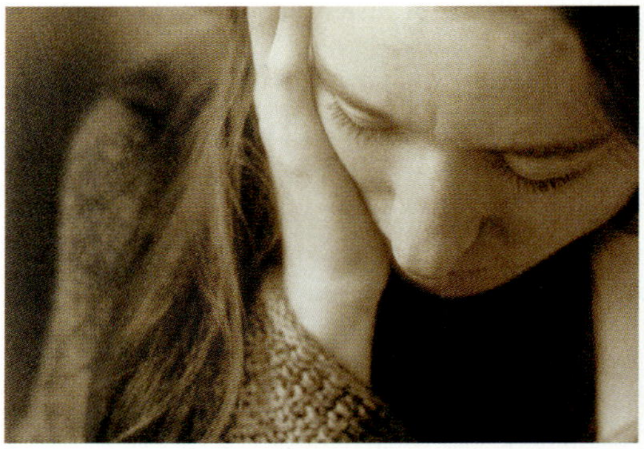

Krankheit als Sinnkrise

Krankheit und Leiden bedeuten Verlust, neben dem Verlust von Gesundheit und Wohlbefinden zunächst auch Sinnverlust. Im Leid sind die das Leben tragenden Grundlagen entzogen oder werden als nicht mehr sinnvoll und daher als nicht mehr fundamental erlebt. Der Mensch gerät in eine Sinnkrise.

Kann das Leben trotz all seiner negativen Aspekte, die vor allem in der Krankheit deutlich werden, einen Sinn haben – den Sinn unter allen Bedingungen und Umständen behalten? Sinn in einer bestimmten Dimension ist im schweren Leiden tatsächlich nicht mehr erfahrbar: Im Leid verschwindet der Sinn nicht aus dem Leben, er wird lediglich über andere Werte vermittelt. Die schöpferisch erfahrbaren Werte und die Erlebniswerte treten gegenüber den Einstellungswerten zurück. Sinn braucht somit nicht geleugnet, sondern kann vielmehr anders gedeutet werden. Pflegepersonen sind gefordert, den Patienten bei diesem „tragischen Optimismus" zu unterstützen. Nicht vergessen dürfen Sie hierbei jedoch, dass Optimismus auf Befehl nicht möglich ist.

Bei einem Schmerzpatienten hat zunächst das Ausweichen vor dem Schmerz Priorität vor der Annahme und Integration des Schmerzes in die aktuelle Lebenssituation. Davon abgesehen, dass Schmerzen eine Beeinträchtigung der Lebensqualität bedeuten, stehen starke Schmerzen der Krisenverarbeitung und einem Sinnfindungsprozess im Wege. Es gibt inzwischen in der Medizin Mittel und Wege, einen Patienten weitestgehend schmerzfrei zu halten, ohne ihm sein Bewusstsein zu nehmen – zumindest bis zu einem gewissen Grade. Als Pflegeperson haben Sie in aller Regel häufiger Kontakt zum Patienten als der Arzt, d.h. Sie erleben die aktuelle Schmerzsituation des Patienten meist direkter. Sie werden dadurch zum Mittler zwischen Arzt und Patient und können entscheidenden Einfluss auf die Anordnung von Medikamenten nehmen.

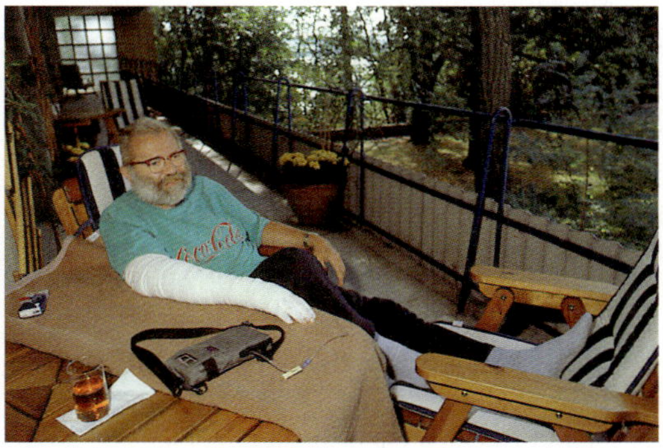

Schmerzmittelpumpen sind heute eine Möglichkeit, um den Patienten Schmerzfreiheit zu ermöglichen

Merke

Welche Krisensituation durch Krankheiten oder deren Folgeerscheinungen ausgelöst wird, hängt nicht nur vom Schweregrad der Krankheit, sondern auch vom kulturellen Umfeld des Patienten ab. Je nach kultureller oder religiöser Zugehörigkeit, kann es aufgrund einer bestimmten Erkrankung durchaus zum Ausschluss eines Patienten aus seinem sozialen Umfeld kommen. Zu der krankheitsbedingten seelischen Belastung kommt – neben der Trennung von der Familie – dann auch noch die psychische Verarbeitung der Stigmatisierung.

Nicht nur Menschen, die an einer rasch fortschreitenden, tödlich verlaufenden Krankheit leiden, können in eine fundamentale Krisensituation geraten. Auch Menschen, die z.B. aufgrund einer vergleichsweise einfach beherrschbaren Erkrankung lebenslang Medikamente einnehmen müssen, sind plötzlich mit ihrem nur noch bedingt gesunden Körper konfrontiert. Gerade im gesamten Bereich der Unfallchirurgie stehen Patienten von heute auf morgen einer völlig veränderten Lebenssituation gegenüber. Ein amputiertes Fingerglied beispielsweise kann für den einen Patienten lediglich ein „geringfügiges ästhetisches Problem" sein, während es den Berufspianisten existenziell bedroht. Allein das Wissen, „dass es niemals mehr so wird wie vorher" kann eine ernsthafte Krise auslösen. Bei manchen geplanten Operationen, die z.B. das Gesicht entstellen, zu Sterilität führen oder das Sprechvermögen nehmen, ist es sinnvoll, schon in der Zeit vor der Operation Maßnahmen zu ergreifen, die den Patienten helfen, nicht so tief in eine Sinnkrise zu fallen. Hierzu sollten Sie rechtzeitig den Kontakt zu entsprechenden Personen ermöglichen (Psychologe, Psychotherapeut, Sozialarbeiter, Klinikseelsorger oder Mitglied einer Selbsthilfegruppe). Der Patient wird dann besser auf die Situation, die ihn nach der Operation erwartet, vorbereitet sein.

» Ich vergleiche falschen Trost gerne mit einem Pflaster, das auf eine schmutzige Wunde der Seele geklebt wird: Die Wunde eitert. Und dabei muss die Wunde doch geöffnet werden, müssen Blut, Eiter und alles Gift nach außen abfließen können, sonst kommt es zu einer Blutvergiftung, die zum Tode führt – auch im seelischen Bereich. (Christoph Zimmermann-Wolf 1996, S. 37) «

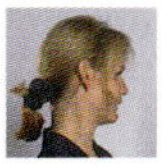

Frau P., 27 Jahre alt, arbeitet in einer großen Firma als Sekretärin des Abteilungsleiters, gelegentlich jobbt sie bei einem Modefotografen als Model. Ihre Freizeit gestaltet sie sehr körperbewusst; sie geht häufig schwimmen und trainiert in einem Fittness-Studio. Bisher kam sie mit den Auswirkungen ihres Morbus Crohn ganz gut zurecht. Die letzten Krankheitsschübe waren jedoch so heftig, dass sie mehrmals für einige Zeit ins Krankenhaus musste. Die Beziehung zu ihrem Freund ist in dieser Situation nicht stark genug und zerbricht. Der letzte Krankheitsschub ist so bedrohlich, dass es nur noch die Möglichkeit gibt, den gesamten befallenen Dickdarm zu entfernen und den Stuhlgang fortan mittels eines Ileostomas abzuleiten. Über ihre Gedanken spricht sie sehr offen. „Ich will mit diesem Beutel nicht mehr unter Menschen! Welcher Mann geht schon mit einer Frau ins Bett, der der Stuhlgang aus dem Bauch läuft?!" Frau P. stürzte in eine tiefe Sinnkrise, ihr Lebenskonzept stellt sich für sie von heute auf morgen in Frage.

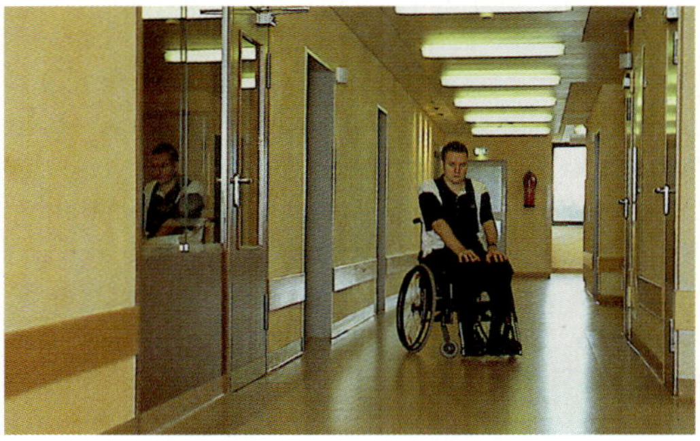

Welche Gefühle löst dieses Bild in Ihnen aus?

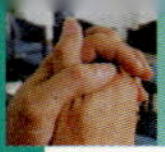

29.4 Pflegeangebote auswählen und anwenden

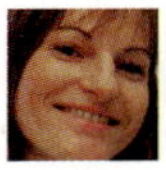

···› Pflegeangebot Unterstützung bei der Sinnfindung

Einen Sinn vor Augen zu haben, macht den Menschen nicht nur glücklich, sondern auch leidensfähig. Dem leidenden Menschen im Krankenhaus sollte die Möglichkeit nach einer Sinnsuche nicht vorenthalten werden. Hier sind Sie als betreuende Pflegeperson gefordert. Ihr Pflegeangebot kann darin bestehen, sich für Gesprächswünsche mit dem Patienten bereit zu halten oder Kontakte zu anderen Berufsgruppen, z.B. Psychologen, Psychotherapeuten oder Klinikseelsorgern, herzustellen.

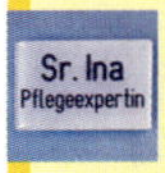

···› Praxistipp

Mit Pflegepersonen, die sich einer Auseinandersetzung mit ihrer eigenen Vergänglichkeit (vielleicht unbewusst) verschließen, kann eine adäquate Kommunikation mit Patienten in der Sinnkrise kaum zustande kommen. Um dem Gespräch die notwendige Tiefe verleihen zu können und dem Patienten ein angemessener Gesprächspartner zu sein, sollten Sie sich mit der Tatsache Ihrer eigenen Vergänglichkeit auseinandersetzen.

Eine krisenhafte Situation kann auch eine Chance sein: Die Erfahrung des Scheiterns und der Sinnentleerung kann dazu Anlass geben, bisherige Lebensinhalte und Lebensziele auf neue Wertsetzungen zu überdenken. Was vorher wichtig war, z.B. Karriere um jeden Preis wird plötzlich relativiert.

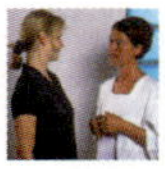

···› Frau P. hat in dem Beispiel oben die Pflegeperson direkt und unverblümt mit ihrer Sinnkrise konfrontiert. Wie können Sie in einem solchen Fall reagieren? Zeigen Sie Ihre Gesprächsbereitschaft. Ein Einstieg könnte so aussehen: „Sie sind verzweifelt. Das kann ich gut nachempfinden. Vermutlich ginge es mir in Ihrer Situation genauso!" In bestimmten Phasen der Sinnsuche eines Menschen helfen Sie ihm wirklich, wenn Sie seine Verzweiflung und Traurigkeit zulassen. Mitmenschliche Wärme hilft dann mehr als falscher Trost.

Dass Sinn im heutigen Umfeld der modernen Industriegesellschaft schwerer als in früheren Zeiten erlebt werden kann, liegt in einer anderen Sichtweise der Lebensverständnisse und der Lebensbewältigung. Ideen und Werte werden nur noch teilweise und von einzelnen Gruppen oder für einzelne Lebensbereiche anerkannt. Das daraus entstandene geistige Vakuum kann als Sinnverlust oder Mangel an Sinnerfüllung erfahren werden. Hinzu kommt das Problem der Vereinzelung, die den Menschen zu einer scheinbar einsamen Sinnentscheidung zwingt.

Für das Lebensgefühl des leidenden Menschen, wie überhaupt natürlich jedes Menschen, ist es von großer Bedeutung, als kompetent in seinen eigenen Lebensangelegenheiten angesehen zu werden. Dies bedeutet gleichzeitig auch Schutz vor Sinnverlust. Monika Krohwinkel (1998) untersuchte bei körperlich und seelisch Erkrankten, inwieweit eigene Fähigkeiten und Bedürfnisse eine zentrale Bedeutung haben. Sie stellte fest, dass es von großer Bedeutung für ein positives Lebensempfinden ist,

- als Person anerkannt zu werden,
- anderen Menschen etwas zu bedeuten, für diese da sein zu können,
- Erfahrungen mitzuteilen,
- etwas selbst zu tun (z.B. sich eigenständig im Bett bewegen zu können oder eigenständig das Bett verlassen zu können),
- mitentscheiden zu können (z.B. bei Pflegehandlungen),
- über eigene Handlungen selbst bestimmen zu können,
- eine sinnvolle Beschäftigung zu haben,
- Zuhörer zu haben,
- Gefühle nicht verstecken zu müssen,
- Auseinandersetzungs- und Entwicklungsmöglichkeiten mit der eigenen Krankheit und Schwäche zu haben.

Für Sie als Pflegeperson ist es wichtig, diese Bedürfnisse des Patienten zu kennen und sie in Ihre Pflegehandlungen und Pflegeangebote mit einzubeziehen. Sie sollten sich bewusst machen, dass diese Bedürfnisse bei den verschiedenen Patienten eine unterschiedliche Priorität haben. Im Gespräch bzw. im Umgang mit dem Patienten dürfte dies relativ einfach herauszufinden sein.

Manchmal sind es auch vermeintlich kleine Dinge, die einem leidenden Menschen Sinn in seiner Situation geben: Er hofft, z.B. noch einmal Weihnachten mit der Familie verbringen zu können, den Rosenstock im Garten noch einmal blühen zu sehen oder die ersten Gehversuche seines Enkels mitzuerleben. Sofern Sie eine entsprechende Vertrauensbasis zu dem Patienten haben, sprechen Sie mit ihm über seine Hoffnungen. Das Gespräch wird vermutlich nicht nur dem Patienten hilfreich sein, auch Sie werden vielleicht davon positiv beeindruckt und bewegt werden. Die Erkenntnis, welchen Stellenwert scheinbar Kleinigkeiten im Leben bekommen können, kann sehr nachdenklich stimmen.

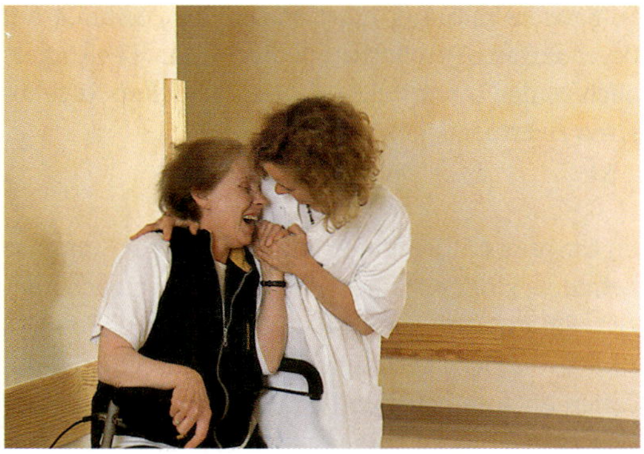

Humor kann ein Lichtstrahl sein in den dunklen Zeiten des Lebens

Merke
Es gibt Menschen, die durch eine humorvolle Lebenseinstellung auch positiv auf ihre Mitmenschen wirken. Solchen Menschen kann es gelingen, ihren Humor auch in der Zeit des Leidens zu bewahren. Der Humor hilft diesen Menschen bei der Bewältigung ihrer schwierigen Situation. Für Pflegepersonen ist es wichtig, dass sie erkennen können: Wann ist der Humor echt, wann handelt es sich also um eine Ressource, und wann sollen mit einer (vorgespielten) Heiterkeit lediglich Konflikte überspielt werden.

Pflegeangebot Begleitung in der Krise

„Trotzdem leben", trotz allen Leids leben, ist die Aufforderung, die der Patient sich letztendlich selbst zusprechen muss. Pflegepersonen sind hier ein Stück weit Wegbegleiter, sie können den Patienten in diesem „trotzdem leben" unterstützend begleiten und ihm ihre Überzeugung vermitteln – sofern sie diese teilen –, dass trotz des Leids das Leben seinen Sinn nicht verlieren muss.

Vergessen Sie dabei nie, dass Sie einen Patienten nicht zu einer Überzeugung „überreden" können. Lehnt es der Patient für sich ab, trotz seines Leidens in seinem Leben einen Sinn zu sehen, ist dies eine Entscheidung, die Sie zu akzeptieren haben. Problematisch wird es jedoch dann, wenn der Patient an der Grenze zur Suizidalität (S. 1372 f) steht – was ein psychologischer Laie nicht unbedingt erkennen kann. Patienten mit einer reaktiven Depression – diese Diagnose stellt der Psychiater – können dementsprechend therapiert werden. Viele Menschen sind nach einer überstandenen Depression froh zu leben. Dies dürfen Sie nicht vergessen!

Merke
Es ist wichtig, dass der Patient – statt sich den Umständen ausgeliefert zu fühlen – die Möglichkeiten erkennt, die sich ihm unter den gegebenen Umständen bieten. Der Patient wird ermutigt, die eigene Beschränkung und Unvollkommenheit zu akzeptieren und das Beste aus seinen Möglichkeiten zu machen.

Kein Mensch kann einem leidenden Menschen sagen, worin der Sinn seines Leidens besteht, er kann aber sehr wohl sagen, dass das Leben einen Sinn hat. Entweder hat das Leben einen Sinn, dann muss es ihn auch behalten, auch wenn es noch so kurz dauert. Oder aber es hat keinen Sinn, dann könnte es auch nicht sinnvoll werden, wenn es noch so lange dauert. Selbst ein Leben, das der zurückblickende Mensch anscheinend vertan zu haben glaubt, lässt sich rückwirkend mit Sinn erfüllen, indem gerade durch die Selbsterkenntnis der Mensch über sich hinaus wächst. Für die Pflegeperson sind Situationen, in denen Patienten, die sich in der Endphase ihres Lebens befinden und nach dem Sinn des Lebens und Leidens suchen, sehr schwierig. Äußerungen werden mitunter „auf die Goldwaage gelegt" und sehr kritisch beleuchtet.

Merke
Mit Hinweisen und Ratschlägen müssen Sie sehr behutsam umgehen, wollen Sie nicht Aussagen oder Gedanken wie: „Sie haben gut reden, Sie sind ja nicht krank!" oder „Sie haben ja keine Ahnung, wovon Sie sprechen!" provozieren.

Natürlich gibt es kein detailliertes Rezept, wie Sie sich als Pflegeperson einem Patienten in einer Sinnfindungskrise gegenüber zu verhalten haben. Einige grundlegende Dinge sollten Sie dennoch beachten:

Akzeptieren Sie den Menschen als eigenständige Person. Bleiben Sie glaubwürdig. Ihr Gegenüber hat in der Krisensituation ein überaus sensibles Gespür und merkt sofort, wenn Sie unecht sind und etwas vortäuschen. Er fühlt sich dann nicht entsprechend geachtet und ist von Ihnen enttäuscht. Eine weitere offene Kommunikation kann sich als schwierig erweisen. Stehen Sie auch zu Ihrem eigenen eventuellen Unvermögen. Fühlen Sie sich durch eine Situation überfordert, fragen Sie im Pflegeteam um Rat. Vielleicht gibt es ja auch das Angebot zur Supervision in Ihrer Klinik.

Aktivieren Sie den Patienten in einem angemessenen Rahmen. Was ein „angemessener Rahmen" ist, müssen Sie in Zusammenarbeit mit dem Patienten herausfinden. Auch kleine Aktivitäten helfen dem Patienten, sich in seiner Krisensituation zurechtzufinden.

Eine völlig gefühlsmäßige Identifizierung mit dem Patienten ist weder für den Patienten noch für

Sie hilfreich. Nur mit einem gewissen Abstand werden Sie in der Lage sein, die Situation des Patienten analysieren zu können. Die Distanz darf jedoch nicht so groß sein, dass Sie unnahbar und gefühlskalt erscheinen.

Vermitteln Sie ein reelles Maß an Zuversicht. Wenn Sie den Eindruck haben, der Patient schätzt seine Situation zu aussichtslos ein, teilen Sie ihm dies mit.

Uwe Klein
Kranken-
pfleger

Praxistipp
Sind aus dem sozialen Umfeld des Patienten Fragen ungeklärt, z. B. die Versorgung der Kinder oder eines gebrechlichen Ehepartners, wird der Patient durch die Sorge um diese Dinge noch stärker belastet. Denken Sie daher rechtzeitig daran, ggf. einen Sozialarbeiter einzuschalten, der sich um diese Belange kümmert.

Nicht immer sind die Angehörigen automatisch eine Stütze im Sinnfindungsprozess des Patienten. Dies ist abhängig von der Beschaffenheit der zwischenmenschlichen Beziehung zwischen dem Patienten und seinen Angehörigen oder überhaupt von deren psychischer Situation. Auch dem Patienten nahe stehende Menschen können durchaus von der Krankheitssituation überfordert sein oder es kann bei ihnen eine Sinnkrise ausgelöst werden:

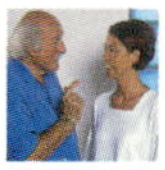

„Wir haben unser ganzes Leben lang gearbeitet, uns nie was gegönnt. Und jetzt, wo wir beide endlich in Rente sind, diese Diagnose! Alzheimer! Wieso trifft es gerade meine Frau? Sie war immer so klug und lebensfroh …! Wir hatten noch so viel vor!"

So kann es mitunter hilfreich sein, den Kontakt des Psychologen, Psychotherapeuten oder Seelsorgers auch zu den trauernden oder verzweifelten Angehörigen zu ermöglichen.

Grenzen für die Pflegeperson

Im Umgang mit Patienten, die sich in einer Sinnkrise befinden, stoßen Sie als Pflegeperson auch an Grenzen. Sei es, dass Sie sich selbst nicht zu allen Gesprächsthemen bereit sehen, sei es, dass die Krise des Patienten zu manifestiert ist. Es ist wichtig, dass Sie sich Ihrer Grenzen bewusst sind und auch dazu stehen. Es ist vollkommen in Ordnung, wenn Sie nicht auf alle Fragen Antworten und Rezepte haben. Wenn Sie ein schlechtes Gewissen oder Schuldgefühle in sich spüren, dann sprechen Sie darüber mit Kollegen.

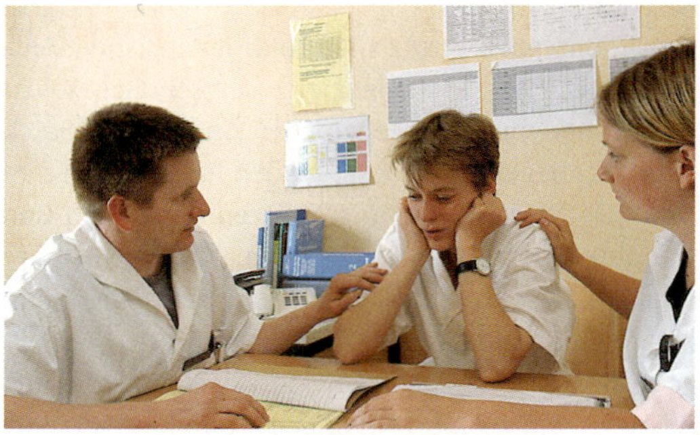

Entlasten Sie sich und tanken Sie Ihre Kräfte neu auf! Es gibt im Krankenhaus auch andere Berufsgruppen und Personen, die dem Patienten eine gute Hilfestellung bieten können. Am ehesten hat der Patient das richtige Gespür, wer für ihn richtig ist. Ermöglichen Sie entsprechend den Kontakt zu Klinikpsychologen, Psychotherapeuten, Klinikseelsorgern, Vertretern anderer Religionsgemeinschaften oder Mitgliedern von Selbsthilfegruppen.

B Sterben und Tod

Franz Sitzmann

29.5 Bedeutung für den Menschen

29.5.1 Persönliche Einstellung

Die Einstellung zum Sterben **anderer** steht eng mit der Auseinandersetzung mit dem **eigenen** Leben und Sterben in Verbindung. Zur Bereitschaft und Fähigkeit, sterbende Menschen zu pflegen, gehört, sich mit dem eigenen Sterben zu befassen und über die persönliche Einstellung zum Tod nachzudenken. Diese Einstellung hat einen großen Einfluss darauf, ob wir Patienten in der Sterbephase menschlich pflegen können, denn nur, wenn wir uns selbst als Menschen mit Schwächen und Unzulänglichkeiten annehmen, können wir auch den Patienten so akzeptieren.

Sterben ist nicht erst ein Prozess, der unmittelbar vor dem Tod einsetzt. Er begegnet uns vielmehr in einer großen Vielfalt bei den täglichen Lebensprozessen. Jede Trennung von einem lieben Menschen, jeder Wohnungswechsel, jeder neue Lebensabschnitt (Schule, Berufsausbildung, anderer Arbeitsplatz) birgt einen Abschied in sich. Falten, graue Haare, der Schlaf, der sehr treffend als der kleine Bruder des Todes bezeichnet wird, der soziale Tod eines einsamen Menschen stellen sich ebenfalls als Sterbeprozess dar. Wenn wir das Sterben als einen, nämlich den größten von vielen Abschieden verstehen, können wir uns ihm leichter stellen. Das Sterben ist nicht nur eine Phase des Lebens – dem müssen wir uns zu unserem und zum Wohle des Patienten stellen.

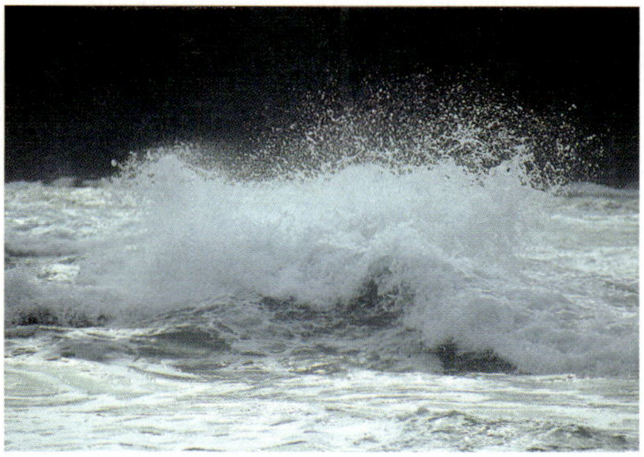

Sterben ist wie Ebbe und Flut Teil des natürlichen Kommens und Gehens

Der Frage nach dem Tod folgt sofort die Frage nach dem Sinn des Lebens. Wir werden als Einzelner auf Fragen des Sterbens keine allgemein verbindlichen Antworten finden und auch die Art und Weise, wie wir uns mit diesen Themen beschäftigen, ist von unserer Persönlichkeit geprägt. Es ist jedoch sehr hilfreich, sich der Thematik mit offener Bereitschaft und Sensibilität für andere Menschen zu nähern.

···> Lernaufgabe
Viele Menschen wünschen sich einen schnellen Tod. Ob ein so gänzlich unvorbereitetes Sterben wirklich so wünschenswert ist? Oder ist das, was der allmählich Sterbende erlebt, vielleicht Vorbereitung und Vorwegnahme erster Erlebnisse nach dem Tod – auch wenn unser Bewusstsein das nicht immer anerkennt? Was denken Sie? Sprechen Sie darüber mit Berufskollegen und Freunden.

29.5.2 Tabuisierung in der Gesellschaft

Zu unserer Zeit gehört, dass wir unseren Tod aus dem Bewusstsein verdrängen. Wie die Gedanken, so wird auch die Praxis des Sterbens aus dem Leben verdrängt. Die Tendenz, das Sterben aus dem familiären Bereich in Kliniken und Altenheime zu verlegen, ist seit dem letzten Jahrhundert bekannt. Früher war das nicht so. Noch vor 100 Jahren erlebte der Mensch, der 35–40 Jahre alt wurde (mittlere Lebenserwartung jener Zeit), mindestens vier Todesfälle in der Verwandtschaft. Epidemien – und dadurch Krankheit und Tod – waren nichts Außergewöhnliches. Schon als Kind kam er mit dem Tod in Berührung, denn die Anwesenheit alter Menschen und Sterbender in der Familie war selbstverständlich. Vermutlich gehören auch Sie zu den Menschen unter 25 Jahren, von denen bisher nur 4% einen Leichnam gesehen haben.

Ein Symptom dieses Verdrängens von Sterben und Tod lässt sich selbst bei Pflegepersonen feststellen, wenn sie das häufig erlebte Sterben und den Tod umschreiben als: „er geht ab", „er tritt ab", „er hat uns verlassen", „er hat sich weggemacht". Oder sie nutzen Zeichen, schlagen ein Kreuz in die Luft, richten den Daumen nach unten.

···> Lernaufgabe
Beachten Sie die von Ihnen verwendeten Redewendungen, wenn Sie auf Ihrer Station vom Sterben eines Menschen oder vom Tod Ihres Patienten sprechen oder wie sich Berufskollegen ausdrücken.

In jedem Beruf gibt es spezifische Belastungen und Ängste, in der Pflege ist es die Angst im Umgang mit sterbenden Patienten. Sie ist Ausdruck persönlicher und/oder gesellschaftlicher und kultureller Einstellungen. Pflegepersonen stehen in dem Rollenkonflikt, dass sie einerseits als Mitglieder unserer Gesellschaft Leid, Krankheit und Sterben tabuisieren. Andererseits wird von Pflegepersonen und Ärzten erwartet, dass sie das können, was vielen Menschen heute nicht mehr möglich ist, nämlich mit dem Sterbenden zu leben und zu arbeiten.

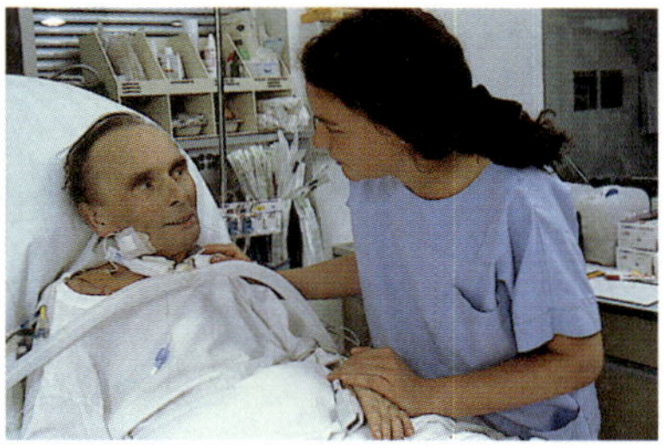

Es ist wichtig, eigene Einstellungen zu hinterfragen. Wirkt sich das Wissen, dass dieser Patient vielleicht gesunden wird auf diese Einstellung aus?

Viele Fachleute bestätigen, dass durch die Verlagerung des Sterbens in Institutionen diese Verdrängung erfolgt. Der Tod hat nach den Jahrhunderten der Integration den Charakter eines Tabus bekommen, der im menschlichen Miteinander möglichst ausgespart werden soll. Was können wir gegen unsere Angst vor dem Tod tun? Wir müssen lernen, mit dieser Angst umzugehen, denn auch wir können jederzeit krank werden und sterben. Der oft zu beobachtende und kritisierte Aktionismus ist auch als ein Versuch zu verstehen, Angst und Ohnmacht vor dem Sterben zu kompensieren. Konkrete Pflegehandlungen helfen andererseits, die eigene Unsicherheit im Umgang mit Sterbenden zu überbrücken.

···> „Wenn es bei einem Patienten meiner Station zu Ende geht, komme ich mir immer komisch vor, länger bei ihm im Zimmer zu bleiben. Meist haben wir viel Arbeit und ich kann mich nicht einfach neben sein Bett setzen. So finde ich immer einen Grund, oft zu dem Sterbenden zu gehen. Einmal nehme ich das Blutdruckgerät mit, ein anderes Mal kontrolliere ich die Infusion oder die Sauerstoffzufuhr, obwohl ich genau weiß, dass ihm damit nicht geholfen werden kann. Trotzdem, dabei halte ich ihm kurz die Hand, streichele ihn und kann ihn spüren lassen, dass ein Mensch bei ihm ist."

Jede Pflegemaßnahme bietet Ihnen auch die Möglichkeit, immer wieder mit dem Sterbenden in Kontakt zu kommen. Andernfalls besteht die Gefahr, dass das Thema „Sterben" vollständig vermieden wird. Dies kann durch eine geringere Anwesenheit der Pflegepersonen und anderer Professioneller beim Sterben zum Ausdruck kommen.

Wichtig ist es, dass über den Tod eines Patienten auch im Krankenhaus zwischen allen Mitarbeitern (interdisziplinär) offen gesprochen wird. Und es gibt Mitpatienten, die in Beziehung zu dem Verstorbenen standen. Auch sie müssen trauern und ihre Gefühle aussprechen können.

Uwe Klein
Krankenpfleger

Praxistipp

Ein Stationsritual im Sterbefall, z. B. eine brennende Kerze in einer Ecke des Stationsflures (brandgeschützt im Windlicht oder als schwimmende Kerze), kann Anlass zum Gespräch über einen Verstorbenen sein. Vielleicht wird damit den Lebenden das Gefühl vermittelt, dass auch sie nach ihrem Tod nicht gleich vergessen sind. Ihnen sollte auf Wunsch ermöglicht werden, den aufgebahrten Verstorbenen (S. 701) zu sehen.

29.5.3 Hospizbewegung als Antwort der Gesellschaft

Seit Beginn der 80er Jahre hat der Hospizgedanke das deutschsprachige Europa erreicht. Die Hospize (S. 200 f) sind alle dem gleichen Gedanken und denselben Grundprinzipien verpflichtet.

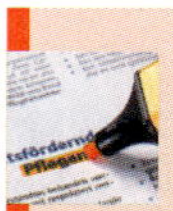

Merke

Prägend für den Hospizgedanken ist, dass die Bemühungen bei den Todkranken auf eine ganzheitlich verstandene spirituelle, soziale, psychische und physische Begleitung, Betreuung und Pflege gerichtet sind. Sie beschränken sich ausdrücklich auf die Betreuung von Menschen, bei denen die zum Tode führende Erkrankung eindeutig medizinisch nicht mehr heilbar ist.

Ärztliche Diagnostik und Krankheitsverlauf bestätigen die Unheilbarkeit und das nahe Ende. Ein grundlegendes Konzept ist die Zusammenarbeit von Professionellen und Laien-Pflegepersonen sowie Sozialarbeitern, Seelsorgern, Medizinern und Physiotherapeuten.

Der Unterschied zwischen Krankenhaus und Hospiz liegt in den Zielen, die bei der Sorge um das Leben des Menschen von beiden angestrebt werden: Während im Krankenhaus das Leben (oft um jeden Preis) erhalten und verlängert werden soll, wird im Hospiz das Sterben zugelassen. Der Tod wird weder beschleunigt noch verzögert, sondern als natürliches Ereignis akzeptiert. Die Mitarbeiter des Hospizes betrachten den Menschen als Gast.

Hospizdienste definieren Lebensqualität gegenwartsbezogen, gemessen an der Zufriedenheit des Menschen. Dazu wurden Minimalanforderungen formuliert:

- Es wird die Betreuung des Sterbenden **und** seiner Angehörigen angestrebt, denn Angehörige und Freunde benötigen oft in ihrer Fürsorge und Trauer ebenso viel Hilfe wie der Sterbende selbst.
- Die Betroffenen werden durch ein interdisziplinär arbeitendes Team von Fachleuten unterstützt.
- Freiwillige Helfer werden in den Hospizdienst einbezogen und mit den hauptamtlichen Mitarbeitern in der Praxis begleitet, z. B. durch Supervision. Die Helfer werden aus- und fortgebildet.
- Das Hospiz-Team verfügt über spezielle Kenntnisse und Erfahrungen in der lindernden (palliativen) Therapie. Das bezieht sich insbesondere auf die Schmerztherapie.
- Hospize streben Kontinuität in der Betreuung des Sterbenden an.

Hospizarbeit als persönliche Ergänzung und Bereicherung

Ein Grundprinzip der Hospizarbeit ist das Einbeziehen der Helferpersönlichkeit mit ihren individuellen menschlichen Eigenschaften und Fähigkeiten (Gümmer 1990). Sterbebegleitung ist jedoch schwierig, wenn Vorstellungen über den Sinn des Lebens zwischen Sterbebegleiter und Sterbenden stark auseinanderweichen. Das könnte dann der Fall sein, wenn die Pflegeperson dem Sterbenden religiöse Wertvorstellungen als Hilfe anbieten möchte, dieser das jedoch nicht wünscht und in seinem Leben auch gar keinen Zugang zur Religion hatte.

Wie kann man sich hier verhalten? Es geht nicht um tiefschürfende Gespräche, die man auch in Zeiten der Gesundheit nicht führte. Es geht vielmehr um die Achtung vor dem Schicksal des anderen, und nicht um einen therapeutischen Auftrag ohne Einverständnis des Sterbenden. In der Hospizarbeit – genauso wie in anderen therapeutischen Beziehungen – stellt das „nicht urteilen" eine wesentliche Forderung an sich selber dar, um die dazu notwendige selbstkritische Distanz zu erreichen. Nur so kann man echte Offenheit gewinnen und die Wünsche und Bedürfnisse des Patienten erfüllen.

Formen der Hospizarbeit

An vielen Orten entwickeln sich neben Palliativstationen (S. 203) an Allgemeinkrankenhäusern mit ihren Erfahrungen aus der onkologischen Schmerztherapie Grundformen der Hospizarbeit (S. 202): **Stationäre Hospize** ermöglichen eine umfassende unterstützende Betreuung und Begleitung sowie freie Arztwahl (Konsiliardienst) bei Menschen, die zu Hause nicht mehr versorgt werden können.

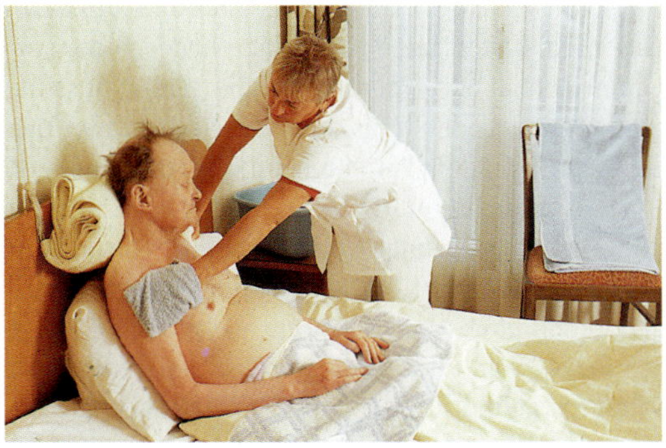

Durch **ambulante Hospize oder Hausbetreuungsdienste** erfahren Sterbende häusliche Versorgung und die Angehörigen, Nachbarn und Freunde unterstützenden Beistand. Der letzte Lebensabschnitt kann in vertrauter Umgebung verbracht werden.

Zu dem flexiblen Konzept der Hospizarbeit gehören **Tageshospize** mit medizinischer und pflegerischer Versorgung (Verbandwechsel, Infusionen und Injektionen) tagsüber in den Räumen eines Hospizes an einigen Tagen der Woche; ansonsten kann der Sterbende weiter am Leben der Familie oder anderer Betreuender teilnehmen.

29.5.4 Grenzfälle Hirntod und Euthanasie

Hirntod

> **Definition**
> Der Hirntod wird entsprechend naturwissenschaftlich-medizinischer Kriterien definiert als der vollständige und irreversible Zusammenbruch der Gesamtfunktion des Gehirns bei noch aufrechterhaltener Kreislauffunktion im übrigen Körper, d. h. das Herz schlägt noch. Dabei wird der Patient kontrolliert beatmet. Der Tod wird nach Prüfung einer Reihe neurologisch-klinischer und apparativer Untersuchungen festgestellt.

Das Thema Sterben und Tod erhält noch eine weitere Bedeutung vor dem Hintergrund, dass Organe verstorbener Menschen das Leben anderer retten können. Tausende von Menschen stehen auf den Wartelisten der Transplantationszentralen und hoffen auf ein neues Organ, das ihnen das Weiterleben ermöglichen soll. Wenn jedoch die Organe transplantiert werden sollen, gestaltet sich die Pflege des Sterbenden anders. Hier sollen jedoch nur kurze gedankliche Impulse zu diesem Thema gegeben werden.

Kritiker des Hirntodkonzeptes erklären, dass es sich beim Hirntod um einen **Partialtod**, einen sog. isolierten Organtod handele. Dieser Zustand würde erst den Prozess des Sterbens beginnen lassen. Obwohl der Prozess irreversibel sei, könne er nicht identisch mit dem Tod des Menschen sein. Es handele sich vielmehr um eine Vorverlegung des eigentlichen Todes, um die Qualität und Zahl der Organe für Transplantationen zu verbessern. Da der ganze Sterbeprozess zum Zeitpunkt der Organentnahme noch nicht abgeschlossen sei, schlägt Bavastro (1997, S. 236) vor, anstelle von „Hirntod" vom „irreversiblen nekrotisierenden Hirnversagen" zu sprechen: Es handele sich hierbei um schwerstkranke sterbende Patienten, aber nicht um Tote. Nur bei Anwendung einer engen Zustimmungslösung sei in diesem Stadium des Sterbens eine Explantation erlaubt.

> **Praxistipp**
> Uwe Klein, Krankenpfleger
> Für Pflegepersonen ist es schwer, hirntote Patienten zu pflegen, bis die Organe entnommen werden. Sie pflegen den Körper, der mit Hilfe von Beatmungsmaschinen weiter atmet, leeren prallvolle Urinbeutel und infundieren Flüssigkeit. Reize beim Absaugen oder bei der Mundpflege können Hirnstammreflexe des Patienten auslösen, er gähnt – und wirkt so lebendig. Sie ertappen sich dabei, dass sie den Patienten weiter informieren, ihn ansprechen – aber hört er diese Worte? Ist er wirklich tot oder ist noch etwas von ihm da? Wenn man einen hirntoten Patienten pflegt, ist es wichtig, sich mit diesen Fragen auseinanderzusetzen.

Euthanasie

> **Definition**
> Mit Euthanasie (griech. „leichter Tod") werden im allgemeinen drei sehr verschiedene Vorgänge bezeichnet: die Erleichterung des Sterbens, besonders durch Schmerzlinderung mit Narkotika, die beabsichtigte Herbeiführung des Todes, die Vernichtung von menschlichem Leben, das für lebensunwert erachtet wird (wie es z. B. im Nationalsozialismus auf grausame Art praktiziert wurde).

Die Euthanasie, wie sie heute immer wieder als Thema mit hoher Brisanz in den Medien diskutiert wird, bezeichnet die beabsichtigte Herbeiführung des Todes. Es werden Ihnen sicher einige Fälle aus der Vergangenheit einfallen, bei denen Pflegepersonen der Tötung von Patienten angeklagt wurden, wie z. B. der Fall einer Altenpflegerin aus Wien, die Patienten getötet hat.

Wer im Krankenhaus arbeitet, kommt nicht umhin, sich diesem Thema zu stellen und sich ihm immer wieder neu zu stellen. Denn es werden Sie Patienten mit hoffnungslosen Prognosen darum bitten, sie von ihrem Leiden zu erlösen. Oder Sie pflegen über viele Wochen Patienten, die sich nicht mehr äußern können, deren Tod Sie sich aber vielleicht irgenwann wünschen, damit dieser Patient von seiner Qual erlöst wird.

Dass Sie sich wünschen, dass z. B. das Beatmungsgerät abgestellt wird, ist ein durchaus verständlicher Wunsch, den Sie mit vielen Kollegen teilen. Dieser Wunsch birgt jedoch gleichzeitig große Gefahren in sich. Dies wird Ihnen bewusst, wenn Sie sich z. B. mit folgenden Fragen auseinandersetzen:

Kann ich mir vorstellen, dass ein Mensch über den Tod eines anderen Menschen entscheidet? Darf er dies, wenn der Wille nach Tötung von dem Menschen selbst geäußert wurde? Was ist dann aber mit den Menschen, deren Entscheidungsfähigkeit auf Grund einer psychiatrischen Erkrankung angezweifelt werden muss? Wenn also ein schwer depressiver Mensch seinen Tod wünscht, dies aber vielleicht gar nicht mehr täte, wenn die Depression entsprechend therapiert würde? Oder wenn Sie sich vorstellen, dass für einen Menschen, der sich zwar nicht mehr äußern kann und dessen Sterben Sie nur als ein Dahinsiechen erleben, diese Wochen vor dem Tod als Vorbereitung vielleicht unendlich wichtig waren?

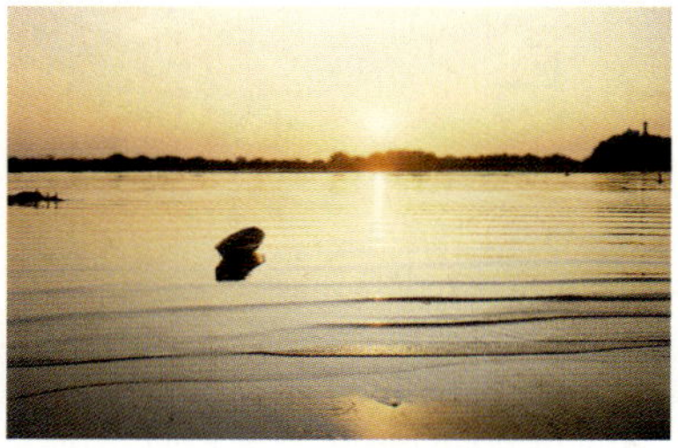

Sich den Fragen zu stellen hilft sicherer zu werden, sich zu „verankern"

All dies sind Fragen im Umfeld der Euthanasie, die den Problemcharakter dieses Themas nur anreißen können. Damit wird deutlich, dass sich dieses Thema in einer ethischen Grauzone bewegt. In Deutschland ist Euthanasie verboten. In anderen europäischen Ländern wie z. B. den Niederlanden oder in den USA und Australien wird sie dagegen bereits in die Praxis umgesetzt.

Es gibt jedoch auch Statistiken, in denen die Fälle nicht freiwilliger Euthanasie festgehalten werden. In den Niederlanden sind dies bis zu 1000 Fälle pro Jahr. Es heißt, dass „der Oma nachgeholfen wird, abzutreten" (Wehrmann 1997). Der Tötungswunsch wird von Angehörigen geäußert, der Wille der Patienten zählt dann nicht mehr.

···› Merke

Es gehört auch zu Ihrer Aufgabe, an einer Atmosphäre auf Ihrer Station mitzuwirken, in der ein sachlich-kritisches Nachdenken über die Themen „Sterben und Tod" angstfrei möglich ist und in der durch Gespräche Gewohnheiten verändert werden können.

Und wie sieht es bei Ihnen aus?

Als Pflegender in Ausbildung können Sie erleben, wie unterschiedlich andere Pflegepersonen auf das Sterben eines Menschen reagieren. Manche hasten vorbei, konzentrieren sich auf technische Handgriffe, wie z. B. das Wechseln eines Urinbeutels. Andere bleiben beim Patienten, halten seine Hand und wieder andere erhöhen ohne Arztanordnung die Durchflussrate schmerzlindernder Infusionen oder reduzieren den Sauerstoff, um dem Patienten auf ihre Art zu helfen.

Was ist richtig und was ist falsch? Was hilft uns Pflegenden, zu Themen wie: Sterbehilfe, Tötung auf Verlangen, Früheuthanasie bei missgebildeten Neugeborenen eine Position zu entwickeln? Die Pflege Schwerkranker und Sterbender ist sehr belastend. Wodurch gelingt es jedoch als Betreuender, die Begleitung Schwerkranker und Sterbender nicht in diesem hohen Maße als Belastung zu empfinden? Vielleicht lässt sich darauf keine allgemein gültige Antwort finden. Jeder Mensch empfindet und reagiert anders. Um zu einem eigenen Standpunkt zu gelangen und die eigene Belastung zu reduzieren, kann man mit den Pflegepersonen eines Hospizes reden. Sie haben für sich einen Weg gefunden, die Belastung zu reduzieren und sich gegenseitig aufzufangen. Sie erleben fast täglich den Tod von Menschen. Die Fülle ihrer positiven wie negativen Erfahrungen ist unendlich wichtig, wenn man sich mit diesen belastenden Fragen auseinandersetzt.

···› Lernaufgabe

Es ist sehr wichtig, sich eine eigene Meinung zu bilden. So wie es vehemente Befürworter der Euthanasie gibt, gibt es auch strikte Gegner. Diskutieren Sie mit Kollegen darüber. Reflektieren Sie, welche Erfahrungen Sie im Umgang mit Sterbenden gemacht haben. Besonders dann, wenn man den Todeskampf von Menschen sehr nah miterlebt hat, hat dieses Thema eine besondere Sprengkraft. Sie erleben das Leid und das wochenlange Dahinsiechen, bei dem Schmerzen vielleicht kaum noch gelindert werden können, wo jeder Atemzug Schwerstarbeit ist. Dann aber erleben Sie Patienten, bei denen Sie förmlich spüren können, dass es ihnen wichtig war, diese letzten Schritte so gegangen zu sein. Es war eine wichtige Erfahrung – bis zuletzt.

29.6 Palliative Pflege

Gabriele Lessig

29.6.1 Überblick Palliativmedizin

> **Definition**
> Palliativ wird vom lateinischen Wort „pallium" (umhüllen, Mantel bzw. Hülle geben) abgeleitet. **Palliative Pflege** ist also Pflege, die den Patienten umhüllt, ihn aber nicht „zudeckt". Sie orientiert sich intensiv an den momentanen Bedürfnissen und den noch vorhandenen Fähigkeiten des Patienten. Palliative Pflege hat häufig einen stark rehabilitierenden Charakter.
> Unter **Palliativmedizin** versteht man die Behandlung von Patienten mit einer nicht heilbaren progredienten und weit fortgeschrittenen Erkrankung mit begrenzter Lebenserwartung, für die das Hauptziel der Begleitung die Lebensqualität ist (Deutsche Gesellschaft für Palliativmedizin 1994). Hierdurch erschließt sich für die Krankenpflege ein eigenes Aufgabengebiet.

Die Palliativmedizin richtet ihren Fokus besonders auf die Linderung von Leiden im Endstadium einer Erkrankung, mit dem Ziel, Lebensqualität zu schaffen. Palliativmedizin möchte nicht dem Leben mehr Zeit abgewinnen, sondern der verbleibenden Zeit mehr Leben geben. Dazu gehören

- exzellente Schmerz- und Symptomkontrolle,
- Einbeziehen der psychischen, sozialen und seelsorgerischen Bedürfnisse der Patienten und ihrer Angehörigen während der Krankheit, im Sterben und in der Zeit danach,
- Akzeptanz des Todes als ein Teil des Lebens; durch die Bejahung des Lebens soll der Tod weder beschleunigt noch hinausgezögert werden,
- Kompetenz in den wichtigen Fragen der Kommunikation und Ethik.

Entwicklung der Palliativmedizin

Die Palliativmedizin entwickelte sich aus der modernen Hospizbewegung, die mit der Eröffnung des St. Christophers Hospice in London 1967 begann. Inzwischen hat sich die Hospizidee in vielen Ländern der Welt ausgebreitet. In Deutschland wurde 1983 in Köln die erste Palliativstation eröffnet und 1986 das erste Hospiz in Aachen. Während in den 80er Jahren relativ wenig Entwicklung zu beobachten war, stieg zu Beginn der 90er Jahre das Interesse an der Palliativmedizin deutlich.

Derzeit gibt es drei Palliativbetten pro eine Million Einwohner in Deutschland. Damit sind schmerzkranke Tumorpatienten und Patienten, die der palliativmedizinischen Fürsorge bedürfen, erheblich unterversorgt. Die WHO räumt der Palliativmedizin höchste Priorität ein.

Der Wunsch nach einem menschenwürdigen Sterben ist für den Einzelnen ein sehr wichtiges Thema. Schwerkranke und Sterbende sind schwächer und verletzbarer als andere Patientengruppen, da ihnen die Kraft fehlt, sich zur Wehr zu setzen. Des Weiteren haben sich trotz neuer Behandlungsmöglichkeiten die Aussichten auf Heilung für viele Krebspatienten nicht gebessert. Diese Entwicklung verpflichtet zu neuen Wegen in der Behandlung und somit auch in der Pflege schwerkranker Tumorpatienten.

Anforderungen an die Pflegepersonen

Pflegepersonen auf einer Palliativstation werden häufig gefragt: „Wie kannst Du das nur ertragen, immer diese Schwerkranken?" In der Pflege Schwerkranker und Sterbender geht es nicht darum, den Tod als das Unausweichliche besonders gut zu verdrängen, sondern darum, ihn zu akzeptieren. Das setzt voraus, dass die Pflegeperson in der Lage ist, ihre eigenen Gefühle wahrzunehmen und zuzulassen. Nur dann kann sich ein besonders hohes Maß an Sensibilität entwickeln, die es ihr ermöglicht, die gesunden Sinne und Reserven – die auch bei einem Schwerkranken immer vorhanden sind – anzusprechen und zu fördern. Gelingt dies der Pflegeperson, wird sie bald feststellen, wie bereichernd die Pflege solcher Patienten sein kann. Dann findet Begegnung von Mensch zu Mensch statt und bereitet die Basis für ein vertrauensvolles und wertschätzendes Miteinander.

Wie geht der Patient mit seiner Situation um?

Die Konfrontation des Patienten mit der Diagnose „Krebs" bedeutet für ihn einen radikalen Einschnitt in sein Leben. Nach dem ersten Schock stehen zunächst die Möglichkeiten einer heilenden Behandlung im Vordergrund (Operation, Bestrahlung u. a.). Was aber, wenn der Arzt dem Patienten nach all diesen Therapieversuchen eine infauste (aussichtslose) Prognose stellt? Der Patient ahnt, dass er nicht mehr geheilt werden kann, dass die Krankheit weiter fortschreitet und letztendlich zum Tode führt. Ängste machen sich jetzt besonders bemerkbar, und Fragen kommen auf: „Werde ich bald sterben?" „Wie wird die Krankheit bei mir verlaufen?" „Werde ich Schmerzen haben, wird mir geholfen werden?" „Werde ich völlig auf die Hilfe anderer angewiesen sein?" „Was wird mit meiner Familie?" Die Krebserkrankung lässt sich nicht isoliert als eine Erkrankung eines bestimmten Organs betrachten. Der Mensch ist krank geworden und oft steht die Tumorerkrankung mit seiner individuellen Lebensgeschichte in Verbindung. Den Tumor behandeln heißt deshalb auch, den Menschen in seiner ganz persönlichen Lebenssituation zu erfassen und zu begleiten.

> **Merke**
> Krebs ist keine typische Alterserkrankung, er trifft oft Menschen, die mitten im Leben stehen und die leben wollen! Plötzlich wird die ganze Lebensplanung umgeworfen.

29.6.2 Pflege- und Behandlungsplan

Palliative Pflege bedeutet nicht, lediglich zu lindern, sondern – wenn möglich – Symptome erfolgreich zu behandeln. Ist dies nicht mehr möglich, ergibt sich in der Pflegeplanung eine andere Zielsetzung. Dem Patienten muss jetzt vor allem geholfen werden, das Symptom bzw. die krankheitsbedingte Behinderung zu akzeptieren. Auf diesem Weg gilt es, eine Strategie zu entwickeln, die dem Patienten den besseren Umgang mit dem Symptom ermöglicht.

Symptome und ihre Auswirkungen

Der Symptomkontrolle kommt in der Palliativmedizin eine besondere Bedeutung zu, da sie das Maß für die Lebensqualität des Patienten ist. An den nachfolgenden Beispielen wird die Symptomkontrolle unter palliativen Aspekten beschrieben.

Schmerz

Fast 80% der Tumorpatienten leiden an Schmerzen. Sie signalisieren dem Patienten das Fortschreiten der Erkrankung. Chronische Tumorschmerzen unterscheiden sich wesentlich von akuten Schmerzen:

- sie nehmen im Verlauf der Krankheit zu, es ist kein Ende absehbar,
- chronische Tumorschmerzen haben ihren warnenden Charakter verloren (im Vergleich der warnende Schmerz bei akuter Appendizitis oder bei Angina pectoris),
- sie werden oft von der Umwelt verdrängt und nicht ernst genommen,
- sie gehen mit physischem und psychischem Verfall einher.

Die Patienten sind nicht mehr in der Lage, ihre sozialen Kontakte zu pflegen, die Schmerzen erlauben es ihnen nicht, sich zu bewegen, und einfache Aktivitäten des täglichen Lebens werden fast unmöglich. Chronischer Tumorschmerz destabilisiert das psychische Gleichgewicht der Patienten: „Mit diesen Schmerzen möchte ich nicht mehr leben!" Befindet sich ein Patient in einer akuten Schmerzkrise, besteht das vorrangige Ziel darin, die Schmerzen innerhalb von kürzester Zeit auf ein erträgliches Maß zu reduzieren und dem Patienten einen ungestörten Nachtschlaf zu ermöglichen (Initialbehandlung).

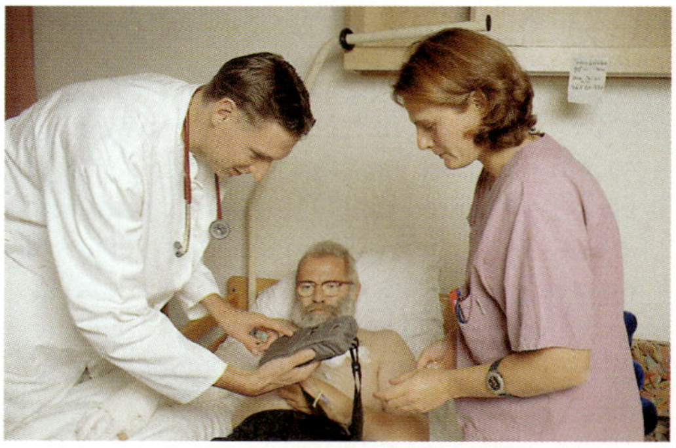

In der Tumorschmerztherapie kommt – neben der ursächlichen (kausalen) Behandlung – der medikamentösen Therapie mit Opioiden eine weit größere Bedeutung zu. Die Therapie erfolgt nach dem Stufenschema der WHO. Die Therapie mit Opioiden erfordert von der Pflegeperson viel Fachkompetenz und eine gute Krankenbeobachtung in Bezug auf Wirkungen und unerwünschte Nebenwirkungen.

WHO-Stufenschema der Analgetikatherapie

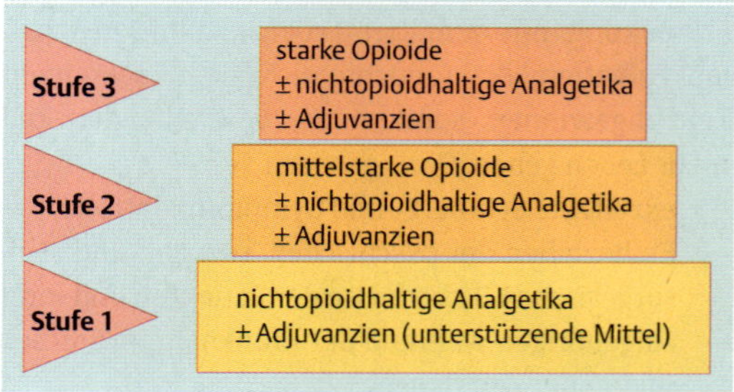

Zu Beginn der Therapie treten oft Übelkeit und Erbrechen auf, deshalb ist eine vorbeugende Gabe von Antiemetika obligat. Der Körper entwickelt gegenüber dieser Nebenwirkung eine Toleranz, deshalb können die Antiemetika nach 5–8 Tagen meist abgesetzt werden.

> **Merke**
> Die Obstipation ist die schwerwiegendste Nebenwirkung, weil sie nahezu ohne Ausnahme bei jedem Patienten auftritt und sehr hartnäckig sein kann. Oft ist die Behandlung der Obstipation schwieriger als die Schmerztherapie selbst. Die Obstipation entwickelt keine Toleranz. Deshalb gilt als Regel: Schmerztherapie mit Opioiden muss von der ersten bis zur letzten Gabe mit Laxanzien flankiert werden.

Ebenfalls tritt Müdigkeit am Anfang der Therapie auf, oft resultierend aus einem Nachholbedarf an Schlaf.

Auch dieses Symptom verschwindet meist nach wenigen Tagen von selbst. Andauernde Schläfrigkeit kann aber auch ein Zeichen einer Überdosierung sein.

Bei der Therapie von Schmerzen ist es wichtig, nicht nur die physische Komponente des Schmerzes zu behandeln. Schmerz ist immer auch seelisches Leid, das sich über den Körper ausdrückt. Sorgen, Angst, Depressionen, Einsamkeit, verlassen sein, Langeweile und Ablehnung können die Schmerzen verstärken; auf der anderen Seite können Zuwendung, Verständnis, Abwechslung und Beschäftigung den Schmerzmittelbedarf ganz erheblich senken.

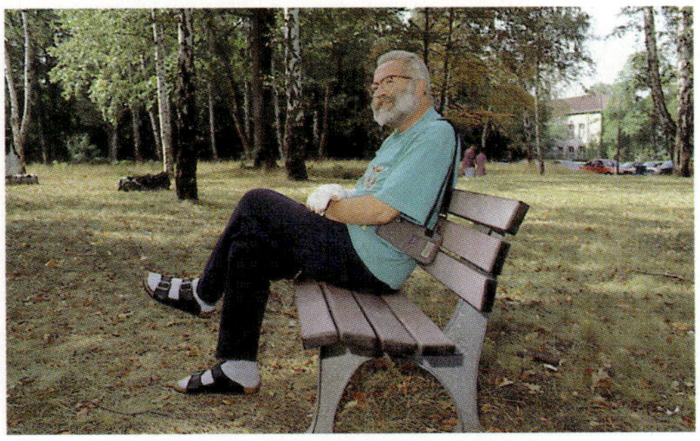

Gerade in einer Krise den Patienten nicht allein zu lassen, sondern da zu sein und mit auszuhalten – auch wenn man scheinbar nichts für ihn tun kann – ist vielleicht die größte Herausforderung an eine Pflegeperson.

Uwe Klein
Krankenpfleger

Praxistipp
Der Patient muss gut über die Schmerztherapie aufgeklärt werden. Besonders für die häusliche Weiterversorgung sollten zu erwartende Probleme thematisiert und Lösungsmöglichkeiten angeboten werden. Je mehr der Patient in seiner Mitarbeit motiviert werden kann, desto besser ist die Schmerzkontrolle.

Kachexie

Je mehr eine Tumorerkrankung fortschreitet, desto stärker drängen sich Anorexie (Unfähigkeit zu essen) und Kachexie (schwere Form der Abmagerung) in den Vordergrund (S. 568). Die Kachexie ist äußerlich sichtbar, so dass die Umwelt wahrnimmt: Dieser Patient ist schwerkrank. Je mehr die Kachexie fortschreitet, desto schneller schwinden für den Patienten spürbar die Kräfte. „Schauen Sie mich an, früher war ich Möbelträger und jetzt bin ich nur noch Haut und Knochen!" „Die Mahlzeiten waren in unserer Familie immer ein Treffpunkt, um miteinander zu reden, fröhlich zu sein. Jetzt mag ich mich gar nicht mehr dazu setzen, weil ich ja doch nichts essen kann!" Ein Symptom, egal welches, führt – sofern es unangemessen bewertet oder sogar ignoriert wird – in die Depression und Isolation des Patienten. Stellen Sie sich vor, wie einsam sich ein Mensch dann unter Umständen in den letzten Wochen und Monaten seines Lebens fühlen muss.

Kachexie ist ein Begleitsymptom, das bei fortschreitender Tumorerkrankung fast immer auftritt und in direktem Zusammenhang mit ihr steht. Oft haben die Patienten sehr hohe Erwartungen an Kräftigung und Gewichtszunahme. Die Kachexie kann aber nicht isoliert behandelt werden. Hier ist sehr viel Sensibilität nötig, um die Erwartungen des Patienten an die Realität anzupassen. Mit parenteraler Ernährung oder hochkalorischer Trinkkost lässt sich das gewünschte Ergebnis (Gewichtszunahme) in dieser Phase der Erkrankung nicht erzielen. Wird der Patient darüber nicht aufgeklärt, führt dies zu Enttäuschungen, die sehr schwerwiegend sein können. Es gilt hier herauszufinden, woran der Patient seine Lebensqualität misst und wie stark er sich über seinen Körper identifiziert. Den Patienten auf einen Weg zu bringen, damit er sich auch in reduziertem Ernährungszustand akzeptieren kann, damit er andere Möglichkeiten findet, Schönes (außer Essen) zu genießen, ist eine Aufgabe, die nur im multiprofessionellen Team geleistet werden kann.

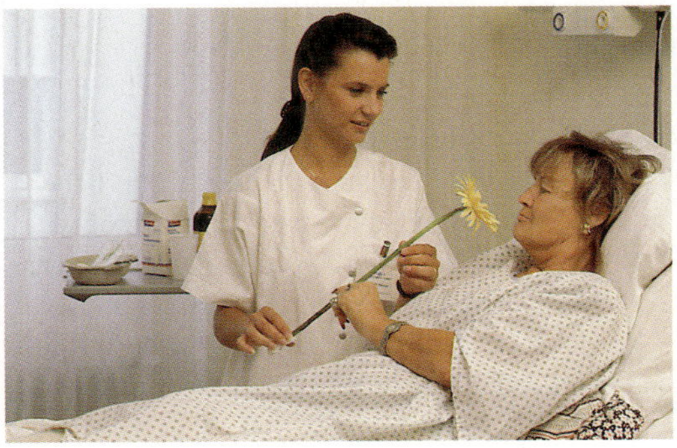

„Schönes" ist z. B. die Anregung von Sinnen, die in der klinischen Atmosphäre kaum gefördert werden. Das Riechen an einer wohlduftenden Blume gehört dazu

Exulzerierende Wunden

Nach außen aufbrechende Metastasen oder Hautveränderungen nach Bestrahlungen können sich zu exulzerierenden Wunden entwickeln. Diese Defekte lassen sich meist nicht sanieren und führen zu einer Vielzahl von Problemen. Durch Tumorzerfall und Keimbesiedlung (Immunabwehr des Tumorkranken!) entsteht eine Superinfektion, freiwerdende Toxine verursachen eine starke Geruchsentwicklung. Je größer der Hautdefekt ist, desto stärker ist der Flüssigkeitsverlust über die Wunde. Sind zusätzlich noch Lymphgefäße betroffen, sezerniert die Wunde sehr stark. Die Folge ist, dass sich der Patient zurückzieht. Die Geruchsbelästigung ist erheblich, der Patient empfindet sich als Zumutung für seine Umwelt. Er empfindet Ekel vor der Wunde, vor sich selbst. Aus Angst vor Verschmutzungen durch auslaufendes Sekret wird er immobil.

Im weiteren Verlauf sollte die Pflegeperson das Wundmanagement (S. 1533 f) auf die Bedürfnisse des Patienten sensibel abstimmen. Oft ist der Verbandwechsel sehr zeitaufwendig, deshalb sollte er möglichst nur einmal am Tag erfolgen. Damit verhindert man, dass die Wunde und der Verband für den Patienten zum Tagesthema werden. Der Verband sollte nicht nur Bewegungsfreiheit gewährleisten, sondern auch kosmetisch akzeptabel sein und vor auslaufenden Sekreten schützen.

Um Körperbildstörungen vorzubeugen, sollte man den Patienten in den Verbandwechsel mit einbeziehen. So kann er z. B. mithelfen, den Verband selbst abzulösen oder die Wunde (allein) auszuduschen. Hier ist die vorausschauende Planung besonders wichtig. Eventuell auftretende Probleme wie z. B. Ausbreitung des Ulkus, Blutungen u. ä. sollten unbedingt im Vorfeld angesprochen und sachlich erklärt werden, damit der Patient in der Lage ist, sich damit auseinanderzusetzen. Vor allem bei akuten Problemen der häuslichen Versorgung schützt ein solches „vorbeugendes" Krisengespräch vor Panik.

Uwe Klein
Kranken-
pfleger

Praxistipp

Oft steht die Geruchsbelästigung für den Patienten im Vordergrund, so dass in erster Linie deren Eindämmung von Bedeutung ist. Dies lässt sich zum Beispiel mit Clorophyll-Salbe oder mit Kohlekompressen erreichen. Aber auch eine lokale Antibiotikatherapie kann angezeigt und hilfreich sein.

29.7 Pflegeangebote auswählen und anwenden

Franz Sitzmann

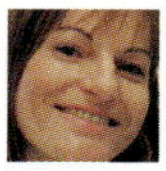

Pflegeangebot Begleitung Sterbender

Definition

Unter **Sterbebegleitung** (Sterbebeistand) versteht man die bestmögliche Hilfestellung beim Sterben; dies ist keineswegs nur auf die Stunde des Sterbens beschränkt. Sie ist vielmehr eine kontinuierliche Begleitung des Sterbenden, die über Wochen und Monate dauern kann.

Veränderungen der Wahrnehmung während des Sterbens

Wenn ein Mensch stirbt, stellen sich Pflegepersonen und Angehörige oft die Frage „Was geschieht während des Sterbens und was nehme ich dann wahr?" Es lässt sich darauf keine allgemein gültige Antwort geben, aber die Wahrnehmungen und Sinne lassen sich in verschiedene Bereiche einteilen. Diese Bereiche von Sinnen, die Rudolf Steiner 1911 zuerst erwähnte und die auch modernen Physiologieerkenntnissen entsprechen, beschreiben verschiedene sehr sensible und intensive Wahrnehmungen:

- auf den eigenen Leib (das physische) gerichtete Wahrnehmungen, wie z. B. den Lebenssinn, den Gleichgewichts-, Tast-, Bewegungs- und Lagesinn,
- Sinne, die das Gefühlsleben berühren, wie z. B. der Seh-, Geschmacks-, Geruchs- und Wärmesinn,
- auf das Geistige gerichtete Sinne (soziale Sinne), wie z. B. das Hören, den Sprach- oder Wortsinn, die Wahrnehmung eines gesprochenen Lautes, die Wahrnehmung des vom anderen mitgeteilten Gedankens und ein Sinn, der als Ich-Sinn bezeichnet wird, wenn wir fühlen, dass ein „Ich" hinter dem Gesprochenen steht.

Lebenssinn

Durch den Lebenssinn haben wir die Wahrnehmung, wie wir uns fühlen. Das drücken wir einfach so aus: „Ich fühle mich wohl", „Ich habe herrlich geschlafen", „Ich fühle mich nicht gut."

In der unterschiedlich langen Sterbephase kommt es für Pflegepersonen oder Helfer darauf an, sich nicht z. B. von der Vorstellung des Negativen einer zum Tode führenden Krankheit hypnotisieren zu lassen. Eine solche Einschränkung leistet oft einer passiv abwartenden Haltung Vorschub. Sie reduziert Gesprächsthemen auf Krankheiten. Sie lassen in der Kleiderfrage oder in dem noch gar nicht erforderlichen ständigen Aufenthalt im Bett den Lebensinn verkümmern. Warum sollte es einem Menschen nicht ermöglicht werden, sein gewohntes gepflegtes Äußeres durch regelmäßiges Haare waschen oder schneiden zu verbessern und dadurch sein Wohlbefinden zu steigern?

Tastsinn

Wenn es um Berührungen geht, sind Pflegepersonen, die professionell berühren, besonders aktiv. Manchmal hilft dem Sterbenden die sanfte Berührung durch unsere Hand, vielleicht möchte er gehalten werden. Zu anderen Zeiten wünscht er eher, nicht berührt zu werden, dann ist die Berührung für ihn störend. Um eine helfende zwischenmenschliche Beziehung aufnehmen und gestalten zu können, bezieht die Wahrnehmung auch nicht-sprachliche Mitteilungen wie Körperhaltung, Gesichtsausdruck, Finger- und Handbewegung mit ein. Zur nonverbalen Kommunikation gehört ein Kontakt, der die unmittelbare Nähe zum Sterbenden erfordert, keineswegs sollte man an der Tür stehen – mit der Klinke in der Hand – oder am Fußende des Bettes.

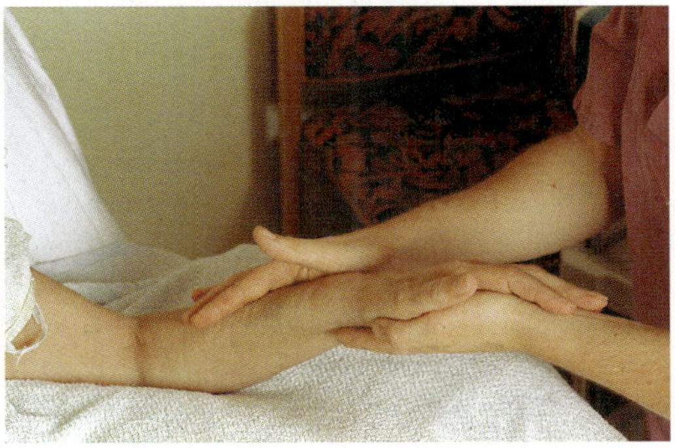

Uwe Klein Kranken-pfleger

Praxistipp

Achten Sie darauf, dass Sie beim körperlichen Kontakt mit dem Patienten, z. B. der Körperpflege und bei äußeren Anwendungen, bewusst Berührungen ausführen. Sie können über die Sinnesempfindung ein Erlebnis von Schutz und menschlicher Wärme vermitteln.

Geschmacks- und Geruchssinn

Dass Geschmacks- und Geruchssinn beim Sterbenden viel sensibler und ausgeprägter werden, zeigt sich beispielsweise darin, dass bestimmte Speisegerüche oder Duftstoffe, die für uns kaum wahrnehmbar sind, Widerwillen oder Übelkeit bei ihm hervorrufen können.

Uwe Klein Kranken-pfleger

Praxistipp

Keinesfalls ist es richtig, Duftlampen oder ätherische Öle bei der Körperpflege völlig undifferenziert und entsprechend dem Willen der Pflegeperson anzuwenden.

Wenn sein Körper zu sterben beginnt, dann ist es ganz natürlich, dass der Mensch nichts mehr essen möchte. Die Essgewohnheiten ändern sich langsam. Oft schmeckt nichts mehr. Flüssiges wird fester Nahrung vorgezogen. Anregend auf die Funktion des Geschmacks- und Geruchssinns wirkt sich ausreichendes Trinken für den Todkranken aus. Kaltes Wasser oder stark säurehaltige Obstsäfte können vom Sterbenden bezüglich der Kältewirkung als auch der Geschmacksintensität als zu intensiv erlebt werden. Warmer Tee oder ein kleines Stück frisches Obst, z. B. ein Stück Apfelsine, können auf die Speichelsekretion belebend wirken. Trotzdem kann es der Einzelne angenehm empfinden, sein Lieblingsgetränk in Form eines kleinen Eiswürfels zu genießen (mit etwas geschmacksneutraler Gelatine zwecks gefahrloseren Schluckens). Sehr erfrischend wirkt sich eine im Zimmer aufgeschnittene Zitrone aus, der Duft wird vom Sterbenden meist als angenehm und erfrischend erlebt.

Sehen

Auch die Farbwahrnehmung kann viel intensiver werden. Farben, die der Gesunde wegen ihrer Zartheit kaum noch sehen kann, können vom Sterbenden als unerträglich intensiv erlebt werden. Über dieses Phänomen berichten Kunsttherapeuten, die mit Sterbenden gearbeitet haben. Oft gleicht das Sterbezimmer zu Hause oder in der Klinik einem unaufgeräumten Lager von Medikamenten und anderem Krankenbedarf. Blumen und überhaupt Pflanzen, die der Sterbende ja vielleicht nie wieder in der Natur sehen wird, können stille und besonders liebe Freunde sein. Das Fenster, und wenn es auch nur ein Stückchen Himmel oder ein Hausdach zeigt, sollte im Blickfeld des Liegenden sein. Beziehungsreich können auch Bilder sein, je nach Willen des Kranken, z. B. ein liebgewordenes Gemälde, ein religiöses Motiv (Christusbild) oder ein Bild eines schon verstorbenen Menschen.

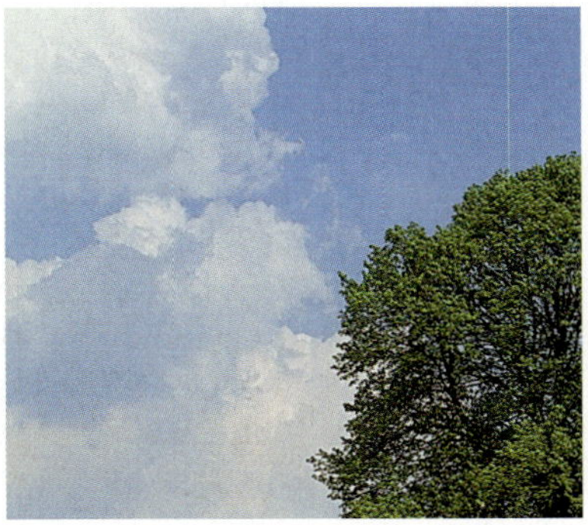

Uwe Klein Kranken-pfleger

Praxistipp

Vor dem Hintergrund, dass der Schwerkranke kein Pflegeobjekt ist, sondern die „Hauptperson", die in diesem Augenblick nicht weniger ist als der Gesunde, sondern uns etwas voraus hat, werden Sie in seinem Sinne das Richtige zur Gestaltung finden.

Ganz deutlich erleben Schwerkranke und Sterbende unsere Wahrhaftigkeit und Unwahrhaftigkeit. Im Grunde hat jeder Mensch ein Recht darauf, zu wissen, was für seine Person von Belang ist. Auch sonst im Leben sind wir nicht damit einverstanden, wenn ein anderer etwas uns Betreffendes verschweigt. Das gilt auch im Hinblick auf das Sterben. Und wir dürfen uns nicht täuschen: Die in ein Gespräch einfließende Mitteilung über das bevorstehende Sterben ist vielfach für den Todkranken eine Erlösung. Sicher können Augenblicke danach erschütternd sein, aber es kann auch der Zwang weichen, noch weiter am Leben festhalten zu müssen. Sorgen erscheinen weniger bedrückend und eine Entspannung kann einsetzen. Oft weiß der Patient auch selbst, dass er dicht vor dem Tode steht: Er ist feinfühliger als in gesunden

Tagen und weiß die Zeichen seiner Umgebung auch ohne Worte zu deuten. Seltener durch Worte, viel öfter in symbolischer Sprache, teilt er uns mit, was er über seinen Zustand weiß oder ahnt. Seine Andeutungen abzuwehren mit Redewendungen wie: „Das dürfen Sie jetzt aber nicht denken, Sie werden bestimmt wieder gesund" machen ihn einsam, da er sich unverstanden fühlt. In jedem Fall hat das dauernde Aufrechterhalten einer Lüge eine ungute Wirkung. Dies wird für den Sterbenden nicht nur durch den optischen Sinn erkennbar.

Wärme empfinden

Wärme spielt bei der Betreuung Sterbender eine wichtige Rolle, und zwar Wärme auf allen Ebenen. Es fehlt ihm oft die Kraft, eigene Wärme zu produzieren. Deshalb muss die Wärmehülle von außen und durch innere Wärmeanwendung geschützt werden. Ist der Mensch von Wärme umgeben, entwickelt er Vertrauen und fühlt sich geborgen. Diese Erfahrungen machten Pflegepersonen einer Berliner Palliativstation. Entsprechend der beobachteten Erfahrung, wieviel Tage es dauert, bis neuaufgenommene Krebspatienten sich in ihrem Bett, Patientenzimmer und gegenüber den Pflegepersonen geborgen fühlen, bereiten diese jetzt das Bett eines Patienten durch eingelegte Wärmflaschen vor. Sie erleben nun nach kurzer Zeit eine aufgeschlossene „warme" Pflegeatmosphäre.

> Uwe Klein Krankenpfleger
>
> **⇢ Praxistipp**
>
> Den inneren Wärmeprozess unterstützen oft warme Teegaben anstelle kalten Wassers, sodass es sinnvoll ist, immer eine Thermoskanne mit warmem Tee auf dem Nachttisch bereit zu haben.

Eine natürliche Folge des Sterbeprozesses ist, dass der Kreislauf sich immer mehr auf die lebenswichtigen Organe beschränkt. Die Haut wird blass, kann sich grau-bläulich verfärben, oft treten Flecken als Zeichen der veränderten Durchblutung auf. Schließlich reicht er für vitale Funktionen auch nicht mehr aus, sodass dann der Tod eintritt. Aufgrund der mangelnden Kreislauffunktion hat der Sterbende – sofern er nicht hohes Fieber hat – kalte Füße und Finger, sein ganzer Körper fühlt sich kühler an. Hier sollte durch eine Einreibung (z. B. mit Lavendelöl), durch Socken oder eine Bettflasche der Körper warmgehalten werden.

Erstreckt sich diese Zentralisation des Kreislaufs über längere Zeit, sorgen ein warmes Fußbad im Bett oder Hand- und Armbäder für eine Durchwärmung des Körpers und können so eine beruhigende Wirkung auf den Sterbenden ausüben. Schwitzt der Sterbende, ist eine dünne Decke oder ein Leinentuch angenehmer.

Das „Geistige des Menschen" ansprechende Sinne

Hannich berichtet über das Erleben Komatöser: „Nach dem Aufwachen aus der Bewusstlosigkeit waren die ersten Äußerungen der Patientin zur Pflegeperson: Sie sprachen mit mir. Die anderen, sie dachten, ich sei dick und hässlich. Dass ich tot sei. Nicht hören könnte … Nicht Sie. Sie sprachen und ich hörte." (Hannich u. a. 1996, S. 6)

> **⇢ Merke**
>
> Das Gespräch und die Empfindung zu sterbenden Menschen muss geübt werden. Wir stehen ständig in der Gefahr, dass unsere eigenen Gedanken und Vorstellungen das Gehörte prägen und wir dadurch mehr **über** und **für** den Sterbenden denken, statt dass wir **mit** ihm denken. Ich darf nie davon ausgehen, dass **ich** weiß, wie sich der Sterbende fühlt.

Hierzu ist weniger die bestimmte Technik einer Gesprächsmethode erforderlich als vielmehr aktives Zuhören zu üben und eine vorsichtig lauschende Haltung einzunehmen. Eine Voraussetzung besteht in der Fähigkeit zum **Schweigen**, in unserer kommunikativen Welt eine schwer auszuhaltende, oft aber eine der intensivsten Formen zwischenmenschlicher Verständigung. Das Zuhören, Anhören, Hinhören ist aufmerksame Anteilnahme. Dann geht es darum, dass die Pflegeperson mit eigenen Worten wiedergibt, was sie vom anderen gehört hat und somit noch einmal ausspricht, was der andere meint. Wer in solch behutsamen Gesprächen über das Sterben, den Lebensinhalt und Lebenssinn nichts sagen kann, sollte es auch nicht tun.

Bewusstsein und Orientierung

Obwohl manche Sterbende bis zu ihren letzten Minuten wach und orientiert bleiben, ist doch oft durch Organversagen ein Eintrüben des Bewusstseins (S. 272) bis zum Koma zu beobachten. Der Patient kann sich nicht mehr so lange konzentrieren, wirkt schläfrig, dann wieder besonders leicht irritierbar. Er schläft meist immer mehr und die letzte Zeit vor dem Tode gleicht oft einem schlaf- oder ohnmachtsähnlichen Zustand. Vielleicht verliert er jedes Zeitgefühl, schläft tagsüber und ist dafür nachts wach, erkennt anwesende Personen möglicherweise nicht mehr. Das ist kein Zeichen von Ablehnung, sondern der Sterbende hat den Bezug zur Realität verloren. Die Augen sind ganz oder halb geschlossen und die Hände tasten unruhig über die Bettdecke. Er zupft an den Betttüchern, macht ziellose Armbewegungen, schüttelt die Finger ohne ersichtlichen Grund etc., er kann ruhelos sein, er möchte aufstehen. Das alles sind Zeichen, dass der Sterbende den Bezug zu dieser Erdenwelt verliert.

> Uwe Klein Kranken-pfleger
>
> **Praxistipp**
> Wenn es Ihnen möglich ist, sollten Sie Angehörige, Freunde und Nachbarn bitten, in dieser Phase ruhig am Bett des Sterbenden zu sitzen und ihm zu vermitteln, dass er nicht allein ist. Dies führt oftmals zur Beruhigung des sterbenden Menschen. Bei starker Unruhe ist auch daran zu denken, dass der Sterbende nicht gut liegt, Blase oder Darm entleeren möchte, aber zu schwach ist oder sich schämt, Beschwerden hat etc.

Kann niemand längerfristig bei dem Sterbenden bleiben, versuchen Sie immer wieder, ihm, auch kurzfristig, Signale Ihrer Begleitung zu geben. Halten Sie ihm die Hand, sprechen Sie ihn an, auch wenn Sie keine wahrnehmbare Reaktion erleben. Das bedarf Mut, vielleicht haben Sie das Gefühl: „Es missfällt mir, so gesehen zu werden – am Bett sitzend, Hände haltend." Bedenken Sie, was für Sie selbst beim eigenen Sterben wichtig wäre (Löser 1982).

Meist wird der Grad der Ansprechbarkeit auf äußere Reize als Hinweis für die Bewusstseinslage des Patienten genommen. Wir dürfen auf keinen Fall aus der Tatsache, dass er auf nichts mehr „reagiert", schließen, er könne nichts mehr wahrnehmen. Er nimmt mehr wahr, als wir von außen vermuten. Flüstern in seiner Umgebung lässt den Sterbenden sich ausgeschlossen fühlen. Insbesondere hören sehr schwache und bewusstseinseingeschränkte Menschen wesentlich länger, als es ihnen gelingt, sich selbst zu äußern. Nicht nur Geräusche und Worte, sondern auch Stimmungen und Gedanken werden sie vielleicht mit großer Klarheit erreichen, und ein liebloses Wort, eine unangemessene Äußerung bereitet ihnen Kummer.

> **Merke**
> Der Hörsinn des Sterbenden ist meist sehr fein ausgeprägt, es ist der letzte Sinn, der schwindet.

Das Stadium der Bewusstseinseintrübung bleibt selten gleich, sondern schwankt erheblich: Menschen, die schon seit Tagen im Koma liegen, werden in seltenen Fällen sogar noch einmal wach und sind fähig, noch ein paar Worte zu sagen. Bei zunehmender Bewusstseinstrübung wirkt der Sterbende dann wie im Tiefschlaf, es gelingt immer weniger, ihn aufzuwecken, bis er schließlich im Koma liegt, also nicht mehr aufzuwecken ist. Auch wegen der Vorstellung der Würde des Menschen sollen Bewusstlose im Koma als Persönlichkeiten mit dem Respekt behandelt werden, der ihnen auch im Wachen geschuldet wird. Meist verändert sich auch der Atem. Der flache Atem geht unregelmäßig und röchelnd, er kann bis zu 40 Atemzüge in der Minute schnell werden oder auch viel langsamer, mit langen Atempausen. Dabei denken wir immer wieder, dies sei der letzte Atemzug, der Sterbende kann aber so tagelang atmen.

Eine Form der Verständigung ist im inneren Bemühen der Pflegeperson oder des Betreuers zu sehen, das Ich des Patienten aufzuspüren. Er kann sich immer wieder fragen: „Wer ist er?" „Wo ist er?" „Was will er?" Oder noch konkreter: „Was ist seine Frage?" „Was beschäftigt ihn?" Vielleicht kann dann eine liebevolle Begegnung stattfinden, in der die gegenseitige Antwort folgt: „Ich werde verstanden!"

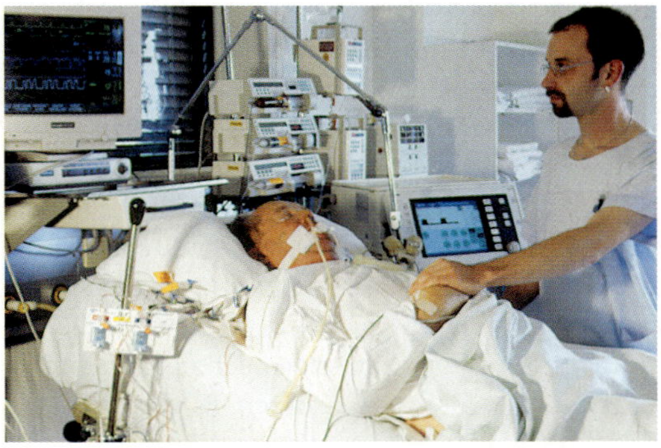

> Uwe Klein Kranken-pfleger
>
> **Praxistipp**
> Für Sie oder die Angehörigen als Begleiter sind Phasen der Erholung wichtig. Auch als Begleiter kommen wir an die eigenen Grenzen der Belastbarkeit. Es kommt darauf an, dass wir selbst tief und regelmäßig durchatmen, immer wieder das Zimmer verlassen, um wieder Kraft zu sammeln und uns mit anderen auszutauschen. Wir erhalten die Kraft auch durch regelmäßiges Essen und Schlafen.

Phasen des Sterbens

Auch im Sterben geschieht Leben. Jeder Mensch durchläuft den letzten Abschnitt seines Lebens auf seine eigene Weise. Dennoch lassen sich aufgrund vieler Gespräche mit Sterbenden typische Abfolgen erkennen, menschliche Reaktionen auf Leiden sind sehr ähnlich und in der Grundsicherheit erschütternd. Elisabeth Kübler-Ross gilt als die Pionierin in der Erforschung des Sterbens. Sie beobachtete, dass sich die Gemütsverfassung Sterbender schrittweise ändert und dabei typische Stadien durchläuft. Doch: Sterbephasen beim betagten und hochbetagten Menschen dauern oft Jahre.

> **Merke**
> Wenn Sie verständnisvoll helfen wollen, müssen Sie sich den verschiedenen Phasen anpassen, in denen der Kranke eine Beziehung zu seinem Tod entwickelt.

Die von Elisabeth Kübler-Ross beobachteten Phasen sind die selben, die auch andere Forscher für die Verlustverarbeitung (den Trauerprozess) während des Lebens festgestellt haben. Sterben schließt infolgedessen eine Reihe von Entwicklungsschritten ab, die der Mensch allesamt krisenhaft als existenzielle Lebenseinschnitte erfährt. Fünf Phasen können unterschieden werden, auf die Pflegende auf unterschiedliche Weise reagieren können (**Tab. 29.1**).

1. **Nicht-wahrhaben-Wollen:** In einer ersten Zeit der Unwissenheit und der steigenden Unsicherheit streiten **Genesungshoffnung und Angst** (S. 43 f) vor dem Sterben miteinander. Der Kranke will Klarheit über Art und Schwere seiner Erkrankung erhalten, stellt Fragen, ist **misstrauisch** aufgrund ausweichender Antworten, fühlt sich isoliert. Eine Phase der ausdrücklichen **Todesverleugnung** ist meist von kurzer Dauer.

2. Ihr folgt oft eine Phase des **Zorns**, der **Auflehnung** gegen den tödlichen Verlauf der Krankheit. Die Auflehnung kann zum einen zu einem Rückzug in die **Depression** oder zu offenem **Protest** führen. Es wird auch ein **aggressives Verhalten** beobachtet, das sich gegen den Kranken selber richten kann. Dann kann Suizidgefahr bestehen. Oder es richtet sich gegen die Umwelt, z. B. gegen Angehörige oder Pflegepersonen. Das zeigt: Die Aufgabe der Todesbewältigung ist dem Kranken gestellt, aber er ist ihr noch nicht gewachsen.

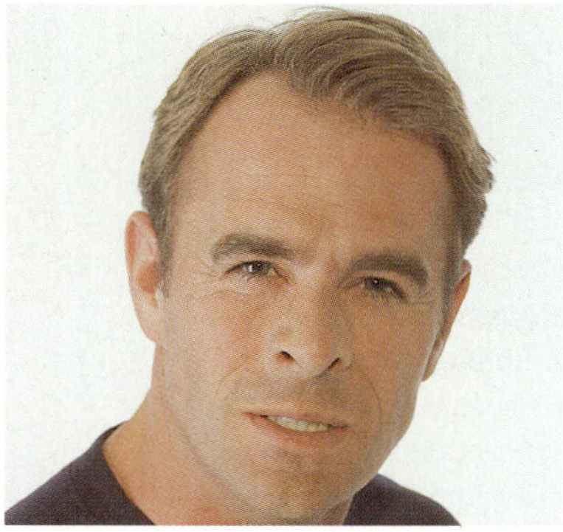

3. Eine vorübergehende Besserung oder doch Verlangsamung des Krankheitsverlaufs wird oft dazu benutzt, **Pläne zu machen**, einen neuen Lebensanfang zu setzen, um Genesung zu erreichen oder doch eine **Gnadenfrist** zu erhalten. Negativ ausgedrückt heißt diese Phase: **Verhandeln mit dem Schicksal**.

4. Wird diese Hoffnung enttäuscht, folgen oft **schwere Depressionen** – in vielen Fällen mit Verweigerung der Nahrungsaufnahme und Ablehnung von Kontakten. Der Sterbende muss ja von vielen geliebten Menschen und Dingen, insbesondere von seinem eigenen Leben, Abschied nehmen. Er braucht besonderes Verständnis, um nicht in Resignation zu verfallen.

5. In einer letzten Phase kommt es meist dazu, dass der Sterbende zur **inneren Ruhe** findet. Dazu ist ihm hilfreich, wenn er seine Gefühle aussprechen konnte und Unterstützung empfing. Er ist bereit, den Tod anzunehmen und auf sein Leben zurückzublicken. Oft ist der Sterbende nicht mehr ängstlich, die Angst vor dem Tode liegt also längst vor dem eigentlichen Sterben. Deshalb ist die Begleitung in den vorausgehenden Phasen von sehr großer Bedeutung.

⇢ Merke
Sterbephasen dürfen keineswegs in programmhafter Abfolge erwartet werden, es gibt Wiederholungen, Überschneidungen, es sind keine Schablonen: Die Individualität des Menschen zeigt sich in seiner letzten Lebensphase besonders ausgeprägt.

Falsche Vorstellungen „Jeder Mensch muss gottgläubig sterben können“ sollten abgebaut werden. Die Nähe des Todes ist für viele Menschen, jedoch keineswegs für alle, der Moment, über religiöse Themen zu sprechen. Vielen Menschen ist es wichtig, ihre individuellen religiösen Übungen aufrechtzuerhalten oder religiöse Vorschriften einzuhalten. Eine Übersicht gibt **Tab. 29.2**.

Tabelle 29.1 Phasen des Sterbeprozesses und mögliche Verhaltensweisen für Pflegepersonen

Phase	*Mögliche Verhaltensweisen für Pflegepersonen*
1. Phase: Nicht-wahrhaben-Wollen	⇢ Verhaltensweisen akzeptieren und Reaktionen aushalten ⇢ sprechen lassen und zuhören, Rückfragen stellen, jedoch **niemals**: „Reißen Sie sich zusammen“
2. Phase: Zorn, Auflehnung, Depression, Protest	⇢ ruhig bleiben und nicht gereizt reagieren. Die Reaktion des Sterbenden ist nicht gegen Ihre Person gerichtet.
3. Phase: Verhandeln mit dem Schicksal	⇢ Billigen Sie dem Sterbenden Hoffnung zu, aber: unterstützen Sie keine Illusionen.
4. Phase: Depression	⇢ Billigen Sie dem Sterbenden das Recht auf Traurigkeit zu. ⇢ Lassen Sie Zeichen der Trauer, wie z. B. Tränen des Sterbenden zu. ⇢ Unterstützen Sie den Sterbenden mit beruhigendem Auftreten.
5. Phase: Innere Ruhe	⇢ Halten Sie letzte Wünsche und Anweisungen des Sterbenden schriftlich fest. ⇢ Bleiben Sie in Kontakt zu ihm, z. B. indem Sie seine Hand halten, bei ihm bleiben.

Tabelle 29.2 Der Tod – Bedeutung und Bräuche in verschiedenen Konfessionen

Konfessionen	*Was bedeutet der Tod für den Gläubigen? Vernichtung und Ende? Aufbewahrung und Ruhe? Verwandlung zu neuem, zu ewigem Leben? Wie stellt man sich die Aufbewahrung bzw. das Leben nach dem Tode vor?*	*Welche religiösen Vorschriften/Bräuche müssen Pflegepersonen kennen, um den Sterbenden und seine Angehörigen in seiner/ihrer Situation zu verstehen?*	*Was wird von den Pflegepersonen erwartet, wenn sie einen sterbenden Glaubensangehörigen pflegen? Was soll/kann die Pflegeperson tun, damit dem Sterbenden und seinen Angehörigen zusätzliche Nöte erspart bleiben?*	*Was hat die Pflegeperson zu beachten, nachdem der Patient gestorben ist?*	*Welches sind die wichtigsten Bücher und/oder Schriften, die dem Sterbenden und seinen Angehörigen Hilfe geben können?*
Römisch-katholische Kirche	→ Verwandlung in einen neuen, heilen Menschen, zu neuem Leben in Vollendung, Unverweslichkeit, Kraft, Freude, Gemeinschaft (1. Kor. 15,42 – 43) → „Er, Christus, wird unseren hinfälligen Leib seinem verherrlichten Leibe gleichgestalten“ (Phil. 3,21 – Auferstehung)	→ je nach Wunsch und Bereitschaft des Kranken: Beichtgespräch und/oder Kommunion im Angesicht des Todes („Sterbesakrament“) → Ernstlich Kranke sollten frühzeitig das Sakrament der Krankensalbung (Jak. 5,14 f) erhalten. → Bei plötzlicher Todesgefahr (z. B. Herzinfarkt, Unfall) ist oft noch die Krankensalbung möglich. → Bei Neugeborenen kann in Lebensgefahr jeder die Nottaufe übernehmen.	→ den zuständigen Seelsorger möglichst frühzeitig benachrichtigen → wenn nötig, Verbindung zwischen Patient/Angehörigen und Seelsorger herstellen → klären, ob der Patient die heilige Kommunion empfangen will → auf Gottes Erbarmen, Macht, Treue und Gegenwart hinweisen	→ Seelsorger nur rufen nach Absprache mit den Angehörigen	→ Die Bibel → Das katholische Gebet- und Gesangbuch „Gotteslob“, insbesondere Nr. 77 ff
Protestantische Kirche	→ persönliche Einstellung → Verwandlung zu ewigem Leben → Gott wird durch den Tod hindurch das, was er selbst schon im irdischen Leben geschaffen hat, vollenden, d. h. mich selbst zur Vollendung führen. Das Wichtigste wird die volle Gemeinschaft mit Gott sein „… ihn sehen, wie er ist“ (1. Joh. 3,2).	→ keine Vorschriften. Auf Wunsch feiert der Pfarrer das Abendmahl mit dem Sterbenden.	→ vor allem menschliche Anteilnahme und Nähe (evtl. die Hand des Sterbenden halten) → entsprechend den Bedürfnissen des Sterbenden handeln → evtl. einen dem Sterbenden vertrauten Bibelabschnitt oder ein Kirchenlied vorlesen bzw. vorsingen	→ keine Vorschriften. Hilfreich ist es, die Verbindung zum Gemeindepfarrer herzustellen, falls die Angehörigen dies nicht selbst tun können, um ihnen die Gelegenheit zu verschaffen, die Bestattung bzw. Kremation frühzeitig mit diesem besprechen zu können.	→ Die Bibel → Das Kirchengesangbuch
Zeugen Jehovas	→ Der Tod bedeutet das Ende aller Lebensfunktionen. Er ist das Gegenteil vom Leben. Die Menschenseele ist die lebende Person selbst und stirbt beim Tod (1. Mose 2, 7). → Die Auferstehung bedeutet die Rückkehr aus dem Tod. Sie findet während der Tausendjahrherrschaft Christi auf einer paradiesischen Erde statt (Joh. 5, 28 – 29). Diese Zeit steht nahe bevor.	→ Für einen im Sterben Liegenden bedarf es keinerlei Zeremonie. → Meist wird seelischer Beistand und Trost von Familienangehörigen und/oder Mitgläubigen gewünscht. → Bräuche, die auf der Vorstellung beruhen, dass nach dem Tod eine unsterbliche Seele weiterexistiert, werden abgelehnt. → Der Glaube an die Auferstehung ist die tragende Kraft in der Sterbestunde.	→ dass sie auch in dieser Stunde seinen Glauben respektiert. Dies bedeutet vor allem, keine Blut- und/oder plasmahaltigen Transfusionen zu verabreichen. → Aus Respekt vor der Heiligkeit des Blutes bzw. des Lebens essen die Zeugen Jehovas nichts, was Vollblut oder auch nur Blutbestandteile als Zusatz enthält (1. Mose 9, 3 – 4). → Besuche von Geistlichen anderer Religionsgemeinschaften sind nicht angezeigt.	→ Jehovas Zeugen lehnen i. d. R. eine Sektion ab, es sei denn, es besteht ein zwingender Grund, z. B. wenn eine Behörde eine Autopsie anordnet. Die Angehörigen können entscheiden, ob eine eingeschränkte Autopsie zur Feststellung der Todesursache ratsam ist oder nicht. → Ob dem Leichnam Organe entnommen werden dürfen, hängt von einer vorher abgegebenen Einwilligung des Patienten ab.	→ Die Bibel

→

→ Tabelle 29.2 Der Tod – Bedeutung und Bräuche in verschiedenen Konfessionen

Konfessionen	*Was bedeutet der Tod für den Gläubigen? Vernichtung und Ende? Aufbewahrung und Ruhe? Verwandlung zu neuem, zu ewigem Leben? Wie stellt man sich die Aufbewahrung bzw. das Leben nach dem Tode vor?*	*Welche religiösen Vorschriften/Bräuche müssen Pflegepersonen kennen, um den Sterbenden und seine Angehörigen in seiner/ihrer Situation zu verstehen?*	*Was wird von den Pflegepersonen erwartet, wenn sie einen sterbenden Glaubensangehörigen pflegen? Was soll/kann die Pflegeperson tun, damit dem Sterbenden und seinen Angehörigen zusätzliche Nöte erspart bleiben?*	*Was hat die Pflegeperson zu beachten, nachdem der Patient gestorben ist?*	*Welches sind die wichtigsten Bücher und/oder Schriften, die dem Sterbenden und seinen Angehörigen Hilfe geben können?*
Judentum	→ Die Seele ist göttlich und deshalb unsterblich; so wird dem Menschen nach seinem Tode ein geistiges Dasein in Gott zuteil. → Die jüdische Religion lehrt den Glauben an die Auferstehung der Toten zur Zeit, welche der Schöpfer nach seinem Willen bestimmen wird.	→ unbedingt Familie oder jüdische Gemeinde benachrichtigen. Diese übernehmen die religiöse Begleitung (Gebete, Sündenbekenntnisse werden üblicherweise auf hebräisch von Juden gesprochen). → Man soll den Sterbenden nicht allein lassen, ihn nicht bedrängen und nicht auf ihn einreden. Man soll sich still und gefasst verhalten und so beruhigend wirken.	→ ein Verhalten, das dem Sterbenden die Würde bewahren hilft → Jede praktische Hilfe in der Einhaltung der Speisegesetze und der Sabbatweihe wird hoch geschätzt und ist auch von psychologischem Wert. Familie, jüdische Gemeinde, Rabbiner geben Auskunft über Vorschriften und konkrete Ausführungsmöglichkeiten. → Alle therapeutischen Maßnahmen und Medikamente, die das Leben retten und das Leiden lindern, sind erlaubt.	→ die Angehörigen/die jüdische Gemeinde benachrichtigen, die den Toten (nach der Überführung auf den Friedhof) waschen und ankleiden → der Familie Möglichkeit zur Totenwache geben → Die Autopsie ist gemäß der religiösen Auffassung unerwünscht. Nur aus zwingenden gerichtsmedizinischen Gründen und im Einvernehmen mit der Familie durchführbar	→ Altes Testament der Bibel, und zwar jüdische Ausgabe (Psalmen) → Jüdisches Gebetbuch
Islam	→ Verwandlung. Der Tod trennt die Seele vom Körper. Die Seele erlebt eine Entwicklung gemäß der Lebensweise, die der Verstorbene im Diesseits geführt hat. Die nachtodlichen, jenseitigen Belohnungen und Strafen sind als geistige Wirklichkeit aufzufassen (Qualen der Hölle/Freuden des Paradieses). → Das letzte Ziel des menschlichen Lebens ist die Begegnung mit Gott, dem allmächtigen Erschaffer und barmherzigen Herrn.	Essensbräuche: → kein Schweinefleisch → keine Wurstwaren aus Schweinefleisch oder Schweinefett → keinen Alkohol	→ äußere Sauberkeit ist Symbol für innere Sauberkeit → Alles, was in Berührung mit Urin und anderen Exkrementen gekommen ist, muss peinlich sauber gewaschen werden, wie Hände des Patienten/der Pflegeperson, Utensilien, Wäsche, Bett → Patient darf nie bloß liegen, also ihn nie ganz aufdecken (Keuschheit) → Patient und Angehörige vom Tod „ablenken", denn es gibt keinen Tod! → auf ewiges Leben hinweisen → Betreuer (insbesondere bei älteren Patienten) möglichst vom gleichen Geschlecht → in dringenden Fällen Ausnahmen erlaubt	→ strenges Ritual: Füße dürfen nicht nach Südosten gerichtet sein! (im Grab: Kopfende nach Südwesten, Fußende gen Nordosten, Gesicht schaut nach rechts, also gen Südosten)	→ Der Koran (von arabisch sprechenden Gläubigen vorlesen lassen oder aber Tonbandkassette/Schallplatte)

Körperliche Symptome des Sterbens

Die körperlichen Symptome, die sich bei einem Sterbenden beobachten lassen, sind sehr vielfältig. Sie können mit dem Auge wahrgenommen werden oder auch erfühlt und gemessen werden. Sie können sich täglich ändern. Eine Zusammenfassung einiger sichtbarer Symptome als Zeichen des nahenden Todes gibt **Tab. 29.3**.

Tabelle 29.3 Körperliche Symptome als Zeichen des nahenden Todes (modifiziert nach Sitzmann 1996)

Körperliche Zeichen	*Mögliche Pflegeangebote*
Veränderung der Atmung: → Beschleunigung → Atemgeräusche, Rasseln, Gurgeln → lange Atempausen zwischen den Atemzügen	Lagerungshilfe: Kopf und Oberkörper erhöht, evtl. ist Sauerstoff indiziert
Schmerzen?	ärztliches Konsil bzgl. Schmerzmedikation initiieren; Lagerungshilfen; äußere Anwendungen
Reduzierung der Körpertemperatur: kalte Arme, Hände und Beine	warm halten durch Socken, leichte wärmende Einreibung der Extremitäten mit ätherischem Öl, eine vom Patienten entfernt liegende Wärmflasche (um Verbrennung zu vermeiden!)
Blutdruckabfall; schneller, schwacher, unregelmäßiger Puls	
Augen halb oder ganz offen, Fixierung erfolgt anscheinend nicht mehr; Blick in eine andere Welt?	Licht wurde bereits früher gedämpft, der Patient sollte möglichst einen Blick nach draußen zum freien Himmel haben.
im weiteren Verlauf: zunehmende Bewusstseinseintrübung, Sterbender wird teilnahmsloser. Manchmal Koma, dann ist der Gehörsinn ausgesprochen aktiv	Patienten trotz Bewusstlosigkeit in ruhiges Gespräch einbeziehen, ihn ansprechen und Angehörige informieren, dass sensible Wahrnehmung möglich ist
offener Mund	Lippen und Mundschleimhaut immer wieder mit gemischten Tees befeuchten. Meist benötigt der Mensch kein Trinken mehr.
kalter Schweiß, Totenflecken (dunklere Verfärbung der aufliegenden Seite des Körpers sowie an Füßen, Knien und Händen)	Schweiß mit feuchtem Tuch abwischen
Pupillen reagieren schwächer auf Lichteinfall	Licht wurde bereits früher gedämpft
weiße Nasenspitze, blasse oder bläuliche Haut im Gesicht, „das Gesicht tritt zurück“	
Atmung wird schwerer, im Todeskampf kann Unruhe und Angst vorherrschen	evtl. leicht sitzende Lagerung; ruhiges Dabeisein, trotzdem sollte der Sterbebegleiter das Sterbezimmer immer wieder einmal verlassen, andere Pflegepersonen können ihm Hilfe anbieten

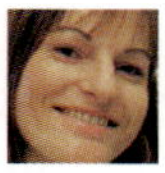

→ Pflegeangebot Auseinandersetzung mit Sterbehilfe

Franz Sitzmann

→ Definition

Von **Sterbehilfe** wird gesprochen, wenn Maßnahmen eingesetzt werden, die das Sterben eines Menschen absichtlich beschleunigen (*aktive Sterbehilfe*) oder sterbeverzögernde Maßnahmen (z.B. eine Reanimation in wenig aussichtsreicher Lage) bewusst nicht angewendet werden (passive Sterbehilfe).

Aktive Sterbehilfe ist unzulässig und mit Strafandrohung versehen, auch wenn der Patient dies wünscht (Tötung auf Verlangen). Genausowenig ist die Mitwirkung an der Selbsttötung gestattet.

Oft erleben Sie, dass der Begriff **Euthanasie** verwendet wird, der ursprünglich auf griechisch soviel wie „gutes Sterben“ bedeutete. Der Missbrauch des Wortes Euthanasie für das Tötungsprogramm Hitlers bezüglich Behinderten und Kranken brachte diesen Begriff in Deutschland in Misskredit. In angelsächsischen Ländern wird der Begriff noch heute verwendet.

Abbruch lebenserhaltender Maßnahmen

So ungewöhnlich es klingt, pflegerisch-therapeutische Begleitung kann in Sterben und Tod münden. Menschen müssen nicht unter allen Umständen und unter Einsatz aller medikamentösen und technischen Errungenschaften am Leben erhalten oder zum Leben gezwungen werden. Die Individualität des Menschen ist wichtiger. Er soll selbstständig zu seiner Entscheidung gelangen: „Will ich weiterleben oder will ich sterben?"

Es geht also nicht darum, Hightech-Medizin unreflektiert einzusetzen, z.B. zu schnell eine PEG (perkutane enterale Gastrostomie) zu legen, um Nahrung und Flüssigkeit erzwungen zuzuführen. Therapieren heißt auch, sich auf das medizinisch Notwendige zu beschränken, die Bedürfnisse des Sterbenden zu berücksichtigen und mitmenschliche Zuwendung zu gewähren. Das heißt nicht, dass der Sterbende sich selbst überlassen wird (aktive oder passive Sterbehilfe).

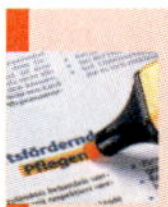

Merke
Es ist eine wichtige Grundeinstellung, die Wünsche des Patienten in Erfahrung zu bringen, und dann das Ausmaß jeder Therapie und pflegerischen Einwirkung mit diesen individuellen Wünschen und Entscheidungen abzugleichen. Ebenso wichtig sollte es für Mediziner sein, Angehörige und Pflegepersonen vor Entscheidungen zur Therapiebegrenzung oder -minderung anzuhören und ihnen eine Mitsprache zu ermöglichen.

Ziele der Therapie können sein:

Schmerzfreiheit. Der Sterbende muss nicht ständig um Medikamente bitten!

Befreiung von Unruhe. Das ist besonders wichtig, um ihm unverzichtbaren Schlaf zu ermöglichen.

Vermeiden von Durst und Hunger. Oft sind physiologische Infusionen bereits ausreichend, ein Sterbender leidet meist nicht unter Hunger.

Größtmögliches Wohlbefinden. Die maximale pflegerische Unterstützung ist insbesondere auf körperliche Sauberkeit, Zuwendung und Nähe eines Menschen gerichtet.

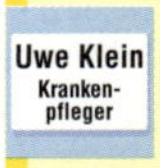

Praxistipp
Die Gefühle von Sterbenden und ihren Schmerzen können von Pflegepersonen oft nicht nachvollzogen werden und sie reagieren falsch, z.B. mit den Worten: „Sie können gar keine Schmerzen mehr haben, Sie haben bereits die Höchstdosis erhalten." Schmerzen werden subjektiv empfunden, daher kann nur der Sterbende selbst sie einschätzen. Lassen Sie sich die Schmerzen möglichst genau schildern und geben Sie diese Angaben an den Arzt weiter. Leidenslinderung und Schmerztherapie gehören zur Begleitung Sterbender (Bavastro 1998).

Patientenanwaltschaft und Betreuungsverfügung

Zu den Bedürfnissen der meisten Menschen gehört es, über Diagnose- und Therapieverfahren bis zuletzt informiert zu sein und diese selbst zu bestimmen. Das gilt auch für den Fall, dass sie nicht mehr in der Lage sind, ihren Willen zu äußern. Das Selbstbestimmungsrecht des Menschen verlangt es, den erklärten und wiederholt geäußerten Willen des Patienten zu erfüllen und ggf. eine Behandlung abzubrechen.

Es ist sehr hilfreich für alle Beteiligten, wenn diese Äußerungen in einer Betreuungsverfügung in gesunden Tagen formuliert wurden. Mit Hilfe dieser handschriftlich abzufassenden Willenserklärung zur Patientenanwaltschaft werden Vertrauenspersonen benannt, die bei Entscheidungsunfähigkeit infolge einer körperlichen und geistigen Krankheit bzw. in lebensbedrohlichen Situationen die Interessen des Patienten wahrnehmen. Die Deutsche Hospiz-Stiftung bietet die Registrierung und jährliche Erinnerung des Verfügenden an, denn es ist wichtig, die Entscheidung in regelmäßigen Abständen zu überdenken und ggf. zu widerrufen. Sie muss immer wieder, auch während der Therapie, auf ihre Gültigkeit überprüft werden. Mit Sensibilität und Offenheit sollte eine Änderung des Patientenwillens wahrgenommen werden.

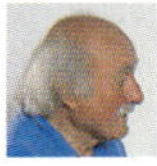

Auf der kardiologischen Intensivstation warteten viele Patienten auf eine Bypassoperation. Bei Herrn Peters wurde sie aufgrund einer ausgedehnten Herzmuskelschädigung vom betreuenden Kardiochirurgen abgelehnt. Nachdem er ein Lungenödem nur mit Hilfe künstlicher Beatmung überstanden hatte, brachte er mit großer Überzeugung zum Ausdruck, dass er nun nur noch nach Hause wolle, um dort in Frieden sterben zu können. Mir war noch nie vorher ein Mensch begegnet, der mit solcher Deutlichkeit diesen Wunsch äußerte. Alle, Pflegepersonen und Ärzte, waren von seinem Willen, keine weiteren intensivmedizinischen Maßnahmen an sich ausführen zu lassen, fest überzeugt. Meine Überraschung war daher sehr groß, als ich ihm zwei Tage später wieder begegnete. Ich traf nun einen optimistischen Patienten, der unbedingt in eine andere Klinik verlegt werden wollte, in der vielleicht noch die Chance auf eine Operation bestand (Quelle: S. Herzog).

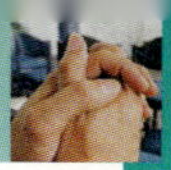

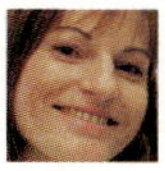

Pflegeangebot Maßnahmen nach Eintritt des Todes

Franz Sitzmann

Auf der Station

Je nachdem, ob Sie religiös geprägt sind, können Sie, unmittelbar nachdem der Patient gestorben ist, kurz innehalten. Vielleicht haben Sie die Möglichkeit, an den Verstorbenen und seine Angehörigen zu denken, ein Gebet oder einen Spruch (auch für sich) zu sprechen.

Der Todeseintritt (Exitus) muss mit genauer Uhrzeit auf der Patientendokumentation festgehalten werden. Von hausinternen Verabredungen ist abhängig, welcher Arzt, ob die pflegerische Leitung der Abteilung oder die Verwaltung zu benachrichtigen ist. Wenn die Angehörigen beim Sterben nicht anwesend waren, sprechen Sie mit dem Arzt ab, wer die Angehörigen benachrichtigt.

> Uwe Klein
> Krankenpfleger
>
> **Praxistipp**
>
> Bei dem Verstorbenen muss nichts überstürzt werden, Sie können mit den versorgenden Arbeiten 30–60 Min. warten. Selbstverständlich können dabei die Angehörigen im Zimmer bleiben. Die Arbeiten im Zimmer geschehen umsichtig und ruhig. Sind Sie sich beim Eintritt des Todes und weiterhin bei den notwendigen pflegerisch-versorgenden Arbeiten immer des großen und würdigen Momentes bewusst.

Alles, was für den Verstorbenen nicht mehr benötigt wird, ist zu entfernen: technische Geräte, Sonden, Katheter, Infusionen, ebenso Kissen, Decken, Hilfsmittel zur Lagerung, Bettseitenschutz, Patientenruf, Utensilien aus dem Nachttisch. Legen Sie flüssigkeitsdichte Abdeckungen auf Wunden und wechseln Sie evtl. den Stomabeutel.

Der Verstorbene wird, wenn nötig, gewaschen. Dies hängt davon ab, wie die letzte Lebensphase ablief. Schwitzte der Patient im Todeskampf stark, sind Spuren der Reanimation zu beseitigen, hat er Urin oder Stuhl unter sich gelassen oder erbrochen, ist diese Waschung mit Intimpflege erforderlich, um eine würdevolle Aufbahrung und ungestörten Abschied zu ermöglichen. Auch hierbei können Sie Angehörige, wenn sie es nach sensiblem Ansprechen wünschen, einbeziehen. Vielleicht haben Angehörige auch den Wunsch, sich auf diese Weise (als letzter Dienst) von ihrem Verstorbenen zu verabschieden.

Je nach Wunsch erhält der Verstorbene eigene Kleidung (Bluse, Kleid, Rock oder Hemd mit Krawatte und Anzug) oder ein frisches langärmeliges Hemd des Krankenhauses. Die Haare werden gekämmt und ggf. eine Zahnprothese eingesetzt. Falls erforderlich, sind die Augenlider mit feuchten Tupfern geschlossen zu halten. Die Lagerung ist in der Regel flach. Aus hygienischen Gründen sollte kein Federkissen unterliegen, ein Pack Zellstoff genügt, damit der Kopf richtig liegt. Er kann mit einem Kopfkissenbezug bedeckt werden.

Um den Unterkiefer zu stützen, sollte möglichst **keine** feuchte Binde um den Kopf gelegt werden, sie würde zu strangulationsähnlichen Malen an Hals und Wangen führen. Besser ist es, nur das Kinn mit einer Plastikkinnstütze (**Abb. 29.2**, im Fachhandel zu beziehen) oder mit einer Zellstoffrolle so zu stützen, dass der Mund geschlossen bleibt. Die Kinnstütze kann mit einer Mullbinde um den Hals leicht fixiert werden.

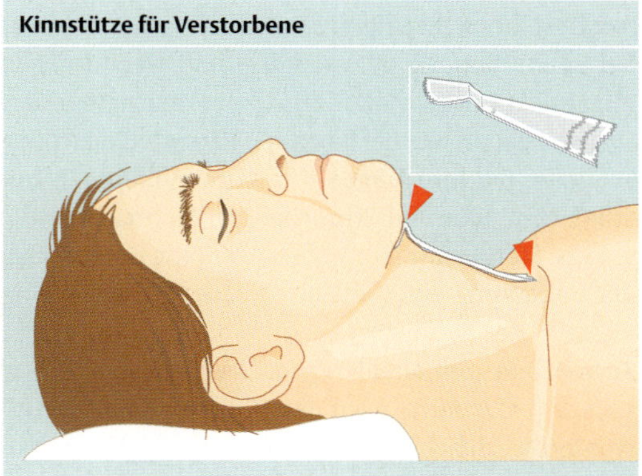

Abb. 29.2 Plastikkinnstütze

Schmuck inklusive Ehering sollte grundsätzlich entfernt werden, außer es bestehen andere Verabredungen mit dem Verstorbenen oder seinen Angehörigen. Auch weiteres Eigentum des Verstorbenen ist, am besten zu zweit, zu inventarisieren und je nach Krankenhausvereinbarung den Angehörigen oder der Krankenhausverwaltung gegen Unterschrift abzugeben.

An einem Fuß muss ein Identifikationsetikett angebracht werden. Der Verstorbene wird mit einem frischen Laken zugedeckt, und zwar so, dass das Gesicht frei ist und die Arme mit übereinandergelegten oder gefalteten Händen (Junge u. Sitzmann 1998, S. 236) über der Brust liegen. Ein sehr schöner Brauch ist es auch, eine frische Blume auf den Oberkörper zu legen oder eine Kerze anzuzünden (feuerfeste Unterlage, Teelicht oder Schwimmkerze benutzen). In der Regel bleibt der Verstorbene noch einige Stunden im Zimmer, bis die Angehörigen sich verabschie-

Blumen können die Begegnung der Angehörigen mit dem Gestorbenen erleichtern

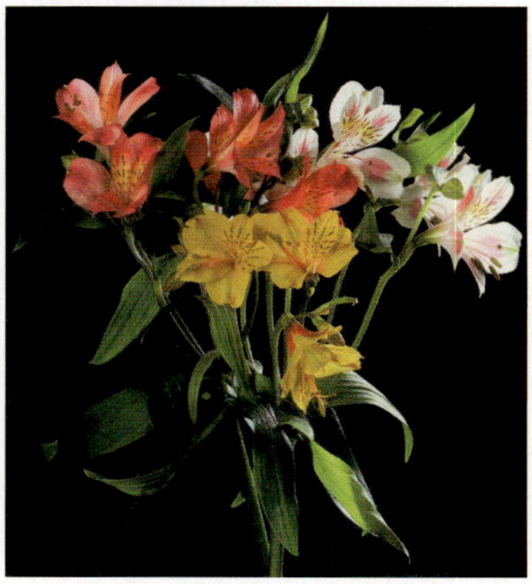

det haben. Danach wird er – je nach Krankenhaus – mit verdecktem Gesicht in einen Aufbahrungsraum gebracht. Dies soll keine „Tarnung" sein (die Mitpatienten dürfen um den Tod wissen), aber eine Haltung, die die Intimsphäre des Toten wahrt.

Falsche Vorstellungen abbauen

Es kommt vor, dass Angehörige oder professionelle Helfer ritualisiert reagieren, wenn ein Mensch verstorben ist, z. B. mit folgenden Handlungen:

Waschung des Verstorbenen. „Jeder Verstorbene muss gewaschen werden." Wie oben ausgeführt, ist dies nur bei Verschmutzung oder starkem Schwitzen vor dem Sterben notwendig.

Leichengift. „Der Verstorbene wird wegen des Leichengifts mit Schutzkleidung und Mund-Nasen-Schutz in den Leichenkeller gebracht." Eine Vergiftungsgefahr durch Eiweißfäulnisprodukte (Ptomaine, sog. Leichengifte) beim Berühren von Verstorbenen besteht nicht. Selbstverständlich sollten Sie aber bei septischen Wundzuständen und Verstorbenen mit Infektionserkrankungen die Vorschriften der Hygiene genau wie bei lebenden Patienten beachten. Schützen Sie Ihre Hände vor Kontaminationen mit Stuhl, Urin, Blut und Erbrochenem (Sitzmann 1999_1, S. 432). Sterbezimmer und Krankenbett sind wie bei der Entlassung eines lebenden Patienten nachzubereiten.

Zuwendung zum Angehörigen. „Sie werden es schon packen, jeder muss nach dem Sterben damit fertigwerden." Vielfach ist nicht bekannt, welche Verhaltensweisen und Angebote für die Angehörigen in der Akutsituation eines plötzlichen, eher unerwarteten Todes sinnvoll und hilfreich sind. Ebenso wie beim plötzlichen Säuglingstod ist es angebracht, den Angehörigen mit klaren und eindeutigen Worten im persönlichen Gespräch den Tod ihres Angehörigen mitzuteilen: „Ihr Vater ist tot.", „Ihre Ehefrau lebt nicht mehr;" aber nicht: „Die Reanimation hat nicht angeschlagen." Sprechen Sie ruhig und langsam. Oft sind Wiederholungen nötig, Pausen sind zur Orientierung wichtig.

> **Merke**
> Unbedingt vermieden werden sollten Sätze, die die Gefühle der Angehörigen beurteilen, z. B.: „Ich weiß, wie es Ihnen jetzt geht." Wissen Sie das wirklich?

Ihre Fassungslosigkeit, Sprachlosigkeit und Irritation müssen Sie hingegen nicht verbergen. Sie können sie ansprechen und ausdrücken. Auf beruhigende Medikamente sollte möglichst verzichtet werden, denn das Abschied nehmen muss, um den Trauerverlauf günstig zu beeinflussen, uneingeschränkt wahrgenommen werden. Weiterhin ist es günstig für den Trauerverlauf, den Angehörigen den Kontakt zu ihrem Verstorbenen in Ruhe zu ermöglichen. Raten Sie den Angehörigen mit ruhigen Worten, dass sie den Verstorbenen zart streicheln, ihn nochmals in den Arm nehmen können oder sich mit einem Kuss zu verabschieden. Einerseits haben sie vielfach den dringenden Wunsch danach, scheuen sich aber gleichzeitig vor dem Kontakt. Ihre einfühlsame Zuwendung kann diese Schranken überwinden helfen. Begreifen geschieht auch durch Greifen, denn wie drücken wir uns aus, wenn wir den Verlust eines lieben Menschen nicht begreifen können? „Ich kann es noch nicht fassen."

Todesbescheinigung. „Verstorbene müssen nach dem Gesetz 2 Std. im Sterberaum liegen." Diese Zeitangabe ist unkorrekt.

> **Merke**
> Ein Arzt hat **unverzüglich** nach Erhalt der Nachricht über den Todesfall die Untersuchung des Verstorbenen vorzunehmen. Die Todesbescheinigung darf erst nach persönlicher Besichtigung und Untersuchung ausgestellt werden.

Grundsätzlich sollen dabei – neben der Feststellung des sicheren Todes – anhand mindestens eines sicheren Todeszeichens (Totenflecke, Totenstarre, Fäulniserscheinungen) die Todeszeit, die Todesart (natürlich oder unnatürlich), die zum Tode führenden Erkrankungen und die Todesursache anhand einer Untersuchung dokumentiert werden.

Die Vorschrift, die Leichenschau unverzüglich durchzuführen, hat den Sinn, bei Scheintod noch Reanimationsmaßnahmen veranlassen zu können. Sie kann zu der Forderung im Widerspruch stehen, dass Todesbescheinigung/Leichenschauschein nur bei sicheren Zeichen des Todes auszustellen sind, deren Auftreten Zeit benötigt. Allerdings erscheinen Totenflecken schon bald nach dem Tode.

Aufbahrung zu Hause. „Ein im Krankenhaus Verstorbener darf nicht zu Hause aufgebahrt werden." Eine private Form der Aufbahrung ist auch dann möglich, wenn jemand im Krankenhaus oder Altenheim gestorben ist, d. h. es ist möglich, den Verstorbenen nach Hause oder in einen Aufbahrungsraum der eigenen Wahl zu bringen.

> **Praxistipp**
> Uwe Klein, Krankenpfleger
> Stirbt jemand zu Hause, kann der Verstorbene je nach landesbezogener Verordnung 36 Std. zu Hause aufgebahrt werden.

Nach Antrag eines Angehörigen bei der örtlichen Ordnungsbehörde kann die Frist verlängert werden, wenn ein Arzt bescheinigt, dass dagegen keine (hygienischen) Bedenken bestehen. Keinesfalls ist es erforderlich, sofort den Bestatter zu benachrichtigen.

Vielfach ist dann die Folge, dass der Verstorbene sofort abgeholt wird, obwohl die Angehörigen mehr Zeit gebraucht hätten, um Abschied zu nehmen.

Versuchen Sie in Ihrem Krankenhaus zu erreichen, bestimmte Aufgaben gegenüber den Angehörigen (Begleitung zur Verabschiedung des Verstorbenen, unterstützende Begleitung zu dem Aufbewahrungs- oder Aufbahrungsraum) nicht an pflegefremde Mitarbeiter des Krankenhauses abgeben zu müssen, die den Verstorbenen nicht kannten.

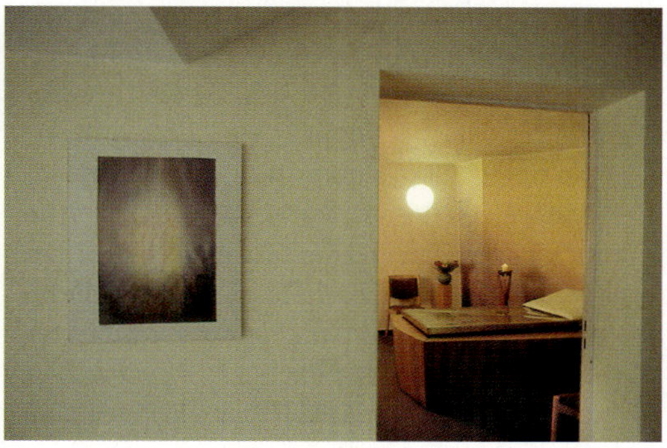

Uwe Klein Kranken-pfleger

⇢ Praxistipp

Es ist hilfreich, die Trauer zu bewältigen, indem man für den Verstorbenen etwas tut. Bereitwillige Kontakte mit den Angehörigen am Telefon und beim Tod eines Patienten sind trostreich und können ihren Abschied erträglich machen.

Beratung der Trauernden

Sicher ist es überwiegend üblich, dass die Beratung der Trauernden als Gespräch über den Tod und die zu leistende Trauerarbeit, das Erledigen administrativ notwendiger Angelegenheiten, das Vorbereiten der Bestattungsfeierlichkeiten usw. im Krankenhaus nicht mehr in den Aufgabenbereich der Pflegegruppe fällt. Gemeindeschwestern haben hingegen oft die Aufgabe, die trauernde Familie noch über den Tod hinaus zu begleiten. Auch gibt es eine Verabschiedungsform in Krankenhäusern, die sich einige Pflegepersonen als ihre Aufgabe vorgenommen haben.

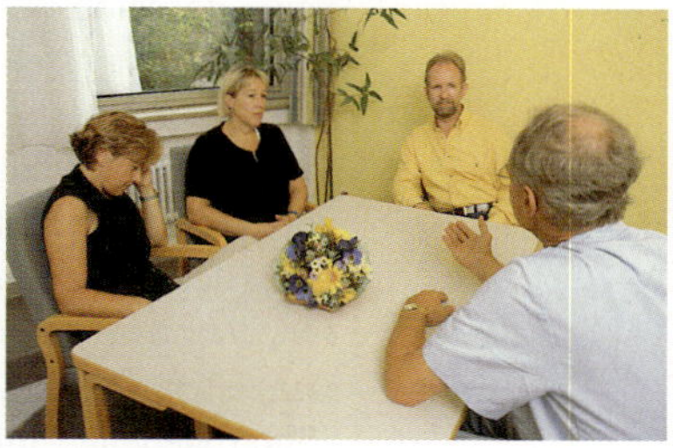

Etwa 4–6 Wochen (sicher auch früher sinnvoll) nach dem Todestag des Verstorbenen laden sie alle Therapeuten, Ärzte, Pflegepersonen und oft auch die nahen Angehörigen zu einer Nachbesprechung ein. Sie gibt die Möglichkeit, auf das Leben der Verstorbenen zu blicken, offenstehende Fragen zu Krankheit und Therapie zu klären und seine Persönlichkeit noch einmal bildlich in den Mittelpunkt zu stellen. Die Angehörigen werden ermuntert, Interessantes aus der Zeit vor dem Krankenhausaufenthalt zu berichten, einzelne Mitarbeiter erwähnen wertvolle Erlebnisse aus Begegnungen mit dem Verstorbenen. Aus der ausschnitthaften Wahrnehmung jedes Einzelnen entsteht so ein Ganzes. Der Verstorbene kann bewusst in die geistige Welt entlassen werden. Dies kann Angehörige trösten und für Mitarbeiter hilfreich sein, die ständige Konfrontation mit dem Tod zu verarbeiten und Motivation und Kraft für die Arbeit zu sammeln (Buchholz-Schnur 1998).

Uwe Klein Kranken-pfleger

⇢ Praxistipp

Eine Nachbesprechung im Team ist wichtig, um mögliche Schuldgefühle aussprechen zu können („Haben wir alles Mögliche gemacht?" „Hätten wir anders auf den Patienten reagieren können?"). Ebenso ist sie wichtig, um Fragen zur Qualität der Arbeit zu beantworten („War die Reanimation entsprechend koordiniert?"). Des Weiteren kann dadurch auch die Pflege des Patienten für sich abgeschlossen werden.

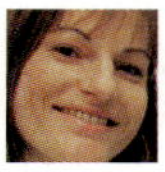

⇢ Pflegeangebot Unterstützung im Trauerprozess

Franz Sitzmann

Was hilft in der Trauer? Was in der Trauer hilfreich ist, ist sehr individuell, sehr persönlich, sehr unterschiedlich. Es gibt Erfahrungen, die viele Menschen gleichermaßen machen, z. B. die Erfahrung, dass

- Trauer Zeit braucht,
- es hilft, Tränen, Schmerz, Angst und Wut zuzulassen,
- es gut ist, Verwandte, Freunde, Nachbarn, Seelsorger oder andere Trauernde (geführte Trauergruppen) zu finden, die zuhören und damit ein Stück begleiten können.

Beziehungen zum Verstorbenen

Manchen Menschen ist es ein Bedürfnis, eine Verbindung zu dem Verstorbenen aufzubauen. Dazu eine Schilderung sehr persönlicher Art: „… wurde mir mitgeteilt, dass jemand in Rostock verstorben sei. Der Verstorbene befand sich noch in der Pathologie. Ich suchte ihn auf und ließ ihn mir herausfahren. Dabei habe ich ihn ganz intensiv angeschaut, erinnerte mich auch an Begegnungen mit ihm und frage ihn innerlich: ‚Was brauchst du jetzt?' Und dieser Verstorbene antwortete mir: ‚Zeige mir das Bild über dem Altar.' Ich habe ihm dann dieses Bild innerlich nachgezeichnet. Eine weitere Frage von ihm galt dem Vaterunser, das ich ihm dann gesprochen habe. In diesem Moment kehrte ein tiefer Frieden ein, und er nahm Abschied." (Weirauch 1997, S. 81)

Vielfach besteht die Auffassung, dass sich über den Zustand nach dem Tode wenig sagen lässt. Der Verstorbene sei nicht mehr da, dies gelte es zu akzeptieren. Sicher ist es notwendig, dass Angehörige und Pflegepersonen die Realität des Todes akzeptieren, aber damit sind noch nicht die vielfach tiefverwurzelten Gefühle und Beziehungen tot, die den Hinterbliebenen mit dem Verstorbenen verbinden. Der Verstorbene existiert für den Trauernden weiter – freilich in einer Form, in der es keine leibliche Beziehung mehr gibt. Das muss sich der Trauernde manchmal mit Ihrer Hilfe klarmachen. Aber die inneren Beziehungen zu dem Verstorbenen bestehen weiter. Eine entscheidende Frage ist, wie sie der Trauernde gestaltet, welches Verhältnis er zu seinem Toten gewinnt. Dies ist wesentlich von der Hilfe der Betreuenden abhängig.

Verabschiedungs- und Aufbahrungskultur

Die Art, wie heute Verstorbene vielfach in Kliniken, Altenheimen und vom Bestatter behandelt werden, spiegelt das allgemeine Bewusstsein und das Verhältnis zum Tod wider. Krankheit, Alter und Tod werden als Lebenserfahrung und Realität gemieden, anonymisiert, verheimlicht, verdrängt. Dem stellen immer mehr Kliniken, Altenheime und Hospize eine Praxis der würdevollen Gestaltung des Umgangs mit Verstorbenen gegenüber.

Fragen nach dem Abschluss des eigenen Selbst, Grenzerfahrungen an den Horizonten des Lebens, das Interesse an Übergängen und Grenzüberschreitungen haben die Frage nach Gestalt und Bedeutung des Todes wieder sowohl in das allgemeine Blickfeld als auch in das des professionell mit dem Tod konfrontierten Menschen gerückt. Beispielhafte Formen des Abschieds existieren in immer mehr Einrichtungen. Ebenso nimmt die Zahl von Hausaufbahrungen zu, unterstützt durch Hospize und professionelle Begleitdienste. Eine Aufbahrungskultur pflegt die Würde eines Menschen über den Tod hinaus. In eigens gestalteten Räumen wird ermöglicht,

- den Angehörigen eine würdige Verabschiedung von ihrem Verstorbenen zu ermöglichen,
- Menschen, die es wünschen, das Begleiten des Verstorbenen auch über drei Tage anzubieten,
- eine eigens gestaltete Verabschiedung den pflegerischen und therapeutischen Mitarbeitern zu ermöglichen.

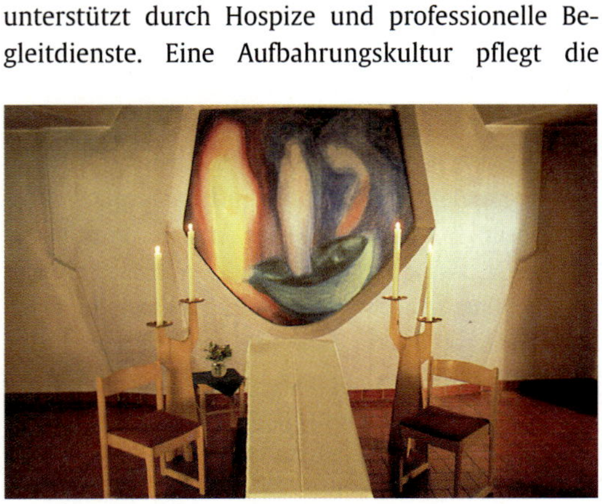

Uwe Klein Krankenpfleger

Praxistipp

Sicher wird Ihnen die Aufbahrung Verstorbener als pflegebezogene Aufgabe zunächst seltsam, fremd – weil ungewohnt – vorkommen. Sie können sich fragen, welche Aufgabe eine Pflegeperson denn noch bei einem Verstorbenen erfüllen soll. Ist es nicht normal, dass mit dem Tod alles aufhört, auch die pflegerische Betreuung? Mit Hilfe einiger erläuterten Thesen (Sitzmann 1997) können Sie versuchen, Antworten auf Fragen nach dem richtigen Umgang mit dem Tod zu finden.

These 1. **Eine Aufbahrungskultur pflegt die Würde eines Menschen über den Tod hinaus. Ein so gestalteter Abschied ermöglicht Angehörigen und Helfern eine in dieser Weise einzigartige intensive persönliche Erfahrung.** Bei Verstorbenen, die aufgebahrt und begleitet werden, ist vielfach zu beobachten, dass sie ihren Gesichtsausdruck verändern. Oft wird erlebt, dass die Spuren von Qual und Schmerz verschwinden. Statt dessen strahlt – nicht bei jedem Verstorbenen – das Gesicht Ruhe, Gelassenheit, ein Lächeln aus. Diese Veränderung des Gesichts kann nach Abschluss der Totenwache die Möglichkeit bieten, wirklich nur noch die Hülle des Verstorbenen vor sich zu sehen. Kann das nicht ein Trost für manche Angehörigen und eine Hilfe für betreuende Mitarbeiter sein, die Vorstellung vom Tod als Feind und Gegner alles Lebendigen zu überwinden?

These 2. **Die menschenwürdige Aufbahrung eines Verstorbenen ist eine wichtige Station bei der Trauerarbeit der nahen Angehörigen und der professionellen Helfer.** Äußerung eines Mitarbeiters: „Wir bemühen uns, jeden Toten, unabhängig von seiner Weltanschauung und Konfession, drei Tage lang aufzubahren, wobei es natürlich auch von den Angehörigen abhängt, ob sie mit diesen drei Tagen überhaupt etwas verbinden können. Für viele Menschen ist ja das Leben mit dem Tode abgeschlossen, also auch für viele Angehörige, sodass sie alles daran setzen, den Verstorbenen möglichst rasch aus dem Krankenhaus zu holen.

Pflegepersonen und andere therapeutisch Tätige werden darauf hingewiesen, zu dem Verstorbenen zu gehen, um sich von ihm zu verabschieden. Manchmal haben sie vor dieser Begegnung Angst. Wenn sie aber den Verstorbenen trotzdem aufsuchen, so nehmen sie oft starke Wandlungen im Antlitz des Toten wahr und lernen seine Gegenwart in diesen ersten 3 Tagen zu ahnen. Dies nimmt Pflegepersonen wie Angehörigen meist die Scheu vor dem Verstorbenen und ihrer eigenen Auseinandersetzung mit dem Tod."

Aufgabe der Pflegepersonen ist es auch, an die eigene Gesundheit zu denken. Zu den körperlichen Bereichen für eine gelungene Selbstpflege (Sowinski 1995) gehört dazu die Frage: „Wie nehme ich/wie nehmen wir Abschied von Patienten, die bei uns auf der Station gestorben sind? Gibt es einen Stationsritus? Hat jede/jeder die Möglichkeit, bewusst Abschied zu nehmen, oder lassen wir uns die gestorbenen Patienten ‚klauen', indem sie einfach weg sind, bis wir wieder Dienst haben?"

These 3. **Strukturen in Einrichtungen, die eine menschliche Verabschiedung von Verstorbenen unterstützen, können Gewalt und Aggressionen gegenüber Sterbenden mindern. Machtgefühle und Aggressionen gegenüber Sterbenden kennen fast alle Helfer.** Inzwischen ist längst wissenschaftlich belegt, dass der Mensch nicht nur im Umgang mit Sterbenden sondern auch bei der Betreuung von kranken und alten Menschen nicht unbegrenzt belastbar und nicht uferlos zu Mitgefühl fähig ist.

Der Umgang mit Sterben, Tod und Trauer zwingt auch den Helfer selbst zu ständiger Auseinandersetzung mit diesem Fragenbereich, der ihn als Sterblichen immer selbst existenziell mitbetrifft. Folgen können persönliche Überforderungen sein (s. Psychosoziales Belastungserleben von Pflegepersonen, S. 546).

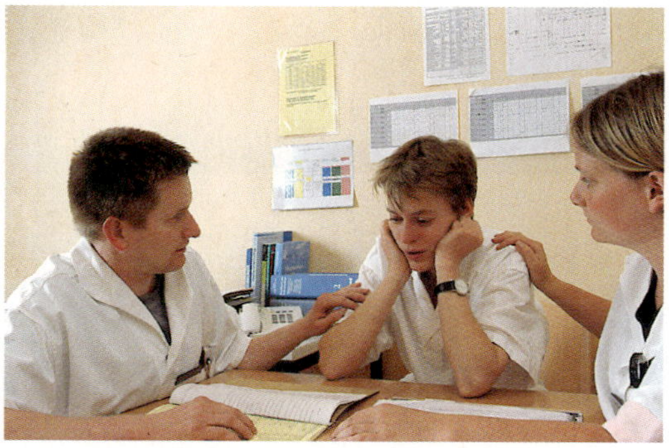

Erinnerungen richten sich auf die in der ganzen Welt beobachteten Fälle von Patientenmisshandlungen und -tötungen. Fördern bestimmte Verhältnisse am Arbeitsplatz, wie z. B. Meinungsverschiedenheiten am Krankenbett, Kompetenzstreitigkeiten, Arbeitsklima und unzureichende personelle Besetzung die Gewalt gegenüber Patienten? Gehören dazu auch die Lebensbedingungen für Sterbende, die Gestaltungsfreiräume für Angehörige nach dem Sterben, z. B. die fehlende Ausgestaltung des Abschiedes?

···› Merke

Wichtig ist, den eigenen Tod denken zu können, einen Abschied in Würde gestalten zu können. Dazu sind Verabschiedungsräume in einem würdigen Rahmen erforderlich.

Ziel ist, Abschied im Alltag bewusster zu erfahren, Trauer zuzulassen und das Ende einer Beziehung auch als Chance für einen Neubeginn unmittelbar kennenzulernen. Ist die Vereinbarung von Pflegeleitbildern (S. 121) und die kontinuierliche Arbeit daran geeignet, den Prozess des Abbaus struktureller Gewalt zu unterstützen? Kann die Verabredung eines Konsenses eine identitätsschaffende Kraft bedeuten? Können dadurch kulturschaffende Bedürfnisse unterstützt werden?

These 4. **Eine Aufbahrungskultur bringt die gesellschaftliche Hilflosigkeit im Umgang mit Verstorbenen zur Sprache und unterstützt uns positiv. Durch eine Aufbahrungskultur können neue rechtliche Regeln initiiert werden.** Bis vor kurzem war es in Deutschland nicht möglich, dass Eltern ihr tot geborenes Frühgeborenes in dem von ihnen gewünschten Rahmen beerdigen konnten. Als totes menschliches Material wurde die Leibesfrucht dem Müll beigegeben und mit Operations- und Sektionsorganmaterial verbrannt.

···› Merke

Inzwischen steht den Eltern ein Bestattungsrecht für ihr tot geborenes Frühgeborenes zu, wenn es zwischen 500 und 1000 g wiegt.

In ähnlicher Weise ist an die Möglichkeit zu denken, zu Hause aufgebahrt zu werden, was von vielen Bestattern allerdings nur ungern durchgeführt wird. Eine weitere gesetzliche Änderung ist im neuen Krankenhausgesetz des Landes NRW (1998) vorgenommen worden. Hier heißt es in § 3 (3): „Die Würde sterbender Patientinnen und Patienten ist besonders zu beachten. Sie ist über den Tod hinaus zu wahren. Hinterbliebene sollen angemessen Abschied nehmen können."

Falsche Vorstellungen abbauen

Selbstzweifel. „Es ist schrecklich. Ich weine. Ich bin für den Beruf der Pflege nicht hart genug." Um den Tod zu akzeptieren und zu verarbeiten ist es normal, dass zunächst Ihr Lebenssinn gestört ist. Sie trauern, müssen mit Kollegen oder Freunden darüber sprechen, vielleicht weinen Sie. Wenn Sie als Pflegeperson eine innige Verbindung zu dem Verstorbenen hatten und zunächst keinen Abstand gewinnen können, müssen Sie darauf achten, dass nicht Ihre eigenen Lebenskräfte reduziert werden. Dies kann sich z. B. in Krankheiten und Schlafbeschwerden äußern.

> **Praxistipp**
> Uwe Klein Krankenpfleger
> Lassen Sie das Weinen zu. Tränen sind Ausdruck Ihrer Emotionalität, Sensibilität und Ihres Mitgefühls – alles unbedingt pflegerische Tugenden. Nehmen Sie im begleiteten Anschauen des aufgebahrten Verstorbenen Abschied, gönnen Sie sich genügend Schlaf und, insbesondere in dieser Phase, regelmäßiges gutes Essen. Vor allem sind Ansprechpartner wichtig, jemand, der zuhören kann, daher ist auch an Krankenhausseelsorger zu denken! Sie sollten nicht allein bleiben mit dem unverarbeiteten Schmerz. So kann es Ihnen möglich werden, sich wieder neuen Aufgaben zuzuwenden.

Ausgliederung der Aufbahrung. „Die Aufbahrung Verstorbener ist ‚berufsfremde' Tätigkeit und deshalb auszugliedern." Perikles, der 500 v. Chr. geboren wurde, formulierte: „Die Kultur eines Volkes erkennt man daran, wie sie mit ihren Toten umgeht."

Durch diese Aussage wird die Notwendigkeit deutlich, dass Pflegepersonen die Aufbahrung und Verabschiedung Verstorbener wieder als eine pflegebezogene (Kultur-)Aufgabe (Sitzmann 2000) anerkennen. Sie beschneiden sonst ihren eigenen Beruf. Es ist angebracht, Verantwortung zu übernehmen und Forderungen nach einem erweiterten und festgeschriebenen Berufsbild vorrangig an sich selbst zu richten.

Schonung Angehöriger. „Angehörige müssen vor dem ungeschützten Anblick des Verstorbenen bewahrt werden." Von einigen Bestattern besteht gegenüber den Angehörigen das Angebot, am Verstorbenen bewahrende Manipulationen durchzuführen (sog. embalming = Einbalsamieren, das Andenken verewigen, fortleben). Bei dieser Behandlung werden die bereits während des Sterbevorgangs eingetretenen farblichen Veränderungen des Verstorbenen rückgängig gemacht und vorbeugend weitere physiologische Veränderungen (Leichenflecken, Verwesungsprozesse) verhindert, um „einen ästhetischen Anblick des Toten" zu erreichen.

Durch Entnehmen der Körperflüssigkeiten nach dem Sterben, intravenösem Ersetzen mit Formalin und Karotin sowie weiteren umfangreichen kosmetisch-operativen Manipulationen (Sitzmann 1998_2) wird der „schöne Schein" gewahrt. Ein falscher Mythos ist es, bei der Trauerbegleitung Stress vermeiden zu wollen, Schonung und Trost als oberste Priorität zu erreichen. Trauernde brauchen sehr viel Schutz, aber nicht Schonung im Sinne von „Beschönigung". Besonders gut ausgedrückt wird dies durch das Sprichwort „Die Tränen dienen als Scheibenwischer der Seele."

Gelungene Trauerarbeit

Der „normale" Trauerprozess geht seinem Ende entgegen, wenn es dem Trauernden gelingt, seine innere und äußere Welt wiederaufzubauen, eine Welt, in der der Verstorbene integriert ist, und weder völlig verstoßen ist noch ein „Schattendasein" führen muss. Zum Trösten und einer Kultur bezüglich Sterben und humanem Umgang mit Verstorbenen fehlt oft nicht die Zeit, sondern der Mut.

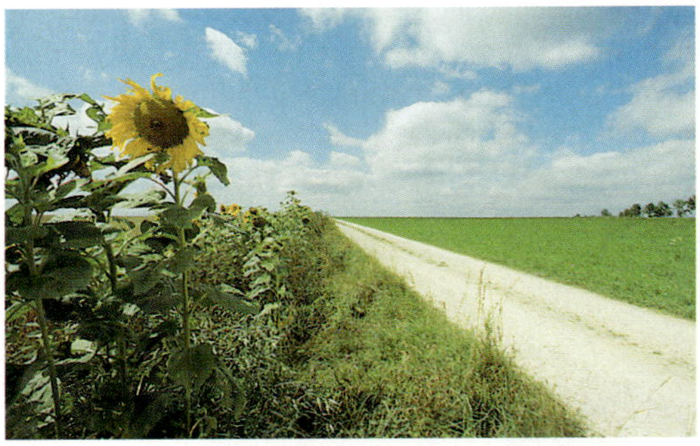

29.8 Komplexe Pflegesituation gestalten

Bauen Sie sich ein Haus

Jede ATL wurde bislang mit einer exemplarischen Pflegeplanung abgeschlossen, die nur ein Ausschnitt aus dem komplexen Pflegegeschehen sein konnte, dafür aber intensiv die jeweilige Aktivität in den Mittelpunkt gestellt hat. Während wir in den Kapiteln 18–28 einzelne Bausteine geformt haben, möchten wir Ihnen nun die Gelegenheit geben, sich selber ein Haus aus diesen Bausteinen zu bauen, indem Sie eine Pflegeplanung für einen sterbenden Menschen verfassen und dabei alle ATLs in ihrer Gesamtheit berücksichtigen. Vielleicht erinnern Sie sich ja an ein bestimmtes Erlebnis von Station oder aus Ihrem Privatleben? Oder Sie lassen Ihrer Fantasie freien Lauf und denken sich eine Situation aus.

Das Formulieren einer solchen Pflegeplanung wird Ihnen Sicherheit geben, nicht nur weil Sie dadurch die Bausteine aus den vorangegangenen Kapiteln zusammentragen. Sie gewinnen damit auch Sicherheit für die Begegnung mit dem Tod, indem Sie sich mit einem der berührendsten Themen in der Krankenpflege, mit dem Sterben, auseinandersetzen.

Leserservice

Verwendete Literatur

Sinn finden

Camus, A.: Der Mythos von Sisyphos. Rowohlt, Hamburg 1990
Bavastro, P.: Wie erscheint uns ein Patient im Hirnversagen („Hirntod")? In Bavastro, P. (Hrsg.): Individualität und Ethik. Urachhaus, Stuttgart 1997
Bavastro, P.: Ethik-Charta, 2. Aufl. 1998. Zu beziehen: Im Haberschlai 7, 70794 Filderstadt
Frankl, V. E.: Das Leiden am sinnlosen Leben, 3. Aufl. Herder, Freiburg 1993
Frankl, V. E.: Der Wille zum Sinn. Piper, München 1991
Gollwitzer, H.: Krummes Holz, aufrechter Gang. Zur Frage nach dem Sinn des Lebens, 1. Aufl. Kaiser, München 1970
Gümmer, M.: Der Prozess der Vergesellschaftung (Institutionalisierung) des Sterbens in modernen Industriegesellschaften – die Hospizbewegung als Gegenbewegung gegen die Vergesellschaftung (Institutionalisierung) des Sterbens. Abschlussarbeit Weiterbildungsstudiengang Gesundheitspflege. Osnabrück 1990
Hannich, H. J., B. Dierkes: Ist Erleben im Koma möglich? Intensiv 4 (1996) 4 – 7
Junge, K., F. Sitzmann: Versorgung und Betreuung Verstorbener – Verabschiedung. In Sitzmann, F. (Hrsg.): Pflegehandbuch Herdecke, 3. Aufl. Springer, Berlin 1998
Krohwinkel, M.: Fördernde Prozesspflege – Konzepte, Verfahren und Erkenntnisse. In Osterbrink, J. Erster internationaler Pflegetheorienkongress Nürnberg. Huber, Bern 1998, S. 134 – 154
Löser, R.: Sterben auf Intensivstation. Krankenpflege 6 (1982) 212 – 214
Lukas, E.: Psychologische Seelsorge. Logotherapie an der Wende zu einer menschenwürdigen Psychologie. Herder, Freiburg 1993
Sitzmann, F.: Mit wachen Sinnen wahrnehmen und beobachten, Teil 1. RECOM, Basel, Eberswalde 1995
Sitzmann, F.: Mit wachen Sinnen wahrnehmen und beobachten, Teil 2. RECOM, Baunatal 1996
Sitzmann, F.: Aufbahrung und Abschiednehmen – Aufgabe der Pflegenden gegenüber den Verstorbenen. Die Schwester/Der Pfleger 2 (1997) 157 – 162
Sitzmann, F.: Ethik des Sterbens – Würde des Lebens. In Die Schwester/Der Pfleger 37 (1998_1) 514 – 520
Sitzmann, F.: Praktiken der Behandlung Verstorbener. In Sitzmann, F. (Hrsg.): Pflegehandbuch Herdecke, 3. Aufl. Springer, Berlin 1998_2
Sitzmann, F.: Tot – und was dann? Verstorbene verabschieden und aufbahren. Hospizratgeber der IGSL, Bingen 1999_2
Sitzmann, F.: Mit wachen Sinnen Sterbende wahrnehmen, beobachten und begleiten. In Evangelische Kirche in Hessen und Nassau (Hrsg.): Des Menschen Tage sind wie Gras … Frankfurt/Main 2000 (in Druck)
Steiner, R.: Vortragszyklus: Die Welt der Sinne und die Welt des Geistes. Steiner, Dornach GA 134 (1911/12)
Wehrmann, E.: Der nicht spontane Tod. Die Zeit Nr. 21 v. 16. 5. 97, S. 69
Weirauch, W.: Die Weihe des Todes. In Weirauch, W.: Umgang mit dem Sterben. Flensburger Hefte, Flensburg 1997
Zimmermann-Wolf, C.: Der Seelsorger als Consiliarius bei Krebskranken. Zeitschrift für medizinische Ethik 42 (1996) 29 – 37

Weiterführende Literatur

Palliative Pflege

Buchholz-Schnur, M.: Pflegekonzept für krebskranke Frauen. Unveröffentlichtes Manuskript Herdecke 1998
Heine, R., F. Bay (Hrsg.): Pflege als Gestaltungsaufgabe. Hippokrates, Stuttgart 1995
Kirchner, H.: Sprache der Pflege – Pädagogische Ideen zur Förderung professioneller Sprache. In Zegelin, A. (Hrsg.): Sprache und Pflege. Ullstein-Mosby, Wiesbaden 1997
Klaschik, E.: Medikamentöse Schmerztherapie bei Tumorpatienten. Pallia Med., Bonn 1998
Lamerton, R.: Sterbenden Freund sein. Helfen in der letzten Lebensphase. Herder, Freiburg 1991
Müller, M., M. Schnegg: Unwiederbringlich – Vom Sinn der Trauer. Herder, Freiburg 1997
Paaßen, G., B. Willwerth: Recht auf menschenwürdige Sterbebegleitung. Mabuse 119 (1999) 33
Reinhardt, G., R. Mattern: Rechtsmedizin. In Reinhardt, G. u. a.: Ökologisches Stoffgebiet, 2. Aufl. Hippokrates, Stuttgart 1995
Rest, F.: Das kontrollierte Töten. Mohn, Gütersloh 1992
Salomon, F.: Leben und Sterben in der Intensivmedizin, 2. Aufl. Papst, Lengerich 1996
Sitzmann, F.: Die Symbolsprache des Sterbenden. In Bienstein, C., Zegelin-Abt, A., J. Georg (Hrsg.): Take Care – Pflegekalender 1999. Ullstein Medical, Wiesbaden 1998_3
Sowinski, C.: KDA-Selbstpflegeblatt hilft Pflegenden, Köln 1995

Kontaktadressen

Palliative Pflege

Deutsche Gesellschaft für Palliativmedizin
v. Hompesch-Straße 1
D-53123 Bonn
Tel. 02 28/6 48 13 61

Mildred-Scheel-Akademie
Joseph-Stelzmann-Straße 9
D-50903 Köln
Tel. 02 21/94 40 49 – 0

Patientenverfügung und Vorsorge-Vollmacht

Herausgegeben vom Ärztlichen Arbeitskreis Sterbebegleitung bei der Ärztekammer Westfalen-Lippe in Zusammenarbeit mit der Hospizbewegung Münster e. V. (1999)
Ärztekammer Westfalen-Lippe,
Gartenstraße 210 – 214
D-48147 Münster

Internetadressen:

http://members.aol.com/humaktion/Lebesinn.htm

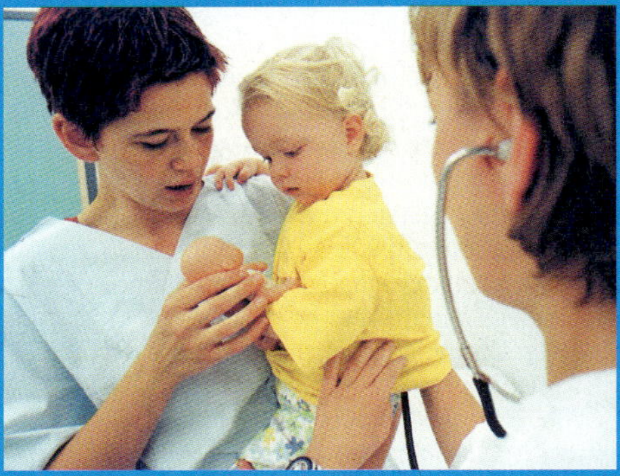

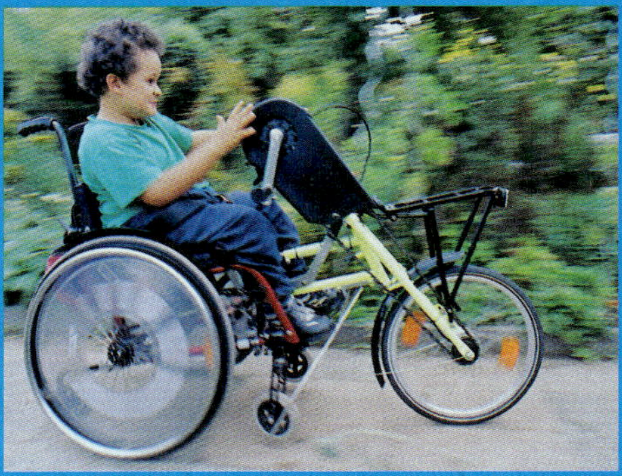

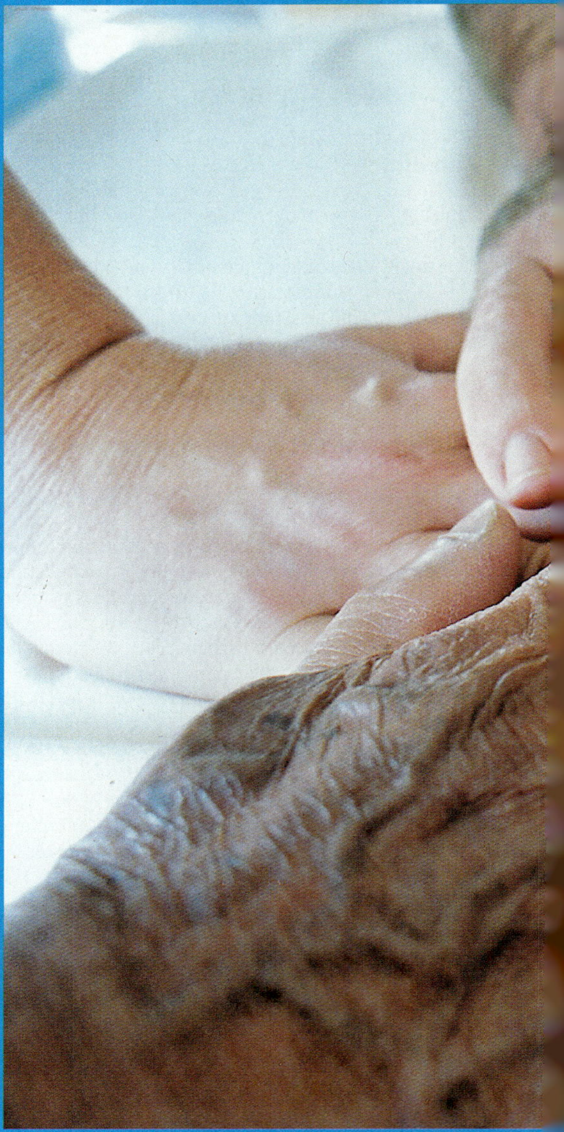

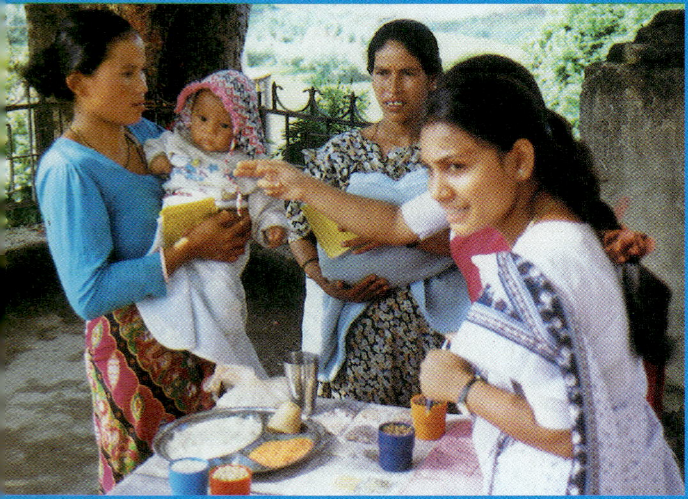

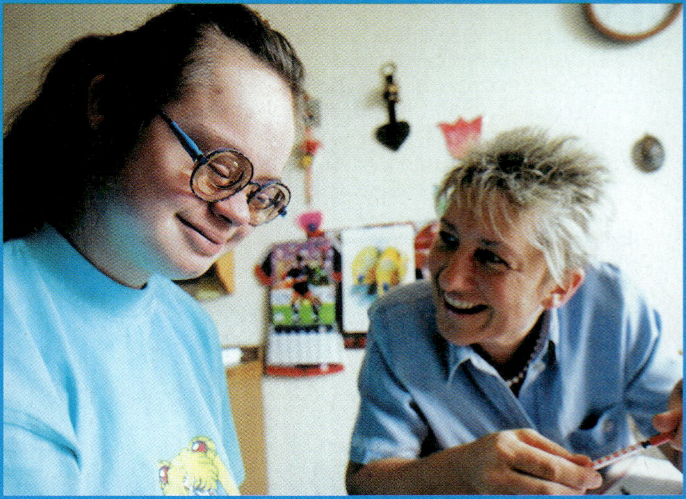

III Gesundheitspflege

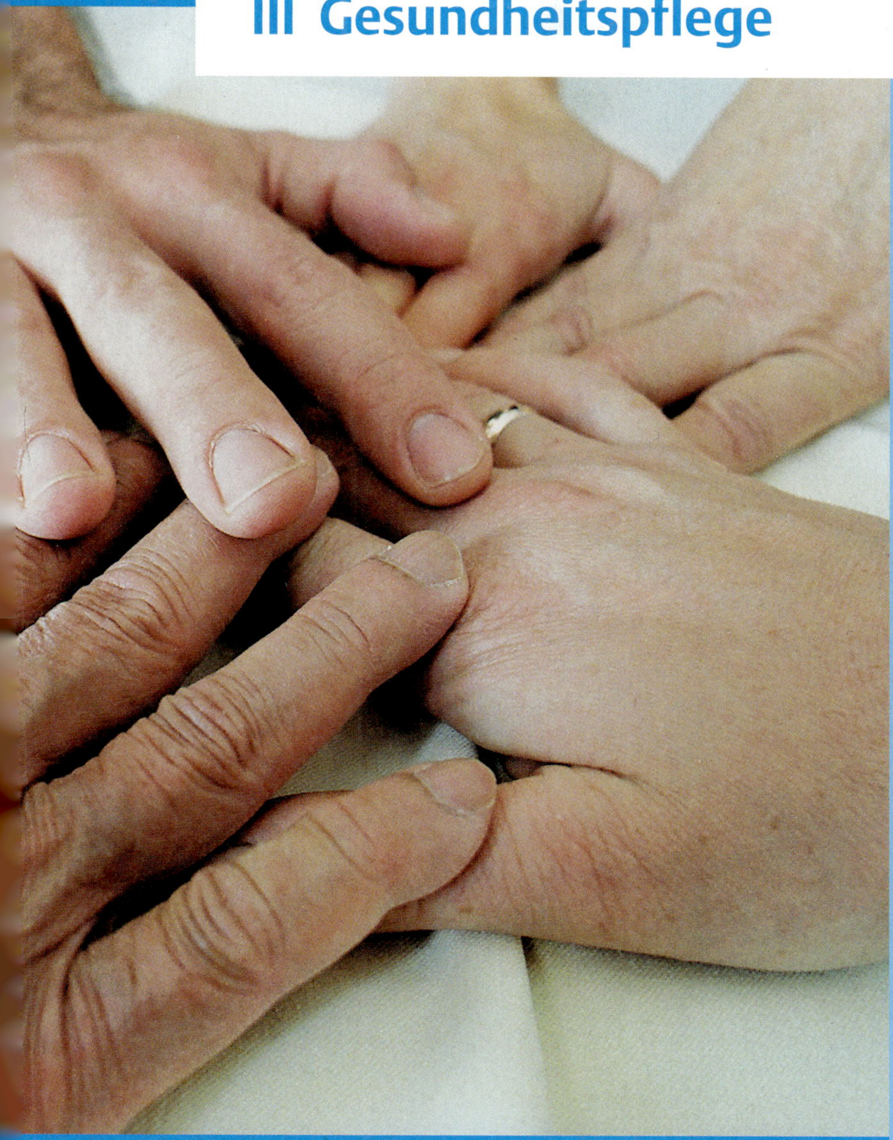

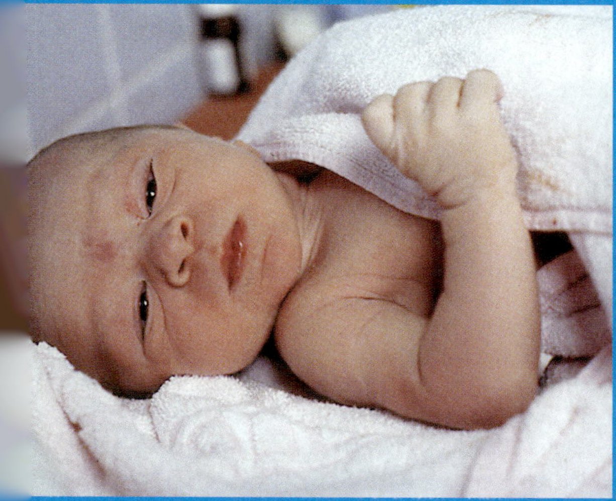

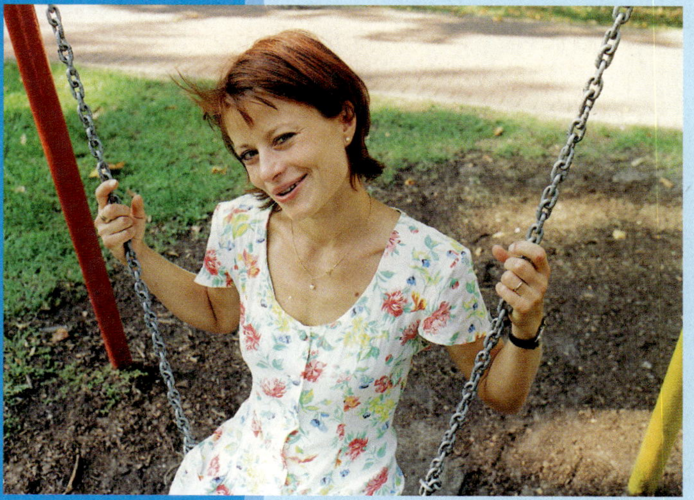

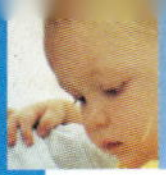

Einleitende Worte zur Gesundheitspflege

Ursula Geißner

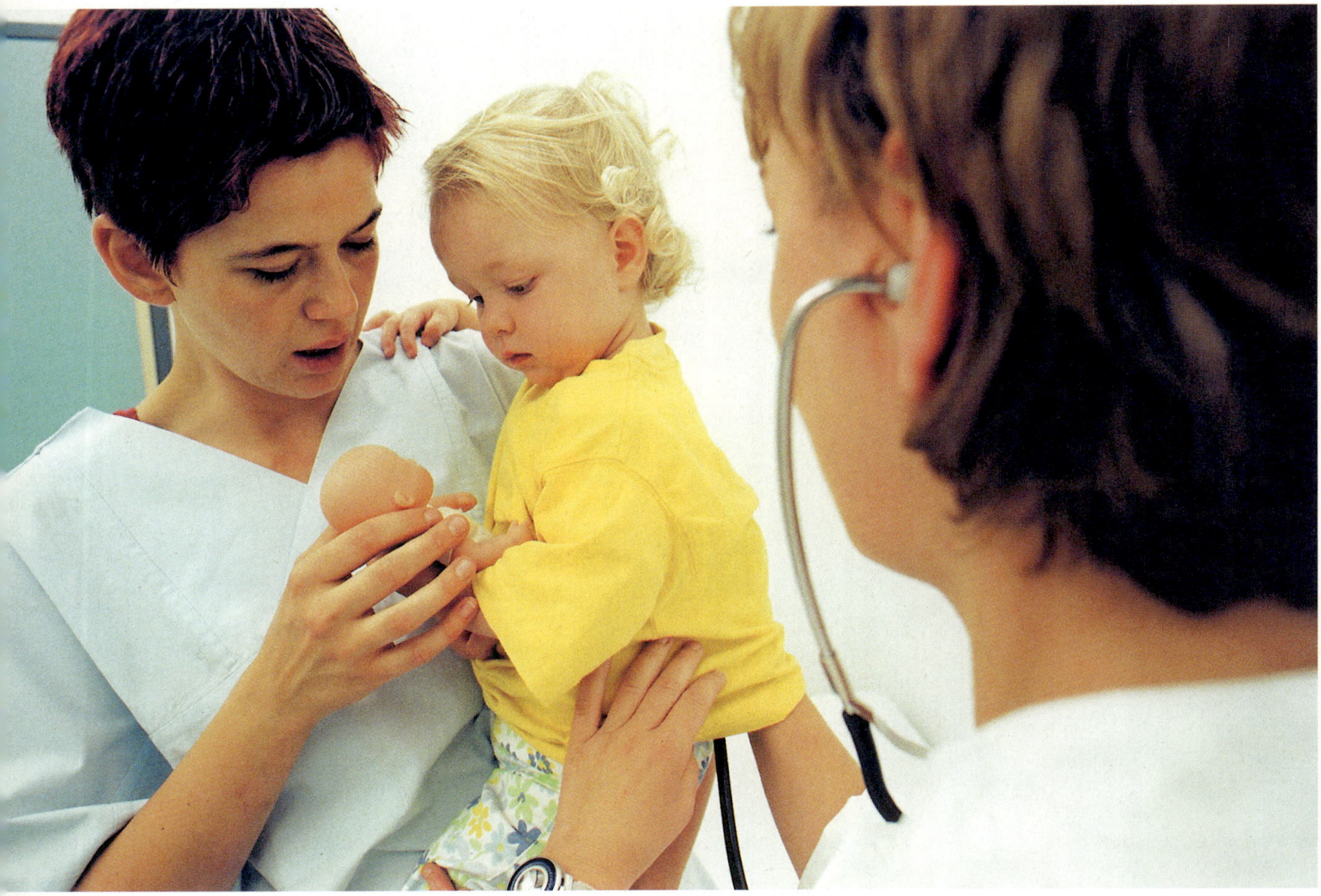

Bedeutung des Wortes Pflege

Das Wort Pflege hat viele Bedeutungen: Man kann seinen Garten pflegen, seine Wohnung, seine (und anderer) Füße, sein Image, Tiere und Pflanzen. Man kann die Freundschaft pflegen und gepflegt essen gehen. Einerseits ist es reizvoll, dass man unter diesem Begriff so viel verstehen kann. Andererseits kann es auch ärgerlich sein. Einerseits kann jede und jeder pflegen, andererseits wird dasselbe Wort für eine qualifizierte, professionelle Arbeit gebraucht, zu der eine theoretische und praktische Ausbildung notwendig ist, die kontrolliert und auf ihre Qualität hin überprüfbar ist.

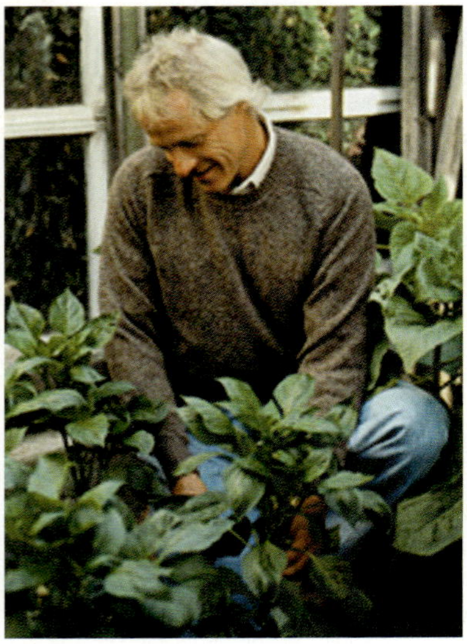

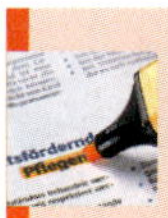

Merke

Dennoch: Gemeinsam ist die Grundbedeutung in dem Wort „Pflege“: sich, einem anderen oder Tieren, Pflanzen und Dingen etwas Gutes zu tun.

Gesundheit

Man kann auch die Gesundheit pflegen

In unserer Gesellschaft gehören die Wünsche für die gute Gesundheit zu den Spitzenreitern, wenn die Neujahrskarten geschrieben werden, wenn jemand für eine Zeit verreist. „Vor allem, bleib gesund“, das rufen nette Menschen einem noch nach, ehe man in den Zug steigt oder in das Flugzeug.

Dass Gesundheit gepflegt werden sollte, dazu müssen die Menschen ermahnt werden, die nicht auf sie achten, und mit mäßig schlechtem Gewissen zu viel und Falsches essen, zu schnell Auto fahren, die rauchen und andere Proben ihrer körperlichen Stabilität zeigen wollen. Es macht irgendwie mehr Spaß, ohne schützenden Helm Fahrrad oder Motorrad zu fahren, sich den Fahrtwind um die Ohren sausen zu lassen. Und manchmal macht es einfach auch Spaß, die feinen Sachen zu essen, die nicht unbedingt gesundheitsförderlich sind.

„Man gönnt sich ja sonst nichts" ist ein Werbespruch, der in den allgemeinen Sprachschatz übergegangen ist. Die damit verbundene Schnapsreklame ist noch im Hinterkopf, obwohl ja Alkohol und besonders in dieser Konzentration nur in Maßen getrunken werden sollte.

Gesund leben ist eine wichtige Anforderung auch der Gesellschaft an den Einzelnen, so dass es auch Vorschriften und Gesetze gibt (wie das Jugendschutzgesetz, die Lebensmittelgesetze u. a.), die nicht nur einzelne Menschen schützen sollen, sondern auch die Gemeinschaft, die auch für den, der sich selbst geschadet hat, im Krankheitsfall Fürsorge tragen sollen.

Gesundheitspflege kann allerdings genau wie alle anderen Tugenden so übertrieben werden, dass die Lust am Essen und Trinken, an den kleinen Wagnissen beim Klettern, am einfach mal Hinausschwimmen einem vergällt wird. Ich erinnere mich an Frühjahrskuren in meiner Familie, wo wir reichlich mit ungesüßten Säften versorgt wurden. Lange Zeit habe ich schon beim Riechen von Rote-Bete-Saft oder Kartoffelsaft nicht nur an Frühling gedacht, sondern an Gesundheit, und eine unbändige Lust auf Vanilleeis mit Sahne verspürt.

Merke

Unangemessene Gesundheitssorge kann genauso krank machen wie sich überhaupt nicht um die Gesundheit kümmern.

Man kann alles übertreiben!

Gesundheit ist ein Markt geworden. Es sieht so aus, als könne man sich Gesundheit einfach so kaufen. Produkte werben dafür: Gesundheit von innen, Gesundheit von außen, gesunde Luft und gesundes

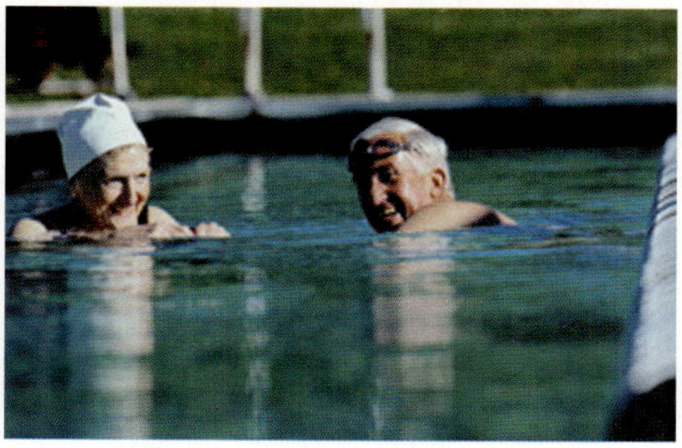

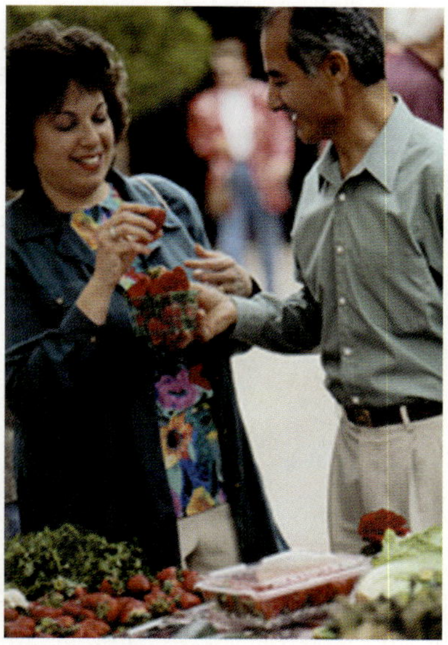

Wasser. So wichtig und richtig diese Mühe auch ist, sie birgt auch ihre Gefahren. Allzu leicht denkt man bei Gesundheit nur an die Gesundheit des Körpers. Und, fast ebenso schnell und ohne nachzudenken, scheint ein gesunder Körper ein makelloser Körper zu sein. Die Bilder, die wir von Gesunden im Kopf haben, verbiegen unsere Wahrnehmungen. So kann jemand, der einen verkrüppelten Körper hat, gesund sein, ein Weltstar sein, ein Sänger oder ein Jazzpianist oder ein erfindungsreicher Physiker. Schwerer haben sie es gehabt, so berichten solche Menschen, man hat sie nicht auf der Bühne, im Fernsehen, in der Öffentlichkeit erwartet. Aber selbstverständlich sind sie gesund und hin und wieder auch krank, wie Sie und ich (s. Behinderte Menschen, S. 778).

So denken auch die meisten, Altsein sei Kranksein. Aber wenn die Kräfte nachlassen, ist man nicht krank. Und was heißt schon alt? Steffi Graf, lange Zeit Weltranglistenerste, ist doch zu alt für ein großes Turnier, bescheinigen ihr die Sportreporter, bei einem Alter von 28 Jahren. Die Tante lädt die siebzehnjährige Nichte zu einem Zirkusbesuch ein und die fragt höflich: „Meinst du nicht, ich wäre zu alt dafür?" (s. Alter, S. 791).

Aus diesen Beispielen wird klar, dass **Gesundheit ein relativer Begriff ist.** In Bezug, in Relation worauf ist man gesund (alt, behindert)?

Die körperliche Gesundheit steht im Vordergrund, das ist ja auch leicht nachzuvollziehen: Menschen sind Sinnenwesen, was sie sehen, beeindruckt auf den ersten Blick. So ist seit alters her auch der Spruch überliefert: Mens sana in corpore sano, was so viel heißt wie: der Geist (die Seele, das Gemüt) seien gesund, wenn der Körper gesund ist.

Wenn sich ein Typ, eine Ausprägung von Menschen für richtig, vorbildlich, gesund an Geist und Körper hält, dann kann daraus die herrschende Meinung entstehen, nur dieser Typ sei überlebenswert. Den müsse man züchten und schützen, dann, ja dann gäbe es keine Krankheiten und Behinderten mehr. Vielleicht sogar – und das ist ein uralter Menschheitstraum –, vielleicht müssten die nicht sterben und könnten ewig leben.

Was bei Pflanzen und Tieren experimentiert wird, soll sich auf die Menschen beziehen: Die Manipulation mit Genen soll den gesunden Menschen produzieren, den Supertypen, das Superbaby, die Superfrau und den Supermann. So provokativ wird es nicht formuliert, aber die Angst von Eltern, ein nicht

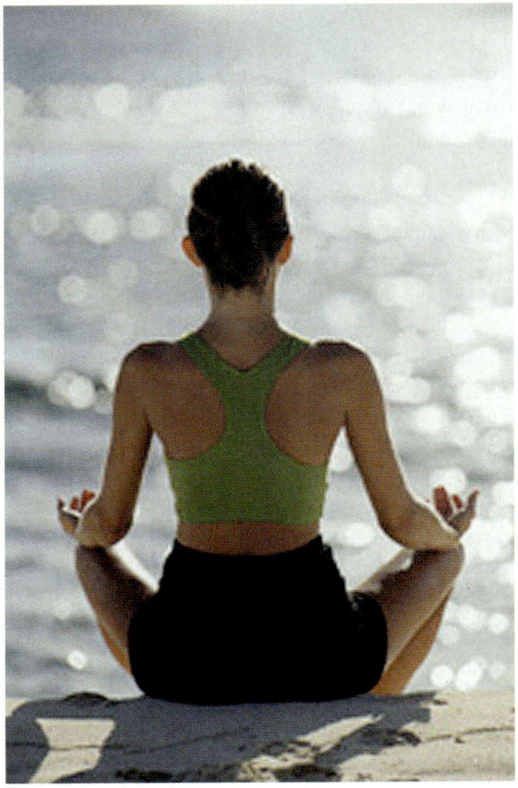

gesundes Kind zu bekommen, vergrößert sich. In der pränatalen Diagnostik beraten Mütter, Väter, Hebammen und Ärztinnen und Ärzte. Oft genug müssen sie alle gegen innere und äußere Bilder ankämpfen, die nur äußerlich intakte und gesunde Kinder als lebenswert erscheinen lassen. Gerade sie brauchen Hilfe, um mit ihren Kindern gesund zu leben (s. Behinderte Kinder, S. 765).

Wer nicht aufpasst, kann leicht in eine Sackgasse geraten. Gesund leben, auf seinen Körper zu achten sind vernünftige Gebote. Störungen vorzubeugen und sich impfen zu lassen gegen die zerstörerischen Krankheiten in dieser Welt ist eine Aufgabe, die wir für uns und andere Menschen übernehmen sollen und vernünftigerweise wollen. Untersuchungen, bevor eine Krankheit sichtbar und fühlbar wird, können retten und schützen (s. Krebsvorsorge, S. 739).

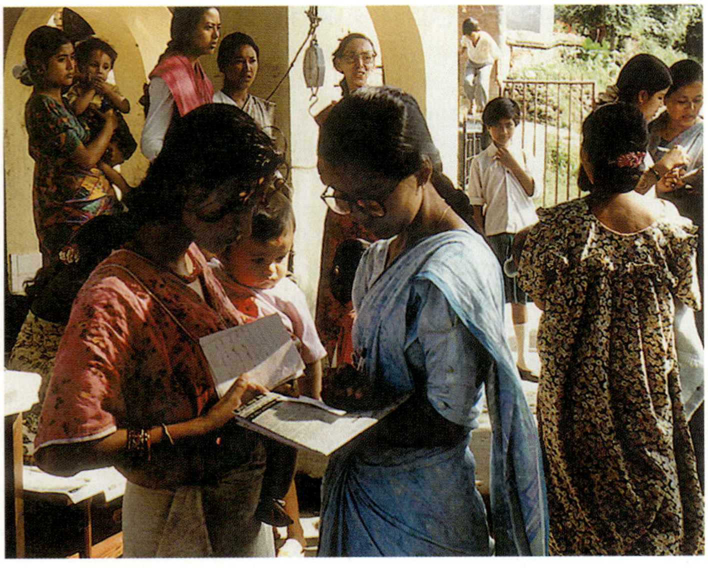

Die Umwelt zu schützen und sie zu benützen, diese Einsicht wächst durch Erfahrungen. Den Bau von weltzerstörenden Waffen zu begrenzen, sogar schon fabrizierte zu zerstören, ist ein Hoffnungszeichen in der neuesten Geschichte. Dennoch gelingt es immer noch nicht, Kriege zu verhindern, die immer auch Menschen ermorden, verletzen und innen und außen krank machen.

Gesundheitspflege hat alle diese Dimensionen und betrifft damit Pflegende. In ihrer Einsicht, dass Menschen zu pflegen seien, können sie nicht nur erst dann in Erscheinung treten, wenn jemand der akuten Pflege bedarf, sondern auch vorbeugend. Deshalb denken auch die Lehrerinnen und Lehrer darüber nach, wie sie in die Ausbildung die Gesundheitspflege und -förderung integrieren können (s. Schweizer Schulen, S. 737).

Pflege im Alltag

Besonders deutlich widmen sich die Pflegenden vorbeugend und begleitend der Gesundheitspflege, die mitten unter den Menschen eines Dorfes, eines Stadtteils oder einer Region leben und damit die guten und schlechten Gewohnheiten nahe miterleben (s. Südamerika, S. 725, Nepal, S. 729).

Gesundheit, die nicht nur auf den Körper bezogen ist, weiß um die Notwendigkeit von Beziehungen. Am Augenfälligsten ist das wohl in der ersten Beziehung vom werdenden Menschen zu seiner Mutter (s. Schwangerschaft und Geburt, S. 752).

So gesehen ist Gesundheit kein Verzicht, sondern in allen Schattierungen, die hier angesprochen werden, eine zu fördernde Qualität des Menschenseins.

Lerntipp

Fragen Sie bitte einmal Ihre Eltern, auch die Großeltern, was sie unter Gesundheit verstehen und wie sie sie pflegen.
Betrachten Sie genauer die Anzeigen in Zeitungen und Illustrierten und überprüfen Sie bitte, welche Bedeutungen von Gesundheit angesprochen sind.
Was löst das Wort „Diät“ bei Ihnen aus?
Warum ist – Ihrer Ansicht nach – „Gesundheit“ ein ökonomischer, ökologischer und ein politischer Begriff?

30 Was ist Gesundheitspflege/ Gesundheitsförderung?

Peter Siggemann

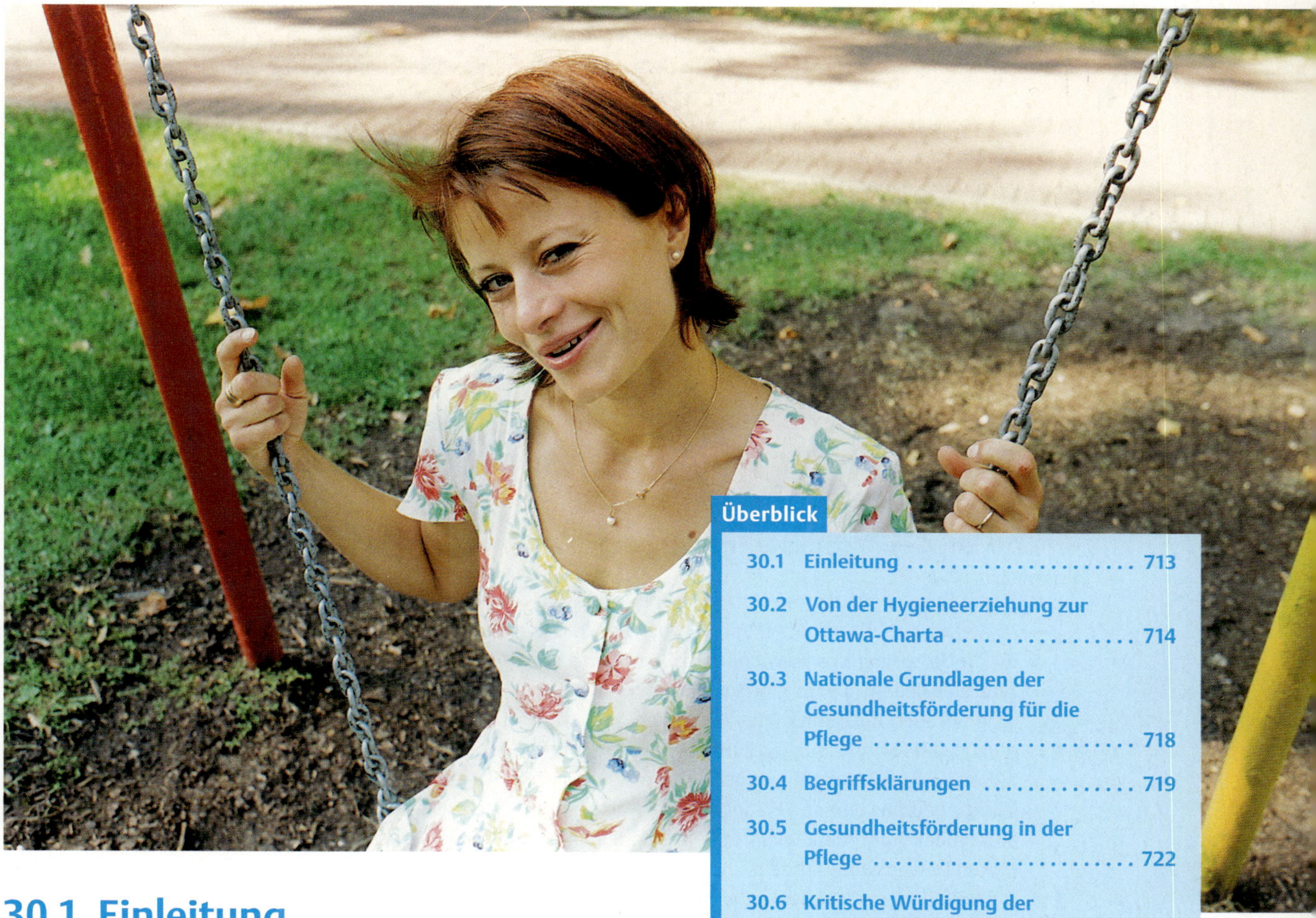

Überblick

30.1 Einleitung

Handelt es sich bei der Gesundheitsförderung um einen neuen Inhalt, einen neuen Mythos oder um alten Wein in neuen Schläuchen? Ist die Gesundheitsförderung eine neue Haltung, die jeder erlernen kann, nach dem Motto, gesund ist, was Spaß macht, oder ist es einfach eine mühsame Angelegenheit, im Sinne von „ohne Schweiß kein Preis, jede Leistung ist ihres Lohnes wert"? Eine mögliche Sichtweise zu diesem Thema beschreibt Ernst (1992, S. 21 f.) wie folgt:

In einem Gespräch mit dem Herausgeber der amerikanischen Zeitschrift „American Health", T. George Harris, meinte dieser auf meine Frage, warum so viele Menschen zwar bereit sind, etwas für ihre Gesundheit zu tun, dann aber doch nach kurzer Zeit wieder in ihren alten Trott verfallen: „It needs pleasure to keep it up!" (Es muss Spaß machen, damit es beibehalten wird.) Das ist die große, triviale Wahrheit jeglicher Gesundheitsvorsorge – die Menschen behalten nur dann eine gesunde Lebensweise bei, wenn sie mit Genuss, mit Spaß und Lebensfreude verbunden ist. Alles, was nach Unlust, nach Plackerei und Einengung riecht, hat auf Dauer keine Chance. An Vernunft und Einsicht zu appellieren, die Vorteile körperlicher und geistiger Fitness anzupreisen oder gar mit „Strafen" für ungesunde Lebensweise zu winken, das ist eine Garantie fürs Scheitern. Gesundheit ist möglich als die positive Begleiterscheinung eines lustvollen, genussreichen Lebens. Diese Botschaft basiert auf biologischen, psychologischen und medizinischen Erkenntnissen aus dem letzten Jahrzehnt der Gesundheitsforschung.

Wie das Thema auch noch betrachtet werden könnte, beschreibt Bertolt Brecht in einer bitterbösen

Absage an die Heilslehren vieler Gesundheitsapostel: „Es gibt wirklich, allen Turnlehrern zum Trotz, eine beachtliche Zahl von Geistesprodukten, die von kränklichen oder zumindest körperlich stark verwahrlosten Leuten hervorgebracht wurden, von betrüblich anzusehenden menschlichen Wracks, die gerade aus dem Kampf mit dem widerstrebenden Körper einen ganzen Haufen Gesundheit in Form von Musik, Philosophie und Literatur gewonnen haben. Freilich wäre der größte Teil der kulturellen Produktion der letzten Jahrzehnte durch einfaches Turnen und zweckmäßige Bewegung im Freien mit großer Leichtigkeit zu verhindern gewesen." Die zwei zitierten Beispiele lassen erahnen, wie groß das Spektrum an Vorstellungen und Haltungen zu Gesundheit und wie diese gefördert werden könnte, sein kann. Jeder Mensch hat zu diesem Thema irgendeine Haltung (bewusst oder unbewusst), die auf ganz persönlichen Normen und Werten beruht.

> *» Es gibt wirklich, allen Turnlehrern zum Trotz, eine beachtliche Zahl von Geistesprodukten, die von kränklichen oder zumindest körperlich stark verwahrlosten Leuten hervorgebracht wurden. «*

···› Lerntipp
Lehnen Sie sich einen Moment zurück, schließen Sie die Augen und gehen Sie der Frage nach: Was bedeutet für mich Gesundheitsförderung, welche Assoziationen fallen mir dazu ein? Schreiben Sie Ihre Gedanken auf.

In den folgenden Kapiteln wird dargestellt, wie sich die Gesundheitsförderung im Laufe der Geschichte entwickelt hat. Zudem wird gezeigt, wie sich die Gesundheitsförderung heute präsentiert und was für Konsequenzen sie auf die Pflege hat.

30.2 Von der Hygieneerziehung zur Ottawa-Charta

30.2.1 Geschichtliche Entwicklung

Gesundheit ist für die meisten Menschen das wichtigste Gut. Die Lehre vom gesunden Leben war und ist für die Sicherheit des menschlichen Überlebens von zentraler Bedeutung. Es gibt sowohl in der Bevölkerung als auch in Gesundheitsfachkreisen zumindest tendenzielle Entwicklungen zum Thema Gesundheit, die auf einen Paradigmawechsel hinweisen. Dieser könnte heißen: von der Fürsorge zur Selbstbestimmung oder vom krankheits- zum gesundheitsorientierten Denken und Handeln.

Vor allem im **19. Jahrhundert** lösten große Infektionsepidemien wie Tuberkulose, Cholera und Typhus bei der Bevölkerung Angst und Schrecken aus. Durch die Entdeckung von Krankheitserregern setzte sich jedoch immer mehr die wissenschaftliche Erkenntnis durch, dass die Ursachen dieser Erkrankungen nicht Schicksale oder Strafen sind, sondern Erreger.

Die ersten gesundheitspolitischen Maßnahmen wurden erforderlich; die **Idee der Hygieneerziehung**, mit ihren Prinzipien Sauberkeit, Gründlichkeit und Ordnung, war geboren. Man versuchte die Lebensverhältnisse der Menschen zu verbessern, die Säuglingssterblichkeit zu verringern und die Bevölkerung zu einer moralischen und reinlichen Lebensführung zu erziehen. Diese Hygieneerziehung wurde zum wesentlichen Element der damaligen staatlichen Gesundheitspolitik.

Die sensationellen Entdeckungen wirksamer **pharmakologischer Therapien im 20. Jahrhundert** verdrängten das vorherrschende Gesundheitskonzept der Hygieneerziehung. Der Glaube, mit Hilfe dieser neuen Therapien die Epidemien in den Griff zu bekommen, war jedoch ein Trugschluss. Man musste bald feststellen, dass die Seuchen nur durch die Kombination von beiden Gesundheitskonzepten, also mit Hilfe der Hygiene und Pharmakologie, in Schach gehalten werden konnten.

In den **Sechziger- und Siebzigerjahren** dieses Jahrhunderts bestimmten vor allem die chronisch-degenerativen Krankheiten wie Herz-Kreislauf-Störungen, Suchtkrankheiten, Karies etc. die Gesundheitsdiskussion. Man ging davon aus, dass diese Krankheiten hauptsächlich durch eine ungesunde Lebensweise hervorgerufen wurden. Dementsprechend wurde mit erhobenem Zeigefinger aufgeklärt, informiert, appelliert und den Menschen gezeigt, was richtig oder falsch für sie ist. Diese seit über dreißig Jahren angewendeten traditionellen Methoden der sog. *Gesundheitserziehung*, die zumeist mittels Aufklärungskampagnen und Informationsmaterialien die Menschen dazu anhalten sollten, gesünder zu leben, haben allerdings deutlich die begrenzte Reichweite solcher Strategien aufgezeigt. Zwar waren die Leute informiert, sie wollten aber trotzdem nicht auf Schweinebraten, Alkohol, Zigaretten etc. verzichten. Ausschlaggebend für diese Zeit war das biomedizinische Denken.

Ein wesentliches Konzept dieser Zeit war, und ist auch heute noch, die sog. *Prävention*. Sie orientiert sich eindeutig an Krankheiten und Risikofaktoren mit dem Ziel, diese zu vermeiden. Aufgrund der Erfolge bei der Bekämpfung der Tuberkulose wurden Forderungen nach Reihenuntersuchungen bei gesunden

Menschen laut. Vor allem in den Bereichen der Schwangerschafts- und Krebsvorsorge und bei Kinderuntersuchungen konnten durch Reihenuntersuchungen gute Ergebnisse erzielt werden.

Die **Achtzigerjahre** brachten die Erkenntnis, dass die oben beschriebenen Methoden und Konzepte nicht zum gewünschten Erfolg führen und auch nur schlecht mit den Idealen einer mündigen Gesellschaft zu vereinbaren sind. Parallel zu den Konzepten der Gesundheitserziehung und Prävention entwickelte sich deshalb das sog. *psychosoziale Konzept*. Es basiert auf der Idee, durch Förderung der Selbstkompetenz, im Sinne einer verbesserten Konfliktfähigkeit und Stärkung der Selbstbestimmung des Individuums, die Menschen am gesundheitsschädigenden Verhalten zu hindern. Es setzte sich auch immer mehr die Erkenntnis durch, dass nicht allein das individuelle Verhalten, sondern auch das Umfeld und die gesellschaftlichen Strukturen entscheidende Einflussfaktoren auf den Gesundheitszustand des Menschen sind. Diese Erkenntnis führte u.a. zu einem entscheidenden Paradigmawechsel. Es ging also nicht mehr allein um die Verhütung von Krankheiten, sondern um die Förderung von Gesundheit, d.h. die Erhaltung und Entwicklung von menschlichen und natürlichen Ressourcen. Im Mittelpunkt dieser Gesundheitsförderung stand nun die Gestaltung von Lebensweisen und -räumen zur Förderung des menschlichen Wohlbefindens.

30.2.2 Salutogenese-Modell

Mitentscheidend für den Paradigmawechsel von der Prävention zur Gesundheitsförderung ist auch das **Salutogenese-Modell von A. Antonovsky.** In den Siebzigerjahren schuf der israelisch-amerikanische Medizinsoziologe dieses Pendant zur Pathogenese (Krankheitsentstehung). Es bedeutet so viel wie *Gesundheitsentstehung* oder *Ursprünge von Gesundheit*. Während einer wissenschaftlichen Arbeit stieß Antonovsky auf die Frage: „Warum werden einige Menschen bei vergleichbaren Situationen oder Belastungen krank und andere bleiben gesund?“ Die salutogenetische Orientierung geht von einem Gesundheits-Krankheits-Kontinuum aus (**Abb. 30.1**). Völlige Gesundheit und völlige Krankheit sind dabei die Extrempole. Es gibt Kräfte, Fähigkeiten oder Ressourcen, die den Menschen in die eine oder andere Richtung des Kontinuums führen. Dabei hat jeder Mensch immer teilweise gesunde und teilweise kranke Anteile. Gesundheit kann also nicht als Zustand, sondern muss als Prozess verstanden werden.

Wie erklärt sich nun aber eine Bewegung in Richtung des Pols Gesundheit oder des Pols Krankheit? Die Individuen, die unter vergleichbaren Bedingungen und Belastungen nicht erkranken, scheinen über bestimmte Kräfte, Fähigkeiten und Ressourcen zu verfügen, die anderen Menschen fehlen. Somit kann der entsprechende Stressor gar nicht krankheitsauslösend wirken. Dabei handelt es sich vor allem um persönliche Kompetenzen, die zur Erhaltung der Gesundheit beitragen. Es sind also nicht die in Richtung Krankheitspol ziehenden sog. Risikofaktoren des Pathogenese-Modells, sondern von zentraler Bedeutung für das Salutogenese-Modell sind die sog. *Allgemeinen Widerstandsressourcen* oder auch *Gesundheitsfaktoren* genannt. Sie sind für das Ziehen in Richtung Gesundheitspol verantwortlich. Zu diesen Gesundheitsfaktoren, die bewirken, dass krank machende Belastungsfaktoren gar nicht erst auftreten oder erfolgreich bekämpft werden, zählt Antonovsky den

- somatischen Bereich, z.B. das körpereigene Immunsystem,
- materiellen Bereich, z.B. die Finanzen,
- kognitiven Bereich, z.B. die Wahrnehmung, Intelligenz,
- emotionalen Bereich, z.B. ein stabiles Selbstwertgefühl,
- sozialen Bereich, z.B. zwischenmenschliche Beziehungen,
- kulturellen Bereich, z.B. Rollen, Orientierungssysteme,
- Bereich Werte/Haltungen, z.B. Optimismus, Flexibilität.

In welche Richtung der Zeiger der Waage in **Abb. 30.2** ausschlägt, ist das Resultat der je gegebenen, aber auch veränderlichen und beeinflussbaren Balance des Verhältnisses zwischen Risiko- und Gesundheitsfaktoren. Sie können sowohl innerhalb als auch

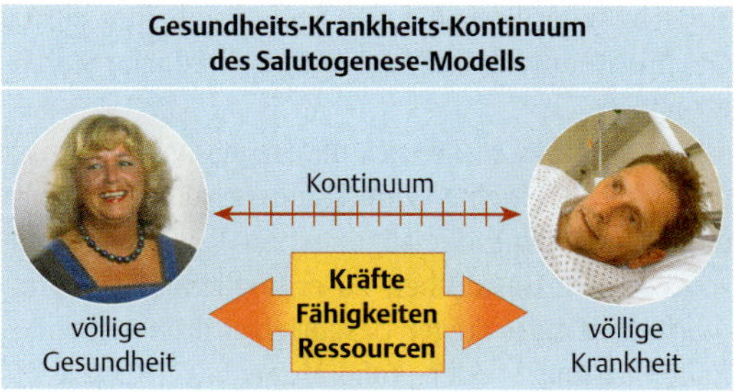

Abb. 30.1 Gesundheit ist ein Prozess, in dem der Mensch sich zwischen den beiden Extrempolen völlige Gesundheit bzw. Krankheit bewegt

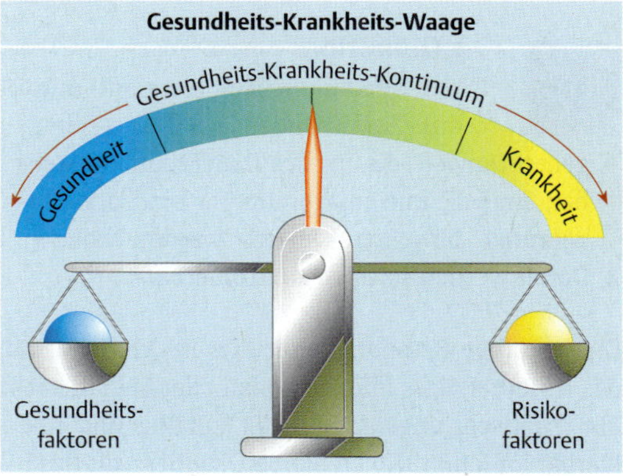

Abb. 30.2 Gesundheits- und Risikofaktoren, wie z.B. Optimismus oder Pessimismus, sind die Gewichte, die die Waage in Richtung Gesundheit oder Krankheit ausschlagen lassen

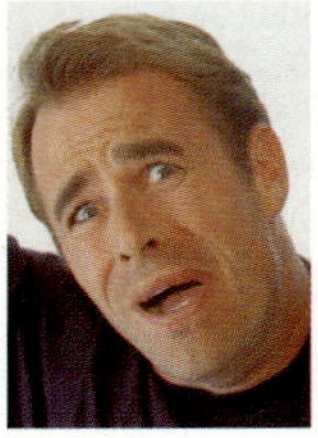
Chaotisches Erleben

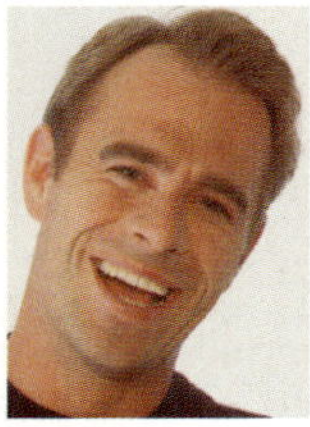
Informationen werden mit einem positiveren Grundgefühl verarbeitet

außerhalb der Person liegen und jeweils ihre eigene Geschichte und damit auch unterschiedliche Stabilität haben.

Antonovsky stellte sich die Fragen: Warum wirkt etwas als allgemeine Widerstandsressource? Was ist das Gemeinsame der allgemeinen Widerstandsressourcen, um Gesundheit zu ermöglichen? Die Antworten auf diese Fragen beschrieb er im Konzept des *Kohärenzsinns* oder *Kohärenzgefühls* (Kohärenz = Zusammenhang) mit seinen drei Komponenten:

- Verständlichkeit,
- Machbarkeit,
- Sinnhaftigkeit.

Allen Widerstandsressourcen ist also gemeinsam, dass sie es dem Individuum erleichtern, die zahlreichen Stressoren, denen es permanent ausgesetzt ist, einzuordnen, zu bewältigen und ihnen einen Sinn abzugewinnen. Wenn man so will, haben sie eine Stress immunisierende Funktion.

Der Kohärenzsinn drückt den Glauben an ein verständliches, bedeutungsvolles und beeinflussbares Leben aus. Er ist ein zentrales Persönlichkeitsmerkmal, eine generelle Lebenseinstellung oder eine zentrale Fähigkeit und bestimmt die Sicht der Umwelt, der Zukunft und der eigenen Person. Dabei handelt es sich wohl um ein menschliches Grundbedürfnis nach Durchschaubarkeit, Verstehbarkeit und Beherrschbarkeit von Ereignissen in der Umgebung einer Person.

Merke
Antonovskys Hypothese lautet: Je stärker das Kohärenzgefühl einer Person ist, desto erfolgreicher wird sie die unausweichlichen, kontinuierlichen und der menschlichen Existenz innewohnenden Stressoren bewältigen können.
(zum Salutogenese-Modell und Kohärenzgefühl s. S. 715)

Im Folgenden werden die oben aufgezählten drei Komponenten des Kohärenzgefühls vorgestellt:

Verständlichkeit/Verstehbarkeit

Definition
Unter Verständlichkeit versteht Antonovsky Stimuli oder Signale aus der eigenen Umwelt, die für das Individuum verstehbar, sinnvoll und interpretierbar sind und eingeordnet bzw. strukturiert werden können. Damit werden sie auch kontrollierbar.

Die kognitive Betonung steht hier im Vordergrund, das bedeutet, dass Informationen oder Signale nicht als chaotisch, ungeordnet oder zufällig und unerklärbar im Raum stehen bleiben, sondern für das Individuum verstehbar sind und eine möglichst unverzerrte Einschätzung der eigenen Gefährdung (z. B. ausgelöst durch eine Krankheit) ermöglichen. Personen mit einem niedrigen Verständlichkeitsgefühl haben das Gefühl, ständig in einem unerklärbaren und unerwarteten Schlamassel zu stecken.

Machbarkeit/Beeinflussbarkeit

Definition
Diese Komponente bedeutet, das Gefühl zu haben, die sich stellenden Anforderungen mit geeigneten Ressourcen bewältigen zu können. Im Zentrum steht das Gefühl oder der Glaube an die eigenen Möglichkeiten, Ressourcen mobilisieren zu können und die Überzeugung zu haben, wichtige Ereignisse im Leben selbst mitbestimmen zu können.

Dies beinhaltet die Möglichkeit oder Fähigkeit, persönliche Entscheidungen zu treffen. Die Befähigung, Belastungen erfolgreich anzugehen und dementsprechend zu handeln, entspricht einer Art „psychischem Immunsystem", das aber nicht einfach nur durch Anlage gegeben ist.

Entscheidend ist in diesem Zusammenhang ein gutes Selbstwertgefühl. Dieses ist wichtig für die Beurteilung der Bedrohlichkeit einer Situation und wie damit umgegangen werden soll. Mit einem hohen Gefühl von Machbarkeit kommt sich eine Person selten als vom Leben ungerecht behandelt oder als Opfer vor.

Sinnhaftigkeit/Bedeutsamkeit

Definition
Bei dieser Komponente geht es darum, Anforderungen und Belastungen der Umwelt als emotional sinnvoll, als Herausforderung und nicht als Last zu betrachten.

Für solche Herausforderungen ist es sinnvoll, Energien zu mobilisieren. Die Überzeugung gehört dazu, dass das Leben Sinn hat und dass die Freude am Leben dominiert. Es geht darum, die Bedeutsamkeit von Ereignissen zu erkennen. Dabei verändert das Individuum nicht die Realität, sondern interpretiert sie möglichst positiv. Negative Erfahrungen werden sehr wohl wahrgenommen und verarbeitet. Jedoch werden die maximal positiven Aspekte dieser Erfahrungen mitverarbeitet. Die Betonung liegt hier auf der emotionalen oder motivationalen Komponente des menschlichen Lebens.

Die Konsequenz des Salutogenese-Modells für die Gesundheitsförderung lautet: Gesundheitsförderung besteht in der Stärkung des Kohärenzgefühls.

Lerntipp
Wie schätzen Sie Ihr persönliches Kohärenzgefühl ein? Versuchen Sie es anhand von Beispielen, Erfahrungen oder Erlebnissen zu verdeutlichen. Suchen Sie im Sinne dieses Denkansatzes konkrete pflegerische Maßnahmen zu den drei Komponenten des Kohärenzgefühls (Verstehbarkeit, Machbarkeit, Sinnhaftigkeit).

Welche Bedeutung/Konsequenzen hat das Salutogenese-Modell für die Gesundheitsförderung in der Pflege?

- Dem „Schwergewicht“ Pathogenese wird ein „Gegengewicht“ gegenübergestellt. Die Salutogenese unterstützt die Gewichtsverlagerung von der Kranken- in Richtung Gesundheitspflege und darf als komplementär betrachtet werden.
- Der Gesundheitsförderung wird das Modell Salutogenese unterstützend zur Seite gestellt. Konsequenz: Die „neue“ Blickrichtung auf eine Pflegesituation führt unter Umständen zu anderen Pflegemaßnahmen.
- Bei der Stärkung des Kohärenzgefühls werden Pflegende immer wieder dazu angehalten, sich zu fragen und mit dem Patienten abzuklären, ob:
  - dieser seine augenblickliche Situation verstehen, nachvollziehen und einordnen kann oder ob er noch Informationen oder Aufklärung benötigt,
  - dieser seine Handlungs- und Entscheidungsspielräume optimal erkennt und ausnützt oder ob die Pflege mehr Wahl- und Mitbestimmungsmöglichkeiten anbieten könnte,
  - dieser seine Situation als sinnvoll, bedeutsam und als Herausforderungen wahrnimmt oder ob die Pflege diesbezüglich noch Unterstützungsangebote machen könnte.
- Die Salutogenese fördert ein fortschrittliches Pflegeverständnis in Bezug auf die Komponenten Gesundheit und Menschenbild.
- Die Ressourcenorientierung fördert eine selbstverständlichere Integration der Ressourcen in die Pflege,
- Das Modell steigert die persönliche Psychohygiene der Pflegenden. Sie fördert eine Sicht, die zum Aufbau von Verständnis, Einfluss und Sinn im Zusammenhang mit ihrer Arbeit beiträgt.
- Die Salutogenese fördert die Auseinandersetzung mit Aspekten der Lebenseinstellung, des Glaubens und der Selbstwahrnehmung. Aspekte, die für die Pflege im Allgemeinen und im Speziellen für die Gesundheitsförderung unerlässlich sind.

Abgeschlossen wird die Vorstellung des Salutogenese-Modells mit einem Vergleich von Antonovsky (1993, Kap. 1), der die Diskussion zur Salutogenese versus Pathogenese folgendermaßen zusammenfasst: „...dass wir alle eine lange Skipiste herunterfahren, an deren Ende ein unumgänglicher und unendlicher Abgrund ist. Die pathogenetische Orientierung beschäftigt sich hauptsächlich mit denjenigen, die an einen Felsen gefahren sind, einen Baum, mit einem anderen Skifahrer zusammengestoßen sind oder in eine Gletscherspalte fielen. Weiterhin versucht sie uns davon zu überzeugen, dass es das Beste ist, überhaupt nicht Ski zu fahren. Die salutogenetische Orientierung beschäftigt sich damit, wie die Piste ungefährlicher gemacht werden kann und wie man Menschen zu sehr guten Skifahrern machen kann.“

» Die pathogenetische Orientierung beschäftigt sich hauptsächlich mit denjenigen, die an einen Felsen gefahren sind, einen Baum, mit einem anderen Skifahrer zusammengestoßen sind oder in eine Gletscherspalte fielen. «

30.2.3 Ottawa-Charta der WHO

In den Achtzigerjahren ist es zum internationalen Durchbruch der Gesundheitsförderung gekommen. Die WHO verabschiedete an ihrer 1. Internationalen Konferenz zur Gesundheitsförderung in Ottawa 1986 die *„Ottawa-Charta“*. Darin definierte sie ihre Haltung zur Gesundheitsförderung folgendermaßen:

Definition
„Gesundheitsförderung zielt auf einen Prozess, allen Menschen ein höheres Maß an Selbstbestimmung über ihre Gesundheit zu ermöglichen und sie damit zur Stärkung ihrer Gesundheit zu befähigen. Um ein umfassendes körperliches, seelisches und soziales Wohlbefinden zu erlangen, ist es notwendig, dass sowohl einzelne als auch Gruppen ihre Bedürfnisse befriedigen, ihre Wünsche und Hoffnungen wahrnehmen und verwirklichen sowie ihre Umwelt meistern bzw. sie verändern können. In diesem Sinne ist die Gesundheitsförderung als ein wesentlicher Bestandteil des alltäglichen Lebens zu verstehen und nicht als vorrangiges Lebensziel. Gesundheit steht für ein positives Konzept, das die Bedeutung sozialer und individueller Ressourcen für die Gesundheit ebenso betont wie die körperlichen Fähigkeiten. Die Verantwortung für die Gesundheitsförderung liegt deshalb nicht nur beim Gesundheitssektor, sondern bei allen Politikbereichen und zielt über die Entwicklung gesünderer Lebensweisen hinaus auf die Förderung von umfassendem Wohlbefinden.“

Die Ottawa-Charta ist die Grundlage für die Gesundheitsförderung, in der auch ihre Ziele sehr umfassend dargestellt werden. Der bereits oben erwähnte Paradigmawechsel, von der Prävention zur Gesundheitsförderung bzw. von der Krankheits- zur Gesundheitsorientierung, lässt sich abschließend wie folgt zusammenfassen:

- von der Pathogenese zur Salutogenese,
- von den Defiziten zu den Ressourcen,
- vom Leid zum gelingenden Leben,
- von der Aufklärung zur Partizipation,
- von der Anpassung zur Emanzipation,
- von der Askese zur angemessenen Mischung von Verzicht und Genuss.

Lerntipp
Erfassen Sie die für Sie zentralen Begriffe der Definition von Gesundheitsförderung und versuchen Sie, diese in einen möglichen Zusammenhang mit Ihrer Berufssituation zu bringen. Welche Meinung haben die Pflegepersonen auf Ihrer Station dazu?

30.3 Nationale Grundlagen der Gesundheitsförderung für die Pflege

Neben der Ottawa-Charta der WHO gibt es noch nationale Bestimmungen und Gesetze, die den Aufgabenbereich der Pflege innerhalb der Gesundheitsförderung definieren. Im Folgenden werden diese für die Länder Schweiz, Österreich und Deutschland vorgestellt.

In der Schweiz

Die Gesundheitspflege/Gesundheitsförderung wird seit den 1992 in Kraft getretenen Neuen Ausbildungsbestimmungen für Pflegeberufe des Schweizerischen Roten Kreuzes als wichtiges Tätigkeitsfeld bestimmt. Schon durch den Titel „Bestimmungen für die Diplom-Ausbildungen in Gesundheits- und Krankenpflege" wird dies deutlich. In diesen Ausbildungsbestimmungen wird das Gesamtangebot der Pflege in den sog. fünf Funktionen genau definiert. In der Funktion vier: „Mitwirkung an Aktionen zur Verhütung von Krankheiten und Unfällen einerseits sowie zur Erhaltung und Förderung der Gesundheit andererseits, Beteiligung an Eingliederungs- und Wiedereingliederungsprogrammen" wird explizit von Erhaltung und Förderung der Gesundheit als Angebot der Pflege gesprochen. Daneben dient die Entwicklung von sämtlichen in den Ausbildungsbestimmungen formulierten Schlüsselqualifikationen der Gesundheitsförderung. Besonders hervorzuheben wären hier die Ressourcenorientierung, das Beherrschen von entsprechenden Methoden und Techniken und pädagogische Fähigkeiten bezüglich Verhaltens- und Einstellungsänderungen.

In Österreich

1998 wurde die novellierte Fassung zum Gesundheits- und Krankenpflegegesetz von 1997 für die Gesundheits- und Krankenpflegeberufe in Kraft gesetzt. Im Folgenden wird auf das Buch von Weiss-Fassbinder/Lust (1998) Bezug genommen (S. 23).

„Da der Aufgabenbereich der Pflege neben der Wiederherstellung der Gesundheit des Menschen auch deren Aufrechterhaltung und Förderung umfasst, soll der Aspekt der Gesundheitspflege in die Bezeichnung der Berufsgruppe integriert werden."

Im Verlauf des Gesetzestextes wird unter § 14 Eigenverantwortlicher Tätigkeitsbereich u. a. explizit „die Gesundheitsförderung und -beratung im Rahmen der Pflege" erwähnt. Damit sind „Informationen über Krankheitsvorbeugung und Anwendung von gesundheitsfördernden Maßnahmen" gemeint.

Im interdisziplinären Tätigkeitsbereich wird unter § 16 u. a. von „Mitwirkung bei Maßnahmen zur Verhütung von Krankheiten und Unfällen sowie zur Erhaltung und Förderung der Gesundheit" gesprochen. Unter § 22 zum Thema Krankenhaushygiene wird der Begriff Gesunderhaltung verwendet. Auch bei den Inhalten für die Ausbildung in der allgemeinen Gesundheits- und Krankenpflege wird unter § 42 u. a. auf das Sachgebiet der „Gesundheitserziehung und Gesundheitsförderung, einschließlich Arbeitsmedizin" hingewiesen.

Das Gesundheits- und Krankenpflegegesetz in Österreich zeigt ebenfalls deutlich und differenziert den Aufgabenbereich und die Bedeutung der Gesundheitsförderung für die Pflege.

In Deutschland

Im Gegensatz zur Schweiz und zu Österreich taucht der Begriff Gesundheitspflege in der offiziellen Berufsbezeichnung nicht auf. Es existiert das Krankenpflegegesetz von 1985. In diesem Gesetz wird die Gesundheitsförderung in § 4 Ausbildungsziele unter Absatz 3 aufgeführt und wie folgt formuliert: „Die Ausbildung soll insbesondere gerichtet sein auf… die Anregung und Anleitung zu gesundheitsförderndem Verhalten."

In den Erläuterungen zum Gesetz heißt es bei Kurtenbach (1998, S. 86), dass die Ausbildungsziele durch die entsprechenden Ausbildungsinhalte verwirklicht werden sollen. In der Ausbildungs- und Prüfungsverordnung wird dann unter § 1 Ausbildung, Absatz 1, Anlage 1 u. a. auf den verbindlichen Inhalt Gesundheitserziehung, Gesundheitsvorsorge und Früherkennung von Krankheiten hingewiesen. Gesundheitsförderung als Inhalt erscheint hier jedoch explizit nicht mehr. In Deutschland wird zwar in § 4 des Krankenpflegegesetzes die Gesundheitsförderung als Ausbildungsziel erwähnt, aber dies geschieht in einer vergleichsweise weniger konkreten und ausführlichen Art und Weise, als dies neuerdings in der Schweiz und in Österreich der Fall ist.

Trotzdem lässt sich sagen, dass auch in Deutschland die Gesundheitsförderung in der Pflege mitbedacht wird, wenn auch nicht eindeutig konkretisiert.

30.4 Begriffsklärungen

Einleitung

Begriffe wie Gesundheit, Gesundheitspflege, Gesundheitserziehung, Gesundheitsbildung, Prävention, Gesundheitsförderung, Gesundheitsberatung etc. werden in der Literatur auf sehr unterschiedliche Art und Weise definiert.

Bei der Begriffsklärung oder Definition handelt es sich auf der einen Seite um die Abgrenzung eines Begriffes von einem oder mehreren anderen. Auf der anderen Seite ist es wichtig, diese Begriffe im Verhältnis zueinander zu definieren. Dabei geht es um eine Einigung, bei der es nicht um richtig oder falsch, sonder um mehr oder weniger sinnvoll geht. In diesem Sinne hat die Begriffsklärung nicht absolute Gültigkeit, sondern sie muss sich immer wieder an der Interpretation der jeweiligen Gegebenheiten und Bedürfnisse orientieren.

Grundsätzlich bleibt festzuhalten, dass sich durch die Ergänzung des Begriffes *Gesundheitspflege* zum Begriff *Krankenpflege* das gesamte pflegerische Angebot an kranke und gesunde Menschen zu richten hat. So gesehen kann der Begriff Gesundheitspflege als eine Art Oberbegriff für alle im Zusammenhang mit Gesundheit stehenden pflegerischen Aktivitäten verstanden werden (zum Begriff Gesundheits- und Krankenpflege S. 92).

Im Folgenden werden schwerpunktmäßig die Begriffe Gesundheitsförderung und Prävention und ihr Verhältnis zueinander beschrieben. Da sie einen erheblichen Teil zur Begriffsverwirrung beitragen, ist diese Unterscheidung wichtig.

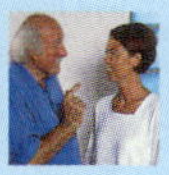

Begriffsbestimmung Gesundheitsförderung, Prävention, Gesundheitserziehung und Gesundheitsbildung, Gesundheitsberatung

Gesundheitsförderung

Dieser Begriff setzt sich, wie unschwer zu erkennen ist, aus den zwei Wortbestandteilen „Gesundheit" und „Förderung" zusammen. *Gesundheit* wird auf ganz unterschiedliche Arten definiert. Es gibt keine absolute Definition. Aus diesem Grunde hat z. B. das Schweizerische Rote Kreuz keine Definition für den ganzen Berufsstand vorgeschrieben (s. Salutogenese-Modell, S. 715, und Modelle von Gesundheit und Krankheit, S. 76 f).

Das Verständnis von *Förderung* geht von einer „behutsamen Entfaltung" aus. Damit ist gemeint, dass bei einem Menschen schon etwas vorhanden ist. Wäre dem nicht so, könnte auch nichts gefördert werden. Diese Haltung geht davon aus, dass jeder Mensch mit bestimmten Fähigkeiten und Fertigkeiten ausgestattet ist, also über Ressourcen verfügt, mit denen er die sich stellenden Aufgaben im Leben bewältigt (Fichten 1993, S. 7). In diesem Sinne bedeutet Gesundheitsförderung für Pflegende, an die bei einem Menschen vorhandenen Fähigkeiten und Fertigkeiten anknüpfen, um diese zusammen mit ihm behutsam zur Entfaltung zu bringen. Diese Perspektive ist demnach ressourcenorientiert. D. h. den Menschen nicht vornehmlich aus einer defizitorientierten Sicht betrachten (was kann er alles nicht und nicht mehr), sondern abklären, über welche individuellen Fähigkeiten verfügte er und verfügt er noch, um diese nutzen zu können.

Dieser Ansatz zielt darauf ab, dass die Menschen zunehmend mehr Eigenständigkeit erlangen und zu selbstverantwortlichem Handeln in Bezug auf ihre Gesundheit befähigt werden. Dies entspricht auch der Vorstellung der Ottawa-Charta der WHO, in der Gesundheitsförderung verstanden wird als Anstrengungen, die darauf gerichtet sind, „allen Menschen ein höheres Maß an Selbstbestimmung über ihre Gesundheit zu ermöglichen und sie damit zur Stärkung ihrer Gesundheit zu befähigen".

Merke

Etwas einfacher ausgedrückt könnte Gesundheitsförderung auch bedeuten, dass Menschen lernen, immer aufmerksamer und liebevoller mit sich und anderen und der Umwelt umzugehen.

Gesundheitsförderung ist jedoch nicht „nur“ eine individuelle oder kollektive Verhaltensstrategie, sondern auch ein politisches Programm. Was ist damit gemeint? Grundlegende Voraussetzung für Gesundheit sind Frieden, angemessene Wohnbedingungen, Bildung, Ernährung, Einkommen, ein stabiles Ökosystem, soziale Gerechtigkeit und Chancengleichheit. Diese Voraussetzungen sind jedoch nicht für alle Menschen gleich gegeben, d. h. die Verhältnisse, in denen Menschen sich befinden, und die Möglichkeiten, die ihnen zur Verfügung stehen, sind unterschiedlich. Gesundheitsförderung zielt darauf ab, die Verhältnisse und Bedingungen von Gesundheit zu beeinflussen. Hier sind auch Pflegende gefragt, innerhalb ihrer Lebenswelten Einfluss zu nehmen.

Dieser Einfluss könnte so aussehen, dass

- Pflegende im interdisziplinären Bereich innerhalb einer Organisation (Spital, Spitex) Projekte initiieren und mitgestalten, wenn es z. B. um Nichtraucherräume, gesunde Ernährung, Mitbestimmung, Arbeitszeitgestaltung geht,
- Pflegende in Gemeinden mit den Bewohnern Projekte initiieren, wo es um die Schaffung gesundheitsfördernder Lebenswelten geht, z. B. Geschwindigkeitsbegrenzung, Spielstraßen, Nachbarschaftshilfe, Besuchsdienst, behindertenfreundliche Verkehrsbedingungen (Rollstuhlrampen, Lifte),
- Pflegende sich in ihren Berufsverbänden und politischen Gremien als Fachpersonen für Gesundheit für gesundheitsfördernde Belange einsetzen, z. B. Umweltschutz, Verkehrsberuhigung.

Prävention

Unter Prävention wird Vorbeugung und Verhütung verstanden.

Prävention wird häufig in einem Atemzug mit dem Begriff der Gesundheitsförderung genannt. Um die unterschiedliche Bedeutung der beiden Begriffe deutlich machen zu können, sollen an dieser Stelle die drei Präventionsstufen vorgestellt werden.

Primärprävention. Sie setzt vor dem Auftreten von Frühsymptomen ein und soll die Verhinderung einer Störung oder einer Krankheit ermöglichen. Es sind all diejenigen Maßnahmen gemeint, die sich an den gesunden Menschen und seine täglichen Lebensbedürfnisse richten; auf den Zustand also, in dem Krankheiten oder auch Risikofaktoren noch nicht in Erscheinung getreten sind, wo es also darauf ankommt, Gesundheit zu erhalten (z. B. Zähne putzen oder rückenschonendes Arbeiten).

Sekundärprävention. Sie strebt die Früherkennung und Behandlung von Zuständen an, die als gesundheitsgefährdend gelten und zu unterschiedlichen Problemen und Störungen führen können. Die Erfassung von Krankheiten im Frühstadium, z. B. durch Reihenuntersuchungen, gehört zu den typischen Aufgaben der Sekundärprävention. Dazu gehört auch die Identifizierung und Beseitigung der *Risikofaktoren*. Darunter versteht man all diejenigen krankheitsauslösenden Faktoren, die im Körper selbst wirksam werden oder von der Umwelt aus auf das Individuum einwirken, z. B. erhöhter Blutdruck, Rauchen, Stress.

Tertiärprävention. Sie will vor allem Folgeschäden von Erkrankungen für Betroffene und ihr soziales Umfeld verringern oder beseitigen, z. B. durch Anwendung von Prophylaxen oder Copingverfahren. Der Begriff deckt sich weitgehend mit dem der Rehabilitation.

Lerntipp

Finden Sie heraus, in welcher der drei Präventionsstufen die Pflege vor allem aktiv ist und wie dort das pflegerische Angebot aussehen könnte.

Verhältnis Gesundheitsförderung – Prävention

Prävention orientiert sich eindeutig an Krankheiten und Risikofaktoren mit dem Ziel, diese zu vermeiden. Sie ist meist zentriert auf bestimmte Themen und richtet sich an bestimmte Bevölkerungsgruppen, die gefährdet sind. *Gesundheitsförderung* hingegen will umfassendes Wohlbefinden und richtet sich an alle Menschen (als Individuen und nicht an bestimmte Gruppen). Sie versucht, unter Nutzung der vorhandenen Ressourcen, die Lebensqualität zu verbessern (Rust 1995).

In welcher Beziehung die beiden Begriffe Gesundheitsförderung und Prävention zueinander stehen, macht **Abb. 30.3** deutlich:

Die Abbildung zeigt, dass zur Gesundheits- und Krankenpflege sowohl die Gesundheitsförderung als auch die Prävention gehören. Gemeint ist hier nicht entweder-oder, sondern Gesundheitsförderung ist als komplementäres Angebot oder komplementäre Sichtweise zur Prävention zu sehen. Die Pflege bewegt sich mit ihrem Angebot zwischen Krankheit (Prävention) und Gesundheit (Gesundheitsförderung), ist also *beiden* verpflichtet. D.h. dass die Sicht auf Gesundheit nicht die Sicht auf Krankheit ersetzt und umgekehrt. Fließende Übergänge sind dabei vorhanden.

Es geht also in der Pflege nicht darum, eine Über- oder Unterbewertung der einen oder anderen Sichtweise vorzunehmen. Schon gar nicht besteht nach Doorduijn (1995, S. 39) Anlass „zu Überheblichkeit von Gesundheitsförderern nach der ‚reinen Lehre' von Ottawa gegenüber Profis, die ‚nur' Prävention betreiben. Letztere können jene jederzeit in Verlegenheit versetzen, wenn sie die Frage stellen, was denn Gesundheitsförderung bislang an messbaren Erfolgen vorzuweisen habe. Denn dass Aktionen und Kampagnen im Sinne der Prävention auf Teilgebieten Erfolge erzielen, lässt sich sogar statistisch nachweisen." Es geht in der Pflege vielmehr darum, je nach Aufgabe und Ziel die eine oder andere Sichtweise einzunehmen.

Gesundheitserziehung und Gesundheitsbildung

Der Begriff der *Gesundheitserziehung* ist traditionell eng verbunden mit dem Begriff der Prävention (risikofaktorenorientiert) und demzufolge mit dem biomedizinischen Denken. Handlungsbereich der Gesundheitserziehung war und ist auch heute noch vor allem die Vorbeugung von Krankheiten innerhalb der drei Präventionsstufen.

Methodisch zielt sie vorrangig mit Informationsmaterialien (Broschüren, Filme etc.) auf Verhaltensprävention bei einzelnen Menschen und ausgewählten Bevölkerungsgruppen. Sie arbeitet zu sehr mit moralischen Appellen und mit erhobenem Zeigefinger, was zu einer Veränderung des Verhaltens führen soll. Prägend für die Gesundheitserziehung ist auch die Grundannahme der Unmündigkeit und Erziehungsbedürftigkeit erwachsener Menschen. Sie proklamiert den Grundsatz: Nur ein informierter Mensch ist ein gesunder Mensch. Der Begriff impliziert häufig eine bestimmte Rolle von Experten, die ihr Wissen darüber, was eine gesunde Lebensführung ist, an sog. Laien weitergeben, in dem Sinne: „Ich weiß, was für Sie gut ist!", verbunden mit quantifizierbaren Regeln der gesunden Lebensführung. Das bedeutet, dass die Beziehungen zwischen den betroffenen Menschen zumeist hierarchisch, im Sinne eines Kompetenzgefälles, geprägt sind.

Gesundheitsbildung zielt darauf ab, das Gesundheitspotenzial in allen Dimensionen des Menschseins zu fördern und zu entwickeln. Dabei geht es auch darum, die gesellschaftlichen Strukturen besonders im Hinblick auf ihre gesundheitsfördernden und krankmachenden Strukturen kritisch zu reflektieren und gegebenenfalls Möglichkeiten zu ihrer Veränderung zu entwickeln.

Die Gesundheitsbildung darf somit als ein umfassender, prozesshafter Gesundheitsförderungsansatz gesehen werden, der im Einklang mit der Eigenverantwortung und Selbstbestimmung des Menschen zu stehen hat; er hat als Zielpublikum vor allem Erwachsene im Visier. Der im Englischen verwendete Fachausdruck „health education" meint beide Tätigkeitsbereiche (Erziehung und Bildung). Die WHO (1998) geht bei ihrer Definition von Gesundheitsbildung und Gesundheitserziehung von diesem Fachausdruck aus und formuliert ihn folgendermaßen: „Gesundheitsbildung/Gesundheitserziehung umfasst bewusst gestaltete Lernmöglichkeiten, die gewisse Formen der Kommunikation einschließen und zur Verbesserung der Gesundheitsalphabetisierung (health literacy) entwickelt wurden; Letztere schließt die Erweiterung von Wissen und die Entwicklung von Alltagskompetenzen (life skills) ein, die individueller und kollektiver Gesundheit förderlich sind".

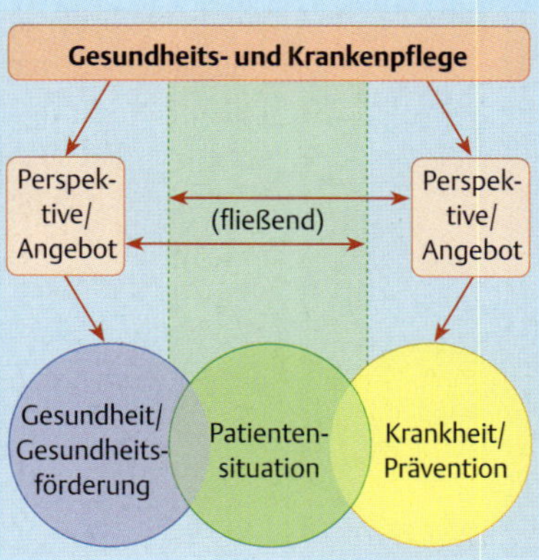

Abb. 30.3 Gesundheitsförderung und Prävention sind untrennbare Bestandteile der pflegerischen Angebote

Diese Definition bringt zum Ausdruck, dass es sich bei der Gesundheitsbildung/Gesundheitserziehung nicht nur um die Verbreitung von Informationen, sondern auch um die Entwicklung von persönlichen und kollektiven Kompetenzen handelt.

Mit Alltagskompetenzen sind hier gemeint „Kompetenzen und Fähigkeiten zur Anpassung und zu positivem Handeln, welche es Individuen ermöglichen, mit den Anforderungen und Herausforderungen des Lebens wirksam umzugehen" (WHO 1998). Beispiele für solche Alltagskompetenzen sind: Entscheidungen treffen, Probleme lösen, Selbstwahrnehmung, Kommunikationsfähigkeit, Umgang mit Stress. Der Begriff „Gesundheitsalphabetisierung bezieht sich auf jene kognitiven und sozialen Kompetenzen, die die Motivation und Fähigkeiten eines Individuums bestimmen, sich Zugang zu Informationen zu verschaffen, diese zu verstehen und in einer Weise zu nutzen, die Gesundheit fördert und erhält" (WHO 1998). Sie ist vom allgemeinen Alphabetisierungsgrad eines Menschen abhängig und meint mehr – wie vorgängig beschrieben – als nur die Fähigkeit, lesen und schreiben zu können.

» *Die Gesundheitserziehung hat einen zwiespältigen Ruf. Im deutschen Sprach- und Berufsverständnis wird zwischen „Erziehung" (eher Belehrung und Anleitung von Kindern und Jugendlichen als „Zöglingen") und „Bildung" (eher Unterstützung der Persönlichkeitsentwicklung von Kindern und Erwachsenen) deutlich unterschieden… (Sabo 1996, S. 38).* «

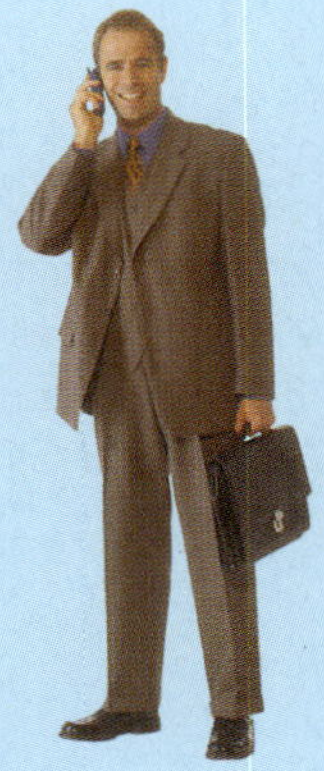

Gesundheitsberatung

Das Konzept der *Gesundheitsberatung* hat sich historisch aus dem der Gesundheitserziehung herausentwickelt und sich im Laufe der Zeit davon distanziert. Gesundheitsberatung in ihren verschiedenen Ausprägungen ist eine gesundheitsfördernde Interventionsmaßnahme. Damit ist das Anregen, Entwickeln und Unterstützen von präventivem und gesundheitsförderndem Tun und Lassen von Einzelnen und Gruppen gemeint. Dies geschieht durch eine persönliche Interaktion bzw. Kommunikation zwischen der Rat suchenden und der beratenden Person in einem durch berufliche und häufig institutionelle Regeln definierten Rahmen. Beratung allgemein, und demzufolge auch Gesundheitsberatung, zeichnet sich dadurch aus, dass die Bedürfnisse und die Ziele der Rat suchenden Person Priorität gegenüber denen der beratenden Person haben. Sie hat insbesondere zum Ziel, Rat suchenden Menschen zu helfen,

- sich ihrer gesundheitlichen Situation bewusst zu werden,
- sich Ziele für ein verbessertes gesundheitliches Gleichgewicht zu setzen,
- diese Ziele in die Tat umzusetzen und sie dauerhaft in ihr Alltagsleben zu integrieren.

(s. Beratung/Pflegeberatung, S. 143 f)

30.5 Gesundheitsförderung in der Pflege

Die Ottawa-Charta der WHO skizziert eine umfassende Strategie für die Gesundheitsförderung, die auf fünf sich wechselweise beeinflussenden Handlungsfeldern beruht. Diese lauten:

- eine gesundheitsfördernde Gesamtpolitik entwickeln,
- gesundheitsfördernde Lebenswelten schaffen,
- gesundheitsbezogene Gemeinschaftsaktionen unterstützen,
- persönliche Kompetenzen und Fähigkeiten entwickeln,
- Gesundheitsdienste neu orientieren.

Zur Verwirklichung dieser Handlungsfelder stehen zwei grundsätzliche Arten von Interventionsmaßnahmen zur Verfügung: die verhaltensorientierten gesundheitsfördernden Maßnahmen und die verhältnisorientierten gesundheitsfördernden Maßnahmen. Die verhaltensorientierten Maßnahmen wirken konkret auf eine Verhaltensänderung bei Individuen und Gruppen hin (z.B. Gesundheitsberatung). Die verhältnisorientierten Maßnahmen wirken auf die Verhältnisse, d.h. auf die physische und soziale Umwelt, auf die sog. Strukturen (z.B. Arbeitsgestaltung). Wie könnte nun der Beitrag der Pflegenden an die Gesundheitsförderung aussehen? Die WHO (1991) definiert den Auftrag an die Pflegenden im Rahmen der Strategien „Gesundheit für alle" wie folgt: „Die Pflegenden unterstützen Individuen, Familien und Gruppen darin, ihre physischen, psychischen und sozialen Potenziale zu erkennen und zu verwirklichen, dies in der ständigen Auseinandersetzung mit der Umgebung, in der sie leben und arbeiten. Spezielle Aufmerksamkeit widmen sie benachteiligten Bevölkerungsgruppen. Im Weiteren sollen sich die Pflegenden und ihre Berufsorganisationen auf allen Ebenen – national, regional und lokal – für eine Politik der Gesundheit und für Gesundheitsprogramme einsetzen."

> *» Die Pflegenden unterstützen Individuen, Familien und Gruppen darin, ihre physischen, psychischen und sozialen Potenziale zu erkennen und zu verwirklichen. «*

Hiermit wird deutlich, dass sich die Pflege sowohl im Bereich der verhaltens- als auch der verhältnisorientierten gesundheitsfördernden Maßnahmen engagieren soll (s. S. 13). Im weiteren Verlauf des Kapitels liegt das Hauptaugenmerk jedoch auf dem verhaltensorientierten Bereich.

Merke

Aus der Definition der Gesundheitsförderung der Ottawa-Charta gehen folgende zentrale Begriffe hervor:

- Selbstbestimmung,
- Unabhängigkeit,
- Wohlbefinden,
- positives Konzept,
- Ressourcenorientierung,
- alltägliche Zielorientierung.

Damit die Pflegenden diese Begriffe in gesundheitsförderndes Handeln umsetzen können, müssen sie sich mit der eigenen Gesundheit bzw. dem eigenen Gesundheitsverhalten auseinandersetzen. Dies bedeutet, dass Bewusstseinsprozesse in Bewegung gebracht werden müssen, damit die Pflegenden eine gesundheitsfördernde Haltung entwickeln können. Parallel dazu müssen sie mit Fähigkeiten und Fertigkeiten ausgestattet werden, die es ihnen erlauben, gesundheitsfördernd tätig zu werden (z.B. durch Gesundheitsberatung).

Nachfolgend wird aufgezeigt, wie die Pflegenden gesundheitsfördernd tätig sein können. Es handelt sich dabei um eine Auswahl von Handlungen und Haltungen für die Pflegenden gegenüber sich selbst, Individuen (Patienten) und Gruppen (Bezugspersonen, Angehörige) (s. pflegerische professionelle Beziehung, S. 95).

- Pflegende erkennen, dass die Gesundheitsförderung als eine Haltung für das tägliche Leben zu sehen ist. Dadurch ändert sich die Blickrichtung auf eine Pflegesituation. Das soll nachfolgend am Beispiel „Die Pflege eines Angehörigen als belastende Situation“ gezeigt werden. Die Frage, die sich Pflegende bei der Begleitung einer solchen Bezugsperson, die einen Angehörigen pflegt, stellen, lautet dann nicht: Wie können Krankheit und Erschöpfung vermieden werden? Oder: Warum erkrankt die Bezugsperson? Sondern sie lautet: Wie können Gesundheit und Wohlbefinden erhalten und gefördert werden? Dies führt zu anderen Interventionen und fördert andere Lernprozesse.

- Pflegende fördern die Sensibilität für körperliche und seelische Signale und Bedürfnisse und deren Wechselwirkungen (z. B. bei der Körperpflege im Rahmen der Lebensaktivitäten).
- Pflegende fördern das Selbstvertrauen und die Selbstbestimmung. Das bedeutet, sie unterstützen den Patienten bei Einschätzungs- und Entscheidungsprozessen zur Gesundheit bzw. zum Gesundheitsverhalten im täglichen Leben, damit z. B. der Patient den eigenen Bedarf an professioneller Pflege einschätzen kann.
- Pflegende unterstützen und begleiten im Bereich der Alltagsbewältigung. Mit Alltag sind hier normale, physiologische Übergänge in andere Lebensphasen (Pubertät, Klimakterium, Altwerden) und mögliche Belastungen, Stresssituationen und Krisen im Verlauf des Lebens, wie z. B. Schwangerschaft, Geburt, Sterben, Krankheit, Verlust, Trauer gemeint.
- Pflegende sehen die Gesundheitsförderung als ein positives Konzept. Die Annäherung auf ein positives Ziel hin ist motivierender, als Abstand vom Negativen zu gewinnen. Es geht in einer Gesundheitsberatung z. B. darum, deutlich zu machen, was bei einer gesundheitlichen Verhaltensänderung gewonnen werden kann, und nicht nur darum, darauf hinzuweisen, worauf alles verzichtet werden muss.
- Pflegende entwickeln und berücksichtigen die individuellen und sozialen Ressourcen. Persönliche Fähigkeiten werden gefördert und bewusst eingesetzt und das soziale Umfeld wird aktiv und in angemessener Weise einbezogen (z. B. durch Angehörige und Bezugspersonen oder Kontakt zu Selbsthilfegruppen). Die Ressourcenorientierung führt zu einer selbstverständlicheren Integration der Ressourcen in die Pflegeplanung.
- Pflegende zeigen gesundheitsfördernde im Gegensatz zu gesundheitsschädigenden Faktoren und Verhaltensweisen auf (z. B. zu den Themen Bewegung, Entspannung, Ernährung und Stress).
- Pflegende unterstützen bei gesundheitlichen Einstellungs- und Verhaltensänderungsprozessen durch entsprechende Methoden und Techniken (z. B. Instruktions- und Beratungsgespräche, Stressbewältigungs- und Konfliktbewältigungsstrategien).
- Pflegende setzen sich mit Sinnfragen des Lebens, mit persönlichen Normen und Werten und der eigenen Lebensgestaltung auseinander.
- Pflegende gestalten eine partnerschaftliche Beziehung zwischen Patient und Pflegeperson. Die Selbstständigkeit und Eigenverantwortlichkeit des Patienten wird gefördert, d. h. es werden sowohl Expertenbefunde als auch subjektives Befinden des Betroffenen berücksichtigt und Wahlmöglichkeiten angeboten. Dies unterstützt das altbekannte Postulat nach einer patientenorientierten Pflegeplanung.
- Pflegenden ist bewusst, dass Gesundheitsförderung häufig eine interdisziplinäre Aufgabe ist, bei der es darum geht, dass sie im Rahmen einer partnerschaftlichen Zusammenarbeit die Ressourcen eines interdisziplinären Teams nutzen.

Lerntipp
Versuchen Sie Ihre persönliche gesundheitsfördernde Haltung zu definieren. Welchen Einfluss hat diese Haltung auf Ihr Pflegeverständnis?

30.6 Kritische Würdigung der Gesundheitsförderung

Die Ottawa-Charta der WHO von 1986 ist eine grundlegende Urkunde mit Absichtserklärungen und mit Visionen über die zukünftige Gestaltung von gesellschaftlichen Verhältnissen. Sie kritisiert indirekt den heutigen Zustand, indem sie Visionen formuliert. Sie kann als ein Leitbild für die Gesundheitsförderung angesehen werden und gab der Entwicklung der Gesundheitsförderung einen Namen und eine klare Richtung.

Wie oben bereits beschrieben, werden in der Ottawa-Charta die Ziele und Aufgaben der Gesundheitsförderung sehr umfassend und breit dargestellt. Die Konsequenz daraus ist, dass man für die Gesundheitsförderung irgendetwas machen kann, z. B. ein Projekt starten, einen Artikel zum Thema Gesundheit veröffentlichen, einen Patienten über etwas informieren oder mit einem Patienten ein Gespräch über seine Gesundheit führen. Alles kann irgendwie mit Förderung von Gesundheit in Verbindung gebracht werden. Eine Begründung, warum diese Handlungen für die Gesundheit förderlich sein können, findet sich allemal. Es besteht die Gefahr, dass der Idee bzw. den Zielen der Gesundheitsförderung der Makel der Unverbindlichkeit angehängt wird.

Wie können nun aus dieser Unverbindlichkeit heraus konkrete gesundheitsfördernde Handlungsanweisungen definiert werden? Da die Ottawa-Charta nicht die Funktion hat, solche konkreten Handlungsanweisungen zu formulieren, müssen die betroffenen Personen, Organisationen und Institutionen im Bereich Gesundheitsförderung die notwendigen Konkretisierungen selbst vornehmen. Nur so können die Ziele der Charta umgesetzt werden. Dabei ist die Frage handlungsleitend, wie das vorhandene Gesundheitspotenzial von einzelnen Menschen, Gruppen oder von Institutionen durch individuelle Unterstützung oder strukturelle Veränderungen gefördert werden kann. Die Ottawa-Charta kann hier als eine Art Leitplanke behilflich sein.

Im Kapitel „Gesundheitsförderung in der Pflege" wird der Versuch unternommen, die für die Pflege konkreten Handlungsanweisungen zu formulieren. Für die Pflege ist es einerseits wichtig, ausgehend von den umfassenden Zielen der Ottawa-Charta, konkrete Konsequenzen im Sinne von Handlungsanweisungen für den beruflichen Alltag zu formulieren und umzusetzen. Andererseits ist es für Pflegende wichtig, ihre gesundheitsfördernden Handlungen auch benennen zu können, d.h. sie anhand einer theoretischen Grundlage zuordnen und überprüfen zu können.

In diesem Sinne ist die Gesundheitsförderung und mit ihr die Ottawa-Charta (Genf 1986) trotz aller Abstraktheit eine sinnvolle und brauchbare Ergänzung der theoretischen Grundlagen für den Schwerpunkt Gesundheitspflege. Trotzdem müssen sich Pflegende bewusst sein, dass die Gesundheitsförderung (noch) nicht oder nur in einem beschränkten Ausmaß in den Krankenhäusern, Heimen oder Pflegeschulen Einzug gehalten hat. Ebenfalls ist sie immer auf den „guten Willen" ihrer Adressaten angewiesen. Ohne ihre Einwilligung und vor allem ihre Bereitschaft, sich der Gesundheitsförderung gegenüber zu öffnen, ist die Idee der Gesundheitsförderung nur schwer umsetzbar bzw. ohne nachhaltige Wirkung. Dies sollte jedoch die Pflegenden nicht daran hindern, sich für die Gesundheitsförderung an ihren Arbeits- und Lernorten einzusetzen.

Leserservice

Verwendete Literatur

Antonovsky, A.: Gesundheitsforschung versus Krankheitsforschung. In Franke, A., M. Broda (Hrsg.): Psychosomatische Gesundheit. Deutsche Gesellschaft für Verhaltenstherapie, Tübingen 1993

Antonovsky, A.: Salutogenese: Zur Entmystifizierung der Gesundheit. Dt. erw. Hrsg. von Alexa Franke. Deutsche Gesellschaft für Verhaltenstherapie, Tübingen 1997

Doorduijn, A., J. Geiger, H. Heinemann: Gesundheitsförderung: Vom alltäglichen Umgang mit der Utopie. VAS-Frankfurt 1995

Ernst, H.: Gesund ist, was Spaß macht. Kreuz, Stuttgart 1992

Fichten, W.: Psychologische Gesundheitsförderung: eine Einführung. Carl von Ossietzky Universität, Oldenburg 1993

Kurtenbach, H., G. Golombek, H. Siebers: Krankenpflegegesetz. Mit Ausbildungs- und Prüfungsverordnung für die Berufe in der Krankenpflege, 5. Aufl. Kohlhammer, Stuttgart 1998

Rust, M.: Von der Prävention zur Promotion. Krankenpflege 11 (1995) 13

Sabo, P.: Leitbegriffe der Gesundheitsförderung. Glossar zu Konzepten, Strategien und Methoden der Gesundheitsförderung. Verlag Peter Sabo, Schwabeneheim 1996

Weiss-Fassbinder, S., A. Lust: Gesundheits- und Krankenpflegegesetz – GuKG, 2. Aufl. Manz, Wien 1998

Weltgesundheitsorganisation: Glossar Gesundheitsförderung. Genf 1998

Weiterführende Literatur

Brieskorn-Zinke, M.: Gesundheitsförderung in der Pflege. Ein Lehr- und Lernbuch zur Gesundheit. Kohlhammer, Stuttgart 1996

Franke, A., M. Broda (Hrsg.): Psyhchosomatische Gesundheit. Deutsche Gesellschaft für Verhaltenstherapie. Tübingen 1993

Hurrelmann, K.: Sozialisation und Gesundheit. Somatische, psychische und soziale Risikofaktoren im Lebenslauf, 3. Aufl. Juventa-Verlag, Weinheim 1994

Kristel, K.-H.: Gesundheitsbildung. Eine pflegerische Kernaufgabe. Pflegezeitschrift 11 (1995) Pflegedokumentation

Martiny, K.: Gesundheitspflege als Ausbildungsinhalt. Integration gesundheitspflegerischer Aspekte in die Krankenpflegeausbildung am Beispiel der Krankenpflegeschule der Universität Gießen. Pflegezeitschrift 4 (1999) Pflegedokumentation

Schneider, V.: Gesundheitsförderung heute. Möglichkeiten, Grenzen und Konzepte. Lambertus, Freiburg i. Br. 1993

Stoll, H.: Was ist denn eigentlich Gesundheit? Krankenpflege 11 (1993) 48

Internetadressen

infoline Gesundheitsförderung
http://www.sozialnetz-hessen.de/infoline
Deutsche Gesellschaft für gesundes Leben
http://www.dggl.de
Landesinstitut für den öffentlichen Gesundheitsdienst NRW
http://www.loegd.nrw.de

31 Gesundheits- und Krankenpflege

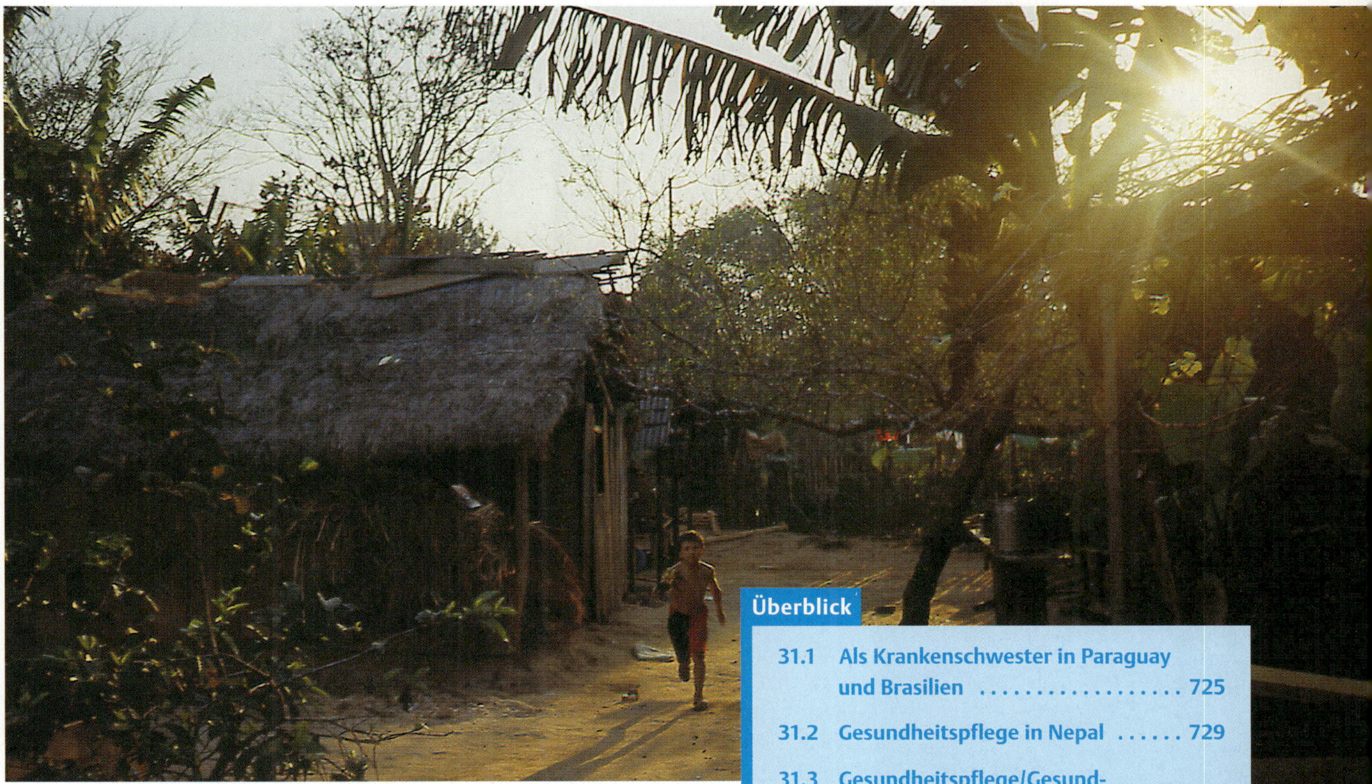

Überblick

31.1 Als Krankenschwester in Paraguay und Brasilien

Bettina Ostermann

Einleitung

Neugierig darauf, fremde Kulturen und die hierauf abgestimmte Arbeit in einem Krankenhaus kennenzulernen, fasste ich den Entschluss, im Anschluss an mein Krankenpflegeexamen ins Ausland zu gehen. Um meine Solidarität auszudrücken, wollte ich erfahren, wie Menschen in den sog. Entwicklungshilfeländern leben und in der Krankenpflege arbeiten. So führten mich meine Wege erst nach Paraguay und später nach Brasilien.

Ohne der Sprache mächtig zu sein und zu wissen, was auf mich zukommt, überwand ich meine Angst und wagte den Sprung ins Ungewisse. Ein befreundeter Priester, der 25 Jahre in Paraguay gearbeitet hatte, ermöglichte mir den Austauch und organisierte meine Ankunft.

In Paraguay wurde ich von Priestern der Steyler Missionare erwartet, die mich an dem vereinbarten Zeichen eines Fisches erkannten und mich dann in ein kleines Buschkrankenhaus brachten. Ich war überglücklich, da einige Schwestern auch Deutsch sprachen, denn ich fühlte mich völlig hilflos und fremd.

31.1.1 Die ersten Eindrücke

Der Arbeitsalltag im Krankenhaus gestaltete sich vielfältig und ich musste meine Vorstellung über die westliche Krankenpflege erst einmal neu überdenken und in den Hintergrund stellen. Die Ärmsten der Armen, Indianer und Campesinos (Landarbeiter), kamen in der Hoffnung auf ärztliche und pflegerische Hilfe zum Krankenhaus und nahmen dabei stundenlange Fußmärsche und Fahrten mit ihren Ochsenkarren in Kauf. Die Behandlung bezahlten sie mit Früchten und Körben.

Dreimal in der Woche machte ich mich auf den Weg und versorgte die Menschen in der Umgebung nach meinen Möglichkeiten. Dabei erfuhr ich viel über die persönlichen Schicksale und konnte mir ein Bild von den ärmlichen Lebensverhältnissen verschaffen: Frauen, die sich alleine mit ihren zehn Kindern selbst versorgen mussten und darauf angewiesen waren, dass die Kinder Brote und Früchte verkauften oder in reicheren Familien die Wäsche versorgten. In einer kleinen Hütte schliefen zwölf Personen in zwei Betten und ein Platz diente als Feuer-

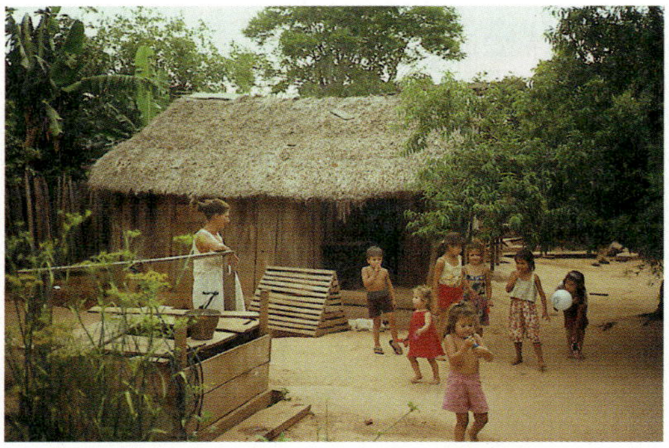

kochstelle. Diese Feuerstelle wurde auch als Schlafplatz benutzt, da es nachts sehr kalt wurde. So kam es oft vor, dass Kinder mit Brandverletzungen ins Krankenhaus kamen.

In diesen Dörfern wird die Wasserversorgung durch Brunnen gewährleistet. Nun enthielt jedoch das Wasser in den Brunnen viele für den menschlichen Organismus schädliche Mikroorganismen, so dass fast alle Kinder an schweren Wurmerkrankungen litten. Außerdem wurde ich dort mit den unterschiedlichsten Krankheiten konfrontiert: Viele Krankheiten werden durch Insekten übertragen, die in dem feucht-warmen Klima hervorragende Lebensbedingungen vorfinden und in einer großen Variationsbreite überall anzutreffen sind. Beispielsweise kamen Kinder mit 40 °C Fieber in das Krankenhaus, da Insekten Eier in ihre Kopfhaut abgelegt hatten, was zur Bildung von riesengroßen Abszessen führte. Andere Kinder, die barfuß durch den Sand liefen, erlitten Entzündungen, weil Sandflöhe ihre Eier in den Füßen der Kinder ablegten.

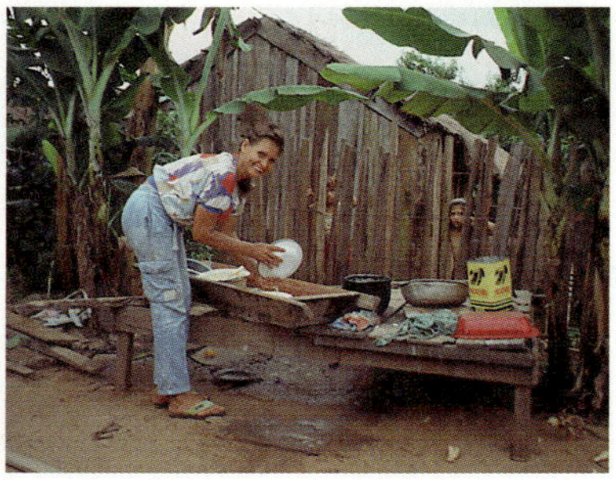

Oftmals erschienen auch Indianer mit ihren halbverhungerten Neugeborenen und suchten völlig verzweifelt nach Hilfe. Diese Situation war besonders brisant, da die Indianer der medizinischen Versorgung, bedingt durch ihren traditionellen Glauben, misstrauten. Wir hatten sehr große Angst, denn wenn das Neugeborene in unserem Krankenhaus gestorben wäre, wären diese Menschen niemals wiedergekommen.

Da es häufig regnete und die Hütten im Schlamm untergingen, hatten fast alle Patienten chronische Atemwegserkrankungen. Leider nutzten die Menschen die Reichhaltigkeit ihrer Nahrungsmittel nicht und so verkamen wertvolle Vitamine, ohne sie zur Stärkung des Abwehrsystems zu nutzen. So versuchte ich mit meinen wenigen Sprachkenntnissen den Menschen ganz einfache Dinge zu vermitteln: Wasser abkochen, Füße und Haut inspizieren, Schuhe anziehen, Nahrungsmöglichkeiten ausnutzen, die Haustiere nicht mit ins Bett nehmen, einfache Hygieneregeln beachten. Schließlich bat ich die Menschen bei den ersten Anzeichen einer Krankheit doch früher ins Krankenhaus zu kommen, wofür ich jedoch meistens Unverständnis erntete und in lachende und erstaunte Gesichter blickte.

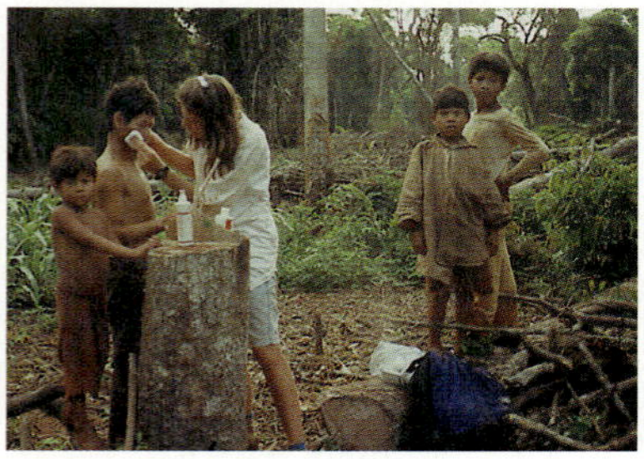

31.1.2 Die Arbeit im Krankenhaus

Meine morgendliche Aufgabe bestand darin, die Patienten aufzunehmen, Injektionen zu verabreichen und dem Arzt bei seinen Behandlungen zu assistieren. Nachmittags wurde operiert und da war ich doch sehr geschockt, mit welch geringfügigen Mitteln unter unzumutbaren hygienischen Verhältnissen Operationen durchgeführt wurden. Dieser erste Eindruck bestätigte sich, als ich während meiner Nachtwache beobachten konnte, wie in dem kleinen Operationssaal die Kakerlaken umherliefen.

Am Beginn einer jeden Operation gingen die Schwestern erst einmal bedächtig in sich; später wusste ich auch warum. Operiert wurde unter Lokalanästhesie und meine Aufgabe bestand oft darin, unter dem Operationstisch zu sitzen und die Patienten festzuhalten, da diese vor Schmerzen um sich schlugen. Manchmal übernahm ich auch die Arbeit der Anästhesieschwester, die einfach dafür sorgte, den Kopf des Patienten zur Seite zu halten und darauf zu achten, dass dieser noch atmete. Denn es gab weder ein Beatmungsgerät noch eine andere Möglichkeit der Sauerstoffzufuhr. Niemals werde ich den Kaiserschnitt einer Patientin vergessen: Das Blut spritzte nur so umher, da durch den Plazentavorfall Arterien verletzt wurden. Der Arzt und die assistierende Krankenschwester kämpften um das Leben der Mutter und eine Hilfsschwester war mit dem Neugeborenen, das nicht atmete, völlig überfordert. So nahm ich meinen ganzen Mut zusammen und reanimierte erfolgreich das Neugeborene. Der Arzt meinte später, das Kind würde sicherlich Deutsch sprechen, da es deutschen Atem bekommen hatte.

Das Herz tat mir weh, als ich sah, dass Skalpelle und Nadeln stumpf waren, es kaum Infusionen gab und Blasendauerkatheter nach Benutzung immer wieder sterilisiert wurden.

Nach der Operation wurden die Patienten immer von ihren Angehörigen versorgt, die ganz selbstverständlich rund um die Uhr anwesend waren. Die Angehörigen übernahmen auch die Grundpflege und versorgten die Patienten mit Nahrung. Unglaublich war es, wie schnell sich die Patienten von der Operation erholten. Morgens standen die Patienten auf, als wäre nichts geschehen und am nächsten Tag gingen sie meistens nach Hause. Trotz der schlechten hygienischen Verhältnisse hatte ich keine sekundäre Wundheilung gesehen.

Am späten Nachmittag verließ der Arzt das Krankenhaus, und wir waren nun für alles verantwortlich. Wenn es an der Tür klingelte, kam es oft vor, dass wir einfach handeln mussten. Ein Mann, der sich mit einer Kreissäge sämtliche Finger durchtrennt hatte, stand mit blutenden Händen vor uns. Wir leisteten erste Hilfe und stillten die Blutung.

An den Tagen, an denen kein Arzt im Krankenhaus war, übernahm die Krankenschwester die Aufgabe der Arztes (Wunden nähen, Ohrspülungen, Diagnoseerstellung, Medikamente verschreiben) und beriet die Patienten kostenlos in pflegerischen und medizinischen Angelegenheiten.

31.1.3 Indianerbesuch und Indianerprojekt

An manchen Tagen, die für mich sehr besonders waren, durfte ich mit einer Schwester die im Urwald lebenden Menschen besuchen gehen. Ich packte einen Rucksack mit Verbandsmaterialien, einigen wesentlichen Medikamenten sowie einem Blutdruckmessgerät und ging teilweise mit ihr 25 Kilometer bei 45 °C Hitze durch den Busch, um Krankenbesuche abzuhalten oder einfach nur nach den Menschen zu schauen. Wir haben oft nur zusammengesessen und Matetee getrunken (ein furchtbarer Tee), der aber ein absolutes Muss war, um die Gastfreundschaft nicht zu verletzen. Die Indianer haben sich sehr gefreut, auch wenn ich einfach nur den Blutdruck gemessen, kleine Wunden versorgt oder Durchfallmedikamente verabreicht habe und sie dringend dazu aufforderte, doch einen Arzt zu besuchen, was sie dann manchmal taten (oder auch nicht). Besonders beeindruckend waren auch die Besuche in einem anderen Ort, San Pedro del Parana, bei einem befreundeten Priester. Als die Menschen hörten, dass es eine Krankenschwester im Ort gab, baten sie mich oft, doch nach kranken Angehörigen zu schauen, oder luden mich einfach zu einem Besuch ein. Ich besuchte Behinderte und alte Menschen. Manchmal kam es auch vor, dass wir todkranke Menschen auffanden, deren Familien einfach nicht wussten, was sie machen sollten. In diesen Fällen benachrichtigten wir dann schnell einen Arzt, weil die Patienten ohne medizinische Versorgung in ihrem Bett lagen.

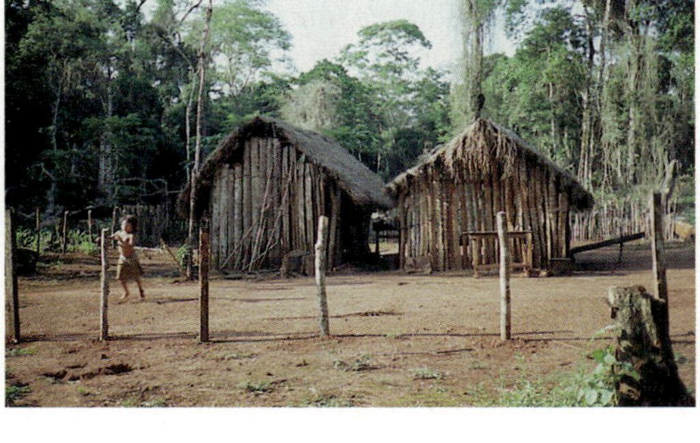

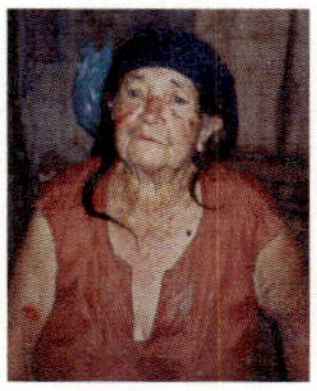

Die Arbeit des Priesters war sehr bemerkenswert. Er hatte ein richtiges soziales System aufgebaut und kümmerte sich einfach um alles: Liebeskummer, Stromversorgung, alte und kranke Menschen. Zum Beispiel wurden zwei alte Damen, die völlig isoliert und abgelegen in einem Wald lebten, ins Dorf integriert. Die beiden Damen wären wohl verhungert und waren in einem völlig erbärmlichen Zustand. In langen Gesprächen versuchten wir Vertrauen aufzubauen, bis die beiden dann schließlich ins Dorf zogen.

In einem anderen Projekt lernte ich die Problematik der Guarani-Indianer kennen. Sie waren traditionell Fischer und wurden durch die Umsiedlungspolitik der Regierung in ein Leben als Landbauern gezwungen, was zur Folge hatte, dass man ihnen ihre Ernährungsgrundlage, den Fischfang, entzog und ihre Kultur zerstörte. Die Regierung versuchte mit allen Mitteln diese Indianer zu resozialisieren. Sie errichtete eine Schule, eine Erste-Hilfe-Station und auch sanitäre Anlagen. Doch die Indianer konnten mit dieser Art von Hilfe nichts anfangen, da es nicht ihren Lebensgewohnheiten entsprach. Sie hatten wohl noch nie eine Toilette gesehen, ihre Art mit Krankheiten umzugehen war spirituell und rituell geprägt und so sah man nur verlassene Gemäuer. Alle Belehrungen über den Anbau entsprechender Nahrungsmittel und Aufklärungsgespräche über Gesundheitsverhalten stießen auf Abwehr.

Eigentlich eine ziemlich aussichtslose Situation, doch die Priester akzeptierten diese Einstellung, und so wurde eine Vertrauensbasis geschaffen. Die Priester stellten sich auf dieselbe Stufe, und so gingen wir auch barfuß los und machten Höflichkeitsbesuche, die doch einige Beklemmungen in mir auslösten. Wir saßen oft Stunden da und es wurde nichts geredet. Allmählich fing der Häuptling an, über die Sonne und Gott zu sprechen. Später wurde mir erklärt, dass diese Art der Kommunikation selbstverständlich ist und nichts damit zu tun hat, dass man nicht willkommen sei. Die Priester übernahmen den Lebensstil der Indios, erweiterten diesen aber und fingen an, Bienen zu züchten, Hühner zu halten, Obst, Gemüse, Mais und Maniok anzubauen und Tiere zu halten. Aber erst als die Priester begannen, künstliche Fischteiche anzulegen, geschah das Unglaubliche: Die Indianer machten alles nach!

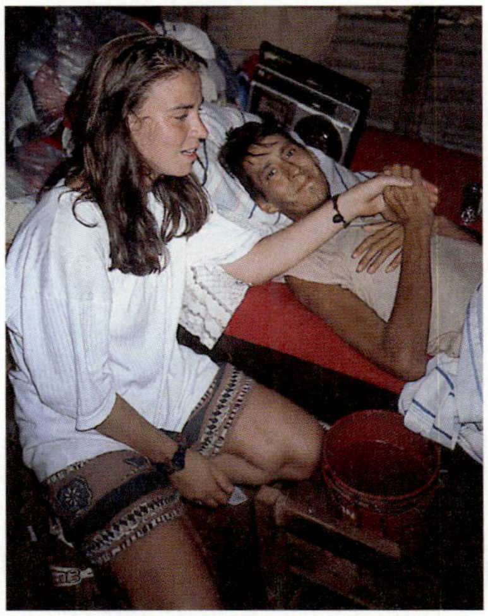

So lernte ich, wie gesundheitliche Arbeit durch Lernen am Modell und Hilfe zur Selbsthilfe realisiert werden konnte.

31.1.4 Die Favelas in Rio de Janeiro

Ich hatte alle diese Menschen und die prägenden Eindrücke in mein Herz geschlossen und nutzte jede Möglichkeit, diesen faszinierenden Kontinent Südamerika mir Stück für Stück mehr zu erschließen. So führten mich meine Wege eines Tages im Rahmen eines Praktikums in die Favelas von Rio de Janeiro.

Favelas nennt man die Behausungen, die sich die Menschen gebaut haben, die in die Städte zogen, um ihren Lebensunterhalt zu verdienen, dort aber gescheitert sind

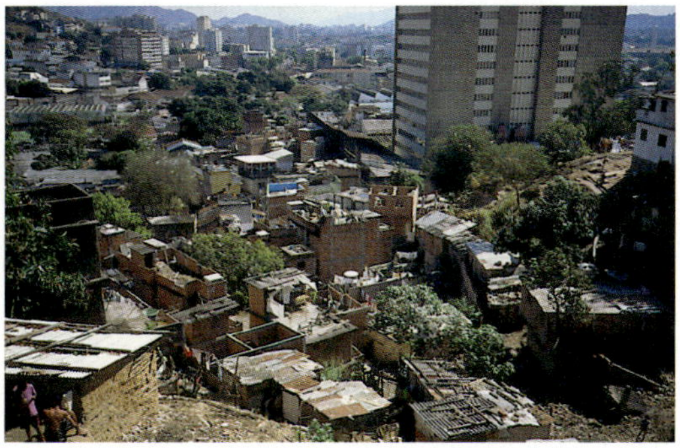

Die Menschen bauen Häuser ohne Regeln, und die Straßen wirken wie ein unheimliches Labyrinth, faszinierend, aber völlig verdreckt durch fehlende Kanalisation. Mit mehr als 12 Millionen Einwohnern lebt jeder fünfte Einwohner Rio de Janeiros in einer Favela. Favelas haben ihre eigenen Gesetze und bilden eine Basis des organisierten Verbrechens. Arbeitslosigkeit und Hunger bereiten dem Drogenhandel einen idealen Nährboden, der für viele Favelabewohner zur Existenzgrundlage wird.

Die Bewohner einer Favela nutzen alle Phantasie zum Überleben. Alleinstehende Mütter suchen Essen für ihre Kinder in den Mülltonnen, Straßenkinder putzen Schuhe und waschen Autos. Beim Kampf um das tägliche Überleben spielen Aspekte der Hygiene und Gesundheit eine untergeordnete Rolle. In den Häusern einer Favela gibt es außer einem rostigen Wasserhahn keine sanitären Einrichtungen. Schließlich soll die notdürftig aus Lehm und Wellblech errichtete Hütte den Bewohnern zunächst ein Dach über dem Kopf bieten. Angezogen vom Essensgeruch schlüpfen ungehindert die Ratten durch die zahlreichen Ritzen und tummeln sich an den Kochtöpfen. Fenster fehlen in diesen Behausungen ebenso wie Kühlschränke. Vor allem Kinder, deren Spielplatz die mit allerlei Unrat verdreckte Straße ist, sind einer großen Ansteckungsgefahr ausgeliefert. Die hohe Luftfeuchtigkeit fördert die Ausbreitung bakterieller Erkrankungen. So verwundert es nicht, dass in den Favelas von Rio de Janeiro auch die Lepra verbreitet ist.

Die mangelnde Infrastruktur in den Favelas führte zur Errichtung medizinischer und pflegerischer Zentren, in denen von der Schwangerschaftsberatung über eine allgemeine Gesundheitsberatung und Aufklärungsarbeit bis hin zur Verteilung von Medikamenten alle Anstrengungen unternommen werden, um die medizinische Grundversorgung zumindest in Ansätzen zu sichern.

Bewegt hat mich, dass trotz dieser erschütternden Rahmenbedingungen diese Orte voller Lebensfreude und Energie stecken. Auch hier lernte ich, wie die Menschen spirituell mit Krankheiten oder präventiv mit Gesundheit umgingen. Die Spiritualität hat hier einen sehr hohen Stellenwert. Heilung, Glück und Gesundheit werden durch das Trinken von indianischen Tees in der Gemeinschaft gefördert. Allgegenwärtig im Straßenbild Rios ist Macumba, eine Art Opferzeremonie, die mit Hilfe von Kerzen, Nahrungsmitteln und geschlachteten Hühnern die Geister bewegen soll, positive, aber auch negative Energie freizusetzen.

Fremd war mir auch am Anfang die Art und Weise, wie die Brasilianer den Moment ausleben, ohne auch nur einen Gedanken an den nächsten Tag zu verschwenden. Damit war ich am Anfang total überfordert. Später verstand ich es als eine existenzielle Lebensstrategie und angesichts der Armut als Kunst, das Leben zu lieben, ohne an den harten Lebensbedingungen zu verzweifeln.

Während der Zeit meiner Südamerikaaufenthalte lernte ich, das Leben mit anderen Augen zu sehen und erkannte, dass die Menschen dort trotz der schwierigen Lebensbedingungen voller Glück und Zufriedenheit waren.

Eine Verbesserung der medizinischen Grundversorgung ist angesichts des fehlenden Bewusstseins und der teilweise katastrophalen hygienischen Bedingungen unbedingt notwendig, doch darf sie sich nicht auf Kosten der Menschen und d.h. auch nicht auf Kosten der Kultur vollziehen.

Merke

Das Verständnis für und das Einfühlungsvermögen in die kulturellen Verhaltensweisen und traditionellen Einstellungen anderer Völker ist der Schlüssel für die Verbesserung der schwierigen Lebensbedingungen dieser Menschen.

Die prägenden Eindrücke, die ich in Paraguay und Brasilien sammelte, motivierten mich, das Fach Pflegepädagogik zu studieren, weil es mich interessierte, die faszinierenden Facetten und vielfältigen Arbeitsbereiche der Krankenpflege, die ich in Paraguay und Brasilien kennen gelernt hatte, theoretisch zu vertiefen und meine Kenntnisse in die praktische Arbeit einfließen zu lassen.

31.2 Gesundheitspflege in Nepal

Pia Haas-Unmüßig

Einleitung

Im Rahmen des Pflegepädagogikstudiums hatte ich das Glück, mein Praxissemester in Nepal durchführen zu können. Durch die Unterstützung des Lalitpur Nursing Campus (Fachbereich Pflege) in Katmandu konnte ich vielfältige Einblicke in das Gesundheitswesen und in das Aufgabengebiet von Pflegenden erhalten.

31.2.1 Einflussfaktoren

Die sozialen, ökonomischen und kulturellen Einflussfaktoren, die das Leben der Menschen im Hindu-Königreich Nepal prägen, unterscheiden sich grundsätzlich von denen westlicher Industrienationen. Die Aufgaben und Ziele der Gesundheitspflege sind eng verknüpft mit den Lebensbedingungen der Bevölkerung, die aus diesem Grund kurz dargestellt werden sollen.

Ökonomische und politische Bedingungen

Nepal liegt in Südostasien zwischen Indien und China und hat die geografische Besonderheit dreier völlig unterschiedlicher Regionen auf einer relativ geringen Grundfläche. Der fruchtbarste Teil des Landes, das Terrai, liegt an der Grenze zu Indien zwischen 80 und 280 m über dem Meeresspiegel und hat ein tropisches Klima. Nördlich vom Terrai schließt sich das Mittelgebirge mit ca. 800–3000 m ü.M. an. Es ist gekennzeichnet durch enge, steile Flusstäler und Getreideterrassen. Im Mittelgebirge befinden sich die größten Wohngebiete, vor allem in den Großstädten Katmandu und Pokhara. Das hügelige Mittelgebirge geht über in die nur noch spärlich besiedelte Himalayagebirgskette mit Bergen bis zu 8000 m ü. d. M.

Infrastruktur

Die Infrastruktur und die Gesundheitszentren des Landes sind nur gering ausgebaut, z.B. sind Gesundheitsposten oder Hospitäler von der ländlichen Bevölkerung nur durch stundenlange, oft tagelange Fußmärsche zu erreichen. Ein kranker Mensch, der auf dem Lande lebt, muss meist auch noch einen beschwerlichen Weg auf sich nehmen, um Hilfe in Anspruch nehmen zu können. Mitunter werden Kranke von ihren Angehörigen im Rückentragekorb transportiert.

Die ohnehin mangelhafte Infrastruktur wird infolge der Bodenerosion, bedingt durch den Flussreichtum des Landes und einer in den 80er Jahren stattgefundenen radikalen Abholzung, in Mitleidenschaft gezogen. Die Infrastruktur wirkt sich auch auf die materielle Versorgung abgelegener Hospitäler und Gesundheitsposten aus. Manche Regionen sind nur mit dem Flugzeug erreichbar, deshalb müssen Pflegehilfsmittel (**Abb. 31.1**) für einen langen Zeitraum (halbjährlich, jährlich) angefordert werden. Den Transport vom Flugplatz zu den Gesundheitseinrichtungen übernehmen Gepäckträger.

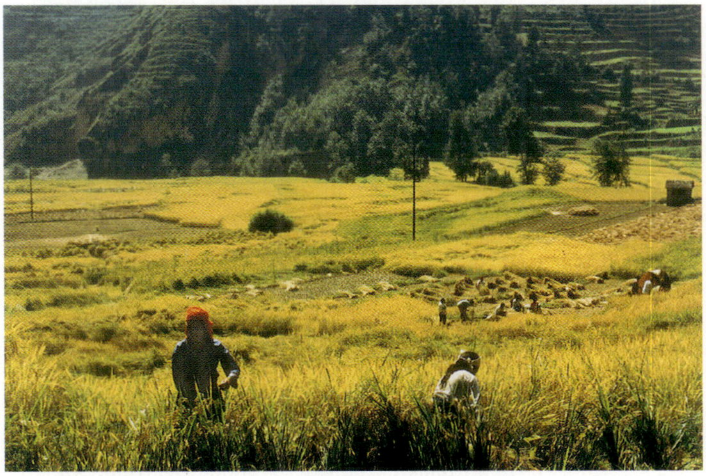

Lebensbedingungen

Nepal gilt, bezogen auf den Lebensstandard, als eines der ärmsten Länder der Welt. Die Bevölkerung lebt überwiegend von der Landwirtschaft (ca. 90%). Inzwischen ist das Land durch den hohen Bevölkerungszuwachs nicht mehr in der Lage, die Ernährung durch eigene landwirtschaftliche Produkte zu gewährleisten. Industrielle Aktivitäten sind gering und bestehen hauptsächlich in der Verarbeitung landwirtschaftlicher Produkte. Weitere Einnahmequellen stellen Tourismus und Wasserkraft dar.

Ca. 45% der Einwohner leben unter der Armutsgrenze, am meisten sind die Menschen im Hochge-

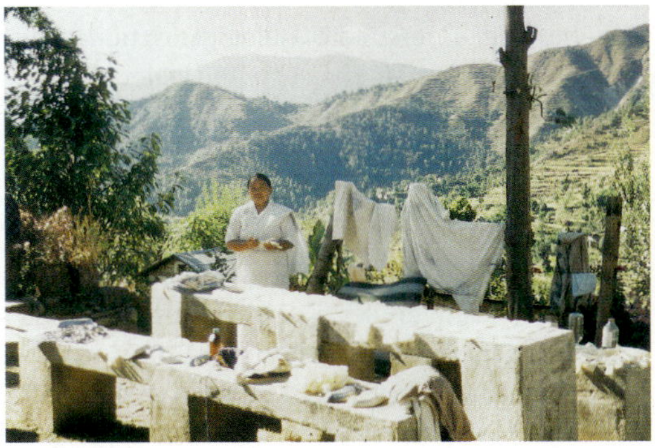

Abb. 31.1 Pflegehilfsmittel können abgelegen von Kliniken nur ein- bis zweimal jährlich angefordert werden, deshalb ist es notwendig, auch Einmalmaterialien noch einmal zu reinigen und zu sterilisieren

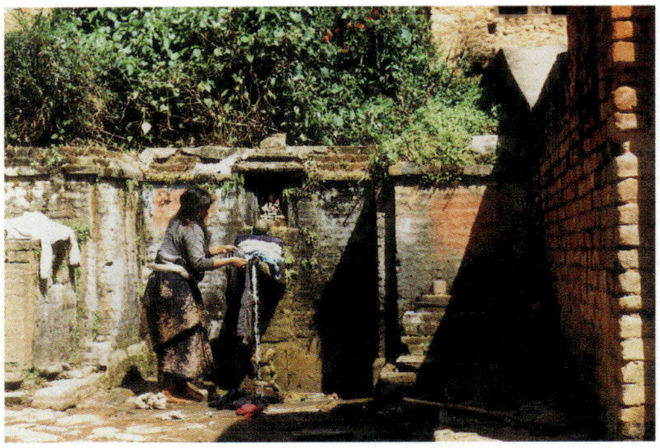

Abb. 31.2 Die Menschen sind auf Zugang zu sauberem Wasser angewiesen. Nicht jedes Dorf oder jeder Stadtteil hat das Glück, einen Brunnen zu besitzen

birge und Terrai betroffen. Nicht nur eine mangelhafte Ernährung, sondern auch die Faktoren Fehlernährung und die Chance, an sauberes Wasser zu gelangen (das nur für ca. 29% der Bevölkerung zugänglich ist), beeinflussen den Gesundheitsstatus der Bevölkerung. Selbst in der Großstadt Katmandu ist es nicht gängig, fließendes Wasser im Haus zu haben. In manchen Stadtteilen gibt es auch keine Brunnen in unmittelbarer Nähe der Wohnhäuser (**Abb. 31.2**).

In den Dörfern ist es üblich, dass die Menschen das Wasser aus dem Fluss oder Bach holen, sich dort waschen, ihre Kleidung und das Geschirr reinigen und dort auch ihre Ausscheidungen verrichten.

Merke

Wasser gilt als heilig, da es dem Himalaya-Gebirge entspringt, dem Sitz der Hindu-Götter und -Göttinen. Die Menschen können sich deshalb nicht vorstellen, durch Wasser krank zu werden.

Die durchschnittliche Lebenserwartung beläuft sich auf 55 Jahre. Nepal ist eines der drei Länder der Welt, in der die Lebenserwartung der Frauen geringer ist als die der Männer. Eine der Ursachen hierfür ist die hohe Müttersterblichkeit. Die Verringerung der hohen Kindersterblichkeit, jedes zehnte Kind überlebt das Kleinkindalter nicht, ist eine wichtige Aufgabe für Pflegende.

Gesundheitswesen

Die staatlichen Ausgaben im Gesundheitswesen liegen bei ca. 5,7% der Gesamtausgaben. Nepals Gesundheitsversorgung ist auf ausländische oder aus dem Ausland unterstützte Hilfsorganisationen angewiesen. Die folgende Beschreibung der Gesundheitspflege bezieht sich vor allem auf Aktivitäten regierungsunabhängiger Organisationen (NGO = **N**on **G**overnment **O**rganisation). Staatliche Einrichtungen besitzen meist geringe finanzielle Mittel, sind schlecht ausgestattet, und die Pflegenden werden schlechter bezahlt als bei NGO-Projekten.

Ein Sozialversicherungssystem ist nicht vorhanden, die Kosten für pflegerische oder medizinische Leistung müssen von den Leistungsempfängern selbst übernommen werden. In regierungsunabhängigen Gesundheitsinstitutionen und Einrichtungen ausländischer Hilfsorganisationen richtet sich die Bezahlung nach den finanziellen Ressourcen einer Familie. Impfprogramme, Vorsorgeuntersuchungen für Schwangere und Kinder bis 5 Jahre sowie Familienplanungsprogramme sind kostenlos.

Derzeitige Gesundheitsprojekte erfahren nicht unbedingt Akzeptanz in der Bevölkerung, denn in der Regel wird zuerst der ortsansässige Heiler oder die traditionelle Hebamme um Hilfe gebeten.

Eine Prinzessin als Pflegende

Die Staatsform in Nepal ist eine konstitutionelle Monarchie mit einem Mehrparteiensystem. Seit 1990 existiert eine demokratische Verfassung, in der die Grundrechte verankert sind. Das Staatsoberhaupt ist weiterhin der König, der einen Götterstatus hat. In den Siebzigerjahren nahm die Königsfamilie großen Einfluss auf die Entwicklung der Pflege in Nepal. Familien aus höheren gebildeten Bevölkerungsschichten akzeptierten nicht, dass ihre Töchter „schmutzige“ Pflegearbeit leisteten. „In den hochkastigen Hindufamilien gilt der Umgang mit Blut und Exkrementen als unrein, diese Tätigkeiten werden daher nur von der niedrigen Kaste, den Unberührbaren, ausgeführt“ (Haas-Unmüßig 1998, S. 136). Das Kastenwesen wurde laut Verfassung bereits 1963 abgeschafft, aber es existiert im alltäglichen Zusammenleben der Menschen weiter.

Die Schwester des jetzt amtierenden Königs absolvierte in Indien eine Pflegeausbildung und stellte sich einige Jahre unentgeltlich in den Dienst des Regierungskrankenhauses in Katmandu. Ihrem Einsatz ist es zu verdanken, dass 1974 ein Pflegestudiengang an der Universität von Katmandu eingerichtet wurde. Seitdem übernehmen Pflegende wichtige gesellschaftliche Aufgaben und genießen hohe Anerkennung in der Bevölkerung. Das zeigt sich auch darin, dass das Amt für Pflege im Gesundheitsministerium dem Amt für Medizin und dem Amt für Ayurveda-Heilkunst gleichgestellt ist.

Das Land ist in fünf Regionen, 14 Zonen und 75 Distrikte eingeteilt. Die politische Struktur der Distrikte schließt ein gewähltes „Komitee für dörfliche Entwicklung“ ein. Dieses Komitee entscheidet u.a. über die Errichtung von Gesundheitsposten oder Gemeindeentwicklungs- und Gesundheitsprojekte im jeweiligen Distrikt. Das Projekt erstreckt sich auf unterschiedliche Gesundheitsprogramme, auf das Errichten und Instandhalten von sanitären Anlagen, auf den Bereich Umwelt und auf Volksbildung.

···› Lerntipp
Im Rahmen Ihrer Ausbildung absolvieren Sie einen Einsatz in der häuslichen Pflege. Versuchen Sie herauszufinden, mit welchen örtlichen politischen, eventuell auch kirchlichen, Organisationen Pflegende direkt zusammenarbeiten müssen.

Soziale und kulturelle Bedingungen

Aus der Perspektive westlicher Lebensweise betrachtet ist Nepal ein armes Land. Kulturell jedoch birgt dieses Land reichhaltige Schätze. In Nepal leben 70 verschiedene ethnische Gruppen mit ungefähr 50 unterschiedlichen Sprachen friedlich miteinander. Die Amtssprache ist Nepali, die Sprache der indoeuropäischen Ethnikgruppe der Hindus.

Die am meisten verbreiteten Religionen sind Hinduismus und Buddhismus, ebenso sind der Islam und das Christentum vertreten. Bedingt durch die jahrhundertelange hinduistische Herrschaft vermischten sich Hinduismus und Buddhismus in einigen Gebieten. Die Religionen, die Verschiedenheit der ethnischen Gruppen, das immer noch vorhandene Kastenwesen und die daraus entstandenen vielförmigen Traditionen prägen das Alltagsleben und das Denken der Menschen. So existieren z. B. vier verschiedene Zeitrechnungen nebeneinander. Die hinduistische Bevölkerung lebt bereits im Jahre 2059, während die ethnische Gruppe der Newari sich noch im Jahre 1123 befindet. Daneben gelten die christliche oder die buddhistische Zeitrechnung (**Abb. 31.3**). Der bedeutendste soziale Faktor dieses Landes ist die funktionierende **Großfamilie**. Die männlichen Nachkommen müssen die materielle und ideelle Versorgung für ihre Eltern gewährleisten. Die Ehen werden größtenteils von den Eltern arrangiert. Frauen haben keinen Anspruch auf das elterliche Erbe, da ihre finanzielle Absicherung durch die Schwiegerfamilie übernommen wird.

Bildung ist ein entscheidender Faktor für den Gesundheitsstatus einer Bevölkerung. Mit der Demokratisierung des Landes wurde zwar eine allgemeine Schulpflicht eingeführt, da aber viele Eltern für die Schulgebühr und die Schuluniform nicht aufkommen können, verfolgt der Staat Gesetzesmissachtungen nicht. Außerdem gibt es in vielen Dörfern weder Schulen noch Lehrer. Daher können 60% der Nepalesen nicht lesen und schreiben, wobei der Frauenanteil mit ca. 75% wesentlich höher liegt.

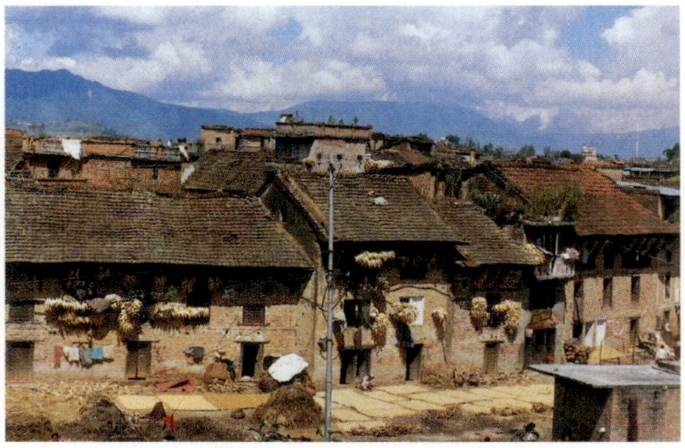

Abb. 31.3 In dem typischen Newaridorf nahe bei Katmandu trifft traditionelle Getreideverarbeitung und moderne Energie so zusammen wie die unterschiedlichen Jahrhunderte

Aus diesen hier umrissenen Einflussfaktoren leiten sich die Aufgabenfelder der Gesundheitspflege ab.

31.2.2 „Große Schwester"

Pflegende in Nepal bieten ihre Dienste in Hospitälern, in Gemeindegesundheits- und Entwicklungszentren oder in den sog. Health Posts an.

···› Definition
Unter Health Post versteht man einen Gesundheitsposten mit einer Ambulanz.

In den verschiedenen Praxisfeldern und Einrichtungen des Gesundheitswesens sind die Tätigkeiten der Pflegenden zwar unterschiedlich, der gemeinsame Schwerpunkt liegt jedoch in der Gesundheitspflege und Prävention.

In Nepal trifft die Unterscheidung zwischen Krankenschwester, Altenpflegerin, Kinderkrankenschwester oder Hebamme nicht zu. Das Aufgabenfeld der Pflegenden umfasst alle Bereiche. Eine „Nurse" bzw. in Nepal „Didi" genannt, das bedeutet „große Schwester", ist eine Gesundheitspflegerin, die Einzelne, Familien und Gemeinden in der Gesundheitsförderung unterstützt. Das Handeln und Denken einer nepalischen Pflegenden orientiert sich immer an den vorhandenen Ressourcen und nicht an den Defiziten.

Aufgaben der Pflegenden

- „Pflege ist ein gesellschaftlich anerkannter und akzeptierter Beruf. Pflegen erfordert schöpferische und kreative Modelle von Pflege, um in vielfältiger Umgebung und in jeder Ebene des Gesundheitssystems sowohl Individuen als auch Familien und Gemeinden zu unterstützen und um unter Einbeziehung der wirtschaftlichen Ressourcen des Landes, den höchstmöglichen Grad an Gesundheit anzustreben.
- Pflegende sind logisch und kritisch denkende Menschen, die ihre Meinung kundtun. Sie entwickeln geeignete technische Fertigkeiten. Sie unterstützen Individuen, Familien und Gemeinden in ihrer Entwicklung zur Selbstständigkeit in

der Gesundheitsförderung sowie in der Prävention, in der Aufrechterhaltung und Wiederherstellung ihrer Gesundheit und in der Steigerung der Lebensqualität während des gesamten Lebens. Pflegende sind auch bemüht um Veränderung ihrer Selbst sowie von Gruppen und sozialen Systemen.

- Ein Ziel der Gesundheitspflege ist es, allen Menschen den Zutritt zu einer wissenschaftlich fundierten und messbaren sowie wirtschaftlich durchführbaren Pflege zu gestatten.
- Gesundheitspflege berücksichtigt den traditionellen Glauben und die Gesundheitspraktiken der Menschen. Das Miteinbeziehen von Gemeinden ist essenziell, sowohl in der Identifizierung von Gesundheitsproblemen als auch in der Planung, Durchführung und Evaluation von Gesundheitsdiensten.
- Plegende kooperieren mit Mitgliedern von anderen Gesundheitsbereichen darin, Individuen, Familien und Gemeinden zur Befriedigung der Grundbedürfnisse zu verhelfen. Die Ziele und Aktivitäten anderer Entwicklungsbereiche der Gemeinde sollten im Hinblick auf kooperative Anstrengungen verstanden werden, um die Befriedigung der Grundbedürfnisse der Gemeinde zu erreichen." (Tribhuvan University 1987, S. 9)

Aus diesen Zielen leitet sich zum einen eine bestimmte Vorgehensweise ab, zum anderen wurden daraus unterschiedliche Programme entwickelt. Anhand eines der Programme soll beschrieben werden, welche und vor allem wie Pflegende in Nepal ihre Aktivitäten durchführen.

„Safe Motherhood"

Definition

„Safe Motherhood" steht für ein Programm zur Verringerung der Müttersterblichkeit. Wie bereits beschrieben, stellt die hohe Müttersterblichkeit eine große Herausforderung für Pflegende dar. Die Gründe für diese hohe Müttersterblichkeit sind vielfältig:

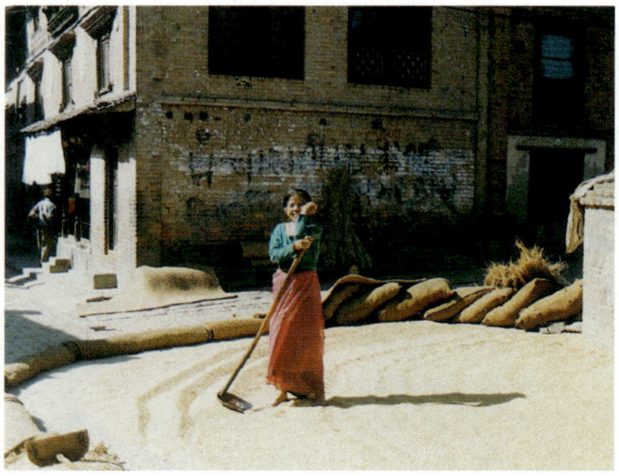

Abb. 31.4 Nepalische Frau beim Auffüllen des Getreides in Säcke. Die schweren Getreidesäcke werden von der Frau auch zu ihrem Wohnhaus zurückgetragen

- ***Frühe Heirat.*** Frauen in Nepal heiraten in der Regel zwischen dem 16. und 18. Lebensjahr.
- ***Hohe Geburtenrate.*** Im Durchschnitt bringt eine Frau fünf Kinder zur Welt. Eine lange Stillzeit von insgesamt 10 – 12 Jahren sowie mangelhafte Ernährung oder Fehlernährung begünstigen das Risiko, während der Schwangerschaft, der Geburt oder nach der Geburt lebensbedrohlich zu erkranken.
- ***Schwere körperliche Arbeit.*** Frauen in Nepal arbeiten durchschnittlich um ein Viertel mehr als Männer. Die Frauen sind verantwortlich für das Transportieren von Wasser, das Heranschaffen des Tierfutters im Rückentragekorb und die Arbeiten auf den Feldern. Meist tragen sie noch ein oder zwei Kinder an ihrem Körper. Viele Familien sind auf den zusätzlichen Verdienst der Frauen angewiesen. So arbeiten Frauen im Beisein ihrer Kleinkinder in Teppichfabriken, in Steinbrüchen und im Straßenbau. Frauen der ländlichen Bevölkerung müssen häufig viele Monate im Jahr den Haushalt und die Landwirtschaft alleine aufrechterhalten, da ihre Männer in einer größeren Stadt oder in Indien versuchen, eine bezahlte Arbeit zu finden (**Abb. 31.4**).
- ***Keuschheit.*** In den Vorstellungen der nepalischen Gesellschaft spricht eine „gute Frau nicht über Sex". Die Vorgänge im weiblichen Körper während der Menstruation, der Schwangerschaft, der Stillzeit und während der Geburt werden durch Mythen erklärt. So gelten Frauen während der Menstruation und dem Wochenfluss als unrein und dürfen weder Speisen für die Familie zubereiten noch in der ehelichen Schlafstätte übernachten.
- ***Infektionsgefahr während und nach einer Entbindung.*** In der Regel entbinden die Frauen zu Hause mit Unterstützung ihrer Schwiegermütter oder einer traditionellen Hebamme. Ungenügende hygienische Bedingungen verstärken das Risiko einer Infektion. Erschwerend kommt die bereits beschriebene Infrastruktur und damit verbundene geringe Chance, einen der Gesundheitsdienste in Anspruch zu nehmen, hinzu (Smith 1996).

Lerntipp

Das Wissen über anatomische und physiologische Zusammenhänge verändert das Körperbild. Patienten wissen darüber in der Regel wenig. Versuchen Sie durch Gespräche mit Patienten herauszufinden, was für ein Körperbild sie besitzen.

Wenn Sie in der Lage sind nachzuvollziehen, welche Vorstellungen Patienten über ihre körperlichen Vorgänge haben, können Sie deren Verhaltensweisen besser verstehen.

Das „Safe-Motherhood"-Programm hat das Ziel, die Müttersterblichkeit zu reduzieren und die Lebensbedingungen für Frauen zu verbessern. Das Programm umfasst folgende Schwerpunkte und setzt bereits im Kindesalter an:

- Familien darin zu stärken, auch ihre Töchter mindestens acht Jahre die Schule besuchen zu lassen.
- Den Töchtern die gleiche Menge an Nahrung zukommen zu lassen wie den Söhnen.
- Junge Frauen und deren Familien zu ermutigen, nicht vor dem 20. Lebensjahr zu heiraten und sich Zeit zu lassen bis zur ersten Schwangerschaft.
- Die Solidarität zwischen Frauen unterschiedlicher Kasten, z. B. durch Frauengruppen, zu stärken. Die Frauen zu unterstützen, sich aus dem „Spinnennetz" (als Spider's web wird die Situation der Frauen bezeichnet) zu befreien.
- Schwangere Frauen anzuhalten, während der Schwangerschaft die von Pflegenden ausgebildete traditionelle Hebamme oder eine Pflegende aufzusuchen und sich zur Geburt und in der Zeit danach Unterstützung zu holen.
- Die Schwiegermütter für die Gesundheit ihrer Schwiegertöchter in die Verantwortung zu nehmen, z. B. indem sie darauf achten, dass Tetanusimpfungen durchgeführt werden und die Ernährung während Schwangerschaft und Stillzeit ausgewogen ist.
- Frauen über Vorgänge ihres Körpers, über Schwangerschaftsverhütung, sichere Entbindung, die Notwendigkeit des Stillens und über eine saubere und ausgewogene Ernährung aufzuklären (Levitt 1996).

Weitere Möglichkeiten, die eng mit dem „Safe-Motherhood"-Programm verknüpft sind, sind die Vorsorge- und Impfprogramme für Kinder bis fünf Jahre. So können beide, Mutter und Kind, von Pflegenden gleichzeitig erreicht werden.

Vorgehensweise der Pflegenden

Die nepalesische Bevölkerung sucht bei gesundheitlichen Problemen gewöhnlich zunächst die traditionelle Hebamme, die Heilerin oder den Heiler auf. Damit Pflegende ihre Programme überhaupt durchführen können, müssen sie zum einen in der Bevölkerung Aufklärungs- und Überzeugungsarbeit leisten, zum anderen mit den traditionellen Gesundheitsdiensten kooperieren. Eine der wichtigsten Aufgaben für Pflegende ist die Gesundheitserziehung, d. h. sie müssen in der Bevölkerung ein Gesundheitsbewusstsein schaffen und Interesse wecken für das Inanspruchnehmen pflegerischer Dienste.

Gesundheitserziehung

Unabhängig davon, in welchen Einrichtungen Pflegende tätig sind, ob in Kliniken, Ambulanzen, Gesundheitsposten auf dem Lande oder in Gemeindeentwicklungs- und Gesundheitszentren, ist eine ihrer bedeutendsten Aufgaben das Vermitteln von Wissen und die Beratung über folgende Themen:

- Gesunde Ernährungsweise und hygienische Nahrungszubereitung,
- Verhalten und Ernährung während der Schwangerschaft, Stillzeit oder bei Erkrankung,
- Zubereitung von sauberem Wasser und die Notwendigkeit, sanitäre Einrichtungen zu schaffen, wie der Bau einer Latrine,
- Notwendigkeit, Kinder und schwangere Frauen zu immunisieren,
- Möglichkeiten der Familienplanung,
- Ausbreitungswege von Infektionen und Krankheitsursachen.

Merke

Pflegende unterrichten und beraten aber nicht nur in Einrichtungen des Gesundheitswesens, sondern sie stellen Kontakt mit der Bevölkerung her, indem sie in Schulen gehen, Familien in ihrer häuslichen Umgebung aufsuchen und diese einladen, an sog. Gesundheitsinterventionen teilzunehmen.

Sie versuchen mit Fabrikbesitzern der Teppichindustrie Beziehungen zu knüpfen, um die Bedingungen für Arbeiterinnen und arbeitende Kinder in den Fabriken zu verbessern. Pflegende streben an, Gesundheitserziehung während der Arbeitszeit durchzuführen und Fabrikbesitzer von der Notwendigkeit ausreichender Mahlzeiten, sanitärer Anlagen und gesunderhaltender Arbeitsplatzbedingungen zu überzeugen (**Abb. 31.5**).

Pflegende veranstalten in Kooperation mit anderen Berufsgruppen von Entwicklungsdiensten Projekte, wie z. B. ein „Clean Delivery Awerness Day", das ist eine Kampagne, die am internationalen Frauentag in einem gesamten Stadtteil gestartet wurde, um Bewusstsein für eine hygienische Entbindung zu wecken (Preston 1996).

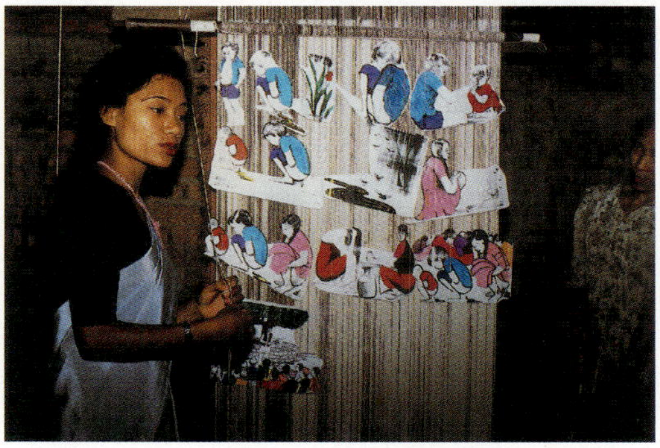

Abb. 31.5 Pflegende bei der Gesundheitserziehung in einer Teppichfabrik. Sie demonstriert anhand der Bilder den Choleraausbreitungsweg

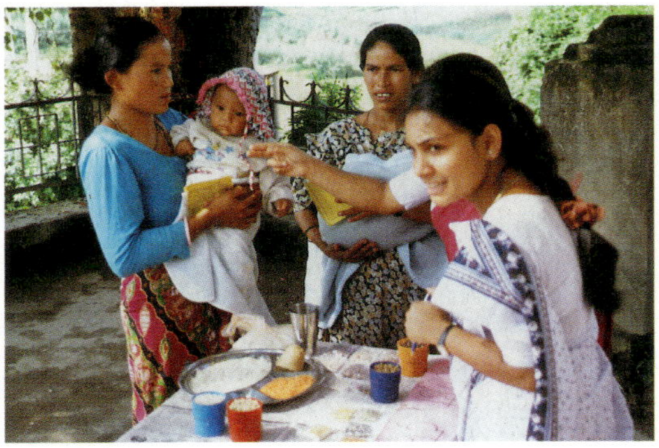

Abb. 31.6 Pflegende unterweisen stillende Mütter über die Zusammenstellung ausgewogener und kostengünstiger Ernährung

In Nepal ist es üblich, dass mindestens ein bis zwei Angehörige während des Klinikaufenthaltes den Patienten betreuen. In der Regel führen Pflegende im klinischen Bereich die Behandlungspflege, die Angehörigen alle grundpflegerischen Maßnahmen unter Anleitung von Pflegenden durch. Eine Behandlung in der Klinik wäre für viele Menschen nicht finanzierbar, wenn nicht Angehörige eine teilweise Betreuung übernehmen würden.

> **Merke**
> In der Klinik unterweisen Pflegende Patienten und deren Angehörige.

Wichtig ist dabei, dass der Status der Angehörigen in der Bevölkerung erhalten bleibt, ihre Tradition respektiert wird und mit ihnen trotzdem gesundheitsförderliche Verhaltensweisen trainiert werden. So wird z. B. die traditionelle Hebamme über Risiken während der Schwangerschaft, Anzeichen für Komplikationen während und nach der Geburt und über hygienische Bedingungen während der Geburt unterrichtet.

> **Merke**
> Das Vermitteln von Wissen bezieht sich auch auf das Einbeziehen der traditionellen Hebamme und Heiler.

Pflegende halten sich bei der Durchführung ihrer Gesundheitserziehung an den Grundsatz, Bedürfnisse gemeinsam mit dem Patienten, der Familie oder der Gemeinde zu ermitteln. Prioritäten werden ausgehandelt und dabei sämtliche vorhandenen Ressourcen mit einbezogen. Dadurch, dass der Patient, die Familie oder die Gemeinde in die Entscheidungen miteinbezogen werden, übernehmen diese auch die Verantwortung, ihren Gesundheitsstatus zu verändern. So werden in Dörfern oder Stadtteilen auch nur Gesundheitszentren oder Ambulanzen eingerichtet, wenn die Bewohner selbst Intitiative ergreifen und entsprechend ihrer Ressourcen Grundstücke, Arbeitskraft oder Materialien zur Verfügung stellen.

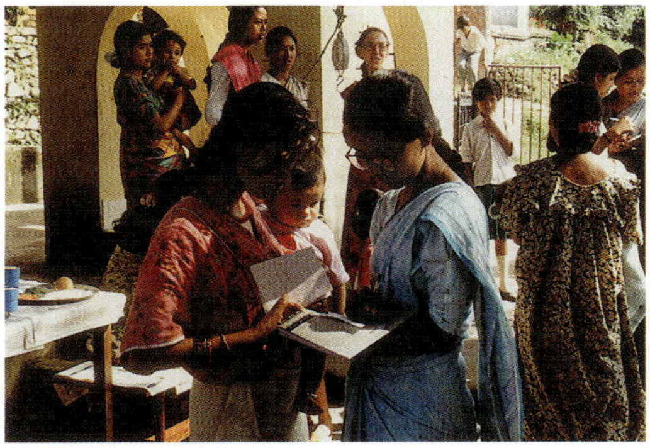

Abb. 31.7 Während der Gesundheitsintervention erklärt eine Pflegende einer Mutter das Körpergewichtsdiagramm des Kindes im Vorsorgeheft

Anschaulich unterrichten

Da ein Großteil der Bevölkerung weder schreiben noch lesen kann, setzen Pflegende in ihrer Gesundheitserziehung Poster, selbsthergestelltes Bild- und Demonstrationsmaterial, Puppen oder aus Ton geformte Modelle zur Veranschaulichung ein. Bei der Wissensvermittlung um gesunde und kostengünstige Ernährung demonstrieren die Pflegenden anhand der Lebensmittel die Nahrungszusammenstellung und in manchen Situationen auch die Zubereitungsform. Die an der Universität ausgebildeten Pflegenden benötigen dazu ein hohes Maß an Kreativität. Eine besondere Form ihrer kreativen Gesundheitserziehung ist das Durchführen einer sog. Gesundheitsintervention (**Abb. 31.6**).

Gesundheitsintervention

In jedem Stadtteil und in den Dörfern gibt es Tempelplätze. Es sind öffentliche Plätze, an denen sich die Bewohner treffen, um ihre religiösen Rituale durchzuführen und sich auszutauschen. Typische Merkmale dieser Plätze sind zwei heilige Bäume, ein kleiner Tempel und ein Gebäude mit einem Gemeinderaum. Pflegende wählen diese öffentlichen Plätze aus, um eine Gesundheitsintervention durchzuführen. Vorher werden die Anwohner durch Hausbesuche informiert und eingeladen. Häufig sind es Frauen mit ihren Kindern, die an solchen Veranstaltungen teilnehmen.

Pflegende sprechen bei der Intervention gezielt die Teilnehmer an, z. B. werden Kinder gewogen, schwangere Frauen nach ihrem Befinden befragt und Informationen über gesunde Lebensweise im Gespräch gegeben. Mit Hilfe der Demonstrationsmaterialien gehen Pflegende auf die Fragen der Teilnehmer ein (**Abb. 31.7**).

Während dieser Veranstaltung führen Pflegende ein „Drama" auf, das ist eine besondere Art des Rollenspiels, mit dem Ziel, gesundheitsfördernde Verhaltensweisen zu vermitteln. In die Handlung des „Dramas" werden umstehende Menschen miteinbezogen und Zwischenrufe aus dem Publikum kommentiert. Das Aufführen von Dramen entspringt üblichen religiösen Zeremonien. Es ermöglicht den Pflegenden, besonders jene Bevölkerungsschichten zu erreichen, die sehr arm sind oder einer niedrigen

Kaste zugehören. Durch die „Dramenaufführung“ werden Berührungsängste abgebaut, die es zwischen Pflegenden, die meist einer hohen gebildeten Kaste angehören, und den Bevölkerungsgruppen aus den untersten Kasten gibt (**Abb. 31.8**).

> **···› Lernaufgabe**
> Stellen Sie sich vor, Sie erhalten die Aufgabe, eine Gesundheitsintervention am Rathausplatz durchzuführen.
> Mit welchen Themen könnten Sie die Bevölkerung erreichen?
> Wie würden Sie vorgehen?

Hausbesuche

In einem Bezirk, in dem ein Gemeindegesundheits- und Entwicklungszentrum (CDHP) vorhanden ist, werden alle Familien registriert. Bei besonderer Gefährdung einer Familie oder wenn Vorsorgetermine nicht wahrgenommen werden, stattet eine Pflegende oder eine Pflegehelferin einen Hausbesuch ab. Ich möchte an dieser Stelle eine typische Situation für einen Hausbesuch darstellen.

Eine Mutter kommt mit ihrem 10 Monate alten Mädchen in die Ambulanz, um Medikamente für ihr Kind abzuholen. Das Kind ist stark unterernährt, es sieht aus wie ein vier Monate altes Baby. Der Zustand des Kindes ist bedrohlich. Die Pflegende, die das Kind behandelt, erkennt, dass die Mutter mit der Gesamtsituation überfordert ist und vereinbart mit ihr einen Hausbesuch am Nachmittag.

Die fünfköpfige Familie lebt in einem Raum aus nacktem Beton und Plastikfolien an den Fenstern, einer Liegefläche, einigen Kleidungsstücken in Körben und einer Kerosinkochstelle mit einigen Töpfen. Die Söhne sind 3 und 6 Jahre alt und normal ernährt. Beim Eintreten bemerkt die Pflegende, wie die Mutter ihren Jungs Geld gibt, damit sie sich Süßigkeiten holen können. Die Pflegende spricht daraufhin die Jungs an, erklärt ihnen, dass ihre Schwester nur gesund werden kann mit zusätzlicher Ernährung, die Geld kostet. Die beiden Jungs geben daraufhin das Geld der Mutter zurück. Obwohl diese Familie sehr arm ist, muss sie die Kosten für die Zusatznahrung selbst übernehmen. Dadurch soll die Familie lernen, ihre wenigen Mittel sinnvoll auszugeben. Die Pflegende überlässt dem Vater, der für die Ernährung seiner Familie aufkommen muss, die Verantwortung für seine Tochter. Sie weiß, dass der Vater Geld für Zigaretten ausgibt. Das Geld für neun Zigaretten, so macht sie ihm klar, reicht für zwei Wochen Zusatznahrung.

Die Pflegende hat eine hochkalorische und eiweißreiche Zusatznahrung für das Kleinkind mitgebracht. Die Frau hat diese Nahrung schon mehrmals in der Ambulanz mitgenommen. Die Pflegende stellt in der häuslichen Umgebung jedoch fest, dass die Frau nicht in der Lage ist, diese Nahrung korrekt zu-

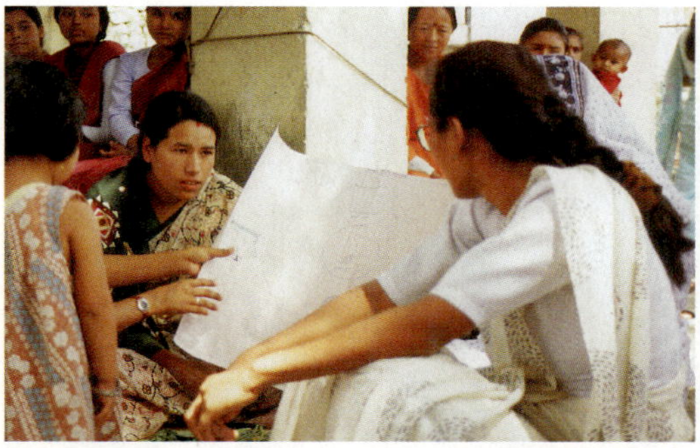

Abb. 31.8 Pflegende stellen in ihrem „Drama“ dar, wie ein Hausbesuch ihrerseits abläuft. Auf diese Weise werden die Einwohner ermutigt, pflegerische Dienste in Anspruch zu nehmen

zubereiten. Schritt für Schritt, beginnend mit dem Hände waschen vor dem Kochen, erklärt die Pflegende der Mutter, wie sie vorgehen muss. Sie achtet ebenso darauf, dass die Mutter dem Mädchen die Nahrung richtig verabreicht.

Die Pflegende vereinbart mit der Mutter einen täglichen Hausbesuch, bis das kranke Kind die kritische Situation überwunden hat.

Eigenständigkeit und Kooperation

Pflegende in Nepal sind eine selbstständige Berufsgruppe, ihr Aufgabenfeld ist klar von anderen Berufsgruppen des Gesundheitswesen abgegrenzt. Aktivitäten wie die Gesundheits-, Impf- und Vorsorgeprogramme führen sie eigenständig durch. In der Geburtshilfe wird nur in lebensbedrohlichen Situationen ein Arzt hinzugezogen.

Das berufliche Selbstverständnis und auch Selbstbewusstsein erleichtern die Kooperation von Pflegenden mit anderen Berufsgruppen des Gesundheitswesens, aber auch mit politischen Institutionen und mit Entwicklungseinrichtungen.

Pflegende kooperieren mit den örtlichen Komitees für Entwicklung, die darüber entscheiden, was für Dienste für ihre Gemeinde oder ihren Bezirk notwendig sind. In der Gemeinde werden oft von Pflegenden sog. „Health worker“ angelernt, denen unterschiedliche Aufgaben übertragen werden, z. B.:

- Kontrollieren des Wassers und Schulung freiwilliger Mitarbeiter zur Wartung der Brunnen, Pumpen und des Abwassersystems,
- administrative Tätigkeiten: Registrieren der Familien, Überprüfung der Regelmäßigkeit von in Anspruch genommenen Vorsorgeterminen, Impfterminen oder Depot-Injektionsterminen,
- Gewichtskontrollen bei Kindern und schwangeren Frauen.

Die Health workers sind meist Bewohner der Gemeinde oder des Bezirks, in dem sie arbeiten, und stellen so in ihrer Funktion auch ein Bindeglied zwischen Pflegenden und der Bevölkerung dar.

In Gemeindeentwicklungs- und Gesundheitszentren arbeiten Pflegende eng mit Sozialarbeitern zusammen, deren Aufgabe im Bereich Umwelt und Volksbildung liegt. Die Sozialarbeiter organisieren

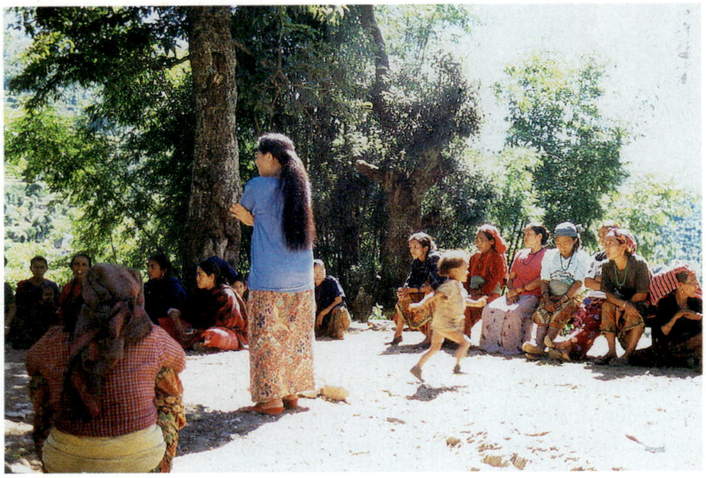

Abb. 31.9 Frauengruppe beim Planen eines Selbsthilfeprojekts

u. a. Kurse für Erwachsene und Jugendliche, um Lesen, Schreiben und Rechnen anhand alltäglicher Gegebenheiten zu vermitteln. Pflegende unterrichten in diesen Kursen, die bis zu einem Jahr dauern, Gesundheitserziehung. Die Kurse werden größtenteils von Frauen besucht und häufig entwickeln sich daraus selbstorganisierte Frauengruppen.

Diese Frauengruppen setzen sich zusammen aus Frauen unterschiedlicher Kasten, die gemeinsam Wege suchen, ihre soziale Lage zu verbessern (Kipp 1995). Die Frauen unterstützen sich gegenseitig bei der harten Arbeit und starten gemeinsam Projekte, um ihre Lebensbedingungen zu erleichtern (**Abb. 31.9**). Bereits 1996 gab es in Nepal 72 organisierte Frauengruppen. Die Zusammenarbeit der Pflegenden mit diesen hochmotivierten Frauenselbsthilfegruppen verbreitet das Wissen über gesunde Lebensweise in der Bevölkerung.

Lernaufgabe

Versuchen Sie herauszufinden, welche Selbsthilfegruppen in Ihrer Gemeinde existieren. Wie könnte eine Zusammenarbeit mit einer Selbsthilfegruppe gestaltet werden?

31.3 Gesundheitspflege/Gesundheitsförderung in der Schweiz

Peter Siggemann

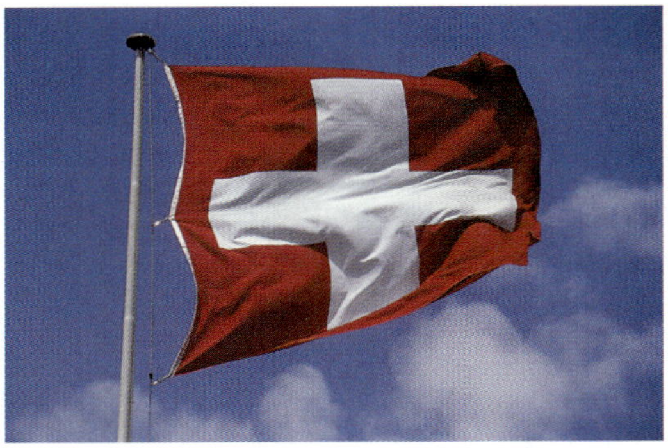

Was ist das Besondere an der Gesundheitspflege und Gesundheitsförderung in der Schweiz? Geht die Idee der Gesundheitspflege und Gesundheitsförderung in diesem Lande so weit, den Kühen vor dem Hintergrund des Matterhorns das Snowboard fahren beizubringen? Nein, im Ernst, auch wenn der Aufenthalt in den Bergen, der Anblick von Kühen, das Snowboard fahren und das dabei aufkommende Wohlbefinden durchaus die Gesundheit fördernde Elemente enthalten, so handelt es sich hierbei doch nur um einen schmalen Bereich der Gesundheitspflege und Gesundheitsförderung. In diesem Kapitel geht es darum, allgemeine Entwicklungen der Gesundheitspflege und Gesundheitsförderung in der Schweiz vorzustellen. Anschließend wird anhand des Beispiels der Berufsschule für Pflege Bern – Standort Reichenbachstraße – das Schweizerische Netzwerk Gesundheitsfördernder Schulen vorgestellt; dabei handelt es sich um eine ganz subjektive Auswahl eines Themas der Gesundheitsförderung in der Schweiz.

31.3.1 Entwicklung der Gesundheitspflege/Gesundheitsförderung in der Schweiz

Auf nationaler Ebene konnte mit dem revidierten Krankenversicherungsgesetz von 1994 ein Durchbruch erzielt werden. Hier wird erstmals die „Förderung der Gesundheit“ erwähnt. Die Krankenkassen betreiben gemeinsam mit den Kantonen eine Institution, die Stiftung für Gesundheitsförderung mit Sitz in Lausanne, die Maßnahmen zur Förderung der Gesundheit und zur Verhütung von Krankheiten anregt, koordiniert und evaluiert. Seit 1998 wird von den Krankenkassen pro versicherter Person ein jährlicher Beitrag von 2,40 Franken erhoben. Im Jahr stehen der Stiftung somit rund 17 Mio Franken zur Verfügung. Es besteht jedoch kein Grund zur Euphorie. Der Anteil von Gesundheitsförderung und Prävention an den Gesamtausgaben im Gesundheitswesen ist mit 1,9% immer noch bescheiden.

Ansonsten ist das schweizerische Gesundheitswesen stark dezentralisiert und föderalistisch angelegt. Die wichtigsten Entscheidungsbefugnisse liegen bei den Kantonen. Es bestehen 26 kantonale Gesundheitssysteme mit jeweils einer eigenen Gesundheitsgesetzgebung. Auf kantonaler Ebene sind in letzter Zeit vermehrt Stellen für Gesundheitsförderung eingerichtet worden.

Im Pflegebereich ist die Gesundheitspflege und Gesundheitsförderung seit den 1992 in Kraft getretenen Neuen Ausbildungsbestimmungen für Pflegeberufe des Schweizerischen Roten Kreuzes als wichtiges Tätigkeitsfeld bestimmt (s.a. Kap. 30.3). Damit hat diese Thematik auch Einzug gehalten in die Kurrikula der Pflegeschulen. Bei den Pflegenden darf, vorsichtig formuliert, von einer zunehmenden Sensibilisierung für die Gesundheitspflege und Gesundheitsförderung gesprochen werden. Es ist auch festzustellen, dass das Fort- und Weiterbildungsangebot diesbezüglich deutlich zugenommen hat, das gilt auch für Angebote im interdisziplinären Bereich. Von einem Durchbruch der Gesundheitsförderung in der Pflege kann jedoch in der Schweiz (noch) nicht gesprochen werden. Gesundheitsförderung ist auch eine Haltung, die Zeit für ihre Entwicklung braucht. Im Pflegebereich behalten die beruflichen Alltagsgeschäfte und -probleme (z.B. Stellenabbau, Stationsschließungen, anspruchsvolle Patientensituationen) immer wieder Oberwasser und erschweren damit die Auseinandersetzung mit der Gesundheitspflege und Gesundheitsförderung. Es gibt jedoch einige vielversprechende Ergebnisse und Erfahrungen mit der „neuen Schüler- und Pflegendengeneration“. Ihr Pflegeverständnis und ihr pflegerisches Angebot beinhalten auch gesundheitsfördernde und salutogenetische Ansätze. Interessant ist auch die Beobachtung, dass es bei den Schülern, die nach dem neuen Kurrikulum ausgebildet werden, nur geringer bis keiner Überzeugungsarbeit bedarf, um ihnen das „neue“ Thema Gesundheitspflege und Gesundheitsförderung schmackhaft zu machen.

31.3.2 Gesundheitsfördernde Pflegeschule

Das Schweizerische Netzwerk Gesundheitsfördernder Schulen

1992 haben die Weltgesundheitsorganisation (WHO), der Europarat und die EU das Gemeinschaftprojekt „Europäisches Netzwerk Gesundheitsfördernder Schulen“ (ENGS) lanciert. Seit 1993 nimmt auch die Schweiz unter dem Namen „Schweizerisches Netzwerk Gesundheitsfördernder Schulen“, neben 37 anderen Ländern, daran teil. Schulen, die sich dem Gesundheitsförderungskonzept „Lebenswelt – Schule“ verpflichten, werden in ihren Aktivitäten und Entwicklungen vom Netzwerk unterstützt.

Das ENGS stützt sich konzeptionell auf die Ottawa-Charta zur Gesundheitsförderung von 1986 ab (s.a. Kap. 30.2). Dort wird erstmals das *Lebenswelten-Konzept* begründet.

> **Merke**
> Gesundheit wird von Menschen in ihrer alltäglichen Umwelt geschaffen und gelebt, dort wo sie spielen, lernen, arbeiten und lieben.

Beispiele für Lebenswelten sind:
- Schule,
- Betrieb,
- Spital,
- Familie,
- Gemeinde.

Parallel zum ENGS hat die WHO noch die Projekte „Gesundheitsfördernde Krankenhäuser“ und „Gesunde Städte“ gestartet. Gesundheitsförderung nimmt also Einfluss auf Menschen und ihre Lebenswelt. Das Konzept überwindet den personenbezogenen Ansatz und arbeitet gezielt auch mit organisationsbezogenen Methoden (Verhaltens- und Verhältnisänderung). Gesundheitsförderung in der Schule ist also ein Schulentwicklungsprojekt. Es geht nicht „nur“ darum, gesundheitsfördernde Projekte in der Schule durchzuführen, sondern darum, dass die Schule selbst zum gesundheitsfördernden Projekt wird.

Das Netzwerk will dazu beitragen, dass sich Schüler, Lehrpersonen, Eltern, Hausmeister, Behörden in der Lebenswelt Schule wohl fühlen und die Schule so als ein gesundheitsfördernder Lern- und Arbeitsort wahrgenommen wird. Seinen Mitgliedern stellt das Schweizerische Netzwerk unentgeltlich Dienstleistungen und Angebote zur Verfügung (z.B. Beratung, Veranstaltungen, Dokumentationen, finanzielle Unterstützung).

> **Merke**
> Gesundheitsfördernde Schulen sind nicht a priori „gesunde Schulen“. Es sind Schulen, die bereit sind, an einem Prozess in Richtung „Gesundheitsfördernde Schule“ zu arbeiten.

Eine Pflegeschule tritt dem Schweizerischen Netzwerk Gesundheitsfördernder Schulen bei

Es gibt sicherlich schon viele Schulen, die sich auf der thematischen oder auf der strukturellen Ebene mit

Gesundheit und Gesundheitsförderung beschäftigt haben, ohne im Netzwerk zu sein. Dies gilt in besonderem Maße für Pflegeschulen, die sich schon zumindest thematisch damit auseinandersetzen müssen. Dem Schweizerischen Netzwerk Gesundheitsfördernder Schulen gehören mittlerweile 110 Schulen an (Stand Juli 1999). Die Berufsschule für Pflege Bern – Standort Reichenbachstraße – war im August 1999 die erste Pflegeschule in der Schweiz, die dem Netzwerk beitrat! Der Autor dieses Kapitels arbeitet an dieser Schule als Lehrer und leitet das Projekt Gesundheitsfördernde Schulen.

Das klingt auf der einen Seite absurd. Wie ist es möglich, dass Pflegeschulen, in denen professionell Pflegende ausgebildet werden, die auf ihre Fahnen Gesundheit und Gesundheitsförderung schreiben, die als Experten für die Gesundheit zuständig sind und ein Vorbild für ihre Umgebung sein sollen, so schlecht in dem Netzwerk vertreten sind?

Auf der anderen Seite ist es nachvollziehbar. Bis jetzt werden Gesundheit und Gesundheitsförderung in den Pflegeschulen vor allem „nur" als Unterrichtsthema im Lehrplan behandelt. Die Ziele und Aufgaben von Pflegeschulen folgen primär einer anderen Logik als jener der Gesundheitsförderung. Auch sie müssen auf dem „Markt" bestehen und haben die Aufgabe, Schüler zu qualifizieren und auszuwählen; Stückzahl und Output – um marktwirtschaftliche Begriffe zu verwenden – müssen zum Schluss stimmen. Dabei verfolgen die Pflegeschulen eher die herkömmliche pathogenetische Sichtweise, nach dem Motto: Wie können Krankheiten bei Schülern und Lehrpersonen verhindert werden? Eine gesundheitsfördernde Schule mit salutogenetischer Sichtweise handelt dagegen eher nach dem Motto: Wie können die Gesundheitspotenziale von Schülern und Lehrpersonen gefördert und Ressourcen optimal genutzt werden?

Pflegende scheinen nach wie vor einen breiten Rücken zu haben. Sich an ihrem Lern- und Arbeitsplatz um die eigene Gesundheit zu kümmern, scheint nicht Teil ihres beruflichen Selbstverständnisses zu sein. Sie erleben schon in der Ausbildung ihren Beruf nicht als „Gesundheitsberuf", was durch zunehmend beobachtbare Burn-out-Symptomatik bei Schülern unterstrichen wird.

Was hat die Berufsschule für Pflege Bern – Standort Reichenbachstraße – dazu bewogen, sich auf den Weg zu einer gesundheitsfördernden Schule zu begeben und sich dem Netzwerk anzuschließen? Oder anders gefragt, welche Verantwortung haben die Pflegeschule und die Pflegeausbildung in Sachen Gesundheitspflege und Gesundheitsförderung gegenüber den Schülern wahrzunehmen?

Mit dem neuen Kurrikulum hat das Thema Gesundheitsförderung an dieser Schule einen enormen Aufwind und Stellenwert erhalten. Es zieht sich wie ein roter Faden durch alle drei bzw. vier Ausbildungsjahre hindurch und ist auch Prüfungsthema in den Abschlussexamen. Bei gesamtschulischen Diskussionen und Fortbildungsveranstaltungen wurde deutlich, dass das für viele Lehrpersonen „neue" Thema auf ein positives Echo stößt. Es wurde schnell klar, dass es nicht nur auf der individuellen Ebene im Unterricht mit den Schülern behandelt werden sollte. Die Idee, die Schule selbst zum gesundheitsfördernden Projekt zu machen und dem Netzwerk beizutreten, war bald geboren. Die Frage war jedoch, ob diese Idee auch von einer Mehrheit aller Beteiligten getragen wird.

Projektverlauf

1. Schritt: Erstellen einer internen Bestandsaufnahme zum Thema Gesundheitsförderung, nach dem Motto: Was haben wir dazu alles schon gemacht, wo stehen wir?

2. Schritt: Informationsveranstaltungen, bei denen unter anderem die generellen Ziele und der Gewinn eines solchen Projektes aufgezeigt wurden, durchführen:

- Entwicklung der persönlichen Gesundheitspotenziale von Mitarbeitern und Schülern,
- Schaffen und Verankern eines gesundheitsfördernden Lern- und Arbeitsklimas, d.h. auch das Wohlbefinden steigern,
- Entwicklung guter Beziehungen zwischen allen beteiligten Personenkreisen und untereinander,
- Ausnutzung sämtlicher Möglichkeiten zur Verbesserung der physischen Umwelt,
- Förderung der Problemlösungskapazitäten der Schulgemeinschaft,
- Vermittlung von Kenntnissen und Fähigkeiten, welche die Entwicklung einer gesundheitsfördernden Lebensweise unterstützen,
- Förderung von Entscheidungskompetenzen und Mitverantwortung; dadurch werden aus Betroffenen Beteiligte gemacht,
- finanzielle und ideelle Unterstützung durch das Schweizerische Netzwerk Gesundheitsfördernder Schulen,
- positive Vertretung der Schule auch nach außen (Öffentlichkeitsarbeit, Werbung).

> **Lerntipp**
> Überlegen Sie, welche der genannten Ziele/Gewinne an Ihrer Pflegeschule von besonderer Bedeutung sein könnten. Gibt es an Ihrer Schule noch andere Ziele/Gewinne?

3. Schritt: Erstellen eines Fragebogens, der an alle an der Schule beteiligten Personenkreise verteilt wurde. Mit der Fragebogenaktion wurde einerseits das Ziel verfolgt abzuklären, ob grundsätzlich Interesse am Projekt Gesundheitsfördernder Schulen besteht.

Andererseits wurde bezweckt, mögliche Projektthemen herauszufinden, nach dem Motto: Wo drückt der Schuh, wo und warum ist eine Veränderung notwendig?

Lerntipp

a) Welche konkreten Projektthemen fallen Ihnen ein, wo drückt der Schuh an Ihrer Pflegeschule am meisten?

b) Welche Vorteile sehen Sie für sich persönlich und für Ihre Pflegeschule, an dem Projekt Gesundheitsfördernder Schulen mitzumachen?

4. Schritt: Auswerten der Fragebogen. Das Erfreuliche zu Beginn: Eine deutliche Mehrheit der Befragten hat sich für das Projekt Gesundheitsfördernder Schulen ausgesprochen, hurra, wir konnten starten!

Die Ergebnisse wurden allen beteiligten Personenkreisen kommuniziert. Dabei haben wir auch diejenigen Ergebnisse mitgeteilt, die auf einen positiven oder erfreulichen Zustand hinweisen, wo also kein Handlungsbedarf in Sinne eines Projektes besteht. Bei den projektrelevanten Ergebnissen (Wo drückt der Schuh) zeichneten sich folgende, nicht hierarchisch geordnete Themen ab:

- Raumgestaltung (Farben, Mobiliar, Ausstattung),
- Aufbau einer Schulzeitung,
- weitere Fortbildungen zur Gesundheitsförderung,
- Sucht (Alkohol, Drogen, Essstörungen),
- geschlechterspezifischer Umgang (Rollenverständnis),
- Stress/Burn-out.

5. Schritt: Bildung einer Projektgruppe mit Projektleitung. Dabei ist idealerweise darauf zu achten, dass Vertreter aus allen Bereichen (Lehrpersonen, Schüler, Administration/Hausmeister, Dozenten) beteiligt sind. Dies ist uns bis auf den Bereich Administration/Hausmeister gelungen. In dieser Gruppe wird unter anderem entschieden, mit welchem Thema, in welcher Reihenfolge und wann genau gestartet wird.

6. Schritt: Aufnahme in das Schweizerische Netzwerk Gesundheitsfördernder Schulen. Dafür ist ein Projektgesuch, nach definierten Kriterien, zu erstellen. Die offizielle Aufnahme mit „Labelauszeichnung" fand im August 1999 im Rahmen eines Schulfestes statt. Mit Label ist eine Tafel gemeint, die unsere Schule auch nach außen sichtbar als Gesundheitsfördernde Schule auszeichnet.

Nach der Vor- und Startphase des Projektes geht es jetzt um die konkrete Planung und Umsetzung. Dabei wird vor allem darauf zu achten sein, behutsam und sorgfältig mit der Motivation und den Ressourcen aller Beteiligten umzugehen. Es ist ein langer Weg, wenn Projekte in der Gesundheitsförderung auch nachhaltig von Erfolg gekrönt sein wollen. Trotzdem, oder gerade deswegen, sollten sich viele Pflegeschulen ermutigt fühlen, den Weg zu einer Gesundheitsfördernden Schule einzuschlagen und dem Netzwerk beizutreten.

31.4 Gesundheitspflege am Beispiel der europäischen Krebsvorsorge

Burkhard Lebert

Einleitung

In unserer Gemeinde haben Kinder der 2. Klasse Grundschule ihre Vorfreude auf Weihnachten mit krebskranken Kindern geteilt, die dieses Fest in der Klinik verbringen mussten. Weihnachtsplätzchen wurden gebacken, Schmuck gebastelt sowie Bücher und Spiele gekauft. Finanziert haben sie das Ganze von ihrem Taschengeld und mit der Aufführung eines Krippenspiels, wofür sie Eintritt verlangten. Das direkte Zusammentreffen war nicht möglich, da die an Krebs erkrankten Kinder vor Umgebungskeimen geschützt werden sollten. Durch eine Glastüre waren sie voneinander getrennt. Auf dem Flur waren Kinder zu sehen, von ihrer Krankheit gezeichnet, sehr blass, keine Haare auf dem Kopf, mit Infusionsständern ausgestattet und in langsamen Schritten fast ziellos umherstreifend. Eine Krankenschwester informierte über deren Situation, Probleme und Sorgen und nahm Geschenke dankend entgegen. Sie wurde von

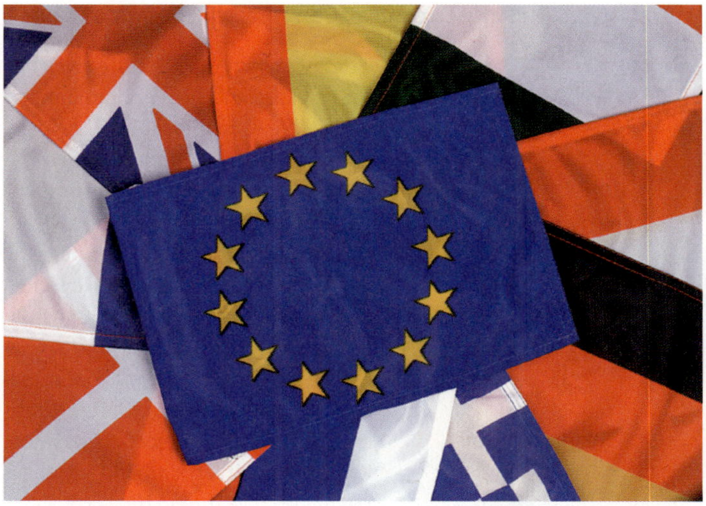

vielen neugierigen Kindern mit Fragen gelöchert. Ein Kind fragte unter anderem: „Wie bekommt man denn eigentlich Krebs?"

Um diese Frage der Entstehung soll es hier gehen, und zwar im Hinblick darauf, was der Einzelne tun kann, um seine Gesundheit zu stärken. Es wird dargestellt, was die europäische Krebsvorsorge empfiehlt, wie damit Gesundheit gefördert wird, was der Staat, der Einzelne und was wir Pflegenden zur Gesundheitsförderung beitragen können.

31.4.1 Bedeutung der Krebsvorsorge – Was geht das mich an?

Inzidenz und Mortalität

Das Thema Krebs stellt in Europa eine große Herausforderung für das Gesundheitswesen dar. Übertragen auf Deutschland wird jeder dritte Deutsche im Laufe seines Lebens an Krebs erkranken, jeder vierte daran sterben. Die Inzidenz (Neuerkrankungsrate) an Krebs ist nach wie vor sehr hoch. Die altersstandardisierte Mortalitätsrate geht nach den jüngsten Daten des Deutschen Krebsatlas weiter zurück, wobei die Anzahl der jährlichen Krebstodesfälle auch in Folge der zunehmenden Lebenserwartung ansteigt. Zur Zeit sind bereits über 60% der Menschen, die an Krebs erkranken, über 65 Jahre alt.

Bereits jetzt sind wir konfrontiert mit den Vorstufen dieser Krankheit, auch wenn wir dies nicht wahrhaben wollen, vielleicht auch nicht sollen. Neben genetischer Veranlagung leisten interne und externe Risikofaktoren ihren Beitrag zur Entstehung von Krebs. Die Krebssterblichkeit könnte niedriger liegen, wenn das Wissen über die Vermeidbarkeit von Krebskrankheiten konsequent und praktisch genutzt werden würde. Hier kann die Pflege als *Gesundheitspflege* definiert und umgesetzt werden.

Angst vor Krebs und Bewältigung der Angst

Aus einer sicheren Entfernung ist es leichter, sich mit diesem Thema zu befassen, da allein der Gedanke an die Krankheit „Krebs" beängstigend ist. Verschiedene Umfragen in der Bevölkerung, vor welcher Krankheit sie am meisten Angst hat, belegen, dass Krebs bei den Menschen die größten Ängste hervorruft, obwohl Herz-Kreislauf-Erkrankungen die Todesursachenstatistik anführen. Krebs wird mit Leiden, Siechtum, Schmerzen und Tod gleichgesetzt, während Herz-Kreislauf-Erkrankungen mit einem plötzlichen Tod ohne Schmerzen verbunden werden.

Der Gedanke an Krebs ist beängstigend

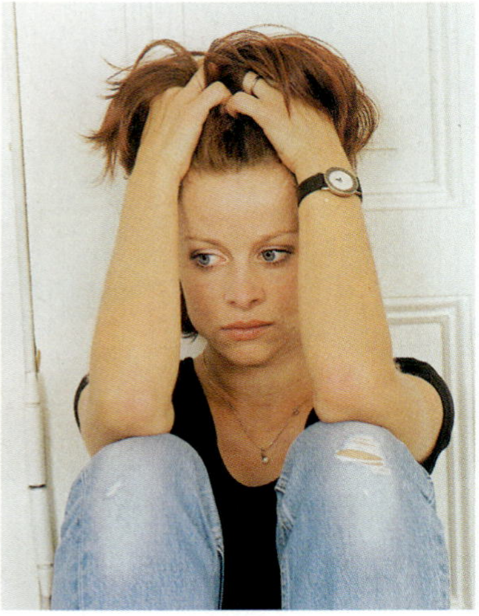

Merke
Die Angst wirkt zwar bedrohlich und sehr unangenehm, sie hat aber auch einen sehr wichtigen Zweck. Sie möchte uns vor Gefahren schützen und rät uns, entsprechend umsichtig zu handeln.

Eigentlich müsste man annehmen, dass diese Angst zu entsprechenden Konsequenzen führt, die uns etwas gegen die Krebsgefahr tun und das Risiko minimieren lassen. Doch viele Menschen lassen sich davon nicht beirren, wie bei Verres (1986) in der Studie zu subjektiven Vorstellungen von Laien über Krebsentstehung, Krebsfrüherkennung, Krebsverhütung und Krebstherapie beschrieben ist. 81% aller befragten Personen schätzten dabei das generelle Krebsrisiko für Menschen als sehr hoch ein, nur 24% stuften hingegen ihr eigenes Risiko als sehr groß bis ziemlich groß ein.

Die mit der Angst vor Krebs verbundene Bedrohung ist so groß, dass wir sie von uns weisen und uns damit vor diesem Gedanken schützen. „Mich wird es schon nicht treffen!" Das Problem wird verdrängt und auf andere übertragen. Wenn es den Einzelnen aber doch trifft, dann kommt die Angst noch stärker zum Vorschein. Dies zeigt sich in der Zeitspanne vom Auftreten erster Anzeichen für diese Erkrankung bis zum ersten Arztbesuch. In einer Untersuchung zum Verlauf der diagnostischen Klärung von Krebserkrankungen haben Wissenschaftler vom Krebsregister Saarbrücken und der Abteilung für Epidemiologie der Universität Ulm bei über 900 Patienten festgestellt, dass Frauen erst zwei Wochen, nachdem sie einen Knoten getastet haben, zum Arzt gehen, Patienten mit Blut im Stuhl gingen erst 3 Wochen nach dem Entdecken zum Hausarzt. Letztendlich dauert auch die Diagnostik noch ihre Zeit, in der sich der Tumor vergrößern kann und sich die Heilungschancen verringern. Dies sind Durchschnittswerte, Einzelne warten noch sehr viel länger, bis sie zum Arzt gehen.

Menschen mit Krebs beschreiben die Angst vor Krebs folgendermaßen: So schreibt Daniel Goleman in seinem Bestseller „Emotionale Intelligenz": „Bei dem Wort Zytologie erstarrte ich innerlich. Krebs... dieses Wort gab mir das Gefühl, als sei ich gerade vor meiner eigenen Haustür überfallen worden." Maxi Wander geht noch etwas weiter und schreibt: „An Krebs zu denken ist, als wäre man in einem dunklen Zimmer mit einem Mörder eingesperrt. Man weiß nicht, wo und wie und ob er angreifen wird."

Es muss deshalb ein zentrales Anliegen der Gesundheitspflege sein, diese Ängste nicht unnötig zu verstärken, sondern in einem Raum zu lassen, der es jedem Einzelnen ermöglicht, für sich ein entsprechend gesundheitsförderndes Verhalten einzuplanen und umzusetzen.

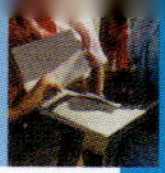

Sog. „Laientheorien“ zur Entstehung von Krebs

Welche Erklärung hat nun jeder Einzelne, wer, wann und warum er Krebs bekommt? Diese individuellen Erklärungsmuster entstehen aus persönlichen Erfahrungen und Informationen aus dem Umfeld. Auch wenn es allgemeingültige Wahrheiten zur Entstehung von Krebs gibt, so hat jeder Einzelne seine Wahrheit konstruiert und diese gilt es auch zu respektieren.

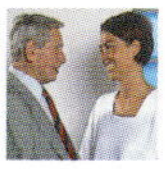

Heiner Müller, ein Dramatiker, der an den Folgen eines Ösophaguskarzinoms gestorben ist, hatte in einem Fernsehinterview zur Entstehung seiner Krankheit ausgeführt: „Ein Grund für den Ausbruch dieser Krankheit ist, dass ich seit Jahren keine Möglichkeit gesehen habe, ein Stück zu schreiben. Das ist für mich einfach eine Lebensfunktion, Stücke zu schreiben, und wenn das aussetzt, dann fehlt irgendetwas. Da fehlt eine Motivation.“ Zwischendurch zog er genüsslich an einer Zigarre und nippte regelmäßig an seinem Glas Rotwein. Obgleich aus Sicht der Lehrmeinung zwei wesentliche Risikofaktoren für die Entstehung des Ösophaguskarzinoms hierbei bereits visuell erkennbar waren, hat er seine eigene Erklärung und Begründung für den Ausbruch dieser Erkrankung gefunden. Auch wenn statistisch nachgewiesen ist, dass maßgeblich das Rauchen in Verbindung mit Alkoholkonsum für den Ausbruch dieser Erkrankung verantwortlich ist, was H. Müller sicher auch wusste, so hatte er trotzdem seine eigene individuelle Erklärung dafür.

Die Ergebnisse einer Untersuchung von Lerch u.a. (1993) auf die Frage an gesunde (nicht klinischkranke) Menschen: „Was kann man tun, um die Krebsgefahr zu minimieren?“, zeigt **Tab. 31.1**.

Das „Ändern der Lebensweise“ war weiter ausgeführt mit Verhaltensänderungen wie beispielsweise mehr Sport treiben und häufiger an die frische Luft gehen. Diese Laientheorien decken sich nur ansatzweise mit den Ansichten der Experten. Obgleich der Umgang mit Schadstoffen ein Schwerpunkt der Krebsgefährdung ist, wird er nach dieser Umfrage unterschätzt. Möglicherweise ist dies ein Zeichen von Machtlosigkeit des Einzelnen, etwas Wirksames gegen die Bedrohung durch die vergiftete Umwelt zu unternehmen.

Eine Theorie aus den Achtzigerjahren behauptet, dass die Persönlichkeitsstruktur ein wichtiger Faktor zur Entstehung von Krebs sei. Weitverbreitet war und ist noch die Auffassung, dass eine pessimistische und ängstliche Lebenseinstellung oder Trauer zu Krebs führen oder den Verlauf der Erkrankung beschleunigen. Dafür gibt es nach umfangreichen Untersuchungen keinerlei Belege. Dr. Schwarz (1994) widerspricht diesen Thesen und belegt in eigenen Studien, dass die vielfach beobachteten seelischen Phänomene bei krebskranken Menschen durch das Leiden selbst bedingt sind und nicht zur Krankheit führen. Betroffene grübeln sehr oft über der Frage: „Warum ausgerechnet ich?“ und bekommen bei dem Betrachten ihres Lebens und der Lebensweise Schuldgefühle. Krebskranke Menschen sind durch unbegründete Behauptungen doppelt gestraft, durch das Leiden selbst und durch den Vorwurf, die Krankheit selbst verschuldet zu haben. Diese Behauptung kann bei den Betroffenen das Gefühl entstehen lassen, es nicht anders verdient zu haben. Damit wird die hoffnungslose Situation nochmals verstärkt.

Tabelle 31.1 Möglichkeiten zur Minimierung der Krebsgefahr

Möglichkeiten	*Angaben in %*
Lebensweise ändern	62%
bewusste Ernährung	48%
Vorsorgeuntersuchungen	38%
keine Möglichkeiten	28%
innere Einstellung	22%
Schadstoffe meiden	18%
Psychische Belastungen reduzieren	10%
Warnsignale beachten	8%
Arbeitsbedingungen ändern	4%
Vertrauen zu Ärzten	2%

Das eigene Verständnis von der Krebsentstehung wird geformt durch persönliche Erfahrungen mit krebskranken Menschen und Meldungen aus der Presse. Die Medien spielen bei dieser persönlichen, individuellen „Landkarte“, die die Wege zum Krebs abbilden, eine ganz wichtige Rolle. Fast täglich werden wir mit neuen Meldungen überschüttet. Es geht dabei um das eigene Verhalten zur Vermeidung von Krebs, neue Therapien, die bahnbrechende Erfolge im Kampf gegen den Krebs versprechen, oder um Berichte über Prominente, die mehr oder weniger qualvoll an Krebs gestorben sind.

Einige Überschriften von Pressemitteilungen dieser Art:
„Nierenkrebs durch Kaffee“
„Krebs durch Fremdgehen“
„Deutlich höheres Krebsrisiko bei Partnern von Krebspatienten“
„Alkohol eine Krebsursache“
„Kann ein Glas Bier das Krebs-Risiko senken? Heidelberger Forscher melden erste positive Ansätze“
„Rotwein schützt vor Krebs“

„Das Risiko einen Vogel zu haben. Mehrere Studien ergeben, dass die Haustiere das Entstehen von Lungenkrebs fördern."
„Ginseng beugt Krebs vor"
„Rotes Fleisch erhöht das Risiko von Lungenkrebs"
„Stress und Trauer fördern Krebs"
„Küssen verboten? Neben Rauchen soll auch Küssen ein Krebsrisiko sein."
„Krebsrisiko durch Benzol"
„Krebserreger im Shampoo"
„Krebsgefahr durch Funktelefone"

Diese vielen Sensationsmeldungen führen zu einer Verunsicherung der Bevölkerung.

Lerntipp
Wie beugen Sie Krebs vor? Was tun Sie um sich zu schützen? Fühlen Sie sich mit diesen Maßnahmen sicher vor dieser Erkrankung?

Entstehung von Krebs

Als „gesunde" Eigenschaften des menschlichen Körpers verstehen wir das regelmäßige Teilen und Erneuern von Zellen und das Absterben der alten. Je nach Herkunft und Ursprungsort teilen sie sich unterschiedlich schnell. Zwischen der Neubildung und dem Absterben von Zellen herrscht ein streng kontrolliertes Gleichgewicht.

Für diese Kontrolle sind die Wächterproteine zuständig, am bekanntesten ist das p53. Beschädigte Erbsubstanzen einer Zelle (DNA) werden von ihnen repariert oder der Zelltod eingeleitet. Diese Schädigungen können durch äußere (Chemikalien, Strahlen usw.) oder innere Einflüsse (z. B. Entstehung von Radikalen in der Zelle bei der Atmung) hervorgerufen werden. Je mehr Schädigungen der DNA im Laufe des Lebens auftreten, umso größer ist auch die Wahrscheinlichkeit, dass irgendwann auch die DNA eines Wächterproteins geschädigt wird. Dann kommt es zum unkontrollierten Wachstum von Zellen. Deshalb ist die Wahrscheinlichkeit, an Krebs zu erkranken, im Alter um ein Vielfaches höher als in jungen Jahren.

Merke
Das unkontrollierte Teilen von beschädigten Zellen wird auch Entarten genannt.

Es muss dazu aber eine ganze Reihe von Veränderungen zusammenkommen. Ein einziger Fehler reicht für die Entstehung von Tumoren nicht aus. Krebszellen sind körpereigene Zellen und haben eine charakteristische Oberflächenstruktur, werden aber trotzdem von unserem Immunsystem als körpereigene gesehen und deshalb nicht abgewehrt. Ein Tumor manifestiert sich pathologisch erst, wenn er aus vielen hundert Millionen Zellen besteht.

Solange die Krebszellen als ein solider Klumpen zusammensitzen, sind sie noch sehr gut behandelbar, Probleme machen sie dann, wenn sie Nachbargewebe durchdringen, „metastasieren".

Definition
Unter Krebs versteht man heute über 100 verschiedene Erkrankungen, die eines gemeinsam haben: An irgendeiner Stelle im Körper wuchern die Körperzellen unkontrolliert, dringen in gesundes Gewebe ein und zerstören dieses allmählich.

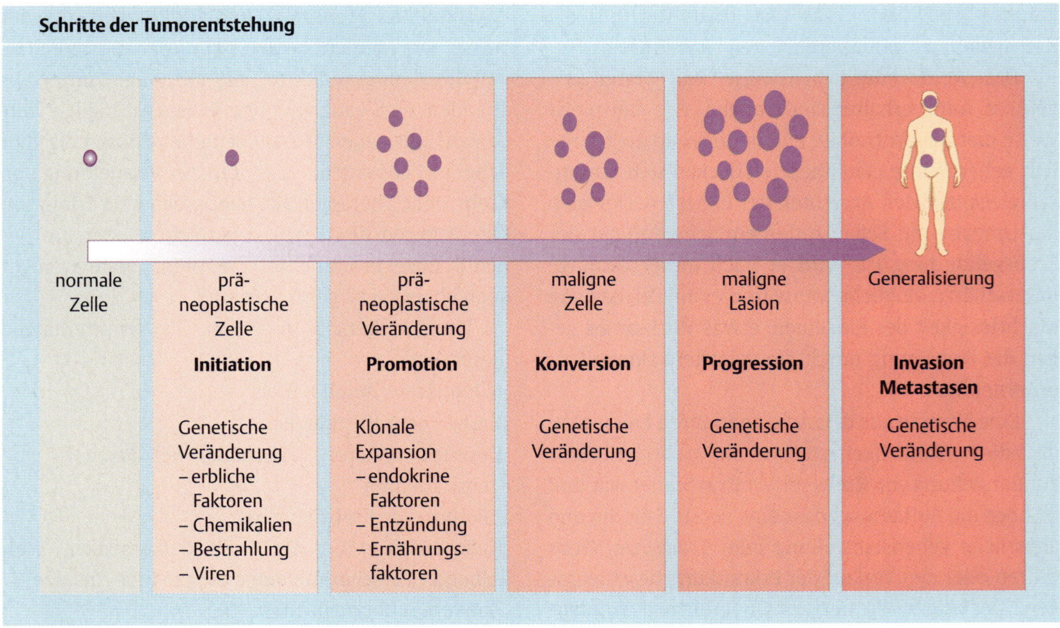

Modell der Entstehung eines malignen Tumors in mehreren Schritten (aus Gerlach/Wagner/Wirth: Innere Medizin für Pflegeberufe, 5. Aufl. Thieme, Stuttgart 2000)

Vieles ist noch ungeklärt, aber eines steht fest: Krebs hat nicht *eine* Ursache, sondern wird von verschiedenen Faktoren beeinflusst. Es spielen viele Faktoren zusammen, bis aus einer ursprünglichen normalen Körperzelle eine Krebszelle und daraus wieder eine Krebsgeschwulst, ein bösartiger Tumor wird. Dieser Prozess kann Jahrzehnte andauern. Wesentliche Voraussetzungen für die Krebsentstehung sind nach Doll/Peto (1990) zu ca. 80% Umweltfaktoren, daneben noch das fortgeschrittene Alter und Erbanlagen. Diese Umweltfaktoren beziehen sich heutzutage auf alles, was in der individuellen Umwelt eines Menschen vorkommt und nicht mehr nur auf die Luftverschmutzung und den Smog. Die Umweltfaktoren lassen sich zu 35% auf die Ernährung und zu 30% auf das Rauchen zurückführen.

31.4.2 Europäische Krebsvorsorge – Wie schütze ich mich?

Eine Kommission der Europäischen Gemeinschaft hat seit 1987 das Programm „Europa gegen Krebs" mit dem Ziel eingesetzt, die Sterblichkeit an Krebs bis zum Jahr 2000 um 15% einzudämmen. Forschung, Fortbildung, Prävention und Information im Zusammenhang mit Krebs sind die wesentlichen Elemente, die in diesem Programm unterstützt werden. Der „Europäische Kodex gegen Krebs" fasst die Empfehlungen der Experten aus aller Welt zur Prävention zusammen, deren Beachtung jedem Einzelnen helfen könnte, sein Krebsrisiko zu senken. Gleichzeitig wird eine Verbesserung des allgemeinen Gesundheitszustandes der Bevölkerung durch das Propagieren einer gesünderen Lebensweise angestrebt.

Europäischer Kodex zur Krebsbekämpfung (Abb. 31.10)

Patienteninformation:

1. Rauchen Sie nicht! Raucher sollten so schnell wie möglich aufhören und schon gar nicht in Anwesenheit anderer rauchen. Nichtraucher sollten das Rauchen nicht probieren.
2. Verringern Sie Ihren Alkoholkonsum! Dies gilt für Bier, Wein und Spirituosen.
3. Erhöhen Sie den täglichen Verzehr von Obst und Gemüse sowie an ballaststoffreichen Getreideprodukten.
4. Vermeiden Sie Übergewicht, sorgen Sie für mehr körperliche Bewegung und begrenzen Sie die Aufnahme fettreicher Nahrungsmittel.
5. Vermeiden Sie übermäßige Sonnenbestrahlung und Sonnenbrände; dies gilt besonders für Kinder.
6. Halten Sie genauestens Vorschriften ein, durch die Sie vor einem Kontakt mit krebserregenden Stoffen geschützt werden sollen. Folgen Sie genau den Gesundheits- und Sicherheitsvorschriften über Substanzen, die Krebs verursachen können.
7. Gehen Sie zum Arzt, wenn Sie eine ungewöhnliche Schwellung bemerken, eine Wunde (auch im Mund), die nicht abheilt, eine Veränderung der Form, Größe oder Farbe an einem Hautmal oder eine abnorme Blutung.
8. Gehen Sie zum Arzt, wenn Sie andauernd Beschwerden haben, wie chronischen Husten oder anhaltende Heiserkeit, eine Veränderung beim Stuhlgang oder beim Urinieren feststellen oder wenn Sie einen unerklärlichen Gewichtsverlust bemerken.

Für Frauen

9. Lassen Sie regelmäßig einen Abstrich vom Gebärmutterhals machen. Nutzen Sie die systematischen Früherkennungsuntersuchungen auf Gebärmutterhalskrebs.
10. Untersuchen Sie regelmäßig Ihre Brüste. Wenn Sie über 50 sind, nutzen Sie die regelmäßigen Mammographie-Vorsorgeuntersuchungen.

(Europäischer Kodex zur Krebsbekämpfung, 1995)

Abb. 31.10 Empfehlungen zur Krebsbekämpfung

> **Merke**
> Bestimmte Krebskrankheiten können vermieden werden, und der allgemeine Gesundheitszustand lässt sich verbessern, wenn Sie gesundheitsbewusster leben.

Die Empfehlungen lassen sich in primäre und sekundäre Präventionsmaßnahmen einteilen, haben damit einen starken Bezug zur Pathogenese und zur Krankheitsvermeidung durch die Ausschaltung der Risikofaktoren oder durch die Früherkennung.

Primäre Prävention

Die Empfehlungen Nr. 1–6 des Kodexes zielen auf eine Veränderung der Lebensführung ab, um das Risiko zu reduzieren, an bestimmten Krebsarten zu erkranken. Die wichtigsten Risiko- und Schutzfaktoren wurden von Forschern identifiziert und zu diesen übergreifenden Regeln zusammengefasst. Heute wissen wir: Bestimmte chemische Stoffe und Stoffgemische, bestimmte Strahlenformen, Viren und chronische Entzündungen können unter Umständen Krebs auslösen. Meist ist jedoch das Zusammenwirken mehrerer solcher Einflüsse gleichzeitig oder nacheinander für die Auslösung von Krebs verantwortlich. (Präventive Ratschläge zu einzelnen Krebsarten sind dem Teil IV der jeweiligen Erkrankung zugeordnet.)

> **Merke**
> Das Rauchen ist als einer der sichersten Risikofaktoren zur Entstehung von Krebs nachgewiesen.

Gleichzeitig steht die Europäische Union weltweit an zweiter Stelle der Zigarettenhersteller und ist der größte Zigarettenexporteur. Im Frühjahr 1994 waren 42% der Männer und 28% der Frauen der Europäischen Union Raucher. Es gibt Hinweise darauf, dass der Frauenanteil noch weiter ansteigt. In Deutschland leben fast 50% aller Kinder unter 15 Jahren in Raucherhaushalten. Besorgnis erregend ist auch die Tatsache, dass der Anteil der rauchenden Jugendlichen weiter ansteigt. Jetzt gilt es, diese Erkenntnisse über die Krebsentstehung mit Leben zu füllen und in einer Form zu vermitteln, dass Verhaltensänderun-

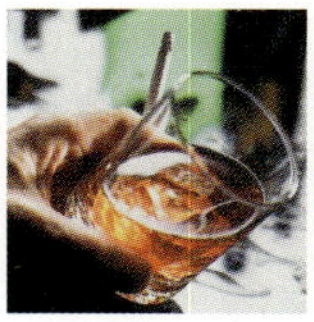

gen in der betroffenen Bevölkerung beobachtet werden können. Die überwiegende Zahl der Bevölkerung befürwortet zwar eine gesunde Lebensführung, handelt aber nicht entsprechend. Beispielsweise steht die schädigende Wirkung des Rauchens außer Frage und wird auch jedem Raucher bekannt sein, spätestens dann, wenn er sich die Zigarettenpackung genauer anschaut. Obwohl bekannt ist, dass Rauchen krebserregend ist und insgesamt die Lebenserwartung heruntersetzt, wird nach wie vor geraucht. Die Drohungen scheinen lediglich dazu zu führen, dass die Betroffenen die Gefahr verdrängen und sich selbst als eine der wenigen Ausnahmen betrachten.

Was helfen denn nun die Appelle, nicht mehr zu rauchen oder keinen Alkohol mehr zu trinken? Besonders die Menschen, die abhängig sind, werden mit Schuldgefühlen belastet, und diese fördern die Abhängigkeit. Möglicherweise möchten diese Menschen ihr Leben genießen und nehmen dabei in Kauf, kürzer zu leben und nicht alt zu werden. Selbst Lebensversicherungen haben diese Entwicklung erkannt und bieten für Raucher Beitragsrabatte an, da es statistisch nachgewiesen ist, dass Raucher nicht so lange leben. Dies soll keineswegs ein Plädoyer für das Rauchen sein, sondern helfen, Raucherinnen und Raucher zu verstehen.

Eva Groß
Kranken-schwester

···› Praxistipp

Um einen besseren Zugang zu Raucherinnen und Rauchern zu bekommen, ist es zunächst einmal notwendig, sie mit ihrem „Laster" zu akzeptieren. Dann müssen Fähigkeiten und Stärken zum Aufhören gefördert werden, all das, was sie selbst unter Nutzung verschiedenster Ressourcen dagegen tun können. Erst wenn sie an diese Fähigkeiten glauben und darin unterstützt werden, besteht die Möglichkeit dies anzugehen.

In dem Buch „Endlich Nichtraucher. Der einfachste Weg, mit dem Rauchen Schluß zu machen" von Allen Carr werden Hilfen zum Nichtrauchen gegeben, aber gleichzeitig rät der Autor, während des Lesens dieses Buches nicht mit dem Rauchen aufzuhören. Der Raucher kann seelenruhig weiter rauchen, denn er soll den Zeitpunkt des Aufhörens genau planen, er wird dabei mit seiner Sucht sehr ernst genommen. Die meisten Exraucher und -raucherinnen haben das Rauchen aus eigenen Kräften aufgegeben, das zeigt, dass die Fähigkeiten zum Aufhören sehr wohl vorhanden sind.

Das Rauchertelefon im Deutschen Krebsforschungszentrum, Tel.: 06221/424200 dient der Information und Motivation. Anrufer werden zu einem baldigen Aufhörversuch ermutigt und diejenigen, die es sich nicht alleine trauen, bekommen Adressen von Therapeuten und Kliniken vermittelt.

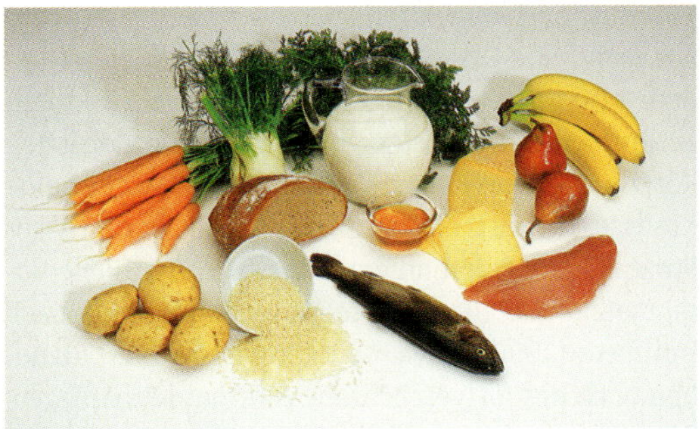

Neben dem Rauchen ist die Ernährungsweise der bedeutendste Faktor im Rahmen der Entstehung von Krebs.

···› Lerntipp

Wie ernähren Sie sich? Beugen Sie damit Krebs vor?
Fühlen Sie sich mit diesen Maßnahmen sicher vor dieser Erkrankung?

Die Deutsche Gesellschaft für Ernährung (DGE) gibt konkrete Empfehlungen heraus. Sie rät zu einer vielseitigen, abwechslungsreichen Zusammenstellung unter Bevorzugung ballaststoffreicher Lebensmittel, von Obst und Gemüse gegenüber Fett und Fleisch. Konkrete aussagekräftige Hinweise aus epidemiologischen Studien gibt es nur zu wenigen Tumoren. Die meisten epidemiologischen Studien erfolgten retrospektiv, d.h. sie versuchen rückwirkend, die Zusammenhänge zwischen Ernährung und Krebs festzustellen. Viel aussagekräftiger sind prospektive Studien, insbesondere solche, bei denen absichtlich die Ernährung verändert wird. Solche prospektiven Untersuchungen sind außerordentlich aufwendig und dauern Jahre bis Jahrzehnte. Seit Anfang der Neunzigerjahre läuft eine umfangreiche Ernährungsstudie in Europa (GEK-Studie), bei der 400000 Menschen befragt und über 10 Jahre hinweg nachuntersucht werden. Diese Studie verspricht für das Jahr 2000 bereits erste konkrete Zwischenergebnisse. Eine angenehme, motivierende und auch einfach umsetzbare Ernährungsempfehlung kommt aus den USA.

Eva Groß
Kranken-schwester

···› Praxistipp

„Five times a day" heißt in den USA der Slogan, der empfiehlt, fünfmal am Tag Obst oder Gemüse zu sich zu nehmen. Zu einer dieser Portionen kann man auch ein Glas Fruchtsaft oder einen Fruchtjoghurt zählen. Auch wenn dies anfangs sehr viel erscheint, so kann man mit dreimal täglich beginnen und langsam steigern.

Diese Regel kann von dem Einzelnen für sich angepasst und spielerisch gestaltet werden.

Sekundäre Prävention

Mit der Krebsfrüherkennung soll die Senkung der Mortalität erreicht werden. Mit heutigen Methoden kann man einen Tumor aber erst klinisch erkennen, wenn er zwischen 5 und 10 mm groß ist, d. h. wenn er bereits weit fortgeschritten ist.

Nach einer Erhebung der Spitzenverbände der Krankenkassen nahmen 1995 in Deutschland im Westen 15,2% und im Osten 10% der Männer sowie 48,8% beziehungsweise 43% der Frauen an Krebsfrüherkennungsmaßnahmen teil. Die Teilnahme an einer Krebsfrüherkennungsuntersuchung setzt die Auseinandersetzung mit der Möglichkeit der Krankheit Krebs für die eigene Person voraus. Ängste vor den Folgen wie Schmerzen, Siechtum, Leiden, Sterben oder Nebenwirkungen der Therapien, wie Übelkeit, Erbrechen, Erschöpfung, Haarverlust usw., können Gründe sein, diese nicht zu besuchen. Der These der Wissenschaftler: „Je früher der Krebs erkannt wird, um so besser ist es für den erkrankten Menschen" steht die Sichtweise gegenüber: „Je später der Krebs erkannt wird, desto kürzer ist das Leiden." Wer kennt nicht den Satz: „Was ich nicht weiß, macht mich nicht heiß!"

Verres (1986) stellte in einer Studie zu subjektiven Krankheitsvorstellungen von Laien fest, dass nur 43% der Befragten der Unterschied zwischen Vorsorge und Früherkennung klar war: Über ein Drittel der Befragten nannte die Krebsfrüherkennungsuntersuchung fälschlicherweise als eine Möglichkeit, Krebserkrankungen zu verhüten. Der regelmäßige Besuch dieser Untersuchung kann für den betreffenden Menschen auch heißen, seine Pflicht gegenüber der Krebsvorsorge getan zu haben und ansonsten weiterhin einer ungesunden Lebensweise nachzugehen. Er gibt damit einen Teil der Verantwortung über seine Gesundheit an den untersuchenden Arzt ab, was häufig auch bei Patienten im Krankenhaus zu spüren ist. Auch sie legen mit Betreten des Krankenhauses ihre Eigenständigkeit und -verantwortung für ihre Gesundheit an der Pforte ab und begeben sich vollsten Vertrauens in eine „Gesundheitswerkstatt".

Die Nutzung von empfohlenen und angebotenen Präventivmaßnahmen ist sehr gering, auch wenn diese in kostenlosen Broschüren von verschiedensten Organisationen und im Internet sehr umfassend propagiert werden. Die wichtigsten Informationsquellen über die Krebsvorsorge in Deutschland, Österreich und der Schweiz sind in **Tab. 31.2** aufgeführt.

Das Wissen über richtiges Gesundheitsverhalten ist eine ganz wesentliche Voraussetzung, um gesund zu leben, dieses reicht in der Regel jedoch alleine nicht aus, um das eigene Verhalten anzupassen oder entsprechend zu verändern.

Tabelle 31.2 Informationsquellen Krebsvorsorge

Broschüren	Deutsche Krebshilfe	Deutsche Krebshilfe e. V. Thomas-Mann-Str. 40 D-53111 Bonn Tel.: 0228 / 72 99 00
	Schweizer Krebsliga	Schweizer Krebsliga Effingerstr. 40 Postfach 8219 CH-3001 Bern Tel.: 031 / 389 91 00
	Österreichische Krebshilfe	Österreichische Krebshilfe Theresiengasse 46 A-1180 Wien Tel.: 01 / 402 19 22
Internet	Deutsche Krebshilfe	http://www.krebshilfe.de
	Schweizer Krebsliga	http://www.swisscancer.ch/praevention/praevtips.html
	Österreichische Krebshilfe	http://www.krebshilfe.com
	KID – Krebsinformationsdienst	http://www.krebsinformation.de
	Raucherfragen	http://www.dkfz-heidelberg.de/rauchertelefon/index.de
	Deutsches Institut für Ernährungsforschung	http://www.dife.de/
Telefonberatung	Krebsinformationsdienst Deutschland	06221 / 41 01 21
	Österreichische Krebshilfe	01 / 408 70 48
	Krebstelefon/Schweiz	0800 / 55 88 38

31.4.3 Rolle des Staates bei der Krebsvorsorge – Wie werde ich beschützt?

Die Verantwortung über die Gesundheit wird in den letzten Jahren zunehmend auf den einzelnen Menschen übertragen. Er muss darauf achten, dass er nicht raucht, keinen Alkohol trinkt, sich nicht der Sonne aussetzt, nicht zu fett isst usw., aber was hat denn der Staat diesbezüglich für eine Verantwortung? Der Gesetzgeber legt Höchstmengen, Verwendungszweck und Zulässigkeit von schädigenden Stoffen fest und regelt, dass beispielsweise Zusätze auf den Waren deklariert werden müssen. Damit hat der Konsument die Möglichkeit, eigenverantwortlich zu entscheiden, ob er dieses Produkt zu sich nehmen will. Einerseits werden diese Empfehlungen, z. B. der Europäische Kodex gegen den Krebs, herausgegeben, andererseits aber nicht darauf geachtet, dass die Aktivität des Einzelnen doch sehr begrenzt ist.

Als Beispiel könnte man hier das Dioxin nennen. Dioxin entsteht vorwiegend in der chemischen Industrie, bei Verbrennungsprozessen von Müll, Kohle, Holz, Zigaretten sowie von Reservoirs in der Umwelt

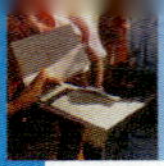

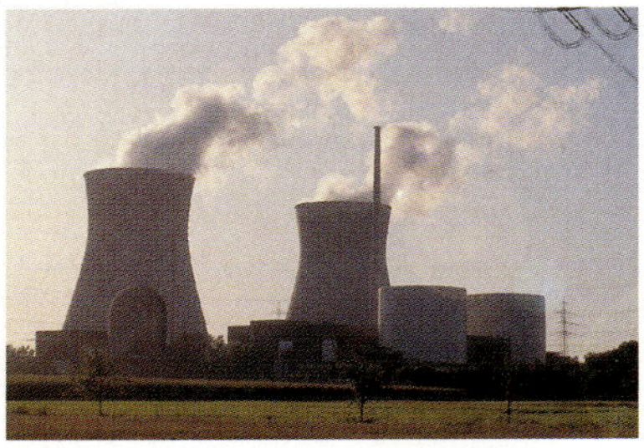

wie beispielsweise kontaminierte Erde oder Sondermülldeponien. Dies ist ein Stoff, der als stark krebserregend nachgewiesen ist und deshalb auch Höchstwerte in der Raumluft festgelegt sind. Regelmäßige Kontrollen finden allerdings nur in den Räumen statt, in denen auch mit erhöhten Werten gerechnet wird. Noch schwieriger sieht es mit der Kontrolle von Lebensmitteln aus. 1999 gab es einen Skandal, bei dem Dioxin in hoher Konzentration in belgischem Hühnerfleisch nachgewiesen wurde. Nachforschungen ergaben dioxinverseuchtes Futter.

Aufgrund der hohen Kosten gibt es keine routinemäßigen Kontrollen von Dioxin in Lebensmitteln einerseits, und andererseits hätten diese Kontrollen auch keine Konsequenzen, da es keine entsprechenden Grenzwerte für Dioxin in Lebensmitteln gibt. Es gibt hierzu nur Empfehlungen der WHO, wonach ab einer Dioxinbelastung von mehr als 3 Pikogramm nach der Ursache der Dioxinbelastung zu forschen ist und ab 5 Pikogramm Nahrungsmittel nicht mehr für den Verzehr freizugeben sind. In Belgien waren bei den Hühnern Werte von bis zu 741 Pikogramm gemessen worden. Ein erschreckendes Beispiel, wenn ich mich als Bürger auf die Fürsorgepflicht des Staates verlassen können muss, dass entsprechende Empfehlungen festgelegt und eingehalten werden.

Eine weitere bis heute bestehende potenzielle Gefahrenquelle für Krebs sind Atomkraftwerke, was spätestens seit dem Störfall von Tschernobyl allgemein bekannt ist.

31.4.4 Rolle des Einzelnen bei der Gesundheitspflege – Wie lebe ich gesund?

Damit der Einzelne seine Gesundheitsverantwortung wahrnehmen kann, muss er wissen wie. Die Motivation und das Interesse des Einzelnen sind wesentliche Voraussetzungen. Dies kann ich nur erreichen, wenn die Gesundheitspflege nicht negativ auf Krankheit, sondern positiv auf Gesundheit ausgerichtet ist.

Eva Groß
Krankenschwester

⋯> Praxistipp

Damit der Betroffene eine gesundheitsfördernde Maßnahme für sich selbst übernimmt, sind folgende Schritte erforderlich:

1. Aufnahmebereit für dieses Thema sein
2. Verstehen, worum es dabei geht
3. Etwas tun wollen
4. Fähig sein, etwas zu tun
5. Etwas tun
6. Dies auch weiter tun

Das „Was" der Krebsvorsorge, die Inhalte und das Wissen um eine gesunde Lebensweise, sind nur ein Bereich der Gesundheitspflege. Fast noch wichtiger ist das „Wie" der Vermittlung, dem hier etwas mehr Raum gegeben werden soll. Die Information über gesundheitsförderliches Verhalten ist nur ein Schritt, aber bereits dieser Schritt muss sehr wohl dem Tempo des Betroffenen angepasst sein, damit dieser nicht von vorneherein stehen bleibt oder gar umkehrt.

Nach Antonovski ist bei der Gesundheitsförderung im Umgang mit der Bedrohung Krebs auf Folgendes zu achten:

- Verstehbarkeit: Nehmen Sie die Art der Lebensweise mit Vor- und Nachteilen für Ihre Gesundheit wahr?
- Handhabbarkeit: Nehmen Sie auch eigene Ressourcen wahr, die Ihnen bei der Bewältigung dieser Bedrohung helfen? Dies können körperliche, psychische und soziale Ressourcen sein.
- Sinnhaftigkeit: Sind Sie motiviert, etwas zu tun?

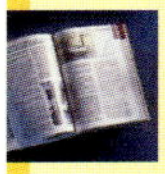

⋯> Lerntipp

Stellen Sie sich folgende Situation vor: Sie führen ein Aufnahmegespräch auf Ihrer Station mit einem älteren Mann und stellen dabei fest, dass er starker Raucher ist. Wie gestalten Sie das Gespräch, um einerseits die Vor- und Nachteile des Rauchens, andererseits aber auch seine Ressourcen und seine Motivation zum Aufhören zu thematisieren?

Die WHO verbindet Gesundheit mit dem umfassenden körperlichen, seelisch-geistigen und sozialen Wohlbefinden. Es gilt das Wohlbefinden für „vermeintlich Gesunde" zu erhalten und für jene, die mit der Krankheit Krebs konfrontiert sind, zu fördern. Die Gesundheitspflege im Rahmen der Krebsvorsorge lässt sich aus Sicht von uns Pflegenden auf verschiedene Zielgruppen anwenden:

- All jene Menschen, die gesund sind, beziehungsweise sich gesund fühlen,
- Menschen, die aufgrund irgendeiner Krankheit von uns gepflegt werden und
- Menschen, die von Krebs betroffen sind.

Bei Betroffenen geht es um die Gesundheitssicherung, die Stärkung und Nutzung von Ressourcen sowie die Vermeidung von Komplikationen und zusätzlichen Erkrankungen. Ihnen wird die größtmögliche Selbstkontrolle über den Umgang mit ihrer Krankheit ermöglicht.

Was macht nun aber Wohlbefinden in den einzelnen Kontexten aus? Für einen Raucher ist es die Zigarette nach dem Essen, für ein Kleinkind das nackte Toben in der Mittagssonne, für einen Arbeiter der Genuss einer deftigen Mahlzeit mit Fleisch und Fett und für einen Kneipenstammgast die abendli-

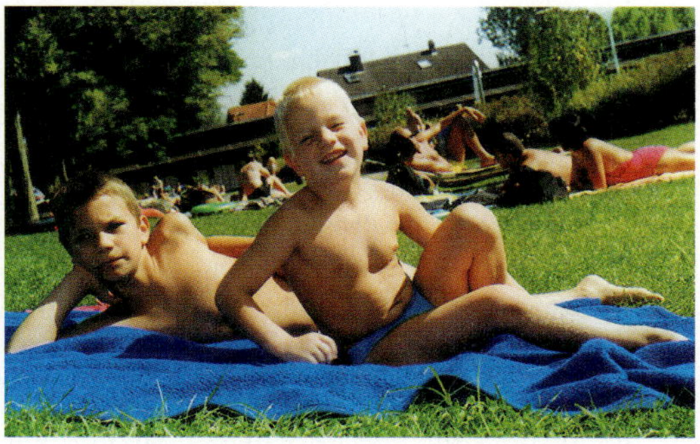

chen Bierchen. Für jeden mag dies sehr stark mit Wohlbefinden verbunden sein. All das, was das Leben für den einzelnen Menschen schön, bequem und angenehm macht, muss von ihm selbst nicht als ungesund eingestuft werden, auch wenn andere dies so einschätzen. Eher noch wird eine gesunde Lebensweise mit „Verboten" und mit „nicht mehr wohl fühlen" zusammen gebracht.

V. Schneider (1998) hat folgende methodische Gesundheitsfaktoren aufgestellt:

1. Nur, was mit angenehmen Gefühlen verbunden ist, wird auch beibehalten.
2. Nichts ist so erfolgreich wie der eigene Erfolg.

Dieses angenehme Gefühl kann sich folgendermaßen ausdrücken:

- Wahrnehmung der Funktion des eigenen Körpers,
- eigene Identität und Zugehörigkeit akzeptieren,
- Kontakt zu anderen Menschen aufnehmen und pflegen,
- Humor zeigen und Lachen können,
- Begeisterung an Beschäftigung haben.

Wahrnehmen der Funktion des eigenen Körpers

Bei Frauen wird bereits frühzeitig das Abtasten der Brüste, bei Männern das Abtasten der Hoden zur selbstständigen Früherkennung von Knoten empfohlen. Aber nicht nur das, sondern auch das Absuchen und Beobachten der Haut nach auffälligen krebsverdächtigen Veränderungen wird im Rahmen des eigenständigen Beitrags zur Früherkennung gefordert. Stellen Sie sich einmal vor, diese Untersuchung würde in Form einer interessanten und belebenden Entdeckungsreise durch den eigenen Körper ablaufen. Der nahtlose Übergang von spielerischem Wahrnehmen zum Beobachten von Veränderungen und ersten krankhaften Zeichen steht im Vordergrund. Er bekäme einen viel größeren und einzigartigen Stellenwert.

Die Verantwortung des Einzelnen für sein eigenes Leben wird damit noch mehr gestärkt. Voraussetzung dazu ist, dass dieses Entdecken gelernt und gefördert wird. Besonders die professionell Tätigen wie Pflegende und Ärzte selbst, müssen diese Entdeckungsreise an sich selbst erfahren. In der Pflege wird methodisch mit verschiedensten Verfahren wie basale Stimulation, Kinästhetik, rhythmische Einreibungen usw. u. a. die eigene Körpererfahrung zunehmend geschult und damit ein Grundstein für die Weitergabe gelegt. Erfahrungsorientierter Unterricht zur Anatomie und Physiologie des eigenen Körpers können dies erweitern.

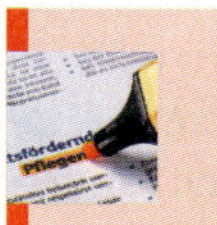

Merke

Gesundheit zu pflegen bedeutet, Funktion und Signale des Körpers zu achten, und dies muss erst erlernt werden. Viele physiologischen Zusammenhänge des Körpers können so bewusst erfahren werden.

Eigene Identität und Zugehörigkeit finden

Eine nicht zu vernachlässigende Motivation zu Rauchen und Alkohol trinken ist das Zusammengehörigkeits-Gefühl. Getrunken wird häufig zusammen, auf Festen, Partys, in Kneipen usw. Die Zugehörigkeit zu einer Gruppe ist bereits für Kinder und Jugendliche ein großer Wunsch. Über das Rauchen bilden sich bereits in der Schule kleine Gemeinschaften, die sich gegen die „Anderen" absetzen.

Jugendliche sind in der alterstypischen Lebensphase, die geprägt ist von der Lust auf Risiko und weniger durch die Sorge um Gesundheit. Die bisherigen Erfahrungen mit Präventionsprogrammen für diese Altersgruppe zeigen ein eindeutiges Bild: Erfolgreich sind die Programme der Gesundheitsförderung dann, wenn sie auf die Ausgangsbedingungen für gesundheitsgefährdendes Verhalten eingehen und dabei die sozialen und psychischen Motive von Jugendlichen berücksichtigen. Ein Beispiel dafür ist das Projekt OPUS, das den deutschen Beitrag zum europäischen Netzwerk gesundheitsfördernder Schulen darstellt. Gesundheit wird dabei zum Thema der Schule gemacht und die Schule wird gemeinsam zu einem gesunden Lern- und Lebensort gestaltet. Ein wichtiger Grundgedanke ist, dass eine gute Schule darum bemüht sein muss, die Gesundheit der Schulgemeinschaft zu erhalten und zu fördern. Diesen Gedanken auch auf Krankenhäuser und Krankenpflegeschulen zu übertragen, wäre sehr verlockend.

Kontakt zu anderen Menschen aufnehmen und pflegen

In unserem Leben bedeutet das Aufnehmen von Kontakt zu anderen Menschen eine Stärkung der Identität und Zugehörigkeit. Darüber bekommen wir eine Rückmeldung über uns selbst und eine Kräftigung des Selbstwertes. Diese Ressource macht sich bei einer Krebserkrankung ganz besonders bezahlt.

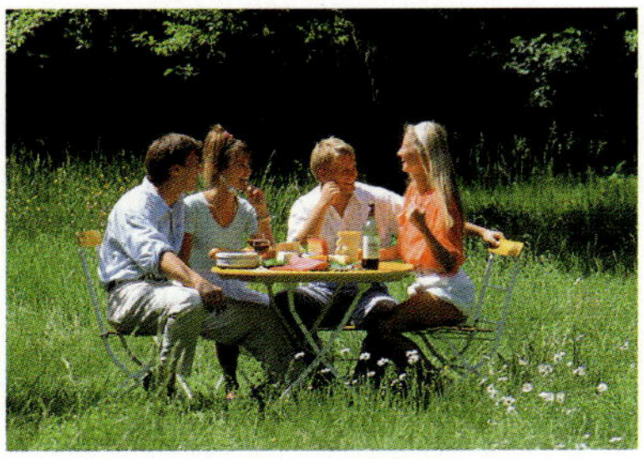

Ein intaktes soziales Umfeld hilft, die Erkrankung „Krebs" besser zu bewältigen

Heute wird nicht mehr bezweifelt, dass an Krebs erkrankte Menschen mit einem intakten sozialen Umfeld die Krankheit besser bewältigen und eine bessere Prognose haben als alleinstehende. Die Diagnose „Krebs" bewirkt aber trotz allem eine distanzierende Reaktion aus der Umgebung und stellt ein Kommunikationshindernis dar. Gemeinsame Aktivitäten mit den Lebenspartnern oder Kindern verringern sich, Sozialkontakte verlieren ihre Spontaneität, verschiedene Themen und Gefühle werden nicht mehr offen ausgesprochen und sexuelle Beziehungen verschlechtern sich in der Regel. Die Reaktion vieler Angehöriger wird mit der großen Angst erklärt, der Angst vor Krebs als einer lebensbedrohlichen Erkrankung. Wie wäre es für Sie, mit einem krebskranken Menschen aus demselben Glas zu trinken? Mit dieser Frage untersuchten Verres (1986) und Lerch (1993) Ansteckungsphantasien, die selten offen zugegeben werden. Diese Phantasien haben keinerlei Berechtigung, denn Krebs ist nicht ansteckend! Natürlich sind die Angehörigen genauso betroffen, spüren Verzweiflung, Hilflosigkeit und Überforderung. Manchmal schätzen die Partner des erkrankten Menschen die Situation eher schlechter ein als der Erkrankte selbst. Das Thema Tod und Sterben wird vermieden. Dies wiederum führt zu veränderten Kommunikations- und Beziehungsmustern.

Merke

Mit dem Einbeziehen von Angehörigen in den Beratungs- und Behandlungsprozess werden die erkrankten Menschen in ihrem unmittelbaren Leben erreicht, stabilisieren damit ihre „gesunden" Anteile und nutzen ihre Ressourcen.

Humor zeigen und lachen können

Abb. 31.11 Frau mit einem Non-Hodgkin-Lymphom kurz vor ihrem Tod

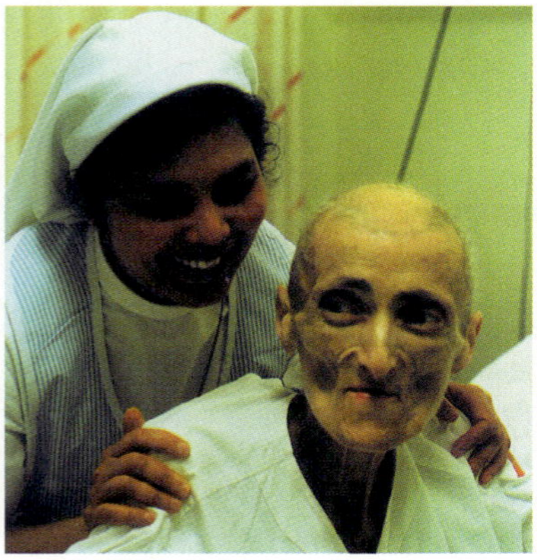

„Humor ist ein heilsames, erleichterndes und tröstendes, ein verbindendes und zugleich auch ein Distanz schaffendes Phänomen. Humor ist eine Quelle der Kraft, nimmt den Situationen ihre Schärfe und bietet eine neue Sinnperspektive im Leben." Mit diesen Worten wurde 1999 der Tag der Pflege in Marburg eingeleitet, es ging dabei um Humor in der Pflege. Können Sie sich jemanden vorstellen, der Krebs hat und dem zum Lachen zumute ist? Wohl kaum, aber wenn es denn so wäre, dann würden Sie sicher auch annehmen, dass es diesem Menschen, auch mit seinem Krebs, schon besser geht.

Die **Abb. 31.11** zeigt eine 72-jährige Frau mit einem Non-Hodgkin-Lymphom 3 Tage vor ihrem Tod. Dem körperlichen Verfall und den Schmerzen zum Trotze hatte sie so oft wie möglich noch einen herzlichen Witz auf den Lippen. Humor kann Wunder tun, nicht nur in Hinsicht auf Heilung, sondern für die Bewältigung der Krankheit, für zwischenmenschliche Interaktion, für eine Auseinandersetzung mit dem Leben und für das Wohlbefinden und damit das „Gesund"-fühlen.

Merke

Ziel der Gesundheitspflege muss es letztendlich sein, den Einzelnen bei seinen gesunden Eigenschaften abzuholen. Jeder Mensch hat diese, auch wenn er noch so krank ist, sonst wäre Leben nicht möglich. Zum Umsetzen der Gesundheitspflege gehört neben dem erwähnten Denken (dem, was zu tun ist), und dem Handeln (dem, wann etwas getan wird) auch das Fühlen (dem, wie es getan wird).

31.4.5 Rolle der Pflegenden in der Gesundheitspflege

Pflegende haben sich schon immer mit der Gesundheitsförderung beschäftigt. Nicht nur die pathophysiologischen Auswirkungen der Krankheit und die verschiedenen Therapieschemata, sondern die Bedürfnisse Betroffener, die Einschränkungen in deren Lebensaktivitäten oder auch deren größtmögliche Selbstpflegefürsorge geben der Pflege ihre Orientierung.

Von der Information zur Begleitung

Bei der Krebsvorsorge stellt sich natürlich die Frage, wer es denn nun dem Betroffenen sagt, was im Einzelfall richtig ist, aber auch, wer den Grad dessen bestimmt, was im Moment gerade richtig ist.

Letztendlich kann nur der Betroffene selbst entscheiden, was zu tun ist, und sie können nur ein Begleiter auf diesem Weg sein. Jeder Pflegende hat die Freiheit, selbst zu entscheiden, was für ihn „gesund" ist und trägt selbst die Verantwortung für sein Handeln. Pflegende haben gelernt, Menschen zu begleiten und dabei zu spüren, was der andere braucht. Der respektvolle Umgang mit Menschen und die Akzeptanz ihrer Ansichten und Wahrheiten verleiht der Tätigkeit der Pflegenden erst Qualität. Nicht wir müssen mit der Erkrankung leben, sondern die Kranken selbst.

Merke
Kein noch so interessant gestaltetes Informationsmedium über die Krebsvorsorge kann die Interaktion mit Pflegenden ersetzen. Die Beziehung und Begleitung von Menschen macht es möglich, dass Ängste ausgesprochen und damit verringert werden können.

Das Vertrauen in Pflegende und die entsprechende Verantwortung ist dabei sehr groß.

„Den Gefühlen im Umgang mit Krebs muß ein Rahmen geschaffen werden, der es ermöglicht, auch rational dieses Thema anzugehen. Wir Pflegenden sind sehr häufig mit Gefühlsarbeit konfrontiert und können diese Erfahrung auf der Basis einer breiteren Prävention nutzen" (Schneider, S. 71).

Pflegende als kontinuierliche Begleiter von chronisch kranken Menschen oder auch Krebskranken können prozessorientiert, d. h. nicht nur auf die momentane aktuelle Situation ausgerichtet, eine wertvolle Stütze für viele Menschen in deren sozialem Umfeld sein. Um eine Stabilisierung der Betroffenen zu erreichen, wird der Bezugsrahmen der Pflege auf deren körperliches Wohlbefinden, die Selbstverwirklichung und die Ausführung alltäglicher Aktivitäten hervorgehoben.

Umsetzungsstrategien

In stationären Einrichtungen kann von Pflegenden bereits bei der Aufnahme, über das Schärfen des Bewusstseins für die Ressourcen bis hin zur Entlassung, über die Sicherung der Eigenverantwortung, die Gesundheitspflege und die Krebsvorsorge einbezogen werden.

Lerntipp
Wie stark berücksichtigen Sie die Ressourcen der erkrankten Menschen beim Aufnahmegespräch?
Können Sie spontan mindestens drei Ressourcen von Ihren Patienten nennen?
Wie berücksichtigen Sie Gesundheitspflege und Krebsvorsorge bei der Entlassung von Patienten?

Frauen mit Brustkrebs kann beispielsweise bei der Entlassung die Tastuntersuchung der gesunden Brust nahegelegt bzw. gezeigt werden, da hier die Wahrscheinlichkeit eines Rezidivs sehr hoch ist.
Pflegende können im Hinblick auf den Trend zu mehr ambulanten und teilstationären Betreuungskonzepten krebskranker Menschen zu einer Art Gesundheitsbegleiter werden. Sie sind der erste Ansprechpartner und werden dabei beratend, anleitend und unterstützend tätig. Sie können sowohl auf körperliche Anliegen, aber auch auf seelische und soziale Belange eingehen. Über die Kooperation mit den verschiedensten Berufsgruppen und die Koordination der unterschiedlichsten Leistungsanbieter im Gesundheitswesen sind sie darüber hinaus mit einem breiten Basiswissen ausgestattet und können je nach Bedarf entsprechend vermitteln.

In verschiedenen Ländern existieren überleitende Betreuungskonzepte, die eine Gesundheitssicherung als Ziel haben.

Merke
Die Betreuung der Angehörigen krebskranker Menschen oder auch pflegender Angehöriger ist aufgrund deren Doppelbelastung und der Konsequenzen auf die Krankheitsbewältigung ein wichtiger Beitrag der Gesundheitspflege.

Warum sollen nicht auch Pflegende Informationsveranstaltungen an Schulen, Volkshochschulen, bei Gesundheitsveranstaltungen abhalten? Mittlerweile tut sich hierbei ein neuer Markt auf, es ist eine Trendwende spürbar von der Gesundheitsförderung zum Gesundheitsmanagement. Es kommt zunehmend zu Wettbewerbs- und Marktorientierung im Gesundheitssystem, welches vertrauenswürdige und evaluierte Konzepte erfordert.

Sicherlich werden Pflegende aber auch immer wieder privat, im Freundeskreis oder in der Familie mit diesem Thema konfrontiert und entsprechend gefordert.

Notwendige Voraussetzungen

Institutionelle Voraussetzungen

Unabhängig davon, in welcher Institution Pflegende beschäftigt sind, muss in dieser Institution klar sein, welche Rolle die Gesundheitspflege dort spielt. Ein Leitbild oder Leitgedanken geben Auskunft über die Zielsetzung dieser Einrichtung.

Daneben haben auch das Krankenhaus, das Pflegeheim oder die ambulanten Dienste mit ihrer Organisationsstruktur die Aufgabe, gesundheitsfördernde Bedingungen für Pflegende zu schaffen. Erst dann kann auch die Gesundheitspflege weitergegeben werden. Gesundheitsförderliche Lebenswelt für Patienten, deren Familien und die Pflegenden.

Voraussetzungen der Pflegenden

Bevor eine Verantwortung und die Rolle der Pflegenden im Rahmen der Krebsvorsorge herausgestellt werden können, muss man die Auswirkungen des Themas Krebs auf die Pflegenden genauer untersuchen. Wie werden sie darauf vorbereitet? Bereits Auszubildende haben sehr früh den Kontakt zu leidenden und sterbenden Menschen mit Krebs, machen viele, manchmal ungeplante Erfahrungen im praktischen Arbeitsfeld, die unreflektiert Ängste verstärken.

„Auszubildende haben viel zu selten Gelegenheit, sich mit ihren eigenen Gefühlen zum Thema Krebs auseinanderzusetzen, und haben somit kaum eine Chance, sich auf Patienten einzulassen, ohne die eigenen Ängste gegenwärtig zu spüren" (Gattermann, S. 30). Es muss eine Möglichkeit geschaffen werden, diese Ängste anzusprechen. Den Auszubildenden sollte eine Begleitung ermöglicht werden, um sicherzustellen, dass diese auf die betreffenden Menschen eingehen und zugehen, sich dabei selbst aber nicht schaden.

Merke

„Wenn die Schwester lernt, den Schrecken und die Angst vor dem Mythos Krebs zu überwinden, wird sie fähig werden, den Patienten in einer angepaßten, nicht isolierenden Form zu begegnen, und sich bei der Pflege herausgefordert, aber nicht unwohl zu fühlen" (Glaus u. a., S. 220).

Besondere Voraussetzungen werden von Fachkrankenschwestern und Fachkrankenpflegern zur Pflege von Krebskranken gefordert. Von ihnen wird die Mitwirkung bei der Tumorprävention und Gesundheitsförderung erwünscht und die Darstellung eines realistischen Bildes der Krebserkrankung in der Gesellschaft gefordert.

Die Teilnahme an einer entsprechenden Fachweiterbildung liefert hierzu die Voraussetzung. Die European Oncology Society (EONS) hat erst 1999 im Auftrag der EU einen überarbeiteten Basis-Lehrplan für einen Weiterbildungslehrgang für diplomierte Pflegende in der Onkologie herausgegeben. Dieser Lehrplan legt die Grundlage für eine einheitliche europäische Qualifizierung von Pflegekräften in der Onkologie und leistet damit einen wesentlichen Beitrag zur Krebsvorsorge und Gesundheitspflege.

Leserservice

Verwendete Literatur

Nepal

Haas-Unmüßig P.: Pflegende in Nepal sind es gewohnt, sich durchzusetzen. Pflegezeitschrift 2 (1998)

Kipp E.: Bending Bamboo Changing Winds. Nepal Women Tell their Life Stories. Kathmandu 1995

Levitt M. J.: Safer Motherhood Begins at Home. Face-to-Face, Magazine for development 9 (1996)

Smith S.: Caught in the Spider's web. Face-to-Face, Magazine for development 9 (1996)

UMN-News: United Mission to Nepal. Annual Report 1997 – 1998, N° 9, April 1999

Schweiz

Grossmann, R., K. Scala: Gesundheit durch Projekte fördern: ein Konzept zur Gesundheitsförderung durch Organisationsentwicklung und Projektmanagement. Juventa, Weinheim 1994

Schweizerisches Netzwerk Gesundheitsfördernder Schulen/Radix Gesundheitsförderung: Das Schweizerische Netzwerk Gesundheitsfördernder Schulen 1997 – ein Neustart. Luzern 7 (1997)

Seeger, S.: Vom „3 × täglich ..." zur Gesundheitsfördernden Schule. Rundbrief Netzwerk Gesundheitsfördernder Schulen Nr. 6, 12 (1998) 3

Weltgesundheitsorganisation: Ottawa-Charta zur Gesundheitsförderung. Genf 1986

Weltgesundheitsorganisation: Glossar Gesundheitsförderung. Genf 1998

Europäische Krebsvorsorge

Brieskorn-Zinke, M.: Gesundheitsförderung in der Pflege. Ein Lehr- und Lernbuch zur Gesundheit. Kohlhammer, Stuttgart 1996

Der Europäische Kodex zur Krebsbekämpfung: Ein Leitfaden für die Allgemeinärzte. Luxemburg, Amt für amtliche Veröffentlichungen der Europäischen Gemeinschaft 1995

European Oncology Nursing Society: Basis-Lehrplan für einen Weiterbildungsgang für diplomierte Pflegende in der Onkologie, 2. Aufl. Brüssel 1999

Gattermann, J.: Der Mythos Krebs und die praktische Krankenpflegeausbildung. Pflegepädagogik 5 (1998) 24

Glaus, A., W. F. Jungi, H. J. Senn: Onkologie für Krankenpflegeberufe, 5. Aufl. Thieme, Stuttgart 1997

Lerch, J., P. Kramer, F. Muthny: Krebs – ein soziales Stigma? Einstellungen und Phantasien zu Krebs bei Gesunden. In F. Muthny (Hrsg.): Onkologie im psychosozialen Kontext. G. Asanger, Heidelberg 1993

Maaß, H.: Gesundheitsförderung oder Selbstverwirklichung? Ansichten zu einem überflüssigen Gegensatz. In P. Paulus, D. Deter (Hrsg.): Gesundheitsförderung zwischen Selbstverwirklichung und Empowerment. GwG-Verlag, Köln 1998

Paulus, P., D. Deter: Gesundheitsförderung. Selbstverwirklichung und Empowerment. GwG-Verlag, Köln 1998

Schaefer, G.: Balanceakt Gesundheit. Die Kunst richtig zu leben. Wissenschaftliche Buchgesellschaft, Darmstadt 1998

Schneider, V.: Gesundheitsförderung mit Gesundheitsfaktoren? In Paulus, P., D. Deter (Hrsg.): Gesundheitsförderung. Zwischen Selbstverwirklichung und Empowerment (S. 61 – 76). GwG-Verlag, Köln 1998

Schwarz, R.: Die Krebspersönlichkeit. Mythos und klinische Realität. Schattauer, Stuttgart 1994

Verres, R.: Die Kunst zu leben. Krebsrisiko und Psyche, 2. Aufl. Piper, München 1997

Weiterführende Literatur

Schweiz

Lux, U.: Gesundheitsförderung am Arbeitsplatz Krankenhaus. Hartung-Gorre, Konstanz 1999

Riege, F.: Gesundheitsförderung. Haag + Herchen, Frankfurt 1999

Röhrle, B., G. Sommer (Hrsg.): Prävention und Gesundheitsförderung. DGVT, Tübingen 1999

Europäische Krebsvorsorge

Beyersdorff, D.: Biologische Wege zur Krebsabwehr, 9. Aufl. K. F. Haug, Heidelberg 1996

Dahme, H-J., N. Wohlfahrt: Paradigmawechsel in der Prävention – von der Gesundheitsförderung zum Gesundheitsmanagement? Zeitschrift der Sozialreform 43 (1997) 778

Esser, A., U. Maschewsky-Schneider: Akzeptanz und Umsetzungschancen von primärer Krebsprävention in der Bundesrepublik. Zeitschrift für Gesundheitswissenschaften 4 (1996) 349

Freudenberg, E.: Der Krebskranke und seine Familie. Trias, Stuttgart 1990

Maier, K. F.: Kursbuch Krebsvorsorge. Verlag d. Österreichischen Kneippbundes, Leoben 1999

Schaeffer, D.: Prävention und Gesundheitsförderung chronisch Kranker als Aufgabe kurativer Institutionen. Das Gesundheitswesen 57 (1995) 145

Stamatiadis-Smidt, H., H. zur Hausen: Thema Krebs. Fragen und Antworten, 2. Aufl. Springer, Berlin 1998

Kontaktadressen

Schweizerisches Netzwerk Gesundheitsfördernder Schulen
Radix Gesundheitsförderung
Habsburgerstraße 31
CH-6003 Luzern

Ausbildungszentrum Insel
Berufsschule für Pflege Bern
Reichenbachstraße 118
CH-3004 Bern

Deutsche Krebshilfe
Thomas-Mann-Str. 40
53111 Bonn
Tel. 02 28/7 29 90-0

Internetadressen

Centrum für Reisemedizin
http://www.crm.de

Pflege in Entwicklungsländern
http://www.andreas-heil.de

Krebsvorsorge
http://www.rrze.uni-erlangen.de/docs/FAU/fakultaet/med/kle/pai/paichir/Krebs/krebs.html
http://www.krebshilfe.de
http://www. krebshilfe.or.at
http://www.krebsinfo.de

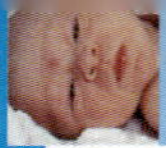

32 Gesundheitspflege in verschiedenen Lebensphasen

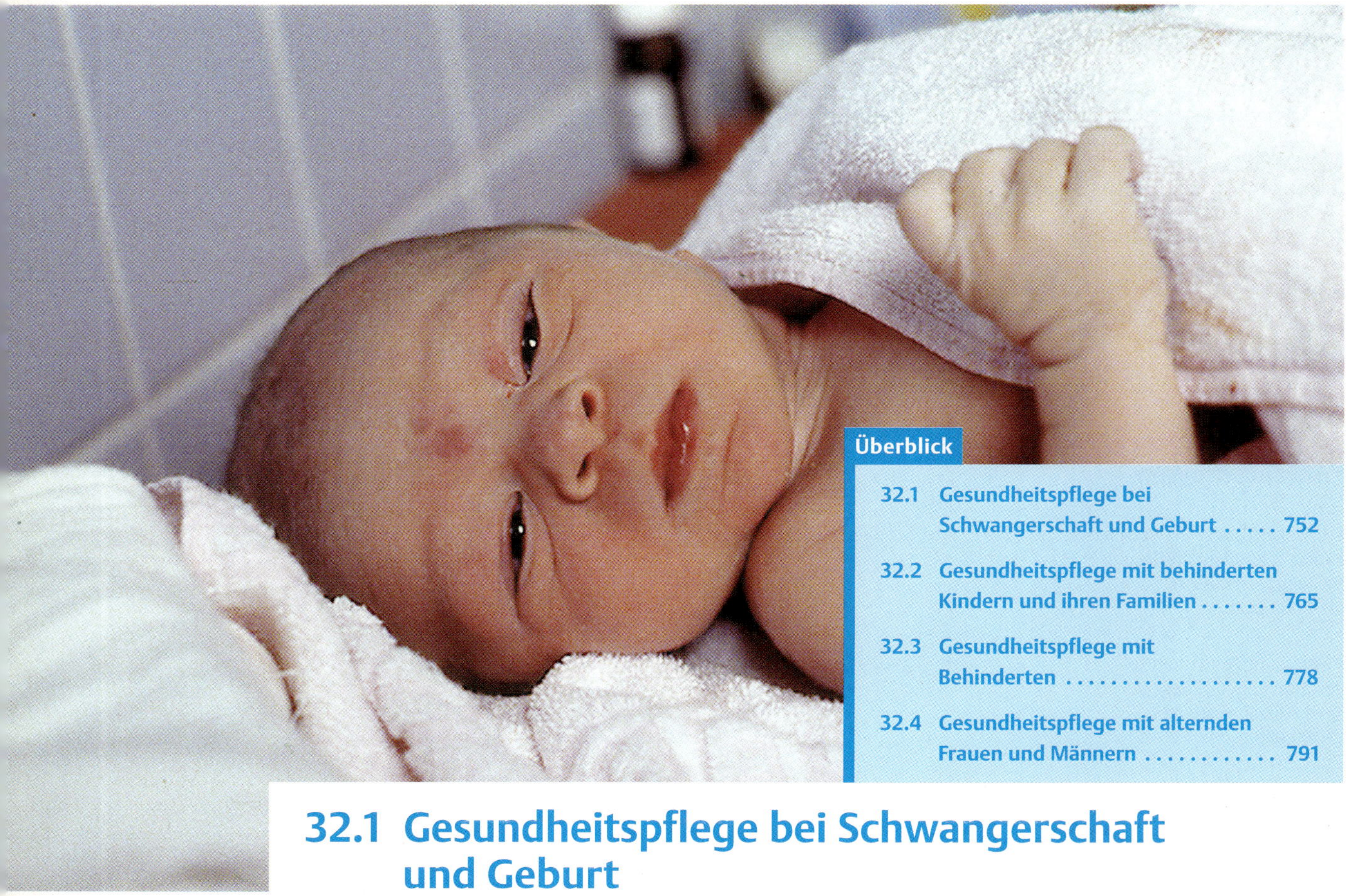

Überblick

32.1 Gesundheitspflege bei Schwangerschaft und Geburt

Christa van Leeuwen

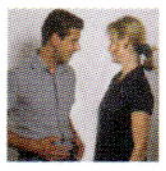

Ein Paar lebt einige Jahre zusammen und entscheidet sich, eine Familie zu gründen. Als sich nach fünf Jahren noch kein Nachwuchs einstellt, lassen sich beide untersuchen, aber es gibt keine Erklärung für ihre Kinderlosigkeit. Sie stellen einen Adoptionsantrag und bekommen nach kurzer Zeit einen neugeborenen Jungen, der zur Adoption freigegeben wurde. Im Freundes- und Bekanntenkreis denken nun alle, wie schon so oft gehört, dass die Frau bald schwanger werden wird.
Es vergehen aber weitere sieben Jahre, als die beiden Eltern, er inzwischen 46-, sie 41-jährig, eines Morgens beim Frühstück sitzen und die Frau unvermittelt zu weinen anfängt. Der Mann ist etwas ratlos und fragt sie, was das Problem sei. Sie sagt: „Wenn ich ja wüsste, wie es wäre, schwanger zu sein, würde ich denken, ich bin schwanger!“ Er schlägt ihr vor, einen Test zu machen, der tatsächlich positiv ausfällt. Nach siebzehn Jahren Zusammenleben bringt die Frau ein gesundes Mädchen zur Welt…

Schwangerschaft und Geburt sind ein geheimnisvolles, intimes Wunder der Natur. Die Schwangerschaft ist ein Wandlungsprozess, in dem sich die Frau zur Mutter entwickelt. Sie ist Bestätigung von Gesundheit und nicht als Krankheit zu betrachten. Eine Schwangerschaft berührt viele Bereiche. Die Frau wird mit Veränderungen in ihrem Körper und ihrer Seele konfrontiert, die von der Umwelt oft wenig verstanden werden.

Besteht ein Kinderwunsch, haben sich die zukünftigen Eltern mit der Situation schon auseinander gesetzt. Sie haben sich schon vorher die Frage gestellt, ob sie überhaupt ein Kind haben wollen und wie dieses Kind ihr Leben verändern wird. Am Anfang der Schwangerschaft sind es sicherlich die materiellen Veränderungen, wie Gestaltung der Wohnung, größeres Auto, berufliche Veränderungen usw., die bedacht werden.

Je konkreter aber die Vorstellung und die Verbindung mit dem Kind wird, desto deutlicher werden

Lebensinhalte mit und um das Kind wie Betreuung, Ernährung, Pflege und Erziehung.

Ein Kind empfangen heißt, sich zur Verfügung stellen, Verantwortung zu übernehmen für das Werden und Wachsen eines neuen Menschen, und zwar nicht erst, wenn das Kind auf der Welt ist. Aufgabe der Eltern ist es, das Kind zu begleiten, zu beschützen und zu umsorgen, sich vor und um es zu stellen, auf dass Leid und Gefahr an Leib und Seele von ihm fern gehalten wird. Diese Verantwortung fängt mit der Schwangerschaft an.

Die Auseinandersetzung mit diesen Fragen ist notwendig. Wurde z.B. bis dahin ein eher ungesunder Lebensstil geführt, ist nun eine Zeit des Umlernens angesagt. Der Konsum von Alkohol, Nikotin, Medikamenten und Drogen sollte eingeschränkt bzw. völlig unterlassen werden. Eine ausgewogene, gesunde Ernährung ist anzustreben.

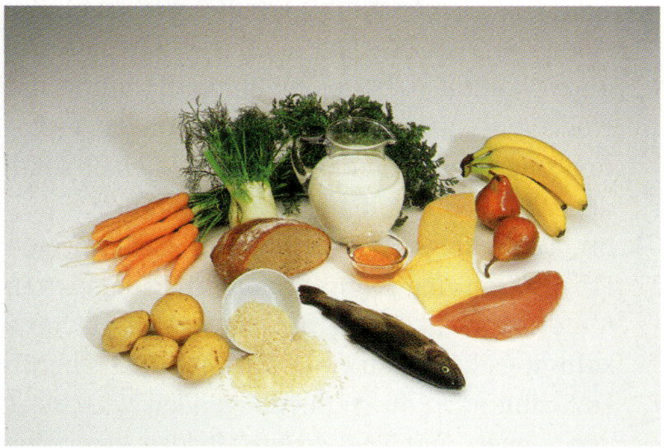

Eine Schwangerschaft ist nicht immer erwünscht oder tritt zum falschen Zeitpunkt ein: Die berufliche und wirtschaftliche Situation kann ausgesprochen ungünstig sein, die Partnerschaft ist nicht stabil, oder es besteht vielleicht gar keine Partnerschaft. Tritt eine Schwangerschaft ungewollt ein, heißt dies für die Frau, dass sie sich mit den anderen Umständen auseinander setzt. Sie muss sich Gedanken machen, was dies für ihr weiteres Leben bedeutet: Berufsausbildung, Finanzen, Wohnsituation usw. Ist die Partnerbeziehung labil oder nicht vorhanden, ist sie belastet durch die Unsicherheit, ob der Partner sich zu ihr und dem Kind bekennt. Es muss ihr klar werden, dass sie u.U. alleine 24 Stunden am Tag für das Kind verantwortlich sein wird und dass sie sich um Hilfe bemühen muss.

Frauen, die sich in dieser Situation befinden, brauchen eine ganz besondere Zuwendung. Oft sind sie unglücklich und verzweifelt, voller Wut und Angst. Es steht Pflegenden, Hebammen und Ärzten nicht zu, über sie zu urteilen. Gerade diese Frauen brauchen Verständnis und Mitgefühl. Sie sollten mit Sorgfalt begleitet werden.

Mit der Industrialisierung im 20. Jahrhundert fand eine weitreichende Vereinzelung statt. Menschen wurden aus traditionell gewachsenen Bindungen und Sozialbeziehungen herausgelöst. Tradiertes Wissen bezüglich Schwangerschaft und Geburt wurde bis dahin innerhalb der Familie und Verwandtschaft weitergegeben. Heute wachsen „junge Eltern" in der Regel nicht mehr im Rahmen ihres Familiensystems in ihre neue Rolle hinein. Jene Bindungen und Beziehungen stellten zwar einerseits eine Fessel und Einschränkung dar, andererseits gaben sie auch Halt und Orientierung. Das Gelingen der Familienwerdung darf keinesfalls als selbstverständlich vorausgesetzt oder dem Zufall günstiger Umstände überlassen werden.

Eltern werden bedeutet Vorbereitung auf ein Sich-auseinander-Setzen mit eigenen Werten und Haltungen, mit eigenen Bildern und Vorstellungen von Frau-, bzw. Mann-Sein, von Mutter- und Vaterschaft, von Paarbeziehung und Elternschaft, von Erziehung und Familie. Einen Teil kann die Geburtsvorbereitung andenken und abdecken. Dieses ist eine Aufgabe, die von Menschen aus unterschiedlichen Fachbereichen in Teamarbeit geleistet wird. Eine Frau, die über die Vorgänge in ihrem Körper Bescheid wissen will, die selbstbestimmt Schwangerschaft, Geburt und Wochenbett erleben will, wird sich darauf vorbereiten.

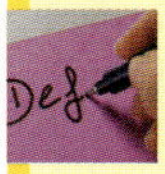

⇢ Definition
Geburtsvorbereitung ist eine Begleitung während der Schwangerschaft, die helfen soll, die körperlichen, emotionalen, psychischen und sozialen Veränderungen anzunehmen und zu verarbeiten.

32.1.1 Schwangerschaft

Schwangerschaftszeichen

Tritt eine Befruchtung ein, haben viele Frauen eine Vermutung oder eine Ahnung um eine Veränderung, auch wenn die Schwangerschaft nicht erwartet wird. Obwohl offensichtlich nichts sichtbar oder spürbar ist, so merken sie doch einen subtilen Wandel. Die Vermutung wird in der darauffolgenden Zeit bestärkt durch folgende *unsichere* Zeichen:

- die Brüste werden empfindlich oder beginnen zu spannen,
- eine Empfindlichkeit gegenüber bestimmten Gerüchen und Speisen entsteht,
- eine große Müdigkeit und eine morgendliche Übelkeit werden wahrgenommen.

Das *deutlichste* Zeichen ist das Ausbleiben der monatlichen Regelblutung bei einem sonst regelmäßigen Zyklus.

Sicherheit wird ein Schwangerschaftstest geben. Durch die Befruchtung wird das Schwangerschaftshormon Beta-HCG (human chorionic gonadotropine = menschl. Choriongonadotropin) produziert. Frü-

Schwangerschaftstest

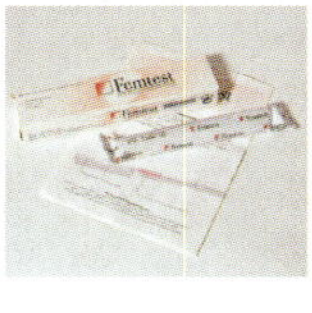

hestens 14 Tage danach, also kurz nach Ausbleiben der Blutung, ist es im konzentrierten Morgenurin nachweisbar. Wenn der Test zu früh gemacht wird oder der Urin zu stark verdünnt ist, kann das Ergebnis noch negativ sein. Im Blut kann dieses Hormon sicherer und zu einem früheren Zeitpunkt nachgewiesen werden. Neben diesem Test gibt es noch die Möglichkeit, die Schwangerschaft per Ultraschall festzustellen. Dabei wird eine Fruchthöhle sichtbar. Lebenszeichen wie Herzaktivität werden aber erst ab der sechsten Woche nach der Befruchtung erkennbar.

Bestimmung des Geburtstermins

Die Gestationsdauer beträgt in der Regel 280 Tage, d.h. 40 Wochen = 10 Mondmonate (28 Tage) = 9 Kalendermonate. Um den Geburtstermin zu bestimmen (errechneter Termin: ET), stehen verschiedene Methoden zur Verfügung.

1. Naegel-Regel: ET = 1. Tag der letzten Periode + 7 Tage – 3 Monate + 1 Jahr. Beispiel: 15. 4. 1998 + 1 Jahr – 3 Monate + 7 Tage = 22. 1. 1999. Ein Gravidarium wendet diese Regel an.
2. Bei unregelmäßigem Zyklus wird der ET bestimmt anhand der Anamnese der Frau, evtl. durch Beta-HCG-Bestimmung sowie Ultraschall.

> **Merke**
> Die Errechnung des ETs ist von Bedeutung für die Bestimmung des Mutterschutzgesetzes, zum richtigen Zuordnen der Untersuchungsbefunde zum Schwangerschaftsalter, zur Vermeidung irrtümlicher Diagnosen wie Frühgeburt oder Übertragung.

Veränderungen im mütterlichen Organismus

Schwangerschaft bedeutet für den gesamten Körper ein Sich-Ein- und Umstellen auf das heranwachsende Leben. Er stellt in dieser Zeit viel von seiner Vitalität und Energie den Werdegängen zur Verfügung. Das erste Schwangerschaftsdrittel (bis zur 15. Woche) wird als Zeit des Anpassens bezeichnet. Darauf folgt die Zeit des Wohlbefindens (16. – 28. Woche). Das letzte Drittel ist eher die Zeit der Belastung: Die Beschwerden werden aufgrund des Kindwachstums mit entsprechender Leistungsbeeinträchtigung zunehmen. Die Auswirkung der Schwangerschaft auf den Körper zeigt sich auf folgende Weise:

Scheibe zur Errechnung des Geburtstermins

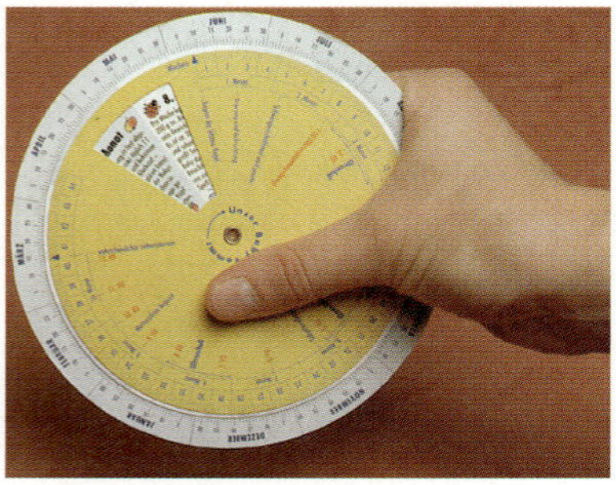

- Die *Brust* selber vergrößert sich durch Ausbreitung des Brustdrüsengewebes im Laufe der Schwangerschaft. Sie bekommt eine Farb- und Oberflächenveränderung: durch stärkere Pigmentierung wird der Warzenhof dunkler.
- *Vulva* und *Vagina* zeigen mit Schwangerschaftsbeginn aufgrund verstärkter Blutfülle livide Verfärbungen auf der Schleimhaut. Oft schwellen die äußeren Schamlippen an.
- Die *Haut* verändert sich durch vermehrte Pigmentierung, besonders im Bereich Brustwarze, Nabel und alter Narben. Ebenso entstehen neue Leberflecken und Schwangerschaftsstreifen (Striae) im Bereich der Brust, des Bauches, der Hüften und des Gesäßes.
- Der *Herzkreislauf* sowie die *Gefäße* müssen die Gebärmutter verstärkt mit Blut versorgen, denn die Uterusdurchblutung steigert sich während der Schwangerschaft von 50 auf 500 – 750 ml/Min. Die zirkulierende Blutmenge im mütterlichen Organismus nimmt um 30 – 40% zu (1,5 – 2 Liter). Der Wassergehalt im Blut erhöht sich. Dadurch kommt es zu einer Blutverdünnung mit einer Verminderung der Hämoglobinkonzentration und des Hämatokrits. Der Hb-Gehalt sollte den Wert von 11 g/dl nicht unterschreiten.
- Im *Verdauungstrakt* verursacht das Hormon Progesteron eine Tonusverminderung der glatten Muskulatur in allen Hohlorganen. Dadurch kommt es häufig zu einer Darmträgheit, ebenso zu Sodbrennen durch ungenügenden Verschluss von Magen und Speiseröhre. Beides kann sich sehr störend auf das Wohlbefinden der Schwangeren auswirken.
- Der gesamte *Stoffwechsel* muss mehr Belastungen bewältigen. Die mütterlichen Regelmechanismen für das Glukosegleichgewicht werden stärker beansprucht. Bei den Vorsorgeuntersuchungen muss auf Glukoseausscheidungen im Urin geachtet werden, um einen Gestationsdiabetes auszuschließen. Gegebenenfalls muss ein Glukose-Toleranztest durchgeführt werden. Der Eisenbedarf erhöht sich während der Schwangerschaft. Da die Depots der Mutter genutzt und abgebaut werden, muss eventuell eine Eisensubstitution vorgenommen werden. Schwangere benötigen mehr Jod (30 – 60 µg), da sie sich und das Kind damit versorgen müssen. Jodiertes Speisesalz alleine reicht nicht aus. Es müssen genügend jodhaltige Nahrungsmittel wie Fisch und Milch verzehrt werden. Zusätzlich können Jodtabletten ärztlich verordnet werden.
- Häufig nehmen Frauen zu Beginn der Schwangerschaft an *Gewicht* erst einmal ab bzw. überhaupt nicht zu. Dies ist bedingt durch Übelkeit und Erbrechen. Die gesamte Gewichtszunahme beträgt 12 – 15 kg. Allerdings wird der Gewichtszunahme nicht mehr so viel Aufmerksamkeit beigemessen wie früher. Bei der heutigen Er-

nährungssituation ist es zu jeder Zeit möglich, sich bewusst und ausgewogen zu ernähren. Es muss nicht für zwei gegessen werden. Wichtig ist, dass Energie und Nährstoffe dem individuellen Bedarf entsprechen und in Form von Mischkost zugeführt werden.

Der Kalorienbedarf steigt im Laufe der Schwangerschaft nur unwesentlich an, dafür aber der Bedarf an lebenswichtigen Vitaminen. Eine streng vegetarische Kost, d.h. der gänzliche Verzicht auf tierische Lebensmittel, ist während der Schwangerschaft nicht ratsam. Es besteht die Gefahr der Unterversorgung mit Vitamin B, Kalzium und Eisen. Dafür sollte unbedingt auf Nikotin und Alkohol verzichtet werden, Kaffee und Tee sind in geringem Maße unbedenklich.

Im Laufe der Schwangerschaft verändert sich die Größe und Form des Bauches. Durch das Abtasten wird die Größe und der Höhenstand der Gebärmutter und die Lage des Kindes ertastet. Um diese Befunde mit Sicherheit zu erheben, bedarf es aber einiger Erfahrung und Übung. So ist der Fundusstand in der

- 16. SSW (Schwangerschaftswoche) etwa drei Querfinger über der Symphyse zu tasten (Mehrgebärende können evtl. ab dieser Zeit Kindsbewegungen spüren),
- 20. SSW drei Querfinger unterhalb des Nabels (Erstgebärende spüren Kindsbewegungen),
- 24. SSW in Nabelhöhe,
- 28. SSW drei Querfinger über dem Nabel,
- 32. SSW: zwei bis drei Querfinger unter dem Rippenbogen,
- 36. SSW: am Rippenbogen,
- 40. SSW: ein bis zwei Querfinger unter dem Rippenbogen (Tiefertreten des Kopfes durch Senkwehen).

Verhalten während der Schwangerschaft

Die Schwangerschaft ist geprägt vom Auftreten widersprüchlicher Gefühle. Einerseits fühlen sich die Frauen stark, kräftig und haben mehr Durchsetzungskraft, können besser formulieren, was sie wollen und brauchen. Andererseits fühlen sie sich schwach und müde. Zwei Dinge kommen hier zusammen, die Umstellung auf die Schwangerschaft sowie die innere Auseinandersetzung damit. Es bedeutet sowohl körperlich als auch seelisch eine tiefgreifende Veränderung.

Von der Umwelt wird leider für diese Zeit wenig Verständnis aufgebracht. Die Frau soll möglichst so weiter funktionieren wie bisher, vor allem im beruflichen Alltag. Die Frauen erleben den inneren sowie den äußeren Druck überhöhter Leistungsanforderung als starkes Problem. Denn obwohl das Muttersein in vielen gesellschaftlichen Zusammenhängen positiv dargestellt wird, wird es aber in der Realität nicht unbedingt praktisch unterstützt und gefördert. Für manche Frauen wird der Leistungsdruck bzw. der Anspruch an sie zu hoch. Sie reagieren dann mit Symptomen, bis hin zur Krankheit oder vorzeitigen Wehen. Die Krankschreibung erlaubt ihnen dann eine Pause.

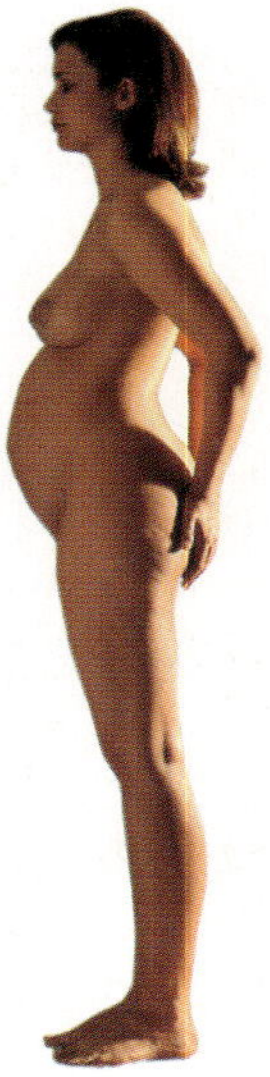

Schwangerschaftsvorsorge/ Geburtsvorbereitung

Schwangerschaftsvorsorge und Beratung ist durch die Hebamme und den Arzt möglich. Ziel der Vorsorge ist das frühzeitige Erkennen von Erkrankungen und Risikoschwangerschaften bzw. -geburten. Dazu wird ein Mutterpass ausgestellt. Er ist Eigentum der Frau, und die Schwangere sollte ihn immer bei sich tragen. Arzt und Hebamme sind angehalten, gewissenhaft ihre erhobenen Befunde einzutragen.

Im Mutterpass werden die Blutgruppe der Mutter sowie die Ergebnisse verschiedener serologischer Untersuchungen festgehalten. Außerdem werden regelmäßig alle vier Wochen folgende Befunde erhoben:

- Schwangerschaftswoche (SSW),
- Höhenstand der Gebärmutter (Fundusstand),
- Kindslage,
- kindliche Herztöne/Kindsbewegung,
- Wassereinlagerung/Krampfadern,
- Blutdruck,
- Urinkontrolle,
- Gewicht,
- vaginale Untersuchung,
- Ultraschalluntersuchung (jeweils in der 9.–12., 19.–22., 29.–32. SSW): Wachstumskontrolle, Ausschluss von Fehlbildungen.

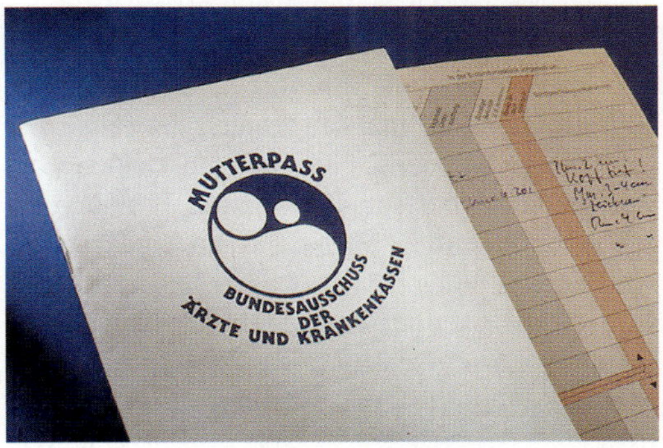

Im Mutterpass werden alle wichtigen Daten der Schwangerschaft festgehalten

Ab der 32. SSW sind die Kontrollen 14-tägig empfohlen.

Geburtsvorbereitung versteht sich als Begleitung, die den werdenden Eltern dabei hilft, besser mit dem neuen Lebensabschnitt fertig zu werden. Sie umfasst

- Vermittlung von Wissen über körperliche und emotionale Veränderungen während Schwangerschaft und Geburt,
- ein Erlernen und Üben verschiedener Körper- und Atemwahrnehmungen,

- Entspannungsmöglichkeiten/Lockerung,
- Geburtsposition für die verschiedenen Geburtsphasen,
- allgemeine Informationen.

Embryonal-Fetalentwicklung

Die menschliche Entwicklung beginnt nach der Vereinigung der männlichen und weiblichen Keimzellen während der Befruchtung (Konzeption). Das befruchtete Ei (Zygote) ist eine große zweifache Zelle. Sie bildet den Anfang eines neuen Lebewesens.

Die Befruchtung erfolgt normalerweise im ampullaren Teil des Eileiters, ca. 12–24 Stunden nach dem Eisprung (Ovulation). Am 6. Tage erfolgt die Anhaftung an der Gebärmutterschleimhaut (endometriales Epithel) im Uterus. Wo genau, hängt von der Oberflächenbeschaffenheit des Endometriums ab. Meistens ist es die Vor- oder Rückseite der Uteruswand, im oberen hinteren Drittel, selten auch außerhalb im Eileiter oder im Ovar (extrauterine Schwangerschaft).

2. Woche. In der 2. Entwicklungswoche entstehen die Vorläufer der verschiedenen Gewebe des Körpers. Unmittelbar nach der Einnistung ordnet sich der Zellhaufen des Embryoblasten zu je zwei einschichtigen Zell-Lagen, den Keimblättern. Das äußere (Ektoderm) ist der Uteruswand benachbart, das Innere (Entoderm) orientiert sich in Richtung Uterushöhle.

3. Woche. Die dritte Woche der Embryonalentwicklung fällt in die Woche, die der ersten ausgebliebenen Menstruation folgt. Diese Zeit stellt eine besonders empfindliche Zeit dar, weil viele Frauen bis zu diesem Zeitpunkt noch nichts von ihrer Schwangerschaft wissen und ihren Lebensstil bzgl. Drogen, Medikamenten usw. noch nicht umgestellt haben.

Das embryonale Ektoderm bildet die Epidermis, das Nervensystem, die sensorischen Epithelien von Auge, Ohr und Nase und den Schmelz der Zähne. Das embryonale Entoderm bildet die Auskleidung des Verdauungs- und Respirationstrakts. Das embryonale Mesoderm wird zu Muskelgewebe, Bindegewebe, Knochen und Blutgefäßen.

4.–8. Woche. Sie umfasst eine sehr wichtige Periode der Embryonalentwicklung, weil die Anlagen aller wichtigen äußeren und inneren Strukturen in diesen fünf Wochen gebildet werden. Am Ende der achten Woche haben alle Hauptorgansysteme ihre Entwicklung begonnen, aber die Funktion der meisten Organe ist noch minimal.

Ultraschalluntersuchung

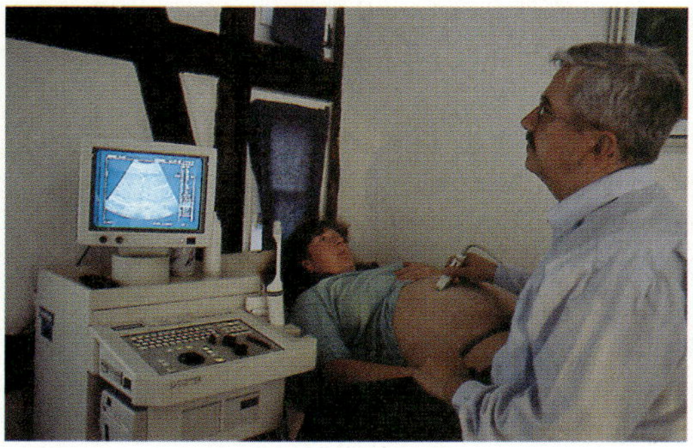

Am Beginn der 4. Woche ist der Embryo gerade im Ultraschall sichtbar. Zu diesem Zeitpunkt wird die spätere Wirbelsäule, das Neuralrohr, in der Mitte des Embryos gebildet und die paarigen Kiemenbögen werden sichtbar. Auch die Anlagen des inneren Ohres (Ohrplakoden) sind erkennbar.

Während der 5. Woche wird besonders das Wachstum des Kopfes durch die schnelle Entwicklung des Gehirnes deutlich. Die oberen Extremitäten sind paddelförmig zu erkennen.

In der 6. Woche zeigen die oberen Extremitäten eine deutliche Entwicklung. Ellenbogen und Handgelenksregionen sind erkennbar und die paddelförmigen Handplatten haben Leisten gebildet, die die zukünftigen Finger und Daumen ankündigen. Am Ende der 6. Woche erscheinen Fußplatten und die Fußgelenkregion wird erkennbar. Die äußeren Ohren sind vorhanden.

Am Ende der 7. Woche ist die unverhältnismäßige Größe des Kopfes offensichtlich. Die oberen Extremitäten sind im Bereich der Ellenbogen gebogen, Finger und Daumen sind deutlich erkennbar, aber noch miteinander verbunden.

Am Ende der 8. Woche hat der Embryo unverkennbar menschliche Merkmale. Der Bauch (das Abdomen) ist vorgewölbt, weil die Eingeweide in den proximalen Teil der Nabelschnur ausgelagert sind (physiologische Nabelhernie). Die Augen sind größtenteils geöffnet, erst gegen Ende dieser Woche nähern sich die Augenlider einander und können verschmelzen. Obwohl die äußeren Genitalien ihre Differenzierung begonnen haben, sind Geschlechtsunterschiede noch nicht deutlich.

Die 9.–38. Woche wird als *Fetalperiode* bezeichnet. Der Übergang vom Embryo zum Feten ist weder abrupt noch spektakulär, die Veränderung der Bezeichnung wird gewählt um hervorzuheben, dass der Embryo unverkennbar menschliche Merkmale angenommen hat.

9.–12. Woche. Das Gesicht ist breit, die Augen stehen weit auseinander. Die Beine sind kurz, aber die Oberschenkel relativ lang. Am Ende der 12. SSW haben die oberen Extremitäten fast ihre endgültige, relative Länge erreicht, während die unteren in ihrer Entwicklung weniger weit fortgeschritten sind und im Vergleich zu ihrer endgültigen, relativen Länge noch recht kurz sind. Der Fetus beginnt sich während dieser Zeit zu bewegen, diese Bewegungen werden von der Mutter noch nicht wahrgenommen. Die äußeren Genitalien haben ihre reife fetale Gestalt.

13.–16. Woche. In dieser Periode findet ein sehr schnelles Wachstum des Körpers statt. Die Verknöcherung des Skelettes läuft rapide ab. Am Ende der 16. SSW haben sich die Ovarien entwickelt, mit den darin enthaltenen Eizellen.

17.–20. Woche. In dieser Zeit verlangsamt sich das Wachstum, Augenbrauen und Kopfhaar sind sichtbar.

Kindsbewegungen werden von der Mutter wahrgenommen.

21.–25. Woche. Es findet eine erhebliche Gewichtszunahme statt, die Haut ist faltig und rosarot, weil das Blut in den Kapillaren durch die sehr dünne Haut sichtbar ist.

26.–29. Woche. Die Lungen sind zur Atmung fähig und der Fetus führt gelegentlich Atmungsbewegungen selbstständig durch. Feten, die zu diesem Zeitpunkt geboren werden, können überleben, wenn sie intensivmedizinisch behandelt werden. Unter der Haut werden Fettdepots gebildet. Die Augen können sich öffnen.

30.–34. Woche. Die Haut ist rosa und glatt. Sollte der Fetus zu diesem Zeitpunkt geboren werden, hat er eine gute Überlebungschance.

35.–38. Woche. Feten haben einen festen Griff und zeigen eine spontane Hinwendung zum Licht. Es ist die Endphase der fetalen Entwicklung

Plazenta

Der Mutterkuchen (die Plazenta) ist das Organ, das während der embryonalen und fetalen Entwicklung die Funktion der Verbindung zwischen Mutter und Kind erfüllt. Sie entsteht nach der Einnistung des befruchteten Eis, ungefähr in der dritten Woche. Zum Ende der Schwangerschaft hat sie ein Gewicht von ca. 500–600 g und einen Durchmesser von 15–20 cm, ist 1,5–3,0 cm dick. Sie ist von schwammig-fester Konsistenz.

Die Plazenta übernimmt die Aufgaben wie Atmung, Exkretion und Ernährung, da der Fetus selbstständig weder atmen oder Nahrung aufnehmen noch Stoffwechselprodukte ausscheiden kann. Eine weitere Funktion liegt in der Hormonproduktion, die wesentlich für den Schwangerschaftserhalt ist. U.a. werden HCG (human chorionic gonadotropine = menschl. Choriongonadotropin) und HPL (human placento lactogen = Plazentalaktogen) produziert. Das HCG spielt eine wichtige Rolle bei dem Erhalt der Schwangerschaft in den ersten Monaten. Das HPL regt den Kohlenhydrat-Eiweiß-Fettstoffwechsel an und wird auch *stoffwechselbedingtes Schwangerschaftshormon* genannt. Es ist ab der 6. Schwangerschaftswoche nachweisbar, und unter seinem Einfluss wächst die Plazenta und sorgt auf diesem Wege für ausreichende Versorgung und Wachstum des Feten. Außerdem ist es für die Entwicklung des Brustdrüsengewebes verantwortlich.

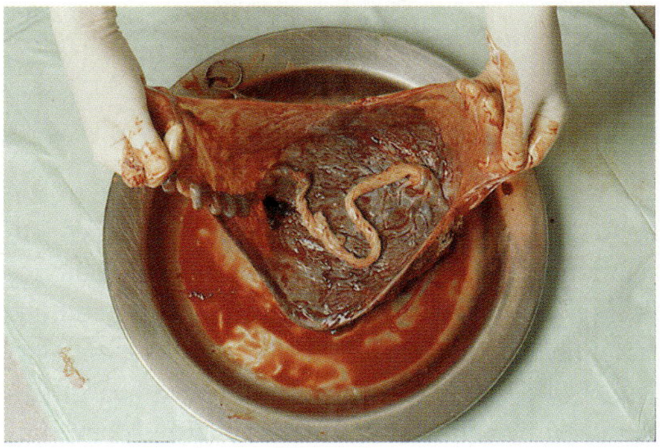

Zudem werden Östrogene und Progesteron gebildet. Östrogene bewirken Wachstum und Zunahme der mütterlichen Myometriumzellen (Gebärmuttermuskel). Progesteron wird in der zweiten Schwangerschaftshälfte abgegeben. Es hemmt die Aktivität der Gebärmuttermuskulatur und vermindert übermäßige Wehentätigkeit.

32.1.2 Geburt

Geburtsort

Jede Frau bzw. jedes Elternpaar muss sich Gedanken über den Geburtsort machen. In Deutschland nimmt die Klinikgeburt mit stationärem Aufenthalt den größten Anteil ein, obwohl auch die Möglichkeiten der ambulanten Geburt und der Hausgeburt bestehen. Es gibt eine Fülle von Informationsmöglichkeiten. Fast alle Kliniken bieten Infoabende an und Frauen/Eltern sollten sich mehrere Kliniken ansehen.

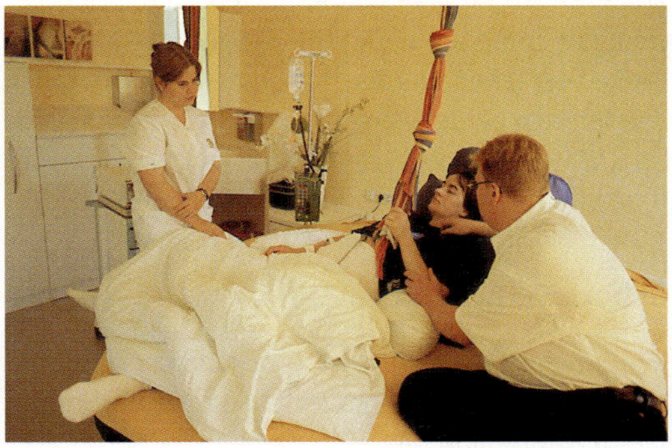

Das große runde Kreißbett bietet den Vorteil, dass der Partner seinen Körper besser zur Unterstützung einsetzen kann, als wenn er neben einem schmalen Kreißbett steht

Es wäre gut, wenn sie für sich herausfänden, wo sie alles, was ihnen für das Geburtserlebnis wichtig ist, am ehesten verwirklichen können und dabei positive Unterstützung bekommen. Die ausschlaggebenden Argumente dürften nicht nur rein praktische Erwägungen, wie z.B. Entfernung, für oder gegen eine bestimmte Klinik sein. Die Geburt ist ein so einmaliges, wesentliche Ereignis/Erlebnis. Es lässt sich nicht wiederholen und negative Erfahrungen lassen sich nicht wiedergutmachen.

Die Klinikgeburt bietet die Möglichkeit, das Kind in einer fachlichen und technischen Umgebung zu gebären, die auf alle Eventualitäten vorbereitet ist. Eltern, deren Kind im Krankenhaus geboren wird, genießen den dort üblichen Standard an Versorgung, Sicherheit und Hintergrund (z.B. Kinderklinik). Vielfach wird auf die persönlichen Bedürfnisse der Frau vor, während und nach der Geburt eingegangen. Eine Möglichkeit der Klinikgeburt ist die ambulante Ge-

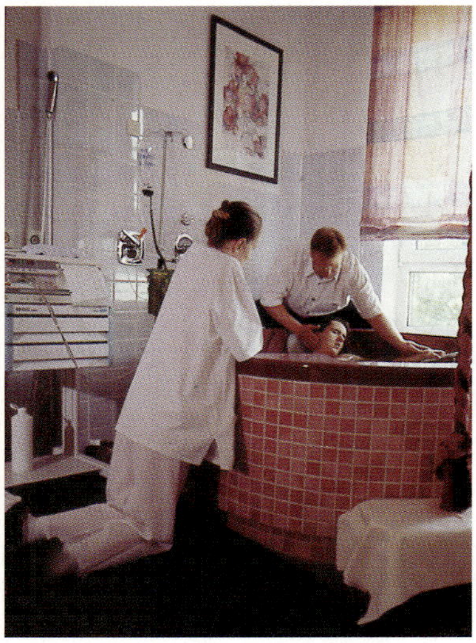

Das warme Wasser wirkt entspannend in der schmerzhaften Phase der Eröffnung

burt. Sie ist eine gute Alternative zur Klinikgeburt mit stationärem Aufenthalt und zur Hausgeburt. Sie bietet auf der einen Seite die klinische Umgebung für die Geburt, auf der anderen Seite die persönliche Betreuung und Begleitung durch eine bekannte Hebamme während der perinatalen Zeit. Eine ambulante Geburt ist jedoch nicht nur in einer Klinik möglich, sondern es gibt auch Arzt-Hebammen-Praxen und in zunehmender Zahl Geburtshäuser, in denen mehrere Hebammen im Team arbeiten, die diese Alternative anbieten. In einer Praxis oder einem Geburtshaus ist der technische Aufwand weniger gegeben und im Notfall muss auf ein Krankenhaus zurückgegriffen werden.

Die Hausgeburt nimmt in Deutschland nur einen kleinen Teil der Gesamtgeburten ein. Voraussetzung für eine Hausgeburt ist eine gesunde Schwangere mit einer gesunden, stabilen Schwangerschaft. Hausgeburten stellen in der heute möglichen Betreuung kein größeres Risiko dar als Klinikgeburten. Untersuchungen, in denen die Entbindungen mit gleichem Risiko verglichen wurden, haben dies belegt. Frauen müssen sich zeitig genug um eine Hebamme bemühen, die sie in der Schwangerschaft und bei der Hausgeburt begleitet.

Geburtsverlauf

Je menschlicher, natürlicher und ehrlicher der Geburtsvorgang abläuft und begleitet wird, um so besser für Mutter und Kind. Eine Geburt ist ein kreativer Prozess, dessen Verlauf für die Frau unvorhersehbar ist. Er beginnt unwiderruflich und löst oft mehr Angst als Freude aus. Offenheit auf emotionaler und Einklang auf geistiger Ebene (die Frau mit sich, mit ihrem Partner und der Hebamme) ist die beste Voraussetzung dafür, dass eine Frau die Geburt so erlebt, wie sie sie sich wünscht.

Beschleunigung der Austreibungsphase durch eine Saugglocke

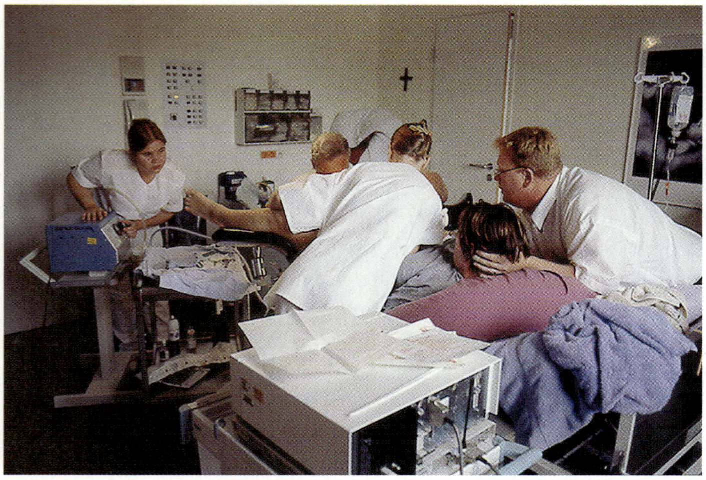

Die Geburt verläuft in 3 Phasen: die Eröffnungs-, die Austreibungs- und die Nachgeburtsphase. Die Geburt beginnt mit Wehen (rhythmischen Kontraktionen), verursacht durch das Zusammenziehen der Uterusmuskulatur. Am Anfang ist das Ziehen ähnlich wie der Periodenschmerz. Weitere Zeichen einer beginnenden Geburt sind der Abgang des Schleimpfropfes und/oder der Fruchtwasserabgang.

Die **Eröffnungsphase** dauert am längsten. Beim ersten Kind sind 12 – 16 Stunden als völlig normal anzusehen, bei Mehrgebärenden beträgt sie etwa die Hälfte der Zeit. Diese Phase wird von den meisten Frauen auch als die schmerzhafteste erlebt. Die Wehen haben die Aufgabe, den Muttermund bis auf 10 cm zu eröffnen und das Kind durch den Geburtskanal tiefer zu schieben.

Das mütterliche Becken ist im Vergleich zu der Größe des Babys sehr eng. Der engste Durchmesser ist die Beckeneingangsebene (zwischen Symphyse und der Knickstelle des Kreuzbeins). Die häufigste Lage, aus der ein Kind geboren wird, ist die Schädellage mit dem Hinterkopf zum Becken*eingang*. Der kindliche Kopf schiebt sich seitlich in den querovalen Beckeneingang, das Gesicht nach links oder rechts gewandt. Beim Tiefertreten dreht sich der Kopf im Beckenraum um 90° nach hinten, so dass beim Austritt des Kopfes (im längsovalen Becken*ausgang*) das Hinterhaupt als erstes sichtbar wird. Förderlich für diese Geburtsarbeit des Kindes ist eine aktive Mutter, d. h. eine Frau, die sich bewegt, herumläuft, mit dem Becken kreist, damit die Schwerkraft mitarbeiten kann.

Die **Austreibungsphase** beginnt, nachdem der Muttermund vollständig eröffnet ist und der kindliche Kopf auf dem Beckenboden steht. Auf dem Höhepunkt einer Wehe spüren die Frauen einen unwillkürlichen Pressdrang, bei dem die Bauchmuskulatur eingesetzt wird. Die Presswehen sind deutlich stärkere Wehen und werden von den Frauen anders erlebt. Der Kopf wird sichtbar und über 10 bis 30 Minuten wird Wehe für Wehe das Kind aus dem Mut-

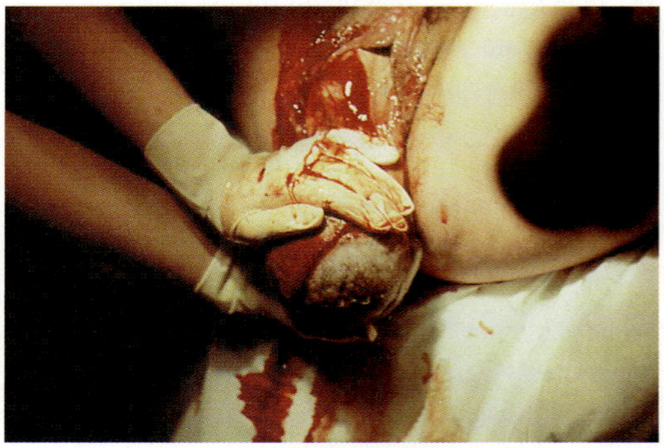

terleib auf die Welt geschoben/gepresst. Damit der Übergang schonend geschieht und um Scheiden- und Dammrisse zu vermeiden, macht die Hebamme den Dammschutz. Dabei bremst sie mit einer Hand den kindlichen Kopf etwas, während sie mit der anderen Hand das Dammgewebe unterstützt. Ist der Kopf geboren, macht das Kind eine Vierteldrehung und der Körper folgt.

Die **Nachgeburtsphase** schließt sich unmittelbar an die Geburt des Kindes an. Die Kontraktionen haben jetzt die Aufgabe, die Plazentahaftfläche zu verkleinern, um die Plazenta zu lösen. Daraufhin werden die Plazenta und Eihäute geboren. Die sich daran anschließenden Nachwehen sind Kontraktionen, die zum Verschluss der Gefäße führen, damit die Frau nicht zu viel Blut verliert. Erstgebärende spüren diese Wehen nur wenig, oft nur beim Stillen, während Mehrgebärende teilweise richtig starke Kontraktionen für die nächsten 3–4 Tage haben. Dies ist erklärbar dadurch, dass der Uterustonus nach mehreren Geburten nachläßt und dadurch zur Rückbildung mehr Kontraktionen notwendig sind.

32.1.3 Neugeborenes

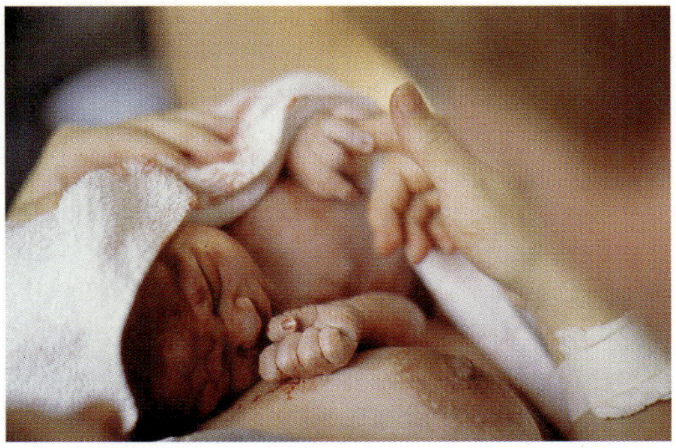

Nach der Geburt stehen verschiedene Maßnahmen und Untersuchungen an dem Kind an. Unter anderem sind dies das Absaugen und Abnabeln, die Vitalitätskontrolle und das Überprüfen der Reifezeichen, die Erstuntersuchung U1 sowie prophylaktische Maßnahmen. Bei einer Geburt ohne Komplikationen in stiller, ehrfurchtsvoller Umgebung und bei gedämpftem Licht wird sich das Neugeborene, wenn es genügend in Ruhe gelassen wird, auf die neue Erfahrung des „Auf-der-Welt-Seins" in einer einzigartigen Weise einstellen. Diese erste Phase sollte durch nichts unterbrochen werden, jede Routineuntersuchung kann bei einem guten Allgemeinzustand des Kindes auf einen späteren Zeitpunkt verschoben werden.

Maßnahmen nach der Geburt

Nichtsdestotrotz wird in vielen Kliniken das Kind vor dem ersten Atemzug abgesaugt, um Schleim, Fruchtwasser und Blut aus den Atemwegen zu entfernen. Dabei wird die Reihenfolge Mund, Nase, Rachenraum und Magen eingehalten, um eine Aspiration des im Mund befindlichen Fruchtwassers und Blutes zu vermeiden. Durch das schmerzhafte Absaugen über die Nase wird oft ein erster Atemzug ausgelöst.

Intrauterin wurde das Kind ausschließlich mit Sauerstoff über den Plazentakreislauf versorgt. Mit Einsetzen der Lungenatmung beginnt beim Neugeborenen ein getrennter Körper-Lungen-Kreislauf. Die Besonderheiten, die die Anpassung des kindlichen Organismus an die neue Situation außerhalb des Uterus mit sich bringen, verlangen von den Hebammen und Pflegenden eine besondere Aufmerksamkeit.

Neugeborene brauchen Unterstützung, um den Wärmehaushalt zu regulieren. Die Raumtemperatur sollte um 25 °C liegen, und Zugluft ist strengstens zu vermeiden.

Das Neugeborene wird, wenn die Frau es möchte, sofort oder nach dem Absaugen auf ihren Bauch oder auf die Brust gelegt. Durch Hautkontakt und mit gut vorgewärmten Badetüchern abgedeckt, wird das Kind warm gehalten. Eventuell müssen die Tücher, wegen der Feuchtigkeit, erneuert werden, damit das Kind auf keinen Fall auskühlt. Bei einem Neugeborenen ist unmittelbar nach der Geburt der Saugreiz für ca. 20–30 Minuten am stärksten ausgeprägt. Möchte die Mutter das Kind stillen, sollte das Suchverhalten des Kindes unterstützt werden, indem es sofort angelegt wird, so es nicht schon von selbst die Brustwarze gefunden hat. Durch den Saugreiz wird die Milchproduktion angeregt und das Neugeborene erhält die ersten Tropfen der sog. Vormilch (Kolostrum).

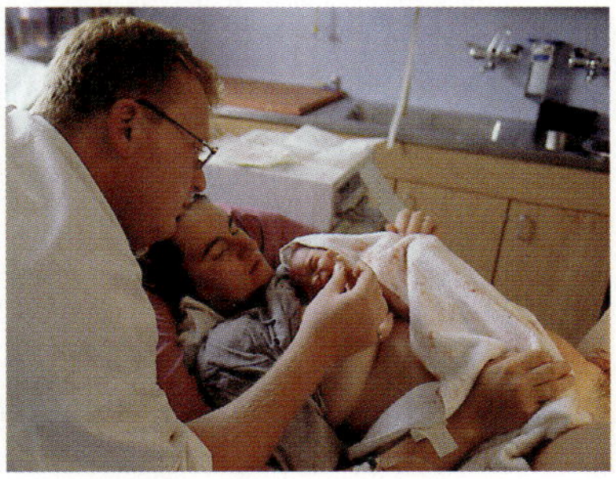

Bei der Abnabelung wird die körperliche Einheit von Mutter und Kind getrennt. Es wird unterschieden zwischen

- *Sofortabnabelung* z. B. bei straffer Nabelschnurumschlingung und bei Rh-Unverträglichkeit,
- *Frühabnabelung* nach ca. 1 Min. bei noch pulsierender Nabelschnur,
- *Spätabnabelung* nach Auspulsieren der Nabelschnur; das Kind erhält dabei bis zu 30 ml Blut aus dem fetalen Plazentakreislauf.

Das endgültige Abnabeln erfolgt, bevor das Kind gemessen usw. wird. Dabei wird eine sterile Einmalklemme ca. 3 cm vom Hautansatz (Nabelring) angesetzt. Die restliche Nabelschnur wird unter sterilen Bedingungen abgeschnitten

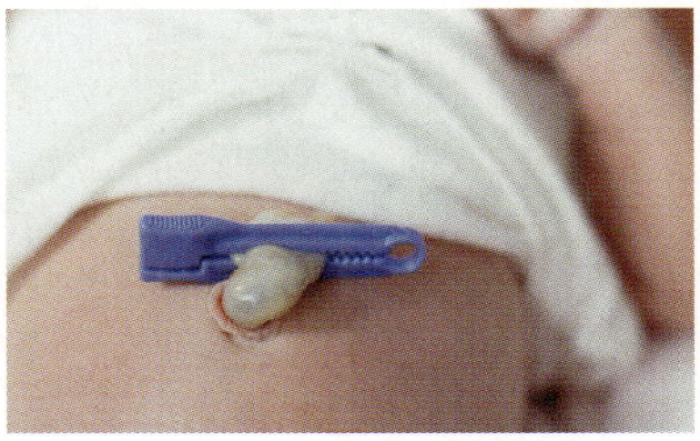

Tabelle 32.1 Reifezeichen beim Neugeborenen

Reifezeichen	*Reifes Neugeborenes*
Kopfumfang	35 cm (33 – 37 cm)
Gewicht	3400 (3000 – 4000 g)
Länge	51 cm (48 – 55 cm)
Ohrmuschel/Nasenknorpel	gut tastbar, Rand des Ohres ist vollständig ausgebildet
Brustdrüsengewebe und Brustwarzenbildung	fühl- und messbar, Warzenvorhof über Hautniveau
Finger- und Fußnägel	überragen die Kuppen
plantare Hautfältelung	gesamte Sohle einschließlich der Ferse mit Hautfalten bedeckt
Hautfarbe und Hautbeschaffenheit einschließlich des Vorhandenseins des Unterhautfettgewebes	rosig, weich, samtig und glatt, Unterhautfettgewebe gut ausgebildet, besonders an Gesäß und Armen
Kopfhaar	kräftig, seidig, jedes einzelne Haar erkennbar
Käseschmiere (Vernix caseosa)	noch vorhanden
Lanugobehaarung	nicht mehr vorhanden, mit Ausnahme zwischen den Schulterblättern
Genitalbereich:	
Mädchen	große Labien bedecken die kleinen
Jungen	Hoden sind im Skrotum tastbar

und mit einer Mullkompresse umwickelt. Ein reifes neugeborenes Kind wird zwischen der 38. und 42. SSW geboren. Da die Schwangerschaftsdauer bzw. der ET nicht immer exakt zu errechnen ist, kann das Gestationsalter oft nur nach sichtbaren Reifezeichen am geborenen Kind bestimmt werden (**Tab. 32.1**). Messbare und sichtbare Reifezeichen wie Gewicht, Länge und Kopfumfang sind dokumentationspflichtig und innerhalb der ersten Lebensstunde zu erheben. Unabhängig von der Reife des Kindes wird seine Vitalität mit Hilfe des Apgar-Scores, des pH-Wertes/Base-Excess erhoben. Apgar-Werte werden in der Regel fünf und zehn Minuten nach der Geburt erhoben. Bei einem gesunden, vitalen Kind liegen die Werte zwischen 8 und 10 (**Tab. 32.2**). Bei Werten unterhalb von 8 müssen Maßnahmen ergriffen werden, um die Lebensfunktionen zu aktivieren bzw. zu unterstützen.

Zur Vitalitätskontrolle gehört auch die Messung des pH-Wertes. Dazu wird arterielles Blut nach der Abnabelung aus der Nabelschnur entnommen. Ist der pH-Wert unter 7,2, deutet das auf eine Unterversorgung mit Sauerstoff hin.

Die Beurteilung der Reife und Vitalität des Kindes findet während der ersten Minuten statt. Häufig schließen sich die Erstuntersuchung (U1), weitere Versorgung (wiegen, messen, waschen, anziehen) sowie auch folgende prophylaktische Maßnahmen an:

- Credé-Prophylaxe (Argentum nitricum) in die Augen getropft zur Vermeidung der Gonoblennorrhö (Gonokokken-Infektion),
- Konakion-Gabe/Vitamin K wird prophylaktisch verabreicht, da es zur Blutgerinnung dringend benötigt wird, jedoch bei einem Neugeborenen noch nicht ausreichend vorhanden ist. Vitamin K ist ein fettlösliches Vitamin, das im Darm von den Koli-Bakterien gebildet wird. Da der Darm anfangs noch steril ist, setzt die Bildung erst nach Muttermilchgabe ein.

Bei kontrollierten Studien wurde nachgewiesen, dass bereits eine Trennung während der ersten Stunden nach der Geburt zu einer Beeinträchtigung in der Gefühlsbeziehung zwischen Mutter und Kind führt. Diese äußerten sich in einem geringeren Berührungs- und Trostverhalten von Seiten der Mutter, größerer körperlicher Distanz und geringerem Blickkontakt.

Ist der Vater bei der Geburt dabei, sollte er auf jeden Fall, wenn er es nicht schon von selbst getan hat, unbedingt zu seinem Kind Kontakt aufnehmen.

Tabelle 32.2 Punktebestimmung beim Apgar-Score

	Apgar-Score (Angaben in Punkten)		
Vitalität	*0*	*1*	*2*
Herzschläge	fehlen	< 100	> 100
Atemzüge	fehlen	schnappend, unregelmäßig	regelmäßig
Muskeltonus	schlaff	reduzierte bis träge Bewegung	aktiv, kräftige Bewegung
Reflexe	fehlen	Grimassen schwach ausgeprägt	kräftige Grimassenbildung, niesen und saugen
Hautfarbe	blass, zyanotisch	rosig, Extremitäten zyanotisch	ganz rosig

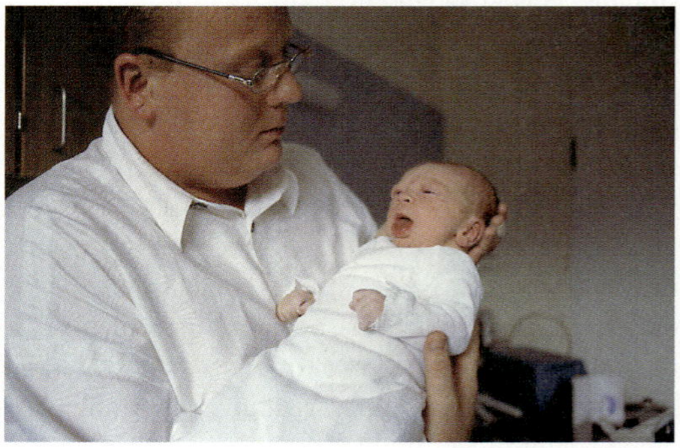

Damit sind die Voraussetzungen zu einer intensiveren Vater-Kind-Beziehung gegeben. Der französische Arzt F. Leboyer hat sich für die sog. *sanfte Geburt* eingesetzt. Er spricht von einer Doppelaufgabe der Hebammen und Geburtshelfer:

1. Dafür zu sorgen, dass der Übergang vom intrauterinen Leben zum Leben an der Luft ohne Schädigung der empfindlichen Organe vonstatten geht, insbesondere das Gehirn, dessen Sauerstoffversorgung immer sichergestellt werden muss.
2. Nichts zu tun, was die Entstehung der Eltern-Kind-Beziehung unnötig behindern könnte. Nichts zu tun, was unnötig die ersten Phasen der Libidoentwicklung des Neugeborenen stören könnte. Er schlug weiter vor, das Zimmer zu verdunkeln, die Nabelschnur nicht sofort zu durchtrennen und das Kind unbekleidet der Mutter an den Körper zu legen.

Seine Vorschläge lassen sich durchaus mit den Anforderungen der normalen Geburtshilfe, die in erster Linie auf Sicherheit ausgerichtet ist, verbinden.

Pflege und Überwachung des Neugeborenen

Die Neugeborenen-Periode dauert vom Abnabeln bis zum 28. Lebenstag. Sie ist eine Zeit massivster Umstellungs- und Anpassungsvorgänge der Organe an die veränderten Bedingungen außerhalb der Gebärmutter. Das neugeborene Kind benötigt genauso wie die Mutter nach der Geburt Ruhe. Es darf erst einmal schlafen und sollte nicht unnötig geweckt werden, z. B. um es Besuchern zu zeigen. Es liegt gut warm eingehüllt in Seitenlage in seinem Bett oder im Arm der Mutter.

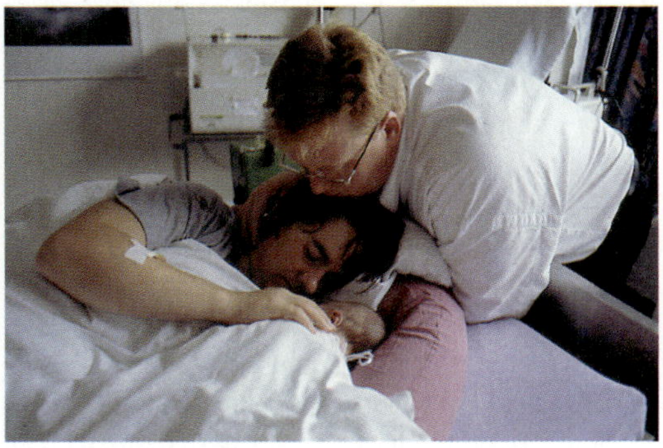

Geachtet werden muß auf Folgendes:
- Regelmäßige Atmung: Frequenz ca. 35 – 45 Atemzüge/Min.
- Stabile Kreislaufverhältnisse: normale Herzfrequenz = 120 – 140 Schläge/Min., Blutdruck = 80/40 – 90/50 mmHg, wobei in den ersten Stunden noch leichte Unregelmäßigkeiten auftreten können, die sich durch leichte livide Verfärbungen an Händen und Füßen, evtl. am Munddreieck zeigen.
- Magen-Darm-Bereich: muss sich auf selbstständige Verdauungs- und Ausscheidefunktion umstellen. Am ersten Tag spucken viele Kinder noch Fruchtwasser aufgrund des unzureichenden Verschlusses des Mageneinganges. Im Darm befindet sich eingedicktes Fruchtwasser (Kindspech, Mekonium), welches innerhalb der ersten 24 – 36 Std. fast vollständig ausgeschieden wird.
- Die Nieren sind in ihrer Funktion noch eingeschränkt, so dass das Konzentrations- und Filtrationsvermögen noch gering ist. Es sollte aber innerhalb der ersten 24 Std. Urin ausgeschieden werden.
- Die Wärmeregulation ist noch unzureichend, da das Temperaturregulationszentrum noch nicht ausgereift ist und ein Temperaturverlust durch die relativ große Körperoberfläche (Kopf) besteht. Es sollte deshalb regelmäßig die Temperatur kontrolliert und gegebenenfalls für genügend Wärmehülle gesorgt werden.
- Die Leber ist in den ersten Tagen durch ihre Unreife noch nicht in der Lage, das vermehrt anfallende Bilirubin abzubauen. Die dadurch erhöhten Werte führen zu der *Neugeborenengelbsucht* (Ikterus). Stärke und Dauer der Gelbsucht müssen beobachtet werden.

Es soll auch auf das Trinkverhalten sowie häufiges Weinen, Unruhe, Zuckungen und Schreckhaftigkeit geachtet werden.

Die Nabelpflege erfolgt einmal täglich und wird in Kliniken unterschiedlich gehandhabt. Der Nabelrest trocknet normalerweise problemlos ein und fällt innerhalb des 5. – 8. Tages ab. Er kann mit einer sterilen Gaze abgedeckt werden. Alle Abweichungen von der Norm müssen gemeldet und kontrolliert werden, um kein Risiko für das Leben und die Entwicklung des Kindes einzugehen.

Guthrie-Test

Der Guthrie-Test dient als Suchtest zum Nachweis von Phenylketonurie, Galaktosämie und TSH (thyreoideastimulierendes Hormon). Das Kind sollte mindestens vier Tage Milchnahrung erhalten haben, damit beim Vorliegen einer Phenylketonurie auch genügend Phenylalanin im Blut vorhanden ist. Für diesen Test wird üblicherweise am fünften Lebenstag aus der Ferse des Kindes Kapillarblut entnommen und auf die vorgesehenen Felder der Testkarte getropft. Die Karte wird an das zuständige Labor geschickt.

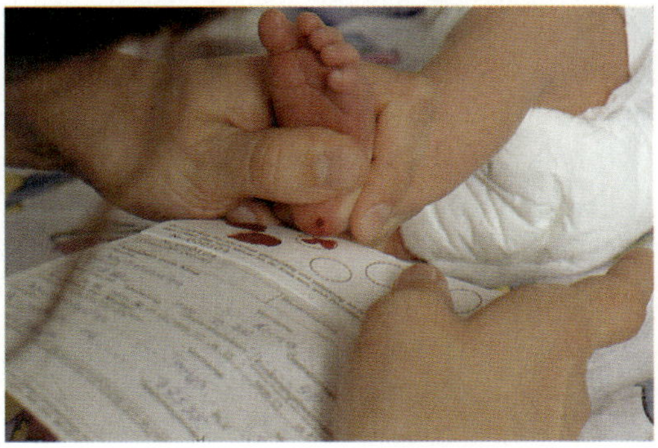

Für den Guthrie-Test wird Blut aus der Ferse des Säuglings entnommen und auf die Testkarte getropft

32.1.4 Stillen

Seit Menschengedenken ist Stillen das erfolgreichste Mittel, um das Überleben und die Bedürfnisse des Säuglings zu sichern. Es ist eine angestammt natürliche Verhaltensweise und bietet viele ernährungsphysiologische, entwicklungsphysiologische, immunologische, antiallergische, kontrazeptive, ökonomische und ökologische Vorteile. Diese Aspekte sind in zahlreichen Studien in den letzten Jahren erforscht und in wissenschaftlicher Literatur und Ratgebern veröffentlicht worden. Stillen ist eine Kombination aus Instinkten, Reflexen und Lernen. Unmittelbar nach der Geburt sind Mutter und Kind hellwach, dieses Aufgewecktsein dient bei beiden dazu, des neuen Zustands gewahr zu werden. Jede Mutter nimmt ihr Neugeborenes in die Arme und jedes Neugeborene findet instinktiv innerhalb der ersten Lebensstunde die Brust.

Milchbildung und Ausschüttung unterliegen einer reflektorischen Steuerung ebenso wie das Suchen, Saugen und Schlucken des Kindes. Allerdings ist das Zustandekommen einer erfolgreichen Stillbeziehung auch abhängig von vielen physischen und äußeren Faktoren und ist damit anfällig für Störungen. Voraussetzung für eine erfolgreiche Laktation ist die Entwicklung der Brustdrüse, die während der Pubertät in Folge hormonaler Steuerung entsteht. Die Milchproduktion erfolgt in den milchbildenden Zellen der Drüsen. Der Milcheinschuss erfolgt am 2.–4. Tag nach der Geburt, nachdem die Plazentahormone Östrogen und Progesteron abgesunken sind und das für die Milchbildung verantwortliche Prolaktin gebildet wird. Die Ausschüttung von Prolaktin wird über den Saugreiz des Kindes gefordert. Den Milcheinschuss erleben die meisten Frauen als unangenehm bis schmerzhaft. Die Brüste fühlen sich hart, gespannt und oft sehr warm an. Die Körpertemperatur kann auf 38 °C ansteigen. Gegen solche Beschwerden können häufiges Anlegen und kühlende Umschläge (Quark) hilfreich sein. Nach zwei Tagen ist das Unangenehmste vorüber.

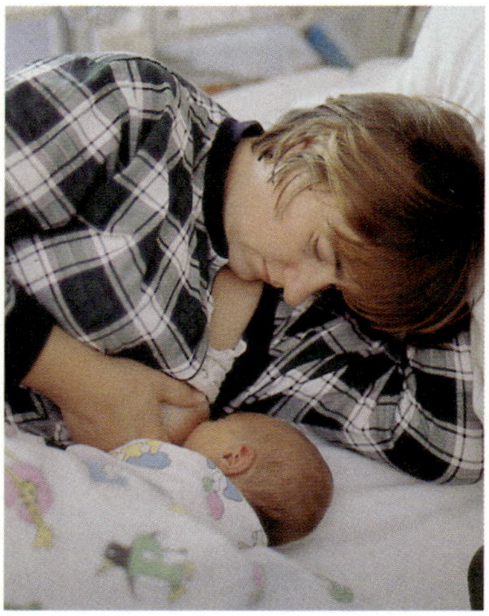

Erstes Stillen im Gebärzimmer

Stilltechniken

Junge Mütter benötigen fachliche Hilfe beim Anlegen des Kindes, damit das Stillen gelingt und die Brustwarzen geschont werden. Die Mutter sollte bequem sitzen oder liegen mit dem Kind Bauch an Bauch. Das Kind schaut die Brust an, ohne den Kopf drehen oder abwinkeln zu müssen. Das Kind muss den Mund weit genug öffnen und nimmt die Brustwarze und einen Teil des Vorhofes in den Mund und fängt an zu saugen. Dieses erste Ansaugen ist für viele Frauen schmerzhaft, es lässt aber in der Regel nach, wenn die Milch fließt.

Um das Stillen erfolgreich zu beginnen und aufrechtzuerhalten, spielen richtiges Anlegen und eine gute, bequeme Stillposition eine wichtige Rolle. Es gilt, wunde Brustwarzen durch zu langes oder falsches Anlegen zu vermeiden. Die dadurch entstehenden Schmerzen hemmen den Milchflussreflex (den Let-Down-Reflex). Außerdem können durch die Wunden Keime eindringen und eventuell einen Milchstau mit Fieber bzw. eine Brustdrüsenentzündung (Mastitis) verursachen.

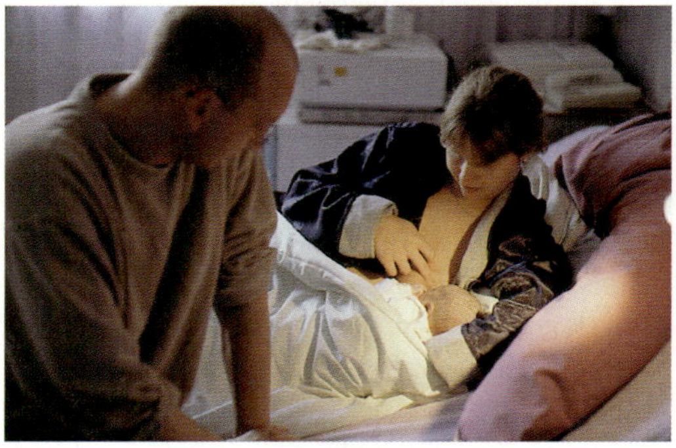

Erstgebärende benötigen viel Unterstützung von allen sie betreuenden Personen, einschließlich der Familie und des Partners. Häufig kommt, dem Anschein nach, am 1.–2. Tag nach der Geburt noch keine Milch. Es geht beim ersten Anlegen noch gar nicht so sehr um die Nahrungsaufnahme, sondern vielmehr um die Auslösung der Stillreflexe durch das Saugen des Kindes an der Brust.

Muttermilch verändert in den ersten Wochen ihre Zusammensetzung. So ist in den ersten fünf Tagen ungefähr 20 ml Vormilch (Kolostrum) vorhanden. Ab dem 4.–6. Tag spricht man von der *Übergangsmilch* (ca. 100 ml). Daran schließt sich die reife Frauenmilch an (ca. 500–1000 ml/Tag). Eine stillende Frau benötigt zusätzliche Kalorien (kcal). Um 100 ml Muttermilch zu produzieren braucht sie etwa 80 kcal. Faustregel: Die Menge Milch, die in Milliliter abgegeben wird, muss in Kalorien zusätzlich zugeführt werden. Der Kalorienbedarf einer stillenden Frau beträgt ca. 2500 kcal. Das Kind trinkt nach Bedarf 7–8 Mahlzeiten in 24 Stunden. Bei einer Mahlzeit werden beide Brüste angeboten und im Wechsel rechts – links und links – rechts angelegt. Damit ist die gleichmäßige Entleerung beider Brüste gewährleistet. Eine Stillmahlzeit dauert 10–20 Minuten pro Seite.

Die Brust sollte einmal am Tag (nicht vor jedem Stillen) mit lauwarmem Wasser ohne Seifenzusätze gewaschen werden. Nach dem Stillen können Muttermilch und kindlicher Speichel an der Brustwarze trocknen, da der Speichel Immunglobuline enthält und der Milchzucker entzündungshemmend wirkt.

Stilldauer und Rhythmus richten sich nach dem Bedarf des Kindes. Es wird angelegt, wenn es hungrig ist (Stillen ad libitum). Wiegen vor und nach dem Stillen ist heute nicht mehr üblich. Ein stilles und zufriedenes Kind, welches 2–4 Stunden schläft, mit einer normalen Gewichtsentwicklung (120–150 g/Woche) ist ein sicherer Beweis für eine ausreichende Milchmenge.

Das stillfreundliche Krankenhaus

Von der WHO und dem Kinderhilfswerk UNICEF wurde im Jahr 1991 aufgrund einer gemeinsamen Initiative das „Baby Friendly Hospital" ins Leben gerufen. Ziel ist es, die Stillfreudigkeit der jungen Mütter auf der ganzen Welt wieder zu unterstützen. Dabei sollten folgende Gesichtspunkte eingehalten werden:
- schriftliche Richtlinien zur Stillförderung für alle Pflegenden,
- regelmäßige Schulung des gesamten Mitarbeiterteams,
- Informationen aller schwangeren Frauen über die Vorteile und Praxis des Stillens,
- Möglichkeit, das Kind innerhalb der ersten halben Stunde anzulegen,
- Hilfe beim Anlegen und Informationen zur Aufrechterhaltung der Milchproduktion,
- kein Zufüttern von Flüssigkeit oder Nahrung, sofern keine gesundheitlichen Gründe vorliegen,
- Praktizieren des Rooming-in,
- Stillen nach Bedarf,
- keine Schnuller oder Gummisauger,
- Stillgruppen fördern und Kontakte zu solchen herstellen.

32.1.5 Wochenbett

Das Wochenbett beginnt nach der Ausstoßung des Mutterkuchens (Plazenta, Nachgeburt) und dauert 6–8 Wochen. Im Wochenbett bilden sich die schwangerschafts- und geburtsbedingten Veränderungen/Verletzungen zurück. Es wird zwischen dem
- Frühwochenbett: 1.–10. Tag und dem
- Spätwochenbett: ab 11. Tag unterschieden.

Das Wochenbett ist durch 5 Vorgänge gekennzeichnet:
- Aufbau der Mutter-Kind-Beziehung,
- Ingangkommen und Aufrechterhaltung der Milchbildung (Laktation),
- Rückbildung schwangerschafts- und geburtsbedingter Veränderungen,
- Wundheilung,
- Wiederaufnahme der Ovarialtätigkeit.

Die übliche Verweildauer im Krankenhaus nach einer normalen Geburt beträgt fünf Tage. Die Hebamme übernimmt die Erstversorgung der Frau bis 3 Std. nach der Geburt. Die Frau wird in dieser Zeit überwacht und gepflegt. Die ganzheitliche Pflege auf der Wöchnerinstation übernehmen die Pflegenden. Abhängig von der Klinik sind dies Krankenschwestern bzw. Kinderkrankenschwestern.

Zu den täglichen Kontrollen bei der Mutter gehören:
- Allgemeinbefinden (Temperatur, Puls, Blutdruck),
- die Gebärmutter bzw. der Uterushöhenstand (Konsistenz, Nachwehen, Schmerzen),
- der Wochenfluss (Menge, Farbe, Geruch),
- evtl. Geburtsverletzungen wie eine Naht oder ein Riss (auf Rötung, Schwellung, Hämatome achten),
- die Beine (Ödeme, Varizen).

Neben der beratenden Tätigkeit ist die praktische Anleitung die Hauptaufgabe der Pflegenden. Z. B. nach jedem Vorlagenwechsel (6- bis 8-mal täglich) sollten die Hände unbedingt gut gewaschen bzw. desinfiziert werden. Das Gleiche gilt vor jedem Stillen.

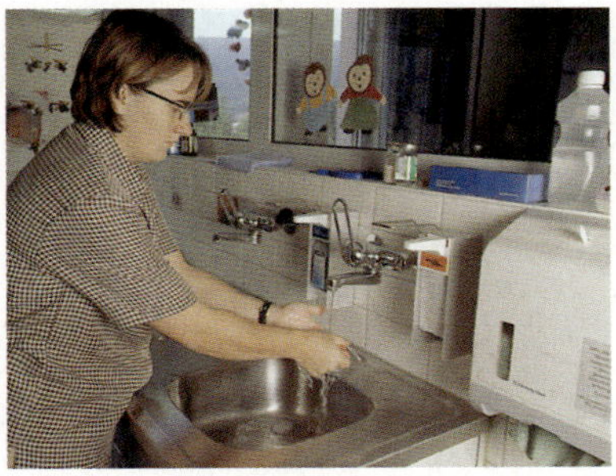

Die Mutter sollte ihre Hände nach jedem Vorlagenwechsel und vor jedem Stillen gründlich waschen bzw. desinfizieren

Wesentliche Aspekte für ein erholsames Wochenbett sind viel Ruhe und Schlaf. Strikte Bettruhe ist nicht mehr angesagt, im Gegenteil, frühzeitiges Mobilisieren dient der Thromboseprophylaxe. Eine gute, ausgewogene vollwertige Ernährung ist zu empfehlen. Um Reaktionen beim Kind zu vermeiden, ist es ratsam, blähende Speisen sowie Zitrusfrüchte und Säfte (Wundsein) vorsichtig zu genießen. Die Flüssigkeitszufuhr der Stillenden sollte um die 2–3 l/Tag liegen.

Hygiene

Die Frau kann ab sofort duschen und sollte dies auch einmal täglich tun. Auf Seife und Intimwaschmittel kann im Scheidenbereich verzichtet werden. Nach jedem Toilettengang sollte die Vulva mit klarem Wasser oder Calendula-/Kamille-Lösung abgespült und mit einer neuen Vorlage, nicht mit einem Hand-

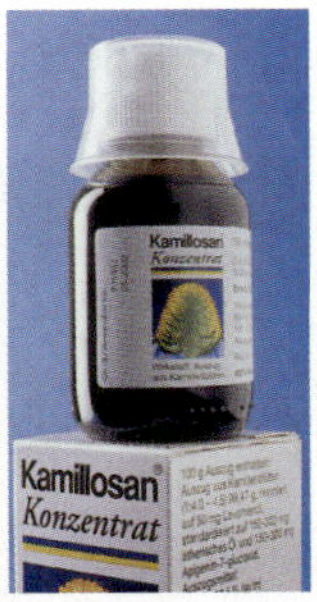

Nach jedem Toilettengang sollte die Vulva mit Kamillen-Lösung gespült werden

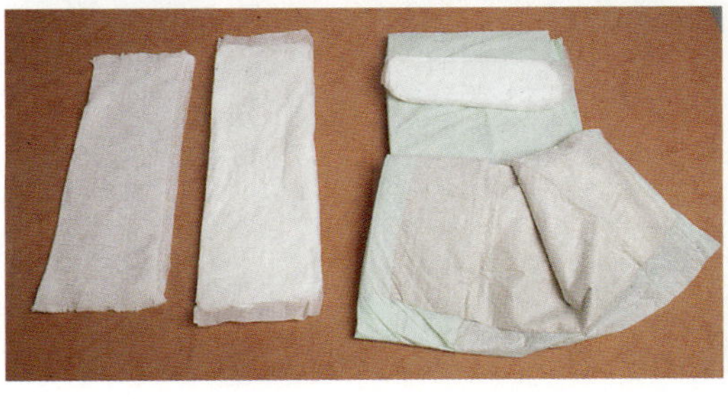

Einlagen für die Wochenbetthygiene

tuch, abgetrocknet werden. Wenn nötig, den Slip wechseln oder Einmalunterhosen benutzen. Handtücher, Bettwäsche und Nachthemden sollen großzügig gewechselt werden.

Blasentätigkeit

Durch Schwellungen und Risse ist das Wasserlassen unmittelbar nach der Geburt mit Brennen verbunden und nicht immer sofort möglich. Es ist aber in den ersten Tagen mit einer vermehrten Harnbildung zu rechen, da die eingelagerten Wasserdepots ausgeschieden werden. Auf eine 3- bis 4-stündliche Blasenentleerung sollte geachtet werden, da sie sich auch förderlich auf die Uterusrückbildung auswirkt.

Darmentleerung

Durch die Hormonumstellung (Progesteron) ist die Darmtätigkeit in den ersten 2–3 Tagen meistens träge. Häufig hatten aber auch die Frauen vor der Geburt Durchfall oder einen Einlauf, so dass der Darm relativ leer ist. Am 3.–4. Tag sollte es aber schon zu einer Darmentleerung kommen. Mit einem Klistier bzw. einem milden Abführmittel kann nachgeholfen werden.

Uterusrückbildung

Nach der Geburt der Plazenta beginnt die Rückbildungsphase des Uterus. Bedingt durch den Wegfall der Plazentahormone und die Ausschüttung von Oxytocin (Hypophysenhormon) kommt es zu Uteruskontraktionen (Wochenbettwehen). Man unterscheidet 3 Arten von Wochenbettwehen:

- Dauerkontraktion: Sie dient der Verhärtung des Uterus in den ersten 4–6 Stunden nach der Geburt.
- Nachwehen: Spontane rhythmische Kontraktionen, die 2–3 Tage dauern, und anfänglich in kurzen und später in größeren Intervallen auftreten.

Entlassung aus der Klinik

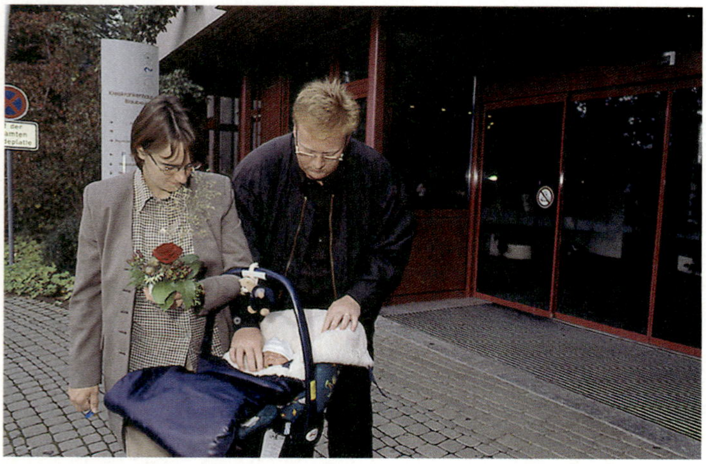

- Reizwehen (Stillwehen): Der Saugreiz des Kindes führt zur vermehrten Ausschüttung von Oxytocin, das seinerseits die Uteruskontraktion beim Stillen auslöst.

Der Gebärmutterhöhenstand ist von außen kugelig hart zu tasten. So steht der Fundus unmittelbar nach der Geburt ca. 2. Querfinger über dem Nabel (N+2) und senkt sich in den nächsten Tagen um je 1–2 Querfinger. Am 10.–12. Tag ist von außen über der Symphyse nichts mehr tastbar.

Wochenfluss (Lochien)

Der Wochenfluss ist in den ersten zwei Stunden sehr stark und blutig. Die Blutungsmenge nimmt in den nächsten Tagen ab, bleibt aber stark blutig durchsetzt. In der zweiten Woche erscheint der Wochenfluss durch Blutabbauprodukte bräunlich und wird allmählich gelb. In der dritten Woche ist er durch überwiegende Beimengungen von Leukozyten weißlich. Der Wochenfluss endet ca. 4–6 Wochen nach der Geburt. Ab dem 3. Tag post partum ist die Gebärmutterhöhle (das Cavum uteri) mit Mikroorganismen der Vaginaflora besiedelt. Durch den Wundschutzwall (Leukozytenmigration) tritt in der Regel keine Infektion auf. Sollten die Lochien fötide riechen, deutet dies auf einen Wochenflussstau oder eine Infektion hin.

32.1.6 Entlassung aus der Klinik

Das bei der Geburt ausgestellte gelbe Untersuchungsheft für das Kind wird der Mutter bei der Entlassung ausgehändigt. Dabei sollte es erklärt und die Bedeutung und Wichtigkeit der Vorsorgeuntersuchungen betont werden.

Die Entlassung aus der Klinik nach Hause stellt eine große Umstellung dar. Je besser die Mutter bzw. die Eltern darauf vorbereitet und darüber informiert sind und mit in die Pflege und Versorgung des Kindes eingbezogen wurden, desto leichter wird ihnen der Übergang gelingen. In Deutschland haben alle Frauen Anspruch auf zehn Tage Hebammenhilfe. D.h. wenn eine Frau fünf Tage in der Klinik war, kann eine Hebamme sie für fünf weitere Tage zu Hause betreuen. Diese kommt einmal täglich und begleitet den Übergang von der Klinik nach Hause und versorgt Mutter und Kind. Sind Besonderheiten, wie z.B. Stillprobleme, verzögerte Nabelabheilung, Anpassungsschwierigkeiten nach einer Frühgeburt usw. vorhanden, kann die Hebamme auch über den 10. Tag hinaus die Pflege weiterführen. Die Kosten werden von den Krankenkassen übernommen. Förderlich für das neue Familienleben ist es, wenn der Vater sich einige Tage Urlaub nimmt. Dadurch kann die Mutter entlastet werden und beide wachsen gemeinsam in die neue Verantwortlichkeit hinein.

32.2 Gesundheitspflege mit behinderten Kindern und ihren Familien

Petra Kullick

Einleitung

Gesundheitspflege mit behinderten Kindern und deren Familien bedeutet, den Blick abzuwenden von einer defizitorientierten Pflege und die individuellen und sozialen Ressourcen der Familie in den Mittelpunkt zu stellen. Pflegende begleiten und unterstützen Familien mit behinderten Kindern und entwickeln zusammen mit den Betroffenen gesundheitsförderndes Verhalten. Im Vordergrund steht dabei die partnerschaftliche Beziehung zu den Eltern und ihrem behinderten Kind (**Abb. 32.1**).

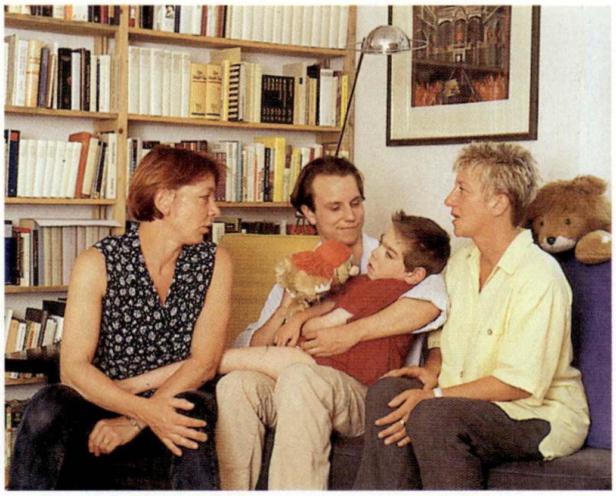

Abb. 32.1 Pflegende entwickeln gemeinsam mit der Familie des behinderten Kindes gesundheitsförderndes Verhalten

Pflegende begleiten die Familie ein Stück auf ihrem Weg und bieten ihnen Unterstützung zur Alltagsbewältigung an. Selbstbestimmung, Eigenverantwortlichkeit und die Förderung der Selbstständigkeit der Betroffenen sind wichtige Grundsätze.

Behinderte Kinder sind nicht zwangsläufig krank. Sie haben Stärken und Schwächen wie andere Menschen auch. Die Bundesvereinigung Lebenshilfe formuliert in ihrer Informationsbroschüre „Ethische Grundaussagen":

„Es ist normal, verschieden zu sein. Behinderung ist nur eine unter vielen möglichen Daseinsformen eines Menschen. Behinderung allein prägt nicht das Wesen eines Menschen. Menschen mit einer Behinderung können ebenso sinnerfüllt und glücklich leben wie es nicht behinderte Menschen können."

> **···› Merke**
> Pflegende unterstützen und begleiten Eltern und behinderte Kinder im Umgang mit einer belastenden Situation in ihrem Leben.

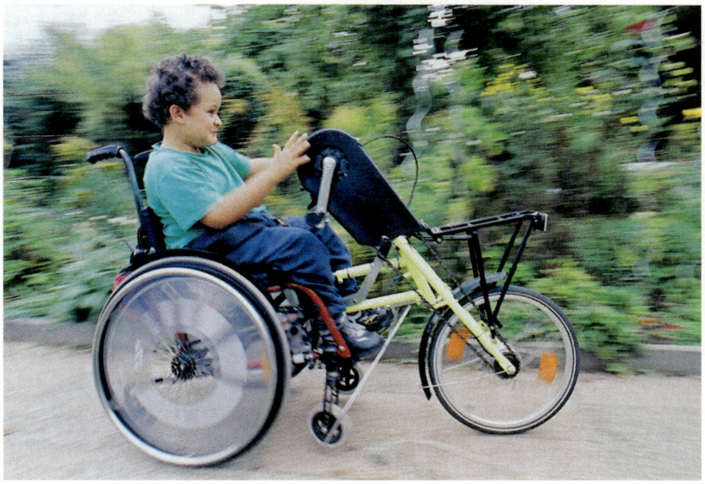

···› In einem Brief beschreiben Eltern behinderter Kinder an Eltern, die gerade erfahren haben, dass ihr Kind behindert ist, eindrucksvoll ihre Gefühle, ihren Schmerz und ihre Erfahrungen im Auseinandersetzungs- und Verarbeitungsprozess mit der schlagartig veränderten Lebenssituation durch die Geburt eines Kindes, „das anders ist". Sie wollen aber auch zeigen, dass sie nicht alleine stehen, Mut machen für den bevorstehenden Weg, und neben ihren Sorgen erzählen sie auch vom Glück, das sie mit ihrem behinderten Kind erleben. Sie berichten, wie sie die Persönlichkeit ihres Kindes langsam entdeckten und auch von ihrer Freude, die sie mit ihren Kindern erleben (Finger 1995): „Manchmal ist es für uns schwer, mit unserem Kind in die Öffentlichkeit zu gehen. Wir alle kennen dieses ‚Spießrutenlaufen'. Es tut weh, wenn eine Bekannte wegschaut oder auf die andere Straßenseite geht, wenn wir ihr mit dem Kinderwagen begegnen. Auch neugierige Blicke, Kopfschütteln und Ratschläge zur Erziehung wie ‚Dem sollte man eine ordentliche Tracht Prügel versetzen' (sic) bringen uns manchmal aus der Fassung." (Elterngruppe Freiburg; Dold, Finger. In: Finger 1995, S. 16.)

Solche und ähnlich schmerzvolle Erfahrungen machen viele Eltern mit behinderten Kindern, wenn sie mit ihrem Kind, „das anders ist", gesunden Menschen begegnen.

Viele Eltern beschreiben die Geburt eines behinderten Kindes zunächst als Schock, als „Bruch in ihrem Leben", als Zerstörung ihrer Lebenspläne, Wünsche, Hoffnungen, ihrer Zukunftsperspektive. Sie verlieren den Boden unter den Füßen, durchlei-

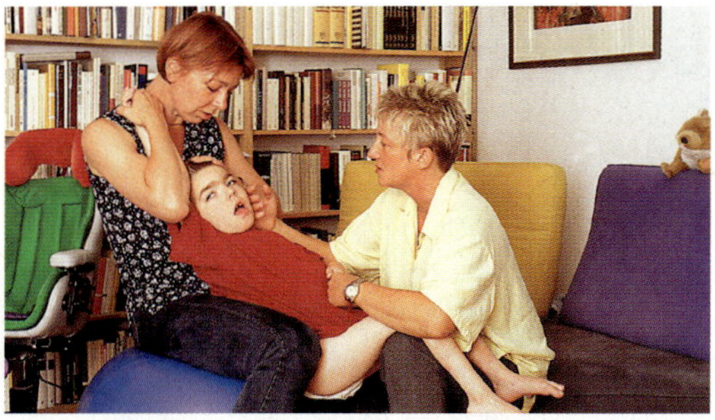

Die Pflegeperson (rechts) zeigt der Mutter, wie sie mit ihrem Kind liebevoll umgehen kann

den Gefühle wie Ängste, Wut, Verzweiflung, verspüren Kränkung, Schuld und Scham, sind physisch und psychisch erschöpft, erleben aber auch hoffnungsvolle Phasen und Momente des Glücks.

Die Schilderungen beschreiben anschaulich die zwiespältigen Emotionen von Eltern eines behinderten Kindes, besonders in der quälenden Zeit der Ungewissheit vor Diagnosestellung und in der ersten Phase der Betroffenheit. Die Konfrontation mit einer drohenden oder bereits festgestellten Behinderung erschüttert die bis dahin sichere Lebensplanung in den Grundfesten. Die Suche nach einem neuen Lebensentwurf ist ein langer und schmerzlicher Auseinandersetzungs- und Bewältigungsprozess, der Wochen, Monate und Jahren dauern, aber auch nicht gelingen kann.

Die Krisensituation der Behinderung wird von vielen Eltern nicht nur als Überforderung empfunden, sondern auch als Herausforderung, verbunden mit Hoffnung. Die Behinderung kann einen Sinn bekommen und ungeahnte Kräfte mobilisieren. Manche Eltern beschreiben diesen Prozess zwischen Hoffen und Bangen als „Achterbahnfahrt der Gefühle“. Ihre innere Zerissenheit, das Gefühl der existenziellen Bedrohung, Schuldgefühle und das schlechte Gewissen, sich für ihr behindertes Kind zu schämen, lassen nur andeutungsweise erahnen, wie schwer der Weg sein muss, den Eltern und behinderte Kinder gehen müssen, bis sie sich ihr Leben zurückerobert haben.

32.2.1 Reaktionen der sozialen Umwelt

Aber auch auf Seiten der sozialen Umwelt bestehen Unsicherheit, Ratlosigkeit und Ängste. Verwandte und Bekannte wissen oft nicht, in welcher Weise sie auf Eltern mit ihrem behinderten Kind zugehen sollen (Wie soll ich reagieren? Soll ich die Familie besuchen oder vielleicht besser nicht?). Situationen wie die anfangs beschriebene Begegnung können die Folge sein.

Lerntipp

Bevor Sie weiterlesen, lehnen Sie sich bitte einen Augenblick zurück und sammeln Sie spontan, ohne lange nachzudenken, alle Gedanken, die Sie mit behinderten Kindern verknüpfen. Befragen Sie ihre Familie, Freunde und Klassenkameraden zu ihrer Sichtweise. Tauschen Sie ihre Gedanken gegenseitig aus.

32.2.2 Auswirkungen von Behinderung

Schlack (1992) beschreibt, dass Behinderungen, die eine normale Entwicklung des Kindes unmöglich machen, zu den schwersten Belastungssituationen für eine Familie zählen.

Der Verarbeitungsprozess ist durchaus mit dem Trauerprozess vergleichbar. Die Eltern müssen die Behinderung und die mit ihr verknüpften Vorstellungen und Auswirkungen kognitiv, emotional und handlungsmäßig verarbeiten. Sie müssen sich allmählich vom fantasierten oder früheren Bild ihres Kindes verabschieden und das neue reale Kind annehmen.

32.2.3 Erleben von Behinderung

Die psychosoziale Situation von behinderten Kindern und ihren Eltern hat viele Fassetten. Sie ist zum einen abhängig von der Art der Behinderung (**Tab. 32.3**), vom Zeitpunkt des Auftretens (angeboren oder erworben), von der subjektiven Wahrnehmung und Bewertung, von der Fähigkeit, die Herausforderungen, die die Behinderung für die Familie darstellt, zu bewältigen und eng damit verknüpft von den Reaktionen der Umwelt auf ein behindertes Kind. Das Verhalten von Angehörigen, Freunden und Bekannten, aber auch fremder Personen und anderer betroffener Eltern sowie das der Fachleute beeinflusst die Reaktionsweisen der Eltern mit.

Tabelle 32.3 Typische Formen von Behinderung. Ein behindertes Kind sollte in seiner Gesamtpersönlichkeit beachtet und nicht auf eine der genannten Kategorien reduziert werden

Form der Behinderung	*Beispiel*
Körperbehinderung	spastische Bewegungsstörungen, aber auch Fehlbildungen oder organische Störungen
Geistige Behinderung	Kinder mit Down-Syndrom
Sinnesbehinderung	Kinder mit Seh- oder Hörstörung
Sprachbehinderung	nach Deprivation, Kinder mit Spaltbildungen im Lippen-, Kiefer- und Gaumenbereich
Verhaltensbehinderung	Autoaggression
Mehrfachbehinderung	Überschneidung von mehreren Behinderungsformen, häufiges Vorkommen

Merke
Dies bedeutet auch, dass Pflegende, Ärzte und andere mit dem behinderten Kind und seinen Eltern in Kontakt tretende Berufsgruppen sich mit ihrer Rolle, ihrem Verhalten und den damit verbundenen Auswirkungen bewusst auseinandersetzen sollten.

Mütter

Das in unserer Gesellschaft immer noch traditionell geprägte Rollenverständnis führt dazu, dass immer noch die Mütter die Hauptlast der Pflege, Betreuung und des Therapieaufwandes tragen. An sie werden hohe Erwartungen und Anforderungen gestellt, die nicht selten zur schweren Überforderung führen. Schlack (1992) führt an: „Sie sehen sich häufig mit einem überfordernden Idealbild konfrontiert, denn sie sollen sensibel, responsiv, kompetent, dem Kind emotional zugewandt sein und darüber hinaus noch seine Behinderung ‚bejahen' können; zugleich aber haben sie nur bescheidene Erfolgserlebnisse in der Entwicklung ihres Kindes und auch sonst durch ihr Eingebundensein sehr eingeschränkte Möglichkeiten, selbst aufgebaut zu werden" (S. 48). Hilfreich im Auseinandersetzungs- und Verarbeitungsprozess der Mütter wirkt sich offensichtlich die stärkere Konfrontation mit dem Kind in der täglichen Versorgung aus, ebenso wie eine größere emotionale Offenheit, die Möglichkeit, fachliche Hilfe in Anspruch zu nehmen und unterstützende Kontakte zu knüpfen (Hinze 1993).

Väter

Die Rolle der Väter von behinderten Kindern findet erst in letzter Zeit mehr Beachtung. Besonders hervorzuheben ist in diesem Zusammenhang die Studie von Hinze (1993). Er stellt in seiner Studie heraus, dass Mütter und Väter entgegen der weit verbreiteten Meinung und gängigen Rollenklischees von der Behinderung gleichermaßen betroffen sind. Zugeschriebene geschlechtsspezifische Eigenschaften wie Selbstbeherrschtheit, Sachlichkeit und Stärke sowie die Rolle des Ernährers, der tagsüber seiner Arbeit nachgeht, erlaubt es Vätern, auf den ersten Blick anscheinend leichter auf Distanz zu gehen. Auf den zweiten Blick allerdings erschwert vielleicht gerade die eher gesellschaftsorientierte soziale Rolle von Vätern und die damit verbundenen Verhaltenserwartungen den Verarbeitungserfolg.

Hinze (1993) hält es in Zusammenhang mit dem Vergleich von Müttern und Vätern behinderter Kinder für bedenkenswert, dass die richtige Unterstützung ein ganzheitliches Verständnis ihrer Situation voraussetzt. Um Eltern behinderter Kinder verstehen und adäquat unterstützen zu können, „... erscheint es wichtig, dass sie sich nicht nur mit deren seelischer Befindlichkeit, sondern genauso auch mit deren Partnerbeziehung, Familienleben, außerfamiliären Beziehungen sowie deren wirtschaftlicher, sozialer und beruflicher Lebenssituation zusammenhängend vertraut machen und dabei die Sichtweise der Eltern zur Grundlage nehmen" (S. 211). Erstrebenswert erscheint es ihm, sich kritisch mit den Einstellungen und Vorurteilen gegenüber den Elternrollen auseinanderzusetzen, um elterliches Rollenverhalten nicht nur aufrechtzuerhalten, sondern weiterzuentwickeln und damit Chancen zu eröffnen.

Praxistipp
Uwe Klein
Kranken-
pfleger
Dies kann beispielsweise bedeuten, die psychosoziale Situation beider Elternteile differenziert wahrzunehmen, verstehen zu lernen, Väter verstärkt einzubeziehen, und „... ihnen väterspezifische Hilfsangebote machen, die ihrem männlichen Selbstverständnis entsprechen" (Hinze 1993, S. 212) (**Abb. 32.2**).

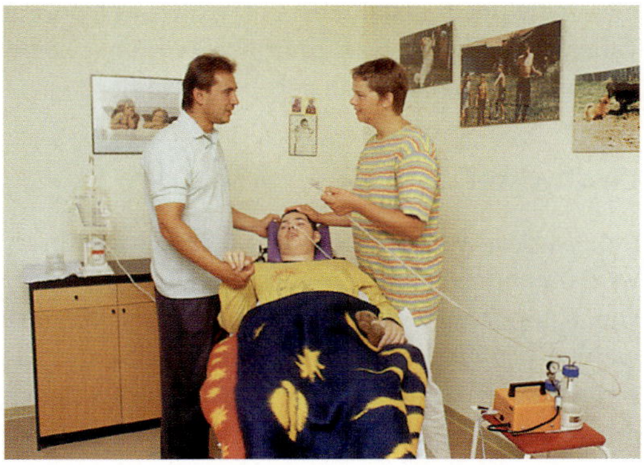

Abb. 32.2 Der Vater wird zum Absaugen von Sekret bei seinem Sohn angeleitet

Um die Väter und Mütter richtig verstehen zu können, ist es wichtig, die Verhaltensweisen von beiden zu kennen, da beide Elternteile ihren Auseinandersetzungsprozess wechselseitig fördern und/oder erschweren.

Alleinerziehende Elternteile

In den vorangegangenen Abschnitten wird vorstellbar, welche besonderen Belastungen selbst „vollständige" Familien mit einem behinderten Kind zu tragen haben. Diese Lasten müssen viele alleinerziehende Elternteile ohne partnerschaftliche Unterstützung bewältigen. Die Problematik alleinerziehender Elternteile mit behinderten Kindern gewinnt zunehmend an Gewicht, da die Familienstrukturen im Wandel begriffen sind. Ein-Eltern-Haushalte sind in Deutschland weit verbreitet. Der Anteil an Ein-Eltern-Haushalten an allen Familien ist von 7,6% (1970) auf 14,6% (1993) gewachsen. Einelternschaft ist ein frauenspezifisches Phänomen, 86% der Alleinerziehenden in den alten und 88% in den neuen Bundesländern sind Frauen (Peuckert 1996, S. 160). Die Veränderungen in den Familienstrukturen lassen eine höhere Zahl Alleinerziehender mit behinderten Kindern erwarten. Hinzu kommt eine erhöhte prä- und peripartale Komplikationsrate bei nichtehelichen Schwangerschaften.

Zusätzlich belastend können sich weitere Faktoren auswirken wie eine nicht abgeschlossene Berufs- oder Schulausbildung infolge der Schwangerschaft, fehlende Unterhaltszahlungen und Einschränkungen in der Möglichkeit, den Beruf voll ausüben zu können, da die häufig aufwendige Versorgung des behinderten Kindes gewährleistet werden muss, sowie finanzielle Probleme. Hinzu kommt vielfach eine emotionale Überforderung durch die Behinderung des Kindes, fehlende soziale Stützsysteme und vielfach fehlende Möglichkeiten, eine neue Partnerbeziehung zu knüpfen. Eigene Zukunftspläne und Aktivitäten müssen revidiert oder aufgegeben werden. Zacharias u.a. (1990) fassen zusammen, dass die starke Mehrbelastung alleinerziehender Elternteile mit behinderten Kindern ein am Alltag orientiertes und individuell gestaltetes Unterstützungskonzept verlangt. Es sollte zu einem frühen Zeitpunkt kontinuierlich und familiennah angeboten werden.

Geschwister

Die Situation von Geschwistern behinderter Kinder wird immer noch wenig berücksichtigt. Geschwister von behinderten oder chronisch kranken Kindern werden häufig als „Schattenkinder" bezeichnet, da sie oft hinter dem behinderten Kind zurückstehen müssen. Bei Geschwistern von behinderten Kindern muss davon ausgegangen werden, dass sie in einer Familiensituation mit einer spezifischen Belastung aufwachsen, was zur Entwicklung unterschiedlicher Einstellungen und Reaktionsformen führen kann.

Viele leiden unter der Abwesenheit der Eltern oder unter der Trennung von dem behinderten Kind bei einem Krankenhausaufenthalt, ihr bisheriger Lebensrhythmus ist plötzlich verändert, vielleicht müssen sie mehr häusliche Pflichten übernehmen.

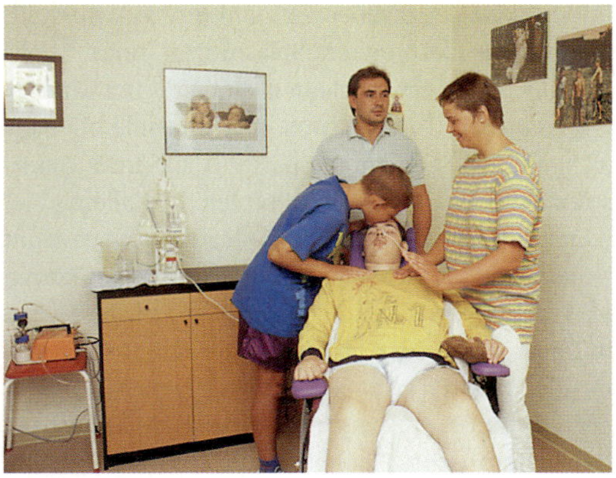

Abb. 32.3 Ein Junge kümmert sich liebevoll um seinen behinderten Bruder

Hackenberg (1983) geht davon aus, dass eine konstruktive Auseinandersetzung mit der Behinderung des Geschwisterkindes stark vom Coping-Prozess der Eltern abhängt, dies bedeutet, inwieweit es den Eltern selbst gelungen ist, befriedigende Bewältigungsstrategien zu entwickeln, um den Geschwistern Unterstützung geben zu können. Wichtig für eine gesunde seelische Entwicklung erscheint auch zu sein, dass Geschwister ambivalente oder negative Gefühle gegen das behinderte Geschwisterkind empfinden und äußern dürfen. Inwieweit die seelische Entwicklung von Geschwistern behinderter Kinder im positiven oder negativen Sinne beeinflusst wird, kann nur bei genauer Betrachtung jeder einzelnen Familiensituation annähernd sicher beurteilt werden (**Abb. 32.3**).

Hinze (1993) stellt fest, dass die Behinderung eines Kindes nicht auf die individuell-persönliche Lebenssituation der Eltern begrenzt bleibt, sondern ihre Situation zugleich ein soziales und gesellschaftliches Problem darstellt. „Die Behinderung führt nicht nur zu einer innerseelischen Erschütterung bei den Eltern, sondern gefährdet auch das familiäre Gleichgewicht, belastet die Partnerschaft sowie die Beziehung zu den nicht behinderten Geschwisterkindern, und erschwert die außerfamiliären sozialen Beziehungen" (S. 14f.).

Ausländische behinderte Kinder und deren Eltern

Nach Zimmermann (1996) stellen ausländische Kinder eine Risikogruppe dar hinsichtlich der Entwicklung chronischer Erkrankungen und bleibender Behinderungen. Viele Ausländerkinder sind in Bezug auf Prävention, Therapie und Rehabilitation benachteiligt. Die erhöhten Erkrankungs- und Behinderungsrisiken haben vielfältige Ursachen, wie eine erhöhte Rate infektiöser Erkrankungen, eine höhere Unfallhäufigkeit, geringere Inanspruchnahme von Vorsorgeuntersuchungen während der Schwangerschaft und von kinderärztlichen Früherkennungsuntersuchungen, schlechterer Impfstatus, geringere Kenntnis über bestimmte Versorgungsangebote und Kommunikationsdefizite. Außerdem kann davon ausgegangen werden, dass eine institutionelle Unterstützung von ausländischen Eltern seltener genutzt wird als von deutschen Eltern.

···› Merke
Die Bewältigung von Krisensituationen ist nicht einfach nach den hierzulande herrschenden Maßstäben zu beurteilen und auf andere Gesellschaften zu übertragen, sondern muss im jeweiligen kulturellen Kontext betrachtet werden.

Zwar ist auch bei ausländischen Familien der Verlauf des Bewältigungsprozesses abhängig von der familiären Situation, aber zusätzlich haben sie noch Mehrfachbelastungen zu tragen. Es müssen Strategien entwickelt werden, die eine soziale Isolation infolge der Behinderung vermeiden.

Traditionsgemäß wird eine striktere Erfüllung der sozialen Rolle sowie in einigen Kulturen von Frauen das Gebären von gesunden Kindern, vor allem von Söhnen, erwartet. Gesunde Kinder sind eng mit der Ehre und dem Prestige des Mannes verbunden.

Auf der anderen Seite sind familiale Dekompensationen aber sehr selten. In Krisensituationen wie der Geburt eines behinderten Kindes werden die Selbsthilfefähigkeiten in der Familie mobilisiert. Unterstützung wird im familiären Schutzverband gesucht, Probleme dort gelöst. Der Versuch therapeutischer Unterstützung oder Beratung der Familie kann als inakzeptable Grenzüberschreibung gewertet werden.

In einigen Kulturen besteht zudem die Tendenz, Leid als Bestandteil des Lebens zu akzeptieren, Schicksalsschläge hinzunehmen und in das Leben zu integrieren. Zimmermann (1996) bemerkt, dass eine chronische Erkrankung oder Behinderung bei ausländischen Eltern konfliktfreier verlaufen kann, da die Selbsthilfekräfte der Familie aktiviert werden und seltener Schuldgefühle entstehen, da die Schuld nicht im familiären Umfeld gesucht wird. Externe Ursachen werden z. B. in der schlechten sozioökonomischen Lage gesehen, im Versagen der (deutschen) Medizin, der Ärzte oder auch in Verhexungen und Verzauberungen (kulturspezifisch). Auf diese Weise kann Kränkung, Selbstwertverletzung und Frustration abgewehrt werden.

···> Merke
Aufgrund fehlenden Wissens um die soziokulturellen Hintergründe, vor dem der Bewältigungsprozess abläuft, kann es nicht selten zu Fehlinterpretationen von Verhaltensweisen und Missverständnissen zwischen ausländischen Eltern behinderter Kinder, Pflegenden und anderen an der Therapie beteiligten Berufsgruppen kommen.

32.2.4 Kinder und Jugendliche mit Behinderung

Viele Kinder begleitet die Behinderung von Geburt an ihr Leben lang. Im Gegensatz zum Erwachsenen, der bei einer Behinderung bereits erworbene Fähigkeiten wieder verliert, trifft eine Behinderung im Kindesalter einen noch in der Entwicklung befindlichen Menschen.

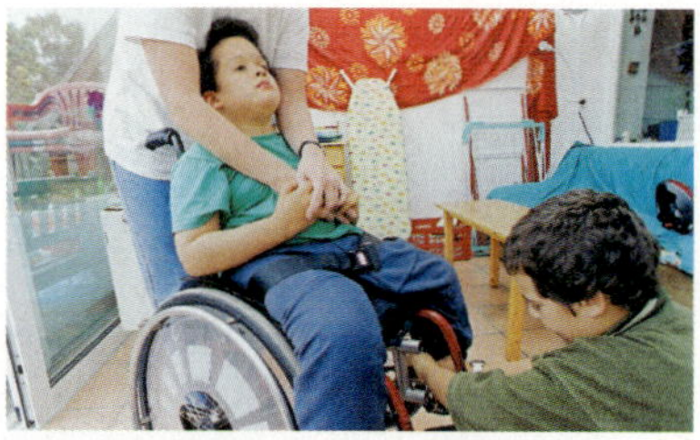

Ein behindertes Kind braucht viel Aufmerksamkeit und Zuwendung. Geschwister dürfen auf Wunsch gerne bei der Pflege helfen

Zu unterscheiden ist hierbei die Entwicklungsstörung von der Behinderung. Entwicklungsstörungen sind Abweichungen von der normalen Entwicklung, die durch Früherkennung und Frühbehandlung noch behoben oder korrigiert werden können. Frühförderung hat in den letzten Jahren auch in der Bundesrepublik an Bedeutung gewonnen. Eine Frühbehandlung erfolgt häufig in Sozialpädiatrischen Zentren oder Abteilungen.

···> Definition
Behinderungen sind Abweichungen von der normalen Entwicklung, die nicht mehr völlig aufgehoben werden können.

Je nach Alter und Entwicklungsstand des Kindes, in dem die Behinderung eintritt, können bestimmte Fähigkeiten nicht oder nur mit intensiver Förderung aufgebaut werden. Die Sozialentwicklung ist immer mit beeinträchtigt. Viele behinderte Kinder und Jugendliche entwickeln zusätzlich Verhaltensauffälligkeiten. Häufige stationäre Aufenthalte in Krankenhäusern oder Rehabilitationszentren, nervenaufreibende, Schmerz und Angst verursachende diagnostische und therapeutische Prozeduren, ggf. Disziplin erfordernde Maßnahmen, oft lebensbegleitende Maßnahmen und das „Anderssein" können zu starken Belastungen führen.

···> Lerntipp
Diskutieren Sie mit Ihren Freunden oder in Ihrer Klasse die Aussage: „Behinderung an sich gibt es nicht, immer steht ein Kind, ein Jugendlicher dahinter mit seinem eigenen ganz persönlichen Leben. Er ist in bestimmten Bereichen anders als andere, aber nicht grundsätzlich behindert."

Reaktionen von behinderten Kindern und Jugendlichen auf die Behinderung

Die Reaktionen von behinderten Kindern und Jugendlichen auf die Einschränkung sind zu einem großen Teil abhängig von ihrem Alter, ihrem Entwicklungsstand, von ihrer eigenen Verfassung und ihren Bewältigungsmechanismen, aber auch von den Reaktionen ihrer Umwelt.

Pflegende sollten über Kenntnisse der Situation des jeweiligen Kindes verfügen, unter Beachtung der genannten Faktoren, um das Kind/den Jugendlichen individuell unterstützen zu können.

Kinder, die anders sind – sei es durch auffällige körperliche Merkmale oder ein besonderes Verhalten – werden häufig durch verbreitete Norm- und Wert-

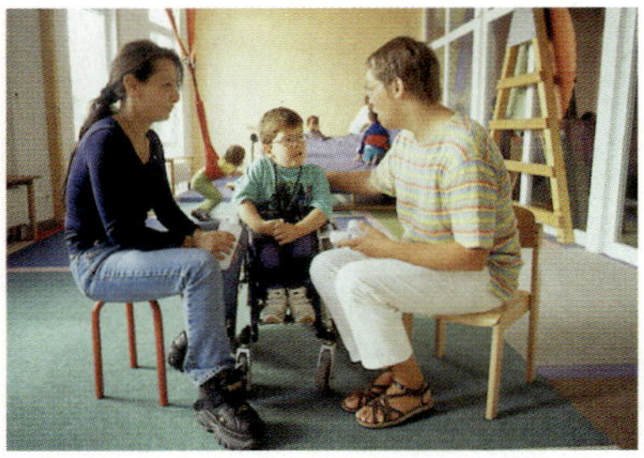

Der behinderte Junge wird im Beisein seiner Mutter zu mehr Eigenverantwortung beim Erlernen des Selbstkatheterismus angeleitet

vorstellungen als „anormal", nicht der Norm entsprechend, eingestuft. Unsicherheit und Vorurteile der „gesunden" Menschen im Umgang mit behinderten Kindern führen häufig zu deren Ausgrenzung aus der sozialen Gemeinschaft. Viele behinderte Kinder und Jugendliche werden in speziellen Einrichtungen wie Sonderkindergärten, Sonderschulen und Behindertenwerkstätten betreut und sozialisiert, anstatt sie unter bestimmten Bedingungen in die Welt der „gesunden" Kinder zu integrieren. Derartige Einrichtungen mögen für viele hilfreich sein, „befreien" aber auch gesunde Menschen von der Verantwortung, sich mit der Persönlichkeit von behinderten Kindern und Jugendlichen auseinanderzusetzen, Verantwortung für sie zu übernehmen und gemeinsam mit ihnen zu leben. Behinderte Kinder und Jugendliche stehen so schnell am Rande der Gemeinschaft. Die Entfaltungsmöglichkeiten eines Kindes werden stark durch seine sozialen Beziehungen geprägt. Es macht einen Unterschied, ob ein Kind, ein Jugendlicher in die Gemeinschaft einbezogen oder aber ausgegrenzt wird.

···› Merke
Als normabweichend stigmatisiert zu werden, hat Einfluss auf die Identitätsentwicklung von Kindern.

Manche behinderte Kinder werden in erster Linie innerhalb der eigenen Familie sozialisiert, die ihm Schutz, Sicherheit und Toleranz bietet. Bei Außenkontakten können dann Schwierigkeiten auftreten, da das Kind wenig Erfahrungen mit außerfamilialen Kontakten gemacht hat und nie gelernt hat, mit Reaktionen wie Vorurteilen und Diskriminierungen umzugehen.

Probleme können auch im Kontakt mit Gleichaltrigen auftreten. Vorurteile und Diskriminierungen durch Spielkameraden oder Gleichaltrige können ein Kind ins Abseits drängen. Minderwertigkeitsgefühle, mangelndes Selbstwertgefühl, Frustration, Wut und depressive Phasen können die Folge sein.

Aspekte der kindlichen Entwicklung

Behinderung betrifft Kinder aller Altersgruppen, d. h. in den verschiedensten Entwicklungsstufen. Um einen auf die Bedürfnisse und Fähigkeiten des Kindes abgestimmten Pflegeplan entwickeln zu können, ist es wichtig, seine Situation und seinen Entwicklungsstand einzubeziehen. Fachwissen über die normale kindliche Entwicklung sind Voraussetzungen zum Erkennen von Entwicklungsverzögerungen.

···› Merke
Normdaten der kindlichen Entwicklung sind Durchschnittswerte. Sie gelten als Orientierungshilfe und dürfen nicht als starres Schema aufgefaßt werden.

Die individuellen Unterschiede in der Entwicklungsgeschwindigkeit und die Vielfalt normaler Veränderungen sind beträchtlich. In vielen Entwicklungsbereichen beeinflussen aber auch die Erwartungen und Erziehungsvorstellungen der Eltern und anderer Bezugspersonen das Durchschnittsalter und die Spannbreite, in dem ein bestimmtes Verhalten auftritt. Ein typisches Beispiel hierfür ist die Erwartung, ab welchem Alter ein Kind seine Blase und seinen Darm kontrollieren sollte.

···› Merke
Moderne sozial-interaktionale Entwicklungsmodelle betrachten Entwicklung als dynamische Wechselwirkung zwischen Kind und Umwelt.

In jeder Lebensphase können entwicklungstypische Kompetenzen festgestellt werden, deren Ausbildung eine Voraussetzung für die jeweils folgenden Entwicklungsschritte darstellt.

Grundlegendes Hintergrundwissen zur Entwicklung von Kindern und Jugendlichen kann in Psychologie-, Soziologie- und Pädiatrielehrbüchern nachgelesen werden, mit ihren jeweils spezifischen Perspektiven.

32.2.5 Körperliche und seelische Gesundheit der Familie

Zum Erhalt ihrer Gesundheit ist es wichtig, dass Eltern lernen, mit ihren Kräften umzugehen und wie sie sich Freiräume zur Erholung und der eigenen Entfaltung schaffen können.

Uwe Klein Krankenpfleger

···› Praxistipp
Pflegende sollten Eltern hinsichtlich der Unterstützung ihrer physischen und psychischen Gesundheit gesundheitspflegerisch beraten.

Begegnungen mit anderen betroffenen Eltern in Selbsthilfegruppen, bei Familien- und Elternwochenenden sowie Elterngesprächskreisen sind ein nicht zu unterschätzendes Angebot. Mütter und Väter haben die Chance, ihre Erfahrungen auszutauschen, miteinander zu reden, sich zu informieren, sie erhalten Beratung und auch praktische Unterstützung. Da Eltern häufig ein großes Informationsbedürfnis verspüren, können Selbstbetroffene mit „Expertenwissen" weiterhelfen. Der Zusammenschluss in Selbsthilfegruppen kann eine wirksame Hilfe sein, Erfahrungen, Gefühle und Einstellungen auszutauschen, voneinander zu lernen, sich gegenseitig Mut zu machen, und die Möglichkeit zu gemeinsamem Handeln können bei der Bewältigung des Alltags helfen.

Pflegende können Eltern Adressen und zum Teil auch erste Kontakte vermitteln. Allerdings muss mit diesem gutgemeinten Angebot einfühlsam umgegangen werden. Kontakt zu Selbsthilfegruppen betroffener Eltern sind nicht für alle erstrebenswert, der Zeitpunkt sollte sorgsam gewählt werden.

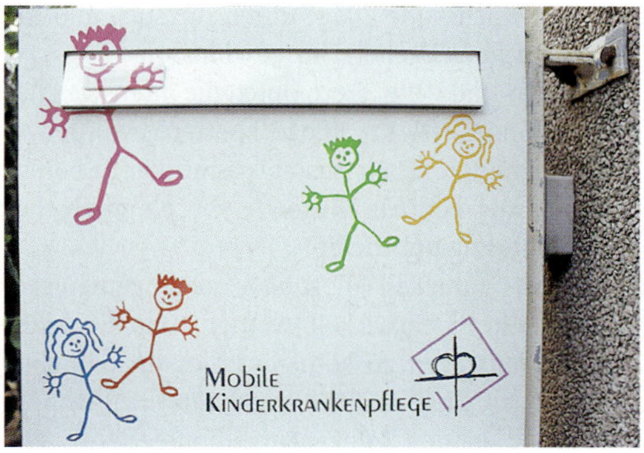

Uwe Klein Krankenpfleger

Praxistipp
Pflegende sollten auf elterliche Signale achten, die Offenheit und Bereitschaft gegenüber Hilfen von außen zeigen. Ein zu frühes oder ein zum falschen Zeitpunkt offeriertes Angebot kann zur Ablehnung oder zu Gefühlen der Überforderung führen.

32.2.6 Unterstützung der Gesundheit durch Pflegende

Die Pflege und Betreuung von behinderten Kindern und deren Eltern stellt Anforderungen an Pflegende, die über den traditionellen Aufgabenbereich in einer Kinderklinik hinausgehen. Insbesondere Pflegende, die in der ambulanten Kinderkrankenpflege, in Sozialpädiatrischen Abteilungen oder Zentren arbeiten, finden sich in einer veränderten Rolle wieder.

Merke
Durch Fortbildungen müssen zusätzliche Qualifikationen und Kompetenzen erworben werden, um den neuen Rollenanforderungen und Aufgaben gewachsen zu sein.

In Kommunikationsseminaren beispielsweise werden Lernprozesse initiiert, die Pflegende befähigen sollen, mit den von Eltern geäußerten und berechtigten Affekten umzugehen. Reaktionen der Eltern auf die Behinderung wie Verleugnung, Aufbegehren, Aggression oder Kritik an der Therapie sollen als Auseinandersetzung mit der neuen Lebenssituation begriffen werden, ohne ihnen mangelnde Verarbeitung der Behinderung zu unterstellen oder derartige Verhaltensweisen persönlich zu nehmen.

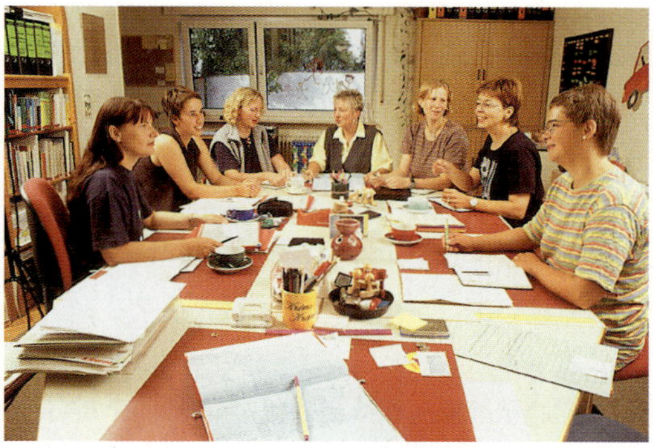

Abb. 32.4 Erfahrungsaustausch im Pflegeteam

Uwe Klein Krankenpfleger

Praxistipp
Hilfreich im Umgang mit Belastungen, Gefühlen der Überforderung, Hoffnungslosigkeit und Hilflosigkeit ist der Austausch im Team und die Teilnahme an Supervisions- und Balint-Gruppen sowie eine Freizeitgestaltung, die dazu beiträgt, das innere Gleichgewicht zu erhalten (s. Gefühle, S. 26) (**Abb. 32.4**).

32.2.7 Therapeutische Arbeit mit behinderten Kindern

Schlack (1992) gibt zu bedenken, dass es in der therapeutischen Arbeit mit behinderten oder in der Entwicklung bedrohten Kindern weitaus wichtiger ist, als in anderen Bereichen der Pädiatrie, „... die Situation der Eltern zu verstehen und ihr sowohl in menschlicher als auch in professioneller Weise angemessen Rechnung zu tragen" (S. 47). Er stellt fest, dass Fachleute sich diese Situation oft nicht deutlich genug machen und demzufolge der sachliche Informationsaustausch im Vordergrund steht, die Eltern sich aber mit ihren Nöten und Ängsten nicht ernst genommen fühlen (Schlack 1992). Behinderte Kinder und deren Familien brauchen eine umfassende Pflege und emotionale Betreuung. Die familiäre Situation ist dabei einzubeziehen, denn Behinderung betrifft die gesamte Familie (**Abb. 32.5**). Dies setzt eine respektvolle, partnerschaftliche und einfühlsame Begegnung mit dem behinderten Kind und seinen Eltern voraus.

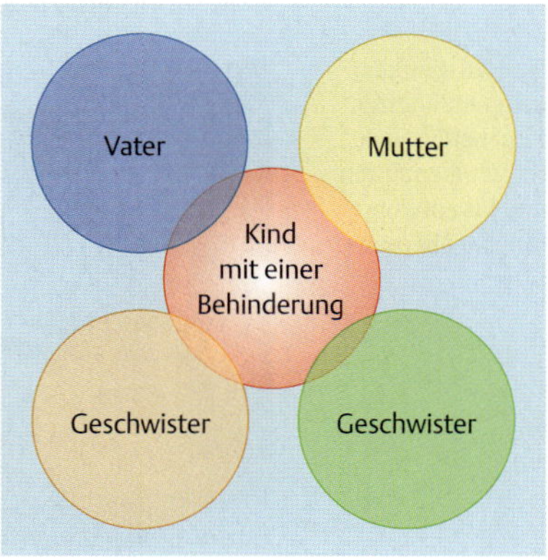

Abb. 32.5 Die Behinderung eines Kindes betrifft die ganze Familie

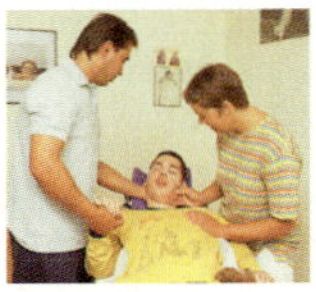

Abb. 32.6 Der Vater wird zu Hause in gesundheitsfördernden Maßnahmen angeleitet

Die Pflege und Betreuung im häuslichen Umfeld erlaubt einen intimen Einblick in die familiäre Situation und eröffnet die Möglichkeit, die Pflegehandlungen und Hilfsangebote auf die jeweils besondere familiäre Situation abzustimmen. Eltern oder andere Bezugspersonen werden im vertrauten Umfeld dazu befähigt, ihr Kind selbst zu versorgen (**Abb. 32.6**).

> **Merke**
> Pflege und Betreuung von behinderten Kindern und deren Familien ist Beziehungspflege.

32.2.8 Psychosoziale und praktische Unterstützung

Die nachfolgenden Pflegeangebote sollen psychosoziale Unterstützung und praktische Hilfen zur Gestaltung und Bewältigung des Alltags bieten, mit dem Ziel, die Lebensqualität der Betroffenen zu erhöhen. Sie sollen die Gesundheit der Familie unterstützen und erhalten. Im Zentrum des Pflegehandelns stehen das behinderte Kind, der behinderte Jugendliche und seine Familie mit ihren individuellen Bedürfnissen.

Der Blick soll auf eine ressourcenorientierte und nicht defizitorientierte Pflege gerichtet sein.

Jedes behinderte Kind, jeder behinderte Jugendliche bringt seine eigene Persönlichkeit mit, auch bei schwerster Behinderung. Durch einfühlsame feine Beobachtung von Verhaltensweisen und Reaktionen auf Pflegehandlungen als Beispiel, können Bedürfnisse und Abneigungen erkannt werden, insbesondere bei schwerstbehinderten Kindern, die sich nicht verbal und/oder nur eingeschränkt nonverbal mitteilen können.

> **Praxistipp**
> Uwe Klein, Krankenpfleger
> Unverzichtbar ist der Einbezug elterlicher Informationen und deren Dokumentation in der Pflegeanamnese unter Berücksichtigung der körperlichen, geistigen, seelischen und sozialen Ebene. Versuchen Sie in der Pflege eines behinderten Kindes zuerst seine Ressourcen zu ermitteln und beziehen Sie die Eltern in die Erstellung des Pflegeplans mit ein. Stellen Sie sich als Erstes die Frage: „Was kann das Kind selbst?", „Welche Gewohnheiten und Vorlieben zeigt das Kind?" Erstellen Sie ein Vorlieben- und Fähigkeitsprofil und fügen Sie dieses in den Pflegeplan ein.

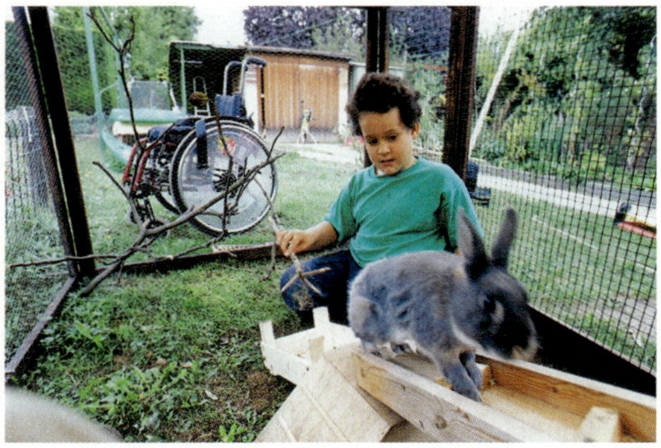

Ein Haustier kann dem behinderten Kind helfen, sich selbst zu entfalten und Verantwortung zu übernehmen

Adäquate Unterstützung der Familie im Rahmen des Pflegeprozesses

Eine ausführliche Pflegeanamnese bildet die Basis einer kind- und familienorientierten Pflege. Die Bezugsperson des Kindes liefert nicht zu ersetzende Informationen über die kindliche Situation. Eine das Kind verunsichernde Pflege durch „Versuch und Irrtum" wird so weitgehend ausgeschlossen.

Zudem sind viele Eltern durch die intensive Pflege ihres Kindes selbst zu Pflegeexperten geworden. In der Begegnung und im Austausch mit Eltern behinderter Kinder können Pflegende von deren eigener Pflegeerfahrung profitieren.

Ein individueller Pflegeplan sollte gemeinsam mit den Eltern entwickelt werden. Um die Maßnahmen mittragen zu können, ist es unabdingbar, Erwartungen, Ziele und Werte der Eltern zu respektieren und in den Pflegeplan zu integrieren. Die Wirksamkeit der Pflege- und Betreuungsmaßnahmen wird regelmäßig evaluiert.

Bei der Auswahl der Pflegeangebote, die der Familie eine Hilfe sein sollen, ist die Form und die Ausprägung der Behinderung ebenso ein Kriterium wie die strukturellen Bedingungen der Familie, deren Bereitschaft und Kräfte, Pflegeangebote anzunehmen und umzusetzen. Effektive Unterstützungsangebote müssen auf die individuellen Bedürfnisse zugeschnitten werden. Von großer Bedeutung ist es, die Ressourcen und das Selbsthilfepotenzial der Familie zu entdecken und zu nutzen. Die ganzheitliche Betreuung von behinderten Kindern und Jugendlichen sowie deren Familie bedeutet Biographiearbeit.
Jede Familie muss ihren eigenen Weg finden, um mit der Behinderung umgehen zu lernen. Pflegende können sie dabei ein Stück begleiten und unterstützen. Die Einbeziehung der jeweiligen Lebenserfahrungen, der familiären und kulturellen Bedingungen erhöht die Chancen, dass sie die Pflege im häuslichen Bereich erfolgreich organisieren und ein weitgehend selbstbestimmtes Leben führen können.

Emotionale Begleitung der Familie

> **Merke**
> Das wichtigste Ziel ist die Integration des behinderten Kindes in die Familie. Pflegende nehmen dabei eine Schlüsselposition ein.

Nachfolgend sollen Möglichkeiten der emotionalen Unterstützung aufgezeigt werden:

- Unterstützung in Krisensituationen und in Phasen der Verunsicherung und Angst, z. B. nach der Geburt eines behinderten Neugeborenen, bei Verschlechterung der kindlichen Situation oder wenn ein Kind sterben muss. In diesen Situationen werden hohe Anforderungen an Pflegende und an die Kooperation mit anderen Berufsgruppen gestellt.
- Der einfühlsamen Gestaltung der Erstbegegnung des Vaters und der Mutter mit ihrem Kind in der kritischen Phase nach der Geburt kommt eine besondere Bedeutung zu. Eltern anleiten im Erkennen und Verstehen der Körpersprache ihres Neugeborenen, um ihnen zu helfen, in Interaktion mit ihrem Kind zu treten.
- Schaffen einer Vertrauensbasis und Gestaltung einer tragfähigen, partnerschaftlichen Pflegebeziehung durch eine einfühlsame und wertschätzende Grundhaltung gegenüber dem behinderten Kind oder Jugendlichen sowie seinen Bezugspersonen. Die Gestaltung einer menschlichen Pflegebeziehung steht dabei im Mittelpunkt. Es ist wichtig, immer im Gespräch zu bleiben (**Abb. 32.7**).

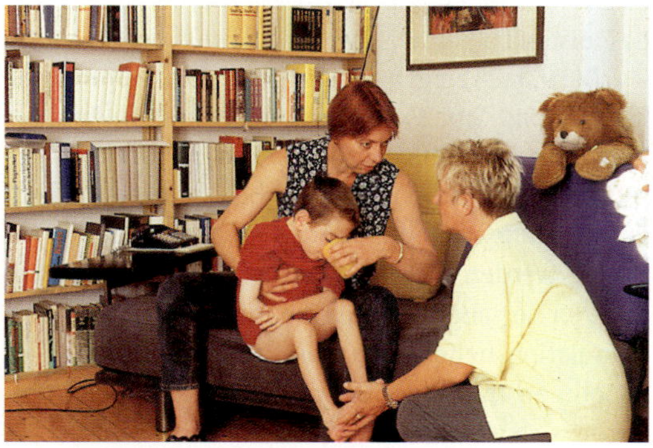

Abb. 32.7 Mutter und Pflegende im vertrauten Gespräch

- Zuhören, die Gefühle und Sichtweisen von behinderten Kindern und deren Familien kennen und verstehen lernen.
- Eltern und Kindern erlauben, ihre Gefühle auszudrücken.
- Kindern den Rücken stärken, positiv gelungenes Verhalten hervorheben, ihm Zuneigung schenken. Es lernt dabei, dass es ein Mensch mit Schwächen, aber auch mit Stärken ist. Das Kind begreift, dass es mit seiner Einschränkung geliebt, geschätzt und akzeptiert wird.
- In der Klinik, in Sozialpädiatrischen Zentren oder in der ambulanten Versorgung Bezugspflege ermöglichen, um den behinderten Kindern und Jugendlichen sowie seiner Familie Sicherheit durch die Kontinuität der betreuenden Person und des pflegerischen Vorgehens zu geben. Insbesondere schwerbehinderte Kinder können durch ständig wechselnde Personen und einen anderen Umgang irritiert werden.
- Der Familie bei der Lösung von Problemen behilflich sein.
- Im Rahmen der Überleitungspflege können bereits Kontakte zu Pflegenden der mobilen Kinderkrankenpflege geknüpft werden, die eine nahtlose Unterstützung der Eltern im häuslichen Bereich gewährleisten. Pflegende der ambulanten Kinderkrankenpflege übernehmen direkt vor Ort eine wichtige Funktion bei der Integration des Kindes in die Familie.
- In der häuslichen Pflege auf Wunsch die Geschwister in einzelne Pflegemaßnahmen einbeziehen.

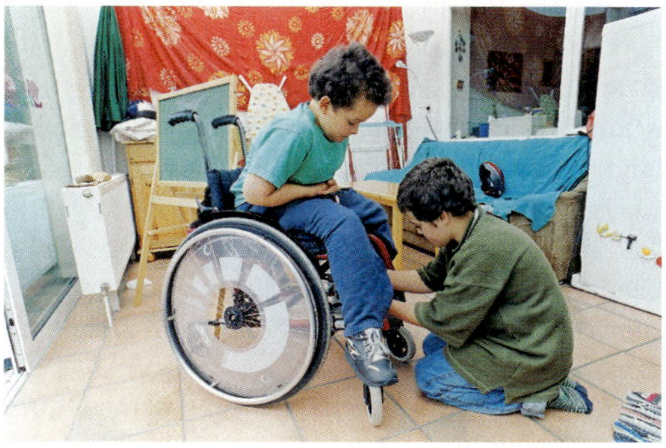

- Den Eltern vermitteln, dass es wichtig ist, dem behinderten Kind und seinen Geschwistern ein weitgehend normales Leben zu ermöglichen.
- Auf Wunsch Anbahnung von Kontakten zu Sozialarbeitern, Psychologen, anderen betroffenen Eltern, Selbsthilfegruppen, ambulanten Pflegediensten, familienentlastenden Diensten, um Perspektiven für die Familie zu schaffen und die Weiterversorgung im häuslichen Bereich zu erleichtern.
- Pflegende können eine Moderationsfunktion einnehmen zwischen Eltern, Ärzten und anderen Berufsgruppen sowie Besuchern, die Unsicherheiten im Umgang mit der Familie des behinderten Kindes äußern.

Selbstständige Bewältigung des Alltags

Im Vordergrund steht dabei die gesundheitspflegerische Unterstützung des Kindes oder Jugendlichen in den Lebensaktivitäten unter Beachtung des Selbsthilfepotenzials:

- Die pflegerischen Handlungen so gestalten, dass die Selbstständigkeit gefördert, die Selbstbestimmung im Rahmen des Möglichen gewahrt sowie dem Kind und seinen Eltern Erfolgserlebnisse vermittelt werden.
- Die vorhandenen Fähigkeiten des Kindes und Jugendlichen in die Pflege integrieren und durch aktivierende Pflege fördern. Das Kind sollte dabei

schrittweise im Rahmen seiner eigenen Möglichkeiten an ausgewählten Maßnahmen beteiligt werden und mit entscheiden dürfen. So kann ein Kind entsprechend seinem Entwicklungsstand Teile der Körperpflege selbst durchführen, bei der Auswahl seiner Kleidung mit entscheiden oder einige Löffel selbst essen, ohne dies perfekt tun zu müssen.
- Eltern zum entwicklungsfördernden Umgang mit dem Kind anleiten.
- Praktische Hilfen zur Alltagsbewältigung geben. Dazu gehört die Ausbildung von lebenspraktischen Fähigkeiten, z.B. bei geistig behinderten Kindern die Anleitung zur Körperpflege, zum An- und Auskleiden, zur Nahrungsaufnahme, Hilfe bei der Orientierung, der Entwicklung eines Gefahrenbewusstseins u.a.

Stärkung des Selbsthilfepotenzials
Behinderte Kinder, gerade schwer und mehrfach behinderte Kinder, geraten aufgrund ihres Lebensalters sowie durch permanente Förder- und Therapieprogramme schnell in extreme Abhängigkeit und bleiben auf eine ewige Kindheit fixiert. Jugendlichen kann so die Ablösung vom Elternhaus unmöglich gemacht werden.

Behinderte Kinder können im Rahmen ihrer Möglichkeiten und Grenzen dazu befähigt werden, ihr Leben selbstbestimmt und eigenverantwortlich zu gestalten. Eltern und Pflegende sollten Vertrauen in ihre Ressourcen setzen und nicht mit einem ständigen Leistungs- und Entwicklungszuwachs rechnen. Bradl (1996) sieht die Stärkung des Selbsthilfepotenzials nicht als die Aufhebung pädagogischer Hilfe, „sondern [als] einen Perspektivwechsel in der Betreuung: Statt dem Behandeln, Bevormunden, Kontrollieren, Programmieren, Vorschreiben oder Befehlen geht es nun um das Begleiten, Unterstützen, Gewährenlassen, Anregen, Ermutigen, Kooperieren, um ein gemeinsames Handeln und Erleben“ (S. 84).

Merke
Ziel von Interventionen muss die Förderung der Selbstständigkeit und Unabhängigkeit sein. Erlernte Unselbstständigkeit führt in Abhängigkeit und Hilflosigkeit. Selbstständigkeit verleiht ein Stück Freiheit und Selbstwertgefühl.

Kompetenzen der Eltern und Kinder stärken
Die zunehmende Ausbildung von Kompetenzen durch pflegerische Beratung, Anleitung und Begleitung soll dazu führen, dass Eltern und Kinder alltägliche Situationen selbstständig meistern können. Die allmähliche selbstständige Übernahme von Pflegemaßnahmen kann gleichzeitig das Selbstwertgefühl stärken und die Erfahrung von Hilflosigkeit mildern

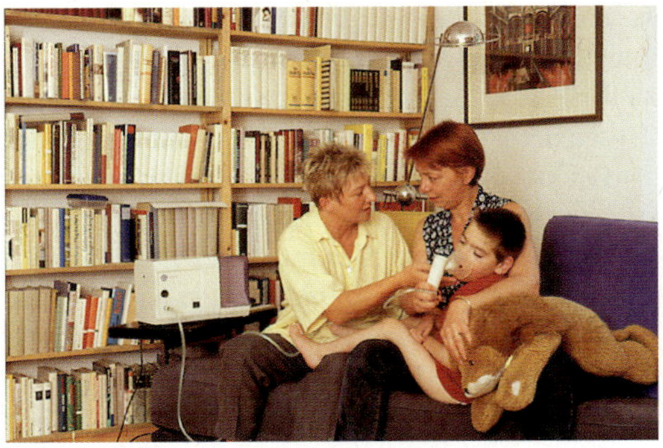

Abb. 32.8 Die selbstständige Übernahme von Pflegemaßnahmen steigert das Selbstwertgefühl

(**Abb. 32.8**). Überforderungssituationen können durch „kompetente“ Eltern minimiert werden und dazu beitragen, die Gesundheit der Bezugspersonen zu erhalten.

Unterstützungsmöglichkeiten
Nach Auftreten einer Behinderung die Bereitschaft der Eltern zur Mitwirkung an der Pflege klären. Schrittweise und einfühlsame Integration der Eltern in ausgewählte Pflegemaßnahmen, damit sie, ohne sich überfordert zu fühlen, in die neue Situation hineinwachsen können. Die Beteiligung an der Pflege stärkt das Selbstwertgefühl der Eltern und gibt ihnen das Gefühl, einen Beitrag zur Entwicklung ihres Kindes leisten zu können.

Den Eltern zeigen, wie sie ihrem Kind angenehme Körper- und Sinneserfahrungen vermitteln können. Dem Ideenreichtum sind dabei keine Grenzen gesetzt. Die Wirkung der sinnlichen Stimulation und die Befindlichkeit des Kindes müssen dabei beobachtet werden. Somatische, vestibuläre, vibratorische, orale, auditive, taktil-haptische und visuelle Stimulation helfen dem Kind, seinen Körper wahrzunehmen, mit seiner Umwelt in Kommunikation zu treten, sich geborgen und beachtet zu fühlen.

Praxistipp
Uwe Klein
Krankenpfleger

Die Anwendung der „Känguru-Methode“ bei Neugeborenen, das Erleben von Haut- und Körperkontakt durch Streicheln, Massieren und Festhalten, das Spüren von Wasser, Gras, Regen, Sonne, das Schaukeln in der Hängematte, das Lauschen von Klängen, Kinderliedern, Entspannungsmusik, Vogelgezwitscher, das Betrachten von Lichteffekten, Farben und sich bewegenden Mobiles, das Riechen von Düften, das Schmecken von süßen, deftigen oder aromatischen Köstlichkeiten soll den Kindern angenehme Erlebnisse und Körpererfahrung vermitteln.

Die Integration von Elementen der basalen Stimulation in die Pflege schwerstbehinderter Kinder und Jugendlicher eröffnet ungeahnte Kommunikationswege und Fördermöglichkeiten. Alle Sinne können dabei angesprochen werden, das Kind kann sich wahrnehmen und kommunizieren. Es erfährt ein Gegenüber und sinnliche Zuwendung.

Weitere Möglichkeiten der Unterstützung:

- Bei sinnesbeeinträchtigten Kindern Kommunikationswege finden, die sie erreichen können. Beispielsweise können Botschaften über die Haut durch Berühren oder Ertasten vermittelt werden.
- Spiel- und Beschäftigungsempfehlungen geben, die dem Alter, dem Entwicklungsstand und den Fähigkeiten des Kindes entsprechen. Gerade im Spiel lernt das Kind seine Welt zu erfahren und sich mit ihr auseinanderzusetzen oder auch seine Lebenssituation zu bewältigen. Spielen trägt zur seelischen Gesundheit bei. Schuster (1987) sieht im Spiel einen weiteren Aspekt: „Im spielenden Tun erfährt das Kind sich nicht als behandeltes Objekt, sondern als handelndes Individuum" (S. 313).
- In Zusammenarbeit mit Ergotherapeuten und Erziehern werden den Kindern im Rahmen der Beschäftigungstherapie Fähigkeiten in alltäglichen Verrichtungen spielerisch und auf die Behinderung abgestimmt vermittelt. Pflegende können aber auch vom Erfindungsreichtum der Eltern profitieren und deren Ideen in die Pflege integrieren.
- Kinder und Eltern ermutigen, an normalen kindgemäßen Aktivitäten teilzunehmen und Beschäftigungen vermeiden, die sie von anderen isolieren.
- Kontakte zu Gleichaltrigen unterstützen, damit Freundschaften entwickelt und aufrechterhalten werden können.
- Behinderte Kinder ermutigen, Verantwortung für sich zu übernehmen, soweit möglich. Sie können beispielsweise beteiligt und angeleitet werden zur Medikamenteneinnahme, im Hilfsmittelgebrauch und in der Durchführung von therapeutischen Maßnahmen (**Abb. 32.9**).
- Hilfestellung geben beim Einsatz und Umgang mit Hilfsmitteln unter Einbezug von weiteren Fachleuten. Hilfsmittel können die Lebensqualität steigern, indem sie die Handlungsautonomie erhöhen, die Teilnahme am Gemeinschaftsleben erleichtern, für Mobilität sorgen u. a. Hierzu gehören spezielle Gehhilfen, Roller, Rollstühle, Stützkorsette, Schienen, Prothesen, Hörgeräte, Kommunikationshilfen, Spezialgeschirr und -bestecke u. a. Besonders Jugendliche können beim Auftreten einer Behinderung, die eine Hilfsmittelversorgung erforderlich macht, erhebliche Schwierigkeiten in der Akzeptanz dieser Hilfen haben (Angst vor Attraktivitätsverlust, Verlust des Selbstwertgefühls u. a.). Eine vorsichtige Eingewöhnungsphase, in der die Kinder und Jugendlichen ihre Gefühle ausdrücken können, kann bei der Verarbeitung helfen.
- Hilfe bei der Erstellung eines Tagesplanes mit verplanten und therapiefreien Zeiten, um Eltern und Kindern die Tagesgestaltung zu erleichtern bzw. die Möglichkeit zu geben, die frei verfügbare Zeit mit angenehmen Beschäftigungen zu füllen.

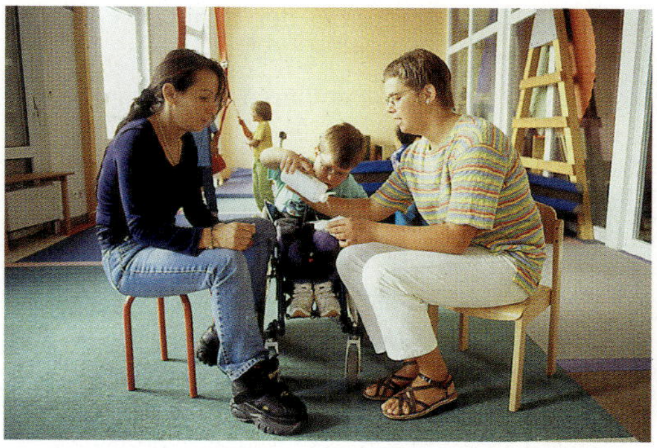

Abb. 32.9 Übernahme von Eigenverantwortung durch das behinderte Kind. Es befeuchtet die sterilen Tupfer mit Desinfektionsmittel und übt so – Schritt für Schritt – den Selbstkatheterismus ein

Merke
Behinderte Kinder brauchen eine kreative und fantasievolle Pflege.

Definition
Gesundheitspflege bedeutet, erlernte Fähigkeiten zu erhalten und zu fördern. Entwicklungsfördernde Pflege verlangt ausgiebige Informationen über den individuellen Entwicklungsstand und die Stärken des behinderten Kindes.

Beobachtung als gesundheitsunterstützende Maßnahme

- Behinderte Kinder und Jugendliche beobachten – was macht sie glücklich? Sie können Glücksgefühle empfinden durch Zuwendung von anderen Menschen, wenn sie ein Ziel erreicht haben, schöpferisch tätig waren – ein Bild gemalt haben, eine Arbeit aus Ton verschenkt haben, eine Jacke alleine zugeknöpft haben oder das Kind eine seinen Fähigkeiten entsprechende lösbare Aufgabe selbst bewältigt hat.
- Bedeutsam ist die umfassende Beobachtung des behinderten Kindes. Eltern und Pflegende stellen häufig schon sehr früh positive oder negative Veränderungen in der Entwicklung fest, die dann zu einer Anpassung des Förderkonzeptes führen.
- Eltern anleiten zur Beobachtung des Verhaltens ihres Kindes unter medikamentöser Therapie (z. B. bei Anfallsmedikation). Kinder anleiten und motivieren zur Medikamenteneinnahme. Aufklären über Wirkung und Nebenwirkung.
- Eine wichtige Aufgabe für Pflegende ist die Beobachtung der Interaktionen zwischen Eltern, behindertem Kind sowie Geschwistern und die

einfühlsame Förderung der familiären Interaktionen.
- Einschätzen der familiären Bewältigungsmechanismen.

Gestaltung des Lebensbereiches

Gesundheitspflege beinhaltet auch, die Umgebung des behinderten Kindes zu Hause oder aber auch bei einem Klinikaufenthalt so zu gestalten, dass das Kind sich wohl fühlen, zurechtfinden und der individuelle Grad an Selbstständigkeit erhalten bleibt oder weiterentwickelt werden kann. Gerade bei sich in der Entwicklung befindlichen Kindern ist die fantasievolle und entwicklungsfördernde Gestaltung ein wichtiger Aspekt.

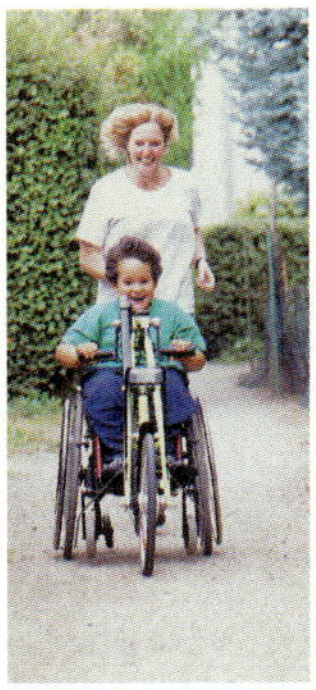

Eine Pflegeperson beim Spielen mit dem behinderten Kind. Lebensfreude und Dynamik stehen im Vordergrund

Merke

Pflegende sind gefordert, eine sichere Umgebung zu schaffen und das Kind vor Unfallgefahren zu schützen. Unfallprävention sollte ein Beratungsinhalt im Rahmen der Elternarbeit sein.

Zeit und Raum gestalten

- Bei wahrnehmungsbeeinträchtigten Kindern den Tag durch wiederkehrende Pflegehandlungen strukturieren, um dem Kind eine Orientierung und einen Tagesrhythmus zu geben.
- Schwerbehinderte Kinder „aus den Betten holen", um sie am Tagesgeschehen und Gemeinschaftsleben teilhaben zu lassen.
- Zeit mitbringen, insbesondere bei der Versorgung von schwerstbehinderten Kindern, um sie ihrem „Tempo" gemäß pflegen zu können. Zeit wird auch für Kinder benötigt, die möglichst viel alleine tun sollen. Dies ist besonders in der Klinik oder anderen Einrichtungen des Gesundheitswesens angesichts der Personalsituation oft schwierig, aber besonders im Umgang mit behinderten Kindern eine Notwendigkeit.
- Schutz der Intim- und Privatsphäre durch respektvolles Vorgehen, da viele behinderte Kinder und Jugendliche häufig auf fremde Hilfe, z. B. bei der Körperpflege oder beim Ausscheiden, angewiesen sind.

Merke

Nicht das Kind oder der Jugendliche mit Behinderung soll den äußeren Bedingungen angepaßt werden, sondern die äußeren Bedingungen den Bedürfnissen des behinderten Kindes oder Jugendlichen.

Bedeutsam für die Selbstentfaltung behinderter Kinder ist es, sich ihren persönlichen Lebensraum auswählen und nach ihren eigenen Vorstellungen einrichten und gestalten zu können.

32.2.9 Entwicklungs-Rehabilitation und Interdisziplinäre Frühbehandlung

Definition

Der Begriff Rehabilitation hat bei Kindern eine andere Bedeutung als bei Erwachsenen. Im Unterschied zur Rehabilitation von Erwachsenen, bei der es um die weitgehende Wiederherstellung geschädigter oder verlorengegangener Funktionen geht, steht bei Kindern die Ausbildung von Funktionsbereichen im Vordergrund, die infolge von angeborenen oder früh erworbenen Störungen noch nicht entwickelt sind und die sich ohne Frühbehandlung nicht ausbilden können.

Die Entwicklungs-Rehabilitation umfasst die Förderung der
- motorischen Entwicklung,
- Sinnesentwicklung,
- Sprachentwicklung,
- geistigen Entwicklung,
- sozial-emotionalen Entwicklung.

Jede Form der Behinderung stellt auch gleichzeitig eine soziale Beeinträchtigung dar, indem die Kinder z. B. in ihrer Kommunikationsfähigkeit, in ihrer Kontaktaufnahme mit der Umwelt und in der Heranreifung zur Selbstständigkeit betroffen sind. Vorrangiges Ziel ist deshalb die soziale Integration des behinderten Kindes. Ein besonderes Augenmerk liegt dabei auf der Förderung der Interaktion zwischen dem behinderten Kind und seinen Eltern sowie den Geschwistern, auch die Kontaktaufnahme mit der Umwelt ist für ein behindertes Kind sehr wichtig.

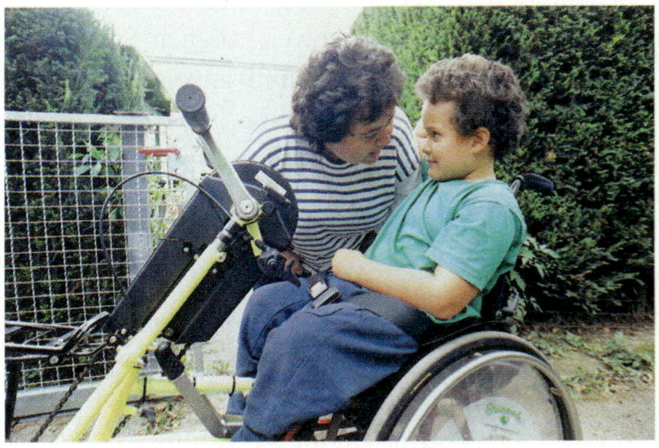

Eine erfolgreiche Rehabilitation und Gesundheitsförderung erfordert das Zusammenwirken verschiedener Berufsgruppen im Team. Das Rehabilitationsteam besteht aus pflegerischen, medizinischen, pädagogischen, psychologischen und Mitarbeitern aus anderen Bereichen. Ganzheitliche Rehabilitation erfordert die Zusammenarbeit erfahrener und qualifizierter Fachpersonen, die gemeinsam ein an den Bedürfnissen des betroffenen, sich in der Entwicklung befindlichen Kindes und seiner Familie orientiertes Rehabilitationskonzept entwickeln. Gegenseitige Abstimmung zur Förderung der Gesamtpersönlichkeit des Kindes bildet die Basis der interdisziplinären Zusammenarbeit. Das Kind und seine Familie stehen dabei im Mittelpunkt.

> **Merke**
> Grundvoraussetzung für ein erfolgversprechendes Rehabilitationskonzept ist die partnerschaftliche Mitbeteiligung der Eltern, der betroffenen Kinder oder Jugendlichen und auch der Geschwister.

Pflegende können im multidisziplinären Team eine Mittler- und Koordinationsrolle einnehmen, da sie besonders in der häuslichen Pflege und im Klinikbereich den direkten und intensivsten Kontakt zu den betroffenen Kindern und deren Familie haben. Meist sind es Pflegende, die über vielfältige Informationen zur individuellen Situation der Familie verfügen, seien es nun ausbaufähige Ressourcen oder konkrete Probleme und Konflikte.

Bei allen Hilfsangeboten (dies können sehr, sehr viele sein) müssen Eltern die Entscheidung treffen, was sie selbst leisten können.

Kritische Betrachtung von Therapie- und Förderprogrammen

Das ständige Eingebundensein ist die Kehrseite von Förder- und Therapieangeboten. Es besteht die Gefahr, dass die Eltern-Kind-Beziehung zeitweise in einem Therapieverhältnis erstarrt (Schuster 1987).

Schuster (1987) gibt zu bedenken: „Zu viele Verpflichtungen und Anforderungen, die den Betroffenen und Beteiligten Nöte und Ängste machen, beherrschen emotionale Bindungen und familiale Verbundenheit, schmälern Lebenschancen, behindern die Entfaltung und das Ausleben *schöpferischer Kräfte* und belasten *physische Gesundheit* und *Lebensmut*" (S. 315).

Wie Eltern den „Therapiestress" erleben, zeigt die Aussage von betroffenen Eltern:

„Als Eltern von behinderten Kindern sind wir immer auf die Hilfe von Fachleuten angewiesen. Diese sagen uns, was wir zu tun haben. In der anfänglichen Unsicherheit haben wir alle Ratschläge befolgt und damit gegen unser eigenes Gefühl gehandelt. Inzwischen haben wir erfahren, dass wir unser eigenes Kind am besten kennen und dass wir auch das Recht haben, vorgeschlagene Therapien anzunehmen oder abzulehnen.

Manchmal müssen wir das Kind und uns selbst vor zu viel therapeutischen Aktivitäten schützen. Ein anderes Mal ist es notwendig, dass wir eine Therapie selbst suchen und dafür kämpfen, dass sie uns bewilligt wird. Wie wir uns auch entscheiden, die Verantwortung für unser Kind kann uns keiner abnehmen… Immer wieder müssen Entscheidungen getroffen werden, nicht nur für das Kind, sondern für die ganze Familie. Wieviel Therapie kann eine Familie verkraften? Wo sind die Grenzen? Eine Mutter berichtet: ‚Es braucht viel Zeit, viel Nerven, fünffachen Arbeitsaufwand, stellenweise über 250 Termine im Jahr nur für ein Kind bei einer Familie mit drei Kindern'. Jeder von uns muss seine Entscheidungen treffen, muss seine Verantwortung tragen, muss das machen, was für ihn richtig ist und was er leisten kann" (Finger 1995, S. 17 f.).

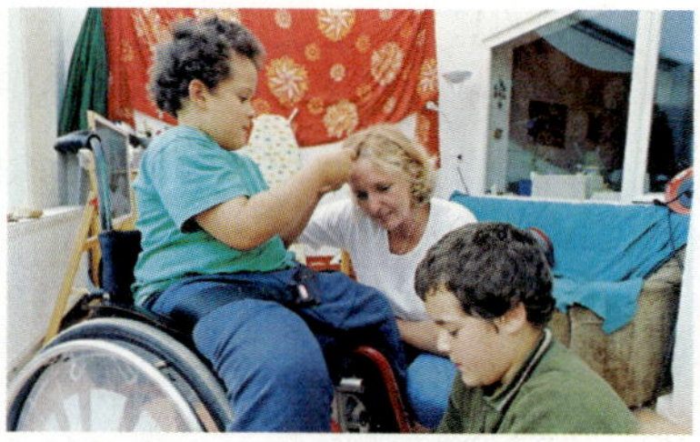

32.2.10 Behinderte Kinder und Gesellschaft

Mit der Kennzeichnung „behindertes Kind" werden Einschränkung, Handicap, Defizit, Fehler und andere defizitäre Merkmale verbunden. Wer sich mit Kindern und Jugendlichen beschäftigt, die „anders sind als andere", wird erfahren, dass jedes Kind, jeder Jugendliche einzigartig ist, seine eigenen Lebenserfahrungen und Fähigkeiten mitbringt, die es zu entdecken gilt und an die angeknüpft werden kann.

> **Merke**
> Einfühlsames und wertschätzendes aufeinander Zugehen kann die Tür zu bereichernden Begegnungen und Beziehungen öffnen.

Schuster (1987) hat formuliert, was heranwachsende und erwachsene Menschen im Zusammenhang mit Krankheit und Behinderung vor allem brauchen: „nämlich *unterstützende Begleitung* und eine *Wiederentdeckung der Hoffnung*, Hoffnung als Grundstimmung und als eine Kraft, die Energien zur Überwindung leidvoller Lebensumstände in Bewegung setzt" (S. 316).

> *» Die Persönlichkeit des Kindes, sein Glück und seine Sehnsüchte, seine Fähigkeiten, Energien und sein Können, seine Trauer, sein Mut, seine Erlebnistiefe und Wachheit, sein Alltag und Kindsein, seine Begrenztheit und sein Reichtum dürfen nicht aus dem Blick geraten (Schuster 1987, S. 313). «*

Behinderte Kinder und Jugendliche haben ein Recht auf ein weitgehend selbstbestimmtes Leben. Dies bedeutet z. B. die Möglichkeit einen persönlichen Lebensstil zu entwickeln, ein Recht auf Ausbildung und die Sicherung des eigenen Lebensunterhaltes genauso wie das Recht Freundschaft, Liebe und Sexualität zu leben.

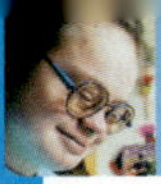

32.3 Gesundheitspflege mit Behinderten

Alexandra Jall

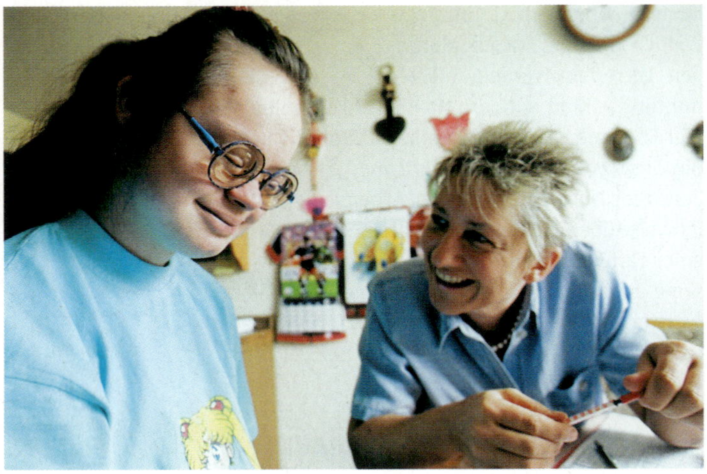

32.3.1 Behinderte Menschen in unserer Gesellschaft

Die Wahrnehmung behinderter Menschen in unserer Gesellschaft, der Umgang mit ihnen, ihre Akzeptanz, ihre Gleichstellung mit nicht behinderten Menschen und ihre Rechtsansprüche haben sich in den letzten Jahren auch Dank der Arbeit vieler Behindertenverbände verbessert.

Behinderte Menschen haben immer wieder die Abhängigkeit von Hilfeleistungen der Familie oder von Sondereinrichtungen erfahren, die sie meist von der übrigen Umwelt isolierten. Anliegen der Organisationen und ihrer Interessenvertretungen ist die Beseitigung freiheitseinschränkender Faktoren. Unterdrückt durch den Mangel an Vertrauen in ihre Fähigkeiten, an Selbstorganisation, an echten Möglichkeiten gesellschaftlicher Mitsprache und Mitgestaltung, wurde ihnen die Rolle als „schwache und hilfsbedürftige" Mitglieder der Gesellschaft zugeschrieben. Behinderte Menschen und ihre Organisationen setzen sich immer wieder dafür ein, sich von den von der Gesellschaft verursachten Behinderungen zu befreien und ihr Recht auf Anerkennung und auf gleichberechtigte Teilhabe am Leben der Gesellschaft einzufordern. Junge behinderte Menschen sagen: „Wir sind unsere eigenen Experten auf dem Weg zum selbstbestimmten Leben! Wir nehmen unsere Sache selbst in die Hand in aktiver Partnerschaft zwischen behinderten und nicht behinderten Menschen." Ihr Anliegen ist es, Beziehungen ohne gegenseitige Abhängigkeiten und ohne Bevormundung zu erleben. Sie sagen auch: „Wir möchten Menschen begegnen, die uns nicht in Abhängigkeit halten und bevormunden, sondern uns als Persönlichkeit wertschätzen und so ein Beispiel für ein tolerantes und von gegenseitiger Wertschätzung geprägtes Miteinander für die Gesellschaft geben."

Behinderte stoßen im Alltag immer wieder auf Hindernisse

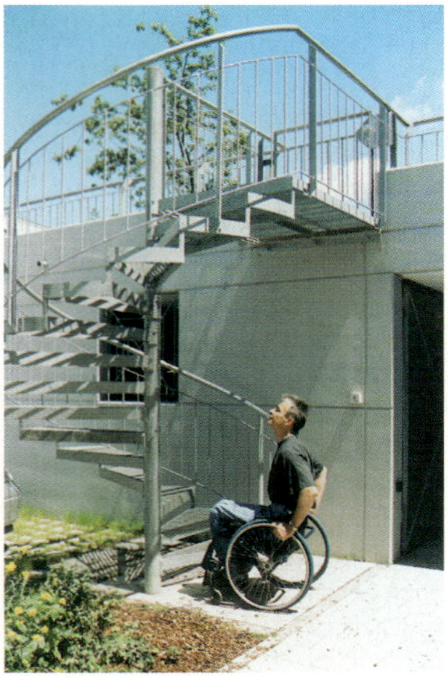

Dabei ist es oft erstaunlich, dass behinderte Mitmenschen oft mehr Courage in der ersten Kontaktaufnahme zeigen und wir Nichtbehinderten in diesem Fall die „Behinderten" sind.

Sie machen oft den ersten Schritt, Unsicherheiten, Ängste und Vorbehalte zu überwinden, sie gestalten die Verständigung und schaffen dadurch eine angstfreie Situation. Dass behinderte Menschen trotz aller Einschränkungen und Widrigkeiten ein glückliches und sinnerfülltes Leben führen können, zeigt sich durch ihre Teilnahme an allen Aktivitäten innerhalb der Gesellschaft, die auch nichtbehinderte Menschen wahrnehmen. Schulausbildung, Studium, Berufsausbildung, berufliche Umschulung je nach Behinderungsausmaß, sind heute durch gezielte finanzielle, pädagogische und psychologische Unterstützung möglich.

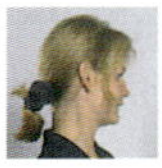

Eine 18-jährige Frau erleidet durch einen Verkehrsunfall eine hohe Querschnittlähmung. Im Rahmen der Rehabilitation nimmt sie an einer Belastungserprobung des Arbeitsamtes teil und beginnt eine Berufsausbildung zur Bankangestellten. Nach der Ausbildung bekommt sie in der Bank, in der sie die Ausbildung gemacht hat, eine Stelle. Sie fährt jeden Tag mit dem eigenen Auto zur Arbeit (**Abb. 32.10**).

Auch im Bereich Freizeitsport gibt es wenig Sportarten, die nicht von behinderten Menschen mit und ohne Unterstützung oder Begleitung durchgeführt werden können. Ein wichtiger Aspekt von Lebensfreude und Glück durch die wiedergefundene Freude am Sport. Es gibt bekannte Sportarten, in denen vor allem körperbehinderte Menschen, die auf einen Rollstuhl angewiesen sind, aktiv werden können. So macht z. B. das *Tauchen* vielen behinderten Menschen großen Spaß. Je nach Behinderungsausmaß können sie diese Sportart technisch selbstständig oder zusammen mit einem nicht behinderten Partner erleben (**Abb. 32.11**).

Transport vom Rollstuhl ins Auto (Abb. 32.10)

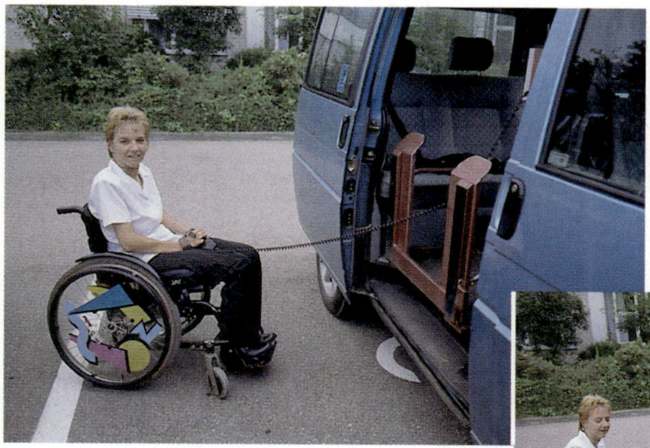

1 Mit einem Seil wird der Hubwagen aus dem Auto heruntergelassen.

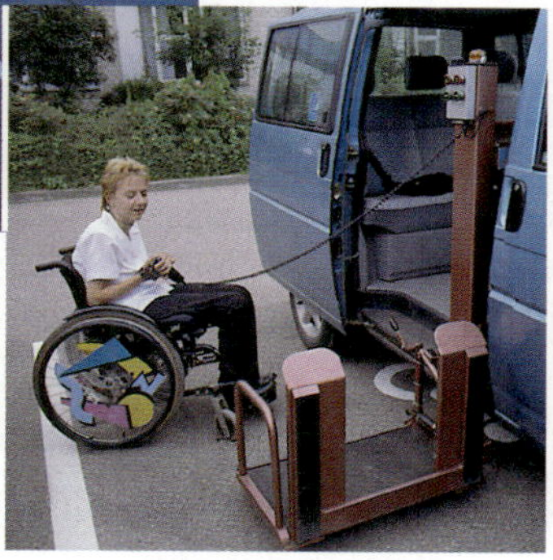

2 Der Hubwagen ist einsatzbereit.

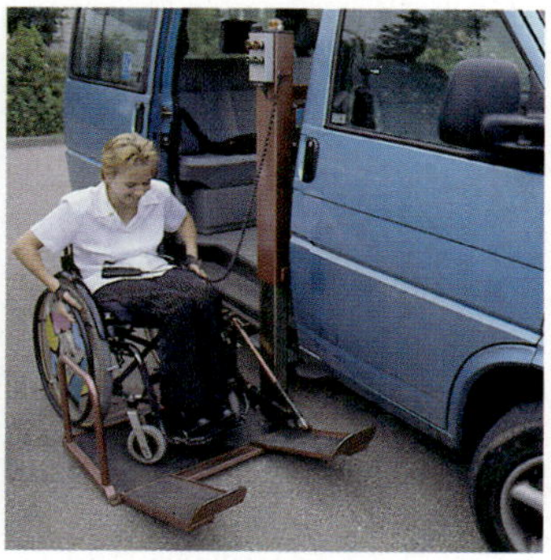

3 Mit dem Rollstuhl kann nun auf den Hubwagen gefahren werden.

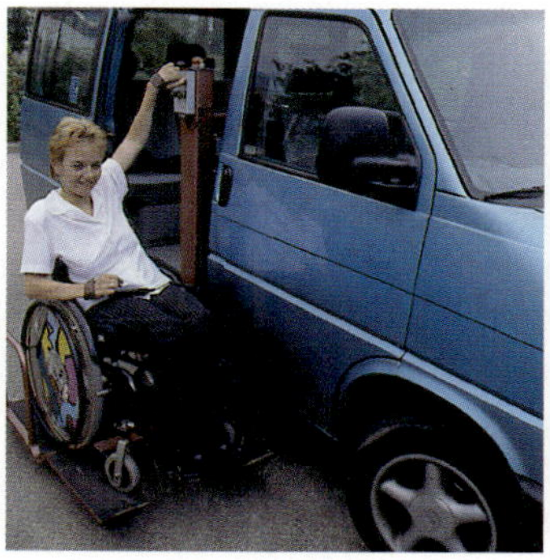

4 Dann wird der Hebel für den Transport in das Auto betätigt.

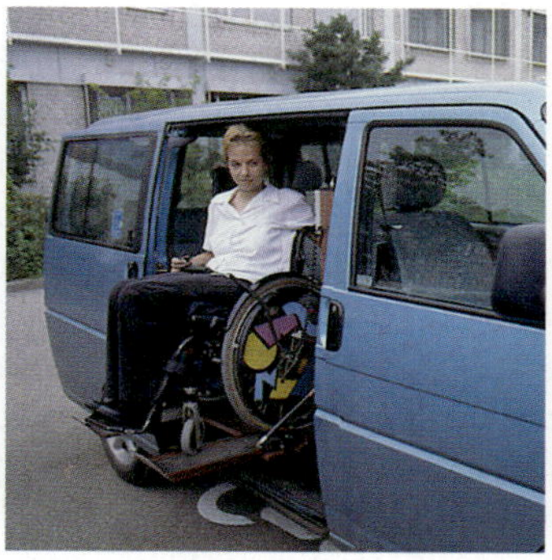

5 Der Hubwagen macht eine Vierteldrehung und fährt rückwärts in das Auto.

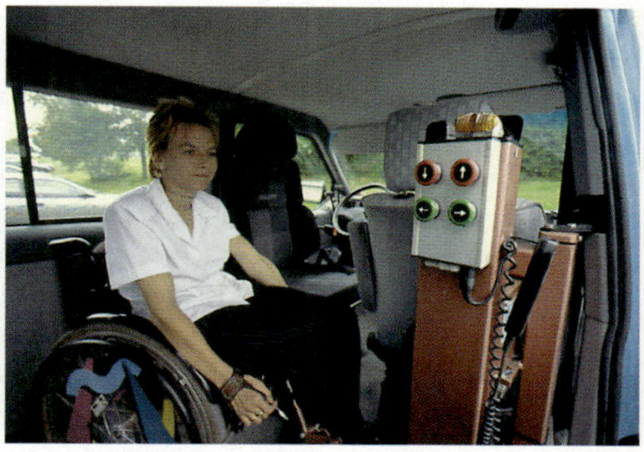

6 Der Rollstuhl kann nun vom Hubwagen gefahren werden.

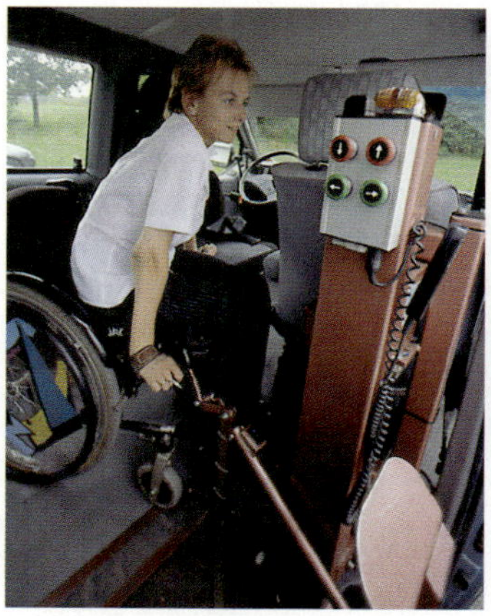

7 Der Rollstuhl steht hinter dem Fahrersitz.

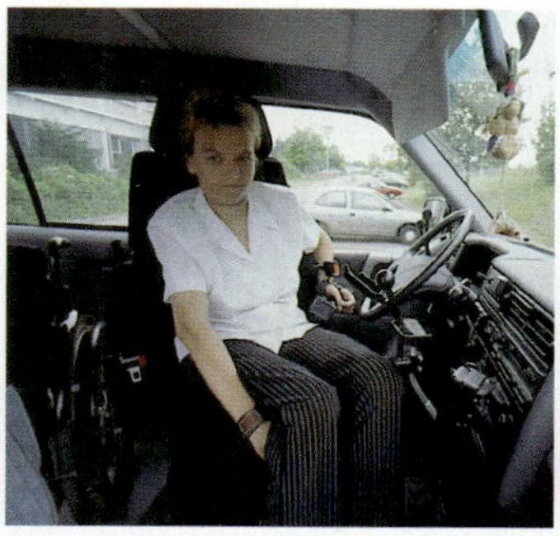

8 Der Fahrersitz wird parallel zum Rollstuhl gedreht. So kann die Frau leicht auf den Fahrersitz rutschen.

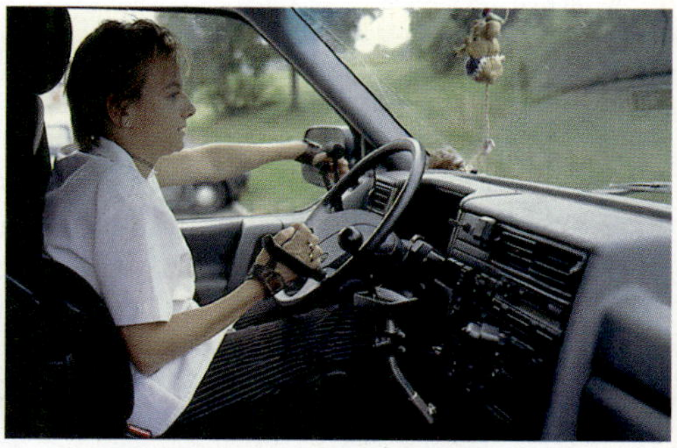

9 Die Hände werden in die vorgesehenen Lenkhilfen gelegt; die Fahrt kann losgehen!

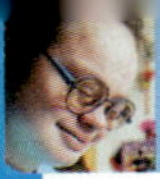

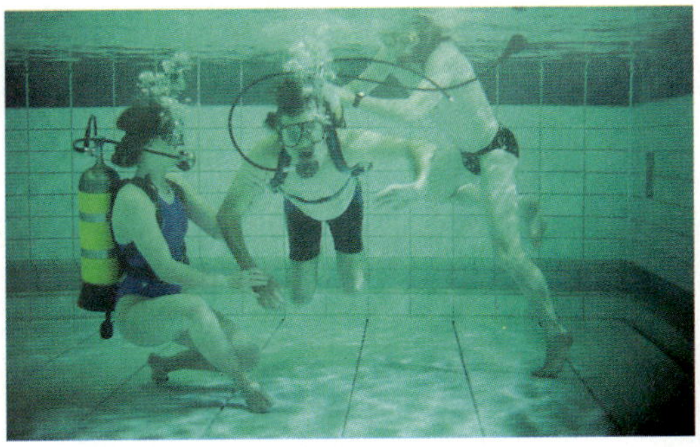

Abb. 32.11 Tauchen kann selbstständig oder aber mit einem nicht behinderten Partner durchgeführt werden

Für viele ist das Wasser ein Element, in dem sie sich frei, ohne Unterstützung bewegen können, da braucht man keinen Rollstuhl zur Fortbewegung. Sie spüren wie das Wasser den Körper umspült, man entspannt, hat ein Gefühl der Schwerelosigkeit, Schmerzen werden gelindert, Spastiken lassen nach. Sie haben das Gefühl, körperlich unversehrt zu sein.

Das Gefühl abzutauchen, die Welt da oben und alle Probleme zu vergessen, nur die Unterwasserwelt in ihrer Schönheit zu genießen – das sind die Aussagen nach einem Taucherlebnis. Es ist immer wieder faszinierend, behinderte Menschen bei diesem Erlebnis zu begleiten und mitzuerleben, wie sie die Angst verlieren und am liebsten gar nicht mehr aus dem Wasser wollen. Für geistig behinderte Menschen bietet das Element Wasser eine Vielzahl von Stimulationen für unterschiedliche Sinnesempfindungen.

Der *Reitsport* stellt sich zunehmend auf behinderte Pferdeliebhaber ein. Die Entwicklung spezieller Reitsättel und Zubehör ermöglicht körperbehinderten Menschen, dass sie sicher auf einem Pferd sitzen und reiten können. Reiten bedeutet Fortbewegung auf etwas Lebendigem. Die Einheit von Mensch und Tier, das gegenseitige Vertrauen, der Rhythmus der Bewegung wirken nicht nur entspannend auf die Seele, sondern haben auch medizinisch-therapeutische Auswirkungen, Verspannungen und Spastiken werden gelindert oder gelöst, dem behinderten Menschen wird durch die rhythmische Bewegung des Körpers ein neues Körpergefühl vermittelt.

Das *Fliegen* ist ebenfalls sehr beliebt, weil es wiederum ein Gefühl von Freiheit und Unabhängigkeit vermittelt. Paragliding, Drachenfliegen und Fallschirmspringen sind in der Tandem-Technik möglich, Ultra-Light-Flieger können von körperlich behinderten Menschen selbst geflogen werden.

Der *Tennissport* erfordert eine perfekte Körperbeherrschung und die Beherrschung des Rollstuhls und des Tennisschlägers. Die anmutige Einheit von Mensch und Rollstuhl, die Wendigkeit und Geschwindigkeit sind beeindruckend, wenn man behinderte Menschen bei dieser Sportart beobachtet.

Tischtennis, Bogenschießen, Basketball und *Radfahren* sind weitere Möglichkeiten, sich zu betätigen.

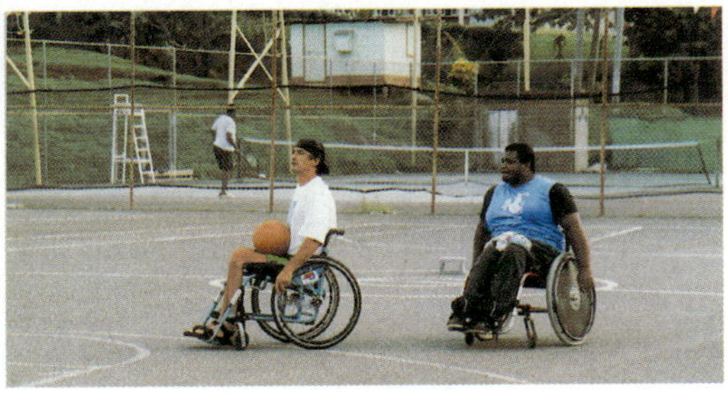

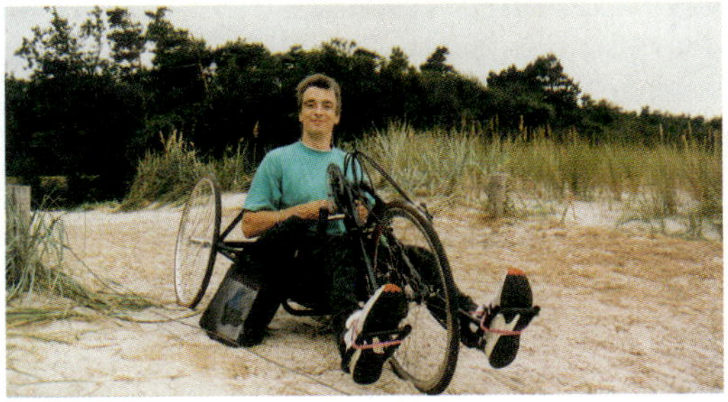

Behinderte Menschen müssen auch nicht auf das Vergnügen des *Tanzens* verzichten. Es gibt Vereine, die Unterricht im Rollstuhltanz erteilen, Partner können dabei sowohl nicht behinderte als auch behinderte Menschen sein. In einer Disco wieder einmal so richtig abzutanzen, ist auch für Rollstuhlfahrer kein Problem, es erfordert einfach nur etwas Mut, sich auf die Tanzfläche zu wagen. Mehr Spaß macht es dann natürlich noch, wenn die auf der Tanzfläche Anwesenden den behinderten Menschen miteinbeziehen. Soziale Kontakte durch Unternehmungen, Freundschaften, Partnerschaften sind für jeden von uns wichtig, ganz besonders aber für behinderte Menschen.

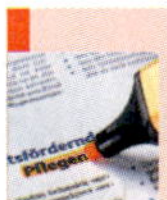

Merke

Behinderte Menschen brauchen Nichtbehinderte, die sie so annehmen wie sie sind, sie unterstützen und motivieren.

Ehen oder Beziehungen zwischen behinderten und nicht behinderten Menschen sind keine Seltenheit

Paragliding vermittelt das Gefühl von Freiheit, Drachenfliegen ist für Behinderte in der Tandem-Technik möglich, körperlich Behinderte können Ultra-Light-Flieger sogar selbst fliegen

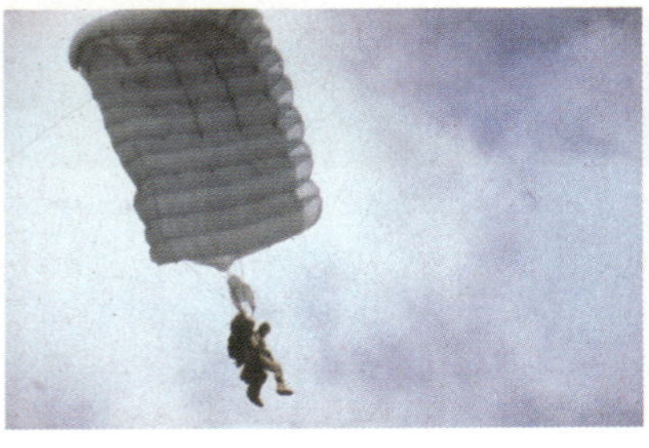

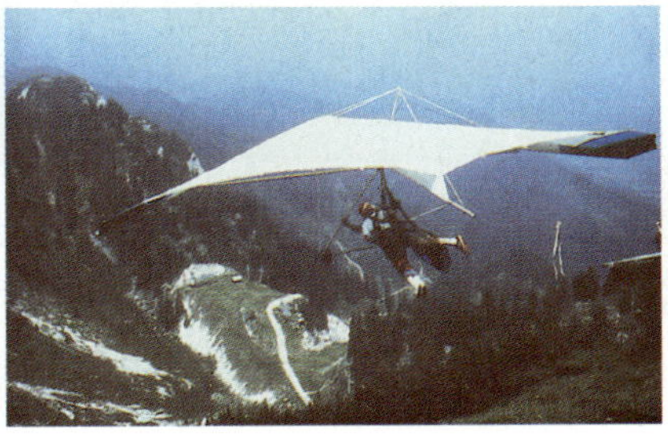

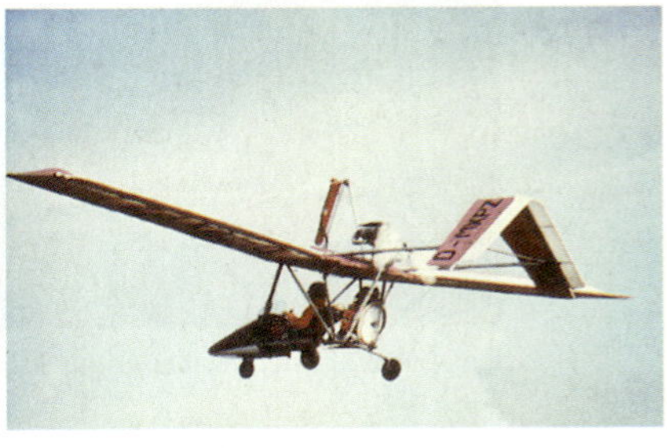

mehr, wenn sie um die besonderen Schwierigkeiten des Alltags wissen und bereit sind, sich diesen gemeinsam zu stellen.

Dabei ist nicht unbedingt, wie oft vermutet wird, der nicht behinderte Partner der dominierende oder stärkere Partner. Solche Beziehungen haben nichts mit einem Helfer-Syndrom oder einem Gefühl des Mitleids zu tun, sie haben einen oft tieferen und bewussteren Beziehungshintergrund als manche Beziehung von nicht behinderten Menschen. Wer sich täglich mit dem Leben und seiner Abhängigkeit auseinandersetzen muss, gewinnt an innerer Stärke und Ausstrahlung, wenn er sich dem stellt.

Zu einer erfüllten Beziehung oder Ehe gehört auch der Kinderwunsch, darauf müssen Behinderte Menschen dank der medizinischen Möglichkeiten, nicht verzichten. Behinderte Eltern können mit ihren Sprösslingen genauso herumtoben und Spaß haben, wie es nicht behinderte Eltern können. Es kostet vielleicht einiges mehr an Planung und Organisation, aber mit wohlgemeinter Unterstützung ist vieles machbar. Es gibt auch Unterstützung von Seiten der Krankenkassen, so bekommt z. B. eine behinderte Mutter während der ersten Wochen nach der Geburt eines Kindes eine Hilfe für den Haushalt.

Die Vorstellung, dass Menschen mit Behinderungen ein um vieles selbstbestimmteres und selbstständigeres Leben führen können, als dies früher angenommen wurde, wenn ihnen nur Hilfestellung in verschiedenen, individuell unterschiedlichen Bereichen angeboten wird, bestimmt heute zunehmend die Überlegungen, welche Lebens- und Wohnformen diesem Personenkreis ermöglicht werden müssen. die Betroffenen selbst lassen dabei keinen Zweifel daran, was sie bevorzugen: Die Einzelwohnung, allein lebend, mit Partner oder Partnerin oder zusammen mit Familienangehörigen, oder die Wohngemeinschaft, d. h. Zusammenleben mit Gleichaltrigen und/oder Gleichbetroffenen. Dabei ist der Bedarf an von außen kommenden Hilfen sehr individuell zu sehen.

32.3.2 Was bedeutet Behinderung für ein Menschenleben?

Lerntipp
Behinderung bedeutet Hemmnis, eine Grenze. Aber ist das etwas Fremdes? Ist unser Leben nicht eingebunden in die ständige Auseinandersetzung mit zahllosen Grenzen? Wer ist schon ganz gesund? Wer besitzt schon alle Fähigkeiten, die er gerne hätte? Wer hat nicht schon an dem Gefühl der Hilflosigkeit gelitten? Wer hat nicht Angst vor der Abhängigkeit vor anderen Menschen?

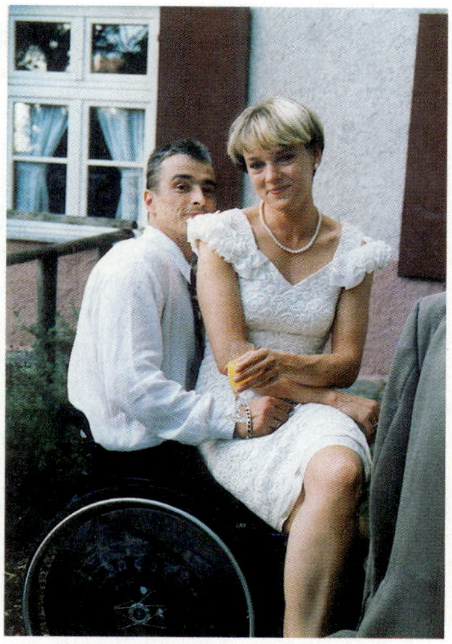

Ehen zwischen behinderten und nicht behinderten Menschen gibt es immer häufiger

Grenzen des Daseins waren schon immer und sind eine Herausforderung zur Weiterentwicklung. Behinderung, die täglich neu zu erfahrende und zu bewältigende oder hinzunehmende Grenze ist eine Herausforderung an die Kräfte im Menschen. Nicht von ungefähr ist unter den Menschen, die wichtige Beiträge vor allem zur kulturellen Entwicklung und zum Geistesleben der Menschheit erbracht haben, die Zahl derer mit einer oft schweren Behinderung oder chronischen Krankheit überproportional groß. Körperliche Fesseln können innere Freiheit schaffen. Natürlich ist nicht jeder ein Beethoven oder Nietzsche, aber viele leisten trotz Behinderung Unschätzbares für die Menschheit.

Wer sich vor Augen hält, wie viel Energie ein Mensch aufbringen muss, der jeden Tag aufs Neue wegen einer körperlichen Behinderung Stunden braucht, um sich anzuziehen, sich zu waschen, sich für den Berufsalltag vorzubereiten, auf andere Menschen freundlich zuzugehen, ungeachtet vieler Schmerzen, der ist nicht schwach, sondern stark, der bringt eine große Leistung.

32.3.3 Was ist eine Behinderung?

Millionen Menschen unseres Landes sind behindert. Die meisten Menschen denken beim Begriff „Behinderung“ an körperlich behinderte Menschen und erwarten, dass eine solche Behinderung deutlich zu sehen ist. Besonders anschaulich wird es an dem Symbol für Behinderte (Rollstuhlfahrer), das z. B. die Nutzungsmöglichkeit eines speziell ausgewiesenen Parkplatzes oder die besonders breite Durchfahrt an der Einkaufskasse anzeigt.

Zur Feststellung des Ist-Zustandes, d. h. zur Beurteilung der Art und Schwere sowie der aktuellen bzw. potenziellen Folgen einer gesundheitlichen Einschränkung, ist es wichtig, ein überprüfbares Konzept anwenden zu können. 1980 hat deswegen die Weltgesundheitsorganisation eine internationale Systematisierung eingeführt. Sie dient zur Erfassung der biologischen und psychischen Strukturen der Behinderung, deren Auswirkungen auf Handlungen und deren Konsequenzen für die soziale Stellung des Betroffenen sowie dessen Fähigkeiten zur Teilnahme am gesellschaftlichen Leben. Diese Differenzierung bekam die Bezeichnung „International Classification of Impairments, Disabilities and Handicaps“.

> **Definition**
>
> **Impairment.** Eine Schädigung stellt einen Verlust oder eine Normabweichung hinsichtlich der körperlichen oder geistig-seelischen Strukturen oder Aufgaben dar. Der Verlust oder die Anomalie kann zeitweise oder ständig bestehen und umfasst z. B. den Defekt eines Organes, Gewebes oder einer geistigen Funktion.
>
> **Disability.** Eine Fähigkeitsstörung steht in Zusammenhang mit der Beschreibung des Gesundheitszustandes und stellt eine Einschränkung oder den Verlust dar, Tätigkeiten in der Art und Weise und in dem Ausmaß auszuführen, wie sie für diesen Menschen als normal gelten kann.

Die Fähigkeitsstörung ist zeitlich begrenzt oder unbegrenzt und kann sowohl fortschreitend als auch reversibel auftreten. Sie betrifft Aktivitäten und Verhaltensweisen des menschlichen Lebens, die für ein erfülltes Leben unentbehrlich sind, z. B. Selbstversorgung, Bewegung, Kommunikation, Kontrolle der Ausscheidung.

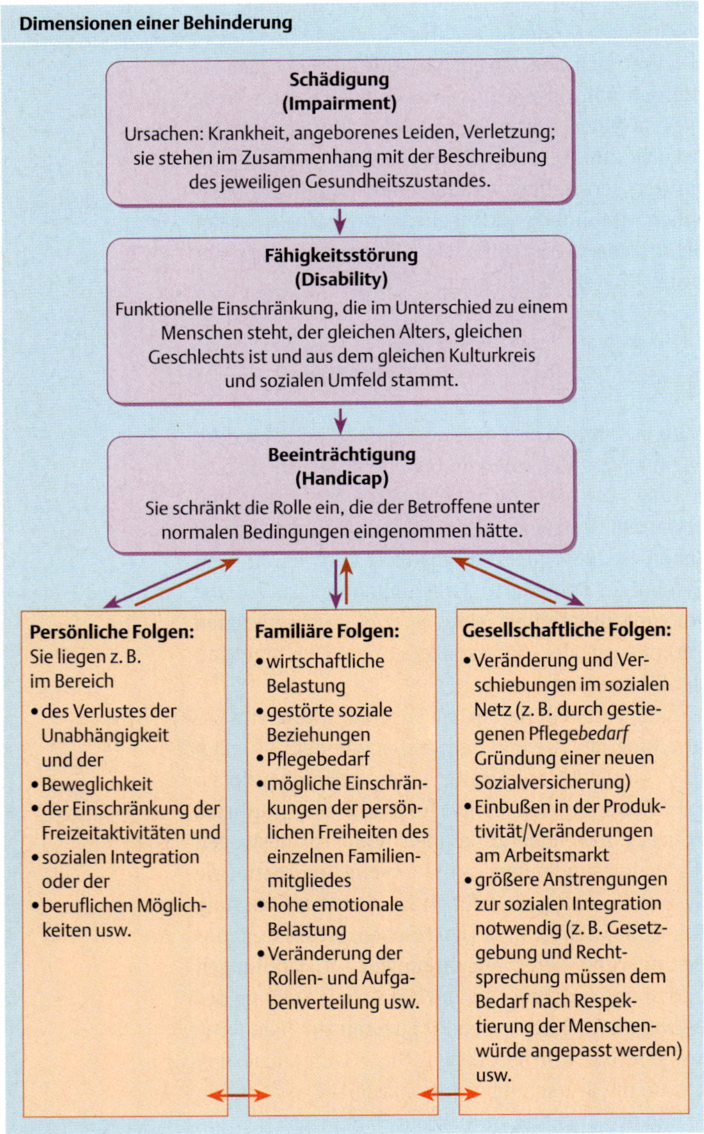
Dimensionen einer Behinderung
Schädigung
(Impairment)
Ursachen: Krankheit, angeborenes Leiden, Verletzung; sie stehen im Zusammenhang mit der Beschreibung des jeweiligen Gesundheitszustandes.
Fähigkeitsstörung
(Disability)
Funktionelle Einschränkung, die im Unterschied zu einem Menschen steht, der gleichen Alters, gleichen Geschlechts ist und aus dem gleichen Kulturkreis und sozialen Umfeld stammt.
Beeinträchtigung
(Handicap)
Sie schränkt die Rolle ein, die der Betroffene unter normalen Bedingungen eingenommen hätte.
Persönliche Folgen:
Sie liegen z. B. im Bereich
• des Verlustes der Unabhängigkeit und der
• Beweglichkeit
• der Einschränkung der Freizeitaktivitäten und
• sozialen Integration oder der
• beruflichen Möglichkeiten usw.
Familiäre Folgen:
• wirtschaftliche Belastung
• gestörte soziale Beziehungen
• Pflegebedarf
• mögliche Einschränkungen der persönlichen Freiheiten des einzelnen Familienmitgliedes
• hohe emotionale Belastung
• Veränderung der Rollen- und Aufgabenverteilung usw.
Gesellschaftliche Folgen:
• Veränderung und Verschiebungen im sozialen Netz (z. B. durch gestiegenen Pflegebedarf Gründung einer neuen Sozialversicherung)
• Einbußen in der Produktivität/Veränderungen am Arbeitsmarkt
• größere Anstrengungen zur sozialen Integration notwendig (z. B. Gesetzgebung und Rechtsprechung müssen dem Bedarf nach Respektierung der Menschenwürde angepasst werden) usw.

Abb. 32.12 Definitionen zur Erfassung der gesamten Dimension einer Behinderung

> **Definition**
>
> Mit einem **Handicap** bezeichnet man eine soziale Beeinträchtigung oder Integrationsstörung. Sie schränkt entweder die Erfüllung einer Rolle ein, die der Betroffene unter normalen Bedingungen einnehmen würde, oder verhindert deren Wahrnehmung völlig.

Die Beeinträchtigung beschreibt die Erwartungen des Betroffenen oder seiner Umwelt sowie die Ungleichheit zwischen Zustand und Leistungsfähigkeit einer Person. Somit stellt eine Beeinträchtigung den Integrationsprozess des Betroffenen, unter Berücksichtigung der ökonomischen, sozialen, kulturellen und persönlichen Bedingungen dar (**Abb. 32.12**).

Diese Definitionen sind zur exakten Erfassung der gesamten Dimension einer Behinderung selbstverständlich nicht ausreichend. Aus diesem Grund wurden Kataloge der Behinderungsarten erstellt, die z. B. in der Beurteilung durch das Versorgungsamt, des medizinischen Dienstes oder Rehabilitationsträgers eingesetzt werden.

32.3.4 Einteilung der Behinderungen

Einen kleinen Einblick in eine Form der Einteilung der Behinderungen gibt **Tab. 32.4**.

> **Merke**
>
> Es besteht eine enge Beziehung zwischen den gesellschaftlichen Anforderungen an das Individuum und dessen Fähigkeit, diese zu bewältigen. Die ungenügende Fähigkeit zur Erfüllung dieser Anforderung wird als *Behinderung* bezeichnet.

Mit zunehmender Zivilisation und technischem Fortschritt verlagern sich die Anforderungen jedoch weg von den körperlichen hin zu den geistigen Fähigkeiten. Letztere konnten schon vereinzelt körperliche kompensieren. Aber nur in einzelnen Fällen kann ein Mensch bei schwerster körperlicher Behinderung Anerkennung finden, wenn er in seinen intellektuellen Fähigkeiten nicht ersetzbar ist. Das gilt in Einzelfällen, wie das Beispiel des berühmten, schwerst körperbehinderten Astrophysikers Stephan I. Hawking zeigt. Die Möglichkeiten, körperliche Behinderung durch intellektuelle Fähigkeiten auszugleichen, gewinnt um so mehr an Bedeutung, als in unserem alltäglichen Leben die intellektuellen Anforderungen ständig steigen.

32.3.5 Wer behindert wen?

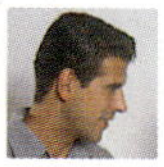

⋯› Ein Rollstuhlfahrer macht Urlaub in einem renommierten Hotel, er bekommt einen Tisch in der Mitte des Restaurants zugewiesen. Tags darauf findet er sich in einer abgelegenen Nische wieder – Gäste hatten sich beschwert.

Als Rollstuhlfahrer gehört man zu einer Randgruppe: sie machen zusätzlich Arbeit, sehen anders aus, stellen Forderungen und machen Ärger – so denken immer noch viele.

> **⋯› Merke**
> „Jemand ist nicht behindert, sondern er wird behindert und behindert sich und andere." (Dörner/Plog 1984, S. 86)

Dieser Satz ist eher als Provokation zu sehen, soll aber deutlich machen, dass am „Behindertsein" jeder in der Gesellschaft entscheidenden Anteil hat. „Behindertsein hängt somit entscheidend davon ab, welche gesellschaftlichen Erwartungen gegenüber Menschen mit abweichendem Verhalten erhoben und welche Hilfen ihnen gegeben werden, um diesen Erwartungen entsprechen zu können" (Bleidick, 1994). Letztendlich entscheidet die soziale Umwelt darüber, wer als behindert oder nicht behindert gilt. Es geht nicht darum, den behinderten Menschen zu normalisieren, ihn an gesellschaftliche Normen anzupassen, sondern darum, dass er trotz seiner Behinderung ein Lebensgefühl und eine Lebensqualität erfährt, wie nicht behinderte Menschen auch.

> **⋯› Merke**
> Normalisierung der Lebensbedingungen und nicht Normalisierung der behinderten Menschen muss der Grundsatz dabei sein. (Gaedt, 1987)

Für ihn müssen in erster Linie die gesellschaftlichen Bedingungen normalisiert werden. Normal – nicht im Sinne von „durchschnittlich" verstanden – wären gesellschaftliche Lebensbedingungen, wenn sie die Entwicklung menschlicher Fähigkeiten und Bedürfnisse sowie deren Befriedigung für alle ermöglichen bzw. fördern und nicht einengen oder verhindern.

32.3.6 Wann kommen gesunde behinderte Menschen mit Pflegenden in Kontakt?

Konkrete Anwendung des „Normalisierungsprinzips" kann als Grundlage pflegerisch-therapeutischen Handelns bei der Arbeit und im Zusammenleben mit Behinderten gesehen werden. Eine besondere Aufgabe ergibt sich hieraus für die Berufsgruppe der Pflegenden. In der Regel haben sie den intensivsten und intimsten Kontakt (Körperpflege) zu den behinderten Menschen. Dadurch entsteht eine besondere Beziehung und dadurch eine erhöhte Verantwortung.

Tabelle 32.4 Einteilung der Behinderungen

Behinderung	*Beispiele*
Behinderung infolge von Schäden des Stütz- und Bewegungsapparates	⋯› Gliedmaßenverlust und -deformität ⋯› entzündlich-rheumatische Gelenkserkrankungen ⋯› Wirbelsäulendeformationen
Behinderung infolge von Schäden des zentralen und des peripheren Nervensystems	⋯› Hirnschädigung ⋯› Rückenmarkschäden
Behinderung infolge von Erkrankungen der Atmungsorgane	⋯› Mukoviszidose ⋯› chronisches, allergisches Asthma
Behinderung infolge von chronischen Erkrankungen der Nieren und des Urogenitaltraktes	⋯› dialysepflichtige Patienten
Behinderungen infolge von Verdauungs- und Stoffwechselerkrankungen	⋯› Diabetes mellitus ⋯› chronische Lebererkrankungen ⋯› chronische Erkrankungen der Verdauungsorgane
Behinderung infolge von Erkrankungen durch bösartige Neubildungen	⋯› Erkrankungen der Haut ⋯› chronische Erkrankungen, wie Neurodermitis ⋯› Entstellung des Gesichtes
Behinderungen infolge von Störungen des Sehvermögens (In Deutschland gibt es ca. 155 000 blinde Menschen und ca. 500 000 stark sehbehinderte Menschen.)	⋯› Farbenblindheit ⋯› Blindheit
Behinderungen infolge von Störungen des Hör-, Stimm-, Sprach- und Sprechvermögens	⋯› Taubstummheit ⋯› Schwerhörigkeit ⋯› Zustand nach Kehlkopfkarzinom ⋯› Zustand nach Apoplex
Lern- und geistige Behinderung (In Deutschland leben ca. 420 000 Kinder, Jugendliche und Erwachsene mit einer geistigen Behinderung)	⋯› allgemeine Lernbehinderung ⋯› partielle Lernstörungen ⋯› frühkindlicher Autismus
Behinderung infolge von psychischen Störungen	⋯› endogene Psychosen
Psychische Veränderungen bei organischen Hirnschädigungen und anderen körperlich begründbaren Psychosen (In Deutschland begeben sich jährlich 6 Mio Menschen wegen psychischer Probleme in ärztliche Behandlung. Stationär in Kliniken werden etwa 200 000 aufgenommen. Die deutsche Hauptstelle gegen die Suchtgefahren nimmt 2,5 Mio Alkoholkranke, 800 000 Medikamentenabhängige und 100 000 Drogenabhängige an.)	⋯› Fehlentwicklungen (Konfliktreaktionen, Neurosen, abnorme Persönlichkeiten) ⋯› Alkohol-, Drogen- und Medikamentenabhängigkeit
Behinderung infolge des Alters	
Mehrfachbehinderungen	

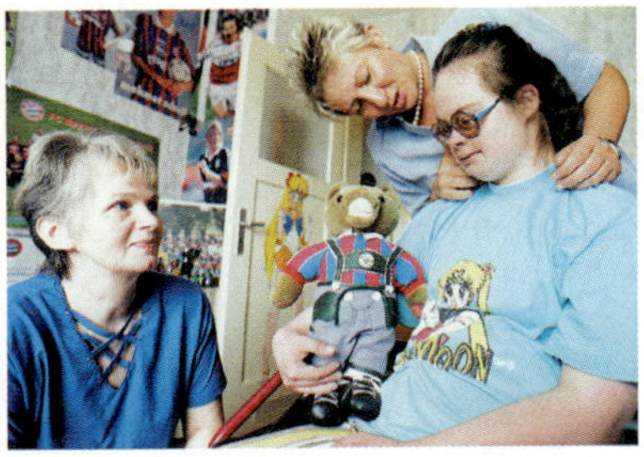

Beziehungsfähigkeit zwischen behinderten und nicht behinderten Menschen

Neben ihrer Rolle als primäre Bezugsperson sind sie für den behinderten Menschen Orientierungshilfen im Alltag. Des Weiteren stehen sie oft an der Nahtstelle zwischen den verschiedenen Lebensbereichen wie Wohnen, Arbeit, Schule und Freizeit. Dies ist ohne fundierte pflegetheoretische und pflegepraktische Ausbildung nicht zu leisten. Hinzu kommen aber auch grundlegende pädagogische Kenntnisse, die zu oft in der Pflegeausbildung zu kurz kommen.

Pflegerische Intervention wird notwendig, wenn bestimmte Einflussfaktoren bewirken, dass ein Mensch von relativer Unabhängigkeit in relative Abhängigkeit gerät oder zu geraten droht. Der gesunde, geistig klare, erwachsene Mensch ist weitgehend unabhängig, wobei eine völlige Unabhängigkeit unrealistisch ist. Bei Erkrankungen, Behinderungen oder in den einzelnen Entwicklungsphasen kann eine vorübergehende oder bleibende Abhängigkeit in einzelnen oder allen Lebensaktivitäten entstehen.

> **Merke**
> Weil jeder Mensch als Individuum lebt und sich als solches erlebt, muss auch die Krankenpflege individuell auf jeden Einzelnen eingehen.

32.3.7 Rehabilitation

Um einem Menschen zu helfen mit Krankheit, Krisen und Behinderung und deren Therapie umzugehen und sie zu bewältigen, ist eine Rehabilitation notwendig. Sie dient der Vermeidung von dauerhafter Abhängigkeit durch körperliche Wiederbefähigung sowie der psychischen und sozialen Wiedereingliederung in Beziehung zur jeweiligen Umgebung, der Funktions- und Lebensbereiche. Sie dient dazu, den Rehabilitanden auf medizinischem, schulischem, beruflichem und sozialem Gebiet in die Lage zu versetzen, eine Lebensform und Lebensstellung, die ihm entspricht und seiner würdig ist, zu finden bzw. wiederzuerlangen. Eine möglichst frühzeitige, zügige, nahtlose, aufeinander abgestimmte und ineinander greifende Rehabilitation ist für die umfassende Wiedereingliederung bzw. Aufnahme eines angepassten Lebens für den Betroffenen von elementarer Bedeutung. Die Rehabilitation lässt sich nach Aufgaben bezogen, zeitlich orientiert und verlaufsbezogen einteilen.

Pflegende haben einen sehr engen Kontakt zu den Behinderten

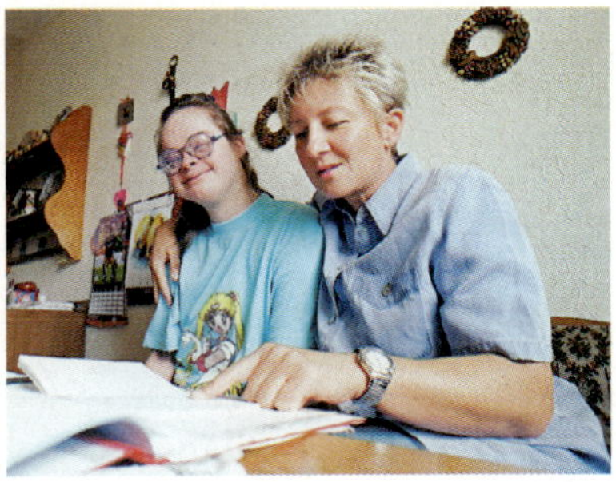

Medizinische und pflegerische Rehabilitation

Die medizinische und pflegerische Rehabilitation erfolgt direkt nach dem Geschehen, der Betroffene benötigt zunächst eine rein medizinische und pflegerische Betreuung. Der Patient ist in fast allen Lebensbereichen abhängig, die Abhängigkeit von Hilfspersonen ist hoch.

Ziele der medizinischen und pflegerischen Rehabilitation sind:

- Heilung des vorliegenden Leidens oder der Unfallfolge,
- Erhaltung oder optimale Wiederherstellung der Gesundheit,
- Wiedereingliederung des Betroffenen in Beruf und Gesellschaft,
- Förderung gesundheitsbewussten Verhaltens.

Die medizinische und pflegerische Rehabilitation steht an erster Stelle des gesamten Rehabilitationsgeschehens – sie übernimmt somit die Grundsteinlegung für alle weiteren Bereiche.

Berufliche Rehabilitation

Die berufliche Rehabilitation bietet einem Menschen nicht nur die Möglichkeit, die wirtschaftliche Existenz zu sichern, sondern hat richtungweisende Auswirkung auf das eigene Selbstwertgefühl, die gesellschaftliche Stellung und die familiären Beziehungen. Der Erfolg einer Rehabilitation wird nicht zuletzt daran gemessen, wie weit der Betroffene einen Beruf erlernen, wieder aufnehmen oder eine neue berufliche Tätigkeit finden kann. Berufliche Rehabilitation setzt dann ein, wenn der Betroffene infolge seiner Beeinträchtigung besonderer Hilfen im Arbeits- und Berufsleben bedarf und die Aussicht besteht, dass der Betroffene auf Dauer beruflich tätig werden kann. Bei der Berufsförderung sind individuelle Neigungen, die Eignung, die vor dem Unfall oder der Erkrankung ausgeübte berufliche Tätigkeit sowie die jeweilige Leistungsfähigkeit zu berücksichtigen.

Um dieses Ziel zu verwirklichen, ist die Zusammenarbeit aller Berufsgruppen nötig. Aus-, Fort- und Weiterbildungsprogramme, Umschulungsangebote (Übungsfirmen, Praktika), finanzielle Unterstützung, spezielle Therapie, Arbeitstherapie, Belastungserprobung, Probebeschäftigungsverhältnis und Versorgung mit Hilfsmitteln sind Möglichkeiten, die zur Verfügung stehen.

Soziale Rehabilitation

Behinderte Menschen sind ein Teil unserer Gesellschaft und müssen somit – wie nicht behinderte Menschen – die gleichen Möglichkeiten haben, familiäre, kulturelle, politische, sportliche und organisatorische Strukturen für sich in Anspruch nehmen zu können. Einschneidende funktionelle Beeinträchtigungen mit bleibenden Schäden haben, wie schon gezeigt, auch vielschichtige soziale Konsequenzen.

Die soziale Rehabilitation versucht, den Betroffenen und seine Familie durch geeignete Maßnahmen in die Lage zu versetzen, die Beeinträchtigungen zu kompensieren.

Merke
Soziale Integration bedeutet jedoch nicht nur, dass sich der Betroffene an die gesellschaftlichen Normen anzupassen hat, sondern dass sich beide aneinander anpassen.

Bei dieser Form der Rehabilitation handelt es sich also nicht nur um ein einseitiges Bemühen von Seiten des Betroffenen, sondern es ist ein wechselseitiges Geschehen, bei dem sich die Erwartungen, Einstellungen und Handlungen der nicht behinderten Menschen an den Bedürfnissen und Zielen der behinderten Menschen orientieren und anpassen.

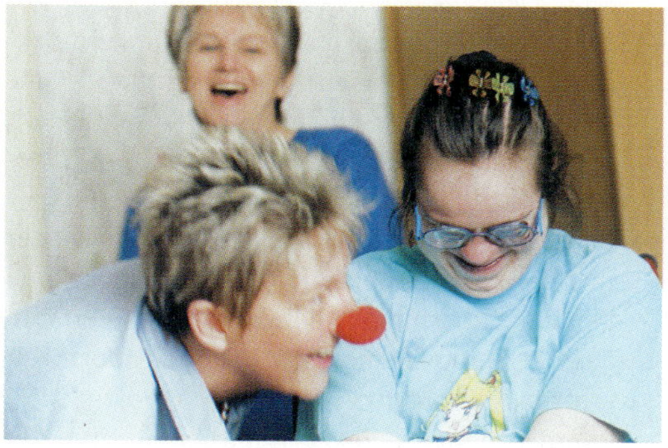

Rehabilitation ist ein dynamischer Prozess, der die individuellen Ziele zu berücksichtigen hat und laufend nach Möglichkeiten zur Akzeptanz von Grenzen und Problemlösungen sucht. Das Vertrauen und Verständnis zwischen Rehabilitanden und den Mitgliedern des Rehabilitationsteams sollte möglichst eng und umfassend sein.

Wichtig ist ein ganzheitlicher Denkansatz, er setzt ein Menschenbild voraus, welches die biologischen, psychischen, sozialen und kulturellen Aspekte eines Menschen in die aktuelle Realität des Rehabilitanden überträgt.

Für Pflegende ist es unverzichtbar, den Menschen umfassend zu begreifen und sich nicht nur auf die biologische Dimension zurückzuziehen. Nur dann können Pflegende zusammen mit dem Patienten und dem interdisziplinären Team Rehabilitationsziele realistisch festlegen und in kleinen, überschaubaren Schritten planen. Dadurch können sich Pflegende an den aktuellen Problemen orientieren und diese laufend überprüfen. Gegebenenfalls kann eigenes Handeln an die veränderten Gegebenheiten angepasst werden. Der Umfang der Maßnahmen und Hilfen kann nach dem tatsächlichen Bedarf des Patienten bestimmt werden.

Pflegende in der Rehabilitation können auch präventiv wirksam werden. So ist die Erhaltung von sozialen Beziehungen, z.B. durch Beratung und Begleitung von Angehörigen von Patienten, die Erhaltung vorhandener Leistungsfähigkeit, die Förderung der gesunden Lebensführung, die Anpassung des Lebensbereiches sowie die Aktivierung der sozialen Beziehungen, genauso wichtig wie die Aktivierung des Betroffenen zur Selbsthilfe.

Trotz gezielter Rehabilitationsmaßnahmen mit gezielter Ausrichtung an speziellen Problemen der Behinderung und den Maßnahmen, die Folgen einer Behinderung möglichst gering zu halten und eine Funktionseinschränkung zu vermindern, ist oftmals eine Heilung nicht zu erreichen, so dass folgende Ziele der Pflege in der Rehabilitation angestrebt werden:

1. Eine möglichst optimale *Anpassung an die Einschränkung*: Pflege unterstützt und leitet den Patienten beim Erlernen von neuen Fähigkeiten an, z.B. Anziehhilfe, Esstraining, Rollstuhltransfer.
2. *Reduzierung der Beeinträchtigung*: Pflege beugt Komplikationen, die durch eine Behinderung entstehen können, durch prophylaktische Maßnahmen vor. Pflege legt in Zusammenarbeit mit der Ergotherapie den Hilfsmittelbedarf des Patienten fest.
3. *Stabilisierung des Zustandes*, um die größtmögliche Selbstständigkeit des Rehabilitanden zu erreichen und zu erhalten. Pflege überwacht und kontrolliert den Zustand des Patienten, um etwaige Verschlechterungen festzustellen und ihnen durch pflegerische oder medizinische Maßnahmen entgegenzuarbeiten.

32.3.8 Behinderung und die emotionale Seite

Im Rahmen all dieser Rehabilitationsmaßnahmen lernt der behinderte Mensch, für ihn wichtige Lebensaktivitäten wieder neu in den Griff zu bekommen. Aber wie sieht es mit der emotionalen Seite aus? Die Rehabilitation der Gefühle kommt dabei meistens zu kurz. Die emotionale Bewältigung der Behinderung lässt sich in keine Rehabilitationsform pressen. Der Schock über den Verlust einer Körperaktivität ist oft so groß, dass die Betroffenen in höchstem Maße verwirrt sind und man kaum zu ihnen durchdringt. Gefühle der Unwirklichkeit überwiegen und das Gefühl, alles sei nur ein Traum, ein furchtbarer Alptraum, aus dem man aufwacht und dann ist alles vorbei.

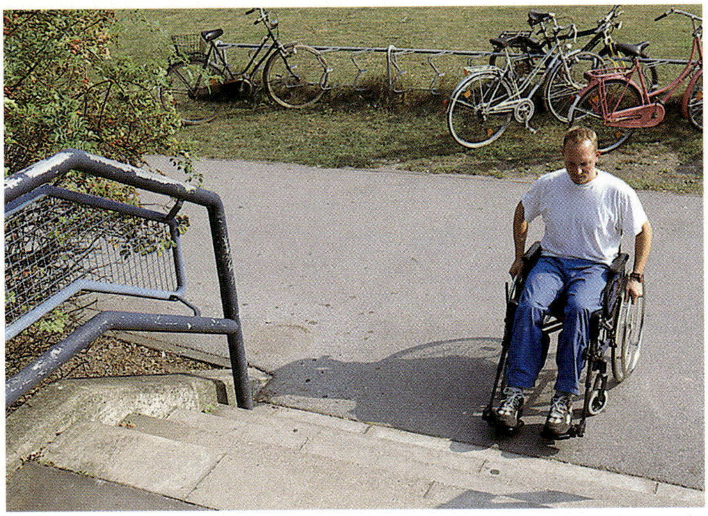

Die unerwartete Konfrontation mit Problemen wühlt die Gefühle auf und führt zu einer erneuten Auseinandersetzung mit der Behinderung

Wenn der Betroffene anfängt, sich psychisch stärker zu fühlen, nimmt meist die Hoffnung auf Genesung zu.

> **Merke**
> Verleugnung der Realität ist in erster Linie eine gesunde psychische Abwehrreaktion, die den Menschen vor Gefühlen schützt, die er im Moment noch nicht bewältigen kann.

Überzogene und falsche Erwartungen müssen richtiggestellt werden. Der Betroffene hat ein Anrecht auf eine ehrliche Antwort, aber eine zu starke Konfrontation mit der Wahrheit während der Verleugnungsphase hat nur negative Auswirkungen. Der Betroffene hört die Antwort (nicht) und verschließt sich noch mehr vor der Wirklichkeit. Besser ist es, kurzfristige Ziele zu nennen und ihn zu unterstützen. Mit der Zeit lernt der behinderte Mensch, besser mit der neuen Situation fertig zu werden, die dadurch weniger bedrohlich wird, so dass die Verleugnung weniger notwendig wird. Wenn man einem behinderten Menschen Informationen gibt, muss man ihm auch immer – eventuell später – die Möglichkeit geben, Fragen zu stellen und Gefühle zu äußern. Die aufkommenden Emotionen dürfen vom Umfeld nicht verdrängt werden, sondern der Betroffene muss die Gelegenheit haben, sie zu äußern. Wie der behinderte Mensch auf das Trauma reagiert, ist stark von seiner Lebensweise und seinen Erwartungen vor dem Trauma abhängig sowie von der Art, wie er es gewohnt war, mit Problemen umzugehen. Diese Erfahrungen sind für den Betroffenen neu, erschütternd und überwältigend. Deswegen ist bei pflegerischen Maßnahmen, die vom Betroffenen als beschämend und erniedrigend erfahren werden, etwa z. B. die Behandlung der Blasen- und Darmausscheidung, sehr viel Einfühlungsvermögen und Sensibilität erforderlich, um mit den Schamgefühlen des Betroffenen richtig umzugehen. Bei der Bewältigung der Gefühle von Entfremdung, Depression und Anspannung braucht der Betroffene die Hilfe von Mitmenschen. Depressionen machen apathisch und die Angst vor der Zukunft hemmt eine Auseinandersetzung mit der Situation.

» Es ist entsetzlich mit ansehen zu müssen, wie andere unbeschwert umher laufen können, besonders im Sommer. Ich sehe andere Sport treiben, Rad fahren, Frauen in herrlichen Sommerkleidern und ich werde eifersüchtig und wünschte mir, ich könnte das auch wieder. «

Besonders bei Menschen mit schwersten Behinderungen, z. B. nach einem Unfall, überwiegt die medizinische Versorgung die psychologische. Der Betroffene überlebt, aber er fühlt sich zu stark eingeschränkt, um dieses Leben befriedigend auszufüllen. Folgende Reaktionen der Pflegenden können in dieser Phase hilfreich sein:

- Einfühlungsvermögen und Sensibilität vermitteln, z. B. auf Gefühlsäußerungen des Patienten eingehen und nicht überhören oder ignorieren,
- Gesprächsbereitschaft signalisieren, evtl. Psychotherapie anbieten oder einleiten,
- Kontakt mit Betroffenen herstellen, zum Austausch von Gefühlen, Erfahrungen,
- Wahrung der Intimsphäre: Situation ermöglichen, in der der Patient ungestört und in Ruhe seine Körperpflege durchführen kann, pflegerische Unterstützung, Begleitung, Beratung anbieten,
- Pflege hat Vorbildfunktion; deshalb vorsichtiger und bewusst einfühlsamer Umgang mit den gelähmten Extremitäten, damit der Patient erfährt, dass gelähmte Beine nichts Angst- oder Ekelerregendes sind,
- interdisziplinäres Team informieren und mit einbeziehen, um Problem von allen Seiten gleich zu behandeln.

In der Phase der Aggression und Auflehnung entwickelt der Mensch Widerstand gegen sein Schicksal oder seinen Gott, und da er das an ihnen nicht abreagieren kann, lässt er seine Aggressionen an seiner direkten Umgebung aus. Gerade in diesen Momenten ist es wichtig, dass sich die Mitmenschen nicht vom Betroffenen zurückziehen, denn gerade jetzt braucht er Menschen, die zuhören, Nähe zeigen, auch über körperlichen Kontakt, und einfach da sind. Gut gemeinte Ratschläge sind in diesen Momenten nicht angebracht, aber Gespräche, um dem mit seinem Schicksal hadernden Menschen wieder bewusst zu machen, dass er nicht alleine ist, dass ihm jemand zur Seite steht.

Neid und Eifersucht sind ebenfalls nicht selten.

Eine querschnittgelähmte Frau schildert ihre Gefühle so: „Es ist entsetzlich mit ansehen zu müssen, wie andere unbeschwert umher laufen können, besonders im Sommer. Ich sehe andere Sport treiben, Rad fahren, Frauen in herrlichen Sommerkleidern und ich werde eifersüchtig und wünschte mir, ich könnte das auch wieder."

Die Wahrnehmung von Altersgenossen, die gesund sind, betont die Frage „Warum ich?", „Warum muss das jetzt gerade mir passieren?" Der Mensch sucht nach der Ursache, aber findet keine Antwort. Es tauchen konkrete Selbstvorwürfe oder Aggressionen gegenüber dem verursachenden Faktor auf. Das Gefühl des Bestraftwerdens stellt sich immer wieder ein, da so viel Schönes weggenommen wird. Diese Ambivalenz der Gefühle hängt mit der Abhängigkeit von anderen sehr stark zusammen. Man würde die Sachen lieber (und besser) selber regeln, aber man muss doch „danke schön" sagen (Buck 1993).

Natürlich gibt es auch positive Gefühle. Dankbarkeit für eine gelungene Operation, Rührung über erlebtes Mitempfinden in der Umgebung. Besonders wenn der behinderte Mensch spürt, dass er Fortschritte macht, wächst die Motivation, sich völlig einzusetzen. So vollzieht sich meist im Laufe der Zeit ein Prozess der Anpassung an die neue Situation. Ob man jedoch vom Akzeptieren der Behinderung sprechen kann, ist fraglich. Viele behinderte Menschen reagieren auf diese Frage sehr skeptisch.

So antwortet ein Mann auf die Frage, ob er 3 Jahre nach einem Autounfall, bei dem er eine Querschnittlähmung im Halsmarkbereich erlitten hat und dadurch die Arme nur noch begrenzt bewegen kann, sein Schicksal akzeptiert hat:

„Man gewöhnt sich nie daran. Wer das behauptet, dem glaube ich nicht. Akzeptieren tut man es nie. Man lernt aber seinen Weg zu gehen, man muss weiter."

Merke
Akzeptieren bedeutet also sinngemäß: aus den Möglichkeiten, die übrig bleiben, das Maximale an Lebensqualität herauszuholen.

Behinderte Menschen brauchen Selbstsicherheit

Selbstsicherheit ist besonders für behinderte Menschen sehr wichtig. Selbstsicherheit umfasst verschiedene soziale Fähigkeiten. Jemand ist selbstsicher, wenn er auf adäquate Weise Gefühle und Meinungen äußern und schwierige soziale Situationen befriedigend lösen kann. Der behinderte Mensch soll lernen, sich in einer unter Umständen total neuen Situation zurechtzufinden. Von einem Tag zum anderen hat er über einen Teil seines Körpers die Kontrolle verloren. Die motorischen Störungen sind für die Außenwelt sichtbar, andere, wie sensible und vegetative Störungen, Erkrankungen von Organen, nicht. Sie bilden ein zusätzliches Handicap. Schuhe zu kaufen und dem Verkäufer erklären zu müssen, dass man nicht fühlt, ob sie passen, erfordert ein selbstsicheres Improvisationsvermögen. So brauchen gehörlose Menschen viel Geduld und Kreativität, um ihren Mitmenschen, die die Gebärdensprache nicht verstehen, klar zu machen, was sie möchten. Die Probleme, die von behinderten Menschen am häufigsten genannt werden, sind die Angst vor Inkontinenz, schroffe Reaktionen von Passanten und Verkäufern, unerwartete Begegnungen mit Bekannten, die man schon lange nicht mehr gesehen hat. Konfrontation mit sich selbst („ich sah mich plötzlich in einer Fensterscheibe"), Unzugänglichkeit von Gebäuden, Probleme mit einem Rollstuhl, ständiges Angewiesensein oder Abhängigsein von anderen.

Die Selbstbehauptung „draußen" und die Wiederaufnahme der sozialen Aktivitäten sind enorm wichtig, und behinderte Menschen dürfen sich nicht durch falsche Scham oder Unsicherheit hemmen lassen. Sich im Haus oder in sich selbst zu verkriechen beseitigt die Probleme nicht. Man muss damit umgehen lernen, dass man sich angestarrt oder vernachlässigt fühlt, dass an einem vorbeigesehen wird, auch dass das Wort übrigens meist an den Begleiter und nicht an den behinderten Menschen gerichtet wird, der wieder lernen muss, für sich selbst zu sorgen und zu sprechen.

» *Man gewöhnt sich nie daran. Wer das behauptet, dem glaube ich nicht. Akzeptieren tut man es nie. Man lernt aber seinen Weg zu gehen, man muss weiter.* «

Wie können Pflegende dabei helfen?

- Beratung, Begleitung, Unterstützung bei der Planung und Durchführung von sozialen Aktivitäten, wie erster Stadtbummel im Rollstuhl, Kinobesuch,
- Vergabe von Kontaktadressen von Behindertenverbänden, Herstellung von Kontakten zu Betroffenen,
- Beratung, Begleitung von Angehörigen: Bewusstsein für Situation des Betroffenen bei Angehörigen schaffen, Abbau von Hemmungen,
- Überprüfung und gegebenenfalls Erweiterung der Hilfsmittel durch veränderte Situation des Betroffenen, z. B. Ablegung der Führerscheinprüfung, um ein behindertengerechtes Auto zu steuern.

32.3.9 Behinderung und zwischenmenschliche Beziehung

Merke
Behinderung hat etwas mit der zwischenmenschlichen Beziehung zu tun, die durch die Behinderung gestört oder beeinträchtigt werden kann.

Die Beziehungsstörung kann vom nicht behinderten Partner ausgehen, der den Behinderten ablehnt oder auszugrenzen versucht. Pflegende haben hier Vorbildfunktion, sie sollen dem Betroffenen vermitteln, dass er mit seiner Behinderung als „vollwertiger" Mensch angenommen und wegen seiner Behinderung nicht benachteiligt wird.

Sie kann aber auch vom Behinderten ausgehen, der sich wegen der Behinderung unwert, nicht liebenswert und ausgegrenzt fühlt. Je größer die Beziehungsproblematik ist, desto stärker wird die Behinderung von beiden Seiten als solche empfunden und bedeutungsvoll. Dabei wird im Allgemeinen die subjektive Bedeutung einer Behinderung zu wenig beachtet. Die subjektive Seite wird bestimmt von der Diskrepanz zwischen dem eigenen Anspruch des Betroffenen an sich und seine Umwelt und dessen Realisierbarkeit. Der eigene Anspruch hängt damit auch von der gesellschaftlichen Akzeptanz und Anerkennung, die der Betroffene erfährt, ab. Der Unzufriedene, der – wegen irgendeiner Schwäche oder Behinderung – sein Bild von sich selbst nicht erfüllen kann und trotzdem daran festhält, fühlt sich behindert. Dies gilt besonders dann, wenn er – vor der Behinderung – schon etwas erreicht hat, was er nun nicht mehr kann, wie z. B. der erblindete Maler, der bis zur Erkrankung ein gesunder, anerkannter Mensch war und nun Verhaltensweisen zeigt, mit denen er sich selbst nicht identifizieren kann. D.h. das subjektive Gefühl der Behinderung hängt auch vom Zeitpunkt des Eintritts der Behinderung während der menschlichen und sozialen Entwicklung einer Person ab.

1. Objektive Feststellung von Behinderung: Sie entspringt dem Bedürfnis der Gemeinschaft, des Staates nach Gleichbehandlung seiner Mitglieder, nach Gerechtigkeit. Sie ist allenfalls für körperliche Behinderungen hinreichend möglich, wenngleich sie auch hierbei die individuelle Kompensierbarkeit nicht zu berücksichtigen vermag.

2. Beziehungsstörung als Maß der Behinderung: Diese Betrachtungsweise versteht den Menschen als ein soziales, als ein Beziehungswesen. Behinderung ist unter diesem Gesichtspunkt eine Beeinträchtigung seiner Beziehungsfähigkeit, seiner sozialen Integration.

3. Subjektive Definition von Behinderung: Sie wäre wohl die gerechteste aller Definitionen, denn das Erleben der eigenen Insuffizienz, des Andersseins und des dadurch bedingten Einbezogen- oder Ausgeschlossenseins bedarf am ehesten der Berücksichtigung, der Hilfe und des Ausgleichs durch die Gemeinschaft. Wenn objektivierbar, wäre zweifellos die Beeinträchtigung der Beziehungsfähigkeit ein wichtiges Kriterium (Färber H-P. 1998).

Defizite sollen deshalb nicht allein durch Leistungsrabatt und finanzielle Mittel ausgeglichen werden, sondern dadurch, dass dem Betroffenen technischer Ausgleich zur Verfügung gestellt wird, dass er vor allem dort gefördert wird, wo seine Fähigkeiten noch vorhanden sind, und nicht dort, wo seine Defizite liegen.

Wir sehen also, dass Behinderung ein gesellschaftlich mitverursachtes und mitbestimmtes Faktum ist und damit nicht nur der einzelne behinderte Mensch, sondern die ganze Gesellschaft mitbetroffen ist. Denn zur Beziehungsfähigkeit gehören immer mindestens zwei, der behinderte und der nicht behinderte Mensch. Diese Mitverantwortung und Mitverpflichtung ist es aber wohl, welche die Nichtbehinderten und Nichtbetroffenen dazu verleitet, das Problem der Behinderung zu verdrängen. Das Tabu ist also noch nicht ganz überwunden.

⋯› Wer kennt das nicht: Sommer, Sonne, Urlaub, die Stimmung steigt, man lässt es sich gut gehen und genießt sein Leben in vollen Zügen. Eine Gruppe junger Menschen macht einen Ausflug und will es sich zum Abschluss eines schönen Tages in einem Straßencafé gemütlich machen. Niemand hat heute auf sie gezeigt, sie angestarrt oder sie komisch behandelt, weil einige von ihnen eine geistige Behinderung haben. Es herrscht Hochbetrieb, was die Gruppe zwingt, sich an getrennten Tischen niederzulassen. Die Freude auf einen herrlichen Eisbecher ist jedoch vergebens, da die Bedienung zwar kommt, die Runde am Tisch aber abschätzig mustert und in Windeseile nur die Bestellung der nicht behindert wirkenden Gäste am Tisch aufnimmt. Bevor einer der Beteiligten Einspruch erheben kann, ist der Kellner wieder verschwunden. Am anderen Tisch wiederholt sich dasselbe Treiben, indem die nicht behinderten Gäste höflich, aber zackig nach ihren Bestellwünschen gefragt und die behindert erscheinenden Gäste ignoriert werden, so als ob sie überhaupt nicht anwesend wären. Auch beim zweiten Auftritt des Kellners reagiert dieser auf keine der Nachfragen, weshalb die behinderten Gäste von ihm nicht bedient werden. Er gibt sich geschäftig und ist sichtlich bemüht, der Gruppe auszuweichen, indem er die Bestellung inzwischen neu hinzugekommener – nicht behinderter – Gäste aufnimmt. Alle Versuche, die Aufmerksamkeit des Kellners zu bekommen, fruchten nicht. Die Gruppe wechselt das Café. Hier kann jeder endlich selbst seine Bestellung aufgeben und bekommt sein Eis freundlich serviert.

Viele denken nun vielleicht: Ach ja, das war doch sicher nicht so gemeint. Der Kellner hatte eben viel zu tun und wusste nicht, wie er mit geistig behinderten Menschen umgehen soll. Unsicherheit im Umgang mit Menschen mit einer geistigen Behinderung, Angst, etwas falsch zu machen oder schlichtweg zu viel Stress könnten Gründe sein, die das Verhalten des Kellners geprägt haben.

···› Lerntipp
Rechtfertigt dies aber bewusstes Wegsehen, offene Ignoranz oder gar die Verweigerung einer Dienstleistung und dadurch eine offensichtliche Benachteiligung?

Für die Gruppe ist neben der Trübung des Urlaubsgenusses und des Ärgers über das entwürdigende Verhalten des Kellners die erneute Erfahrung geblieben, dass sie nicht als gleichberechtigte Menschen wahrgenommen und behandelt werden. Dieser entwürdigende und offensichtliche Fall der Benachteiligung war für einige Mitglieder der Gruppe leider nicht die erste Erfahrung dieser Art. Es ist nichts Neues, dass Menschen mit einer geistigen Behinderung immer wieder Schwierigkeiten beim Besuch von Discos, Kneipen oder Schwimmbädern bekommen. Und wie oft werden ihnen diese Angebote aus fadenscheinigen Gründen verweigert oder ihr Genuss durch diskriminierendes Verhalten getrübt, ohne dass es bekannt wird? Es gibt sogar ein Gerichtsurteil (Flensburg 1992), in dem ein Ehepaar eine Preisminderung einklagte und zugesprochen bekam, weil in seinem Urlaubshotel auch eine Gruppe behinderter Menschen untergebracht war. Dies führte bei vielen Betroffenen und deren Angehörigen zu erheblichen Verunsicherungen und großer Scham, als sie die nächste Urlaubsreise planten. Denn wer möchte schon gerne mit defekten Wasserrohren, Ungeziefer und verdorbenem Essen auf eine Stufe als potenzieller preismindernder Faktor gestellt werden?

Diesem schlagzeilenträchtigen Fall offener Diskriminierung steht eine Vielzahl von alltäglichen Benachteiligungen und Entwürdigungen gegenüber, die die Betroffenen häufig wesentlich stärker behindern als ihre körperlichen, geistigen oder seelischen Beeinträchtigungen. Offenes Hänseln, dumme Witze über Behinderung oder unangemessenes und selbstverständliches Duzen tragen natürlich nicht zur Stärkung des Selbstbewusstseins von Menschen mit einer Behinderung bei.

···› Merke
Versucht man jedoch, sich in die Situation von Menschen mit einer Behinderung hineinzuversetzen, wird es selbstverständlich und zwingend, ihnen die gleichen Bürgerrechte zuzugestehen, die jeder nicht behinderte Mensch als selbstverständlich betrachtet.

Dieses Umdenken ist vor allem auch von denjenigen gefordert, die sich die Betreuung von Menschen mit einer Behinderung zum Beruf gemacht haben. Angebote und Verhaltensweisen müssen daraufhin überprüft werden, inwieweit sie dem Selbstbestimmungsrecht der Betroffenen gerecht werden. **Aus Betreuern und Pflegenden müssen Unterstützer werden!** Statt dem oft gut gemeinten, aber eben letztendlich doch bevormundenden Betreuen und Entscheiden für die Betroffenen geht es bei der Unterstützung in aller erster Linie darum, die Betroffenen für sich selbst entscheiden zu lassen und sie zur Erfüllung ihrer Interessen und Bedürfnisse bei ihrer Lebensgestaltung zu begleiten und zu unterstützen.

32.3.10 Sexualität und Behinderung

So sehr sich die Beziehung zwischen behinderten und nicht behinderten Menschen infolge der modernen Rehabilitationsmöglichkeiten insgesamt normalisiert hat, so wenig gilt dies wohl immer noch für den Bereich der Sexualität. In der Öffentlichkeit gilt vor allem der körperbehinderte Mensch auch heutzutage in der Regel als „asexuelles" Wesen. Viele behinderte Menschen leiden darunter, dass ihre Bedürfnisse nach Geborgenheit, Zärtlichkeit und sexueller Lust unbefriedigt bleiben oder ihr Sexualleben stark eingeschränkt ist oder wird.

Unsere Gesellschaft verbindet Sexualität mit Jugend, Schönheit, Gesundheit und Erfolg. Sexualität, der intimste menschliche Bereich, in dem der Wunsch nach uneingeschränkter Akzeptanz und Hingabe besteht, wird zunehmend mit Leistungsfähigkeit, gutem Aussehen und Unversehrtheit verknüpft.

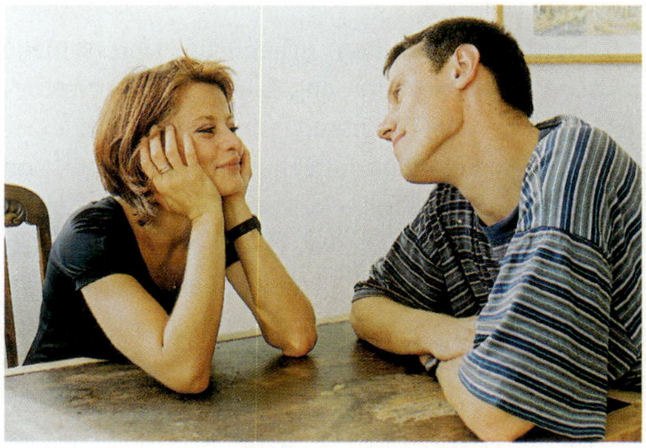

Behinderte Menschen haben die gleichen Sehnsüchte nach Nähe und Zärtlichkeit wie diese nichtbehinderten

Menschen mit Behinderungen erfüllen diese Kriterien oft nicht. Das Recht auf Sexualität und körperliche Nähe zu anderen Menschen wird ihnen daher oft nicht zuerkannt. Behinderte Menschen als sexuelle Wesen werden nicht wahrgenommen. Nicht selten sind es die behinderten Menschen selbst, die sich das Recht auf Sexualität nicht zugestehen und daher häufig meinen, kein Anrecht oder keine Chance auf Sexualität und körperliche Nähe zu anderen Menschen zu haben.

Die Einstellung unserer Gesellschaft zur Sexualität hat sich – erfreulicherweise – in den letzten Jahren zum Positiven verändert. Sexualität wird jetzt als ein wertvolles, wesentliches Grundbedürfnis angesehen, auf das alle Menschen, unabhängig von dem Wunsch nach Kindern, ein Recht haben. Jeder Mensch, gleich welchen Geschlechts und Alters, ob behindert oder nicht, ist ein geschlechtliches Wesen. Aber leider weiß man nicht nur in der Öffentlichkeit, sondern auch in dem Personenkreis, der beruflich mit behinderten Menschen umgeht, und ebenso in den Familien von Behinderten, meist nichts von deren sexuellen Bedürfnissen, oder man will davon nichts wissen. Dabei hat jeder Mensch ein Recht auf ein Sexualleben, und es ist kaum eine Behinderung denkbar, bei der der Wunsch nach Sexualität völlig fehlen würde. Auf der anderen Seite hängt eine glückliche Beziehung zweier Menschen nicht alleine von ihrer sexuellen Erfüllung ab.

» Das Leben stellt jedem eine andre, einmalige Aufgabe, und so gibt es auch nicht eine angeborene und vorbestimmte Untauglichkeit zum Leben, sondern es kann der Schwächste und Ärmste an seiner Stelle ein würdiges und echtes Leben führen und andern etwas sein. «

Darüber hinaus hat jeder Mensch, ob behindert oder nicht, ein Recht über alle Aspekte der Sexualität aufgeklärt zu werden. Dabei ist das Wissen von manchen behinderten Menschen über Sexualität und über ihre eigenen Möglichkeiten zweifellos geringer als das von nicht behinderten Menschen. Häufig werden Kinder mit einer angeborenen Behinderung durch die Eltern abgeschirmt und so behandelt, als wäre es nicht notwendig, etwas über Sexualität zu wissen. Auch wer später eine Behinderung erleidet, wird feststellen, dass in der Rehabilitation die Auseinandersetzung mit der Sexualität meistens zu kurz kommt.

Zweifellos bestehen erhebliche Unterschiede zwischen Menschen mit angeborener und erworbener Behinderung. Während ein Mensch mit einer erworbenen Behinderung seine Sexualität stets am Zustand vor dem Unfall orientieren wird – und diesen Zustand möglichst wieder erreichen will, stehen diese prätraumatischen Erfahrungen dem heranwachsenden Menschen mit einer angeborenen Behinderung nicht zur Verfügung.

Probleme mit der Sexualität

Behinderte Menschen können folgende Probleme haben:

- Gestörte Beziehung zum eigenen Körper, insbesondere zur gelähmten Körperpartie.
- Das Erleben eines normalen, gesunden Körperempfindens im Sinne der körperlichen Sexualität (Aktion und Reaktion) unterbleibt und dadurch auch das Erlernen eigener Reaktionen und Erfahrungen.
- Häufig wird die behinderte Körperpartie abgelehnt, als nicht zu sich gehörig empfunden, und es wird – im wahrsten Sinne des Wortes – lieblos mit dem gelähmten Körperteil umgegangen.

Eine besondere Rolle spielt dabei die Harn- und Stuhlinkontinenz, die als ständiges Problem erlebt wird. Damit einher geht die Angst vor ihrer Entdeckung, die Furcht vor Ekel und Ablehnung und damit verbunden sexuelles Versagen.

Minderwertigkeitsgefühle und Versagensängste prägen das Denken vieler behinderter Menschen, die sich fälschlicherweise an den Normen nicht behinderter Menschen orientieren. Die Einstellung nicht Behinderter gegenüber Behinderten ist vom Bild des impotenten Mannes und der empfindungslosen, passiven Frau geprägt. Aber auch behinderte Menschen selbst denken so. Die Betroffenen orientieren ihre Erwartungen, Wünsche und Zielvorstellungen an den nicht behinderten Menschen, ohne eigene, neue Wertvorstellungen und Umgangsweisen bezüglich ihrer Sexualität zu entwickeln.

Probleme bei der Partnerfindung und in der Partnerschaft

Schon der eingeschränkte Aktionsradius eines Rollstuhlfahrers und die noch häufig anzutreffende ablehnende Haltung der nicht behinderten Menschen muss eine Partnerfindung erschweren. Es kann kein Zufall sein, dass es überdurchschnittlich häufig Beziehungen zwischen behinderten Menschen untereinander oder mit Pflegenden und Therapeuten gibt.

Unsicherheit und Unkenntnis über mögliche Formen der Sexualität sind ebenfalls Probleme, die dabei eine erhebliche Rolle spielen. Dabei stellt sich immer wieder heraus, dass die um Rat ersuchten Ärzte oft dieselben Hemmungen in sexuellen Fragen haben wie ihre Patienten. Außerdem wissen viele nichts über die sexuellen Probleme bei einer Behinderung oder über die spezifischen Behandlungsmethoden. Andererseits haben Behinderte oft Hemmungen, genauer nachzufragen, was ihnen nach der eigenen Einschätzung gar nicht zusteht. Sie fürchten, mehr noch als nicht Behinderte, mit ihren Fragen auf Unverständnis, ja Spott, zu stoßen.

Was können nicht behinderte Menschen für das selbstbestimmte Leben behinderter Menschen tun?

Miteinander Leben heißt nicht die kritiklose Übertragung der Normen nicht behinderter Menschen auf Selbstverständnis und Lebensführung, auf das Leben von behinderten Menschen. Jedem sollen Chancen eröffnet werden, nach seinen Möglichkeiten ein erfülltes Leben zu führen. Voraussetzungen hierzu sind angemessene pflegerische, medizinische, pädagogische, psychologische und soziale Hilfen. Technische und bauliche Barrieren in unserer Umwelt müssen abgebaut werden. Die rechtlichen Ansprüche behinderter Menschen und ihrer Angehörigen bedürfen der Durchsetzung und Absicherung. Notwendig ist aber vor allem die Veränderung von Haltungen und Einstellungen in unserer Gesellschaft.

Unsere Erfahrung zeigt: Vorurteile, Missverständnisse und Unsicherheiten lassen sich durch Aufklärung und durch möglichst frühen und regelmäßigen Umgang von behinderten und nicht behinderten Menschen überwinden. Die vorbehaltlose Annahme in der Gemeinschaft ermöglicht es dem behinderten Menschen, seine Behinderung zu akzeptieren. Er gewinnt damit die Freiheit, seine Fähigkeiten und die ihm offen stehenden Möglichkeiten in Einklang zu bringen. Umgekehrt eröffnet die Gemeinschaft mit behinderten Menschen dem nicht Behinderten intensive menschliche Erfahrungen, die seine Handlungsmöglichkeiten, seine Einstellungen und sein Verantwortungsgefühl prägen und erweitern. Für Pflegende liegt hier das Handlungsfeld im Bereich der Aufklärung und Kontaktherstellung von behinderten und nicht behinderten Menschen und deren Begleitung, Beratung und Unterstützung.

Und es liegt eine Chance darin, den herrschenden, vordergründigen Idealen in unserer Gesellschaft nicht zu entsprechen, sich darauf besinnen zu müssen, dass im Leben wichtigere Dinge zählen als materieller Besitz, Macht über andere, Karriere um jeden Preis, körperliche Fitness, strahlendes gesundes Aussehen. Wir alle könnten in der Konfrontation mit Behinderung erkennen, dass innere Werte viel weiter und tiefer tragen. Häufig sind es gerade behinderte Menschen, bei denen andere – nicht behinderte – Menschen ihren Kummer abladen, Trost suchen und finden. Leiderfahrung führt nicht selten zu einer Solidarität mit anderen, zur Bereitschaft, sich für andere Menschen, für mehr soziale Gerechtigkeit zu engagieren. Ein behindertenfreundliche Gesellschaft ist eine humane Gesellschaft. Sie zu verteidigen, sie wieder neu aufzurichten, muss unsere gemeinsame Aufgabe und Verpflichtung sein. Denn nur in einer humanen, menschlichen Gesellschaft bewahren wir uns selbst. In der „Lektüre für Minuten" von Hermann Hesse ist folgender Text zu finden. „Das Leben stellt jedem eine andre, einmalige Aufgabe, und so gibt es auch nicht eine angeborene und vorbestimmte Untauglichkeit zum Leben, sondern es kann der Schwächste und Ärmste an seiner Stelle ein würdiges und echtes Leben führen und andern etwas sein, einfach dadurch, daß er seinen nicht selbstgewählten Platz im Leben, seine besondere Aufgabe annimmt und zu verwirklichen sucht. Das ist echtes Menschentum und strahlt immer etwas Edles und Heilendes aus, auch wenn der Träger dieser Aufgabe in den Augen aller ein armer Teufel ist, mit dem man nicht tauschen möchte."

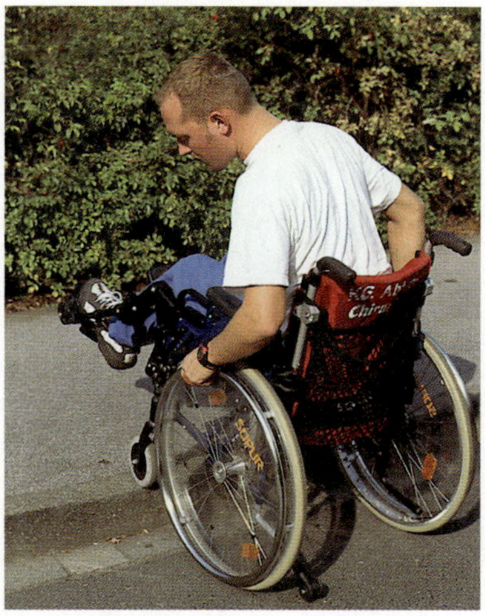

Jeder von uns kann in seinem Leben durch Offenheit, Interesse und Einsatzbereitschaft für den anderen beitragen, dass aus einer Krise ein neuer Anfang wird. Nicht nur weil es jeden von uns einmal treffen kann, sondern weil es unser Auftrag als menschliches Wesen ist

Merke

Auch wenn ein Mensch so schwer behindert ist, dass er sich nicht mehr bewegen kann, so mag sein Inneres bewegt sein, sein Standhalten eine großartige Leistung, ein wichtiger Beitrag für die Gesellschaft sein.

32.4 Gesundheitspflege mit alternden Frauen und Männern

Josef Gaida

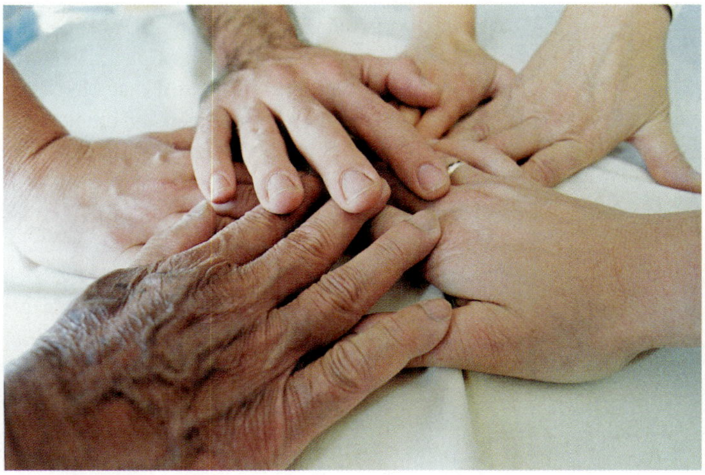

32.4.1 „Wie alt wollen Sie werden – Wie wollen Sie alt werden?"

Die achtzehnjährige Elke und die zwanzigjährige Martina sitzen in einem Straßencafé und beobachten eine alte, krank aussehende Frau. Sie ist offensichtlich gehbehindert und hält sich krampfhaft an ihrem Rollator fest. Auch unter größter Anstrengung gelingt es ihr nicht, mit ihrer Gehhilfe die einzige Stufe zu einem Kaufhaus zu überwinden. Sie hält den Kopf gesenkt und schüttelt ihn immer wieder. Lange steht sie so vor dem Eingang. Viele Menschen hasten an ihr vorbei, manche werfen ihr einen flüchtigen Blick zu, andere schauen abgehetzt oder erwartungsvoll ins Innere des Kaufhauses. Elke schlägt gerade vor, hinüberzugehen und der alten Frau zu helfen. Da dreht sich die Frau dribbelnd und langsam um und geht, nach mehrmaligen erfolglosen Versuchen, die Stufe zu überwinden, um die Ecke des Hauses und damit aus dem Blickfeld der beiden jungen Frauen fort. Elke spricht sofort ihre Freundin an: „Ich möchte nicht so alt werden. Schau dir die Quälerei dieser Frau an. Da kannst du kaum noch und keiner hilft dir. Ja, ich möchte nicht so alt werden. Was bringt das Leben noch, wenn man mal in Rente ist? Lieber intensiv und gut leben und eher von dieser Welt abtreten, als sich einmal so abmühen zu müssen und so allein zu ein." Martina, eher zögerlich: „Was heißt schon ‚alt sein'? Vielleicht gäbe es ja Hilfen für diese Frau… Und

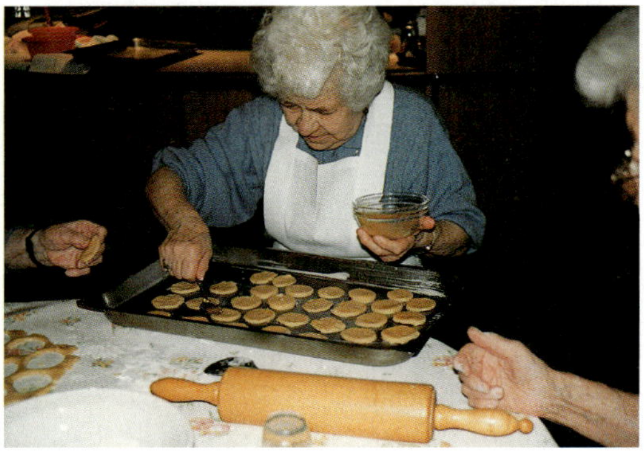

Lebensfreude im Alter trotz eingeschränkter Gesundheit

meine Großmutter mit ihren 73 Jahren macht noch viele Reisen, genießt ihr Leben und ihre große Familie. Sie sagt oft zu mir: ‚Man muss selbst etwas dafür tun, dass man im Alter nicht alleine ist und möglichst selbstständig bleiben kann.' Vielleicht gibt's doch auch ganz schöne Zeiten im Alter – und Hilfen gibt's ja auch, oder? Man könnte viel mehr für die Alten tun… Schau dir doch die zwei Frauen dort am anderen Tisch an: Sie sind bestimmt beide über 80 Jahre. Ich bin mir sicher, sie genießen ihr Zusammensein. Sie reden und lachen die ganze Zeit. Es ist so viel möglich im Alter…"

Lerntipp

Wie mögen sich die alte Frau vor dem Kaufhaus und die beiden alten Frauen im Café fühlen? Sollte der alten Frau geholfen werden und wenn ja, wie?
Und: *Wie alt* wollen *Sie* werden? – *Wie* wollen *Sie alt* werden?

Dieses Kapitel will zum Nachdenken über das eigene Altern und über alternde Frauen und Männer anregen. Es will den Blick Pflegender auf alternde Menschen erweitern und schärfen und die Gesundheitspflege mit alternden Frauen und Männern als wichtigen Teil einer ganzheitlich orientierten Pflege begründen und darstellen.

Begriffsbestimmung Altern, alt werden

Seit „ur-alten" Zeiten machen sich Menschen Gedanken über das Älter-Werden und das Alt-Sein. Je nach Blickwinkel, eigenem Lebensalter, Interessen und Erfahrungen suchen und formulieren sie unterschiedliche Erklärungen für das Alter und Altern. Der Begriff „alt" selbst ist sehr schillernd und kann positiv und erstrebenswert (z. B. im Sinne von „ausgereift", wie „alter Wein" oder „antik = wertvoll") oder negativ und ablehnend (z. B. „zu alt", „alter Opa", „altertümlich") bewertet werden. *„Alter"*, auf den Menschen bezogen, stellt die älteren Menschen und das Resultat des Altwerdens in den Mittelpunkt, das Alter als Lebensperiode und die Alten als Bestandteil der Gesellschaft. Der Begriff *„Altern"* legt den Schwerpunkt auf Prozesse, die zum Alter führen und die das Altwerden begründen (vgl. Baltes/Baltes 1992). In meinem Verständnis und in Anlehnung an andere Autoren ist „Altern ein lebenslanger Prozess der Veränderung, der unumkehrbar, aber beeinflussbar ist". Altern in diesem Sinne beginnt mit der Zeugung (und nicht erst beispielsweise mit Beginn der nachberuflichen Lebenszeit) und setzt sich bis zum Tod fort.

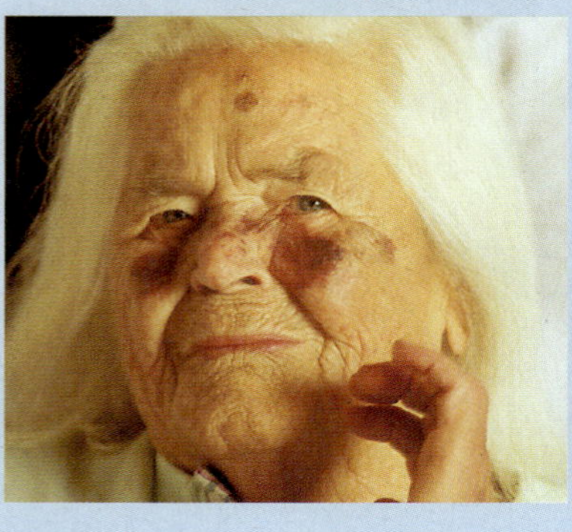

Die *Gerontologie* (von griech. Geros = Greis) „beschäftigt sich mit der Beschreibung, Erklärung und Modifikation (= Veränderung) von körperlichen, psychischen, sozialen, historischen und kulturellen Aspekten des Alterns und Alters, einschließlich der Analyse von alternsrelevanten und alternskonstituierenden Umwelten und sozialen Institutionen" (Baltes/Baltes 1992).

Sozialgerontologie und *Ökogerontologie* befassen sich mit dem Leben und dem Umfeld sowie mit dem Verhalten und Erleben des alternden Menschen in Bezug auf seine Umwelt, d. h. mit der Rolle der Umweltfaktoren für das Leben im Alter.

Die *Geriatrie* ist die Heilkunde von den Krankheiten im Alter.

Die *Gerontopsychiatrie* ist die Heilkunde von den psychischen Erkrankungen im Alter.

Leben und Menschsein bedeuten auch altern, älter werden. Altern ist ein individueller physischer, psychischer und sozialer (also ein *mehrdimensionaler*) Prozess, der durch die persönliche Lebensgeschichte, durch frühere und gegenwärtige Umgebungsbedingungen und durch vergangene und bestehende zwischenmenschliche Beziehungen entscheidend mitgeprägt wird. Dieses Verständnis von Altern geht von einer lebenslangen Veränderbarkeit und Anpassungsfähigkeit menschlichen Verhaltens aus (= *Plastizität*).

Menschliches Dasein ist in keiner Lebensphase statisch, sondern ein andauernder Prozess, in dem sich ein ganzes Leben lang die körperlichen, geistig-seelischen und sozialen Dimensionen eines Menschen (häufig unabhängig voneinander) verändern. Viele innere und äußere Faktoren beeinflussen „Stärke" und „Richtung" dieser Veränderungen.

Sie geschehen lange Zeit unbemerkt, „schleichend" oder werden ganz plötzlich sehr offensichtlich. Sie umfassen zum Beispiel körperliche oder geistige Einschränkungen, Krankheiten, Hilfsbedürftigkeit oder persönliche Verluste, die bewusste Neubeschreibung und Neufestlegung zukünftiger Lebensinhalte, Orientierungen und Werte, andere Verhaltensweisen als in früheren Jahren oder die Vervollkommnung bestimmter körperlicher oder geistiger Fähigkeiten im Alter.

Die bei sich selbst und bei anderen Menschen feststellbaren Alternsveränderungen können auch in besonders intensiver und drängender Weise Fragen nach der Endlichkeit, nach dem Sinn des Lebens, nach den bestehenden Lebensaufgaben und deren Bewältigung oder auch nach der Erhaltung oder Wiederherstellung der Gesundheit und des persönlichen Wohlbefindens aufwerfen.

Die vergangene Lebenszeit des alternden Menschen mit allen Erfahrungen, Bewertungen und „ergriffenen" oder nicht genutzten Möglichkeiten wird immer länger. Die vor ihm liegende Lebenszeit mit allen noch möglichen und nicht mehr vorhandenen „Chancen" wird ständig kürzer.

Alte Menschen wollen ihre bisherige Lebensweise fortsetzen oder diese ganz bewusst verändern und müssen gleichzeitig sich neu ergebende Anforderungen (durch beispielsweise die [Ur-]Enkelerziehung, einen Wohnungswechsel, den Partnerverlust oder durch körperliche Einschränkungen) bewältigen.

Merke
Altern umfasst nicht nur „Abbau" und Wachstum, sondern alle möglichen Verläufe menschlichen Lebens, Gewinne, Verluste, Stabilität und Einschränkungen.

Alternde Menschen sind in der Lage, sich auf viele („normale" und „krankhafte") Alternsveränderungen vorzubereiten, sie zu beeinflussen und auf diese Veränderungen zu reagieren. Voraussetzung dafür ist, dass sie sich auch als alternde Menschen mit sich selbst und mit ihrer Umwelt auseinander setzen. Alternde Menschen, die ihr weiteres Leben planen, wollen ihre Lebensqualität und ihr Wohlbefinden zukünftig erhalten oder verbessern oder mögliche Einschränkungen lindern oder eingrenzen. Das Sprichwort „Nicht dem Leben Jahre – sondern den Jahren Leben geben" zielt hierauf ab. Den „Jahren mehr Leben geben" durch Aktivitäten für Gesundheit und Wohlbefinden während des Alterns, auch in hohen Lebensjahren, könnte dem Leben vieler Menschen „mehr Jahre geben", da sie gesünder, zufriedener und selbstbewusster und dadurch möglicherweise länger leben könnten.

Nicht alle Alternsvorgänge und deren Auswirkungen können beeinflusst werden. Wir wissen, dass wir alle altern und sterben werden. Das menschliche Leben ist zwar in gewissen Bereichen beeinflussbar, aber eben nur in bestimmten Bereichen.

Diese „Beeinflussbarkeit" und „Gestaltbarkeit" von Alternsprozessen hat ihre Grenzen, die jedoch sorgfältig, differenziert und immer wieder neu – auch von Pflegenden – ausgelotet werden sollten. Unrealistische, oberflächliche oder verallgemeinernde Einschätzungen und Erwartungen der vorhandenen Fähigkeiten alternder Menschen entmutigen, wenn sie überfordern.

Oder sie inaktivieren und verhindern die Weiterentwicklung und Erhaltung möglicher Fähigkeiten, wenn sie unterfordern.

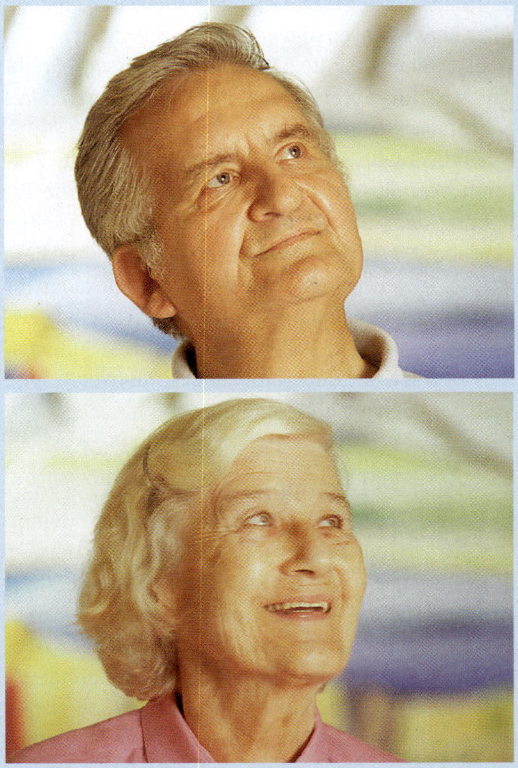

Gesichter alter Menschen – faszinierende und nur teilweise zu ergründende „Spiegel" ihres Lebens und ihres Wesens

Kalendarisches oder chronologisches Alter

Nach der Festlegung der WHO werden Personen ab 61 Jahren als ältere Menschen bezeichnet. Chronologisches Alter wird also an den Lebensjahren festgemacht. Viele gesellschaftliche Regelungen, wie z. B. Wahl- und Strafmündigkeit oder die Pensionierung, sind mit dem kalendarischen Alter verbunden. Es bestimmt somit teilweise auch über die Möglichkeiten eines Menschen an gesellschaftlicher Teilhabe. Die individuellen geistigen und körperlichen Fähigkeiten und Wünsche werden dabei nicht beachtet. Die gesetzlichen Altersgrenzen und die Lebensjahre sind kein Maßstab zur Einschätzung der Leistungsfähigkeit, Interessen oder des Verhaltens eines Menschen.

Psychologische Aspekte des Alterns

···› Merke
Grundlage und Voraussetzung für eine gelingende Gesundheitspflege alternder Frauen und Männer sind das Wissen über die Entwicklung geistiger Fähigkeiten im Altersprozess und die gezielte Berücksichtigung dieses Wissens.

Geistige Fähigkeiten, die im Alter eher abnehmen, sind z. B. Leichtigkeit und Wendigkeit im Umstellen auf Neues, Kombinationsfähigkeit, Orientierung in neuen Situationen, assoziatives Gedächtnis, Denkgeschwindigkeit und Raumvorstellung (= *flüssige = fluide Intelligenz*). Geistige Fähigkeiten, die im Alter eher wachsen und auf einem erreichten Niveau stabil bleiben, sind z. B. Allgemeinwissen, Erfahrungswissen, Sprachschatz und Sprachverständnis (= *kristallisierte Intelligenz*).

Individuelle, situative und umweltbedingte Faktoren beeinflussen die Weiterentwicklung, die Erhaltung oder das Nachlassen geistiger Fähigkeiten alternder Menschen. „Wer rastet, der rostet" – diese alte Volksweisheit gilt selbstverständlich auch für ältere Menschen und für deren körperliche und geistige Beweglichkeit. Dabei ist kein blinder Aktionismus gefragt, sondern anregendes, sinnvolles und leistbares Denken und Handeln.

···› Lerntipp
„Niemand besucht mich! Meine Freunde sind gestorben. Ich bin ganz allein auf dieser Welt!" Diese Aussagen sind Pflegenden oft nur allzu vertraut. Alte Menschen, die sich einsam fühlen und dies belastender als Krankheit und als lebensfeindlich empfinden, haben oft kein Interesse, ihre geistigen Fähigkeiten aktiv zu erhalten. Was wäre Ihrer Meinung nach möglich, um dieses Interesse an den eigenen Fähigkeiten und an ihrer Erhaltung wieder zu wecken?

Noch heute geht in einem Alten- und Pflegeheim die Rede von einer ehemaligen, über 80-jährigen Bewohnerin, die sich, wenn sie Lust hatte, mit ihrer Geige in den Flur stellte und für sich und interessierte Zuhörerinnen Musikstücke aus ihrer Jugendzeit spielte. Hier ist es die Lebensgeschichte dieser Frau, die ihr Leben lang übte und gerne und gut musizierte. Sie trainierte damit ihre geistigen und motorischen Fähigkeiten, hatte Freude dabei, kam in Kontakt mit anderen Menschen, wurde bewundert und zu weiteren „Kostproben" ihres Könnens angespornt.

···› Lerntipp
Welche weiteren individuellen, situativen und umweltbedingten Faktoren beeinflussen, neben der Lebensgeschichte, die geistigen Fähigkeiten alternder Menschen noch?

Das psychische Wohlbefinden älterer Menschen wird wesentlich von Art und Ausmaß ihrer sozialen Integration bestimmt. Diese Einbindung in ein „zwischenmenschliches Netz" wird sich in Zukunft wandeln von engen familiären Bindungen hin zu eher bewusst und freiwillig gestalteten sozialen Beziehungen im außerfamiliären Bereich. Dieser Wandel birgt in sich auch die Gefahr von Orientierungs- und Verhaltensunsicherheit und damit von Beeinträchtigungen psychischen Wohlbefindens.

Altern heißt körperlicher, seelischer und sozialer Wandel. Fähigkeiten und Fertigkeiten nehmen nicht nur ab, sondern es können im Alter vorhandene Fähigkeiten und Fertigkeiten erhalten sowie neue Formen des Erlebens und Handelns erworben werden.

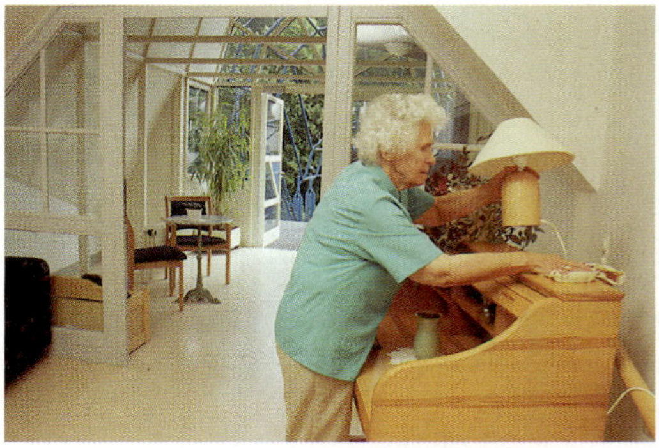

Lernfähigkeit im Alter. Gesundheitsförderung, Krankheitsprävention, Leben mit Krankheit, Behinderung oder chronischer Einschränkung, Rehabilitation und Aktivierung wären ohne Lernfähigkeit des Menschen jeden Lebensalters zum Scheitern verurteilt. Nur lernend sind die Erhaltung und Wiederherstellung von Gesundheit, die Prävention oder das

Leben mit andauernder Pflegebedürftigkeit, Krankheit und Behinderung möglich.

Wichtige alternsspezifische Lernaspekte (vgl. Lehr 1996, 116 f):

- Ältere Menschen lernen schlechter, wenn ihnen Informationsmaterial angeboten wird, das zu ihrer aktuellen Lebenssituation keinen Bezug hat, von dem sie nicht einsehen können, zu welchem Sinn und Zweck sie es lernen sollen. Wird älteren Menschen der *Sinnzusammenhang* einsichtig, so können sie durchaus die Leistungsfähigkeit Jüngerer erreichen.
- Älteren Menschen fällt es möglicherweise infolge der mit dem Lebensalter nachlassenden Übung schwer, sich Gedächtnisstützen, „Eselsbrücken", zu bilden. Gibt man ihnen Hilfestellung zur Aneignung *optimaler Lerntechniken*, verbessert sich das Lernergebnis deutlich.
- Schnell dargebotener Lernstoff behindert ältere Menschen stärker als jüngere. Bei *Wegfall von Zeitdruck* gleichen sich die Lernergebnisse von Jüngeren und Älteren einander an.
- Ältere und Jüngere erzielen Lerngewinn durch *Übung*, durch Wiederholung des Lernvorganges, wobei Ältere u.U. eine höhere Wiederholungsrate benötigen. Dies gilt vor allem dann, wenn bereits Merkfähigkeitsstörungen bestehen.
- Schlechtere Lernleistungen von Älteren sind häufig weniger ein Zeichen nachlassender „Lernfähigkeit", sondern eine Folge *innerer Unsicherheit*, die eine aufgaben- und zeitgerechte Wiedergabe bereits gelernten Inhalts blockiert.
- Für gute Lerneffekte von Älteren ist die *übersichtliche Gliederung* des Lernstoffes von besonderer Bedeutung.
- Der Lernvorgang ist bei Älteren störanfälliger als bei Jüngeren, d.h. auf eine *ruhige, ungestörte Sicherheit vermittelnde Umgebung* ist Wert zu legen.
- Dem Übungsfaktor, d.h. dem *Ausmaß des Lerntrainings während der gesamten Lebenszeit*, kommt ein ausschlaggebender Einfluss zu.
- Eine ebenso wichtige Rolle spielt der *Gesundheitsfaktor*. Beeinträchtigte Gesundheit führt zu beeinträchtigter Lernleistung.
- Die *Motivation*, d.h. die innere Bereitschaft, den gebotenen Stoff in sich aufzunehmen, das Lernziel zu erreichen, ist überaus wichtig.

Forschungen zeigen, dass vorhandene Lernschwierigkeiten im Alter durch psychische, somatische, soziale, pädagogische und biographische Faktoren bedingt sind – und nicht primär durch den Altersprozess. Die Beachtung dieser Erkenntnis im gesundheitspflegerischen Denken und Handeln – ganz im Sinne des Salutogenese-Modells und der Ottawa-Charta der WHO (s. Ottawa-Charta S. 717) – stärkt das Kohärenzgefühl alternder Menschen und ihre Selbstbestimmung und Unabhängigkeit, fördert ihr Wohlbefinden und Selbstvertrauen, unterstützt alltags- und ressourcenorientiertes Arbeiten und wirkt so gesundheitsfördernd.

Merke
Gesundheitspflege kann nur gelingen, wenn Pflegende die Lernfähigkeit und Lernmotivation alternder Frauen und Männer anerkennen und fördern und alternsspezifische Lernaspekte berücksichtigen.

Biologische Aspekte des Alter(n)s

Biologisches oder Leistungsalter. Die Einschätzung eines Menschen nach seiner äußeren Erscheinung, seinem Verhalten, seinen Äußerungen, kurz: seiner Vitalität, bezieht sich auf sein biologisches oder Leistungsalter.

Wesentliches Kennzeichen des biologischen Alterns ist die nachlassende Fähigkeit, Veränderungen im Organsystem auszugleichen, sich diesen Veränderungen anzupassen. Dies kann jedoch nicht mit Krankheiten gleichgesetzt werden, da *Reservekapazitäten* und *Kompensationsmechanismen* bestehen und *genetische, konstitutionelle* und *soziale Faktoren* die Art und das Ausmaß biologischer Veränderungen mitbestimmen.

Körperliche Funktionsabnahmen bewirken allenfalls eine größere Anfälligkeit für Krankheiten. Neben der Abnahme von Organfunktionen nimmt die Anpassungsfähigkeit an Wärme, Kälte und Nahrung ab.

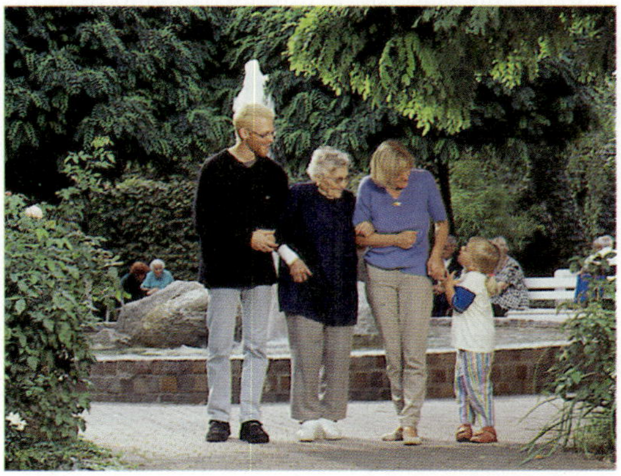

Ein Phänomen unserer Zeit – mehrere Generationen leben gleichzeitig

Merke
Die eindeutige Abgrenzung von „normalen" zu „pathologischen" Alternsprozessen ist oft nur schwer möglich und wird auch subjektiv festgelegt. Auch wenn sich Krankheiten im (höheren) Alter häufen, sind die meisten alten Menschen nicht krank und nicht pflegebedürftig.

Soziale Aspekte des Alter(n)s

Das soziale Alter wird nicht durch das (chronologische) Lebensalter, sondern durch die gesellschaftliche Zuschreibung festgelegt, ist somit sozial bestimmt. Im Laufe seiner Sozialisation lernt der Mensch, welche Erwartungen die Gesellschaft an sein Verhalten und sein Leistungsvermögen hat. Die Gesellschaft legt beispielsweise fest, welche finanzielle Mindestsicherung (im Alter) vorhanden oder welche medizinische Versorgung alternden Menschen garantiert werden muß. Je nach Einschätzung wird ein 35-Jähriger schon als „zu alt" abgewertet oder eben als berufserfahrener Experte gesucht. Die Berufsaufgabe aus Altersgründen wird zu einem wichtigen Ereignis in der Deutung des eigenen Alters, da es keine spezifischen Erwartungen an ältere Menschen in unserer Gesellschaft, keine besonderen Rollen, die sie übernehmen sollten, gibt (vgl. Niederfranke u. a. 1996).

» *Wußten Sie schon*
daß die nähe eines menschen gesund machen kann – krank machen – tot und lebendig machen kann –
wußten sie schon
daß die nähe eines menschen gut machen – böse machen – traurig und froh machen kann –
wußten sie schon
daß das wegbleiben eines menschen sterben lassen kann und daß das kommen eines menschen wieder leben läßt…? (Wilhelm Willms) «

„Altern ist ein soziales Problem." Diese Aussage bezieht sich auf gesellschaftliche Ursachen bestimmter Probleme im Alter. Z.B. kann eine vorzeitige Verrentung aus gesundheitlichen Gründen zu erheblichen Einkommenseinbußen führen. Es kann somit an hinreichenden materiellen und immateriellen Ressourcen zur Lebensgestaltung im Alter fehlen, was wiederum zu Abhängigkeit und Unselbstständigkeit führen kann. Hier ist die Gesellschaft gefordert, Ursachen und deren Folgen zu erkennen, zu verringern und zu vermeiden.

Merke
Der Alternsprozess ist weder allein ein individuelles Schicksal noch ein rein gesellschaftlich bestimmtes Geschehen. Individuelle Veränderungen und Umwelteinflüsse stehen vielmehr in einem Wechselwirkungsprozess miteinander.

32.4.2 Altersbilder – Bilder vom Alter(n)

Alter(n)swahrnehmung und Alter(n)seinschätzung

Ein 80. Geburtstag ist ein „wichtiges" Datum. Der Bürgermeister gratuliert, die Urenkel singen ein Lied, es wird ein Fest gefeiert. Alle Gratulanten betonen, dass das Leben der Jubilarin sehr ereignisreich war und vom Krieg entscheidend beeinflusst wurde. Insbesondere *runde Geburtstage* (chronologisches Alter) mahnen zur Reflexion des eigenen Alters. Häufiger werden an diesen Tagen Rituale erwartet. Bewertungen des hohen Alters fallen umso positiver aus, je näher die beurteilende Person selbst an der Schwelle hohen Alters steht.

Der Tod von Eltern oder Freunden oder das vergebliche Bemühen, sich beruflich zu verändern (da man vermittelt bekommt, man sei zwar hochqualifiziert, aber leider „zu alt" für diese Arbeit), können als *Hinweise auf die Sterblichkeit und Endlichkeit* gedeutet werden (Abnahme noch verfügbarer Lebenszeit). Subjektiv wird das Vergehen der Zeit immer schneller empfunden (Zeiterleben). Schwere Erkrankungen treten häufiger auf.

Wenn ein Kind heiratet, das letzte eigene Kind von zu Hause auszieht oder das erste Enkelkind geboren wird, regen diese und weitere Veränderungen im Lebenszyklus häufig zur Reflexion des eigenen Alterns innerhalb der Generationenfolge an (*generative Hinweise*). Historisch neu ist diese Form des „mittleren Alters" zwischen der jungen und der alten Generation.

Beim Sport wird man schneller als vor 5 Jahren müde; bestimmte körperliche Belastungen werden zunehmend schmerzhaft; Erkrankungen heilen nicht mehr so schnell oder nicht mehr ganz aus (chronische Verläufe). *Körperliche Hinweise* können dazu führen „dass man sein eigenes Altern spürt".

Lebensereignisse, Situationen, Erwartungen, z. B. bei Familienritualen oder auf Partys, bei Urlaubs- oder Arbeitsplatzerlebnissen, können zur Überzeugung führen, dass man für etwas „schon zu alt ist" oder sich selbst dafür „schon zu alt" fühlt bzw. sich nicht oder doch „altersgemäß" verhält (*kontextuelle Hinweise*) (vgl. Tews 1991).

Obwohl sehr enge Wechselwirkungen zwischen dem einzelnen alternden Menschen und seiner Umgebung bestehen, ist das Altern eines Menschen doch ein hochindividuelles und mit keinem anderen alternden Menschen vergleichbares Geschehen.

Merke
Untersuchungsergebnisse zum Thema „persönliche Alterseinschätzung" lassen sich vereinfachend in den Aussagen zusammenfassen: „Je älter man ist, desto später wird man alt" oder „alt sind nur die anderen" (Niederfranke u. a. 1996).

Altersselbst- und Altersfremdbild

Das Selbstbild älterer Menschen und das Fremdbild (= Altersbild der Gesellschaft in Sozialpolitik, Werbung, Literatur, Medien, Pflege, Recht und vielen anderen Bereichen) von älteren Menschen werden von vielerlei Faktoren beeinflusst und sind nicht deckungsgleich.

Die Antwort eines älteren Menschen auf die Frage, ob er sich selbst als „alt" einschätzt (= Altersselbstbild), hängt ab von:

- dem tatsächlichen Lebensalter (= chronologisches Alter),
- der physischen Gesundheit und insbesondere dem subjektiven Gesundheitszustand (je besser sich ein älterer Mensch gesundheitlich fühlt, desto jünger schätzt er sich ein und umgekehrt),
- der Zahl und dem Alter der Kinder und Enkel. Nach Tews (1991, S. 52) „altert auch die Selbstwahrnehmung der Älteren", wenn die Kinder und Enkel altern,
- der Berufstätigkeit bzw. Berufsaufgabe. Ein älterer Mensch, der noch voll berufstätig ist, schätzt sich in der Regel jünger als ein Gleichaltriger ein, der nicht mehr berufstätig ist,
- dem Einkommen. Menschen mit höherem Einkommen bezeichnen sich später als „alt",
- vielen psychosozialen Variablen, die ebenfalls die eigene Einschätzung als „alt" beeinflussen. Ältere Menschen, die mit ihrem Leben zufrieden sind, schätzen sich in der Regel jünger ein. „Zufriedenheit" wiederum wird beeinflusst durch Gesundheit, psychische Gesundheit, Einkommen, Schulbildung, Kontrollfähigkeit über das eigene Leben, Persönlichkeitszüge (Selbsteinschätzung, Selbstwertgefühl, Selbstvertrauen, Sicht des Lebens) des einzelnen Menschen u. a. Faktoren,
- persönlichen Verhaltenszügen. Beispielsweise gaben ältere Menschen, die sich in einer Befragung jünger einschätzten, an, sowohl in der politischen Einstellung als auch im Konsumverhalten weniger „traditionell", sondern eher „risikofreudig oder experimentierfreudig" zu sein.

Altersselbstbild und Altersfremdbild sind eng miteinander verknüpft und bedingen einander. Ständige Wechselwirkungen zwischen dem Selbstbild (und dem damit zusammenhängenden Selbstwertgefühl) des einzelnen älteren Menschen einerseits und den vielen Fremdbildern andererseits laufen weitgehend unbewusst ab.

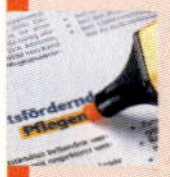

Merke
Gesundheitspflegerisches Denken und Handeln in der beruflichen Beziehung zu alternden Menschen stärkt deren Selbstbild und Selbstwert positiv. Alle gesundheitspflegerischen Maßnahmen zielen darauf ab.

Fragen der jüngeren Generation an sich selbst (in Anlehnung an: Borchert: Un-Ruhestand 1980, S. 35):

- Wie möchte ich eigentlich selbst im Alter leben?
- Kenne ich ältere Menschen in meiner Umgebung, welche Kontakte habe ich zu ihnen?

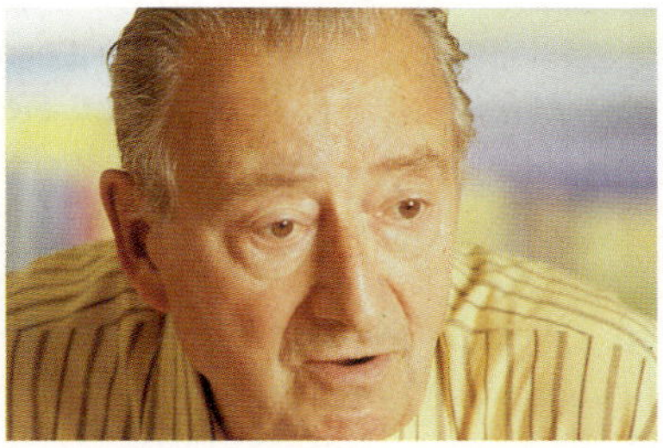

- Welches Erlebnis möchte ich mit einem alten Menschen teilen?
- Welche Lebensgeschichte haben diese Menschen?
- Wie spreche ich mit alten Menschen, nehme ich sie wirklich ernst?
- Was lese ich über alte Menschen in Zeitungen und Zeitschriften, wie werden sie im Fernsehen dargestellt?
- Was weiß ich vom Leben meiner Eltern?
- Wie denken sie im Nachhinein über ihre Kindheit und Jugend?
- Welches Verhältnis möchte ich später einmal zu meinen eigenen Kindern haben?
- Was geht in mir vor, wenn ich alte Menschen sehe, die hilflos sind, zum Beispiel im Straßenverkehr?
- Wie fühle ich mich in Gegenwart sehr alter Menschen?

Persönliches und generalisiertes Altersbild. Kennen Sie diese Situation aus Ihrem Privat- oder beruflichen Leben? Die 83-jährige Frau sagt zu Ihnen: „Könnten Sie der ‚Oma' dort am Tisch bitte beim Aufstehen helfen?" Die „Oma" ist 68 Jahre und sieht erheblich jünger aus als die 83-Jährige, die sich selbst keinesfalls als „alt" bezeichnen würde.

Das *persönliche* oder selbstbezogene Altersbild, das Alter(n) mit der eigenen Person oder mit persönlich bekannten alten Menschen in Verbindung bringt, hebt positiv getönte oder neutrale Aspekte des Alter(n)s hervor und zögert die eigene Einschätzung als „alt" hinaus („alt sind die anderen").

Probleme des Alter(n)s werden mehr bei anderen alten Menschen gesehen, während das Auftreten von Problemen – auf die eigene Person bezogen – als eher unwahrscheinlich eingeschätzt wird. Hingegen werden beim *generalisierten* (verallgemeinernden) Altersbild häufiger negative Einstellungen deutlich. „Alter" wird insgesamt schon zeitlich früher eingeschätzt.

Erst im späteren (eigenen) Alter werden Befürchtungen und negative Sichtweisen des Alters zugunsten der eigenen Person „korrigiert".

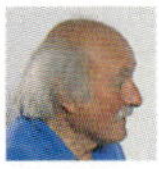

„Ich bin jetzt über 93 Jahre alt, also nicht gerade jung, jedenfalls nicht mehr so jung, wie ich mit Neunzig war. Aber Alter ist überhaupt etwas Relatives. Wenn man weiter arbeitet und empfänglich bleibt für die Schönheit der Welt, die uns umgibt, dann entdeckt man, dass Alter nicht notwendigerweise Altern bedeutet, wenigstens im landläufigen Sinne. Ich empfinde heute viele Dinge intensiver als je zuvor, und das Leben fasziniert mich immer mehr" (überliefert von Pablo Casals).

Lernaufgabe
Sind Sie der Meinung, dass das Alter eher eine „Last", eher eine „Chance" (für etwas Neues) oder eher eine „Entpflichtung" ist? Wie denken Sie darüber? Was antworten Ihnen ältere Menschen auf diese Frage und wie begründen sie Ihnen gegenüber ihre Antwort? Was bedeuten die Antworten für Ihre gesundheitspflegerische Tätigkeit? Diskutieren Sie mit Ihren Kollegen darüber.

Altersstereotyp

Negatives und positives Altersstereotyp. Altersstereotype beeinflussen nicht nur das Verhalten Einzelner oder von Gruppen gegenüber Alternden, sondern weisen auch Älteren ihren Platz in der Gesellschaft zu (vgl. Niederfranke 1996).

Altersstereotype bestehen, wenn Menschen nur aufgrund ihres kalendarischen Alters bestimmte Eigenschaften, Verhaltensweisen oder Rollen zugeschrieben werden. Es gelingt damit nicht, die Perspektiven- und Wirklichkeitsvielfalt älterer Menschen und die Belange Einzelner innerhalb der Gruppe älterer Menschen wahr und ernst zu nehmen. Altersstereotype beziehen sich meist nur auf einzelne Eigenschaften sowie Verhaltens- und Rollenerwartungen.

» Altersstereotype sind relativ fest gefügte, stabile Überzeugungen davon, wie ältere Menschen (angeblich) sind und wodurch sie sich von anderen, jüngeren Menschen unterscheiden (Moscovici 1961) «

„Altersstereotype sind relativ fest gefügte, stabile Überzeugungen davon, wie ältere Menschen (angeblich) sind und wodurch sie sich von anderen, jüngeren Menschen unterscheiden."

Das *negative Altersstereotyp* beruht auf der Auffassung, dass mit hohem Lebensalter Hilfebedürftigkeit, Passivität, Intoleranz, körperliche Gebrechlichkeit, finanzielle Unsicherheit, persönliche Isolierung und Einsamkeit und psychischer Abbau so gut wie zwangsläufig verbunden sind. Als Reaktion auf dieses negative Altersstereotyp wird seit einiger Zeit das gegenteilige – aber ebenso einseitige – *positive Altersstereotyp* vom „neuen Alten" verkündet: Ihn kennzeichnen wirtschaftliche Potenz, Unabhängigkeit, Kompetenz, Mobilität, er ist sozial integriert und aktiv. Die Gefahr der Stereotypisierung alter Menschen ist groß. Ein typisches Verhalten älter werdender Menschen gibt es nicht! Geistige Leistungsfähigkeit und viele Persönlichkeitsmerkmale, soziales Verhalten und körperliche Veränderungen beim Menschen im höheren Lebensalter unterliegen einer großen Variabilität.

Auch im Alter kann man körperlich aktiv sein

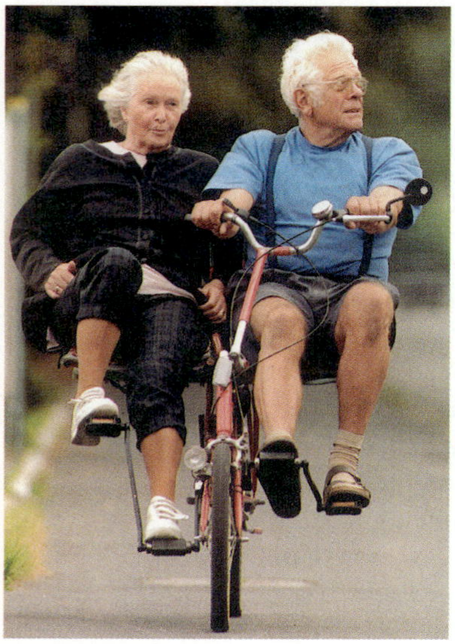

Merke
Durch gezielte Reflexion der eigenen Wertmaßstäbe, Sichtweisen und Handlungen können der *individuelle Alternsprozess* erkannt sowie Verallgemeinerungen und Vorurteile vermieden werden (z. B. durch das Gespräch mit älteren Menschen, mit Kollegen und Vorgesetzten).

Theorien und Modelle über das Altern

Es gibt keine allgemein anerkannte Theorie über Alterungsvorgänge und ihre Ursachen sowie über die Zusammenhänge des Alterns. Zentrale Aussagen einiger wichtiger ausgewählter Theorien und Modelle über das Altern sollen ihre Komplexität und Vielschichtigkeit veranschaulichen (vgl. Lehr 1996, 67 ff. u. Kruse/Lehr 1996, 5/22).

Aktivitätstheorie. Ihre Begründer gehen davon aus, dass der alternde Mensch nur glücklich und zufrieden ist, wenn er aktiv ist, etwas leisten kann, Aufgaben hat und „gebraucht" wird. Das habe positive Auswirkungen auf sein Selbstbild. Hohe Aktivität, Gebrauchtwerden, Leistungsfähigkeit bewirken ein hohes Maß an Zufriedenheit.

Disengagementtheorie. Sie steht der Aktivitätstheorie entgegen. Sie geht von der These aus, dass der ältere Mensch dann zufrieden ist, wenn er sich zurückziehen (to disengage = sich zurückziehen) und seine Kontakte reduzieren kann, wenn er nicht mehr aktiv sein muss und sich mit seinem Lebensende befassen kann. Die Reduzierung sozialer Kontakte und die Verminderung von Beziehungen würde für den alten Menschen eine zunehmende Freiheit bedeuten, da er weniger Normen unterworfen wäre. Heftig kritisiert und heute widerlegt, wird ein vorübergehendes Disengagement (z. B. mit Berufsende) weiter diskutiert.

Dis-use-Hypothese. Die (psychologisch definierte) „Dis-use-Hypothese" und die (medizinisch definierte) „Inaktivitäts-Atrophie" beinhalten eine gemeinsame Grundaussage: (Geistige und körperliche) Fähigkeiten, die nicht mehr gebraucht, nicht mehr eingesetzt und aktiviert werden, verkümmern.

Defizitmodell. Es geht von einem *universellen* (= bei allen älteren Menschen zu beobachtenden) und einem *generellen* (= in allen Funktionen zu beobachtenden) Abbau aller Fähigkeiten und Möglichkeiten des alten Menschen aus. Dies sei unausweichliches Schicksal. Das Defizitmodell war von seinen Begründern zunächst begrenzt auf die kognitive Leistungsfähigkeit bezogen und wurde später auf alle Bereiche eines alten Menschen übertragen.

Kompetenzmodell. Diesem Modell liegt die Annahme zugrunde, dass die Entwicklungsfähigkeit auch des alternden Menschen nie einfach abgeschlossen ist. Maßstab für die Kompetenz alternder Menschen sind nicht mehr – wie häufig geschehen – die jüngeren Menschen, sondern die Kräfte und Fähigkeiten der alternden Menschen selbst. Diese nehmen mit dem Altern zum Teil ab, bleiben zum Teil gleich und nehmen zum Teil zu. Dabei werden große interindividuelle (also zwischen den alternden Menschen bestehende) Unterschiede in der kognitiven Leistungsfähigkeit festgestellt. Umgebungsbedingungen und individuelle Lebensform bestimmen im Alter in erheblichem Umfang die Erhaltung von Kompetenz bzw. die Kompensation verloren gegangener Kompetenz. Kompetenz wird angesehen als die Fähigkeit einer Person, auf Anforderungen der Umwelt und einer Situation individuell angemessen reagieren zu können.

Kontinuitäts-/Diskontinuitäts-These. Die *Kontinuitätstheorie* geht davon aus, dass Personen „im mittleren und höheren Lebensalter im Prozess der Anpassung an das Altern versuchen, bestehende innere und äußere Strukturen zu bewahren". Dies geschieht durch „die Anwendung vertrauter Strategien an vertrauten Schauplätzen des Lebens". Strukturen, Beziehungen und Ereignisse müssen (von alternden Menschen) als kontinuierlich wahrgenommen werden, „indem sie der eigenen Identität als zugehörig erlebt werden" (Lehr 1991, 62).

Altern als *diskontinuierliches* Geschehen würde bedeuten, dass an verschiedenen Punkten des Lebensverlaufs – auch im hohen und sehr hohen Alter – abrupte und deutliche Veränderungen, sogar regelrechte Brüche, erkennbar werden, die auf eine neue „Qualität" des Erlebens und Verhaltens hinweisen. Diese Veränderungen stehen nicht in einem kontinuierlichen Zusammenhang mit dem früheren Leben (vgl. Niederfranke u. a. 1996).

Idee der „Produktivität des Alters". Die „Produktivität des Alters" ist nicht im Sinne einer Fremdbestimmung von „Nützlichkeit" gedacht, die den Wert der Aktivitäten Älterer festlegt und auf arbeits- und leistungsorientierte Aspekte einengt. „Produktivität" meint vielmehr hier Leistungen, „die in dieser Weise von anderen Altersgruppen gar nicht erbracht werden können".

Alternde Menschen lassen ihre Fähigkeiten nicht brachliegen, sondern nehmen sie selbst in Gebrauch („tun etwas für sich"), ohne unbedingt einen Nutzen für andere herbeiführen zu wollen. Bildung, Arbeit und Freizeit als wesentliche Sektoren des Lebens sollen gleichzeitig auch im Alter ermöglicht werden und somit Ausgrenzung verhindern (vgl. Knopf 1997).

Erblichkeitstheorie. Sie geht von der Annahme (und von Ergebnissen der Chromosomen- und Genforschung) aus, dass Intensität und Geschwindigkeit des normalen Alterns von Erbeinflüssen abhängen. Die Lebenserwartung eines Individuums ist höher, wenn ein Elternteil langlebig war, und noch höher, wenn beide Elternteile ein langes Leben hatten. Solche Beobachtungen legen einen genetischen Einfluss auf die Lebensdauer nahe.

Abnutzungstheorie. Sie gründet auf der Vorstellung, dass der Mensch mit einem bestimmten Energievorrat auf die Welt kommt und stirbt, wenn dieser verbraucht ist. Das Nachlassen der Muskelkraft, der Elastizitätsverlust des Bindegewebes oder degenerative Veränderungen der Gelenke sind Beispiele für die Verknüpfungen von Altern und Abnutzungsvorgängen.

Kritische Würdigung der Alternstheorien

Alternstheorien und Altersmodelle geben wertvolle und wichtige Anregungen zur persönlichen und gesellschaftlichen Auseinandersetzung mit dem Altern des Menschen. Sie können und sollen dazu beitragen, Ursachen, Veränderungsprozesse und Auswirkungen des Alterns zu erklären und angemessene Hilfen für alternde Menschen anzubieten. Durch keine der bestehenden Alternstheorien und -modelle kann der komplexe und individuelle Prozess des Alterns in seiner Ganzheit erfasst und verstanden werden. Verallgemeinernde oder von bestimmten Interessen geleitete Aussagen zum Altern von Menschen bergen auch die Möglichkeit und Gefahr in sich, bestimmte Bilder und Stereotype über alternde Menschen zu verstärken und die Individualität alternder Menschen, die „Buntheit" des Alterns und die vielfältigen Lebensrealitäten und Fähigkeiten alternder Menschen zu vernachlässigen, auszugrenzen, zu „instrumentalisieren" oder nur unter Leistungsaspekten zu sehen.

Merke

Jeder ältere Mensch sollte selbst Auskunftsquelle über sein Altern, über seine Fähigkeiten und Vorlieben, seine Rollen und (Lebens-)Ziele, seine Belastungen, Ängste und Krisen, seine Lebensgeschichte und über seine Bewertung, was Altern sinnvoll oder lebenswert macht, sein.

Lerntipp

Überlegen Sie bitte, welche Konsequenzen die verschiedenen Alternstheorien und -modelle für Ihr pflegerisches Handeln mit alternden Menschen hätten und welche der Thesen den gesundheitspflegerischen Arbeitsansatz fördert.

32.4.3 Altern heute

Das „Neue“ am Alter(n) in unserer Zeit

Das hat es in der europäischen Menschheitsgeschichte noch nie gegeben: Immer mehr Menschen erreichen ein hohes Lebensalter. Die Wahrscheinlichkeit, dass heute ein Mensch alt wird, ist – bei allen weiterhin bestehenden Unsicherheiten und Lebensrisiken – weitaus größer als früher. Und der (im Vergleich zu früheren Zeiten große) Anteil alter Menschen an der Gesamtbevölkerung vieler Länder wird in den nächsten Jahrzehnten weiter zunehmen. Die voraussichtlich noch zu erwartende Lebenszeit von Frauen und Männern nach Fortgang des letzten Kindes aus der Familie und nach Beendigung der Berufsarbeit kann noch 30 Jahre betragen. Diese lange Lebensspanne nach der Familienphase und der Berufstätigkeit ist ebenfalls neu für die Menschheit. Die Ausgestaltung dieser Jahre und die Bewältigung vielfältiger Anforderungen, die in dieser „neuen Lebenszeit“ gehäuft auftreten, verbunden mit dem Wissen um die Endlichkeit des Lebens, sind wichtige zukünftige Aufgaben für jeden einzelnen Menschen und für eine Gesellschaft insgesamt (**Abb. 32.13**).

Diese Fakten beeinflussen bereits heute unser Leben und werden in Zukunft noch stärkere Auswirkungen auf uns alle und auf alle unsere Lebensbereiche haben. Alte Menschen sind aufgrund ihres großen und noch weiter zunehmenden Bevölkerungsanteiles schon längst keine „Randgruppe“ mehr. *Die* alten Menschen als homogene und gut einschätzbare Gruppe innerhalb der Gesamtbevölkerung gibt es nicht. *Den* alten Menschen oder *die* Alten hat es sicher nie gegeben und wird es in Zukunft noch viel weniger geben. Aufgrund der gegenwärtigen und voraussehbaren demo- und soziographischen Entwicklung in Mitteleuropa gibt es belegbare „Merkmale heutiger Altersrealitäten“, deren Auswirkungen noch gar nicht umfassend absehbar sind.

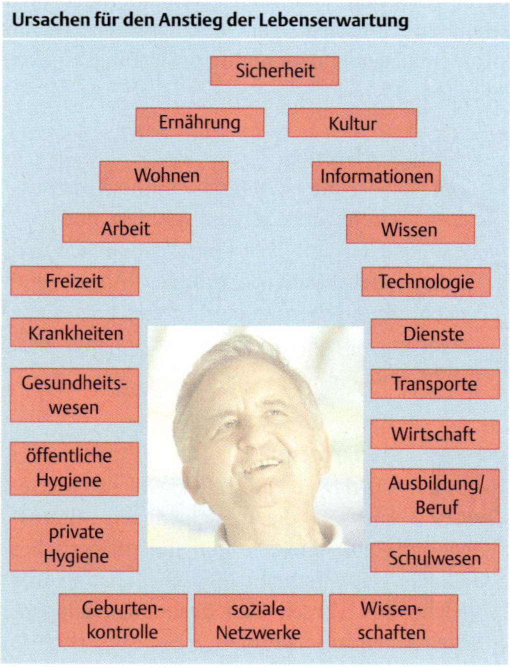

Abb. 32.13 Viele Faktoren führen zu einer immer höheren Lebenserwartung (nach Imhof)

Merkmale heutiger Altersrealitäten

Quantitäten (Anzahl). Die Zahl der über 60-Jährigen nimmt stark zu und wird voraussichtlich auf über ein Drittel der Gesamtbevölkerung anwachsen.

Proportionen (Verhältnisse). Neben der quantitativen Zunahme älterer Menschen sind die geringen Geburtenraten der nachwachsenden Generation ein zweiter Grund für das „Altern“ der Gesellschaft. Heute kommt in Deutschland auf einen über 60-Jährigen ein unter 20-Jähriger.

Ausweitung der Altersphase. Die Altersphase weitet sich aus, weil die Zeit zwischen Berufsaufgabe und Tod immer länger wird. $^1/_4 - ^1/_3$ des gesamten Lebens sind heute „Altersphase“, also nachberufliche Lebenszeit.

Differenzierung des Alters. Innerhalb dieser wachsenden Gruppe alternder Menschen differenzieren sich „Subgruppen“ mit möglicherweise sehr unterschiedlichen Lebenslagen-, -läufen und -stilen aus (z. B. „junge Alte“, „alte Alte“). Zum einen verfügen immer mehr Menschen über hohe Leistungsreserven, wenn sie „alt“ werden (d. h. aus dem Erwerbsleben ausscheiden), zum anderen erreichen immer mehr Menschen trotz erheblicher gesundheitlicher Beeinträchtigungen ein sehr hohes Alter. Viele Menschen über 60 Jahre sind körperlich relativ gesund, finanziell abgesichert, sozial engagiert, mobil, belastungsfähig und aktiv (= sog. „junge“ oder „neue Alte“). Zu den über 60-Jährigen gehören auch die Frauen und Männer, die krank, hilfsbedürftig, eher mittellos und immobil sind (= sog. „alte Alte“). Der belastungsfähige, durchtrainierte 80-jährige Marathon-Läufer ist genauso in der „nachberuflichen Lebensphase“ und gleichzeitig in einer ganz anderen Lebenssituation als der 60-Jährige, schwer in seiner Mobilität und seiner sprachlichen Ausdrucksfähigkeit beeinträchtigte Mann mit einem Schlaganfall. Der 60 Jahre alte Mensch, der nach seiner beruflichen Lebensphase in den Entwicklungsdienst geht, zählt so viele Lebensjahre wie die 60-jährige Frau, die sich nach Ende der Familienphase und nach dem Tod ihres Mannes depressiv, ziellos und sinnsuchend immer mehr zurückzieht. Die Ursachen dieser Unterschiede sind individuell gesundheitlich und biographisch, aber auch gesellschaftlich bedingt und stehen in Wechselwirkung zueinander.

Verjüngung und frühe Entberuflichung des Alters. Aus vielen Gründen sehen heute alte Menschen jünger als früher aus. Gleichzeitig werden immer jüngere

Menschen als alt eingeordnet. Andererseits halten sich ältere Menschen zunehmend für jünger. Das Renteneintrittsalter sank in den letzten Jahren im Durchschnitt bis auf das 57. Lebensjahr.

Feminisierung („Verweiblichung"). Alter ist weiblich. Zwei Drittel der alten Menschen sind Frauen, bei den über 80-Jährigen sind sogar drei Viertel weiblich. Weitere erhebliche geschlechtsspezifische Unterschiede im Alter sind u.a. im Familienstand, in der Haushaltsstruktur, im Einkommen, in der Wohnform und bei kritischen Lebensereignissen festzustellen (vgl. Niederfranke 1996, S. 4, 8 ff.).

Singularisierung (Vereinzelung) und Veränderung der Familienstrukturen. Immer häufiger leben mehrere Generationen gleichzeitig und die Zahl der Kinder bei den nachwachsenden Generationen wird geringer. Die familiäre Situation der nachwachsenden Altersgenerationen wird durch Scheidung/Trennung unklarer. Der Anteil Alleinlebender nimmt stark zu.

Hochaltrigkeit. Nicht nur die Gruppe der Alten insgesamt nimmt zu, sondern speziell die Gruppe der über 80-Jährigen steigt überproportional an. Hilfe- und Pflegebedürftigkeit in Relation zum Alter ergibt die Tatsache, dass die Altersgruppe mit der größten Hilfe- und Pflegebedürftigkeit am schnellsten wächst.

Lebenslagen – Lebensläufe – Lebensstile – Geschlechtsspezifische und interindividuelle Unterschiede. Die Lebenslagen (also die materiellen und immateriellen Lebensverhältnisse), die Lebensläufe (Berufseintritt, Berufsaufgabe, Beendigung der Phase der Kindererziehung, Zeitpunkt der Verwitwung u. a., also der Verlauf des Lebenszyklus) und die Lebensstile (z. B. das Konsumverhalten oder das bewusste Alleinleben) älterer Menschen sind im Vergleich zu früher zunehmend anders und vielfältiger und differenzieren sich voraussichtlich weiter aus (vgl. Tews 1991, S. 20). Die Rahmenbedingungen für alternde Männer und Frauen unterscheiden sich häufig und stark voneinander.

Überwiegend kompetente und selbstständige alternde Menschen bei gleichzeitig fließenden Übergängen von „normalen" zu „krankhaften Alternsprozessen". Die Alterssituation in Deutschland: Im Jahr 2000 leben in Deutschland ca. 81,1 Mio Menschen (2030: ca. 69,9 Mio). Von diesen sind ca. 19,1 Mio Menschen 60 Jahre und älter (= 23,6% der Gesamtbevölkerung. 2030: ca. 24,4 Mio = 34,9% der Gesamtbevölkerung). Es werden ca. 2,9 Mio 80-Jährige und Ältere leben (= 3,6% der Gesamtbevölkerung. 2030: ca. 4,4 Mio = 6,3% der Gesamtbevölkerung).

Dies bedeutet: In 30 Jahren wird über ein Drittel der Bevölkerung in Deutschland 60 Jahre und älter sein. Insbesondere die Anzahl der über 80-Jährigen wird somit in naher Zukunft bedeutend ansteigen (um über 1,5 Millionen in den nächsten 30 Jahren)! Von den ca. 19,1 Mio Menschen der über 60-Jährigen in Deutschland benötigen im Jahr 2000 weniger als 2 Mio Menschen regelmäßige (stationäre, teilstationäre oder ambulante) krankenpflegerische Hilfen. Die ganz überwiegende Zahl der über 60-Jährigen (und auch noch mehr als die Hälfte der über 90-Jährigen!) in Deutschland hat *keinen* oder lediglich einen *unregelmäßigen* Pflege- und (hauswirtschaftlichen) Hilfebedarf (**Abb. 32.14**), ist somit meist selbstständig und unabhängig und kann lange Zeit *ohne krankenpflegerische* Hilfen das Leben bewältigen (vgl. Lehr 1996, S. 62 f).

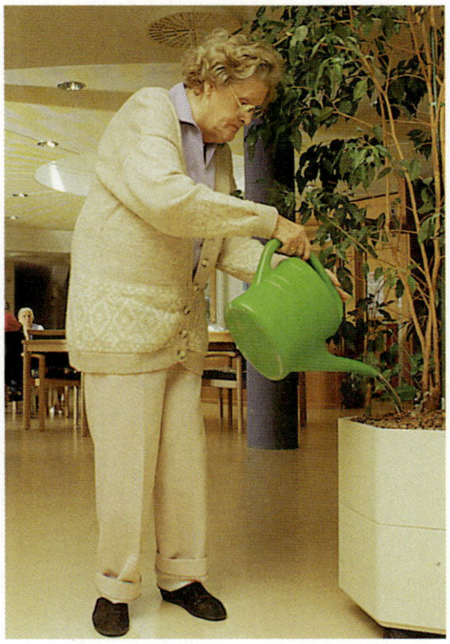

Zwei Drittel der alten Menschen sind Frauen

Multimorbidität – Chronizität – Variabilität und individuelle Unterschiede in Krankheitsverläufen. „Der Krankheitsbegriff im Alter besitzt andere Dimensionen als in jüngeren Jahren. Multimorbidität und chronische Leiden charakterisieren das Krankheitsspektrum, Variabilität und individuelle Unterschiede kommen deutlicher zum Tragen, die Rekonvaleszenz ist meist verlängert, die Kombination von behandlungsbedürftigen Störungen körperlicher und psychischer Art ist recht häufig, die Auswirkungen der altersabhängigen physiologischen Rückbildungsvorgänge auf Krankheitszustände müssen berücksichtigt werden. Daraus resultiert ein spezifischer Behandlungs- und Versorgungsbedarf" (1. Altenbericht der Bundesregierung 1993, S. 47).

Fortschreitende Individualisierung der Lebensphasen im Alter und ihre Auswirkungen. In der Zusammenfassung dieser „Realitäten des Alters" lässt sich für

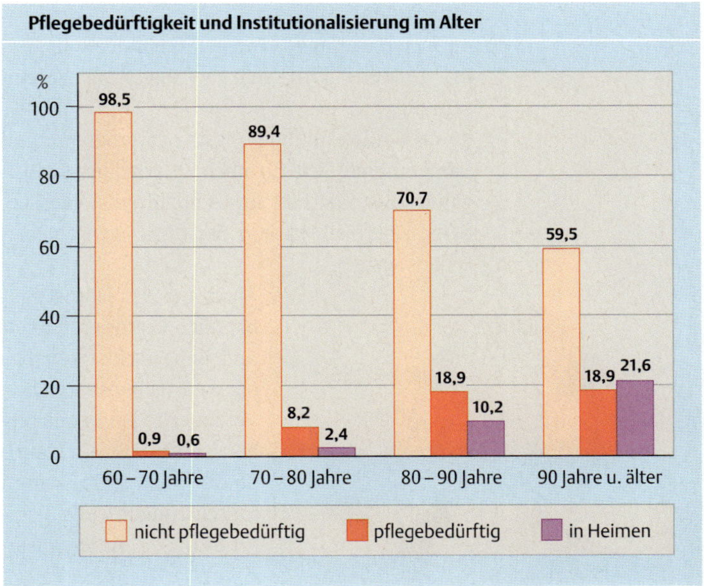

Abb. 32.14 Mit zunehmendem Alter nimmt auch die Pflegebedürftigkeit zu (nach Lehr)

die Gesundheitspflege alternder Frauen und Männer feststellen: Die Variabilität, die gewachsenen Ressourcen und die ständig weitergehende Ausdifferenzierung der Lebensphasen im Alter erfordern eine verstärkte allgemeine und eine auf den einzelnen alternden Menschen bezogene gesundheitspflegerische Orientierung.

···› Lerntipp

Machen Sie sich bitte die „Merkmale heutiger Altersrealitäten" nochmals bewusst. Welche Auswirkungen auf Ihr persönliches privates und berufliches Leben könnten diese Altersrealitäten haben – jetzt und in 30 Jahren?

32.4.4 Alter(n) gestalten, leben und bewältigen

Altern und Alter können nicht mit Krankheit und Pflegebedürftigkeit gleichgesetzt werden. Alter und Altern dürfen aber auch nicht schöngeredet und mögliche Schwierigkeiten im höheren Erwachsenenalter auch nicht verschwiegen werden. Altern bewegt sich – wie jeder andere Lebensabschnitt auch – im Spannungsfeld zwischen Gesundheit und Krankheit.

Es gibt jedoch existenziell sehr bedeutsame Fragen, Ereignisse, Situationen und Entwicklungen, die im höheren Lebensalter häufiger und komplexer (bei möglicherweise eingeschränkter Gesundheit) als bei jüngeren Menschen auftreten.

Der Umgang mit diesen vielfältigen Anforderungen und Erfahrungen gelingt alternden Menschen oft aufgrund der im Lebenslauf angeeigneten oder aufgrund neu entwickelter „Daseinstechniken". Zudem bestehen oft tragfähige zwischenmenschliche Beziehungen, die begleitend, mittragend und unterstützend Halt und Orientierung ermöglichen. Die Anforderungen und Lebenskrisen können aber auch so übermächtig sein, dass eigene Ressourcen im Umgang mit ihnen nicht ausreichen oder nicht alleine aktiviert werden können. Dann können sie Ursachen und damit „Risikofaktoren" für Erkrankungen werden. Alternde Menschen sollten dann Angebote zur Unterstützung und Begleitung bekommen.

···› Merke

Pflegende sollten sich dieser möglichen „Risikofaktoren" des Alterns, aber auch der vorhandenen Ressourcen alternder Menschen bewusst sein. Es bedarf großer Sensibilität und Professionalität in einer vertrauensvollen, pflegerischen Beziehung, um die individuellen „Risikofaktoren" und die Ressourcen eines alternden Menschen zu erkennen und im beruflichen Alltag angemessen (auch in Zusammenarbeit mit anderen Berufsgruppen) berücksichtigen zu können.

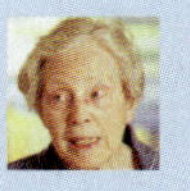

···› Lebensereignisse, die zugleich „Risikofaktoren" für alternde Menschen sein können

- Erleben abnehmender körperlicher und geistiger Fähigkeiten,
- Verlusterfahrungen (Partner, Freunde, Rolle/Status, Leistungsfähigkeit) und Angst vor Vereinsamung,
- Konfrontation mit und Angst vor Sterben und Tod (abnehmende Zeit für noch zu erledigende Aufgaben; Begrenztheit und Endgültigkeit des Lebens; Unumkehrbarkeit des bisherigen eigenen Lebensweges),

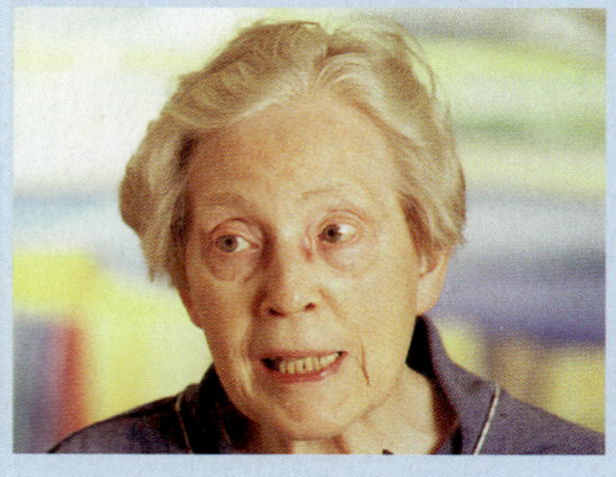

- Abnahme der Überschaubarkeit, Beeinflussbarkeit und Beherrschbarkeit des eigenen Lebensbereiches, Veränderungen in den bisher vertrauten (klein)räumlichen Strukturen (durch zunehmende Technisierung, Anonymisierung),
- finanzielle Unsicherheiten (vermindertes Einkommen, Angst vor Verarmung, Abhängigkeit),
- Zurückweisungen, Abwertungen, Vorurteile, Stereotype gegen alternde Menschen (Infragestellung von Selbstbild und Selbstwert),
- Belastungen, die als überwältigend erlebt werden, weil bisherige Daseinstechniken versagen,
- Belastungen, die sich in kurzer Zeit häufen, wie Trennung/Tod des Partners, Umzug, Pensionierung, Verschlimmerung einer Erkrankung,
- Sinn- oder Zielfindung für die „Lebensphase Altern" und in Lebenskrisen gelingen nicht,
- körperliche, seelische, soziale Belastungen und Erkrankungen und das gleichzeitige Vorhandensein mehrerer (chronischer) Erkrankungen und Einschränkungen (Multimorbidität),
- Institutionalisierung (Heimübersiedlung, Krankenhausaufenthalt),
- Verlust des gewohnten Alltags- und Lebensrhythmus.

(Mögliche) Ressourcen alternder Menschen

- Übernahme neuer Rollen (Großmutter/Großvater u. a.) und Knüpfen neuer Kontakte,
- gesundheitserhaltende und -fördernde Lebensorientierung, körperliche und geistige Rüstigkeit und differenzierte Wahrnehmung der Möglichkeiten und Grenzen der eigenen Existenz,
- vorhandene(s) und anwendbare(s) Wissen und Kenntnisse,
- Unabhängigkeit, Selbstständigkeit, Kontinuitätsgefühl, Kontrollfähigkeit über eigene Lebenssituation,
- Fähigkeit, sich neue Freizeitbeschäftigungen anzueignen,
- aktive Auseinandersetzung und Anpassungs- und Bewältigungsleistungen bei Verlusterfahrungen und veränderten Umweltbedingungen,
- Energien auf neue Aufgaben lenken,
- gestaltbare Teilhabe am gesellschaftlichen Leben,
- vorhandene Gefühle, Empfindungen und Interessen,
- Selbstvertrauen, positives Selbstbild und Selbstwertgefühl,
- Sinnorientierung an transzendenten Werten und Ideen (Religion, Liebe u. a.), an richtunggebenden Normen oder an lebenserfüllenden Interessen (Kultur, Kunst, Natur),
- soziale Beziehungen und Integration innerhalb sozialer Netze (Familie, Freunde, Bekannte, Nachbarn),
- Lebenszufriedenheit,
- Gestaltungsfähigkeit der Umwelt und Anpassungsfähigkeit an veränderte Lebensrealitäten,
- Interesse und Engagement für nachfolgende Generationen,
- demokratische und rechtsstaatliche politische Rahmenbedingungen,
- gesunde Umwelt, Angebot an preiswerter, gesunder Nahrung, Schutzeinrichtungen vor gesundheitlichen Gefährdungen im Wohnbereich und Straßenverkehr,
- ökonomische Ressourcen (Besitz, finanzielle Mittel, Einkommen),
- Rückgriffsmöglichkeit auf bewährte „Daseinstechniken“.

Daseinstechniken/Bewältigungsverhalten (nicht nur) alter Menschen – „Coping“

- Aktives, rationales und flexibles Handeln,
- Fähigkeit, Aktivität zu steigern,
- Durchprobieren von Möglichkeiten; alternatives Denken und Handeln; kleine Schritte und nur eine Stufe auf einmal,
- sich selbst belohnen,
- sich beruhigen, sich entspannen, erholen,
- Aufgreifen gegebener Chancen,
- auf andere zugehen, an sie appellieren; Hilfe suchen,
- auf andere vertrauen und sich auf sie verlassen,
- soziale Kontakte pflegen und stiften,
- sich an die soziale Umwelt anpassen,
- sich selbst beschränken,
- sich beherrschen, auf eigene Wünsche verzichten; eigene Bedürfnisse zurückstellen zugunsten anderer,
- eigenes Anspruchsniveau und Erwartungen korrigieren,
- gegen Druck von außen Widerstand leisten,
- eigene Wünsche und Bedürfnisse verwirklichen oder sogar durchsetzen,
- Vorwürfe anderer intellektuell verleugnen, nicht wahrhaben wollen, aktiv vergessen oder sich innerlich davon distanzieren,
- die Situation, wie sie ist, mit Humor akzeptieren,
- die Situation positiv deuten,
- aus Unglück oder Missgeschick Stärkung holen,
- die Situation den Umständen überlassen,
- auf Wende hoffen,
- sich mit Zielen und Schicksalen anderer identifizieren,
- sich in Phantasien zurückziehen,
- aus dem Felde gehen, Unangenehmes vermeiden,
- Schuld anderen zuschreiben,
- Trauer zulassen,
- Gefühle und Beschwerden äußern,
- fähig sein, Probleme lösen zu können,
- Probleme/Krisen als Herausforderung, nicht als Last ansehen können,
- beten, auf Gott vertrauen, aus Glauben Kraft und Zuversicht schöpfen,
- Anpassungsfähigkeit,
- Integration veränderter Lebensrealitäten ins eigene Leben und Selbstbild
  (in Anlehnung an Grond 1989, 179 ff.).

„Erfolgreich Altern“. Jeder alternde Mensch wird und kann nur für sich selbst beschreiben und festlegen, ob und unter welchen Maßstäben er sein Altern als „erfolgreich“, „sinnerfüllt“ ansehen wird. Sicher ist jedoch, dass körperliche Gesundheit und Selbstständigkeit, Art und Umfang pflegerischer und hauswirtschaftlicher Hilfen, Wohn- und Einkommenssituation noch nicht alle wichtigen Kriterien sein können. Die Qualität und der Umfang persönlicher Beziehungen zu seinen Mitmenschen und zu seiner materiellen Umwelt sowie die Möglichkeit, sich seinen Fähigkeiten und Interessen entsprechend mit den Dingen und Veränderungen des Lebens beschäftigen zu können, sind auch im Alter wesentlich dafür, ob man glücklich oder zufrieden ist. Einsamkeit wird – gerade bei älteren Menschen – häufig belastender empfunden als Krankheit.

32.4.5 Bedeutung des Alter(n)s für Pflegende

Eine in vielen pflegerischen Arbeitsfeldern stark zunehmende, beruflich bedingte Begegnung mit alten Menschen könnte dazu führen, dass Pflegende sich fragen: „Ist Alter gleich Krankheit gleich Nutzlosigkeit?“ „Worin liegt die Sinnhaftigkeit einer relativ langen und weiter zunehmenden Altersphase im Leben?“ „Was muss ich wissen über alte Menschen, um ihnen in allen Lebensphasen – bis zu ihrem Tode – menschlich, fachkompetent begegnen und sie begleiten zu können?“ „Wie können alte Menschen unterstützt werden, um mögliche Krankheiten und Pflegebedürftigkeit zu vermeiden, zu lindern oder abzukürzen?“ „Welche sinnvollen Möglichkeiten gibt es, um die Gesundheit alter Menschen zu fördern und zu erhalten?“

Möglicherweise machen Begriffe wie „Alterslast“, „Alterskapital“, „Rentnerschwemme“, „Ergraute Welt“ oder „Aufkündigung des Generationenvertrages“ Pflegende sehr nachdenklich. Immer mehr Pflegende sind im beruflichen Kontakt mit alternden Menschen. Sei es in der häuslichen bzw. ambulanten Pflege, in geriatrisch-rehabilitativen und in gerontopsychiatrischen Institutionen, in Pflege- und Funktionsbereichen von Akut- und Langzeit-Krankenhäusern, in Alten- und Pflegeheimen, in Kurzzeit-, Tages- oder Nachtpflege-Einrichtungen, in Seniorenwohnanlagen oder der Wohnform „Betreutes Wohnen“, in Altenbetreuungszentren und Altentagesstätten, in Senioren- und Altenclubs, in Beratungsstellen für ältere Menschen, im Seniorenbüro oder im Erzählcafé. Der berufliche Kontakt Pflegender zu alternden Menschen wird – aufgrund der Zunahme des Anteils älterer Menschen an der Gesamtbevölkerung und der sich differenzierenden und zunehmenden Dienstleistungsangebote für ältere Menschen – in Zukunft häufiger, intensiver und umfassender werden.

Der Kontakt zwischen Pflegenden und alten Menschen wird immer enger werden

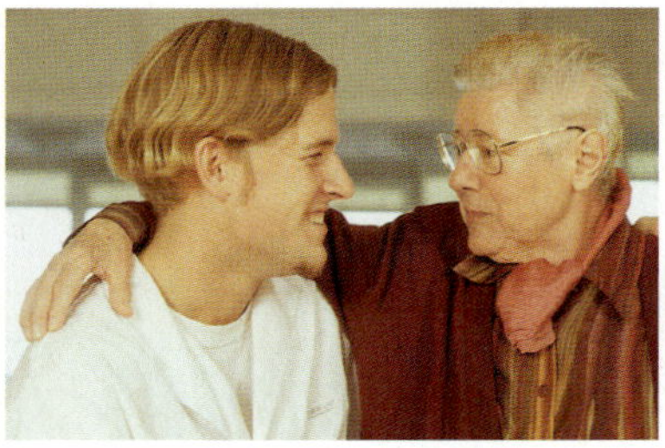

···› Merke
Die engen Wechselwirkungen zwischen sozialen, gesellschaftlichen, körperlichen und geistigen Aspekten des Alterns ermöglichen viele Zugänge zu und Unterstützungsmöglichkeiten der alternden Menschen. Deshalb bedarf die Gesundheitspflege alternder Frauen und Männer einer klaren Ausrichtung auf Vernetzung und Zusammenarbeit mit anderen Berufsgruppen (interdisziplinäres und kooperatives Handeln).

Auf eine Befragung, woran sie bei alten Patienten/Menschen, die sie pflegen, Wohlbefinden und Missempfinden erkennen würden, antworteten Pflegende mit den in **Tab. 32.5** aufgeführten Merkmalen.

32.4.6 Gesundheitspflege älterer Frauen und Männer

Was wissen wir über alte Menschen und die Erhaltung oder Wiederherstellung ihrer Gesundheit? „In der Regel wissen wir mehr über Krankheiten als über

Tabelle 32.5 Zeichen des Wohlbefindens/Missbefindens bei alten Menschen

Zeichen des Wohlbefindens	*Zeichen des Missbefindens*
···› Lachen/Lächeln	···› unzufriedener Gesichtsausdruck, heruntergezogene Mundwinkel
···› offener Blick	···› Zupfen und Schaukeln, Nervosität
···› leuchtende Augen	···› Schreien, Weinen, Verkrampfen, Rufen
···› Sprechen, Summen, Singen	···› Teilnahmslosigkeit
···› aktive Teilnahme	···› Essensverweigerung
···› Zutrauen (Berührung von Mitmenschen)	···› Angstzustände: erkennbar an Augen, Körperhaltung u. a.
···› sich leiten lassen (Vertrauen)	···› Schlagen, Abwenden, sich schützen wollen
···› entspannte Haltung/entspannter Gesichtsausdruck	···› Weglaufen, Ruhelosigkeit, Bewegungsdrang
···› normaler Rhythmus in der Bewegung	···› Distanz zu Pflegenden
···› Lust am Essen	···› ärgerlich sein
···› Lebensfreude (z. B. Freude an Blumen)	···› willenlos anderen gegenüber sein
···› Interesse an Umwelt (Lesen, Kontaktaufnahme, Hilfe anbieten u. a.)	
···› Interesse an Angehörigen und Schwestern	
···› etwas von sich anbieten	
···› Anhänglichkeit	
···› guter Schlaf	
···› Freude über „geglückten“ Stuhlgang	
···› Wert legen auf sein Äußeres	
···› alte Interessen wieder wahrnehmen	
···› Äußerung von Wünschen	

Gesundheiten. Ob mit Patienten oder untereinander, wir tauschen häufiger unsere Krankheitserfahrungen miteinander aus als unsere Gesundheitserfahrungen" (Brieskorn-Zinke 1996, S. 15).

Diese Aussage lässt sich auch auf das Altern und alte Menschen fortschreiben: In der Regel wissen wir mehr über Krankheiten und Pflegebedarf alter Menschen als über ihre bis zum Tode ebenfalls existierenden „gesunden Anteile" (Ressourcen), als über die vielen Millionen gesunden alten Menschen und als über die vielen Möglichkeiten der Gesunderhaltung und Gesundheitsförderung alter Menschen.

Merke
Gesundheitspflege ist grundsätzlich nicht an bestimmte Lebensalter, Krankheiten oder Behinderungen gebunden. Gesundheitspflege alternder Frauen und Männer kann allerdings andere Schwerpunkte und Ziele haben als bei jüngeren Menschen.

Warum Gesundheitspflege mit alternden Frauen und Männern?

Gesundheitspflege alternder Frauen und Männer kann die Verbreitung von Krankheiten, deren Entstehung und Verlauf durch präventive Maßnahmen positiv beeinflussen. Sie ist wichtig, weil sie die Zunahme der Erkrankungen, die im Zusammenhang mit den veränderten Lebens-, Arbeits- und Umweltbedingungen stehen, verringern kann. Gesundheitspflege fördert durch mehr Selbstbestimmung über die eigene Gesundheit individuelle und soziale Ressourcen alternder Menschen. Das alltägliche Gesundheitshandeln und die Stärkung der Eigenkompetenz der „Laien" schafft gesundheitserhaltende und -fördernde Lebenswelten. Gesundheitspflege kann zu einem bewussteren Umgang mit gesundheitsschädigenden Verhältnissen führen. Sie schätzt alternde Menschen wert, unabhängig von ihrem Gesundheitszustand. Somit trägt sie zu einer Verbesserung der Lebensqualität und des Wohlbefindens alternder Menschen bei.

Voraussetzungen einer Gesundheitspflege alternder Frauen und Männer

„Ich pflege als der, der ich bin" (Juchli). In diesem Sinne bedarf Gesundheitspflege des alternden Menschen zunächst der „gesundheitlichen Selbstkompetenz" der Pflegenden. Dies bedeutet die „Ausbildung von Gesundheitsbewusstsein und der Fähigkeit, eigene Begrenzungen sensibel wahrzunehmen sowie Möglichkeiten kennen und anwenden zu lernen, diese Begrenzungen zu erweitern oder auch an den Stellen zu akzeptieren, wo Erweiterung nicht möglich ist".

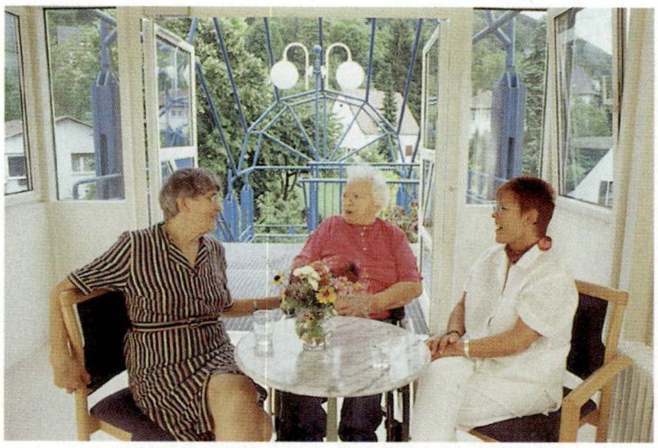

Zeit für den alternden Menschen haben – unschätzbar wertvoll für ihn, aber nur begrenzt verfügbar

Pflegende benötigen Wissen über Gesundheit: Gesundheitspflege setzt das bewusste Handeln für die eigene Gesundheit voraus. Gesundheitspflege erfordert die Fähigkeit des (sprachlichen und nichtsprachlichen) Dialoges mit alternden Menschen und die Berücksichtigung ihrer persönlichen Fähigkeiten und Bedürfnisse.

Sie kann nur gelingen, wenn die Lebensgeschichte und die Lebenslage des alternden Menschen beachtet wird (Lebens- und Biografieweltorientierung) und ein umfassendes Fachwissen über altersspezifische Prozesse mit der Kenntnis von alltagsbezogenen Unterstützungsangeboten verbunden werden.

Das bedeutet nicht, dass Pflegende alles wissen und selbst in die Hand nehmen müssen, sondern dass häufig erst durch die Verwirklichung interdisziplinärer Zusammenarbeit die Normalität und der Alltag des alternden Menschen erreicht und wiederhergestellt werden können.

Aufgaben der Gesundheitspflege mit alternden Frauen und Männern

- Angebot und Vermittlung gesundheitserhaltender und -fördernder Hilfen,
- Förderung und Motivation gesunder Lebensweisen,
- Finden, Erhalten und Fördern vorhandener Fähigkeiten,
- Stärkung des Selbstbildes und des Selbstwertgefühls,
- Befähigen, mit eingeschränkter Gesundheit zu leben,
- Hilfe zur Selbsthilfe und zur Lösung von Problemen unter Einbeziehung der Ressourcen des Einzelnen, die es zu unterstützen und zu aktivieren gilt,
- Ermöglichung und Unterstützung zur Teilhabe und Mitwirkung des alternden Menschen am gesellschaftlichen Leben (generationsübergreifend),
- Wertschätzung, Akzeptanz und Interesse am alternden Menschen und seiner Lebensgeschichte erfahrbar werden lassen.

Ziele der Gesundheitspflege alternder Frauen und Männer

- Gesunderhaltung und Wohlbefinden,
- Respektieren der Würde, der Autonomie, Verfügbarkeit und Privatheit über das eigene Leben im Verhalten und in Entscheidungen – und Vermeidung und Beseitigung von Infantilisierung („Verkindlichung") und Entmündigung alternder Menschen,
- Prävention (Vermeidung krankheitsfördernder Lebensweisen) bis hin zur Rehabilitation,
- Linderung bestehender Einschränkungen und Leiden,
- Erhaltung und Erhöhung von (subjektiv definierter) Lebensqualität, von Wert- und Sinnorientierung,
- Befähigung und Stärkung zur (Wieder-)Übernahme und Erhaltung von Selbstverantwortung.

Merke
Gesundheitspflegerisches Denken und Handeln fordern heraus, denn sie werfen immer wieder die Fragen auf, wie der alternde Mensch lebt, wie er leben will, was er selbst zu seinem Lebensstil oder einer gewünschten Veränderung beitragen kann und welche Ziele eine pflegerische Unterstützung mit welchen Maßnahmen erreichen soll.

32.4.7 Prävention als Vorsorge und Nachsorge

Ganzheitliches präventives Denken muss „zweckmäßig, wissenschaftlich fundiert, den sozialen Verhältnissen angepasst und allgemein anwendbar und zugänglich sein" (lt. WHO). Es umfasst drei Stufen der allgemeinen Gesundheitsversorgung (**Abb. 32.15**):

Abb. 32.15 Prävention im Alter

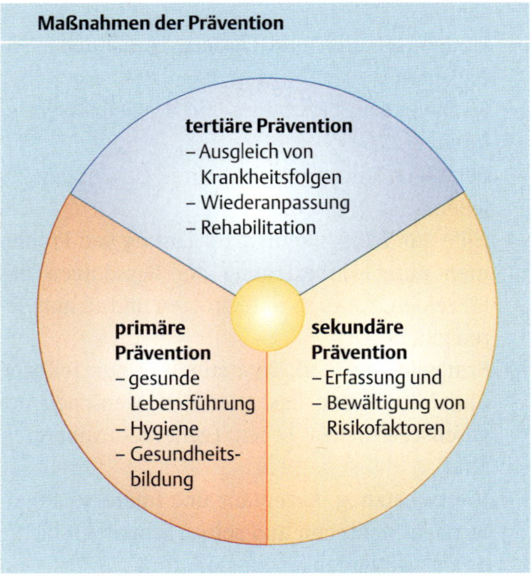

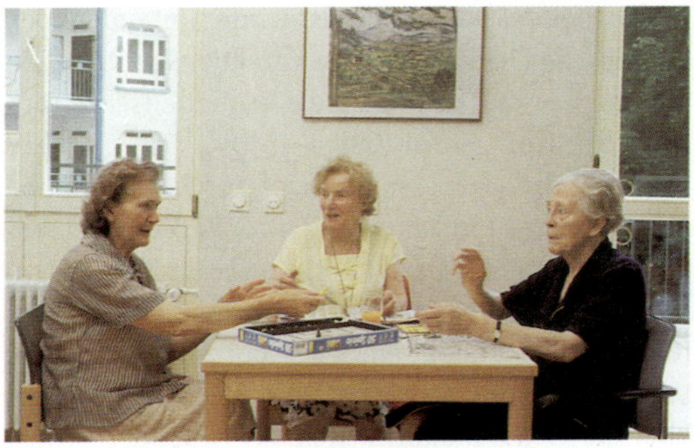

Die primäre Prävention (Gesundheitserhaltung) umfasst „...alle diejenigen Maßnahmen im Vorfeld der Krankheit, die sich auf den gesunden Menschen und seine täglichen Lebensbedürfnisse richten, auf jenen Zustand also, in dem Krankheit oder auch Risikofaktoren noch nicht in Erscheinung getreten sind, wo also alles darauf ankommt, die Gesundheit zu erhalten und zu fördern. Diese Kunst der gesunden Lebensführung umfasst die Diätetik des Einzelnen wie auch die Hygiene größerer Verbände und Gemeinschaften" (Schipperges 1998).

Die sekundäre Prävention (Reaktion auf Risikofaktoren verringern und Risikofaktoren ausschließen) „...befasst sich mit der Beherrschung und Beseitigung der Risikofaktoren. Risikofaktoren sind alle diejenigen krankheitsauslösenden Faktoren, die im Körper selbst wirksam werden oder von der Umwelt aus auf das Individuum einwirken" (Erfassung und Bewältigung von Risikofaktoren, Beispiel Risikofaktor Toilette) (Schipperges 1998).

Die tertiäre Prävention (Behandlung und Rehabilitation) „...alternder Frauen und Männer zielt auf die Rückführung eines alternden Menschen zur größtmöglichen Selbstständigkeit in einem selbstbestimmten Alltag, wenn nach einer Akuterkrankung oder aus einer progredienten (= fortschreitenden) Entwicklung heraus Behinderung oder Pflegebedürftigkeit droht oder eingetreten ist" (Rehfeld/Runge 1995, 25). Nach dem Gesetz sind alle Möglichkeiten der Rehabilitation *vor* der Pflege auszuschöpfen.

Prävention erfordert (nach Weltbund für Krankenpflege, JCN, 1985) „...ein gut koordiniertes Bezugssystem zwischen diesen drei Stufen, aktive Mitarbeit der Gemeinschaft und politisches Engagement für die Schaffung einer größeren sozialen Gerechtigkeit im Gesundheitswesen. Geriatrische Rehabilitationskliniken, an Akutkliniken angeschlossene geriatrische Rehabilitationsabteilungen, geriatrische Zentren an einem Krankenhaus angegliedert, gerontopsychiatrische Zentren und Abteilungen, geriatrische und gerontopsychiatrische Tageskliniken arbeiten mit überzeugenden Erfolgen (große Zahl wieder nach Hause entlassener älterer Menschen). Die gemeindenah anzusiedelnden Einrichtungen existieren bisher allerdings in noch viel zu geringer Anzahl."

32.4.8 Alter(n) – Krankheit – Pflegebedürftigkeit

Alter ist nicht gleich Krankheit!

Altsein bedeutet nicht gleich krank sein. Die Übergänge zwischen normalen Alterungsprozessen und eigentlicher Krankheit sind aber fließend, genau wie diejenigen zwischen „normaler" Minderung und der Störung bzw. krankhaften Beeinträchtigung von Fähigkeiten. Mit zunehmendem Alter fällt es dem Organismus physisch und psychisch schwerer, neue Aufgaben und Funktionen wahrzunehmen und sich an neue Umweltbedingungen anzupassen, insbesondere dann, wenn das „natürliche Altern" von „Störfaktoren", z. B. von Erkrankungen, die den Alternsprozess latent begleiten, belastet wird. Während des natürlichen Alternsprozesses verfügt der Organismus über vielfache kompensierende Adaptationsmöglichkeiten (= ausgleichende Anpassungsmechanismen), die es ihm ermöglichen, Alltagsbelastungen des alternden Menschen zu meistern, solange ein Organsystem oder der Organismus nicht insgesamt durch chronische oder akute Erkrankungen in Mitleidenschaft gezogen ist. Es wird angenommen, dass bei einem rein „physiologischen Alternswandel" alle Organe weitgehend synchron altern, während eine besonders starke Insuffizienzbereitschaft (= ungenügende Leistung, Schwäche) eines Organs als pathologischer Prozess angesehen wird (vgl. Lang 1994).

Alter(n) und Krankheit

Die Tatsache, dass in den letzten Jahrzehnten vor allem die Anzahl der Hochbetagten erheblich zugenommen hat, ist mitverantwortlich für die Zunahme der alternden Krankheiten, der Alterskrankheiten und der Krankheiten im Alter. Sie können voneinander unabhängig, aber auch zeitlich synchron auftreten.

Altersphysiologische Veränderungen mit möglichem „Krankheitswert" sind beispielsweise „altersbedingte Veränderungen der Sehfähigkeit, zunehmende arteriosklerotische Gefäßveränderungen, vermehrte Koordinationsprobleme und die Abnahme der Knochendichte (Osteoporose), die im Zusammenwirken mit anderen Lebensumständen (körperliche Belastungen, fehlende soziale Unterstützung etc.) einen Krankheitswert haben. Sie betreffen alle Individuen in unterschiedlichem zeitlichem Verlauf und mit unterschiedlicher Ausprägung. Ihre Zuschreibung als Krankheit ist kontextabhängig" (Backes/Clemens 1998, S. 101).

Alternde Krankheiten sind jene, die den Menschen bereits in früheren Lebensabschnitten treffen und ihn bis ins hohe Alter als chronische Erkrankung fortwährend begleiten. Alternde Krankheiten sind also Krankheiten, die sich langsam entwickeln, einen schleichenden Verlauf nehmen und lange andauern (z. B. chronische Bronchitis).

Primäre Alterskrankheiten treten erstmals im Alter auf und sind in ihrer Häufigkeitsverteilung eng an das höhere Lebensalter geknüpft. Sie haben mit der absoluten Zunahme von Menschen im höheren Alter eine proportionale Häufigkeitssteigerung erfahren (z. B. Erscheinungen und Komplikationen der Arteriosklerose, degenerative Erkrankungen der Gelenke).

Krankheiten im Alter haben ihren Häufigkeitsgipfel nicht im höchsten Lebensalter und treten in allen Lebensabschnitten auf. Sie müssen aber unter den besonderen Bedingungen und unter der besonderen biologischen und psychosozialen Situation des alternden Menschen gesehen werden (z. B. Appendizitis beim alternden Menschen mit oft atypischem Verlauf).

Diese in Art und Verlauf vielfältigen und gleichzeitig vorhandenen Erkrankungen verursachen die sog. *Multimorbidität.* Sie werden zukünftig – aufgrund zunehmender Lebenserwartung, die mit einer Zunahme der Dauer chronischer Verläufe verbunden sein kann – bisher kaum beobachtete Erkrankungskonstellationen hervorrufen. Verzögerte und veränderte Krankheitsverläufe, längere Rekonvaleszenzen (Erholungszeiten) und psychosoziale Störungen führen bei Älteren zu anderen Unterstützungs- und Pflegebedürfnissen als im Erwachsenen- und Jugendalter.

Gesundheitspflege mit alternden Frauen und Männern kennt und beachtet die fließenden Übergänge und Zusammenhänge zwischen „normalen" und „krankhaften" Veränderungen alternder Menschen. Belastungsfähigkeit, Selbstständigkeit und Anpassungsfähigkeit lassen sich häufig verbessern. Die Übergänge in „krankhafte" Veränderungen können oft durch Training, durch andere Lebensweisen, durch technische Unterstützung oder durch medizinische Hilfen vermieden bzw. aufgehalten werden.

Alter und Pflegebedürftigkeit

Definition

Pflegebedürftigkeit „entsteht dann, wenn ein Mensch in seiner Lebensführung so stark eingeschränkt ist, dass für die regelmäßig wiederkehrenden Verrichtungen und Aktivitäten des täglichen Lebens fremde Hilfe benötigt wird" (Rückert 1997, S. 18).

Die Pflegebedürftigkeit ist in Deutschland mit Inkrafttreten des „Gesetzes zur sozialen Absicherung des Risikos der Pflegebedürftigkeit" am 1. 1. 1995 auch vom (bundesdeutschen) Gesetzgeber als allgemeines Lebensrisiko anerkannt worden. „Die Pflegeversicherung hat die Aufgabe, den (derzeit rund 1,65 Mio, der Verf.) Pflegebedürftigen Hilfe zu leisten, die wegen der Schwere ihrer Pflegebedürftigkeit auf solidarische Unterstützung angewiesen sind. Die Leistungen der Pflegeversicherung sollen den Pflegebedürftigen helfen, ein möglichst selbstständiges und selbstbestimmtes Leben zu führen, das der Würde des Menschen entspricht. Die Hilfen sind darauf auszurichten, die körperlichen, geistigen und seelischen Kräfte der Pflegebedürftigen wiederzugewinnen oder zu erhalten" (Vollmer 1994, VII).

Pflegebedürftig im Sinne des Gesetzes „sind Personen, die wegen einer körperlichen, geistigen oder seelischen Krankheit oder Behinderung für die gewöhnlichen und regelmäßig wiederkehrenden Verrichtungen im Ablauf des täglichen Lebens auf Dauer, voraussichtlich für mindestens sechs Monate, in erheblichem oder höherem Maße (...) der Hilfe bedürfen" (§ 14 Pflege-Versicherungsgesetz). „Kriterien für die finanzielle Unterstützung der Pflegekassen bei Pflegebedürftigkeit sind der Hilfebedarf bei der Körperpflege, der Mobilität, der Ernährung und der hauswirtschaftlichen Versorgung." Psychische und soziale Bedürfnisse werden nicht ausreichend berücksichtigt. Deshalb ergeben die tatsächlich vorgenommenen Bewertungen und Zuordnungen („Einstufungen" in 3 mögliche Pflegestufen) nach den Gesetzesgrundlagen keinen objektiven Überblick über das wirkliche Ausmaß der Pflegebedürftigkeit.

Sozialwissenschaftliche Studien im Vorfeld der Einführung der Pflegeversicherung zeigen ein aussagekräftigeres Bild zur Pflegebedürftigkeit: Nach Vorausberechnungen auf der Grundlage dieser Erhebungen wird sich die Zahl der über 65-Jährigen mit erheblichem Pflegebedarf (geschätzt auf 1295000 im Jahre 1995) bis zum Jahr 2020 auf 1849000 erhöhen (= Steigerung von 43% in 25 Jahren). Es sind überwiegend ältere (und vor allem zu Hause lebende) Menschen, die pflegebedürftig sind. Diese Angaben zur Zahl pflegebedürftiger Menschen müssen jedoch immer im Verhältnis zur überwiegenden Zahl älterer Menschen gesehen werden, die selbstständig (also ohne fremde Hilfe) leben. Gesundheitspflegerisches Verhalten ist selbstverständlich auch bei Kurz- und Langzeitpflegebedürftigen erforderlich und sinnvoll.

Viele alte Menschen wünschen sich, bei Pflegebedürftigkeit in der vertrauten Umgebung bleiben zu können

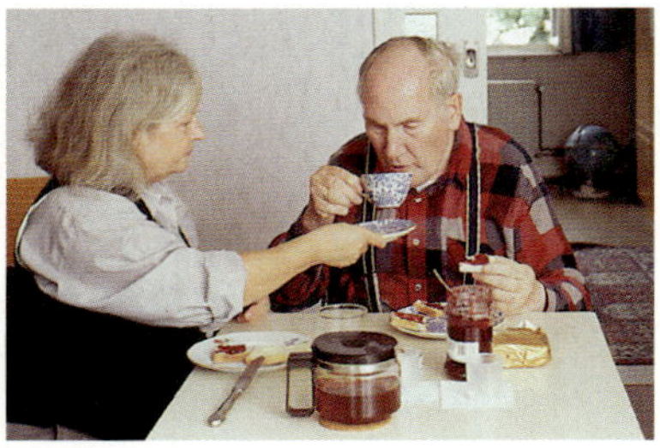

Alte Menschen im Krankenhaus

Ältere Menschen werden auch immer mehr im Krankenhaus gepflegt und behandelt. Der Anteil der über 60-Jährigen an Patienten und „Pflegetagen" in Akutkrankenhäusern steigt weiter an: Im Jahre 1996 lag der Anteil der über 60-Jährigen (bei einem Bevölkerungsanteil von 21,4%/1994: 20,3%) Krankenhauspatienten in Deutschland bei 42,0 (30,7)%.

Sie waren an den „Gesamtpflegetagen" in den Krankenhäusern bis zu 53,9 (42,3)% beteiligt (Deutsche Krankenhausgesellschaft 1998, 84).

Wenn auch Alter nicht gleich Krankheit ist, so sprechen doch auch diese Zahlen für die stetige Zunahme alternder Frauen und Männer in Akutkrankenhäusern. Über 2/5 aller Patienten in Akutkrankenhäusern waren 1996 bereits über 60 Jahre alt, wenn auch ihre „Verteilung" in den verschiedenen medizinischen Disziplinen sehr unterschiedlich ist. Insgesamt gesehen hat diese Entwicklung jedoch erhebliche Auswirkungen (auch) auf die Pflege im Akutkrankenhaus. Diese Zahlen untermauern die Bedeutung und Notwendigkeit struktureller Veränderungen in Akutkrankenhäusern (baulich, organisatorisch, pflegekonzeptionell usw.) und einer intensiven Auseinandersetzung Pflegender beispielsweise mit den Bedürfnissen, Lebensgeschichten und den Alternsprozessen dieser immer größer werdenden „Zielgruppe".

Lernaufgabe

Überprüfen Sie an Ihrem derzeitigen Arbeitsplatz bitte folgende Aussage auf Kriterien, die ihre Richtigkeit oder Falschheit bestätigen: „Weil sich das Akutkrankenhaus an der Akutbehandlung orientiert und weil eine aktivierende Pflege oftmals nicht durchgeführt wird, besteht hier bei der Behandlung älterer Patienten einerseits eine Tendenz zur Überversorgung, andererseits wird aber die Selbsthilfeförderung vernachlässigt. Verstärkt wird dies noch durch (...) einen Mangel an gerontologischem Wissen. Das Pflegepersonal müsste eigentlich die Selbstständigkeit der Patienten fördern, mit ihm motivierende Gespräche führen und Hilfestellungen im Sinne aktivierender Pflege geben. Dies sollte im Krankenhaus in ein Gesamtkonzept eingebettet sein, das die medizinische Versorgung mit der pflegerischen, therapeutischen und sozialen Betreuung durch den Sozialdienst verbindet" (Görres 1997, 17/15).

Merke

In jeder Lebensphase und Lebenssituation, auch beim alten, beim kranken und beim sterbenden Menschen, lässt sich die Qualität und Wirksamkeit pflegerischen Handelns an den gesundheitspflegerischen Zielen „Selbstbestimmung", „Unabhängigkeit", „Wohlbefinden", „Ressourcenorientierung" und „alltägliche Zielorientierung" ausrichten und umsetzen.

Gesundheitspflegerische Maßnahmen mit alternden Frauen und Männern im Krankenhaus

Das Konzept „Health Promoting Hospital" der WHO-Europa, an dem auch in Deutschland bereits einige Krankenhäuser beteiligt sind, versucht, Gesundheitsförderung im Krankenhaus zu verankern. Dies beinhaltet zum einen eine Vision für Krankenhäuser der Zukunft (Gesundheitsförderung als Leitidee), zum andern für die Pflegenden im Krankenhaus folgende Aufgabenschwerpunkte (vgl. Brieskorn-Zinke 1996, S. 73 f.):

- Die deutliche Verankerung der Gesundheitsförderung im Pflegeleitbild und Unternehmensleitbild.
- Das Angebot weiterer zusätzlicher gesundheitsfördernder Leistungen (wie beispielsweise Angehörigenarbeit, Seminare zur Gesundheit und zur Krankheitsbewältigung).
- Erweiterung der Handlungs- und Entscheidungskompetenzen im Sinne einer „patientenorientierten Professionalisierung".
- Die Bedingungen und Verbesserungsstrategien für die eigene Gesunderhaltung in Gesundheitszirkeln zu erarbeiten.
- Mitwirkung an der Gestaltung eines „ökologischen Krankenhauses".

Ein Beispiel: Milieugestaltung im Krankenhaus

Jeder Mensch fühlt sich (auch im Krankenhaus) wohler, wenn ihn etwas Vertrautes, etwas ihm persönlich Bedeutsames umgibt. Die Rahmenbedingungen in Krankenhäusern unterscheiden sich besonders stark von der bisher gewohnten individuellen Lebensform eines alternden Menschen und schränken ihn in vielen seiner Gewohnheiten ein. In Krankenhäusern leben viele Menschen zusammen; sie haben einen hohen Spezialisierungs- und Organisationsgrad und viele standardisierte Regelungen zur Erreichung ihrer Ziele entwickelt. Hygienische Vorschriften, praktische bauliche Gegebenheiten, organisatorische Abläufe, historische Entwicklungen und viele andere Gründe können dazu beitragen, dass ein erforderlicher Krankenhaus-Aufenthalt einen alternden Menschen (insbesondere bei akuter Erkrankung und damit nicht mehr selbst steuerbaren Entwicklungen) ängstigt, verunsichert, desorientiert und abhängig macht. Lange Flure, „Uniformen" (wie z. B. weiße Berufskleidung, weiße Wäsche), kahle weiße Wände, Aussichten auf Mauern oder in leere Innenhöfe, die Abwesenheit vertrauter Personen, Unklarheiten über Ansprechpartner oder die Nutzung von Schränken, fehlende Uhren, Kalender oder Zeitungen erschweren die Orientierung und „Beherrschbarkeit" dieser fremden Lebenssituation. Rückzugsmöglichkeiten, die Fortführung bisheriger Lebensgewohnheiten und -rhythmen oder die Schaffung von persönlicher Nähe und vertraut gestaltetem Raum (also von „Nestwärme") sind kaum verwirklicht, obwohl sie sehr zum Abbau von Unsicherheiten, zur Erhaltung und Wiedererlangung von Gesundheit und Wohlbefinden beitragen.

Wie können Pflegende im Krankenhaus die Orientierung, die Erhaltung der Identität, die Fortsetzung sozialer Kontakte und die Gestaltung der Umwelt alternder Frauen und Männer – auch in Zeiten von Krankheit und Lebenskrisen – fördern? Pflegende tragen durch die Gestaltung des „Milieus", der Atmosphäre, im Krankenhaus zum Wohlbefinden und zur Gesunderhaltung bei.

- **Orientierungshilfen:** Ziel ist die Erhaltung oder Wiederherstellung der
  - *örtlichen Orientierung* (Zurechtfinden in unbekanntem Umfeld: Wo bin ich? In welcher Stadt, in welchem Haus, in welchem Zimmer lebe ich? Wo ist die Toilette? Wo ist der Speiseraum?)
  - *zeitlichen Orientierung* (Wissen um Tages-, Wochen-, Jahreszeiten und -strukturen: Welcher Wochentag ist heute? Kann ein Zeitraum von drei Stunden oder drei Tagen realistisch eingeschätzt werden oder werden Zeiträume im Zeitraffer oder in Zeitlupe erlebt – kann also mit dem „Zeitgitter" umgegangen werden?)
  - *situativen Orientierung* (Werden die aktuelle oder eine vergangene Situation in einem Sinnzusammenhang und in Bezug zur eigenen Person erlebt und behalten oder werden Situationen umgedeutet?)
  - *persönliche Orientierung* (Besteht das Wissen um die eigene Identität, d. h. kann sich der alternde Mensch in seiner jetzigen Situation sinnvoll erleben und sich in einen Sinnzusammenhang zwischen Vergangenheit und Gegenwart einordnen, fühlt er sich ernst genommen, akzeptiert, mit seinem Namen angesprochen, weiß er selbst, wer er ist?) (Grond 1989, S. 11 f)

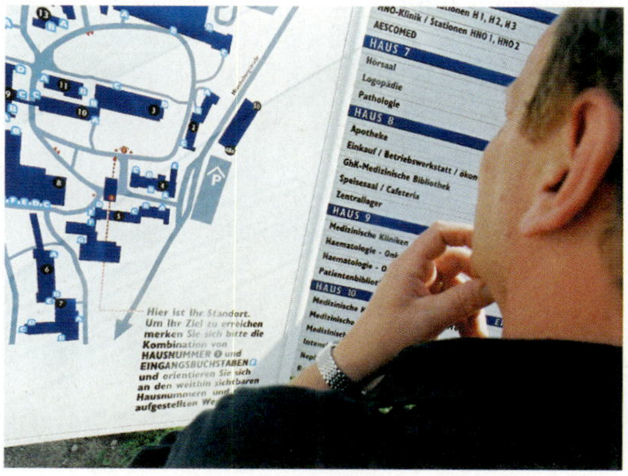

Orientierungshilfen erleichtern das Zurechtfinden im Krankenhaus

- **Identifikationshilfen:** Ziele sind
  - die Aktivierung des Erinnerungsvermögens,
  - die Verstärkung der Selbstwahrnehmung und des Selbstwertgefühls und
  - die Erhaltung und Verbesserung des psychischen Wohlbefindens.
- **Herstellung und Förderung sozialer Kontakte:** Ziele sind die geistige Anregung, Unterhaltung und Geselligkeit zur Vermeidung von Isolationstendenzen und Einsamkeitsgefühlen.
- **Umweltgestaltung:** Ziele sind die Gestaltung von Intimität, Privatheit und kleinem „eigenem" Lebensraum im Rahmen des zeitlich und räumlich begrenzten Krankenhausaufenthaltes.

Beispielhafte Maßnahmen im Hinblick auf die Zielerreichung zur Erhaltung und Verbesserung der Orientierung, der Identifikation, der sozialen Kontakte und der Umweltgestaltung alternder Patienten im Krankenhaus:

Orientierungshilfen bei der Aufnahme, beim Erstgespräch, bei der Pflegeanamnese: Verständliche, hilfreiche und richtig dosierte – nicht über- und nicht unterfordernde – Erklärungen und Hinweise. Begrüßung, Vorstellung und (lesbare) Namensschilder der Mitarbeiter. Persönliche „Begleitung" und erforderliche Informationen bis ins „eigene" Zimmer/Bett. Zeit für Formalitäten und Möglichkeit für Nachfragen und Erklärungen.

Ruhige Umgebung, Schutz der Privatsphäre im Gespräch und beim Lesen/Ausfüllen von Formularen; einheitliches Orientierungskonzept in der Einrichtung: fachbereichsübergreifend, sinnvoll platziert, lesbar auch aus gewisser Entfernung, in verständlicher „Laiensprache", Farbunterschiede, Lichtverhältnisse allgemein/Nachtbeleuchtung/Blendfreiheit, Lärm/Geräuschkulisse soweit möglich reduziert, persönliche Gegenstände werden mit Symbolen/Namen gekennzeichnet; ausreichend (altengerechte) Sitzgelegenheiten vor Diagnostik und Therapie.

Die freundliche *Gestaltung des Patientenzimmers* schafft Atmosphäre, auch wenn der „Mehrzweckraum Krankenzimmer" (Schlaf-, Wohn-, Ess-, ggf. Waschraum in einem und zusammen mit anderen Patienten im Zimmer) wenig Geborgenheit und Privatheit bieten kann: Wandgestaltung (Bilder, Poster, ruhige Farbtöne), Tischdecke, gepflegtes Mobiliar, ansprechende Pflanzen, farbige, hautfreundliche, kochbare und saubere Bettwäsche, blendfreier und rutschfester Fußbodenbelag, helle Zimmer- und individuelle Leselichter an jedem Bett, große Fenster mit viel Tageslicht und Möglichkeit der Verdunkelung, einen Wandschrank für jedes Patientenbett; Nasszelle mit Notruf, großem Spiegel, ausreichend Ablagevorrichtungen (Haken, Schränkchen, Stuhl usw.) und Dusche/WC; farbiges Symbol-System für Schrank, Nasszelle usw. zur Orientierung für jeden Patienten; Tisch und ausreichend Stühle (mind. für jeden Patienten); Platz für Fahren eines Rollstuhls in Zimmer und Nasszelle; (fahrbares und für Patienten und Mitarbeiter gleichermaßen benutzerfreundliches, d.h. höhen- und lageverstellbares, leicht fahrbares, sicher festzustellendes) Bett möglichst mit der Längsseite an eine Wand stellen; fahrbarer und benutzerfreundlicher Nachttisch (höhenverstellbar, ausklappbare Servier- und Arbeitsfläche, kippsicher, feststellbar); bedienerfreundliche „Funktionseinheit" für Licht, Notruf, Radio etc.

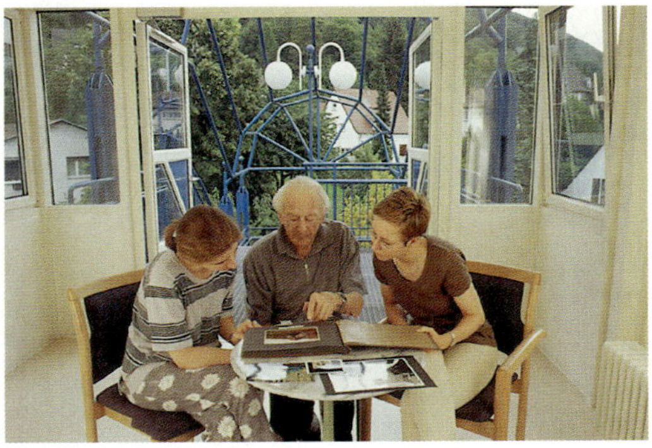

Die Kommunikation mit Angehörigen ist für alte Menschen besonders wichtig

Kommunikation mit dem alternden Patienten: Der alternde „Patient" wird inhaltlich umfassend, verständlich, rechtzeitig und in persönlichem Stil informiert. Die Gespräche mit ihm finden in wertschätzender, einfühlsamer und partnerschaftlicher Art und Atmosphäre statt (evtl. unter Einbeziehung vertrauter Angehöriger).

„Störungen von außen" während der Gespräche mit dem alternden Patienten werden durch entsprechende Maßnahmen verhindert. Pflegende fragen immer wieder nach, ob der alternde Patient Fragen – zur Erkrankung, zu geplanten pflegerischen und diagnostischen Maßnahmen, zur persönlichen Lebenssituation im Krankenhaus usw. – hat und ob er bei wichtigen Angelegenheiten unterstützt werden will, ob er sich auf Station und im Haus orientieren kann.

Pflegende erklären verständlich und ggf. mehrmals, wie der alternde Patient um Hilfe rufen kann, wie er an Essen und Trinken und zur Toilette kommt, kontaktfördernde Sitzmöglichkeit im gemeinsamen Speiseraum.

Das *„Bezugs-/Beziehungspflege-System"* ist im Stationsalltag (Dienstplangestaltung, Arbeitsabläufe usw.) zur Erhöhung der persönlichen Orientierung alternder Patienten fest verankert und realisiert: Wechsel von Pflegenden und Räumlichkeiten so gering wie möglich halten; Akzeptanz und Wertschätzung zeigen; vereinbarte Zusagen, Absprachen, Termine, Maßnahmen werden eingehalten, einfühlsames Erklären von pflegerischen, diagnostischen und therapeutischen Maßnahmen; Akzeptanz ihrer Verweigerung; Erhaltung der Selbstständigkeit, Förderung der Selbstverantwortlichkeit, Stärkung des Interesses an Selbsthilfe; bei Bedarf Einbeziehung anderer Dienste (Sozialdienst, Verwaltung, Seelsorge u. a.); Anrede mit Familiennamen und „Sie"; auf Wunsch Gebete (mit-)sprechen.

Die *Erhaltung des vertrauten sozialen Netzes* und der Lebensbezüge des alternden Patienten: Wechselseitige Kommunikation (vom und zum alternden Patienten) mit Angehörigen, Freunden, Gemeindemitgliedern usw. werden technisch und zeitlich ermöglicht und gefördert, denn mangelnde Kommunikation hat eingeschränkte Realitätswahrnehmung, Unsicherheit, Angst, Rückzugstendenz und andere Folgen.

Verwandte und Freunde sind gerne gesehene „Unterstützer" für Wohlbefinden und Genesung. Persönlich wichtige Gegenstände, wie z. B. Familien- und Freundesfotos, Geschenke von Besuchern, Kleidung, Uhr, Radio etc., aber auch Gespräche über biografische Erinnerungen des alternden Patienten stiften und erhalten Atmosphäre, Erinnerung, Beziehung und Orientierung.

Lebendige Kontakte zu Angehörigen und die Mit-Gestaltung des eigenen kleinen Umfeldes im Krankenhaus verhindern oder vermindern das Gefühl und die (psychischen) Auswirkungen des Ausgeliefertseins, der Ohnmacht, der Isolation und der fehlenden Anregung, stärken Individualität, Persönlichkeit und Einflussnahme und aktivieren eigene Ressourcen. Geburtstage oder andere wichtige Feste beachten und mitgestalten (Blumen, Lied etc.).

Die *jahreszeitliche und saisonbedingte Gestaltung* des Flures oder der Patientenzimmer orientiert und schafft Atmosphäre. Das Angebot von und die erforderliche Unterstützung zur Teilnahme an religiösen Feiern befriedigen grundlegende spirituelle und soziale Bedürfnisse; – Zeitstruktur/Tagesablauf müssen bekannt sein – Tagesablauf-Veränderungen und Unterbrechungen des Schlafrhythmus nur so weit als zwingend erforderlich und mit rechtzeitiger Information; Einschlafrituale werden unterstützt; Essen wird zurückgestellt und später warm serviert; Essenswünsche werden berücksichtigt, Lebensmittel mit „schwieriger Verpackung" (schlecht zu öffnen) werden nicht gereicht; Wunsch nach Mittagsschlaf wird beachtet.

Sicherheit wird vermittelt durch Schutz, Gefäße für Brillen, Prothesen, Uhr u. a. (Sicherung); Tresor für Aufbewahrung von Wertgegenständen (Information!); bei Bedarf technische Hilfen anbieten (Esshilfen, Gehwagen u. a.).

Selbstbestimmtheit und Aktivität beachten und fördern, Gefühle und Empfindungen (insbesondere auch über die ungewohnte Lebenssituation im Krankenhaus) nachfragen und zulassen; Zeit haben für Erklärungen, Gespräche, Begleitung; auch die gedankliche Anpassung an Veränderungen (aufgrund von Krankheiten) unterstützen.

⋯› Lerntipp

Haben Sie weitere Ideen zur Milieugestaltung im Krankenhaus?

Machen Sie sich bitte bewusst, was es für Sie bedeuten würde, wenn Ihr Schlaf- und Wohnzimmer so „öffentlich" wäre wie die Patientenzimmer im Krankenhaus, wenn Sie über längere Zeit mit Ihnen fremden Personen in einem Zimmer leben müssten. Wie würden Sie sich von der Umwelt abzugrenzen und Ihren individuellen Lebensstil zu erhalten versuchen?

⋯› Merke

Pflegende, die gesundheitsorientiert arbeiten, zeigen dem alternden Menschen, wie viel er kann, und nicht, wie wenig er kann. Sie wissen, aktivieren und fördern, was er kann, und sie ergänzen, was er kann, und ersetzen nicht.

Möglichkeiten der Gesundheitspflege alternder Frauen und Männer

Gesundheitspflege kann in vielen Lebenssituationen alternder Frauen und Männer (Leben zu Hause, Leben im Krankenhaus, Leben in gemeinschaftlichen Wohnformen) praktiziert werden. Eigene Ideen und sich neu entwickelnde Möglichkeiten und Angebote zur Gesunderhaltung, zur Prävention und zur Aktivierung von Ressourcen erweitern und ergänzen die hier (nur beispielhaft und stichpunktartig aufgeführten) gesundheitspflegerischen Tätigkeiten:

» *Blicke nicht nach dem, was jedem fehlt, sondern betrachte, was noch jedem bleibt. (J. W. v. Goethe)* «

1. **Persönliche Gestaltung des Erstkontaktes**
   Begrüßung; Vorstellung; ausführliche Informationen und Erklärungen; Förderung der Selbsteinschätzung und Eigenständigkeit; Abbau von Ängsten und Resignation; orientierungsfördernde Begleitung; Einbeziehung einer Vertrauensperson
2. **Vorbereitung auf das Alter(n) – Planung des Alter(n)s**
   Wo im Alter leben? Welche praktischen Hilfen (soziale Infrastruktur)? Finanzielle Sicherung? Wie Freizeit gestalten? Was in jüngeren Jahren für später lernen oder einüben? Verantwortlicher Umgang mit eigener Gesundheit (geistige, soziale und körperliche Aktivität), Erhalten von Freiräumen neben den beruflichen Anforderungen, Aufbau und Pflege menschlicher Beziehungen; Lebensplanung; Sinnsuche; Loslassen und Neuorientierung

3. **Beachtung der Privatsphäre und Einbeziehung des mitmenschlichen und materiellen Lebensumfeldes,** der Lebensgeschichte und Lebensplanung, der subjektiven Sinngebung und des kulturellen Hintergrundes – Selbst- und Mitbestimmung und -gestaltung
4. **Verbaler und nonverbaler Kommunikationsstil**
   Echt, einfühlsam, Distanz und Nähe angemessen einhaltend
5. **Entspannungs- und Körperwahrnehmungstraining**
   Körperbewusstsein, -gefühl fördert Selbstwertgefühl, -vertrauen; z. B. progressive Muskelrelaxation nach Jacobson, entspannende Atemübung, Phantasiereisen
6. **Berührung/Körperkontakt**
   Reflexzonen-Massagen, Akupressur, basal stimulierende und kinästhetische Berührungen und Bewegungen, therapeutische Waschungen, atemstimulierende Einreibungen
7. **Alltagsgestaltung, -strukturierung**
   Zeitplanung, Einkaufen, Essen kochen, Rituale, Reinigung, Wäsche, Zeitung, Entspannung, Kontakte wie vertraute Tischgemeinschaften zu Gesprächen und Unterhaltung
8. **Unterstützung der Lebensrhythmen**
   Feste, Jahreskreis, -zeit, biologische Kurven, Stammtisch, Kaffeekränzchen, Klassentreffen, Bewegung/Aktivität – Ruhe/Erholung, Tag-Nacht-Rhythmus, Umgang mit Zeit, unverplante Zeit für Spontaneität; Verhalten bei Erschöpfungsanzeichen
9. **Realitätsorientierungsfördernde und/oder validierende pflegerische Grundhaltung**
   (s. S. 85)
10. **Erhaltung/Training der Sinne/der Sinneswahrnehmung**
    Sinnesanregungen, Orientierungsförderung, Nutzung anderer Sinneskanäle, z. B. Aroma-Therapie, Einsatz technischer Hilfen
11. **Gesprächsangebote, persönliche Aussprache und Begegnung**
    Übergang zwischen Arbeit und Ruhestand, Lebens- u. Sinnfragen, Krankheit, Sterben, Tod; Einsamkeit, Alleinsein, Gelegenheit für Bedenken, Rückfragen und Zweifel bieten; Bildungs- und soziale Unterschiede berücksichtigen
12. **Sport/Bewegung**
    Seniorentanz, Sitztanz, (Wasser-)Gymnastik, Ausdauersportarten wie Wandern, Spazierengehen, Skilanglauf, Schwimmen
13. **Bildungsangebote/Gedächtnistraining/Reminiszenz-Arbeit**
    Von einfachen Erinnerungsübungen über Realitätsorientierungstraining, Medienausleihe und -nutzung bis hin zum Seniorenstudium; Gedächtnistraining am Krankenbett
14. **Ernährung**
    Von Informationen zu alternsspezifischer Ernährung bis zu stationären und mobilen Mahlzeitendiensten
15. **Technische Hilfen/Hilfsmittelversorgung**
    Selbstständigkeits-, beziehungs-, kommunikationsfördernd, Vermittlung, Ausleihe, Akzeptanz
16. **Wohnumfeld, -bedingungen, Wohnraumanpassung**
    „Barrierefrei", selbstständigkeits-, beziehungs-, kommunikations-, sicherheitsfördernd, anregend, individuell angepasst und als „eigenes Nest" gestaltbar; „Benutzerfreundlichkeit"
17. **Humane Umwelt**
    Beteiligung an Wohnumfeldveränderungen, Verkehr, Lärm, Licht, Temperatur, Natur, Erreichbarkeit von Wasser, Strom, Lebensmittel u. a.
18. **Nachbarschaftshilfen/private/öffentlich angebotene soziale Unterstützungssysteme**
    Besuchs-, Fahr-, Einkaufs-, Hauswirtschaftsdienste, Mobile Soziale Hilfsdienste, Telefonketten, -notdienste
19. **Senioren-/Altenclubs, Altenbegegnungs-/Altentagesstätten**
    Gespräche, Geselligkeit, Spiele, Tanz, Singen, Vorträge, Informationen, Ausflüge, geistliche Begleitung
20. **Kultur/Reisen/Vereinsleben**
    Bildungsreisen, Freizeiten, Seniorenerholungen
21. **Medizinische Vorsorge**
    Vorsorge- und vorsorgliche Untersuchungen wie z. B. Krebsvorsorge, Gesundheits-Checkup einschl. Begleitung, Kuren
22. **Körperhygiene**
    (einschl. Haut-, Zahn-, Haar-/Fußpflege) und sämtliche Prophylaxen – einschl. Vermeidung von selbstgefährdenden Handlungen wie z. B. rückenschädigendes Verhalten
23. **Selbsthilfe**
    Selbsthilfegruppen, Senioreninitiativen/-organisationen/-beiräte, politische Teilhabe; Übernahme ehrenamtlicher Aufgaben, Telefonketten
24. **Tiere**
    Versorgung, Kontaktherstellung, Begleitung
25. **Verkehrssicherheit**
    Richtiges Verhalten, Schutzmöglichkeiten, neue Regeln etc.
26. **Sozial- und krankenpflegerische Dienste**
    Sozialstation, ambulante Hilfen, einschl. Beratung und Information, Begleitung, Anregung und Stützung von Nachbarschaftshilfen und Befähigung zur Selbsthilfe
27. **Intergenerative Kontakte**
    Erzählcafé, Begegnungsstätten für Jung und Alt, generationsübergreifende Hilfen durch Ältere für Jüngere und umgekehrt, Kooperation mit anderen gesellschaftlichen Gruppen

28. Physiotherapie, Logopädie, Ergotherapie
Stationär und ambulant

29. Teilstationäre und stationäre Einrichtungen der Altenhilfe
Nachtpflege, Kurzzeitpflege, Tagespflege, Alten- und Pflegeheime

30. Informations-, Vermittlungs-, Beratungsstellen/Sozialdienste/Verbraucherzentralen für ältere Menschen
Dezentral, „niederschwellig“, vernetzt, nachfrage-/zielgruppenorientiert; „Bring-/Geh-“ statt „Komm“-Strukturen; Beratung bei Partner- und Familienproblemen, sozialen Notständen, psychosozialen Konflikten; Informationen über Gesundheits-, Rechts- und Rentenfragen u. a.

31. Alternsfreundliche und -gerechte Umwelt-, Milieu- und Alltagsgestaltung
Hilfen zur Orientierung, Identifikation, Umfeldgestaltung; angemessene, aktivierende, fordernde, atmosphärisch angenehme Umweltreize, Stufen in öffentl. Verkehrsmitteln, Grünphasen an Fußgänger-Ampeln, fehlende Verbindung mit öffentl. Verkehrsmitteln zu wichtigen Einrichtungen, Freunden, benutzerfreundliche Automaten/Technik u. a.m.

32. Seelsorge
Gespräche, Rituale, Feiern, Gemeinschaft, Beten, Verlust- und Trauerarbeit, Krisendienst, Telefonseelsorge, Beratungsstellen für seelische und soziale Gesundheit

33. Sozial-kulturelle Angebote/Geselligkeit und deren Verfügbarkeit
Theaterspielen, Theater-/Kino-Besuch, Singrunde, Gesprächskreise, Musikgruppe, motorische Spiele, Ausflüge, Hausfeste, persönliche Feste wie Geburtstage, Ausstellungen, Vorträge, Interessen- und Hobby-Kurse

34. Mit älterem Menschen gemeinsam geplante und durchgeführte Angehörigen„arbeit“
Ambulant, teilstationär oder stationär

35. Juristische und ggf. schnell zugängliche Regelung persönlicher Angelegenheiten
Vorsorge- und Dokumentenmappe u. a. (s. „Checkliste“ S. 816)

36. Mediennutzung
Radio, TV, Zeitschriften – Gebührenbefreiung

37. „Betreutes“ Wohnen/neue Wohnformen
(s. Ausführungen S. 814)

38. Vernetzung
Hilfsangebote und deren Kostenträger verbinden u. a. für gemeinsame Qualitätsstandards, Pflegeüberleitung, Angebote niederschwelliger und umfassender Informationsmöglichkeit

39. Gesundheitsbildung
Hauskrankenpflegekurse, Gesundheitsseminare, z. B. zu Ernährung, Stressvermeidung, Körperpflege, Hilfsmöglichkeiten

40. Care- und Case-Management
Beratung und mit Patient/Angehörigen gemeinsame Erarbeitung einer individuellen, bedarfsgerechten Unterstützung und evtl. Koordination und Begleitung dieser Hilfen

41. Finanzielle Hilfen für ältere Menschen
Ermäßigungen/Befreiungen, Zuzahlungen, Wohngeld, Zuschüsse, Schwerbehinderten-Ausweis, Sozialhilfe u. a., Beratungsstellen der Sozial-, Lebens- u. a. privater Versicherungen

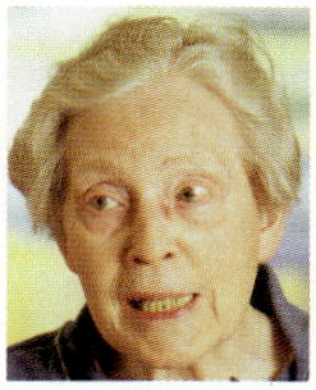

Auch im Rahmen der Gesundheitspflege alternder Frauen und Männer müssen einfühlsam Fragen gestellt und vertraulich behandelt werden, die biografische, alltags- und lebensweltbezogene Aspekte, die Lebensplanung und die Deutung subjektiven Lebenssinns klären. Zum Beispiel:

- Welche Alltagstätigkeiten führt ein alternder Mensch selbstständig aus?
- Wie stark schwankt er in seinen Leistungen?
- Welche Ressourcen/Kompensationsmöglichkeiten hat er?
- Wobei braucht er Hilfe? Wie viel? Wie oft?
- Welche Hilfe steht in seinem persönlichen Umfeld zur Verfügung?
- Wie geeignet ist sein Wohnumfeld im Hinblick auf Einschränkungen oder Behinderungen?
- Durch welche Maßnahmen ist seine Alltagskompetenz zu verbessern?
- Wie reagiert er auf körperliche und psychische Belastungen?
- Wie reagiert er auf fremde Menschen oder auf fremde Umgebung?
- Welche Hilfsmittel hat oder benötigt er und wie setzt er sie ein?
- Wie ist sein persönliches Lebenskonzept, Rollenverständnis, Selbstwertgefühl?
- Welche Sinndeutung gibt er seiner jetzigen Lebenssituation?
- Wie ist die Einstellung seiner Angehörigen zu seiner Lebenssituation?
- Welche gesundheitspflegerischen Maßnahmen sind möglich, sinnvoll und werden akzeptiert? (vgl. Runge/Rehfeld 1995, 42).

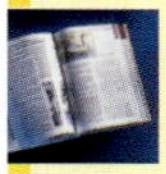

Lerntipp

Bitte, überlegen Sie sich weitere Möglichkeiten der Gesundheitspflege mit alternden Frauen und Männern und planen, gehen und reflektieren Sie mögliche kleine Schritte ihrer Umsetzung an Ihrem konkreten Arbeitsplatz zusammen mit einer examinierten Kollegin.

Bitte, ordnen Sie die oben genannten Möglichkeiten der Gesundheitspflege mit alternden Frauen und Männern den ATL's zu (s. Teil II, Kap. 18–29).

32.4.9 Leben und Wohnen im Alter – „Betreutes Wohnen"

Wohnen gehört zu den elementaren menschlichen Bedürfnissen und Rechten. Wohnen heißt für die meisten Menschen nicht nur „ein Dach über dem Kopf haben", sondern Behaglichkeit, Privatheit, Selbstbestimmtheit, Sicherheit, Geborgenheit, ein „Heim" haben. 95% aller über 60-jährigen Menschen in Deutschland leben in Privathaushalten. Ca. 5% aller über 60-Jährigen (also ungefähr 660 000) in Deutschland leben in einer der ca. 8300 Altenhilfe-Einrichtungen (Altenheim, -wohnheim, -pflegeheim; – allerdings schon 20% der über 80-Jährigen). Viele alternde Menschen, insbesondere Alleinlebende, werden sich irgendwann fragen: Wer schaut nach mir, wenn ich mich nicht mehr so gut selbst versorgen kann? Wer hilft mir, wenn ich plötzlich krank werde oder Pflege benötige?

Insbesondere in den Ballungsgebieten leben immer mehr ältere Menschen in „Single-Haushalten" (1995 war schon jeder 3. ein – meist weiblicher – Ein-Personen-Haushalt) und z. T. unter schwierigen Bedingungen (z. B. veraltete Heizung, nicht wärmeisoliert, Barrieren, zu kleine oder zu große Räume, sanierungsbedürftig, unzureichende Kommunikationsmöglichkeiten im Notfall, fehlende moderne Sicherheitsstandards, Probleme in der Versorgung und Erreichbarkeit von sozialen Diensten und Dienstleistungsangeboten). Einschränkende Wohnbedingungen können eine selbstständige Lebensführung unmöglich machen. Durch Wohnungsanpassung an die Lebensbedingungen alter Menschen – beispielsweise durch den Einbau von bodengleichen Duschen oder von Zentralheizungen – konnten häufig entscheidende Probleme gelöst werden (Nagielski 1996, S. 230). „Doch fragt man ältere Menschen nach ihrer Wohnzufriedenheit, so ist sie im Durchschnitt sehr hoch. Häufig werden mehr oder minder große objektive Wohnmängel in Kauf genommen. Man hat sich an sie angepaßt oder sich mit ihnen abgefunden" (Tews 1996, S. 14). Die meisten Menschen möchten in ihrer Wohnung alt werden – ggf. auch unter Inkaufnahme notwendiger baulicher Veränderungen und mit hauswirtschaftlichen oder pflegerischen Hilfen von außen. „Eine weitgehend unabhängige Wohn- und Lebenssituation trotz Versorgungs-, Hilfs- und Pflegebedarfs aufrechtzuerhalten – das sind heute vielfach formulierte Ziele der Altenpolitik" (Tews, a. a. O., S. 13).

Zu einer altengerechten Wohnungsausstattung zählen beispielsweise: Aufzug, Türbreiten von mind. 80 cm, Leerrohre für spätere Nachrüstung von Hausnotrufanlagen oder andere (Kommunikations-) Technologien, elektrische Fensteröffner, Rufmeldung und Rufweiterschaltung (Hausnotrufanlage), elektrische Türöffner, automatische Eingangstür, Fenster mit tiefer Brüstung und tiefsitzenden Griffen, grundsätzlich niedrige Griffe mit max. 85 cm Höhe, Handläufe an Treppen und Rampen, Treppen gerade (mit bestimmter Auftrittsbreite und Setzhöhe) und nicht gewendet, Dichtungsprofile statt Schwellen (vgl. Nagielski, a. a. O., S. 292).

Altengerechtes Wohnen als „Service-" oder „Betreutes Wohnen" ist offenbar für viele (jüngere) Ältere ein attraktives Angebot. „Betreutes Wohnen" oder „Service-Wohnen" ist inzwischen – nicht nur in Deutschland – ein fester Bestandteil für Wohnung und Versorgung älterer Menschen geworden. Auch durch die Einführung der Pflegeversicherung in Deutschland wird sich die „Wohnungslandschaft" für ältere Menschen verändern. Das (bundesdeutsche) „Gesetz zur sozialen Absicherung des Risikos der Pflegebedürftigkeit" kennt nur noch den eigenständigen Haushalt und das „Pflegeheim". Bisher bestehende Altenheime und Altenwohnheime (in Abgrenzung zu „Pflegeheimen") werden sich zunehmend in Formen „Betreutes Wohnens" oder in „reine Pflegeheime" umwandeln müssen (bzw. beides zusammen anbieten) (vgl. Tews, a. a. O., S. 33).

Als **Qualitätsstandards für „Betreutes Wohnen"** werden formuliert:

- „Bauwerk und Umfeld: barrierefreie Gestaltung von Wohnung und Wohnanlage, multifunktional nutzbare Gemeinschaftsräume, die offen sind für Nachbarschaft und Kontakte fördern, möglichst zentraler Standort, Wohnanlage ins Gemeinwesen integriert.
- Grundservice: Notrufanlage und umfangreicher haustechnischer Service, Vermittlung von Dienstleistungen, persönlicher Hilfestellung und Förderung von Kontakten, Aktivierung und Stärkung der Selbsthilfe der Bewohner.
- Wahlservice: abrufbare hauswirtschaftliche, pflegerische Hilfen, sonstige Dienstleistungen – deren Vermittlung und Koordination durch die Betreuungs- und Kontaktperson, Wahlfreiheit bei Hilfeumfang und Dienstleistungserbringer.
- Vertragsgestaltung: Der Betreuungsvertrag soll eine transparente und detaillierte Darstellung des Betreuungs- und Dienstleistungsangebots enthalten sowie eine überprüfbare Kostenzuordnung zu den Leistungsbereichen" (Tews, a. a. O., S. 32).

Das Angebot „Betreutes Wohnen" versucht, die Vorteile des Lebens im eigenen Haushalt (Unabhängigkeit und Privatheit) mit den Vorteilen des Lebens in einem gut ausgestatteten Heim (vollständiges Angebot von Versorgungs-, Betreuungs- und Pflegeleistungen) zu kombinieren und will eine eigenständige Lebensführung im Alter möglichst lange aufrechterhalten („autonomes Wohnen").

Kritische Situationen, in denen die Versorgung im „Betreuten Wohnen" an ihre Grenzen stoßen kann, sind: „notwendige Hilfe und Pflege nachts, zudem durch qualifiziertes Personal; Desorientierung und Verwirrtheitszustände, die zur Selbstgefährdung der Bewohner führen bzw. die Toleranzfähigkeit der Mitbewohner überschreiten; beständige Inkontinenz; Sturz- und Verletzungsgefahr; Verwahrlosung; fehlende Einsichtsfähigkeit und Ablehnung von Hilfeangeboten zur Wohnungsreinigung und Körperpflege" (Tews, a. a. O., S. 30).

Neue Wohnformen, wie z. B. generationsgemischte Hausgemeinschaften (Ältere leben mit Jüngeren unter einem Dach mit kontaktfördernden Strukturen = „intergeneratives Wohnen") oder Seniorenwohngemeinschaften (Ältere leben mit Älteren zusammen) existieren zur Zeit noch eher modellhaft (vgl. Nagielski, a. a. O., S. 293 f.).

32.4.10 Der alternde Mensch als „Kunde": Dienste für ältere Menschen – „Senioren-Markt"

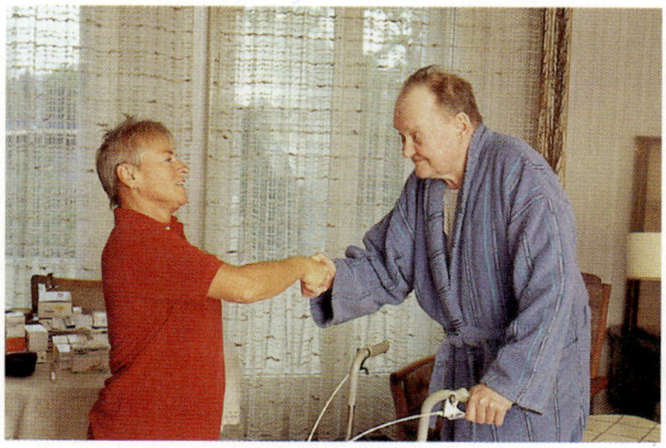

Pflegerische, hauswirtschaftliche und soziale Unterstützungsangebote für ältere Menschen werden durch den starken Anstieg der Zahl Hochaltriger, den Anstieg der Zahl Pflegebedürftiger, die Zunahme der Multimorbidität und die Schrumpfung des „familialen Pflegereservoirs" (= Abnahme der zu Hause pflegenden Ehefrauen, Töchter, Schwiegertöchter und Enkelinnen durch Veränderungen der Familienformen) in den nächsten Jahren erheblich zunehmen (müssen). Trotzdem wird der Anteil derjenigen, die auf diese Unterstützungsangebote angewiesen sind, auf weniger als 30 Prozent der Altenbevölkerung geschätzt. Nach heutiger Einschätzung wird auch in Zukunft jeder zweite Hochaltrige (= über 80-Jährige) ohne pflegerische und hauswirtschaftliche Hilfen sein Leben selbstständig gestalten können. Jedoch werden ältere Frauen insgesamt und besonders Menschen im hohen Alter in Zukunft einen höheren Dienstleistungsbedarf als bisher haben, da familiale Unterstützungssysteme für diesen Personenkreis abnehmen werden. Zukünftig wird auch die wachsende Zahl älterer Migranten verstärkte professionelle soziale und pflegerische Unterstützung erfordern.

Aufgrund dieser Tendenzen und des damit zusammenhängenden Hilfe- und Pflege-Bedarfs und aufgrund der wachsenden fachlichen Ansprüche kommt es derzeit zu einer erheblichen Angebotsausweitung und -differenzierung professioneller pflegerischer, hauswirtschaftlicher, medizinischer und sozialer Dienste. „Konsumentenbewusstsein" und „Kundenorientierung" an den Bedürfnissen älterer Menschen nach Selbstentfaltung, -bestimmung, -organisation und selbstständiger Lebensgestaltung müssen in den Angeboten der sozialen Dienste ihren Niederschlag finden, transparent und nachprüfbar dargestellt werden (vgl. Naegele 1997, S. 6 ff.).

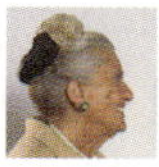

··· „Ich möchte keine ‚Seniorenreisen' machen", sagt die 65-Jährige zu ihrem Mann. „Ich möchte ganz ‚normal' verreisen, wie andere, jüngere Menschen auch. Wenn es mir zu viel wird, sage ich es schon. Aber, so extra reisen – und nur mit alten Menschen? Da fühlt man sich doch gleich selbst viel älter."

··· Lerntipp

Was unterscheidet „Seniorenreisen" von anderen Reiseangeboten? Was spricht grundsätzlich für und was spricht gegen spezielle Freizeit-, Wohn- und Hilfe-Angebote für ältere Menschen?

Alternde Menschen werden zunehmend „vom Markt entdeckt". In Bereichen des wirtschaftlichen Lebens entwickeln sich Sparten, die speziell die alternden Frauen und Männer als Kunden im Blick haben. Ausgehend von den Annahmen, dass andere Märkte ausgeschöpft sind, dass es zunehmend ältere Menschen gibt, deren Einkommen und Vermögen Konsum und die Fortsetzung ihres bisherigen Lebensstils erlauben und die bereit und in der Lage sind, beispielsweise für ihre Gesundheit, für ihr Aussehen oder für ihre Interessen und Hobbys mehr Geld als die alten Menschen früherer Zeiten auszugeben. Bei einem durchschnittlichen Renteneintrittsalter von derzeit ca. 57 Jahren haben die heutigen „jungen Alten" in der Regel ihr Leben lang und im wirtschaftlichen Aufschwung der vergangenen Jahrzehnte gearbeitet, so dass sie jetzt, finanziell unabhängig, in der Regel gesund und noch ein Viertel bis ein Drittel ihres Lebens vor sich haben. Allerdings gibt es gleichzeitig auch eine nicht unerhebliche Zahl älterer und alter Menschen (vor allem Frauen), deren Einkünfte am Existenzminimum rangieren oder die sozialhilfeabhängig sind. Da die Zahl alternder Menschen immer größer wird, ist mit einer Zunahme der Angebote für sie zu rechnen. Die „Alten entdecken" im Sinne marktwirtschaftlicher (Verkaufs-)Strategien heißt jedoch nicht, dass ältere und alte Menschen in den Medien und in der Öffentlichkeit realis-

„Checkliste" zur Regelung persönlicher Angelegenheiten älterer Menschen:

1. Wichtige Fragen, deren Klärung der ältere Mensch vor Krankheit/Notfall herbeiführen sollte:

- Hat eine Person meines Vertrauens Schlüssel für meine Wohnung?
- Sind die unter 2. aufgeführten Adressen aktuell und deutlich sichtbar am Telefon angebracht?
- Weiß eine Person meines Vertrauens, wo ich die (hier unter 4. aufgeführten) Dokumente/Unterlagen aufbewahre?
- Sind weitere Unterlagen (Ausweise, Vollmachten etc.) zu besorgen?
- Sind wichtige Ausweise/Unterlagen kopiert (für den Fall eines Verlustes der Originale)?

2. Wichtige Namen, Adressen und Telefon-Nummern, die aktuell und leicht auffindbar in der Wohnung angebracht sein sollten:

Kinder: ……………………
Enkel: ……………………
Freundin/Freunde: ……………………
Bekannte: ……………………
Nachbarn: ……………………
Geistlicher Beistand (gewünscht im Fall von Krankheit/Notfall/Sterben): ……………………
Hausarzt: ……………………
Facharzt: ……………………
Zahnarzt: ……………………
Optiker/Hörgeräteakustiker: ……………………
In weiterer ärztlicher Behandlung bei: ……………………
Praxis für Physiotherapie/Krankengymnastik: ……………………
Polizei: ……………………
Feuerwehr: ……………………
Notarzt/Rettungsleitstelle: ……………………
Gemeindeverwaltung: ……………………
Beratungsstelle für ältere Mitbürger: ……………………
Büro für Bürgerhilfe: ……………………
Sozialstation: ……………………
Haushaltshilfen: ……………………
Allgemeiner Sozialdienst: ……………………
Krankenkasse/Pflegekasse: ……………………
Bank/Sparkasse: ……………………
Notar: ……………………
Selbsthilfegruppe: ……………………
Verein: ……………………
Kaufmann: ……………………
Energieversorgungsunternehmen: ……………………
Telefonnotruf-Einsatzleitung: ……………………
Taxi-Zentrale: ……………………
Weitere wichtige Adressen: ……………………
……………………
……………………
……………………
……………………
……………………

3. Medikamente:

a) **ärztlich verordnet**
Lebensnotwendige Medikamente (siehe Notfallpass): ……………………
Regelmäßige Medikamente: ……………………
Medikamente bei Bedarf: ……………………
Bedarf liegt vor, wenn …………………… – dann folgende Medikation: ……………………

b) **weitere Medikamente** (Homöopathie etc.):
……………………

4. Vorsorge- und Dokumentenmappe:

- ☐ Personalausweis
- ☐ Impfausweis
- ☐ Blutspendeausweis (Blutgruppe)
- ☐ Allergie-/Medikamenten-Pass
- ☐ Krankheits-Pass (Diabetiker etc.)
- ☐ Wichtige Adressen (Dialyse-, Diabetiker-Zentren etc.
- ☐ Testament
- ☐ Versicherungspolicen
- ☐ Versicherungsnachweise
- ☐ Rentenbescheid/-Anpassungsmitteilungen
- ☐ Sparbücher/Konto-Auszüge/Wertpapiere
- ☐ Schwerbehindertenausweis und Befreiungsmitteilungen
- ☐ Stammbuch (Heiratsurkunde, Geburtsurkunde)
- ☐ Besitzurkunden
- ☐ Altersvorsorgeverfügung
- ☐ Patientenverfügung (Verfügung über ein menschenwürdiges Sterben)
- ☐ Bank-, Check-Karte(n)
- ☐ Krankenversicherungskarte
- ☐ Röntgenausweis
- ☐ Senioren-Pass
- ☐ Führerschein
- ☐ Reise-Pass
- ☐ Konto-Zugangsberechtigung
- ☐ Rentenbescheide
- ☐ Ernennungsurkunden
- ☐ Zeugnisse
- ☐ Sozialversicherungsunterlagen
- ☐ Schuldurkunden
- ☐ Bestattungsvorsorge

5. Bei Erkrankungen/Unfall bitte ich, folgende Person(en) zu informieren: ……………………
……………………
……………………

6. Mein Tier, meine Blumen sollen im Falle einer Erkrankung/eines Unfalles versorgt werden von:
……………………
……………………

7. Adressen und Öffnungszeiten von:

Post: ……………………
Gemeindeverwaltung: ……………………
Finanzamt: ……………………
Pfarrbüro: ……………………
Sozialstation: ……………………
Schwimmbad: ……………………

tisch dargestellt und entsprechend ihren Bedürfnissen und Fähigkeiten und ihrer Anzahl einbezogen werden.

Angebote für „Junge Alte" – „Senioren" – „Junggebliebene" sind beispielsweise: Erholungs-, Kultur- und Genießer-Reisen; Essen („Seniorenteller"); Spiele für ältere Menschen; Kleidung; Bildungsangebote; sportliche Aktivitäten; Langzeit-Urlaube („Überwintern im Süden"); Technik („Gero-Technik"); Versicherungen, Vermögensberatung; Seniorenresidenzen und -wohnstifte.

Lerntipp

Welche Angebote für ältere Menschen kennen Sie noch? Sind Sie der Meinung, dass sich mit diesen Angeboten das Bild von alten Menschen in der Gesellschaft verändert? Sehen Sie die Gefahr, dass diese Angebote (speziell) für ältere Menschen die Generationen trennen anstatt sie zusammenzuführen? Oder dass diese Angebote vor allem den individuellen Bedürfnissen älterer Menschen Rechnung tragen? Diskutieren Sie darüber mit Ihren Kollegen.

Gesundheit alternder Frauen und Männer kann und sollte unabhängig vom Lebensalter schon vor dem Eintritt in die Zeit nach einer inner- oder außerfamiliären Berufstätigkeit und bis zum Tode eines Menschen „gepflegt" werden. Gesundheitspflegerisches Denken und Handeln im Sinne ganzheitlicher Pflege „durchdringt" andere und steht in Wechselwirkung mit anderen pflegerischen Sichtweisen und Arbeitsansätzen. Ausgehend vom individuellen Leben alternder Frauen und Männer ist gesundheitspflegerisches Denken und Handeln Grundlage und Grundhaltung in jeder beruflichen Begegnung mit älteren, gesunden, kranken und sterbenden Frauen und Männern. Sie nimmt den alternden Menschen ernst und unterstützt ihn in der Bewältigung seines Lebens. Gesundheitspflege mit alternden Frauen und Männern ist ein wichtiger Beitrag zum Altern in Würde. Diese Würde alternder Frauen und Männer, gesund, krank oder sterbend, ist dabei die Würde, die sich die Gesellschaft selbst zuerkennt.

Merke

Gesundheitspflege mit alternden Frauen und Männern heißt dem Alter Zukunft und Leben geben!

Leserservice

Verwendete Literatur

Gesundheitspflege bei Schwangerschaft und Geburt

Hoehl, M., P. Kullick: Kinderkrankenpflege und Gesundheitsförderung. Thieme, Stuttgart 1998

van Leeuwen, C., B. Maris: Schwangerschaftssprechstunde. Urachhaus, Stuttgart 1995

Gesundheitspflege mit behinderten Kindern und ihren Familien

Bundesvereinigung Lebenshilfe für Menschen mit geistiger Behinderung e.V.: Ethische Grundaussagen. Marburg 1993

Finger, G. (Hrsg.): Mein Kind ist nicht wie andere: leben mit verhaltensauffälligen, behinderten und autistischen Kindern. Lambertus, Freiburg i. Br. 1995

Schuster, P.: Chronisch kranke Kinder – keine Kinder mehr? Kindsein im Lebenszusammenhang von Krankheit, Behinderung und Leid. Deutsche Krankenpflegezeitschrift 5 (1987) 312

Zacharias, C. u. a.: Alleinerziehende Elternteile mit behinderten Kindern. Sozialpädiatrie 5 (1990) 368

Gesundheitspflege mit Behinderten

Buck, M., D. Beckers: Rehabilitation bei Querschnittlähmung. Springer, Berlin 1993

Ender, C.: Rehabilitation kompakt. Ullstein Mosby, Wiesbaden 1997

Hesse, H.: Lektüre für Minuten. Suhrkamp, Frankfurt 1977

Hesselbarth, U.: Querschnittlähmung – Behandlung, Pflege und Rehabilitation. Brigitte Kunz, Hagen 1995

Meyer, B.: Geistige Behinderung – pflegerische und heilpädagogische Aspekte. Ullstein Mosby, Wiesbaden 1997

Gesundheitspflege mit alternden Frauen und Männern

Arbeitsschwerpunkt Sozialgerontologie, Universität Hamburg (Hrsg.): Die Geschichte der Frau Sorge, 2. Aufl. Hamburg 1994

Backes, G., W. Clemens: Lebensphase Alter. Juventa, Weinheim 1998

Baltes, P., M. Baltes: Vorwort. In Baltes, P., J. Mittelstrass (Hrsg.): Zukunft des Alterns und gesellschaftliche Entwicklung. Akademie der Wissenschaften zu Berlin, Berlin 1992

Borchert, M.: In unseren Zeiten gab's das noch nicht. In Borchert M. (Hrsg.): Un-Ruhestand, Bewusst älter werden. Aktiv im Alter. Rowohlt, Reinbek 1980

Brieskorn-Zinke, M.: Gesundheitsförderung in der Pflege – Ein Lehr- und Lernbuch zur Gesundheit. Kohlhammer, Stuttgart 1996

Bundesministerium für Familie und Senioren (Hrsg.): Drucksache 12/5897, Erster Altenbericht: Die Lebenssituation älterer Menschen in Deutschland. Bonn 1993

Deutsche Krankenhausgesellschaft (Hrsg.): Zahlen, Daten, Fakten 98. Deutsche Krankenhausgesellschaft. Düsseldorf 1998

Englbrecht, R.: Alten- und Service-Zentren in München – ein Konzept offener Altenhilfe. In Brennpunkte Soziale Arbeit. Frankfurt 1986

Görres, S.: Prävention und Intervention. Die gesundheitliche Versorgung im Alter. In Funkkolleg Altern – Studienbrief 17. Deutsches Institut für Fernstudienforschung an der Universität Tübingen. Tübingen 1997

Grond, E.: Die Pflege verwirrter alter Menschen, 5. Aufl. Lambertus, Freiburg 1989

Knopf, D.: Früh beginnen. Perspektiven für ein produktives Altern. In Funkkolleg Altern – Studienbrief 5. Deutsches Institut für Fernstudienforschung an der Universität Tübingen. Tübingen 1997

Kruse, A., U. Lehr: Reife Leistung. Psychologische Aspekte des Alterns. In Funkkolleg Altern – Studienbrief 2. Deutsches Institut für Fernstudienforschung an der Universität Tübingen. Tübingen 1996

Kuratorium Deutsche Altershilfe: Hilfe und Pflege im Alter. Informationen und Ratschläge für die Betreuung und Versorgung zu Hause. Köln 1994

Lang, E.: Altern – Alterskrankheiten – Geroprophylaxe. In Reimann, H.: Das Alter – Einführung in die Gerontologie, 3. Aufl. Enke, Stuttgart 1994

Lehr, U.: Psychologie des Alters, 8. Aufl. Ullstein, Heidelberg 1996

Naegele, G.: Neue Märkte und Berufe. Altern schafft Bedarf. In Funkkolleg Altern – Studienbrief 19. Deutsches Institut für Fernstudienforschung an der Universität Tübingen. Tübingen 1997

Nagielski, H.: Wohnen zu Hause. In Rund ums Alter: Alles Wissenswertes von A bis Z. Hrsg. vom Kuratorium Deutsche Altershilfe (KDA). München 1996

Niederfranke, A., R. Schmitz-Scherzer, S.-H. Filipp: Die Farben des Herbstes. In Funkkolleg Altern – Studienbrief 1. Deutsches Institut für Fernstudienforschung an der Universität Tübingen. Tübingen 1996

Rückert, W.: Von Mensch zu Mensch. Hilfe und Pflege im Alter. In Funkkolleg Altern – Studienbrief 18. Deutsches Institut für Fernstudienforschung an der Universität Tübingen. Tübingen 1997

Runge, M., G. Rehfeld: Geriatrische Rehabilitation im Therapeutischen Team. Thieme, Stuttgart 1995

Schipperges, H. u. a.: Die Regelkreise der Lebensführung. Dt. Ärzte-Verlag, Köln 1988

Schneekloth, U., U. Müller: Hilfe- und Pflegebedürftige in Heimen. Schnellbericht zur Repräsentativerhebung im Rahmen des Forschungsprojektes „Möglichkeiten und Grenzen selbständiger Lebensführung in Einrichtungen". In Bundesministerium für Familie, Senioren, Frauen und Jugend (Hrsg.): Forschungsprojekt: „Möglichkeiten und Grenzen selbständiger Lebensführung in Einrichtungen". Dokumentation des 1. Symposiums vom 24. März 1995 im Schöneberger Rathaus Berlin. Bonn 1995

Schneekloth, U.: Entwicklung von Pflegebedürftigkeit im Alter. Zeitschrift für Gerontologie und Geriatrie 29 (1996) 11

Schütz, R.: Alter und Behinderung. Zeitschrift für Gerontologie und Geriatrie 27 (1994) 65

Sloane, Ph.: Normal Aging. In Hom, R., Ph. Sloane (Hrsg.): Primary Care Geriatrics. St. Luis 1992

Städtetag Baden-Württemberg u. a. (Hrsg.): Betreutes Wohnen für Senioren – Qualitätssiegel Baden-Württemberg. Karlsruhe und Stuttgart 1995

Tews, H.P.: Altersbilder (KDA-Schriftenreihe „Forum", Bd. 16). Kuratorium Deutsche Altershilfe. Köln 1991

Tews, H.P.: Betreutes Wohnen oder Service-Wohnen – Wohnen und Versorgung in einem neuen Konzept. In Rund ums Alter: Alles Wissenswerte von A bis Z. Hrsg. vom Kuratorium Deutsche Altershilfe (KDA). München 1996

Walter, U., F.W. Schwartz, A. Seidler: Krankheitstypologie des Alters – Konsequenzen für Präventionskonzepte. In Zeitschrift für Gerontologie und Geriatrie 30 (1997) 10

Weiterführende Literatur

Gesundheitspflege bei Schwangerschaft und Geburt

Moore, K.L.: Grundlagen der Medizinischen Embryologie, 2. Aufl. Enke, Stuttgart 1996

Schwegler, J.S.: Der Mensch – Anatomie und Physiologie, 2. Aufl. Thieme, Stuttgart 1998

Gesundheitspflege mit behinderten Kindern und ihren Familien

Bienstein, C., A. Fröhlich: Basale Stimulation in der Pflege, 7. Aufl. Verlag Selbstbestimmtes Leben, Düsseldorf 1995

Jun, G.: Kinder, die anders sind. Psychiatrie-Verlag, Bonn 1989

Piorreck, S. u. a.: Frührehabilitation: Medizinische, therapeutische und pflegerische Aspekte. Deutsche Krankenpflegezeitschrift 11 (1991) 808

Sarimski, K.: Interaktive Frühförderung: behinderte Kinder: Diagnostik und Beratung. Psychologie-Verlags-Union, Weinheim 1993

Zwierlein, E. (Hrsg.): Handbuch Integration und Ausgrenzung: behinderte Mitmenschen in der Gesellschaft. Luchterhand, Neuwied 1996

Gesundheitspflege mit Behinderten

Färber, H.-P., W. Lipps, Th. Seyfarth: Sexualität und Behinderung – Umgang mit einem Tabu. Attempto Verlag, Tübingen 1998

Strickstrock, F. (Hrsg.): Die Gesellschaft der Behinderer. Rowohlt, Reinbek 1997

Gesundheitspflege mit alternden Frauen und Männern

Köther, I., E. Gnamm: Altenpflege in Ausbildung und Praxis, 4. Aufl. Thieme, Stuttgart 2000

Kontaktadressen

Beratungsstelle für Natürliche Geburt
und Eltern-Sein e. V.
Häberlstr. 17
80337 München
Tel. 0 89/53 20 76

Mütterzentrum Bundesverband e.V.
Geschäftsstelle
Müggenkampstr. 30a
20257 Hamburg
Tel. 0 40/40 17 06 06

SMV/ASISP
Schweizerischer Verein der Mütterberatungsschwestern
Postfach 173
Seehofstr. 15
CH-8024 Zürich

Behindertenintegration
Bundesarbeitsgemeinschaft der Clubs Behinderter und ihrer Freunde e.V.
Eupener Str. 5
55131 Mainz
Tel. 0 61/22 55 14

Behindertenhilfe
Deutsche Behindertenhilfe – Aktion Sorgenkind e.V.
Franz-Lohe-Str. 17
53129 Bonn
Tel. 02 28/2 26 – 1

Bundesvereinigung Lebenshilfe für geistig Behinderte e.V.
Raiffeisenstraße 18
35043 Marburg
Tel. 0 64 21/4 91 – 0

Altershilfe

Kuratorium Deutsche Altershilfe
An der Pauluskirche 3
50677 Köln
Tel. 02 21/93 18 47 – 0

Pro Senectute Österreich
Grenztgasse 9
A-1180 Wien
Tel. 00 43/(2 22)-4 79 61 61

Pro Senectute Schweiz
Zentralsekretariat
Lavater Str. 60
CH-8027 Zürich
Tel. 00 41/(1) 2 83 89 89

Arbeitskreis Gesundheit im Alter
Postfach 12 50
51582 Nümbrecht
Tel. 0 22 93/35 41

Internetadressen

Pro familia
http.//www.profa.de

Schwangerschaftsfragen und Familienplanung
http://www.schwanger.telebus.de

Behinderungen
http://behinderung.org
http://ZB-net
http://behinderte.de

Elternkreis für die Integration und
Förderung entwicklungsverzögerter/behinderter Kinder e.V.
http://members.xoom.com/Elternkreis/

Altenpflege
http://altenpflege.de
http://altenhilfe.de

Diese Elemente begleiten Sie durchs Buch

Fallbeispiele und Gesprächssituationen zeigen, was im Mittelpunkt der Pflege steht – der Mensch

Wir weisen mit Nachdruck darauf hin, dass die Menschen, deren Gesichter die Fallbeispiele illustrieren, in keinerlei Zusammenhang mit den geschilderten Personen, Erlebnissen oder Erkrankungen stehen. Die Porträts dienen einzig dazu, dem Leser anzuzeigen, dass es sich bei dem folgenden Text um die Erzählung eines Menschen handelt.

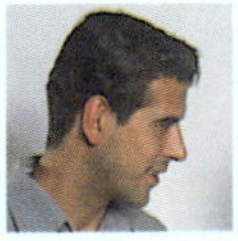 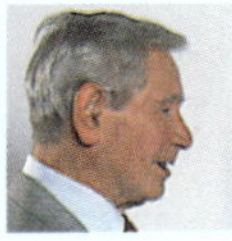 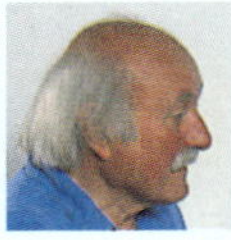 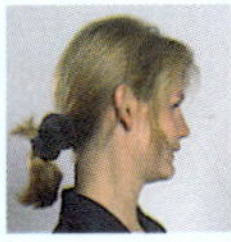 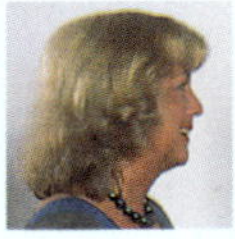 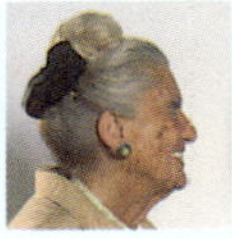 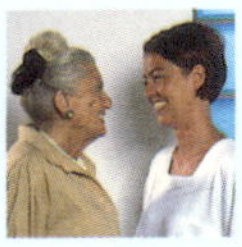

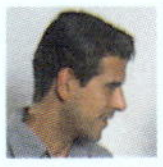

Wie soll ich es nur Heike beibringen? Was sage ich ihr, wie es mit mir weitergehen wird? Schon letzte Woche habe ich erfahren, dass ich einen Morbus Hodgkin habe. Dem Arzt ist es sichtlich schwer gefallen, mir meine Diagnose mitzuteilen; er war dann froh, dass ich keine Fragen gestellt habe. Aber jetzt muss ich es Heike endlich sagen, nächste Woche muss ich ins Krankenhaus und mir fehlt der Mut [...]

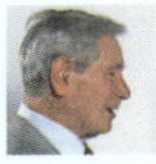

Was soll ich hier, wer hat mich hierher gebracht? Ich war doch mit meinem Auto auf dem Weg zur Arbeit. Wo sind meine Kollegen und warum sind hier so viele fremde Personen? Die Stimmen um mich herum fordern mich auf, etwas zu tun, ich weiß jedoch nicht, was sie gerade von mir wollen. Ständig tauchen neue Gesichter vor meinen Augen auf, sie reden viel und reißen an mir herum [...]

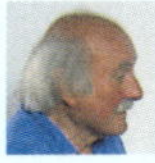

Bereits nach einigen Tagen in dem winzigen weißen Zimmer verlor ich teilweise das Bewusstsein. Wenn ich die Augen aufschlug und gerade niemand im Zimmer war, konnte ich mich nicht orientieren [...]

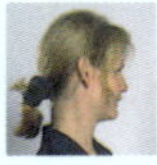

Liebe Susanne!
Lange habe ich mich nicht mehr bei dir gemeldet, aber mein Leben hat in den letzten Wochen so eine grundlegende Veränderung erfahren, wie ich es nicht für möglich gehalten hatte. Ich habe Brustkrebs. Vor 4 Wochen habe ich beim Duschen einen Knoten in meiner Brust getastet. Ich bin dann gleich zu meiner Ärztin gegangen, die mich beruhigte und meinte, dass man erst nach einigen Untersuchungen sagen kann, was es genau ist [...]

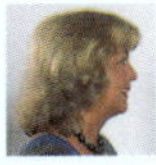

Es ist schon erstaunlich, was Mediziner während einer Untersuchung so kurz nach einem Anfall alles wissen wollen und man selbst sitzt da, weiß rein gar nichts, stellt sich die gleichen Fragen, alles Geschehene beantwortet der Ehepartner und immer wieder die peinlichen Fragen nach: ‚Hat sie auch ins Bett gemacht?' [...]

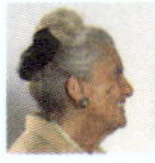

Erst letztes Jahr bin ich im Treppenhaus so schwer gefallen und habe mir den Unterarm gebrochen. Fünf Wochen musste ich hier im Krankenhaus bleiben, weil der Knochen so schlecht heilte.
Mein Hausarzt hat mir erklärt, dass meine Knochen ganz porös sind, wie ein Schwamm [...]

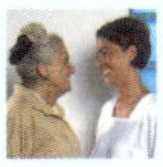

Sr. Karin, Krankenschwester auf einer gynäkologischen Abteilung, kommt ins Zimmer von Frau Seibold.

Sr. Karin: Frau Seibold, ich dachte, Sie wären schon zur Physiotherapie-Abteilung unterwegs?

Frau Seibold: Ach, Sr. Karin, ich hatte einfach keine Lust. Ich habe schon so viel Gymnastikstunden mitgemacht, aber ich glaube, das bringt alles nichts. Meine Inkontinenz wird doch nicht besser. Der Doktor meint zwar, dass, wenn ich fleißig üben würde, man vielleicht um eine OP herumkäme – aber ich sehe keinen Erfolg.

Sr. Karin: Wieso glauben Sie, dass Ihnen diese Übungen nicht helfen?

Frau Seibold: Also für mich fühlt sich alles gleich an – irgendwie spüre ich gar nicht, wo sich was anspannt [...]

THIEMEs Pflege

THIEMEs

Pflege

entdecken – erleben – verstehen ···› professionell handeln

Band 2

Teil IV Pflege von Patienten mit speziellen Erkrankungen

Teil V Pflegerische Aufgaben bei diagnostischen und therapeutischen Maßnahmen

Anhang

Herausgegeben von
Edith Kellnhauser
Susanne Schewior-Popp
Franz Sitzmann
Ursula Geißner
Martina Gümmer
Lothar Ullrich

Begründet von Liliane Juchli

9. völlig neu bearbeitete Auflage

1452 Fotos in
1933 Einzelaufnahmen
482 Zeichnungen in
654 Einzeldarstellungen
234 Tabellen

2000
Georg Thieme Verlag
Stuttgart · New York

Fotografen

Arteria Photography, Kassel
argum/Bert Bostelmann und Fritz Stockmeier, Frankfurt
Agentur Thema/Antonello Bello und Wolfram Knapp, Karlsruhe
Johannes Dziemballa, Pfaffing
Heinrich K.-M. Hecht/H + Z Bildagentur GmbH, Hannover
Klaus Mellenthin, Stuttgart
Petra Senn Fotodesign, Düsseldorf
Thomas Stephan, Munderkingen
Bildredaktion: Anja Knudsen/red. sign

Gestaltung und Layout

Arne Holzwarth, Büro für Gestaltung, Stuttgart

Illustrationen

Barbara Gay, Stuttgart
Christine Lackner-Hawighorst, Ittlingen

Die Deutsche Bibliothek – CIP-Einheitsaufnahme

Thiemes Pflege : entdecken, erleben, verstehen – professionell handeln ; 234 Tabellen / hrsg. von Edith Kellnhauser ... Begr. von Liliane Juchli. – Stuttgart ; New York : Thieme
Bis 8. Aufl. u. d. T.: Juchli, Liliane: Pflege

Wichtiger Hinweis

Wie jede Wissenschaft ist die Medizin ständigen Entwicklungen unterworfen. Forschung und klinische Erfahrung erweitern unsere Erkenntnisse, insbesondere was Behandlung und medikamentöse Therapie anbelangt. Soweit in diesem Werk eine Dosierung oder eine Applikation erwähnt wird, darf der Leser zwar darauf vertrauen, dass Autoren, Herausgeber und Verlag große Sorgfalt darauf verwandt haben, dass diese Angabe **dem Wissensstand bei Fertigstellung des Werkes** entspricht.
Für Angaben über Dosierungsanweisungen und Applikationsformen kann vom Verlag jedoch keine Gewähr übernommen werden. **Jeder Benutzer ist angehalten,** durch sorgfältige Prüfung der Beipackzettel der verwendeten Präparate und gegebenenfalls nach Konsultation eines Spezialisten festzustellen, ob die dort gegebene Empfehlung für Dosierungen oder die Beachtung von Kontraindikationen gegenüber der Angabe in diesem Buch abweicht. Eine solche Prüfung ist besonders wichtig bei selten verwendeten Präparaten oder solchen, die neu auf den Markt gebracht worden sind. **Jede Dosierung oder Applikation erfolgt auf eigene Gefahr des Benutzers.** Autoren und Verlag appellieren an jeden Benutzer, ihm etwa auffallende Ungenauigkeiten dem Verlag mitzuteilen.

Geschützte Warennamen (Warenzeichen) werden **nicht** besonders kenntlich gemacht. Aus dem Fehlen eines solchen Hinweises kann also nicht geschlossen werden, dass es sich um einen freien Warennamen handele.

Rüdigerstraße 14, D-70469 Stuttgart

Unsere Homepage: http://www.thieme.de

Printed in Germany
Satz: Druckhaus Götz GmbH, Ludwigsburg
Gesetzt auf CCS Textline (Linotronic 630)
Druck: Appl, Wemding
Verarbeitung: G. Lachenmaier GmbH & Co. KG, Reutlingen
ISBN 3-13-129099-4

Wir weisen mit Nachdruck darauf hin, dass die Menschen, deren Gesichter die Fallbeispiele illustrieren, in keinerlei Zusammenhang mit den geschilderten Personen, Erlebnissen oder Erkrankungen stehen. Die Porträts dienen einzig dazu, dem Leser anzuzeigen, dass es sich bei dem folgenden Text um die Erzählung eines Menschen handelt.

Wir bitten um Verständnis, dass aus Gründen der Lesbarkeit im Buch durchgehend die männlichen Formen, z. B. Patient, Schüler, Lehrer verwendet werden. Natürlich ist uns bewusst, dass die Pflege überwiegend ein Frauenberuf ist – die Gleichberechtigung der Frau ist jedoch selbstverständliche Grundlage der Konzeption und des Menschenbildes, so dass eine Dopplung der Begriffe unnötig erscheint.

Herausgeber

(Die Ziffern hinter den Namen der Autoren kennzeichnen die Kapitel, an denen sie mitgewirkt haben.)

Dr. Ursula Geißner (1, 2, Einleitung Teil III)
Professorin
Katholische Fachhochschule
Fachbereich Pflege
Karlstr. 63
79104 Freiburg

Martina Gümmer (18, 27, 44)
Dipl.-Pflegepäd. (FH)
Hinterm Turm 20
31515 Wunstorf

Dr. phil. Edith Kellnhauser (7, 8)
Professorin emerit.
Katholische Fachhochschule
Saarstr. 3
55122 Mainz

Dr. Susanne Schewior-Popp (4)
Professorin für Pflegepädagogik und Didaktik
Katholische Fachhochschule
Saarstr. 3
55122 Mainz

Franz Sitzmann (14, 21, 24, 25, 29, 33, 37, 46, 47, 50, 51)
Lehrer für Pflegeberufe,
Fachkrankenpfleger für Krankenhaushygiene
GKH Herdecke
Gerhard-Kienle-Weg 4
58313 Herdecke

Lothar Ullrich (33)
Fachkrankenpfleger für Intensivpflege und Anästhesie
Supervisor, Lehrer für Pflegeberufe
Weiterbildungsstätte für Intensivpflege und Anästhesie
Universitätsklinikum Münster
Schmeddingstr. 56
48149 Münster

Autoren

Bernd Assenheimer (51)
Krankenpfleger, Praxislehrer
Krankenpflegeschule
Universitätsklinikum Tübingen
Otfried-Müller-Str. 39/1
72072 Tübingen

Heiner Bachmann (41, 42)
Lehrer für Pflegeberufe
BFS für Krankenpflege
Ulmerstr. 20
89257 Illertissen

Gaby Baumgardt (45)
Lehrerin für Pflegeberufe
Kirchender Dorfweg 157
58313 Herdecke

Christa-Maria Bertram (44)
Kinderkrankenschwester
Abteilung für Kinder- und Jugendpsychiatrie
im Niedersächsischen Landeskrankenhaus
31515 Wunstorf

Dr. med. Ingo Blank (41)
Arzt und Wissenschaftsjournalist
Medizin
Marktplatz 6
71093 Weil im Schönbuch

Charlotte Boes, BScN (37, 40)
Fachkrankenschwester für Intensivpflege und Anästhesie
Siegfriedstr. 18
58453 Witten

Priv. Doz. Dr. rer. nat. Burkhard Brandt (Anhang 1)
Klinischer Chemiker, OAss.
Institut für Klinische Chemie und Laboratoriumsmedizin
Albert-Schweitzer-Str. 33
48149 Münster

Barbara Breitenstein (13)
Berufsschullehrerin im Gesundheitswesen
Altenbergstr. 38
3013 Bern, Schweiz

Ingrid Bruckler (13)
Sanatorium Maimonides-Zentrum der israelitischen Kultusgemeinde
Bauernfeindgasse 4
1190 Wien, Österreich

Angelika Cerkus-Roßmeißl (39)
Lehrerin für Pflegeberufe
Kepserstr. 46
85356 Freising

Veronika Dannhardt-Thiem (41)
Lehrerin für Pflegeberufe
Drügendorf Nr. 37
91330 Eggolsheim

Marianne Förster (19)
Physiotherapeutin
Biebricher Allee 123
65187 Wiesbaden

Dr. Uwe Förster (27)
Lehrer und Sprachtherapeut
Im Nonnenkamp 4
31840 Hessisch Oldendorf

Professor Dr. Andreas Fröhlich (11)
Sonderpädagoge
Institut für Sonderpädagogik der Universität Landau
Xylanderstr. 1
76829 Landau

Christiane Fürll-Riede (11)
Lehrerin für Physiotherapie
Flockstr. 9
85098 Großmehring

Josef Gaida (32)
Untere Maingasse 5
97209 Veitshöchheim

Bettina Gerte-Happe (40, 42)
Lehrerin für Pflegeberufe
Boeklerstr. 18
59602 Rüthen

Dipl.-Pflegewirtin (FH) Ute Gillmann (26)
In der Klauer 35
55128 Mainz

Stefan Grossmann-Haller (19)
Stv. Leitung und Lehrkraft
Schule für Physiotherapie
Schlierbacher Landstr. 200a
69118 Heidelberg

Matthias Grünewald (34, 35)
Weiterbildungsstätte Intensivpflege und Anästhesie
Medizinische Einrichtungen
Heinrich-Heine-Universität
Moorenstr. 5
40225 Düsseldorf

Christine Grützner (20)
Lehrerin für Pflegeberufe
Chopinstr. 79
70195 Stuttgart

Michael Günnewig (42)
Lehrer für Pflegeberufe
Universitätsklinikum Essen
Hufelandstr. 55
45147 Essen

Dipl. Pflegepäd. (FH) Pia Haas-Unmüßig (31)
Hornenbergstr. 2 B
77886 Lauf

Dr. Frank Hatch (11)
Institut für Kinästhetik IfK AG
Aathalstraße 84
8610-Uster, Schweiz

Cornelia Heier (33)
Krankenschwester
Klinikum Karlsbad-Langensteinbach
Guttmannstr. 1
76307 Karlsbad

Rolf Heine (36, 37)
Pflegeentwicklung
Filderklinik
Im Haberschlei 7
70794 Filderstadt

Claudia Heinz (28)
Ärztin
Am Barkhof 35
28209 Bremen

Susanne Herzog, BScN (23)
Fachkrankenschwester für Anästhesie und Intensivpflege
Schneiderstr. 104
44229 Dortmund

Peter Jacobs (10)
Pflegedirektor
Klinikum Großhadern
Marchioninistr. 15
81377 München

Alexandra Jall (32, 43)
Krankenschwester mit Weiterbildung Pflegefachseminar
Stationsleitung, Rehabilitationskrankenhaus Ulm
Oberer Eselsberg 45
89081 Ulm

Andrea Jandt (25)
Krankenschwester
Im Wangerhof 3
79112 Freiburg

Silvia Jorge (45)
Krankenschwester
Harhortstr. 10
58313 Herdecke

Dipl. Pflegepäd.(FH) Heike Jung-Heintz (8, 16, 18, 19, 21, 23, 24, 25, 27, 28)
Juststr. 46
76870 Kandel

Dipl.-Pflegewirt (FH) Henry Kieschnick (12, 15)
Pflegeberater
Menzlingen 3d
51503 Rösrath

Gerd Klein (35)
Werner Schule vom DRK
Reinhäuser Landstr. 19–21
37083 Göttingen

Elke Kobbert (34)
Fachkrankenschwester für Anästhesie und Intensivpflege
Lehrerin für Pflegeberufe
Franz-Knauff-Str. 15
69115 Heidelberg

Ralf Krämer (43)
Fachkrankenpfleger
Medizinische Intensivstation 10 A Ost
Universitätsklinik Münster
Albert-Schweitzer-Str. 33
48129 Münster

Dipl.-Päd. Veerle Krilla (5)
Schulleitung
Krankenpflegeschule
St. Marienwörth
Mühlenstr. 39
55543 Bad Kreuznach

Petra Kullick (32)
Lehrerin für Pflegeberufe
Kinderkrankenpflegeschule
des Klinikums der Johannes-Gutenberg-Universität
Am Pulverturm 13
55101 Mainz

Elke Kuno (22)
Lehrerin für Pflegeberufe
Leiterin der Akademie am
Bethanien Krankenhaus
Geriatrisches Zentrum
Rohrbacher Str. 149
69126 Heidelberg

Burkhardt Lebert (31)
Lehrer für Pflegeberufe
Reilsheimerstr. 57/1
69245 Bammental

Ingvar Leptihn (44)
Fachkrankenpfleger für
Psychiatrie
Niedersächsisches Landes-krankenhaus
31515 Wunstorf

Gabriele Lessig (29)
Krankenschwester
Sömmeringstr. 41
10589 Berlin

Dipl.-Pflegepäd. (FH) Anja Lieser (8, 13, 17)
Lehrbeauftragte der Kath.
Fachhochschule Mainz
Im Ecken 1
54344 Kenn

Dr. Lenny Maietta (11)
Institut für Kinästhetik IfK AG
Aathalstr. 84
8610 Uster, Schweiz

Anke Marks (18)
Lehrerin für Pflegeberufe
Niedersächsisches Landes-krankenhaus
31515 Wunstorf

Jochen Martin (24)
Praxisanleiter
Städtische Kliniken Esslingen
Hirschlandstr. 97
73730 Esslingen

Dr. med. Torsten B. Möller (Anhang 2)
Gemeinschaftspraxis für
Radiologie und Nuklearmedizin
Werkstr. 1
66763 Dillingen

Natascha Neumeister (36)
Krankenschwester
Dorfbachstr. 54
3098 Köniz, Schweiz

Dipl. Ing. Eur. Ing.
Klaus E.A. Nockemann (25)
Technischer Leiter
GKH Herdecke
Beckweg 4
58313 Herdecke

Ricki Nusser-Müller-Busch (21)
Leitende Logopädin, F.O.T.T.-Instruktorin
Unfallkrankenhaus Berlin
Warener Str. 7
12683 Berlin

Jürgen Ohms (41)
Lehrer für Pflegeberufe
und Heilpraktiker
Eduardstraße 37
47441 Moers

Thomas Olschewski (43)
Fachkrankenpfleger
Medizinische Intensiv-station 10 A Ost
Universitätsklinik Münster
Albert-Schweitzer-Str. 33
48129 Münster

Dipl.-Pflegepäd.
Bettina Ostermann-Vogt (31)
Erwin-Renth-Str. 2
55257 Budenheim

Peter Plappert (43)
Krankenpfleger
Gaudystr. 5
10437 Berlin

Dr. Andreas Portsteffen (18, 25)
Leitender Apotheker
GKH Herdecke
Beckweg 4
58313 Herdecke

Barbara Reisach (22, 33)
Pflegewissenschaftlerin (BScN)
Kälberweg 23
58453 Witten

Brigitte Sachsenmaier (37)
Lehrerin für Pflegeberufe,
Stomatherapeutin
Virchowstr. 14
38642 Goslar

Wolfgang Schäfer (10, 37)
Stationsleitung
Klinikum Großhadern
Marchioninistr. 15
81377 München

Gerhard Schröder (19, 24, 37, 51)
Lehrer für Pflegeberufe,
Journalist
Arenborner Str. 1
37170 Uslar-Ahlbershausen

Alrun Sensmeyer (37, 38)
Krankenschwester
Neuer Weg 11
69118 Heidelberg

Peter Siggemann (30, 31)
Berufsschullehrer im Gesund-heitswesen
Sägemattstr. 8c
3123 Belp, Schweiz

Anne Sitzmann (36)
Krankenschwester
Klinikum Großhadern
Station L 21
Marchinoninistr. 15
81377 München

Jürgen Söll (43)
Lehrer für Pflegeberufe
Hauptstr. 11
89356 Haldenwang

Annegret Sprengel (44)
Heilpädagogin
Abteilung für Kinder- und
Jugendpsychiatrie im
Niedersächsischen Landes-krankenhaus
31515 Wunstorf

Dipl.-Pflegepäd. (FH)
Dorothee Spürk (3)
Lange Str. 1
31515 Wunstorf

Dipl.-Pflegepäd. Eva Stähling (6, 9)
Krankenschwester
Kittlerstr. 40
64289 Darmstadt

Annegret Steinbeck (43)
Krankenschwester, Lehrerin
für Pflegeberufe
Bobath-Pflegetherapeutin,
Kinästhetik-Grundkurstrainerin
Tempelhofer Str. 2
33100 Paderborn

Dietmar Stolecki (46, 48, 49)
St. Johannes-Hospital
Referat Fort- und Weiterbildung
Johannesstr. 9–11
44137 Dortmund

Tanja Straub-Westphal (28)
Lehrerin für Pflegeberufe
Schönbrunner Str. 12
31228 Peine

Barbara Strohbücker, BScN (25, 36)
Pflegeberaterin Universitäts-klinikum Köln
Joseph-Stelzmann-Str. 9
50931 Köln

Monika Teichert-Borgmann (37)
Hainallee 87
44139 Dortmund

Heiner Terodde (35)
Fachkrankenpfleger, Praxis-anleiter
Weiterbildungsstätte Intensiv-pflege und Anästhesie
Medizinische Einrichtungen
Heinrich-Heine-Universität
Moorenstr. 5
40225 Düsseldorf

Andrea Trümner, BScN (25, 33)
Fachkrankenschwester
Anästhesie und Intensivpflege
Eckhardtstr. 66
58454 Witten

Swen Tschannen (13)
Jurist
Altenbergstr. 38
3013 Bern, Schweiz

Christa van Leeuwen (32)
Freiberufliche Hebamme
Am Berge 3
58313 Herdecke

Bernhard Vollmuth (37, 41)
Lehrer für Pflegeberufe
BFS für Krankenpflege
Krankenhausstr. 50
63906 Erlenbach

Claudia Walther (21, 33, 37, 52)
Fachkrankenschwester für
den Endoskopiedienst
GKH Herdecke
Gerhard-Kienle-Weg 4
58313 Herdecke

Matthias Weber (22, 33)
Krankenpfleger
Klinikum Karlsbad-Langen-steinbach
Guttmannstr. 1
76307 Karlsbad

Thomas Werschmöller (21)
Krankenpfleger
GKH Herdecke
Gerhard-Kienle-Weg 4
58313 Herdecke

Bernhard Wiedemann, M.A. (29)
Germanist, Krankenpfleger
Ubstadter Str. 28
76694 Forst

Stefan Wilpsbäumer (33)
Praxisanleiter
Weiterbildungsstätte für
Intensivpflege und Anästhesie
Universitätsklinikum Münster
Schmeddingstr. 56
48149 Münster

Jürgen Wörner (37, 38)
Krankenpfleger
Neuer Weg 11
69118 Heidelberg

Vorwort

Liebe Leserinnen und Leser,
THIEMEs Pflege ist ein Lehr- und Lernbuch für Pflegeschüler, für Lehrer, Praxisanleiter und Mentoren. Es dient auch als Nachschlagewerk für Pflegende und andere angrenzende Berufsgruppen, die sich fachlich fit halten und wissen wollen, was Pflegeschüler derzeit lernen. Wir sehen Lernen als einen lebenslangen Prozess an. Dieser wird durch die kontinuierliche, fachwissenschaftliche Entwicklung gefördert und ist eine individuelle Chance für ein interessantes und vielseitiges Berufsleben.

THIEMEs Pflege ist ein inhaltlich und gestalterisch völlig neu bearbeitetes Buch, das aus dem Lehrbuch *PFLEGE* von Liliane Juchli hervorgeht (s. Geleitwort, S. VIII). Wesentliche Kerngedanken wie z. B. das Menschenbild und die ATL (Aktivitäten des täglichen Lebens) werden bewahrt. Die ATL dienen auch hier als gut begründete und praktikable Strukturierungsgrundlage für die theoriegeleitete Bedürfniserfassung, Planung, Durchführung und Evaluation der Pflege. Die bisherige Gliederung des Buches in fünf Teile (s. Einführung, S. X ff) und die Reihenfolge der ATL bleiben ebenfalls erhalten.

Die Bearbeitung dieses Buches erfolgte auf der Grundlage aktueller pflegewissenschaftlicher Erkenntnisse und unter Einbeziehung anderer wissenschaftlicher Fachrichtungen (Medizin, Anatomie und Physiologie, Anthropologie, Gesundheitswissenschaften, Soziologie, Psychologie u. a.). Dabei nahmen die Begründbarkeit der Pflegemaßnahmen und die Förderung der Zusammenarbeit im therapeutischen Team einen wichtigen Raum ein. Es ist unser zentrales Anliegen, sowohl ein inhaltlich als auch gestalterisch aktuelles Konzept anzubieten, das den berechtigten Ansprüchen an ein Lehrbuch der neuen Generation gerecht wird.

Unser Qualitätsverständnis entspricht dem Profil des anspruchsvollen Pflegeberufes, der in erheblichem Maße Fach-, Methoden-, Sozial- und Persönlichkeitskompetenzen fordert. Der Erwerb von Wissen und Kompetenzen und die Sicherheit im Handeln sind die Basis für eine erfolgreiche und zufriedenstellende Berufsausübung. Sie als Lesende auf diesem Weg zu begleiten und Ihnen in Wort und Bild fundierte Antworten auf Ihre Fragen zu geben, ist die Intention dieses Buches. Dabei wird der Text durch eine sehr umfangreiche und anschauliche Bebilderung unterstützt, indem Handlungsabläufe konkret und Schritt für Schritt gezeigt und erklärt werden. Sie als Leser sollten versuchen, nicht nur die pflegerische Handlung zu verstehen, sondern immer auch den Menschen zu sehen, mit dem Sie in Beziehung treten.

Verstärkt werden die Herausforderungen an die Pflege durch die gesundheits- und sozialpolitischen Veränderungen, die unsere Gesellschaft zunehmend prägen. Qualitätsbewusstsein auf der einen und Kostendruck auf der anderen Seite sind Entwicklungen, denen sich eine moderne Pflege stellen und ihren professionellen Beitrag dazu einbringen muss. Wichtig ist uns dabei immer, das Wohl des Patienten und die Fürsorge für ihn in den Mittelpunkt zu stellen.

Dieses umfangreiche Lehrbuch ist in hohem Maße durch den nicht nachlassenden Optimismus und den hohen persönlichen Einsatz von Frau Christine Grützner entwickelt und fertiggestellt worden. Für ihre Kompetenz als Programmleiterin und Hauptverantwortliche für dieses Projekt im Verlag bedanken wir uns herzlich. Wir bedanken uns auch bei Petra Krügel (Redaktionsleitung), Ina Pfitzer (Fachredaktion) und Doris Kliem (Redaktion) für den im wahrsten Sinne des Wortes pausenlosen und hochmotivierten Einsatz, Frau Ulrike Bradler und Frau Annerose Kürsten (Sekretariat) für die herzliche Betreuung, Susanne Hauser und Rainer Zepf (Grafikabteilung) für den Ideenreichtum und die Kreativität neue Wege zu gehen, Manfred Lehnert (Herstellung) für seine unerschütterliche Ruhe und Zuversicht, und bei Jutta Scherzer (Fa. Götz) für die unendliche Freundlichkeit und Geduld beim Umbruch.

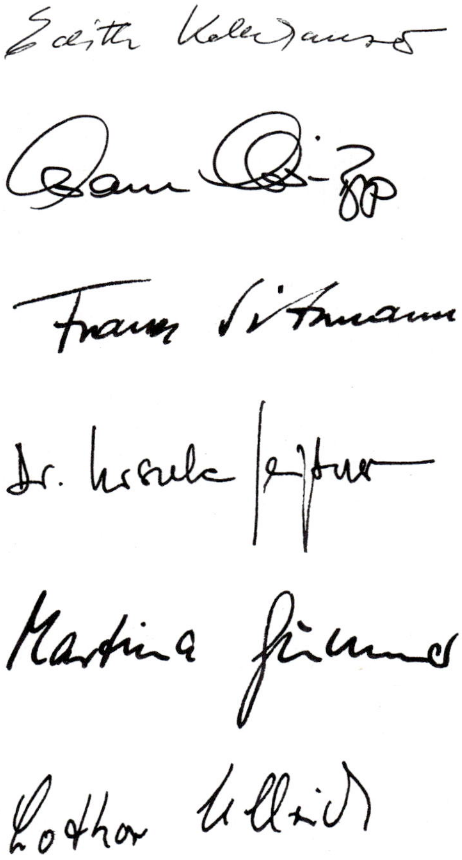

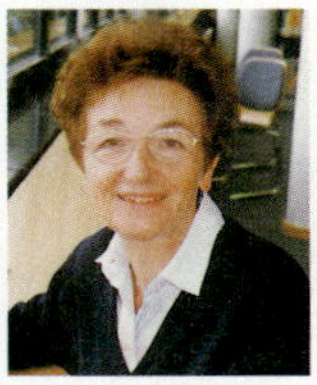
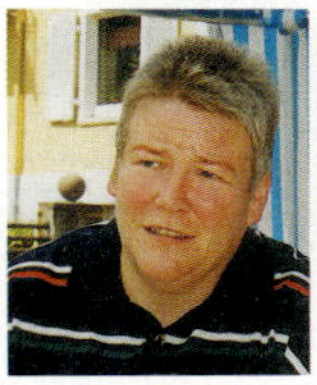
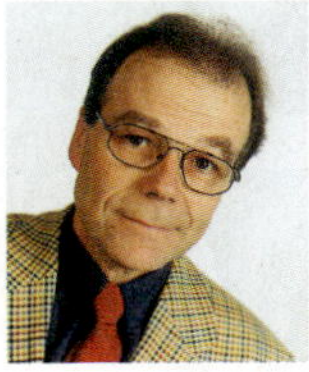
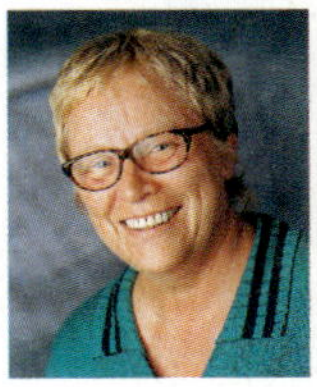
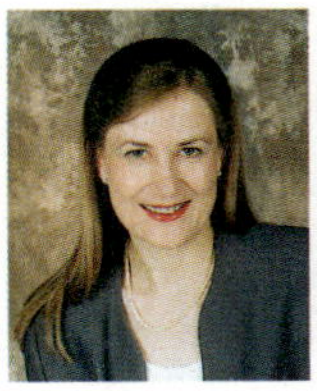
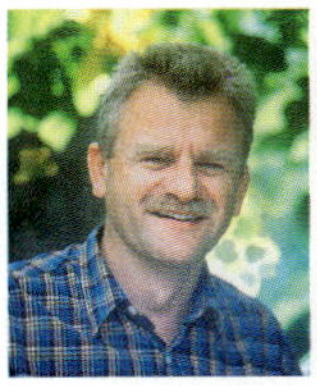

Inhalt Band 1 und Band 2

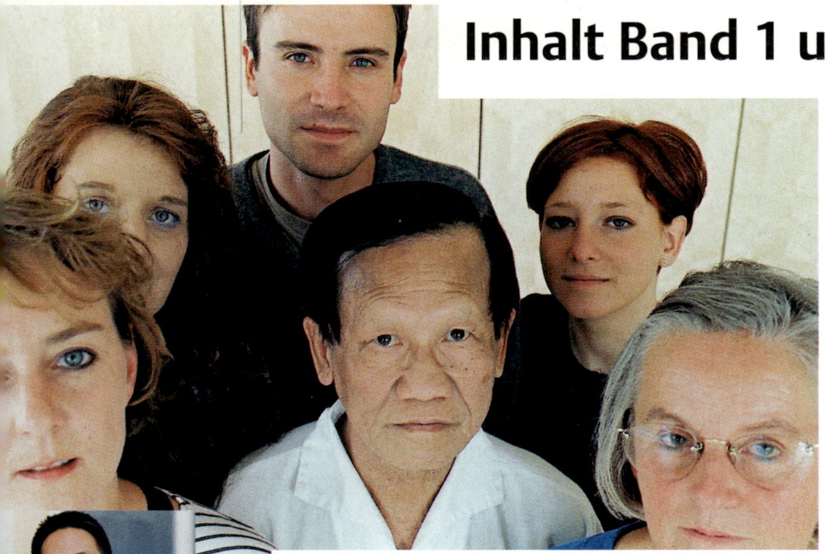

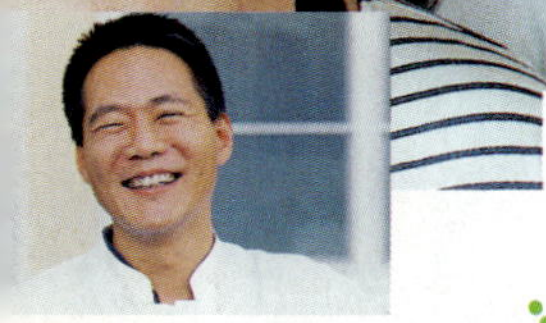

Band 1

I Grundlagen der Pflege

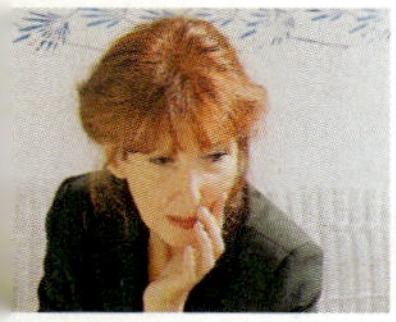

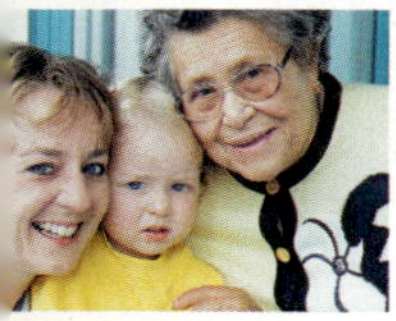

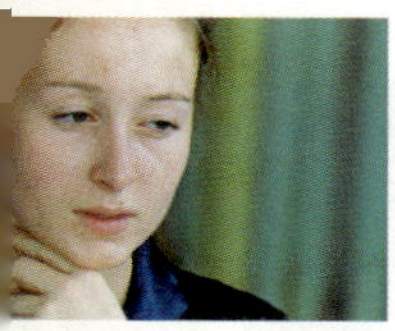

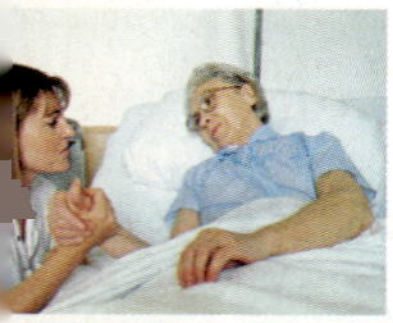

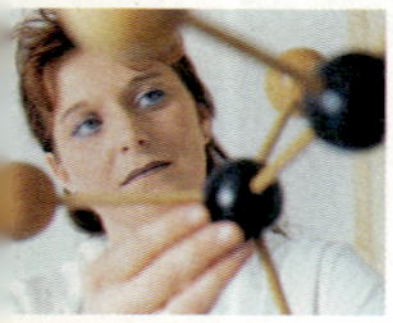

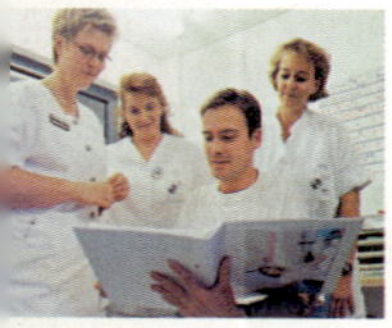

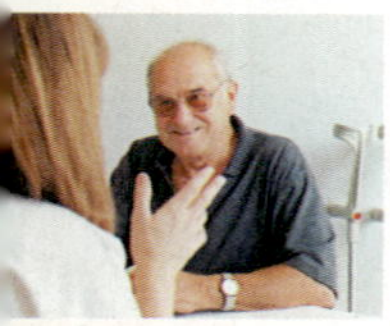

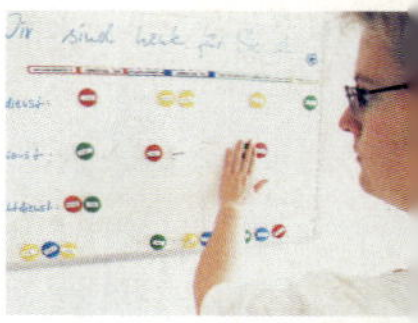
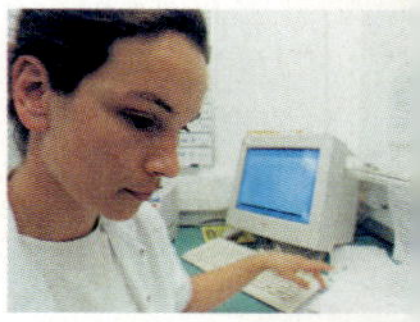
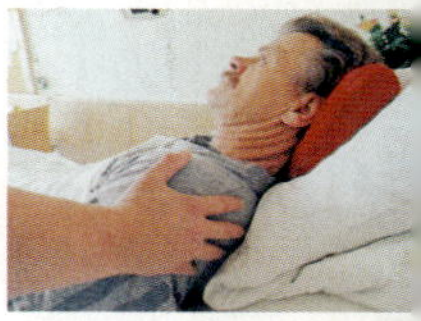
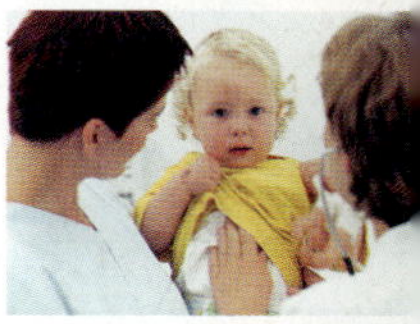
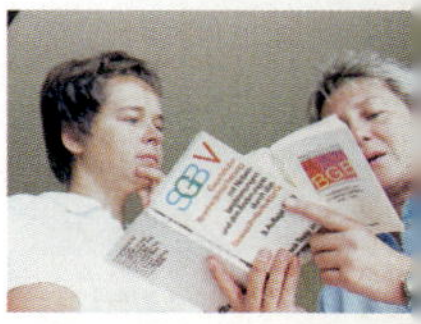
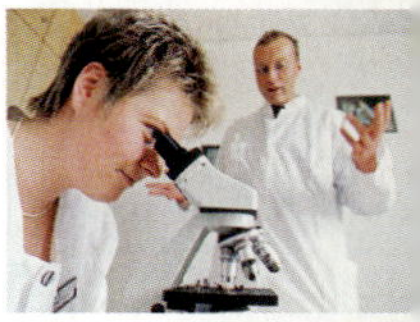
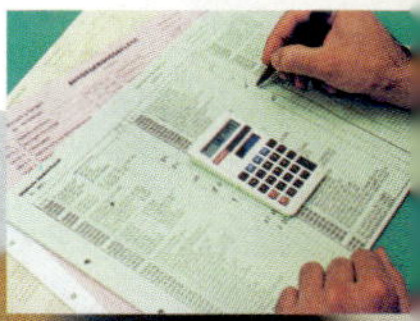
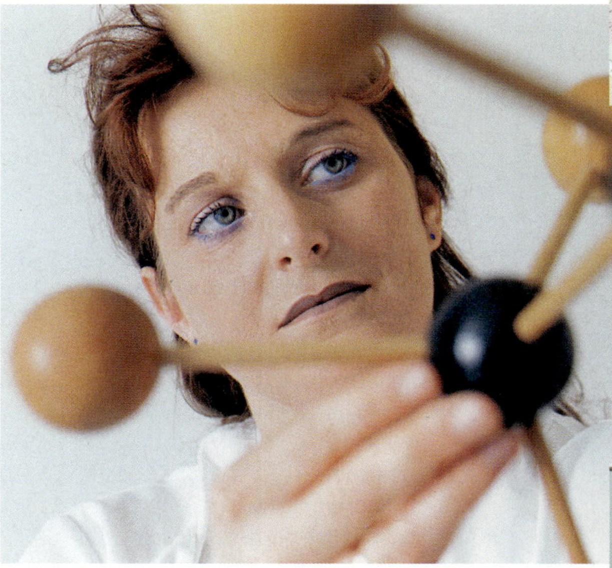
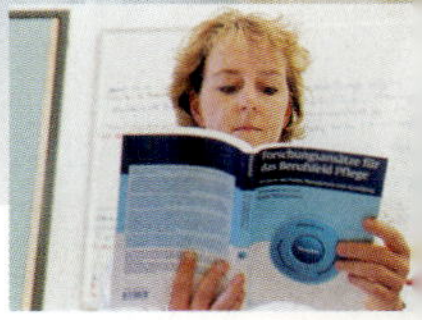
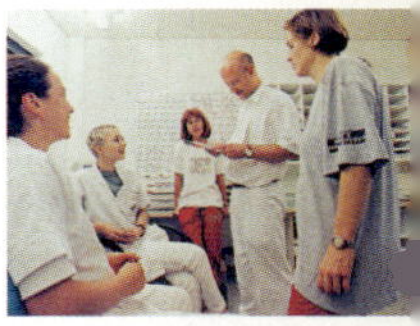

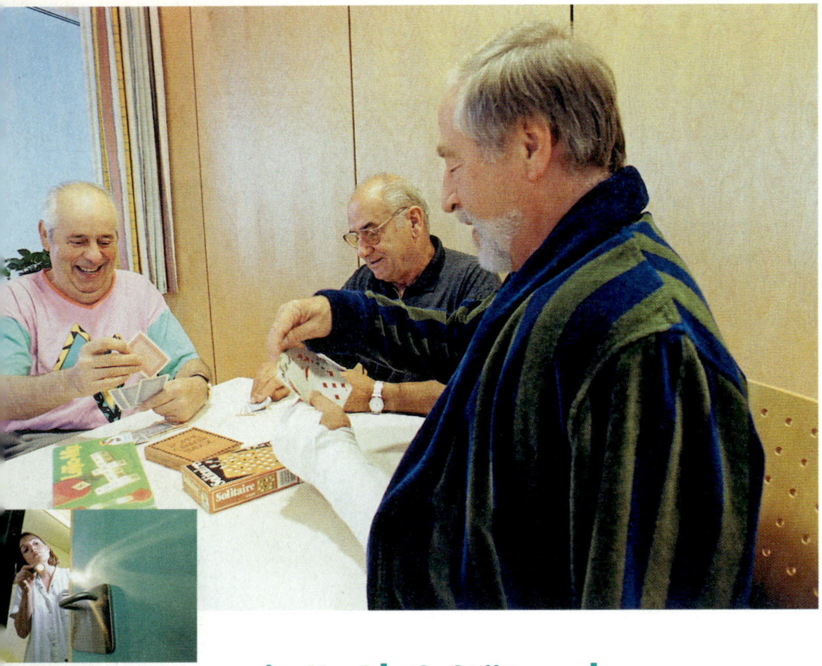

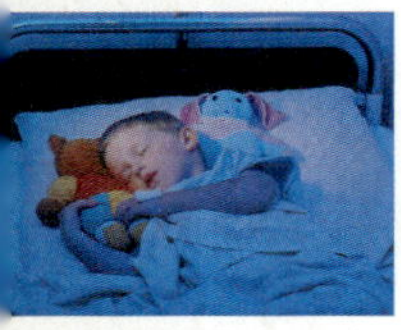

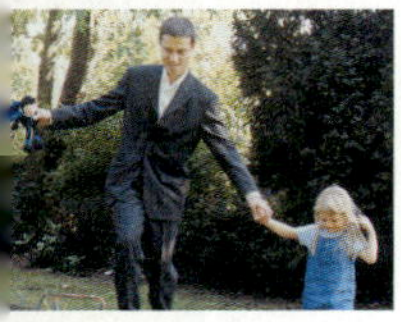

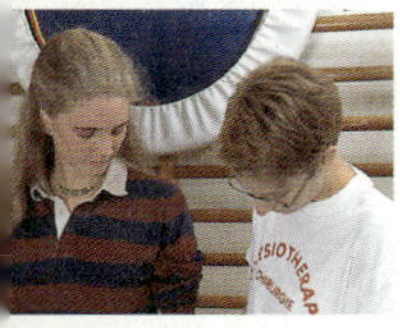

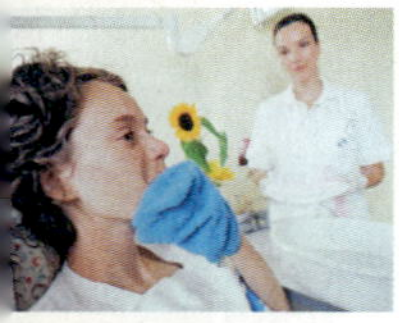

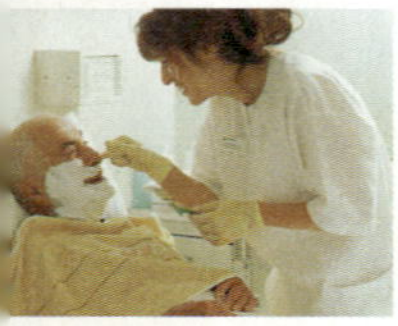

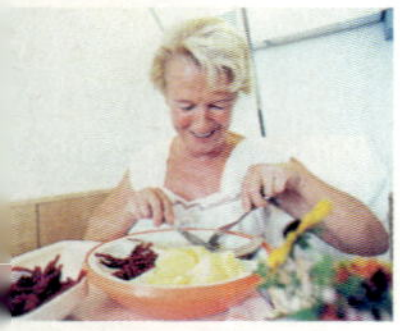

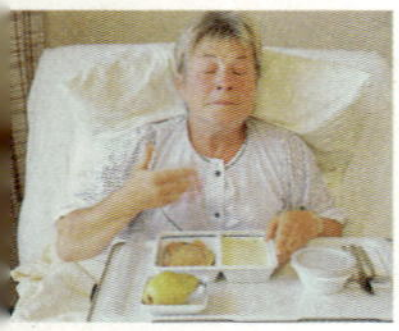

II Aktivitäten des täglichen Lebens

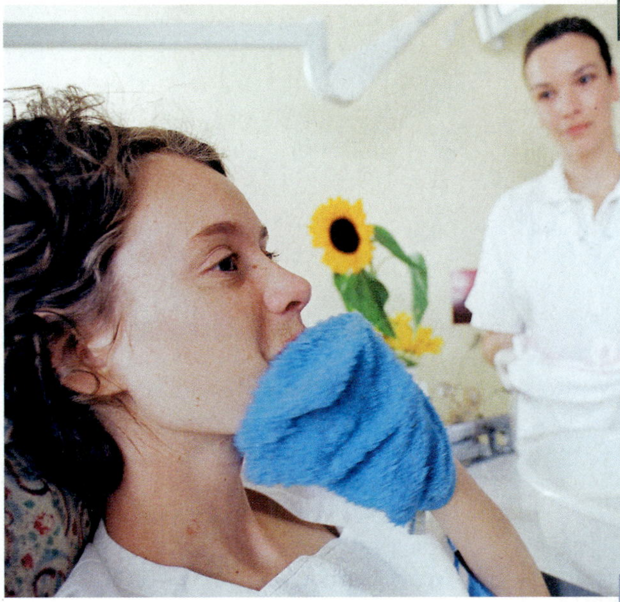

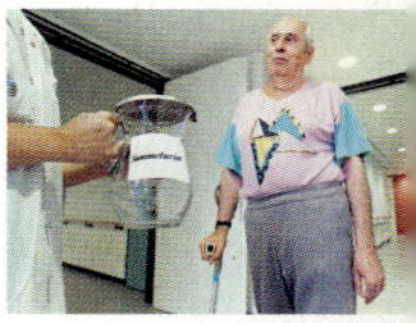
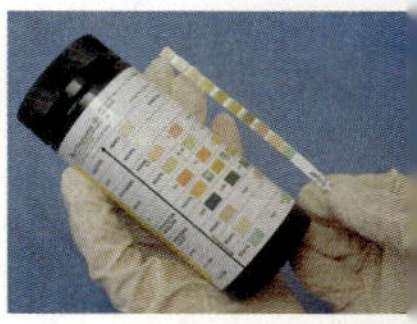
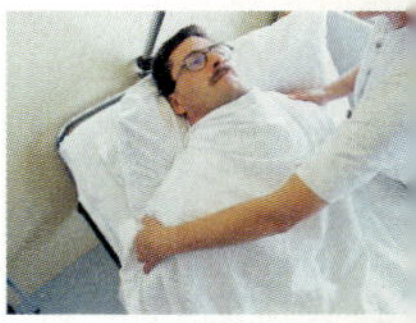
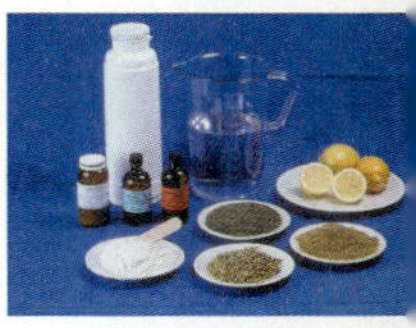
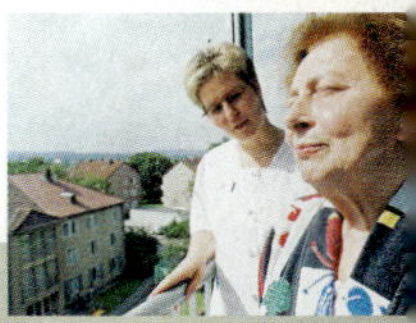
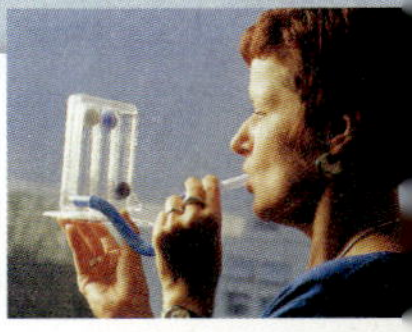
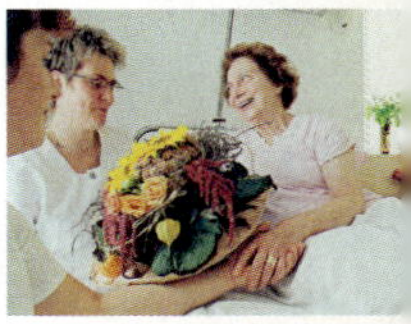
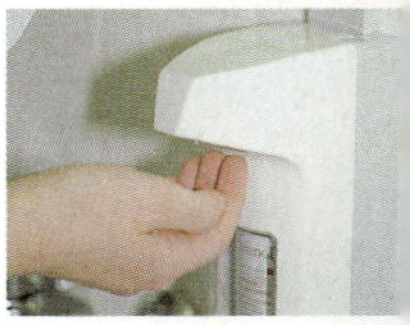

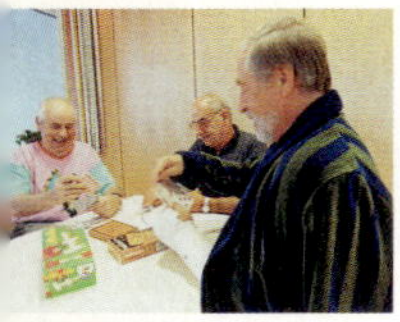
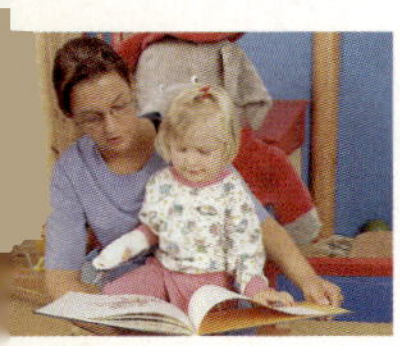
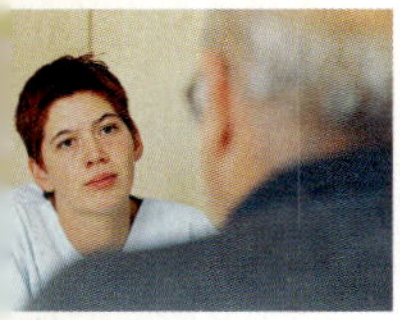
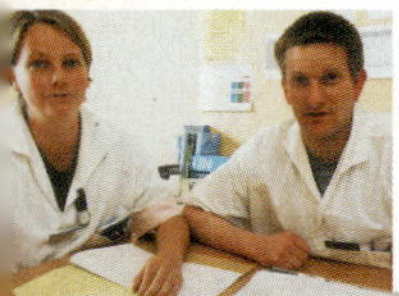

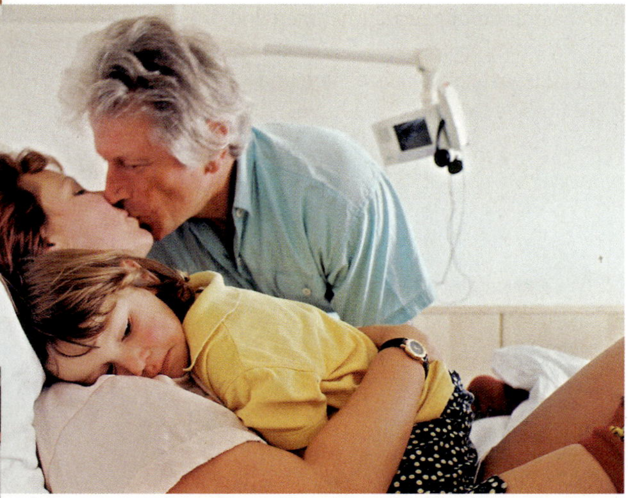
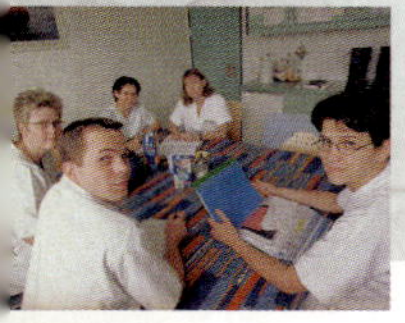
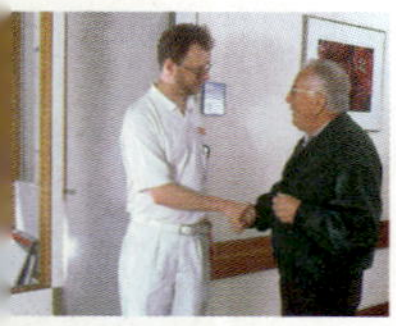
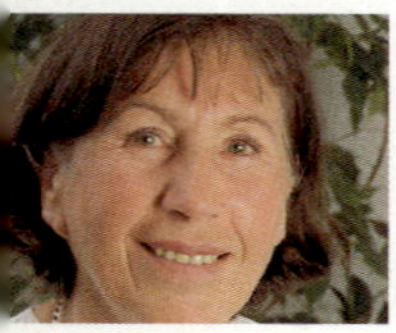
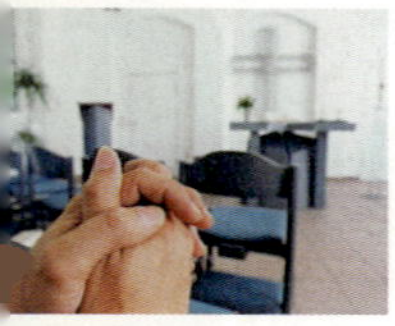
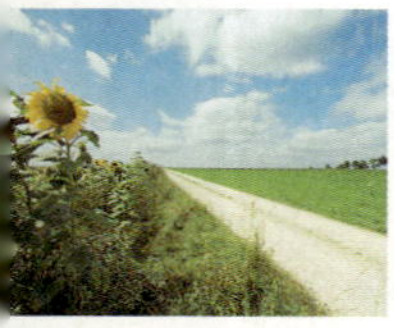

III Gesundheitspflege

Band 2

IV Pflege von Patienten mit speziellen Erkrankungen

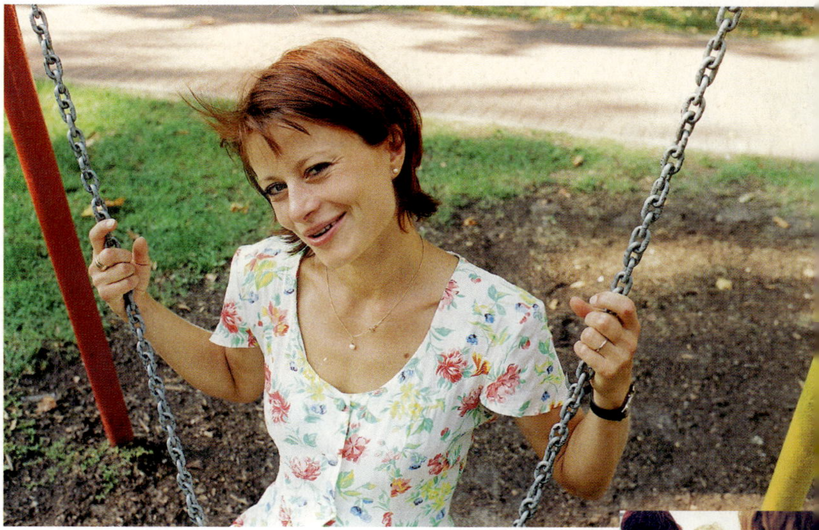

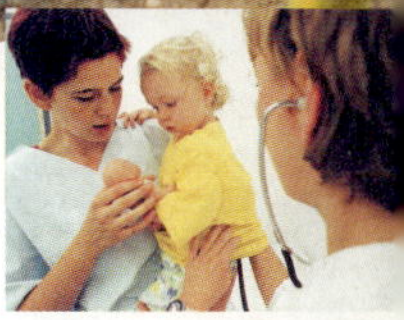
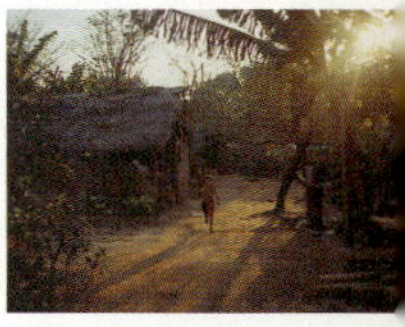
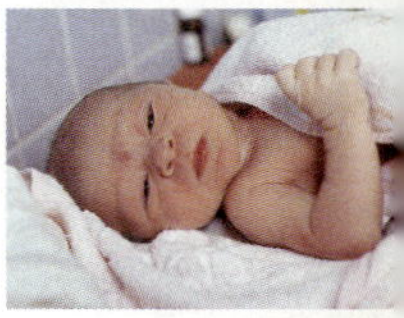
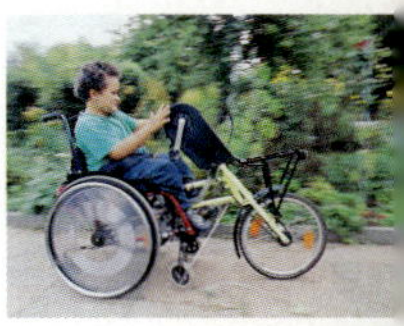
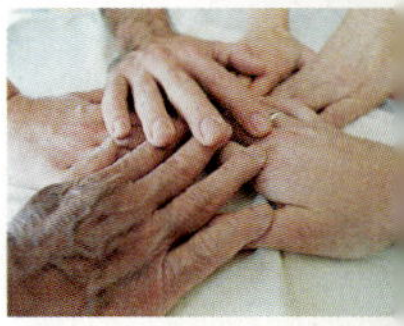
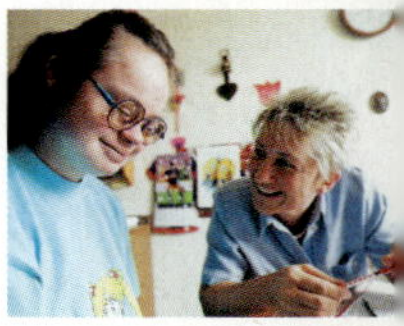
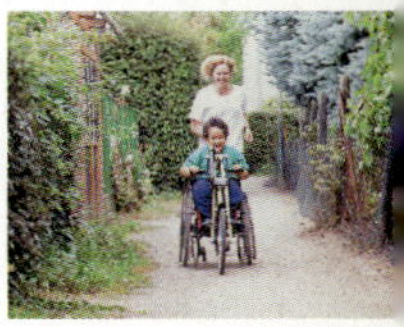
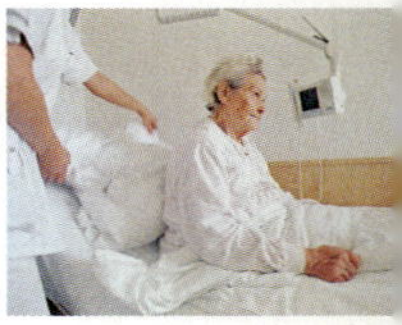

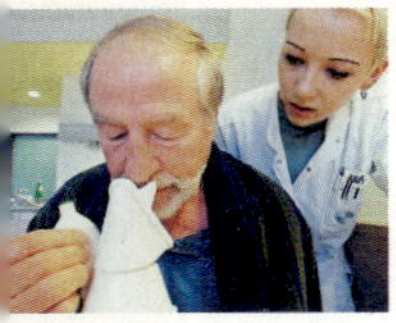
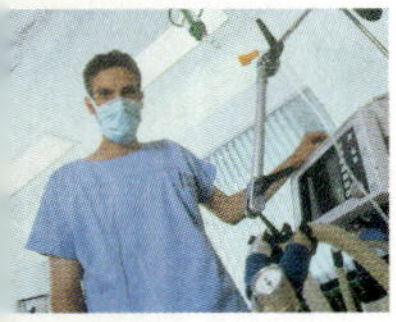
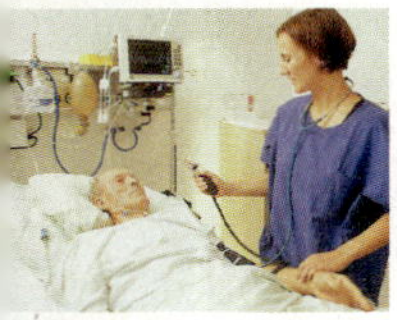
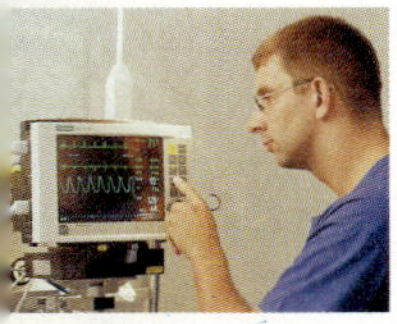
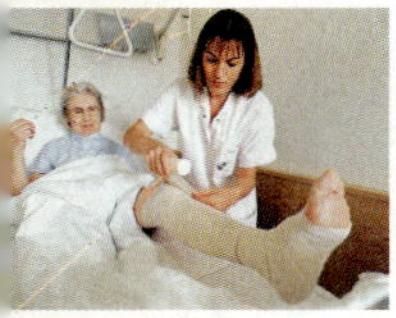
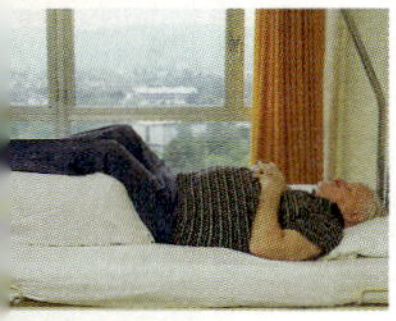
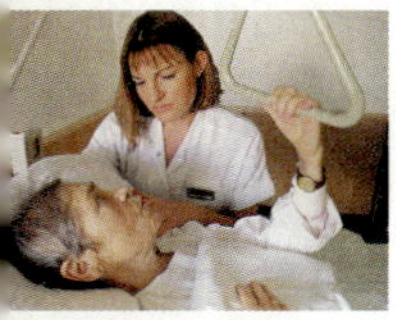
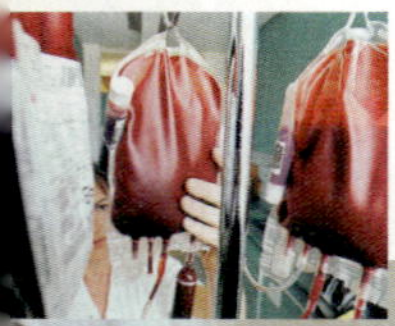

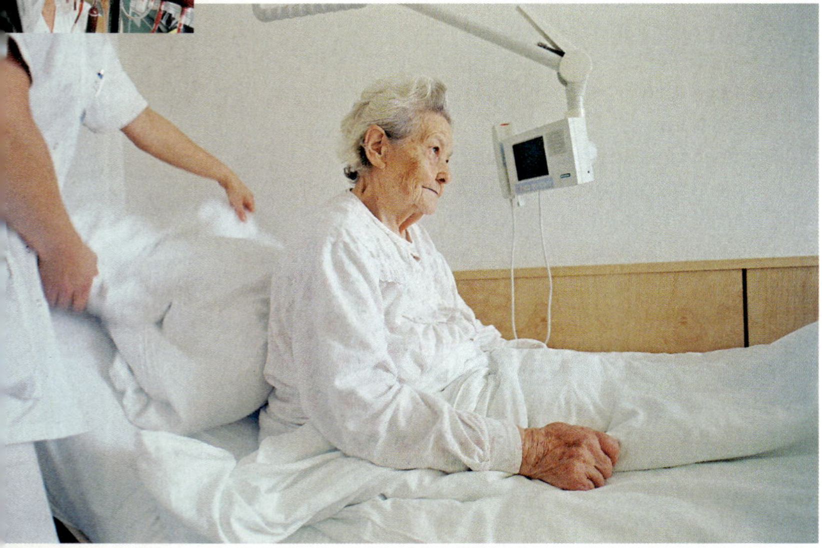

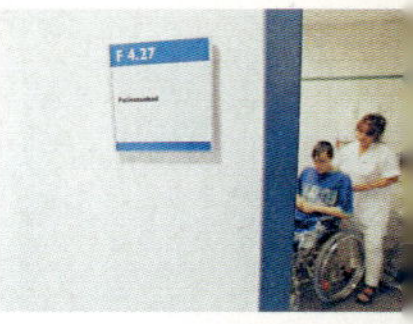
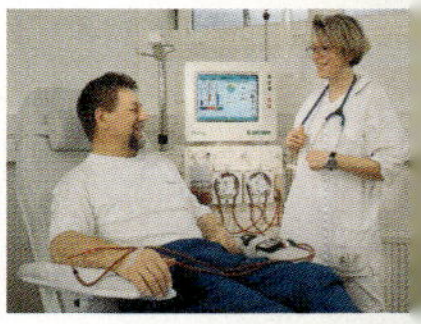
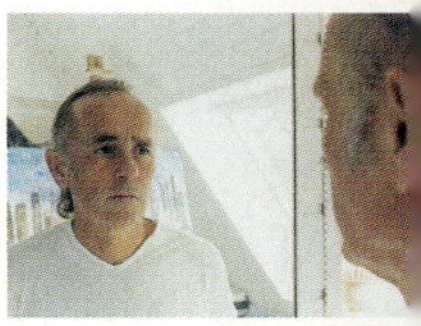
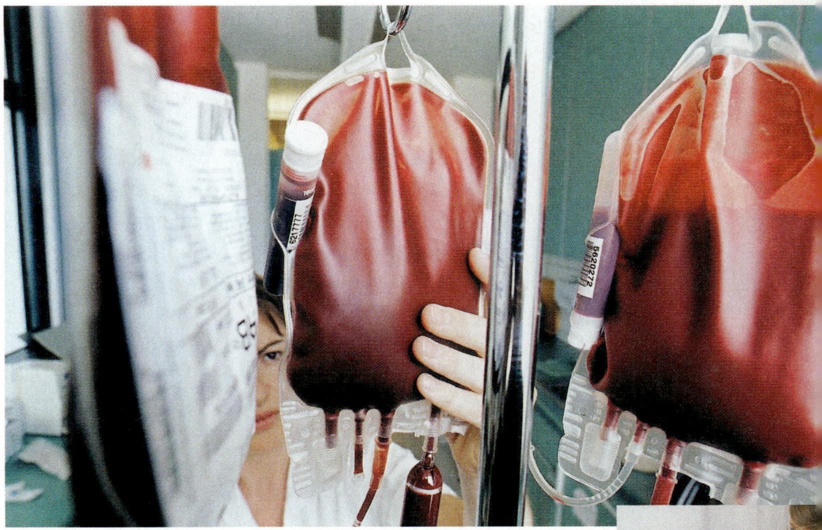
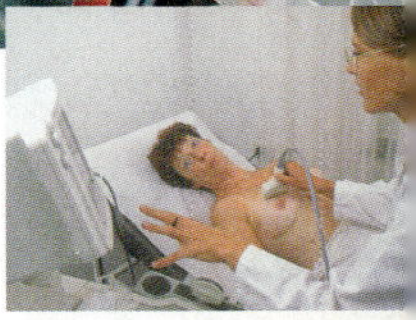
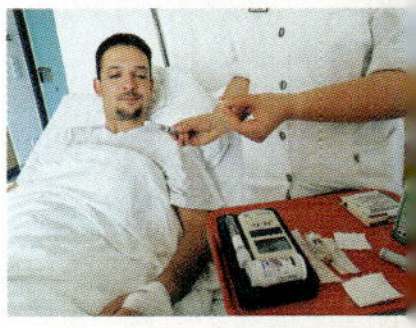
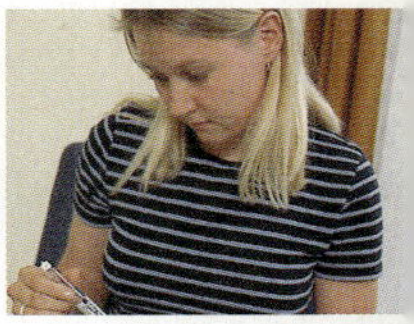
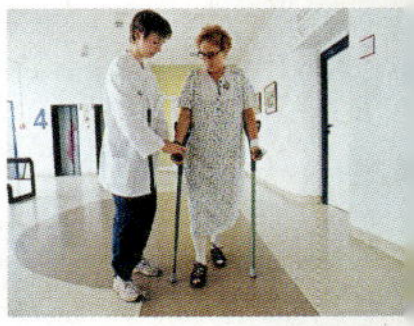
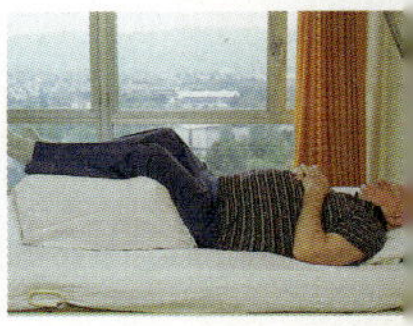

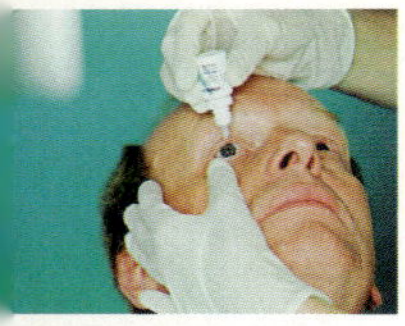
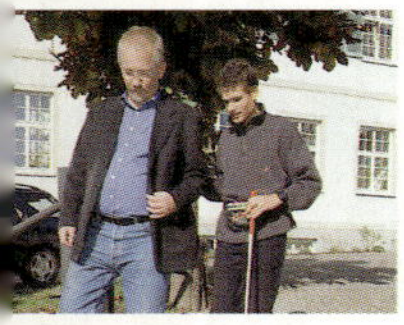
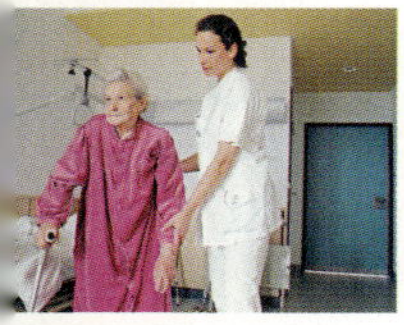
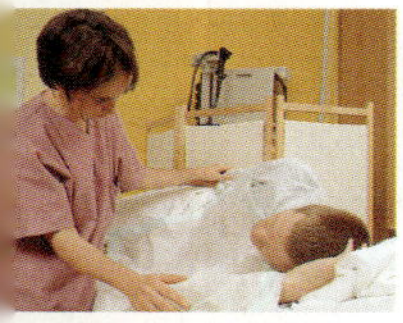
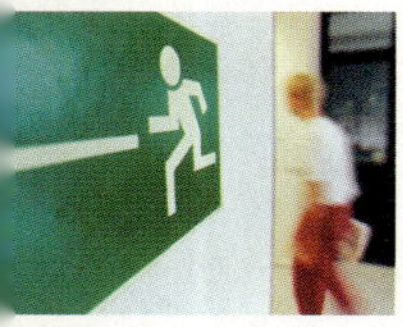
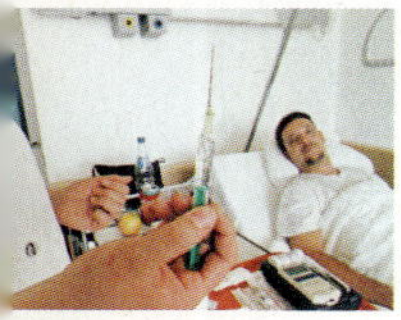
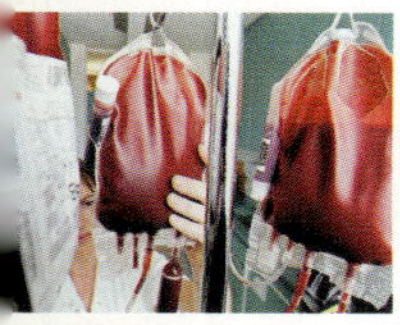
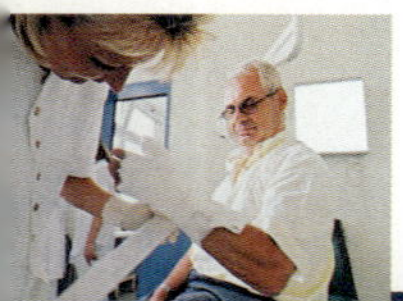

V Pflegerische Aufgaben bei diagnostischen und therapeutischen Maßnahmen

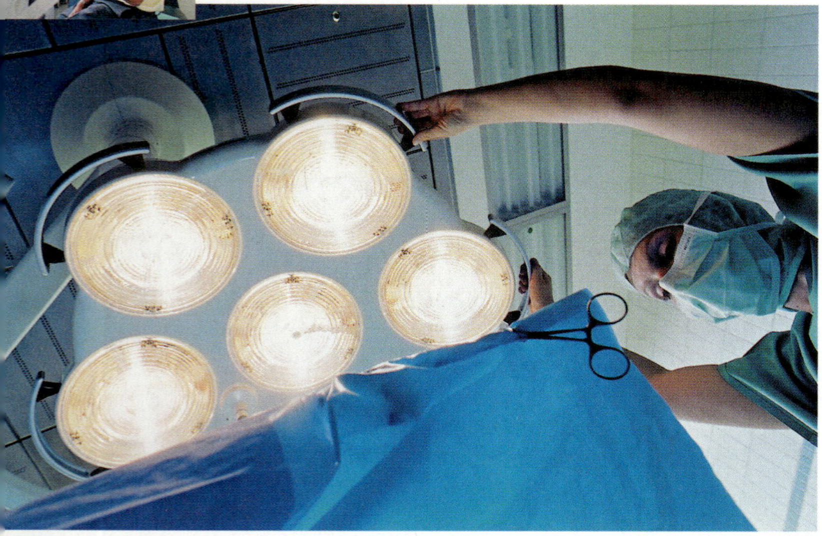

Anhang

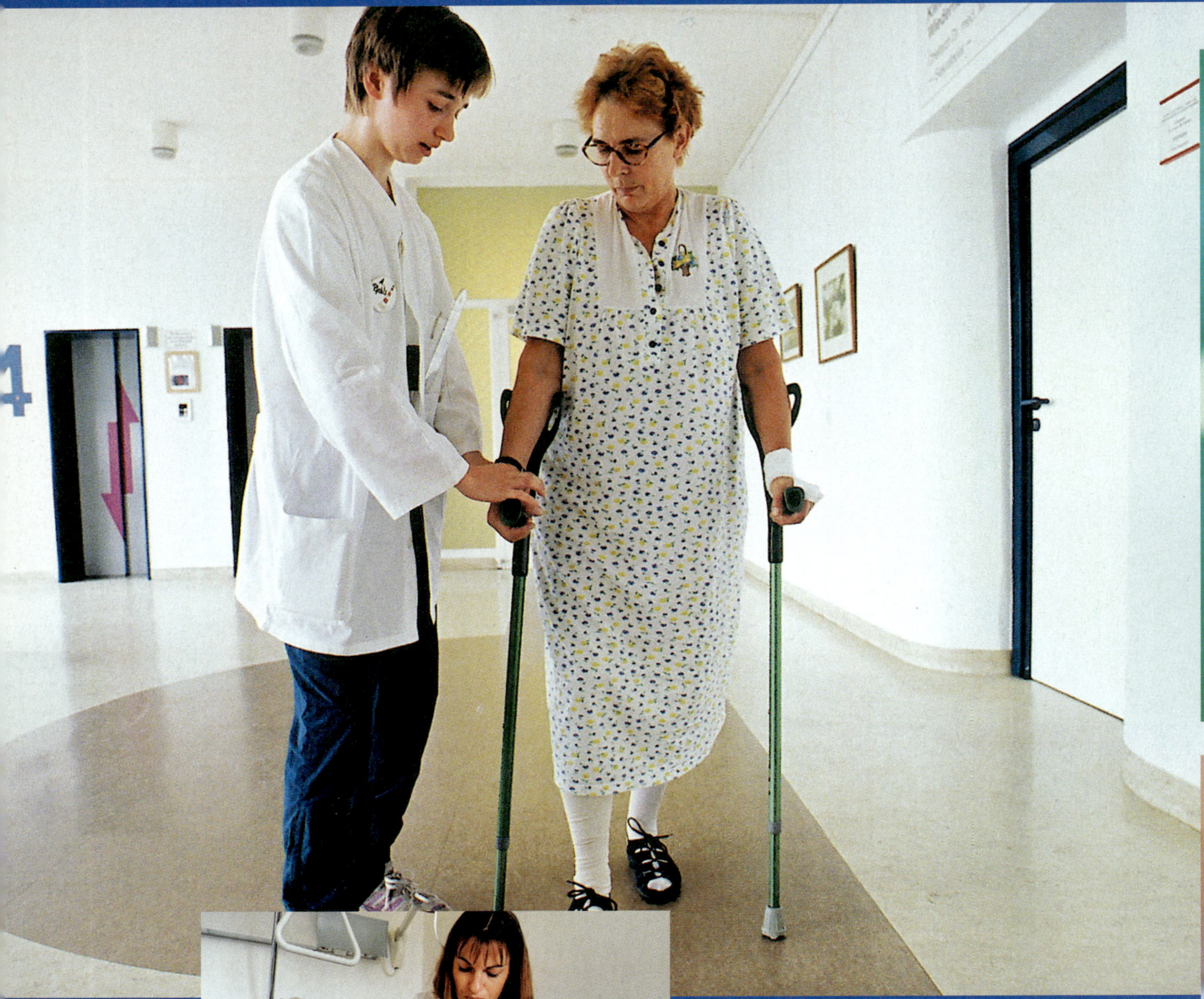
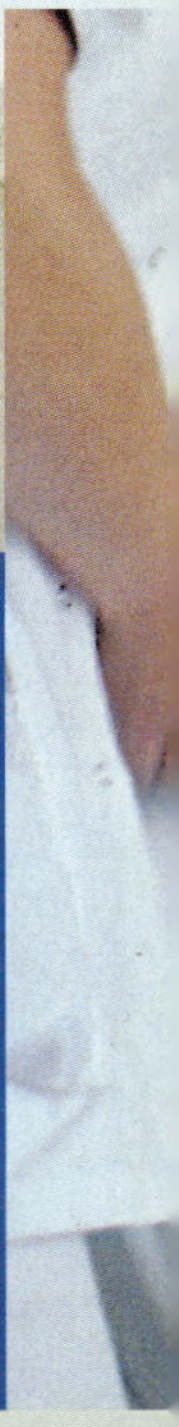
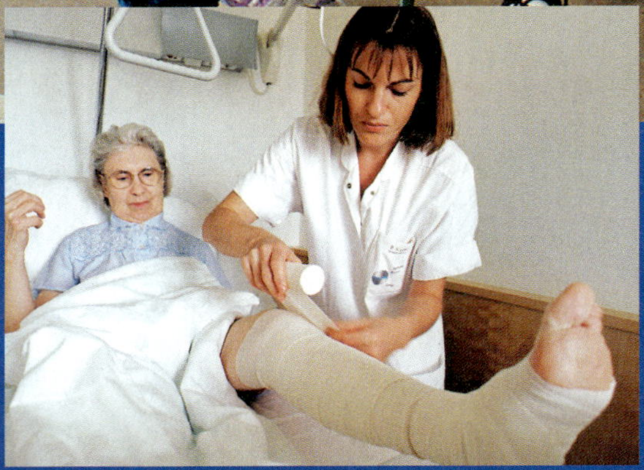
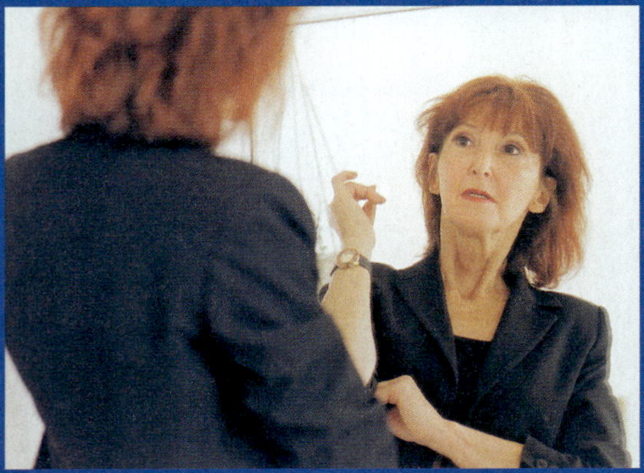
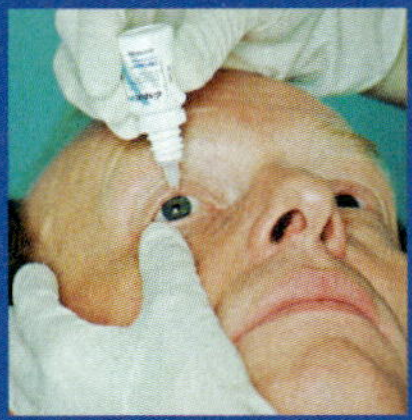
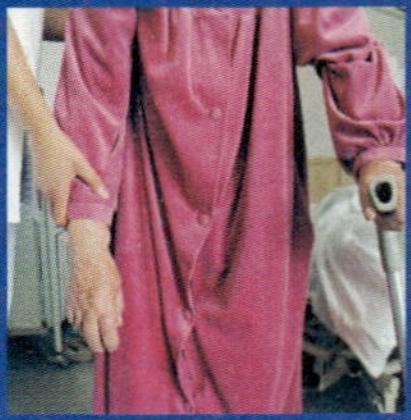
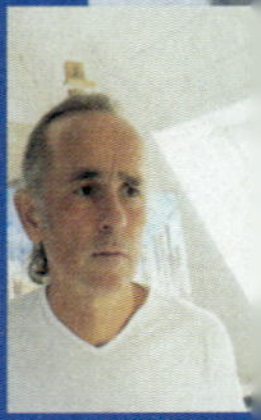

IV Pflege von Patienten mit speziellen Erkrankungen

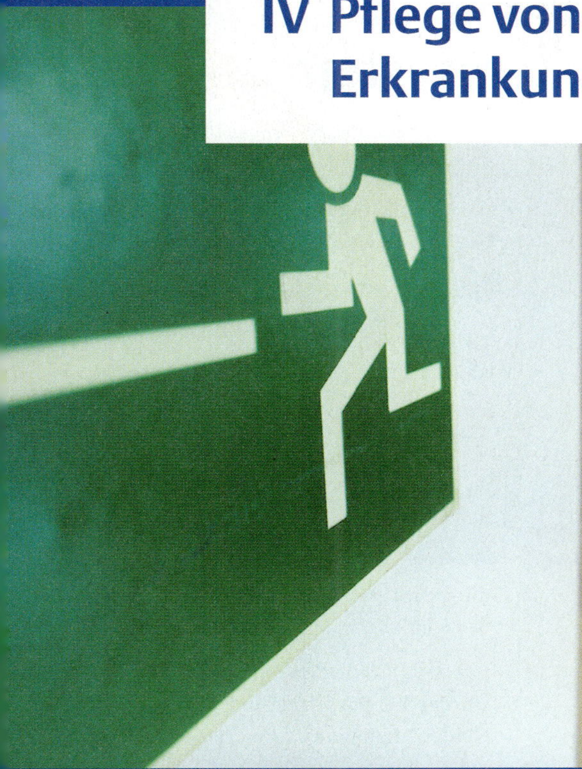
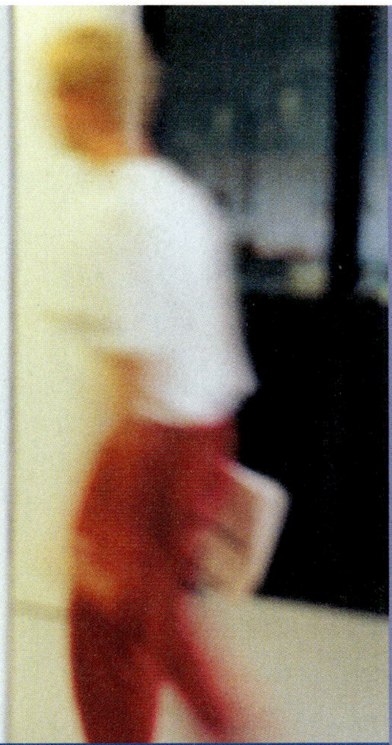
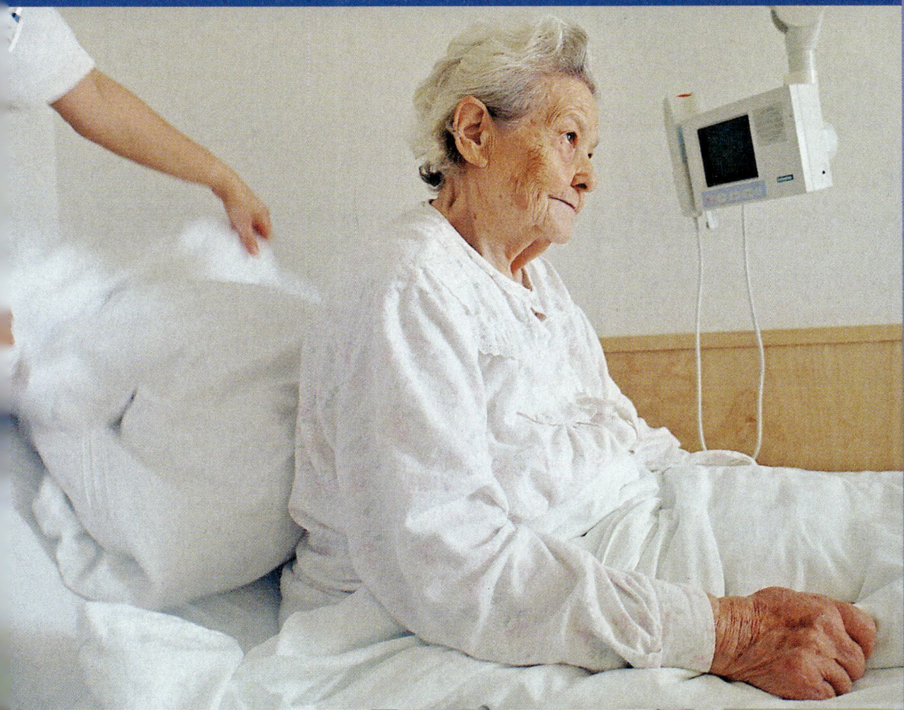
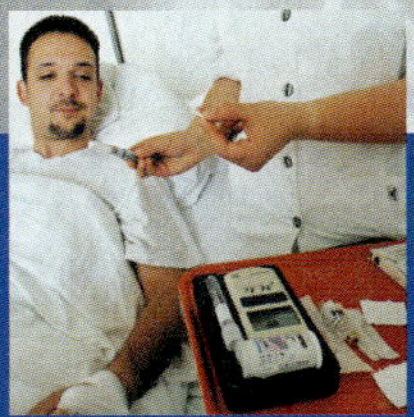
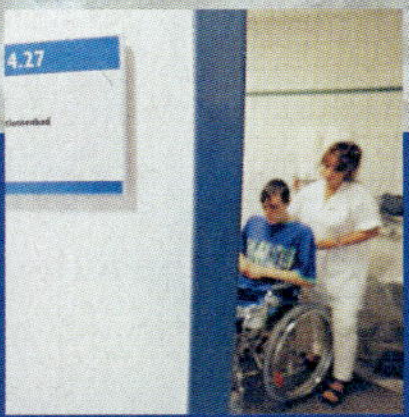
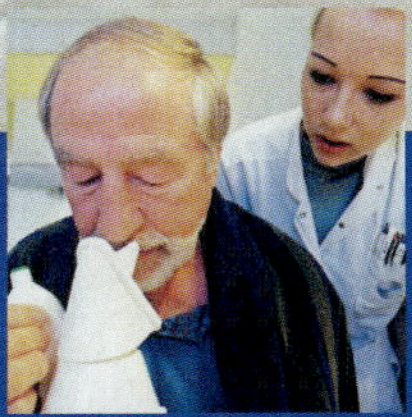
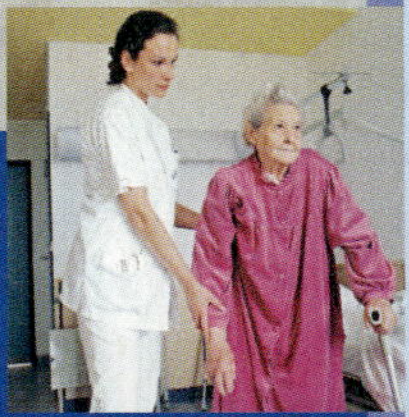

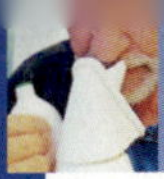

33 Pflege von Patienten mit Erkrankungen des Atemsystems

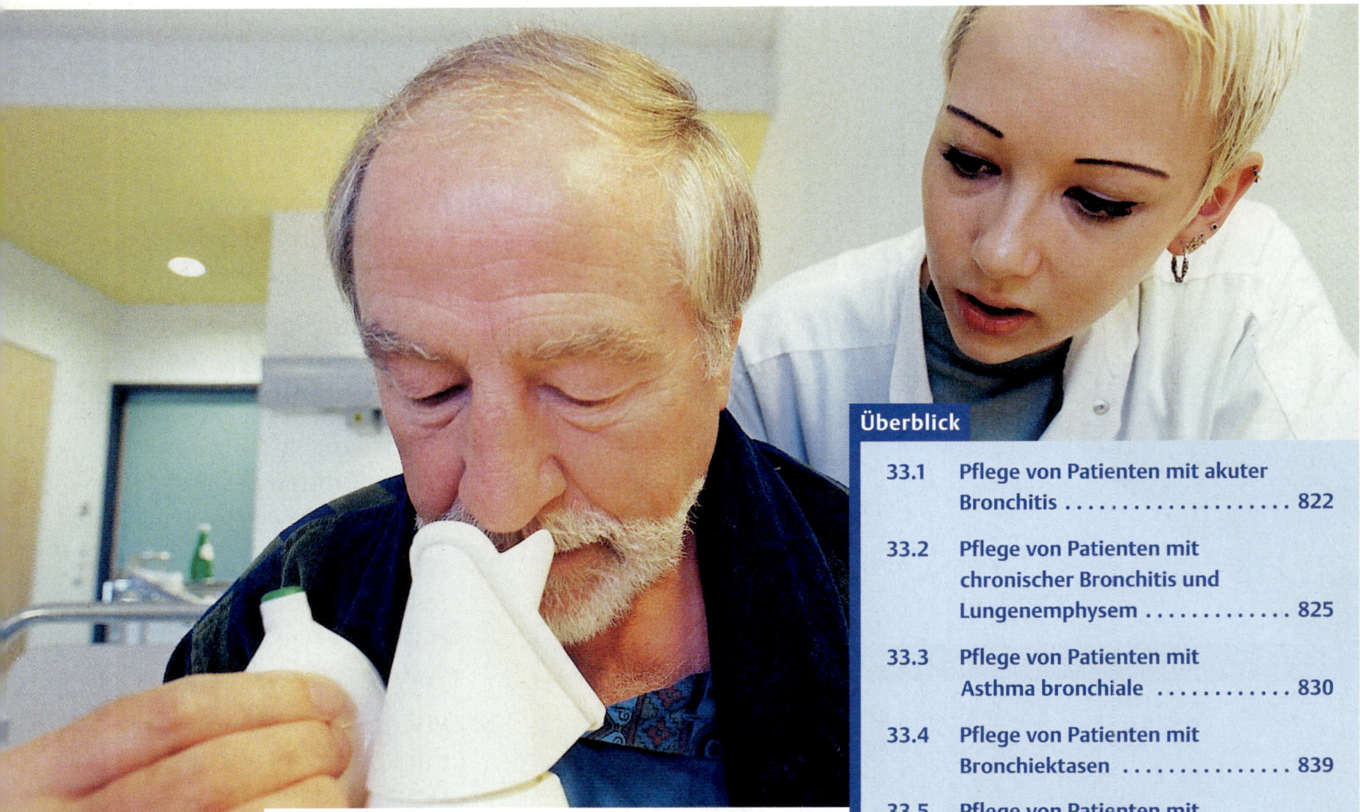

Überblick

33.1 Pflege von Patienten mit akuter Bronchitis

Cornelia Heier und Barbara Reisach

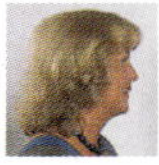

Nun beginnt wieder die nasskalte Jahreszeit und alle Menschen um einen herum niesen und husten. Ein Mundschutz, wie ihn erkältete Menschen in Japan tragen, wäre auch in unseren dicht bewohnten Gebieten sinnvoll, denkt sich Frau M., als sie auf dem Heimweg von der Arbeit im Bus sitzt, und versucht, den eigenen quälenden Hustenreiz zu unterdrücken. „Meine Erkältung läuft immer nach dem ähnlichen Muster ab", fällt ihr auf. „Zuerst kommt der Schnupfen, die Nase ist zu und die Kieferhöhlen schmerzen, dann sinkt die Entzündung sozusagen eine Etage tiefer." Sie ist schweißgebadet nach ihrem kleinen Spurt, um ja den Bus noch zu erreichen. Der zähe Schleim in der Brust macht sie kurzatmig und sie hört sich selber keuchen. Sie fühlt sich am ganzen Körper zerschlagen und will nur noch eins: ein heißes Bad und unter die warme Bettdecke kriechen. Ihr Mann wird ihr noch heißen Tee mit Rum ans Bett bringen und sie kann vielleicht etwas ruhiger schlafen als letzte Nacht.

···> Medizinischer Überblick Akute Bronchitis

Definition

Bei der akuten Bronchitis handelt es sich um eine Entzündung der Bronchialschleimhaut, die meist in Verbindung mit einer Entzündung der gesamten oberen Luftwege auftritt.

Arten der akuten Bronchitis

- ···> Die **infektiöse** akute Bronchitis entsteht meist als Folge einer viralen Infektion der oberen Luftwege, die sich auf die Bronchien ausweitet. Im weiteren Verlauf der Erkrankung können sich zusätzlich Bakterien am entzündeten Bronchialgewebe ansiedeln (Sekundärinfektion). Bei immunsupprimierten Menschen kann eine akute Bronchitis auch durch Pilze ausgelöst werden.
- ···> Eine **nichtinfektiöse** akute Bronchitis wird oft durch physikalische oder chemische Reize verursacht, wie z.B. starke Temperatur- und Feuchtigkeitsschwankungen, Inhalation von Rauch, Rußpartikeln, Ozon, Lösungsmittel- oder Säuredämpfen. Auch eine Linksherzinsuffizienz kann eine akute Bronchitis auslösen.

Häufigkeit

Akute Entzündungen der Bronchien sind häufig und kommen vermehrt in den nasskalten Jahreszeiten vor.

Symptome

- ···> Solange es sich um einen Virusinfekt handelt ist der Husten meist ein trockener, schmerzhafter Reizhusten. Bei einer bakteriellen Superinfektion kommt es zu vermehrtem, teils eitrigem Auswurf, der je nach Erreger in den Farben weißgelblich bis grau-grünlich variieren kann.
- ···> Fieber, selten über 39 °C.
- ···> Schmerzen hinter dem Brustbein.

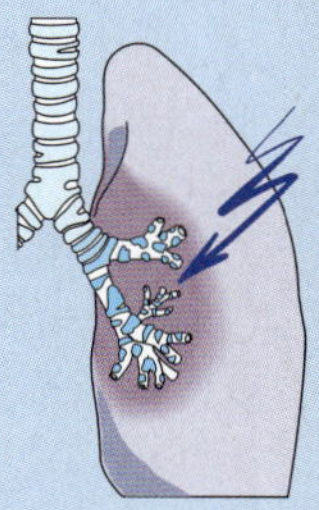

Komplikationen

- ···> Pneumonie, Fieberanstieg,
- ···> respiratorische Insuffizienz (Versagen der Sauerstoffversorgung),
- ···> bei Patienten mit Asthma bronchiale evtl. häufigere und gravierendere Anfälle als gewohnt.

Therapie

- ···> Bei sehr quälendem Reizhusten (z.B. nachts) Verabreichung hustendämpfender Medikamente (Antitussiva):

> **···> Merke**
> Antitussiva hemmen den eigentlich sinnvollen Hustenreiz, deshalb sind sie nur sehr überlegt und nicht in Dauerkombination mit schleimlösenden Mitteln einzusetzen!

- ···> Medikamentöse Unterstützung durch auswurffördernde Mittel wie z.B. NAC (Acetylcystein) oder Mucosolvan und evtl. Analgetika, falls der Patient das Abhusten wegen Schmerzen zu vermeiden sucht,
- ···> Antibiotikagabe, nur bei bakterieller Sekundärinfektion,
- ···> Nikotinkarenz.

33.1.1 Bedeutung für den Patienten

Eine akute Bronchitis heilt im Allgemeinen folgenlos aus. Dennoch stellt sie für den Betroffenen eine nicht unerhebliche Beeinträchtigung dar: Quälender Husten, evtl. verbunden mit Schmerzen und Schlaflosigkeit sowie ein allgemeines Krankheitsgefühl können einen Menschen aus seinem gewohnten Lebensrhythmus bringen und ihn vorübergehend zu körperlicher Schonung mit Bettruhe zwingen. Dies kann für den Betroffenen einerseits eine unerwünschte Unterbrechung seines täglichen Lebens bedeuten und ihm evtl. schon lange geplante Aktivitäten unmöglich machen. Andererseits kann solch eine Krankheit aber auch als Möglichkeit genutzt werden, Abstand zum Alltag zu gewinnen und dem Körper die Erholungszeit zu bieten, die er offensichtlich verlangt.

33.1.2 Pflege- und Behandlungsplan

Der Patient mit akuter Bronchitis muss nicht stationär behandelt werden. Die meisten Menschen versuchen zunächst, sich mit allgemeinen gesundheitsfördernden Maßnahmen zu helfen: Sie schonen sich körperlich, wenden Hausmittel an und besorgen sich rezeptfreie Medikamente aus der Apotheke. Falls nach einiger Zeit keine Besserung eintritt, wird in der Regel der Hausarzt aufgesucht, der geeignete Arzneimittel verordnet und bei Bedarf weitere gesundheitsfördernde Vorschläge macht, wie z.B. Bettruhe bei schwerem Krankheitsverlauf und bei Fieber.

Pflegepersonen im häuslichen und stationären Pflegebereich werden mit dem Krankheitsbild meist erst konfrontiert, wenn ein Patient, der wegen anderer Erkrankungen behandelt wird, zusätzlich eine akute Bronchitis entwickelt. Die folgenden pflegerischen Maßnahmen sind für stationäre und im häuslichen Bereich betreute Patienten geeignet.

Förderung des Abhustens

Zur Schleimverflüssigung sollte der Betroffene 2–3 l Flüssigkeit pro Tag zu sich nehmen, allerdings nur, falls dies nicht im Rahmen der Therapie anderer bestehender Krankheiten kontraindiziert ist.

> Eva Groß Krankenschwester
>
> **Praxistipp**
> Besonders heiße Getränke tragen zur Schleimlösung und -verflüssigung bei.

- Anleitung des Patienten zu einer effektiven Hustentechnik (S. 514 f),
- Vibrationsmassage (s. ATL Atmen, S. 515 f),
- Brustwickel und Auflagen (s. ATL Körpertemperatur regulieren, S. 487 f),
- Einreibung mit hyperämisierenden Salben oder ätherischen Ölen (s. ATL Atmen, S. 514),
- Inhalation mit Kamillenblütenabsud als Kopfdampfbad (S. 521).

> Eva Groß Krankenschwester
>
> **Praxistipp**
> Beobachten Sie das Sputum des Betroffenen hinsichtlich Menge, Farbe, Konsistenz. Fordern Sie ihn auf, Veränderungen von Geschmack oder Geruch mitzuteilen und dokumentieren Sie Ihre Beobachtungen. Bei auffallenden Veränderungen informieren Sie das ärztliche Personal, da evtl. die Therapie umgestellt oder erweitert werden muss.

Maßnahmen zur Linderung von Reizhusten

- Anleitung des Betroffenen zu spezieller Hustentechnik (S. 514 f),
- gleichmäßiges und ruhiges Atmen durch die Nase,
- Raumluftbefeuchtung,
- Frischluftzufuhr durch häufiges Lüften, ohne den Betroffenen plötzlichen Schwankungen der Lufttemperatur auszusetzen.

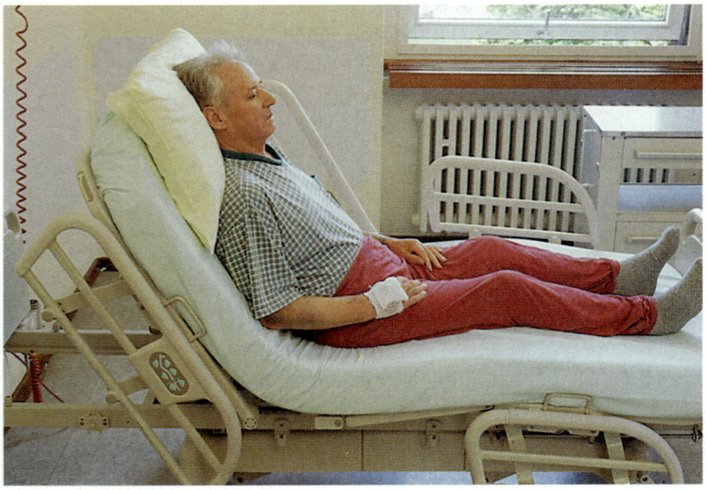

Die Oberkörperhochlagerung erleichtert die Einatmung und das Abhusten von Sekret. Denken Sie bei Patienten daran, die diese Lagerung nicht allein einnehmen können

Durchführung einer Bronchialbalsamauflage

Vorbereitung

Für diese Aufgabe benötigen Sie
- Bronchialbalsam,
- ein Baumwollrestetuch, doppelt gefaltet,
- einen Holzspatel,
- Leukosilk,
- ein oder zwei Moltontücher, je nach Körpergröße und Brustumfang des Patienten: Ein Brustwickel soll den Thorax vom Rippenbogen bis zur Achselhöhle umfassen. Falls keine Moltontücher vorhanden sind, können Sie z. B. auch ein großes Frotteebadetuch verwenden,
- zwei Wärmflaschen.

Durchführung

Legen Sie das Baumwolltuch so zurecht, dass es etwa 10 cm breit und etwas länger als das Brustbein des Patienten ist und bestreichen Sie es 1 mm dick mit Bronchialbalsam. Hierbei muss eine glänzende, geschlossene Oberfläche entstehen, die etwa 6 cm breit ist. Am rechten und linken Rand des Baumwolltuches sollen jeweils 2 cm frei bleiben. Wärmen Sie den so vorbereiteten Salbenlappen und das Moltontuch zwischen zwei Wärmflaschen. Die Vorwärmzeit für den Salbenlappen soll dabei nur etwa 0,5 min betragen. Danach legen Sie den so präparierten Lappen über dem Brustbein des Patienten auf und das vorgewärmte Moltontuch kreuzweise darüber. Befestigen Sie das Tuch mit Leukosilk und lassen Sie den Patienten sein Nachthemd oder ähnliches wieder anziehen. Der Bronchialbalsamlappen kann einige Stunden angelegt bleiben. Der Patient sollte dabei ruhen. Es empfiehlt sich, gleichzeitig warmen Hustentee zu geben.

Nachbereitung

Nach Entfernen der Auflage unbedingt Hals, Oberkörper und Arme des Patienten warm halten! (Krause, Uhlmann 1998, S. 389 f.).

33.2 Pflege von Patienten mit chronischer Bronchitis und Lungenemphysem

Cornelia Heier, Barbara Reisach und Matthias Weber

⇢ Medizinischer Überblick Chronische Bronchitis/Lungenemphysem

Chronische Bronchitis

Die chronische Bronchitis und das Lungenemphysem zählen zu den chronisch obstruktiven Atemwegserkrankungen. Das Wort Obstruktion kommt aus dem Lateinischen und bedeutet Verschluss eines Hohlorgans. Im klinischen Alltag sind folgende Abkürzungen gebräuchlich:

- COPD (chronic obstructive pulmonary disease),
- COLD (chronic obstructive lung disease).

Definition

Laut WHO spricht man von **chronischer Bronchitis**, wenn bei einem Menschen Husten und Auswurf an den meisten Tagen während mindestens je drei Monaten in zwei aufeinander folgenden Jahren auftreten.

Das **Lungenemphysem** ist eine Überdehnung des Lungengewebes mit Verminderung der Gewebeelastizität und Zerstörung der Alveolarsepten. Die Folge ist eine Bildung von Emphysemblasen.

Arten der chronischen Bronchitis und des Lungenemphysems

Chronische Bronchitis

Das Krankheitsbild wird in zwei in der Regel aufeinander folgende Schweregrade eingeteilt:

1. Chronisch nicht obstruktive Bronchitis (bzw. „einfache chronische Bronchitis“). Bei diesem Schweregrad besteht keine Obstruktion der Bronchien. Viele langjährige und starke Raucher leiden unter chronisch nicht obstruktiver Bronchitis.

2. Chronisch obstruktive Bronchitis. Es kommt hier zur Verengung der Bronchien durch drei Faktoren (**Abb. 33.1**):

- im Frühstadium Schleimhautödem als Folge der Schleimhautentzündung,
- vermehrte Bildung von zäh-glasigem Schleim,
- Spasmus der Bronchialmuskulatur,
- im Spätstadium ist die Bronchialschleimhaut dünn und schlaff, sodass es zu einem Bronchialkollaps kommen kann.

Diese zweite Form der chronischen Bronchitis kann auch auftreten ohne dass ein nicht obstruktives Stadium vorausgegangen ist. Besteht eine chronisch obstruktive Bronchitis über längere Zeit, kann es durch die anhaltende Überblähung der Lunge zum Emphysem kommen.

Lungenemphysem

Man unterscheidet zwischen dem **primären Emphysem** im Alter und dem **sekundären Emphysem** als Folge verschiedener Lungenerkrankungen. Eine **erblich bedingte Fehlfunktion** durch Enzymmangel (Alpha-1-Antitrypsinmangel) oder Stoffwechselanomalie (s. Mukoviszidose, S. 841 ff) bewirken ein frühkindliches Lungenemphysem.

Häufigkeit

Unter einer **chronischen Bronchitis** leiden ca. 20 % der Erwachsenen (Schettler, Greten 1998). Darunter finden sich viele langjährige und starke Raucher.

Patienten mit **sekundärem Lungenemphysem** als Folge verschiedener Lungenerkrankungen stellen die größte Gruppe der Pflegebedürftigen dar. Alle Altersgruppen können betroffen sein.

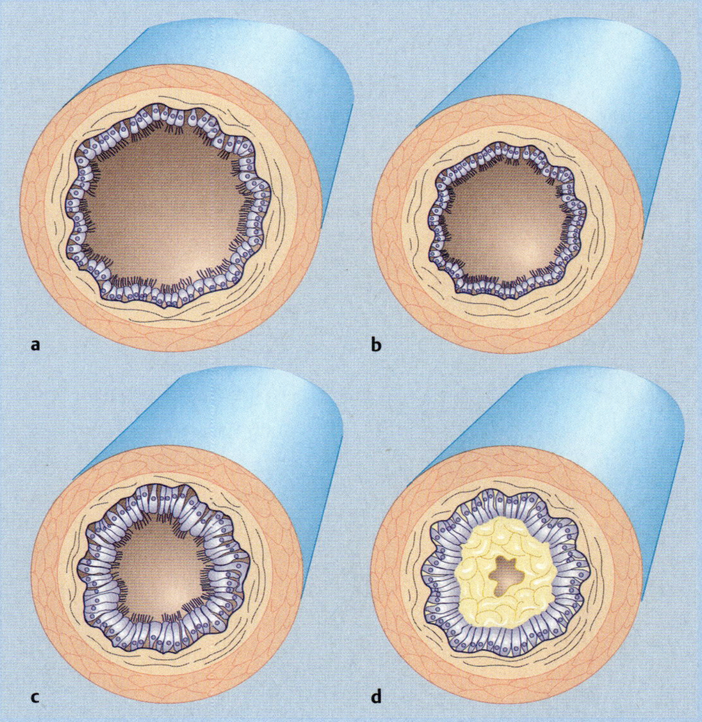

Abb. 33.1 Verengung der Bronchien.
a Normaler Bronchus,
b Brochospasmus,
c Schleimhautschwellung,
d zähflüssiger Schleim

Risikofaktoren

Es werden zwei Faktorengruppen unterschieden:

Exogene Faktoren

Unter exogenen Faktoren versteht man die Einwirkungen, die die Bronchialschleimhaut „von außen kommend" schädigen, wie:

- Rauch (z. B. jahrelanges Zigarettenrauchen),
- Staub und andere Formen der Luftverunreinigung (vor allem am Arbeitsplatz),
- häufige Infektion durch Viren und/oder Bakterien, vor allem Nasennebenhöhlenentzündungen; daher erfolgt meist Verschlechterung im Herbst und Winter.

Endogene Faktoren

Als endogene Faktoren bezeichnet man individuelle konstitutionelle oder genetische Dispositionen, wie z. B. eine besondere Empfindlichkeit der Bronchialschleimhaut gegenüber Umwelteinflüssen oder bereits bestehende Atemwegserkrankungen.

Symptome

Chronische Bronchitis

Der Betroffene fühlt sich meist jahrelang nicht krank. Bronchiale Infekte, besonders im Herbst und Winter werden der Witterung zugeschrieben. Das vermehrte Husten während des ganzen Jahres mit schleimig-weißem Auswurf, vor allem morgens, wird nicht sonderlich beachtet. Später kann sich der Patient bei schwereren Formen durch häufiges bis ständiges Husten und große Auswurfmengen an Sputum belästigt fühlen. Im Stadium der chronisch obstruktiven Bronchitis tritt zusätzlich eine Dyspnoe auf. Im Gegensatz zum Asthma bronchiale erscheint die Dyspnoe selten anfallsweise, sondern eher als Dauerzustand.

Die körperliche Leistungsfähigkeit lässt im Verlauf der Erkrankung immer mehr nach. Im fortgeschrittenen Stadium enthält das Sputum des Patienten oft Eiter und vereinzelt blutige Beimengungen.

Beim Abhören der Lunge ist das typische Giemen und Brummen zu hören

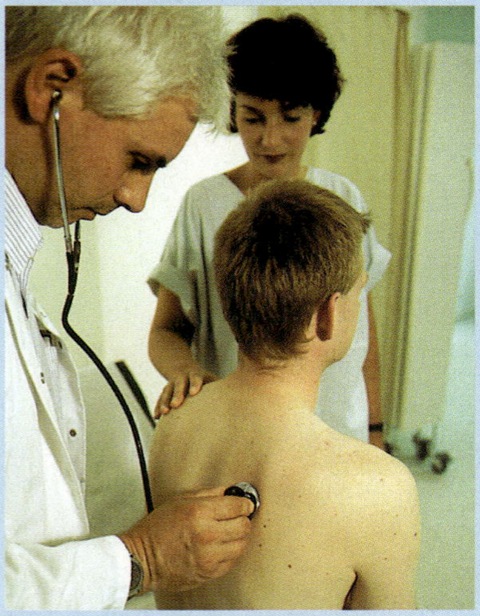

Lungenemphysem

Auch beim Lungenemphysem sind Kurzatmigkeit sowie Husten und Auswurf typische Symptome. Bei der körperlichen Untersuchung sieht man oft einen Fassthorax des Patienten.

Man unterscheidet „blauer Bläser" (blue bloater) und „rosa Schnaufer" (pink puffer). Beim „blauen Bläser" führt die Atemnot zur Zyanose (Blaufärbung) der Wangen. Die Schädigung der Alveolen ist eher davor (zentrilobuläres Emphysem). Wegen des Auswurfs und der Lokalisation der Schädigung spricht man auch vom **bronchitischen Typ**. Diese Patienten sind meist von kräftigem Körperbau (adipös) und leiden vermehrt unter Husten und Auswurf.

Der Patient mit dem Erscheinungsbild des „rosa Schnaufers" hat dagegen einen eher geröteten Kopf durch das Ringen nach Atem. Die Alveolen sind direkt (panlobuläres Emphysem) betroffen von der Schädigung. Der Körper dieser Patienten ist eher hager und asthenisch. Häufig treten Mischformen auf.

Diagnostik

- Anamnese,
- körperliche Inspektion (fassförmiger Thorax, durch das Verharren in der Einatmung und die dadurch bedingte übermäßige Ausbildung der Thoraxmuskulatur entstanden),
- Abhören der Lunge (Giemen und Brummen),
- Blut- und Sputumuntersuchungen,
- Röntgen-Thorax zum Ausschluss von Bronchialkarzinom, Tuberkulose, Bronchopneumonie oder Emphysem,
- Lungenfunktionsprüfung,
- EKG (Veränderungen im Spätstadium).

Komplikationen

Steigerung der Ausprägung des Krankheitsbildes

Das Bronchialgewebe wird im Laufe der Erkrankung zunehmend geschädigt und dadurch immer anfälliger für Krankheitserreger. Gleichzeitig kommt es bei jedem Infekt zu einer Verschlimmerung (= Exazerbation) des Krankheitsbildes der chronischen Bronchitis.

Cor pulmonale (s. Pflege von Patienten mit Bronchiektasen, S. 839 ff)

Im Verlauf der chronischen Bronchitis tritt eine Verengung der Blutgefäße in der Lunge auf, wodurch es zu einem Druckanstieg im kleinen Kreislauf kommt. Um den erhöhten Widerstand auszugleichen, bilden sich am rechten Herzventrikel zunächst zusätzliche Muskelfasern. Durch fortdauernde übermäßige Belastung entsteht schließlich eine Rechtsherzinsuffizienz.

Respiratorische Insuffizienz

Hier kann der Gasaustausch nicht mehr ausreichend stattfinden, wodurch zunächst der Sauerstoffgehalt des arteriellen Blutes unter den zur Versorgung des Organismus notwendigen Wert sinkt und später auch der CO_2-Spiegel ansteigt.

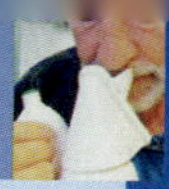

Therapie

Ausschalten exogener Ursachen

Die kausale Therapie der chronischen Bronchitis besteht in der Ausschaltung der schädigenden Einflüsse (Noxen).

Im Einzelnen können Maßnahmen angezeigt sein wie:

- Raucherentwöhnung (s. Pflege des Patienten mit akuter Bronchitis, S. 822 ff),
- Ausschaltung beruflich bedingter Noxen,
- Behandlung chronischer Nasennebenhöhlenentzündungen (häufiger Infektionsherd),
- Alkoholkarenz (Alkohol greift die Schleimhäute an, sog. „Whiskey-Bronchitis").

Atemtherapie

Sinnvoll ist das Erlernen von atemerleichternden Haltungen (S. 512) und die Sekretmobilisierung durch Atem- und Drainagetechniken (S. 516), Inhalationen (S. 522) und Flutterventil (s. ATL Atmen, S. 517).

Medikamentöse Therapie

Zur symptomatischen Behandlung der chronischen Bronchitis steht eine Reihe von Medikamenten zur Verfügung, die im Folgenden kurz beschrieben werden sollen, weil Pflegepersonen im Berufsalltag immer wieder damit in Berührung kommen.

Expektoranzien (auswurffördernde Mittel). Diese Medikamentengruppe soll zähes Bronchialsekret verflüssigen und das Abhusten erleichtern (z. B. NAC, Mucosolvan).

Sympathomimetika. Dies sind Medikamente, die über eine Stimulation spezieller Rezeptoren des Sympathikus zur Erweiterung der Bronchien führen (z. B. Berotec, Alupent als Dosieraerosole). Typische Nebenwirkungen sind Zittern, Tachykardie, Unruhe.

Parasympatholytika (oder Anticholinergika = Atropinderivate). Hierbei handelt es sich um eine Wirkstoffgruppe, die das parasympathische Nervensystem hemmt und dadurch zur Erweiterung der Bronchien führt. Sie wird vor allem bei älteren Patienten eingesetzt, die auch an Herz- oder Kreislauferkrankungen leiden. Parasympatholytika sind bei akuter Atemnot nur bedingt effektiv (z. B. Berodual, Atrovent als Dosieraerosole).

Nebenwirkungen sind Mundtrockenheit, schlechter Geschmack im Mund.

Theophylline. Ihre Wirkungen sind Erweiterung der Bronchien, Schutz gegenüber Reizen, die zur Konstriktion der Bronchien führen, Hemmung der Ermüdung des Zwerchfells, Stimulation des Atemzentrums, Senkung des Widerstands im kleinen Kreislauf sowie Antriebs- und Aktivitätssteigerung (z. B. Bronchoparat, Euphillin, Bronchoretard). Nebenwirkungen sind Zittern, Unruhe, Tachykardie, Durchfall, Übelkeit, Erbrechen.

Glucocorticoide. Ihre Wirkungen sind der Rückgang des Schleimhautödems und die Hemmung der Sekretproduktion (z. B. Decortin). Nebenwirkungen bei Langzeiteinnahme sind Osteoporose und Hautatrophie.

Stufenplan. Die Deutsche Atemwegsliga hat zur Langzeitbehandlung der chronischen Bronchitis einen Stufenplan entwickelt, demzufolge Sympathomimetika, Theophylline und evtl. Corticoide je nach Schwere der Erkrankung und Behandlungserfolg kombiniert eingesetzt werden sollen. Die Anordnung der Medikamente ist aber immer Aufgabe des jeweiligen behandelnden Arztes.

33.2.1 Bedeutung für den Patienten

Die Einschränkung der körperlichen Leistungsfähigkeit ist das eigentliche Problem dieser Patienten. Dies tritt bei der chronischen Bronchitis aber erst spät in Erscheinung. Die Erkrankung wird anfangs verharmlost, weil sie zunächst meist symptomlos verläuft. Morgendliches Husten mit etwas Auswurf („Raucherhusten") ist nicht schmerzhaft und wird von den meisten Betroffenen erfolgreich ignoriert.

Im nicht obstruktiven Stadium kann die Krankheit in den meisten Fällen geheilt werden, wenn es gelingt, die ursächlichen Faktoren auszuschalten. Allerdings bedarf es – vor allem bei starken Rauchern – einiger Motivation, die oft auch deshalb nicht vorhanden ist, weil der Leidensdruck fehlt.

Schreitet die Krankheit fort und kommt es durch die zunehmende Bronchialobstruktion immer öfter zu Atemnot, ist eine Heilung nicht mehr möglich.

Es liegt nun in der Hand des Patienten, seine Lebensweise an die Krankheit anzupassen und sein Verhalten zu ändern, um wenigstens eine allzu schnelle Verschlechterung des Leidens zu vermeiden. Bei vielen unserer geselligen Aktivitäten stehen Fitness, Ausdauer und ewige Jugend („for ever young") im Vordergrund. Hier beginnt der Ausschluss dieser Menschen aus der Gesellschaft und führt zu sozialer Isolation.

» Ich kriege eigentlich schon Luft, aber ich habe immer das Gefühl, ich brauche mehr. Bergtouren und so, das kannst du dann irgendwann vergessen. (Aussagen einer Betroffenen) «

33.2.2 Pflege- und Behandlungsplan

Kommt ein Patient mit der Diagnose **„chronische Bronchitis"** in ein Krankenhaus, handelt es sich in der Regel um einen Menschen, der sich schon im fortgeschrittenen Stadium der Krankheit befindet oder bei dem Komplikationen aufgetreten sind. Ansonsten werden Betroffene zunächst von ihrem Hausarzt behandelt. Bei stationärer Aufnahme wird es also am Anfang darum gehen, die im Vordergrund stehenden Beschwerden des Patienten, wie z.B. Atemnot oder übermäßigen Husten, durch interdisziplinäre Maßnahmen zu beeinflussen. In einem weiteren Schritt sollte dann gemeinsam mit dem Patienten überlegt werden, welche Risikofaktoren zu der Entstehung der Krankheit beigetragen haben könnten und ob und wie diese positiv beeinflusst werden können. Außerdem ist es notwendig, den Menschen mit chronischer Bronchitis mit einigen Informationen, Techniken und Fertigkeiten (die im Folgenden noch genannt werden) „auszustatten", damit er nach seiner Entlassung adäquat mit der Erkrankung umgehen kann.

Die Heilung eines **Lungenemphysems** ist nicht möglich. So haben Pflege und Behandlung das Ziel, das Fortschreiten der Erkrankung zu stoppen oder zu bremsen. Die Krankenbeobachtung kann es ermöglichen, dass eine gezielte Therapie rechtzeitig erfolgt.

Atemtherapie

Husten

Tritt **unproduktiver Reizhusten** auf, sollte der Patient angeleitet werden, wie er diesen unterdrücken kann, da er den Organismus unnötig belastet. Manchmal helfen hier schon einfache Methoden, wie z.B. warme Getränke, Nasenatmung. Weitere Maßnahmen (s. Pflege von Patienten mit akuter Bronchitis, S. 822 ff).

Merke

Antitussiva (hustendämpfende Medikamente) sind bei der Behandlung der chronischen Bronchitis nicht indiziert, da sie den Hustenreflex auch dann hemmen, wenn der Husten für den Organismus notwendig ist, wie z.B. bei starker Ansammlung von Bronchialsekret, wo es ohne Abhusten zu Sekretstau und Atmungseinschränkung kommt.

Bei **produktivem** Husten sind wenige, dafür aber effektive Hustenstöße pro Einatmung günstig. Fordern Sie den Patienten auf, durch die Nase einzuatmen und dann kraftvoll, aber kurz zu husten.

Sekretstau

Ziel aller nachfolgenden Maßnahmen ist es, das von der Bronchialschleimhaut in zu großen Mengen gebildete und zähe Sekret zu lösen, zu verflüssigen und aus den Bronchien zu befördern, so dass es vom Patienten abgehustet werden kann. Verbleibt das Sekret in den Bronchien, so kommt es zur Behinderung der Atmung und es entsteht ein optimaler Nährboden für Krankheitserreger.

Folgende therapeutische Maßnahmen können angewendet werden:

- Anleitung zu effektivem Abhusten (in Zusammenarbeit mit KG); außerdem Bereitstellen von genügend Zellstoff zum Auffangen des Sputums und gut erreichbare sowie verschließbare Abwürfe (die im Interesse von Patient und Pflegeperson regelmäßig geleert werden sollen),
- Vibrationsmassagen, manuell oder mit dafür entwickelten Geräten, evtl. in Kombination mit Drainagelagerung (s. ATL Atmen, S. 516 f),
- Flutter (S. 517): Gerät in Form einer Pfeife, die Vibrationen erzeugt, wenn der Patient durch sie ausatmet. Diese übertragen sich auf die Atemwege („endogene Perkussion") und fördern die Sekretlösung,

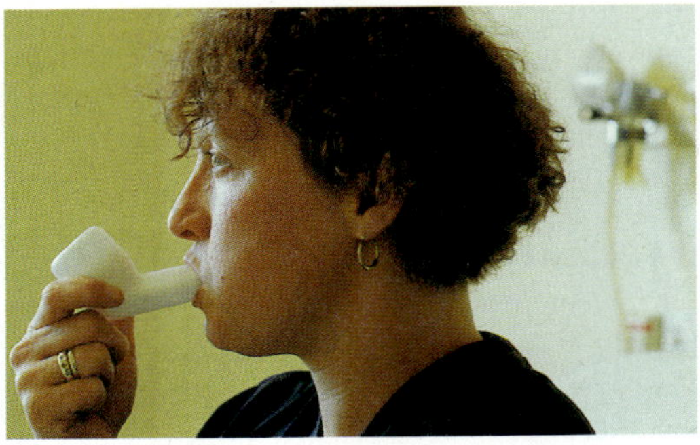

Flutter

- Anleitung zu Inhalationen mit sekretlösenden Substanzen (S. 523 ff) oder Medikamenten (s. Pflege von Patienten mit chronischer Bronchitis, S. 825 ff und Pflege von Patienten mit Asthma bronchiale, S. 830 ff),
- erhöhte Flüssigkeitszufuhr (nicht bei Herzinsuffizienz oder anderen Kontraindikationen, jedoch Rücksprache mit dem Arzt),
- für den Patienten mit Lungenemphysem ist das schonende Abhusten des Lungensekrets wichtig, um das Fortschreiten der Lungenzerstörung zu bremsen. Darüber hinaus gilt es, die möglichen Reserven des Atemvolumens zu kennen und zu nutzen,
- neben der Atemtechnik sind äußerlich anzuwendende Maßnahmen zur Sekretlösung möglich, z.B. Wickel und Auflagen. Wie beim Asthma bronchiale ist der Zitronenwickel (S. 490) am Morgen gut zur Lösung des Sekrets geeignet. Für eine gute Nachtruhe mit möglichst geringem Hustenreiz haben sich Lavendelölwickel bewährt (s. Pflege von Patienten mit Asthma bronchiale, S. 830 ff),
- Übungen zur Kräftigung der Atemmuskulatur,
- Übungen zur Erhaltung/Verbesserung der Thoraxbeweglichkeit (S. 508),
- atemerleichternde Körperstellungen (S. 512),
- Maßnahmen zur Verbesserung der allgemeinen körperlichen Ausdauer.

Diese therapeutischen Methoden können auch in der häuslichen Pflege weitergeführt werden.

Merke
Ein Patient, der hustet und Schleim produziert, ist für seine Mitmenschen nicht immer unproblematisch. So ist es durchaus verständlich, wenn Mitpatienten oder ihn betreuende Personen Ekel empfinden.

Praxistipp
Eva Groß Krankenschwester
Becher auf dem Nachttisch des Patienten, mit denen das Hustensekret aufgefangen und gesammelt wird, sollten nicht mehr verwendet werden. Es ist sinnvoll, das Sekret direkt in Zellstoff oder entsprechende Tücher aufzufangen und in einen Plastikbeutel abzuwerfen. Der Umgang mit Körpersekret erfordert das Tragen von Schutzhandschuhen.

Atemnot

Folgende Maßnahmen sollten bei Atemnot durchgeführt werden:

- Lassen Sie den Betroffenen nicht allein, vermitteln Sie durch Ihre Anwesenheit Ruhe und Sicherheit. Falls Sie Hilfe herbeiholen müssen, tun Sie dies über Rufanlage oder Telefon.
- Helfen Sie dem Betroffenen, eine atmungserleichternde Position einzunehmen, wenn er das nicht schon instinktiv getan hat: Möglichkeiten hierzu s. ATL Atmen, S. 512.
- Bei immobilen, bettlägerigen Patienten: Oberkörperhochlagerung.
- Öffnen Sie beengende Kleidung des Patienten und das Fenster.
- Fordern Sie den Betroffenen auf, gegen die locker aufeinander liegenden Lippen auszuatmen (s. Lippenbremse, S. 513).
- Verabreichen Sie schon verordnete Bedarfsmedikation, z.B. ein Sympathomimetikum als Dosieraerosol.
- Zeigt sich keine Besserung oder verschlechtert sich der Zustand des Patienten, informieren Sie den Arzt.
- Bitten Sie eine andere Pflegeperson, Material für BGA und intravenösen Zugang vorzubereiten und eventuelle weitere ärztlich angeordnete Maßnahmen durchzuführen.
- Verabreichen Sie 4–6 l Sauerstoff über Nasensonde, falls eine schriftliche ärztliche Anordnung vorliegt.

Cor pulmonale. Wird ein Cor pulmonale mitbehandelt, sind die begleitenden Symptome wie z.B. Ödeme der Beine (s. Pflege von Patienten mit Herzinsuffizienz, S. 920 ff) in die Behandlungspflege mit einzubeziehen. Werden Digitalis und Diuretika verabreicht, kann es sinnvoll sein, eine Flüssigkeitsbilanz zu führen.

Merke
Vorsicht bei der Sauerstoffverabreichung bei Menschen mit chronischen Atemwegserkrankungen!
Beim Gesunden entsteht der Atemantrieb unter anderem durch einen CO_2-Anstieg im Blut. Bei chronischen Atemwegserkrankungen kann es sein, dass das Atemzentrum die Atmung nur noch mit Hilfe des O_2-Gehaltes steuert. Wird nun Sauerstoff verabreicht, kommt es vor, dass das Atemzentrum die Atemfrequenz herabsetzt, weil es genug Sauerstoff im Blut vorfindet. Da nun weniger CO_2 abgeatmet wird, besteht die Gefahr einer sog. CO_2-Narkose.
Deshalb: Sauerstoff hier nur unter dauernder Beobachtung von Bewusstsein und Atmung verabreichen! Wird der Patient somnolent (und gleichzeitig nicht zyanotisch), muss die Sauerstoffverabreichung unterbrochen und sofort der Arzt informiert werden.

Ausschalten exogener Ursachen

Rauchen

In der medizinischen Fachliteratur wird Rauchen durchweg als häufigste Ursache der chronischen Bronchitis genannt und deshalb empfohlen, dem Patienten von dieser „Gewohnheit" abzuraten. Da hier die Kooperation des Patienten unabdingbar ist, genügt es nicht, von ärztlicher Seite einfach ein Rauchverbot zu verhängen und den Patienten bei Nichtbeachtung des Verbotes zu „tadeln". Wurde der Patient vom Arzt über die Bedeutung des Rauchens für den weiteren Verlauf seiner Erkrankung informiert und kann er sich eine „Entwöhnung" vorstellen, gibt es einige unterstützende Methoden.

Rauchen wird als die häufigste Ursache einer chronischen Bronchitis angesehen

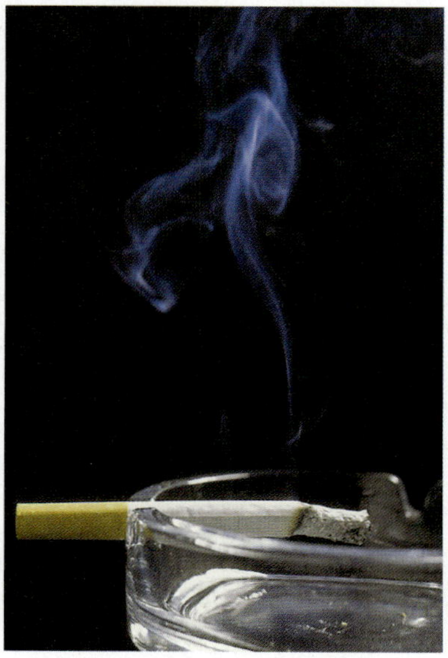

Aufgaben der Pflegepersonen in diesem Zusammenhang: Falls der Patient einverstanden ist, stellen Sie Kontakt zum psychologischen Dienst her, der gemeinsam mit ihm ein passendes Entwöhnungsprogramm auswählen kann. Beispiele: Verhaltenstherapie, Aversionstherapie, Unterstützung durch Hypnose oder Akupunktur. Beobachten und befragen Sie den Betroffenen hinsichtlich Entzugszeichen. Eventuell können auch zusätzlich Nikotinpflaster oder -kaugummis (Arztanordnung) eingesetzt werden.

Eva Groß
Kranken-
schwester

⇢ Praxistipp
Erleichtern Sie dem Patienten in der akuten Entzugsphase die Situation, indem Sie ihn nicht direkt nach Ihrer Zigarettenpause pflegen.

■ **Berufsbedingte Noxen**
Sind die schädigenden Einflüsse im Bereich des Arbeitsplatzes zu suchen, muss der Betroffene schlimmstenfalls den Arbeitsplatz oder sogar den Beruf wechseln. Stellen Sie zur Klärung der Möglichkeiten in dieser Frage Kontakt zum Sozialdienst her. Je nach Schwere der Erkrankung muss der Patient zu Hause eine mehr oder weniger umfangreiche Therapie weiterführen. Dies kann von der Medikamenteneinnahme bis zur Dauertherapie mit Sauerstoff reichen. Deshalb empfiehlt es sich, den Patienten rechtzeitig mit den für ihn notwendigen Maßnahmen vertraut zu machen, so dass er bei Entlassung die nötige Sicherheit gewonnen hat. Falls es notwendig und erwünscht ist, beziehen Sie auch Angehörige oder Mitbewohner in die Anleitung mit ein.

In Fachkliniken werden oft Schulungen für Gruppen von Patienten mit derselben Erkrankung angeboten und teilweise auch Schulungen für Interessierte von außerhalb organisiert. Nicht spezialisierte Häuser können dies seltener leisten. Hier wird der größte Teil der Patientenanleitung in den allgemeinen Stationsablauf integriert, wobei Pflegepersonen, Physiotherapeuten und Ärzte sich absprechen sollten, welche Ziele beim Patienten erreicht werden können/sollen und wer welche Aufgaben übernimmt.

Eva Groß
Kranken-
schwester

⇢ Praxistipp
Bevor Sie den Patienten über etwas informieren, müssen Sie selber genügend Informationen darüber haben. Wollen Sie einem anderen Menschen den Umgang mit einem Gerät zeigen, müssen Sie selbst genug Sicherheit im Umgang damit haben. Informationen erhalten Sie aus Beipackzetteln, Bedienungsanleitungen und Handbüchern der Hersteller, bei Geräteeinweisungen und auf Fortbildungen. Wenn Sie unsicher sind, fragen Sie einen erfahrenen Kollegen oder, je nach Problem, z. B. einen Mitarbeiter der Apotheke oder des Technischen Dienstes. Für die Betroffenen selbst stehen viele unterschiedliche Informationsmaterialien zur Verfügung: Broschüren und Bücher, Internet-Seiten und Lernprogramme auf CD-ROM.

33.3 Pflege von Patienten mit Asthma bronchiale

Matthias Weber und Barbara Reisach

⇢ Medizinischer Überblick Asthma bronchiale

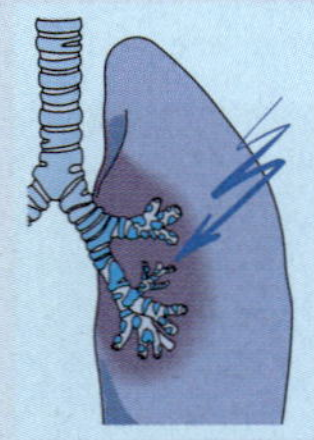

Das Asthma bronchiale wird erstmals von Hippokrates (460 bis ca. 377 v. Chr.) beschrieben und bedeutet „Atemnot".

Definition

Asthma bronchiale gehört ebenfalls zu den obstruktiven Lungenerkrankungen und ist eine allergisch entzündliche Erkrankung der Atemwege mit bronchialer Hyperreaktivität. Durch die Obstruktion ist insbesondere die Ausatmung erschwert. Tritt die Atemnot plötzlich und heftig auf, spricht man vom Asthmaanfall; hält der Zustand über Stunden und Tage an, vom Status asthmaticus.

Wie auch die chronische Bronchitis kann ein lang bestehendes Asthma ein Lungenemphysem zur Folge haben.

Arten von Asthma

Es können im Wesentlichen zwei Hauptformen des Asthma bronchiale unterschieden werden:

- Das **exogene allergische Asthma** (extrinsic-Asthma) wird durch die spontane allergische Reaktion auf Stoffe in der Umwelt ausgelöst, z. B. Pollen, Tierhaare, Hausstaub oder Nahrungsmittel.
- Das **endogene nicht allergische Asthma** (intrinsic-Asthma) wird durch Infektionen der Atemwege, kalte Einatemluft, körperliche Anstrengung, aber auch durch psychische Belastungssituationen mit innerlichen Konflikten, die mit Stress einhergehen, ausgelöst. Von dieser Form sind meist nur Erwachsene betroffen.
- Mischformen mit Komponenten aus beiden Hauptarten sind häufig.

Häufigkeit

Je nach Region und Alter tritt Asthma bei 6 – 12 % der Gesamtbevölkerung auf. Erwachsene sind eher betroffen als Kinder und Jugendliche. 0,3 – 3 % der Patienten sterben im Anfall.

Risikofaktoren

Einigkeit besteht heute weitgehend darin, dass eine allergische Disposition der wesentliche Risikofaktor für das Asthma bronchiale ist. Aber auch andere Faktoren spielen eine Rolle:

- Häufige Infektionen der Luftwege: Die veränderte Lebensweise der Menschen in überwiegend dicht geschlossenen Räumen erhöht die Infektionsgefahr der Bronchien und die Allergenexposition.
- Zigarettenrauch, aktiv und passiv inhaliert sowie Umwelteinflüsse wie z. B. Schwefeldioxid (SO_2), Stickoxide (NO_2) und Ozon (O_3) und auch Innenraumschadstoffe wie Asbest, Radon, Formaldehyd u. a. kommen als Auslöser in Betracht.
- Auf Medikamente wie Aspirin und andere antientzündliche Arzneimittel, z. B. Antirheumatika, sind Reaktionen bekannt (Analgetika-Asthma-Syndrom). Diese Asthmatiker leiden fast alle an intrinsischem nicht allergischem Asthma. Ebenso können auch Nahrungsmittelzusätze wie z. B. die dem Aspirin verwandte Salicylsäure oder Tartrazin (gelber Azobenzenfarbstoff, z. B. in Butter, Margarine, Käse, Kartoffelchips usw.) Asthmaanfälle auslösen.
- Wetter und Klima: Hier ist besonders kalte und trockene Luft als auslösender Faktor bekannt. Jahreszeitlich sich abwechselnde Gräser und Pollen können bestehendes Asthma verschlechtern (**Abb. 33.2**).
- Körperliche Belastung sowie Stress und Angst können ebenfalls Asthmaanfälle provozieren.

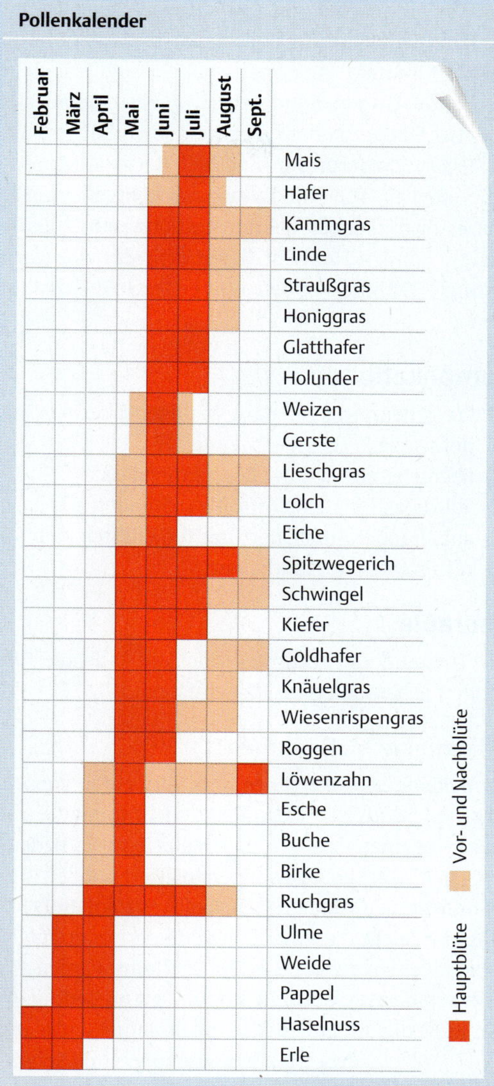

Abb. 33.2 Die Pollen bestimmter Pflanzen können eine Asthma-Erkrankung noch verschlimmern. Ein Pollenkalender gibt Auskunft über die Blütezeiten dieser Pflanzen

> **Merke**
> Keine Aspiringabe bei Patienten mit Asthma bronchiale! Acetylsalicylsäure kann einen Anfall auslösen. Bei Schmerzzuständen ist für Asthmakranke Paracetamol geeignet. Der Patient muss auf diese Besonderheit hingewiesen werden, damit er in der Apotheke unter den rezeptfrei erhältlichen Schmerzmedikamenten informiert auswählen kann.

Symptome

Anfallsfreie Zeit

Die Symptome sind in der anfallsfreien Zeit nicht immer gleich. Manche Menschen können völlig ohne Anzeichen sein, während andere wiederum ein ständiges exspiratorisches Giemen, Pfeifen oder Brummen haben können.

Asthmaanfall

- Starke Hustenanfälle mit teilweise auch vermehrter glasig zäher Schleimproduktion der Bronchialschleimhaut (Dyskrinie). Bei Kindern verläuft der Asthmaanfall oft ohne Auswurf,
- plötzliche schwere Atemnot mit vorausgegangenen heftigen Hustenstößen, die auch anhalten können. Der Auswurf ist im Verhältnis zu dem Hustenreiz nur gering. Die Ausatmung ist erschwert und erzeugt ein Geräusch (Giemen, Pfeifen oder Brummen). In schweren Fällen verfärben sich die Haut und Schleimhaut (Lippen) blau (= Zyanose). Häufig gebrauchen die Patienten die Atemhilfsmuskulatur,
- Angst, bis hin zu Erstickungs- und Todesangst,
- Pulsbeschleunigung (Tachykardie), kalte, feuchte Haut, zunehmende Erschöpfung und Blutdruckabfall.

Diagnostik

Asthma bronchiale ist in der anfallsfreien Zeit nur schwer zu diagnostizieren (zum Teil völlig unauffälliger Befund). Bezeichnend sind die Asthmaanfälle

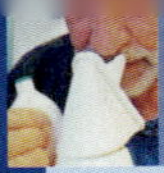

(vorwiegend nachts, mit Dyspnoe und Reizhusten), die familiäre Belastung und die Auslösbarkeit durch äußere Einflüsse (Anamnese). Dabei sind mit dem Stethoskop trockene und spastische Rasselgeräusche über der Lunge zu hören. Der Thorax wird überbläht.

EKG-Veränderungen sind bei Rechtsherzbelastung möglich. Typische Labor- und Röntgenbefunde gibt es nicht. Lungenfunktionsprüfung und Blutgasanalyse können Hinweise liefern. Für das allergisch bedingte Asthma können Allergietests Aufschlüsse geben.

Komplikationen

- Lungenemphysem; nach häufiger Überblähung der Lunge,
- Rechtsherzbelastung (Cor pulmonale),
- Status asthmaticus; ein über Stunden bis Tage anhaltender Anfall, der zum Tode führen kann,
- respiratorische Insuffizienz.

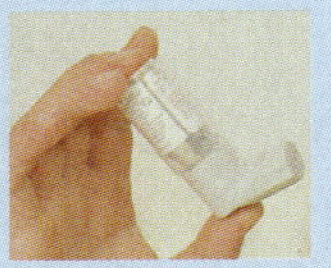

Dosieraerosol

Therapie

Die Therapie von Asthma bronchiale kann die folgenden Behandlungsansätze umfassen.

Allgemeine Maßnahmen

Vermeidung von Allergenen. Das Vermeiden von Allergenen ist für den Betroffenen nicht immer leicht und nicht immer einfach. Einerseits kann es bedeuten, sich von liebegewonnenen Tieren oder Gewohnheiten zu trennen (z. B. Rauchen), andererseits muss vielleicht die Wohnung verändert oder aufgegeben oder sogar ein neuer Beruf erlernt werden.

Luftveränderung. Bekannt sind die guten Bedingungen in Bezug auf Pollen und Innenraumbelastungen (Hausstaubmilben und Schimmelpilze) vor allem im Hochgebirge über 1500 m. Die Pollenflugzeit ist hier wesentlich verkürzt und erfolgt zeitlich verzögert. Hausstaubmilben gibt es fast gar nicht im Hochgebirge, da die Durchschnittstemperatur ihre Existenz nicht ermöglicht. Die Reduktion von auslösenden Faktoren und die schadstoff- und keimarme Luft bilden eine wichtige Grundlage. Darüber hinaus wird durch das Reizklima (also auch an der See) die Produktion des körpereigenen Cortisols vermehrt. Wiederholte Aufenthalte in diesen Gegenden können den Arzneimittelbedarf senken.

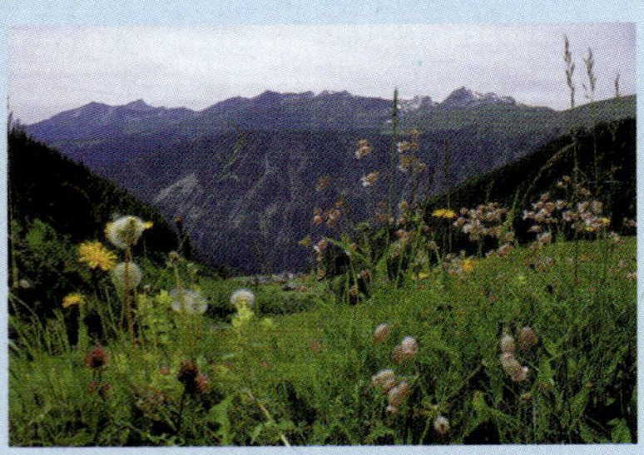

Im Hochgebirge ist die Allergenbelastung besonders gering

Atemtherapie (unter Anleitung, autogen, inhalativ)

Die Atemtherapie hat das Ziel, im Asthmaanfall den Atemvorgang kontrolliert und koordiniert zu tätigen. Dazu wird die Lippenbremse (S. 513) eingesetzt, die Atemhilfsmuskulatur gestärkt und trainiert und der Umgang mit Inhalatoren und Dosieraerosolen (S. 524) eingeübt. Bei zunehmender Atemnot kann – in Rücksprache mit dem Arzt – Sauerstoff über eine Nasensonde oder eine O_2-Maske verabreicht werden (S. 527).

Medikamentöse Therapie (inhalativ, systemisch)

Die medikamentöse Therapie richtet sich nach dem Asthmatyp. Die Verabreichung geschieht hauptsächlich in Form von Inhalationen (direkte und damit bessere Wirkung). Bei zunehmender Schwere der Erkrankung sind auch andere Formen der Verabreichung nötig. Eine Zusammenfassung der medikamentösen Therapie gibt **Tab. 33.1**.

Die genaue Reihenfolge und Dosierung der Medikamente dürfen wegen der bekannten Nebenwirkungen (z. B. Tachykardie, Zittern, Unruhe, Schweißausbruch, Übelkeit) nur vom Arzt festgelegt werden. In schweren Notfällen kann eine Überdosierung dieser Medikamente für den Patienten den Tod bedeuten.

Der Umgang mit Medikamenten und Dosieraerosolen, die während des anfallsfreien Intervalls und im Notfall benutzt werden, muss geübt werden (S. 524). Im Notfall neigen viele Menschen eher zur Überdosierung. Sie können den Zeitpunkt nicht abschätzen, wann es sinnvoll ist, Hilfe in Anspruch zu nehmen.

Eine letzte Möglichkeit in der Behandlung eines akuten Asthmaanfalls und Status asthmaticus ist die Beatmung. Ist der Anfall nicht medikamentös aufzulösen, muss der Patient beatmet werden (s. Pflege von beatmeten Patienten, S. 873 ff). Hierbei kann es durch den gestörten Atemantrieb des Asthmapatienten zu einer Atemdepression und CO_2-Narkose kommen. Daher darf Sauerstoff nur auf ärztliche Anordnung und unter sorgfältiger Beobachtung gegeben werden.

Alternative Heilmethoden

Akupunktur. Durch die Akupunktur lassen sich für einzelne Menschen mit Asthma befriedigende Ergebnisse erzielen, sie sind aber nicht auf alle Patienten übertragbar.

Homöopathie. Die Homöopathie bietet ein breites Spektrum an Medikamenten und Behandlungsmöglichkeiten, die immer im Zusammenhang mit dem einzelnen Menschen und seiner Biographie zusammengestellt werden. Für manche Betroffene sind gute Ergebnisse erkennbar, die aber wegen des individuellen Ansatzes nicht für alle Patienten allgemeingültig sind.

Anthroposophische Medizin. Sie ist eine um menschenkundliche Inhalte erweiterte Therapieform der Schulmedizin. Körper, Geist und Seele werden im Zusammenhang behandelt (S. 1006). Hierzu gehören alternative Therapieformen wie z. B. die Kunsttherapie (Malen, Plastizieren, Musik und Eurythmie).

Tabelle 33.1 Medikamentöse Therapie des Asthma bronchiale

Medikamentengruppe	*Geläufige Handelsnamen*	*Eigenschaften*
Bronchospasmus lösende Medikamente (Helfer)		
β_2-Sympathikomimetika	z. B. Bambec, Berotec, Bronchospasmin	β_2-Sympathikomimetika sind dem körpereigenen Adrenalin ähnlich und können erhebliche Nebenwirkungen wie Tachykardie verursachen. Sie sind für die Akut- und Langzeittherapie geeignet, z. B. als Dosieraerosol, was vom Patienten mitgeführt werden sollte. Andere Darreichungsformen sind Ampullen, Tabletten, Pulveraerosol und Inhalationslösung
Theophyllin	z. B. Bronchoretard, Euphylong, Solosin	Theophyllin ist dem Coffein ähnlich und kann sowohl im akuten Anfall als auch in der Langzeitprophylaxe nächtlicher Anfälle angewendet werden. Die Nebenwirkungen sind belastend (Kopfschmerzen, Erbrechen, Magenbeschwerden, Angst), und der individuelle Bedarf ist sehr unterschiedlich. Daher ist es wichtig, regelmäßig den Theophyllinspiegel im Blut zu kontrollieren
Anticholinergika/ Parasympatholytika	z. B. Atrovent, Ventilat	Zu dieser Gruppe gehören das Atropin und seine Abkömmlinge. Die Nebenwirkungen umfassen Mundtrockenheit und weite Pupillen. Bei bestehendem Glaukom dürfen Anticholinergika nicht angewendet werden. Sie werden meist als Dosieraerosol angewandt
Kombinationspräparate	z. B. Berudual	Berudual enthält Berotec und Atrovent in Kombination. Dadurch können erwünschte Wirkungen verstärkt und Nebenwirkungen reduziert werden
Antientzündliche/antiallergische Medikamente:		
Cortison	z. B. Fortecortin, Pulmicort, Sanasthmyl, Solu-Decortin	Cortison wirkt entzündungshemmend und ist daher besonders sinnvoll, wenn die allergisch-entzündliche Komponente im Vordergrund steht. Corticoide werden im Akutfall und in der Langzeittherapie angewendet. Es kann als Dosieraerosol oder i.-v. gegeben werden
Antihistaminika	z. B. Fenistil, Tavegil	Die allergische Reaktion wird unterbrochen durch Hemmung der Histaminfreisetzung
Antibiotika		Antibiotika werden nur bei gesicherter bakterieller Infektion angewendet
Sekret oder Schleim lösende Medikamente (= Mukolytika)	z. B. ACC, Fluimucil, NAC (Acetylcystein), Bisolvon	Diese Medikamente verflüssigen oder lösen den Schleim und erleichtern das Abhusten
Beruhigende Medikamente: Sedativa	z. B. Atosil, Valium	Hustet sich der Patient in seiner Angst immer weiter in seinen Asthmaanfall hinein, können diese Medikamente unterstützend angewandt werden. Wegen der atemdepressiven Wirkung dürfen sie nur unter stationären Bedingungen gegeben werden

Psychotherapie

···› Merke

Psychogene Faktoren sind nicht bei jedem Asthma-Patienten gleichbedeutend, aber in zwei Drittel der Krankheitsentwicklungen vorhanden. Für eine zukünftige Verarbeitung dieser möglichen seelischen Konflikte ist die Psychotherapie sinnvoll, aber nicht während einer akuten Atemnotsituation oder allgemeinen pflegerischen Maßnahmen. Die direkte Konfrontation des Patienten mit seinen Verhaltensmustern würde eine sofortige Ablehnung und seinen inneren Rückzug zur Folge haben.

Die Psychotherapie ist sinnvoll, wenn hier die Gründe für Asthmaanfälle liegen. Lange wurde Asthma bronchiale als eine psychosomatische Erkrankung angesehen und auch heute noch finden sich Zusammenhänge, die aber nicht mehr als Ursache der Erkrankung angesehen werden.

Nach Uexküll (1996) muss die über 30 Jahre lange Suche nach dem typischen Persönlichkeitsprofil des Asthmatikers aufgegeben werden. Es gibt demnach unter den Asthmatikern viele Persönlichkeitszüge: aggressive, ehrgeizige oder waghalsige Menschen, aber auch überempfindsame, ängstliche Typen mit Zwangscharakter oder hysterischen Zügen. Etwas anderes ist es, psychologische Faktoren zu identifizieren, die das vorhandene Asthma bronchiale aufrechterhalten, verschlimmern oder das subjektive Empfinden dieser Erkrankung beeinflussen. Die besondere Bedeutung der Angst, wobei Trennungsängste von zentraler Bedeutung sind, der Angst-

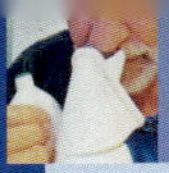

wahrnehmung und -bewältigung ist unbestritten. Der asthmatische Anfall wäre dann als Versuch zu sehen, diesen Affekt auf der körperlichen Ebene abzuwehren, nachdem die Abwehr auf der psychischen Ebene nicht gelungen ist.

Fazit

Für alle Therapieformen muss das Wohlbefinden der einzelnen Betroffenen im Vordergrund stehen. Vorurteile und strenge Therapieregeln helfen dem Patienten nicht, um mit seiner Krankheit zu leben. So kann es durchaus sinnvoll sein, dass ein Asthmatiker weder das Rauchen aufgibt noch einen Wohnortswechsel oder Arbeitsplatzwechsel vornimmt. Die aus diesen Gewohnheiten und dem Lebensumfeld gewonnene Lebensqualität kann durchaus die nötige Kraft- und Energiequelle sein, um mit den auslösenden Stoffen und ohne Asthmaanfall leben zu können.

33.3.1 Bedeutung für den Patienten

Der Patient mit Asthma bronchiale nimmt seine Umwelt eher ängstlich und aggressionsgehemmt wahr. Eine Verbindung zwischen der eigenen Persönlichkeitsstruktur und auslösenden Noxen in der Umwelt wird nicht ohne weiteres gesehen. Der akute Asthmaanfall erfordert von ihm die Konzentration auf seine Atmung, die durch organische Veränderungen erschwert ist. Kann er diese nicht beherrschen, droht ihm der Erstickungstod. So ist das Erlernen von Verhaltensmustern notwendig, die auch unter größter Angst, ja sogar Existenzangst sicher angewendet werden können. Das ist eine große Leistung für den Asthmakranken, entgegen dem Impuls der aufkommenden Panik, rational das Erlernte anzuwenden. Ist dieses nicht möglich, muss durch andere Personen wie Angehörige, Pflegepersonen, Ärzte, Therapeuten usw. Hilfe geleistet werden. Die Form der Hilfe kann von einfacher Anwesenheit, Hilfe bei der Atemtechnik bis hin zur Gabe von Notfallmedikamenten reichen.

» *Im Atemholen sind zweierlei Gnaden:*
Die Luft einziehen, sich ihrer entladen.
Jenes bedrängt, dieses erfrischt;
So wunderbar ist das Leben gemischt.
Du danke Gott, wenn er dich presst,
Und dank' Gott, wenn er dich wieder entlässt.
(J. W. v. Goethe) «

33.3.2 Pflege- und Behandlungsplan

Der Pflege- und Behandlungsplan ist von dem momentanen Zustand des Patienten abhängig.

Ziel der Pflege und Behandlung ist es, dem Patienten seine Möglichkeiten und Notwendigkeiten im Umgang mit seiner Erkrankung zu zeigen und den Umgang damit zusammen mit ihm einzuüben.

Pflegemaßnahmen im anfallsfreien Intervall

Hier ist es wichtig, dass der Asthma-Patient im Krankenhaus Vertrauen zu mehreren Pflegenden gewinnen kann, da sonst durch den Schichtdienst die Kontinuität in der Bezugspflege nicht gegeben ist. Eine einzelne Bezugsperson fördert beim Asthmakranken stattdessen das Gefühl der Abhängigkeit und erscheint aus pflegerischer Sicht nur bedingt sinnvoll. Die zum Teil lebensbedrohlichen Asthmaanfälle gewähren aus therapeutischer Sicht keinen Handlungsspielraum. Mit der nötigen Kenntnis der Akutmaßnahmen für Asthma bronchiale sind in jedem Fall und von jeder Person Sofortmaßnahmen einzuleiten.

■ Einüben der nötigen Atemtechnik

Bei der normalen Atmung folgt dem aktiven Einatmen das passive Ausatmen, welches beim Asthmatiker durch den Bronchialspasmus erschwert und behindert ist. Im Anfall versucht der Patient, den Widerstand in den Bronchien mit aktiver Ausatmung/Druck zu überwinden. Dieses steigert den Druck innerhalb der Lunge und fördert den Spasmus in den Bronchien. Der Widerstand beim Ausatmen wird erhöht und verschließt die Atemwege immer mehr. Das führt zur Überblähung der Lunge, da der Patient wegen der subjektiven Atemnot vermehrt einatmet.

■ Lippenbremse

Mit der sog. Lippenbremse (s. ATL Atmen, S. 513) wird diesem Druckaufbau in der Lunge durch Gegendruck entgegengewirkt und die Bronchien bleiben offen. Bei der Lippenbremse werden beide Lippen so aufeinander gepresst, dass gerade noch ausgeatmet werden kann. Dadurch wird die Zeit der Ausatmung zusätzlich verlängert und bewusst erlebt.

■ Apfelpflücken

Eine weitere Übung für den Asthmatiker ist das „Apfelpflücken", das die Lungenflügel dehnt und danach das Abhusten des Bronchialschleims erleichtert (**Abb. 33.3**).

■ Flutter, autogene Drainage

Bei vermehrter Schleimbildung und Hustenreiz wird der Patient zu entsprechenden Atemtechniken (z. B. Gebrauch des Flutters, autogene Drainage u. a.) angeleitet, die ihm helfen, richtig und gut abzuhusten (S. 516 f). Unterstützend wird dem Patienten eine erhöhte Flüssigkeitszufuhr (2 – 4 l täglich) angeboten. Weitere Atemtechniken s. ATL Atmen, S. 507 f.

■ Inhalationen

Für einen an Asthma bronchiale erkrankten Menschen ist die inhalative Atemtherapie eine wichtige

Maßnahme, die er sicher beherrschen muss. In der Mehrzahl kommen die Medikamente bei Asthmatikern als Dosieraerosol zur Verwendung. Sie wirken direkt in der Lunge und können somit niedriger dosiert werden, was auch die Nebenwirkungen erheblich reduziert. Diese Form der Inhalation ist sehr beliebt und leicht durchzuführen. Die Dosieraerosol-Sprays passen in jede Tasche (Taschensprays) und erlauben so dem Benutzer eine große Bewegungsfreiheit.

Dosieraerosole

Das große Angebot von Dosieraerosolen mit unterschiedlichen Medikamenten (S. 524 f) und unterschiedlichen Techniken der Verabreichung bedarf einer genauen Betrachtung. Es genügt nicht, dem Patienten ein Dosieraerosol zu überreichen, vielmehr muss er auch in der korrekten Handhabung und Durchführung durch die Pflegeperson unterwiesen werden (s. auch Gebrauchsinformation).

Applikator/Dosieraerosol mit Treibgas. Das Medikament und das Treibgas befinden sich in einem Metallbehälter, der mit einem Druckventil versehen ist. Das Ventil passt in ein aus Plastik gefertigtes Mundstück, welches mit einem sog. Ausdehnungsgefäß/Spacer vergrößert werden kann. Vor allem bei der oralen Gabe von Cortisonpräparaten sollte unbedingt ein Spacer verwendet werden, damit nicht unnötig Cortison in der Mundschleimhaut aufgenommen wird, sondern die lokale Anwendung erfolgt. Eine anschließende Mundspülung kann dem Patienten helfen, sich vor einer durch Cortisongabe mögliche Pilzinfektion der Mund- und Rachenschleimhaut zu schützen.

Die Reinigung des Spacers und Mundstücks sollte aus hygienischen Aspekten nach jedem Gebrauch erfolgen, mindestens aber einmal am Tag. Dabei genügt es, diese Teile unter heißem, fließenden Wasser auszuspülen und anschließend mit einem frischen Baumwolltuch gut zu trocknen.

Anwendung des Applikator/Dosieraerosol mit Treibgas.

- Das Dosieraerosol wird mit Daumen und Mittelfinger gehalten und geschüttelt. Die Schutzkappe ist vom Mundstück zu entfernen.
- Der Patient atmet tief aus.
- Mit nach oben zeigendem Medikamentenkanister wird das Mundstück fest von den Lippen umschlossen.
- Der Patient beginnt langsam und tief einzuatmen und drückt dabei auf den Kanister, um das Medikament freizusetzen.
- Die eingeatmete Luft soll angehalten und nach ca. 5 s erst wieder langsam durch die Nase ausgeatmet werden. Je nach Verordnung soll der Vorgang wiederholt werden.
- Die Schutzkappe muss auf das Mundstück aufgesetzt werden.

Wenn ein Spacer benutzt wird, muss dieser zuerst mit dem zu inhalierenden Medikament gefüllt werden. Danach erst kann der Patient inhalieren.

Anwendung des Applikator/Dosieraerosol ohne Treibgas/Turbohaler. Mit diesen Inhalationsgeräten wird ein pulverförmiges Medikament verabreicht. Es kann auf ein Treibgas verzichtet werden und bei genauer Einhaltung der Gebrauchsanweisung ist die Anwendung sicher und zuverlässig.

- Schutzkappe vom Mundstück entfernen,
- Inhalationsgerät aufrecht halten, durch Hin- und Herdrehen des Dosierrades wird das Medikament bereitgestellt (**Abb. 33.4**); eine Überdosierung ist auch durch mehrmaliges Drehen nicht möglich,
- nach tiefer Ausatmung das Gerät an die Lippen setzen und tief und kräftig durch das Gerät einatmen und inhalieren,
- Schutzkappe unmittelbar nach Gebrauch wieder auf das Mundstück aufsetzen,
- das Medikament ist aufgebraucht, wenn entsprechende Markierungen auf dem Gerät erscheinen (s. Gebrauchsinformation).

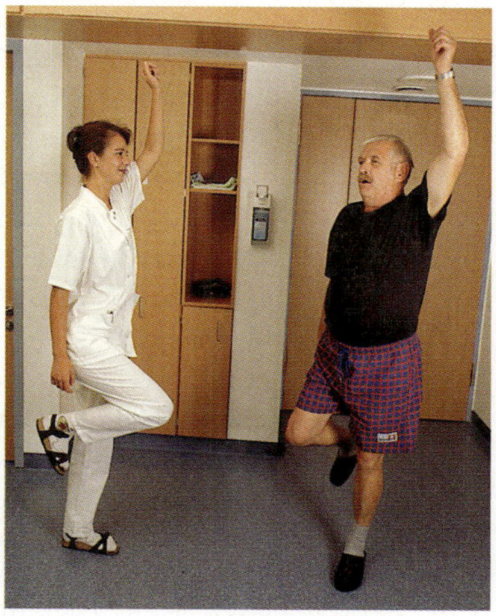

Abb. 33.3 Atemtechnik „Apfelpflücken". Durch abwechselnde einseitige Streckung wird die Atemmuskulatur gelockert

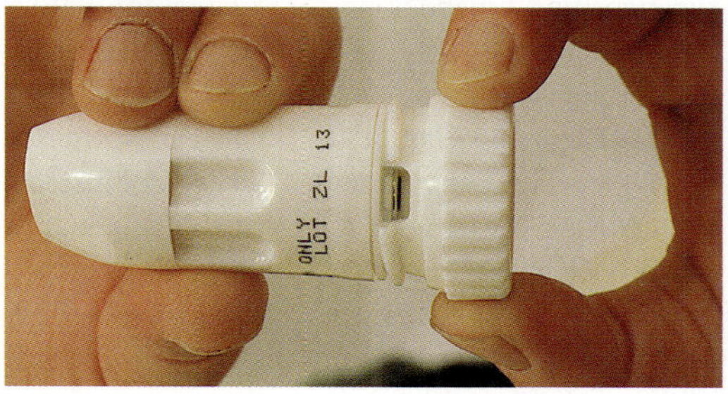

Abb. 33.4 Pulver-Dosieraerosol. Durch Hin- und Herdrehen des Dosierrads wird das Medikament korrekt dosiert

Merke

Der Patient soll nicht durch den Inhalierer ausatmen, um keine Feuchtigkeit in das Innere zu bringen.

Praxistipp

Eva Groß
Krankenschwester

Hinweise zu Handhabungsfehlern: Schutzkappe wurde nicht entfernt, vergessen zu schütteln oder auszulösen, Dosiergerät wird nicht aufrecht gehalten, Lippen werden nicht dicht an das Mundstück angelegt, Beißen auf das Mundstück (dadurch wird ein Ablösen vom Gerät provoziert), falsche Synchronisation von Atmung und Spraystoß, Atmung wird nach Inhalation nicht angehalten.

Unterscheidung Dauer-/Notfallmedikamente. Wichtig ist die Unterscheidung von Dauer- und Nofallmedikament, die für den Patienten nicht immer klar ist. Hier kann eine farbliche Markierung der unterschiedlichen Sprays helfen. Gleiches gilt für die Reihenfolge: zuerst das **helfende**, Bronchien erweiternde Spray benutzen und die Wirkung abwarten. Anschließend wird das **schützende**, cortisonhaltige verabreicht.

Umgang mit Allergenen und anderen auslösenden Faktoren

Wo und auf was reagiert der Patient allergisch? Ist es möglich, dieses oder jenes Allergen zu meiden? Wäre es besser und ist es möglich, eine Desensibilisierung durchzuführen? Hierzu werden die allergieauslösenden Stoffe in **geringer Dosis** s.c. injiziert und der Körper des Patienten „lernt" damit umzugehen.

Bei anderen auslösenden Faktoren, wie z.B. der Umgebung, der Wohnung, dem Wetter und Klima oder dem Arbeitsplatz stellt sich die Frage, ob sich ein Ortswechsel günstig auf die Asthmaanfälligkeit auswirken könnte. Hat der Patient Fragen oder braucht er Hilfe, kann er an den Sozialdienst im Hause vermittelt oder auf die Selbsthilfegruppe aufmerksam gemacht werden.

Andere Pflegemaßnahmen

Äußere Anwendungen

Zitronen- und Lavendelölwickel können im physiologischen Wechsel des Tag- und Nachtrhythmus Erleichterung verschaffen.

Der Zitronenwickel (S. 489 f) wird am Vormittag angelegt und hilft dem Patienten bei der Mobilisation des Schleims. Dieser wird weniger zähflüssig und ist dadurch leichter abzuhusten.

Für die Nacht haben sich **Lavendelölwickel** bewährt, die durch ihre Wärme und die beruhigende Wirkung des Lavendels auf die Atmung und den Husten dem Patienten die Nachtruhe verbessern.

Vorbereitung. Die vorgesehene Pflegemaßnahme wird mit dem Patienten abgesprochen, damit die nötige Ruhe und Zeit eingeplant werden kann. Eventuell wird vorher das Zimmer gelüftet, bei der Anwendung sollte Durchzug vermieden werden. Der Patient sollte Kleidung tragen, die groß genug ist und sich leicht an- und ausziehen lässt. Sind andere Patienten oder Personen im Zimmer, wird der Asthma-Patient gefragt, ob diese das Zimmer verlassen sollen. Für die Pflegepersonen muss in der Nähe der Patienten ausreichend Platz für das Abstellen der zum Wickel benötigten Materialien sein. Kann die Anwendung von der richtigen Bettseite aus durchgeführt werden (Rechts- oder Linkshänder) und ist das Bett in die richtige Höhe gestellt worden?

Den kompletten Ablauf eines Zitronen-Brustwickels können Sie auf S. 490 sehen

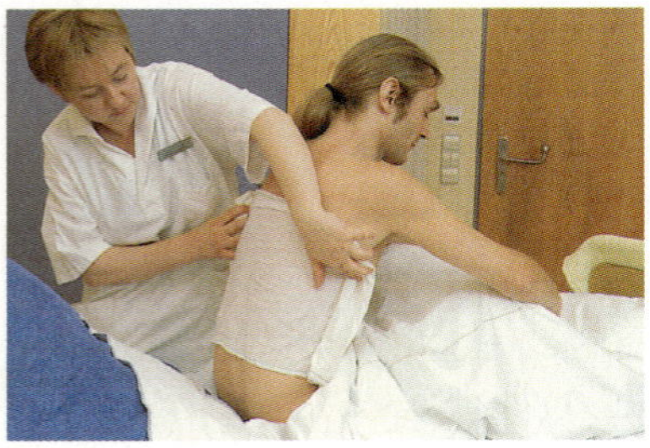

Material:

- Lavendelöl 2%,
- Baumwollrestetuch in entsprechender Größe, doppelt gelegt,
- Wattepackung, fingerdick in Kompressen eingeschlossen, etwas größer wie das Wattetuch; Pflasterverschluss,
- Moltontuch, überdeckend,
- zwei Wärmflaschen,
- Plastiktüte (lebensmittelecht, kein Müllbeutel),
- Pflaster.

Durchführung. Das Baumwollrestetuch wird in der geöffneten Plastiktüte ausgebreitet, mit Öl übergossen und gleichmäßig verteilt (nicht tränken). Die Plastiktüte mit dem Baumwollrestetuch wird flach verschlossen und zwischen die beiden gut warmen (nicht heißen!) Wärmflaschen gelegt. Sie wird mit der Wattepackung und dem Moltontuch eingeschlagen und durchgewärmt.

Das Moltontuch wird ausgebreitet und erst die Wattepackung und dann das Baumwollrestetuch aufgelegt. Beide Enden werden nach außen aufgerollt. Man hilft dem Patienten aufsitzen und den Brustkorb entkleiden. Die Tücher müssen zügig aufgelegt werden. Der Patient legt sich hin, der Brustkorb wird eingewickelt, mit Pflaster verschlossen und dem Patienten beim Ankleiden geholfen. Die Schultern und Arme sollen gut bedeckt sein. Gut geeignet sind Kleidungsstücke, die dem Wickel zusätzlichen Halt geben können.

Es werden keine Wärmflaschen angelegt.

Dauer. Je nach Verordnung sind mehrere Stunden und die ganze Nacht möglich. Die Anwendung soll vom Patienten als angenehm empfunden werden und er darf nicht schwitzen.

Nachbereitung. Nach dem Abnehmen des Wickels wird der Brustkorb warm gehalten. Wattepackung und Moltontuch werden nach Gebrauch luftig aufgehängt und das Öltuch in der Plastiktüte verschlossen aufbewahrt. Für die neue Anwendung werden nur jeweils wenige Tropfen neues Öl geträufelt. Der Duft des Tuches muss frisch sein. Es wird nach spätestens 10 Anwendungen erneuert (Krause u. Uhlmann 1998, S. 387 f).

Die hier aufgeführten Pflegemaßnahmen sind nicht vollständig und können mit vielen Beispielen aus den unterschiedlichen medizinischen Ansätzen und Richtungen ergänzt werden. Eine Ausführung an dieser Stelle ist ohne die nötigen Informationen nicht sinnvoll.

Die beschriebenen äußeren Anwendungen können keine Medikamente ersetzen. Die momentane Verfassung des Patienten ist ausschlaggebend für die möglichen Maßnahmen.

■ Selbstbehandlung mit dem Peak-Flow-Meter

Aufgrund der Vielfältigkeit der Behandlungsmöglichkeiten von Asthma ist es sinnvoll, dass – sobald die Betroffenen in der Lage sind, ihre Erkrankung zu verstehen – sie an entsprechenden Schulungsprogrammen teilnehmen. Hier lernt der Patient in Absprache mit dem behandelnden Arzt und den Pflegepersonen, seine Erkrankung einzuschätzen und teilweise selber zu behandeln.

Eine zeitgemäße Einstellung von Asthma bronchiale ist ohne das **Peak-Flow-Meter-Gerät** (Peak = Spitzen, Flow = fließen) bzw. ohne das daraus entstehende Protokoll nicht mehr zu denken (**Abb. 33.5**).

Viele Patienten können mit dieser Hilfe einen großen Teil ihrer Therapie in dem vorher abgesprochenen Rahmen selbst steuern. Aber auch das frühzeitige Erkennen von Verschlechterungen des Gesundheitszustandes, z.B. Infektionen, sind für den geübten Patienten möglich. Das Wissen um diese Möglichkeit der Verlaufskontrolle und deren Handhabung ist auch den Pflegepersonen im ambulanten Bereich hilfreich. Auch der allgemeine stationäre Bereich wird von dieser Methode profitieren, da damit zu rechnen ist, dass die Anzahl der Patienten mit guter Kenntnis von dieser „Eigentherapie" zunehmen wird.

Mit der großen **Lungenfunktionsprüfung**, die nur mit dem entsprechenden Apparat (Ganzkörperplethysmograph) möglich ist, können sehr differenzierte Aussagen getroffen werden. Die Ergebnisse sind für die Grund- und Feineinstellung der an Asthma Erkrankten nötig. Für die Verlaufskontrolle von Asthma reicht im Normalfall die Feststellung des Atemwiderstandes (Resistance) aus. Ausgehend von einem **persönlichen Bestwert** (PBW) kann eine Verschlechterung dieses Wertes noch früher als das eigene Befinden auf Komplikationen aufmerksam machen. Man geht von 2 Tagen Therapievorsprung aus. In Bezug auf eine gezielte antibiotische Behandlung ist dies ein enormer Vorteil.

Für die gute Verlaufskontrolle ist noch ein zweiter Wert nötig und wichtig: der sog. **Bronchospasmolysetest**. Er zeigt den veränderten Atemwiderstand vor und nach Einnahme von bronchialerweiternden Medikamenten (Helfer). Der Wert vor der Einnahme wird mit einem Kreis (O) und der danach mit einem Kreuz (X) kenntlich gemacht. Das Verhältnis der Werte vor und nach Einnahme der Medikamente zueinander ist ein weiterer wichtiger Parameter der Asthmaeinstellung.

In speziellen Kliniken lernen Patienten mit Asthma die Handhabung von Gerät und Tabelle.

Umgang mit dem Gerät. Die handelsüblichen Geräte besitzen ein auswechselbares Mundstück und sind mit einer Messskala ausgestattet. Der Patient hält das Gerät waagerecht vor seinen Mund und atmet ein (**Abb. 33.6**). Dann hält er das Mundstück gut mit den Zähnen fest, umschließt es mit den Lippen und atmet kräftig aus. Gemessen wird 2- bis 3-mal, wobei der beste Wert im Protokoll notiert wird. Für die gute Beurteilung der Asthmaeinstellung sind Messungen am Morgen und Abend sowie bei Atemnot, Anstrengung, Stress, Sport usw. nötig.

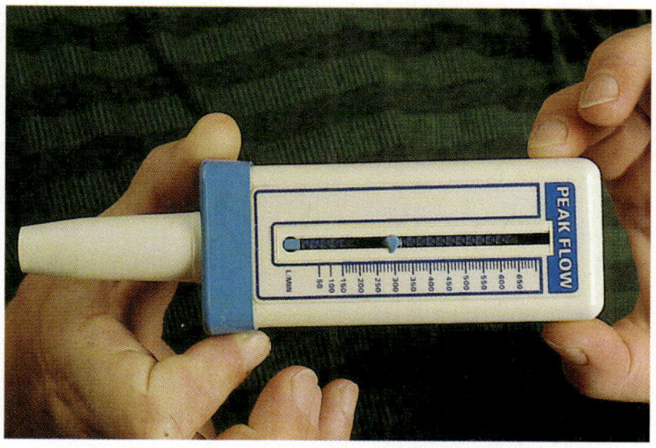

Abb. 33.5 Mit einem Peak-Flow-Meter kann die maximale Atemstromstärke bestimmt werden, um die Lungenfunktion eines an Asthma Erkrankten zu überprüfen

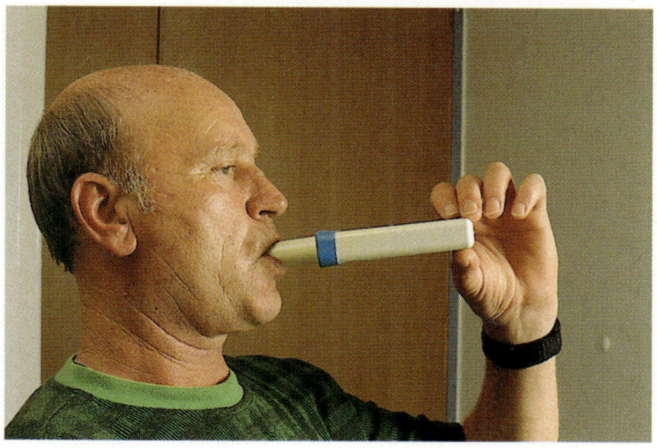

Abb. 33.6 Anwendung eines Peak-Flow-Meters. Das Gerät wird waagerecht vor den Mund gehalten und mit den Lippen und Zähnen gut festgehalten; nun kräftig ausatmen. Der erzielte Wert wird zweimal überprüft und wiederholt gemessen. Nur der beste Wert wird in die Tabelle eingetragen

Die Messungen zeigen eine typische Schwankung zwischen Früh- (weniger gut) und Abendmessung (**Abb. 33.7**). Ist eine allgemeine Verschlechterung, z.B. eine Infektion, im Entstehen, verschlechtern sich alle gemessenen Werte deutlich.

Das Mundstück sollte einmal täglich unter heißem Wasser gereinigt werden. Es ist wichtig, Fehlerquellen auszuschließen, da die Therapie sich nach diesen Messungen richtet. Bekannt sind:

- falsche Handhabung des Gerätes: z.B. Verschließen der Auslassöffnung mit dem Finger, nicht festgeschraubtes Mundstück oder Auslassen/Vergessen der Messung,
- falsche Atemtechnik: zu stark (erkennt man daran, dass Speichel mit ausgeatmet wird) oder zu schwach.

Beurteilung der gemessenen Werte. Um die gemessenen Werte beurteilen zu können, werden die Veränderungen in Bereiche eingeteilt. Ausgegangen wird dabei von dem **persönlichen Bestwert** (PBW). Dieser ist der absolute beste Wert, der nur unter günstigen, gesundheitlich stabilen Bedingungen ermittelt werden kann. Im Laufe der Behandlung oder bei anderen Veränderungen ändert sich dieser Wert und muss neu bestimmt werden. Abweichungen vom PBW werden in Gefahrenzonen entsprechend den Farben der Ampel eingeteilt (**Abb. 33.8**).

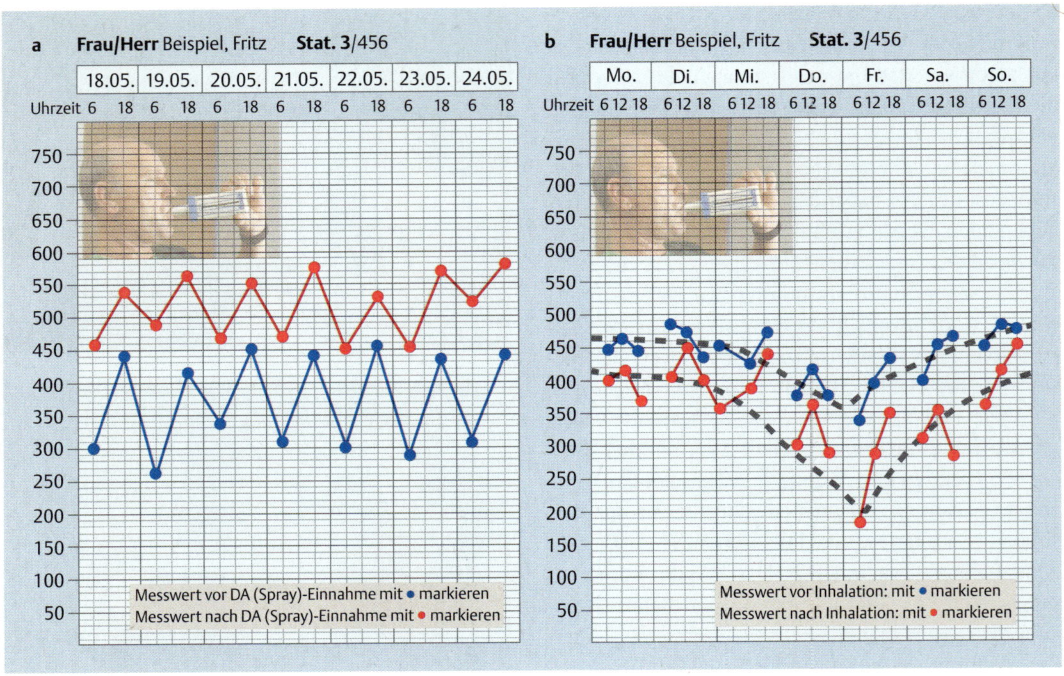

Abb. 33.7
a Normale Peak-Flow-Tabelle mit den typischen Schwankungen zwischen den morgendlichen und den am Abend gemessenen Werten.
b Pathologische Peak-Flow-Werte. Alle Werte verschlechtern sich zur Mitte der Tabelle hin. Nach der Anpassung der Medikamente erreichen sie wieder das anfängliche Niveau

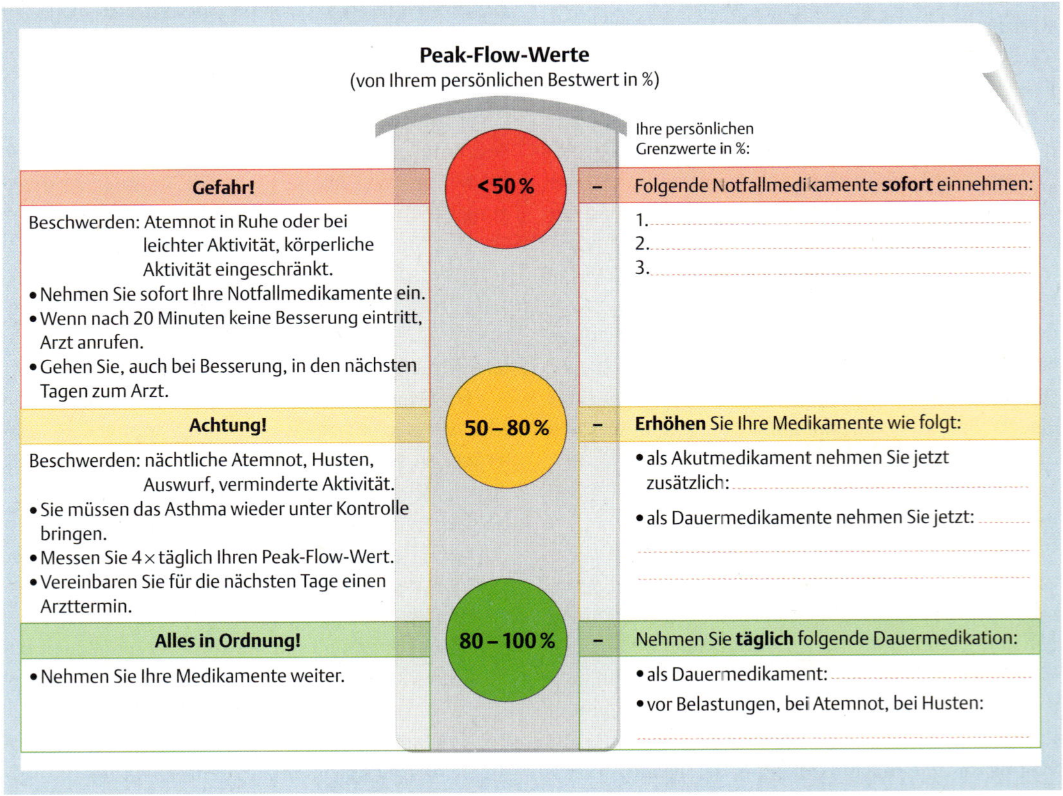

Abb. 33.8 Peak-Flow-Grenzwerte, versehen mit den Farben einer Ampel, können dem Patienten helfen, seine medikamentöse Therapie nach den Vorgaben selbst zu korrigieren

- **Grün** ist, wenn die Werte der täglichen Messung nicht unter 80% der PBW fallen und nach Einnahme von bronchialerweiternden Medikamenten die Schwankungen nicht mehr als 20% betragen.
- **Gelb:** hier schwanken die Messungen zwischen 50 und 80% im Bezug auf den PBW und der Unterschied vor und nach der Medikamenteneinnahme beträgt mehr als 20%. Der geschulte Patient kann in diesem Fall eine mit seinem Arzt abgesprochene Medikamentenumstellung durchführen, bis eine Besserung (im Protokoll) deutlich wird.
- **Rot:** die Peak-Flow-Werte fallen unter 50% der PBW. Jetzt muss der behandelnde Arzt kontaktiert werden.

Bei exakter, korrekter und regelmäßiger Messung und bei guter Absprache mit dem zuständigen Arzt verfügt der Patient über eine zuverlässige Methode, sein Asthma zu einem Teil selbst zu kontrollieren.

Pflegemaßnahmen in Anfall- und Notsituation

Ein Anfall kann plötzlich und ohne Vorwarnung einsetzen. Patienten und Angehörige kennen meist die Vorzeichen oder die Situationen, in denen ein Anfall möglich ist. Werden die Zeichen frühzeitig und richtig gedeutet, kann durch entsprechende Maßnahmen (Atemtechnik, Medikamente) ein Asthmaanfall verhindert werden. Kommt es zu einem Anfall, gibt es für Pflegepersonen in der Klinik und im häuslichen Bereich sowie für die Angehörigen verschiedene erleichternde Maßnahmen:

- Durch Anwesenheit und sichere Hilfestellung bei den notwendigen Maßnahmen Ruhe vermitteln,
- für frische Luft sorgen; auf Arztanordnung Sauerstoff verabreichen,
- bei der Atemtechnik helfen: den Oberkörper hochlagern oder sitzen und die Arme auf den Nachttisch legen, um so die Atemhilfsmuskulatur des Patienten besser einsetzen zu können (s. ATL Atmen, S. 509 f). Eine gute Hilfe stellt die Lippenbremse dar. Den Patienten an das Benutzen der Lippenbremse erinnern und durch die eigene, ruhige Atmung einen Rhythmus von Ein- und Ausatmung beispielhaft vorgeben,
- die Atemmuskulatur durch Vibrationsmassage mit den Fingerkuppen oder evtl. mit einem Vibrax-Gerät unterstützen, dabei wird mit leichter Vibration der Fingerkuppen vom Rücken des Patienten aus zwischen den Rippen entlang mit leichtem Druck die Ausatmung begleitet,
- Verabreichung der festgelegten Nofallmedikamente/Sprays.

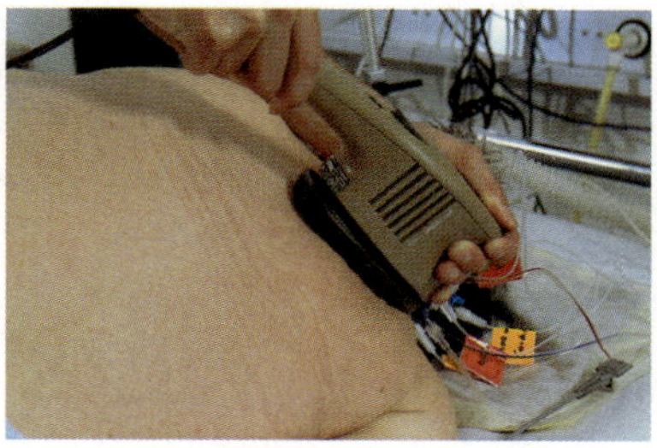

Die Vibrationsmassage kann bei einen Asthmaanfall Erleichterung verschaffen

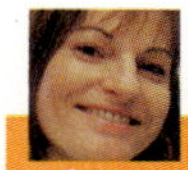

siehe Pflegeangebot Lippenbremse, Kap. 24, S. 513

Merke
Im akuten Asthmaanfall dürfen Sprühstöße des mitgeführten Medikaments verabreicht werden. Ändert sich darauf nichts an der Atemnot, muss ein Arzt verständigt werden.

33.4 Pflege von Patienten mit Bronchiektasen

Barbara Reisach und Matthias Weber

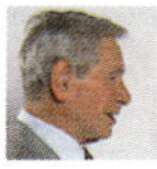

Gegen fünf Uhr morgens ist für beide regelmäßig die Nacht vorbei. Herr W. hüstelt anfangs noch verhalten, um seine Frau nicht aufzuwecken. Das geht nicht lange so, denn immer drängender stellt sich der Hustenreiz ein, und er weiß aus Erfahrung, dass jetzt nur noch ein Kopfüberhängen im Bett hilft, den leidigen Auswurf hochzubringen. Seine Frau macht ihm schon mit den Beinen Platz, damit er sich quer über das Bett legen kann. Es folgt ein Husten und Würgen in das vor ihm stehende Gefäß auf dem Boden. Mit einem aufmunternden Schulterklopfen streckt ihm seine Ehefrau wie jeden Morgen ein frisches Taschentuch vor sein Gesicht und verliert kein Wort über das Szenario. Es wundert ihn jeden Tag wieder, wie sie seine Krankheit akzeptiert, und was bleibt ihm selber schon anderes übrig?

Medizinischer Überblick Bronchiektasen

Definition

Bronchiektasen sind eine endgültige, nicht heilbare Erweiterung (Ektase) der Bronchien mit zunehmender Obstruktion.

Arten der Entstehung von Bronchiektasen

Bronchiektasen werden meist erworben. Selten sind sie angeboren. Als häufigste Ursache der erworbenen Bronchiektasen sind die chronische Bronchitis, Masern und Keuchhusten bekannt. Auch eine zystische Fibrose und Pneumonien können Bronchiektasen zur Folge haben. Die unteren Lungenlappen sind am häufigsten betroffen.

Symptome

Eitriger, süßlich riechender Auswurf in „maulvollen" Mengen ist bei Bronchiektasen typisch. Besonders morgens entleert sich aus den Erweiterungen der

Bronchien das eitrige Sputum (100–200 ml). Wird das Sputum gesammelt, bilden sich typischerweise drei Schichten (schaumig–serös–zellulär). Chronischer Husten mit mehr oder weniger Auswurf quält den Patienten den ganzen Tag über. Je nach Grad der Entzündung der Bronchialschleimhaut hat der Patient Fieber. Auskultatorisch hört man feuchte Rasselgeräusche. Hat der Patient noch zusätzlich Trommelschlegelfinger (S. 341), ist davon auszugehen, dass eine Beteiligung des Herzens vorliegt.

Diagnostik

Blutuntersuchung, Röntgen-Thorax, Bronchoskopie, Computertomographie.

Komplikationen

- Ständig rezidivierende bronchopulmonale Infektionen,
- Rechtsherzbelastung mit Entwicklung eines Cor pulmonale,
- respiratorische Insuffizienz,
- metastatische Keimverschleppung und Abszessbildung (z. B. Hirnabszess).

Therapie

- **Physiotherapie:** Sekretmobilisierung durch Drainagetechniken, Inhalationen und Flutterventil;
- **medikamentöse Therapie:** Eine der wenigen Möglichkeiten, die Ausdehnung der Bronchiektasen zu verhindern und die bestehende Lungenkapazität zu erhalten ist der Versuch, wiederholte Infektionen der Bronchien zu vermeiden. Dazu werden Mukolytika, Bronchodilatatoren und Antibiotika verabreicht;
- **operative Therapie:** Bei Bronchiektasen in einem umschriebenen Lungengebiet ist die operative Entfernung eines Lungensegmentes als radikale Maßnahme möglich. Lungentransplantationen sind als letzter Therapieversuch zu betrachten.

33.4.1 Bedeutung für den Patienten

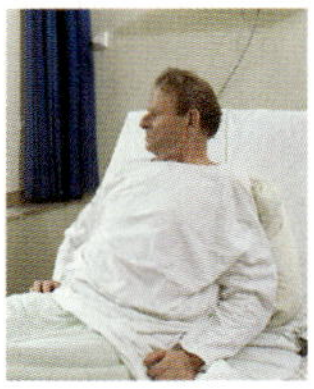

Patienten mit Bronchiektasen geraten leicht in Atemnot

Die Einschränkung der Atemkapazität führt zu einem Leistungsverlust. So ziehen sich diese Menschen zunehmend aus dem aktiven Leben zurück. Der ständige Husten und der unangenehm riechende Auswurf beschleunigen den sozialen Rückzug. Der Ekel vor dem Sputum muss innerlich mit der Erfahrung aufgewogen werden, dass mit dem Abhusten eine Erleichterung der Atmung spürbar wird. Eine Akzeptanz oder Ablehnung der Erkrankung von Seiten der Angehörigen spielt eine wesentliche Rolle, wie der Patient mit den Folgen seiner Bronchiektasen umzugehen lernt.

33.4.2 Pflege- und Behandlungsplan

Da eine Heilung bei Bronchiektasen nicht möglich ist, hat der Pflege- und Behandlungsplan das Ziel, den momentanen Stand der Erkrankung zu erhalten. Dabei spielt die Krankenbeobachtung eine große Rolle. Sie ermöglicht es, die Therapie frühzeitig und gezielt einzusetzen. Folgende Pflegemaßnahmen unterstützen den Patienten:

■ Konsequente und schonende Sekretmobilisierung

Unter der Anleitung von Pflegepersonen erfährt der Patient die positiven Auswirkungen einer atmungserleichternden Technik, und erlernt allmählich in Schulungen von Pflegepersonen oder Physiotherapeuten die selbstständige Durchführung. Auch die Bedeutung des regelmäßigen und vollständigen Abhustens werden dem Patient vermittelt. Theoretische und praktische Anleitung, z. B. für die autogene Drainage (S. 516), den Umgang mit dem Flutter (S. 517), die Drainagelagerungen (z. B. die Quincke-Hängelage, S. 843) u. a., helfen dem Patienten später bei der Umsetzung der Pflegemaßnahmen zu Hause. Das konsequente Abhusten ist auch nach der Entlassung aus der Klinik die beste Vorbeugung von Infektionen. Die Pflegeperson in der häuslichen Betreuungssituation sollte hierauf ihr Augenmerk richten.

Ein Absaugen der Bronchien oder eine endoskopische Bronchialtoilette (Lavage mit Humanalbumin, s. Pflege von Patienten mit Pleuraerguss, S. 861 ff) ist für bewusstseinsklare Patienten in der Durchführung unangenehm, erleichtert danach aber die Atmung.

■ Unterstützung der medikamentösen Therapie

Die medikamentöse Therapie soll dem Patienten helfen, sein Sekret leichter und vollständig abhusten zu können, sowie die wiederkehrenden Infektionen rechtzeitig und vollständig zu behandeln. Die Pflegeperson hilft dem Patienten, seine Medikamente regelmäßig und in der vorgegebenen Menge einzunehmen. Dabei ist ebenfalls auf eine ausreichende Flüssigkeitszufuhr zu achten, um das Bronchialsekret zu verflüssigen. Für die Inhalation von Sekret lösenden Substanzen (s. ATL Atmen, S. 514) oder von Medikamenten (s. Asthma bronchiale, S. 833) bedarf der unerfahrene Patient einer gezielten Anleitung.

■ Unterstützung bei Atemnot

Die Betreuung eines Patienten mit Bronchiektasen bei einsetzender Atemnot erfordert fundierte Erfahrung. Liegt der Grund für die Atemnot in mangelnder

Sekretentleerung, können die oben genannten Pflegemaßnahmen Erleichterung verschaffen. Zusätzlich kann die Gabe von Sauerstoff – nach ärztlicher Vorgabe – die Atemnot verringern.

Merke
Der Umgang mit dem hustenden und Schleim produzierenden Patienten erfordert von den Mitpatienten und den ihn betreuenden Menschen Verständnis. Hier sollte gut überlegt werden, welche Mitpatienten am besten mit dieser Situation zurechtkommen.

Auch der Umgang mit dem abgehusteten Sekret hat nicht nur hygienische, sondern auch ästhetische Gesichtspunkte. Es hat sich daher bewährt, das Sekret in stark saugendem Zellstoff oder entsprechenden Tüchern aufzufangen und direkt in blickdichte Plastikbeutel abzuwerfen. Die Pflegeperson sollte, wenn sie den Patienten beim Abhusten unterstützt, unbedingt Schutzhandschuhe tragen.

Sind bakteriologische Untersuchungen notwendig, wird das Sputum – möglichst vom Patienten selbst – in ein entsprechendes Untersuchungsgefäß gegeben. Auch hierbei sollte die Pflegeperson Schutzhandschuhe tragen.

33.5 Pflege von Patienten mit zystischer Fibrose (Mukoviszidose)

Cornelia Heier, Barbara Reisach und Matthias Weber

Medizinischer Überblick Zystische Fibrose

Definition

Bei der zystischen Fibrose handelt es sich um eine vererbte Stoffwechselstörung. Die Erkrankung ist durch eine Dysfunktion der exokrinen Drüsen (z. B. Bronchus-, Pankreas-, Schweiß-, Speicheldrüsen) gekennzeichnet. Ursache der Krankheit ist eine Veränderung des Erbmaterials (Gene).

Häufigkeit

Betroffen ist eines von 2000 – 3500 Kindern (in Europa). Somit ist die zystische Fibrose die häufigste Erbkrankheit der weißen Bevölkerung.

Symptome

Meist tritt die Erkrankung schon unmittelbar nach der Geburt in Erscheinung. Durch extrem eingedicktes Mekonium (erster, vor der Geburt gebildeter Stuhl, der nach der Geburt ausgeschieden wird) besteht beim Neugeborenen die Gefahr eines Mekoniumileus. Hieran verstarben noch Anfang des 20. Jahrhunderts die meisten betroffenen Neugeborenen. Typisch sind ein anhaltender Neugeborenenikterus, geringe Gewichtszunahme, Durchfall und Beteiligung der Atmungsorgane, die sich zunächst keuchhustenähnlich äußern. Durch die abnorme Bronchialsekretion kommt es gehäuft zu pulmonalen Infektionen.

Bei der zystischen Fibrose handelt es sich um eine Multiorganerkrankung, d. h. annähernd alle Organsysteme können betroffen sein. Typischerweise treten Störungen der Pankreasfunktion, der Atmungsorgane und der Schweißdrüsenfunktion auf (Symptom-Trias der zystischen Fibrose, **Abb. 33.9**).

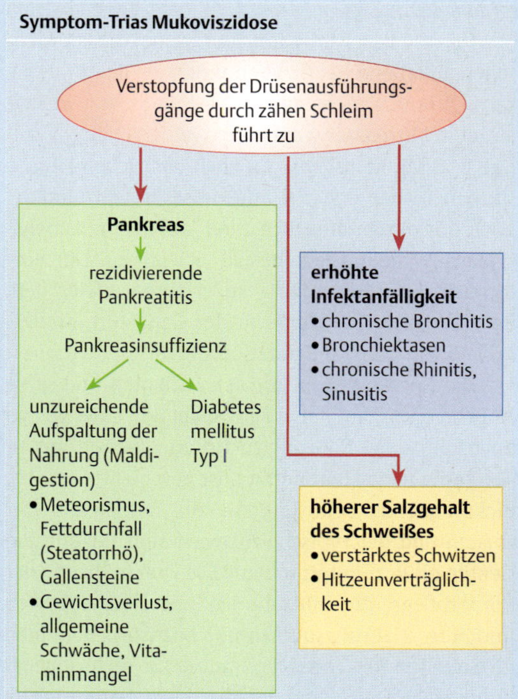

Abb. 33.9 Bei der zystischen Fibrose können fast alle Organsysteme in Mitleidenschaft gezogen sein. Meist beschränken sich die Störungen aber auf die Funktion des Pankreas, der Atmungsorgane und der Schweißdrüsen

Diagnostik

Die Diagnose wird anhand der Klinik und der Familienanamnese gestellt und durch einen Schweißtest (stark salziger Schweiß) gesichert.

Komplikationen

Im Erwachsenenalter spielen Komplikationen, die durch Atemwegserkrankungen entstehen können, die größte Rolle. Hieran versterben auch die meisten erwachsenen Patienten.

Therapie

Viele Hoffnungen werden in die pränatale Diagnostik gesetzt. Mithilfe molekularbiologischer Methoden ist es möglich, das nicht intakte Gen zu identifizieren. Damit stehen die Eltern jedoch vor der ethischen Frage einer möglichen Abtreibung, da eine ursächliche Behandlung der zystischen Fibrose bisher noch nicht möglich ist. So müssen sich Patienten und die an der Behandlung beteiligten Personen mit Maßnahmen begnügen, die alleine auf die Symptome der Erkrankung abzielen. Angesichts der längeren Überlebenszeiten der Betroffenen kommt der Vermeidung bzw. Verzögerung pulmonaler Komplikationen eine große Bedeutung zu.

Medikamentöse Therapie

Hier hat sich vor allem die Antibiotikatherapie bewährt. Sie wird im Abstand von 3–6 Monaten, auch vorbeugend, durchgeführt. Dadurch können z.B. Pseudomonasinfektionen um Monate bis Jahre hinausgezögert werden. Außerdem werden – je nach Bedarf – Expektoranzien und Bronchospasmolytika eingesetzt.

Physiotherapie

Bei der Physiotherapie sind Maßnahmen zur Mobilisation des zähen Bronchialsekrets, zur Erhaltung der Thoraxbeweglichkeit und zur Kräftigung der Atemmuskulatur angezeigt.

Operative Therapie

Wenn alle konservativen Möglichkeiten der Behandlung ausgeschöpft sind, kann eine Lungentransplantation in Erwägung gezogen werden.

33.5.1 Bedeutung für den Patienten

» Tu etwas, wovon Du Dein ganzes Leben lang geträumt hast, und Du wirst erleben, wovon Du Dir nicht hast träumen lassen. (Autor unbekannt) «

In Interviews von Betroffenen finden sich auffallend oft Bemerkungen, die auf ein anderes Verständnis von Glück aufmerksam machen. Das intensive Erleben der Phasen des „Gut gehens" und das Bewusstsein, dass diese Zeit bald zu Ende sein kann, kommt bei diesen Menschen auffallend häufig vor. Kinder, die beim Küssen salzig schmecken, leben nicht lange; diese Weisheit aus dem Mittelalter war bis vor wenigen Jahren traurige Realität. Menschen mit einer zystischen Fibrose starben in der ersten Hälfte unseres Jahrhunderts noch mit durchschnittlich zwei Jahren. Die Lebenserwartung heute liegt bei 30–35 Jahren. Um eine fachlich gute Behandlung zu erfahren, bleibt dem Betroffenen nicht selten nur der Gang zum Kinderarzt oder auf die Kinderstation.

Die Notwendigkeit für den Patienten und seine Angehörigen, auf eine ausreichende Menge an hochkalorischer Nahrung zu achten – was oft mit einer gesondert zubereiteten Kost geschieht – ist eine nicht endende Belastung für alle Beteiligten. Der Husten und der typische Auswurf sind für den Patienten oft das Hauptproblem. Die Durchführung der Körperpflege, die Inhalationen mit dem Abhusten und die Nahrungsaufnahme beanspruchen den größten Teil des Tages; Freiräume für nicht lebensnotwendige Dinge sind denkbar klein. Sehr intensiv erleben sie die je nach Tagesform bedingten Schwankungen ihrer Gestaltungsmöglichkeiten.

Jugendliche mit schwerer Verlaufsform sind aufgrund ihrer meist deutlich reduzierten physischen Leistungsfähigkeit nur in ausgewählten Berufen ausbildungs- bzw. arbeitsfähig. Ständige Aufmunterung und Erziehung durch Beratung ist wichtig (Eigenbehandlung der physikalisch-therapeutischen Maßnahmen auch zu Hause). So bedarf es einer guten Zusammenarbeit von Patienten, Angehörigen, Ärzten, Diätspezialisten, Pflegepersonen, Physiotherapeuten und Sozialarbeitern.

Auch dem sozialen, emotionellen und finanziellen Aspekt kommt eine große Bedeutung zu.

33.5.2 Pflege- und Behandlungsplan

Drei wesentliche Pflegeschwerpunkte sind aufgrund der Patientensituation zu verfolgen:

- Elimination des zähen Sekrets,
- Behandlung der Infektionen,
- Hyperalimentation mit Substitution der Pankreasenzyme und des Vitaminbedarfs.

Elimination des zähen Sekrets

Oberstes Ziel ist die ökonomische und zweckmäßige Sekretentleerung mit Entlastung der Atemmuskulatur und Erhaltung der Thoraxbeweglichkeit. Ihrem Alter entsprechend erlernen die Patienten Atemtechniken, die sie zu einer größtmöglichen Selbstständigkeit führen.

Die Kontaktatmung (S. 512) wird bei allen Altersstufen und auch bei Schwerkranken eingesetzt. Der Behandelnde führt und koordiniert die Atembewegungen, um den Sekrettransport zu optimieren.

Mit der Lagerungsdrainage erfährt die Kontaktatmung eine zusätzliche Unterstützung. In Rücken-, Halbseiten-, Seiten- und Kopftieflage (Quincke-Hängelage) wird mit Hilfe der Schwerkraft sowie zusätzlichem Klopfen, Schütteln oder Vibrationen das Sekret mobilisiert. Diese Techniken lassen sich mit Hilfe eines Pezzi-Balls gut schulen und selbst durchführen (**Abb. 33.10 a u. b**).

Bereits in jungen Jahren erlernen die Patienten die Bedeutung und Ausführung der autogenen Drainage von Lungensekret (S. 516).

Der sog. Flutter kann ebenfalls eingesetzt werden (S. 517). Um den Bronchialkollaps zu verhindern, hat es sich für Menschen mit zystischer Fibrose bewährt, gegen einen Widerstand auszuatmen. Dies wird mit der bekannten Lippenbremse (S. 513) erreicht.

Zur Unterstützung der einzelnen Maßnahmen ist es sinnvoll, vorher ein atemwegserweiterndes Medikament einzunehmen oder zu inhalieren.

Mehrmals tägliche Inhalationen (S. 521 f) eignen sich ebenfalls zur Lösung des zähen Bronchialschleims. Hierzu kommen vermehrt Inhalationsgeräte zum Einsatz. Um eine Infektionsübertragung auf diesem Wege zu vermeiden, sind einige besondere Punkte zu beachten:

- Jeder Patient sollte ein eigenes Gerät haben.
- Vor und nach jedem Gebrauch reinigt sich der Betroffene gründlich die Hände. Dies ist auch für die Pflegeperson und den pflegenden Angehörigen zwingend notwendig, je nachdem, wer die Inhalation durchführt.
- Nach jeder Inhalation ist das zerlegte Gerät unter heißem (> 50 °C), fließendem Wasser zu reinigen und mit einem sauberen, gebügelten Baumwolltuch völlig abzutrocknen (Keimvermehrung im Feuchten!). Die Düsen werden mit Kaltluft aus dem Kompressor nachgetrocknet. Das Gerät wird in einem trockenen Raum (nicht Küche, Bad etc.) in ein sauberes und gebügeltes Baumwolltuch eingeschlagen und staubfrei aufbewahrt.
- Im Krankenhaus sollte das Gerät 1-mal täglich sterilisiert werden. Eine Desinfektion ist wegen der Reizung der Bronchien durch Desinfektionsmittelrückstände, selbst nach längerem Abspülen, nicht sinnvoll.
- Die Reinigung des Inhalators in einer Spülmaschine ist im häuslichen Bereich möglich, wenn der Waschgang bei 60 °C erfolgt.

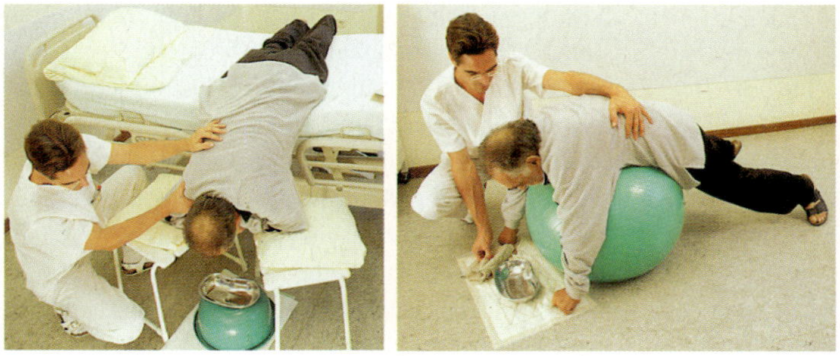
a b

Abb. 33.10 **a** Quincke-Hängelage aus dem Bett, **b** über einem Pezzi-Ball

Die nötige körperliche Fitness gilt es durch regelmäßigen Sport und gezielte Physiotherapie zu festigen und zu steigern. Zu diesen Maßnahmen sollten die Patienten zu Hause und auf der Station ermuntert und mit bronchuserweiternden Medikamenten für die verbesserte Atmung unterstützt werden.

Behandlung der Infektionen

Bei 80 % der Patienten bestimmt eine chronische Lungenentzündung den Schweregrad und den Verlauf der Erkrankung. Heute stellen Infektionen der Lunge mit Pseudomonas aeruginosa das größte Problem dar. Die Beherrschung dieses Problems, speziell im hygienischen Bereich, ist die wesentliche Grundlage für die verbesserte Langzeitprognose bei einer zystischen Fibrose. Besonders zu beachten sind Übertragungsquellen des Pseudomonas-Erregers:

- Hände und andere kontaminierte Stellen von Pflegepersonen und Patienten,
- Sanitärbereich: Duschen, WC, Waschbecken,
- Gerätschaften, die von mehreren Patienten benutzt werden, z. B. Inhalationsgeräte.

Da die Pseudomonaden sich nur in feuchtem Milieu und stehendem Wasser („Pfützenkeim“) verbreiten, sind folgende Punkte zu beachten:

> **Merke**
> Patienten mit abgeschwächtem Immunsystem (z. B. CF, HIV) sollten nie als Erste eine Dusche oder ein Waschbecken benutzen. Ist es unumgänglich, empfiehlt es sich, vor dem Waschen das Wasser einige Zeit laufen zu lassen.
> Zu Maßnahmen oder Untersuchungen, die mit Wasser durchgeführt werden (z. B. Bohren beim Zahnarzt), sollten diese Patienten nie als Erste einbestellt werden.

Hyperalimentation mit Substitution der Pankreasenzyme und des Vitaminbedarfs

Die gestörte Nahrungsaufnahme bei zystischer Fibrose durch mangelnde Verdauungsenzyme sowie der höhere Kalorienbedarf bei vermehrter Atemarbeit und wiederkehrenden Infektionen erfordert eine besondere Diät. Es werden häufige Mahlzeiten (mindestens 6-mal täglich) angeboten. Sie sollten hyperkalorisch (ggf. über Sonde, PEG mit konfektionierter Sondenkost) und vitaminreich (Vitaminsubstitution ADEK) sein. Je nach Stand der Erkrankung müssen zu jeder Mahlzeit die verordneten Verdauungsenzyme (Pankreasenzyme, Lipase) verabreicht werden. Bei heißem Wetter, bei exzessivem Schwitzen oder Fieber ist der Zusatz von Salz sinnvoll, um einer Hitzeerschöpfung oder einem Salzverlust vorzubeugen.

Patienten mit einer chronischen Pseudomonasinfektion müssen zusätzlich über die Ernährung unterstützt werden. Der durchschnittliche Kalorienbedarf steigt bei einer derartigen Infektion um das Anderthalb- bis Zweifache und wird durch zahlreiche kleine nährstoff- und vitaminreiche Mahlzeiten gedeckt. Ebenfalls geeignet sind kalorienreiche Getränke.

Betrachten Sie den Patienten mit zystischer Fibrose als Spezialisten seiner Erkrankung. Durch die jahrelange Erfahrung weiß er, was für ihn gut ist. Ist die Zusammenarbeit mit ihm schwierig oder akzeptiert er Anleitungen Ihrerseits nicht, können geschulte Ernährungsberater, Atemtherapeuten oder andere Spezialisten helfend eingreifen.

33.6 Pflege von Patienten mit Infektionskrankheiten der Lunge

Franz Sitzmann

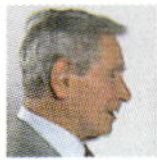

···› Zwei Börsianer leiden unter einem schmerzhaften und hartnäckigen Husten, dessen Ursache sie sich nicht erklären können. Am Arbeitsplatz kann es nicht liegen: Im Saal der New Yorker Warenterminbörse, wo beide Broker mit zukünftigen Baumwoll- und Kaffee-Ernten handeln, ist Rauchen seit Jahren verboten. Schließlich suchen die beiden Fachärzte auf. Die Diagnose – offene Lungentuberkulose – führt zur größten Reihenuntersuchung, die je ein amerikanisches Unternehmen für seine Beschäftigten verfügte. Um sicherzustellen, dass nicht schon andere Kollegen angesteckt wurden, lässt der Vorstand alle 2800 Beschäftigten der Börse auf Tbc untersuchen. Jetzt haben nur noch Angestellte Zutritt, deren Hausausweis den Vermerk „Test negativ" trägt.
Die beiden Tbc-kranken Broker stehen nicht allein. Die Begebenheit zeigt vielmehr, dass die Tuberkulose „in den Industriestaaten wieder mächtig auf dem Vormarsch ist", wie die WHO warnte. „Die Tb ist nicht ausgerottet", lautet die Alarmmeldung beim Welt-AIDS-Tag: „Mit AIDS kehrt die Tb zurück."

···› Medizinischer Überblick Pneumonie/Pulmonale Tbc

Grob kann man die Infektionen des Respirationstraktes in akute und chronische Formen einteilen. Bei den akuten Infektionen können besonders folgende Krankheitsbilder unterschieden werden: Keuchhusten, akute Bronchitis, akute Steigerung der chronischen Bronchitis, Bronchiolitis, Pneumonie.
Als chronische Infektionen können Tuberkulose, Aspergillose, Lungenabszess, Empyem, Mukoviszidose angesehen werden.

Definition

Pneumonien

Pneumonien sind durch Krankheitserreger (infektiös) verursachte akut oder chronisch verlaufende Entzündungen der Lunge, die den Alveolarraum und/oder das Zwischengewebe (Interstitium) betreffen.

Tuberkulose

Tuberkulose ist eine Erkrankung nach Infektion insbesondere mit Mycobacterium tuberculosis.

Arten der Infektionskrankheiten

Pneumonien

- Ambulante oder nosokomial erworbene Pneumonie,
- Pneumonien bei Abwehrschwäche (z.B. Leukämie, AIDS) bzw. Immunsuppression (z.B. nach Transplantation, bei zytostatischer Therapie),
- Pneumonie mit Disposition zur Aspiration (Alkoholismus, hohes Lebensalter, ZNS- oder Ösophaguserkrankungen), Entzündungsreaktionen können ebenso durch physikalische (z.B. Strahlen) und chemische (z.B. Medikamente, aspirierter Magensaft) Ursachen bedingt sein.

Pulmonale Tuberkulose

Unterschieden von der pulmonalen Tbc wird die extrapulmonale Form, die andere Organsysteme betrifft. Allein klinisch oder histologisch gesichert wird die **geschlossene** Tbc, während bei der **offenen** Tbc Erreger nachgewiesen werden können.

Häufigkeit

Pneumonien

Pneumonien sind die häufigste zum Tode führenden Infektionserkrankungen. Als Todesursache stehen sie an 5. Stelle. Vorher Lungengesunde haben eine Letalität von 5%. Erwerben Patienten die Pneumonie im Krankenhaus, insbesondere auf der Intensivstation, beträgt die Letalität bis zu 70%.

Pulmonale Tuberkulose

Von den weltweit 60 Millionen Tbc-Kranken und den jährlich 10 Millionen Neuinfizierten leben über 95% in Entwicklungsländern. „Tbc tötet heute mehr Jugendliche und Erwachsene als jede andere Infektionskrankheit. Als Todesursache ist sie wichtiger als Malaria und AIDS zusammengenommen", warnt die WHO 1998. Weltweit erkranken doppelt so viele Männer wie Frauen. In Deutschland sind beide Tbc-Erkrankungsformen seit langem rückläufig, jährliche Neudiagnosen liegen bei knapp 11 000.

Risikofaktoren

Ambulante Pneumonie

Alkoholismus und Obdachlosigkeit, chronische Erkrankungen, insbesondere des Atemtraktes: chronisch obstruktive Atemwegserkrankung, zystische Fibrose, berufsbedingte Exposition: Aerosole aus Kühltürmen, Klimaanlagen, vorherige Krankenhausaufenthalte, Reiseanamnese.

Nosokomiale Pneumonie

Alter > 60 Jahre, Bakteriämie, inadäquate Antibiotika-Therapie, vorangegangene oder laufende Beatmung, späte Manifestation der Pneumonie (> 5 Tage), schwere Grunderkrankung (z. B. Tumoren), reduzierter körperlicher Allgemeinzustand, chronische Atemwegserkrankungen, vorausgegangene Operationen.

Tbc

Tbc befällt offensichtlich Gesunde genauso wie sie bei Menschen mit eingeschränkter Immunantwort vorkommt: Alter (Krankheitshäufung > 70 Jahre), soziale Kofaktoren, z. B. chronische Unterernährung, Obdachlosigkeit, Drogenabhängigkeit, HIV.

Symptome

Im Gegensatz zur Pneumonie, die gewöhnlich eine akute Infektion darstellt, ist der Beginn einer Tuberkulose schleichend. Einen Überblick über die verschiedenen Symptome gibt **Tab. 33.2**.

Komplikationen

Pneumonien

- direkte Ausbreitung der Mikroorganismen in Gebiete innerhalb (Lungenabszess) und außerhalb der Lunge (z. B. in den Pleuraspalt, Folge: Empyem) und indirekte Ausbreitung mit dem Blutstrom auf andere Körperteile (z. B. septischer Schock und hochgradige respiratorische Insuffizienz, Pneumokokkenmeningitis),
- thromboembolische Komplikationen infolge Bettruhe und Exsikkose (v. a. bei Älteren),
- akutes Nierenversagen besonders bei älteren exsikkierten Patienten,
- häufige Todesursache bei alten Menschen.

Pulmonale Tuberkulose

Es kann zu einer Keimverstreuung in andere Teile des Körpers über das lymphatische System oder Blut (Niere, benachbarte Teile der Lunge, Pleura) kommen. Nach konsequenter medikamentöser Therapie beträgt die Heilungsrate fast 100%, die Rezidivrate ca. 1%.

Therapie

Pneumonien

- **Hausbehandlung**: bei leichtem Verlauf,
- **klinische Behandlung**: bei schwerem Verlauf, u. a. Atemfrequenz > 30/min, schwere Dyspnoe, Hypotonie, Hinweis auf extrapulmonale Infektionsherde (z. B. Delirium, das eine Lumbalpunktion zum Ausschluss einer Begleitmeningitis erfordert) sowie soziale Umstände, die eine ambulante Therapie unmöglich machen,
- Antibiotikatherapie entsprechend des Erregernachweises oder rationell kalkulierte Therapie nach Entstehungsursache,
- Naturheilkundliche Verfahren: ätherische Öle von Thymian, Fenchel und Eukalyptus werden nach peroraler Aufnahme über die Bronchien ausgeschieden und wirken dort sekretionssteigernd. Des Weiteren ist damit eine schwache spasmolytische und antiseptische Wirkung verbunden, sie unterstützen die spezifische antibiotische Therapie,
- körperliche Schonung, Inhalationstherapie (Sekretolytika) und Atemphysiotherapie,
- bronchoskopische Absaugung bei Sekretverhalt oder zu schwachem Hustenstoß,
- ausreichende Flüssigkeitszufuhr,
- bei Hypoxämie (Sauerstoffsättigung < 90%) Sauerstoffzufuhr über Sonde oder Maske,
- bei Lungenparenchymversagen Beatmung.

Pulmonale Tuberkulose

Geschlossene Tbc-Formen werden ambulant behandelt. Die Therapie wird jedoch oft stationär eingeleitet und dann ambulant fortgesetzt. Um der Resistenzentwicklung unter Antituberkulotika vorzubeugen, gibt man sie als Kombinationstherapie (Isoniazid, Rifampicin, Ethambutol); Therapie langfristig mindestens 6 Monate.

Tabelle 33.2 Symptome bei Pneumonien und pulmonaler Tuberkulose

	Pneumonien	*Pulmonale Tuberkulose*
Anamnese	Unbehandelt: hohes Fieber, Schüttelfrost, Tachykardie, Husten, Tachypnoe, rotbrauner Auswurf, Atemnot, Thoraxschmerzen, evtl. Nasenflügelatmen, bei ausgedehnter Erkrankung Zyanose, deutlich beeinträchtigtes Allgemeinbefinden	In der ersten Phase meist kein Krankheitsgefühl, weitere Entwicklung oft unbemerkt. Allgemeine Symptome: subfebrile Temperaturen, Nachtschweiß, Appetitlosigkeit, Gewichtsverlust, chronischer Husten, Thoraxschmerz, Familien- und soziale Anamnese spiegeln das Expositionsrisiko
Körperliche Untersuchung	Klopfschalldämpfung, inspiratorische Rasselgeräusche, Bronchialatmen, Lungenfunktionsprüfung (Beurteilung des Ausmaßes der Störungen von Atemmechanik und des Gasaustausches)	
Röntgen-Thorax (in 2 Ebenen)	Verschattungen (**Abb. 33.11**) 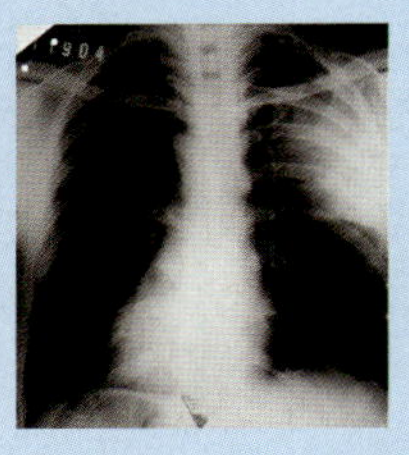 **Abb. 33.11** Im Röntgenbild werden bei einer Pneumonie Verschattungen sichtbar (hier im linken Oberlappen)	Infiltrate, Rundherde, Ringschatten (**Abb. 33.12**) 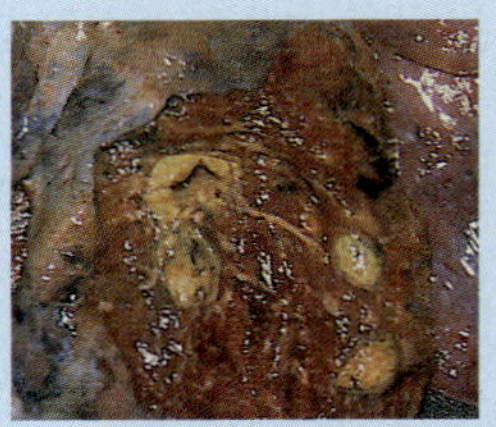 **Abb. 33.12** Rundherde bei pulmonaler Tuberkulose (Tbc), hier direkt im Präparat zu sehen
Erregernachweis aus Sputum (wichtig: nicht nur Speichel!) oder aus bronchoskopisch entnommenem Material	Identifizierung des verursachenden Mikroorganismus oft schwierig (fehlender Erregernachweis ermöglicht keine optimale antimikrobielle Therapie), Erregerbestimmung evtl. über Blutkulturen. Als Erreger können Bakterien (u. a. Pneumokokken, Mykoplasmen, Legionella pneumophila, Pseudomonas aeruginosa, Staphylococcus aureus), Viren (u. a. Influenza- und Parainfluenzaviren, Zytomegalie, Varizellen-Zoster), Pilze (Candida, Aspergillus) oder Protozoen gefunden werden	Mycobacterium tuberculosis oder (selten) Mycobacterium bovis, vereinzelt multiresistente Mykobakterien gegen wichtige Antituberkulotika
Labor	Blutbild: Leukozytose, stark beschleunigte BSG	
Tuberkulin-Test		Positive Reaktion beweist eine abgelaufene immunologische Auseinandersetzung mit Tbc-Bakterien-Antigen (Infektion oder BCG-Impfung). Eine negative Reaktion spricht gegen eine Erkrankung (Ausnahmen: frische Infektion, schwere Tbc)

33.6.1 Bedeutung für den Patienten

Pneumonien

Die Pneumonie hat im Alter einen besonderen Stellenwert, auch wenn sie bereits in allen Lebensabschnitten auftreten kann. Oft verbunden mit Erkrankung, die Bettlägerigkeit (z. B. Schenkelhalsfraktur) forderte, war die Lungenentzündung seit altersher eine der häufigsten Todesursachen alter Menschen. Heute kann die Schenkelhalsfraktur durch Operation rasch behoben werden und ist kein Grund für eine längere Immobilisation des alten Menschen im Bett. Trotz solcher und anderer Fortschritte der modernen Medizin ist es jedoch zu einer erhöhten Infektionsgefährdung der Patienten infolge der höheren Lebenserwartung und damit verbundener schwerer Grundkrankheiten gekommen. Atemwegsinfektionen stehen mit Harnwegsinfektionen im Vordergrund; ursprünglich harmlose Infektionen, wie akute Bronchitiden, können sich zu lebensbedrohlichen Erkrankungen entwickeln. Bereits die Verlegung von einer peripheren Station auf eine Intensivstation führt zu einer Vervielfachung des Risikos.

Pulmonale Tuberkulose

Physiologische Faktoren. Die Tbc ist durch ihren schubhaften Verlauf gekennzeichnet. Latenzzeiten von einigen Wochen bis zu Jahrzehnten sind festzustellen. Lange Zeit verläuft sie fast symptomlos, auch wenn bereits röntgenologische Veränderungen nachweisbar sind. Es gibt keine für die Tuberkulose allein charakteristischen Symptome, erst bei weiterem Fortschreiten der Krankheit treten richtungsweisende Beschwerden auf.

Psychische Faktoren. Meist besteht bis zur Ausbildung eines Primärkomplexes kein Krankheitsgefühl. Deshalb spürt der Mensch die Krankheit nicht und fühlt sich nicht betroffen. Auch die weitere Entwicklung zur Primärtuberkulose kann ebenso wie die postprimäre Tbc weitgehend unbemerkt verlaufen. Je nach Absiedlungsausmaß und Abwehrlage des Menschen kann jedoch auch ein foudroyantes, d. h. plötzlich einsetzendes, Krankheitsbild entstehen; eine ausgedehnte Lungentuberkulose führt dann zu einer ausgeprägten Belastungsdyspnoe mit Angst.

Allgemeine Situation. Kenner der Erkrankung sind vielfach der Ansicht, dass neben den sozialen Faktoren auch die Persönlichkeit und die Lebenssituation bei der Ersterkrankung und dem Verlauf der Tbc eine Rolle spielen. Oft werten die betroffenen Menschen Konfliktfelder des täglichen Lebens, wie berufliche Veränderungen, Examen, den Verlust nahestehender Angehöriger als seelische Katastrophe in einem solchen Ausmaß, dass sie als psychosoziale Belastungssituationen im Zusammenhang mit der Manifestation der Tbc zu stehen scheinen.

Ökologisch-kulturelle Faktoren. Soziale Kofaktoren bei der Ausbreitung der Tuberkulose, die bis zur Wende zum 20. Jahrhundert in den Großstädten Europas und Nordamerikas mit einer sehr hohen Todesrate an Tbc eine Rolle spielten, spiegeln sich auch in der Weltstatistik wider. Von den weltweit 60 Millionen Tbc-Kranken und den jährlich 10 Millionen Neuinfizierten leben über 95% in den Entwicklungsländern.

33.6.2 Pflege- und Behandlungsplan

Die pflegerischen Aufgaben bei Patienten mit Pneumonien und Lungentuberkulose lassen sich trotz der unterschiedlichen Krankheitsbilder in gemeinsamen Ansätzen zusammenfassen:

- präventiv pflegerischer Ansatz,
- pflegerische Unterstützung der ärztlich angesetzten Therapie,
- unterstützender, allgemeinpflegerischer Ansatz.

Präventiv pflegerischer Ansatz

Infektionsmöglichkeiten erkennen und verhindern. Während der mehrere hundert Millionen Jahre umfassenden Evolution waren die Menschen mikrobiellen Infektionen ausgesetzt. Als Ergebnis dieser andauernden Auseinandersetzungen wurden vom Organismus sehr effiziente Erkennungssysteme für die fremden Eindringlinge entwickelt. Im menschlichen Körper sind wirkungsvolle Entzündungs- und Immunreaktionen entstanden, die Wachstum und Verbreitung pathogener Keime verhindern und sie wieder entfernen.

Es ist nun pflegerische Aufgabe, diese körpereigenen Funktionen zu unterstützen. Denn Heilung heißt heil machen, wieder ganz machen. Einen negativen Einfluss haben Faktoren, die den psychischen Hospitalismus bedingen. Beim Aufenthalt des Menschen im Altenpflegeheim und Krankenhaus werden veränderte und reduzierte Kommunikationsbedingungen mit den Folgen von Monotonie, Isolation, sensorischer Deprivation, Apathie sowie Orientierungslosigkeit und Abhängigkeit, Überforderung, Stress, Anonymität und Ängste wahrgenommen.

Die Alarmzeichen Schlafumkehr und Desorientierung fördern Inkontinenz, Passivität, Vernachlässigung des Äußeren und Verweigerung der Nahrungsaufnahme. So wirkt sich eine Atrophie der Darmschleimhaut durch wenige Tage Nahrungskarenz oder -verweigerung fördernd auf eine bakterielle Durchwanderung von Erregern und deren Giften und Pneumonieentstehung aus. Pneumonieprophylaxe ist besonders bei bettlägerigen Patienten eine wichtige präventiv-pflegerische Aufgabe.

Die Entstehung einer Infektion der Lungen ist auf folgende Arten möglich:

- **Inhalation** von in der Luft vorhandenen Mikroben, z.B. bei der Lungentuberkulose (als Tröpfcheninfektion),
- **Aspiration** von Keimen aus dem Bereich des Naso- oder Oropharynx. Des Weiteren spielt die Aspiration von Magensaft mit hohen Keimzahlen potentiell pathogener Erreger eine Rolle,
- **hämatogene Aussaat** von entfernten Infektionsherden oder Mikroorganismen gelangen über das Blut von Infektionsherden (z.B. Katheterseptikämien) oder sogar aus dem Darm (s. oben) in die Lungen,
- selten eine **direkte Ausbreitung der Infektion** aus einem angrenzenden Herd.

Tröpfcheninfektion verhindern. Die Übertragung der Tuberkulose durch Tröpfcheninfektion ist sehr effizient, da infizierte Personen eine große Zahl von Mykobakterien abhusten und sie dabei in die Umgebung schleudern. Es sind kleinste respiratorische Tröpfchen mit einem Durchmesser von 100 μm (sprich: Mikrometer = Millionstel Meter). Die Tröpfchen sedimentieren langsam und verdunsten. Zurück bleiben bei offener Tuberkulose der Lungen Tröpfchenkerne mit Infektionserregern (Durchmesser < 10 μm). Dank ihrer wachsartigen Oberfläche können die Mykobakterien ein Austrocknen überstehen und in der Luft langfristig schweben. Trotz des langen Überlebens im Staub erfolgt eine Tuberkuloseübertragung meist nicht über kontaminierte Gegenstände, epidemiologisch bedeutsam ist die Aufnahme der Erreger beim Husten mit nahem Kontakt. Beim Einatmen des Aerosols kommt es zur Infektion. Der Kranke muss eine entsprechende Konzentration von Tbc-Erregern über längere Zeit abgeben, die mit dem Atemzug bis in die Peripherie der Lunge (Alveolen) gelangen und eine Infektion verursachen können. Die Infektiosität von größeren, beim Husten abgegebenen Tröpfchen ist gering. Aus diesen Kenntnissen lassen sich folgende Pflegeprinzipien aufstellen:

- **Dispositionsprophylaxe** durch hygienische Lebensbedingungen und Förderung der allgemeinen (Ernährung, Umgebungsgestaltung) im Sinne „ansteckender Gesundheit“ und spezifischen Abwehrbedingungen,
- **Expositionsprophylaxe** durch Reduzieren des direkten und körpernahen Kontaktes mit Tbc-Kranken: im Allgemeinen eine Isolierung nur des Erkrankten mit offener Lungentuberkulose; Realisieren des Hygieneprinzips der Distanzierung, insbesondere beim Umgang mit den jeweils erregerhaltigen Körpersekreten: Sputum bei Lungen-Tbc, Urin bei Nieren-Tbc, Eiter bei Knochen-Tbc usw. durch Schutzhandschuhe und anschließender Händedesinfektion sowie das eigene Risikoverhalten reduzieren (s. ATL Sich sicher fühlen und verhalten, S. 589 f).

Pflegerische Unterstützung der ärztlich angesetzten Therapie

Medikamenteneinnahme. Bei Verdacht auf unzureichende Mitarbeit des Patienten bei Tbc ist eine stationäre Therapie indiziert. Da eine unregelmäßige antituberkulotische Medikamenteneinnahme zur Selektion resistenter Keime führt, wird alles versucht werden müssen (bis zu Belohnungssystemen bei ambulanten Patienten), dass die Patienten ihre Medikamente regelmäßig in der verordneten Dosierung einnehmen. Bei Medikamentenverweigerung spielen selbstverständlich nicht nur soziale Faktoren eine Rolle. Auch die umfangreichen Nebenwirkungen der Antituberkulotika haben ihre Bedeutung. Eine Auswahl ist in **Tab. 33.3** aufgezählt:

Eva Groß
Krankenschwester

Praxistipp
Für Pflegende in der klinischen, insbesondere aber in der ambulanten Pflege besteht eine wichtige Aufgabe in der Patientenwahrnehmung und Kommunikation, diese Nebenwirkungen bei Patienten zu erkennen, evtl. zu erfragen und an den behandelnden Arzt weiterzugeben.

Patienten mit beiden Erkrankungen können ambulant behandelt werden, wenn es der Krankheitsverlauf (Komplikationen s. oben), die sozialen Verhältnisse, in denen der Patient lebt und die Patientencompliance zulassen. Dazu bedarf es einer konsequenten, gezielten und patientenbezogenen Beobachtung. Insbesondere bei Obdachlosen, Menschen mit Alkoholabusus, Kindern von Asylbewerbern) und älteren Menschen ist eine stationäre Therapie häufig vorzuziehen.

Tabelle 33.3 Nebenwirkungen gebräuchlicher Antituberkulotika (nach Schettler u. Greten 1998)

Substanz (Kurzform)	*Nebenwirkungen*
Rifampicin (RMP)	Schwindel, Leberschäden, Überempfindlichkeitsreaktionen (Allergien), Thrombopenie, hämolytische Anämie, Übelkeit
Isoniazid (INH)	Schwindel, Leberschäden, Polyneuropathie, epileptiforme Krämpfe, allergische Reaktionen, hämolytische/aplastische Anämie
Pyrazinamid (PZA)	Schwindel, Harnsäureretention, Gelenkschmerzen, Hautexanthem, Photosensibilisierung, Leberschäden
Streptomycin (SM)	Hörminderung, Drehschwindel, Nierenschädigung, allergische Reaktionen, Blutbildveränderungen
Ethambutol (EMB)	Einschränkung von Gesichtsfeld, Sehvermögen und Farbsehen, Schwindel, Allergien

Unterstützender, allgemeinpflegerischer Ansatz

Pneumonieprophylaxe. Sie ist besonders beim bettlägerigen Patienten eine wichtige präventiv-pflegerische Aufgabe. Da das Bronchialsekret einen idealen Nährboden für Krankheitserreger bildet, ist für eine pflegerische und evtl. unterstützende medikamentöse Entfernung zu sorgen. Umfangreiche Möglichkeiten sind in diesem Buch ausgeführt, u. a. durch Erkennen und Vorgehen bei Störungen der Nahrungsaufnahme (Aspirationsverhütung, S. 403), unterstützende Anwendung von Wärme (z. B. Zitronenbrustwickel, S. 489 f), Maßnahmen zur Förderung der Atmung (S. 507 f), Vorbeugen unterer Atemwegsinfektionen mit atemunterstützenden Lagerungen und atemsekretfördernden Pflegemaßnahmen (S. 509 f).

Pflege zu Hause. Sie umfasst ein adäquates Flüssigkeitsangebot (S. 515), Analgetika bei Pleuraschmerzen und Antitussiva für Patienten bei quälendem, trockenem Husten. Bronchodilatatorische und sekretolytische Medikamente werden bei obstruktiver Ventilationsstörung inhaliert, reichlich Flüssigkeit ist zur Verflüssigung des Sekrets notwendig. Dazu eignen sich spezielle Teegaben, die durch ätherische Öle (z. B. Thymian und Fenchel) in den Bronchien sekretionssteigernd wirken. Ihre schwach spasmolytische und antiseptische Wirkung unterstützt die spezifische antibiotische Therapie. Erfolgt keine Lösung des Sekrets, kann dies auf eine endobronchiale Obstruktion hinweisen und eine Bronchoskopie erfordern. Deshalb ist die Beobachtung des Inhalationserfolgs Ihre Aufgabe!

Pflege in der Klinik. Unterstützende Maßnahmen umfassen adäquate Flüssigkeitszufuhr, die Zufuhr von befeuchtetem Sauerstoff, Behandlung der Thoraxschmerzen durch vom Arzt angeordnete, geeignete Analgetika und die Unterstützung des Hustens, um das Sputum zu expektorieren. Hilfreich wirken Lagerungstechniken, die die Atmung unterstützen. Eine maschinelle Beatmung wird nötig, wenn eine Pneumonie generalisiert oder eine kardiopulmonale Krankheit so schwer ist, dass eine adäquate Oxygenation des Blutes mit der spontanen Atmung und zusätzlichem Sauerstoff mit der Maske oder der Nasensonde nicht mehr möglich ist.

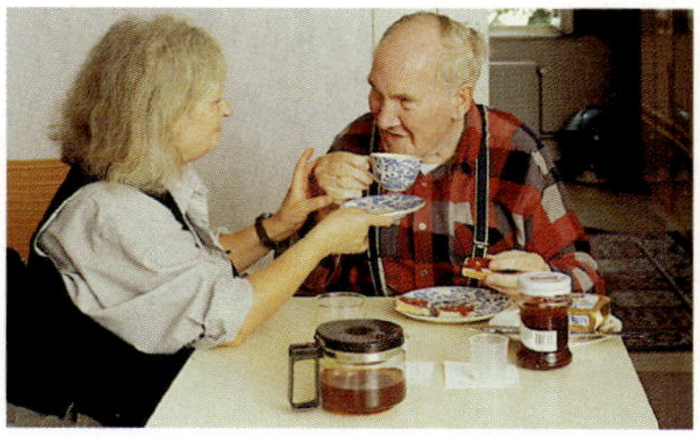

Die ausreichende Versorgung mit Flüssigkeit zur Verflüssigung des Sekrets hat auch bei der Pflege zu Hause Priorität

Thromboembolische Prophylaxe. Während der Patient mit Pneumonie Bettruhe zur Schonung bedarf, ist der Patient mit Tuberkulose meist nicht pflegebedürftig im Sinne von Körperpflege und unterstützender Bettruhe. Daher ist die thromboembolisch pflegerische Prophylaxe auf den Grad der Mobilität des Patienten abzustimmen.

33.6.3 Zusammenarbeit im multiprofessionellen therapeutischen Team

Um einer Aspiration vorzubeugen, ist frühzeitig logopädische Beratung und Unterstützung erforderlich. Atemphysiotherapeutische Unterstützung benötigt der Patient mit Einschränkungen der Atmung. Damit eine ambulante Therapie der Lungentuberkulose erfolgreich zu Hause durchgeführt werden kann, muss er gut über seine Erkrankung und Chemotherapie aufgeklärt werden. Dazu ist ein sorgfältiger Überleitungsbericht an den ambulanten Pflegedienst nötig.

33.7 Pflege von Patienten mit Lungenembolie

Andrea Trümner

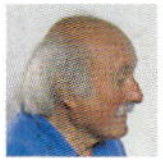

„Luft. Ich kriege keine Luft. Ich muss rufen. Schmerzen. Keine Luft mehr. Das Hemd ist so eng. Luft… die Knöpfe aufreißen. Das ist der Tod. Keine Luft mehr. Ich muss rufen. Endlich. Die Schwester kommt. Geben Sie mir Luft. Schmerzen. Ich kann nicht atmen. Keine Luft mehr. Luft. Schmerzen. Warum macht denn keiner das Fenster auf …? Lassen Sie mich zum Fenster. Ich kriege keine Luft.“

Medizinischer Überblick Lungenembolie

Definition

Unter einer Lungenembolie versteht man den Verschluss einer Lungenarterie durch Verschleppen eines Blutgerinnsels (Thrombus) mit dem Blutstrom. Der Thrombus verursacht eine Verlegung der Lungenstrombahn (**Abb. 13.13**).

Arten der Lungenembolie

In 90% der Fälle stammen die Thromben aus dem venösen Gefäßsystem der tiefen Bein- und Beckenvenen. Seltener entstammen sie dem rechten Herzen. Neben der Thromboembolie können auch eine Fett-, Fruchtwasser- und Luftembolie oder ein Fremdkörper eine Lungenembolie verursachen.

Es ist anzunehmen, dass ca. 80% aller Embolien „stumm“ verlaufen, d. h. dass sie symptomlos verlaufen und nicht erkannt werden.

Bei einer fulminanten Lungenembolie entsteht eine akute Notfallsituation. Der Tod kann innerhalb von Minuten infolge eines akuten Rechtsherzversa-

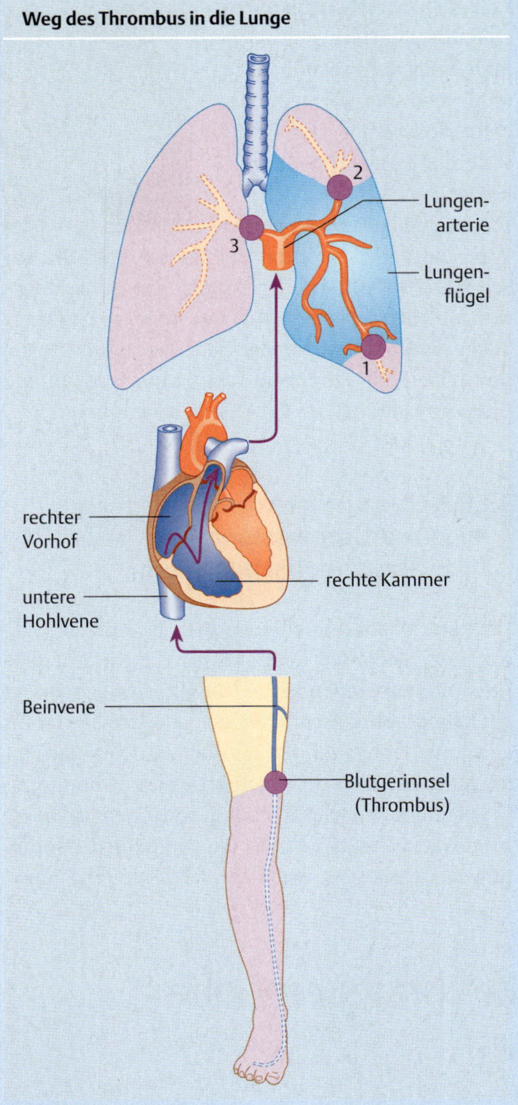

Abb. 33.13 Weg des Thrombus in die Lungen.
1 Embolie in einem kleinen Gefäß, evtl. stummer Verlauf.
2 Embolie in einem größeren Gefäß mit schweren Krankheitszeichen.
3 Embolus im Gebiet des Hilus mit sofortigem reflektorischen Herztod

gens (akutes Cor pulmonale) bzw. einer Hirnanoxie eintreten!

Häufigkeit

Bei ca. 1 – 2 % der stationären Patienten kommt es zu Lungenembolien. Sie stellen die Hauptursache für ***tödlich verlaufende Komplikationen*** im Verlaufe eines Krankenhausaufenthaltes dar, insbesondere nach Operationen im Bein- und Hüftbereich. Darum ist es besonders wichtig, erste Symptome zu erkennen, um Notfallmaßnahmen einleiten zu können.

Risikofaktoren

Weitere Risikofaktoren können Sie von der Virchow-Trias ableiten:

- frühere Phlebothrombosen/Lungenembolien,
- Übergewicht (Adipositas),
- Operationen im Hüftbereich und im Bereich der unteren Extremitäten,
- Schwangerschaft und Geburt,
- Einnahme oraler Kontrazeptiva in Kombination mit Rauchen,
- Diabetes mellitus,
- Hypercholesterinämie.

Merke

Wichtig für jede Pflegeperson ist es zu wissen, welches die auslösenden Momente für eine Embolie sein können. Die erste Mobilisation nach einer längeren Immobilität, zu starkes Pressen beim Stuhlgang oder ein starker Husten können einen Thrombus von der Venenwand lösen und zu einer Embolie führen.

Lernaufgabe

Die Virchow-Trias steht bei der Entstehung der Phlebothrombose im Vordergrund. Lesen Sie in diesem Zusammenhang den betreffenden Abschnitt zu den Gefäßkrankheiten (S. 967 f).

Symptome

Die Symptome sind je nach Ausmaß des Verschlusses unterschiedlich ausgeprägt:

- plötzliche Atemnot (Dyspnoe); oberflächliche, beschleunigte Atmung (Tachypnoe) aufgrund einer Störung des Gasaustauschs. Intrapulmonal entsteht durch die embolische Verlegung ein Gebiet, das ventiliert, aber nicht perfundiert wird,
- heftiger Thoraxschmerz,
- Zyanose mit Veränderungen in der Blutgasanalyse (BGA), pO_2 und pCO_2 sind stark erniedrigt,
- Husten,
- Kreislaufschock (hohe Pulsfrequenz > 120, Blutdruckabfall < 80/50),
- Halsvenenstauung und erhöhter Zentralvenendruck (ZVD),
- Kaltschweißigkeit,
- Unruhe, (Todes-)Angst, Beklemmungsgefühl, der Patient versucht sich aufzusetzen.

Sofortmaßnahmen

Praxistipp

Eva Groß Krankenschwester

Da es sich bei der Lungenembolie um eine Notfallsituation handelt, sind die Sofortmaßnahmen des Arztes von den pflegerischen Tätigkeiten nicht oder kaum zu trennen. Eine funktionierende Teamarbeit kann bestimmend für den Verlauf der Erkrankung sein.

Folgendes ist zu beachten bzw. durchzuführen:

- Der Patient muss absolute Bettruhe einhalten, da die Gefahr besteht, dass weitere Thromben sich aus dem Entstehungsort lösen können.

- Sicherung der Atemfunktion:
  - Oberkörper hochlagern, indem Sie das Kopfteil des Bettes aufstellen; zur Atemerleichterung können Sie die Arme des Patienten auf Kissen abstützen (S. 510). Damit unterstützen Sie die Atemhilfsmuskulatur,
  - Sauerstoffzufuhr über O_2-Nasensonde (2–6 l O_2/Min.), um eine ausreichende Sauerstoffversorgung des Organismus zu gewährleisten; bei akuter Atemnot sollten 10 l O_2 über eine Maske gegeben werden, da mit der Maske eine höhere O_2-Anflutung als mit der Sonde erreicht werden kann,
  - ggf. sollte man an eine Intubation denken.
- Sofort den Arzt benachrichtigen, lassen Sie den Patienten nicht alleine, sondern nutzen Sie die Notrufeinrichtung!
- Ruhe und Sicherheit vermitteln; der Patient verspürt in dieser Situation Todesangst, Panik und Unruhe. Ein aufmerksames und souveränes Auftreten der Pflegeperson kann dem Patienten ein Gefühl von Sicherheit und Geborgenheit vermitteln.
- Vitalzeichenkontrolle von Blutdruck, Puls, Atmung.
- Patientenbeobachtung von Hautfarbe, Schweißabsonderung, Bewusstsein; Sprechen Sie den Patienten an. Fragen Sie ihn nach seinem Befinden. Noch bevor sich messbare Veränderungen zeigen, kann evtl. der Patient eine Verschlechterung äußern.

Maßnahmen nach ärztlicher Anordnung

Die Therapie richtet sich nach dem Schweregrad der Embolie

- Medikamente zur **Sedierung** (Valium) und zur **Analgesie** (Morphium) richten.
- Mit einer sofortigen **Antikoagulation** (Heparin als Bolusgabe) wird eine schnelle Gerinnungshemmung erreicht, um eine weitere Thrombenbildung zu verhindern.
- Die **Lysetherapie** (Steptokinase, Urokinase, rt-PA) soll den bereits entstandenen Embolus auflösen, die verlegte Lungenstrombahn wieder öffnen, die Hämodynamik stabilisieren und den Gasaustausch gewährleisten. Eine medikamentöse Lyse ist jedoch nicht ungefährlich. Welche Komplikationen und Gefahren von ihr ausgehen und welche Kontraindikationen bestehen, soll hier nur kurz beschrieben werden (s. a. Lysetherapie bei Herzinfarkt, S. 908 f).
- *Komplikationen der Lysetherapie*: Blutungen (besonders gefährlich zerebrale Blutungen) und allergische Reaktion.
- *Kontraindikationen der Lysetherapie:* aktuelle nicht stillbare Blutung, aktueller hoher Blutdruck (Systole > 200 mmHg), Schlaganfall vor < 3 Monaten, Hirntumor, i.-m. Injektion vor < 48 Stunden, OP oder Trauma vor < 4–8 Wochen.
- Materialien für einen venösen Zugang und für Blutentnahmen (Labor und Blutgasanalyse) bereithalten.
- In der Regel wird eine Verlegung auf die Intensivstation erfolgen. Der Patient sollte in einer halbsitzenden Position gelagert werden und sehr vorsichtig, besonders an Dehnungsfugen und Aufzugsübergängen („wie ein rohes Ei"), auf die Intensivstation gefahren werden.

Merke

Grundsätzlich muss die Pflegeperson in dieser Notfallsituation mit entsprechenden Hilfsmitteln in Reanimationsbereitschaft sein (S. 949 f).

Weitere Diagnostik

Sie dient der Suche nach der Emboliequelle und der Einschätzung des Ausmaßes der Embolie:

- Röntgen-Thorax,
- EKG,
- zentraler Venenkatheter (Material bereithalten und Assistenz anbieten, S. 1493 f),
- Pulmonaliskatheter/Rechtsherzkatheter. Er gibt Aufschluss über die Druckverhältnisse im rechten Herzen (Material bereithalten und Assistenz anbieten),
- eine Echokardiographie kann Thromben in den Lungenarterien sichtbar machen,
- die Perfusionszintigraphie gibt Auskunft über den Durchfluss des Blutes durch die Lungenstrombahn,
- Pulmonalisangiographie.
- Die Spiralcomputertomographie ist eine schnelle, wenig belastende diagnostische Methode (**Abb. 33.14**).

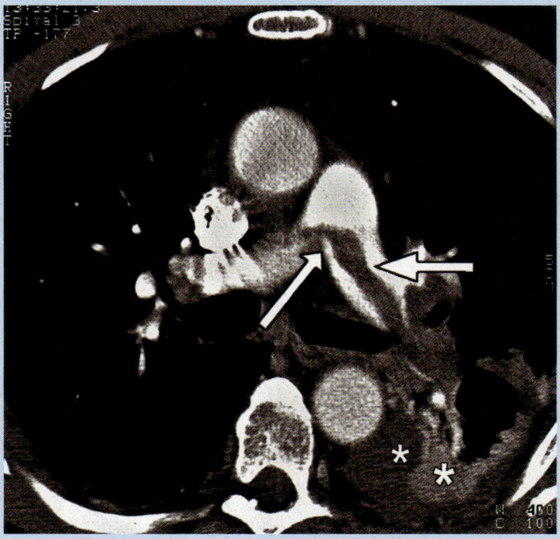

Abb. 33.14 Großer Embolus auf der Aufzweigung des Pulmonalishauptstammes (→), der bis in die Peripherie der linken A. pulmonalis zu verfolgen ist (→). Als Folge der massiven Lungenembolie ist eine Infarktpneumonie mit Begleiterguss entstanden (**)

33.7.1 Bedeutung für den Patienten

Das Auftreten einer Lungenembolie ist ein akutes Geschehen. Der Patient erlebt eine Notfallsituation mit Atemnot und Todesangst. Zumeist ist eine Embolie die Komplikation oder die Spätfolge einer vorangegangenen Phlebothrombose. Nach einer überstandenen Lungenembolie bleibt die Gefahr einer Re-Embolie. Über einen Zeitraum von 6–12 Monaten schränkt diese Gefahr ggf. seinen Lebensstil ein und verändert ihn. Pünktliche Medikamenteneinnahme (Marcumarisierung), äußerste Sorgfalt, sich nicht zu verletzen (keinen potenziell gefährlichen Sportarten nachgehen), Einhaltung eines Ernährungsplans (kein Alkohol) und regelmäßige Bewegung ohne Überanstrengung sind einige Maßnahmen eines gesundheitsfördernden Verhaltens.

33.7.2 Pflege- und Behandlungsplan

Akutphase

- Häufige Vitalzeichenkontrolle und aufmerksame Beobachtung, um frühestmöglich lebensgefährdende Veränderungen zu erfassen.
- Der Patient darf sich nicht anstrengen (Bettruhe!) und bedarf zu seiner Entlastung einer umfassenden Unterstützung in den ATL (s. Pflege- und Behandlungsplan bei Herzinfarkt, S. 906 ff).
- Obstipationsprophylaxe (S. 459): blähende oder stopfende Speisen vermeiden. Der Patient darf zum Stuhlgang nicht pressen, denn die Gefahr, dass sich ein weiterer Thrombus aufgrund der Druckschwankungen im venösen System löst und weiterwandert, muss minimiert werden. Daher sollten auf Arztanordnung Laxanzien verabreicht werden, die diese Gefahr reduzieren. Achten Sie auch auf die Umgebungsbedingungen. Eine unruhige Umgebung im Zimmer, das Eintreten von Besuchern, Ärzten etc. führen dazu, dass der Patient den Vorgang der Darmentleerung schnellstmöglich beenden will und wieder stärker drückt.
- Flüssigkeitsbilanzierung (S. 429): die Kontrolle der Zufuhr (Trink- und Infusionsmenge) und der Ausfuhr (Urin- und Stuhlausscheidung, starkes Schwitzen, Fieber) und des ZVD (zentralvenösen Drucks) muss gewissenhaft erfolgen. Eine zu hohe Flüssigkeitsbelastung des Körpers kann eine Rechtsherzbelastung zur Folge haben. Damit wird ein erhöhter Druck auf den Embolus ausgeübt.
- Überwachung der Lysetherapie und Blutungen. Dazu gehört, dass der Patient über die Bedeutung seiner herabgesetzten Blutgerinnung informiert wird.
  - Das heißt für *den Patienten*, dass er sich vor Verletzungen und möglichen Gefahren schützen muss, die Mundpflege sehr vorsichtig durchführt, eine weiche Zahnbürste mit abgerundeten Borsten verwendet (ggf. könnte sie mit einer Mullkompresse umwickelt werden) und er sich nicht nass rasieren sollte (bieten Sie ihm einen Elektrorasierer an).
  - Das heißt für *Sie* als Pflegeperson, dass Sie die Einstichstellen und Punktionsstellen von Kanülen und Zugängen beobachten und ggf. Druckverbände anlegen, Zugänge und Katheter sorgfältig und sicher fixieren, auf Blutungen (Haut, Urin, Stuhl) achten, der Patient keine i.-m. Injektion erhält, wenn in der kurzen Zeit der Lysetherapie eine Nasenpflege nötig wird, diese sorgfältig durchführen und dabei ein in Öl getränktes Wattestäbchen und Nasensalben verwenden, den Patienten möglichst nicht absaugen, Verbände vorsichtig wechseln und alte Wundauflagen nur so entfernen, dass Wunden nicht bluten. Wenn die Gefahr einer Blutung gegeben ist, sollte der Verbandwechsel nicht während der Lysetherapie stattfinden.

Ausführliche Informationen zu Ihrem Verhalten und dem des Patienten finden Sie auf S. 908 ff in Kapitel 34.

Bei der Lungenembolie erlebt der Patient Todesangst. Zur Linderung der Atemnot wird er mit erhöhtem Oberkörper gelagert

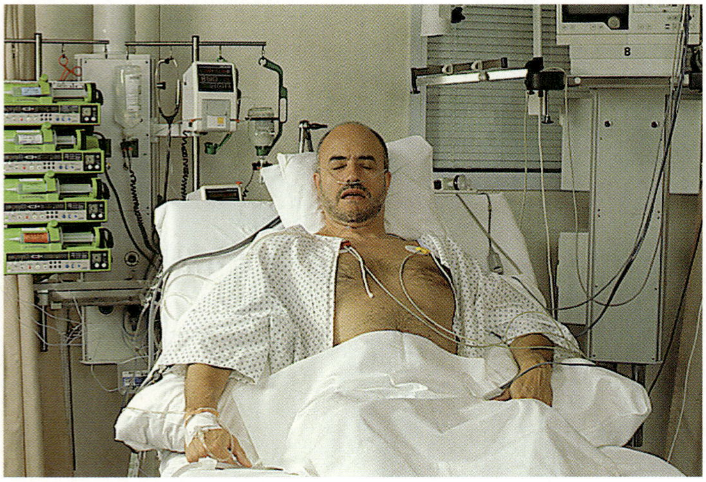

Merke

Fragen Sie den Patienten während der Lysetherapie häufig nach seinem Befinden. Klagt er über Kopfschmerzen, liegt der Verdacht auf eine Hirnblutung vor. Informieren Sie den Arzt und unterbrechen Sie die Lysetherapie **nur auf seine Anordnung**, da der Kopfschmerz ein sehr allgemeines Symptom ist.

Rehabilitation

Der Patient sollte ein schonendes Atemtraining zur Pneumonieprophylaxe absolvieren. Vibraxmassagen oder ein Abklopfen des Thorax sind kontraindiziert, da sich Thromben lösen können.

Zur Thromboseprophylaxe sollte ein Kompressionsverband (S. 319) angelegt werden. Die Beinhochlagerung und gezielte Mobilisation mit dem Schwerpunkt, den venösen Rückstrom zu fördern, sind weitere Maßnahmen. Diese Maßnahmen dürfen erst dann durchgeführt werden, wenn bekannt ist, wo die Thromben entstanden sind. Keinesfalls darf durch eine zu frühe Mobilisation der Patient gefährdet werden (weitere Ablösung von Thromben).

Pflegeschwerpunkt zu Hause

Nach ca. 7 – 14 Tagen wird die medikamentöse Antikoagulation von Heparin auf Cumarine umgestellt. Für die Dauer von ca. 6 – 12 Monaten ist der Patient auf eine regelmäßige Einnahme von Gerinnungshemmern (Cumarine, z. B. Marcumar, Falithrom, Sintrom) angewiesen. Bei speziellen Risikogruppen ist sogar eine längere Einnahme notwendig. Der Patient muss Informationen erhalten, wie er sich nach der Entlassung aus dem Krankenhaus verhalten soll. Zum Beispiel sollte auf Sportarten verzichtet werden, die ein hohes Verletzungsrisiko zur Folge haben können. Auch muss er auf Anzeichen für Blutungen achten („blauer Fleck"). Der Hausarzt ist für die Therapie und Dosierung der Gerinnungshemmer verantwortlich. Regelmäßige Kontrollen werden alle 1 – 3 Wochen vom Hausarzt durchgeführt. Es ist jedoch seit wenigen Jahren möglich, dass der Patient die Dosierung einmal wöchentlich selbst überwacht. Ähnlich dem Diabetiker, der seinen Blutzucker zu Hause bestimmen kann, ist es auch möglich, den Quick-Wert mit einem kleinen Gerät zu überprüfen (z. B. CoaguChek der Firma Roche Diagnostics).

Damit ist der Patient unabhängiger in seiner Lebensgestaltung und aktiver an der Behandlung beteiligt. Besonders wichtig ist die regelmäßige und pünktliche Einnahme des Medikaments. Auch muss die Einnahme von anderen Medikamenten mit dem Arzt abgesprochen werden. Der Patient muss einen Marcumar-Ausweis mit sich tragen. Dort werden die genaue Dosierung des Gerinnungshemmers und die gemessenen Gerinnungswerte eingetragen. In einem Notfall kann dieser Ausweis lebensrettend sein und sollte auch bei jedem Arztbesuch (Zahnarzt!) vorgezeigt werden, damit dieser alle Maßnahmen vermeidet, die zu einer Blutung führen können. Auch ist es empfehlenswert, dass der Patint ein Antidot (Vitamin K, z. B. Konakion) bei sich trägt und dieses bei akuten Blutungen substituiert. Bei Bagatellverletzungen reicht die Kompression der Wunde bis zum Blutungsstillstand und die aufmerksame Beobachtung aus.

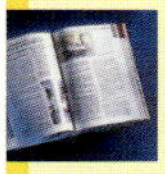

···› Lerntipp
Überprüfen und wiederholen Sie bitte Ihr Wissen zur Blutgerinnung und zu den wichtigsten Arzneimitteln, die zur Gerinnung beitragen.

33.8 Pflege von Patienten mit akutem Lungenversagen (ARDS)

Andrea Trümner

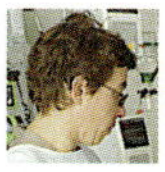

···› Gedanken einer Frau, die ihren kranken Ehemann auf der Intensivstation besucht:

„Ich kann meinen Mann nicht sehen. Dabei ist er doch so krank. Sie lassen mich zwar zu ihm auf die Intensivstation. Aber sie haben ihn auf den Bauch gedreht, so dass ich sein Gesicht nicht sehen kann. Sie sagen, ich solle mit ihm reden. Aber ich traue mich nicht. Vielleicht regt es ihn auf, wenn ich was zu ihm sage. Und dann muss er wieder husten und die Maschinen alarmieren. Um ihn herum stehen so viele Geräte. Mir wird ganz schwindelig. Ich bin sehr unsicher."

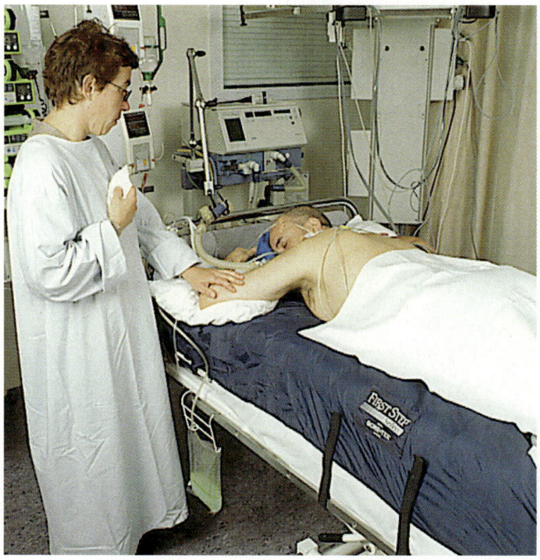

Das akute Lungenversagen ist für Patienten wie für Angehörige ein beängstigendes Erlebnis

Medizinischer Überblick Akutes Lungenversagen

Synonyme für das akute Lungenversagen sind u. a.:
- das akute Atemnotsyndrom,
- die akute respiratorische Insuffizienz,
- die Beatmungslunge,
- die Schocklunge,
- ARDS = adult respiratory distress syndrome (deutsche Übersetzung: akutes Lungenversagen des Erwachsenen; Niemer et al. 1992, S. 127).

Definition

Unter akutem Lungenversagen versteht man eine plötzlich einsetzende schwere respiratorische Insuffizienz (Atemschwäche), die auf einer akuten Schädigung der Lunge beruht. Das Syndrom ist gekennzeichnet durch eine gesteigerte Durchlässigkeit (Permeabilität) der Lungenkapillaren, dem Austritt von Plasma und Zellen in das Lungengewebe und einem Anstieg des Lungengefäßwiderstandes mit einem erhöhten Blutdruck in den Lungenarterien (pulmonaler Hypertonie). Damit handelt es sich bei einem ARDS um ein nicht kardiogenes Lungenödem.

Häufigkeit

Das ARDS ist im Allgemeinen eine seltene Erkrankung. Jedoch wird man auf einer Intensivstation Patienten mit einem beginnenden Lungenversagen oder dem ausgeprägten Bild eines ARDS etwas häufiger antreffen. Insgesamt ist die Zahl der Erkrankungen in den letzten Jahren jedoch rückläufig.

Die Sterblichkeitsrate ist sehr hoch. Sie liegt derzeit zwischen 40 und 70%.

Entstehung

Die Schädigung des Lungengewebes ereignet sich sekundär im Rahmen einer akuten entzündlichen Reaktion. Diese kann infektiös bedingt sein (z. B. durch Sepsis) oder traumatisch durch direkte oder indirekte Schädigung der Lunge.

Krankheitsbilder und Ursachen eines akuten Lungenversagens

Wenn es zu einem akuten Lungenversagen kommt, dann ist die Ursache häufig eines der folgenden Krankheitsbilder:
- Sepsis,
- Aspiration von saurem Magensaft (pH < 2,5) (Mendelson-Syndrom),
- schweres Trauma oder Verbrennung,
- Massivtransfusion,
- Aspiration von Süßwasser/Salzwasser (Ertrinkungsunfall),
- akute Pankreatitis,
- bakterielle und virale Pneumonie,
- verschiedene Schockformen.

Seltenere Ursachen für die Entstehung eines ARDS sind:
- schwere Hypoxie (Erstickung),
- Fettembolie,
- Fruchtwasserembolie,
- schwere Lungenembolie,
- Höhenlungenödem,
- neurogenes Lungenödem,
- Vergiftung mit toxischen Gasen,
- Verbrennungskrankheit,
- allergische Reaktion (z. B. auf Röntgenkontrastmittel),
- Urämie.

Symptome

Die Symptome sind zunächst unspezifisch. Im Allgemeinen sind drei Stadien und ihre entsprechenden Symptome zu erkennen (**Tab. 33.4**).

Diagnostik

Die Diagnostik dient der Früherkennung und Stadieneinteilung. Prophylaktische Maßnahmen sind zur rechtzeitigen Erkennung des ARDS von zentraler Bedeutung. Ein frühzeitiger Therapiebeginn kann das Vollbild des ARDS verhindern. Diagnostische Maßnahmen sind
- Krankenbeobachtung, insbesondere die Qualität der Atmung,

Merke
Die Beobachtung und Dokumentation sowohl von Atmung und Atemmechanik beim **beatmeten** oder **nicht beatmeten** Patienten als auch die Beobachtung und Dokumentation der Beatmungsparameter beim **beatmeten** Patienten gehören zu den Aufgaben der Pflegeperson. Sie dienen der Vermeidung einer Zuspitzung des Krankheitsverlaufes.

Tabelle 33.4 Stadien des akuten Lungenversagens

ARDS-Stadien	*Symptome*
Stadium I	Hyperventilation, Tachypnoe, Dyspnoe, BGA: leichte Hypoxämie, Röntgenaufnahme der Lunge ist unauffällig
Stadium II	zunehmende Verschlechterung der Atemsituation mit einer schweren Hypoxämie, Veränderungen des Röntgenbildes: Zeichen eines interstitiellen Lungenödems, Atelektasenbildung, Surfactant-Verlust
Stadium III	respiratorische Globalinsuffizienz (d. h. sämtliche Funktionen der Lunge versagen), „weiße Lunge" im Röntgenbild

- Röntgen-Thorax,
- Blutgasanalyse (BGA) zur Bestimmung des CO_2, O_2 und des Säure-Basen-Haushaltes,
- Lungenfunktionsprüfung,
- ggf. Lungen-CT.

Therapie

Die Therapie orientiert sich an den auftretenden Symptomen. Im Mittelpunkt steht die Behandlung der respiratorischen Insuffizienz und des Lungenödems. Sie umfasst die Beatmungstherapie und eine optimale Flüssigkeitsbilanzierung. Zur Therapie der geschädigten Lunge gehört neben der Gabe von Ambroxol (Mucosolvan) die kinetische Therapie (Wechsellage bzw. Bauchlage des Patienten). Ein Flüssigkeitsentzug wird durch die Verabreichung von Furosemid (Lasix) erreicht.

Erweist sich die Beatmungstherapie als ausgeschöpft, d.h. ist keine Verbesserung durch die Einstellung des Beatmungsgerätes, der medikamentösen Therapie und der Lagerungsmaßnahmen zu erkennen dann kann die erkrankte Lunge mit einer **extrakorporalen CO_2-Elimination (ECMO)** behandelt werden. Das Ziel der Therapie ist die Senkung des zu hohen Kohlendioxids (CO_2) im Blut. Dabei wird das Blut des Patienten über einen Drainagekatheter (Bypass) außerhalb des Körpers (extrakorporal) zu 1 – 2 „Membranlungen" und dann zurück zum Patienten gepumpt. Mit einem Blutfluss von 1 – 2 l/Min. wird das von dem Patienten gebildete CO_2 vollständig entfernt. Wichtig ist die Behandlung der Grundkrankheit (Schock, Sepsis) und die Verhinderung von Komplikationen (z.B. bakterielle Infektionen durch Antibiose).

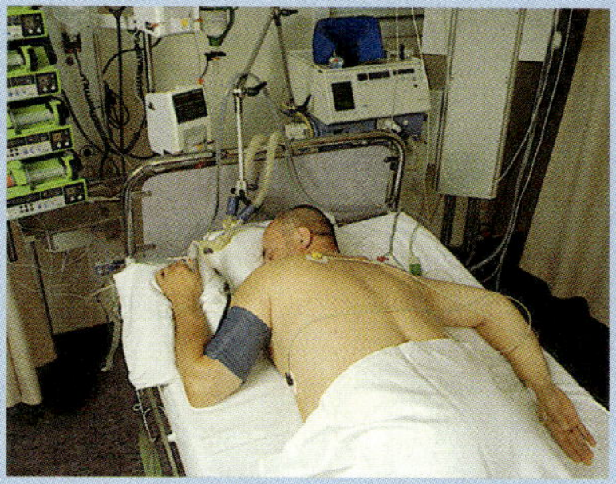

Die Bauchlagerung bewirkt eine Lagerungsdrainage

33.8.1 Bedeutung für den Patienten

Das Auftreten eines akuten Lungenversagens steht immer im Zusammenhang mit einer anderen schweren Erkrankung. Das Krankheitsbild entwickelt sich entweder im Verlauf einer intensivmedizinischen Betreuung (z.B. nach einem Unfall, nach einer Aspiration), oder ein zunächst unauffälliges Krankheitsbild (z.B. eine Pneumonie) bildet sich zum ARDS aus.

Daher wird der Patient zuerst nur die Verschlechterung seiner Grunderkrankung empfinden. Im Vollbild eines ARDS ist er intubiert, wird beatmet und liegt auf einer Intensivstation. In dieser Extremsituation wird er zumeist mit Schmerz- und Schlafmitteln in einem künstlichen Koma gehalten, um die sehr anstrengende Intensivtherapie überstehen zu können. Nicht nur der Patient, sondern auch die Angehörigen erleben eine hohe Belastung.

33.8.2 Pflege- und Behandlungsplan

Ein Patient mit einem akuten Lungenversagen muss intensiv gepflegt und überwacht werden:

- Der Patient muss frühzeitig intubiert und maschinell beatmet werden. Eine intensivmedizinische Betreuung ist daher unerlässlich,
- kontinuierliche Kreislaufüberwachung („Monitoring") von Puls, Blutdruck, Atmung, zentralem Venendruck (ZVD), Urinausscheidung (Stundendiurese), Flüssigkeitsbilanz, Körpertemperatur, Beatmungsparametern, BGA. Sie dient der Vorbeugung und einem frühzeitigen Erkennen von Komplikationen, wie z.B. einem akuten Nierenversagen und einer weiteren Infektion,
- Kontrolle der Bewusstseinslage durch Ansprache des wachen Patienten oder durch Überprüfen der Pupillenreaktion,
- Überwachung der invasiven Zugänge und Katheter: des Endotrachealtubus, des zentralen Venenkatheters, der arteriellen Kanüle, der venösen Zugänge, der Magensonde, des Blasenkatheters, der Drainagen, ggf. des Pulmonaliskatheters, ggf. des Dialysekatheters, ggf. des Bypass-Katheters; die Grundregeln und Grundprinzipien der Hygiene sind zu beachten; auch hier gilt ein frühzeitiges Erkennen von Gefahren,
- Überwachung der Beatmungstherapie,
- Pflege des Mund-Nasen-Rachen-Raumes. Die Infektionsgefahr des Mund-Nasen-Rachen-Raumes ist aufgrund der Magensonde und des Endotrachealtubus (oral oder nasal) sehr hoch. Zusätzlich erschwert ist die Mundpflege durch die Bauchlage. Nach der Drehung von der Bauch- in die Rückenlage fällt außerdem eine starke Schwellung des Gesichts auf. Oftmals wirkt der Patient dadurch entstellt. Eine regelmäßige Mund-, Nasen- und Augenpflege, regelmäßiges Absaugen des Rachens und eine sichere zug- und druckfreie Fixierung von Tubus und Magensonde sind unerlässlich (s. Pflege von intubierten/tracheotomierten/beatmeten Patienten, S. 873 ff).

Merke

Kinetische Therapie und Bauchlagerung: Nicht nur die Wahl der richtigen Beatmungstherapie, sondern die Kombination mit einer kinetischen Therapie und zeitweiligen (intermittierenden) Bauchlage haben sich als **die** entscheidenden Therapien in der Behandlung eines ARDS gezeigt.

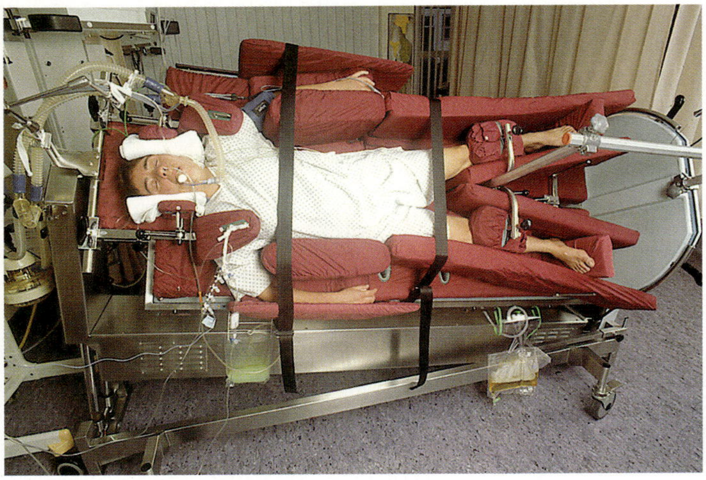

Abb. 33.15 Ein Intensivpatient liegt in einem Rotationsbett („Rotorest" der Firma KCI). Der Drehwinkel ist bei ca. 60° eingestellt. Die Gurte und Kissen dienen der Sicherheit des Patienten. Katheter, Schlauchsysteme und Drainagen müssen so fixiert sein, dass sie die Drehbewegung mitmachen

Zur ***kinetischen Therapie*** (Wechsel von Rechts- und Linksseitenlage) wird der Patient in ein Spezialbett gelegt, das eine Drehung (Rotation) in kurzen Zeitintervallen durchführt (**Abb. 33.15**). Eine stufenlose Rotation bis 40° oder 62° kann (je nach Ausführung des Bettes) eingestellt werden.

Eva Groß Krankenschwester

···> Praxistipp

Sollte ein Spezialbett nicht so schnell gemietet werden können und der Zustand des Patienten keine lange Wartezeit erlauben, ist es durchaus möglich, eine weniger aufwendige kinetische Therapie im normalen Stationsbett durchzuführen: Rollen Sie eine Bettdecke zu einer langen Rolle und schieben Sie diese **unter** die Matratze (S. 312). Diese Methode ist ähnlich effektiv, schnell durchzuführen und sehr viel kostengünstiger!

Mit der **Bauchlage** wird eine Lagerungsdrainage bewirkt. Jedoch nicht nur bei ARDS-Patienten, sondern auch bei Patienten mit schweren respiratorischen Störungen findet diese Therapie eine erfolgreiche Anwendung (S. 510). Hierzu wird der Patient in einem speziellen Luftkissenbett (ggf. auch in einem normalen Krankenhausbett) in die Bauchlage gebracht (**Abb. 33.16**). Je nach Zustand des Patienten assistieren zwei bis vier Personen bei der Umlagerung.

Eva Groß Krankenschwester

···> Praxistipp

Da Sie bei dieser Tätigkeit mit mehreren Kollegen zusammenarbeiten, ist eine genaue Absprache notwendig: Wer ist wofür verantwortlich? Wer bestimmt, wann die Drehung ausgeführt wird? Es hat sich als günstig erwiesen, wenn die Person, die für den Kopfbereich (inklusive Tubus und Katheter) „zuständig" ist, das Kommando für die Drehung gibt.

Sehr sorgfältig müssen druckgefährdete Stellen des Körpers abgepolstert werden. Besonders empfindliche Stellen sind die Auflagestellen im Kopf- (Ohren, Wangen, Kinn, Nase) und Brustbereich. Ebenfalls höchste Aufmerksamkeit gehört den Drainagen, Sonden (Magensonde) und dem Endotrachealtubus. Der Endotrachealtubus muss sicher fixiert (Tubusverlagerung muss vermieden werden) und darf niemals abgeknickt sein. Für den Patienten entsteht während der Drehung in die Bauchlage der gefährlichste Moment:

Der Patient muss tiefer sediert werden und die Drehung selbst ist sehr kreislaufbelastend. *Es besteht die große Gefahr, dass sich der Endotrachealtubus oder ein Katheter verschiebt.*

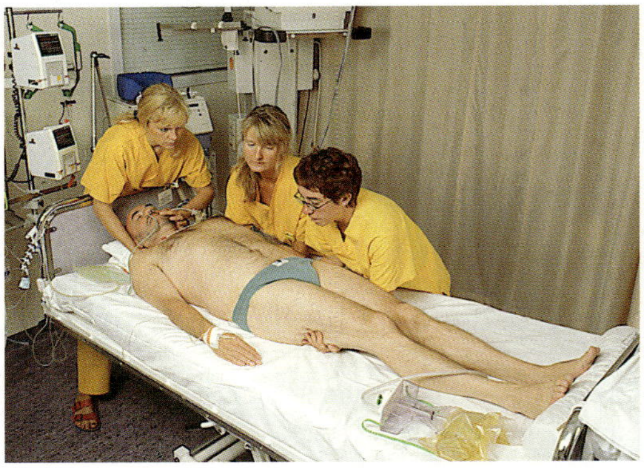

Abb. 33.16 a Der Patient wird von zwei Pflegepersonen auf die linke Seite des Bettes gebracht. Eine dritte Pflegeperson sichert für die gesamte Drehung Tubus, Katheter und Drainagen

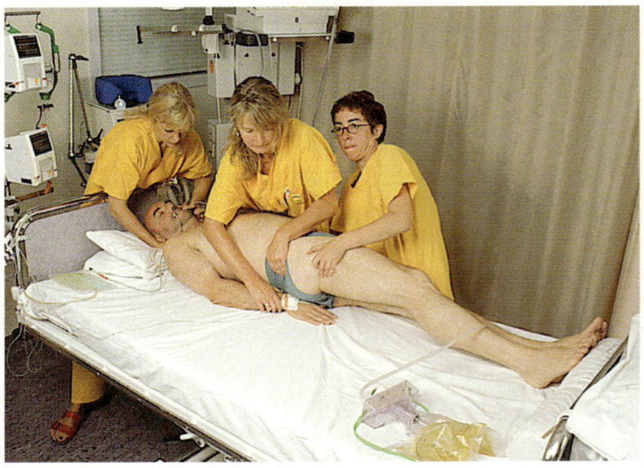

Abb. 33.16 b Der innen liegende Arm des Patienten wird unter die Körperseite geschoben

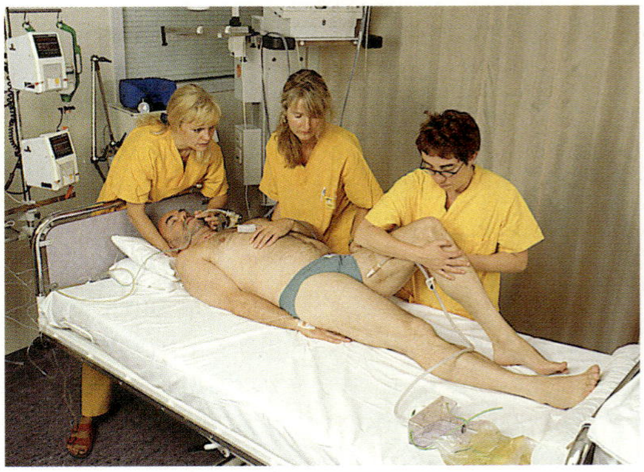

Abb. 33.16 c Das außen liegende Bein wird aufgestellt

Die Ziele dieser beiden Maßnahmen sind unter anderem eine Sekretmobilisation, Eröffnung von Atelektasen und eine Verbesserung des Ventilations-Perfusions-Verhältnisses (Belüftung und Durchblutung) in der Lunge. Häufig kann nach kurzer Zeit (2–3 Tage) eine deutliche Verbesserung der Lungensituation des Patienten beobachtet werden.

Eine Alternative zur Bauchlage ist die **135°-Lage**. Sie kann mit einfachen Hilfsmitteln auch im normalen Stationsbett durchgeführt werden. Zwei Kopfkissen und eine Decke werden als zusätzliche Hilfsmittel benötigt. Lesen Sie dazu den Abschnitt „Dekubitus" (S. 299 ff).

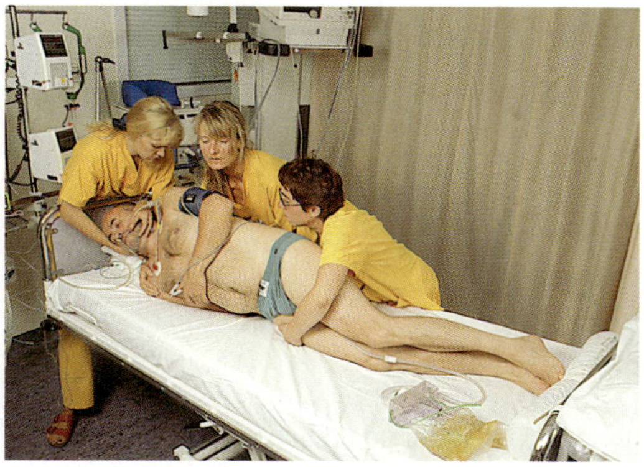

Abb. 33.16 d Der Patient wird nun auf die Seite gekippt

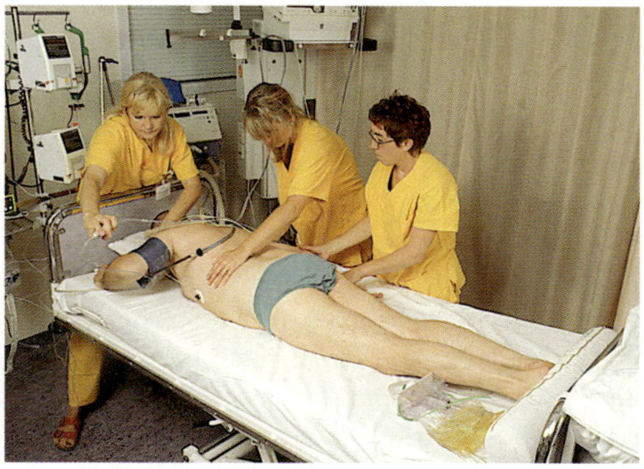

Abb. 33.16 e Drehen in die Bauchlage

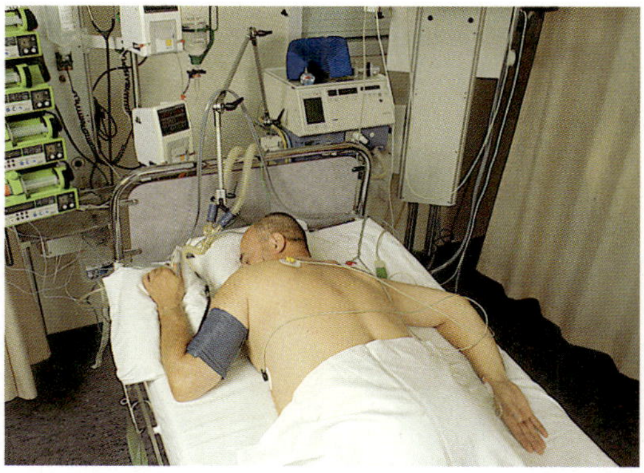

Abb. 33.16 f Tubus, Katheter und Drainagen müssen sicher fixiert sein. Zur Monitorüberwachung werden die Elektroden auf den Rücken geklebt. In der realen Pflegesituation sollte die Blutdruckmanschette am ausgestreckten Arm fixiert werden

Lernaufgabe
Diskutieren Sie die Vor- und Nachteile der einen Lagerung gegenüber der anderen.

- Gegebenenfalls Überwachung der extrakorporalen Membranoxygenierung (ECMO).
- Prävention von **Spätkomplikationen**. Schon zu Beginn der Intensivtherapie sollte sie nicht außer Acht gelassen werden. Spätkomplikationen können z. B. Schäden sein, die aufgrund einer falschen Lagerung des Patienten in Bauchlage entstanden sind. Auch eine ausreichende Thromboseprophylaxe (S. 315 ff) zur Verhinderung einer erst später auftretenden Thrombose oder Lungenembolie sollte mit im Blickfeld stehen,
- psychische Situation des Patienten und seiner Angehörigen. Der Krankheitsverlauf eines Patienten mit akutem Lungenversagen zieht sich in vielen Fällen über mehrere Wochen hin. In dieser Zeit werden der Patient und seine Angehörigen verschiedene Phasen von Verschlechterung und Verbesserung durchleben und durchleiden. Eine emotionale Begleitung von Pflegepersonen und Ärzten wird von vielen Angehörigen als sehr hilfreich empfunden und kann in besonders hoffnungslos erscheinenden Momenten tröstend sein.
- Körpergefühl des Patienten. Viele der mit der kinetischen Therapie behandelten Patienten werden in einem Luftkissenbett liegen. Der Nachteil dieser Weichlagerung ist der allmähliche Verlust der Wahrnehmung des eigenen Körpers. Je länger ein Mensch in einem Luftkissenbett liegt, umso mehr wird er an Körperorientierung verlieren. Die Wahrnehmung von Körpergrenzen ist nicht nur für eine örtliche Orientierung notwendig, sondern auch für eine mentale und kognitive Orientierung wichtig. Mithilfe des Konzeptes der **basalen Stimulation** können Sie dem Patienten Angebote zur Körperorientierung geben (S. 170 ff).

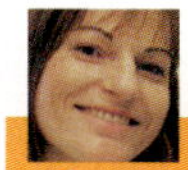

siehe Pflegeangebot Basale Stimulation zur Orientierung in Raum und Zeit, Kap. 26, S. 617

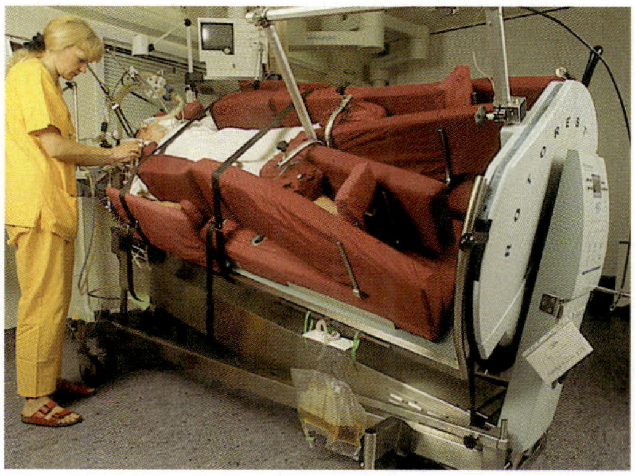

33.9 Pflege von Patienten mit Lungen- und Bronchialtumoren

Barbara Reisach

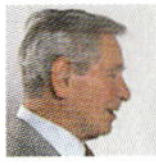

„Jetzt stehe ich da mit meiner Diagnose: Verdacht auf Lungentumor – mit allem habe ich gerechnet, nur damit nicht!" Herr M. kann seine Diagnose nicht fassen. Ein nicht enden wollender Husten hatte ihn die letzten Monate gequält, das verwunderte ihn aber nicht, da er starker Raucher war. Zum Arzt ist er schließlich gegangen, weil er in seinem Auswurf Blut entdeckte. Der Arzt will sofort einen Termin für eine Bronchoskopie vereinbaren.

Medizinischer Überblick Lungen- und Bronchialtumoren

Definition

Geschwülste der Lungen und Atemwege gehen vom Parenchym, vom Bronchial- oder Drüsengewebe sowie vom Bindegewebe aus und können gut- oder bösartig sein.

Arten

Zu den Lungentumoren zählen die Bronchialadenome sowie Chondrome, Fibrome, Lipome u.a. Sie haben das Potential, maligne zu entarten.

Bösartige Geschwülste sind Bronchialkarzinome (Lungenkrebs), die rasch Metastasen (Tochtergeschwülste) setzen (**Abb. 33.17**). Man unterscheidet zentrale, periphere und diffus wachsende Bronchialkarzinome. Der in der Lungenspitze gelegene (periphere) Bronchialtumor mit Infiltration des brachialen Nervenplexus wird als Pancoast-Tumor bezeichnet.

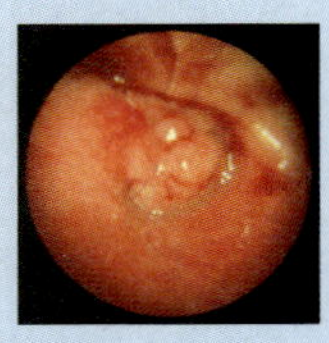

Abb. 33.17 Bronchialkarzinom

Häufigkeit

Gutartige Tumoren sind selten. 98% aller primären Lungentumoren sind dagegen Bronchialkarzinome. Der Altersgipfel liegt zwischen dem 50. und 70. Lebensjahr. Vor allem bei Männern zählt das Bronchialkarzinom zu den häufigsten malignen Tumoren.

Risikofaktoren

Bedeutendster karzinogener Faktor ist das Zigarettenrauchen. Das Risiko, im Laufe des Lebens an einem Bronchialkarzinom zu erkranken, ist bei Rauchern 10-fach höher als bei Nichtrauchern. Selbst beim Passivrauchen besteht ein erhöhtes Erkrankungsrisiko. Ein weiterer Risikofaktor ist Asbeststaub, vor allem in Kombination mit Zigarettenrauch und anderen beruflich bedingten Karzinogenen.

Symptome

Im Frühstadium gibt es keine spezifischen Symptome. Hartnäckiger Husten und wiederkehrende Erkältungen sowie Atemnot vor allem bei älteren Menschen sollte immer an ein Karzinom denken lassen. Blutiges Sputum kann bereits ein Spätsymptom sein.

Paraneoplastische Symptome (das Bronchialkarzinom kann fast alle im Körper vorkommenden Hormone produzieren, z.B. durch Parathormonproduktion des Lungenkarzinoms ist klinisch eine Hyperkalziämie feststellbar) und ein Cushing-Syndrom durch ACTH-Produktion sind möglich. Unspezifische Tumorzeichen wie Verschlechterung des Allgemeinzustands mit Gewichtsverlust und Appetitlosigkeit können hinzukommen.

Oft rezidivierende Pneumonien durch Verlegung eines Bronchus und Emphysem oder Entzündung des dahinter gelegenen Lungenabschnitts, Heiserkeit durch Beteiligung des N. laryngeus recurrens; gestaute Halsvenen und Zwerchfelllähmung durch Infiltration des N. phrenicus sind Zeichen invasiven Wachstums und bedeuten meist Inoperabilität.

Alle peripher gelegenen Karzinome können durch Pleurareizung Thoraxschmerzen verursachen. Beim Pancoast-Tumor kann es zu Schulter-Arm-Schmerz oder sogar Lähmungen durch Reizung oder Infiltration des Plexus brachialis kommen.

Diagnostik

Oft verursachen die Metastasen die ersten Beschwerden und das primäre Bronchuskarzinom ist ein Zufallsbefund, der im Röntgenbild festgestellt wird. Die gezielte Diagnostik erfolgt mittels Bronchoskopie (s. Pflege von Patienten mit Pleuraerguss).

Ob Fernmetastasen vorliegen, wird mit einem CT des Schädels und der Bauchorgane, Ultraschall, einem Knochenszintigramm und evtl. einer Mediastinoskopie nachgewiesen. Tumormarker sind für die Verlaufskontrolle wichtig.

Komplikationen

Metastasierung auf dem Blutweg ist häufig. Besonders häufig sind Skelett, das Gehirn und die Leber betroffen (**Abb. 33.18**).

Therapie

Chirurgisch kann eine Lobektomie oder eine Pneumektomie durchgeführt werden, Voraussetzungen dazu sind: begrenzter Primärtumor, nicht zu ausgedehnte Lymphknotenmetastasierung und keine Fernmetastasen. Die Operation erfolgt nur bei kurativer (auf Heilung gerichteter) Prognose, evtl. ergänzt mit Radiotherapie nach Abheilung der Operationswunde. Dennoch beträgt die Fünfjahresüberlebensrate nur etwa 30%, da bei der Operation unerkannte Tumorreste zum Rezidiv führen können.

Als **Kontraindikation** für chirurgische Eingriffe gelten z.B. Pleuritis carcinomatosa, Rekurrenslähmung, Tumoreinbruch in die Trachea, den Ösophagus, den Herzvorhof oder die V. cava sowie ausgedehnte Lymphknotenmetastasen und Fernmetastasen. Ist die Tumorausbreitung noch weiter fortgeschritten, wird palliativ mit Strahlen-, Chemo- und Lasertherapie behandelt, um die Beschwerden zu mildern und eine Lebensverlängerung um einige Monate zu gewinnen. Zirka 50% der Tumoren sind inoperabel.

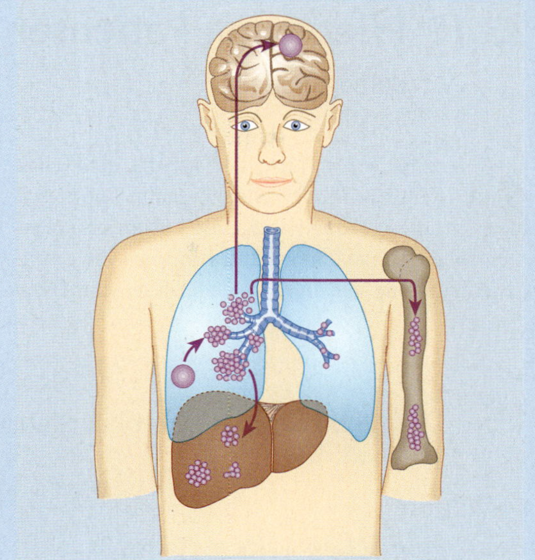

Abb. 33.18 Metastasierungswege und -organe des Bronchialkarzinoms (nach Largiadèr)

Im Spätstadium steht die symptomatische Begleittherapie im Vordergrund: Analgetika, ggf. Antidepressiva, Antitussiva, Antiemetika (vor allem Zytostatika verursachen Übelkeit).

33.9.1 Bedeutung für den Patienten

Der überraschende und oft zufällige Befund eines Lungen- oder Bronchialkarzinoms – da häufig erst die bereits vorhandenen Metastasen Beschwerden verursachen – konfrontiert den Betroffenen plötzlich. Die Lebensplanung hinsichtlich des häufig bevorstehenden Ruhestands wird vollständig umgeworfen. Die geringen Heilungsaussichten, selbst bei Interventionen mit kurativer Absicht, belasten den Betroffenen sehr und können zu Lebens- und Sinnkrisen führen. Die aufgetretenen Symptome begleiten den Patienten fortwährend und lassen ein Verdrängen der Diagnose nicht zu.

33.9.2 Pflege- und Behandlungsplan

Eine systematische Pflegeplanung zielt auf die größtmögliche Erhaltung der Lebensqualität und Angstfreiheit des Patienten ab:

- Ermöglichen Sie dem Patienten pflegerelevante Informationen zur beabsichtigten Therapie, z.B. spezielle Pflege vor und nach lungenchirurgischem Eingriff (s. Pflege von Patienten mit Pleuritis, S. 860 ff), unterstützende Pflege bei der Bestrahlungstherapie (S. 983 f), angstmindernde Erläuterung der zytostatischen Therapie (s. ATL Sich sicher fühlen und verhalten, S. 562).
- Unterstützen Sie den Patienten darin, die Krankheit seelisch zu verarbeiten, gerade weil bei der Mehrzahl der Erkrankten innerhalb von Jahren mit dem Tod zu rechnen ist, indem Sie Ihre Bereitschaft zu Gesprächen und Zuhören signalisieren und akzeptieren, wenn der Patient darauf nicht eingeht.
- Für die Verarbeitung der neuen Situation können Ansprechpartner wie z.B. Psychologen, Sozialarbeiter, Seelsorger oder Selbsthilfegruppen für den Patienten, aber auch für seine Angehörigen hilfreich sein.
- Unterstützen Sie die Selbstständigkeit bei den täglichen Verrichtungen nach den Prioritäten des Patienten, d.h. stimmen Sie die Maßnahmen auf die individuelle Behandlung, Betreuung und Begleitung ab.
- Unterstützen Sie Symptome organbezogener Komplikationen (z.B. Reizhusten, Atemnot, reduzierter Allgemeinzustand) durch angepasste pflegerische Intervention, einschließlich konsequentem prophylaktischem Infektionsschutz und Atelektasenverhütung (s. ATL Atmen, S. 517 f).
- Achten Sie auf Schmerzäußerungen (verbal oder nonverbal) und gehen Sie darauf ein. Patienten unterdrücken mitunter Anzeichen der weiteren Verschlechterung ihres Zustands.
- Ist Ihr Patient starker Raucher, klären Sie zusammen mit dem Patienten, wie das ärztlicherseits verordnete Nikotinverbot im Krankenhaus oder allgemein umgesetzt werden kann.

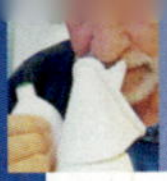

33.10 Pflege von Patienten mit Pleuritis

Barbara Reisach

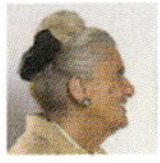

„Nur ja nicht tief atmen“, denkt sich Frau B. immer wieder, „dann bohrt sich dieser durchdringende Schmerz nicht mehr in die Lunge.“ Sie ist kurzatmig seit ihrer Lungenentzündung vor einer Woche. Diese Schmerzen kann sie sich gar nicht erklären. Und wirklich – nach zwei Tagen, als sie sich schon vorgenommen hat, wieder zum Hausarzt zu gehen, lässt der Schmerz etwas nach. Nur die Atemnot wird stetig schlimmer.

Medizinischer Überblick Pleuritis

Definition

Pleuritis ist eine Entzündung der Pleura (Brustfellentzündung bzw. Lungenfellentzündung).

Arten der Pleuritis

Als Pleuritis sicca (Pleuritis fibrinosa) wird die trockene entzündliche Pleuraerkrankung bezeichnet, da sie ohne Ergussbildung einhergeht. Aus ihr entwickelt sich innerhalb weniger Tage die Pleuritis exsudativa (feuchte Rippenfellentzündung). Bei Tumoren kann es zu einer Pleuritis carcinomatosa kommen, wenn die Geschwulst das viszerale Lungenfell durchbricht und Tumorzellen in den Pleuraspalt gelangen.

Ursachen

Eine Pleuritis kommt überwiegend als sekundäre Folge von Pneumonien, Lungeninfarkt, Pleurakarzinom, Lungentuberkulose, Herzinfarkt, Bauchspeicheldrüsenentzündung, Urämie oder Kollagenosen vor.

Risikofaktoren

Erkrankungen des Herzlungenkreislaufsystems können zum Auftreten der Pleuritis führen. Die ursächliche Grunderkrankung muss geklärt werden, denn die Pleuritis ist keine selbstständige Krankheit.

Symptome

Heftige messerstichartige, atemabhängige Schmerzen entstehen durch mechanische Reizung der durch die Entzündung (Fibrinbildung) aufgerauten Pleurablätter. Der Patient nimmt eine ausgeprägte Schonhaltung und -atmung ein. Geht die trockene Pleuritis in eine feuchte über, wird der direkte Kontakt der Pleuraoberflächen vermindert, was den Schmerz zunächst dämpft. Je nach Größe des Pleuraergusses stellen sich Atemnot, Druckgefühl auf der Brust und Schmerzen in der Schulter der betroffenen Seite ein.

Diagnostik

Kennzeichnend für eine Pleuritis sicca ist das auskultatorisch hörbare feine Reiben der Pleurablätter, das sich später als grobes „Lederknarren“ manifestiert. Bei der Pleuritis exsudativa wird der Erguss punktiert (s. Pflege von Patienten mit Pleuraerguss S. 861 ff) und auf die Bestandteile untersucht (Transsudat oder Exsudat). Des Weiteren werden Blutuntersuchungen, Röntgen-Thorax und ein Tuberkulin-Test durchgeführt.

Komplikationen

Eine Verdickung und Verwachsung beider Pleurablätter kann zu Pleuraverschwartung (gefesselten Lunge) führen und ist nur durch eine Dekortikation (s. Pflege des Patienten bei lungenchirurgischem Eingriff) zu beseitigen.

Therapie

Wichtig ist, das Grundleiden der Pleuritis herauszufinden und dementsprechend zu behandeln. Hilfreich können Schmerzmittel vor allem bei der trockenen Pleuritis sein, um der Schonhaltung des Patienten entgegen zu wirken.

33.10.1 Bedeutung für den Patienten

Massive atemabhängige Schmerzen und Atemnot prägen die Wahrnehmung des Patienten. Die Symptome der Pleuritis und des Pleuraergusses erlebt der Kranke als massive Beeinträchtigung seines Gesundheitszustands. Für Tumorkranke ist die Situation entmutigend, weil sie im Ausweiten der Krankheitssymptome ein Fortschreiten ihrer Grunderkrankung sehen. Die Atembeschwerden werden als starke Beeinträchtigung empfunden. Bedürfnisse nach Zuwendung und Sicherheit zu vermitteln und Angebote zur Atemunterstützung stehen im Vordergrund.

Eine bevorstehende Pleurapunktion löst zwar beim Patienten zuerst Ängste und Abwehr aus, im Nachhinein wird er sie allerdings als wohltuende Entlastung erleben. Die Unterstützung bei der Körperpflege, Atmung und Bewegung ist täglich auf die vorübergehende Leistungsschwäche des Betroffenen abzustimmen.

33.10.2 Pflege- und Behandlungsplan

Die schmerzbedingte oberflächliche Atmung des Patienten macht im Rahmen der Rehabilitation eine ausgedehnte Pneumonieprophylaxe notwendig (Inhalieren, Abklopfen, Vibrationsmassage, atemstimulierende Einreibungen). Die Belüftung der Lunge soll damit verbessert werden und funktionelle Einschränkungen durch eine mögliche Verschwartung der Lunge nach der Ausheilung minimiert werden. Die Lagerung des Kranken sollte möglichst auf der gesunden Seite erfolgen, um die Ventilation aller Lungenabschnitte und das Abfließen von Sekret zu erleichtern.

Der Patient muss über die Zusammenhänge von Schmerzen, Schonatmung und Pneumoniegefahr informiert werden, um seine gesundheitsfördernde Mitarbeit zu erreichen. Passen Sie den Unterstützungsbedarf in der Körperpflege an die Tagesform des Patienten an. Der Patient darf mobilisiert werden. Der weitere Pflegeplan richtet sich nach der Behandlung der Ursache der Pleuritis, wie eine spezielle Hautpflege bei einer Autoimmunerkrankung (Kollagenosen) oder Flüssigkeitsbilanzierung bei einer Urämie.

33.11 Pflege von Patienten mit Pleuraerguss

Barbara Reisach

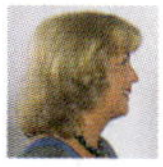

⋯> Als Nachbarin erledige ich manchmal kleinere Einkäufe für die ältere Dame von der Wohnung nebenan. Sie läuft bisher munter herum und schafft es meist, sich noch selbst zu versorgen. Es fällt ihr sichtlich schwer, die vielen Treppen bis zum dritten Stock hochzusteigen. Sie ringt nach Atem, hat ganz dicke gespannte Beine und Knöchel. Die Handrücken sehen ebenfalls etwas aufgedunsen aus. Seit zwei Tagen liegt die ältere Dame mit einer Grippe im Bett. Während eines kurzen Krankenbesuches von mir erzählt die Patientin voller Freude, dass ihre Beine im Liegen wesentlich dünner geworden sind. Leider muss sie seit zwei Nächten mehrmals aufstehen, um Wasser zu lassen. Zuerst ist sie nach dem Aufstehen nur etwas kurzatmig, mittlerweile bekommt sie aber auch im Liegen immer schlechter Luft. Sie kann sich ihre zunehmende Atemnot nur mit der körperlichen Schwäche durch die Grippe erklären. Vorsorglich rate ich ihr, sich aufzusetzen und auf die rechte Seite zu legen. Sie ist damit einverstanden, den Arzt zu besuchen, damit dieser ihre Lungen und das Herz abhören kann.

⋯> Medizinischer Überblick Pleuraerguss

Definition

Als Pleuraerguss bezeichnet man eine Flüssigkeitsansammlung im Pleuraraum.

Arten von Pleuraerguss

- Bei einer ausgeprägten Herzinsuffizienz kommt es im Spätstadium zur Ergussbildung in der Pleurahöhle,
- Entzündungen, die von der Lunge ausgehen und auf das Rippenfell übergreifen (s. Pflege von Patienten mit Pleuritis, S. 860 f),
- bösartige Tumoren, die entweder das Rippenfell überschreiten oder eine Lymphabflussstörung bewirken,
- nach Thoraxverletzungen (oft Rippenfrakturen) kommt es häufig zu intrathorakalen Gefäßverletzungen, wobei die Interkostalgefäße als häufigste Blutungsquelle betroffen sind.

Zur Abklärung der vorliegenden Ursache wird eine Pleurapunktion durchgeführt (s. unten). Je nach Art des Punktats kann unterschieden werden in:

- **transsudativer Pleuraerguss:** klares, gelbliches Sekret, z. B. bei Herzinsuffizienz,
- **exsudativer Pleuraerguss:** rostbraunes Sekret bei Pleuritis oder Tumor,
- **Pyothorax** (Pleuraempyem: Eiteransammlung in der Pleurahöhle),
- **Hämatothorax:** Blutansammlung in der Pleurahöhle, z. B. bei Rippenserienfraktur,

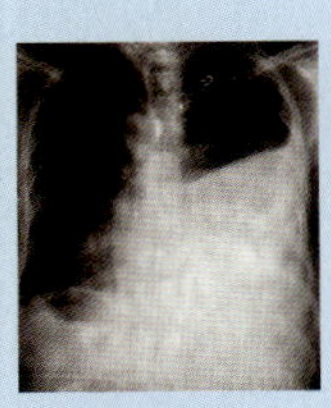
Abb. 33.19 Röntgenaufnahme eines Pleuraempyems (eitriger Erguss in der Pleurahöhle)

Häufigkeit

Pleuraerguss als Folge einer ausgeprägten Herzinsuffizienz ist die häufigste Form.

Symptome

Maligne Pleuraergüsse werden meist erst anlässlich einer Röntgen-Thoraxaufnahme entdeckt (**Abb. 33.19**). Erst größere Pleuraergüsse beeinträchtigen die Atemmechanik derart, dass sie Dyspnoe verursachen. Auskultatorisch hört man über dem Erguss die Atemgeräusche nur abgeschwächt oder sogar aufgehoben. Perkussorisch hört man über dem Erguss das Phänomen eines gedämpften Lungenklopfschalls.

Diagnostik

Zur Diagnostik werden Röntgen-Thorax, Ultraschalluntersuchung, Computertomographie und die diagnostische Pleurapunktion durchgeführt. Differenzialdiagnostisch unterscheidet man beim Punktat zwischen Transsudat und Exsudat (S. 1441). Bei postoperativen Patienten ist auch an einen subphrenischen Abszess (in Zwerchfellnähe) zu denken. Der Pleuraraum enthält normalerweise ca. 4 ml Flüssigkeit. Es herrscht Unterdruck.

Therapie

Der kardial bedingte Pleuraerguss wird durch Diuretika ausgeschwemmt. Entzündliche Veränderungen des Lungenfells müssen antibiotisch behandelt werden. Größere Ergüsse, die zur Dyspnoe führen, werden punktiert, was bei rezidivierenden Ergüssen durchaus öfters vorgenommen werden muss.

Bei rezidivierenden Pleuraergüssen durch Karzinome kann eine Pleurodese durchgeführt werden. Hierunter versteht man die medikamentöse Verklebung der Pleurablätter während der maximalen Lungenentfaltung.

Bei einem verletzungsbedingten Hämatothorax ist je nach Blutungsquelle eine Operation nötig.

33.11.1 Bedeutung für den Patienten

Die Bedeutung eines Pleuraergusses für den betroffenen Menschen hängt stark von der Erkrankung ab, die den Erguss verursacht hat. Handelt es sich beispielsweise um einen Hämatothorax, den ein junger Mensch mit bisher gesundem Allgemeinzustand infolge eines Unfalls erlitten hat, reagiert dieser ganz anders als ein alter Mensch mit einem Pleuraerguss infolge einer seit Jahren bestehenden Herzinsuffizienz. Oder hat der Patient zusätzlich eine Pneumonie mit starkem Fieber? Muss er sich gar mit dem Gedanken an eine Tumorerkrankung auseinandersetzen?

Die Bedeutung eines Pleuraergusses für den Menschen kann also je nach zu Grunde liegendem Krankheitsbild stark schwanken. Wenn es sich nicht um einen Zufallsbefund handelt und der Patient bisher beschwerdefrei war, dann ist der Erguss meist schon so stark ausgeprägt, dass die Atemnot im Vordergrund steht.

Zusätzlich können atemabhängige Schmerzen das Befinden des Patienten stark einschränken. Die Belastbarkeit ist deutlich reduziert und der Patient muss sich damit abfinden, Unterstützung für Tätigkeiten in Anspruch nehmen zu müssen, die er bislang allein ausführen konnte. Hinzu kommt außerdem die Angst vor der Punktion und davor, sich mit der Tatsache auseinanderzusetzen, dass sich im Pleuraraum Flüssigkeit ansammelt, die dort nicht hingehört. Oft tauchen Fragen auf wie: „Woher kommt denn all die Flüssigkeit? Und wieso kommt die immer wieder, obwohl ich jetzt schon mehrmals gestochen worden bin?“

33.11.2 Pflege- und Behandlungsplan

Aufgaben der Pflegepersonen bei der Pleurapunktion

Vorbereitung

Patient:

- Information über Zweck und Vorgehen sowie über Atemtechnik, kein Husten, kein Pressen,
- Prämedikation nach Verordnung/Bedarf (gegen Husten, Schmerzen),
- Rasur wenn nötig,
- Röntgenbilder bereitlegen,
- Lagerung sitzend oder liegend (**Abb. 33.20 a u. b**).

Material:

- Schutzhandschuhe, Mund-Nasen-Schutz,
- alles zur Hautdesinfektion,
- alles zur Lokalanästhesie,
- alles zur Punktion (steril):
  - Abdecktuch, Kompressen 10 × 10 cm,
  - spezielle Punktionskanüle mit unterschiedlichem Lumen, je nachdem ob Exsudat oder Transsudat zu erwarten ist,
  - Rotandaspritze oder Perfusorspritze mit Dreiwegehahn (**Abb. 33.20 c u. d**),
  - evtl. dünnen Katheter mit Schlauch, Auffangbeutel,
  - Hämostilett oder Skalpell,
- Analyseröhrchen/Monovetten (für Zytologie, Bakteriologie usw.),
- Messglas, Urometer, evtl. Absauggerät,
- Verbandmaterial, Abfallsack.

■ **Durchführung (evtl. unter Sonographie)**

- Aussehen, Puls und Atmung des Patienten werden vor, während und nach der Punktion beobachtet,
- nach der Lagerung wird der Arzt die Punktionsstelle festlegen und markieren; anschließendes Vorgehen folgenderweise:
- Lokalanästhesie, Wirkung abwarten, nochmalige Desinfektion,
- Hautschnitt und Einführen der Punktionskanüle,
- Kanüle mit Klemme fixieren oder festhalten, beim Wechseln der Spritze darf der Patient nicht atmen, damit keine Luft in den Pleuraraum gelangt (ausatmen lassen und Atempause),
- den Erguss aspirieren, dann durch Senken des Schlauches (Hebergesetz) die Flüssigkeit abfließen lassen. Bei der Punktion mit der Perfusorspitze muss der Dreiwegehahn nach der Aspiration umgestellt werden, damit das Sekret in den Auffangbeutel umgeleitet werden kann.
- nach Entfernung der Kanüle Kompression der Einstichstelle und Schutzverband,
- Punktat messen, spezifisches Gewicht bestimmen, Probematerial ins Labor schicken.

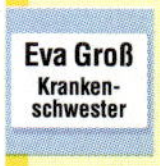

Praxistipp

Tragen Sie Schutzhandschuhe, wenn Sie bei der Pleurapunktion assistieren, da das Punktat infektiös sein kann.

■ **Nachsorge**

- Bequeme Lagerung mit leicht erhöhtem Oberkörper, Bettruhe oder Lagewechsel nach Verordnung,
- Beobachtung von Vitalzeichen (Puls, Blutdruck, Atmung), Aussehen und der Punktionsstelle,
- Röntgenkontrollaufnahme,
- Komplikationen/Besonderheiten sind unverzüglich dem Arzt zu melden.

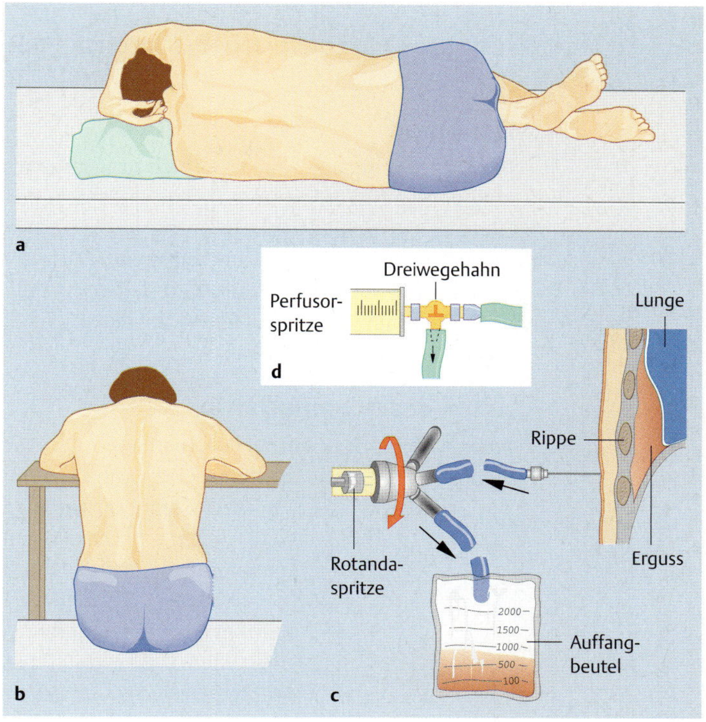

Abb. 33.20 Pleurapunktion.
a Position liegend (Thorax gedehnt), seitlich am Bettrand,
b Position sitzend, leicht nach vorn gebeugt,
c Prinzip der Punktion mittels Rotandaspritze,
d Pleurafixset mit Spezialnadel und Zubehör

Komplikation bei der Pleurapunktion

Eine mögliche Komplikation ist die Verletzung der Lunge mit nachfolgendem Pneumothroax oder die Blutung aus einem angestochenen Lungengefäß.

Werden große Ergussmengen (über 1000 ml) abpunktiert, besteht die Gefahr eines Lungenödems bzw. der Hypovolämie wegen Versackung von Blut in der wieder ausgedehnten Lunge.

Wird bei der Punktion Eiter (Pyothorax) festgestellt, legt der Arzt anschließend einen Spüldrainageschlauch (s. Pflege von Patienten mit lungenchirurgischem Eingriff, S. 866 ff) und leitet eine Saug-Spül-Drainage ein.

33.12 Pflege von Patienten mit Pneumothorax

Barbara Reisach

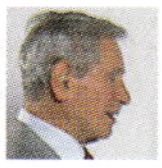

Mit dem Fahrrad kommt Herr W. zur neuen Arbeitsstelle, wie auch bereits in den vergangenen Tagen. Doch heute fühlt er sich schon am Morgen erschöpft und die Luft wird ihm knapp bei der kleinsten Steigung der Straße. Ein paar Formalitäten an der neuen Arbeitsstelle warten noch auf ihn. Ein Termin zur Einstellungsuntersuchung bei der Betriebsärztin ist für den Vormittag angesetzt und er muss sich beeilen, um pünktlich dort zu sein. Wie erstaunt ist er, als die Ärztin ihm nach der Betrachtung seines Röntgen-Thorax-Bildes einen Stuhl anbietet. Sie fragt ihn: „Wie sind Sie überhaupt noch bis hierher gekommen? Bekommen Sie genügend Luft? Sie haben einen Pneumothorax rechts. Ich bestelle Ihnen den Fahrdienst, der bringt Sie in die Klinik."

···› Medizinischer Überblick Pneumothorax

Definition

Beim Pneumothorax handelt es sich um Ansammlung von Luft zwischen den beiden Pleurablättern. Durch die Aufhebung des Unterdrucks im Pleuraspalt verliert die Lungenoberfläche den Kontakt mit der Thoraxwand. Die Lunge kollabiert teilweise oder ganz. Sie nimmt nur mehr teilweise oder gar nicht mehr am Gasaustausch teil.

Abb. 33.21 Der gleichseitige Lungenflügel zieht sich, seiner Eigenelastizität folgend, zusammen (nach Paetz/Benzinger-König)

Innerer Pneumothorax

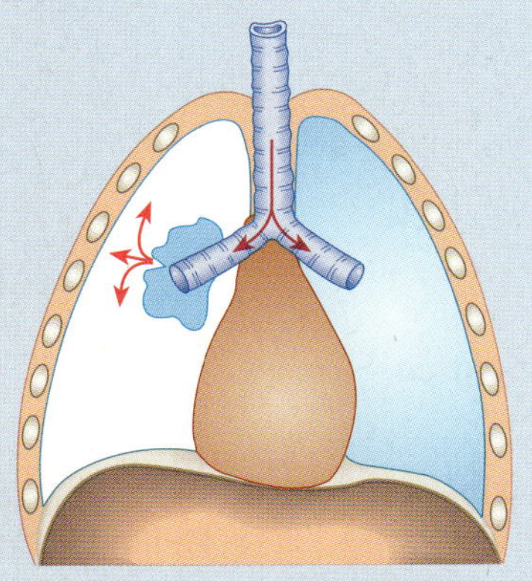

Arten des Pneumothorax

Innerer (= geschlossener) Pneumothorax. Ist die Pleura verletzt, ohne dass eine Verbindung zur Außenluft besteht, spricht man von einem geschlossenen Pneumothorax. Das die Lunge überziehende Brustfell ist beim inneren Pneumothorax eingerissen. Das geschieht z. B. bei Rippenbrüchen mit Verschiebung der Fragmente, es kommt zum Durchstoß der Pleura. Durch das „angeritzte“ Lungenparenchym strömt Luft aus den Atemwegen in die Pleurahöhle. Die elastische Lunge kollabiert (**Abb. 33.21**). Eine ungewollte Verletzung beim Legen eines Subklaviakatheters kann ähnliche Folgen haben.

Entwickelt sich ein Pneumothorax ohne traumatische Einwirkung, spricht man von Spontanpneumothorax. Er entsteht durch Platzen einer Emphysemblase oder Lungenzyste, aber auch ohne erkennbaren Anlass.

Abb. 33.22 Beim *äußeren* Pneumothorax wird *Außen*luft in die Pleurahöhle gesaugt

Äußerer (= offener) Pneumothorax. Bei einer perforierenden Brustwandverletzung (durch Stich oder Schuss) strömt die Außenluft in die Pleurahöhle (**Abb. 33.22**). Luft wird in die Pleurahöhle gesaugt.

Äußerer Pneumothorax

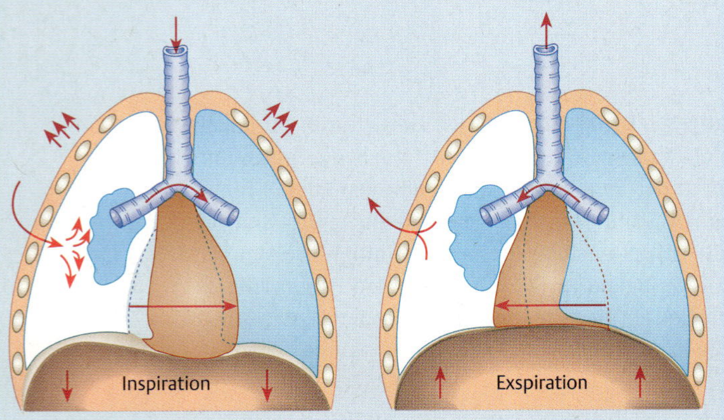

Dabei wird Atemluft aus dem kollabierten Lungenflügel über die Trachealbifurkation in den gesunden Lungenflügel herübergezogen. Bei Exspiration entweicht Luft aus der verletzten Pleurahöhle, wodurch sich der kranke Lungenflügel etwas ausdehnt. Die Luft aus dem gesunden Lungenflügel wird dabei nicht komplett über die Trachea abgeatmet, sondern „pendelt“ zum Teil in den kranken Lungenflügel zurück. Das Herz verlagert sich während der Inspiration zur gesunden Seite, während der Exspiration zur verletzten Seite (Medistinalflattern).

Spannungspneumothorax. Sowohl der innere als auch in seltenen Fällen der äußere Pneumothorax können zu einem Spannungspneumothorax führen. Das Pleuraloch ist nicht ständig offen, sondern die Weichteile der Lunge bewirken einen ventilartigen Verschluss der Pleuraverletzung während der Ausatmung. Bei jeder Inspiration gelangt so Luft in die Pleurahöhle, die bei der Exspiration nicht entweichen kann. Das mit jedem Atemzug sich steigernde Volumen drängt den betroffenen Lungenflügel zusammen. Das Herz und die großen Gefäße werden zur gesunden Seite hin verschoben. Die gesunde Lungenseite wird eingeengt, der Blutrückfluss zum Herzen zunehmend beeinträchtigt, was ein Versagen von Atmung und Kreislauf zur Folge hat.

···› Merke
Der Spannungspneumothorax ist ein akut lebensbedrohlicher Notfall, der eine sofortige Drainage der Pleurahöhle erfordert!

Häufigkeit

Am häufigsten ist der Spontanpneumothorax. Betroffen sind meist junge Männer (20 – 40 Jahre). Der Spannungspneumothorax wird fast immer durch ein Thoraxtrauma mit Rippenfraktur ausgelöst (innerer Pneumothorax).

Symptome

Ein kleinerer Spontanpneumothorax kann symptomlos verlaufen.
Mit zunehmender Größe kann es zu

- Hustenreiz,
- asymmetrischen Thoraxbewegungen,
- stechenden, atemabhängigen Schmerzen auf der betroffenen Thoraxseite,
- Tachypnoe zusammen mit evtl. Zyanose,

kommen.

Der Spannungspneumothorax ist ein absoluter Notfall mit hochgradiger Atemnot, Tachykardie und Blutdruckabfall bis hin zum Schock.

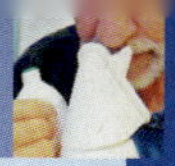

Weitere Symptome eines Pneumothorax sind das **Hautemphysem** (Aufblähen der Haut durch Luftansammlung im Unterhautfettgewebe). Es dehnt sich in einigen Fällen am Körperstamm und Kopf aus. Im Bereich der Augenlider und des Skrotums wird es besonders deutlich.

Ferner bekommt der Patient im Sitzen besser Luft als im Liegen, weil die Atemhilfsmuskulatur besser eingesetzt werden kann.

Diagnostik

Die Diagnose erfolgt durch Auskultation (fehlendes Atemgeräusch), die Perkussion (hypersonorer Klopfschall) und das Röntgen-Thoraxbild in zwei Ebenen.

Therapie

Lebensrettende Sofortmaßnahme bei einem Spannungspneumothorax besteht in der sofortigen Druckentlastung der betroffenen Thoraxseite. Der geschlossene Pneumothorax muss mit Hilfe einer Thoraxsaugdrainage in einen offenen umgewandelt werden!

Ist eine solche nicht vorhanden, wählt man eine möglichst große Kanüle und sticht sie im 2. und 3. ICR in der Medioklavikularlinie der betroffenen Seite ein. Ein über das Braunülenende gestülpter, eingeschlitzter Fingerling hilft zur sofortigen Entlastung und verhindert erneutes Eindringen von Luft. Anschließend wird eine Thoraxsaugdrainage gelegt (s. Pflege von Patienten mit lungenchirurgischem Eingriff).

Ein kleiner Pneumothorax wird konservativ behandelt. Die Luft wird innerhalb von 3–4 Tagen spontan resorbiert. Während dieser Zeit wird der Patient mit erhöhtem Oberkörper gelagert und auf Störungen der Vitalwerte hin beobachtet. Es erfolgt eine wiederholte Röntgenkontrolle der Lungenausdehnung.

Ein offener Pneumothorax wird durch Verschluss der Wunde operativ in einen geschlossenen Pneumothorax umgewandelt und dementsprechend weiter behandelt (s. Pflege von Patienten mit lungenchirurgischem Eingriff). Nach 3–4 Tagen sind die Pleurablätter meist verklebt. Ist dies nicht der Fall, muss das Leck auf operativem Weg verschlossen oder die beiden Pleurablätter mit Fibrinkleber invasiv verklebt werden.

33.12.1 Bedeutung für den Patienten

Die plötzlich auftretende Atemnot und die Schmerzen prägen die Situation des Betroffenen in starkem Maß. Die Ungewissheit über die Ursache des Pneumothorax (bei Lungenemphysem) lässt ein Gefühl der Ohnmacht und der Unsicherheit bezüglich des Heilungsprozesses aufkommen.

Menschen mit einem Spannungspneumothorax nehmen ihre Situation subjektiv als lebensbedrohlich wahr und werden sich durch die Reaktion der Pflegepersonen und des Arztes ihrer Lebensgefahr bewusst. Das Bedürfnis nach Sicherheit und einfühlsamem Umgang seitens der Pflegepersonen steht für den Patienten im Vordergrund. Besonders bei Patienten mit wiederholtem Spontanpneumothorax ist ein behutsamer Umgang nötig, da er sich dem Rezidiv gegenüber oft ohnmächtig fühlt. Durch baldige Stabilisierung der Atemsituation verbessert sich in der Regel auch das Allgemeinbefinden.

Die liegende Thoraxdrainage verursacht beim Patienten Schmerzen und löst Unsicherheit im eigenen Verhalten aus. Daher sind Information, Anleitung und angepasste Unterstützung hilfreich.

33.12.2 Pflege- und Behandlungsplan

Ähnlich der Pflege bei Pleuradrainagen ist Folgendes zu beachten:

- Vitalzeichenkontrolle,
- nach Anordnung des Arztes Bettruhe einhalten,
- Überwachung der Atmung auf Frequenz, atemabhängige Schmerzen und Symmetrie der Thoraxbewegungen,
- Atemtraining,
- Lagerung auf dem Rücken mit erhöhtem Oberkörper,
- ausreichend Schmerzmittelgabe der verordneten Medikamente,
- Versorgung des venösen Zugangs,
- pflegerische Unterstützung beim Legen einer Thoraxdrainage,
- Unterstützung bei der Körperpflege,
- Vermittlung von Sicherheit,
- Kontrolle und Versorgung der Thoraxdrainagen,
- Kontrakturgefahr im Schulterbereich durch Schonhaltung und Bewegungseinschränkung der Schultergelenke (Folge: schmerzhafte Verspannungen im Nackenbereich).

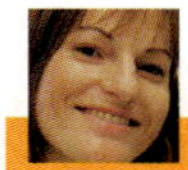
siehe Pflegeangebot Kontrakturenprophylaxe, Kap. 19, S. 320

Pflegeplan zur Entlassung. Viele Betroffene mit einem Pneumothorax müssen auch zu Hause noch regelmäßig Atemgymnastik mehrmals täglich durchführen. Eventuell wird auch ärztlicherseits zu einer Anschlussheilbehandlung geraten, um eine Steigerung der Vitalkapazität zu erreichen.

Allen Patienten, bei denen ein Spontanpneumothorax in der Anamnese bekannt ist, sollte das Fliegen und das Aufsuchen größerer Höhen nur nach Rücksprache mit dem Arzt angeraten werden.

33.13 Pflege von Patienten mit lungenchirurgischem Eingriff

Barbara Reisach

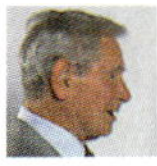

„Nur der Patient, der Schmerzen hat, weiß, wie viel Schmerzen er hat." Herr Schuck sitzt im Bett und wird soeben von der Wachstation auf eine Allgemeinstation verlegt. Noch immer vermeidet er es, tiefer zu atmen. Der Schlauch aus seiner Lunge gibt jede Vibration in das Innere seiner Lunge weiter. Ein kratzendes, schmerzhaftes Gefühl lässt ihn spüren, was er zuvor nie gefühlt hatte: seine Lunge. Er ist heilfroh, dass die Pflegenden ihn kontinuierlich mit Schmerzmitteln versorgen. Panik erfasst ihn wieder, ob diese Nähte seinen Brustkorb überhaupt zusammenhalten würden. Auch aus diesem Grund versucht er, sich nur wenig zu bewegen.

Medizinischer Überblick Lungenchirurgischer Eingriff

Definition

Die operative Eröffnung der Brusthöhle wird als **Thorakotomie** bezeichnet. Sie ist aufgrund von z. B. Lungentumoren, Lungentuberkulose, Thoraxverletzungen, Herzoperationen oder Eingriffen am Ösophagus notwendig.

Arten von Thorakotomien

Zur Diagnoseerstellung wird mitunter eine Probethorakotomie durchgeführt, um eine Gewebeprobe zu entnehmen oder eine Verdachtsdiagnose zu bestätigen. Die Schnittführung bei der Brustkorberöffnung erfolgt meist durch einen seitlichen Schnitt am Brustkorb, entlang des Rippenverlaufs überwiegend auf der vorderen Thoraxhälfte (anterolaterale Thorakotomie) oder auf der hinteren Thoraxhälfte (posterolaterale Thorakotomie), wobei meist zwischen dem vierten und sechsten Interkostalraum eingegangen wird (**Abb. 33.23 a**). Vor allem bei Herzoperationen wird eine **Sternotomie** durchgeführt. Bei dieser medianen Thorakotomie wird das Sternum längs gespalten und mit Einzelknopfnähten wieder verschlossen.

Häufiges Ziel einer Thorakotomie bei Lungenerkrankungen und Thoraxverletzungen ist aber die Entfernung (Resektion) des erkrankten Lungenabschnitts. Es wird so wenig wie möglich an Lungengewebe entfernt, da die postoperative Atemkapazität von der verbleibenden Größe der Restlunge abhängt. Zur Einschätzung der Lungenkapazität wird daher präoperativ eine Lungenfunktionsprüfung durchgeführt.

Das Ausmaß der Resektion an der Lunge wird eingeteilt in (**Abb. 33.23 b**):

- **Keilresektion:** Entfernung eines keilförmigen Lungenabschnittes; zur Biopsie peripherer Geschwülste und generalisierter Lungenerkrankungen, wie z. B. Fibrosen, zur Entfernung von gutartigen Tumoren,
- **Segmentresektion:** Entfernung eines oder mehrerer der insgesamt neun bzw. zehn Lungensegmente je nach linker oder rechter Lungenhälfte; zur Entfernung gutartiger Tumoren, selten als Palliativmaßnahme bei malignen Geschwülsten zur Reduktion der Tumormasse,
- **Lobektomie** (Lappenresektion): Resektion eines oder – rechts – zweier Lungenlappen (Bilobektomie); bei Bronchialkarzinomen die am häufigsten durchgeführte OP,
- **Pneumektomie** (Flügelresektion): Entfernung des gesamten rechten oder linken Lungenflügels; bei zentral gelegenen Bronchuskarzinomen.

Ein weiterer Grund für eine Thorakotomie ist mitunter eine Dekortikation: Entfernung von Pleura-

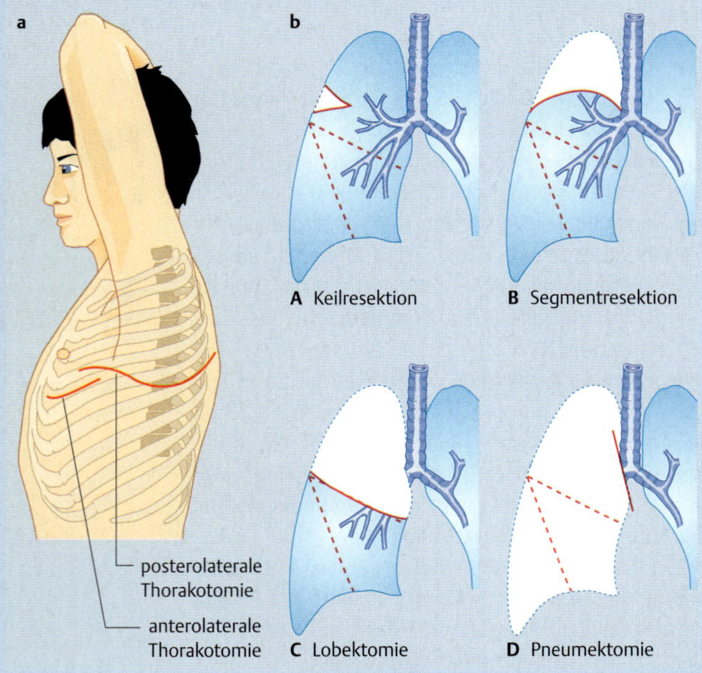

Abb. 33.23 Thorakotomie.
a Anterolaterale und posterolaterale Schnittführung,
b Ausmaß der Resektion

schwarten; nach Pleuritis und Pleuraempyem (Eiteransammlung in der Pleurahöhle).

Als **Kontraindikation** für chirurgische Eingriffe gelten z.B. eine Pleuritis carcinomatosa (blutige Ergüsse besonders bei Tuberkulose und Lungen- oder Pleurageschwülsten), eine Rekurrenslähmung, ein Tumoreinbruch in die Trachea, den Ösophagus, den Herzvorhof oder die V. cava sowie ausgedehnte Lymphknotenmetastasen und Fernmetastasen.

Komplikationen

Bei größeren Eingriffen drohen in den ersten 24 h akute Herz- und Lungenkomplikationen, daher ist eine Intensivüberwachung des Patienten mindestens für diesen Zeitraum notwendig.

Besonders gefürchtete Komplikationen sind:

- Blutung,
- Pleuraerguss,
- Pneumothorax.

Therapie

Begleitend zur Thorakotomie wird die Grundkrankheit therapiert (s. Pflege von Patienten mit Infektionskrankheiten der Lunge, S. 844 ff und Pflege von Patienten mit Lungen- und Bronchialtumoren, S. 858 ff).

33.13.1 Bedeutung für den Patienten

Einem lungenchirurgischen Eingriff liegt meistens eine für den Patienten sehr beängstigende Diagnose zu Grunde. Beeinträchtigungen in der Fähigkeit zu atmen beschränken den Menschen in seiner Lebensfähigkeit und Alltagsgestaltung massiv. Zugänge wie es die Thoraxdrainagen bilden, oder gar eine Sternotomie sind für den Patienten ein großer Eingriff in seinen Körper, da er intuitiv weiß, dass der Thoraxraum ein geschlossener Raum sein sollte und jeder andere Zustand Gefahr bedeutet.

33.13.2 Pflege- und Behandlungsplan

Operationsvorbereitung

Vor einem lungenchirurgischen Eingriff sollten folgende Maßnahmen durchgeführt werden:

- Lungenfunktionsprüfung zur Feststellung der Leistungsgröße (s. Atemvolumina, S. 500 f).
- Nikotinabstinenz: Information und Kooperation des Patienten sind Voraussetzung. Aufgaben eines vertrauensvollen Gesprächs sind, Motive des Rauchverhaltens herauszufinden, Alternativen zum Rauchen anwenden zu wollen, ein Raucherentwöhnungstraining praktizieren zu wollen und evtl. durch den Arzt ein Nikotinpflaster verordnen zu lassen,
- Voruntersuchungen von Herz-Kreislauf-Funktion.
- Atemgymnastik: Die Ventilation ist postoperativ vor allem in den ersten 24 h (je nach ausgeführter Operation) um 25 – 50% vermindert. Die Leistungsgröße des gesunden Lungenanteils muss deshalb schon vor der Operation trainiert werden (S. 513 f).
- Unterstützung durch Inhalationen, Totraumvergrößerer (z.B. das Giebelrohr), SMI-Trainer (S. 517).

> **Merke**
> Die Bedeutung der präoperativen Anleitung zur Atemgymnastik liegt darin, die Lungen in ihrer Kapazität zu trainieren, bevor Lungengewebe entfernt wird. Der Patient ist präoperativ zugänglicher für Anleitungen, da er wach und meist schmerzfrei ist. Außerdem lernt der Patient bewusst seine Atemkapazität kennen und hat für sich eine Richtgröße, die er postoperativ anstreben kann.

- Die Rasur, wegen der Infektionsgefährdung erst am OP-Tag durchgeführt, schließt bei der anterolateralen oder posterolateralen Thorakotomie den kompletten Oberkörper mit den Achselhöhlen ein, bei der Sternotomie lediglich die Vorderseite des Oberkörpers samt Achselhöhlen (**Abb. 33.24**).
- Im Weiteren gelten die allgemeinen prä- und postoperativen Maßnahmen (S. 1420 ff).

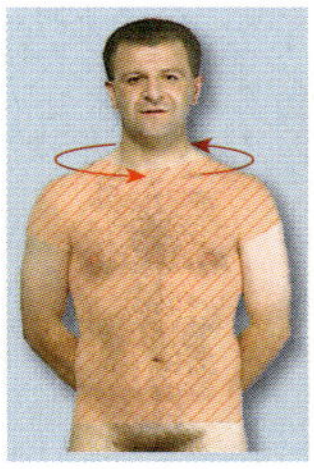

Abb. 33.24 Rasur des gesamten Oberkörpers inklusive Achselhöhlen bei antero- und posterolateralen Thorakotomien

Postoperative Pflegeintervention

Nach der Operation gelten alle allgemeinen postoperativen Maßnahmen sowie die pflegerischen Maßnahmen für intubierte beatmete Patienten (Pflege von intubierten/tracheotomierten/beatmeten Patienten, S. 873 ff). Über den Umgang mit Thoraxdrainagen informiert S. 869 f. Der Patient ist intensiv überwachungsbedürftig und wird mindestens 24 h auf der Intensivstation betreut.

Beobachtung, Verhütung und Behandlung von Herz- und Kreislaufstörungen

Vitalzeichenkontrolle. Häufige Überwachung von Puls, Blutdruck, Venendruck, Atmung, Allgemeinbefinden und Aussehen (Zyanose!) ist erforderlich. Blutungen in die Pleurahöhle oder in die Bronchien müssen rasch erfasst werden. Da die Lungen sehr blutreich sind, verliert der Patient in kurzer Zeit viel

Blut. Entsprechende Blutkonserven müssen vorbereitet sein.

Mobilisation. Vor jeder Mobilisation muss eine Vitalzeichenkontrolle gemacht werden. Bereits am Nachmittag des Operationstages, abhängig von Arztanordnung und Zustand des Patienten, setzt sich der Patient zuerst an den Bettrand. Bei der zweiten Mobilisierung kann er vorsichtig aufstehen. Ab dem folgenden Tag steht der Frischoperierte zweimal täglich auf, die Gehstrecken richten sich nach der Länge der Absaugschläuche. Die Verbindung zum Saugsystem darf dabei unter keinen Umständen unterbrochen werden. Moderne Pleuradrainagesysteme können während der Mobilisation für einen angegebenen Zeitraum vom Sog abgehängt werden, da der Unterdruck für einige Stunden konstant gehalten wird. Andernfalls ist ein bequemer Sessel direkt an das Bett zu stellen. Die Thromboembolieprophylaxe ist konsequent durchzuführen.

Beobachtung, Verhütung und Behandlung von Atemstörungen

Überwachung der Atmung. Eine Überwachung der Atmung (Frequenz, Rhythmus, Tiefe, Atemgeräusche, Schonhaltung, Schonatmung, atemabhängige Schmerzen einschließlich der Thoraxbewegung) ist sehr wichtig, um eine Atelektasenbildung zu vermeiden, die zu einer Pneumonie führt. Zu Atemstörungen neigen vor allem Betagte und Kranke mit vorgeschädigter Lungenfunktion.

> **Merke**
> Tritt bei unbeabsichtigtem Diskonnektieren (Trennen), Auswechseln des Sekretauffangbehälters oder des Ableitsystems beim Patienten plötzlich Atemnot auf, müssen stets zwei Klemmen am Bett bereitliegen, damit im Notfall unverzüglich die Drainage doppelt abgeklemmt werden kann (**Abb. 33.29**).

Atemtraining. Die präoperativ eingeübte Atemtechnik wird weitergeführt, sobald der Patient wach ist. Neben der häufigen Aufforderung zum tiefen Durchatmen sollte der Patient halbstündlich, später in größeren Abständen zum Abhusten (S. 514) angehalten und evtl. unterstützt werden (Gegendruck an den Flanken ausüben beim Husten). Atemgymnastik (Bauch- und Flankenatmung) und Atemübungen sollten durchgeführt werden (S. 508). Am schonendsten sind die Atemübungen 30 Min. nach Schmerzmittelgabe durchzuführen. Mindestens alle 2 Std. sollte der Patient mit einem Atemtrainer üben (ca. zehn tiefe Inspirationen pro Training).

Dreimal täglich sollte der Patient Inhalationen (S. 522) bekommen, meist mit Medikamentenzusatz zur Entschleimung (Sekretolytika) und zur Bronchienerweiterung (Bronchialdilatatoren). Sekretlösend wirkt auch die Befeuchtung der Luft. Kommt es trotz aller Maßnahmen der Pneumonieprophylaxe zur Sekretretention, ist ein tracheobronchiales Absaugen notwendig, die sog. Bronchialtoilette, blind oder unter Sicht (bronchoskopisches Absaugen (s. Pflege von intubierten/tracheotomierten/beatmeten Patienten, S. 873 ff). Sauerstoff (1 – 3 l/Min.) wird meist nur in den ersten postoperativen Stunden gegeben.

Lagerung. Grundsätzlich gilt: Sobald der Patient aus der Narkose erwacht, wird das Kopfende des Bettes halbstündlich etwas höher gestellt. Etwa 5 Std. nach der Operation muss der Operierte sitzen. Zu diesem Zeitpunkt beginnt auch das Umlagern, das je nach Operation verschieden ist:

- **Pneumektomie:** Lagerung auf die operierte Seite, damit die gesunde Lunge entlastet ist und gut durchlüftet werden kann. Die normalerweise alle 2 Std. ausgeführte Umlagerung geschieht folgendermaßen: operierte Seite – Rückenlage – operierte Seite usw.
- **Lobektomie und Segmentresektion:** Die Lagerung erfolgt hier auf die gesunde Seite, damit sich die operierte Lunge richtig entfalten kann. Der alle 2 Std. durchgeführte Umlagerungsplan sieht so aus: Rückenlage – gesunde Seite – Rückenlage usw. Die Rückenlage kann in Form der V- oder Schiffchenlagerung (S. 511) geschehen.

Schmerzmittel. Schmerzen beeinträchtigen die Atmung, daher sollte postoperativ nicht mit Schmerzmitteln gespart werden. In der Regel werden ca. alle 4 Std. Schmerzmittel auf Anordnung des Arztes verabreicht. Dies hängt jedoch von der individuellen Situation des Patienten ab.

> **Merke**
> Analgetika können sich mit Narkosemedikamenten überlagern und zu Atemdepression führen.

Wenn immer möglich sollte die Schmerzmittelgabe vor der Atemgymnastik verabreicht werden.

Nicht ausgehustetes Sekret führt zu Anschoppungen und Atelektasen.

Röntgenkontrollen des Thorax. Sie dienen der Nachkontrolle, oft gibt es hausintern eine Standardanordnung:

- nach Pneumektomie: 1., 4. und 8. Tag, damit eine Anschoppung in der gesunden Lunge frühzeitig erkannt werden kann,
- nach Segment- und Lappenresektion: am 1. und 3. Tag; man will in diesem Fall vor allem die Entfaltung des restlichen Lungenteils kontrollieren.

Aufrechterhaltung von Blutvolumen, Wasser- und Elektrolythaushalt

Es liegt ein zentraler Venenkatheter für die **Infusionstherapie** während 2 – 3 Tagen. Der Elektrolytersatz richtet sich nach den Laborwerten, der Blutersatz ist abhängig vom Verlust. Die genaue Kontrolle der Wundsekrete ist deshalb unerlässlich. Dies fließt in die **Flüssigkeitsbilanz** während 3–4 Tagen mit ein.

Kostaufbau: Tee sollte frühestens 6 Std. nach der Operation gegeben werden. Rascher Kostaufbau erfolgt danach. Blähende Speisen sind in den ersten Tagen untersagt, da sie einen Zwerchfellhochstand bewirken und die Atmung zusätzlich erschweren. Das Einsetzen der Darmtätigkeit geschieht meist problemlos. Ein träger Darm wird ab dem 2. Tag angeregt.

Unterstützung der Selbstständigkeit

Unterstützung bei der Körperpflege. Sie ist wegen der Schmerzen und der Drainagen zu Beginn erschwert. Am Operationstag übernehmen die Pflegepersonen daher in der Regel die komplette Körperpflege. Ab dem ersten postoperativen Tag wäscht sich der Patient mit Hilfe im Bett oder bei stabilen Kreislaufverhältnissen am Waschbecken, je nach Pleuradrainagesystem. Der Patient soll die Unterstützung bekommen, die notwendig ist. Im übrigen ist rasche Selbstständigkeit anzustreben. Von besonderer Bedeutung sind die Mundpflege und die Prophylaxen.

Kontrakturenprophylaxe (S. 320 ff). Nach Lungenoperationen nehmen Patienten im Schulterbereich der operierten Seite eine Schonhaltung ein und bewegen das Schultergelenk nur eingeschränkt. Dies kann zu Kontrakturen und schmerzhaften Verspannungen führen.

Umgang mit Thoraxdrainagen

Traditionell unterscheidet man die Monaldi-Drainage, wenn sie im zweiten bis dritten Interkostalraum (= ICR) liegt, von der Bülau-Drainage (im fünften bis siebten ICR). Die Lage der Drainage wird davon abhängig gemacht, ob sie der Entleerung von Luft im Pleuraspalt (Pneumothorax) dient (punktiert meist im zweiten oder dritten ICR) oder der Entleerung eines Pleuraergusses (Transsudat, Exsudat), eines Pleuraempyems (eitrig) oder eines Chylothorax (milchig trübe Lymphe). Flüssigkeitspunktionen (Sero-, Hämato- oder Pyothorax) werden tiefer im fünften oder sechsten ICR vorgenommen.

Das Zielgebiet der Thoraxdrainage ist immer die Pleurahöhle. Der (intraoperativ) eingelegte Drain ist ein Gummirohr von ca. 28 Charr. Er wird an ein luftdichtes Ableitungssystem angeschlossen. Es gibt verschiedene Ableitungs- und Sogsysteme.

Heberdrainage. Es handelt sich um eine Einflaschendrainage mit Wasserschloss. Hierbei wird nicht gesaugt, sondern mithilfe der Schwerkraft drainiert (**Abb. 33.25**). Sie wird eher selten angewendet, z. B. bei der Pneumektomie.

Saugdrainage. Hier wird der freie Schenkel mit einem Absaugsystem verbunden. Der Sog wird bei allen Indikationen außer bei der Pneumektomie auf 20–25 cm H_2O eingestellt. Das häufig verwendete System ist das **Zweikammersystem** (**Abb. 33.26**). Mithilfe einer sterilen Glasflasche als Sekretauffanggefäß und gleichzeitigem Wasserschloss wird Luft und Sekret im Pleuraraum abgesaugt. Der Weg der Patientenluft geht durch das Wasserschloss in einen zweiten Behälter, das Sauggerät und wird mit einer Pumpe als Wandanschluss verbunden. Das Sauggerät ist mit sterilem destilliertem Wasser bis zur Markierung gefüllt. Der angeordnete Unterdruck ist durch Verschieben des Messstabes im Sauggerät einstellbar. Auch das **Drei- oder Vierkammersaugsystem**

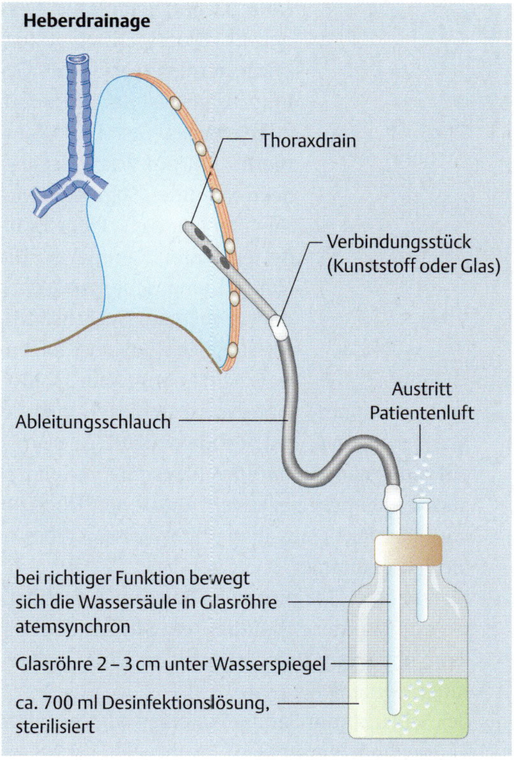

Abb. 33.25 Prinzip der Bülau-Heberdrainage: „Saugen und Sammeln" in einer Flasche. Die normale Funktion ist erkennbar, wenn mit der Inspiration die Wassersäule in der Glasröhre steigt, mit der Exspiration die Wassersäule fällt und ein Blubbern auf eine Bronchusstumpffistel hinweist

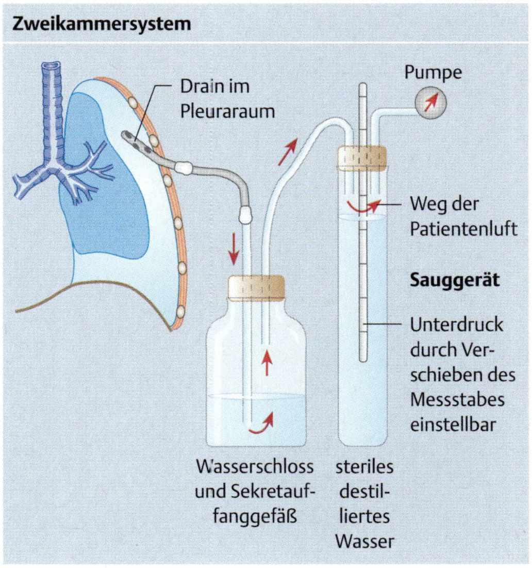

Abb. 33.26 Zweikammer-Mehrweg-System einer Thoraxdrainage

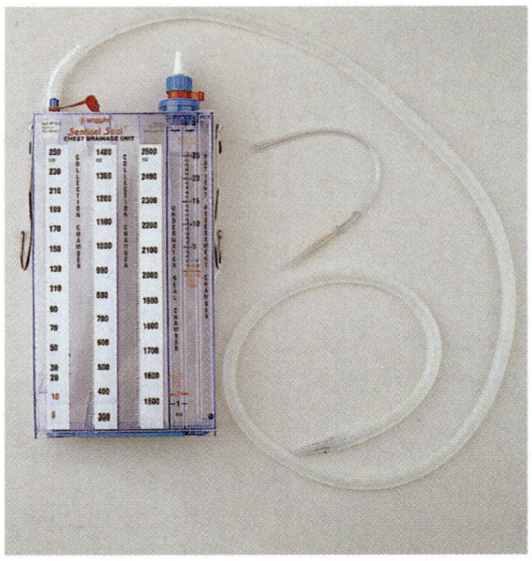

Abb. 33.27 Sentinel-Seal-Thoraxdrainage-System

(**Abb. 33.27**) findet man vereinzelt. Dieses Einwegsystem wird steril verpackt mit Gebrauchsanweisung geliefert, z.B. Sentineal Seal (vier Kammern: Unterwasserschloss, Sekretkammer, Sogregler, Manometer) oder Pleur-Evac-System (drei Kammern). Die Handhabung richtet sich nach der jeweiligen Gebrauchsanweisung. Es sind meist folgende Schritte nötig (**Abb. 33.26**):

- Wasserkammer (Unterwasserschloss) bis zur Markierung mit Aqua destillata füllen (ca. 90 ml); ein eingebauter Ventilmechanismus verhindert auch bei hohem negativem Druck den Überlauf von Flüssigkeit aus dem Unterwasserschloss in die Sekretkammer,
- Manometer (Saugkammer) mit Aqua destillata bis zur Markierung füllen (ca. 30 ml); dadurch kann mit einem Unterdruck bis zu 25 cm H_2O gesaugt werden,
- der Schlauch der Sammelkammer wird mit dem Thoraxdrain verbunden; in ihr können bis zu 2500 ml Sekret aufgefangen werden,
- Anschluss an Saugquelle. Wandsauger auf mindestens 160 mmHg, mobile Pumpe auf mindestens 50 mmHg einstellen.

Die Luft, z.B. bei einem Pneumothorax, wird durch die Sogquelle am Soganschluss angesaugt. Die Luft strömt an den Sogkammern des Einmalsystems vorbei. Mitgeführtes Sekret tropft in die Sammelkammern ab. Die Luft strömt durch den Sog durch das Wasserschloss hindurch, steigt im Wasser auf und wird über die angeschlossene elektrische Saugpumpe oder einen Vakuum-Wandanschluss abgesaugt.

Sogregulierung. Die Sogstärke wird entweder durch die Füllhöhe in der Saugkammer oder durch das mechanische Manometer am Drainagesystem reguliert. Die Summe aus der eingestellten Sogstärke und der Höhe der Wassersäule entspricht in etwa dem Unterdruck im Thorax des Kranken. Ist der Sog im Absaugsystem bzw. der Unterdruck im Thorax zu hoch, kann er durch das Unterdruck-Entlastungsventil am Sogregler ausgeglichen werden.

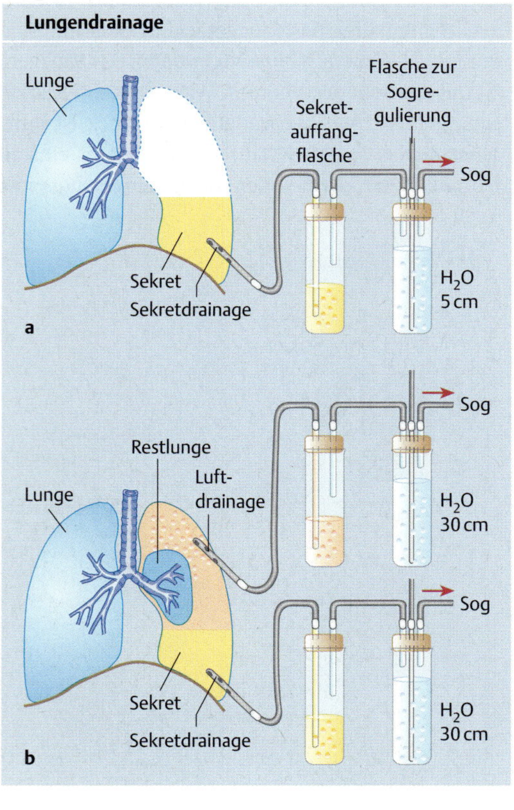

Abb. 33.28
a Thoraxsog bei Pneumektomie.
b Bei Lobektomie wird jede Drainage an eine Auffangflasche und die Sogregulierung angeschlossen. Die Sogstärke wird hier nach ärztlicher Anordnung wesentlich höher eingestellt, um einer Mediastinalverschiebung vorzubeugen

Überwachen der Thoraxdrainagen

Thoraxsog bei Pneumektomie (Abb. 33.28 a)

Der Sog ist klein (5 cm H_2O). Dieser geringe Sog genügt, da nur der Sekretabfluss bezweckt wird und die Gefahr der Mediastinalverschiebung nicht erhöht werden soll. Der Schlauch wird in der Regel nach 24 h entfernt.

> **Merke**
> Das Drei- oder Vierkammersystem kann ans Bett gehängt oder auf den Boden gestellt werden. Es muss immer aufrecht stehen, darf nicht umkippen, sonst ist die Sicherungsfunktion des Wasserschlosses aufgehoben und Luft könnte in den Pleuraspalt zurückgelangen!

Thoraxsog bei Lobektomie und Segmentresektion (Abb. 33.28 b)

Es sind zwei Drains eingelegt:

- Der Luftdrain liegt oben und dient der Entfernung von Restluft, die durch die Thoraxöffnung in den Pleuraspalt gelangt ist,
- der Sekretdrain liegt im Wundgebiet (unterer Drain),
- umstellen auf Flaschensog (Hebedrainage), sobald die Lungenwunde dicht ist.

Legen einer Thoraxdrainage

Das Legen einer Thoraxdrainage ist ärztliche Aufgabe. Die Aufgabe der Pflegepersonen sind die Materialvorbereitung, Unterstützung und Beobachtung des Patienten.

Material:

- Lokalanästhetikum mit Spritze und Kanüle,
- Hautdesinfektionsmittel farbig,
- Skalpell für die Hautinzision,
- Trokar mit Einführkanüle,
- Drainagesystem (Drain, Verbindungsschlauch, Sekretauffangvorrichtung mit Wasserschloss),

- zwei Schlauchklemmen aus Metall,
- steriles Abdecktuch mit Schlitz,
- sterile OP-Handschuhe, sterile Tupfer, Nahtmaterial, sterile Schlitzkompressen, Verbandsmaterial.

Der Patient wird in halbsitzende Lage gebracht, der Arm auf der zu punktierenden Thoraxseite muss über den Kopf angehoben werden. Eventuell sollte die Punktionsstelle rasiert werden. Das Punktionsgebiet muss mit farbigem Desinfektionsmittel zweimal desinfiziert werden. Anschließend wird mit dem sterilen Schlitztuch abgedeckt. Der Arzt nimmt die Infiltrationsanästhesie und eine Probeaspiration von Luft vor. Mit dem Trokar wird die Thoraxdrainage von ihm eingeführt.

Während die Drainage gelegt wird, wird der Patient beobachtet, auf seine Fragen eingegangen und bei der Einhaltung der erforderlichen Lage wird er unterstützt.

Nachdem der Arzt den Trokar in der Höhe des zweiten und dritten ICR in der Medioklavikularlinie in die Pleurahöhle eingestochen und den Drain eingeführt hat, wird er mit einer Hautnaht fixiert und mit der Auffangvorrichtung verbunden. Der Sog wird nach Arztanweisung eingestellt, je nach Krankheitsursache. Die Austrittsstelle des Drains wird mit sterilen Schlitzkompressen abgedeckt und der Drain sicher fixiert.

Pflege bei liegender Thoraxdrainage

- Sogeinstellung und -neuanpassung erfolgt nach Arztverordnung.
- Thoraxdrainagen müssen **immer am Sog angeschlossen** sein. Muss der Sog kurzfristig unterbrochen werden, so muss vor der Diskonnektion des Systems das zum Patienten führende Schlauchende mit zwei Klemmen **luftdicht** abgeklemmt werden. Die Klemmen werden körpernah, an der Drainaustrittsstelle, und aus zwei Richtungen kommend angelegt (**Abb. 33.29**).
- Die Zeit einer evtl. notwendigen Abklemmung muss möglichst kurz gehalten werden. Danach ist die Saugvorrichtung unverzüglich wieder mit dem Vakuumverschluss zu verbinden.
- Das System muss **durchgängig** sein. Dies ist gegeben, wenn die Säule in den Sekretkammern im ableitenden Schlauchsystem sich atemsynchron bewegt. Abknickung ist zu vermeiden. Schläuche sind regelmäßig (jede halbe Stunde) durchzukneten („melken") oder mit Schlauchrollenpumpen auszustreichen.
- Das System muss **leckfrei**, d.h. geschlossen sein. Ist dies nicht der Fall, fehlen die atemsynchronen Sekretschwankungen innerhalb des Pleur-Evac-Systems. Blubbernde Geräusche im Wasserschloss bei einem Pneumothorax sind normal. Sieht man Sauerstoffblasen durch das Wasserschloss blubbern, obwohl kein Pneumothorax vorliegt, handelt es sich um ein Leck. Die undichte Stelle wird durch körpernahes Abklemmen des Drains gefunden. Hört das Blubbern auf, befindet sich das Leck an der Punktionsstelle oder in der Pleurahöhle durch eine „Fistelbildung". Der Arzt muss informiert werden. Blubbert es weiter, befindet sich die undichte Stelle im Schlauchsystem.
- Der **Wasserstand** im Wasserschloss und in der Saugkontrollkammer ist regelmäßig zu kontrollieren. Flüssigkeit soll nur bei unterbrochenem Sog aufgefüllt werden.
- Ein **Sekretauffanggefäß muss immer tiefer** als der Patient gestellt sein, da es sonst zum Zurücklaufen bzw. Ansaugen von Sekret kommen kann.
- Die Drainage darf **nicht in Schleifen durchhängen**, da dies die Sogstärke beeinflusst.
- Der **Verbandwechsel** erfolgt nach Bedarf, unter aseptischen Bedingungen. Dabei ist auf Infektionszeichen, Blutung oder Zeichen eines Hautemphysems (Schwellung, auf Druck typisches Knistern) zu achten und zu dokumentieren. Der Arzt muss benachrichtigt werden.
- Der Drain muss senkrecht (im rechten Winkel) zur Körperoberfläche abgeleitet werden. Keine Schleifen legen, nicht abknicken!
- Die Sekretmenge bei einer **Flüssigkeitsbilanz** ist mit zu berücksichtigen.
- Rutscht der Drain aus der Punktionsstelle, wird sofort die Tabaksbeutelnaht zugezogen und ein luftdichter Verband mit Folie angelegt.
- Bei Patienten mit frischem Pneumothorax oder während maschineller Beatmung darf der Thoraxdrain nie abgeklemmt oder beim Herausrutschen des Drains die Tabaksbeutelnaht zugezogen werden (Spannungspneumothorax). Der Arzt muss informiert werden.

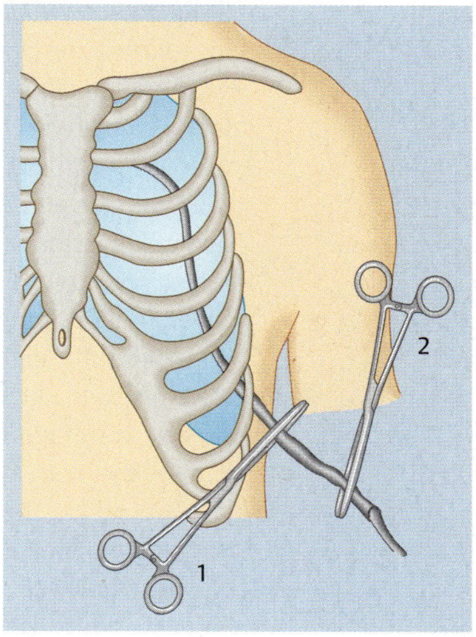

Abb. 33.29 Abklemmen des Drains bei Manipulation am System möglichst körpernah mit zwei Klemmen

> **Praxistipp**
> Eva Groß Krankenschwester
> Es empfiehlt sich, die zwei starken Klemmen gut sichtbar an der Bettstange anzubringen, um im Notfall unverzüglich die Drains patientennah abklemmen zu können.

Wechsel des Absaugsystems

Ein Wechsel der Saugvorrichtung erfolgt nur, wenn die maximale Füllmenge erreicht ist. Aseptisches Vorgehen ist wichtig zur Infektionsvermeidung. Die Drainage wird mit zwei Schlauchklemmen gegenläufig im 90°-Winkel patientennah abgeklemmt. Der Sog wird abgeschaltet, fixierende Pflaster auf der Haut und an der Verbindungsstelle gelöst. Das neue Saugsystem wird hergerichtet. Sterile OP-Handschuhe sind anzuziehen und die Verbindungsstelle von Drainage und Ableitungssystem ist zu lösen. Die Verbindungsstelle wird mit Hautdesinfektionsmittel abgewischt (nicht sprühen) und mit dem sterilen neuen Auffanggefäß verbunden. Die Konnektionsstelle wird mit einem Pflasterstreifen gesichert, der Sog eingestellt, die Klemmen entfernt, die Dichtigkeit an der Verbindungsstelle überprüft und der Systemwechsel dokumentiert.

Entfernen des Thoraxdrains

Die Liegedauer der Thoraxdrainage wird von der Indikation und der geförderten Sekretmenge bestimmt. Sie beträgt bei Pneumektomie ca. 1 Tag, bei Lobektomie 2 – 3 Tage. Bei komplikationslosem Verlauf kann die Drainage bei Pneumothorax nach 3 – 5 Tagen gezogen werden. Nach dieser Zeit ist die Lunge ausgedehnt und das Pleuraleck verklebt (die Sekretmenge soll unter 200 ml/24 Std. liegen). Vorher und nachher erfolgt eine Röntgenkontrolle des Thorax.

Vor dem Entfernen wird die Drainage einige Stunden abgeklemmt, um sicher zu sein, dass die Lungen auch ohne Sog ausgedehnt bleiben bzw. keine Luft in den Pleuraspalt „nachläuft“. Nach dem Abklemmen, also vor dem Ziehen, ist eine nochmalige Röntgenkontrolle notwendig.

Vorgehen beim Entfernen des Thoraxdrains:

- Tablett richten mit **sterilem Material:** Watteträger, OP-Handschuhe, Kompressen, Schere und Pinzette, Nahtmaterial,
- **unsteriles Material:** Desinfektionsmittel, abdichtende Salbe (z.B. Bepanthen, Betaisodona), Kompressen und Wundbenzin zur Entfernung der Pflasterreste, luftdichter Dachziegelverband mit drei breiten Heftpflasterstreifen, Abwurfsack.

> Eva Groß
> Krankenschwester
>
> **Praxistipp**
> Der Patient wird gebeten, tief einzuatmen und die Luft anzuhalten, während der Drain gezogen wird.

Wenn der Arzt die Vorbereitungen getroffen hat (Desinfektion, Entfernen der Hautfäden, Erhöhung des Unterdrucks), liegt die Aufgabe der assistierenden Person im Ankleben des abdichtenden Salbenverbandes mit der einen Hand auf die Umgebung der Drainstelle; langsames Herausziehen des Drains aus dem Thorax, gleichzeitig zieht der Arzt die Tabaksbeutelnaht fest.

Fixieren des Verbandes mit 3 breiten Heftpflasterstreifen, die dachziegelartig aufeinandergeklebt werden.

Wundbehandlung

Der Verband an der Drainaustrittsstelle kann nach 24 Std. durch einen Wundschnellverband ersetzt werden. Der Wundverband wird regelmäßig kontrolliert. Nach 3 – 4 Tagen kann ein luftdichtes Wundspray den Verband ersetzen. Die Fäden werden nach 8 – 10 Tagen entfernt.

Pflegeschwerpunkte zu Hause

Die Erholungszeit des Patienten ist von seiner Primärerkrankung abhängig. Der Organismus braucht Zeit, sich an die kleinere Atemfläche zu gewöhnen und sich vom Eingriff zu erholen. Die Atemgymnastik muss weitergeführt werden. Bei durchgeführter Pneumektomie beugt kontinuierliche Krankengymnastik Schon- und Fehlhaltungen vor (Organverlagerungen und Hochtreten des Zwerchfells), die zu zusätzlichen Schmerzen und Atemeinschränkungen führen.

Leben mit einer Lunge bzw. mit reduzierter Atemfläche bedarf der physiologischen und psychologischen Gewöhnung und positiven Lebenshaltung.

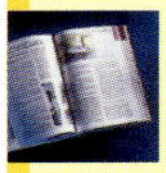

> **Lernaufgabe**
> Wie richten Sie den Bettplatz für einen Patienten nach lungenchirurgischem Eingriff mit Thoraxdrainage her?
> Sie haben den Frischoperierten in sein Zimmer gebracht. Nach welcher Reihenfolge oder nach welchen Kriterien verschaffen Sie sich einen ersten Überblick über den Zustand des Patienten?
> Mit welchen Komplikationen müssen Sie postoperativ rechnen?

33.14 Pflege von intubierten/tracheotomierten/beatmeten Patienten

Stefan Wilpsbäumer und Lothar Ullrich

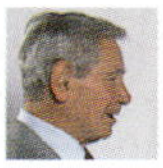

„...Die Gesichter der Ärzte tauchten in meinen Träumen wieder auf, nur gehörten sie jetzt den Körpern von Verbrechern und Ganoven, die mich umbringen wollten. Und ich konnte mich nicht wehren, da ich wie gelähmt war. Ich hatte furchtbare Angst. Auch die Intensivgeräte tauchten in meinen Träumen auf. Sie waren Computer, die bei jeder vollen Stunde explodierten. Oder die Beatmungsgeräte gaben mir nur eine begrenzte Menge an Sauerstoff, die nur bei richtiger Einteilung ausreichte. Ich hatte oft regelrechte Angstzustände mit Schweißausbrüchen bei dem Gedanken, ich würde mich falsch verhalten. Gerne hätte ich mich mitgeteilt, doch ich konnte nicht sprechen. Der Arzt hatte mir gesagt, er sei den Rachengang entlang ‚gegangen', meine Stimme sei in Ordnung und der Tubus würde das Reden erschweren" (Ullrich 1996, S. 22).

Medizinischer Überblick Intubation/Tracheotomie/Ateminsuffizienz

Definition Intubation

Als **endotracheale Intubation** wird das Einführen eines Schlauches (Tubus) in die Trachea bezeichnet. Sie kann durch den Mund (orotracheal) oder durch die Nase (nasotracheal) erfolgen.

Ein korrekt platzierter Tubus ist ein sicherer Zugang zu den Atemwegen. Der Patient kann beatmet und endotracheal abgesaugt werden. Der Blockerballon (= Cuff) dichtet den Raum zwischen Tubus und Trachea ab. Dadurch wird eine Beatmung mit positivem Druck möglich und ein Eindringen von flüssigen oder festen Bestandteilen in die Atemwege (= Aspiration) verhindert (**Abb. 33.30**).

Indikationen Intubation

- Atemstörung, die eine Beatmung des Patienten notwendig macht; ausgeprägte Ateminsuffizienz,
- Freihalten der Atemwege in Notfallsituationen,
- Narkose mit kontrollierter Beatmung,
- Fehlen von Schutzreflexen mit Aspirationsgefahr (z. B. bei organischem Hirnschaden).

Komplikationen Intubation

Bei der Intubation:

- nicht erkannte Tubusfehllage → Hypoxie, Organschäden, Tod des Patienten,
- traumatische Schäden: Lippen, Zähne, Rachen, Speise- und Luftröhre,
- Reizung des vegetativen Nervensystems → Laryngospasmus, Bronchospasmus, Bradykardie, Blutdruckabfall, Tachykardie, Blutdruckanstieg,
- Erbrechen und Aspiration.

Bei liegendem Tubus:

- Aspiration,
- Infektion der Luftwege,
- Dislokation des Tubus, versehentliche Extubation,
- Verlegung des Tubus (Abknicken, Sekrete),
- Komplikationen durch nasalen Tubus: Sinusitis, Otitis, Mastoiditis, Nasenschleimhautdefekt, Dekubitus am Naseneingang.

Spätschäden:

Ulzeration der Trachealschleimhaut, Trachealstenose, Stimmbandreizung, Heiserkeit, Stimmbandlähmung, Ateminsuffizienz.

Definition Tracheotomie

Die Tracheotomie ist die operative Eröffnung der Trachea, zumeist in Höhe der zweiten bis vierten Trachealspange. Das dabei entstehende Tracheo-

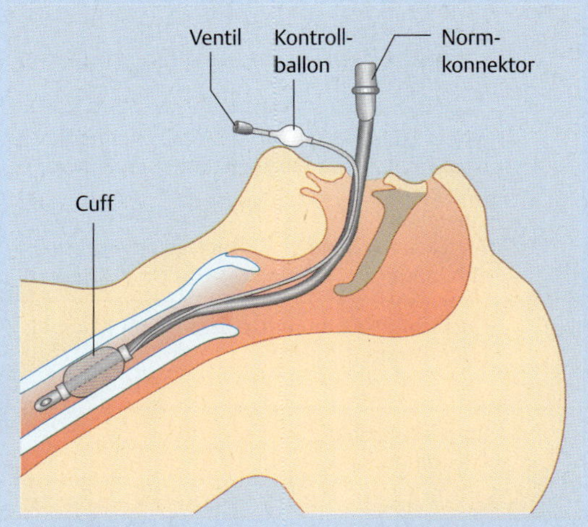

Abb. 33.30 Korrekt platzierter orotrachealer Tubus

stoma wird mit einer Kanüle stabilisiert. So entsteht ein sicherer Zugang zu den Atemwegen im vorderen Halsbereich.

Bei der **operativen Tracheotomie** (Luftröhrenschnitt) werden Haut, Fettgewebe und Muskulatur durchtrennt und die Trachea freipräpariert und eröffnet. Wenn zusätzlich die Halshaut an die Tracheawand angenäht wird, entsteht ein dauerhaftes, **epithelisiertes** Stoma, das sich nicht spontan verschließen kann. Bei der **Bougierungstracheotomie** wird die Trachea von außen punktiert und anschließend der Stichkanal aufgedehnt, bie eine Trachealkanüle eingeführt werden kann (**Abb. 33.31**).

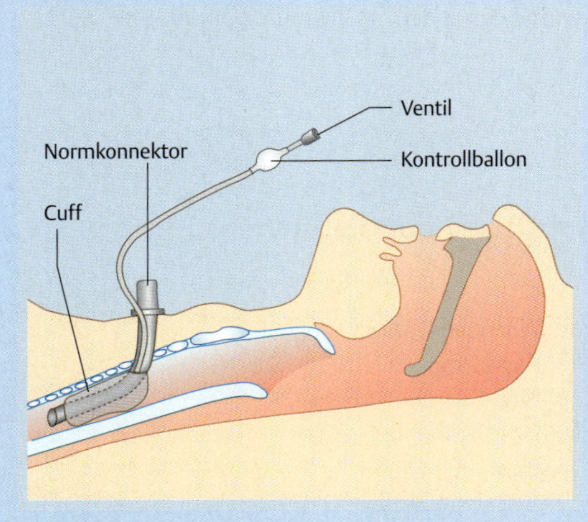

Abb. 33.31 Korrekt platzierte Trachealkanüle

Indikationen Tracheotomie

- Blockade des Luftwegs durch Mund/Nase, Rachen und Kehlkopf durch Tumor, beidseitige Stimmbandlähmung, große Operation im Bereich Gesicht, Mund, Rachen, Kehlkopf, Laryngektomie,
- Notwendigkeit einer geblockten Trachealkanüle, fehlende Schutzreflexe, Langzeitbeatmung.

Tabelle 33.5 Störungen der Ventilation

Ursachen	*Beispiele*
zentral bedingt (Beeinträchtigung der Atemsteuerung)	→ physikalisch (Schädel-Hirn-Trauma, erhöhter Hirndruck) → hypoxisch (Embolie) → chemisch (Medikamente, Narkotika, endogene Gifte)
pulmonal bedingt (Störung der Lungenfunktion)	→ akutes Lungenversagen (z. B. nach einem Schock, nach einer Aspiration, im Rahmen einer Sepsis) → Lungenödem → Pneumonie → Atelektasen (Minderbelüftung ganzer Lungenabschnitte)
neuromuskulär bedingt (Störung der Funktion der Atemmuskeln)	→ Querschnittslähmung, Guillain-Barré-Syndrom, Muskelerkrankungen
mechanisch bedingt (Schädigung der „Atempumpe“)	→ Rippenserienfraktur → Pneumothorax

Komplikationen Tracheotomie

- Verletzungen: Blutungen, tracheoösophageale Fistel, Pneumothorax, Pneumomediastinum, subkutanes Emphysem, Verletzung des N. recurrens, Verletzung des Ringknorpels,
- Irritationen durch den Eingriff: Bronchospasmus, Tachykardie, Blutdruckanstieg, Herz- und Atemstillstand, postoperatives Lungenödem,
- Komplikationen am Tracheostoma: Hautmazeration und -infektion, Nahtdehiszenz, Abszessbildung, verzögerte Wundheilung, Granulation,
- Spätschäden: Fistel, Trachealstenose.

Definition Ateminsuffizienz

Eine Ateminsuffizienz besteht, wenn der Gasaustausch zwischen Organismus und Außenluft nicht mehr ausreichend gewährleistet ist. Sowohl die Sauerstoff-(O_2-)Aufnahme, als auch die Kohlendioxid-(CO_2-)Abgabe kann gestört sein. Bei Beeinträchtigung beider Atemfunktionen spricht man von einer **Globalinsuffizienz**, ist vorwiegend die O_2-Aufnahme betroffen von einer **Partialinsuffizienz** der Atmung.

Ursachen Ateminsuffizienz

Störungen des Gasaustausches beruhen auf einer mangelnden Belüftung (Ventilation) oder einer mangelnden Durchblutung (Perfusion) der Lunge.

Ventilationsstörungen

Ventilationsstörungen führen dazu, dass ein Teil des Blutes, das die Lunge durchströmt, nicht arterialisiert wird. Es gelangt als venöse Beimischung in das arterielle Blut. Einen Überblick über Ventilationsstörungen gibt **Tab. 33.5**.

Perfusionsstörungen

Perfusionsstörungen führen dazu, dass ein Teil der Atemluft nicht am Gasaustausch teilnimmt. Störungen der Perfusion sind

- Lungenembolie,
- Herzkreislaufinsuffizienz/-versagen.

Folgen der Ateminsuffizienz

Ein zu geringer O_2-Anteil im Blut (**Hypoxämie**) führt zu einem O_2-Mangel im Gewebe (**Hypoxie**) und nachfolgend zu Organschädigungen. Besonders das Gehirn reagiert schnell und empfindlich auf eine Minderversorgung mit Sauerstoff (S. 1285). Ein Anstieg des CO_2 (**Hyperkapnie**) kann zu Bewusstseinstrübung bis hin zur Bewusstlosigkeit führen.

Erkennen der Ateminsuffizienz

- Pathologisch veränderte oder fehlende Atmung (S. 501 f).
- Zeichen der Hypoxie (blasse Haut, Zyanose, Angst, Unruhe, evtl. Bewusstseinsstörungen),

- Zeichen der Hyperkapnie (häufig gerötete Haut, kräftiger Puls, Unruhe; später zunehmende Bewusstseinstrübung und Blutdruckabfall).

Therapie Ateminsuffizienz

- Sicherstellen der Sauerstoffversorgung z.B. atemunterstützende Lagerung, O_2-Gabe, Anwendung von Masken-CPAP oder Freihalten der Atemwege, Intubation und Beatmung,
- Behebung der Ursachen z.B. Verbesserung der Lungenfunktion durch differenzierte Beatmungstherapie, Lagerungsdrainagen und endotracheales Absaugen, z.B. Unterstützung der Kreislauffunktion mit vasoaktiven Substanzen.

Eine akute Ateminsuffizienz ist fast immer ein Notfall, bei dem der Patient intubiert und häufig auch reanimiert werden muss (S. 949 f).

33.14.1 Bedeutung für den Patienten

Intubierte oder tracheotomierte Patienten befinden sich in sehr unterschiedlichen Lebenssituationen. Patienten der Intensivstation sind oft in extremer Weise in ihren Möglichkeiten beeinträchtigt, indem sie z.B. die Unterstützung durch ein Beatmungsgerät benötigen. Auf der anderen Seite gibt es Menschen, die dauerhaft auf ein Tracheostoma angewiesen sind und ein eigenständiges und unabhängiges Leben trotz dieser Behinderung führen.

Beatmete Patienten. Beatmete Patienten auf der Intensivstation sind einer starken psychischen Belastung ausgesetzt. Die Einschränkung des Atmens ist mit existenziellen Ängsten verbunden. Beatmet zu sein bedeutet, in jedem Moment von Apparaten und fremden Menschen abhängig zu sein.

Lernaufgabe

Stellen Sie sich vor, Sie befinden sich unter Wasser. Ein Schnorchel ermöglicht es, dass Sie atmen. Sie können aber immer nur dann Luft holen, wenn ein Ventil geöffnet wird.

Wenn ein Patient beatmet werden muss, liegt in der Regel eine schwerwiegende Erkrankung vor. Auch wenn viele Patienten während der Beatmung sediert sind, spüren sie unterbewusst die existenzielle Bedrohung.

Für den Patienten ist es bedrückend, wie sehr er in der Kommunikation eingeschränkt ist. Beatmet zu sein bedeutet, nicht sprechen zu können. Auch andere Ausdrucksmöglichkeiten (Schreiben, Zeichensprache) sind begrenzt, wenn der Patient sich nur gering bewegen kann. Somit fällt es dem Betroffenen schwer, mit der Umwelt Kontakt aufzunehmen. Er kann keine Fragen stellen und keine Wünsche oder Gefühle verbal äußern (**Abb. 33.32**).

Viele Patienten sind durch Bewusstseinsveränderungen und die Wirkung sedierender Medikamente zusätzlich eingeschränkt. Sie können kaum nachvollziehen, was mit ihnen geschieht und verlieren die Orientierung. Für manche ist es wie in einem Traum, in dem sie von bösen Wesen bedroht werden.

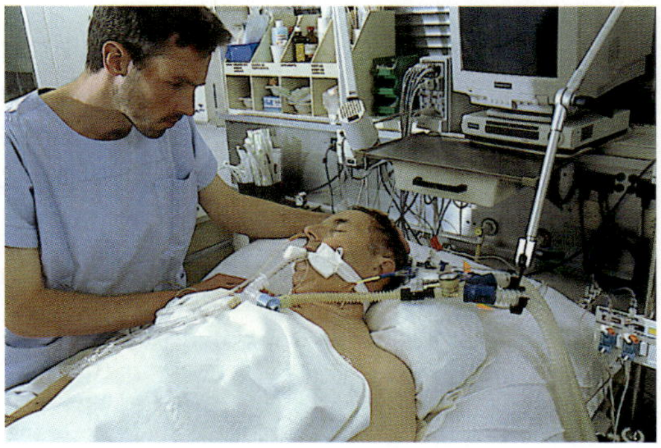

Abb. 33.32 Der beatmete Patient ist emotional sehr belastet, weil er sich kaum mitteilen kann und sich häufig nicht verstanden fühlt

Lernaufgabe

Vollziehen Sie in einem Rollenspiel die Kommunikation mit intubierten Patienten nach. Der „Intubierte" überlegt sich eine Nachricht, die er mitteilen möchte. Er hält mit seinen Lippen einen Bleistift (den Tubus) fest und darf nur mit Kopfnicken oder -schütteln antworten. Die Pflegeperson versucht nun herauszufinden, um welche Nachricht es sich handelt. Tauschen Sie die Rollen. Lassen Sie sich genügend Zeit für diese Übung!

Nach einem Intensivaufenthalt verdrängen viele Menschen das Erlebte und erinnern sich nicht mehr daran, oder sie werden durch Alpträume an die Zeit auf der Intensivstation erinnert. Durch den Tubus werden auch körperliche Missempfindungen verursacht. Sehr unangenehm ist der häufige Hustenreiz. Das Absaugen des Trachealsekrets kann zu Schmerzen, Luftnot, Ekel und Würgereiz führen. Das Schlucken ist durch den Tubus erschwert.

» *So träumte ich zum Beispiel davon, in einem wissenschaftlichen Labor zu sein, in dem Tierversuche durchgeführt werden. Die Infusionsständer nahmen dabei die Gestalt von Gorillas an, Röntgengeräte wurden zu Dinosauriern. (Pinkhaus 1983, S. 5)* «

Patienten mit Tracheostoma. Menschen, die mit einem Tracheostoma leben müssen, sind auf andere Weise belastet. Das größte Problem ist zunächst die **Sprachlosigkeit**. Sich verständlich machen und sich verstanden fühlen sind elementare Bedürfnisse. Nach der Tracheotomie kann ein Mensch nicht mehr sprechen, nicht mehr singen und pfeifen, nicht mehr hauchen und flüstern, nicht mehr niesen und schneuzen. Erst nach und nach lernt der Betroffene durch technische Hilfsmittel und geduldiges Üben eine „Ersatzsprache“ oder andere Ausdrucksmöglichkeiten. Auch andere tägliche Aktivitäten ändern sich für den Betroffenen. So sind das Riechen und die Geschmacksempfindung beeinträchtigt. Im Thorax und Abdomen kann kein hoher Druck mehr aufgebaut werden. Das effektive Husten und das Pressen zum Stuhlgang sind dadurch erschwert.

» *Noch in der Klinik verabredete ich mit meiner Frau ein einfaches Verständigungsmittel bei Telefonanrufen: 1 × Klopfen = Ja; 2 × Klopfen = Nein; 3 × Klopfen = bitte die Frage wiederholen (Zitat eines Patienten nach einer Laryngektomie)* «

Das Tracheostoma selbst wird von vielen als unästhetisch empfunden. Die Geräusche, die durch Atmung und Husten entstehen, und ausgehustetes Trachealsekret können Ekel hervorrufen.

Vielen tracheotomierten Menschen gelingt es dennoch, sich an die neuen Bedingungen anzupassen und ein weitgehend „normales“ Leben zu führen.

Die Beziehungen zu Angehörigen, Freunden und Bekannten können sich durch die Tracheotomie verändern. In der Öffentlichkeit fühlen sich viele Betroffene beobachtet. Manche Menschen sind verunsichert, weil sie nicht wissen, ob sie „wie vorher“ miteinander umgehen können.

33.14.2 Pflege- und Behandlungsplan

Pflegerische Aufgaben bei der Durchführung der Intubation/Tracheotomie

Bei der Intubation gibt es, je nach Situation des Patienten, unterschiedliche Vorgehensweisen. Am häufigsten wird die **orotracheale Intubation** des nüchternen Patienten durchgeführt, z. B. im Rahmen einer Narkose. Besondere Verfahren sind erforderlich, wenn erhöhte Aspirationsgefährdung besteht, wenn der Patient schwierig zu intubieren ist oder wenn die Intubation eine Notfallmaßnahme darstellt. Eine weitere Besonderheit ist die Intubation von Kindern.

Besteht die Notwendigkeit einer längerfristigen Beatmung, wird eine Tracheotomie erwogen. Sie hat gegenüber der Langzeitintubation folgende Vorteile:

- Es können kurze und großlumige Tuben verwendet werden (dadurch geringer Atemwegswiderstand und geringer Totraum).
- Der Patient wird nicht durch einen Tubus in Mund und Nase beeinträchtigt.
- Häufige Komplikationen durch eine nasale Langzeitintubation werden vermieden.

Intubation

Die Intubation ist ärztliche Tätigkeit. Die Aufgabe der Pflegeperson besteht in der Vorbereitung und Assistenz bei der Durchführung. Für die psychische Betreuung des Patienten und die Überwachung der Vitalparameter sind Arzt und Pflegeperson gemeinsam zuständig.

Um Komplikationen zu vermeiden, sind klare Absprachen bzw. Standards in der Durchführung unabdingbar.

Vorbereitung

Die **Materialien** werden vorbereitet und ihre Funktion wird überprüft (**Abb. 33.33**).

- **Zum Beatmen:** Gesichtsmaske (verschiedene Größen), oropharyngealer Tubus (nach Guedel), Beatmungsbeutel, Sauerstoffanschluss, Beatmungs- oder Narkosegerät,
- **zum Intubieren:** Laryngoskop (verschiedene Spatelgrößen), vorbereiteter Tubus, zwei weitere Tuben („benachbarte“ Größen), Absauggerät und -katheter, Intubationszange (nach Magill), Blockerspritze, Cuffdruck-Messgerät,
- **zum Fixieren des Tubus:** angefeuchtete Mullwickel, festes Band (z. B. Wäscheband).

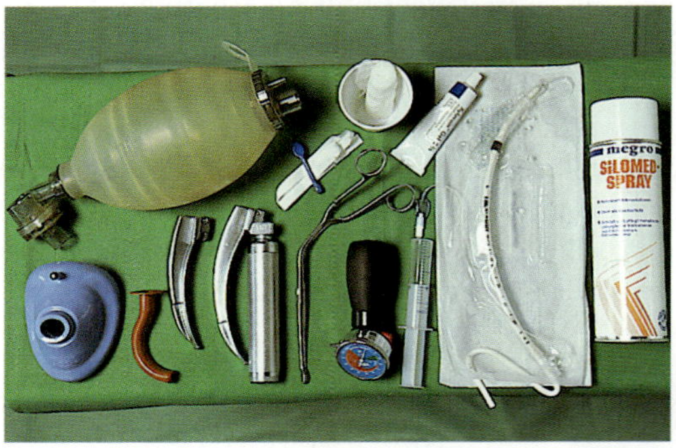

Abb. 33.33 Materialien für die Intubation

Die **Medikamente** werden nach Anordnung des Arztes bereitgestellt, z. B. ein Hypnotikum und ein Muskelrelaxans. „Notfallmedikamente“ müssen griffbereit sein.

Das **Monitoring** muss die kontinuierliche Überwachung von Atmung und Herz-Kreislauf-Funktion gewährleisten. EKG-Monitor, Blutdruckgerät, Pulsoxymeter und endexspiratorische CO_2-Messung sind erforderlich.

Vorbereiten des Tubus

Es werden fast ausschließlich PVC-haltige Einmaltuben verwendet. Der Standardtubus für die „normale“ Intubation ist der Magill-Tubus. Sein Innendurchmesser ist in Millimeter (mm ID) auf dem Tubus angegeben. Um den Strömungswiderstand der Luft gering zu halten, wird der Tubus möglichst großlumig gewählt. Für Frauen sind 7,5 – 8,0 und für Männer 8,0 – 8,5 mm ID zumeist passend.

Vor der Intubation wird der Cuff auf Dichtigkeit geprüft und evtl. mit anästhesierendem Gel oder steriler NaCl-Lösung gleitfähig gemacht. Nach Absprache wird das Tubuslumen silikonisiert und mit einem Führungsstab versehen.

Durchführung

> **Lerntipp**
> Wiederholen Sie die Anatomie/Physiologie der oberen Atemwege!

Zunächst wird der Patient an die Überwachungsgeräte angeschlossen. In dieser Phase ist die Information des Patienten und das Vermitteln von Sicherheit durch ruhiges, freundliches Auftreten von großer Bedeutung.

Der Patient soll nüchtern sein und lockere Zahnprothesen entfernt haben. Die richtige Lagerung ist die sog. „Schnüffelposition", eine flache Rückenlage mit leicht erhöhtem Kopf. Die Pflegeperson assistiert dem Arzt bei folgender Vorgehensweise:

- Präoxygenierung: der Patient atmet für 3 – 5 Min. über eine Maske Sauerstoff,
- Injektion des Hypnotikums (und evtl. eines Opiats),
- Beatmung: sobald der Patient selbst nicht mehr atmen kann, wird er mit einer Maske beatmet,
- Injektion des Muskelrelaxans: das Erschlaffen der Muskeln erleichtert die Durchführung der Intubation,
- Intubation: der Arzt sieht mit Hilfe eines Laryngoskops in den Kehlkopf und schiebt den Tubus durch die Stimmritze in die Trachea,
- Blocken: der Cuff wird geblockt und der Patient über den Tubus weiter beatmet,
- Lagekontrolle: die Atemgeräusche werden auskultiert und das CO_2-Messgerät an den Tubus angeschlossen (CO_2 positiv = Tubus liegt endotracheal),
- Tubusfixierung.

> **Merke**
> Die gefährlichste Komplikation ist die nicht erkannte Tubusfehllage. Im Zweifelsfall muss der Tubus entfernt und der Patient über Maske weiter beatmet werden. Erst danach erfolgt ein erneuter Intubationsversuch.

Tracheotomie

Bei der Tracheotomie werden zwei verschiedene Techniken unterschieden.

Die **operative Tracheotomie** (Luftröhrenschnitt) wird im Operationssaal durchgeführt. Die Vorbereitung des Patienten und die perioperative Pflege ist mit denen anderer Operationen vergleichbar.

siehe perioperative Pflege, Kap. 45, S. 1420 ff

Die **Bougierungstracheotomie** wird auf der Intensivstation durchgeführt. Die Pflegeperson muss folgendes vorbereiten:

- Zubehör für eine Bronchoskopie,
- steriles Loch- und Abdecktuch,
- vollständiges Tracheotomie-Set (Industrie),
- Trachealkanüle.

Die Durchführung erfolgt beim intubierten und anästhesierten Patienten. Das Bronchoskop wird zur Tubusspitze vorgeschoben und der Tubus bis in den unteren Kehlkopfbereich zurückgezogen. Nun erfolgen Punktion der Trachea von außen und Einführen eines Seldingerdrahtes unter bronchoskopischer Sichtkontrolle. Der Punktionskanal wird bougiert (= aufgedehnt), bis die Trachealkanüle eingeführt werden kann.

Die pflegerische Assistenz bei diesem Eingriff erfolgt nach Absprache mit dem Arzt.

Die **Koniotomie** ist ein sehr seltener Notfalleingriff. Sie wird durchgeführt, wenn ein Patient mit Atemstillstand nicht intubiert oder anderweitig beatmet werden kann. Dabei wird eine kleine Beatmungskanüle durch das Lig. conicum in die Trachea eingeführt.

Bei einer Tracheotomie wird immer zunächst eine Trachealkanüle mit Cuff verwendet, um den noch anästhesierten Patienten beatmen zu können. Ist die Atmung stabil und besteht keine Aspirationsgefahr, kann sie gegen eine ungeblockte Kanüle ausgetauscht werden.

Psychosoziale Betreuung – unterstützende Kommunikation

Kommunikation zwischen Menschen kann verbal (geschriebene oder gesprochene Sprache) oder nonverbal erfolgen (Mimik, Gestik, Körperhaltung, Zeichen, Berührungen). Sie ist Grundlage jeder zwischenmenschlichen Beziehung.

Kommunikation ist mehr als ein Austauschen von Informationen, sie ist ein Grundbedürfnis jedes Menschen. Die Einschränkung der Kommunikation durch Tubus oder Trachealkanüle ist für Patienten sehr belastend. Gerade auf der Intensivstation haben auf den ersten Blick Technik und Apparatemedizin Vorrang, um die **vitalen Funktionen** des Patienten zu unterstützen. Für den Betroffenen jedoch ist der Austausch mit der Umwelt und den Mitmenschen ebenso ein **vitales Bedürfnis.** Die Pflegeperson muss nicht allein bestimmte **Techniken** der Kommunikation beherrschen, sondern sie muss bereit sein, als Mensch in einer zugewandten Haltung mit dem Patienten in **Beziehung** zu treten. Damit dieser zwischenmenschliche Kontakt gelingt, muss das Umfeld des Patienten möglichst angenehm gestaltet werden.

Umfeld des Patienten

Auf der **Intensivstation** überwiegen häufig die negativen Einflüsse auf den Patienten.

Grelles Licht und ein hoher Geräuschpegel mit plötzlichen Lärmspitzen sind belastend. Deshalb werden die akustischen Alarme an den Therapie- und Überwachungsgeräten nicht zu laut eingestellt und die Zimmertür wird möglichst geschlossen. Das Behandlungsteam bemüht sich um eine ruhige Atmosphäre.

Eine weitere Beeinträchtigung ist der fehlende Tag-Nacht-Rhythmus. Häufige, kurze und oberflächliche Kontakte unterstützen den Patienten nicht, sondern überfordern ihn. Die Pflegemaßnahmen können so strukturiert werden, dass der Patient tagsüber neben Aktivitätsphasen auch Ruhephasen hat. Nachts wird die Pflege auf das Notwendige reduziert und das Zimmer nur noch gering beleuchtet. Die Intensivstation ist für den Patienten oft unpersönlich und unübersichtlich. Sichtschutzwände helfen, dass der Betroffene sich nicht von allen Seiten beobachtet fühlt. Angehörige dürfen private Gegenstände und Bilder mitbringen, um die direkte Umgebung „wohnlich" zu gestalten (**Abb. 33.34**).

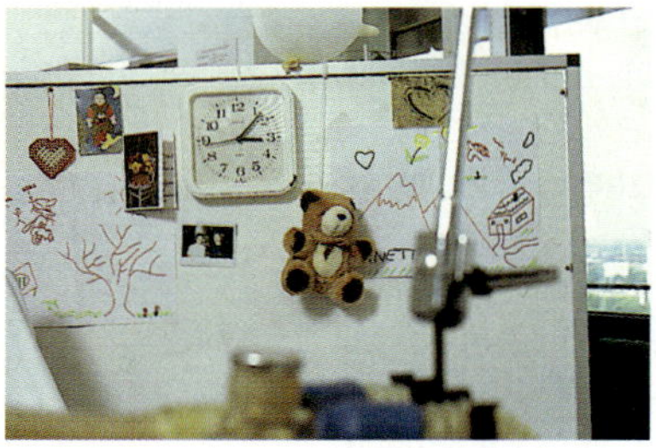

Abb. 33.34 Sichtschutzwand mit Bildern und persönlichen Gegenständen

Die Verwendung eigener Pflegemittel fördert das Wohlbefinden. Angehörige werden in die Betreuung einbezogen, damit der Patient sich in der fremden Umgebung nicht allein gelassen fühlt.

Um die Situation für den Intensiv-Patienten leichter erträglich zu machen und Stress zu reduzieren, ist manchmal eine begleitende Behandlung mit beruhigenden Medikamenten (Sedativa) sinnvoll.

Auf der **Allgemeinstation** können tracheotomierte Patienten zum Teil ihr persönliches Umfeld selbst gestalten. Bei der Auseinandersetzung mit der Erkrankung sind Familie und Freunde oft die wichtigsten Helfer. Wenn der Patient es möchte, kann ein Seelsorger oder Psychologe hinzugezogen werden. Viele Kliniken haben außerdem Ansprechpartner in den Selbsthilfeorganisationen, die auf Anfrage Betroffene auf den Stationen besuchen und sie unterstützen und beraten.

Kommunikation

Intubierte/tracheotomierte Patienten sind mehr oder weniger stark in ihrer Kommunikation eingeschränkt und müssen unterstützt werden.

Bei tracheotomierten, spontan atmenden Patienten kann versucht werden, inwieweit sie sich mit Hilfe von Sprechkanülen verständlich machen können. Manchmal sind Schreibgeräte oder Schreibtafeln eine sinnvolle Hilfe (**Abb. 33.35**). Bei vielen Patienten kommt zu dem Nicht-Sprechen-Können hinzu, dass sie sich aufgrund von Bewusstseinsstörungen oder mangelnder Bewegungsfähigkeit auch nonverbal kaum ausdrücken können. Wenn sich jemand nur sehr gering oder gar nicht äußern kann, ist es schwierig einzuschätzen, was er von seiner Umgebung mitbekommt. Patienten nehmen oft mehr wahr, als es den Anschein hat. Je stärker die Bewusstseinsbeeinträchtigung ist, desto mehr gewinnt die Kommunikation über Berührungen an Bedeutung.

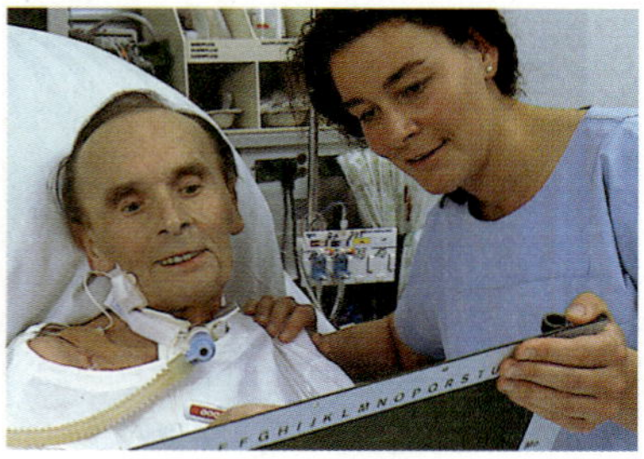

Abb. 33.35 Mit einer Schreibtafel kann für einen beatmeten Patienten die Kommunikation erleichtert werden

Ein ehemaliger Intensiv-Patient berichtet: „Was ich als Erstes von der Außenwelt auf mich zukommen spürte, waren Hände. Es mag sein, dass ich noch zu schwach war, um zu sehen und erkennen zu können, wem die Hände gehörten. Aber ich spürte Hände, Berührtwerden, Gehoben-, Getragen- und Umgelegtwerden" (Wiesenhütter 1977).

Durch Berührungen kann man den Patienten begrüßen, man kann ihn beruhigen und trösten, und man kann ihm mitteilen, dass er nicht allein ist. Man kann durch Bewegungen **mit** dem Patienten und durch **großflächige** und **deutliche** Berührungen das Körpergefühl verbessern (S. 520 f).

„Regeln" für die Kommunikation mit intubierten/tracheotomierten Patienten:

- langsam und deutlich in kurzen, einfachen Sätzen sprechen,
- häufige Informationen zur Orientierung geben (Ort, Zeit, Situation),
- alle Maßnahmen direkt vorher ankündigen,
- Fragen stellen, auf die man mit „Ja" und „Nein" antworten kann,
- dem Patienten Zeit zur Reaktion/Verarbeitung lassen,
- Hilfsmittel nutzen: Brille, Hörgerät, evtl. Kommunikationstafeln,
- positive Botschaften vermitteln (z. B. „Ich bin immer in Ihrer Nähe"),
- korrekte Ansprache verwenden, Distanzlosigkeit vermeiden.

Pflegeschwerpunkte bei beatmeten Patienten

Definition

Beatmung bedeutet, dass die Atemarbeit des Patienten zum Teil oder komplett von einem Beatmungsgerät (Respirator) übernommen wird. Die Atemarbeit ist die Muskelkraft, die ein Mensch zur Belüftung seiner Lunge aufbringen muss.

Ziel der Beatmung ist die Sicherstellung des Gasaustausches bei Ateminsuffizienz des Patienten und/oder die Therapie von Lungenfunktionsstörungen durch eine Beatmung mit kontinuierlich erhöhtem Druck.

Bei spontan atmenden Patienten strömt während der Inspiration Luft in die Lunge, weil durch die Erweiterung des Thorax ein leichter Unterdruck in den

Atemwegen entsteht. Im Gegensatz dazu wird bei der Beatmung Luft mit Überdruck in die Lunge gebracht. Der inspiratorische Druck ist positiv (**Abb. 33.36**).

Durch das Einstellen eines PEEP (**p**ositive **e**nd-**e**xpiratory **p**ressure) kann auch der exspiratorische Druck angehoben werden (physiologisch 0 – 3 mbar). Bei einer Beatmung mit PEEP bleibt die Lunge nach der Ausatmung leicht gebläht, um dem Entstehen von Minderbelüftungen vorzubeugen und den Gasaustausch zu verbessern.

Am Beatmungsgerät kann eingestellt werden, auf welche Art und wie stark die Atmung des Patienten unterstützt wird. Mit modernen Beatmungsgeräten sind verschiedene Formen differenzierter Beatmung möglich, die individuell an den Bedarf des Patienten angepasst werden. Pflegepersonen und Ärzte müssen durch Geräteschulungen und Fachliteratur den Umgang mit Respiratoren erlernen.

Die verschiedenen Beatmungsformen können in drei Gruppen eingeteilt werden:

- **kontrollierte Beatmung:** das Beatmungsgerät übernimmt die komplette Atemarbeit des Patienten,
- **assistierende Beatmung:** das Beatmungsgerät übernimmt einen Teil der Atemarbeit des Patienten,
- **spontane Atmung:** der Patient übernimmt die Atemarbeit vollständig selbst.

Wenn Patienten beatmet werden müssen, geschieht dies meistens auf der Intensivstation. Hier sind geschultes und erfahrenes Personal und die nötige Ausstattung vorhanden. Chronisch kranke, beatmungspflichtige Patienten können auf speziellen Beatmungsstationen gepflegt werden. In sehr seltenen Fällen wird bei entsprechender Überwachung und Betreuung die Beatmung auch zu Hause durchgeführt (Heimbeatmung).

Überwachung

Atmung und Herz-Kreislauf-Funktion werden bei beatmeten Patienten kontinuierlich mit Hilfe von Monitorsystemen überwacht und die ermittelten Daten dokumentiert (Tageskurve, Pflegebericht, Beatmungs- und Laborprotokoll). Die Überwachung des Patienten umfasst auch die klinische Beobachtung und das Einschätzen der psychischen Situation. Hierzu gehört auf Seiten der Pflegeperson Erfahrung und „Fingerspitzengefühl" (**Abb. 33.37**).

Kriterien der Überwachung sind:

- **klinisch:** Lage des Tubus/der Trachealkanüle, Heben und Senken des Thorax, Atemgeräusche (Stethoskop), Hautfarbe, Beurteilung des Trachealsekrets, Atem- und Hustentätigkeit, Verhalten und psychische Situation des Patienten, Adaptation an die Beatmungsform,
- **apparativ:** am Beatmungsgerät: Atemfrequenz, Atemminutenvolumen, Atemzugvolumen, Beatmungsdruck, Sauerstoffkonzentration, Temperatur der Inspirationsgase, zusätzlich: EKG/Herzfrequenz, Blutdrucküberwachung, Pulsoxymetrie (= nicht invasive Messung der Sauerstoffsättigung des Blutes), Kapnometrie (= Messung der Kohlendioxidkonzentration in der Ausatmungsluft),
- **laborchemisch:** arterielle und/oder kapilläre Blutgasanalyse,
- **mikrobiologisch:** regelmäßige Entnahme von Trachealsekret (Untersuchung auf Erreger und Erstellen eines Antibiogramms).

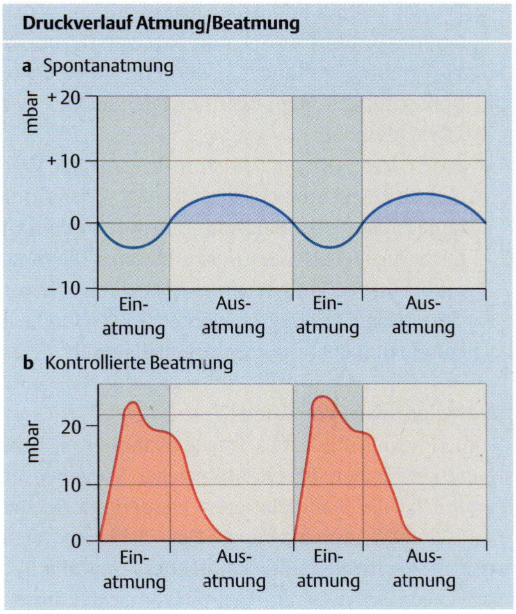

Abb. 33.36 Druckverlauf in den Atemwegen
a bei Spontanatmung und
b bei kontrollierter Beatmung

Atemgasklimatisierung

Wenn ein Patient mit trockener Luft beatmet wird, werden schon nach kurzer Zeit Schleimhäute und Flimmerepithel geschädigt. Es können sich zähes Trachealsekret und Borken bilden. Häufig sind Belüftungsstörungen die Folge. Deshalb wird die Atemluft durch Verdampfer/Verdunster oder HME-Filter angefeuchtet und erwärmt, bevor sie dem Patienten zugeführt wird.

- **Verdampfer/Verdunster:** Die Inspirationsluft wird über die Oberfläche von heißem, sterilem

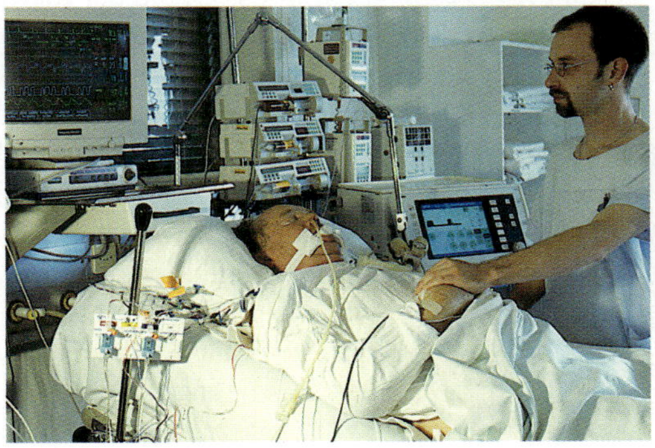

Abb. 33.37 Intensivpflege bedeutet Arbeiten im Spannungsfeld zwischen Technik und menschlicher Zuwendung

Wasser geleitet und dabei auf 32 – 37 °C erwärmt und mindestens zu 70% mit Wasser gesättigt. Die Verdampfer/Verdunster werden im Inspirationsschenkel der Beatmungsschläuche zwischengeschaltet.

- **HME-Filter** (Heat and Moisture Exchanger = Wärme- und Feuchtigkeitsaustauscher): Die Wärme und Feuchtigkeit der Exspirationsluft wird im Filter zurückgehalten und dazu benutzt, die Inspirationsluft zu klimatisieren. HME-Filter („künstliche Nasen") werden zwischen Tubus/Trachealkanüle und Beatmungsschlauch eingesetzt.

Hygienisches Vorgehen

Beim Umgang mit Tubus/Trachealkanüle und Beatmungsschläuchen ist ein aseptisches Vorgehen erforderlich. Alle Manipulationen werden mit Schutzhandschuhen durchgeführt. Das Schlauchsystem wird möglichst selten diskonnektiert und alle 2 – 3 Tage gegen ein sauberes, staubfrei verpacktes System ausgetauscht. Bei Verwendung von HME-Filtern werden die Beatmungsschläuche erst bei Patientenwechsel oder bei makroskopischer Verschmutzung erneuert. Der Filter und das Stück zwischen Filter und Tubus („Gänsegurgel") werden täglich gewechselt.

Tubusfixierung

Ein endotrachealer Tubus muss sicher fixiert werden, um eine versehentliche Extubation oder Dislokation des Tubus zu verhindern.

- **Orotrachealer Tubus:** ein stabiles Band (z. B. Wäscheband) wird um den Tubus und dann um einen angefeuchteten Mullwickel fest verknotet. Die beiden Enden werden so eng um den Hals gebunden, dass noch zwei Finger zwischen Band und Hals passen. Für den Halsbereich kann auch ein weiches Band aus Schaumgummi verwendet werden. In manchen Kliniken werden von der Industrie gefertigte Tubusfixierungen eingesetzt. Bei extremer Lagerung (z. B. Bauchlage) empfiehlt sich ein Verkleben von Tubus und Mullwickel mit festen Pflasterstreifen zu beiden Seiten des Gesichts.
- **Nasotrachealer Tubus:** Ein Pflasterstreifen wird vom Tubus zum Nasenrücken geklebt. Der Tubus soll keinen „Spielraum" haben und dennoch wenig Druck auf den Rand des Nasenlochs ausüben.

Abb. 33.38 Einstellen des Cuffdrucks

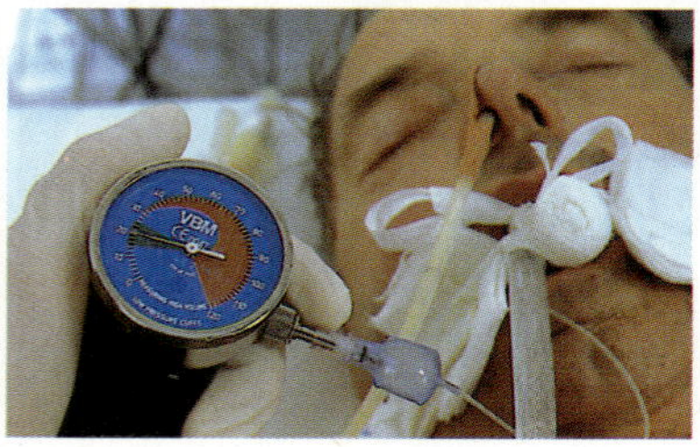

Aspirationsschutz und Cuffdruck-Kontrolle

Der Cuffdruck wird konstant bei 20 – 25 mmHg gehalten. Er wird mit einem Messgerät spätestens alle 6 Std. kontrolliert und angepasst (**Abb. 33.38**). Ein zu niedriger Cuffdruck birgt die Gefahr einer Aspiration, wenn der Patient z. B. erbricht. Ein zu hoher Cuffdruck führt zu ischämischen Druckschäden an der Trachealschleimhaut.

Über dem Cuff sammelt sich immer etwas Flüssigkeit, die bei plötzlicher Undichtigkeit (z. B. Cuffdefekt) zur Aspiration führen kann. Um dieses Risiko zu vermindern, kann der Cuff mehrmals täglich bei gleichzeitigem endotrachealem Absaugen entblockt werden. Eine andere Möglichkeit ist, die Flüssigkeit über dem Cuff durch eine gesonderte, in den Tubus eingearbeitete Zuleitung regelmäßig abzusaugen.

Mundpflege

Die Mundpflege kann, besonders für orotracheal intubierte Patienten, sehr unangenehm sein. Durch Tubusbewegungen und Reizungen im Rachen werden Würge- und Hustenreflex ausgelöst. Gerade bewusstseinsbeeinträchtigte Patienten fühlen sich durch Manipulationen im Mundbereich häufig bedroht. Die hohe Sensitivität des Mundbereichs birgt aber auch die Chance, dem Patienten ganz bewusst angenehme Empfindungen zu vermitteln. Durch das Verwenden der ihm vertrauten Pflegemittel wird an bekannte Erfahrungen angeknüpft. Der Betroffene kann frühzeitig an der Mundpflege beteiligt werden, indem er im Bett eine sitzende Position einnimmt und die Pflegeperson seine Hand „führt".

Ziel der Mundpflege bei beatmeten Patienten ist vor allem eine intakte und feuchte Mundschleimhaut und das Vermeiden von Infektionen bzw. absteigenden Infektionen in Mund, Rachen und Lunge.

Bei intubierten/tracheotomierten Patienten werden alle 6 – 8 Std. die Zähne geputzt, die Mundhöhle ausgespült und ausgewischt und das Sekret aus dem Rachenraum abgesaugt. Dabei wird gleichzeitig die Mundhöhle inspiziert, die Tubuslage kontrolliert und der angefeuchtete Mullwickel erneuert. Die Lippen werden zum Schutz mit Vaseline eingecremt (**Abb. 33.39**).

> **Merke**
> Führen Sie die Mundpflege wegen der Gefahr des Erbrechens nicht direkt nach Gabe von Sondenkost oder nach dem Essen durch.
> Bei orotrachealem Tubus besteht während der Mundpflege erhöhte Extubationsgefahr!

Extubation

Die Extubation erfolgt, wenn der Patient nicht länger auf den Tubus angewiesen ist. Zuvor muss er vom Beatmungsgerät „entwöhnt" werden (Weaning). Dabei wird der Anteil der Atemunterstützung schrittweise reduziert. Bei schwieriger Entwöhnung vom Beatmungsgerät kann ein individuell auf den Patienten abgestimmtes Weaning-Konzept mit einem Wechsel von Trainings- und Erholungsphasen sinnvoll sein. Vorraussetzungen zur Extubation sind:

- zufriedenstellender Gasaustausch,
- ausreichende Spontanatmung ohne Erschöpfung,
- vorhandene Schutzreflexe (Husten, Schlucken),
- Bewusstsein: „ansprechbar", eindeutige Reaktion auf äußere Reize,
- stabile Herz-Kreislauf-Verhältnisse.

Vor der Extubation werden die benötigten Utensilien zurecht gelegt:

- Absaugkatheter,
- Blockerspritze,
- Sauerstoffschlauch und -maske. Medikamente und Materialien für eine eventuelle Reintubation müssen vorhanden sein. Der Patient wird über die weiteren Schritte informiert und möglichst aufrecht im Bett gelagert. Der Mund-Rachen-Raum und der Magen (bei liegender Magensonde) werden abgesaugt. Danach erfolgt die Präoxygenierung (3 – 5 Min. 100 % O_2). Bei der Extubation wird die Tubusfixierung gelöst, der Cuff entblockt und der Tubus unter endotrachealem Absaugen herausgezogen. Nach der Extubation sind atemunterstützende Maßnahmen (S. 507) und die weitere Überwachung der Atemfunktion erforderlich.

Pflegeschwerpunkte bei tracheotomierten Patienten

Die Schwerpunkte der Pflege tracheotomierter Patienten sind unterschiedlich, je nachdem ob sie sich im Krankenhaus, im Pflegeheim oder zu Hause befinden.

Überwachung

Die Überwachung des tracheotomierten Patienten, besonders in den ersten Tagen nach Anlage des Tracheostomas, umfasst:

- **Atemfunktion:** beidseitige Belüftung der Lunge, ausreichender Gasaustausch, Beschaffenheit und Menge des Trachealsekrets,
- **Kanüle:** korrekte Lage, Durchgängigkeit,
- **Stoma:** Nachblutung, Entzündungszeichen, Hautbeschaffenheit.

Trachealspreitzer und Ersatzkanülen müssen unmittelbar griffbereit sein, um bei einem Herausrutschen sofort eine neue Kanüle einsetzen und so den Atemweg sicherstellen zu können. Bei Patienten, die noch auf eine geblockte Kanüle angewiesen sind, wird der Cuffdruck regelmäßig kontrolliert.

Häufige Ursachen für Luftnot bei Patienten mit Trachealkanülen sind:

- Fehllage der Kanüle,
- Einengung/Verstopfung der Kanüle (z. B. durch Schleim),
- bei geblockten Kanülen: falsche Konnektion der Atemschläuche,

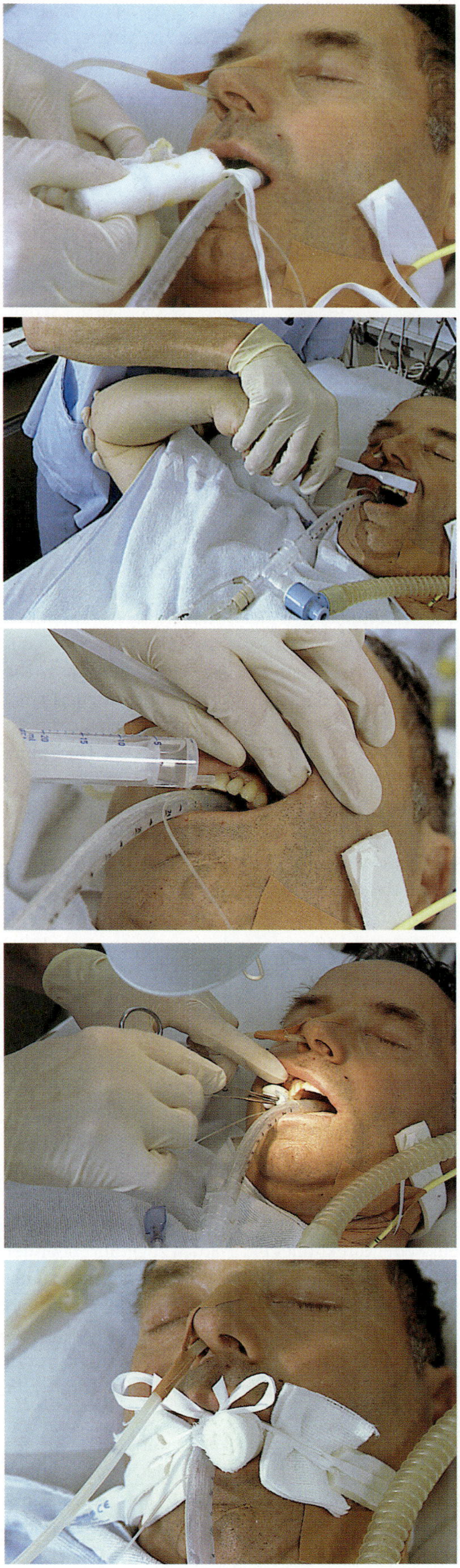

Abb. 33.39 Mundpflege eines beatmeten Patienten.
a Lösen der Fixierung und Herausnehmen des Mullwickels
b Putzen der Zähne
c Ausspülen und gleichzeitiges Absaugen des Mundraumes
d Auswischen und Inspizieren der Mundhöhle
e erneut fixierter Tubus

- bei Sprechkanülen: Verlegung des Exspirationswegs durch Schwellung oder Sekret.

Tracheostomapflege

Ziel der Pflege ist, das Tracheostoma sauber und trocken zu halten und Hautläsionen zu vermeiden.

In den ersten Tagen nach der Anlage wird das Tracheostoma regelmäßig mit Kochsalz- oder Ringerlösung gereinigt und eine sterile Schlitzkompresse vorgelegt. Der Verbandwechsel erfolgt unter aseptischen Bedingungen (**Abb. 33.40**). Wenn das Stoma infiziert ist, werden zusätzlich lokale Antiseptika angewendet.

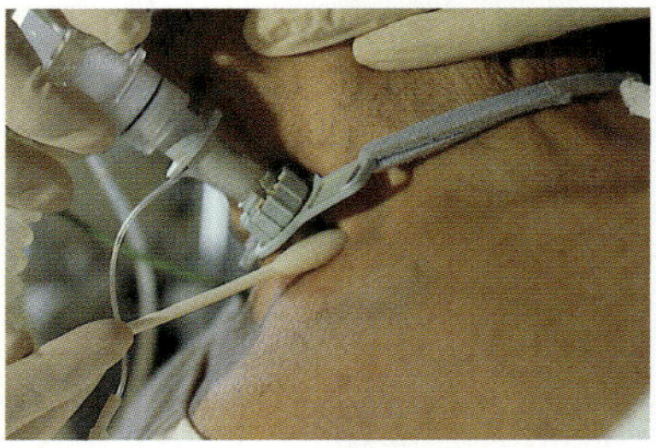

Abb. 33.40 Die Umgebung des Tracheostomas wird mit einem feuchten Tupfer unter aseptischen Bedingungen gereinigt

Eine saugfähige Schlitzkompresse nimmt Sekrete auf und ist ein Polster zwischen Halteplatte der Kanüle und Haut. Bei geringer Sekretion können alternativ Kompressen mit aufgedampfter Aluminiumschicht verwendet werden, die nicht so leicht mit dem Stomarand verkleben. Hautreizungen und -mazerationen entstehen durch Speichel, Trachealsekret und durch mechanischen Reiz der Kanüle oder des Haltebandes. Die Kompressen müssen so oft wie nötig erneuert werden. Wenn die Umgebung des Stomas dennoch ständig nass ist, kann man Zinkpaste zur Trocknung und Abdeckung der Haut verwenden. Die Zinkpaste wird bei jedem Verbandwechsel mit Reinigungsöl wieder entfernt. Fettende Salben werden nicht aufgetragen, weil sie die Haut aufweichen und empfindlicher machen.

Mechanische Reize vermeidet man weitgehend durch die Wahl der passenden Kanüle. Das Halteband muss weich und trocken sein und darf nicht zu eng sitzen.

Anfeuchten der Atemluft

Bei tracheotomierten Patienten ist in den ersten Tagen nach Anlage des Stomas und bei eingeschränkter Atemfunktion ein kontinuierliches Anfeuchten der Atemluft erforderlich. Zur Anfeuchtung werden Verdampfer- oder Vernebler-Geräte eingesetzt. Die angefeuchtete Inspirationsluft wird dem Patienten entweder direkt über ein T-Stück zugeführt oder der Strom der angefeuchteten Luft wird auf die Kanüle gerichtet, sodass der Patient einen Teil davon, im Gemisch mit Raumluft, einatmet. Die Hygienevorschriften der Geräte müssen beachtet werden, um zu verhindern, dass Keime in den Respirationstrakt eingebracht werden.

Bei Kanülen mit Normkonnektor können grundsätzlich auch HME-Filter verwendet werden. Allerdings muss eine kontinuierliche Überwachung gewährleistet sein, weil die Gefahr besteht, dass der Filter durch Trachealsekret verstopft wird.

Mit dem Erlangen größerer Selbstständigkeit und Mobilität wird die Atemluft nur noch phasenweise angefeuchtet. Auch nach der Entlassung ist ein regelmäßiges Inhalieren feuchter Luft zu empfehlen.

Umgang mit verschiedenen Kanülen

Trachealkanülen haben die Funktion, das Tracheostoma zu stabilisieren und den Atemweg zu sichern.

Kanülen mit Cuff werden eingesetzt, wenn der Patient beatmet werden muss oder wenn erhöhte Aspirationsgefahr besteht (z. B. bei fehlenden Schutzreflexen). Die Kanülen bestehen aus weichem und biegsamem Kunststoff und können 1 – 2 Wochen belassen werden. Der Halsschild, mit dem die Kanüle fixiert wird, ist verstellbar, sodass die Tiefe der Kanüle individuell angepasst werden kann (**Abb. 33.41**).

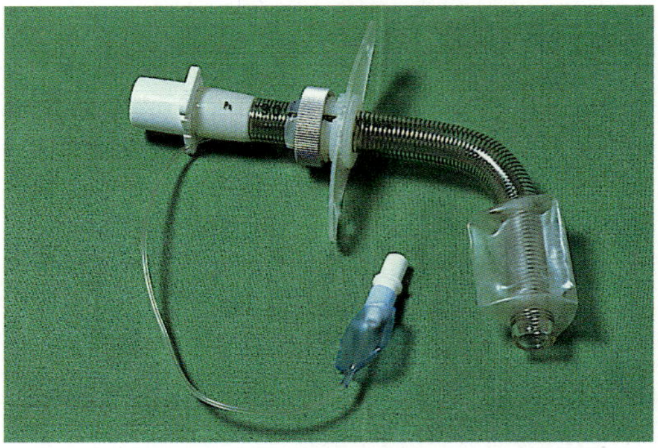

Abb. 33.41 Kunststoffkanüle mit Cuff

Kanülen ohne Cuff werden vor allem bei spontan atmenden Patienten verwendet, die langfristig auf ein Tracheostoma angewiesen sind. Es gibt unterschiedliche Formen, Größen und Materialien.

Einige Kanülen sind mit einer Innenkanüle (Inlett) ausgestattet. Bei Verunreinigung durch Trachealsekret muss nicht die ganze Kanüle, sondern nur das Innenstück ausgewechselt und gereinigt werden. Dies ist für den Patienten angenehmer. Das Inlett wird mit einer Arretiervorrichtung in Höhe des Halsschildes an der Außenkanüle befestigt.

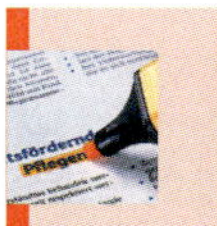

> **Merke**
> Inlett und Kanüle müssen exakt ineinander passen. Kanülen mit scharfen Kanten und Rissen dürfen nicht verwendet werden (Verletzungsgefahr)!

Gleitmittel, wie z. B. Stomaöl, erleichtern das Einführen von Kanüle oder Inlett.

Ungeblockte Kanülen bestehen aus Kunststoffen (PVC, Silikon) oder Silber. Silber ist ein stabiles, schleimhautverträgliches Material mit bakterizider Wirkung. Es kann gereinigt, desinfiziert und sterilisiert werden.

Silberkanülen haben eine glatte Wandung, an der das Sekret schlecht haftet.

Phonationskanülen (Sprechkanülen) sind mit einem Ventil ausgestattet, das die Inspiration durch die Kanüle ermöglicht, aber bei der Exspiration die Kanüle verschließt. Die Ausatmungsluft gelangt durch eine Fensterung im äußeren Bogen der Kanüle und nimmt den natürlichen Weg durch den Kehlkopf. Dies funktioniert nur, wenn der Patient spontan atmet und der Kehlkopf erhalten ist. Sowohl Silber- als auch Kunststoffkanülen werden als Phonationskanülen angeboten (**Abb. 33.42**).

Beim ersten Sprechversuch mit der Phonationskanüle muss darauf geachtet werden, ob die Ausatmung durch den Kehlkopf gelingt. Wenn Schleimhautschwellung oder Sekrete den Luftweg verlegen, kann das zu einer lebensbedrohenden Situation führen.

> **Merke**
> Phonationskanülen nur verwenden, wenn Ein- und Ausatmung problemlos möglich sind!

Nach einer Kehlkopfentfernung (Laryngektomie) kann der Patient die Sprechfähigkeit mit Hilfe einer **Stimmprothese** wiedererlangen. Hierzu wird chirurgisch eine Öffnung zwischen Luft- und Speiseröhre geschaffen, in die die Stimmprothese eingesetzt wird.

Verschließt der Patient bei der Ausatmung sein Tracheostoma (mit dem Finger), so strömt die Luft durch die Stimmprothese in den Mundbereich. Aus den entstehenden Tönen kann der Betroffene Worte bilden.

Andere Möglichkeiten der Stimmbildung nach Laryngektomie sind elektronische Sprechhilfen oder das Erlernen der sog. Ösophagusstimme (S. 640).

Reinigen der Kanüle

Die Kanülen werden gereinigt und desinfiziert, Silberkanülen können sterilisiert werden. Für die Reinigung gibt es spezielle Reinigungspulver und weiche Bürsten (s. Häusliche Pflege, S. 886 f).

Fixieren der Kanüle

Die Trachealkanüle wird mit einem Band um den Hals fixiert, sodass ein Herausrutschen oder Dislozieren der Kanüle verhindert wird. Ein allzu großer Spielraum mit Hin- und Hergleiten der Kanüle führt zu Schleimhautreizung und Husten. Andererseits kann ein zu strammes Halteband Hautläsionen verursachen und ist für den Träger unangenehm. Übliche Materialien sind Schaumgummi (mit Klettverschluss), elastische, gummihaltige Bänder oder Wäscheband.

Wechsel und Entfernen der Kanüle

Wechsel der Kanüle

Nach einer Tracheotomie wird das Stoma zunächst mit einer geblockten Kanüle gesichert. Bei stabiler Atmung und komplikationslosem Verlauf kann die Kanüle schon am ersten postoperativen Tag gegen eine Kanüle ohne Cuff ausgetauscht werden. Danach erfolgt der Kanülenwechsel zweimal täglich. Um Druckstellen zu vermeiden, werden abwechselnd zwei in Länge und Krümmungsgrad unterschiedliche Kanülen verwendet. Viele Patienten, die langfristig Kanülen tragen, behalten diesen Wechselrhythmus auch zu Hause bei.

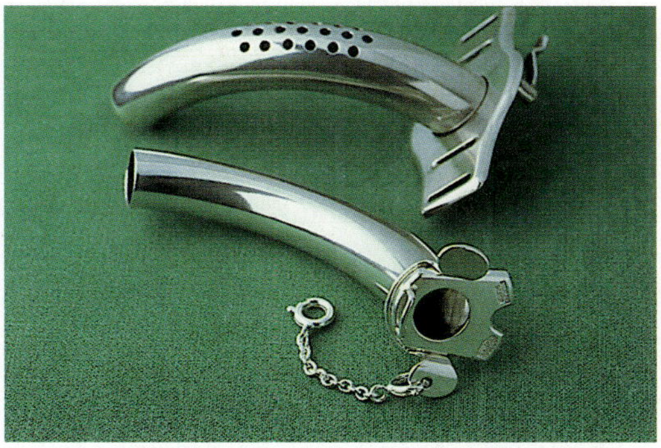

Abb. 33.42 Sprechkanüle aus Silber

Bei einem engen Stoma und in den ersten Tagen nach der Tracheotomie besteht die Gefahr, dass die Kanüle beim Vorschieben einen falschen Weg nimmt (**via falsa**) und sich in den Halsweichteilen verfängt. Ein abgeschnittener Absaugkatheter, der beim Kanülenwechsel als „Leitschiene" im Stoma verbleibt, kann dies verhindern.

Bei beatmeten Patienten wird die Trachealkanüle wegen möglicher Komplikationen (Hypoxie, Aspiration) erst nach 1 – 2 Wochen gewechselt. Hierzu wird der Patient präoxygeniert und das Sekret aus Rachenraum, Magen und Luftröhre abgesaugt. Das Zubehör für eine eventuelle Intubation muss bereitliegen.

Der Trachealkanülenwechsel ist Aufgabe des Arztes. Ist die Durchführung problemlos möglich, wird diese Aufgabe auch häufig von den Pflegepersonen übernommen.

Entfernen der Trachealkanüle

Wenn der Patient die Trachealkanüle nicht mehr benötigt, soll sich das Stoma durch Gewebegranulation möglichst schnell verschließen. Die Wundadaptation wird durch quer verklebtes Pflaster unterstützt. Hierzu eignen sich hautfreundliche und hydrokolloidale Verbände, die evtl. durch stärker klebendes Pflaster ergänzt werden. Ein Tupfer am Eingang des Stomas kann die Abdichtung verbessern.

> Eva Groß Krankenschwester
> **Praxistipp**
> Der Patient soll beim Husten und Sprechen mit zwei Fingern Gegendruck auf das Stoma ausüben.

Wenn bei der Anlage des Stomas die Halshaut an die Tracheawand angenäht wurde (epithelialisiertes Stoma), muss der Verschluss operativ erfolgen.

Atem unterstützende Maßnahmen

Intubierte/tracheotomierte Patienten sind hochgradig gefährdet, pulmonale Komplikationen zu entwickeln, insbesondere durch

- vermehrte Sekretion in den Atemwegen, Eintrocknen des Sekrets, Sekretstau,
- Minderbelüftungen der Lunge, Verschlechterung der Atemfunktion,
- Infektionen der Atemwege.

Ursachen für diese Gefährdung sind

- fehlender Glottisschluss und dadurch verminderte Fähigkeit, effektiv abzuhusten,
- häufig eingeschränkte Beweglichkeit und verringerte Kraft der Atemmuskulatur,
- Tubus/Trachealkanüle stellen eine „Leitschiene" für Keime dar.

Ziel der Atem unterstützenden Maßnahmen ist es, pulmonale Komplikationen zu verhindern und die Lungenfunktion zu verbessern.

Von zentraler Bedeutung für alle Patienten sind Lagerung und Mobilisation sowie Hilfen zur Entfernung des Sekrets aus den Atemwegen. Zusätzlich profitieren viele Patienten von Maßnahmen zur Vertiefung und Bewusstmachung der Atmung (Kontaktatmung S. 512 f; Atem stimulierende Einreibung S. 520 f).

Lagerung und Mobilisation

Maßnahmen der Lagerung und Mobilisation haben in mehrfacher Hinsicht positive Wirkungen.

Atemfunktion. Eine häufig wechselnde Lage unterstützt die gleichmäßige Belüftung der Lunge. Mobilisation und aufrechte Position vertiefen und erleichtern die Atmung. Durch eine gezielte Lagerung kann das Sekret aus einzelnen Lungenabschnitten besser abfließen und die Belüftung dieser Bereiche verbessert werden.

Psychische Situation. Die aufrechte Position wird oft als erster Schritt zur Genesung empfunden und stärkt das Selbstwertgefühl. Die Eigenaktivität und Selbstständigkeit wird gefördert.

Wahrnehmung. Die Bewegung des Patienten und sein „Beteiligt-Sein" an der Bewegung regt die Körperwahrnehmung an. Die aufrechte Position ermöglicht die Orientierung im Raum (**Abb. 33.43**).

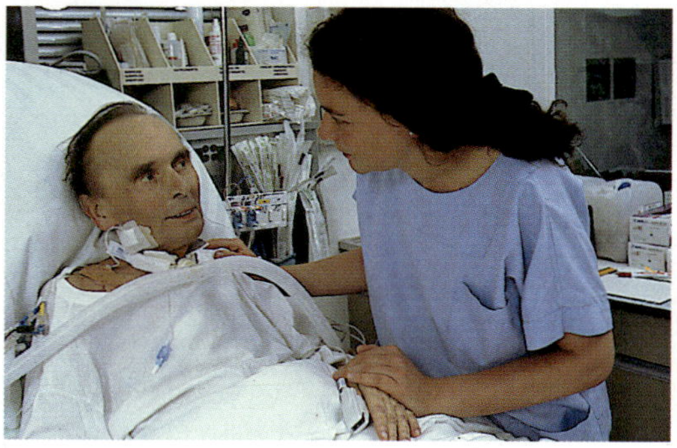

Abb. 33.43 Die aufrechte Position verbessert die Orientierung des Patienten und stärkt sein Selbstwertgefühl

Der Pflegeplan wird individuell für den Patienten erstellt. Folgende Maßnahmen kommen in Betracht:

- häufig wechselnde Lage,
- frühzeitig aufrechte Position (z. B. Sitzen im Bett),
- frühzeitig Mobilisation,
- Beteiligung des Patienten an der Bewegung,
- gezielte Lagerung zur besseren Belüftung einzelner Lungenabschnitte,
- Lagerungsdrainagen.

Sekretolyse und Sekretmobilisation

Pflegeziele sind

- **Sekretolyse:** Das Sekret in den Atemwegen ist von niedriger Viskosität (Zähigkeit).
- **Sekretmobilisation:** Der Patient kann das Sekret abhusten bzw. das Sekret ist abzusaugen. Ein Sekretstau wird vermieden.

Sekretolyse

Das Sekret darf nicht zu zäh sein, damit es abgehustet bzw. abgesaugt werden kann. Voraussetzung für eine niedrige Viskosität des Sekrets ist, dass der Patient genügend Flüssigkeit aufnimmt. Zusätzlich muss bei intubierten/tracheotomierten Patienten die Atemluft angefeuchtet und erwärmt werden. Schleimlösende Medikamente werden auf Anordnung des Arztes als Inhalationen oder systemisch verabreicht. Die Pflegeperson beobachtet und dokumentiert Menge und Beschaffenheit des Trachealsekrets.

Sekretmobilisation

Die effektivste Art der Sekretmobilisation ist das Husten (S. 514). Bei Spontanatmung oder assistierender Beatmung kann der Patient gezielt angeleitet werden. Er nimmt eine aufrechte Haltung ein und wird zum tiefen Einatmen und kurzen, kräftigen Hustenstößen aufgefordert. Eine andere Möglichkeit ist das Ausnutzen der Schwerkraft. Durch Umlagern und Seitenlage des Patienten wird Sekret in Richtung Hilus mobilisiert. Einzelne Lungenabschnitte, die besonders betroffen sind, können gezielt „nach oben" gelagert werden (s. Drainagelagerung, S. 516 f). Unterstützend werden Vibrationsmassagen angewendet (S. 515). Das Sekret wird anschließend aus der Trachea abgesaugt.

Endotracheales Absaugen

Tubus und Trachealkanüle verhindern, dass der Patient das in den Atemwegen gebildete Sekret aus der Lunge herausbefördern kann. Um eine Verschlechterung der Lungenfunktion zu vermeiden, wird das Sekret abgesaugt.

> **Definition**
>
> Das endotracheale Absaugen ist der Vorgang, bei dem mittels eines Absaugkatheters Sekret aus der Trachea entfernt wird (**Abb. 33.44**).

Endotracheales Absaugen (Abb. 33.44)

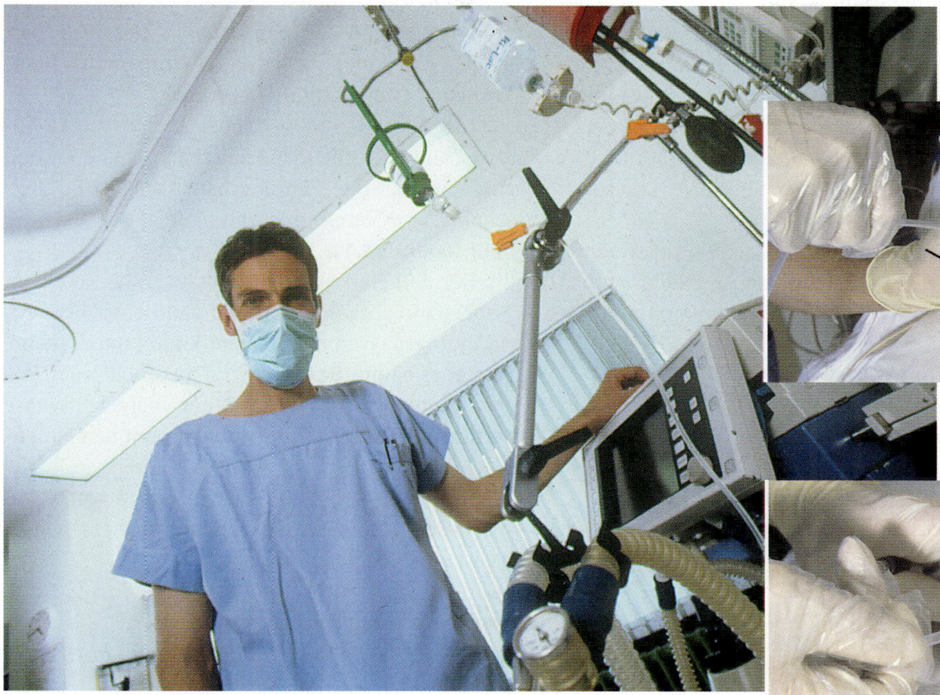

1 Sicht des Patienten bei der Information über das bevorstehende Absaugen.

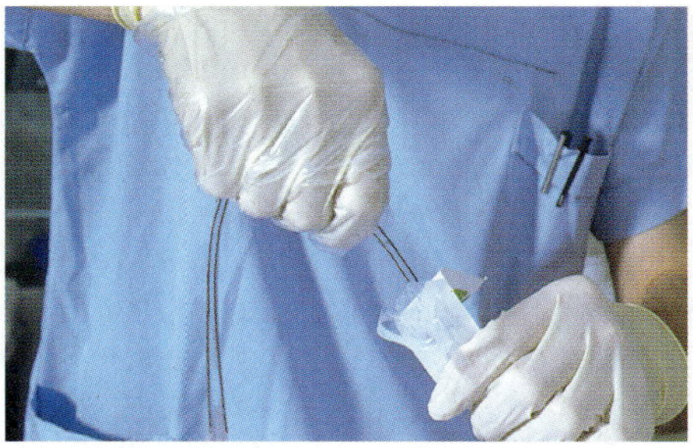

2 Pflegeperson entnimmt den steril verpackten Katheter aus der Schutzhülle. Ein OP- Handschuh schützt die Katheter führende Hand.

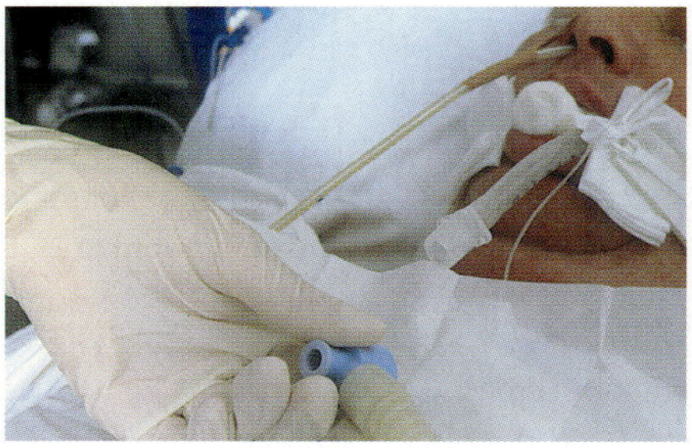

3 Der Atemschlauch wird mit der „unsterilen" Hand vom Tubus diskonnektiert. Der Konnektor mit dem Schlauch („Gänsegurgel") wird auf die zuvor abgelegte sterile Handschuhverpackung platziert.

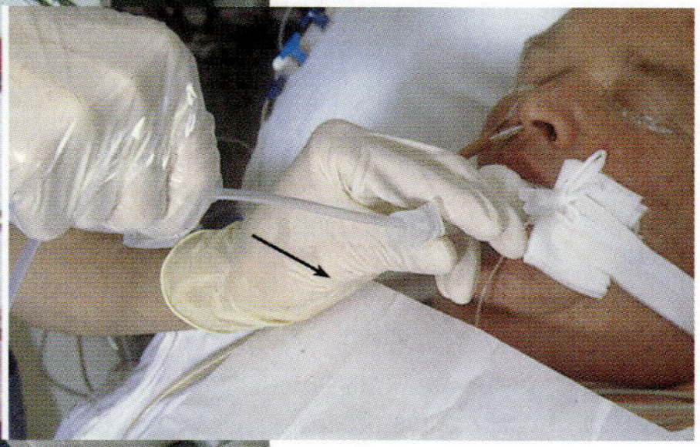

4 Der Katheter wird unter sterilen Kautelen in den Tubus eingeführt.

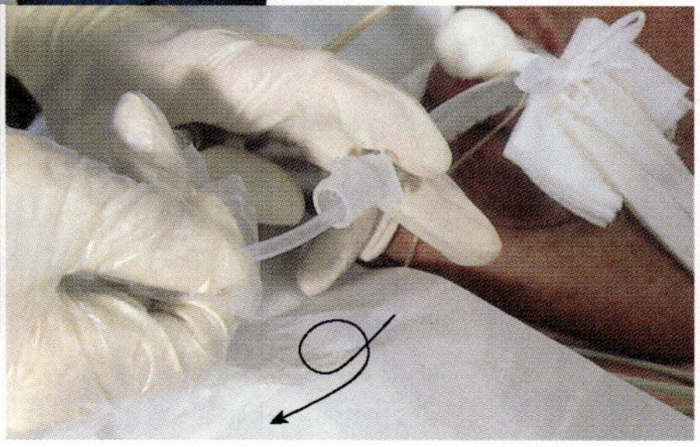

5 Die „unsterile" Hand fixiert den Tubus. Mit der „sterilen" Hand wird der Katheter unter drehenden Bewegungen zurückgezogen.

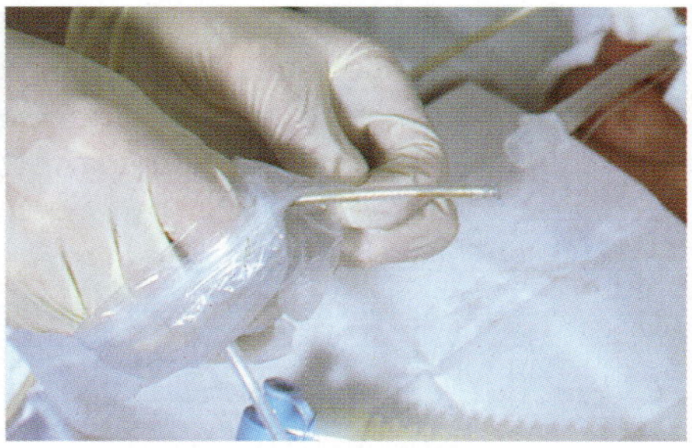

6 Der OP-Handschuh wird über den benutzten und um die Hand gewickelten Absaugkatheter gestülpt und verworfen.

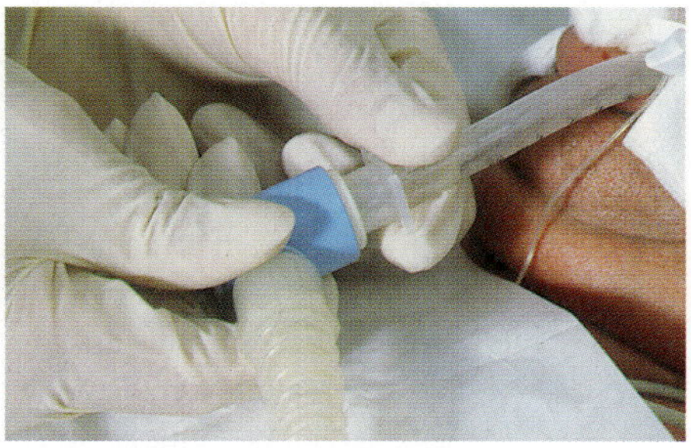

7 Atemschlauch und Tubus werden wieder konnektiert.

Häufigkeit des Absaugens

Wie oft und wann abgesaugt wird, richtet sich nach der Sekretmenge. Das Absaugen erfolgt so oft wie nötig und so selten wie möglich, beim Intensivpatienten aber mindestens einmal pro Schicht. Das endotracheale Absaugen wird durchgeführt:

- bei Hinweis auf Sekret in den Atemwegen (hörbares Rasseln, Ansteigen des Beatmungsdrucks, Verschlechterung der Sauerstoffsättigung),
- nach Maßnahmen der Sekretmobilisation (Inhalation, Umlagerung/Mobilisation, Lagerungsdrainage, Vibrationsmassage),
- wenn der Cuff entblockt wird (bei Lageveränderung von Tubus/Trachealkanüle, vor der Extubation, bei Verdacht auf Aspiration und Undichtigkeit des Cuffs).

Hygienisches Vorgehen

Das endotracheale Absaugen erfordert ein aseptisches Vorgehen. Dies umfasst:

- Händedesinfektion,
- Tragen von Schutzhandschuhen,
- OP-Handschuh an der katheterführenden Hand,
- steriler Absaugkatheter, sofortige Entsorgung nach Gebrauch,
- keine Kontamination von Tubus und Trachealkanüle.

Wenn das Trachealsekret eine besondere Infektionsgefahr darstellt (z.B. multiresistente Keime), müssen beim Absaugen Haube, Mundschutz und Schutzbrille getragen werden.

Wahl des Absaugkatheters

Durch das Vorschieben des Absaugkatheters und den Sog an der Katheterspitze können Schleimhauterosionen und Blutungen entstehen. Deshalb empfiehlt sich das Verwenden sog. **Luftkissenkatheter,** die eine geringere Traumatisierung zur Folge haben. Im Gegensatz zu „herkömmlichen" Kathetern werden Luftkissenkatheter unter Sog eingeführt.

Ein **geschlossenes Absaugsystem** wird verwendet, wenn der Patient aufgrund eingeschränkter Lungenfunktion mit deutlich erhöhtem PEEP beatmet wird. Mit diesem System kann man absaugen, ohne dass die Beatmung unterbrochen werden muss. Ein Druckverlust in den Atemwegen und ein Kollaps von Alveolen werden so vermieden.

Der Absaugkatheter muss der Tubusgröße angemessen sein. Bei Erwachsenen sind Katheter der Größen 12 – 16 Charr. passend.

Durchführung

Um die Sicherheit beim hygienischen Vorgehen zu erhöhen, ist es vorteilhaft, wenn eine zweite Person bei der Durchführung assistiert.

Die Materialien werden vorbereitet und das Absauggerät auf Funktionstüchtigkeit überprüft. Der Patient wird über den Ablauf des endotrachealen Absaugens informiert. Bei erhöhter Aspirationsgefahr und liegender Magensonde muss das Sekret aus dem Magen abgeleitet werden. Ist der Patient noch auf Sauerstoffzufuhr angewiesen, wird für 2 – 3 Min. präoxygeniert (100% O_2).

Der PEEP wird auf 5 mbar reduziert, falls er höher eingestellt ist. Dadurch wird ein plötzlicher intrapulmonaler und intrathorakaler Druckabfall vermieden, der zum Kollaps von Alveolen und zu Herz-Kreislauf-Instabilität führen könnte.

Die Pflegeperson verbindet Katheter und Absaugschlauch, zieht sich Schutzhandschuhe an und zusätzlich auf die „Führungshand" einen OP-Handschuh. Die weitere Durchführung folgt der Beschreibung in **Abb. 33.44.**

Der Katheter wird beim Absaugen bis zu einem Widerstand vorgeschoben und dann etwa 1 cm zurückgezogen. Wenn der Patient kräftig husten kann, genügt es häufig, das Sekret nur aus Tubus oder Trachealkanüle abzusaugen. Diese Vorgehensweise vermindert Komplikationen und schont den Patienten.

Der Absaugvorgang soll insgesamt maximal 10 – 15 Sek. dauern, um den Patienten nicht zu sehr zu belasten.

> **Lernaufgabe**
> Halten Sie nach dem Ausatmen 15 Sek. lang die Luft an.

Der Absaugschlauch wird durchgespült (Desinfektions-, Reinigungslösung oder steriles Wasser). Abschließend verschafft sich die Pflegeperson einen Überblick über das Befinden des Patienten und die Beatmungsparameter.

Komplikationen

Folgende Komplikationen können beim endotrachealen Absaugen auftreten:

- Hypoxie,
- Bradykardie (Vagusreiz) oder Tachykardie (Stress),
- Verletzungen/Blutungen der Trachealschleimhaut,
- Würgen, Übelkeit, Erbrechen,
- psychische Beeinträchtigung des Patienten,
- versehentliche Extubation/Dekanülierung,
- Keimverschleppung durch unsauberes Arbeiten.

Häusliche Pflege

Menschen, die mit einem Tracheostoma nach Hause entlassen werden (z.B. nach einer Kehlkopfentfernung), streben eine weitgehende Selbstständigkeit hinsichtlich der Pflege an.

Der Patient wird bereits während des stationären Aufenthalts in die Versorgung von Stoma und Kanüle eingewiesen. Ebenso wird mit dem Einüben einer Ersatzstimme schon im Krankenhaus/in der Rehaklinik begonnen. Die Förderung der Selbstständigkeit und die Unterstützung des Betroffenen wird im häuslichen Bereich fortgeführt.

Wichtige Ansprechpartner des Patienten sind Mitarbeiter der Pflegedienste, Logopäden, Sozialarbeiter und Berater aus den Selbsthilfeorganisationen, hier vor allem der Bundesverband der Kehlkopflosen e.V. Übersichtliche Information in schriftlicher Form gibt es z.B. von der deutschen Krebshilfe (s. Leserservice, S. 891). Der Betroffene findet nach und nach heraus, welche Hilfsmittel, Maßnahmen oder Verhaltensweisen für ihn und seine Situation geeignet sind.

Im Folgenden sind die wesentlichen Gesichtspunkte der häuslichen Pflege zusammengestellt.

■ Kommunikation

Für den Betroffenen ist es von entscheidender Bedeutung, dass er sich verständlich machen kann. Er sollte Ausdauer und Energie darauf verwenden, eine „Ersatzstimme" (mittels Stimmprothese, Speiseröhrenstimme und/oder elektronischer Sprechhilfe) oder das Sprechen mit Sprechkanüle einzuüben. Oft ist der Patient vorübergehend darauf angewiesen, sich durch Schreiben, Zeichensprache oder Mundbewegungen verständlich zu machen. Betreuer von Tracheotomierten sollten im Verstehen dieser „laut- und stimmlosen Sprache" geübt sein.

■ Atmen

Durch das Stoma können kalte, trockene Luft und Staubpartikel direkt in die Luftröhre gelangen. Vermehrte Schleimbildung, Hustenreiz und Neigung zu Infektionen der Atemwege sind die Folge.

Negative Einflüsse werden möglichst eingegrenzt:

- Luftfeuchtigkeit in den Wohnräumen > 50% halten mit Hilfe von Luftbefeuchtern,
- Schutztücher vor dem Stoma tragen (Filterwirkung, optischer Schutz),
- täglich etwa zweimal eine halbe Stunde angefeuchtete Luft inhalieren, z.B. mit Hilfe eines Verneblers, hierzu eignet sich NaCl-Lösung (0,9%) oder abgekochtes Wasser.

Wer keine Kanüle mehr benötigt, kann Schutztücher aus Schaumstoff oder kleine HME-Filter vor die Luftröhrenöffnung kleben.

Das Sekret muss effektiv abgehustet werden. Bei Schwierigkeiten wird der Schleim mit Hilfe eines Absauggerätes entfernt.

■ Versorgung von Stoma und Kanüle

Das Tracheostoma wird möglichst sauber und trocken gehalten. Die Reinigung erfolgt zweimal täglich mit einem weichen Lappen und warmem Wasser. Seife oder Watte sollte nicht benutzt werden. Ebenso wird auf fettende Salben verzichtet, weil sie die Haut aufweichen. Mechanische Reize am Stoma durch Kanüle oder Halteband müssen vermieden werden. Die Kanüle wird ein- bis zweimal täglich gewechselt und gereinigt, z.B. unter fließendem Wasser mit Hilfe einer weichen Bürste. Zusätzlich können Spülmittel, Neutralseife oder ein spezielles Reinigungspulver verwendet werden. Die Innenkanüle wird nach Bedarf häufiger gewechselt und gesäubert.

■ Körperpflege

Der Betroffene sollte auf gründliche und regelmäßige Körperpflege achten. Beim Baden und Duschen besteht die Gefahr, dass Wasser in die Trachea gelangt. Der feuchte Dampf jedoch hat einen positiven Effekt auf die Schleimhäute in den Atemwegen. Bade- und Duschwanne werden mit einer rutschfesten Matte ausgestattet. Das Baden erfolgt im Sitzen; beim Duschen achtet der Betroffene darauf, dass der Duschstrahl nicht direkt auf das Stoma gerichtet ist.

Bei der Trockenrasur wird ein Schutzlätzchen vor das Stoma gelegt, damit keine Barthaare eingeatmet werden.

■ Soziale Hilfen

Der Patient wird darüber informiert, welche Hilfsmittel es für die häusliche Pflege gibt und ob die Kosten von der Krankenkasse übernommen werden. Der Sozialdienst im Krankenhaus und die Selbsthilfeorganisationen können hier als Berater fungieren. Von der Krankenkasse finanziert werden Kanülen und Haltebänder, Tracheokompressen, Reinigungs- und Schutztücher, Absauggeräte, Inhaliergeräte, elektronische Sprechhilfen u.v.m. Die Berater unterstützen auch bei der Antragstellung auf einen Schwerbehindertenausweis.

■ Beschäftigung

Mit der Erkrankung ist oft eine intensive Auseinandersetzung mit dem eigenen Schicksal verbunden. Der Betroffene sollte weiter seinen Hobbys nachgehen und Kontakt zu anderen Menschen suchen. Eine ausgewogene Lebensführung mit gesunder Ernährung und körperlicher Aktivität (z.B. Wandern) stärkt nicht nur die Fitness, sondern auch das Selbstvertrauen. Auch ein Wiedereinstieg in den Beruf oder eine Umschulung ist grundsätzlich möglich.

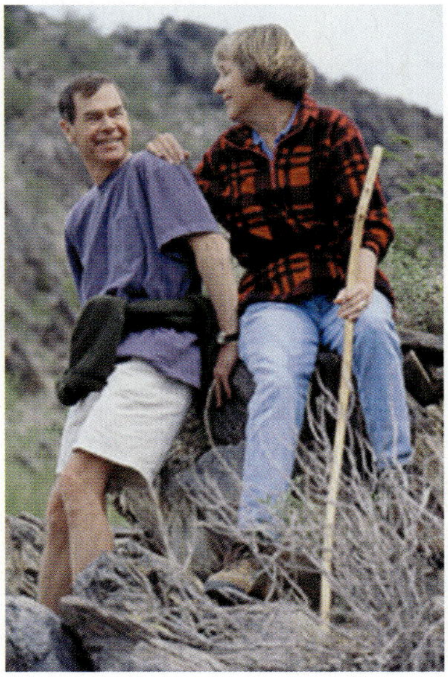

In der Freizeit sollte der Tracheostoma-Träger auf körperlichen Ausgleich achten

33.15 Verfahren zur Lungendiagnostik

Claudia Walther

33.15.1 Bronchoskopie

Theoretische Grundlagen

> **Definition**
> Bei einer Bronchoskopie werden die Luftwege mit einem speziellen Bronchoskop betrachtet. Die Untersuchung kann sowohl in Lokal- als auch in Vollnarkose durchgeführt werden und dient therapeutischen und diagnostischen Zwecken in gleichem Maße.

Die Bronchoskopie wird in zwei Methoden unterteilt (**Tab. 33.6**). Vor einer Bronchoskopie sollten folgende Untersuchungen erfolgt und deren Ergebnisse in der Patientenakte vermerkt sein:

- individuelle Anamnese und Fragestellung (Grund der Bronchoskopie?),
- Röntgenbilder (sichtbare Herdlokalisation),
- EKG, Spirometrie, Blutgasanalyse,
- Labor (Elektrolyte, Blutbild, Quick, PTT).

Pflegerische Aufgaben

Vorbereitung des Patienten

Zu dieser Untersuchung muss der Patient nüchtern sein. Kurz vor dem Untersuchungsbeginn sollte der Patient seinen Schmuck ablegen, Zahnprothese entfernen und die Gelegenheit haben, zur Toilette zu gehen. Die angeordnete Prämedikation ist zu beachten und die Patientenakte auf Vollständigkeit zu überprüfen.

Tabelle 33.6 Bronchoskopieformen

	Bronchoskopie mit flexiblem Bronchoskop	*Bronchoskopie mit starrem Bronchoskop*
Indikationen	- lang anhaltender Husten - Dyspnoe - Asthma bronchiale, Stridor - Blutbeimengung - Heiserkeit - Tumor	- Fremdkörper - starke Blutung - hochgradige Atemwegsstenose - Lasertherapie - negative Biopsie nach flexibler Bronchoskopie
Narkoseart	Lokalanästhesie	Vollnarkose
Einführtechnik	nasal, oral, über Tubus	
Vorteile	- geringe Belastung für den Patienten - weiterer Blick in die Peripherie der Lunge - weniger Aufwand	- größerer Arbeitskanal - größeres Instrumentarium verwendbar - bessere Übersicht - bessere Befunddokumentation - Atemwege werden gleichzeitg freigehalten
Nachteile	- kleine Biopsien - schwierige Sichtverhältnisse - Komplikationen sind schwieriger beherrschbar	- schwierigeres Verfahren - hoher Aufwand - Patient muss sich einer Vollnarkose unterziehen - Peripherie des Bronchialraumes ist nicht einsehbar

Sicherheitsvorkehrungen

> **Merke**
> Um garantieren zu können, dass bei einem Notfall während des Eingriffs entsprechend reagiert werden kann, muss vor Untersuchungsbeginn eine adäquate Notfallausrüstung bereitgestellt werden, deren ordnungsgemäßer Zustand regelmäßig zu überprüfen ist. Zu dieser Notfallausrüstung sollte gehören:
> - Sauerstoffanschluss und O_2-Sonde,
> - Intubationsset,
> - EKG-Gerät mit Defibrillator,
> - Pulsoxymetrie,
> - Notfallwagen mit entsprechenden Medikamenten.

Weiterhin sollte der Patient einen venösen Zugang haben. Häufige Überwachung von Blutdruck und Puls ist obligatorisch.

Durchführung

Die Lagerung des Patienten findet liegend oder halbsitzend statt. Das Bronchoskop wird mit Gleitgel benetzt. Es kann nach Wirkungsbeginn der Lokalanästhesie durch die Nase eingeführt werden. Auf dem weiteren Weg des Bronchoskops wird das Lokalanästhetikum durch das Bronchoskop direkt auf die Schleimhaut injiziert. Der Patient wird aufgefordert, ruhig zu atmen. Das Bronchoskop kann nun bis in die betreffende, zu untersuchende Region vorgeschoben werden, um sie einzusehen.

Zur Materialgewinnung kann eine Zangenbiopsie oder eine Bürste verwendet werden. Im Rahmen einer Bronchoskopie ist auch eine bronchoalveoläre Lavage (kurz BAL oder Bronchiallavage) möglich. Hierbei wird über eine Sonde physiologische Kochsalzlösung in den betreffenden Bronchus eingespritzt. Mit bis zu 300 ml Spülflüssigkeit kann dann der betreffende Lungenabschnitt ausgewaschen werden. Nach Absaugen der Spülflüssigkeit wird das Material steril aufgefangen und versandfertig verpackt.

Komplikationen

Als am häufigsten auftretende Komplikationen sind Herzrhythmusstörungen, Blutungen, Infektionen, Asthmaanfälle und Perforationen in der betreffenden Region oder Pneumothorax anzusehen.

Nachsorge

- Häufige Vitalzeichenkontrolle (Puls, RR, Atmung, Hautfarbe),
- Röntgen- und Blutbildkontrolle (nach Anordnung),
- Nahrungs- und Flüssigkeitskarenz für 1 – 2 Std. (entsprechend länger nach Durchführung einer Vollnarkose).

> **Merke**
> Größere Blutbeimengungen, verstärktes schmerzhaftes Husten und Atemnot sind Alarmsignale und umgehend dem Arzt zu melden.

Die Atmung ist nach diesem Eingriff zu beobachten. Die Überwachung erfolgt durch Anlegen eines Pulsoxymeters (evtl. Sauerstoffgabe).

33.15.2 Mediastinoskopie

Theoretische Grundlagen

> **Definition**
> Die Mediastinoskopie ist ein operativ-endoskopischer Eingriff, der in Intubationsnarkose durchgeführt wird. Hierbei wird das Mediastinum (Mittelfellraum: reicht von der oberen Thoraxapertur bis zum Zwerchfell und enthält Brusteingeweide) dargestellt. Sie kann bei unklaren Erkrankungen wie z. B. bei Verdacht auf Sarkoidose, Morbus Hodgkin, Vergrößerungen der Lymphknoten am Lungenhilus oder bei Veränderungen des Mediastinums durchgeführt werden.

Durchführung

Zuerst wird der Patient narkotisiert und intubiert. Anschließend wird oberhalb des Jugulums (Drosselgrube) ein Schnitt durchgeführt, durch den das Mediastinoskop eingeführt werden kann. Zusätzlich zur Spiegelung der Region wird eine Lymphknotenbiopsie vorgenommen. Nach Untersuchungsende erfolgt der Verschluss des Operationsschnittes mit drei bis vier Klammern.

Pflegerische Aufgaben

Vorbereitung

Da es sich hierbei um eine „kleine" Operation handelt, sind folgende allgemeingültige präoperative Maßnahmen zu beachten (S. 1420 ff).

- Am Vorabend leichte Kost, am Untersuchungstag Patienten nüchtern lassen,
- Laborwerte (Gerinnungsstatus und Blutgruppe) müssen aktuell sein,
- am Untersuchungstag Reinigung und Rasur von der Unterseite Kinn bis zum Armansatz in Brusthöhe,
- Prothesen, Schmuck, Make-up und Nagellack sind zu entfernen,
- Mundpflege.

Weiterhin muss das Instrumentarium sterilisiert und griffbereit sein:

- Mediastinoskop und stumpfes Saugrohr zur Präparation, Koagulationssonde, Biopsiezangen, Tupferzangen, Probepunktionskanüle,
- Abdecktücher, Kompressen, Tupfer,
- Klammern, Klammersetzer, Skalpell.

Nachsorge

- Vitalzeichenkontrolle (Puls, RR, Atmung),
- Überprüfung des Wundgebietes, von Temperatur und Aussehen des Patienten (während der ersten 3 Std. alle 30 Min., weil in diesem Zeitraum die größte Blutungsgefahr sowohl nach innen als auch nach außen besteht),
- Lagerung mit erhöhtem Oberkörper (~ 30°),
- Patient kann noch am gleichen Tage das Bett wieder verlassen,
- Nahrungskarenz muss während der ersten 3 – 6 Std. eingehalten werden, danach darf der Patient Flüssigkeit zu sich nehmen, später leichte Kost; ab dem 2. Tag kann Umstellung auf Normalkost erfolgen,
- während der ersten 2 Tage Infusionstherapie,
- Klammerentfernung am 3. Tag.

Komplikationen

Als mögliche Komplikationen können auftreten:

- Infektionen,
- Blutungen der betreffenden Region,
- Rekurrensparese (kann zu einer Stimmbandlähmung führen),
- Pneumo- oder Hämatothorax.

Leserservice

Verwendete Literatur

Freudenberger, B., B. Vollmuth: Arbeitsbuch: Spezielle Pflege. Thieme, Stuttgart 1998

Gerlach, U., H. Wagner, W. Wirth: Innere Medizin für Pflegeberufe, 5. Aufl. Thieme, Stuttgart 2000

Gross, R.: Die innere Medizin, 9. Aufl. Schattauer, Stuttgart 1996

Koch, F.: Klinikleitfaden Intensivmedizin. Fischer, Lübeck 1997

Paetz, B., B. Benzinger-König: Chirurgie für Pflegeberufe, 19. Aufl. Thieme, Stuttgart 2000

Schettler, G., H. Greten: Innere Medizin. 9. Aufl. Thieme, Stuttgart 1998

Sitzmann, F.: Pflegehandbuch Herdecke, 3. Aufl. Springer, Berlin 1998

Wernig, C.: Taschenbuch der Inneren Medizin, 11. Aufl. Wissenschaftliche Verlagsgesellschaft, Stuttgart 1995

Infektionskrankheiten der Lunge

Krause, M., B. Uhlmann: Äußere Anwendungen. In Sitzmann, F.: Pflegehandbuch Herdecke, 3. Aufl. Springer, Berlin 1998

Nusser-Müller-Busch, R.: Störungen der Nahrungsaufnahmen und therapeutische Hilfen. In Bienstein, C., A. Zegelin: Handbuch Pflege. Verlag Selbstbestimmtes Leben, Düsseldorf 1995

Sitzmann, F.: Mit wachen Sinnen wahrnehmen und beobachten, Teil 1 u. 2. Recom, Basel 1995/1996

Zystische Fibrose

Boehringer Ingelheim: Goldene Regeln für Patienten mit Atemnot bei Asthma und Bronchitis; (88/83)

Brechtel, W.: Inhalationsgeräte: Hygiene bei Kindern mit Asthma bronchiale und Mucoviszidose. Internetbeitrag v. 9.05.1999; http://www.f6.parsimony.net/forum7123/messages/66.htm

Dockter, G., H. Lindemann, B. Tümmler: Mukoviszidose, 2. Aufl. Thieme, Stuttgart 1997

Konietzko, N.: Bronchitis. Urban & Schwarzenberg, München 1995

Nolte, D.: Asthma, 6. Aufl. Urban & Schwarzenberg, München 1995

Petro, W.: Asthma – Bronchitis – Emphysem, 2. Aufl. Novartis, Nürnberg 1999

Sitzmann, F.: Hygiene. Springer, Berlin 1999

Uexküll, Th.: Psychosomatische Medizin. Urban & Schwarzenberg, München 1996

CD-Rom: Breath. Bad Reichenhaller Elektronische Asthma Therapie Hilfe, EDV-technische Realisierung: friendly Media, Zell am See (Österreich)

Lungenembolie

Hiendlmayer, G.: Gerinnungshemmer. Ein praktischer Ratgeber mit Anleitung zur Selbstkontrolle. Kohlhammer, Stuttgart 1997

Akutes Lungenversagen

Hiltenkamp, F., G. Mues, U. Bongartz, M. Kiehl: Kinetische Therapie und Bauchlage bei Patienten mit ARDS und Biphasic Positive Airway Pressure Beatmung. Intensiv 2 (1994) 50

Höltermann, W., B. Schlegel: Behandlung und Pflege des Patienten mit extrakorporaler Lungenunterstützung – Behandlungsprinzip, Methode und patientenorientierte Pflege. Intensiv 3 (1995) 168

Krier, C., Ch. Hohenberger: Behandlungskonzepte des akuten Lungenversagens beim Erwachsenen – Entwicklungen und Trends. Intensiv 3 (1995) 121

Niemers, M., C. Nemes, P. Lundsgaard-Hansen, B. Blauhut: Datenbuch Anästhesiologie und Intensivmedizin, 3. Aufl. Fischer, Stuttgart 1992

Pison, U., K. Falke: Pathogenese und Diagnostik des akuten Lungenversagens. Dt. med. Wochenschr. 116 (1991) 1599

Intubierter/tracheotomierter/beatmeter Patient

Deutsche Krebshilfe e.V. (Hrsg.): Rachen- und Kehlkopfkrebs. Ein Ratgeber für Kehlkopfoperierte. Bonn 1999

Hannich, H.-J,. B. Dierkes: Ist Erleben im Koma möglich? Intensiv 4 (1996) 4

I.R.L. – Institut für Rehabilitation Laryngektomierter GmbH (Hrsg.): Wegweiser für Kehlkopflose, Köln 1996

Knöbber, D.: Der tracheotomierte Patient. Springer, Berlin 1991

Lawin, P.: Praxis der Intensivbehandlung, 6. Aufl. Thieme, Stuttgart 1994

Meyer, J., R. Herrmann: Die offiziellen amerikanischen Empfehlungen zur Prävention nosokomialer Pneumonien. Der Anästhesist 47 (1998) 925

Pinkhaus, I.: Erfahrungen als Patient einer Intensivstation. In Hannich, H.-J., M. Wendt, P. Lawin: Psychosomatik der Intensivmedizin. Thieme, Stuttgart 1983

Schäfer, S., G. Scheuermann, E. Vollert, R. Wagner: Überwachung und Pflege des beatmeten Patienten, 2. Aufl. Fischer, Stuttgart 1997

Ullrich, L.: Die Erfahrungen einer Patientin auf der Intensivstation – ein Erlebnisbericht anhand eines geführten Interviews. Intensiv 4 (1996) 21

Ullrich, L., A. Lamers-Abdella: Checkliste Intensivpflege. Thieme, Stuttgart 1996

Wiesenhütter, E.: Der Blick nach drüben. Selbsterfahrungen im Sterben, 4. Aufl. GTB, Siebsted 1977

Videofilm

„Dann kommt die Zeit des Schweigens".
Zu beziehen über:
Heinz Wiemann
Goebenstr. 53
48151 Münster

Lungendiagnostik

Becker, H.D.: Atlas der Bronchoskopie. Schattauer, Stuttgart 1990

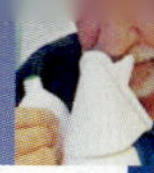

Weiterführende Literatur

Infektionskrankheiten der Lunge

Mann, Th.: Der Zauberberg. Fischer, Frankfurt/M. 1993

Werfel, F.: Das Lied von Bernadette. Fischer, Frankfurt/M. 1958

Zystische Fibrose

Dahlke, R.: Krankheit als Symbol. Bertelsmann, München 1996

von Goethe, J. W.: Goethes Werke, Bd. 2. Hamburger Ausgabe in 14 Bänden. C. H. Beck, München 1994

Kontaktadressen

Zystische Fibrose

Deutsche Atemwegsliga e.V.
Geschäftsstelle
Burgstr. 12
33175 Bad Lippspringe
Tel.: 05252/95455
Fax: 052 52/95456

Deutscher Allergiker- und Asthmatikerbund
Hindenburgstr. 110
41061 Mönchengladbach
Tel.: 02161/8149 40
Fax: 02161/20 8502

Patientenliga Atemwegserkrankungen e.V.
Wormser Str. 81
55276 Oppenheim
Tel.: 061 33/3543
Fax: 061 33/2024

CF-Selbsthilfe Bundesverband e.V.
Meyerholz 3
28832 Achim
Tel.: 0422/82280
Fax: 0422/6073

Selbsthilfegruppe Erwachsene mit CF
Bamberger Str. 50
10777 Berlin
Tel./Fax: 30/2 11 35 79

Christiane-Herzog-Stiftung
Spreeweg 1
10557 Berlin
Tel.: 30/200011 04
Fax: 30/20 00 19 03

Deutsche Lungenstiftung e.V. (Ärztevereinigung)
Lönsweg 9
38110 Braunschweig
Tel./Fax: 0537/7067

Intubierter/tracheotomierter/beatmeter Patient

Bundesverband der Kehlkopflosen e.V.
Obererle 65
45897 Gelsenkirchen

Union schweizerischer Kehlkopflosen-Vereinigung
Kurt Bitterli (Präsident)
Sonnhaldenstr. 21
CH-4600 Olten
Tel.: 041-62/2966904

Verein der Kehlkopflosen Österreichs
Kehlkopflose und Halsatmer
Kontakt: Peter Maly
Bahnstr. 48/10/3
A-2345 Brunn/Gebirge
Tel.: 043 – 2236/38322

Internetadressen

Zystische Fibrose

Http://www.infoquelle.de/Gesundheit/Selbsthilfe-gruppen_allgemein.htm

Http://www.cf-selbsthilfe.org/cfgroup.htm

Lungenembolie

http://home.t-online.de/home/hiendlmayer/

Intubierter/tracheotomierter/beatmeter Patient

Firma Heimomed-Medizintechnik
http://www.heimomed.de

Firma Servox-Medizintechnik
http://www.smt-servox.de

Deutsche Krebshilfe e.V.
Thomas-Mann-Str. 40
53111 Bonn
http://www.krebshilfe.de

Schweizerische Krebsliga
http://www.swisscancer.ch

Österreichische Krebshilfe
http://www.krebshilfe.or.at

Deutscher Paritätischer Wohlfahrtsverband
Heinrich-Hoffmann-Str. 3
60528 Frankfurt
http://www.paritaet.org/bvkl

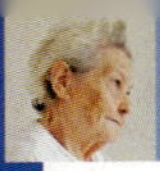

34 Pflege von Patienten mit Erkrankungen des Herz-Kreislauf-Systems

Elke Kobbert

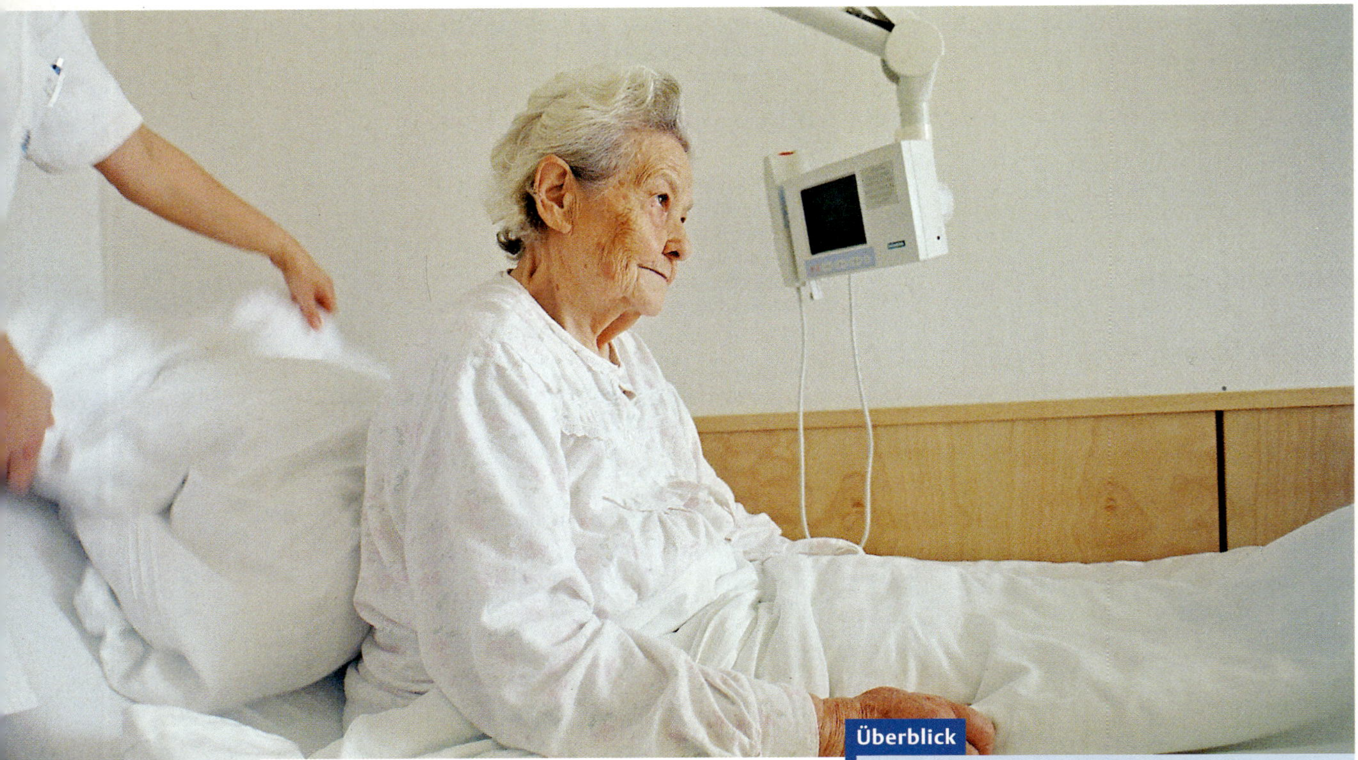

Überblick

34.1 Pflege von Patienten mit koronarer Herzkrankheit

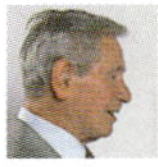

Herr D. ist 56 Jahre alt, als er plötzlich beim Wandern einen heftigen Druck im Brustkorb spürt. Der Druck zieht in den Rücken hinein und fühlt sich an, als würde eine schwere Last auf seinem Brustraum liegen. An einer Bank macht er halt und versucht, gleichmäßig und ruhig durchzuatmen. Er ist froh, dass seine Frau bei ihm ist. Nach einigen Minuten lässt der Schmerz langsam nach. Seine Frau ermuntert ihn, im nicht mehr weit entfernt liegenden Berggasthof einzukehren. Nach einer einstündigen Mittagspause fühlt sich Herr D. wieder wohler, doch die Wanderung will er nicht mehr fortführen. Er macht sich mit seiner Frau auf den Rückweg, den er ohne Schwierigkeiten bewältigt. In der nächsten Zeit treten diese Beschwerden immer wieder auf, doch da sie schnell wieder vorübergehen, denkt er nicht weiter darüber nach. Im darauf folgenden Winter, als Herr D. eines Morgens das Haus verlässt, spürt er beim Einatmen der Kaltluft, wie sich diese Schmerzen wieder in seinem Brustraum bemerkbar machen. Diesmal halten die Beschwerden länger an und Herr D. entschließt sich, seinen behandelnden Arzt aufzusuchen.

Medizinischer Überblick Koronare Herzkrankheit

Definition

Unter einer koronaren Herzkrankheit (KHK), auch ischämische Herzkrankheit oder Koronarinsuffizienz genannt, versteht man eine Einengung der Koronararterien des Herzmuskels, die in den häufigsten Fällen durch arteriosklerotische Gefäßwandveränderungen verursacht wird. In Abhängigkeit von Ausmaß und Lokalisation dieser Veränderungen kommt es in den zugehörigen Herzmuskelarealen zu einem Missverhältnis zwischen Sauerstoffbedarf und Sauerstoffangebot.

Erst ab einer Gefäßlumeneinengung von über 70% kommt es unter Belastung zur Myokardhypoxie. Das heißt, die Symptomatik tritt erst in einem fortgeschrittenen Stadium der Sklerose auf. Je nachdem wie viele der drei Koronargefäße eine Stenose von mehr als 70% aufweisen, spricht man von einer 1-Gefäß-, 2-Gefäß- oder 3-Gefäßerkrankung.

Sowohl die Linksherzkatheterisierung zur Diagnostik und Therapie der KHK als auch der Herzinfarkt werden in den zwei anschließenden Kapiteln dargestellt.

Ursachen und Risikofaktoren

Risikofaktoren, die für die Entstehung einer Arteriosklerose verantwortlich gemacht werden:

- Hypercholesterinämie,
- Hypertonie,
- Zigarettenkonsum,
- Übergewicht und Bewegungsmangel,
- Diabetes mellitus,
- Hyperurikämie,
- Stress.

In den letzten Jahren wird als Mitursache für eine arteriosklerotische Veränderung der Koronargefäße eine Infektion durch das Bakterium Chlamydia pneumoniae diskutiert. Es bleibt abzuwarten, in welcher Weise sich diese Hypothese bestätigen wird.

Folgeerkrankungen

Folgende Erkrankungen können z. B. auf der Basis der Koronargefäßverengungen entstehen:

- Herzinfarkt (S. 905),
- Herzrhythmusstörungen (s. S. 928),
- Herzinsuffizienz (s. S. 920),
- Herzklappenfehler (s. S. 939).

Symptome

Leitsymptom

Das Leitsymptom der koronaren Herzkrankheit ist der **Angina-pectoris-Schmerz.** Die ungenügende Sauerstoffversorgung des Herzmuskels führt zur Symptomatik der Angina pectoris, einem vernichtenden Gefühl von Enge in der Brust.

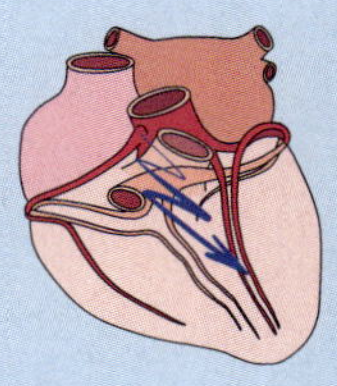

Der Angina-pectoris-Schmerz kann folgendes Bild zeigen (**Abb. 34.1**):

- Im Anfangsstadium tritt der Schmerz vor allem bei körperlicher Belastung auf, mit Druck oder Engegefühl hinter dem Sternum (retrosternal) – evtl. ausstrahlend in den linken Arm, den Hals, Unterkiefer, Rücken oder Oberbauch,
- Schmerzintensität: bohrend, brennend, drückend,
- Dauer: lässt meist bei körperlicher Entlastung innerhalb weniger Minuten nach.

Formen der Angina pectoris

Stabile Angina pectoris. Die Angina pectoris ist eindeutig belastungsabhängig, d. h. der pektangiöse Anfall tritt bei einer bestimmten körperlichen oder seelischen Belastung auf (z. B. Treppensteigen, Konfliktsituation).

Diese Form der Angina pectoris kann über viele Jahre „stabil" bleiben.

Instabile Angina pectoris. Mit spontanem Auftreten der Angina-pectoris-Schmerzen in Ruhe, auch nächtliche Anfälle, schnellem Übergang von stabiler in instabile Angina mit steigender Anfallsfrequenz, Intensität und Anfallsdauer und verzögertem Ansprechen auf Nitrate.

Die instabile Angina pectoris tritt meist bei einer fortgeschrittenen Koronarsklerose auf, häufig liegt eine koronare Mehrgefäßerkrankung vor – drohende Herzinfarktgefahr!

Diagnostik

- Angina-pectoris-Symptomatik und -Anamnese,
- Herzenzyme zur Infarktabgrenzung,
- Ruhe- und Belastungs-EKG,
- Echokardiographie (evtl. TEE = transösophageale Echokardiographie, evtl. Stressecho),
- Myokardszintigraphie, Koronarangiographie.

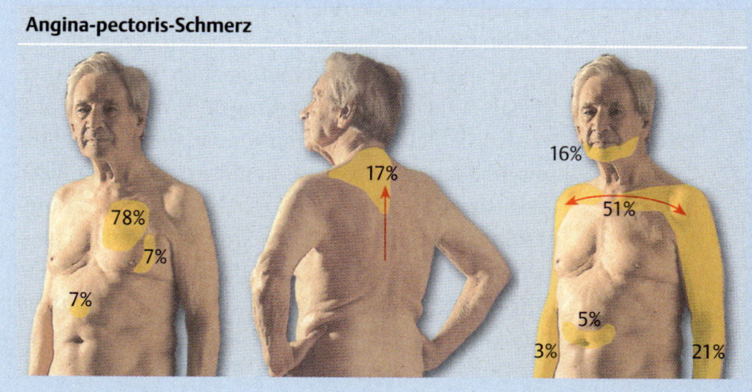

Abb. 34.1 Häufigste Schmerzlokalisation des Angina-pectoris-Schmerzes (nach Klepzig)

Therapie

Ziele der Therapie

- Schmerzsymptomatik im akuten Anfall beheben,
- Anfallsprophylaxe durch eine medikamentöse Langzeittherapie,
- Herzinfarktprophylaxe durch Vorbeugung eines thrombotisch bedingten Koronarverschlusses,
- evtl. Reduktion der Koronarstenose durch Ballondilatation, evtl. mit Stentimplantation oder Umgehung der Koronarstenose durch Bypass-OP.

Medikamentenwirkung

Durch die medikamentöse Therapie soll direkt oder indirekt der Sauerstoffverbrauch des Herzens gesenkt und das durch die Koronarverengung bedingte Missverhältnis zwischen Sauerstoffverbrauch und -angebot günstig beeinflusst werden.

Nitrate. Sie erweitern die Koronargefäße und senken durch eine Erweiterung der peripheren venösen Gefäße den Rückstrom zum Herzen. Durch die Senkung des peripheren Gefäßwiderstandes wird die Pumpleistung des Herzens erleichtert. **Glyzeroltrinitrat** (z. B. Nitrolingual) zur Therapie eines akuten Anfalls:

- liegt als Spray oder Zerbeißkapseln vor und wird sublingual appliziert,
- Wirkungseintritt in 1 – 5 Minuten,
- Wirkdauer ca. 30 Minuten.

Langzeitnitrate: verzögerter Wirkungseintritt, zur Vermeidung des Angina-pectoris-Anfalls:

- Bei längerer Nitratgabe kann es zur Toleranzentwicklung kommen, so dass die Wirkung mit der Zeit nachlässt. Eine in der Nacht eingehaltene Nitratpause von 6 – 8 Stunden genügt in der Regel, um die Wirksamkeit langfristig zu sichern.
- Orale Einnahme (z. B. Corangin, Ismo, Mono-Mack, Iso-Mack, Isoket) oder transdermale Applikation (z. B. Nitro-Pflaster-ratiopharm TL).

Arzneimittel mit nitratähnlicher Wirkung. Molsidomin (z. B. Corvaton) – Wirkungsmechanismus ist ähnlich wie bei den Nitraten, aber ohne Toleranzentwicklung, so dass die Therapie daher auch in der nächtlichen Nitratpause fortgesetzt werden kann.

Ca-Antagonisten. Nifedipintyp (z. B. Adalat), Verapamiltyp (z. B. Isoptin), Diltiazemtyp (z. B. Dilzem). Über die Vasodilatation (Gefäßerweiterung) kommt es zur arteriellen Blutdrucksenkung und damit ebenfalls zur Verminderung des Sauerstoffbedarfs des Herzens.

Betarezeptorenblocker. Atenolol (z. B. Tenormin), Metopronol (z. B. Beloc Zok). Sie senken die Herzfrequenz in Ruhe und unter Belastung durch Blockierung der Beta-Rezeptoren des sympathischen Nervensystems, wodurch die Herzarbeit vermindert wird. Neben der Herzfrequenzsenkung kommt es durch Kontraktilitätsminderung zur Blutdrucksenkung.

Acetylsalicylsäure (z. B. Aspirin). Bewirkt eine Thrombozytenaggregationshemmung und kann präventiv eine Thrombozytenverklebung und -anheftung auf einer arteriosklerotisch veränderten Gefäßwand verhindern – Vorbeugung eines Gefäßverschlusses im Sinne eines Infarktes.

34.1.1 Bedeutung für den Patienten

Die Koronarsklerose entwickelt sich meist schleichend über Jahre hinweg und steht im engen Zusammenhang mit dem steigenden sozialen Wohlstand der Menschen in den Industrienationen. Die Diagnose der KHK wird von den Erkrankten meist mit Erschrecken aufgenommen.

Da es sich um eine chronische Erkrankung handelt, ist der Betroffene gefordert, sich ständig mit der Erkrankung auseinanderzusetzen und seine Lebensführung entsprechend zu verändern. Weitere Gefäßveränderungen sollen aufgehalten werden. Durch gezielte und dosierte Belastung des Herzens in Form von körperlicher Bewegung können Kollateralgefäße ausgebildet werden. Der Erkrankte muss in der Regel lebenslang Medikamente einnehmen, die die Koronardurchblutung günstig beeinflussen und Angina-pectoris-Anfälle vorbeugen sollen. Selten erfolgt eine vollständige Heilung, sodass die Angst vor einem drohenden Herzinfarkt oder anderen Folgeerkrankungen das weitere Leben bestimmen kann.

34.1.2 Pflege- und Behandlungsplan

Bei einem fortgeschrittenen Stadium der KHK, z. B. bei einer instabilen Angina pectoris, erfolgt häufig aus diagnostischen oder therapeutischen Gründen eine stationäre Aufnahme des Patienten.

Die medikamentöse Therapie führt bei vielen Patienten zu einer deutlichen Besserung oder gar Beseitigung der Beschwerden und damit zu einer Steigerung der Lebensqualität. Der Erkrankte selbst ist durch eine gesundheitsbewusste Lebensführung gefordert. Handlungen, die den Organismus schädigen und die oftmals über Jahre hinweg verinnerlicht und in das alltägliche Leben eingeführt sind, müssen erkannt und durch gesundheitsfördernde Verhaltensweisen ersetzt werden.

Den Pflegenden kommt hierbei die Aufgabe zu, den Patienten

- über Angina pectoris auslösende Faktoren aufzuklären und darauf hinzuweisen, welche Verhaltensmaßnahmen er in seiner häuslichen Situation beachten sollte,

- auf Risikofaktoren aufmerksam zu machen und ihn bei der Umgestaltung seiner Lebensführung zu unterstützen,
- die Wirkung seiner verordneten Arzneimittel zu überwachen und auf seine Fragen im Umgang mit den Medikamenten kompetent einzugehen,
- bei Angina-pectoris-Beschwerden professionelle Hilfe zu leisten.

Beratungsaspekte zur Angina-pectoris-Prophylaxe in der häuslichen Umgebung

Fragen Sie den Patienten, wie häufig Angina-pectoris-Beschwerden bisher bei ihm aufgetreten sind und ob er schmerzauslösende Faktoren ermitteln konnte. Lassen Sie den Patienten Schmerzintensität, Lokalisation und Schmerzdauer beschreiben und fragen Sie ihn, welche Selbstpflegestrategien er bei einem pectanginösem Anfall bisher unternommen hat.

Es kann sinnvoll sein, im Gespräch zu erfassen, welche Kenntnisse der Betroffene über seine Erkrankung hat, und ob er weiß, was während des Schmerzereignisses am Herzen geschieht. Falls Sie einen Informationsmangel und den Wunsch des Patienten nach zusätzlicher Aufklärung erkennen, besprechen Sie mit ihm die Grundlagen der ischämischen Herzkrankheit oder vermitteln Sie ein Gespräch mit dem behandelnden Arzt.

Machen Sie ihn darauf aufmerksam, wie wichtig es ist, seine Körperwahrnehmung so zu schulen, dass bereits geringste Angina-pectoris-Beschwerden als Warnsignal des Körpers erkannt werden. Besprechen Sie mit dem Patienten, wie er schmerzauslösende Faktoren erkennen und vermeiden kann. Neben körperlicher Belastungen können auch psychische Faktoren Schmerzen fördern. Ermitteln Sie, ob der Patient bei seinen Anfällen psychische Zusammenhänge erkennen kann und erklären Sie ihm, wie die Herzfunktion auf bewussten und unbewussten Stress reagiert (s. Stress, S. 607).

Auch reichhaltige und schwere Mahlzeiten können Auslöser für einen Angina-pectoris-Anfall sein, da eine verstärkte Verdauungsleistung das Herz beanspruchen kann. Aus diesem Grunde sollten mehrere kleine sowie leichter verdauliche Speisen bevorzugt eingenommen werden. Ebenso sollten schwere körperliche Belastungen nach den Mahlzeiten unterlassen werden. Der altbekannte „Verdauungsschlaf" nach dem Essen sorgt für Entspannung und entlastet das Herz vor zusätzlicher Belastung. Auf Kaffee und Alkohol muss nicht verzichtet werden. Diese kreislaufanregenden Getränke sollten jedoch als Genussmittel angesehen und als solche nur in Maßen genossen werden (s. Pflege bei Hypertonie, S. 917). Körperliche Anstrengungen bei Witterungsextremen, wie an kalten oder heißen Tagen, sollten vermieden werden.

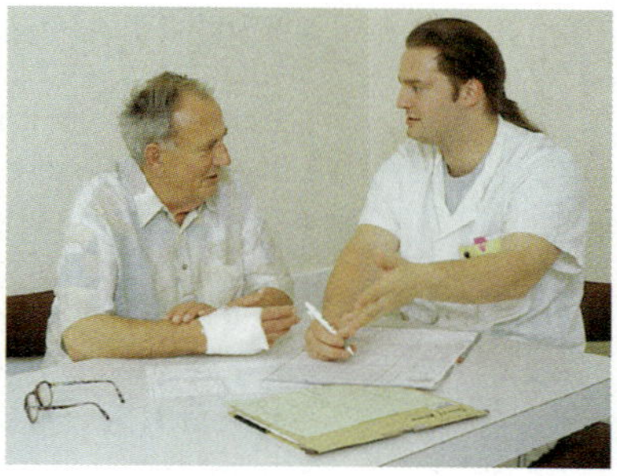

Im Gespräch kann geklärt werden, ob der Patient über seine Erkrankung ausreichend informiert ist

Erläutern Sie die Wichtigkeit der regelmäßigen Medikamenteneinnahme. Stellen Sie fest, ob der Patient über Zweck, Dosierung, Zeitpunkt sowie die Einnahmeart der verschriebenen Medikamente genau informiert ist. Klären Sie den Patienten darüber auf, dass er bei auftretenden Nebenwirkungen oder zunehmenden Angina-pectoris-Anfällen den Hausarzt aufsuchen oder diese Informationen an die Mitarbeiter des ambulanten Pflegedienstes weiterleiten sollte.

Der Patient sollte das verordnete Glycerzoltrinitrat in Form von Kapseln oder Spray als Bedarfsmedikation immer zu Hause haben und beim Verlassen der Wohnung bei sich tragen.

Uwe Klein Krankenpfleger

Praxistipp

Machen Sie den Patienten darauf aufmerksam, dass er in seiner häuslichen Umgebung bei den geringsten Angina-pectoris-Symptomen sich körperlich entlasten und seine Bedarfsmedikation einnehmen sollte. Verdeutlichen Sie, dass es nicht sinnvoll ist, mit der Einnahme der Medikation zu warten, bis die Schmerzintensität ein unerträgliches Maß erreicht hat. Schmerz führt zur Ausschüttung von Stresshormonen. Eine reflektorische Tachykardie kann die Angina-pectoris-Beschwerden verstärken. Teilen Sie dem Patienten mit, dass das Glyzeroltrinitrat auch **prophylaktisch** vor Belastungen eingenommen werden kann, von denen der Patient weiß, dass sie Angina-pectoris-Beschwerden auslösen (z. B. vor dem Treppensteigen oder Hinaustreten bei kalter Witterung).

Beratungsaspekte bezüglich individueller Risikofaktoren und Unterstützung bei der Umgestaltung der Lebensführung

Definition

Unter einem vaskulären Risikofaktor versteht man spezifische Verhaltensweisen, Umwelteinflüsse und Körpermerkmale, die sich statistisch relevant für das Auftreten arteriosklerotischer Gefäßerkrankungen nachweisen ließen.

In der kleinen Stadt Framingham in Boston wurden die Bewohner in einer weltberühmten Langzeitstudie über 20 Jahre lang im 2-jährigen Rhythmus auf Herz-Kreislauf-Erkrankungen untersucht und wichtigste Erkenntnisse über die Art und das Zusammenwirken der Risikofaktoren ermittelt. Es wurde festgestellt, dass das Ausmaß und die Lokalisation der Gefäßverengungen häufig von individuellen Risikofaktoren abhängig ist, die einzelne Gefäßabschnitte und verschiedene Organsysteme in unterschiedlichem Maße schädigen können. Jeder einzelne Faktor für sich kann bereits ein erhöhtes Risiko darstellen. Treten die Risikofaktoren jedoch in Verbindung miteinander auf, so kann sich das Risiko sogar potenzieren.

Stellen Sie im Gespräch mit dem Patienten fest, wie gut der Patient über seine Erkrankung informiert ist und welche Risikofaktoren er selbst dafür verantwortlich macht. Helfen Sie dem Patienten, für ihn unbekannte Risikofaktoren zu erkennen. Beziehen Sie die Angehörigen nach Rücksprache mit dem Beteiligten in die Beratungsgespräche als wichtige Ressource für die Lebensumgestaltung mit ein.

Merke

Bei der Beratung über die Auswirkungen der Risikofaktoren und über die Umgestaltung der Lebensführung müssen psychische, soziale, biographische und lebensstilbezogene Hintergründe Berücksichtigung finden.

Überlegen Sie mit dem Erkrankten und ggf. mit seinen Bezugspersonen, wie er den Abbau seiner individuellen Risikofaktoren beeinflussen könnte. Was würde ihm leicht fallen? Welche lebensverändernden Maßnahmen würden ihm am schwersten fallen? Welche Hilfestellungen von außen könnten ihm bei seinen Veränderungsplänen hilfreich sein? Zeigen Sie Verständnis für die Schwierigkeit, langjährige und lieb gewonnene Verhaltensweisen zu verändern. Sprechen Sie dem Patienten Ihre Anerkennung aus für das, was er bisher schon verändern konnte. Einmalige Übertretungen der Verhaltensgebote in größeren Abständen, z. B. bei der Ernährungsumstellung, stellen keine Katastrophe dar, sondern sind menschlich. Weisen Sie ihn darauf hin, wie wichtig es ist, in den nächsten Tagen wieder zu seinem „neuen Lebensstil" zurückzufinden.

Teilen Sie dem Patienten mit, wie bedeutend es ist, Begleiterkrankungen wie z. B. Hypertonus (s. Pflege von Patienten mit Hypertonus, S. 917), Diabetes mellitus (s. Pflege von Patienten mit Diabetes mellitus, S. 1183), Hypercholesterinämie unter Kontrolle zu behalten, um ein Fortschreiten der Koronarsklerose zu verlangsamen bzw. zu verhindern.

Hypercholesterinämie. Wissenschaftliche Erkenntnisse haben ergeben, dass es nicht nur auf den Gesamtcholesterinwert im Blut ankommt, sondern auch auf das Verhältnis zwischen dem LDL (dem langkettigen Cholesterin, mit geringerer Dichte) und dem HDL (dem kurzkettigen Cholesterin, mit höherer Dichte) geachtet werden muss.

Die LDL-Cholesterine sind es, die sich vermehrt an der Gefäßwand ablagern und eine Arteriosklerosebildung begünstigen. Dagegen wirken die HDL-Cholesterine diesem Prozess eher entgegen. Sie sind in der Lage, das an der Arterienwand anhaftende LDL abzutransportieren, und bilden somit einen Gefäßschutz.

Merke

Schubmann (1998) bezeichnet in seinem Patientenratgeber „Herz in Gefahr" die Wirkung des HDL als das „**h**ilfreiche, gute Cholesterin" und das LDL als das „**l**ausige, schlechte Cholesterin".

Weist der Patient einen zu hohen Cholesterinwert mit ungünstigem HDL/LDL-Verhältnis auf, so sollte neben der Einschränkung der Gesamtfettmenge auf die Zusammensetzung der Fettbestandteile in der Nahrung geachtet werden. Es ist eine weitestgehende Reduzierung **tierischer Fette** anzustreben, die überwiegend in Vollmilchprodukten (Käse, Milch) und in Wurst sowie in fettem Fleisch enthalten sind. Sie enthalten überwiegend gesättigte Fettsäuren, die einen Anstieg des Cholesteringehalts, mit ungünstigem HDL/LDL-Verhältnis bewirken.

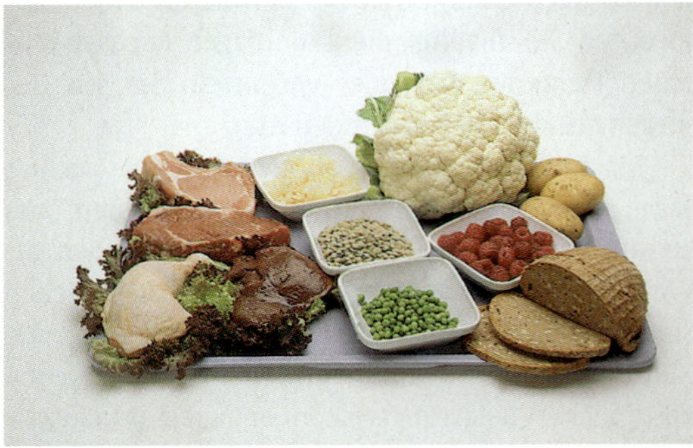

Bei Hypercholesterinämie sollte die Diät möglichst arm an tierischen Fetten sein, dafür aber ausreichend ballaststoffreiche Nahrungsmittel enthalten

Pflanzliche Fette wie Öle, mit Ausnahme von Palm- und Kokosfett, enthalten mehrfach ungesättigte und einfach ungesättigte Fettsäuren und wirken sich **günstig** auf das HDL/LDL-Verhältnis aus. Weisen Sie auf die Bedeutung einer **ballaststoffreichen** Kost hin, da dadurch die Cholesterinausscheidung über den Darm gefördert wird. Machen Sie im Beratungsgespräch deutlich, wie wichtig es ist, die Zuckerzufuhr zu beschränken. Zucker enthält ausschließlich leere Kalorien ohne Vitamine und Mineralstoffe, wodurch der Fett- und Kohlenhydratstoffwechsel belastet wird. Ebenso sollte der Alkoholkonsum minimiert werden, da bei einer zu hohen Alkoholzufuhr die Blutfette ansteigen können und die Kalorienzufuhr erhöht wird. Vermitteln Sie auf Wunsch des Patienten unter möglicher Einbeziehung der Person, die für die Haushaltsführung verantwortlich ist, einen Termin zur Ernährungsberatung (**Tab. 34.1**).

Gewicht normalisieren. (s. Pflege von Patienten mit Hypertonie, S. 915).

Zigarettenkonsum. Laut Framingham-Studie haben Raucher ein zweifach erhöhtes Risiko, eine Herz-Kreislauf-Erkrankung zu erleiden.

- Klären Sie noch rauchende Patienten darüber auf, dass Rauchen die Koronarsklerose fördert, die Angina-pectoris-Anfälle provozieren kann und wie wichtig es ist, das Rauchen völlig einzustellen.

Lerntipp

Machen Sie sich Ihre eigene Einstellung zum Rauchen einmal bewusst. Rauchen Sie selbst – oder haben Sie einmal geraucht und es ist Ihnen gelungen, das Rauchen aufzugeben? Was bedeutet es für Sie selbst, Raucher oder Nichtraucher zu sein? Überlegen Sie sich, mit welcher Haltung Sie einem Menschen, der nikotinabhängig ist, im Beratungsgespräch gegenübertreten möchten.

Gerade bei der Beeinflussung des Zigarettenkonsums spielen soziale, soziologische und individuelle Faktoren eine große Rolle. Fragen Sie den Patienten, ob er bereits Versuche unternommen hat, mit dem Rauchen aufzuhören. Fühlen Sie sich in die Situation des Betroffenen ein und bemühen Sie sich zu verstehen, weshalb Raucherentwöhnungsversuche bisher bei ihm gescheitert sind. Viele Menschen benötigen mehrere Anläufe, um sich von Suchtstoffen zu befreien.

Vielen Rauchern gelingt es nicht ohne professionelle Hilfe, das Rauchen dauerhaft aufzugeben. Machen Sie den Patienten auf Raucherentwöhnungskurse in seinem Heimatort aufmerksam. Informieren Sie den Betroffenen über die Wirkungen des Nikotinkonsums auf das Herz-Kreislauf-System.

Der Raucher empfindet durch das Rauchen eine anregende und beruhigende Wirkung. Gleichzeitig kommt es zur Aufmerksamkeits- und Gedächtnissteigerung, Hungergefühle lassen nach und eine Stoffwechsel- und Darmanregung erleichtert u. a. die Stuhlausscheidung. Demgegenüber steht, dass bisher ca. 3800 verschiedene Inhaltsstoffe im Tabakrauch nachgewiesen wurden, darunter etwa 40 krebserzeugende Substanzen. Im Hinblick auf das Herz-Kreislauf-System sind die wichtigsten Wirkstoffe das Nikotin und das Kohlenmonoxid.

Nikotin ist eine basische Stickstoffverbindung und gehört zu den stärksten Giften. Über die Inhalation gelangt das Nikotin in wenigen Sekunden zum zentralen Nervensystem und bewirkt, dass das gesamte Stressreaktionsmuster über die Ausschüttung von Adrenalin und Noradrenalin ausgelöst wird. Die Gefäße verengen sich, der Blutdruck sowie die Herzfrequenz steigen an. Damit wird der Sauerstoffverbrauch am Herzen gesteigert (**Tab. 34.2**).

Tabelle 34.1 Ernährungsempfehlung bei Hypercholesterinämie

	weitgehend reduzieren	*bevorzugen*
Fette	gesättigte Fette Butter – Sahne – Schmalz – Mayonnaise	ein- oder mehrfach ungesättigte Fette und Öle (z. B. Distel- und Olivenöl)
Milchprodukte	Vollmilchprodukte, Sahne, Käse mit Fettanteil über 30 %	Magermilchprodukte
tierische Produkte	fettes Fleisch, Innereien, fette Wurstwaren, fettes Geflügel (z. B. Ente, Gans), Eier	Geflügel (z. B. Huhn, Pute), mageren Schinken, Seefische
Ballaststoffe	Weißmehlprodukte, in Fett gebackene Kartoffelprodukte (z. B. Pommes frites)	Obst, Gemüse, Vollkornprodukte
Süßwaren und Alkohol	hochprozentige alkoholische Getränke, Süßwaren wie z. B. Pralinen, Schokolade	Wein und Gebäck in geringen Mengen

Bei **Kohlenmonoxid** handelt es sich um ein farb- und geruchloses hochgiftiges Gas, welches zu etwa 4 % im Tabakrauch enthalten ist. Es hat, verglichen mit dem Sauerstoff, eine ca. 200fache Bindungsfähigkeit an den roten Blutfarbstoff (Hämoglobin). So können bei Kettenrauchern bis zu 15 % der Hämoglobinmenge durch das Kohlenmonoxid besetzt werden. Der unmerkliche Sauerstoffmangel wird dadurch kompensiert, dass es zu einer vermehrten Erythrozytenbildung kommt, um die Sauerstoffversorgung der Organsysteme aufrecht zu erhalten. Damit wird die Blutviskosität erhöht und die Durchblutung der kleinen Arterien, wie z. B. in den Herzkranzgefäßen oder den peripheren Arteriolen, kann verringert werden. Durch das Kohlenmonoxid kann es gleichzeitig zu einer Intimaschädigung kommen, was eine vermehrte Cholesterinab- und eine Thrombozytenanlagerung begünstigen kann.

Stress. Eine hohe Anzahl von Menschen, die an einer KHK leiden, führen ihre Erkrankung auf Stress zurück. Komplexe Gefühlssituationen, wie beispielsweise unterdrückter Ärger, private Konflikte und verdrängte Gefühle, können Hintergrund der Er-

Tabelle 34.2 Nikotineffekte (Schubmann 1998)

Stresshormonausschüttung ↑
Blutdruck ↑
Herzfrequenz ↑
Sauerstoffverbrauch des Herzens ↑
Freisetzung der Blutfette ↑
HDL-Cholesterin ↓
LDL-Cholesterin ↑
Engstellung der Gefäße ↑
Thrombozytenablagerung ↑

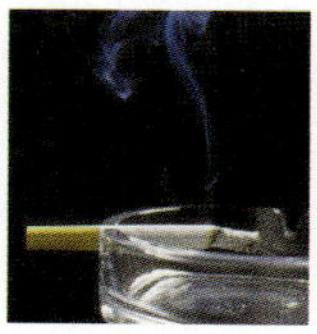

Rauchen erhöht das Risiko einer Herz-Kreislauf-Erkrankung

krankung sein. Jeder Mensch setzt individuelle Stressbewältigungsmechanismen ein, mit der die Stressabwehr in unterschiedlicher Art und Weise gelingen kann. Hinzu kommt die Tatsache, dass gerade unter psychischen Belastungen viele Menschen zu gesundheitsschädigenden Verhaltensweisen neigen, indem sie beispielsweise ihren Alkoholkonsum erhöhen und den erholsamen Schlaf reduzieren.

Merke
Es kommt nicht auf eine objektive Stresseinstufung an, sondern die subjektive Wahrnehmung des Betreffenden ist für die Stressempfindung ausschlaggebend (Mathes 1997).

Versuchen Sie im Gespräch zu klären, wie der Betroffene selbst seine individuellen Stressbelastungen einschätzt und ob er einen Zusammenhang zu seiner Erkrankung herstellt.

Klären Sie über die verschiedenen Stressoren auf, indem Sie darauf hinweisen, dass neben Leistungsstressoren – wie hohe Arbeitsbelastung, steigender Zeitdruck, soziale Stressoren – wie Familienkonflikte, Partnerschaftsprobleme, auch physikalische Stressoren – wie Lärm und Hitze und das veränderte Freizeitverhalten – wie der so genannte „Freizeitstress", in die Ursachensuche einbezogen werden müssen.

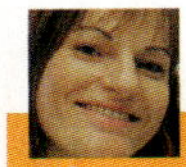

siehe Pflegeangebot Stressprophylaxe, S. 618

Machen Sie den Patienten, der unter Stress leidet, auf Stressbewältigungsseminare und Entspannungstechniken (S. 620) wie beispielsweise autogenes Training und progressive Muskelentspannung aufmerksam und welche Einrichtungen diese Maßnahmen in seinem Heimatort anbieten bzw. bei welchen Institutionen er sich darüber informieren kann. Besprechen Sie mit ihm, in welcher Weise diese Verfahren zur Veränderung seines Lebensstils beitragen können, sofern er diese in seinen Alltag aufnimmt.

Fragen Sie den Patienten, welche Hobbys ihm wichtig sind. Weisen Sie darauf hin, dass Musik, Lesen oder das Ausüben von handwerklichen und gestalterischen Fähigkeiten dem seelischen oder körperlichen Gleichgewicht dienen können.

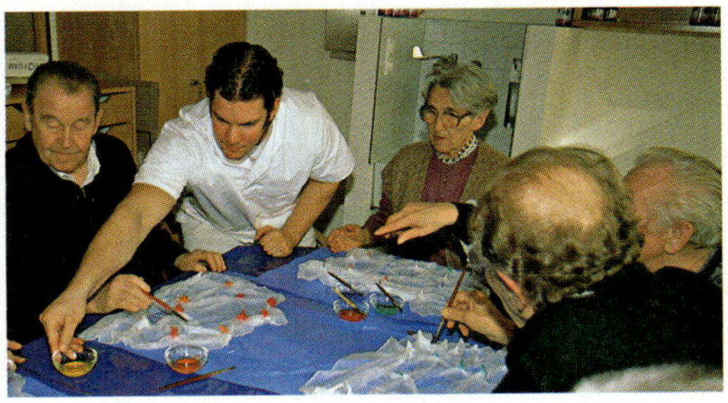

Die Ausübung eines kreativen Hobbys kann bei der Stressbewältigung helfen

Thematisieren Sie die Bedeutung einer entspannenden Nachtruhe im Zusammenhang mit der Stressbewältigung und problematisieren Sie permanente Schlafdefizite.

Bewegung. Eine verminderte körperliche Aktivität gilt heute ebenfalls als Risikofaktor, der Herz-Kreislauf-Erkrankungen begünstigt. Es ist erwiesen, dass regelmäßige körperliche Aktivitäten die Herz-Kreislauf-Funktion verbessert, indem Blutdruck und Herzfrequenz gesenkt und damit die Leistungsfähigkeit des Herzens gesteigert wird. Gleichzeitig führt eine erhöhte Aktivität zu einer besseren Durchblutung der Organe und Muskeln, Verspannungen können sich lösen und die Stoffwechselfunktionen werden positiv beeinflusst, indem das HDL-Cholesterin erhöht, das Körpergewicht leichter gehalten und das allgemeine Wohlbefinden verbessert wird.

Informieren Sie Betroffene mit **stabiler Angina pectoris** oder nach erfolgreicher Dilatation der Koronarstenosen (S. 900 f) über die Bedeutung regelmäßiger, leichter und gleichmäßig belastender körperlicher Aktivitäten im Alltag. Alle dynamischen Bewegungen, wie spazieren gehen, Schwimmen, Fahrrad fahren und Treppen steigen, anstatt das Auto und den Fahrstuhl zu benutzen, können bereits erste Schritte sein, die Herz-Kreislauf-Funktion zu trainieren. Weisen Sie darauf hin, wie wichtig es ist, dass Aktivitäten ausgewählt werden, die Spaß machen und spielerisch erlebt werden. Gleichzeitig sollten aber auch gezielte Ruhepausen eingehalten werden, da Leistungsdruck, Zwang und Überbelastungen den positiven Effekten entgegenwirken können.

Betonen Sie gegenüber dem Patienten, dass alle körperlichen Aktivitäten, die mit einer kurzfristigen Kraftanstrengung verbunden sind (statische Bewegungen), wie beispielsweise das Heben von schweren Gegenständen oder Kraftsport, aufgrund der zu hohen Kreislaufbelastung, zu vermeiden sind. Außerdem sollte direkt nach den Mahlzeiten und bei bestehenden Erkältungserkrankungen körperliche Bewegung minimiert werden. Eine gesteigerte sportliche Aktivität sollte unbedingt mit dem behandelnden Arzt abgesprochen werden.

Informieren Sie den Patienten über die Arbeit der Herzstiftung und über **ambulante Herzgruppen**, die in vielen Städten angesiedelt sind. Unter Anleitung und Aufsicht von Sporttherapeuten und Ärzten können die Betroffenen in Abhängigkeit ihrer körperlichen Belastbarkeit an verschiedenen Trainings- und Entspannungsgruppen teilnehmen und erhalten weitere Hilfestellung für die Umgestaltung ihrer Lebensführung.

Partnerschaft und Sexualität. Die Angst vor einem Angina-pectoris-Anfall oder einem drohenden Herzinfarkt, aber auch Überforderungs- und Versagensängste können die sexuelle Beziehung des Herzkranken zu seinem Partner oder seiner Partnerin in belastender Weise beeinflussen (S. 665). Zusätzlich können Betarezeptorenblocker sowie einige Blutdruck senkende Medikamente aufgrund von Durchblutungsveränderungen im Urogenitalbereich die

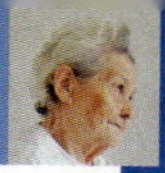

Libido vermindern und Potenzstörungen hervorrufen. Wenn der Patient im Gespräch diese Situation andeutet, kann es hilfreich sein, darauf hinzuweisen, dass sich diese Störungen vielleicht durch einen Präparatewechsel beseitigen lassen. Machen Sie dem Betroffenen Mut, Ängste oder Probleme mit dem Arzt seines Vertrauens anzusprechen. Außerdem können, ähnlich wie bei anderen körperlichen Aktivitäten, vor dem sexuellen Zusammensein, Nitrospray oder -kapseln prophylaktisch eingenommen werden, wenn es bekanntlich dabei zu Angina-pectoris-Beschwerden oder zu Atemnot kommen sollte.

Bei tiefergehenden Versagensängsten oder Partnerschaftskonflikten können Patienten mit ihrem Partner Hilfestellung und Beratung auch in den ambulanten Herzgruppen bzw. in psychologischen Beratungsstellen bekommen.

Medikamentöse Behandlung gewährleisten und überwachen

In der Regel erhält der Patient individuell abgestimmte Medikamentenkombinationen, die in Abhängigkeit des klinischen Befundes und der subjektiven Befindlichkeit ggf. im Laufe der Behandlung umgestellt oder ergänzt werden. Den Pflegenden kommt hierbei zu Therapiebeginn die Aufgabe zu, den Patienten über die zeit- und dosisgerechte Medikamenteneinnahme aufzuklären und ihn auf mögliche Nebenwirkungen hin zu überwachen.

Nitrate. Fragen Sie den Patienten nach seiner subjektiven Befindlichkeit, da es häufig zu Beginn der Behandlung aufgrund der gefäßerweiternden Wirkung zu so genannten „Nitrat-Kopfschmerzen" kommen kann, die mit schwachwirkenden Analgetika (z.B. ASS, Paracetamol) behandelt werden können.

Messen Sie den Blutdruck und den Puls, da durch die Senkung von Vor- und Nachlast Blutdrucksenkungen und Tachykardien auftreten können, was sich auch in Schwindelerscheinungen und Schwächegefühl bemerkbar machen kann.

Zur Dauerbehandlung können Nitratpflaster eingesetzt werden. Das Pflaster sollte wegen der möglichen Toleranzentwicklung nicht länger als 12 Stunden auf der Haut aufgeklebt sein, sodass ein therapiefreies Intervall eingehalten wird. Erklären Sie dem Patienten, dass das Pflaster auf Brust-, Bauch oder Schulterbereich, aber auch auf den Oberarm oder Oberschenkel geklebt werden kann. Die ausgewählte Hautstelle sollte gesund, faltenarm und wenig behaart sowie frisch gereinigt und trocken sein und täglich gewechselt werden.

Betarezeptorenblocker. Vor allem zu Beginn einer Behandlung muss der Blutdruck und Puls überwacht werden, da die Herzfrequenz gesenkt und die Herzkraft (Kontraktilität) vermindert wird. Achten Sie auf eine evtl. Bradykardie und Hypotonie.

Achten Sie auf Atemfrequenz, Atemtiefe und bei der Exspiration auf spastische Atemgeräusche bei dem Patienten, da manche Betablocker auch Betarezeptoren der Bronchien blockieren. Somit können Asthmazustände ausgelöst und verstärkt werden.

Bei Diabetikern können unter der Wirkung von Betablockern, aufgrund ihrer sympathikolytischen Wirkung, Hypoglykämiezeichen verschleiert werden. Aus diesem Grunde ist eine regelmäßige Blutzuckerkontrolle wichtig.

Ca-Antagonisten. Wie bei den oben genannten Medikamenten muss eine Blutdruck- und Pulskontrolle durchgeführt werden, da der arterielle Blutdruck gesenkt wird. Je nach Wirkungsweise kann es zur Bradykardie oder Tachykardie kommen.

Bei Verapamil kann es aufgrund der Beeinflussung der glatten Darmmuskulatur zur Obstipation kommen. Klären Sie den Patienten darüber auf und teilen Sie ihm mit, dass er Sie über Veränderungen der Stuhlgewohnheiten informieren soll.

Fragen Sie den Patienten, ob er unter Kopfschmerzen und Schwindel leidet und beobachten Sie, ob eine Gesichtsröte (Flush) auftritt.

Professionelle Hilfestellung beim Angina-pectoris-Anfall

Uwe Klein
Kranken-pfleger

···➔ Praxistipp

Informieren Sie den Patienten darüber, dass er sich bei den geringsten pektanginösen Beschwerden sofort melden soll. Kommt es trotz der verordneten Basismedikamente zu einem Angina-pectoris-Anfall, dann bitten Sie den Patienten, Belastungen jeglicher Art einzustellen und sich ins Bett zu legen. Messen Sie sofort Blutdruck und Puls.

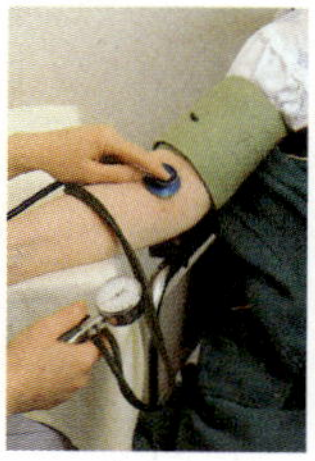

···➔ Merke

Bei einem Blutdruck unter 90 mmHg und einer ausgeprägten Tachykardie ist Glyzeroltrinitrat kontraindiziert und die ärztlichen Mitarbeiter müssen unverzüglich informiert werden.

Liegt der Blutdruck systolisch über 100 mmHg, verabreichen Sie dem Patienten die für den akuten Anfall angesetzte Bedarfsmedikation (Glyzeroltrinitrat in Spray oder Kapselform). Leiten Sie den Patienten an, ruhig und tief durchzuatmen. Bleiben Sie bei dem Patienten, bis die Schmerzen nachlassen und wirken Sie beruhigend auf ihn ein.

Lassen die pektanginösen Beschwerden nach wenigen Minuten nach, dokumentieren Sie den Anfall in der Kurve und informieren Sie die ärztlichen Mitarbeiter darüber. Kommt es dagegen bei dem Patienten nach wenigen Minuten nicht zu einer

Schmerzentlastung oder nehmen die Angina-pectoris-Beschwerden zu, verständigen Sie **unverzüglich** die ärztlichen Mitarbeiter. Neben der differenzialdiagnostischen Abklärung eines Herzinfarktes erfolgt in der Regel die Anordnung von Sauerstoff und die parenterale Verabreichung von Glyzeroltrinitrat und Heparin. Lassen sich die Beschwerden unter der Therapie nur schlecht beeinflussen und wird im EKG und anhand der Herzenzyme festgestellt, dass die Sauerstoffversorgung kritisch herabgesetzt ist (Myokardischämie), wird der Patient in der Regel auf der Intensivstation weiter behandelt und es erfolgen Pflege und Behandlungsmaßnahmen wie bei einem Herzinfarkt (S. 906 ff).

34.2 Pflege von Patienten mit einer Linksherzkatheterisierung

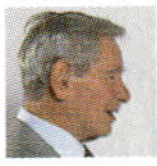

Herr Müller, ein 63-jähriger Patient, berichtet: „Bei unserem letzten Gespräch hat mir mein Arzt mitgeteilt, dass ich mich einer Herzkatheteruntersuchung unterziehen muss. Mit dieser Untersuchung könnte man sehr gut die Durchblutung meines Herzens und vor allem die Engstellen beurteilen, die zum Infarkt führen können. Er sagte, die Untersuchung sei in aller Regel unkompliziert und Komplikationen würden nur in ganz seltenen Fällen auftreten. Zwei Tage später war es soweit. Der Untersuchungsraum hat wie ein kleiner OP ausgesehen – mit vielen Monitoren und anderen Gerätschaften. Nach dem Entkleiden des OP-Hemdes ist alles ziemlich schnell gegangen. ‚Jetzt sticht es etwas', meinte jemand an meiner rechten Hand. ‚Hier wird es jetzt etwas kalt', hieß es an der rasierten Leiste – das war eine Krankenschwester. ‚Jetzt kann es kurz etwas schmerzen …', darauf die Ärztin, als sie die Leiste örtlich betäubte. So war es dann auch. Ich war völlig ruhig. Plötzlich sah ich ein zuckendes Bild auf dem Bildschirm – so etwas wie eine Drahtschlinge. Zu spüren war absolut nichts. Auf Kommando musste ich ein- und ausatmen, den Atem anhalten und weiteratmen. Die Kamera, mit Tüchern verhüllt, war genau über mir. Sie schwenkte nach rechts, nach links. Immer wieder: ‚Tief einatmen – die Luft anhalten …'. Dann spürte ich ein Wärmegefühl. Das kommt durch das Kontrastmittel, erklärte mir die Ärztin. An der großen Uhr im Untersuchungsraum konnte ich erkennen, dass 50 Minuten vorüber waren. Als die Schwester sagte: ‚So, Sie haben's geschafft', war ich ganz erstaunt. War das alles? Nein, noch nicht ganz. Im Nebenraum wurde dann die Einstichstelle abgedrückt. Das dauerte fast eine halbe Stunde, bis es nicht mehr blutete. Anschließend wurde ein Druckverband angelegt. Kurz darauf wurde ich auch schon von den Schwestern meiner Station abgeholt."

Medizinischer Überblick Linksherzkatheterisierung

Über die operativ freigelegte A. brachialis der Ellenbeuge (Sones-Technik) oder häufiger über die Punktion der A. femoralis (Judkins-Technik) wird entgegen der arteriellen Blutstromrichtung ein Katheter über die Armarterie bzw. die Aorta zum linken Herzen geführt.

Diagnostik

Koronarangiographie. Der Herzkatheter wird mit der Katheterspitze bis zum Abgang der linken und rechten Herzkranzarterie gelegt und Kontrastmittel wird injiziert. Dadurch können die Herzkranzarterien röntgenologisch dargestellt, unter Durchleuchtung beobachtet und auf Filmen bzw. digital auf CDs zu dokumentarischen Zwecken aufgezeichnet werden. Neben Nachweis, Lokalisation, Schwere, Form und funktioneller Bedeutung der arteriosklerotischen Veränderungen, geben die Aufzeichnungen Aufschluss über die anatomischen Strukturen und Versorgungsleistung der drei Koronargefäße.

Ventrikulographie (Lävokardiographie). Sie wird meist zusammen mit der Koronarangiographie durchgeführt und gibt Auskunft über Septumdefekte, die Funktionsfähigkeit des linken Vorhofes bzw. des linken Ventrikels (Kontraktionsfähigkeit einzelner Wandabschnitte) und der Mitral- und Aortenklappe.

Therapie

Ballondilatation (PTCA). **P**erkutane (= durch die Haut hindurch), **t**ransluminale (= durch die Gefäßlichtung hindurch), **c**oronare (= des Herzkranzgefäßes) **A**ngioplastie (= Aufdehnung). Bei der Ballondilatation wird der Herzkatheter als Führungskatheter an das arteriosklerotisch veränderte Herzkranzgefäß herangeführt und dort platziert. Der Ballon selbst wird in Höhe der Stenose platziert und das arterioskler-

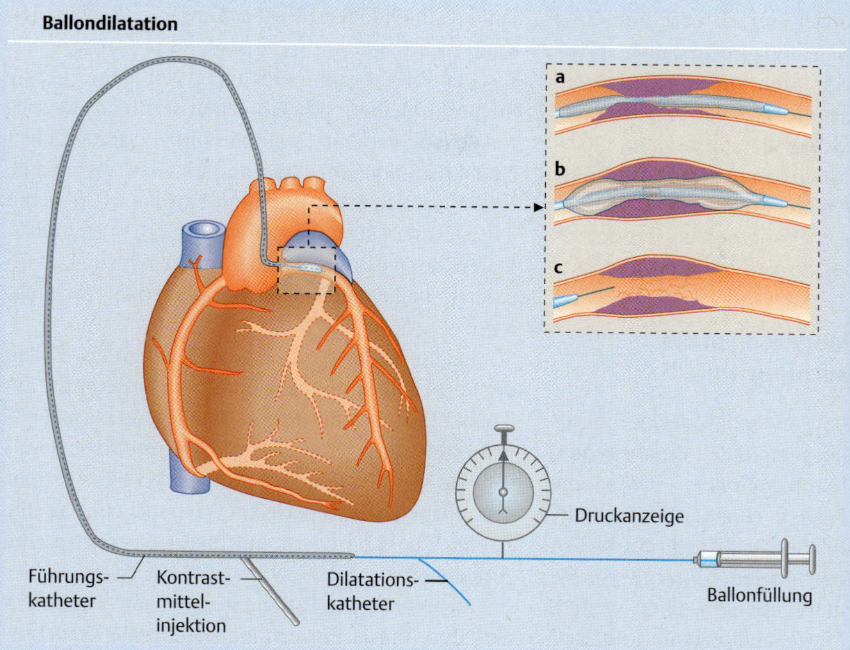

Abb. 34.2 **a** Ballon bis zur Stenose vorgeschoben, **b** Dilatation, **c** Zustand nach Ballondilatation (nach Hellige u. a.)

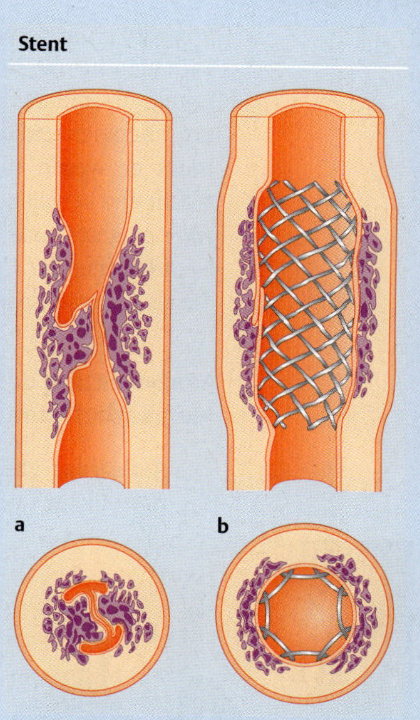

Abb. 34.3 **a** Stenose, **b** Zustand nach Implantation des Stents

tische Material mit Druck in die Gefäßwand gepresst (**Abb. 34.2**). Ziel ist es, die Engstelle des Gefäßes aufzudehnen, um den Blutdurchfluss zu verbessern. In manchen Fällen wird auch eine röhrenartige Metallspirale (**Stent**) zur Gefäßstütze eingelegt, die nach einigen Wochen vom Endothel ausgekleidet wird und die die Gefahr einer erneuten Restenosierung mindern soll (**Abb. 34.3**).

Komplikationen

In Herzzentren mit hoher Untersuchungsfrequenz und somit großer Erfahrung, liegt die Gesamtkomplikationsrate unter 2% und die Sterblichkeitsrate um 1‰.

- Tödliche Komplikationen können (sehr selten) durch die Untersuchung selbst ausgelöst werden: Myokardinfarkte oder therapieresistente Rhythmusstörungen wie z. B. Kammerflimmern oder Asystolie,
- periphere Embolien einschl. zerebraler Insulte, z. B. durch katheterbedingte Thrombenablösung,
- Kontrastmittelnebenwirkungen, wie Sehstörungen, Niereninsuffizienz bis zum akuten Nierenversagen sowie allergischen Reaktionen mit Urtikaria und anaphylaktischem Schock.

Bei der **Ballondilatation** kann es zusätzlich zur Dissektion (Einriss, Aufspaltung) des Endothels im Bereich der Dehnungsstelle kommen. Das Endothel kann sich leicht abheben und die Koronardurchblutung einschränken, im schlimmsten Fall sogar total unterbrochen werden (Myokardischämie). Die Folge ist eine erneute Rekanalisation, Dilatation, Stentimplantation bzw. sofortige Bypassoperation.

Komplikationen durch die arterielle Punktion

Folgende Komplikationen sind möglich: arterieller Verschluss, Nachblutungen, lokaler Bluterguss, Aneurysmabildung (Aneurysma spurium = ins Bindegewebe eingedrungenes Aneurysma, wobei sich das Hämatom abkapseln kann), arterio-venöse Fistel, Infektionen, Nervenverletzungen.

34.2.1 Bedeutung für den Patienten

In der Regel handelt es sich um einen schmerzarmen Eingriff. Trotzdem ist der Patient Stressmomenten ausgesetzt, da es sich um einen invasiven Eingriff handelt. So ist für viele Patienten schon die Vorstellung erschreckend, dass mit dem Katheter in das Herz eingedrungen wird. Zum anderen muss sich der Erkrankte mit dem Ergebnis und damit mit dem „objektiven" Schweregrad seiner Erkrankung auseinander setzen.

34.2.2 Pflege- und Behandlungsplan

In den meisten Kliniken wird der Patient bei der Linksherzkatheterisierung für wenige Tage stationär aufgenommen werden. Für die Pflegenden stehen folgende Pflegehandlungen im Vordergrund. Den Patienten für die Untersuchung bestmöglich vorbereiten, ihn mit seinen Ängsten und Unsicherheiten ernst nehmen und begleiten. Nach der Untersuchung muss er wegen möglicher Komplikationen überwacht und bei allen ATL's, in denen er durch die Bettruhe eingeschränkt ist, unterstützt werden. Bei der Verarbeitung des Untersuchungsergebnisses sollten Sie als Gesprächspartner zur Verfügung stehen.

Vorbereitung des Patienten auf die Herzkatheteruntersuchung

Die Aufklärung über die Notwendigkeit des Eingriffes, den Ablauf und die potentiellen Gefahren und Komplikationen sowie die Frage nach einer Kontrastmittelallergie erfolgt durch den behandelnden Arzt. Bevor Sie den Patienten über weitere Pflegehandlungen informieren, geben Sie ihm die Möglichkeit, über Ängste und Unsicherheiten bezüglich des bevorstehenden Eingriffes zu sprechen. Ermutigen Sie ihn, Fragen zu stellen. Falls Sie feststellen, dass dem Patient zu medizinischen Aspekten im Nachhinein noch Fragen gekommen sind, teilen Sie dies dem Arzt, der die Aufklärung übernommen hatte, mit und vermitteln Sie ggf. ein erneutes Gespräch.

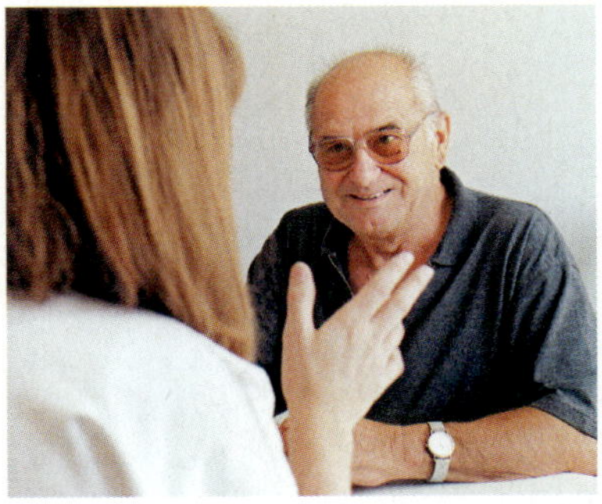

Vor einer Untersuchung muss der Patient ausreichend aufgeklärt und informiert werden

Informieren Sie den Patienten darüber, dass er bei einer Punktion der Leistenarterie nach der Herzkatheteruntersuchung Bettruhe einhalten muss. Die zeitliche Begrenzung der Bettruhe wird in den Herzzentren teilweise unterschiedlich gehandhabt und beträgt zwischen 6–24 Stunden. Erklären Sie, dass dies auch einschließt, die Ausscheidungen im Liegen zu verrichten.

Teilen Sie dem Patienten mit, dass Sie bei ihm nach der Untersuchung – anfangs in kürzeren, später in längeren Abständen – Kreislauf- und Verbandkontrollen durchführen werden, um auftretende Komplikationen wie z. B. eine Nachblutung oder Durchblutungsstörung des Beines frühzeitig zu erkennen.

Sprechen Sie mit den ärztlichen Mitarbeitern ab, ob der Patient die angesetzten Herzmedikamente auch am Untersuchungstag einnehmen soll. Achten Sie darauf, dass vor der Untersuchung keine ausscheidungsfördernden Mittel verabreicht werden, da der Patient, sofern er keinen Blasenverweilkatheter liegen hat, während der Herzkatheterisierung durch einen unangenehmen Blasenfüllungsdruck belastet werden könnte. In manchen Kliniken wird am Morgen des Untersuchungstages kein Heparin s.c. verabreicht, da eine Heparinisierung im Herzkatheterlabor während der Untersuchung direkt über den Katheter erfolgt.

Der Patient sollte 6 Stunden vor dem Eingriff nüchtern bleiben, um Erbrechen während der Untersuchung vorzubeugen und um bei erforderlichen Notfallmaßnahmen eine Aspiration zu vermeiden. Informieren Sie den Patienten darüber, dass er am Tag der Untersuchung keine Nahrung zu sich nimmt – klären Sie Diabetiker darüber auf, kein Insulin zu injizieren und keine oralen Antidiabetika einzunehmen.

Bei der Katheterisierung der A. femoralis wird in der Regel die **rechte Leiste** punktiert. Rasieren Sie am Tag der Untersuchung die Leistengegend einschließlich Unterbauch bis zur Oberschenkelmitte und weisen Sie den Patienten auf die Wichtigkeit einer gründlichen Intimtoilette am Untersuchungstag hin. Bei der Punktion der A. brachialis muss der rechte Arm rasiert werden.

Richten Sie die Patientenunterlagen: Patientenakte und -kurve, Einverständniserklärung, Röntgenbilder, evtl. vorherige Herzkatheterbefunde, EKG, aktuelle Laborwerte (Hb, Hk, Leuko- und Thrombozyten, Nieren- und Gerinnungswerte), Größe und Gewicht.

Bitten Sie den Patienten unmittelbar nach Abruf zur Untersuchung seine Blase zu entleeren. Erklären Sie ihm, dass er Flüssigkeit über Infusionen zugeführt bekommt und es sonst während der Untersuchung zu unangenehmem Harndrang kommen kann.

Verabreichen Sie dem Patienten das verordnete Beruhigungsmittel, bevor Sie ihn in seinem Bett zum Herzkatheterlabor bringen.

Überwachung des Patienten nach der Herzkatheteruntersuchung

Wurde der Eingriff über die Leiste durchgeführt, steht die Überwachung des Patienten mit seinem arteriellen Druckverband in den nächsten Stunden im Vordergrund. Bei einer Koronarangiographie erfolgt die Entfernung der Führungsschleuse des Herzkatheters in der Regel sofort nach Beendigung der Untersuchung und der Patient kommt mit Druckverband auf die Station zurück. Falls eine PTCA erfolgt ist, verbleibt die „Schleuse" noch für die nächsten Stunden in der Leiste, da der Patient in der Regel gerinnungswirksame Medikamente verabreicht bekommen hat, die eine Entfernung des Katheters aufgrund der erhöhten Blutungsneigung nicht zulassen. Gleichfalls kann über die Schleuse bei einer evtl. auftretenden Dissektion bzw. Thrombosierung schnellstmöglich erneut eine Herzkatheterisierung und PTCA durchgeführt werden.

In diesem Fall ziehen die ärztlichen Mitarbeiter die „Schleuse" nach Kontrolle der Gerinnungswerte zu einem späteren Zeitpunkt, sofern gesichert ist, dass keine Komplikationen aufgetreten sind. Erst dann wird der Druckverband angelegt und der Patient muss anschließend 24 Stunden Bettruhe einhalten.

Dokumentieren Sie, zu welcher Uhrzeit der Verband angelegt wurde, und überwachen Sie Blutdruck und Puls. Achten Sie auf Schockzeichen (Blutdruckabfall, Tachykardie, Kaltschweißigkeit), um äußere oder innere Nachblutungen zu erkennen.

Kontrollieren Sie den Druckverband auf Nachblutung; achten Sie darauf, dass Sie den Leisten- und Oberschenkelbereich von allen Seiten untersuchen, da sich das Blut bei einer auftretenden Nachblutung in nicht so gut einsehbaren Bereichen sammeln kann. Eine Zunahme des Oberschenkelumfanges kann ebenfalls Zeichen einer Nachblutung sein.

Ursache einer Blutung kann ein „Verrutschen" des Verbandes sein. Komprimieren Sie in diesem Falle den Verband mit Schutzhandschuhen manuell in der Höhe der Punktionsstelle. Veranlassen Sie die unverzügliche Benachrichtigung des zuständigen Arztes und das Richten von Materialien für einen erneuten Druckverband.

Das Bein darf durch den Verband nicht abgeschnürt werden. Blauviolette Verfärbungen und ein Anschwellen des Beinumfanges kann auf eine venöse Stauung oder in seltenen Fällen auf eine tiefe Beinvenenthrombose hinweisen. Verständigen Sie bei diesen Symptomen **sofort** einen ärztlichen Mitarbeiter.

Tasten Sie den Fußpuls des punktierten Beines. Vergleichen Sie ihn mit dem des anderen Beines und achten Sie darauf, ob ein **Pulsqualitätsunterschied** vorliegt. Nehmen Sie die Hauttemperatur der Beine wahr. Nicht selten liegt aufgrund der niedrigen Temperatur im Herzkatheterlabor eine leichte Unterkühlung vor, die sich durch eine Zentralisation der Beingefäße und durch Kältereaktionen des Patienten feststellen lässt. Sind beide Beine bei gut tastbarem Puls gleichermaßen kühl, bieten Sie dem Patienten an, ihm wärmende Socken anzuziehen. Überprüfen Sie Sensibilität und Motorik des punktierten Beines, indem Sie den Patienten auffordern, die Fußzehen zu bewegen und überprüfen Sie, ob er Ihre Berührungen wahrnimmt.

···› Merke

Können Sie bei dem punktierten Bein keinen Puls tasten und ist das Bein im Gegensatz zu dem anderen kalt und weißlich verfärbt, oder klagt der Patient über starke Ischämieschmerzen, müssen Sie sofort an eine arterielle Durchblutungsstörung aufgrund eines zu festen Druckverbandes oder an einen arteriellen Verschluss denken. Benachrichtigen Sie unverzüglich den zuständigen Arzt, da das Bein durch den Durchblutungsmangel gefährdet ist.

Teilen Sie dem Patienten mit, dass er flach auf dem Rücken liegen und das komprimierte Bein ausgestreckt lassen soll. Bei einer Oberkörperhochlagerung kommt es zu einer Abknickung im Bereich der Hüfte und der Druck auf den Verband kann sich unkontrolliert verändern, was vermieden werden sollte.

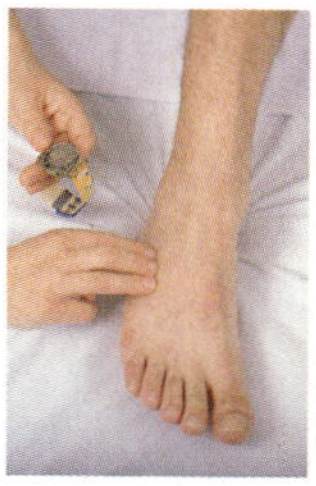

Durch das Tasten des Fußpulses werden Aussagen über die arterielle Durchblutung des punktierten Beines gewonnen

Klären Sie den Patienten darüber auf, dass er in den nächsten 4–6 Stunden mindestens 2 l trinken soll, um das verabreichte Kontrastmittel zügig auszuschwemmen. Stellen Sie ihm die gewünschten Getränke in Reichweite. Kontrollieren Sie Ein- und Ausfuhr, in dem Sie eine Bilanz erstellen. Die ist vor allem bei Patienten mit eingeschränkter Herz- und Nierenfunktion bedeutsam, da durch hohe Kontrastmittelgaben während der Untersuchung die Nierenfunktion bis zum Nierenversagen beeinträchtigt werden kann.

Informieren Sie den Patienten, dass er sich bei Veränderungen seiner Befindlichkeit (Schmerzen, Unwohlsein) und ganz besonders bei beginnenden Angina-pectoris-Beschwerden sofort melden soll.

···› Merke

Verständigen Sie unverzüglich die ärztlichen Mitarbeiter, wenn der Patient nach einer PTCA über Engegefühle und Schmerzen im Sinne von Angina-pectoris-Beschwerden klagt. In diesem Falle kann es zu einer Dissektion im dilatierten Koronargefäß oder einer Thrombosierung eines Koronargefäßes im Sinne eines Infarktes gekommen sein.

Die Überwachungsmaßnahmen werden anfangs $^1/_2$-stündlich, später 1- bis 2-stündlich durchgeführt und alle überprüften Beoachtungsparameter exakt auf einem Überwachungsprotokoll dokumentiert (**Abb. 34.4**). Wurde die Linksherzkatheterisierung über die Ellenbeuge durchgeführt, wird die Wunde entweder mit einem Druckverband versorgt oder durch eine Naht verschlossen und ein Pflaster aufgeklebt. Der Patient ist in seiner Mobilisation nicht weiter eingeschränkt, sollte sich aber zur weiteren Beobachtung im Zimmer bzw. auf der Station aufhalten.

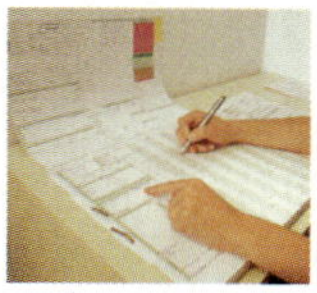

Abb. 34.4 In der Patientenkurve werden alle Beobachtungsergebnisse dokumentiert

Der Patienten soll den Arm für die nächsten 4 Stunden nicht beugen. Beobachten Sie den Wundverband auf Zeichen der Nachblutung. Kontrollieren Sie die Sensibilität und Motorik des Armes und überprüfen Sie die Durchblutung anhand der Hauttemperatur und der Pulsqualität. Führen Sie die allgemeinen Überwachungsmaßnahmen durch, wie bei der Leistenpunktion beschrieben.

Unterstützung bei den ATL nach Leistenpunktion

Trinken soll der Patient sofort nach dem Eingriff. Eine Nahrungsaufnahme erfolgt nach Rücksprache mit den

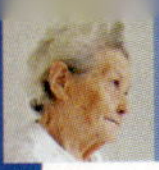

ärztlichen Mitarbeitern in der Regel nach 1 – 2 Stunden, sofern bis dahin keine Komplikationen aufgetreten sind. Für die Nahrungsaufnahme darf der Oberkörper des Patienten unter Kontrolle des Druckverbandes bis zu 30 Grad aufgerichtet werden. Die Nahrungsmittel müssen entsprechend gerichtet werden.

Die Urinausscheidung erfolgt bei Männern über die Urinflasche. Frauen müssen das Steckbecken benutzen. Informieren Sie die Patientin, dass sie dabei das Bein in gestreckter Stellung hält und achten Sie darauf, dass der Oberkörper auch hierbei nur leicht erhöht wird. Kommt es im Liegen zu Miktionsstörungen, dann führen Sie miktionsfördernde Maßnahmen durch (s. ATL Ausscheiden, S. 427).

Bieten Sie dem Patienten am Abend und am nächsten Morgen die Möglichkeit an, seine Körperpflege individuell durchzuführen. Informieren Sie den Patienten darüber, dass er nach Abnahme des Druckverbandes die Möglichkeit hat, seine Körperpflege am Waschbecken fortzusetzen, sodass er entscheiden kann, wie umfangreich er die Körperpflege im Bett ausführen möchte. Unterstützen Sie den Patienten auf Wunsch in den Bereichen, die er aufgrund seiner flachen Lagerung nicht selbstständig übernehmen kann.

Entfernen des Druckverbandes

Nach 6 – 24 Stunden kann der Druckverband, sofern alle Laborparameter und vor allem die Gerinnungswerte sich im therapeutischen Bereich befinden, entfernt werden. Ist eine Komplikation, wie z. B. eine Nachblutung eingetreten und der Druckverband musste erneuert werden, wird er in Zusammenarbeit mit den ärztlichen Mitarbeitern entfernt. Bei komplikationslosem Verlauf wird diese Maßnahme in vielen Kliniken an die Pflegenden delegiert.

Richten Sie sich Verbandmaterialien wie auf S. 1540 beschrieben (Haut- und Händedesinfektionsmittel, sterile Handschuhe, Verbandschere, sterile Kompressen, steriles Pflaster, Abwurfbehälter).

Nachdem der Patient über das Vorgehen informiert wurde, muss der Verband **vorsichtig** aufgeschnitten werden. Achten Sie darauf, dass die unteren Kompressen, falls sie durch Blutrückstände angetrocknet sind, vorsichtig mit physiologischer NaCl-Lösung gelöst werden, um den natürlichen Wundverschluss nicht „aufzureißen".

Das Wundgebiet sollte beobachtet und die Wundumgebung unter sterilen Bedingungen vorsichtig gesäubert werden. Ziehen Sie bei Auffälligkeiten (z. B. Rötungen, Schwellungen, Schmerzen) den zuständigen ärztlichen Mitarbeiter hinzu.

Ist das Wundgebiet unauffällig, wird die Punktionsstelle mit einem sterilen Pflaster abgedeckt. Erklären Sie dem Patienten, dass er das Pflaster z. B. beim Toilettengang beobachten soll, ob es durchgeblutet ist. Sollte dies der Fall sein, bitten Sie ihn, Sie zu verständigen. Klären Sie den Patienten darüber auf, dass er die nächsten 24 Stunden nicht duschen sollte.

Unterstützen Sie den Patienten beim langsamen Aufstehen. Informieren Sie ihn darüber, dass er zuerst zur Kreislaufanpassung am Bettrand sitzen bleiben und tief durchatmen sollte. Sofern er keinen Schwindel verspürt, kann er nach kurzer Zeit das Bett verlassen, sollte sich in den nächsten Stunden aber noch etwas schonen.

Entfernen Sie am nächsten Tag das Pflaster und führen Sie eine erneute Wundkontrolle durch. Kleinere Hämatombildungen haben in der Regel keine therapeutischen Konsequenzen. Ist ein größeres Hämatom entstanden oder tasten Sie eine Schwellung, dann ziehen Sie erneut den Arzt hinzu.

Pflegerische Begleitung bei der Diagnosestellung

Sobald die Herzkatheteruntersuchung ausgewertet ist, bekommt der Patient das Untersuchungsergebnis und das entsprechende therapeutische Vorgehen mitgeteilt. Je nach Lokalisation und Ausmaß der Koronarsklerose kann eine Indikation für eine PTCA bzw. für eine Bypass-Operation gestellt werden. Stehen Sie dem Patienten und seinen Angehörigen für Gespräche zur Verfügung. Beziehen Sie bei medizinischen Fragen den behandelnden Arzt mit ein. Nehmen Sie sich Zeit, bei Fragen des Patienten, z. B. zur Ballondilatation oder Bypass-Operation, aus pflegerischer Sicht Informationen zu geben. Geben Sie dem Patienten Gelegenheit, seine Gefühle zu äußern, indem Sie ihm gut zuhören und Verständnis und Mitgefühl entgegenbringen.

Beratungsaspekte für die Entlassung des Patienten

Informieren Sie den Patienten bei einer Leistenpunktion darüber, dass er seine Punktionsstelle in den nächsten 5 – 7 Tagen entlasten sollte. Anstrengendere Belastungen wie z. B. Fahrrad fahren oder das Heben von schweren Gegenständen sollte solange vermieden werden.

Teilen Sie Patienten nach einer arteriellen Punktion am Arm mit, dass sie in den nächsten Tagen keine schweren Einkaufstaschen oder Koffer tragen sollen. Ist der Wundverschluss mit einer Naht erfolgt, können die Fäden in der Ellenbeuge nach 8 – 10 Tagen ambulant entfernt werden.

Stellen Sie im Gespräch mit Patienten nach einer PTCA fest, wie gut sie über ihre Erkrankung informiert sind und ob sie wissen, dass in der Regel eine Reststenose vorhanden ist, die sich im Laufe der Zeit wieder verengen kann. Sprechen Sie über die Risikofaktoren (s. Risikofaktoren bei KHK, S. 893).

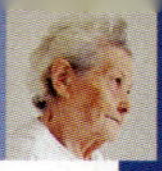

34.3 Pflege von Patienten mit Herzinfarkt

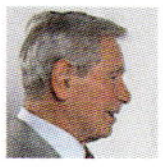

···› Herr Thomas Schmitt, ein 52-jähriger Schlossermeister, berichtet nach seinem Herzinfarkt: „Bis vor kurzem habe ich mich kerngesund gefühlt und ich war auch tatsächlich nie ernsthaft krank gewesen. Mal eine Grippe oder so, aber sonst nichts. Mein Leben vor dem Infarkt war völlig normal gewesen. Meine Frau arbeitet halbtags und sorgt dafür, dass zu Hause alles seinen Gang geht, wie es gehen soll. Und bei der Arbeit, na ja, da ist es nicht immer so einfach. Das Arbeiten unter permanentem Zeitdruck ist fast normal geworden und Überstunden sind an der Tagesordnung. Das belastet schon…

Aber dass ich mal einen Herzinfarkt bekomme, daran hätte ich nie gedacht. Na ja, im Oktober dieses Jahres, da ging es los. Morgens um 5 Uhr bin ich plötzlich aufgewacht, mit Schmerzen in der Brust. Anfangs war es nur ein leichter Druck, so dass ich dachte, ich habe mich bei der Gartenarbeit am Tag zuvor etwas übernommen. Aber nach kurzer Zeit waren die Schmerzen fast nicht mehr auszuhalten. Sogar mein linker Arm tat mir weh. Da habe ich meine Frau geweckt, weil ich plötzlich panische Angst bekam. Die Schmerzen sind unerträglich geworden und ich dachte, jetzt ist es gleich aus mit dir…

Meine Frau hat Gott sei Dank schnell reagiert. Sie hat mich angeschaut und bemerkt, wie blass und schlecht ich ausgesehen habe und wie mir die Schweißperlen auf der Stirn standen. Sie hat sofort den Notarzt angerufen, der kurze Zeit später da war und mir gleich etwas gegen die Schmerzen gespritzt hat. Im Krankenhaus hat man dann schon auf dem EKG gesehen, dass es ein Herzinfarkt ist, und ich wurde sofort auf die Intensivstation gelegt…“.

···› Medizinischer Überblick Herzinfarkt

Definition

Der akute Verschluss eines Koronargefäßes setzt die Durchblutung des zu versorgenden Herzmuskelgewebes kritisch herab oder hebt sie komplett auf. Das nicht mehr durchblutete Muskelgewebe geht zugrunde, es bildet sich eine Nekrose, die als Infarkt bezeichnet wird. Das entstehende Narbengewebe kann sich nicht mehr aktiv an der Pumpleistung des Herzens beteiligen.

Herzinfarktarten

Je nachdem, welche Koronararterie betroffen ist, spricht man von einem **Vorder-**, **Seiten-** oder **Hinterwandinfarkt**. Am häufigsten befindet sich das Infarktareal im Bereich der linken Ventrikelwand.

Tritt ein weiterer Infarkt noch in der Akutphase des ersten auf, so spricht man von einem **Zweitinfarkt.** Kommt es mehrere Wochen nach dem ersten Infarkt zu einem erneuten Verschluss eines Koronargefäßes, spricht man von einem **Re-Infarkt.**

Häufigkeit

Die Herz-Kreislauf-Erkrankungen stellen mit 52% die häufigste Todesursache in den westlichen Ländern dar. Davon entfallen 20% auf den Herzinfarkt.

Risikofaktoren

Beeinflussende Faktoren wie z.B. Hypercholesterinämie, Stress u. a. s. Ursachen und Risikofaktoren KHK, S. 893.

Unbeeinflussbare Faktoren:

- **Lebensalter.** 53% der Erkrankten sind älter als 75 Jahre. Es darf jedoch nicht außer Acht gelassen werden, dass auch Menschen zwischen dem 30. und 40. Lebensjahr erkranken.
- **Geschlecht.** Vor der Menopause ist das Risiko von Frauen, einen Herzinfarkt zu erleiden, relativ gering (Schutzeffekt des weiblichen Hormons Östrogen). Ab dem 65. Lebensjahr ist das Risiko von Frauen und Männern gleich hoch.
- **Genetische Disposition.** Die Gene haben Einfluss darauf, welche Risikofaktoren und Erkrankungen bei einem Menschen entstehen, so dass die Vererbung auch beim Herzinfarkt eine Rolle spielen kann.

Symptome

Leitsymptome:

- Akut auftretender retrosternaler Schmerz,
- in den linken Arm, den Hals, Unterkiefer, Rücken oder Oberbauch ausstrahlender Schmerz in der linken oder rechten Brustseite,
- starkes Angstgefühl hin bis zur Todesangst (Vernichtungsgefühl), Beengungsgefühl und Unruhe.

Bei etwa 15% der Patienten verläuft der Infarkt „stumm“, da z.B. bei Diabetikern aufgrund von Nervenveränderungen die Schmerzempfindung herabgesetzt ist. Der Herzinfarktschmerz unterscheidet sich vom „gewöhnlichen“ Angina-pectoris-Anfall durch

- die Dauer – der Schmerz kann über mehrere Stunden anhalten,
- das Nichtansprechen auf Glyzeroltrinitrat,
- gleich bleibende Intensität trotz körperlicher Entlastung.

Begleitsymptome:

- Schweißausbruch, Übelkeit, Erbrechen,
- Blutdruck: häufig hypoton, kann aber auch normal und bei Hypertonikern hypertensiv sein,
- Puls: normal, bradykard oder tachykard, häufig mit Rhythmusstörungen.

Diagnostik

- Infarktsymptomatik und Anamnese,
- EKG-Veränderungen,
- Enzymveränderungen im Serum,
- Linksherzkatheterisierung.

Häufigste Komplikationen

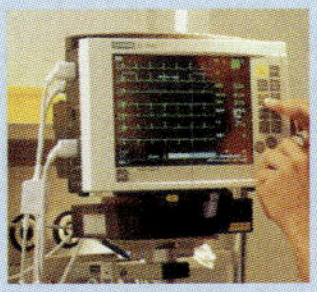

Durch den Infarkt können lebensbedrohliche Herzrhythmusstörungen auftreten

- Herzrhythmusstörungen (Erregungsbildungs- und Erregungsleitungsstörungen),
- Einschränkung der Pumpfunktion mit der Ausbildung einer akuten Linksherzinsuffizienz bis hin zum kardiogenen Schock.

Therapie

Ziele der Therapie:

- Begrenzung des Infarktgebietes und Vorbeugung eines Zweitinfarktes sowie thromboembolische Komplikationen,
- ggf. Wiedereröffnung des thrombotisch verschlossenen Gefäßsystems durch eine Lysetherapie bzw. durch eine PTCA,
- Schmerzfreiheit sichern, Angstgefühle reduzieren,
- Komplikationen vorbeugen.

Sofortmaßnahmen:

- O_2-Verabreichung,
- Schmerzmittel- und evtl. Sedativagabe,
- Bettruhe zur körperlichen Entlastung.

Medikamentöse Therapie in der Akutphase:

- Vor- und Nachlastsenkung durch **Nitrate** und Verminderung der Herzarbeit durch **Betarezeptorenblocker** (S. 894),
- Antikoagulanzientherapie mit **Heparin** (Vollheparinisierung),
- Verminderung des Angstgefühls und der Schmerzen durch sedierenden und analgetischen Effekt bei gleichzeitiger Vorlastsenkung durch **Morphin,**
- Verringerung der inneren Anspannung ggf. zusätzlich durch Sedativa, z. B. mit Diazepam,
- Auflösung des Thrombus mittels **systemischer Thrombolysetherapie.**

Medikamentöse Therapie im weiteren Verlauf.
Zur Prävention eines Reinfarktes:

- **Betablocker** verbessern die Langzeitprognose,
- **Acetylsalicylsäure** (ASS) verhindert eine Thrombozytenverklebung und reduziert die Gefahr eines erneuten Koronarverschlusses.

34.3.1 Bedeutung für den Patienten

Der Herzinfarkt wird von vielen Menschen als ein Ereignis erlebt, das meist aus „voller Gesundheit" heraus wie ein Blitz in ihr Leben einschlägt. Je nach Intensität der Symptomatik wird der Erkrankte, vielleicht das erste Mal in seinem Leben, mit Todesangst konfrontiert.

Diese bedrohliche Situation kann eine tiefe seelische Verunsicherung hervorrufen. Die Pflege und Behandlung auf der Intensivstation zu Beginn der Erkrankung, kann zu einer zusätzlichen Belastung beitragen. Häufig gesteht der Patient sich und seinen Bezugspersonen seine Ängste und beunruhigenden Gefühle nicht ein.

In der Akutphase nach einem Herzinfarkt muss der Patient auf der Intensivstation rund um die Uhr überwacht werden

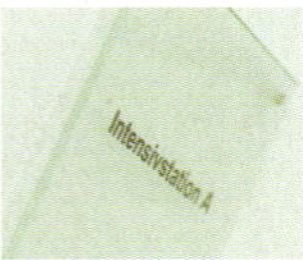

Einige Patienten entwickeln depressive Verstimmungen, andere wiederum verdrängen ihre Gefühle und überspielen ihre Ängste durch eine betonte Heiterkeit. Herzinfarktpatienten, die mitten aus einem aufgabenreichen Leben gerissen wurden, neigen dazu, ihre körperlichen Beschwerden und ihre Ängste nicht wahrhaben zu wollen, was sich dann unbewusst in Ungeduld oder Aggression ausdrücken kann (Malouvier 1988).

34.3.2 Pflege- und Behandlungsplan

Mit der Aufnahme des Patienten in die Klinik werden neben dem Aufnahmegespräch die oben genannten diagnostischen Maßnahmen durchgeführt. Wird die Infarktdiagnose gesichert, erfolgt die weitere Pflege und Behandlung des Patienten wegen der gefürchteten Komplikationen auf der Intensivstation. In dieser Phase kommt es zur Einleitung der Basismaßnahmen. Die Verabreichung von Sauerstoff, die körperliche und psychische Entlastung des Betroffenen, die Einleitung der medikamentösen Therapie und die Überwachung der Herz-Kreislauf-Funktion stehen hierbei im Vordergrund.

Bei komplikationslosem Verlauf wird der Patient nach ca. 2–3 Tagen auf eine internistische Allgemeinstation verlegt. Hier erhält der Patient während des Zeitraumes von etwa 10–14 Tagen gezielte Unterweisungen hinsichtlich seines Mobilisationstrainings und wird bei der Auseinandersetzung mit seiner Erkrankung und seiner zukünftigen Lebensgestaltung unterstützt. Eine im Anschluss an die stationäre Behandlung stattfindende Rehabilitationsmaßnahme wird initiiert.

Pflegeschwerpunkte in der Akutphase im Krankenhaus

Drei wesentliche Pflegeschwerpunkte sind aufgrund der Patientensituation und der notwendigen medizinischen Therapie in der **Akutphase** zu verfolgen:

- die Überwachung der vitalen Funktionen, um Herz-Kreislauf-Komplikationen vorzubeugen und frühzeitig zu erkennen,
- die Entlastung der Herz-Kreislauf-Funktion durch die körperliche Ruhigstellung, Stressverminderung und die Verabreichung sowie Überwachung der herzentlastenden Medikamente,
- entlastende Pflege bei den ATL.

Überwachen der vitalen Funktionen

In den ersten Stunden und Tagen können lebensbedrohliche Komplikationen auftreten, die von den Pflegenden auf der Intensivstation eine hohe Verantwortung hinsichtlich einer aufmerksamen Krankenbeobachtung und eines schnellen Kombinations- und Reaktionsvermögens verlangen (**Abb. 34.5**). **Kammerflimmern** ist die häufigste und **der kardiogene Schock** die zweithäufigste Todesursache beim Infarkt!

Der Herzrhythmus des Patienten wird während dieser Zeit auf der Intensivstation über Monitor überwacht, von dem der Patient nur für kurze Zeit getrennt werden sollte (z. B. beim Elektrodenwechsel). Achten Sie bei jedem Schichtwechsel auf die Einstellung der Alarmgrenzen (S. 935). In den ersten 3 Tagen treten bei 80 – 90% der Infarktpatienten **Herzrhythmusstörungen** auf. Sie müssen die wichtigsten Rhythmusstörungen auf dem Monitor erkennen können (s. Pflege von Patienten mit Herzrhythmusstörungen, S. 928). Vereinzelte supraventrikuläre und ventrikuläre Extrasystolen kommen bei vielen Infarktpatienten vor, die meistens keine therapeutischen Konsequenzen notwendig machen. Beobachten Sie dies aber trotzdem genau und dokumentieren Sie die Anzahl pro Minute in der Kurve.

Bei gehäuft vorkommenden ventrikulären Extrasystolen (> 5 pro Min.), bei polymorphen Extrasystolen, Salven, bradykarden oder tachykarden Rhythmusstörungen müssen die ärztlichen Mitarbeiter sofort verständigt werden, da die Gefahr eines Kammerflimmerns oder eines Herzstillstandes gegeben ist!

> **Lerntipp**
> Spielen Sie gedanklich durch, welche Sofortmaßnahmen bei einer Reanimation ergriffen werden müssen (S. 949 ff).

Neben den Herzrhythmusstörungen kann es zu Einschränkungen der Pumpfunktion des Herzens kommen und sich eine **akute Linksherzinsuffizienz** (in ca. 30% der Fälle, mit der Gefahr eines Lungenödems) oder im schlimmsten Falle ein **kardiogener Schock** (in 10 – 15% der Fälle) entwickeln. Lenken Sie Ihre Beobachtungen auf folgende Symptome, die auf das Geschehen einer akuten Linksherzdekompensation hinweisen können:

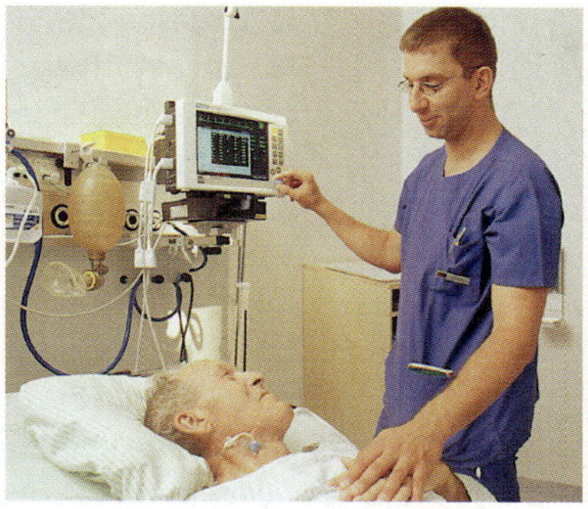

Abb. 34.5 Persönlicher Kontakt und apparative Überwachung ergänzen sich

- zunehmende Unruhe,
- Atemnot, anfänglich bei Belastung, später auch in Ruhe,
- zunehmender Hustenreiz – im fortgeschrittenen Stadium der kardialen Dekompensation mit brodelndem Rasselgeräusch (Distanzrasseln) und schaumigem, blutig-tingiertem Auswurf,
- Zyanose, Tachykardie.

Bei der Ausbildung eines kardiogenen Schocks wird die Pumpfunktion des Herzens so weit herabgesetzt, dass es zu einer Mangeldurchblutung aller lebenswichtigen Organe und des noch intakten Herzmuskelbezirkes kommt.

Beobachten Sie den Patienten auf typische Schockzeichen, die das Geschehen des kardiogenen Schocks kennzeichnen:

- Blutdruckabfall,
- kaum tastbarer, tachykarder Puls,
- Blässe, Kaltschweißigkeit, Lippen- und Akrenzyanose.

Führen Sie häufige Blutdruckkontrollen durch, um einen Blutdruckabfall, aber auch evtl. auftretende hypertensive Krisen frühzeitig zu erfassen (**Abb. 34.6**). Achten Sie auf einen kontinuierlichen Anstieg bzw. Abfall der Herzfrequenz. Überprüfen Sie durch Berühren der Haut, ob eine Kaltschweißigkeit und eine Minderdurchblutung der Extremitäten vorliegt (Temperaturdifferenz zum Körperstamm). Messen Sie die Atemfrequenz, beobachten Sie Atemrhythmus und -tiefe, achten Sie auf Atemnot in Ruhe oder bei Belastung. Beobachten Sie die Hautfarbe auf Blässe oder Zyanose und achten Sie auf Schweißabsonderungen.

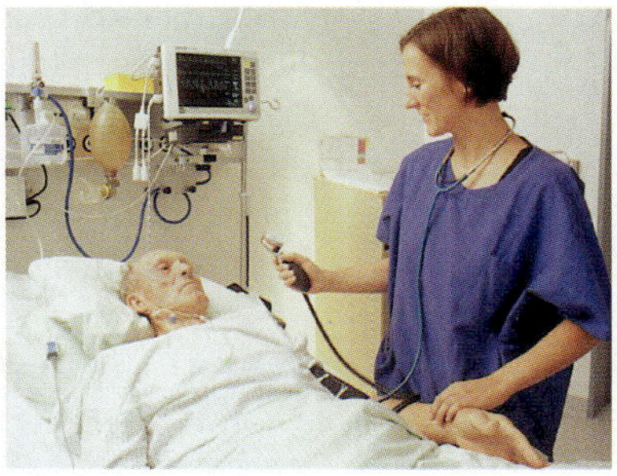

Abb. 34.6 Die regelmäßige Vitalzeichenkontrolle – eine wichtige Pflegehandlung beim Infarktpatienten

> **Merke**
> Bei beginnender Linksherzdekompensation mit Ausbildung eines Lungenödems oder bei Anzeichen eines kardiogenen Schocks stellen Sie sich gedanklich auf Reanimationsmaßnahmen ein. Verlieren Sie keine kostbare Zeit und informieren Sie den zuständigen ärztlichen Mitarbeiter. Bereiten Sie die benötigten Notfallmaterialien vor (S. 953 f).

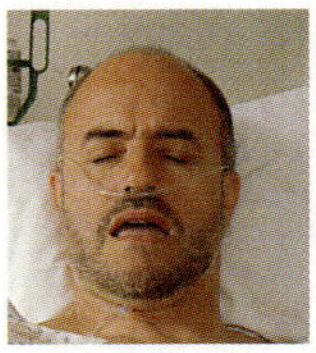

Zur Entlastung des Herz-Kreislauf-Systems wird der Infarktpatient ausreichend mit Sauerstoff versorgt

Entlasten des Herz-Kreislauf-Systems

Sauerstoffversorgung optimieren

Um eine ausreichende Sauerstoffversorgung des Organismus zu gewährleisten, werden auch bei Patienten mit geringem Infarktausmaß in den ersten 48 Stunden, je nach ärztlicher Verordnung, routinemäßig 2–4 l Sauerstoff pro Minute verabreicht bzw. bedarfsorientiert beim Auftreten von Komplikationen. Erklären Sie dem Patienten die Wichtigkeit der Sauerstoffzufuhr für seinen Organismus und speziell für sein Herz. Geringere Mengen von Sauerstoff können über eine Nasensonde verabreicht werden. Führen Sie dem Patienten eine Nasensonde ein, wie unter der ATL Atmen beschrieben.

> Uwe Klein Kranken-pfleger
>
> **Praxistipp**
>
> Benötigt der Patient aufgrund eingetretener Komplikationen in höheren Mengen Sauerstoff (z.B. 10 l pro Min.), dann empfiehlt sich das Anlegen einer Sauerstoffmaske, da über das Maskenreservoir eine höhere Sauerstoffkonzentration in der Einatemluft erreicht werden kann (s. ATL Atmen, S. 497).

Schmerzfreiheit gewährleisten

Um die Ausschüttung von Stresshormonen zu verhindern, die die Herzarbeit trotz körperlicher Entlastung erhöhen, wird eine weitgehende Analgesie mit stark wirksamen Schmerzmitteln angestrebt. Bevorzugt wird Morphin verabreicht, das neben dem analgetischen Effekt auch die Vorlast des Herzens senkt. Fragen Sie den Patienten, ob die verabreichten Schmerzmittel zu einer völligen Schmerzfreiheit geführt haben. Ermutigen Sie ihn, schon geringste Schmerzsymptome zu äußern und machen Sie auf die Bedeutung der Analgesierung aufmerksam. Sprechen Sie mit den behandelnden Ärzten die Bedarfsmedikation hinsichtlich der Schmerzmittel ab.

> Uwe Klein Kranken-pfleger
>
> **Praxistipp**
>
> Eine erhöhte Pulsfrequenz, ein Blutdruckanstieg, eine vermehrte Schweißproduktion, körperliche Unruhe und ein angespannter Gesichtsausdruck können Ausdruck nonverbaler Schmerzreaktionen sein.

Es gibt die Möglichkeit, dem Patienten Ihre Beobachtungen vorsichtig mitzuteilen und ihn nach den möglichen Gründen für die „Unruhe" zu befragen. Z.B. folgendermaßen: „Könnte es sein, dass Sie beunruhigt sind, weil Sie immer noch ein Druckgefühl im Brustkorb verspüren ...?" Der Patient sollte sich dabei nicht „ertappt" oder bloßgestellt fühlen. Somit können Sie sich zum einen die Ursachensuche und die daraus resultierenden Pflegeschritte erleichtern. Andererseits kann der Patient Ihr Einfühlungsvermögen und Ihre Beobachtungsgabe als Schutz erleben.

Achten Sie darauf, dass eine Nierenschale und Hygienetücher für den Patienten griffbereit stehen. Aufgrund der Opiatgabe kann es zur Stimulation des Brechzentrums kommen, die beim Patienten Übelkeit und Erbrechen auslösen kann. Ggf. wird die Gabe von Antiemetika erforderlich, die dann nach Rücksprache mit dem behandelnden Arzt parenteral verabreicht werden müssen.

Medikamentöse Behandlung gewährleisten und überwachen

In den ersten 2–3 Tagen werden die Medikamente häufig über einen **zentralen Venenkatheter** verabreicht. Führen Sie bezüglich des neu gelegten Venenkatheters Kontrollen durch (S. 1490 ff). Messen Sie 2-mal täglich den zentralen Venendruck (ZVD), um Aussagen über den Flüssigkeitshaushalt des Patienten und die Auswurfleistung des rechten Herzens zu gewinnen.

Um die retrosternalen Schmerzen sowie den myokardialen Sauerstoffverbrauch zu reduzieren und um das Herz vor Katecholamineinflüssen abzuschirmen, erhält der Patient bei Kreislaufstabilität neben der Schmerzmittelgabe eine **Nitrattherapie** und ggf. **Betarezeptorenblocker.**

Daraus resultieren für Sie Überwachungsmaßnahmen aufgrund eines möglichen Blutdruckabfalls, einer Tachykardie bzw. Bradykardie (s. Pflege von Patienten mit einer KHK, S. 892).

Um Unruhezuständen entgegenzuwirken, kann neben der psychischen Betreuung der Einsatz von Sedativa (z.B. Diazepam) notwendig werden. Sedativa können, vor allem wenn sie in Kombination mit Schmerzmitteln verabreicht werden, zur **Atemdepression** führen. Überwachen Sie die Atmung (S. 501 ff) und den Bewusstseinszustand des Patienten. Erklären Sie dem Patienten die Wichtigkeit, innerlich zur Ruhe zu kommen und die schläfrig machende Wirkung des Medikamentes.

Eine **Antikoagulanzientherapie** mit **Heparin** soll eine weitere Thrombozytenanlagerung in den Koronargefäßen verhindern. Achten Sie auf eine verlängerte Nachblutung aus Einstichstellen, da bei einer Vollheparinisierung die plasmatische Gerinnung verändert wird.

Pflegerische Überwachungsaspekte bei der systemischen Thrombolysetherapie

Sofern keine Kontraindikationen bestehen, kann während des akuten Geschehens eines Infarktes versucht werden, den fibrinhaltigen Thrombus durch eine systemische Thrombolysetherapie im Sinne einer Reperfusionstherapie aufzulösen.

Bei der Lysetherapie kann es durch die fibrinauflösende Wirkung zu Blutungen kommen – z.B. Harnwegsblutungen, Magenblutungen, Blutungen aus Einstichstellen bei zuvor durchgeführten Venenpunktionen. D. h. der Patient muss vor der Lysetherapie ausreichend mit peripheren venösen Zugängen versorgt werden, damit eine intravenöse Flüssigkeitszufuhr, ggf. eine Transfusionstherapie, gewährleistet werden kann. Ebenso muss vor der Lyse abgeklärt werden, ob der Patient einen Blasenverweilkatheter benötigt. Versehen Sie Fehlpunktionsstellen mit einem Druckverband, um eine Nachblutungsgefahr zu verringern.

Es gibt sehr unterschiedliche Dosierungsschemata (**Abb. 34.7**). Informieren Sie sich anhand des von den ärztlichen Mitarbeitern vorgegebenen Schemas und anhand des Beipackzettels über die korrekte Zubereitung und Verabreichungsform des Medikamentes. Gehen Sie bei der Zubereitung des Medikamentes achtsam vor, da die Fibrinolytika sehr teuer sind.

Die Applikation der Fibrinolytika muss über einen gut durchgängigen und gesonderten venösen Zugang erfolgen. Achten Sie auf eine korrekte Applikationsgeschwindigkeit am Perfusor/Infusomat. Ein zu schnelles bzw. zu langsames Einlaufen des Medikamentes gefährdet den Lyseerfolg.

> **Praxistipp**
>
> Uwe Klein
> Krankenpfleger
>
> Machen Sie sich sachkundig, wie lange die thrombolytische Wirkung des jeweiligen Präparates anhält, da in dieser Zeit alle aufgeführten Überwachungsmaßnahmen mit hoher Achtsamkeit durchgeführt werden müssen.

Lenken Sie Ihre Aufmerksamkeit auf beobachtbare Blutungen, und messen Sie in halbstündigen Abständen die Vitalzeichen. Beobachten Sie die Haut auf Hämatombildung und Einblutungen, z. B. in Form von Petechien. Kontrollieren Sie die venösen Zugänge und Druckverbände sowie alle Ausscheidungen auf Blutbeimengungen. Beobachten Sie den Bewusstseinszustand des Patienten (z. B. auf Orientierungsgrad, Somnolenz ...) und achten Sie auf neurologische Ausfälle (z. B. auf Sprachstörungen, Lähmungen ...), da es im schlimmsten Falle zu einer **Gehirnblutung** kommen kann.

> **Merke**
>
> Während der Wirkzeit der Lysetherapie darf der Patient aufgrund der Blutungsgefahr keine intramuskuläre oder subkutane Injektionen erhalten und keine Punktion zur Blutzuckeruntersuchung durchgeführt werden. Die in dieser Zeit benötigten Insulininjektionen bei Diabetikern sollten auf Präparate umgestellt werden, die intravenös verabreicht werden können.

Informieren Sie den Patienten über die Blutungsgefahr und achten Sie darauf, dass keine Maßnahmen durchgeführt werden, die in irgendeiner Form bei dem Patienten zu Verletzungen führen könnten (z. B. Nassrasur, Nasenpflege). Beobachten Sie den Herzrhythmus (S. 928 ff), da es durch die Wiedereröffnung des thrombotisch verschlossenen Gefäßes zu Irritationen des Herzrhythmus, zu sog. **Reperfusionsarrhythmien** kommen kann. Lenken Sie Ihre Beobachtung auf auftretenden Schüttelfrost, Temperaturanstieg, Kopf- und Gelenkschmerzen und Hautrötungen sowie auf anaphylaktische Schocksymptome (Tachykardie, Blutdruckabfall). Je nachdem welche Lysesubstanz verwendet wird, kann das Medikament selbst Überempfindlichkeitsreaktionen auslösen.

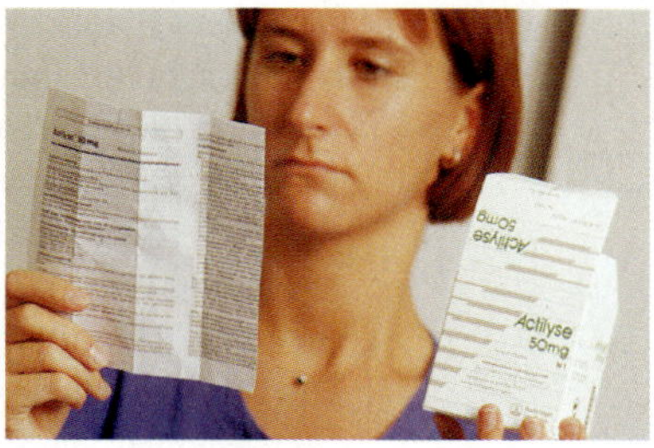

Abb. 34.7 Aus dem Beipackzettel des jeweiligen Lysepräparats gewinnt die Pflegende wichtige Informationen

> **Merke**
>
> Verständigen Sie sofort den behandelnden Arzt, wenn eine erneute Schmerzsymptomatik nach der Lysetherapie auftritt, da dies auf einen Verschluss der Reststenose hinweisen kann.

Entlastende Pflege bei den ATL

Für die Zeit des akuten Geschehens hat der Patient absolute Bettruhe. Mit dieser Maßnahme soll die Herzarbeit minimiert und der Sauerstoffbedarf des Herzens gesenkt werden. Der intakte Herzmuskelanteil soll sich langsam an die Umstellung der Mehrbelastung anpassen können.

> **Merke**
>
> In Abhängigkeit von seiner Befindlichkeit und seiner kardialen Situation sollte der Patient jegliche Anstrengung und Aktivität in den ersten 24–48 Stunden vermeiden. Eine „entlastende Pflege“ steht während dieser Zeit im Vordergrund.

Je nachdem, aus welcher Lebenssituation der Betroffene durch den Herzinfarkt gerissen wurde, erlebt er möglicherweise die absolute Bettruhe und die damit verbundene Inaktivierung sowie die Einschränkung seines Aktionsradius als extrem belastend. Andere Patienten wiederum liegen vollkommen erschöpft und fast unbeweglich im Bett. Sie sind durch das akute Ereignis so verängstigt, dass sie sich selbst nichts mehr zutrauen und für jede Aktivität auf genaueste Anweisungen angewiesen sind. Berücksichtigen Sie die individuelle Patientensituation bei Ihrer Planung der pflegerischen Maßnahmen, deren Ziel es ist, den Patienten vor einer körperlichen Überbelastung zu schützen und somit Komplikationen vorzubeugen.

Sicherheit vermitteln, Stress reduzieren

Jeder Mensch reagiert auf die akute Lebensbedrohung und die damit verbundene Intensivbehandlung in unterschiedlichster Form: „Die rund um die Uhr Überwachung" und das damit verbundene häufige „gestört werden", der Anschluss an medizinische Überwachungsapparate, der ständige Personalwechsel sowie der höhere Geräuschpegel der Intensivstation können neben der ernsten Erkrankung für manche Patienten zusätzliche Stressauslöser sein. Für andere wiederum kann die fast permanente Anwesenheit von Pflegepersonal und ärztlichen Mitarbeitern ein Gefühl der Sicherheit und Geborgenheit bewirken.

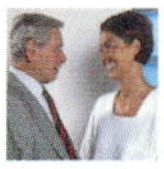

Herr Schmitt berichtet von seiner Zeit auf der Intensivstation: „Als ich nach dem Infarkt dann auf der Intensivstation lag, fühlte ich mich völlig hilflos. Ich vertraute den Ärzten und Schwestern; aber es war das erste Mal in meinem Leben, dass ich mich völlig ausgeliefert fühlte. Vorher hatte ich das Gefühl, mein Leben im Griff zu haben. Nun war ich dazu verdammt, die Kontrolle an andere abzugeben ...".

Informieren Sie den Patienten über alle pflegerischen Maßnahmen wie Vitalzeichenkontrolle, Monitoring, Sauerstoffgabe etc.

Treten Sie dem Patienten aufmerksam und ruhig gegenüber. Geben Sie ihm die Möglichkeit, Wünsche zu äußern. Nehmen Sie sich Zeit und signalisieren Sie dem Patienten Gesprächsbereitschaft und Offenheit, damit er die ihn drängenden und belastenden Fragen an Sie richten kann. Gehen Sie auf verbal oder nonverbal geäußerte Ängste des Patienten ein und vermitteln Sie ihm, dass Sie Verständnis für seine Gefühle haben und ihn ernst nehmen.

Koordinieren Sie Ihre pflegerischen Aktivitäten nach den Bedürfnissen des Patienten und in Absprache mit den anderen Mitgliedern des therapeutischen Teams, damit der Patient die Möglichkeit erhält, gezielte Erholungsphasen einzuhalten.

Beziehen Sie bei der Pflege die Angehörigen mit ein. Berücksichtigen Sie, dass auch sie in der Regel unter enormer Anspannung stehen. Treten Sie ihnen offen gegenüber und beantworten Sie ihnen die die Pflege betreffenden Fragen. Vermitteln Sie, nach Wunsch und Absprache mit dem Patienten, Gespräche mit den ärztlichen Mitarbeitern.

Geben Sie den Angehörigen und dem Patienten einen groben Überblick über den vorgegebenen Tagesablauf und sprechen Sie Besuchsmöglichkeiten und die Notwendigkeit von Ruhephasen ab.

Ist die Aufnahmebereitschaft des Patienten aufgrund möglicher Schmerzen oder Komplikationen etc. stark eingeschränkt, empfiehlt es sich, ihm in dieser Situation kurze und prägnante Basisinformationen zur allgemeinen Orientierung zu geben. Erklären Sie ihm, dass Sie keine ausschweifenden Erklärungen geben, um ihn nicht zu überfordern und dass Sie dies nachholen werden, sobald er sich besser fühlt.

Hilfestellung bei der Körperpflege

Nur bei einem unkomplizierten Infarktverlauf, d. h. bei absoluter Kreislaufstabilität, Schmerzfreiheit und subjektivem Wohlbefinden, darf der Patient bei Einhalten von Entlastungspausen kleine Handgriffe durchführen; so kann für den Patienten die selbstständige Ausführung der Gesicht- und Mundpflege und/oder die unter Wahrung der Intimsphäre durchgeführte Genitalpflege bereits eine große Entlastung und Stressreduktion darstellen.

Führen Sie eine entspannende Teilwäsche bzw. Ganzkörperpflege abhängig vom Herz-Kreislauf-Zustand und der subjektiven Befindlichkeit des Patienten durch. Informieren Sie den Patienten über Ihr Vorgehen und die Notwendigkeit seiner Inaktivität (s. ATL Waschen und kleiden, S. 347 ff u. 355 f).

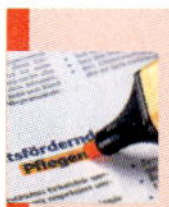

Merke

Beachten Sie, dass bei jeglicher Eigenaktivität des Patienten die vor der Belastung festgestellte Herzfrequenz nicht über 20 Schläge pro Minute ansteigen sollte; kommt es zum Herzfrequenz- bzw. Blutdruckanstieg bzw. -abfall, tritt eine Dyspnoe oder eine Schmerzsymptomatik auf, so muss die selbstständige Pflegehandlung sofort abgebrochen werden.

Für Entlastung bei der Ausscheidung sorgen

Aufgrund der strengen Bettruhe ist der Patient bei der Urinausscheidung auf die Benutzung einer Urinflasche bzw. eines Steckbeckens (S. 431 f) angewiesen.

Informieren Sie den Patienten über diese Notwendigkeit und Ihre Form der Hilfestellung.

Erfordert eine instabile Kreislaufsituation des Patienten eine exakte Bilanzierung und eine zusätzliche körperliche Entlastung, sollte in Absprache mit den ärztlichen Mitarbeitern für den Zeitraum der Kreislaufinstabilität ein Blasenverweilkatheter (S. 434 ff) gelegt werden.

Infolge der Immobilität und der Analgesierung (Schmerzbehandlung) mittels Morphin-Präparaten kann es zu einer Darmträgheit verbunden mit einer Obstipation kommen. Um eine körperliche Anstrengung durch starkes Pressen zu vermeiden, sollte während dieser Zeit eine Obstipationsprophylaxe (S. 459 f) mit Mitteln, die die Stuhlausscheidung erleichtern (z. B. Lactulose), durchgeführt werden.

Von vielen Patienten wird die Darmentleerung auf dem Steckbecken im Bett als sehr unangenehm und belastend erlebt. Klären Sie im Gespräch mit den ärztlichen Mitarbeitern die Möglichkeit der Toilettenstuhlbenutzung (S. 433) direkt am Bett.

Belastungen durch die Ernährung entgegenwirken

Klagt der Patient über Übelkeit und Erbrechen sollte er eine absolute Nahrungskarenz einhalten, da das Herz-Kreislauf-System durch eine zusätzliche Verdauungsarbeit entlastet werden soll. Die absolute Nahrungskarenz gilt auch bei Patienten, die eine bedrohliche und **instabile Kreislaufsituation** aufweisen, da immer mit einer Reanimation gerechnet werden muss und die Gefahr der Aspiration von Erbrochenem nach Nahrungsaufnahme besteht.

Achten Sie auf potenzielle Gefahren der Nahrungskarenz und führen Sie entsprechende Mundpflegemaßnahmen durch (s. Mundpflegemittel, S. 565 f). Liegen stabile Kreislaufverhältnisse und keine Verdauungsprobleme vor, kann der Patient leicht verdauliche Mahlzeiten zu sich nehmen. Bestehende Diätvorgaben sollten prinzipiell bei der Kostzusammenstellung berücksichtigt werden.

Informieren Sie den Patienten, dass er die kleinen und appetitlich angerichteten Portionen langsam und ohne Hast zu sich nehmen soll, um sich nicht zu überanstrengen.

Der Situation angepasste und bequeme Lagerung ermöglichen

Zur Verbesserung der Atemsituation und der Herzentlastung sollte in der Anfangsphase des akuten Ereignisses eine Rückenlage mit leichter Oberkörperhochlagerung eingehalten werden. Bleibt die Kreislaufsituation stabil, richtet sich die Lagerung nach dem Bedürfnis des Patienten.

Ermöglichen Sie dem Patienten bei unkompliziertem Infarktverlauf, die Körperlage einzunehmen, die seinem Wohlbefinden entspricht. Treten Zeichen der Linksherzinsuffizienz auf, wird eine halbsitzende Herzbettlagerung notwendig (S. 925). Im kardiogenen Schock dagegen sollte nach der Intubation zur Aufrechterhaltung der Gehirndurchblutung der Patient flach gelagert werden.

Sekundärproblemen aufgrund der Bewegungseinschränkung vorbeugen

Die Sekundärprobleme ergeben sich aus dem Ausmaß des Infarktes, den Kreislaufverhältnissen des Patienten und der daraus resultierenden Zeit der Immobilisierung.

Überprüfen Sie die individuelle Gefährdung des Patienten bezüglich Pneumonie-, Thrombose- und Dekubitusgefahr und wägen Sie ab, mit welchen Maßnahmen Sie welche Ziele vorrangig erreichen wollen.

Temperatur kontrollieren und regulieren

In seltenen Fällen, z.B. bei großen Infarktarealen, kann es in den ersten Tagen nach dem Infarkt zu Resorptionsfieber mit subfebrilen Temperaturen kommen (s. ATL Körpertemperatur regulieren, S. 475), die in der Regel keine therapeutischen Maßnahmen erforderlich machen. Eine Temperaturerhöhung über 38,5 °C, z.B. aufgrund einer hinzukommenden Infektion, sollte jedoch sofort fiebersenkend behandelt werden, da die Kreislaufbelastung und der damit verbundene erhöhte Sauerstoffbedarf für das geschädigte Herz eine unerwünschte Belastung darstellt. Kontrollieren Sie 2-mal täglich die Temperatur. Falls Sie Fieber senkende Maßnahmen durchführen müssen, wählen Sie schonende Methoden aus, da eine zu schnelle Fiebersenkung ebenfalls eine unerwünscht hohe Kreislaufbelastung darstellen kann (s. ATL Körpertemperatur regulieren, S. 481).

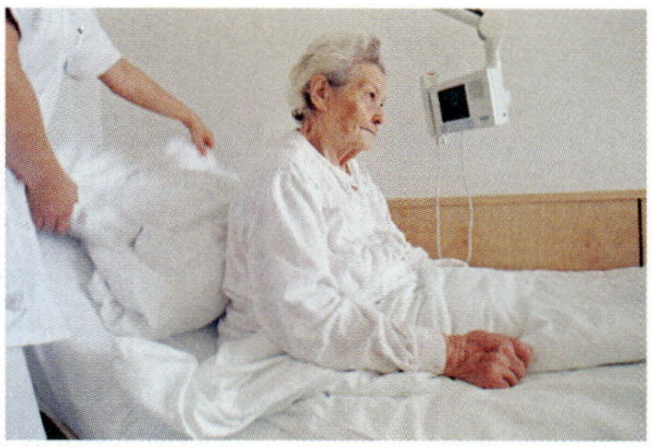

In der Akutphase wird der Patient in Rückenlage mit leichter Oberkörper-Hochlagerung gebracht

Pflege im weiteren Erkrankungsverlauf

Die Überleitung des Patienten auf eine internistische Stationseinheit (**Abb. 34.8**) erfolgt in der Regel nach 2 – 3 Tagen, sofern der Patient in Ruhe schmerzfrei ist, sein Kreislauf stabil und seine Werte der Herzenzyme rückläufig sind.

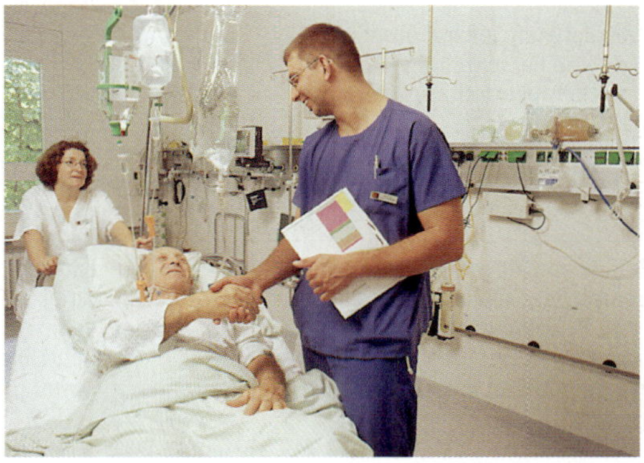

Abb. 34.8 Sobald sich der Gesundheitszustand des Patienten stabilisiert hat, kann er die Intensivstation verlassen

Um dem Patienten den Übergang von der Intensivstation auf die Allgemeinstation zu erleichtern, sollten auch hier die allgemeinen Informationen zum Tagesablauf gegeben und die Pflegeschwerpunkte und -organisation mit ihm abgesprochen werden.

Auf der Station werden die auf der Intensivstation durchgeführten Pflegehandlungen entsprechend weitergeführt. Die zeitlichen Abstände der Überwachungsmaßnahmen werden bei unauffälliger Kreislaufsituation nach Absprache mit dem Patienten zunehmend verlängert (z.B. 2- bis 3-stündlich).

Im Mittelpunkt steht nun für den Patienten die gezielte Mobilisation und die Unterstützung bei der Auseinandersetzung mit seiner Erkrankung, wie sie auf der Intensivstation evtl. bereits begonnen wurde.

Mobilisationsphase

In den letzten Jahren hat sich die Frühmobilisation durchgesetzt. Der Betroffene wird vom professionellen Team dabei unterstützt, folgende Ziele der Frühmobilisation zu erreichen:

- Wiederherstellen und Aufrechterhalten seiner körperlichen Leistungsfähigkeit in Abhängigkeit seiner individuellen Belastungsgrenze,
- Stabilisierung seiner seelischen Verfassung,
- Vermeiden der durch die Immobilität verbundenen Gefahren, wie z. B. Thrombose, Dekubitus, Pneumonie, Muskelabbau,
- Schulen seiner Wahrnehmung bezüglich der körpereigenen Belastungsgrenzen und sein verantwortungsvolles Reagieren darauf,
- Verkürzen seines Krankenhausaufenthaltes und die damit verbundene frühzeitige soziale Reintegration.

Der **Beginn der Frühmobilisation** ist abhängig von der Befindlichkeit des Patienten, d. h.

- dem Ausmaß und Infarktverlauf – die Werte der Herzenzyme müssen rückläufig sein,
- seiner Kreislaufstabilität (normotone Blutdrucksituation, keine bedrohlichen Rhythmusstörungen, Temperatur nicht über 38,5 °C),
- seinem Trainingszustand, der Konstitution und dem Allgemeinbefinden (Schmerzfreiheit, subjektiver Befindlichkeit ...).

Mobilisationsstufenplan

Die Anwendung eines Mobilisationsstufenprogrammes hat sich durchgesetzt, damit für den Patienten ein **gezieltes** Aufbautraining ausgerichtet werden kann und um die Koordination unter den an der Mobilisation beteiligten Berufsgruppen zu verbessern. Mittels gezielter Beobachtungen durch die Pflegenden sowie der Physiotherapeuten und anhand der medizinischen Verlaufsdiagnostik durch die ärztlichen Mitarbeiter wird die Belastungsgrenze des Patienten und die jeweilige Mobilisationsstufe täglich besprochen und individuell festgelegt (**Tab. 34.3**).

Tabelle 34.3 Mobilisationsstufenplan

Stufen	*Mobilisationsradius und physiotherapeutische Basismaßnahmen*	*Pflegeaktivitäten/Pflegeselbstständigkeit*	*Beispielhafter Trainingsverlauf in Tagen*		
			Gruppe 1	*Gruppe 2*	*Gruppe 3*
0	**Bettruhe** - bei längerer Bettruhe leichte Atem-, Bewegungs- und Entspannungsübungen unter physiotherapeutischer Anleitung	- entlastende Körperpflege (evtl. Mund- und Zahnpflege oder/und Intimpflege selbstständig) - Anziehen der AT-Strümpfe - z. B. in 2- bis 3-stdl. Abständen Aufforderung zum tiefen Durchatmen und leichte Bewegungen der Fußspitzen und Anspannung der Wadenmuskulatur	1	1 – 2	2 – 5
I	**Zimmermobilität** (eingegrenzt) - thromboprophylaktische und Kreislauf aktivierende Bewegungs- und Atemübungen im Bett - Sitzen im Lehnstuhl im Beisein der Physiotherapeuten	- selbstständige Körperpflege des Oberkörpers und evtl. Intimpflege mit Entlastungspausen im Bett - Essen im Bett, evtl. eine Hauptmahlzeit im Lehnstuhl unter pflegerischer Aufsicht - Benutzung des Toilettenstuhls	2 – 3	2 – 4	3 – 8
II	**Zimmermobilität** (erweitert) Unter Anleitung der Physiotherapeuten - Bettkante/Hockergymnastik - Gehen um das Bett - Laufen im Zimmer	- selbstständiges Waschen von Gesicht, Oberkörper und Genitalbereich am Waschbecken mit Entlastungspausen - selbstständige Einnahme der Mahlzeiten im Lehnstuhl - Benutzung des Zimmer-WC in Begleitung mit den Pflegenden - mit Rollstuhl Abt.-WC	3 – 4	4 – 6	8 – 11
III	**Flurmobilität** (unter physiotherapeutischer Kontrolle) - Hockergymnastik - Flurmobilisation 50 m – 300 m – langsame Steigerung unter physiotherapeutischer Aufsicht bei selbstständiger Zimmermobilität	- selbstständige Körperpflege am Waschbecken - Essen am Tisch - selbstständige Benutzung des Zimmer-WC, Abt.-WC in Begleitung	4 – 5	6 – 7	11 – 14
IV	**Flurmobilität** (selbstständig) - eigenständige Bewegung auf der Station - evtl. Hockergymnastik in Gruppen	- Duschen nach ärztlicher Erlaubnis und nach Absprache mit den Pflegenden	5 – 6	7 – 8	14 – 17

V	**Treppenmobilität** (unter Kontrolle)
	- unter physiotherapeutischer Begleitung
	  – Treppen gehen
	  – Steigerung von wenigen Stufen bis zu zwei Stockwerken
		- völlige Pflegeselbstständigkeit	6 – 8	8 – 10	17 – 21

In **Tab. 34.3** ist ein Beispiel für einen Mobilisationsstufenplan aufgeführt, der den Mobilisationsradius des Patienten in Verbindung mit den physiotherapeutischen Basismaßnahmen und den entsprechenden Pflegeaktivitäten gegenüberstellt. In der rechten Spalte wurde eine Zuordnung vorgenommen, die beispielhaft aufzeigt, in wie viel Tagen ein Patient – je nach Schweregrad des Infarktverlaufes (Gruppe 1, 2 oder 3) – die entsprechende Mobilisationsphase durchlaufen kann (**Tab. 34.4**).

Tabelle 34.4 Gruppeneinteilung nach Infarktverlauf

Gruppe 1	→ völlig unkomplizierter Infarktverlauf
Gruppe 2	→ größeres Infarktgeschehen → leicht eingeschränkte Pumpfunktion des linken Herzens → evtl. aufgetretene Komplikationen konnten therapeutisch rasch behoben werden
Gruppe 3	→ komplizierter Infarktverlauf mit aufgetretenen schwerwiegenden Komplikationen, wie z. B. – ausgeprägte Herzinsuffizienz – lebensbedrohliche Herzrhythmusstörungen – kardiogener Schock

Die individuelle Ausrichtung des Mobilisationsstufenplans beinhaltet ebenfalls, dass bei auftretenden Belastungssymptomen, wie z. B. Atemnot oder Tachykardie, eine Trainingsstufe zurückgegangen wird, um den Patienten nicht zu überfordern. Nach Beendigung der V. Stufe ist die Frühmobilisation abgeschlossen. Der Patient kann nun in Absprache mit den ärztlichen Mitarbeitern und auf Wunsch in Begleitung von Pflegenden oder Angehörigen für ca. 30 Minuten Spaziergänge im Freien unternehmen.

Folgende Pflegemaßnahmen sollten zu Beginn und im weiteren Verlauf der Mobilisation durchgeführt werden.

- Sprechen Sie zu Beginn der jeweiligen Mobilisationsstufe ab, welche Aktivitäten der Patient durchführen kann und welche Handlungen aus Entlastungsgründen Sie für ihn übernehmen werden.
- Führen Sie vor jeder Mobilisation eine Blutdruck- und Pulskontrolle beim Patienten durch; diese Ruhewerte dokumentieren die kardiale Ausgangssituation und dienen Ihnen als Bewertungsmaßstab für die aufbauenden Trainingsschritte.
- Halten Sie den Patienten nach jeder stärkeren Belastungsphase dazu an, eine Ruhepause einzulegen. Messen Sie gleich zu Beginn der Pause den Puls und vergleichen Sie ihn mit den bisherigen Werten; der gemessene Wert dient als Indikator für die kardiale Belastung und den myokardialen Sauerstoffverbrauch: Die Belastungsfrequenz darf die Ausgangsfrequenz bei Aktivitäten im Sitzen und Liegen bis 20 Schläge/Min. und beim Gehen und Treppensteigen höchstens bis 30 Schläge/Min. übersteigen.
- Führen Sie nach der Ruhephase eine erneute Pulskontrolle durch; nach 3 Minuten sollte das Herz seine **Ruhefrequenz** wieder erreicht haben.
- Messen Sie zu Beginn der Mobilisation in etwa 10- bis 15-minütigem Abstand den Blutdruck, um krisenhafte Veränderungen frühzeitig erkennen zu können.

Praxistipp

Uwe Klein Kranken-pfleger

Brechen Sie die Mobilisation des Patienten sofort ab, wenn folgende Komplikationen auftreten: Stenokardien, Herzrhythmusstörungen, Blutdruckabfall oder hypertensive Blutdrucksteigerungen, Dyspnoe, Schwindel, Schweißausbruch, Blässe.

Je nach Befindlichkeit/vitaler Situation begleiten Sie den Patienten bzw. fahren Sie ihn mit einem Rollstuhl sofort zum Bett zurück, unterstützen Sie ihn beim Hinlegen und verständigen Sie die ärztlichen Mitarbeiter. Schließen Sie den Betroffenen, wenn notwendig, an eine Monitorüberwachung an und führen Sie weitere Vitalzeichenkontrollen durch.

Merke

Der Übergang von einer Mobilisationsstufe in die nächst höhere darf nur dann erfolgen, wenn der Patient keine Komplikationen zeigt.

Machen Sie im zunehmenden Mobilisationsverlauf den Patienten aufmerksam, seine körperliche Situation bewusst wahrzunehmen. Leiten Sie den Patienten dazu an, in sich hinein zu fühlen und seine Belastungsgrenzen nachzuspüren. Parallel dazu üben die Physiotherapeuten mit dem Patienten, die selbstständige Pulskontrolle durchzuführen, und unterstützen ihn, seine Ruhephasen nach und nach eigenverantwortlich zu bestimmen.

Dokumentieren Sie alle gemessenen Parameter, die subjektive Befindlichkeit und das Leistungsgefühl des Patienten in der Kurve.

Beratung für die zukünftige Lebensgestaltung

Die Unterstützung des Patienten bei der Auseinandersetzung mit seiner Erkrankung ist während des gesamten Genesungsprozesses von Bedeutung. Häufig erfolgt eine intensive Auseinandersetzung über das Infarktereignis und der Patient stellt sich die Frage, warum gerade er von dieser Erkrankung betroffen wurde und wie er die Zukunft weiter bewältigen kann.

Um mit dem Patienten ins Gespräch zu kommen, kann es hilfreich sein, wenn Sie den Patienten z. B. auf seine berufliche Situation ansprechen. Hat der Patient das Bedürfnis, über seine persönliche und emotionale Situation zu sprechen, entwickelt sich dies meist im weiteren Gesprächsverlauf. Ebenso kann es aufschlussreich sein, die subjektive Sichtweise des Patienten bezüglich der Entstehungsursache seiner Erkrankung zu erfassen. Die Frage, welche Ursachen er selbst für seinen Infarkt verantwortlich macht, kann über seinen Informationsstand Auskunft geben und seinen derzeitigen Auseinandersetzungsprozess widerspiegeln.

Maidana u. a. (1991) stellten Betroffenen in einer Untersuchung rückblickend nach einem Jahr die Frage, was ihnen bei der Bewältigung dieser bedrohlichen Erkrankung geholfen hat. Von vielen wurde eine gründliche Information als besonders wichtig erachtet.

Viele Patienten gaben die Unterstützung durch Ehefrau/Ehemann als wichtigste „Bewältigungshilfe" an. Sie sind es meist auch, die bei der Umsetzung von gesundheitsfördernden Maßnahmen maßgeblich beteiligt sind. „Das gilt insbesondere für die Ehefrauen. Manche von ihnen entwickeln [jedoch] eine ängstliche Überfürsorglichkeit gegenüber ihren Männern, die deren Angst und Unsicherheit noch verstärkt" (Maidana u.a. 1991, S. 106). Ebenfalls wurde die Möglichkeit zum persönlichen Kontakt zu ärztlichen und pflegenden Mitarbeitern, die sich Zeit für Gespräche nahmen, von den Patienten als hilfreich angegeben.

Beziehen Sie die Lebenspartner nach Absprache mit dem Kranken bei Informationsgesprächen mit ein; hierfür kann es sinnvoll sein, konkrete Termine zu vereinbaren. Machen Sie in gleicher Weise die Lebenspartner wie die Betroffenen selbst auf psychologische Hilfe aufmerksam. Die Autoren betonen, dass Herzinfarktpatienten von einer sehr genauen und ausführlichen Aufklärung über ihre Erkrankung profitieren. Besonders ist ihnen wichtig zu erfahren, welchen Belastungen sie sich zukünftig aussetzen dürfen und was sie selbst dazu beitragen können, um den Krankheitsverlauf günstig zu beeinflussen. Erkundigen Sie sich beim Patienten und seinen Angehörigen nach ihrem Informationsbedarf und welche Fragen sie für sich klären möchten. Machen Sie auf informative Patientenratgeber aufmerksam. Im Zusammenhang mit der anstehenden Entlassung ist es sinnvoll, wenn Sie den Patienten auf die Deutsche bzw. Schweizerische Herzstiftung, auf ambulante Herzgruppen und Entspannungsangebote in seinem Wohnumkreis hinweisen. Gesundheitsberatende Aspekte wie unter dem Thema Pflege bei KHK beschrieben, können in der Klinik von allen am Genesungsprozess beteiligten Berufsgruppen angebahnt und in der evtl. eingeleiteten Anschlussheilbehandlung (AHB) vertieft werden.

Wassergymnastik in der Rehabilitation

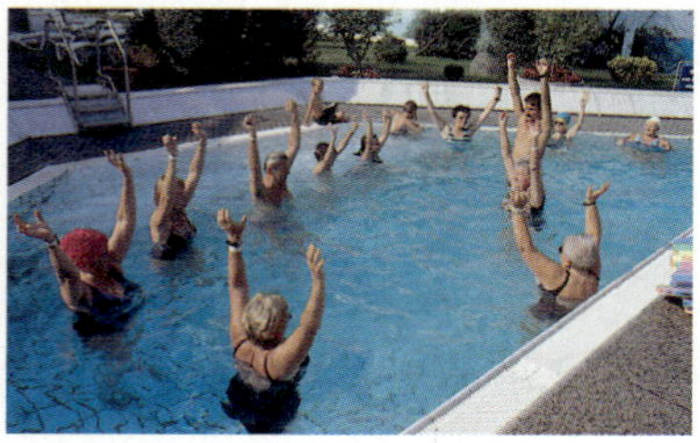

Informieren Sie den Patienten frühzeitig über Mitglieder des therapeutischen Teams (z. B. Diätassistentin, Psychologen) und deren Aufgabenbereiche.

Zur Unterstützung für eine dauerhafte Veränderung der Lebensführung ist es sinnvoll, wenn sich nach dem Klinikaufenthalt eine AHB anschließt. Diese wird vom zuständigen Sozialdienst oder den ärztlichen Mitarbeitern in Absprache mit dem Patienten eingeleitet. Eine Finanzierung wird bei Berufstätigen in der Regel von den Rentenversicherungsträgern und bei Nichtberufstätigen und Rentnern von der Krankenkasse übernommen. Derzeit beträgt die Dauer der stationären Rehabilitation in Deutschland drei Wochen. Aus therapeutischen Gründen kann eine Verlängerung bewilligt werden. Während des Aufenthaltes in der Rehabilitationseinrichtung sollte der Patient weiter auf seinen Alltag vorbereitet werden. Hier wird anhand verschiedener Untersuchungsmethoden die Herzfunktion und Belastbarkeit ermittelt und Empfehlungen für das Verhalten im Alltag ausgesprochen. Auch die berufliche Wiedereingliederung ist Thema der AHB, die in der Regel 8 – 12 Wochen nach dem Infarktereignis erfolgen kann.

Aufgaben der Rehabilitation

1. Diagnostische Untersuchungen, insbesondere Belastungstests, zur Risikoeinstufung und Beurteilung der Prognose als Voraussetzung für ein optimales Bewegungsprogramm und zur Entscheidung über therapeutische Maßnahmen sowie zur Beurteilung der Wiedereingliederung ins soziale und berufliche Umfeld,
2. umfassende Aufklärung über die individuellen Risikofaktoren und deren Behandlungsmöglichkeiten zur Vermeidung eines erneuten Infarkts (Reinfarktprophylaxe),
3. Informationen und Motivation zur Lebensstiländerung und Gesundheitsbildung,
4. eine integrative Therapie unter Einbeziehung von Bewegungstherapie, physikalischer Therapie, psychologischer, ernährungsmedizinischer und verhaltenstherapeutischer Aspekte,
5. eine Optimierung, sofern erforderlich, der medikamentösen Therapie zur Behandlung der Risikofaktoren und zur Reinfarktprophylaxe,
6. sozialmedizinische Beurteilung, z. B. Bewertung der Erwerbsfähigkeit bei berufstätigen Patienten,
7. Erhaltung bzw. Wiederherstellung der Selbstständigkeit, um Pflegebedürftigkeit zu verhindern und die Wiedereingliederung ins familiäre bzw. soziale Umfeld zu ermöglichen,
8. Verbesserung der Prognose und der Lebensqualität (nach Mieddeke 1998).

34.4 Pflege von Patienten mit Hypertonie

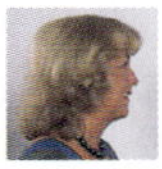

···› Eine Frau erzählt ihrer Bekannten, die in der Straßenbahn neben ihr sitzt:
„Vor einem halben Jahr hat mein Hausarzt einen zu hohen Blutdruck bei mir festgestellt. Ich hatte davon gar nichts bemerkt, sondern mich immer pudelwohl gefühlt. Aber mein Arzt hat nicht locker gelassen und gesagt, das müsse man im Auge behalten, da zu hoher Blutdruck schlecht für die Gefäße sei. So musste ich mich allen möglichen Untersuchungen unterziehen – mir wurde Blut abgenommen, die Niere wurde geröntgt, ein EKG wurde gemacht –, ach und noch so einiges mehr. Ich kann Ihnen sagen, ich wurde total auf den Kopf gestellt und trotzdem wurde nichts gefunden. Jetzt hat er mir vor zwei Monaten Blutdrucktabletten verschrieben, die ich jeden Tag nehmen musste.
Ach du liebe Zeit, Sie glauben gar nicht, wie schwindlig und schlecht es mir mit diesen Tabletten ging. So kann das ja nicht richtig sein, habe ich zu meinem Mann gesagt, dass es mir mit den Tabletten schlechter geht als vorher.
Jetzt habe ich sie einfach weggelassen – nein – die nehme ich nicht mehr, das können Sie mir glauben. Für nächste Woche habe ich einen Termin bei meinem Hausarzt ausgemacht, dann werde ich ihm das sagen."

···› Medizinischer Überblick Hypertonie

Definition

Als Hypertonie werden *chronisch* erhöhte arterielle Blutdruckwerte bezeichnet. Gemäß der Definition der WHO wird dann von einer arteriellen Hypertonie gesprochen, wenn der Blutdruckwert von 140/90 mmHg und darüber erreicht wird (**Tab. 34.5**).

Bei der so genannten **milden Hypertonie** liegen die Blutdruckwerte in dem von der WHO definierten Hypertoniebereich, und es erfolgt, sofern keine Organschäden vorliegen, in der Regel nicht sofort eine medikamentöse Blutdruck senkende Behandlung, sondern es wird versucht, mit allgemeinen Maßnahmen den Blutdruck zu normalisieren.

Laut Hochdruckliga hat sich in vielen Studien der systolische Blutdruck im Vergleich zum diastolischen bei Menschen über dem 45. Lebensjahr als der wesentlichere Vorhersagefaktor für kardio- und zerebrale Folgeerkrankungen herausgestellt.

Tabelle 34.5 Formen des Blutdrucks

Definition	*systolisch*	*diastolisch*
normaler Blutdruck	< 140 mmHg	< 90 mmHg
milde Hypertonie	140 – 180 mmHg	90 – 105 mmHg
mittelschwere Hypertonie	> 180 – 210 mmHg	> 105 – 115 mmHg
schwere Hypertonie	> 210 mmHg	> 115 mmHg
isolierte systolische Hypertonie	ab 140 mmHg	< 90 mmHg

Häufigkeit

Die arterielle Hypertonie stellt ein weit verbreitetes Gesundheitsproblem in den Industrieländern dar. 25 – 30 % der Bevölkerung weisen einen Blutdruck von 140/90 mmHg und darüber hinaus auf. Schätzungen besagen, dass 60 – 70 % der über 65-jährigen Menschen an einer Hypertonie leiden.

Ursachen

Man unterscheidet:

Primäre oder essenzielle Hypertonie. Die essenzielle Hypertonie wird als „essenziell" (hier: selbstständig) bezeichnet, da bei 90 – 95 % aller Fälle keine Ursache erkennbar ist und damit ein selbstständiges Krankheitsbild vorliegt. Es werden Faktoren wie eine familiäre Disposition, Umwelteinflüsse sowie Stoffwechselveränderungen diskutiert. Auffällig ist, dass bei vielen Patienten mit einer primären Hypertonie bestimmte äußere Merkmale nachweisbar sind, die eine Blutdruckerhöhung begünstigen:

- Übergewicht und Bewegungsmangel,
- zu hoher Alkoholkonsum, Nikotinabusus,
- zu hoher Salzkonsum,
- Stressfaktoren.

Sekundäre Hypertonie. Bei der sekundären Hypertonie (5 – 10 %) liegt entweder eine organische Grunderkrankung vor oder es können von außen zugeführte Substanzen dafür verantwortlich gemacht werden:

- renale Hypertonie (z. B. durch akute oder chronische Glomerulonephritis, diabetische Nephropathie, Nierentumoren, Nierengefäßerkrankungen),

Übergewicht steht häufig im engen Zusammenhang mit einer primären Hypertonie

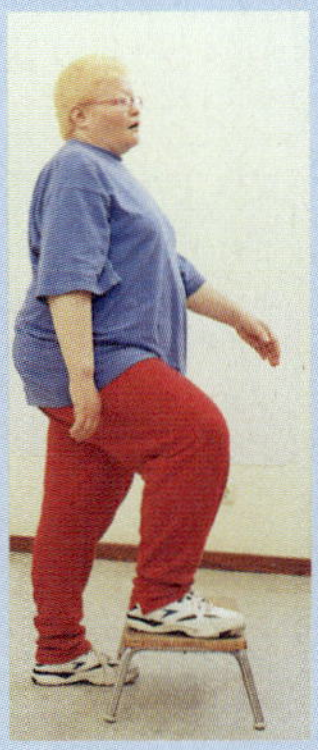

- innersekretorische Erkrankungen (z. B. Hyperthyreose, Phäochromozytom, Conn-Syndrom),
- Hypertonie durch Medikamente (z. B. Ovulationshemmer, Antirheumatika, Kortison, adrenalinhaltige Nasentropfen),
- Genussmittel (z. B. Lakritze),
- Gifte (z. B. Kokain, Amphetamin, Blei).

Diagnostik

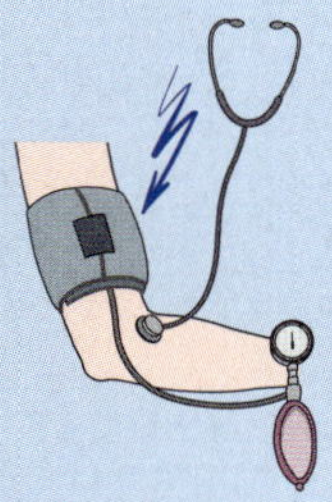

Die primäre Hypertonie weist in der Regel keine typischen Symptome auf, sofern keine schwerwiegenden Folgeerkrankungen vorliegen, sodass die Diagnose „Bluthochdruck" oftmals rein zufällig gestellt wird. Bei der sekundären Hypertonie ist die Symptomatik in der Regel abhängig von der vorliegenden Grunderkrankung.

Die Diagnose arterielle Hypertonie wird über **mehrmalige** Blutdruckmessungen gesichert. Einzelmessungen müssen als Momentaufnahme gesehen werden und lassen sich nicht immer eindeutig interpretieren. So gibt es situationsbedingte Blutdruckerhöhungen wie die sog. „Praxishypertonie". Bei dringendem Verdacht einer Hypertonie sollten mindestens drei weitere Messungen an zwei verschiedenen Tagen erfolgen, Selbstmessungen durch den Betroffenen oder eine ambulante 24-Stunden-Blutdruckmessung durch ein Gerät, mit dem der Blutdruck in bestimmten Abständen automatisch gemessen und aufgezeichnet wird. Wird die Diagnose „Hypertonie" gestellt, werden weitere diagnostische Untersuchungen eingeleitet, um Ursachen sekundärer Hypertonieformen, Folgeerkrankungen und unbekannte Risikofaktoren festzustellen.

Es erfolgt eine umfassende Befunderhebung aller wesentlichen Organsysteme, die als Ursache der sekundären Hypertonieform zugrunde liegen können.

Komplikationen beim unbehandelten Hypertonus

Arterielles Gefäßsystem. Durch die permanente Blutdruckerhöhung wird die Innenschicht der arteriellen Gefäße, die Intima, überbeansprucht und geschädigt. Es kommt zu winzigen Einrissen, sog. Mikroläsionen, auf die sich Thrombozyten, Fibrin und Cholesterinkristalle ablagern. Der durch die frühzeitige Alterung (Arteriosklerose) entstehende Elastizitätsverlust des arteriellen Gefäßsystems kann den peripheren Gefäßwiderstand erhöhen, was eine weitere Blutdruckerhöhung zur Folge hat. Die Hypertonie begünstigt somit die Entwicklung einer peripheren arteriellen Verschlusskrankheit (pAVK). An der Aorta kann es zur Ausbildung eines Aortenaneurysmas kommen.

Herz. Der linke Herzmuskel muss, je nach Schweregrad des Bluthochdruckes, eine hohe Herzleistung aufbringen, wodurch es kompensatorisch zu einer Zunahme der Herzmuskelmasse (Linksherzhypertrophie) kommt. Nimmt die Überbeanspruchung des Herzens weiter zu, kann der Herzmuskel ermüden und sich eine Herzinsuffizienz ausbilden (s. Pflege von Patienten mit Herzinsuffizienz, S. 920).

Durch den Bluthochdruck kann es zu arteriosklerotischen Veränderungen in den Koronararterien kommen und sich eine Koronare Herzkrankheit (KHK) mit all ihren Folgeerkrankungen entwickeln (s. Pflege von Patienten mit KHK, S. 892).

Gehirn. Verändern sich die Hirngefäße arteriosklerotisch, kann es durch akute Blutdrucksteigerungen zur Ruptur von kleinen Gefäßen und damit zur bedrohlichen Gehirnblutung kommen.

Niere. Durch die Hypertonie können größere und kleinere Nierenarterien geschädigt werden, so dass eine Nephrosklerose mit den Folgen einer Niereninsuffizienz entsteht. Die Bluthochdruckerkrankung wird dann im Sinne eines Circulus vitiosus weiter verschlechtert.

Therapie

Bei der sekundären Hypertonie wird die Grunderkrankung behandelt, die, sofern sie behoben werden kann, meist zu einer Normalisierung des Blutdrucks führt. Ist dies nicht der Fall, so orientiert sich die Therapie wie bei der primären arteriellen Hypertonie am **Schweregrad** der Erkrankung und wird möglichst individuell auf den Patienten abgestimmt.

Ziel der Therapie. Senkung des Blutdrucks auf unter 140/90 mmHg, um präventiv auf den Gesundheitszustand des Menschen einzuwirken.

An erster Stelle steht bei jedem Patienten, den Blutdruck durch allgemeine Maßnahmen, wie z. B. Ernährungsumstellungen und Maßnahmen zur Stressbewältigung, zu beeinflussen. Menschen, die an der milden Hypertonieform leiden, gelingt es oftmals durch eine Veränderung in der Lebensführung, den Blutdruck zu normalisieren. Ist dies nicht der Fall oder liegen mittelschwere bzw. schwere Hypertonieformen vor, wird zusätzlich eine medikamentöse Therapie eingeleitet.

Arzneimittelgruppen.

- ***Betarezeptorenblocker*** (s. KHK, S. 894): vermindern die Herzarbeit und senken die Belastungsspitzen des Blutdrucks.
- ***Diuretika*** (s. Nierenerkrankungen, S. 1021): senken den Blutdruck durch eine vermehrte Wasser- und Kochsalzausscheidung.
- ***Ca-Antagonisten*** (s. KHK, S. 894): senken den peripheren Gefäßwiderstand durch Vasodilatation.
- ***ACE-Hemmer*** (z. B. Captopril [Lopirin], Enalapril [Pres, Xanef], Ramipril [Delix]): greifen in die hormonell gesteuerte Vasokonstriktion ein und wirken gefäßerweiternd.
  Nebenwirkungen: Reizhusten, Hautausschlag, Schwindel, gastrointestinale Symptome.

- ***Alpha$_1$-Blocker*** (z.B. Prazosin [Minipress]): Die Aktivierung des Sympathikus bewirkt über Alpharezeptoren eine Verengung der Gefäße. Werden Alpha-Rezeptoren blockiert, kommt es zur Gefäßerweiterung und somit zur Abnahme des peripheren Widerstandes und Blutdrucksenkung. Nebenwirkungen: Schwindel, Müdigkeit, Kollapsneigung durch zu starken Blutdruckabfall, Natrium- und Wasserretention mit Gewichtszunahme.
- ***AT$_1$-Antagonisten*** (z.B. Losartan [Lorzaar]): blockieren im Renin-Angiotensin-System die Wirkung von Angiotensin II am AT$_1$-Rezeptor. Nebenwirkungen: im Vergleich zu den ACE-Hemmern verträglicher – selten Schwindel, selten Husten.

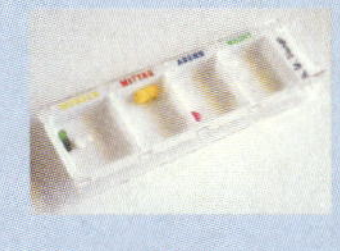

Die medikamentöse Therapie der Hypertonie sollte durch eine gesunde Lebensführung ergänzt werden

34.4.1 Bedeutung für den Patienten

Kommt es zu einer Hypertonie im zuvor definierten Sinne, merken die Betroffenen häufig nichts davon, sondern fühlen sich wohl und leistungsfähig, da sie keinerlei körperliche Einschränkungen verspüren. Wird der zu hohe Blutdruck über längere Zeit nicht erkannt und behandelt, kann sich die Lebenserwartung durch die oben aufgeführten Folgeerkrankungen deutlich verkürzen und die Lebensqualität, wie z.B. durch einen Apoplex, über Jahre hinweg maßgeblich beeinträchtigt werden. In fast allen Fällen kann der Patient seinen Bluthochdruck durch Veränderungen der Lebensgewohnheiten und gegebenenfalls durch eine medikamentöse Therapie normalisieren. Entscheidend ist, in welcher Weise der betroffene Mensch im Sinne des Selbstpflegekonzeptes Verantwortung für seine Gesundheit übernehmen wird.

34.4.2 Pflege- und Behandlungsplan

Im Sinne der Gesundheitsförderung kommt den Pflegenden im stationären und ambulanten Bereich die Aufgabe zu, den Patienten

- bei Veränderungen der Lebensgewohnheiten zu unterstützen,
- im Umgang mit seinen Medikamenten zu beraten und die Blutdruck senkende Wirkung zu überwachen,
- während einer hypertensiven Krise Sicherheit zu vermitteln und ihn professionell zu betreuen,
- in der Blutdruckselbstkontrolle anzuleiten.

Hilfestellung bei der Auseinandersetzung mit dem Krankheitsgeschehen und den Veränderungen der Lebensgewohnheiten

Aufgrund der Beschwerdefreiheit fällt es vielen Menschen schwer, die Hypertonie im täglichen Leben zu berücksichtigen, auch wenn sie die Gefahren und Folgen der Erkrankung kennen.

Stellen Sie im Gespräch mit dem Patienten fest, wie gut er über seine Erkrankung informiert ist. Wurde die Diagnose erst gestellt oder stellen Sie Informationsdefizite fest, erklären Sie ihm, welche Bedeutung dem systolischen und diastolischen Blutdruck zukommt und wie die unterschiedlichen Blutdruckwerte zu bewerten sind.

Versuchen Sie beim Vorliegen einer primären Hypertonie mit dem Patienten zu eruieren, welche Faktoren er selbst für den Bluthochdruck verantwortlich macht. Helfen Sie dem Patienten Ursachen, die er bisher in seinen Überlegungen noch nicht einbezogen hatte, zu erkennen. Erläutern Sie ihm den Krankheitsprozess sowie die Faktoren, die die Hypertonie begünstigen können. Sprechen Sie über die Risiken eines nicht oder nur unzureichend behandelten Blutdrucks.

■ Umstellung der Ernährungsgewohnheiten

Gewicht normalisieren. Übergewicht und Hypertonie stehen eng miteinander in Verbindung. Laut Hochdruckliga entwickeln über die Hälfte der übergewichtigen Menschen im Laufe von 10 – 15 Jahren einen Bluthochdruck. So konnte festgestellt werden, dass bei 40- bis 49-jährigen Menschen bei einer Gewichtszunahme von jeweils 10 kg der systolische Blutdruck um durchschnittlich rund 10 mmHg ansteigt.

Versuchen Sie im Gespräch mit einem stark übergewichtigen Patienten zu verstehen, was aus seiner Sicht zum Übergewicht geführt hat und stellen Sie fest, ob er selbst einen Zusammenhang zwischen Gewicht und Bluthochdruck sieht. Gehen Sie behutsam vor, da für viele übergewichtige Menschen in unserem Kulturkreis das Thema mit Scham- und Schuldgefühlen besetzt ist. Fragen Sie den Patienten, ob er bereits gewichtsreduzierende Schritte unternommen hat und welche Maßnahmen er erfolgreich bzw. nicht erfolgreich empfand.

Weisen Sie den Patienten auf die Gefahr einer zu schnellen Gewichtsreduktion durch einseitige Mangeldiäten hin und machen sie auf den Jo-Jo-Effekt aufmerksam. Zu große diätetische Einschränkungen sind auf längere Sicht nicht durchzuhalten und widersprechen der Genusskultur vieler Gesellschaften. Dagegen sollte eine vollwertige Mischkost mit frischem Gemüse, Salaten und Obst, wenig Wurst und Fleisch und gezielter Fett- und Zuckerreduktion empfohlen werden.

Obst ist wichtiger Bestandteil einer vollwertigen Mischkost

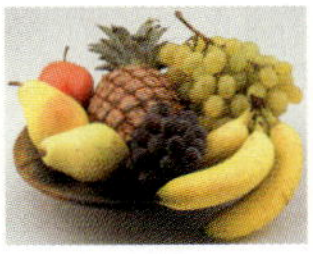

Fragen Sie den Patienten, ob er eine Diätberatung in Anspruch nehmen möchte und vermitteln Sie diese gegebenenfalls. Machen Sie auf Ernährungsberatungskurse, z.B. über Krankenkassen und Volkshochschulen, im Heimatort des Betroffenen aufmerksam. Stellen Sie die Wichtigkeit der sportlichen Betätigung in Verbindung mit der Ernährungsumstellung dar (s. Pflege bei KHK – Bewegung, S. 898).

Salz reduzieren. Das bei der Nahrungszubereitung verwendete Kochsalz besteht chemisch aus Natrium und Chlor und hat die Eigenschaft, im Körper Wasser zu binden. Kommt es zu einer vermehrten Kochsalzaufnahme, erfolgt gleichzeitig eine Volumenzunahme im Kreislauf, wodurch der Blutdruck bei „salzempfindlichen" Bluthochdruckkranken ansteigen kann.

Der Kochsalzbedarf des Menschen beträgt 2 – 3 g pro Tag. Untersuchungen in der Bundesrepublik Deutschland haben einen durchschnittlichen Verbrauch von 10 – 12 g ergeben. Bei einer Reduktion von Kochsalz um 3 g am Tag ist mit einer Senkung des systolischen Blutdrucks von durchschnittlich 5 – 7 mmHg zu rechnen. Die Blutdrucksenkung tritt aber erst mehrere Wochen nach Einhaltung der Kochsalzbeschränkung ein. Der Hochdruckkranke muss keine strikt salzarme Kost zu sich nehmen, was einer Kochsalzzufuhr unter 3 g am Tag entsprechen würde. Die Hochdruckliga empfiehlt eine Salzeinnahme von ca. 6 g am Tag.

Klären Sie den Patienten über die Wirkung einer zu hohen Kochsalzzufuhr auf. Machen Sie ihn darauf aufmerksam, dass er ein Nachsalzen am Tisch möglichst vermeiden und auf besonders salzreiche Nahrungsmittel verzichten sollte. Durch diese beiden Maßnahmen wird meist die vorgegebene Salzreduktion von 6 g bereits erreicht.

Fastfood-Produkte und Nahrungsmittel aus Dosen enthalten in der Regel viel Salz. Raten Sie dem Patienten, den Salzgehalt auf den Etiketten zu prüfen und ggf. auf Frischkost zurückzugreifen. Außerdem gehören alle Pökelwaren, die meisten Wurst-, Schinken-, Käse- und Heringssorten zu den kochsalzhaltigen Lebensmitteln, deren Verzehr eingegrenzt werden sollte.

Gleichzeitig scheint sich ein hoher Kaliumgehalt günstig auf den zu hohen Blutdruck auszuwirken. Deshalb sollten kaliumhaltige Lebensmittel wie Obst, Kartoffel mit Schale und Reis im Speiseplan berücksichtigt werden.

Genussmittel wie Alkohol und Kaffee in Maßen. Alkohol steigert dosisabhängig beim einmaligen als auch bei regelmäßigem Genuss den Blutdruck. Laut Hochdruckliga verdoppelt sich das Risiko für die Entwicklung eines Bluthochdruckes bei regelmäßiger Aufnahme von mehr als 30 g Alkohol pro Tag im Vergleich zu Menschen, die nicht jeden Tag und geringere Mengen Alkohol zu sich nehmen. So wird der alkoholbedingte Bluthochdruck auf ca. 10% aller Hochdruckkranken geschätzt. Klären Sie den Betroffenen darüber auf, dass regelmäßiger Alkoholkonsum den Blutdruck ansteigen lassen kann. Darüber hinaus kann ein erhöhter Alkoholkonsum auch als Energieträger nicht unerheblich zum Übergewicht beitragen (1 g Alkohol = 7 kcal).

Sofern keine Alkoholabhängigkeit vorliegt, geht es nicht darum, ein striktes Alkoholverbot einzuhalten, sondern es wird die Einschränkung des Alkoholkonsums auf unter 20 – 30 g empfohlen, was etwa $^1/_4$ l Wein oder $^1/_2$ l Bier entspricht. Gleichzeitig sollte ein leichter Alkoholkonsum nicht regelmäßig, sondern nur gelegentlich erfolgen.

Informieren Sie den Patienten darüber, dass manche Blutdruck senkende Medikamente die Alkoholwirkung verstärken können. Dies muss vor allem beim Führen eines Kraftfahrzeugs berücksichtigt werden.

Klären Sie den Patienten darüber auf, dass auch Kaffee als Genussmittel anzusehen ist und als solches auch vom Bluthochdruckkranken zur Verbesserung des Lebensgefühls weiterhin getrunken werden kann. Problematisieren Sie aber das Trinken von Kaffee, wenn er konsumiert wird mit dem Ziel, sich „aufzuputschen", die Leistungsfähigkeit zu steigern und die Müdigkeit zu verdrängen. Hier werden wichtige Signale eines Erholungsbedürfnisses des Organismus unterdrückt, was sich negativ auf die Blutdrucksituation auswirken kann.

Stress bewältigen (s. Pflege von Patienten mit KHK, S. 897 f).

Beratung bei der Medikamenteneinnahme und Überwachung der Medikamentenwirkung

Gelingt es nicht, den Blutdruck mit den zuvor beschriebenen Maßnahmen zu normalisieren, so muss der betroffene Mensch in der Regel lebenslang Medikamente einnehmen, mit denen er seine chronische Erkrankung positiv beeinflussen kann.

Ziel ist es, den Patienten zu motivieren, seine Medikamente lebenslang regelmäßig einzunehmen. Basisinformationen bezüglich der Medikamentenwirkung und Nebenwirkungen erfolgen in der Regel durch Ärzte. Aber auch Pflegende sollten bei der Verabreichung der Arzneimittel oder bei Fragen und Unsicherheiten des Patienten im Umgang mit den Medikamenten beratend tätig werden können, um die Mitarbeit des Patienten zu verbessern.

Stellen Sie fest, ob der Patient über Zweck, Dosierung, Zeitpunkt und Art der Einnahme der verordneten Blutdruck senkenden Medikamente informiert ist. Betonen Sie die Wichtigkeit der regelmäßigen Medikamenteneinnahme. Führen Sie zu unterschiedlichen Tageszeiten Blutdruck- und Pulskontrollen durch und/oder leiten Sie den Patienten zur Eigenmessung an. Fragen Sie den Patienten nach seiner subjektiven Befindlichkeit und achten Sie auf Nebenwirkungen der Medikamente.

Klären Sie den Patienten darüber auf, dass sich sein Organismus evtl. bereits an den erhöhten Blutdruck gewöhnt hat, sodass die Blutdrucksenkung in den ersten 4–8 Wochen als unangenehm empfunden werden kann. Zu Beginn der Therapie können Symptome wie Mattigkeit, Konzentrationsschwäche, leichter Schwindel und in seltenen Fällen Übelkeit auftreten, die er seinem behandelnden Arzt oder den Pflegenden mitteilen sollte.

Medikamente sollten auf keinen Fall ohne Rücksprache mit dem behandelnden Arzt abgesetzt werden. Häufig legen sich die Nebenwirkungen mit der Zeit. Sollte dies nicht der Fall sein, werden die ärztlichen Mitarbeiter ggf. eine Medikamentenumsetzung einleiten.

Weisen Sie den Patienten darauf hin, dass er bei Symptomen wie Kopfschmerzen, Gesichtsröte, Benommenheit, starkes Herzklopfen sich melden bzw. seinen Blutdruck selbst messen sollte, da der Blutdruck auch unter Medikamenteneinnahme ansteigen kann. Achten Sie darauf, dass bei Patienten mit einer schweren oder schwer einstellbaren Hypertonie zusätzlich eine Bedarfsmedikation (z. B. Adalat) angesetzt wird und bei welchen Blutdruckwerten der Patient auf diese Medikation zurückgreifen sollte.

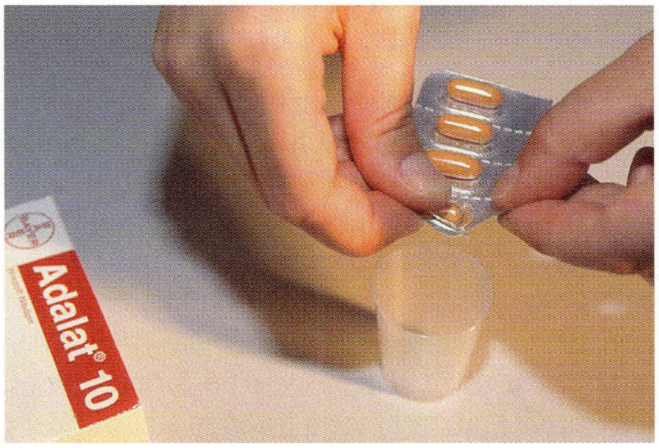

Akute hypertensive Krise und pflegerische Sofortmaßnahmen

Eine akute hypertensive Krise liegt dann vor, wenn **erhöhte Blutdruckwerte** messbar sind und **gleichzeitig** Folgeerscheinungen auftreten, wie

- **Hochdruckenzephalopathie** mit Symptomen wie Sehstörungen, Schwindel, Bewusstseinsstörungen bis zur Bewusstlosigkeit, Krampfanfällen und/oder neurologische Ausfallserscheinungen,
- **akute Linksherzinsuffizienz mit Lungenödem** (S. 921),
- **Angina-pectoris-Schmerzen** (S. 893),
- **Myokardinfarkt** (S. 905).

Es besteht eine akute Lebensgefahr und es kann u. a. zu einer akuten Herz-Kreislauf-Dekompensation oder einem Apoplex kommen. Nicht selten liegen die Blutdruckwerte systolisch > 220 und diastolisch > 120 mmHg. Zeigt der Patient eine der aufgeführten Symptome mit entsprechend hohen Blutdruckwerten, sollten Sie ihn unverzüglich dabei unterstützen, sich ins Bett zu legen, um sich körperlich zu entlasten. Wirken Sie beruhigend auf den Erkrankten ein.

Veranlassen Sie sofort die Benachrichtigung des zuständigen Arztes. Verabreichen Sie dem Betroffenen, sofern er bei Bewusstsein ist, die verordnete Bedarfsmedikation (orale Gabe von Nifedipin in Kapselform, z. B. 10–20 mg Adalat). Der Patient sollte die Kapsel zerbeißen und mit dem Inhalt hinunterschlucken, um den Wirkeintritt des Medikamentes zu beschleunigen. Kontrollieren und dokumentieren Sie die Blutdruck senkende Wirkung.

Befindet sich der Betroffene außerhalb eines Krankenhauses, rufen Sie sofort einen Notarztwagen und leiten Sie die Einweisung in eine Klinik ein.

> **Merke**
> Therapieziel der akuten hypertensiven Krise ist es, den Blutdruck schrittweise auf Werte um 160/100 mmHg zu senken. Ein zu schneller Blutdruckabfall sollte vermieden werden, um eine ausreichende Gehirn- und Nierendurchblutung nicht zu gefährden.

Die weitere Therapie wird durch die Begleiterscheinungen, die bei dem Patienten vorliegen, bestimmt. Weist er eine lebensbedrohliche Komplikation, wie z. B. ein Lungenödem oder einen Herzinfarkt auf oder kann der Blutdruck nach 15–30 Minuten nicht gesenkt werden, wird eine kontinuierliche Intensivüberwachung und -therapie erforderlich werden.

Anleitung zur Blutdruckselbstkontrolle

Mit der Blutdruckselbstmessung wird dem betroffenen Menschen die Verantwortung für die Kontrolle seiner Blutdruckwerte übergeben. Zum einen soll durch die aktive Mitwirkung am Behandlungsprozess die Einsicht der Behandlungsnotwendigkeit dauerhaft aufrechterhalten werden. Zum anderen können Blutdruckwerte unter Alltagsbedingungen gewonnen und besser interpretiert werden, was vor allem bei einer milden Hypertonie bedeutsam sein kann. Hinzu kommt die Überprüfung der Wirksamkeit von allgemeinen Maßnahmen sowie der medikamentösen Therapie. Für die Selbstmessung des Blutdrucks stehen eine Vielzahl von Geräten zur Verfügung, deren Finanzierung bei entsprechender Indikation teilweise oder vollständig von der Krankenkasse übernommen wird. Der Bedienungskomfort der Geräte ist unterschiedlich.

···› Lerntipp

Machen Sie sich mit der Bedienungsanleitung der unterschiedlichen Blutdruckgeräte vertraut. Probieren Sie den Bedienungskomfort der Geräte an sich selbst aus, z. B. ein herkömmliches Blutdruck-Selbstmessgerät mit Stethoskop und Federmanometer oder ein elektronisches Blutdruck-Selbstmessgerät nach oszillometrischem Prinzip für die Messung am Handgelenk.

Überlegen Sie bei jedem Handlungsschritt, den Sie tätigen, welche Fähigkeiten Sie benötigen, um die Bedienung des Gerätes sachgerecht durchführen zu können. Überlegen Sie, welche Probleme z. B. Linkshänder, Menschen mit Einschränkungen im Bereich der Fingerfertigkeit oder bei einer Seh- oder Hörschwäche, bei der Handhabung der Geräte haben könnten und zu welchem Gerät Sie den Betroffenen raten würden.

Leiten Sie den Patienten an, wie der Blutdruck mit dem ausgewählten Heimgerät gemessen werden muss. Beziehen Sie auf Wunsch des Betroffenen seine Angehörigen mit ein. Lassen Sie sich Zeit für eine mehrmalige Demonstration und geben Sie dem Patienten die Möglichkeit, die Messung an verschiedenen Tagen zu wiederholen.

Möchte der Patient ein Handgelenksgerät benutzen, muss zuvor überprüft werden, ob die Werte der Handgelenks- und der Oberarmmessung übereinstimmen. Sollte eine Blutdruckdifferenz von mehr als 10 mmHg festgestellt werden, ist die Handgelenksmessung laut Hochdruckliga nicht zu empfehlen. Gleichzeitig muss darauf geachtet werden, dass die Geräte für das Handgelenk für einen Handgelenksumfang von 13,5 – 19,5 cm ausgerichtet sind.

Machen Sie sich, bevor Sie einen Patienten zur Blutdruckselbstmessung anleiten, noch einmal bewusst, welche Fehlerquellen ein korrektes Messergebnis beeinträchtigen könnte (S. 537).

Erläutern Sie die Wichtigkeit zu Beginn der Therapie oder falls es zu einer Medikamentenumstellung kommt, mindestens 3-mal täglich zur gleichen Zeit, z. B. morgens, mittags und abends, eine Messung vor der Medikamenteneinnahme durchzuführen. Zeigen Sie dem Patienten, wie die Puls- und Blutdruckwerte im Blutdruckpass dokumentiert werden müssen und machen Sie deutlich, wie wichtig es ist, Datum, Uhrzeit und ggf. die subjektive Befindlichkeit mit zu notieren.

34.5 Pflege von Patienten mit Herzinsuffizienz

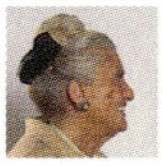

···› Bei Frau Kruse, 72 Jahre alt, ist eine chronische arterielle Hypertonie bekannt und vor drei Jahren hatte sie einen schweren Herzinfarkt mit dem Verschluss der linken Herzkranzarterie. Seit dieser Zeit leidet sie an einer Herzschwäche. Wegen starker Atemnot wird sie am frühen Morgen um 5.00 Uhr mit dem Rettungswagen ins Krankenhaus gebracht.

Ihre Tochter, bei der Frau Kruse seit dem Tod ihres Mannes vor zwei Jahren lebt, hatte die Einweisung veranlasst und berichtet in der Notaufnahme, wie sich der Gesundheitszustand ihrer Mutter dramatisch verschlechtert hatte:

„Schon seit mehreren Tagen fühlte sich meine Mutter nicht mehr so wohl. Wir wohnen in der 2. Etage und meine Mutter hatte bereits seit längerem Schwierigkeiten, Treppen zu steigen. Sie kam schnell außer Atem und musste nach wenigen Stufen Halt machen, weil sie nicht genügend Luft bekam. In den letzten zwei Wochen ist sie gar nicht mehr die Treppen hinuntergegangen, weil sie es als zu anstrengend empfand.

Auch nachts hatte sie Probleme mit der Atmung. Sie konnte nur noch schlafen, wenn sie mehrere Kissen im Rücken hatte, da sie dann besser Luft bekam. Sogar bei der Morgentoilette habe ich ihr neuerdings helfen müssen, weil sie teilweise zu matt und erschöpft war und schnell außer Atem kam. Sie nimmt ja schon seit Jahren für ihr schwaches Herz Tabletten ein. Letzten Dienstag habe ich dann ihren Hausarzt angerufen, der auch gekommen ist und ihr die Wassertabletten erhöht hat. Das war ihr gar nicht recht, weil sie die Kraft nicht mehr hatte, so schnell auf die Toilette zu gehen. Da ist es schon passiert, dass sie die Hose nass gemacht hat. Das war ihr sehr unangenehm.

Heute Nacht war es dann so, dass ich gehört habe, wie sie stark gehustet hat. Als ich in ihr Zimmer kam, bin ich sehr erschrocken. So schlecht ist es ihr noch nie gegangen. Sie hat richtige Erstickungsanfälle gehabt und als ich sie gefragt habe, was los sei, da konnte sie gar nicht mehr sprechen. Außerdem waren ihre Lippen ganz bläulich verfärbt. Ich habe sofort den Notarzt angerufen. Gott sei Dank war der schnell da und hat ihr gleich Sauerstoff gegeben und ihr etwas gespritzt. Es war furchtbar und ich hatte solch eine Angst um meine Mutter – ich dachte, sie erstickt."

··› Medizinischer Überblick Herzinsuffizienz

Definition

Bei der Herzinsuffizienz handelt es sich um die Unfähigkeit des Herzmuskels, das zugeführte Blutangebot mit ausreichender Kraft in den Organismus zu pumpen, sodass den Stoffwechselanforderungen des Organismus nicht vollständig nachgekommen werden kann. Der Begriff Herzinsuffizienz (unzureichende Herzleistung) darf nicht als eigenständige Diagnose aufgefasst werden, sondern ist die Bezeichnung für ein **Syndrom** (Symptomenkomplex), das durch eine Erkrankung des Herzens selbst entsteht oder die Folge einer Erkrankung ist, die außerhalb des Herzens liegt und die Herztätigkeit beeinträchtigt.

Häufigkeit

Weltweit sind derzeit etwa 15 Millionen Menschen betroffen, mit steigender Tendenz. Herzinsuffizienz ist der häufigste Grund der Krankenhauseinweisung bei Menschen über 65 Jahre.

Formen

Einteilung:

- Je nach Beteiligung der Herzkammern wird zwischen Links- oder Rechtsherzinsuffizienz unterschieden. Sind beide Herzkammern betroffen, spricht man von Globalinsuffizienz.
- Bezüglich der Verlaufsform teilt man ein in akute bzw. chronische Herzinsuffizienz.
- Je nachdem, ob Symptome bei Belastung oder in Ruhe auftreten, wird nach Schweregrad der Erkrankung zwischen kompensierter bzw. dekompensierter Herzinsuffizienz unterschieden.

Schweregrad bzw. Stadien der Erkrankung

Schweregrad bzw. Stadien der Erkrankung (nach Empfehlung der **N**ew **Y**ork **H**eart **A**ssociation = **NYHA** Klassifikation)

I. Die körperliche Leistungsfähigkeit ist *normal*, lediglich technische Untersuchungen wie EKG und Echokardiogramm zeigen Störungen an.

II. Die Leistungsfähigkeit ist *leicht eingeschränkt;* Spaziergänge bis zu etwa 5 km sind noch möglich.

III. Die Leistungsfähigkeit ist *erheblich eingeschränkt*; es sind nur noch leichte körperliche Belastungen möglich, zum Beispiel leichte Hausarbeit, langsames Gehen zu ebener Erde, kaum noch Treppen steigen.

IV. Jede körperliche Anstrengung bereitet Beschwerden; es muss vorwiegend *Bettruhe eingehalten* werden (aus Klepzig 1997, S. 142).

Ursachen

- **Linksherzinsuffizienz**
  - akut: z. B. durch Herzinfarkt,
  - chronisch: z. B. Folge der chronisch arteriellen Hypertonie.
- **Rechtsherzinsuffizienz**
  - akut: z. B. durch Lungenembolie,
  - chronisch: z. B. Folge der chronisch pulmonalen Hypertonie aufgrund von bestehenden Lungenerkrankungen (z. B. Asthma bronchiale).

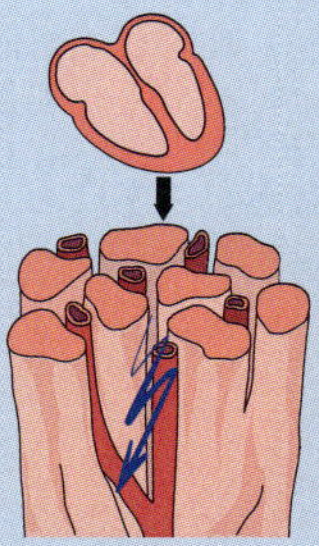

Symptome

Im Anfangsstadium kann eine Herzinsuffizienz über lange Zeit hinweg aufgrund bestimmter Kompensationsmechanismen symptomarm bleiben. Verschlechtert sich dagegen die kardiale Situation, so manifestiert sich die Erkrankung. Die klinischen Symptome werden dann in der Regel durch die Organsysteme bestimmt, die dem Herzabschnitt nach- bzw. vorgeschaltet werden, so dass vom Rückwärts- (Vorhöfe, Lungenkreislauf, venösen Gefäßsystem) und Vorwärtsversagen (arterielles System) gesprochen wird.

Linksherzinsuffizienz. Die ungenügende Pumpleistung des **linken Ventrikels** führt zu einem Blutrückstau in die Lungengefäße, so dass das Bild einer Stauungslunge verursacht wird. **Leitsymptom** ist die **Atemnot.** Der Rückstau führt zu:

- Dyspnoe, Ruhedyspnoe, Orthopnoe, Tachypnoe,
- Asthma cardiale,
- hartnäckiger, trockener Husten oder Husten mit weißlichem Auswurf,
- Zyanose,
- zerebrale Symptome, wie Konzentrations- und Gedächtnisschwäche bis zu Angst- und Verwirrtheitszuständen.

Rechtsherzinsuffizienz. Die ungenügende Pumpleistung des **rechten Ventrikels** führt zu einer venösen Stauung im großen Kreislauf, sodass zu Beginn der Herzmuskelschwäche **gastrointestinale Symptome** im Vordergrund stehen. Sofern keine chronische Lungenerkrankung als Ursache für die Herzinsuffi-

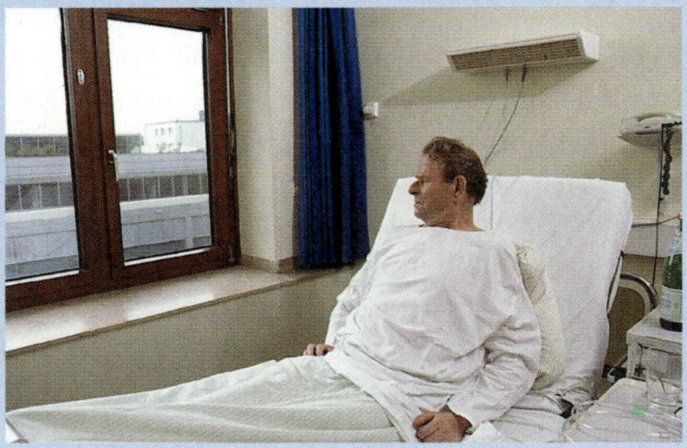

Leitsymptom einer Stauungslunge ist Atemnot

zienz zugrunde liegt, tritt Dyspnoe erst im fortgeschrittenen Stadium auf. Typische Merkmale der Rechtsherzinsuffizienz sind:
- prall gefüllte Halsvenen mit erhöhtem Venendruck,
- Magen-Darm-Störungen mit Appetitlosigkeit, Übelkeit, Völlegefühl, Obstipation sowie Leberschwellung mit Störungen der Leberfunktion bis zur Ausbildung eines Aszites und eines Ikterus,
- Ödembildung,
- Abnahme der Harnmenge, Proteinurie.

Begleitsymptome bei Links- und Rechtsherzinsuffizienz.
- Eingeschränkte Leistungsfähigkeit, starkes Müdigkeits- und Schwächegefühl meist bedingt durch eine Abnahme der Durchblutung der Muskulatur, durch die vermehrte Atemarbeit und/oder durch gastrointestinale Beschwerden und daraus resultierender Gewichtsabnahme,
- Nykturie – vermehrte nächtliche Harnausscheidung,
- evtl. Hypotonie mit kompensatorischer Tachykardie,
- evtl. auftretende Herzrhythmusstörungen,
- evtl. auftretende Pleuraergüsse.

Diagnostik

Die Diagnose kann in der Regel durch die Anamnese und die körperliche Untersuchung gestellt werden. Die Prognose der Herzinsuffizienz ist von der Behandlung der Grunderkrankung abhängig, so dass der Ursachenforschung ein großer Stellenwert zukommt. Es wird nach herzspezifischen sowie nach extrakardialen Störungen gesucht:
- unspezifische Labordiagnostik
- Röntgenthorax, Spirometrie,
- Ruhe- und ggf. Belastungs-EKG,
- Echokardiografie,
- Sonografie des Abdomens,
- Myokardszintigrafie, Radionuklidventrikulografie,
- Rechtsherz- bzw. Linksherzkatheterisierung.

Akute Komplikationen

Lungenödem bei schwerer Linksherzinsuffizienz.

Therapie

Im Vordergrund steht die Behandlung der Grunderkrankung, wie z. B. die Therapie der Hypertonie, die operative Beseitigung eines Herzfehlers oder die Behandlung der KHK. Die Behandlung der unzureichenden Herzleistung erfolgt durch die Verabreichung von Medikamenten.

Medikamentöse Therapie.
- Steigerung der Herzkraft (Kontraktilität) und des Herzschlagvolumens durch **Herzglykoside** (Digitalispräparate; Digitoxin [z.B. Digimerck], Digoxin [z.B. Lanitop oder Novodigal]). Zu Beginn der Behandlung intravenöse Verabreichung in hohen Dosen, um schnellstmöglich einen Wirkspiegel zu erreichen; danach tägliche Verabreichung einer Erhaltungsdosis nach Bestimmung der Serumkonzentration,
- Senkung der Vor- und Nachlast durch Flüssigkeitsentzug und Verringerung der Natriumchlorid- und Wasserretention durch **Diuretika** (S. 1021),
- Vor- und Nachlastsenkung, z. B. mit **Ca-Antagonisten, ACE-Hemmern** und **Nitraten** (S. 894),
- Dämpfung der Sympathikus-Aktivität und Verringerung des myokardialen Sauerstoffverbrauches durch **Betarezeptorenblocker** (S. 894).

34.5.1 Bedeutung für den Patienten

Menschen mit einer Herzinsuffizienz geraten bereits bei geringen Belastungen in Atemnot

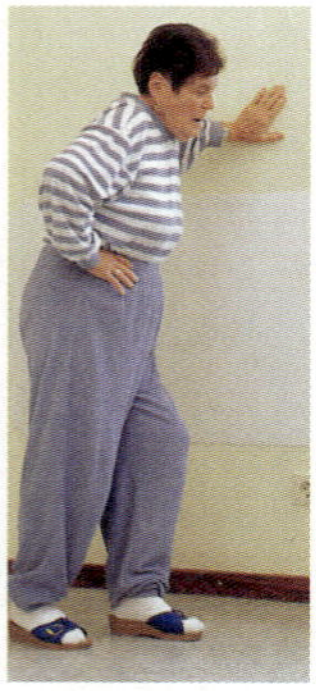

Eine Herzinsuffizienz kann sich bei einem Menschen nach einem akuten Ereignis, z. B. nach einem Infarkt, ganz plötzlich entwickeln, kann sich aber auch über Jahre hinweg als chronischer Prozess, z. B. auf der Grundlage einer Lungenerkrankung, ganz langsam herausbilden. Im Anfangsstadium der Erkrankung verspürt der Betroffene meist nur wenige Einschränkungen, die er selbst häufig als normale Alterserscheinungen interpretiert. Doch bei zunehmendem Schweregrad der Herzschwäche steht die geringe Belastbarkeit und schnelle Erschöpfung des Erkrankten im Vordergrund. Zu spüren, wie die eigenen Kräfte nach und nach weniger werden und dass auch eingehaltene Erholungsphasen nicht mehr die erhofften Kraftreserven mobilisieren können, ist für viele Menschen eine schmerzliche Erfahrung. Das Leitsymptom der Atemnot oder der gastrointestinalen Beschwerden sowie die Begleitsymptome können den betroffenen Menschen in seiner subjektiven Befindlichkeit sehr belasten und seine Lebensqualität stark einschränken. Im fortgeschrittenen Stadium der Erkrankung, wenn die Herzfunktion weiter nachlässt, können sich die Symptome dramatisch steigern und nicht selten muss sich der Betroffene immer häufiger einer Krankenhausbehandlung unterziehen. Bei Menschen im höheren Lebensalter wird die Erkrankung häufig zur Ursache ihres Todes.

Jüngere Menschen mit einer chronischen Herzinsuffizienz im Endstadium müssen sich im Laufe ihrer Erkrankung mit der Möglichkeit einer eventuellen Herztransplantation auseinander setzen.

34.5.2 Pflege- und Behandlungsplan

Die Pflegenden im Krankenhaus haben es in der Regel mit Menschen zu tun, bei denen sich die Herzinsuffizienz im fortgeschrittenen Krankheitsstadium befindet. Zum einen werden Patienten zur Abklärung der Ursache der Herzinsuffizienz bzw. bei einer akuten Verschlechterung der Herzfunktion stationär behandelt. Zum anderen benötigen viele Menschen Unterstützung von ambulant Pflegenden in ihrer häuslichen Umgebung, da sie aufgrund ihrer geringeren Belastbarkeit nicht mehr alle Aktivitäten des täglichen Lebens selbstständig verrichten können. Für die Pflegenden stehen somit die folgenden Pflegeschwerpunkte im Vordergrund:

- die Ausprägung der durch die Herzinsuffizienz bedingten Symptomatik auf mögliche Veränderungen hin kontinuierlich zu erfassen und den Einfluss der medikamentösen Therapie zu überwachen,
- Einleiten von Sofortmaßnahmen und das Vermitteln von Sicherheit beim Auftreten eines Lungenödems,
- Unterstützen bei der durch die Erkrankung eingeschränkten Aktivitäten des täglichen Lebens im stationären und häuslichen Bereich,
- Beratung von Patienten und Angehörigen bezüglich der Sicherstellung der Pflege in der häuslichen Umgebung.

Überwachung der durch die Herzinsuffizienz bedingten Symptome und der medikamentösen Therapie

Zu Beginn des Pflegeverhältnisses mit Klinikaufnahme bzw. in der ambulanten Betreuung ist es bedeutsam, die bestehende subjektive Befindlichkeit und die Symptomatik des Patienten als Ausgangsbedingung sorgfältig und umfassend zu eruieren.

Da die verordnete medikamentöse Therapie die Herzfunktion des Betroffenen beeinflusst, müssen kreislaufverändernde Wirkungen und Nebenwirkungen im weiteren Pflegeverlauf beobachtet werden. Gleichzeitig muss jede Veränderung jedes einzelnen Beobachtungsparameters auf eine potenzielle Gefährdung des Patienten hin bewertet werden. Weichen bestimmte Parameter von der Ausgangssituation ab, muss das Risiko der Abweichung abgeschätzt und bei einer Gefährdung des Patienten unverzüglich der behandelnde Arzt hinzugezogen werden, damit entsprechende therapeutische Maßnahmen eingeleitet werden können. Doch gerade im fortgeschrittenen Stadium der Erkrankung sind viele auch schwerwiegende Symptome permanent vorhanden und Zustandsveränderungen nicht immer leicht einzuordnen. Eine hohe Sensibilität in der Krankenbeobachtung und eine große Erfahrung im Umgang mit Schwerkranken sind hierfür erforderlich.

> **Lerntipp**
> Haben Sie Schwierigkeiten oder sind Sie sich unsicher, z.B. aus mangelnder Erfahrung, diesen Bedrohungsgrad realistisch einzuschätzen, dann wenden Sie sich an erfahrene Kolleginnen und Kollegen und/oder an erfahrene ärztliche Mitarbeiter und diskutieren Sie Ihre Beobachtungen und Ihre daraus abgeleiteten Einschätzungen. Dadurch reflektieren und schulen Sie Ihre Beobachtungsfähigkeit und Ihre fachliche Kompetenz im Umgang mit schwer kranken Menschen.

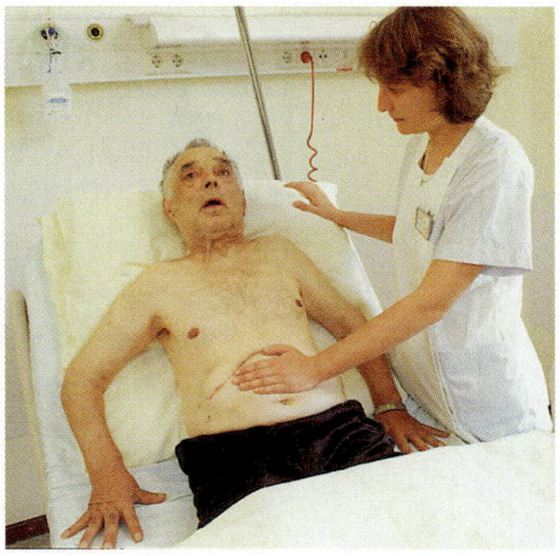

Durch Auflegen der Hand werden die Atembewegungen des Bauches vertieft und der Atemstrom beruhigt

Atmung. Überwachen Sie die Atmung des Patienten. Dyspnoe tritt zu Beginn der Erkrankung meist nur bei Belastung auf (kompensierte Linksherzinsuffizienz). Achten Sie darauf, wie sich die Atmung unter Belastung, z.B. beim Laufen oder bei der Körperpflege, verändert. Können bestimmte Aktivitäten identifiziert werden, bei denen eine Belastungsdyspnoe ausgelöst wird?

Hat der Patient eine Ruhedyspnoe? Sie tritt meist im fortgeschrittenen Stadium der Erkrankung auf und ist Zeichen einer dekompensierten Linksherzinsuffizienz mit einer potenziellen vitalen Bedrohung.

Können Sie eine Orthopnoe oder Tachypnoe feststellen? Kommt es bei dem Patienten nachts zur anfallsartigen Dyspnoe, dann liegt in der Regel ein Asthma cardiale vor. Diese Symptomatik kann Anzeichen eines Prälungenödems sein!

Neigt der Betroffene zum Hustenreiz und kann er Bronchialsekret abhusten? Hartnäckiger, trockener Husten oder mit weißlichem Auswurf kann Zeichen einer sogenannten Stauungsbronchitis sein. Achten Sie auf Konsistenz, Farbe und auf Beimengungen des Sekretes. Schaumiges, blutiges Sekret kann auf ein beginnendes Lungenödem hinweisen.

Achten Sie auf die Ausbildung einer Zyanose – bläuliche Verfärbung von Haut und Schleimhäuten kann Folge der durch die Lungenstauung bedingten Beeinträchtigung des Gasaustausches und damit verbundene verminderte Sauerstoffaufnahme sein.

Blutdruck und Puls. Führen Sie in Abhängigkeit des Schweregrades der Erkrankung und der Verabreichung von blutdruckbeeinflussenden Medikamenten in zeitlich angemessenen Abständen Blutdruck- und Pulskontrollen durch. Richten Sie ihre Aufmerksamkeit auf einen schleichenden oder akuten Blutdruckabfall. Eine Hypotonie in Kombination mit einer Tachykardie kann neben dem Zeichen einer Hypovolämie auch Ausdruck eines Kompensationsversuches des Herzens sein. Nehmen Sie diese Anzeichen ernst, da es ein Ausdruck für eine zunehmende kardiale Dekompensation sein kann. Achten Sie bei Hypertonikern auf zu hohe Blutdruckwerte. Lenken Sie Ihre Aufmerksamkeit auf Auffälligkeiten der Herzfrequenz oder des Herzrhythmus. Aufgrund von Medikamentennebenwirkungen (z.B. Digitalis, Betablocker) oder durch einen evtl. auftretenden Kaliummangel, bedingt durch Diuretikatherapie, können Rhythmusstörungen in Form von brady- und tachykarden Arrhythmien und Extrasystolen auftreten.

Bei der Gabe von Nitraten, ACE-Hemmern bzw. Ca-Antagonisten ist eine genaue Überwachung erforderlich (s. Pflege bei KHK, S. 899).

Merke

Aufgrund einer geringen therapeutischen Breite von Digitalispräparaten können bereits bei geringer Überdosierung schwerwiegende Nebenwirkungen auftreten. Bezogen auf die Herzfunktion können Arrhythmien, Bradykardien, Extrasystolen (Bigeminus) und im schlimmsten Fall ein Kammerflimmern ausgelöst werden. Aber auch Kopfschmerzen, Übelkeit, Erbrechen und Sehstörungen können Hinweis auf eine Digitalisüberdosierung sein.

Flüssigkeitshaushalt. Führen Sie Kontrollen der Nierenfunktion durch, indem Sie die Ausscheidung unter Berücksichtigung der Flüssigkeitszufuhr bilanzieren (S. 428 f) und auf Ödeme achten. Hierbei kommt es der Schwerkraft folgend zu einer Flüssigkeitseinlagerung ins Gewebe. Anfänglich treten die Ödeme meist erst abends auf und bilden sich im Liegen über Nacht zurück. Es ist ein sehr charakteristisches Symptom der Herzinsuffizienz. Stellen Sie die Ausprägung der Ödembildung fest und ob eine Ab- oder Zunahme unter Diuretikatherapie erfolgt. Richten Sie Ihre Aufmerksamkeit bei mobilen Menschen auf den Bereich der unteren Extremitäten. Gewöhnlich treten die Ödeme zuerst an den Knöcheln auf, im späteren Stadium kommt es zu Unterschenkelödemen (**Abb. 34.9**). Bei Bettlägerigen dagegen müssen Sie auf Sakralödeme achten. Im fortgeschrittenen Stadium der Erkrankung können generalisierte Unterhautödeme auftreten (Anasarka). Achten Sie auf eine Zunahme des Bauchumfanges, um die Anzeichen einer Aszitesbildung zu erfassen.

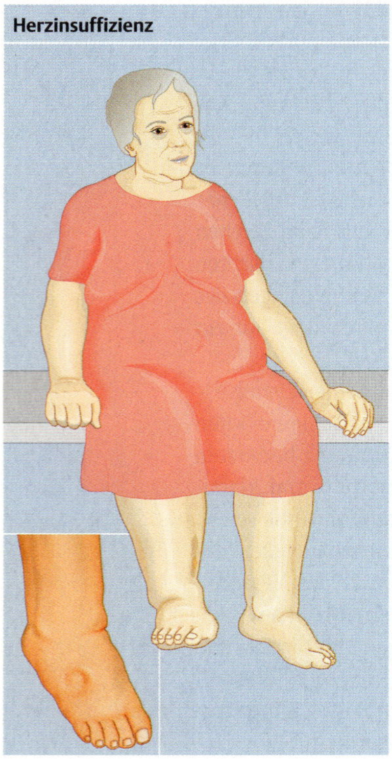

Abb. 34.9 Patientin mit massiven Beinödemen (nach Netter)

Führen Sie neben der Flüssigkeitsbilanzierung, sofern der Patient mobilisiert werden kann, täglich vor dem Frühstück eine Gewichtskontrolle durch. Ein Gewichtsstillstand bzw. auf eine Gewichtszunahme sowie das Nachlassen der Urinproduktion können bei ausgeprägten Ödemen auf eine unzureichende Diuretikatherapie bzw. auf eine kardial bedingte Verschlechterung der Nierenfunktion hinweisen.

Messen Sie auf ärztliche Anordnung mehrmals täglich bei einem liegenden zentralen Venenkatheter den ZVD. Hierdurch können Rückschlüsse auf die Funktion des rechten Herzens und des zirkulierenden Blutvolumens gewonnen werden.

Achten Sie darauf, wie der Patient auf die Diuretikagabe reagiert. Wie häufig muss er zur Toilette oder benutzt das Steckbecken bzw. die Urinflasche? Wird der Patient dadurch körperlich und psychisch stark belastet?

Praxistipp

Uwe Klein
Krankenpfleger

Ob es sinnvoll erscheint, trotz Infektionsrisiko dem herzinsuffizienten Patienten zur Entlastung seiner kardialen Situation für wenige Tage einen Dauerkatheter zu legen, kann unter Berücksichtigung z.B. folgender Faktoren im therapeutischen Team diskutiert werden: Schweregrad der Herzinsuffizienz und der Einschränkung der Nierenfunktion, Minimierung der körperlichen Belastung durch die vermehrte Urinausscheidung aufgrund der Diuretikatherapie, Nichtgewährleistung einer exakten Bilanzierung der Urinausscheidung.

Klagt der Patient über eine Nykturie? Sie tritt häufig bei körperlicher Entlastung im Liegen ein, wodurch die Auswurfleistung des Herzens verbessert wird. Gleichzeitig kann dann durch eine positive Beeinflussung der Nierendurchblutung die tagsüber in Form von Ödemen eingelagerte Flüssigkeit über Nacht vermehrt ausgeschieden werden. Eruieren Sie, in welcher Weise die Nachtruhe des Patienten durch die Nykturie beeinträchtigt wird.

Bewusstseinslage. Überwachen Sie die Bewusstseinslage des Patienten. Achten Sie darauf, ob der Patient zur Person, zur Zeit, zum Ort sowie zur Situation orientiert ist. Durch die Diuretikatherapie verursachte Exsikkose, eine Digitalisüberdosierung sowie durch eine kardial bedingte zerebrale Hypoxie kann es vor allem im fortgeschrittenen Stadium der Erkrankung zu Konzentrations- und Gedächtnisschwäche bis zu Angst- und Verwirrtheitszuständen kommen.

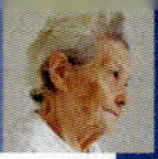

Einleiten von Sofortmaßnahmen beim Auftreten eines Lungenödems

Das Lungenödem ist meist Folge eines akuten Versagens des linken Ventrikels, was zu einem Blutrückstau in den Lungenkreislauf führt. Durch die vermehrte Flüssigkeitsansammlung in den Kapillaren der Alveolen kommt es zum Austritt von Ödemflüssigkeit in das Interstitium (interstitielles Ödem) und anschließend in die Alveolen selbst (alveoläres Ödem). Die Folge ist eine schwerste Behinderung des Gasaustausches.

Symptome. Bei dem Patienten kommt es beim alveolären Lungenödem zu

- starkem Husten mit schaumigem, blutig-tingiertem Auswurf,
- brodelndem Rasselgeräusch, das auch ohne Stethoskop bereits wahrzunehmen ist und deshalb als **Distanzrasseln** bezeichnet wird,
- akuter Atemnot mit ausgeprägter Erstickungsangst,
- Schweißausbruch,
- Zyanose, Tachykardie.

Sofortmaßnahmen. Der Patient befindet sich in einem lebensbedrohlichen Zustand, was zum raschen Handeln veranlassen muss. Zeigt der Patient die aufgeführten Symptome, verständigen Sie über den Notruf ihre Kollegen und einen Arzt.

Stellen Sie zur Erleichterung der Atmung das Kopfteil des Bettes hoch, damit der Patient eine maximale Sitzposition einnimmt. Verabreichen Sie über eine Maske hochdosiert Sauerstoff (10 l/Min.). Da die Sauerstoffaufnahme über die Alveolen durch die Flüssigkeitsansammlung gestört ist, muss der Sauerstoffanteil der Einatemluft erhöht werden. Damit soll die subjektive Atemnot des Patienten gelindert und einer Hypoxämie entgegengewirkt werden.

Bringen Sie mit Hilfe Ihrer Kollegen den Patienten in die sog. Herzbettlagerung. Neben der Oberkörperhochlagerung können die Arme durch Kissen hochgebettet werden, damit der Schultergürtel des Patienten fixiert wird und er seine Atemhilfsmuskulatur unbehindert einsetzen kann. Knicken Sie das Fußteil des Bettes nach unten, damit der venöse Rückfluss verlangsamt und das Herz entlastet wird.

Wirken Sie beruhigend auf den Erkrankten ein. Geben Sie ihm kurze und prägnante Basisinformationen und vermitteln Sie ihm, dass Sie alles tun werden, damit seine Atmung erleichtert wird. Führen Sie in kurzen Zeitabständen Blutdruck- und Pulskontrolle durch und geben Sie die Werte an den behandelnden Arzt weiter.

Sorgen Sie dafür, dass eine funktionsfähige Absauganlage zur Verfügung steht und stellen Sie den Notfallkoffer griffbereit. Aufgrund der Hypoxie muss evtl. eine notfallmäßige Intubation und Beatmung eingeleitet und das schaumige Bronchialsekret abgesaugt werden. Richten Sie auf ärztliche Anordnung die medikamentöse Therapie; infrage kommen Morphin, Nitrate, Diuretika, Dobutamin. Ziel ist es, den linken Ventrikel zu entlasten und gleichzeitig seine Funktion zu optimieren.

Falls sich die Befindlichkeit des Patienten unter den Sofortmaßnahmen nicht deutlich verbessert, wird in der Regel die Verlegung auf die Intensivpflegestation vorbereitet und ggf. alle Maßnahmen zur Intubation und künstlichen Beatmung eingeleitet.

Unterstützung bei den ATL bei chronischer Herzinsuffizienz

Eine vollständige Immobilisierung des Patienten in Form einer absoluten Bettruhe ist in der Regel nur bei einer schwersten kardialen Insuffizienz indiziert. Unter Herzbettlagerung und kontinuierlicher Verabreichung von Sauerstoff steht dann die entlastende Pflege im Vordergrund, wie sie bei der Pflege des Herzinfarktpatienten in der Akutphase beschrieben ist (s. Pflege von Patienten mit Herzinfarkt, S. 907 ff).

Kann die Leistungsfähigkeit des insuffizienten Herzens des Patienten durch die therapeutischen Maßnahmen deutlich verbessert werden, was meist durch eine Atemerleichterung zum Ausdruck kommt, wird eine vorsichtige Mobilisierung im Sinne einer Lehnstuhlbehandlung eingeleitet. Ziel ist es auch hier, Inaktivitätsschäden vorzubeugen.

■ ATL Wach sein und schlafen

Viele Patienten leiden unter einer eingeschränkten Leistungsfähigkeit, einem starken Müdigkeits- und Schwächegefühl. Diese Symptome sind häufig kardial bedingt. Geben Sie dem Patienten auch tagsüber die Möglichkeit, gezielte Erholungsphasen einzuhalten, indem Sie im therapeutischen Team die Pflege und Behandlungsmaßnahmen absprechen und zeitlich koordinieren.

Sprechen Sie mit dem Patienten ab, wie die unterschiedlichen Pflegeverrichtungen am sinnvollsten nach kräfteschonenden Gesichtspunkten über den Tag verteilt werden können, z. B. Körperpflege nach dem Frühstück. Achten Sie darauf, dass der Patient in der Nacht einen ungestörten Schlaf hat. Dies sollte bei der Zimmerauswahl bzw. der Wahl der Mitpatienten Berücksichtigung finden. Bei Patienten ohne Blasenverweilkatheter achten Sie darauf, dass die Diuretikagabe nicht zu spät am Nachmittag erfolgt, da sie dann häufig in der Nacht ihre Wirkung entfaltet und die Nachtruhe des Patienten beeinträchtigt.

■ ATL Sich bewegen

Führen Sie vor jeder Mobilisation Überwachungsmaßnahmen durch und lenken Sie Ihre besondere Aufmerksamkeit auf die Atmung.

Merke

Beim herzinsuffizienten Patienten ist die Atmung der Überwachungsparameter, dem eine ganz besondere Aufmerksamkeit zukommen sollte. Das Auftreten einer Dyspnoe ist der Indikator, der die Belastungsgrenze des Patienten anzeigt und eine sofortige Erholungspause notwendig macht.

Üben Sie im Mobilisationsverlauf mit dem Patienten ein, seinen körperlichen Zustand bewusst wahrzunehmen und Belastungsgrenzen deutlich zu benennen sowie Ruhepausen eigenverantwortlich zu bestimmen.

Überprüfen Sie die individuelle Gefährdung von Sekundärschäden wie Dekubitus und Thrombose bei dem Patienten und führen Sie prophylaktische Maßnahmen durch.

siehe Pflegeangebote Dekubitus- und Thromboseprophylaxe, S. 311 ff u. 315 ff

Weist der Patient eine akute **dekompensierte** Herzinsuffizienz auf, dann dürfen keine thromboseprophylaktischen Maßnahmen im Sinne einer intensiven venösen Rückflussförderung durchgeführt werden. Folglich sollten keine AT-Strümpfe angezogen bzw. die Beine gewickelt werden. In der Regel erfolgt nach ärztlicher Verordnung eine low-dose-Heparinisierung. Gleichzeitig sind je nach Befindlichkeit des Erkrankten Zehenkreisen, leichte Bewegungen mit den Fußspitzen und das Anspannen der Wadenmuskulatur möglich.

Erst bei **kardialer Stabilität** kann es bei ausgeprägten Beinödemen zur besseren Ödemausschwemmung sinnvoll sein, die Beine, nach Rücksprache mit den behandelnden Ärzten, für wenige Stunden am Tag zu wickeln (Kompressionsverband).

Beobachten Sie den Patienten in diesem Falle auf eine Zunahme der Stauungszeichen, die ggf. ein Abwickeln der elastischen Binden erforderlich machen.

AT-Strümpfe sollten bei umfangreichen Ödemen nicht angewendet werden, da die Sitzgenauigkeit nicht gewährleistet ist. Außerdem besteht die Gefahr der Einschnürung und damit einer venösen Stauung.

ATL Sich waschen und kleiden

Das Ausmaß der Hilfestellung bei der Körperpflege ist ebenfalls abhängig von der Belastbarkeit des Erkrankten. So kann es von Seiten der Pflegenden beispielsweise sinnvoll sein, die Beine, Genitalbereich, Rücken und Gesäß des Patienten im Sinne einer entlastenden Teilkörperpflege im Bett zu waschen, während der Patient nach einer Erholungspause seine Körperhygiene am Waschbecken fortsetzt.

Gibt es Angehörige, die die Pflege des chronisch herzinsuffizienten Patienten im häuslichen Bereich übernehmen werden, beziehen Sie sie frühzeitig nach Rücksprache mit dem Patienten bei der Körperpflege mit ein. Machen Sie sie auf die wichtigsten Beobachtungsparameter sowie auf potentielle Pflegeprobleme aufmerksam und leiten Sie sie bei der Durchführung von prophylaktischen Pflegehandlungen an.

ATL Essen und trinken

Die gastrointestinalen Störungen wie Appetitlosigkeit, Übelkeit und Völlegefühl, können durch die Pfortaderstauung bedingt sein. Bieten Sie dem Patienten Wunschkost in kleinen, appetitlich angerichteten Mahlzeiten an, um die Verträglichkeit zu verbessern und das Verdauungssystem nicht zu überlasten. Sprechen Sie mit den Angehörigen ab, ob sie gewisse Lieblingsspeisen zur Appetitsteigerung von zu Hause mitbringen möchten und informieren Sie sie über Möglichkeiten der Speisenerwärmung auf der Station. Fettreiche, schwer verdauliche sowie blähende Mahlzeiten sollten durch eine eiweiß- und kohlenhydratreiche Kost ersetzt werden. Lenken Sie Ihre Aufmerksamkeit auf die Erhöhung des Kaloriengehalts der Nahrung bei Patienten mit kardialer Kachexie. Übergewichtige Patienten können durch kalorienarme Kost und Gewichtsreduktion die Herzinsuffizienz positiv beeinflussen, da die Herzarbeit verringert werden kann (s. Pflege bei Hypertonie, S. 917 f).

Bei Patienten mit einer schweren Form der Herzinsuffizienz und ausgeprägter Ödembildung sollte im Stadium der Dekompensation eine streng natriumarme Kost eingehalten werden. Die tägliche Kochsalzmenge sollte etwa bei 2 – 3 g liegen. Salz erhöht das Durstgefühl und bindet Wasser und kann so die Ödembildung verstärken. Gleichzeitig ist bei einer kaliumausschwemmenden Diuretikatherapie eine kaliumreiche Kost (frisches Obst und Gemüse) ratsam. Bei Patienten mit nur mäßig ausgeprägter Herzinsuffizienz oder bei Patienten nach einer Erholung von einer Dekompensationsphase kann eine Salzreduktion auf etwa 6 g am Tag bereits ausreichen, um die Symptomatik günstig zu beeinflussen (s. Pflege bei Hypertonie, S. 918).

Praxistipp

Uwe Klein
Krankenpfleger

Beachten Sie bitte, dass viele ältere Menschen manchmal insgesamt zu wenig Flüssigkeit zu sich nehmen. Erfassen Sie die Trinkgewohnheiten des Betroffenen in der Pflegeanamnese. Entscheiden Sie anhand dieser Informationen, ob bei kardialer Stabilität das weitere Aussprechen einer Trinkmengenbeschränkung noch sinnvoll erscheint und problematisieren Sie dies ggf. mit dem Betroffenen und seinen Angehörigen.

Eine Trinkmengenbeschränkung kann wesentlich zur Volumenentlastung des Organismus beitragen. Im Stadium der kardialen Dekompensation sollte die

Flüssigkeitszufuhr einschließlich der Infusionstherapie 1 – 1,5 l pro Tag nicht überschreiten. Informieren Sie den Betroffenen darüber und bieten Sie ihm bei starkem Durstgefühl erfrischende und Durst stillende Mundpflegemittel an (s. ATL Sich sicher fühlen und verhalten, S. 565).

■ ATL Ausscheiden

Durch die mögliche Pfortaderstauung kann es zu einer Einschränkung der Darmfunktion mit Obstipation und Meteorismus kommen. Gleichzeitig kann die Diuretikatherapie einen **intravasalen** Flüssigkeitsmangel verursachen und begünstigt damit eine Stuhlverstopfung. Der durch die Erkrankung bedingte Bewegungsmangel, die gastrointestinalen Beschwerden, die eine ballaststoffreiche Ernährung eher einschränken sowie die Trinkmengenbeschränkung unterstützen die Symptomatik.

Leidet der Patient unter akuter Obstipation, müssen in der Regel abführende Maßnahmen eingeleitet werden. Es können Laxanzien (S. 459) zur Anregung der Darmtätigkeit verabreicht werden und ggf. am nächsten Tag die Stuhlentleerung mit einem Klistier (S. 455) oder Suppositorium herbeigeführt werden.

Zur Obstipationsprophylaxe können Mittel, die den Stuhl weich machen, z. B. Lactulose, verabreicht werden. Ebenso können wärmende Leibwickel und die Massage des Abdomens die Darmperistaltik anregen. Kommt es zu starkem Meteorismus, dann berücksichtigen Sie, dass ein überblähtes Abdomen Atemeinschränkungen verstärken und die Befindlichkeit des Erkrankten ungünstig beeinflussen kann. Abhilfe schaffen kann die Verabreichung von entblähenden Medikamenten wie beispielsweise Dimethicon (z. B. Lefax) und das Einlegen eines Darmrohres.

Vorbereitung auf die häusliche Situation

Kehrt der Patient in seine häusliche Umgebung zurück, ist es wichtig, noch im Krankenhaus den Pflegebedarf unter Berücksichtigung der individuellen sozialen Unterstützungsmöglichkeiten zu analysieren. Bei Menschen im fortgeschrittenen Erkrankungsstadium müssen in der Regel ambulante Pflegedienste und Hauswirtschaftshilfen eingeschaltet werden. Der Patient und ggf. die in die Pflege einbezogenen Angehörigen sollten noch im Krankenhaus eine umfassende Pflegeberatung erhalten.

Stellen Sie fest, ob der Patient bzw. die Angehörigen über Zweck, Dosierung und Zeitpunkt der verordneten Herzmedikamente aufgeklärt sind. Informieren Sie über die Wichtigkeit der regelmäßigen Medikamenteneinnahme und dass ohne Rücksprache mit dem behandelnden Arzt keine Tabletten weggelassen werden dürfen. Vor allem die Einnahme von Diuretika kann aufgrund des häufigen Urindranges als lästig empfunden werden und den Patienten dazu veranlassen, die Medikamente abzusetzen. Machen Sie ihn auf die möglichen Folgen dieser Handlung aufmerksam.

Weisen Sie Patienten mit Konzentrations- und Gedächtnisstörungen auf spezielle Tablettendosetten hin, bei denen die Medikamente für eine Woche über den Tag verteilt gerichtet werden können und der Betroffene so eine Kontrolle hat, ob er seine Medikamente bereits eingenommen hat oder nicht.

Sprechen Sie mit dem Patienten die Krankheitszeichen durch, die er den Kollegen des ambulanten Pflegedienstes oder seinem behandelnden Arzt mitteilen sollte (z. B. Veränderungen in der Belastbarkeit, nächtliche Atemnotanfälle, ein Anschwellen der Extremitäten). Machen Sie ihn auf die Bedeutung der täglichen Gewichtskontrolle und deren Dokumentation aufmerksam. Eine kontinuierliche Gewichtszunahme von 1,5 kg pro Tag oder mehr als 2,5 kg in einer Woche, sollten dem ambulanten Pflegedienst bzw. dem Hausarzt mitgeteilt werden.

Helfen Sie dem Patienten und seinen Angehörigen zu erkennen, welche Tätigkeiten Erschöpfung, Müdigkeit und Belastungssymptome auslösen. Hierzu kann es hilfreich sein, die täglichen Aktivitäten und die daraus folgenden Erschöpfungszustände zu identifizieren und mit Zeitangaben in einem Tagebuch festzuhalten. Anhand der Aufzeichnungen können dann Belastungsphasen analysiert werden und ggf. gezielter über den Tag verteilt bzw. in einzelne Schritte aufgeteilt werden.

Sprechen Sie über kräftesparende Hilfsmittel im häuslichen Bereich, wie z. B. der Installation von Handgriffen im Badezimmer oder Handgeländer um das Haus, das Benutzen eines erhöhten Toilettensitzes, das Aufstellen von Stühlen an strategischen Stellen bei langen Wegen in der Wohnung, um Ruhepausen einhalten zu können.

Raten Sie dem Patienten, nur Tätigkeiten durchzuführen, die seiner Belastbarkeit entsprechen. Körperlich anstrengende Tätigkeiten, wie das Heben von schweren Gegenständen (nicht mehr als 5 – 10 kg) sollten vermieden werden.

Treppen steigen (aufwärts) ist mit einem hohen Kraft- und Energieaufwand verbunden, so dass regelmäßige Entlastungspausen eingeplant werden müssen bzw. in Erschöpfungssituationen vermieden werden sollten. Aber auch bei kräfteschonenderen Tätigkeiten sollten Ruhepausen eingelegt und bei Müdigkeitserscheinungen kurze Schlafpausen eingehalten werden.

Thematisieren Sie kurz vor der Entlassung noch einmal, was der Patient bei seinen Ernährungs- und Trinkgewohnheiten zukünftig berücksichtigen sollte. Sprechen Sie mit dem Patienten die evtl. aufgetretenen Ernährungs- und Ausscheidungsprobleme durch und beraten Sie ihn, mit welchen Maßnahmen er den Problemen zu Hause vorbeugen bzw. wie er sie beheben kann.

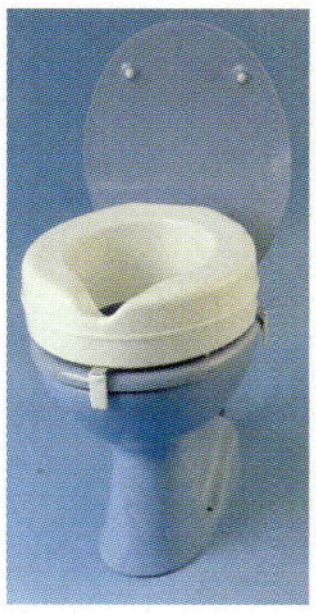

Ein erhöhter Toilettensitz ist eine von vielen Möglichkeiten, im häuslichen Bereich Kräfte zu sparen

34.6 Pflege von Patienten mit Herzrhythmusstörungen

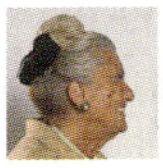

Hannelore Schmitt ist 72 Jahre alt und leidet schon seit mehreren Jahren an Bluthochdruck. In der letzten Zeit hat sie das Gefühl, dass ihr Herz unregelmäßig schlägt. Zudem fühlt sie sich etwas abgeschlagen und erschöpft und klagt manchmal über ein leichtes Schwindelgefühl. Eines Morgens beim Einkaufen im Supermarkt überfällt sie eine Leere im Kopf und es wird ihr schwindlig. Diesmal wird ihr ganz schwarz vor Augen. Sie kann sich gerade noch an einem Regal festhalten, gleitet zu Boden und verliert das Bewusstsein. Bis der gerufene Notarzt eintrifft, ist sie bereits wieder wach und ganz irritiert über das Geschehen. Eine Einweisung in ein Krankenhaus lehnt sie strikt ab, weil es ihr bereits wieder ganz gut geht, lässt sich aber von Nachbarn zu ihrer Hausärztin bringen. Diese überweist Frau Schmitt zu einem Kardiologen, der ein Langzeit-EKG über 24 Stunden bei ihr anordnet. Wenige Tage später bekommt Frau Schmitt das Ergebnis der Untersuchung mitgeteilt. Das EKG ergab, dass ihr Herz öfters über mehrere Sekunden aussetzt. Der Arzt rät ihr zu einem Herzschrittmacher.

Medizinischer Überblick Herzrhythmusstörungen

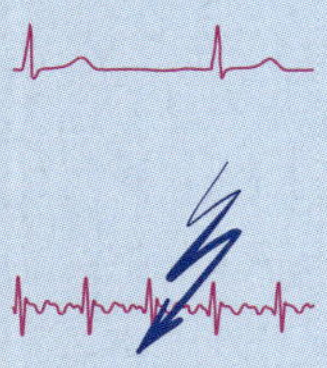

Definition

Eine Herzrhythmusstörung bzw. **Arrhythmie** liegt dann vor, wenn es zu einer Störung der Herzfrequenz im Sinne einer **Brady-** bzw. **Tachykardie** und/oder zu einer **Unregelmäßigkeit** der Herzschlagabfolge kommt (S. 930 ff). Liegt der Ursprung der Herzrhythmusstörung in den Vorhöfen oder dem AV-Knoten, spricht man von einer **supraventrikulären Arrhythmie,** entsteht sie in den Ventrikeln von **ventrikulären Arrhythmien.**

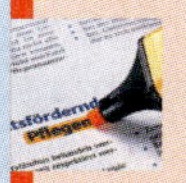

Merke

Eine Veränderung der Herzfrequenz oder des Herzrhythmus muss nicht pathologisch sein. Unter psychischer und körperlicher Belastung kann die Pulsfrequenz ohne weiteres bis auf 160–180 Schläge pro Minute ansteigen. Bei sportlichen Menschen besteht oftmals eine trainingsbedingte Bradykardie unter Ruhebedingungen. Auch Extrasystolen können beim gesunden Menschen vorkommen und bedürfen, sofern sie die Befindlichkeit des betroffenen Menschen nicht beeinträchtigen, oftmals keiner Therapie. Krankhaft jedoch ist ein plötzliches Umspringen des Pulses von einer normalen Herzschlagfolge auf eine sehr hohe oder niedrige Herzfrequenz ohne erkennbare physiologische Ursache.

Ursachen

Die Herzrhythmusstörungen können **kardial** bedingt sein, z. B. aufgrund von Ermüdungserscheinungen des Reizleitungssystems, durch Sauerstoffmangel im Myokardgewebe oder Elektrolytverschiebungen innerhalb der Herzmuskelzelle (z. B. Hypo- bzw. Hyperkaliämie). Auch **extrakardiale** Ursachen können Auslöser für Arrhythmien sein: u. a. hormonelle Störungen (Hyper- oder Hypothyreose), Medikamentennebenwirkungen (z. B. durch Antiarrhythmika selbst, trizyklische Antidepressiva) oder Drogenkonsum (z. B. Ecstasy).

Symptome

Die klinische Bedeutung der Arrhythmien liegt in der möglichen lebensbedrohlichen Beeinträchtigung der Auswurfleistung des Herzens. Eine anhaltende unkoordinierte zu schnelle oder zu langsame Herzfrequenz, häufig auftretende Extrasystolen mit kompensatorischen Pausen können unterschiedliche Symptome auslösen:

- Herzklopfen (Palpitation), Pulsationen bis in den Hals, Herzrasen,
- Herzstolpern, Aussetzen des Herzschlages,
- Blutdruckabfall mit Schwindel, Sehstörungen, Schwächegefühl,
- Kurzatmigkeit, Schweißausbruch, Beklemmungs- und Angstgefühle,
- durch vorübergehenden Ausfall der Pumpleistung des Herzens kann es zur zerebralen Minderdurchblutung kommen, die als **Adam-Stokes-Anfall** bezeichnet wird und mit Schwindel, Absencen, Krampfanfällen oder **Synkopen** (kurze Ohnmacht) einhergeht.

Diagnostik

- Anamnese (einschl. detaillierte Medikamentenanamnese),
- EKG, Langzeit-EKG, Belastungs-EKG,
- Echokardiographie,
- Elektrolytkontrolle, Hormonstatus u. a.

Elektrokardiogramm (EKG)

Die Herzmuskelkontraktion wird durch elektrische Impulse angeregt, die mit dem Elektrokardiogramm (EKG) über die Haut mittels Elektroden und einer Verstärkereinrichtung registriert und aufgezeichnet werden können. Die elektrischen Impulse entsprechen jeweils verschiedenen Phasen der Erregung, sodass Informationen über den Herzrhythmus während der Herzaktivität, aber auch der Ruhephasen gewonnen werden. Die einzelnen Phasen des Herzzyklus sind als Linien und Zacken auf dem EKG erkennbar, die mit den willkürlich festgelegten Buchstaben P, Q, R, S, T, U bezeichnet werden.

Der Sinusknoten gilt als der führende Schrittmacher. In ihm beginnt die elektrische Erregung, die sich über die beiden Vorhöfe ausbreitet, was im EKG als **P-Welle** sichtbar wird. Im Weiteren gelangt so die Erregung zum AV-Knoten, wird hier um 1/10 Sekunden verzögert, bevor sie über das His-Bündel in die beiden Schenkel bis zu den Purkinje-Fasern weitergeleitet wird. Der **QRS-Komplex** ist Ausdruck für die elektrische Aktivität vom AV-Knoten bis in die Herzmuskelzellen der Ventrikel. Nach dem QRS-Komplex kommt es zu einer Erregungspause, die als **ST-Strecke** bezeichnet wird und auf die die **T-Welle** folgt. Dies entspricht der Erregungsrückbildung in den beiden Ventrikeln. Die Bedeutung der sich gelegentlich anschließenden **U-Welle** ist derzeit noch nicht abschließend geklärt (**Abb. 34.10**).

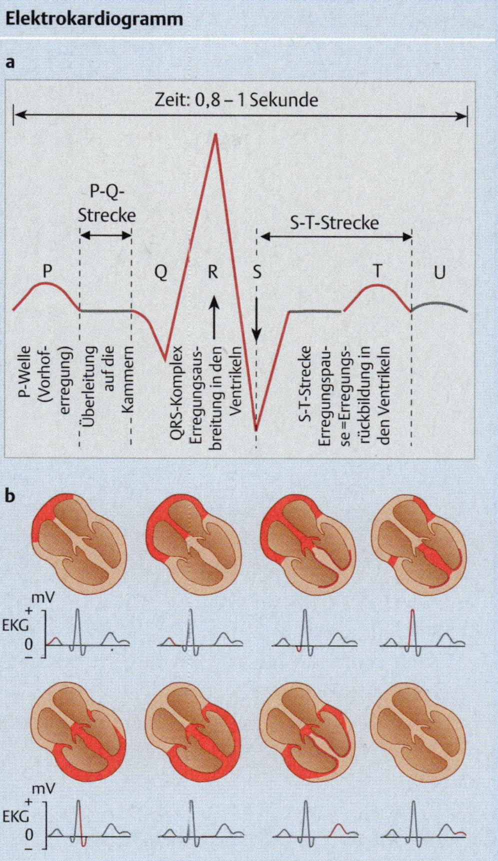

Abb. 34.10 Herzzyklus im EKG.
a Das typische normale EKG,
b der dazugehörige Erregungszustand des Herzens (nach Schwegler)

EKG-Arten

- **Ruhe-EKG:** Erregungsausbreitung und Erregungsrückbildung sowie der Herzrhythmus wird unter Ruhebedingungen erfasst,
- **Belastungs-EKG (Ergometrie):** EKG wird unter körperlicher Belastung (z. B. Fahrradergometrie im Liegen oder Sitzen oder Kletterstufe) abgeleitet, dient der Erfassung einer KHK oder höhergradigen Rhythmusstörungen,
- **Langzeit-EKG über 24 Stunden unter Alltagsbelastungen:** z. B. zur Erfassung und Beurteilung des Schweregrades von Herzrhythmusstörungen.

EKG-Ableitungen

Das Standard-EKG setzt sich aus 12 Einzelableitungen zusammen. Es wird zwischen Extremitäten- und Brustwandableitung unterschieden.

Extremitätenableitungen (Frontalebene)

Bipolare Extremitätenableitungen nach Einthoven:

- 1. Elektrode – rechter Arm (rot),
- 2. Elektrode – linker Arm (gelb),
- 3. Elektrode – linkes Bein (grün),
- weitere Elektrode zur Erdung – rechtes Bein (schwarz).

Verbindet man die Ableitungspunkte der 3 Elektroden schematisch, so wird das so genannte Einthovensche Dreieck erkennbar. Die elektrische Spannungsdifferenz, die sich zwischen zwei Ableitungspunkten ausbreitet (**bipolare Ableitung**), wird gemessen und mit den Ziffern I (rot-gelb) – II (rot-grün) – III (gelb-grün) versehen.

Durch eine Veränderung in der Schaltung des EKG-Gerätes, ohne Veränderung der Elektrodenanlagen an den Extremitäten, lässt sich das **unipolare** Extremitäten-EKG nach Goldberger ableiten. Die Ableitungen haben folgende Bezeichnungen:

aV_R = verstärkte V-Ableitung rechter Arm
aV_L = verstärkte V-Ableitung linker Arm
aV_F = verstärkte V-Ableitung linker Fuß

Die 6 Extremitätenableitungen zeichnen die elektrische Aktivität des Herzens jeweils aus einer anderen Perspektive auf (**Abb. 34.11**). Jede Ableitung repräsentiert einen anderen Anteil des Herzens, was eine exakte Zuordnung von pathologischen EKG-Veränderungen und anatomischer Lokalisation erlaubt.

Brustwandableitungen (Horizontalebene)

Hier handelt es sich um eine unipolare EKG-Ableitung nach Wilson, die direkt an der Thoraxwand abgeleitet wird (**Abb. 34.12**). In Abhängigkeit ihrer Lokalisation werden die Ableitungen von V_1 bis V_6 bezeichnet (von rechts nach links – Patientenperspektive):

Abb. 34.11 EKG: die elektrische Aktivität aus verschiedenen Perspektiven (nach Lindner)

Extremitätsableitungen

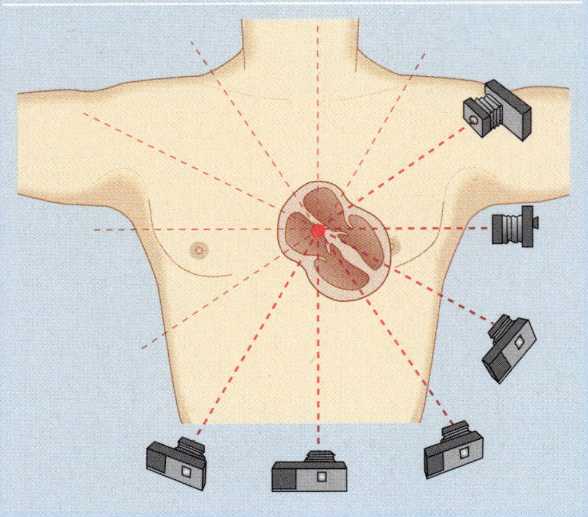

Brustwandableitungen

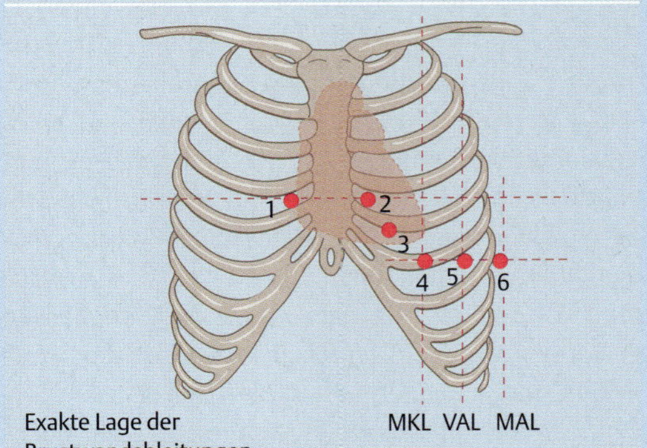

Exakte Lage der Brustwandableitungen in Horizontalebene

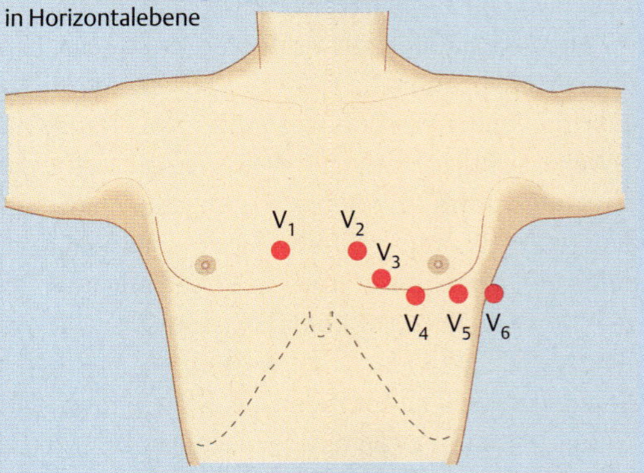

Abb. 34.12 EKG: Brustwandableitungen in Horizontalebene (nach Lindner)

V_1 = 4. Rechter Interkostalraum neben dem Sternum
V_2 = 4. Linker Interkostalraum neben dem Sternum auf gleicher Höhe wie V_1
V_3 = zwischen V_2 und V_4
V_4 = 5. Linker Interkostalraum im Bereich der Herzspitze (Medioklavikularlinie)
V_5 = zwischen V_4 und V_6 auf der vorderen Axillarlinie
V_6 = 5. Linker Interkostalraum auf der mittleren Axillarlinie

Die wichtigsten pflegerelevanten Herzrhythmusstörungen (Tab. 34.6)

Extrasystolen. Hierbei handelt es sich, als Folge einer abnormen Reizbildung, um Herzkontraktionen, die nicht zum Grundrhythmus gehören. Es wird ebenfalls, je nach Entstehungsort, zwischen **supraventrikulären** und **ventrikulären** Extrasystolen unterschieden.

Supraventrikuläre Extrasystolen (SVES). Sie haben ihren ektopen Ursprung im Vorhof und sie sind durch einen vorzeitigen Einfall der P-Welle gekennzeichnet. Da die Erregung nicht vom Sinusknoten stammt und die Erregungsausbreitung über die Vorhöfe atypisch ist, unterscheidet sich die P-Welle von denen der normalen Herzaktionen. Durch den Impuls wird eine Kontraktion der Vorhöfe ausgelöst, die Erregungsweiterleitung über den AV-Knoten erfolgt regelrecht und der QRS-Komplex ist normal konfiguriert. Die nicht behandlungsbedürftigen SVES sind auch bei gesunden Menschen im EKG festzustellen.

Tabelle 34.6 Die wichtigsten pflegerelevanten Herzrhythmusstörungen (nach Lindner 1999)

Bradykarde Herzrhythmusstörungen
Bei den bradykarden Herzrhythmusstörungen kommt es zu einer erniedrigten Herzfrequenz < 60 Schläge/Min. mit einer regelmäßigen oder unregelmäßigen Schlagfolge (Bradyarrhythmie). Sie können auf Sinusknotenfunktionsstörungen oder AV-Blockierungen zurückzuführen sein.

Bradykardieform	Charakteristika der Störung	EKG-Bild
Sinusbradykardie	→ Herzfrequenz unter 60 Schläge/Min. bei regelmäßigem Rhythmus	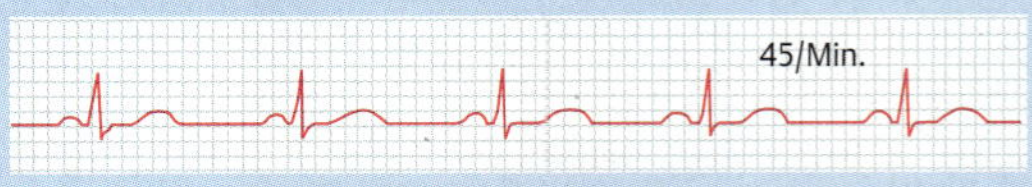
Sinuatriale Blockierung (SA-Block)	→ gestörte Erregungsüberleitung vom Sinus- zum AV-Knoten → unterschiedlich schwerwiegende Ausprägung von geringer Leitungsverzögerung bis zum kompletten Sinusstillstand mit folgender Asystolie bzw. dem Auftreten eines Ersatzrhythmus	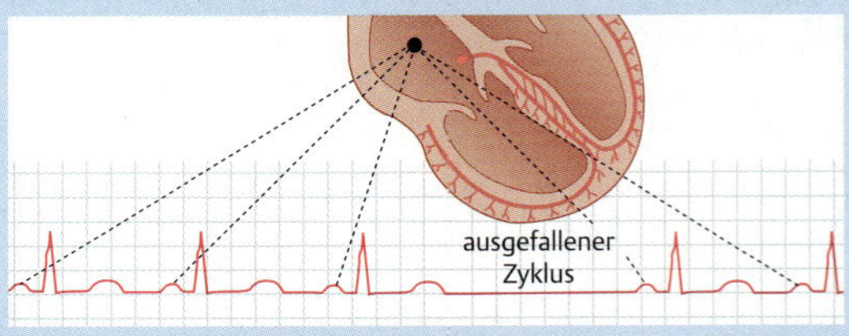

→

Tabelle 34.6 Die wichtigsten pflegerelevanten Herzrhythmusstörungen (nach Lindner 1999)

Bradykardieform	Charakteristika der Störung	EKG-Bild
AV-Block I.–III. Grades	→ verzögerte Impulsüberleitung von den Vorhöfen auf die Kammern	
AV-Block I. Grades	→ zunehmende Verlängerung der P-Q- bzw. der P-R-Zeiten, aber jedes P wird übergeleitet, sodass kein QRS-Komplex ausfällt	
AV-Block II. Grades	*Typ Wenckebach-Periodik* → zunehmende Verlängerung der P-Q- bzw. der P-R-Zeiten bis zum Ausfall eines QRS Komplexes (klinisch selten auffällig) *Typ Mobitz-II-Block* → regelmäßig bradykarder Rhythmus, aber es sind zwei oder mehr (z. B. 2 : 1, 3 : 1) Vorhofimpulse nötig, um einen Kammerkomplex auszulösen	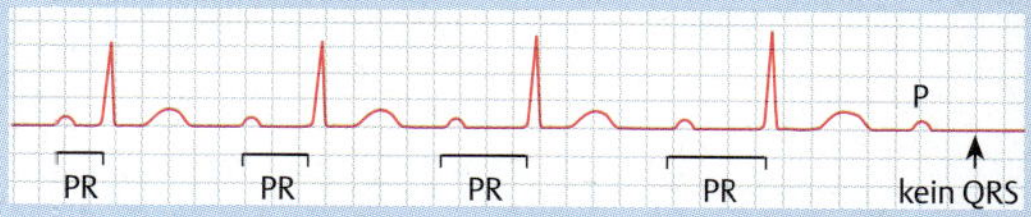 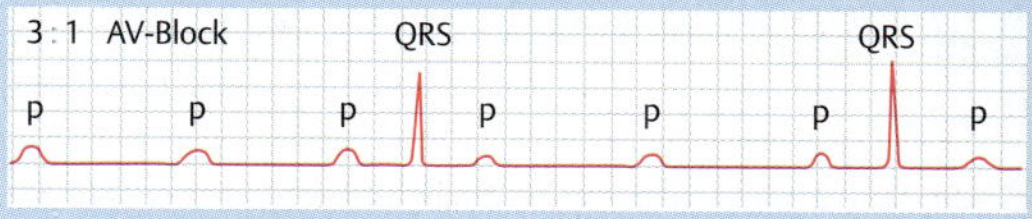
AV-Block III. Grades bzw. totaler AV-Block	→ Vorhof- und Kammeraktivität stehen nicht mehr miteinander in Verbindung (AV Dissonanz), weil keine Vorhofimpulse zum AV-Knoten übergeleitet werden → der Schrittmacher kann dann im AV-Knoten liegen (normal geformter QRS-Komplex) mit etwa 60 Schlägen/Min. oder in den Kammern (QRS-Komplex bizarr verformt) mit 30–40 Schlägen/Min. → die Kammerfrequenz kann so langsam werden, dass es zum „Adam-Stokes-Anfall" kommt	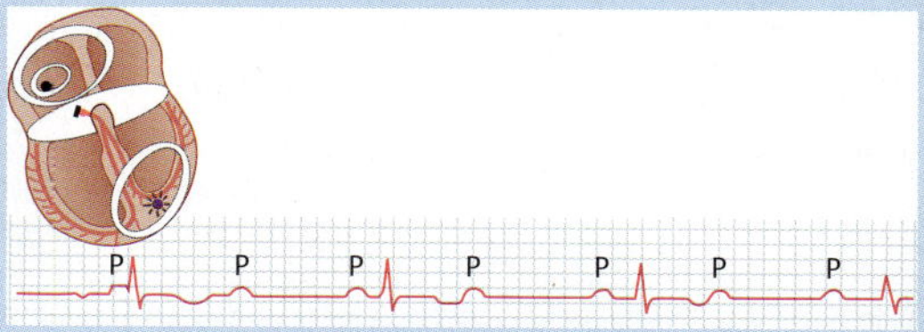
Asystolie	→ Nulllinie auf dem Monitor oder in großen Abständen einfallende extrem breite Kammerkomplexe, die keine mechanische Herzaktionen auslösen	

Tachykarde Herzrhythmusstörungen

Bei den tachykarden Herzrhythmusstörungen kommt es zu einer beschleunigten Herzfrequenz > 100 Schläge/Min. mit einer regelmäßigen oder unregelmäßigen Schlagfolge (Tachyarrhythmie).

Tachykardieform	Charakteristika der Störung	EKG-Bild
Supraventrikuläre Tachykardien		
Sinustachykardie	→ Herzfrequenz über 100 Schläge/Min. bei regelmäßigem Rhythmus	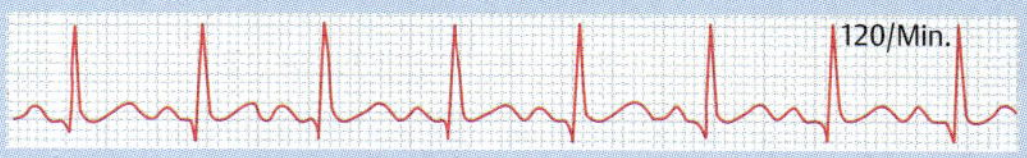
Paroxysmale Vorhoftachykardie (supraventrikuläre paroxysmale Tachykardie)	→ anfallsweise auftretende Tachykardie mit einer Herzfrequenz zwischen 150 und 200 Schlägen/Min.	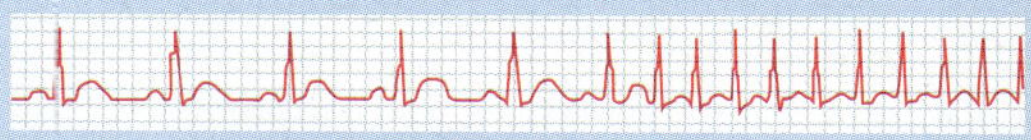
Arrhythmia absoluta	→ vollständig arrhythmische Herzschlagfolge durch ungeordnetes Zucken der beiden Vorhöfe bedingt durch Vorhofflimmern oder seltener durch Vorhofflattern	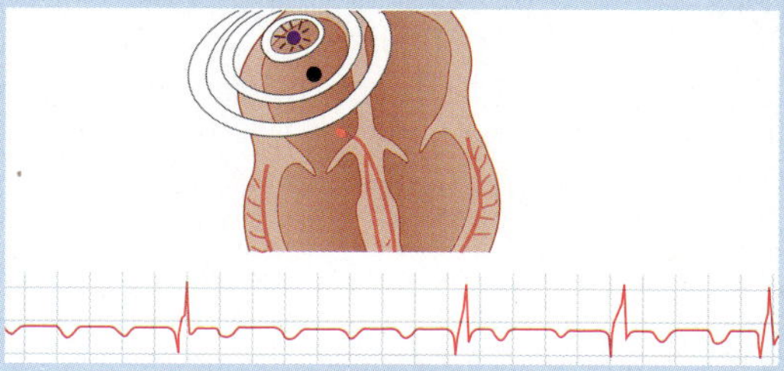
Vorhofflattern	→ wird durch **einen** ektopischen Herd in den Vorhöfen mit einer Impulsbildung von 250–350 Schlägen/Min. verursacht → veränderte P-Wellen treten rasch hintereinander auf und gleichen sich (Sägezahnphänomen)	
Vorhofflimmern (häufig)	→ wird durch **viele** ektopische Herde in den Vorhöfen mit einer völlig unregelmäßigen Impulsbildung verursacht → da die Erregungsüberleitung zu den Kammern unkoordiniert erfolgt, liegt eine absolute Arrhythmie vor → da nicht jede Erregung auf die Kammern übergeleitet wird, liegt die Kammerfrequenz zwischen 120 und 160 Schlägen/Min.	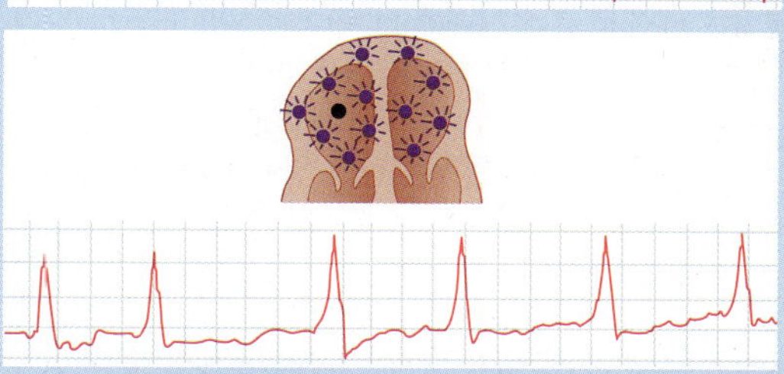

→

Tabelle 34.6 Die wichtigsten pflegerelevanten Herzrhythmusstörungen (nach Lindner 1999)

Tachykardieform	Charakteristika der Störung	EKG-Bild
Ventrikuläre Tachykardien		
Paroxysmale Kammertachykardie	→ wird durch **einen** ektopischen Schrittmacher in einem der Ventrikel oder Reentry-Mechanismus verursacht → es sind keine P-Wellen mehr erkennbar – die Herzfrequenz liegt zwischen 150 und 250 Schlägen/Min., mit entsprechenden hämodynamischen Auswirkungen (drohende Bewusstlosigkeit) → die Kammertachykardie kann ins Kammerflattern/-flimmern übergehen!	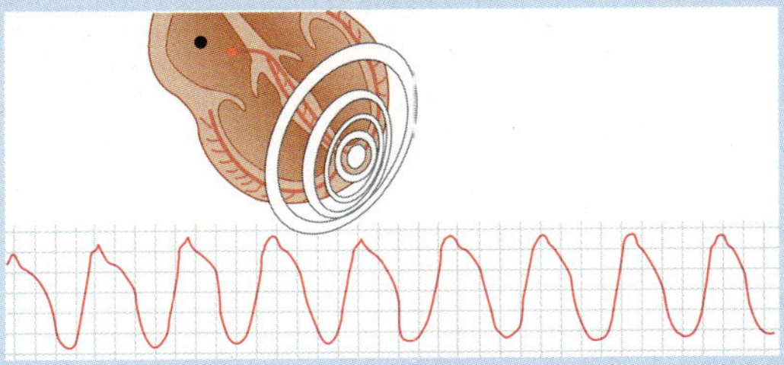
Kammerflattern	→ aus **einem** ektopischen Kammerherd werden zwischen 200 und 300 Impulse/Min. gebildet (Haarnadelphänomen)	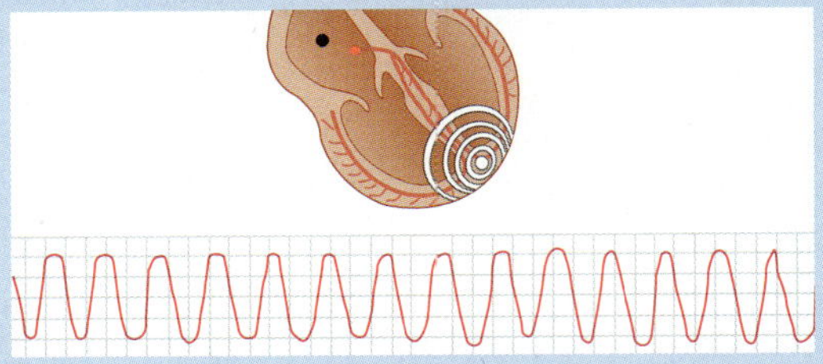
Kammerflimmern	→ es entstehen Reizimpulse (> 350 Schläge/Min.) aus **vielen** ektopischen Kammerherden → wie beim Kammerflattern kontrahieren sich die Ventrikel nicht mehr adäquat, was einem mechanischen **Herz-Kreislauf-Stillstand** gleichkommt, da die Auswurfleistung des Herzens unterbrochen ist	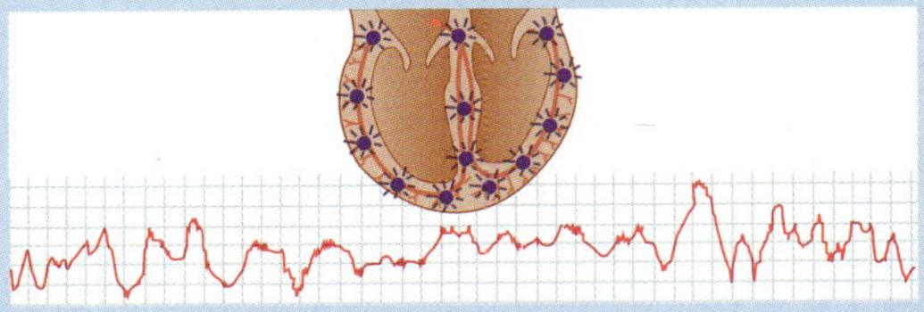

Ventrikuläre Extrasystolen (VES). Sie werden durch einen ektopischen Herd in einem Ventrikel ausgelöst und sind daher durch einen verformten, meist verbreiterten QRS-Komplex auf dem EKG zu erkennen. Die VES haben keine P-Welle und nach einer VES kann eine kompensatorische (ausgleichende) Pause erfolgen. Es werden verschiedene Gruppen von VES unterschieden (**Tab. 34.7**).

Therapie

In Abhängigkeit des Schweregrades der Herzrhythmusstörungen soll, neben der Beschwerdefreiheit und Verbesserung der Leistungsfähigkeit des betroffenen Menschen, ein plötzlicher Herztod durch die Beseitigung maligner Herzrhythmusstörungen verhindert werden. Neben der **Kausaltherapie** wird eine antiarrhythmische Therapie eingeleitet.

Medikamentöse antiarrhythmische Therapie

Antiarrhythmika sollen die Leitungsgeschwindigkeit der elektrischen Erregungen erhöhen bzw. erniedrigen oder Erregungsbildungen, die nicht vom Sinusknoten ausgehen, unterdrücken.

Bradykarde Herzrhythmusstörungen.

- Erhöhung der Herzfrequenz über das vegetative Nervensystem mittels Parasympatholytika – Atropin, Ipratropiumbromid (z. B. Itrop) und β-Sympathomimetika – Orciprenalin (z. B. Alupent) oder Adrenalin (z. B. Suprarenin).
- Bei anhaltender symptomatischer Bradykardie wird die medikamentöse Therapie in der Regel durch die Implantation eines Herzschrittmachers ersetzt.

Tachykarde Herzrhythmusstörungen und Extrasystolen. Die Klassifizierung von Antiarrhythmika erfolgt nach Vaughan-Williams in vier Klassen (**Tab. 34.8**) und bezieht sich auf die Wirkung der einzelnen Substanzen auf den Erregungsprozess der Herzmuskelzelle (Aktionspotential) (Kuschinsky u. a. 1993).

Da Digitalispräparate neben der positiven inotropen Wirkung auch die Refraktärzeit (Zeitspanne der Erholungsphase) der Vorhöfe verlängert und die Erregungsüberleitung im AV-Knoten verzögert, können sie ebenfalls bei tachykarden Rhythmusstörungen eingesetzt werden (z. B. Vorhofflimmern, Vorhofflattern).

Elektrotherapie

Bradykarde Herzrhythmusstörungen. Implantation eines Herzschrittmachers. Die Implantation eines Schrittmachers (SM) erfolgt bei bradykarden Herzrhythmusstörungen, die symptomatisch sind (z. B. bei einer HF unter 40 Schlägen pro Minute), zur Verhinderung von Synkopen oder einer Asystolie. Hier-

Tabelle 34.7 Formen ventrikulärer Extrasystolen (nach Lindner 1999)

Formen ventrikulärer Extrasystolen (VES) und pflegerische Beachtungspunkte	*EKG-Bild*
Monomorphe (monotope) VES Sie stammen alle aus dem gleichen ektopischen Herd. Bereits **ein** einzelner ektopischer Herd im Ventrikel kann durch eine Serie von VES gefährliche Herzrhythmusstörungen, wie z. B. eine Kammertachykardie, auslösen. Mehr als 5 VES in der Minute gelten als pathologisch.	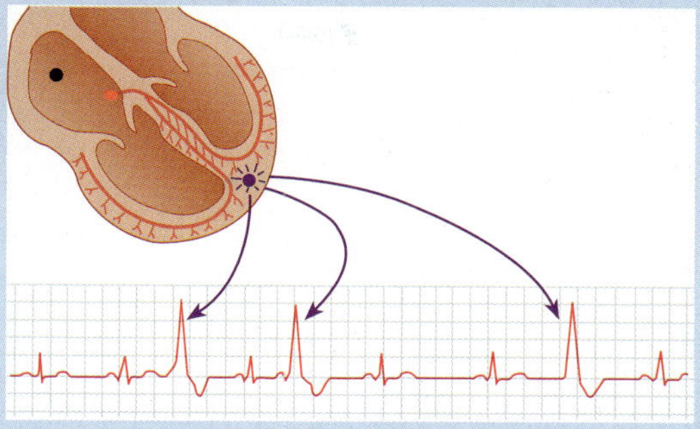
Polymorphe (multifokale) VES Sie stammen aus unterschiedlichen Herden, sodass ihre QRS-Komplexe unterschiedlich geformt sind. Werden **verschiedene** ektopische Zentren aktiviert, so steigert sich die Gefährlichkeit der VES, da es zu tödlichen Rhythmusstörungen, wie z. B. zum Kammerflimmern, kommen kann.	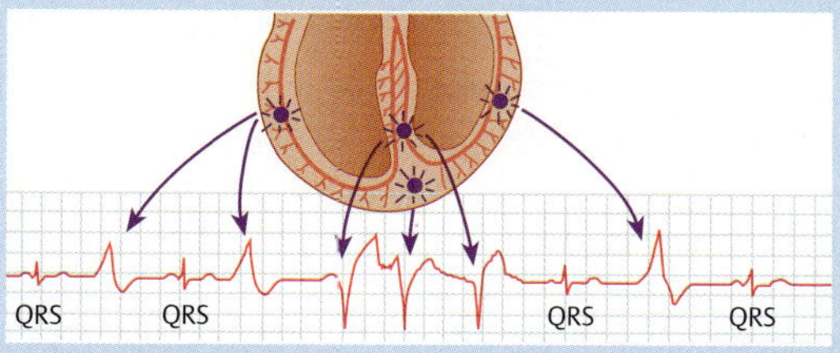
Bigeminus Auf jeden Normalschlag folgt eine monomorphe VES. Tritt häufig bei einer Digitalisüberdosierung auf.	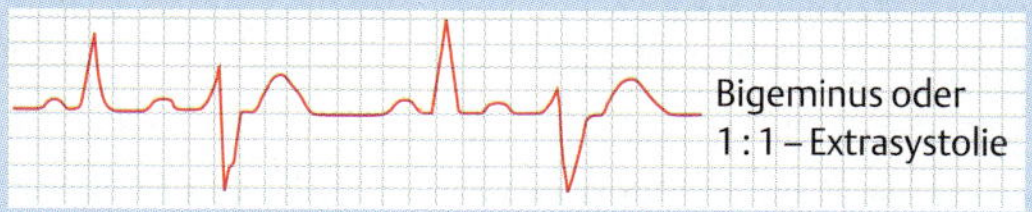
Couplet, Triplet 2 bzw. 3 VES aus dem gleichen Herd folgen gekoppelt aufeinander.	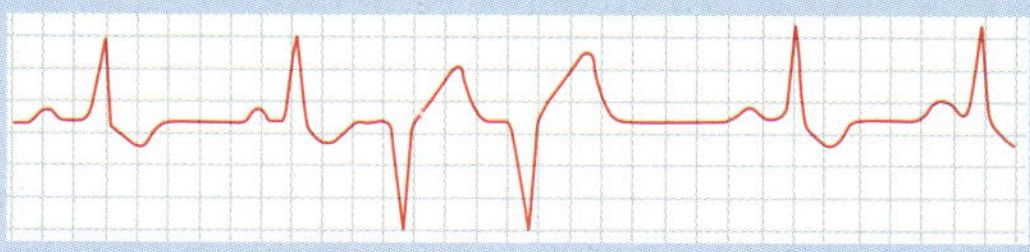
Salven Mehr als 3 gekoppelte VES folgen aufeinander, ohne dass ein Normalschlag dazwischen liegt. Sie werden zu den bedrohlichen Arrhythmien gerechnet.	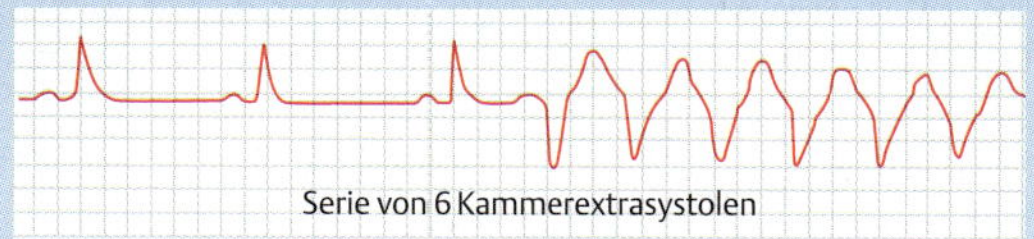
„R auf T-Phänomen“ VES fällt mit einer vorausgegangenen T-Welle zusammen. Die T-Welle kennzeichnet die vulnerable (verletzliche) Phase des Herzzyklus, in der das Myokard besonders leicht erregbar ist. Sie sind sehr gefährlich – drohendes Kammerflimmern.	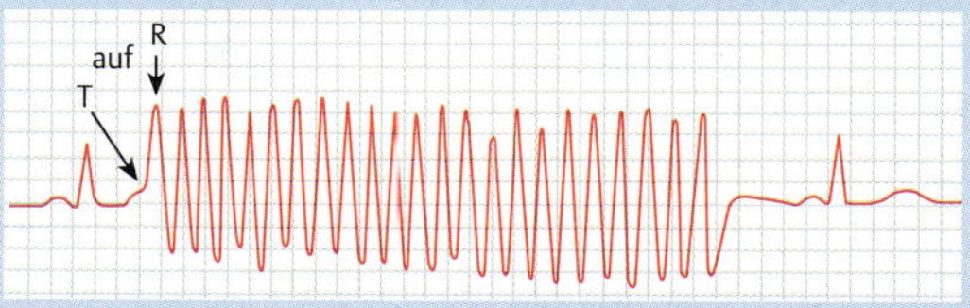

bei hat der SM, der aus einem Schrittmacheraggregat (elektronisches Steuerungsteil mit Batterie) und einer Elektrode besteht, die Aufgabe, die Eigenaktivität des Herzens zu registrieren und bei Bedarf das Herz zu stimulieren. In diesem Fall gibt er einen elektrischen Impuls an die Myokardmuskulatur und löst eine Herzkontraktion aus (**Abb. 34.13**). Je nach Art der Rhythmusstörung stehen verschiedene Schrittmachermodelle zur Verfügung. Es gibt auch Geräte, die die körperliche Belastung registrieren und die Herzfrequenz daraufhin erhöhen können.

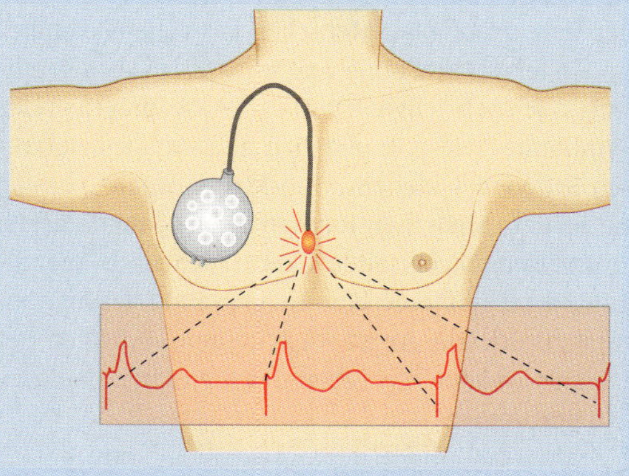

Abb. 34.13 Implantierter Herzschrittmacher und EKG, auf dem Spikes zu erkennen sind (nach Lindner)

Tabelle 34.8 Klassifizierung von Antiarrhythmika in vier Klassen

Gruppe	*Wirkmechanismus*	*Beispiel für Wirkstoff und Handelsname*
I.	**Na^+-Kanal-Blockade**	
Ia	Repolarisation verlängert	Chinidin (Chinidin duriles), Ajmalin (Gilurytmal)
Ib	Repolarisation verkürzt	Lidocain (Xylocain), Mexiletin (Mexitil), Phenytoin (Phenhydan)
Ic	Repolarisation unverändert	Propafenon (Rytmonorm), Flecainid (Tambocor)
II	**Betarezeptorenblocker**	Propranolol (Dociton) u. a.
III	**K^+-Kanal-Blockade**	
	Repolarisation verlängert	Amiodaron (Cordarex), Sotalol (Sotalex)
IV	**Ca^{2+}-Kanal-Blockade**	Verapamil (Isoptin), Diltiazem (Dilzem)

* Eine eindeutige Zuordnung der einzelnen Substanzen ist nicht widerspruchsfrei!
Einteilung der Antiarrhythmika nach Vaughan-Williams (nach Kuschinsky u. a.)

Tachykarde Herzrhythmusstörungen.
Elektroschocktherapie. Beim Kammerflattern oder -flimmern wird unter Reanimationsbedingungen eine **Defibrillation** mit Stromstößen von 200–400 Joule mittels zweier dick mit Gel versehenen Elektroden, die auf dem Brustkorb aufgesetzt werden, durchgeführt. Durch den Stromstoß kommt es gleichzeitig zur Depolarisation aller Myokardzellen, mit dem Ziel, dass der Sinusknoten als führender SM seine Aktivität wieder aufnimmt. Bei Patienten z.B. mit Vorhofflattern/flimmern kann eine so genannte **Kardioversion** in Kurznarkose, unter EKG-Kontrolle und Reanimationsbereitschaft durchgeführt werden, um den Herzrhythmus zu normalisieren. Hierbei handelt es sich um eine R-Zacken-gesteuerte Defibrillation, damit der Stromstoß nicht in die vulnerable (verletzbare) Phase fällt.

Implantation eines Kardioverter-Defibrillators. Implantierbare Kardioverter-Defibrillatoren (ICD) kommen bei schwerwiegenden tachykarden ventrikulären Rhythmusstörungen zur Verhinderung eines plötzlichen mechanischen Herzstillstandes zum Einsatz. Über die ins Herz eingelegten Elektroden kann eine antibradykarde und antitachykarde Stimulation durchgeführt werden. Die antitachykarde Therapie erfolgt hierbei durch Überstimulation („overdrive pacing") oder durch die Abgabe eines schwachen elektrischen Impulses. Erst wenn die Herzrhythmusstörung dadurch nicht beeinflusst werden konnte, kommt es zur Kardioversion bzw. zur Defibrillation, die der Patient, sofern er noch bei Bewusstsein ist, wie einen unangenehmen kräftigen Faustschlag vor die Brust empfinden kann.

34.6.1 Bedeutung für den Patienten

Herzrhythmusstörungen können in jedem Lebensalter auftreten und sind bei Menschen im fortgeschrittenen Lebensalter meist Folge einer bestehenden Herzerkrankung. Sie können harmlos, aber auch lebensbedrohlich und Ursache des plötzlichen Herztodes sein. Gerade schwerwiegende Herzrhythmusstörungen sind oftmals unberechenbar und können bei dem betroffenen Menschen aus vollem Wohlbefinden heraus und ohne vorzeitige Warnzeichen auftreten. Je nach Schweregrad und Ausgeprägtheit der Symptome, wie z.B. plötzlich auftretendes Herzrasen, Schwindel oder ein „Ohn-Macht-Anfall", vermag sie bei dem Menschen Todesangst und Panikattacken auszulösen. Nicht selten bleibt auch nach Beendigung der Symptome eine tiefgreifende Verunsicherung zurück. Die Angst vor erneutem Auftreten des Ereignisses kann das Leben des Menschen maßgeblich bestimmen.

34.6.2 Pflege- und Behandlungsplan

Die Betreuung des Erkrankten erfolgt zunächst häufig auf der Intensivstation, da hochgradige Herzrhythmusstörungen in vielen Fällen die wichtigsten Ursachen für einen mechanischen Herz-Kreislauf-Stillstand sind. Durch eine schnellstmöglich einsetzende antiarrhythmische Notfalltherapie soll die tödliche Bedrohung vom Patienten abgewendet werden.

Entsprechend der Diagnose erfolgt eine medikamentöse und/oder Elektrotherapie, aus der sich für die Pflege des Patienten folgende Schwerpunkte ergeben:

- die Überwachung des Patienten unter der medikamentösen antiarrhythmischen Therapie,
- die Betreuung des Patienten vor und nach der Behandlung mit einem Herzschrittmacher,
- die Begleitung und Unterstützung des Betroffenen in der Auseinandersetzung mit seiner Erkrankung und den dabei auftretenden Ängsten (s. Pflege von Patienten mit Herzinfarkt, S. 909 f).

Überwachen der vitalen Funktionen bei einer antiarrhythmischen Therapie und Gewährleisten der medikamentösen Anordnungen

Die Beurteilung, ob und welche Form der Rhythmusstörung vorliegt (s. **Tab. 34.6**), erfolgt durch die ärztlichen Mitarbeiter. Bei bedrohlichen Rhythmusstörungen ist eine kontinuierliche **Monitorüberwachung** (**Abb. 34.14**) dringend angezeigt, damit Rhythmusveränderungen durch das Auslösen des Monitoralarmes sofort erfasst werden können. Pflegende sollten anhand des Monitorbildes bedrohliche EKG-Veränderungen erkennen und von harmlosen unterscheiden können. Vergewissern Sie sich, dass die Alarmgrenzen am Monitor korrekt eingestellt sind:

- **obere Alarmgrenze:** etwa plus 20 – 30 Schläge pro Minute über der Ausgangsherzfrequenz, max. bei 140, sofern die Ausgangsfrequenz nicht bereits höher liegt,
- **untere Alarmgrenze:** bei ca. 55 Schlägen pro Minute, sofern die Ausgangsfrequenz nicht bereits niedriger liegt.

Wird ein Monitoralarm ausgelöst, müssen Sie in Sekundenschnelle die Herzaktion auf dem Monitorbild in Verbindung mit dem klinischen Bild des Patienten beurteilen. Nicht selten ist das Auslösen des Alarmes auf eine Bedienungsstörung zurückzuführen. Nicht mehr klebende Elektroden, ein defektes Monitorkabel oder andere Artefakte, die z. B. durch Bewegungen des Patienten ausgelöst wurden, können als Ursachen hierfür in Frage kommen.

Lerntipp

Zur Schulung Ihrer Beobachtungs- und Interpretationsfähigkeit der EKG-Kurve auf dem Monitor können u. a. folgende Fragen hilfreich sein:

Wie ist die Herzfrequenz? Ist sie normal oder liegt eine Bradykardie oder Tachykardie vor?

Erfolgt die Herzschlagabfolge regelmäßig, d. h. sind die Abstände zwischen den Herzaktionen gleich lang oder unregelmäßig (arrhythmisch)?

Können die P-Wellen identifiziert werden und folgen ihnen stets Kammeraktionen?

Weist der Patient ventrikuläre Extrasystolen auf (s. **Tab. 34.7**)? Wenn ja, wie häufig in der Minute? Sehen die VES immer gleich aus (monomorphe VES) oder ist der QRS-Komplex der VES unterschiedlich konfiguriert (polymorph)? Treten VES gekoppelt auf (Couplet, Triplet, Salven)?

Sind keine normalen Herzaktionen mehr erkennbar, kann mit einem sofortigen Blick auf den Patienten und durch eine Ansprache unterschieden werden, ob eine Bedienungsstörung des Monitors vorliegt oder ob der Patient nicht mehr bei Bewusstsein und vital bedroht ist.

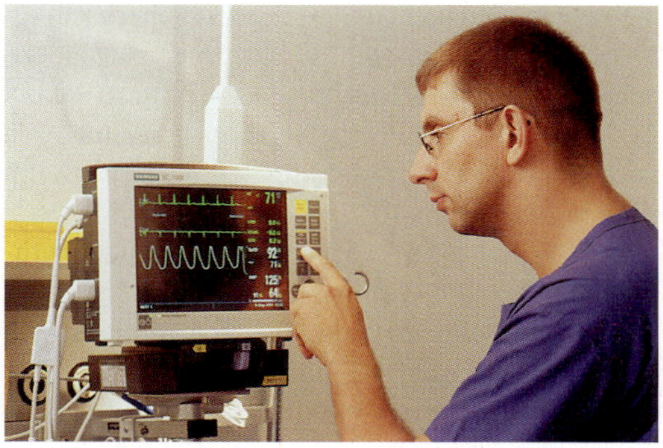

Abb. 34.14 Die korrekte Einstellung der Monitoralarmgrenzen wird bei jedem Dienstbeginn überprüft

Merke

Verständigen Sie unverzüglich den zuständigen Arzt, wenn es zu einem plötzlichen Umspringen des Pulses von einer normalen Herzschlagfolge auf eine sehr hohe (> 130 Schläge/Min.) oder sehr niedrige Herzfrequenz (40 Schläge/Min.) gekommen ist oder vermehrt monomorphe VES (> 5/Min.) oder polymorphe VES, Couplets, Triplets oder Salven auftreten, da diese Herzrhythmusstörungen einen lebensbedrohlichen Zustand auslösen können (s. **Tab. 34.6** u. **34.7**).

Eine **Nulllinie** oder ein **Kammerflattern/-flimmern** sind Ausdruck eines Herz-Kreislauf-Stillstandes, sodass sofort Wiederbelebungsmaßnahmen eingeleitet werden müssen (s. Reanimation, S. 949 ff).

Treten Rhythmusstörungen unter Belastung auf oder nehmen sie zu, bitten Sie den Patienten seine Aktivitäten umgehend einzustellen und eine entspannte Lage im Bett einzunehmen.

Wurde der Monitoralarm aufgrund einer Bedienungsstörung ausgelöst, informieren Sie den Patienten darüber, damit er sich nicht unnötigerweise beunruhigt.

Auch wenn der Patient am Monitor überwacht wird, sollte z. B. einmal während ihrer Pflegezeit überprüft werden, ob ein **Pulsdefizit** vorliegt. Das heißt, es wird untersucht, ob die Anzahl der Herzaktionen auf dem Monitorbild mit der palpierten Pulsfrequenz übereinstimmt.

Nicht selten werden Rhythmusstörungen durch einen Kaliummangel, z. B. unter Diuretikatherapie, ausgelöst. Ein hoher, aber noch im Normalbereich liegender Serumkaliumspiegel (K 4,5 – 5,0 mmol/l), ist für eine hohe elektrische Stabilität in der Herzmuskelzelle bedeutsam. Sofern kein aktueller Kaliumwert vorliegt, wird beim Auftreten von hochgradigen Rhythmusstörungen in der Regel eine sofortige Elektrolytkontrolle eingeleitet und ggf. Kalium über Infusionen oder oral substituiert.

Achten Sie darauf, dass über Infusionen nicht mehr als 20 mval/h Kalium verabreicht werden, sodass sich das Elektrolyt langsam auf alle Kompartimente verteilen kann und es nicht zu einem kardiotoxischen Plasmaspiegel kommt. Über einen peripheren Zugang dürfen nicht mehr als 20 mval Kalium in 500 ml Infusionslösung verabreicht werden, da hochkonzentrierte Kaliumlösungen die Venenwand stark reizen.

Zu Beginn einer medikamentösen antiarrhythmischen Therapie wird das Arzneimittel häufig intravenös als Bolus bzw. anschließend kontinuierlich über einen Perfusor oder Infusomat verabreicht. Antiarrhythmika ihrerseits können lebensbedrohliche Herzrhythmusstörungen auslösen. Gefürchtet sind **kardiale Nebenwirkungen**, die frühzeitig erkannt werden müssen.

Viele Antiarrhythmika vermindern die Kontraktionskraft des Herzens und können zu einer kritischen Blutdrucksenkung führen, die bei Patienten mit eingeschränkter Pumpfunktion des Herzens die Gefahr der kardialen Dekompensation beinhaltet.

Der Einfluss auf die Erregungsleitung kann, über die erwünschte Herzfrequenzsenkung hinaus, zu kritischen bradykarden Herzrhythmusstörungen bis zur Asystolie führen. Als Nebenwirkungen können bei einigen Antiarrhythmika paradoxerweise lebensbedrohliche tachykarde Rhythmusstörungen und Extrasystolen auftreten.

···› Merke

Führen Sie in kurzen Abständen Blutdruckkontrollen sowie eine sorgfältige Beobachtung der Bewusstseinslage, Atmung, Hautfarbe und der subjektiven Befindlichkeit des Betroffenen durch, um die hämodynamischen Auswirkungen der Rhythmusstörungen und die evtl. auftretenden Medikamentennebenwirkungen frühzeitig zu erfassen.

Achten Sie auf mögliche **extrakardiale Nebenwirkungen**, wie z. B. Störungen des ZNS (Sehstörungen, Kopfschmerzen, Schwindel, Benommenheit, Müdigkeit, Verwirrtheitszustände, zerebrale Krampfanfälle), gastrointestinale Beschwerden (Übelkeit, Erbrechen), Hauterscheinungen (Flush, Sonnenlichtempfindlichkeit).

···› Praxistipp

Uwe Klein Krankenpfleger

Die speziellen Nebenwirkungen der verordneten Antiarrhythmika sind sehr vielfältig und können dem jeweiligen Beipackzettel entnommen werden. Richten Sie Ihre Aufmerksamkeit bei der Beobachtung des Patienten nach diesen Angaben.

Tritt z. B. ein Vorhofflimmern neu auf, muss aufgrund der eingeschränkten Pumpfunktion der Vorhöfe und der dadurch veränderten Blutströmungsverhältnisse mit einer Thrombenbildung gerechnet werden. Hierbei besteht die Gefahr, dass die Blutgerinnsel vom linken Vorhof in den Körperkreislauf geschwemmt werden und eine arterielle Embolie auslösen. 80% der Thromben gelangen ins Gehirn und können einen Schlaganfall auslösen (Bernardo 1998). Ein Thrombus aus dem rechten Herzen kann zu einer Lungenembolie führen.

Richten Sie deshalb ihre Beobachtung auf Symptome eines Apoplexes (S. 1285), eines peripheren arteriellen Verschlusses (S. 960) oder auf Anzeichen einer Lungenembolie (S. 850). Zur Prophylaxe wird in der Regel eine Heparinisierung, bei anhaltenden Rhythmusstörungen ggf. eine Antikoagulation (z. B. mit Marcumar) verordnet.

Bei Patienten mit anhaltenden Rhythmusstörungen erfolgt die **entlastende Pflege** und die **psychische Betreuung** wie bei Menschen mit Herzinfarkt in der Akutphase (s. Pflege von Patienten mit Herzinfarkt, S. 909 f).

Pflege bei Herzschrittmachertherapie

■ Passagerer Schrittmacher

Ein **passagerer** (vorübergehend), auch **externer** oder **temporärer** (zeitlich begrenzter) Schrittmacher (SM) genannt, kommt meist bei akut auftretenden bradykarden Rhythmusstörungen (z. B. Digitalisintoxikation, Rhythmusstörungen beim Herzinfarkt) zum Einsatz, wenn zu erwarten ist, dass die symptomatische Bradykardie nur vorübergehend ist. Die Schrittmachersonde wird dann unter Röntgenkontrolle, z. B. über die V. basilica, V. jugularis oder die V. subclavia, in das rechte Herz vorgeschoben, im rechten Ventrikel platziert und durch eine Hautnaht fixiert. Das daran angeschlossene Schrittmacheraggregat verbleibt außerhalb des Körpers. Die Vorbereitung des Patienten, die Assistenz beim Legen des SM und die Nachbetreuung erfolgt wie bei der Anlage eines zentralen Venenkatheters (S. 1490 ff).

Zusätzlich ist Folgendes zu beachten:

- Überwachen Sie während des Legens der Schrittmachersonde den Patienten über den Monitor, da es durch das Vorschieben der Sonde im Herzen zu Rhythmusstörungen kommen kann (Notfallmedikamente, Defibrillator und Intubationsbesteck müssen gerichtet sein).
- Liegt der SM in der richtigen Position, muss die Schrittmacherschleuse und das Schrittmacheraggregat so fixiert werden, dass die Elektrodenspitze nicht verrutschen kann.
- Informieren Sie den Patienten darüber, dass er keine extremen Bewegungen, je nach Lage des Katheters, mit dem Kopf, Arm oder der Schulter ausführen darf, da bei einer **Dislokation** der SM-Sonde eine Stimulation des Herzens nicht mehr möglich ist.

- Aufgrund der Dislokationsgefahr benötigt der Patient Unterstützung bei den Aktivitäten des täglichen Lebens, um den Arm- und Schulterbereich der Schrittmacherseite unbeweglich zu halten. Entsprechend dieser Anforderung richtet sich die Mobilisation des Patienten.
- Machen Sie sich sachkundig, wie die Funktionsfähigkeit der SM-Batterie bei dem jeweiligen SM überprüft wird und führen Sie die Kontrolle zu Beginn ihrer Pflegezeit durch. Wird angezeigt, dass die elektrische Aktivität der Batterie nachlässt, muss sie durch den zuständigen Arzt ausgetauscht werden.

Bei Patienten mit einer passageren Schrittmacheranlage wird von den zuständigen Ärzten in bestimmten Abständen überprüft, wie hoch die Eigenfrequenz des Betroffenen ist, indem die SM-Frequenz kurzfristig stark erniedrigt wird.

Patienten, bei denen keine oder nur eine geringe Eigenfrequenz vorhanden ist, müssen aus Sicherheitsgründen ununterbrochen am Monitor angeschlossen bleiben und Bettruhe einhalten, bis sich die Eigenfrequenz stabilisiert bzw. ein permanenter SM implantiert wurde. Ein funktionsfähiger Ersatz-SM bzw. eine Ersatzbatterie sollte in Reichweite liegen, damit bei einem Geräteausfall bzw. -defekt schnellstmöglich ein Geräte- bzw. Batteriewechsel vorgenommen werden kann.

Der Herzrhythmus wird über Monitor überwacht. Die SM-Aktionen sind daran erkennbar, dass sie im EKG vor dem Kammerkomplex als strichförmige Spitzen (**Spikes**) erscheinen (**Abb. 34.13**).

> **Merke**
> Fällt die Herzfrequenz (HF) unter die eingestellte SM-Frequenz ab und sind keine SM-Aktionen auf dem Monitor sichtbar, dann kann es z. B. zu einer Dislokation der SM-Sonde oder zu einer Störung in der Überleitung der SM-Impulse auf das Myokard gekommen sein. Verständigen Sie sofort den Dienst habenden Arzt und richten Sie Atropin bzw. ggf. Orciprenalin (Alupent) zur i.-v. Injektion.

Permanenter Schrittmacher

Bei anhaltenden symptomatischen bradykarden Rhythmusstörungen, wie z. B. bei AV-Block III. Grades, wird ein **permanenter** (bleibender) **SM** operativ unter Lokalanästhesie oder Vollnarkose implantiert. Über einen kleinen Hautschnitt wird die mit einem Häkchen oder Schraube versehene Schrittmachersonde meist über die Vena cephalica in das Herz eingeführt und je nach Schrittmacherart im rechten Vorhof und eine weitere Sonde in der rechten Kammer (2-Kammer-System) verankert. Das Schrittmacheraggregat wird anschließend in der Regel in der Höhe des linken oder rechten Musculus pectoralis unter die Haut implantiert und die korrekte Impulsübertragung überprüft. Die Operationsdauer beträgt zwischen 25 und 30 Minuten. Der SM ist dann mit einem speziellen Programmiergerät, das mit elektromagnetischen Impulsen arbeitet, von außen steuerbar. Die korrekte Lage der Elektrode wird durch ein Röntgenbild dokumentiert. Funktionsstörungen des SM sind selten, müssen aber durch eine EKG-Kontrolle am OP-Tag und in den nächsten Tagen überprüft werden.

Die prä- und postoperative Pflege erfolgt wie bei einem extraabdominellen Eingriff (S. 1420 ff). Folgende pflegerische Maßnahmen müssen zusätzlich Beachtung finden:

- Informieren Sie sich bei der Übernahme des Patienten aus dem OP über die eingestellte SM-Frequenz. Bei der Pulsmessung kann zwischen Eigen- und SM-Frequenz nicht exakt unterschieden, sondern nur festgestellt werden, ob die eingestellte SM-Frequenz nicht unterschritten wird.
- Lässt die Grunderkrankung eine Aktivierung des Patienten zu, kann er am OP-Tag bereits unter Schonung des Wundgebietes mobilisiert werden.

> **Praxistipp**
> Uwe Klein
> Krankenpfleger
> Viele Patienten benötigen eine gewisse Zeit, diesen „Fremdkörper" zu akzeptieren. Manche sorgen sich auch darüber, dass ihr Leben nun von einem technischen Gerät abhängig ist. Geben Sie ihnen nach dem Eingriff die Möglichkeit, über diese Gefühle und Gedanken zu sprechen.

Hinweise für den Schrittmacher-Träger. Die Zeit, bis das Schrittmacheraggregat und die Elektrode fest eingeheilt ist, beträgt ca. 4 – 6 Wochen. Informieren Sie den Patienten, dass sportliche Aktivitäten, die den Oberkörper beanspruchen, unterlassen werden sollen. Nach dieser Zeit gibt es keine besonderen Bewegungseinschränkungen. Jedoch sollten Sportarten, die zu einer Traumatisierung der SM-Tasche oder einer sonstigen Gefährdung der SM-Anlage führen können, vermieden werden.

Dem Patient wird ein Schrittmacherausweis ausgehändigt, in dem wichtige Daten, wie z. B. Schrittmachertyp und aktuelle Programmierung, festgehalten sind. Informieren Sie den Betroffenen darüber, dass er den Ausweis immer mit sich führt und bei allen körperlichen Eingriffen (z. B. Bestrahlungstherapie, Einsatz von elektrischen Messern bei operativen Eingriffen) auf seine SM-Implantation aufmerksam machen muss. Starke Magnetfelder können ebenfalls die Programmierung des SM beeinträchtigen. Aus diesem Grunde dürfen Kernspintomogramme bei SM-Trägern nicht durchgeführt werden.

Das Schrittmacheraggregat ist im Röntgenbild deutlich vor dem rechten Lungenflügel zu sehen

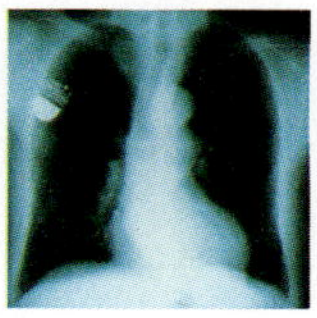

Merke

Machen Sie den Patienten darauf aufmerksam, dass er sich bei der deutschen bzw. schweizerischen Herzstiftung über den aktuellsten Wissensstand von potentiellen Herzschrittmacherstörquellen informieren kann.

Zur Funktionsüberprüfung des SM sollte einmal in der Woche der Puls routinemäßig über eine Minute ausgezählt werden. Leiten Sie den Patienten oder dessen Bezugsperson zur selbstständigen Pulskontrolle an. Besteht eine Mischung zwischen Eigen- und SM-Frequenz, erschwert die zwangsläufig vorhandene Pulsarrhythmie die Messung. Die Laufzeit der SM-Batterie beträgt zwischen 7 und 15 Jahren und ist u.a. davon abhängig, wie häufig der SM Impulse abgeben muss. Am Ende der Laufzeit sollte die Pulskontrolle täglich erfolgen. Eine SM-Kontrolle wird in halbjährlich stattfindenden Routineuntersuchungen, z.B. in einer SM-Ambulanz, überprüft. Eine Batterieerschöpfung kündigt sich gewöhnlich durch eine geringer werdende SM-Frequenz an. In diesem Fall muss mittels erneutem operativem Eingriff ein Aggregatwechsel erfolgen. Die Elektroden brauchen nicht ausgewechselt zu werden.

Informieren Sie den Patienten darüber, wenn seine Herzfrequenz unter die programmierte SM-Frequenz absinkt, Schwindelzustände oder Synkopen auftreten, er immer eine SM-Überprüfung in der entsprechenden SM-Ambulanz einleiten muss.

Uwe Klein Krankenpfleger

Praxistipp

Vor allem ältere Patienten formulieren häufig die Frage, ob sie mit dem SM auch auf eine natürliche Weise sterben können. Hier ist es wichtig zu betonen, dass das Herz mit zunehmender Schädigung auch seine elektrische Erregbarkeit verliert und die Impulse des SM nicht mehr beantwortet werden können.

34.7 Pflege von Patienten mit einem operativen Eingriff am offenen Herzen

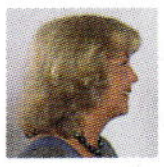

Bei Erika Häuser, einer 39-jährigen kaufmännischen Angestellten, wurde vor einigen Jahren ein pathologisches Herzgeräusch festgestellt. Weitere herzspezifische Untersuchungen ergaben eine Mitralklappenverengung. Im Anamnesegespräch ermittelte der Arzt damals, dass Frau Häuser in ihrer Kindheit an einer „harmlosen" Halsinfektion mit leichtem Fieber erkrankt war. Ungefähr zwei Wochen nach diesen Beschwerden war erneut Fieber aufgetreten und ihre Hand- und Kniegelenke waren heiß geworden, angeschwollen und begannen stark zu schmerzen. Über lange Zeit wurde ihr Penicillin verabreicht, während der sie keine weiteren Krankheitssymptome mehr verspürte.
Jetzt sucht Frau Häuser einen Internisten auf, da sie bei körperlicher Belastung, z.B. beim Treppensteigen, ein Druckgefühl in der Brust spürt und kurzatmig ist. Außerdem fühlt sie sich in letzter Zeit sehr abgeschlagen und erschöpft. Die Herzkatheteruntersuchung bestätigt ein Fortschreiten der Erkrankung. Frau Häuser wird empfohlen, sich einer Herzklappenoperation zu unterziehen.

Medizinischer Überblick Operativer Eingriff am offenen Herzen

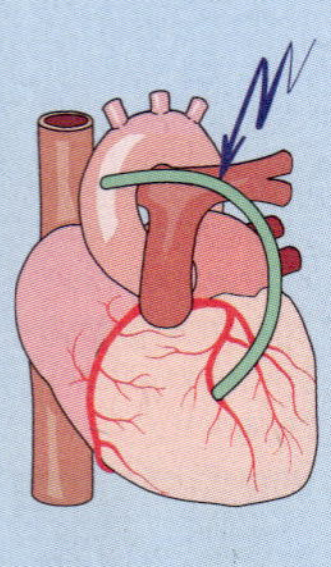

Operationen am offenen Herzen werden bei Erwachsenen am häufigsten zur Anlage eines **koronaren Bypasses** bei koronarer Herzkrankheit (s. Pflege von Patienten mit KHK, S. 892 ff) oder zur Behebung von Funktionsstörungen der Herzklappen (**Herzklappenersatz**) durchgeführt.

Koronarer Bypass

Die chirurgische Behandlung der KHK erfolgt überwiegend bei Patienten mit einer hochgradigen 3-Gefäßerkrankung oder Hauptstammstenose. (s. Medizinischer Überblick KHK, S. 893 f).

Ziel ist die Revaskularisierung der verengten Koronargefäße, indem mit einer Vene oder einer Arterie die Stenose überbrückt wird. Müssen ein oder mehrere Bypässe angelegt werden, wird als Bypassmaterial eine Beinvene (V. saphena magna) und/oder eine Brustwandarterie (A. mammaria interna) verwendet. Daher unterscheidet man zwischen einem **aortokoronaren Venenbypass (ACVB)** und dem **mammariakoronaren Bypass (MCB)**. Beim ACVB wird die entnommene Vene zwischen Aorta und dem betroffenen Koronargefäß eingenäht. Beim MCB wird die innere Brustwandarterie von der Brustwand freipräpariert und direkt nach der Stenose auf das verengte Gefäß aufgenäht. Arterielle Bypässe werden bevorzugt, da die Neigung zur Arteriosklerose im Langzeitvergleich verglichen mit Venenbypässen wesentlich geringer ist (**Abb. 34.15**).

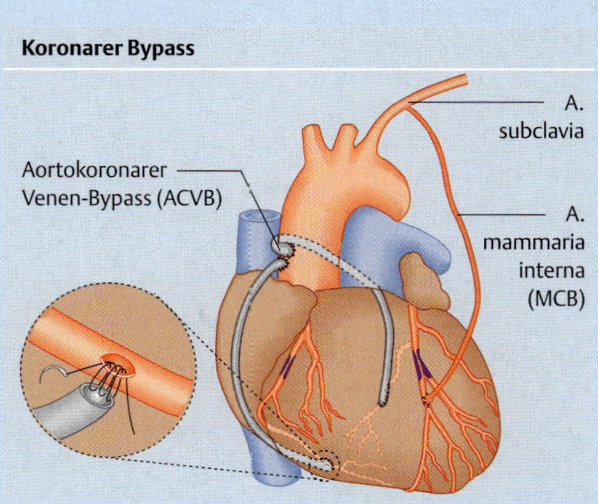

Abb. 34.15 Schematische Darstellung eines aortokoronaren Venen-Bypasses und eines mammariakoronaren Bypasses

Herzklappenfehler

Als Herzklappenfehler (**Klappenvitium**) wird die Funktionsstörung der Herzklappen bezeichnet, die durch eine Verengung (**Stenose**) und/oder durch eine Schlussunfähigkeit der Klappen (**Klappeninsuffizienz**) gekennzeichnet ist. Am häufigsten sind aufgrund der höheren Druckbelastung die Klappen des linken Herzens (**Mitral- und Aortenklappe**) betroffen. Klappenfehler des rechten Herzens (**Trikuspidal- und Pulmonalklappe**) sind seltener, da die Druckbelastung geringer ist. Es können auch mehrere Herzklappen gleichzeitig betroffen sein.

Ursachen

Herzklappenfehler können angeboren sein, häufiger liegt jedoch ein **erworbener Herzklappenfehler** vor. 90% der erworbenen Klappenfehler sind Folge einer, oftmals unbemerkten, bakteriellen Infektion meist mit Streptokokken (z. B. Angina tonsillaris, Scharlach, Erysipel). Hierbei kommt es infolge eines rheumatischen Fiebers zu immunologischen Prozessen, die zu einer Vorschädigung der bindegewebigen Klappenstrukturen führen können. Die vorgeschädigten Klappen neigen im Langzeitverlauf zu Verkalkungen oder Schrumpfung. Beschwerden treten meist erst Jahre nach der Primärinfektion auf.

Weitere Ursachen:
- direkte Schädigung der Herzklappen nach infektiöser **Endokarditis** durch Bakterieneinschwemmung, z. B. nach ärztlichen Eingriffen,
- Abriss des Papillarmuskels (Halteapparat der Mitralklappen) nach Herzinfarkt,
- altersbedingte Abnutzungserscheinungen der Klappen.

Herzklappenstörungen und Symptome

(**Tab. 34.9**)

Schweregrad. Die **N**ew **Y**ork **H**eart **A**ssociation (NYHA) teilt die Herzklappenerkrankungen nach den subjektiven Beschwerden des Betroffenen in vier Schweregrade ein:

Tabelle 34.9 Formen von Herzklappenstörungen und ihre Symptome

	Mitralstenose	*Mitralinsuffizienz*	*Aortenstenose*	*Aorteninsuffizienz*
Störung	Durch Klappenschrumpfung, Verwachsung, Verklebung kommt es zu einer Öffnungsbehinderung der Klappe, so dass der Bluteinstrom vom linken Vorhof in den linken Ventrikel behindert ist. Folge ist eine verminderte Ventrikelfüllung und ein Blutrückstau in die Lunge.	Eine Schlussunfähigkeit der Mitralklappe führt während der Herzkontraktion (Systole) zum Rückstrom des Blutes in den linken Vorhof.	Bedingt durch die Stenose, kommt es zur Entleerungsbehinderung der linken Herzkammer und damit zu einer erhöhten Druckbelastung im linken Ventrikel. Das Druckgefälle zwischen linker Kammer und Aorta gibt Auskunft über den Schweregrad der Stenose.	Aufgrund der Schlussunfähigkeit der Aortenklappe strömt das bei der Herzkontraktion ausgeworfene Blut während der Diastole zum Teil wieder in den Ventrikel zurück. Folglich muss die linke Kammer eine größere Blutmenge auswerfen, als dem Körperkreislauf tatsächlich zur Verfügung steht.
Symptome	Symptome wie bei der Linksherzinsuffizienz, zusätzlich kommt es zu: - bläulich-rötlicher Färbung der Wangen (Mitralbäckchen) und Zyanose, - Leistungsverminderung, - Extrasystolen und Vorhofflimmern durch die Überdehnung des linken Vorhofes (hohe Thromboemboliegefahr), - Symptome der Rechtsherzinsuffizienz bei zunehmender Druckerhöhung im Lungenkreislauf.	Unphysiologischer Blutrückfluss durch Pendelblutmenge führt zur Überdehnung des linken Vorhofs mit - Vorhofflimmern, Stauungszeichen und zunehmende Rechtsherzbelastung wie bei Mitralstenose.	Lange Beschwerdefreiheit durch zunehmende Linksherzhypertrophie, im fortgeschrittenen Stadium: - Leistungsverminderung - Angina-pectoris-Beschwerden, - Dyspnoe, - Schwindel und Synkopen.	- Belastungsdyspnoe, - Herzklopfen (Palpitation), - Angina-pectoris-Beschwerden, - starke Pulsation der Halsschlagadern, - große Blutdruckamplitude.

Stadium I: Die Erkrankung lässt sich diagnostisch nachweisen, der Patient hat aber noch keine Beschwerden.
Stadium II: Beschwerden treten bei schwerer körperlicher Belastung auf.
Stadium III: Symptome treten bereits bei leichter körperlicher Belastung auf.
Stadium IV: Ausgeprägte Beschwerden in Ruhe.

Diagnostik

- Anamnese,
- Auskultation (typische Herzgeräusche feststellbar),
- Röntgenthorax, Ruhe- und Belastungs-EKG,
- Echokardiographie, TEE,
- Herzkatheteruntersuchung.

Transösophageale Echokardiographie (TEE)

Claudia Walther

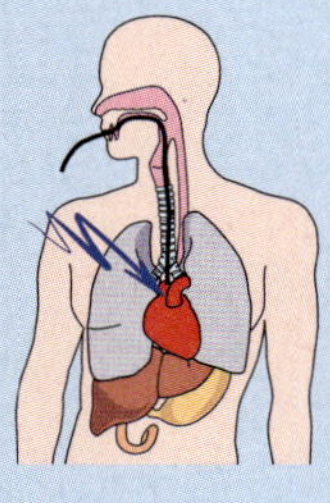

Die TEE ist ein wichtiges diagnostisches Mittel in der Kardiologie, das im Folgenden kurz beschrieben wird. Diese Untersuchung kann im Vorfeld einer Operation am offenen Herzen zur Anwendung kommen, sie wird jedoch auch zur Erkennung von Gefäßaussackungen, Herzklappenerkrankungen und zur Feststellung von kardialen Embolien vorgenommen. Eine TEE ist eine Kombination aus Endoskopie- und Ultraschalluntersuchung. Mit einem Ultraschallwandler an der Spitze eines modifizierten Gastroskops (= Echoskop) können Bilder erstellt werden, ohne dass deren Qualität durch Luft oder Knochenstrukturen beeinträchtigt wird.

Vorbereitung:

- s. Gastroskopie, S. 1050 ff,
- Prämedikation des Patienten.

Durchführung (s. Richtlinien pflegerischer Begleitung und Mitarbeit, S. 1053 f). Das Echoskop wird über einen Beißring in die Speiseröhre eingeführt, dazu liegt der Patient in einer Linksseitenlage. Nach Erreichen der primären Position wird eine Videoaufzeichnung für die gesamte Untersuchungsdauer durchgeführt. Das Herz und die Herzklappen können auf diese Weise dargestellt und pathologische Veränderungen erkannt und dokumentiert werden. Die Untersuchung wird über einen Bildschirm verfolgt.

Nachsorge (s. Hinweise zur pflegerischen Nachsorge, S. 1054). Nach Abschluss der Untersuchung sollte der Patient – je nach Sedierungsintensität – bis zu 1 Stunde beobachtet und bis dahin auch die Nahrungskarenz eingehalten werden.

Abb. 34.16 Mechanische Herzklappe (beide Fotos aus Patientenbroschüre: Leben mit einer neuen Herzklappe. St. Jude Medical GmbH 1999)

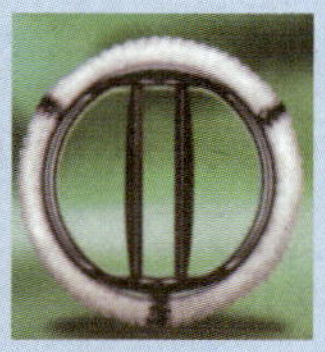

Abb. 34.17 Biologische Herzklappe

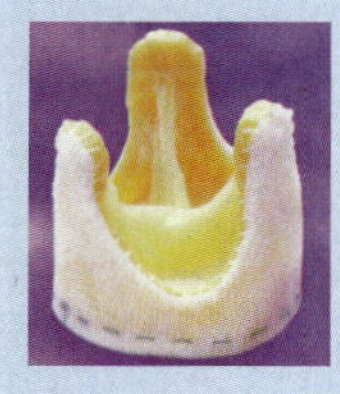

Therapie

Im Stadium I und II der Erkrankung steht die körperliche Schonung im Vordergrund. Im Stadium III und IV wird das Ziel verfolgt, die Kontraktionskraft des Herzens medikamentös zu unterstützen, Herzrhythmusstörungen zu vermeiden bzw. zu beheben und das Thromboembolierisiko zu senken sowie die Funktionsfähigkeit der betroffenen Herzklappe operativ wieder herzustellen.

Klappenerhaltende Verfahren

Hierbei bleibt die körpereigene Klappe erhalten:

- **Valvuloplastie.** Dehnung der verengten Herzklappe durch perkutane Ballonvalvuloplastie mittels Herzkatheter,
- **Klappenrekonstruktion**, z. B. durch Raffung des erweiterten Klappenansatzringes bzw. operative Erweiterung (Sprengung) der verengten Herzklappe (Kommissurotomie).

Herzklappenersatz

Ist die erkrankte Herzklappe stark geschädigt, muss sie operativ ersetzt werden. Hierzu stehen zwei unterschiedliche Herzklappentypen zur Verfügung:

Mechanische Herzklappen (**Abb. 34.16**). Sie bestehen aus hochfesten Materialien und haben eine unbegrenzte Haltbarkeit. Das Öffnen und Schließen der mechanischen Herzklappe wird gelegentlich von den betroffenen Menschen als Klickgeräusch wahrgenommen. Da Blut dazu neigt, an Fremdoberflächen Koagel zu bilden, besteht bei der mechanischen Klappe die Gefahr der Klappenobstruktion durch einen Thrombus und das erhöhte Risiko einer Thromboembolie. Um dies zu verhindern, muss der Träger einer mechanischen Herzklappe lebenslang gerinnungshemmende Medikamente (z. B. Marcumar) einnehmen.

Biologische Herzklappen (**Abb. 34.17**). Die sog. Bioprothesen werden von Verstorbenen (Homotransplantate) oder von Schweinen, Kälbern oder Rindern gewonnen (Heterotransplantate). Das tierische Gewebe muss chemisch vorbehandelt werden, damit keine Abstoßreaktion erfolgt. Neben der Geräuschlosigkeit hat die Bioprothese den großen Vorteil, dass keine gerinnungshemmende Substanzen eingenommen werden müssen. Im Vergleich zu mechanischen Herzklappen besteht jedoch der Nachteil, dass sie nur über eine begrenzte Haltbarkeit von ca. 8 – 12 Jahren verfügt. Bioprothesen kommen für Menschen im hohen Lebensalter, bei denen eine Kontraindikation für eine Marcumarisierung besteht oder bei Frauen mit Kinderwunsch, zum Einsatz.

Operationen am offenen Herzen

Der Zugang zum Herz erfolgt in der Regel über die mediane Sternotomie, bei der das Brustbein mit einer elektrischen Säge längs gespalten wird. Nach Eröffnung des Herzbeutels ist das Herz gut zugänglich. Um in Ruhe operieren zu können, wird das Herz durch eine spezielle Lösung vorübergehend künstlich stillgelegt (**Kardioplegie** – Herzlähmung) und der Sauerstoffverbrauch des Herzens durch Kühlung herabgesetzt. In dieser Zeit übernimmt die **Herz-Lungen-Maschine** (HLM) die Aufrechterhaltung der Kreislauffunktion (**extrakorporaler Kreislauf**). Dazu wird das normalerweise zum Herzen fließende Blut über ein spezielles Schlauchsystem in die Herz-Lungen-Maschine geleitet und über eine Pumpe zurück in den Körperkreislauf gepumpt. Um eine Gerinnung des Blutes in der Herz-Lungen-Maschine zu verhindern, ist eine hochdosierte Heparinisierung notwendig. In der Herz-Lungen-Maschine wird durch einen sog. **Oxygenator** (Gasaustauscher) dem Blut CO_2 entzogen und Sauerstoff zugeführt. Durch einen **Wärmetauscher** kann das Blut zu Beginn der Operation auf 26–30 Grad (**Hypothermie**) herunter gekühlt bzw. am Ende der Operation wieder erwärmt werden. Über Filter wird das Blut von Fremdpartikeln und Blutgerinnsel gereinigt (**Abb. 34.18**).

Nach der Operation wird die Verbindung zwischen Herz und Körperkreislauf wieder hergestellt. Sobald das Herz mit Blut durchströmt wird, beginnt es wieder zu schlagen. Nicht selten treten Rhythmusstörungen auf, die durch Defibrillation behoben werden. Sobald das Herz seine Funktion wieder voll übernehmen kann, wird die Herz-Lungen-Maschine entfernt. Das Operationsgebiet wird mit verschiedenen Ableitungssystemen drainiert. In das Epikard des rechten Vorhofs und des rechten Ventrikels werden Schrittmacherelektroden eingelegt (**epikardiale Schrittmacherdrähte**), die durch die Haut nach außen führen. Die Operation ist mit dem Verschluss des Sternums mit Drahtcerclagen beendet. Die Sterblichkeitsrate nach einem Eingriff am offenen Herzen liegt bei ca. 1–2% und kann sich, je nach Zustand der Herz-Kreislauf-Funktion vor der Operation und durch weitere Begleiterkrankungen, bis auf 15–20% erhöhen.

Herz-Lungen-Maschine

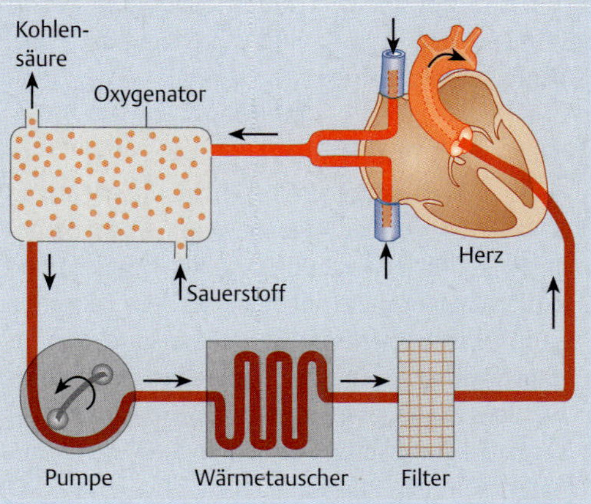

Abb. 34.18 Aufbau und Funktionsweise der Herz-Lungen-Maschine (nach Halküber)

34.7.1 Bedeutung für den Patienten

Aufgrund der zentralen Bedeutung des Herzens für Leben und Tod löst die Nachricht, am Herz operiert werden zu müssen, bei vielen Betroffenen und ihren Angehörigen große Ängste und Verunsicherungen aus. Nicht selten kommt es zu einer intensiven inneren Auseinandersetzung über den eigenen Tod, der nicht mehr nur eine entfernte Vorstellung, sondern eine nahe Bedrohung geworden ist. Hinzu kommt die psychische Belastung, die nicht selten durch längere Wartezeiten entsteht, bis der Patient einen Platz in einem herzchirurgischen Zentrum erhält.

Steht der Operationstermin fest, ist neben der Angst und Verunsicherung oftmals auch eine gewisse Erleichterung darüber zu verspüren, dass die nicht seltenen zermürbenden Vorstellungen und Auseinandersetzungen mit dem bevorstehenden Eingriff endlich ein Ende haben.

Häufig wird dem Patienten durch die ärztliche Aufklärung nochmals bewusst, welches Ausmaß die Herzoperation hat. Informationen über den Ablauf der Operation, den Einsatz der Herz-Lungen-Maschine, die sich daran anschließende Intensivtherapie und das Auftreten möglicher Komplikationen können erneut Ängste hervorrufen. Andererseits spiegelt die technische und personelle Ausstattung des Spezialzentrums den hohen medizinischen Fortschritt wider, der bei vielen Patienten auch ein gewisses Sicherheitsgefühl auslösen kann.

34.7.2 Pflege- und Behandlungsplan

Für die Pflegenden kommen bei der Pflege von Patienten vor und nach einer Herzoperation folgende Aufgaben zu.
Den **Patienten**:
- in der präoperativen Phase bei der Auseinandersetzung mit seinen Gefühlen und Ängsten vor der Operation zu begleiten und ihn auf die Operation psychisch und körperlich vorzubereiten,
- in der postoperativen Phase zu überwachen, um Komplikationen frühstmöglich erkennen bzw. entgegenwirken zu können und in den ATL zu unterstützen, in denen er durch die Operation eingeschränkt bzw. potentiellen Gefahren ausgesetzt ist,
- hinsichtlich seiner Lebenssituation nach der Herzoperation zu beraten.

Präoperative Pflege

■ Angstbewältigung vor der Herzoperation
Der Patient befindet sich vor der Herzoperation in einem Ausnahmezustand, da er u. a. mit Angst-, Hilflosigkeits- und Abhängigkeitsgefühlen konfrontiert ist. Je nachdem, welche Stressbewältigungsstrategien er verinnerlicht hat und welche sozialen und emotionalen Unterstützungssysteme (Partnerschaft, Freunde, Familie) in dieser schwierigen Situation zum Tragen kommen, können daraus ganz unter-

schiedliche Verhaltensweisen resultieren. Von angepasstem, ängstlich-hilfslosem Verhalten bis zur Gereiztheit und Impulsivität sind vielfältige Reaktionsmuster beobachtbar.

Uwe Klein
Kranken-pfleger

···➤ Praxistipp
Machen Sie sich bewusst, wie wichtig es ist, vor der Herzoperation eine vertrauensvolle Pflegebeziehung zu dem Patienten und seinen Angehörigen aufzubauen. Dem Patienten kann eine Vorstellung über eine gute Betreuungsqualität nach der Operation vermittelt werden, wenn er bereits im Vorfeld eine fürsorgliche Atmosphäre erlebt und auf gewissenhaft arbeitende Pflegende trifft.

Hohes Einfühlungsvermögen ist hilfreich, um die individuellen Stressbewältigungsstrategien als solche zu erkennen und mit dem Patienten Ängste und Belastungen vorsichtig thematisieren zu können. Ein respektvoller Umgang und angemessene Reaktionen auf die unterschiedlichen Verhaltensweisen sind ebenfalls für eine positive Vertrauensbildung förderlich. Fachlich kompetente Vermittlung pflegerelevanter Informationen und Gesprächsangebote können Ängste und Verunsicherungen des Betroffenen reduzieren helfen. Für die engen Bezugspersonen kann es nach Absprache mit dem Patienten eine Beruhigung sein, wenn sie bei den Aufklärungsgesprächen einbezogen und informiert werden, von wem sie direkt nach der Operation Auskünfte über den Operationsverlauf des Herzkranken erhalten können.

■ Allgemeine präoperative Maßnahmen

Es werden allgemeine präoperative Maßnahmen durchgeführt wie bei extraabdominellen Eingriffen. Folgende Aspekte müssen bei einem herzchirurgischen Eingriff zusätzlich beachtet werden.

Medikamenteneinnahme. Vergewissern Sie sich bei der Aufnahme des Patienten, ob er eine Woche vor der Operation gerinnungshemmende Medikamente wie z.B. Marcumar oder Aspirin abgesetzt hat, um im Rahmen der Operation unerwünschte Gerinnungsstörungen zu verhindern. Ist eine Gerinnungshemmung aus therapeutischen Gründen angezeigt, wird eine Heparinisierung von ärztlicher Seite angeordnet.

Die vom Hausarzt angesetzten Herzmedikamente werden in der Regel bis zur Operation weiter verabreicht. Informieren Sie den Patienten nach Rücksprache mit dem Stationsarzt darüber.

Körperpflege und Rasur. Vor allem vor Herzklappenoperationen müssen chronische Entzündungen ausgeschlossen werden, da die Krankheitserreger sich über eine Infektionsverschleppung nach der Operation an die künstliche Herzklappe anlagern und eine Sepsis auslösen können. Neben den kardiologischen Untersuchungen müssen Befunde anderer Fachdisziplinen (Zahnstatus, HNO-Konsil, gynäkologischer Untersuchungsbefund usw.) vorliegen.

Fragen Sie bei der Pflegeanamnese nach entzündlichen Veränderungen der Haut oder anderer Organsysteme und achten Sie während der Hilfestellung bei der Körperpflege auf Entzündungszeichen.

Bei einer geplanten medianen Sternotomie wird, nach Möglichkeit am OP-Tag, vom Hals bis zur Schambehaarung unter Einbeziehung der Achselhaare der gesamte Brustkorb rasiert (s. Rasur vor der OP, S. 1423 ff). Erfolgt eine Bypass-Operation, müssen ebenso beide Beine einschließlich Leistenbereich der Rasur unterzogen werden. Stark behaarte Unterarme sollten für venöse und arterielle Zugänge ebenfalls rasiert werden.

Maßnahmen zur Körperhygiene richten sich nach dem Allgemeinzustand des Patienten. Liegt eine stark eingeschränkte Herz-Kreislauf-Situation (z.B. bei Ruhedyspnoe, instabile Angina pectoris) vor, bieten Sie dem Patienten Ihre Hilfestellung bei einer gründlichen Ganzkörperpflege an und erklären Sie die Wichtigkeit dieser präoperativen Hygienemaßnahme. Ist der Patient kardial belastbar, sollte er sich am Vorabend vor der Operation oder am frühen Morgen duschen.

Training postoperativ benötigter Fähigkeiten. Informieren Sie den Patienten über die Bewegungseinschränkungen nach der Operation aufgrund der Thoraxeröffnung und der Drainagensysteme. Machen Sie deutlich, dass durch einseitige und unkontrollierte Belastungen des Brustkorbes die Gefahr der **Sternuminstabilität** besteht. Hierbei werden die Drahtcerclagen verschoben oder reißen aus und fixieren somit die beiden durchtrennten Knochenplatten nicht mehr, so dass das Knochenwachstum gestört wird. Üben Sie mit dem Patienten vor der Operation unterschiedliche Aufstehtechniken ein. Ziel bei jeder Technik ist, dass der Brustkorb fixiert bleibt und nicht einseitig belastet wird. Leiten Sie ihn an, bereits vor der Operation den Bettbügel mit **beiden** Händen **gleichzeitig** zu benutzen, damit er diese Maßnahme für die postoperative Zeit verinnerlichen kann. Da es sich um einen thoraxchirurgischen Eingriff handelt, bei dem eine erhöhte Pneumoniegefahr besteht, ist die präoperative Einübung gezielter atemtherapeutischer Maßnahmen (Atem-, Abhust- und Inhalationstechniken) erforderlich (s. ATL Atmen, S. 512 ff, 514 f u. 521 ff).

Pflege des Patienten in der postoperativen Phase

Nach der Operation wird der Patient zur Nachbeatmung und weiteren Überwachung und Pflege auf eine Intensivstation verlegt. Der Patient wird in der Regel am 1. oder 2. postoperativen Tag, nachdem er spontan atmet und seine Herz-Kreislauf-Funktion weitgehend stabilisiert werden konnte, in ein Überwachungszimmer auf der Allgemeinpflegestation verlegt. Die Aufmerksamkeit aller Mitglieder des therapeutischen Teams richtet sich auf das mögliche Auftreten von Komplikationen, da nach Eingriffen am offenen Herzen sehr plötzlich lebensbedrohliche Situationen entstehen können. Neben den allgemeinen postoperativen Beobachtungsmaßnahmen richtet sich die Aufmerksamkeit besonders auf folgende Bereiche:

Überwachung des Operationsgebietes

Im Wundgebiet liegen verschiedene Drainagen. Unter dem Sternum liegt eine **substernale Drainage**, im Herzbeutel eine **Perikarddrainage** und in der Regel wird bei der Präparation der A. mammaria die Pleura eröffnet, so dass ein bis zwei **Pleuradrainagen** in den Pleuraspalt eingelegt worden sind. Alle Drainagensysteme werden an Sog angeschlossen, damit Wundsekret und Blut kontinuierlich abgesaugt und der Unterdruck im Pleuraspalt wieder hergestellt wird.

Es erfolgt eine genaue Überwachung der Sekretmenge (**Nachblutungsgefahr**) und des Thoraxsaugsystems (**Pneumothoraxgefahr**) sowie die exakte Handhabung der Drainagen (S. 869 f). Mehrmals in jeder Dienstzeit müssen die Drainagen z. B. mittels Rollerklemme „gemolken“ werden, um einen ungehinderten Drainagenabfluss zu gewährleisten. In regelmäßigen Abständen werden Röntgenkontrollen durchgeführt, um eine mögliche Atelektasen-, Pneumo- und Hämatothorax- sowie eine Pleuraergussbildung frühzeitig zu erkennen.

Die Drainagen werden in Abhängigkeit der Sekretfördermenge meist am 2. bzw. 3. postoperativen Tag entfernt (s. Pflegemaßnahmen beim bzw. nach dem Entfernen der Thoraxdrainagen, S. 872). Die Operationswunde, die Drainageneinstichstellen und der Venenkatheter müssen täglich entsprechende pflegerische Beachtung finden. Achten Sie zusätzlich bei der Beobachtung des Wundgebietes auf hustenabhängige „Knackgeräusche“ und eine tastbare erhöhte Beweglichkeit der beiden Sternumteile. Diese Symptome können Anzeichen einer Instabilität des Brustbeines sein, was ggf. durch eine erneute Operation behoben werden muss.

Die epikardialen SM-Elektroden werden nach 8 – 10 Tagen entfernt, sofern keine schrittmacherpflichtigen Rhythmusstörungen vorhanden sind. Sie können, nachdem die Hautnähte entfernt und der Patient aufgefordert wurde, sich auf seine Atmung zu konzentrieren, leicht herausgezogen werden.

Überwachung des Herz-Kreislauf-Systems

Folgende Herz-Kreislauf-Komplikationen können auftreten: **Herzrhythmusstörungen** bedingt z. B. durch Elektrolytverschiebungen, kardialer Hypoxie, Hypo- bzw. Hypervolämie. Bei den Patienten wird neben einer zustandsentsprechenden, häufigen Blutdruckkontrolle der Herzrhythmus über mehrere Tage am Monitor überwacht (s. Pflege bei Herzrhythmusstörungen, S. 935 f). Nicht selten müssen in den ersten Tagen Katecholamine (z. B. Dobutamin, Adrenalin) über Perfusoren substituiert werden, bis sich die Kreislaufsituation stabilisiert hat. Treten bradykarde Rhythmusstörungen auf bzw. muss aufgrund von tachykarden Rhythmusstörungen eine antiarrhythmische Therapie eingeleitet werden, wird an die intraoperativ gelegten SM-Elektroden ein Herzschrittmacher angeschlossen (s. Überwachung von Herzschrittmachern, S. 936 f).

Neben den allgemein üblichen postoperativen Blutuntersuchungen wird in den ersten postoperativen Tagen mehrmals täglich eine Elektrolytkontrolle durchgeführt. Besondere Beachtung muss dem Kaliumspiegel geschenkt werden, der mittels Elektrolytsubstitution zwischen 4,5 und 5,0 mmol liegen sollte (s. Klinikstandard und S. 1482 f).

> **⇢ Merke**
> Eine gefürchtete Komplikation ist die **Herzbeuteltamponade**. Durch Ergussbildung oder Einblutung in den Herzbeutel wird das Herz komprimiert und in seiner Pumpfähigkeit eingeschränkt. Ursache kann u. a. das Verlegen der Perikarddrainage durch einen Thrombus sein.

Achten Sie auf Blutdruckabfall mit kompensatorischer Tachykardie und auf Zeichen einer Oligurie. Im schlimmsten Fall kommt es zur akuten kardialen Dekompensation mit Herzstillstand, sofern nicht schnell genug ein blutiger Perikarderguss durch eine Perikardiotomie entlastet wird.

Des Weiteren kann es postoperativ zu **Atemstörungen** bis zur **Ateminsuffizienz** kommen. Ursache können hierfür folgende Faktoren sein:

- Nichtbelüftung der Lunge während des Einsatzes der Herz-Lungen-Maschine und ggf. lange Nachbeatmungsphase,
- Überhang von Schmerzmitteln,
- schmerzbedingte Einschränkung der Atemexkursion, Hustenunterdrückung mit der Folge eines Bronchialsekretstaus, durch Sternotomie und der im Thoraxraum liegenden Drainagen,
- fehlender Wechsel des Ventilations-Perfusions-Verhältnisses durch die prophylaktisch notwendige Einhaltung der Rückenlage.

Eine eingeschränkte Atemexkursion kann für die Entstehung von Atelektasen verantwortlich sein, wodurch die Belüftungsoberfläche abnimmt und neben der Pneumoniegefahr auch die Oxygenierung des Blutes verringert werden kann. Vorbestehende Lungenerkrankungen mit erhöhter Bronchialsekretion (z.B. Asthma bronchiale) können die Situation der Atemproblematik verschärfen.

In den ersten postoperativen Tagen wird dem Patienten in der Regel kontinuierlich bzw. intermittierend Sauerstoff über eine Nasensonde verabreicht. Die Verabreichungsmenge richtet sich nach der Sauerstoffsättigung (SAT), die mittels Pulsoxymeter ermittelt wird (SAT > 90%).

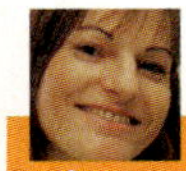

··· siehe Pflegeangebot Freie Atemwege, S. 514 ff

Überwachen Sie die Atmung (s. ATL Atmen, S. 501 ff). Vergewissern Sie sich, dass der Patient schmerzfrei durchatmen und Sekret abhusten kann und ob die individuell ausgerichtete Schmerztherapie in den ersten postoperativen Tagen eine ausreichende Wirksamkeit entfaltet.

Leiten Sie den Patienten dazu an, dass er beim Abhusten mit beiden Händen einen Gegendruck auf das Brustbein ausübt, um das Abhusten zu erleichtern und den Druck auf das Sternum zu reduzieren. Unterstützen und erinnern Sie ihn immer, wenn er die Vorsichtsmaßnahme nicht selbst beachtet.

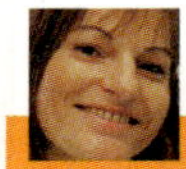

··· siehe Pflegeangebot Unterstützung bei der Urinmessung, S. 427 ff

■ Überwachung des Flüssigkeitshaushaltes, der Ernährungs- und Ausscheidungsfunktionen

Durch den extrakorporalen Kreislauf kommt es zu vielen Veränderungen im Körper. Als Reaktion des Organismus auf die Herz-Lungen-Maschine, insbesondere durch den Kontakt des Blutes mit Fremdmaterial und durch geänderte Perfusionsverhältnisse, werden alle Organe wie Nieren, Leber, Magen-Darm-Trakt und Gehirn in besonderer Weise belastet. Unter anderem wird eine gesteigerte Zellmembrandurchlässigkeit beobachtet, sodass vermehrt Flüssigkeit ins Interstitium gelangt (**Ödembildung**). Intraoperativ wird der dadurch im Gefäßsystem entstehende Volumenmangel durch Infusionen ausgeglichen. Nicht selten ist bei dem Patienten eine postoperative Gewichtszunahme von 2–4 kg über dem Ausgangsgewicht vor der Operation zu verzeichnen. Postoperativ wird eine Ausscheidung der Ödeme mittels Diuretika angestrebt. Überwachen Sie die Nierenfunktion und den Flüssigkeitshaushalt. Führen Sie zusätzlich ab dem 1. postoperativen Tag, sobald der Patient mobilisiert werden kann, zwei Mal täglich eine Gewichtskontrolle, anfangs auf einer Sitzwaage, durch. Ist die Flüssigkeitsbilanz positiv und nimmt der Patient an Gewicht zu, muss die Ausscheidung medikamentös unter strenger Kaliumkontrolle weiter forciert werden.

Die Überwachung der Nierenfunktion erfolgt über die Gewichts- und Ausscheidungskontrolle

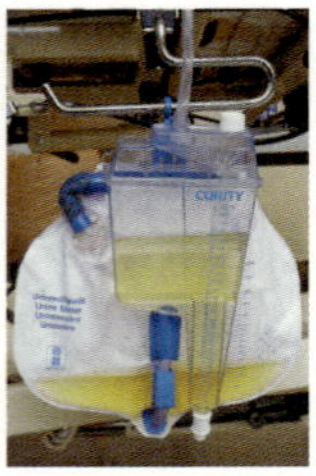

Vergewissern Sie sich während Ihrer Pflegezeit, ob die Darmperistaltik des Patienten in Gang kommt. Durch eine evtl. Perfusionsverminderung des Gastrointestinaltraktes während des Einsatzes der Herz-Lungen-Maschine, durch die Narkotika, Schmerzmittelgabe und der eingeschränkten Mobilität kann es zu **Störungen der Magen-Darm-Passage** bis zum paralytischen Ileus kommen. Ggf. sollte die Darmperistaltik ab dem 2.–3. Tag mit leichten Abführmitteln angeregt werden, sodass der Patient am 3., spätestens 4. Tag abgeführt hat.

Postoperativ erhält der Patient zur Aufrechterhaltung seines Wasser- und Elektrolythaushaltes Elektrolytlösungen über einen zentralen Venenkatheter infundiert. Bereits 4–6 Stunden nach der Extubation darf der Patient, sobald seine Schutzreflexe wieder vorhanden sind, Getränke zu sich nehmen. Die Infusionstherapie wird je nach Trinkmenge entsprechend reduziert. Sofern keine Übelkeit und kein Erbrechen auftritt, kann eine leicht verträgliche Kost angeboten werden. Nachdem der Patient abgeführt hat, kann er wieder, unter Berücksichtigung seiner Diätvorgaben, seine Normalkost zu sich nehmen.

Der ZVK wird frühestmöglich zwischen 4. oder 5. postoperativem Tag, der Blasenkatheter in der Regel bei Erreichung des Ausgangsgewichtes entfernt. Voraussetzung hierfür sind ein ausgeglichener Flüssigkeits- und Elektrolythaushalt und ein komplikationsloser Genesungsverlauf.

■ Überwachung des Bewusstseinszustandes

Nicht selten tritt bei Patienten 1–4 Tage nach einem herzchirurgischen Eingriff ein akutes **psychoorganisches Durchgangssyndrom** auf. Die Betroffenen können halluzinieren und sind zeitlich, örtlich, zur Person und zur Situation nicht orientiert. Als Ursache werden diskutiert:

- die extrakorporale Zirkulation,
- die Hypothermie,
- die Nebenwirkungen der Narkotika,
- eine postoperative Dehydration,
- Elektrolytverschiebungen,
- prä- und postoperative Stressfaktoren.

Ältere Patienten sind besonders gefährdet. Dieser Zustand kann mehrere Tage andauern, normalisiert sich dann aber wieder völlig. Achten Sie bei der Kontrolle der Bewusstseinslage auf Desorientiertheitszustände. Nestelbewegungen, Unruhe- und Gereiztheitszustände können auf den Beginn dieses Syndroms hinweisen. Die Pflege eines frischoperierten, sich im Durchgangssyndrom befindlichen Patienten, erfordert einen hohen Personalaufwand (evtl. Sitzwache) und muss zu den anspruchsvollsten und forderndsten Pflegesituationen gerechnet werden.

> **··· Praxistipp**
>
> Uwe Klein Krankenpfleger
>
> Der Patient mit Durchgangssyndrom ist in einer für ihn nicht mehr kontrollierbaren und daher sehr beängstigenden Situation. Sprechen Sie ihn mit ruhiger Stimme an und achten Sie darauf, dass er sich keinen Schaden zufügt, z.B. indem Sie ihn daran hindern, sich Drainagen oder Katheter zu entfernen.

Zur Behandlung eines **akuten** Verwirrtheitszustandes und um den Betroffenen vor den Folgen seiner

Desorientiertheit zu schützen, werden in der Regel Sedativa verabreicht. Intensivieren Sie in dieser Zeit die aufgeführten Beobachtungsmaßnahmen, da die Symptome bei evtl. auftretenden Komplikationen verschleiert werden können.

Unter der Sedativatherapie benötigt der Patient viele Ruhe- und Erholungsphasen. Schützen Sie ihn vor starken Außenreizen (z.B. Lärm, grelles Licht, Kältereize), da diese Faktoren den Unruhezustand des Betroffenen verstärken können.

Achten Sie im Umgang mit dem desorientierten Menschen darauf, dass seine Würde gewahrt bleibt und Sie ihm mit Wertschätzung begegnen. Unterstützen Sie ihn dabei, seine Orientierung wieder zu erlangen (S. 552 ff).

Geben Sie dem Patienten zu unterschiedlichen Zeiten immer wieder **konkrete Orientierungshilfen**, indem Sie ihn im Gespräch darauf aufmerksam machen, aus welchem Grunde er sich im Krankenhaus befindet, was für ein Tag und welche Uhrzeit es ist und wann seine Angehörigen kommen werden. Wenn der Patient es nach kurzer Zeit vergessen hat, wiederholen Sie diese Informationen.

Geben Sie ihm auch bei allen Pflegehandlungen **genaue** und **prägnante** Informationen über das, was Sie im nächsten Moment tun werden und wie der Patient sich dabei verhalten soll. Vermeiden Sie Informationen, die nicht die aktuelle Situation betreffen, um eine Überforderung zu vermeiden.

Uwe Klein
Krankenpfleger

Praxistipp

Machen Sie sich bewusst, was es für die Angehörigen bedeuten kann, den Betroffenen nach der Operation verwirrt und verhaltensverändert zu erleben. Diese müssen schonend auf das Befinden sowie auf die Verhaltensweisen des Patienten aufmerksam gemacht werden. Gleichzeitig benötigen sie Informationen, damit sie diesen vorübergehenden Zustand verstehen. Geben Sie ihnen Hilfestellung und Anleitung, wie sie ihrem Angehörigen in dieser Zeit begegnen können.

Unterstützung bei den ATL

Bereits am 1. postoperativen Tag wird der Patient, sofern es seine Kreislaufsituation zulässt, mobilisiert (s. Mobilisation eines Patienten mit Herzinfarkt, S. 911 ff). Dadurch soll der **Pneumonie-**, **Thrombose-** und **Dekubitusgefahr** entgegengewirkt werden.

Beim Mobilisieren muss darauf geachtet werden, dass keine ruckartigen Bewegungen und keine Verdrehungen des Brustkorbes erfolgen (Gefahr der Sternuminstabilität). Auch in Seitenlage besteht die Gefahr, dass der Oberkörper gestaucht wird, weshalb der Patient nur eine Rückenlage bzw. höchstens eine 30°-Seitenlage einnehmen sollte. Aufgrund der Operationsdauer (ca. 3 – 4 Std.), des extrakorporalen Kreislaufes und der Hypothermie, besteht bereits intraoperativ eine **hohe Dekubitusgefährdung**. Vergewissern Sie sich, ob bei dem Patienten an disponierten Stellen bereits Dekubitusanzeichen zu erkennen sind. Wenn nicht, schätzen Sie die postoperative Gefährdung anhand von Skalen (S. 302) zur Ermittlung des Dekubitusrisikos ein und richten Sie Ihre prophylaktischen Maßnahmen danach aus. Mobilisieren Sie den Erkrankten so häufig, wie es sein Zustand zulässt. Achten Sie darauf, dass bei gefährdeten Patienten auch beim Sitzen im Sessel, Weichlagerungsmaterialien zur Anwendung kommen.

siehe Pflegeangebot Dekubitusprophylaxe, S. 311 ff

Merke

Die Frühmobilisation wirkt prophylaktisch und stabilisiert das Selbstsicherheitsgefühl des herzoperierten Menschen. Manchmal ist es erstaunlich, innerhalb welch kurzer Zeit, verglichen mit der Größe des Eingriffes, der vor der Operation meist eingeschränkte Patient seine Mobilität und Selbstständigkeit wiedergewinnt.

Zur Vorbeugung **thromboembolischer Komplikationen** wird neben der Durchführung von thromboseprophylaktischen Maßnahmen (S. 315 ff), von ärztlicher Seite eine Heparinisierung angeordnet. Bei Bypass-Patienten soll damit auch eine Thrombosierung der Bypässe und beim Herzklappenersatz eine Klappenobstruktion und Thrombenbildung verhindert werden.

Viele Patienten klagen nach der Operation über Verspannungen und Schmerzen im Rücken. Bei herzchirurgischen Eingriffen wird über eine Zeitspanne von ca. 1 – 2 Std. ein sog. **Thoraxsperrer** eingesetzt, um den knöchernen Brustkorb auseinander zu dehnen. Dadurch wird ein erhöhter Druck von den Rippen und der Schulterblätter auf die Wirbelsäule und die dazwischen liegende Rückenmuskulatur ausgeübt und dabei evtl. Nerven komprimiert.

Mittels rhythmischer Einreibungen, Wärmebehandlung, der Einleitung einer Massagetherapie können Sie die Durchblutung der Rückenmuskulatur verbessern, den Spannungszustand lockern und die Schmerzen lindern.

Weitere Pflegehandlungen richten sich nach den Einschränkungen des Patienten und werden durchgeführt, wie bei der allgemeinen postoperativen Pflege beschrieben (S. 1433 ff). Bei komplikationslosem Verlauf wird der Patient nach 10 – 12 Tagen in die Innere Abteilung eines Krankenhauses oder direkt in eine Rehabilitationsklinik verlegt.

Entlassungsberatung

Patienten nach einer Bypass-Operation müssen darüber informiert werden, dass auch ihre implantierten Gefäße durch arteriosklerotische Ablagerungen wieder verengt werden können. Die Beratung über den Abbau von Risikofaktoren steht bei dieser Personengruppe im Vordergrund (S. 960). Um das Offenbleiben der Bypässe günstig zu beeinflussen, müssen sie neben ihren Herzmedikamenten täglich Acetylsalicylsäure (Aspirin) einnehmen.

Bei Patienten, denen eine mechanische Herzklappe eingesetzt wurde, wird nach wenigen Tagen in der Klinik eine Antikoagulationstherapie (z. B. mit Marcumar) eingeleitet. Der Betroffene muss darüber informiert werden, dass durch die künstliche Herzklappe ein erhöhtes Risiko besteht, an einer bakteriellen Herzinnenhautentzündung (**Endokarditis**) zu erkranken. So können kleine Hautverletzungen, Zahnwurzelvereiterungen, Halsentzündungen usw. Eintrittspforte für Erreger sein, die sich dann im Bereich der künstlichen Herzklappe anlagern. Dadurch besteht zum einen eine Sepsisgefahr. Zum anderen kann es infolge der entzündlichen Veränderungen am Herzen zu Gewebedefekten im Bereich der Klappennaht kommen (**paravalvuläres Leck**). Aus diesen Gründen muss bei allen Eingriffen im Mund und Rachenbereich (z. B. Zahnsteinentfernung, Zahnextraktion), bei allen Operationen oder Eingriffen an den oberen Luftwegen (z. B. Bronchoskopie, Tonsillektomie) und im Gastrointestinal- und Urogenitalbereich (z. B. Gastroskopie mit Biopsie, Koloskopie, Blasenkatheterisierung) eine **Endokarditisprophylaxe** mit Antibiotika erfolgen.

Machen Sie den Patienten darauf aufmerksam, dass über die Herzstiftung ein Merkblatt zur Endokarditisprophylaxe bezogen werden kann, auf dem die aktuellsten Informationen und Therapievorschläge aufgeführt sind. Dieses Merkblatt sollte der Betroffene immer bei sich führen und vor jeder Behandlung dem zuständigen Arzt aushändigen.

Weitere Beratungsaspekte zur Gestaltung einer herzgesunden Lebensweise s. S. 895 ff.

34.8 Pflege von Patienten mit akutem Herz-Kreislauf-Stillstand

Matthias Grünewald

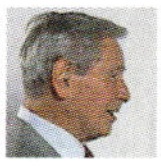

···› Plötzlich war es da. Herr Weimar spürte noch kurz einen vernichtenden, stechenden Schmerz in seiner Brust und linken Schulter, bevor er das Bewusstsein verlor und zusammenbrach.

In der belebten Fußgängerzone war er schnell von Passanten umringt, die helfen wollten oder nur der Sensation wegen stehen blieben. Er hatte Glück. Ein junges Paar erkannte die Situation und fing sofort mit der Wiederbelebung an. Eine andere Passantin alarmierte den Notarzt, der nach fünf Minuten zur Stelle war. Herr Weimar wurde von ihm dreimal defibrilliert, bevor sein Herz wieder zu schlagen begann. Anschließend wurde er im Notarztwagen in die nächste Klinik transportiert. Auf der Intensivstation wurde ein Herzinfarkt festgestellt und behandelt. Der Genesungsprozess brauchte seine Zeit, verlief aber ohne weitere Komplikationen. Nach der Rehabilitation entschied sich Herr Weimar, beruflich kürzer zu treten. Rückblickend berichtete er, dass er nach dem Infarkt sein Leben aus einer anderen Perspektive sehen würde. Vieles sehe er heute anders als früher. Er empfinde das Leben intensiver. Über sein Erleben des Herz-Kreislauf-Stillstandes hat er lange Zeit, auch nicht mit seiner Frau, gesprochen. Heute sagt er, das Schlimmste sei gewesen, dass er blitzartig das Gefühl hatte, jetzt geht es zu Ende, ohne etwas dagegen ausrichten zu können. Über die Möglichkeit seines eigenen Todes hätte er vorher nie ernsthaft nachgedacht.

···› Medizinischer Überblick Akuter Herz-Kreislauf-Stillstand

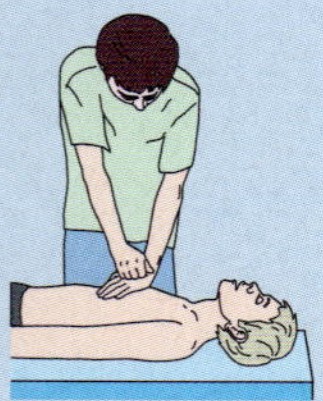

Definition

Als akuter Herz-Kreislauf-Stillstand wird das plötzlich und unerwartet auftretende Versagen der Funktionen von Herz, Kreislauf und Atmung eines Menschen bezeichnet. Seine Organe werden in der Folge durch die Unterbrechung der Blutzirkulation nicht mehr mit lebensnotwendigem Sauerstoff versorgt. Der Sauerstoffmangel führt in kurzer Zeit zu einem Zelluntergang und damit zu irreversiblen Schädigungen der Organe. Verschiedene Zellen können unterschiedlich lange ohne Sauerstoffzufuhr überleben. Am empfindlichsten ist das Gehirn. Unter normalen

Bedingungen kommt es hier nach 4–6 Minuten zum unumkehrbaren Untergang von Zellen. Dieser Zustand der unumkehrbaren Zellschädigung wird als biologischer Tod bezeichnet. Die Zeit zwischen dem Eintreten des Herz-Kreislauf-Stillstandes und biologischen Tod wird als klinischer Tod bezeichnet. In dieser kurzen Zeitspanne, die auch Wiederbelebungszeit genannt wird, kann ein Mensch erfolgreich reanimiert werden.

⇢ Lerntipp
Informieren Sie sich über die Anatomie und Physiologie von Herz, Kreislauf und Atmung und die Bedeutung der Herz-Kreislauf-Funktion für die Versorgung der Zellen mit Sauerstoff. Der Herz-Kreislauf-Stillstand und seine Behandlung werden dann für Sie verständlicher.

Arten des akuten Herz-Kreislauf-Stillstandes

Es wird zwischen verschiedenen Arten des Herz-Kreislauf-Stillstandes unterschieden (**Abb. 34.19**):

- *Kammerflimmern.* Es handelt sich um eine unkoordinierte elektrische Aktivität des Herzmuskels ohne Auswurfvolumen des Herzens. Im EKG zeigen sich unregelmäßige, hochfrequente Ausschläge ohne Kammerkomplex und P-Welle. Das Kammerflimmern ist die häufigste Art des Herz-Kreislauf-Stillstandes und geht unbehandelt in eine Asystolie über.
- *Asystolie.* Der Herzmuskel ist bewegungslos. Vom Reizleitungssystem des Herzens gehen keine Impulse aus. Im EKG ist eine flache, leicht wellenförmige Grundlinie („Nulllinie") zu erkennen.
- *Elektromechanische Entkopplung.* Bei dieser seltenen Art des Herz-Kreislauf-Stillstandes kommt es bei erhaltener elektrischer Aktivität nicht zur mechanischen Aktivität des Herzens. Es kann ein leicht verändertes EKG dargestellt werden, obwohl ein Kreislaufstillstand vorliegt.

Bei allen drei Arten des Herz-Kreislauf-Stillstands liegt ein klinischer Tod des Patienten vor.

Häufigkeit

Erkrankungen des Herz-Kreislauf-Systems stellen die häufigste Todesursache in den westlichen Industrienationen dar. In der Bundesrepublik Deutschland sterben jährlich etwa 100 000 Menschen am plötzlichen Herztod.

Ursachen

Ein Herz-Kreislauf-Stillstand kann im Rahmen von Unfällen oder Erkrankungen aufgrund vieler und verschiedener Ursachen auftreten. Die wichtigsten Ursachen sind in **Tab. 34.10** zusammengefasst.

Symptome

Die Symptome des Herz-Kreislauf-Stillstandes werden in spezifische/sichere Zeichen und unspezifische/unsichere Zeichen unterschieden (**Tab. 34.11**).

Diagnostik

Die Diagnose eines Herz-Kreislauf-Stillstandes muss schnell und zuverlässig gestellt werden. Das zweifelsfreie Erkennen der Situation ist die Voraussetzung einer erfolgreichen Behandlung. Die Diagnose stützt sich deshalb auf die spezifischen Symptome (s. **Tab. 34.11**) und ist ohne Verwendung von technischen Hilfsmitteln möglich. Es wird das Bewusstsein, die Atmung und Kreislauffunktion (Pulspalpation) des Patienten beurteilt. Die diagnostischen Schritte sind in dem Handlungsplan der lebensrettenden Sofortmaßnahmen (**Abb. 34.20**) dargestellt.

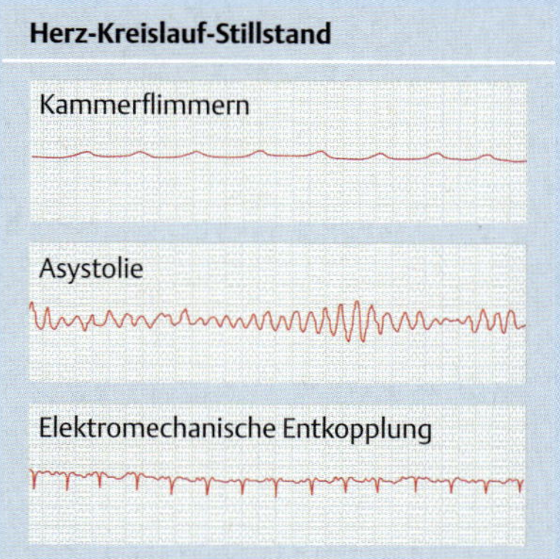

Abb. 34.19 Monitor-EKG bei Herz-Kreislauf-Stillstand

⇢ Merke
In keinem Fall sollten unsichere Zeichen beurteilt werden. Das Messen des Blutdrucks oder das Abhören von Herztönen führt bei dem Verdacht auf einen Herz-Kreislauf-Stillstand zu keinen eindeutigen Aussagen und kostet unnötige Zeit.

Tabelle 34.10 Häufige Ursachen für einen Herz-Kreislauf-Stillstand

Störungen der Atmung	
Hypoxie und Hyperkapnie bei Verlegung der Atemwege	⇢ durch zurückfallende Zunge ⇢ Fremdkörper (Zahnprothesen) ⇢ Erbrochenes, Bronchospasmus ⇢ Laryngospasmus
zentrale Atemdepression	⇢ Opiate, Sedativa, Hypnotika, Inhalationsanästhetika ⇢ Schädel-Hirn-Trauma
„Schädigung der Atempumpe"	⇢ Thoraxverletzungen ⇢ Pneumothorax
Ertrinken und Beinahe-Ertrinken	
Störungen der Herz-Kreislauf-Funktion	
Reizbildungs- und Reizleitungsstörungen	⇢ Myokardinfarkt ⇢ Medikamentenüberdosierung, (Anästhetika, Herzglykoside, Antiarrhythmika) ⇢ Störungen des Wasser-Elektrolyt-Haushaltes (besonders Hypo- und Hyperkaliämie) ⇢ Störungen des Säure-Basen-Haushaltes ⇢ Elektrounfall
Schockzustände verschiedener Ursache	
traumatische Schädigung des Herzens	

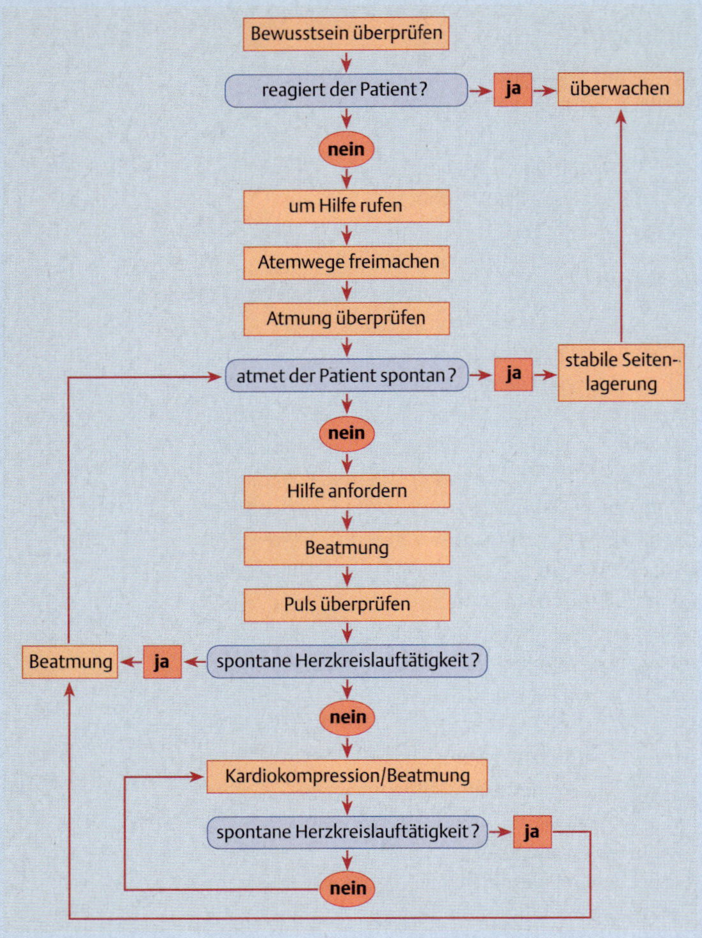

Abb. 34.20 Handlungsplan lebensrettender Sofortmaßnahmen (nach ERC)

Therapie

Die kardiopulmonale Reanimation (CPR) stellt das Standardvorgehen bei einem Herz-Kreislauf-Stillstand dar. Dabei können unterschieden werden:

- lebensrettende Sofortmaßnahmen (Basic Life Support). Hierzu zählen: weitere Hilfe veranlassen, Atemwege freimachen, Beatmung, Kardiokompression,
- erweiterte Maßnahmen (Advanced Life Support). Hierzu zählen: Defibrillation, Monitoring, Intubation, Anlage eines intravenösen bzw. zentralen Zugangs, Anwendung von Notfallmedikamenten.

Tabelle 34.11 Spezifische und unspezifische Symptome des Herz-Kreislauf-Stillstandes

Spezifische Symptome	*Eintritt des Symptoms*
Bewusstlosigkeit	6 – 12 Sek. nach Kreislaufstillstand
Pulslosigkeit	sofort
Atemstillstand	15 – 60 Sek. nach Kreislaufstillstand
Unspezifische Symptome	*Eintritt des Symptoms*
weite, lichtstarre Pupillen	60 Sek. nach Kreislaufstillstand
keine Herztöne hörbar	sofort
Blutdruck nicht messbar	sofort
Zyanose	
graue Hautfarbe	

Prognose

In der medizinischen Literatur werden Überlebensraten beim behandelten akuten Herz-Kreislauf-Stillstand von 5 – 20% genannt. Das Ergebnis einer kardiopulmonalen Reanimation ist von verschiedenen Faktoren abhängig. Neben der Grunderkrankung beeinflusst die Dauer des Herz-Kreislauf-Stillstandes den Erfolg erheblich. Je früher die lebensrettenden Sofortmaßnahmen und die erweiterten Maßnahmen zur Reanimation einsetzen, desto besser sind die Ergebnisse.

34.8.1 Bedeutung für den Patienten

Viele Dinge sind für uns im Alltag derart vertraut und selbstverständlich, dass wir sie kaum wahrnehmen und selten über sie nachdenken. Die Wahrnehmung unseres eigenen Körpers zählt ebenso dazu wie die Sprache, mit der wir uns verständigen. Die alltägliche Erfahrung, dass unser Leben weiter geht, lässt uns nur selten über die eigene Endlichkeit nachdenken. Dies gilt auch für die Menschen, die einen akuten Herz-Kreislauf-Stillstand erleben. Er trifft sie immer plötzlich und unvorbereitet. In dieser Situation wird für die Betroffenen die eigene Endlichkeit schlagartig erfahrbar. Die Empfindung des Ausgeliefertseins, des Kontrollverlustes und der Todesangst prägen häufig das Erleben kurz vor dem Herz-Kreislauf-Stillstand. Der Fluss des Alltäglichen ist unterbrochen, die Lebenswelt, und damit eine Reihe von im Alltag unproblematischen Annahmen über die eigene Person und die Umwelt, ist eingestürzt. Die Betroffenen sind in dieser Situation ihrer Handlungsmöglichkeiten beraubt. Das Abwenden des eigenen Todes ist ihnen nicht mehr möglich. Damit sind die betroffenen Menschen vollständig auf rasche Hilfe Dritter angewiesen.

Viele der Betroffenen sind nach einer erfolgreichen Reanimation lange Zeit nicht in der Lage, das Erlebte in Worte zu fassen. Einige Menschen, die einen klinischen Tod überlebten, berichten über Erlebnisse von großer Intensität. Das Er- und Überleben eines Herz-Kreislauf-Stillstands stellt eine existenzielle Krise für die Betroffenen dar, die oft als markanter Punkt in der individuellen Biografie verankert bleibt.

34.8.2 Pflege- und Behandlungsplan

Der plötzliche Tod eines Menschen durch einen akuten Herz-Kreislauf-Stillstand löst bei den Helfenden unweigerlich Aufregung und Furcht aus. Selbst erfahrene Pflegepersonen auf Intensivstationen, die überdurchschnittlich oft mit einer solchen Situation konfrontiert sind, kennen diese Empfindungen gut. Hinzu kommt, dass die notwendigen Entscheidungen und Handlungen immer unter Zeitdruck getroffen und ausgeführt werden müssen. Weniger erfahrene Pflegepersonen zweifeln in der Situation an ihrer Kompetenz und befürchten, nicht über das ausreichende Wissen und Können zu verfügen, um richtig zu handeln. Die damit verbundene Anspannung ist aus Sicht des Helfenden verständlich. Jedoch besteht die Gefahr, durch sie handlungsunfähig zu werden und die erforderliche Hilfe nicht mehr leisten zu können. Aus diesem Grund ist bei einem akuten Herz-Kreislauf-Stillstand ein klar und logisch strukturiertes Vorgehen nach einem allgemein akzeptierten Handlungsplan erforderlich. Nur auf diesem Weg kann ein zielgerichtetes, koordiniertes und effektives Handeln bei einer Wiederbelebung erreicht werden. Im folgenden Abschnitt wird eine Leitlinie für die kardiopulmonale Reanimation vorgestellt, die diesen Anforderungen entspricht. Dabei werden die lebensrettenden Sofortmaßnahmen (Basic Life Support) bei einem erwachsenen Patienten ausführlich dargestellt. Über die weiterführenden Maßnahmen zur Reanimation (Advanced Life Support) wird ein zusammenfassender Überblick gegeben.

Kardiopulmonale Reanimation

Definition

Mit der kardiopulmonalen Reanimation wird eine Reihe von therapeutischen Maßnahmen bezeichnet, die geeignet sind, in der Phase des klinischen Todes die Versorgung der Organe mit Sauerstoff aufrechtzuerhalten oder wiederherzustellen und damit das Eintreten des biologischen Todes zu verhindern.

Seit ihrer Erstbeschreibung im Jahre 1960 ist die kardiopulmonale Reanimation (CPR) zum Standardvorgehen bei einem Herz-Kreislauf-Stillstand geworden. Heute wird in lebensrettende Sofortmaßnahmen und erweiterte Maßnahmen der CPR unterschieden.

Handlungsplan lebensrettender Sofortmaßnahmen

Den lebensrettenden Sofortmaßnahmen kommt im Rahmen der kardiopulmonalen Reanimation eine wichtige Rolle zu. Sie bilden die Basis der Behandlung des Herz-Kreislauf-Stillstands mit dem Ziel, ein Mindestmaß an Ventilation und Zirkulation aufrechtzuerhalten und somit den biologischen Tod abzuwenden. Zu den lebensrettenden Sofortmaßnahmen zählen:

- weitere Hilfe veranlassen,
- Atemwege freimachen,
- Beatmung,
- Kardiokompression,

Die lebensrettenden Sofortmaßnahmen müssen so früh wie möglich eingesetzt werden. Sie können prinzipiell an jedem Ort und ohne weitere Hilfsmittel auch durch geschulte Laienhelfer ausgeführt werden. Pflegepersonen sind durch ihre berufliche Ausbildung verpflichtet, in der Situation eines Herz-Kreislauf-Stillstandes qualifizierte Hilfe zu leisten. Der Handlungsplan lebensrettender Sofortmaßnahmen ist in **Abb. 34.20** dargestellt.

Das Umfeld einer Reanimation ist abhängig von dem Ort, an dem sie stattfindet. Im Krankenhaus sind andere Voraussetzungen gegeben als z. B. an einem Unfallort oder im häuslichen Bereich. Jedoch unterscheiden sich die erforderlichen Handlungsschritte in diesen Fällen nicht prinzipiell. Der Verdacht auf einen Herz-Kreislauf-Stillstand kann durch offensichtliche Fakten, wie Verletzungen durch einen Unfall oder das plötzliche Zusammenbrechen eines Menschen auf der Straße begründet sein. Im Krankenhaus spielt die aufmerksame Beobachtung des Patienten eine große Rolle beim Erkennen eines Herz-Kreislauf-Stillstandes.

Erste Schritte

Vor den ersten Schritten der CPR sollen durch das Umfeld bedingte Gefahren für Opfer und Helfer reduziert werden. Dies spielt insbesondere außerhalb des Krankenhauses eine Rolle. Die Absicherung einer Unfallstelle (ggf. durch Dritte) dient beispielsweise diesem Zweck. Im nächsten Schritt wird das Bewusstsein des Patienten eingeschätzt. Dazu wird er angesprochen und vorsichtig an der Schulter geschüttelt. Reagiert der Patient durch Antworten oder Bewegung, liegt kein Herz-Kreislauf-Stillstand vor, da das spezifische Symptom der Bewusstlosigkeit fehlt. In dieser Situation sollte der Patient überwacht und weitere Hilfe veranlasst werden.

Atemwege freimachen

Reagiert der Patient nicht, sollte Hilfe gerufen werden, falls nicht schon mehrere Helfer anwesend sind. Anschließend werden die Atemwege durch vorsichtiges Überstrecken des Kopfes und Anheben des Kinns freigemacht.

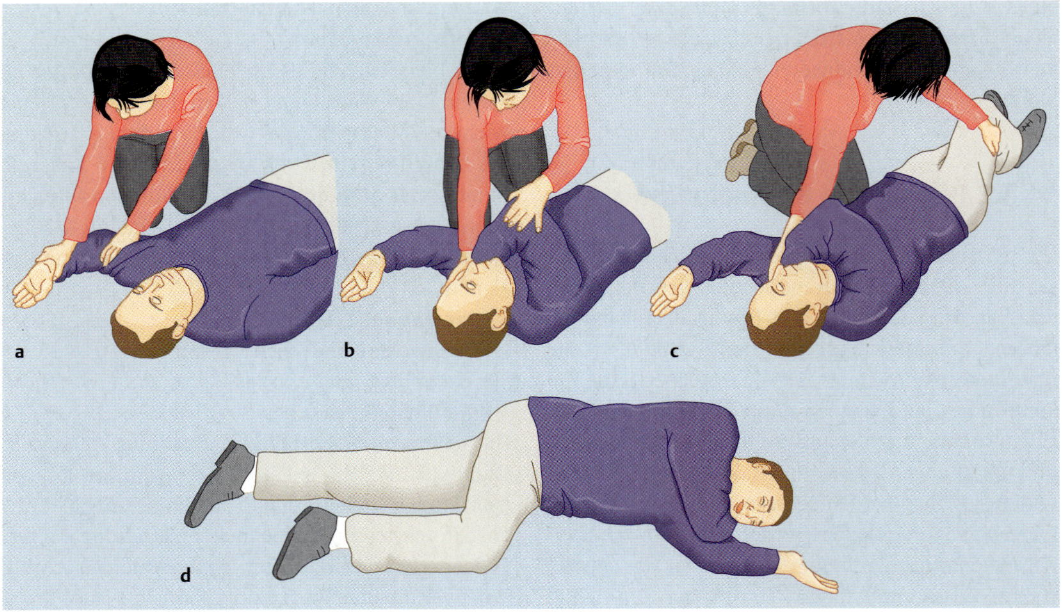

Abb. 34.21
Stabile Seitenlage

> **Merke**
> Liegt der Verdacht auf eine Verletzung der Halswirbelsäule vor, darf der Kopf nicht überstreckt werden.

Nachdem die Atemwege frei sind, wird die Atmung des Patienten überprüft. Dies geschieht durch sehen (Heben und Senken des Brustkorbes), fühlen und hören (Ausatmung des Patienten). Zur Beurteilung, ob eine ausreichende Spontanatmung vorliegt oder nicht, dürfen nicht mehr als zehn Sekunden verwendet werden. Ein bewusstloser, aber ausreichend spontan atmender Patient sollte in die stabile Seitenlage gebracht (**Abb. 34.21**) und weiter überwacht werden. Es liegt kein Herz-Kreislauf-Stillstand vor, da das spezifische Symptom des Atemstillstandes fehlt.

Liegt ein Atemstillstand vor oder ist nur eine gelegentliche Schnappatmung festzustellen, muss spätestens jetzt Hilfe verständigt werden. Damit sollte nach Möglichkeit eine dritte Person beauftragt werden. Ist der Helfer jedoch allein, kann die Entscheidung darüber, ob die Reanimationsmaßnahmen zur Verständigung weiterer Hilfe unterbrochen werden sollen, schwer fallen. Wenn es möglich ist in kurzer Zeit Hilfe zu verständigen, sollte dies in jedem Fall getan werden und schnellstmöglich zum Patienten zurückgekehrt werden. Im Krankenhaus sollte ein Reanimationsteam innerhalb einer Minute verständigt werden können (Herzalarm, Notruf). Sind die Helfer zu zweit, muss in jedem Fall weitere Hilfe angefordert werden.

Vor einer nun folgenden Beatmung werden Erbrochenes, Blut und Fremdkörper aus dem Mund des Patienten ausgeräumt. Dazu zählen auch dislozierte Zahnprothesen. Fest sitzende Zahnprothesen sollten an ihrem Ort belassen werden. Im Krankenhaus kann zum Entfernen von Blut, Sekret oder flüssigem Erbrochenem auch eine Absauganlage mit einem großlumigen Absaugkatheter eingesetzt werden, wenn diese einsatzbereit zur Verfügung steht.

> **Merke**
> Der Helfer sollte sich in jedem Fall durch das Tragen geeigneter Handschuhe schützen.

Beatmung

Im nächsten Schritt wird der bewusstlose und nicht atmende Patient zu Beginn zweimal beatmet. Der Kopf sollte, wenn keine Gründe dagegen sprechen, überstreckt bleiben (**Abb. 34.22**). Die Beatmung kann mit oder ohne Hilfsmittel durchgeführt werden.

Ohne Hilfsmittel kann die Beatmung Mund-zu-Nase oder Mund-zu-Mund durchgeführt werden. Von potenziellen Helfern wird an dieser Stelle vor dem Hintergrund der HIV-Infektion häufig die Frage gestellt, ob die Infektionsübertragung vom Patienten auf den Helfer oder vom Helfer auf den Patienten bei der Mund-zu-Mund-Beatmung zu befürchten ist. Die hierzu vorliegenden Untersuchungen kommen zu dem Ergebnis, dass die Wahrscheinlichkeit einer Infektionsübertragung gering, aber prinzipiell nicht ganz auszuschließen ist. Es ist jedoch an dieser Stelle darauf hinzuweisen, dass dieses nicht ganz auszuräumende Restrisiko das Unterlassen der Hilfeleistung nicht rechtfertigt. Weltweit wurde bisher über keinen Fall der Übertragung einer HIV-Infektion bei der kardiopulmonalen Reanimation berichtet.

Eine weitere Möglichkeit bietet die Beatmung mit einem Handbeatmungsbeutel über eine Maske (**Abb. 34.23**). Sie hat den Vorteil, dass

- die Beatmung mit einer erhöhten inspiratorischen Sauerstofffraktion (F_IO_2) möglich ist und
- eine Infektionsübertragung bei der Beatmung sicher vermieden wird.

Um diese Vorteile erreichen zu können, muss
- ein Sauerstoffanschluss verfügbar sein,
- ein Handbeatmungsbeutel mit einem O_2-Reservoir benutzt werden,
- die Technik der Maskenbeatmung vom Helfer beherrscht werden.

Uwe Klein Kranken-pfleger

Praxistipp
Bei der Beatmung eines Patienten mit einem Handbeatmungsbeutel ist es günstig, hinter dem Kopfende des Patientenbettes zu stehen. Benutzen Sie ein Widerlager für den Beutel. Achten Sie darauf, dass die Beatmungsmaske dicht auf dem Gesicht des Patienten aufsitzt und die Augen des Patienten geschlossen sind (Verletzungsgefahr).

In jedem Fall soll die Beatmung des Patienten mit einem Atemwegsdruck von unter 20 cm H_2O geschehen. Liegt der Druck höher, strömt unweigerlich Luft über die Speiseröhre in den Magen. Dadurch wird die Gefahr der Regurgitation und Aspiration von Mageninhalt gesteigert, was unbedingt zu vermeiden ist. Einen ausreichend niedrigen Atemwegsdruck kann durch eine Beatmung mit einem Atemhubvolumen von 6–7 ml/kg KG erreicht werden. Bei einem Erwachsenen mit 70 kg KG entspricht das einem Atemhubvolumen von etwa 400–500 ml. Die einzelne Beatmung sollte dabei etwas länger als eine Sekunde dauern.

Kardiokompression

Nach der zweimaligen initialen Beatmung wird die Herz-Kreislauf-Funktion des Patienten überprüft. Dazu wird der Puls der A. carotis abwechselnd links und rechts getastet. Die Beurteilung, ob Zeichen einer spontanen Herz-Kreislauf-Funktion erkennbar sind, darf nicht länger als zehn Sekunden dauern.

Wenn ein Karotispuls tastbar ist und damit eine spontane Herz-Kreislauf-Funktion vorliegt, wird der Patient, bis zur Wiederkehr einer ausreichenden Atmung, weiter beatmet. Ist kein Karotispuls bei dem bewusstlosen und nicht atmenden Patienten festzustellen, liegt ein Herz-Kreislauf-Stillstand und damit, sofern noch keine irreversiblen Zellschädigungen entstanden sind, der klinische Tod des Patienten vor. Um in dieser Phase eine Sauerstoffversorgung der Organe sicherzustellen, ist es erforderlich durch die Kardiokompression eine Blutzirkulation herzustellen. Bei der Kardiokompression wird das Herz rhythmisch zwischen Brustbein und Wirbelsäule komprimiert, der Druck im Brustkorb erhöht und dadurch ein Blutfluss erzeugt. Die Technik und das Aufsuchen des Druckpunktes zur Kardiokompression erläutert **Abb. 34.24.** Das Brustbein muss beim Erwachsenen vier bis fünf Zentimeter in Richtung Wirbelsäule eingedrückt werden. Befindet sich der Patient in einem Krankenbett, gelingt dies nur, wenn eine harte Unterlage unter den Brustkorb geschoben wird. Moderne Krankenhausbetten verfügen über entnehmbare Kopf- und Fußteile, die zu diesem Zweck verwendet werden können. Durch die Kardiokompression werden nur ca. 10%-40% des normalen Auswurfvolumen des Herzens erreicht. Die Höhe ist abhängig von der Qualität der Ausführung und den individuellen Gegebenheiten des Patienten. Aus diesem Grunde ist es wichtig, dass eine Kompressionsfrequenz von etwa 100 pro Minute erreicht wird. Die Phase der Belastung und der Entlastung soll jeweils gleich lang sein.

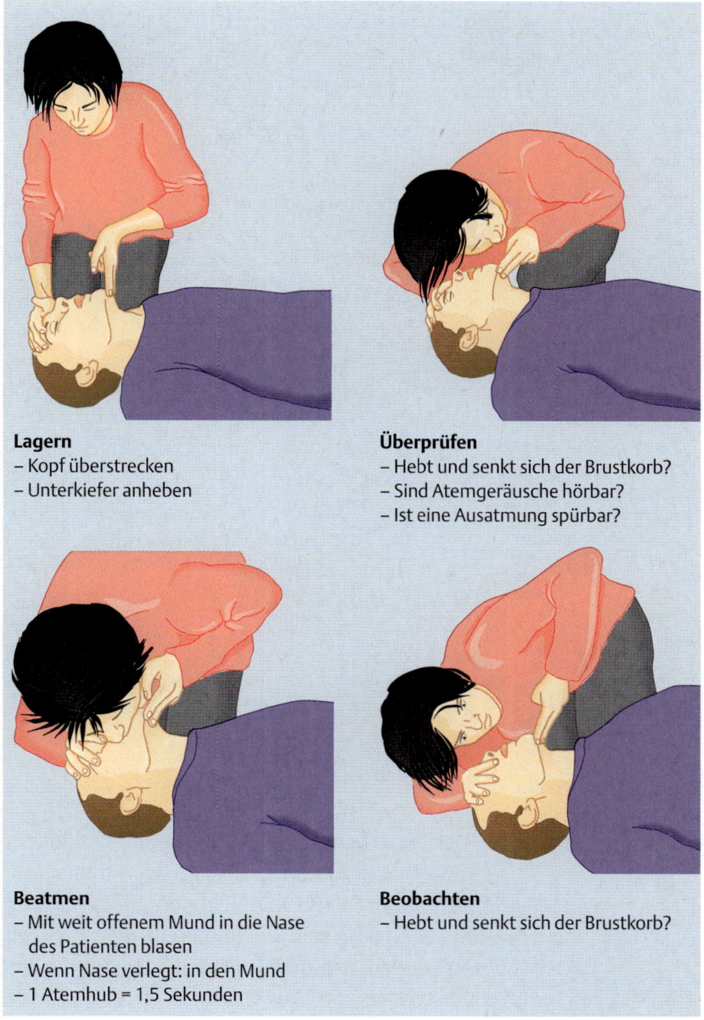

Abb. 34.22 Beatmung bei der kardiopulmonalen Reanimation

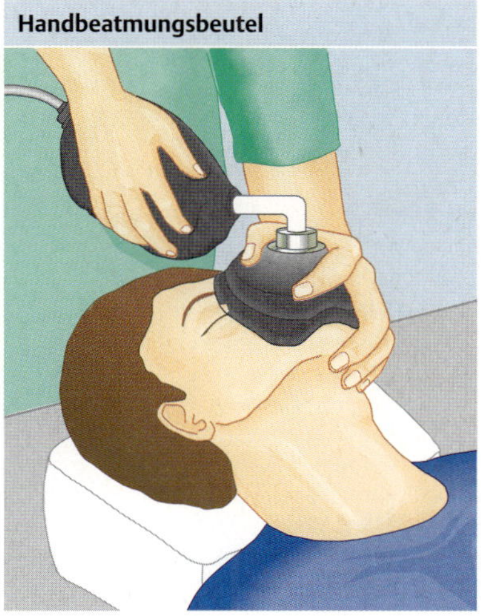

Abb. 34.23 Beatmung mit dem Handbeatmungsbeutel über die Gesichtsmaske

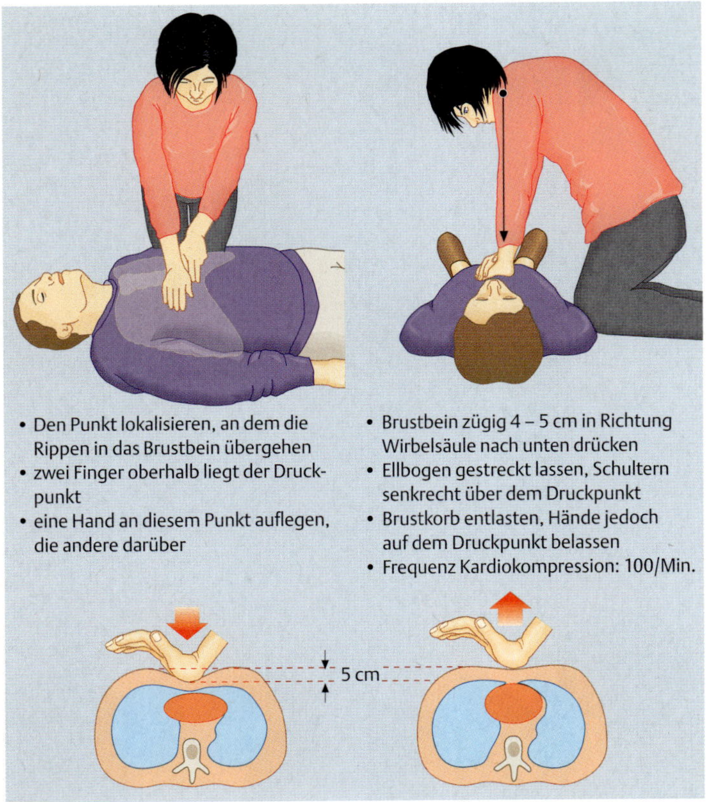

Abb. 34.24 Kardiokompression

Die typischen Komplikationen der Kardiokompression sind in **Tab. 34.12** zusammengestellt.

Beatmung und Kardiokompression müssen, wenn sie effektiv sein sollen, miteinander synchronisiert werden. Der Rhythmus, in dem Beatmung und Kardiokompression abwechseln, ist abhängig davon, ob nur ein oder ob zwei Helfer zur Verfügung stehen. Das Vorgehen ist in **Abb. 34.25** erläutert.

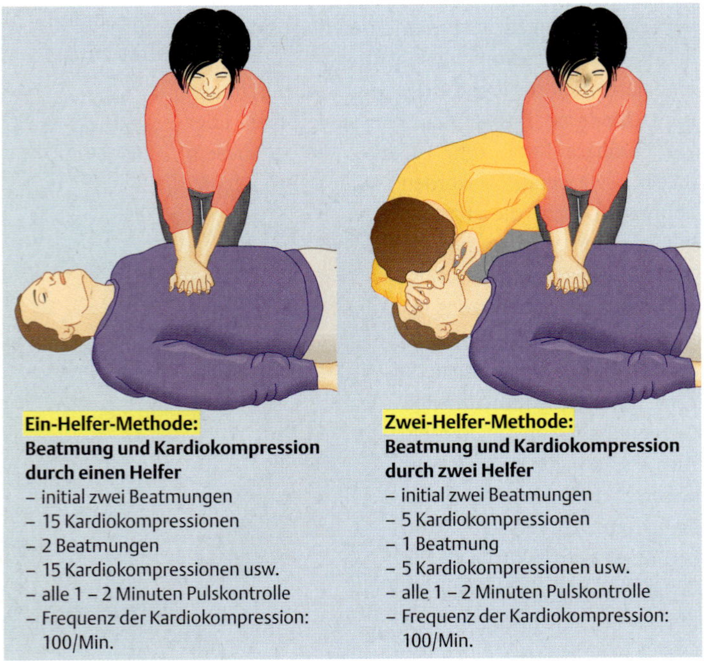

Abb. 34.25 Koordination von Beatmung und Kardiokompression

Tabelle 34.12 Komplikationen der Kardiokompression

Komplikation	*mögliche Ursache*	*Maßnahmen der Prävention*
Rippen- und Sternumfraktur	Druckpunkt außerhalb der Sternummitte	⋯› Druckpunkt korrekt aufsuchen ⋯› Schultern des Helfers befinden sich senkrecht über dem Druckpunkt ⋯› Handkontakt mit dem Brustbein nicht verlieren ⋯› wenn doch, Druckpunkt neu aufsuchen ⋯› Kompressionstiefe beachten ⋯› regelmäßige und kontrollierte Übungen der CPR am Phantom
Pneumo- und Hämatothorax		
Milzruptur	Druckpunkt zu tief und zu weit links	
Leberruptur	Druckpunkt zu tief und zu weit rechts	

Uwe Klein
Krankenpfleger

⋯› Praxistipp

Bei der Kardiokompression ist es wichtig, dass der Helfer kräfteschonend arbeitet. Seine Schultern sollen senkrecht über dem Druckpunkt liegen und die Ellbogen sind gestreckt.

Handlungsplan erweiterte Maßnahmen

Die lebensrettenden Sofortmaßnahmen sollen so früh wie möglich durch die erweiterten Maßnahmen zur kardiopulmonalen Reanimation (Advanced Life Support) ergänzt werden. Das Ziel dieser Maßnahmen ist die Wiederherstellung eines ausreichenden Spontankreislaufes des Patienten. Der Handlungsplan für die erweiterten Maßnahmen der kardiopulmonalen Reanimation ist in **Abb. 34.26** dargestellt.

Die Durchführung dieser Maßnahmen ist speziell ausgebildeten Personen vorbehalten. Hierzu zählen insbesondere Ärzte und Fachpflegepersonen in der Intensivpflege und Anästhesie. Zu den erweiterten Maßnahmen der kardiopulmonalen Reanimation zählen:

⋯› EKG-Diagnose und -überwachung,
⋯› Defibrillation,
⋯› Anlage eines venösen Zugangs,
⋯› endotracheale Intubation,
⋯› Verabreichung von Notfallmedikamenten.

Ausgehend von den Arten des Herz-Kreislauf-Stillstands, wird in zwei Gruppen von Herzrhythmen unterschieden:

⋯› VF/VT = Kammerflimmern und pulslose ventrikuläre Tachykardie,
⋯› NonVF/VT = Asystolie und elektromechanische Entkopplung.

Defibrillation

> **Definition**
> Bei der Defibrillation werden die Zellen des Herzens durch einen gezielten Stromstoß zeitgleich depolarisiert und sind für einen neuen Reiz empfänglich. Dadurch besteht die Möglichkeit, das Kammerflimmern zu unterbrechen und einen normalen Herzrhythmus wiederherzustellen.

Für Patienten mit Kammerflimmern ist die möglichst frühzeitige Defibrillation die entscheidende lebensrettende Maßnahme. So wird der Frühdefibrillation in den letzten Jahren eine steigende Bedeutung zugesprochen. Bei beobachtetem Beginn eines Kammerflimmerns, z. B. bei Patienten mit Monitorüberwachung in einer Intensivstation oder im OP, sollte die Defibrillation aus diesem Grund, sofern ein einsatzfähiger Defibrillator zur unmittelbaren Verfügung steht, vor allen anderen Maßnahmen eingesetzt werden. Zur Defibrillation wird eine Elektrode (**Abb. 34.27**) unter der äußeren Hälfte des Schlüsselbeins und die anderen über der Herzspitze aufgesetzt (**Abb. 34.28**). Die anfängliche Energiemenge sollte bei 3 Joule/kg KG liegen. Mit den heute üblichen Defibrillatoren kann über die Elektroden ein Monitor-EKG abgeleitet und dargestellt werden (**Abb. 34.29**).

> **Merke**
> Während der Defibrillation dürfen weder der Patient noch seine Unterlage oder flüssigkeitsgefüllte Systeme, die mit ihm in Berührung stehen, berührt werden. Es besteht für die Helfer die Gefahr ernsthafter Herzrhythmusstörungen.

Notfallmedikamente

Die **Tab. 34.13** gibt eine zusammenfassende Übersicht über Notfallmedikamente, die bei der kardiopulmonalen Reanimation eingesetzt werden (**Abb. 34.30**).

Adrenalin ist, neben Sauerstoff, das Notfallmedikament der Wahl bei der kardiopulmonalen Reanimation. Adrenalin ist unabhängig von der Art des Herz-Kreislauf-Stillstand in jedem Fall angezeigt. Seine Hauptwirkung bei der kardiopulmonalen Reanimation besteht in einer Umverteilung des durch die Kardiokompression erzeugten Blutflusses zugunsten des Gehirns und des Herzens. Dieser Effekt wird durch die Gefäß engstellende Wirkung des Adrenalins an den peripheren Gefäßen erzeugt. Die anfängliche Dosis beträgt beim Erwachsenen 1 mg. Adrenalin wird bei der kardiopulmonalen Reanimation in einer Verdünnung von 1 : 10 000 (10 ml = 1 mg) angewandt. Aufgrund der kurzen Halbwertszeit des Medikamentes sollte eine Wiederholung der Gabe

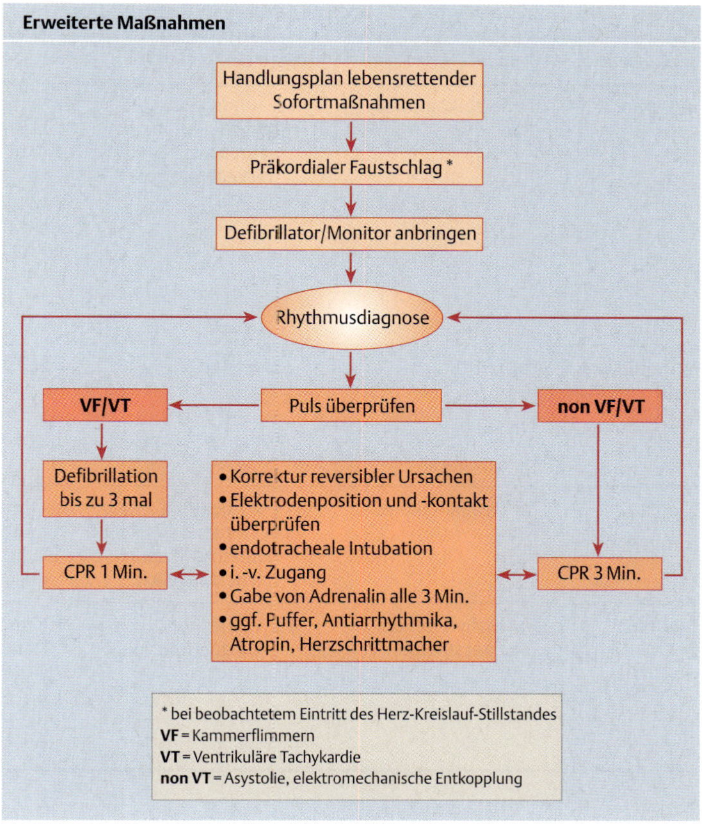

Abb. 34.26 Handlungsplan erweiterter Maßnahmen zur kardiopulmonalen Reanimation (nach ERC)

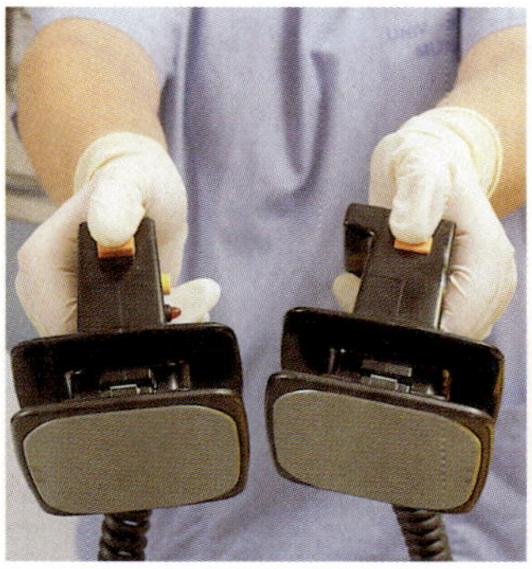

Abb. 34.27 Elektroden des Defibrillators

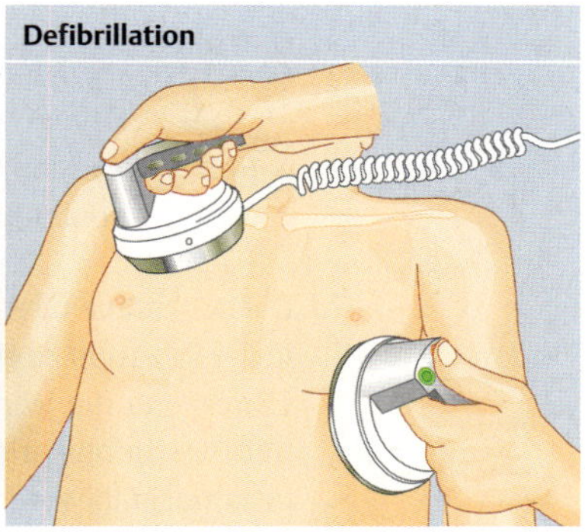

Abb. 34.28 Elektrodenposition bei der Defibrillation

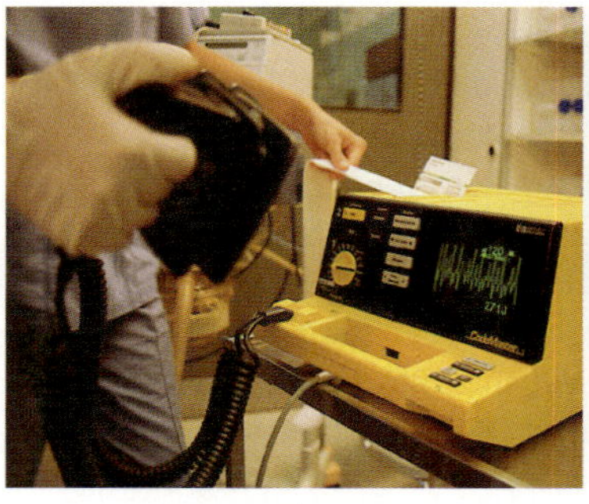

Abb. 34.29 Defibrillator mit EKG

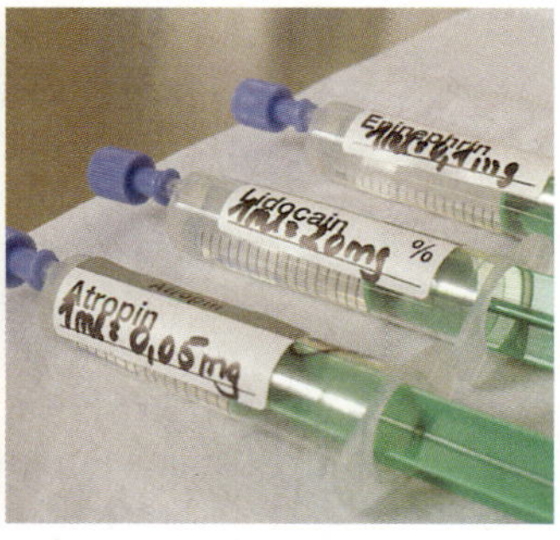

Abb. 34.30 Notfallmedikamente

Tabelle 34.13 Medikamente zur kardiopulmonalen Reanimation

Medikament	*Gruppe*	*Verabreichungsform*	*Wirkung*	*Hinweise*
Adrenalin	Sympathikomimetikum	⇢ i.-v. Injektion, ⇢ bei intubiertem Patienten auch endotracheal möglich	⇢ Verbesserung der zerebralen Durchblutung ⇢ unter Kardiokompression Steigerung der Kontraktionskraft des Herzens ⇢ Herzfrequenz ⇢ Reizbildungs- und Reizleitungsfähigkeit des Herzens	Keine subkutane oder intramuskuläre Injektion (Nekrosegefahr); Initiale Dosis: 1 mg, nach 3–5 Min. wiederholen, bei endotrachealer Gabe 1 : 10 000 verdünnen, 3- bis 5-fache Dosierung, nicht zu oder unmittelbar nach einer Natriumbikarbonat-Infusion über den gleichen Zugang injizieren (Wirkungsverlust).
Natriumbikarbonat	Puffersubstanz	⇢ i.-v. Infusion	⇢ stark alkalische Substanz, Ausgleich einer metabolischen Azidose (pH < 7,1)	Keine subkutane oder intramuskuläre Injektion (Nekrosegefahr), möglichst zentralvenösen Zugang wählen (hohe Osmolarität), Dosierung nach Blutgasanalyse.
Atropin	Parasympathikolytikum	⇢ i.-v. Injektion, ⇢ bei intubiertem Patienten auch endotracheal möglich	⇢ Verminderung des Vagotonus ⇢ Steigerung der Herzfrequenz	Indikation: Bradyarrhythmie
Lidocain	Antiarrhythmikum Lokalanästhetikum	⇢ i.-v. Injektion, ⇢ i.-v. Dauerinfusion	⇢ Flimmerschwelle des Herzens wird herabgesetzt ⇢ Erregbarkeit der Zellen des Herzens wird herabgesetzt	Keine Verabreichung vor möglicher Defibrillation (Verschlechterung des Defibrillationsergebnisses); Indikation: ventrikuläre Tachykardie mit erhaltenem Auswurfvolumen des Herzens.

nach 3–5 Min. erfolgen. In der Praxis haben sich speziell abgepackte, gut lesbar beschriftete und gebrauchsfertig vorbereitete Notfallmedikamente bewährt.

⇢ Merke
Bei der kardiopulmonalen Reanimation werden alle Medikamente intravenös verabreicht.

Die subkutane oder intramuskuläre Injektion würde in der Situation zu einer stark verzögerten Resorption führen und die Wirkung beeinträchtigen. Adrenalin und Natriumbikarbonat dürfen nie subkutan oder intramuskulär verabreicht werden, da es zur Bildung von Nekrosen kommt. Adrenalin und Atropin können alternativ über den liegenden Endotrachealtubus verabreicht werden.

Endotracheale Intubation

Im Rahmen der erweiterten Maßnahmen der kardiopulmonalen Reanimation dient die Intubation der Sicherung der Atemwege. Durch die Intubation besteht ein sicherer Schutz vor der Gefahr der Aspiration und die Beatmung des Patienten wird erleichtert (s. Endotracheale Intubation, S. 873). Die Maßnahmen der Reanimation sollen für die Intubation nicht länger als 30 Sekunden unterbrochen werden. Das kann nur erreicht werden, wenn die Intubation fachgerecht vorbereitet und von einem erfahrenen Arzt durchgeführt wird.

Pflegeschwerpunkte nach erfolgreicher Reanimation

Nach einer erfolgreichen Reanimation sollen die Patienten auf eine Intensivstation verlegt werden. Hier ist eine der Situation angemessene Überwachung und Behandlung möglich. Ein wesentlicher Schwerpunkt der Pflege liegt in dieser Situation in der Überwachung und Sicherstellung der vitalen Funktionen des Patienten. Besonderes Augenmerk gilt der Herz-Kreislauf-Situation. Die aufmerksame klinische Beobachtung des Patienten sowie die kontinuierliche Überwachung des EKG, des arteriellen Blutdrucks und des zentralen Venendrucks sind erforderlich. Viele Patienten benötigen nach einer Reanimation eine maschinelle Unterstützung der Atmung. Die Einschätzung von Bewusstsein, Bewegungsfähigkeit, motorischer Reaktion und Pupillenreaktion geben wichtige Hinweise auf die neurologische Situation des Patienten (S. 1320, 1353 u. 272 f). Bei der Interaktion mit einem Patienten und seinen Angehörigen nach einer kardiopulmonalen Reanimation sollten die Pflegenden versuchen, die Bedeutung, die das Geschehen für den Patienten hat, zu verstehen. Dadurch wird es möglich, den Bewältigungsprozess des Patienten und das Verarbeiten des Erlebten zu fördern.

Ethische und rechtliche Überlegungen

Die kardiopulmonale Reanimation ist eine der wenigen Handlungen, deren Unterlassung bei der Behandlung eines Patienten einer ärztlichen Anordnung bedarf. Pflegepersonen dürfen nicht eigenständig darüber entscheiden, ob eine kardiopulmonale Reanimation bei einem Patienten erfolgen soll oder nicht. Im Zweifelsfall müssen also die lebensrettenden Sofortmaßnahmen eingeleitet und weitere Hilfe veranlasst werden. Das gilt innerhalb und außerhalb des Krankenhauses. Pflegepersonen sind durch ihre berufliche Ausbildung verpflichtet, in der Situation eines Herz-Kreislauf-Stillstandes qualifizierte Hilfe zu leisten. Das Krankenpflegegesetz formuliert als Ausbildungsziel in §4 Abs. 1 unter anderem die Fähigkeit zur Einleitung der lebensrettenden Sofortmaßnahmen bis zum Eintreffen der Ärztin oder des Arztes. Die hier angesprochenen Maßnahmen können ohne weiteres mit den in diesem Kapitel als lebensrettende Sofortmaßnahmen gleichgesetzt werden. Es wird demnach von Pflegenden erwartet, dass sie die lebensrettenden Sofortmaßnahmen fachlich richtig anwenden. Das bedeutet im Umkehrschluss, dass die erweiterten Maßnahmen nicht unter die Ausbildungsziele fallen und somit deren Ausführung auch nicht regelmäßig von Pflegepersonen erwartet werden kann.

Besteht vor dem Eintritt eines akuten Herz-Kreislauf-Stillstand die Notwendigkeit, eine Entscheidung darüber zu treffen, ob ein Mensch reanimiert werden sollte oder nicht, ist in erster Linie der Wille des Patienten ausschlaggebend. Ist der Patient nicht mehr in der Lage, seinen Willen zu äußern, muss der mutmaßliche Wille des Patienten Berücksichtigung finden. Obwohl in diesem Fall die Entscheidung beim behandelnden Arzt liegt, sollen sich die Pflegenden an der Beratung beteiligen. Nur durch eine einheitliche Zielsetzung kann es letztendlich zu einer multiprofessionellen, patientenorientierten Behandlung kommen. Eine häufig gestellte Frage ist, wann eine erfolglose kardipulmonale Reanimation beendet werden sollte. Grundsätzlich gilt, dass die CPR fortgeführt werden sollte, bis

- qualifizierte Hilfe verfügbar ist,
- der Patient Lebenszeichen von sich gibt,
- der Helfer aufgrund von Erschöpfung nicht mehr in der Lage ist, die Maßnahmen fortzuführen.

Daraus wird deutlich, dass eine begonnene kardiopulmonale Reanimation nicht ohne weiteres beendet werden darf, wenn die oben genannten Bedingungen nicht erfüllt sind. Die letztendliche Entscheidung über die Einstellung der CPR ist wiederum einem Arzt vorbehalten.

Organisation der Reanimationsmaßnahmen

Größere Krankenhäuser verfügen über ein **Reanimationsteam**, das über eine einheitliche Telefonnummer oder einen zentralen Herzalarm rund um die Uhr erreichbar ist. Innerhalb von wenigen Minuten sollte das Team die Stationen erreichen können. Es besteht üblicher Weise aus einem Arzt (Anästhesist) und einer Fachpflegeperson für Intensivpflege und Anästhesie. Der Weg, wie dieses Team verständigt werden kann, muss allen Pflegepersonen bekannt sein. Zusätzlich muss die Notrufnummer gut sichtbar in der Nähe des Telefons angebracht sein. Wie bereits ausgeführt, ist das Verständigen weiterer Hilfe im Krankenhaus in jedem Falle angezeigt. Das Vorhalten der Notfallausrüstung kann von Krankenhaus zu Krankenhaus unterschiedlich geregelt sein. Entweder steht auf einer Station ein Notfallwagen (**Abb. 34.31**) oder -koffer bereit oder das Reanimationsteam bringt die Ausrüstung mit. Wird die Notfallausrüstung in der Station bevorratet, ist zu fordern, dass alle Pflegepersonen wissen, wo der Notfallwagen oder -koffer zu finden ist und über welchen Inhalt er verfügt.

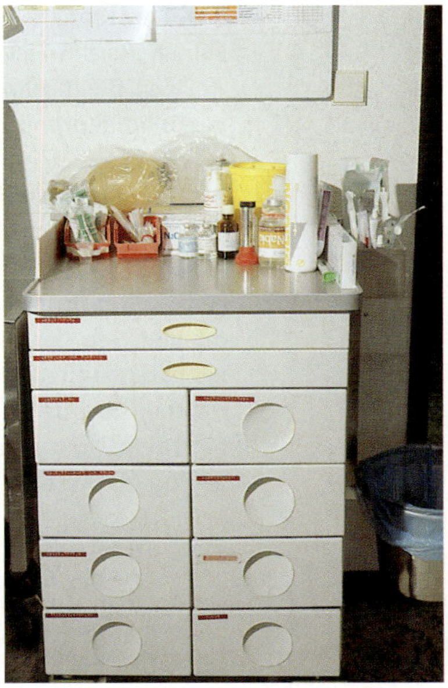

Abb. 34.31 Notfallwagen einer Pflegestation

In verschiedenen Krankenhäusern hat sich die Standardisierung der Notfallausrüstung bewährt. Damit in Notsituationen ein rasches und effizientes Handeln gewährleistet ist, muss

- das Pflegepersonal regelmäßig sein Wissen und seine Fertigkeiten auffrischen,
- neu eintretendes Personal über Standort der Reanimationsgeräte informiert und mit dem Ablauf vertraut gemacht werden,
- das Notfallinventar regelmäßig überprüft werden. Hier kann eine Checkliste hilfreich sein: Verfallsdatum von Medikamenten und Sterilgut, Funktionstüchtigkeit der Geräte, Vollständigkeit des Materials (Gebrauchtes muss sofort ersetzt werden).

Lerntipp

Überlegen Sie, wo die Notfallausrüstung in Ihrem Arbeitsbereich gelagert ist. Machen Sie sich mit Hilfe einer erfahrenen Pflegeperson mit dem Inhalt des Notfallwagens oder -koffers vertraut. Gehen Sie in Gedanken alle Schritte durch, die erforderlich sind, um in Ihrem Arbeitsbereich schnellstmöglich Hilfe heranzuholen.

Nicht nur in Intensivstationen ist es erforderlich, die Maßnahmen der Reanimation schnell und fachgerecht ausführen zu können. Notfallsituationen können in allen Stationen eines Krankenhauses auftreten. Prädisponiert sind vor allem Patienten mit Herz-

Kreislauf-Krankheiten. Bei ihnen muss mit einem akuten Herz-Kreislauf-Stillstand gerechnet werden. Auch in der postoperativen Phase können kardiovaskuläre Störungen auftreten und zu Notfallsituationen führen. Für Intensivpflegende ist der Umgang mit Notfallsituationen alltäglich. Sie verfügen über eine entsprechende Weiterbildung. Jedoch müssen alle Pflegepersonen ihr Wissen und die praktischen Fertigkeiten in der kardiopulmonalen Reanimation im Interesse der ihnen anvertrauten Patienten regelmäßig auffrischen. Nur dann können sie lebensrettende Sofortmaßnahmen in den ersten Minuten nach dem Zwischenfall effektiv einsetzen, bis speziell geschultes Personal eintrifft.

Leserservice

Verwendete Literatur

Bohlscheid, J., V. Bohlscheid: Kardiologie. Urban & Fischer, München 1998

Classen, M., V. Diehl, K. Kochsiek: Innere Medizin. Urban & Fischer, München 1998

Duden: Das Wörterbuch medizinischer Fachausdrücke, 5. Aufl. Duden, Mannheim 1992

Frank, G.: Herzchirurgie. Perimed-spitta, Ballingen 1995

Gerlach, U., H. van Husen, H. Wagner, W. Wirth: Innere Medizin für Pflegeberufe. Thieme, Stuttgart 1994

Helfant, R.: Herzerkrankungen bei Frauen. Rowohlt, Hamburg 1995

Hüter-Becker, A., H. Schewe, W. Heipertz: Physiotherapie, Bd. 10 Innere Medizin. Thieme, Stuttgart 1996

Klepzig, H.: Das kranke Herz: Informationen und Rat für Betroffene. Trias, Stuttgart 1997

Mischo-Kelling, M., H. Zeidler: Innere Medizin. Urban & Fischer, München 1996

Netter, F. H.: Farbatlanten der Medizin, Bd. 1. Stauch, M.: Herz, 3. Aufl. Thieme 1990

Paetz, B., B. Benzinger-König: Chirurgie für Pflegeberufe, 18. Aufl. Thieme, Stuttgart 1994

Rüddel, H.: Erkrankungen des Herz-Kreislaufsystems. In Petermann; F.: Rehabilitation. Hogrefe, Göttingen 1997

Schettler, G., H. Greten: Innere Medizin, 9. Aufl. Thieme, Stuttgart 1998

Schubmann, R.: Herz in Gefahr. Haug, Heidelberg 1998

Koronare Herzkrankheit

Becker, H.-J.: Was ist die koronare Herzkrankheit? Deutsche Herzstiftung e.V. Sonderdruck Nr. 16, Heft 22 (1994)

Gottwik, M., G. Kreiselmeyer: Die invasive Diagnostik der koronaren Herzkrankheit. Deutsche Krankenpflegezeitschrift 2 (1991) 89

Hellige, G., K. H. Leitz, T. G. Spickermann: Informationen zum Herz, Herzfunktion transparent. Invasive Therapie der koronaren Herzerkrankungen. Fa. Cassella, Riedel Pharma GmbH

Kadel, C., G. Kober: Die Behandlung der koronaren Herzkrankheit mit der Ballondilatation. Deutsche Krankenpflegezeitschrift 2 (1991) 108

Rümenapf, G., J. Emde: Kardiochirurgische Intervention bei koronarer Herzkrankheit. Krankenpflege-Journal 7–8 (1989) 10

Schweizerische Herzstiftung: Patienteninformation: Die Diagnostik der koronaren Herzkrankheit. Die Koronarangiographie. Die Koronarangioplastie

Linksherzkatheterisierung

Birkenfeld, R., R. Kühn: Herzkatheterpraxis. Fortbildung – Innere Medizin – Kardiologie. Springer, Berlin 1987

Reinhard, G., J. W. Schade: Herzuntersuchungen. Angst vor dem Herzkatheter? Ein Patient berichtet. Deutsche Herzstiftung e.V. Sonderdruck 9 (1995)

Herzinfarkt

Bauer, R.: Die verordnete Ruhe nach dem Herzinfarkt – Infarktpatienten auf der Intensivstation. Krankenpflege 3 (1997) 6

Bundeszentrale für gesundheitliche Aufklärung: Hand aufs Herz. Eine Information über Herzinfarkt und Risikofaktoren. Köln 1989

Grewe, M.: Pflege, Überwachung und Frühmobilisation von Patienten mit akutem Myokardinfarkt. Deutsche Krankenpflegezeitschrift 2 (1991) 101

Halhuber, M. J.: Nach dem Herzinfarkt: Worauf kommt es an? Deutsche Herzstiftung e.V. Sonderdruck Nr. 1 (1998)

Malouvier, D.: Herzinfarkt. Econ, Düsseldorf 1988

Mathes, P.: Dein Herz. Dein Leben. Das Anti-Herzinfarkt-Programm. Heyne, München 1997

Middeke, M.: Herzinfarkt. Was Sie jetzt wissen sollten. Trias, Stuttgart 1998

Wagenknecht, R.: Herzinfarkt – Pflegerische Betreuung und spezielle Therapie. Die Schwester/Der Pfleger 3 (1994) 222

Hypertonie

Deutsche Liga zur Bekämpfung des hohen Blutdruckes e.V.: Alkohol und Bluthochdruck. Heidelberg 1997; Bluthochdruck – Empfehlungen für Betroffene. Heidelberg 1998; Empfehlungen für die Ernährung bei hohem Blutdruck. Heidelberg 1996; Empfehlungen zur Blutdruckmessung. Heidelberg 1997; Empfehlungen zur Hochdruckbehandlung. Heidelberg 1998; Empfehlungen zur Selbstmessung des Blutdrucks. Heidelberg 1998; Hochdruck und Herz. Heidelberg 1998; Hochdruck und zerebrale Durchblutungsstörungen. Heidelberg 1995; Kochsalz und Hochdruck. Heidelberg 1998; Renovaskuläre Hypertonie. Heidelberg 1997

Klaus, D., S. Gleichmann: Bluthochdruck und kardiovaskuläre Risikofaktoren. Deutsche Liga zur Bekämpfung des hohen Blutdruckes e.V., Heidelberg 1998

Undeutsch, K.: Bluthochdruck vorbeugen und behandeln. Trias, Stuttgart 1997

Herzrhythmusstörungen

Fach, A., H.-J. Becker: Herzschrittmacher. Deutsche Herzstiftung e.V. Sonderdruck Nr. 3 (1998)

Lindner, U. K.: Schnellinterpretation des EKG. Springer, Berlin 1999

Lüderitz, B.: Therapie der Herzrhythmusstörungen. Springer, Berlin 1993

Stierle, U.: Lightfaden Herzrhythmusstörungen. Fischer, Stuttgart 1997

Thorspecken, R.: Herzschrittmacher. Fischer, Stuttgart 1986

Ventura, R., A. Schuchert, T. Meinertz: Die plötzliche Bewußtlosigkeit. In Deutsche Herzstiftung e.V.: Herzrhythmusstörungen. Deutsche Herzstiftung e.V., Frankfurt 1998

Weitl, J.: Pflegehandbuch der Anästhesieabteilung. 14. Folge: Implantation eines passageren Schrittmachers. Die Schwester/Der Pfleger 1 (1990) 26

Operativer Eingriff am offenen Herzen

Bernardo, A., C. Halhuber: Gut leben mit der neuen Herzklappe, 4. Aufl. Trias, Stuttgart 1999

Bremer, O., D. Broß: Postoperative Intensivpflege kardiochirurgischer Patienten. Deutsche Krankenpflegezeitschrift 1 (1989) 5

Guido, F.: Überwachung der Patienten nach Operationen mit der HLM. Die Schwester/Der Pfleger 11 (1988) 898

Jansen, S.: Die psychische Situation des kardiochirurgischen Patienten. Deutsche Krankenpflegezeitschrift 1 (1989) 2

Klepzig, H.: Wie bekommt man einen Herzklappenfehler und wie erkennt man ihn? Deutsche Herzstiftung e.V. Sonderdruck KL 1 (1998)

Akuter Herz-Kreislauf-Stillstand

Andreassson, A.-C., J. Herlitz, A. Bång, L. Ekström, J. Lindqvist, G. Lundström, S. Holmberg: Characteristics and outcome among patients with a suspected in-hospital cardiac arrest. Resuscitation 39 (1998) 23

Bossaert, L.: European Resuscitation Council: Guidelines for Resuscitation. Elsevier, Amsterdam 1998

Cummins, R., D. Chamberlain, M. F. Hazinski, V. Nadkarni, W. Klieck, E. Kramer, L. Becker, C. Robertson, R. Koster, A. Zatitsky, L. Bosseart, J. P. Ornato, V. Callanan, M. Allen, P. Stehen, B. Connolly, A. Sanders, A. Idris, S. Cobbe. Recommended Guidelines for Reviewing, Reporting and Conducting Research on In-Hospital Resuscitation: The In-Hospital „Utstein Style". Circulation 95 (1997) 2213

European Resuscitation Council: Einfache lebensrettende Sofortmaßnahmen beim Erwachsenen. Notfallmedizin 24 (1998) 398

Jakob, W.: Reanimation. In Teager, K., G. Rödig, U. Finsterer: Grundlagen der Anästhesiologie und Intensivmedizin für Fachpflegepersonal, 3. Aufl. Wissenschaftliche Verlags-Abteilung Abbott GmbH, Wiesbaden 1994

Larsen, R.: Kardiopulmonale Wiederbelebung. In Larsen, R.: Anästhesie und Intensivmedizin für Schwestern und Pfleger, 5. Aufl. Springer, Berlin 1999

Tebbe, U., J. Carlsson: Kardiopulmonale Reanimation: Darstellung und Kommentar aktueller Richtlinien. Der Internist 39 (1998) 179

Weiterführende Literatur

Canobbio, M.: Praxishandbuch Patientenschulung und -beratung. Ullstein Medical, Wiesbaden 1998

Gleichmann, U., H. Mannebach: Der neue Lebensstil. Deutsche Herzstiftung e.V. Sonderdruck Nr. 5 aus Heft 4 und 5 (1996)

Mittag, O.: Patientenschulung in der kardiologischen Rehabilitation. In Petermann, F.: Patientenschulung und Patientenberatung, 2. Aufl. Hogrefe, Göttingen 1997

Schwarzer, R.: Psychologie des Gesundheitsverhaltens, 2. Aufl. Hogrefe, Göttingen 1996

KHK, Herzinfarkt, Hypertonie, Herzrhythmusstörungen

Friesacher, H.: Patienten mit implantierbaren Cardioverter-Defibrillatoren (ICD): Akutmanagement, Belastungen, Lebensqualität. Intensiv 5 (1997) 103

Gohlke, H.: Wie gefährlich ist Cholesterin? Welche Chancen bietet die Cholesterinsenkung? Deutsche Herzstiftung e.V. Sonderdruck 10, Heft 11 (1998)

Maidana, S., A. Drinkmann, F. Bacher: Zur Psychosomatik der koronaren Herzkrankheit. Deutsche Krankenpflegezeitschrift 2 (1991) 104

Mertens, H.-M.: Angina pectoris – Vorstufe zum Herzinfarkt. Deutsche Krankenpflegezeitschrift 2 (1991) 82

Unland, H.: Raucherentwöhnung. In Markgraf, J.: Lehrbuch der Verhaltenstherapie, Bd. 2 Störungen. Springer, Heidelberg 1996

Operativer Eingriff am offenen Herzen

Mohr, F. W., V. Falk: Die Bypass-Operation – neue Entwicklungen. Deutsche Herzstiftung e.V. Sonderdruck 11

Akuter Herz-Kreislauf-Stillstand

Lindner, K. H., V. Wenzel: Neue mechanische Methoden der kardiopulmonalen Reanimation (CPR): Literaturstudie und Analyse der Effektivität. Der Anästhesist 46 (1997) 220

Vos, R. de: Quality of life after cardiopulmonary resuscitation. Resuscitation 35 (1997) 231

Wenzel, V., K. H. Lindner, A. W. Prengel: Beatmung während der kardiopulmonalen Reanimation (CPR): Eine Literaturstudie und Analyse von Beatmungsstrategien. Der Anästhesist 46 (1997) 133

Kontaktadressen

Arbeitsgemeinschaft Selbstkontrolle der Antikoagulation (ASA), ASA e.V. Geschäftsstelle, Im Gründchen 1, 35764 Sinn

Arbeitskreis Herzklappen-Patienten, Hülsenbergweg 3, 40885 Ratingen

Deutsche Herzstiftung e.V., Vogtstr. 50, 60322 Frankfurt

Deutsche Liga zur Bekämpfung des hohen Blutdrucks e.V., Deutsche Hypertonie Gesellschaft, Postfach 102 040, 69010 Heidelberg

Lipid Liga e.V., Waldklausenweg 20, 81377 München

Schweizerische Herzstiftung, Postfach 176, CH-3000 Bern 15

Internetadressen

http://www.asaev.de (ASA)

http://www.focus.de/D/DR/DRU/DRUS/DRUS07/DRUS07 A/drus07 a.htm
(Deutsche Herzstiftung)

http://www.dsk.de/rds/00 876.htm
(Deutsche Liga zur Bekämpfung des hohen Blutdrucks e.V.)

http://www.lipid-liga.de
(Lipid Liga e.V.)

35 Pflege von Patienten mit Erkrankungen des Gefäßsystems

Matthias Grünewald, Gerd Klein und Heiner Terodde

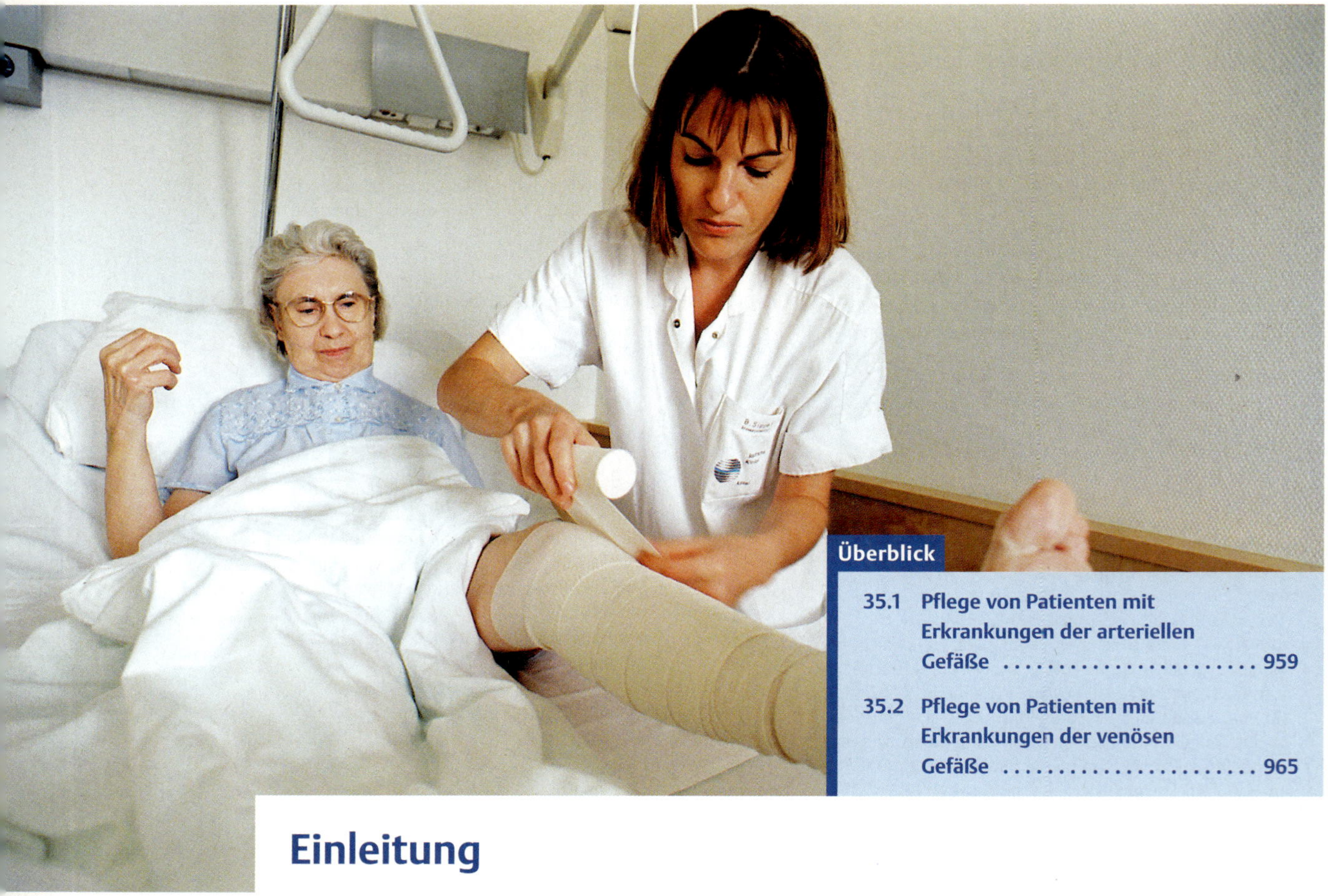

Überblick

Einleitung

Das Herz treibt als Motor das Blut in das Blutgefäßsystem des großen und kleinen Kreislaufs. Die Blutgefäße erfüllen dabei unterschiedliche Aufgaben. Das System der Arterien verteilt das sauerstoffreiche Blut im Körper, während das sich anschließende Kapillargefäßsystem mit seinen zarten, durchlässigen Wänden den Austausch von Sauerstoff, Kohlendioxid und weiteren Teilchen ermöglicht. Die Venen führen von dort aus das sauerstoffarme Blut zum Herzen zurück. Arterien und Venen haben im Gegensatz zu den Kapillaren keine Austauschfunktion. Eine Ausnahme bilden die Pulmonalgefäße des kleinen Kreislaufes. Die Pulmonalarterien leiten sauerstoffarmes Blut vom rechten Herzen zu den Lungen, und die Pulmonalvenen führen sauerstoffreiches Blut von den Lungen zum linken Herzen. Im arteriellen Gefäßsystem herrscht im Vergleich zum venösen System ein höherer Blutdruck. Der Wandaufbau von Arterien und Venen ist in **Abb. 35.1** dargestellt. Die tiefen Venen der Extremitäten liegen eingebettet in die Skelettmuskulatur und verfügen über Taschenklappen. Sie bewirken, dass das Blut vorwärts zum Herzen hin, aber nicht rückwärts fließen kann. Die Kontraktion der Muskeln pumpt den Veneninhalt, gelenkt durch diese Ventilfunktion der Taschenklappen, herzwärts.

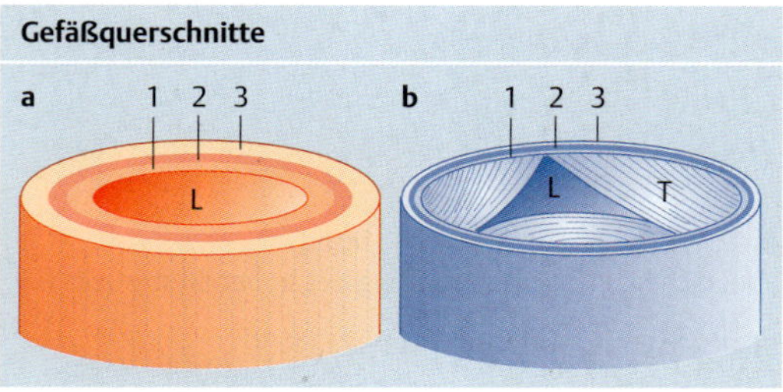

Abb. 35.1 Arterie und Vene im Querschnitt
1 Intima
2 Media
3 Adventitia
L Lumen
T Taschenklappe

Bei den in Folgendem beschriebenen Erkrankungen handelt es sich um eine Auswahl der wichtigsten und häufigsten Gefäßerkrankungen in unserer Gesellschaft. Dabei wurde auf die Darstellung seltener Erkrankungen wie z. B. angeborener Gefäßerkrankungen und Aneurysmen verzichtet.

35.1 Pflege von Patienten mit Erkrankungen der arteriellen Gefäße

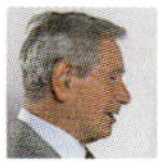

Herr O., 58 Jahre alt, kommt zur Behandlung seiner Herzinsuffizienz auf Station. Wie er bei der Anamnese erzählt, haben ihn die Ärzte schon seit 10 Jahren auf seinen extrem hohen Blutdruck hingewiesen. Mit 120 kg Körpergewicht bei 168 cm Körpergröße ist er stark übergewichtig, und auch seine Blutzuckerwerte stellen sich als viel zu hoch heraus. Herr O. klagt über ein immer wiederkehrendes Kältegefühl im linken Fuß. Nach 2 Tagen fangen sein linker Fuß und der Unterschenkel heftig an zu schmerzen. Ab dem Knie ist sein Bein wachsbleich und kalt.
Mit Hilfe einer Becken-Bein-Arteriografie wird eine arteriosklerotische Veränderung in der infrarenalen Bauchaorta festgestellt. Die Ärzte diagnostizieren im Nachhinein eine Embolie, ausgehend von der Plaque in der Bauchaorta. Sie ordnen eine lokale Fibrinolyse an und geben später noch Streptokinase, bis sowohl Unterschenkel als auch Fuß wieder normal durchblutet werden (nach Classen u. a., S. 1054/1055).

Medizinischer Überblick Erkrankungen der arteriellen Gefäße

Arten von arteriellen Gefäßerkrankungen

Mit dem Begriff **periphere arterielle Verschlusskrankheit (pAVK)** werden einengende Prozesse der Aorta und der Extremitätenarterien bezeichnet, deren Ursache in 95% eine Arteriosklerose ist. In Folge der Einengung oder Verlegung des Arterienlumens treten Durchblutungsstörungen der Extremitäten auf. Die pAVK entwickelt sich meist langsam und über Jahre. Die pAVK werden nach dem Verschlusstyp (Lokalisation; **Tab. 35.1**) und nach dem Schweregrad der Durchblutungsstörung (**Tab. 35.2**) eingeteilt. Bei der Beschreibung können aber auch pathogenetische Faktoren berücksichtigt werden. Eine dieser Einteilung folgende Beschreibung könnte lauten: „pAVK vom peripheren Typ, Stadium III bei Diabetes mellitus".

Der **akute Arterienverschluss** ist durch eine plötzlich auftretende Verlegung der arteriellen Strombahn bei erhaltener Gefäßkontinuität gekennzeichnet. Bei einer arteriellen Embolie ist die Verlegung meist vollständig, bei der lokalen arteriellen Thrombose meist unvollständig, da Kollateralen bestehen. Das nachgeschaltete Versorgungsgebiet ist vollständig oder teilweise von der Blutzufuhr abgeschnitten.

Merke

Ein akuter Arterienverschluss ist immer ein Notfall. Je nach Lokalisation sind Extremitätenabschnitte, Organe oder der gesamte Organismus vital bedroht. Einer schnellstmöglichen Desobliteration (operative Entfernung von Blutgerinnseln aus verengten oder verschlossenen Blutgefäßen) der arteriellen Strombahn kommt größte Wichtigkeit zu.

Tabelle 35.1 Verschlusstypen der peripheren arteriellen Verschlusskrankheit

Verschlusstyp	*Lokalisation*	*Ischämieschmerz*	*fehlender Puls*
Beckentyp	Aorta/A. iliaca	Gesäß- und Oberschenkelregion	ab Leiste
Oberschenkeltyp	A. femoralis/ A. poplitea	Wadenschmerzen	ab A. poplitea
peripherer Typ	Unterschenkel-/ Fußarterien	Füße, Fußsohlen und Zehen	Fußpulse
Kombinationstyp	Mehretagenverschluss	nach Lokalisation	nach Lokalisation

Tabelle 35.2 Stadieneinteilung der pAVK nach Fontaine

Stadium	*Art der Beschwerden*	
I	Beschwerdefreiheit bei nachweisbarer Stenose	
II	Claudicatio intermittens	IIa: schmerzfreie Gehstrecke > 200 m
		IIb: schmerzfreie Gehstrecke < 200 m
		kompliziertes St. II: mit lokaler Hautläsion
III	Ruheschmerz	
IV	Nekrose/Gangrän/Ulkus zusätzlich zu Stadium III (**Abb. 35.2**)	

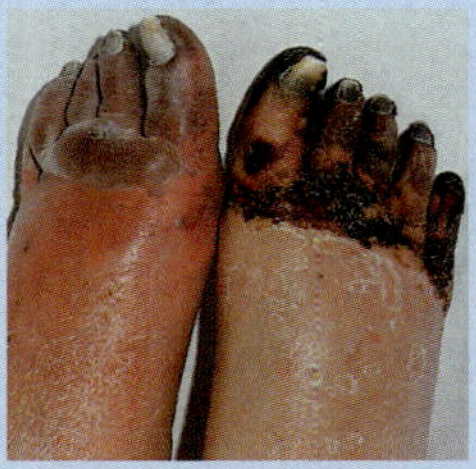

Abb. 35.2 Stadium IV der arteriellen Verschlusskrankheit mit feuchter Gangrän mit Infektzeichen am linken Fuß und trockener Gangrän am rechten Fuß

Häufigkeit

Bei 10% der männlichen Bevölkerung über 50 Jahren kommt es zu einer **pAVK**. Die Häufigkeit nimmt mit steigendem Lebensalter zu. Männer sind 5-mal häufiger betroffen als Frauen. An einem **akuten Arterienverschluss** erkranken Frauen doppelt so häufig wie Männer. In 85% der Fälle ist die untere Extremität betroffen.

Risikofaktoren/Ursachen

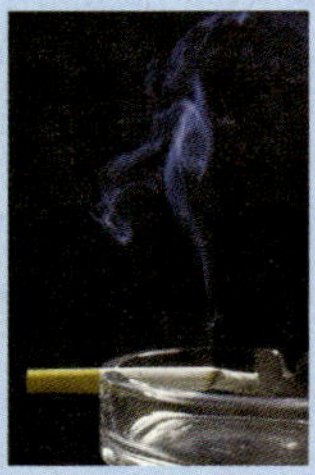

Das Rauchen zählt zusammen mit Bewegungsmangel und Übergewicht zu den wichtigsten beeinflussbaren Risikofaktoren für Erkrankungen des Gefäßsystems

Die Risikofaktoren der **pAVK** entsprechen denen der Arteriosklerose. Zu ihnen zählen:

- Zigarettenkonsum,
- arterielle Hypertonie,
- Fettstoffwechselstörungen (Hyperlipidämien),
- Diabetes mellitus,
- Adipositas,
- Hyperfibriogenämie.

Ursachen eines **akuten Arterienverschlusses** sind in über 80% der Fälle arterielle Embolien, in 15% der Fälle lokale arterielle Thrombosen in Folge einer peripheren arteriellen Verschlusskrankheit und selten Gefäßverletzungen oder -spasmen. 90% der Embolien sind kardialer Herkunft in Folge eines Myokardinfarktes (S. 906), Vorhofflimmerns (S. 936) oder eines erworbenen Herzklappenfehlers (S. 939).

Symptome

Die Zeichen der **pAVK** sind abhängig von der Lokalisation (vgl. **Tab. 35.1**) und dem Schweregrad der Erkrankung (vgl. **Tab. 35.2**). Das Leitsymptom ist der ischämische Schmerz. Im Stadium I sind die Patienten trotz nachweisbarer Gefäßverengung oder -verschluss beschwerdefrei, da sich Umgehungskreisläufe (Kollateralen; **Abb. 35.3**) bilden, die eine Versorgung des Gewebes mit Sauerstoff aufrechterhalten. Erst wenn unter Belastung die Sauerstoffzufuhr nicht mehr gewährleistet werden kann, treten Beschwerden auf. Im Stadium IIa und IIb leiden die Betroffenen bei Belastung unter Claudicatio-intermittens-Schmerzen als ischämische Muskelschmerzen. Typisch für sie ist das Abklingen in Ruhe. Sie zwingen die Betroffenen zum Stehenbleiben und schränken damit ihre Gehstrecke ein. Aus diesem Grund spricht man auch von der „Schaufensterkrankheit". Typischerweise suchen die Betroffenen erst in diesem Stadium medizinischen Rat. Kommt zu den belastungsabhängigen Schmerzen eine lokale, schlecht heilende und schmerzhafte Hautläsion, spricht man von einem komplizierten Stadium II der pAVK.

Abb. 35.3 Bildung von Kollateralen zur Überbrückung eines chronisch arteriellen Gefäßverschlusses

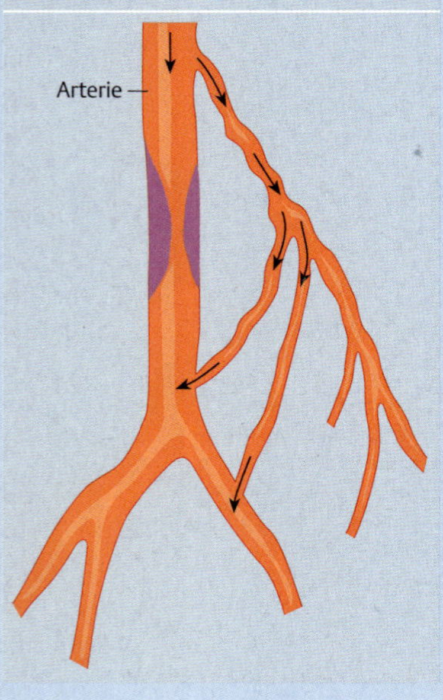

In Stadium III treten ischämische Ruheschmerzen auf, insbesondere bei Horizontallage der Beine. Die Betroffenen werden z. B. nachts durch Schmerzen geweckt. Typischerweise führt das Tieflagern der Beine (aus dem Bett heraus hängen lassen) aufgrund des zunehmenden hydrostatischen Druckes zu einer verbesserten Durchblutung und zum Nachlassen der Schmerzen.

Kommt als Zeichen eines ischämiebedingten Gewebeunterganges eine trockene Nekrose oder eine feuchte, infizierte Nekrose (Gangrän) zu den Ruheschmerzen hinzu, spricht man vom Stadium IV. Die lokale bakterielle Infektion der Gangrän kann zu einer Unterschenkelphlegmone oder einer Sepsis führen.

Weitere Zeichen der pAVK sind fehlende Pulse (vgl. **Tab. 35.1**), parästhetische Missempfindungen, Kältegefühl in den betroffenen Bereichen sowie Blässe der Extremität bei Hochlagerung.

Die Zeichen des **akuten Arterienverschlusses** werden mit den sechs „P" (nach Pratt) beschrieben.

- Pain: plötzlich einsetzender Schmerz von höchster Intensität im Bereich des Versorgungsgebietes der verschlossenen Arterie,
- Paleness: Blässe als Zeichen der Minderdurchblutung im Bereich des Versorgungsgebietes der verschlossenen Arterie,
- Paraesthesia: Sensibilitätsstörungen und Missempfindungen im Bereich des Versorgungsgebietes der verschlossenen Arterie,
- Pulslessness: Pulslosigkeit distal des Arterienverschlusses,
- Bewegungseinschränkung oder -unfähigkeit der betroffenen Extremität,
- Prostration: Erschöpfungszustand/Schock.

Sie treten bei der arteriellen Embolie schlagartig auf. Bei einer lokalen arteriellen Thrombose können sie abgeschwächt sein und subakut auftreten. Das rasche Erkennen der Symptome ist entscheidend, da der Zeitpunkt des Beginns einer effektiven Behandlung von größter Bedeutung für die Prognose ist.

Diagnostik

Zur Diagnostik der **pAVK** können die in **Tab. 35.3** genannten Verfahren eingesetzt werden.

Die Duplexsonografie ist ein nicht invasives, bildgebendes Sonografieverfahren. Es gibt Informationen über den den Zustand der Blutgefäße und die Blutströmung im untersuchten Abschnitt. Im Unterschied dazu ist die Angiografie (**Abb. 35.4**) ein invasives, röntgenologisches Verfahren zur Darstellung von Arterien oder Venen mit Hilfe einer intraarteriellen oder intravenösen Gabe von Kontrastmittel.

Tabelle 35.3 Diagnostische Verfahren bei pAVK

Körperliche Untersuchung	
Anamnese	→ Risikofaktoren → Art und Dauer der Beschwerden → auslösende Faktoren
Inspektion	→ Hauttemperatur → Hautfarbe → Ödeme → Nekrosen, Gangrän, Ulzera
Pulstastung, Gefäßauskultation	→ Pulslosigkeit distal der Stenose bei Lumeneinengung um > 90% → systolisches Strömungsgeräusch bei Lumeneinengung von > 65%
Lagerungsprobe nach Ratschow	
standardisierter Gehtest	zur Ermittlung der Gehstrecke (auch als Verlaufskontrolle)
Apparative Untersuchungen	
Dopplersonografie Duplexsonografie intraarterielle digitale Subtraktionsangiografie (DSA) CT- und MRT-Angiografie	zur Beurteilung der Lokalisation und des Ausmaßes der Stenose

Eva Groß Krankenschwester

Praxistipp

Da es im Rahmen einer Arteriosklerose, als Ursache der pAVK, häufig auch zu Verschlüssen in anderen Gefäßregionen kommen kann, wird gezielt auf Zeichen einer koronaren Herzkrankheit (KHK, S. 893) und einer Durchblutungsstörung hirnversorgender Arterien (s. Apoplex, S. 1284 f) geachtet.

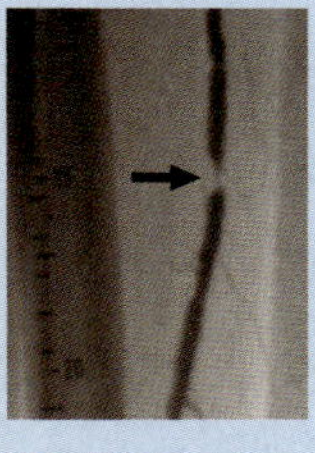

Abb. 35.4 Angiografie einer pAVK. Der Pfeil kennzeichnet eine fadenförmige kurzstreckige Stenose der A. femoralis superficialis rechts

Durch die Anamnese können wichtige Anhaltspunkte, wie vorbestehende pAVK, Myokardinfarkt oder Vorhofflimmern, für die Ursache des **akuten Arterienverschlusses** in Erfahrung gebracht werden. Die klinische Untersuchung beschränkt sich, da die Zeit drängt, auf die Inspektion, die Pulstastung und die Gefäßauskultation. Eine Duplexsonografie kann weitere Informationen über die genaue Lokalisation des Verschlusses liefern.

Therapie

Zur Behandlung der **pAVK** stehen verschiedene Verfahren zur Verfügung (**Tab. 35.4**). Ihr Einsatz ist abhängig vom Schweregrad und der Lokalisation der Erkrankung. Als allererste Option in Stadium IV muss die Amputation genannt werden. Sie kommt nur als Ultima ratio in Betracht, wenn eine Verbesserung der

Tabelle 35.4 Verfahren zur Behandlung der pAVK

Behandlungsverfahren	*Beschreibung*	*Ziel*	*Indikation*
Präventive Maßnahmen → Beratung des Patienten	Beratungsgespräche zur Aufklärung des Patienten mit Unterbreitung von individuellen Schulungsprogrammen und Hilfen	Ausschalten der Risikofaktoren: Einstellen des Rauchens, Normalisierung des Körpergewichtes und des Blutdruckes	alle Stadien
Spezielle konservative Therapie			
→ Ergotherapie – Gehtraining – Sporttherapie	kontrollierte und dosierte körperliche Übungen in Intervallen	Förderung der Kollateralbildung	Stadium II und nach angioplastischer und gefäßchirurgischer Behandlung
→ medikamentöse Therapie			
– Therapie einer Herzinsuffizienz		Verbesserung der Sauerstoffversorgung	alle Stadien
– Thrombozytenfunktionshemmer	Prophylaxe einer arteriellen Thrombose	Verbesserung der Fließbedingungen des Blutes	alle Stadien
– vasoaktive Substanzen (Prostaglandin E1) – Hämodilution		Verbesserung der Fließeigenschaften des Blutes	ab Stadium III, wenn Revaskularisierung nicht möglich
→ Schmerztherapie		Schmerzfreiheit	ab Stadium III
Angioplastische Verfahren			
→ perkutane transluminale Angioplastie (PTA)	Aufdehnung einer Stenose durch einen in das Gefäß vorgeschobenen Ballonkatheter	Revaskularisation	ab Stadium III
Gefäßchirurgische Verfahren			
→ Thrombendarteriektomie (TEA)	Ausschälung des betroffenen Gefäßes mit einem Ringstripper		
→ Bypass-Operation	Überbrückung von Gefäßstenosen durch Gefäßersatz	Revaskularisation	ab Stadium III

Durchblutung nicht mehr möglich ist und kaum zu behandelnde Schmerzen keine Alternative lassen.

Die Ziele der Behandlung des **akuten Arterienverschlusses** sind die Abwendung der vitalen Gefahr für den Patienten, die Wiedereröffnung der Gefäßstrombahn und die Verhinderung von Rezidiven. In der präklinischen Phase wird eine Schmerztherapie mit Opiaten (S. 555), die Therapie eines vorliegenden Schocks (S. 948), die intravenöse Gabe von Heparin zur Prävention der Zunahme einer Thrombose und der schnellstmögliche Transport in eine chirurgische Klinik vorgenommen. In der Klinik ist eine Desobliteration der Gefäßstrombahn anzustreben. Bei arteriellen Embolien und kompletten Verschlüssen durch eine arterielle Thrombose wird eine Embolektomie mit dem Fogarty-Katheter durchgeführt. Bei inkompletten Verschlüssen aufgrund einer lokalen arteriellen Thrombose kommt eine Thrombolysetherapie in Betracht. Jeder erfolgreichen Desobliteration schließt sich eine Antikoagulation zur Rezidivprophylaxe an.

35.1.1 Bedeutung für den Patienten

Bei den Erkrankungen des Gefäßsystems handelt es sich in den überwiegenden Fällen um chronisch und degenerativ verlaufende Krankheitsprozesse. Die arterielle Verschlusskrankheit z. B. entwickelt sich langsam, häufig über Jahre, und betrifft meist Menschen in ihrer zweiten Lebenshälfte. Erkrankungen des Gefäßsystems treten nicht selten zusammen mit anderen Erkrankungen wie einer koronaren Herzerkrankung oder in der Folge eines Diabetes mellitus auf. Lebensstilbedingte Faktoren, wie das Rauchen, Bewegungsmangel und Übergewicht, zählen zu den wichtigsten beeinflussbaren Risikofaktoren. Sie stehen in engem Zusammenhang mit der Art und Weise, wie Menschen arbeiten, wie sie sich ernähren und bewegen und ob und welche Drogen, wie Alkohol und Nikotin, sie gebrauchen. In diesem Sinne kann davon gesprochen werden, dass das Auftreten und die Häufigkeit degenerativer Gefäßerkrankungen auch kulturell geprägt ist. Aber gerade diese als gesundheitsschädigend bekannten Gewohnheiten können über lange Zeit beibehalten werden, ohne dass Krankheitszeichen von den Betroffenen wahrgenommen werden. Ihnen fällt nicht selten eine gesundheitsfördernde Veränderung des Lebensstils schwer, da sie die schädigenden Gewohnheiten, zumindest vermeintlich, als genussvoll oder angenehm empfinden und die damit verbundenen Risiken verdrängen. Obwohl die verschiedenen Gefäßerkrankungen Unterschiede aufweisen, so finden sich doch Gemeinsamkeiten in ihrer Bedeutung für die Patienten. Die ersten Zeichen der Erkrankungen stellen sich schleichend ein und werden nicht selten nur undeutlich wahrgenommen. Zwar ahnen die Betroffenen, dass etwas mit ihnen nicht stimmen könnte. Solange die Zeichen aber schwach und undeutlich sind, können sie einfach beiseite geschoben werden, obwohl sie nie ganz verschwinden und sich im Laufe der Zeit verstärken. So schwanken die Patienten zwischen Befürchtung und Bagatellisierung. Erst die früher oder später gestellte Diagnose konfrontiert sie mit der unausweichlichen Wirklichkeit und den Veränderungen, die sie in ihrem Leben bewirken wird. Krankheiten wie die arterielle Verschlusskrankheit gehen für die Patienten mit erheblichen Einschränkungen in den Aktivitäten des täglichen Lebens, ihrer körperlichen Leistungsfähigkeit und nicht zuletzt ihrer Lebensqualität einher. Es kann zu Veränderungen der äußeren Erscheinung des Körpers kommen, die die Betroffenen als störend und belastend empfinden. Auftretende Schmerzen, eine eingeschränkte Mobilität und ein immer enger werdender Aktionsradius wirken sich auf nahezu alle Bereiche des alltäglichen Lebens aus. Die Betroffenen können mit zunehmenden Einschränkungen im Alltag immer mehr von der Hilfe Dritter abhängig werden. Damit ist andererseits nicht selten die Gefahr einer sozialen Isolation und Vereinsamung gerade älterer Menschen verbunden.

Eine Gefäßerkrankung kann im Laufe der Zeit zu immer größerer Abhängigkeit von der Hilfe anderer und damit auch zu zunehmender sozialer Isolation und Vereinsamung führen

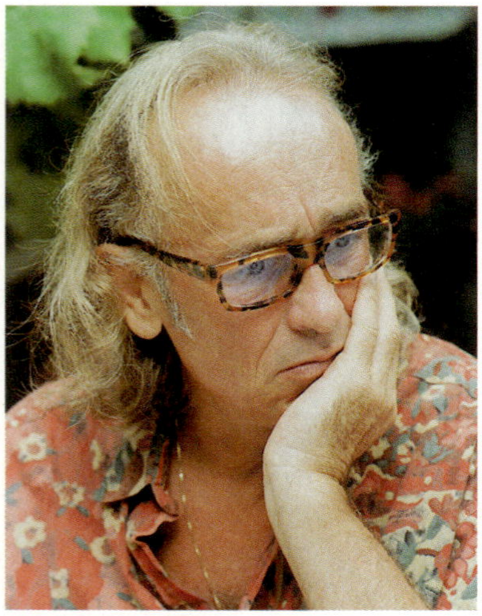

35.1.2 Pflege- und Behandlungsplan

Große Bedeutung kommt der **Gesundheitsberatung** (s. Beratungsgespräch, S. 143 ff) der Patienten zu. Sie ist bei allen Erkrankungen des Gefäßsystems Bestandteil der Pflege und Behandlung. Die Beratung ist der Schlüssel zu einer kausalen Behandlung, die in der Vermeidung von Ursachen und Risikofaktoren durch die Patienten selbst liegt. Viele chronische Krankheitsprozesse führen unbehandelt zu einer zunehmenden Verschlechterung des Gesundheitszustandes. Die arterielle Verschlusskrankheit verläuft vom unsymptomatischen Stadium I zu dem mit größten Einschränkungen verbundenen Stadium IV. Es geht darum, diesen Prozess aktiv zu bremsen oder gar aufzuhalten.

Die Beratung von bereits erkrankten Menschen ist eine Maßnahme der tertiären Prävention (S. 344). Sie wird mit dem Ziel durchgeführt, eine Verschlechterung des gesundheitlichen Zustandes sowie das Auftreten von Komplikationen zu vermeiden, indem der Patient Anteile seines Verhaltens, die gesundheitsschädigend sind, verändert.

Die besondere Nähe der Pflegenden zu den Patienten prädestiniert sie für die Aufgabe der Gesundheitsberatung. Sie wird aber auch von Ärzten, Physiotherapeuten und Sozialarbeitern wahrgenommen.

> **Merke**
> Es ist wichtig, dass das Behandlungsteam koordiniert vorgeht und dass wichtige Informationen allen am Beratungsprozess Beteiligten zugänglich sind. In diesem Zusammenhang haben sich Schulungs- und Beratungsprogramme bewährt.

Die Gesundheitsberatung von Menschen mit Erkrankungen des Gefäßsystems sollte Bestandteile umfassen, die für sie zu einer Wissenserweiterung führen und ihnen die Reflexion von Einstellungen und Haltungen ermöglichen. Da Angehörige für chronisch kranke Patienten häufig eine wichtige Hilfe bei der Bewältigung des Alltags sind, sollte immer erwogen werden, sie in die Beratung mit einzubeziehen. Neben einer gründlichen und an die Voraussetzungen der Patienten angepasste Information zu Ursachen, Zeichen, Verlauf und Behandlung ihrer Erkrankung sollten die Auswirkungen der Risikofaktoren betont werden. Fast alle Patienten mit arterieller Verschlusskrankheit sind beispielsweise Raucher. Dabei sollte nicht belehrend vorgegangen werden. Die Pflegeperson sollte auch darauf hören, was der Patient sagt. Welche Bedeutung hat das Rauchen für ihn, warum fällt es ihm schwer, das Rauchen aufzugeben? Für die Rolle der Pflegenden ist es wichtig anzuerkennen, dass letztendlich der Patient die Entscheidung über sein Handeln trifft und die Verantwortung dafür trägt. Ihm soll vermittelt werden, dass er aktiv etwas für seine Gesundheit tun kann. Es ist sinnvoll, dem Patienten die Informationen auch weiterhin zugänglich zu machen, Patientenbroschüren bieten hier eine gute Möglichkeit. Der Patient kann Informationen nachschlagen, neue Fragen formulieren und sich weiter mit der Thematik auseinander setzen.

Wichtige Informationen für Patienten mit arterieller Verschlusskrankheit sind in **Tab. 35.5** zusammengefasst.

Arterielle Verschlusskrankheit (pAVK). Die Pflege und Behandlung von Patienten mit einer arteriellen Verschlusskrankheit (pAVK) ist nicht einheitlich und insbesondere vom Stadium der Erkrankung abhängig. In allen Phasen können die Patienten jedoch selbst einen wesentlichen Beitrag zu ihrer Behandlung leisten, indem sie gesundheitsschädigendes Verhalten verändern und in ihrem Alltag Faktoren, die zur Verschlechterung der Krankheit führen, ausschalten und durch fördernde ersetzen (vgl. **Tab. 35.5**). Die dort genannten Punkte sollten natürlich auch von Pflegenden bei der Behandlung berücksichtigt werden, wenn sie stellvertretend für Patienten handeln.

Die Ziele der Pflege sind die Förderung der Durchblutung, die Reduzierung oder Vermeidung von Komplikationen, die Förderung einer gesunden Lebensweise und die Verbesserung des Wohlbefindens des Patienten. In **Stadium II** der arteriellen Ver-

Tabelle 35.5 Wichtige Informationen für Patienten mit arterieller Verschlusskrankheit

Bereich	*Patienteninformation*
Risikofaktoren	Information über die Auswirkung der Risikofaktoren Rauchen, Stress, Hypertonie und Übergewicht; Aufzeigen von konkreten Hilfen zur Verhaltensänderung
Erkrankung	Information zu Ursachen, Symptomen, Verlauf und Behandlung; Behandlung von weiteren Erkrankungen wie Herzinsuffizienz, Hypertonie, Diabetes mellitus
Aktivitäten des täglichen Lebens	
ATL Sich bewegen	→ angepasste Bewegung empfehlen (gezielte und in Intervallen durchgeführte Bewegung verbessert die Bildung von Kollateralen und bremst die Verschlechterung der Erkrankung) – Gehtraining in Stadium II – Ausdauersport unter ärztlicher Kontrolle (Wandern, Radfahren, Schwimmen) → Beine in Ruhe tief (unter Herzniveau) lagern (Verbesserung der Durchblutung und Nutzung des hydrostatischen Drucks)
ATL Sich waschen und kleiden	→ sorgfältige Pflege und Beobachtung der Haut → auf heiße und kalte Teil- oder Vollbäder verzichten → warmhaltende und nicht beengende Kleidung bevorzugen → keine Kompression der Beine, keine Anti-Thrombose-Strümpfe (Kompression führt zur Verschlechterung der Durchblutung) → kein unbequemes, einengendes oder Druckstellen erzeugendes Schuhwerk tragen (Verletzungen heilen schlecht und können zu Nekrosen/Gangrän führen)
ATL Essen und trinken	→ cholesterinarme Kost bzw. geeignete Lebensmittel empfehlen → bei Diabetikern auf die Wichtigkeit der guten Blutzuckereinstellung hinweisen → auf ausreichende Flüssigkeitszufuhr achten
ATL Körpertemperatur regulieren	→ keine Kälteexposition (Kälte führt zu einer Engstellung der Gefäße und damit zur Verschlechterung der Durchblutung) → keine Zufuhr von Wärme (Wärmezufuhr führt zu einer Zunahme des Sauerstoffverbrauchs)
ATL Sich sicher fühlen und verhalten	→ Verletzungen vorausschauend vermeiden → nicht barfuß laufen (Verletzungsgefahr) → konsequente Prophylaxe von Druckstellen
ATL Raum und Zeit gestalten, arbeiten und spielen	→ für ausreichende Pausen sorgen → Stressabbau, Entspannungstechniken

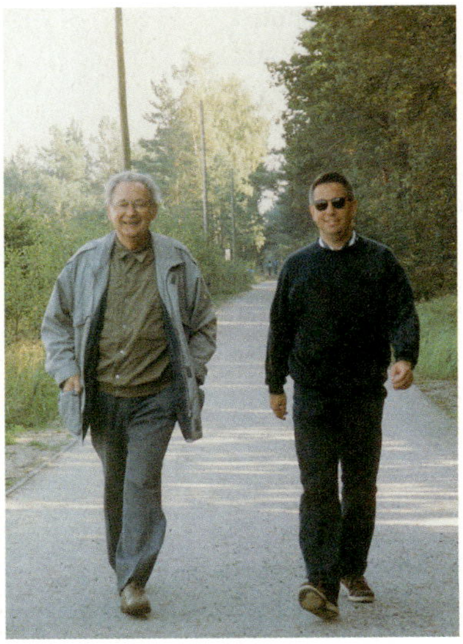

Bei Patienten mit peripherer arterieller Verschlusskrankheit im Stadium II ist das Gehtraining (3 × wöchentlich, 30 Min. mindestens, über 6 Monate hinweg) die wichtigste Therapie

schlusskrankheit (pAVK) steht die eingeschränkte Mobilität der Patienten im Mittelpunkt. Unter Belastung treten die Claudicatio-intermittens-Schmerzen als ischämische Muskelschmerzen auf und beschränken den Aktionsradius der Betroffenen. Das Gehtraining stellt in dieser Phase die wichtigste Form der physikalischen Behandlung dar. Durch sie wird das Wachstum der Kollateralen gefördert und der Blutfluss verbessert. Die Patienten belasten sich dabei regelmäßig, kontrolliert und in Intervallen. Ausreichende Erholungsphasen sind dabei genauso wichtig wie die Belastung. Das Gehtraining sollte 3-mal wöchentlich für mehr als 30 Min. über einen Zeitraum von mindestens sechs Monaten aufrechterhalten werden. Mit dieser gezielten Bewegung kann die mögliche Gehstrecke der Patienten zu Beginn gesteigert und in der Folge aufrechterhalten werden. Der Übergang der pAVK in das Stadium III kann damit verzögert oder verhindert werden. Der Erfolg des Gehtrainings ist in hohem Maße von der Motivation des Patienten abhängig. Nur eine disziplinierte und regelmäßige Anwendung führt zum Erfolg.

Praxistipp

Eva Groß Krankenschwester

Schlagen Sie dem Patienten das Führen eines „Trainings-Tagebuchs" vor, in dem er Datum, Dauer und Gehstrecke festhalten kann. Es ist für die Patienten hilfreich und gleichzeitig motivierend.

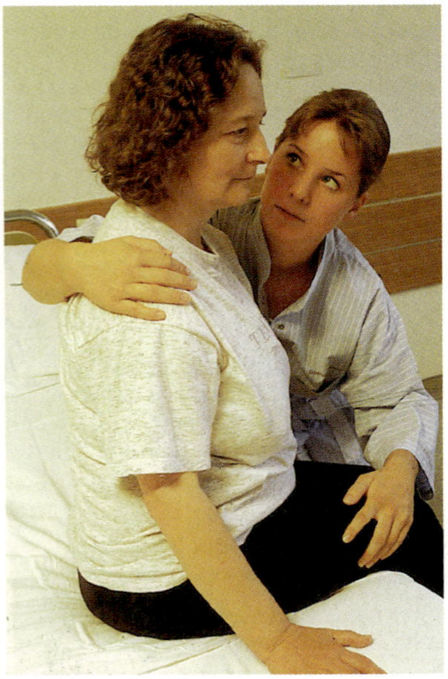

Bei ischämischen Ruheschmerzen bringt die Tieflagerung der Beine, wie sie hier in einer Mobilisationsszene dargestellt ist, dem Patienten Erleichterung

Stadium III und IV der pAVK sind durch ischämische Muskelschmerzen in Ruhe gekennzeichnet. Die Fähigkeit der betroffenen Menschen zur Bewältigung ihres Alltages und der Aktivitäten des täglichen Lebens ist erheblich eingeschränkt. Die von einer Ischämie bedrohten Extremitäten müssen tief, das bedeutet unter Herzniveau, gelagert werden. Dadurch wird das entstehende hydrostatische Druckgefälle zur Verbesserung der Durchblutung genutzt. Den Patienten kann empfohlen werden, sich in regelmäßigen Abständen auf die Bettkante zu setzen und die Beine aus dem Bett hängen zu lassen. Wärmezufuhr und Kälteexposition sollen vermieden werden. Wärmflaschen oder ähnliches sind hier nicht nur wegen der möglichen Verbrennungsgefahr, insbesondere bei Störungen der Sensibilität, nicht anzuwenden. Wärmezufuhr und Kälteexposition bewirken auch eine Verschlechterung der Durchblutungssituation der Extremitäten. Andererseits ist ein Wärmeverlust durch entsprechende Kleidung zu vermeiden.

Sind die Patienten immobilisiert worden, ist, sofern keine anderen Gründe dagegen sprechen, ihre frühzeitige Mobilisierung anzustreben.

Merke

Keinesfalls dürfen die Beine der Patienten hochgelagert werden, da dadurch die Gefahr der Ischämie gesteigert wird. Kompressionsverbände und -strümpfe dürfen bei den Patienten nicht angewendet werden. Dazu zählen auch Anti-Thrombose-Strümpfe. Die Kompression verschlechtert die Durchblutung der Extremität und kann zu Ischämien mit der Ausbildung von Nekrosen führen.

Ein weiteres Problem stellt die Gefahr der Entstehung von Druckstellen in den Bereichen der betroffenen Extremität dar. Aufgrund der verminderten Durchblutung ist die Ischämietoleranz des Gewebes verkürzt. Eine konsequente Dekubitusprophylaxe (S. 311 ff) ist unabdingbar. Neben einer sorgfältigen Hautbeobachtung und -pflege muss auch auf geeignetes Schuhwerk geachtet werden. Druckstellen werden schnell zur Nekrose oder Gangrän und heilen schlecht. Sind in Stadium IV bereits Nekrosen aufgetreten, ist eine entsprechende Wundbehandlung durchzuführen.

Einen weiteren Schwerpunkt der Pflege bildet die Sorge um das Wohlbefinden des Patienten. Hierzu zählt auch die Mitwirkung bei der Schmerztherapie (S. 971 f). Patienten in Stadium III und IV können unter stärksten Ruheschmerzen leiden. Die Einschätzung der Schmerzintensität, die Verabreichung von angeordneten Schmerzmedikamenten und die Überprüfung ihrer Wirksamkeit sind als wichtige Aufgaben zu nennen. Werden Patienten mit Medikamenten wie Heparin oder Marcumar behandelt, die die Blutgerinnung beeinflussen, sind einige zusätzliche Punkte zu berücksichtigen. Grundsätzlich sollte die Behandlung auf einen Blick aus der Dokumentation hervorgehen. Eine regelmäßige laborchemische Kontrolle der Gerinnungsparameter ist erforderlich. Eine Gefahr der Behandlung besteht in dem Auftreten von Blutungen. So sollte der Patient auf Schleimhautblutungen hin beobachtet werden. Intramuskuläre Injektionen sind grundsätzlich verboten. Bei konkretem Verdacht auf eine bestehende Blutungsneigung sollte eine sorgfältige neurologi-

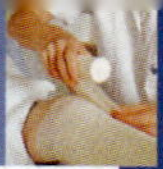

sche Krankenbeobachtung durchgeführt werden, um Anzeichen einer zerebralen Blutung frühestmöglich zu erkennen.

Akuter Arterienverschluss. Je nach Lokalisation sind bei dieser akuten Erkrankung Extremitäten, Organe oder der gesamte Organismus vital bedroht. Die Patienten leiden unter stärksten Schmerzen. Sie sind handlungsunfähig und auf die Hilfe Dritter angewiesen. Das Ziel der Notfallbehandlung ist die schnellstmögliche Wiedereröffnung der arteriellen Strombahn und die Vermeidung von Komplikationen, die zu einem Verlust der Extremität führen können. Wird die arterielle Strombahn innerhalb von sechs Stunden nicht wiederhergestellt, ist ein Verlust der Extremität nicht zu vermeiden.

Eva Groß
Krankenschwester

Praxistipp
Als Sofortmaßnahme wird das betroffene Bein tief gelagert (deutlich unter Herzniveau). Die Extremität muss vor Auskühlung und Verletzung geschützt werden.

Durch die Unterbrechung der Durchblutung kommt es sehr schnell zur Dekubitusbildung bis hin zur Nekrose. Ein Watteverband ist zur Verhütung von Wärmeverlust und zum Schutz vor Verletzungen geeignet. Er darf jedoch keinesfalls einengend oder komprimierend wirken.

Zur Schmerztherapie werden vom behandelnden Arzt wirksame Medikamente verordnet. In dieser Phase dürfen keine intramuskulären Injektionen vorgenommen werden, da diese eine Kontraindikation für eine möglicherweise durchzuführende Lysetherapie darstellen würde.

Da in der Regel eine operative Wiedereröffnung der Strombahn vorgenommen wird, sollte der Patient zur Vorbereitung der Narkose nüchtern bleiben. Die weitere Vorbereitung zur Operation folgt den allgemeinen Regeln der präoperativen Pflege (S. 1422 ff).

Die Patienten befinden sich in einer bedrohlichen und für sie nicht zu überblickenden Situation. Schmerzen und die Sorge um den Erhalt der Extremität führen zu Angst und Stress. Nach Möglichkeit sollten die Patienten nicht alleine gelassen werden. Eine beruhigend wirkende und um sie besorgte Vertrauensperson entlastet die Patienten und macht die Situation für sie ein wenig erträglicher. Eine gute Überwachung der Atmung und der Herz-Kreislauf-Funktion dienen dem frühzeitigen Erkennen von Komplikationen und der Sicherheit des Patienten.

35.2 Pflege von Patienten mit Erkrankungen der venösen Gefäße

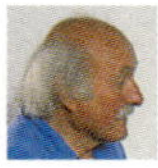

Über die Frage, wann er das erste Mal seine Krankheit bemerkt hat, musste Herr T. lange nachdenken. Es entstand eine längere Pause im Gespräch während der Pflegevisite. Vor sieben Tagen war Herr T. stationär aufgenommen worden. Diagnose: Phlebothrombose bei bestehender chronisch venöser Insuffizienz und einem Ulcus cruris am linken Unterschenkel. Deswegen war er nun schon fünf Jahre in ärztlicher Behandlung.

„Nun, wissen Sie", antwortet er schließlich, „die ganzen Jahre vorher habe ich das nicht so richtig ernst genommen. Wenn ich zurückschaue, hat es eigentlich vor zwanzig Jahren angefangen. Damals war ich gerade fünfzig geworden. Ich bemerkte, dass sich meine Beine schneller müde anfühlten als früher. Na ja, jetzt ist der Lack ab, dachte ich, aber den Gedanken, es könnte was Ernsthaftes sein, habe ich schnell beiseite geschoben. Mit den Jahren wurden meine Beschwerden schlimmer. Abends, wenn ich von der Arbeit kam, waren meine Beine häufig gespannt, die Schuhe drückten ständig und mit dem Laufen wurde es immer schwieriger. Ich musste immer häufiger Pausen machen. Ich habe das als Schwäche empfunden und wollte es vor anderen nicht zugeben. Aber meine Frau hat natürlich etwas gemerkt. Beim Spazierengehen sagte sie immer, nun, jetzt komm, was ist denn mit dir los?" Aber ich bin ein Meister des Versteckspielens geworden. Um mir eine Pause zu verschaffen, gab ich plötzlich vor, mich für Schaufensterauslagen, Bäume, Häuser zu interessieren, Dinge, die ich früher nicht beachtete. Bald fielen mir diese kleinen Betrügereien gar nicht mehr auf und ich habe sie selbst geglaubt. Natürlich habe ich weiter geraucht, so 40 Zigaretten am Tag. Einen Zusammenhang mit meinen Beinen wollte ich nicht wahrhaben.

Vor nun fünf Jahren hatte ich so eine offene Stelle am linken Bein. Ich dachte, ich hätte mich irgendwo gestoßen. Aber es wollte nicht heilen. Da bin ich das erste Mal zum Arzt gegangen. Er sagte, es sind die Venen. Na wissen Sie, auf seine guten Ratschläge habe ich nicht viel gegeben. Nicht mehr rauchen, kein Alkohol, viel Bewegung und diese furchtbaren Kompressionsstrümpfe. Am Anfang habe ich das mal probiert. Aber das war nichts für mich. Und so ging es immer weiter. Und jetzt, letzte Woche, das war anders. Ich habe viel nachgedacht. Eigentlich habe ich mich zwanzig Jahre lang betrogen."

Medizinischer Überblick Erkrankungen der venösen Gefäße

Der Rückfluss des Blutes aus den Beinen erfolgt hauptsächlich, durch die Taschenklappen gelenkt, über die tieferliegenden Venen. Im Stehen wird der hydrostatische Druck der Blutsäule durch die Venenklappen in Abschnitte aufgeteilt. Kann eine Venenklappe ihre Funktion nicht mehr erfüllen und wird undicht, kommt es zu einem Rückstrom des Blutes. Somit wird die Belastung der darunter liegenden Klappe erhöht und muss nun dem doppelten hydrostatischen Druck standhalten. Dies führt auf Dauer zu einem Nachgeben der Venenwand und zu einer weiteren Klappeninsuffizienz. Venenklappeninsuffizienzen können durch im Alter zunehmende Bindegewebsschwächen oder durch angeborene Gefäßmissbildungen verursacht sein.

Arten von venösen Gefäßverletzungen

Krampfadern (**Varikosis**) sind sackförmige oder zylindrisch erweiterte oberflächliche Venen vor allem der unteren Extremitäten. Der Art der Entstehung entsprechend wird die primäre (95%) von der sekundären Varikosis (5%) unterschieden. Die wichtigsten Varizenformen zeigt **Abb. 35.5**.

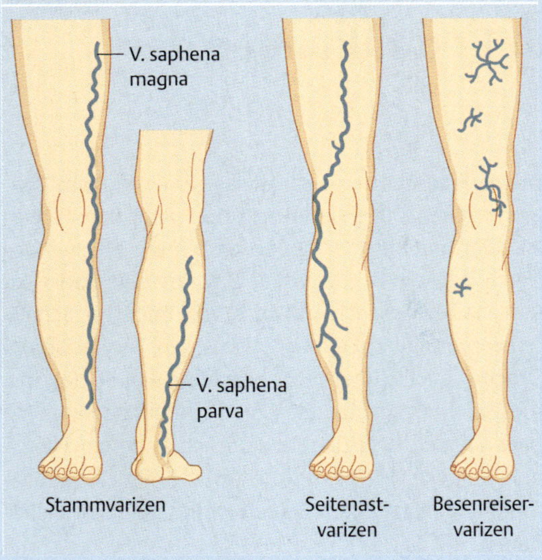

Abb. 35.5 Die wichtigsten Varizenformen

Unter einer **Thrombophlebitis** versteht man die Entzündung einer oberflächlichen Vene mit Verlegung des Lumens durch einen Thrombus. Eine **Phlebothrombose** (TVT = tiefe Venenthrombose) ist ein inkompletter oder kompletter Verschluss einer tiefen Vene durch einen Thrombus mit einer Behinderung des venösen Blutrückflusses.

Das **postthrombotische Syndrom** tritt in Folge einer Phlebothrombose auf und ist durch eine chronisch venöse Stauung mit retrogradem Blutfluss und Lymphabflussbehinderung aufgrund einer Venenklappenschädigung gekennzeichnet. Dieser Zustand schädigt die Venenklappen erneut und führt zu einer Verstärkung der Erkrankung.

Tritt zu dem postthrombotischen Syndrom eine Hautveränderung bei konstanter venöser Hypertension, spricht man von einer **chronisch-venösen Insuffizienz** (**CVI**). Sie kann in einem Abstand von 1 – 10 Jahren nach dem akuten Ereignis auftreten.

Das **Ulcus cruris** (**Abb. 35.6**), im Volksmund als „offenes Bein" bezeichnet, ist eine oberflächliche chronische Wunde, die überwiegend in der Folge einer chronisch venösen Insuffizienz auftritt. Das Ulcus cruris venosum bildet sich meist im Bereich des Innenknöchels und des Unterschenkels. Betroffen sind die Hautschichten bis zur Lederhaut. Seltener kann das Ulcus cruris die Folge einer arteriellen Verschlusskrankheit sein. Das Ulcus cruris arteriosum findet sich häufig an druckbelasteten Stellen wie Zehen und Fersen.

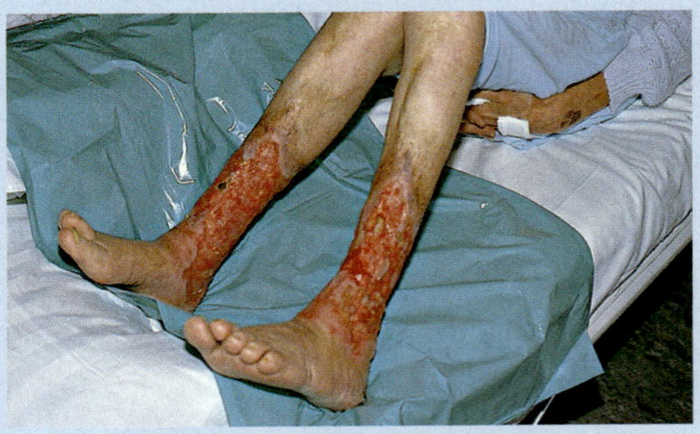

Abb. 35.6 Ulcera cruris an beiden Unterschenkeln

Häufigkeit

Unter Erkrankungen der peripheren venösen Gefäße leiden in Deutschland ca. 70% der Bevölkerung. Etwa zwölf Millionen Menschen sind an einer Stammvarikose erkrankt. Und jeder Achte leidet an einer chronisch venösen Insuffizienz. In Deutschland sterben pro Jahr über 20000 Menschen an einer Lungenembolie, die als Komplikation einer Thrombose der tiefen Venen auftreten kann.

Bei einer solchen **Phlebothrombose** ist in 60% der Fälle die untere Extremität erkrankt, und dabei in zwei Drittel der Fälle das linke Bein. In 30% der Fälle sind die Beckenvenen und in 10% die großen Hohlvenen oder die Venen des Halses betroffen. Die Phlebothrombose und die als eine mögliche Komplikation auftretende Lungenembolie stellen eine der Hauptursachen für Morbidität und Letalität im Krankenhaus und bei ambulanten Operationen dar.

Die **chronisch venöse Insuffizienz** und das **postthrombotische Syndrom** stellen eine der häufigsten Gefäßerkrankungen dar. Frauen sind davon 3-mal häufiger betroffen als Männer.

Risikofaktoren/Ursachen

Die Risikofaktoren einer primären **Varikosis** sind genetische Faktoren, zunehmendes Alter, der hormonelle Einfluss bei Frauen (z. B. Schwangerschaft), eine stehende oder sitzende Tätigkeit, Adipositas und chronische Obstipation. Eine sekundäre Varikosis tritt im Rahmen eines postthrombotischen Syndroms als Folge einer venösen Abflussstauung auf.

Eine **Thrombophlebitis** wird meist durch mechanische und/oder chemische Reizungen der Venen (z. B. durch Venenverweilkatheter oder intravenöse Injektion venenschädigender Medikamente), eine Infektions- oder Tumorerkrankung oder durch einen Insektenstich verursacht.

Der Entstehungsmechanismus einer **Thrombose** wird durch die 1856 beschriebene Virchow-Trias erklärt. Die Bildung einer Thrombose wird durch die folgenden Faktoren begünstigt: Schädigung der Gefäßinnenwand, Verminderung der Strömungsgeschwindigkeit des Blutes und Veränderung der Blutzusammensetzung (s. Thromboseprophylaxe, S. 315 ff).

In der Klinik bleibt die Ursache einer TVT in 30–40% der Fälle unbekannt. Die Risikofaktoren einer tiefen Venenthrombose sind:

- Immobilität,
- langes und ununterbrochenes Sitzen (Flugzeug, Auto, Bahn, sitzende Tätigkeit),
- hohes Lebensalter,
- Nikotinabusus,
- Adipositas,
- Herzinsuffizienz,
- zurückliegende Thrombosen,
- Verletzungen, Frakturen und operative Eingriffe im Bereich der unteren Extremitäten und des Beckens,
- Schwangerschaft und Wochenbett,
- Einnahme oraler Antikonzeptiva („Pille"),
- Tumorerkrankungen,
- Störung der Fibrinolyse,
- erhöhte Blutviskosität (Polyglobulie, Exsikkose).

Symptome

Patienten mit **Varikosis** klagen über Müdigkeits- und Schweregefühl in den Beinen. Die sichtbaren Veränderungen werden von den Betroffenen als störend empfunden. Besonders im Stehen treten Schmerzen im Verlauf der betroffenen Venen auf, und es kommt zu Schwellungen im Bereich des Knöchels. Bei Wärme nehmen die Beschwerden zu. Eine Besserung stellt sich beim Hochlagern der Beine ein.

Die Zeichen der **Thrombophlebitis** sind (**Abb. 35.7**):

- unscharf begrenzte Rötung im Bereich der betroffenen Venen,
- lokale Schwellung und Überwärmung,
- schmerzhafter, verhärteter Venenstrang,

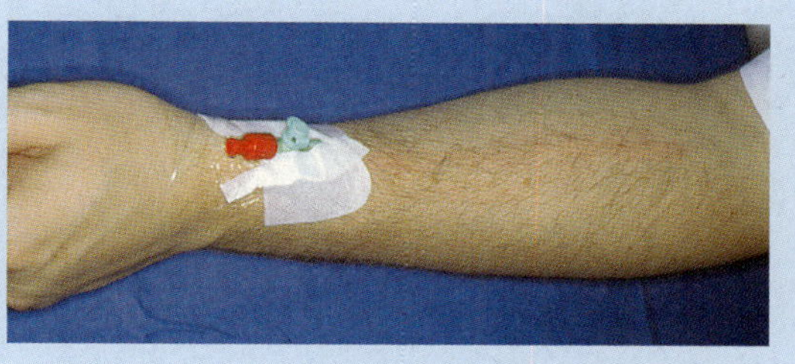

Abb. 35.7 Oberflächlicher geröteter Venenstrang nach Infusionsbehandlung

- Symptome wie Fieber und Beeinträchtigung des allgemeinen Wohlbefindens.

Im Gegensatz zur tiefen Venenthrombose kommt es bei der Thrombophlebitis zu einer lokalen Schwellung in Bereich der betroffenen Vene und nicht zu einer ausgedehnteren Schwellung der gesamten Extremität.

Die **Phlebothrombose** verläuft anfänglich ohne vom Patienten bemerkte Symptome. Später kommt es zu folgenden Krankheitszeichen:

- einseitige Schwellung der Extremität (**Abb. 35.8**),
- Schwere- und Spannungsgefühl im betroffenen Bein,
- Hitze- oder Kältegefühl im Bein,
- bläulichrot verfärbte, glänzende, warme Haut,
- nächtliche Wadenkrämpfe,
- ziehende Schmerzen wie bei Muskelkater,
- ziehender Schmerz entlang der betroffenen Vene,
- Schmerzen in der Leistengegend bei Beckenvenenthrombose,
- belastungsabhängiger Wadenschmerz,
- positive Schmerzprovokationszeichen (Payr-, Bisgaard-, Homan-Zeichen, Lowenberg-Test, Meyer-Druckpunkte). Diese klassischen Thrombosezeichen haben heutzutage wegen häufiger falscher Befunde kaum noch Bedeutung.

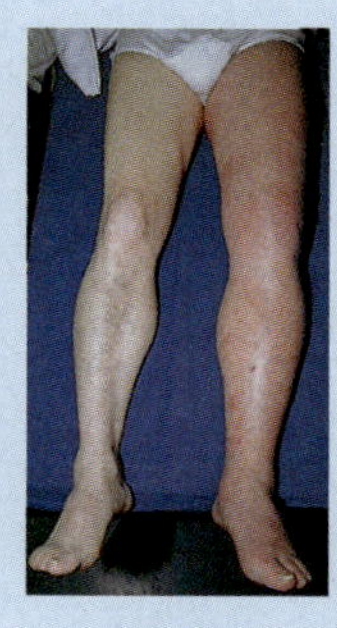

Abb. 35.8 Schwellung und Blaufärbung des linken Beines

Die Beschwerden von Patienten **mit chronisch venöser Insuffizienz** und **postthrombotischem Syndrom** nehmen u. U. über Jahre langsam an Schwere zu. Es zeigen sich:

- Wadenschmerzen,
- Knöchelödeme, Unterschenkelödeme,
- oberflächliche (sekundäre) Varizen als Zeichen eines Umgehungskreislaufs,
- trophische Hautveränderungen an der Innenseite des distalen Unterschenkels, d.h. zunehmende Verhärtung (Induration), oft braune Pigmentierung, Ekzembildung (Stauungsdermatose), Infektionen (bakteriell oder mykotisch),
- gehäuftes Auftreten von Rezidivthrombosen,
- Ulcus cruris (vorwiegend im Bereich des Innenknöchels und des distalen Unterschenkels).

Eine Verstärkung der Krankheitszeichen in der warmen Jahreszeit ist typisch.

Diagnostik

Die primären klinischen Befunde der **Varikosis** sind:

- tastbare Erweiterungen des Gefäßes in der Leistenregion,

- positiver Husttest (Huststöße verursachen eine tastbare Expansionsbewegung entlang des Venenstranges),
- positiver Perkussionstest (am stehenden Patienten ist eine durch Perkussion peripherer Varianten ausgelöste Druckwelle an der V. saphena magna unterhalb des Leistenbandes oder in ihrem Verlauf fühlbar).

Sekundäre Befunde sind:

- Besenreiser (in der Haut verlaufende Krampfadern),
- chronisch venöses Stauungssyndrom,
- Stauungsdermatitis, Hyperpigmentation und im Spätstadium Ulcus cruris.

Als weitere diagnostische Verfahren kommen die Phlebografie und die Duplexsonografie zum Ausschluss von Venenthrombosen und die Lichtreflexionsrheografie in Frage.

Die Lichtreflex-Plethysmografie (LRR) ist ein Test der venösen Muskelpumpe. Dabei werden Lichtblitze im ultraroten Bereich in das Gewebe gesendet. Ein Teil des Lichtes wird durch die Dichteschwankungen in den Blutgefäßen moduliert und reflektiert. Damit ist eine Aussage über die Volumenschwankungen in den subpapillären und subkutanen Gefäßen möglich.

Die Diagnose der **Thrombophlebitis** wird anhand der genannten Zeichen gestellt. Differenzialdiagnostisch kann durch die Duplexsonografie eine Phlebothrombose ausgeschlossen werden.

Die klinischen Zeichen führen bei der **Phlebothrombose** in nur 50% der Fälle zu einer treffenden Diagnose. In der Duplexsonografie ist im Bereich des Thrombus kein Blutfluss darstellbar. Bleibt der Sonografiebefund unklar oder besteht der Verdacht einer Beckenvenenthrombose, wird die Phlebografie zur weiteren Diagnostik hinzugezogen.

Neben den klinischen Zeichen bei der **chronisch venösen Insuffizienz** bzw. beim **postthrombotischen Syndrom** sind in der Phlebografie und der Duplexsonografie eine Klappeninsuffizienz, ein Reflux im tiefen Venensystem sowie kutane Lymphabflussstörung festzustellen.

Komplikationen

Im Rahmen einer **Varikosis** können eine Thrombophlebitis, eine Blutung aus verletzten Varizen und eine chronisch-venöse Insuffizienz als mögliche Komplikationen auftreten.

Komplikationen bei **Phlebothrombose**:

- Lungenembolie (S. 966),
- Ausbildung einer sekundären Varikosis,
- rezidivierende Phlebothrombosen mit Ödembildung,
- Ulcus cruris.

Therapie

Zu den konservativen Therapieformen der **Varikosis** zählen Kompressionsstrümpfe und das Bevorzugen des Sitzens und Stehens gegenüber dem Laufen und Liegen. Zu den Methoden der operativen Therapie gehört die Krossektomie (Durchtrennung aller Venenäste am Venensystem der Leiste [Krosse], um Rezidive zu verhindern), das Venenstripping und die Ligatur aller insuffizienten Perforationsvenen. Interventionell kann die Sklerotherapie und das Veröden der Varizen angewandt werden.

Zur Behandlung einer **Thrombophlebitis** können kühlende Umschläge und Salben zur Verminderung der lokalen Schwellung und der Schmerzen zur Anwendung kommen. Ein weiteres Augenmerk der Behandlung gilt der Prävention einer Zunahme der Thrombose und einer möglichen Thromboembolie. Dazu werden die Patienten nach Anlage eines Kompressionsverbandes frühzeitig mobilisiert. Eine Low-dose-Heparin-Therapie wird angesetzt, sofern keine Kontraindikationen bestehen. Die Beseitigung möglicher Ursachen, wie z. B. liegender Venenkatheter, muss in Betracht gezogen werden.

Zur Schmerztherapie sollten keine steroide Antiphlogistika eingesetzt werden, weil es durch sie zu einem erhöhten Infektionsrisiko kommen kann. Bei Fieber kann die Verabreichung eines Antibiotikums sinnvoll sein.

Die Behandlungsverfahren bei **Phlebothrombose (TVT)** sind in **Tab. 35.6** zusammengefasst.

Tabelle 35.6 Therapie der Phlebothrombose

Konservativ	*Thrombolyse*	*Operativ*
– Hochlagern der betroffenen Extremität – keine Wärmezufuhr – bei Unterschenkelthrombose Kompressionsverband – eine Woche Bettruhe (Emboliegefahr) – Stuhlregulierung	– lokale Fibrinolyse mit Plasminogenaktivatoren (Streptokinase, Urokinase, t-PA) – systemische Fibrinolyse mit Plasminogenaktivatoren (Streptokinase, Urokinase, t-PA)	Thrombektomie mit Ballonkatheter (Fogarty-Katheter)

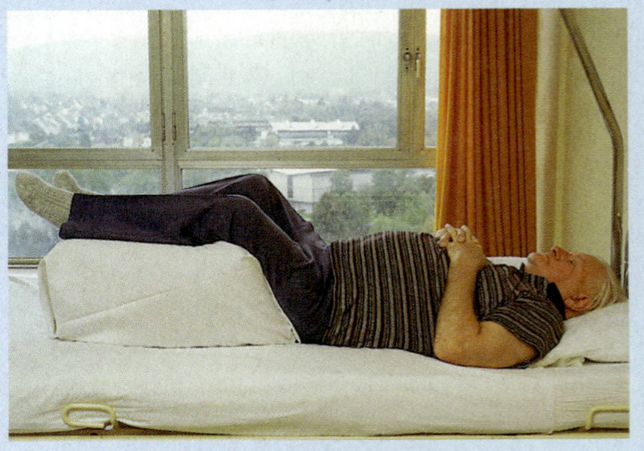

Das Hochlagern der betroffenen Extremität gehört zur konservativen Therapie bei Phlebothrombose

Zur Behandlung der **chronisch venösen Insuffizienz** bzw. des **postthrombotischen Syndroms** stehen folgende Maßnahmen zur Verfügung:

- Kompressionsbehandlung mit elastischen Binden oder individuell angepassten Kompressionsstrümpfen,
- balneophysikalische Maßnahmen wie kalte Güsse,
- Bewegungstherapie (wegen der drohenden Sprunggelenksversteifung),
- Varizensklerosierung,
- medikamentöse Behandlung mit venentonisierenden und lokal abschwellend wirkenden Medikamenten (Flavonoide, Rosskastaniensamenextrakte) oder Diuretika (allenfalls nur initial und kurzfristig wegen der Erhöhung der Thrombosegefahr).

Für ein **Ulcus crusis** gelten folgende Behandlungsgrundsätze: Bei der venösen Insuffizienz ist die Kompressionsbehandlung von entscheidender Bedeutung. Zugeschnittene Schaumgummiplatten und Spezialeinlagen ermöglichen eine Übertragung der Kompressionswirkung auch auf die Knöchelregion (wichtig bei Ulzerationen in diesem Gebiet). Danach wird ein festsitzender Kompressionsverband oder -strumpf angelegt (s. Thromboseprophylaxe, S. 315 ff). Eine solchermaßen gezielte Kompression hat im Zusammenhang mit einer Mobilisierung des Patienten erhebliche Vorteile gegenüber Bettruhe und dem Hochlegen der Beine. Bettruhe fördert zwar die Heilung; da aber dabei schnell eine Muskelatrophie eintritt, entsteht ein ungünstiger Einfluss auf die Muskelpumpe, wodurch die Möglichkeit des Rezidivs erhöht wird. Die Regulierung einer ungenügenden Herzfunktion, die Reduzierung des Körpergewichts sowie die Behandlung möglicher ursächlicher Faktoren (Diabetes mellitus, Eiweißmangel, Bluthochdruck usw.) gehören mit zum Behandlungsplan. Die lokale Wundbehandlung des Ulcus cruris wird im Pflege- und Behandlungsplan (S. 971) beschrieben.

35.2.1 Bedeutung für den Patienten

Erkrankungen des Herz-Kreislauf-Systems stellen in Deutschland, wie auch in anderen Industrienationen, nach wie vor die häufigste Todesursache dar. Diesen Erkrankungen, zu denen auch die Krankheiten des Gefäßsystems zählen, kommt eine große gesellschaftliche Bedeutung zu. Die mit ihnen verbundenen Behandlungskosten, die resultierende Pflegebedürftigkeit und das Problem der Frühberentung sind hier als Beispiele zu nennen. Die von den meisten chronisch verlaufenden Erkrankungen betroffenen Menschen erleiden Einschränkungen in den Aktivitäten des Lebens, ihren sozialen Beziehungen und damit ihrer Lebensqualität. Neue, gesundheitsbedingte Erfordernisse treten für die Patienten hinzu. Das konsequente Tragen der Kompressionsverbände bei der chronisch venösen Insuffizienz oder der regelmäßige Verbandwechsel beim Ulcus cruris können hier genannt werden.

35.2.2 Pflege- und Behandlungsplan

Die Pflege und Behandlung von Patienten mit Erkrankungen der venösen Gefäße weist Unterschiede, aber auch Gemeinsamkeiten auf. In **Tab. 35.7** sind wichtige Pflegehandlungen bei venösen Gefäßerkrankungen zusammengefasst und in ihrer Wirksamkeit den einzelnen Krankheitsbildern zugeordnet.

Die Ziele der Pflege und Behandlung bestehen in einer Verbesserung des venösen Rückflusses des Blutes, der Verhinderung von Thrombosen und weiteren Komplikationen, der Förderung einer gesunden Lebensweise und der Verbesserung des Wohlbefindens des Patienten. Wie auch bei den Erkrankungen der arteriellen Gefäße können die Patienten selbst einen wesentlichen Beitrag zu ihrer Behandlung leisten. Die Beeinflussung der Risikofaktoren und die Berücksichtigung der Prinzipien der Behandlung bei den ATL (**Tab. 35.8**) stellen entscheidende Faktoren zur positiven Beeinflussung der Erkrankungen dar.

Tabelle 35.7 Pflegerische Maßnahmen bei ausgewählten Erkrankungen der Venen

	Kompressionsverband	*Frühmobilisation*	*Hochlagerung der Extremität*	*Messung des Beinumfangs*	*Alkoholumschläge*	*Obstipationsprophylaxe*	*Antikoagulation*	*Schmerztherapie*	*Venenzugang entfernen*
Varikosis	+	+	+	–	–	–	–	+	–
Thrombophlebitis	+	+	+	–	+	–	+	+	+
Tiefe Venenthrombose (TVT)	+	i	+	+	–	+	+	+	+
Chronisch venöse Insuffizienz (CVI)	+	+	+	–	–	–	+	+	–

+ = Maßnahme wird empfohlen i = individuelle Abwägung erforderlich – = Maßnahme nicht empfohlen

Kompressionsverband. Die Kompression der Venen ihrer Länge nach durch einen Kompressionsverband verengt ihren Durchmesser und hat einen verbesserten Verschluss der Venenklappe zur Folge. Dadurch wird die Strömungsgeschwindigkeit des Blutes erhöht. Bei der tiefen Venenthrombose soll durch die Kompression zusätzlich eine Embolisation des bestehenden Thrombus verhindert werden. Zur Therapie einer Venenthrombose oder einer chronisch venösen Insuffizienz eignen sich die im Handel befindlichen Anti-Thrombose-Strümpfe nicht. Sie sind zur Prophylaxe einer Thrombose bei Patienten gedacht, die nicht unter Erkrankungen der Venen leiden. Ihre komprimierende Wirkung ist bei liegenden Patienten ausreichend, nicht aber bei stehenden. Bei vorliegenden Venenerkrankungen müssen Kompressionsverbände angelegt oder spezielle Kompressionsstrümpfe getragen werden (s. Thromboseprophylaxe, S. 315 ff).

Mobilisierung. Ein weiterer Grundsatz der Behandlung von Venenerkrankungen ist die frühestmögliche Mobilisierung der Patienten. Sie bewirkt eine Anspannung der Muskeln und damit eine durch die Muskelpumpe bewirkte Verbesserung des venösen Rückflusses.

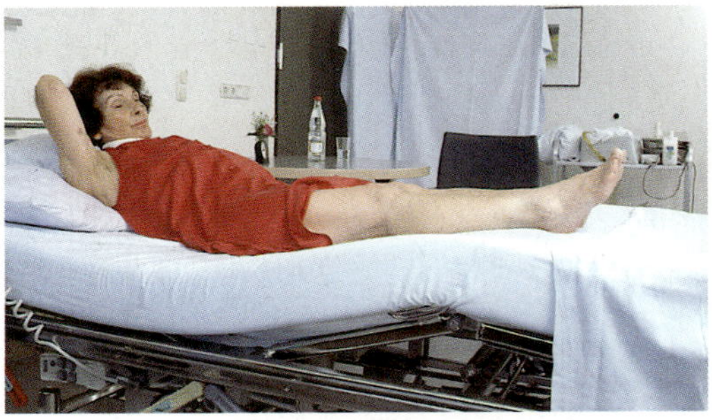

Jedes Krankenhausbett bietet die Möglichkeit, das Fußteil leicht zu erhöhen und damit den venösen Rückfluss zu fördern

> **⇢ Merke**
> Bei der Bewegung gilt für die Patienten die S-L-Regel: Stehen und Sitzen ist schlecht, Laufen und Liegen ist gut.

In Ruhe ist das Hochlagern der betroffenen Extremitäten eine einfache und wirkungsvolle Möglichkeit, die Strömungsgeschwindigkeit in den Venen der unteren Extremität zu beschleunigen. Eine Ausnahme von dem Prinzip der Frühmobilisation stellt die tiefe Venenthrombose (TVT) dar. In der Frühphase der Erkrankung besteht die Gefahr der Lungenembolie (S. 966). Abrupte Bewegungen und Pressen beim Stuhlgang können die Gefahr steigern. Bei Patienten, die hochgradig gefährdet sind, eine Lungenembolie zu erleiden, wie bei der Oberschenkel- und Beckenvenenthrombose, muss individuell über das Mobilisationsschema entschieden werden. Typischerweise müssen die Patienten in der ersten Woche der Behandlung strenge Bettruhe einhalten. Eine Mobilisation sollte nach dieser Zeit bei wirksamer medikamentöser Antikoagulation durchgeführt werden. Die Thrombosen haben sich zu diesem Zeitpunkt entweder aufgelöst oder in die Venenwand eingebaut, und es muss nicht mehr mit der Gefahr der Embolisation gerechnet werden. Bei einer auftretenden Schwellung im Rahmen einer Phlebothrombose muss der Beinumfang gemessen werden. Dabei sollte bei einem Patienten immer an der gleichen Stelle gemessen werden, um eine korrekte Einschätzung des Verlaufes zu ermöglichen. Bereits bei Verdacht

Tabelle 35.8 Wichtige Informationen für Patienten mit chronisch venöser Insuffizienz

Bereich	*Patienteninformation*
Risikofaktoren	Information über die Auswirkung der Risikofaktoren Alkohol und Rauchen, Hypertonie, Übergewicht und Bewegungsmangel; Aufzeigen von konkreten Hilfen zur Verhaltensänderung
Erkrankung	Information zu Ursachen, Symptomen, Verlauf und Behandlung; Behandlung von weiteren Erkrankungen wie Herzinsuffizienz, Hypertonie, Diabetes mellitus
Aktivitäten des täglichen Lebens	
ATL Sich bewegen	⇢ regelmäßige aktive Bewegung zur Förderung der Muskelpumpe – Ausdauersport unter ärztlicher Kontrolle (Wandern, Radfahren, Schwimmen) – regelmäßige Entstauungsgymnastik ⇢ Prinzip: Laufen und liegen ist gut, sitzen und stehen ist schlecht ⇢ langes Sitzen vermeiden, tagsüber und nachts Beine hochlagern (über Herzniveau) ⇢ keine Knierolle verwenden (führt zur Kompression der Venen und zur Verschlechterung des venösen Rückflusses)
ATL Sich waschen und kleiden	⇢ Kompressionsstrümpfe oder -verband ⇢ Kaltwasseranwendungen (aktivieren die glatte Muskulatur der Venen) – Abduschen der Beine mit kaltem Wasser – kalte Fußbäder – Wassertreten – Schwimmen (Wassertemperatur 18 – 28 °C) ⇢ sorgfältige Pflege und Beobachtung der Haut ⇢ auf heiße und kalte Teil- oder Vollbäder verzichten ⇢ Vorsicht bei Pediküre (Verletzungsgefahr) ⇢ keine einengende oder zu warme Kleidung ⇢ bequeme Schuhe wählen, keine hohen Absätze (Funktion der Muskelpumpe wird verschlechtert)
ATL Essen und trinken	⇢ auf ausreichende Flüssigkeitszufuhr achten
ATL Ausscheiden	⇢ Obstipationsprophylaxe
ATL Körpertemperatur regulieren	⇢ keine Wärmeexposition und -zufuhr (Wärme führt zu Weitstellung der Venen und zu einer Verlangsamung des venösen Rückflusses) – zu warme Kleidung vermeiden – Sauna und Sonnenbaden vermeiden
ATL Sich sicher fühlen und verhalten	⇢ Verletzungen vorausschauend vermeiden
ATL Raum und Zeit gestalten, arbeiten und spielen	⇢ wechselnde und regelmäßige Bewegung am Arbeitsplatz

auf eine Phlebothrombose darf keine intramuskuläre Injektion (z.B. im Rahmen der Schmerztherapie) durchgeführt werden, da dies eine Kontraindikation für eine mögliche Lysetherapie darstellt. Das Gleiche gilt auch für den Zeitraum einer medikamentösen Antikoagulation. In der Phase der Immobilisierung sollten eine ausführliche Information des Patienten und eine wirkungsvolle Obstipationsprophylaxe durchgeführt werden.

Schmerztherapie. Venöse Erkrankungen können mit Schmerzen und Schwellung der betroffenen Extremität einhergehen. Die Einschätzung der Schmerzintensität, die Verabreichung von angeordneten Schmerzmedikamenten und die Überprüfung ihrer Wirksamkeit sind wichtige pflegerische Aufgaben (s. Schmerztherapie, S. 567).

Bei der Thrombophlebitis sollten keine steroide Antiphlogistika zur Schmerztherapie eingesetzt werden, da sie nachteilige Folgen für die Behandlung der bestehenden Entzündung haben. Bei der lokalen Schwellung der Extremität wirken Alkohol- und Rivanolumschläge sowie Heparinsalben kühlend und abschwellend und werden von den Patienten als angenehm empfunden.

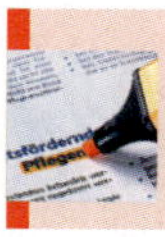

···› Merke
Nie unverdünnten Alkohol anwenden; er hat hautschädigende Wirkung!

Bei einer Thrombophlebitis sollten die in der Vene befindlichen Verweilkatheter entfernt und die Katheterspitzen einer bakteriologischen Untersuchung zugeführt werden.

Wundversorgung Ulcus cruris. Das Ulcus cruris ist eine oberflächliche chronische Wunde, die in der Folge einer chronisch venösen Insuffizienz auftritt. Eine erfolgreiche Behandlung eines Ulcus cruris ist nur möglich, wenn die chronisch venöse Insuffizienz konsequent behandelt wird und die in **Tab. 35.8** genannten Verhaltensweisen im Bereich der Aktivitäten des täglichen Lebens vom Patienten berücksichtigt werden. Neben diesen Faktoren spielt die Wundversorgung eine wichtige Rolle bei der Behandlung der Patienten. Ihr Ziel ist die Reepithelisierung und damit das Abheilen des Hautdefektes. Beim Ulcus cruris kann dies aber sehr lange dauern. Deshalb ist eine genaue Dokumentation des Wundzustandes und seines Verlaufes wichtig (s. Prinzipien der Wundbehandlung, S. 1541). Die Wundbehandlung des Ulcus cruris umfasst folgende Maßnahmen:

Unter **Débridement** versteht man das Entfernen von Krusten und Gewebetrümmern aus der Wunde. Dies kann chirurgisch mit Schere und Pinzette oder auf chemischem Wege mit Hilfe von Enzymen geschehen, deren eiweißspaltende Wirkung zur Auflösung von Nekrosen führt. Bei der enzymatischen Wundreinigung muss besondere Sorgfalt auf die Hautpflege der Umgebung des Ulcus cruris gelegt werden. Die Haut unmittelbar am Wundrand sollte zum Schutz mit Zinkpaste abgedeckt werden.

Zur **Reinigung** können physiologische Kochsalzlösung sowie Ringer-Lösung verwendet werden. Die Reinigung erfolgt mit Pinzette und Tupfer unter Wahrung steriler Bedingungen. Eventuell kann eine Wundspülung notwendig sein.

Rund um die Wunde muss die Haut trocken und fettfrei sein. Es stehen heute Hydrokolloidverbände zum **Schutz der Wunde** zur Verfügung, die Wundsekret absorbieren und die Auflösung von Nekrosen beschleunigen. Sie fördern die Regeneration und die Bildung von Granulationsgewebe. Der Wundverband muss so groß gewählt werden, dass er rundum 3 cm über den Wundrand hinausreicht. Nach dem Abziehen der Schutzfolie wird der Verband mit einer rollenden Bewegung auf die Wunde aufgelegt (s. Verbandstechnik, S. 1542 ff). Die Lösung der Nekrose aus dem Wundbett ist Voraussetzung für die Bildung von Granulationsgewebe in der Wunde. In dieser Zeit starker Sekretbildung muss der Verband häufiger gewechselt werden. Später kann er längere Zeit auf der Wunde verbleiben.

Leserservice

Verwendete Literatur

Classen, M. u.a.: Innere Medizin, 4. Aufl. Urban & Fischer, München 1998

Herold, G.: Innere Medizin. Eine vorlesungsorientierte Darstellung. Gerd Herold, Köln 2000

Schettler, G., H. Greten: Innere Medizin, Bd. 1, 9. Aufl. Thieme, Stuttgart 1998

Thiemes Innere Medizin. Thieme, Stuttgart 1999

Weiterführende Literatur

Marino, P. L.: Das ICU Buch. Praktische Intensivmedizin. Urban & Fischer, München 1994

Kontaktadressen

Deutsche Liga zur Bekämpfung von Gefäßerkrankungen e. V.
Guttmannstr. 1
76307 Karlsruhe-Langensteinbach
Tel.: 0 72 02/61 35 11, Fax: 0 72 02/61 61 67
E-Mail: Eric.Hsu@KKL.srh.de

Deutsche Gesellschaft für Phlebologie
Lippestr. 9 – 11
26548 Norderney
Tel.: 0 49 32/80 54 20, Fax: 0 49 32/80 53 77

Internetadressen

Deutsche Gesellschaft für Phlebologie
Http://www.meb.uni-bonn.de/dermatologie/dgpdlinks.htm

Leitlinien des AWMF online
http://www.uni-duesseldorf.de/www/awmf/ll/ll_phleb.htm

36 Pflege von Patienten mit Erkrankungen des Blut- oder Lymphsystems

Anne Sitzmann

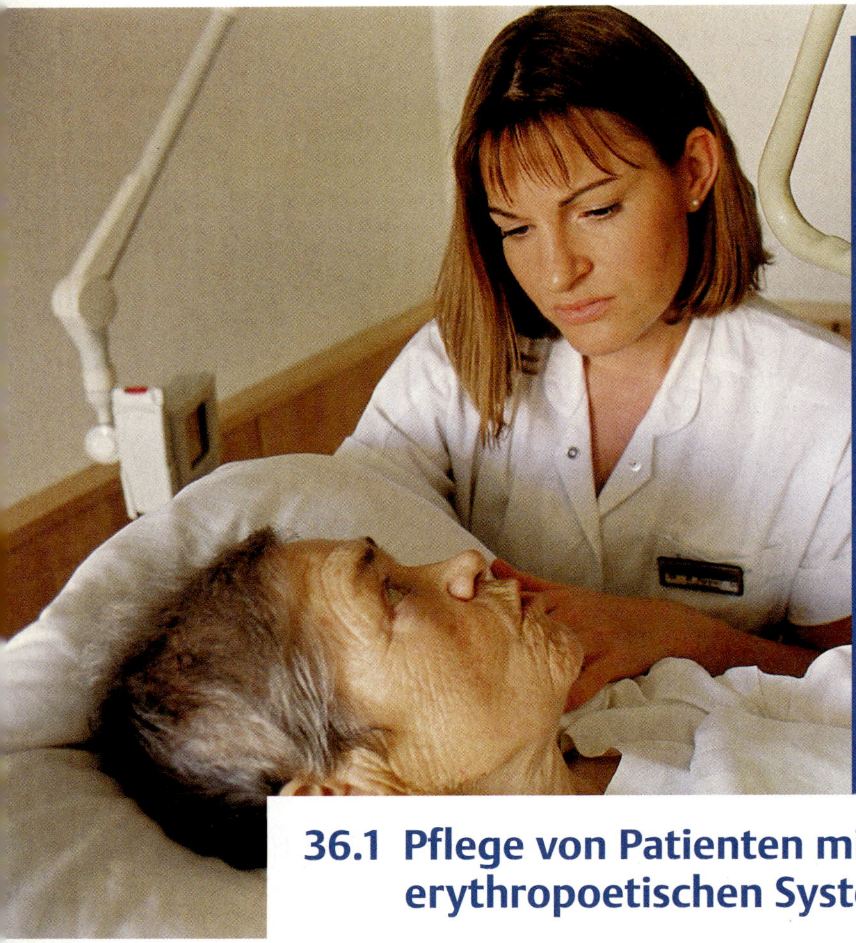

Überblick

36.1 Pflege von Patienten mit Erkrankungen des erythropoetischen Systems

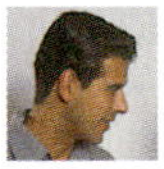

···⁘ Wie soll ich es nur Heike beibringen? Was sage ich ihr, wie es mit mir weitergehen wird? Schon letzte Woche habe ich erfahren, dass ich einen Morbus Hodgkin habe. Dem Arzt ist es sichtlich schwer gefallen, mir meine Diagnose mitzuteilen; er war dann froh, dass ich keine Fragen gestellt habe. Aber jetzt muss ich es Heike endlich sagen, nächste Woche muss ich ins Krankenhaus und mir fehlt der Mut. Für sie wird sicher alles zusammenbrechen, wir wollten doch in einem Monat heiraten, alles ist soweit organisiert, 60 Freunde und Verwandte haben wir eingeladen und jetzt sowas! Schon lange wünschen wir uns ein Kind, auch daraus wird jetzt nichts mehr... Wer möchte schon einen kranken Mann heiraten. Ich bin so verzweifelt...

···⁘ Medizinischer Überblick Erkrankungen des erythropoetischen Systems

Es ist hilfreich, sich einen Überblick über die Vielzahl der Bluterkrankungen zu verschaffen. Sehr nützlich ist die Gliederung in:

1. Erkrankungen der Erythropoese (Bildung und Entwicklung der roten Blutkörperchen)
2. Erkrankungen der Leukopoese (Bildung und Entwicklung der weißen Blutkörperchen)
3. Tumorerkrankungen im Bereich des lymphoretikulären Systems
4. Erkrankungen des Hämostasesystems (Störung der Blutstillung)

Es gibt zwei Hauptgruppen von Erkrankungen der Erythropoese – die Anämie und die Polyglobulie (**Tab. 36.1**).

Tabelle 36.1 Medizinischer Überblick Anämie und Polyglobulie

Erkrankung	*Definition*	*Ursachen*	*Symptome*	*Therapie*
Blutungsanämien	Verminderung der Erythrozytenanzahl, der Hämoglobinkonzentration oder des Hämatokrits 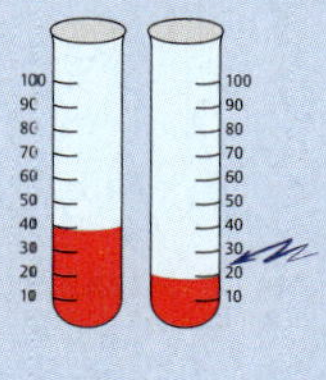	→ akuter Blutverlust	Schocksymptomatik bei heftigen Blutungen (z. B. Verkehrsunfall, Ösophagusvarizenblutung) in Abhängigkeit von → der Geschwindigkeit des Verlusts (chronische Verluste werden besser kompensiert) → der Kompensationsfähigkeit des Organismus (ein junger Mensch toleriert größere Verluste) → Vorerkrankungen (schränken ebenfalls die Kompensationsfähigkeit ein)	→ Blutungsquelle suchen und Blutstillung → Volumenersatz → Gabe von Erythrozytenkonzentraten → Kreislaufstabilisation → orale Substitution von Eisen in der Regenerationsphase
		→ chronischer Blutverlust	→ Blässe der Haut und von sichtbaren Schleimhäuten, Nagelbett und Konjunktiven → diskrete, subjektive Symptome wie Abgeschlagenheit, schnelle Ermüdbarkeit, Leistungsminderung, Konzentrationsstörungen → Schwindel, Kopfschmerzen, Ohrensausen mit Hypotonie, Tachykardie. Das sind Zeichen von Kompensationsversuchen. Durch den beschleunigten Blutkreislauf soll das Sauerstoffdefizit ausgeglichen werden Dyspnoe und Zyanose	→ Beseitigung der Blutungsquelle → orale Eisensubstitution
Mangelanämien				
hypochrome Eisenmangelanämie	Anämie mit normaler Erythrozytenzahl aber vermindertem Hämoglobin	→ verminderte Blutbildung durch ungenügende Eisenzufuhr mit der Nahrung bei – alten Menschen mit einseitiger Ernährung – strengen Vegetariern → starker Blutverlust bei der Menstruation	Längsrillen der Nägel, trockene, rissige Haut, Haarausfall, Mundwinkelrhagaden, Schluckstörungen durch große Schleimhautfurchen, Zungenbrennen als Zeichen einer allgemein gestörten Zellfunktion, Appetitlosigkeit, Obstipation und Symptome der ursächlichen Grunderkrankung	Die hyperchrome (Eisenmangel-) Anämie ist die häufigste Anämieform. 80 % der Patienten sind Frauen (bedingt durch Periode, Schwangerschaft und in der Stillphase) Substitution der fehlenden Bausteine → Eisen → Folsäure Praxistipp: Um den Patienten nicht zu beunruhigen, ist es wichtig, ihn darauf hinzuweisen, dass sich der Stuhl durch die Einnahme von Eisenpräparaten schwarz färbt
normochrome Eisenmangelanämie	Ausgeglichener Verlust von Erythrozyten und Hämoglobin			
hyperchrome Anämie	Mangel an Erythrozyten mit Erhöhung des Hämoglobins des einzelnen Erythrozyten			
perniziöse Anämie	Anämie durch einen Vitamin-B_{12}-Mangel	→ verminderte Blutbildung durch Mangel an Vitamin B_1, z. B. nach totaler Gastrektomie oder chronischer atrophischer Gastritis	ausgeprägte Anämiesymptomatik mit Schwäche, Schwindel, Tachykardie und Luftnot, fahle Blässe mit gelblichem Unterton, Zungenbrennen mit hochroter atrophischer Schleimhaut, neurologische Zeichen mit Kribbeln, Missempfindungen, Gangunsicherheit	parenterale, lebenslange Substitution von Vitamin B_{12} Lerntipp: Lesen Sie die Inhalte zur Vitamin-B_{12}-Aufnahme unter den Stichpunkten Intrinsic und Extrinsic Faktor nach

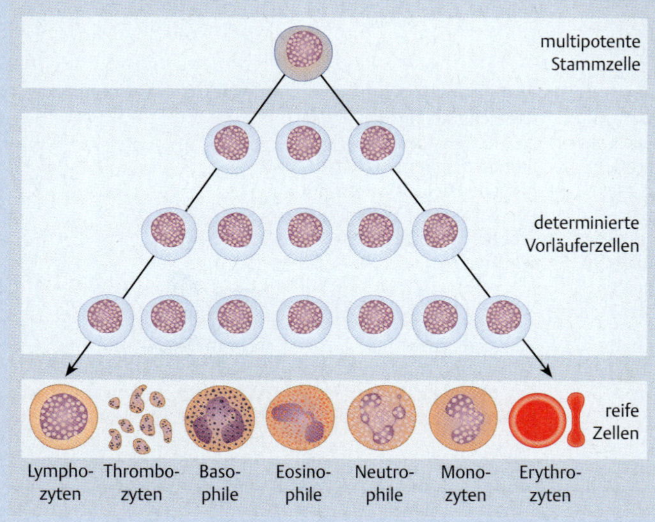

◄ Hier noch einmal im Überblick die Entwicklung der Blutkörperchen aus der Stammzelle im Knochenmark

→

Tabelle 36.1 Medizinischer Überblick Anämie und Polyglobulie

Erkrankung	*Definition*	*Ursachen*	*Symptome*	*Therapie*
Hämolysen 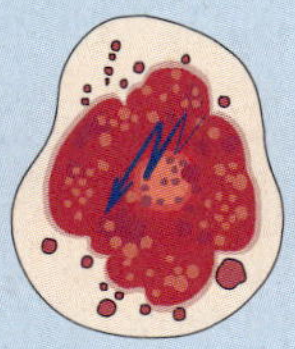	Anämien durch gesteigerten Erythrozytenabbau, der durch eine kompensatorisch gesteigerte Erythrozytenbildung nicht ausgeglichen werden kann	gesteigerter chronischer Erythrozytenabbau, z. B. bei angeborenen Formvarianten (Kugelzellen) der Erythrozyten	Ikterus (strohgelbes Hautkolorit) ohne Hautjucken, Splenomegalie (Vergrößerung der Milz)	Splenektomie (der Abbau der Kugelzellen wird verlangsamt)
serogen-hämolytische Anämie		gesteigerter, akuter Erythrozytenabbau, z. B. beim Transfusionszwischenfall	akute hämolytische Krise mit Fieber, Kollaps, Bauch- und Rückenschmerzen, brauner Urin durch Erythrozytenabbauprodukte (Komplikation: Nierenversagen)	sofortiger Abbruch der Transfusion, Einleitung der Schockbehandlung
toxisch-hämolytische Anämie		toxische Einflüsse, z. B. Medikamente (Sulfonamide), Schlangengifte, chemische Verbindungen		
Polyglobulie	Vermehrung der Erythrozyten zum Ausgleich eines inneren (z. B. Lungenerkrankungen) oder äußeren Sauerstoffmangels (in großen Höhen). Die Polyglobulie bewirkt eine Eindickung des Blutes mit Zirkulationsstörungen	Bei der kompensatorischen Polyglobulie Sauerstoffmangel in großen Höhen, innerer Sauerstoffmangel durch Mischblut bei Herzfehlern, Lungenemphysem (bei Behinderung des O_2-Austausches in der Lunge)	Kopfschmerzen, Schwindelgefühl, Sehstörungen, Kribbeln in den Beinen, Schädigung des Gefäßsystems mit den Folgen von Thrombose, Embolie und Gefäßverschlüssen	
Polycythaemia vera	Rückenmarkserkrankung mit abnormer Steigerung der Blutbildung. Meist sind alle Zellsysteme mit einem Anstieg der Leukozyten und Thrombozyten betroffen	weitgehend unbekannt	wie oben, zusätzlich: Hypertonie, Atem- und Kreislaufbeschwerden, Ulzera, Hautjucken	regelmäßige Aderlässe, Zytostatika und Interferone. Unterstützende symptomatische Therapie: Antihistaminika gegen den Juckreiz

36.1.1 Bedeutung für den Patienten

Anämien, ausgenommen die akute Blutungsanämie, treten häufig als Begleitsymptome anderer Erkrankungen auf. Der Mensch wird durch eine Reihe oft langsam bemerkbarer Symptome beeinträchtigt, die zuerst an Organen auftreten, welche viel Sauerstoff benötigen. Ein ausgeprägtes Krankheitsgefühl fehlt meist, da Symptome wie Müdigkeit, Konzentrationsstörungen, Schwindel, Kopfschmerz, Leistungsabfall oder Blässe mit Alltagsstress in Zusammenhang gebracht werden. Je nachdem, wie stark die Symptome der Anämie ausgeprägt sind, werden sie den Patienten beunruhigen. Er ist durch den unter Umständen starken Leistungsabfall in seinen alltäglichen Lebensaktivitäten eingeschränkt. Vielfach werden aus Scheu vor einem Arztbesuch chronische Blutungen lange toleriert. Die Selbstbeobachtung ist wegen mangelnder Kenntnis und Verleugnung von Symptomen unzureichend. Anders wird eine akute starke Blutung eingeschätzt. Sichtbare Blutungen bei einem schweren Verkehrsunfall oder Blutungen innerer Organe, z. B. Ösophagusvarizen, Magenulkus oder Eileiterschwangerschaft als akute Lebensbedrohung, lösen beim Anblick des Blutes oder Erleben des akuten lebensbedrohlichen hämorrhagischen Schocks bei vielen Menschen Erschrecken, Angst und Ekelgefühle aus. Tritt infolge eines inneren oder äußeren großen Blutverlustes eine Bewusstseinstrübung ein, kann sich diese zuweilen in stoischer Ruhe, d. h. eine den Umständen widersprechende gleichmütige Gelassenheit, äußern.

Eine anstehende Bluttransfusion kann Ängste vor einer möglichen Ansteckung mit lebensbedrohlichen Krankheiten auslösen

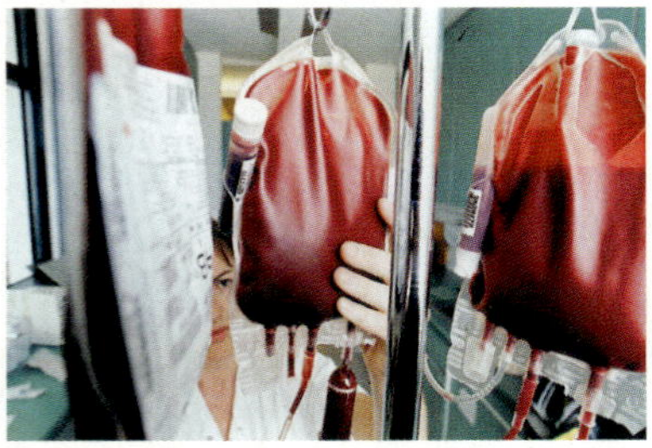

Durch publik gewordene Zwischenfälle kann eine notwendige Transfusion von Blut beim Patienten die unterschiedlichsten Reaktionen auslösen (s. Transfusion, S. 1507 ff). Ängste vor einer möglichen Ansteckung mit lebensbedrohenden Krankheiten, wie Aids oder Hepatitis, und allergische Reaktionen, aber auch Ekel vor fremden Blut können dem Patienten die Transfusion erschweren. Aus religiösen Gründen lehnen Mitglieder einiger Religionsgemeinschaften (Zeugen Jehovas) Blutübertragungen ab.

36.1.2 Pflege- und Behandlungsplan

Die einzelnen Pflegeschwerpunkte richten sich nach dem Schweregrad des Blutmangels.

Geben Sie dem **akut blutenden Patienten** Sicherheit durch professionelles Handeln. Je nach Grundleiden und Ausmaß der Blutung müssen Sie entweder rasch Vorbereitungen für therapeutische Maßnahmen treffen (Blutstillung, Blutgruppenbestimmung, Operation, Endoskopie, Sondenbehandlung) oder Schritte zur unmittelbaren Kreislaufunterstützung ergreifen (Schocklagerung, Sauerstoff zur Unterstützung der Atmung, Infusionsbehandlung für die Volumenzufuhr, Transfusionen).

Unterstützen Sie Verletzte, die häufig unter starken Schmerzen leiden, pflegerisch durch geeignete Lagerungsmaßnahmen, die bei Frakturen besonders hilfreich sind. Veranlassen Sie ärztliche Anordnungen zur Schmerzbekämpfung. Schmerzen stimulieren körpereigene Stressreaktionen und können den Schockzustand verschlimmern.

Die Kreislaufverhältnisse müssen überwacht und dokumentiert werden. Die Vitalzeichen, der periphere und zentrale Puls, die Atmung, der Blutdruck sowie das Aussehen des Patienten, die Urinausscheidung und auch der Venendruck müssen in kurzen Intervallen regelmäßig kontrolliert werden, bis sich der Kreislauf des Patienten wieder stabilisiert hat. Die Körpertemperatur gehört zu den Vitalzeichen. Viele Traumapatienten erreichen das Krankenhaus unterkühlt.

Es ist hilfreich, das Routineprogramm für Notfallsituationen zu kennen, wenn ein solches klinikintern besteht.

Die Anwesenheit einer Bezugsperson verbessert das Sicherheitsgefühl des Patienten. Falls Notfallmaßnahmen bei akut blutenden Patienten einzuleiten sind, sollte ebenfalls beachtet werden, den Arbeitsschutz zur Vermeidung von Blutkontaminationen zu optimieren (Schutzhandschuhe und -kleidung, desinfizierende Reinigung der blutkontaminierten Flächen und Gegenstände) (s. Arbeitssicherheit, S. 575 ff).

Unterstützen Sie kompetent die Suche nach versteckten Blutungen und Therapiemaßnahmen zur Blutneubildung bei Patienten, die unter einer **chronischen Blutung** leiden. Um die Ursache für eine chronische Blutungsanämie zu finden, können zahlreiche Untersuchungen erforderlich sein (Laboruntersuchung, Hämoccult, gastroenterologische Diagnostik, seltener Knochenmarkdiagnostik). Es hilft dem Patienten, wenn Sie ihn genau über Art und Zeitpunkt der Untersuchung informieren. Der Arzt ordnet bei Blutungen im Gastrointestinaltrakt einen Test auf okkultes Blut (für das Auge nicht sichtbares Blut) im Stuhl an (s. Hämoccult-Test, S. 431).

Uwe Klein
Krankenpfleger

···> Praxistipp
Um falschpositive Proben bei der Hämoccultuntersuchung zu vermeiden, müssen drei Tage vor und während der Abnahme Vitamin-C-reiche Nahrungsmittel (Säfte etc.), Vitaminpräparate, rohes Fleisch und Blutwurst vermieden werden. Zahnfleisch- und Nasenbluten können das Untersuchungsergebnis verfälschen.

Eine **therapeutische Eisensubstitution** unterstützen Sie durch die regelmäßige Medikamentenabgabe und Information des Patienten. Die Eisensubstitution wird wegen der heftigen Schmerzen und Hautverfärbungen nicht mehr intramuskulär verabreicht. Aufgrund der besseren Resorption sollten Eisenpräparate nur zwischen den Mahlzeiten, am besten eine Stunde vor dem Essen, eingenommen werden. Allerdings kann eine Einnahme vor der Mahlzeit zu gastrointestinalen Beschwerden wie Magenschmerzen führen. Besser verträglich sind die Präparate, wenn sie unmittelbar nach den Mahlzeiten mit Saft oder Wasser eingenommen werden. Eisenpräparate sollten nicht in Verbindung mit Milch, Fett und Eiweiß eingenommen werden, da diese Substanzen die Eisenresorption behindern. Das gilt auch für einige andere Medikamente, z. B. Antazida.

Längerfristig, insbesondere in der ambulanten Pflege, gilt es, die **Ernährungs- und Lebensgewohnheiten** der Patienten durch pflegerische und diättherapeutische Beratung positiv zu beeinflussen (**Tab. 36.2**). Normale Mischkost, nicht jedoch streng vegetarische Diät gewährleistet eine ausreichende Eisenzufuhr. Säfte fördern die Eisenaufnahme, Tee und Kaffee behindern sie. Der wachsende Anteil alter Menschen an der Bevölkerung erfordert von Ihnen ein Wissen über Ernährungsprobleme, das speziell auf diese Altersgruppe ausgerichtet ist. Eine Mangelernährung kann durch ungenügendes Kauen aufgrund fehlender Zähne oder schlecht sitzender Zahnprothesen begünstigt werden. Im Alter nimmt das Geschmacks- und Geruchsempfinden ab. Dem Geruch kommt möglicherweise dabei eine größere Bedeutung zu als dem Geschmack der Speisen. Häu-

Tabelle 36.2 Ursachen für Mangelernährung im Alter (nach Leitzmann)

Primäre Ursachen	*Sekundäre Ursachen*
falsche Essgewohnheiten	Unwissen
fehlender Appetit	soziale Vereinsamung
Zahnprobleme	Isolation
erhöhter Nährstoffbedarf	körperliche Behinderung
Malabsorption	psychische Störungen
Alkoholismus	Armut
Medikamentenmissbrauch	Depressionen
chronische Krankheiten	Gedächtnisschwächen

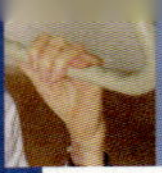

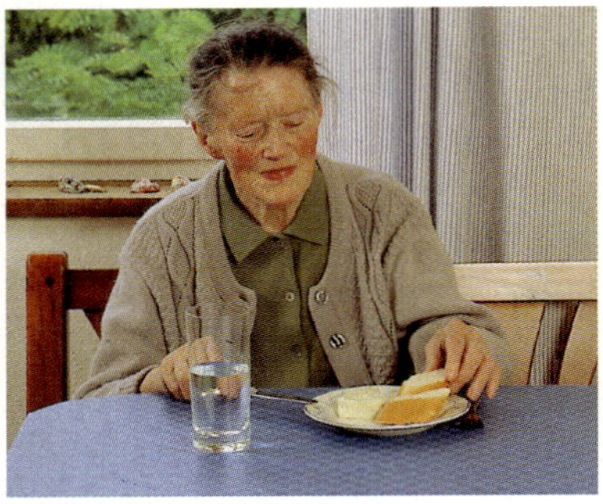

fig leiden ältere Menschen unter Appetitlosigkeit (S. 386). Diese Appetitlosigkeit hängt zwar auch mit einem veränderten sozialen Umfeld zusammen, wird aber durch den fehlenden appetitanregenden Geruchsreiz noch verstärkt. Durch eine **gezielte Haut- und Mundpflege** lassen sich spröde Haut, Mundwinkelrhagaden und Mundschleimhautprobleme, die durch einen Eisenmangel hervorgerufen werden, weitgehend beheben. Naturgemäße Pflegemittel lindern die Beschwerden der Patienten und wirken harmonisierend auf die Selbstheilungskräfte ein. Folgende Pflegemittel, die in jeder öffentlichen Apotheke zu finden sind, haben sich bewährt:

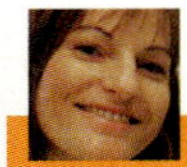

siehe Pflegeangebot Unterstützung bei Appetitlosigkeit, S. 403

- Calendula-Essenz 20% zur Mundspülung bei Aphthen (100 ml Wasser auf 2 ml Calendula-Essenz 20%, z. B. Weleda),
- Mundbalsam flüssig bei Stomatitis und Aphthen (z. B. Wala),
- Myrrhentinktur zur Reinigung vereiterter Defekte der Mundschleimhaut (Deutsches Arzneibuch = DAB 10),
- Tormentil-Adstringens NRF sowie Salbeitee zum Trinken und Spülen.

Bei Patienten, die längerfristig unter hypochromen oder hyperchromen Anämien leiden, sollte eine Zusammenarbeit in einem multiprofessionellen therapeutischen Team angestrebt werden. Dazu gehört auch, dass die ambulanten Pflegedienste einbezogen werden, indem sie z. B. einen eindeutig formulierten Pflege- und Verlegungsbericht unter Berücksichtigung der verschiedenen Krankheitsformen erhalten.

36.2 Pflege von Patienten mit hämorrhagischen Diathesen

Medizinischer Überblick Hämorrhagische Diathesen

Definition

Dies ist der Sammelbegriff für Krankheiten mit Blutungsneigung bzw. Störungen der Blutbildung. Sie können durch eine Verminderung der Thrombozytenzahl (Thrombozytopenie) und/oder eine Funktionsstörung der Thrombozyten (Thrombozytopathie) entstehen. Seltener durch Gefäßerkrankungen (Vaskulopathien) oder Störungen der Gerinnungsfaktoren (Koagulopathien), wie die angeborene Hämophilie (Bluterkrankheit), verursacht.

Symptome

Die Blutungen sind entweder zu lang, zu stark oder ohne adäquaten Anlass. Folgende Symptome können auftreten: Zahnfleischbluten, Nasenbluten, Petechien (stecknadelkopfgroße, flohstichartige Blutungen), Purpura (kleinflächige [Haut-]Blutungen, besonders an den Beinen), Hämatome (Einblutung in Unterhaut oder Muskulatur), wiederholte Gelenkblutungen (Hämarthros) führen zu Gelenkzerstörung und -versteifung (häufig bei Hämophilie), Gefahr durch Blutungen in das Gehirn und im Mund-Rachen-Bereich, großflächige Blutungen können ohne ursächliche Verletzung auftreten, kleine Traumen, Fehlbelastungen (Muskeln, Gelenke) oder auch Schleimhautentzündungen (z. B. Verdauungstrakt) können unstillbare lebensbedrohliche Blutungen auslösen.

Tabelle 36.3 Erkrankungen aus dem Bereich des Hämostasesystems (thrombozytenbedingte Blutungsneigung)

Hämorrhagische Diathesen (Blutungsneigung)	*Definition*	*Orientierende Diagnostik*	*Einige Ursachen*
angeborene Koagulopathie (Blutungsbereitschaft): Hämophilie A	Störung der Gerinnung: angeborener Faktor-VIII-Mangel	→ Blutungszeit normal → Thromboplastinzeit (Quick) normal → APTT pathologisch → Thrombinzeit normal	X-Chromosom gebundene Erbkrankheit: ♂ erkranken, ♀ sind Überträgerinnen
Hämophilie B	Gerinnungsstörung: angeborener Faktor-IX-Mangel	→ Blutungszeit: normal → Thromboplastinzeit TPZ (Quick): normal → aktivierte partielle Thromboplastinzeit APTT: pathologisch → Thrombinzeit TZ: normal	X-Chromosom gebundene Erbkrankheit: ♂ erkranken, ♀ sind Überträgerinnen

→

Tabelle 36.3 Erkrankungen aus dem Bereich des Hämostasesystems (thrombozytenbedingte Blutungsneigung)

Hämorrhagische Diathesen (Blutungsneigung)	*Definition*	*Orientierende Diagnostik*	*Einige Ursachen*
erworbene Thrombozytopenie (Koagulopathie)	nicht erblich bedingte Erniedrigung der Thrombozytenzahl	Gerinnungstests sowie Thrombozytenzählung: → > 100 000/μl: keine Blutungsgefahr → < 50 000 – 100 000/μl: verstärkte Blutungsneigung bei großen Verletzungen/Operationen → < 20 000 – 50 000/μl: Blutung bereits bei geringen Verletzungen, Hämatomneigung → < 20 000/μl spontane Blutung möglich	→ Synthesestörungen: medikamentöse oder physikalische Ursachen (Zytostatika, Strahlen) → Umsatzstörungen: Infektionserkrankungen z. B. bakterielle Septikämie, hämolytisches urämisches Syndrom (HUS); Immunstörungen, z. B. nach Transfusion → Verteilungsstörungen: nach Massivtransfusion
erworbene plasmatisch bedingte hämorrhagisch bedingte Diathesen	Blutungsneigung bedingt durch erworbenen Mangel an plasmatischen Gerinnungsfaktoren oder durch Antikörper gegen Gerinnungsfaktoren	→ Vitamin-K-Mangel → durch Kneifen der Haut oder Stauung mit Blutdruckmanschette (Rumpel-Leede-Test) lassen sich petechiale Blutungen willkürlich auslösen (Kapillarbrüchigkeit)	→ Cumarinintoxikation → verminderte Synthese bei schweren Lebererkrankungen → Auftreten von Antikörpern bei Rheuma, Colitis ulcerosa u. a.
gefäßbedingte Blutungsneigung	Blutungsneigung aufgrund eines Gefäßwandschadens	→ Gerinnungsdiagnostik zeigt anfangs Normalbefund → Inspektion	angeboren: Morbus Osler (dünnwandige, erweiterte Gefäße reißen spontan) erworben: Purpura bei → Gefäßentzündung → infektiösen Erkrankungen → Stoffwechselerkrankungen, z. B. Diabetes mellitus
Verbrauchskoagulopathie (disseminierte intravasale Gerinnung – DIC)	systemischer intravasaler Gerinnungsprozess mit mikrovaskulärer Thrombenbildung und Verbrauch von Gerinnungsfaktoren	maximale Aktivierung des Hämostasesystems	DIC kann auftreten bei: Sepsis, nach Polytraumen, großen Operationen, infiziertem Abort, Fehltransfusionen

36.2.1 Pflege von Patienten mit Hämophilie A und B

Bedeutung für den Patienten

Bei der Koagulopathie handelt es sich um eine Gerinnungsstörung des Blutes, die sich durch eine erhöhte Blutungsneigung äußert. Das Leben dieser Menschen, die unter einer angeborenen Koagulopathie leiden, wird von Kindheit an durch die ständige Präsenz dieser Erkrankung und dem Umgang mit ihr geprägt. Besonders charakteristisch sind Blutungen in die Muskeln und Gelenke (Blutergelenke). Die Schwere der Erkrankung, ihre gefährlichen Symptome schränken den Menschen bei allen Aktivitäten seines Lebens (Beruf, Freizeit, Familie) in erheblichem Maße ein. Daraus ergeben sich für den Betroffenen vielfältige Probleme in finanzieller, sozialer und psychologischer Hinsicht.

Pflege- und Behandlungsplan

Die Pflegeschwerpunkte liegen in der Prophylaxe möglicher Blutungen und dem Ergreifen pflegerisch geeigneter Maßnahmen, wenn Blutungen auftreten und es zu Komplikationen kommt. Es ist das Ziel, die Gelenkfunktionen zu erhalten und/oder wiederherzustellen. Besondere Beachtung verdient die Integration des Hämophilie-Patienten in ein normales soziales Leben. Als chronisch kranker Mensch kennt der Patient oft seinen Körper am besten und die Betroffenen entwickeln Strategien, Gefahren zu vermeiden. Oft bestehen Rituale für den Alltag, z. B. bei der Körperpflege. Diese Kompetenz chronisch kranker Menschen muss von den Pflegenden bedacht werden, wenn es zu einem notwendigen Krankenhausaufenthalt kommt. Im Einzelnen sind folgende Pflegeschwerpunkte zu beachten.

■ Reduzieren der Verletzungs- und Blutungsgefahr

Folgendes sollte beachtet werden: Nassrasur vermeiden, keine i.-m. Injektionen, alle pflegerischen Maßnahmen sind mit größter Vorsicht auszuführen, um keine Verletzungen hervorzurufen. Verdauung: Einläufe können zu Schleimhautblutungen führen, auf regelmäßigen, weichen Stuhlgang achten. Raum: Die Umgebung des Patienten so gestalten, dass Unfälle ausgeschlossen sind (scharfe Kanten abpolstern, viel freier Raum). Mundpflege: Vorsichtige Mund- und Zahnhygiene (Zahnbürsten können die empfindliche Mundschleimhaut verletzen, sie müssen weiche Borsten haben, evtl. zeitweise nur den Mund ausspülen oder vorsichtig mit einem Tupfer auswischen). Ernährung: Nahrung auf Gefährdungsgrad abstimmen (keine scharfgewürzte und Magensäure fördernde Kost). Präoperativ: Blutungs- und Hämatomprophylaxe vor notwendigen operativen Eingriffen (z. B. Zahnextraktionen).

■ Sorgfältige Fremd- und Eigenbeobachtung des Patienten

- Kontrolle und Pflege der Haut und Schleimhäute (Petechien, Purpura, Blutungen und Hämatome),
- auf einengende Kleidungsstücke verzichten.

■ Genaue Informationen für den Patienten

Eine Verletzung kann für den Patienten akute Lebensgefahr bedeuten. Daher sollte er in seinem Alltag bestimmte Regeln beachten. Risikofaktoren müssen bekannt sein und umgangen werden (z. B. Nase vorsichtig putzen). Der Patient sollte keine Medikamente einnehmen, die die Blutungsneigung erhöhen (z. B. Schmerzmedikamente mit Acetylsalicylsäure), den SOS-Ausweis mit den nötigen Informationen immer bei sich tragen und die Telefonnummer des nächsten Hämophiliebehandlungszentrums kennen.

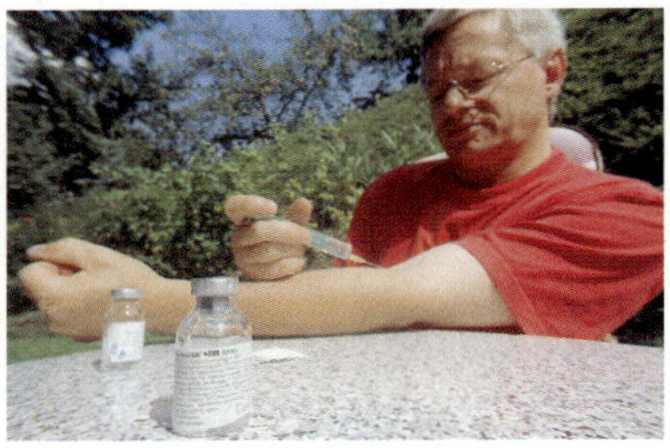

Der Patient sollte angeleitet werden, sich lebensnotwendige Medikamente selbst zu spritzen

■ Angemessenes Verhalten bei Blutungen

Der Patient sollte folgendes wissen: Ruhigstellen der Gelenke bei einer akuten Blutung, Blutungen erkennen und erste Schritte zur Blutstillung einleiten, d. h. frühzeitige Injektion der Gerinnungsfaktoren im Bedarfsfall selbst vornehmen, als Blutungsprophylaxe ist eine Heimselbstbehandlung anzustreben, (Druckverband bei blutenden Wunden, lokale Kälteanwendung [Cold-Pack] bei Hämatomblutung).

36.2.2 Pflege von Patienten mit erworbener Koagulopathie

Die erhöhte Blutungsneigung des Patienten ist das beherrschende Symptom der Erkrankung. Die Ursachen, die zu einer Gerinnungsstörung führen, sind vielfältig (s. **Tab. 36.3**). Es kann eine Störung der Gerinnungsfaktoren (Koagulopathie) oder der Thrombozyten (Thrombozytopenie) vorliegen. Eine spezielle pflegerische Einflussnahme auf die Grunderkrankung ist in jedem Fall erforderlich. Patienten mit einer erworbenen Blutungsneigung werden von der Krankheit überrascht. Sie kann plötzlich durch die Einnahme eines Medikaments oder im Zusammenhang mit einem gastrointestinalen Infekt (z. B. HUS = hämolytisch-urämisches Syndrom mit akutem Nierenversagen) auftreten. Während Patienten mit angeborener Blutungsneigung sich im Laufe ihres Lebens oft zu Experten ihrer Krankheit entwickeln können, bedürfen Patienten mit erworbener Blutungsneigung im besonderen Maße einer psychosozialen Betreuung und Begleitung.

36.3 Pflege von Patienten mit Erkrankungen des leukopoetischen Systems

Medizinischer Überblick Erkrankungen des leukopoetischen Systems

Leukozyten sind die eigentlichen Träger der Immunabwehr im Organismus. Sie untergliedern sich in Granulozyten, Monozyten und Lymphozyten. Während sich die Granulozyten und Monozyten im Knochenmark entwickeln (myelogen), entstehen die Lymphozyten in lymphatischen Organen, z. B. in Milz und Lymphknoten. Sie können die Wände von Blutgefäßen durchdringen und werden durch körpereigene und bakterielle Stoffe zum Infektions- oder Entzündungsort gelockt. **Tab. 36.4** gibt einen Überblick über die verschiedenen Leukämieerkrankungen.

Lerntipp

In einem Pflegelehrbuch ist nur ein kurzer medizinischer und anatomisch-physiologischer Überblick möglich. Lesen Sie daher bitte die betreffenden Inhalte in Ihrem Anatomie-Lehrbuch und in Ihrem Lehrbuch für Innere Medizin nach.

Leukämie

Definition

Die Leukämie ist eine unkontrollierte Wucherung von unreifen Vorstufen der Granulozyten im Knochen-

Tabelle 36.4 Übersicht über die verschiedenen Leukämie-Typen

Typen	*Alter der Patienten und Verlauf*	*Symptome*	*Therapie*
akute lymphatische Leukämie (ALL)	→ häufiger im Kindes- und Jugendalter → plötzlicher Beginn → gute Heilungschancen (Vollremission 70–90%)	→ Anämie mit Blässe und Leistungsschwäche → Granulozytopenie mit Infektionen und Fieber, Schleimhautgeschwüren, Lymphknotenschwellung, Pilzinfektionen → Atemnot selbst bei geringer körperlicher Belastung → Nasenbluten und andere Blutungen, die sich schwer stillen lassen (z. B. nach Zahnarztbesuch) → winzige, punktartige Blutungen vor allem an Armen und Beinen (Petechien) → Thrombozytopenie mit Petechien und Hämatomen → Knochenschmerzen. Bei ALL mit Beteiligung der Hirnhäute: Kopfschmerzen, Übelkeit und Augenmuskelparesen	→ aggressive Zytostatikatherapie → oft zusätzlich Schädelbestrahlung → evtl. Knochenmarktransplantation mit dem Ziel der Heilung
akute myeloische Leukämie (AML)	→ bevorzugt bei Erwachsenen → Vollremissionsrate bei 60–80% der Patienten, ungünstiger im höheren Alter sowie bei exzessiver Leukozytenzahl		
chronisch lymphatische Leukämie (CLL)	Erkrankungsgipfel im 6. und 7. Lebensjahrzehnt, Männer sind doppelt so häufig betroffen, keine Heilung möglich, Verlauf über viele Jahre	schleichender Beginn, oft in Form von Infektneigung, generalisierte Lymphknotenvergrößerung (zuerst am Hals, in den Achselhöhlen, Leistenbeuge), ausgeprägte Leber- und Milzvergrößerung, häufiger Hämatome	keine kurative, sondern nur symptomatische Therapie möglich (Zytostatika, evtl. vorsichtige Milzbestrahlung)
chronisch myeloische Leukämie (CML)	→ Gipfel im 30.–40. Lebensjahr → langsam fortschreitender, jahrelanger Verlauf, ein akuter Schub mit nicht beherrschbarem Infekt oder zerebraler Blutung beendet das Leben	→ Druckschmerzen und Völlegefühl durch Milzschwellung (evtl. heftige Oberbauchschmerzen bei Milzinfarkt und -thrombose) → Abgeschlagenheit → Leistungsschwäche durch Anämie bei Verdrängung des roten Marks → Fieber, Infektneigung → depressive Verstimmung ohne erkennbaren Grund → Druck- oder Klopfempfindlichkeit des Brustbeins	allogene Knochenmarktransplantation als einzige kurative Behandlungsmöglichkeit, sonst symptomatische oder palliative Behandlung mit Zytostatika, Infektbehandlung

mark. Diese entwickeln sich nicht mehr weiter und es entsteht ein Mangel an ausgereiften Granulozyten (= Granulozytopenie). Man unterscheidet je nach Entstehungsort zwischen myeloischen und lymphatischen Leukämien. Die Leukämien lassen sich nach ihrem Verlauf in akut und chronisch einteilen.

Ursachen

Die schädigende Wirkung von Zytostatika und Strahlen ist ebenso wie die von Umweltgiften als Ursache der Leukämie bereits länger bekannt.

Symptome und Therapie (Tab. 36.4)

Agranulozytose

Definition

Unter einer Agranulozytose versteht man das weitgehende Fehlen von Granulozyten im Knochenmark und im peripheren Blut (< 500 µl). Klinisch bedeutsam sind v. a. schwere Neutropenien. Deswegen wird die Agranulozytose auch als perniziöse Neutropenie bezeichnet.

Ursachen

Verdrängung und Zerstörung des normalen Knochenmarks durch Tumoren, toxische oder allergische Reaktionen auf Medikamente.

Symptome

Zu Beginn hat der Patient oft Schüttelfrost, der in ein kontinuierliches Fieber übergeht. Dies führt zu Tachykardien und einem allgemein schweren Krankheitsgefühl. Durch den Mangel an Granulozyten ist die Infektanfälligkeit erhöht. Charakteristisch sind Entzündungen der Mundschleimhaut, Lymphknotenschwellung oder auch Pneumonien. Außerdem kann es zu Nekrosen kommen (Rachen, Tonsillen, Anal- und Genitalbereich). Tritt eine Sepsis auf, kann dies rasch zum Tode führen.

Therapie

Sie liegt in der Beseitigung der Ursachen, z. B. im Absetzen potenziell gefährdender Medikamente. Zudem erfolgt eine lokale oder allgemeine Infektionsbekämpfung mittels Antibiotika. Glukokortikosteroide werden zur Hemmung bei Autoimmunreaktionen eingesetzt. Um die kritische Phase zu überbrücken werden gesunde Spenderleukozyten übertragen.

Die verschiedenen Leukozyten: Granulozyten, Monozyten und Lymphozyten

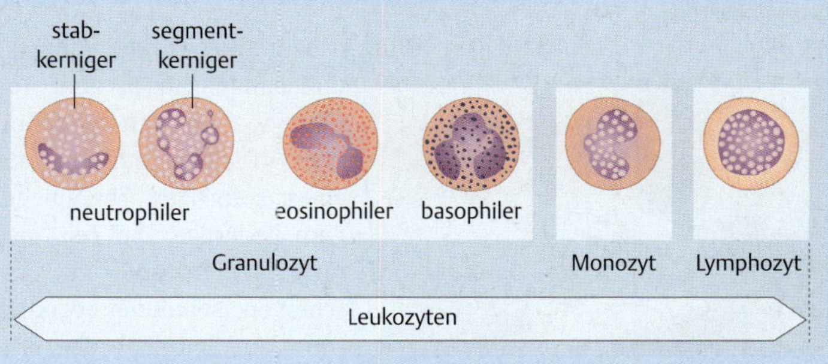

36.3.1 Bedeutung für den Patienten

Viele Leukämien werden zufällig im Rahmen einer routinemäßigen Blutuntersuchung diagnostiziert. Ungewohnt langes und starkes Bluten aus einer kleinen Verletzung, z. B. im Mund, geben einen ersten Hinweis. Bei der Diagnosestellung erleben sich die Menschen oft nicht als krank. Vielmehr werden sie meist von jetzt auf gleich aus einem aktiven Leben herausgerissen. Leukämie gehört in der Bevölkerung zu einer der bekanntesten bösartigen Krankheiten. Bei den betroffenen Patienten löst die Diagnose große Existenzängste aus. Die berufliche und soziale Zukunft wird ungewiss. Ursachen für den Ausbruch der Krebserkrankung werden gesucht. Sowohl die Umwelt als auch die eigene Persönlichkeit wird hinterfragt. Immer wieder taucht die Frage auf: „Warum gerade ich, was habe ich falsch gemacht, ich war doch nie krank?"

Durch die Therapiefortschritte der letzten Jahre haben sich die prognostischen Chancen stark verbessert. Bei rund 70% aller erkrankten Kinder und 40% der Erwachsenen wird eine Langzeitremission (= Diagnosestellung mit den üblichen Mitteln nicht mehr möglich) erreicht.

In der Begegnung mit diesen kranken Menschen fallen drei Charakteristika auf: „Die Krankheitsverläufe sind meist sehr eigenwillig, nicht vorhersehbar, planbar oder standardisierbar. Die Fragen, die die Kranken – ausgesprochen oder unausgesprochen – stellen, sind radikal: Sie betreffen das Sterben, die Sterbensqualität und Sterbehilfe sowie den Sinn von Leben, Krankheit und Tod. Die Erinnerung der Pflegenden an diese Patienten ist oft lebendiger, ‚bunter' als die Erinnerung an die vielen anderen Patienten" (Deckers 1995, S. 226).

36.3.2 Pflege- und Behandlungsplan

Entsprechend der pathologischen Veränderungen und der Behandlungsintensität für die Patienten ergeben sich Pflegeschwerpunkte, die mehr oder weniger für alle Leukämieformen zutreffen.

Aufmerksames Begleiten des Patienten in der Auseinandersetzung mit Leben und Tod

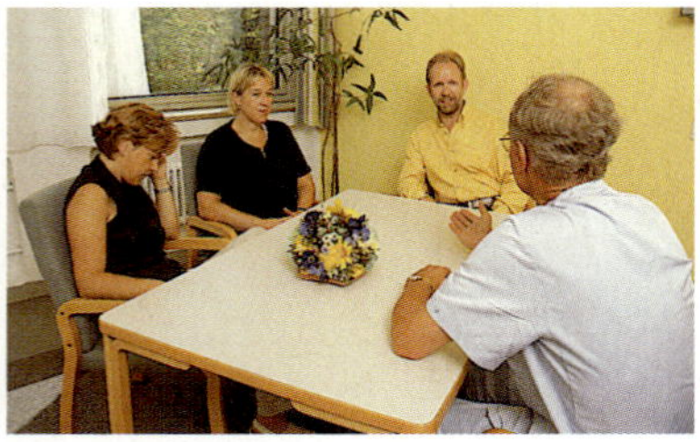
Der Patient und seine Angehörigen sollten vor der Therapie ausführlich informiert werden

Leukämie ist eine lebensbedrohliche Erkrankung, die unbehandelt rasch zum Tod führt. So wird nach der definitiven Diagnosestellung auf einen sofortigen Therapiebeginn gedrängt. Die Zeit, sich für eine Therapie zu entscheiden, ist äußerst begrenzt. Die akute lymphatische Leukämie (ALL) endet unbehandelt innerhalb weniger Wochen mit dem Tod.

Es hat sich für alle Beteiligten als sehr hilfreich gezeigt, den Patienten und seine Angehörigen oder eine ihm nahestehende Person vor Beginn der Therapie über die möglichen Nebenwirkungen und Gegenmaßnahmen verständlich, ausreichend und wiederholt zu informieren. Begegnen Pflegende und Arzt dem Patienten mit Offenheit und werden sie ihm zu verlässlichen Bezugspersonen, kann dem Patienten über Unsicherheiten und Ängste besser hinweggeholfen werden. Viele Nöte und Zukunftssorgen können in solch einem Vertrauensverhältnis thematisiert werden.

Merke
Kommt es trotz Therapie zu einem Krankheitsrückfall, verschlechtern sich die Therapiechancen erheblich und die Pflegemaßnahmen sind im Wesentlichen auf die Betreuung und Begleitung des Patienten, in vielen Fällen auch während des Sterbens ausgerichtet. Im Endstadium der Krankheit muss dann eine einfühlsame Sterbebegleitung (S. 692) als Hilfe für den Patienten und die Angehörigen erfolgen.

Wahrung der Selbstständigkeit

Der Patient muss soweit wie möglich aktiv in die Pflege einbezogen werden. Er soll seine Krankheit verstehen und lernen, mit den Einschränkungen möglichst gut zu leben. Ziel ist die bestmögliche Lebensqualität in der Remissionsphase.

Jungen Patienten, die an ALL erkrankt sind, muss während des Klinikaufenthalts eine sinnvolle Beschäftigung angeboten werden. Auf Elternabenden können die Eltern erkrankter Kinder oder Jugendlicher in die Behandlungs- und Pflegeplanung einbezogen und ermuntert werden, sie zu unterstützen.

Der Patient muss in seiner Eigenverantwortlichkeit bestärkt werden. Beobachten Sie den Patienten in der ersten Phase der Krankenhausbehandlung, ob er über eine ausreichende Selbstbeobachtung seiner eigenen Körperreaktionen verfügt (z. B. regelmäßige Temperaturkontrolle, um eine erneute Infektion frühzeitig wahrzunehmen). Durch fortgesetzte lange Therapien und häufige Klinikaufenthalte ermüden viele Patienten und sind nicht mehr in der Lage, ihren Körper gezielt zu beobachten. Dadurch können für sie lebensgefährliche Situationen entstehen.

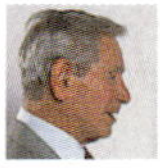

Herr Schindler, ein 55-jähriger Mann und seit ca. 18 Monaten an chronisch myeloischer Leukämie (CML) erkrankt, sitzt am Bettrand und unterhält sich mit seiner Ehefrau. Schwester Antje, die ihn betreut, merkt, als sie das Essenstablett hereinträgt, dass Herr Schindler akut unter starker Atemnot leidet, ohne dies jedoch den Pflegepersonen mitgeteilt zu haben. Die Ehefrau beruhigt die Schwester mit den Worten: „Ach, wissen Sie, Schwester, so atmet er zu Hause häufiger." Innerhalb einer halben Stunde verschlechtert sich der Zustand von Herrn Schindler dramatisch, so dass er notfallmäßig intubiert und auf die Intensivstation verlegt werden muss. Es stellt sich eine virale Pneumonie heraus.

Falls der Patient es wünscht, kann das Einbeziehen von Angehörigen und/oder Freunden in die Pflege sein Wohlbefinden fördern. Manche Patienten lassen sich bei der Körperpflege lieber von einer ihnen nahestehenden Person unterstützen als von den Pflegenden. Allerdings ist eine qualifizierte und korrekte Versorgung des Patienten immer erstes Gebot. Bei entsprechender Anleitung der Angehörigen durch die Pflegepersonen ist dies in den meisten Fällen sowohl auf einer hochspezialisierten hämatologisch-onkologischen Station wie auch einer internistischen Station eines kleineren Krankenhauses möglich. Die Wünsche des Patienten müssen jedoch beachtet werden. Möchte der Patient keinen Besuch empfangen, muss dieser Wunsch respektiert werden.

Zeigt sich, dass der Partner des Erkrankten dazu tendiert, den Erkrankten zu bevormunden, Fragen, die an den Patienten gerichtet sind, selbst zu beantworten, sollte dies einfühlsam, aber direkt angesprochen werden.

In Zeiten der Remission sind Patienten mit akuter myeloischer Leukämie (AML) beschwerdefrei. Sie können sich außerhalb des Krankenhauses im ambulanten Zentrum regelmäßigen Kontrollen unterziehen und ggf. dort behandelt werden. Oft können sie wieder ihrem Beruf nachgehen, aber sie brauchen dringend menschliche und professionelle, u.a. fachärztliche Unterstützung und Begleitung.

Begleitung bei Chemotherapie

Patienten, die an einer der vier Leukämie-Typen (**Tab. 36.4**) erkrankt sind, werden in komplexen Therapieprotokollen chemotherapeutisch behandelt. Patienten mit akuten Leukämien werden vorzugsweise sofort, nachdem die Diagnose gestellt wurde, mit hochdosierter Chemotherapie behandelt. Bei Patienten mit chronischen Leukämien wird durch eine weniger aggressive chemotherapeutische Dauerbehandlung die Progredienz der Erkrankung unterdrückt. Bei der chronisch lymphatischen Leukämie (CLL) wird eine Behandlung erst dann notwendig, wenn die Symptome zunehmen. Ebenfalls orientiert sich die Therapie der CML mit Zytostatika an dem Ausmaß der Erkrankung.

Eine grundsätzliche Heilung der Leukämie ist in der Regel nur durch eine Knochenmarktransplantation zu erreichen (s. Knochenmarktransplantation, S. 987 ff). Diese Therapieform kommt vorwiegend für Patienten mit AML und CML in Frage, teilweise auch für an ALL und CLL Erkrankte.

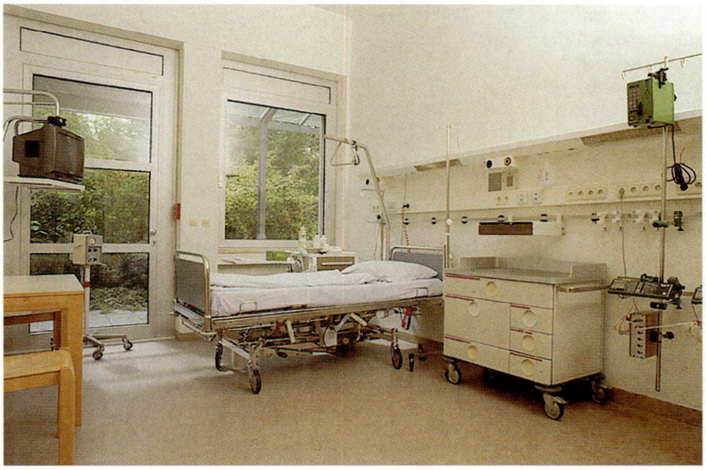

Im Rahmen der Umkehrisolation sind die Patienten in Einzelzimmern mit gefilterter, keimarmer Luft untergebracht

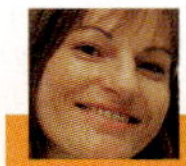

siehe Pflegeangebot Sichere Zytostatikatherapie, S. 562

> **Merke**
> Nebenwirkungen, die durch die zumeist aggressive Therapie entstehen, müssen durch ausreichende und sinnvolle Prophylaxen so gering wie möglich gehalten werden. Für Sie bedeutet das eine sorgfältige Planung der Pflegeschritte.

Hautveränderungen durch Chemotherapie

Aufgrund der systemischen Wirkung der Chemotherapie treten oft Hautreaktionen am ganzen Körper auf. Sie sind meist harmloser Natur und bilden sich nach Beendigung der Behandlung zurück. Es gelten die gleichen Grundsätze für die Pflege und Beobachtung der Haut wie bei der Pflege von Patienten, die sich einer Strahlentherapie unterzogen haben (s. Strahlentherapie, S. 983 ff). Folgende Hautveränderungen können auftreten:

- Hyperpigmentation, d.h. lokalisierte oder generalisierte Dunkelverfärbung der Haut,
- Hyperkeratose, d.h. Verdickung der Hornschicht der Haut sowie Veränderungen der Nägel,
- allergische Reaktionen,
- Erythem, d.h. nichtallergische medikamentöse Hautreaktion (Rötung, Ausschlag).

Haarausfall

Fast immer kommt es zu einem reversiblen Haarausfall (Alopezie). Eine Ausnahme stellt die hochdosierte Hirnbestrahlung dar. Bei dieser Behandlung werden die Haarfolikel meist endgültig geschädigt.

Der Grad des Haarverlustes ist abhängig von Dosierung, Wirkstoff, Applikationsart und Dauer der Chemotherapie. 2–4 Wochen nach Beginn der Chemotherapie fangen die Haare an auszufallen und 2–4 Wochen nach Ende der Behandlung beginnt ein

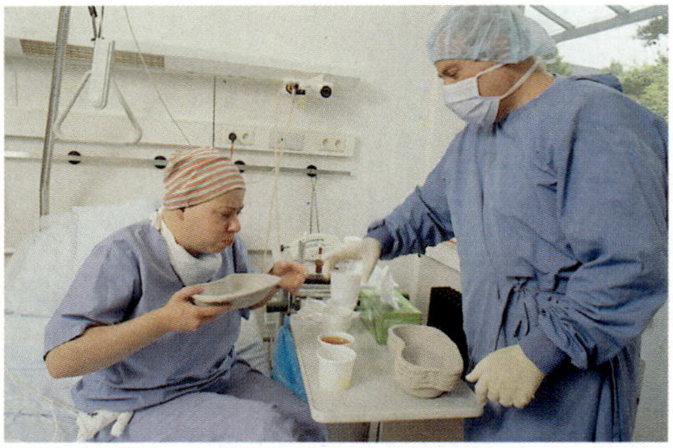

Viele Patienten empfinden es als äußerst schmerzlich, dass es als Folge der Chemotherapie häufig zu Haarausfall kommt. Sie schützen ihren Kopf z. B. mit Mützen

neues Haarwachstum. Der Haarausfall zählt zu den sichtbaren und sehr schnell eintretenden Veränderungen, die sich auf das Selbstbildnis des Patienten auswirken. Frauen empfinden den Verlust ihrer Haare bedeutend schmerzlicher als Männer. Viele Männer, die ohnehin im Laufe ihres Lebens als normale Folge des Alterungsprozesses an Haarausfall gewöhnt sind, können diesen Verlust leichter akzeptieren. In verschiedenen Kulturen gilt das Haar bei den Männern als ein Symbol für Kraft und bei Frauen als ein Zeichen für Fruchtbarkeit und sexuelle Attraktivität. Für manche Patienten wird der Haarausfall zu einem traumatischen Erlebnis. Es ist ein offensichtliches Eingeständnis, an einer Erkrankung zu leiden. Die Patienten sehen sich gezwungen, ihre Krankheit ständig wahrnehmen zu müssen. Sie tragen Perücken, Hüte, Kappen oder Kopftücher, um in ihrer Umgebung nicht aufzufallen. Vor Therapiebeginn müssen der Patient und seine Angehörigen/Bezugspersonen besonders über diese Auswirkung der Chemotherapie informiert werden. Gleichzeitig sollten Möglichkeiten ins Auge gefasst werden, wie die Zeit ohne Haare zu überbrücken ist.

Entscheidet sich der Patient für eine Perücke, sollte diese rechtzeitig, bevor es zum Haarausfall gekommen ist, in Auftrag gegeben werden. So kann die Perücke getreu dem ursprünglichen Haar angefertigt werden. Jüngere Patienten tragen häufig statt einer Perücke lieber Mützen, Kappen oder bunte Tücher. Zuweilen lassen sie sich zu Beginn des Haarausfalles den Kopf kahl rasieren, weil der ständige Anblick der ausfallenden Haare als noch belastender empfunden wird. Sinnvoll ist es, lange Haare im Einverständnis mit dem Patienten zu kürzen.

Es gibt Versuche, durch Hypothermie den Haarausfall einzuschränken. Die Kopfhaut des Patienten wird durch eine spezielle Haube unmittelbar während der Gabe und kurze Zeit danach unterkühlt. Diese Methode ist sehr kompliziert und nur in wenigen Fällen erfolgreich, so dass hier nicht weiter auf sie eingegangen wird.

Als Folge der Chemotherapie kann es zu starken Belägen in der Mundhöhle kommen

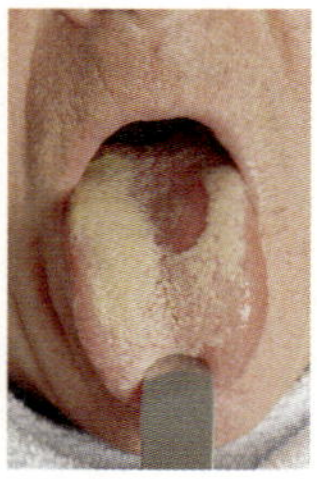

Übelkeit und Erbrechen

Weitere Nebenwirkungen der Chemotherapie können Sie auf S. 981 und S. 563 nachlesen.

Blutungs- und Entzündungszeichen nach Chemotherapie

Barbara Strohbücker

Patienten nach einer Behandlung mit Chemotherapie sind besonders blutungs- und entzündungsgefährdet (s. Medizinischer Überblick, S. 979). In kürzester Zeit kann es zu schweren, teilweise lebensgefährlichen Komplikationen kommen, beispielsweise zu einer Sepsis oder Hirnblutung. Es ist daher notwendig, Veränderungen frühzeitig zu erkennen und unverzüglich zu reagieren.

Systematik „von Kopf bis Fuß"

Es ist sinnvoll, bei der Beobachtung auf Blutungs- und Entzündungszeichen einer Systematik zu folgen. Das erleichtert den Ablauf und trägt dazu bei, nichts Wichtiges zu vergessen. Möglich ist zum Beispiel eine Abfolge „von Kopf bis Fuß".

Bewusstsein

Müdigkeit, Schläfrigkeit, Orientierungslosigkeit, verzögertes Reaktionsvermögen, Schwindel, Schmerzen, vor allem Kopfschmerzen, sowie Wesensveränderungen können auf eine zerebrale Blutung oder eine Meningitis hinweisen.

Augen

Jucken, Brennen, Rötung, Fremdkörpergefühl sind mögliche Zeichen einer lokalen Entzündung. Bei Lichtscheue muss an Meningitis gedacht werden. Verschwommenes Sehen kann bei Einblutungen auftreten. Ebenso sind sichtbare Einblutungen in die Skleren möglich. Blasse Skleren deuten auf niedrige Hämoglobinwerte hin.

Nase

Rötung, Schwellung, Sekretfluss treten bei Entzündung auf. Nasenbluten kann mit und ohne äußere Einwirkung (z. B. Naseputzen) auftreten.

Lippen

Bläschen können bei Herpes-simplex-Infektionen auftreten.

Mundhöhle

Beläge, offene wunde Stellen, Bläschen, Borken, geschwollenes Zahnfleisch u. a. weisen auf eine Entzündung hin (S. 564 f). Zahnfleischbluten kann mit und ohne äußere Einwirkung (z. B. Zähneputzen, Essen von scharfkantigen Speisen) auftreten.

Rachenraum

Rötung, Kratzen im Hals, Schluckstörungen und Schmerzen zeigen eine Entzündung an.

Sprache

Eine belegte oder heisere Stimme kann ein erstes Anzeichen für eine Infektion sein. Bei schweren Infektionen kann das Sprechen schmerzhaft und sehr erschwert sein.

Atmung

Luftnot bei Belastung oder ohne Belastung kann auftreten bei Lungenentzündung, Ergussbildung oder niedrigem Hämoglobinwert. Husten, Auswurf und Schmerzen sind weitere Entzündungszeichen.

Magen

Kaffeesatzartiges Erbrechen, Erbrechen mit frischroten Blutbeimengungen oder Koageln treten bei schweren Blutungen auf, die notfallmäßig versorgt werden müssen (S. 1050 f).

Darm

Unter der Chemotherapie verändert sich die Darmschleimhaut, sie wird atrophisch. Dadurch kommt es häufig zu Durchfällen. Diese können aber ebenso durch Krankheitserreger verursacht sein. Teerstuhl, Blutauflagen und Blutkoagel weisen auf eine schwere Blutung hin, die notfallmäßig versorgt werden muss. Einrisse, Jucken, Brennen und Rötung am Anus können auf eine perianale Entzündung hinweisen.

Urogenitaltrakt

Brennen oder Schmerzen beim Wasserlassen, häufiger Harndrang bei geringem Harnvolumen sind Zeichen einer Blasenentzündung. Blut im Urin zeigt eine Blutung an. Bei Frauen kann eine verstärkte Vaginalblutung, auch außerhalb des Zyklus, auftreten.

Haut

Rötung, Schwellung und Überwärmung sind allgemeine Entzündungszeichen. Sie werden hervorgerufen durch eine Einschwemmung von Granulozyten in den entzündeten Bereich. Bei verminderter Granulozytenzahl werden diese Zeichen nicht deutlich. Dadurch bleiben Entzündungen häufig im Verborgenen und ihre Gefährlichkeit wird nicht erkannt.

Hämatome deuten auf eine erhöhte Blutungsneigung hin, sie können mit und ohne äußere Einwirkung entstehen. Wichtige Hinweise auf eine Blutungsgefährdung sind Petechien, das sind flohstichartige Einblutungen. Diese treten häufig an besonders druckbelasteten Körperpartien auf, d.h. bei mobilen Patienten an den Unterschenkeln, bei bettlägerigen Patienten lagebedingt z.B. am Rücken.

Vitalzeichen

Fieber ist ein wichtiges Entzündungszeichen, jedoch ist es bei Patienten mit niedrigen Granulozytenwerten auch möglich, dass sie nur subfebrile Temperaturen entwickeln, obwohl ein schwerer Infekt vorliegt. Erhöhte Blutdruckwerte können bei Hirndruck (infolge Blutung) auftreten. Verminderte Blutdruckwerte können Begleitsymptom einer Sepsis sein. Tachykardie tritt bei Fieber sowie bei niedrigen Hämoglobinwerten auf.

Begleitung bei Strahlentherapie

Anne Sitzmann

In Kombination mit einer zytostatischen Therapie in den Liquorraum, verbunden mit einer allogenen Knochenmark- und Stammzelltransplantation (s. Knochenmarktransplantation, S. 987 ff) wird oft eine Schädel- oder Ganzkörperbestrahlung durchgeführt. Die durch Strahlen geschädigte Haut wird zu einer Eintrittspforte für potenziell pathogene Erreger.

> **Merke**
> Der Pflege der Haut kommt eine besondere Bedeutung zu. Wird die Haut vor Schäden bewahrt, bietet sie Schutz vor Infektionen und Schmerzen. Eine intakte gepflegte Haut vermittelt dem Patienten Wohlbefinden und Selbstbewusstsein.

Die Haut kann durch die Bestrahlung je nach Höhe und Lokalisation der Strahlendosis, dem Zeitabstand zwischen den Bestrahlungen und der Beschaffenheit der Haut sowie durch weitere Faktoren unterschiedlich stark in Mitleidenschaft gezogen werden. Die geschädigte Haut weist ähnliche Symptome wie bei einem klassischen Sonnenbrand auf: Rötung, Schwellung, Trockenheit, Abschälen der Haut. Wie bei der Chemotherapie fallen im Bestrahlungsfeld die Haare aus (s. Chemotherapie, S. 981).

Nebenwirkungen. Klären Sie Patienten und Angehörige über mögliche Nebenwirkungen der Bestrahlung und der damit zusammenhängenden Gefährdungen auf. Wichtig ist, dem Patienten die Prophylaxen zu erklären und seine Selbstverantwortung zu fördern.

Hautprobleme. Individuelle Hautprobleme sollten besprochen und dokumentiert werden. Inspizieren Sie regelmäßig die Haut des Patienten und leiten Sie ihn an, sich selbst zu beobachten und Veränderungen an den Arzt weiterzugeben.

Körper- und Mundpflege. Zur Körperpflege sollten milde Seifen, z.B. reine Pflanzenölseifen, und Cremes verwendet werden. Die bestrahlte Haut darf nicht mit Seife und zinkhaltigen Pudern in Berührung kommen. Nicht rubbelnd abtrocknen. Hautreizende Substanzen (Deodorant, Parfüm, alkoholhaltige Lotionen, Pflaster) sollten vermieden werden. Bedenken Sie, dass es durch die Schädigung der Darmschleimhaut symptomatisch zu Durchfällen kommen kann. Daher sollte nach jedem Stuhlgang die Reinigung des Intimbereichs tupfend mit einem Einmalwaschlappen erfolgen. Der Anus sollte mit einem atmungsaktiven Spray, der vor den sauren Substanzen schützt (Carigard), vor Läsionen geschützt werden. Benutzen Sie für die spezielle Lippen- und Nasenpflege natürliche Stoffe (Wollwachs, Bienenwachs) und keine Erdölprodukte. Eine atraumatische Mundpflege sollte mindestens durchgeführt werden.

Materialien für die Mundpflege

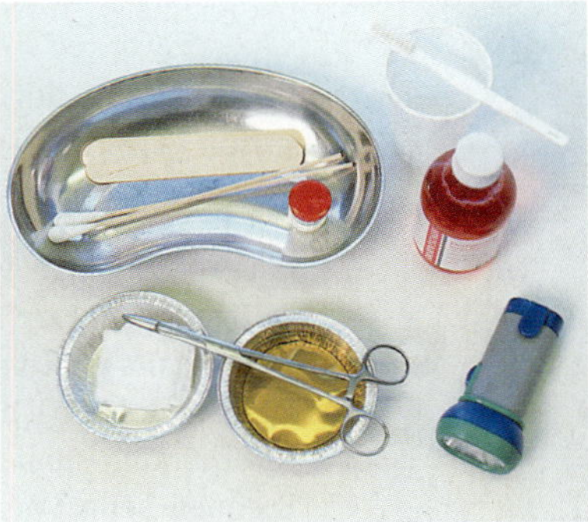

Dekubitusprophylaxe. Führen Sie bei Patienten, die bettlägerig sind, eine Dekubitusprophylaxe (S. 311 ff) durch.

Uwe Klein
Krankenpfleger

Praxistipp

Erklären Sie dem Patienten verständlich und sorgfältig alle Maßnahmen der speziellen Körperpflege und Beobachtung. Nur wenn der Patient Sinn und Nutzen der prophylaktischen Maßnahmen erkennt, wird ihm eine aktive Beteiligung sinnvoll erscheinen.

Wird der Patient entlassen, weisen Sie ihn darauf hin, dass während der Bestrahlung und mindestens ein Jahr danach die betroffene Haut keiner direkten Sonnenbestrahlung ausgesetzt werden darf. Ist dies nicht zu vermeiden, sollte unbedingt ein Sonnenschutz getragen und Sonnencremes auf Basis pflanzlicher Rohstoffe mit hohem Lichtschutzfaktor (15 – 30) verwendet werden. Erklären Sie ihm, dass er seinen Körper regelmäßig auf Blutungszeichen untersucht und eine vorsichtige Mundpflege mit weicher Zahnbürste praktiziert.

Infektionsprophylaxe

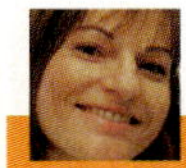

siehe Pflegeangebot Vorbeugung nosokomialer Infektionen, S. 582 f

Bei Patienten besteht wegen der Grunderkrankung und der Chemo- oder Strahlentherapie ein erhöhtes Risiko für krankenhauserworbene und iatrogene Infektionen. Die Erkrankung und Behandlung verursacht eine Resistenzminderung, eine erhöhte Infektanfälligkeit und schlechte Wundheilung. Um das Infektionsrisiko für diese Patienten so gering wie möglich zu halten, ist ein konsequentes Einhalten hygienischer Maßnahmen unbedingt erforderlich. Wichtige Hygieneziele sind im Folgenden aufgelistet

- Keimverschleppung vorbeugen (protektive Isolierung des abwehrgeschwächten Patienten),
- Besucher und Mitarbeiter als Ursache für ein Infektionsrisiko betrachten,
- Patienten vor klinikinternen Bauarbeiten schützen (Schimmelpilze verursachen pulmonale Aspergillosen),
- das Patientenzimmer muss so ausgestattet sein, dass es keinen Anlass für Infektionen gibt,
- bei der Körperpflege auf Gefahrenzonen für eine Keimbesiedelung achten,
- Früherkennung von Haut- und Schleimhautinfektionen.

Patienten in der Eigenverantwortung für einen Infektionsschutz unterstützen

Der Patient wurde von Ihnen informiert, wie wichtig eine regelmäßige Temperaturkontrolle für das frühzeitige Erkennen einer Infektion ist. Während seines Aufenthalts im Krankenhaus lernt der Patient seinen Körper zu beobachten und Warnsignale (Temperaturerhöhung über 38°C, Hautausschlag, Durchfall, Brennen beim Wasserlassen etc.) zu erkennen und Veränderungen an die zuständige Pflegeperson und/oder den behandelnden Arzt weiterzugeben. Diese Fähigkeit der Selbstbeobachtung gewinnt besonders im Hinblick auf die Krankenhausentlassung an Bedeutung.

36.3.3 Zusammenarbeit im multiprofessionellen therapeutischen Team – Rehabilitation

Ein wesentliches Rehabilitationsziel kann nur im multiprofessionellen Team erreicht werden: körperliche Aktivität für eine normale Leistungsfähigkeit. Onkologische Patienten leiden häufig unter Abgeschlagenheit, Ermüdungserscheinungen und eingeschränkter Leistungsfähigkeit. Diese Symptome sind krankheits- und behandlungsbedingt. Bei über 70% der onkologischen Patienten kann dieses Phänomen, das im englischen Sprachraum als „fatigue“ bezeichnet wird, nach Chemotherapie beobachtet werden. Viele Faktoren (Anämie, Abnahme der Muskelmasse, Behandlung mit Schlafmitteln oder Antihistaminika sowie Folgen der Chemo- und Strahlentherapie) verursachen die Reduktion der Leistungsfähigkeit. Arbeits- und Freizeitaktivitäten werden dadurch oft so stark eingeschränkt, dass eine Wiederaufnahme des normalen Alltagslebens nach Abschluss der Behandlung verzögert und erschwert wird. Alltägliche Tätigkeiten wie Treppensteigen oder sogar Spazierengehen werden zu erschöpfenden Belastungen, was zu schweren psychischen Beeinträchtigungen wie Depressionen und verminderter Lebensqualität führen kann. Vielfach wird den Patienten empfohlen, körperliche Aktivität weitgehend zu reduzieren und Anstrengungen zu vermeiden, um die Müdigkeit zu verringern. Das paradoxe Ergebnis kann sein, dass diese Patienten ihre körperliche Aktivität auf ein Minimum beschränken, wodurch ein anhaltender Zustand an Bewegungsmangel entsteht. Es kommt zu einem weiteren Muskelabbau und die alltäglichen Aktivitäten werden noch anstrengender. So entsteht für diese Patienten ein Circulus vitiosus: Verminderte körperliche Aktivität aufgrund der raschen Erschöpfung und Abnahme der Leistungsfähigkeit durch Bewegungsmangel.

Ein neuer Behandlungsansatz heißt: Nicht Ruhe, sondern richtig dosierte körperliche Aktivität in Form eines aeroben Trainings hilft den Patienten, wieder leistungsfähiger zu werden. Damit werden körperliche Aktivitäten bezeichnet, die folgende Voraussetzungen erfüllen:

- große Muskelgruppen werden rhythmisch bewegt,
- die Belastungsintensität liegt zwischen 70 und 80% der maximalen Belastbarkeit, so dass die Energiebereitstellung über den aeroben Stoff-

wechsel (sauerstoffverbrauchenden Nährstoffabbau) erfolgt.

- die Belastung erstreckt sich über eine ausgedehnte Zeit nach dem Prinzip des Intervalltrainings (Belastung von kurzer Dauer, z. B. 1 – 3 Min. mit Erholungspausen von 1 – 3 Min. zur Regeneration).

Aerobe Sportarten sind u. a. Laufen und Jogging, schnelles Gehen (Walking), Schwimmen, Radfahren und Rudern. Sehr erfolgreiche Leistungssteigerungen konnten u. a. bei Patienten mit hämatologischen Neoplasien erreicht werden (Dimeo 1999). Sie nahmen an einem sechswöchigen Training im Gehen auf einem Laufband teil, dessen Geschwindigkeit ca. 80% der maximalen Herzfrequenz (220 – Alter) entsprach. Die Leistungsfähigkeit der teilnehmenden Patienten war am Ende des Programms hoch genug, um alle alltäglichen Aktivitäten durchzuführen. Für Patienten nach Knochenmarktransplantation kann das Training bereits während der Neutropenie im Isolierungszimmer beginnen.

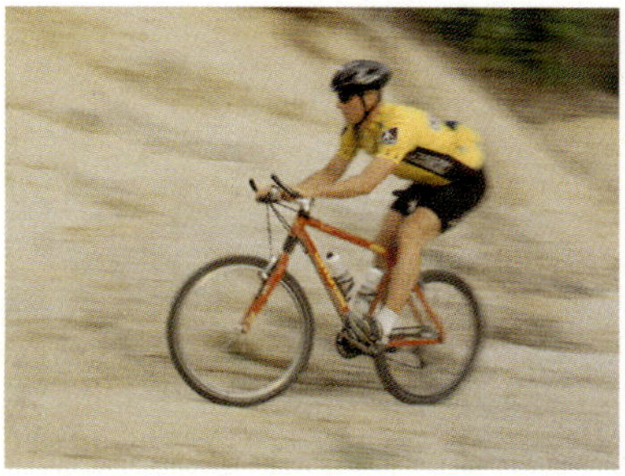

Radfahren führt zu einer erfolgreichen Leistungssteigerung im Rahmen der Rehabilitation, wenngleich es natürlich nicht so exzessiv wie hier ausgeführt wird

36.4 Pflege von Patienten mit Knochenmarkpunktion oder -biopsie

Neben der Blutuntersuchung ist für die eindeutige Diagnose einer Leukämie die Knochenmarkpunktion erforderlich. Bei der Knochenmarkpunktion wird Knochenmark zu Untersuchungszwecken aus dem Sternum (selten) oder dem Beckenkamm (schmerz- und komplikationsärmer) entnommen. Bei der Punktion wird Knochenmark mit einer Spritze aspiriert, während bei der Knochenmarkbiopsie ein Stanzzylinder entnommen wird. Zusätzlich kann durch eine Lumbalpunktion eine Hirnhautbeteiligung diagnostiziert werden. Eine Knochenmarkpunktion gehört zum ärztlichen Aufgabenbereich, die Pflegenden sind für die Vorbereitungsmaßnahmen zuständig und (je nach hausinternen Absprachen) für die Assistenz während der Punktion.

36.4.1 Bedeutung für den Patienten

Der Patient hat Angst vor dem Eingriff und den Schmerzen, die auf ihn zukommen können. Das Untersuchungsergebnis kann enormen Einfluss auf seine Zukunft haben. Es besteht die Gefahr einer Nachblutung und Infektion an der Einstichstelle und des betroffenen Knochens. Diese Sorgen und Ängste müssen von den Pflegenden berücksichtigt und der Patient einfühlsam begleitet werden.

36.4.2 Pflege- und Behandlungsplan

Folgende Ziele sollten im Rahmen einer Knochenmarkpunktion angestrebt werden: Der Patient sollte durch den Arzt hinreichend aufgeklärt und informiert werden. Der Eingriff sollte möglichst schonend und schmerzarm gestaltet werden. Um einen ungestörten Ablauf zu gewährleisten, müssen alle benötigten Materialien für eine Punktion zurechtgelegt werden. Es muss ausreichend Material entnommen werden, um das Untersuchungsergebnis abzusichern. Der Patient muss so gelagert und unterstützt werden, dass er den Eingriff tolerieren kann. Während des Eingriffs muss eine patientenbezogene Assistenz erfolgen.

Vorbereitung für die Knochenmarkpunktion bzw. -biopsie

Der Patient wird informiert und gebeten, vor dem Eingriff die Blase zu entleeren. Er muss darauf hingewiesen werden, dass er Schmerzen verspüren kann, sobald Knochenmark angesaugt wird, da die Lokalanästhesie nur bis zur Knochenhaut reicht. Eine spontane Abwehrreaktion kann zum Verrutschen der Nadel führen. Möglichst kurz vor der Untersuchung muss das betroffene Gebiet evtl. rasiert werden. Die Sternalpunktion wird in Rückenlage und die Beckenkammbiopsie in Seitenlage mit angewinkelten Beinen oder flacher Bauchlage durchgeführt.

Bereitstellen des Materials für die Untersuchung

- OP-Handschuhe (je nach Praxis der Klinik: Mund- und Nasenschutz, Haube, steriler Kittel),
- sterile Tupfer, Kompressen und Kornzange,
- Lokalanästhetikum, 10-ml-Spritzen, Kanülen,
- Skalpell, Punktionsset und Punktionskanülen: Westermann-Jensen-Kanüle (Sternalpunktion); mit einer Spritze kann aus der Kanüle Knochenmark aspiriert werden,

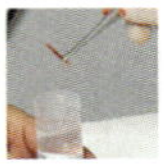

Knochenmarkpunktion- und biopsie (Abb. 36.1)

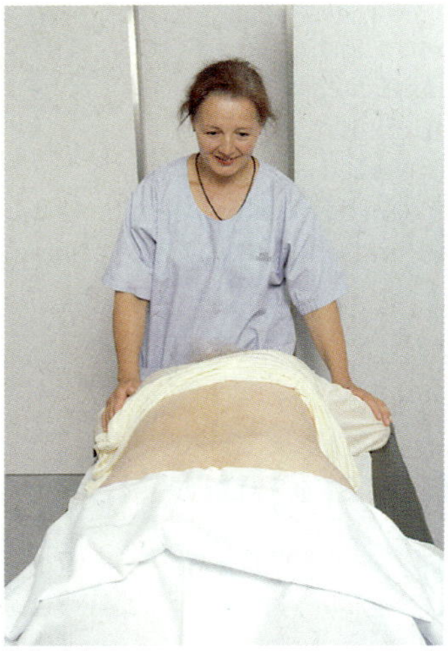

1 Die Beckenkammpunktion und -biopsie wird hier in flacher Bauchlagerung durchgeführt.

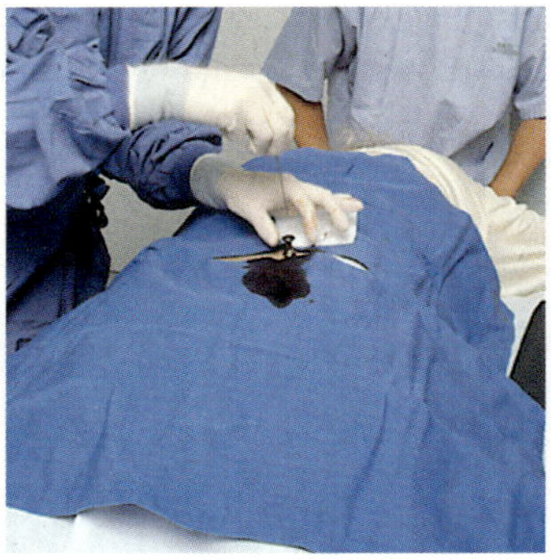

2 Punktionskanüle mit Mandrin.

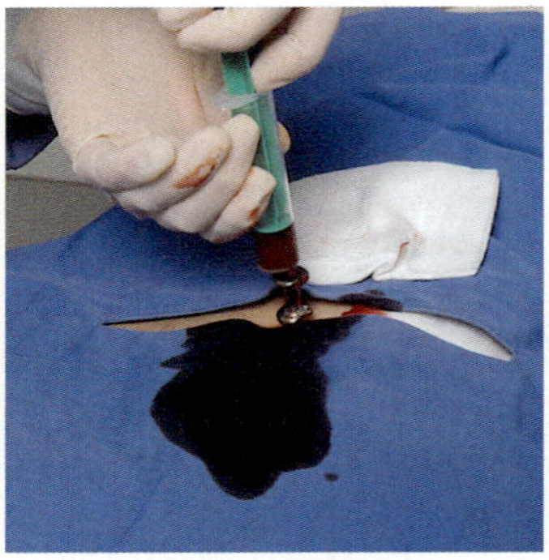

3 Aspiration von Knochenmark.

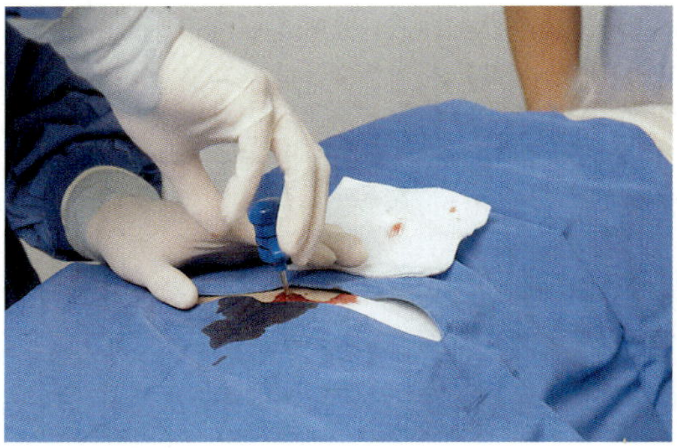

4 Biopsie, Einstich der Stanznadel.

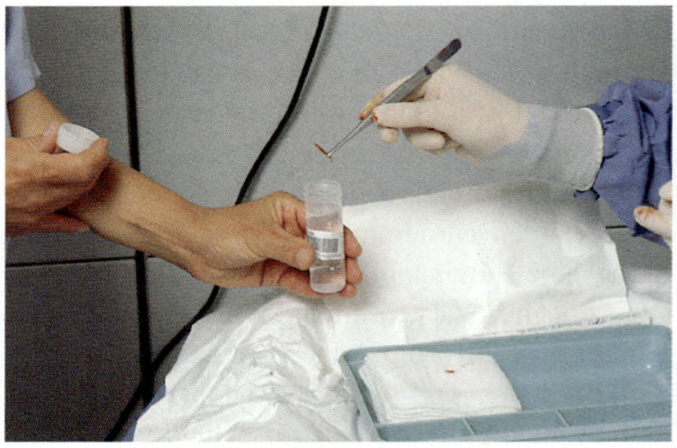

5 Das Biopsiematerial wird in die Fixierlösung gegeben.

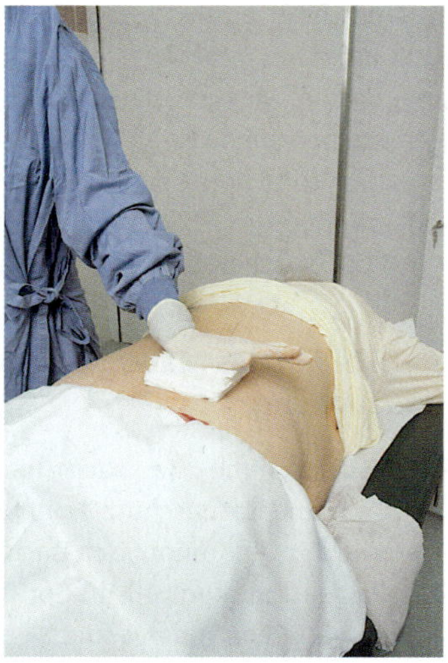

6 Anschließende Komprimierung der Einstichstelle.

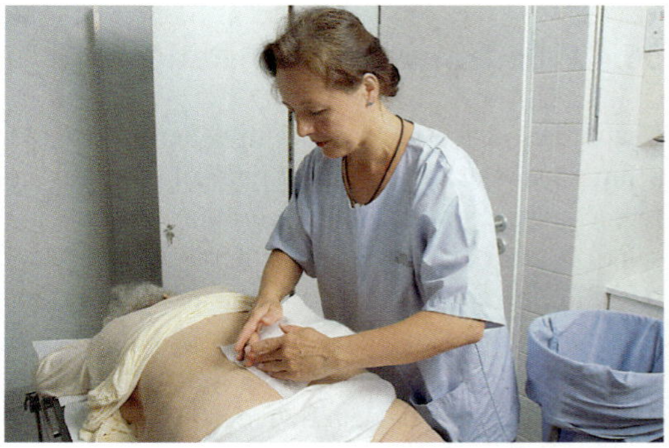

7 Versorgung der Einstichstelle durch einen Druckverband.

- Yamshidi-Stanznadel (Beckenkammbiopsie): Hohlnadel zur Entnahme eines Stanzzylinders,
- 20-ml-Spritze, Objektträger,
- Uhrglasschälchen mit Natriumzitrat gefüllt oder steriles Reagenzglas,
- Pflaster, Schere, Schnellverband,
- Sandsack für die Kompression der Punktionsstelle,
- Abwurfbehälter.

Merke

In den meisten Fällen sind die Patienten, bei denen eine Knochenmarkpunktion durchgeführt werden muss, schwer krank und abwehrgeschwächt. Antiseptische Maßnahmen müssen in diesen Fällen äußerst sorgfältig durchgeführt werden.

Durchführung der Knochenmarkpunktion bzw. -biopsie (Abb. 36.1)

Dem behandelnden Arzt müssen nach der hygienischen Händedesinfektion sterile OP-Handschuhe gereicht werden. Die Gefahr einer Kontamination an der Punktionsstelle wird dadurch deutlich reduziert. Anschließend hat eine ausreichende Hautantiseptik zu erfolgen.

Merke

Um eine ausreichende keimabtötende Wirkung auf der Haut zu erreichen, muss die Einwirkungszeit (wie bei einer intraartikulären Injektion: 3 Min.) streng eingehalten werden, damit Erreger in tieferen Hautschichten sicher abgetötet werden (s. Hautantiseptik, S. 590).

Das betroffene Gebiet wird mit sterilen Tüchern bzw. einem sterilen Lochtuch abgedeckt und eine Lokalanästhesie durchgeführt. Danach wird die Punktionsstelle erneut desinfiziert.

Vorgehensweise bei der Sternalpunktion. Die Punktionskanüle wird mit Mandrin in das betroffene Gebiet eingestochen. Dann wird der Mandrin entfernt und steril abgelegt. Eine 20-ml-Spritze wird auf die Punktionskanüle aufgesetzt und ca. 1–2 ml Knochenmark werden aspiriert. Das gewonnene Untersuchungsmaterial wird in das Uhrglasschälchen gespritzt und die Kanüle nach Verschluss durch den Mandrin entfernt.

Vorgehensweise bei der Beckenkammbiopsie. Einstich der Stanznadel, Entfernen der Kanüle, Material der Knochenstanze wird mittels Mandrin in die bereit gestellte Fixierlösung gegeben.

Pflege nach erfolgter Knochenmarkpunktion bzw. -biopsie

Die Punktionsstelle muss ausreichend komprimiert (mind. 3 Min.) und ein Verband angelegt werden. Anschließend sollte ein Sandsack auf die Punktionsstelle gelegt werden. Eine regelmäßige Kontrolle der Punktionsstelle und der Temperatur ist unbedingt erforderlich, um infektiöse Reaktionen auszuschließen. Der Verband ist dann 2 Tage zu belassen.

Merke

Bei Patienten mit einer Thrombozytopenie (S. 977) oder Antikoagulationsbehandlung (S. 908) ist die Blutgerinnungszeit verlängert. Nach einer Knochenmarkpunktion bzw. -biopsie muss bei diesen Patienten konsequent auf Nachblutungen geachtet werden.

36.5 Pflege von Patienten mit Knochenmarktransplantation

Medizinischer Überblick Knochenmarktransplantation

Manchmal gelingt es unter Einsatz einer Hochdosis-Chemotherapie, evtl. kombiniert mit einer (Ganzkörper-)Strahlentherapie Patienten mit hämatologisch-onkologischen Erkrankungen wie Leukämien, Lymphome, aber auch soliden Tumoren vollständig zu heilen. Durch diese Behandlung kommt es zum Absterben des Knochenmarks. Dadurch wird das Blut bildende System des Körpers entweder in seiner Funktion eingeschränkt oder vollständig ausgeschaltet. Oft bedeutet die Knochenmarktransplantation (KMT) in Fortsetzung zu der begonnenen Hochdosistherapie die einzige Überlebenschance für die betroffenen Patienten.

Prinzip

Bei der Transplantation werden dem Patienten entweder eigene (= autologe Transplantation) oder fremde menschliche (= allogene Transplantation)

Zellen übertragen. Die Blutstammzellen, aus denen sich alle Blutkörperchen entwickeln, werden entweder aus dem Knochenmark mittels multipler Knochenmarkbiopsien oder immer häufiger und risikoärmer aus dem peripheren Blut (BSZT = Blutstammzelltransplantation aus Armvenen oder zentralvenös) gewonnen. Dazu müssen sie vorher mit Zytokinen zum Ausschwemmen ins periphere Blut mobilisiert werden. Die Entnahme der Stammzellen erfolgt über einen Zellseparator. Mit diesem Gerät werden die Blutzellen mittels Zentrifugation abgetrennt. Hämopoetische Stammzellen können für kranke Kinder in ausreichender Zahl aus Plazentarestblut (durch Punktion der Nabelschnur nach vollendeter Geburt) gewonnen werden.

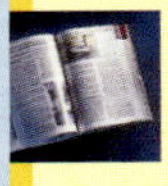

Lerntipp
Knochenmark darf nicht mit dem Nervengewebe Rückenmark verwechselt werden. Informieren Sie sich über Aufgaben und Sitz des Knochenmarks im Körper, beachten Sie dabei die Rolle, die das Knochenmark bei der Infektions- und Immunabwehr spielt.

Autologe Knochenmarktransplantation

Die risikoärmste, aber nicht immer praktikable Lösung ist die autologe Transplantation. Das patienteneigene Knochenmark wird in flüssigem Stickstoff tiefgefroren aufbewahrt. Vor der Gewinnung können die Stammzellen mit Wachstumsfaktoren stimuliert werden. Nach Abschluss einer Hochdosistherapie, evtl. kombiniert mit einer Ganzkörperbestrahlung, werden dem Patienten seine aufgetauten Stammzellen intravenös transfundiert. Da der Patient sein eigenes, dem Körper bekanntes Material übertragen bekommt, kommt es zu keiner Abstoßungsreaktion (graft-versus-host-disease = GvHD = Transplantat-gegen-Wirt-Erkrankung). Das Immunsystem muss daher nicht künstlich abgeschwächt werden, die Infektionsgefahr ist geringer als bei der allogenen Transplantation. Allerdings ist das Risiko eines Tumor-Rezidivs erhöht, da sich im Transplantat vor allem bei Befall des Knochenmarks Tumorzellen befinden können. Diese neoplastischen Zellen werden mit verschiedenen Reinigungsverfahren aus dem Transplantat entfernt.

Allogene Knochenmarktransplantation

Das durch die Krankheit befallene Knochenmark wird durch die Zytostatika- und evtl. Bestrahlungstherapie zerstört und durch passendes Knochenmark von einem Familien- oder Fremdspender ersetzt. Die Risiken der allogenen Transplantation, wie die gefürchtete Transplantat-gegen-Wirt-Erkrankung und das erhöhte Infektionsrisiko, können zum Tode des Patienten führen.

Stufen der Transplantation

Konditionierung

Das Abtöten der Tumorzellen mit einer möglichst individuell abgestimmten Therapie wird Konditionierung genannt. Sie besteht entweder aus einer Kombinationstherapie von Ganzkörperbestrahlung und Chemotherapie oder nur aus einer Chemotherapie. Bei jeder Konditionierung gehen nicht nur bösartige Zellen zugrunde, sondern auch normale Körperzellen. Nur weil Zellen bösartiger Tumore meist empfindlicher gegenüber ionisierenden Strahlen und Chemotherapie sind, können diese Verfahren überhaupt eingesetzt werden.

Nebenwirkungen sind bei den meisten Patienten auftretendes Erbrechen (Emesis) und Übelkeit (Nausea), der Verlust der Kopfbehaarung (Alopezie) sowie durch die unterschiedlich starke Schädigung der Mundschleimhaut die so genannte Mukositis oder Stomatitis.

Transplantation

Nach der Konditionierung erfolgt die Transplantation. Die Stammzellen werden ähnlich wie bei einer Blutübertragung über einen zentralvenösen Zugang transfundiert. Dies geschieht unter ständiger Überwachung der Vitalzeichen auf der Station im Patientenzimmer. Die Stammzellen finden nach der Transplantation ihren Weg in das Knochenmark des Empfängers.

Aplasie

Diese Phase ist die kritischste Zeit für den Patienten nach der Transplantation. Das neue transplantierte Knochenmark bzw. die Stammzellen haben ihre Funktion der Blutbildung noch nicht wieder aufgenommen. Es besteht eine Aplasie (Granulozyten $< 500/\mu l$ Blut, Thrombozyten $< 20000/\mu l$ Blut, reduzierte Retikulozyten). Sie ist reversibel und therapeutisch indiziert. Daraus ergeben sich jedoch für den Patienten eine maximale Blutungsgefährdung, Infektanfälligkeit und Anämiesymptome (S. 973) sowie weitere ernste Risiken.

Regeneration der Blutbildung

Nach ungefähr 3 Wochen (bis 100 Tage) kann mit dem Anwachsen des neuen Knochenmarks gerechnet werden. Dieser Vorgang wird im medizinischen Sprachgebrauch auch „Take" genannt. Die neuen Blutzellen können die Blutgruppe des Empfängers verändern, da sie ihre immunologischen Eigenschaften behalten. Dies erfolgt noch über ihre begrenzte Lebensdauer hinaus. Dieses Phänomen wirkt ebenfalls auf Impfungen, für den Patienten besteht dann kein Impfschutz mehr.

Spätfolgen

Spätfolgen der Knochenmarktransplantation sind: grauer Star, schwere Infektionen, chronische GvHD-Reaktion (tritt mehr als 100 Tage nach Transplantation auf), Sekundärtumoren durch die Chemo- und Strahlentherapie, Unfruchtbarkeit.

Zeugungsunfähigkeit bei Männern

Durch die Chemotherapie wird die Spermienkonzentration stark herabgesetzt, während die Potenz davon aber nicht beeinflusst wird. Nach durchschnittlich einem Jahr stellt sich die Zeugungsfähigkeit wieder ein. Davor sollte durch entsprechende Empfängnisverhütung eine Zeugung vermieden werden, da das Fehlbildungsrisiko hoch ist. Eine Konditionierung durch Ganzkörperbestrahlung führt zur lebenslanger Unfruchtbarkeit. Hierauf sollte der Patient unbedingt rechtzeitig vor Therapiebeginn von ärztlicher Seite hingewiesen werden. Es besteht die Möglichkeit, Spermaproben in kommerziellen Samenbanken einzufrieren und bei Kinderwunsch der Frau zu übertragen. Dazu ist vor Therapiebeginn ein Zeitraum von mind. 2 – 3 Wochen erforderlich, da 2 – 5 Ejakulate im Abstand von 3 – 5 Tagen gewonnen werden müssen. Da der Therapiebeginn nicht verzögert werden darf, besteht jedoch kaum Möglichkeit dazu.

Unfruchtbarkeit bei Frauen

Durch Strahlen- und Chemotherapie kann es zu hormonellen Veränderungen, Unfruchtbarkeit und Einsetzen der Menopause kommen. Diese Folgen sind von Faktoren wie Alter, Intensität und Allgemeinzustand abhängig und reversibel oder endgültig. Nach Ende der Therapie bestehen keine Einwände gegen eine Mutterschaft. Um dem Risiko von Missbildungen vorzubeugen, sollte bis 6 Monate nach Therapieende eine Empfängnis verhütet werden. Nach einer Ganzkörperbestrahlung muss in 90% der Fälle von einer dauerhaften Unfruchtbarkeit ausgegangen werden. Durch die aggressive Chemotherapie und die emotionale Belastung während der gesamten Therapie kann eine Persönlichkeitsveränderung auftreten. Bestehende Beziehungsschwierigkeiten können sich durch den emotionalen Stress beider Partner vergrößern. Körperliche Veränderungen der Haut, Haarausfall und Störung von Geschmacks- und Geruchssinn sind oft unerwünschte Nebenwirkungen der Therapie. Besonders der Haarverlust und die Haut- und Körperbildveränderungen werden von den Betroffenen als sehr belastend empfunden, die Kortisongaben im Rahmen der immunsuppressiven Therapie tun ein Übriges (u. a. stammbetonte Fettsucht mit „Mondgesicht", „Büffelnacken", rötliche oder blaurötliche Streifen der Haut am Bauch, Gesäß, Oberschenkeln und Achselfalten = Striae distensae).

36.5.1 Bedeutung für den Patienten

Aufgrund der Diagnose einer lebensbedrohenden Erkrankung des Blut- und Lymphsystems, die schließlich eine Knochenmarktransplantation erforderlich macht, werden die Patienten in eine schwere Krise gestürzt. Kommt es zu einer Transplantation, haben die Patienten bereits einen langen Leidensweg mit vielen Therapien hinter sich. Die Transplantation, kombiniert mit einer Hochdosis-Chemotherapie und einer damit verbundenen Ganzkörperbestrahlung, ist für manche Patienten die letzte Heilungschance. Für den Patienten ist die aggressive Therapie und ihre zum Teil lebensgefährlichen Komplikationen eine existenzielle Bedrohung. Der unvermeidlich lange Krankenhausaufenthalt kann zu einem Hospitalismussyndrom führen.

36.5.2 Pflege- und Behandlungsplan

Vorbereitung und Durchführung

Durch eine Punktion am hinteren Beckenkamm wird patienteneigenes oder fremdes Knochenmark gewonnen. Da die Gewinnung einer ausreichenden Menge an Knochenmarkblut (1 – 1200 ml) äußerst schmerzhaft ist, wird der Eingriff in Allgemeinnarkose durchgeführt. Für den Patienten bedeutet die Entnahme von so viel Knochenmarkblut einen hohen Volumenverlust. Nach Abschluss der Hochdosistherapie und weiteren Vorbereitungen wird das Knochenmark dem Empfänger entweder am gleichen Tag oder nach eintägiger Pause über einen zentralvenösen Zugang transfundiert. Das über die Beckenkammpunktion gewonnene Knochenmark ist flüssig und dem peripheren Blut ähnlich. Der Anteil der Leukozyten und deren Vorläuferzellen, zu denen auch die Stammzellen gehören, ist größer.

Probleme und Nebenwirkungen im Stadium der Aplasie

Zu einer Erholung der Hämatopoese kommt es nach 14 – 100 Tagen. Innerhalb dieses Zeitraumes sind die Patienten hochgradig gefährdet.

■ Blutungsgefahr

Sie besteht aufgrund der Thrombozytopenie. Je nach Ausmaß müssen dem Patienten sowohl Erythro- und Thrombozytenkonzentrate als auch Immunglobuline substituiert werden (s. pflegerische Schwerpunkte bei Blutungen, S. 975).

Infektionsgefahr

Wegen der fehlenden Leukozyten hat der Patient keine Immunabwehr, er ist den Erregern hilflos ausgeliefert. Es besteht eine hochgradige Infektionsgefahr gegenüber bakteriellen, mykotischen und viralen Infektionen. In der Phase der Aplasie kommt es bei über 90% der Patienten zu einer Infektion. Ein Ansteigen der Körpertemperatur ist ein wichtiger Hinweis auf eine beginnende Infektion. Sie muss in dieser Phase regelmäßig kontrolliert werden. In 50–80% der Fälle erfolgt eine Infektion über den Gastrointestinaltrakt oder über die Haut des Patienten. Zum einen ist der Patient durch körpereigene Erreger, die z. B. von der physiologischen Darmflora ausgehen, gefährdet, zum anderen durch eine pathologische Besiedelung von Haut und Schleimhäuten (z. B. Aufenthalt in der Klinik). Besonders aufgrund der bestrahlungs- und chemotherapiebedingten Schädigung der physiologischen Verhältnisse nehmen die Erreger überhand. Aber auch durch seine Umwelt ist der Patient vielen potenziell pathogenen Keimen ausgesetzt. Die immunsuppressive Therapie, die eine Abstoßung der transplantierten Zellen vermeiden soll, wirkt zusätzlich infektionsgefährdend. Die Umgebungskeime müssen durch angepasste Hygiene- und Vorsichtsmaßnahmen weitgehend vom Patienten ferngehalten werden. Insbesondere bei allogener Transplantation muss eine protektive Isolierung erfolgen (S. 228).

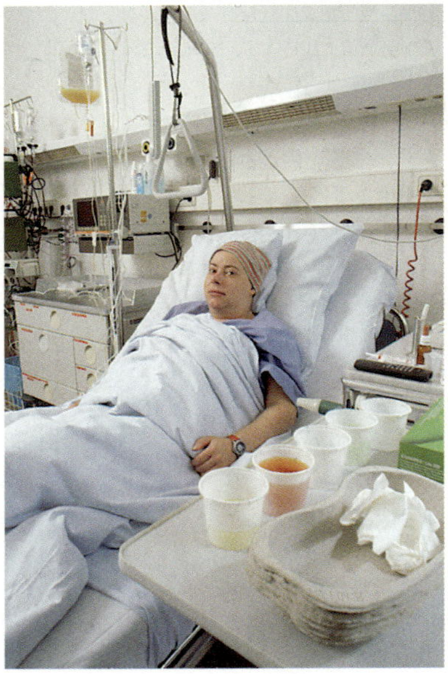

In der Aplasie muss der Patient durch Erythrozyten- und Thrombozytengabe unterstützt werden

Die hausinternen Standards der Zentren sowie die Intensität der vorbeugenden Isolierung variieren in ihrer Komplexität, abhängig u. a. von den räumlichen Gegebenheiten, den gemachten Erfahrungen und dem hausspezifischen Erregerspektrum. In vielerlei Hinsicht versucht man den Infektionsrisiken zu begegnen.

Arbeiten und Verhalten unter hygienischen Prioritäten

Invasive Maßnahmen (Injektionen, Blasenkatheter, Verweilkatheter) erfolgen nur bei strenger Indikation und peinlich genauer Beachtung der hygienischen Regeln. Die Händedesinfektion (S. 588) sollte gezielt und bewusst praktiziert werden. Zudem ist darauf zu achten, dass bei Patientenkontakt Schutzkittel und Mund-Nasen-Schutz getragen werden.

Vermindern der körpereigenen Keimflora

Die pathogenen endogenen Keime sollten weitestgehend verdrängt werden, z. B. durch die in ihrer Wirkung umstrittene selektive Darmdekontamination mit Antibiotikagaben. Bett-, Unterwäsche und Handtücher sind mindestens täglich zu wechseln. Bei Bedarf kann eine sorgfältige Mundhygiene mit antiseptischen Mundspüllösungen durchgeführt werden, wie sie auf S. 564 f beschrieben wird. Die Haut- und Schleimhautdekontamination erfolgt mit antibakteriellen Seifen. Wichtig ist, den Patienten zur sorgfältigen Händehygiene nach jedem Toilettengang anzuleiten.

Schaffung einer keimreduzierten Umgebung

Neuinfektionen mit Nosokomialkeimen sind durch möglichst weitgehende Reduktion exogener pathogener Keime zu vermeiden: Im Patientenzimmer dürfen keine Topf- oder Schnittpflanzen stehen. Zudem sind sowohl die Fußböden als auch die Oberflächen des Mobiliars desinfizierend zu reinigen. Allerdings ist es viel effektiver, den Patienten dazu anzuhalten, nicht barfuß umherzugehen.

Merke
Folgendem Hygieneprinzip ist unbedingt Rechnung zu tragen: „Auf den Fußboden gehört nur das, was Rollen und Füße hat." Das bedeutet für den Patienten und Pflegenden, dass nichts auf den Fußboden gelegt (z. B. Bettwäsche, Lagerungsmaterialien usw.) und wieder aufgenommen wird.

Bei einer Granulozytenzahl $< 1000/\mu l$ erfolgt eine Umkehrisolation. Der Patient wird von der Außenwelt abgeschirmt, um vor Keimen aus seiner Umgebung geschützt zu werden (s. protektive Isolierung, S. 228). Bei der autologen Blutstammzell- oder Knochenmarktransplantation ist die Isolierung aufgrund der kurzen Aplasiedauer und fehlender immunologischer Problematik nicht zwingend erforderlich.

Merke
Infektiöse Personen, auch Pflegende und Ärzte, dürfen nach einer Knochenmarktransplantation keinen Kontakt mit Patienten haben!

Keimreduzierte und trotzdem schmackhafte und appetitfördernde Nahrung

Die bakterielle Besiedlung des Magen-Darm-Trakts bedeutet für den immunsupprimierten Patienten eine große Gefahr für eine übergreifende Infektion. In einigen Zentren wird neben der Umkehrisolierung versucht, durch eine keimarme Ernährung Infektionen während der therapiebedingten Neutropenie zu reduzieren.

Bis das körpereigene Immunsystem wieder aufgebaut ist, müssen sich die Patienten an bestimmte Ernährungseinschränkungen halten. Durch parenterale Ernährung wird einer Mangelernährung des Patienten vorgebeugt, da viele Patienten aus unterschiedlichen Gründen (Übelkeit, Abneigung, Ekelgefühl, Mundtrockenheit, Mukositis) nicht ausreichend Nahrung zu sich nehmen. Eine orale Nahrungsaufnahme sollte aber auf jeden Fall, u. a. zur Vorbeugung der bakteriellen Translokation (= verlagern, durchdringen) von Darmkeimen in die Blut- und Lymphbahn, gefördert und unterstützt werden.

Die Regeln für die Patientenernährung lauten dann:

- immer nur frisch zubereitete und gekochte Speisen oder frisch aufgetaute Tiefkühlkost verzehren,
- Gewürze (auch Pfeffer) und Kräuter müssen mitgekocht werden,
- verpackte, angebrochene Lebensmittel so schnell wie möglich aufbrauchen, auch gekühlte Lebensmittel innerhalb von 24 Stunden verzehren,
- Milchprodukte: nur ultrahocherhitzte Milch (H-Milch) und Margarine, Schmelzkäse in Portionspackung (kein Rohmilch- und Schimmelkäse!) essen,
- keine rohen Salate oder Obst, das nicht geschält werden kann,
- Getränke: Tee und Instantkaffee immer mit kochendem Wasser überbrühen. Mineralwasser, Saft, Limonade sind nach Anbruch im Kühlschrank max. 24 Stunden aufzubewahren.

> **Merke**
> Diese Hinweise zur Patientenernährung sollten nur als Orientierung verstanden werden, hausinterne Standards weichen oftmals davon ab!

Durch die zur Keimreduktion notwendige Umkehrisolation in Einzelzimmern und die zahlreichen, für den Patienten ungewohnten Hygienebestimmungen, wird bei dem Patienten und Angehörigen oft eine große Verunsicherung ausgelöst.

Zusätzlich wird das Verständnis durch den sehr eingeschränkten Kontakt zwischen Patient und Angehörigen während der Phase der Aplasie erschwert. Der Partner oder andere Bezugspersonen des Patienten müssen in die Einhaltung der jeweils notwendigen Hygienevorschriften einbezogen werden, dadurch kann sich das Gefühl der Isolation beim Patienten trotz rationaler Akzeptanz noch verstärken.

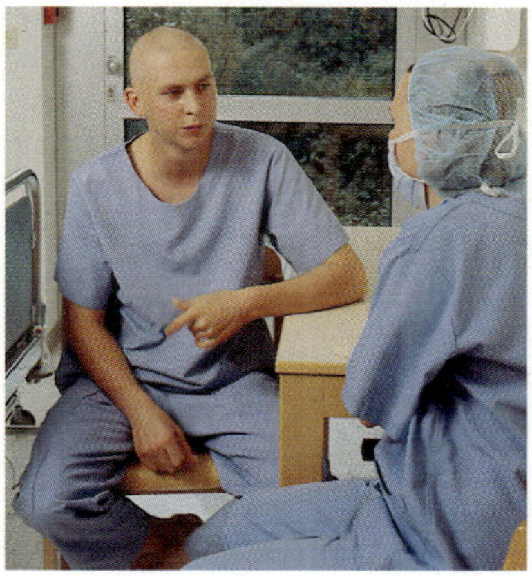

Beratungsgespräche während der Therapie und vor der Entlassung können dem Patienten viel Angst und Unsicherheit in Bezug auf sein neues Leben nehmen

Probleme und Nebenwirkungen im Stadium der Blutbildnormalisierung

Abstoßungsreaktion (GvHD-Reaktion)

Die allogene Transplantation hämopoetischer Stammzellen unterscheidet sich von anderen Transplantationen durch die massive Immunsuppression des Empfängers (z. B. Immundefekte, Knochenmarkaplasie, Leukämie). Es besteht deshalb ein erhebliches Risiko, dass immunkompetente T-Lymphozyten des Transplantats vom Empfänger nicht abgewehrt werden können. Sie etablieren sich im Empfängerorganismus und breiten sich aus. Die dann oft mit der Normalisierung des Blutbildes auftretende Transplantat-gegen-Wirt-Erkrankung (GvHd) bei der allogenen Transplantation führt unbehandelt zum Tode. Bis 100 Tage nach der Transplantation können diese Reaktionen entstehen und Haut, Lunge, Leber und Magen-Darm-Trakt betreffen. Mögliche Symptome sind Leber- und Milzvergrößerung, Atrophie der lymphatischen Organe, Durchfall, Hautveränderungen und Kachexie.

Vorbereitung des Patienten auf die Entlassung

Nach der Phase der engen Kontrolle und des Schutzes des Patienten im Rahmen einer allogenen Knochenmark- oder Stammzelltransplantation (SZT) empfindet der Patient bei der Verlegung in die Nachsorgeeinrichtungen oft ein intensives Gefühl des Alleinseins. Deshalb ist ein schrittweises Hinführen auf die Verlegung wichtig. Folgende Ratschläge für den Patienten sind nützlich:

Direkte Sonneneinstrahlung vermeiden, größere Menschenansammlungen sollten vermieden werden, ebenso der Kontakt mit akut infektiösen Familienangehörigen. Geschützter Sexualverkehr ist erlaubt. Der Patient soll keinen direkten Kontakt mit Tieren, Erde und Pflanzen haben, die Biotonne sollte wegen der hohen Erregerdichte gemieden werden.

Nach einer allogenen Therapie ist meist eine Anschlussheilbehandlung in einem Reha-Zentrum anzuraten, das in engem Kontakt mit der Transplantationsklinik steht. Auch später ist ein enger Kontakt zur Klinik empfehlenswert. Bei Anzeichen einer Infektion (Fieber, Durchfall, Hautauschlag) sollte auf jeden Fall sofort der behandelnde Arzt benachrichtigt werden. Der Patient ist zu ermutigen, bei auftretenden Fragen, Problemen und Beschwerden sofort in der Klinik anzurufen, auch in der Nacht oder am Wochenende. Nur so können mögliche schwere Komplikationen entsprechend frühzeitig erkannt und fachgerecht behandelt werden. Viele Patienten befällt schon bei den geringsten Krankheitsanzeichen die Angst vor dem jederzeit möglichen Rezidiv. Besonders kurz nach der Transplantation ist die Angst am größten, ein enger Kontakt zur Klinik kann dem Patienten die schwierige Eingewöhnungsphase in sein „normales" Leben erleichtern.

36.6 Pflege von Patienten mit Tumorerkrankungen im Bereich des lymphoretikulären Systems

···› Medizinischer Überblick Lymphome (Tab. 36.5)

Morbus Hodgkin und Non-Hodgkin-Lymphome gehören zu den malignen Lymphomen. Sie zählen zu den bösartigen Tumorerkrankungen des Immunsystems. Anfangs können sie lokalisiert auftreten, haben jedoch ohne Therapie und bei späteren Rezidiven immer die Tendenz zum Befall des gesamten lymphatischen Organbereiches sowie weiterer Organe.

Tabelle 36.5 Übersicht der Lymphome (nach Gerlach 2000)

Erkrankung	*Definition*	*Symptome*	*Therapie*
Morbus Hodgkin	Der Morbus Hodgkin oder Lymphogranulomatose ist eine vom Lymphknoten ausgehende maligne Erkrankung, die unbehandelt tödlich verläuft. Es erkranken bevorzugt Männer im Alter zwischen 15 und 35 Jahren.	Schmerzlose Schwellung einzelner Lymphknotengruppen, anfangs evtl. hartnäckiger Juckreiz, Pel-Ebstein-Fieber, septische Fieberschübe, Schmerzen in den befallenen Regionen nach Alkoholgenuss, Anämie, Leukozytose, Infektabwehrschwäche	Strahlentherapie, ggf. in Kombination mit Zytostase mit guten Heilungschancen von 70 – 90 % der günstig gelagerten Fälle
Non-Hodgkin-Lymphom	Unter dem Begriff Non-Hodgkin-Lymphome wird eine Gruppe von Erkrankungen zusammengefasst, die sich vom Morbus Hodgkin abgrenzen lassen. Die Sicherung und Abgrenzung der Diagnose erfolgt durch die Histologie.	Lokale oder generalisierte Schwellung von Lymphknoten und Befall von Milz, Leber, Knochenmark. Die Lymphome wachsen rasch und führen durch ihre Raumforderung zu Abflussbehinderungen, mit Aszites, Pleuraerguss und Ureterkompression.	Die Therapie beruht auf der Zerstörung des Lymphsystems durch Bestrahlung und Zytostase und darauffolgend auf der Transplantation gesunder Stammzellen.

36.6.1 Pflege von Patienten mit Morbus Hodgkin

Es handelt sich um eine bösartig verlaufende Erkrankung des lymphatischen Gewebes. Vielfach suchen die Patienten mit einer schmerzlosen Lymphknotenvergrößerung, häufig am Hals, einen Arzt auf. Oft handelt es sich um einen Zufallsbefund. Weitere Symptome werden als allgemeine Leistungsschwäche gedeutet.

Bedeutung für den Patienten

Nach Diagnose und Therapiebeginn hat der Patient durch die Größenveränderung der befallenen Lymphknoten einen unmittelbaren Nachweis über das Anschlagen der Therapie. Die Krankheit wird dem Patienten dadurch allgegenwärtig. Auch nach einer Heilung besteht die ständige Angst vor einem Rezidiv. Viele Krankenhausaufenthalte sind notwendig, um die Krankheit zu behandeln. Hieraus ergeben sich für die meist jungen Menschen schulische bzw. berufliche sowie private Probleme (z.B. Freundschaften).

Pflege- und Behandlungsplan

Nur selten wird Morbus Hodgkin in frühen Stadien erkannt. Das Therapieziel bei jedem am Morbus Hodgkin erkrankten Patienten ist grundsätzlich kurativ, d. h. eine vollständige Heilung wird angestrebt. Die Prognose ist in erster Linie abhängig vom Zeitpunkt der Diagnosestellung. Die Pflege erfordert daher einen sehr unterschiedlichen Aufwand. Mittels Strahlentherapie und/oder Chemotherapie wird eine häufig effektive Therapie durchgeführt. Die Stammzelltransplantation (SZT) (s. Knochenmarktransplantation, S. 987 ff) wird immer häufiger zur erfolgreichen Rezidivbehandlung eingesetzt.

Patienten mit malignen Lymphomen werden in der Regel nur zur anfänglichen Stadienabklärung und Durchführung einer intensiven Chemotherapie stationär behandelt, im übrigen erfolgen ihre Behandlung und Kontrolle meist ambulant. In der (oft jahrelangen) Remissionsphase der Krankheit fühlen sich vor allem die jüngeren Patienten gesund.

Merke
Die regelmäßige Nachsorge hat wegen des hohen Rezidivrisikos und Entwicklung einer Zweitneoplasie (therapiebedingter Zweittumor) eine enorme Bedeutung.

Folgende Pflegeziele lassen sich formulieren:

Konsequente Prophylaxe schwerwiegender infektiöser Komplikationen

- Arbeiten und Verhalten mit hygienischen Prioritäten,
- Vermindern der körpereigenen Keimflora,
- Schaffen einer keimreduzierten Umgebung,
- Mikroorganismenarme, trotzdem möglichst schmackhafte Nahrung.

Das Fördern von Kontakten mit anderen Betroffenen und Selbsthilfegruppen kann motivationsfördernd sein, die langfristige Behandlung und das Leben mit der Krankheit zu bestehen.

Zusammenarbeit im multiprofessionellen therapeutischen Team

Sozialdienst. Die Arbeitsfähigkeit nach Abschluss der Therapie hängt von der Art der zu verrichtenden Arbeit ab. Häufig ist eine anstrengende körperliche Tätigkeit nach durchgeführter Chemo- oder Chemostrahlentherapie nicht mehr möglich, insbesondere wenn Sekundärkomplikationen wie Lungenfibrose, Strahlenpneumonitis, Kardiomyopathie oder eine koronare Herzerkrankung vorliegen. Soziale Unterstützung und das Beantragen der Minderung der Erwerbsfähigkeit (Abk. MdE) sind dann angebracht.

Mal- und Musiktherapie (evtl. begleitet durch Psychotherapie): Ziel ist es, Patienten mit ihrer neuen Situation – einem Leben mit einer bösartigen Erkrankung – vertraut zu machen. Die Bearbeitung des Krebstraumas durch künstlerische Therapien zur Stärkung der Ich-Funktionen kann hilfreich sein.

36.6.2 Pflege von Patienten mit Non-Hodgkin-Lymphomen

Die Non-Hodgkin-Lymphome treten häufiger auf als die Hodgkin-Lymphome. Es werden viele histologische Unterformen unterschieden, die je nach vorherrschendem Zelltyp und Tumorstadium verschieden verlaufen. Die Rezidivrate und der Befall nichtlymphatischer Organe (Knochenmark, Leber, Magen-Darm-Trakt, Haut etc.) ist viel höher als bei Patienten mit Morbus Hodgkin, eine palliative Pflege und Behandlung steht dann im Vordergrund.

36.6.3 Pflege von Patienten bei Lymphbiopsie

Bedeutung für den Patienten

Eine Lymphknotenpunktion mit -biopsie (d. h. Entnahme von Gewebematerial) ist bis auf die manchmal erforderliche Vollnarkose ein kleiner, gefahrloser Eingriff. Bedenken Sie jedoch, dass sich für den Patienten durch das Ergebnis einer Biopsie das Leben grundlegend verändern kann. In den meisten Fällen wird er ungeduldig auf das Untersuchungsergebnis warten. Ein offenes Gespräch, in dem Sie dem Patienten die Möglichkeit geben, seine Sorgen und Bedenken zu äußern, kann ihm in dieser Phase Unterstützung bieten.

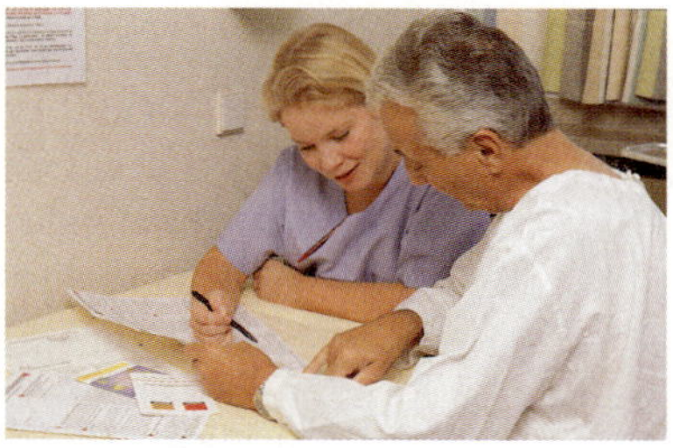

Ein offenes Gespräch kann den Patienten unterstützen

Pflege- und Behandlungsplan

Theoretische Grundlagen. Um eine Tumorerkrankung der Lymphknoten zweifelsfrei diagnostizieren zu können, ist eine Untersuchung von Lymphknotengewebe notwendig. Durch eine Biopsie wird eine Zell- oder Gewebeentnahme vorgenommen. Punktiert werden die oberflächlich gelegenen, palpablen Lymphknoten. Tiefergelegene Lymphknoten werden unter Kontrolle von Ultraschall oder Röntgen punktiert.

Bei der Aspirationsbiopsie wird durch eine feine Hohlnadel (daher auch Feinnadelpunktion) Zellen aus verdächtigen Lymphknoten entnommen. Falsch-negative Resultate entstehen durch Punktion an Stellen, die noch nicht maligne entartet sind. Bei der Feinnadelpunktion besteht ein Risiko des Verschleppens von Tumorzellen, da Zellen im Stichkanal zurückbleiben können oder durch verletzte Blutgefäße über das Blut in den Körper gelangen. Eine Tumorausbreitung auf diesem Weg ist aber nur in sehr wenigen Fällen bestätigt worden.

Pflegerische Aufgaben. Sie sollten über die Zielsetzung der Untersuchung informiert sein. Weiterhin obliegt Ihnen die Materialvorbereitung, die Begleitung des Patienten und die Nachsorge. Vor der Untersuchung sollten Sie sicherstellen, dass der Patient durch den Arzt über die geplante Untersuchung und voraussichtliche Dauer informiert wurde. Ggf. ist eine Rasur der Punktionsstelle erforderlich.

■ Material für die Lymphbiopsie
- OP-Handschuhe,
- Hautantiseptikum,
- feine Punktionsnadel, 20-ml-Spritze,
- Schnellverband, Schere.

Zur sicheren Abklärung ist eine Exzisionsbiopsie notwendig. Hierbei wird der tumorverdächtige Lymphknoten im Ganzen entnommen. Dazu kann eine Vollnarkose notwendig werden. Eine histologische Untersuchung des zusammenhängenden Zellverbandes kann ein sicheres Ergebnis liefern.

■ Nachsorge
- Kontrolle der Punktionsstelle auf Blutungs- und Entzündungszeichen,
- Begleiten des Patienten in der Phase der Diagnosestellung,
- Unterstützung bei der Entscheidung für die angemessene Therapieform.

36.7 Pflege von Patienten mit HIV/AIDS

Natascha Neumeister

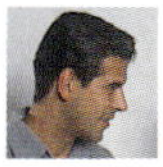

„Ich denke, dass meine Arbeit nicht unbedingt eine Auseinandersetzung mit dem Tode ist, sondern eher eine intensivere Auseinandersetzung mit dem Leben; denn unsere Patienten [...] leben viel mehr, als sie sterben ..."
Der einzige Unterschied von Aidskranken zu anderen Kranken ist die Tatsache, dass sie oft sehr junge Menschen sind. Oft werden sie von der Krankheit überrascht und vom Tempo, mit dem sie ihr Leben aufgeben müssen. Was ich von diesen Menschen gelernt habe, ist die Tatsache, dass es sich lohnt, auch in einem kurzen Leben das Positive zu sehen. Das hat mich immer wieder berührt und mir gezeigt, wie wichtig es ist, mit größeren Ohren zu hören, mit offeneren Augen zu sehen und mit weiterem Herzen zu spüren." (Vogel u. Dalcher 1993)

Medizinischer Überblick: HIV/AIDS

Definition

HIV steht als Abkürzung für die englische Bezeichnung „**h**uman **i**mmunodeficiency **v**irus" (dt.: menschliches Immunschwäche-Virus). Dieses Virus wurde erstmals 1983 in den USA als Verursacher der Immunschwäche AIDS nachgewiesen. **AIDS** kürzt die englische Bezeichnung „**a**cquired **i**mmuno-**d**eficiency **s**yndrom" ab (dt.: erworbenes Immunschwäche-Syndrom). Der Begriff „erworben" soll darauf hinweisen, dass es sich nicht um eine vererbbare Immunschwäche handelt. Die AIDS-Symptomatik wurde zum ersten Mal 1981 beschrieben.

Von AIDS spricht man, wenn ein HIV-positiver Mensch bestimmte Erkrankungen entwickelt, die auf eine Schwäche des Immunsystems durch das HI-Virus zurückzuführen sind.

Verbreitung

Nach Schätzung der WHO-Unterorganisation UNAIDS (United Nations Programme on HIV/AIDS) gab es Ende 1999 weltweit 33,6 Millionen HIV-positive Menschen. Man geht davon aus, dass sich täglich 16 000 Menschen neu anstecken. Weltweit werden etwa $^{3}/_{4}$ aller Infektionen heterosexuell erworben.

In Deutschland hat es Ende 1999 schätzungsweise 50 000 – 60 000 HIV-Infektionen gegeben, davon sind über 18 000 Menschen bereits an AIDS erkrankt oder daran gestorben. Während weltweit fast gleichviel Frauen wie Männer betroffen sind, beträgt der Anteil Frauen in Deutschland knapp 20 %. HIV-Positive sind überwiegend Menschen im erwerbsfähigen Alter. In manchen Gebieten der Welt hat sich durch die HIV-Infektion deshalb bereits die soziale Struktur verändert. So wurden z. B. in Uganda bisher 1,7 Millionen Kinder zu Waisenkindern und in Zimbabwe sind 25 % der Bevölkerung HIV-infiziert, wodurch die durchschnittliche Lebenserwartung in diesem Land in den letzten Jahren drastisch gesunken ist.

Immunsystem

Trotz der Schutzfunktion von Haut und Schleimhäuten dringen ständig Fremdkörper und Mikroorganismen, wie z.B. Bakterien, Viren und Pilze, in den Körper ein. Um damit fertig zu werden, verfügt dieser über ein gut funktionierendes, kompliziertes Abwehrsystem. Es setzt sich zusammen aus der unspezifischen und der spezifischen Abwehr.

Die **unspezifische Abwehr** kann Eindringlinge nicht nach ihrer Gefährlichkeit für den Organismus unterscheiden. Ihre Hauptbeteiligten, die Granulozyten und Makrophagen, versuchen körperfremde Teilchen aufzunehmen (= Phagozytose) und abzubauen. Gelingt ihnen das nicht, kommt die **spezifische Abwehr** zu Hilfe. Sie ist gekennzeichnet durch ihre Fähigkeit, ein immunologisches Gedächtnis aufbauen zu können. Dazu dienen die **B-** und **T-Lymphozyten**, auch **B-** bzw. **T-Zellen** genannt.

Lymphozyten, die im Knochenmark reifen, werden in Anlehnung an das englische „bone“ (Knochen) B-Lymphozyten genannt, jene, die sich im Thymus ausdifferenzieren, bezeichnet man als T-Lymphozyten. Die **B-Zellen** stellen nach dem Schlüssel-Schloss-Prinzip Antikörper her, die genau an bestimmte körperfremde Strukturen (= Antigene) (**Abb. 36.2**) passen.

Die **T-Zellen** lassen sich grob in drei Klassen unterteilen, die auf verschiedene Aufgabenbereiche spezialisiert sind:

T-Helferzellen. Sie stimulieren nach Erkennen eines Antigens die B-Lymphozyten durch Botenstoffe zur Produktion von Antikörpern. Die Einschränkung der Funktion der T-Zellen führt zu einer verminderten Antikörperbildung. Krankmachende Keime können somit nicht mehr ausreichend durch die spezifische Abwehr bekämpft werden (**Abb. 36.3**).

T-Suppressorzellen („Unterdrückerzellen“). Sie hemmen die Bildung von Antikörpern sowohl bei einem Überschießen der Immunreaktion als auch nach Abklingen der Erkrankung.

T-Killerzellen. Sie erkennen und vernichten körpereigene, von Viren befallene Zellen. Dadurch wird die Vermehrung dieser Viren (auch HIV-Viren) verhindert, da ihre Wirtszellen zerstört werden.

HI-Virus

Da Viren zu keinem eigenen Stoffwechsel fähig sind, sich also nicht selbstständig vermehren können, zählen sie nicht zu den Lebewesen. Das HI-Virus geht folgendermaßen vor: Es kann in alle Körperzellen eindringen, die in ihrer Zellwand eine bestimmte Eiweißstruktur, den CD4-Rezeptor, besitzen. Solche Rezeptoren tragen die T-Helferzellen sowie u.a. auch Zellen in Nervengewebe, Haut, Gehirn und Lunge. Ins Innere der Zelle gelangt, baut das Virus seine Erbinformation in den Zellkern ein und zwingt die Wirtszelle weitere HI-Viren zu produzieren (**Abb. 36.4**).

Das HI-Virus gehört zu der Familie der **Retroviren.** Bei Retroviren ist nicht DNS (Desoxyribonukleinsäure), sondern RNS (Ribonukleinsäure) Träger der Erbsubstanz. Das bedeutet, dass die Erbinformation erst in eine für die menschliche Wirtszelle verständliche Form, in DNS, umgeschrieben werden muss. Diese „Übersetzung“ (= Transkription) braucht ein Enzym, die reverse Transkriptase. Die Hemmung dieses Enzyms ist ein Ansatzpunkt der retroviralen Therapie. Bei der Transkription von RNS zu DNS passieren immer wieder Fehler, die Mutanten (veränderte HI-Viren) erzeugen können. Aufgrund der veränderten Oberflächenstruktur können Antikörper diese nicht mehr erkennen und unschädlich machen. Es müssen neue Antikörper gebildet werden, wodurch die Vermehrung des Virus immer einen kleinen Vorsprung behält.

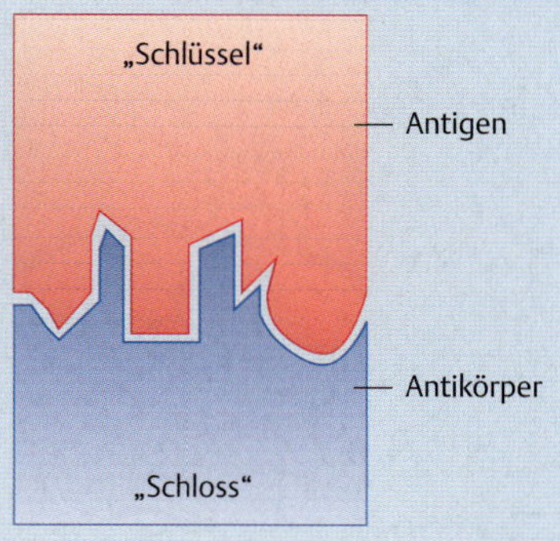

Abb. 36.2 Schlüssel-Schloss-Prinzip

Die langsame Zerstörung der Immunabwehr kommt dadurch zustande, dass das HI-Virus die T4-

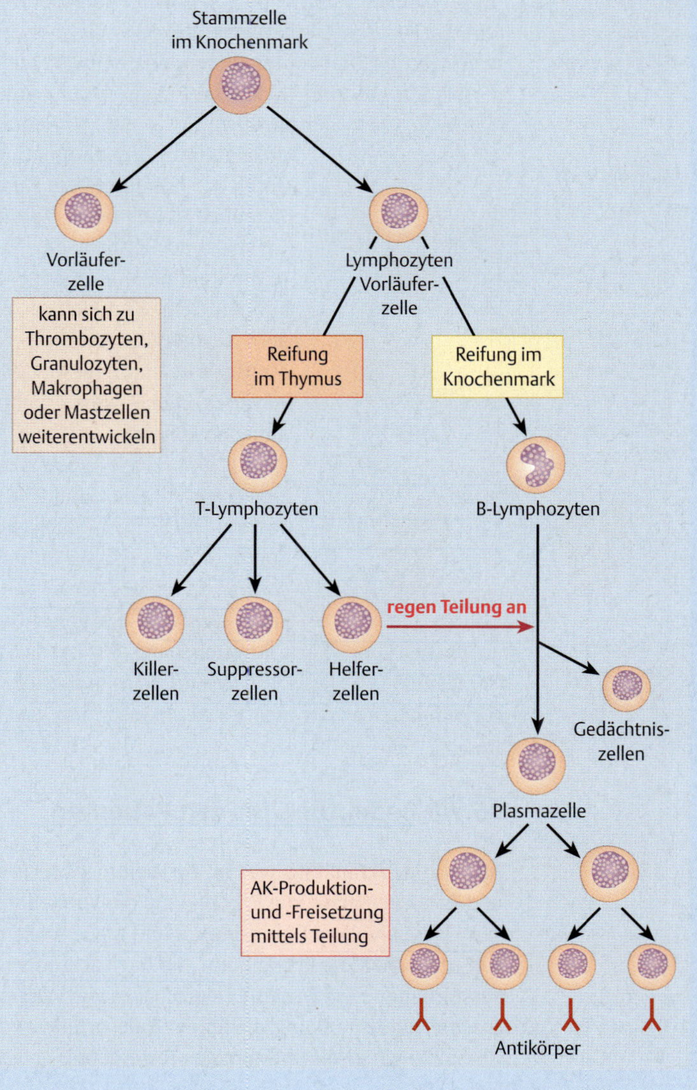

Abb. 36.3 Zellen des Immunsystems

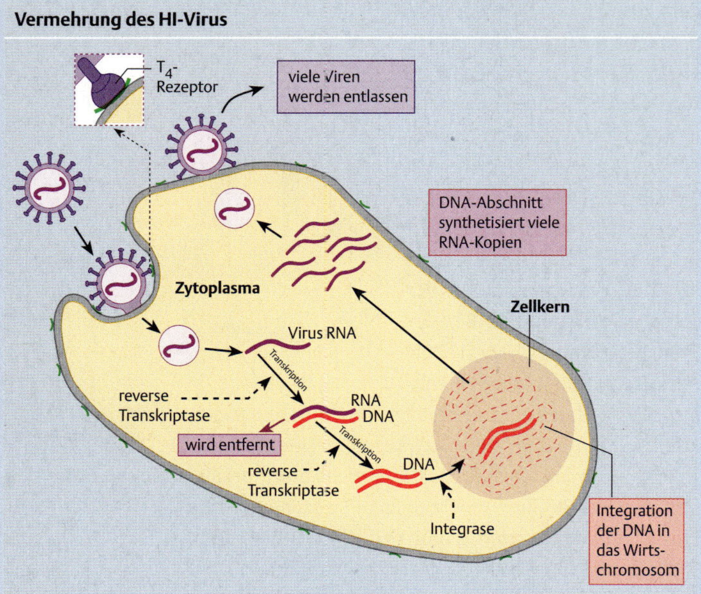

Abb. 36.4 In der Zelle baut das Virus seine Erbinformation in den Zellkern ein und bewirkt die Produktion weiterer HI-Viren

Zellen, die eine wesentliche Aufgabe im Immunsystem übernehmen, für seine Vermehrung benützt. Diese können somit ihre eigentliche Aufgabe, die Stimulation der Antikörperproduktion, nicht mehr wahrnehmen. Sie werden zudem von den Killerzellen als von HI-Viren befallene Zellen erkannt und abgebaut. Das Gleichgewicht zwischen Virenproduktion und Virenelimination durch das Immunsystem kann sich über Jahre hinweg halten. Gewinnt schließlich die Virenproduktion die Oberhand, können sich Krankheitserreger ausbreiten, die einem Menschen mit gesundem Abwehrsystem aber nichts anhaben können.

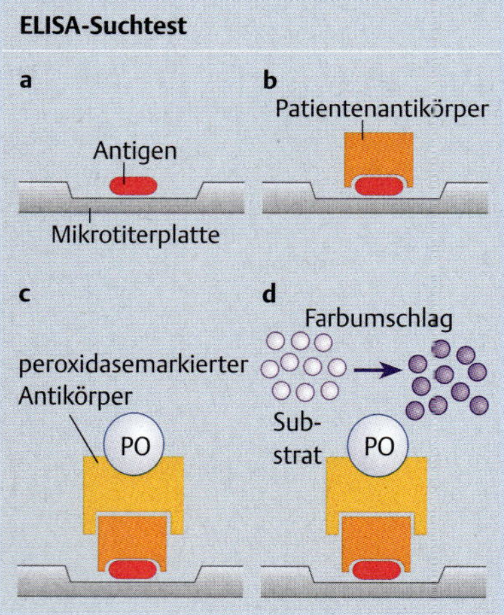

Abb. 36.5 Test zum Nachweis von Antikörpern

Es gibt zwei Typen von HIV-Erregern: HIV1 und HIV2, wobei HIV1 noch mehrere Subtypen aufweist. HIV1 der Gruppe M ist das Virus, welches weltweit verbreitet ist und bisher über 35 Mio. Menschen infiziert hat. HIV2 ist ein Virustyp, der v.a. in Westafrika und in Indien vorkommt, sich aber nicht so rasch ausbreitet, da er weniger ansteckend ist, also nicht so leicht übertragbar wie HIV1.

Alle HIV-Erreger sind äußerst empfindlich und können leicht unschädlich gemacht werden. Sie sind von einer für sie lebensnotwendigen Lipidschicht umgeben. Diese Lipidschicht ist schon durch gewöhnliche Seife zerstörbar. Aber auch durch Austrocknen, durch alkoholische Desinfektion und durch Temperaturen ab 60 °C können HI-Viren ungefährlich gemacht werden.

Diagnostik

Eine HIV-Infektion wird mit einem HIV-Antikörpertest nachgewiesen. Es wird erst ein Suchtest durchgeführt, der sog. **ELISA-Test** (Enzyme Linked Immunosorbent Assay, **Abb. 36.5**). Dieser kann aber ein falsch-positives Ergebnis aufweisen, da er sehr empfindlich ist und auch andere Antikörper mitreagieren können. Es muss deshalb bei positivem ELISA-Test immer der speziellere Bestätigungstest (Westernblot-Test) durchgeführt werden, bevor das Ergebnis dem betroffenen Menschen mitgeteilt werden kann.

Drei bis zwölf Wochen nach der Infektion findet die **Serokonversion** statt, d.h. es werden Antikörper gebildet, die im Blut nachweisbar sind.

Therapie

Bis heute kann AIDS nicht geheilt werden. Die bisher entwickelten Medikamente können aber eine erhebliche Verzögerung des Krankheitsverlaufes bewirken.

Die Wirkungsweise der antiviralen Therapie besteht in der Hemmung von Enzymen, die bei einem bestimmten Vorgang der Virusvermehrung benötigt werden. Die heute übliche Kombinationstherapie beinhaltet die gleichzeitige Gabe mehrerer Wirkstoffe. Sie wird HAART (**h**och**a**ktive **a**nti**r**etrovirale **T**herapie) genannt. Da diese Therapie ständig weiter entwickelt wird, müssen Sie sich jeweils aktuell zu deren Medikamenten informieren.

Merke

Zur Behandlung von HIV-Patienten gehört auch die Vorbeugung und Therapie von Erkrankungen, die als Folge der Immunschwäche auftreten können.

36.7.1 Bedeutung für den Patienten

AIDS – die Erkrankung, welche die Welt in Schrecken und Panik versetzte, die Erkrankung, die Vorstellungen von qualvollem Dahinsiechen und grauenvollem Tod hervorrief, die Erkrankung, die Nachrichten von aussterbenden Dörfern und Heerscharen von Waisen brachte, die Erkrankung, die für ein Todesurteil stand. Und plötzlich bekommt man das Testergebnis „positiv". Plötzlich ist es **hier**. Man liest es nicht in der Zeitung oder hört es. Es geschieht nicht irgendwo weit weg, irgendwelchen in den Medien beschriebenen Massen von Menschen, sondern es geschieht **einem** Menschen, und zwar genau **hier**. Es betrifft nur einen Menschen, aber für ihn trifft es die ganze Welt, **seine** ganze Welt. Obwohl alle wissen, dass es möglich ist, lange ohne Beschwerden HIV-positiv zu sein, bleibt immer die bange Frage, wie lange.

Wie sieht jetzt die Angst aus? Wie sieht die ganz konkrete Angst vor der Zukunft aus? Wie sieht die Angst vor dem Betroffensein aus? Wie die Angst vor dem Verlauf der Infektion? Und wie die Angst vor der Reaktion der anderen? Was bedeutet die Diagnose „positiv" für das weitere Leben?

Auch wenn noch keine Beschwerden vorliegen, werden die Lebensperspektiven in ihren Grundfesten erschüttert. Es müssen neue Ziele und Qualitäten gefunden werden.

Als besonders einschneidend beschreiben Betroffene die Veränderungen im Gefühlsleben und im Umgang mit Liebesbeziehungen und Sexualität. Das im Oktober 1998 von der AIDS-Hilfe Schweiz herausgegebene Merkblatt für beratende Personen beschreibt u. a. folgende Punkte zu diesem Thema:

- Die Angst der Betroffenen vor der Zurückweisung durch Menschen ihrer nächsten Umgebung geht mit der Unsicherheit einher: Soll ich es sagen, dass ich HIV-positiv bin oder soll ich es verschweigen?
- Die Bürde der Verantwortung im Umgang mit Sexualität, verbunden mit der Angst, den Partner oder die Partnerin anzustecken.
- Die verminderte Selbstachtung, das Gefühl ansteckend zu sein und eine Gefahr für andere darzustellen. Diese Gefühle treten hauptsächlich in der Zeit nach dem Bekanntwerden der HIV-Infektion auf und im weiteren Verlauf, beim Auftreten erster Krankheitszeichen.

Zusätzlich besteht die Angst vor dem Ausbruch der Erkrankung und die Unsicherheit, etwas falsch machen zu können, was diesen Ausbruch provozieren könnte. Fragen wie „Darf ich noch eine Nacht durchmachen?" und „Darf ich alles essen und trinken?" beschäftigen Betroffene. Es ist wichtig, sie darin zu unterstützen, trotz einer sinnvollen Gesundheitsförderung die bestmögliche Lebensqualität zu finden.

36.7.2 Pflege- und Behandlungsplan

Einteilung der HIV-Infektion in Stadien

Stadieneinteilungen dienen einerseits dazu, den Einsatz von Prophylaxen und Therapien dem Verlauf der Infektion angepasst einzusetzen, andererseits dienen sie als Grundlagen für die Berechnung des zu erwartenden Bedarfs an medizinischer und pflegerischer Betreuung. Für Betroffene ist eine solche Einteilung des Krankheitsverlaufes in Stadien aber eine zusätzliche Belastung, da sie damit umgehen müssen, standardisierten Kriterien entsprechend ein weiteres Stadium erreicht zu haben. Stadieneinteilungen eignen sich nicht dazu, Entscheidungen zu treffen, z. B. wann eine Berentung, ein Schwerbehindertenausweis oder andere Maßnahmen sinnvoll sind. Solche Entscheidungen können ausschließlich aufgrund des physischen und psychischen Befindens und der individuellen Situation eines Betroffenen gefällt werden.

Tabelle 36.6 CDC-Klassifikation (nach Brodt u. a. 1999)

	klinische Kategorien		
CD4-Zellen/µl	*A (asymptomatisch)*	*B (Symptome, kein AIDS)*	*C (AIDS)*
1: > 500	A1	B1	C1
2: 200–499	A2	B2	C2
3: < 200	A3	B3	C3

Die Einteilung, welche die amerikanische Gesundheitsbehörde CDC (Center of Desease Control) vorgenommen hat, unterteilt Stadien nach klinischen Kriterien und nach Laborparametern (**Tab. 36.6**).

In dieser Tabelle werden 9 Stadien unterschieden. Für die Pflege ist die Einteilung in 3 Stadien sinnvoller.

Stadium 1: asymptomatische HIV-Infektion; Infiziert mit HIV; gesund leben,

Stadium 2: symptomatische HIV-Infektion; Entwicklung der Abwehrschwäche; Krankheiten vorbeugen,

Stadium 3: AIDS-Vollbild; Leben mit AIDS; Arrangement mit der Erkrankung (Arastéh u. Weiß 1998).

Der asymptomatischen Phase geht die Ansteckung, die sog. **Primärinfektion,** voraus. Sie verläuft oft symptomlos, manchmal können jedoch nach ein- bis zweiwöchiger Inkubationszeit vorübergehend Fieber und Unpässlichkeit, Exantheme oder Erscheinungen einer generalisierten Lymphdrüsenerkrankung auftreten, die meist als normale Grippe fehlgedeutet werden.

Für die Pflege hat die Primärinfektion wenig Bedeutung, da sie kaum erkannt wird. Pflegende selbst können sich aber von einer Primärinfektion im Zusammenhang mit einer HIV-Exposition bedroht fühlen (s. Übertragung von HIV, S. 1001 f).

Pflegeschwerpunkte in drei Stadien

Stadium 1

Als Stadium 1 wird die Phase bezeichnet, in der HIV-Antikörper nachgewiesen werden können, der infizierte Mensch aber keine Symptome aufweist. Aus therapeutischer Sicht ist dies das Stadium der Beobachtung.

Es ist sinnvoll, eine Infektion so früh wie möglich festzustellen, um die Ansteckung weiterer Menschen zu vermeiden und die Gesundheitsförderung bewusster unterstützen zu können. Deshalb kann es Ihre Aufgabe sein, Menschen, die fürchten, sich in der Vergangenheit angesteckt zu haben, zu beraten.

⋯➤ Merke
Das Ansprechen von Ängsten kann schon zu deren Überwindung beitragen.

Hierbei müssen Sie an Folgendes denken: Liegt das vermeintliche Risiko erst kurze Zeit zurück, macht ein Test noch keinen Sinn. Die Antikörper können oft erst nach 8–12 Wochen nachgewiesen werden. Manchmal kann sich jemand nicht für einen Test entscheiden, weil die Angst vor dem Ergebnis zu groß ist. Achten Sie als Beratender auf Ihre Wortwahl! Oft wird fälschlicherweise der HIV-Test immer noch als AIDS-Test bezeichnet. Dieser Ausdruck kann unnötig Ängste verstärken. Versichern Sie dem Ratsuchenden: Ein HIV-Test darf nur mit dem Einverständnis der zu testenden Person durchgeführt werden!

Man kann jedem den Kontakt mit einer AIDS-Beratungsstelle empfehlen. Diese bieten den Test oft selber an, informieren aber zumindest darüber, wo er mit guter Beratung kostenlos oder kostengünstig durchgeführt werden kann. Eine Beratung schon vor dem Test ist sehr wichtig. Das Ergebnis eines HIV-Tests kann einen Menschen so sehr belasten, dass er möglicherweise nicht ohne professionelle Begleitung damit fertig wird. Im Extremfall kann die Folge Suizid sein.

Ermutigen Sie den Ratsuchenden, Verantwortung zu übernehmen. Auch wenn keine Krankheitssymptome erkennbar sind, kann eine HIV-Infektion vorliegen, falls einmal ein Ansteckungsrisiko bestanden hat. (Bei 50% der infizierten Menschen sind nach 10 Jahren noch keine AIDS-definierenden Erkrankungen aufgetreten!)

In der oft langen Zeit der symptomlosen HIV-Infektion steht die psychologische Betreuung im Vordergrund (v.a. in der ersten Zeit nach dem Testergebnis, aber auch in weiteren Krisensituationen). Zudem ist die Beratung zu gesundheitsfördernden Maßnahmen sinnvoll, wenn dies die betroffene Person wünscht.

Das Immunsystem wird durch folgende Faktoren beeinflusst:

Lebensrhythmus. Erholungsphasen sollen die durchaus erlaubten anstrengenden und fordernden Phasen („Stressphasen") ablösen. Regelmäßige Mahlzeiten und ein persönlicher aber auch einigermaßen regelmäßiger Schlafrhythmus geben dem Körper die Chance, das zu leisten, was wir von ihm verlangen.

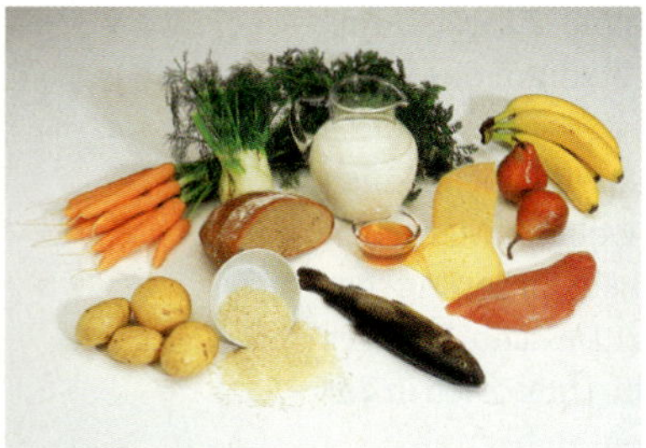
Eine ausgewogene Ernährung ist für ein intaktes Immunsystem sehr wichtig

Ernährung. Ausgewogene Kost liefert die Bau- und Energiestoffe und somit die Grundlage für einen gesunden Körper und ein gutes Abwehrsystem.

Sonnenbestrahlung. Übertriebenes Sonnenbaden beeinflusst die Immunabwehr negativ.

Medikamente. Einige Medikamente, wie Kortison; Antibiosen und Chemotherapien, schwächen die Immunlage. Trotzdem sind solche Therapien manchmal unausweichlich.

■ Stadium 2

Es treten Symptome auf, die auf eine bereits vorhandene Schwächung des Immunsystems hinweisen, die aber nicht zu AIDS definierenden Erkrankungen gehören. Solche Symptome sind z.B.: Mund- und Rachensoor, Fieber, Diarrhoen, Gewichtsverlust, Nachtschweiß, Herpes zoster und orale Haarzellleukoplakie (weißer, nicht abstreifbarer Belag am Zungenrand). In der Regel gehen solche Beschwerden mit einem Abfall der T4-Zellen und einem Anstieg der Viruslast einher. Dann wird über eine antiretrovirale Therapie nachgedacht.

Für die Pflege bedeutet das Wissen um dieses Stadium, dass einerseits die Beobachtung intensiviert werden muss, andererseits der Patient verstärkt zur Selbstbeobachtung angeleitet werden soll. Folgendes gilt es speziell zu beachten:

Hautkontrolle. Hautveränderungen und Hautläsionen müssen früh erkannt und therapiert werden. Insbesondere ist auf Hautpilz in den Zehenzwischenräumen, im Intimbereich und auf der Kopfhaut zu achten sowie auf Herpes simplex (auch im Analbereich). Die Gründe für bestehenden Juckreiz bzw. wahrgenommene Kratzspuren sind abzuklären.

Kontrolle der Mundhöhle. Auch kleine Veränderungen oder Läsionen der Schleimhaut sind zu behandeln. Eine äußerst gründliche Mundpflege mit Reinigung der Zahnzwischenräume sollte zur Gewohnheit werden, um die Besiedelung von Krankheitserregern möglichst zu vermeiden. Der Patient sollte sich über die Mundpflege auch ausführlich beim Zahnarzt beraten lassen.

Regelmäßige Gewichtskontrolle.

Temperaturmessung. Sie erfolgt bei Verdacht auf Temperaturerhöhung (Patient für Wahrnehmungen zu Temperaturänderungen sensibilisieren).

Stuhlverhalten. Abklärung des Stuhlverhaltens (Diarrhö? Obstipation?).

Veränderungen des Sehvermögens. Besonders wichtig wird die regelmäßige Kontrolle des Augenhintergrundes bei einem Absinken der T4-Zellzahl, um frühzeitig eine Veränderung durch Cytomegalie-Viren (CMV-Retinitis) feststellen zu können.

⋯➤ Praxistipp
Uwe Klein Krankenpfleger
Erfahrungsgemäß müssen Sie **konkret** nach Veränderungen fragen. Oft denken sich die Patienten nichts dabei, wenn Kleinigkeiten wie z.B. Hautläsionen zwischen den Zehen auftreten.

Den Patienten ist es wichtig, ihre T4-Zellzahl und ihre Viruslast (auch Virusbelastung oder engl. virusload genannt) zu erfahren. Die **T4-Zellzahl** sagt etwas darüber aus, wie viele Helferzellen dem Körper für die Immunabwehr zur Verfügung stehen. Die **Viruslast** drückt die Anzahl der im Blut frei schwimmenden Viren aus.

Uwe Klein Krankenpfleger

···› Praxistipp

Obwohl es sich um Laborwerte handelt und dafür der Arzt zuständig ist, werden die Patienten häufig das Gespräch mit Ihnen als Pflegende über dieses Thema suchen. Sie sollten sich über Laborwerte zur Verlaufskontrolle aktuell informieren.

···› Merke

Eine verringerte T4-Zellzahl bedeutet nicht unbedingt, dass Symptome auftreten müssen!

Haben Viruslast und T4-Helferzellen ein bestimmtes Niveau erreicht, wird die antiretrovirale Therapie empfohlen. Die Entscheidung, eine solche Therapie zu beginnen, liegt aber immer beim Patienten. Es sollen ihm genügend Zeit und Informationen für den Entscheidungsprozess gegeben werden.

Bei einem Abfall der T4-Zellzahl und gleichzeitigem Anstieg der Viruslast, wird über den Beginn der antiretroviralen Therapie und mögliche Prophylaxen nachgedacht. Wird eine Kombinationstherapie begonnen, können Pflegende helfen, Schwierigkeiten bei der regelmäßigen Medikamenteneinnahme (Compliance) zu erkennen und den Patienten im Lernprozess bei dieser Aufgabe zu unterstützen.

Stadium 3

Das dritte Stadium wird als AIDS bezeichnet. Man spricht erst von AIDS, wenn mindestens eine der folgenden Erkrankungen aufgetreten sind:

Opportunistische Infektion. Opportunistische Erreger sind Keime (Bakterien, Viren, Pilze, Protozoen), die dem gesunden Menschen nichts anhaben können, den immungeschwächten aber krank machen. Zu den opportunistischen Erregern gehören z.B. Pneumocystis carinii, Zytomegalieviren und andere Viren der Herpes-Gruppe sowie die Toxoplasmoseerreger.

Sekundärer Tumor. Bestimmte Arten von Tumoren, von denen man weiß, dass sie im Zusammenhang mit einer HIV-Infektion vorkommen (z.B. das Kaposi-Sarkom und das Non-Hodgkin-Lymphom),

Waisting-Syndrom. Ungewollte Gewichtsabnahme von mind. 10% des ursprünglichen Körpergewichts, meist im Zusammenhang mit Diarrhoen, Erbrechen, Appetitlosigkeit oder Fieber.

HIV-Enzephalopathie. Schädigung des ZNS durch HI-Viren.

···› Lerntipp

Schlagen Sie unbedingt zur speziellen Pflege der Erkrankungen, die bei HIV-Patienten auftreten können, und den sich daraus ergebenden Pflegeproblemen im jeweiligen Kapitel dieses Buches oder in der Fachliteratur nach. Die meisten Erkrankungen und Symptome treten auch in anderen Zusammenhängen auf.

Einige Sekundärerkrankungen, die vorwiegend bei HIV-Infizierten im Stadium 3 vorkommen, sollen aber zumindest erwähnt werden, mit kurzen Hinweisen zu Pflegeschwerpunkten. Die Erkrankungen, die v.a. im Zusammenhang mit einer HIV-Infektion auftreten, sind nach Organen geordnet. Die Häufigkeit ihres Auftretens wandelt sich laufend mit den sich verändernden Therapien, so dass nicht festgelegt werden kann, welche Sekundärerkrankungen am häufigsten auftreten. Die wichtigsten werden kurz erläutert.

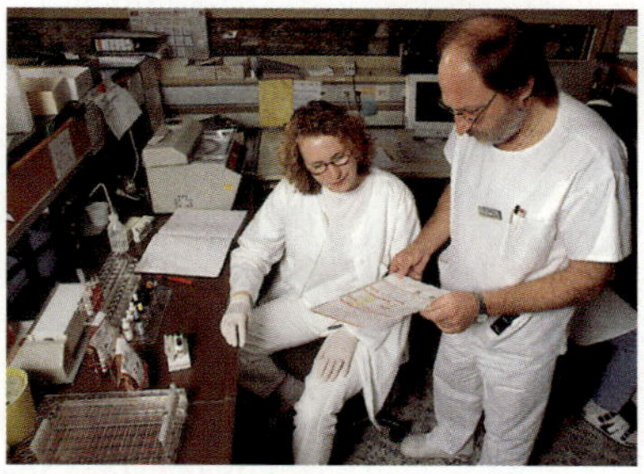

HIV-Patienten setzen sich besonders intensiv mit ihren Laborwerten auseinander. Daher sollte auch die Pflegeperson über die wichtigsten Parameter Bescheid wissen

Infektionen der Atemwege

Hier ist insbesondere die PCP (Pneumocystis-carinii-Pneumonie) zu nennen, eine besondere Form von Pneumonie, die nur bei einer Immunschwäche auftritt (für ein intaktes Immunsystem ist der Pneumocystis-carinii-Erreger ungefährlich!).

···› Merke

Die PCP verläuft unbehandelt tödlich, muss also rasch erkannt werden. Zeichen für eine PCP sind Abgeschlagenheit, Belastungsdyspnoe, Husten (meist unproduktiv, trocken) und Temperatur.

Therapiert wird die PCP mit hoch dosierten Antibiosen (meist Cotrimoxazol), was eine engmaschige Überwachung sowohl von den Pflegenden (Vitalzeichen, Temperatur, Allgemeinzustand) als auch von den Ärzten (Laborwerte, BGA, evtl. Bronchoskopie) erfordert. Die Patienten sollten atemtherapeutisch von der Physiotherapie betreut werden.

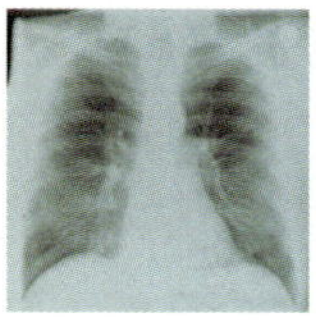

Pneumocystis-carinii-Pneumonie

Als Infektionen der Atemwege sind auch die Tbc, Pilzpneumonien und atypische bakterielle Pneumonien aufzuführen.

Infektionen des Darms

Unterschiedlichste Erreger können bei Immunschwächung zu einer Infektion des Magen-Darm-Traktes führen. Die dadurch entstehenden Diarrhöen schränken den Patienten in seiner Bewegungsfreiheit ein, schwächen ihn durch Flüssigkeits- und Gewichtsverlust und bereiten ihm oft Krämpfe und Blähungen.

- Bei unklaren Diarrhöen muss der Patient eine eigene Toilette bekommen und zur Händedesinfektion angeleitet werden.
- Er muss zum Trinken angehalten werden und der Hautturgor sollte beobachtet werden, um ggf. eine Flüssigkeitssubstitution einzuleiten.
- Bei häufigen Stuhlgängen muss der Anus durch entsprechende Hautpflegemittel und eine behutsame Intimtoilette geschützt werden.
- Bei Blähungen kann Erleichterung geschaffen werden, z.B. durch Einreibung des Bauches (in Richtung des Dickdarmverlaufes) mit Kümmelöl oder durch entblähende Tees.

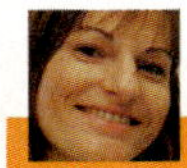

siehe Pflegeangebot Unterstützung bei Diarrhö, S. 460 f

Allgemein gelten die Pflegemaßnahmen wie sie zur Pflege bei Diarrhöen beschrieben sind.

> **Praxistipp** (Uwe Klein, Krankenpfleger)
> Prophylaxe: Auf den Verzehr potenzieller Träger von Krankheitserregern verzichten (z.B. rohes Fleisch), Gemüse und Früchte gut waschen und schälen. Über allen Einschränkungen steht aber immer die Lebensqualität.

Infektionen des ZNS

Beispiele von Infektionen des ZNS bei HIV-Patienten sind die Toxoplasmose und die durch die HI-Viren selbst hervorgerufene HIV-Enzephalopathie sowie die durch das gleichnamige Virus verursachte Zytomegalie (CMV) und die durch Kryptokokken hervorgerufene Meningitis. Bei Erkrankungen des ZNS können Symptome wie Kopfschmerzen, Meningismus, Bewusstseinsveränderungen, abnehmende Merkfähigkeit, Verwirrtheit, Sehstörungen oder Krampfanfälle auftreten. Pflegende verfügen durch ihren ständigen Umgang mit dem Patienten über die Möglichkeit, auch kleine Wesensveränderungen wahrzunehmen. Sie können durch ihre Hinweise an den Arzt zur frühen Erkennung und Therapie von Erkrankungen des ZNS beitragen. Wichtige Hinweise können Sie auch im Gespräch mit Freunden und Angehörigen bekommen, die den Patienten länger kennen.

Ist die Diagnose gestellt, kann sich das weitere Vorgehen nach den Pflegeschwerpunkten richten, wie sie bei Erkrankungen des ZNS beschrieben sind (S. 1284 ff).

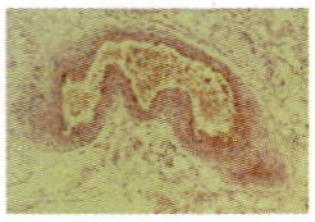

Mikroskopische Betrachtung einer zytomegalen Zelle

Zur Zytomegalie ist noch zu erwähnen, dass sie oft in Form einer CMV-Retinitis (Entzündung der Retina durch **Cy**to**me**galie**v**iren) vorkommt. Eine CMV-Retinitis führt unbehandelt zu einer Erblindung.

> **Merke**
> Erste Zeichen einer CMV-Retinitis sind ungewöhnliche Sinneswahrnehmungen, z.B. leuchtende Punkte oder „Schneetreiben", sowie Sehstörungen (Sehschwäche, verminderte Sehschärfe etc.).

Trotz modernster Therapieformen, wie ins Auge implantierte Medikamententräger, kommt es weiterhin öfters zu Sehverminderung bis hin zur Erblindung. Hier sind alle Maßnahmen zu beachten, die im Umgang mit nicht sehenden Menschen sinnvoll sind (S. 1259 f).

Infektionen der Haut und der Schleimhäute

Häufig treten bei Immunschwächung Herpes-Erkrankungen auf (Herpes simplex, v.a. im Mund- und Analbereich, und Herpes zoster). Auch Soorbefall von Mundhöhle und Ösophagus sowie Kandidosen der Haut können sich bei geschwächter Immunlage besser ausbreiten.

> **Praxistipp** (Uwe Klein, Krankenpfleger)
> Beachten Sie zu den Pflegeproblemen bei Hauterkrankungen die zusätzliche psychische Belastung durch die Offensichtlichkeit der Hauterkrankung und möglicherweise der Grunderkrankung HIV. Auch Ekelgefühle, die sowohl beim Patienten als auch bei Angehörigen und Freunden aufkommen können, und die dadurch möglichen Isolationsgefühle müssen Sie in der Pflege berücksichtigen.

Herpeserkrankungen werden je nach Anordnung lokal oder systemisch mit Aciclovir behandelt. Die Wundheilung der durch Herpes simplex hervorgerufenen Ulzerationen im Analbereich kann zusätzlich durch ein Eichenrindensitzbad einmal täglich unterstützt werden.

Starke Beläge durch Mundsoor können mit einer weichen Zahnbürste ganz vorsichtig abgelöst werden. Soorbefall von Mundhöhle und Speiseröhre kann so schmerzhaft sein, dass nur weiche oder passierte Kost schluckbar ist oder evtl. sogar die Sondenkostverabreichung über eine Magensonde nötig wird. Treten die Beschwerden v.a. in der Mundhöhle auf, kann vor den Mahlzeiten eine anästhesierende Lösung aufgetragen werden.

Bei jeglicher Art von Kandidosen sollte dem Patienten eine zuckerfreie Kost angeraten werden, da Zucker den Soor optimal „nährt".

> **Praxistipp** (Uwe Klein, Krankenpfleger)
> **Prophylaxe:** Durch gute Hautpflege eine intakte und geschmeidige Haut fördern; Risse und Läsionen sofort behandeln, da sie Eintrittspforten für Krankheitserreger bieten.
> **Mundsoorprophylaxe:** Täglich zweimal Mundspülung mit Myrrhetinktur.

36.7.3 Sterbebegleitung

Die Begleitung sterbender AIDS-Kranker stellt – wie jede Sterbebegleitung – hohe Anforderungen an die

Pflegenden. Hinzu kommt, das AIDS-Kranke meist im noch jungen Alter sterben, was den Pflegenden besonders nahe geht. Es ist deshalb sinnvoll, dass Sie sich immer wieder im Team (idealerweise mit Supervisor) oder im persönlichen Umfeld mit den Themen Sterben, Tod und Abschiednehmen beschäftigen.

Die Ausrichtung der therapeutischen Maßnahmen muss ständig neu überdacht werden. Wenn es dem Patienten möglich ist, seine Wünsche zu äußern, sollten Abwägungen bezüglich einer Palliativversorgung stets mit ihm zusammen besprochen werden. Es muss allen an der Betreuung Beteiligten bewusst sein, dass nie definitiv festgelegt werden kann, ob sich jemand im finalen Stadium befindet. Gerade die jungen Schwerkranken verfügen manchmal noch über unerwartete Lebenskräfte. Diese ermöglichen es ihnen, Situationen durchzustehen, die von allen anderen als hoffnungslos betrachtet wurden. Bei der Entscheidung, wie intensiv noch therapiert werden soll, kann der Versuch hilfreich sein, herauszuhören oder herauszuspüren was der schwerkranke Mensch, den man vor sich hat, vielleicht noch durchleben, verarbeiten, erledigen oder beenden möchte (s. ATL Sinn finden im Werden – Sein – Vergehen, S. 674 ff).

36.7.4 Besondere Anforderungen an die Pflege

Ein Team, welches noch nie mit HIV-Patienten zu tun hatte, fühlt sich oft überfordert, wenn zusätzlich zu einer vertrauten Erkrankung bzw. Symptomatik der seropositive Status hinzukommt. Es glaubt sich mit der Grunderkrankung HIV-positiv nicht auszukennen. Häufig herrscht zudem nicht nur eine Symptomatik vor, sondern es treten mehrere Erkrankungen gleichzeitig auf, insbesondere wenn sich das Vollbild AIDS bereits entwickelt hat. Hier sind neben Pflegespezialisten auch **Pflegeuniversalisten** gefragt. Universalisten sind Pflegende, die ihre Fähigkeiten zur Beobachtung, ihr Einschätzungsvermögen und ihre Möglichkeiten, interdisziplinär zu arbeiten, ausschöpfen.

Pflegenden kommt nichts von Grund auf Neues entgegen. Aber die Häufung und die Kombination der Symptome erhöhen die Anforderungen an ihr Wissen und Können. Insbesondere werden gefordert:

- gut entwickelte Beobachtungsfähigkeit,
- rasche Neueinschätzung der zu ergreifenden Pflegemaßnahmen,
- Erkennen von übergeordneten Zusammenhängen, wenn gleichzeitig verschiedene Krankheitsbilder auftreten,
- besonderes Geschick in der interdisziplinären Zusammenarbeit.

Die möglicherweise rasche Veränderung der akuten Symptome und Erkrankungen verlangt einen zuverlässigen und schnellen Informationsfluss zwischen Pflegenden und anderen Disziplinen (Ärzten, Labor, Diagnostik, Physiotherapie etc.). Darüber hinaus sind notwendig: flexible Anpassung der Arbeitsplanung an den oft wechselnden Pflegebedarf der AIDS-Patienten, Offenheit für einen vorurteilsfreien Umgang mit Homosexualität (s. ATL Kind, Frau, Mann sein, S. 648 ff) und Drogenabhängigkeit sowie Sensibilität und Offenheit im Umgang mit komplexen Sozialsituationen. Hier haben Pflegende eine vermittelnde Aufgabe. Denken Sie an Sozialdienste, Seelsorgende, Selbsthilfegruppen etc.

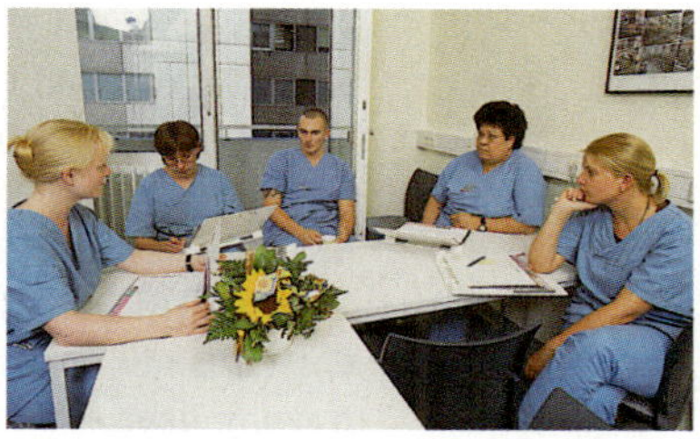

Beim Vollbild AIDS werden an das Pflegeteam besondere Anforderungen gestellt

Über viele therapeutische Maßnahmen müssen HIV-positive Menschen in besonderem Maße selbstverantwortlich mitentscheiden, da oft wenig Erfahrungen zu neuen Therapien vorliegen. Dadurch entwickeln sie sich oft zu wahren Experten.

> Uwe Klein Krankenpfleger
>
> **Praxistipp**
>
> Profitieren Sie vom Wissensstand der Patienten und stehen Sie dazu, wenn Sie etwas nicht wissen. Nur so können Sie das Vertrauen der Patienten gewinnen bzw. behalten.

Die menschliche Qualität der obigen Punkte hängt wesentlich vom professionellen Umgang mit Nähe und Distanz zum Patienten ab. Die Begleitung der phasenweise schwer kranken Menschen, die meist in ähnlichem Alter sind wie Pflegende selbst und die eine gleichberechtigte Stellung in Entscheidungsprozessen bezüglich der zu ergreifenden Maßnahmen anstreben, bringt oft eine persönlicher werdende Beziehung mit sich.

Das ist nicht falsch, solange Sie immer wieder reflektieren, wie weit das persönliche Engagement schon geht und wie weit es in einem gesunden pflegerisch-therapeutischen Rahmen gehen soll bzw. gehen darf, ohne dass es Ihre Kräfte überfordert.

36.7.5 Übertragung von HIV

Die genaue Kenntnis der Übertragungswege ist für Pflegende wichtig, um Fragen von Betroffenen, ihren Freunden und Angehörigen beantworten zu können. Mit der Entlassung kann Beratung und Anleitung nötig werden, damit sich diejenigen, die zu Hause pflegen, sicher fühlen und den Patienten unbesorgt Nähe fühlen lassen können. Auch Sie als Pflegende interessieren Übertragungswege, besonders in der Form von Arbeitsunfällen. Das Berufsrisiko können Sie durch gezielte Maßnahmen soweit verringern, dass sie statistisch keinem größeren Risiko ausgesetzt sind als die Gesamtbevölkerung. Dazu müssen Sie wissen, dass die Körperflüssigkeiten Blut, Sperma, Vaginalsekret und Muttermilch sowie die Synovial-, Zerebrospinal-, Pleural- und Peritonealflüssigkeiten hoch infektiös sind. Hingegen enthalten die Körperflüssigkeiten, mit denen Sie im Alltag zu tun haben, Speichel, Urin, Stuhl, Schweiß und Tränenflüssigkeit, das Virus nur in geringer Konzentration. Eine Übertragung über diese Flüssigkeiten ist nicht bekannt. Schutzhandschuhe werden im Umgang mit Urin und Stuhl nicht wegen des seropositiven Status einer Person getragen, sondern wegen der sonst üblichen Infektionsgefahren. Tröpfcheninfektion durch Husten oder Niesen und bloßer Hautkontakt genügen für eine HIV-Übertragung ebenfalls nicht.

Die Übertragungswege sind also klar abgrenzbar. Eine Infektion ist möglich durch:

- ungeschützten Geschlechtsverkehr,
- Gebrauch von infizierten Kanülen,
- Schwangerschaft/Geburt/Stillen,
- (Blutkonserven),
- (Stich- oder Schnittverletzungen an HIV-kontaminierten Gegenständen, sowie HIV-Kontamination von geschädigter Haut/Schleimhaut).

Die letzten beiden Möglichkeiten einer Übertragung bestehen, sie sind aber extrem gering zu werten und deshalb in Klammern gesetzt.

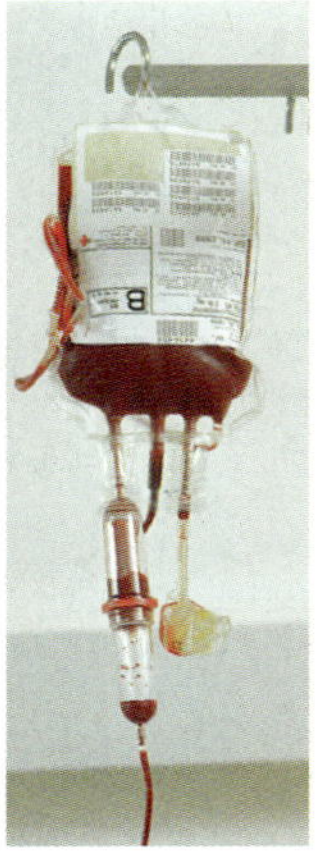

Die Wahrscheinlichkeit, sich durch Blutkonserven zu infizieren, wird immer geringer

Eine Einteilung in Risikogruppen ist nicht sinnvoll. Sie birgt die Gefahr, dass eine falsche Sicherheit aufkommt im Umgang mit Patienten, die vermeintlich oder tatsächlich keiner dieser Gruppen angehören. Mittlerweile kann man sagen, dass es keine bestimmten Risikogruppen gibt, sondern nur Risikoverhalten. Das Virus macht an keiner Grenze Halt, weder an Landesgrenzen noch an „Gruppengrenzen".

Merke
Maßen Sie es sich nicht an, abschätzen zu können, welche Patienten HIV-positiv sein könnten, sondern verhalten Sie sich bei allen Patienten gleich, denn das Virus macht keine Unterschiede, wen es infiziert.

Sexuelle Übertragung

Gespräche über die sexuelle Übertragung von HIV sind sehr persönliche Beratungssituationen. Sie setzen eine Vertrauensbasis voraus. Werden Sie zu diesem Thema angesprochen, so ist dies ein Vertrauensbeweis, den Sie annehmen können, indem Sie offen darüber sprechen. Folgende Informationen können Ihnen hilfreich sein: Die HI-Viren können beim Sexualverkehr durch Sperma, Scheidenflüssigkeit oder Blut übertragen werden. Aufgenommen werden sie über Haut- und Schleimhautverletzungen, die oft unbemerkt bleiben, durch die intensive Reibung bei Vaginal- oder Analverkehr aber die Regel sind. Oralverkehr mit einem infizierten Mann ist sehr risikoarm, wenn kein Sperma in den Mund gelangt. Das sog. Freudentröpfchen vor der Ejakulation reicht für eine HIV-Übertragung nicht aus. Hingegen muss der Oralverkehr mit einer Frau geschützt ablaufen, z. B. durch ein aufgeschnittenes, auf die Vagina gelegtes Kondom. Das Ansteckungsrisiko bei Frauen ist prinzipiell höher als bei Männern, aufgrund der großen Schleimhautoberfläche der Vagina und der zeitlich langen Exposition der HI-Viren. Die Übertragung kann bereits bei einem einzigen ungeschützten Geschlechtsverkehr stattfinden.

An dieser Stelle taucht die Frage auf: Was ist noch möglich in der Liebe? Der größtmögliche Schutz vor einer HIV-Infektion ist der Gebrauch von Kondomen oder die Anwendung von risikolosen bzw. risikoarmen Sexualpraktiken wie Petting oder Oralverkehr.

Übertragung bei i.-v. Drogengebrauch

Der Übertragungsweg geht über gemeinsam benutzte Injektionsbestecke. Die einzig mögliche Prävention ist der Gebrauch von sterilen Spritzen und Kanülen.

Übertragung von der Mutter auf das Kind

Die Beratung einer schwangeren HIV-positiven Frau oder einer HIV-positiven Frau mit Kinderwunsch setzt viel aktuelles fachliches Wissen voraus und sollte nur von Fachpersonen durchgeführt werden. Eine HIV-Übertragung von der Mutter auf das Kind kann während der Schwangerschaft, unter der Geburt und beim Stillen stattfinden, sie ist aber nicht zwingend.

Übertragung durch Blutkonserven

Seit 1985 ist es möglich, Blutkonserven auf HIV-Antikörper zu testen. Blutspendeempfänger gehen seither nur noch ein verschwindend geringes HIV-Infektionsrisiko ein (1 : 1 Mio laut Dt. Blutspendedienst).

Übertragung durch Nadelstichverletzungen

Untersuchungen zeigten, dass Nadelstichverletzungen mit HIV-kontaminierten Nadeln bei Angehörigen der medizinischen Mitarbeiter bei 3 von 1000 Verletzungen zu einer Infektion führten (0,3 %). Um dieses Risiko zu vermeiden, müssen die bekannten Schutzmaßnahmen unbedingt umgesetzt werden, z. B. kein zweihändiges Recapping (S. 585) und sachgemäßer Gebrauch von Schutzhandschuhen (S. 583 f).

Es muss auch betont werden, dass die konsequente Einhaltung der Hygiene- und Schutzmaßnahmen nicht nur bei HIV-Patienten nötig ist, sondern bei **allen** Patienten. Z. B. ist Hepatitis B auf dem Blutweg zehnmal und Hepatitis C hundertmal leichter übertragbar als HIV und beide können ebenfalls tödlich verlaufen. Die Anzahl der HI-Viren im Blut ist im Verhältnis zu anderen Viruserregern relativ gering, sie reicht deshalb für eine Ansteckung oft nicht aus.

Uwe Klein Krankenpfleger

Praxistipp

Das größte Risiko für berufliche Infektionskrankheiten ist Hektik bei der Arbeit und Unachtsamkeit! Egal was passiert, führen Sie die Entsorgung des kontaminierten Materials sorgfältig und in Ruhe zu Ende.

Sollte doch einmal etwas passieren (**Abb. 36.6**), so hat das Robert-Koch-Institut (1997) folgende Empfehlung als Sofortmaßnahmen herausgegeben (**Tab. 36.7**).
Ein erhöhtes Risiko (**s. **Abb. 36.6**) liegt vor, wenn:
- die Stich- oder Schnittverletzung sehr tief ist,
- frische, sichtbare Blutspuren des Patienten auf dem verletzenden Instrument zu sehen sind,
- die Verletzung von einer i.-v. benutzten Kanüle stammt,
- eine hohe Viruslast des Patienten bekannt ist, bei dem der verletzende Gegenstand kontaminiert wurde.

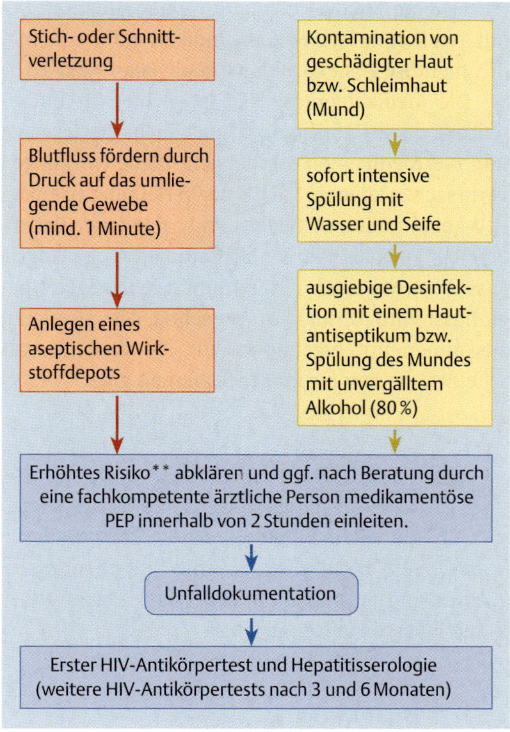

Abb. 36.6 Maßnahmen nach Stich- oder Schnittverletzung bzw. nach Kontamination von geschädigter Haut bzw. Schleimhaut mit dem HI-Virus

Tabelle 36.7 Postexpositionsprophylaxe (PEP; Robert-Koch-Institut 1997)

Art der Exposition	*Art des infektiösen Materials*	*Postexpositionsprophylaxe*
Perkutan tiefe Stich- oder Schnittverletzung	Blut[1] u. a. potenziell infektiöse Flüssigkeiten[2]	AZT und Lamivudin und Indinavir[3]
Stichverletzung mit Hohlnadel, die vorher in einer Vene oder Arterie bei einem HIV-infizierten Patienten platziert war	Blut[1] u. a. potenziell infektiöse Flüssigkeiten[2]	AZT und Lamivudin und Indinavir[3]
Stichverletzung durch den OP-Handschuh mittels Nahtnadel		kein Angebot[5]
Stichverletzung an Injektionsnadel, die zur subkutanen oder intramuskulären Injektion verwendet wurde; Schleimhautkontakt	Nadel hatte vorher keine äußere sichtbare Kontamination mit Blut	kein Angebot[5]
längere Exposition und großflächige Areale, nicht unmittelbar gespült oder gereinigt, kleinflächige Kontamination von entzündlichen veränderten Hautpartien, wenn unverzüglich eine Reinigung stattgefunden hat	Blut[1] u. a. potenziell infektiöse Flüssigkeiten[2] andere Körperflüssigkeiten[4]	AZT und Lamivudin und Indinavir[3] kein Angebot[5] kein Angebot[5]
Hautkontakt längere Exposition und großflächige Areale, nicht unmittelbar gespült oder gereinigt	Blut[1] u. a. potenziell infektiöse Flüssigkeiten[2] andere Körperflüssigkeiten[4]	AZT und Lamivudin und Indinavir[3] kein Angebot[5]
kleinflächige Kontamination von entzündlichen veränderten Hautpartien, wenn unverzüglich eine Reinigung stattgefunden hat	Blut[1] u. a. potenziell infektiöse Flüssigkeiten[2]	kein Angebot[5]

[1] mit hohem HIV-Titer (Viruskonzentration)
[2] Ejakulat, Vaginalsekret, Liquor, Pleura-, Peritoneal-, Perikard-, Gelenk-, Bronchiallavage-, Amnionflüssigkeit
[3] Bei einer Schwangerschaft sollte auf Indinavir verzichtet werden
[4] Urin, Diarrhö, Erbrochenes, Schweiß, Speichel, Tränenflüssigkeit
[5] Es liegt kein relevantes Risiko vor. Sollte die betroffene Person eine Prophylaxe wünschen, was „aus ärztlicher Sicht nicht eindeutig indiziert ist, andererseits das potenzielle Risiko auch nicht so gering ist, dass von einer Chemoprophylaxe abgeraten werden sollte, sollte diesem Wunsch entsprochen werden" (Robert-Koch-Institut 1997).

Eine leichte Stichverletzung an einer subkutan benutzten Kanüle ist z. B. keine Indikation für eine medikamentöse Postexpositionsprophylaxe (= PEP).

Die medikamentöse PEP ist nicht ganz unumstritten, da die Wirksamkeit noch nicht erwiesen ist und die Medikamente erhebliche Nebenwirkungen verursachen können. Nach einer Verletzung an einem HIV-kontaminierten Gegenstand wird jeder Betroffene bei jeglicher Art von Symptomen große Ängste ausstehen, wodurch die Immunabwehr negativ beeinflusst wird. Deshalb ist es wichtig, dass sich jeder zusammen mit einem Arzt für die Variante entscheidet, die ihm die größte Sicherheit gibt.

Merke
Die Dokumentation der Verletzung ist eine wichtige Voraussetzung zur Anerkennung einer Infektion als Berufskrankheit. Besonders wichtig ist, dass die Dokumentation mit dem Datum und der Unterschrift einer weiteren Person versehen wird!

36.7.6 Risikolose Kontakte

Für Pflegende ist es nicht nur wichtig, prinzipiell zu wissen, wie sie sich vor einer Ansteckung schützen können, sie müssen sich in den ganz konkreten, alltäglichen Handlungen absolut sicher fühlen und ihre Ängste in Bezug auf eine HIV-Übertragung ablegen können. Pflegende sollen sich sicher fühlen bei den Verrichtungen im Zusammenhang mit HIV-positiven Patienten, damit die Beziehung nicht von Angst überschattet ist. Patienten spüren, wenn eine von Angst gehemmte (Pflege-)Person auf sie zukommt. Oft gehören sie zu einer Gruppe von Menschen, die von der Gesellschaft ausgegrenzt wird. Dann brauchen sie ganz besonders eine Beziehung, die Wärme und Nähe zulassen kann, die eine vertrauensvolle Basis schafft.

Es kann auch notwendig werden, verunsicherten Freunden oder Angehörigen eines HIV-positiven Menschen unbegründete Ängste zu nehmen und somit die Grundlage für eine ungestörte Beziehung zu ermöglichen. Deshalb hier eine Liste mit Kontakten, die **kein** Übertragungsrisiko mit sich bringen: HIV kann **nicht** übertragen werden:

- bei gemeinsamem Gebrauch von Geschirr, Besteck, Trinkgefäßen oder Wäsche,
- durch gemeinsames Essen (z. B. Fondue),
- durch Hände schütteln, Umarmen, Streicheln und Küssen,
- durch Husten und Niesen,
- bei gemeinsamem Benützen von Wohnung und Toiletten,
- in öffentlichen Schwimmbädern oder Saunen,
- beim Friseur oder bei der Kosmetikerin,
- durch Piercing unter Einhaltung von Hygienemaßnahmen,
- durch Mückenstiche,
- im Krankenhaus und in Arzt- oder Zahnarztpraxen, wenn die (schon vor HIV) übliche Hygiene eingehalten wird,
- durch die Pflege von HIV-positiven Patienten, sofern die üblichen (bei **allen** Patienten geltenden) Hygiene- und Vorsichtsmaßnahmen eingehalten werden.

Besonders sei betont, dass HIV-positive Patienten in Mehrbettzimmern liegen können, auch im Stadium AIDS. Isolationsgründe sind nur Sekundärerkrankungen, die auch bei nicht HIV-Patienten zur Isolation führen würden (z. B. offene Tbc).

Die Wäsche eines HIV-positiven Menschen muss nur bei entsprechenden Sekundärerkrankungen als infektiös behandelt werden, nicht aber aufgrund der HIV-Infektion! Leider wird dies in vielen Büchern fälschlicherweise anders gelehrt.

HIV-positive Verstorbene dürfen normal aufgebahrt werden, außer wenn infektiöse Sekundärerkrankungen aufgetreten sind, die auch ohne seropositiven Status spezielle Maßnahmen zur Folge hätten.

36.7.7 HIV und AIDS im Wandel der Zeit

Es sind nur einige Jahre vergangen, seit man zum ersten Mal in den Medien von einer bisher unbekannten Symptomatik junger homosexueller Männer in Los Angeles las. Es entwickelte sich eine Panik verursachende, oft sehr unsachliche Berichterstattung. AIDS war jahrelang sensationsheischender Dauerbrenner der Medien. Inzwischen ist es ruhig um dieses Thema geworden. Nur dann und wann kann man etwas zu neuen Therapien lesen. Aufklärungskampagnen haben die Öffentlichkeit über die wahre Gefahr von HIV aufgeklärt, die nicht von irgendwelchen marginalisierten Gruppen ausgeht, sondern vom Virus selbst. Jeder weiß mittlerweile, wie er sich schützen kann. Die Umsetzung von präventiven Maßnahmen kommt aber nur langsam voran.

HIV hat die Auseinandersetzung mit zwei Tabuthemen, Sterben und Homosexualität, gebracht. Leider weichen viele Menschen dieser Konfrontation aus. Aber es mussten und müssen sich unzählige betroffene Menschen und ihr Umfeld diesen Themen stellen.

Für die Betroffenen hat sich etwas Wesentliches geändert. Sahen sie sich bis vor einigen Jahren vor allem mit ihrer Endlichkeit, mit Sterben und Tod konfrontiert, müssen sie sich im Falle einer gut greifenden Therapie neue Lebensziele für eine unabsehbar lange, nicht mehr für eine unabsehbar kurze Zeitspanne schaffen. Auch bei dieser Aufgabe sind sie oft auf Hilfe angewiesen.

36.8 Die Schulmedizin und die besonderen Therapierichtungen

Rolf Heine

36.8.1 Einleitung

Krankheiten, die auch heute noch für viele Menschen als sicheres Todesurteil gelten, wie AIDS oder Krebs, aber auch chronische Krankheiten, besonders wenn sie mit Schmerzen verbunden sind, wie Rheuma oder Migräne, bringen viele Patienten auf eine lange Odyssee nach dem richtigen Arzt, nach der richtigen Heilmethode. Als Pflegende begegnen wir immer wieder Patienten, die verschiedene Behandlungsversuche durchgemacht haben, die durch Hoffnungen und Enttäuschungen hindurchgegangen sind und nun skeptisch, resigniert oder hoffnungsvoll Hilfe in einem neuen therapeutischen Zusammenhang suchen. Nicht selten haben sie positive Wirkungen von Medikamenten oder therapeutischen Verfahren erlebt, die dem naturwissenschaftlichen Verständnis fremd erscheinen und wünschen nun, dass diese Therapien eine Fortsetzung finden. Die vorurteilslose Kenntnis dieser Therapieverfahren mit ihren andersartigen Anschauungen von Krankheit und Heilung kann helfen, die Suche des Patienten nach „seinem Weg" zu verstehen und zu respektieren.

Die an den Universitäten der Welt gelehrte Medizin wird häufig als **Schulmedizin** bezeichnet. Sie gründet auf den seit dem 15. Jahrhundert entwickelten naturwissenschaftlichen Methoden und führt die Ursachen von Krankheit im Wesentlichen auf Vererbung und Umweltfaktoren (Lebensstil, soziales Umfeld, Lebensraum) zurück. Sie diagnostiziert durch Analyse der stofflichen, histologischen und anatomischen Verhältnisse. Krankheiten werden entweder durch Reparatur, Ersatz oder Entfernung schadhafter Organe behandelt. Medikamente ersetzen fehlende Stoffe, hemmen oder stimulieren biochemische Prozesse. Neben den unbestrittenen Erfolgen für Lebensqualität und Lebensdauer (noch im 19. Jahrhundert betrug die durchschnittliche Lebenserwartung ca. 40 Jahre, Ende des 20. Jahrhunderts ca. 80 Jahre) prägte diese medizinische Denkweise auch das heute weit verbreitete materialistische Bild des Menschen. Der Mensch erscheint als biologische Maschine. Krankheit ist dann ein Störfall ohne Bezug zum selbstverantwortlichen Ich des Menschen und seiner biographischen Situation. Viele Menschen empfinden diese Sicht als einseitig und unvollständig und suchen alternative oder ergänzende Heilverfahren, die einen Bezug zu den Lebensprozessen, den seelischen Ursachen und den Sinnbezügen der Krankheit aufweisen.

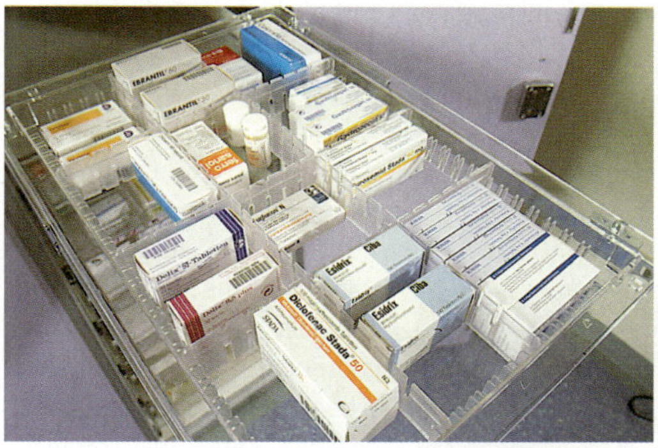

Die Schulmedizin setzt zur Therapie überwiegend Medikamente ein

Neben der naturwissenschaftlich orientierten Medizin (Schulmedizin) existieren die sog. „Besonderen Therapierichtungen", die in Deutschland vom Gesetzgeber der Schulmedizin gleichgestellt sind.

36.8.2 Besondere Therapierichtungen

- Phytotherapie (Pflanzenheilkunde),
- Homöopathie,
- anthroposophische Medizin.

Auch traditionelle östliche medizinische Systeme haben sich in den letzten Jahrzehnten in Europa etabliert:

- traditionelle chinesische Medizin (bekannt durch Akupunktur),
- Ayurveda (traditionelles indisches Heilsystem).

Daneben existieren zahlreiche Heilverfahren, die meist in einer der genannten medizinischen Denkweisen ihren Ausgang genommen haben.

Die besonderen Therapierichtungen und die traditionellen östlichen Systeme werden oft als Alternativen zur Schulmedizin betrachtet. Da es sich in der Regel jedoch nicht um den Ersatz wirksamer schulmedizinischer Therapien handelt, sondern um deren Ergänzung, wird zutreffender von **„komplementären"** oder **„additiven Maßnahmen"** gesprochen. Der von der Schulmedizin durch den Doppel-Blindversuch geforderte Wirksamkeitsnachweis einer Therapie wird in vielen Fällen aus ethischen, methodischen oder finanziellen Gründen von den komplementär-medizinischen Richtungen nicht erbracht. Dessen ungeachtet belegen überzeugend dokumentierte Therapieverläufe deren Wirksamkeit. Diese Tatsache prägte den Begriff der **„Erfahrungsmedizin"**.

Der unterschiedliche methodische Hintergrund von Schulmedizin und Komplementärmedizin führt häufig zu erbitterten gegenseitigen Anschuldigungen. Trotz dieser Auseinandersetzung sollte dem Patienten die freie Wahl der Therapie in jedem Fall gewährleistet werden. Im Gespräch zwischen dem Patienten und dem Arzt seines Vertrauens soll die geeignete Behandlung gefunden werden. Sie wird dann in vielen Fällen nicht ein Entweder – oder, sondern ein Sowohl – als auch enthalten.

Phytotherapie

Die Phytotherapie beschreibt die Vorbeugung und Behandlung von Krankheiten durch Pflanzen und Pflanzenteile (Samen, Frucht, Blüte, Blatt, Wurzel). Dabei wird die Pflanze oder ihr Teil als stoffliche Ganzheit gebraucht. Phytotherapeutische Arzneimittel bestehen deshalb aus Vielstoffgemischen, nicht aus isolierten, chemisch definierten Inhaltsstoffen. Die Therapie mit Pflanzenheilmitteln findet sich in der medizinischen Tradition aller Kulturen. Die heutige Phytotherapie verbindet altes Wissen über Gesundheit und Heilung mit moderner pharmakologischer Forschung. Der Umgang mit Wickeln, Auflagen, Einreibungen oder Bädern mit Pflanzenzusätzen gelangt zunehmend in der Aufgabenbereich der Pflege. Auch in der Beratung von Patienten oder von Angehörigen, die bei leichteren Beschwerden sich selbst durch Tees oder äußere Anwendungen helfen oder die schulmedizinische Therapie durch einen eigenen Beitrag ergänzen wollen, können Pflegende tätig werden (s. ATL Körpertemperatur regulieren, S. 466 ff; ATL Atmen, S. 498 ff und Pflege von Patienten mit Erkrankungen des Atemsystems, S. 822 ff).

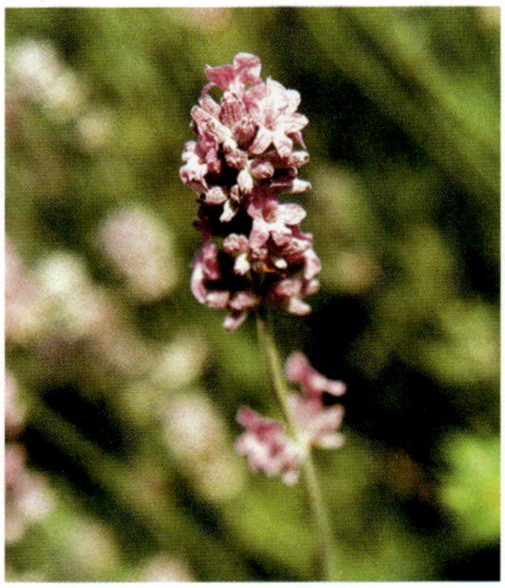

In der Phytotherapie wird auf die heilende Wirkung von Pflanzen zurückgegriffen

Homöopathie

Sie beruht auf der Entdeckung Samuel Hahnemanns (1755 – 1843), dass eine Substanz, die beim Menschen bestimmte Symptome bis hin zu Vergiftungserscheinungen hervorruft, bei Krankheiten mit ähnlicher Symptomatik als Heilmittel wirkt („Ähnlichkeitsprinzip"). Die Ausgangssubstanz homöopathischer Arzneimittel wird über mehrere Schritte mit einem Lösungsmittel (Alkohol oder Milchzucker) verschüttelt oder verrieben. Erst dieses Verfahren, nicht die bloße Verdünnung, führt zur Wirksamkeit des Medikamentes und wird als **„Potenzierung"** bezeichnet. In der homöopathischen Therapie ist man bestrebt, für das gesamte, minutiös ermittelte Erscheinungsbild der Krankheit ein einziges potenziertes Medikament zu finden. Dieses Medikament wird solange gegeben, bis die Symptome verschwunden sind oder das Erscheinungsbild der Erkrankung sich gewandelt hat und somit ein anderes Arzneimittelbild erscheint. Eine Behandlung durchläuft bis zur Heilung oftmals mehrere Stufen.

Anthroposophische Medizin

Sie wurde durch Rudolf Steiner (1861 – 1925) und Ita Wegman (1876 – 1943) als Erweiterung der naturwissenschaftlichen Medizin begründet. Anthroposophische Medizin betrachtet Krankheit als einen Entwicklungsprozess des Menschen. Die in der anthroposophischen Medizin verwendeten Heilmethoden werden im Hinblick auf das Zusammenwirken von Leib, Seele und Geist individuell ausgewählt. Originär anthroposophische Medikamente (z. B. Mistelpräparate in der Krebsbehandlung) und kunsttherapeutische Verfahren (z. B. die Heileurythmie) wurden aus dem Studium des Zusammenhangs des Menschen mit dem Kosmos entwickelt. Entwicklungsorientierte Psychotherapie und Kunsttherapie wirken von der seelischen Seite. Um die Selbstheilungskräfte (Salutogenese) zu unterstützen, werden auch homöopathische, phytotherapeutische und diätetische Verfahren angewendet. Krankheiten, zu deren Überwindung die Selbstheilungskräfte des Patienten nicht ausreichen, werden auch mit den chirurgischen und medikamentösen Methoden der Schulmedizin behandelt. Anthroposophische Medizin ist demnach ein Heilverfahren, das alle zur Verfügung stehenden Methoden unter Berücksichtigung der leiblichen, seelischen, geistigen und sozialen Situation des Menschen integrativ einsetzt. Keinen Einsatz finden Methoden, welche die Selbstbestimmung des Patienten einschränken (suggestive Verfahren).

Leserservice

Verwendete Literatur

Blut- und Lymphsystem

Deckers, B.: Von der Sinnfrage der Krebskrankheit zur Pflege der Sinne. In Heine, R., F. Bay: Pflege als Gestaltungsaufgabe. Hippokrates, Stuttgart 1995

Gerlach, U., H. Wagner, W. Wirth: Innere Medizin für Pflegeberufe, 5. Aufl. Thieme, Stuttgart 2000

Herrmann, R., P. Drings: Erythropoese. In Schettler, G., H. Greten: Innere Medizin, 9. Aufl. Thieme, Stuttgart 1998

Margulies, A., K. Fellinger, A. Gaisser, T. Kroner: Onkologische Krankenpflege, 2. Aufl. Springer, Berlin, 1996

Weiss, C., W. Jelkmann: Funktionen des Blutes. In Schmidt, R. F., G. Thews: Physiologie des Menschen, 26. Aufl. Springer, Berlin, 1995

Chemotherapie

Ellerhorst-Ryan, J.: Infection. In Groenwald, S. u.a. (Hrsg.): Cancer Nursing. Principles and Practice, 3. Aufl. Jones and Barlett, Boston 1993 (S. 557)

Holmes-Gobel, B.: Bleeding Disorders. In Groenwald, S. u.a. (Hrsg.): Cancer Nursing. Principles and Practice, 3. Aufl. Jones and Barlett, Boston 1993 (S. 575)

HIV und AIDS

Arastéh, K. u.a.: Buch gegen die Panik. Leben mit der HIV-Infektion. Rosa Winkler, Berlin 1997

Brodt, H. R. u.a.: AIDS 1999 Therapiefibel, 9. Aufl. Steinhäuser, Wuppertal-Beyenburg 1999

Kübler-Ross, E.: AIDS. Herausforderung zur Menschlichkeit. Gütersloher Verlagshaus Gerd Mohn, Gütersloh 1990

Vogel, C., J. Dalcher: AIDS hat viele Gesichter. Recom, Basel 1993

Wiebe, W.: Pflegethema: Infektionen, HIV und AIDS. Thieme, Stuttgart 1997

Wierz, V:, A. Kuhlenkamp: Pflege von Menschen mit HIV-Infektion und AIDS. Hans Huber, Göttingen 1997

Weiterführende Literatur

Dimeo, F., E. Thiel, D. Böning: Körperliche Aktivität in der Rehabilitation von onkologischen Patienten. Dt. Ärzteblatt 20 (1999) B-1042-B-1046

Leitzmann, C., P. Michel, K. Huth, M. Burkard: Ernährung älterer Menschen. In Huth, K., R. Kluthe: Lehrbuch der Ernährungstherapie, 2. Aufl. Thieme, Stuttgart 1995

Rostad, M.: Current Strategies for Managing Myeolosuppression in Patients with Cancer. Oncology Nursing Forum, Supplement to Vol. 18, No. 2, S. 7

Sitzmann, F.: Pflegehandbuch Herdecke, 3. Aufl. Springer, Berlin 1998

Sitzmann, F.: Hygiene. Springer, Berlin, 1999

Kontaktadressen

Telefonberatung der BZgA zu AIDS und anderen sexuell übertragbaren Krankheiten
Tel. 0221/892031
Mo–Do: 10–22 Uhr
Fr–So: 10–18 Uhr

Deutsche AIDS-Hilfe e.V.
Dieffenbachstr. 33
10967 Berlin
Tel. 030/690087–0
Fax: 030/690087–42

Internetadressen

http://www.krebshilfe.de
http://www.aidshilfe.de

37 Pflege von Patienten mit Erkrankungen des Harn- oder Verdauungssystems

Überblick

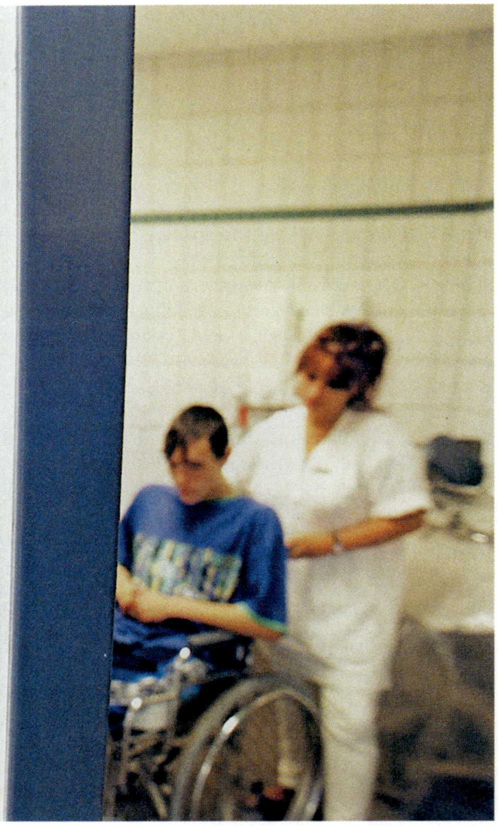

Einleitung

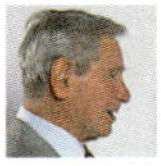

···› Herr Baum ist auf der Rückfahrt von einer Geschäftsreise. In einer Viertelstunde wird der Zug in seiner Heimatstadt ankommen. Er will aufstehen, um seine Tasche aus der Ablage zu holen. Doch aus völligem Wohlbefinden heraus verspürt er plötzlich einen heftigen Schmerz im Bereich der rechten Niere. Ihm wird schwarz vor Augen, er hat Ohrensausen, ihm bricht der Schweiß aus, er weiß nicht mehr, wie er sich bewegen oder sich hinsetzen soll.

Der Schmerz lässt kurz nach, überfällt ihn dann immer wieder heftig. Er glaubt, dass sein letztes Stündlein geschlagen hat. Hinzu kommt ein starker Brechreiz.

Nach Ankunft des Zuges wird Herr Baum mit dem Notarztwagen in die Klinik gefahren. Dort wird eine Kolik diagnostiziert, die durch einen Stein im Harnleiter ausgelöst wurde.

A Pflege von Patienten mit Erkrankungen des Harnsystems

Alrun Sensmeyer und Jürgen Wörner

37.1 Pflege von Patienten mit Harnsteinen

···› Medizinischer Überblick Harnsteinleiden

Definition

Die Steinbildung (Nephro- bzw. Urolithiasis) in den Harnwegen ist die sicht- und spürbare Folge verschiedener Veränderungen des Urins und der Urintransportwege.

Die Ursachen sind vielfältig, jedoch gehört zu jeder Steinentstehung die Übersättigung des Urins mit steinbildenden Bestandteilen. Diese bilden zunächst kleine Kristalle, die zu größeren Konkrementen heranwachsen können (**Abb. 37.1**).

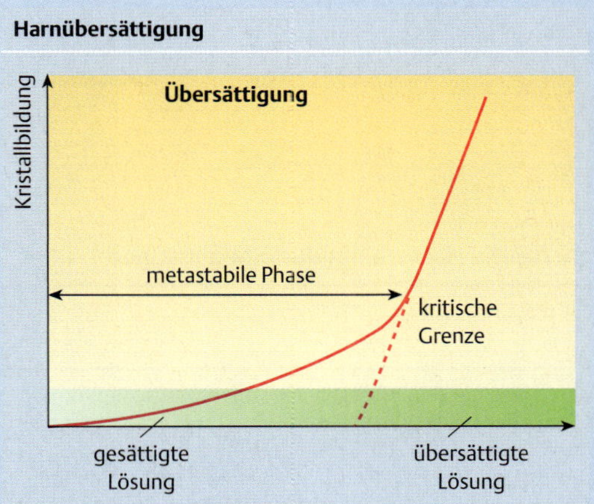

Abb. 37.1 Steinbildung in Abhängigkeit von der Harnübersättigung

Steinarten und -lokalisation

Harnsteine können im Nierenparenchym, in den -papillen, -kelchen und im Nierenbecken lokalisiert sein, aber auch in Harnleiter, Blase, Harnröhre oder Prostata. Die Zusammensetzung ist vielfältig: es gibt Kalziumphosphat-, Harnsäure-, Kalziumoxalat-, Zystin- und Xanthinsteine. Am häufigsten sind Kalziumsteine (**Abb. 37.2**).

Häufigkeit

20% aller urologischen Krankheitsbilder; 1 – 10% der Gesamtbevölkerung in Europa sind betroffen.

Risikofaktoren

Einen Überblick über Faktoren, die die Harnsteinbildung begünstigen, gibt **Tab. 37.1**.

Symptome

Charakteristisch für den Kolikschmerz sind plötzlich einsetzende, krampfartige, anfallsweise auftretende, wehenartige, wellenartige Schmerzen von unterschiedlicher Dauer (Minuten bis Tage).

Ein weiteres Kennzeichen ist die gekrümmte Körperhaltung. Es besteht ein Flankenschmerz mit Ausstrahlung entlang des Harnleiters, der Genitalregion und der Oberschenkelinnenseite. Je nach Steinsitz verlagert sich der Hauptschmerz in die Flanke, den Mittel- oder den Unterbauch, Hoden oder Labien (**Abb. 37.3**). Ebenfalls typisch für den Kolikschmerz ist der wandernde Charakter. Bei Patienten mit tief sitzenden Steinen tritt zusätzlich Harndrang bzw. schmerzhaftes Urintröpfeln (Pollakisurie) auf. Über der erkrankten Nierenregion und im Unterbauch bestehen Klopf- und Druckschmerzhaftigkeit. Ursache für die Kolik ist eine akute Hohlraumdehnung.

Es handelt sich meist um ein dramatisches Krankheitsbild, das gekennzeichnet ist durch stark belastende Begleitsymptome wie Vernichtungsangst, Unruhe, geblähter Bauch, Darmlähmung, Blut im Harn durch steinbedingte Schleimhautläsionen, Harnverhalt durch einen Stein am Blasenausgang, Fieber und Schüttelfrost bei bestehender Harnwegsinfektion.

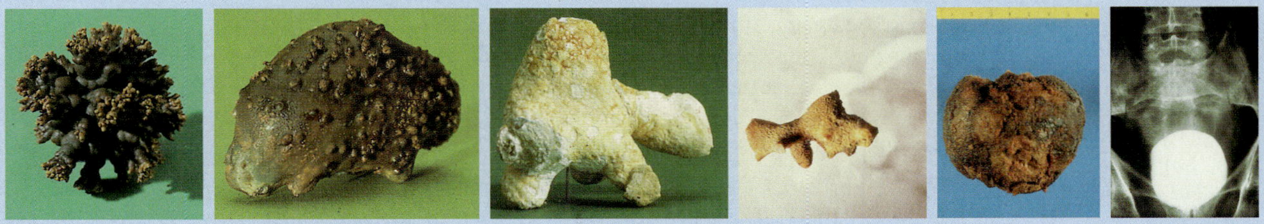

Abb. 37.2 Verschiedene Harnsteine. Links ein sog. Korallenstein, rechts ein Nierenbeckenstein im Röntgenbild

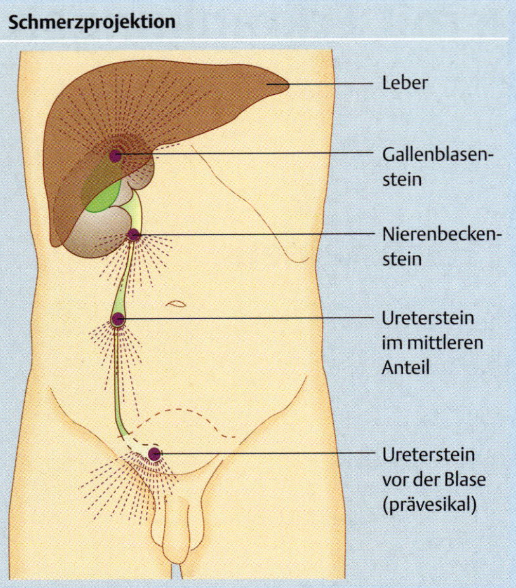

Abb. 37.3 Die Schmerzprojektion beim Gallen- und beim Nieren-Ureterstein

Tabelle 37.1 Faktoren, die die Harnsteinbildung begünstigen

Beeinflussende Faktoren	*Beispiel/Erläuterung*
Physikalische Faktoren	Durch geringe Trinkmengen, bei Aufenthalt in heißem Klima oder bei Fieber, starkem Schwitzen, Erbrechen oder Durchfall wird das Harnvolumen reduziert. Dadurch kommt es zur vermehrten Ausscheidung von steinbildenden Harninhaltsstoffen; der Harn neigt dann verstärkt zur Kristallisation
Anatomische Faktoren	Hier stehen an erster Stelle Harnabflussbehinderungen, z. B. durch Vernarbungen der Harnleiter nach Entzündungen oder Verletzungen oder durch eine vergrößerte Prostata. Der dadurch entstehende Harnstau begünstigt die Steinbildung
Metabolische Faktoren	Stoffwechselstörungen, die z. B. eine vermehrte Kalziumausscheidung zur Folge haben wie die Überfunktion der Nebenschilddrüse, begünstigen die Entstehung von Kalziumsteinen. Auch Knochentumoren oder Knochenbrüche können zur Hyperkalzurie führen
Bakteriologische Faktoren	Stoffwechselprodukte von Bakterien können im Rahmen von bakteriellen Infektionen die Harnsteinbildung fördern
Lebensstil	Bewegungsarmut und einseitige Ernährung mit viel tierischem Eiweiß (Purine) fördern das Steinwachstum

Diagnostik

Folgende diagnostische Verfahren werden angewendet: **Anamnese** (Harnsteine in der Vorgeschichte oder positive Familienanamnese, rezidivierende Harnwegsinfekte, Ernährung und Trinkgewohnheiten), **Urinanalysen** (Sediment, Urinkultur, Sammelurin; Untersuchung auf Hauptbestandteile der häufigsten Steinarten), **Blutuntersuchungen,** um für die Steinbildung verantwortliche Grunderkrankungen (Harnsäure, Parathormon) und eine Nierenschädigung (Kreatinin, Harnstoff) erkennen sowie um das Risiko der durch den Stein verursachten Blutungsgefahr einschätzen zu können (Gerinnungsparameter), **Ultraschall** (Harnstau, Nierenbeckenerweiterung), **Röntgenübersichtsaufnahme des Abdomens** (sog. Leeraufnahme): Sie macht schattenpositive Konkremente sichtbar. Erst in einer anschließenden (Reihenfolge ist wichtig) Kontrastmitteluntersuchung (Ausscheidungsurographie = AUG) werden sowohl der Bezug des Steines zum Hohlsystem als auch Kontrastmittelaussparungen bei schattennegativen Steinen dargestellt.

Die Miktion erfolgt nach Möglichkeit schon in der Kolikphase durch ein Sieb oder einen Filter, um Konkremente zu gewinnen. Jeder Patient, der eine bekannte Steinerkrankung hat, sollte wissen, dass er jeden Stein, den er verliert, aufbewahren und zur Analyse bringen muss, da sich die chemische Zusammensetzung und demzufolge auch die Therapie ändern kann.

Komplikationen

Harnverhalt, Blutungen, Auswirkungen durch schweres klinisches Krankheitsbild: Kreislaufzusammenbruch.

Therapie

Therapie bei Nierenkolik

Bei einer Nierenkolik werden Schmerzmittel und krampflösende Mittel (Spasmoanalgetika) eingesetzt. Ferner werden schleimhautabschwellende Mittel gegeben, da ein eingeklemmter Stein die Harnleiterschleimhaut verletzt haben kann und somit ein „Verletzungsödem“ den Abgang des Steines und den Urintransport behindern/verhindern kann. Zusätzlich können feuchtwarme Lendenwickel und warme Vollbäder die Schmerzen lindern (**Abb. 37.4**).

Die bildgebende Diagnostik gibt vor, ob der Stein mittels konservativer Steinaustreibung oder Steinauflösung behandelt werden kann oder ob andere Verfahren – z. B. Stoßwellentherapie, Schlingenentfernung, Operation – gewählt werden müssen.

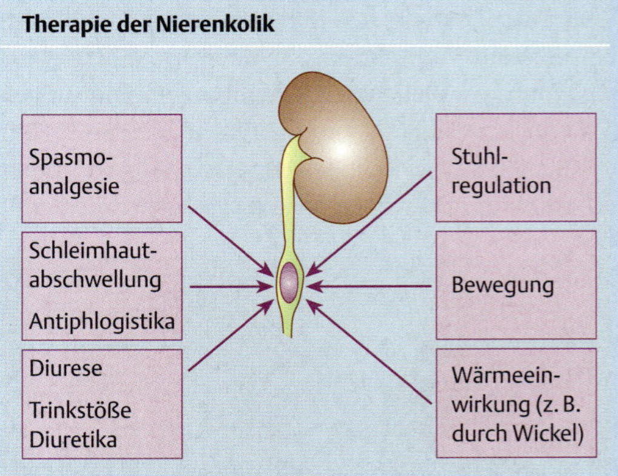

Abb. 37.4 Harnsteinaustreibung und Schmerzbekämpfung

37.1.1 Bedeutung für den Patienten

Überernährung, geringe Trinkmengen und Bewegungsmangel sind die entscheidenden Faktoren, die zu einem Harnsteinleiden führen können. Da es keine Fremdkörper sind, die sich im Harntrakt verfangen haben, sondern es sich um auskristallisierte Urinbestandteile handelt, beeinflusst die Lebensführung ganz entscheidend das Ausmaß des Steinleidens. Umgekehrt wird deutlich, dass ein Steinleiden die Lebensqualität eines Menschen erheblich mindern kann, insbesondere wenn häufig Koliken auftreten und der Betroffene in ständiger Angst vor den starken Schmerzen leben muss.

Viele historische Funde bezeugen, dass die Menschen schon seit Jahrtausenden an Harnsteinen erkranken. So wurden in einem Grab bei El Amrah in Ägypten, das aus der Zeit um 4800 v. Chr. stammt, im Skelett eines jungen Mannes Blasensteine entdeckt. Weiterhin wurden in indianischen Gräbern aus der Zeit um 3000 v. Chr. Harnsteine nachgewiesen. Operationen zur Entfernung von Blasensteinen sind wohl schon von den Indern etwa 1500 v. Chr. durchgeführt worden.

In den meisten industrialisierten Ländern Europas blieb die Zahl der an Harnsteinleiden erkrankten Menschen im Verlauf dieses Jahrhunderts nicht konstant. Nach dem Ersten Weltkrieg traten wesentlich weniger Harnsteine auf als in den 30er Jahren. Am Ende des Zweiten Weltkrieges war wieder ein Rückgang zu verzeichnen, in den 50er Jahren schließlich nahmen sie erneut zu. Erst seit 15 – 20 Jahren treten Harnsteinerkrankungen mit gleichbleibender Häufigkeit auf (Hesse u. Jost 1992, S. 11 – 13).

37.1.2 Pflege- und Behandlungsplan

Die Aufnahme eines Patienten erfolgt häufig über das akute Bild einer schmerzhaften Kolik. Im Vordergrund stehen dann zunächst schmerzlindernde Maßnahmen und die Diagnosesicherung. Das therapeutische Konzept umfasst sowohl Maßnahmen zur Steinentfernung durch konservatives oder invasives Vorgehen als auch Informationen zur Rezidivprophylaxe. Pflegepersonen ergänzen die medikamentöse Schmerztherapie durch physikalische Maßnahmen, geben Informationen und Unterstützung zur Steinbergung. Ferner beraten sie den Patienten, wie er seine Lebensweise zur Vorbeugung von Harnsteinen verändern kann.

Mitwirkung bei Diagnostik und Therapie

Linderung der akuten Symptome

Ein Patient, der mit dem Leitsymptom „kolikartige Schmerzen in der Körpermitte" in einer Ambulanz aufgenommen wurde, hat manchmal eine Vielzahl von Untersuchungen hinter sich, da das akute Krankheitsbild durch verschiedene Ursachen ausgelöst werden kann (gynäkologische Erkrankungen, Gallensteine).

> Eva Groß
> Krankenschwester
>
> **Praxistipp**
>
> Beziehen Sie deshalb nach der Übernahme in die stationäre Betreuung diese anstrengende Zeit in Ihre ersten Versorgungsaktivitäten ein. Mit an erster Stelle steht die Fortführung der meist intravenös verabreichten Schmerztherapie, da ein Patient wegen der bestehenden Übelkeit oft nichts zu sich nehmen kann. Bieten Sie dem Patienten zusätzlich die Anwendung lokaler Wärme (Wickel) an. Viele Patienten empfinden sie als angenehm entspannend. Sprechen Sie die Maßnahme vorher mit dem Arzt ab.

Steintherapie

Die Größe des Steines, der Grad der Harnstauung und die Belastbarkeit des Patienten bestimmen das therapeutische Vorgehen.

Trinkstoß und Steinaustreibung

90% aller Steine sind spontan abgangsfähig (Hautmann u. Huland 1996, S. 274). Nach Abklingen der akuten Phase wird daher mit dem Trinkstoß oder der Steinaustreibung begonnen. Besonders wichtig ist hierbei die Sicherstellung einer medikamentösen Schmerz- und abschwellenden Therapie im Rahmen des provozierten – also gewollten – Steinabganges, der ebenso schmerzhaft sein kann wie eine Nierenkolik. Eine Steigerung der Nierenarbeit kann den abgangsfähigen Stein (Größe unter 1 cm Durchmesser) herausspülen. Durch harntreibende Tees und Medikamente (Diuretika) wird das Urinvolumen erhöht.

Trinkmenge. Der Patient wird gebeten, soviel Flüssigkeit zu sich zu nehmen, dass er in 24 Std. ca. 2 – 2,5 Liter Urin ausscheidet. Durchfälle, vermehrtes Schwitzen erhöhen entsprechend die therapeutische Trinkmenge. Die Trinkmenge wird über den Tag verteilt. Bei häufiger Steinbildung gilt die Empfehlung, auch im Verlauf der Nacht zu trinken, damit der Harn nachts nicht zu stark konzentriert. Bieten Sie dem Patienten die Benutzung einer Urinflasche bzw. eines Toilettenstuhls insbesondere in der Nacht an.

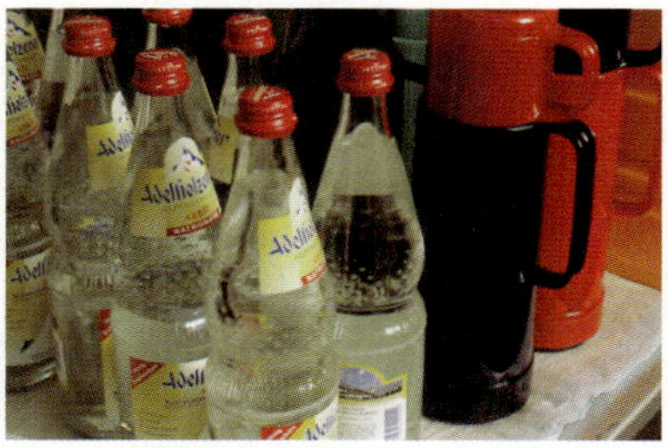

Zur Vorbeugung der erneuten Harnsteinbildung sollte der Patient die therapeutische Trinkmenge unbedingt einhalten

Ermitteln Sie, welche Flüssigkeitsmenge der Patient vor Beginn der Erkrankung getrunken hat. Manchmal können erst durch gezielte Fragen zum Tagesablauf die einzelnen Trinkportionen erfasst werden. Manche Patienten leiden auch unter einem verringerten Appetit, sobald sie vermehrt trinken

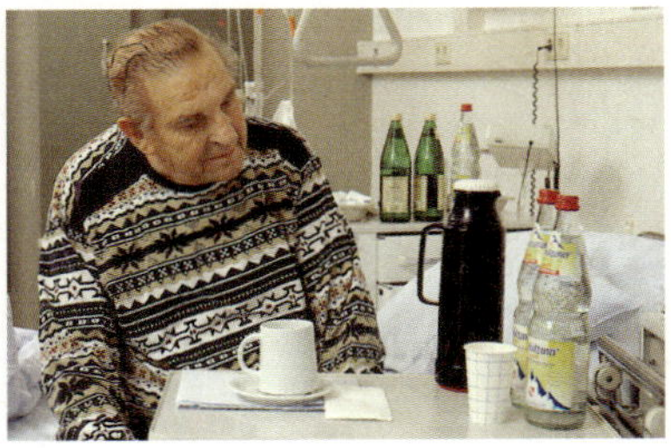

Abb. 37.5 Für ältere Menschen ist es oft schwierig, die ihnen vorgeschriebene Trinkmenge zu bewältigen

müssen. Beachten Sie die Anpassungszeit, die ein Patient für die therapeutische Trinkmenge benötigt. Meist können Patienten die vorgegebene Flüssigkeitsmenge nicht gleich in der dafür notwendigen Zeiteinheit trinken (**Abb. 37.5**). Zu bewältigen sind 0,5–1 l Flüssigkeit in ca. einer 3/4-Stunde bzw. 3–4 l in 24 Std. Berücksichtigen Sie, dass jeder Patient die Trinkmenge nur im Rahmen seiner Möglichkeiten steigern kann. Oftmals können auch Mitpatienten über einen Wettbewerbscharakter (wer schafft die Trinkmenge am schnellsten) von der Trinkanstrengung ablenken. Viele Patienten werden eine bisher nie auf einmal getrunkene Menge zu sich nehmen.

Trinken während der Arbeitszeit

Berufstätige Menschen müssen sich Getränke am Betriebskiosk kaufen oder von zu Hause mitnehmen. Je nach Art ihrer Arbeit sind sie möglicherweise auf eine entsprechende Pausenregelung für den Toilettengang angewiesen. Ein Arbeiter am Montageband kann nicht einfach seine Arbeit unterbrechen. Es kann daher wichtig sein, mit dem Vorgesetzten über die Gründe einer vermehrten Trinkmenge zu sprechen. Die Patienten können bereits in der Klinik oder an einem Wochenende zu Hause die Trinkmengen und deren Verteilung über den Tag auf ihren beruflichen Tagesablauf ausrichten. Sie können dabei ebenfalls ermitteln, wann der Harndrang auftritt und ob sich zu diesem Zeitpunkt ein Toilettengang mit der Unterbrechung der Arbeit vereinbaren lässt.

Eva Groß
Krankenschwester

Praxistipp

Hinsichtlich der notwendigen Trinkmenge kann ein kreativer sprachlicher Vergleich den Patienten motivieren: Schreiben Sie mit dem Patienten (Bankgewerbe) schwarze Zahlen in seine Urinbilanz, sobald er das erforderliche spezifische Gewicht erreicht. Mittels Teststreifen oder Urometer nimmt der Patient diese Bestimmung mehrmals am Tag vor. Die Anleitung des Patienten fällt in den Aufgabenbereich der Pflegepersonen (s. ATL Ausscheiden, S. 430). Notieren Sie mit dem Patienten fallende Pegelstände (Zeitmarkierungen auf einer Mineralwasserflasche), wenn er z. B. in der Binnenschifffahrt tätig war.

Getränkeart. Für manche Patienten ist zusätzlich die Getränkeart (ungewöhnlicher Geschmack von Heilwässern, lau temperierter Tee, um ihn rasch trinken zu können) eine Belastung.

Machen Sie den Patienten auf den Unterschied zwischen Genussmitteln (Tee/Kaffee) und anderen Harnverdünnungsgetränken (Mineralwasser/Kräutertees) aufmerksam. Die Mineralwassersorte muss allerdings stets auf die Art der Harnsteinerkrankung abgestimmt werden. Die Mineralwassertabellen können in Patientenratgebern (s. Leserservice) nachgelesen werden. Im Vordergrund steht die Unterscheidung, welche Mineralstoffe je nach Steinart nur in geringeren Mengen enthalten sein sollen (z. B. Kalzium, Magnesium, Natrium) und welches Mineralwasser den Harn je nach Notwendigkeit ansäuert oder alkalisch macht:

- Bei Steinen, die in saurem Milieu entstehen (Harnsäure, Zystin), muss der Urin alkalisch gemacht werden.
- Bei Steinen, die im alkalischen Milieu entstehen, muss der Urin angesäuert werden.

Bewegung. Viel Bewegung wie Treppen steigen, Hüpfen, schnelles Gehen fördern – über das Prinzip der Schwerkraft – das Herabrutschen des Steines. Bieten Sie dem Patienten Begleitung zu den erforderlichen Bewegungsübungen an. Besonders nach einer ersten Kolikerfahrung kann die Angst vor den erneuten heftigen Schmerzen, die ihn im Treppenhaus überfallen, sehr groß sein. Stellen Sie dem Patienten die Materialien zum Durchsieben des Urins bereit. Die urologischen Abteilungen stellen dazu unterschiedliche Arten von Filtern und Sammelgefäßen zur Verfügung. So wird es in dieser Therapiephase noch nicht möglich sein, das Abgehen des Steines in die Toilette zu erleben. Viele Patienten, die ein bekanntes Steinleiden haben, berichten von dem typischen „plink-klink“, das sie während des Wasserlassens hören, wenn zu Hause ein Stein kleinerer Größe ohne Koliken spontan abgeht (**Abb. 37.6**).

Komplikationen. Die Patientenbeobachtung hat während der Steinaustreibung mittels Trinkstoß einen hohen Stellenwert. Durch die großen Flüssigkeitsmengen wird der Kreislauf des Patienten stark belastet.

Merke

Überprüfen Sie daher regelmäßig Blutdruck und Herzfrequenz. Achten Sie dabei auch auf die Atmung: Schwerwiegendes Anzeichen einer Überwässerung ist eine durch

Spontaner Steinabgang

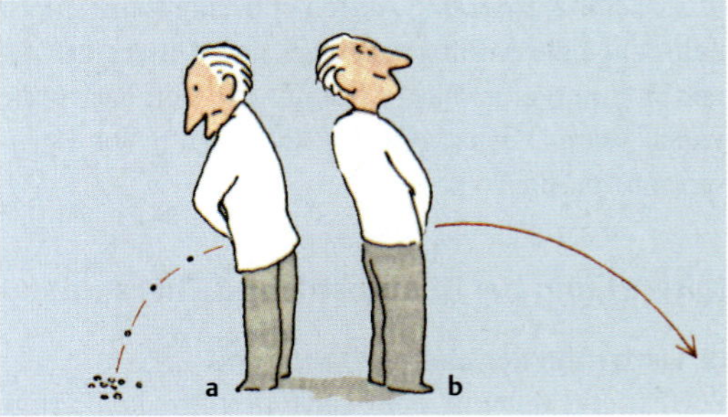

Abb. 37.6 **a** Vor, **b** nach der Harnsteintherapie

ein Lungenödem bedingte Dyspnoe. Führen Sie darüber hinaus bei Patienten mit Harnsteinen regelmäßig Temperaturkontrollen durch, um Entzündungen der ableitenden Harnwege frühzeitig zu erkennen.

Medikamentöse Steinauflösung

Die orale Steinauflösung ist nur bei Harnsäuresteinen möglich. Die Harnsäure ist ein Endprodukt im Purinstoffwechsel. Bei einer Harnsäurestoffwechselstörung sind zwei Bedingungen für die Steinbildung verantwortlich, die Mehrausscheidung von steinbildenden Ionen und die Säurestarre des Urin-pHs.

Ziele der medikamentösen Behandlung sind die Neutralisierung des Urin-pHs und die Senkung der Harnsäure im Serum und im Urin.

Neutralisierung des Urin-pHs. Die Neutralisierung des Urin-pHs durch die orale Aufnahme eines Kalium-Natrium-Zitrat-Komplexes in Granulatform: der Urin-pH wird zwischen 6,2 und 6,8 eingestellt. Besprechen Sie mit dem Patienten die Notwendigkeit der zukünftigen regelmäßigen Urin-pH-Messung und zeigen Sie ihm die Vorgehensweise (**Abb. 37.7**).

Machen Sie darauf aufmerksam, welche Nahrungsmittel Einfluss auf den Säurewert des Harnes haben: große Fleischmengen, Innereien, Hülsenfrüchte, Pilze, Hering, Kaffee, Bier, Most (siehe auch Ratgeber für Harnsteinleiden). Da ein Absinken des Urin-pHs auf unter 6,2 unbedingt vermieden werden muss, ist je nach Ernährungs- und Trinkgewohnheiten eine mehrmalige Messung am Tag und gegebenenfalls eine medikamentöse Korrektur erforderlich.

Merke

Die Handhabung der Teststäbchen setzt voraus, dass Farbabstufungen wahrgenommen werden können.

Senkung der Harnsäure im Serum und im Urin. Bei primärer Gicht, bei purinreicher Ernährung oder bei erhöhtem Zelluntergang (Chemotherapie bei Tumorerkrankungen) steigt die Harnsäurekonzentration im Urin. Eine Drosselung der Harnsäurebildung wird durch einen Xanthinoxydase-Hemmer (Allopurinol) erreicht. Diese Substanz wird vom Patienten in unterschiedlicher Dosierung als Tablette eingenommen.

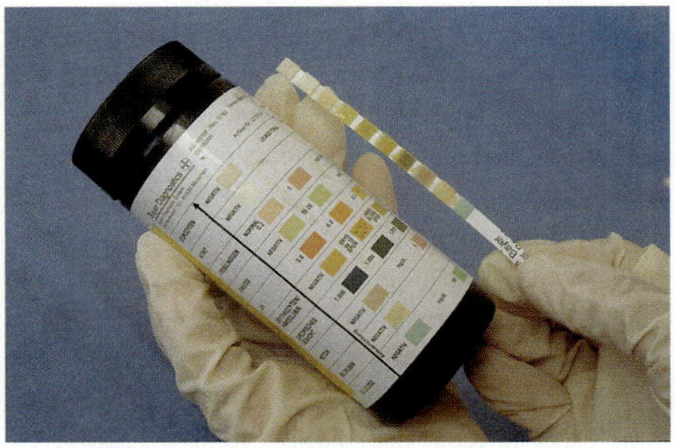

Abb. 37.7 Bestimmung der Urinwerte mittels Teststreifen

Instrumentelle Steinauflösung

Eine instrumentelle Steinauflösung, bei der mit Hilfe von endoskopischen Verfahren bestimmte Lösungsmittel direkt an den Stein gebracht werden, hat sich wegen des hohen Zeitaufwandes und wegen zahlreicher Komplikationen für die Nieren nicht durchsetzen können. Deshalb wird nur noch die orale Steinauflösung angewandt.

Endourologische Steintherapie

Bei diesem Verfahren wird der Harnleiter gespiegelt (Ureterorenoskopie), und zwar entweder durch die Blase (retrograd) oder nach einer Punktion der Niere (antegrad). Verschiedene Instrumente (Schlinge, Körbchen, Ultraschallsonde), die über diesen Zugangsweg an den Stein herangebracht werden können, dienen entweder zur Steinbergung (**Abb. 37.8**), Zertrümmerung oder zum Rücktransport des Steines ins Nierenbecken. Letzteres macht eine Zerstörung des Steines per Stoßwellentherapie möglich.

Pflegerische Aufgaben der Vor- und Nachsorge orientieren sich am Standardpflegeplan für endoskopische Eingriffe in der Urologie (S. 1025 ff). Hinzu kommen die Aufgaben hinsichtlich der qualitativen (Blutung, Infekt, Steinkonkremente) und quantitativen (Menge) Urinbeurteilung, die Maßnahmen zur Schmerzlinderung und -beobachtung.

Invasive Verfahren

Zur Entfernung von nicht abgangsfähigen Steinen gibt es folgende Verfahren.

Extrakorporale Stoßwellenlithotripsie (ESWL). Die Zertrümmerung von Harnsteinen erfolgt durch au-

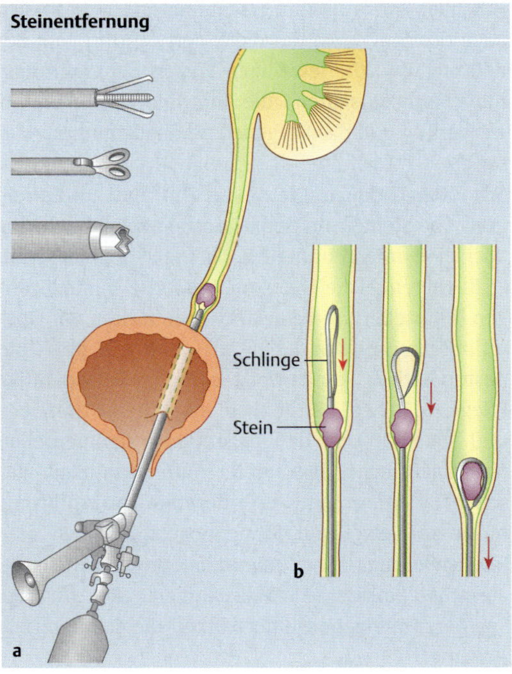

Abb. 37.8 Entfernung eines Harnleitersteines **a** durch ein Ureteroskop, **b** mit einer Schlinge

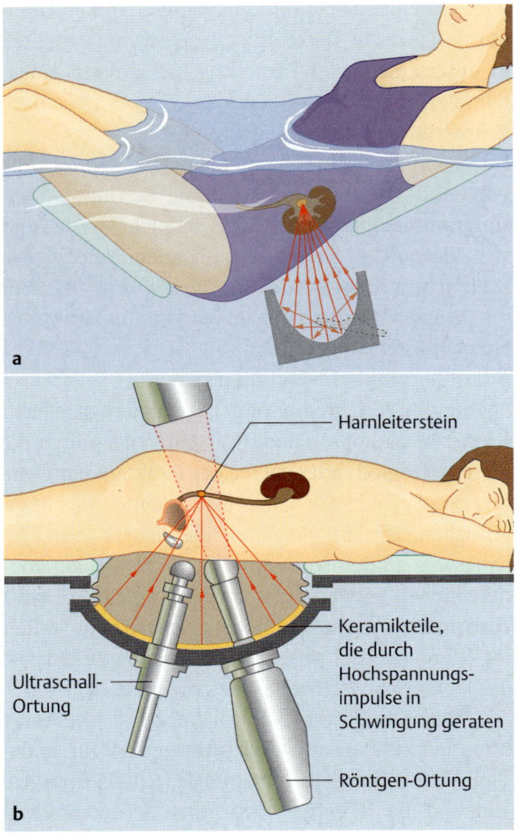

Abb. 37.9 a Zertrümmerung von Nierensteinen durch Stoßwellen in einer ESWL-Anlage (extrakorporale Stoßwellenlithotripsie); **b** Ortung eines Harnleitersteines/piezoelektrische Stoßwellenerzeugung

ßerhalb des Körpers erzeugte Stoßwellen. Diese dringen ins Körperinnere ein und wirken so auf den Stein ein, dass er in sandkorngroße Teile zerfällt, die auf natürlichem Wege über den Harntrakt ausgeschieden werden (**Abb. 37.9**). Zur Unterstützung der Ausschwemmung der Konkremente ist eine Trinkmenge von 3–4 l erforderlich. Die pflegerischen Aufgaben zur Vor- und Nachbereitung richten sich nach den Standards der einzelnen Zentren. Von Bedeutung sind die jeweiligen Fristen der Nahrungs- und Flüssigkeitskarenz, die Anordnungen zur Darmentleerung und das Vorgehen bei der Schmerzlinderung.

Schnittoperationen. Die offene Chirurgie zur Entfernung von Steinen aus dem Harntrakt spielt heute nur noch eine untergeordnete Rolle. Die Steinlokalisation (z.B. Nierenkelche) oder anatomische Veränderungen (Engstellen) in den Harnwegen führen zur Operationsentscheidung. Hier gilt dann ein prä- und postoperativer Standardpflegeplan (s. Perioperative Pflege, S. 1422 ff). Zusätzlich muss der Urinmenge und -qualität und den liegenden instrumentellen Harnableitungen besondere Aufmerksamkeit geschenkt werden. Ferner erfordert die Schnittführung, meist am jeweiligen Rippenbogenunterrand, eine Intensivierung der pneumonieprophylaktischen, atemtherapeutischen Maßnahmen. Regelmäßige Schmerzmittelgaben unterstützen die schmerzfreie Atmung.

Tabelle 37.2 Indikationen für Zystoskopien und andere uro-endoskopische/nephrologisch-endoskopische Untersuchungen

Zielorgan	*Indikationen*
Harnröhre	z.B. Schlitzung von Harnröhrenverengungen (Strikturen)
Prostata	z.B. Abtragen von Prostatagewebe im Rahmen einer transurethralen Resektion (TUR)
Blase	z.B. Entfernen von Blasentumoren, Zertrümmerung und Entfernung von Blasensteinen, Laserkoagulation (Blutstillung durch Hochfrequenzstrom) bei Blasentumoren
Ureter	Ureteroskopie, z.B. zur Entfernung eines Uretersteines
Niere	Ureterpyeloskopie, z.B. zur Entfernung von Nierenbeckenkelchsteinen

Pflege von Patienten bei Zystoskopie

Claudia Walther

Definition

Unter „Zystoskopie" versteht man die Spiegelung der Harnblase nach Auffüllen der Blase mit physiologischer Kochsalzlösung (0,9%) oder sterilem Wasser. Sie ist die häufigste endoskopische Untersuchungsmethode in der Urologie. Einen Überblick über die Indikationen gibt **Tab. 37.2**.

Vorbereitung des Patienten

Es gelten die allgemeinen Vorbereitungen vor endoskopischen Eingriffen (S. 1051 ff). Bei Eingriffen in Vollnarkose sind die operativen Vorbereitungen zu berücksichtigen (s. Perioperative Pflege, S. 1422 ff).

Bitten Sie den Patienten vor der Untersuchung, seine Blase zu entleeren bzw. entfernen Sie vor einer Zystoskopie ggf. seinen transurethralen Blasenkatheter und reinigen Sie den Genitalbereich, falls der Patient dies nicht selbst tun kann. Je nach Anordnung wird der Patient prämediziert. Unmittelbar vor der Untersuchung wird die Haut im Genitalbereich und an den oberen Innenseiten der Oberschenkel desinfiziert.

Neben der körperlichen Vorbereitung gehört auch die psychische Vorbereitung des Patienten zu den Aufgaben einer Pflegeperson. Viele Patienten haben große Angst vor einer Blasenspiegelung. Vorerfahrungen oder Erfahrungsberichte von Mitpatienten stützen häufig dieses Gefühl. In der Folge ist der Patient verkrampft, seine Beckenbodenmuskeln sind angespannt. Dies wiederum kann die Schmerzempfindung bei der Untersuchung verstärken.

Versuchen Sie daher schon im Vorfeld, die Angst und Unsicherheit des Patienten zu reduzieren. Schildern Sie ihm den Untersuchungsablauf und machen Sie ihn dabei besonders auf die Lokalanästhesie aufmerksam. Während der Zystoskopie soll er versuchen, die Harnröhre zu „öffnen" wie beim Wasserlassen. Dadurch entspannt sich die Beckenbodenmuskulatur, die Manipulation durch die Geräte bereitet dann weniger Schmerzen.

Erforderliches Instrumentarium

Zystourethroskop-Schäfte gibt es in verschiedenen Größen. Der Durchmesser wird in Charrière (kurz Ch.) angegeben (**Abb. 37.10**).

Zu unterscheiden sind Kinder-Zystourethroskope, Standard-Zystourethroskope und Zystourethroskop-Schäfte (für den Gebrauch bei speziellen Eingriffen). Hilfsinstrumente sind z.B. Ureterkatheter oder Zangen. Weiterhin unterscheidet man zwischen starren und flexiblen Zystourethroskopen. Die flexiblen Endoskope eignen sich besonders bei sehr ängstlichen und schmerzempfindlichen Patientinnen sowie bei männlichen Patienten wegen der Anatomie der Harnröhre.

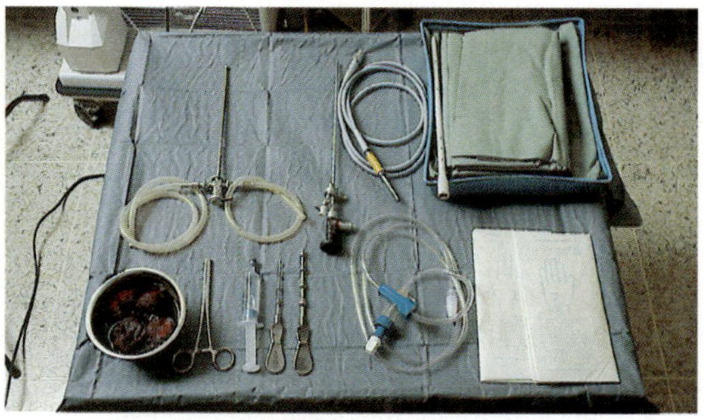

Abb. 37.10 Steriler Instrumententisch

Durchführung

Der Patient wird in der Regel in Steinschnittlage (Rückenlage, mit hochgelagerten, abgespreizten Beinen, **Abb. 37.11**) gelagert, der Oberkörper kann mit einem Tuch abgedeckt werden. Die Harnröhre wird durch ein Lokalanästhetikum betäubt. Achten Sie dabei auf eine ausreichend lange Einwirkzeit bis zum Untersuchungsbeginn: ca. 2–5 Min. Dann führt der Arzt das Zystoskop vorsichtig ohne Sicht durch die Harnröhre in die Blase (bei männlichen Patienten immer unter Sicht) ein. Nach Auffüllen der Blase mit Spülflüssigkeit kann die Harnblase genau betrachtet werden. Während dieser Untersuchung besteht weiterhin die Möglichkeit, über Spezialeinsätze dünne Harnleiterkatheter über die Harnleiter bis zur Niere vorzuschieben. Über diese Katheter kann dann Kontrastmittel gespritzt werden, womit das Nierenbeckenkelchsystem röntgenologisch dargestellt werden kann. Die Pflegeperson reicht während der Untersuchung Instrumente an und nimmt z.B. Proben entgegen. Besonders wichtig ist, dass sie Kontakt zum Patienten hält, mit ihm redet und ihn berührt. Dies hilft, Anspannung zu reduzieren.

Nachsorge

Zu den Aufgaben der Pflegepersonen gehören die Säuberung des Genitalbereiches, Hilfestellung beim Aufstehen vom Untersuchungstisch, Temperatur- und Vitalzeichenüberwachung. Der Patient muss zu reichlichem Trinken aufgefordert und Getränke bereitgestellt werden. Blutbeimengungen im Urin sind zu beobachten. Zu weiteren pflegerischen Aufgaben s. pflegerische Nachsorge (S. 1435 ff).

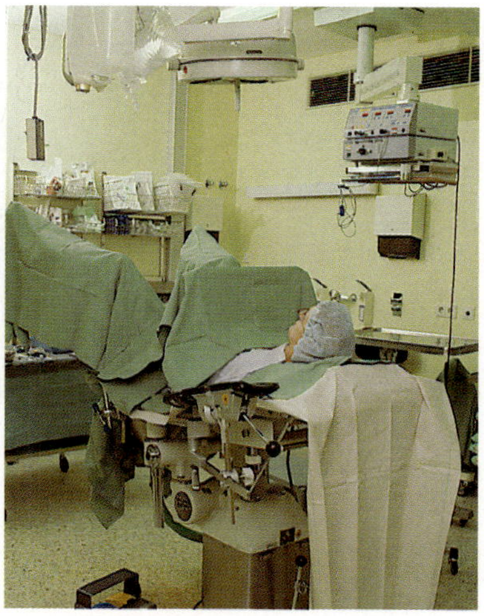

Abb. 37.11 Rückenlagerung mit abgespreizten Beinen (Steinschnittlage)

> **Merke**
> Benachrichtigen Sie bei Blutbeimengungen im Urin, bei stärkeren Beschwerden, Temperaturerhöhung oder Schüttelfrost sofort den Arzt.

Blutung, Perforation und Infektion sind mögliche Komplikationen, die nach einer Zystoskopie auftreten können – bei diagnostischen Maßnahmen ist die Gefahr solcher Komplikationen geringer als bei therapeutischen.

Erhaltung und Förderung der Gesundheit

Alrun Sensmeyer und Jürgen Wörner

Jede Steinentfernung beseitigt zwar das Endprodukt eines Krankheitsgeschehens und gleichzeitig auch das Symptom, nicht aber die Ursache, da für die Entstehung eines Harnsteines meist die chemische Veränderung des Urins, nämlich die Übersättigung mit steinbildenden Substanzen, verantwortlich ist. Die wirksamste Vorbeugung ist die persönliche Disziplin in der Lebensweise. Die Nähe von Verzicht und Risiko ist in **Abb. 37.12** zu sehen.

Die Ernährung kann die Steinbildung zwar nicht auslösen, stellt aber einen steinbildungsfördernden

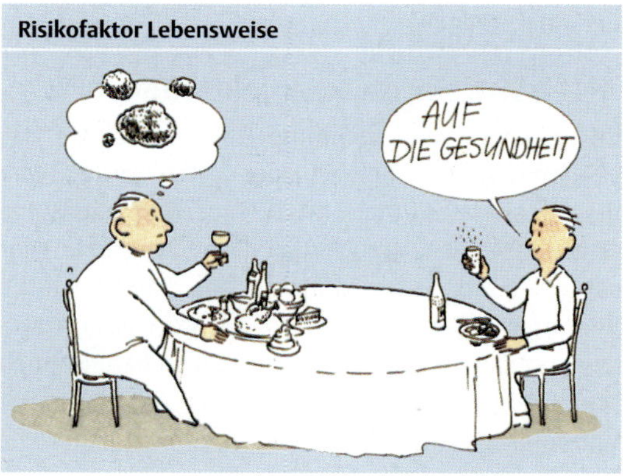

Abb. 37.12 Übergewicht, reichliche Mahlzeiten und Alkohol fördern die Entstehung von Harnsteinen

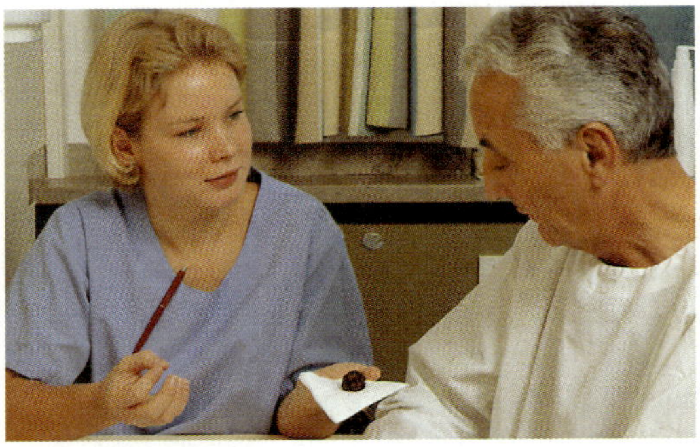

Abb. 37.13 Im Beratungsgespräch ist der Patient darauf hinzuweisen, dass eine gesunde Lebensweise mit geeigneter Ernährung einer erneuten Steinbildung vorbeugen hilft

Faktor dar. Da es für jede Steinart eine jeweilige Liste von empfohlenen Nahrungsmitteln gibt, sind Informationsbroschüren eine notwendige Voraussetzung zur gezielten Ernährungsberatung (**Abb. 37.13**). Bei Kalziumoxalatsteinen sind z. B. Rhabarber, Spinat, Rote Beete, Mangold, Kakaoprodukte zu vermeiden.

Eva Groß
Krankenschwester

Praxistipp

Seien Sie aufmerksam, welche Formulierungen zur Situation eines Patienten verwendet werden. Im Übergabegespräch wird z. B. festgestellt, dass ein Patient „nicht einsichtig ist". Meist wird hiermit ein Patient beschrieben, der eigene Therapievorstellungen hat, die sich jedoch oftmals nicht mit den medizinischen Verordnungen in Einklang bringen lassen. Diese fehlende *Einsichtigkeit* kann ihre Ursache darin haben, dass der Patient nicht ausreichend informiert wurde. Er sollte nicht nur verbale, sondern auch schriftliche und vor allem bebilderte Informationen erhalten. Es ist sehr wichtig, dass verschiedene Medien für die Wissensvermittlung genutzt werden.

37.2 Pflege von Patienten mit Harnwegsinfektion

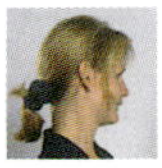

Vor zwei Tagen war Sonja mit ihrem Freund am Baggersee. Es war zwar noch recht kühl; trotzdem wollte sie den nassen Badeanzug nicht ausziehen, da sie das Geschenk ihres Freundes allen zeigen wollte. Bereits am See spürte sie beim Wasserlassen ein starkes Brennen. In kurzen Abständen verspürte sie bereits wieder Harndrang. Aber es kamen nur wenige Tropfen und es tat recht weh. Deshalb trank sie trotz Durst nichts mehr, da sie noch eine längere Rückfahrt mit Staugefahr vor sich hatten. Zu Hause bemerkte Sonja dann einen übelriechenden Urin, Blut auf dem Toilettenpapier und in der WC-Schüssel. Sie fuhr sofort in die Ambulanz des örtlichen Krankenhauses, wo eine blutige Blasenentzündung festgestellt wurde.

Medizinischer Überblick Harnwegsinfektionen

Definition

Die Harnwege von der Niere bis zur Blase sind unter physiologischen Bedingungen steril. Harnwegsinfekte entstehen durch eine Keimbesiedlung auf dem Blutweg (endogen) oder als aufsteigende Infektion urinführender Wege (exogen).

Arten von Harnwegsinfektionen

Entsprechend der Anatomie und Physiologie des Urogenitaltraktes unterscheidet man Entzündungen der oberen oder unteren Harnwege, der Hohlräume (Blase) oder des Parenchymsystems (Niere). Erreger sind in erster Linie Bakterien der Darmflora. Die Keime gehören in den meisten Fällen zur Escherichia-coli- und zur Proteus-Gruppe. Daneben können schädigende Substanzen, z. B. Chemotherapeutika, und ionisierende Strahlen eine sog. nichtbakterielle Entzündung auslösen.

Häufigkeit

Harnwegsinfektionen sind nach Infektionen der oberen Luftwege die häufigsten Infektionen ambulanter und stationärer Patienten. Eine symptomlose Bakterienansammlung im Urin ist bei Frauen häufig. Sie findet sich bei 1,5% aller Mädchen im Schulalter und 4–8% der Frauen im geschlechtsfähigen Alter (Ritz u. Andrassi 1998; S. 262).

Risikofaktoren

Beeinflussende Faktoren aller Art von Entzündungen im Urogenitalbereich sind:

- Harnabflussbehinderungen (**Abb. 37.14**), Steine, Engstellen (Stenosen), Schwangerschaft (Harnleiter können zusammengedrückt werden)
- Abwehrschwäche durch schwere Allgemeinerkrankungen,

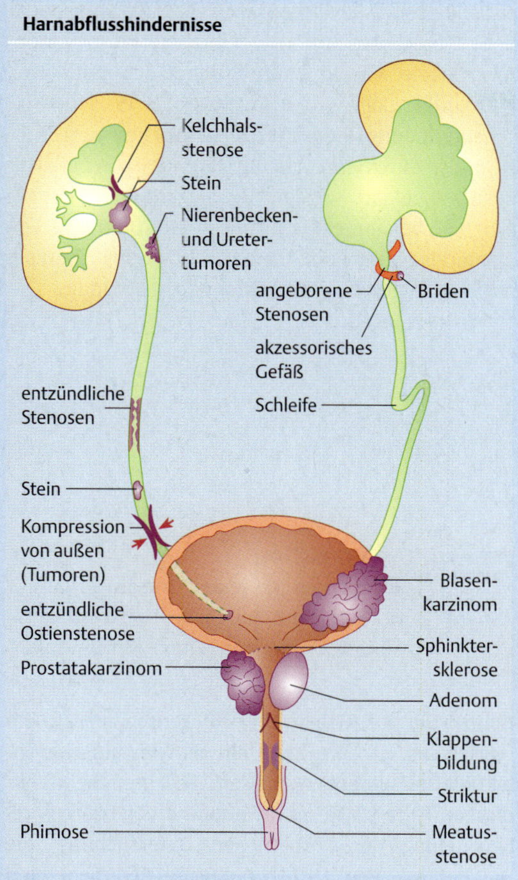

Abb. 37.14 Ursachen von Harnabflussstörungen

- chemische Ursachen: Stoffwechselstörungen (Diabetes mellitus).

Symptome

Die Bakterienansammlung im Urin wird vom Patienten nicht immer gleich bemerkt. Nimmt die Bakterienzahl zu, kann es zu folgenden Symptomen kommen. Bei **Infektionen im unteren Harntrakt** (Urethritis, Zystitis): Dysurie, Pollakisurie, Blasenkrämpfe, gelegentlich blutiger, übelriechender, eitriger Urin.

> **Merke**
> Bei Infektionen im unteren Harntrakt liegt meist kein Fieber, kein Flankenschmerz vor!

Bei **Infektionen des oberen Harntraktes** (akute/chronische Pyelonephritis): hohes Fieber, Flankenschmerzen, evtl. schmerzhaftes Wasserlassen, zum Teil schweres Krankheitsgefühl.

Diagnostik

Voraussetzung ist die korrekt gewonnene Urinprobe zum Erregernachweis (s. Uringewinnung, S. 427 f). Ferner erfolgt die Diagnostik je nach Beschwerdebild: Anamnese, Darstellung der Harnwege, Blutkulturen (**Tab. 37.3**).

Komplikationen

Entscheidend für den Therapieerfolg ist das Erkennen und Behandeln der Risikofaktoren und der Begleiterkrankungen in den Harnwegen. Bei einer vorliegenden Harntransportstörung kann infizierter Urin zum Nierenabszess und zur Blutvergiftung (Urosepsis) führen.

Therapie

Signifikant ist ein Urinbefund erst ab einer Keimzahl von mehr als 100 000/ml Urin. Erst bei gleichzeitigen Infektsymptomen bzw. einer Stauung besteht eine Behandlungsindikation.

> **Merke**
> Für Schwangere und Kinder gelten andere Behandlungsgrundsätze. Hier muss jeder symptomlose Infekt sofort mit Antibiotika behandelt werden, um eine Entwicklungsstörung bzw. Nierenfunktionsstörung zu vermeiden.

Maßnahmen. Bei signifikantem Befund in den unteren Harnwegen ohne künstliche Harnableitung, ohne

Tabelle 37.3 Differenzialdiagnose verschiedener Harnwegsinfektionen (aus Grabensee, B.: Checkliste Nephrologie. Thieme, Stuttgart 1998)

	Urethritis	*Zystitis*	*Akute Pyelonephritis*
Klinik	Dysurie, Algurie, Pollakisurie, Sexualanamnese	Dysurie, Pollakisurie, Makrohämaturie, suprapubische Schmerzen Sexualanamnese	Fieber, Schüttelfrost, Flankenschmerz, Dysurie, Pollakisurie, vorausgehende Harnwegsinfekte, Anamnese prädisponierender Faktoren
	Urethralfluor	suprapubischer Druckschmerz	Nierenlager-Klopfschmerz
Labor	Leukozyturie, Bakteriurie, positive Urinkultur, pathologisches Urethralsekret	Leukozyturie, Bakteriurie, positive Urinkultur	Leukozyturie, Bakteriurie, positive Urinkultur, Leukozytenzylinder im Sediment, BSG und CRP erhöht, Leukozytose mit Linksverschiebung, evtl. positive Blutkultur (Urosepsis)
Bildgebung	selten erforderlich	selten erforderlich Sonographie: Blasenstein, Blasentumor, großes Restharnvolumen	Sonographie: echoarme Parenchymareale, oft einseitiger Prozess, Harnaufstau, Nephrolithiasis u. a.

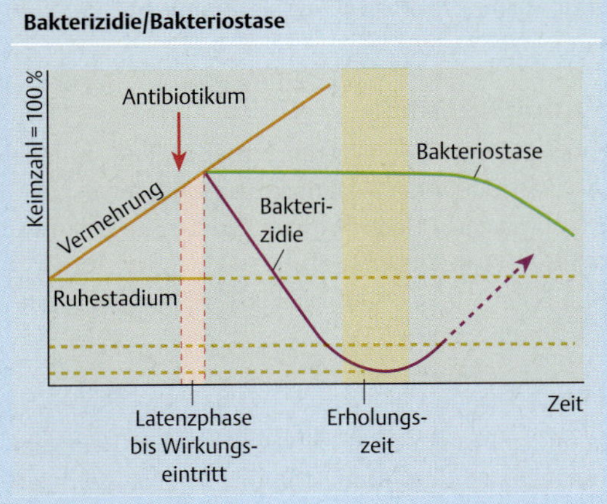

Abb. 37.15 Bakterizide Medikamente greifen Keime in der Ruhe- und Vermehrungsphase an, bakteriostatische Medikamente verhindern dagegen nur die Vermehrung der Keime

zurückliegende invasive Harnwegsdiagnostik reichliche Flüssigkeitszufuhr, regelmäßige Blasenentleerung, lokale Wärme, krampflösende Schmerzmittel, ggf. Antibiotika für 1–3 Tage (**Abb. 37.15**). Jede Blasenentzündung, die nicht nach 2 Wochen ausgeheilt ist, muss durch eine ausführliche urologische Diagnostik abgeklärt werden. Bei liegender Harnableitung und bekannter Harntransportstörung: sofortige Antibiotikagabe, bei Bedarf Umsetzen der Therapie nach Eintreffen des bakteriologischen Befundes.

37.2.1 Bedeutung für den Patienten

Urin ist normalerweise eine sterile Lösung. Entzündliche Veränderungen in den Harnwegen haben daher unterschiedliche Auswirkungen. Meist stehen Schmerzen und andere Infektzeichen wie Temperaturerhöhung und ein schweres Krankheitsgefühl im Vordergrund. Ob pathogene Keime, die in den Harntrakt geraten, zu einer manifesten Entzündung führen, hängt von vielen Faktoren ab, unter anderem von der Abwehrlage des gesamten Organismus, von vorhandenen Abflussbehinderungen und von der Menge und Art der eingeschwemmten Keime.

37.2.2 Pflege- und Behandlungsplan

Lokalisation und Ausmaß eines entzündlichen Geschehens bestimmen Behandlungsort und -art. Viele Patienten gehen nach der Diagnosestellung, z. B. in einer urologischen Ambulanz, wieder nach Hause. Für sie kann es hilfreich sein, durch ein pflegerisches Beratungsgespräch neben den Hinweisen zur medizinischen Therapie ergänzende Selbsthilfemöglichkeiten kennenzulernen. Die stationäre Behandlung und Betreuung des Patienten umfasst die Sicherstellung der antibiotischen Therapie, die Überwachung der Nierenfunktion, die Reaktionen auf Schmerzen, Fieber und Mattigkeit. Bei nosokomial, d. h. im Krankenhaus erworbenen Harnwegsinfektionen stehen außerdem Fragen zur Krankenhaushygiene im Vordergrund (s. Nosokomiale Infektionen, S. 575 ff).

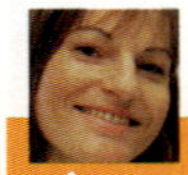

siehe Pflegeangebot Zur Vermeidung eines Harnwegsinfekts, S. 595 f

Mitwirkung bei Diagnostik und Therapie

Infektzeichen

Eine wichtige Voraussetzung für die Situationseinschätzung ist das Wissen um den Signalcharakter des Schmerzes bei gesundheitlichen Beeinträchtigungen im Harnsystem.

Eva Groß
Krankenschwester

Praxistipp
Beobachten Sie jeden Urin in Auffangsystemen auf mögliche Infektzeichen: Geruch, Trübungen (Eiter), Blut.

Achten Sie auf Klagen über Rückenschmerzen. Ein „verlegener Rücken" kann ein Hinweis auf eine Infektion des Nierenbeckens sein. Beachten Sie im klinischen Alltag, wie ein Urinbefund abgeklärt wird: Beurteilung der körperlichen Untersuchung, die Anwendung von Urinschnelltests, Sediment und Urinkultur. Da Streifentests nur einen Anhalt bieten, müssen laborchemische Untersuchungen (Sediment) folgen. Nachgewiesene Leukozyten rechtfertigen dann eine Urinkultur.

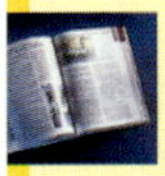

Lerntipp
Lernen Sie anhand verschiedener Situationen die Diagnosegenauigkeit chemischer Urinschnelltests (Streifentests) kennen: Meist wird in Abhängigkeit vom Beschwerdebild ein unterschiedlich umfangreiches (Kostenfrage) Untersuchungsprogramm angeordnet.

Antibiotikatherapie und Flüssigkeitszufuhr

Erst nach einer Urin- oder Blutentnahme zur Keimuntersuchung wird, wenn nötig, mit einer Entzündungsbehandlung begonnen.

Beobachten Sie den Patienten hinsichtlich unerwünschter Nebenwirkungen des Medikaments wie Allergie, Übelkeit/Erbrechen, Soorinfektionen der Vagina, Durchfall.

Bei der Behandlung akuter Harnwegsinfektionen muss man immer davon ausgehen, dass auch bei der Entzündung vorwiegend eines Abschnitts der abführenden Harnwege die anderen Abschnitte mitbeteiligt oder zumindest potenziell gefährdet sind. Die antibakterielle Therapie hat eine vollkommene Ausheilung zum Ziel. Informieren Sie den Patienten über die Langzeitfolgen (Nierenschäden) einer chronischen Verlaufsform von Harnwegsinfektionen. Deshalb ist die vorgesehene Dauer der Medikamenteneinnahme – auch ohne Beschwerden – ein wichtiger Aspekt der Selbstverantwortung. Um die große Bedeutung der **Flüssigkeitszufuhr** besser erfassen zu können, zeigen Sie dem Patienten die **Abb. 37.16**. Mit dieser Kurve kann er sich die Notwendigkeit einer therapeutischen Mindesttrinkmenge evtl. besser vorstellen. Er erhält einen Einblick in den Zusammenhang der Keimreduktion durch Flüssigkeit. Ein gleicher Spüleffekt wird durch eine Infusionsgabe erreicht, falls ein Patient die erforderliche Trinkmenge nicht bewältigen kann.

Schmerztherapie

Eine medikamentöse Schmerztherapie lindert die Beschwerden beim Wasserlassen und den Entzündungsschmerz. Lokale Wärme (erwärmter Heublumensack) und Eukalyptusöl-Kompressen bei Blasenkrämpfen (Blasentenesmen) können das Wohlbefinden unterstützen.

Körperliche Aktivität

Berücksichtigen Sie die Angebote eines Standardpflegeplans für einen Patienten bei angeordneter Bettruhe. Das körperliche Schonen ist je nach Schwere der Entzündung in unterschiedlichem Umfang (Zeitdauer) und mit unterschiedlichen Raumgrenzen (Mobilisation zum Waschbecken oder völlige Bettruhe) erforderlich.

Körpertemperatur

Entzündliche Erkrankungen in den Harnwegen können mit unterschiedlich hohem Temperaturanstieg (S. 1017) einhergehen. Die Häufigkeit der Vitalzeichenkontrollen richtet sich nach dem individuellen Beschwerdebild (Temperaturanstieg oder Nachlassen des Fiebers). Überwachen und dokumentieren Sie die Wirkung der fiebersenkenden Maßnahmen. Beobachten Sie den Patienten auf Zeichen einer Urosepsis. Diese kann als Folge eines Übertritts von Keimen aus dem Harnsystem in die Blutbahn auftreten. Verschiedene Faktoren, wie z. B. eine falsche, zögerliche oder unterdosierte Therapie mit Antibiotika, das Einbringen von Keimen in die Harnwege durch mechanische Manipulation bei Untersuchungen oder das Vorliegen einer Harnabflussstörung können diese bewirken.

Verhalten bei Urosepsis

Der Patient zeigt alle Zeichen eines septischen Schocks wie Schüttelfrost, Fieber, Tachykardie, Tachypnoe, Bewusstseinseintrübung, Oligurie bis zur Anurie. Die rechtzeitige Erfassung dieser lebensbedrohlichen Situation wird durch die Tatsache erschwert, dass der Patient im Frühstadium der Urosepsis noch eine warme Haut hat. Erst später kommt es zur Engstellung der peripheren Gefäße und zur raschen Ausbildung eines manifesten Kreislaufschocks. Die Urosepsis ist immer lebensgefährlich. Bei allen urologischen Erkrankungen mit nicht beherrschbarem Fieber liegt der Verdacht auf eine Sepsis nahe. Die Diagnose wird gesichert durch Laboruntersuchungen des Blutes und des Urins und durch bildgebende Diagnostik, die z. B. einen infizierten Harnstauungsherd aufdeckt.

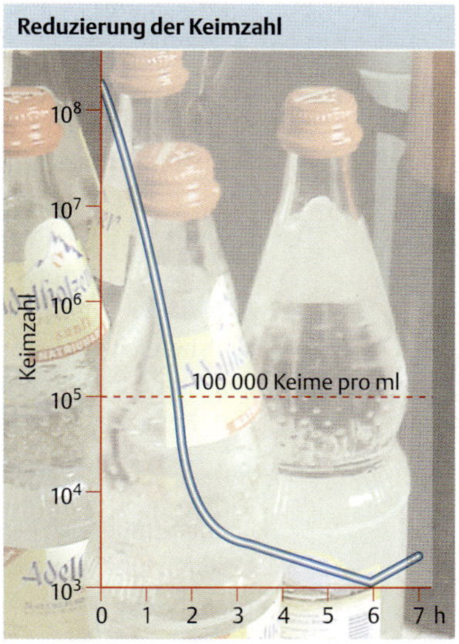

Abb. 37.16 Abnahme der Keimzahl im Blasenharn nach Gabe von 3 l Flüssigkeit (Tee oder Mineralwasser) (nach Sökeland)

> **Merke**
> Bei Verdacht auf eine Urosepsis sollte das Zeitintervall der Vitalzeichenkontrollen der klinischen Situation des Patienten angepasst werden. Meist ist eine dauernde Überwachung der Kreislauffunktion über einen Monitor erforderlich. Dazu wird der Patient auf eine Intensivstation verlegt.

Erhaltung und Förderung der Gesundheit

Sexualität und Blasenentzündung

„Bereits vor zwei Jahrhunderten prägten Mediziner den Begriff der **Flitterwochenkrankheit** oder **Honeymoon-Zystitis** für Blasenentzündungen bei jungen Frauen. Es ist leicht verständlich, dass intensive sexuelle Aktivitäten das Eindringen von Bakterien in die Harnröhre der Frau begünstigen" (Zickert u. Kopp 1997, S. 103). Neben Ratgebern nehmen sich auch vielgelesene Frauenzeitschriften dieser Problematik an und bieten somit eine Möglichkeit, die Zusammenhänge zwischen Lebensweise und Krankheit verstehen zu können: („Nur die wenigsten wissen, dass die Hauptursache für das typische Frauenleiden [Blasenentzündung] nicht etwa die vielzitierte Unterkühlung, sondern Sex ist. Da Harnröhre und Blase unmittelbar neben der Scheide liegen, werden sie durch die vermehrte Reibung beim (...) Geschlechtsverkehr gereizt. Zusätzlich werden dabei Bakterien wie E. coli oder Enterokokken, die sich im Darm und in der Scheide aufhalten können, über die Harnröhre förmlich in die Blase hineinmassiert" (Jäger 1999, S. 252). Da eine Patientin mit Blasenentzündung, die ohne eine instrumentelle Harnableitung entstanden ist, nur selten im stationären Pflegebereich betreut wird, haben Pflegepersonen hier die Aufgabe der präventiven Information, die wohl zum größten Teil im privaten Umfeld stattfinden wird. Da bei einer Frau die weibliche Anatomie (die

Kürze der Harnröhre, die Nachbarschaft von Scheide, Harnröhre und Enddarm) das Entstehen von Entzündungen begünstigt, ist Infektionsprophylaxe durch besondere Intimhygiene und ggf. Kleidungsgewohnheiten möglich.

Eva Groß Krankenschwester

···› Praxistipp
Empfehlen Sie der Patientin, sich **vor** dem Geschlechtsverkehr den Genitalbereich abzuduschen, insbesondere wenn sie seit der letzten Intimpflege Stuhlgang hatte. Die Keimzahl kann auf diese Weise drastisch reduziert werden.

Im Intimbereich kann die Verwendung von reizenden Seifen und Duftsprays die Schutzschicht der Haut angreifen, somit die natürliche Keimflora zerstören und so den besten Schutz gegen eindringende Keime entfernen. Bakterien lieben ein feuchtes, warmes Klima. Enge Kleidung und synthetische Materialien auf der Haut verstärken den sog. Gewächshaus- bzw. Reibeiseneffekt mit der Folge kleinerer Hautläsionen. Unterwäsche aus natürlichen Materialien und weite Kleidung sind die Voraussetzung für einen trockenen Intimbereich.

■ Blasenverweilkatheter im ambulanten Bereich
Das Eindringen von Keimen auf dem Blutweg und durch Untersuchungsinstrumente kann der Patient selbst nicht verhindern. Eigene Einflussmöglichkeiten hat er dagegen durch eine aufmerksame Handhabung von instrumentellen Harnableitungen.

Entwerfen Sie eine Informationsbroschüre für Patienten, die mit einem Blasenverweilkatheter entlassen werden. Welches Wissen benötigen die Patienten zu Themen wie z. B. Trinkmenge und Inkrustation, Infektionszeichen des Urins, Umgang mit geschlossenen Urinauffangsystemen (Tages-/Nachtsysteme, Befestigungshöhe und Kapazität), Ablassventile (Rückfluss- und Keimeindringschutz), Wechsel der Ableitungen (Katheterpass), Verbandwechsel bei perkutanen künstlichen Harnwegssystemen, Maßnahmen bei verstopftem Abfluss und Körperpflege.

Qualitätssicherung

Hospitalismuskeime mit geringer Antibiotikaempfindlichkeit lassen zunehmende therapeutische Probleme entstehen:

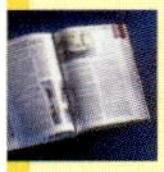

···› Lernaufgabe
Vergleichen Sie die Hygienestandards, die Sie während Ihrer Einsätze kennenlernen:

- ···› Wie häufig und weshalb wird ein Blasenverweilkatheter gewechselt?
- ···› Wie wird die Intimpflege bei liegender transurethraler Harnableitung vorgenommen?
- ···› Welche Urinauffangsysteme werden bei liegender instrumenteller Harnableitung benutzt?
- ···› Wie geschlossen bleibt ein System?
- ···› Welche Forschungsfragen stellt die Hygieneabteilung zu nosokomialen Harnwegsinfektionen?

Machen Sie sich die Vorschriften zur Hygiene (S. 223 ff) und zum Haftungsrecht im Krankenhaus bewusst (S. 222).

37.3 Pflege von Patienten mit akuter Glomerulonephritis

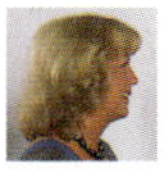

···› Frau Schneider legt sehr viel Wert auf ihr äußeres Erscheinungsbild. Sie nutzt viele Hinweise, die sie in den Zeitungsrubriken „Schönheit und Kosmetik" liest. Gegen ihre deutlich geschwollene Augenpartie scheint aber seit einigen Tagen nichts zu helfen: weder die kühlenden Gelkompressen noch die teuren Augencremes ihrer Freundin. Schließlich geht sie in die Apotheke, um dort eine abschwellende Salbe zu kaufen. Auf Grund ihres Aussehens raten ihr dort jedoch die Mitarbeiter, sofort ärztliche Hilfe aufzusuchen, da sie bei ihr eine ernste Nierenerkrankung vermuten. Tatsächlich wird bei Frau Schneider eine Glomerulonephritis (Entzündung der Nierenkörperchen) festgestellt.

Medizinischer Überblick Glomerulonephritis

Definition

Als Glomerulonephritis wird eine Entzündung der Glomeruli, der Nierenkörperchen, bezeichnet, die meist beide Nieren befällt. Sie kann akut, rapid progressiv oder chronisch ablaufen. Die Entzündung tritt diffus oder herdförmig in den Nierenkörperchen auf. Zum Beispiel wirken Toxine der Streptokokken, u.a. im Rahmen einer Halsentzündung (Angina), als Antigen. Diese bewirken eine typische Zweiterkrankung, die in der Regel 1–3 Wochen nach der Streptokokkeninfektion auftritt. Das Bakterienantigen wirkt als Antikörper gegen das Kapillarnetz der Glomeruli und schädigt es. Im Rahmen der chronischen Entzündung nimmt die Anzahl der kleinsten Funktionseinheiten der Niere (Nephron) allmählich ab. Die noch funktionstüchtigen Einheiten übernehmen zwar die gesamten Nierenaufgaben, diese Mehrbelastung ist aber nur für eine bestimmte Zeit zu leisten.

Arten

Einen Überblick über die Arten der Glomerulonephritis gibt **Tab. 37.4**.

Tabelle 37.4 Arten der Glomerulonephritis

Art	*Ursache*	*Therapie/Prognose*
akute Glomerulonephritis	→ nach einer Infektion → Autoimmunerkrankung	→ unter Penicillintherapie gute Prognose → trotz Immunsuppressiva schlechte Prognose
chronische Glomerulonephritis	meist nicht bekannt	keine Therapie verfügbar, daher schlechte Prognose

Häufigkeit

Klinisch unterschwellige, nicht zur Niereninsuffizienz führende Formen sind häufig. Mit einer Niereninsuffizienz infolge einer Glomerulonephritis ist bei etwa 30 Patienten/1 Million Einwohner und Jahr zu rechnen (Ritz u. Andrassi 1998, S. 221).

Risikofaktoren

Gefährdet sind vor allem Patienten mit Streptokokken-Infektionen (z.B. eitrige Tonsillitis, Otitis media, Eiterherde an Zähnen) und Patienten mit Defekten in der Immunregulation.

Symptome

Die gestörte Funktion der Glomeruli zeigt sich an ungenügender Filtrationsfähigkeit, an einer vermehrten Durchlässigkeit für Eiweiß und Blut und an einer vermehrten Natrium-Rückresorption. Dadurch entstehen Ödeme, z.B. an den Augenlidern. Bei der primär chronischen Form sind die Patienten häufig asymptomatisch und weisen, abgesehen von einer arteriellen Hypertonie, lediglich einen abnormen Urinstatus auf. Bei der **akuten Form** zeigen sich plötzlich auftretende Proteinurie, Hämaturie (durch Hämatin rostbraune Farbe), Leukozyturie, Nierenschmerzen, Fieber, evtl. Zeichen eines beginnenden akuten Nierenversagens. Kardiovaskuläre Mitbeteiligung, also Hypertonie, Dyspnoe, akutes Linksherzversagen mit Lungenödem, ist bei 50% der Patienten zu erwarten. Das **chronische Stadium** der Glomerulonephritis ist durch eine langsame Verschlechterung der Nierenfunktion gekennzeichnet. Diese Veränderung wird oft zunächst nicht vom Patienten bemerkt. In vielen Fällen wird erst durch einen Zufallsbefund die derzeitige Nierenzerstörung erkannt. Die Folge ist eine Dialysepflichtigkeit.

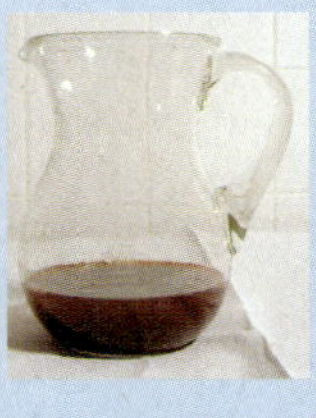

Ein Symptom der akuten Glomerulonephritis ist die Hämaturie, die Rotfärbung des Urins durch den Blutfarbstoff

Diagnostik

Urin-, Serum- (u.a. immunologische Parameter, wie Antistreptolysintiter und Suche nach Autoantikörpern), Funktionsuntersuchungen der Nieren (Kreatinin-Clearance, Harnstoffwert) stehen an erster Stelle. Die entscheidende diagnostische Maßnahme zur Klassifizierung der Glomerulonephritis, zur Prognosebeurteilung und Voraussetzung einer differenzierten Therapie ist die Nierenbiopsie (perkutan) zur histologischen Begutachtung des Gewebes.

Komplikationen

Akutes Nierenversagen und Übergang in ein chronisches Leiden mit dem Endstadium des Nierenversagens sind die häufigsten Komplikationen.

Therapie

An erster Stelle steht die Therapie der Krankheitsursache. Deshalb wird bei Poststreptokokken-Glomerulonephritis Penicillin gegeben, bei immunologischer Ursache Kortikosteroide und andere Immunsuppressiva. Bei der Blutdruckeinstellung ist auf die Aufhebung des zirkadianen (tageszeitlichen) Rhythmus zu achten, da es besonders nachts zu hohen Werten kommen kann. Eine weitere Therapiemaßnahme ist die Gabe von Diuretika. Auf alle potenziell nierenschädigenden Medikamente sollte, wenn möglich, verzichtet werden. Zumindest aber sollte die Dosis reduziert werden. Die tägliche Trinkmenge sollte 1,5–2,5 l betragen; die Natriumaufnahme muss < 3 g/Tag betragen, damit die Natriumbilanz negativ wird. Die Eiweißzufuhr (eiweißreiche oder -arme Kost) ist von der Nierenfunktion und dem Verhalten der Retentions- und Serumwerte abhängig.

37.3.1 Bedeutung für den Patienten

Das Fehlen einer Kausaltherapie der Glomerulonephritis bedeutet immer noch, dass ein großer Teil der Patienten eines Tages die terminale Niereninsuffizienz erreicht und dialysepflichtig wird (s. Dialyse, S. 1028 ff). Eine besonders schlechte Progenose haben Patienten mit autoimmunogener oder chronischer Glomerulonephritis. Ein Patient mit Glomerulonephritis muss sich mit der Bedrohung durch ein chronisches Leiden auseinandersetzen. Wenn er in einem nephrologischen Zentrum betreut wird, erlebt er am Beispiel vieler Mitpatienten die Tatsache, wie sich sein Lebensalltag durch die Abhängigkeit von einer Maschine verändern kann.

Karasek (1987) beschreibt in seinem Buch „Blutwäsche" anschaulich die Folgen einer nicht erkannten Nierenentzündung im Kindesalter.

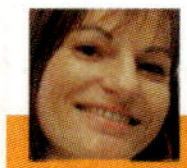

siehe Pflegeangebot Thromboseprophylaxe, S. 315 ff

37.3.2 Pflege- und Behandlungsplan

Die akute Glomerulonephritis verläuft unterschiedlich schwer. Je nach Ursache hat ein Patient ein akutes Infektionsgeschehen vor geraumer Zeit überstanden und er spürt nun, wie binnen weniger Tage viele lebenswichtige Funktionen in seinem Körper in Gefahr geraten. Im Vordergrund steht dann die Reaktion auf die Folgen des Funktionsverlustes der Nieren.

Mitwirkung bei Diagnostik und Therapie

■ Informationsvermittlung an den Patienten

Durch gezieltes Informieren des Patienten wird das Krankheitsverständnis erleichtert und seine Bereitschaft zur Zusammenarbeit mit dem therapeutischen Team gefördert. Wichtig ist jedoch, dass Sie die Informationen in einer dem Patienten verständlichen Form vermitteln.

Wasserhaushalt. Da als Folge der Kapillarveränderungen der Glomeruli sehr große Mengen Eiweiß durch die Nieren ausgeschieden werden, kommt es im Blut zum Eiweißverlust, zur Hypoproteinämie. Als Folge dessen hat der Patient im Sitzen Ödeme an den Beinen, im Liegen zeigt er eher Lid-, Gesichts- oder Flankenödeme. Später kommt auch ein Aszites oder ein Pleuraerguss dazu.

Blutdruckveränderungen. Das eigentliche Krankheitsgeschehen an den Glomeruli läuft so ab, dass es für den Patienten nicht spürbar ist. Doch die intensive Aufmerksamkeit für seine Vitalfunktionen gibt ihm dann Hinweise, welche Geschehnisse momentan in seinem Körper stattfinden: Der Organismus reagiert auf die gestörten Regulationsmechanismen der Niere mit einer arteriellen Hypertonie.

Infektionsgefahr. Die Aufmerksamkeit für ein zuverlässiges Immunsystem wird durch viele Beiträge in den Medien gefördert. Es gibt jedoch keine vorbeugenden Maßnahmen gegen eine immunologische Aktivität, die zur Glomerulonephritis führen kann. Neben dem unerwünschten Effekt immunologischer Geschehnisse muss der Patient erleben, dass sein Immunsystem gleichzeitig geschwächt ist durch die Ausscheidung von Immunglobulinen im Rahmen der Proteinurie. Diese führt zu Störungen der humoralen Immunität und somit zu einer erhöhten Infektanfälligkeit, die den Patienten zusätzlich belastet.

Thrombosegefahr. Nicht nur die angeordnete Bettruhe, auch andere krankheitsbegleitende Faktoren verändern die Fließeigenschaften des Blutes: Die Konzentration vieler hoch- und niedermolekularer Proteine ist vermindert. Ein Verlust des AT-III- als Heparin-Co-Faktor führt zu erhöhter Thromboseneigung.

■ Anpassung der pflegerischen Aktivitäten an die aktuelle Intensität der Symptome

Achten Sie kontinuierlich auf die notwendigen, dem Krankheitsverlauf angepassten Zeitintervalle der erforderlichen Vitalzeichenkontrollen.

Beobachten Sie die Nierenfunktion: Das Bilanzierungsintervall wird laufend an den klinischen Zustand angepasst. Tägliche Gewichtskontrollen ergänzen den Überblick über den Wasserhaushalt. Qualitative Urinbestimmungen geben Hinweise auf die Entzündungsaktivität der Glomeruli. Bei einem 24-Std.-Sammelurin darf keine Urinportion fehlen.

Berücksichtigen Sie die Auswirkungen der Verschiebungen im Flüssigkeitshaushalt: Anzeichen für ein Lungenödem S. 503 u. S. 921 f; die Folgen für Haut und Gewebe bei peripheren Ödemen (S. 922); hypertone Krisen (S. 919). Überwachen Sie die medikamentöse Therapie unter Berücksichtigung der jeweiligen Neben- und Wechselwirkungen.

Pflegerische Unterstützung im Umgang mit der Erkrankung

Körperliches Schonen. Die voraussichtliche Dauer der Bettruhe während der akuten Entzündungssymptomatik (bis zu mehreren Wochen) kann für den Patienten ein Hinweis sein, dass sich der Körper in einem Ausnahmezustand befindet und die Nieren-, Herz- und Kreislauffunktionen zwingend entlastet werden müssen. Auf die Krankheitsursache, die auf mikroskopischer Ebene stattfindet, kann der Patient selbst sonst keinerlei Einfluss ausüben.

Zukunftsangst. Das Warten auf Laborergebnisse kann für den Patienten zu einem bedeutenden Tagesziel werden. Oft sind für ihn jedoch Krankheitsgefühl und Körperempfinden genauso sichere Prognoseparameter. Das Spiegelbild zeigt bestehende Lidödeme, die Urinportionen werden kleiner und dunkler, die Bedarfsmedikation für Blutdruckspitzen muss immer häufiger eingenommen werden und das Schlafanzughosen-Gummi spannt immer mehr.

Er kann nur noch mit immer höher gestelltem Kopfteil schlafen. Berücksichtigen Sie, dass der klinische Verlauf einer akuten Glomerulonephritis bald eine Aussage zu den Ausheilungsaussichten zulässt. Eine bestimmte Tendenz der Befunde erhärtet aber von Tag zu Tag die Befürchtung, dass die Entzündung nicht ausheilen kann und die Folgen einer chronischen Nierenfunktionsstörung zum zukünftigen Leben dazu gehören werden.

Da ein Patient während dieser Zeit der Behandlung in der Abteilung andere Patienten mit bereits länger dauernden Nierenfunktionsstörungen kennen lernen kann, wächst seine Angst von Tag zu Tag. Denn er sieht Menschen, die von der Nierenzerstörung gekennzeichnet sind.

Er hört von ihren Geschichten über Dürsten und Ernährungseinschränkungen. Diese Mitpatienten erzählen von ihren Problemen mit den Blutgefäßen, den Kreislaufzusammenbrüchen während der Dialyse und dem verzweifelten Warten auf eine Niere zur Transplantation. Diese Befürchtungen erhärten sich ebenfalls durch die prognostischen Aussagen von behandelnden Ärzten, von Besuchern oder durch die Medien.

Erhaltung und Förderung der Gesundheit. Alltagswissen über Gesundheit und Krankheit kann oft nicht gleichgesetzt werden mit zellbiologischen Erkenntnissen. In jedem pflegerischen Informationsgespräch stehen deshalb sowohl die Körperselbstbestimmungsrechte des Patienten als auch seine Lebenserfahrung im Mittelpunkt. Ermutigen Sie den Patienten, sich vorzustellen, wie die therapeutischen Empfehlungen seinen Lebensalltag beeinflussen werden. Stellen Sie sich darauf ein, dass Ihnen der Patient zu verstehen gibt, wie schwer ihm eine Lebensumstellung fallen wird. Eine mögliche Selbstgefährdung durch Beibehaltung bisheriger Lebensgewohnheiten kann auch mit einer Intensivierung der Argumente meist nicht verhindert werden. Nur durch ein Verstehen von körperlichen Vorgängen hat ein Patient die Möglichkeit, selber abwägen zu können, welche Belastung er seinem Körper zumuten will.

Bieten Sie eine mögliche Unterstützung zur Anpassung an die kurzfristigen oder bleibenden Folgen einer Krankheit an:

- Bei der Pflegeanamnese erhalten Sie wichtige Informationen über die bisherige Lebensweise des Patienten und erfahren seinen Wissensstand und seine Denkweise zu den Körperprozessen.
- Ermitteln Sie, ob und warum beim Patienten die Lebensorientierung nach dem Genussprinzip im Vordergrund steht.

Wenn der Patient vor der Entscheidung steht, seine bisherige Lebensweise zu verändern, braucht er Wissen und Zeit, um sich beispielsweise mit veränderten Flüssigkeitsmengen und einer Ernährungsumstellung vertraut zu machen. Seine Lebensweise nach therapeutischen Vorgaben auszurichten heißt auch, dass eine Ernährungskontrolle ausgeübt werden muss. Eigene Entscheidung und äußere Einflussnahme durch therapeutische Vorgaben wirken zusammen.

Bieten Sie dem Patienten folgendes Vorgehen an: der Patient legt fest, ob, wie lange und in welcher Form er eine Unterstützung, z. B. Erinnerung an die Dokumentation der Trinkmenge, als hilfreich ansieht. Denn bei allen Empfehlungen zur Lebensweise steht immer die Selbstverantwortung im Mittelpunkt. Es kann für den Patienten nicht um ein Befolgen und Einhalten von Lebensregeln gehen, sondern um die Akzeptanz von Grenzen, die der Körper durch die Krankheit vorgibt.

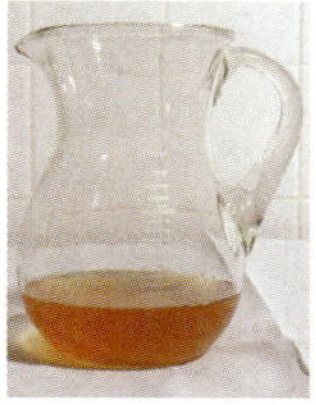

Die Aufkonzentrierung des Urins ist ein deutliches Zeichen für ein Fortschreiten des Krankheitsverlaufs der Glomerulonephritis

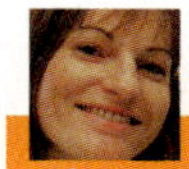

siehe Pflegeangebot Für sich selbst sorgen und Verantwortung übernehmen, S. 557

37.3.3 Zusammenarbeit im multiprofessionellen Team

Diät (S. 393 f). Das Hauptaugenmerk liegt auf den Nahrungsbestandteilen Eiweiß und Salz und auf der Flüssigkeitsmenge. Beachten Sie, dass diese Nahrungsbestandteile in engem Zusammenhang mit den Laborwerten und dem klinischen Bild des Patienten stehen. So erhält der Patient eine eiweißreiche oder eiweißarme Kost, die Salzzufuhr wird dementsprechend reguliert. Eine Diätassistentin sorgt für abwechslungsreiche Kost und informiert den Patienten bezüglich der häuslichen Situation.

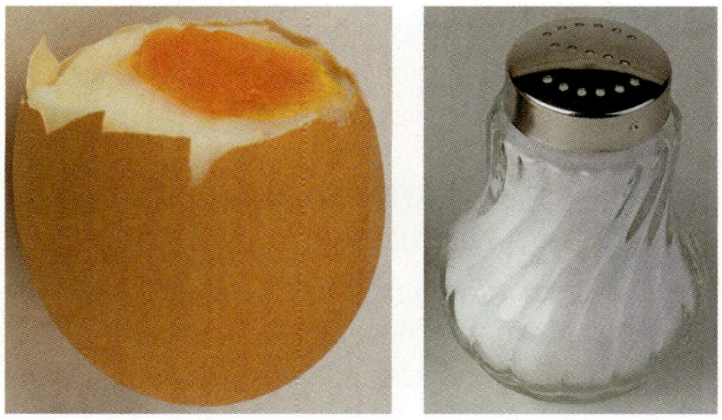

Praxistipp

Eva Groß, Krankenschwester

Nutzen Sie die Konsiliarbesuche der Diätassistentin, um einen Einblick in dieses therapeutische Angebot zu erhalten. Probieren Sie beispielsweise salzarme Nahrungsmittel, die ganz bewusst wenig gesalzen sind und die man sonst nicht als zu salzhaltig einstuft, z. B. Brot. Lassen Sie sich aber auch von geschmacklicher Kreativität anstecken, wenn Sie eine intensive Kräuterküche kennenlernen.

Ambulante Betreuung. Die Blutdrucküberwachung muss durch Selbstmessung, Hilfe von Familie und

Freunden und ambulante Pflegedienste sichergestellt sein. Die Nierenfunktion sollte durch Gewichtskontrollen (Aufmerksamkeit für andere Faktoren der Gewichtsschwankungen) überwacht werden. Körperliches Schonen wird auch für zu Hause weiterhin empfohlen. Diese Schonzeit kann allerdings unterschiedlich lang sein. Wenn die Entzündung nicht chronisch verlaufen wird, kann eine Unterstützung bei vielen Lebensaktivitäten durch eine Haushaltshilfe oder Familienpflegerin so lange nützlich sein, bis die völlige Rehabilitation hergestellt ist. Beim Übergang in eine chronische Form wird evtl. über Arbeitsversuche, stationäre Kuren oder eine Umschulung ein Verweilen im Arbeitsprozess möglich sein. Manchmal ist eine Erwerbsunfähigkeit mit Frühberentung aber unvermeidlich. Tragen Sie Sorge, dass Patienten eine Beratung über sozialrechtliche Fragen erhalten.

37.4 Pflege von Patienten nach nephrologischer oder urologischer Operation

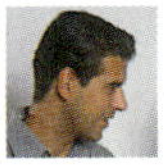

··· Herr Holzmann wacht auf und spürt sofort, dass alles anders ist. Er liegt nicht in seinem Bett, er realisiert schnell, dass er im Krankenhaus ist. Langsam kann er sich an die zurückliegenden Ereignisse erinnern. Er war mit Freunden im Odenwald unterwegs. Da war die gefährliche Kurve, da kamen andere Motorradfahrer entgegen, Dunkelheit… Er tastet den Körper entlang, er fühlt Verbände an seiner rechten Körperseite, da, wo es auch heftig weh tut. Vom Behandlungsteam der Aufwachstation erfährt er bald alle Einzelheiten. Er hatte einen Motorradunfall. Einige Rippen sind gebrochen und die rechte Niere musste ganz entfernt werden.

··· Medizinischer Überblick Nephrologische/Urologische Operationen

In diesem Kapitel werden zum Einblick in operative Verfahren einige chirurgische Eingriffe an Organen des Harnwegssystems genannt. Es geht dabei nur um eine Systematik und nicht um eine kurzgefasste Krankheitslehre der einzelnen Organe.

Operative Verfahren an Nieren und ableitenden Harnwegen

Nierenentfernung. Indikationen zur Nierenentfernung (Nephrektomie) oder zur Nierenteilentfernung sind Infektionen, funktionelle Dysregulation (renale Hypertonie bei Gefäßmissbildungen), Karzinom, Zysten, Doppelnieren, Hydronephrose, Ruptur, Kontusion.

Plastische Operationen. In allen Abschnitten des Harntraktes können plastische Operationen zur Verbesserung der Organfunktion beitragen. Indikationen sind Stenosen am Nierenkelchhals, Harnleiter, Blasenhals und Harnröhren (Striktur). Darüber hinaus besteht die Möglichkeit zur Korrektur von Harnleiteranomalien und Blasenspaltbildungen und zu Operationen zur Unterbindung eines vesikorenalen Refluxes.

Blasenoperationen. Indikationen zur zystokopischen Resektion bzw. Zystektomie sind Divertikel und Karzinome. Operative Blasenersatztherapie (**Abb. 37.17**):

Harnumleitung

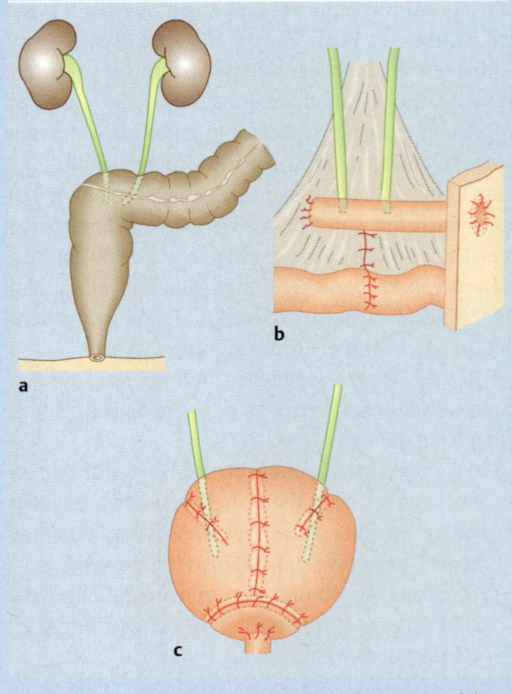

Abb. 37.17 Verschiedene Möglichkeiten der Harnumleitung. **a** Ureterosigmoidostomie, **b** Ileum-Conduit, **c** Ileum-Neoblase (nach Sökeland)

- Harnleitereinpflanzung in ein stillgelegtes Dünndarmsegment (Ileumconduit), in ein stillgelegtes Dickdarmsegment (Kolonconduit), in das Sigma (Ureterosigmoidostomie) oder in die Bauchdecke (Ureterokutaneostomie),
- Ableitung des Harns über einen dünnen Katheter aus dem Nierenbecken nach außen (perkutane Nephrostomie),
- Ersatzblasenbildung aus Dünndarm (Mainz-Pouch, Kockpouch, Ileum-Neoblase).

Die jeweils geschaffenen Harnwege zeigen Unterschiede hinsichtlich der Kontinenz (sog. trockenes oder nasses Stoma), also der Notwendigkeit von Urostomiebeuteln und der permanenten Notwendigkeit von Schienen in den Harnleitern.

Komplikationen

Postoperative Komplikationen können sein: Blutverluste, Ausfall der Nierenfunktion, Infekte, Anastomoseninsuffizienz (Urinfisteln), Verletzung von Nachbarorganen.

37.4.1 Bedeutung für den Patienten

Der Mensch hat zwei Nieren und kann doch auch nur mit einer leben. Somit ist eine mögliche Angst um die physiologische Reservefähigkeit der anderen – gesunden – Niere, medizinisch unbegründet. Viele betroffene Patienten ahnen aber, dass sonst auch alle paarig angelegten Körperteile ihre Berechtigung haben. So kann die ärztliche Erklärung oft nicht als Beruhigung angenommen werden.

Durch einen Ersatz für die Blasenfunktion kommen allerdings auf einen Menschen einige Lebensalltagsveränderungen zu. Je nach Operationsverfahren verlässt der Urin den Körper unkontrolliert. Der Mensch kann sich nicht mehr auf seine große Blase und den lange unterdrückbaren Harndrang verlassen, sondern er muss bei der Trinkmenge auf die Füllungsgrenzen der Ersatz-Urinsammelsysteme achten.

Lernaufgabe

Bedenken Sie die unterschiedlichen Auswirkungen der Operation auf den einzelnen Patienten: Ein Patient kann von längeren Beschwerden endlich befreit sein, wenn z. B. eine Vernarbung rekanalisiert wird. Oder ein Patient mit einem infiltrierend wachsendem Blasenkarzinom erhält nur einen Harnwegsersatz durch die Einpflanzung der Harnleiter in die Bauchdecke. Das Karzinom selbst kann nicht mehr entfernt werden.

37.4.2 Pflege- und Behandlungsplan

Das therapeutische Vorgehen nimmt durch folgende Aspekte Einfluss auf die Pflege und Betreuung:

- Dauer der Operation: kurze endoskopische Eingriffe oder bis zu 10 Std. dauernde Operationen bei Karzinomerkrankungen,
- Folgen der Operation: Auseinandersetzungen zu Körperbildveränderungen, die lebenslang oder kurzfristig sein können,
- Reaktion auf unterschiedliche Arten von Ableitungen aus urinführenden Organen und Wegen,
- Aufmerksamkeit für die Nierenfunktionen.

Mitwirkung bei Diagnostik und Therapie

Präoperative Pflege

Die Operationen können mit unterschiedlich langer Vorbereitungszeit erfolgen: Der Patient kann sich entweder mit einem geplanten Termin auf die Folgen des Eingriffs einstellen, da er bereits länger mit den Organveränderungen konservativ behandelt wird, oder ein plötzliches Krankheitsereignis (Unfall, Karzinomdiagnose) erfordert rasches Handeln.

Körperbildveränderung. Bei den meisten Operationen zur Anlegung eines Blasenersatzes ist eine Markierung der Stomalokalisation erforderlich (s. Stomapflege, S. 1071 ff).

Lernaufgabe

Überlegen Sie, mit welchen Gedanken und Gefühlen ein Patient das letzte Mal Wasser lässt, bevor die Operation diesen Harnweg umleitet.

Darmreinigung und Kostabbau. Beachten Sie sowohl die klinikspezifischen Standards als auch die operationsbedingten Anordnungen zur Darmentleerung und die Schritte des Kostabbaus. Zur Vorbereitung für eine Blasenersatztherapie muss der gesamte Dickdarm frei von Verdauungsresten sein. Es gelten hier die Maßnahmen zur Pflege von Patienten mit Erkrankungen des Verdauungssystems.

Postoperative Pflege

Patienteninformation. Informieren Sie den Patienten über seine körperliche Situation, sobald die Narkosewirkung nachgelassen hat. Erklären Sie ihm die Lokalisation und die Funktion der Wund- und Urinableitungen. Besprechen Sie mit ihm die jeweiligen pflegerischen Tagesziele und -maßnahmen wie die Häufigkeit Ihrer Vitalzeichenkontrollen, die Sicherstellung der Schmerztherapie, die geplanten Mobilisationsstufen (je nach verordneter Bettruhe und den individuellen Belastungsgrenzen des Patienten) und die Angebote aus dem angeordneten Kostaufbau.

Wundbehandlung und Schmerztherapie. Das Operationsziel bestimmt die Schnittführung (**Abb. 37.18**). Die Lage des Schnittes beeinträchtigt den Patienten in unterschiedlicher Weise. Trotz Schmerzmittelgabe bleibt meistens ein gewisser Restschmerz, der bei Bewegung spürbar wird. Er kann die Atmung beeinträchtigen, die spontanen Positionswechsel im Bett verhindern und die erholsame Nachtruhe ausschließen, da der Patient es auf seiner gewohnten Schlafseite nur kurz aushält. Erfassen Sie die Wirkung der medikamentösen Schmerztherapie. Nutzen Sie die Pflegeangebote zur Pflege eines Patienten mit Schmerzsymptomen (S. 690). Die Einschätzung des Restschmerzes geschieht durch den Patienten; die Beurteilung einer Vigilanzveränderung durch die Schmerzmittel wird von den Pflegepersonen vorgenommen. Da die therapeutische Breite der medikamentösen Schmerztherapie nur individuell ausgenutzt werden kann, sind die Kenntnisse zur postoperativen Schmerztherapie eine wichtige Grundlage, wie z. B. Kombination von sog. zentralen und peripheren Analgetika, die Applikationsverfahren peridural, durch den Patienten gestaltet = patientenkontrollierte Analgesie (PCA-Geräte) (s. Schmerztherapie, S. 690).

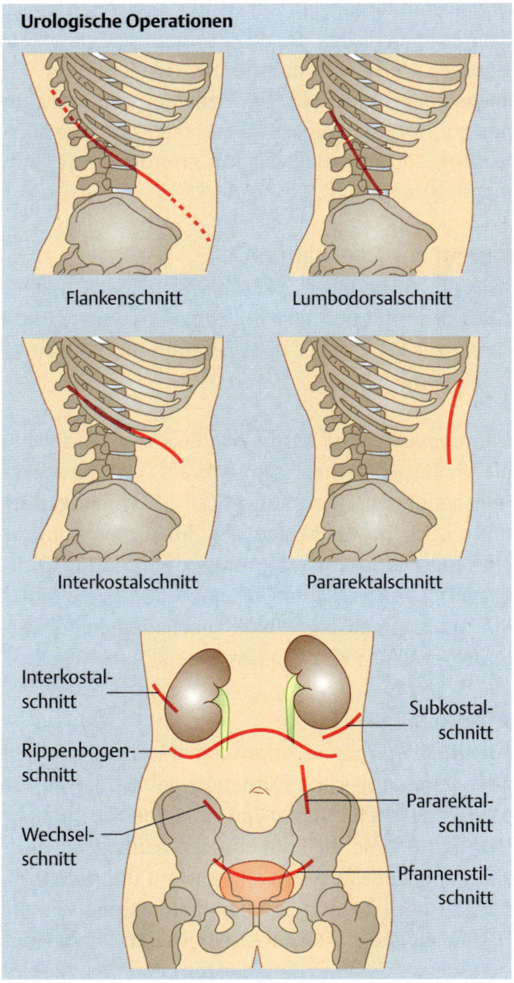

Abb. 37.18 Unterschiedliche Schnittführungen bei urologischen Operationen (nach Sökeland)

Beurteilung der Nierenfunktion. Die Nierenfunktion wird durch Laborkontrollen (u. a. Retentionswerte, Elektrolyte) und durch die qualitative und quantitative Urinbeurteilung bewertet (s. ATL-Ausscheiden, S. 421 u. 428).

Das angeordnete Intervall der Urinbilanz macht der Arzt u. a. von folgenden Faktoren abhängig: Lebensalter, Begleiterkrankungen, Infusionsmenge.

Instrumentelle Harnableitung. Die künstlichen Harnableitungen sind zur Schienung des Wundgebietes erforderlich und um Anastomosen zu überbrücken. Sie leiten den Urin zur zeitgenauen bzw. ständigen Überwachung der Nierenfunktion ab. Sie schützen das Hohlsystem vor Überdehnung und sichern Nähte. Sie können unsichtbar im Körper liegen oder nach außen (durch die Harnröhre oder durch die Haut) abgeleitet sein.

> **Merke**
> Informieren Sie sich über das jeweilige „Urintransportziel": Je nach anatomisch-physiologischen Gegebenheiten fördern die Ableitungen in jeweils unterschiedlicher Menge den Urin. Meistens sind an alle gelegten instrumentellen Harnableitungen Urinauffangsysteme mit „Stundenglas" angeschlossen. Bei dann leeren Systemen besteht die wichtigste Aufgabe darin zu unterscheiden, ob eine Ableitung verstopft, abgeknickt oder verdreht ist und wo der gestaute Urin verbleibt bzw. welche anderen Abflusswege bestehen.

Sobald die Schleimhaut bei einer Schienung der Harnleiter abgeschwollen ist, läuft der Urin auch an den Schienen vorbei in die Blase. Dann fördert auch der Blasenverweilkatheter Urin, nachdem vorher der Urin fast ausschließlich über die Harnleiterschienen abfloss.

Stellen Sie die Durchgängigkeit der Ableitungen sicher, indem Sie im angeordneten Zeitintervall die Urinmengen in den Sammelsystemen erfassen und dokumentieren. Überprüfen Sie deshalb bei leeren Auffangsystemen immer die Ableitungen auf technische Handhabungsfehler im äußeren Bereich (abgeklemmte, abgeknickte Schläuche). Als weitere Ursachen für schlechte Durchgängigkeit kommen Koagel, Harngries oder Eiter direkt in den instrumentellen Ableitungen infrage. Informieren Sie sofort den Arzt, wenn Sie eine Verstopfung vermuten bzw. feststellen. Meistens verspürt der Patient auch heftige Schmerzen durch den Urinstau.

Richten Sie das jeweils erforderliche Material zum Freispülen der Ableitungen. Die Spülung wird vom Arzt durchgeführt. Er berücksichtigt dabei die jeweilige Lokalisation der Ableitungen und die erforderliche Spülmenge. In ein Nierenbecken können üblicherweise nur 2 ml instilliert werden.

> **Merke**
> Seien Sie sich bewusst, dass durch das manuelle Anspülen ein geschlossenes Urinableitungssystem unterbrochen wird und ein steriles Vorgehen erforderlich ist.

Beachten Sie die möglichen Abflusshindernisse aus den „Blasenersatzorganen". Da die Darmsegmente weiterhin Schleim bilden, kann die Harnableitung dadurch verstopfen.

Berücksichtigen Sie die unterschiedlichen Hilfsmittel für die einzelnen Harnableitungen. Es werden vielfältige Adapter angeboten, um für das Anspülen die Harnableitung mit einem Auffangsystem zu verbinden.

Eine besondere Situation stellt die Versorgung der **Urinstomata** dar. Solange noch Schienen in den Harnleitern liegen, die zur getrennten Überwachung der rechten und linken Nierenfunktion an Urinsammelsysteme angeschlossen sind, werden sie mit Hilfe von bestimmten Adaptern („Hütchen") durch den Beutel abgeleitet. Somit kann der Urostomiebeutel durchstochen werden und trotzdem dicht sein. Eine Urostomieversorgung ist erforderlich, da der Urin an den Schienen vorbeiläuft. Ein Verband mit Kompressen wäre in kurzer Zeit von Urin durchnässt.

> **Praxistipp**
> Eva Groß, Krankenschwester
> Informieren Sie sich über den klinikspezifischen Standard, um die aus dem Körper abgeleiteten Harnleiterschienen der rechten und linken Niere zuordnen zu können. Pflaster als „Zügel" sind nicht in jeder Versorgungssituation verwendbar. Eine Möglichkeit besteht darin, eine Schiene anzuschrägen.

Katheterentfernung. Die inneren und die nach außen geführten instrumentellen Harnableitungen werden zu dem Zeitpunkt gezogen, an dem sie als Schienung, zur Hohlraumentlastung oder Nierenfunktionsüberwachung ihren Zweck erfüllt haben. Dazu muss oftmals nur ein Haltefaden gelöst und ein Blockungsballon entleert werden. Innere Harnleiterschienen (z. B. sog. Double Js) können nur durch eine Zystoskopie entfernt werden.

Überprüfen Sie nach dem Entfernen in Abhängigkeit von der Situation die Fähigkeit zur Miktion. Je nach Lokalisation der Ableitungen wird durch Miktionsversuche mit Restharnbestimmung oder durch Ermittlung Blasenfüllmenge das Ziehen der Ableitungen vorbereitet.

Beobachten Sie den Urin auf mögliche Nachblutungen durch Schleimhautverletzungen, die durch das Ziehen entstanden sein können.

Unterstützung bei eingeschränkten ATL

Passen Sie die pflegerischen Betreuungsaufgaben an die Ausprägung der Einschränkungen in den ATL an. Dazu gehören u. a. die Pflegeangebote zur Körperpflege (S. 344 ff), Mobilitätseinschränkung (S. 311 ff) und zur Erhaltung der Lungenfunktion (S. 506 ff).

Vorbereitung der Patienten auf die Entlassung

Voraussetzung für eine Entlassungsplanung sind aus ärztlicher Sicht Abschluss der Wundheilung, Sicherstellung der Nierenfunktion und des Harnabflusses sowie ein abgeschlossener Kostaufbau. Aus pflegerischer Sicht besteht folgendes Betreuungsangebot, d. h. der Patient erhält Möglichkeiten, verschiedene Hilfsmittel zur Versorgung von instrumentellen Harnableitungen und Urostomien kennenzulernen und sie auszuprobieren, Empfehlungen zur Ernährung und zum körperlichen Schonen (Sport, Beruf) und Informationen über Selbsthilfegruppen.

> **Praxistipp**
> Eva Groß, Krankenschwester
> Lassen Sie dem Patienten die Zeit, die er benötigt, um sich bei seiner selbstständigen Versorgung der Ableitungen und des Stomas sicher zu fühlen. Erinnern Sie sich zurück an Ihre Schritte der Versorgungssicherheit (Zuschauen, Üben am Modell).

Körperbildveränderungen. Gesundheit und körperliche Attraktivität sind Werte, die zu den individuellen Lebenszielen gehören. Wie erlebt ein Patient seinen Körper, wenn er zukünftig mit Stomabeuteln oder „Schläuchen" leben muss?

Auch wenn die Kleidung sie verdeckt, so wird der Patient doch an ihre Existenz erinnert, wenn er sie bei körperlicher Bewegung als reibenden Hautkontakt spürt. Achten Sie auf verbale und nonverbale Signale des Patienten, die auf einen Gesprächsbedarf hinweisen. Dieses Thema sollte immer Bestandteil des Abschlussgesprächs sein.

Sexualität. Ein zärtlicher, intimer Körperkontakt und Geschlechtsverkehr ist mit einer instrumentellen Harnableitung je nach Katheterlokalisation in unterschiedlichem Maße möglich. Er wirkt sich auf die eigene und paarliche, intime Berührung aus. Eine Selbstbefriedigung mit liegendem Katheter in der Harnröhre ist bei der Frau anatomisch auf jeden Fall möglich.

Beim Mann ist sie dagegen wegen einer Verletzungsgefahr nur mit einiger Umsicht möglich. Bei der

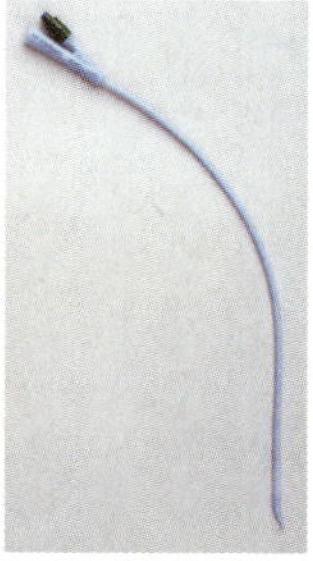

Ballonkatheter zur transurethralen Blasendrainage

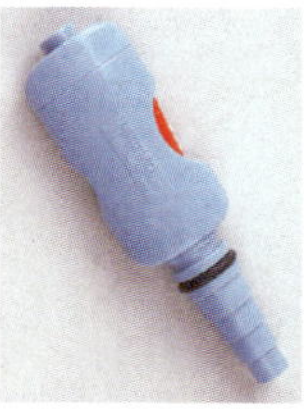

Katheterventil zur Steuerung der Harnblasenentleerung

Versorgung mit einem transurethralen Blasendauerkatheter kann der Mann für den Koitus den Penis und die Harnableitung in ein Kondom legen.

Gespräche über die Sinnlichkeit und sexuelle Erlebnisfreude sind in einer Umgebung, die durch Mehrbettzimmer, Krankenhaushemd, Neonlicht und Infusionsständer gekennzeichnet ist, wohl nur unter erschwerten Bedingungen zu führen. Greifen Sie dennoch die Befürchtung der Patienten auf und schärfen Ihre Aufmerksamkeit für indirekte Hinweise, ein Erotikmagazin auf dem Nachttisch oder die direkte Bitte um ein Gespräch mit einer männlichen Pflegeperson. Eine weitere Möglichkeit besteht darin, ihm ein Buch aus der Stationsbibliothek zu geben, in dem es um Sexualität und Krankheit geht. Wenn Sie diese Bücher nicht in der Bibliothek haben, können Sie dem Patienten eine Liste empfohlener Literatur in die Hand geben. Zettl/Hartlapp (1996) schreiben zum Thema: Sexualität ist nicht nur Geschlechtsverkehr. „Auch wenn ein Mensch durch seine Erkrankung oder deren Behandlung in seiner Fähigkeit eingeschränkt ist, einen Koitus zu vollziehen, heißt es nicht, dass er über keine Sexualität mehr verfügt." (S. 134)

» *Auch wenn ein Mensch durch seine Erkrankung oder deren Behandlung in seiner Fähigkeit eingeschränkt ist, einen Koitus zu vollziehen, heißt es nicht, dass er über keine Sexualität mehr verfügt. (Zettl/Hartlapp 1996, S. 134)* «

Berücksichtigen Sie auch Ihre Phantasien zu den möglichen Auswirkungen, die ein veränderter Urinausscheidungsort haben kann. Nehmen Sie beim Versorgungswechsel einer Urostomie auch Mimik und Körpersprache von Patienten und Angehörigen wahr: Halten sie Abstand, werden die Finger abgespreizt, zeigt sich Abscheu im Gesicht? Vielleicht kann es hilfreich sein, wenn Sie die Hand des Angehörigen ans Stoma führen. Bieten Sie dem Patienten Informationsmaterial zu Selbsthilfegruppen an. Vielleicht hat die Station auch Broschüren bereitliegen, in denen Hilfen zur neuen Lebenssituation (Krebsdiagnose, Blasenersatz) angeboten werden.

37.5 Pflege von dialysepflichtigen Patienten

Monika Teichert-Borgmann und Franz Sitzmann

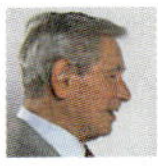

···› Er will es einfach nicht wahrhaben. Auch vor seiner Ehefrau möchte er es verheimlichen: „Sie bekommt das Fiasko schon noch früh genug mit, dass ich wieder an die Maschine muss." Deshalb zieht er am Abend nicht mehr vor ihr die weite Schlafanzughose an. Im Bad schließt er sich ein – damit sie nicht die dicken, bis zum Oberschenkel geschwollenen Beine sieht. Vor fünf Jahren wurden dem heute 53 Jahre alten Michael Finsterer, jetzt auch noch als Professor der Physik an einer westdeutschen Universität tätig, mit gutem Erfolg die Nieren eines Spenders übertragen. Trotz der hochdosierten Medikamente war es ein gutes Leben und er ist froh, von der jahrelangen Dialyse befreit zu sein. Als jedoch die Symptome mangelnder Harnausscheidung – sie steigerten sich durch die Überwässerung bis zur starken Atemnot – nicht mehr zu verheimlichen waren, war es fast zu spät. Noch während der Fahrt in die ihm aus seiner Dauerdialysezeit gut bekannten Klinik wurde er vom Notarzt notfallmäßig intubiert und auf der Intensivstation im Lungenödem beatmet. Die Laborergebnisse und die Nierenpunktion wiesen auf eine schwere Abstoßungskrise hin, die sich längerfristig durch die Ödeme angekündigt hat. Während der Intensivbehandlung erleidet er einen Schlaganfall, drei Monate wird er beatmet und dialysiert. Danach kann er die Klinik nochmals verlassen, kommt jedoch nicht mehr richtig zu Kräften. Die ambulante Zentrumsdialyse muss fortgesetzt werden; dabei erleidet er plötzlich einen zerebralen Krampfanfall. Ohne nochmals das Bewusstsein erlangt zu haben, stirbt er auf der Intensivstation.

···› Medizinischer Überblick Dialyse

Definition

Erreicht die chronische Niereninsuffizienz ein terminales Stadium, in der Regel bei Serum-Kreatinin-Werten über 1000 µmol/l, besteht die Indikation zu einer Nierenersatztherapie. Andernfalls erleidet der Mensch eine Harnvergiftung (Urämie) und stirbt.

Zwei Arten des Nierenersatzes werden unterschieden: die Dialyse mit verwandten Methoden sowie die Nierentransplantation. Dialysemethoden werden vereinfacht auch als Blutreinigungsverfahren bezeichnet und beruhen auf zwei Prinzipien: der Dialyse und der Filtration.

Dialyse. Unter Dialyse versteht man den Stoffaustausch zwischen zwei durch eine semipermeable Membran getrennten Flüssigkeitskompartimenten. Der Austausch erfolgt durch diffusiven Transport (Diffusion).

Auf der einen Seite der Membran befindet sich das Blut, auf der anderen das Dialysat (**Abb. 37.19 a**). Wasser, harnpflichtige Substanzen (z. B. Kreatinin, Harnstoff, Harnsäure, Ammoniumionen) und andere kleine Teilchen (z. B. Kalium-, Phosphat-, Kalzium- und Magnesiumionen) können aus dem Blut des Patienten durch diese Membran in die isotonische Dialyseflüssigkeit übertreten (**Abb. 37.19 b**). Der Austausch zwischen den Flüssigkeitsteilen erfolgt durch Diffusion aus dem Blut, d. h. von dem Ort mit der höheren Konzentration zu dem mit der niedrigeren, also der Dialyseflüssigkeit. Durch Erzeugen eines zusätzlichen osmotischen oder hydrostatischen Druckgefälles vom Blut in Richtung Dialysat ist eine sog. Ultrafiltration mit Flüssigkeitsentzug aus dem Blut und damit dem Körper möglich.

Filtration. Filtration bezeichnet Verfahren, bei denen über eine poröse Membran Flüssigkeit aus einem Kompartiment in ein anderes abgepresst wird. Dieses Prinzip des Substanztransports nennt man **Konvektion.** Dabei werden alle in der Flüssigkeit enthaltenen Moleküle, die kleiner als der Porendurchmesser der Membran sind, in der Konzentration, in der sie in der Flüssigkeit gelöst sind, mit dieser abgepresst. Dieses Prinzip liegt dem Austausch bei der Hämofiltration zugrunde. Gleichzeitig mit der **Ultrafiltration** wird zum Ausgleich der Flüssigkeitsbilanz mittels Pumpe das gewünschte Volumen einer Substitutionslösung in den Kreislauf zurückgegeben (abzüglich des Volumens, das dem Patienten zur Vermeidung einer Überwässerung entzogen werden muss).

Von den vielfältigen übrigen Aufgaben der körpereigenen Nieren wird bei der Dialyse bzw. Filtration jeweils nur die Ausscheidungsfunktion (Ausscheidung überschüssiger Körperflüssigkeit und harnpflichtiger Substanzen) übernommen. Die Konzentration der harnpflichtigen Substanzen bleibt jedoch viel höher als bei Gesunden, etwa auf dem Niveau der sog. präterminalen Niereninsuffizienz. Störungen der endokrinen Funktion der Niere, d. h. Sekretion von Renin zur Blutdruckregulation, Erythropoetin zur Blutbildung und Metabolisierung von Vitamin D zur Osteopathievermeidung, bleiben durch die Dialyse unbeeinflusst.

Arten der Blutreinigungsverfahren

Hämodialyse und Hämofiltration sowie deren Variationen und die verschiedenen Peritonealdialyseverfahren erlauben bei Patienten mit hochgradiger akuter und chronischer Niereninsuffizienz die exkretorische Nierenfunktion soweit zu ersetzen, dass ein Weiterleben möglich ist. Bei chronischem Nierenversagen werden Hämodialyse, Hämodiafiltration (Kombination des Dialyse- und Filtrationsprinzips in einem Gerät), Peritonealdialyse und Hämofiltration eingesetzt. Bei der sog. Standardhämodialyse enthielt bis vor wenigen Jahren das Dialysat, also die Flüssigkeit, gegen die das Blut dialysiert wird, Acetat. Durch Verwenden des natürlichen Puffers Natriumbicarbonat statt Acetat konnte die Verträglichkeit verbessert werden (Reduzierung der Azidosen und einer Vasodilatation mit Blutdruckabfall).

Prinzip der Hämodialyse

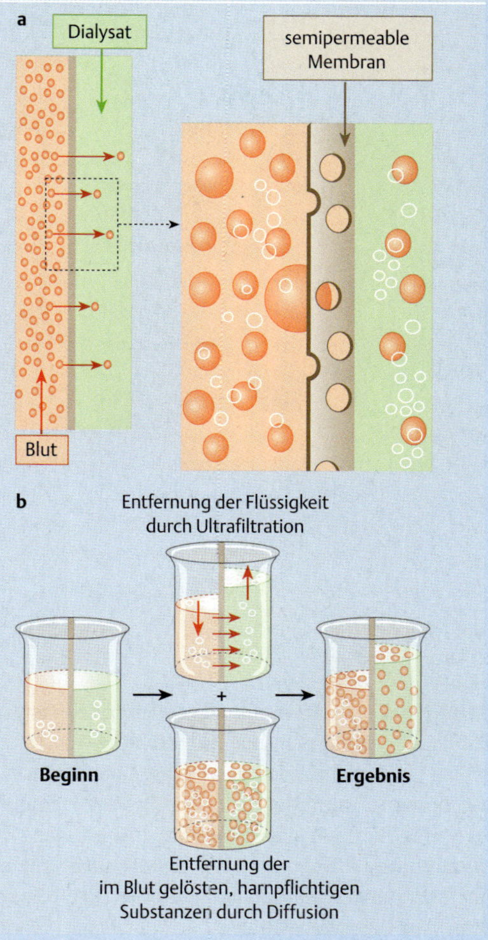

Abb. 37.19 **a** Durch die semipermeable Membran können nur niedermolekulare Substanzen hindurchtreten. Die treibende Kraft ist hierbei das Konzentrationsgefälle. **b** Über die Dialysemembran können dem Körper sowohl harnpflichtige Substanzen als auch Flüssigkeit entzogen werden

Heimhämodialyse

Je nach Nierenrestfunktion des Patienten dauert eine Hämodialysesitzung zwischen 3 und 5 Std. und muss 2- bis 3-mal in der Woche durchgeführt werden. Dabei ist der Patient im Zentrum an ein strenges zeitliches Schema gebunden. Insbesondere für berufstätige Patienten kann eine größere Unabhängigkeit durch ein Dialysegerät zu Hause vorteilhaft sein, das jedoch einen unterstützenden Partner erfordert. Dieser muss mit der Bedienung des Geräts und dem Ablauf der Dialyse vertraut sein und in kritischen Situationen zuverlässig handeln können. Die häufigste Heimdialyseformen sind derzeit die CAPD oder die CCPD.

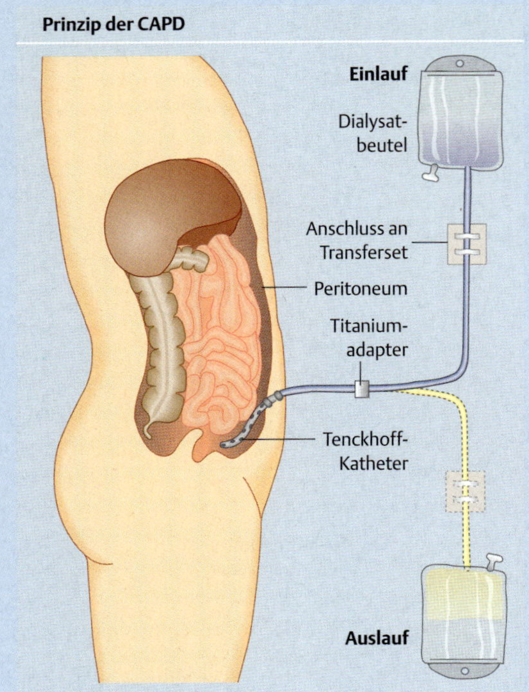

Abb. 37.20 Funktionsprinzip der kontinuierlichen ambulanten Peritonealdialyse (CAPD). Neben dem hier gezeigten Einbeutel-System findet auch das Doppelbeutel-System Verwendung

CAPD (kontinuierliche ambulante Peritonealdialyse). Das Prinzip entspricht der Hämodialyse. Ein Unterschied ist, dass die Peritonealdialyse nicht außerhalb des Körpers stattfindet. Während bei der Hämodialyse eine synthetische Membran (Cuprophan) genutzt wird, stellt bei der CAPD das **Bauchfell** mit seiner Austauschfläche von ca. 1 m^2 die Dialysemembran dar. Das sterile Dialysat (in der Regel 1,5 – 2 l) wird mittels Katheter im viermal täglichen Wechsel in die Bauchhöhle eingebracht (**Abb. 37.20**). Durch ständiges Wechseln des Dialysats kann ein hohes Konzentrationsgefälle zwischen Blut und Dialysat aufrechterhalten werden. Über das Bauchfell diffundieren die Urämietoxine sowie Elektrolyte, Flüssigkeit und Aminosäuren.

Die Katheterimplantation erfolgt chirurgisch oder endoskopisch in die Bauchhöhle. Die Spitze des Katheters wird im tiefsten Punkt des Beckens, dem Douglas-Raum, platziert. Die verschiedenen Kathetermodelle gliedern sich alle in einen externen (äußeren), einen subkutanen (im Unterhautfettgewebe gelegenen), einen transmuralen (in der Bauchwandmuskulatur/-faszie gelegenen) und einen intraperitonealen (in der Bauchhöhle gelegenen) Anteil (**Abb. 37.21**). Im Verlauf des Durchtritts durch die Bauchdecke besitzen sie ein oder zwei Dacron-Filzmuffen (cuffs), in die Bindegewebe einwachsen kann. Damit wird eine Barriere geschaffen, die Keimen das Eindringen erschwert und zu einem wasserdichten Verschluss der Kathetereintrittsstelle führt.

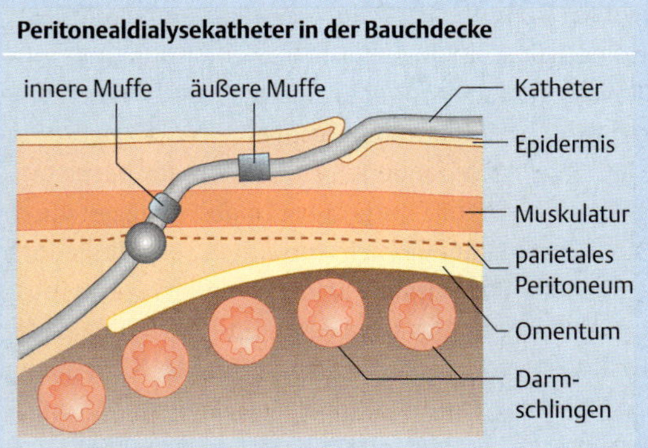

Abb. 37.21 Schematische Darstellung der optimalen Lage eines Peritonealdialysekatheters im Bereich der Bauchdecke

Merke

Den Nachteilen des Verfahrens (Peritonitisrisiko, Katheterprobleme) stehen die Freiheiten einer verantwortungsvollen und schnell erlernbaren Selbstbehandlung gegenüber.

CCPD (kontinuierliche zyklische Peritonealdialyse). Bei diesem Verfahren stellt der Patient nachts eine Verbindung zum Gerät her, dem sog. Cycler, das automatisch während des Schlafs des Patienten eine festeingestellte Zahl von Beutelwechseln durchführt.

Hämofiltrationsverfahren

Dabei wird allein die Ultrafiltration für die Reinigung des Blutes genutzt, indem Substanzen aus dem Blut über einen Filter abgepresst und isovolämisch durch eine sterile Elektrolytlösung, das sog. Substituat, ersetzt werden. Falls Wasserentzug erwünscht ist, wird entsprechend weniger infundiert (**Abb. 37.22**).

Plasmapherese

Mit diesem extrakorporalen Blutreinigungsverfahren, das auch als Plasmaaustausch bezeichnet wird, wird nach Schaffung eines Gefäßzugangs mittels eines speziellen Filters oder durch Zentrifugieren Blutplasma von den Blutzellen abgetrennt (Plasmaseparation). Das Blutplasma enthält neben den Gerinnungsfaktoren Plasmaproteine wie z. B. Antikörper, Immunkomplexe o. ä. Bei der therapeutischen Plasmapherese wird nun das Plasma teilweise durch eine osmotisch aktive Substitutionslösung (Fresh-frozen-Plasma oder Elektrolytlösung mit 3 – 4% Humanalbumin) ausgetauscht. Pathologische Plasmabestandteile werden so abgetrennt und immunologische Prozesse unterbrochen. Weitere Indikationen sind auch die rasche Entfernung proteingebundener Giftstoffe (z. B. Digitalis). Infolge des Antikörperverlusts können infektiöse Komplikationen sowie Gerinnungsstörungen aufgrund des Fibrinogenverlusts auftreten.

Hämoperfusion

Die Hämoperfusion ist ein der Dialyse ähnliches Verfahren, in welchem Blut durch eine Patrone mit Aktivkohle oder mit Ionenaustauschern (Resinharzen)

perfundiert wird. Wie bei der Hämodialyse ist auch hier eine Heparinisierung des Blutes im extrakorporalen Kreislauf notwendig. Aktivkohle oder Ionenaustauscher haben eine riesige Oberfläche, an welcher verschiedene Toxine adsorbiert, d. h. aufgesaugt werden. Da kein gleichzeitiger Wasserentzug und keine Normalisierung der Elektrolyte möglich sind, ist dieses Verfahren für die chronische Behandlung der Niereninsuffizienz nicht geeignet. Bedeutung hat die Hämoperfusion jedoch zur Behandlung akuter exogener Vergiftungen (z. B. Schlafmittelintoxikation, Pilzvergiftung, Insektizide).

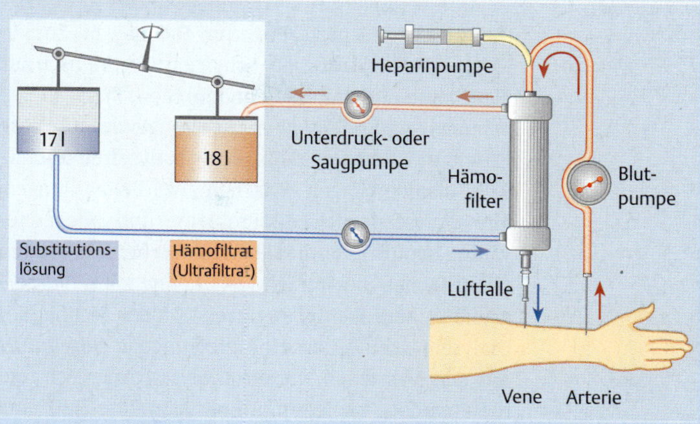

Abb. 37.22 Werden 18 l Blut filtriert und nur 17 l durch die Infusion substituiert, entspricht dies einem Flüssigkeitsentzug von 1 l

Häufigkeit

Durch die sicherste Nierenersatztherapie, die Nierentransplantation, werden alle exkretorischen Funktionen der Niere vollständig ersetzt. Nicht jede Nierentransplantation ist jedoch erfolgreich, nur 85 % der transplantierten Nieren funktionieren ein Jahr lang und 50 % zehn und mehr Jahre.

Für viele Patienten (ca. 100 Patienten auf eine Million Einwohner) bleibt eine Dialyse zumindest vorübergehend die einzige Behandlungsmöglichkeit. Das am häufigsten angewandte Verfahren ist die Hämodialyse (ca. 82 %), mit der Peritonealdialyse werden in Deutschland ca. 7 % der chronisch Dialysepflichtigen behandelt.

Dialyseindikation

Indiziert ist eine Dialyse entsprechend den Befunden klinischer, laborchemischer und technischer Ergebnisse (EKG, Gastritisbefund nach Endoskopie). Klinische Befunde stehen bei der Entscheidung zur Aufnahme einer Dialyse im Vordergrund. Wichtig ist, dass sie begonnen wird, bevor besonders ausgeprägte Urämiezeichen und eine urämische Dekompensation auftreten. Appetitlosigkeit, ständig wiederkehrendes Erbrechen, Zeichen einer Dyspnoe durch Überwässerung und die anderen Symptome einer ausgeprägten Urämie stellen eine Indikation dar (Hyperkaliämie, erhöhte Kreatinin- und Harnstoffwerte). Weitere Indikationen sind Gefährdungen des Patienten durch Verwirrtheit, gastroenterale Symptome und ausgeprägten Pruritus; sie erfordern unbedingt den Beginn einer Dialyse.

Gefäßzugang

Für jede Dialysebehandlung muss der **Shunt,** d. h. eine subkutane, gefäßchirurgisch angelegte Kurzschlussverbindung zwischen einer Armarterie und einer Vene mit großlumigen Kanülen punktiert werden. Durch diese arterielle und venöse Punktion wird der Patient an das Dialysegerät angeschlossen; sie dient in der Regel als Zugang zum Kreislauf des Patienten. Es muss damit möglich sein, dem Patienten pro Minute 200 – 300 ml Blut zu entnehmen und gereinigt wieder zu retransfundieren. Weitere Möglichkeiten sind eine extrakorporale Verbindung von Blutgefäßen am Oberschenkel **(Thomas-Shunt)** und Shunts aus einer Kunststoffprothese (Teflon).

Bei einem Gefäßzugang in Form der **Cimino-Brescia-Fistel** wird durch einen operativen Eingriff eine Vene mit einer Arterie direkt unter der Haut kurzgeschlossen. Meistens geschieht dies am Vorderarm mit der A. radialis und der V. cephalica (**Abb. 37.23**), aber eine solche Fistel kann auch am Oberarm oder am Oberschenkel angelegt werden. Dank hohem Druck in der Abflussvene wird diese bald erweitert, und die Gefäßwände werden dicker (Arterialisation der Vene). Nach 2 – 3 Wochen kann das dicke Gefäß gut punktiert werden. Erst bei Thrombosierung der Fistel und weitgehendem Verbrauch geeigneter subkutaner Venen ergibt sich die Indikation für ein Gefäßtransplantat, wobei heute Gefäßprothesen aus aufgeschäumtem Teflon (Kunststoff E-PTFE) bevorzugt Verwendung finden. Ein über 10 oder 15 Jahre funktionsfähiger Cimino-Shunt ist keine Seltenheit, insbesondere wenn mögliche Komplikationen rasch erkannt und konsequent therapiert werden, u. a. Stenosen, Thrombosen, Aneurysmen oder Infektionen.

Für eine notfallmäßig durchzuführende Hämodialyse, z. B. bei einem akuten Nierenversagen, wird ein dicker ein- oder doppellumiger Venenkatheter in die V. subclavia, die V. jugularis oder die V. femoralis eingelegt.

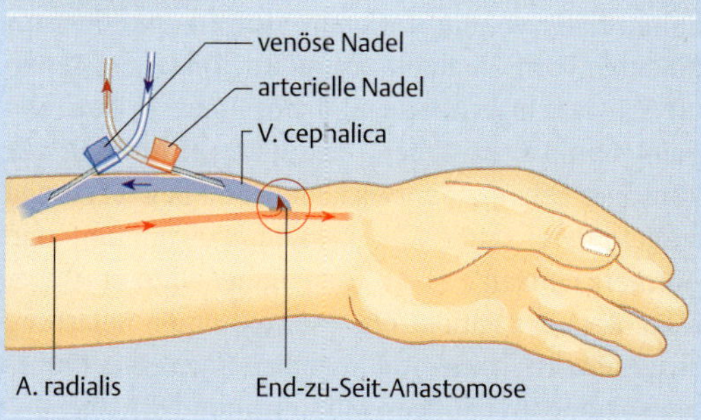

Abb. 37.23 Schematische Darstellung einer Cimino-Brescia-Fistel mit liegenden arteriellen und venösen Kanülen. Die Pfeile deuten die Flussrichtung an

37.5.1 Bedeutung für den Patienten

Dialyse ist ein Schicksal bis zum Tod oder bis zur geglückten Transplantation. Solange ist der Mensch auf die Dialyse und damit auf andere Menschen (Pflegepersonen und/oder Angehörige) angewiesen. Diese Patienten haben gerade im sog. „dialysefreien Intervall", also den Tagen zwischen zwei Behandlungen, ihre dialysespezifischen Probleme und pflegerelevanten Bedürfnisse, die sie in ihren Lebensaktivitäten oft erheblich beeinträchtigen können. Im Vordergrund stehen: die Abhängigkeit von der Technik der Dialysemaschine und eine erzwungene Begegnung mit den Menschen, die die Dialyse pflegerisch und therapeutisch begleiten, immerwährende Hoffnung und wiederkehrende Enttäuschungen im Warten auf eine Spenderniere, Einschränkungen in der Berufsarbeit oder Berufsunfähigkeit und damit Verzicht auf eine evtl. Befriedigung bringende und Lebensfreude fördernde Karriere, familiäre Probleme durch das dauernde Kranksein des einen Partners und das Angebundensein des anderen und gesellschaftliche Behinderungen und Einschränkungen in Freizeitaktivitäten: der Dialysepatient darf nicht – auch nicht aus Lebensfreude ab und zu – unkontrolliert trinken und essen, kann kräftemäßig nicht mehr jede Festlichkeit oder Party durchhalten, sein Urlaub ist auf Orte mit Feriendialysezentren beschränkt. Ein je nach Dialysezentrum unterschiedlicher Anteil von Patienten ist entweder aufgrund des Lebensalters oder der Vorerkrankungen, ein anderer aber auch wegen der Langzeitfolgen vieler Dialysejahre mit anderen Leiden oder chronischen Gebrechen belastet.

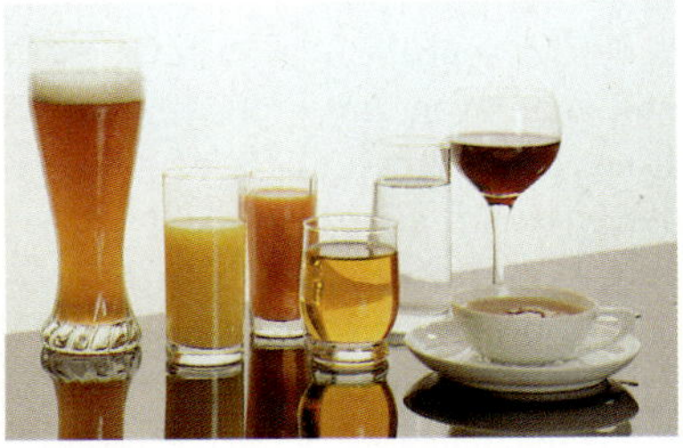

Ein Dialysepatient empfindet oft die Einschränkung seiner Ess- und Trinkgewohnheiten besonders stark

37.5.2 Pflege- und Behandlungsplan

Für den Patienten im Terminalstadium einer Niereninsuffizienz steht die Entscheidung zur Dialysebehandlung an. Auch wenn er sich als Nierenkranker evtl. längere Zeit vorbereiten konnte, werden diese Vorbereitungen in der Regel verdrängt. In der Übergangsphase zwischen evtl. anfangs täglich wiederholten Dialysen, die stationär erfolgen, und der ambulanten Form in einem festen Rhythmus entstehen oft schwere psychische und physische Krisen. Um dem Kranken zu helfen, Perspektiven für sein zukünftiges Leben zu entwickeln, sind Pflegepersonen aufgefordert, ihnen mit Geduld, Zuwendung und Aufmerksamkeit zu begegnen. Dabei wirkt erschwerend, dass der Patient oft einer extremen Belastung ausgesetzt ist: seiner Abhängigkeit und seiner krankheitsbedingten häufigen Müdigkeit und Schwäche.

Praxistipp

Eva Groß, Krankenschwester

Im Vordergrund steht bei den betroffenen Patienten meist nicht der körperliche Pflegebedarf. Vielmehr entwickeln sie sich im Laufe der Jahre zu Spezialisten, bezogen auf ihren persönlichen Bedarf, die Reaktionen ihres Körpers und die Dialysebehandlung. Das macht es neuen, weniger fachkundigen Pflegepersonen möglich, wertvolle Hinweise für ihre Berufspraxis anzunehmen. Gleichzeitig können dadurch aber auch Konflikte entstehen.

Pflege vor und nach einer Dialyse

Infektionen spielen als Komplikationen der Hämo- und Peritonealdialyse die wohl wichtigste Rolle. Dies bedeutet, dass zu ihrer Vorbeugung in unterschiedlichen Bereichen auf die entsprechende Hygiene zu achten ist.

Hygiene der Dialyseflüssigkeit

Bei der chronisch notwendigen Dialysebehandlung kommen Patienten mit ca. 30 000 l Wasser jährlich in Kontakt, und zwar direkt über das Blut. Neben chemischen Bestandteilen des Trinkwassers, die oral aufgenommen keine Gefahr darstellen (z. B. Salze, die die Wasserhärte bestimmen), kann dieses für die „Blutwäsche" verwendete Wasser mikrobiell belastet sein. Während der Übertritt von Bakterien in das Blut lediglich durch Membran-Leckagen möglich ist, werden von gramnegativen Bakterien in wässriger Lösung bakterielle Substanzen (fiebererzeugende Endotoxine = Pyrogene) freigesetzt, die aufgrund ihrer geringen Größe in der Lage sind, intakte Dialysemembranen zu durchdringen. Dadurch kommt es beim Patienten zu pyrogenen Reaktionen wie Fieber, Schüttelfrost, Blutdruckabfall und evtl. weiteren Symptomen wie Kopfschmerzen und Übelkeit. Diese können 1 – 5 Std. nach Beginn der Behandlung auftreten. Regelmäßige Endotoxinbestimmungen sowie mikrobiologische Untersuchungen des Wassers für Dialysezwecke und der daraus hergestellten Dialysierflüssigkeit informieren über den Gehalt an koloniebildenden Bakterieneinheiten.

Infektionen am Shunt

Im Erleben des Patienten hat der funktionsfähige Shunt die Wertigkeit einer „Nabelschnur", daher machen Komplikationen wie Thrombosierung, Aneurysmen und Blutungen dem Patienten seine Abhängigkeit immer wieder bewusst. Eine besondere Bedrohung stellt eine Infektion im Shuntbereich dar, da sie oft Lebensgefahr aufgrund schnelleintretender Sepsisverläufe bedeutet. Bakterielle Infektionen der arteriovenösen Fistel und die Peritonitis bei Peritonealdialyse entstehen durch Keimeintrag beim Punktieren. Sie sind glücklicherweise selten. Shunts funktionieren über Jahre hinweg störungsfrei, wenn eine sorgfältige Shuntpflege sowie eine vorsichtige Punktion (mit Schutzhandschuhen) beim Anschluss an die Hämodialyse praktiziert werden und folgende Ursachen einer Shuntinfektion vermieden werden:

- ungenügende Desinfektion des Shuntarms vor Punktion,
- unsterile Punktionsnadeln bzw. unsachgemäße Manipulation der Nadel,
- offene Kratzeffekte auf der Haut in Shuntnähe (z. B. bei urämischem Pruritus),
- Kontamination der Punktionsstellen durch vorzeitiges Entfernen der sterilen Kompressen nach Dialyse.

Die am häufigsten nachweisbaren Keime sind Staphylococcus aureus oder Staphylococcus epidermidis.

Eine Infektion an der Austrittsstelle des Peritonealdialysekatheters ist die wohl häufigste Komplikation dieser Dialyseform. Sie ist an einer Rötung der umgebenden Haut und/oder an einer andauernden eitrigen Exsudation aus der Austrittsstelle des Katheters erkennbar. Die erste, mit dem Arzt abzustimmende Therapie besteht in lokaler Wundantiseptik (mindestens einmal täglich), nachdem ein Abstrich durchgeführt wurde. Eventuell muss eine systemische keimgerechte antibiotische Therapie angeschlossen werden. Die Katheteraustrittsstelle kann mit einem trockenen, luftdurchlässigen Pflaster abgedeckt werden, nach dem regelmäßigen Duschen und sorgfältigen Abtrocknen mit einem sauberen Handtuch. Bei reizlosem Lokalbefund ist keinerlei Abdeckung erforderlich.

Ernährung und Flüssigkeitsaufnahme

Infektionsneigung und allgemeines Krankheitsempfinden werden wesentlich durch den Ernährungszustand des Kranken beeinflusst. Umgekehrt erhöhen Infektionen das Risiko der Mangelernährung durch gesteigerten Stoffwechsel, Hemmung des Eiweißaufbaues und Appetitlosigkeit. Die Mangelernährung bei chronischer Niereninsuffizienz hängt hauptsächlich mit dem gestörten Stoffwechsel zusammen und wird durch den Verlust von Nährstoffen ins Dialysat mitbestimmt. Natürlich spielen auch häufige Krankenhausaufenthalte und eine depressive Grundstimmung dieser Patienten eine Rolle. Oft wirkt die Diät auf die Patienten belastend. Andererseits ist der Erfolg der Dialyse von einer adäquaten Ernährung abhängig. Nach Abstimmung mit der Diätassistentin und je nach medizinischem Befund dürfen sie unter Beachtung des Sollgewichts im dialysefreien Intervall in Maßen alles essen. Sie müssen auf eine ausreichende Eiweißzufuhr achten (Richtlinie: 1 g Eiweiß pro kg Körpergewicht). Der Hauptanteil soll aus biologisch hochwertigem Eiweiß bestehen, d. h. aus Eiweiß, das essenzielle Aminosäuren enthält. Die Kost soll jedoch besonders kaliumarm sein, was erhebliche Einschränkungen bedingt. So muss Folgendes gemieden werden: frisches Obst, besonders Aprikosen, Nüsse, Bananen, aber auch alle Arten von Dörrobst, Gemüse, insbesondere Grünkohl, Rosenkohl, Blumenkohl, Artischocken, alle Hülsenfrüchte, Endivien, Gartenkresse, Kürbis, Kartoffeln sowie Kakao, Schokolade und Vollkorngetreideprodukte (Brot, Brötchen, Nudeln). Die Zubereitungsart kann jedoch den Kaliumgehalt reduzieren: die Nahrung klein schneiden, mehrstündiges Einlegen in Wasser, viel Wasser beim Kochen verwenden.

Merke
Eine Hyperkaliämie hat vital bedrohliche Herzrhythmusstörungen (AV-Block, Kammerflattern, Kammerflimmern oder Asystolie) zur Folge.

Vor einer ungenügenden Versorgung mit wasserlöslichen Vitaminen (C- und B-Komplex) muss gewarnt werden: Deshalb kann während der Dialyse den Patienten durch Speisen eine Freude gemacht werden, die sonst wegen des hohen Flüssigkeitsanteils eher auf der Verbotsliste stehen: „Gesündigt" wird z. B. durch einen Obstteller mit Weintrauben, Birnen und Apfelstücken.

Im dialysefreien Intervall müssen Patienten eine strikte Flüssigkeitsrestriktion befolgen, um nicht in einen Status der Überwässerung zu geraten. Dazu wird bei Beginn der Dialysebehandlung durch den Arzt das sog. „Trockengewicht" (syn.: Endgewicht, Sollgewicht, Abschlussgewicht) festgelegt. Die damit verbundene Flüssigkeitsbegrenzung bedeutet für den Patienten eine große Umstellung und erfordert viel Disziplin.

Praxistipp
Eva Groß Krankenschwester
Raten Sie dem Patienten, zur Erleichterung des Durstgefühls im dialysefreien Intervall salzige und sehr süße Speisen und Getränke eher zu meiden, Medikamente mit den Mahlzeiten einzunehmen, um Trinkmenge zu sparen, den Mund mit Mundspray und Zähneputzen zu erfrischen, Kaugummi ohne Zucker zu kauen, Zitronenstücke (Vorsicht: nur in Maßen wegen Kaliumgehalt!), Bonbons und kleine Eiswürfel zu lutschen.

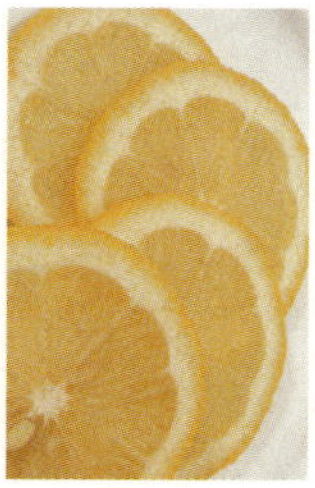
Das Lutschen von Zitronenstückchen hilft im dialysefreien Intervall, Trinkmenge zu sparen, sollte aber wegen des Kaliumgehalts nur in Maßen erfolgen

Der Entzug von viel Wasser während der Dialyse als Korrektur von zu hoher Flüssigkeitsaufnahme ist keine Lösung: Dies kann zu Blutdruckabfall und Muskelkrämpfen führen. Die tägliche Trinkmenge soll am besten am Körpergewicht und an der Urinausscheidung innerhalb von 24 Std. (Restausscheidung) kontrolliert werden. Die tägliche Gewichtszunahme, die Wassereinlagerung bedeutet, sollte 500–1000 g möglichst nicht überschreiten. Andererseits soll die erlaubte Flüssigkeitsmenge vom Patienten unbedingt aufgenommen werden, um die Austrocknung von Haut und Schleimhaut sowie extremen Durst so gering wie möglich zu halten.

Betreuung des Patienten während der Dialyse

Ablauf einer normalen Dialyse

Vor Beginn der Dialyse erfolgt eine Gewichtskontrolle des Patienten, möglichst immer auf der gleichen Waage mit gleichartiger Kleidung, z. B. mit oder ohne Schuhen. Der Shuntarm wird mit desinfizierender Flüssigseife gewaschen. Dem liegenden Patienten wird der Blutdruck gemessen. Anschließend wird der Dialyseplan besprochen. Vor der Shuntpunktion erfolgt eine großflächige Hautantiseptik mit alkoholischem Desinfektionsmittel und sterilen Tupfern.

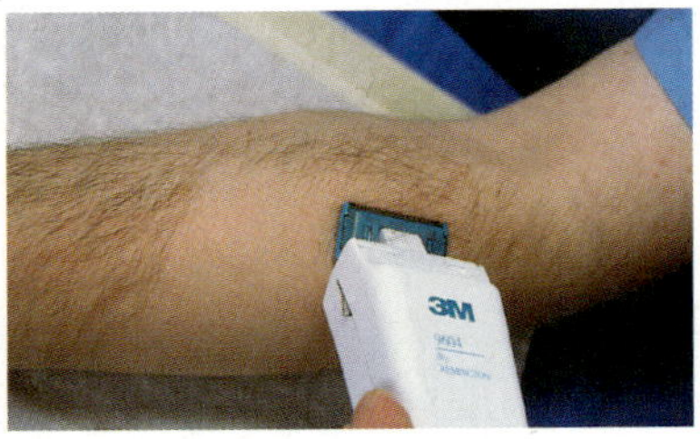

Bei der Rasur im Bereich des Shunts ist die erhöhte Infektionsgefahr durch Mikroläsionen zu bedenken

> **Merke**
> Die vielfach vorgenommene Rasur der Körperbehaarung im Bereich des Shunts erhöht wegen Mikroläsionen die Infektionsgefahr (s. Nosokomiale Infektionen, S. 575).

Nach dem Herstellen des Gefäßzugangs (z. B. durch Punktion des arteriovenösen Shunts bei der Dauerdialyse oder über Shaldon-Katheter bei vorübergehender Hämodialyse) und Heparinisierung zum Vermeiden von Koagulation im Filtersystem wird der Patient an den Dialysator angeschlossen, evtl. können dem Blut vor der Rückführung fehlende Elektrolyte, Glucose und wasserlösliche Vitamine zugesetzt werden. Es müssen häufige, d. h. stündliche, bei Bedarf auch häufigere Kontrollen von Blutdruck und Herzfrequenz durchgeführt werden. Wichtig ist die Dokumentation im Dialyseprotokoll. Die während der Dialyse möglichen Kreislaufveränderungen sind z. B. orthostatische Regulationsstörungen und Hypotonie. Brady- oder Tachykardien und Rhythmusstörungen können Hinweis auf einen nicht physiologischen Kaliumgehalt des Blutes sein. Zum Ende der Dialyse müssen die Kanülen vorsichtig entfernt und korrekt entsorgt werden. Die Punktionsstelle muss dosiert mit sterilen Tupfern komprimiert werden; das kann bis zu 20 Min. dauern. Um den Gefäßzugang zu schonen, sollte ein für die Akutdialyse verwendeter Venenkatheter ausschließlich zur Dialyse benutzt werden. Nach Dialyseende wird dieser Katheter mit physiologischer Kochsalzlösung durchspült, und je nach Durchmesser (Volumen berechnen) werden 1–1,5 ml Heparinlösung (5000 E/ml) instilliert.

Infektionsprophylaxe

Durch Blut übertragbare Virusinfektionen können sowohl unter den Patienten als auch von den Patienten auf die Mitarbeiter verbreitet werden. Es handelt sich um Ansteckungen mit Hepatitis B, Hepatitis C, Infektionen mit Epstein-Barr-Viren und Zytomegalieviren sowie um HIV-Infektionen, für die das Übertragungsrisiko in Dialysestationen größer ist als in üblichen Klinikbereichen. Das Ansteckungsrisiko mit einer durch Blut übertragenen Infektion ergibt sich nicht nur daraus, dass die Patienten häufig eine solche Infektion haben, sondern dass das Hantieren mit blutgefüllten, blutführenden technischen Artikeln und Gefäßpunktionen bei jeder Behandlung notwendig ist. Ein zusätzliches Risiko stellt das scharfe und spitze Material dar (s. Nosokomiale Infektionen, S. 575). Patienten mit Hepatitis B und Hepatitis C werden getrennt von den übrigen Patienten betreut, ihre Maschine wird nur bei infizierten Patienten verwendet. Bei der Desinfektion des Dialysegeräts dienen allgemeine Hygienemaßnahmen der Prävention. Darüber hinaus sind die im pflegerischen Bereich üblichen Hygieneregeln zu beachten. In einem Dialysezentrum ergeben sich besondere Probleme dadurch, dass mit einem Dialysegerät nacheinander verschiedene Patienten behandelt werden und Krankheiten somit von einem Patienten auf einen anderen übertragen werden können. Besonders zu beachten sind der Umgang mit Sterilmaterial, desinfizierende Flächenreinigung, Instrumentendesinfektion und Schutzkleidung (S. 592 und 227).

Beobachtung des Patienten hinsichtlich Komplikationen

Shunt. Die Funktion eines intakten Shunts ist nicht hoch genug einzuschätzen, deshalb darf am Shuntarm kein Blutdruck gemessen, keine andere Venenpunktion vorgenommen werden.

Die Funktion des Shunts („Rauschen" und „Schwirren") muss täglich geprüft werden. Sie kann durch leichtes Auflegen der Fingerspitzen getastet werden, in jedem Fall ist sie aber durch Auskultation mit einem Stethoskop zu hören. Damit soll die Strömungsaktivität in dem künstlich angelegten großen Gefäß festgestellt und ein Shuntverschluss erkannt werden.

Kathetereintrittsstelle (Venenkatheter). Keinesfalls darf der Patient diese Region mit den Fingern berühren. Er muss wissen, dass er beim Lösen oder Durchfeuchten des Verbandes unbedingt pflegerische Hilfe braucht.

Kreislaufkontrolle (Blutdruck und Puls). Während der Hämodialyse können **akute medizinische Notfälle** auftreten. Sie zeigen sich an folgenden Symptomen:

akuter Blutdruckabfall, hypertensive Krisen, akute Atemnot, Bewusstlosigkeit, zerebraler Krampfanfall, akuter Schmerz.

Apparative Störungen. Das Beheben apparativer Störungen während der Hämodialyse bleibt Pflegepersonen mit einer Fachweiterbildung vorbehalten.

Langzeitprobleme der Dialyse. Dabei handelt es sich um zentrale und periphere neurologische Störungen, z. B. urämische Intoxikation mit Müdigkeit, Konzentrationsschwäche, intrazerebrale Blutungen, Muskelkrämpfe, periphere Neuropathien, psychische Probleme durch die umfassende Änderung der Lebens- und Verhaltensweise, Hochdruck, Anämie u. a.

Unterstützung bei eingeschränkten ATL

Die **Hautpflege** ist im Rahmen der vom Patienten selbstständig oder durch Pflegepersonen assistiert oder vollständig zu übernehmenden Körperpflege ein besonderer Schwerpunkt. Ausgetrocknete, gespannte und stark juckende Haut verleiten den Patienten zum Kratzen. Durch die erhöhte Blutungsbereitschaft kommt es leichter zu flächenhaften Einblutungen unter die Haut.

Beschädigungen der Epidermis durch Kratzen fördern Infektionen. Auf eine angepasste Körperhygiene mit sorgfältiger Hautpflege muss deshalb Wert gelegt werden. Juckreiz kann durch (leichte) Absenkung der Raumtemperatur und Meiden wärmestauender Kleidung reduziert werden. Die angenehmste Wasch- oder Duschwassertemperatur ist von Patient zu Patient unterschiedlich. Zum Stillen des Juckreizes haben sich Ölbäder, z. B. Balneum Hermal oder Öldispersionsbäder sehr gut bewährt. Wichtig dabei ist, dass nicht die Restfeuchte abgetrocknet wird, sondern leicht tupfend die tropfende Nässe weggenommen und der Ölfilm erhalten wird.

Langzeitdialysepatienten, die wegen ihrer psychischen Probleme oft als „schwierig" empfunden werden, benötigen verständnisvolles Akzeptieren als die beste Ausgangslage zum Umgehen mit ihren Gewohnheiten und Anliegen. Anfangs erlebt der Patient die Dialyse als Erleichterung, weil er sich besser fühlt und er außer Lebensgefahr ist. Die Einschränkungen durch Diät, quälenden Durst, zeitliches Angebundensein und meist beruflichen Prestigeverlust werden ihm erst nach und nach bewusst. Er lebt ständig in der Angst vor möglichen Komplikationen und in Abhängigkeit von „Maschine", Pflegepersonen, Ärzten und oft auch Angehörigen (**Abb. 37.24**). Versuchen Sie sich diese Umstände im Umgang mit chronisch dialysepflichtigen Menschen zu vergegenwärtigen. Auf unsachliche oder anklagende Ansprache („jetzt haben Sie schon wieder zuviel zugenommen") reagiert der Patient mit Aggression oder Regression. Die Grundpfeiler helfender Begleitung gelten auch hier:

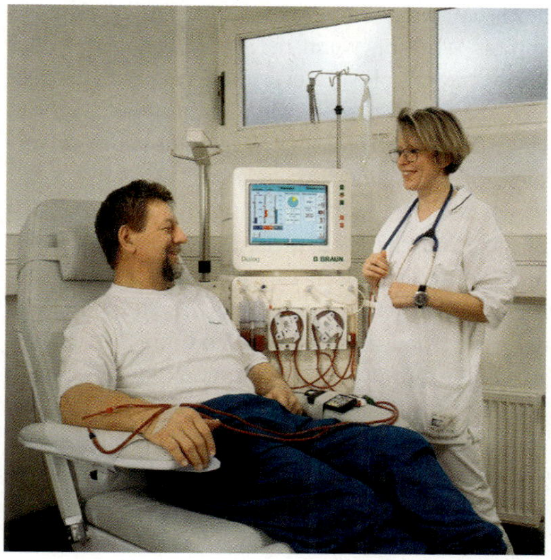

Abb. 37.24 Ein Dialysepatient erlebt die ständige Abhängigkeit von der Dialyse-Maschine, von Pflegepersonen, Ärzten und Angehörigen

- Offenheit und menschenbezogenes Interesse praktizieren, um krankheitsbedingte Zusammenhänge und biographische Prägungen in das Pflegeverhältnis einbeziehen zu können,
- verständnisvoll reagieren, um eine partnerschaftliche Kooperation nicht zu blockieren,
- situationsangepasste Hilfestellung anbieten (Copingstrategien).

37.5.3 Zusammenarbeit im multiprofessionellen Team

Über Jahre, dreimal pro Woche, können sich Patient, Pflegepersonen und Ärzte nicht aus dem Weg gehen. In diesen Jahren werden die Mitarbeiter mit den oft schnellen körperlichen und psychischen Veränderungen des Patienten konfrontiert. Dabei kann man auch im Bereich der chronischen Dialyse das Verdrängen des Sterbens beobachten. Vielfach ist man in Zentren stolz, dass noch kein Patient an der Maschine gestorben ist, sondern die Patienten bei lebensbedrohlichen Ereignissen auf die Intensivstation verlegt werden konnten. Auch rufen Patienten, die eine Dialyse ablehnen, um in Ruhe sterben zu können, im Team ambivalente Haltungen hervor. Einerseits wird der Patient bewundert ob des bewussten Umgehens mit seiner Krankheit und seinem Körper, andererseits kommt Unruhe wegen der Verantwortlichkeit auf: „... darf der das wollen?" Die Angst, dass ein Patient während der Dialyse stirbt, hat etwas mit dem Ziel der Dialyse zu tun: keine Verschlechterung des körperlichen Zustands bis zur Transplantation oder bis zum Tod.

Oft wird der verdeckt gehaltene Suizidversuch des Patienten, der sich in Non-Compliance (Trinkmenge und Kaliumprobleme) äußert, absichtlich übersehen. Die Mitarbeiter sind eher bereit, dieses Verhalten als Disziplinlosigkeit zu werten, als eine dem Patienten unbewusste (?) Resignation. Es kommt Wut auf, wenn der Patient „unsere Arbeit kaputtmacht", obwohl er seinen Weg gehen muss, nicht die Mitarbeiter. Die Mitarbeiter stehen häufig in dieser Spannung zwischen Wegsehen und dem Versuch, die Todesgefahr zu negieren.

Hier kommt es darauf an, sich nicht auf lediglich pflegetechnische Aspekte der Dialyse zu konzentrieren. Die Ärzte müssen es zulassen, ihre Distanzierungsmöglichkeiten durch die nicht ständige Präsenz auf der Station zu realisieren und ihre Bereitschaft zur Kooperation mit Patient und Pflegepersonen deutlich zu signalisieren. Denn sie werden ja meist nur gerufen, wenn „Not am Mann ist". Es heißt, auf Verleugnen und Verdrängen zu verzichten. Aufzubauen sind tragfähige offene Beziehungen, mit dem Ziel eines therapeutischen Teams, unter **Einschluss des Patienten.**

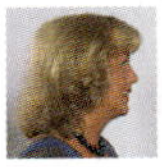

Wir können es einfach nicht glauben. Frau Schneider kommt am Montag zu ihrer Dialyse und erzählt, dass ihre Taxibegleitung, Frau Kogelfranz, am Freitag plötzlich gestorben sei. Die zwei Mitpatienten, mit denen Frau Kogelfranz immer wieder ungefähr 5 Std. an der Maschine hing, fragen nach ihr, und wir müssen ihnen diese Nachricht, zunächst noch mit einigem Zweifel, weitergeben. Nur eine leise Hoffnung haben wir noch, dass es nicht wahr ist. Denn es ging ihr doch am Freitag nach der Dialyse so gut. Nach dem Anlegen aller Patienten an die Maschinen erzählt mir am Telefon mit tränenerstickter Stimme Herr Kogelfranz, dass seine Frau am Freitagnachmittag sehr müde von der Dialyse kam. Mit ihrem Sohn habe sie sich ins Wohnzimmer gesetzt und eine Volksmusiksendung angeschaut. Herr Kogelfranz habe noch abgespült, als sie ihm zurief, er solle doch hereinkommen und die schöne Musik mit anhören. Nach einer Weile habe sich ihr Sohn dann gewundert, dass ihr Kopf so zur Seite hing. Seine Aufforderung, aufzuwachen und weiter das schöne Programm anzuschauen, habe sie nicht beachtet. Erst dann fiel ihm auf, dass seine Mutter nicht mehr atmet. Ganz ruhig sei sie gestorben, auch nach den Reanimationsversuchen des gerufenen Notarztes habe ihr Gesicht noch einen lächelnden Ausdruck gehabt … Ich bin traurig, seit 11 Jahren kam sie zu den regelmäßigen Dialysen. Auch mit der Familie des Patienten knüpft man da enge Verbindungen.

B Pflege von Patienten mit Erkrankungen des Verdauungssystems

37.6 Pflege von Patienten mit Ösophagitis

Gerhard Schröder

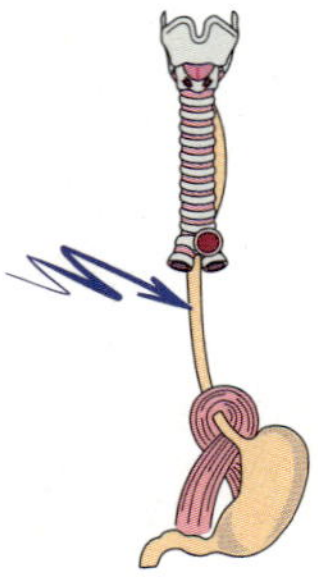

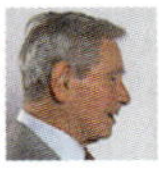

Am Anfang hatte ich nur bei heftigen Bewegungen oder beim Bücken ein Sodbrennen. Später wurden die Beschwerden häufiger und traten sogar beim Sitzen auf. Als Redakteur einer Tageszeitung habe ich einen ziemlich stressigen Job. Meine Lebensweise ist sicherlich nicht gesundheitsfördernd: 40–60 Zigaretten am Tag in der Redaktion und viele Tassen Kaffee. Den Kaffee habe ich zuerst eingeschränkt, als die Beschwerden nicht aufhörten; das Rauchen weniger. Zuerst dachte ich, es kommt vom zu schnellen und zu fetten Essen. Deshalb habe ich das Kantinenessen für einige Tage ausfallen lassen. Dadurch wurden die Beschwerden allerdings nachts im Liegen schlimmer, weil ich abends warme Mahlzeiten zu mir nahm. Schließlich musste ich nachts aufstehen, weil bei jedem Essen heftige Schmerzen hinter dem Brustbein auftraten. Schließlich ging ich zu meinem Hausarzt, der eine Entzündung der Speiseröhre feststellte. Er verschrieb mir nach einer Röntgenuntersuchung Tabletten. Außerdem soll ich mit dem Rauchen aufhören – ich versuche es zurzeit. Ebenso soll ich Kaffee und Alkohol streichen. Irgendwie muss ich meinen ganzen Tagesablauf und mein ganzes Leben ändern: In der Redaktion raucht fast jeder und Kaffee ist üblich. Da muss man sich jedes Mal rechtfertigen, wenn man keinen Kaffee trinkt und nicht raucht. Ich hoffe, dass ich die Veränderungen durchhalten werde.

⇢ Medizinischer Überblick Ösophagitis

Definition

Die Ösophagitis ist eine Schleimhautentzündung der Speiseröhre. Sie entsteht am häufigsten durch den Reflux (das Zurückfließen) von saurem Magensaft in den Ösophagus (Refluxösophagitis), wenn der Schließmechanismus am Mageneingang gestört ist. Durch den sauren Magensaft wird die Schleimhaut des Ösophagus angedaut. Entzündungen und Ulcera sind die Folge. Andere Ursachen können Pilzbesiedlung (Soor-Ösophagitis), Alkohol- und Nikotinabusus oder eine Hiatushernie sein. Bei der Hiatushernie verlagern sich Teile des Magens durch die natürliche Lücke des Zwerchfells aus dem Bauchraum in den Brustkorb.

Symptome

Das häufigste Symptom der Ösophagitis ist die Dysphagie (schmerzhafte Schluckstörung), das Sodbrennen, das meist retrosternal lokalisiert ist, und der Singultus (Schluckauf), der nur bei gehäuftem Auftreten krankhaft ist.

Diagnostik

Die häufigste, weil aussagekräftigste Untersuchungsmethode ist die Ösophaguskopie, bei der die Schleimhaut direkt begutachtet werden kann. Die MDP (Magen-Darm-Passage) liefert dagegen erst bei größeren Ulcera und Stenosen eindeutige Aussagen.

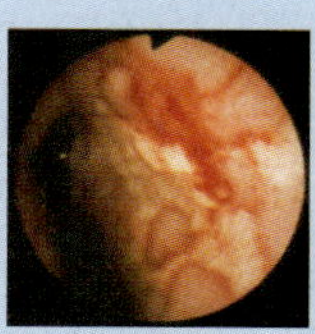

Refluxösophagitis, wie sie sich bei der Endoskopie darstellt

Komplikationen

Häufig auftretende Entzündungen erhöhen die Gefahr eines Karzinoms. Es besteht auch die Gefahr der Perforation des Ösophagus und einer folgenden Mediastinitis.

Therapie

Die Ösophagitis wird zunächst konservativ mit säurehemmenden Medikamenten therapiert. Die Belastung der Schleimhaut durch Noxen wie Kaffee und Nikotin soll vermieden werden. Erst wenn nach einigen Wochen keine Besserung erfolgt, wird eine chirurgische Therapie (Fundoplikation) gewählt.

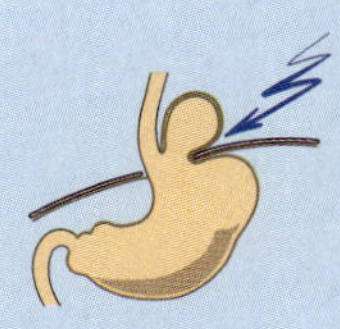

Hiatushernie

37.6.1 Bedeutung für den Patienten

Die Ösophagitis ist eine weit verbreitete Krankheit, die häufig von den Patienten selbst therapiert wird. Die Pharmaindustrie profitiert von diesem Verhalten. In der Fernsehwerbung werden die Symptome konkret geschildert und die entsprechenden säurehemmenden Medikamente angepriesen. Um jedoch eine dauerhafte Beschwerdefreiheit zu erzielen, muss die Ursache beseitigt werden, das bedeutet für die Patienten oftmals eine Änderung der Lebens- und Ernährungsgewohnheiten. In ihren Anfängen wird die Ösophagitis nicht ernst genommen und sie schreitet auch nur mit einer allmählichen Verschlechterung voran. Sie kann jedoch bei permanenter Missachtung der Symptome und der Fortführung eines „ungesunden" Verhaltens zu lebensbedrohlichen, akuten Notfällen führen. Wenn z. B. der Ösophagus perforiert, wird ein Zweihöhleneingriff (Eröffnung der Bauch- und Brusthöhle) nötig, den der Patient als sehr bedrohlich empfindet.

37.6.2 Pflege- und Behandlungsplan

Die Beratung des Patienten gehört zu den wichtigsten Aufgaben der Pflegepersonen, da sich die Therapie überwiegend auf die Gabe von Medikamenten und die Änderung von Verhaltensweisen und Ernährungsgewohnheiten bezieht. Die Einbeziehung einer Diätassistentin ist oftmals sehr sinnvoll. Das primäre Ziel aller Maßnahmen ist es, den Reflux zu verhindern und der Schleimhaut des Ösophagus Zeit zur Heilung zu geben. Das Fernziel sollte eine gesunde, vollwertige Ernährung sein, wie sie in **Abb. 37.25** dargestellt ist. Zum Beratungsgespräch sollte auch die Person einbezogen werden, die für die Ernährung zu Hause zuständig ist, meistens die Ehefrau. Im gemeinsamen Gespräch werden folgende Punkte angesprochen:

- Bei bestehendem Übergewicht sollte dieses reduziert werden, bis das Normalgewicht erreicht ist. Das ist vor allem bei Männern wichtig, die zu Fettansatz in der Bauchdecke neigen.

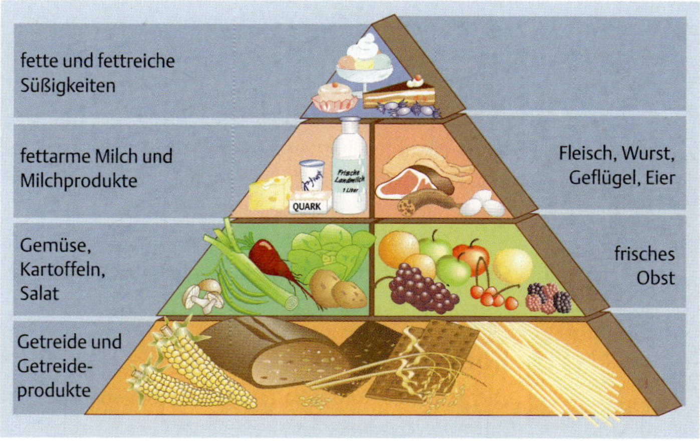

Abb. 37.25 Die Ernährungspyramide gibt eine wichtige Orientierung für eine gesunde, vollwertige Ernährung (nach Biesalski)

- Der Patient sollte alle scharf gewürzten und fettreichen Speisen meiden, da sie ebenso wie Kaffee und Nikotin die Säureproduktion ankurbeln und den Tonus im unteren Ösophagussphinkter reduzieren.
- Mehrere kleine Mahlzeiten belasten den Magen weniger als einige große, da die produzierte Säuremenge geringer ist.
- Um zu verhindern, dass Magensaft in die Speiseröhre fließt, sollte grundsätzlich nur im Sitzen (nicht im Liegen vor dem Fernseher) gegessen werden. Nach dem Essen sollte sich der Patient nicht hinlegen, da das den Reflux erleichtern würde.
- Eiweißreiche und fettarme Nahrungsmittel sollten bevorzugt werden, während Süßspeisen vermieden werden sollten, auch mit Zucker gesüßte Getränke gehören dazu. Begründung: Eiweißreiche Nahrung erhöht den Tonus des distalen Ösophagus, während Fett ihn senkt.
- Vor allem abends sollten nur kleine Mahlzeiten zu sich genommen werden. Auf Alkohol ist abends ganz zu verzichten.
- Ballaststoffreiche, nicht blähende Nahrungsmittel (Kartoffeln und Vollkornprodukte) verhindern eine Obstipation, die durch den erhöhten Druck beim Pressen zur Stuhlentleerung auch einen erhöhten intraabdominellen Druck bewirken und den Reflux wiederum fördern könnten.
- Auch beim Bewegen kann der Patient an der Heilung mitwirken. Er sollte sich beim Bücken nicht vornüberbeugen, sondern mit geradem Oberkörper in die Knie gehen. Beim Schlafen sollte er sich nicht ganz flach hinlegen, sondern stets mit leicht erhöhtem Kopfende schlafen.
- Antazida wirken als Säureblocker und unterstützen die Heilung ebenso wie Motilitätsregulatoren, mit denen die Magen-Darm-Motorik normalisiert wird.

Merke

Die Ziele des Pflege- und Behandlungsplans sind Verminderung der Säureproduktion, Erhöhung des Tonus im Mageneingang und Verhinderung des Reflux.

37.7 Pflege von Patienten mit Ösophagusvarizen

Gerhard Schröder

Medizinischer Überblick Ösophagusvarizen

Definition

Ösophagusvarizen sind Ausdehnungen der venösen Gefäße des Ösophagus. Sie treten bei erhöhtem Druck im portalen Kreislauf auf, z. B. bei einer Leberzirrhose, bei der das venöse Blut nicht schnell genug über die Leber abtransportiert werden kann und sich daher in die Gefäße zurückstaut.

Symptome

Ösophagusvarizen sind vorwiegend symptomlos. Bei stark gestauten Varizen in der Ösophaguswand kann es zu Schluckstörungen kommen.

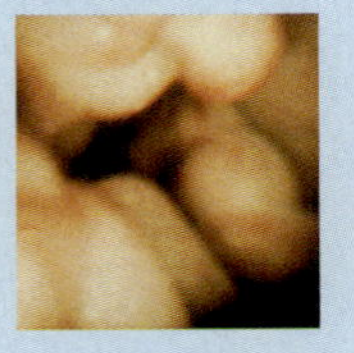

Ösophagusvarizen. Die Schlängelung der gestauten Gefäße ist sehr gut zu erkennen

Diagnostik

Ösophagusvarizen werden endoskopisch nachgewiesen.

Komplikationen

Die häufigste Komplikation ist die lebensbedrohliche Blutung aus den gestauten Venen bei portaler Hypertension. Der Patient erbricht massiv Blut und zeigt Symptome eines hypovolämischen Schocks. Häufig aspiriert er dabei Blut, was zu einer Pneumonie führen kann.

Therapie

Bei der Ösophagusvarizenblutung steht die Behandlung des Schocks mit der Gabe von Infusionen, Transfusionen und Gerinnungsfaktoren im Vordergrund. Dann wird in einer Notfallendoskopie die Schleimhaut des Ösophagus sklerosiert und die Blutung gestillt. Kommt die Blutung nicht zum Stillstand, wird für ca. 12 Stunden eine Sengstaken-Sonde gelegt. Mit ihr wird die blutende Region mechanisch komprimiert. Der Pfortaderkreislauf wird medikamentös gesenkt. Eine neue Methode ist die Einbringung eines TIPS (transjugulärer intrahepatischer portosystemischer Stent-Shunt). Weitere Informationen dazu finden Sie in einem Krankheitslehre-Lehrbuch.

37.7.1 Bedeutung für den Patienten

Während die Ösophagusvarizen selbst kaum Beschwerden verursachen, ist die Varizenblutung ein akutes und lebensbedrohliches Krankheitsbild. Der Patient erbricht massiv dunkles Blut. Teils kann er es nicht vor dem nächsten Atemzug ausspucken, sodass er Blut aspiriert und ihn Husten- und Erstickungsanfälle zusätzlich ängstigen. Durch den beginnenden hypovolämischen Schock fühlt er sich schwach, kann sich nicht mehr selbst aufsetzen und versucht in Seitenlage weiter zu atmen, während er Blut erbricht.

37.7.2 Pflege- und Behandlungsplan

Der Patient wird durch die akute Blutung mit großem Blutverlust fast immer notfallmäßig in die Klinik aufgenommen. Rasches, dabei sorgfältiges Arbeiten ist angesagt. Der Patient sollte nicht durch Hektik und Aufregung geängstigt werden. Das gilt auch für begleitende Angehörige, die häufig verstört und ängstlich wirken, da sie die Situation des Bluterbrechens miterlebt haben. Wenn irgend möglich, sollte sich jemand um die Angehörigen kümmern, sie zu einer ruhigen Sitzecke begleiten, ihnen die Situation erklären und sie darüber informieren, wann sie voraussichtlich weitere Informationen erhalten können.

Notfallmaßnahmen

Die ersten Maßnahmen dienen der Stabilisierung des Kreislaufs durch Infusionsbehandlung und Blutersatz. Später erhält der Patient Frischblut. Zur Überwachung des lebensbedrohlichen Zustandes findet die Behandlung und Überwachung der Kreislaufparameter auf der Intensivstation statt. Der Patient wird an ein Dauer-EKG angeschlossen, die Blutdruckmanschette bleibt am Arm liegen, ggf. wird Sauerstoff verabreicht.

In der Notfallendoskopie wird versucht, die Blutung zu stoppen. Wenn das keinen ausreichenden Erfolg zeigt, wird zur lokalen Blutstillung eine Kompressionssonde verwendet. Die Kompression der Ösophaguswand wird durch einen mit Luft gefüllten Ballon bewirkt. Die Linton-Nachlas-Sonde ist eine Einballonsonde, die besonders bei Blutungen aus Varizen des Magenfundus verwendet wird. Die *Sengstaken-Blakemore-Sonde* ist eine Zweiballonsonde. Sie ist die *gebräuchlichste Sonde* und wird bei Blutungen der Ösophagusvarizen eingesetzt.

■ Linton-Nachlas-Sonde

Der birnenförmig Ballon der Linton-Nachlas-Sonde wird im Magen mit ca. 600 ml Luft aufgeblasen. An der Sonde wird ein Zug von mindestens 1 kg befestigt, sodass der Ballon nach kranial Druck auf den Magenfundus ausübt. Die Sonde verfügt über zwei Spülwege, die zur Spülung des Magens und zum Absaugen von Blut aus dem Ösophagus dienen.

> **⇢ Merke**
> Es darf nur durch den Ansatz zum Magen, niemals durch den Ansatz zum Ösophagus gespült werden. Der Druck der Spüllösung könnte den Ösophagus perforieren.

■ Sengstaken-Blakemore-Sonde

Die Sengstaken-Blakemore-Sonde hat zwei getrennt aufblasbare Ballons und ist dreilumig (**Abb. 37.26**). Das innere Lumen dient wie bei einer normalen Magensonde dem Abfluss von Sekret, während über die beiden anderen Lumen die Ballons mit Luft aufgepumpt werden. Der obere, längliche Ballon liegt im Ösophagus, der untere, runde im Magen, wo er die Sonde vor der Dislokalisation bewahrt. An der Sonde wird über ein Seil eine Zugkraft von ca. 300 g angebracht. Damit wird verhindert, dass die Sonde in den Magen rutscht.

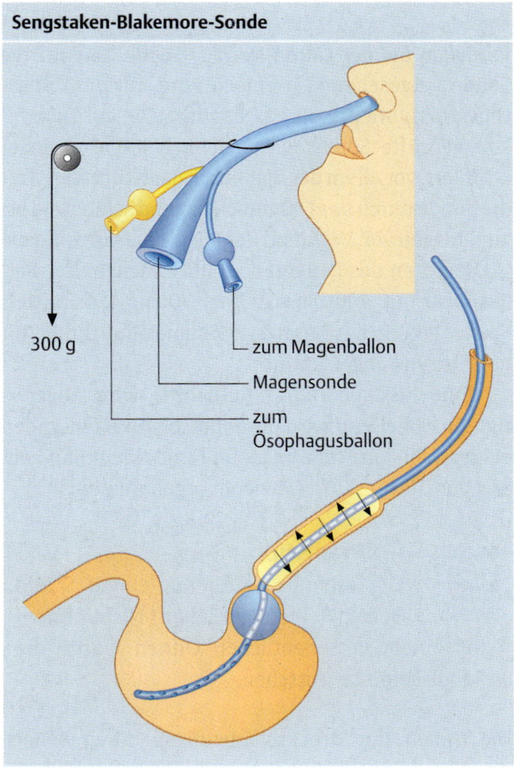

Abb. 37.26 Die Abbildung zeigt die korrekte Position der zwei Ballons (nach Paetz/Benzinger-König)

■ Legen einer Kompressionssonde

Vorbereitung. Das Material wird am besten auf einem Wagen bereit gestellt:

- flüssigkeitsdichte Schutzhandschuhe,
- 50 – 100-ml-Spritze, drei stumpfe Klemmen, am besten sollte das Ende der Klemmen mit einem Gummischlauch überzogen sein, weil sie sonst die Sonden beschädigen können,

- Druckmanometer, Laryngoskop und Magill-Zange, Zungenspatel,
- Absauggerät und verschiedene Absaugkatheter (vor allem müssen dicklumige Absaugkatheter bereitgehalten werden). Das Absauggerät muss vorher auf seine korrekte Funktion überprüft werden!
- Anästhesiespray und -gel,
- Gefäß mit kaltem Wasser, zwei Nierenschalen, Zellstoff, Papiertaschentücher, Pflaster,
- evtl. Befestigungsvorrichtung mit Seilzug, Band und Gewicht (nach Anordnung des Arztes),
- die jeweilige Sonde muss vorher überprüft werden, ob der Ballon die Luft hält!

Vorgehen. Der Patient wird informiert und erhält unter Umständen eine leichte Sedierung. Er wird gebeten, sich die Nase zu schnäuzen. Der Patient wird befragt, ob er durch ein Nasenloch besser Luft bekommt – dieses Nasenloch sollte nach Möglichkeit nicht mit der Sonde belegt werden. Der Patient wird am besten in eine halbsitzende Lage gebracht, bei schlechtem Kreislaufzustand (Schock) bleibt er liegen und wird mittels Monitor überwacht. Im Liegen erfolgt das Einführen der Sonde am besten in Seitenlage.

Vorgehen bei der Linton-Nachlas-Sonde. Das für die Sonde vorgesehene Nasenloch wird mit dem Anästhesiespray mehrmals eingesprüht. Die auf Dichtigkeit geprüfte Sonde wird reichlich mit Gel eingeschmiert, vor allem der Ballonteil, dann führt der Arzt die Sonde durch das Nasenloch ein und schiebt sie bis zum Magen vor. Während der Positionierung sind die Vitalzeichen des Patienten zu überwachen. Der Ballon wird mit 400 bis maximal 700 ml Luft mittels Spritze gefüllt, das Ansatzstück zum Ballon direkt mit der Klemme abgeklemmt.

Eine Röntgen-Thorax-Aufnahme wird angefertigt. Anschließend wird die Sonde bis zum federnden Widerstand zurückgezogen und mit einem Band ein Zug von 500 – 1000 g Gewicht vorgenommen.

Eva Groß
Krankenschwester

Praxistipp
Die Klemme sollte mit einem Schild versehen werden: Ballon! Nicht öffnen! Bei einem versehentlichen Öffnen würde die Sonde sofort verrutschen.

Die Gefahr der Druckschädigungen durch Ballondruck und Gewichtszug ist groß! Deshalb sollte alle 6 Std. für 10 Min. das Gewicht entfernt werden. Ebenso wird alle 6 Std. der Druck im Ballon abgelassen.

Der Magen wird ca. alle 30 Min. mit Eiswasser gespült, um die Blutung zu kontrollieren und das Blut abzusaugen. Um das bereits im Darm vorhandene Blut zu entfernen, wird durch den Arzt die Darmreinigung mittels Einlauf angeordnet. Der Speichel kann vom Patienten nicht mehr geschluckt werden. Er wird entweder abgesaugt oder vom Patienten ausgespuckt. Nach 12 bis 24 Std. sollte die Sonde spätestens gezogen werden. Meistens wird dies mit einer Endoskopie kombiniert, um einerseits die Blutung zu kontrollieren und andererseits evtl. die Ösophagusvarizen zu umspritzen (s. oben). Bei einem plötzlichen Ablassen des Zuges und Druckes durch den Ballon besteht Nachblutungsgefahr. Deshalb wird der Zug um jeweils 100 g/h reduziert. Erst nach Entfernen des Gewichts wird abgewartet, ob sich eine erneute Blutung einstellt. Ist dies nicht der Fall, wird der Magenballon pro Stunde um ca. 100 ml entleert.

Merke
Erst wenn die Gewichte entfernt sind, darf die Luft aus dem Ballon abgelassen werden. Ansonsten besteht Asphyxiegefahr. Durch den noch aufgeblasenen Ballon kann der Patient ersticken, wenn dieser nach oben rutscht. Beim Herausziehen der Sonde muss ein Absauggerät bereitgehalten werden.

Wichtig ist die sorgfältige Dokumentation der einzelnen Maßnahmen. Auch der Druck im Ballon, die Zeitdauer und der Zug müssen dokumentiert werden.

Spezielles Vorgehen bei Senkstaken-Blakemore-Sonde. Die Vorbereitungen sind dieselben wie bei der Linton-Nachlas-Sonde. Die Senkstaken-Blakemore-Sonde wird bis zur Markierung 50 cm eingeführt, der Magenballon mit ca. 150 ml Luft gefüllt, abgeklemmt und ebenfalls die Klemme vor dem versehentlichen Öffnen gesichert. Die Sonde wird bis zum leichten Widerstand zurückgezogen und nach Abpolstern durch ein Schaumgummistück oder ein Hydrokolloidverbandteil (ausgeschnitten) an der Nase fixiert. Das Ansatzstück vom Ösophagusballon wird am Manometer angeschlossen und für die ersten 6 Std. bis 35 – 45 mmHg aufgepumpt. Der Druck muss häufiger kontrolliert werden und wird ebenfalls alle 6 Std. abgelassen. Der Magen wird über den entsprechenden Kanal mit Eiswasser alle 30 Min. gespült.

Die Sonde wird entfernt, wenn die Blutung steht, also kein Blut mehr aspiriert werden kann. Nach spätestens drei Tagen sollte die Sonde entfernt sein. Zunächst wird der Zug entfernt, die Sonde mit aufgeblasenem Ballon etwas in den Magen vorgeschoben und weiterhin auf neue Blutungen kontrolliert. Nach 24 Std. wird der Magenballon entleert und die Sonde gezogen.

Nasen- und Mundpflege

Besonders wichtig ist die Nasenpflege wegen der Druckbelastung durch die Sonde. Um Druckstellen zu vermeiden, kann die Sonde mit einer Pflasterschlinge in eine andere Position gebracht werden. Dies muss alle 2 – 3 Std. erfolgen. Da der Patient weder essen noch trinken darf, muss eine regelmäßige Mundpflege durchgeführt werden. Bei jeder Nasen- oder Mundpflege wird die Position der Sonde kontrolliert.

Aufbereitung der Sonden

Die gebrauchten Sonden werden als infektiös betrachtet, da sie mit Schleim und Blut in Kontakt gekommen sind. Deshalb muss mit Schutzhandschuhen gearbeitet werden. Einmalsonden werden in flüssigkeitsdichten Plastiksäcken entsorgt. Sonden, die wieder aufbereitet werden, müssen bereits auf Station mit reichlich Wasser gespült werden, um später schwer zu entfernende Verkrustungen zu vermeiden. Setzen Sie zur Sicherheit eine Schutzbrille auf. Vermeiden Sie unbedingt Spritzwasser! Anschließend erfolgt Desinfektion, Reinigung und Funktionsprüfung. Nur die funktionsfähige Sonde darf sterilisiert werden.

37.8 Pflege von Patienten mit Ösophaguskarzinom

Gerhard Schröder

Medizinischer Überblick Ösophaguskarzinom

Definition

Ösophagustumoren sind meist bösartig, nur 3 % sind gutartig. Die Ursache ist unbekannt, sie treten jedoch gehäuft bei anhaltenden Reizungen durch Nikotin oder Alkohol auf.

Symptome

Zu den Symptomen des Ösophaguskarzinoms gehören zunehmende Schluckbeschwerden, anfangs bei festen, später auch bei flüssigen Speisen, die sich durch die zunehmende Einengung des Ösophaguslumens erklären lassen. Speisen werden durch die entstehende Enge nicht mehr weiter transportiert und regurgitiert oder sie bleiben, für den Patienten spürbar, stecken. Aufgrund der ungenügenden Ernährung nimmt der Patient stark ab.

Diagnostik

Das Ösophaguskarzinom kann eindeutig durch eine histologische Untersuchung diagnostiziert werden. Die Gewebeproben werden bei einer Endoskopie gewonnen. Röntgenologisch liefern die MDP (Magen-Darm-Passage) und die Computertomografie Aufschlüsse über das Krankheitsbild. Eine Sonografie lässt Metastasen im Mediastinum oder in der Leber erkennen.

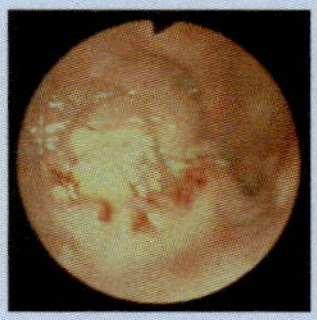

Ösophaguskarzinom

Therapie

Bei rechtzeitiger Diagnosestellung wird das Ösophaguskarzinom operativ entfernt. Da jedoch die meisten Patienten erst im fortgeschrittenen Krankheitsstadium zum Arzt gehen, kann häufig nur die Bestrahlung und Chemotherapie zeitweise Erfolg bringen.

Auch eine endoskopische Teilentfernung des Tumors mittels Laser ist möglich. Sie ermöglicht es dem Patienten wieder Nahrung oral aufzunehmen. Ist der Schluckweg verlegt, kann ein Tubus das Lumen offen halten, damit der Patient zumindest flüssige Nahrung zu sich nehmen kann.

37.8.1 Bedeutung für den Patienten

Die Lust am Essen geht verloren, denn trotz Hungers ist der Patient nicht in der Lage, das Essen hinunterzuschlucken. Vor allem feste Nahrung bleibt oberhalb des Karzinoms hängen, verursacht Schmerzen und muss mühsam wieder nach oben gewürgt werden. Das Essen bereitet keinen Genuss mehr, sondern wird qualvoll. Patienten, bei denen das Karzinom erst spät entdeckt wird, sind meist abgemagert und befinden sich in einem schlechten Allgemeinzustand. Die fast normale Nahrungsaufnahme, zumindest von passierter Kost, kann ggf. nur kurzfristig durch Einbringen eines Kunststofftubus im Bereich des Karzinoms erreicht werden. Der einzige, leicht tröstende Aspekt ist, dass das Ösophaguskarzinom nicht mit starken Schmerzen einhergeht.

37.8.2 Pflege- und Behandlungsplan

Aufbauende Ernährung

Wenn eine radikale Entfernung des Tumors geplant wird, steht eine große Operation bevor – mitunter ein Zweihöhleneingriff, bei dem sowohl die Brusthöhle, als auch die Bauchhöhle eröffnet werden. Da die Patienten meist längere Zeit bereits Schluckbeschwerden haben, sind sie häufig in einem sehr schlechten Ernährungszustand. Der Patient wird deshalb mit hochkalorischen Flüssigdiäten aufgebaut. Um die

Magenhochzug als Speiseröhrenersatz

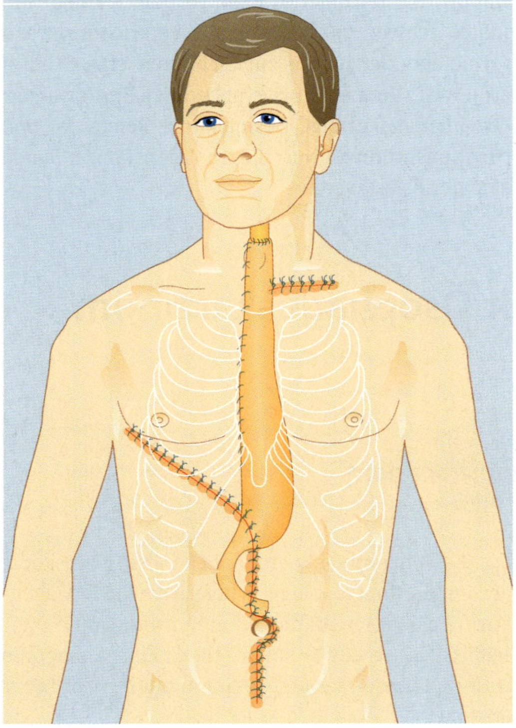

Abb. 37.27 Die Abbildung zeigt das Ergebnis nach Entfernung des Ösophagus. Der Magen wurde als Ersatz hochgezogen, dazu war ein Zweihöhleneingriff durch Laparotomie und Thorakotomie nötig (nach Paetz/Benzinger-König)

Schmerzen beim Schlucken zu reduzieren, schluckt der Patient 10 – 15 min vor dem Essen ein Anästhesiegel oder erhält parenterale Analgetika.

Ist das Schlucken für den Patienten gar nicht mehr möglich, erfolgt zunächst eine parenterale Ernährung per Infusion. Ist das Lumen der Speiseröhre noch geöffnet, so kann durch regelmäßige Ösophagoskopien mit Aufdehnung (Bougierung) der engen Stelle ein Schlucken für den Patienten ermöglicht werden.

Als palliative Maßnahme – ebenfalls um Schlucken zu ermöglichen – kann ein Tubus (Häring- oder Celestin-Tubus) endoskopisch in den Ösophagus an die verengte Stelle eingelegt werden.

···› Lernaufgabe

Die prä- und postoperative Pflege ist der bei Magenoperationen sehr ähnlich. Sie sind von S. 1046 bis S. 1050 beschrieben. Welche Besonderheiten können Sie sich bei Ösophagusoperationen vorstellen? Sehen Sie sich dazu die Anatomie und Physiologie des Ösophagus nochmals an und ziehen Sie **Abb. 37.27** zu Rate.

37.9 Pflege von Patienten mit Ulcus pepticum

Bernhard Vollmuth

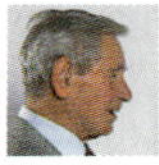

···› Klaus Wagner, 47 Jahre alt und seit neun Jahren Taxifahrer, spürt schon seit Wochen ein Druckgefühl im Oberbauch. Er hat besonders während der Messe eine Menge Stress. Häufig muss er seine Pausen unterbrechen. Dann reicht die Zeit nur für ein paar Tassen Kaffee und zwei Zigaretten. Kommt er doch zum Essen, leidet er meist eine halbe bis ganze Stunde später unter Völlegefühl und Sodbrennen. Hinzu treten starke krampfartige Schmerzen in der Magengegend auf, die manchmal bis in den Rücken ausstrahlen. Auch an Gewicht hat er in der letzten Zeit etwas verloren. Sein Hausarzt hat ihm schon vor langem eine grundlegende Änderung seiner Lebens- und Essgewohnheiten ans Herz gelegt. Dabei müsse er besonders auf Nikotin, Kaffee und Alkohol verzichten und alle Speisen weglassen, die Beschwerden auslösen. Insbesondere den Rat: „Regelmäßiges Essen und Stress vermeiden", hat er ihm mit auf den Weg gegeben. Doch das ist schwierig in seinem Beruf.

···› Medizinischer Überblick Magenulkus

Definition

Das Magenulkus ist ein peptisches Geschwür des Magens, das je nach Lokalisation Ulcus ventriculi oder Ulcus duodeni genannt wird.

Ursache

Das Magenulkus wird zu über 80% vom Bakterium Helicobacter pylori verursacht. Das Gleichgewicht zwischen den ulkusverhindernden und den ulkusbegünstigenden Mechanismen wird gestört.

Symptome

Das Leitsymptom des Magenulkus ist der Oberbauchschmerz. Er tritt beim Magenulkus vor allem zu Beginn der Nahrungsaufnahme auf (die Speise kommt zuerst mit diesem Teil des Magens in Kontakt und die Magensäfte wirken dort aggressiv). Beim Duodenalulkus ist der Nüchternschmerz zwischen den Mahlzeiten typisch.

Diagnostik

Die Diagnostik erfolgt mittels Gastroskopie (S. 1050).

Therapie

Die medikamentöse Behandlung erfolgt über die Gabe von Antibiotika. Der Patient sollte zusätzlich ulzerogene Faktoren vermeiden, d. h. er sollte auf Alkohol und Nikotin verzichten und sich gesund und abwechslungsreich ernähren. Erst wenn über mehrere Wochen keine Besserung eintritt, wird eine operative Behandlung mittels Vagotomie oder Magenresektion (S. 1045) in Erwägung gezogen.

Komplikationen

Zu den wichtigsten, teils lebensbedrohlichen Komplikationen des Magenulkus zählen die Blutung, die Perforation, die Stenose und die maligne Entartung des Ulkus.

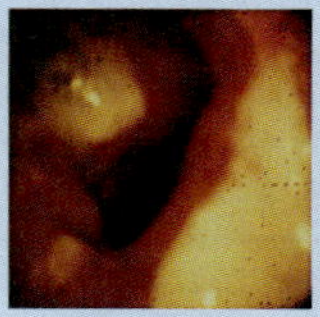

Ulcus pepticum aus endoskopischer Sicht

37.9.1 Bedeutung für den Patienten

Die früher im Vordergrund stehenden psychosomatischen Aspekte des peptischen Ulkus haben durch die Erkenntnis, dass über 80% der Ulkus-duodeni-Leiden und etwa 70% der Ulkus ventrikuli-Fälle mit einer Helicobacter-pylori-Infektion einhergehen, an Bedeutung verloren.

Neben dieser meist schon in der Kindheit oder Jugend erfolgten Infektion mit Helicobacter pylori weisen die von einem Ulkus Betroffenen eine erhöhte Magensaft- und Pepsinogensekretion auf.

Genetische Prädisposition, bestimmte Arzneimittel sowie seelisch-psychische Belastungssituationen verschieben das Gleichgewicht zwischen protektiven und aggressiven Faktoren zu Ungunsten der protektiven Faktoren.

Häufig setzt die Behandlung erst dann ein, wenn Schmerzen und Leidensdruck so groß geworden sind, dass der Weg zum Arzt nicht mehr zu vermeiden ist. Die Krankheitszeichen werden von den Betroffenen meist über längere Zeit als „nervöser Magen" abgetan und selbst behandelt. Die Angst vor der Diagnose „Magenkrebs" begleitet das Geschehen.

37.9.2 Pflege- und Behandlungsplan

Die Aufnahme zur stationären Therapie erfolgt bei dem an einem peptischen Ulkus erkrankten Menschen entweder im Rahmen eines akuten Geschehens, z. B. einer akuten Ulkusblutung oder bei kompliziertem Verlauf der Ulkuskrankheit. Der erste Kontakt bei der Aufnahme auf Station entscheidet häufig darüber, ob eine vertrauensvolle und helfende Beziehung aufgebaut werden kann. Im Aufnahmegespräch ist dem Betroffenen Akzeptanz und Zeit zu signalisieren, sodass er seine Sorgen und Ängste aussprechen kann und sich angenommen fühlt.

Die Aufgaben der Pflege erstrecken sich auf das Gewährleisten und Überwachen der konservativen Therapie und auf die Vorbereitung der Entlassung, die zu einer gesunden Lebenshaltung führen kann.

> Eva Groß Krankenschwester
>
> **···› Praxistipp**
>
> Versuchen Sie dem Patienten das Gefühl der Anerkennung seiner Beschwerden zu vermitteln und teilen Sie ihm mit, dass Sie bei Fragen oder Gesprächswünschen als Ansprechpartner zur Verfügung stehen. Für die Dauer des stationären Aufenthalts sollte eine Atmosphäre ohne Zeitdruck, Aufregungen und Belastungen sichergestellt werden.

Gewährleisten und Überwachen der konservativen Therapie

Ziel der Behandlung von Magen- und Darmulkus ist die Beseitigung der Beschwerden, die Förderung der Ulkusheilung, die Verhütung von Komplikationen sowie die Vorbeugung von Rezidiven.

Im Rahmen der medikamentösen Primärtherapie werden beim akuten Ulkus verschiedene Arzneimittel eingesetzt. Der Patient ist über die Einnahmevorschriften, insbesondere über die in Verbindung mit der Nahrungsaufnahme geltenden Besonderheiten zu informieren. Gegebenenfalls wird der Betroffene bei der Einnahme unterstützt. Beobachtete Nebenwirkungen (siehe **Tab. 37.5**) werden dem behandelnden Arzt mitgeteilt. Informieren Sie auch den Patienten über mögliche Nebenwirkungen.

Überwachung

> Eva Groß Krankenschwester
>
> **···› Praxistipp**
>
> Informieren Sie den Patienten, dass er sich bei folgenden Symptomen sofort bei einer Pflegeperson meldet: plötzlich einsetzende, heftige Schmerzen im Epigastrium bzw. ausstrahlend in die Schultern, blutige Stühle oder Teerstuhl und frisches oder kaffeesatzfarbenes erbrochenes Blut als Zeichen einer Ulkuskomplikation.

Weitere Maßnahmen umfassen die Beobachtung des Betroffenen auf Zeichen und Symptome, die auf eine Ulkuskomplikation hinweisen. Zu den wichtigsten

Tabelle 37.5 Übersicht der Einnahmevorschriften und der häufigsten Nebenwirkungen der Ulkustherapeutika

Ulkustherapeutika	*Einnahmevorschriften*	*Nebenwirkungen (Auswahl)*
Antazida	1 Std. und 3 Std. nach den Mahlzeiten und vor der Nachtruhe	Obstipationsbegünstigend, beeinträchtigt Resorption anderer Medikamente
H_2-Rezeptor-Antagonisten	nach dem Abendessen	Schwindel, Müdigkeit, Kopfschmerzen, Diarrhoe
Protonenpumpenhemmer	vor den Mahlzeiten	Übelkeit, Blähungen, Obstipation, Kopfschmerzen
Schutzfilmbildner	eine Stunde vor einer Mahlzeit auf leeren Magen	Mundtrockenheit, Obstipation
Wismutpräparate	zwischen den Mahlzeiten, auf leeren Magen	vorübergehende Zahn- und Zungenverfärbung, Dunkelfärbung des Stuhls
Antibiotika	zu den Mahlzeiten	allgemeine gastrointestinale Symptome, allergische Reaktion

Komplikationen zählen die Blutung, der Durchbruch des Geschwürs in die Bauchhöhle, die Durchwanderung des Ulkuskraters durch Magen- oder Darmwand, die Magenausgangsstenose durch Narbenbildung mit Schrumpfungsneigung bei chronisch rezidivierenden Ulkus und die maligne Entartung.

Ernährung

Das Abheilen von Magen- und Zwölffingerdarmgeschwüren lässt sich nicht mit speziellen Ernährungsmaßnahmen beschleunigen. Der Betroffene erhält in der Regel eine leichte Vollkost, die sich von der normalen Vollkost durch Nichtverwenden von Getränken oder Speisen, die erfahrungsgemäß häufig Beschwerden auslösen, unterscheidet. Die Einnahme mehrerer Mahlzeiten (5 – 7 Portionen) über den Tag verteilt, puffert die Magensäure ab und hebt so den pH-Wert des Magens an. Nahrungsmittel, die eine vermehrte Säuresekretion bewirken, sind zu meiden. Milch stimuliert die Säuresekretion des Magen und sollte deshalb bei akuten Geschwüren gemieden werden.

Bekommt der Patient im Rahmen der medikamentösen Ulkustherapie H_2-Rezeptor-Antagonisten, so sollte nach der Abenddosis keine weitere Spätmahlzeit mehr erfolgen. Eine erneute Nahrungsaufnahme würde die hemmende Wirkung auf die Säure- und Pepsinogensekretion verringern.

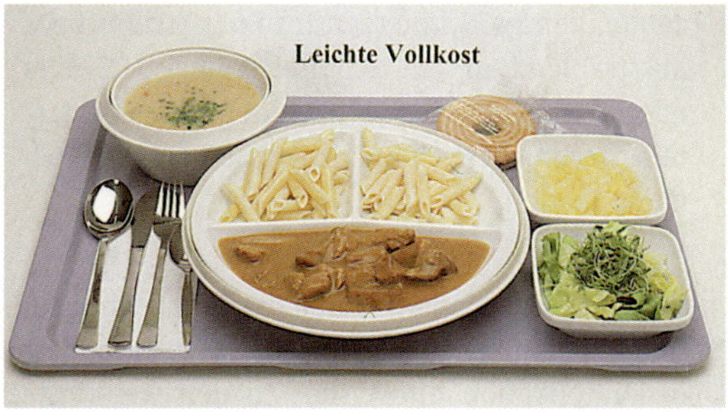

Beispiel für leichte Vollkost, wenngleich hier eine große Portion dargestellt ist. Der Patient sollte nur höchstens die Hälfte dieser Portion erhalten

Erfolgt die Klinikaufnahme des Ulkuskranken unter dem Gesichtspunkt „Milieuwechsel" so muss sichergestellt sein, dass der Krankenhausaufenthalt nicht mit neuen Stressoren für den Betroffenen verbunden ist.

Vorbereitung auf die Entlassung

Ist das akute Stadium überstanden, sollte einige Tage vor der Entlassung aus der Klinik mit dem Betroffenen noch anstehende Fragen oder Probleme besprochen und geklärt werden.

Die eventuell notwendige, schon während der stationären Behandlung erfolgte Ernährungsumstellung (s. **Abb. 37.25**) ist zu Hause weiterzuführen. Die Aufnahme von Gewürzen wie scharfer Senf, Knoblauch, Paprika oder Meerrettich sowie Alkohol oder Röststoffe in Kaffee sollten wegen ihrer starken stimulatorischen Wirkung auf die Salzsäureproduktion im Magen nur in Maßen erfolgen. Der Verzehr von schwarzem Tee oder Kaffee sollte auf zwei Tassen pro Tag beschränkt werden. Aufgrund der individuellen Verträglichkeit ist eine Unterscheidung in schwache oder starke Säureblocker für den Patienten wenig hilfreich.

Eva Groß Krankenschwester

Praxistipp

Raten Sie dem Betroffenen ein Esstagebuch anzulegen. Hier kann er gut bekömmliche bzw. weniger gut bekömmliche Speisen und Getränke eintragen und so eine individuelle Auswahl der verschiedenen Nahrungsmittel treffen.

Im Rahmen des Entlassungsgesprächs sollten auch Fragen der sozialen und beruflichen Rehabilitation thematisiert werden. So sind Tätigkeiten, die mit Zeitdruck oder Akkordarbeit, Wechselschicht, viel Publikumsverkehr oder Verantwortung für andere Menschen einhergehen eher ungünstig. Möglicherweise ist eine Umsetzung am Arbeitsplatz oder evtl. auch Umschulungsmaßnahmen in Erwägung zu ziehen.

Lernaufgabe

Beschäftigen Sie sich zuvor mit dem Thema „Stress". Wann ist er angenehm, beflügelt Sie, macht Sie leistungsbereiter und wann bewirkt er das Gegenteil? Wie reagieren Sie? Verfügen Sie über Bewältigungsmechanismen? Wo können Sie diese lernen? Die Beantwortung dieser Fragen macht Sie zu einem kompetenteren Gesprächspartner für den Patienten.

37.10 Pflege von Patienten mit Magenkarzinom

Bernhard Vollmuth

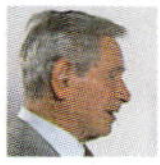

Ich heiße Peter Meier. Ich bin 54 Jahre, verheiratet und habe zwei Kinder im Alter von 13 und 16 Jahren. Von Beruf bin ich Bankkaufmann. Meine Operation liegt ein Jahr zurück. Es begann damit, dass ich mich einfach nicht mehr so richtig wohl fühlte und öfters schlapp war. Nach den Mahlzeiten stellte sich immer häufiger Unwohlsein mit Aufstoßen und Völlegefühl ein. Irgendwie war mein Magen empfindlicher geworden. Später mochte ich dann bestimmte Speisen wie Wurst und Fleisch nicht mehr essen. Das Ganze beunruhigte mich zwar etwas, aber wie die meisten Menschen dachte ich zunächst an eine ordentliche Magenverstimmung oder so etwas. Nach zirka sechs Wochen war ich dann aber doch etwas besorgt und auf Drängen meiner Frau ging ich zu unserem Hausarzt. Ich glaube im Unterbewusstsein hatte ich schon damals ein ungutes Gefühl. Bei der Magenspiegelung wurde dann eine bösartige Geschwulst am Magenausgang entdeckt. Ich sollte sofort ins Krankenhaus. Als ich nach Hause ging, war ich total fertig. Die Nacht bevor ich in die Klinik fuhr, lag ich stundenlang wach im Bett. Der Chirurg im Krankenhaus sagte mir, dass ich damit rechnen müsste, dass evtl. der ganze Magen entfernt werden würde. So kam es dann auch. Nach der Operation war ich am Boden zerstört. Eine große Hilfe ist mir in dieser Zeit meine Familie gewesen. Sie stand immer zu mir.

Medizinischer Überblick Magenkarzinom

Definition

Das Magenkarzinom ist mit Abstand der häufigste, bösartige Tumor des Magens. Da sich hinter jedem Tumor ein Karzinom verbergen kann, wird grundsätzlich operativ therapiert.

Symptome

Das Magenkarzinom zeigt erst sehr spät Symptome. Es fehlen charakteristische Frühsymptome, weswegen die Therapie oft erst sehr spät (zu spät) einsetzen kann. Der raumfordernde Tumor führt zu unspezifischen Symptomen wie Druckgefühl, Appetitlosigkeit, Gewichtsabnahme und undefinierbaren Missempfindungen im Oberbauch. Die Patienten haben Widerwillen gegen Fleisch. In seltenen Fällen tritt eine Blutung auf, später kann sich eine Stenose ausbilden, die zum Erbrechen der Nahrung führt. Das Magenkarzinom metastasiert auf direktem, infiltrierendem Wege in die Nachbarorgane und breitet sich lymphogen in die regionären Lymphknoten und hämatogen mit dem abfließenden Blut über die Pfortader aus.

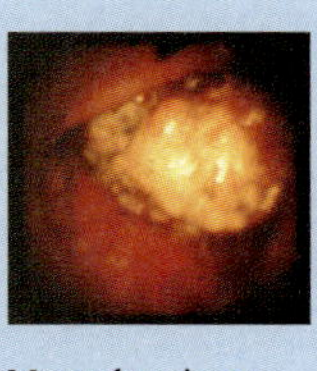

Magenkarzinom

Diagnostik

Der sichere Nachweis des Magenkarzinoms erfolgt histologisch. Dafür wird eine Probeexcision bei einer Gastroskopie entnommen. Weitere diagnostische Maßnahmen sind: Kontrastmitteldarstellung des Magen-Darm-Trakts (MDP), Endosonografie, Computertomogramm, Lebersonografie.

Therapie

Die Therapie des Magenkarzinoms erfolgt operativ mittels totaler Gastrektomie. Wenn das Magenkarzinom bereits zu weit fortgeschritten ist, wird palliativ operiert. Das Ziel ist es, dem Patienten die verbleibende Lebenszeit zu erleichtern. Das wird z. B. durch eine Gastroenterostomie erreicht, wenn das Karzinom den Magenausgang stenosiert hat.

Medizinischer Überblick Operative Verfahren am Magen

Zu den wichtigsten operativen Verfahren am Magen gehören die Billroth-I- und Billroth-II-Resektion sowie die totale Gastrektomie.

Definition

Billroth-I-Resektion. Bei dieser Teilresektion des Magens werden die unteren $^2/_3$, einschließlich Pylorus entfernt. Zur Wiederherstellung des Speisewegs wird der verbleibende Magenstumpf mit dem Duodenum verbunden.

Billroth-II-Resektion. Auch hier werden die unteren $^2/_3$ einschließlich Pylorus entfernt. Der Speiseweg wird jedoch durch eine Verbindung des Magenstumpfes mit dem Jejunum wiederhergestellt.

Totale Gastrektomie. Der Magen und das große Netz werden vollständig entfernt.

Indikation

Mögliche Indikationen für die oben genannten Magenresektionen sind: Ulkus, narbige Stenose und Karzinom. Bei Karzinomen der oberen Magenhälfte wird die Milz ebenfalls entfernt (Splenektomie).

Komplikation

Nach der Magenresektion kann es zu uncharakteristischen Verdauungsstörungen, wie z.B. Appetitmangel und Druck- und Völlegefühl nach den Mahlzeiten kommen. Sie lassen sich durch gesunde Ernährung in mehreren kleinen Portionen, die über den Tag verteilt werden, in den Griff bekommen. Es lassen sich jedoch einige spezielle Folgezustände nach Magenoperationen beobachten, die zu einer erhöhten Aufmerksamkeit führen sollten. Es sind dies das Postvagotomie-Syndrom, das Dumping-Syndrom, das Syndrom der zuführenden Schlinge und das Agastrische Syndrom.

Postvagotomie-Syndrom

Das Postvagotomie-Syndrom tritt nach kompletter Durchtrennung beider Vagusnerven auf und äußert sich durch Völlegefühl, Aufstoßen und Diarrhö.

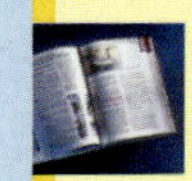

Lerntipp
Wiederholen Sie in Ihrem Anatomie- und Physiologielehrbuch die Aufgabe des 10. Hirnnervs, N. vagus. Da er wesentlich für die Produktion der Salzsäure und die Peristaltik des Magens verantwortlich ist, wird die Symptomatik verständlicher.

Dumping-Syndrom

Beim Dumping-Syndrom kommt es zu einer stark beschleunigten (Sturz-)Entleerung des Magens nach einer B-II-Resektion. Der Speisebrei stürzt quasi in die Jejunumschlinge und passiert zu schnell – vor allem für die Kohlenhydrate – den kleinen Magenrest.

Der Patient zeigt Schocksymptome: Schweißausbruch, Blässe, Tachykardie. Ihm ist übel und seine Blutzuckerwerte schwanken bereits nach ca. 30 Minuten (Früh-Dumping) oder erst nach 2–3 Stunden (Spät-Dumping).

Therapie des Dumping-Syndroms. Nur in schweren Fällen wird der Patient nochmals operiert und eine Korrektur der Anastomosen durchgeführt. Zuerst wird versucht, dem Patienten durch häufige, kleine, eiweißreiche Mahlzeiten und der Vermeidung von Kohlenhydraten zu helfen.

Syndrom der zuführenden Schlinge

Die zum Magen führende, blind verschlossene Schlinge ist betroffen. Nahrungsreste und Verdauungssekrete aus Galle und Pankreas sammeln sich an und werden bakteriell besiedelt. Die zuführende Schlinge kann sich nicht über den Magen entleeren, sie weitet sich aus und verursacht erhebliches Druck- und Völlegefühl im rechten Oberbauch. Die Therapie besteht in der operativen Umwandlung des B-II-Magens in einen B-I-Magen.

Agastrisches Syndrom

Die Verdauung wird vielfach durch das Fehlen des Magens gestört. Es kann zur Ausbildung eines Maldigestionssyndroms oder Malresorptionssyndroms mit den entsprechenden ungünstigen Folgen wie Gewichtsabnahme und Vitaminmangel. Der Vitamin-B_{12}-Mangel führt zum ernsten Krankheitsbild der perniziösen Anämie (s. Perniziöse Anämie, S. 973).

37.10.1 Bedeutung für den Patienten

Da es beim Magenkarzinom keine typischen Frühsymptome gibt, bleibt es lange Zeit unerkannt, sodass die Diagnose oft sehr spät gestellt wird. Durch frühe Metastasierung ist die Prognose schlecht. Die einzig erfolgversprechende Therapie, die teilweise oder vollständige Magenresektion, welche nur in maximal 25% eine 5-Jahres-Heilung bringt, geht mit einschneidenden Veränderungen für den Betroffenen einher. Beeinträchtigtes Allgemeinbefinden, unterschiedliche aus dem Resektionsverfahren resultierende Folgezustände mit spezifischen Beschwerden, sowie die Notwendigkeit eine Diät einzuhalten machen die neue Lebenssituation des operierten Patienten aus. Sie führen nicht selten zum sozialen Rückzug und zur Antriebslosigkeit des Betroffenen. Aufgabe der therapeutisch Tätigen ist es, die perioperative Situation zu beherrschen, die notwendigen Informationen über Prognose und weiteren therapeutischen Maßnahmen zu vermitteln und einer möglichen negativen Grundeinstellung des Betroffenen entgegenzuwirken.

37.10.2 Pflege- und Behandlungsplan

Die Schwerpunkte der Pflege ergeben sich aus dem momentanen Befinden des Betroffenen, umfassen die Durchführung der perioperativen Maßnahmen sowie die Information des Patienten und seiner Angehörigen über die Besonderheiten nach dem Klinikaufenthalt.

Optimale Vorbereitung auf die Operation

Aufnahmesituation

Die Aufnahmesituation wird seitens des Patienten durch das Ausmaß der bereits erfolgten Auseinandersetzung mit dem Krankheitsgeschehen und der augenblicklichen Befindlichkeit beeinflusst. Im Aufnahmegespräch erfasst die Pflegeperson die Sorgen und Probleme des Patienten und führt sie einer pflegerischen Lösung zu. Weiterhin gibt sie ihm Informationen über stationsspezifische Gegebenheiten, die dem Patienten die Eingewöhnung erleichtern.

Operationsvorbereitung

Neben den allgemeinen präoperativen Vorbereitungen (s.a. Kap. 45) sind vor Magenteilresektion oder Gastrektomie die folgenden Pflegemaßnahmen zu beachten. Nach den Erläuterungen des Operateurs hinsichtlich des Eingriffs bespricht die Pflegeperson mit dem Betroffenen die Durchführung und zeitliche Abfolge der einzelnen präoperativen Maßnahmen. Lässt es das Befinden des Patienten zu, wird er im Erlernen des wundschmerzmindernden En-bloc-Aufstehens mit Gegendruck durch die Hände auf das Operationsgebiet angeleitet (**Abb. 37.28**).

Um der nach abdominellen Eingriffen häufig drohenden Pneumoniegefahr in Verbindung mit Schonatmung entgegenzuwirken, werden dem Patienten die postoperativ durchzuführenden Atemübungen gezeigt. Der Kostabbau beginnt am Vortag des Eingriffs. Zum Frühstück ist leichte Kost erlaubt, ab Mittag ausschließlich Flüssiges wie Suppe, Tee usw. Entsprechend der ärztlichen Anordnung erfolgt die Darmentleerung am Tag vor der Operation mit einem Klysma oder Einlauf.

Die Vorbereitung des Operationsgebietes geschieht durch Rasur von der Axillarlinie einschließlich der Achselhaare bis zur Schambehaarung. Mit dem anschließenden Duschen ist die sorgfältige Inspektion und Reinigung des Bauchnabels verbunden.

Sicherstellen eines komplikationslosen Genesungsverlaufs

Die allgemeinen Aspekte der postoperativen Überwachung und Krankenbeobachtung, die auch bei abdominellen Eingriffen wie Magenresektion Gültigkeit haben, können auf S. 1043 nachgelesen werden. Dies gilt insbesondere für die Überwachung und Versorgung der Wunddrainage, des wegen parenteraler Ernährung erforderlichen Venenkatheters, der Pflegemaßnahmen der abdominellen Wunde sowie die Unterstützung des Betroffenen bei der Durchführung der ATL und der Prophylaxen. Spezielle Pflegemaßnahmen, die die ersten Tage betreffen, sind: Lagerung, Versorgung der Magensonde und Ernährung.

Lagerung

Die Lagerung des Betroffenen hat zum Ziel, die Bauchdecke zu entspannen, den Zug auf die Wundränder zu reduzieren und damit die Wundschmerzen so gering wie möglich zu halten. Dazu wird der Patient mit leicht erhöhtem Oberkörper auf den Rücken gelagert. Das Anbeugen der Knie mittels einer Knierolle bewirkt eine weitergehende Entspannung der Bauchdecke. Durch rechts/links wechselnde 30°-Seitenlagerung und eine nicht zusätzlich immobilisierende Weichlagerung der gefährdeten Hautareale wird einem vorhandenen Dekubitusrisiko vorgebeugt.

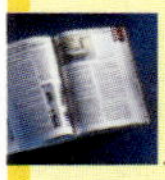

Lerntipp

Verkürzen Sie – um ein fußwärtsrutschen des kleinen Patienten zu verhindern – das Bett (z.B. mittels Schaumstoffblock) oder legen Sie ein zusammengerolltes Handtuch (s. **Abb. 19.5**) als „Rutschbremse" unter die Sitzbeinhöcker. Hierdurch wird gleichzeitig den dekubitusfördernden Scherkräften entgegengewirkt. Da schon vorher bekannt ist, dass der Patient durch die vorübergehende Immobilität und die schmerzbedingte Schonhaltung dekubitusgefährdet sein wird, sollte eine durchgehende Schaumstoffmatratze in das Bett des Patienten gelegt werden, das er nach der OP erhält.

Magensonde

Die intraoperativ gelegte Magensonde dient der Ableitung des Magensekretes und entlastet so das Operationsgebiet und vor allem die Anastomosen. Bei rückläufigen Sekretmengen (< 100 – 200 ml/24 Std.) bzw. dem Einsetzen der Darmtätigkeit kann die Entfernung der Magensonde geplant werden. Zuvor wird bei gastrektomierten Patienten die Dichtigkeit der Anastomose durch Röntgenkontrolle (Gastrografin-Breischluck) geprüft. Um einen sicheren Abfluss zu gewährleisten achtet die Pflegeperson darauf, dass der Ableitungsschlauch nicht abgeknickt ist und der Auffangbeutel unter Magnniveau hängt. Weitere Kontrollen erstrecken sich auf Farbe, Geruch, Konsistenz und Beimengungen des Sekrets. Die Menge wird täglich abgelesen, protokolliert und in die Gesamtflüssigkeitsbilanz mit einbezogen. Regelmäßige Überprüfung der Sondenlage sowie ihrer sicheren Fixierung schließen sich an.

Die notwendige Mund- und Nasenpflege richtet sich nach den allg. Grundsätzen der Pflege bei Drainagen und Sonden (s.a. S. 1040).

Ernährung

Anfänglich wird, um die Heilung der Anastomosennähte nicht zu gefährden, die parenterale Ernährung über 3 – 4 Tage weiter geführt. Der Zeitpunkt, ab dem mit dem Kostaufbau begonnen werden kann, wird einerseits von der Operationsart (Billroth I oder II am 5. – 6. Tag, Gastrektomie frühestens ab 8. postop. Tag) und andererseits vom Ergebnis des Gastrografin-Breischlucks bestimmt.

Der Nahrungsaufbau beginnt am 1. postoperativen Tag mit schluckweiser Teeaufnahme und wird dann stufenweise nach klinikspezifischem Schema weiter geführt. Bei komplikationslosem Verlauf er-

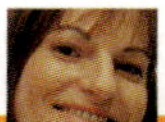

Siehe Pflegeangebot Pneumonieprophylaxe, S. 506 ff

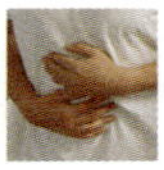

Einüben des postoperativen Aufstehens (Abb. 37.28)

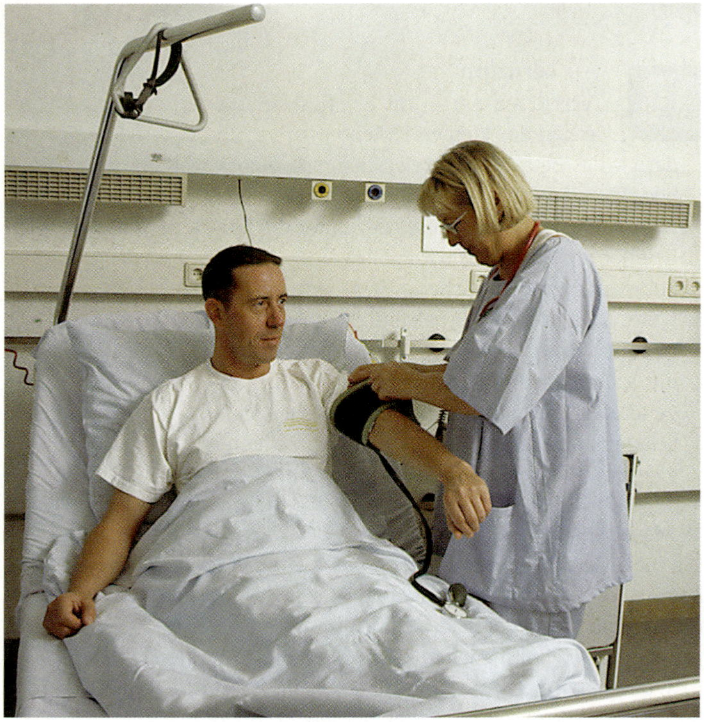

1 Zuerst wird der Patient über den Bewegungsablauf informiert. Dann erfolgt die Bewegungserfahrung. Gestalten Sie die postoperative Situation realistisch. Das Benutzen des Bettbügels ist verboten, daher wird er hochgehängt oder ganz entfernt.

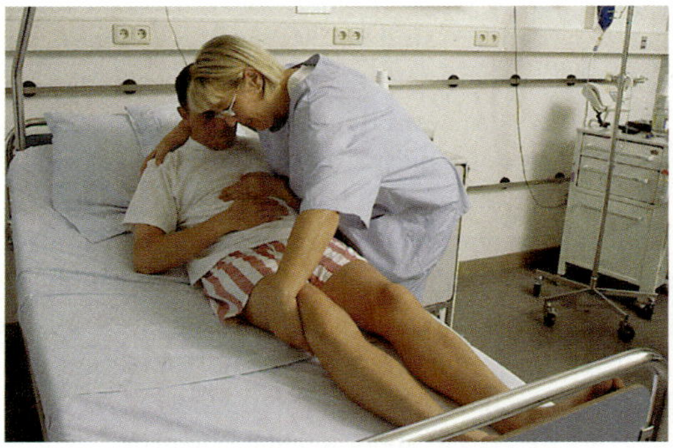

2 Der Patient nimmt den Kopf auf die Brust und legt beide Hände flächig auf den Bauch.

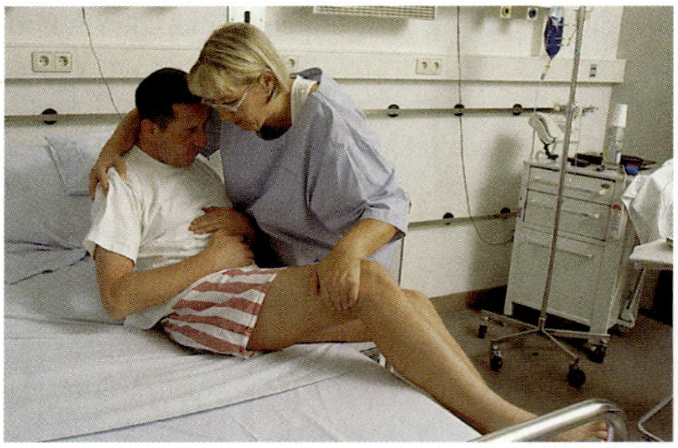

3 Der Patient soll die Bauchmuskulatur völlig entspannt halten, während die Pflegeperson gleichzeitig den Oberkörper aufrichtet und die Beine über den Bettrand schiebt.

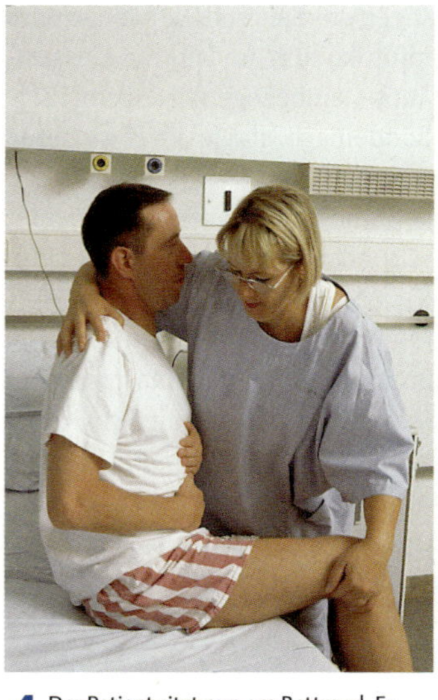

4 Der Patient sitzt nun am Bettrand. Er macht bei diesem Üben gleichzeitig die Erfahrung, dass pflegerische Maßnahmen mit engem körperlichen Kontakt einhergehen können.

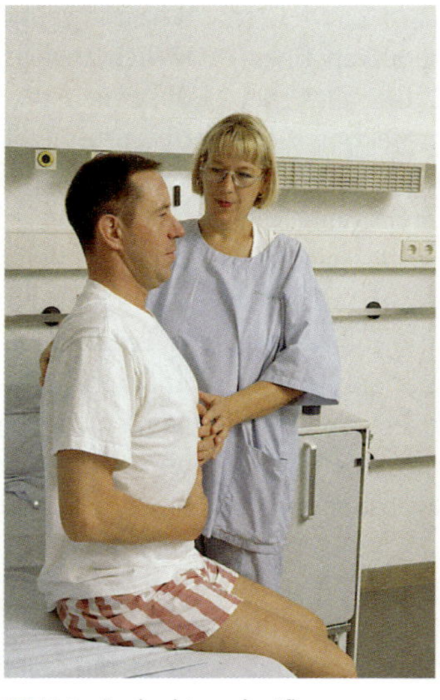

5 Unter Beobachtung der Pflegeperson richtet sich der Patient nun gerade auf. Ihre Hände unterstützen, indem sie die Aufmerksamkeit des Patienten auf bestimmte Körpergebiete ziehen.

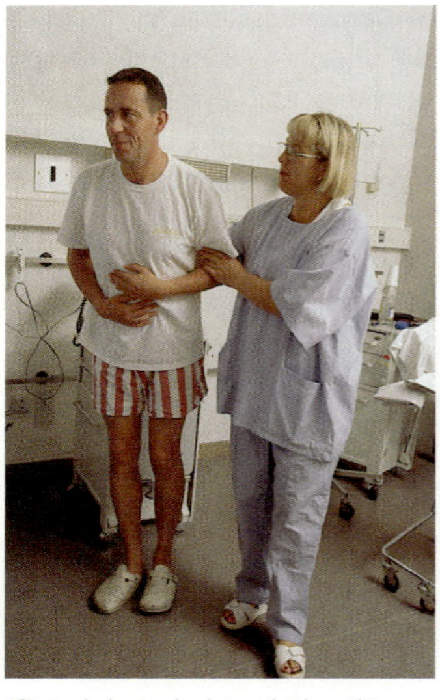

6 Auch das Laufen kann gleich geübt werden. Der Patient lernt, wie er seine Hände halten kann. Die Pflegeperson stützt ihn mit einer Hand am Rücken. Der Patient erfährt Sicherheit.

halten gastrektomierte Patienten ab dem 10. bis 12. postoperativen Tag leichte Kost verteilt auf 6 bis 8 kleine Mahlzeiten am Tag.

Vorbereitung auf die Entlassung

Mit der Operation hat der Betroffene den einschneidendsten Schritt der Behandlung bewältigt. Um den Übergang von der Klinik nach Hause so problemlos wie möglich zu gestalten, sollte einige Tage vor der Entlassung ein Informationsgespräch mit dem Patienten und ggf. auch seinen Angehörigen durchgeführt werden.

Folgende Themen sind zu besprechen: Weiterführende Gesundheitshinweise, Verhalten bei Folgezuständen nach Magenoperation, ggf. berufliche Rehabilitation.

Weiterführende Gesundheitshinweise

Der Entlassung geht eine ausführliche Diätberatung (evtl. durch Diätassistentin) voraus. Nachstehende Grundregeln gelten für die Ernährung nach Magenteilresektion bzw. totaler Gastrektomie.

Einhalten regelmäßiger Essenszeiten, 6–8 Mahlzeiten über den Tag verteilen, beim Essen günstigerweise sitzende Position einnehmen; bewusst Zeit lassen und sorgfältig kauen, ausprobieren, welche Speisen und Getränke Beschwerden auslösen, diese dann meiden, nach dem Essen wegen des Refluxrisikos nicht hinlegen, besser spazieren gehen, während der Mahlzeiten keine Getränke einnehmen, besser 30 Min. vor dem Essen oder nachher, über negative Auswirkungen von Alkohol und Nikotin auf die Wundheilung (Durchblutungsstörungen) und den Gesundungsprozess informieren, wöchentlich einmal das Körpergewicht kontrollieren und das Ergebnis notieren; bei anhaltenden Gewichtsverlusten zum Arzt gehen, Stress reduzieren, Entspannungs- und Ruhephasen am Tag einplanen, vorhandene negative Grundeinstellung durch Entspannungsübungen, Visualisierungsübungen usw. entgegenwirken. Wenn möglich Patient mit Betroffenen zusammenbringen, deren OP schon mehrere Jahre zurückliegen und die eine positive Einstellung vermitteln können. Auf veränderte Resorptionsbedingungen von Medikamenten durch Gastrektomie hinweisen.

Weitere Hinweise beziehen sich auf Maßnahmen zur künftigen gesunden Lebensführung, gezielten Informationen zu Selbsthilfeorganisationen und Beratungsstellen sowie über die Möglichkeiten einer psychotherapeutischen Unterstützung, die bereits über den Sozialdienst des Krankenhauses eingeleitet werden kann.

Verhalten bei Folgezuständen nach Magenoperation

Aufgrund des verkleinerten bzw. entfernten distalen Magens tritt der Speisebrei ohne wesentliche Verzögerung in den Dünndarm über. Dieser zu schnelle Übertritt der Nahrung in den Darm kann einen als „Dumping-Syndrom“ bezeichneten Beschwerdekomplex auslösen.

Lerntipp

Informieren Sie sich in Ihrem Krankheitslehrebuch über die pathophysiologischen Mechanismen des als sog. Früh- bzw. Spätdumping bezeichneten Syndroms. Die sich hieraus ableitenden Diät- und Verhaltensregeln werden verständlicher.

Folgende Diätregeln bzw. Verhaltensweisen (**Tab. 37.6**) können dem entgegenwirken.

Um den relativ häufig auftretenden Störungen der Nährstoffausnutzung zu begegnen, sind Lebensmittel mit einer hohen Nährstoffdichte zu bevorzugen, so ist ein fettreduzierter Camembert günstiger als ein fettreicher, da er bei gleicher Menge im Verhältnis mehr Nährstoffe als Brennwert enthält. Obst und Gemüse weisen bei geringem Energiegehalt sehr hohe Nährstoffdichten auf.

Definition

Nährstoffdichte. Sie ist der Quotient aus Nährstoffgehalt und Brennwert des Lebensmittels. Je höher die Nährstoffdichte, desto günstiger ist das Verhältnis zwischen Nährstoff- und Energiegehalt eines Nahrungsmittels (Biesalski 1999).

Tabelle 37.6 Diätregeln und Verhaltensweisen bei Dumpingsyndrom

Diätregel bzw. Verhaltensweise	*Begründung*
während der Mahlzeit sollte keine Flüssigkeit aufgenommen werden	Es käme zu einer Überfüllung des Restmagens und schnellem Übertritt des Speisebreis in den Darm
Aufnahme leicht resorbierbarer Kohlenhydrate (Einfachzucker) vermeiden; oder Anteil an den einzelnen Mahlzeiten reduzieren	Es würde den schnellen Blutzuckeranstieg begünstigen und zum Flüssigkeitseinstrom durch Wasserbindung führen
etwa 10 bis 15 Min. vor der Mahlzeit ein Stück Brot verzehren	Das vermeidet den zu schnellen Blutzuckeranstieg mit darauf folgendem Abfall (beim Frühdumping); günstigeres Verhalten der Blutzuckerkonzentration
zu den Mahlzeiten Ballaststoffe wie Pektin oder Guar hinzufügen	Diese Maßnahme steigert die Viskosität des Speisebreis und verringert die Beschwerden
nach dem Essen mit leicht erhöhtem Oberkörper hinlegen und Ruhezeit von ca. 30 Min. einhalten	Dadurch wird ein zu schneller Übertritt des Speisebreis in den Darm verhindert
eine elastische Bauchbinde in Hüfthöhe fest anlegen	Sie kann u. U. eine weniger schnelle Entleerung des Magenrests begünstigen und so Beschwerden verringern

Alle gastrektomierten Patienten müssen wegen des Fehlens des von der Magenschleimhaut produzierten Intrinsic-Faktor mit Vitamin B_{12} substituiert werden, um eine Eisenmangelanämie zu verhindern (s. a. Kap. 36, S. 973).

Berufliche Rehabilitation

Nach der Entlassung aus der Akutklinik bzw. während der stationären Anschlussheilbehandlung ist die Frage der beruflichen Rehabilitation zu klären. So sind Tätigkeiten in häufig wechselnder, stehender und bückender Position für den gastroektomierten Patienten wegen der Gefahr der Refluxösophagitis problematisch. Ebenso schränkt die Notwendigkeit häufiger Mahlzeiten unabhängig von den üblichen betrieblichen Pausen das Spektrum der möglichen Tätigkeiten ein.

37.11 Pflege von Patienten bei endoskopischen Eingriffen im oberen Gastrointestinaltrakt

Claudia Walther

Medizinischer Überblick Endoskopie oberer Gastrointestinaltrakt

Definition

Die Endoskopie ist die Spiegelung von Organen vom Körperinneren her. Sie wird eingesetzt, um die Hohlorgane oder Hohlräume direkt zu inspizieren, Gewebeproben zur histologischen Sicherung zu entnehmen und kleinere operative Eingriffe durchzuführen.

Arten

Es gibt verschiedene Arten von Endoskopien, die danach benannt werden, welches Organ sie widerspiegeln: Ösophagoskopie, Gastroskopie, Duodenoskopie. Der Zugangsweg ist transoral.

Häufigkeit

Die häufigste endoskopische Untersuchung ist die Ösophagogastroduodenoskopie (kurz: Gastroskopie), mit der der obere Verdauungstrakt dargestellt wird. Hierdurch können entzündliche, ulzeröse und tumoröse Veränderungen an Speiseröhre, Magen und Zwölffingerdarm erkannt werden.

Indikationen der Ösophagogastroduodenoskopie

Indikationen im Bereich des Ösophagus

Einführung von Endoprothesen (z. B. Stenteinlage) bei stenosierenden Veränderungen (z. B. Karzinom), Lasertherapie, z. B. bei tumorösen Verengungen, Fremdkörperentfernung, Bougierung und Dilatation von Stenosen (z. B. nach Refluxösophagitis, nach Varizenverödung, nach Bestrahlung, bei inoperablen Tumoren etc.): Dem Untersucher stehen unterschiedlich große Bougies oder Ballonkatheter zur Verfügung. Ziel ist hierbei, die Verengung zu erweitern, um dem Patienten Erleichterung zu verschaffen. Dieses Verfahren ist in mehrere Sitzungen zu unterteilen. Sollte eine Bougierung nicht ausreichenden Erfolg bringen, greift man zurück auf eine Tubusimplantation: Der Celestintubus (Kunststoff) oder der selbstexpandierende Maschendrahttubus (Metall) wird in Vollnarkose in die Speiseröhre implantiert. Der Tubus erweitert die Verengung, wodurch ein größeres Lumen in der Speiseröhre entsteht und die Nahrung wieder problemloser in den Magen gelangt. Der Patient verspürt sofortige Erleichterung und kann wieder normale Kost zu sich nehmen.

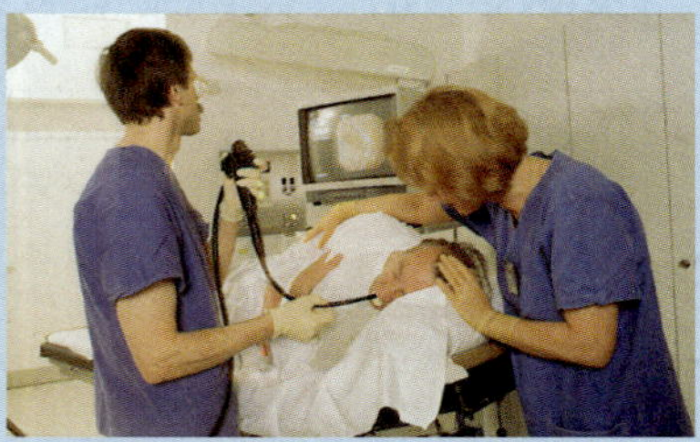

Indikationen im Bereich des Magens

Untersuchung (Ösophagogastroduodenoskopie), Polyp- und Fremdkörperentfernung, Einlage einer PEG. Die *p*erkutane *e*ndoskopische *G*astrostomie beinhaltet die Anlage einer Ernährungssonde unter endoskopischer Sicht durch die Bauchdecke in den Magen (**Abb. 37.29**). Indikationen hierfür sind z. B. Schluckstörungen oder Tumorleiden. Der Eingriff wird in Lokalanästhesie unter sterilen Bedingungen durchgeführt.

Blutstillung. Eine weitere Indikation für eine Endoskopie ist die Blutung von Ösophagus- oder Magenfundusvarizen (S. 1038). Circa 80% aller möglichen Arten von gastrointestinalen Blutungen treten im oberen Gastrointestinaltrakt auf. Bei akuten Blutungen dieser Region können verschiedene Techniken zur Blutstillung angewandt werden. Die *Verödung durch Injektion* wird bei Varizenblutungen (z. B. Ösophagus oder Magenfundusvarizen) angewandt

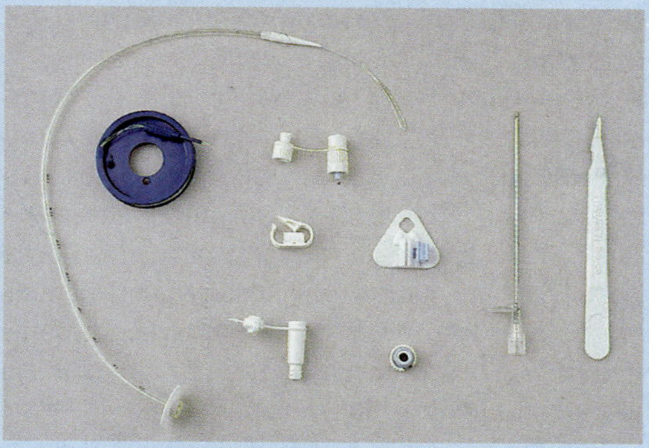

Abb. 37.29 Materialien zum Legen einer PEG

und ist eine häufige Therapieform. Hierbei werden über eine spezielle Nadel Medikamente injiziert, die die Blutungsquelle veröden lassen. Die Verwendung von *Hämostaseklipp* (Metallklipp) oder *Banding* (Gummiringe) stellen weitere Möglichkeiten der Blutstillung dar. Ulkusblutungen behandelt man mittels *Unterspritzung von Medikamenten.* Eine weitere Möglichkeit der Blutungsstillung stellt die Koagulation dar. Hierbei kann über eine Koagulationssonde die Elektrokoagulation einer Blutung an der Schleimhaut durchgeführt werden. Die Perforation des untersuchten Organes ist eine Notfallsituation, die eine sofortige abdominell-chirurgische Versorgung notwendig macht.

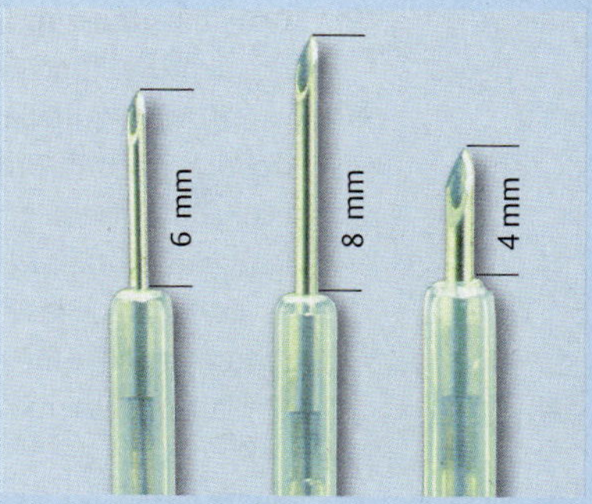

Spezielle Kanülen zur Verödung

37.11.1 Bedeutung für den Patienten

Die Endoskopie gehört heute zu den gängigen diagnostischen Verfahren, die eine sichere Diagnosestellung bei relativ geringer Belastung ermöglichen. Jeder Mensch empfindet die Untersuchung anders. Der eine erträgt kaum die Vorstellung, dass er für einige Zeit den Druck des Endoskopschlauchs am Gaumen spüren wird, ein anderer bleibt dabei seelenruhig. Im ZDF Gesundheitsmagazin Praxis schob sich ein Mediziner selbst ein Endoskop, um zu zeigen, wie einfach es sein kann. Die Vorerfahrung des Patienten spielt ebenso eine große Rolle. Bei guten Erfahrungen kann er relativ gelassen bleiben, war eine vorherige endoskopische Untersuchung mit Schmerzen oder starken Hilflosigkeitsgefühlen verbunden, wird er sich ggf. ängstigen. Die Endoskopie bietet dem Patienten einen großen Vorteil: die hohe Sicherheit der Diagnose. Die Angst, dass sich ein Ulkus doch als Karzinom entpuppt wird geringer, der Arzt hat sich mit eigenen Augen überzeugt und die Gewebeprobe hat eine hohe Aussagekraft.

37.11.2 Pflege- und Behandlungsplan

Nachfolgend wird zur Verdeutlichung des Ablaufes eines endoskopischen Eingriffs eine Richtlinie zur Ösophagogastroduodenoskopie (modifiziert n. Arbeitshilfe Endoskopie 1996) dargestellt.

■ Administrative Vorbereitung

■ Allgemein

Anmeldung der Untersuchung, Weiterleitung von besonderen Informationen über den Patienten (z. B. Vorerkrankungen, Allergien, Infektionen, Gesamtsituation des Patienten), Bereitstellung der notwendigen Patientendokumente und Überprüfung auf Vollständigkeit: komplette Patientenakte (einschließlich Pflegeplanung, -dokumentation und -bericht), Vorbefunde, Untersuchungsbefunde (z. B. Sonographie, Computertomogramm, Röntgenbilder), Laborparameter (z. B. Blutbild, Gerinnungsstatus), Einverständniserklärung des Patienten, Fragestellung zur Diagnose.

■ Speziell

Überwachungsbogen vorbereiten und Versandvorbereitung von Untersuchungsmaterial treffen.

■ Pflegerische Maßnahmen auf Station

Zur Vorbereitung auf die bevorstehende Untersuchung sollte ein Pflegegespräch geführt werden. Dieses ist dem individuellen Bedarf des Patienten anzupassen. Es ist sinnvoll, wenn dieses Gespräch nach dem Aufklärungsgespräch des Arztes stattfindet, da sich erfahrungsgemäß gezieltere Fragen des Patienten ergeben, z. B. wie die Vorbereitung in Bezug auf Ernährung oder Darmentleerung aussieht etc. Der Patient wird auf die sechsstündige Nahrungs- und Flüssigkeitskarenz sowie auf die zwölfstündige Nikotinkarenz hingewiesen. Wird der Patient ambulant endoskopiert, muss er wissen, dass seine Fahrtüchtigkeit und Konzentration 24 h lang durch die Sedierung beeinträchtigt sind. Wichtig ist der Hin-

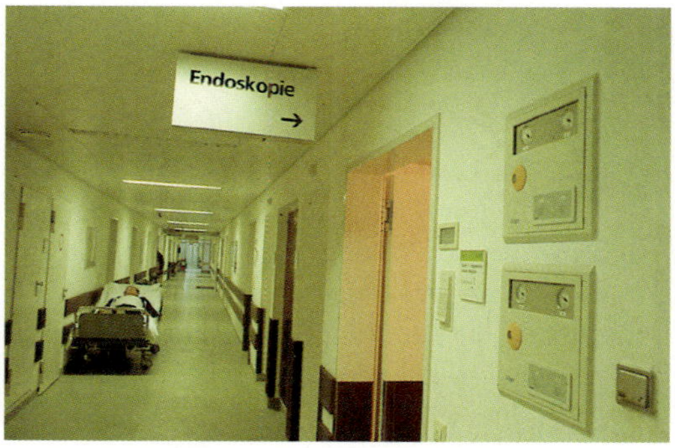

Die oft klinisch-sterile Atmosphäre der Endoskopie-Abteilungen wirkt nüchtern, kühl und u. U. beängstigend. Eine freundliche Pflegeperson ist hier ein Lichtblick für den Patienten

weis auf den zeitlichen Rahmen der geplanten Untersuchung. Eine Gastroskopie ohne Biopsie dauert ca. 10 Min., eine ausgedehnte Ösophagogastroduodenoskopie mit Biopsie kann bis zu ca. 20 Min. dauern. Der Patient erhält die Medikamente zur Sedierung auf Arztanordnung. Vor der Untersuchung sollte er nochmals Blase und Darm entleeren, wobei der Patient nach Einnahme der Sedierung nur noch in Begleitung einer Pflegeperson aufstehen sollte.

Pflegerische Maßnahmen im Funktionsbereich

Für die Endoskopie sollten zwei Krankenschwestern/-pfleger möglichst mit einer Fachweiterbildung für Endoskopie zur Verfügung stehen. Die Fachschwester übernimmt den Patienten, wobei die Kontaktaufnahme ausdrücklich mit mehrmaliger Namensnennung (Sicherheit vor Patientenverwechslung) erfolgt. Sie sollte versuchen, die individuelle Situation schnell zu erfassen und dem Patienten ein darauf abgestimmtes Pflegegespräch anzubieten. Dann wird ein Verständigungszeichen wie z.B. der Lidschlag oder ein Handzeichen vereinbart, da der Patient während der Untersuchung nicht sprechen kann. Wenn nötig kann Gespräch zwischen Patient, Untersucher und Angehörigem vermittelt werden. Dann erfolgt die Information über die nächsten Schritte und Hilfestellung bei der Entfernung von Zahnprothese, Brille etc. Die Prothese oder/und Brille werden sicher aufbewahrt. Dann leistet die Pflegeperson Hilfestellung bei der sicheren und angenehmen Linksseitenlagerung, ebenfalls unter Berücksichtigung der individuellen Patientensituation. Manche Patienten haben Angst, sich auf dem schmalen Untersuchungstisch zu drehen, andere – meist alte Patienten – sind in ihren Bewegungsfähigkeiten eingeschränkt. Der Patient wird zugedeckt. Wenn es ihm kalt sein sollte, wird statt des dünnen Untersuchungslakens eine wärmere Decke verwendet. Ein zitternder, frierender Patient verspannt sich und kann den Endoskopschlauch nicht ruhig schlucken. Es folgt das Einüben der Atemtechnik (durch die Nase ruhig ein- und ausatmen) und des Schluckens (gleichmäßig unter ruhigem Weiteratmen).

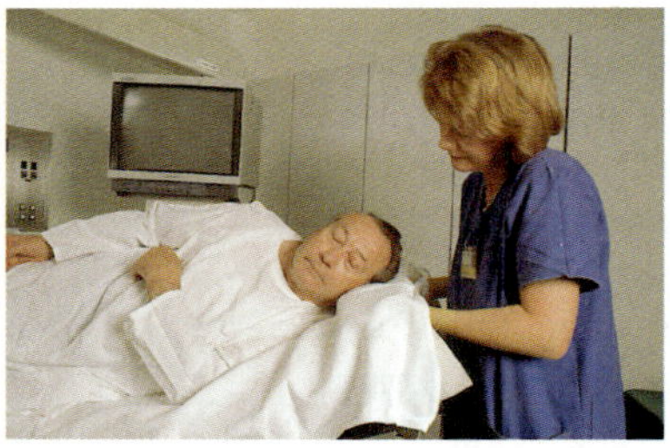

Hilfestellung bei der Linksseitenlagerung

> **Merke**
> Im Untersuchungsraum sollte eine für den Patienten angenehme Raumtemperatur herrschen und eine gedämpfte Geräuschkulisse gewährleistet sein. Auch die Intimsphäre, die durch das Patientenhemd gestört wird, sollte so gut wie irgend möglich gewahrt werden.

Vorbereitung der medizinisch-technischen Geräte

Zur Endoskopie werden benötigt: eine leistungsstarke Lichtquelle, eine Spülflasche, zu $^2/_3$ mit sterilem Wasser gefüllt, eine Absaugeinheit für das Endoskop, eine Absaugeinheit mit angeschlossenem Absaugkatheter zur Rachenabsaugung und Geräte zur Bilddokumentation, z.B. Videorecorder, Monitor, Printer oder Fotoapparat. Zur Vitalzeichenkontrolle müssen ein Pulsoximeter, ein Blutdruck- und ein EKG-Gerät zur Verfügung stehen.

> **Merke**
> Alle medizinisch-technischen Geräte sind vor dem Einsatz auf ihre korrekte Funktion zu überprüfen.

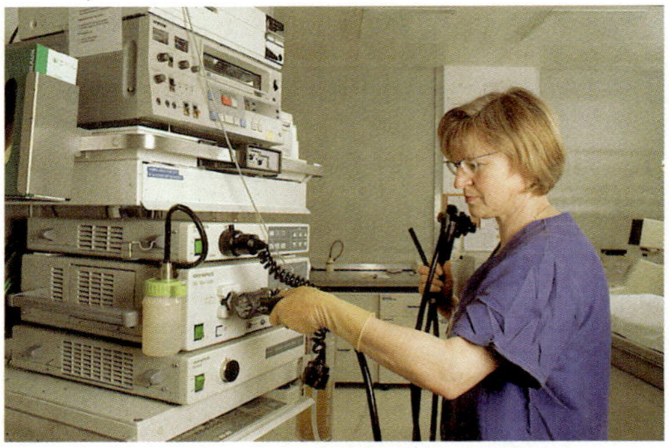

Vorbereitung des Instrumententisches

Auf dem Instrumententisch liegen bzw. stehen auf einem sterilen Tuch: ein Trinkbecher mit Entschäumer (dient zur Beseitigung von Luftbläschen im Magensaft), Beißschutzring (Kunststoffeinsatz für den Mund, dient zum Geräteschutz), Kompressen, Gleitgel, Spray zur Rachenanästhesie mit Sprühkopf, Spülflüssigkeit (evtl. mit Entschäumerzusatz), Spritzen zur Applikation der Spülflüssigkeit, Gastroskop (Gerätetyp entsprechend der Fragestellung).

Zur Gewinnung von Untersuchungsmaterial liegen bereit: steril verpackt Biopsie-Zangen, ein mit NaCl 0,9% gefülltes Schälchen, Röhrchen für Untersuchungsmaterial (leer und mit Formalinlösung gefüllt), Urease-Schnelltest (spezieller Test zum Nachweis von Bakterien), Splitterpinzette oder

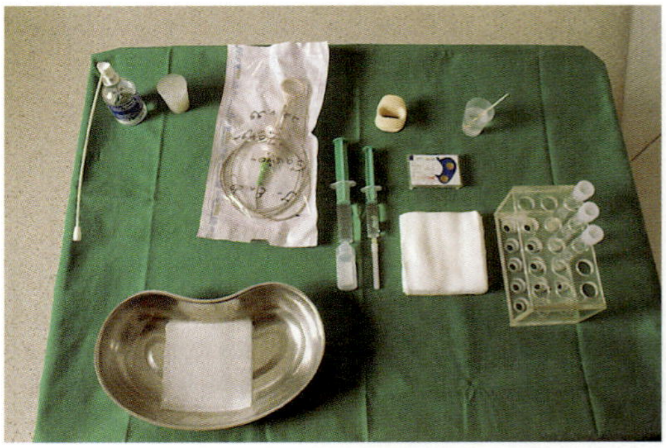

Holzstäbchen, Sekretfalle, Zytologiebürsten (zur Gewinnung von Schleimhautgewebszellen – steril verpackt), Reagenzröhrchen und Objektträger.

Bei Fremdkörperentfernung werden verschiedene Fasszangen benötigt.

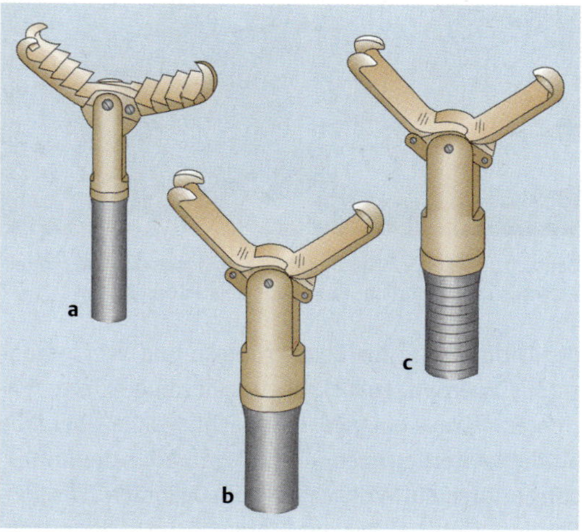

Verschiedene Fasszangen zur Fremdkörperentfernung

Merke

Während einer Untersuchung eines Patienten mit gastrointestinaler Blutung müssen Suprarenin und Natriumchloridlösung zwecks Blutstillung griffbereit liegen.

Vorbereitung zum Mitarbeiterschutz

Schutzkittel (langärmlig mit Bündchen an Armen und Hals, rückwärtig schließbar), flüssigkeitsdichte Schürze oder Kittel, Schutzhandschuhe, Mund-Nasen-Schutz, Schutzbrille oder Gesichtsmaske und ein Haarschutz.

Vorbereitung zum Patientenschutz

Zum Schutz des Patienten werden verschiedene Materialien vorbereitet: saugfähige Unterlage, Zellstofftücher, Nierenschale, Patientenschutzhemd, Rückenstütze, Lagerungshilfsmittel – z. B. Kissen zur Unterstützung im Rückenbereich, um in der Linksseitenlage ein Zurückfallen des Patienten zu verhindern, verschließbarer Becher zur sicheren Ablage von Zahnprothesen und Brille.

Um die Sicherheit des Patienten zu gewährleisten, sollte ein regelmäßig überprüfter Notfallkoffer griffbereit stehen. Auch die Sauerstoffzufuhr sollte einsatzfähig zur Verfügung stehen.

Sonstige Vorbereitungen

Behältnis mit Desinfektionslösung füllen, um nach Benutzung das Endoskop äußerlich abzuwischen und die Arbeitskanäle durchzuspülen. Eine Ablage für verschmutzte Instrumente sollte zur Verfügung stehen. Der Schmutzwäschesammler und ein nach Müllarten getrennter Abfallsammelbehälter sollten in bequemer Reichweite stehen, ohne die Mitarbeiter am Untersuchungstisch zu behindern.

Begleitung des Patienten während der Untersuchung

Der Patient wird nun über den Untersuchungsablauf informiert, zum Trinken der Entschäumerlösung aufgefordert und mit ruhiger sicherer Stimme zur Mitarbeit motiviert. Nach der Anästhesie der Schleimhaut wird der Beißschutzring eingesetzt (unabhängig von der Einführtechnik des Untersuchers). Beim Einführen des Endoskopes wird er zum Schlucken aufgefordert, wie es vorher im Schlucktraining geübt wurde. Der Patient soll nun ruhig und konzentriert atmen. Achten Sie immer auf den korrekten Sitz des Beißschutzringes, der mit der Zunge oder beim eventuellen Würgen verschoben werden könnte. Beobachten Sie den Patienten auf nonverbale Signale (Mimik, Gestik) und reagieren Sie entsprechend. Bleiben Sie mit dem Patienten in Körperkontakt und vermitteln Sie ihm durch ruhige Zusprache Sicherheit. Solange der Arzt keine Anordnungen gibt, können Sie den Patienten so beruhigen und vom Geschehen ablenken.

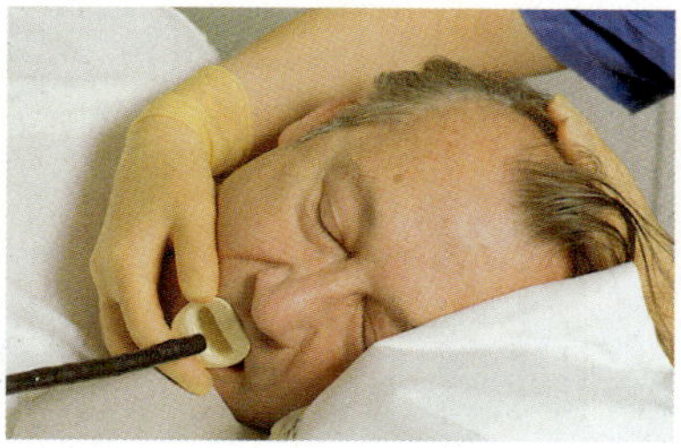

Moment kurz vor dem Einführen des Gastroskops. Die Pflegeperson sichert den Beißschutz und hält den Kopf des Patienten, damit dieser nicht zurückzucken kann

Beobachten Sie die Vitalzeichen und ergreifen Sie Maßnahmen zur Aspirationsprophylaxe, indem Sie auf korrekte Einhaltung der Linksseitenlage achten, den Speichelfluss beobachten und ggf. eine Rachenabsaugung durchführen. Säubern Sie Mund und Wange von Speichel und wechseln Sie ggf. die saugfähige Unterlage aus.

Mitarbeit während des Untersuchungsablaufes

Zur Assistenz gehört das Anlegen des Monitorings (Pulsoximeter, Blutdruck- und EKG-Gerät) zur Vitalzeichenkontrolle, die abhängig ist von der Art der Prämedikation und vom Allgemeinzustand des Patienten, die Durchführung der Vitalzeichenkontrollen, die Rachenanästhesie nach Arztanordnung und die Assistenz bei der i. v.-Injektion. Im direkten Zusammenhang mit dem Gastroskop stehen folgende Assistenzaufgaben: Hilfestellung beim Einführen, Halten des Endoskops und Entgegennahme des Endoskops nach Beendigung der Untersuchung. Auch das erste Durchsaugen des Endoskops mit reinigender und desinfizierender Lösung und die Weiterleitung des Endoskops zur Instrumentenaufbereitung gehören dazu.

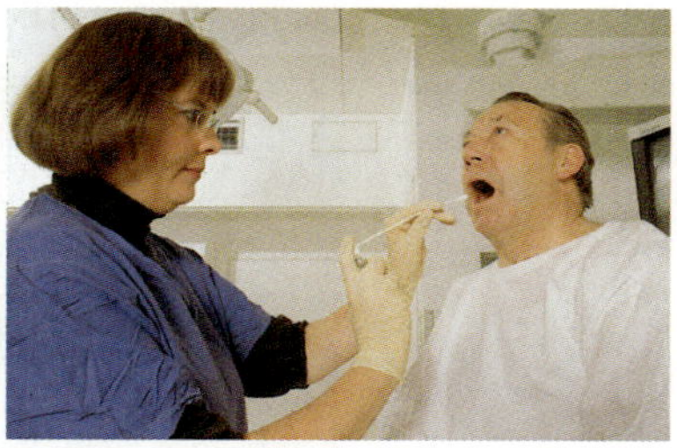

Assistenzaufgabe: Anästhesie des Rachenraums vor der Lagerung

Biopsie

Im Zusammenhang mit einer Biopsie erfolgen weitere pflegerische Arbeiten. Die PE-Zange (Probeentnahmezange) wird unter aseptischen Bedingungen aus der Sterilgutverpackung entnommen und auf

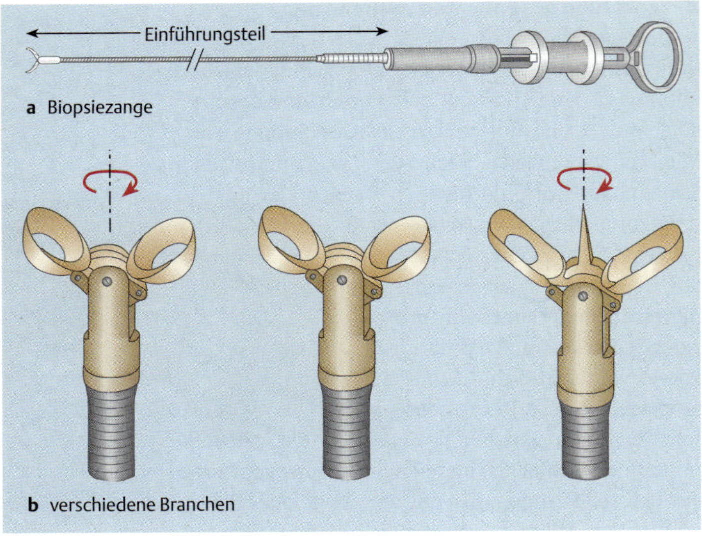

korrekte Funktion überprüft. Sie wird unter Beachtung der Hygieneregeln angereicht. Die Anweisung des Untersuchers müssen wiederholt und die Zange entsprechend bedient werden. Dann wird beim Herausziehen der Zange aus dem Gastroskop geholfen, das Biopsiematerial aus den Zangenbranchen entnommen und in die entsprechenden Gefäße gegeben. Das Biopsiematerial wird begutachtet und die Informationen über Beschaffenheit und Farbe an den Untersucher weitergegeben.

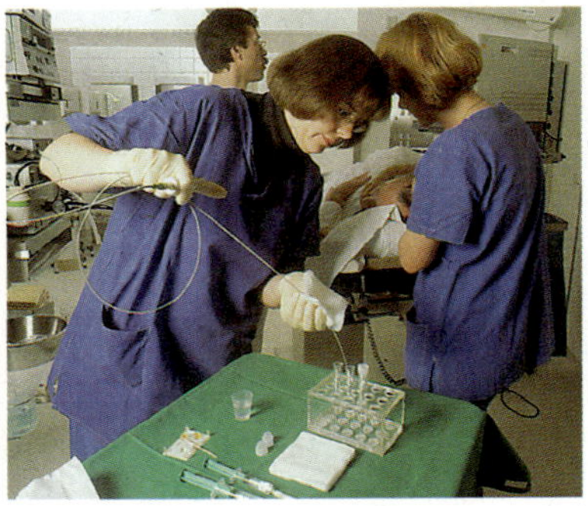

Die Gewebeprobe wird direkt in das Untersuchungsröhrchen gegeben

Bilddokumentation

Zur Dokumentation wird ein Fotoapparat angereicht oder ein Videorecorder bzw. Printer bedient und entsprechende Informationen eingegeben.

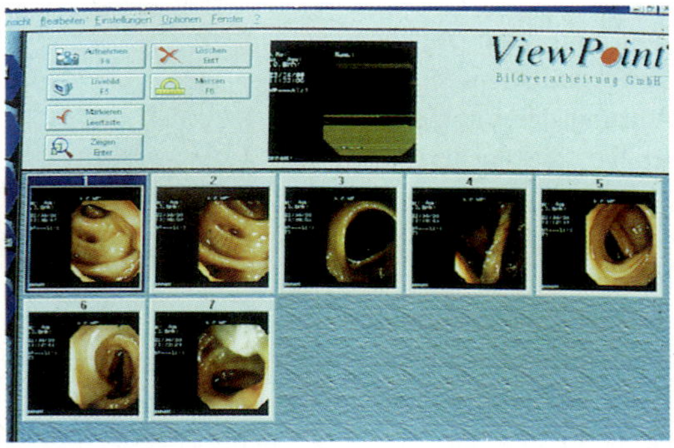

Bilddokumentation per EDV

Pflegerische Nachsorgemaßnahmen

Zu den Nachsorgemaßnahmen gehört, dass der Patient darüber informiert wird, dass die Untersuchung beendet ist. Ihm wird Hilfestellung beim Säubern und Mundspülen gegeben. Dabei wird er beobachtet, die individuelle Situation eingeschätzt und ggf. entsprechend gehandelt. Anschließend erfolgt die Hilfestellung beim Aufrichten und Aufstehen und/oder bei der Umlagerung ins Bett. Prothese und Wertgegenstände werden zurückgegeben. Prämedizierte Patienten werden solange überwacht, bis die Übergabe an die weiterbetreuenden Kollegen oder die Entlassung erfolgt. Auf Wunsch wird ein Gespräch zwischen Patient, Untersucher und Angehörigen vermittelt. Dann erfolgt der Rücktransport des Patienten oder die Übergabe an die Pflegeperson der Station. Zu den Nachsorgeaufgaben gehört das Führen des Überwachungsbogens, die Dokumentation pflegerische Daten und das Anfertigen des Pflegeberichts, wozu auch Nachsorgehinweise gehören. Ggf. wird ein Termin zur evtl. Kontrolluntersuchung vereinbart und Patientendokumente zurückgegeben. Zu den speziellen Nachsorgemaßnahmen gehört der Hinweis zur Nahrungsaufnahme nach Arztanordnung.

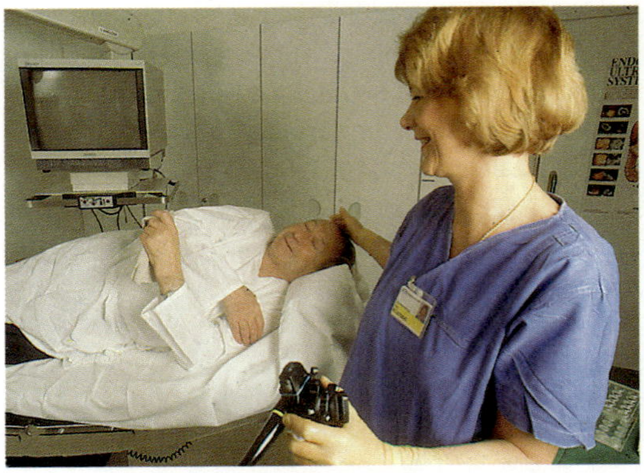

Deutlich zu sehende Erleichterung des Patienten nach der Untersuchung und die ehrliche Zuwendung der Pflegeperson

Administrative Folgearbeiten

Das gewonnene Untersuchungsmaterial wird beschriftet (unbedingt Verwechslung ausschließen), und der Versand veranlasst. Auch die Polaroidfilme werden mit dem Patientenetikett und dem Datum beschriftet, ebenso wie Diafilme und Videoaufzeichnungen. Zur Leistungserfassung werden die Untersuchungsdaten für Statistik und Abrechnungsmodalitäten gesichert, der Materialverbrauch zur internen Budgetierung erfasst und der Mitarbeitereinsatz und die Zeitbindung dokumentiert.

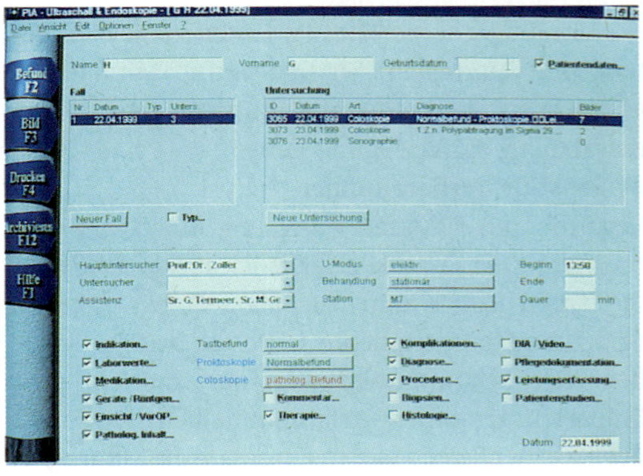

Dokumentation zur Leistungserfassung

37.12 Pflege von Patienten mit Erkrankungen des Dünndarms

Gerhard Schröder

···› Medizinischer Überblick Dünndarmerkrankungen

Zu den wichtigsten Erkrankungen des Dünndarms zählen Enteritis (Entzündung des Dünndarms), Divertikel (Ausstülpungen), chronisch-entzündliche Erkrankungen (Morbus Crohn und Colitis ulcerosa, S. 1055 ff) und vaskuläre Störungen, wie z. B. arteriosklerotische Durchblutungsstörungen im Versorgungsgebiet der A. mesenterica superior.

Ursache

Die meisten entzündlichen Darmerkrankungen sind infektiös oder toxisch bedingt. Die normale „Darmgrippe " wird durch Viren ausgelöst und symptomatisch behandelt. Spezielle Erreger von Dünndarmerkrankungen sind Salmonellen und Staphylokokken.

Erkrankungen

Die Salmonellengastroenteritis wird besonders im Sommer durch infizierte Lebensmittel aufgrund mangelnder Lebensmittelhygiene ausgelöst. Da die betroffenen Personen auch nach der objektiven Gesundung weiterhin Erreger ausscheiden, müssen spezielle hygienische Regeln eingehalten werden: Eigene Intimwaschung oder desinfizieren der Toilette nach Benutzung sowie Händedesinfektion nach der Toilette. In regelmäßigen Abständen wird der Stuhl auf Salmonellen untersucht, um die Erregerausscheidung festzustellen. Die Staphylokokkenenteritis entsteht aufgrund einer Nahrungsmittelvergiftung durch das Enterotoxin des Staphylococcus aureus. Botulismus wird ebenfalls durch verdorbene Speisen verursacht, die das Botulismustoxin gebildet haben.

Symptome

Diarrhö ist ein typisches Symptom für Darmerkrankungen. Da die Entleerungen bei einer Diarrhö manchmal in Abständen von wenigen Minuten zu mehr als zwanzig Entleerungen pro Tag führen, trocknet der Patient sehr schnell aus. Übelkeit, Erbrechen, heftige Bauchschmerzen und Darmkoliken belasten den Patienten zusätzlich. Farbe, Konsistenz und Geruch des Stuhls weisen auf bestimmte Krankheiten hin. Zu den Dünndarmerkrankungen zählen einfache, nur wenige Tage andauernde Erkrankungen, aber auch lebensgefährliche Erkrankungen wie die Cholera. Da der Dünndarm vor allem für die Resorption und Verwertung der Nahrung zuständig ist, tritt bei Dünndarmerkrankungen sehr schnell eine Mangelernährung auf. Einzelne Nährstoffe werden nicht oder zu wenig resorbiert und lösen Mangelerscheinungen (Malabsorption) aus.

Diagnostik

Nicht invasive Maßnahmen sind die Röntgen-Untersuchung mit Breischluck (MDP = Magen-Darm-Passage) sowie der Laktosetoleranztest und der Schilling-Test, die darüber Aufschluss geben, welche Substanzen der Darm nicht mehr aufnehmen kann. Beim Laktosetoleranztest wird geprüft, ob Laktose vom Darm resorbiert wird. Der Patient trinkt 50 g Laktose (Milchzucker) in 500 ml Flüssigkeit gelöst. Sofort, dann nach 30, 60, 90 und 120 Minuten wird der Blutzucker und evtl. der Wasserstoff-Gehalt (H_2) in der Atemluft bestimmt. Ein Anstieg der Blutglucose von weniger als 20 mg/100 ml gegenüber dem Nüchternwert sowie ein Anstieg von H_2 in der Atemluft > 20 ppm sind beweisend für eine Laktoseintoleranz.

Der Schilling-Test untersucht die Resorptionsfähigkeit von Vitamin B_{12}. Hierzu werden zunächst 1000 µg Vitamin B_{12} i. m. injiziert, damit die „Depots" im Körper gefüllt sind. Danach erhält der Patient oral 1 mg radioaktiv markiertes Vitamin B_{12}. Über 24 Stunden muss der Urin gesammelt werden, aus dem die Ausscheidung des radioaktiven Vitamin B_{12} gemessen wird. Werden weniger als 6 bis 7 Prozent der verabreichten Menge ausgeschieden, liegt eine Vitamin-B_{12}-Resorptionsstörung vor.

Die Endoskopie mit Probebiopsie ist heute eine der wichtigsten diagnostischen Maßnahmen geworden. Hierzu werden spezielle, bis zu 3 Meter lange Endoskope eingesetzt.

37.12.1 Bedeutung für den Patienten

Erkrankungen des Dünndarms beeinträchtigen vor allem das Wohlbefinden. Die Betroffenen leiden unter Durchfällen, Blähungen und Ernährungsstörungen durch Resorptionsstörungen. Je nach Ursache kann auch Fieber ein Begleitsymptom sein. Der Patient verliert innerhalb kurzer Zeit an Gewicht, hat einen schlechten Allgemeinzustand und dadurch eine eingeschränkte Leistungsfähigkeit. Die meisten Menschen kennen Durchfälle als eine äußerst unangenehme Erscheinung, die innerhalb weniger Stunden dem Betroffenen aufzeigt: man ist krank. Es lässt sich leicht nachvollziehen, wie sich ein Mensch fühlt, der wochenlang an Diarrhö leidet.

37.12.2 Pflege- und Behandlungsplan bei Diarrhö

Anfangs hat der Patient Bettruhe. Evtl. darf er zur Stuhlentleerung auf einen Nachtstuhl. Auf alle Fälle müssen der Blutdruck und Puls wegen der enormen Flüssigkeitsverluste überwacht werden. Auch die Temperatur soll 3 × täglich kontrolliert werden. Bei häufigen Entleerungen sollte dem Patienten ein weiches Toilettenpapier zur Verfügung gestellt werden, um den wunden Bereich des Anus nicht zusätzlich zu belasten. Ebenso muss durch eine fetthaltige Salbe oder Paste der Anus geschützt werden (zum Beispiel zinkhaltige Penatencreme).

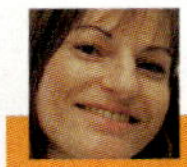

siehe Pflegeangebot Unterstützung bei Diarrhö, S. 460 f

Die Körperpflege wird vom Zustand und Wunsch des Patienten abhängig gemacht. Eine leicht warme Abwaschung mit einer milden Waschlotion und dünnes Cremen mit einer W/O-Lotion kann das Wohlbefinden des Patienten erhöhen. Wenn der Patient bereits Austrocknungssymptome zeigt und sein Mund trocken ist, steht die angemessene Mundpflege pflegerisch im Vordergrund, vor allem dann, wenn er nicht trinken darf oder Flüssigkeit nicht bei sich behalten kann.

Der frische Geschmack im Mund durch eine Spülung mit Mundwasser kann für den Patienten bereits eine große Hilfe darstellen. Die Häufigkeit der Mundpflege sollte vom Zustand des Patienten abhängig gemacht werden. Vorsicht ist geboten bei mentholhaltigen Bonbons, die manche Patienten gerne Lutschen. Bei einem Erbrechen brennen sie die Speiseröhre herauf. Im Vordergrund der Therapie steht zunächst der Flüssigkeitsersatz, um den Kreislauf zu stabilisieren. Hierzu werden Infusionen in schweren Fällen mit Elektrolyt- und Glucosezusätzen verabreicht. Für 1 bis 3 Tage darf der Patient keine Nahrung zu sich nehmen, bis die Symptome abklingen. Wenn der Patient trinken darf, kann er anfangs kleine leicht gesüßte Teeportionen, später klare Suppen mit Kochsalzzusatz zu sich nehmen. Unter Umständen werden auch spezielle Trinklösungen verabreicht. Dann erfolgt ein leichter Kostaufbau: Schleim, Püree, leicht verdauliche Kost. Der Kostaufbau ist mit der Diätassistentin abzustimmen.

Bei Nachweis von Bakterien wird der Arzt Antibiotika zur ursächlichen Therapie verordnen. Symptomatisch werden Medikamente gegen die Übelkeit, den Durchfall und die Schmerzen gegeben, die zeitgerecht zu verabreichen sind.

37.13 Pflege von Patienten mit chronisch entzündlichen Darmerkrankungen

Rolf Heine

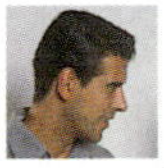

Herr M. (30 Jahre) wird mit Verdacht auf akute Appendizitis ins Krankenhaus eingewiesen. Bei der laparoskopischen Appendektomie zeigt sich zwar ein reizloser Blinddarm, wohl aber Entzündungsherde im terminalen Ileum und im Coecum. Der Verdacht auf Morbus Crohn wird später durch die histologische Untersuchung bestätigt. Herr M. ist durch die Diagnose und die nach dem Eingriff verstärkten krampfartigen Schmerzen sowie die neu aufgetretenen Durchfälle sehr beunruhigt. Minutiös registriert er jede Befindensänderung und dokumentiert sie schriftlich. Nach einigen Tagen formuliert er folgende Fragen an den behandelnden Arzt und die die Visite begleitende Pflegeperson: Welche Ursache hat die Erkrankung? Wie ist der Verlauf? Welche Einschränkungen muss ich in meinem persönlichen und beruflichen Leben hinnehmen? Kann ich durch eine Ernährungsumstellung die Krankheit günstig beeinflussen? Wann ist eine Operation notwendig? Muss ich einen künstlichen Darmausgang bekommen?

Medizinischer Überblick Morbus Crohn und Colitis ulcerosa

Definition

Der *Morbus Crohn* ist eine chronische Entzündung, die *alle* Abschnitte des Ösophagus-Magen-Darm-Kanals betreffen kann. Symptome zeigen sich auch an anderen Geweben, z. B. an Augen, Haut und Gelenken. Die *Colitis ulcerosa* ist ebenfalls eine chronische Entzündung, befällt aber *nur* den Kolon. Sie verläuft schubweise und neigt zur malignen Entartung.

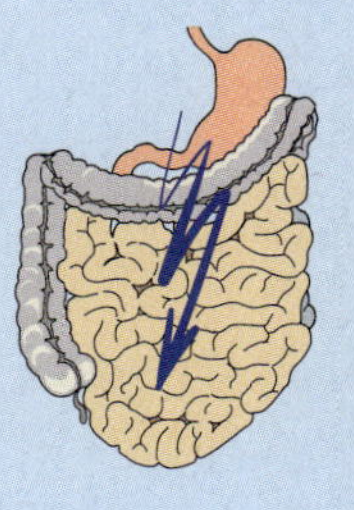

Symptome

Die Erkrankten leiden an Durchfällen und Darmkrämpfen, die den Lebensalltag erheblich beeinträchtigen können. Auch Allgemeinsymptome wie Gewichtsverlust und Elektrolytentgleisungen sowie Nebenwirkungen der medikamentösen Therapie (Glucocorticoide, Immunsuppressiva) können das Befinden beeinträchtigen. Ultimativer Stuhldrang, Schmerz oder die Anlage eines Anus praeters, als in manchen Fällen unumgänglicher Therapie, behindern u. U. die soziale Integration. Spezifische Symptome finden Sie in **Tab. 37.7**.

Häufigkeit und Ursache

Colitis ulcerosa und Morbus Crohn sind die häufigsten chronisch entzündlichen Darmerkrankungen. Die Erstmanifestation beider Erkrankungen findet sich meist im 20.–30. Lebensjahr. Ihre Ursachen sind noch ungeklärt. Es werden autoimmune Prozesse, mikrobielle und genetische Faktoren angenommen. Psychische Faktoren wie Persönlichkeitsstruktur, Stresssituationen sowie Ernährungs- und Lebensgewohnheiten beeinflussen den Krankheitsverlauf.

Diagnostik

Die Diagnose einer chronisch entzündlichen Darmerkrankung wird durch die bei der Koloskopie gewonnene Biopsie gestellt. Bei ausschließlichem Dickdarmbefall führt selbst der histologische Befund nicht in allen Fällen zu einer eindeutigen Unterscheidung zwischen Colitis ulcerosa und Morbus Crohn.

Verlauf, Symptome und Therapie

Colitis ulcerosa und Morbus Crohn werden häufig miteinander verwechselt. Es sind jedoch nur die Allgemeinsymptome gleich. Der besseren Übersichtlichkeit und Differenzierung halber sind Verlauf, Symptome und Therapie in **Tab. 37.7** einander gegenüber gestellt.

Tabelle 37.7 Gegenüberstellung der Krankheitsbilder Colitis ulcerosa und Morbus Crohn

	Colitis ulcerosa	*Morbus Crohn*
Verlauf	Schubweise mit Voll- oder Teilremissionen	Schubweise mit Teilremissionen
hauptsächlicher Befall	Rektum, Sigma, gesamtes Kolon, kontinuierliche Ausbreitung. In **Abb. 37.30** sind die betroffenen Organe lila hervorgehoben	terminales Ileum, Dickdarm, Dünndarm, diskontinuierliche Ausbreitung (**Abb. 37.31**)
histologischer Befund	Ulcerationen der Mucosa und Submucosa	Granulome und Entzündungsherde in allen Schichten der Darmwand
Hauptsymptome	Durchfälle mit Blut und Schleim (bis zu 30mal am Tag), Schmerz	Krampfartige Schmerzen, Bauchschmerzen, gesteigerte Stuhlfrequenz, breiige Durchfälle (2–5 pro Tag)
Allgemeinsymptome	Appetitlosigkeit, Fieber (im Schub), Anämie, Elektrolytentgleisungen, Exsikkose, Blutgerinnungsstörungen. Gewichtsverlust, Malabsorptionssymptome (bei Morbus Crohn)	

Organbefall bei Colitis ulcerosa

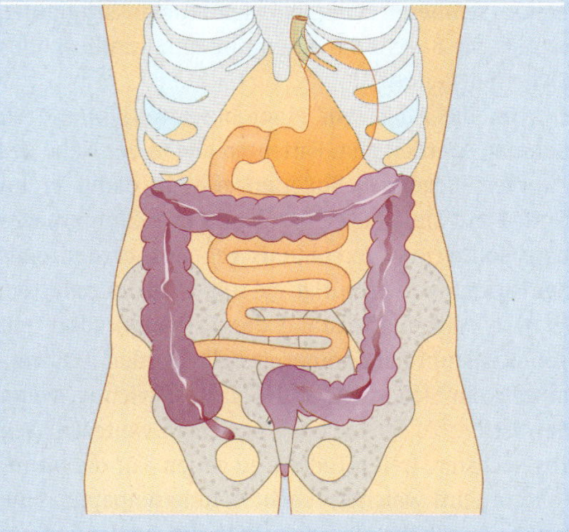

Abb. 37.30 Befallene Darmareale bei der Colitis ulcerosa (nach Paetz/Benzinger-König)

Organbefall bei Morbus Crohn

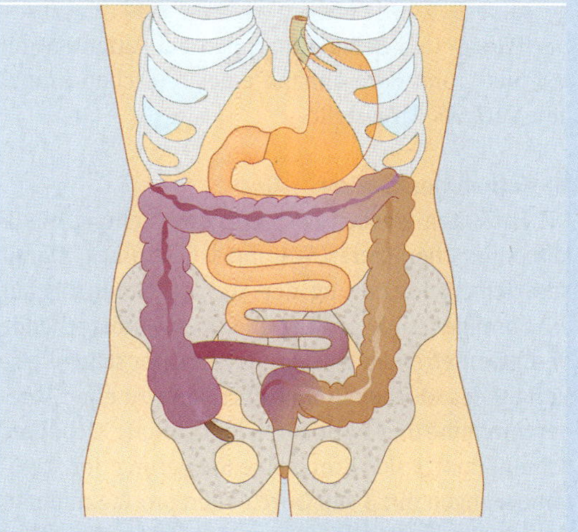

Abb. 37.31 Befallene Darmareale bei Morbus Crohn (nach Paetz/Benzinger-König)

····›

Tabelle 37.7 Gegenüberstellung der Krankheitsbilder Colitis ulcerosa und Morbus Crohn

	Colitis ulcerosa	*Morbus Crohn*
Lokale Symptome	Perianalabszesse, Analfissuren, Analfisteln	Fisteln, Abszesse, Erythema nodosum, Gelenksentzündungen
Komplikationen	Toxisches Megakolon (massive Erweiterung des Darmlumens durch Lähmung der Darmwandnerven) = absolute Operationsindikation, Kolonkarzinom bei langjährigem Verlauf	Darmstenosen, Verwachsungen, Ileus, mechanisch oder paralytisch
Medikamentöse Behandlung	Die Behandlung ist wegen fehlender kausaler Therapie symptomatisch. Die Standardtherapie besteht aus: Sulfasalazin, 5-Aminosalicylsäure (5-ASA), Glukokortikoide. Diese Medikamente werden bei Befall der unteren Darmabschnitte auch als Suppositorien oder als Einläufe verabreicht. Immunsuppressive Therapie.	
Operationsindikationen	Toxisches Megakolon, Perforation, Versagen der medikamentösen Therapie, Schädigung durch Nebenwirkungen der medikamentösen Therapie, langjähriger Verlauf	Ileus, Kurzdarmsyndrom bei jejuno-rektaler Fistel, enterovesikale Fistel
Chirurgische Therapie	Entfernung des gesamten Dickdarms und des Rectums mit Anlage eines Ileostomas (Proktokolektomie) oder ileoanale Anastomose mit ileoanalem Pouch. Nach der vollständigen Entfernung des Dickdarms treten keine weiteren kolitisbedingten Beschwerden auf.	Resektion der entzündeten Darmsegmente mit End zu End Anastomose. Vorübergehende Anlage eines Anus praeters zum Schutz der Anastomose. Strikturoplastik bei kleineren Verengungen
Diät	Vollwerternährung unter Auslassung unverträglicher Nahrungsmittel	Im Schub Oligopeptidnahrung oder parenterale Ernährung, dann Austestung verträglicher Lebensmittel
Ergänzende Therapien	Psychotherapie, Kunsttherapie	

37.13.1 Pflege- und Behandlungsplan Morbus Crohn

Der Pflege- und Behandlungsplan bei Patienten mit Morbus Crohn wird anhand eines typischen Krankheitsverlaufs dargestellt.

Aufnahmesituation

Die Patienten werden nach Diagnosestellung medikamentös therapiert (5-Aminosalicylsäure). Damit kann eine Reduzierung der Stuhlentleerungen auf 2 – 3 breiige Stühle pro Tag und eine weitestgehende Beschwerdefreiheit erreicht werden. Der schubweise Verlauf des Morbus Crohn führt dann zu einer Wiederaufnahme und stationären Behandlung. Der akute Schub kündigt sich durch eine Steigerung der Stuhlentleerungen mit 8 – 10 Durchfällen pro Tag und blutig-schleimigen Auflagen an. Heftige, krampfartige Schmerzen, eine hohe Gewichtsabnahme, z. B. 3 kg in zwei Wochen, und Fieber sind weitere Symptome eines Schubs. Im Krankenhaus wird der Patient mit Cortison und Antibiotika behandelt. Die Ernährung erfolgt zur Schonung des entzündeten Gewebes und zur Verbesserung des Allgemeinbefindens zunächst parenteral über einen zentralen Venenkatheter.

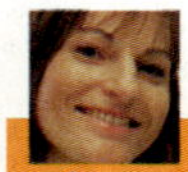

siehe Pflegeangebot Unterstützung bei Stuhlinkontinenz, S. 453 ff

Durchfälle, brennende Schmerzen in der wunden Analregion und Bauchschmerzen sind für den Patienten zunächst am belastendsten. Hinzu kommt die Sorge, die Toilette könnte besetzt sein. Das Ziel der folgenden Pflegemaßnahmen ist eine weitestgehende Schmerzfreiheit bei der Stuhlausscheidung, erträgliche Bauchschmerzen und ein grundlegendes Sicherheitsgefühl.

Um die Angst vor einer besetzten Toilette zu nehmen, werden dem Patienten alle in der Nähe des Zimmers liegenden Toiletten gezeigt, damit er im Notfall auf sie ausweichen kann. Die Zimmernachbarn sollten um Verständnis gebeten werden oder der Patient wird ermutigt, sie selbst darum zu bitten. Je nach Allgemeinzustand des Patienten sollte ein Toilettenstuhl ins Zimmer gestellt werden. Das vermittelt ein Sicherheitsgefühl und ist wichtig, wenn der Patient zu schwach ist, um einen weiteren Weg zur nächsten, freien Toilette zu gehen. Für die Intimtoilette wird weiches, feuchtes Toilettenpapier, eine zinkhaltige Salbe als Hautschutz der Analregion sowie Slipeinlagen zur Verfügung gestellt, ggf. ist der Patient in der Verwendung anzuleiten. Eine gute Gelegenheit dazu ergibt sich bei der ersten Inspektion der Analregion, die dann täglich einmal erfolgen sollte.

Die Patienten werden gebeten, ein Stuhlprotokoll zu führen, in dem Häufigkeit, Konsistenz und Blutauflagen dokumentiert werden. Wenn der Patient noch nicht darüber informiert ist, sollte er bei den ersten Stuhlentleerungen nicht abspülen und läuten, damit die Pflegeperson ihm Beobachtungskriterien und Beurteilungsmerkmale erklären kann, um das Protokoll so aussagekräftig wie möglich zu machen.

Krampflösende Medikamente werden parenteral verabreicht. Sorgen Sie dafür, dass geklärt ist, ob der Patient Bedarfsmedikation erhalten kann. Bei Bauchschmerzen kann ein warmer Kamillenöl-Bauchwickel angelegt werden.

Eva Groß Kranken-schwester

Praxistipp

Kamille und warmes Öl wirken krampflösend und entspannnend. Die Wärmflasche sollte nur lauwarm, nicht heiß, gefüllt werden. Zur Entspannung der Bauchdecke wird eine Rolle unter die Knie gelegt. Selten kann es durch die Wärmeanwendung zu einer Verstärkung der Schmerzen kommen. Der Wickel wird dann sofort entfernt. Behutsame Baucheinreibungen mit Anis- oder Kümmelöl wirken entblähend und beugen zudem unangenehmer Geruchsbildung vor.

Weiterer Verlauf

Als Zwischenstufe zwischen parenteraler Ernährung und normaler Kost steht die Oligopeptid-Ernährung mittels einer Magen- oder Duodenalsonde. Sie wird kontinuierlich (50–200 ml/h, je nach Arztanordnung) über eine Ernährungspumpe verabreicht. Die Verträglichkeit muss geprüft werden. Es sollte beobachtet werden, ob Schmerzen, Diarrhö, Kreislaufprobleme, Übelkeit etc. auftreten. Auch das Körpergewicht ist regelmäßig zu kontrollieren. Nachdem der Patient im Zuge des Kostaufbaus Tee, dann Zwieback und schließlich eine dünne Haferschleimsuppe gut verträgt, kann er langsam zu einer normalen Ernährung zurückkehren. Probleme entstehen dann, wenn der Patient ungeduldig wird und zu schnell frisches Obst, wie z.B. rohe Äpfel essen möchte. Das kann zu heftigen Bauchkrämpfen und mehreren Stuhlentleerungen führen. Daher ist der Patient über die Schritte des Kostaufbaus zu informieren. Er sollte wissen, welche Lebensmittel für ihn unverträglich sind und sollte sich angemessen und vollwertig ernähren können.

Eva Groß Kranken-schwester

Praxistipp

Beim Malabsorptionssyndrom oder Kurzdarmsyndrom nach großen Dünndarmresektionen kann das ständige Ernährungsdefizit jedoch zu schwer beherrschbarem Hunger führen, was die Einhaltung der Ernährungsempfehlungen erschwert. Wissen schützt nicht immer vor Fehlern – bedenken Sie das bitte, wenn der Patient eine unverträgliche Nahrung oder zu große Mengen gegessen hat und dann unter Bauchkrämpfen und Diarrhöen leidet.

Der Kostaufbauplan kann gemeinsam von Patient, Arzt und Diätberaterin erarbeitet werden. Unverträglichkeiten sollten dokumentiert und Arzt und Diätküche informiert werden. Der Kostaufbau erfolgt stufenweise mit Tee, Zwieback, Haferschleim, Toastbroat, Diätmargarine, Diätmarmelade, gedünstetem Gemüse, geschältem Reis und Apfelkompott. Zunächst werden belastende Nahrungsmittel wie Zucker, Milchprodukte (evtl. Laktosetoleranz testen), Hülsenfrüchte und andere blähende und ballaststoffreiche Speisen sowie Rohkost vermieden. Nach und nach können auch diese Nahrungsmittel in den Kostplan wieder aufgenommen werden. Treten jedoch Unverträglichkeiten auf, wird auf das Lebensmittel weiter verzichtet. Angestrebt wird eine ausgewogene Vollwerternährung mit regelmäßigen, stressfreien Mahlzeiten.

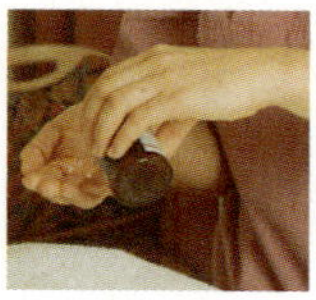

Das Öl sollte zumindest in den Händen angewärmt werden, wenn dies nicht bereits vorher in einem Wasserbad erfolgt ist

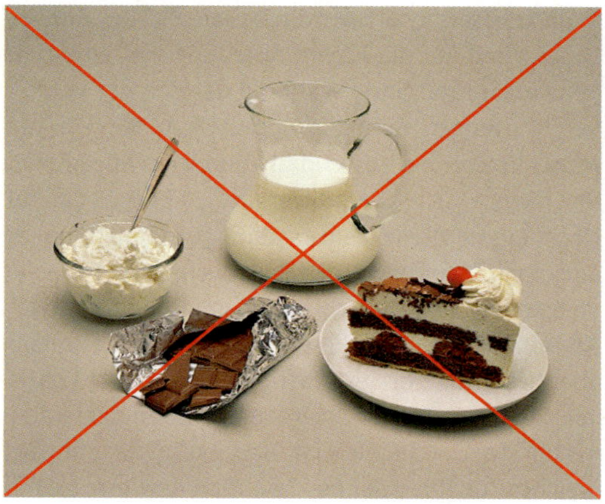

Auf diese verführerischen, aber leider schlecht vertragenen Nahrungsmittel muss ein Patient mit chronisch entzündlicher Darmerkrankung verzichten

Merke

Wie bei allen Diäten sollte ein Mittelweg zwischen den Geschmacksbedürfnissen des Patienten und den notwendigen Einschränkungen gefunden werden. Die Mitwirkung des Patienten entscheidet über den Erfolg der Diät.

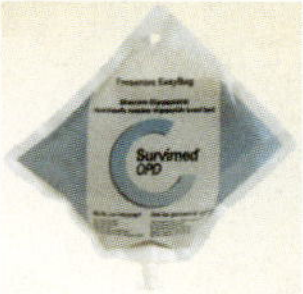

Oligopeptid-Diät als Zwischenstufe zwischen parenteraler und normaler Kost

Bauchkrämpfe werden nicht nur durch Nahrungsmittel ausgelöst, Patienten berichten, dass sie häufig auch in psychischen Belastungssituationen auftreten. Im Krankenhaus können Psychotherapeuten kontaktet werden, die dem Patienten helfen, angemessen mit psychischen Belastungen umzugehen.

Merke

Der zermürbende Verlauf der Erkrankung schwächt die seelische Widerstandskraft. Oftmals reagieren Patienten prompt mit Diarrhöen auf seelische Belastungssituationen. Gespräche und Beistand können ihm helfen, Belastungen zu erkennen, sich ihnen zu stellen oder sie zu vermeiden. Anfälligkeiten in der Persönlichkeitsstruktur von Patienten mit Morbus Crohn oder Colitis ulcerosa dürfen nicht zu Typisierungen führen.

37.13.2 Pflege- und Behandlungsplan Colitis ulcerosa

Auch bei der Colitis ulcerosa treten somatische Beschwerden im Zusammenhang mit seelischen Belastungen oder Konfrontationen auf. Dies wird am Beispiel einer Patientin, Fr. K., dargestellt.

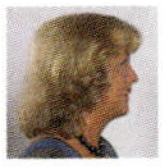

···› Frau K. (32) leidet seit 10 Jahren an Colitis ulcerosa. Sie hatte 1–2 Schübe pro Jahr und wurde seit vielen Jahren mit Cortison und Salazosulfapyridin behandelt. Der Einweisungsgrund auf die Innere Abteilung war eine tiefe Beinvenenthrombose. Während der Zeit der verordneten strengen Bettruhe erhielt Frau K. viel Aufmerksamkeit und Zuwendung durch die Pflegenden, für die sie sich freundlich und häufig bedankte. Nachdem sie wieder selbstständig zum Toilettengang aufstehen konnte, wurde ihr Bedürfnis die Hilfe der Pflegenden in Anspruch zu nehmen nicht geringer. Als eine Schwester diesen Sachverhalt freundlich aber bestimmt zur Sprache brachte, reagierte Frau K. verständnisvoll, aber nach wenigen Stunden traten verstärkte Durchfälle und Bauchkrämpfe auf. Mit gleicher Zunahme der Beschwerden reagierte sie auf den Rat des internistischen Arztes im Hinblick auf das Entartungsrisiko der langjährigen Colitis einen Chirurgen in die Therapie einzubeziehen.

Während des meist kurzfristigen Krankenhausaufenthaltes kann nicht erreicht werden, dass die Beschwerden nicht mehr auftreten. Die Patienten sollten sich jedoch in Belastungssituationen von den Pflegenden und Ärzten begleitet und getragen fühlen. Wenn seelische Belastungssituationen zu somatischen Beschwerden führen, so wird meist durch Schonung und Bestätigung mehr erreicht als durch den Versuch mit Konfrontation Autonomie und Durchsetzungsvermögen zu stärken. Langfristig kann hier eine psychosomatische Behandlung Entwicklungsschritte in dieser Richtung unterstützen.

Auch in diesen Fällen hat sich die Pflege durch eine Bezugspflegeperson sehr bewährt. Die Patienten fühlen sich geborgener und sicherer, wenn sie wissen, mit wem sie rechnen können. Während des Krankenhausaufenthaltes sollten Konfrontationen vermieden werden. Im Konfliktfall sollte sich die Pflegeperson nicht vom Patienten abwenden, sondern weiterhin für ihn da sein, versuchen, Verständnis und Geduld für Ängste und Sorgen aufzubringen und den Patienten bestätigen, ihm Mut machen. In Gesprächen können Sorgen und Ängste bezüglich einer bevorstehenden Operation angesprochen werden. Bevor der Chirurg mit dem Patienten spricht, sollte er von einer möglichen Labilität des Patienten in Kenntnis gesetzt werden.

Morgens und abends sollten behutsame, rhythmische Rückeneinreibungen mit warmem Lavendelöl durchgeführt werden. Sie wirken beruhigend und entspannend, vermitteln Schutz und Geborgenheit. Der Patient sollte nach der Behandlung noch 1/2 Stunde ruhig und warm zugedeckt liegen, ohne sich durch lesen oder Radio hören abzulenken.

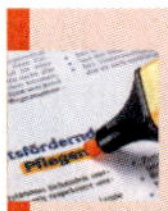

···› Merke
Innere Medizin, Chirurgie und Psychosomatik müssen bei Patienten mit chronisch entzündlichen Darmerkrankungen eng zusammenarbeiten. Pflegepersonen vermitteln, erläutern und begleiten.

37.14 Pflege von Patienten mit Darmtumoren

Gerhard Schröder

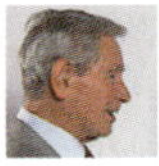

···› Dabei habe ich anfangs gar keine Schmerzen gehabt. Angefangen hatte alles, weil ich zwischendurch immer wieder Durchfälle hatte, owohl ich sonst Verstopfung habe. Ich habe mir nichts Schlimmes gedacht. Nur durch Zufall habe ich es meinem Hausarzt bei einer Untersuchung gesagt. Der hat mir ein kleines Plättchen mitgegeben, in das ich Stuhlproben tun sollte. Man wollte den Stuhl auf Blut untersuchen. Nachdem man ein „positives" Ergebnis hatte – also Blut – musste ich eine schlimme Untersuchung über mich ergehen lassen. Mit einem Schlauch hat der Arzt in meinen Darm geschaut. Hinterher wusste ich zumindest, was los war: Dickdarmkrebs. Zwei Wochen später bin ich operiert worden. Man hat mir Teile des Darmes entfernt. Das sollte alles so schnell gehen, da hatte ich keine Zeit, alles zu regeln. Vor allem meine Familie hat mich sehr beunruhigt: Wie kommen die klar – schließlich sind meine beiden Töchter erst 4 und 7 Jahre alt. Wie das in Zukunft alles werden soll, ist mir unklar. Ich bin doch erst 43 Jahre alt.

Medizinischer Überblick Darmtumoren

Differenzierung

Gutartige Tumore werden mitunter zufällig bei Endoskopien entdeckt und abgetragen. Auch die gutartigen Tumoren haben Relevanz, weil sie als Vorstufen des Karzinoms gelten. Die meisten gutartigen Tumore sind Adenome, die man unter dem Sammelnamen Polypen zusammenfasst. Sie können z. B. bei Colitis ulcerosa entstehen. Einzelne Polypen werden endoskopisch abgetragen, die generalisierte Polyposis (Adenomatosis) ist familiär bedingt und eine Operation mit Entfernung der betroffenen Darmteile (Kolektomie) erforderlich. Da gutartige Adenome als Präkanzerosen gelten, müssen nach der Entfernung engmaschige Kontrollen erfolgen.

Bösartige Tumoren sind die häufigsten Tumoren im Magen-Darm-Trakt. Die Symptome sind ähnlich: Blut im Stuhl oder auf dem Stuhl, das häufig für blutende Hämorrhoiden gehalten wird. Erst im späteren Stadium treten Schmerzen, Diarrhöen und Obstipationen sowie Gewichtsverlust und durch Blutungen auch Anämie auf. Deshalb sind alle Blutspuren auf oder im Stuhl ernst zu nehmen und als Symptom zu werten. Bösartige Tumoren treten gehäuft bei Menschen ab 40 Jahren auf. Man nimmt Ernährungsfehler wie ballaststoffarme Kost, fettreiche Ernährung und Bewegungsarmut als Auslöser an. Etwa 76% der Dickdarmkarzinome entwickeln sich auf der linken Seite im Rektosigmoidbereich und im Colon descendens.

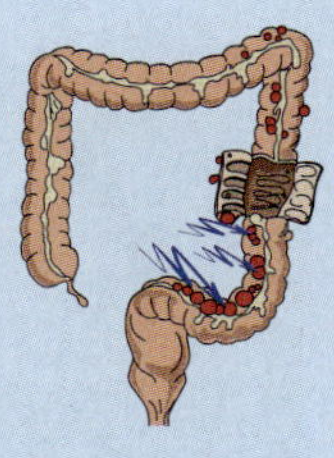

Symptome

Die ersten Symptome wie Blut auf dem Stuhl werden häufig „übersehen“. Erst im Spätstadium treten wechselnd Diarrhöen und Obstipation auf. Dann kommt es – wie bei vielen bösartigen Erkrankungen im fortgeschrittenen Stadium – zu Gewichtsverlust und aufgrund chronischer Blutungen zu Anämie.

Diagnostik

Zur Früherkennung wird der Stuhl auf okkultes (= verstecktes) Blut untersucht. Zur körperlichen Routineuntersuchung sollte der Arzt das Rektum digital austasten. Zur Diagnosesicherung werden Röntgen und Endoskopie mit Biopsie eingesetzt.

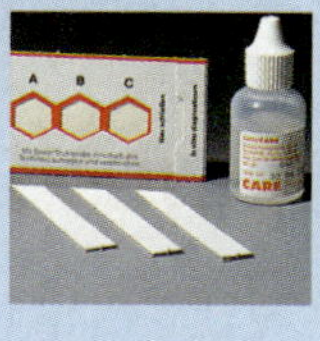

Der Hämokkult-Test dient der Früherkennung und ist auch problemlos durchzuführen

Therapie

Möglichst schnelle, operative Entfernung des Tumors mit Ausräumung der regionalen Lymphstationen. Auch wenn bereits Metastasen vorhanden sind, muss die Tumorentfernung operativ vorgenommen werden, um einen tumorbedingten Ileus zu vermeiden. Bei einem sehr tief sitzenden kleinen Tumor kann er endoskopisch abgetragen werden. Anschließend wird eine Strahlen- und Chemotherapie durchgeführt.

37.14.1 Bedeutung für den Patienten

Da der Patient die Frühsymptome meistens nicht als ernste Zeichen interpretiert, kommt er häufig erst in einem relativ fortgeschrittenen Erkrankungsstadium zum Arzt. Der Patient wird also mit einer bösartigen Erkrankung konfrontiert, die einen massiven Eingriff mit einer teilweisen Entfernung des Darmes nach sich zieht.

Oft wird ein künstlicher Darmausgang gelegt, der sich auf die ATL erheblich auswirkt und dadurch Einfluss auf die Lebensgestaltung nimmt. So müssen z. B. Tagesabläufe geändert werden, wenn eine einstündige Irrigation morgens eingeplant werden muss. Hobbys können vielleicht aus Scham oder Unsicherheit nicht mehr verfolgt werden, wie z. B. das Schwimmen.

Auch die Nachbehandlung durch Strahlen- und Chemotherapie sind belastende Maßnahmen. Aufgrund der Häufigkeit dieser Tumoren kennen viele Patienten andere Menschen, die einen Dickdarmtumor hatten und daran verstorben sind. Die (Lebens-)Angst wird deutlich, allerdings anfangs meist verdrängt. Da in den letzten Jahren das Alter der Tumorpatienten sinkt, sind die Patienten zunehmend aus einem sozialen Umfeld herausgerissen, in dem sie eine sehr aktive, oft tragende Rolle einnehmen. Kleine Kinder, Hausbau usw. Die Angst und Unsicherheit dieser Menschen ist gut nachvollziehbar.

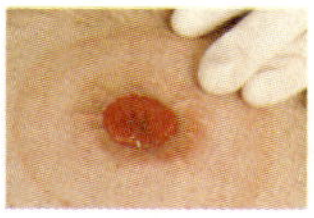

Ein Anus praeter aus der Nähe betrachtet. Er ist oftmals unumgänglich, wenn der Tumor und ein größerer Teil des Darms operativ entfernt wurden

37.14.2 Pflege- und Behandlungsplan

Im Vordergrund der Therapie steht die operative Entfernung des Tumors. Neben der Vorbereitung auf die Operation ist besonders auf die Aufklärung und psychische Vorbereitung des Patienten auf ein verändertes Leben Wert zu legen. Hierzu gehört insbesondere die Aufklärung über einen möglichen Anus praeter.

Die meisten Darmoperationen werden am Dickdarm vorgenommen. In den Kliniken gibt es unterschiedliche prä- und postoperative Standards. Diese können von dem hier vorgestellten Beispiel abweichen. Deshalb sind auf alle Fälle die klinikeigenen Standards zu erfragen.

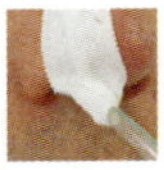

Legen einer Magensonde für die orthograde Spülung (Abb. 37.32)

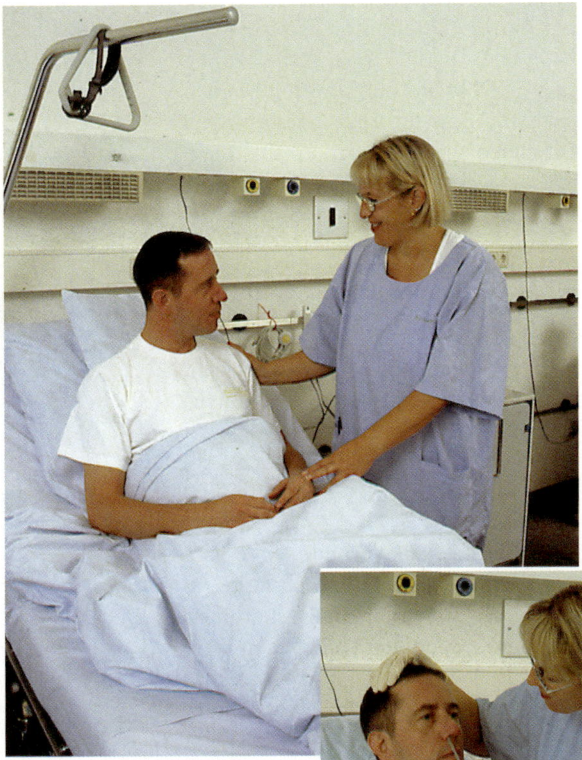

1 Der Patient wird gründlich informiert und nimmt eine aufrechte Körperhaltung ein, das erleichtert das Schlucken und Vorschieben der Sonde.

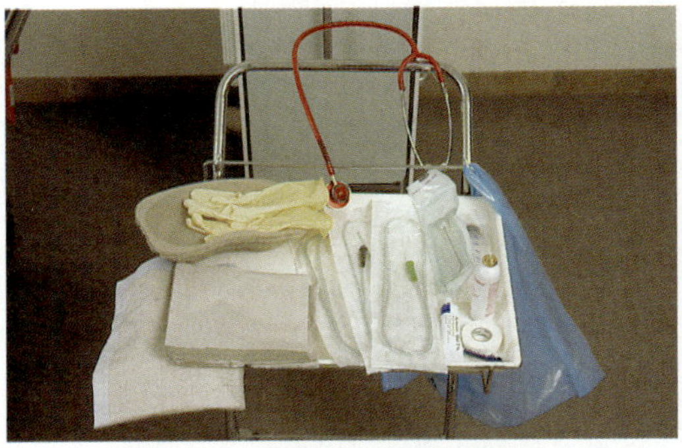

2 Die benötigten Materialien werden gerichtet: Nierenschale, Schutzhandschuhe, Zellstoff, Magensonde, Beutel für die Spüllösung, Anästhesie-Spray und -salbe, Pflaster, Spritze und Stethoskop.

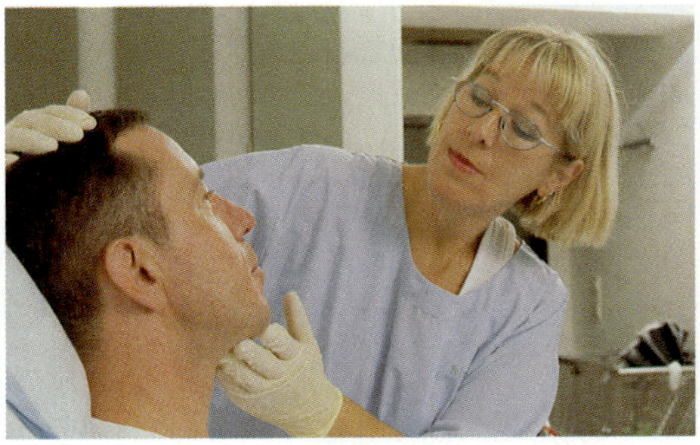

3 Es wird geprüft, welches Nasenloch die bessere Luftzufuhr ermöglicht, dieses wird **nicht** durch die Sonde verlegt. Dann wird der Rachen mit dem Spray anästhesiert, ggf. wird das Nasenloch mit der Salbe unempfindlicher gemacht.

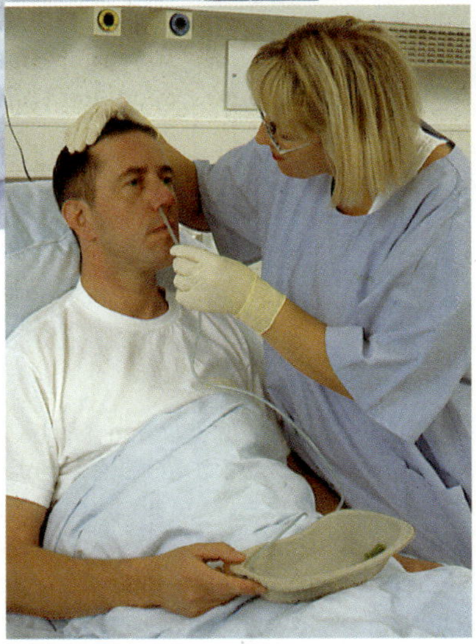

4 Die Sonde wird nun vorsichtig eingeführt und der Patient zum Schlucken aufgefordert, sobald die Sondenspitze den Rachen passiert hat. Zur Erleichterung könnte der Patient auch schluckweise Tee trinken, dann darf allerdings der Rachen zur Aspirationsprophylaxe **nicht** anästhesiert werden!

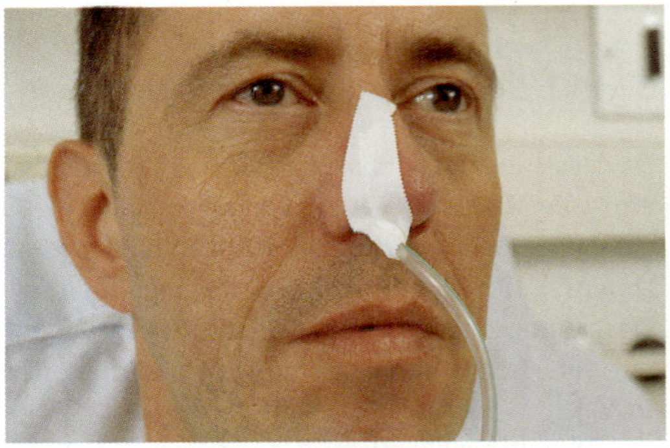

5 Die Sonde wird fixiert, um sie gegen Verrutschen zu sichern.

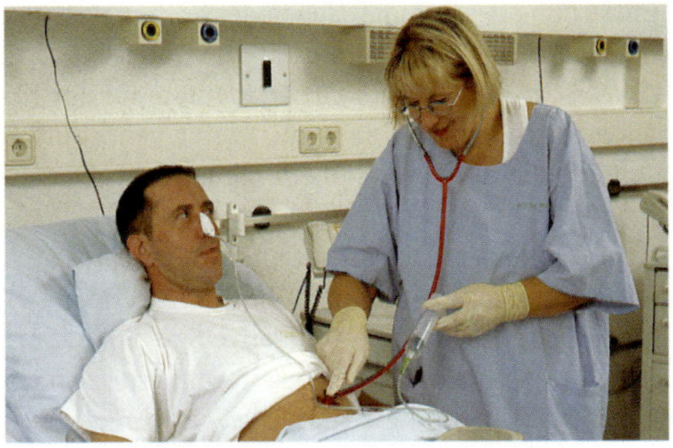

6 Dann erfolgt die Überprüfung der Sondenlage unter Insufflation von Luft. Das Blubbern der Luft muss sehr deutlich unter dem linken Rippenbogen in Nähe der Mittellinie hörbar sein. Ziehen Sie die Luftmenge wieder ab, um den Patienten nicht zu belasten.

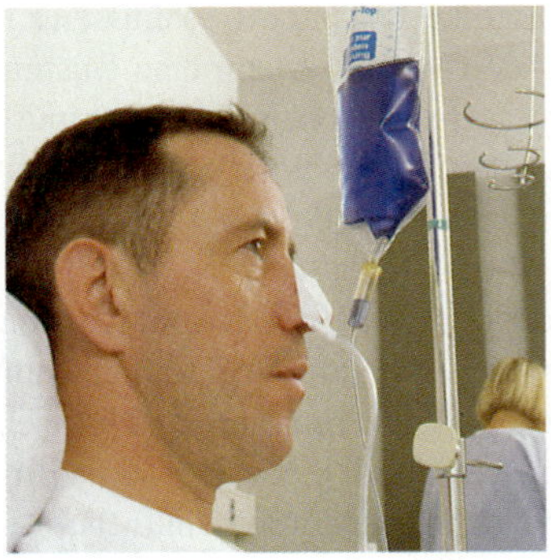

7 Nun kann die Spüllösung angehängt und die Fließgeschwindigkeit eingestellt werden.

Präoperative Pflege

Nahrungsabbau und Darmreinigung

Ziel. Mit der Entleerung des Darms wird die Gefahr der intraoperativen Bakterienverschleppung und die verkürzte Dauer der Darmatonie erreicht.

Durchführung. Am Tag vor der Operation bekommt der Patient morgens ein leichtes Frühstück, danach darf er nur noch Flüssigkeiten zu sich nehmen: Säfte, Tee, Suppen und Wasser. Abends darf der Patient nur noch Wasser trinken. Außerdem findet am späten Nachmittag bis abends eine gründliche Darmentleerung statt. Bei linksseitigen Dickdarmoperationen muss der gesamte Darm sauber gespült werden. Dazu muss der Patient 3 bis 6 Liter einer Spüllösung (Kochsalzgeschmack) trinken, das ist mindestens 1 Liter pro 45 Minuten. Trinkt der Patient langsamer, so wird die Spüllösung vom Darm resorbiert und über die Nieren ausgeschieden, die dabei extrem belastet werden. Der Patient setzt sich auf die Toilette und entleert seinen Darm. Er muss so lange weiter trinken, bis er eine wässrig-klare Flüssigkeit über den Darm ausscheidet.

Kann der Patient diese Flüssigkeitsmengen nicht trinken, was meistens der Fall ist, so wird eine orthograde Magen-Darm-Spülung durchgeführt.

Eva Groß
Krankenschwester

Praxistipp

Die Kreislaufbelastung und mögliche Bauchkrämpfe werden geringer, wenn der Patient zuvor einen Einlauf erhält. Das ist jedoch abhängig von der Lokalisation des Tumors. Sitzt er tief, ist die Gefahr der Perforation der Darmwand durch das Darmrohr zu hoch. Ziel dieses Vorgehens ist es, den Enddarm von evtl. festem Stuhl zu befreien. Die Entleerung der folgenden weicheren Stuhlmassen ist für den Patienten dann etwas angenehmer, als wenn der Darm mit heftigen peristaltischen Bewegungen gegen den Widerstand arbeiten muss.

Einige Kliniken setzen dieses Verfahren daher standardmäßig ein. Der Patient erhält eine Magensonde (**Abb. 37.32** zeigt das Legen der Magensonde), durch die dem Patienten innerhalb von 3 bis 4 Stunden ca. 10 Liter der Spüllösung verabreicht werden. Die Sonde sollte möglichst pylorusnah liegen, damit der Magen nicht durch die Flüssigkeitsmengen belastet wird. Die Gefahr der Übelkeit durch den gereizten, gedehnten Magen wird so ebenfalls reduziert. Da der Reinigungsvorgang sehr kreislaufbelastend ist, muss während der gesamten Spülung der Blutdruck und Puls engmaschig (15–30 Min.) überwacht werden. Hierzu gehört natürlich auch die Dokumentation der Einfuhr, Ausfuhr (nur möglich, wenn der Patient auf einem Toilettenstuhl mit Eimer sitzt) und der Vitalzeichen. Auch wenn der Patient auf der Toilette sitzt, sollten Sie ihm einen Toilettenstuhl mit Armlehnen anbieten. Er stützt den Patienten während der anstrengenden Prozedur. Der Patient kühlt während der Spülung aus. Verhindern Sie das durch entsprechende Bekleidung und eine Decke über den Beinen. Die Spüllösung sollte auf Körpertemperatur vorgewärmt werden.

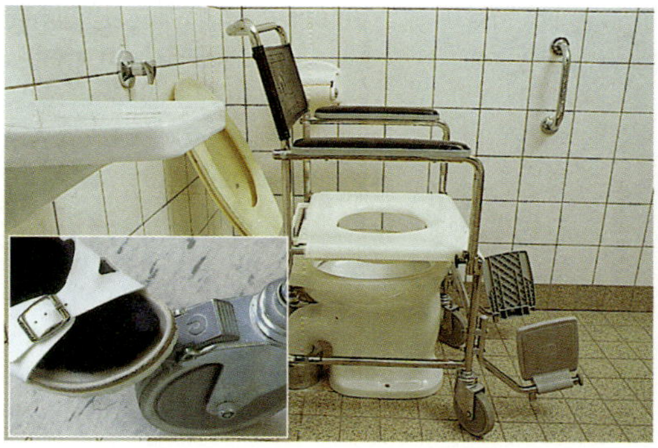

Ein Toilettenstuhl mit Armlehnen und festgestellter Bremse gibt dem Patienten Halt und Sicherheit während der anstrengenden Darmentleerung

Merke

Bei Herz- und Niereninsuffizienz sowie Stenosen (Ileus) im Magen-Darm-Bereich ist die Spülung wegen der Risiken, z. B. Dekompensation, kontraindiziert.

Einige Kliniken beginnen bereits drei Tage vor der Operation mit Kostabbau (nur noch schlackenarm) und zwei Tage vor der Operation mit der Darmreinigung (Einläufe).

Die Spülung wird solange fortgesetzt, bis die entleerte Flüssigkeit klar ist. Dann wird die Magensonde gezogen.

Eva Groß
Krankenschwester

Praxistipp

Um die Geschwindigkeit der Spüllösung richtig einzuschätzen, dient folgendes als Richtwert: Der Fluss der Spüllösung in der Tropfkammer sollte nicht unterbrochen sein. Sobald Sie einzelne Tropfen registrieren (wie bei der Infusion) läuft die Lösung zu langsam. Öffnen Sie die Rollklemme etwas weiter und messen Sie die Zeit, die ein Beutel zum Einlaufen benötigt. Wird dem Patienten übel, stellen Sie die Lösung kurzfristig ab und kontrollieren Sie die Sondenlage.

Rasur

Es wird wie bei Magenoperationen von der Mamillengrenze bis Mitte Oberschenkel und bei Operationen mit sakralem Zugang der Gesäßbereich bis über der Kreuzbeinregion und Mitte der Oberschenkel rasiert (**Abb. 37.33**).

Bei Operationen mit Anlage eines Anus praeter ist neben der Aufklärung des Patienten die Anlagebestimmung wichtig. Hierzu wird von einer Stomatherapeutin die ideale Lage des Stomas in verschiedenen Positionen (Sitzen, Liegen) und mit Kleidung (Gürtel)

Rasurschema bei großen Darmoperationen

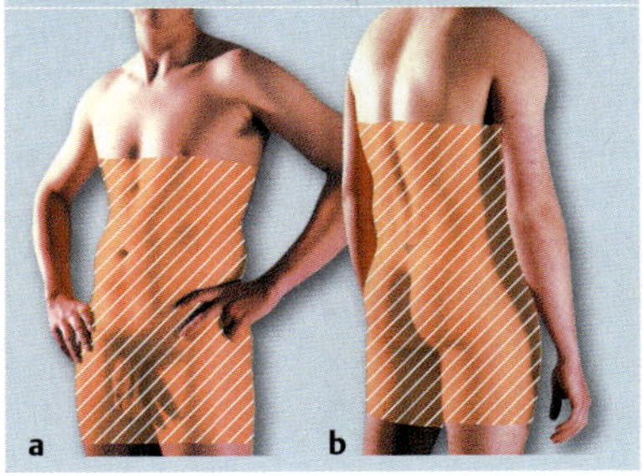

Abb. 37.33 a Bei abdominellem Zugang, **b** bei sakralem Zugang

probiert und angezeichnet. Wichtig ist vor diesen großen belastenden Eingriffen nicht nur die Prämedikation, die den Patienten mehr oder weniger „betäubt", sondern auch ein offenes Ohr. Die Patienten haben häufig Ängste: Werde ich den Eingriff überleben? Was kommt nach der Operation? Vor allem auf die letzte Frage kann durch Vorbereitung Sicherheit geschaffen werden. Das Erlernen postoperativer Atemübungen, das schmerzreduzierende Aufstehen mit speziellem Festhalten der Wunde (**Abb. 37.28**), die Antithrombosestrümpfe, die Benutzung der Urinflasche usw. sind für den Patienten wichtige und meist unbekannte Maßnahmen. Je besser die Vorbereitung in der präoperativen Phase, desto weniger Komplikationen treten in der postoperativen Phase auf.

Postoperative Pflege

Vitalzeichen

Da Darmeingriffe große und belastende Eingriffe darstellen, wird der Patient postoperativ meist auf der Intensivstation betreut. In den ersten zwei bis drei Tagen steht die Überwachung der Vitalfunktionen und die Schmerzbekämpfung deutlich im Vordergrund. Dazu gehört auch die Überwachung des Wundgebiets auf Nachblutungen (Verband, Drainagen). Wichtig ist bei Rektumoperationen auch die Rektumwunde zu überwachen. Eine genaue Flüssigkeitsbilanz ist für die richtige Infusionstherapie Voraussetzung.

> **Merke**
> Bei Rektumoperationen dürfen auf keinen Fall in der Akutphase manipulierende Maßnahmen am Enddarm (Darmrohr, Thermometer, Klysma oder Suppositorium) vorgenommen werden, weil diese die Naht des Darmes gefährden können. Bis zur vollständigen Abheilung nach 7 bis 9 Tagen muss damit gewartet werden.

Magensonde

Die Magensonde verbleibt meist so lange, wie sie Flüssigkeit produziert. Häufig kann sie am zweiten Tag gezogen werden. Danach sollte eine gründliche Nasenpflege erfolgen. Wenn sich der Patient die Nase schneuzen will, so sollten Sie währenddessen mit beiden flachen Händen kontinuierlich Druck auf das Wundgebiet ausüben. Das verringert Schmerzen, die durch den erhöhten intraabdominellen Druck beim kurzen, schnellen Ausatmen entstehen.

Lagerung und Mobilisation

Die Lagerung im Akutstadium dient der Schmerzbekämpfung. Eine Knierolle zur Entspannung der Bauchdecke ist sinnvoll. Es darf kein Zug auf die Drainagen und Sonden entstehen. Je nachdem, ob der Patient bereits morgens operiert wurde und wie groß die Operation war, wird er bereits abends mobilisiert. So kann der Patient nach einer Hemikolektomie bereits an den Bettrand gesetzt werden oder unter sorgfältiger Beobachtung der Vitalzeichen einige Schritte vor dem Bett machen. Diese Maßnahme ist sehr wichtig zur Pneumonie- und Thromboseprophylaxe und reduziert auch die Angst des Patienten vor Bewegungen im Bett. Die Mobilisation sollte von zwei Pflegepersonen durchgeführt werden, geplant und ruhig vor sich gehen. Infusionen, Sonden und Drainagen sind vorher zu sortieren und so zu sichern, dass kein Zug entsteht. Hausschuhe sollen bereit stehen. Sehr günstig ist es, wenn das Zimmer vorher gelüftet werden kann. Besucher sollten das Zimmer verlassen, störende Nachtkästchen sollen weggeschoben werden. Ein frischer Durchzieher liegt bereit.

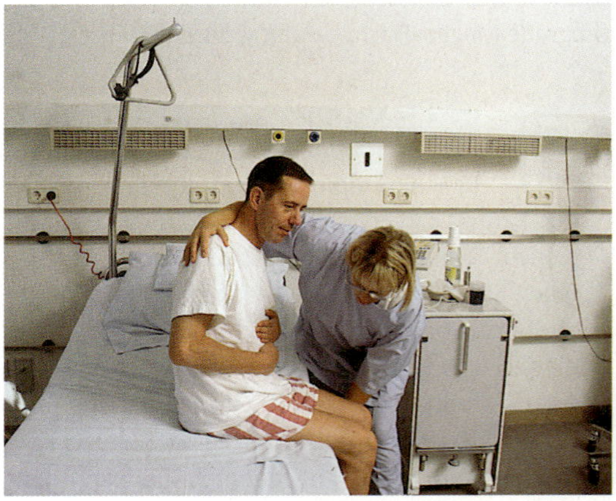

Bei der postoperativen Mobilisation kann der Patient sich selbst ein sichereres Gefühl geben, indem er seine Hände auf den Bauchschnitt legt

> **Praxistipp**
> Eva Groß Krankenschwester
> Es hat sich als günstig erwiesen, wenn eine Pflegeperson ihr Hauptaugenmerk auf die Vitalzeichen des Patienten legt und die Bewegungen koordiniert und dem Allgemeinzustand des Patienten anpasst. Diese Pflegeperson sollte sehr erfahren sein, Ruhe und Sicherheit ausstrahlen. Die zweite Pflegeperson achtet auf die zu- und ableitenden Systeme, zieht die Hausschuhe an und wechselt den Durchzieher, was häufig aufgrund des Kontakts mit Wundsekret oder Schweiß nötig ist.

Die Mobilisation, ihr Zeitpunkt und das Ausmaß ist vom aktuellen Befinden des Patienten, seinem Alter, seinem Allgemeinzustand, evtl. vorhandenen Erkrankungen usw. abhängig zu machen. Eine Patientin um die fünfzig, die vor ihrem Krankenhausaufenthalt noch voll im Berufsleben stand, wird früher zu mobilisieren sein, als ein Patient um die siebzig, der übergewichtig und an Diabetes mellitus erkrankt ist. Der Patient ist stets das Maß Ihrer Arbeit.

Ernährung

Die parenterale Ernährung wird bis zum Einsetzen der Darmtätigkeit fortgesetzt. Dies sind häufig 3 bis 4 Tage. Bei Dünndarmanastomosen ist die Naht nach ca. 5 Tagen, bei Dickdarmanastomosen erst nach 7 bis 9 Tagen abgeheilt. Erst dann darf mit Tee begonnen werden. Zunächst erhält der Patient nur löffelweise lauwarmen Tee. Bei vorhandener Peristaltik und Stuhlentleerung beginnt der Kostaufbau mit Schleimsuppe und Zwieback. Dies ist häufig nach 7 bis 11 Tagen der Fall. Der Blasendauerkatheter wird nach ca. 1 Woche entfernt. Die Indikation ist stets genauestens zu prüfen: In welchem Verhältnis steht die Gefahr einer Zystitis zu der Belastung, postoperativ die Urinflasche bzw. Bettschüssel nutzen zu müssen?

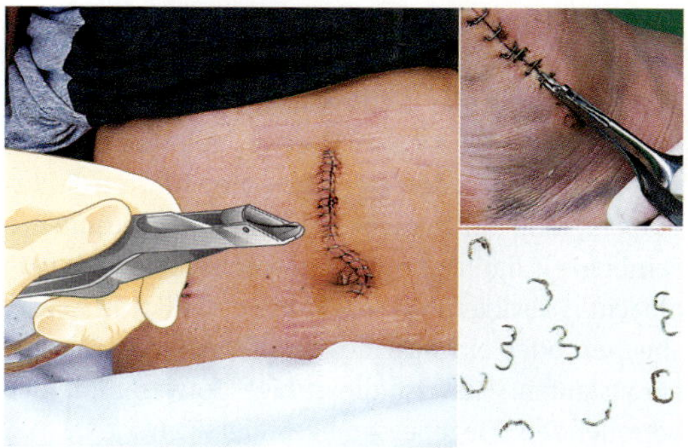

Entfernung von Klammern. Fäden werden ab dem 10. Tag gezogen

Wundbehandlung

Der Wundverband wird in den ersten Tagen täglich gewechselt. Die Drainagen werden je nach Lage und Produktion zunächst angehoben und gekürzt, dann nach ca. 4 bis 7 Tagen gezogen. Die Verbände bei Rektumamputationen müssen u. U. mehrmals täglich gewechselt werden. Bei Festkleben des Verbandes wird der Verband mit NaCl 0,9% befeuchtet oder im Sitzbad entfernt.

37.15 Pflege von Patienten mit endoskopischen Eingriffen im unteren Gastrointestinaltrakt

Claudia Walther

Medizinischer Überblick Endoskopie unterer Gastrointestinaltrakt

Es gibt folgende endoskopische Untersuchungsmöglichkeiten im unteren Gastrointestinaltrakt:

- Koloskopie (Spiegelung des Dickdarmes),
- Rektoskopie (Spiegelung des Mastdarmes) und
- Proktoskopie (Spiegelung des Enddarmabschnittes).

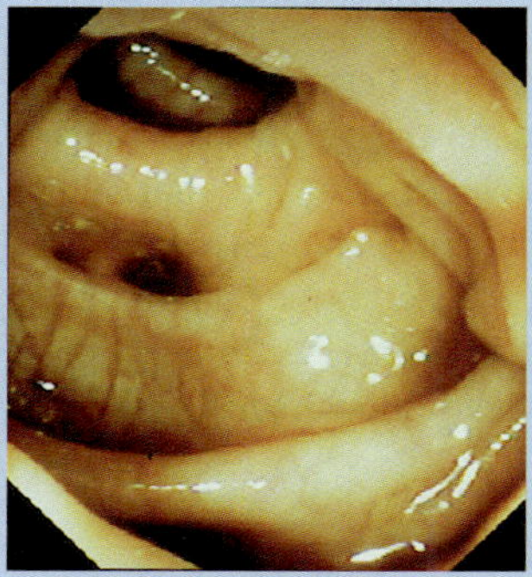

Endoskopische Sicht des Dickdarms. Die Haustren sind wunderbar zu sehen

Indikationen

Polypektomie

Bei einer Polypentfernung (Polyp = gutartige Schleimhautwucherung) wird mit einer Polypektomieschlinge der Stiel des Polypen an der Basis umfasst und von der Darmwand ferngehalten. Unter ständiger Sicht wird er unter hochfrequentem Schneide- oder Koagulationsstrom vorsichtig von der Darmwand abgetrennt und eingefangen. Der Polyp wird in einem Formalingefäß aufbewahrt und zur histologischen Untersuchung eingeschickt.

Gewebeprobeentnahme

Für die Gewebeprobe werden Schleimhautproben mit einer Biopsiezange entnommen. Sie werden entsprechend vorbereitet zur histologischen Untersuchung geschickt.

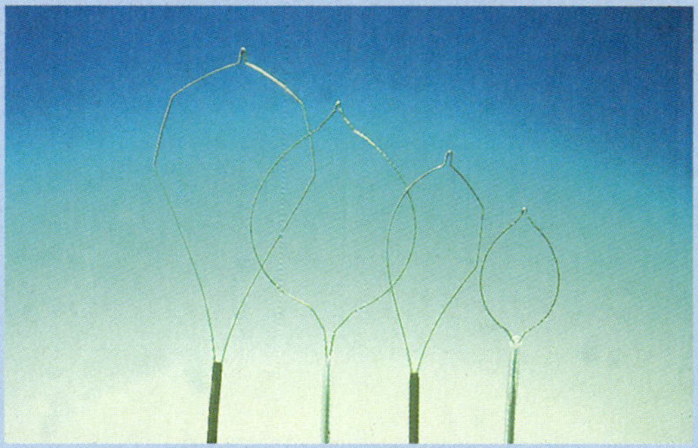

Verschiedene Polypektomieschlingen

37.15.1 Bedeutung für den Patienten

Zur Bedeutung der Endoskopie für den Patienten haben Sie bereits auf S. 1051 etwas gelesen. Der rektale Zugangsweg der drei oben angeführten Endoskopien stellt für manche Patienten eine besondere Peinlichkeit dar. Der etwa fingerdicke Schlauch verursacht Druckgefühle, es kann unwillkürlich Luft abgehen oder ein Rest der Spülflüssigkeit (Einlauf) herauslaufen. Hier ist die ruhige Souveranität der betreuenden Pflegeperson besonders gefragt.

37.15.2 Pflege- und Behandlungsplan

Vorbereitung

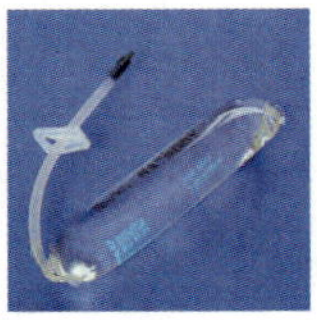

Klistier

In Kapitel 45 finden Sie allgemeine Hinweise zu administrativen Tätigkeiten und zu pflegerischen Maßnahmen. Die Intimsphäre des Patienten ist während der Vorbereitung und während der Untersuchung durch Ankleiden eines Einmalhöschens und Zudecken des Patienten zu wahren.

Vorbereitung zur Proktoskopie

Verabreichung eines Klistiers am Untersuchungstag.

Vorbereitung zur Koloskopie

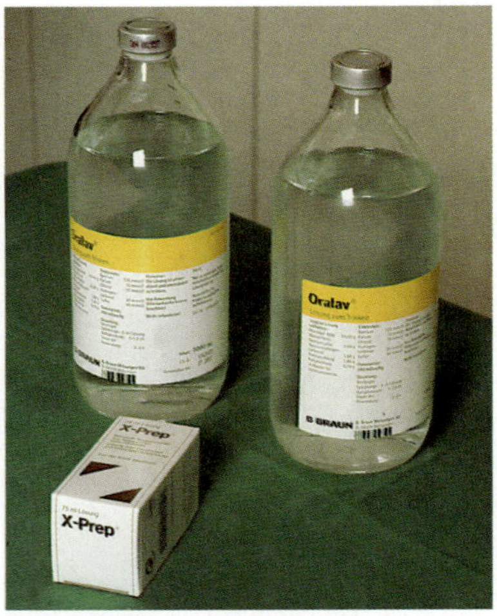

Abführmittel und Trinklavage zur Vorbereitung der Koloskopie

Vorbereitung des Patienten (peranale und perorale Vorbereitung): Am Vortag soll der Patient um 14.00 Uhr ein Abführmittel (z. B. 1 Flasche X-Prep) oral einnehmen, danach 1–3 Liter Flüssigkeit (Tee, Wasser) trinken. Am Abend des Vortages erhält der stationäre Patient bei Bedarf einen Reinigungseinlauf. Am Untersuchungstag erhalten Patienten mit Obstipation oder Laxanzienabusus einen Reinigungseinlauf am Morgen, danach sollen ca. 3 Liter salzhaltige Lösung (Lavage-Lösung) getrunken werden. Sobald die abgeführte Flüssigkeit hell bis klar ist, kann die Koloskopie durchgeführt werden.

Vorbereitung zur Rektoskopie

Der Patient erhält am Vorabend nur leichte Kost. Zur Entleerung des Rektums wird je ein Klistier am Vorabend und am Untersuchungstag verabreicht. Je nach Verlauf der Vorbereitungen des Patienten am Vortag (s. o.) erfolgt in seltenen Fällen ein Reinigungseinlauf.

Durchführung

Vergleichen Sie auch hier bitte die Richtlinien pflegerischer Begleitung und Mitarbeit während der Untersuchung. Für diese Untersuchung wird der Patient wieder in Linksseitenlage gebracht. Das Koloskop wird unter Zuhilfenahme eines Gleitmittels gleitfähig gemacht und in den Darm eingeführt. Bei erschwerten Bedingungen, z. B. bei Aufschub des Gerätes in den Sigmabereich, kann zusätzlich die Röntgendurchleuchtung genutzt werden, um eine Begradigung des Gerätes zu ermöglichen.

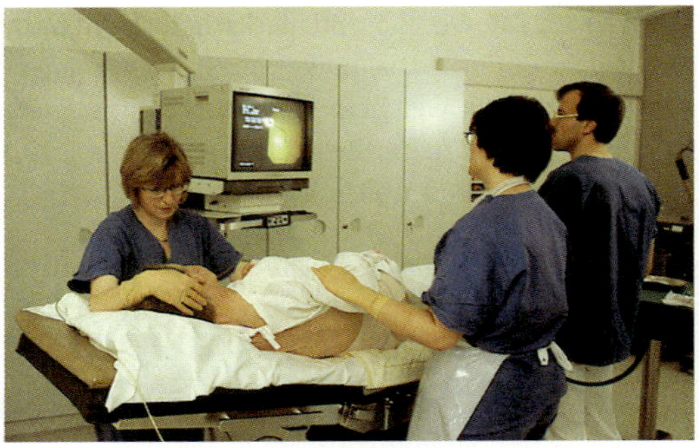

Situation bei der Koloskopie. Sehr schön ist zu sehen, dass sich eine Pflegeperson um die Patientin kümmert, während die andere dem Arzt assistiert

Merke

Das Endoskop darf nur unter Sicht und ohne forcierte Gewalt oder Druck vorgeschoben werden. Die Schmerzangaben des Patienten sind unbedingt zu beachten.

Nachsorge

Im Vordergrund der Kontrolle steht die frühestmögliche Erkennung von Komplikationen, wie z. B. Blutungen und Perforation der Darmwand. Das Abdomen muss daher auf Abwehrspannung und evtl. Aufblähung beobachtet werden. Die abgeführte Flüssigkeit wird auf Blutbeimengungen, deren Farbe und Menge kontrolliert. Auf ärztliche Anordnung erfolgt eine Blutbildkontrolle. Das ist vor allem dann der Fall, wenn Polypen entfernt wurden.

37.16 Pflege von Patienten mit Ileo- oder Kolostoma

Brigitte Sachsenmaier

Medizinischer Überblick Stoma

Definition

Der künstliche Darmausgang wird als Stoma (Mund, Öffnung) bezeichnet. In Verbindung mit dem ausgeleiteten Darmanteil ergeben sich daraus die Begriffe Sigmoidostomie, Transversostomie, Zökostomie, Ileostomie (**Abb. 37.34**). Die operative Ausleitung des harnableitenden Systems bezeichnet man als Urostomie.

Ausscheidungskonsistenz

Die Ausscheidungskonsistenz und -häufigkeit ist abhängig von der Lage des Stomas. Der Dickdarm ist für die Wasserrückresorption verantwortlich, d.h. je mehr Dickdarm erhalten bleiben konnte, desto fester und blähungsreicher ist die Ausscheidung. So ist z.B. bei einer Ileostomie (Dünndarmstoma) die Ausscheidung flüssig und sehr aggressiv, bei der Sigmoidostomie hingegen fest und blähungsreich. Um die Haut bei der Ileostomie vor den aggressiven Ausscheidungen zu schützen, wird diese Stomaanlage prominent (nippelförmig) angelegt.

Stomaanlage

Darmstomata können endständig oder doppelläufig angelegt werden (**Abb. 37.35**). Diese Begriffe bezeichnen die Operationstechnik. Beim endständigen Stoma wird der erkrankte Teil des Darmes entfernt und der Darm einlumig ausgeleitet. Sie sind somit meist endgültig. Bei den doppelläufigen Stomaanlagen hingegen wird eine eröffnete Darmschlinge über dem Hautniveau fixiert. Das Stoma hat somit zwei Öffnungen. Diese Stomaanlagen können sehr häufig wieder zurückverlegt werden, die Darmschlinge wird wieder hergestellt. Bei der Urostomie wird der Harnleiter direkt über die Haut oder durch eine Verbindung, die aus Dünndarm gebildet wird, ausgeleitet (Ileum-conduit). Sie wird heute allerdings sehr häufig als „kontinente Urostomie" angelegt. Beispiele dafür sind die sogenannten Pouch-Anlagen bei denen eine „innerliche Tasche" aus Darmschlingen gebildet wird. Diese dienen als Reservoir für den Harn und werden mit speziellen Einmalkathetern entleert.

Stomaanlagen

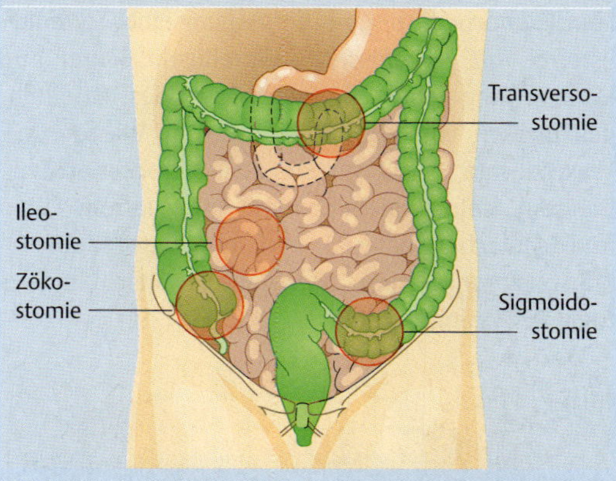

Abb. 37.34 Lage des Stomas

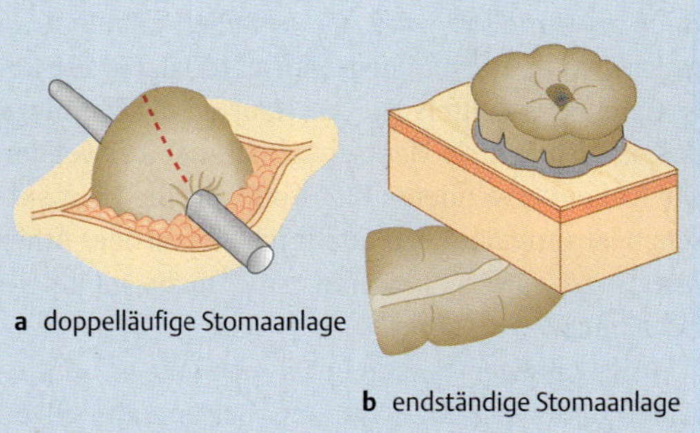

Abb. 37.35 Der Darm wird beim doppelläufigen Stoma zweilumig (**a**), beim endständigen Stoma einlumig (**b**) ausgeleitet

37.16.1 Bedeutung für den Patienten

Sehr wichtig für das Wohlbefinden des Menschen sind die normalen Verdauungs- und Ausscheidungsfunktionen. Sie gehören ganz selbstverständlich in unseren Lebensrhythmus und Tagesablauf und trotzdem sind sie, wie kaum ein anderer biologischer Vorgang in unserem Körper, tabuisiert und werden als abstoßend und ekelerregend empfunden. Wenn Patienten zu Stomaträgern werden, verstärkt sich dieses Gefühl häufig noch. Die „schmutzigen" Ausscheidungen werden am „sauberen" Bauch sichtbar. Geruch, Farbe und Konsistenz werden von anderen Menschen (Pflegepersonen) genau beobachtet und der Vorgang der Ausscheidung bleibt nicht mehr im Verborgenen, sondern wird in die Öffentlichkeit gebracht.

37.16.2 Pflege- und Behandlungsplan

Versorgung des Stomas

Vorbereitung

Eine gute Vorbereitung der benötigten Materialien ist bei der Stomaversorgung besonders wichtig, da die Stuhlentleerung während des Wechsels einsetzen könnte und der Versorgungswechsel dann sehr rasch beendet werden muss. In **Abb. 37.36** sehen Sie die Standardvorbereitung zur Versorgung einer Sigmoidostomie mit geschlossenen einteiligem Beutel. Zur Vorbereitung gehört die Information des Patienten, das Richten von Kompressen (2 mit Wasser und Waschzusatz, 2 mit Wasser und 2 trockene Kompressen), Kolostomiebeutel mit integriertem Filter und Hautschutzmaterial, evtl. benötigtes Zubehör z. B. Rasierer, Schere, Schablone, Hautschutzringe und Entsorgungsbeutel.

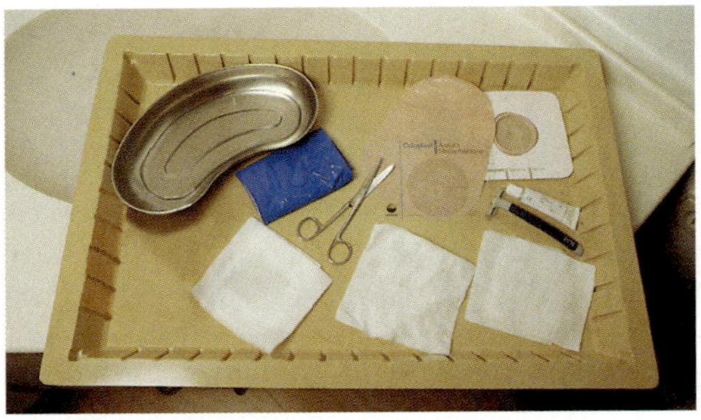

Abb. 37.36 Die vorbereiteten Materialien zur Stomaversorgung

Material zur Stomaversorgung

Moderne Materialien sind so gefertigt, dass Geruchsdichtigkeit und eine gute Haftbarkeit auf der Haut gewährleistet wird. Sie bestehen aus dem eigentlichen Beutel und dem Haftmaterial. Für die Befestigung des Beutels auf der Haut wird heutzutage fast ausschließlich Hautschutzmaterial verwendet. Die früher verwendeten Klebstoffe, die die Haut extrem beanspruchten und nur durch Benzin oder Äther restlos zu entfernen waren, sind nicht mehr gebräuchlich.

Alle gängigen Versorgungstypen gibt es als einteilige und zweiteilige Systeme. Bei den einteiligen Systemen ist das Haftmaterial direkt am Beutel integriert. Zweiteilige Systeme bestehen aus einer Basisplatte und dem dazugehörigen Beutel, der direkt auf die Basisplatte aufgerastet oder aufgeklebt werden kann (**Abb. 37.37**). **Tab. 37.8** zeigt die verschiedenen Beutelarten auf. Die Wahl des Versorgungssystems richtet sich nach der Stomaart und Lage des Stomas, der Hautbeschaffenheit, den Bedürfnissen der Betroffenen und der medizinischen oder pflegerischen Notwendigkeit. Zudem stehen uns heute verschiedene Hautschutzprodukte, Reinigungsprodukte und verschiedenes Zubehör zur Verfügung. **Tab. 37.9** gibt einen Überblick über das Pflegehilfsmittelangebot.

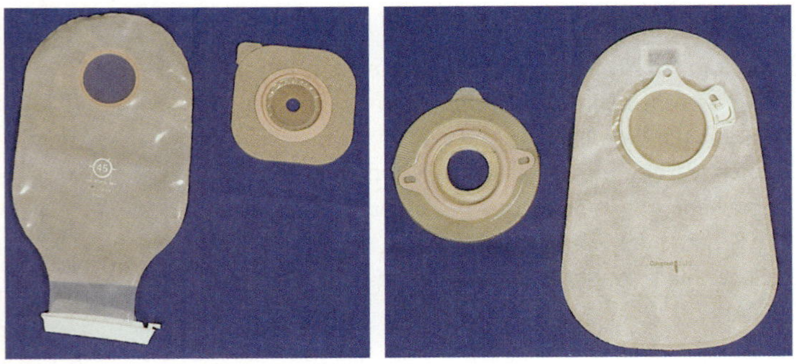

a b

Abb. 37.37 Zweiteiliges System, bestehend aus **a** Basisplatte und Ausstreifbeutel, **b** Basisplatte und Beutel

Reinigung

Die Reinigung erfolgt unter hautschonenden Prinzipien nur mit Wasser und einer milden Waschlotion. Diese sollte möglichst unparfümiert, pH-hautneutral, ohne Konservierungsstoffe und nicht rückfettend sein. Die Wischrichtung ist bei Darmstoma von außen nach innen, bei der Urostomie von innen nach außen. Verwendet werden Einmalkompressen oder Einmalwaschlappen, die nach der Benutzung entsorgt werden. Die umgebende Haut wird vorsichtig trocken gewischt. Vorsicht: Niemals trocken föhnen, da die Haut dadurch ausgetrocknet wird!

Rasur

Bei Bedarf werden, wegen der Gefahr der Entstehung einer Haarbalgentzündung, Haare im parastomalen Bereich mit einem Elektrorasierer entfernt. Es dürfen keine Haarentfernungsmittel benutzt werden, da diese Hautirritationen und Allergien auslösen können.

Öffnungsgröße

Da die Ausscheidungen die Haut schädigen können, ist es zwingend erforderlich, die Öffnungsgröße des Beutels exakt anzupassen. Die Ausscheidung darf mit der Haut nicht in Berührung kommen. Bei runden Stomaanlagen wird die Öffnungsgröße mit einer Schablone, die von den Herstellern erhältlich ist, ermittelt.

Bei ovalen Stomaanlagen muss die Versorgung natürlich auch exakt angepasst werden. Dies erfolgt am besten, indem man sich eine Schablone anfertigt. Dazu legt man durchsichtiges Plastik (z. B. Verpackung einer Basisplatte) auf das Stoma auf und zeichnet die Größe des Stomas nach. Seitenrichtig muss die Öffnung dann auf das Hautschutzmaterial des Beutels übertragen und danach ausgeschnitten werden.

Entsorgung der gebrauchten Materialien

Die Entsorgungsbeutel müssen geruchsdicht und reißstabil sein. Wichtig ist, dass man vor dem Zuknoten des Entsorgungsbeutels die Luft entweichen lässt, damit diese in der Mülltonne nicht aufgehen. Solche Entsorgungsbeutel erhält man auch direkt von den Herstellerfirmen.

Tabelle 37.8 Übersicht der gängigen Versorgungssysteme

Versorgungssystem	*Beschreibung*	*Anwendungsbereich*
Kolostomiebeutel, einteilig 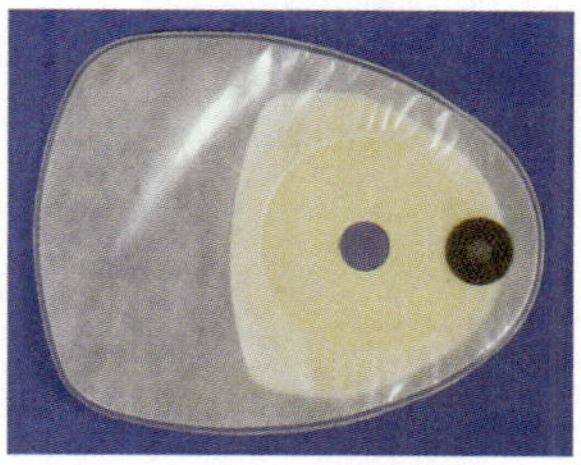	→ geschlossener Beutel mit integriertem Hautschutz und Aktivkohlefilter → in verschiedenen Größen (z. B. Minibeutel) und Farben (klarsichtig oder farbig) erhältlich	bei endständiger Kolostomie, kompletter Wechsel des Beutels 1 – 3-mal täglich, ausgetretene Darmgase entweichen durch den Filter geruchsfrei
Ileostomiebeutel, einteilig mit Verschlussklammer 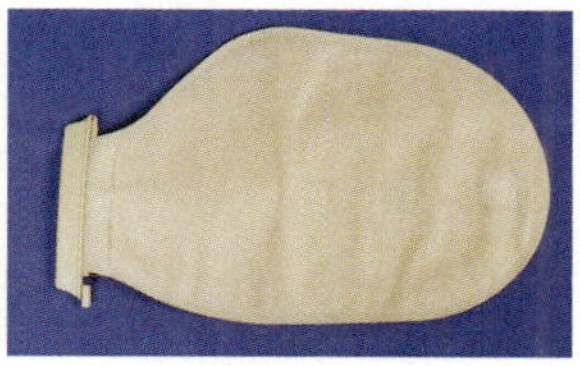	→ Ausstreifbeutel mit integriertem Hautschutz → in verschiedenen Größen und Farben erhältlich → wird nach der Entleerung mit der Verschlussklammer wieder verschlossen. Das Prinzip wird im Bild rechts dargestellt	bei Ileostomie, Kolostomie, bei der flüssiger Stuhl ausgeschieden wird (z. B. bei Durchfällen), kompletter Beutelwechsel in der Regel einmal täglich 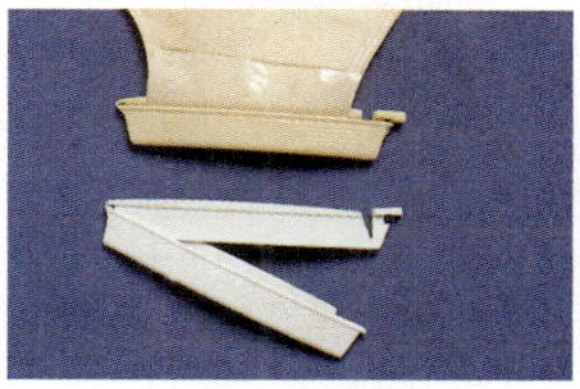
Urostomiebeutel, einteilig mit Auslasshahn 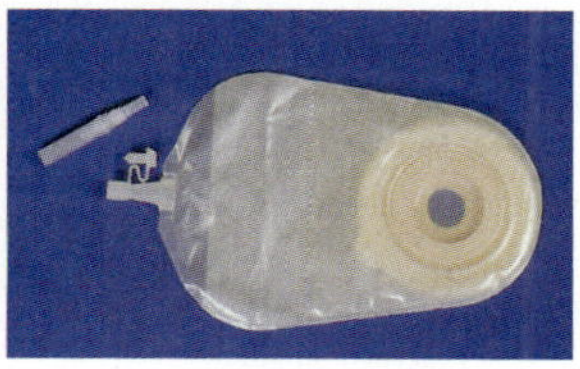	→ Urostomiebeutel mit Rücklaufsperre und Auslasshahn, der zur Nacht mit Adapter an ein Bettbeutelsystem angeschlossen wird	bei Urostomie, Beutelwechsel in der Regel einmal täglich
Stomakappen 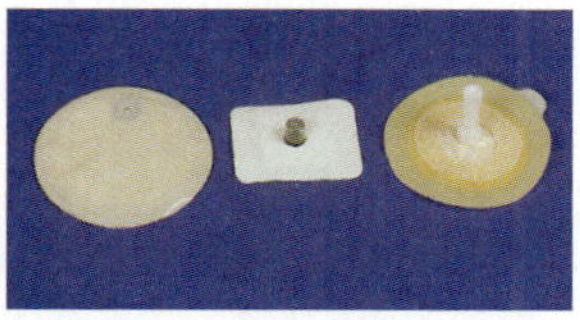	→ kleine, runde Stomaversorgungen mit integriertem Filter	→ zur Abdeckung des Stomas in kontinenten Zeiten z. B. nach der Irrigation oder beim Baden
Stomaversorgung, zweiteilig 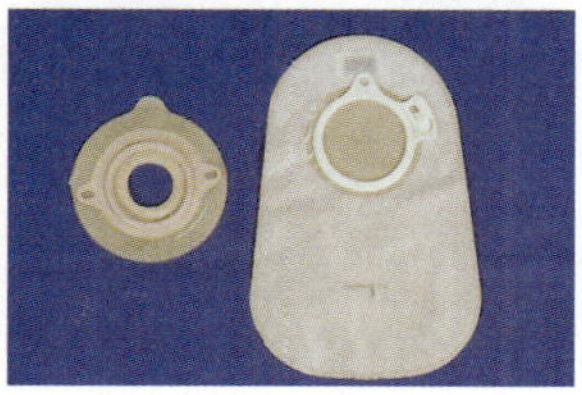	→ bestehend aus Basisplatte und dem dazugehörigen Beutel → alle gängigen Beutelformen können auf die Basisplatten aufgebracht werden	→ bei Kolostomie, Ileostomie, Urostomie, wenn das längere Verbleiben des Haftmaterials auf der Haut erwünscht ist z. B. bei empfindlicher Haut und Hautschädigungen, auf Reisen, bei der postoperativen Versorgung → zum bequemen und zeitsparenden Beutelwechsel bei verbleibender Basisplatte
postoperative Versorgungssysteme 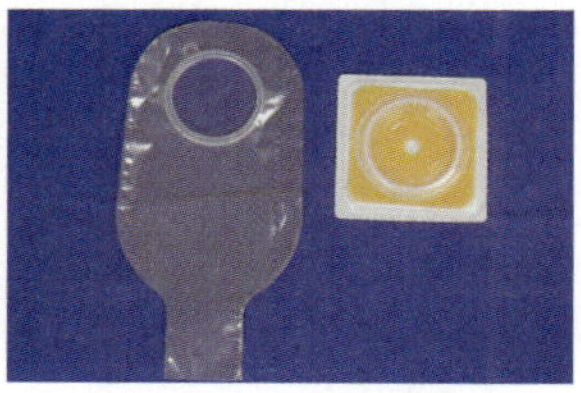	→ meist zweiteilige Systeme oder Systeme mit Fensteröffnung → transparenter Ausstreifbeutel (bessere postoperative Beobachtung möglich)	→ postoperative Versorgung

→

Tabelle 37.8 Übersicht der gängigen Versorgungssysteme

Versorgungssystem	*Beschreibung*	*Anwendungsbereich*
Versorgungssysteme für Kinder, hier vier Produktvarianten 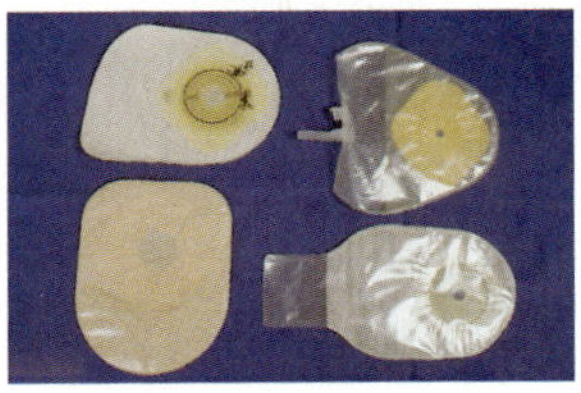	→ meist Ausstreifbeutel, die in kleinen bis kleinsten Größen erhältlich sind	→ bei Stomaanlagen im Säuglings- und Kindesalter → größere Kinder verwenden normale Kolo-, Ileo- oder Urostomiebeutel in den kleineren Ausführungen
Konvexe Versorgungssysteme (ein- oder zweiteilig) 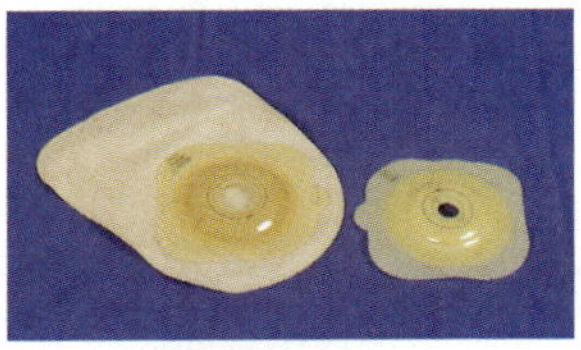	→ besitzen eine Wölbung der Basisplatte → in allen gängigen Versorgungsarten erhältlich	→ bei retrahierten (zurückgezogenen) Stomaanlagen zur besseren Abdichtung

Tabelle 37.9 Überblick über das Pflegehilfsmittelangebot

Produktgruppe	*Eigenschaften*	*Anwendungsbereiche*
Hautschutzprodukte Hautschutzplatte Hautschutzringe Hautschutzpaste Hautschutzpuder Modellierstreifen	→ heilungsfördernde Wirkung, können deshalb direkt auf die irritierte Haut aufgebracht werden → hygroskopisch (feuchtigkeitsbindend) → modellierbar	Hautschutzprodukte dienen der besseren Abdichtung ums Stoma und zum Ausgleichen von Unebenheiten. Die Hautschutzpaste verbindet sich nach der Trocknungszeit (ca. 1 Tag) mit der angelegten Versorgung und lässt sich dann mühelos entfernen. Hautschutzpaste sollte aus diesem Grund nur mit Versorgungen kombiniert werden, die planmäßig länger als einen Tag auf der Haut belassen werden können.

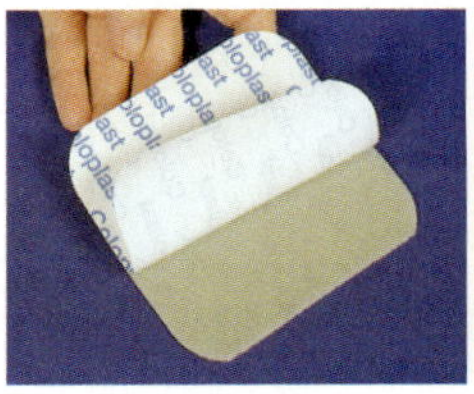
Hautschutzplatte

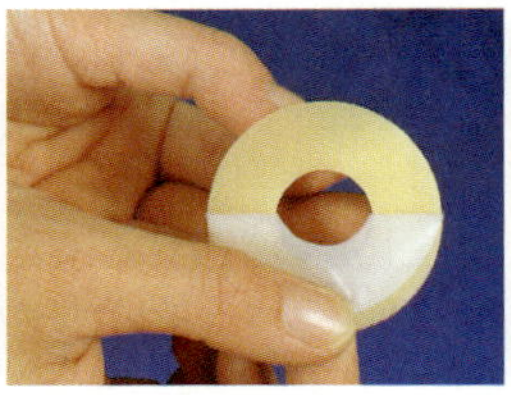
Hautschutzringe

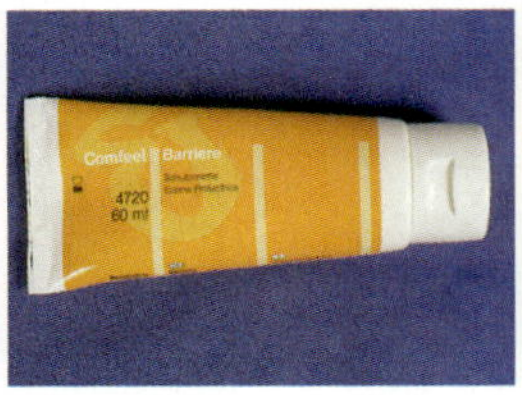
Barrierecreme

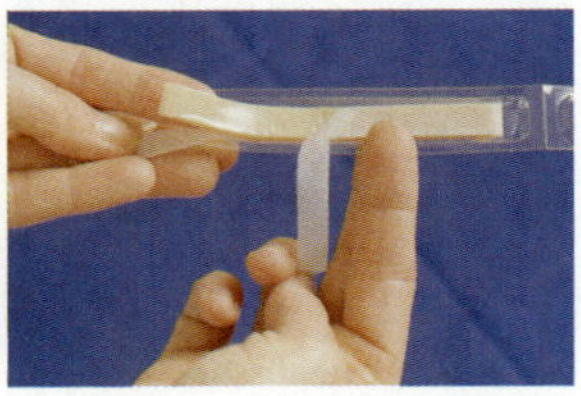
Modellierstreifen

Reinigungs- und Pflegemittel		
Barrierecreme Hautschutzfilm	→ bilden eine schützende Schicht auf der Haut	→ bei zu starker Haftung der Versorgung → bei Hautrötungen
Pflasterlöser	→ lösen die Versorgung → enthalten alkoholische Substanzen	→ bei zu starker Haftung → um Rückstände auf der Haut zu entfernen Vorsicht: Durch den enthaltenen Alkohol wird die Haut ausgetrocknet!

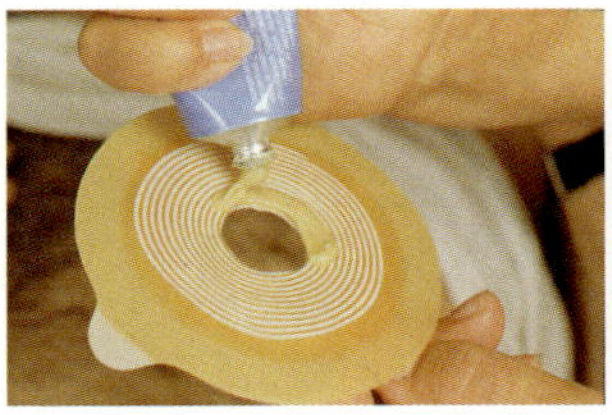
Hautschutzpaste

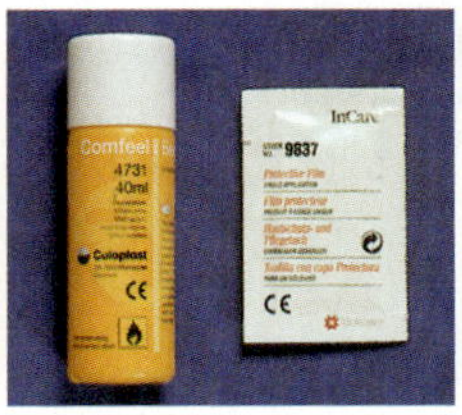
Hautschutzfilm

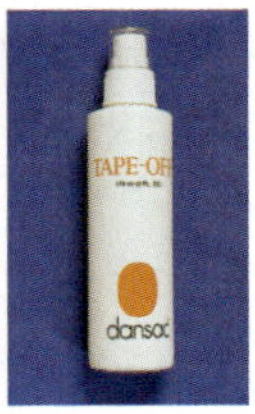
Pflasterlöser

Tabelle 37.9 Überblick über das Pflegehilfsmittelangebot

Produktgruppe	*Eigenschaften*	*Anwendungsbereiche*
Zubehör		
Deodorantien 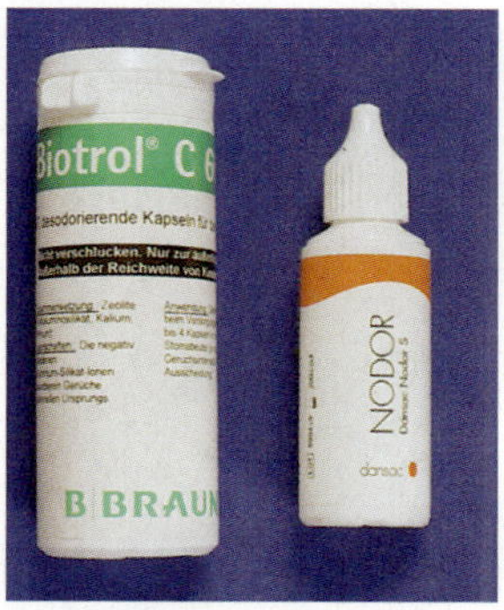 	Deodorantien, z. B. in Kapselform haben geruchsmindernde Eigenschaften. Vorsicht: Diese Kapseln dürfen nicht geschluckt werden. Sie sind nur zur äußeren Anwendung gedacht	Deodorantien werden direkt in das Beutelsystem eingebracht oder zur Raumdesodorierung verwendet
Gürtel 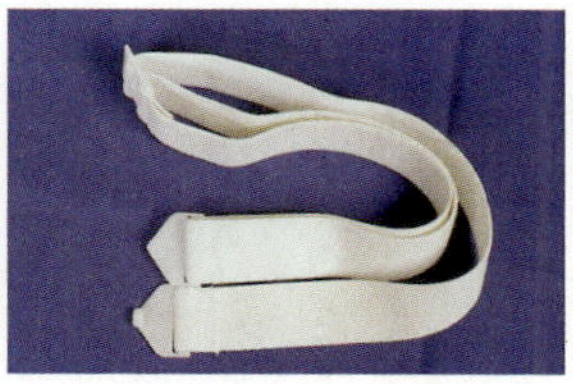	Gürtel werden direkt an die Basisplatte oder an den Beutel angebracht sie sind individuell verstellbar und passen sich dem Bauchumfang des Patienten an	Gürtel werden zur zusätzlichen Befestigung des Beutelsystems verwendet und geben dem Patienten ein sichereres Gefühl
Einlageringe 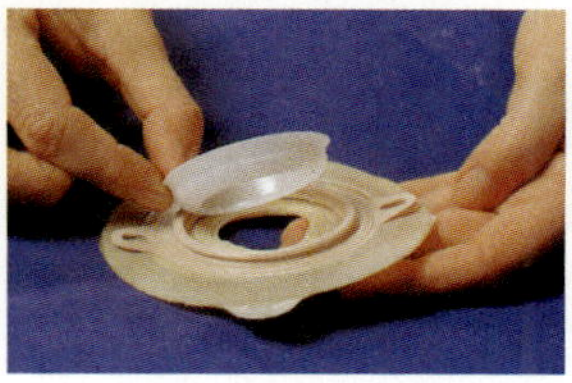	Einlageringe sind konvexe Ringe aus Plastik	Einlageringe werden in die Basisplatte eingelegt und dienen der Andruckverstärkung
Stanzette oder Ausschneidhilfen 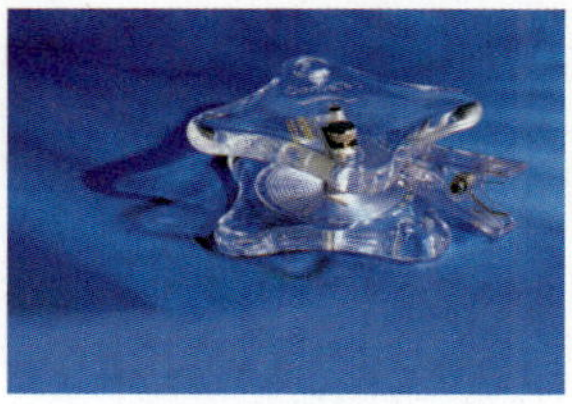	Ausschneidhilfen mit individueller Größenauswahl	Ausschneidhilfen erleichtern das wiederholte Ausschneiden von Basisplatten (bei runden Lochgrößen)

Wechselintervalle

Die Stomaversorgung wird grundsätzlich immer dann gewechselt wenn: Undichtigkeiten vorhanden sind, die Haftfläche von der Ausscheidung unterwandert wurde, der Filter Geruch durchlässt und wenn eine Salbenapplikation notwendig ist (z. B. bei Mykosen mindestens zweimal täglich). Den kompletten Ablauf der Stomaversorgung zeigt **Abb. 37.38**.

Postoperative Versorgung

Sollte das Versorgungssystem im Operationssaal angelegt worden sein, so wird der erste Versorgungswechsel nach ca. 3 Tagen vorgenommen. Hier gilt es, die Haut auf Veränderungen (Rötung, Schwellung, Hämatome, Hautirritationen) und das Stoma selbst (Farbe, Ödem, Wundheilungszustand) hin zu beobachten und zu beurteilen.

Es empfiehlt sich die Verwendung von postoperativen Versorgungssystemen. Diese zeichnen sich durch folgende Eigenschaften aus:

- transparente Folie zur Beobachtung des Stomas
- zweiteilige Systeme oder Versorgungen mit „Fenster“ für die problemlose Inspektion oder wenn Klistiere verabreicht werden müssen
- lange Haltbarkeit des Haftmaterials
- schmerzlos anzubringen (durch untergreifbare Rastringe)

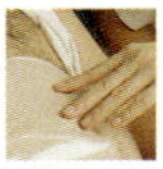

Stomaversorgung (Abb. 37.38)

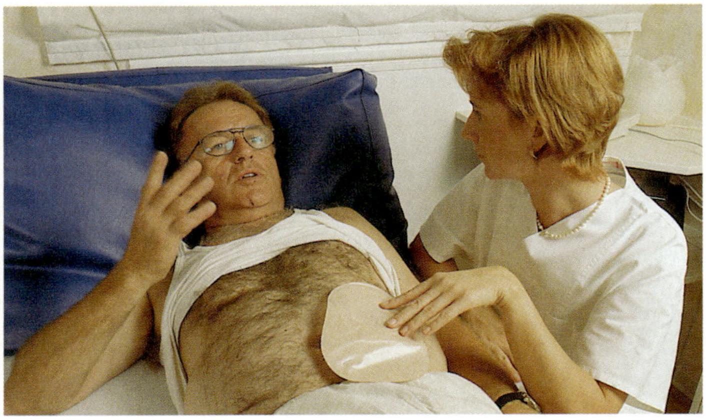

1 Am Anfang steht die Information des Patienten und das Eingehen auf seine Fragen.

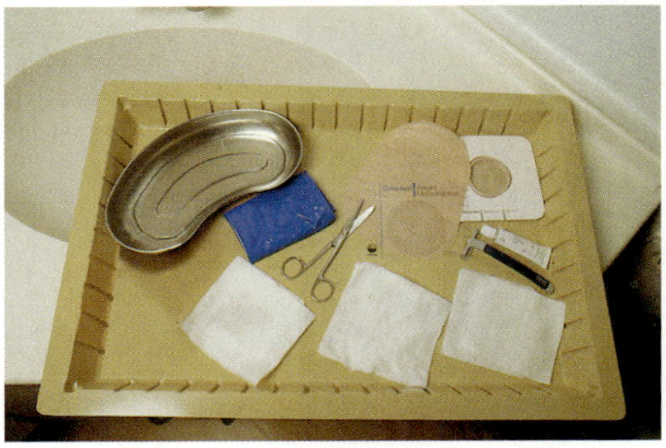

2 Zur guten Vorbereitung gehört das Bereitstellen der Materialien.

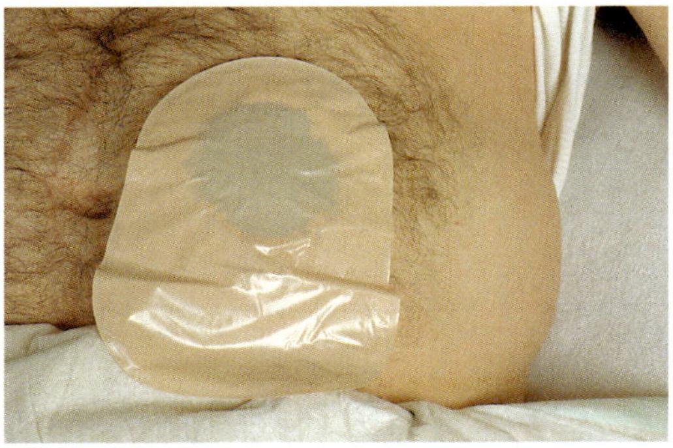

3 Der Kolostomiebeutel vor dem Wechsel.

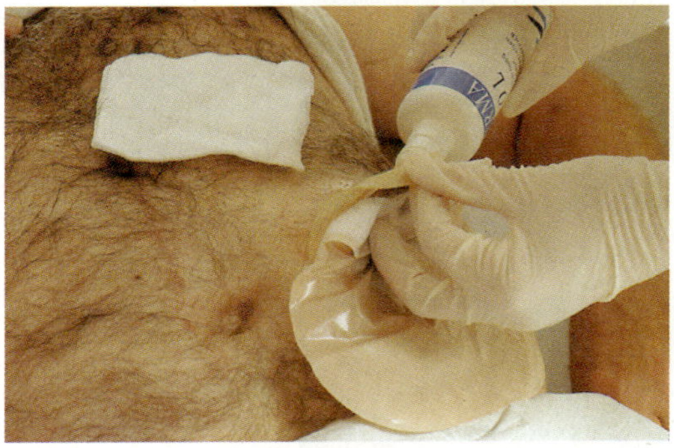

4 Die Verwendung eines Lösungsmittels zum Lösen des Beutels gehört nicht zur Standardversorgung. Lösungsmittel entfetten und schaden der Haut.

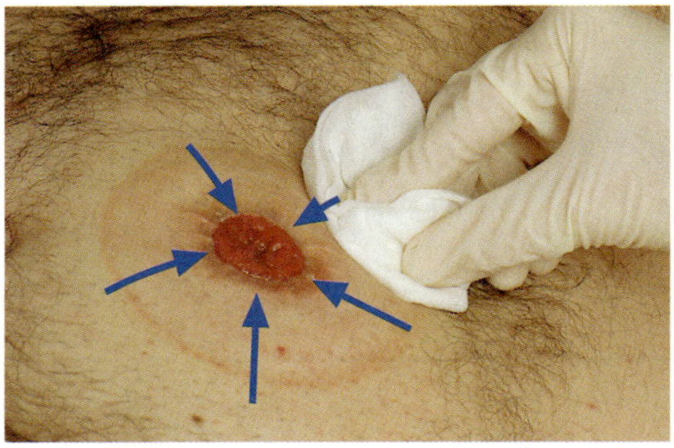

5 Reinigung des Stomas mit feuchter Kompresse von außen nach innen.

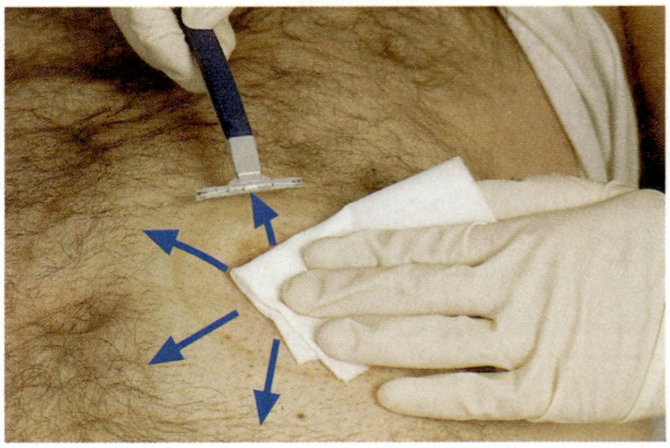

6 Rasur des Stomabereichs. Das Stoma wird zum Schutz mit einer Kompresse abgedeckt.

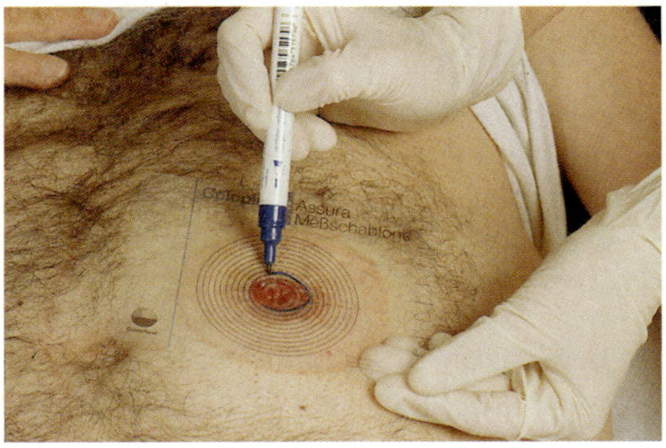

7 Mit Hilfe einer Schablone wird die Größe des Stomas aufgezeichnet …

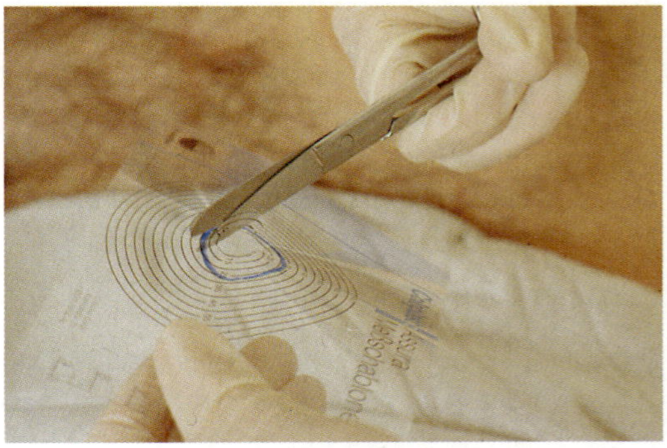

8 … um dann diese Schablone als Maß zum Ausschneiden aller folgenden Hautschutzplatten zu verwenden.

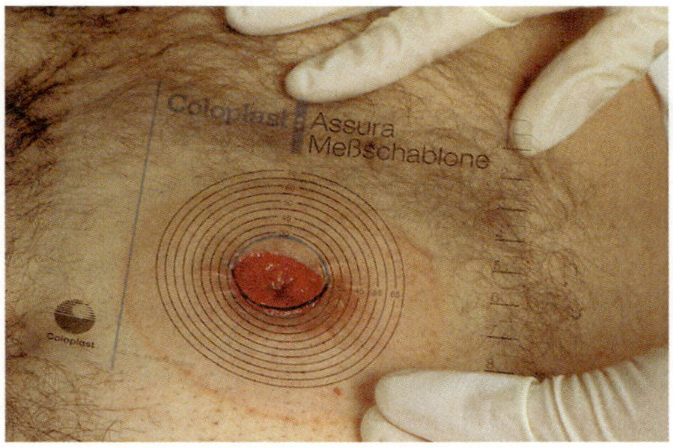

9 Zur Kontrolle wird die Schablone nochmals angehalten. Die Aussparung darf nicht größer als das Stoma sein! (Gefahr der Hautreizung durch Kontakt mit Ausscheidungen)

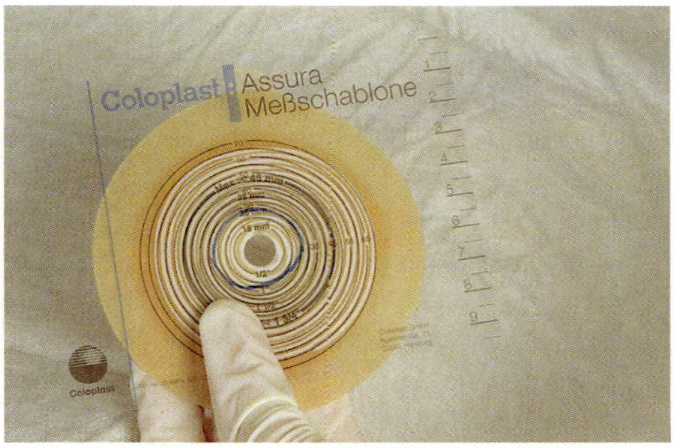

10 Die Schablone wird auf die Hautschutzplatten aufgelegt und ausgeschnitten.

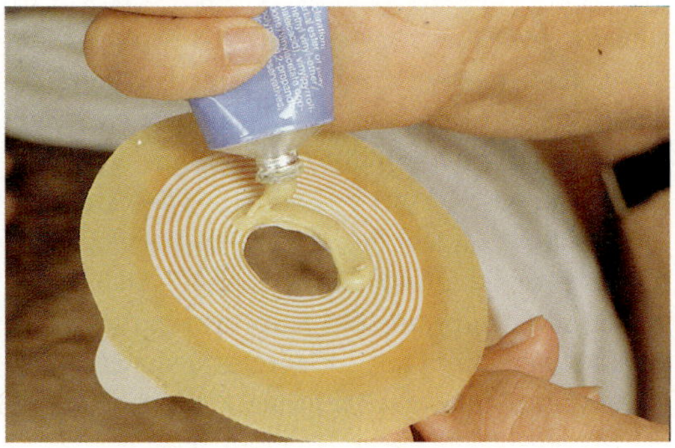

11 Die Hautschutzplatte wird, wenn nötig, am inneren Rand mit einer Hautschutzpaste versehen …

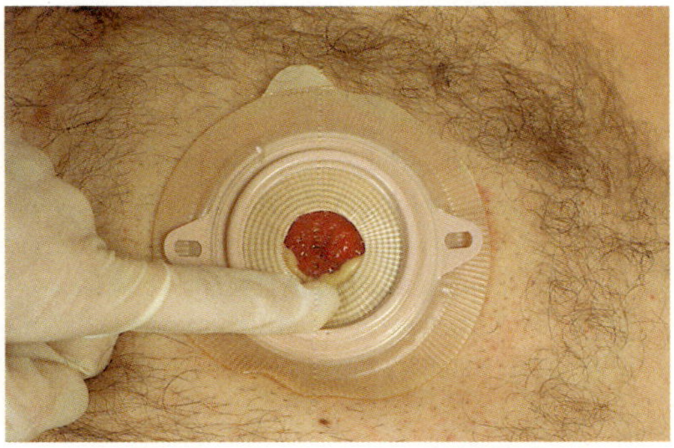

12 … und um das Stoma herum angebracht. Wichtig ist, dass die Haut rund um das Stoma abgedeckt ist.

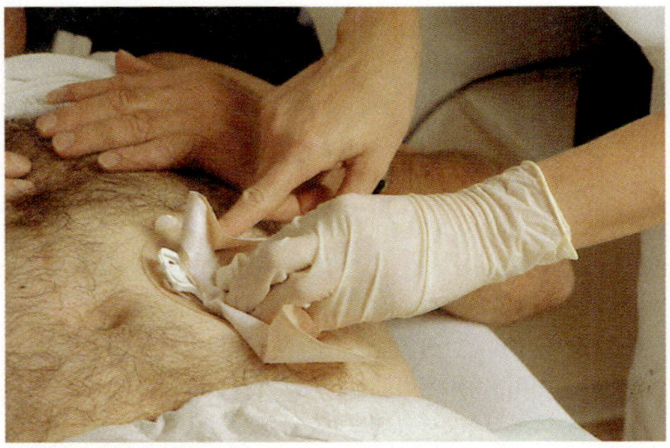

13 Nun wird der Beutel angebracht …

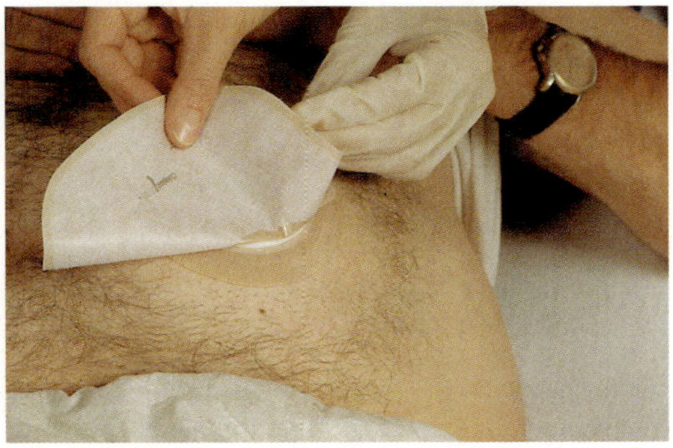

14 … und der korrekte Sitz kontrolliert.

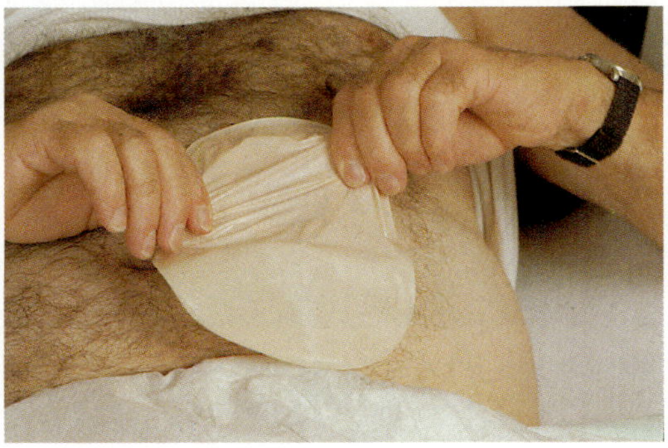

15 Der Patient kann prüfen, ob der Beutel richtig eingerastet ist.

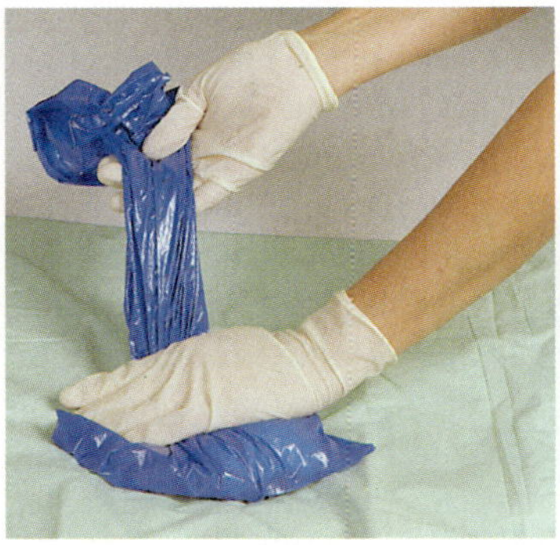

16 Die benutzten Materialien werden sofort nach Verwendung in einen Beutel abgeworfen, aus dem die Luft entfernt wird.

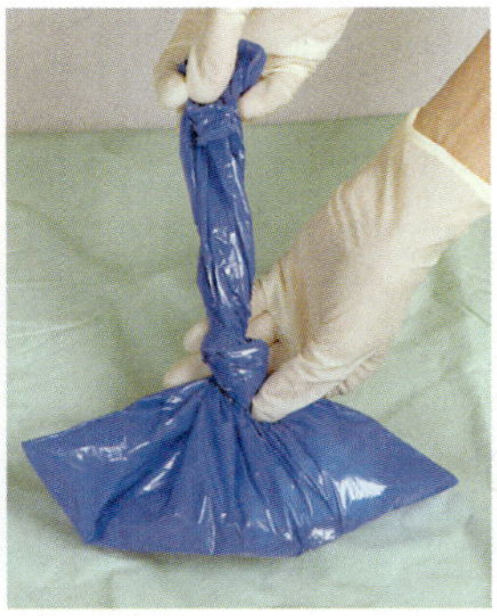

17 Dann wird der Beutel verknotet.

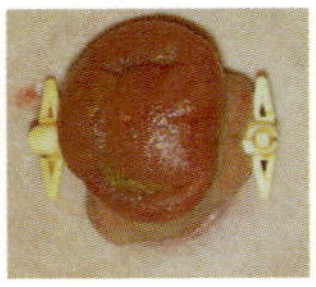

Abb. 37.39 Stoma mit Reiter

Wurde zur Fixierung des doppelläufigen Stomas ein Reiter eingelegt (**Abb. 37.39**), so wird dieser in das Versorgungssystem mit integriert. Hier muss trotzdem auf eine exakte Abdichtung geachtet werden, die am besten durch die Verwendung von Hautschutzpasten erreicht werden kann.

Ausnahme: Bei Stomaanlagen, die unter Spannung angelegt werden (Reiter drückt stark gegen die Bauchhaut), darf der Reiter nicht in den Beutel integriert werden, da dies die Spannung noch erhöhen würde. In dem Fall wird der Reiter eingebettet in Hautschutzpaste und das Versorgungssystem über dem Reiter angebracht.

Irrigation

> **Definition**
> Das Wort Irrigation bedeutet berieseln, beträufeln. Durch das Einspülen von lauwarmem Leitungswasser über die Kolostomie kommt es, durch die dadurch verursachte Anregung der Darmbewegungen, zur vollständigen Entleerung des Dickdarmes.

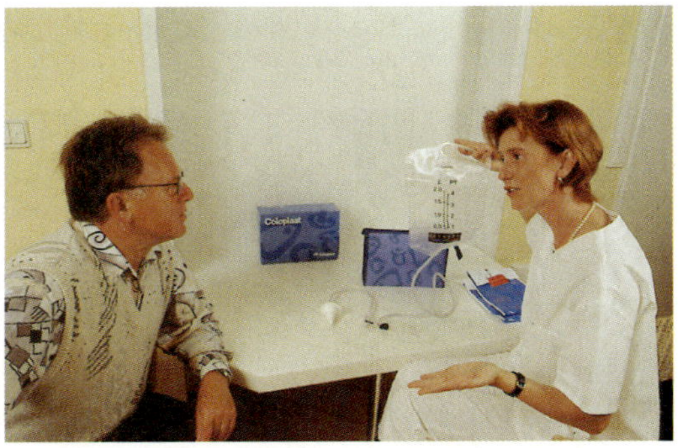

Abb. 37.40 Die Stomatherapeutin berät den Patienten vor der 1. Irrigation und macht ihn mit den Utensilien und dem Ablauf vertraut

Die Irrigation ist für Kolostomieträger eine sehr gute Möglichkeit, um ein Stück Lebensqualität zurückzugewinnen. Bietet sie doch dem Stomaträger ein fast normales Leben durch eine lange ausscheidungsfreie Zeit und dadurch, dass kein Beutel mehr getragen werden muss. Wenn auch schon seit Jahren in der Stomatherapie bekannt, wird diese Methode dennoch immer noch zu selten angeboten. Der Kolostomieträger profitiert von der ausscheidungsfreien Zeit, d. h. von der Zeit, die der Stuhl braucht, um im Dickdarm bis nach unten (zum Stoma) vorzuwandern. In der Regel wird eine kontinente (ausscheidungsfreie) Zeit von mindestens 24 Stunden erreicht. Die Irrigation wird also täglich, evtl. jeden zweiten Tag durchgeführt. Grundsätzlich kann jeder Kolostomieträger diese Methode anwenden, sofern keine Gegenanzeigen vorliegen. Diese wären z. B. ein großer Stomabruch oder ein Vorfall des Darmes, eine Verengung des Stomas, verschiedene Erkrankungen des Herz-Kreislaufsystems oder noch bestehende Erkrankungen des Darmes (Morbus Crohn etc.).

Hilfsmittel zur Irrigation

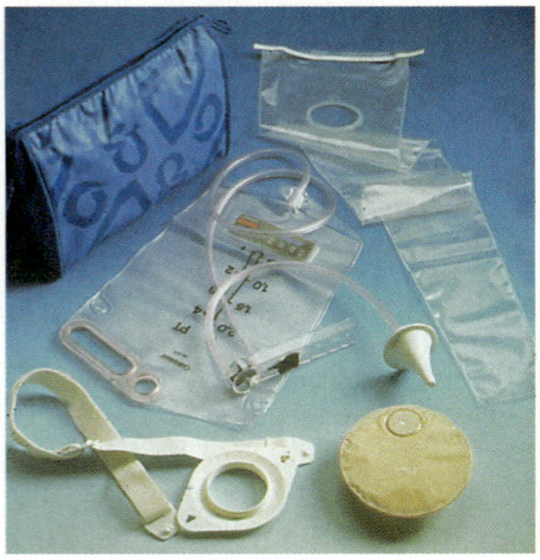

Durchführung der Irrigation

In der Regel wird morgens irrigiert, da hier eine natürliche Ausscheidungsbereitschaft vorliegt. Es spricht aber auch nichts dagegen, den Versuch abends zu unternehmen.

Im Sitzen auf der Toilette (oder im Stehen) lässt man mittels des Irrigationssets (**Abb. 37.40 a u. b**) lauwarmes Leitungswasser (800 – 1200 ml) ins Stoma einfließen. Der Boden des Wasserbehälters befindet sich auf Höhe der Schultern. Kurz nach dem Einfließenlassen setzt die Darmbewegung ein. Es kommt zur portionsweisen Entleerung des Stuhls, ca. 2 – 3 größere Entleerungen. Die Darmbewegungen flachen dann innerhalb der nächsten 40 – 50 Minuten wieder vollständig ab, d. h. es werden in dieser Zeit noch kleinere Stuhlmengen ausgeschieden. Die Entleerung des Stuhls geschieht direkt über einen angebrachten Schlauchbeutel in die Toilette.

Die Irrigation hat zum einen den Vorteil, dass kein Stuhl zwischendurch ausgeschieden wird. Die Versorgung bzw. Abdeckung des Stomas erfolgt mit kleinen diskreten Stomakappen (**Abb. 37.41**). Der Betroffene kann sich frei bewegen und muss nicht immer mit einer Entleerung des Darms rechnen. Durch die unauffällige Versorgung ist es möglich, jedem Kleidungswunsch (z. B. Badehose) zu entsprechen. Ein großer Vorteil ist aber auch, dass durch die Irrigation Blähungen deutlich reduziert werden (erfahrungsgemäß treten am ersten Tag nach der Irrigation kaum Blähungen auf).

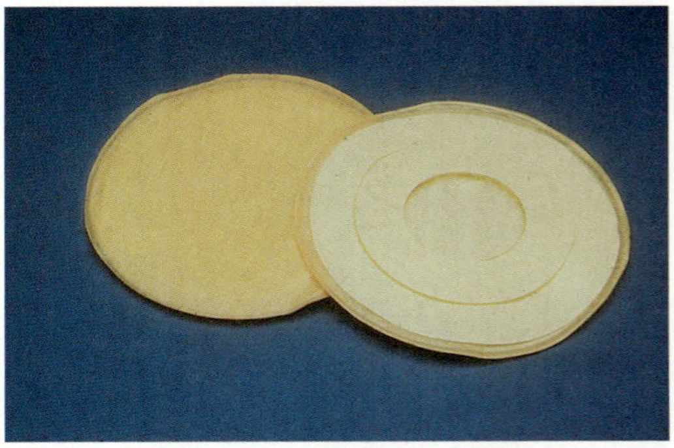

Abb. 37.41 Unauffällige, weil nicht auftragende leichte Stomakappen

Stomaversorgung bei Komplikationen

Die parastomale Haut ist durch die Anbringung des Versorgungsmaterials, aber auch durch die Ausscheidungen enormen Belastungen ausgesetzt. Es gilt auf die Hautpflege ein besonderes Augenmerk zu legen. Irritierte und entzündete Haut stellen für den Stomaträger ein maximaler Belastungsfaktor dar, da die Dichtigkeit der Versorgung damit in Frage gestellt wird. Durch die Ausleitung des Stomas durch die Bauchdecke kommt es zu einer „Schwachstelle“ in der Bauchdecke. Bruchbildung (Hernie) und Vorwölbungen des Darmes (Prolaps) sind daher eine häufige Komplikation nach Stomaanlagen.

Tab. 37.10 gibt einen Überblick über die häufigsten Komplikationen nach Stomaanlage und zeigt Lösungsansätze auf.

Bei allen Komplikationen, bei denen eine medikamentöse Behandlung erforderlich ist, ist darauf zu achten, dass das Medikament fettfrei ist und entsprechend häufig angewendet wird (z. B. bei Mykosen mind. zweimal täglich auftragen).

Tabelle 37.10 Überblick der Komplikationen

Komplikation	*Ursachen*	*Therapie*
mechanische Hautirritation	durch zu häufiges Wechseln oder zu starke klebende Versorgung	zweiteiliges System oder vorübergehend Ausstreifbeutel zur Entlastung der Haut verwenden
toxisches Kontaktekzem	durch den Kontakt der Haut mit der Ausscheidung hervorgerufen	Stomaversorgung abdichten, evtl. unter Zuhilfenahme von Hautschutzpaste, Einlageringen oder einem konvexen System
allergisches Kontaktekzem	durch das Versorgungsmaterial bedingt	Produkte eines anderen Herstellers verwenden, evtl. hautärzliches Konsil
Mykose	besonders nach OP oder bei abwehrgeschwächten Patienten	antimykotische Behandlung nach Hautabstrich
parastomale Hernie	zu starke Belastung z. B. durch schweres Heben nach der Operation	konservativ durch spezialgefertigte Bruchbandage, Operation
Retraktion	operationsbedingte oder durch Gewichtszunahme verursachte Einziehung des Stomas	konvexes System verwenden, Operation
Stomaprolaps	Vorfall des Darmes, meist operationsbedingt oder durch starke Beanspruchung der Bauchdecke	konservativ durch spezialgefertigte Prolapsversorgung (Prolapsplatte) nach Reponieren des Darmes, Operation
Kristallbildung bei Urostoma	meist durch infizierten, alkalischen Urin bedingt	medikamentöse und diätetische Ansäuerung des Urins, Auflösung der Kristalle durch Essigwaschungen (5%), Erhöhung der Flüssigkeitszufuhr, exakt abdichtende Stomaversorgung

Ernährung

Eine spezielle Diät für Stomaträger gibt es grundsätzlich nicht. Die Reaktionsweise des Organismus auf die verschiedenen Nahrungsmittel ist individuell. Es lassen sich jedoch ein paar Grundregeln aufstellen:

- mehrere kleine Mahlzeiten, in Ruhe genießen, gut kauen,
- unverträgliche Nahrungsmittel weglassen (z. B. blähende oder durchfallerzeugende Nahrungsmittel),
- stark geruchserzeugende Nahrungsmittel vermeiden (z. B. Knoblauch),
- die Kostform den geplanten Aktivitäten anpassen (z. B. vor dem Theaterbesuch kein Sauerkraut essen),
- Ileostomieträger sollten der Gefahr einer möglichen Stomablockade (Abflussstörung), die bedingt ist durch schlecht gekaute, faserhaltige Kost (z. B. Orange, Nüsse oder Spargel), vorbeugen.

Anleitung zur Selbstversorgung und Beratung

Die Schulung im Hilfsmittelgebrauch beginnt bereits in der Klinik (**Abb. 37.42**). Je früher dem Betroffenen der Umgang mit seinem Stoma gezeigt wird, umso schneller erlangt er seine Selbstständigkeit zurück. Dabei ist es wichtig, den Betroffenen auf die Entlassung aus dem Krankenhaus vorzubereiten und die benötigte Stomaversorgung für die erste Zeit nach dem Krankenhausaufenthalt zu organisieren. Wenn möglich sollte hier eine Pflegeüberleitung zu kompetenten Ansprechpartnern erfolgen (z. B. Sozialstation oder ambulant arbeitende Fachschwestern/pfleger für Stoma und Inkontinenz), da erfahrungsgemäß viele Fragen in der ersten Zeit nach der Operation zu Hause auftauchen und die Versorgung noch regelmäßig angepasst werden muss (z. B. auf veränderte Bedingungen und Aktivitäten).

Listen von Fachschwestern/Pflegern für Stoma und Inkontinenz erhalten Sie vom Fachverband Stoma und Inkontinenz e. V., Virchowstr. 14, 38642 Goslar.

Des Weiteren empfiehlt sich die Vermittlung zu der Selbsthilfevereinigung der Stomaträger, der Deutschen ILCO (Ileostomie-Colostomie-Vereinigung). Dort erhalten die Betroffenen Informationen und Beratungen zu allen alltagsrelevanten Themen. Dt. ILCO e. V., Postfach 1265, 85312 Freising.

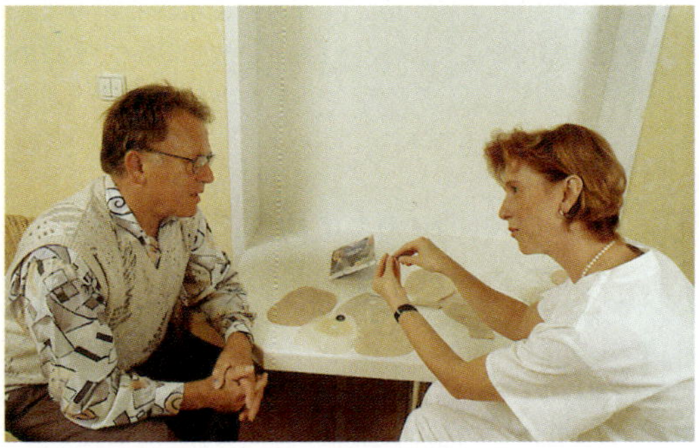

Abb. 37.42 Patient und Stomatherapeutin im Gespräch über die geeignetsten Versorgungssysteme

37.17 Pflege von Patienten mit Ileus

Gerhard Schröder

Medizinischer Überblick Ileus

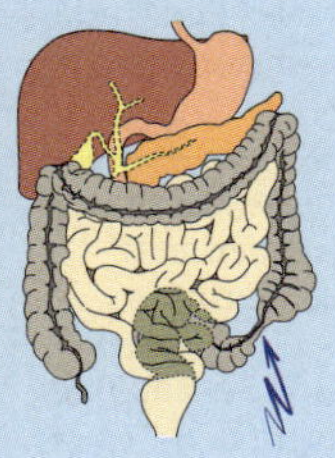

Definition

Ein Ileus ist eine teilweise oder vollständige Passagestörung des Dünn- oder Dickdarms. Er kann mechanisch oder paralytisch (Lähmung der Darmmuskulatur) bedingt sein und zu einer lebensbedrohlichen Situation führen.

Ursachen mechanischer Ileus

Das Darmlumen wird von innen oder außen mechanisch verlegt. Tumoren, Fremdkörper, narbig verheilte Entzündungen (z.B. bei Morbus Crohn oder Colitis ulcerosa), Briden (narbige Stränge), Adhäsionen (Verwachsungen) oder inkarzerierte Hernien verursachen diese Art des Ileus.

Ursachen paralytischer Ileus

Im Gegensatz zum mechanischen Ileus ist das Darmlumen hier nicht eingeengt. Die Passagebehinderung wird metabolisch (z.B. bei Hypokaliämie, Hypoproteinämie und Avitaminose), toxisch (z.B. bei Peritonitis, Azidose oder Morphinvergiftung) reflektorisch (z.B. postoperativ, bei Koliken oder Pankreatitis) oder vaskulär (z.B. bei Pfortaderstauung, kardialer Stauung oder Mesenterialinfarkt) behindert.

Ileus im Röntgenbild. Der Patient steht. Es sind die typischen, horizontalen Spiegelbildungen in den stehenden Darmschlingen zu sehen

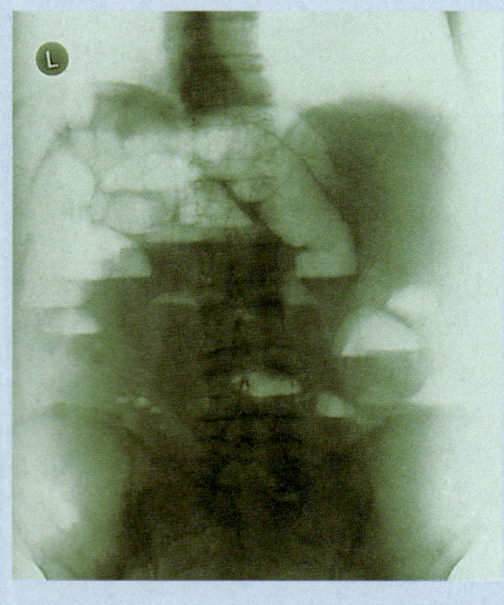

Symptome

Die wichtigsten Symptome sowohl des mechanischen als auch des paralytischen Ileus sind Schmerzen, Miserere (Erbrechen von Stuhl) und Meteorismus. Während beim mechanischen Ileus der Darm versucht durch erhöhte Peristaltik das Hindernis zu überwinden, ist der paralytische Ileus durch Stuhl- und Windverhalt und fehlende Darmperistaltik gekennzeichnet. Es sind mit dem Stethoskop keine Darmgeräusche mehr zu hören.

Diagnostik

Anamnese, Überprüfung der Darmgeräusche, Röntgenleeraufnahme im Stehen. Im Röntgenbild wird sichtbar, wie sich feste oder flüssige Bestandteile des Darminhalts in den stehenden Darmschlingen von den Gasen trennen. Es wird eine scharfe, horizontale Grenze – der Spiegel – sichtbar.

Komplikationen

Die wichtigsten Komplikationen des Ileus sind Volumenmangel, sekundäre Darmparalyse beim mechanischen Ileus und Durchwanderungsperitonitis.

> **Lerntipp**
> Lesen Sie die näheren Ursachen dieser Komplikationen in Ihrem Chirurgiebuch (Paetz/Benzinger-König: Chirurgie für Pflegeberufe, 19. Aufl., Thieme, Stuttgart 2000, S. 475) nach. Ein Blick in Ihr Anatomie- und Physiologielehrbuch hilft Ihnen zu verstehen, welche physiologischen Vorgänge gestört werden.

Therapie

Die Therapie liegt in der Ursachenbeseitigung. Beim mechanischen Ileus wird sofort operiert und das verlegte Darmlumen wieder durchgängig gemacht. Das geschieht je nach Ursache durch Lösung von Verwachsungen und Briden. Entfernung von Fremdkörpern, durch Umgehung (Bypass) von nicht operablen Tumoren oder durch Darmresektion.

Der paralytische Ileus wird hingegen konservativ durch peristaltikstimulierende Medikamente (Prostigmin, Bepanthen) behandelt. Eine operative Therapie wird nur nötig, wenn er durch eine Peritonitis oder einen Mesenterialinfarkt verursacht wurde.

37.17.1 Bedeutung für den Patienten

Wie bei jeder akuten Erkrankung wird der Patient aus seinem meist aktiven Alltag herausgerissen und in die Passivität gedrängt. Er wird zum Mittelpunkt anderer Menschen (Pflegende, Ärzte) und sieht sich innerhalb kürzester Zeit mit vielen fremden Gesichtern konfrontiert. Er kennt diese Menschen nicht und muss sich darauf verlassen, dass sie wissen, was sie tun. Die Vorerfahrungen mit Krankheit und der Institution Krankenhaus haben den Patienten individuell geprägt und die entstandene Einstellung wird sich auf die jetzige Situation auswirken. Der Patient ist beruhigt und fühlt sich sicher oder er ist misstrauisch, versucht die Vorgänge zu verstehen und zu überwachen, fühlt sich hilflos und ausgeliefert. Die Plötzlichkeit des Geschehens führt im Gegensatz zu geplanten Krankenhausaufenthalten dazu, dass der Patient nichts mehr organisieren konnte. Vielleicht sind Kinder zu versorgen, wichtige Geschäftstermine abzusagen, Ehepartner zu informieren. Der Patient ist hin- und hergerissen zwischen dem überwältigenden Krankheitserleben und altruistischen Gefühlen.

Der Ileus gehört mit zu den gefährlichsten Krankheitsbildern im Bauchraum. Wenn der Ileus akut auftritt, sind vor allem die Schmerzen, Angst vor der bevorstehenden Operation und die Unsicherheit über den weiteren Verlauf für den Patienten sehr belastend. Die Schmerzen können eine ähnliche Intensität wie beim akuten Abdomen annehmen. Sie können so stark sein, dass sich der Patient in sich zurückzieht, quasi wie betäubt ist. Der paralytische Ileus kann sich schleichend entwickeln. In dieser Situation wird der Patient sich wieder einer möglicherweise schon länger bestehenden Grunderkrankung bewusst und muss sich nochmals mit dieser auseinandersetzen.

37.17.2 Pflege- und Behandlungsplan

Aufnahmesituation

Wegen der Gefahr eines Schocks steht bei einem akuten Geschehen die Überwachung der Vitalzeichen im Vordergrund. Diagnostische Maßnahmen, wie z. B. Laboruntersuchungen oder die Röntgenaufnahme müssen organisiert und vorbereitet werden. Wenn irgend möglich, sollte die Bezugspflegeperson den Patienten zur Untersuchung begleiten. Er kennt sie zwar erst seit kurzer Zeit, sie vermittelt ihm aber in der bedrohlich wirkenden Situation Beständigkeit und ein Gefühl der Sicherheit – er hat einen Ansprechpartner. Es ergibt sich beim Transport zur röntgenologischen Untersuchung vielleicht erstmalig die Gelegenheit, nachzufragen, ob Angehörige zu informieren sind etc. Im akuten Geschehen steht in der Aufnahmesituation meist der kranke Körper und die Einleitung lebenserhaltender, diagnostischer oder therapeutischer Maßnahmen im Vordergrund, sodass keine Zeit für diese Fragen ist.

Häufig erhält der Patient einen zentralen Venenkatheter, um Volumen und Medikamente infundieren, und den zentralen Venendruck messen zu können. Die Vorbereitung, Assistenz und Nachbereitung beim Legen eines ZVK ist auf S. 1491 ff beschrieben. Ein- und Ausfuhr müssen beobachtet, dokumentiert und bilanziert werden. Je nach Zustand des Patienten ist es u. U. nötig, einen Blasendauerkatheter zu legen.

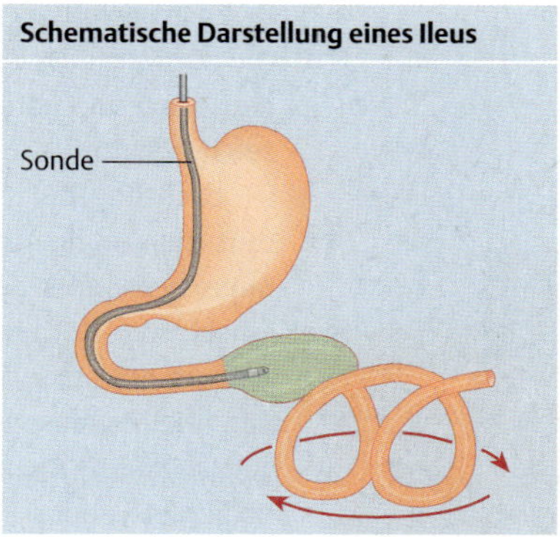

Abb. 37.43 Über die Sonde wird der aufgestaute Darminhalt abgeleitet

Bei einem hohen mechanischen Ileus ist die Entleerung von Stuhl noch möglich. Die Menge des Erbrochenen sollte ebenfalls in die Bilanz aufgenommen werden. Zur Entlastung wird eine Magensonde gelegt (S. 1062), über die der aufgestaute Darminhalt abgeleitet werden kann (**Abb. 37.43**). Es ist unbedingt darauf zu achten, dass der Beutel unterhalb des Magenniveaus hängt. Die Vitalzeichen sind kurz nach dem Legen der Sonde gründlich zu überwachen. Die zu schnelle Entlastung des Darms und der Verlust größerer Mengen Flüssigkeit können den Kreislauf sehr stark belasten. Die abgeleitete Flüssigkeitsmenge und deren Konsistenz sind genau zu beobachten. Sie lassen bereits erkennen, ob es Kreislaufprobleme geben wird. Wenn die Vitalzeichen schlechter werden, ist der Beutel zunächst wieder auf Magenniveau zu hängen und der Arzt zu informieren.

Anfangs ist es noch möglich, dass der Patient neben der Sonde erbricht. Wenn das der Fall ist, muss nach jedem Erbrechen die Lage der Sonde kontrolliert werden. Dem Patienten ist eine gründliche Mundpflege mit Zähneputzen oder Prothesenpflege zu ermöglichen. Das ist vor allem dann zwingend notwendig, wenn der Patient Stuhl erbricht. Zum einen fühlt sich der Patient extrem unwohl, zum anderen ist es eine wichtige Maßnahme zur Pneumonieprophylaxe. Würde der Patient Stuhl aspirieren, ist die Gefahr einer Pneumonie durch die Bakterien hoch. Die abschließende Mundspülung mit leicht desinfizierenden Pflegemitteln ist sehr geeignet.

Vorbereitung auf die Operation

Parallel dazu muss der Patient auf die Operation vorbereitet werden, ohne dass er unnötig beunruhigt wird. Der Patient muss spüren: Hier kann ich mich trotz aller Komplikationen in sicheren Händen fühlen. Die allgemeinen Vorbereitungen sind in Kapitel 45 beschrieben. Die Rasur des Bauches erfolgt je nach Lokalisation des Geschehens. Wenn sie nicht genau bekannt ist, erfolgt die Rasur von der Mamillenlinie bis zur Hälfte der Oberschenkel. Bei einer inkarzerierten Leistenhernie würde z. B. die Rasur vom Nabel bis zum Oberschenkel, einschließlich der Leisten ausreichen. Beim mechanischen Ileus darf keinesfalls ein Reinigungseinlauf durchgeführt werden, da die Peristaltik nur noch stärker angeregt werden würde.

Je nach Allgemeinzustand und hygienischer Notwendigkeit (Stuhlerbrechen), wird eine basalberuhigende Ganzkörperwaschung durchgeführt (S. 355). Der Patient wird dabei so gut wie möglich einbezogen, ohne ihn zu überanstrengen.

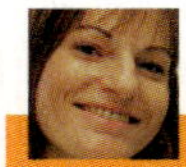

siehe Pflegeangebote Pneumonieprophylaxe, S. 506 ff, Dekubitusprophylaxe, S. 311 ff, Thromboseprophylaxe, S. 315 ff

Postoperative Pflege

Die postoperative Pflege ist ähnlich wie sie bereits bei den Magenoperationen beschrieben wurde. Vitalzeichenkontrolle, Bilanzierung der Ein- und Ausfuhr, Beobachtung der Naht, der Sonden und Drainagen müssen durchgeführt werden. Die Darmperistaltik muss besonders beobachtet werden. Zeitpunkt des Einsetzens, Heftigkeit und das Absetzen von Stuhl müssen dokumentiert und dem Arzt mitgeteilt werden. Die Magensonde wird auf Arztanordnung gezogen, sobald sie nicht mehr fördert. Die Aktivitäten des täglichen Lebens werden je nach Bedürfnissen des Patienten unterstützt.

Es bestehen die Gefahren der Pneumonie (Stuhlerbrechen, Zwerchfellhochstand und Schmerzen), des Dekubitus (Immobilität und Verschlechterung der Mikrozirkulation durch den schlechten Allgemeinzustand) und der Thrombose (verschlechterte Durchblutung und Immobilität).

Pflege bei konservativer Therapie

Der paralytische Ileus wird meist konservativ behandelt. Die Überwachung der Vitalzeichen, die korrekte Verabreichung peristaltikfördernder Medikamente und stimulierender Einläufe steht hierbei im Vordergrund. Zur Entlastung wird ggf. ein Darmrohr gelegt, das beim Abgang der Winde unterstützt. Wenn der Patient Bettruhe einhalten muss, wird er in den ATL so gut wie möglich unterstützt, um sich im Bett wohl fühlen zu können.

37.18 Pflege von Patienten mit Hepatitis

Gerhard Schröder

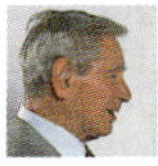

Seit Wochen juckte meine Haut und ich fühlte mich zunehmend unwohl. Meine Gelenke schmerzten und ich hatte keinen Appetit mehr. Schließlich musste ich zum Arzt gehen. Die Blutuntersuchungen ergaben nach einigen Tagen Klarheit: Eine Hepatitis C hat meinen Körper geschwächt. Ich fragte mich, wieso ausgerechnet ich eine Lebererkrankung habe, weil ich fast keinen Alkohol trinke. Aber die Vorurteile gegenüber Lebererkrankungen sind weit verbreitet: Wenn ich von meiner Lebererkrankung erzähle, hält man mich für einen Alkoholiker. Obwohl die Ärzte mir erklärten, dass eine Hepatitis C eine Infektionserkrankung ist, die durch Blut übertragen wird. Leider kann man dieses Virus nicht direkt bekämpfen. Da nach sechs Monaten die Symptome und vor allem die Leberwerte nicht besser wurden, habe ich inzwischen eine chronische Hepatitis. Jetzt besteht die Gefahr der Leberzirrhose, d. h. dass die Leber sich bindegewebig entartet und nicht mehr richtig funktioniert oder sogar Leberkrebs entstehen kann. Davor habe ich große Angst. Um diese Entartungen zu stoppen, verabreicht man mir zwei neue Medikamente. Dadurch nehmen die Viren in meinem Blut ab. Allerdings entwickelt die Therapie unangenehme Nebenwirkungen: Nachts schwitze ich so stark, dass ich manchmal das ganze Bett neu beziehen muss. Außerdem fühle ich mich zeitweise wie bei einer starken Grippe: Knochenschmerzen, sodass ich mich kaum bewegen kann, Fieber, Appetitlosigkeit usw.

Medizinischer Überblick Hepatitis

Drei Urinproben zum Vergleich. Die rechte ist bräunlich verfärbt. Der Urin wird bei der Hepatitis noch dunkler

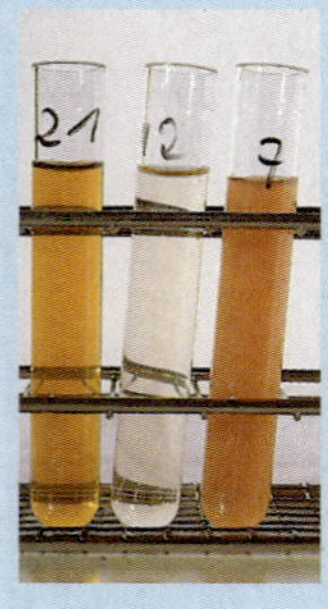

Definition

Die Hepatitis ist eine Entzündung der Leber, die durch Viren verursacht wird und sowohl akut als auch chronisch verlaufen kann. Sie ist eine der häufigsten Lebererkrankungen. Inzwischen sind weit mehr Menschen an Hepatitis C erkrankt als an AIDS. Eine Hepatitis ist eine gefährliche Erkrankung, weil aus der akuten Verlaufsform eine chronische Form oder sogar eine fulminante Form werden kann. Weiterhin droht die Leberzirrhose, die zum Leberversagen führen kann. Eine Übersicht über die medizinischen Aspekte gibt **Tab 37.11**.

Symptome

Die Symptome der verschiedenen Formen der akuten Virushepatitis sind sich sehr ähnlich.

Vorläuferstadium

Appetitlosigkeit, Übelkeit, Unverträglichkeit von Alkohol, Fett und Nikotin, Juckreiz, verminderte Leistungsfähigkeit, Fieber zwischen 37,5° und 38,5 °C, druckempfindliche vergrößerte Leber, dunkel gefärbter Harn, lehmfarbener Stuhl, gelegentlich Exantheme und Petechien.

Tabelle 37.11 Formen der Hepatitis

	Hepatitis A	*Hepatitis B*	*Hepatitis C*	*Hepatitis D*	*Hepatitis E*
Form	häufig milde Form der Hepatitis, meist nach 12 Wochen abgeheilt, kann auch in mehreren Phasen bis zu 12 Monaten verlaufen	meistens in 12 Wochen ausgeheilt	selten Leberversagen, allerdings sehr häufig chronischer Verlauf	tritt bei gleichzeitiger Hepatitis B auf	hauptsächlich auf dem indischen Kontinent als Endemie
Übertragungswege	fäkal, oral	sexuell, parenteral	parenteral, sexuell	parenteral, sexuell	fäkal, oral
Risikogruppen	→ Urlauber in subtropischen Ländern, → Personal von Kindertagesstätten, → Mitarbeiter in der Endoskopie, → Küchenpersonal, → homosexuelle Männer	→ medizinisches Personal, → Dialysepatienten, → i. v.-Drogenabhängige → promiskuitive Personen, → Neugeborene infizierter Mütter, → homosexuelle Männer	→ medizinisches Personal, → Dialysepatienten, → i. v.-promiskuitive Personen, → Neugeborene infizierter Mütter, → homosexuelle Männer, → Personen, die vor 1990 Bluttransfusionen erhielten	→ medizinisches Personal, → Dialysepatienten, → i. v.-Drogenabhängige, → promiskuitive Personen, → Neugeborene infizierter Mütter, → homosexuelle Männer	→ Urlauber, → Einwohner der Endemiegebiete
Inkubationszeit	15–45 Tage	30–180 Tage	15–150 Tage	30–180 Tage	15–60 Tage
Beginn	akut	schleichend	schleichend	akut oder schleichend	akut
Chronischer Verlauf	keiner	Erwachsene bis 10%; perinatal bis 90%	70–80%	Koinfektion 5%, Superinfektion über 90%	keiner
Antivirale Therapie	nein	ja	ja	ja	nein
Fulminanter Verlauf	0,2%	1%	sehr selten	2–20%	
Immunisierung	aktiv und passiv	aktiv und passiv	nein	aktiv und passiv	nein
Prognose	mit zunehmendem Alter schlechter	mit zunehmendem Alter schlechter	mäßig	oft schlecht	gut (Ausnahme: Schwangere)

Ikterisches Stadium

Gelbfärbung der Skleren, druckschmerzhafte, vergrößerte Leber, Hyperbilirubinämie, ggf. Störung der Gerinnungsfaktoren.

Reparationsphase

Insgesamt rückläufige Symptome mit abgeklungenem Ikterus.

Diagnostik

Anamnese, Tastbefund, Labor (Blut und Urin), selten Leberbiopsie zur histologischen Diagnosesicherung, Sonografie.

Therapie

Die Therapie ist nicht kausal, sondern symptomatisch. Eine spezielle medikamentöse Therapie der akuten Hepatitis gibt es nicht. Man will das belastete Organ durch Vermeidung von Reizstoffen wie Alkohol oder Medikamente entlasten. Eine spezielle Leberdiät ist heute nur noch selten üblich. Meistens wird allerdings eine kohlenhydratreiche und fettarme Kost besser vertragen. Inzwischen werden auch spezielle Therapien gegen die chronische Hepatitis durchgeführt. α-Interferon ist nachweislich wirksam. Der Patient hält zunächst zur Schonung Bettruhe ein. Bei schwerem Verlauf der akuten Hepatitis sollte Kontakt mit einem Transplantationszentrum aufgenommen werden.

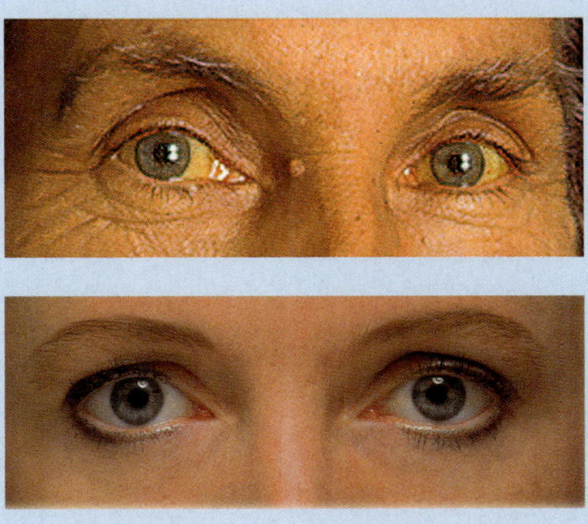

Gelbfärbung der Skleren im Gegensatz zum normalen Befund (s. unten)

37.18.1 Bedeutung für den Patienten

Wenn die Hepatitis nicht schwer verläuft, ist sie keine besonders belastende Erkrankung. Allgemeinsymptome wie Müdigkeit und Übelkeit hemmen die Vitalität und schränken die ATL in unterschiedlichem Schweregrad ein. Der Juckreiz ist unangenehm und kann zu Schlafstörungen führen. Belastend werden die Vorurteile erlebt, die gegenüber Patienten mit Hepatitis geäußert werden. Die Ursache der Hepatitis wird von der Bevölkerung fälschlicherweise überwiegend im Alkoholismus gesehen, so dass Erkrankte als Alkoholiker abgestempelt werden. Die Gelbfärbung der Haut zeigt dem Patienten beim Blick in den Spiegel, dass er krank ist und er fühlt sich schlecht, da die Attraktivität auch durch die Gelbfärbung der Skleren leidet. Sie beeinträchtigt das Wohlbefinden des Patienten, er fühlt sich nicht wohl in seiner Haut.

37.18.2 Pflege- und Behandlungsplan

Pflege bei leichtem Verlauf

Bei den meisten Patienten, die an Hepatitis erkrankt sind, ist eine stationäre Behandlung nur zu diagnostischen Zwecken oder bei Komplikationen notwendig. Patienten mit Hepatitis A müssen nicht isoliert werden. Bei Hepatitis B werden die Patienten ggf. zwei Wochen isoliert (s. Isolation des Patienten, S. 981) wobei viele Kliniken davon ganz abgekommen sind. Die Pflege der Patienten richtet sich nach den Symptomen und dem Ausmaß, in dem sie sie belasten. Da die Patienten wenig belastbar und meist schnell erschöpft sind, ist körperliche Schonung, bzw. Bettruhe notwendig. Der Patient wird in den ATL unterstützt. Die Verträglichkeit der Speisen wird durch einen Diätplan verbessert, wie er auch für Patienten mit Ulcus pepticum gilt (S. 1044).

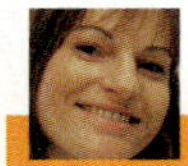

···: siehe Pflegeangebot Sofortmaßnahmen bei Nadelstichverletzungen, S. 586

Um den Juckreiz zu lindern, bieten sich kühlende Einreibungen an. Vorübergehende Besserung wird auch durch kühle Waschungen mit klarem Wasser erreicht. Das Einreiben von juckreizhemmendem Puder oder Salben ist ebenfalls sehr hilfreich. Juckreiz kann sehr quälend sein und das Einschlafen erschweren, daher sollten lindernde Pflegemaßnahmen vor allem abends vor dem Schlafengehen stattfinden. Der Patient sollte ein eigenes Puderdöschen erhalten und bei Bedarf verwenden. In schwereren Fällen kann auf Arztanordnung medikamentös mit Antihistaminika eine Besserung erreicht werden. Da es sehr schwer ist, sich nicht zu kratzen, sollten die Patienten ihre Fingernägel so kurz wie möglich schneiden und sorgfältig feilen, damit keine unnötigen Wunden entstehen.

Gegen die Oberbauchbeschwerden helfen warme Auflagen (S. 489). Sie können jedoch den Juckreiz erhöhen, weswegen dieses Pflegeangebot bei Patienten mit Ikterus genauestens zu überprüfen ist.

Pflege bei schwerem Verlauf

Bei schwerem Verlauf wird zusätzlich zu der zunehmenden Übernahme der ATL die Durchführung medikamentöser Maßnahmen erforderlich. Infusionen müssen gerichtet und überwacht werden. Es kann zur Komplikation der posthepatischen Leberzirrhose kommen, die eine Lebertransplantation erforderlich macht (s. Pflege bei Lebertransplantation, S. 1084 ff).

37.19 Pflege von Patienten mit Leberzirrhose

Gerhard Schröder

···: Medizinischer Überblick Leberzirrhose

Definition

Die Leberzirrhose ist eine chronische, fortschreitende Lebererkrankung, bei der es zum Umbau der Leberstruktur kommt. Durch Entzündung, Nekrose und Regeneration mit Einlagerung von Bindegewebe wird die Funktion und Durchblutung der Leber zunehmend eingeschränkt. Dieser Prozess geht über Jahre. Im weiteren Verlauf kann es zur Leberinsuffizienz und zum Leberkoma (völliges Versagen der Leber) kommen.

Ursache

Die häufigsten Ursachen für die Leberzirrhose sind die Hepatitis und Alkoholabusus. Seltener verursachen andere Grunderkrankungen wie z. B. Herzkrankheiten die Zirrhose.

Symptome

Allgemeine Symptome sind Leistungsverlust, Müdigkeit, Magen-Darm-Störungen, leichter Schmerz in der Lebergegend. Die Leberzirrhose zeigt sich typisch an den Veränderungen der Haut: Ikterus, Gefäßschlängelungen, besonders im Gesicht und am Bauch (Caput medusae), Eppinger-Sternchen, besonders an Hals und Brust sind spinnenartig abgehende kleine Gefäße, Weißfleckung an Armen und Beinen, besonders nach Abkühlung. Speziell an den Nägeln als Weißnägel an der Nagelspitze, Palmarerythem und Plantarerythem: rotfleckige, symmetrische Sprenkelung an den Handinnenflächen bzw. Fußsohlen, Lackzunge, Haarverlust im Scham- und Achselhöhlenbereich, Gynäkomastie, Hodenatrophie (beim Mann) und Menstruationsstörungen (bei der Frau), weil gegengeschlechtliche Hormone nicht ausreichend abgebaut werden, Xanthome (gelbe Knoten an der Haut) bei biliären Zirrhosen und gestörtem Fettstoffwechsel.

Weitere belastende Symptome sind Aszites und Ödeme in den Beinen.

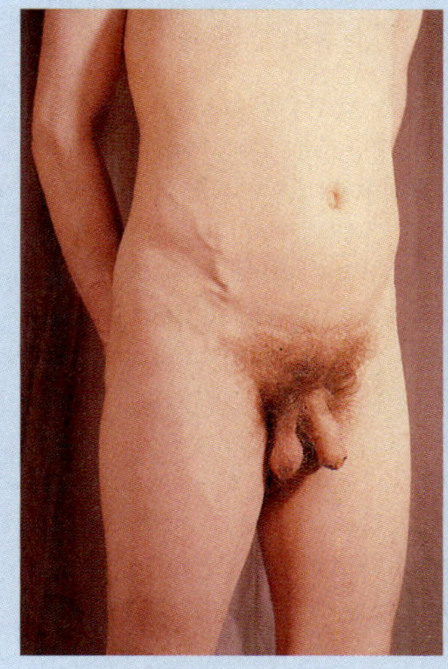
Caput medusae

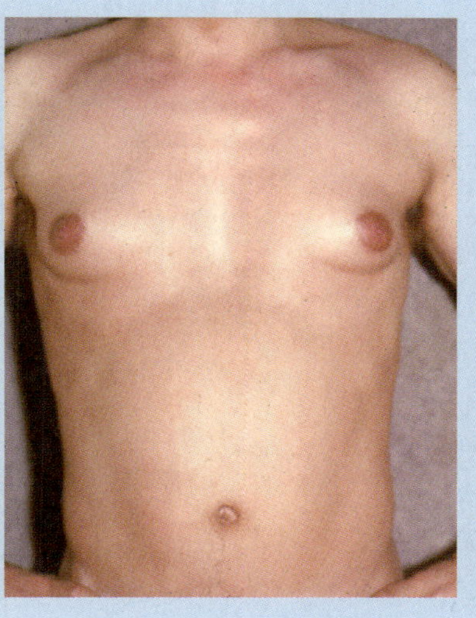
Gynäkomastie

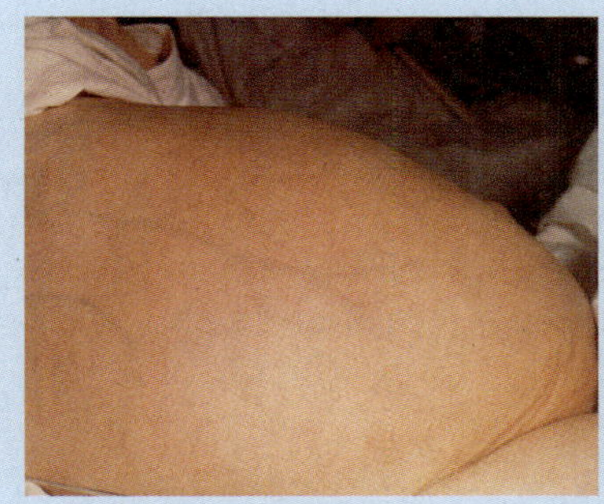
Aszites, die Caput medusae sind ebenfalls deutlich zu sehen

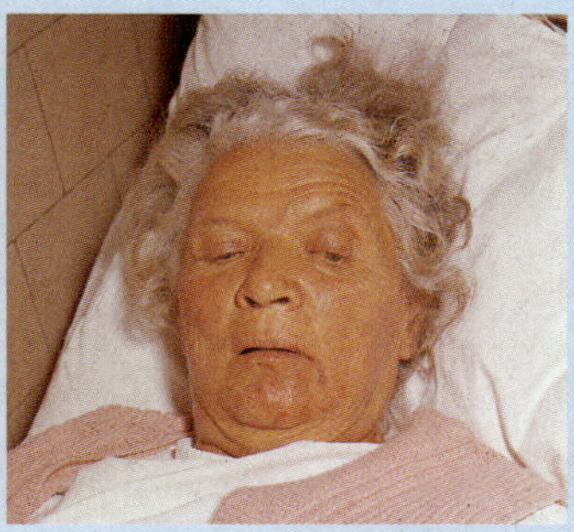
Patientin im Leberkoma nach einer Hepatitis epidemica

Komplikationen

Das Leberkoma ist eine Folge der Leberschädigung. Es handelt sich um eine Vergiftung, weil die fehlende Leberfunktion Gifte nicht mehr ausreichend abbaut. Das Ammoniak (Abbauprodukt aus dem Eiweißstoffwechsel) im Blut ist erhöht. Es schädigt die Nervenzellen, was zu Bewusstseinsstörungen führt. Differenzialdiagnostisch ist beim Alkoholiker ein Alkoholentzugssyndrom (Delirium tremens) abzuklären. Je nach Bewusstseinsstörung werden drei Stadien unterschieden:

1. Stadium: Verstimmung, Unruhe sowie Erschöpfungs- und Depressionszustände. Der Fleppingtremor (Muskelzittern) nimmt zu. Die Sprache wird allmählich verwaschen. Ebenso wird das Schriftbild fahrig – deshalb wird eine Schriftprobe regelmäßig zur Verlaufskontrolle durchgeführt.

2. Stadium: Der Patient ist desorientiert und hat deliröse bzw. apathische Zustände. Der Fleppingtremor wird spastisch und krampfhaft. Bewegungen können nur noch schlecht gesteuert werden. Es treten Tachykardie und Hypotonie auf.

3. Stadium: Koma mit Bewusstseinsverlust und Atemstörungen. Es kann zu Nierenversagen, Blutungen (Ösophagusvarizen) und Herz- und Kreislaufversagen mit Todesfolge kommen.

Eine weitere Komplikation der Leberzirrhose ist die Entstehung des Pfortaderhochdrucks und die Bildung von Ösophagusvarizen (S. 1038 ff) durch den verzögerten Durchfluss des Blutes durch die Leber.

Therapie

Es gibt keine Therapie, die die Ursachen der Leberzirrhose beseitigen könnte. In Einzelfällen kann eine Leber transplantiert werden (S. 1084 ff). Da Verschlechterungen des Krankheitsbildes durch Belastungen, Alkoholabusus, Infekte und Blutungen im Magen-Darm-Trakt ausgelöst werden können, sollten sie verhindert werden. Es wird zu körperlicher Schonung und gesunder Lebensweise geraten.

Medizinischer Überblick Invasive Maßnahmen zur Leber- und Gallendiagnostik

Claudia Walther

Laparoskopie

Definition

Die Laparoskopie ist das Ausspiegeln des Bauchraums mittels eines starren Endoskopes. Ziel dieser Bauchspiegelung ist es, die Leberoberfläche sowie die anliegenden Organe darzustellen. Eine Laparoskopie findet gleichfalls in der Gynäkologie Anwendung, s. Kap. 39, S. 1137.

Indikation

Die Laparoskopie wird eingesetzt, um Befunde, wie z. B. Leberzirrhose oder Hepatitis zu sichern. Zur histologischen Sicherung erfolgt unter Sicht eine Biopsie der Leber. Im Gegensatz zur Leberblindpunktion, bei der die Leber perkutan ohne direkte Sicht (blind) punktiert wird. Therapeutische Maßnahmen können während der Laparoskopie ebenfalls durchgeführt werden, z. B. das Lösen von Verwachsungen.

Durchführung

Der Patient erhält eine Prämedikation, im übrigen sind die allgemein üblichen OP-Vorbereitungen zu beachten (Kap. 45). Die Untersuchung wird in Lokalanästhesie und Sedierung durchgeführt, in seltenen Fällen in Vollnarkose. Die Laparoskopie stellt einen operativen Eingriff dar, der unter sterilen Bedingungen in der Operationsabteilung stattfindet.

Komplikationen

Es können folgende Komplikationen auftreten: Blutungen aus der Punktionsstelle, intraperitoneale Blutungen, Herz-Kreislauf-Insuffizienz, evtl. bis zum Herz-Kreislauf-Versagen, Infektionen der Bauchhöhle, z. B. Peritonitis.

Postoperative Pflege

Zu den wichtigsten Maßnahmen zählen die Vitalzeichenkontrolle und die Überwachung der Blutgase per Pulsoxymetrie, die Verbandkontrolle auf Nachblutung (anfangs stündlich, am Abend alle 3 – 4 Stunden), die Schmerzmittelgabe auf Arztanordnung und die Wirkungskontrolle sowie die Rückenlagerung. Die Patienten haben Flüssigkeitskarenz bis zum Abend und erhalten ab dem 1. postoperativen Tag leichte Kost.

Endoskopische retrograde Cholangiopankreatografie (ERCP)

Definition

Die ERCP ist eine endoskopische Untersuchung, bei der mit einem Duodenoskop und Röntgenkontrastdarstellung der Gallen- und Pankreasgang untersucht werden.

Indikation

Verdacht auf Konkremente im Gallengang oder bei dem Verdacht auf Karzinomerkrankungen der Gallengänge oder des Pankreas. Eine Notfall-ERCP ist bei einer akuten biliären Pankreatitis (im Gallen- und/ oder Pankreasgang entstehende Entzündung durch Abflussbehinderung des Gallen- oder Bauchspeicheldrüsensaftes) durchzuführen. Diese Untersuchung ist ein Eingriff in physiologisch steriles Organgebiet.

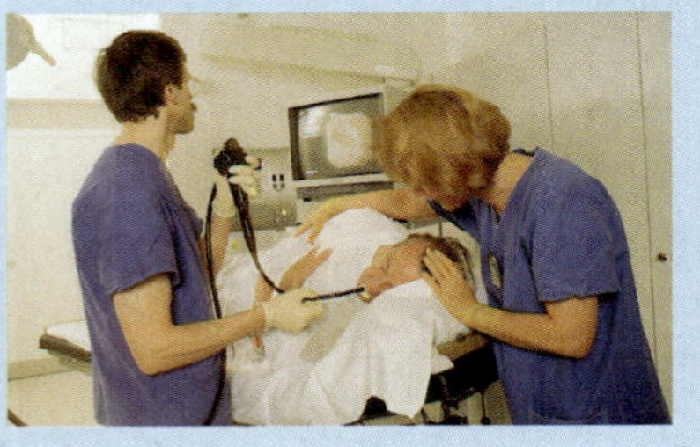

Pflegerische Aufgaben

Vorbereitung. Es sind die gleichen Vorbereitungsmaßnahmen zu ergreifen wie bei Eingriffen des oberen Gastrointestinaltrakts, S. 1051 f.

Durchführung. Der Patient erhält ein Getränk zur Entschäumung des Magensaftes und evtl. eine Rachenanästhesie auf Anordnung des Untersuchers. Ein venöser Zugang muss gelegt sein, da der Patient während der Untersuchung sediert wird. Der Patient wird in Bauchlage gebracht. Über den Beißring wird nun das Duodenoskop ins Duodenum bis zur Papille vorgeschoben, diese wird mit einem mit Kontrastmittel gefüllten Katheter sondiert. Unter Röntgensicht wird Kontrastmittel in den Gallen- oder den Pankreasgang gespritzt und somit dargestellt. Im Rahmen einer ERCP kann eine Papillotomie (Schlitzung der Papille) bei Papillenstenose oder bei Vorhandensein eines Steines im Ductus choledochus (Gallengang) durchgeführt werden. Bei Tumoren oder Zysten kann eine Gallengangsdrainage (Stent) implantiert werden, um den Abfluss von Gallensaft zu erreichen. Gallengangsteine oder Konkremente werden direkt unter Einführung eines Lithotriptors gefasst und unter Sicht zertrümmert. Mit Hilfe eines Ballonkatheters werden kleinere Konkremente aus dem Gang ins Duodenum befördert.

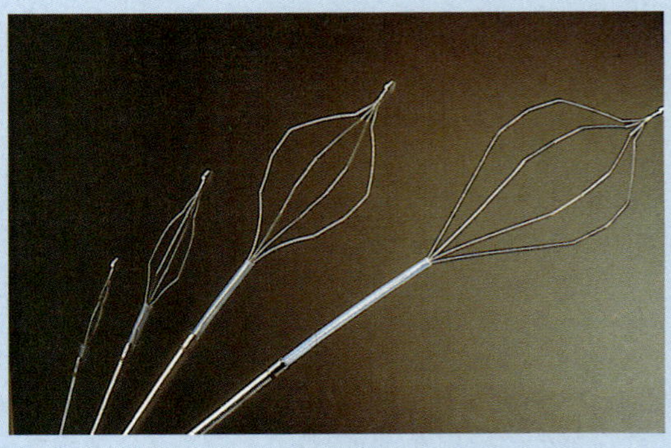

Körbchen zum Einfangen von Steinen

Komplikationen

Die Hauptkomplikation einer ERCP besteht in der Möglichkeit einer Pankreatitis oder einer Cholangitis, seltener tritt eine Blutung oder Perforation auf.

Nachsorge

Die Nachsorge nach einer ERCP entspricht derjenigen nach einer Ösophago-Duodenoskopie, vgl. S. 1054. Hierzu gehört die Vitalzeichenkontrolle, Temperaturmessung und Nahrungskarenz, bis die Medikamentenwirkung nachgelassen hat. Anzeichen auf eine Pankreatitis oder eine Cholangitis sind durch Laborparameter (z. B. Untersuchung der Amylase) und Wohlbefinden des Patienten zu kontrollieren.

37.19.1 Bedeutung für den Patienten

Die Leberzirrhose ist ein chronisches Krankheitsgeschehen, das den Patienten in zunehmendem Maße in seinem Allgemeinbefinden und in seiner Aktivität beeinträchtigt. Das Bewusstsein, dass die Leber ein Organ ist, dessen Funktion nicht von anderen Organen übernommen werden kann, das nicht einfach durch eine Operation zu „reparieren" ist, zwingt den Patienten früher oder später zur Auseinandersetzung mit der Erkrankung. Lebenspläne müssen umgestellt werden. Das betrifft vor allem noch junge Menschen, die durch eine Infektion mit dem Hepatitisvirus nun an Leberzirrhose leiden und feststellen, dass sie nicht so weiterleben können wie zuvor und dass ihr Leben vielleicht kürzer ist, als sie gedacht hatten. Der Aszites verursacht Störungen der Verdauung, die zu Appetitlosigkeit führen, und behindert in der Bewegung. Die Komplikationen Leberkoma oder Ösophagusvarizenblutung sind gefürchtet und Patienten, die bereits eine Blutung überlebt haben, müssen mit dem Bewusstsein leben, dass sie plötzlich sterben können. Patienten, die auf eine Lebertransplantation warten, befinden sich in einem Zustand zwischen Hoffen und Befürchtungen (S. 1086 f).

···› Merke
Es ist ein weitverbreitetes Vorurteil, jeden von einer Leberzirrhose Betroffenen als Alkoholiker abzustempeln. Erstens ist dies nicht richtig, zweitens ist auch der vom Alkohol abhängige Mensch ein kranker Mensch, der Pflege und gerade menschliche Zuwendung (kein Mitleid) benötigt.

37.19.2 Pflege- und Behandlungsplan

Ziele der Pflege sind: Verbesserung des Wohlbefindens und der Leistungsfähigkeit, Vorbeugen von Verschlechterungen und Förderung und Erhaltung der Selbstständigkeit.

Eva Groß Krankenschwester

···› Praxistipp
Der Umgang mit alkoholkranken Menschen ist oftmals frustrierend, da es den Patienten oftmals an Einsicht und Bereitschaft zur Mitarbeit mangelt. Bieten Sie dem Patienten Ihre Unterstützung an, knüpfen Sie Kontakte zu Selbsthilfegruppen und dem Sozialdienst, aber bedenken Sie: Sie können keinen Menschen ändern, der das nicht selbst will.

Bei Patienten mit Alkoholabusus liegt der Schwerpunkt zunächst auf der Anbahnung einer Änderung der Lebensweise, da der Alkohol den fortschreitenden Umbauprozess der Leber fördert. Im therapeutischen Team sollte daher überlegt werden, wie dem Patienten und seiner Familie geholfen werden kann. Es sollte im Pflegeplan festgehalten werden, wie mit dem Alkoholproblem umgegangen wird: Erhält der Patient eine Flasche Bier, wenn er sie möchte? Wird darüber hinweggesehen, wenn Besucher dem Patienten Alkohol mitbringen oder wird dagegen vorgegangen, nötigenfalls bis zur vorzeitigen Entlassung?

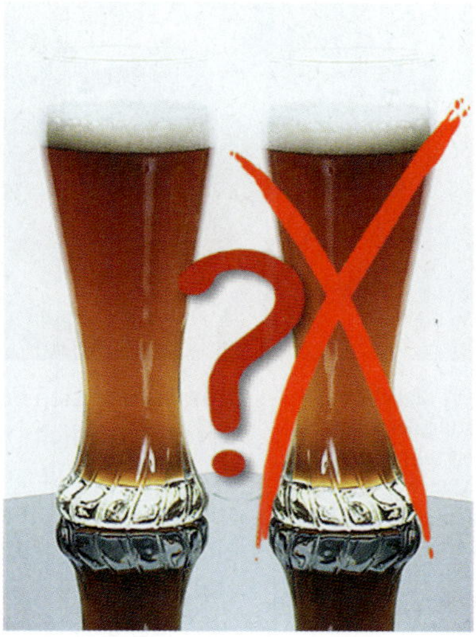

Klären Sie im Team unbedingt die Frage, wie Sie sich dem alkoholkranken Patienten gegenüber verhalten

■ **Ernährung**

Eine spezielle Diät muss der Patient nicht einhalten. Die Verteilung der Mahlzeiten über mehrere kleine Portionen hat sich vor allem bei Aszites und bei Appetitlosigkeit bewährt. Der Patient sollte auf eine gesunde, vitamin- und nährstoffreiche Ernährung achten. Eine Flüssigkeitsbeschränkung wird auf 1000 bis 1500 ml pro Tag bei Ödemen angeordnet. Natriumarme Kost unterstützt die Ausschwemmung der Ödeme. Da die Flüssigkeitsbeschränkung für die Patienten sehr unangenehm ist und sie unter Durst leiden ist diese Maßnahme nicht sehr beliebt und wird häufig umgangen. Die Information des Patienten ist daher besonders wichtig, damit er verstehen und sich entsprechend verhalten kann. Es sollte jedoch kein Patient zur Einhaltung gezwungen werden. Häufige Mundspülungen und das Lutschen von Bonbons vermindern das Durstgefühl etwas.

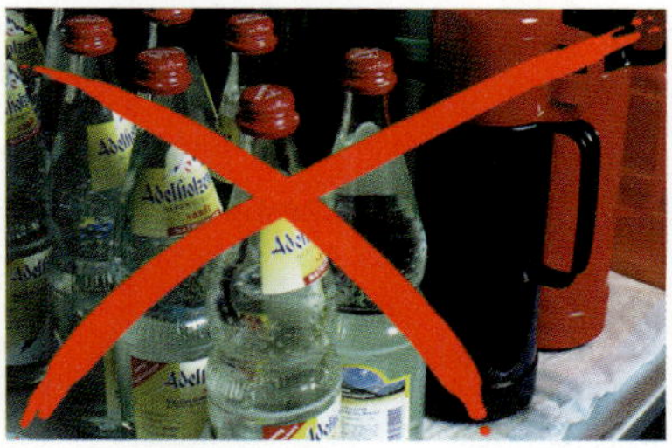

Die Flüssigkeitsbeschränkung bei Ödemen fällt den Patienten besonders schwer

■ **Vorbeugung von Komplikationen**

Die Ösophagusvarizenblutung ist eine lebensbedrohliche Komplikation. Da sie durch eine plötzliche Drucksteigerung im Bauchraum ausgelöst werden kann, sollte man hier ansetzen. Eine sorgfältige Pneumonieprophylaxe soll Infektionen und somit Husten verhindern, der den Druck erhöhen würde. Ebenso sollte das Pressen beim Stuhlgang vermieden werden, das ist durch die Obstipationsprophylaxe und ggf. durch die regelmäßige Verabreichung von Laxantien zu erreichen.

■ **Beobachtung**

Der Patient ist auf Anzeichen von Blutungen zu beobachten (S. 1082). Eine Ösophagusvarizenblutung muss frühzeitig erkannt und lebenserhaltende Maßnahmen ergriffen werden. Da die Blutgerinnung

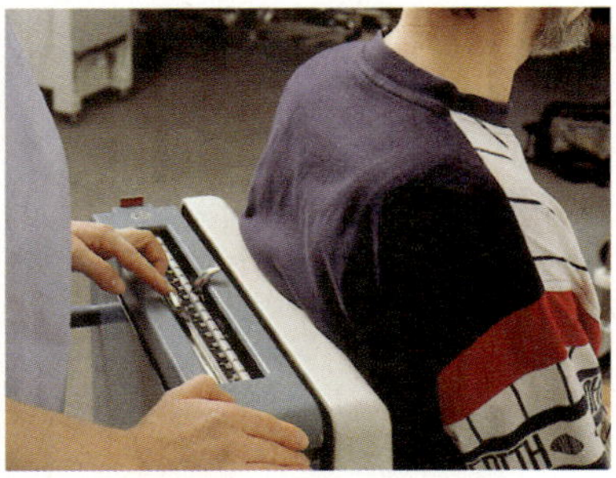

Die tägliche Messung des Gewichts ist sehr wichtig. Manche Patienten lagern 1 l pro Tag ein

herabgesetzt ist, sollte der Patient vor Verletzungen geschützt werden. Das betrifft z.B. die Nagelpflege, die von einer Fußpflegerin durchgeführt werden sollte. Es beinhaltet aber auch die Sorge um den Patienten, wenn er sich bewegt. Durch den schlechten Allgemeinzustand könnte er stürzen und sich verletzen. Das Gewicht des Patienten sollte täglich vor dem Frühstück gemessen werden, um eine Verschlechterung des Gesundheitszustandes zu erkennen. Gewichtszunahmen deuten auf eine weitere Ausbildung des Aszites hin, Gewichtsabnahmen auf eine weitere Verschlechterung des Allgemeinzustandes. Mit Wunschdiät kann vielleicht eine Verbesserung erreicht werden. Um die Entwicklung des Aszites zu verfolgen, sollte täglich an der gleichen Stelle (ober- und unterhalb des Zentimetermaßes sollten rechts und links am Bauch Markierungen erfolgen) der Bauchumfang gemessen werden (**Abb. 37.44**). Die Flüssigkeitsbilanz liefert ebenfalls Aufschlüsse über die Entwicklung. Die Ödeme an den Knöcheln sollten ebenfalls regelmäßig beobachtet und deren Ausmaß protokolliert werden. Bei liegenden Patienten bilden sich Ödeme am Rücken aus.

Messen des Bauchumfangs bei Aszites

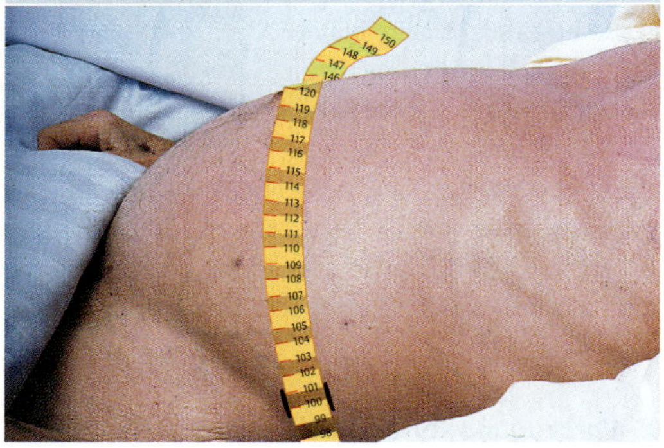

Abb. 37.44 Die Messung des Bauchumfangs sollte immer an der gleichen Stelle und in der gleichen Körperlagerung und Uhrzeit erfolgen, um Veränderungen, sicherer beurteilen zu können

Merke

Viele Medikamente schädigen die Leber. Lesen Sie daher die Waschzettel der Medikamente, die der Patient erhält. Im Normalfall sollte er die Medikamente erhalten, die die Leber so wenig wie irgend möglich belasten.

Lagerung

Durch die Aszites kommt es zu einem Zwerchfellhochstand, der die Atmung häufig erschwert. Die Patienten tolerieren dann keine Seitenlagerung mehr, die zur Dekubitusprophylaxe nötig wäre. Meist versuchen sie eine halbsitzende Position einzunehmen. Maßnahmen zur Pneumonie- und Dekubitusprophylaxe sind durch den hohen Grad der Gefährdung unbedingt zu ergreifen.

Pflege bei Leberkoma

Beim Leberkoma erhöht sich der Ammoniakgehalt im Blut. Um die weitere Entstehung von Ammoniak zu verhindern, wird eine Darmsterilisation durch die Gabe von Antibiotika angestrebt. Dadurch werden ammoniakproduzierende Keime im Darm verringert. Hohe Reinigungseinläufe werden ebenfalls zu diesem Ziel durchgeführt. Sie schwächen den Patienten und bewirken so eine Verschlechterung seines Allgemeinzustandes.

Im Leberkoma sind folgende Pflegeangebote wichtig: engmaschige Beobachtung der Vitalzeichen, der Psyche, der Ausscheidungen und des Tremors, der Aufschluss über das Stadium gibt. Die Ernährung erfolgt meist nur parenteral mittels kohlenhydratreichen Infusionen, später wird auch Eiweiß infundiert. Da die Immunabwehrkräfte des Patienten geschwächt sind, muss unbedingt auf hygienisch einwandfreies Arbeiten geachtet werden. Da eine Entgleisung des Wasser- und Elektrolythaushaltes droht, sind die Infusionen strikt nach Plan zu verabreichen, die Ein- und Ausfuhr exakt zu bilanzieren und der zentrale Venendruck zu messen.

37.20 Pflege von Patienten vor und nach einer Lebertransplantation

Wolfgang Schäfer

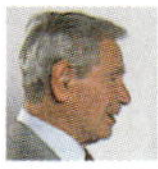

Axel Hoffmann erinnert sich an die ersten Tage in München:

In welch einem Zustand ich doch damals war. Ich lag schon seit einem halben Jahr im Bett, mein Bauch war riesig, meine empfindliche Haut an mehreren Stellen durch Pflaster und durch Anstoßen aufgerissen, ich konnte nur wenig essen. Da ich keinen Urin mehr lassen konnte, musste ich regelmäßig zur Dialyse. Die Körperpflege wurde schon lange vom Pflegepersonal durchgeführt. Mein psychischer und moralischer Zustand war am Tiefpunkt angelangt, und doch, ein Funken Hoffnung hatte mich hierher gebracht. Wie sollte es nur weitergehen?

Medizinischer Überblick Lebertransplantation

Definition

Bei einer Lebertransplantation (**Abb. 37.45**) wird die gesunde Leber eines hirntoten Menschen auf einen schwer lebergeschädigten Patienten übertragen. Man nennt dies eine allogene, orthotope Transplantation (allogen = genetisch verschieden, aber von der selben Art; orthotop = am selben Platz im Körper). In bestimmten Fällen wird nur ein Teil der Spenderleber transplantiert. Das erkrankte Organ verbleibt und wird vorübergehend unterstützt, bis es sich wieder erholt hat. Man bezeichnet dies als heterotope auxilläre Transplantation (= zusätzlich implantiertes Organ an einem anderen Platz im Körper). Eine solche Teilung der Spenderleber kann mehreren Patienten helfen. Die größere Leberhälfte wird beispielsweise einem Erwachsenen implantiert, die kleinere einem Kind.

Indikationen

Posthepatitische Zirrhosen bei Hepatitis B, C, D, alkoholtoxische Zirrhose, primäre Leberzellkarzinome, Leberversagen wegen Autoimmunhepatitis, primär biliäre Zirrhose, primär sklerosierende Cholangitis, akutes Leberversagen, metabolische Erkrankungen (Morbus Wilson, α_1-Antitrypsinmangel), Budd-Chiari-Syndrom (Thrombose der Lebervenen).

Kontraindikationen

Bösartige Erkrankungen außerhalb der Leber (je nach Krankheitsfortschritt anderer Organe), fortbestehender Alkohol- und Medikamentenmissbrauch, schwere Erkrankungen von Herz und Lunge, angeborene oder erworbene Immundefekte, nicht beherrschbare psychiatrische Erkrankungen (Psychose, Depression), mangelnde Mitarbeit und Motivation des Patienten (besonders wichtig!!), Alter des Patienten über 65 Jahre.

Symptome im Endstadium einer chronischen Lebererkrankung

Schlechte Funktionsparameter der Leber, wiederholte Verwirrtheitszustände, Ösophagusvarizen und Ösophagusvarizenblutung, nicht beherrschbarer Aszites, Unterernährung mit Verlust der Muskulatur, Ikterus u. U. Nierenversagen (hepatorenales Syndrom).

Diagnostik

Vor der Transplantation findet eine umfangreiche Diagnostik statt. Sie dient dem Ausschluss von Kontraindikationen und verbessert die Einschätzung, ob die Transplantation erfolgreich sein kann. Sie wird im Folgenden beschrieben.

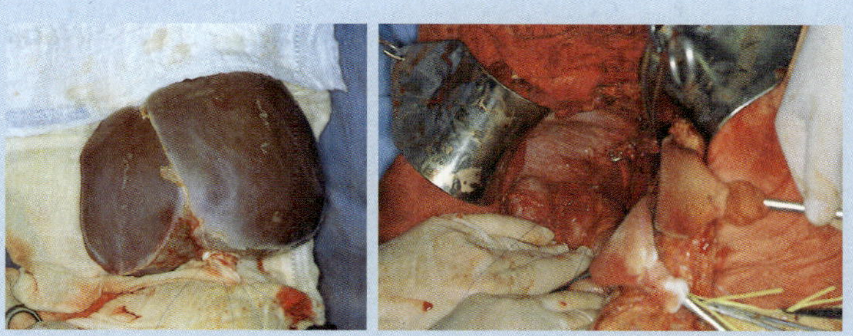

a b

Abb. 37.45 **a** explantierte, kranke Leber, **b** implantierte Spenderleber

Herz und Lunge

Untersuchung des Herzens mittels EKG, Ultraschall, evtl. Angiografie mit Darstellung der Koronargefäße. Untersuchung der Lunge durch Röntgen des Thorax in zwei Ebenen und Funktionstests, z. B.: Spirometrie, Compliance, ggf. Blutgasanalyse.

Niere

Funktionstests, z. B. spezifisches Gewicht (Aussage über Konzentrationsleistung), Kreatinin-Clearance (Aussage über die glomeruläre Filtrationsrate).

Leber

Leber-CT (Ausschluss eines Tumors und Einschätzung von Gallengangsveränderungen), Dopplersonografie (Aussage über Durchgängigkeit und Durchfluss des Blutes in der Pfortader, Stenosen in den Lebervenen), Sonografie des Bauchraums.

Ösophagus und Magen

Zur Beurteilung von Ösophagus- und Magenfundusvarizen wird eine Ösophagogastroduodenoskopie durchgeführt. Ggf. wird zur Darstellung der Gallengänge eine ERC (endoskopische retrograde Cholangiografie) angeordnet, wenn die Gallengänge nicht durch eine Cholezysto- und Cholangiografie dargestellt werden können (bei starkem Ikterus der Fall).

Konsile

Um mögliche Infektionsherde zu finden, wird der Patient zahnärztlich untersucht und auch dem Hals-Nasen-Ohren-Arzt vorgestellt. Der Psychiater klärt mögliche Kontraindikationen, wie Depression und Psychose ab und prüft die Motivation des Patienten. Der Neurologe untersucht die peripheren Nerven und das ZNS.

Labor

Blutgruppenbestimmung, Untersuchung des Blutes auf Infektionen durch Viren, z. B. Cytomegalie, Bakterien oder Pilze. Untersuchung des Aszitespunktats auf Keime, Zellen, Eiweißgehalt.

Komplikationen nach der Lebertransplantation

Ca. ein Drittel aller Patienten entwickeln eine oder mehrere Infektionen z. B. durch das Cytomegalie-Virus (CMV), Reinfektionen bei Hepatitis B und C, Toxoplasmose. Akute oder chronische Abstoßungskrisen verschlechtern die Prognose. In seltenen Fällen nimmt die neue Leber ihre Funktion nicht auf (primäres Transplantatversagen). Hier kann nur eine erneute Transplantation helfen und es muss mit höchster Dringlichkeit ein neues, geeignetes Organ gesucht werden. Zusätzlich kann es – z. T. durch Medikamentennebenwirkungen – zu Osteoporose, Hyperlipidämie und Hypertonie kommen.

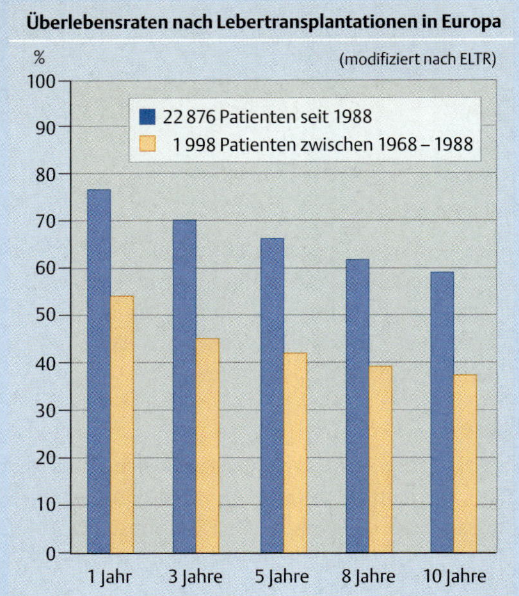

Abb. 37. 46 Die Überlebensrate ist durch verbesserte Vor- und Nachsorge sowie durch andere Operationstechniken und die frühzeitigere Indikationsstellung gestiegen

Nebenwirkungen der medikamentösen Therapie

Um Abstoßungsreaktionen des Körpers zu verhindern wird das Immunsystem supprimiert (unterdrückt). Die Immunsuppressiva (Ciclosporin/Tacrolimus) haben Nebenwirkungen, die besonders beobachtet werden sollten: Hypertonie, Niereninsuffizienz, Infektanfälligkeit, Zittern, Appetitlosigkeit, Übelkeit, Hautausschläge, Diabetes mellitus. Cortison kann zu Magen- und Duodenalulzera, Ödemen im Gesicht und an den Händen, Gewichtszunahme, Blutzuckererhöhung, Stimmungsschwankungen bis zur Psychose, Einschränkungen der Sehkraft und Osteoporose führen.

Überlebensraten nach Lebertransplantation

Abb. 37.46 zeigt die Überlebensraten in Prozenten. Nach 10 Jahren leben noch knapp 60 % der transplantierten Patienten.

37.20.1 Bedeutung für den Patienten

Der Patient hat meist eine lange Krankengeschichte hinter sich. Während dieser Jahre schränken ihn die Auswirkungen des chronischen Leberversagens immer mehr in seinen Aktivitäten des täglichen Lebens ein, selbst die Körperpflege stellt eine Belastung dar. Kraft und Ausdauer schwinden, der Patient magert ab und ermüdet schnell. Sportliche Aktivitäten müssen eingestellt werden. Durch den geschwächten Allgemeinzustand können soziale Kontakte nur noch mühsam aufrecht erhalten werden. Die Ausübung eines Berufs ist ab einem bestimmten Zeitpunkt nicht mehr möglich und die Patienten gewinnen dem Leben kaum noch etwas Positives ab. Sie setzen ihre ganze Hoffnung auf die Transplantation der Leber. Die Zeitspanne, in der die Entscheidung zur Transplantation getroffen wird, ist nicht nur körperlich belastend (Vielzahl belastender Untersuchungen). Die Patienten schwanken auch zwischen Hoffen und einer möglichen Enttäuschung, sollten Erkrankungen festgestellt werden, die eine Transplantation verhindern würden. Nach Vorliegen aller Untersuchungsergebnisse wird auf der regelmäßig tagenden Transplantationskonferenz entschieden, ob der Patient bei Eurotransplant gelistet wird. Ist das der Fall, beginnt für den Patienten und seine Familie das zermürbende Warten auf ein Organ. Eurotransplant ist zuständig für die Organvermittlung. Angeschlossen sind Organempfänger aus Deutschland, Österreich und den Benelux-Staaten. Bei Eurotransplant ermittelt der Computer nach festgelegten Kriterien die Empfänger.

» Gegen 4.00 Uhr erhielt ich die Nachricht, dass das Organ ideal für mich sei. Dies war der point-of-no-return. Eine Flut wilder Gedanken bewegte mich: Was kommt danach? Geht es mir schlechter als vorher? Wache ich nach der Operation wieder auf? Und Ähnliches. Aber was sollte es, denn die Entscheidung hatte ich schon längst getroffen. Nun hatte ich die Chance. Die letzten Operationsvorbereitungen begannen … (Ralf Uschkereit aus Schröder, Organtransplantation, Thieme 2000). «

Es werden in Deutschland zurzeit ca. 600 Lebertransplantationen im Jahr durchgeführt, die Anzahl der angebotenen Spenderorgane ist allerdings nicht ausreichend. Die Wartezeit für eine Leber beträgt zurzeit 6 – 12 Monate. Bei akutem Leberversagen (Leberausfall bei zuvor völlig Gesunden) werden die Patienten als besonders dringlich eingestuft, die Wartezeit beträgt im Mittel 2 – 3 Tage.

Das Warten wird häufig als Dauerstress empfunden, denn der Patient muss sich jederzeit per Handy oder Cityfunk verfügbar halten. Ein gepackter Koffer muss bereitstehen, denn jede Minute könnte die Klinik anrufen. Komplikationen können zwischenzeitlich zur stationären Wiederaufnahme führen. Die Bekanntgabe, dass ein Organ zur Verfügung steht, wird daher als Erlösung empfunden, endlich geht es voran.

37.20.2 Pflege- und Behandlungsplan

Die Vorbereitung, Durchführung und Nachsorge im Krankenhaus, in der Rehabilitationsklinik und beim betreuenden Hausarzt oder Internisten ist nur durch eine enge Zusammenarbeit verschiedener Fachabteilungen möglich. Pflegepersonen übernehmen hierbei meist die Rolle des Organisators und Vermittlers.

Stationäre Pflege in der Wartephase

Die Pflege des Patienten erfolgt wie bereits unter 37.19 Pflege von Patienten mit Leberzirrhose und Leberkoma beschrieben. Die Schwerpunkte der pflegerischen Maßnahmen beim zu transplantierenden Patienten liegen in:

- der Aufrechterhaltung eines bestmöglichen Allgemeinzustandes und weitestgehenden Erhaltung der Selbstständigkeit,
- der Verhinderung von Infektionen und Komplikationen,
- der Förderung des Vertrauen in die Transplantation zum rechtzeitigen Zeitpunkt und der Unterstützung der Motivation.

Schwerpunkt Allgemeinzustand und Selbstständigkeit fördern

Um den bestmöglichen Allgemeinzustand aufrecht zu erhalten, sollte der Pflegeplan genau mit dem Patienten abgesprochen werden, um die gleichen Ziele zu verfolgen. Die Pflegeanamnese gibt erste Aufschlüsse über das Leistungsvermögen und den Willen des Patienten. Durch die länger anhaltende Krankheit bildet sich die Muskulatur zurück, sodass die Patienten immobil und bettlägerig werden können. Ziel der Pflege ist die Erhaltung der Bewegungsressourcen. Es muss zusammen besprochen werden, wo der Patient seine Schwerpunkte setzt. Die Kräfte des Patienten müssen eingeteilt werden, daher sind auch Absprachen mit anderen Berufsgruppen, z.B. den Physiotherapeuten sinnvoll, um den Patienten bestmöglich zu fördern, ohne ihn unnötig zu belasten und zu demotivieren.

> Eva Groß
> Krankenschwester
>
> **Praxistipp**
>
> Bei der Mobilisation sollte unbedingt sehr sorgsam und geplant vorgegangen werden, um Verletzungen durch Anstoßen zu vermeiden. Die empfindliche Haut kann schnell reißen, durch die Störung der Gerinnungsfaktoren besteht eine verstärkte Blutungsneigung.

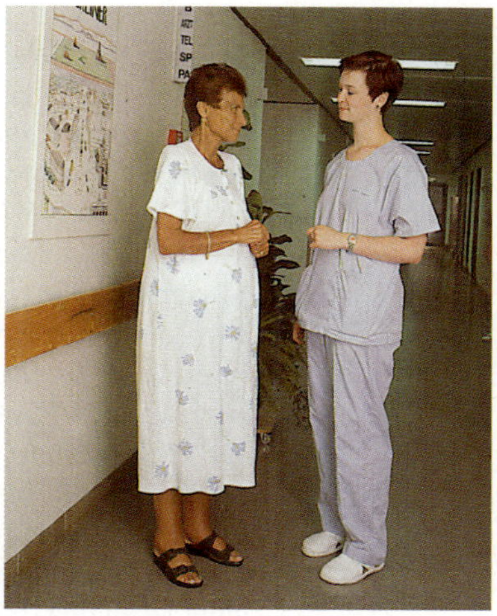

Diese Patientin wartet auf die Lebertransplantation. Deutlich zu sehen sind der Ikterus, die Aszites, die abgemagerten Arme, die dünne Haut und die ödematös geschwollenen Knöchel

Um seine Selbstständigkeit zu erhalten, sollte darauf geachtet werden, dass er sich zumindest teilweise selber wäscht und zu den Ausscheidungen die Toilette aufsuchen kann. Die Mahlzeiten sollte er, wenn möglich, am Tisch oder im Sitzen am Bettrand einnehmen. Die Mobilität sollte so lange wie irgend möglich erhalten bleiben. Kleine Spaziergänge je nach Befinden im Patientengarten oder auf dem Flur sind eine wichtige Maßnahme. Ist das nicht mehr möglich, sollte er sich stundenweise außerhalb des Bettes aufhalten, z.B. in einem bequemen Sitzstuhl. Zusätzlich sollte er im Gehwagen mobilisiert werden.

Wenn der Patient keinen Appetit hat, sollte er Wunschkost in mehreren kleinen Mahlzeiten über den Tag verteilt erhalten. Einschränkungen sind bei zu hohem Ammoniakgehalt im Blut zu machen, dann sollte das Eiweiß in den Mahlzeiten reduziert werden. Die Patienten sind häufig sehr abgemagert (**Abb. 37.47**), weswegen die Einbeziehung einer Ökotrophologin oder Diätassistentin unbedingt zu empfehlen ist.

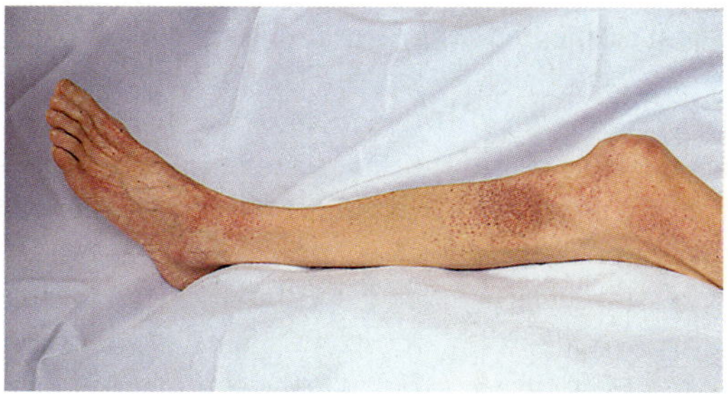

Abb. 37.47 Das abgemagerte Bein eines Patienten, der auf die Lebertransplantation wartet

> **Merke**
>
> Für den Transplantationserfolg ist es wichtig, dass der Patient sich in einem bestmöglichen Zustand befindet, um die große Operation und die postoperative Situation so gut wie irgend möglich zu überstehen. Dazu gehört auch, dass er einige Schritte gehen kann.

Schwerpunkt Infektionen und Komplikationen verhindern

Beim Waschen des Patienten sollten leicht desinfizierende Waschlotionen verwendet werden, um die Gefahr von Pilzinfektionen (aufgrund der geschwächten Immunabwehr) zu verringern. Diese ist besonders im Leisten- und Anusbereich sehr hoch. Es ist dabei genau abzuwägen, ob die austrocknende und somit dekubitusfördernde Wirkung der desinfizierenden Waschlotion im Verhältnis zur Infekti-

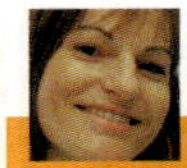

siehe Pflegeangebote Dekubitusprophylaxe, S. 311 ff, Urininkontinenz, S. 446 ff, Pneumonieprophylaxe, S. 506 ff

onsgefahr steht. Die genaue Beobachtung und gründlichste Pflege der Haut (**Abb. 37.48**), die pergamentartig, trocken und verletzungsanfällig ist, ist dabei besonders wichtig. Hautinfektionen und Dekubiti können eine Transplantation zu diesem Zeitpunkt verhindern. Die Haut muss daher gründlich, aber vorsichtig zweimal am Tag mit einer W/O-Körpercreme gepflegt werden, ggf. sind fettende Cremes oder Salben (z. B. Linola Fett) angeraten. Sehr wichtig ist die Aufrechterhaltung des Säuremantels und des ausgewogenen Hautmilieu. Es ist empfehlenswert in der Pflegeplanung genau festzulegen, welche Körperpartien mit welchen Pflegemitteln behandelt werden. So müssen z. B. die ödematös geschwollenen Unterschenkel, deren empfindliche Haut zusätzlich unter Spannung steht, z. B. 3-mal täglich mit Fettsalbe eingecremt werden.

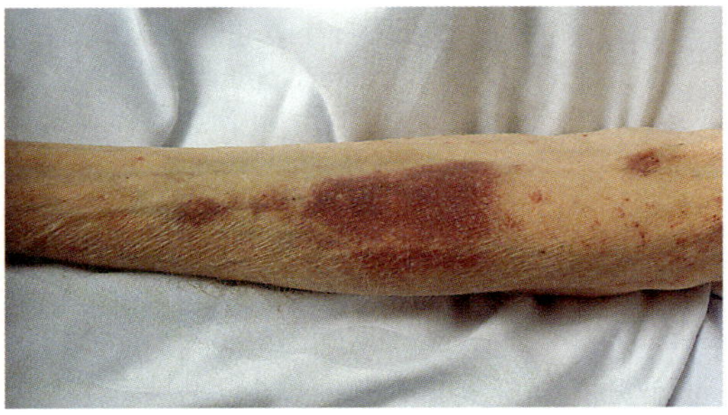

Abb. 37.48. Die pergamentartige, sehr trockene Haut ist sehr stark gefährdet. Pflaster sollten nur bei absoluter Indikation verwendet werden, da ihre Entfernung zu schlechtheilenden Wunden führen kann

Im Endstadium der Erkrankung nimmt die Aszites zu und die Patienten können urin- und stuhlinkontinent werden. Es besteht auch die Gefahr, dass die Nieren insuffizient werden (hepatorenales Syndrom). Daher ist die genaue Bilanzierung der Ein- und Ausfuhr wichtig, um rechtzeitig eine beginnende Dekompensation zu erkennen. Um ammoniakproduzierende Darmkeime zu reduzieren wird für eine regelmäßige Darmentleerung gesorgt. Das kann z. B. durch die Gabe von Lactulose geschehen. Die Dosierung sollte so erfolgen, dass der Patient 3 bis 4 weiche Stühle pro Tag hat. Durch die zeitweise auftretende Enzephalopathie sind Patienten in dieser Phase häufig verwirrt und können sich ungewollt verletzen. Evtl. müssen kurzfristig Bettgitter angebracht oder fixierende Maßnahmen (Bauchgurt) ergriffen werden, um den Patienten vor sich selbst zu schützen. Für diese Maßnahmen ist jedoch die Einverständniserklärung des Patienten oder seines Sorgeberechtigten einzuholen. Sie wird erst auf Anordnung des Arztes durchgeführt.

» *... Langsam wurde jede Betätigung zu einer zeitraubenden Qual. Die meiste Zeit des Tages verbrachte ich daher im Bett. Meine Körpertemperatur lag meist knapp über 35 °C, sodass mir ständig kalt war. (...) Trotz Entwässerungstabletten zeigte die Waage jeden Tag ein Kilo mehr an, und ich fühlte mich schwächer und schwächer... Die Retransplantation fand am 30. 1. 1996 statt und dauerte 12 Stunden ...*
Am 7. 3. 1996 erfolgte die Verlegung in die Reha-Klinik zur AHB ... Als Fazit dieses bisher schwersten Abschnitts meines Lebens bleibt für mich und vielleicht auch für andere, ähnlich betroffene Patienten die Erkenntnis: Nie aufgeben und wenn möglich mit Eigeninitiative das gesteckte Ziel erreichen, auch wenn die Situation noch so aussichtslos ist. (Ralf Uschkereit aus Schröder, Pflege bei Organtransplantation, Thieme 2000) «

Merke

Die orale Gabe von Lactulose führt zu einer schnelleren Darmpassage und zu weichem Stuhlgang. Diese Maßnahme reduziert den Druck im Bauchraum und wird prophylaktisch eingesetzt, um die Ruptur von Ösophagus- und Fundusvarizen zu vermeiden und um ammoniakproduzierende Keime zu reduzieren. Der hohe Ammoniakgehalt im Blut kann zu Enzephalopathie führen. Wenn der Patient schon enzephalopathisch ist, kann Lactulose auch direkt über ein Darmrohr in den Darm infundiert werden (ca. 50 ml Lactulose nach Anordnung des Arztes).

Schwerpunkt Vertrauen und Motivation

Der Allgemeinzustand des Patienten ist in der Regel sehr schlecht. Psychisch ist er sehr belastet, da er nicht weiß, ob rechtzeitig eine Spenderleber zur Verfügung stehen und ob er die Transplantation überleben wird. Auch das Leben nach der Transplantation wirft für ihn immer wieder Fragen auf, die ihn verunsichern. Die Pflegepersonen sind hier besonders gefordert, da sie durch ihren engen Kontakt zum Patienten die Möglichkeit haben, ihn zu unterstützen. Ziel von Gesprächen und aktivem Zuhören ist es, dem Patienten Vertrauen in die Transplantation zu vermitteln, ihn zu motivieren und beizustehen bei den belastenden diagnostischen Maßnahmen. Die Familie und Freunde sollten in den Kommunikationsprozess einbezogen werden, um den Patienten in dieser angespannten Situation stützen zu können.

Praxistipp

Eva Groß Krankenschwester

Stellen Sie dem Patienten andere, erfolgreich transplantierte Patienten vor, damit er mit ihnen reden kann. Sie können sich über Ängste und Sorgen austauschen. Vielleicht kann der Transplantierte Ratschläge geben, wie man mit der Situation zurecht kommen kann. Auch der Klinikseelsorger kann dem Patienten wertvolle Hilfe geben.

Für das Wohlbefinden ist ein ruhiger, erholsamer Schlaf wichtig. Patienten in diesem Stadium der Erkrankung können nur sehr wenig schlafen. Ihre Ängste vor der ungewissen Zukunft lassen sie kaum zur Ruhe kommen. Die Pflegeperson kann die Ruhe- und Schlafphasen unterstützen, indem sie dem Patienten evtl. ein Einzelzimmer anbietet, für eine ruhige Atmosphäre im Zimmer sorgt oder Sichtblenden aufstellt. Beruhigende Gespräche oder einfühlsames Zuhören sind hilfreich.

⋯› Merke

Keine Schlafmittel geben, die geschädigte Leber kann sie nur schwer abbauen!

Pflege kurz vor und kurz nach der Transplantation

Wenn der Patient nicht aufgrund seines schlechten Allgemeinzustandes bereits stationär liegt, wird er ins Krankenhaus einbestellt. Das übernimmt meist der Transplantations-Koordinator der Klinik.

Zu den vorbereitenden Maßnahmen gehört die Veranlassung der vom Arzt angeordneten diagnostischen Maßnahmen: Röntgen des Thorax, EKG, Labor (Notfallprofil, Blutbild, Gerinnungsstatus, Bestellung von Kreuzblut). Zu den administrativen Aufgaben gehört auch die Durchsicht der Ambulanzakte auf Vollständigkeit und Besonderheiten, z.B. Allergien. Es erfolgt die Assistenz beim Legen eines venösen Zugangs und die Verabreichung von Infusionen und ggf. Gerinnungsfaktoren, um etwaige Elektrolyt- oder Gerinnungsdefizite auszugleichen (Schröder, Pflege bei Organtransplantation, Thieme 2000).

Die OP-Vorbereitung und der Aufenthalt auf der Intensivstation unterscheiden sich nicht wesentlich von anderen Patientengruppen. In der Regel bleibt der Patient nur wenige Tage auf der Intensivstation. Der Aufenthalt verlängert sich nur, wenn die Leber ihre Funktion verzögert aufnimmt oder Komplikationen, z.B. Infektionen, Nierenversagen, gestörte Atemfunktion, dies erfordern.

Bei einem unkomplizierten Verlauf erfolgt schon nach wenigen Tagen eine Rückverlegung auf die Allgemeinstation.

⋯› Praxistipp

Eva Groß
Krankenschwester

Damit der Patient sich mit der Situation auf der Intensivstation vertraut machen kann, bietet es sich an, ihm schon vorher einen Besuch auf der Intensivstation zu ermöglichen, wo er mit Pflegepersonen und Ärzten ein Gespräch führen kann. Achten Sie darauf, dass der Termin so gelegt wird, dass eine Pflegeperson wirklich eine halbe Stunde Zeit für den Patienten hat. Ein kurzer Rundgang über Station, der in Hektik geschieht, bereitet dem Patienten Angst. Erinnern Sie sich, wie Sie sich gefühlt haben, als Sie das erste Mal eine Intensivstation betraten.

Pflege nach der Transplantation

Die ersten Wochen verbringt der Patient im Einzelzimmer. Er darf das Zimmer, sobald er dazu in der Lage ist, jederzeit verlassen, sollte aber einen Mundschutz tragen (**Abb. 37.49**) und den Kontakt zu infektiösen Patienten (z.B. mit Erkältungen) vermeiden, da das Immunsystem supprimiert wird, um Abstoßungsreaktionen zu vermeiden. Gleichzeitig steigt die Gefahr von Infektionen, mit denen der Körper sonst gut zurechtkommt.

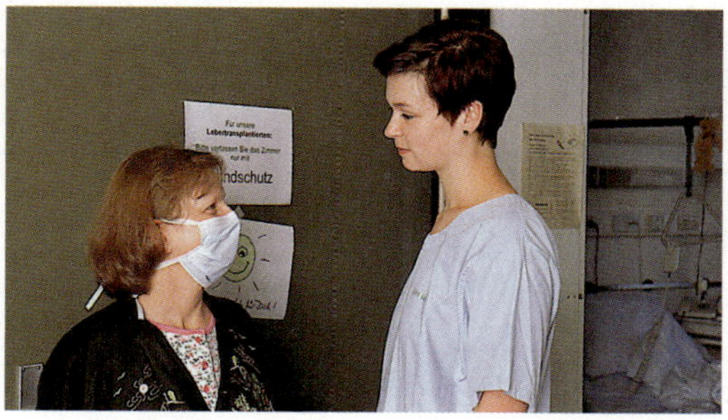

Abb. 37.49 Ein Hinweisschild an der Tür erinnert die Patienten daran, die Station nur mit Mundschutz zu verlassen

Körperpflege

Für die Körperpflege gilt das Gleiche, wie bereits unter *Schwerpunkt Allgemeinzustand und Selbstständigkeit fördern* und *Schwerpunkt Infektionen und Komplikationen verhindern* beschrieben. Die Gefahr von Infektionen ist durch offene Eintrittspforten der Wunddrainage im Bauchbereich, des zentralen Venenkatheters und des Blasendauerkatheters größer. Hingegen nimmt das Wohlbefinden eindeutig zu, da die transplantierte Leber ihre Entgiftungsfunktion aufnimmt. Da die operationsbedingten Wundschmerzen die Beweglichkeit des Patienten noch einschränken, sind entsprechende Maßnahmen zu treffen.

Atmung

Durch den operationsbedingten Schmerz atmet der Patient anfangs flach und beschleunigt, da das Operationsgebiet direkt unterhalb des Zwerchfells liegt. Die Pflegeperson und die Physiotherapeutin unterstützen die Lungenfunktion durch den Einsatz von Atemgeräten (Triflow, Bird), speziellen Atemübungen, Einreibungen und Mobilisation. Die Gefahr einer Lungenentzündung aufgrund der geschwächten Abwehrkräfte kann so reduziert werden.

Ernährung und Medikamenteneinnahme

Der Patient verspürt wieder einen guten Appetit, muss aber ein spezielles Kostaufbauprogramm erhalten, da das neue Organ erst nach und nach seine volle Funktionsfähigkeit erreicht. Auch langfristig muss der Patient seine Nahrungsgewohnheiten umstellen (**Abb. 37.50**), denn durch die immunsuppressiven Medikamente, die er ein Leben lang nehmen muss, bleibt er infektanfällig. Die Pflegeperson arbeitet hier eng mit den Diätassistenten zusammen und bietet dem Transplantierten eine Aufbaukost in drei Phasen an, wie sie in Tabelle **37.12** dargestellt ist.

Prinzipiell gilt: Zuerst wird der Patient parenteral ernährt, dann erhält er sowohl parenterale als auch enterale Kost (künstliche Spezialnahrung, z.B. von Fresenius) und dann die Kost in den Phasen 1–3. Zur Infektionsprophylaxe ist wichtig, dass *alle* Speisen abgedeckt von der Küche antransportiert werden und auf Porzellangeschirr angerichtet sind. Ein strenges Zeitschema für den Aufbauplan gibt es nicht.

Tabelle 37.12 Diätempfehlungen zum postoperativen Kostaufbau nach Lebertransplantation (LTX)

Phase 1	*Phase 2 (Veränderungen gegenüber Phase 1)*	*Phase 3 (Veränderungen gegenüber Phase 2)*
Frühstück → Getränk nach Wahl: Tee, heiße Milch, Kakao, Ovomaltine → 2 Scheiben Weißbrot → 20 g Margarine → Marmelade und Honig → $^1/_4$ l Milch zur Medikamenteneinnahme	*Frühstück* → 2 Brötchen; am Sonntag: Zopf und Knäckebrot → 20 g Butter → Wurst, abgedeckt oder in Döschen	*Frühstück* → Kaffee → Sonntage: Zopf und Vollkornbrot 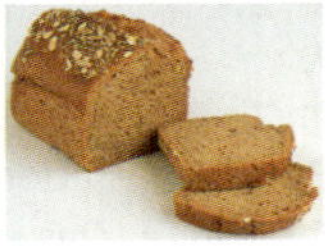
Mittagessen → leichte Vollkostsuppe → Brei, bei Anforderung ohne Brei 2 × Suppe → Kompott 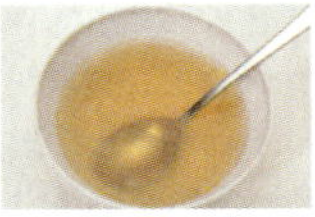	*Mittagessen* → leichte Vollkost ohne rohe Lebensmittel	*Mittagessen* → Normalkost ohne rohe Lebensmittel
Nachmittags-Mahlzeit → Saft	*Nachmittags-Mahlzeit* → Saft oder lt. Anforderung, → Obst mit Schale, z. B. Banane, Apfel, Birne, Orange, Mandarine	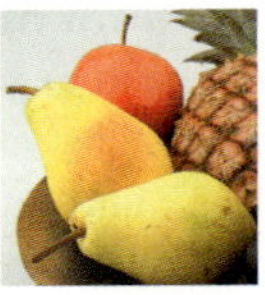
Abendessen → leichte Vollkostsuppe → Brei, bei Anforderung ohne Brei 2 × Suppe → Kompott, abgedeckt → $^1/_4$ l Milch zur Medikamenteneinnahme	*Abendessen* → leichte Vollkost ohne rohe Lebensmittel → warmes oder kaltes Essen in Form von Wurst → 20 g Butter → Brot oder Brötchen → Kompott	*Abendessen* → Normalkost ohne rohe Lebensmittel 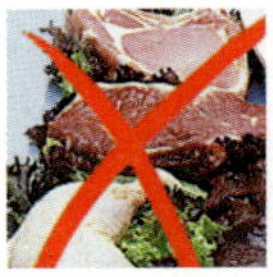 Rohes Fleisch, z. B. in Form von Hackfleisch ist verboten!

Medikamenteneinnahme. Medikamente, wie z. B. Cyclosporin sollten erst nach Blutspiegelkontrolle eingenommen werden (Ziel: konstanter Medikamentenspiegel). Eine wichtige Nebenwirkung des Kortisons ist die Osteoporose, deshalb sollten die Patienten auf eine kalziumreiche Ernährung achten. Da Cyclosporin zu Hypertonie führen kann, sollte der Patient auf Salz weitestgehend verzichten.

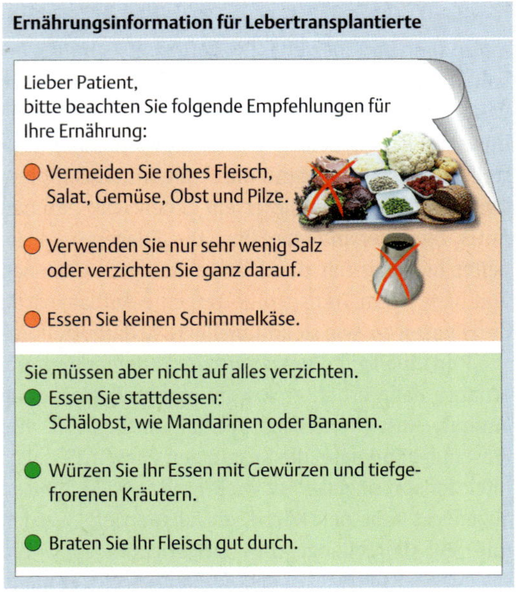
Ernährungsinformation für Lebertransplantierte
Lieber Patient,
bitte beachten Sie folgende Empfehlungen für Ihre Ernährung:
Vermeiden Sie rohes Fleisch, Salat, Gemüse, Obst und Pilze.
Verwenden Sie nur sehr wenig Salz oder verzichten Sie ganz darauf.
Essen Sie keinen Schimmelkäse.
Sie müssen aber nicht auf alles verzichten.
Essen Sie stattdessen:
Schälobst, wie Mandarinen oder Bananen.
Würzen Sie Ihr Essen mit Gewürzen und tiefgefrorenen Kräutern.
Braten Sie Ihr Fleisch gut durch.

Abb. 37.50 Grundinformation für den Patienten, die je nach Klinikstandard erweitert werden kann

■ Ausscheidung

Durch die Operation bedingt, besteht die Gefahr des Gallengangsverschlusses. Aufgabe der Pflegeperson ist es, auf die Farbe des Stuhlgangs zu achten (entfärbter Stuhl ist ein Zeichen für einen Gallengangsverschluss).

■ Psychische Betreuung

Der Patient ist bei problemlosem postoperativem Verlauf in der Regel sehr optimistisch. Psychisch sehr belastend wird es für den Kranken, wenn es zu Abstoßungsreaktionen (chronisch oder akut) kommt. Die akute Abstoßung wird meistens innerhalb von ein paar Tagen überwunden, sodass sie auch psychisch leichter als eine chronische Abstoßung zu bewältigen ist. Die chronische Abstoßung kann sich über Monate hinziehen und unter Umständen eine Retransplantation erfordern. Dieser langanhaltende Zustand der Organabstoßung ist für den Patienten eine extreme Belastung, er wird kaum mobil, leidet oft an starkem Juckreiz (hohes Bilirubin) und befindet sich eventuell sogar in einem schlechteren Allgemeinzustand als vor der Transplantation. Hier kann die Pflegeperson den Patienten (und auch die Familie) durch einfühlsame Gespräche oder Zuhören unterstützen.

Sicherheit des Patienten. Während der ersten Wochen darf der Patient sein Zimmer nur mit Mundschutz verlassen. Erkältetes Personal sollte das Zimmer meiden. Wenn dies nicht möglich ist auf jeden Fall einen Mundschutz tragen. Ergänzend muss das Reinigungspersonal spezielle hygienische Maßnahmen befolgen (eigenes Putzzeug im Zimmer, die korrekte Wischdesinfektion durchführen). Besucher, die unter einer infektiösen Erkrankung leiden, dürfen das Zimmer nicht betreten. Für zu Hause gilt: arbeiten mit Pflanzen- und Gartenerde besonders im ersten Jahr nach der Transplantation sollte er vermeiden (Infektionsrisiko durch Sporenbildner), er darf keine Haustiere halten (Infektionsgefahr z. B. durch Toxoplasmose). Impfungen mit Lebendimpfstoffen (z. B. Polio, Masern) sind verboten, Totimpfstoffe (z. B. Grippe, Hepatitis B) sind jedoch unbedenklich. Bei Infektionen jeder Art muss er sofort einen Arzt aufsuchen. Die Sexualfunktionen kehren zurück, es besteht aber eine höhere Infektanfälligkeit. Die Pflegeperson sollte den Patienten darauf hinweisen, dass der Partner, die Partnerin nicht an einer ansteckenden Krankheit (z. B. Herpes simplex, Hepatitis oder HIV) leiden darf, da die Gefahr einer lebensbedrohlichen Infektion besteht. Der Patient sollte sich dessen bewusst sein und sicherheitshalber Kondome verwenden.

37.21 Pflege von Patienten mit Gallensteinen

Gerhard Schröder

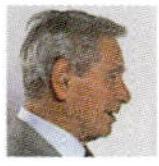

···> Am Abend gab es mal wieder Schweinshaxen. In der Nacht bekam ich dann Bauchschmerzen. Ich habe mir eine Wärmeflasche gemacht, es nach kurzer Zeit jedoch vor Schmerzen nicht mehr ausgehalten. Die Schmerzen zogen bis in die rechte Schulter. Da bekam ich Angst, weil es ja auch ein Herzinfarkt sein könnte. Mir wurde allmählich übel und ich musste erbrechen. Dann habe ich nicht mehr gewusst, wie ich es vor Schmerzen aushalten sollte und habe endlich meinen Hausarzt angerufen. Der hat mich sofort ins Krankenhaus eingewiesen: Verdacht auf Gallensteine. Dabei hatte ich bisher noch nie etwas an der Galle. Natürlich hatte ich nach fetten Essen schon mal Schwierigkeiten mit der Verdauung – aber Steine in der Galle? Im Krankenhaus hat man mich erst durchgecheckt und nach einer Woche hat man die Gallenblase entfernt.

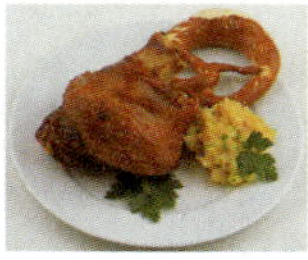

Eine fette Schweinehaxe kann eine Gallenkolik auslösen

···> Medizinischer Überblick Gallensteine

Definition

Gallensteine (**Abb. 37.50**) bestehen überwiegend aus Cholesterin und Bilirubin, und bilden sich in der Gallenblase aus verdickter Gallenflüssigkeit. Man spricht von einer Chole*zysto*lithiasis, wenn sich der oder die Steine in der Gallen*blase*, und von einer Chole*docho*lithiasis, wenn sie sich im Gallen*gang* befinden.

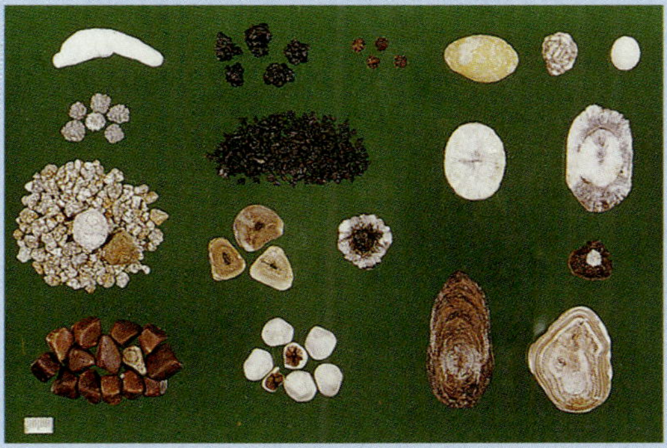

Verschiedene Gallensteine

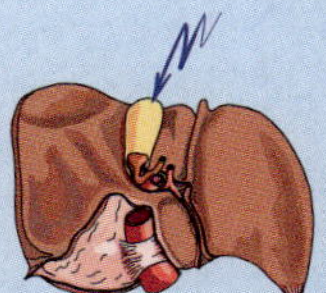

Häufigkeit

Gallensteine sind die häufigsten Erkrankungen des Bauchraums. Mehr als 20 % der Frauen und 10 % der Männer sind Steinträger. Zwei Drittel der Steine sind jedoch stumm, d. h. sie verursachen keine Symptome. Es sind vor allem ältere (über 70 % der über 70-Jährigen haben Gallensteine) und adipöse Menschen betroffen.

Risikofaktoren

Fett- und kalorienreiche Ernährung, Adipositas, Hyperlipoproteinämie und Schwangerschaft sind Faktoren, die zur Bildung von Gallensteinen führen können.

Symptome

Leichte bis äußerst schmerzhafte, kolikartige Schmerzen im Oberbauch, die in die rechte Schulter ausstrahlen können, Blähungen, Aufstoßen, Übelkeit, Erbrechen, Ikterus, Unverträglichkeit von Fett. Wenn der oder die Steine in der Gallenblase bleiben, verursachen sie keine oder nur geringe Symptome. Wandert der Stein jedoch durch die Gallenblasenperistaltik in das Gallengangssystem und klemmt sich dort ein, kommt es zu einer plötzlichen Drucksteigerung und zu einer Gallenkolik. Eine Gallenkolik wird häufig durch den Verzehr fettreicher oder gebratener Nahrung, aber auch durch blähende Nahrungsmittel wie Kohl und Hülsenfrüchte ausgelöst. Auch Alkohol und Kaffee können die Kolik auslösen.

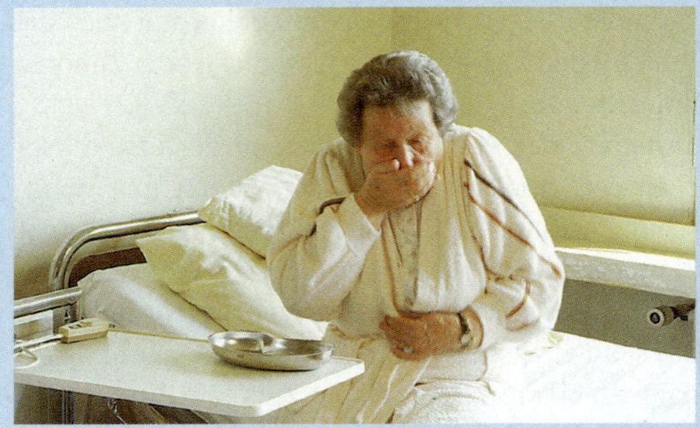

Übelkeit und Erbrechen sind Warnsignale, die auf einen akuten Verlauf hindeuten

Diagnostik

- Sonografie,
- ERC (endoskopische retrograde Cholangiografie), bei der die Gallengänge endoskopisch sondiert und mit Kontrastmittel röntgenologisch dargestellt werden,
- ERCP (endoskopische retrograde Cholangiopankreatikografie), bei der auch der Pankreasgang mit Kontrastmittel gefüllt wird,
- Labor, es bilden sich jedoch erst bei einem Verschlussikterus pathologische Werte im Blut ab (erhöhtes Bilirubin, alkalische Phosphatase, GLDH und Gallensäuren).

Komplikationen

Gallensteine, aber auch Bakterien (z.B. Salmonellen) können die Cholezystitis (Entzündung der Gallenblase) verursachen. Sie kann akut oder chronisch verlaufen. Der akute Verlauf kündigt sich durch plötzliche Übelkeit, Erbrechen, schnell ansteigendes Fieber und heftige Schmerzen im Oberbauch an. Es kann sich schnell eine Sepsis entwickeln. Weitere Komplikationen der Cholezystitis sind: Hydrops der Gallenblase, Empyem mit septischem Fieber, Peritonitis. Die Infektion wird mit Antibiotika bekämpft, der Patient erhält zur Entlastung eine Magensonde und muss eine absolute Nahrungskarenz einhalten.

Therapie

„Stumme" Gallensteine müssen nicht therapiert werden. Bei Auftreten von Gallenkoliken wird die Gallenblase laparoskopisch oder konventionell über einen Bauchschnitt entfernt. Befinden sich die Steine im Gallengang werden sie endoskopisch entfernt. In einer zweiten Sitzung wird eine Cholezystektomie angeschlossen.

37.21.1 Bedeutung für den Patienten

Unsere Wohlstandsgesellschaft hält nicht nur Wohltaten für uns bereit. Gallensteine, die aufgrund von fett- und kalorienreicher Ernährung und Adipositas entstehen, können äußerst unangenehme, akut auftretende Schmerzen verursachen. Der fette Braten am Sonntag oder die Martinsgans lösen die Koliken aus.

Lernaufgabe

Lesen Sie in Ihrem Anatomie-/Physiologielehrbuch nach, wann die Gallenblasenperistaltik beginnt und welche Auswirkung fettreiche Ernährung auf sie hat. Der Entstehungsmechanismus der Koliken ist dann sehr einleuchtend.

Bei starken Koliken bleiben die Patienten im Krankenhaus und werden operiert, d.h., sie werden unvermittelt aus ihrer Lebenswelt herausgerissen, ohne sich auf den Operationstermin vorbereiten zu können. Gallenblasensteine sind jedoch eine so weit verbreitete Erkrankung, dass die meisten Patienten recht gut darüber informiert sind. Das gilt vor allem für diejenigen, die schon leichtere Koliken oder mäßige Schmerzen nach der Nahrungsaufnahme verspüren und deswegen schon in ärztlicher Behandlung waren. Durch die häufig eingesetzte diagnostische Maßnahme der Sonografie werden heute frühzeitig als Nebenbefund noch „stumme" Steine entdeckt. Der Arzt klärt die Patienten auf und weist sie auf mögliche Symptome hin, sodass sie nicht völlig unvorbereitet die Schmerzen erleben.

37.21.2 Pflege- und Behandlungsplan

Die Pflege richtet sich nach dem Zustand des Patienten, der vorgesehenen Therapieform bzw. auftretenden Komplikationen:

Pflege bei Gallenkolik

Da der Patient mit heftigsten Schmerzen in die Klinik kommt, steht Schmerzbekämpfung mit Spasmolytika und Analgetika nach ärztlicher Anordnung im Vordergrund. Der Patient wird Bettruhe einhalten. Nach Diagnosestellung wird der Termin für die Entfernung der Steine mit dem Patienten festgelegt.

Zumeist hat der Patient Nahrungskarenz, bekommt bei schweren Verläufen eine Magensonde zur Entlastung. Der in das Duodenum eintretende Speisebrei löst eine Hormonausschüttung aus, die zur Peristaltik der Gallenblase führt. Verbleibt der Speisebrei, kann das die Kolik erhalten. Durch die Entlastung wird die Ursache der Peristaltik, der Speisebrei, entfernt. Dann sind vorbeugende Maßnahmen durchzuführen: Pneumonieprophylaxe wegen der eingeschränkten Atmung, Mundpflege und Mundanfeuchtung wegen der Nahrungskarenz, Unterstützung bei den Ausscheidungen wegen der Bettruhe, und evtl. feucht-warme Kompressen auf den Oberbauch zur Entspannung der Bauchdecke.

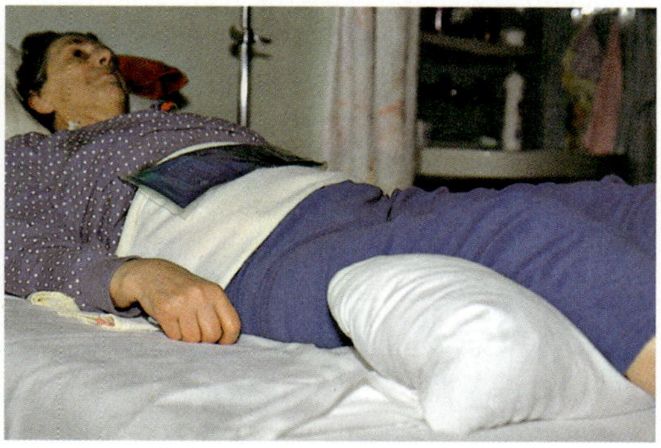

Die Entspannung der Bauchdecke durch die Unterpolsterung der Knie mit einem Kissen und ein Wärmeelement, das auf dem rechten Oberbauch liegt, können die Schmerzen einer Gallenkolik lindern

Pflege bei Cholezystektomie

Die meisten Gallensteine werden endoskopisch entfernt. Da allerdings bei ca. 5 Prozent dieser Eingriffe eine nicht vorhersehbare Situation (Blutung, zu große Steine) auftritt, wird der endoskopische Eingriff auf eine Bauchoperation ausgedehnt. Deshalb muss der Patient auch vor einer endoskopischen Cholezystektomie wie für eine Bauchoperation vorbereitet werden (Rasur, abführende Maßnahmen, Nahrungskarenz).

Postoperative Pflege bei Cholezystektomie

Die postoperative Pflege richtet sich nach der Eingriffsform.

Bei *laparoskopischer Technik* (**Abb. 37.51**) muss postoperativ vor allem auf die Überwachung Wert gelegt werden. Die Vitalzeichen, der Gesamtzustand und Symptome der Nachblutung müssen in kurzen Abständen kontrolliert werden. Bei komplikationslosem Verlauf darf der Patient am Abend mobilisiert werden und kann mit Unterstützung zur Toilette gehen. Die Darmfunktion stellt sich meistens ohne Probleme wieder ein. Am Abend erhält der Patient bereits Tee zu trinken, am Folgetag Aufbaukost. Der Patient wird bereits nach 4 Tagen entlassen.

Es ist pflegerische Aufgabe, den Patienten auf die Phase nach dem Krankheitsaufenthalt vorzubereiten. Informationen über die Wundbehandlung, Körperpflege, Fädenentfernung und Belastung sowie die Ernährung sind für den Patienten wichtig.

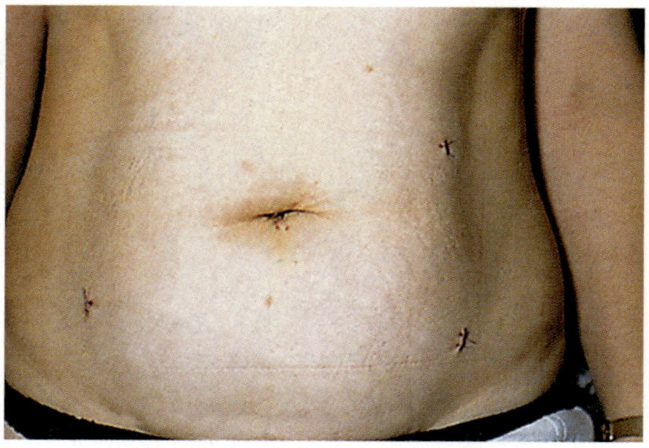

Abb. 37.51 So sieht der Bauch am 5. postoperativen Tag nach einer laparoskopischen Cholezystektomie aus

> Eva Groß
> Krankenschwester
>
> **Praxistipp**
> Erkundigen Sie sich, ob es in Ihrem Krankenhaus eine Informationsbroschüre gibt. Wenn nicht, könnten Sie diese initiieren. Lassen Sie die Diätassistentin Menüvorschläge für eine ausgewogene, fettreduzierte Ernährung machen. Ergänzen Sie diese um pflegerelevante Hinweise.

Bei der *operativen Technik* (**Abb. 37.52**) wird eine Wunddrainage und bei Eröffnung der Ductus choledochus ein T-Drain gelegt. Neben den allgemeinen postoperativen Pflegemaßnahmen (Prophylaxen, Schmerzbekämpfung) muss besonders auf die zugfreie Lage der Drainagen, die Menge und das Aussehen des geförderten Sekrets, Blutes oder der Gallenflüssigkeit geachtet werden.

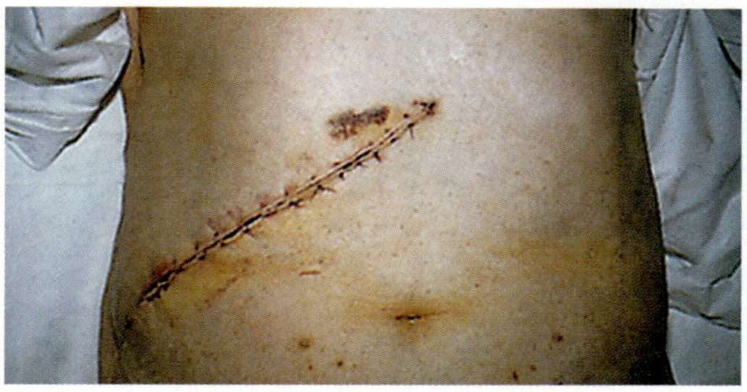

Abb. 37.52 So sieht der Bauch am 5. postoperativen Tag nach einer konventionellen Cholezystektomie aus

Ernährung

Für 2 bis 4 Tage wird der Patient parenteral mittels Infusionen ernährt. Es liegt eine Magensonde zur Entlastung des Verdauungstraktes. Bei einsetzender Darmfunktion und Stuhlausscheidung darf der Patient ab dem 2. Tag leicht aufbauende Kost essen. Die Magensonde wird nach 3 bis 4 Tagen entfernt – je nachdem, wie viel sie noch fördert. Nach einer laparoskopischen Cholezystektomie wird rascher aufgebaut. Der Patient darf bereits am 1. postoperativen Tag schluckweise mit Tee beginnen, am 2. Tag Suppe und am 3. Tag leichte Kost essen.

Wunddrain

Die Wunddrainage wird auch als Zieldrainage bezeichnet. Sie liegt im Wundbett und fördert Wund-

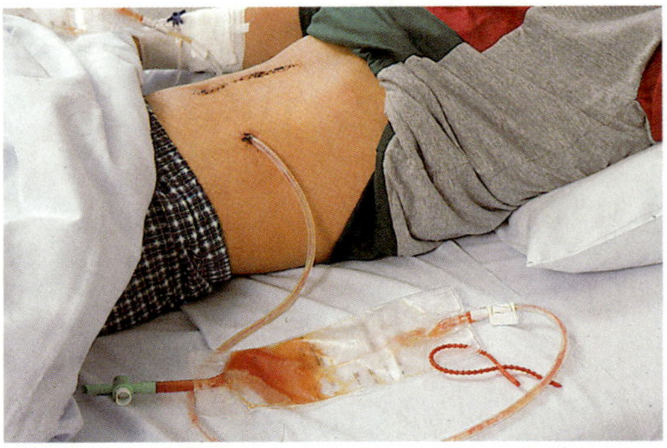

Abb. 37.53 Noch fördernde Zieldrainage

sekret, das die Wundheilung verzögern würde, nach außen (**Abb. 37.53**). Das Sekret kann leicht blutig sein und darf 300 ml pro Tag nicht überschreiten. Die Wunddrainage wird je nach Klinikstandard nach 4 bis 5 Tagen gekürzt. Sie wird grundsätzlich erst 2 Tage nach Entfernung des T-Drains entfernt.

T-Drain

Der T-Drain (**Abb. 37.54**) soll Galle ableiten und somit die Papille entlasten. In den ersten Tagen können sich bis zu 1000 ml im Auffangbeutel ansammeln. Der Beutel ist wegen der Infektionsgefahr nur zu wechseln, wenn er gefüllt ist, die Verwendung eines Beutels, der unter sterilen Bedingungen über ein Auslassventil zu leeren ist, ohne den Beutel vom T-Drain lösen zu müssen, ist zu bevorzugen. Das Wechseln des Beutels und der Verbandwechsel hat unter sterilen Regeln zu erfolgen! Beim Herausrutschen des T-Drains ist sofort der Arzt zu benachrichtigen. Wenn keine Galle mehr in den Auffangbeutel fließt, muss an eine Verlegung oder Dislokation des T-Drains gedacht werden. Der Beutel muss beim liegenden Patienten unterhalb der Matratze hängen, damit die Galle ungehindert abfließen kann. Auch beim Mobilisieren muss darauf geachtet werden, dass der Beutel deutlich unterhalb des Leberniveaus hängt. Nach 4 bis 5 Tagen erfolgt auf ärztliche Anordnung das stundenweise Höherhängen (auf Matratzenhöhe, dann auf Nachttischhöhe) des Auffangbeutels, sodass die Galle normal über die Papilla vateri in das Duodenum abfließen kann. Wird dem Patienten übel (ein Zeichen, dass sich das Sekret hinter der geschwollenen Papilla vateri staut), so ist der Beutel wieder nach unten zu hängen.

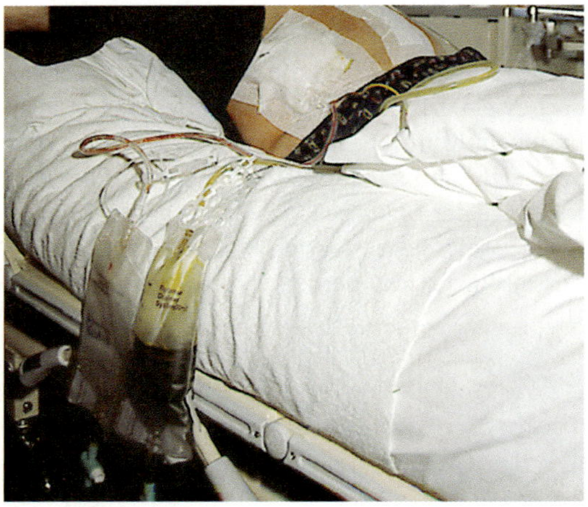

Abb. 37.54 T-Drainage zur Ableitung der Gallenflüssigkeit

Wenn der Patient das Höherhängen verträgt, wird um den 8. Tag herum eine Röntgenkontrolle des Gallenabflusses vorgenommen. Ist der Gallenabfluss frei, so wird der Auffangbeutel kurz vor dem Ziehen des T-Drains unter Leberniveau gehängt und dann vom Arzt entfernt. Anschließend soll der Patient für 24 Stunden Bettruhe einhalten. Der Drainagekanal verschließt sich meist spontan. Sollte über die Wunddrainage anschließend Galle transportiert werden, so sind geringe Mengen normal. Es wird verständlich, warum die Wunddrainage länger liegen bleibt als der T-Drain. Man erhält über sie wichtige Informationen über den Abfluss der Gallenflüssigkeit. Nach Entfernen des Wunddrains sind die Verbände regelmäßig auf Galle zu kontrollieren. Geringe Mengen sind normal.

37.22 Pflege von Patienten mit akuter Pankreatitis

Charlotte Boës

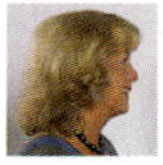

Frau K. lag auf der Seite und hielt ihre Knie mit den Armen umklammert. Sie krümmte sich vor Schmerzen und schrie: „Nun helft mir doch endlich, macht diese Schmerzen weg“. Ihre Augen waren weit aufgerissen und wirkten in dem blassen Gesicht riesig groß.

Schnellstens wurde die Diagnostik in die Wege geleitet. Während meine Kolleginnen meine Arbeit übernahmen, setzte ich mich zu ihr, legte einen Arm um ihren Rücken und hielt mit der anderen ihre Hand. Beruhigend sprach ich auf sie ein. Sie war jedoch so in ihrem Schmerz gefangen, wimmerte leise vor sich hin, dass ich nicht wusste, ob sie mich überhaupt wahrnahm. Zwei Wochen später, als Frau K. uns auf der Intensivstation besuchen kam, sagte sie: „Wissen Sie, es gibt nichts Schlimmeres als solche Schmerzen und dann noch die Ungewissheit, was mir eigentlich gefehlt hat. Diese Schmerzen wünsche ich meinem ärgsten Feind nicht. Vielen Dank, dass Sie für mich da waren.

···› Medizinischer Überblick Akute Pankreatitis

Definition

Die akute Pankreatitis ist die plötzlich einsetzende Entzündung der Bauchspeicheldrüse. Sie kann einmalig, aber auch wiederholt auftreten.

Ursachen

Pankreasenzyme werden bei der akuten Pankreatitis nicht erst im Dünndarm, sondern bereits im Pankreas aktiviert. Der Pankreas fängt an, sich selbst zu „verdauen" (Autodigestion). Ursachen sind vor allem der Alkoholabusus (direkte Schädigung des Pankreasgewebes) und Gallensteinleiden (durch Rückstau des Gallensaftes in den Pankreas wird die Selbstverdauung ausgelöst). Auslöser sind z. B. Gallenkoliken aufgrund fettreicher Mahlzeiten sowie vermehrter Alkoholkonsum.

···› Lerntipp

Machen Sie sich mit der Anatomie und Physiologie des Pankreas und der angrenzenden Organe (Duodenum, Galle und Leber) und insbesondere den Aufgaben der Pankreasenzyme vertraut. Das Verständnis der Vorgänge im Pankreas ist dann viel einfacher.

Symptome

Das Leitsymptom der akuten Pankreatitis ist der starke, gürtelförmige Oberbauchschmerz, der in den Rücken ausstrahlt. Die Patienten erleben diesen Schmerz als Vernichtungsschmerz und haben Todesangst. Weitere Symptome sind Übelkeit, Erbrechen, Fieber, verminderte Darmgeräusche bis zum paralytischen Ileus (S. 1076), Meteorismus und Gummibauch (Bauchdeckenspannung). Der Temperaturanstieg ist als Entzündungszeichen zu sehen, der ein Hinweis auf eine Sepsis oder eine Abszessbildung sein kann. Je nach Ursache kommt evtl. ein Ikterus hinzu.

Bei Komplikationen, z. B. der beginnenden nekrotisierenden Pankreatitis, treten folgende Symptome auf: Hypotonie, Tachykardie, Tachypnoe (als Zeichen eines beginnenden Schocks, von Schmerzen oder Ateminsuffizienz), Oligurie bis hin zur Anurie (als Zeichen der Nierenbeteiligung).

···› Merke

Die Ernsthaftigkeit der akuten Pankreatitis wird häufig am Beginn der Erkrankung unterschätzt. Haben Sie das bei der Beobachtung des Patienten und bei der Planung Ihrer Maßnahmen im Kopf.

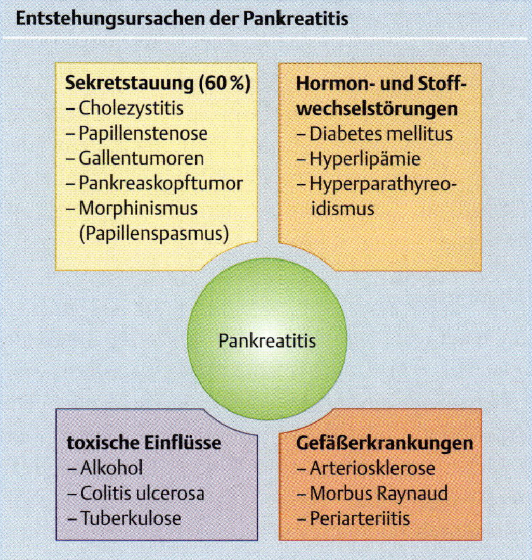

Häufigkeit

Mit der Zunahme der Gallensteinleiden und des Alkoholabusus nimmt parallel auch die akute Pankreatitis zu. Sie tritt gehäuft im Alter zwischen 35 und 50 Jahren auf. Da Frauen doppelt so häufig an Gallensteinen leiden wie Männer, wird die akute Pankreatitis bei Frauen eher durch dieses Krankheitsbild ausgelöst; bei Männern ist der Alkoholkonsum eher die Ursache.

Komplikationen

Wenn der Patient in einem frühen Stadium der Erkrankung erfolgreich behandelt werden kann, ist eine vollständige Heilung möglich.

Die Komplikationen reichen von Frühkomplikationen wie Kreislauf- und Lungenversagen, bis hin zu Spätkomplikationen wie Abszess- oder Zystenbildung. Infolge der Entzündung bildet sich ein Ödem. Schreitet die Erkrankung voran, kommt es zur Entzündung und zur Nekrose des Gewebes mit Flüssigkeits- und Elektrolytverlusten und der Gefahr eines Volumenmangelschocks. Durch die Entzündung entstehen Toxine, die Lunge, Leber, Herz und Niere schädigen können. Die lebensgefährlichste Komplikation ist jedoch die nekrotisierende Pankreatitis.

Verlauf

Die Mehrzahl der akuten Pankreatitiden verläuft – vor allem bei frühzeitiger Diagnosestellung – in einer relativ leichten Form. Die Verlegung auf die Intensivstation erfolgt bei schwerem Verlauf, der sich durch steigende Temperatur und Schocksymptomatik ankündigt. 30 % aller Patienten versterben bei der nekrotisierenden Pankreatitis (Schettler, Thieme 1998).

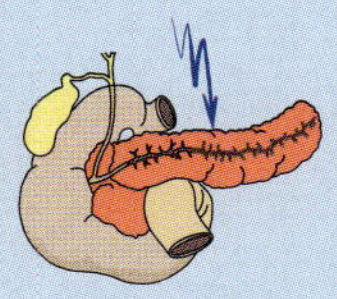

Diagnostik

Die Diagnose ergibt sich aus der typischen Symptomatik und Anamnese. Im Serum und Urin sind Pankreasamylase und Pankreaslipase deutlich erhöht. Leukozytose, Beschleunigung der BSG und Hyperglykämie (verminderte Insulinproduktion des geschädigten Gewebes) sind weitere wichtige Parameter. Eine Sonografie, ggf. ein CT zur Einschätzung der Organschäden und eine ERCP bei Abflussbehinderungen am Gallengang runden die Diagnostik ab (Schettler/Greten 1998).

Therapie

Die Therapie beginnt mit konservativen Maßnahmen, die den Pankreas und die Verdauungsorgane ruhigstellen, um die Autodigestion zu stoppen. Die Ernährung erfolgt daher parenteral (2000 bis 3000 Kalorien/Tag), ggf. wird zur Entlastung des Pankreas eine Magensonde gelegt. Die Magensaftsekretion wird durch H_2-Blocker vermindert, die auch Stressulcera verhindern. Zur Schockbekämpfung und Toxinausschwemmung (durch forcierte Diurese) erfolgt ein Volumen- und Elektrolytersatz durch Infusionen (mindestens 2 bis 3 l, bis zu 8 l pro Tag) und Elektrolytzusätze wie Kalium, Kalzium und Natrium (in Abhängigkeit zu den Laborwerten). Diese Therapien erfolgen auf der Intensivstation.

> **Merke**
> Die Schmerzbekämpfung erfolgt medikamentös, wobei keine Morphinpräparate wegen der spasmenerzeugenden Wirkung am Sphincter Oddi verwendet werden dürfen.

Gegen Übelkeit und Erbrechen werden Antiemetika verabreicht. Bei schwerem Verlauf ist eine Antibiotikatherapie notwendig. Nur bei ausgedehnter Nekrose, Abszess- oder Pseudozystenbildung sowie einer mechanischen Verlegung des Gallengangs ist ein operativer Eingriff nötig.

37.22.1 Bedeutung für den Patienten

Die akute Pankreatitis kann von den Patienten oft nicht gleich eingeordnet werden. Meist tritt sie nach einem sehr üppigen und fettreichen Essen oder nach ausgeprägten Alkoholgenuss auf. Da 70% der Bevölkerung „stumme" Steine tragen (Gallensteine, die keine Symptome verursachen), vermuten sie eher eine Gallenkolik. Die akute Pankreatitis als Krankheitsbild ist zu unbekannt. Alternativ kann auch ein Magengeschwür oder ein Herzinfarkt vermutet werden. Vorankündigende Zeichen gibt es keine. Die Erkrankung reißt den Menschen häufig aus dem „vollen" Leben heraus. Die Situation des Patienten bei der Aufnahme wird durch zwei starke Gefühle bestimmt: einerseits durch den vernichtenden Schmerz und andererseits durch die Unsicherheit der Diagnose. Die Patienten fragen sich: „Was hab' ich denn eigentlich?" Auf diese Gefühle reagieren sie sehr unterschiedlich. Die einen liegen wie versteinert im Bett und können sich vor Schmerzen und Angst nicht bewegen. Andere wiederum versuchen durch extreme Aktivität ihre Unsicherheit und Angst zu überspielen oder mit dem Schmerz umzugehen.

> **Praxistipp**
> Eva Groß Krankenschwester
> Das Schmerzerleben ist individuell von Patient zu Patient völlig verschieden. Bedenken Sie die unterschiedlichen Ausprägungsformen des Schmerzes.

Einige Patienten können gesund wirken und „nur" einen dumpfen, bohrenden Bauchschmerz spüren. Anderen sieht man die Schwere der Erkrankung schon im Gesicht an: blasse Gesichtsfarbe und ein schmerzverzerrtes Gesicht, gepaart mit einer gekrümmten Körperhaltung. Teilweise können sich solche Patienten vor Schmerzen nicht auf den Beinen halten. Die Schwere des Schmerzes kann schon einen Hinweis auf die Schwere der Erkrankung geben.

Die typische Körperhaltung von Patienten mit starken Oberbauchbeschwerden ist die Seitenlage mit angezogenen Knien. Diese Schonhaltung lindert die Schmerzen.

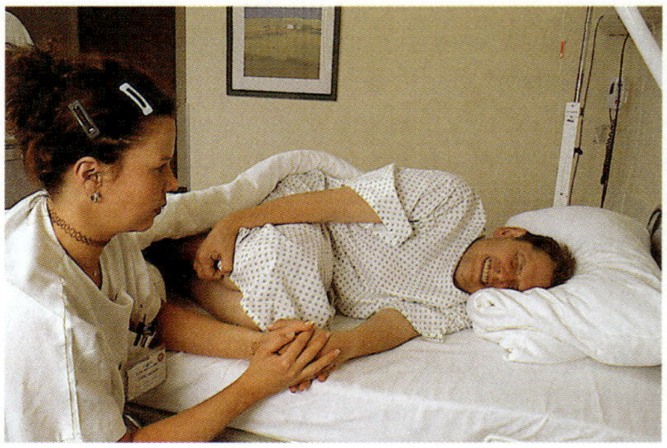

Patienten mit starken Schmerzen und schwerem Verlauf sowie bei Verdacht auf nekrotisierende Pankreatitis werden meist auf der Intensivstation überwacht und behandelt, da die intensive Schmerztherapie mit z.T. auf die Atmung wirkenden Medikamenten eine intensive, engmaschige Beobachtung erfordert. Die Verlegung auf Intensivstation ist auch abhängig von der Kreislaufsituation und somit der Schwere der Erkrankung. Zu den Schmerzen kommt noch ein zusätzliches Belastungserleben durch die Aufnahme auf die Intensivstation hinzu. Manche Patienten fühlen sich allerdings erst hier wirklich sicher. Zu Schmerzen, Angst und Unsicherheit kommt erschwerend die Übelkeit und das Erbrechen hinzu. Dieses Erbrechen verstärkt nicht nur den Schmerz, sondern auch das allgemeine Unwohlsein durch schlechten Mundgeschmack, Mundgeruch, Völlegefühl und Aufstoßen.

37.22.2 Pflege- und Behandlungsplan

Nach der Aufnahme des Patienten ist die zügige Vorbereitung des Patienten zu den angeordneten diagnostischen Maßnahmen wichtig. Die enge Zusammenarbeit mit dem Labor und der radiologischen Abteilung ist sehr wünschenswert, um die Diagnostik schnellstmöglich abschließen zu können.

Eva Groß Krankenschwester

···› Praxistipp
Vereinbaren Sie mit der MTA und RTA, dass Sie die Untersuchungsergebnisse sofort telefonisch durchgeben und den schnellen Transport der Unterlagen durch den Hol- und Bringedienst veranlassen. Ggf. besorgt sich der Arzt auf Grund der Dringlichkeit die Unterlagen selbst.

■ Pflege und Behandlung in der Akutphase
Die pflegerischen Schwerpunkte in der Akutphase richten sich nach der Patientensituation und nach der Therapie. Im Mittelpunkt stehen die folgenden Maßnahmen: Schmerzbekämpfung, frühzeitiges Erkennen eines Kreislaufschocks und anderer Komplikationen, Verminderung der Pankreasenzymaktivierung, Sicherstellung der medikamentösen Therapie, Sicherstellung der körperlichen Entlastung, Vermittlung von Sicherheit und Reduktion von Stress.

■ Schmerzbekämpfung
Bei mittelschwerer bis schwerer Pankreatitis erhält der Patient zur Volumensubstitution einen zentralen Venenkatheter. Über diesen werden die Medikamente zur Analgesie verabreicht (i.v.-Injektionen dürfen nicht von Pflegepersonen durchgeführt werden!). Die Anlage eines Schmerzprotokolls (S. 141) ist sinnvoll, um die Wirksamkeit (Eintritt und Dauer der Wirkung) beurteilen zu können.

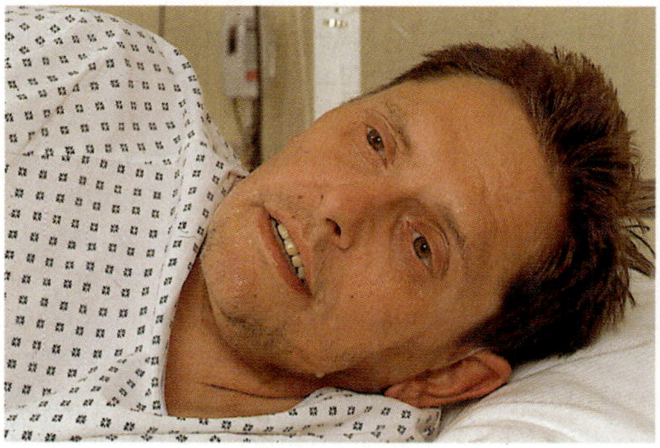

Typisches schmerzverzerrtes Gesicht eines Patienten

···› Merke
Der Patient ist auf Nebenwirkungen der Analgetika zu beobachten. Buprenorphin, ein Morphinderivat mit geringer spasmogener Wirkung, kann Schwindel, Harnverhalt, Hypotonie, Bradykardie und Atemdepression verursachen (Schettler/Greten 1998). Diese Symptome ähneln sich so sehr, dass sie leicht mit den Symptomen der fortschreitenden Verschlechterung der Pankreatitis verwechselt werden können.

Der Patient nimmt instinktiv die für ihn erträgliche Körperlage ein. Er sollte nicht ohne wichtigen Grund zu einer Lageveränderung aufgefordert werden.

■ Frühzeitiges Erkennen eines Kreislaufschocks und anderer Komplikationen
Aufgrund des Flüssigkeitsverlustes (ödematöse Schwellung des Pankreas) kann es zu einem Volumenmangelschock mit Hypotonie, flachem und schnellem Puls, Blässe, Kaltschweißigkeit und Oligurie kommen. Weitere Symptome, die durch die Schädigung der Organe durch die Toxine ausgelöst werden, sind: Schwindel, Bewusstseinseintrübung, Tachypnoe bis zur Apnoe.

Daraus ergeben sich die folgenden pflegerischen Maßnahmen:

- ···› Führen Sie engmaschige Blutdruck- und Pulskontrollen durch (je nach Schweregrad der Erkrankung, z.B. alle 15 Minuten in der akuten Phase einer nekrotisierenden Pankreatitis) und beurteilen Sie die Qualität des Pulses,
- ···› überprüfen Sie durch die Berührung der Haut, ob sie kaltschweißig ist oder ob ein Temperaturunterschied zwischen Extremitäten und Körperstamm vorliegt (**Abb. 37.55 a u. b**),

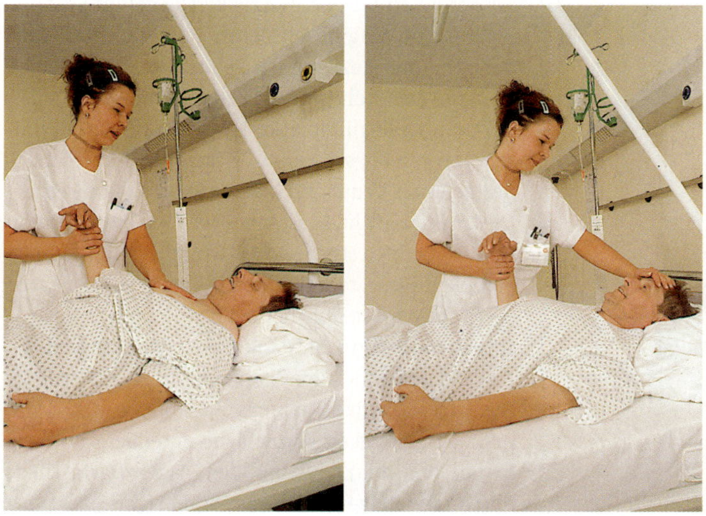

a b

Abb. 37.55 Subjektive Einschätzung der Körperstammtemperatur und der Temperatur an der Stirn

- messen Sie die Urinmenge nach jedem Wasserlassen. Evtl. ist das Legen eines Blasendauerkatheters für die genaue Erfassung der Urinausscheidung und die korrekte Bilanzierung der Ein- und Ausfuhr notwendig.

Diese Messungen sollten bei leichtem bis mittelschwerem Verlauf alle 1–2 Stunden auf einem gesonderten Überwachungsprotokoll dokumentiert werden, um Veränderungen sofort erkennen zu können. Dies gilt auch für die Überwachung auf der Allgemeinstation.

Messen Sie regelmäßig die Körpertemperatur zur Beobachtung und Einschätzung einer fortschreitenden Entzündung. Bei hohen Temperaturen werden evtl. Blutkulturen abgenommen, um den auslösenden Keim mittels einer mikrobiologischen Untersuchung festzustellen und entsprechende Antibiotika zu geben.

Lerntipp
Blutkulturen werden immer durch die Punktion einer Vene gewonnen, nicht durch eine schon vorhandene Venenverweilkanüle. Idealerweise wird die Blutkultur ½ Std. vor bis 2 Stunden nach der Fieberspitze abgenommen. Sie wird immer *vor* einer Antibiotikatherapie abgenommen.

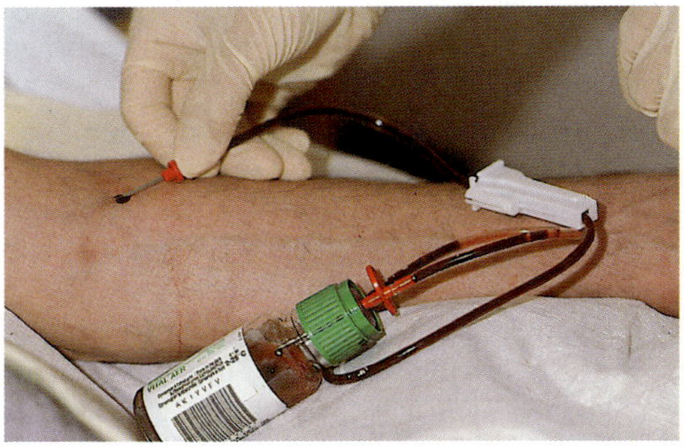

Abnahme einer Blutkultur mit Adapter

Kontrollieren Sie den Blutzuckerspiegel im Blut und ggf. im Urin. Er gibt Aufschluss über die Beteiligung der insulinproduzierenden Zellen am Entzündungsprozess. Der hohe Stress kann ebenfalls zu einer Entgleisung des Blutzuckerspiegels führen. Bei mittelschweren bis schweren Verläufen wird zusätzlich der zentrale Venendruck gemessen (s. oben rechts). Dieser ermöglicht Aussagen über die Volumensituation im Gefäßsystem und ist Grundlage der Flüssigkeitstherapie. Er sollte auch unter Volumengabe 8–12 cm Wassersäule betragen.

siehe Pflegeangebot Mundpflege S. 358 ff und spezielle Mundpflege S. 564 f

Verminderung der Pankreasenzymaktivierung

Ziel der folgenden Maßnahmen ist es, die weitere Autodigestion des Pankreas zu stoppen. Die Maßnahmen erstrecken sich auf die enterale Nahrungskarenz und die Entlastung des Magen-Darm-Trakts durch eine Magensonde. Die orale Nahrungskarenz und ein damit verbundenes ausgeprägtes Durstgefühl können zu Mundtrockenheit führen und das Unwohlsein des Patienten verstärken.

Bei der Mundpflege dürfen keine stark säurehaltigen Substanzen wie Zitrone oder Hagebuttentee verwendet werden, um eine unnötige Sekretion des Speichels zu verhindern.

Praxistipp
Eva Groß, Krankenschwester
Mundtrockenheit und starkes Durstgefühl sind für die Patienten meist nur sehr schwer zu ertragen. Bieten Sie dem Patienten stündlich die Mundpflege an, achten Sie aber darauf, dass der Patient nicht trinkt.

Bei schweren Verläufen mit ausgeprägter Übelkeit und Erbrechen, sowie bei Verdacht auf einen paralytischen Ileus wird eine Magensonde zur Ableitung des gestauten Magen-Darminhalts gelegt. Um ein Austrocknen der Nasenschleimhaut zu verhindern, muss eine spezielle Nasenpflege durchgeführt werden (s. Nasenpflege bei liegender Sonde, S. 1040 f).

Sicherstellung der medikamentösen Therapie

Die medikamentöse Therapie inklusive der Infusionstherapie erfolgt nach den ärztlichen Anordnungen und ist vom Schweregrad der Erkrankung abhängig. Die Zuständigkeit für die Verabreichung von Medikamenten und Infusionen ist auf der Intensivstation häufig anders geregelt als auf den allgemeinen Stationen (s. rechtliche Aspekte der Pflege, S. 209 ff).

Praxistipp
Eva Groß, Krankenschwester
Machen Sie sich mit den entsprechenden rechtlichen Grundlagen vertraut, ebenso wie mit dem sicheren Umgang mit Medikamenten und Infusionslösungen (S. 560 ff und S. 1484 ff). Sie dürfen keinesfalls Medikamente i. v. spritzen, auch dann nicht, wenn bereits ein venöser Zugang liegt. Infusionen, Medikamente und die parenterale Ernährung werden über den zentralen Venenkatheter verabreicht.

Der Patient erhält bis zu 8 l Infusionen pro 24 Stunden (Schettler, Innere Medizin, Thieme 1998) zur Toxinausschwemmung und Volumensubstitution. Die Ein- und Ausfuhr ist anfänglich halbstündig zu bilanzieren, um eine Aussage über die Nierenfunktion zu erhalten. Reteniert der Körper die Flüssigkeit, ist der Arzt zu informieren. Danach wird die Ausfuhr stündlich gemessen. Die Bilanzierung erfolgt 2-mal pro Schicht. Der ZVD wird ebenfalls 2-mal pro Schicht gemessen. Abweichungen unter 8 oder über 12 cm Wassersäule sind dem Arzt zu melden. Der Kalorienbedarf ist aufgrund der erhöhten Stoffwechsellage in den ersten Tagen erhöht. Der Mindestbedarf liegt bei 2000 bis 3000 Kalorien pro Tag. Insbeson-

Zentraler Venendruck

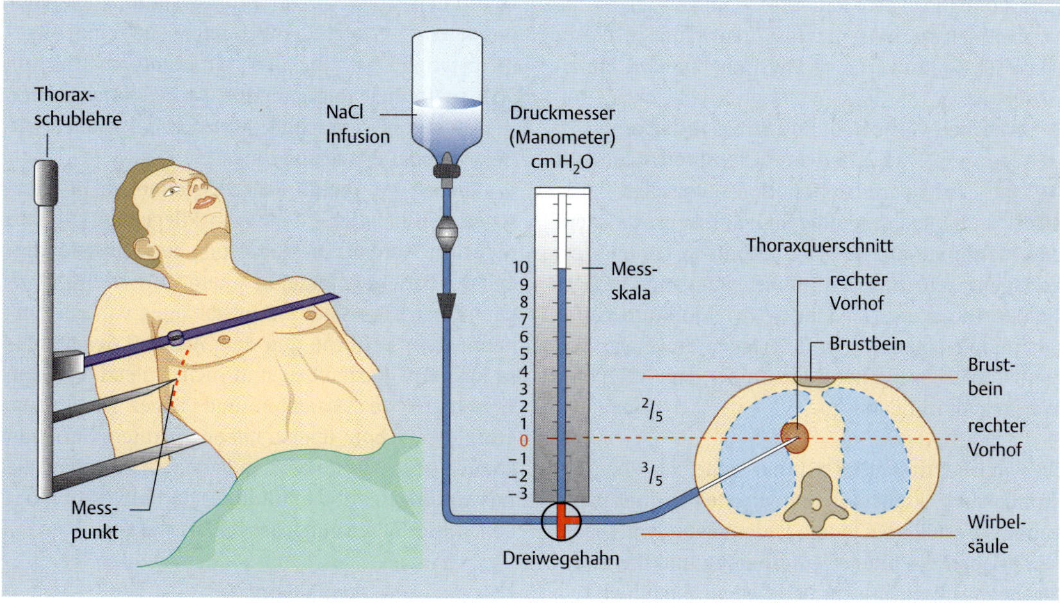

Messung des ZVD

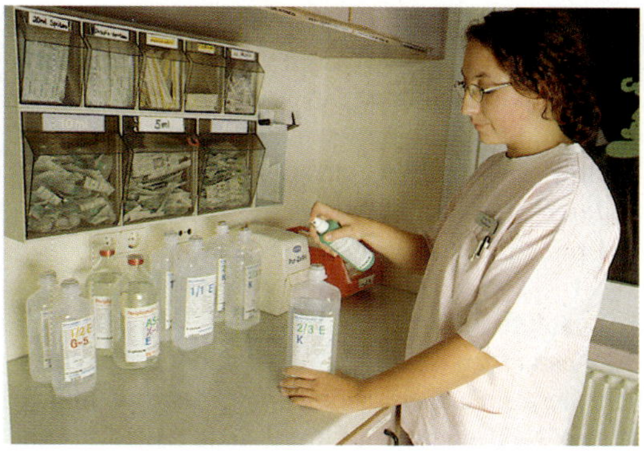

Die konzentrierte und gewissenhafte Ausführung der Infusionstherapie ist sehr wichtig

dere bei Diabetikern ist auf Entgleisung des Blutzuckerspiegels zu achten.

Sicherstellen der körperlichen Entlastung

Informieren Sie den Patienten über den Sinn der Bettruhe und den daraus resultierenden Einschränkungen der ATL. Durch die Bettruhe soll eine allgemeine körperliche Schonung erreicht werden, damit die Entzündung abheilen kann.

Eva Groß
Krankenschwester

Praxistipp
Das Erleben der Bettruhe ist für jeden Patienten anders, insbesondere wenn es um Urin- bzw. Stuhlausscheidung im Bett geht.

Das Ausmaß der Unterstützung ist abhängig vom Zustand des Patienten, der durch Schmerzen, Fieber und Ängste bestimmt wird. Wenn möglich, sollte der Patient jedoch die Gesichts- und Intimpflege selber durchführen. Achten Sie aber darauf, dass sich der Patient nicht überfordert. Das gilt auch für die unterstützenden Maßnahmen bei der Ausscheidung, insbesondere dann, wenn kein Blasendauerkatheter liegt. Informieren Sie sich beim Arzt, ob die Bettruhe so streng gehandhabt wird, dass der Patient das Steckbecken benutzen muss. Ist dies der Fall, erklären Sie dies dem Patienten. In der akuten Phase ist der Patient meist nicht in der Lage, das Bett zu verlassen.

Sobald der Zustand des Patienten es zulässt, sollte der Toilettenstuhl angeboten werden. Dies reduziert Stress und steigert das Wohlbefinden. Die Mobilisation sollte unter strenger Beobachtung der Vitalzeichen stattfinden. Aufgrund der vorübergehenden Bettruhe müssen prophylaktische Maßnahmen ergriffen werden.

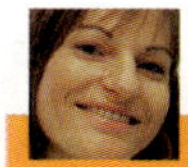

siehe Pflegeangebot Pneumonieprophylaxe S. 506 ff, Dekubitusprophylaxe S. 311 ff, Thromboseprophylaxe S. 315 ff

Welchen Gefährdungen der Patient ausgesetzt ist und wie ausgeprägt diese sind, ergibt sich durch die Schwere der Erkrankung und der Dauer der Bettruhe. Überprüfen Sie den Grad der Gefährdung und beziehen Sie ihn in die Pflegeplanung mit ein. Zur Unterstützung der intensiven Betreuung sollten Physiotherapeuten hinzugezogen werden.

Sie können bei der Vermeidung von Komplikationen wie Pneumonie, Thrombose und Dekubitus beitragen. Eine konkrete Absprache zwischen Pflegeperson und Physiotherapeut ist sehr wichtig, um den Patienten nicht zu überanstrengen. Die Maßnahmen sollten sinnvoll ineinandergreifen. Es gilt auch hier das Arbeiten nach Prioritäten.

Ein Patient mit hohem Fieber und starken Schmerzen wird zur Kontrakturenprophylaxe höchstens so gelagert, dass seine Gelenke in Mittelstellung ruhen. Passive oder gar aktive Bewegungsübungen würden den Patienten zusätzlich belasten. Sie passen passive oder aktive Bewegungs- und Atemübungen dem Zustand des Patienten an.

Befindet sich der Patient auf dem Weg der Besserung, können Sie dem Patienten Übungen zeigen, die er auch selbstständig durchführen kann. In dieser Phase ist es sinnvoll eine Physiotherapeutin hinzuzuziehen.

Sicherheit vermitteln und Stress reduzieren

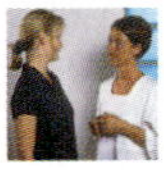

Frau D. berichtet über ihren Aufenthalt auf der Intensivstation: „Bei aller Dankbarkeit gegenüber den Krankenschwestern und Ärzten auf der Intensivstation war ich über die Verlegung sehr froh. Ich fühlte mich gleich viel gesünder. Die ständigen Alarme der Monitore haben mir immer einen großen Schrecken eingejagt. Und beim Toilettengang hatte ich immer das Gefühl alle Welt schaut mir dabei zu."

Die Verarbeitung einer akuten, vielleicht lebensbedrohlichen Erkrankung und eine evtl. Intensivbehandlung erfolgt bei jedem Patienten anders. Die einen erleben die intensive Betreuung und die Monitorüberwachung als sehr beruhigend. Sie fühlen sich sicher. Für die anderen steht die fehlende Privatsphäre in einer solchen Umgebung im Vordergrund.

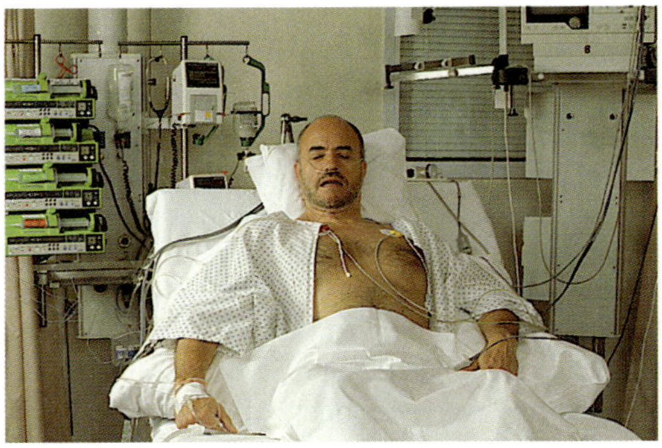

Sicherheit oder Panik. Die lebhafte Kulisse einer Intensivstation wird unterschiedlich erlebt

Erklären Sie dem Patienten die Notwendigkeit und den Sinn aller Pflegemaßnahmen. Es unterstützt die Verständigung und dient der Beruhigung des Patienten. Ein Patient, der sich sehr schlecht fühlt, registriert besorgt alles, was um ihn herum vorgeht. Das stündliche Ablesen des Stundenurimeters, der Blick auf die Infusionen und die Dokumentation können ihn ängstigen. Er fragt sich: „Wie steht es mit mir?" Nehmen Sie die Ängste der Patienten ernst und versuchen Sie diese soweit wie möglich zu reduzieren, indem Sie die Ursachen oder Auslöser erfragen und darauf eingehen. Lassen Sie Raum für Wünsche des Patienten und beziehen Sie ggf. die Angehörigen mit in die Pflege ein. Geben Sie ihnen konkrete Hinweise, wie Sie ihrem Angehörigen helfen können. Beantworten Sie Fragen der Angehörigen. Die medizinische Aufklärung ist jedoch Aufgabe des Arztes. Nutzen Sie die Angehörigen als „Informationsquelle", um über Vorlieben und Gewohnheiten des Patienten mehr zu erfahren (falls der Patient nicht selber antworten kann).

Pflege im weiteren Verlauf

Sofern der Patient auf der Intensivstation behandelt worden ist, erfolgt die Verlegung auf eine Allgemeinstation bei stabilen Kreislaufverhältnissen, Schmerzfreiheit, Rückgang von Pankreasamylase und -lipase und bei Ausschluss von Komplikationen wie Nekrose oder Abszessbildung.

Die in der akuten Phase begonnenen pflegerischen Maßnahmen können im Pflegeplan langsam reduziert werden. Die Förderung der Selbstständigkeit des Patienten findet in einem stufenweisen Aufbau seiner ATL's statt. Sie ist abhängig von der Aufhebung der Bettruhe und dem Ausmaß der Mobilisation, vom Kostaufbau und nicht zuletzt von den Ressourcen des Patienten und seiner Motivation. Trotz der schon überstandenen akuten Situation können noch Ängste bei den Patienten bestehen, die Auswirkungen auf die Mitarbeit und Motivation haben. Diese sollten zunächst geklärt werden.

Eva Groß Krankenschwester

Praxistipp

Unterschätzen Sie nicht die Wirkungen eines Gesprächs in ruhiger Atmosphäre. Es hilft dem Patienten seine Ängste abzubauen und motiviert ihn zur Mitarbeit. Das pflegerische Augenmerk gilt insbesondere der Früherkennung von Spätkomplikationen, die sich z.B. durch erneute Schmerzen, Anstieg der Temperatur, Stuhl- und Windverhalt ankündigen.

Kostaufbau

Der Kostaufbau ist von Klinik zu Klinik unterschiedlich. Biesalski u.a. empfehlen folgenden Stufenplan:

Stufe 1: Nahrungskarenz. Keine orale Nährstoff- und Flüssigkeitszufuhr

Stufe 2: Kohlenhydrate. Gesüßter Tee, Zwieback, Schleimsuppe

Stufe 3: Fettarmes Protein: Magermilchprodukte, Weißbrot, Fleisch und Fisch (fettarm)

Stufe 4: Ballaststoffe. Ballaststoffreiche Lebensmittel, Kartoffeln, Gemüse; größere Portionen

Stufe 5: Fettzulage in kleinen Portionen. Käse und Milch (fettarm), Ei, Fleisch und Fisch

Stufe 6: Leichte Vollkost. Vollkornprodukte, keine Rohkost, keine blähenden Gemüse und Hülsenfrüchte.

Der Patient sollte 6–8 kleine Mahlzeiten über den Tag verteilt erhalten. Sie sollen schonend zubereitet sein, lieber gegart oder gedünstet werden. Beim Braten sollte wenig Fett verwendet werden (Biesalski 1998). Bei unkompliziertem Verlauf kann mit der oralen Nahrungsaufnahme am dritten Tag begonnen werden.

Grundsätzlich gilt für die Ernährung noch 4–6 Wochen nach der akuten Erkrankung, dass fettreiche und schwerverdauliche Nahrungsmittel ebenso wie Alkohol gemieden werden sollen.

Mobilisation

Das Befinden des Patienten ist ausschlaggebend für die Mobilisation. Beachten Sie, dass der Patient sich nicht über- und unterfordert. Die Mobilisation beginnt mit dem Sitzen an der Bettkante und wird bis zum Laufen im Zimmer und auf dem Flur gesteigert. Die Mobilisation erfolgt anfangs nur unter Beachtung der Vitalzeichen und wird schrittweise gesteigert, wenn die Kreislaufsituation dies zulässt. Nach der starken Kreislaufbelastung und der Bettruhe besteht Kollapsgefahr. In dieser Regenerationsphase kann eine operative Behandlung notwendig werden, z. B. um Abszesse auszuräumen. Nach Abklingen der Symptome, dem Ausschluss von Folgekomplikationen, stabilen Kreislaufverhältnissen unter Belastung und der guten Verträglichkeit der leichten Vollkost kann der Patient entlassen werden. Es gelten die gleichen Hinweise wie bei der chronischen Pankreatitis (S. 1104).

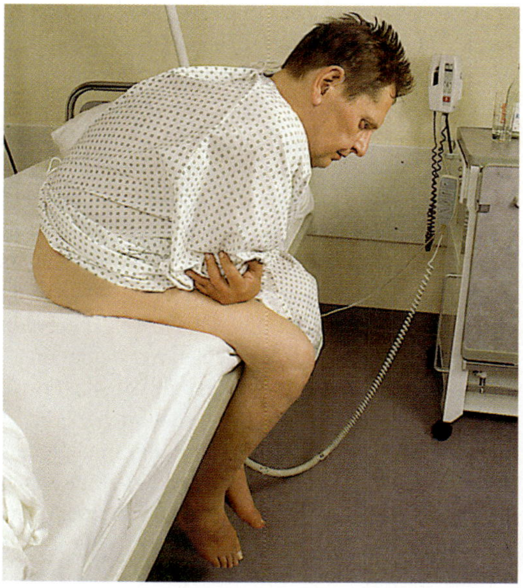

Die erste Mobilisation nach langer Bettruhe ist für den Patienten häufig sehr anstrengend. Die Körperhaltung symbolisiert Schmerzen

37.23 Pflege von Patienten mit chronischer Pankreatitis

Charlotte Boës

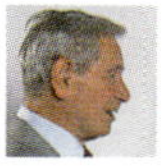

···› Inzwischen habe ich mich an den Gedanken gewöhnt, dass meine Bauchspeicheldrüse immer kleiner wird. Ich muss auf viele Dinge verzichten, wenn ich keine oder wenig Schmerzen haben will. Auf Festen kann ich mir dann überlegen, ob ich Bier trinke und einen schmerzvollen Tag riskiere oder ob ich es lieber sein lasse. Natürlich geht das Leben auch ohne Bier und Eisbein weiter. Aber der Verzicht darauf fällt nicht immer leicht.

···› Medizinischer Überblick Chronische Pankreatitis

Definition

Bei der chronischen Pankreatitis handelt es sich um eine andauernde Entzündung der Bauchspeicheldrüse, bei der sich beschwerdefreie und schmerzhafte Episoden abwechseln. Mit jedem Schub wird mehr Pankreasgewebe zerstört und schränkt zunehmend die Funktion des Pankreas ein. Der Verlauf dauert über Jahre an.

Ursachen

Häufige Ursachen der chronischen Pankreatitis sind in 70% der Fälle Alkoholabusus sowie fett- und eiweißreiche Ernährung, Gallensteinleiden und Pankreasgangstenosen bekannt. Seltenere Ursachen sind Hyperparathyreoidismus und Hyperlipidämie. Durch die Schädigung des Pankreas kommt es zum Anstieg der Enzymsekretion, zum Eiweißzerfall in der Bauchspeicheldrüse und letztlich zur Verstopfung der Pankreasgänge. Es kommt zur dauerhaften Entzündung, bei der Pankreasgewebe zugrunde geht und durch Bindegewebe ersetzt wird (**Abb. 37.56**). Mit der zunehmenden Zerstörung des Pankreasgewebes kommt es zunächst zur Funktionsstörung der exokrinen Funktion (Verdauungsstörungen). Im weiteren Verlauf kann es aber auch zu Funktionsstörungen im endokrinen Bereich, z. B. einem Diabetes mellitus, kommen.

Symptome

Die Leitsymptome der chronischen Pankreatitis sind Schmerzen und Untergewicht.

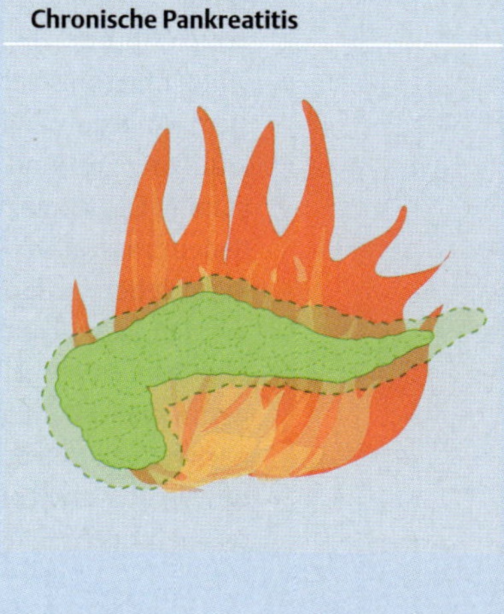

Abb. 37.56 Durch die chronische Entzündung kommt es zu einem zunehmenden Funktionsverlust des Pankreas

Der Schmerz im Oberbauch strahlt in den Rücken aus. Er setzt schubweise ein, kann Stunden bis Tage andauern und ist abhängig von der Nahrungsaufnahme. Die Patienten haben Angst vor diesem Schmerz und essen weniger oder lassen Mahlzeiten ausfallen. Das resultierende Untergewicht ist als Frühsymptom zu werten. Als Spätsymptom wird es durch die ständige Diarrhoe gesehen. Des Weiteren leidet der Patient unter: Übelkeit, Erbrechen, Unverträglichkeit von fetten und süßen Speisen, Völlegefühl und Verstopfung oder Durchfall. Ausgelöst werden diese Symptome durch die fehlenden Verdauungsenzyme der Bauchspeicheldrüse, sind aber sehr unspezifisch und treten vor allem zu Beginn der Erkrankung auf. Eventuell kommt es zu einem Temperaturanstieg als Zeichen der Entzündung. Der akute Schub der chronischen Pankreatitis ähnelt der akuten Form.

Diagnostik

Zur diagnostischen Sicherung erfolgt eine ausgiebige Anamnese, die speziell das Ess- und Trinkverhalten beinhaltet.

> **Lernaufgabe**
> Machen Sie sich mit der Funktion und Bedeutung der Pankreasenzyme bei der Verdauung vertraut.

Die Laboruntersuchung des Blutes, Urins und Stuhls geben weiteren Aufschluss: So sind Pankreasamylase und -lipase im Serum erhöht (nur während eines akuten Schubs). Erhöhte Calciumwerte im Serum können ein Hinweis sein. Im Urin lässt sich Amylase nachweisen. Durch Stuhluntersuchungen wird die Pankreasfunktion überprüft. Pankreasfunktionstests dienen der Sicherung der Verdachtsdiagnose, der Verlaufskontrolle, der Bestimmung des Ausmaßes der Einschränkung und sind die Bemessungsgrundlage für die Substitution von Pankreasenzymen.

Eine Röntgen-Leeraufnahme des Oberbauches dient der Feststellung von Verkalkungen. Ultraschall, Computertomografie und ERCP runden als bildgebende Verfahren die Diagnostik ab (Classen 1996 u. Wolf 1998).

Komplikationen

Die Komplikationen der chronischen Pankreatitis ergeben sich aus dem zunehmenden Zerfall und der Vernarbung des Pankreasgewebes und der daraus resultierenden Funktionseinschränkung. Sie reichen von Verwachsungen im Bauchraum über Zysten- und Abszessbildung bis hin zum Diabetes mellitus.

Therapie

In der Akutphase ist die medikamentöse Behandlung ähnlich wie bei der akuten Pankreatitis (S. 1096). Im weiteren Verlauf ist die medikamentöse Therapie darauf ausgerichtet, die fehlenden Enzyme zu ersetzen: Substitution der fehlenden Pankreasenzyme, ggf. von Insulin.

37.23.1 Bedeutung für den Patienten

Das Erscheinungsbild von Patienten mit chronischer Pankreatitis ist sehr unterschiedlich. Die Spannbreite reicht von extremem Untergewicht bis zu leichtem Übergewicht. Der extreme Gewichtsverlust ist aber ein bezeichnendes Ereignis der chronischen Pankreatitis und kann sich für den Patienten als sehr schwerwiegend darstellen, da seine allgemeine Belastbarkeit stark eingeschränkt ist. Die Menschen gehen sehr unterschiedlich mit der chronischen Erkrankung um. Die einen verdrängen die Krankheit völlig und tun so als wäre nichts in ihrem Leben passiert. Andere wiederum gehen offen mit ihrer Erkrankung um und versuchen ihr Leben danach zu planen. Das ist vor allem in beruflicher Hinsicht von Bedeutung, da ein frühzeitiges Ausscheiden aus dem Berufsleben aufgrund der Erkrankung notwendig werden kann. Die Patienten müssen im Alltag Diätvorschriften einhalten, um einen erneuten Schub zu vermeiden. Ständige Angst und Unsicherheit vor dem nächsten akuten Schub und der weiteren Zerstörung des Organs sowie vor Folgeerkrankungen wie Diabetes mellitus sind tägliche Begleiter. Durch die ständig Konfrontation mit der Erkrankung und vor allem mit dem Schmerz entwickeln die Patienten Bewältigungsstrategien, z. B. eine Schonlagerung bei Schmerzen und den ausschließlichen Verzehr von gut verträglichen Nahrungsmitteln. Diese Strategien sind bei einer Behandlung im Krankenhaus als wichtige Ressource in die Pflege einzubeziehen.

37.23.2 Pflege- und Behandlungsplan

Akute Phase

Frische Schübe der chronischen Pankreatitis werden wie eine akute Pankreatitis behandelt und orientierten sich zunächst an den Symptomen (S. 1095). Im Vordergrund steht die Schmerzbekämpfung, die Nahrungskarenz und die Immobilität mit den daraus resultierenden Problemen.

> Eva Groß
> Krankenschwester
>
> **Praxistipp**
> Bedenken Sie, dass diese Patienten z. T. sehr kachektisch sein können. Beziehen Sie diese zusätzliche Problematik in Ihren Pflegeplan mit ein.

Weiterer Verlauf und Vorbereitung auf die Entlassung

Ziele der weiteren Pflege sind größtmögliche Selbstständigkeit und Lebensqualität. Den Kern bilden die Mobilisation, der gut verträgliche Kostaufbau, die Auseinandersetzung mit der Erkrankung und der Ursache und das Hinführen zu Lebensperspektiven.

Mobilisation. Die erfolgt nach den gleichen Prinzipien wie bei der akuten Pankreatitis (S. 1101). Die Zusammenarbeit mit Physiotherapeuten ist sinnvoll.

Kostaufbau. **Abb. 37.57** zeigt den Kostaufbau anhand eines Frühstücks von Stufe I–III. Nach Abklingen der akuten Symptome erfolgt schrittweise der Kostaufbau wie bei der akuten Pankreatitis. Es sollte schon frühzeitig mit der Ernährungsberatung durch die Diätassistentin begonnen werden. Sie kann den Kenntnisstand des Patienten einschätzen und darauf aufbauend weitere Hinweise geben.

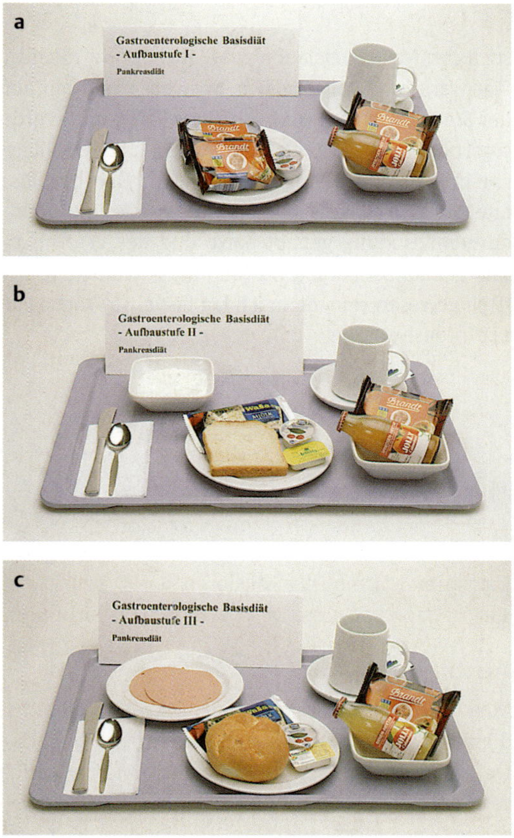

Abb. 37.57 Entwicklung des Kostaufbaus **a** Stufe I, **b** Stufe II und **c** Stufe III

Fett ist der Geschmacksträger in der Nahrung. Da die Patienten gerade mit Fett vorsichtig umgehen müssen, sollten sie Alternativen zur Geschmacksverbesserung kennen und den Umgang mit Kräutern und Gewürzen erlernen. Wichtig sind Alkoholabstinenz, der Verzehr von mehreren kleinen Mahlzeiten und die Vermeidung von blähenden Nahrungsmitteln wie z. B. Hülsenfrüchte. Grundsätzlich sollte aber gelten: Erlaubt ist, was schmeckt und bekömmlich ist. Gerade langjährig Erkrankte wissen, welche Nahrungsmittel sie vertragen und welche nicht. Sie sollten dies in Ihrer Pflegeplanung berücksichtigen.

> Eva Groß Kranken-schwester
>
> **Praxistipp**
>
> Bedenken Sie, dass Essen in unserer Gesellschaft eine große Rolle spielt. Die Beratung über die Ernährung kann also nicht abwechslungsreich genug sein. Kachektische Patienten sollten mit der Diätassistentin einen Plan ausarbeiten, mit dem sie wieder Gewicht zunehmen können. Das ist eine wichtige Voraussetzung, um einen erneuten Schub besser bewältigen zu können.

Auseinandersetzung mit der Erkrankung und Hinführen zu Lebensperspektiven. Wie bei jeder chronischen Erkrankung müssen den Patienten (vor allem wenn es sich um eine Erstdiagnose handelt) Hilfen zum Umgang mit der Erkrankung zur Verfügung gestellt werden.

> Eva Groß Kranken-schwester
>
> **Praxistipp**
>
> Beziehen Sie, wenn möglich, die Angehörigen frühzeitig ein. Sie sind oft der erste Ansprechpartner bei Problemen, die Stütze im Umgang mit der Erkrankung, vor allem wenn es um die Bewältigung der Ursache, z. B. Alkoholabusus, geht.

Ziel ist es, den Patienten in die Lage zu versetzen, seine Erkrankung zu Hause im Griff zu haben. Das heißt in vielen Fällen die Bewältigung des Alkoholproblems und/oder die Umstellung der Ernährung. Durch Alkoholabstinenz und fettarme Ernährung kann es bereits zu Beschwerdefreiheit bzw. -linderung kommen. Bieten Sie dem Patienten an, Kontakt zu Selbsthilfegruppen herzustellen.

> Eva Groß Kranken-schwester
>
> **Praxistipp**
>
> Schauen Sie dazu in die regionale Tageszeitung und bemühen Sie sich um den Kontakt. Dies können u. U. auch die Anonymen Alkoholiker sein. Ideal ist es, wenn Sie feste Ansprechpartner kennen, die den Patienten bereits auf Station besuchen können. Für dieses Gespräch sollte ein ruhiges Zimmer zur Verfügung gestellt werden, wo sich keine Mithörer aufhalten.

Veranlassen Sie auf Wunsch die frühzeitige Hinzuziehung eines Psychotherapeuten zur Hilfe bei der Krankheitsbewältigung und erklären Sie den Grund für dieses Angebot. Fragen Sie in den Selbsthilfegruppen nach Psychotherapeuten, die Erfahrung mit diesem Krankheitsbild haben.

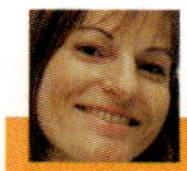

siehe Pflegeangebot Dekubitusprophylaxe S. 311 ff und Pneumonieprophylaxe S. 506 ff

Bitte bedenken Sie: welche Angebote der Patient nutzt und wie er evtl. vorhandene Alkoholprobleme wahrnimmt, hängt allein von ihm selbst und der Einsicht der Notwendigkeit ab. Pflegepersonen und Therapeuten können nur ihre Hilfe anbieten. Die Art und Weise und den Ablauf der Bewältigung bestimmt der Patient, nicht der Therapeut und nicht die Pflegeperson. Das Aufzwingen von Maßnahmen führt nicht zum gewünschten Erfolg, sondern nur zu Frustrationen auf allen Seiten.

Pflegeüberleitung. Sofern eine weitere Betreuung im häuslichen Bereich gewünscht und notwendig ist, sollte sie die im Krankenhaus begonnenen Maßnahmen zur Bewältigung des Grundproblems und zum Umgang mit der Erkrankung weiterführen. Grundlage dafür ist ein Übergabebericht, der folgende Informationen enthält: hauptsächliche Ansprechpartner (Pflegepersonen, Ärzte, Physiotherapeut, Diätassistentin), bereits vorhandene Kontakte zu Selbsthilfegruppen, Psychotherapeuten u. a., bisher durchgeführte Pflegemaßnahmen und deren Ergebnis, Kenntisstand des Patienten und ggf. seines Ehepartners über die Erkrankung.

37.24 Pflege von Patienten mit Peritonitis

Gerhard Schröder

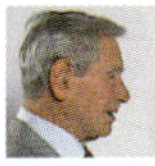

···> Mich hat es ganz plötzlich im Büro erwischt. Ich hatte das Gefühl, dass mein Bauch zerreißt. Hab' aber an nichts Schlimmes gedacht und bin deshalb auch nicht zum Arzt gegangen. Am Abend wurde es dann besser, die Schmerzen ließen nach. Aber in der Nacht fingen die Schmerzen erneut an. Diesmal allerdings um einiges stärker. Dann habe ich den Arzt gerufen, der mich direkt mit dem Krankenwagen ins Krankenhaus eingewiesen hat. Inzwischen ging es mir ziemlich schlecht: Mein Kreislauf machte nicht mehr mit. Mir war warm und kalt zugleich. Schweiß stand mir auf der Stirn. Deshalb bekam ich einen Tropf und wurde sofort operiert. Anschließend hatte ich viele Schläuche im Bauch, die einige Tage blieben. Darüber floss Eiter ab. Die Ärzte sagten mir, dass ich eine Blinddarmentzündung gehabt hätte und der Wurmfortsatz geplatzt sei. Mein Zustand muss wohl sehr kritisch gewesen sein, denn ich lag fast eine Woche auf der Intensivstation.

···> Medizinischer Überblick Peritonitis

Definition

Peritonitis ist die Entzündung des Bauchfells. Sie wird meist bakteriell verursacht und stellt eine lebensgefährliche Bedrohung dar. Fast die Hälfte der Betroffenen stirbt an den Folgen.

Ursachen

Die eitrige Peritonitis wird durch Bakterien ausgelöst, die von einem kontaminierten Hohlorgan der Bauchhöhle ausgehen. Häufig ist das betreffende Organ perforiert, zum Beispiel bei einer Appendizitis der entzündete Wurmfortsatz oder bei einem Magengeschwür die Magenwand. Es kann aber auch nach einer Darmoperation zu einer Nahtschwäche (Anastomoseninsuffizienz) kommen, bei der Darminhalt in die offene Bauchhöhle gelangt.

Eine andere Ursache kann die Schädigung der Darmwand sein, die durchlässig für Bakterien wird. Dies kann nach einem Ileus oder nach Durchblutungsstörungen des Darmes auftreten. Aber auch ein Darmtumor kann der Auslöser dafür sein. Man spricht dann von einer Durchwanderungsperitonitis.

Ausbreitung

Man unterscheidet zwischen der lokalen Peritonitis, die nur Teile des Bauches umfasst, zum Beispiel Unterbauch- oder Oberbauchperitonitis und der diffusen Peritonitis. Bei der diffusen Peritonitis ist der gesamte Bauchraum betroffen. Die Prognose ist wesentlich schlechter.

Symptome

Der Verlauf einer Peritonitis ist häufig akut. Typische Symptome sind der peritoneale Schock, also Blutdruckabfall, Tachykardie, kalter Schweiß, Hypovolämie, Verwirrtheit, Fieber (tritt erst zu einem späteren Zeitpunkt auf) und das akute Abdomen. Beim akuten Abdomen bestehen Bauchdeckenspannung, heftigste Bauchschmerzen, die bei der Perforationsperitonitis meistens plötzlich einsetzen, bei der langsam entstehenden Peritonitis entsprechend langsam auftreten und sich allmählich verstärken. Es kann zu Übelkeit und Erbrechen sowie zu einer flachen Atmung aufgrund des Zwerchfellhochstandes kommen. Später kann ein Nieren- und Leberversagen als typische Komplikationen hinzukommen.

Komplikationen

Außer den bereits genannten Komplikationen wie Kreislaufversagen, Nieren- und Leberversagen aufgrund des Schocks kann es auch Komplikationen in der Bauchhöhle geben. Es kann sich ein Abszess bilden, der erneutes chirurgisches Eingreifen verlangt. Außerdem kann es später zu einem Verwachsungsileus (Adhäsionsileus) kommen. Diese Verwachsungen müssen wiederum operativ gelöst werden.

Therapie

Die Therapie ist immer chirurgisch, um die Ursache zu beseitigen und den Bauch zu drainieren, damit das Sekret (Eiter) abfließen kann. Der Magen-Darm-Bereich wird durch eine postoperativ eingeführte Sonde (z.B. Duodenalsonde) ruhiggestellt. Der Patient hat Nahrungskarenz. Die Bekämpfung der Infektion wird durch Antibiotikagaben in hohen Dosen frühzeitig eingeleitet. Ebenso wird der Schockzustand bekämpft. Neben Volumenersatz und kreislaufstützenden Medikamenten finden antitoxische Wirkstoffe (Amikacin, Clindamycin, Doxycyclin) Anwendung.

Im Vordergrund der ersten Tage steht die Kreislaufüberwachung, weil große Mengen Toxine über die fast 2 m^2 Bauchfell resorbiert werden können und zu den o.g. Komplikationen führen können. Die Drainagen werden so lange belassen, wie sie Sekret produzieren. Manchmal wird auch eine doppelläufige Drainage eingelegt, durch die der Bauchraum gespült wird. Durch den einen Kanal wird die Spülflüssigkeit eingeleitet, durch den anderen Kanal abgeleitet.

37.24.1 Bedeutung für den Patienten

Es handelt sich bei der Peritonitis um eine akute und lebensgefährliche Situation. Der betroffene Mensch wird von der plötzlichen Krankheit überrascht. Da es ihm subjektiv äußerst schlecht geht, entwickelt der Patient einerseits Lebensängste, andererseits ist er über jede fachliche Hilfe, die seinen Zustand verbessert, froh. Der Patient benötigt Sicherheit und menschliche Zuwendung. Zugleich muss schnell und konsequent gehandelt werden. Insbesondere in der akuten Phase müssen die Vorbereitungen zur Operation schnell getroffen werden. Postoperativ gilt es vor allem die Schmerzen zu beseitigen und Komplikationen zu verhindern bzw. rechtzeitig zu erkennen.

37.24.2 Pflege- und Behandlungsplan

Präoperative Pflege

Im Vordergrund der präoperativen Pflege stehen die Vorbereitung auf die Operation, die Überwachung des Kreislaufs sowie intensivmedizinische Maßnahmen zur Behandlung des Schocks. Neben den üblichen präoperativen Maßnahmen wie Rasur bekommt der Patient meist eine Magensonde gelegt, einen zentralvenösen Zugang und evtl. auch einen arteriellen Zugang.

Pflegeprobleme entstehen durch den instabilen Kreislauf, das drohende Versagen von Leber und Niere, die die durch die Infektion entstandenen Toxine abbauen müssen, die Komplikation eines paralytischen Ileus, die eingeschränkte Atmung und den Sekretstau, Schmerzen und Immobilität.

Postoperative Pflege

Die postoperativen Pflegemaßnahmen dienen dazu, den Keislauf zu stabilisieren oder Verschlechterungen frühzeitig zu erkennen. Die Infektion muss bekämpft, der Magen-Darm-Trakt entlastet werden.

Dafür sind die folgenden Maßnahmen geeignet.

Kreislauf

Die ersten Tage wird der Patient meist auf der Intensivstation gepflegt. Es findet eine Intensivbehandlung mit Infusionen und kreislaufstabilisierenden Medikamenten statt. Die Vitalzeichen sind engmaschig zu kontrollieren. Die Alarmgrenzen des Monitorings sind eng einzustellen, um erste Schocksymptome frühzeitig zu bemerken. Bewusstsein, Orientierung und Hautzustand sollten bei jedem Kontakt mit dem Patienten geprüft werden. Veränderungen sind sofort an den Arzt weiterzugeben. Zur Kontrolle des Kreislaufs gehört auch die Messung des zentralen Venendrucks.

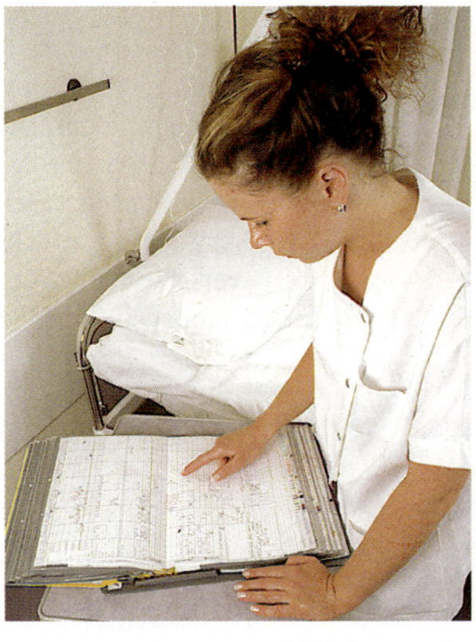

Die Dokumentation der Werte sollte sofort nach der Messung vorgenommen werden. Die Werte sollten dabei zur Beurteilung des Kreislaufs mit den vorherigen Werten verglichen werden

Ableitung des Wundsekrets zur Bekämpfung der Infektion

Die operativ eingelegten Drainagen können nicht den gesamten Bauchraum erreichen. Sie werden so platziert, dass sie an den größten Eiteransammlungen liegen. Damit sich das Sekret am tiefsten Punkt, dem Douglas-Raum, sammeln kann, wird der Patient in der Douglas-Lagerung gelagert (**Abb. 37.58**). Die

Douglas-Lagerung

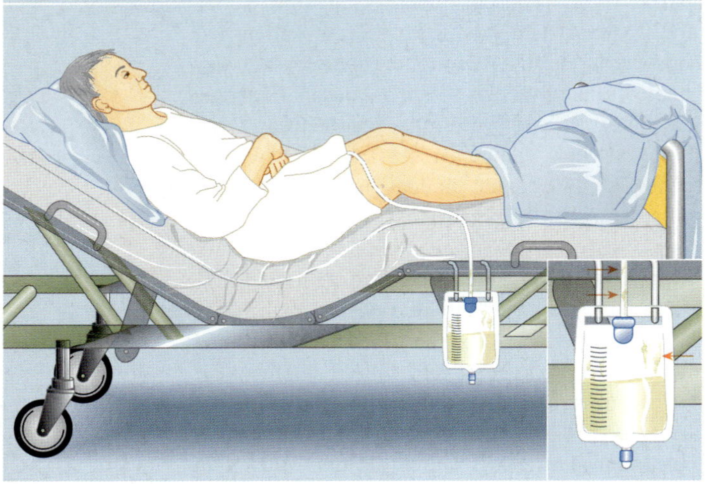

Abb. 37.58 Douglas-Lagerung zur Drainage des Douglas-Raumes bei Peritonitis. Die Prüfung der Durchgängigkeit des Schlauches ist Bestandteil der speziellen Beobachtung

Drainagen werden regelmäßig auf Durchgängigkeit, Farbe, Aussehen und Menge des geförderten Sekrets und Entzündungszeichen an den Eintrittsstellen beobachtet. Wird der Bauchraum gespült, muss die Menge stündlich bilanziert werden. Am Tag laufen kontinuierlich zwischen 5 und 10 l ein. Die Bilanzierung der Spülflüssigkeit (sterile Elektrolytlösung) gibt Aufschluss darüber, ob die Ausfuhr der Einfuhr entspricht. Wenn das nicht der Fall ist, besteht die Gefahr einer größeren Ansammlung von Flüssigkeit im Bauchraum. Ursache kann eine verstopfte oder abgeknickte Drainage sein. Bei Abweichungen ist sofort der Arzt zu verständigen.

Antibiotika und Analgetika sind auf Arztanordnung zeitgerecht zu verabreichen und die Wirksamkeit zu überprüfen. Die Temperatur ist mindestens 5-mal täglich zu kontrollieren.

Entlastung des Magen-Darm-Trakts

Solange die Darmatonie anhält und ggf. ein paralytischer Ileus (S. 1076 f) vorhanden ist oder droht, wird der Magen-Darm-Trakt mit einer Sonde entlastet. Der Patient wird parenteral ernährt. Die Magen- oder Duodenalsonde ist auf ihre Durchgängigkeit zu beobachten (Menge des Sekrets, Aussehen und Farbe). Bieten Sie dem Patienten häufig Mundpflege an und verwenden Sie je nach Zustand der Mundhöhle geeignete Hilfsmittel (Mundpflegemittel bei spezieller Mundpflege, S. 564 f). Zusätzlich sollte für eine angepasste Schmerzbekämpfung gesorgt werden. Schmerzprotokolle erleichtern dem Arzt Veränderungen in der Medikation. Atemunterstützende oder sekretfördernde Lagerung, Mobilisation und evtl. der Einsatz von Atemtrainern (SMI oder Überdruck) helfen, eine Pneumonie zu verhindern.

37.25 Pflege von Patienten mit Hernien

Gerhard Schröder

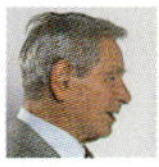

Seit vielen Jahren habe ich einen Leistenbruch auf der rechten Seite. Bisher hat er wenig Beschwerden gemacht, deshalb wollte ich mich auch nicht operieren lassen. Tagsüber trug ich ein Bruchband, wodurch die Vorstülpung verschwand. Vorgestern bekam ich plötzlich heftige Schmerzen in der Bruchgegend. Im ganzen Bauch hatte ich wahnsinnige Schmerzen. Mir wurde übel, ich musste mehrmals erbrechen, sodass meine Frau schließlich den Arzt rief. Der hat mich sofort ins Krankenhaus eingewiesen. Dort wurde ich gleich operiert. Während der Operation hat man mir ein Stück des Darmes entfernen müssen, weil er eingeklemmt war.

Bruchband

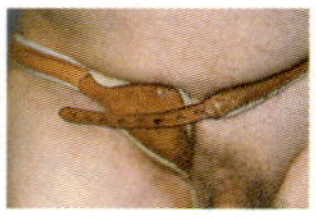

Medizinischer Überblick Hernie

Definition

Die Hernie ist ein Weichteilbruch. Dabei „durchbricht" Weichteil (Bruchsack und Bruchinhalt) den Bauchraum durch eine Bruchpforte. Die Bruchpforte befindet sich meist an physiologischen Öffnungen.

Nabelhernie

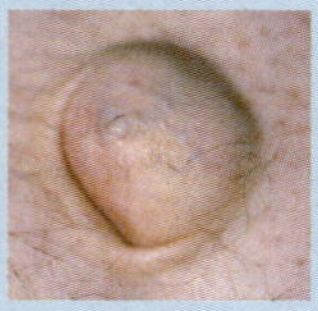

Arten

Man unterscheidet Hernien hinsichtlich ihrer Lokalisation in Leistenhernien (Inguinalhernien), Skrotalhernien, Femoralhernien (Schenkelbrüche), Nabelhernien und Narbenhernien.

Symptome

Hernien können zum Teil über längere Zeit bestehen, ohne dass sie Probleme bereiten. Die häufigsten Symptome sind: schmerzlose Schwellung, die beim Husten oder Niesen stärker hervortritt, leichtes Ziehen oder Schmerzen, Verdauungsstörungen.

Komplikation

Der Bruchinhalt kann sich einklemmen. Das bezeichnet man als Inkarzeration. Sie ist sehr gefährlich, vor allem wenn Darm eingeklemmt wird. Es entsteht ein mechanischer Ileus, aufgrund von Durchblutungsstörungen kann der Darm absterben. Als Folge davon kann eine Durchwanderungsperitonitis entstehen.

Die Inkarzeration äußert sich durch eine druckschmerzhafte, nicht reponierbare Bruchvorwölbung, lokale Entzündungszeichen, ggf. Zeichen des mechanischen Ileus (S. 1076 f) und ggf. Abwehrspannung, Fieber, Schocksymptome bei Peritonitis.

Therapie

Einfache Hernien werden reponiert (zurückgeschoben) und zu einem späteren Zeitpunkt operativ therapiert. Bei der Herniotomie wird der Bruchinhalt wieder in den Bauchraum zurückverlagert und die Bruchpforte geschlossen. Bei Inkarzeration muss ggf. der ischämische Darmabschnitt entfernt werden, wenn keine Chance auf Erholung des Gewebes mehr besteht.

37.25.1 Pflege- und Behandlungsplan

Präoperative Pflege

Es gelten die allgemeinen präoperativen Maßnahmen. Bei Komplikationen ist eine Notfalloperation erforderlich.

Postoperative Pflege

Die postoperativen Behandlungspläne unterscheiden sich in den Kliniken zum Teil ganz erheblich. Deshalb sind die nachfolgenden Ausführungen als Beispiele zu sehen. Die postoperativen speziellen Pflegemaßnahmen konzentrieren sich darauf, mögliche Rezidive zu vermeiden. Hierzu muss besonders die Belastung der Hernioplastik für ca. drei Monate reduziert werden (s. u.). Da die Operation der reponiblen Hernie in Lokalanästhesie vorgenommen werden kann und ein Wahleingriff ist, können die Patienten gut vorbereitet werden. Bei nicht mehr operationsfähigen Patienten werden konservative Maßnahmen wie das Bruchband durchgeführt.

Lagerung

Zur Entlastung der Bauchdecke kann der Patient eine Knierolle erhalten. Durch die postoperative Verengung der Bruchpforte tritt häufig eine Schwellung des Skrotums auf, deshalb wird prophylaktisch bei Männern eine Hodenhochlagerung durchgeführt oder ein Suspensorium angelegt.

Mobilisation

Um Sekundärkrankheiten wie Thrombosen zu vermeiden, wird der Patient früh mobilisiert. Er muss lernen, seine Hände auf die Wunde zu legen, um so eine Stabilität der Wunde zu erreichen. In einigen Kliniken sind Leibbinden für die Mobilisation vorgeschrieben. Diese müssen vor dem Aufstehen straff um den Bauch gewickelt werden.

Vermeiden intraabdominellen Drucks

Um Druck zu vermeiden, soll der Patient einen weichen Stuhl haben. Eventuell ist die Ernährung so umzustellen, dass der Patient ausreichend Ballaststoffe zu sich nimmt. Reicht dies nicht aus, sind abführende Medikamente durch den Arzt zu verordnen. Außerdem soll Husten und Niesen vermieden werden. Husten muss deshalb behandelt werden. Beim Husten und Niesen soll der Patient eine Hand auf die Operationswunde drücken.

Der Patient muss darüber informiert werden, dass er mindestens die nächsten drei Monate keine schweren Lasten heben darf. Um die Bauchdecke generell wenig beim Heben zu belasten, soll der Patient das „rückenschonende Heben“ aus den Knien (S. 293) erlernen.

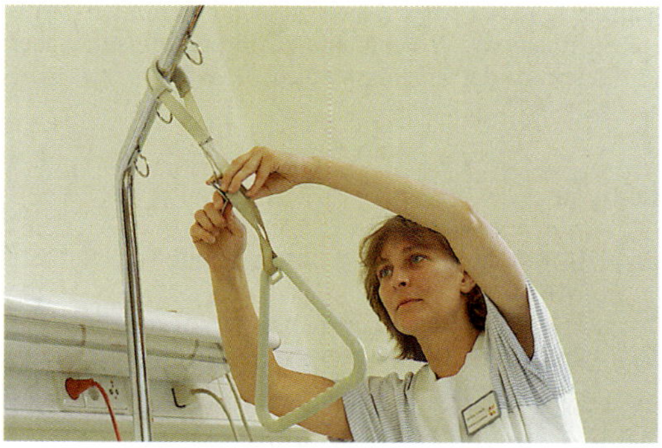

Der Bettbügel sollte sicherheitshalber immer entfernt werden, da das Benutzen den intraabdominellen Druck stark erhöht

Leserservice

Verwendete Literatur

Altmeyer, B.: Harnfibel. Schwarzbeck
Grabensee, B.: Nephrologie. Thieme, Stuttgart 1998
Hallwachs, O.: Der urologische Ratgeber für Frauen und Männer. Ehrenwirth, München 1997
Merkle, W.: Urologie. Hippokrates, Stuttgart 1997
Ritz, E., K. Andrassi: Niere. In Schettler, G., H. Greten: Innere Medizin, Band I. Thieme, Stuttgart 1998
Schwartz, B.: Erkrankungen der Blase. Kunstmann, München 1991
Sökeland, J.: Urologie für Pflegeberufe, 7. Aufl. Thieme, Stuttgart 1999
Thomas, C.: Ein ganz besonderer Saft – Urin, 33. Aufl. vgs, Köln 1996
Zettl, S., J. Hartlapp: Krebs und Sexualität. Weingärtner, St. Augustin 1996

Harnsteinerkrankungen

Hauptmann, Huland 1996
Hesse, A., J. Joost: Ratgeber für Harnsteinpatienten. Hippokrates, Stuttgart 1992
May, P., J. Sökeland, J. Braun: Harnsteinleiden, 3. Aufl. Thieme, Stuttgart 1987

Harnwegsinfekte

Bach, D., P. Brühl: Nosokomiale Harnwegsinfektionen. Jungjohann, Neckarsulm 1995
Jäger, A.: Schmerz statt Lust. ELLE Mai (1999)
Kilmartin, A.: Blasenentzündung, 5. Aufl. Ehrenwirth, München 1995
Zwickert, P., K. Kopp: Blasenleiden. Midena, Augsburg 1997

Glomerulonephritis

Scheler, F., M.H. Weber: Glomerulonephritisformen. In Siegenthaler, W., W. Kaufmann, H. Hornbostel, H.D. Waller: Lehrbuch der inneren Medizin, 2. Aufl. Thieme, Stuttgart 1987

Dialyse

Franz, H.-E.: Dialyse für Pflegeberufe, 2. Aufl. Thieme, Stuttgart 1996
Karasek, H.: Blutwäsche. Luchterhand, Darmstadt 1987
Sperschneider, H.: Dialyse. Hüthig, Heidelberg 1995

Allgemein zu Erkrankungen des Verdauungssystems

Faller, A.: Der Körper des Menschen, 9. überarb. Aufl. Thieme, Stuttgart 1999
Gerlach, U., H. Wagner, W. Wirth: Innere Medizin für Pflegeberufe, 5. überarb. Aufl. Thieme, Stuttgart 2000
Hahn, J.-M. u.a.: Checkliste Innere Medizin. Thieme, Stuttgart 1998
Paetz B., B. Benzinger-König: Chirurgie für Pflegeberufe, 19. Aufl. Thieme, Stuttgart 2000
Schettler, G., H. Greten: Innere Medizin, 9. überarb. Aufl. Thieme, Stuttgart 1998
Schwegler, J. S.: Der Mensch – Anatomie und Physiologie, 2. überarb. Aufl. Thieme, Stuttgart 1996

Magenkarzinom

Biesalski, H. K.: Ernährungsmedizin, 2. Aufl. Thieme, Stuttgart 1999
Kamphausen, U., B. Mensdorf: Klinikleitfaden Chirurgische Pflege. Fischer, Lübeck 1998
Kasper, H.: Ernährungsmedizin und Diätetik, 8. überarb. Aufl. Urban & Fischer, München 1996
Runge, M., G. Rehfeld: Geriatrische Rehabilitation im therapeutischen Team. Thieme, Stuttgart 1995
Seel, M.: Die Pflege des Menschen, 3. Aufl. Brigitte Kunz Verlag, Hagen 1998
Zelder, O.: Lehrbuch der Chirurgie für Pflegeberufe, 2. Aufl. Ferdinand Enke Verlag, Stuttgart 1995

Erkrankungen der Leber und Lebertransplantation

Bliemeister, G., R. Broll, H. P. Bruch: Chirurgie, Lebertransplantation. Urban & Fischer, München 1996
Hoffmann-Rösener, M., P. Furth: Pflegeplanung bei einem Patienten nach Lebertransplantation. In: Die Schwester/Der Pfleger 12 (1994) 1032
Hund-Wissner, E.: Klinische Diätethik und Ernährung / Diätassistentin im Klinikum Großhadern, München o.J.
Maier, K. P.: Hepatitis – Hepatitisfolgen. Thieme, Stuttgart 1995
Patientenbroschüre zur Lebertransplantation im Klinikum Großhadern, Institut für Anästhesiologie, Chirurgische Klinik, Medizinische Klinik II o.J.
Scholler G.: Lebensqualität bei Patienten vor und im ersten Jahr nach Lebertransplantation. Verlag der Ferber'schen Universitätsbuchhandlung, Gießen 1994
Schröder, K.: Pflege bei Organtransplantationen. Thieme, Stuttgart 2000

Pankreatitis

Clasen, H., K. Diehl, K. Kochsiek: Innere Medizin, 3. Aufl. Urban & Fischer, München 1997
Hornbostel, H., W. Kaufmann, W. Siegenthaler: Innere Medizin in Praxis und Klinik, Bd. IV. Thieme, Stuttgart 1997
Wolff, H. P., T. R. Weihrauch: Internistische Therapie 2000/2001, 13. überarb. Aufl. Urban & Fischer, München 2000

Weiterführende Literatur

Brieskorn-Zinke, M.: Gesundheitserziehung im Wandel. Deutsche Krankenpflegezeitschrift 12 (1993) 834
Neschwander-Sutter, M.: Trinkverhalten bei Betagten. Pflege aktuell 10 (1998)
Peters-Gawik, M.: Praxishandbuch Stomapflege. Ullstein Medical, Wiesbaden 1998
Salter, M.: Körperbild und Körperbildungsstörungen. Ullstein Medical, Wiesbaden 1998
Wegenast, W., K. Gehrmann, T. Erhardt: Pflegerische Aspekte bei der künstlichen Harnableitung. Deutsche Krankenpflegezeitschrift 3 (1992) 167
Weidmann, R.: Rituale im Krankenhaus. Ullstein Medical, Wiesbaden 1996

Nephrologische/urologische Operationen

Belzner, S.: Eukalyptusölkompressen bei postoperativem Harnverhalten. Pflege aktuell 6 (1997) 386

Dialyse/Transplantation

Betz, G.: Dialyse oder Transplantation? In Bavastro, P. u. a.: Organtransplantation. Verein für anthroposophisches Heilwesen, Bad Liebenzell 1995

Hartung, S.: Sterben im Bereich der Dialyse. Die Schwester/Der Pfleger 29 (1990) 841

Mattes, C.: Besondere Aspekte der Pflege beim chronischen Dialysepatienten. In Franz, H.E.: Dialyse für Pflegeberufe, 2. Aufl. Thieme, Stuttgart 1996

Allgemein zu Erkrankungen des Verdauungssystems

Gerok, W., Chr. Huber, Th. Meinertz, H. Zeidler (Hrsg.): Die Innere Medizin. Schattauer, Stuttgart 2000

Nilius, R., Chr. Rink: Gastroenteroloige und Hepatologie. Leitsymptome – Klinik – Therapie. Ullstein Medical, Wiesbaden 1995

Schölmerich, J. u.a.: Diagnostik in der Gastroenterologie und Hepatologie. Thieme, Stuttgart 1997

Magenkarzinom

Bundesarbeitsgemeinschaft für Rehabilitation (Hrsg.): Rehabilitation Behinderter, 2. Aufl. Deutscher Ärzte Verlag, Köln 1994

Bundeszentrale für gesundheitliche Aufklärung (Hrsg.): Broschüre „Leben mit Krebs", 9. überarb. Aufl. Köln 1996

Delbrück, H., E. Haupt: Rehablitiationsmedizin, 2. Aufl. Urban & Fischer, München 1998

Kontaktadressen

KEKS e. V. Selbsthilfegruppe für Eltern mit Kindern mit Speiseröhrenmissbildungen
Sommerrainstr. 61
70374 Stuttgart
Tel.: 07 11 / 95 37 886
Fax: 07 11/ 95 37 818
http://www.keks.org

Deutsche Ilco e. V.
Selbsthilfegruppe für Stomaträger
Landshuter Str. 30
85312 Freising
Tel.: 0 81 61 / 93 43 01, 93 43 02
Fax: 0 81 61 / 93 43 04
http://www.ilco.de

Österreichische Krebshilfe
Rennweg 44
A-1030 Wien
Tel. 01 / 796 64 50
Fax: 01 / 796 64 50 – 9
http://info.uibk.ac.at/gin

Deutsches Hepatitis C Forum e. V.
Gartenstr. 198
41236 Mönchengladbach
Tel.: 0 21 66 / 55 33 33
Fax: 0 21 66 / 2 47 72
http://www.hepatitis-c.de

Bundesverband der Organtransplantierten e. V.
Paul-Rücker-Str. 20 – 22
47059 Duisburg
Tel.: 02 03/44 20 10

Dialysepatienten Deutschlands e. V.
Weberstr. 2
55130 Mainz
Tel.: 0 61 31/8 51 52
Fax: 0 61 31/83 51 98

Selbsthilfegruppe Lebertransplantierter Deutschland e. V.
Karlsbader Ring 28
68782 Brühl
Tel.: 0 62 02/70 26 13

Verband Organtransplantierter Deutschlands (VOD) e. V.
Wielandstr. 28 a
32545 Bad Oeynhausen
Tel.: 0 57 31/79 21 81

Internetadressen

http://www.akos.de
(Arbeitskreis Organspende)

http://www.transplant.org
(Eurotransplant)

http://www.medizin.fu-berlin.de/transplantation/
(Transplantationszentrum Uniklinikum Benjamin-Franklin/Berlin)

http://www.bzga.de
(Bundeszentrale für gesundheitliche Aufklärung; Stichwort Organspende)

http://www.dialyse-online.de
(Dialysepatienten Deutschlands e. V.)

http://nt1.chir.med.tu-muenchen.de/manual/klifi37.htm
(Medizinische Informationen zu Morbus Crohn mit weiteren interessanten Links)

http://www.uni-duesseldorf.de/www.awmf/ll/iverd006.htm
(Die Ergebnisse einer Konferenz zu Morbus Crohn von der Arbeitsgemeinschaft der wissenschaftlichen Medizingesellschaften)

http://www.medicus.de/gastro/Limakrebs.htm

http://www.medizinfo.com/gastro/

http://www.darmkrebs.de

http://www.krebsinfo.de

http://www.dkfz-heidelberg.de

http://www.tpiweb.com
(Selbsthilfemagazin zum Thema Transplantation und Organerkrankung)

http://www.bmgesundheit.de/organ/gesetz/ubersich.htm
(Transplantationsrecht des Bundesministeriums für Gesundheit)

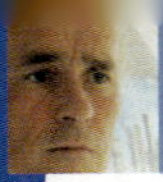

38 Pflege von Männern mit Erkrankungen der Geschlechtsorgane

Jürgen Wörner und Alrun Sensmeyer

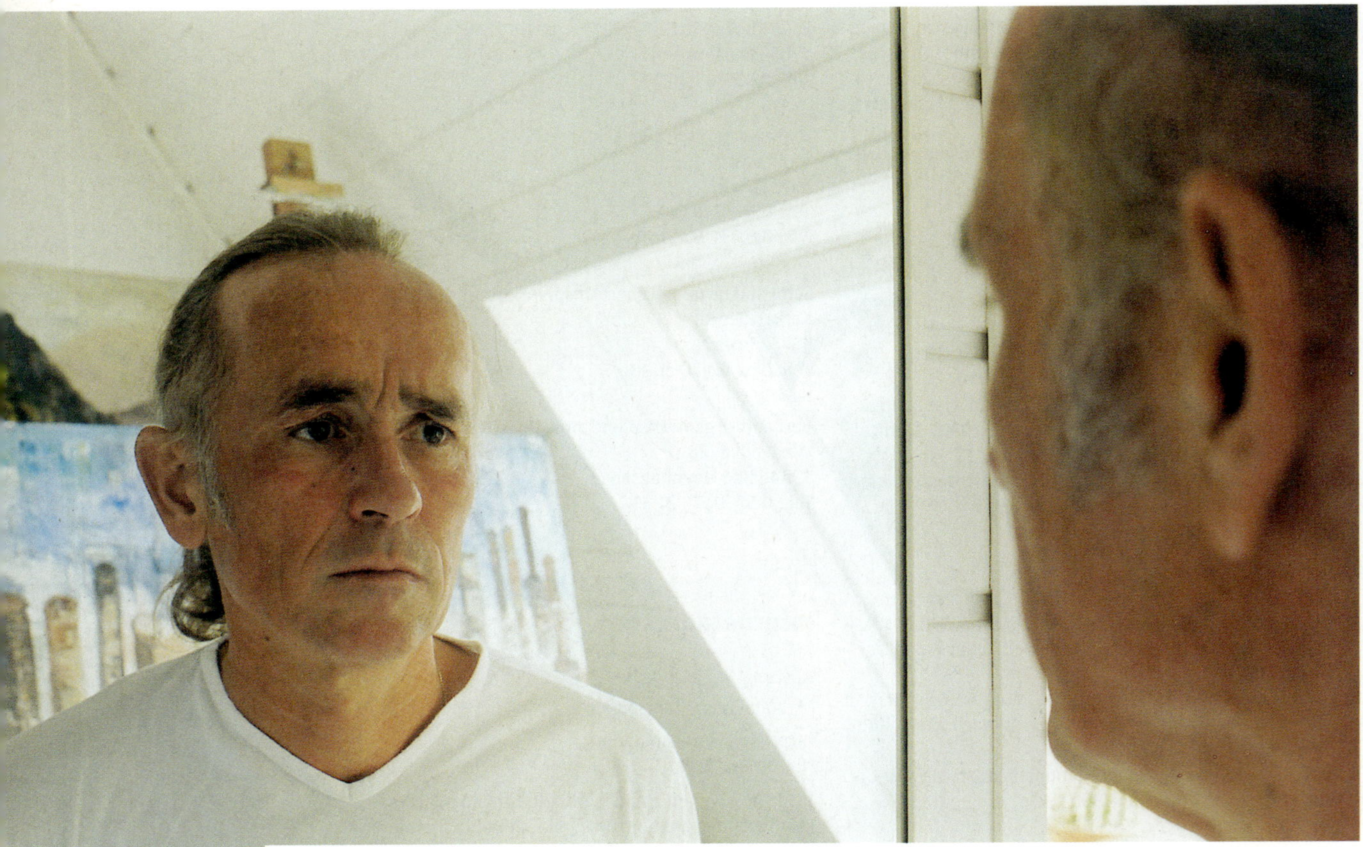

38.1 Pflege von Männern mit Prostataerkrankungen

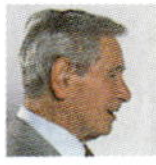

···› Schon ein paar Jahre bevor ich in Rente ging, machte sich meine Prostata bemerkbar. Am Anfang nur ganz leicht, dann immer stärker und unangenehmer.

Zu Beginn nahm ich die Sache nicht ernst; wir machten am Stammtisch ja auch unsere Witzchen über älter werdende Männer, die Probleme beim Wasserlassen haben.

Irgendwann fiel die Sache auch meiner Frau auf; nachts musste ich immer öfter auf die Toilette. Auch beim Autofahren verspürte ich plötzlich starken Harndrang und musste zum Pinkeln anhalten. Einmal hat sich nach dem Wasserlassen sogar ein feuchter Fleck auf der Hose gebildet – offenbar wurde ich meinen letzten Tropfen nicht los. Zum Glück passierte das bei uns zu Hause.

Überblick

⇢ Medizinischer Überblick Prostataerkrankungen

Grundlagen

Die Prostata ist eine Drüse in der Größe einer Edelkastanie und befindet sich unterhalb des Blasenbodens ca. 1 cm hinter der Symphyse. Sie produziert das Prostatasekret, das die Trägerlösung der Spermien mit 1–2 ml bis zu 30% verflüssigt, die Bewegungsfreudigkeit der Spermien aktiviert und beim Kontakt mit der sauren Vaginalflüssigkeit die Spermien schützt (**Abb. 38.1**).

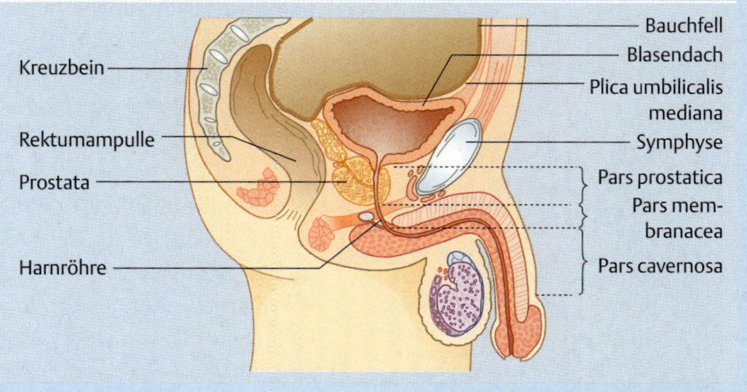

Abb. 38.1 Seitliche Ansicht des Urogenitalsystems beim Mann

Arten, Ursachen und Risikofaktoren

Entzündliche Veränderungen. Prostatitis und Prostataabszess sind häufig Folgen einer Keimverschleppung über die Harnwege. Seltener ist eine Infektion über die Blut- oder Lymphwege. Sie können akut und chronisch verlaufen. Unbehandelt können sie zur Urosepsis, Fistelbildung und zu Fertilitätsstörungen führen.

Prostatavergrößerungen. Prostatahyperplasie (gutartig; bis zu 60% der über 50-jährigen Männer leiden unter einer Prostatahyperplasie, die sich urodynamisch bemerkbar macht). Prostatakarzinom (bösartig). Beide Erkrankungen sind in ihrer Entstehung noch nicht vollständig erforscht.

Weil die Häufigkeit im Alter zunimmt, sucht man hier die Ursache in hormonellen Veränderungen im Alter.

Symptome

Entzündungen

Symptome von Entzündungen sind Dysurie, Harnzwang, Strangurie, anfängliche Hämaturie, Schmerzen im Damm und beim Stuhlgang, ausgeprägtes Krankheitsgefühl, hohes Fieber, Schüttelfrost.

Gutartige Prostatavergrößerungen

Im Vordergrund stehen hier Miktionsstörungen, die je nach Wachstumsrichtung nichts mit der Größenzunahme der Prostata zu tun haben müssen.

Die Symptome werden je nach Schweregrad der Erkrankung auch oft in Stadien eingeteilt (nach Alken, zitiert von Vankerpe 1996, S. 337):

Stadium 1 (Reizstadium): verlängerte Blasenentleerung, Harnstrahlabschwächung, Nykturie, Pollakisurie, verzögerter Miktionsbeginn.

Stadium 2 (Restharnstadium): Beschwerden wie im Stadium 1 mit zunehmender Restharnbildung, rezidivierenden Harnwegsinfekten, Blasensteinbildung, Dranginkontinenz.

Stadium 3 (Dekompensationsstadium): Überlaufblase (Ischuria paradoxa), Harnstauungsnieren, dekompensierte Niereninsuffizienz bis zur Urämie.

Prostatakarzinom

- Im Frühstadium ist es oft symptomlos. Beim Wachstum treten die gleichen Symptome wie bei der gutartigen Prostatavergrößerung auf.
- Spätstadium: Zeichen der Metastasierung vorwiegend in die Knochen und die Lunge.

Mögliche Begleitsymptome bei allen Prostataerkrankungen: Ejakulationsstörungen, Hämaturie, Hämatospermie.

Diagnostik

Zu den diagnostischen Maßnahmen gehört die rektale Zeigefingeruntersuchung der Prostata mit dem Zeigefinger (**Abb. 38.2**). Zur Funktionsdiagnostik wird mittels Uroflowmetrie die Geschwindigkeit des Harnflusses gemessen (**Abb. 38.3**). Zu den bildgebenden Verfahren gehört der transvesikal/transrektale Ultraschall, die Sonografie der oberen Harnwege, das Infusionsurogramm, das Miktionszystouro-

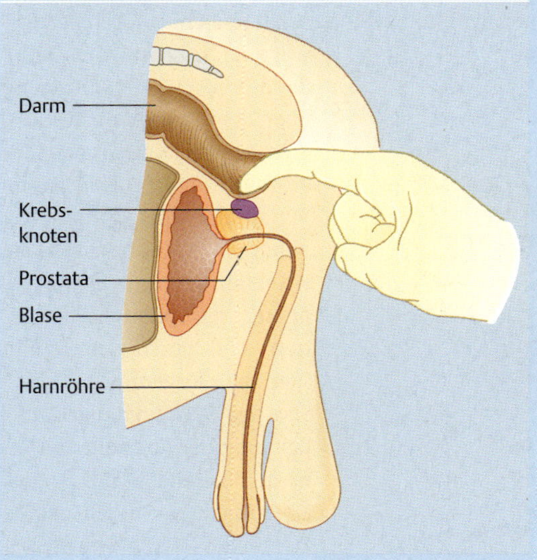

Abb. 38.2 Rektale Untersuchung der Prostata (nach Sökeland)

Uroflowmetrie

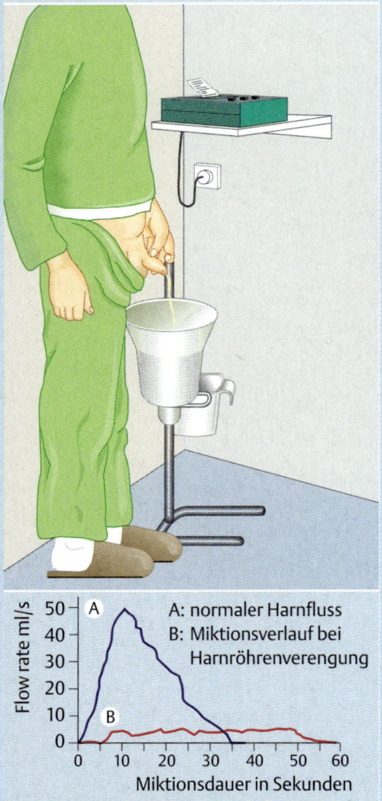

Resultate der Uroflowmetrie	A	B
max. Menge (ml/s)	50	7
Gesamtmenge (ml)	800	400
Miktionsdauer (s)	35	60

Abb. 38.3 Uroflowmetrie

gramm und die Restharnbestimmung. Die Prostatabiopsie gehört ebenso wie die Blasenspiegelung zu den invasiven diagnostischen Maßnahmen und wird zum Ausschluss eines Karzinoms bei verdächtigem Tastbefund (**Abb. 38.4**, aus Sökeland, J.: Urologie für Pflegeberufe, 7. Aufl. Thieme, Stuttgart 2000) vorgenommen. Weitere diagnostische Maßnahmen sind: Serumbestimmung, PSA-Wert (**P**rostata**s**pezifisches **A**ntigen), Umfelddiagnostik (Staging) bei gesichertem Karzinom zur Beurteilung von Metastasen, Bakteriologie des Prostatasekretes bei Entzündungen.

Therapie

Prostataentzündungen

Zur Therapie gehören neben der Bettruhe folgende Maßnahmen: medikamentöse Therapie durch Verabreichung von Breitbandantibiotika, Analgetika und Spasmolytika unterstützt. Bei Harnverhaltung und Restharn wird der Urin suprapubisch abgeleitet.

Gutartige Prostatavergrößerungen

Medikamentöse Therapie. Zahlreiche Medikamente, darunter auch pflanzliche Präparate, versprechen eine Linderung der Symptome durch Wirkung auf den Hormonhaushalt und den Muskeltonus in der prostatischen Harnröhre.

Chirurgische Therapie. Je nach Größe der Prostata und den Symptomen kommen unterschiedliche Zugangswege in Betracht (**Abb. 38.5**): Endoskopische Abtragung über die Harnröhre (TUR-P = **T**rans**u**rethrale **R**esektion der **P**rostata). Sie ist das häufigste Verfahren. Operationszugang durch die Blase (transvesikale Resektion), hinter der Symphyse (retropubische Resektion) und durch den Damm (perineale Resektion).

Sonstige Verfahren sind: Aufdehnung der Engstelle mit einem Ballondilatator oder Überbrückung durch einen Platzhalter (Harnröhrenstent).

Abb. 38.5 Operative Therapie beim Prostataadenom: Zugangswege

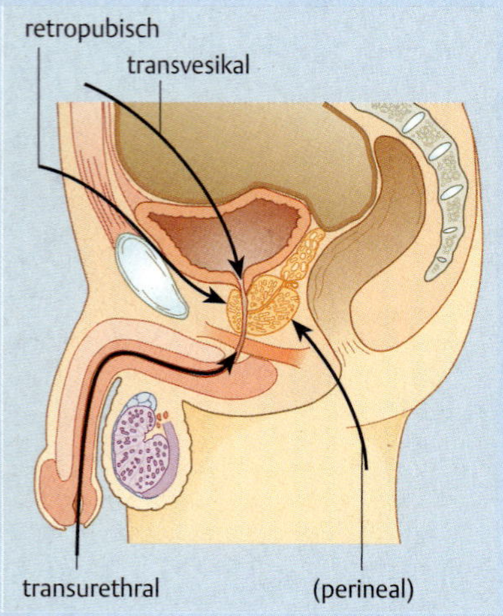

Prostatabiopsie

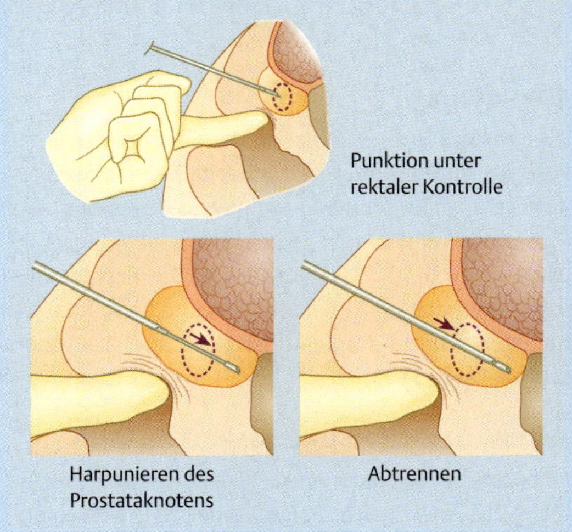

Abb. 38.4 Darstellung einer perinealen Prostatabiopsie

Bösartige Prostatavergrößerungen

Chirurgische Therapie. Radikale Prostatektomie bei kurativer Absicht (**Abb. 38.6**). Als palliativer Eingriff wird eine TUR-P zur Behebung von Miktionsstörungen durchgeführt.

Medikamentöse Therapie. Hormontherapie: Unter Annahme eines hormonabhängigen Wachstums des Karzinoms erfolgt entweder ein Hormonentzug oder eine Hormonblockade (Einflussnahme auf die androgene Hormonbildung auf unterschiedlichen Ebenen der Synthetisierung), Chemotherapie.

Radiotherapie.

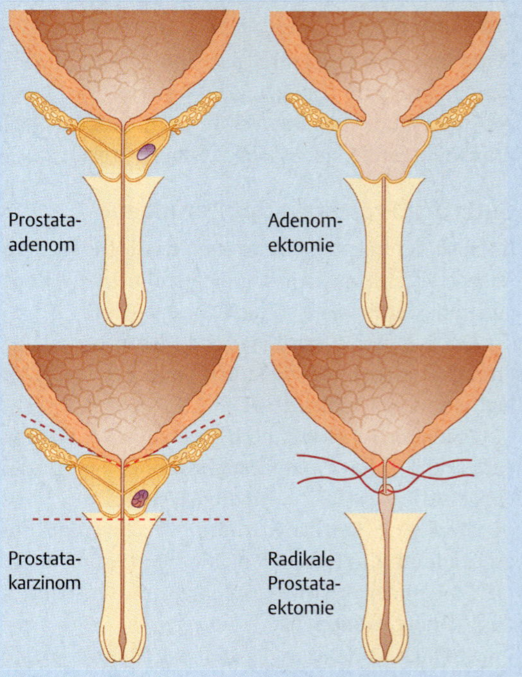

Abb. 38.6 Radikale Prostatektomie im Vergleich zur Adenomektomie

38.1.1 Bedeutung für den Mann

Die Prostata hat im Vergleich zu anderen Organen und Organstörungen, wie z. B. Herz und Herzinfarkt, in der Öffentlichkeit und in den Medien kaum einen festen Platz. Auch nutzen nur ca. 15% der Männer über 45 Jahren in Deutschland die Möglichkeit der kostenfreien Vorsorgeuntersuchung; das ist bedenklich, zumal in Deutschland und in den USA das Prostatakarzinom bezüglich der Neuerkrankungen bei Männern an zweiter Stelle nach dem Lungenkrebs steht. Benefizveranstaltungen und Informationskampagnen, wie man sie z. B. zur Brustkrebsaufklärung findet, gibt es zugunsten der Prostatakrebsforschung kaum.

Es ist noch keine hundert Jahre her, da waren Prostataerkrankungen unheilbar. Entweder starben die Menschen an Urämie oder unter folterähnlichen operativen Eingriffen. Um so mehr ist es bei den medizinischen Möglichkeiten heute verwunderlich, dass wahrscheinlich immer noch viele Männer sich eher die Anzahl, den Komfort und die Abstände von öffentlichen Toiletten merken, als sich einer Prostatauntersuchung zu unterziehen. Das große Angebot an Kürbiskernen und die Nachfrage danach zeigt ebenfalls, dass Männer möglicherweise alles ausnutzen, bevor sie sich entschließen, zum Urologen zu gehen.

38.1.2 Pflege- und Behandlungsplan

Der Umfang und die Behandlungsdauer einer Prostatabehandlung richtet sich nach der jeweiligen Vergrößerung (kirschkern- bis apfelgroß), dem histologischen Ergebnis und dem Allgemeinzustand des Patienten. Nach Abschluss zahlreicher und unangenehmen Voruntersuchungen im Genitalbereich wird ein geeigneter Eingriff vereinbart. Je nach Operationsverlauf kann ein vorübergehender Aufenthalt auf einer Wach- oder Intensivstation notwendig sein. Die ständige Angst und Auseinandersetzung um die Beeinträchtigung der ungestörten Urinausscheidung und möglicher Sexualitätsstörungen begleiten den Pflegeverlauf. Nach Beendigung urodynamischer Abschlussuntersuchungen wird der Patient mit Informationen zur sicheren Wundheilung nach Hause entlassen.

Mitwirkung bei Diagnostik und Therapie

■ Präoperative Phase

Nach oft langwierigen und unangenehmen Körpererfahrungen und Aufklärungsgesprächen beim Urologen erhofft sich der Patient nun endlich nach der Aufnahme ins Krankenhaus von seinen Problemen erlöst zu werden. Die zahlreichen Voruntersuchungen können von manchem Patienten als ein entwürdigender Eingriff in die Intimsphäre erlebt werden. Bieten Sie dem Patienten (nicht nur im Pflegeerstgespräch) die Möglichkeit an, über seine Erfahrungen mit den Voruntersuchungen zu reden.

Eventuell muss zur Erholung der Blase bzw. der Nierenfunktion bis zur Operation zunächst ein Blasenverweilkatheter gelegt werden. Bedenken Sie dabei, dass ein Blasenverweilkatheter für viele Patienten bedrohlich aussieht und die eigene Kontrolle über die Blasenentleerung aufhebt. Besonders alte Menschen können irritiert sein, weil sie keinen gewohnten Harndrang mehr verspüren.

Uwe Klein Krankenpfleger

···› Praxistipp

Richten Sie Ihre Aufmerksamkeit besonders auf die Phase nach dem Gespräch zur Operationseinverständnis: Nun geht es nicht mehr um die Erfahrungen von Freunden und Mitpatienten. Die möglichen Therapiefolgen betreffen durch die Unterschrift nun den Patienten selbst. Seien Sie sich bewusst, dass einige Patienten sich zurückziehen und ihre Sorgen nicht mitteilen. Andere sprechen Sie möglicherweise auf ihre Befürchtungen zur Inkontinenz oder zu sexuellen Funktionsstörungen an.

■ Postoperative Phase

Der klinische Zustand des Patienten gibt die Betteneinheit vor, in der der Patient nachbetreut wird. Je nach klinikspezifischer Vorgabe und bestehenden bzw. zu erwartenden Komplikationen (**Abb. 38.7**)

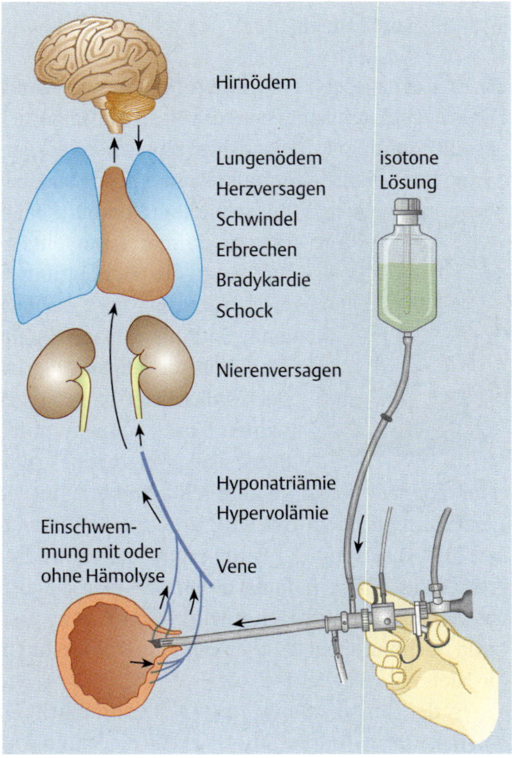

Abb. 38.7 Postoperative Komplikation: TUR-Syndrom nach transurethraler Resektion der Prostata

Katheterballon in der Loge

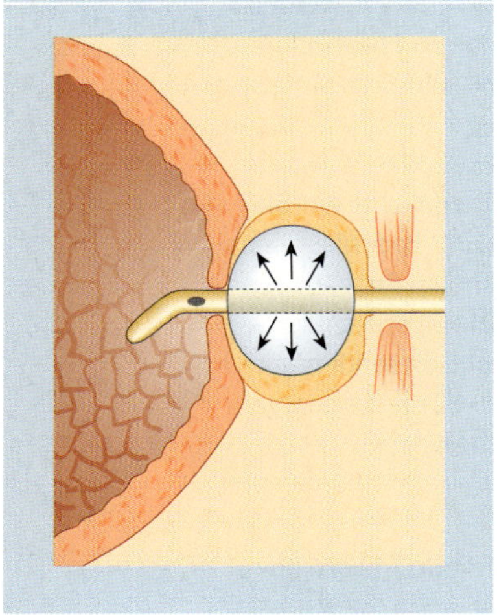

Abb. 38.8 Nach der Prostataresektion wird die Prostataloge mit dem Blockungsballon eines Tamponadenkatheters komprimiert (nach Sökeland)

bleibt der Patient in entsprechenden Überwachungseinheiten. Der Zeitpunkt der Verlegung auf eine Station ohne apparative bzw. engmaschige Überwachung wird ebenfalls klinikspezifisch festgelegt. Bei Hb-wirksamer Nachblutungen oder bei dem Verdacht einer TUR-Syndroms kommt der Patient auf eine Wachstation. Während der transurethralen Resektion kann es zur Einschwemmung von Blasenspüllösung über die offenen Gefäße im Operationsfeld in den Kreislauf kommen. Die Folgen davon können sein: Hypervolämie, Verdünnungshyponatriämie, Lungenödem, Schock. Auf alle Fälle müssen Sie auf die Ergreifung und Einleitung entsprechender Maßnahmen vorbereitet sein.

Nachblutungsgefahr

Nach der Prostataentfernung entsteht eine innere Wundhöhle (Prostataloge), die in der Regel mit dem Blockungsballon eines so genannten Tamponadenkatheters komprimiert wird (**Abb. 38.8**).

> **Definition**
>
> Tamponadenkatheter sind Spülkatheter (**Abb. 38.9**) aus hartem Gummi mit Silikonbeschichtung und einem Blockungsvolumen von bis zu 80 ml. Sie können ferner einen Spülkanal besitzen.

Da es trotz dieser Komprimierung aus der Wundhöhle nachbluten kann, wird die Blase kontinuierlich gespült. Somit wird mögliches Blut sofort so verdünnt, dass es nicht gerinnen kann und es zu keiner Koagelbildung kommt. Koagel können immer dann entstehen, wenn die Nachblutung so rasch zunimmt, dass der laufende Spülfluss zu langsam für die Intensität der Blutung ist. Der Spülkatheter bzw. die gesamte Blase können durch Blutkoagel verstopfen (Blasentamponade): Dann wird die Blase überdehnt, da sie sich immer mehr mit Blut, Urin und Spülflüssigkeit füllt. Dies spürt der Patient durch einen fast unerträglichen Blasenfüllungsdruck. Da hierbei auch das Wundgebiet aufgedehnt wird, kommt es zu weiteren Nachblutungen. Ein schmerzhafter Rückstau in die Nieren ist die weitere Folge.

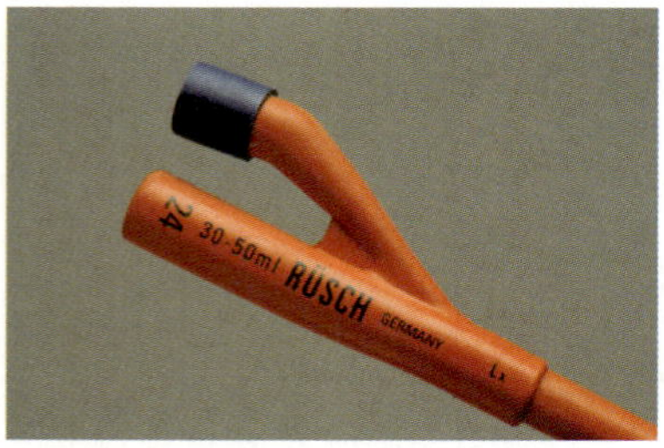

2-Weg-Spülkatheter

Ist der Tamponadenkatheter nicht zusätzlich mit einem Spülkanal ausgestattet, so kann die Spüllösung

Spülkatheter

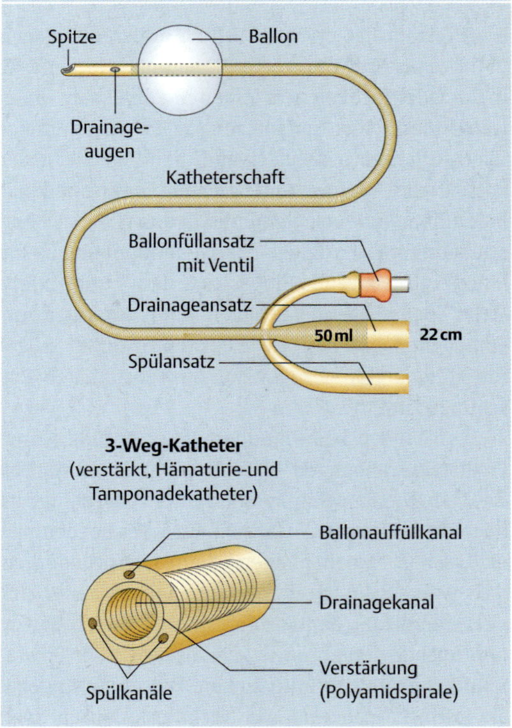

Abb. 38.9 3-Weg-Tamponadenkatheter (nach Sökeland)

auch über eine suprapubische Blasenableitung angeschlossen werden.

- Stellen Sie sicher, dass die Tropfgeschwindigkeit der Spüllösung so eingestellt ist, dass der Urin eine rosa- oder fleischwasserfarbene Färbung hat. Hierzu läuft die Spüllösung je nach Bedarf tröpfchenweise oder bei stärkerer Nachblutung vorübergehend auch als Strahl ein.
- Verhindern Sie dabei ein Auskühlen des Patienten und verwenden Sie körperwarme Lösungen. Als Spüllösung verwenden die einzelnen Kliniken unterschiedliche harnwegsspezifische Flüssigkeiten. Oftmals wird eine physiologische Kochsalzlösung verwendet. Die Spülung erfolgt mittels Schwerkraftinfusion.
- Verständigen Sie sofort den Arzt, wenn Sie eine Zunahme der Blutung beobachten, d. h. der Urin nicht mehr fleischwasserfarben bleibt und sie eine Koagelbildung beobachten. Der Arzt wird dann meistens eine Erhöhung des Blockungsvolumens vornehmen.
- Sistiert die Blutung trotz maximaler Spülung und Katheterblockung nicht, kann der Katheter mit einem Gewicht von ca. 200 – 500 g unter Zug gesetzt werden. Die vom Arzt angeordnete Gewichtshöhe wird mit Hilfe einer Extensionsvorrichtung am Katheterende (d. h. an der Bifurkationsstelle) befestigt. Durch diese Maßnahme wird der Kompressionsdruck im Wundgebiet

verstärkt. Eine Nachblutung kann möglicherweise so sehr gut beeinflusst werden. Stellen Sie sicher, dass die Extensionsvorrichtung zugsicher aufgebaut ist.

- Beachten Sie, dass der Arzt die Dauer einer notwendigen Bettruhe von der Intensität der Nachblutung und der Höhe des Blockungsvolumens abhängig machen kann. Beides bestimmt dann den Mobilisationsgrad des Patienten.
- Achten Sie bei der Applikation von Medikamenten, die die Blutgerinnung beeinflussen, verstärkt auf Gerinnselbildungen. Diese Medikamente sorgen eigentlich dafür, dass die Wunde an der Prostataloge sich verschließt. Gleichzeitig entstehen Gerinnsel, da noch Blut aus der Wunde sickert. Achten Sie auf einen entsprechenden Spülfluss und die Ausschwemmung dieser Koagel, die je nach Größe und Anzahl den Tamponadenkatheter verstopfen können.

Die Koagel, die nicht mehr durch den Tamponadenkatheter passen, müssen manuell vom Arzt ausgespült werden. Richten Sie hierzu Material für eine sterile Blasenspülung (S. 445 f). Der Arzt versucht durch zügige Instillation von 50 – 100 ml Spüllösung, die Koagel zunächst aus dem Katheter in die Blase zurückzutransportieren, um sie dann mit ebenfalls zügiger Aspiration ganz aus Blase und Katheter zu entfernen. Dieser Vorgang wird so oft wiederholt, bis vermutlich keine Koagel mehr in der Blase sind. Um eine schmerzhafte Aspiration von Blasenschleimhaut zu vermeiden, lässt er bei der Aspiration immer eine gewisse Restmenge Spülflüssigkeit in der Blase zurück. Außerdem ist es wichtig zu wissen, dass ein zu schnelles Aspirieren bei zu weichen Blasenverweilkathetern – z. B. Silikonlatexmaterialien – den Katheter kollabieren lässt. Eine Aspiration von Koageln ist deshalb bei diesen Kathetern oft nicht möglich.

Bedenken Sie, dass durch den Vorgang der manuellen Koagelausräumung das geschlossene Urinableitungssystem unterbrochen wird. Verschiedene Hersteller von Pflegehilfsmitteln bieten aus dem Grund Urinableitungssysteme an, bei denen im Verlauf des Schlauches, der zum Beutel führt, ein Ballon integriert ist. Durch Zusammendrücken des Ballons wird der Katheter zunächst freigespült und durch den folgenden im Ballon entstehenden Unterdruck werden die Koagel herausgesogen. Versagen die bisher genannten Methoden müssen die Koagel zystoskopisch entfernt werden. Gegebenenfalls wird dabei eine mögliche Blutungsquelle erneut elektrisch verschorft (koaguliert).

Nierenfunktion

Beachten Sie das angeordnete Intervall der Nierenfunktionskontrollen. Die Blutungsgefahr, die Kreislaufverhältnisse und die Laufgeschwindigkeit der Spüllösung bestimmen das Zeitintervall der Kontrolle der Flüssigkeit (= Urin und Spüllösung!), die aus der Blase wieder herausläuft. Denn neben der Beurteilung der Blutungsintensität steht die Überwachungsaufgabe für die Nierenfunktion. Falls die Flüssigkeitsbehälter der Spüllösung nur Markierungen haben, die Schätzungen über die eingelaufene Menge zulassen, muss die jeweilige Restflüssigkeit gewogen werden. Die tatsächliche Urinausfuhr ergibt sich dann aus der Differenz der Flüssigkeiten.

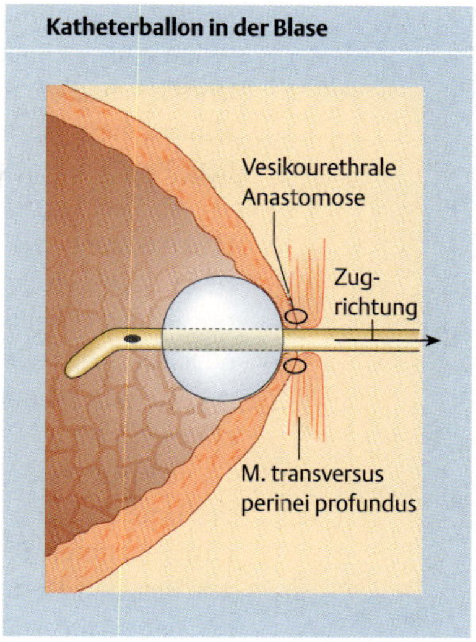

Abb. 38.10 Nach der radikalen Prostatektomie wird zur Schienung der Wundnaht der Katheterballon in die Blase gelegt (nach Sökeland)

Nach einer radikalen Prostatektomie dient der transurethrale Blasenverweilkatheter nicht nur zur Urinableitung, sondern auch zur Schienung der Wundnaht zwischen Urethra und Blasenhals. Zur Entlastung der Anastomose kann er zusätzlich unter Zug gesetzt werden (S. 1114). Der Katheterballon liegt diesmal jedoch in der Blase und nicht in der ehemaligen Prostataloge wie zur Nachblutungskomprimierung bei Resektionen von Prostatagewebe. Da jetzt die Zugkräfte auf den Blasenboden wirken (**Abb. 38.10**), unterstützen sie die notwendigen Heilungsvorgänge um die ehemalige Prostataloge herum. Eine weitere Unterstützung dieser Wundumgebung kann erreicht werden, indem der Patient die Beine leicht anwinkelt.

Katheterentfernung

Steht die Nachblutung, und konnte aus diesem Grund das Blockungsvolumen bis auf ca. 10 ml reduziert werden, so wird der Tamponadenkatheter gezogen. Berücksichtigen Sie, dass die Entfernung von transurethralen Blasenverweilkathetern schmerzhaft sein kann.

> **Praxistipp**
>
> Uwe Klein Krankenpfleger
>
> Nach dem Entblocken verbleiben Wulstbildungen und Falten an der zuvor maximal gedehnten Ballonmembran (**Abb. 38.11**). Sie reiben an der Harnröhrenschleimhaut. Durch eine Restfüllung von ca. 1 ml Blockflüssigkeit sind die Falten nicht mehr so unelastisch, sodass die Entfernung atraumatischer, reibungsärmer und schmerzfreier wird.

Durch mögliche Blasenschließmuskelverletzungen als Behandlungskomplikation kann es zur Inkontinenz (Kap. 22) kommen. Vor der Entlassung nach Hause wird in der Regel zur Therapiekontrolle nochmals ein Uroflow mit anschließender

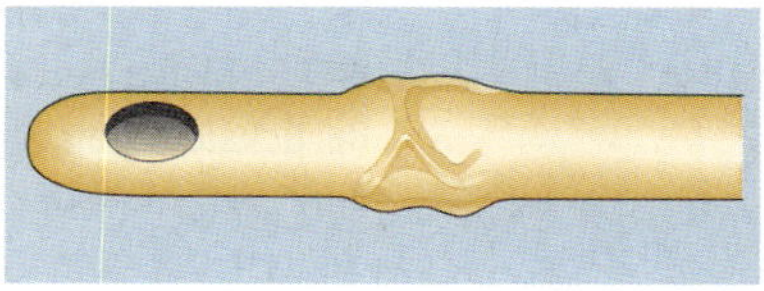

Abb. 38.11 Wird der Spülkatheter gezogen, kann es zur Wulstbildung an der Ballonmembran kommen

Restharnbestimmung durchgeführt. Die Ergebnisse sollen je nach Klinikstandard beim Uroflow 15–20 ml Urin/Sek. und der Restharn nicht über 100 ml liegen. Können diese Werte nicht erreicht werden, muss erneut Prostatagewebe entfernt werden.

Machen Sie sich bewusst, dass der Patient dieser Untersuchung mit sehr viel Bangen entgegensieht. Denn Patienten bezeichnen diesen Gang in die Untersuchungsabteilung auch als „Abschlussprüfung" oder „urologischen TÜV". Fragen Sie den Patienten nach seinen Erinnerungen, die er an diese Untersuchungen hat.

Informieren Sie den Patienten über den Ablauf der Untersuchung und gehen Sie dabei auf die von ihm genannten Befürchtungen ein. Simulieren Sie mit ihm den Untersuchungshergang, damit er sich auf seine Mitgestaltung am Untersuchungsergebnis einstellen kann: entspannte Sitzposition, gefüllte Blase ohne unangenehmen Harndrang, geleertes Rektum (evtl. als Sicherheitsgefühl für den Patienten durch vorherige abführende Maßnahmen).

Passen Sie Ihre weiteren pflegerischen und klinisch-medizinischen Betreuungsaufgaben an die Ausprägung der einzelnen körperlichen Funktionsstörungen und an die Bedürfnisse des Patienten an. Es ist u. a. eine erhöhte Aufmerksamkeit erforderlich für: Schmerzen – Atmung – Körperpflege – Mobilisation – Zu- und Ableitungen (Wunddrainagen, Venenkatheter); lesen Sie dazu die jeweiligen Kapitel in diesem Buch.

Unterstützung bei ATL

Mann sein

Bemerken Sie Unsicherheiten in Bezug auf Intimität und Geschlechtsverkehr, wie die Auseinandersetzung mit der retrograden Ejakulation, so ist es sicherlich „Balsam ... Es unterbleibt lediglich der bisher gewohnte Samenerguss. Denn nach Entfernung eines Adenoms fließt die Samenflüssigkeit bei der Ejakulation dem Weg des geringsten Widerstandes folgend in die Harnblase."

» ... Balsam für die Psyche des Mannes, wenn ihm versichert wird, dass die Richtungsumkehr des Samenflusses bei der Ejakulation keine Beeinträchtigung seiner Potenz oder des Orgasmus nach sich zieht (Hallwachs 1997, S. 151) «

Denken Sie auch an die Sorgen, die ein Mann bei der möglichen Einnahme von Hormonpräparaten haben kann, z. B. vor einer Brustvergrößerung (Gynäkomastie). Diese Körperbildveränderung entspricht sicher keinem männlichen Schönheitsideal. Zu dieser „Verweiblichung" kommt der Libidoverlust (Folge der Östrogenbehandlung) hinzu.

Für Sicherheit sorgen

Berücksichtigen Sie, dass Nachblutungen insbesondere während der Blasendauerspülung für den Patienten und die Angehörigen immer eine gewisse Bedrohung darstellen. Informieren Sie ihn über die Färbekraft von Blut.

Aufgrund der Befürchtungen des Patienten, dass er nun in Bezug auf einen weiteren möglichen Geschlechtsverkehr mit erheblichen Einschränkungen zurecht kommen muss, ist es nicht ausgeschlossen, dass mancher Patient in den ersten Stunden bis Tagen nach der Operation versucht – mit noch liegendem Tamponadenkatheter –, eine Erektion herbeizuführen. Beobachten Sie den Patienten nicht während des Masturbationsversuches. Eventuell sehen Sie Sperma in der Bettwäche oder leichte Harnröhrenmündungsblutungen. Informieren Sie ihn dann (natürlich nur in Abhängigkeit von der Richtigkeit Ihrer Vermutung!) darüber, wie die Manipulation die Wundheilung beeinträchtigen und es dann zu Nachblutungen aus dem Wundgebiet und größeren Harnröhrenverletzungen kommen kann.

Beratung zur Erhaltung und Förderung der Gesundheit zu Hause

Die Wundheilungsvorgänge sind erst nach ca. 6–8 Wochen abgeschlossen. Für diese Zeit können Empfehlungen zur Lebensweise hilfreich sein.

Informieren Sie ihn über die Ziele der Ruhigstellung des inneren Wundgebietes. Diese Vorsichtsmaßnahme kann sein Freizeit- und Berufsleben beeinflussen. Er benötigt deshalb Wissen über folgende körperliche Belastungen, die alle – eben bis zu 6–8 Wochen! – eine Nachblutung auslösen können:

- Starke Erschütterungen u. a. durch Reiten, Dauerlauf, Arbeiten mit dem Presslufthammer, Trecker fahren,
- Temperaturschwankungen: Sauna, Wechselbäder,
- Muskelanspannungen (hier insbesondere Blasenhals und Harnröhre) durch eine Erektion bzw. Ejakulation,
- abdomineller Pressdruck zur Darmentleerung.

Informieren Sie den Patienten darüber, dass bis zur vollständigen Wundheilung (Reepithelisierung der prostatischen Harnröhre) dysurische Beschwerden normal sein können.

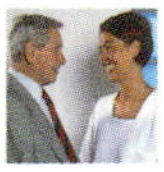

Weisen Sie im Entlassungsgespräch auf Patientenratgeber und Patientenselbsthilfegruppen hin. Stellen Sie sich darauf ein, dass ein Patient möglicherweise Beratungsbedarf anmeldet hinsichtlich pflanzlicher Präparate zur Stärkung der Blasen- und Prostatafunktion.

Da Prostatagewebe und Tumorzellen sich immer wieder nachbilden können, werden Verlaufskontrollen empfohlen. Bei retrograder Ejakulation kann bei Zeugungswunsch des Patienten eine Samenaufbereitung durchgeführt werden.

38.2 Pflege von Männern mit Erkrankungen an Hoden (Testis) oder Hodensack (Skrotum)

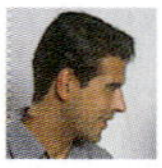

Der 19jährige Michael Sturm berichtet: Als mir bei der Musterung auch noch die Hoden untersucht wurden, tastete der Arzt harte Knötchen am Hoden. Zur weiteren Abklärung wurde ich aufgefordert, unverzüglich einen Urologen aufzusuchen. Dort wurde zunächst die Verdachtsdiagnose Hodenkarzinom gestellt. Als mir die Ärzte nach zahlreichen Untersuchungen vorschlugen, den Verdacht durch eine Hodenfreilegung bestätigen zu lassen, hatte ich damals nur den einen Wunsch: zu überleben. Alle aufgezählten Operationsfolgen interessierten mich nicht. Nach der Operation wollte ich mit niemanden darüber reden, dass ich nun als Mann nicht mehr voll funktionsfähig bin. Ich habe mich gefragt, ob ich das einer Frau zumuten kann. Während eine Schwangerschaft für mich früher eher eine unerwünschte Nebenwirkung war, habe ich heute oft Wehmutsgedanken, wenn ich an die Tatsache denke, nur mit welchen aufwendigen medizinischen Möglichkeiten ich zeugungsfähig bin.

Medizinischer Überblick Erkrankungen an Hoden oder Hodensack

Grundlagen

In der Embryonalzeit befinden sich die Hoden im kleinen Becken und wandern im Regelfall bis zum achten Schwangerschaftsmonat in den Hodensack. Der geschlechtsreife Hoden (ab ca. 13.–16. Lebensjahr) ist pflaumenförmig, ca. 5 cm lang und von praller Konsistenz. Er ist für die Produktion der Samenzellen und des männlichen Geschlechtshormons Testosteron verantwortlich. Die Samenzellen werden zur Aufbewahrung über Kanälchen in den Nebenhoden (Epididymis) transportiert.

Arten, Ursachen und Risikofaktoren

(Abb. 38.12)

Entzündungen. Betreffen meistens den Nebenhoden (Epididymitis) und seltener den Hoden (Orchitis). Bei der Epididymitis werden in der Regel die Erreger durch Harnwegsinfekte oder Prostataentzündungen weitergeleitet.

Maligne Tumoren. Die Altersgruppe der Betroffenen liegt meistens zwischen dem 20. und 40. Lebensjahr. Oft werden bösartige Hodentumoren erst als Zufallsbefund im fortgeschrittenen Stadium entdeckt. Fernmetastasen finden sich dann in Lunge, Leber, Knochen und Gehirn. Auffällig ist das 20-mal höhere Entartungsrisiko beim Hodenhochstand.

Hodentrauma. Da der Hoden relativ ungeschützt ist, führen Rupturen oder Kontusionen nicht selten zum Organverlust. Unvorsichtige Sexualpraktiken können ebenfalls zu erheblichen Verletzungen beitragen.

Skrotalhämatom. Diese können durch stumpfe Traumen der Skrotalhaut, durch Urethraabriss bei Beckenfrakturen, durch Penisfraktur und nach Operationen im kleinen Becken auftreten.

Hodenhochstand. Man unterscheidet Bauch-, Leisten-, Gleit-, Pendel- oder Wanderhoden. Die Ursache liegt in einem noch nicht oder nur teilweise verschlossenen Leistenkanal. Durch Lageanomalien des Hodens, die nicht frühzeitig operiert wurden, d. h. der Hoden im Skrotum platziert wird, kann durch Überwärmung der Hoden irreversibel geschädigt werden. Ebenso steigt das Risiko einer malignen Entartung.

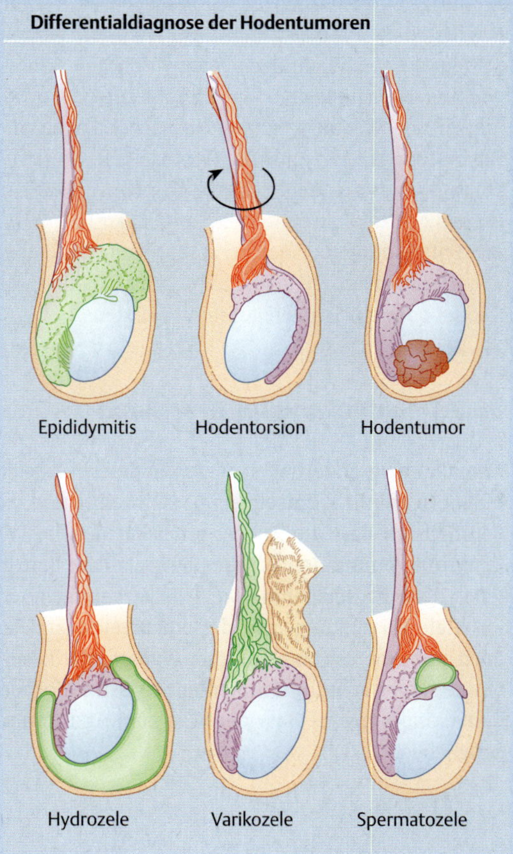

Abb. 38.12 Verschiedene Erkrankungen an Hoden und Hodensack (nach Sökeland)

Wasserbruch (Hydrozele). Ansammlung seröser Flüssigkeit innerhalb der Hodenhüllen von wenigen Millilitern bis zu 0,5 l und mehr. Wahrscheinlich angeboren, er kann auch nach Traumen oder entzündlichen Prozessen am Hoden entstehen.

Skrotalödem. Wasseransammlung im Bindegewebe des gesamten Skrotums. Folge von Überwässerung, Herzinsuffizienz, Niereninsuffizienz oder durch Verlegung/Verletzung der Lymphabflussbahnen im kleinen Becken.

Hodentorsion. Drehung des Hodens und Samenstrangs um die eigene Achse mit Unterbrechung der Blutzirkulation durch abnorme Beweglichkeit des Aufhängeapparats. Betroffen sind Neugeborene, Säuglinge und Schulkinder.

Krampfaderbruch (Varikozele). Varizenähnliche Erweiterung der venösen Gefäße am Hoden. Sie entsteht meistens durch ungünstige anatomische venöse Abflussverhältnisse der V. spermatica.

Hodenbruch (Skrotalhernie). Durchtritt von Darm, Peritoneum oder Netz durch den Leistenkanal. Es besteht die Gefahr der Brucheinklemmung (Inkarzeration).

Fertilitätsstörungen. Narbige Veränderungen der Samenleiter.

Symptome

Je nach Erkrankungsursache und Stadium (z. B. Entzündungen, Torsion, Trauma) können unerträgliche Schmerzen mit Übelkeit, Erbrechen und Ohnmachtsanfällen das klinische Bild begleiten. Schmerzlose Schwellungen finden sich bei Skrotalödemen, Hämatozelen oder Skrotalhernien. Schwellungen des Skrotums können je nach Ursache und Erkrankungsdauer enorme Ausmaße (bis Kindskopfgröße) annehmen. Darmgeräusche im Skrotum weisen auf eine Skrotalhernie hin, Fieber (bis 40 °C) auf Entzündungen. Tumorerkrankungen sind eher Zufallsdiagnosen. Sie fallen auf durch tastbare derbe Knoten oder ein Schweregefühl des Hodens.

Diagnostik

Anamnese. Familienanamnese, Unterscheidung akuter und langsam fortschreitender Erkrankungen.

Klinische Untersuchung. Inspektion und Palpation des Hodens und Hodensackes, Auskultation des Hodensackes.

Laboruntersuchungen. Mikrobiologie (Urin, Ejakulat, Serum), Tumormarker (β-HCG und AFP).

Bildgebende Untersuchungen. Verschiedene Sonografien (Gefäße und Hodengewebe), Infusionsurogramm.

Größenbestimmung. Mit dem Orchiometer.

Temperaturmessung. An den Hoden mittels Plattenthermograph oder Flash-Thermometer.

Diaphanoskopie.

Komplikationen

Jede unbehandelte Entzündung oder Durchblutungsstörung kann zur Zeugungsunfähigkeit (durch Nekrosen, narbige Atrophie) führen. Besonders gefährdet sind Kinder mit Mumpsorchitis. Bei jedem akuten Schmerzereignis muss eine Hodentorsion ausgeschlossen werden. Wird sie z. B. mit einer Epididymitis verwechselt, kann eine organerhaltende Therapie bereits nach 4 Stunden zu spät sein.

Therapie

Konservative Therapie bei Entzündungen und Verletzungen: Ruhigstellung, Hochlagerung, Kühlung.

Medikamentöse Therapie bei Entzündungen und Verletzungen: Antibiotika, Analgetika, Antiphlogistika.

Chirurgische Therapie (diagnosebezogen). Hodenfixierung (Orchidopexie), Hämatomausräumung, Wiederherstellen der Samenleiterverbindung, Bruchpfortenverschluss, Hodenentfernung (Orchiektomie mit Implantierung einer Hodenprothese), Gefäßunterbindungen, Chemo-/Radiotherapie bei Karzinomen.

38.2.1 Bedeutung für den Mann

Krankhafte Veränderungen an den Hoden sind vielen Männern peinlich. Entsetzen vor sich selbst und die Befürchtung, dass die Partnerin/der Partner dies als Zumutung empfinden könnte, lässt manche Betroffenen diese unangenehme Tatsache verheimlichen.

Viele Erkrankungen in diesem Bereich sind jedoch mit einer so ausgeprägten Symptomatik verbunden (Vernichtungsschmerzen, massive Körperbildveränderungen), dass der Weg zum Arzt unumgänglich ist.

38.2.2 Pflege- und Behandlungsplan

Da die Erkrankungen unterschiedliche Altersgruppen betreffen, bestehen individuelle Versorgungswünsche. Dennoch steht besonders die Sorge um eine bedrohte Zeugungsfähigkeit im Mittelpunkt. Die Auswirkungen einer Krebsdiagnose berühren darüber hinaus weitere Lebenszielplanungen.

Mitwirkung bei Diagnostik und Therapie

Berücksichtigen Sie, dass auch ohne eine krankhafte Veränderung die Hoden berührungsempfindliche Organe sind. So kann ein leichter Druck auf den Hoden bereits heftige Schmerzen auslösen. Achten Sie deshalb bei jeder pflegetherapeutischen Lagerung darauf, den Hoden vor Körpereigendruck zu schützen (z.B. die Hoden bei der Seitenlagerung nicht zwischen den Oberschenkeln einzuklemmen). Diese Aufmerksamkeit ist wichtig, da ein Skrotalödem im Verlauf verschiedener Erkrankungen auftreten kann. Bettruhe und eine gezielte Ruhigstellung, Hochlagerung und Kühlung des Hodens fördern den venösen und lymphatischen Abfluss und unterstützen dadurch den Abtransport von extravasaler Flüssigkeit (Blut und Wasser).

···> Lernaufgabe
Informieren Sie sich auf Ihrer Station über Pflegeangebote, die zur Ruhigstellung, Hochlagerung und Abschwellung des Hodens angewendet werden. Unterscheiden Sie dabei die Maßnahmen im Liegen und beim Laufen, denn im Bett kann der Hoden hochgelagert und ruhiggestellt werden. Bei der Mobilisation ist es nur möglich, eine Erschütterung bzw. „Schaukelbewegung" einzuschränken.

Hochlagerung und Ruhigstellung

Eine ausreichende Hochlagerung kann durch verschiedene selbstgefertigte Konstruktionen – allerdings immer nur in Rückenlage erreicht werden. Hierzu stehen zahlreiche kostengünstige Materialien zur Verfügung. Ein so genanntes Hodenbänkchen lässt sich aus Zellstoff und Mullbinden selbst herstellen und kann den individuellen anatomischen Verhältnissen angepasst werden; Nachteile: Verrutschen, Kontamination mit Darmkeimen, Notwendigkeit einer meist unbequemen (unphysiologische Hüftgelenksabduktion durch notwenige Bänkchengröße, **Abb. 38.13**). Ferner kann mit Hilfe von stationsspezifischen Materialien (hautfreundlich, kostengünstig, luftdurchlässig) eine hängebrückenartige Auflage für das Skrotum geschaffen werden.

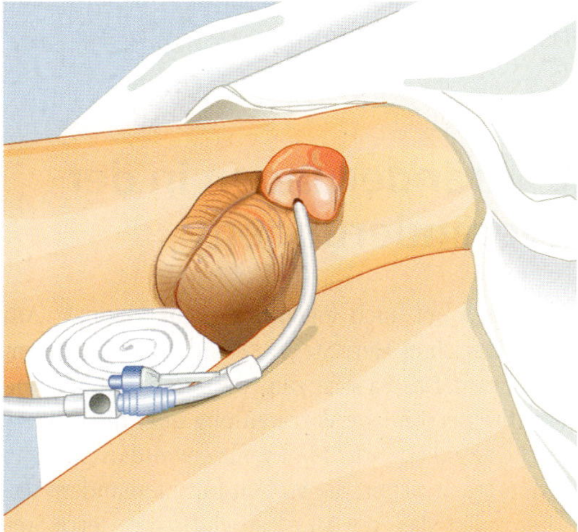

Abb. 38.13 Hodenbänkchen zur Hochlagerung und Ruhigstellung des Hodens

Das Zusammenführen und Umwickeln beider Oberschenkel mit einer Mullbinde behindert die Bewegungsfreiheit und die Defäkation und sollte deshalb nicht mehr angewandt werden.

Ruhigstellung unter Mobilisation

Für die Mobilisationsphase eignen sich besonders gut so genannte Suspensorien (Hodenhalter). Sie sind aus Baumwolle und werden in mehreren Modellen und Größen von verschiedenen Firmen angeboten.

···> Praxistipp
Uwe Klein Krankenpfleger

Anziehanleitung eines Suspensoriums **(Abb. 38.14 a–e)**
Zuerst legen Sie den breiten Leibgurt um die Taille und verschließen ihn. Dann gibt es durch den Körbchenschnitt (ca. gleichschenkliges Dreieck) und die vom Hersteller gewählte Fixierung nur eine Möglichkeit, das jeweils rechte und linke Körbchenende am Leibgurt zu befestigen. – Jetzt wird der Hoden in den Beutel eingelegt (je nach Modell ist der Beutel abknöpfbar oder fest mit dem Leibgurt verbunden). – Nun können Sie die beiden schmalen Haltebänder jeweils rechts und links vom Damm ausgehend entlang den Gesäßfalten zum Leibgurt führen und daran fixieren.

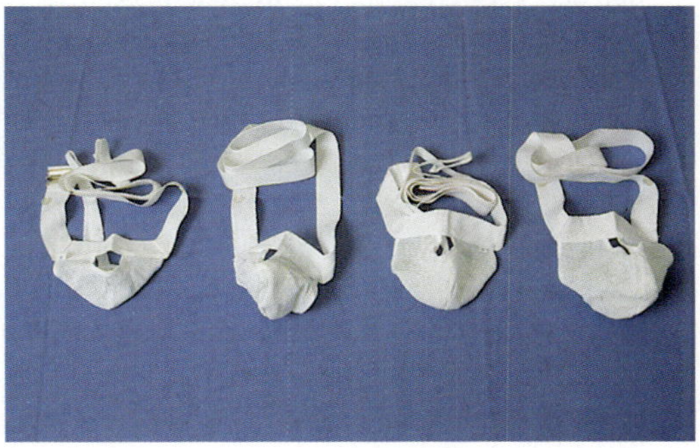

a

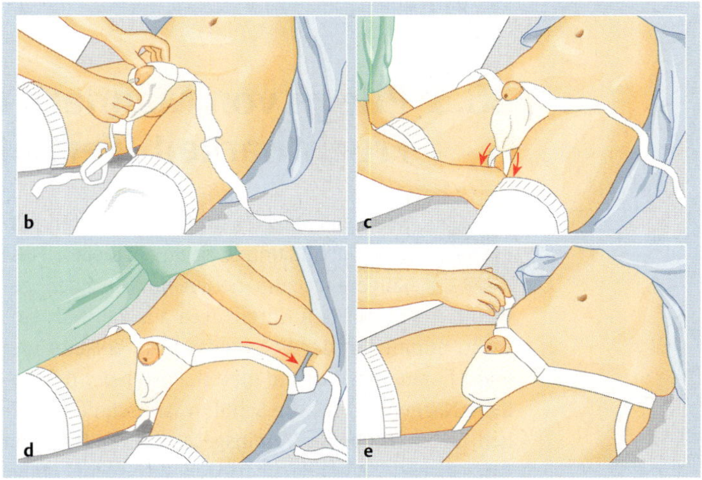

b c d e

Abb. 38.14 **a** Verschiedene Suspensorien; **b** Umlegen des Leibgurts, dann wird der Hodensack in den Trikobeutel gelegt. **c** Die beiden Haltebänder werden zwischen den Beinen durchgeführt und seitlich am Haltegurt angeknöpft. **d** Der Trikobeutel kann je nach Bedarf um eine Position verstellt werden. **e** Optimal angelegtes Suspensorium

Hinweise zum Umgang mit Suspensorien:

- Berücksichtigen Sie bei der Auswahl des Suspensoriums die Hodengröße sowie den zusätzlichen Umfang durch eventuelles Verbandmaterial.
- Achten Sie beim Anlegen auf Einschnürungen, die sowohl durch ein zu klein gewähltes Körbchen wie auch durch zu festes Zuziehen der Haltebänder entstehen können.
- Bedenken Sie, dass durch die Schnittführung der Suspensorien zwar eine gute Ruhigstellung aber keine ausreichende Hodenhochlagerung im Liegen erreicht werden kann.

Zur Ruhigstellung eignen sich auch Unterhosen, die die Hoden im Schritt festhalten. Die Bewegungsschonung der Hoden wird je nach Symptomen auch noch nach der Entlassung fortgesetzt.

Kühlung

Eine Überwärmung der Hoden verzögert die Wundheilung und kann die Spermienbildung (Spermatogenese) negativ beeinflussen. Reduzieren Sie daher das Verbandmaterial auf die nötige Menge. Eine Kühlung können Sie durch feuchtkalte Umschläge (z.B. mit Rivanol oder NaCl 0,9%) sicherstellen. Informieren Sie den Patienten darüber, dass kein Feuchtigkeit isolierendes Material in die Unterhose gelegt werden darf. Er benötigt hier das Wissen über den Zusammenhang zur Entstehung einer feuchtwarmen Kammer.

Bei der Verwendung von Kühlelementen oder Eispackungen sind u.a. die Gefahren einer ungewollten Minderperfusion zu beachten: (s. Pflegeangebot Wärme- und Kälteanwendungen, S. 483 ff). Bieten Sie dem Patienten einen Bettbogen an: zur möglichen Gewichtsentlastung bei Schmerzen und zur Vermeidung einer warmen Kammer durch die Bettdecke (z.B. bei massiven Skrotalverletzungen). Beim Vorliegen einer Skrotalhernie wird bis zur Operation der Hoden auch durch Pflegepersonen auskultiert. Dadurch wird sichergestellt, dass eine mögliche Einklemmung des Darmabschnittes rechtzeitig erkannt werden kann.

Unterstützung bei ATL

Für Sicherheit sorgen

Durch Informationen kann der Patient am Heilungsprozess aktiv beteiligt werden: er kann selbst hin und wieder nachtasten, ob die Schwellung am Hoden zurückgeht und die Berührungsempfindlichkeit abnimmt. Zweitens kann er durch die Bereitstellung der notwendigen Materialien die Befeuchtung und Kühlung des Skrotums selbstständig durchführen.

Mann sein

Machen Sie sich bewusst, welche Entscheidung vor einem Patienten liegen kann, wenn es um eine Hodenprothese geht. Ein Patient: „Ich kann mir vorstellen, dass das jemandem helfen kann, der wegen der Operation ausgesprochene Minderwertigkeitsgefühle entwickelt – aber mir geht das nicht so, und mich haben auch die möglichen Komplikationen davon abgehalten, eine Prothese einsetzen zu lassen. Das ist jetzt drei Jahre her und meine Frau und ich bereuen die Entscheidung in keiner Weise." (Zettl/Hartlapp 1996, S. 118)

Bedenken Sie, welche Entscheidung vor einem Mann, vor einem Paar liegen kann, das eine Kryokonservierung von Samen vor Kastrierung (z.B. durch eine Hochdosis-Chemotherapie beim malignen Hodentumor) bedenken und entscheiden muss. In der Phase der Auseinandersetzung mit einer malignen Erkrankung geht es jetzt möglicherweise um die Familienplanung, obwohl die Krebsdiagnose selbst womöglich an der Lebenszeituhr dreht. Obwohl diese Entscheidung durch die heute guten Therapieerfolge erleichtert und der neue Lebensabschnitt zuversichtlicher geplant werden kann, liegt diese Phase der Samenspende auch oft in einer Zeit, in der der Schulabschluss oder eine Berufsausbildung im Vordergrund stehen. Sexuelle Aktivitäten sind wieder möglich, wenn die Wundheilung abgeschlossen ist und die subjektiven Beschwerden nachgelassen haben.

38.3 Pflege von Männern mit Veränderungen in der Fruchtbarkeit (Fertilitätsveränderungen)

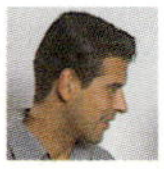

Klaus Steger wird bei der letzten Jahreshauptversammlung des örtlichen Fußballvereins zum neuen Vorsitzenden gewählt. Als er mit den Mitgliedern auf die Wahl anstößt, nimmt ihn der Vorstandsälteste beiseite und weist darauf hin, dass mit diesem Posten der persönliche Nachwuchs für die Schülermannschaft eigentlich ungeschriebenes Vereinsgesetz ist. Er fragt ihn ganz direkt: „Wir alle überlegen uns schon lange, warum es bei euch eigentlich nicht klappt?" Am Abend berichtet Herr Steger seiner Frau von diesem Dorftratsch. Das Paar ist ganz betroffen darüber, wie sehr ihre persönliche Verzweiflung über die Kinderlosigkeit zum öffentlichen Thema geworden ist. Eines ist aber ganz sicher: Sie wollen mit niemandem darüber reden, dass die Mumpsorchitis von Herrn Steger damals nicht rechtzeitig behandelt wurde und er deshalb keinerlei Spermienbildung mehr hat.

Medizinischer Überblick Fertilitätsveränderungen

Grundlagen

Veränderungen in der Fruchtbarkeit lassen sich unterteilen in angeborene und erworbene Ursachen, die sowohl die Samenqualität als auch den Samenweg betreffen können. Darüber hinaus gibt es die beabsichtigte Samentransportunterbrechung (gewollte sichere Schwangerschaftsverhütung durch den Mann = Vasektomie).

Arten, Ursachen und Risikofaktoren

- Angeborene Veränderungen an den männlichen Keimdrüsen,
- Störungen im Entwicklungsprozess des Samens (Spermatogenese), durch Störungen im hormonellen Regelkreis zwischen Hoden und Hirnanhangsdrüse oder durch Störungen auf der Ebene der Samenstammzellen; Einfluss durch Medikamente, Berufsgifte, Genussgifte,
- Samentransportstörungen: fehlende Erektion, Penisveränderungen, Samenerguss in die Blase, frühzeitiger Samenerguss,
- vaskuläre Ursachen,
- Erkrankungen der männlichen Adnexen,
- neurologische Ursachen.

Diagnostik

- Anamnese: Allgemeinanamnese, Sterilitätsanamnese, Sexualanamnese, Sozialanamnese, Familienanamnese,
- klinische Untersuchung, Aufmerksamkeit für die Entwicklung der Geschlechtsorgane,
- Laboruntersuchungen: Ejakulat (Spermiogramm), Hormonspiegel, Mikrobiologie.

Therapie

- Medikamentös: Hormontherapie,
- chirurgisch: Rekanalisierung des Samenleiters bei Verschluss,
- Samengewinnung und Aufbereitung zur künstlichen Befruchtung (Hodenbiopsie, Katheterisierung der Blase bei retrograder Ejakulation, Kryokonservierung einer Samenspende vor einer Therapie, die zur Unfruchtbarkeit führt).

38.3.1 Bedeutung für den Mann

Die menschliche Fortpflanzung wird schon im Volksmund unterschiedlich gewichtet: Der Mann ist immer der Erzeuger. Wie kann dann ein Mann, der mit diesem Aspekt groß wird, es ertragen, dass er an der kinderlosen Ehe „schuld" sein kann? Bevor ein Paar die Ursachen für die ungewollte Kinderlosigkeit abklären lässt, ist es möglicherweise schon zu heftigen gegenseitigen Vorwürfen gekommen. Ferner wird darüber diskutiert worden sein, an wem es wohl am ehesten liegen könnte und wer sich als erster untersuchen lassen soll. Neben der „Ächtung" durch die Natur formulieren Freunde und Familienangehörige ihre Erwartungen:

Der Wunsch nach einem Enkelkind können dann ein Paar genauso unter Druck setzen wie die gleichaltrigen Freunde mit einem Kindersegen. Sobald ein Paar therapeutische Hilfe aufsucht, also eine gezielte Ursachenfindung vornimmt, wird das zärtliche Zusammensein – neben den Kommentaren aus der Lebensumgebung – nochmals aus der Privatsphäre herausgeholt.

38.3.2 Pflege- und Behandlungsplan

Neben Beratungsaspekten und der Informationsvermittlung ergeben sich für Pflegepersonen vor allem Tätigkeiten, die die medizinische Therapie sicherstellen.

In unserer Gesellschaft wird oft dem Mann die Rolle des Erzeugers zugesprochen. Deshalb bezieht er einen großen Teil seines Selbstwertgefühls aus dieser Rolle

Sicherstellung der medizinischen Therapie

Fertilitätsdiagnostik

In der Fertilitätsdiagnostik ist das Sperma das wichtigste Untersuchungsmedium. Vom Wissen des Mannes bzw. des Paares bezüglich der Ejakulatgewinnung kann der Erfolg der Untersuchung abhängig sein. Informieren Sie den Mann/das Paar über die Lebens- und Untersuchungsbedingungen für Sperma: Ein Ejakulat, das Temperaturen unter 18 °C und über 40 °C ausgesetzt war und älter als 30 Minuten ist, lässt keine Aussagen zur Spermienqualität mehr zu. Kondomsperma ist wegen der samenabtötenden Zusätze ebenfalls unbrauchbar. Das Ejakulat kann auch in der eigenen Wohnung oder einem nahegelegenen Hotel gewonnen werden, wenn die obengenannten Bedingungen eingehalten werden können.

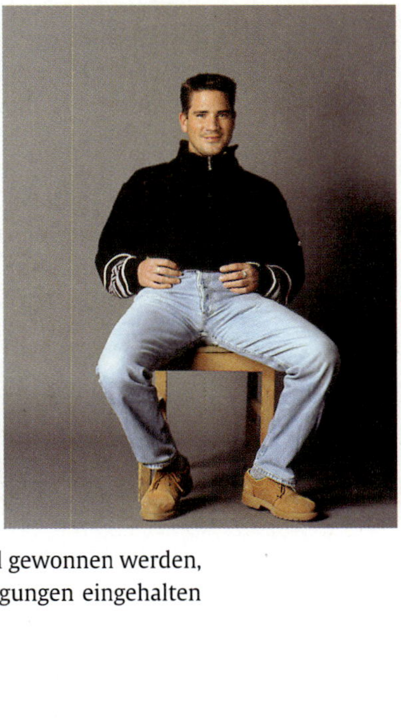

···› Lernaufgabe
Informieren Sie sich über die Hilfen für einen Patienten, bei dem es als Krankheitsfolge zu einem retrograden Samenerguss kommt und der noch Kinder zeugen will.

Zeitpunkt des Samenergusses
Der Samenerguss spielt nicht nur eine Rolle beim Zeugungswunsch. Er hat auch eine große Bedeutung für einen erfüllten Geschlechtsverkehr. Da hier dann überwiegend auf die Situation während des Geschlechtsverkehrs eingewirkt werden muss, steht ein Therapieangebot für das Paar im Mittelpunkt. Pflegepersonen stellen durch Broschüren und Telefonnummern von Beratungseinrichtungen hier also eher Angebote zur Selbsthilfe zur Verfügung. Und zwar zu Problemen mit Ejakulationsstörungen, bei denen der Zeitpunkt der Ejakulation nicht mehr richtig gesteuert werden kann; diese haben oft psychische Ursachen. Die Ejakulation tritt entweder zu früh (Ejaculatio praecox) oder verspätet (Ejaculatio retarda) ein.

38.4 Pflege von Männern mit Veränderungen am Penis

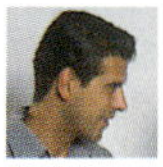

···› Nach dem Sportunterricht, den Alexander selten besucht, vermeidet er oft das gemeinsame Duschen und wenn doch, dann duscht er nur in Badehose. Das bemerken auch seine Mitschüler – Hänseleien sind an der Tagesordnung. Als einer der Schüler ihm auch noch die Badehose versteckt, ist ihm die Lust auf den Sportunterricht endgültig vergangen. Als der Lehrer den Grund für das Fehlen im Sportunterricht nach einem Elternabend anspricht, erfährt er vom Vater, dass Alexander an einer schweren Harnröhrenfehlmündung leidet und aus diesem Grund schon die zweite Korrekturoperation hinter sich hat. Nicht nur als Lehrer, sondern auch als Mann verspürt er Betroffenheit, wenn er daran denkt, was das für einen jungen Mann mit 15 Jahren wohl bedeuten muss, sein Leben so „vernarbt" vor sich zu haben.

···› Medizinischer Überblick Veränderungen am Penis

Arten, Ursachen und Risikofaktoren

Entzündungen

Eichelentzündung (Balanitis). Betroffen ist Eichel und Vorhaut. Sie tritt bei unvollständiger Genitalpflege und oft im Zusammenhang mit einer Vorhautverengung auf.

Harnröhrenentzündung (Urethritis). durch aufsteigende Keime, Fremdkörper, Striktur, Phimose) oder durch absteigende Keime (Zystitis, Prostatitis).

Schwellkörperentzündung (Cavernitis). Früher häufig durch Verschleppung bei Gonorrhoe, heute eher Folge ärztlicher Diagnostik und Therapie.

Tumoren

Gutartige Penistumoren (Lipome, Hämangiome, Fibrome etc.) sind selten, Peniskarzinome treten gehäuft bei Phimosen und chronischen Entzündungen auf.

Verletzungen

Penis- und Harnröhrenverletzungen. Entstehen neben Arbeits- und Verkehrsunfallverletzungen gelegentlich auch durch Sexualpraktiken.

Penisfrakturen. Durch Abknickung des Schwellkörpers während unkontrollierter Kohabitation. Dabei zerreißt der bindegewebige Mantel der Schwellkörper und je nach Heftigkeit des Ereignisses mit oder ohne Beteiligung der Harnröhre.

Ein- oder Abriss des Vorhautbändchens (Frenulum). Folge unkontrollierter Masturbation und Kohabitation.

Angeborene Fehlbildungen und erworbene Veränderungen

Vorhautverengung (Phimose). Ist angeboren oder durch Entzündungen erworben.

Paraphimose. Entsteht durch Einschnürung der Eichel durch eine zu enge Vorhaut.

Vorhautbändchenverkürzung (Frenulum breve). Kann angeboren oder durch Entzündungen erworben sein.

Harnröhrenfehlmündungen (Epispadie und Hypospadie) sind angeboren (**Abb. 38.15**).

Schmerzhafte Dauererektion (Priapismus). Er kann Stunden bis Tage dauern, eine Ejakulation und Orgasmus bleiben in der Regel aus. Die Ursachen sind nicht vollständig geklärt.

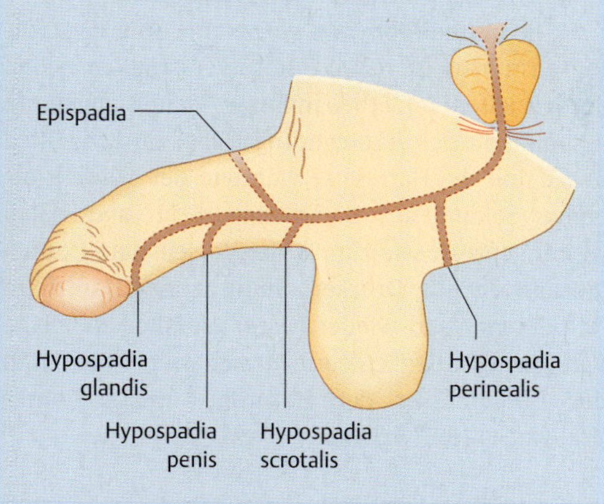

Abb. 38.15 Mögliche Austrittspforten der Harnröhre bei Hypo- und Epispadie (nach Sökeland)

Penisödem. Wasseransammlung im Bindegewebe des gesamten Penis. Als Folge von Überwässerung, durch Verlegung oder Verletzung der Lymphabflussbahnen im kleinen Becken.

Symptome

Phimose. Obstruktive Miktionsbeschwerden.
Paraphimose. Schmerzhaftes Ödem von Eichel und Vorhaut.
Priapismus. Schmerzhafte Penisverkrümmung nach oben, nach Stunden blau-violette Verfärbung von Vorhaut und Eichel, Penisödem, Harnverhalt.
Penisverletzungen. Ausgedehntes Penis- und Skrotalhämatom, Blutung aus der Harnröhre.
Urethrastrikturen. Urinstrahl ist verdreht, dünn, mehrgeteilt, Harnverhalt.
Urethraabriss. Dysurie, Harnverhalt.
Urethraeinriss. Hämaturie.
Entzündungen. Schmerzen, Schwellungen, Blutungen.
Urethrareizungen. Brennende Schmerzen.
Frenulumveränderungen. Abriss: akute Schmerzen, Blutung. Verkürzung: Eichel ist nach unten gerichtet, dadurch Schmerzen beim Geschlechtsverkehr.

Diagnostik

- Klinische Untersuchung, Inspektion, Palpation, Autofotografie, Uroflow, Restharnbestimmung, Mikrobiologie (Abstriche, Sekrete, Urin).
- Bildgebende Untersuchungen: Leeraufnahme des Penis, Cavernosografie, retrograde Urethrografie, Urethrozystoskopie, Sonografie, Dopplersono des Schwellkörpers.
- Tumorumfelddiagnostik: Computertomografie, Kernspintomografie.

Komplikationen

Gangränbildung, Schwellkörperfibrose, Strikturbildung, Ausscheidungsstörungen.

Therapie

- Konservativ: Ruhigstellung, Hochlagerung, Kühlung,
- medikamentös: Antibiotika, Analgetika, Antiphlogistika, Chemotherapie,
- chirurgisch: Beschneidung (Circumcision), Dorsalinzision, Harnröhrenschlitzung und Bougierung, plastische Korrekturen, Penisamputation, Stanzanastomosen, operative Shuntverbindungen, Harnröhrenstenteinlage,
- manuelle Techniken: Reposition der Vorhaut, Urethrastrikturprophylaxe durch hydraulische Selbstbougierung,
- Radiotherapie.

38.4.1 Bedeutung für den Mann

Krankhafte Veränderungen am Penis, die dazu noch sichtbar und oft schmerzhaft sind, treffen den Mann wörtlich unter der Gürtellinie. Peinlich mag es auch für so manches Paar sein, wenn es bei der Liebe mal etwas heftiger herging. Andere leben durch eine Vorhautverengung seit Jahren mit Einschränkungen bei der Urinausscheidung und bei der Sexualität.

38.4.2 Pflege- und Behandlungsplan

Je nach Diagnose sichern therapeutische Maßnahmen den Urinabfluss und eine Erektionsfähigkeit bzw. stellen diese wieder her. Da manche Behandlungsindikationen sich zufällig ergeben, d. h. der Patient ist wegen anderer Erkrankungen in ärztlicher oder stationärer Betreuung, steht ein einfühlendes Gesprächsangebot zur bekannt gewordenen Problematik im Vordergrund. Es darf dann dabei in keinem Fall (aus Betreuerneugier) um den Aspekt der Frage gehen „Warum sind Sie nicht eher gekommen?“!

Mitwirkung bei Diagnostik und Therapie

■ Phase der Diagnostik

Jede schmerzhafte Schwellung am Penis muss wegen der Gefahr einer Unterbrechung oder Behinderung der Blutzirkulation so schnell wie möglich abgeklärt werden. Die möglichen Folgen eines verzögerten Arztkontaktes sind jedoch aus Gründen der Scham und der Peinlichkeit nicht ausgeschlossen.

Diskutieren Sie mit Teamkollegen die Phänomene Scham und Peinlichkeit: Nutzen Sie hierfür

Lexika und Ihre individuelle Lebenswelt. Möglicherweise wird die Verunsicherung eines Mannes verständlicher, wenn man sich die Bedeutung des Wortes „Scham“ vergegenwärtigt: „Scham, die Beschämung, Schande: durch das Bewusstsein, versagt zu haben, durch das Gefühl, sich eine Blöße gegeben zu haben, ausgelöste quälende Empfindung.“ (Duden 1989, S. 1303). Und genau diese Blöße („Nacktheit des Körpers […] besonders des Genitalbereiches“, Duden 1989, S. 270) ist notwendig bei allen Untersuchungen, bei jedem Verbandwechsel. Der Schutz der Intimsphäre ist ein wichtiges, viel genanntes Pflegegebot. Nun entblößen Untersuchende und Pflegepersonen aber genau diesen persönlichen Schutzbereich.

Uwe Klein
Krankenpfleger

Praxistipp
Stellen Sie sich vor, was ein männlicher Patient erlebt: Wie viele fremde Hände fassen im Rahmen einer Diagnostik den Penis an? Wie viele fremde Hände gab es durch die vielleicht verheimlichte Penisveränderung überhaupt bisher? Die Beschäftigung mit diesen Fragen soll Sie für die Situation des Patienten sensibilisieren.

Therapiefolgen

Bedenken Sie, welche Verlustgedanken als Folge von penisverändernden Erkrankungen den Patienten berühren, wenn er sich an viele Artikel in Frauen- und Männermagazinen erinnert, in denen über Normwerte und sexuelle Erwartungen geredet wird.

Was empfindet ein Patient, wenn er auf den Verband zwischen den Beinen schaut? „Was wird noch da sein?“ Berücksichtigen Sie diese Fantasien vor dem ersten Verbandswechsel.

Wundbehandlung – Hochlagerung

Berücksichtigen Sie, dass eine wirksame Hochlagerung am besten im Liegen erfolgt. Der Penis liegt dazu auf dem Bauch. Eine Fixierung mit einer Einmalunterhose oder eigener Unterwäsche, die nicht einengt, ist ebenfalls möglich. Stellen Sie sicher, dass der Penis dabei keinem schmerzhaftem Druck ausgesetzt ist.

Bedenken Sie, dass bei allen plastischen Korrekturen der Harnröhre der transurethrale Blasenverweilkatheter zusätzlich als Wundschiene dient. Er liegt also nicht ausschließlich zur Urinableitung. Der Katheter darf in seiner Lage nicht verändert werden. Ist er versehentlich herausgerutscht, muss ein Katheterwechsel vom Arzt durchgeführt werden.

Uwe Klein
Krankenpfleger

Praxistipp
Informieren Sie den Patienten über die möglicherweise ersten schmerzhaften Miktionserlebnisse, wenn der natürliche Urinweg wieder in Funktion genommen wird.

Nach Rücksprache mit dem Arzt können Sie mit dem Patienten folgende Maßnahme besprechen:

„Die beste Prophylaxe gegen eine erneute Harnröhrenstriktur ist dann – selbstverständlich neben der gezielten Infektbehandlung – die sogenannte hydraulische Selbstbougierung. Dabei wird das Glied und damit die Harnröhre während der Miktion für einige Sekunden zusammengedrückt und dabei weiter gepresst wie zum Wasserlassen, damit durch die entstehende Druckerhöhung in der Harnröhre sich deren Wand wieder besser entfaltet, mögliche Verklebungen der Schleimhaut sich wieder lösen und der Durchmesser der Harnröhre größer wird.“ (Hallwachs 1997, S. 153).

Beheben einer Paraphimose

Bedenken Sie, dass die langsam anschwellende Eichel rasches Handeln erfordert. Das Vorgehen, um die Vorhaut wieder über die Eichel zu schieben, ist u. U. schmerzhaft und unangenehm. Der Arzt geht dabei wie folgt vor: Die Eichel des schlaffen Penis (er darf nicht in erigiertem Zustand sein) wird mit einem lokalanästhetischen Gel benetzt. Zeige- und Mittelfinger beider Hände fassen den Penis an, wobei die Handflächen nach oben zeigen. Die beiden Daumen drücken dann die Eichel unter gleichzeitiger Vorziehung der Vorhaut stempelartig nach unten (**Abb. 38.16**).

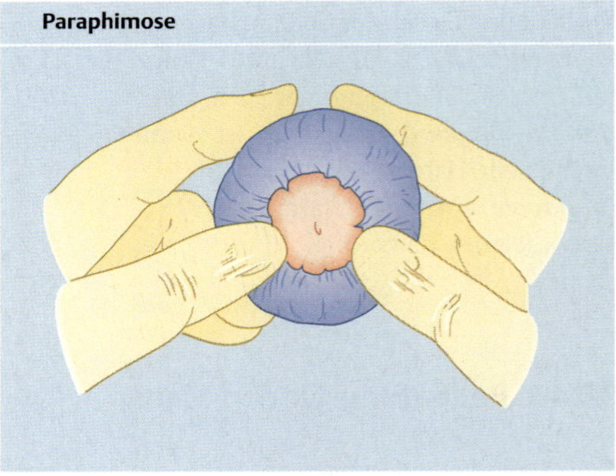

Abb. 38.16 Reposition einer Paraphimose durch Ausdrücken des Ödems und Zurückstreifen der Vorhaut (nach Sökeland)

Unterstützung bei der ATL Mann sein

Eine verstümmelnde Penisoperation kann auch eine tiefe Wunde in der Seele des Patienten hinterlassen. Suchen Sie im Team Worte für ein einfühlsames Gespräch zu dieser Körperbildveränderung.

Bedenken Sie, dass ein plastische Korrektur an den Genitalorganen z. B. beim Harnröhrenaufbau viel Geduld und Durchhaltevermögen vom Kind und dessen Eltern bzw. vom Mann erfordert. Je nach Ausmaß der Anomalie können mehrere Operationen notwendig werden und das Ergebnis kann trotzdem nur mehr oder weniger zufriedenstellend sein.

Da es sich hier meistens um Kinder handelt, bedenken Sie im Gespräch mit den Eltern, dass eine Vorbereitung auf eine Hinführung zur Sexualität mit dem korrigierten Penis ebenfalls einen wichtigen Stellenwert hat. Aus Unwissenheit und Scham unterlassen Eltern mitunter sogar eine mögliche Korrektur bzw. es erfolgt in früher Kindheit keine Anleitung zu einer Freude am eigenen Körper, die an die anatomischen Fehlbildungen angepasst ist. Später erhält diese Körperbildveränderung dann einen möglichen Krankheitswert, der die sexuelle Erlebnisfähigkeit vielleicht sogar unmöglich macht. Es kann sinnvoll sein, wenn Sie anbieten, den Kontakt zu einem (Kinder-)Psychologen oder (Kinder-)Psychotherapeuten herzustellen.

38.5 Pflege von Männern mit Veränderungen der Gliedsteifigkeit (erektile Dysfunktion)

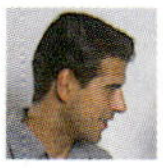

···› Herr Weber hatte gerade mit Mitte 30 seine Meisterprüfung zum Bäckermeister abgeschlossen und an der Prüfungsfeier seine neue Freundin kennengelernt. Beide genießen die Stunden des körperlichen Beisammenseins. Aber ein Geschlechtsverkehr kann nicht zustande kommen, da der Penis nicht bzw. nur ganz kurz steif wird. Herr Weber muss an die Äußerungen seiner Kumpels beim letzten Kneipenbesuch denken: „Als Mann fühle ich mich stark, wenn eine Frau mir sagt, dass ich sie richtig befriedigen kann!" oder „Ich kann immer kommen und das mehrmals!". Da das Paar auch im weiteren Verlauf der Freundschaft keine Lösung des Problems herbeiführen kann, sucht Herr Weber im Internet nach Informationen. Nachdem er mehrere Web-Seiten gelesen hat, holt er sich einen Termin in einer urologischen Praxis.

···› Medizinischer Überblick Erektile Dysfunktion

Definition

Bei einer Erektion schwillt durch einen erhöhten arteriellen Einstrom in die Schwellkörper und einen verminderten venösen Abfluss der Penis an und wird steif. *Erektile Dysfunktion* ist der wissenschaftliche Ausdruck für die Unfähigkeit des Mannes, trotz sexueller Stimulation eine Gliedsteifigkeit zu erlangen.

Ursachen und Risikofaktoren

Toxisch. Medikamente, Genussmittel.

Psychisch. Erwartungshaltungen, körperliche Belastungen.

Oganisch. Schwellkörperveränderungen.

Neurologisch/traumatisch. Querschnittläsionen, Nervenverletzungen im kleinen Becken.

Hormonell. Mangel an männlichen Geschlechtshormonen (Testosteron).

Gefäßbedingt. Arteriell: generalisierte Arteriosklerose, Verschlüsse von Beckenarterien; venös: Veränderungen am Venensystem der Schwellkörper.

Diagnostik

- Ausführliche Allgemeinanamnese hinsichtlich der Risikofaktoren; Sexualanamnese (Häufigkeit und Intensität des sexuellen Verlangens, Partnerkontakt, Selbstbefriedigung),
- körperliche Untersuchung: Entwicklung der Geschlechtsorgane, neurologische Befunde,
- bildgebende Diagnostik: Gefäßdarstellung der Genitalorgane,
- Stimulationsversuch: Auslösen einer Gliedsteifigkeit durch Injektion von gefäßaktiven Substanzen in die Schwellkörper; oder durch visuelle Reize,
- Laboruntersuchungen: männliche Geschlechtshormone.

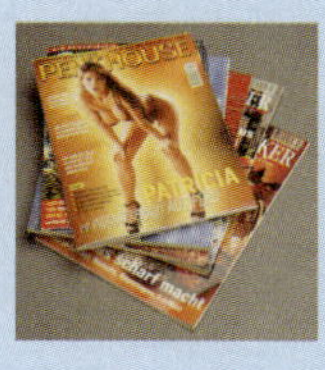

Ein Stimulationsversuch durch visuelle Reize gehört zur Diagnostik bei erektiler Dysfunktion

Therapie

Je nach Art der zugrunde liegenden Ursache unterscheidet man:

- kausale Therapie: Ausschalten von möglichen Einflüssen, Medikamentenumstellung, Nichtrauchen,
- medikamentöse Unterstützung der Gliedsteifigkeit: **S**chwell**k**örper**a**utoinjektions**t**echnik = SKAT-Therapie (durch Injektion vasoaktiver, die glatte Muskulatur erschlaffende Substanzen in die Schwellkörper lässt sich eine Erektion auslösen; dies nimmt der Patient oder der Partner kurz vor dem Geschlechtsverkehr vor),
- orale Langzeittherapie mit Alpha-Rezeptorenblocker,

- Hormongaben,
- Anwendung technischer Hilfsmittel, die die Erektion unterstützen, wie z.B. Stützkondom, Penisring und Vakuumpumpe,
- operative Verfahren: Behebung von Gefäßveränderungen, Penisprothesen,
- Behandlung psychischer Ursachen: Paartherapie, Sexualberatung.

38.5.1 Bedeutung für den Mann

In vielen Kulturen gilt ein erregtes männliches Genitale als Symbol von Macht und Kraft. Kultische Figuren bilden diese lebensspendende Energie immer wieder ab. Auch heute noch wird ihr in unserer Gesellschaft eine wichtige Bedeutung beigemessen. Zahlreiche Artikel in Männer- oder Frauenmagazinen können dies belegen, wobei es eher um mehr Lustgewinn und nur ganz selten um Versagensängste geht. Selbsthilfegruppen, die sich dieser letztgenannten Problematik angenommen haben, stellen anhand ihrer Klientenkontakte und durch die geschilderten Probleme fest, dass einige Männer eher ihre Partnerschaft aufgeben oder ganz auf Sexualität verzichten, als sich offen damit auseinanderzusetzen.

Die Überwindung von Schamgefühlen und die Angst vor unangenehmen Untersuchungen lassen Männer eher dazu neigen, Probleme zu bagatellisieren und sie nicht ernst zu nehmen. Während Frauen offener, auch untereinander, über ihre körperbezogenen Probleme reden, entwickelt sich der Mann schneller zum Einzelgänger. Ein weiterer möglicher Anhaltspunkt für den genitalen Erfolgsdruck des Mannes könnte die Nachfrage nach den dafür neu zugelassenen Medikamenten sein, die jedoch nur in begrenztem Umfang eine Gliedsteifigkeitsstörung beheben können.

38.5.2 Pflege- und Behandlungsplan

Die therapeutischen Angebote zum Thema erektile Dysfunktion richten sich nach dem Zeitpunkt des Hilfebedarfes: entweder bei einer möglichen, entstehenden Störung oder bei einer bestehenden Funktionsstörung. Die Behandlung und Betreuung selbst gliedert sich in Angebote zur Stärkung des körperlichen Selbstvertrauens und in Maßnahmen, die Gliedsteifigkeit wieder herzustellen.

Mitwirkung bei Diagnostik und Therapie

Da die Erhebung der körperlichen Befunde, der Gefäßversorgung bzw. die Durchführung einer sexuellen Stimulation meist auf ambulantem Wege erfolgt, sind Pflegepersonen wohl nur ganz selten in den anatomisch/physiologischen Untersuchungsprozess direkt eingebunden.

Grundsätzlich kann es bei einer Vielzahl von operativen Eingriffen, die zunächst nicht unmittelbar im Zusammenhang mit der Gliedsteifigkeit stehen, zu erektilen Funktionsstörungen kommen (z.B. aortofemoraler Bypass, Zystektomie, anteriore Rektumresektion).

Steht der Patient vor einer solchen Operation, die er wegen einer möglichen erektilen Funktionsstörung wohl kaum ablehnen wird, sollten Sie auf alle Fälle mit einem Beratungsbedarf des Patienten bezüglich der Problematik der Gliedsteifigkeit rechnen. Sensibilisieren Sie sich für Äußerungen, die einen Gesprächsbedarf versteckt signalisieren. Eine vergleichbare Situation existiert auch dann, wenn es aufgrund von Medikamenteneinnahmen zu Störungen bei der Gliedsteifigkeit kommen kann.

Uwe Klein
Krankenpfleger

Praxistipp

Diskutieren Sie in Ihrem Freundeskreis darüber, welche Fragen Sie im Zusammenhang mit Erektionsstörungen nie gestellt bekommen möchten. Mit wem möchten Sie – als möglicher Betroffener – beim Kontakt zu einem therapeutischen Team darüber reden?

Unterstützung bei der ATL Mann sein

Generell ist der Geschlechtsverkehr ein Hinweis auf aktive Lebenslust. So steht ein Mann, der eine Beratungseinrichtung aufsucht, in der Regel mitten im Leben. Zu diesem Zeitpunkt der Hilfesuche erhält er somit üblicherweise zu keiner anderen Lebensaktivität ein pflegerisches Angebot.

Was in der Krankenpflege bei Pflegehandlungen am Patient ganz allgemein wichtig ist, wie die Intimsphäre zu schützen oder die Genitalregion nicht unnötig Blicken auszusetzen, kann für einen Mann, der sich dazu entschlossen hat, seine Erektionsstörungen *offen* darzulegen, durchaus problematisch sein. Es ist daher ungemein wichtig, wenn Sie Pflegehandlungen vornehmen, bei denen Sie den Genitalbereich des Mannes aufdecken, in Ihren Handlungen möglichst sicher und natürlich zu sein. Sollten Sie sich jedoch von einem exhibitionistisch offen zur Schau gestellten Genitale belästigt fühlen, scheuen Sie sich nicht, auch dies gegenüber dem Patienten anzusprechen.

Dem Beratungsaspekt kommt in diesem Bereich eine bedeutende Rolle zu:

- Probieren Sie zunächst mit anderen Mitarbeitern aus, wie Sie einem Mann die richtige Handhabung der Erektionshilfen (mechanisch/medikamentös) zeigen können.

- Informieren Sie sich in Broschüren von Beratungseinrichtungen, welche Schlüsselsätze dem Mann die Möglichkeit bieten, sich auf ein Beratungsgespräch einzulassen, ohne dass er sein Gesicht verliert, sich im wörtlichen Sinne als „Schlappschwanz" fühlen muss.
- Halten Sie auf der Station Broschüren von Selbsthilfegruppen bereit, wie Jahresberichte, Aktionstage, Internetadressen.

Uwe Klein
Krankenpfleger

Praxistipp
Nutzen Sie Unterrichtszeiten, um mithilfe von Mitarbeitern einer Beratungsstelle die verschiedenen Hilfsangebote – Gesprächinhalte und technische Hilfen – kennenzulernen, z. B. eine Penisprothese in die Hand zu nehmen, oder ein Video über Erektionshilfen anzuschauen.

Leserservice

Verwendete Literatur

Alken, C.-E.: Urologie, 9. Aufl. Thieme, Stuttgart 1982
Alken, P., P.-W. Walz: Urologie. VCH, Weinheim 1992
Bohne, M.: Vasektomie. Mabuse. 108 (1997)
Coolsaet, B.: Der Pinsel der Liebe. Kiepenheuer & Witsch, Köln 1999
Eichenauer, R., H. Vanherpe: Klinikleitfaden Urologie, 2. Aufl. Gustav Fischer, Ulm 1996
Emme, M.: Selbst ist der Mann, 5. Aufl. Bruno Gmünder, Berlin 1993
Hanks, E., P.-T. Scardino: Kontroverse um PSA Screening auf Prostatakrebs. Spektrum der Wissenschaft. Spezial: Krebsmedizin Mai (1999)
Hautmann, R.-E., H. Huland: Urologie. Springer, Berlin 1997
Hofstetter, A.-G., F. Eisenberger: (Hrsg) Urologie für die Praxis. Bergmann, München 1986
Klosterhalfen, H.: Das sollten Männer wissen. Thieme, Stuttgart 1994
Korda, M.: Von Mann zu Mann. Bastei Lübbe, Bergisch Gladbach 1998
Marx, V.: Das Samenbuch. Fischer, Frankfurt 1999
Mayor, G., D. Hauri, A. Sulmoni: Checkliste Urologie. Thieme, Stuttgart 1979
Merkle, W.: (Hrsg) Urologie. Hippokrates, Stuttgart 1997
Piechota, H., M. Waldner, S. Roth: Tips & Tricks für den Urologen. Springer, Berlin 1999
Reuter, H.-J., L. Brax: Prostata. Thieme, Stuttgart 1997
Sökeland, J.: Urologie für Pflegeberufe, 7. Aufl. Thieme, Stuttgart 2000
Thüroff, J.-W.: Urologische Differentialdiagnose. Thieme, Stuttgart 1995
Vanherpe, H.: Prostata. In Eichenhauer, R., H. Vanherpe: Klinikleitfaden Urologie, 2. Aufl. Gustav Fischer, Ulm 1996
Wainrib, R.-B., S. Haber, J. Maguire: Prostata-Krebs: So helfe ich meinem Partner. Thieme, Stuttgart 1998

Empfohlene Literatur

Ernst, G., H. Finck, D. Weinert: Dem Manne kann geholfen werden. Ehrenwirth, München 1993
Delbrück, H.: Prostatakrebs. Kohlhammer, Stuttgart 1993
Döring, H.-W.: Unfruchtbar durch Umweltgifte. Rowohlt, Hamburg 1992
Hallwachs, O.: Der urologische Ratgeber für Frauen und Männer. Ehrenwirth, München 1997
Ikinger, U.: Wenn die Prostata zum Problem wird. Haug, Heidelberg 1996
Kaplan, L:: Ein Mann bleibt ein Mann. Ariston, München 1988
Lang, K., Thüroff, J.-W.: Potenz: Wissenwertes für den Mann. Piper, München 1994
Leibold, G.: Männerkrankheiten. Jopp, Wiesbaden 1992
o.V.: Liebe, Lust und Impotenz. ZEITPunkte. 6/98
Pfennig, J.: Abschied von der Männlichkeit. Heyne, München 1994
Porst, H.: Was jedermann über Sexualität und Potenz wissen sollte. Thieme, Stuttgart 1991
Purvis, K.: Das große Buch vom kleinen Mann. Scherz, Bern 1993
Senger, G., Hoffmann, W.: Die sexuelle Kraft des Mannes, 2. Aufl. Deuticke, Wien 1997
Thorwald, J.: Der geplagte Mann. Die Prostata – Geschichte und Geschichten. Droemer Knaur, München 1994
Weiske, W.-H.: Wirksame Hilfe bei Impotenz. Midena, Augsburg 1998
Zilbergeld, B.: Die neue Sexualität der Männer. dgvt, Tübingen 1994

Kontaktadressen

Krebsinformationsdienst im
Deutschen Krebsforschungszentrum
Im Neuenheimer Feld 280
69120 Heidelberg
Tel.: 06221/410121

Deutsche Krebshilfe
Thomas-Mann-Str. 40
Postfach 1467
53111 Bonn
Tel.: 0228/729900

Deutsche Krebsgesellschaft e. V.
Paul-Ehrlich-Str. 41
60596 Frankfurt
Tel.: 069/63009 60

Forum H.E.L.P. (Hilfe bei erektiler Leistungsschwäche und Potenzproblemen)
Burgplatz 21 – 22
40213 Düsseldorf
Hotline Tel.: 0211/8369029
e-mail: H.E.L.P.@ -online.de

Männerprobleme
Informationszentrum für Männerfragen e. V.
Sandweg 49
60316 Frankfurt/M.
Tel./Fax: 069/4950446

Männerwege
Paul-Nehrmann-Platz 2 – 4
22765 Hamburg
Tel./Fax: 040381907

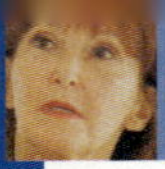

39 Pflege von Frauen in der Gynäkologie und Geburtshilfe

Angelika Cerkus-Roßmeißl

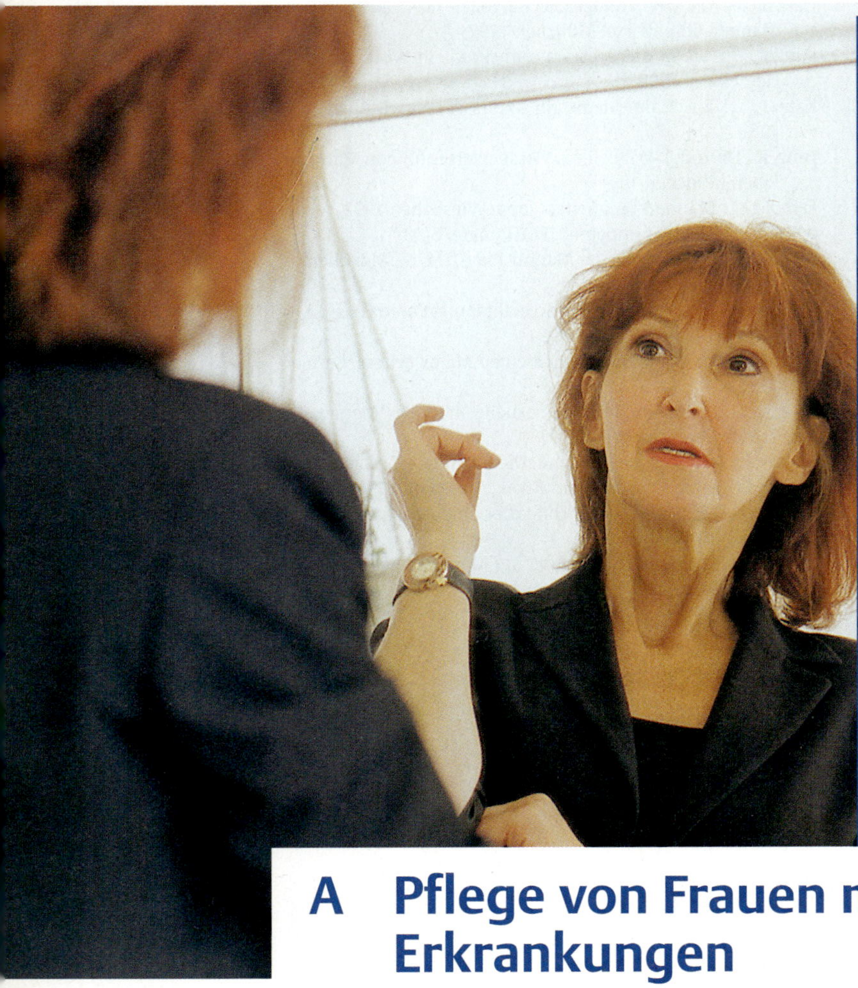

Überblick

A Pflege von Frauen mit gynäkologischen Erkrankungen

39.1 Gynäkologische Untersuchungen

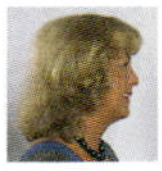

Marion F., 45 Jahre: „Natürlich weiß ich, dass diese Untersuchungen wegen der Früherkennung notwendig sind, und ich gehe auch jährlich hin. Aber angenehm finde ich das nicht. Dieser Stuhl, die Position, in die man sich hinlegen muss, also irgendwie ist mir das peinlich."

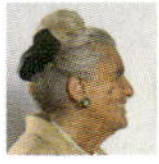

Maria M., 69 Jahre: „Ich war schon einige Jahre nicht mehr bei einer Untersuchung. Man sagt ja immer, dass Frauen in meinem Alter, ich bin über 60, sich nur noch selten untersuchen lassen. Deshalb wird der Krebs dann auch zu spät entdeckt. Dieser Untersuchungsstuhl und die ganze Situation – und ich schäme mich dann auch, dass alles nicht mehr so fest ist."

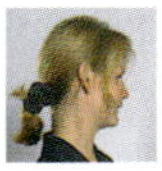

Mersiha F., 22 Jahre: „Wissen Sie, in unserer Kultur bestehen große persönliche und kulturelle Unterschiede, wie mit Problemen im Zusammenhang mit den Geschlechtsorganen oder überhaupt mit sexuellen Themen umgegangen wird. Vielfach spricht man darüber nicht. Daher gehen viele Frauen, gerade ältere, erst dann zum Frauenarzt, wenn es nicht mehr anders geht. Sich auszuziehen und einem fremden Mann nackt zu zeigen oder über Probleme mit den Geschlechtsorganen zu sprechen ist ihnen sehr peinlich. Häufig ist es so, dass eine muslimische Frau von einer weiblichen Verwandten oder dem Ehemann zur Untersuchung begleitet wird."

··· Untersuchungen in der Gynäkologie

Gründe für Untersuchungen – häufige gynäkologische Probleme

Fluor genitalis (Ausfluss aus der Vagina)

Eine Sekretion in geringer Menge ist immer vorhanden, da die Vagina durch Transsudation der Scheidenschleimhaut sowie Sekretion der Zervixdrüsen feucht gehalten wird. Der „normale Fluor" ist farblos-glasig bis weißlich, pastenartig und geruchsneutral. Er verstärkt sich und wird dünnflüssiger zur Zyklusmitte, bei sexueller Erregung, bei psychischen Belastungen/Stresssituationen und in der Schwangerschaft. Mit seinem pH-Wert von 3,8 – 4,5 und dem Vorhandensein der Döderlein-Bakterien erfüllt er eine hohe Schutzfunktion gegenüber eindringenden Erregern.

··· Merke

Berichtet Ihnen eine Frau von einem bräunlichen, blutig-eitrigen und stark riechenden Fluor, kann dies auf einen schweren Infektionsverlauf, aber auch auf ein Vagina-, Zervix- oder Korpuskarzinom hinweisen. Beruhigen Sie die Frau im Gespräch und geben Sie diese Beobachtung sofort an den Arzt weiter.

Veränderungen des Fluors können ein Zeichen für Störungen und Symptom vieler Erkrankungen sein. Die Frauen beobachten dann eine verstärkte Sekretion, Veränderungen der Farbe, der Konsistenz und des Geruchs. Begleitend können zunehmender Juckreiz, ein Brennen in der Scheide und evtl. Schmerzen beim Geschlechtsverkehr auftreten. Diese Symptome können durch eine Bakterien-, Viren-, Pilzinfektion oder einen Parasitenbefall hervorgerufen werden und das Krankheitsbild einer häufigen entzündlichen Erkrankung der Vagina, einer Kolpitis, darstellen (**Tab. 39.1**). Besonders gefährlich können sich Infektionen auf eine Schwangerschaft auswirken und zu einem Abort, zu Früh- oder auch Totgeburten führen. Des Weiteren können sie eine Ursache für eine sekundäre Sterilität sein.

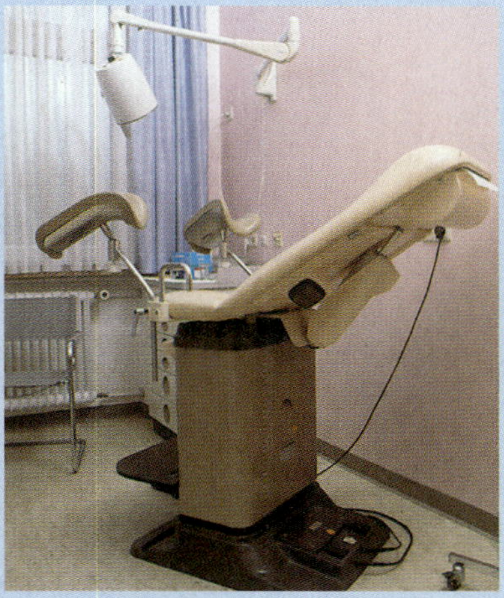

Untersuchungsstuhl in einem farblich beruhigend ausgestatteten Raum. Er steht so, dass beim Eintreten einer weiteren Person (z. B. Arzthelferin) in den Raum die Intimsphäre gewahrt bleibt

Menstruationsstörungen

Die Menstruation begleitet die Frau von der Menarche bis zum Klimakterium in einem regelmäßig wiederkehrenden Rhythmus, der ihr Leben und ihren Alltag beeinflusst. In ihrem Zyklusverlauf, der Blu-

Tabelle 39.1 Erregerspektrum und Symptomatik einer Kolpitis (modifiziert nach Martius 1996)

Beobachtungsschwerpunkte	*Bakterien*	*Viren*	*Pilze*	*Parasiten*	*Mischinfektion*
	Gardnerella vaginalis „bakterielle Vaginose"	Herpes simplex	Candida albicans „Soorkolpitis"	Trichomonas vaginalis „Trichomonadenkolpitis"	Escherichia coli, Staphylokokken, Streptokokken „unspezifische Kolpitis"
Menge	stark vermehrt	normal	normal oder vermehrt	vermehrt	vermehrt
Farbe	weißlich-grau	nicht auffällig	weiß-gelblich	gelb-grünlich	gelb-rahmig/eitrig
Konsistenz	dünnflüssig, cremig, gelegentlich leicht schaumig	nicht verändert	dick-pastös, krümelig, trocken	schaumig, dünnflüssig	eitrig-pastös
Geruch	besonders nach Geschlechtsverkehr stark fischartige Geruchsbelästigung	geruchlos	geruchlos	stark riechend	sehr übelriechend
Subjektive Beschwerden der Frau	Gefühl der Nässe im Vulvabereich	kleine Bläschen im Genitalbereich, Juckreiz, Brennen	hartnäckiger Juckreiz, brennende Schmerzen	Juckreiz Wundsein Brennen	Juckreiz Wundsein

tungsintensität und der Blutungsdauer spiegelt sich für viele Frauen ihr psychisches und physisches Wohlbefinden wider. Neben organischen Ursachen können Zyklusveränderungen auch durch belastende persönliche Situationen oder einschneidende Lebensveränderungen ausgelöst werden. Treten starke Abweichungen des individuellen Zyklus- und Blutungsmusters (**Tab. 39.2**) oder zusätzliche Beschwerden auf, führt dies bei der betroffenen Frau zu großer Verunsicherung und Ängsten.

Schmerzen

Typische Schmerzsituationen in der Gynäkologie sind Unterbauchschmerzen. Dabei sind sie aber nicht immer eindeutig gynäkologischen Organen zuzuordnen, so dass auch Erkrankungen aus anderen Fachgebieten (Urologie, Chirurgie, Orthopädie, Psychosomatik usw.) eng in die Diagnosefindung einbezogen werden müssen.

Die häufigsten Ursachen für *akute gynäkologische Schmerzen* sind eine akute Adnexitis, extrauterine Schwangerschaften oder die Stieldrehung einer Ovarialzyste. Sehr schwierig gestaltet sich die Ursachensuche bei *chronischen Unterleibsschmerzen.* Da Schmerzen subjektiv und individuell sehr unterschiedlich erlebt werden, ist eine ausführliche Befragung der Frau über die Schmerzlokalisation, den Schmerzzeitpunkt und -charakter, die Situationsabhängigkeiten und Begleitsymptome notwendig.

Akute und chronische Schmerzen können aber auch durch Erkrankungen benachbarter Organe hervorgerufen werden, z. B. durch eine Zystitis (Blasenentzündung), durch Kolondivertikel, durch Uretersteine, durch degenerative Wirbelsäulenveränderungen u. a.

Zyklusabhängige Schmerzen, z. B. Dysmenorrhoe: Die Frauen klagen über sehr schmerzhafte, krampfartige Menstruationsblutungen, die deutlich stärker als die üblichen Menstruationsbeschwerden sind. Begleitend können Symptome wie Kopfschmerzen, Übelkeit und Brechreiz auch schon prämenstruell auftreten.

Veränderungen der Brüste

Durch viele öffentlichkeitswirksame Kampagnen werden Frauen über Brustkrebs informiert und aufgefordert, ihre Brüste einmal im Monat auf Veränderungen zu beobachten und selbst abzutasten.

Merke
Auffällige Veränderungen müssen diagnostisch abgeklärt werden, um ein malignes Geschehen auszuschließen oder frühzeitig zu erkennen.

In vielen Fällen handelt es sich um folgende gutartige Veränderungen:

Fibroadenome. Sie setzen sich aus Drüsen- und Bindegewebe zusammen. Häufig sind Frauen im Alter von 20 – 40 Jahren betroffen. Beim Abtasten spürt die Frau einen relativ scharf begrenzten Knoten von derb-elastischer Konsistenz.

Tabelle 39.2 Normaler Menstruationszyklus und Zyklusabweichungen (nach Rabe 1990 und Balzer 1994)

Rhythmus und Typus der Uterusblutung	*Blutungsverlauf*
Eumenorrhoe (25 – 31 Tage)	normale, ohne Beschwerden verlaufende menstruelle Blutung von 3 – 6 Tagen mit ca. 50 – 100 ml
Rhythmus-/Tempostörungen (Häufigkeit)	
Polymenorrhoe (< 25 Tage)	zu häufig auftretende Menstruationsblutung = verkürzte Zyklen
Oligomenorrhoe (> 35 Tage)	selten auftretende Menstruationsblutungen in 6- bis 12-wöchigem Abstand = verlängerte Zyklen
Amenorrhoe	Ausbleiben der Blutung über 3 Monate = sekundäre Amenorrhoe
Typusstörungen (Stärke und Dauer)	
Hypermenorrhoe (25 – 31 Tage)	verstärkte Menstruationsblutung (> 100 ml) bei erhaltenem Zyklus und erhaltener Blutungsdauer, evtl. Abgang von Koageln
Hypomenorrhoe (25 – 31 Tage)	schwache, aber regelmäßige Menstruationsblutung (< 30 ml)
Menorrhagie (25 – 31 Tage)	häufig verstärkte und verlängerte Menstruationsblutung bei erhaltenem Zyklus
Metrorrhagie	azyklische, verstärkte und verlängerte Menstruationsblutungen, bei denen kein Zyklus mehr erkennbar ist
Zusatzblutungen (Blutungen im Verlauf eines Zyklus außerhalb der Menstruation)	
Spotting	Zusatz- oder Schmierblutungen während des Zyklusverlaufs (unabhängig von der Menstruation/in Verbindung mit der Menstruation/zum Ovulationstermin) von unterschiedlicher Blutungsstärke

Mastopathie. Betroffen ist fast die Hälfte aller Frauen im Alter von 35 – 50 Jahren. Sie verspüren etwa eine Woche vor Menstruationsbeginn ein Anschwellen und zunehmende Spannungsschmerzen beider Brüste. Die Brüste fühlen sich höckerig an, die Verhärtungen sind kirschkern- bis haselnussgroß. Manchmal geht spontan Sekret ab.

Zysten. Sie entwickeln sich vermehrt nach dem 35. Lebensjahr und entstehen plötzlich „über Nacht". Die Frau fühlt einen prall gefüllten, manchmal schmerzhaften Knoten.

Milchgangspapillome. Sie sind zu 60 – 80 % die Ursache für eine blutig-seröse Sekretion aus der Mamille.

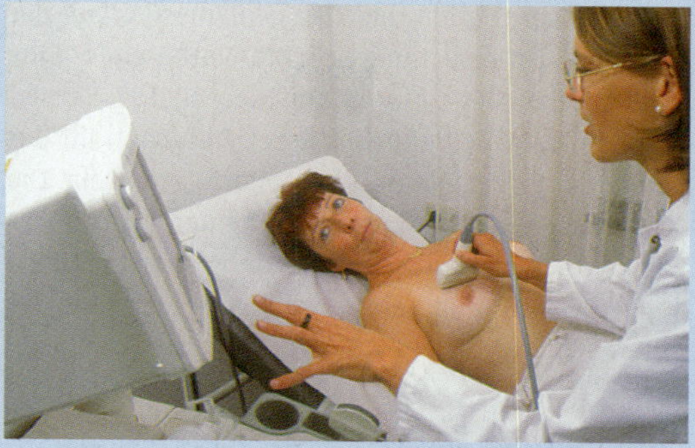

Ultraschalluntersuchung der Brust. Sie kann differenzierte Aussagen über die Beschaffenheit eines tastbaren Knotens geben und stellt eine Ergänzungsuntersuchung zur Mammografie dar, für die jüngere Brust auch eine primäre Untersuchung

Vertiefende Diagnostik

Abstriche. Die *Nativuntersuchung* läuft wie folgt ab (Sekretentnahme zur Erregersuche): Mit dem Spekulum entnommenes Sekret wird auf einen Objektträger gegeben und ausgestrichen, ein Tropfen 0,9 % Kochsalzlösung aufgetropft und mit einem Deckglas abgedeckt. Das frisch entnommene Vaginal-, Zervikal- oder Urethralsekret kann bei Verdacht auf Infektionen direkt unter dem Mikroskop beurteilt werden.

Beim *zytologischen Abstrich* werden Zellen aus dem Zervikalkanal und der Portiooberfläche zur Früherkennung von Dysplasien, einem Carcinoma in situ und des Zervixkarzinoms entnommen. Die gewonnenen Zellen werden im Labor nach einer von George Papanicolaou (PAP) entwickelten Methode gefärbt und mikroskopisch beurteilt. *Bakteriologische Abstriche* werden mit sterilen Watteträgern durchgeführt und in speziellen Abstrichröhrchen ins Labor weitergeleitet. Bei einigen sexuell übertragbaren Erregern (Chlamydien, Gonokokken u. a.) muss der Abstrich in einem Röhrchen mit einer Spezialnährlösung an das Labor geschickt werden.

Kolposkopie. Bei der *einfachen* Kolposkopie wird die Portiooberfläche mit einem Kolposkop (10- bis 40fache Lupenvergrößerung) und einer starken Lichtquelle betrachtet. Das normale Plattenepithel erscheint blassrosa, transparent und glatt. Bei der *erweiterten* Kolposkopie wird die Portio mit 3 %iger Essigsäure betupft, die eine Eiweißausfällung des Schleims auf der Portiooberfläche bewirkt. Sie erscheint dann plastischer und ermöglicht eine exaktere Beurteilung durch die Verbesserung des Oberflächenreliefs. Atypisches Epithel verfärbt sich weiß. Die Kolposkopie schließt mit der *Schiller-Jodprobe.* Hierbei wird die Portio mit 1 %iger wässriger Jodjodkali-Lösung betupft. Die gesunden, glykogenhaltigen Plattenepithelien färben sich braunrot. Epithelzellen, die wenig oder kein Glykogen enthalten, bleiben ungefärbt oder werden hellbraun/ockerfarben (jodnegativ).

Transvaginale Sonografie. Sie wird oft zur vertiefenden Beurteilung des Uterus, der Adnexe und der Vagina in den Untersuchungsablauf einbezogen. Ein spezieller stabförmiger Schallkopf wird mit Ultraschallgel gleitfähig gemacht und in die Vagina eingeführt.

Biopsien. Von veränderten Bezirken der Vulva, Vagina und Portio kann eine *Knips-* oder *Stanzbiopsie* oder auch eine *Probeexzision* zur histologischen Untersuchung vorgenommen werden. Das entnommene Gewebe wird sofort in Biopsiebehälter mit einer Konservierungslösung gegeben und an das Labor zur histologischen Beurteilung weitergeleitet. Diese Biopsien erfolgen in der Regel ohne Narkose im Rahmen einer ambulanten Untersuchung.

39.1.1 Bedeutung der Untersuchungssituation für die Frau

Für die meisten Frauen ist eine gynäkologische Untersuchung mit vielen Widersprüchen und Ängsten belegt. Die Untersuchungssituation und die einzunehmende Steinschnittlage (vgl. **Abb. 39.3**) können ein Gefühl der Hilflosigkeit und des „Ausgeliefertseins" hervorrufen. Die bei der Untersuchung notwendige Berührung beim Abtasten und das Angeschautwerden an den intimsten Körperbereichen empfinden viele Frauen als unangenehm. Bestehen bei der Frau Symptome, die auch bei sexuell übertragbaren Erkrankungen vorliegen, können Ängste bezüglich einer möglichen Etikettierung „mangelnde Hygiene" oder „häufig wechselnde Geschlechtspartner" bestehen. Auch Sorgen über das zu erwartende Ergebnis können die gynäkologische Untersuchung zu einer großen Belastung für die Frau werden lassen.

39.1.2 Pflege- und Behandlungsplan

Pflegende begleiten Frauen in Ambulanzen oder während einer stationären Behandlung und können entscheidend dazu beitragen, dass die Untersuchung in einer entspannten Atmosphäre verläuft. Je nach den Organisationsstrukturen der Abteilung wird die Frau vom Arzt oder von der Pflegenden auf die Untersuchungssituation und den geplanten Ablauf der einzelnen Untersuchungsschritte vorbereitet. Eine gute gegenseitige Information der beiden Berufsgruppen über die Bedürfnisse der Frau kann ihr das Gefühl der Sicherheit und Akzeptanz vermitteln. Die professionelle Grenzüberschreitung der Intimsphäre erfordert ein Einfühlen in die möglichen Empfindungen der Frau und ein sensibles Vorgehen bei der Untersuchung.

Vorbereitung des Materials zur Untersuchung

Auswahl der Spekula

Welche Spekula für die Untersuchung benötigt werden, hängt von der anatomischen Situation der Patientin und dem geplanten Untersuchungsverlauf ab:

Selbsthaltespekulum oder *Entenschnabelspekulum* (**Abb. 39.1 a u. b**), wenn der Arzt bei der Untersuchung die Hände frei haben muss, z. B. Kolposkopie, Biopsie; *zweiblättrige Spekula* in verschiedenen Größen und Längen (**Abb. 39.2 a u. b**), z. B. bei Inspektion der Portio, Abstrichentnahme mit Assistenz einer Pflegenden/der Patientin (hält das vordere Blatt); *schmale* und *kurze* Spekula für junge Mädchen, *mittlere Breite* und *Länge* für Frauen, die noch nicht entbunden haben, *breite* und *längere* Spekula für Frauen nach Geburten.

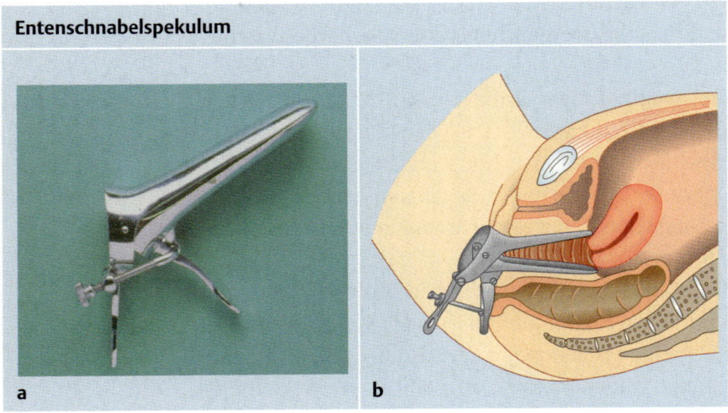

Abb. 39.1 Nach dem Einführen in die Vagina wird das Entenschnabelspekulum gespreizt und über eine spezielle Arretierung fixiert, so dass es von selbst hält

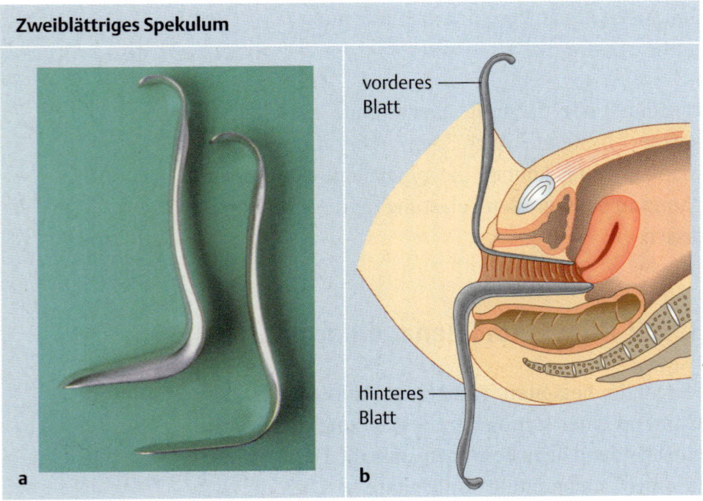

Abb. 39.2 Beim zweiblättrigen Spekulum wird zuerst das hintere = rinnenförmige Blatt, dann das vordere = flache Blatt vom Arzt in die Vagina eingeführt

Vorbereitung der Spekula

Die Spekula werden im Wärmeschrank oder im warmen Wasser vorgewärmt, da kalt eingeführte Spekula unwillkürlich zur Verkrampfung der Patientin führen würden. Das Einführen der Spekula bei älteren und alten Frauen kann auf Grund einer trockenen Scheide Schmerzen verursachen. Zur Vorbeugung werden die Spekula angefeuchtet bzw. mit einem Gleitmittel benetzt. Um Untersuchungsergebnisse nicht zu verfälschen, darf vor geplanten Abstrichen oder Biopsien kein Gleitmittel verwendet werden. Zur Infektionsprophylaxe werden bei der Untersuchung von Schwangeren die Spekula erst unmittelbar vor dem Einführen aus der sterilen Verpackung entnommen. Das Anwärmen geschieht im Wärmeschrank in der Verpackung.

Sonstige benötigte Materialien

Kornzange mit Kugeltupfern zur Entfernung von Schleim/Blut oder Sekret aus der Scheide/von der Portio, Objektträger und Deckgläschen für die mikroskopische Untersuchung, Watteträger für Abstriche und entsprechende Transportröhrchen mit Nährlösungen, Untersuchungslösungen (Essigsäure 3%, Jod-Kali-Lösung 1%), Biopsietöpfchen mit Konservierungslösung für entnommene Biopsien, steril verpackte Biopsiezange, Hohlnadelstanze, Händedesinfektionslösung, Instrumentenablagebox, Einmalhandschuhe/Fingerlinge, Vaseline.

Materialien beim Ultraschallgerät

Gleitgel, Schutzüberzug für den Ultraschallkopf.

Vorbereitung der Frau für die Untersuchungssituation

Ablauf einer gynäkologischen Untersuchung

Erläutern Sie der Frau zunächst den Ablauf der gynäkologischen Untersuchung, damit sie weiß, was auf sie zukommt. Versuchen Sie der Frau Vertrauen zu vermitteln, indem Sie sich Zeit für ihre Fragen und Ängste nehmen. Erklären Sie ihr, dass jede gynäkologische Untersuchung mit einem ärztlichen Gespräch beginnt, das der Vertrauensbildung und der gegenseitigen Information dient.

Der folgende Untersuchungsverlauf kann je nach Beschwerdebild, Fragestellung und Gepflogenheiten des Arztes variieren:

■ **Gynäkologische Anamnese**
Hier werden Fragen zu aktuellen Beschwerden, zur Menarche bzw. Menopause, zum Zyklusablauf, zur Dauer und Stärke der Menstruation, zum Datum der letzten Periode, zu Schmerzen vor und nach der Periode, zu Schwangerschaften, Geburten, Fehlgeburten, ihren Verhütungsmethoden, zu Veränderungen der Brüste usw. gestellt.

■ **Inspektion**
Danach folgt die Inspektion des Abdomens und der Vulva auf Entzündungszeichen (Rötungen, Nässen, Ausfluss), auf Hautveränderungen (Verletzungen, Kondylome) sowie Anzeichen für Senkungen des Uterus, der Vagina oder des Rektums.

■ **Spekulumuntersuchung**
Mittels Spekula (lat. spekulum = Spiegel) wird die Scheide entfaltet und der Blick auf die Portio mit äußerem Muttermund freigelegt. Es erfolgt die Beurteilung der Portiooberfläche, des Scheidengewölbes sowie der Vaginalschleimhaut.

■ **Bimanuelle Palpation**
Dabei werden die Uterusgröße, -form, -lage, -konsistenz und -mobilität sowie die Adnexe und deren Veränderungen bestimmt.

■ **Rektovaginale und rektale Untersuchung**
Sie dient der Beurteilung des Douglas-Raums, des parametranen Gewebes und der Wand zwischen Vagina und Rektum.

■ **Tastuntersuchung der Brüste**
Sie kann zu Beginn oder am Ende der gynäkologischen Untersuchung durchgeführt werden und erfolgt im Stehen, Sitzen und Liegen. *Inspektion der Brüste* auf Seitendifferenz, Größen-, Form- und Hautveränderungen, ebenso der Mamille/des Warzenvorhofes auf Lage-, Form- und Hautveränderungen. *Abtasten der Brüste* auf Knoten und Schmerzen sowie Absonderungen aus der Mamille. *Abtasten der Lymphknotenregionen* auf vergrößerte Lymphknoten in der Achselhöhle, ober- und unterhalb des Schlüsselbeines und am Hals.

■ Information der Frau

Fragen Sie die Frau, ob sie eine Begleitperson ins Untersuchungszimmer mitnehmen möchte. Dies sollte allerdings nicht im Beisein der möglichen Person geschehen, da die Frau, wenn sie dies nicht möchte, dann schlecht ablehnen kann. Viele Frauen schämen sich, wenn sie sich z. B. vor ihrem Mann auf den Untersuchungsstuhl legen sollen, oder sie möchten ihre Problematik ohne sein Beisein oder das einer anderen Person aus dem Familienkreis besprechen.

Bestehen bei ausländischen Frauen Sprachbarrieren, informieren Sie die Frau langsam und verständlich über den Untersuchungsablauf; hilfreich sind Merkblätter in den gängigen Landessprachen. Untermalen Sie Ihre Erläuterungen mit Gesten oder kleinen Zeichnungen. Organisieren Sie bei großen Verständnisschwierigkeiten eine Dolmetscherin. Gerade bei Frauen mit Verständigungsproblemen trägt eine ausführliche Information entscheidend dazu bei, Ängste abzubauen.

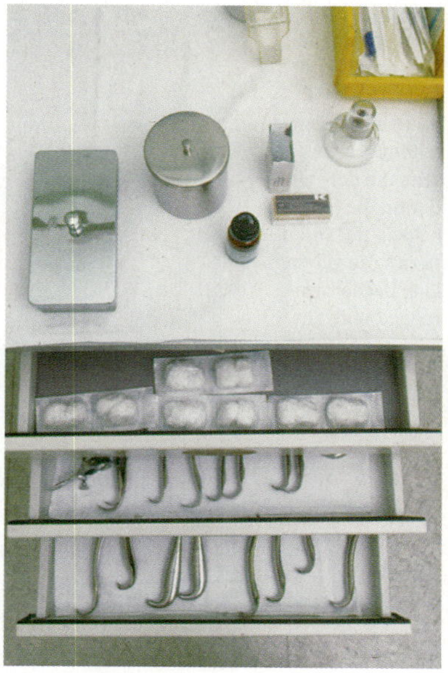

Blick in die Schubladen eines gynäkologischen Instrumentenwagens mit verschieden großen Spekula

Bitten Sie die Frau, vor der Untersuchung die Blase zu entleeren. Erklären Sie, dass eine gefüllte Blase eine genaue Beurteilung der Organe durch Verdrängung oder Abwehrspannung erschweren oder verfälschen kann. Ist eine Urinuntersuchung vorgesehen, informieren Sie sie über den Zweck der Untersuchung und die notwendige Uringewinnungsmethode, z. B. Schwangerschaftstest, Mittelstrahlurin.

Nach der ärztlichen Anamnese wird die Frau gebeten, sich für die Untersuchung zu entkleiden. Zeigen Sie der Frau, wo sie sich abgeschirmt an- und auskleiden kann. Informieren Sie sie, wie weit sie sich ausziehen soll, z. B. nur Oberkörper oder nur den Genitalbereich entkleiden. Wenn keine separate Umkleidekabine zur Verfügung steht, kann auch ein Vorhang oder Paravent als Sichtschutz dienen.

■ **Schutz der Intimsphäre**
Auf Wunsch der Frau sollte eine Ärztin für die Untersuchung organisiert werden. Einige Frauen möchten nicht von einem Arzt untersucht werden, weil sie das Entblößen vor einem Mann als besonders peinlich, unangenehm oder beängstigend empfinden. Der Untersuchungsstuhl sollte immer so stehen, dass er beim Betreten des Untersuchungszimmers nicht direkt einsehbar ist. Entwickeln Sie Kreativität zur gestalterischen Veränderung (Umstellen des Stuhls/Vorhangs/Paravent). Gerade in Kliniken, an denen Ausbildung stattfindet, sind häufig mehrere Personen bei Untersuchungen anwesend. Die Frau sollte darüber informiert und nach ihrem Einverständnis gefragt werden. Nach Möglichkeit sollte nur jeweils eine außenstehende Person zusätzlich im Untersuchungszimmer anwesend sein.

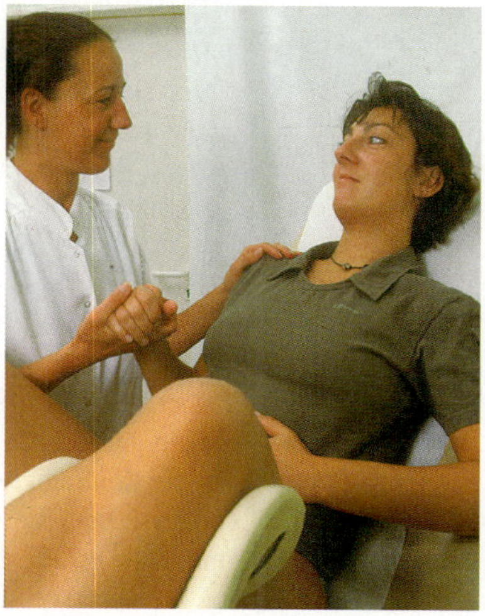

Die einfühlsame Begleitung durch eine Pflegende kann eine unangenehme oder schmerzhafte Untersuchung erleichtern helfen

■ **Durchführung der Lagerung**
Die Steinschnittlage (**Abb. 39.3**) schafft der Ärztin/dem Arzt gute Untersuchungs- und Sichtverhält-

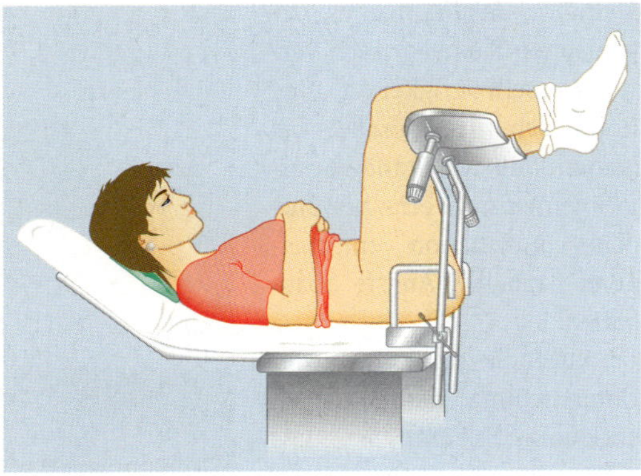

Abb. 39.3 Korrekte Lagerung auf dem Untersuchungsstuhl. Der Kopf sollte immer leicht erhöht gelagert sein, um der Patientin die Möglichkeit der Orientierung zu geben. Eine flache Lagerung könnte zudem das Gefühl des Ausgeliefertseins erhöhen

nisse. Erleichtert wird dies durch eine entspannte Lage, die es der Frau ermöglicht, den Beckenboden locker zu lassen. Unterstützen Sie die Frau beim Einnehmen der Steinschnittlage. Achten Sie darauf, dass die Frau bequem liegt, der Oberkörper leicht erhöht und der Kopf durch ein kleines Kissen gestützt ist. Das Gesäß schließt mit der Kante des Untersuchungsstuhles ab.

> **Merke**
> Damit die Frau nicht unnötig lange entblößt auf dem Untersuchungsstuhl liegt, wird sie erst unmittelbar vor der Untersuchung gebeten, die Steinschnittlage einzunehmen.

Begleitung der Frau während der Untersuchung

> Eva Groß Krankenschwester
>
> **Praxistipp**
> Teilen Sie der Frau mit, dass Sie bei der Untersuchung anwesend sein werden und sie sich jederzeit an Sie wenden kann. Manche Frauen sind sehr erleichtert, wenn sie die Hand der Pflegenden halten können, oder entspannen sich bei einem Lächeln.

Stellen Sie sich so neben den Untersuchungsstuhl, dass Sie jederzeit Blickkontakt zur Frau halten und gleichzeitig dem Untersucher assistieren können. Beobachten Sie die Frau genau auf Schmerzäußerungen. Aus Scham können manche Frauen Schmerzen des Genitalbereichs in eine andere Körperregion verlagern oder sie versuchen auf Umwegen, zur eigentlichen Schmerzstelle zu lenken.

Die Untersuchung wird erschwert oder kann gar nicht durchgeführt werden, wenn die Frau eine Abwehrhaltung einnimmt. Die Frau zieht dann ihr Gesäß zurück, spannt die Bauchdecke an oder verstärkt die Lordose der Lendenwirbelsäule. Gründe können Schmerzen, Scham oder Ängste sein. Bemühen Sie sich um die Abklärung der Ursache, und unterstützen Sie sie einfühlsam beim erneuten Einnehmen der entspannten Lage.

Ist die Untersuchung beendet, ist es eventuell notwendig, der Frau beim Hinabsteigen vom Untersuchungsstuhl behilflich zu sein. Je nach Untersuchungsablauf benötigt sie Reinigungstücher zur Entfernung des Ultraschallgels oder von Vorlagen, z. B. nach einer Biopsie. Machen Sie die Frau auf eine mögliche kleine Nachblutung nach einer Biopsie aufmerksam.

Begleitung der Frau in besonderen Situationen

Untersuchung von jungen Mädchen

Besonders die ersten gynäkologischen Untersuchungen und die dabei gemachten Erfahrungen, wie mit ihnen als Frau und ihrem Körper umgegangen wurde, können Frauen im Hinblick auf ihr späteres Gesundheitsverhalten gegenüber ihren Geschlechtsorganen und das Vertrauensverhältnis zu Pflegenden und Ärzten prägen.

„Zum ersten Mal bin ich mit 16 Jahren zum Frauenarzt gegangen, weil ich eine Pilzinfektion hatte. Ich war sehr aufgeregt und froh, dass meine beste Freundin dabei war. Es tat mir gut, dass sie bei der Untersuchung meine Hand hielt. Die Untersuchung verlief ganz normal, aber ich war die ganze Zeit über angespannt und unsicher. Mir war alles so peinlich und unangenehm. Ich machte mir Gedanken darüber, ob ich schwitze, schlecht rieche und vor allen Dingen mich irgendwie dumm anstelle und der Frauenarzt meine Scham und Unsicherheit bemerkt."

Bereits bei der Terminvereinbarung können Sie ermitteln, ob das Mädchen bei gynäkologischen Untersuchungen über Vorerfahrungen verfügt. Teilen Sie ihr mit, dass sie eine ihr vertraute Person zur Untersuchung mitbringen kann. Fragen Sie sie, ob sie lieber von einer Frau untersucht werden möchte. Informieren Sie die Ärztin/den Arzt über die möglicherweise erste Untersuchungssituation.

> **Lerntipp**
> Reflektieren Sie, wie Sie Ihre erste gynäkologische Untersuchung erlebt haben. Was hat Ihnen die Situation erleichtert? Welche positiven Erfahrungen können Sie auf Ihren Pflegealltag übertragen?

Untersuchung von verwirrten Frauen (Altersdemenz)

Sehr schwierig kann sich eine gynäkologische Untersuchung oder Behandlung von älteren, verwirrten Frauen gestalten. Die fremde Umgebung und die Untersuchungssituation können bei den betroffenen Frauen große Ängste und Bedrohungsgefühle auslösen. Eine mögliche Reaktion kann der instinktive Schutz durch Abwehrverhalten sein.

Vereinbaren Sie mit der Bezugsperson einen Termin außerhalb der üblichen Sprechstunde, der die Untersuchung mit viel Ruhe und Zeit ermöglicht. Verdeutlichen Sie für die verwirrte Frau die Wichtigkeit der Begleitung durch eine Bezugsperson, mit dem Ziel der Angstreduktion.

Nehmen Sie mit der Frau Blickkontakt auf, und erklären Sie in langsamer Folge kurz und prägnant den Untersuchungsverlauf bzw. die geplanten Eingriffe. Sprechen Sie ruhig und langsam mit der Frau. Auch wenn sie vielleicht Ihre Worte nicht versteht, kann Ihre beruhigende Stimme doch entspannend wirken. Nehmen Sie langsam und vorsichtig über die Hände Körperkontakt mit der Frau auf. Halten Sie die Frau auf keinen Fall mit Gewalt fest; es würde ihre Angst und Abwehr noch weiter verstärken.

Sprechen Sie mit der Ärztin/dem Arzt einen zügigen Untersuchungs- bzw. Behandlungsverlauf ab. Vielleicht kann die Untersuchung alternativ auf einer Liege vorgenommen werden und der Frau bleibt das manchmal schwierige Lagern und die unangenehme Liegeposition erspart. So kann der Stress etwas verringert werden.

Untersuchung von Frauen nach Vergewaltigung

Mädchen und Frauen, die nach einer Vergewaltigung in die gynäkologische Sprechstunde zur Untersuchung kommen, stehen unter einer starken psychischen Anspannung und sind vom Geschehen traumatisiert und geschockt. Die Untersuchung sollte **unbedingt** von einer Ärztin durchgeführt werden, da eine Untersuchung durch einen Arzt bei der Frau eventuell ein weiteres Mal Opfergefühle auslösen könnte. Die Frauen müssen sehr sorgfältig über die Bedeutung, den Umfang und die Dauer der Untersuchung, die auf sie zukommt, informiert werden.

Um der Frau spätere Wiederholungsuntersuchungen oder -fragen zu ersparen, müssen Verletzungen oder andere Spuren sehr sorgfältig gesichert und dokumentiert werden. Die Ganzkörperuntersuchung kann sich daher lange hinziehen: Mögliche Verletzungen werden fotografiert; Abstriche sowie Vaginalsekret für mikrobiologische und serologische Untersuchungen werden entnommen; Schamhaare werden ausgekämmt, um eventuelle Haare des Täters zu sichern; eventuelle Verletzungen werden versorgt.

Viele Frauen kommen in Begleitung von Freundinnen, Familienangehörigen, Begleiterinnen eines Frauenzentrums oder auch einer Polizistin. Ist die Frau allein gekommen, nehmen Sie sich viel Zeit, um mit ihr ins Gespräch zu kommen bzw. um zuzuhören. Beachten Sie aber, dass nicht alle Frauen über die Vergewaltigung sprechen möchten. Seien Sie sehr aufmerksam bezüglich dessen, was sie wünscht. Respektieren Sie auch eine ablehnende Haltung. Sie als Pflegende können in dieser kurzen Phase des Kontaktes mit der Frau am besten mit sensiblem und einfühlsamem Verhalten sowie Verständnis helfen.

In jeder gynäkologischen Abteilung sollten regionale Notrufnummern und Adressen von Frauenberatungszentren bekannt sein. Geben Sie der Frau ein Informationsblatt mit, so dass sie sich an ein Beratungszentrum wenden kann.

Assistenz und Abschlussarbeiten

Je nach Absprache mit dem untersuchenden Arzt und geplantem Untersuchungsablauf assistieren Sie z. B. bei Materialanreichungen, Halten des vorderen Spekulums bei der Abstrichentnahme, Entgegennahme von Biopsiematerial usw.

Bereiten Sie nach der Untersuchung den Untersuchungsstuhl sowie den Untersuchungsraum sachgerecht für die nächste Patientin vor. Dazu zählt das Austauschen des Einmalpapiers auf dem Untersuchungsstuhl, die Desinfektion der Auflageflächen, die Entsorgung von Einmalmaterial und des benutzten Instrumentariums.

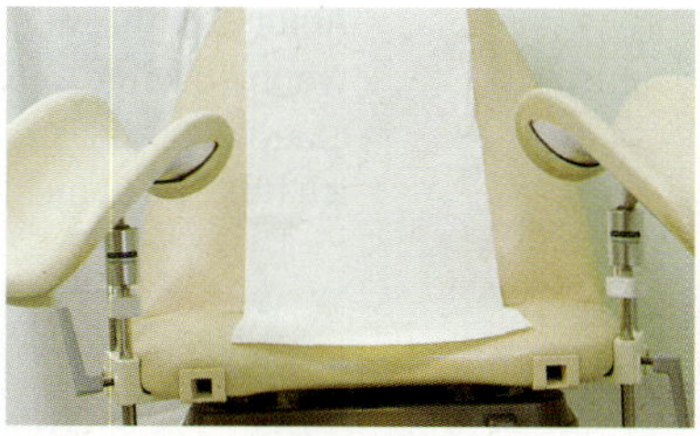

Geben Sie das entnommene Untersuchungsmaterial (Abstriche, Biopsien) in die vorgesehenen Transportbehälter und leiten Sie diese mit den dazugehörigen Laborscheinen an die Labors weiter. Achten Sie auf eine eindeutige Etikettierung, um Verwechselungen auszuschließen.

···› Merke
Von Ärzteberufsverbänden wird die Empfehlung herausgegeben, dass bei jeder gynäkologischen Untersuchung durch einen Arzt eine weibliche Person bei der Untersuchung anwesend sein soll. Weibliche Pflegende fungieren zum Schutz des Arztes als Zeuginnen, falls Frauen die Untersuchungssituation als sexuellen Übergriff interpretieren und ihn eventuell juristisch belangen.

39.2 Pflege von Frauen mit Gebärmutteroperationen

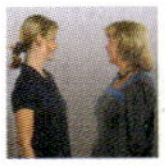

Claudia: Anita, wir haben da nie darüber gesprochen – ich muss dich etwas wegen deiner Gebärmutterentfernung fragen. Die ist doch jetzt schon eine Weile her. Wie geht es dir denn so nach der Operation?

Anita: Ach, ganz toll, ich fühle mich wie neu geboren. Du kannst es dir gar nicht vorstellen, was ich vorher mitgemacht habe. Durch die Myome hatte sich meine Regelblutung auf zwei Wochen verlängert. Ich hatte außerdem starke Schmerzen und ich habe mich nur noch schlapp gefühlt. Ja, und jetzt bin ich so voller Energie – ich habe meine ganze Kraft wieder zurück. Aber wieso fragst du?

Claudia: Also, mir geht es seit der Operation überhaupt nicht gut. Weißt du, ich fühle mich irgendwie leer – und es fehlt ja auch was, oder?

Anita: Na ja, natürlich fehlt jetzt die Gebärmutter, aber du wolltest doch sowieso keine Kinder mehr. Sei doch froh, dass du diese lästige Periode nicht mehr hast und um Verhütung brauchst du dich nun auch nicht mehr zu kümmern. Mich hat das sehr entlastet.

Claudia: Natürlich wollte ich keine Kinder mehr, aber die Gebärmutter gehört doch irgendwie zur Frau.

Anita: Schon, aber du bist doch nicht weniger Frau, wenn du keine Gebärmutter mehr hast.

Claudia: Ja, aber irgendwie ist es trotzdem komisch, ich fühle mich nicht mehr vollständig. Und jetzt habe ich auch so viel über unnötige Gebärmutteroperationen gehört, und ich frage mich, ob meine Operation überhaupt nötig war. Ich fühle mich einfach insgesamt schlecht, manchmal denke ich schon, dass ich richtig depressiv werde. Na ja, dann habe ich auch so veränderte Empfindungen, wenn ich mit Peter schlafe. Es ist nicht mehr so wie früher, und ich habe oft überhaupt keine Lust mehr auf Sex.

Anita: Ich hätte ja nicht gedacht, dass du so Probleme hast, weil es mir so gut geht. Hast du denn mit Peter darüber gesprochen?

Claudia: Wir sprechen schon darüber, aber er weiß auch nicht so recht, was wir machen sollen. Jetzt habe ich mal einen Termin bei meinem Gynäkologen vereinbart.

Anita: Als ich damals im Krankenhaus war, habe ich mich mit einer Krankenschwester über Erfahrungen von Frauen in der Sexualität nach einer Hysterektomie unterhalten. Sie sagte, dass einige Frauen aufgrund von Schmerzen, einer trockenen Scheide oder auch hormonellen Veränderungen Empfindungsstörungen beim Geschlechtsverkehr haben. Sie sagte auch, dass diese Probleme aber nicht immer angesprochen werden, weil die Frauen sich schämen oder denken, es müsste so sein. Sie hat mir auch Adressen von Beratungs- und Selbsthilfegruppen in unserer Stadt mitgegeben. Versuch doch mal, da Kontakt zu knüpfen.

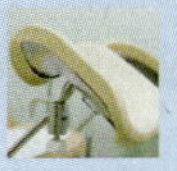

···› Medizinischer Überblick Gebärmutteroperationen (Tab. 39.3)

Tabelle 39.3 Überblick über die häufigsten Operationen an der Gebärmutter und mögliche Komplikationen

Häufige Gebärmutteroperationen	*Definition*	*Häufige Indikationen*	*Komplikationen/Besonderheiten*
Abrasio uteri	Ausschabung (Kürettage, Curettage) der Gebärmutter mit Entfernung der obersten Gebärmutterschleimhautschicht (Funktionalis) mit Küretten oder als Saugkürettage	···› Abklärung von Blutungsstörungen bzw. Ausschluss/Sicherung einer malignen Endometriumveränderung: Durchführung einer fraktionierten Abrasio (erst Zervixkanal, dann Cavum uteri) ···› Abortkürettage bei Abortus incompletus, completus sowie missed abortion bis zur 16. SSW ···› Schwangerschaftsunterbrechung	···› Perforationsgefahr ···› Nachblutungsgefahr ···› Endomyometritis
Konisation	kegelförmige Gewebeentnahme aus einem suspekten Bezirk der Portio 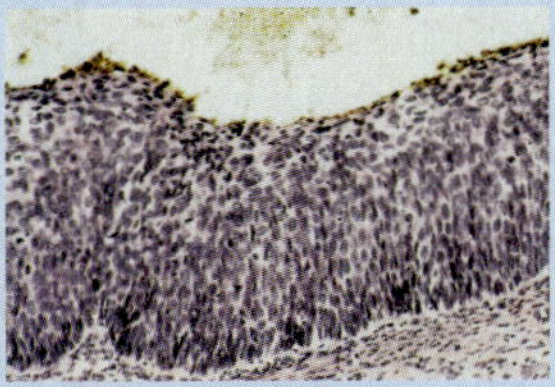	···› diagnostische Abklärung einer Portioveränderung (PAP IIID, IV) ···› therapeutisch: komplette Entfernung des auffälligen Bezirkes	···› Nachblutungsgefahr ···› leichtere Blutungen nach ca. dem 6.–10. postoperativen Tag durch Ablösung des Wundschorfs ···› Zervixinsuffizienz bei einer Schwangerschaft

···›

Tabelle 39.3 Überblick über die häufigsten Operationen an der Gebärmutter und mögliche Komplikationen

Häufige Gebärmutteroperationen	*Definition*	*Häufige Indikationen*	*Komplikationen/Besonderheiten*
Gynäkologische Laparoskopie	Bauchspiegelung zur diagnostischen Beurteilung der inneren weiblichen Geschlechtsorgane sowie Durchführung von operativ-therapeutischen Eingriffen 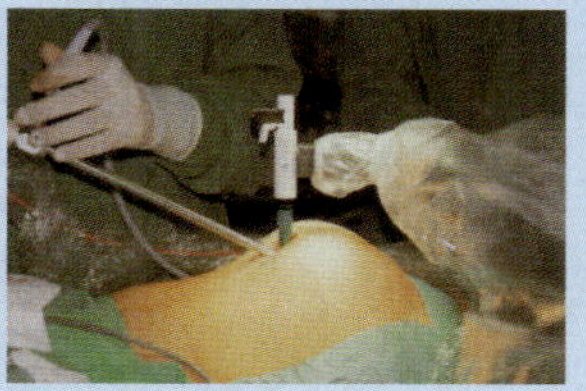	→ diagnostische Laparoskopie – Abklärung akuter und chronischer Unterbauchschmerzen (Adnexitis, Endometriose, Appendizitis etc.) – organische Ursachenabklärung bei Sterilität – Abklärung einer Extrauteringravidität – Second-look nach Abschluss der Primärbehandlung von Patientinnen mit invasivem Ovarialkarzinom u. a. → therapeutische Laparoskopie – Organ erhaltendes Vorgehen bei Myomenukleation – Hysterektomie als mikroinvasiver Eingriff – operative Eingriffe an den Adnexen, z. B. Wiederherstellung der Tubenpassage, Beseitigung von Adhäsionen, Tubensterilisation u. a.	→ Darmverletzung durch Insufflationsnadel/Trokare beim Zugang zur Bauchhöhle → Blutungen in die Bauchdecke und intraabdominale oder retroperitoneale Blutungen nach Verletzungen von Gefäßen → durch Verteilung des während der Laparoskopie verwendeten CO_2-Gases und einen dadurch bedingten Zwerchfellhochstand Schmerzen bis zum Schulter-Nacken-Bereich → elektrische Läsionen, z. B. am Darm und/oder am Ureter
Vaginale Hysterektomie	operative Entfernung der Gebärmutter durch die Scheide. Erweitertes Vorgehen mit vorderer und hinterer Kolporrhagie bei Descensus uteri	→ Myome von kleinerer Größe → Menometrorrhagie → Descensus uteri mit Zysto- und/oder Rektozele 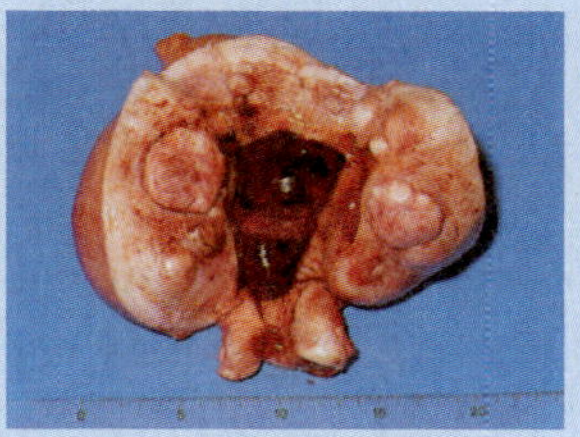	→ mögliche intraoperative Verletzung von Blase, Urethra, Darm und Blutgefäßen durch schlechte Sichtverhältnisse → Blasenentleerungsstörungen/Harninkontinenz → evtl. Störungen der sexuellen Erlebnisfähigkeit u. a.
Abdominale Hysterektomie	operative Entfernung der Gebärmutter nach Bauchschnitt; je nach Operationsgrund und Alter der Patientin werden die Adnexe ebenfalls entfernt	→ erhebliche Größe eines Uterus myomatosus mit wiederholten Beschwerden wie Dysmenorrhoe, Blutungsanomalien, Stieldrehungssymptomatik → Endometriumkarzinom → Adnexveränderungen → unbeweglicher Uterus	→ mögliche starke Verwachsungen im Unterleib → Blasenentleerungsstörungen/Harninkontinenz → mögliche operative Verletzungen von Ureter, Blase, Urethra, Darm und Blutgefäßen → evtl. Störungen der sexuellen Erlebnisfähigkeit u. a.
Erweiterte abdominale Hysterektomie nach Wertheim-Meigs	Entfernung des Uterus, des parametranen Gewebes, des oberen Scheidendrittels, des paravaginalen Bindegewebes, der pelvinen und paraaortalen Lymphknoten. Bei fortgeschrittenem Tumorbefall Resektion von Blasen- und Darmteilen, evtl. Resektion der Adnexe	→ Zervixkarzinom → evtl. auch bei Endometrium- und Ovarialkarzinom	→ je nach OP-Ausmaß – starke Verwachsungen – Blasenentleerungsstörungen/Harninkontinenz – Lymphödem der Beine – Wechseljahressymptome → Lymphzysten → evtl. Störungen der sexuellen Erlebnisfähigkeit u. a. → evtl. Darmstomaanlage

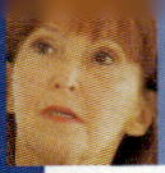

39.2.1 Bedeutung der Gebärmutter für die Frau

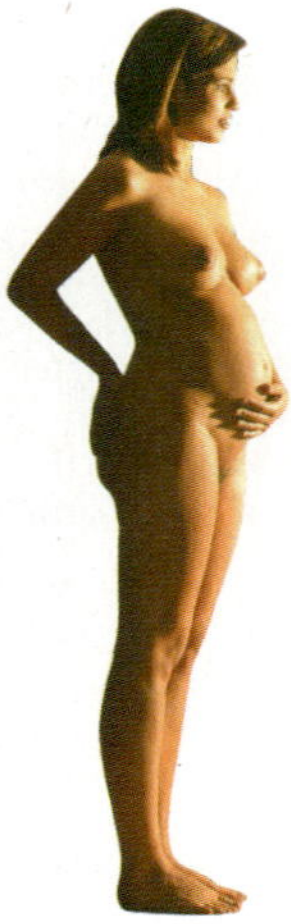

Mit dem Beginn der ersten Menstruation wird die Gebärmutter zum Spiegelbild weiblicher Lebensvorgänge. Die Gebärmutter gibt Aufschluss über die körperliche Fruchtbarkeit und vermittelt der Frau eindrückliche und prägende Lebenserfahrungen. Seelische Belastungen und körperliche Erkrankungen können sich über Blutungsveränderungen bemerkbar machen; das Ausbleiben der Regel während einer Schwangerschaft oder im Klimakterium kündigt der Frau eine neue Lebensphase an.

Allerdings wird im weiblichen Sprachgebrauch der Begriff der Gebärmutter kaum auf diese Lebensvorgänge bezogen. Bei Menstruationsbeschwerden spricht die Frau von „Bauchschmerzen“ und nicht von „Gebärmutterschmerzen“. Bei einer Schwangerschaft sagt die Frau im Allgemeinen „Ich bin schwanger“ oder umschreibt es mit „Ich trage ein Kind unter meinem Herzen“, würde aber nie „Ich habe ein Kind in meiner Gebärmutter“ sagen.

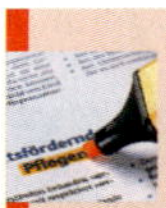

···› Merke
Welche Bedeutung eine Frau ihrer Gebärmutter beimisst, ist individuell sehr verschieden und hängt von ihrer Lebenssituation, ihrem Rollenverständnis und ihrer Definition von Weiblichkeit ab.

Operationen an der Gebärmutter sind bei den meisten Frauen mit Unbehagen und Angst besetzt: Angst vor der Bestätigung der Befürchtung, an Krebs erkrankt zu sein, Angst, durch den Eingriff keine Kinder mehr bekommen zu können, Angst vor großen körperlichen Veränderungen. Die Angst kann sich noch steigern, wenn eine Gebärmutterentfernung zu befürchten ist. Die Frauen können die Gebärmutterentfernung mit dem Verlust der Weiblichkeit gleichsetzen und eine Zeit der Trauer um den Verlust der Gebärfähigkeit und der Vollständigkeit des Körpers durchleben. Manchmal entwickeln Frauen nach einer Gebärmutterentfernung tief greifende psychische Probleme.

Andererseits kann ein operativer Eingriff an der Gebärmutter bzw. eine Gebärmutterentfernung auch mit großen Hoffnungen verbunden werden, wenn Beschwerden das Wohlbefinden und den Alltag stark eingeschränkt haben.

Der erste Kontakt in der Aufnahmesituation ist oft entscheidend für eine vertrauensvolle Beziehung

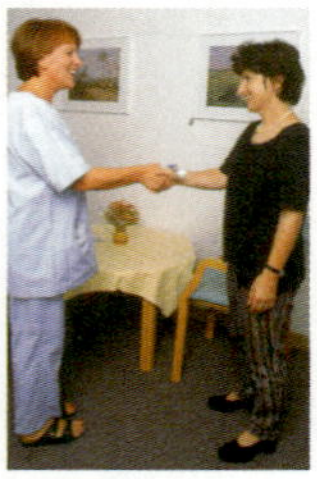

39.2.2 Pflege- und Behandlungsplan

Eine Frau, die zu einer Gebärmutteroperation auf eine gynäkologische Station aufgenommen wird, war unter Umständen schon mit vielfältigen Ängsten im Rahmen der ambulanten Diagnostik konfrontiert. Für den bevorstehenden stationären Aufenthalt und die Bewältigung der Operationssituation benötigt sie Beistand und Begleitung in ihrer sehr individuellen Situation – Beistand und Begleitung „von Frau zu Frau“. Versuchen Sie, sich in die Patientin einzufühlen und ihre Ängste zu entdecken und zu verstehen. Das ist eine gute Grundlage und Voraussetzung für sensible und offene Gespräche. Sie können dann über mögliche Veränderungen reden und der Patientin die Gelegenheit geben, sich vielleicht von einer anderen Warte heraus mit ihrer Erkrankung zu beschäftigen. Sie kann aufgrund einfühlender Gespräche Vertrauen in die Therapie gewinnen und die Situation besser meistern.

Optimale psychische und physische Vorbereitung der Patientin auf die Operation

■ Aufnahmesituation
Der erste Kontakt entscheidet häufig darüber, ob eine vertrauensvolle Beziehung aufgebaut und die Atmosphäre für offene und ehrliche Gespräche geschaffen wird.

Signalisieren Sie der Patientin Gesprächsbereitschaft, Aufgeschlossenheit und Zeit, damit sie ihre Sorgen und Ängste aussprechen kann. Teilen Sie ihr mit, dass Sie jederzeit bei Fragen oder Gesprächswünschen als Ansprechpartnerin zur Verfügung stehen.

Beginnen Sie mit einer behutsamen Pflegeanamnese, die Ihnen erste Eindrücke über die Bedürfnisse, die psychische und körperliche Situation der Frau vermittelt. Planen Sie auf der Basis dieser Informationen Ihre Pflege. Stellen Sie offene Fragen, die es der Patientin ermöglichen, frei zu antworten, z. B. „Wie geht es Ihnen im Moment?“, „Was ist für Sie im Augenblick besonders wichtig?“, „Wie geht es Ihnen mit der bevorstehenden Operation?“ usw.

Fragen Sie die Patientin, was sie möchte und was ihr im Vorfeld der Operation wichtig ist. Unterstützen Sie sie durch Informationen und eine sinnvolle Terminplanung, die ihr Freiräume für ihre persönlichen Bedürfnisse schafft.

■ Operationsvorbereitung
Die allgemeinen Operationsvorbereitungen können in Kapitel 45 (S. 1420 ff) nachgelesen und entsprechend der individuellen Situation der Patientin modifiziert und ergänzt werden.

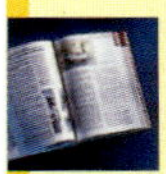

···› Lerntipp
Welche speziellen Vorbereitungen müssen, abgestimmt auf die Operationsart und den vorgesehenen Zugangsweg (vaginal, abdominal), getroffen werden? Schauen Sie sich dazu bitte **Tab. 39.4** an.

Tabelle 39.4 Operationsvorbereitungen bei verschiedenen Gebärmutteroperationen

Häufige Gebärmutteroperationen	*Vorbereitung des Operationsgebietes*	*Nahrungsabbau/Darmreinigung*
Abrasio uteri	→ In der Regel ist eine Kürzung oder Rasur der Schamhaare nicht notwendig	→ normale Kost, ab 22.00 Uhr Nahrungskarenz → in der Regel ist keine Darmreinigung notwendig
Konisation	→ Besteht eine Infektion der Genitalregion, wird ein desinfizierendes Vaginaltherapeutikum (Betaisodona) für den Vorabend der Operation angeordnet und verabreicht	s. oben
Gynäkologische Laparoskopie	→ Je nach individueller Behaarung Kürzen der Schamhaare des Mons pubis → Besteht eine Option für eine Operationserweiterung: Rasur vom unteren Rippenbogen bis einschließlich des Mons pubis	→ normale Kost, ab 22.00 Uhr Nahrungskarenz → die Darmreinigung wird individuell und nach Ausweitungsgrad der OP angeordnet und nach den klinikinternen Pflegerichtlinien durchgeführt → die Spannweite reicht von nicht notwendigen Abführmaßnahmen über Klysma bis zum Einlauf
Vaginale Hysterektomie	→ In der Regel ist keine Kürzung oder Rasur der Schambehaarung notwendig → Bei Option auf eine Laparotomie Rasurschema s. u.	s. oben
Abdominale Hysterektomie/ erweiterte Hysterektomie nach Wertheim-Meigs	→ Rasurschema bei abdominaler Hysterektomie: vom unteren Rippenbogen, gesamte Genitalregion bis zur Mitte der Oberschenkel	→ normale Kost bis zum Mittagessen → abends Tee/Suppe/Zwieback → Nahrungskarenz ab 22.00 Uhr → Einlauf zur Darmreinigung → evtl. orthograde Darmspülung, falls bei ausgedehntem Tumorbefall eine Darmresektion notwendig wird

Sicherung eines komplikationslosen Genesungsverlaufs

Lesen Sie zu diesem Thema bitte die allgemeinen postoperativen Überwachungsschwerpunkte in Kapitel 45 nach.

Spezielle Aufmerksamkeit nach gynäkologischen Operationen verlangt die Schmerzsituation. Besonders nach einer Hysterektomie befindet sich im Bauchraum eine große Wundfläche, die unabhängig vom durchgeführten Operationsverfahren über viele Tage Schmerzen verursacht. Aber auch „kleine" Eingriffe können von den Patientinnen als sehr schmerzhaft erlebt werden und die Rekonvaleszenz und Mobilität stark einschränken.

→ Lerntipp
Wie schätzen Sie die Thrombose-, Pneumonie- oder Dekubitusgefahr für Patientinnen mit den besprochenen Operationen ein? Welcher Unterschied besteht zu anderen Eingriffen? Vergleichen Sie die gynäkologischen Operationen mit denen der abdominalen Chirurgie in Ihrem Lehrbuch. Überlegen Sie, wieso bei Patientinnen nach einer erweiterten abdominalen Operation nach Wertheim-Meigs keine s.-c. Injektionen in den Oberschenkel und/oder Bauch verabreicht werden dürfen. Lesen Sie dazu bitte im Kapitel Lymphödemprophylaxe nach.

Spezielle Genitalhygiene

Eine spezielle Genitalhygiene wird notwendig, wenn das Waschen des Genitalbereiches für die Frau zu schmerzhaft ist, eine gründliche Reinigung zur Infektionsprophylaxe oder zur Steigerung des Wohlbefindens angestrebt wird.

Äußere Genitalspülung

Vorbereitung der Materialien. Messbecher mit ca. 1 l lauwarmem Wasser oder Tee (z. B. Kamille, Salbei), achten Sie auf die Temperatur (37–40 °C) der Spülflüssigkeit, Einmalwaschlappen und Einmaltücher oder Frotteewaschlappen und Frotteehandtuch zum einmaligen Gebrauch, Bettschutz, Steckbecken, frische Vorlagen, Einmalhöschen, Einmalhandschuhe, Händedesinfektionsmittel, Abwurf.

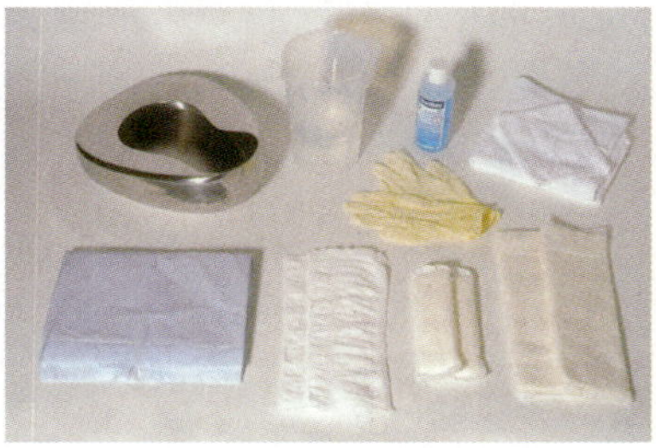

Materialien zur äußeren Genitalspülung auf einen Blick

Vorbereitung der Patientin. Sprechen Sie mit der Patientin den Zeitpunkt der Spülung ab und informieren Sie sie über das Ziel und die Vorgehensweise. Stellen Sie einen Sichtschutz zum Schutz der Intimsphäre auf und befestigen Sie ein Schild „Bitte nicht betreten" an der Zimmertür; eventuell Mitpatientinnen bitten, das Zimmer zu verlassen. Schützen Sie die Patientin vor Unterkühlung oder Zugluft.

Durchführung. Bereiten Sie alles in Griffnähe vor und bitten Sie die Patientin, eine bequeme Rückenlage

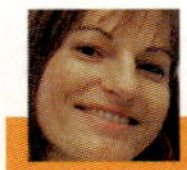

···> siehe Pflegeangebot Keimzahlmindernde Maßnahmen, S. 586 ff

einzunehmen. Ziehen Sie Einmalhandschuhe an und legen Sie den Bettschutz unter das Gesäß, entfernen Sie die Vorlagen und den Slip und entsorgen Sie alles zusammen mit den Einmalhandschuhen in den Abwurf. Desinfizieren Sie die Hände und ziehen Sie neue Einmalhandschuhe an. Schieben Sie das Steckbecken unter und bitten Sie die Patientin, die Beine anzuwinkeln und gut zu spreizen.

Befragen Sie die Patientin nach der passenden (angenehmen) Temperatur der Spülflüssigkeit, indem Sie etwas Spülflüssigkeit über die Innenseite des Oberschenkels fließen lassen. Lassen Sie die Spülflüssigkeit über die Oberschenkelinnenseiten, die äußeren Schamlippen und den Damm fließen, anschließend die Schamlippen spreizen und weiterspülen. Hartnäckige Verkrustungen von Sekret oder Blut vorsichtig mit dem Waschlappen entfernen, Steckbecken wegnehmen und den Genitalbereich behutsam trockentupfen. Achten Sie beim Entfernen des Steckbeckens darauf, dass Sie die Patientin vorher informieren, sich langsam anzuheben, sonst kann die Flüssigkeit ins Bett überschwappen.

Bettschutz entfernen und gemeinsam mit den Einmalhandschuhen entsorgen. Patientin beim Einlegen der Vorlage und beim Anziehen unterstützen und ihr ggf. helfen, wieder eine bequeme Lage einzunehmen.

Nachsorge. Zimmer aufräumen, benutztes Material reinigen, desinfizieren bzw. entsorgen, Hände desinfizieren. Dokumentieren Sie die Spülung in der Patientenakte: Zustand der Schleimhaut, Stärke der Sekretion oder der Lochien, Befinden der Patientin.

Sitzbad

Besonders nach Operationen der Vulva und Vagina werden Sitzbäder mit den Zielen Säuberung des Wundgebietes und Unterstützung der Wundheilung verordnet und durchgeführt.

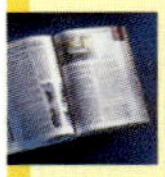

···> Lerntipp

Hinterfragen Sie kritisch, ob die Ziele der Wundsäuberung und Unterstützung der Wundheilung wirklich erreichbar sind. Folgende Fragen können Ihnen dabei weiterhelfen: Häufig werden PVP-Jod-haltige Haut- und Schleimhautdesinfektionsmittel in das Badewasser gegossen. Wie hoch muss die Konzentration im Badewasser sein, um einen ausreichenden keiminaktivierenden Effekt zu erreichen? Wie können Sie die Wirksamkeit überprüfen, um eine sinnvolle Kosten-Nutzen-Bilanz zu ziehen? Um eine Keimverbreitung zu verhindern, muss die benutzte Badewanne aufwendig und sorgfältig desinfiziert und gereinigt werden. Wie können Sie das in der Alltagssituation einer Station sicherstellen, wenn z.B. mehreren Frauen ein Sitzbad verordnet wird?

Überwachung des Wundgebietes und der Ausscheidungssituation

Die Wundsituation der beschriebenen Operationsverfahren und deren Auswirkungen auf die Urinausscheidung bedürfen in der gynäkologischen Pflege, bedingt durch die enge anatomische Nähe zur Blase, einer speziellen Überwachung (**Tab. 39.5**).

Tabelle 39.5 Überwachung des Wundgebietes und der Urinausscheidung nach Gebärmutteroperationen

Häufige Gebärmutteroperationen	*Wundgebiet*	*Urinausscheidung*	*Zusätzlich beachten*
Abrasio uteri 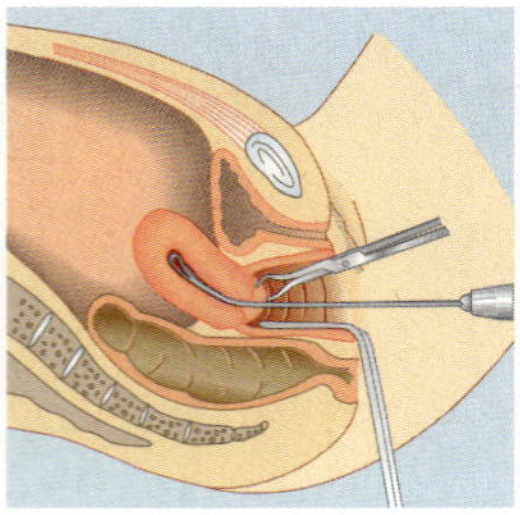	···> auf Nachblutungen achten; am OP-Tag periodenstark, dann abnehmend	···> nach ca. 6 – 8 Std. postoperativ auf Spontanurin achten	···> Schmerzsituation im Hinblick auf mögliche Perforation beachten
Konisation 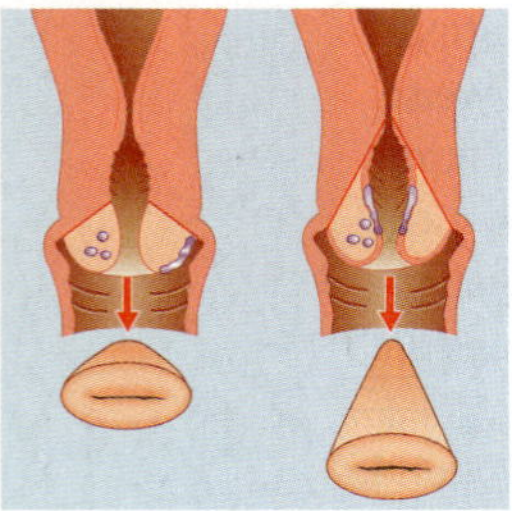	···> evtl. vaginale Tamponade ···> Vorlagenkontrolle auf Blutungsstärke ···> Empfindet die Patientin ein zu starkes Druckgefühl durch die Tamponade?	···> transurethraler Blasenkatheter	···> Information der Patientin über leichte Schmierblutungen nach ca. dem 6. – 10. postoperativen Tag durch Ablösung des Wundschorfs

···>

Tabelle 39.5 Überwachung des Wundgebietes und der Urinausscheidung nach Gebärmutteroperationen

Häufige Gebärmutteroperationen	*Wundgebiet*	*Urinausscheidung*	*Zusätzlich beachten*
Gynäkologische Laparoskopie 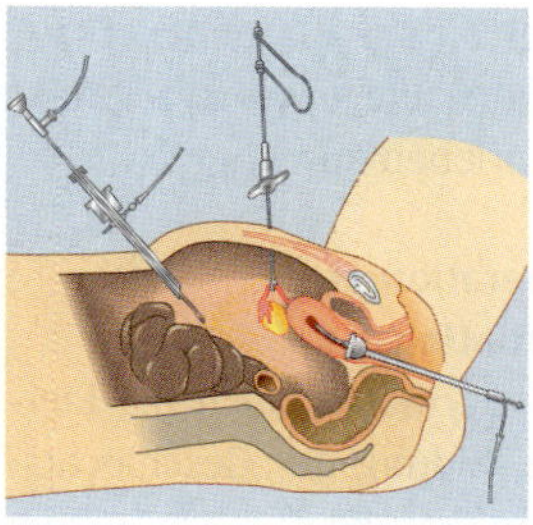	→ auf Nachblutungen aus den Einstichstellen achten	→ nach ca. 6 – 8 Std. postoperativ auf Spontanurin achten	→ Komplikationen nach laparoskopischen Eingriffen werden oft wegen eines schleichenden Verlaufs erst spät bemerkt → besondere Beobachtung der Schmerzsituation, der Abdomenspannung und des Allgemeinbefindens im Hinblick auf eine mögliche Perforation oder intraabdominale Blutung
Vaginale Hysterektomie	→ vaginale Tamponade → Vorlagenkontrolle auf Blutungsstärke → Empfindet die Patientin ein zu starkes Druckgefühl durch die Tamponade?	→ transurethraler Blasenkatheter → Durchgängigkeit des Katheters beachten, da durch die Tamponade die Urethra und der Katheter komprimiert werden können → Urinfarbe auf Makrohämaturie beobachten wegen einer möglichen intraoperativen Verletzung der Ausscheidungsorgane	→ die vaginale Tamponade wird in der Regel am 2. postoperativen Tag gezogen; kommt es in einem Zeitraum von 2 – 4 Std. zu keiner gravierenden Nachblutung, können der Blasenkatheter und der venöse Zugang gezogen werden
Vaginale Hysterektomie mit vorderer und/oder hinterer Kolporrhagie	→ auf Nachblutungen achten → unter Umständen starke Sekretion aus der Vagina → Vorlagenkontrolle auf Sekretions- bzw. Blutungsstärke → evtl. vaginale Tamponade	→ transurethraler Blasenkatheter; bevor der Katheter am 1. – 3. postoperativen Tag gezogen wird, muss die Funktionstüchtigkeit des suprapubischen Katheters überprüft werden → suprapubischer Blasenkatheter; er wird gezogen, wenn nach der Miktion ein Restharn von 50 – 80 ml in der Blase verbleibt	→ ab dem 3. – 5. postoperativen Tag wird das Blasentraining begonnen → gleichzeitig Beginn des Beckenbodentrainings
Abdominale Hysterektomie	→ auf Nachblutungen aus der Wundnaht und den Drainageeinstichstellen achten, Verbandkontrolle → Überwachung der Drainagen auf Blutungsstärke usw. → unter Umständen starke Sekretion aus der Vagina, Vorlagenkontrolle s. o.	→ transurethraler Blasenkatheter; je nach Alter und Genesungszustand wird der Katheter zwischen dem 1. und 3. postoperativen Tag gezogen	→ ab ca. dem 7. postoperativen Tag Beginn des Beckenbodentrainings
Erweiterte abdominale Hysterektomie nach Wertheim-Meigs	→ s. o.	→ transurethraler Blasenkatheter; am 3. – 5. postoperativen Tag Ziehen des Katheters, vorher Überprüfung der Funktionstüchtigkeit des suprapubischen Katheters → suprapubischer Blasenkatheter wird gezogen, wenn nach der Miktion ein Restharn von 50 – 80 ml in der Blase verbleibt	→ ab ca. dem 7. postoperativen Tag Beginn des Blasen- und Beckenbodentrainings

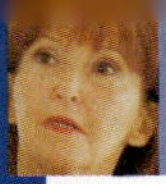

Wundsituation

Nach Gebärmutteroperationen können Frauen eine abdominale und/oder vaginale Wunde aufweisen. Zur Entlastung und Überwachung des abdominalen Wundgebiets werden die Patientinnen meistens mit Drainagen versorgt. Um Blutungen bei vaginalen Wunden zu begrenzen bzw. zu verhindern, wird bei einigen Operationen das Wundgebiet mit einer vaginalen Tamponade komprimiert. Durch die Tamponade kann als unerwünschter Nebeneffekt gleichzeitig eine Kompression der Urethra erfolgen. Um den freien Urinabfluss zu gewährleisten, erhalten die Patientinnen intraoperativ einen transurethralen und/oder suprapubischen Blasenkatheter. Gleichzeitig wird durch die „dauerhafte“ Urinableitung in den ersten postoperativen Tagen das Wundgebiet durch die leere Blase vollständig entlastet und die Wundheilung gefördert.

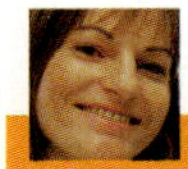

siehe Pflegeangebot Unterstützung bei liegendem Blasendauerkatheter, S. 439, Suprapubischer Katheter, S. 442

Urinausscheidung

Blasenentleerungsstörungen können außer durch eine Kompression der Urethra durch Lageveränderungen von Urethra und Blasenhalsregion sowie durch ein perioperatives Ödem im Operationsgebiet verursacht werden. Ebenfalls können bei einer Hysterektomie die in der Nachbarschaft der Gebärmutter liegenden Nervenbahnen des Plexus pelvicus irritiert bzw. verletzt werden. Je umfangreicher der Eingriff ausgedehnt werden musste, desto größere Sensibilitätsstörungen können bestehen. Häufig ist für mehrere Wochen keine vollständige Blasenentleerung möglich, und es besteht durch den Restharn eine erhöhte Infektionsgefahr. Das Ziel der verbliebenen suprapubischen Urinableitung ist die Überwachung der Urinausscheidung, die Infektionsprophylaxe und die Steigerung der Sensibilität der Blasennerven.

Eva Groß Krankenschwester

Praxistipp
„Wann kann ich wieder normal zur Toilette gehen?“ werden Sie von manchen Frauen gefragt. Unsicherheiten und Ängsten können Sie am ehesten begegnen, wenn Sie mit einfachen Worten die Ursachen der Entleerungsstörung und die Maßnahmen erklären.

Diese auftretenden Blasenentleerungsstörungen erfordern häufig ein spezielles Blasentraining. Um die Kapazitätsgrenze der Blase bis zum Miktionsdrang und die nach einer physiologischen Miktion verbliebene Restharnmenge zu überprüfen, wird der suprapubische Katheter in regelmäßigen Zeitintervallen abgeklemmt. Dabei muss die Zeitdauer der individuellen Situation der Patientin angepasst werden. Nach dem physiologischen Miktionsvorgang wird der Katheter geöffnet und der Restharn abgelassen. Zu Beginn können die sehr hohen Restharnmengen die Patientinnen erschrecken und verunsichern. Die Restharnmenge reduziert sich, je weiter die Operation zurückliegt. Das Blasentraining ist besonders effektiv, wenn parallel ein Beckenbodentraining durchgeführt wird.

Eva Groß Krankenschwester

Praxistipp
Führen Sie bei einem Blasendauerkatheter die Katheterpflege wie in Kapitel 22, S. 437 beschrieben durch.

Auswirkungen der Operationen auf die hormonelle Situation

Werden zusätzlich zur Gebärmutter auch die Eierstöcke entfernt, wird die Bildung der Geschlechtshormone gestoppt und die Frau kommt von einem Tag auf den anderen in die Wechseljahre. Je jünger Frauen zu diesem Zeitpunkt sind, desto stärker wirkt sich dieser Schock auf den gesamten Organismus aus. Die körperlichen Veränderungen des Klimakteriums, normalerweise ein allmählich voranschreitender Prozess, werden nach dieser Operation schlagartig in Gang gesetzt. Die Frau kann über Schweißausbrüche, Schlafstörungen und Hitzewallungen klagen.

Informieren Sie den Arzt über diese Symptomatik, um eine mögliche hormonelle Substitution einzuleiten. Bieten Sie der Patientin häufiger kühlende Abwaschungen und Kleidungswechsel an. Äußerlich angewendete Essenzen und Öle aus der Zypresse können bei übermäßigem Schwitzen in den Wechseljahren erfrischen. Schlagen Sie der Patientin vor, einige wenige (!) Tropfen der Hautcreme oder dem Duschgel beizumischen. Weisen Sie sie darauf hin, nur 100% reines ätherisches Öl (nicht: „naturidentisches“ oder „Parfümöl“) zu verwenden.

Vorbereitung auf die Entlassung

Die unterschiedlichen Beschwerden/Erkrankungen und die darauf abgestimmten Operationsverfahren lassen sie meistens mit sehr gemischten Gefühlen an die Entlassung denken. Die Ergebnisse der diagnostischen und therapeutischen Eingriffe haben unter Umständen weitreichend in die zukünftige Lebensplanung eingegriffen. Wurde durch die Operation eine Linderung oder Beseitigung der Beschwerden oder Probleme erreicht, können Freude und neu gewonnenes Lebensglück im Vordergrund stehen. Haben diagnostische/therapeutische Operationen eine Karzinomerkrankung bestätigt, können weitere Operationen und belastende Therapien folgen und die Angst der betroffenen Frauen und ihrer Angehörigen noch weiter steigern. Die meisten Gebärmutteroperationen haben gravierenden Einfluss auf die Partnerschaft und die Sexualität der Frau.

Führen Sie einige Tage vor der Entlassung ein oder auch mehrere Informationsgespräche über die Phase nach der Entlassung. Um das Gespräch an den Bedürfnissen auszurichten, fragen Sie die Patientin,

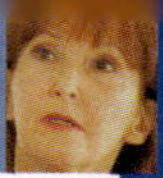

was für sie jetzt das Wichtigste ist. Unterstützen Sie Ihre Hinweise mit Broschüren und Adressen.

Folgende Beratungsschwerpunkte sollten thematisiert werden:

- Verhalten im Alltag: Im nächsten halben Jahr nicht schwerer als fünf Kilo heben. Erst danach besteht eine gewisse Stabilität des Beckenbodens.
- Zur Infektionsprophylaxe sollte die Frau für ca. sechs Wochen öffentliche Schwimmbäder und Saunabesuche meiden.
- Fragen zur Partnerschaft und Sexualität nach der Operation.

Partnerschaft und Sexualität

Operative Eingriffe an den Geschlechts- und Fortpflanzungsorganen haben fast immer weitreichende Folgen im Bereich Frau sein, Partnerschaft und Sexualität. Über sexuelles Verhalten nach Operationen spricht meist der Arzt bei der Entlassungsuntersuchung mit den Frauen.

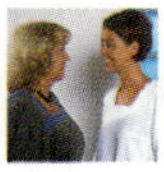

In einem Artikel der „Deutschen Krankenpflegezeitschrift" vom August 1987, S. 490, schildert Frau Inge Hoffmann, Krankenschwester, folgende Situation: „Eines Tages kam eine Patientin von der Entlassungsuntersuchung zurück und sagte ziemlich bestürzt: ‚Sechs Wochen ohne Sex, was mache ich da bloß mit meinen Gefühlen?' Ich stand ziemlich betreten da und wusste keine Antwort, stotterte etwas von Infektion und Hygiene und meinte, man könne Gefühle ja auch anders erleben als nur in der körperlichen Vereinigung. Als kurz danach der Ehemann kam, um sie abzuholen, empfing sie ihn mit folgenden Worten: ‚Stell dir vor, der Arzt verordnet mir sechs Wochen keinen Sex! Was machen wir da bloß?' Darauf verließ ich schnell das Zimmer und ärgerte mich, dass ich nicht anders reagieren konnte. Ich fühlte mich als lauschende Dritte bei einem sehr intimen Gespräch zwischen Ehepartnern und hatte gleichzeitig das ungute Gefühl, die beiden mit ihrem Problem allein gelassen zu haben."

Auf der anderen Seite berichten Frauen nach einer Hysterektomie auch von einer deutlichen Abnahme ihres Bedürfnisses nach Sexualität und von Ängsten vor dem ersten sexuellen Verkehr mit ihrem Partner. So können Schmerzen beim Geschlechtsverkehr oder auch Befürchtungen, keinen Orgasmus mehr erleben zu können, da die Kontraktionen der Gebärmutter fehlen, die Freude am Sex stark einschränken. Eine Patientin berichtet:

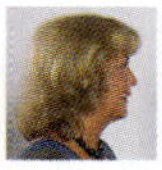

„Ich glaube, mir wurde erst in den Gesprächen mit meinem Mann und später auch mit meinem Frauenarzt richtig klar, dass mein Frau sein nicht nur darin besteht, eine Gebärmutter zu haben, oder besser, jetzt nicht mehr zu haben. Dass ich trotzdem eine Frau bin und mich mein Mann auch jetzt noch liebt und begehrt. Ich hatte natürlich große Angst davor, dass es beim ersten Mal weh tun könnte. Gott sei Dank konnte ich mit meinem Mann darüber sprechen, und ich wusste auch, dass er da Rücksicht auf mich nimmt. Er ist ganz vorsichtig in mich gekommen, und wir haben uns nur langsam dabei bewegt. Auf diese Weise konnten wir beide ein Gefühl dafür entwickeln, was noch möglich ist und wo es begann, mir weh zu tun. Wir haben dann lange Zeit eine Position bevorzugt, bei der ich auf ihm saß und es so steuern konnte, wie tief er in mich eindrang. Das hat mir sehr geholfen" (aus: Zettl/Hartlapp 1996, S. 53 und 55).

Gerade im Kontakt mit den Patientinnen in der Gynäkologie werden Pflegende immer wieder mit kontroversen Gesprächssituationen konfrontiert. Was soll ich sagen bzw. antworten? Soll ich überhaupt etwas sagen oder warten, bis die Patientin Fragen stellt? Wie soll ich mich im Gespräch verhalten?

Seien Sie eine aktive Beobachterin und Zuhörerin. Fragen zur Sexualität werden nicht immer offen angesprochen, achten Sie auf Andeutungen und unausgesprochene Fragen und thematisieren Sie diese vorsichtig und zurückhaltend.

Versuchen Sie, auf direkte Fragen konkrete Antworten zu geben. Setzen Sie sich nicht unter Druck, auf jede Frage eine Antwort geben zu können. Nehmen Sie sich Zeit für Gespräche mit der Patientin, ihrem Partner oder beiden gemeinsam; bleiben Sie mit Ihren Reaktionen urteilsfrei und einfühlsam. Beziehen Sie auf Wunsch der Patientin/des Paares erneut die Ärztin/den Arzt in das Gespräch mit ein. Sagen Sie dem Paar, wohin es sich auch zur weiteren Beratung/Begleitung hinwenden kann (s. Leserservice).

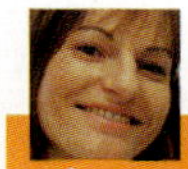

siehe Pflegeangebot Gesprächsmöglichkeiten bieten, S. 668f

Eva Groß
Krankenschwester

Praxistipp

Es ist vor allem am Anfang nicht ganz leicht, solche Gespräche zu führen. Tasten Sie sich an die Situation heran und versuchen Sie nicht, gleich ein Gespräch zu führen, das Sie überfordern würde. Bitten Sie eine Pflegeperson, zu der Sie Vertrauen haben, ob Sie einmal bei einem Gespräch zuhören können. Übernehmen Sie dabei vielleicht die Informationen zu Selbsthilfegruppen oder Beratungsstellen. Beobachten Sie die Kollegin, wie sie das Gespräch einleitet, Inhalte und Gefühle aufgreift und vertiefend anspricht. Gehen Sie dann im Kopf eine Beratungssituation durch, beraten Sie Patientinnen oder Paare, zu denen Sie eine gute Beziehung haben und fangen Sie mit „leichteren" Themen an. Nach und nach erwerben Sie immer mehr Kompetenzen und können dann die Themen ansprechen, vor denen meistens eine Scheu besteht.

39.3 Pflege von Frauen mit Descensus genitalis oder Stressinkontinenz

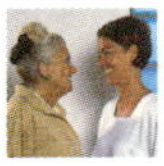

Sr. Karin, Krankenschwester auf einer gynäkologischen Abteilung, kommt ins Zimmer von Frau Seibold.

Sr. Karin: Frau Seibold, ich dachte, Sie wären schon zur Physiotherapie-Abteilung unterwegs?

Frau Seibold: Ach, Sr. Karin, ich hatte einfach keine Lust. Ich habe schon so viel Gymnastikstunden mitgemacht, aber ich glaube, das bringt alles nichts. Meine Inkontinenz wird doch nicht besser. Der Doktor meint zwar, dass, wenn ich fleißig üben würde, man vielleicht um eine OP herumkäme – aber ich sehe keinen Erfolg.

Sr. Karin: Wieso glauben Sie, dass Ihnen diese Übungen nicht helfen?

Frau Seibold: Also für mich fühlt sich alles gleich an – irgendwie spüre ich gar nicht, wo sich was anspannt.

Sr. Karin: Das kann ich gut verstehen, es ist nicht leicht, und man spürt auch nicht sofort etwas, weil es oft ganz kleine Bewegungen sind. Bei welcher Übung haben Sie denn etwas gespürt – oder welche hat Ihnen gut getan?

Frau Seibold: Die Atemübungen – also die sind wirklich sehr schön, da merke ich, wie alles von mir abfällt.

Sr. Karin: Vielleicht können Sie versuchen, diese Übungen immer wieder in Ihren Alltag einzubauen. Machen Sie es sich gemütlich, legen Sie sich mal bequem auf den Bauch – nehmen Sie sich die Zeit. Sie werden merken, wie Sie sich immer mehr entspannen – und Entspannung ist ganz wichtig, um den Beckenboden zu fühlen.

Frau Seibold: Na ja, die Zeit hätte ich schon, aber die Atemübungen allein reichen ja nicht.

Sr. Karin: Nein, das nicht, aber sie sind eine sehr gute Ausgangsbasis. Und dann versuchen Sie vielleicht, jede Woche eine neue Übung hinzuzunehmen. Ich helfe Ihnen gern, ein kleines Übungsprogramm anhand Ihrer Broschüren zusammen zu stellen.

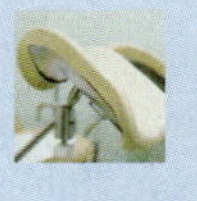

Medizinischer Überblick Descensus genitalis

Definition

Durch eine Schwächung des Beckenbodens sinken die inneren weiblichen Genitalorgane (Uterus und/oder Vagina) im kleinen Becken tiefer herab. Benachbarte Organe, wie Blase und Darm, werden in Mitleidenschaft gezogen.

Beckenboden

Den Beckenboden der Frau kann man sich als eine muskuläre Hängematte vorstellen, die an Bindegewebssträngen aufgehängt ist und in mehreren Schichten kreuz und quer verläuft. Der Beckenboden stabilisiert und gewährt Einlass und Austritt:

- Er gibt Halt, indem er die Organe vor dem „Herausfallen" aus dem knöchernen Becken nach unten schützt, sich aber auch ständig wechselnden Druckverhältnissen anpasst.
- Er lässt hinein: beim Geschlechtsakt.
- Er lässt heraus, weil er weich und nachgiebig ist: bei der Menstruation, beim Urinlassen, beim Stuhlgang, bei der Geburt.

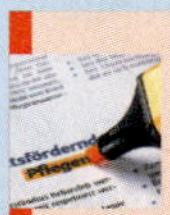

Merke

Der Tonus der Beckenbodenmuskulatur hat einen direkten Einfluss auf die sexuelle Reaktions-, Erlebnis- und Orgasmusfähigkeit.

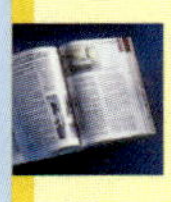

Lerntipp

Informieren Sie sich über den Beckenboden, den Haltemechanismus des Uterus und den Einfluss auf die umgebenden Organe. Mit den Kenntnissen der physiologischen Funktionen können Sie besser verstehen, welche Auswirkungen Veränderungen des Beckenbodens für die betroffene Frau haben.

Arten

Der Descensus genitalis kann unterschiedlich stark ausgeprägt sein (**Tab. 39.6**):

Ursachen

Erschlaffung des parametranen Halteapparates und/oder der Beckenbodenmuskulatur durch: Beckenboden belastende Positionen bei Geburten, lang andauernde Geburten, schnell aufeinander folgende Schwangerschaften und Geburten, mangelhafte Rückbildungsgymnastik.

Gleichzeitig wird durch die Erschlaffung des Beckenbodens eine Lageveränderung der Blase hervorgerufen. Dies führt zu einer Abflachung des vesikourethralen Winkels. Der Widerstand des Blasenverschlussmechanismus wird herabgesetzt, so dass der Blasenverschluss nur noch mangelhaft erfolgt.

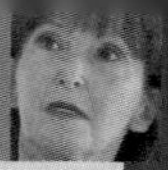

Tabelle 39.6 Arten eines Descensus genitalis

Art	*Lageveränderung*
Descensus uteri	Tiefertreten des Uterus (Grad I – III)
Descensus vaginae	Senkung der Scheidenwände
Descensus uteri und vaginae	Tiefertreten des Uterus und Senkung der Scheidenwände
Partieller Prolaps/ Subtotalprolaps	teilweiser Vorfall, ein Teil des Uterus bzw. der Vagina ist durch den Scheideneingang getreten
Totalprolaps	kompletter Vorfall, Vagina und Uterus sind vor dem Scheideneingang sichtbar
Zystozele	Senkung des Blasenbodens; häufig bei Senkung der vorderen Scheidenwand
Urethrozele	Senkung der Harnröhre
Rektozele	Senkung des Rektums; häufig bei Senkung der hinteren Scheidenwand; Rektozele und Zystozele kommen häufig kombiniert vor
Enterozele (Douglas-Zele)	hernienähnliche Ausstülpung des Douglas-Raumes

Eine konstitutionell bedingte Bindegewebsschwäche und ein Östrogenmangel in der Menopause können zu weiterer Erschlaffung des Band- und Muskelgewebes führen und die Kontraktionsfähigkeit der Harnröhre vermindern.

Bei Erhöhung des intraabdominalen Drucks werden die Organe auf den Beckenboden gedrückt und können einen Deszensus verstärken: Übergewicht, starke körperliche Belastung, chronischer Husten, chronische Obstipation.

Psychische Einflüsse durch große Veränderungen der Lebensumstände können verstärkend wirken.

Symptome

Es gibt drei Grade von Stressinkontinenz (S. 423 f). Erhöht sich der abdominale Druck, übersteigt der Blaseninnendruck den Harnröhrenverschlussdruck. Normalerweise wird diese Druckerhöhung durch eine reflektorische Verstärkung der Verschlussmechanismen kompensiert (Druckübertragung auf die Urethra, angespannte Beckenboden- und Sphinktermuskulatur). Ist diese mangelhaft, kommt es zum tropfenförmigen Harnverlust. Es besteht dabei kein Harndrang, und die Miktionsfrequenz ist nicht erhöht. Des Weiteren kommt es zu einem Druckgefühl „nach unten" bzw. das Gefühl, dass etwas aus der Scheide herausfallen würde. Tiefe, flächenhafte Kreuzschmerzen durch Zug an den sakrouterinen Bandverbindungen können ebenfalls ein Zeichen für einen Descensus genitalis sein.

Komplikationen

Bei Zystozele: Bei rezidivierenden Zystitiden können sich auch eine Urge-Inkontinenz mit Dysurie und Pollakisurie sowie Überlaufinkontinenz mit Restharn entwickeln, *bei Rektozele:* Obstipation, da sich der Stuhl in der Rektozele verfängt. Es kommt zu einem vermehrten Fluor vaginalis, da das normale Scheidenmilieu gestört wird. Beim Prolaps der Portio entsteht blutiger Fluor infolge von Druckulzera an der frei liegenden Portiooberfläche. Kreislaufstörungen und Leistungseinschränkung als Folge einer zugbedingten peritonealen Reizung sowie soziale Isolation können weitere Komplikationen sein.

Diagnostik

Gynäkologische Untersuchung mit Ultraschall (Perinealsonografie), endoskopische Untersuchungen (Urethrozystoskopie), urodynamische Untersuchungen (Urethrozystometrie, Urethrastressprofil, u. a.), Röntgen (laterales Zystogramm).

Therapie

Konservative Therapie. Physikalische Therapie (Beckenboden- und Sphinktertraining), Therapie mit Vaginalkonen, Pessartherapie.

Operative Therapie. Die operative Therapie wird dann notwendig, wenn die Beschwerden gravierend sind und konservativ nicht mehr behandelt werden können. Vielfältige Operationsmethoden stehen je nach Diagnosebefund zur Verfügung:

- abdominelle Kolpussuspension (z. B. OP nach Burch, Zügelplastiken),
- vaginale Hysterektomie mit vorderer Scheidenplastik (Kolporrhaphie anterior) und/oder hinterer Scheidenplastik (Kolporrhaphie posterior) u. a.

39.3.1 Bedeutung für die Frau

Durch die schleichende Entwicklung geprägt, bleibt das Nachlassen der Beckenbodenstabilität lange Zeit unbemerkt, bis erste Zeichen von unwillkürlichem Urinverlust auftreten. Die betroffenen Frauen versuchen erst einmal, mit dem unfreiwilligen Harnabgang selbst zurechtzukommen. Zum einen, weil viele denken, dass Senkungsbeschwerden und eine damit verbundene Inkontinenz zum Frau sein und besonders zum älter werden einer Frau dazugehört und sie einfach damit leben müssten. Zum anderen, weil Frauen diese Situation als entwürdigend erleben und aus Scham schweigen. Diese Faktoren und die nach wie vor bestehende gesellschaftliche Tabuisierung der Inkontinenz führen dazu, dass viele betroffene Frauen zum Verleugnen ihrer Erkrankung neigen.

Eine Therapie setzt häufig erst ein, wenn der Leidensdruck so groß ist, dass der Weg zum Arzt nicht mehr zu vermeiden ist. Bis dahin ist häufig viel Zeit verflossen, die unter Umständen schon gravierende physische, psychische und soziale Folgen nach sich gezogen hat. Die Angst, in der Öffentlichkeit einzunässen oder nach Urin zu riechen, kann dazu führen, dass die Frauen sich immer weiter aus dem gesellschaftlichen Leben zurückziehen. Die Isolation kann noch verstärkt werden, wenn Frauen aus Angst vor Urinverlust, Geruchsbelästigung und Schmerzen sich auch von ihrem Partner und ihrer Familie zurückziehen.

39.3.2 Pflege- und Behandlungsplan

Pflegende sind nicht nur in allen Bereichen der Gesundheits- und Krankenpflege, sondern auch im Familien-, Freundes- und Bekanntenkreis mit dem Thema Deszensus/Inkontinenz konfrontiert. Jede Frau (auch die Pflegende) kann früher oder später von einer Inkontinenz betroffen sein. Nur wenige Pflegende werden direkt von betroffenen Frauen auf ihr Problem angesprochen. Sehr häufig allerdings erfahren sie durch Andeutungen oder durch Zufall von einer Inkontinenzproblematik, weil mal was „in die Hose oder ins Bett" gegangen ist.

Pflegende können Frauen dabei unterstützen, das Problem Harninkontinenz zu enttabuisieren, und helfen, den Folgen einer sozialen Isolation vorzubeugen, indem sie: zum Thema Inkontinenz Problembewusstsein schaffen, Frauen über prophylaktisches Verhalten informieren, Frauen bei der Durchführung von pflegerischen und therapeutischen Maßnahmen unterstützen.

Problembewusstsein schaffen

Vor sich selbst und anderen zuzugeben, dass die Kontrolle über die Ausscheidungen verloren gegangen ist, ist ein sehr persönliches und intimes Bekenntnis. Aus Peinlichkeit versuchen die betroffenen Frauen häufig, die Situation herunterzuspielen: „Das ist bei uns Frauen halt so." Nehmen Sie die Frau ernst und signalisieren Sie ihr Verständnis für die Peinlichkeit der Situation. Versuchen Sie, sensibel und einfühlsam ein Gespräch über das Thema Inkontinenz einzuleiten und der Frau die Problematik und Möglichkeiten der Therapie bekannt zu machen.

Bereits beim ersten Rundgang über die Station und beim Zeigen des Untersuchungsraums beginnen Sie, eine Vertrauensbasis zu bilden, die für die Patientin oft entscheidend ist, ob sie sich auf Gespräche einlassen will

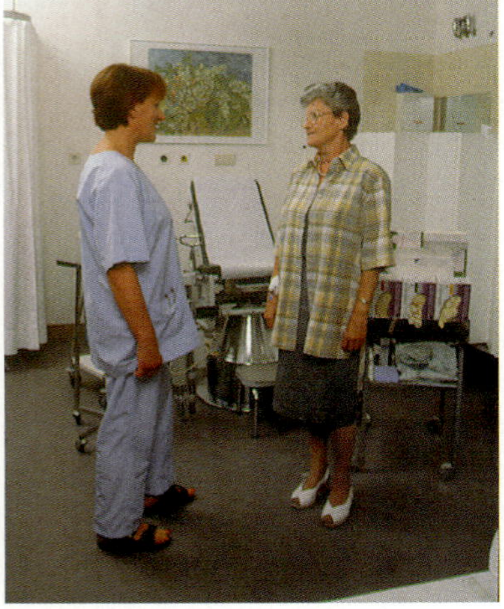

Ermuntern Sie die Frau, sich in ärztliche und physiotherapeutische Behandlung zu begeben. Nur durch eine gründliche Diagnose kann eine auf die individuelle Situation abgestimmte Therapie vorgeschlagen und eingeleitet werden. Führen Sie diese Gespräche immer „unter vier Augen". Geben Sie ihr Hinweise, wo sie sich Hilfe holen kann, z.B. bei der Gesellschaft für Inkontinenzhilfe e.V.

Information über vorbeugende Maßnahmen

Über viele Jahre und Jahrzehnte angeeignete Gewohnheiten, Fehlhaltungen und Rituale und dadurch ausgelöste Dauerbelastungen begünstigen eine Schwächung des Beckenbodens. Wie können Frauen schädigende Einflüsse auf den Beckenboden vermeiden oder mindern?

■ Beim Stehen und Bewegen

Beraten Sie Frauen zum „richtigen Stehen": Auf beiden Füßen stehen, in leichter Schrittstellung, Rücken gerade; damit wird automatisch eine Spannung im Beckenboden, unteren Rücken und in der Bauchmuskulatur erreicht. Geben Sie Hinweise zum „dynamischen Gehen": Gute Schuhe tragen, die sicheren Halt geben. Das „Schlurfen" in Schlappen schwächt den Beckenboden, weil er keine wichtigen Spannungsimpulse aus den Füßen bekommt. Günstig: Beim Gehen bewusst von den Fersen zum Ballen abrollen. Hilfreich ist die Vorstellung, man hätte „Prägemünzen" unter den Großzehenballen, die mit jedem Schritt Abdrücke im Boden hinterlassen.

Erläutern Sie, was beim Treppensteigen beachtet werden kann: Von der unteren Stufe abdrücken und nur den vorderen Fuß aufsetzen. Negativ wirkt sich aus, wenn das Aufsetzen des Fußes auf die nächste Stufe betont wird. Dabei neigt sich der Körper nach vorn, der Beckenboden ist nicht gespannt und die Organe drücken nach unten.

Falsches Sitzen, Heben und Tragen belastet durch das Gewicht der Bauchorgane und unkontrollierten Druck der Bauchmuskeln den Beckenboden. Zeigen und erklären Sie der Frau Beachtungspunkte zum aufrechten Sitzen sowie Hebe- und Tragetechniken. Schlagen Sie vor, Entspannungs- und Sportübungen auszuwählen, die den Beckenboden in vielen Übungsanteilen integriert haben bzw. dazu beitragen, ein besseres Körpergefühl zu entwickeln, z.B. Bauchtanz, Yoga, Thai Chi, Schwimmen, Walking.

■ Vor, während und nach Geburten

Geben Sie Schwangeren Hinweise zur Körperhaltung: Während der Schwangerschaft den Bauch nicht zu sehr nach vorn ins Hohlkreuz schieben. Die Folge sind entspannte Bauchmuskeln, die das Gewicht des Kindes nicht tragen; das Gewicht drückt nach unten auf den Beckenboden.

Unterstützen Sie die Schwangere bei ihren Überlegungen zur Gebärposition: Die Entbindung soll in einer für die Frau entspannenden und gut kontrollierbaren Position stattfinden. Durch eine halbliegende Rückenposition, wie sie heute noch immer sehr häufig stattfindet, befindet sich die Frau in einer sehr passiven Haltung, die wenig Bewegungsspielraum zulässt. Stellt sie noch zusätzlich die Beine auf, ist es ihr nicht möglich, den Beckenboden zu entspannen. Starkes und langes Pressen gegen eine verspannte Beckenbodenmuskulatur schädigt die Nervenversorgung des Beckenbodens und führt zu einer Minderaktivierung. Informieren Sie sich über Beckenboden schonende Gebärpositionen in Teil III.

Zeigen Sie ihr Übungen für die Zeit des Wochenbettes: Nach der Geburt (die ersten 8 – 10 Tage) muss ein kräftiges Anspannen des Beckenbodens vermieden werden, da durch die Geburt Einrisse entstanden sind, die in Ruhe heilen müssen. In dieser Zeit sollte der Beckenboden zart reflektorisch über die Atmung, eine aufrechte Haltung, eine leichte Fußmassage mit einem Igelball oder einem Holzroller angeregt werden.

Die Rückbildung der Gebärmutter (und das Abfließen des Wochenflusses) kann schon am 2./3. Tag nach der Geburt durch eine „Kissenlagerung" unterstützt werden. Formen Sie aus einem Kopfkissen eine dicke Rolle und bitten Sie die Wöchnerin, sich so darüber zu legen, dass der Bereich zwischen Schambein und Nabel auf dem Rollenberg liegt. In den ersten sechs Wochen mehrmals täglich 10 Min. so verbleiben.

Beim Ausscheiden

Über viele Jahrzehnte angeeignete Ausscheidungsrituale, die Beckenboden belastend sind, sind nur schwer zu ändern.

> **Merke**
> Die Unterbrechung des Urinstrahls durch Zusammenkneifen während des Urinlassens ist eine veraltete Lehrmeinung, die sich noch immer hartnäckig hält. Die „paradoxe Forderung", den Urinstrahl zu stoppen, während das vegetative Nervensystem mit dem komplizierten Miktionsvorgang auf Ausscheiden eingestellt ist, führt zur vegetativen und muskulären Irritation. Des Weiteren ist Kneifen eine erstarrte Bewegung mit ungünstigen Folgen für die Durchblutung (nach Tanzberger 1996).

Geben Sie der Frau Informationen zum entspannten Urinlassen: Beim Urinlassen sich Zeit nehmen, keine Bauchpresse anwenden, den Urinstrahl nicht unterbrechen, Trinkmenge von mindestens 2 Litern pro Tag einhalten. Ist die Miktion beendet, sollte eine bewusste Beckenbodenkontraktion nach innen (kranial) durchgeführt werden.

> Eva Groß Krankenschwester
> **Praxistipp**
> Scheuen Sie sich nicht, auch den Vorgang der Stuhlentleerung anzusprechen: Schweres, langes Pressen mit angehaltenem Atem und vorbegeugter Körperhaltung dehnt und senkt den Beckenboden. Besser: Bei zurückgeneigtem Oberkörper kann der Atem freier fließen, ein leichter Schub der Bauchmuskeln kann gezielt auf den Enddarm wirken, der sich so viel leichter entleert.

Unterstützung bei konservativen Therapiemaßnahmen

Beckenboden- und Sphinktertraining

Die wichtigste und effektivste aller Maßnahmen neben der bewussten Schonung des Beckenbodens im Alltag ist das Beckenboden- und Sphinktertraining.

In Kursen bei einer Physiotherapeutin kann die Frau erlernen, ihren Beckenboden zu spüren. Durch differenzierte Übungen wird das Vertrauen zum eigenen Körper gefördert. Viele Frauen lernen dabei ihren Körper neu und lustvoll kennen. Geschult wird außerdem die korrekte (aufrechte) Körperhaltung sowie das Beherrschen von körperlich belastenden Alltagssituationen.

> Eva Groß Krankenschwester
> **Praxistipp**
> Einige Frauen sind unsicher, welche Übungen sie in welcher Reihenfolge zu Hause durchführen sollen. Geben Sie der Frau Hinweise, wie sie sich Übungssequenzen zusammenstellen kann. Hilfreich zum Erarbeiten eines eigenen Übungsprogramms sind Merkblätter der Physiotherapeutin und Notizen aus den Gruppenstunden.

Die Frau sollte für sich klären, welchen individuellen Schwerpunkt sie legen möchte. Zu Beginn des Trainings stehen Entspannungs- und Wahrnehmungsübungen im Vordergrund, später Tonus regulierende und kräftigende Übungen. Begonnen wird mit leichten Übungen, die sich stetig steigern, die Frau aber nicht überfordern. Die Bewegungen sind langsam auszuführen, dabei sind immer wieder Ruhepausen einzulegen. Wichtig ist, dass die Frau sich wohl fühlt. Für die Übungen sollte sie sich jeden Tag eine halbe Stunde Zeit nehmen und einmal wöchentlich an Gruppenstunden teilnehmen.

Beispielhaft soll hier die „Löwenschwanz-Übung" zur Beckenboden- und Bauchmuskelkräftigung vorgestellt werden: Beide Hände drücken gegen die Wand, die Ellenbogen sind leicht gebeugt. Die Füße sind gespreizt, ca. ein Meter von der Wand, die Knie leicht gebeugt. Die Fußballen drücken gegen den Boden, die Fersen sind hoch angehoben. Einen

Die Schwangere kann einer Beckenbodenbelastung vorbeugen, wenn sie immer wieder bewusst das Becken nach vorne kippt

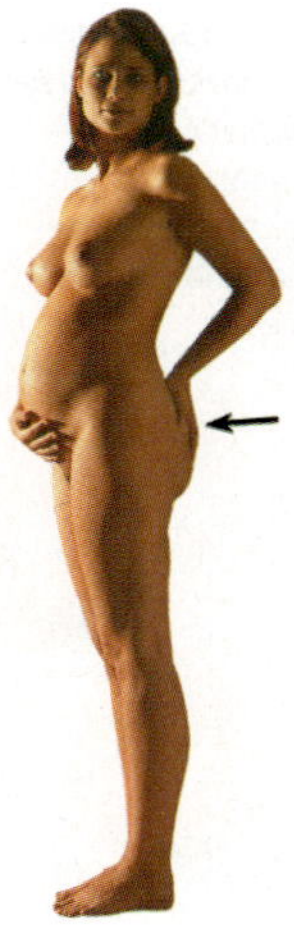

gedachten „Löwenschwanz“ hinten hochsteigen lassen. Dann den „Löwenschwanz“ durch die Beine nach vorne ziehen. Dabei werden nur das Becken und die Lendenwirbelsäule vor und zurück bewegt.

Sich ein Leben lang der Inkontinenz zu stellen und die prophylaktischen und therapeutischen Maßnahmen durchzuhalten, wird von den betroffenen Frauen als große Belastung erlebt. Häufig tritt die Situation auf, dass nach anfänglichen Aktivitäten die Motivation nachlässt, konsequent etwas gegen die Inkontinenz zu unternehmen. Die Frau sieht keinen Therapieerfolg und beginnt vielleicht, die Übungen zu vernachlässigen.

Unterstützen Sie die betroffene Frau dabei, sich bewusst zu machen, was sie erreichen kann. Führen Sie mit ihr behutsame Gespräche über ihre eigenen Zielvorstellungen. Verdeutlichen Sie ihr, dass sie bei der Therapie ihrer Beckenbodenproblematik den wichtigsten Teil selbst übernehmen muss.

siehe Pflegeangebot Unterstützung bei Urininkontinenz, S. 446 ff

Informieren Sie die betroffene Frau über eine geeignete Inkontinenzversorgung, die ihr Sicherheit für die Teilnahme am gesellschaftlichen Leben gibt. Informieren Sie sie über den Stellenwert einer intakten und gepflegten Haut sowie über die für ihren Hauttyp notwendige Pflege.

Merke
Ein Therapieerfolg stellt sich häufig erst langsam ein, und eine Besserung ist oft erst nach einigen Wochen oder Monaten spürbar.

Vaginalkonen

Konen sind kleine Kegel aus Plastik, die zwischen 20 und 70 Gramm wiegen. Sie sind etwa so dick wie ein Super-Tampon, nur etwas länger. Nach dem Einführen in die Scheide muss die Frau den Beckenboden anspannen, um zu verhindern, dass die Konen – durch ihr Gewicht gezogen – aus der Scheide herausrutschen. Die Frau soll die Konen zweimal täglich 10 – 15 Min. lang in der Scheide tragen. Sie beginnt mit der leichtesten Kone und steigert das Gewicht entsprechend ihrer Beckenbodenkraft. Der Einsatz von Konen zum Beckenbodentraining wird kontrovers diskutiert. Zum einen wird häufig die individuelle Situation der Frau nicht berücksichtigt (weite Scheide, vermehrter Vaginalschleim); zum anderen muss zum Halten der Konen „zugekniffen“ werden, wobei dann häufig die falschen Muskelgruppen eingesetzt werden (nach Kitchenham-Pec u. Bopp 1997).

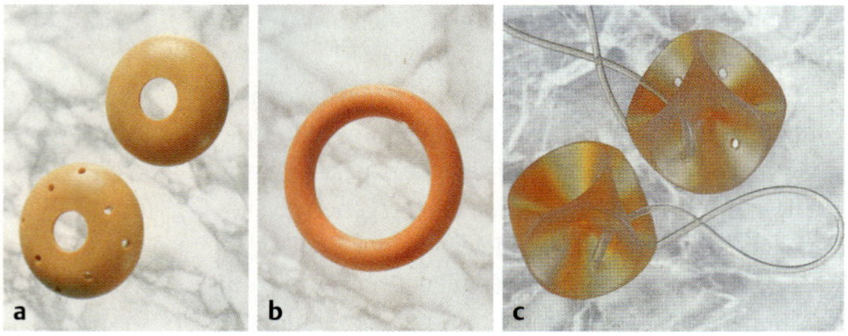

Abb. 39.4 Scheidenpessare in verschiedenen Formen: **a** Schalenpessar, **b** Ringpessar und **c** Würfelpessar

Ist eine Therapie mit Vaginalkonen geplant, regen Sie die Frau zu einem begleitenden Beckenbodentraining bei einer Physiotherapeutin und zu Übungen zu Hause an. Viele Frauen können sich eine Therapie mit Konen nicht vorstellen. Sie können der Frau vorschlagen, sich in einem Erotik-Shop so genannte „Geisha-Kugeln“ zum Ausprobieren zu kaufen.

Scheidenpessar

Der Einsatz von Scheidenpessaren wird dann notwendig, wenn eine andere Therapieform bei einer ausgeprägten Senkung nicht möglich ist, weil die Patientin z.B. nicht operiert werden kann oder will. Pessare (**Abb. 39.4 a – c**) sind Schalen, Ringe oder Würfel, die von der Frau selbst, von der Pflegenden oder vom Gynäkologen in die Scheide eingelegt werden. Sie ruhen quer auf dem Beckenboden und sollen bei einer bestehenden Gebärmuttersenkung ein weiteres Vorfallen der weichen Scheidenwände oder der Gebärmutter in den Scheideneingang verhindern bzw. die Blase anheben. Jedes Pessar muss der Größe der Scheide angepasst werden. Wenn sie zu klein sind, verrutschen sie oder gleiten heraus; sind sie auch nur ein wenig zu groß, bereiten sie unangenehme Druckbeschwerden. Auch der Einsatz von Scheidenpessaren muss kritisch betrachtet werden. Wenn ein Pessar in der Scheide platziert ist, versucht die Frau, den Beckenboden so locker wie möglich zu lassen, denn sobald sie den Beckenboden anspannt, verspürt sie ein unangenehmes Druckgefühl. Der erwünschte Effekt der Straffung bleibt aus, es ist sogar eine weitere Schwächung des Beckenbodens möglich (nach Kitchenham-Pec u. Bopp 1997).

Praxistipp
Eva Groß, Krankenschwester
Um ein Pessar leichter und schmerzfreier in die Scheide zu schieben, können Sie es vor dem Einlegen mit einer östrogenhaltigen Creme einstreichen (Arztanordnung).

Achten Sie auf die Menge der Urinausscheidung. Liegt das Pessar nicht richtig, kann es unter Umständen durch Abknickung oder Kompression der Harnröhre zum Harnstau kommen.

Applikation von Vaginaltherapeutika

Erkrankungen, die sich vorwiegend auf die Vagina und/oder Vulva beschränken, können lokal mit Vaginalzäpfchen, -ovula- oder -salben behandelt werden. Besonders häufig sind Frauen mit einem Deszensus/einer Inkontinenz betroffen. Aus diesem Grund soll hier die Applikation von Vaginaltherapeutika beschrieben werden. Die Vaginaltherapeutika schmelzen durch die Körperwärme bzw. werden vom Vaginalsekret aufgelöst. Am häufigsten werden Antimykotika gegen Pilzinfektionen, Hormone bei Östrogenmangel, lokale Antiseptika zur Scheidendesinfektion vor Operationen, Laktobazillen bei Störungen der Vaginalflora verabreicht.

Durchführung

Ermitteln Sie im Gespräch, ob die Patientin mit der Wirkungsweise und der Applikationsart des Medikaments vertraut ist. Sollte der Patientin das Vorgehen nicht bekannt sein, informieren Sie sie über den Umgang mit dem Vaginaltherapeutikum.

Gründliche Händehygiene vor und nach der Applikation, um eventuelle Erreger nicht in die Scheide einzubringen bzw. in die Umgebung zu verschleppen. Das Zäpfchen bzw. die Salbe mit dem Einmalapplikator vorsichtig weit in den hinteren Scheidenbereich schieben. Nach der Verabreichung mindestens eine Stunde liegen, damit das Medikament nicht aus der Vagina abfließt, bevor es seine Wirkung entfaltet hat. Der beste Zeitpunkt ist kurz vor dem Schlafengehen. Einige Vaginaltherapeutika können die Unterwäsche nachhaltig verfärben. Bei der Empfehlung, Slipeinlagen zu benutzen, sollten Sie die Patientin auf atmungsaktive Baumwollslipeinlagen hinweisen, die keinen Feuchtigkeits- und Wärmestau verursachen.

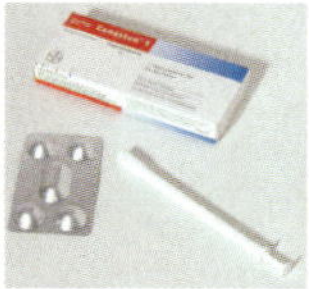

Merke

Verabreichen Sie als Pflegende Vaginaltherapeutika, geschieht dies mit Handschuhen und einem zusätzlichen Fingerling.

39.4 Pflege von Frauen mit Brustkrebs

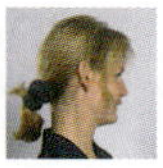

Liebe Susanne!

Lange habe ich mich nicht mehr bei Dir gemeldet, aber mein Leben hat in den letzten Wochen so eine grundlegende Veränderung erfahren, wie ich es nicht für möglich gehalten hatte. Ich habe Brustkrebs. Vor 4 Wochen habe ich beim Duschen einen Knoten in meiner Brust getastet. Ich bin dann gleich zu meiner Ärztin gegangen, die mich beruhigte und meinte, dass man erst nach einigen Untersuchungen sagen kann, was es genau ist. Zum Glück habe ich schnell einen Termin für den Ultraschall und eine Mammographie bekommen. Irgendwie ahnte ich schon, seit ich den Knoten getastet habe, dass ich Krebs habe. Aber ich habe auch so gehofft, dass alles in Ordnung ist. Als meine Ärztin mir die Untersuchungsergebnisse mitteilte, hatte ich das Gefühl, mir wird der Boden unter den Füßen weggezogen und ich falle und falle – wie in einem Alptraum. Ich kann Dir gar nicht mehr sagen, wie ich nach Hause gekommen bin, und auch die letzten Wochen sind wie im Nebel an mir vorbeigezogen. Vor zwei Wochen bin ich operiert worden und das erste, was ich noch in meiner Benommenheit nach der Narkose tat, war, dass ich nach meiner Brust tastete. Durch den Verband konnte ich es gar nicht so richtig fühlen, aber ich spürte doch, dass sie nicht mehr da war. Diese Gewissheit, dass mein Körper jetzt so verändert ist, war furchtbar und ich habe immer wieder nur noch weinen können. Robert und die Kinder sind natürlich auch ganz fertig und kommen mich jeden Tag besuchen. Sie sind mir eine große Stütze und ich wüsste gar nicht, was ich ohne sie anfangen sollte. Hier in der Klinik fühle ich mich durch die Ärzte und Schwestern ganz gut versorgt und mit meiner Bettnachbarin verstehe ich mich auch sehr gut. Zu einer Schwester habe ich besonders gut Kontakt bekommen, da sie mich schon bei der Aufnahme so freundlich aufgenommen hat, dass ich durch diese Offenheit doch einiges von meiner Anspannung verlor. Sie hat mich auch gefragt, ob ich mit einer betroffenen Frau von der Selbsthilfegruppe sprechen möchte. Ich bin froh, dass ich zugesagt habe. Die Frau hat mir viel Mut zugesprochen, vor allem jetzt, nachdem mir die Ärzte gesagt haben, dass eine Bestrahlung, Hormon- und Chemotherapie nötig ist. Ich habe große Angst vor all dem was noch auf mich zukommt.

Deine Margit

Medizinischer Überblick Brustkrebs

Definition

Mit Brustkrebs/Mammakarzinom wird ein maligner Tumor der weiblichen Brust bezeichnet. Man unterscheidet zwischen den Karzinomen, die von den Zellen der Milchgänge (ca. 80%, duktale Karzinome) ausgehen, und denen, die sich aus Zellen der Drüsenläppchen (ca. 10%, lobuläre Karzinome) entwickeln sowie einigen Sonderformen (ca. 10%, inflammatorisches Karzinom, Morbus Paget u. a.).

Lokalisation

Am häufigsten entwickelt sich ein Karzinom im oberen äußeren Quadranten der weiblichen Brust (**Abb. 39.5**). Das Mammakarzinom wächst manchmal

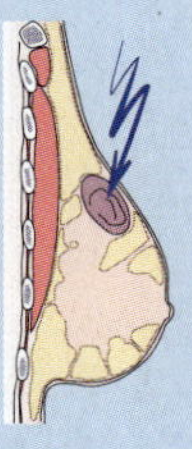

multizentrisch, d.h. das Karzinom ist in mehreren Quadranten zu finden.

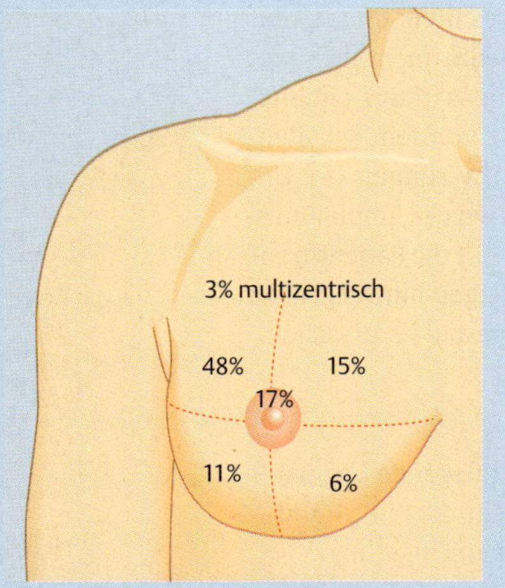

Abb. 39.5 Lokalisation eines Karzinoms

Metastasierung

Besonders gefährlich sind invasive Karzinome durch die Streuung in andere Organe (Lymphknoten, Knochen, Pleura, Lunge, Leber, Gehirn). Die Ausbreitung des Mammakarzinoms erfolgt lokal, lymphogen und hämatogen. Zum Zeitpunkt der Diagnose des Primärtumors wird bei über der Hälfte der Frauen bereits eine Lymphknotenmetastasierung (**Abb. 39.6**) festgestellt.

Häufigkeit

In den westlichen Industrienationen ist das Mammakarzinom mit 32% der häufigste bösartige Tumor der Frau. Man geht davon aus, dass in diesen Ländern jede 10. Frau im Laufe ihres Lebens an Brustkrebs erkranken wird; in den USA spricht man sogar von jeder 8. Frau. Nach dem 30. Lebensjahr steigt das Erkrankungsrisiko kontinuierlich an, erreicht zwischen dem 50. und 60. Lebensjahr ein Plateau und steigt danach erneut an (Balzer 1999). Bei 2 – 3% der Frauen wird ein Mammakarzinom während der Schwangerschaft diagnostiziert.

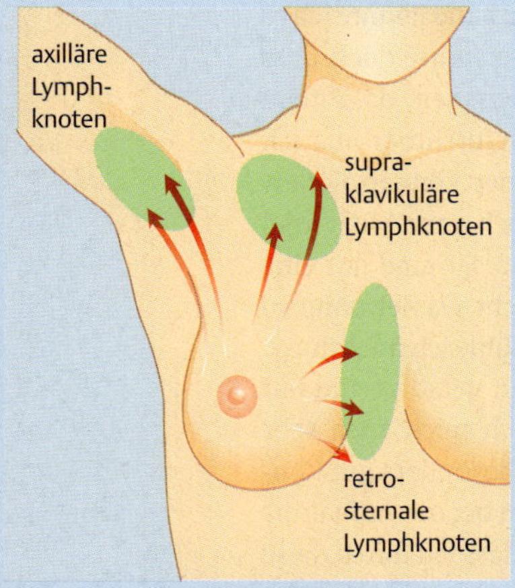

Abb. 39.6 Lymphknotenmetastasierung

Risikofaktoren

Als Risikofaktoren für die Entstehung eines Mammakarzinoms kommen in Betracht: Alter, Parität, frühe Menarche, späte Menopause, Adipositas nach der Menopause, benigne Mammaerkrankungen in der Anamnese, Strahlenexposition in der Jugend (dosisabhängig) und familiäres Risiko.

Symptome

Brustkrebs verursacht im frühen Stadium keine Beschwerden oder Schmerzen und bleibt daher oft lange Zeit unentdeckt. Beachtet werden müssen immer neu aufgetretene Veränderungen, die nicht mehr abklingen.

Leitsymptom. Der einseitig tastbare, derbe, meist nicht druckempfindliche Knoten in der Brust oder Achselhöhle ist das Leitsymptom des Brustkrebs. Der Knoten ist manchmal mit der Haut verwachsen und nicht verschieblich. Die meisten Knoten (80%) werden von den Frauen selbst entdeckt, wenn sie etwa 1 – 2 cm groß sind.

Hautveränderungen der Brüste. Einziehungen beim Spannen der Haut, Haut über der Verhärtung lässt sich nicht verschieben, Grobporigkeit der Haut („Orangenhaut"), Rötung, Schwellung oder Ulzera.

Neue Größenveränderungen und Seitendifferenz der Brüste. Unterschiedliches Verhalten der Brüste beim Heben der Arme.

Mamillenveränderungen. Sekretabsonderung aus der Mamille, Verziehung, Richtungsänderung oder Retraktion (Einziehung der Mamille), Spannungen, Schmerzen, Jucken der Mamille, Schuppungen oder Ulzera.

> **···› Lerntipp**
> Vertiefen Sie Ihre Beobachtungen im Hinblick auf die Symptome des Mammakarzinoms anhand von Fotos in Ihren medizinischen Fachbüchern, um Veränderungen frühzeitig zu erkennen und Frauen darauf aufmerksam zu machen.

Diagnostik

Tastuntersuchung (s. Gynäkologische Untersuchung, S. 1133), Mammografie und Ultraschalluntersuchung sind die drei Grundpfeiler der Diagnostik des Mammakarzinoms.

Mammografie

Die Mammografie ist das Röntgenverfahren der Brust im Rahmen der Früherkennung und zur Abklärung brustkrebsverdächtiger Veränderungen. Der günstigste Zeitpunkt ist kurz nach der Menstruation; die Brust ist nicht mehr gespannt und schmerzhaft, das Drüsengewebe weniger dicht.

Ultraschall

Tastbare Veränderungen der Brust können genauer beurteilt sowie Zysten und Fibroadenome vom Karzinom abgegrenzt werden.

Biopsie

Sie wird bei allen unsicheren, suspekten Befunden und jedem tastbaren Tumor, der nach der Menstruation nicht verschwindet sowie verdächtigen Befunden der Mammografie und des Ultraschalls durchgeführt (nach Martius 1996).

Skelettszintigramm, Röntgenaufnahmen des Thorax, Ultraschalluntersuchungen, Computertomographie u. a.

Zum Ausschluss von Fernmetastasen werden die Organe untersucht, in denen häufig Metastasen eines Mammakarzinoms zu finden sind.

Therapie

Stützpfeiler der Therapie ist die operative Entfernung des Tumors. Je nach Tumorgröße und Ausbreitungsgrad wird die operative Behandlung durch eine Strahlentherapie sowie eine systemische Therapie ergänzt.

Brusterhaltende Operationen

Über die Hälfte der Patientinnen mit einem invasiven Mammakarzinom werden heute brusterhaltend operiert. Die häufigsten Operationsverfahren sind hierbei die Tumorektomie und Quadrantenresektion. Der Tumor wird mit ausreichendem Sicherheitsabstand im gesunden Gewebe entfernt. Je nach gewähltem Operationsverfahren kann die Brust eine starke Formänderung erfahren. Nach heutigem Therapiestandard werden ca. 10 – 15 Achsellymphknoten zur Bestimmung des Ausbreitungsgrades von Metastasen und zur Verringerung der Gefahr eines Rezidivs über einen separaten Schnitt entnommen. Treten Lokalrezidive auf, wird in Abhängigkeit vom zeitlichen Intervall eine Mastektomie durchgeführt.

Mastektomie (Ablatio mammae)

Ist der Tumordurchmesser im Vergleich zur Gesamtgröße der Brust zu groß, der Tumor mit der Haut oder dem Brustmuskel verwachsen oder ist das Wachstum multizentrisch, wird der Frau empfohlen, eine Brustentfernung vornehmen zu lassen. Das häufigste Operationsverfahren ist heute die modifizierte radikale Mastektomie. Dabei wird die gesamte Brust durch eine spindelförmige Umschneidung entfernt. Die axillären Lymphknoten werden über die Mastektomiewunde entnommen. Dies führt zu einer großen inneren Wundfläche, die äußerlich nicht sichtbar ist. Wünscht die Frau eine Brustrekonstruktion, kann in der gleichen Operation ein Brustaufbau durchgeführt werden.

Strahlentherapie

Eine Bestrahlung der Brust wird in der Regel bei brusterhaltenden Operationen vorgenommen, um das Risiko eines Lokalrezidivs zu vermindern. Weiterhin wird bei lokal fortgeschrittenen, infiltrierenden und nicht sicher radikal operierten Tumoren bestrahlt. Die Strahlentherapie wird nach Abheilung der Operationswunde begonnen.

Chemotherapie

Ein Schwerpunkt der systemischen Behandlung ist die Chemotherapie. Hier besteht das Ziel, eventuell im Körper befindliche Tumorzellen oder bereits gesicherte Metastasen zu erreichen. Diese Therapieform findet besonders bei Frauen in der Prämenopause Anwendung, wobei folgende Chemotherapeutika in einer 2er- oder 3er-Kombination verabreicht werden: Cyclophosphamid, Methotrexat und 5-Flourouracil (CMF-Schema); weiterhin Epirubicin und Taxol oder die so genannte Hochdosis-Chemotherapie.

Endokrine Therapie (Hormontherapie)

Die zweite Säule der systemischen Behandlung ist die Hormontherapie. Befindet sich die Frau beim Auftreten des Tumors in der Postmenopause und weist ihr Karzinom Östrogenrezeptoren auf, wird über mindestens zwei Jahre eine Hormontherapie durchgeführt. Die so genannte additive Therapie mit dem Antiöstrogen Tamoxifen ist dabei das häufigste Behandlungsverfahren. Das Medikament blockiert die Östrogenrezeptoren und greift in den Stoffwechsel der Tumorzellen/Metastasen ein.

Prognose

Das Wachstums- und Metastasierungsverhalten des Tumors, der Hormonrezeptorbefund und das Alter der Frau bestimmen im Wesentlichen die Prognose im Hinblick auf Heilung oder die Entwicklung eines Rezidivs mit Progredienz der Erkrankung bis zum Tod.

Etwa 80% aller Rezidive bzw. Metastasen treten innerhalb der ersten drei Jahre nach der Primärbehandlung auf. Die ersten fünf Jahre nach Therapiebeginn überleben ca. 75% der Frauen; die 10-Jahres-Überlebensrate liegt bei etwa 51% (Martius 1996).

39.4.1 Bedeutung der Brust für die Frau

Die Brust der Frau wird als *das* Symbol für Weiblichkeit gesehen. Das Wachsen der Brüste macht jeder Frau und ihrer Umwelt ihr Frau werden, Frau sein und ihre Weiblichkeit äußerlich sichtbar. Die Frau selbst erlebt ihre Lebensphasen bewusst durch die Veränderungen der Brüste unter dem hormonellen Zyklus, während einer Schwangerschaft oder im Alter. Viele Frauen entdecken auch, dass sie als erogene Zone eine Quelle sexuellen Erlebens sind und Erfüllung schenken können. Neben dem Symbol für Weiblichkeit ist die Brust auch ein Symbol für Mütterlichkeit und nach der Geburt im Zentrum der Mutter-Kind-Beziehung. Das Kind erhält durch sie nicht nur die notwendige Nahrung, sondern sie ist auch das erste Objekt für Zärtlichkeit, Körperempfindung und Lust.

Die Brüste sind aber gerade in unserer Gesellschaft auch zum hochstilisierten Symbol für Schönheit und erotische Attraktivität und damit zum verkaufsfördernden Werbeträger geworden. So gibt es für die weibliche Brust, wie für kein anderes Organ,

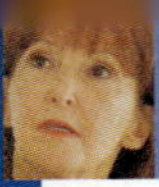

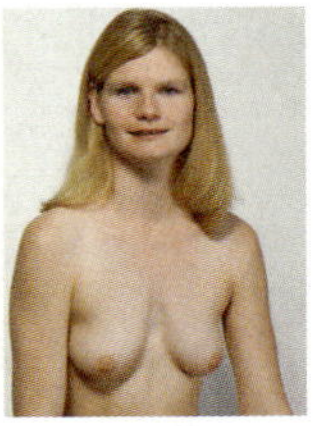

Die Brust als Symbol der Weiblichkeit

Normen, Maßstäbe und Idealbilder. Durch die tägliche Präsenz von Fotomodellen mit wohlproportionierten Brüsten im Fernsehen, in Zeitschriften und auf Plakaten werden diese Idealvorstellungen nachdrücklich hervorgehoben. Angst und Besorgnis, einen „hässlichen Busen" zu bekommen und dadurch keine attraktive Frau zu werden, begleiten daher viele Mädchen von der Pubertät bis ins Erwachsenenalter. Durch diese vielfältige Symbolik gestaltet sich die Beziehung der Frau zu ihrer Brust oft recht zwiespältig und nicht selten auch problematisch. Besonders einschneidend erleben Frauen die Diagnose Brustkrebs, da dann ein möglicher Verlust der Brust durch eine Operation zu befürchten ist. Ab diesem Zeitpunkt begleitet die betroffene Frau Angst: Angst vor der Krankheit, vor der Operation, vor der Verstümmelung ihres Körpers, Angst vor der Konfrontation mit der eigenen Sterblichkeit; aber auch Angst, wie der Partner, die Familie, die Freunde auf diese Diagnose reagieren werden. Das Erleben dieser Diagnose ist daher für jede Frau ein an die gesamte Existenz rührendes Erlebnis.

39.4.2 Pflege- und Behandlungsplan

Bei der stationären Aufnahme kann eine starke seelische Anspannung die Frau zwischen der Hoffnung auf ein gutartiges Ergebnis des Operationsbefundes und der Angst vor der Bestätigung der Diagnose Brustkrebs vielfältige Emotionen durchleben lassen. Bestätigt sich die Diagnose, wird die Frau mit dem teilweisen oder vollständigen Verlust ihrer Brust konfrontiert. In dieser Zeit braucht die Frau freundliche und offene Menschen, denen sie vertrauen und sich öffnen kann, sowie das Gefühl, jederzeit vollständig akzeptiert zu sein. Bei der Begleitung und Pflege wird von den Pflegenden ein hohes Maß an Einfühlungsvermögen, Bewusstsein für die psychische Situation und Kompetenz erwartet.

Optimale psychische und physische Vorbereitung auf die Operation

■ Aufnahmesituation

Beim Aufnahmegespräch ist eine offene und ehrliche Atmosphäre sehr wichtig

Wie schon im Abschnitt Pflege von Frauen mit Gebärmutteroperationen (S. 1136) beschrieben, haben der erste Kontakt und eine behutsame Pflegeanamnese Einfluss darauf, ob eine vertrauensvolle Beziehung aufgebaut und die Atmosphäre für offene und echte Gespräche geschaffen wird.

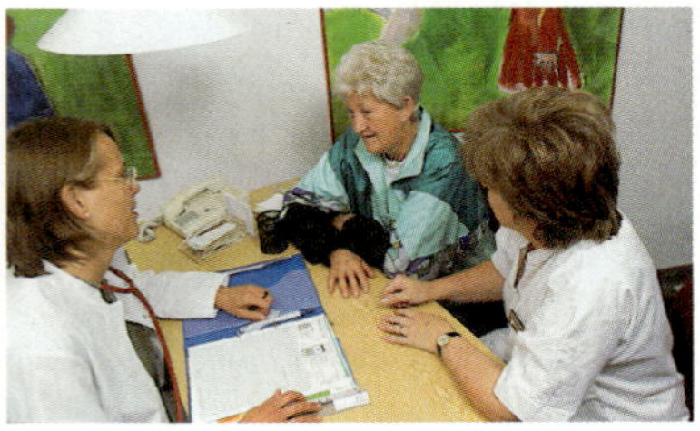

■ Operationsvorbereitungen

Ob es sich um eine Brustkrebserkrankung oder doch um eine gutartige Veränderung handelt, kann häufig erst intraoperativ, im Rahmen der histologischen Untersuchung des Schnellschnitts, gesagt werden. Nach dem Informationsgespräch mit dem Arzt müssen die Patientin und ihr Partner sehr weitreichende Entscheidungen treffen: Soll der einzeitige oder zweizeitige Operationsvorgang gewählt werden? Beim einzeitigen Vorgehen bleibt die Patientin in Narkose, bis der histologische Befund des Schnellschnitts vorliegt. Bestätigt sich die Verdachtsdiagnose, wird die Operation mit einer brusterhaltenden bzw. der Mammaablation fortgesetzt. Beim zweizeitigen Vorgehen wird nach der Tumorektomie die Operation beendet und das differenzierte histologische Ergebnis abgewartet. In der Zeit bis zur zweiten Operation kann die Frau sich noch über weitere Therapiemöglichkeiten informieren, sich mit der Familie und Freunden beraten und sich auf die eventuell notwendige Amputation einstellen.

> Eva Groß, Krankenschwester
>
> **···› Praxistipp**
>
> Lassen Sie die Frau spüren, dass Sie ihre Unsicherheiten bezüglich ihrer Entscheidung zum Operationsvorgang und ihre Angst vor dem eventuell bevorstehenden Verlust der Brust verstehen können. Sprechen Sie keine leeren Tröstungen aus, wie z. B. „Es wird schon alles gut gehen". Die Frau wird sich durch solche floskelartigen Aussagen nicht ernst genommen fühlen. Hören Sie aufmerksam zu und bleiben Sie im Gespräch mit der Patientin, wenn sie für sich die Vor- und Nachteile der verschiedenen Vorgehensweisen zu klären versucht.

Sollte die Frau noch Fragen zum medizinischen Vorgehen haben, ist es sinnvoll, ein weiteres Gespräch mit dem Stationsarzt zu vermitteln. Vielfach wird die Ansicht vertreten, die Patientinnen müssten präoperativ vor Informationen über mögliche postoperative Komplikationen geschont bzw. beruhigt werden. In Studien wurde dokumentiert, dass Patientinnen umfassend über die postoperative Zeit informiert sein möchten, um sich emotional darauf einstellen zu können. Patientinnen, die vor einer Operation informiert und „geschult" werden, erholen sich schneller und sind früher selbstständiger.

> Eva Groß, Krankenschwester
>
> **···› Praxistipp**
>
> Sprechen Sie mit der Patientin offen über mögliche postoperative Beschwerden und Einschränkungen nach einer Brustoperation. Informieren Sie die Patientin schon im Vorfeld über die nach der Operation notwendigen prophylaktischen Maßnahmen und zeigen Sie ihr spezielle Übungen z. B. zur Pneumonieprophylaxe (s. ATL Atmen, S. 506 ff).

Die Operationsvorbereitungen zur Nahrungskarenz und Darmreinigung unterscheiden sich nicht von anderen extraabdominellen Operationen und können in Kap. 45 nachgelesen werden. Die Haare aus dem Operationsgebiet sind am Operationsmorgen zu entfernen.

Begleitung durch den Trauerprozess

Musste die Brust ganz entfernt werden, sind die ersten Tage und Wochen nach einer Operation für die Frau ganz besonders schwierig. Durch die Tatsache, dass eine Brustamputation durchgeführt wurde, wird die Patientin unmittelbar mit der Realität des Verlustes konfrontiert. Die Frau kann Gefühle von ungeahntem Ausmaß erleben, die sie in eine tiefe Identitätskrise stürzen. Angst, Verzweiflung, Schuldgefühle, Wut, Trauer, Neid auf attraktive Frauen – jede Frau drückt ihre Gefühle auf ihre eigene Art und Weise aus. Einige Patientinnen wirken eher apathisch, sind sehr still und ganz in sich zurückgezogen; andere wirken so, als ob sie ihr Schicksal geduldig und ergeben hingenommen hätten. Wieder andere weinen viel oder können mit sich und ihrer Umgebung ungeduldig sein und mit Zornesausbrüchen reagieren.

Lassen Sie der Patientin Zeit, dem Verlorenen nachzutrauern und respektieren Sie ihren Wunsch, sich zurückzuziehen. Geben Sie der Patientin Gelegenheit, ihre Gefühle zu äußern und nehmen Sie sich viel Zeit für die Gespräche. Spüren Sie, dass die Patientin bei massiven Ängsten und bei großer Verzweiflung weiterführende Begleitung benötigt, fragen Sie sie, ob sie Kontakt zum psychologischen Dienst oder zum Klinikseelsorger aufnehmen möchte.

Es können sich immer wieder Situationen ergeben, in denen einzelne Patientinnen den weiblichen Pflegenden gegenüber wütend und ungehalten reagieren. Bleiben Sie in dieser Situation ruhig. Viele dieser manchmal überschießenden Reaktionen können ein unbewusster Ausdruck von Verzweiflung und Ohnmacht über den erlittenen Verlust sein.

Eva Groß
Krankenschwester

···› Praxistipp
Häufig kann das Riechen eines schönen Dufts Verspannungen lösen. Wenn die Patientin es wünscht, können Sie eine Duftlampe mit entspannenden Essenzen aufstellen. Neroli, Mimose und Zeder eignen sich gut für die Reduzierung des Schocks.

Bedenken Sie, dass auch die Angehörigen und der Partner zutiefst betroffen sein können. Durch die Krebserkrankung der Frau können sich große Ängste entwickelt haben, die Erkrankte zu verlieren. Stehen Sie auch den Angehörigen und dem Partner für Gespräche zur Verfügung. Liegt ein Einverständnis der Patientin vor, beziehen Sie die vertrauten Personen in Gespräche oder Pflegehandlungen mit ein. Damit können Sie den Weg für weitere gemeinsame Gespräche und Aussprachen bereiten.

Sicherung eines komplikationslosen Genesungsverlaufs

Allgemeine Schwerpunkte der postoperativen Überwachung, Schmerzbehandlung, Nahrungsaufbau usw. können in Kap. 45 nachgelesen werden. Speziell beachtet werden müssen folgende Punkte:

Entlastung des Wundgebietes

···› Merke
Bedenken Sie, dass das Wundgebiet viel größer ist als die äußerlich sichtbare Narbe. In der Anfangsphase steht Schonung mit einer geringen Belastung des Wundgebietes im Vordergrund. Dabei muss jede Überdehnung und Überlastung vermieden werden.

In den ersten Tagen nach der Operation kann die Patientin den Arm der operierten Seite als schwer, unbeweglich und wenig kontrollierbar empfinden. Unterstützen Sie die Patientin bei der Körper- und Haarpflege, beim Einnehmen einer bequemen Lage oder bei den Mahlzeiten (Brötchen aufschneiden, Fleisch kleinschneiden etc.). Leiten Sie die Patientin aber auch an, den betroffenen Arm in Gebrauchsbewegungen des Alltags einzubeziehen, z. B. Arm zum Essen benutzen, Gesicht waschen/eincremen.

Lagern Sie den Arm der operierten Seite in leichter Abduktion des Schultergelenks und etwas angewinkelt auf einem Kissen oder Armkeil, dabei liegt die Hand über Herzhöhe. Beachten Sie gleichzeitig die spannungsfreie Lagerung der Achselhöhle im Hinblick auf die Prophylaxe von Muskelverspannungen. Die Achsel der operierten Seite muss gut gestützt sein und darf nicht durchhängen (**Abb. 39.7**). Neben der Entlastung des Wundgebietes wird gleichzeitig der Lymphabfluss gewährleistet und gefördert.

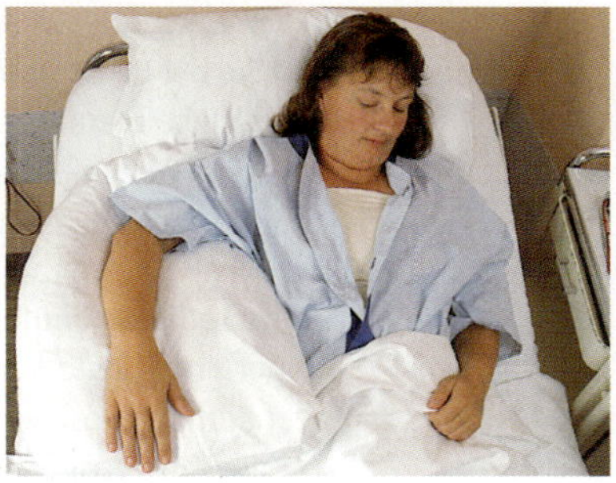

Abb. 39.7 Spannungsfreie Lagerung der Achselhöhle zur Prophylaxe von Muskelverspannungen

Machen Sie die Patientin darauf aufmerksam, dass es im Augenblick günstiger ist, Kleidungsstücke auszuwählen, die vorne geknöpft und nicht über den Kopf angezogen werden, um das Wundgebiet vor Überdehnungen zu schützen.

Überwachung der Wundheilung

Das pflegerische Ziel ist die ungestörte Wundheilung mit einer reizlosen, weichen Narbe. Eine Infektion hätte zur Folge, dass eine sekundär abheilende Wunde eine große Narbenplatte hinterlässt, die die Beweglichkeit des Schultergelenkes und den Lymphabfluss weiter einschränkt.

Je nach Operationsausmaß liegen 1 – 3 Drainagen im Brust- und Achselbereich. Abhängig von der Fördermenge werden die Drainagen des Brustbereiches zwischen dem 2. und 4. postoperativen Tag gezogen; die axilläre Drainage zwischen dem 4. und 8. Tag (Arztanordnung beachten). Drainageaustrittsstellen sind auf Nachblutungen zu beobachten und die Fördermenge der Drainagen ist zu überwachen.

Die Operationswunde ist mit Einzelknopfnähten oder einer Intrakutannaht verschlossen. Beobachten Sie den Wundheilungsverlauf. Entfernen Sie die Fäden zwischen dem 9. und 12. postoperativen Tag. Einzelknopffäden können auch stufenweise entfernt werden (Arztanordnung beachten). Vielfach wird nach dem 1. Verbandwechsel die offene Wundheilung bevorzugt und die Operationswunde(n) nach dem ersten Verbandwechsel nicht mehr verbunden. Vielen Patientinnen allerdings ist es lieber, wenn der Schnitt bis zur Fadenentfernung mit einem leichten Pflasterverband abgedeckt wird.

Eine Komplikation können Lymphozelen darstellen; d. h. nach ca. 3 – 4 Tagen entwickelt die nicht abfließende Lymphe Zysten. Meistens kommt es zur spontanen Rückbildung. Nimmt die Größe weiter zu, muss eine medizinische Therapie (Punktion) eingeleitet werden.

···› Merke
Seien Sie aufmerksam, wenn die Patientin Ihnen von zunehmendem Druck, Schwellungen oder veränderten Schmerzen im Wundgebiet in der Achsel berichtet. Beobachten Sie die Brust- und Achselregion bei jeder Pflegetätigkeit auf (neue) Schwellungen/Vorwölbungen. Geben Sie diese Informationen und Ihre Beobachtungen an die Ärzte weiter.

Durch die Schonhaltung (Adduktion) des Arms der operierten Seite kann sich durch den nicht verdunstenden Schweiß eine feuchte Kammer mit nachfolgender Intertrigo in der Achsel entwickeln. Beobachten Sie die Haut auf Mazerationen und legen Sie prophylaktisch eine trockene Kompresse in die Achselhöhle.

Abb. 39.8 Übungselemente zur Schulterbeweglichkeit

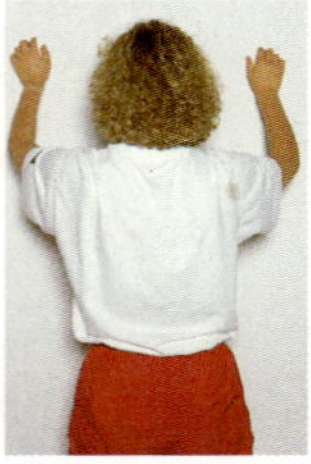

Lymphödemprophylaxe

Durch die operative Verletzung der Lymphgefäße und die Entfernung der axillären und/oder klavikulären Lymphknoten sind die Abflussmöglichkeiten der Lymphe aus den betreffenden Körperregionen eingeschränkt; es kann sich ein Lymphstau entwickeln. Die Patientin kann ein Spannungs- und Schweregefühl empfinden, wobei die Haut gespannt, der Arm und die Finger leicht angeschwollen sein können. Diese Symptome können sich wieder zurückbilden, aber es besteht die Gefahr, dass sich ein chronisches Lymphödem entwickelt.

···› Merke
Die postoperative Versorgung im Rahmen der Lymphödemprophylaxe verlangt Ihre besondere Sorgfalt. Bitte lesen Sie dazu in Kap. 45 nach.

Fehlhaltungsprophylaxe

Die Asymmetrie durch den Verlust der Brust und der dadurch bedingte unbewusste Gleichgewichts- und Haltungsausgleich kann zu schmerzhaften Muskelverspannungen im Hals-Nacken-Schulter-Bereich führen. Besonders stark betroffen sind Frauen mit großen Brüsten. Auch die zu Beginn eingeschränkte Beweglichkeit des Schultergelenkes durch Schmerzen und der Narbenzug begünstigen eine Schonhaltung, die die Grundlage für eine generelle Fehlhaltung und dauerhafte Schmerzen bilden kann. Zu beobachten ist eine Tendenz zur Adduktion des Armes sowie ein hochgezogener Schultergürtel bei gleichzeitig leicht vorgekippter Schulter.

Ziel der pflegerischen und physiotherapeutischen Behandlung ist die Erhaltung und Besserung der Mobilität im Schulter-Arm-Gelenk und eine Haltungsschulung. Die physiotherapeutische Betreuung findet ab dem 1. postoperativen Tag statt, mit speziellen Übungen für die Beweglichkeit sowie mit Atem- und Entspannungsübungen. Dabei werden im Laufe des Klinikaufenthalts die Übungen in ihrer Intensität und Belastung gesteigert.

Beziehen Sie Übungselemente (**Abb. 39.8**) zur Schulterbeweglichkeit (z. B. mit den Armen an der Wand „hinaufkrabbeln", halbes Schulterkreisen), z. B. bei der täglichen Körperpflege in den Pflegeablauf ein.

Die Patientin hat eine bessere Kontrolle über die Übungen und ihre Körperhaltung, wenn sie sie vor einem Spiegel ausführt. Die Arbeit vor dem Spiegel kann gleichzeitig eine Unterstützung sein, sich wieder im Spiegel anzuschauen und den Körper in seiner Veränderung wahrzunehmen und anzunehmen.

Pneumonieprophylaxe

Nach Entfernung der Brust können manche Frauen die operierte Seite unbewusst als zu eng empfinden und beginnen die Atmung auf dieser Lungenseite zu vernachlässigen. Schmerzen und Spannungen über dem Wundgebiet begünstigen diese Situation. Unterstützen Sie die Patientin beim Einüben einer gezielten Kontaktatmung, beim bewussten Atmen in die operierte Seite und beim Gebrauch des SMI-Trainers (sustained maximal inspiration = lang anhaltende Einatmung).

Merke

Beachten Sie, dass die optimale Wahrnehmung der Atemtiefe und effektive Dehnung des Brustkorbes nur erfolgen kann, wenn die Patientin eine bequeme Position einnimmt, die ein freies Fließen des Atems ermöglicht, z. B. flache Rückenlage mit fester Unterlage, aufrechte und stabile Sitzposition.

Der Patientin kann z.B. vor der Nachtruhe eine atemstimulierende Einreibung angeboten werden. Neben der Atemvertiefung und Dehnung des Brustkorbs wird durch die Einreibung ein beruhigender und entspannender Effekt erreicht.

Verbandwechsel

Beim Verbandwechsel, bei der Pflege der Wunde und bei der Körperpflege kann die Patientin behutsam auf ihr verändertes Körperbild vorbereitet werden. Dem ersten Verbandwechsel bei einer Frau nach einer Brustamputation kommt daher eine besondere Bedeutung zu. Die Patientin sieht nach der Entfernung des Verbandes an Stelle ihrer Brust eine Narbe. Die Narbe zieht sich über die betroffene Brustseite und kann geschwollen und wulstig aussehen.

Lerntipp

Sie assistieren einer Kollegin beim Verbandwechsel. Als sie den Verband entfernt, sagt sie: „Es sieht nicht so schlimm aus, die Narbe verheilt gut.“ Sie bemerken, wie die Patientin den Kopf wegdreht und zu weinen beginnt. Die Kollegin ist sehr betroffen, weil sie es eigentlich nur gut gemeint hat. Was wurde von der Kollegin nicht beachtet? Wie kann diese Situation mit der Patientin geklärt werden?

Häufig möchten Frauen die Operationswunde und die veränderte Brustseite nicht selbst anschauen, aber sie beobachten aufmerksam das Verhalten der Pflegenden beim Anblick der Narbe und ihre verbale und mimische Reaktion. Stellen Sie sich im Vorfeld auf diese Situation ein und durchdenken Sie Ihr mögliches Verhalten. Besprechen Sie vor dem Verbandwechsel das Vorgehen mit der Patientin. Fragen Sie sie, ob sie die Narbe sehen möchte oder ob Sie ihr eine Beschreibung geben sollen. Lassen Sie der Patientin Zeit sich darüber Gedanken zu machen.

Lerntipp

Reflektieren Sie diese verstümmelnde Operation in Bezug zu sich selbst. Was würde es für Sie bedeuten, Ihren Körper so verändert zu sehen? Wie würden Sie sich die Reaktion der Pflegenden wünschen?

Pflege der Narben

Im weiteren Wundheilungsverlauf verspüren die Frauen durch die operative Verletzung der Nerven in der Achselhöhle/im Brustbereich und dem Narbenzug durch die Schrumpfung der Narbe Stiche, ein Brennen oder auch ein Jucken.

Weitere Beschwerden können ein taubes Gefühl in der Achselhöhle, Empfindungsstörungen im Arm (Oberarminnenseite) oder eine Überempfindlichkeit von Hautbezirken sein.

Nach abgeschlossener Wundheilung kann die Narbe mit pH-neutraler, unparfümierter Salbe/Creme gepflegt werden. Fragen Sie die Patientin, ob sie sich selbst eincremen möchte oder ob Sie die Pflege übernehmen sollen. Viele Patientinnen sind während dieses Krankenhausaufenthaltes noch nicht bereit, die operierte Brustseite zu berühren. Möchte die Patientin die Pflege selbst übernehmen, machen Sie sie darauf aufmerksam, dass die Brustseite sich noch geschwollen und hart anfühlen kann und die Haut möglicherweise wenig verschieblich ist. Sagen Sie der Frau, dass die Narbe im Verlauf des Heilungsprozesses abschwellen und abblassen wird. Ebenso wird sich die Haut auf der operierten Brustseite wieder weicher anfühlen.

Vorbereitung auf die Entlassung

Merke

Führen Sie einige Tage vor der Entlassung ein oder auch mehrere Informationsgespräche über die Phase nach der Entlassung. Um das Gespräch an den aktuellen Bedürfnissen auszurichten, fragen Sie die Patientin, was für sie jetzt das Wichtigste ist. Unterstützen Sie ihre Hinweise mit Broschüren und Adressen.

Mit der Entlassung nach der operativen Therapie haben die meisten Frauen erst einen Teilschritt der gesamten Behandlung bewältigt. Je nach histologischem Lymphknotenbefund, Hormonrezeptorbefund sowie ergänzenden Untersuchungsergebnissen wird eine Bestrahlung, Chemo- und/oder Hormontherapie angeschlossen. Die einzelnen Therapieschritte folgen häufig sehr schnell, so dass die Patientinnen kaum die Möglichkeit haben, ihre Situation anzunehmen und sie zu verarbeiten. Die ersten Wochen und Monate nach diesen einschneidenden Erfahrungen können daher für die betroffenen Frauen und ihre Angehörigen die Belastungen noch weiter steigern. Viele Frauen begleitet auch lange Zeit nach der Operation und den weiterführenden Therapien Angst vor einem erneuten Auftreten der Krankheit, vor Komplikationen, vor Partnerschaftsproblemen, vor dem Tod. Erst nach und nach ist es ihnen möglich, sich aktiv mit ihrer Krankheit ausei-

nanderzusetzen und zu lernen, mit ihr zu leben. Viele Frauen berichten, dass sie erst nach etwa ein bis zwei Jahren eine gewisse innere Stabilität wiedergefunden haben.
Folgende Schwerpunkte sollten thematisiert werden:
- Rezidivprophylaxe/Entspannungstechniken,
- Partnerschaft und Sexualität,
- äußere Brustprothesen,
- Selbsthilfegruppen,
- weitere Berufstätigkeit.

Rezidivprophylaxe

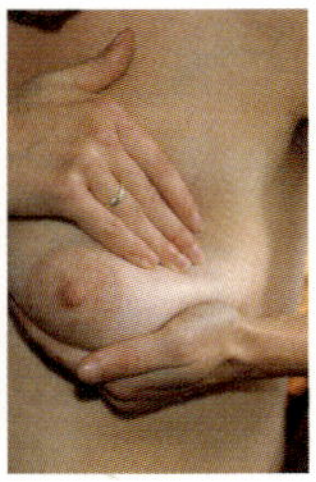

Selbstuntersuchung der Brust

Balzer (1999) schreibt, dass nur 50% der Lokalrezidive durch eine Selbstuntersuchung entdeckt werden. Dieser niedrige Prozentsatz ist vermutlich auf die Scheu zurückzuführen, den operierten Bereich zu berühren, auf die Angst, wieder Veränderungen zu entdecken, sowie auf die oft härtere Hautkonsistenz durch Vernarbungen.

> **Merke**
> Verdeutlichen Sie der Patientin die Wichtigkeit der Früherkennung, besonders die regelmäßige Selbstuntersuchung der operierten Seite und der anderen Brust. Motivieren Sie die Patientin, eine Expertin für ihre Erkrankung zu werden.

Nach dieser Diagnose kann bei vielen Patientinnen eine innere Erstarrung und mangelnde Entspannungsfähigkeit bestehen. Sehr positive Auswirkungen haben Yoga, verschiedene Meditationsformen, Atem-, Tanz-, Musiktherapie, Eutonie, Feldenkrais, Reiki, Thai Chi Chuan, autogenes Training u. a.

Informieren Sie die Patientin über eventuell bestehende Angebote in Ihrer Klinik und die Möglichkeit daran teilzunehmen. Erläutern Sie der Patientin die verschiedenen Entspannungsverfahren und ermutigen Sie sie, eine oder auch mehrere für sich zu entdecken.

Verdeutlichen Sie ihr auch den belebenden Effekt von Gruppenaktivitäten. „Rehabilitationssport" oder auch „Sport nach Krebs" stärken nicht nur die körperliche Kraft, sondern eröffnen auch die Möglichkeit des Austausches mit Gleichbetroffenen.

Partnerschaft und Sexualität

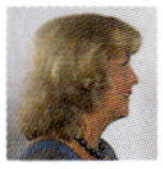

„Heute denke ich, ich konnte mich selbst nicht ansehen – die Operationsnarbe, die fehlende Brust –, aber damals nach der Krankenhausentlassung habe ich das irgendwie auf meinen Mann geschoben. Ich dachte, er will mich so nicht sehen und entzog mich seinen Blicken und seinen Berührungen. Dabei hat er sich mir gegenüber sehr liebevoll verhalten und immer wieder versucht, mich zu trösten. Aber ich blieb lange Zeit bei meiner Überzeugung, dass er mich nicht mehr attraktiv finden könne – bis ich irgendwann merkte, dass ich mich nicht annehmen konnte, einfach nicht akzeptieren wollte, eine brustamputierte Frau zu sein. Erst zu diesem Zeitpunkt habe ich begriffen, dass mein Mann mich noch immer liebte." (Zettel/Hartlapp 1996, S. 48)

In der Behandlungsphase und auch lange Zeit danach beschäftigt viele Frauen die Frage: Wird meine Partnerschaft diese Belastungen überstehen? Bin ich für meinen Partner auch weiterhin noch attraktiv und begehrenswert? Offene und ehrliche Gespräche würden sicherlich helfen herauszufinden, welche Erwartungen jeder an die Partnerschaft stellt, welche Gefühle, Ängste und Wünsche bestehen, aber die Hemmschwelle, über Partnerschaftsprobleme und sexuelle Bedürfnisse zu sprechen, ist häufig sehr hoch.

Besonders im Hinblick auf Körperlichkeit und Sexualität haben viele Frauen große Ängste, den Erwartungen des Partners nicht mehr zu genügen. Der Mann wiederum hat Angst, seine Frau zu verletzen oder grob zu wirken. Oft können auch Schmerzen, Empfindungsstörungen der Brust oder eine hormonelle Behandlung das sexuelle Erleben dämpfen. Viele Paare berichten, dass die ersten Male des intimen Zusammenseins bei beiden mit großer Unsicherheit verbunden war, und dass sie Zeit und Geduld brauchten, bis sie neue Wege einer beglückenden Sexualität gefunden hatten.

Viele Frauen berichten, dass ihre Beziehung durch die Erkrankung einer großen Belastungsprobe unterlag und in einigen Fällen die Brustkrebserkrankung auch der Auslöser der Trennung war. Manchmal waren die Männer mit der Erkrankung ihrer Partnerin und den Folgen überfordert und haben die Frau und die belastende Situation verlassen. Manchmal ergriffen auch die Frauen die Initiative zur Trennung, weil sie ihr Leben grundsätzlich ändern wollten.

> **Merke**
> Seien Sie im Gespräch mit der Patientin, ihrem Partner oder beiden gemeinsam eine aktive Beobachterin und Zuhörerin. Achten Sie auf Andeutungen und unausgesprochene Fragen und thematisieren Sie diese vorsichtig und zurückhaltend.

Bei Gesprächssituationen zu Partnerschaft und Sexualität können Sie Hinweise auf Erfahrungen und Wege anderer Paare geben. Sagen Sie dem Paar, wohin es sich auch zur weiteren Begleitung wenden kann (psychologische oder kirchliche Beratungsstellen, Selbsthilfegruppen usw.).

Äußeres Erscheinungsbild

Wenn bei Patientinnen kein sofortiger plastisch-chirurgischer Wiederaufbau der Brust durchgeführt wurde, besteht die Möglichkeit, das äußere Erscheinungsbild und die Asymmetrie des Oberkörpers durch eine äußere Brustprothese auszugleichen. Sie kann ihr nicht die vollständige körperliche Integrität wiedergeben; aber sie kann ihr Selbstbewusstsein durch ein möglichst perfektes äußeres Erscheinungsbild stärken. Außerdem kann durch die Brustprothese das natürliche Gleichgewicht wieder hergestellt werden, was um so bedeutender ist, je größer die verbliebene Brust ist. Eine korrekt angepasste Prothese kann daher Fehlhaltungen durch Hochziehen der Schulter und Verspannungen der Schulter-, Nacken- und Rückenmuskulatur sowie dadurch bedingten Kopfschmerzen vorbeugen.

Für die erste postoperative Phase kann den Frauen eine *Erstversorgungsprothese* angeboten werden, die durch eine Wattefüllung sehr leicht ist und das Wundgebiet während der Heilungs- oder einer Bestrahlungsphase nicht belastet.

Eva Groß Krankenschwester

Praxistipp
Beraten Sie die Patientin zur Auswahl und zum Umgang mit den verschiedenen Brustprothesen. Verwenden Sie zur Veranschaulichung Musterprothesen und Prospekte. Eine Beratung kann auch durch eine Frau aus einer Selbsthilfegruppe erfolgen, die den Umgang mit den Prothesen aus eigener Erfahrung anschaulich schildern kann oder durch eine Mitarbeiterin eines Sanitätshauses. Vermitteln Sie entsprechende Kontakte.

Für die Dauerversorgung nach Abschluss der Wundheilung (ca. 4–8 Wochen) kann die Frau zwischen einer *Voll-*, *Leicht-* und *Haftprothese* wählen. Wird die Patientin noch bestrahlt, findet die Prothesenanpassung nach beendeter Bestrahlung statt. Auch wenn stärkere Gewichtsschwankungen zu erwarten sind, z. B. während eines Chemotherapiezyklus, sollte die Anpassung der Dauerprothese auf das Ende der Therapie verschoben werden.

Die Art des operativen Eingriffs, die Form und Größe der vorhandenen Brust, eventuelle Begleiterkrankungen, das subjektive Empfinden sowie die Lebensweise der Frau bestimmen die geeignete Prothesenart und Form.

Die *Vollprothese* entspricht der Größe der anderen Brust, ist aber um etwa 100 Gramm leichter. Sie kann direkt auf der Haut in einem normalen BH oder in der BH-Tasche eines Spezial-BHs getragen werden.

Mit einer *Leichtprothese* werden Frauen mit einem Armlymphödem versorgt. Durch die leichtere Prothese wird die Schulterpartie durch den BH-Träger nicht so stark eingeschnürt und der Lymphfluss gewährleistet.

Die *Haftprothese* kann mit einem speziellen Haftstreifen direkt auf die Haut geklebt werden und bietet so der Patientin mehr natürlichen Tragekomfort. Sie ermöglicht der Frau durch die gute Haftung völlige Bewegungsfreiheit sowie kaum eingeschränkte Bekleidungsauswahl. Die Patientin kann ihre normalen BHs oder Badeanzüge tragen. Hat sie eine kleine Brust, kann sie sogar auf einen BH verzichten. Gleichzeitig wird der Schulter-Nacken-Bereich fast vollständig vom Zug des BH-Trägers entlastet.

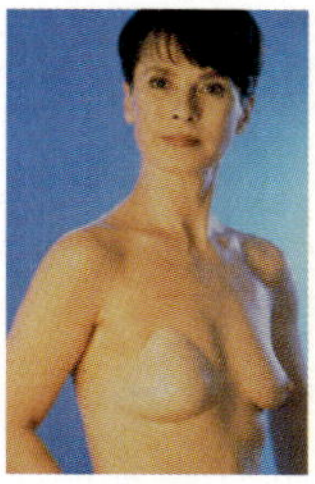
Haftprothese

Mit speziell geformten *Pads* (Teilstückprothesen) können Volumendefizite nach brusterhaltenden Operationen ausgeglichen werden.

Die speziellen Prothesen-BHs haben eine extra eingearbeitete Tasche, in die die Silikonprothese hineingeschoben werden kann. Eine weitere Besonderheit sind mehrere Verstellmöglichkeiten und breitere Träger; so können Einschnürungen und Lymphflussbehinderungen vermieden werden.

Selbsthilfegruppe

Die Frauenselbsthilfe nach Krebs ist in Deutschland der größte Zusammenschluss von krebskranken Frauen. In regionalen Selbsthilfegruppen werden diese Frauen bei regelmäßigen Treffen bei der Bewältigung ihrer Erkrankung begleitet. Meistens kommen sie im Rahmen der Erstbehandlung in Kontakt mit einer Selbsthilfegruppe. Viele Frauen berichten, dass der offene und ehrliche Umgang in der Gruppe sie sehr dabei unterstützt hat, unbefangen über ihre Probleme zu sprechen und ihre Bedürfnisse deutlich zu äußern.

Eva Groß Krankenschwester

Praxistipp
Informieren Sie die Patientin über die Arbeit und das Angebot von Selbsthilfegruppen und überreichen Sie ihr Adressen, die es ihr ermöglichen, nach Bedarf einen Kontakt herzustellen.

Frauen, die mit ihrer Erkrankung mutig an die Öffentlichkeit gegangen sind, haben viel Bewusstsein zum Tabuthema „Verstümmelung nach einer Brustamputation“ und die Wichtigkeit der Früherkennung geschaffen. Immer mehr Brustkrebserkrankungen werden früher entdeckt und so die Prognose der Frauen verbessert.

Berufstätigkeit

Die Wiederaufnahme der Berufstätigkeit hängt von der Art der Weiterbehandlung und dem Befinden der Frau ab. Viele Frauen möchten möglichst in ihren Beruf zurückkehren. Andere fragen sich, ob sie jetzt mit der Erkrankung bzw. nach der Behandlung den Belastungen ihrer Arbeit gewachsen sind. In den Berufen, die mit einer hohen körperlichen Anstrengung des Schulter-Arm-Bereiches oder mit erhöhter Hitzeeinwirkung einhergehen, wird eine Weiterbeschäftigung nicht empfohlen. Der Sozialdienst der Klinik kann die stationär oder ambulant behandelte Patientin über die verschiedenen Möglichkeiten (Arbeitszeitverkürzung, Arbeitsplatzveränderung, Umschulung, Berentung, Schwerbehinderung usw.) beraten.

Nach einer Brustkrebserkrankung wird der Frau auf Antrag eine Schwerbehinderung mit dem Grad der Behinderung (GdB) von mindestens 50% für fünf Jahre zuerkannt. Beim Verlust der Brust werden zusätzlich 10–30% berücksichtigt.

Eva Groß Krankenschwester

Praxistipp

Ermitteln Sie im Gespräch mit der Patientin, welche Bedürfnisse hinsichtlich einer Beratung durch den Sozialdienst bestehen. Vermitteln Sie auf Wunsch den Kontakt zum Klinik-Sozialdienst. Die Mitarbeiter beraten die Patientin ausführlich, nicht nur im Hinblick auf die Berufstätigkeit, sondern auch zu Anschlussheilbehandlungen, Kuren, soziale Hilfen, Antragstellung zur Schwerbehinderung u. v. m.

39.5 Pflege von Frauen mit Lymphödem

Medizinischer Überblick Lymphödem

Das Lymphgefäßsystem hat folgende Aufgaben: Es ist ein **Drainagesystem** und dient dem Abtransport überschüssiger interstitieller Flüssigkeit sowie der lymphpflichtigen Stoffe, welche wegen ihrer Größe nicht über die venösen Kapillaren aufgenommen werden können, z.B. Fett, große Eiweißmoleküle, lebende und tote Zellen, Zelltrümmer, Bakterien, Stoffwechselprodukte. Des Weiteren ist es über die Lymphknoten ein **Abwehr-** und **Filterorgan.**

Lerntipp

Informieren Sie sich über die Rolle des Lymphsystems. Mit den Kenntnissen der physiologischen Funktion ist die Entstehung des Lymphödems besser zu verstehen.

Definition

Das sekundäre Armlymphödem entsteht nach Entfernung von Achsellymphknoten und/oder einer Bestrahlung im Rahmen einer Mammakarzinombehandlung. Durch die Herabsetzung der Transportkapazität des Armlymphgefäßsystems und gleichzeitige Schwächung der Makrophagen kann die normale lymphpflichtige Last nicht mehr bewältigt werden. Das sekundäre Armlymphödem ist eine chronische Erkrankung, die unbehandelt zur Progression und zu Rezidiven neigt. Vier von 10 Frauen nach einer Brustkrebsoperation sind von einem Lymphödem betroffen (nach Földi 1993).

Ursache

Der Ausfall der Drainagefunktion führt zu einem Lymphstau im Arm der betroffenen Seite.

Die Häufigkeit und Schwere des Armödems ist abhängig von der individuellen Anzahl und vom Ausmaß der axillär entfernten Lymphknoten, der Radikalität der Brustkrebsoperation, von der Art und vom Ausmaß der Strahlentherapie sowie den dadurch verursachten fibrotischen Veränderungen, vom Ausmaß der Krebserkrankung und des Lymphknotenbefalls und von der postoperativen Narbenbildung.

Symptome

Auslöser können oft harmlos erscheinende Überanstrengungen oder kleinere Verletzungen sein. Frühsymptome und Warnhinweise sind:

- Ziehende Schmerzen in der Achselhöhle, die bis in die Finger hineinstrahlen,
- Spannungsgefühl, Fremdkörpergefühl, Parästhesien im Arm,
- Anschwellen des Armes und der Finger bei Belastungen,
- Hautveränderungen: glatte, gespannte (teigige) Haut, Blässe oder Rötungen.

Komplikationen

Die häufigste Komplikation ist das durch Streptokokken verursachte Erysipel. Die Abwehr- und Filterfunktion ist eingeschränkt, so dass sich die Infektion schnell ausbreiten kann. Durch Druck auf Nerven infolge des erhöhten interstitiellen Drucks kann es zu starken Schmerzzuständen und großen Einschränkungen der Lebensqualität kommen. Bei langjährigem chronischen Verlauf kann die permanent vorhandene Problematik die Patientinnen resignieren lassen. Viele Frauen isolieren sich und/oder entwickeln eine Depression.

Therapie

Nach Földi muss ein Lymphödem bereits beim ersten Anzeichen behandelt werden, sonst schreitet es fort. Frauen mit einem Armlymphödem werden mit der komplexen physikalischen Entstauungstherapie (KPE) behandelt. Sie besteht aus folgenden Schwerpunkten:

Manuelle Lymphdrainage

Das Ziel der Lymphdrainage ist: den Transportfluss in den Gefäßen (Vasomotorik) zu aktivieren, die Ödemflüssigkeit zu verschieben, das verhärtete Bindegewebe zu lockern, die Lymphgefäße zur Mehrarbeit anzuregen und die Ausbildung von Anastomosen zu unterstützen.

Dabei wird mit speziellen Handgriffen das Lymphgefäßsystem abschnittsweise behandelt. Bei häufiger Wiederholung der Griffe während der Behandlung wird die Muskelautomatie der Lymphgefäße angeregt. Die Lymphdrainagebehandlung darf nur von speziell ausgebildeten Therapeuten durchgeführt werden.

Kompressionstherapie

Die Kompressionstherapie ist die zweite Säule der KPE. Die spezielle Bandagierung hat zum Ziel, durch eine Erhöhung des Gewebedruckes die Wiederansammlung von Ödemflüssigkeit zu verhindern. Der Kompressionsverband wird immer am entstauten Arm in mehreren Schichten angelegt. Um Abschnürungen und Stauungen zu verhindern, ist die folgende Reihenfolge einzuhalten:

- Hautpflege mit pH-neutralen, unparfümierten Produkten,
- Überziehen eines Trikotschlauchverbandes zum Hautschutz,
- Wickeln der einzelnen Finger mit einer dünnen, elastischen Binde,
- spiraliges Wickeln des Arms mit einer Polsterbinde, um Abschnürungen zu vermeiden,
- spiraliges Wickeln des gesamten Arms bis zur Achselhöhle mit Kurzzugbinden in mehreren Lagen (3) gegenläufig.

Zur Sicherung des Therapieerfolges erhalten die Patientinnen für den Tag einen speziell angepassten Kompressionsstrumpf mit Kompressionshandschuh. Für die Nacht wird ihnen empfohlen, den Arm weiter zu bandagieren und hochzulagern.

Bewegungstherapie

Die Kompressionsbandage kann ihre volle Wirkung nur in Verbindung mit Bewegung entfalten. Behutsame spezielle gymnastische Übungen fördern die weitere Ödementleerung durch die Kontraktion der Muskulatur und die Wirkung der Binde als Widerlager. Die Bewegungstherapie hilft, einem Lymphödem vorzubeugen, unterstützt den Behandlungserfolg bei einem bestehenden Armlymphödem und führt gleichzeitig zu einer besseren Schulter-Arm-Beweglichkeit.

Lymphödemprophylaxe

Sie ist die wichtigste aller Maßnahmen. Sie beginnt sofort nach der Operation und muss von der Patientin auch nach der Entlassung konsequent weitergeführt werden. Bei einem bereits bestehenden Lymphödem gelten die gleichen Vorsichtsmaßnahmen.

39.5.1 Bedeutung für die Frau

Ein Lymphödem kann vom Beginn der Operation und/oder Strahlentherapie bestehen, sich aber auch nach zwei, drei oder zehn Jahren ausbilden. Im Prinzip lebt jede Frau nach einer Brustkrebsbehandlung mit dem Risiko, ein Lymphödem zu entwickeln. Eine Frau, die begonnen hat, sich mit ihrer Erkrankung und dem Verlust der Brust auseinanderzusetzen, oder viele Jahre ohne Komplikationen gelebt hat, erleidet beim Auftreten eines Lymphödems den nächsten Schicksalsschlag.

Jetzt erinnert der äußerlich sichtbar geschwollene Arm die Frau und ihr Umfeld wieder jeden Tag an die Krebserkrankung. Für die Frau beginnt eine erneute belastende Auseinandersetzung mit einer chronischen Erkrankung und eine weitere zeitaufwendige Therapie. Wie jede chronische Krankheit erfordert die spezielle Selbstpflege viel Disziplin und Konsequenz und führt zu einer enormen Einschränkung der Lebensqualität.

39.5.2 Pflege- und Behandlungsplan

Laut Földi fühlen sich nur 18 % der Patientinnen über die Gefahr eines Armlymphödems und mögliche Prophylaxen ausreichend aufgeklärt. Pflegende können dazu beitragen, dass Patientinnen sich über vorbeugende Beachtungspunkte und die Umsetzung der Prophylaxen gut informiert und angeleitet fühlen.

Schwerpunkte der Lymphödemprophylaxe

Lymphödemprophylaxe in der postoperativen Phase

Lagern Sie den Arm der operierten Seite in leichter Abduktion und etwas angewinkelt auf einem Kissen oder Armkeil, dabei liegt die Hand am höchsten – über Herzhöhe. Beachten Sie gleichzeitig die spannungsfreie Lagerung der Achselhöhle im Hinblick auf die Prophylaxe von Muskelverspannungen. Die Achsel der operierten Seite muss gut gestützt sein (**Abb. 39.9**).

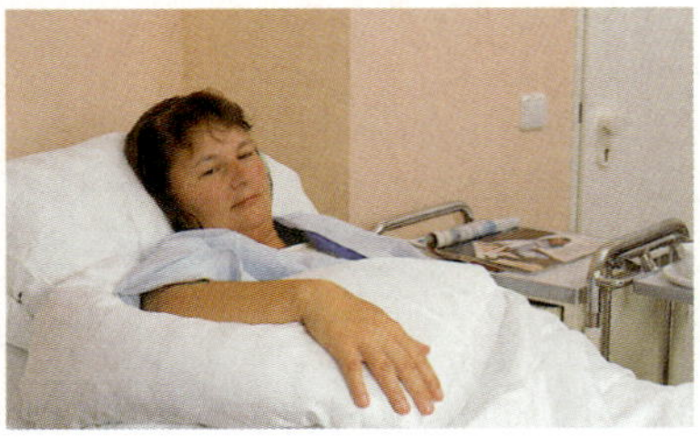

Abb. 39.9 Lymphödemprophylaxe. Der Lymphrückfluss wird durch den erhöht gelagerten Arm gefördert

Messen Sie an markierten Punkten den Armumfang, um eine eventuelle Ausbildung eines Lymphödems frühzeitig zu erkennen. Informieren Sie die Patientin, welche pflegerischen und medizinischen Maßnahmen / Manipulationen am betroffenen Arm gefährlich sind. Bestärken Sie sie darin, konsequent bei der Ablehnung folgender Maßnahmen zu bleiben: Blutdruckmessungen, Injektionen (auch keine Mistelpräparate), Blut- und Blutzuckerabnahmen, Akupunktur, klassische Knetmassagen. Nehmen Sie Kontakt zur physiotherapeutischen Abteilung auf, um die verordnete Lymphdrainage zu organisieren.

Üben Sie mit der Patientin, wie sie selbst sanft den Lymphfluss fördern und Stauungen vermeiden kann. Durch die Technik, selbst den Lymphfluss zu fördern, lernt die Patientin allmählich, ihre operierte Seite bewusst zu beachten. Folgende Punkte sollten dabei beachtet werden:

Mit der nicht betroffenen Hand mehrmals täglich von den Fingern zum Oberarm leicht über die Haut hochstreichen = „sich streicheln". Das Streichen sollte mit der ganzen Hand, mit leichtem Hautkontakt und ohne Druck durchgeführt werden.

Pumpübungen: Mehrmals täglich die Hand zur Faust schließen, alle Armmuskeln anspannen, Spannung 3 – 4 Sek. halten, dann den Arm wieder entspannen. Diese Übung 5- bis 10-mal wiederholen. Durch die Muskelanspannung und -lockerung werden die Lymphgefäße „massiert" und die Lymphe weitertransportiert.

Den Arm der operierten Seite nicht zu stark belasten oder zu lange herunterhängen lassen, beim Spaziergang z. B. in die Bademanteltasche greifen, um den Arm schonend zu stützen. Keine einschnürende Kleidung oder einengenden Schmuck (Ringe, Uhren u. a.) auf der operierten Seite tragen.

Merke
Ein Lymphödem kann durch die kleinste Verletzung, Überlastung oder Stauung ausgelöst bzw. verstärkt werden. Am operierten Arm sowie der Brustseite dürfen keine pflegerischen und medizinischen Tätigkeiten, die eine Stauung oder Verletzung nach sich ziehen, durchgeführt werden.

Lymphödemprophylaxe zu Hause

Entstauung

Informieren Sie die Patientin, wie sie auch zu Hause eine Lymphflussbehinderung vermeiden und ihren Arm entstauen kann. Sie soll den Arm nachts zum Schlafen auf ein Kissen oder eine Schiene hochlegen. Der Arm muss auf Rötungen, Schwellungen, Missempfindungen beobachtet werden, evtl. Umfangmessung des Arms. Ein verordneter und im Sanitätsfachgeschäft angepasster Armstrumpf mit oder ohne Handteil muss regelmäßig getragen werden. Bei nicht immer vermeidbaren Belastungen kann damit einer Stauung vorgebeugt werden. Eine leichte Brustprothese mit entsprechendem Spezial-BH ist außerdem zu bevorzugen. Darüber hinaus sollte sich die Patientin Lymphdrainage und Physiotherapie verordnen lassen.

Merke
Betonen Sie, dass nicht eine übertriebene Schonung angestrebt wird, sondern das gesunde Mittelmaß von Be- und Entlastung im Vordergrund steht.

Sportarten mit gut kontrollierbaren Bewegungsabläufen sind vorzuziehen; z. B. regelmäßig (1 – 2 × die Woche) Bewegungsübungen im Wasser oder Schwimmen; durch den leichten Wasserdruck und die damit verbundene „Massage" erfolgt eine sehr effektive Entstauung. Dagegen sollten ruckartige Sportarten (Tennis) gemieden werden. Die gezielten Bewegungsübungen (**Abb. 39.10**) müssen zu Hause alleine fortgesetzt werden (jeden Tag ca. 15 Min.), in der Physiotherapie oder in Gruppen, z. B. Sport nach Krebs. Bei Ermüdungserscheinungen sind immer wieder Pausen einzulegen.

Intakte Haut

Große, kleine und auch wiederholt kleine Verletzungen führen zur Zerstörung von Lymphgefäßen oder zu Blutergüssen, welche die Lymphflüssigkeitsmenge erhöhen. Wichtig ist daher ein bewusstes und vorsichtiges Verhalten im Alltag.

Informieren Sie die Patientin, wie sie sich vor Verletzungen schützen kann. Geben Sie ihr folgende Tipps mit auf den Weg: Im Beruf, Haushalt und bei Gartenarbeiten sich vor Verletzungen schützen, z. B. durch Gummihandschuhe. Da Überwärmungen zur verstärkten Lymphbildung führen, sollte auf Sonnenbäder und Urlaub in heißen Ländern verzichtet werden. Schützen sollte sie sich auch vor starken Wärmeeinwirkungen, wie z. B. beim Friseur, beim Bügeln, Kochen, Backen (Schutzhandschuhe).

Bei der Schönheits- und Körperpflege sollte sie auf eine sorgfältige Hautpflege und Verletzungsfreiheit achten. Trockene Haut kann z. B. leicht rissig werden und so Erregern eine Eintrittspforte schaffen. Bei Verletzungen die Haut sofort mit einem Hautdesinfektionsmittel desinfizieren. Bei nicht abklingenden Hautveränderungen und Entzündungszeichen den Arzt aufsuchen.

Compliance der Patientin

Viele Patientinnen können über diese große Menge an Beachtungspunkten/Einschränkungen zunächst geschockt sein. Viele Hinweise greifen stark in die persönliche Lebensführung ein und die Durchführung erscheint den Frauen manchmal nicht möglich.

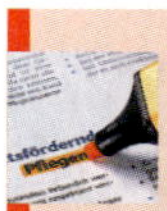

Merke
Verdeutlichen Sie trotz aller Bedenken einfühlsam die Wichtigkeit einer konsequenten Lymphödemprophylaxe. Nur durch ständige Aufmerksamkeit kann das Risiko eines Lymphödems reduziert werden. Motivieren Sie die Patientin, die erlernten prophylaktischen Maßnahmen in den Alltag zu integrieren.

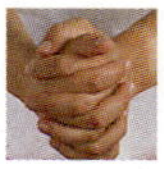

Übungen zur Förderung der Schulterbeweglichkeit und zur Lymphödemprophylaxe (Abb. 39.10)

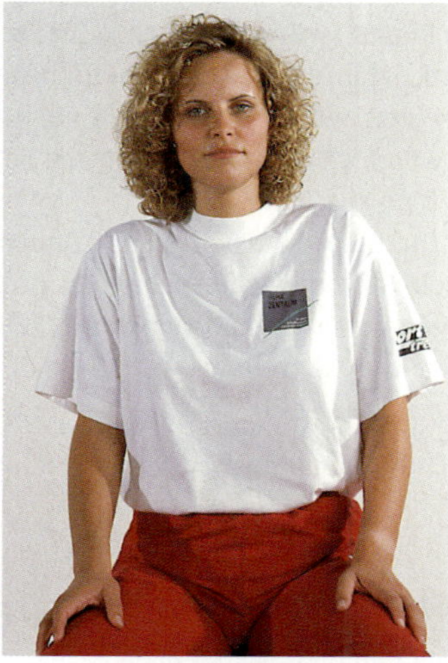

1 Beide Schultern gleichzeitig oder im Wechsel nach oben ziehen und wieder fallen lassen.

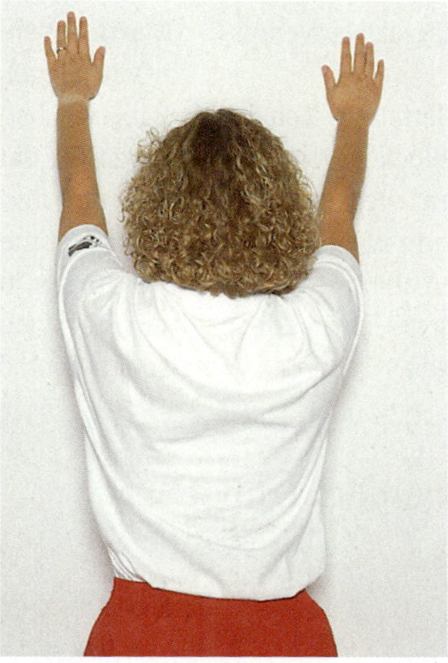

2 Mit beiden Händen und Armen an der Wand hinaufkrabbeln, bis die Arme völlig gestreckt sind.

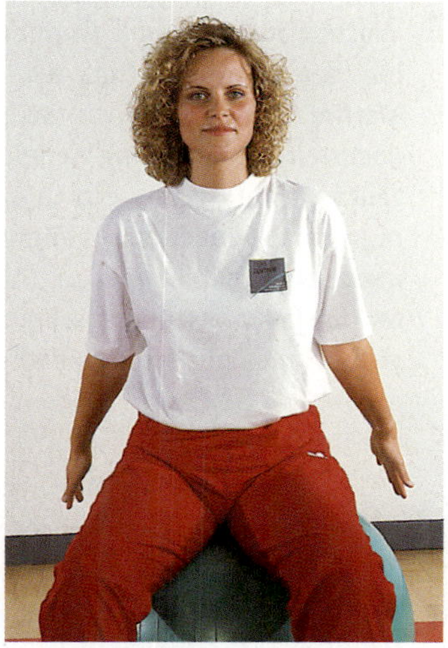

3 Mehrmals locker mit beiden Armen gleichzeitig nach vorn und nach hinten schwingen.

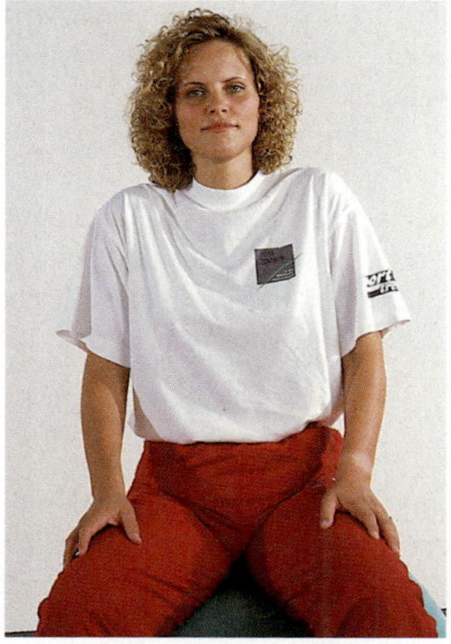

4 Mit beiden Schultern gleichzeitig eine Halbkreisbewegung nach vorne und nach hinten machen.

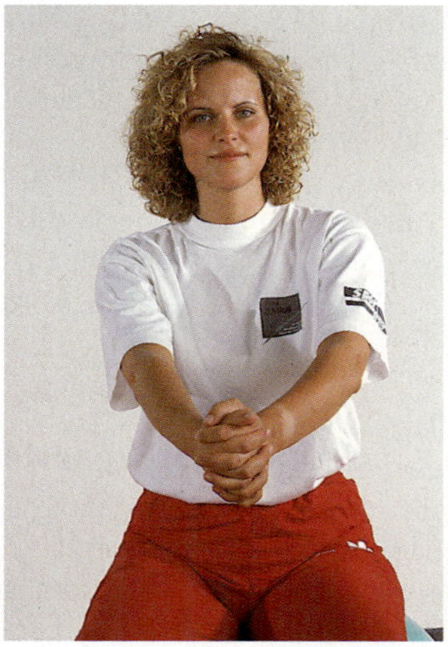

5 Hände falten. Dann die Arme gestreckt nach oben über den Kopf führen und strecken.

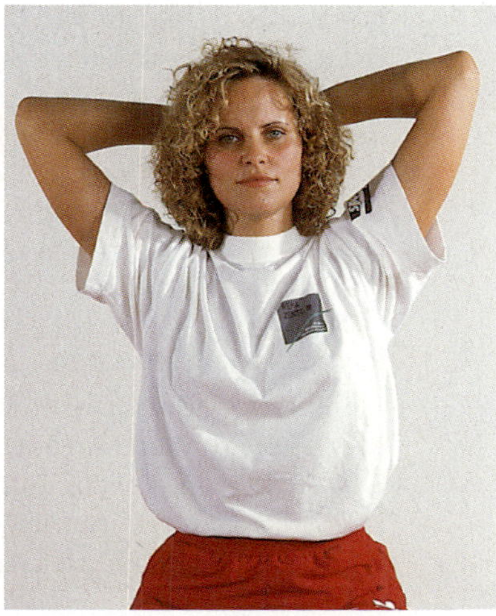

6 Die Hände hinter dem Kopf verschränken. Die Ellbogen sanft nach außen drücken und kurz halten. Dann die Ellbogen nach vorne ziehen und vor dem Gesicht zusammenführen. Mehrmals wiederholen.

B Pflege von Schwangeren und Wöchnerinnen

39.6 Pflege von Frauen mit einer drohenden Früh- bzw. Fehlgeburt

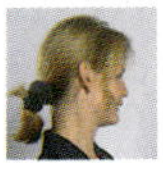

Laura: Ich habe schon so auf Dich gewartet, endlich bist Du da.

Martin: Hallo, Liebes, wie geht es Dir denn?

Laura: Ach, überhaupt nicht gut. Du kannst Dir gar nicht vorstellen, wie das ist, hier den ganzen Tag zu liegen und nicht aufstehen zu können. Jetzt geht das schon zwei Wochen so. Wie ich das noch die nächsten Wochen aushalten soll, ist mir ein Rätsel. Na wenigstens geht es unserer Nina gut.

Martin: Aber es hieß doch, dass die Bettruhe nach der nächsten Untersuchung vielleicht gelockert wird.

Laura: Ja, die ist aber erst in 4 Tagen; wenn ich wenigstens auf Toilette raus könnte, dann wäre ich wenigstens da mal für ein paar Minuten alleine.

Martin: Ja – wo ist denn die Frau Siebert? Die hat doch gestern auch noch fest im Bett gelegen.

Laura: Die haben sie heute morgen in den Kreißsaal gefahren, es sieht so aus, als ob das Baby kommt. Aber sie war ja schon viel weiter als ich, da wird wahrscheinlich alles gut gehen. Und jetzt wird wieder eine Frau ins Zimmer kommen, das ist auch ganz schön anstrengend, sich immer wieder auf jemand anderen einstellen.

Martin: Wenn ich könnte, würde ich mich ja für Dich ins Bett legen. Denk daran, dass Du das alles für unser Baby machst. Aber jetzt, wo wir mal alleine sind, was hältst Du davon, wenn ich mich mal zu Dir ins Bett lege und mich an Dich kuschele?

Laura: Ja, meinst Du, dass wir das machen können? Ach, unser Kuscheln fehlt mir schon sehr. Jetzt ist es mir auch ganz egal, wenn jemand reinkommt. Die sollen doch denken, was sie wollen.

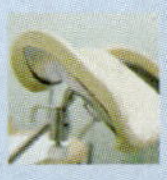

Medizinischer Überblick Frühgeburt

Definition

Die drohende Frühgeburt ist in der Regel durch vorzeitige Wehen und/oder eine Zervixinsuffizienz gekennzeichnet. Dabei besteht die Gefahr einer Frühgeburt, d.h. die Geburt des Kindes vor der 37. SSW. Unter vorzeitiger Wehentätigkeit versteht man das Auftreten von 3 oder mehr regelmäßigen Wehen innerhalb von 60 Min. vor Beginn der 30. SSW sowie 5 Kontraktionen nach der 30. SSW. Ob eine vorzeitige Wehentätigkeit zu einer Fehl- oder Frühgeburt führt oder nicht, ist abhängig vom Zervixbefund.

Ursachen

Psychosoziale Faktoren

Familiäre und Partnerschaftskonflikte, Konflikte in der eigenen Mutter-Kind-Beziehung, Angst vor Schwangerschaft, Geburt, Mutterrolle, soziale Notlage (Wohnungsnot, finanzielle Notlage), Mehrfachbelastung Beruf – Haushalt – Familie, Veränderungen der Lebenssituation.

Anamnestische Faktoren

Vorausgegangene Früh-, Fehl- und Totgeburten, Fehlbildungen des Uterus, Myome, sehr junge oder sehr späte Erstgebärende, Nikotin-, Alkohol- und Drogenabusus, körperlich anstrengende Arbeit.

Schwangerschaftsbedingte Faktoren

Schwangerschaftsbedingte Erkrankungen (z.B. hypertensive Schwangerschaftserkrankungen, Diabetes mellitus), Mehrlingsschwangerschaften, Placenta praevia/Plazentainsuffizienz, vaginale Infektionen/Harnwegsinfektionen, vorzeitiger Blasensprung, kindliche Missbildungen.

Symptome

Anhaltende ziehende Schmerzen im Unterbauch und/oder Rücken, regelmäßige Wehen und Kontraktionen, die länger als 30 Sekunden andauern, leichte Blutungen, auch Schmierblutungen, vorzeitiger Blasensprung.

Diagnostik

Ausführliche Anamnese, CTG (Wehen, Befinden des Kindes?), sonografische/palpatorische Zervixlängenbestimmung, Konsistenz der Zervix (weich, derb), Weite des Muttermundes, bakteriologischer Abstrich.

Therapie

Ziel der Therapie ist die Erhaltung der Schwangerschaft bis zur Entbindung eines lebensfähigen Kindes.

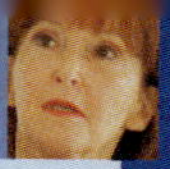

Schonung je nach Ausmaß der Gefährdung

Krankschreibung, Bettruhe, eventuell belastende Situation durch Klinikeinweisung reduzieren.

Medikamentöse Wehenhemmung (Tab. 39.7)

I.-v.-Tokolyse (griech. lyticos = fähig zu lösen): Die Erregung der α-Rezeptoren des Uterus durch Noradrenalin wirkt kontraktionsfördernd, während die Erregung der β2-Rezeptoren durch Adrenalin kontraktionshemmend auf die Gebärmutter wirkt (nach Rabe 1990). Verabreichte β2-Sympathomimetika bewirken eine β-Rezeptoren-Stimulierung und sollen das Myometrium ruhig stellen. Zu Beginn der Behandlung wird wegen der besseren Wirksamkeit die parenterale Medikamentengabe bevorzugt. Viele Nebenwirkungen treten durch die Stimulation der Betarezeptoren an den verschiedenen anderen Organen auf.

Die Dosierung der β2-Sympathomimetika wird individuell unter Berücksichtigung der Wirksamkeit und Verträglichkeit festgelegt. Parenterale Dauerinfusion über einen Infusomaten mit 2,0 mg Fenoterolhydrobromid in 500 ml Basislösung mit einer Tropfgeschwindigkeit bis zu maximal 60 ml/Std. Bei oraler Gabe von Fenoterolhydrobromid im Anschluss an die i.-v. Tokolyse ist eine zeitliche Überlappung notwendig.

Zusätzliche Medikamente

- Magnesium: Unterstützung der wehenhemmenden Wirkung von Fenoterolhydrobromid,

Tabelle 39.7 Wirkung und Nebenwirkung der Tokolysetherapie

Organ	*Wirkung*	*Nebenwirkung*
Uterus	Tonussenkung	
Herz	Frequenzsteigerung Reizleitungsstörungen Kontraktilitätssteigerung	Tachykardie Extrasystolen
Gefäße	Tonussenkung	Hypotonie
Muskulatur	Glykogenolyse	Blutzuckererhöhung
Leber	Glykogenolyse	
Fettgewebe	Lipolyse	
Nieren-Harn-Weg	Tonussenkung	verminderte Urinausscheidung
Magen-Darm	Tonussenkung	Obstipation – Ileusgefahr

- kardioselektive Betarezeptorenblocker bei auftretender Tachykardie,
- Diazepam: zur Sedierung/Beruhigung der Schwangeren/Muskelrelaxierung,
- Betametason: Kortikosteroid, das die fetale Lungenreifung über eine beschleunigte Surfactant-Synthese in den Alveolen fördert.

Cerclage bei Zervixinsuffizienz

Operativer Verschluss des Muttermundes, Cerclagepessar (überwiegende Methode).

Ergänzende Behandlungsmethoden

Atemtherapie, Akupressur/Akupunktur, Yoga, autogenes Training.

39.6.1 Bedeutung für die Frau

Schwangerschaftsbeschwerden können ein Hinweis des weiblichen Körpers auf seelische und körperliche Belastungen sein. Die Gebärmutter als sensibles Organ reagiert oft viel früher auf Stresssituationen als der restliche Organismus. Vorzeitige Wehentätigkeit kann dabei als „Notbremse" des Körpers angesehen werden, wenn die Grenze der Belastbarkeit überschritten wurde.

Die Diagnose „drohende Frühgeburt" stellt für viele Frauen daher eine schwer einzuschätzende Schreckensmeldung dar, weil sie sie im normalen Alltag meistens ohne vorherige Symptome trifft. Mit der Einweisung in eine Klinik und der folgenden Therapie wird die sich bis dahin gesund fühlende Schwangere von einem auf den anderen Tag eine Kranke. Für sie beginnt ein manchmal viele Wochen andauernder Krankenhausaufenthalt, der geprägt ist von der Angst um das Kind und der Anstrengung, die Therapie durchzuhalten.

39.6.2 Pflege- und Behandlungsplan

Die Aufnahme zur stationären Therapie erfolgt meist unerwartet und kann für die Schwangere eine Entlastung aber auch eine neue Belastungssituation darstellen. Die eingeleitete medizinische Therapie mit Bettruhe und Tokolyse hat neben der erwünschten Wirkung zahlreiche Nebenwirkungen und Einschränkungen, die das Wohlbefinden der Frau stark beeinträchtigen. Die Pflegenden haben eine hohe Verantwortung bei der genauen Überwachung der angeordneten Therapie und Begleitung der Schwangeren.

Gewährleisten und Überwachen der Therapie

■ Überwachung der Tokolyse

Informieren Sie sich anhand des Beipackzettels über die genaue Wirkungsweise, Dosierungsanleitung, Art und Dauer der Verabreichung von Feneterolhydrobromid. Beachten Sie besonders die Auswahl der Basislösung, um Unverträglichkeiten auszuschließen.

Informieren Sie sich eingehend über die angeordnete Dosierung und Laufgeschwindigkeit, da sie laufend dem aktuellen Befinden angepasst wird und daher häufig wechseln kann.

Nehmen Sie einen fließenden Infusionsflaschenwechsel vor. Die Halbwertzeit von Fenoterolhydrobromid liegt bei 22 Min. Eine zu lange Pause beim Wechsel kann die Wehentätigkeit wieder verstärken. Beachten Sie die sorgfältige (zeitgerechte) Verabreichung der begleitenden Medikamente, um die Nebenwirkungen der Tokolyse für die Schwangere erträglich zu machen.

Obwohl die Schwangeren ihre ganze Hoffnung in den Erfolg der Therapie setzen, können auch Ängste bestehen, dass das Kind durch die verabreichten Medikamente einen Gesundheitsschaden davontragen könnte. Da β-Mimetika plazentagängig sind, sind einige Nebenwirkungen auch beim Kind (Herzfrequenzerhöhung) zu beobachten.

Eva Groß Krankenschwester

···› Praxistipp
Zeigen Sie Verständnis für die Ängste der Schwangeren und regen Sie ein erneutes Informationsgespräch mit dem behandelnden Arzt an.

Überwachung der Schwangeren

Um den Behandlungsverlauf genauer überwachen zu können, ist für die ersten 5 Tage der i.-v. Tokolyse sowie bei Verschlechterungen des Zustandes die Anlage eines Überwachungsprotokolls notwendig.

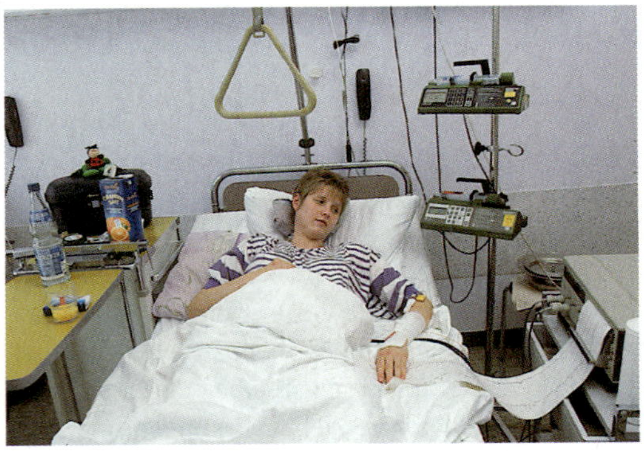

Die Überwachung der Tokolyse muss sehr gewissenhaft durchgeführt werden

Blutdruck und Puls

Durch die Wirkung des Tokolytikums auf die β-Rezeptoren des Herzens kann es besonders zu Beginn der Therapie zu einer Tachykardie, zu RR-Schwankungen, hypotonen Situationen und zu ventrikulären Extrasystolen kommen. Die Schwangere ist dabei unruhig, zittert, fühlt sich schwindelig und verspürt ein starkes Herzklopfen. Manchmal können pektanginöse Beschwerden und Beklemmungsgefühle hinzukommen. Zur Beobachtung der Herzfunktion werden vor Beginn der Therapie, innerhalb der ersten drei Tage und im weiteren Verlauf einmal pro Woche EKG-Kontrollen durchgeführt.

···› Merke
Überwachen Sie Blutdruck und Puls am 1. Tag der Tokolyse 1- bis 2-stündlich. Nach Stabilisierung des Zustandes der Schwangeren kann die Messung auf einen 3- bis 4-stündlichen Rhythmus ausgedehnt werden. Zählen Sie den Puls wegen der Rhythmusstörungen eine Minute aus. Geben Sie Werte ab 120 Schläge/Min. sofort an den Arzt weiter.

Blutzucker

Durch die Glykogenolyse und Lipolyse kommt es zu Blutzuckererhöhungen und schwankenden Blutzuckerwerten. Daher sind Blutzuckerkontrollen 2 × täglich, je nach Wert evtl. häufiger durchzuführen.

Atmung

Eine gefürchtete Komplikation ist das Auftreten eines Lungenödems bei der Schwangeren. Die Gefahr besteht besonders in den ersten 36 Std. nach Beginn der Tokolyse und gleichzeitiger fetaler Lungenreifung mit Cortison. Die Kreislauf- und Atemsituation der Schwangeren muss engmaschig überwacht werden.

···› Lerntipp
Wiederholen Sie den pathophysiologischen Entstehungsmechanismus eines Lungenödems. Sie können Ihr Wissen vertiefen, wenn Sie in Kapitel 34 nachlesen.

Fragen Sie die Schwangere nach ihrem subjektiven Gefühl zu ihrer Atemsituation. Beobachten Sie außerdem die Atemfrequenz, Anzeichen einer Atemnot, Zyanose oder Rasselgeräusche.

Unterstützen Sie die Schwangere bei Atemübungen und weiteren prophylaktischen Maßnahmen (s. ATL Atmen, S. 507 ff). Die lange Liegezeit und der immer höher drückende Bauch bewirken durch den Zwerchfellhochstand eine Abflachung der Atmung und begünstigen die Entwicklung einer Pneumonie.

Überwachung des Kindes

- CTG-Kontrollen werden 2 – 3 × täglich über 30 – 60 Min. durchgeführt (je nach Anordnung),
- 14-tägliche Ultraschalluntersuchung zur Wachstumskontrolle des Kindes und zur Kontrolle des Plazentazustands,
- wöchentliche vaginale Untersuchung zur Zervixkontrolle.

Je länger der Zeitraum der regelmäßigen Wehenkontrollen andauert, desto belastender können die CTG-Kontrollen von Frauen erlebt werden; einige empfinden sie sogar als Prüfungssituation. Die Überwachung findet meist in leichter Seitenlage im Bett statt. Das lange ruhige Liegen führt zu körperlicher Anspannung, vom Ergebnis der Aufzeichnungen

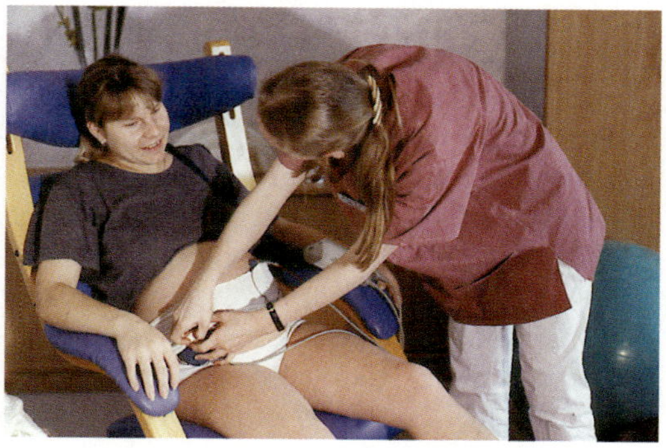

CTG-Kontrolle im Sitzen

hängt die weitere Therapie ab. Diese Belastungen können zusätzlich wehenfördernd wirken.

Helfen Sie der Schwangeren, eine bequeme etwas schräge Seitenlage (15°) einzunehmen. Stabilisieren Sie die Lagerung evtl. mit einem gut formbaren Stützkissen. Unterstützen Sie, auf Wunsch, die Entspannung der Schwangeren während der CTG-Kontrollen mit beruhigenden Essenzen in Duftlampen, Meditationsmusik, Entspannungsübungen, usw. Beachten Sie genau Ihr Verhalten und Ihre Sprache beim Entfernen des CTG-Gerätes. Unüberlegte Kommentare wie: „Das sieht aber gar nicht gut aus! Was haben Sie gemacht?" können Verunsicherung und Schuldgefühle entstehen lassen.

Eine plötzliche Gefahrensituation kann das Vena-cava-Kompressionssyndrom darstellen. Es tritt bei 30–40% der Schwangeren im letzten Trimenon besonders in Rückenlage auf. Die Vena cava inferior wird durch den Uterus komprimiert. Dabei wird der venöse Rückfluss zum Herzen der Schwangeren unterbrochen und die in der Folge verminderte Uterusdurchblutung gefährdet die Sauerstoffversorgung des Kindes. Anzeichen bei der Schwangeren sind: Blässe, kalter Schweiß, Übelkeit, Atemnot, beschleunigter Puls, Blutdruckabfall. Anzeichen beim Kind ist der Abfall der kindlichen Herztöne.

Als Sofortmaßnahme beim Vena-cava-Kompressionssyndrom ist die Schwangere sofort auf die linke Seite zu drehen.

Stress reduzieren und Wohlbefinden fördern

Mit der Klinikeinweisung hat man das Ziel verbunden, die Schwangere aus einem möglichen familiären oder beruflichen Konfliktbereich herauszunehmen und durch Immobilisation eine körperliche Entlastung zu erreichen. Die Schwangere soll zur Ruhe kommen und sich wohl fühlen. Doch die Klinikaufnahme bedeutet für die Frau vielfach nicht nur eine wohltuende Entlastung, sondern auch eine nicht unerhebliche Stresssituation. Sie muss sich in ein neues Umfeld mit eigenen Regeln einfinden, auf neue, manchmal oft wechselnde Zimmernachbarinnen einstellen und sie ist von ihrer Familie und ihren Freunden getrennt. Langeweile oder Einsamkeitsgefühle können sich entwickeln. Als sehr belastend können die Frauen auch die anfangs sehr starke Abhängigkeit von den Pflegenden erleben.

Die Schwangere kann sich dann besonders gut auf Station einfinden, wenn sie eine oder einige feste Bezugspersonen im Stationsteam hat. Auch hier trägt die Organisationsform, z.B. Bezugspflege, entscheidend dazu bei, Stresssituationen zu reduzieren. Wichtig ist, dass gute und klare Informationen gegeben werden. Eine offene Atmosphäre ist Voraussetzung für eine gute Kooperation der Schwangeren und ihr Mittragen der Therapie und der Einschränkungen. Hören Sie bei Gesprächen aufmerksam zu, haben Sie Verständnis für ihre Probleme und suchen Sie gemeinsam mit ihr nach praktikablen Lösungsmöglichkeiten.

Eva Groß
Krankenschwester

···> Praxistipp
Legen Sie die Frau, wenn möglich, nicht mit Wöchnerinnen in ein Zimmer. Je nach auslösender Ursache für den Krankenhausaufenthalt könnten sich für die Schwangere eine erneute Konfliktsituation oder Gefühle der Minderwertigkeit entwickeln.

Günstig ist ein „Wehenzimmer" mit zwei Schwangeren. Erfragen Sie Interessensgebiete, stellen Sie Unterhaltungsmöglichkeiten, die ihre Klinik zu bieten hat, zur Verfügung, z.B. Fernsehen, Bibliothek, Besucherdienst, u.a. oder geben Sie Anregungen zur Beschäftigung. Gestalten Sie offene Besuchszeiten.

Einer besonderen Belastung kann auch die Partnerschaft ausgesetzt sein. Nähe und Zärtlichkeiten können nur sehr eingeschränkt ausgetauscht werden, Gespräche finden fast ausschließlich in Anwesenheit von „fremden" Personen statt.

Ermöglichen Sie es dem Paar auch mal allein zu sein; ein „Bitte nicht stören"-Schild kann dem Paar für einige Zeit Ungestörtheit ermöglichen. Ist dies nicht umsetzbar, können Sie durch eine Abteilung des Zimmers durch einen Sichtschutz etwas Raum für die Privatsphäre schaffen.

Ist die Schwangere einverstanden, beziehen Sie den Partner oder Bezugspersonen in die Pflege mit ein, z.B. bei der Körper- und Haarpflege.

Sicherstellen der körperlichen Entlastung

■ Bettruhe

Die Dauer der einzuhaltenden Bettruhe und die „Strenge" ist abhängig vom Zervixbefund. Sie kann über viele Wochen andauern; beendet wird die Bettruhe in der Regel ab der 36. Schwangerschaftswoche. Während bei der absoluten Bettruhe das Verlassen des Bettes strengstens untersagt ist, darf die

Schwangere bei der eingeschränkten Bettruhe das Waschbecken und den Nachtstuhl/die Toilette benutzen. Das Ausmaß der Bettruhe wird immer wieder von Neuem dem Befinden der Schwangeren angepasst. Besonders bei der absoluten Bettruhe und dem „Wehentropf" fühlen sich die Frauen ans Bett gefesselt und hilflos; der Aktionsradius ist auf die Greifumgebung des Bettes beschränkt.

Eva Groß
Krankenschwester

Praxistipp

Die Frau sollte es sich mit der Hilfe der Pflegenden so gemütlich wie irgend möglich machen können (eigenes Kissen, evtl. eigene Bettwäsche). Alle Gegenstände, die der Frau wichtig sind, sollten in greifbarer Nähe sein, dies kann z.B. durch einen Beistelltisch oder Hilfsmittel zur größtmöglichen Selbstständigkeit erreicht werden.

Ermuntern Sie die Schwangere, ihre Liegeposition häufig zu wechseln. Informieren Sie sie über die leichte Seitenlage zur Vorbeugung eines Vena-cava-Syndroms. Evtl. Durchführen einer leichten Kopf-Tieflagerung bei Zervixinsuffizienz.

Der Bettbügel sollte vom Bett entfernt werden. Jede Benutzung des Bettbügels verstärkt durch die Anspannung der Bauchmuskulatur den intraabdominellen Druck, der auf den Beckenboden und die Zervix weitergeleitet wird. Besser: Bettstrickleitern, die ein schonendes Aufrichten über das „Stapeln der Massen" ermöglichen. Als Schutz gegen das „Herunterrutschen zum Fußende" kann ein kleines gefaltetes Handtuch oder ein Waschlappen gegen die Sitzbeine als „Bremsklotz" gelegt werden (s. Rutschbremse, S. 509). Ein Zurückrutschen zum Kopfende kann im vorsichtigen „Schinkengang" erfolgen.

Auch beim Aufstehen bei eingeschränkter Bettruhe steht die möglichst geringe Druckbelastung des Beckenbodens und der Zervix im Vordergrund. Leiten Sie die Schwangere an, sich langsam über die Seite aus dem Bett zu rollen.

Ernährung

In den ersten Tagen der Tokolyse zittert die Schwangere stark, ihr kann übel sein und sie hat möglicherweise wenig Appetit.

Ermöglichen Sie der Schwangeren, die Essensauswahl nach Wünschen und Gelüsten zusammenzustellen oder bitten Sie Angehörige, Wunschlebensmittel mitzubringen. Berücksichtigen Sie die Obstipationsprophylaxe (Leinsamen, Weizenkleie, Müsli), eine eventuell gleichzeitig bestehende eingeschränkte Flüssigkeitszufuhr und die entsprechende Diät bei Blutzuckererhöhung. Unterstützen Sie die Schwangere bei der Nahrungsvorbereitung und -aufnahme, wenn der Tremor zu stark ist.

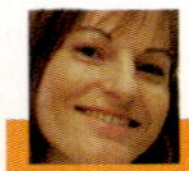

siehe Pflegeangebot Unterstützung bei Obstipation/Obstipationsprophylaxe, S. 459

Körperpflege

Durch die veränderte Hormonsituation der Schwangerschaft sowie die aktuelle Therapie kann es zur verstärkten Schweißabsonderung, schneller fettenden Haaren, Zahnfleischbluten und zu einer Anfälligkeit für Infektionen des Genitalbereiches kommen.

Die notwendige Unterstützung wird vom Zustand der Schwangeren abhängig gemacht. Bei der Durchführung der Körperpflege sollte keine Belastungssituation mit Druck auf die Zervix entstehen. Bei der Teil- oder Ganzkörperwäsche im Bett oder am Waschbecken, besonders beim Beine oder Rücken waschen, kann Hilfe durch die Pflegenden nötig sein. Die Haare der Frau sollten regelmäßig gewaschen werden. Bei der speziellen Hautpflege (Striaeprophylaxe) kann auch der Partner gut mit einbezogen werden.

Merke

Informieren Sie die Schwangere darüber, keine Abhärtung der Brustwarzen durchzuführen. Manipulationen oder ein Saugreiz fördern die Oxytocinausschüttung und wirken verstärkend auf die Wehentätigkeit.

Ausscheidung

Die Tokolysetherapie bewirkt eine Reduzierung der Nierenausscheidung und eine Obstipation; eine schwerwiegende Komplikation kann ein Ileus darstellen. Führen Sie eine 6-stündliche Bilanzierung von Ein- und Ausfuhr in den ersten 3–5 Tagen, anschließend alle 24 Stunden, durch. Melden Sie eine Ausscheidungsverminderung bzw. eine +Bilanz sofort dem Arzt weiter.

Kontrollieren Sie 1 × täglich die Darmgeräusche. Die Geräusche müssen lebhaft und gut hörbar sein. Beachten Sie eine regelmäßige (1- bis 2-tägige) weiche Stuhlausscheidung; die Schwangere soll es vermeiden zu pressen. Geben Sie ihr Hinweise zur Erleichterung der Stuhlausscheidung.

Merke

Die Vorbeugung und Behandlung vaginaler Infektionen ist vorrangig, da sie häufig Ursache eines vorzeitigen Blasensprungs sind. Führen Sie deshalb nach jedem Ausscheiden eine äußere Genitalspülung zur Infektionsprophylaxe durch (s. Gebärmutteroperation, S. 1139). Besteht der Verdacht auf vorzeitigen Blasensprung, können Sie zur Diagnosesicherung einen Streifen Lackmuspapier vor den Scheideneingang legen (Fruchtwasser-pH 7–7,5; Urin oder Vaginalsekret pH ca. 4–6).

39.7 Pflege von Frauen mit hypertensiven Schwangerschaftserkrankungen (HES) (früher EPH-Gestose)

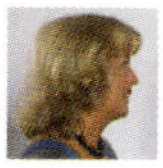

Liebe Frauen der Selbsthilfegruppe,
ich möchte Ihnen endlich den Erlebnisbericht meiner 2. Schwangerschaft erzählen. Meine 1. Schwangerschaft endete aufgrund einer EPH-Gestose mit einem Notkaiserschnitt in der 25. Schwangerschaftswoche. Mein Sohn Fabian kam mit 650 g und 32,5 cm auf die Welt. Aufgrund seiner schweren Erkrankungen (Lungenblutungen, Gehirnblutungen) starb er vier Tage später nach der Geburt in meinen Armen. Damals war ich sehr verzweifelt und konnte mir nicht vorstellen, nochmals schwanger werden zu wollen.

Nach einem Jahr war ich aber erneut schwanger. Es ging mir einfach wunderbar, mir wurde nie übel, und ich hatte keine Essensgelüste. Ich ernährte mich vollwertig und trank viel Milch, so dass ich in der 12. SSW bereits 3 Kilo zugenommen hatte. In der 20. SSW fielen mir erstmals Ödeme an Knöcheln und Händen auf, und ich hatte schon 10 Kilo zugelegt. Es war ein heißer Sommer, und schließlich hat jede zweite Schwangere „Wasser". Mein Arzt riet mir, keinesfalls auf Salz zu verzichten sondern meinte sogar, ich sollte meine Speisen zusätzlich salzen. Er verbot mir das Trinken von Brennnesseltee, was ich nicht so recht einsehen wollte, denn schließlich entschlackt dieser. Meine Gewichtszunahme störte mich mehr als meinen Arzt.

So ab der 25. SSW merkte ich, wie mir meine Ringe und Schuhe zu klein wurden und ich die Füße immer öfter hochlegen musste. Mein Gesicht war ein wenig aufgedunsen, und ich fühlte mich dick.

Als dann aber mein Blutdruck anfing zu steigen (150/90), wurde ich doch ängstlich. Ich bekam Blutdruck senkende Medikamente und so ging es dann auch erst einmal wieder einige Wochen ganz gut. Trotzdem war für meinen Mann und mich die „unbeschwerte Schwangerschaft" vorbei. Bei einer Untersuchung in der 30. SSW. wurde ein Blutdruck von 170/100 gemessen und erhöhte Eiweißwerte (++) festgestellt. Mein Frauenarzt wies mich in die Klinik ein, da auch die Ödeme weiter zugenommen hatten. Da begann man auch gleich mit den Kortisonspritzen zur Lungenreifung. Schon gleich nach der ersten Spritze hatte ich abends noch dickere Ödeme an den Füßen und mein Blutdruck stieg weiter. Meine Angst um mein Kind und auch um mich wuchs, gleichzeitig musste ich versuchen, ruhig zu bleiben um mein Kind nicht aufzuregen. Mit einer noch höheren Dosis wurde mein Blutdruck „im Zaum" gehalten. Laut Ultraschall hatte mein Baby 1650 g, es musste also noch einiges wachsen. Ich blieb in der Klinik und richtete mich auf lange und bange Monate ein. Zwei Wochen später bei einer routinemäßigen abendlichen Blutdruckkontrolle war mein Blutdruck auf 210/130 gestiegen. Es wurde alles für eine Notsectio vorbereitet. Eine Stunde später wurde meine kleine Tochter Janine mit 1620 g und 41 cm geboren. Sie wurde gleich in das naheliegende Pränatalzentrum gebracht und beatmet. Sie musste 10 Wochen in der Kinderklinik bleiben, bevor wir sie nach Hause holen konnten. Es waren schlimme Wochen zwischen Hoffnung, Glück und Verzweiflung. Inzwischen ist sie 5 Monate alt, quietschfidel und immer hungrig, und wir sind sehr glücklich mit ihr.

Liebe Grüße
Ihre Stefanie Maurer

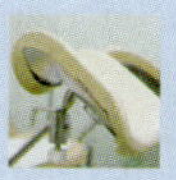

Medizinischer Überblick Hypertensive Schwangerschaftserkrankung

Definition

Hypertensive Schwangerschaftserkrankung (HES) oder schwangerschaftsinduzierte Hypertonie (SIH) oder Schwangerschaftshypertonie, Präeklampsie und Eklampsie sind typische schwangerschaftsspezifische Erkrankungen der Spätschwangerschaft. Sie waren lange Zeit unter dem Begriff EPH-Gestose bekannt. Da das Krankheitsbild durch das Symptom der Hypertonie charakterisiert ist und die Proteinurie sowie Ödeme eher sekundär auftreten, wurde die Terminologie geändert.

Hypertonie

Von einer Hypertonie in der Schwangerschaft spricht man, wenn bei zweimaliger Messung unter Ruhebedingungen, im 6-stündigen Abstand, der systolische Blutdruckwert 140 mmHg und der diastolische Wert 90 mmHg übersteigen. Ist der systolische Wert über 160 mmHg und der diastolische über 110 mmHg spricht man von einer schweren Hypertonie. Als Schwangerschaftshypertonie wird auch ein Blutdruckanstieg im Schwangerschaftsverlauf von über 30 mmHg systolisch oder mehr und 15 mmHg diastolisch oder mehr über dem üblichen Blutdruck der Schwangeren bezeichnet. Eine Proteinurie ist dabei nicht vorhanden.

Präeklampsie

Die Verbindung Schwangerschaftshypertonie mit einer Proteinurie wird als Präeklampsie bezeichnet. Man unterscheidet:

Leichte Präeklampsie:

- Systolischer Blutdruck > 140 mmHg, diastolischer > 90 mmHg,
- Proteinurie > 0,5 g/l im 24-Std.-Urin oder in der Einzelprobe über 1 g/l.

Schwere Präeklampsie:

- Systolischer Blutdruck > 160 mmHg, diastolischer > 110 mmHg,
- Proteinurie > 3 g/l im 24-Std.-Urin oder > 5 g/l in der Einzelprobe,
- Oligurie mit einer Urinausscheidung von < 400 ml/24 Std.,
- erhöhtes Serumkreatinin, LDH, SGOT, SGPT; Thrombopenie (< 100 000),
- Symptome des ZNS: Kopfschmerzen, Augenflimmern, Sehstörungen, Ohrensausen, Übelkeit, Übererregbarkeit der Reflexe.
- epigastrische Schmerzen,
- Lungenödem, Papillenödem, Retinablutungen.

Kommt zu einer bereits vorbestehenden (essenziellen) Hypertonie im Laufe der Schwangerschaft eine Proteinurie hinzu, spricht man von einer Pfropfpräeklampsie.

Sonderform: HELLP-Syndrom

H = Hämolyse (Hemolysis)
EL = erhöhte Leberwerte (elevated liverenzyms)
LP = Thrombozytopenie (low platelet counts)

Eine seltene, lebensgefährliche Variante der Präeklampsie ist das HELLP-Syndrom, das sich ohne vorherige Präeklampsie-Anzeichen oder nur mit geringen Symptomen bemerkbar machen kann. Dabei kommt es zur mechanischen Erythrozytenzerstörung und damit zur Hämolyse. Durch eine Mangeldurchblutung von Leberbezirken erfolgt eine Leberparenchymschädigung mit Anschwellen der Leber und starken Oberbauchschmerzen. Über das Schädigungsausmaß gibt die Höhe der Leberwerte Auskunft. Durch vermehrte Thrombozytenaggregation entwickelt sich eine Thrombozytopenie mit erhöhter Blutungsneigung.

Eklampsie

Unter einer Eklampsie versteht man das Auftreten tonisch-klonischer Krampfanfälle. Eine Eklampsie kann ohne vorherige Warnzeichen plötzlich und unerwartet auftreten und ist der dramatische Höhepunkt des pathologischen Geschehens. Eine Eklampsie tritt meist gegen Ende der Schwangerschaft, während der Geburt oder in den ersten 48 Stunden nach der Geburt auf. Folgen mehrere Anfälle nacheinander, können sie unbehandelt zum Tod von Mutter und Kind führen.

Ursachen, organische Auswirkungen und Symptome

Die genauen Ursachen von HES, Präeklampsie und HELLP-Syndrom sind nicht vollständig geklärt. Diskutiert wird eine gestörte Adaptation des mütterlichen Immunsystems an die fetalen Zellen/das Fremdeiweiß. Dabei soll es zu einem Ungleichgewicht im Prostacyclin/Thrombexan-A2-Haushalt mit unzureichender Durchblutung des Throphoblasten und ungenügender Invasion in die Gefäßwand der Spiralarterien kommen.

Daraus resultiert wiederum eine unzureichende Dilatation der Spiralarterien, die so leicht thrombosieren und in der Folge zu einer lokalen Durchblutungsstörung, Wachstumsretardierung und vorzeitiger Plazentalösung führen können. Durch die ungenügende Durchblutung des Throphoblasten und der Ausbildung noch unbekannter toxischer Substanzen findet eine Schädigung der Endothelzellen im Bereich der Arteriolen und Kapillaren der Endstrombahn verschiedener anderer Organe statt. Fibrinablagerungen sowie ein generalisierter Gefäßspasmus bewirken eine Minderperfusion aller Organsysteme in unterschiedlichem Ausmaß (**Tab. 39.8**).

Mögliche Risikofaktoren

- Erstgebärende (2/3 aller Schwangeren, die eine Form von HES aufweisen, sind Erstgebärende),
- Frauen mit Mehrlingsschwangerschaften,
- sehr junge Schwangere,
- Schwangere über 35 Jahren,
- genetische Disposition bezüglich Bluthochdruck, bzw. Schwangere war selbst „Gestose-Kind",
- vorbestehende Erkrankungen wie Diabetes mellitus, chronische Hypertonie. Nierenerkrankungen können die Grundlage für eine Pfropfpräeklampsie bilden,
- Stressbelastungen der Schwangeren.

Häufigkeit

7 – 10 % der Schwangeren sind von einer HES betroffen. Bei 30 – 50 % der Schwangeren wird dabei eine reine Hypertonie diagnostiziert. Eine schwere Präeklampsie tritt etwa bei 1 % der Frauen auf. 0,05 – 0,1 % der Schwangeren erleiden eine Eklampsie. 4 – 12 % der Frauen mit schwerer Präeklampsie entwickeln ein HELLP-Syndrom.

Tabelle 39.8 Übersicht über die Auswirkungen des Endothelschadens und generalisierten Gefäßspasmus auf verschiedene Organe (modifiziert nach Friedberg)

Ursache	*Betroffene Organe*	*Typische Auswirkungen und Symptome*
Endothelzellschaden/ generalisierter Gefäßspasmus	Plazenta 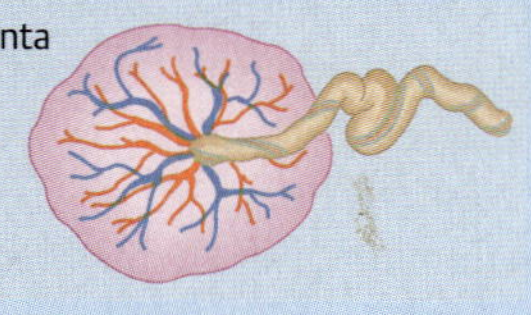	→ chronische Plazentainsuffizienz – Mangelernährung und Wachstumsretardierung des Kindes – vorzeitige Plazentalösung/intrauteriner Kindstod/Totgeburt – vorzeitige Wehentätigkeit/Frühgeburt
	Gefäße 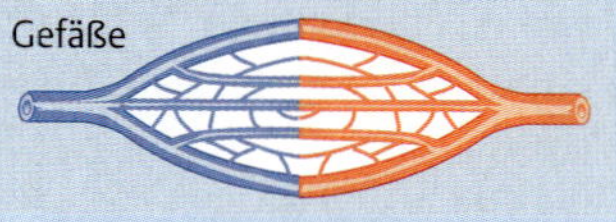	→ gesteigerter peripherer Widerstand – Hypertonie → Störungen der Mikrozirkulation, gesteigerte Permeabilität, Kapillarschäden – Ödeme
	Gehirn 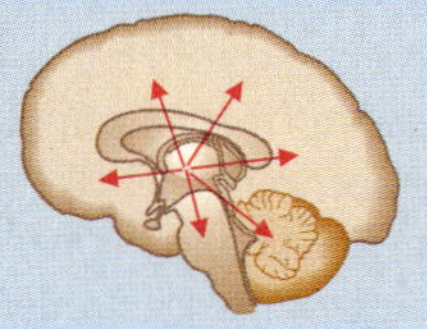	→ Hirnödem mit erhöhtem Hirndruck, Mikroblutungen in das Hirnparenchym, generalisierte Reflexsteigerung – Kopfschmerzen, Ohrensausen, Übelkeit, Erbrechen – eklamptischer Anfall
	Auge 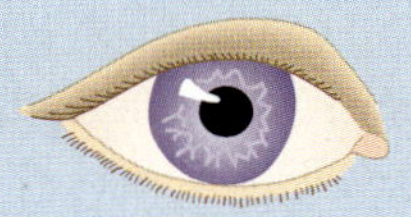	→ Augenhintergrundveränderungen – Doppelsehen, Augenflimmern, Gesichtsfeldeinschränkungen
	Leber 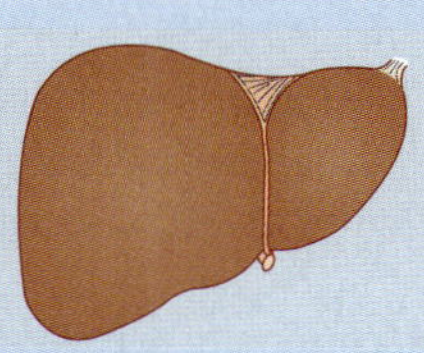	→ Leberfunktionsstörung – Leberschwellung mit Spannung der Leberkapsel – Oberbauchschmerzen, Schmerzen im Epigastrium → Gerinnungsstörungen – Blutungen
	Niere 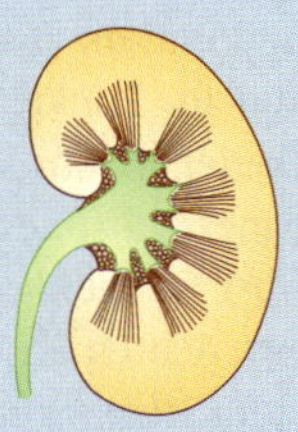	→ Nierenfunktionsstörung – Proteinurie – Oligurie – akutes Nierenversagen/Anurie

Diagnostik

Untersuchungen im Rahmen der Schwangerschaftsvorsorge zur Früherkennung, transabdominelle Sonografie zur Beurteilung des kindlichen Wachstums, Dopplersonografie zur Beurteilung der Plazentadurchblutung.

Therapie

Die Therapie richtet sich nach dem Schweregrad der Erkrankung.

Hypertonie

Eine medikamentöse Blutdrucksenkung bei einer leichten Hypertonie ist umstritten. Bei einer schweren Hypertonie werden antihypertensive Medikamente verabreicht. Zur Vermeidung von unnötigem Stress und der Möglichkeit viel zu ruhen wird die Schwangere krank geschrieben. Sie wird über Ernährungsumstellung informiert sowie zu Blutdruckselbstkontrollen, Eiweißbestimmung mit Urinstics und Dokumentation der ermittelten Werte angeleitet.

Leichte/schwere Präeklampsie

Bei leichteren Präeklampsieformen wird versucht, eine Weiterentwicklung der Erkrankung zu verhindern. Ist das Kind ausreichend reif, wird bei allen Präeklampsieformen möglichst bald eine Entbindung eingeleitet. Ist dies nicht der Fall, wird eine Verlängerung der Schwangerschaft mit größtmöglicher Sicherheit für Mutter und Kind angestrebt. Zu den weiteren Therapiemaßnahmen gehört die körperliche Schonung der Schwangeren durch eingeschränkte bzw. strenge Bettruhe unter stationären Bedingungen. Sehr wichtig ist eine Ernährungsumstellung zu eiweiß-, ballaststoff- und salzreicher Kost mit viel Vitaminen und Spurenelementen.

Zur antihypertensiven Therapie werden α-Methyldopa, Dihydralazin und in leichteren Fällen β-Blocker angeordnet. Die antikonvulsive Therapie erfolgt mit Diazepam und Magnesiumascorbat (i.-v. Gabe bei drohender Eklampsie, anschließend Dauertropfinfusion). Zusätzlich wird besonders darauf geachtet, optische und akustische Reize zu vermeiden.

Bei unreifen Kindern wird zur Förderung der fetalen Lungenreifung der Schwangeren das Kortikosteroid Betametason (beschleunigt beim Kind die Surfactant-Synthese in den Alveolen) verabreicht. Die Überwachung des Kindes wird durch CTG-Kontrollen 1 – 3 × täglich über ca. 30 Min. (je nach Anordnung) und Doppler-Sonografien (Wachstumskontrolle) gewährleistet.

Entbindung: Bei leichter bis mittelschwerer Präeklampsie wird eine vaginale Geburt unter Periduralanästhesie und strenger Überwachung von Mutter und Kind angestrebt. Entwickelt sich eine schwere Präeklampsie oder Eklampsie, wird eine Notsectio durchgeführt.

39.7.1 Bedeutung für die Frau

Eine Schwangere, bei der eine hypertensive Schwangerschaftserkrankung festgestellt wird, fühlt sich durch diese Diagnose in ihrer Schwangerschaft stark verunsichert. Der weitere Verlauf der Schwangerschaft ist dann nicht mehr unbeschwert; Ängste um die Gesundheit des Kindes können die Schwangere sehr belasten. Die bis dahin sich gesund fühlende Schwangere wird plötzlich zur Kranken mit intensiver Therapie und Überwachung. Steigert sich die Präeklampsie in ihrem Ausprägungsgrad, kann die Schwangere unter einem starken Krankheitsgefühl leiden und große Ängste vor bleibenden Schäden beim Kind oder dessen Tod entwickeln. Bei einem sich dramatisch verschlechternden Krankheitsverlauf kann auch Angst um ihr eigenes Leben hinzukommen.

39.7.2 Pflege- und Behandlungsplan

Die Schwangere wird zur stationären Behandlung eingewiesen, wenn im Rahmen der Schwangerschaftsvorsorge Symptome einer Präeklampsie erkannt werden, eine bereits ambulant eingeleitete Therapie keine Besserung verspricht bzw. der Zustand der Schwangeren sich verschlechtert. Im Vordergrund der klinischen Behandlung steht die engmaschige Überwachung der Schwangeren und des Kindes, da sich eine Verschlechterung des Krankheitsbildes mit vitaler Gefährdung von Mutter und Kind sehr schnell entwickeln kann. Eine angenehme Atmosphäre, Geborgenheit und Vertrauen helfen der Schwangeren in dieser schweren Zeit.

Der Blutdruck ist zu Beginn der hypertensiven Therapie engmaschig zu kontrollieren

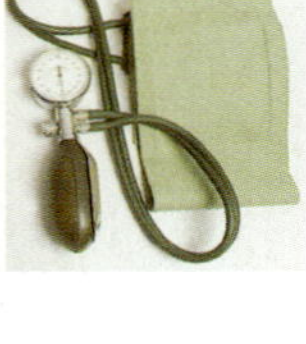

Sicherheit gewährleisten durch frühzeitiges Erkennen einer Schweregradänderung

Durch ein frühzeitiges Erkennen von Veränderungen im Zustand der Schwangeren oder des Kindes sowie durch gezielte Überwachungs-, Therapie- und Pflegemaßnahmen kann der Übergang in eine schwerere Form der Präeklampsie in der Regel verhindert werden. Je nach Schweregrad der Erkrankung wird die Schwangere auf Station, im Kreißsaal oder auf einer Intensivstation überwacht. Dabei ist eine enge Zusammenarbeit von Pflegenden, Hebammen und Ärzten notwendig.

> **Merke**
> Bei jeder Verschlechterung des mütterlichen oder kindlichen Zustands muss unverzüglich der Arzt informiert werden.

Überwachung der Schwangeren

Der behandelnde Arzt wird die Schwangere über ihr Krankheitsbild und die Symptome der Präeklampsie aufklären und ihr konkrete Hinweise zur Eigenbeobachtung geben. Wenn die Schwangere sich mit ihrer Schwangerschaftserkrankung gut auskennt, kann sie selbst frühzeitig Veränderungen erkennen und mitteilen. Achten Sie sehr aufmerksam auf Äußerungen der Schwangeren über ihr subjektives Wohlbefinden. Bitten Sie sie, jede an sich wahrgenommene Veränderung unbedingt an die sie betreuenden Personen weiterzugeben. Informieren Sie die Schwangere ausführlich, welche Pflege- und Überwachungsmaßnahmen in der nächsten Zeit bei ihr durchgeführt werden, damit sie die häufigen Störungen und Einschränkungen versteht. Gleichzeitig kann durch die intensive Betreuung auch ihre Angst reduziert werden.

Blutdruck und Puls

Die Ergebnisse der Blutdruckmessung sind ein entscheidender Parameter für den weiteren Behandlungs- und Schwangerschaftsverlauf.

Messen Sie Blutdruck und Puls sehr gewissenhaft. Richten Sie den Zeitrhythmus der Messungen nach den ermittelten Blutdruckwerten und der Arztanordnung aus ($^1/_2$- bis 6-stdl.). Messen Sie immer am gleichen Arm. Verwenden Sie bei einem Oberarmumfang von mehr als 28 cm eine breite Spezialmanschette, um falsche Werte zu vermeiden. Monitoring bei zunehmender Verschlechterung.

Informieren Sie sich, innerhalb welcher Grenzwerte der Blutdruck der Schwangeren schwanken darf. Kontrollieren Sie besonders nach Beginn der antihypertensiven Therapie den Blutdruck engmaschig, um die Wirkung der verabreichten Medikamente genau zu überwachen. Besonders bei der Behandlung mit Dihydralazin per Infusion oder der Kombination von α-Methyldopa mit Dihydralazin kann durch einen raschen Wirkungseintritt eine zu schnelle Blutdrucksenkung erfolgen. Das führt wiederum zur Verschlechterung der uteroplazentaren Durchblutung und stellt eine akute Bedrohung für das Kind dar. Melden Sie daher einen Blutdruckwert von mehr als 20% unter Ausgangswert bzw. unter 140/90 sofort an den behandelnden Arzt weiter.

Vermeiden Sie die Verabreichung von Blutdruck steigernden Reizstoffen wie Kaffee oder schwarzem Tee. Bitten Sie die Angehörigen z. B. Lapachotee mitzubringen, der den Blutdruck nicht beeinflusst und gleichzeitig einen hohen Mineralstoff- und Spurenelementgehalt aufweist.

Atmung

Merke
Die Hypoalbuminämie mit der Erniedrigung des kolloidosmotischen Drucks, eine eingeschränkte Nierenfunktion sowie die Verabreichung von Kortison zur Lungenreifung begünstigen die Entstehung eines Lungenödems. Läuft außerdem eine Dauerinfusionstherapie mit Magnesiumascorbat kann es durch Überdosierung (bei noch nicht bekannter Niereninsuffizienz) zum Atemstillstand kommen. Die Atemsituation der Schwangeren muss daher engmaschig überwacht werden.

Befragen Sie die Schwangere nach ihrem subjektiven Gefühl zu ihrer Atemsituation. Beobachten Sie Atemfrequenz, Anzeichen einer Atemnot und Zyanose sowie Rasselgeräusche. Unterstützen Sie die Schwangere bei Atemübungen und prophylaktischen Maßnahmen zur Vorbeugung einer Pneumonie.

Ausscheidung

Neben einem beträchtlichen Eiweißverlust im Urin durch Schädigung der Glumerulusendothelien im Rahmen der generalisierten Endothelschädigung entwickelt sich ebenfalls eine Hypoalbuminämie. Sie kann zusammen mit der Kapillarwandschädigung eine Flüssigkeitsablagerung im Gewebe begünstigen, d. h. Gewichtszunahme, generalisierte Ödeme. Außer zu einer Proteinurie kann es bei einer fortgeschrittenen Störung der Nierenfunktion auch zur Einschränkung der Harnproduktion und Entwicklung einer Oligurie bis hin zur Anurie kommen.

Führen Sie eine genaue Bilanzierung mit strenger Ein- und Ausfuhrkontrolle durch. Informieren Sie sich, welche stündliche Ausscheidungsmenge erreicht werden soll; sie sollte 40 ml/Std. nicht unterschreiten. Beziehen Sie auch Flüssigkeitsverluste durch Erbrechen oder Durchfall in die Berechnungen ein. Der ZVD sollte +6 bis +8 cm H_2O nicht überschreiten. Informieren Sie den behandelnden Arzt sofort über eine +Bilanz, Verminderung der Ausscheidung bzw. einen ZVD-Anstieg.

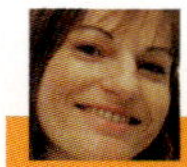

siehe Pflegeangebot Unterstützung bei der Uringewinnung und -messung, Flüssigkeitsbilanz, S. 428 f

Benötigt die Schwangere zur besseren Ausscheidungsüberwachung einen Blasendauerkatheter, darf sie nur einen Silikonkatheter erhalten, der die hohe Gefahr einer aufsteigenden Blaseninfektion mindert. Führen Sie die entsprechende Katheterpflege durch. Hat die Schwangere keinen Blasendauerkatheter, wird eine Reduzierung einer Infektionsgefahr über eine regelmäßige äußere Genitalspülung nach jedem Ausscheiden erreicht. Führen Sie einen 24-Std.-Sammelurin zur quantitativen Bestimmung von Eiweiß und Glucose im Urin durch. Ermitteln Sie täglich das Gewicht, und beobachten Sie den Körper/die Haut auf Ödeme.

Starkes Pressen während des Stuhlgangs führt zur intraabdominellen und intrakraniellen Drucksteigerung und damit zu einer weiteren Blutdrucksteigerung. Die Ernährung trägt entscheidend dazu bei, dass der Stuhl weich bleibt und regelmäßig leicht zu entleeren ist. Achten Sie darauf, dass die Schwangere vom Beginn der Behandlung neben einer eiweiß- und kochsalzhaltigen auch eine ballaststoffreiche Kost erhält.

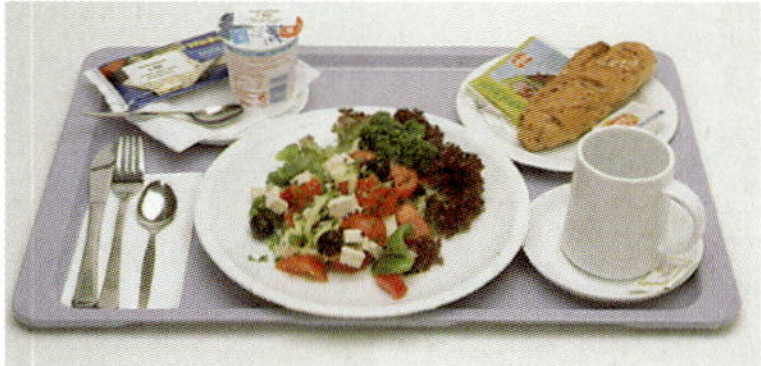

Eine ausgewogene Ernährung ist für die Obstipationsprophylaxe wichtig

Praxistipp
Eva Groß Krankenschwester
Mit Quellmitteln wie Leinsamen, Weizenkleie, Müsli kann die Obstipationsprophylaxe unterstützt werden. Darf die Schwangere nur eingeschränkt trinken, bleiben diese Mittel allerdings größtenteils wirkungslos.

Merke
Wird eine Laxanziengabe notwendig, ist eine genaue Überprüfung der Dosierung wichtig, da eine zu heftige Peristaltik Wehen auslösen kann.

Kompetentes Reagieren bei einer Eklampsie

Die Verschlimmerung eines oder mehrerer Symptome kann ein Vorbote einer Eklampsie sein. Daher müssen folgende Anzeichen genau beachtet und sofort an den behandelnden Arzt weitergemeldet werden:

- Die Schwangere berichtet von einer subjektiven Verschlechterung wie: zunehmenden Kopfschmerzen, Schwindelgefühl, Übelkeit, Erbrechen, epigastrischen Schmerzen, Ohrensausen, schlechterem Sehvermögen/Augenflimmern.
- Sie beobachten eine zunehmende motorische Unruhe, evtl. Bewusstseinstrübung.
- Sie messen einen stark erhöhten Blutdruck über dem üblichen Wert und/oder ermitteln eine Zunahme der Proteinurie.
- Sie beobachten eine Abnahme der Ausscheidung Oligurie/Anurie.

Merke

Eine Eklampsie kann auch noch in den ersten Tagen des Wochenbettes auftreten. Die Überwachungsmaßnahmen müssen auch nach der Geburt engmaschig erfolgen.

Notfallvorbereitungen

Um im Notfall schnell reagieren zu können, sollte Folgendes in Bettnähe vorbereitet sein:

- Guedel-Tubus und Intubationsbesteck,
- Material zum Legen eines Venenzugangs,
- Medikamente: Bereits fertig aufgezogen 10 mg Diazepam zur Unterbrechung des Krampfanfalls, Hydralazin zur Blutdrucksenkung, Magnesium zur zentralen Dämpfung, Mannitol- oder Sorbitlösung zur osmotischen Diurese und Steigerung der Nierendurchblutung.

Verhalten beim eklamptischen Anfall

Merke

Bleiben Sie ruhig, wenn die Schwangere in Ihrer Anwesenheit einen Krampfanfall erleidet: Lösen Sie sofort Alarm aus bzw. benachrichtigen Sie den Stationsarzt. Bleiben Sie bei der Schwangeren. Halten Sie die Atemwege frei, um eine Aspiration zu vermeiden; wenn es möglich ist, legen Sie den Guedel-Tubus ein. Schützen Sie die Schwangere vor Verletzungen. Drehen Sie, sobald es möglich ist, die Schwangere auf die linke Seite in die stabile Seitenlage. Legen Sie die Notfallmedikamente bzw. das Intubationsbesteck bereit. Halten Sie die Dauer des Krampfanfalls fest.

Im Wesentlichen besteht die Eklampsie aus drei Phasen. Die tonische Phase ist ein kurzer Krampfzustand (ca. 15–20 Sek.) wobei alle Muskeln angespannt, die Hände zusammengeballt, die Zähne fest aufeinander gebissen sind. Begleitet wird diese Symptomatik von einer Zyanose, die durch einen Laryngospasmus und nachfolgendem Atemstillstand ausgelöst wird. Bereits in dieser Phase kann es zum Zungenbiss kommen, Schaum (evtl. blutig) vor den Mund treten. Anschließend beginnt die klonische Phase mit Zuckungen des gesamten Körpers, die Frau schlägt mit Armen und Beinen um sich und kann sich dabei verletzen. Der klonischen Phase folgt Bewusstlosigkeit, die in ein tiefes Koma von unterschiedlich langer Dauer übergehen kann.

Nach einer Eklampsie wird die Schwangere weiter auf einer Intensivstation überwacht. Nach Stabilisierung des Zustandes oder einer weiteren Verschlechterung wird in der Regel ein Kaiserschnitt eingeleitet.

Stress reduzieren und Sicherstellen der körperlichen Entlastung

Die Angst um das ungeborene Kind und die eigene Gesundheit kann eine starke psychische Belastung darstellen. Die eingeschränkte oder strenge Bettruhe kann das Krankheitsgefühl und die Abhängigkeit verstärken.

Vermitteln Sie der Schwangeren Sicherheit und die Gewissheit, dass alles für ihre Gesundheit und das Wohlergehen ihres Kindes getan wird. Zeigen Sie Verständnis für ihre Ängste und die Schwierigkeit der Krankenhaussituation.

Legen Sie die Schwangere in ein ruhiges Zimmer, ggf. Einzelzimmer, um eine möglichst hohe Reizabschirmung zu gewährleisten. Beachten Sie, dass die Schwangere vor Eklampsie auslösenden Reizen (Hitze, grelles Licht, Lautstärke etc.) geschützt wird. Sorgen Sie für eine angenehme Raumtemperatur, gedämpftes Licht, Ruhe, z. B. durch leise Schuhe, vorsichtiges Türen schließen, ruhiges leises Sprechen. Stimmen Sie Besuche auf die individuellen Bedürfnisse/den Zustand der Schwangeren ab.

Stellen Sie nach Absprache mit der Schwangeren auch die Lautstärkeübertragung der kindlichen Herzfrequenz des CTGs leiser bzw. aus. Führen Sie alle Arbeiten sehr ruhig, vorsichtig und leise durch. Beachten Sie eine sinnvolle Koordinierung von Arbeitsabläufen, um der Schwangeren Ruhepausen zu gönnen und ihren Schlaf-Wach-Rhythmus möglichst wenig zu stören.

Die Schwangere darf sich zu keinem Zeitpunkt belasten. Überprüfen Sie vor und nach Belastungssituationen (z. B. der Körperpflege) den Blutdruck. Übernehmen Sie die vollständige Körperpflege bei mittelschweren und schweren Eklampsieformen. Beziehen Sie auf Wunsch der Schwangeren den Partner in die Pflege ein. Informieren Sie die Schwangere über die Bedeutung der linksseitigen Seitenlage zur Verbesserung der Nierendurchblutung und Vorbeugung eines Vena-cava-Syndroms. Bitten Sie sie, ihre Lage häufig zu wechseln.

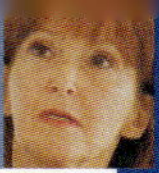

> **Merke**
> Eine plötzliche Gefahrensituation kann besonders in Rückenlage das Vena-cava-Kompressionssyndrom darstellen. Es tritt bei 30–40% der Schwangeren im letzten Trimenon auf. Die Vena cava inferior wird durch den Uterus komprimiert, dabei wird der venöse Rückfluss zum Herzen der Schwangeren unterbrochen und die in der Folge verminderte Uterusdurchblutung gefährdet die Sauerstoffversorgung des Kindes.
> ***Anzeichen bei der Schwangeren:*** Blässe, kalter Schweiß, Übelkeit, Atemnot, beschleunigter Puls, Blutdruckabfall.
> ***Anzeichen beim Kind:*** Abfall der kindlichen Herztöne (CTG). Sofortmaßnahmen: Die Schwangere **sofort** auf die linke Seite drehen.

Im Kapitel drohende Frühgeburt finden Sie weitere pflegerische Schwerpunkte, die im Zusammenhang mit der körperlichen Entlastung und zur Steigerung des Wohlbefindens zu beachten sind.

39.8 Pflege von Frauen nach Kaiserschnittentbindungen

Um sich in die Situation von Wöchnerinnen nach einer Kaiserschnittentbindung besser einzufühlen, führen einige Schülerinnen im Rahmen des Pflegeunterrichtes zur Geburtshilfe eine kleine Befragung durch. Frau Lohscheidt wird von der Schülerin Eva Klausen interviewt.

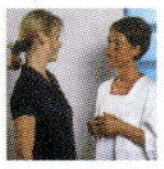

E. K.: Sie haben jetzt auch Ihr zweites Kind durch eine Sectio zur Welt gebracht. Wie ging es Ihnen, als Sie erfahren haben, dass es wieder ein Kaiserschnitt wird?

Frau L.: Ich war sehr enttäuscht und hatte nach meinen schlechten Erfahrungen nach der ersten Sectio auch große Angst, ähnliche Erlebnisse zu haben. Außerdem hatte ich mir so gewünscht eine ganz normale Geburt zu erleben. Der erste Kaiserschnitt wurde in Vollnarkose durchgeführt, weil es zum Geburtsstillstand gekommen war und die Herztöne meiner Tochter Saskia sich verschlechterten. Neben der Angst, ob auch alles gut gehen würde, empfand ich es am schlimmsten, bis zum letzten Moment in OP bei vollem Bewusstsein zu bleiben und die Unruhe und Hektik mitzubekommen. Natürlich übertrug sie sich auch auf mich. Ich habe mich sehr alleine und verlassen gefühlt, andererseits war ich froh, die Verantwortung abgeben zu können, weil ich einfach nicht mehr konnte.

E. K.: Wie haben Sie die ersten Stunden nach der Operation mit Vollnarkose erlebt?

Frau L.: Als ich aufwachte, zitterte ich am ganzen Körper. Meine Zähne klapperten wie beim Schüttelfrost. Ich konnte die Augen kaum offen halten. Durch einen Nebelschleier sah ich ein verpacktes „Etwas", von dem mir irgend jemand sagte, es wäre meine Tochter. Ich konnte nichts dazu sagen, weil meine Zunge mir nicht gehorchte. Außerdem überkam mich eine große Trauer. Dort, wo mich das letzte Dreivierteljahr jeder liebevolle, zärtliche Gedanke hingeführt hatte, dort in meinem Bauch spürte ich eine Leere, ein schmerzendes Loch.

E. K.: Wie erging es Ihnen jetzt beim zweiten Kaiserschnitt? Sie haben sich diesmal für eine Periduralanästhesie entschieden.

Frau L.: Diesmal, bei der Entbindung meines Sohnes Niklas, war der Kaiserschnitt geplant und ich hatte Zeit mich darauf vorzubereiten. Trotz meiner anfänglichen Angst habe ich mich für eine PDA entschieden und es nicht bereut. Es verlief alles ruhig und ohne Komplikationen. Ich hörte mein Kind schreien, und ich konnte es kurz sehen, als die Hebamme es mir ans Gesicht hielt. Mein Freund durfte es dann baden und wickeln und es war für mich ein schönes Gefühl zu wissen, mein Niklas bekommt gleich ganz viel Zuwendung.

E. K.: Wie ging es Ihnen in den ersten Tagen auf der Wöchnerinnenstation?

Frau L.: Anfangs war ich ziemlich erschöpft, trotzdem ging es mir besser als beim ersten Mal. Diesmal lag ich in einem 2-Bett-Zimmer mit einer Frau, die ebenfalls eine Sectio bekommen hatte. So konnten wir uns gegenseitig aufmuntern, Tipps geben, über unsere Ängste sprechen und gemeinsam über die Schmerzen jammern.

Es war sehr schwierig für mich, mich mit der OP-Wunde und den ganzen Schläuchen auf meinen Sohn zu konzentrieren und ihn zu versorgen. Anfangs waren immer die Infusionen, der Blasenkatheter und die Drainagen im Weg; und ständig vorhanden waren die unterschiedlichsten Schmerzen. Als alles draußen war, ging es schlagartig besser. Aber trotzdem gestaltete sich das Aufstehen oder wieder Ins-Bett-Hineinsteigen zur Schwerstarbeit. Überhaupt hat mich der Schnitt bei jeder Bewegung und jeder Tätigkeit behindert. Schon allein das Baby aus dem Bettchen hinauszuheben war nur mit größter Anstrengung möglich.

E. K.: Frauen nach einem Kaiserschnitt berichten öfters über Stillschwierigkeiten. Wie erging es Ihnen?

Frau L.: Nachdem ich diesmal mehr Ruhe hatte und mein Freund mir in den ersten Tagen auch viel geholfen hat, Niklas anzulegen, hat es ganz gut geklappt.

E. K.: Wenn Sie jetzt mit etwas Abstand auf diese beiden Geburten per Kaiserschnitt zurückblicken, welche Gedanken haben Sie?

Frau L.: Erst ist es mir durch den Kopf gegangen, dass ich zwar zwei Kinder habe, aber geboren habe ich keins. Aber ich empfinde Dankbarkeit über die Gesundheit meiner Kinder und über die Komplikationslosigkeit der Operationen. Daher sage ich mir, dass ich meine Kinder einfach nur anders geboren habe …

···› Medizinischer Überblick Kaiserschnitt

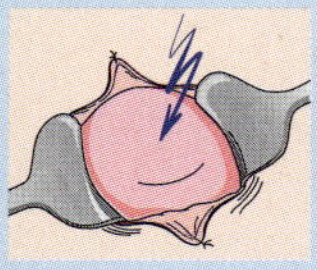

Definition

Unter Kaiserschnitt versteht man eine abdominelle Schnittentbindung (= Sectio caesarea abdominalis) mit dem Ziel der Ausschaltung von möglichen Gefahrenzuständen für Mutter und Kind, die bei einer vaginalen Geburt entstehen könnten. Eine *primäre Sectio* wird vor Geburtsbeginn vereinbart und zu einem geplanten Zeitpunkt in Geburtsnähe ausgeführt. Am häufigsten wird die Entscheidung für einen Kaiserschnitt nach Geburtsbeginn oder während der Geburt getroffen = *sekundäre Sectio.*

Indikationen (Tab. 39.9)

Tabelle 39.9 Indikationen für einen Kaiserschnitt

Kindliche Indikationen	···› Bei Lagen des Kindes, die eine vaginale Geburt nicht ermöglichen oder das Kind gefährden würden: Querlage, Beckenendlage bei zu großem Kind, Einstellungs- und Haltungsanomalien ···› Missverhältnis Kindgröße zu Beckenausgang der Schwangeren: Kind über 4000 g ···› Mehrlingsschwangerschaft: Zwillinge, die sich bei der vaginalen Geburt gegenseitig behindern würden, bei Drillingen und mehr Kindern ···› Frühgeburt bis zur 32. Woche ···› Kindliche Notsituation: Sauerstoffmangel durch vorzeitige Plazentalösung, Plazentainsuffizienz, Präeklampsie, Eklampsie, Abfall der kindlichen Herztöne unter der Geburt ···› Nabelschnurvorfall oder -abklemmung
Mütterliche Indikationen	···› Placenta praevia; Plazentainsuffizienz ···› Geburtshindernis, z. B. Myom ···› Schwere Erkrankungen der Schwangeren: Präeklampsie, Eklampsie, HELLP-Syndrom ···› Geburtsstillstand: Übermäßig lange Geburt mit starker Erschöpfung der Mutter, keine Muttermundöffnung trotz Wehen (Zervixdystokie) ···› Starke Blutungen während der Geburt

Häufigkeit

8 – 15 % der Geburten im deutschsprachigen Raum.

Vorgehen

Auswahl des Narkoseverfahrens

Die Auswahl des Narkoseverfahrens hat großen Einfluss auf die postoperative Mobilität der Mutter und die psychische Verarbeitung des Kaiserschnittes.

Periduralanästhesie (PDA). Eine PDA wird bei geplanten Kaiserschnittentbindungen, aber auch bei Komplikationen während einer vaginalen Geburt durchgeführt. Der Vorteil der lokalen Anästhesie ist, dass die Mutter das erste Schreien ihres Kindes hört, es sofort nach der Entbindung sehen und berühren kann. Das erste Stillen ist meist einfacher als nach einer Vollnarkose. Die postoperativen Nebenwirkungen sind geringer und die Erholungsphase kürzer.

Vollnarkose. Eine Vollnarkose wird für Situationen gewählt, in denen ein schnelles Vorgehen notwendig ist. Eine Mutter, die die Entbindung nicht miterlebt, hat im nachhinein oft das Gefühl eines „schwarzen Lochs", ohne Erinnerung an die Entbindung ihres Kindes. Die Nebenwirkungen nach einer Vollnarkose können Mutter und Kind beeinträchtigen. So kann der Saugreiz des Kindes in den ersten Tagen nach der Entbindung etwas geschwächt sein.

Durchführung

Eröffnung der Bauchdecke (Laparotomie) über einen Pfannenstiel-Schnitt; Eröffnung des Uterus (Hysterotomie); Entwicklung des Kindes; Entwicklung der Nachgeburt; schichtweiser Wundverschluss.

Um eine übermäßige Belastung des Kindes mit Anästhetika bei einer Vollnarkose zu vermeiden, wird darauf geachtet, dass die Entwicklung des Kindes und die Abnabelung innerhalb von 5 Min. nach Beginn der Narkose erfolgt ist. Gesamtdauer einer Sectio ca. 30 – 45 Min.

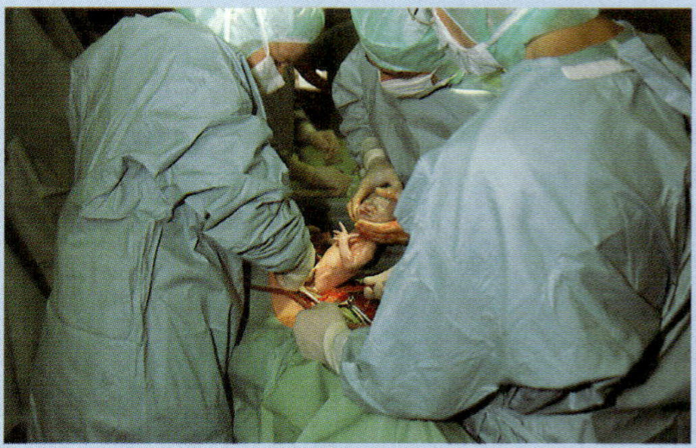

Entbindung durch Kaiserschnitt

39.8.1 Bedeutung für die Frau/das Paar

Ist eine Kaiserschnittentbindung schon während der Schwangerschaft geplant, hat die Frau Zeit, sich auf diese Geburtsform einzustellen und von der Vorstellung einer „normalen Geburt“ Abschied zu nehmen. Am häufigsten sind werdende Eltern plötzlich kurz vor oder während der Geburt mit der Tatsache eines Kaiserschnitts konfrontiert. Je intensiver sich die werdende Mutter auf eine möglichst natürliche Geburt vorbereitet und gefreut hat, desto größer kann die Enttäuschung sein, wenn ein Kaiserschnitt nötig wird. Besonders wenn unerwartet ein Geburtsstillstand eingetreten ist, können Selbstzweifel, in einem wichtigen Moment des Frau seins „versagt“ zu haben, lange Zeit belasten. Trauer um das „betrogene“ Geburtserlebnis kann lange über die Wochenbettzeit hinaus bestehen. Aber der Kaiserschnitt kann zunächst auch als Erleichterung empfunden werden, wenn große Angst um das Leben des Kindes oder des eigenen Lebens bestand.

39.8.2 Pflege- und Behandlungsplan

Die Phase nach der Geburt per Sectio ist für die Frau dadurch gekennzeichnet, dass für sie als junge Mutter die Zeit des Wochenbettes gleichzeitig eine postoperative Situation darstellt. Besonders die ersten Tage nach dem Kaiserschnitt kann sie durch die postoperativen Einschränkungen und Beschwerden als sehr belastend erleben, weil sie ihr Kind nur bedingt selbstständig versorgen kann. Die Aufgabe der Pflegenden besteht darin, sensibel auf die Bedürfnisse und die Kraft der „Kaiserschnittmutter“ zu achten und sie einfühlsam zu begleiten.

Förderung der Mutter-Kind-Vater-Bindung

Viele Mütter nach einem Kaiserschnitt berichten, dass sie Befürchtungen hatten, keine so gute Bindung zu ihrem Kind aufbauen zu können, wie es den „normal Gebärenden“ möglich ist. Daher sind die ersten Minuten und Stunden nach der Entbindung im OP, Kreißsaal oder auf der Überwachungsstation eine bedeutende Phase und sollten als eine ganz besondere Chance für einen guten gemeinsamen Start genutzt werden. Wird der Mutter das Kind gleich gezeigt, das Kind der Mutter auf die Brust gelegt bzw. an die Brust angelegt, ist der Vater beim Kaiserschnitt dabei und wird ihm dann geholfen, sein Kind zu versorgen, kann ein großer Teil dieser Befürchtungen reduziert werden. War ein idealer Beziehungsbeginn nicht möglich, kann dies durch positive Erfahrungen auf der Wöchnerinnenstation nachgeholt werden.

Ermöglichen Sie es der Mutter, sofort von Beginn an ihr Kind bei sich zu haben, auch wenn sie anfangs noch Schwierigkeiten hat, mit dem Kind alleine zurechtzukommen. Beziehen Sie den Vater in die Betreuung des Kindes ein und leiten sie ihn an, so dass die Mutter von der Verantwortung entlastet ist, alles alleine machen zu müssen. Gleichzeitig ist es für den Vater eine schöne Gelegenheit, das Kind mit allen seinen Bedürfnissen kennenzulernen. Ist es dem Vater nicht möglich (oder es ist keiner da), fragen Sie die Frau, welche andere Bezugsperson bei ihr bleiben kann. So etwa ab dem dritten/vierten Tag wird die Frau das Stillen und Wickeln teilweise alleine übernehmen können.

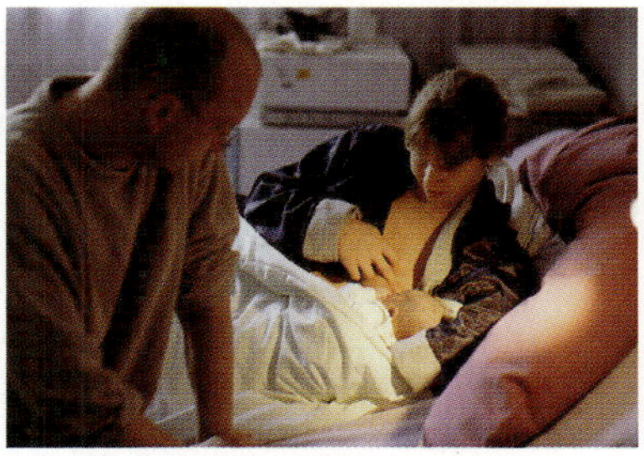

Eine enge Mutter-Kind-Vater-Beziehung ist nach einem Kaiserschnitt besonders wichtig

Achten Sie darauf, dass die Mutter und frisch operierte Frau sich nicht überfordert. Eine physische und psychische Überforderung kann die Rekonvaleszenz länger andauern lassen. Bieten Sie der Frau großzügige Hilfe an und teilen Sie ihr mit, dass sie jederzeit klingeln und sich von den Pflegenden Unterstützung holen kann.

Besonders Mütter, die während der Entbindung eine Vollnarkose hatten, können Schwierigkeiten haben, das Kind an/in ihrem Bett als das „ihrige“ zu begreifen. Zeigen Sie Verständnis für diese Fremdheitsgefühle und lassen Sie ihr Zeit, sich an ihr Kind zu gewöhnen. Hilfreich kann ein Gespräch mit dem Arzt oder der Hebamme sein, die beim Kaiserschnitt anwesend waren und ausführlich Auskunft über den Verlauf des Kaiserschnitts geben können. Stellen Sie auf Wunsch der Frau den Kontakt her.

Legen Sie Mütter mit Kaiserschnittentbindungen zur Stressreduzierung zusammen in ein Zimmer. Einige Frauen nach einem Kaiserschnitt können sich als schlechte Mütter fühlen, wenn sie sich mit „Normalgebärenden“ vergleichen und feststellen, dass sie ihr Kind noch nicht in dem gleichen Ausmass selbst betreuen können.

Gerade Frauen, die nach stundenlangen Wehen letztendlich doch einen Kaiserschnitt erhielten, kommen sehr erschöpft auf Station. Besprechen Sie mit ihr ausführlich, wie wichtig jetzt eine lange Phase der Erholung und des Schlafs ist, und dass das Kind in dieser Zeit im Kinderzimmer versorgt werden kann. Ist die Frau einverstanden, sichern Sie ihr zu, dass sie auf Wunsch ihr Kind jederzeit gebracht bekommen kann.

> **Merke**
> Nehmen Sie niemals ohne Einverständnis oder Wissen der Mutter das Kind aus ihrem Zimmer mit.

Ermöglichen Sie es einer Mutter, die von ihrem Kind wegen einer Behandlung in einer Kinderklinik, getrennt ist, es möglichst bald zu sehen. Schlagen Sie dem Vater auch vor, Bilder vom Kind anzufertigen und sie mitzubringen.

In diesen ersten Tagen, in denen die Mutter noch sehr eingeschränkt ist, fällt auch der sog. „Baby Blues“, früher „Heultage“. Eine Frau nach einer Kaiserschnittgeburt kann dann vielleicht besonders traurig sein. Begleiten Sie die Frau bei Ihrer Trauer um die nicht erlebte Vaginalgeburt und dem Abschied vom bisherigen Leben ohne Kind. Schaffen Sie eine Atmosphäre, in der sich die Frau geborgen fühlt, sich ausweinen und über ihre Traurigkeit und Verunsicherung sprechen kann.

Beratung beim Stillen

Ein geglückter Beginn der Stillzeit kann der Mutter helfen, eine mögliche Enttäuschung über den Kaiserschnitt besser zu überwinden. Stillprobleme können durch spätes Anlegen des Kindes, durch eine Trennung von Mutter und Kind, durch Überlastungen nach der Geburt und/oder durch fehlende praktische und psychische Unterstützung der Mutter verursacht werden. Diese und viele andere Gründe können dazu führen, dass die Milch später einschießt, der Stillbeginn sich verzögert und eventuell neue Ängste vor einem erneuten „Versagen“ entstehen.

> Eva Groß Krankenschwester
>
> **Praxistipp**
> Helfen Sie der Mutter, die von der OP noch sehr erschöpft ist, ihr Kind so bald und so oft wie möglich anzulegen um eine positive und problemlose Stillbeziehung anzubahnen.

Mit den Infusionen, Drainagen und dem Blasendauerkatheter fällt es der Frau schwer, ihr Kind so anzulegen, dass es nicht weh tut und sie es gut halten kann. Die üblichen Haltungen beim Stillen können daher nach einer Kaiserschnittgeburt unter Umständen schmerzhaft sein. Unterstützen Sie die Frau dabei, eine Haltung zu finden, in der sie keine Schmerzen hat und kein Druck auf den Schnitt ausgeübt wird. Zeigen Sie auch dem Vater, wie er seiner Partnerin beim Stillen helfen kann.

Eine mögliche Haltung, die Sie der Frau vorschlagen können, ist das Stillen auf der Seite liegend. Die Frau legt sich auf eine Seite, das Kind liegt parallel zu ihrem Körper. Stützen Sie ihren Kopf und den Rücken durch ein Kissen. Legen Sie ein Kissen vor den Bauch, um den Schnitt vor den Tritten des Kindes zu schützen. Ein seitliches Gitter am Bett kann der Mutter die Angst nehmen, das Kind könnte aus dem Bett fallen.

Erläutern Sie der Frau auch das Stillen auf dem Rücken liegend bzw. das halb sitzende Stillen. Zeigen Sie ihr, wie sie das Kind im Rückengriff (Fußballgriff) halten kann. Der Körper des Kindes liegt seitlich neben dem Körper der Mutter. Platzieren Sie jeweils ein Kissen in ihrem Nacken und unter dem Arm, mit dem sie ihr Kind hält, damit sie abgestützt ist. Einige Kissen unter der Kniekehle oder als Stütze am Fußende tragen zu einer bequemen Stillposition bei.

Möchte die Mutter im üblichen Wiegegriff stillen, legen Sie ihr zu ihrer Bequemlichkeit und zum Schutz des Schnittes ein Kissen auf den Bauch. Gleichzeitig befindet sich das Kind in der richtigen Höhe zum Anlegen.

Achten Sie darauf, dass die Frau bei allen Haltungen eine bequeme Position einnimmt, die sie über eine längere Zeit beibehalten kann. Sie erreicht dies, wenn sie neben einer bequemen Lage ihre Brust nicht zum Mund des Kindes schiebt, sondern den Kopf des Kindes zur Brust heranzieht.

Kann zunächst nicht gestillt werden, z.B. weil Medikamente verabreicht wurden, die in die Muttermilch übergehen, leiten Sie die Mutter an, die Milchbildung durch Abpumpen und Entleeren der Brust mit der Hand anzuregen. Bitten Sie die Frau, die Milch bis zu dem Zeitpunkt des ersten Anlegens wegzuschütten.

Überwachung der Rückbildungsvorgänge

Die Rückbildung des Uterus nach einem Kaiserschnitt ist in der Regel durch die operative Verletzung etwas verzögert. Medikamentös wird die Gebärmutterrückbildung durch Verabreichung von Oxytocin per Infusion, i.-m. Injektion oder als Nasenspray gefördert. Eine besonders positive Auswirkung auf die Rückbildungsvorgänge hat das Stillen.

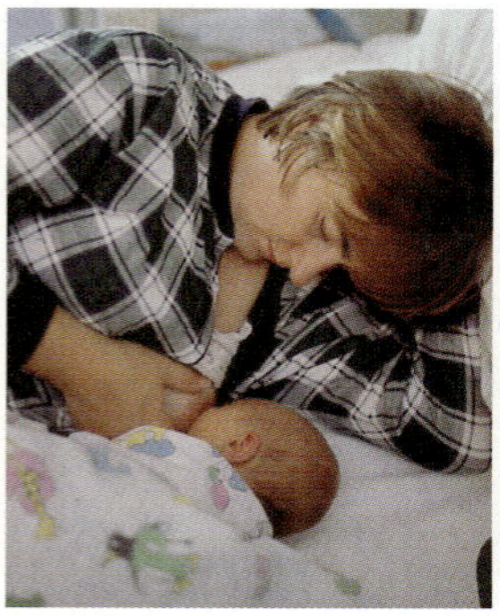
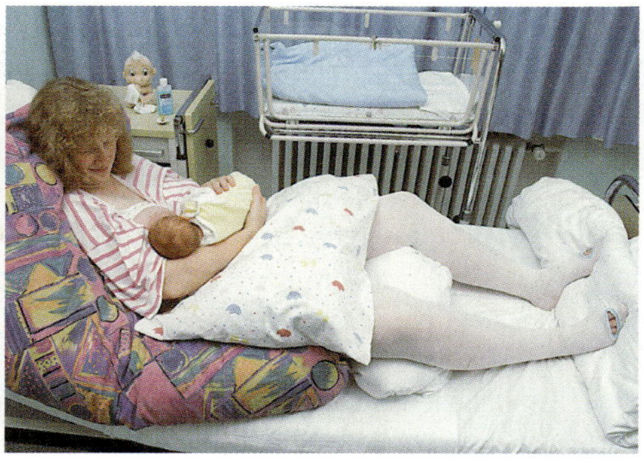
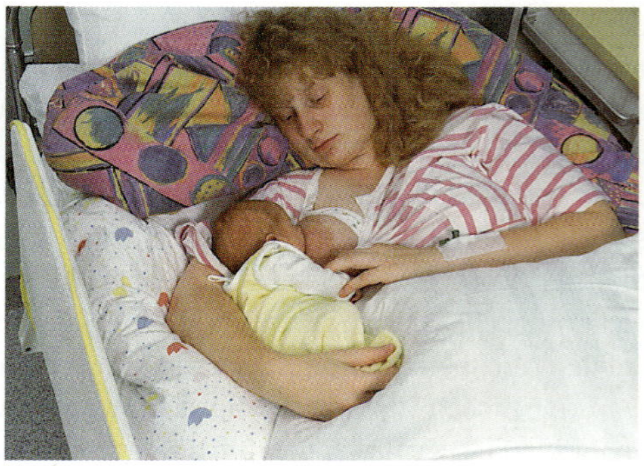

Stillen auf der Seite liegend (links), Stillen halbsitzend im Wiegegriff (Mitte) Stillen auf dem Rücken liegend (rechts)

Der Wochenfluss kann nach einem Kaiserschnitt manchmal reduziert und verkürzt sein. Die Frau kann die Uterusrückbildung und das Abfließen des Wochenflusses mit leichten Übungen unterstützen.

> **⋯> Lerntipp**
> Lesen Sie dazu auch die Hinweise zum Beckenbodentraining und zur Rückbildungsgymnastik im Kapitel Descensus uteri und Stressinkontinenz. Über die Überwachung des Kontraktionszustands des Uterus sowie die Überwachung der Lochien finden Sie ausführliche Informationen in Teil III.

Postoperative Überwachung

> **⋯> Lerntipp**
> Das Thromboembolierisiko bei Frauen nach einer Geburt und nach einem Kaiserschnitt ist besonders hoch. Wiederholen Sie zum besseren Verständnis die Virchow-Trias und setzen Sie die einzelnen Faktoren in Beziehung zur Schwangerschaft, zum Wochenbett und zum operativen Eingriff.

Allgemeine Schwerpunkte der postoperativen Überwachung der Vitalzeichen, der Wunde/des Verbandes, der Drainagen, der Infusionen, der Ausscheidungssituation, des Nahrungsaufbaus usw. können im Kapitel 45 nachgelesen werden.

Schmerzsituation

Neben dem operativen Wundschmerz können auch Nachwehen sehr schmerzhaft sein. Besonders Frauen nach einem Kaiserschnitt ohne ein vorheriges Wehenerlebnis können von den kräftigen Kontraktionen überrascht werden. Zusätzliche Schmerzen können beim Stillen auftreten. Durch die Ausschüttung des Hormons Oxytocin wird neben dem Milchspendenreflex auch das Zusammenziehen der Gebärmutter ausgelöst.

Weisen Sie die Frau auf die zusätzlich auftretenden Schmerzen hin und verabreichen Sie ihr die angeordneten Medikamente (Paracetamol, Opiate) zeitgerecht. Vielfach wird die Schmerzmittelgabe auch nach dem Bedarf der Frau ausgerichtet. Bitten Sie die Frau, sich frühzeitig zu melden und die Schmerzen nicht auszuhalten. Zu starke, nicht behandelte Schmerzen können die Erholung, die Milchbildung und den Milcheinschuss verzögern und die Frau kann sich möglicherweise weniger um ihr Kind kümmern.

Liegt nach einer PDA noch der Periduralkatheter, können die angeordneten schmerzstillenden Medikamente über ihn mit einem Perfusor verabreicht werden.

39.9 Pflege von Frauen mit einer Fehl- oder Totgeburt

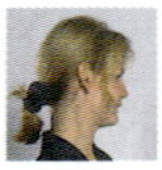

⋯> [...] Vier Tage nach dem errechneten Geburtstermin fuhr ich mit leichten Wehen ins Krankenhaus. Das CTG ergab, dass die Herztöne zwar regelmäßig, aber die Wehen sehr leicht waren. Ich schlug das Angebot, im Krankenhaus zu bleiben, aus, und fuhr mit der Gewissheit, innerhalb von fünfzehn Minuten wieder dort zu sein, nach Hause. Am späten Abend wurden die Wehen stärker und die Abstände kürzer. In der Nacht fuhren wir erneut ins Krankenhaus. Trotz starker Schmerzen war ich nun froh, bald alles überstanden zu haben. Ich kam sofort in den Kreißsaal und musste mich ausziehen.

Die Hebammen waren wie immer freundlich und halfen mit, wo sie konnten. Das CTG wurde geholt. Die Wehen waren nun sehr stark, was mir auch die Hebamme bestätigte. Nur die Herztöne des Kindes waren nicht zu finden. Nach einigen Versuchen mit den verschiedensten Geräten wurden die Gesichter der Hebammen sehr ernst, und auch mein Mann blickte sehr besorgt. Der Assistenzarzt, der mittlerweile dazugekommen war, ließ sofort den diensthabenden Oberarzt rufen. Dieser Arzt wiederholte alle zuvor gemachten Untersuchungen. Ich war verzweifelt, da auch er sehr ernst und besorgt aussah. Nach endlosen Minuten holte er sich einen Stuhl und setzte sich neben mein Bett. Ich hatte nun panische Angst und sehr starke Wehen. Der Arzt nahm meine Hand und teilte mir und meinem Mann mit, dass unser Kind tot sei. Er sagte dies sehr langsam und mit unendlichem Bedauern. Er schickte alle Anwesenden aus dem Zimmer und wollte uns für kurze Zeit allein lassen. Mein Mann weinte und hielt meine Hand fest. Ich hatte das Gefühl, wie versteinert zu sein. Der Satz „Es tut mir leid, Ihnen sagen zu müssen, dass Ihr Kind tot ist" hämmerte mir unentwegt ins Gehirn. Warum gerade ich? Ich hatte doch alles getan, um ein gesundes Kind zu bekommen. Und dann der Trost, das alles könnte nur ein Versehen sein. Der physische Schmerz der Geburt sollte mir erspart bleiben, und so bekam ich Schmerz- und Beruhigungsmittel. Die Presswehen setzten bald ein, und ganz automatisch tat ich das, was Hebamme und Arzt mir sagten. Ich glaubte immer noch, dass dieser Alptraum bald zu Ende wäre. Als unser Kind geboren war und zwei Hebammen es in ein großes Handtuch hüllten und hinaustrugen, wurde mir zum ersten Mal klar, dass unser Kind wirklich tot war. In diesem Moment kam mir alles so furchtbar sinnlos vor, ich weinte ganz fürchterlich und war nicht mehr zu beruhigen. Nach einiger Zeit kam unsere Hebamme herein und sagte, sie hätte das Kind gewaschen und wir sollten es nun bekommen, um uns verabschieden zu können, es wäre ein süßes Mädchen, und wir müssten es sehen. Ich wollte meine Tochter auch sofort sehen, nur mein Mann war damit nicht einverstanden und weinte sehr. Nach einer Weile hatte der Arzt meinen Mann überredet, und das Kind wurde uns hereingebracht. Wir hatten nun sehr viel Zeit und Ruhe, uns von unserem kleinen Mädchen zu verabschieden. Sie bekam den Namen Judith. Wir schauten uns sehr genau die kleinen Hände und Füße an, die mich so manche Nacht um meinen Schlaf gebracht hatten. Es war für uns beide ein wunderschönes Mädchen mit dunklen Haaren. Trotz der großen Trauer und der Tränen, die wir weinten, war die Stunde des Abschieds doch sehr friedlich [...]. (aus Lutz/Künzer-Riebel: Nur ein Hauch von Leben, 1997, S. 21 – 22)

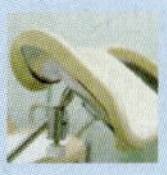

⋯› Medizinischer Überblick Fehl-/Totgeburt

Definition Fehlgeburt (= Abort/Totgeburt)

Vorzeitige spontane Beendigung der Schwangerschaft zu einem Zeitpunkt, zu dem das Kind ohne Plazenta noch nicht lebensfähig ist, ein Gewicht unter 500 g hat und alle Lebenszeichen fehlen (Herzschlag, Pulsation der Nabelschnur, unwillkürliche Muskelbewegungen oder Atembewegungen). Wiegt das Kind über 500 g und verstirbt im Mutterleib oder unter der Geburt, spricht man in Deutschland gesetzlich von einer Totgeburt. Bis zur 16. SSW bezeichnet man die Fehlgeburt als Frühabort, ab der 16. SSW als Spätabort, wobei in der Literatur unterschiedliche Definitionen angewandt werden.

Einteilung der Aborte und Symptomatik (Tab. 39.10)

Tabelle 39.10 Einteilung der Aborte und Symptome

Art des Aborts	*Symptome*
Abortus imminens = drohende Fehlgeburt	leichte Blutungen und/oder Wehen bei geschlossenem Zervikalkanal
Abortus incipiens = beginnende, unvermeidbare Fehlgeburt	Blutungen und Wehen bei beginnender Muttermundöffnung
Abortus completus = einzeitige, vollständige Fehlgeburt	meist Frühabort bis 8. SSW; Fetus und Plazenta werden vollständig ausgestoßen
Abortus incompletus = zweizeitige unvollständige Fehlgeburt	meist nach der 8. SSW; nach der Geburt können Plazenta- und Eihautreste in der Gebärmutter verbleiben
Missed abortion = verhaltene Fehlgeburt	Die Frucht kann Wochen bis Monate im Uterus verbleiben, wenn die Frau nicht behandelt wird. Gefahr von fieberhaftem Verlauf und Gerinnungsstörungen

Symptome des intrauterinen Kindstodes

- Fehlende Kindsbewegungen,
- fehlende kindliche Herztöne.

Häufigkeit

Genaue Zahlen über die Häufigkeit von Fehlgeburten liegen nicht vor. Etwa 75 % der Fehlgeburten treten im 1. Trimenon auf.

Ursachen

Chromosomenanomalien – kindliche Fehlbildungen, endokrine Faktoren z. B. Corpus-Luteum-Insuffizienz, Infektionen mit Bakterien und Viren, Fehlbildungen des Uterus, mütterliche Stoffwechselerkrankungen z. B. Diabetes mellitus, Präeklampsie, Eklampsie, psychische Belastungen der Mutter, Umwelteinflüsse und toxische Schäden durch Medikamente, Drogen, Alkohol, Nikotin, bei Totgeburten auch: Nabelschnurumschlingung, Nabelschnurknoten, vorzeitige Plazentalösung.

Diagnostik

Gynäkologische Untersuchung, Ultraschall (Herzaktion und Bewegungen des Kindes sichtbar?), je nach Schwangerschaftswoche CTG-Kontrolle, Verlaufskontrolle des HCG-Spiegels im Blut.

Therapie

Bei Abortus imminens konservative Therapie mit dem Ziel, die Schwangerschaft zu erhalten. Wird der Tod des Kindes festgestellt, verläuft die weitere medizinische Behandlung bis ca. 16. SSW folgendermaßen: Abortkürretage, Unterstützung der Uterusrückbildung und Verkleinerung der Nidationsstelle durch Gabe von Oxytocin oder Methylergometrin, Gabe von Gammaglobulinen bei rh-negativen Frauen zur Anti-D-Immunglobulin-Prophylaxe.

Befindet sich die Frau jenseits der 16. SSW wird wie folgt vorgegangen: Einleitung der Geburt mit Prostaglandinen lokal als Vaginalzäpfchen oder Gel, es wird eine „normale Geburt" angestrebt, primäres Abstillen ab ca. der 16. SSW mit z. B. Bromocriptin über ca. 14 Tage.

39.9.1 Bedeutung für die Frau/den Mann

Schwanger zu sein und einem Kind das Leben zu schenken ist für die meisten Frauen und Paare mit viel Vorfreude, Glück und veränderter Zukunftsplanung verbunden. Vielleicht ist es das ersehnte Wunschkind, eventuell nach langen Versuchen und mit Hilfe der modernen Reproduktionsmedizin gezeugt; vielleicht aber auch ein ganz „normales" Kind, das einfach für diese Welt bestimmt ist.

Eine sich anbahnende Fehlgeburt oder die Mitteilung, dass das Kind im Mutterleib tot sei, trifft die Schwangere fast immer unvorbereitet. Unabhängig davon, in welcher Schwangerschaftswoche sie das Kind verliert, kann der Schmerz um das verlorene Kind, das Teil des mütterlichen Körpers war, unermesslich sein. Mit einem Schlag können alle Wünsche und Hoffnungen zerstört sein und ein manchmal über Monate und Jahre andauernder Trauerprozess die Frau/den Mann begleiten.

39.9.2 Pflege- und Behandlungsplan

Sehr unterschiedliche Ausgangssituationen führen die Schwangeren in die stationäre Behandlung. Manchmal befindet sie sich schon im Rahmen einer drohenden Fehlgeburt/Präeklampsie in Therapie, manchmal wird sie mit Blutungen und/oder Wehen aufgenommen. In einigen Fällen spürt die Frau ihr Kind nicht mehr oder der Tod wird während einer Vorsorgeuntersuchung festgestellt. Bei der Aufnahme kann sich die Frau in höchster Anspannung und im Schock befinden.

Für alle, die die Eltern in dieser Zeit betreuen, entsteht eine nur schwer fassbare Situation, die tief berührt, da Geburt und Tod zusammenfallen. Es werden all' jene Gefühle angesprochen, die ganz persönlich mit dem Tod verbunden werden: Die Angst vor dem eigenen Tod oder dass der Partner, die Eltern oder die eigenen Kinder sterben könnten. Die persönlichen „unverarbeiteten" Trauerprozesse, können, durch den Schmerz der Eltern ausgelöst, für die Betreuer des Paares kaum aushaltbar sein. Da kann es hilfreich sein, sich gegenseitig im therapeutischen Team zu stützen oder über Supervisionsgruppen, Trauerseminare, Bücher usw. sich dem Thema Tod, Sterben, Trauer zu nähern (s. Kap. 29, S. 684 ff). Aus medizinischen Gründen unterscheidet man zwischen einer frühen und einer späten Fehlgeburt. Die Pflegeschwerpunkte sind etwas unterschiedlich, weil es einmal ein operativer Eingriff ist, im zweiten Fall eine „normale" Geburt. Die Trauer der Eltern ist aber unabhängig von der Schwangerschaftswoche, da die Bindung der Eltern an ihr Kind schon früh beginnt. Die trauernde Mutter/der trauernde Vater braucht in dieser schweren Zeit tiefe emotionale Zuwendung, Unterstützung und intensive „zeitlose" Begleitung.

Betreuung einer Frau mit einer frühen Fehlgeburt und Abortkürretage

Bis zur 16. SSW wird nach dem Feststellen des Todes des Ungeborenen oder eines Abortus incompletus eine Abortkürretage durchgeführt. Eventuell wird 4 – 6 Std. vor dem Eingriff ein Prostaglandinzäpfchen verabreicht, um den Muttermund zu öffnen und die Zervix weicher werden zu lassen. Die entsprechenden Operationsvorbereitungen und die Schwerpunkte der postoperativen Überwachung können in Kap. 45 nachgelesen werden.

> **Merke**
> Kontrollieren Sie postoperativ die Vorlagen auf die Menge der Nachblutung. Sie kann am Operationstag Periodenstärke haben und lässt in den folgenden Tagen nach.

Betreuung einer Frau mit einer späten Fehlgeburt bzw. Totgeburt

Ist die Schwangerschaft weiter fortgeschritten, wird – abhängig von der individuellen Situation – nach der Feststellung des Todes die Geburt am gleichen oder darauffolgenden Tag eingeleitet. Der Geburtsverlauf sollte so natürlich wie möglich bleiben, daher muss das Kind auf dem natürlichen Weg geboren werden. Die Eltern müssen in der nun folgenden Zeit bei der Geburt des toten Kindes Übermenschliches leisten. Den Eltern wird es ermöglicht, so viel wie möglich selbst zu bestimmen. Sehr wichtig ist dabei die enge Zusammenarbeit der Pflegenden, Hebammen und Ärzte, um die Eltern in einer schützenden und mitfühlenden Atmosphäre mitzutragen und auch um sich gegenseitig zu stützen.

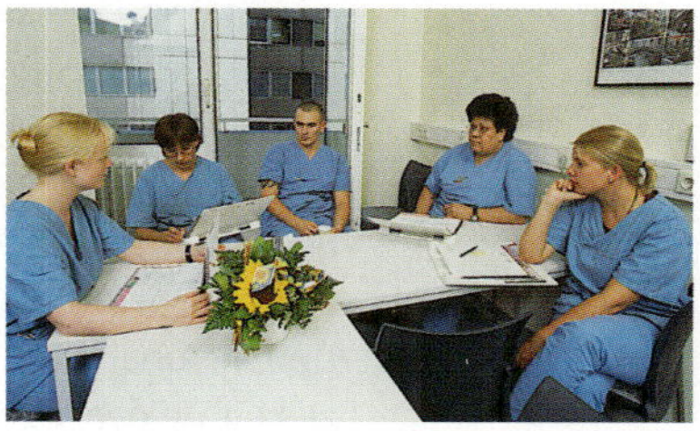

Nach einer Totgeburt ist die gegenseitige Unterstützung im therapeutischen Team unerlässlich

Begleitung bei der Geburtseinleitung

Um den nicht wehenbereiten Uterus und den Muttermund auf die Geburt vorzubereiten (öffnen), wird im Rahmen einer gynäkologischen Untersuchung das Prostaglandin als Gel direkt in den Zervixkanal appliziert oder als Vaginalzäpfchen vor die Portio platziert.

Als Nebenwirkung auf das Prostaglandin können Übelkeit, Erbrechen, Kopfschmerzen, Schüttelfrost oder plötzliche Blutdruckabsenkungen auftreten. Während der Einleitungsphase wird die Frau in der Regel auf Station betreut.

Fragen Sie die Frau, ob sie sich gut über die Wirkung und Nebenwirkungen des Prostaglandins sowie den weiteren Verlauf der Geburtseinleitung informiert fühlt. Beantworten Sie noch offene Fragen, ziehen sie ggf. den behandelnden Arzt hinzu.

Bitten Sie die Frau nach der Verabreichung des Prostaglandins aufgrund der möglichen Kreislaufinstabilität und der starken Schmerzen nicht mehr aufzustehen. Überwachen Sie engmaschig den Blutdruck, Puls und die Temperatur.

Der sich öffnende Muttermund und die dabei ausgelösten Wehen können schmerzhafter und krampfhafter sein als die wellenartigen, sich selbstständig entwickelnden Wehen. Es kann sich eine hyperaktive Wehentätigkeit bis hin zur Dauerkontraktion ausbilden. Die Eröffnungsphase kann sich über viele Stunden, manchmal Tage hinziehen und die Frau sehr stark erschöpfen. Für die Eröffnungsphase und auch später bei der Geburt kann die Frau auf Wunsch Schmerzmedikamente (evtl. PDA) erhalten.

Bitten Sie den Partner oder Angehörige in dieser äußerst belastenden Phase bei der Schwangeren zu bleiben. Stehen Sie jederzeit als Ansprechpartnerin zur Verfügung. Sichern Sie den Eltern die Unterstützung der Pflegenden, Hebammen und Ärzte zu.

Halten Sie guten Kontakt mit den Hebammen/Ärzten des Kreißsaales und informieren Sie sich gegenseitig über den aktuellen Zustand, die Bedürfnisse und Wünsche der Frau und ihres Partners.

Gespräche über Hoffnungen, verlorene Träume und Wünsche können der Frau helfen, sich der Realität bewusst zu werden und das Geschehen zu verarbeiten.

Sprechen Sie schon in der vorgeburtlichen Betreuung über das Kind und die Schwangerschaft. Beziehen Sie den Vater in die Betreuung ein, denn auch er verliert ein Kind: „Wie ist die Schwangerschaft verlaufen?" „War Ihr Baby ein ruhiges oder lebhaftes Kind?" „Hatten Sie schon einen Namen ausgesucht?"

Nehmen Sie sich für die Gespräche viel Zeit, bleiben Sie mit Ihren Reaktionen urteilsfrei und einfühlsam. Beziehen Sie die Eltern, wann immer es möglich ist, in Entscheidungen ein. Das kann helfen, die Hilflosigkeit zu reduzieren. Lassen Sie den Eltern Zeit bei anstehenden Entscheidungen. „Sie brauchen jetzt keine Entscheidung zu treffen. Wir können später noch einmal in Ruhe darüber sprechen."

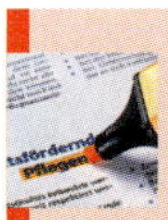

Merke
Beachten Sie bei Ihren Gesprächen genau Ihre Sprache. Sprechen Sie vom **Kind/Baby** und nicht von der Frucht, dem Embryo oder Fetus; von der **Geburt** und nicht vom Ausstoßen; vom **Verlust des Kindes** und nicht vom Abgang.

Als besonders verletzend erleben Mütter/Väter „gutgemeinte" Tröstungsversuche wie „Sie sind ja noch so jung, Sie können noch viele Kinder bekommen" oder „Sie haben doch schon zwei so niedliche Kinder". Kinder sind nicht austauschbar und für die Eltern nicht gegenseitig ersetzbar.

Begleitung während der „stillen" Geburt

In dieser Phase findet die Begleitung der Eltern durch die Hebammen und Ärzte des Kreißsaales statt. Ein Vater berichtet:

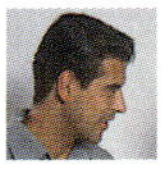

„Als unser Kind kam, war das ein tiefes Gefühl. Die Menschen um uns herum waren wie ein Schutzwall. Man merkte, dass alle ganz dabei waren, ihr Mitgefühl war spürbar, und das war enorm wichtig. Ich glaube die meisten haben mitgeweint. Das überwältigte mich. Wir hatten so ein Gefühl von Getragensein. Wenn das nicht gewesen wäre…!" (Lothrop, H.: Gute Hoffnung – jähes Ende, 1998, S. 233)

Nach der Geburt wird das Kind abgenabelt, abgetrocknet, in ein Tuch eingeschlagen und in ein Moseskörbchen gelegt. Die Eltern werden auf einfühlsame Weise ermutigt, ihr totes Kind anzuschauen, auch wenn es noch sehr klein oder eventuell missgebildet ist.

Aus langjähriger Erfahrung weiß man, dass für Eltern, die ihr totes Kind nicht gesehen haben, der Trauerprozess erschwert ist, weil sie keine greifbare Vorstellung von ihrem Kind haben. Bei behinderten Kindern können Phantasiebilder manchmal schlimmer als die Realität sein. Das intensive Anschauen des Kindes, das Gefühl, es im Arm gehalten zu haben, das bewusste Wahrnehmen des Todes und der intensive Abschied sind ein wichtiger Teil des Trauerprozesses.

Den Eltern wird viel Zeit gelassen, denn es wird die einzige Zeit sein, die die Eltern mit ihrem Kind verbringen werden. Dieses Abschiednehmen sollte auch anderen Familienmitgliedern und Geschwistern ermöglicht werden. Häufig brauchen die Eltern auch etwas Bedenkzeit; dann wird ihnen mitgeteilt, bis wann und wo sie ihr Kind auch zu einem späteren Zeitpunkt sehen können. Möchten Eltern das Kind nicht anschauen, muss das ebenfalls akzeptiert werden. Sie sollten keinesfalls mit der Begründung, dass es das Beste für sie wäre, dazu gezwungen werden.

Begleitung nach der Geburt

Nach der Geburt bleibt die Frau noch mindestens 2 Stunden im Kreißsaal und wird auf postpartale Komplikationen überwacht. Wenn sie es wünscht und auch medizinisch nichts dagegen spricht, kann sie anschließend nach Hause gehen. Müssen Frauen nach einer Fehl- oder Totgeburt noch in der Klinik bleiben, wird man bestrebt sein, den Klinikaufenthalt möglichst kurz zu halten.

Die Mutter sollte selbst entscheiden können, wo sie untergebracht werden möchte. Die meisten betroffenen Frauen möchten nicht auf eine Wöchnerinnenstation verlegt werden. Das Hören des Babygeschreis und Riechen des typischen Babygeruchs sowie das Erleben von Müttern mit ihren Kindern ist zu diesem Zeitpunkt für die meisten Frauen unerträglich.

Geeignet ist ein Einzelzimmer auf einer „operativen" Station. Nach diesem traumatischen Ereignis braucht die Frau viel Ruhe, gleichzeitig ist sie vor neugierigen Blicken und Fragen ihrer Umwelt geschützt. Dem Partner oder einer Bezugsperson sollte es ermöglicht werden, jederzeit anwesend zu sein, auch über Nacht.

Kennzeichnen Sie das Zimmer der Trauernden mit einem unauffälligen aber eindeutigen Symbol, das allen signalisiert, dass hier eine Frau liegt, die einen Verlust erlitten hat (z. B. Blüte mit einem abgefallenen Blütenblatt, Träne, Herz, Rose, Regenbogen).

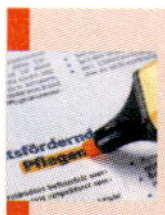

Merke

An alle sollte die Aufforderung ergehen, mit der trauernden Frau behutsam umzugehen und sie nicht zu meiden! (Lothrop, H.: Gute Hoffnung – jähes Ende, 1998)

Stellen Sie auf Wunsch der Mutter/des Vaters Kontakt zum Seelsorger, Psychologen oder einer regionalen Stützgruppe her.

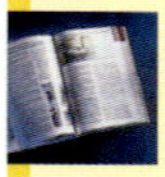

Lerntipp

Viele Pflegende berichten von Unsicherheit und Ängsten, wenn sie das Zimmer der betroffenen Frau betreten. Was soll ich sagen? Soll ich Beileid ausdrücken oder gar nichts sagen? Wie soll ich mich verhalten? Diskutieren Sie mit Ihren Mitschülern und mit Kollegen über verschiedene Möglichkeiten und Erfahrungen.

Informieren Sie sich anhand der Kurve, des Pflegeberichtes und Eindrücken der Hebammen, Ärzte und Kolleginnen über die Situation der Frau. Welchen Ersteindruck haben Sie beim Betreten des Zimmers? Sie werden jede Frau anders erleben und es gibt kein Rezept für die richtige Vorgehensweise. Versuchen Sie, die individuelle Situation zu erfassen, bleiben Sie natürlich, offen und ehrlich. Zeigen Sie Ihre Betroffenheit und Trauer.

Manchmal sind Berührungen oder In-den-Arm-nehmen wohltuend und können helfen, die Erstarrung zu lösen. Schätzen Sie ein, was angebracht ist, um nicht persönliche Grenzen zu überschreiten.

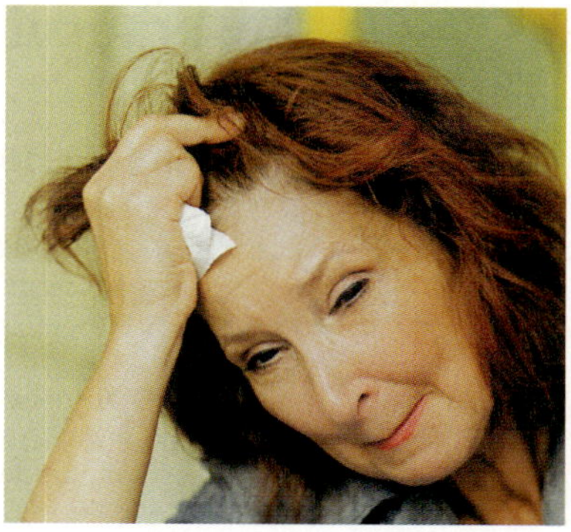

Der Schmerz über den Verlust eines Kindes ist unermesslich. Die Trauerreaktionen können sehr unterschiedlich sein. Weinen (wie hier von einer Schauspielerin einfühlsam gezeigt) ist ebenso normal wie das Zurückziehen

Akzeptieren Sie die starken Unterschiede in Trauerreaktionen: Gefühlsausbrüche können genauso normal sein wie Zurückgezogenheit oder Lähmung. Beachten Sie ebenfalls die sehr großen kulturellen, religiösen und ethnischen Unterschiede im Umgang mit dem Tod.

In den meisten Geburtskliniken werden noch im Kreißsaal Fotos von dem toten Kind angefertigt. Die Fotos können mit Fuß- und Handabdrücken, Haaren des Kindes oder dem Tuch, in dem das Kind eingehüllt war, ergänzt werden. Die Fotos und die Erinnerungsstücke werden in einen Umschlag in eine „Elternmappe" gelegt. Diese Mappe enthält des Weiteren Literaturhinweise, Broschüren und Kontaktadressen von Selbsthilfegruppen. Händigen Sie den Eltern diese Mappe aus. Sie erhalten so eine bleibende Erinnerung an ihr Kind und können nach eigenen Bedürfnissen hineinschauen.

Eltern, die Hilfe bei der Verarbeitung des Verlustes, Austausch oder Informationen möchten, können sich an verschiedene Elterninitiativen wenden (s. Kontaktadressen).

Viele Frauen suchen die Schuld bei sich und können auf der Suche nach einem Grund für ihr vermeintliches Versagen in einen gedanklichen Teufelskreis geraten. Sie befürchten, dass etwas mit ihnen nicht stimmen könnte, dass sie auch das nächste Mal versagen könnten, kein gesundes Kind zustande bekämen, sie mit ihrem Körper nicht in der Lage wären, das Baby richtig zu versorgen oder es wohl doch irgendwie nicht richtig gewollt hätten.

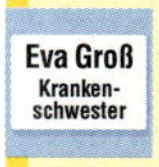

Praxistipp

Möchte die Mutter Aufklärung über die Ursache, ermutigen Sie sie zu weiteren Gesprächen mit dem Arzt, um über mögliche weiterführende Untersuchungen oder die Obduktion des Kindes informiert zu werden. Wenn sich eine Ursache ermitteln lässt, können Ängste und Schuldgefühle eventuell geringer werden.

Die Rückbildungsvorgänge werden wie bei allen Wöchnerinnen überwacht. Überprüfen Sie die Uterusrückbildung, den Lochienfluss, u. a. Wenn dies nicht bereits im Kreißsaal geschehen ist, informieren Sie die Frau über die Möglichkeit von Hebammenbesuchen zu Hause zur Schwangerschaftsnachsorge. Übernehmen Sie die Organisation, falls die Frau sich dazu nicht in der Lage fühlt.

Leserservice

Verwendete Literatur

Baltzer, J., H.-G. Meerpohl, J. Bahnsen: Praxis der gynäkologischen Onkologie. Thieme, Stuttgart 1999

Baltzer, J., H. Mickan: Gynäkologie. 5. Aufl. Thieme, Stuttgart 1994

Brehm, H.: Frauenheilkunde und Geburtshilfe für Frauenberufe. Thieme, Stuttgart 1995

Ehret-Wagener, B., I. Stratenwerth, K. Richter.: Gebärmutter – das überflüssige Organ. Rowohlt, Reinbeck 1994

Fischer-Rizzi, S.: Himmlische Düfte. 12. korr. Aufl. Hugendubel, München 1996

Földi, M., S. Kubik: Lehrbuch der Lymphologie. 4. Aufl. G. Fischer, München 1999

Geist, Ch., U. Harder, A. Stiefel: Hebammenkunde. 2. Aufl. de Gruyter, Berlin 1998

Kitchenham-Pec, S., A. Bopp: Beckenbodentraining. Trias, Stuttgart 1997

Kitzinger, S.: Sexualität im Leben der Frau. Biederstein, München 1986

Lawless, J.: Aromaöle. Scherz, Bern 1996

Lothrop, H.: Das Stillbuch. Kösel, Kempten 1991

Lutz, G., B. Künzer-Riebel (Hrsg.): Nur ein Hauch von Leben. 4. Aufl. Edition Kemper im Ernst Kaufmann Verlag, Lahr 1997

Olbricht, I.: Die Brust – Organ und Symbol weiblicher Identität. Rowohlt, Reinbeck 1989

Pfleiderer, A., G. Martius, M. Breckwoldt: Lehrbuch der Gynäkologie und Geburtshilfe. 3. Aufl. Thieme, Stuttgart 1999

Rabe, T.: Gynäkologie und Geburtshilfe. Edition Medizin – VCH Verlagsgesellschaft mbH, Weinheim 1990

Skibbe, X., A. Pahnke: Arbeitsbuch: Gynäkologie und Geburtshilfe. Thieme, Stuttgart 1998

Zettl, S., J. Hartlapp: Krebs und Sexualität. P. Weingärtner, St. Augustin 1996

Weiterführende Literatur

Berg, L.: Brustkrebs – Wissen gegen die Angst. Antje Kunstmann, München 1995

Cutler, W., M. Minker: Hysterektomie ja oder nein? dtv Ratgeber, München 1997

De Jong, Th., G. Kemmler: Kaiserschnitt – Narben an Seele und Bauch. Fischer Taschenbuch, Frankfurt 1996

Grützner, C.: Fehl- und Totgeburt. Brigitte Kunz, Hagen 1994

Lothrop, H.: Gute Hoffnung – jähes Ende, 7. Aufl. Kösel, München 1998

Mühlratzer, E., W. Harkel: Kaiserschnitt. Kösel, München 1990

Nijs, M.: Trauern hat seine Zeit. Abschiedsrituale beim frühen Tod eines Kindes. Verlag für angewandte Psychologie, Göttingen 1999

Sandkorn, A.: Das Signal oder die Entfernung eines Knotens. Fischer Taschenbuch, Frankfurt 1990

Stützer, K.: Probleme des pflegerischen Umgangs mit Brustkrebspatientinnen. DKZ 8 (1987) 482

Tanzberger, R., A. Orthofer-Tihanyi: Wochenbettgymnastik. Faltblatt 1998

Tanzberger, R., A. Orthofer-Tihanyi. Rückbildungsgymnastik. Faltblatt 1998

Kontaktadressen

Arbeitsgemeinschaft Gestose-Frauen e. V.
Geldernerstr. 45
D-47661 Issum
Tel.: 0 28 35/26 28
Fax: 0 28 35/29 45
E-Mail: gestose-frauen@t-online.de

Bundesstelle „Verwaiste Eltern
in Deutschland e. V.“
Esplanade 15
D-20354 Hamburg
Tel. 0 40/35 50 – 56 43 oder 56 44

Bundesweite Adressenvermittlung bei
Initiative Regenbogen
„Glücklose Schwangerschaft e. V.“
Charlottenstraße 39
26486 Wangerooge
Tel.: 0 44 69/376
Fax: 0 44 69/322
E-Mail: Conni-Wooge@t-online.de

Dachverband der Frauengesundheitszentren in Deutschland e. V.
Goetheallee 9
D-37073 Göttingen
Tel.: 05 51/48 70 25

Deutsche Krebshilfe e. V.
Thomas-Mann-Str. 40
D-53111 Bonn
Tel.: 02 28/72 99 00

Frauenselbsthilfe nach Krebs
Bundesverband e. V.
B6, 10/11
D-68159 Mannheim
Tel.: 06 21/2 44 34
Fax: 06 21/15 48 77

Österreichische Krebshilfe
Rennweg 44
A-1030 Wien
Tel.: 01/79 66 45 00
Fax: 01/79 66 45 09

Schweizerische Krebsliga
Effingerstr. 40
CH-3001 Bern
Tel.: 031/3 89 91 00
Fax: 031/3 89 91 60
E-Mail: infoeswisscancer.ch
Krebstelefon: 08 00/55 88 38

Internetadressen

Arbeitsgemeinschaft Gestose-Frauen e. V.
http://www.arcos.de/gestose/

Deutsche Krebshilfe
http://www.krebshilfe.de

Informationen rund um die Schwangerschaft
http://www.schwanger.org

Initiative Regenbogen –
Glücklose Schwangerschaft e. V.
httw://home.t-online.de/home/jl-wooge/regbog.htm

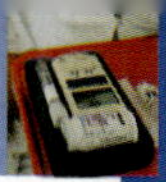

40 Pflege von Patienten mit Erkrankungen des endokrinen Systems

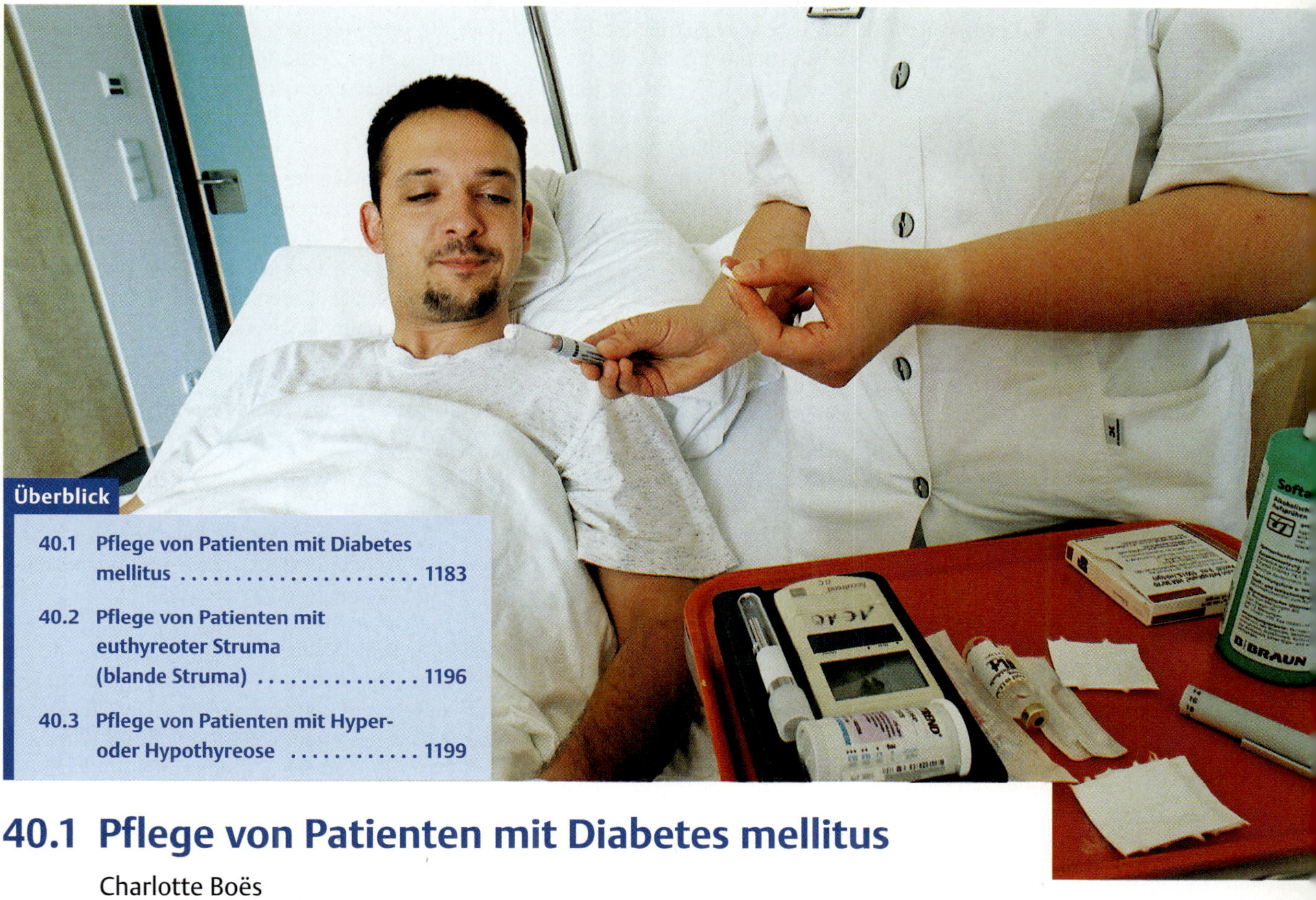

Überblick

40.1 Pflege von Patienten mit Diabetes mellitus

Charlotte Boës

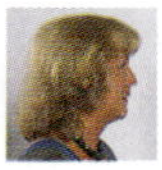

⋯ Erzählung einer Diabetikerin, die seit 25 Jahren mit dieser Erkrankung lebt: „Ich war 13, als ich ein paar Tage im Koma lag und die Ärzte dann bei mir die Zuckerkrankheit feststellten. Ausgerechnet in einem für junge Mädchen so wichtigen Alter! Ich habe die Diagnose erst mal als Erleichterung erlebt. Das Bewußtsein ‚lebenslänglich' und ‚alleine behandeln' kam viel später. Ich bekam dann Verzögerungsinsulin, aber überhaupt keine Information von den Ärzten. Lediglich die Warnung: ‚Wenn der Pipi-Topf voll ist, dann geht's Dir schlecht.' Ich hatte nie dramatische Unterzuckerungen. Die Insulindosis war relativ niedrig bemessen. Und mit eiserner Disziplin bin ich ohnehin aufgewachsen, so daß ich viel über die Einnahme entsprechender Mahlzeiten geregelt habe. Außerdem hatte ich einen Hund, der mir viel Halt gegeben und damit mein Seelenleben halb gerettet hat. Ich hatte bald das Gefühl, ich bräuchte Kontakte. Ein Brief vom Diabetiker-Bund gab dann den Ausschlag, mich aktiv um meine Krankheit zu kümmern. Damals war das viel schwerer als heute. Ärzte hatten wenig Verständnis für eigene Initiativen oder ‘Besserwisserei,. Selbst die Hürde, an ein anderes Insulin zu kommen, war beinahe unüberwindlich. Es gab noch keine richtigen Selbsthilfegruppen. Ich habe dann erstmal Arzthelferin gelernt und später eine MTA-Ausbildung angeschlossen." (nach Petersen-Lehmann 1994)

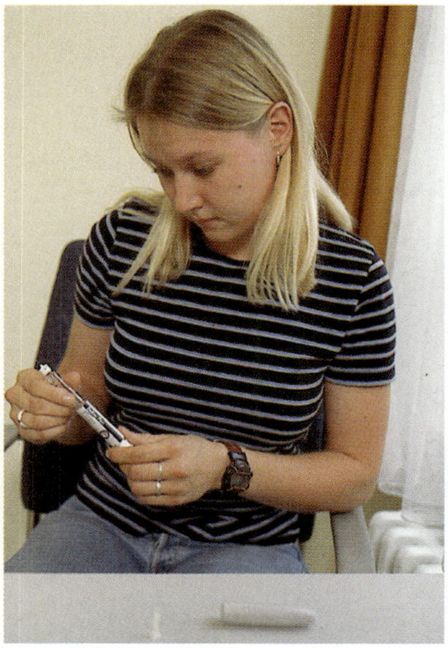

Medizinischer Überblick Diabetes mellitus

Definition

Der Diabetes mellitus ist eine endokrine Stoffwechselerkrankung, bei der die insulinproduzierenden Langerhans-Inseln des Pankreas geschädigt sind. Die gestörte Funktion führt zu erhöhten Blutzuckerwerten (Hyperglykämie), wie sie in **Abb. 40.1** dargestellt sind.

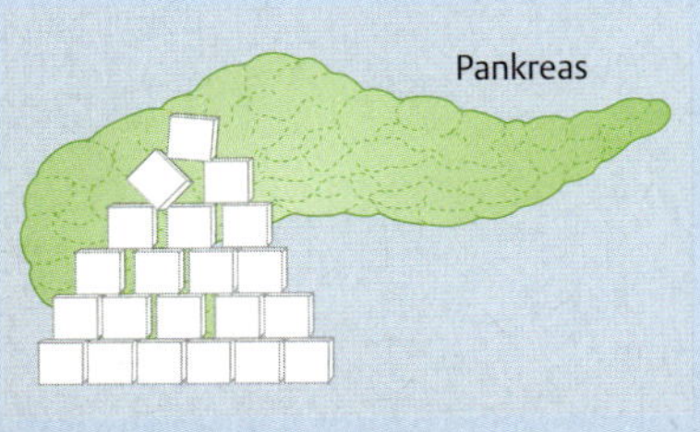

Abb. 40.1

Arten des Diabetes mellitus

Der Diabetes mellitus wird durch die Weltgesundheitsorganisation (WHO) in verschiedene Typen eingeteilt. Die wichtigsten Formen sind Diabetes mellitus Typ I und Typ II sowie der Schwangerschaftsdiabetes:

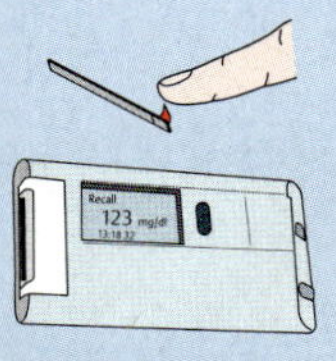

- Beim Diabetes mellitus Typ I handelt es sich um einen absoluten Insulinmangel, da kein Insulin mehr im Pankreas produziert wird. Eine Therapie mit Insulin ist unbedingt notwendig.
- Beim Diabetes mellitus Typ II handelt es sich um einen relativen Insulinmangel, da vom Pankreas noch teilweise Insulin produziert bzw. verwertet werden kann. Eine sofortige Therapie mit Insulin ist nicht notwendig.
- Beim Schwangerschaftsdiabetes handelt es sich um ein Auftreten eines Diabetes mellitus in der Schwangerschaft (s. Schwangerschaft und Geburt, S. 753 ff).

Ursachen und Entstehung des Diabetes mellitus

Die Diabetesformen Typ I und Typ II haben nur **eine** Gemeinsamkeit: den erhöhten Blutzuckerwert (Gran 1996). Die Entstehung und Ursachen sind unterschiedlich. Um die später folgenden Ausführungen von Behandlungen und Therapiezielen des Diabetes mellitus besser nachvollziehen zu können, ist es wichtig, die unterschiedlichen Entstehungsmechanismen zu kennen.

Abb. 40.2 Ursachen des Diabetes mellitus Typ I (nach Kollak u. a.)

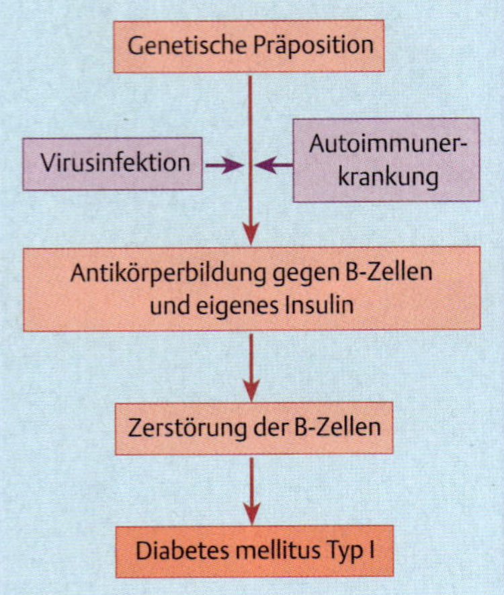

Entstehung des Diabetes mellitus Typ I

Heute wird als Ursache des Diabetes mellitus ein Zusammenspiel von Erbfaktoren, Virusinfekt und Autoimmunerkrankung angenommen. Die Erbfaktoren werden durch eine Virusinfektion wie Mumps oder Masern ausgelöst. Durch diese Virusinfekte werden Antikörper gegen körpereigenes Gewebe – hier die Inselzellen des Pankreas – gebildet. Diese führen zu einer Zerstörung der insulinproduzierenden Zellen und damit zum absoluten Insulinmangel (Gran 1996).

> **Merke**
> Der Diabetes mellitus Typ I (**Abb. 40.2**) muss *immer* mit Insulin therapiert werden, da es zu einer Zerstörung der insulinproduzierenden Zellen und damit zu einem absoluten Insulinmangel kommt.

Entstehung des Diabetes mellitus Typ II

> **Merke**
> Beim Diabetes mellitus Typ II (**Abb. 40.3**) wird von der Bauchspeicheldrüse noch Insulin produziert, sodass die Therapie mit Insulin nicht unbedingt notwendig ist.

Die Ursache des Diabetes mellitus Typ II ist eine angeborene oder erworbene Insulinunempfindlichkeit (Insulinresistenz) mit einem relativen Insulinmangel, die zu einer gestörten Glukoseverwertung führt.

Verstärkt wird diese Insulinresistenz durch die erhöhte Fettaufnahme durch die Nahrung und Übergewicht, wie sie in den Industrieländern häufig vorkommt. Die Folge der Insulinresistenz einerseits

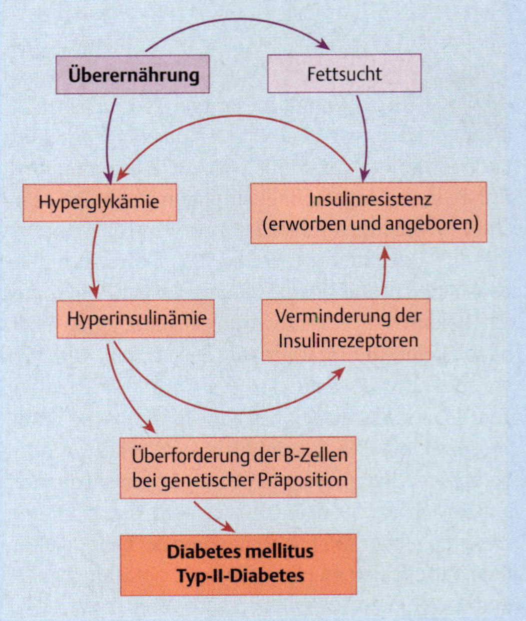

Abb. 40.3 Ursachen des Diabetes mellitus Typ II (nach Kollak u. a.)

und dem erhöhten Glukoseangebot im Blut andererseits führt zu einem erhöhten Insulinbedarf. Die Bauchspeicheldrüse muss auf Dauer mehr arbeiten, um die Blutzuckerwerte auf normalem Niveau zu halten. Die Folge dieser Mechanismen ist die Ermüdung der Bauchspeicheldrüse, also eine Verminderung der Insulinabgabe und bei entsprechender genetischer Veranlagung ein Diabetes mellitus Typ II. Weiterhin bedingt der hohe Insulinspiegel im Blut (Hyperinsulinämie) eine Verminderung der Insulinrezeptoren, sodass das Insulin nicht mehr wirken kann (Insulinresistenz; Gran 1996). Da vom Pankreas zunächst noch Insulin produziert wird, ist die sofortige Behandlung mit Insulin nicht notwendig.

Risikofaktoren

Die Risikofaktoren des Diabetes mellitus Typ II sind:

- fett- und kohlenhydratreiches Essen,
- Übergewicht (neun von zehn Patienten mit Diabetes mellitus Typ II sind adipös),
- Bewegungsmangel,
- erbliche Belastung.

Häufigkeit

Der Diabetes mellitus, hier vor allem der Typ II, ist in Industrieländern eine der häufigsten Stoffwechselerkrankungen. In der Bundesrepublik Deutschland gibt es ca. 4 Mio Erkrankte (**Tab. 40.1**). Davon haben 95% (ca. 3,8 Millionen Menschen) einen Diabetes mellitus Typ II. Die Anzahl der Erkrankten nimmt vor allem im 6. und 7. Lebensjahrzehnt zu. Der Diabetes mellitus kann in jedem Lebensalter auftreten, ist aber nicht in jedem Lebensalter gleich häufig vertreten.

Symptome

Die Symptome des Diabetes mellitus sind vor allem die des Insulinmangels. Zu den **Leitsymptomen** gehören: Hyperglykämie, Glukosurie, Polyurie, vermehrter Durst (Polydipsie), Exsikkose, Azeton im Urin sowie gesteigerte Lipolyse, Fettleber und Gewichtsverlust (Kalorienverlust durch nicht verwertete Glukose im Urin).

Diabetes mellitus Typ I

Symptome des Diabetes mellitus Typ I sind: Polydipsie (bei 85%), Polyurie (bei 73%), Müdigkeit, Abgeschlagenheit und Leistungsminderung (bei 80%), Gewichtsabnahme trotz Heißhunger, Infektanfälligkeit, Muskelkrämpfe, Übelkeit (bei Ketoazidose) und Hauterscheinungen (z. B. Pilzinfektionen).

Diabetes mellitus Typ II

Häufig ist die Diagnose des Diabetes mellitus Typ II ein Zufallsbefund, wenn schon Spätkomplikationen wie Sehstörungen, rezidivierende Harnwegsinfekte und nicht heilende Wunden aufgetreten sind. Diabetestypische Symptome wie Polyurie, Polydipsie und Gewichtsabnahme sowie Leistungsschwäche sind selten bzw. abgeschwächt zu beobachten. Dies liegt an dem relativen und nicht kompletten Insulinmangel.

Die Symptome stehen in einem Zusammenhang. Durch die erhöhten Blutzuckerwerte versucht der Körper mittels der vermehrten Harnausscheidung diese zu senken. Auf Grund des hohen Flüssigkeitsverlustes kommt es sowohl zu einem ausgeprägten Durstgefühl sowie zu Austrocknung, Müdigkeit, verminderter Leistungsfähigkeit, Gedächtnisschwäche, Sehstörungen, Wadenkrämpfe. Als Folge des erhöhten Verlustes von Zucker und Ketonkörpern durch den Urin kommt es zu erhöhter Infektanfälligkeit, Hautjucken und nicht heilenden Wunden.

Tabelle 40.1 Gegenüberstellung der Typen I und II des Diabetes mellitus (nach Over 1992, und Hardinghaus u. a. 1996)

Art	*Diabetes mellitus Typ I*	*Diabetes mellitus Typ II*
Häufigkeit	ca. 200 000	ca. 4 Millionen
Geschlechtsverhältnis	Frauen = Männer	Frauen > Männer
Manifestationsalter	meist unter 40. Lebensjahr	meist über 40. Lebensjahr
Auftreten	plötzlich, meist massive Anzeichen	schleichend, oft ohne Beschwerden
Ursache	Autoimmunerkrankung	Erbanlage und Umwelteinflüsse
Klassische Symptome	vorhanden, wie Durst und vermehrtes Wasserlassen	vorhanden
Ketoseneigung	ausgeprägt	selten
Behandlung	immer Insulin, Diabetes-Kost	Diabetes-Kost, Diabetes-Kost und Tabletten, Diabetes-Kost und Insulin

Diagnostik

Die Bestimmung des Blutzuckerwerts im Kapillar- oder Venenblut sowohl als Nüchternwert wie auch nach der Nahrungsaufnahme (**Abb. 40.4**) steht am Beginn der Diagnostik. Wenn nach der Blutzuckerbestimmung noch Zweifel an der Diagnose Diabetes mellitus bestehen, kann ein oraler Glukose-Toleranztest (oGTT) durchgeführt werden.

Durchführung des oGTT. Zunächst wird der Blutzucker des seit 8 – 12 Std. nüchternen Patienten bestimmt. Unmittelbar danach trinkt er 75 g Glukose. Nach 60 und 120 Minuten (der letzte Wert ist ausschlaggebend) wird der Blutzucker nochmals bestimmt.

Zusätzlich erfolgt der Nachweis von Zucker im Urin (**Abb. 40.5**). Die Niere kann ihn bei einer erhöhten Zuckerkonzentration im Blut nicht mehr darin zurückhalten, sodass der Zucker mit dem Urin ausgeschieden wird (Glukosurie). Diese Nierenschwelle liegt bei ca. 160 – 180 mg/dl (**Tab. 40.2** und **40.3**).

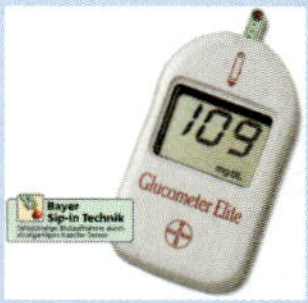

Abb. 40.4 Schnelle Blutzuckerbestimmung mit wenig Blut mittels Glucometer

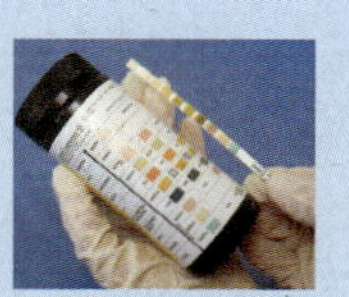

Abb. 40.5 Bestimmung des Urinzuckers und der Ketonkörper im Urin

Tabelle 40.2 Blutzuckerwerte bei Diabetes mellitus im Vergleich zu den Normalwerten (nach Johnson & Johnson und Kerner 1998)

	Blutzuckerwerte	
Zustand	*normal (mg/dl/mmol/l)*	*Diabetes mellitus (mg/dl/mmol/l)*
nüchtern	70–105/3,9–5,8	mehr als 126/7,0
1 Std. nach der Nahrungsaufnahme	weniger als 160/8,9	mehr als 160/8,9
2 Std. nach der Nahrungsaufnahme	weniger als 120/6,7	mehr als 120/6,7
1 Std. nach dem oGTT	weniger als 200/11,1	–
2 Std. nach dem oGTT	weniger als 140/7,77	mehr als 200/11,1

Tabelle 40.3 Umrechnungstabelle für Blutzuckerwerte (nach Diabetes Journal 12/1998)

Blutzuckerwerte in			
mg/dl	*mmol/dl*	*mmol/l*	*mg/dl*
60 ~	3,3	6 ~	108
100 ~	5,6	7 ~	126
140 ~	7,8	8 ~	144
200 ~	11,1	12 ~	218
Umrechnung: mg/dl × 0,056 = mmol/l		Umrechnung: mmol/l × 18,02 = mg/dl	

Zur weiteren Diagnostik dient der Nachweis von ***Ketonkörpern*** und die Bestimmung des HbA-1c. Ketonkörper weisen auf ein drohendes Coma diabeticum (S. 504) hin. Es entsteht aber auch bei Hungerzuständen oder anhaltendem Erbrechen, ohne dass ein Diabetes mellitus vorliegen muss. ***HbA-1c.*** Dieser Wert lässt Rückschlüsse auf die durchschnittliche Stoffwechsellage der letzten Wochen zu, da sich Zucker im Blut an den roten Blutfarbstoff anlagert.

Komplikationen

Zu den akuten Komplikationen zählen Hypo- und Hyperglykämie (S. 1190), bis zum Coma diabeticum, und diabetische Folgeschäden durch die Gefäßwandveränderungen, wie z. B. Niereninsuffizienz, Sehstörungen bis zur Blindheit, diabetischer Fuß (S. 1193).

Therapie

Beim Diabetes mellitus Typ I ist unbedingt eine Behandlung mit Insulin erforderlich, um dem Körper das fehlende Insulin zuzuführen.

Beim Diabetes mellitus Typ II kann in Abhängigkeit zu der Schädigung der Insulinproduktion und -verwertung eine medikamentöse Therapie mit Tabletten ausreichend sein. Dies ist aber nur mit begleitenden Maßnahmen wie z. B. einer entsprechenden Ernährung und ausreichend Bewegung zu erreichen.

Lerntipp
Machen Sie sich mit der Wirkungsweise und der Aufgabe des Insulins bei der Kohlenhydratverwertung vertraut.

Therapie mit Insulin

Insulinarten und -wirkung (Tab. 40.4)

Normalinsulin. Das Normalinsulin (auch Alt-Insulin) ist das am längsten bekannte und verwendete Insulin. Dieses kurz wirksame Insulin kann auch intravenös injiziert werden. Es eignet sich daher zur Korrektur hoher Blutzuckerwerte, zur Therapie eines Komas und zur Verabreichung mittels Insulinpumpe.

Verzögerungsinsulin. Dieses Insulin (auch Depot- oder Intermediärinsuline) enthält Substanzen wie Surfen oder Zink, die Insulin binden und es nur langsam ins Blut abgeben lassen.

„Surfen- oder zinkverzögerte Insuline dürfen nicht mit Normalinsulin in einer Spritze gemischt werden, da sonst das Normalinsulin einen Teil seiner Wirkung verliert“ (Hardinghaus u. a. 1996, S 46).

Kombinationsinsulin. Es enthält einen Anteil Alt-Insulin und einen Anteil Verzögerungsinsulin. Dies soll eine schnelle und gleichzeitig längere Wirkung erzielen.

Analoginsulin. Es wirkt noch schneller als die herkömmlichen Normalinsuline. Besonders geeignet ist es für Diabetiker, die nach der ICT-Methode (Intensivierte konventionelle Insulintherapie) therapiert werden. Mit diesem Insulin entfällt auch der sog. Spritz-Ess-Abstand, da es zu einer sofortigen Wirkung des Insulins kommt. Dieses Insulin sollte nicht bei Schwangeren, Stillenden und Kindern eingesetzt werden, da hier noch keine Erkenntnisse vorliegen.

Therapiestrategien

Es gibt verschiedene Therapiestrategien für die Insulinbehandlung:

Konventionelle 2-Spritzen-Therapie. Es wird ein- oder zweimal pro Tag, meistens vor dem Frühstück und dem Abendessen, eine definierte Menge Insulin subkutan injiziert (s. Subkutane Injektionen, Teil V,

Tabelle 40.4 Insulinpräparate und ihre Wirkungen

Insulinpräparat	*Handelsname*	*Wirkeintritt*	*Wirkmaximum*	*Wirkdauer*
Normalinsulin	→ Insulin Actrapid → H-Insulin Hoechst	10–15 Min.	1,5–2 Std.	4–6 Std.
Verzögerungsinsulin	→ Depot-Insulin Hoechst → Insulin Monotard HM	30 Min.	4–6 Std.	10–12 Std.
Kombinationsinsulin	→ Insulin Actraphane → Depot-H-Insulin Hoechst	10–15 Min.	2–6 Std.	10–12 Std.
Analoginsulin	Insulinlispro	10–15 Min.	1 Std.	

S. 1463 ff). Dies erfordert vom Diabetiker einen recht starren Ess- und Spritzenplan, damit es nicht zu Hypo- oder Hyperglykämien kommt.

2-Spritzen-Therapie/freie Mischung. Der Diabetiker mischt Normal- und Verzögerungsinsulin nach dem aktuellen Blutzuckerwert. Auch hier ist eine Einhaltung eines festen Diätplanes mittels Berechnung von Kohlenhydraten (Berechnungseinheiten = BE) erforderlich. Es ist aber eine bessere Korrekturmöglichkeit und Insulinanpassung möglich.

Intensivierte konventionelle Insulintherapie (ICT). Diese Therapieform orientiert sich an der physiologischen Insulinsekretion, die auch in nüchternem Zustand erfolgt. Der Diabetiker soll lernen, seine persönlich benötigte Insulinmenge in Abhängigkeit seiner aktuellen Blutzuckerwerte und seiner Mahlzeiten zu errechnen. Das Insulin wird dann nicht zu festen Zeiten injiziert, sondern wenn es benötigt wird. Ein fester BE-Plan entfällt. Es sind aber häufigere Blutzuckerkontrollen notwendig.

···› Lerntipp
Informieren Sie sich über die normale Insulinsekretion und über die Berechnung von Insulinmengen.

Kontinuierliche subkutane Insulintherapie mit der Insulinpumpe (**Abb. 40.6**). Es kommt zu einer kontinuierlichen Abgabe von Normalinsulin (Basalrate) aus der Pumpe in das subkutane Fettgewebe. Zusätzlich erfolgt bei der Nahrungsaufnahme oder zur Korrektur von Blutzuckerwerten eine Zusatzrate. Die Höhe der Einheiten bestimmt der Diabetiker selbst. Der Vorteil ist, dass er unabhängiger in seiner Lebensführung ist, da er seinen Insulinbedarf darauf einstellen kann. Es bedeutet aber auch, gute Kenntnisse über den Diabetes mellitus zu haben, seinen Körper gut zu kennen und viele Blutzuckerkontrollen in Kauf zu nehmen. Eine intensive Schulung und Kontrolle der Fähigkeiten ist unbedingt nötig.

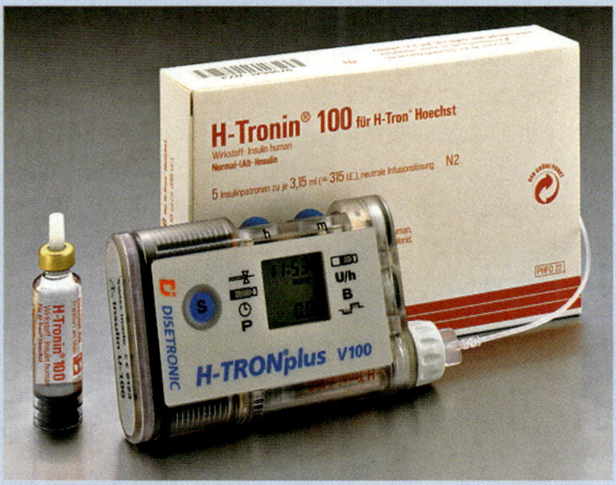

Abb. 40.6 Die Insulinpumpe injiziert über einen dünnen Kunststoffkatheter das Insulin subkutan

Uwe Klein Krankenpfleger

···› Praxistipp
Machen Sie den Patienten darauf aufmerksam, dass unabhängig von der Therapiestrategie bei allen Therapieumstellungen und in unklaren Situationen wie Unwohlsein beim Sport und Gefühle der Hypoglykämie immer sofort der Blutzucker kontrolliert werden muss.

Verabreichung von Insulin

Die Insulininjektion erfolgt in der Regel in das subkutane Fettgewebe. Neben den normalen Einmalspritzen und den entsprechenden Kanülen gibt es dafür auch die sog. Pens (**Abb. 40.7 a u. b**) oder Fertigspritzen. Die Berechnung von Insulin erfolgt in internationalen Einheiten (IE).

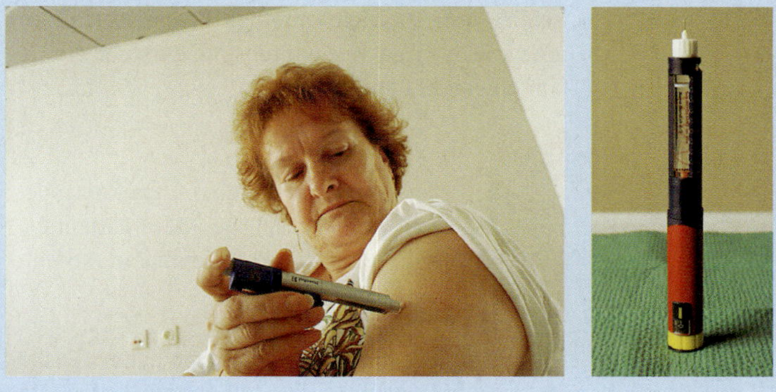

Abb. 40.7 Subkutane Insulininjektion in den Oberarm mittels Insulinpen

···› Lerntipp
Wenn Sie mehr über verschiedene Spritztechniken erfahren wollen, schreiben Sie an eine der im Leserservice aufgeführten Adressen (S. 1202) an. Diese geben kostenlos Auskunft.

Therapie mit oralen Antidiabetika

Bei der Tablettentherapie gibt es drei Wirkstoffgruppen, die eingesetzt werden können und die an den verschiedenen Fehlregulationen der Insulinproduktion ansetzen.

Metformin (Glucophage). Dieses Präparat wirkt nur in Anwesenheit von Insulin. Durch die Steigerung des Glukoseverbrauchs im Muskel kommt es zur Hemmung der Insulinresistenz.

Alpha-Glukosidasehemmer/Acerbose (Glukobay). Durch die Hemmung der Verdauungsenzyme im Darm bewirkt dieses Präparat eine Verzögerung der Kohlenhydratverdauung und damit einen langsameren Anstieg des Blutzuckerspiegels.

Sulfonylharnstoffe (Euglucon). Dieses Präparat setzt die Schwelle für die Insulinsekretion herab und steigert die Insulinproduktion, damit die Glukose schneller abgebaut werden kann.

40.1.1 Bedeutung für den Patienten

Beim Diabetes mellitus handelt es sich um eine chronische Erkrankung, für die es in der heutigen Zeit **keine** vollständige Heilung gibt. Die Patienten bewältigen diese Tatsache sehr unterschiedlich. Von Ignorierung bis Akzeptanz, von völliger Selbstständigkeit bis zu völliger Hilflosigkeit, von Schuldgefühlen bis Wut reicht das Spektrum der Reaktionen. Sie sind nicht nur vom Alter der Menschen abhängig, auch wenn es vielleicht in jungen Jahren leichter fällt, ein Leben mit der Erkrankung zu gestalten. Nicht zu vergessen ist der soziale Aspekt des Diabetes mellitus. Ein geselliges Essen mit Freunden wird durch Diätvorschriften eingeengt. Die Blutzuckerkontrollen fördern die „Diätsünden" zu Tage. Aus Angst vor der Aufdeckung gehen vor allem ältere Diabetiker nicht mehr zu den Kontrollen beim Hausarzt oder ziehen sich zurück. Da viele gesellige Ereignisse mit genussvollem Essen verbunden sind, entsteht die Gefahr einer sozialen Isolation.

Merke

Messen Sie den Blutzucker zur Kontrolle der Stoffwechsellage des Patienten. Messen Sie aber nicht den Patienten an diesem Wert.

Für Jugendliche und junge Menschen hat der Diabetes Auswirkungen auf das zukünftige Leben. Der Diabetes als chronische Erkrankung wirkt sich auf fast alle Lebensbereiche aus: auf die Berufswahl, den Abschluss von Versicherungen, auf die Freizeitgestaltung, ggf. auch auf die Familienplanung, da es aufgrund der Gefäßwandschäden zu Potenzproblemen kommen kann.

40.1.2 Pflege- und Behandlungsplan

Mit dem Diabetes leben lernen und dies mit der größtmöglichen Lebensqualität, sollte das oberste Ziel der Pflegeplanung sein. Den Pflegepersonen, wie allen im therapeutischen Team, fällt u. a. die Aufgabe zu, den Patienten dabei zu unterstützen, in der Krankheitsbewältigung Fortschritte zu machen. Der Weg zu diesem Ziel ist für jeden Menschen unterschiedlich und führt aus der Sicht eines nicht Betroffenen, und dies sind Sie in der Regel als Pflegeperson, vielleicht manchmal über Umwege. Sie stellen mit Ihrer Begleitung und Ihrem Wissen über den Diabetes mellitus dem Betroffenen Hilfen zur Akzeptanz der Erkrankung zur Verfügung. Wann, wie oder ob er überhaupt diese Hilfe in Anspruch nehmen wird, ist die Entscheidung des Patienten selbst.

Es ist nicht immer davon auszugehen, dass ein Patient nach der Diagnosestellung sofort zur Mitarbeit an einer Schulung bereit ist. Die Schulungen sind daher häufig nicht mit der Krankenhausentlassung beendet, sondern sollten im Rahmen einer Rehabilitation oder ambulanten Betreuung weitergeführt werden. Nur wenn Sie um die Einstellung des Patienten wissen, sie akzeptieren und in Ihre Pflegeplanung einbeziehen, können Sie den Patienten erfolgreich begleiten (s. Beratungsgespräche, S. 143 ff). Die Pflege und Behandlung von Patienten mit Diabetes mellitus stützt sich auf die in **Abb. 40.8** genannten Säulen.

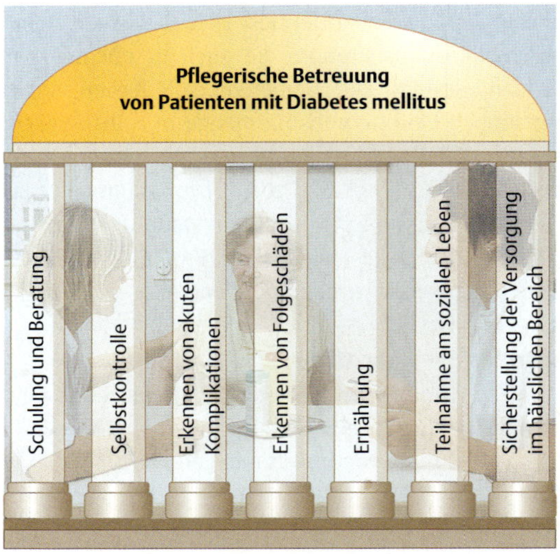

Abb. 40.8 Säulen der Betreuung und Pflege von Patienten mit Diabetes mellitus

Aufklärung, Beratung und Schulung zur Akzeptanz des Diabetes mellitus

Die Beratung und Schulung ist wesentlicher Bestandteil der Behandlung. Um die Ziele größtmögliche Lebensqualität und Selbstständigkeit erreichen zu können, sollte baldmöglichst damit begonnen werden. Der Beginn der Diabetesschulung sollte mit dem Arzt, der Diätassistentin, dem Patienten und ggf. seinen Angehörigen abgesprochen werden (**Abb. 40.9**). Besprechen Sie die Ziele und Inhalte mit dem Patienten und beziehen Sie ggf. die Familie oder andere Betreuungspersonen insbesondere bei Kindern, Behin-

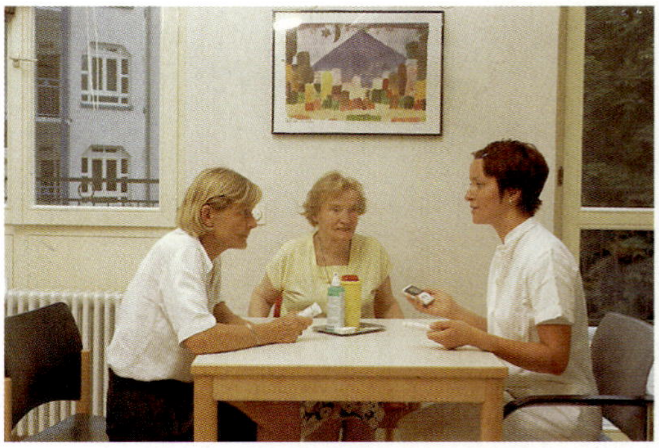

Abb. 40.9 Beratungsgespräch mit einer Diabetikerin und einer Angehörigen

derten und alten Menschen in die Schulung mit ein. Die Familie ist ein Stützpfeiler, die Eigenengagement und Motivation des Patienten fördern kann. Sie ist mitbetroffen, wenn es um die Veränderung der Lebensweise geht, ... und bietet Rückhalt bei vielen Lebenskrisen" (Over 1993, S. 15). Wenn sich die Schulung überwiegend an die Angehörigen richtet, gilt trotzdem der Grundsatz, dass der Patient so weit wie möglich integriert werden muss. Besprechen Sie mit dem Patienten, ob die Schulung in Gruppen oder in Einzelgesprächen durchgeführt werden soll. Planen Sie rechtzeitig die Termine für die Diabetesberatung und bieten Sie dem Patienten und den Angehörigen Kontaktadressen von Selbsthilfegruppen an. Beispielhaft ist ein Schulungsablauf in **Tab. 40.5** dargestellt.

Uwe Klein Krankenpfleger

Praxistipp

Fassen Sie die wichtigsten Informationen und Kontaktadressen in einer kleinen Broschüre zusammen und geben Sie sie an die Betroffenen weiter.

Schulung zur Stoffwechselselbstkontrolle und zur Injektion von Insulin

Diese Schulung nimmt eine wichtige Stellung ein, da
- die Kontrolle des Stoffwechsels Sicherheit, Selbstständigkeit und Selbstvertrauen fördert,
- anhand der Dokumentation ersichtlich wird, ob die Medikation richtig dosiert ist,
- Krisensituationen frühzeitig erkannt und abgewendet werden können,
- Folgeschäden verhindert bzw. hinausgezögert werden können (nach Gran 1996).

In der Diabetesschulung sollten folgende Inhalte bezüglich der Stoffwechselselbstkontrolle und -therapie angesprochen werden:
- Sinn und Zweck der Selbstkontrolle,
- Möglichkeiten und Zeitpunkte der Blutzuckerkontrolle und Umgang mit den Messgeräten,
- Aussagekraft spezieller Kontrollwerte und mögliche Konsequenzen der Ergebnisse,
- Wirkung von Insulin und oralen Antidiabetika,
- Möglichkeiten der Insulintherapie und Durchführung der Injektion,
- Bedeutung der Beobachtung (vor allem der Füße) auf diabetische Folgeschäden.

Achten Sie bei Ihrer Planung im therapeutischen Team darauf, auf individuelle Wünsche und Ziele des Patienten einzugehen. Nicht jeder Patient lernt gleich schnell und ist gleich motiviert. Ggf. müssen andere Wege überlegt werden, wie ein Patient mit dem Diabetes leben kann (Checkliste zur Entlassung, S. 1196).

Der Verlauf der Erkrankung und die Inhalte der Beratung sind auch von der Art des Diabetes-mellitus-Typs abhängig. Der Diabetes mellitus Typ I ist

Tabelle 40.5 Beispiel für eine Schulung für Patienten mit Typ-2-Diabetes mit Insulin nach den Richtlinien der Deutschen Diabetes Gesellschaft DDG (aus Gerlach u. a.: Innere Medizin für Pflegeberufe, 5. Aufl. Thieme, Stuttgart 2000)

Zeit	*Montag*	*Dienstag*	*Mittwoch*	*Donnerstag*	*Freitag*
7.45 – 8.45		Blutabnahme	Untersuchung	Frühstücksbuffet	
8.45 – 9.15	Begrüßung/Vorstellung Quiz	Wiederholungen/ Fragen	Wiederholungen/ Fragen	Wiederholungen/ Fragen	Wiederholungen/ Fragen
9.15 – 10.15	Was ist Diabetes? Was ist Insulin?	Kohlenhydratberechnung	gesunde Ernährung	Folgeerkrankungen Kontrolluntersuchungen Gesunheitspass Diabetes	sozialmedizinische Fragen Diabetesprobleme (Alltag, Urlaub, Krankheit usw.) Diabetesliteratur
10.15 – 10.30	Pause	Pause	Pause	Pause	Pause
10.30 – 11.30	Blutzucker – Selbstkontrolle, Protokollieren der Testergebnisse	Diabetesbehandlung Insulinbehandlung/ Insulinwirkprofil	Insulindosisanpassung	diabetischer Fuß und Fußpflege	Fragestunde Quiz
11.30 – 12.45	Mittagessen	BZ-Selbstkontrolle Mittagessen	BZ-Selbstkontrolle Mittagessen BE/KHE schätzen	BZ-Selbstkontrolle Mittagessen BE/KHE schätzen	Abschlussgespräch
12.45 – 13.45	Insulin- und Kohlenhydratwirkung	Injektionstechnik, Injektionshilfen	Bluthochdruck (= Hypertonus)	Diabetes und Bewegung/Sport	
13.45 – 14.00	Pause	Pause	Pause	Pause	
14.00 – 15.00	Hypoglykämie	Hyperglykämie	Blutdruck-Selbstmessung	Gymnastik	

immer insulinabhängig, während ein Diabetes Typ II auch mit Tabletten therapierbar ist. Berücksichtigen Sie Alter, Vorkenntnisse und Fähigkeiten des Patienten und bleiben sie auf dem neuesten Wissensstand über die einzelnen Insulinarten, Medikamentenwirkungen und Therapiestrategien (S. 1186 f). Machen Sie sich mit den Blutzuckermessgeräten und anderen Diabeteshilfsmitteln wie Insulinpen oder Insulinpumpe vertraut (S. 1187)

Praxistipp

Uwe Klein Krankenpfleger

Wenn es in Ihrem Krankenhaus eine Diabetesberatungsstelle gibt, fragen Sie die Kollegen, ob Sie eine Einführung erhalten können oder bei verschiedenen Beratungs- und Schulungsgesprächen zuhören können.

Der Arzt legt in Absprache mit dem Patienten die Therapiestrategie fest. Im Beratungsgespräch können Sie zusätzlich auf Inhalte eingehen, die ihm das Verständnis erleichtern, die seine Motivation erhöhen und zu einer sicheren Durchführung führen. Seien Sie immer offen für Fragen. Der Erfolg für den Diabetiker ist auch von einer guten Information und Einweisung abhängig.

Erkennen und Vermeiden von akuten Komplikationen

Befragen Sie den Patienten, inwieweit er mit den akuten Komplikationen Hypo- und Hyperglykämie vertraut ist und klären Sie ihn nötigenfalls auf.

Merke

Denken Sie bitte immer daran, dass z. B. die Symptome Polydipsie oder Exsikkose nur Hinweise auf einen erhöhten Blutzuckerspiegel sind. Überprüfen Sie diese Hinweise mit einem Blutzuckertest, um eine Entgleisung frühzeitig zu erkennen.

Der Patient selbst kann wichtige Informationen zu seinen individuellen Körperreaktionen liefern. Bei langjährigen Diabetikern und ihren Angehörigen ist häufig zu beobachten, dass sie die Situation, in denen es zu einer Entgleisung kommen kann, sehr genau kennen und viel eher erkennen als außenstehende Personen. Vermitteln Sie dem Patienten Sicherheit, indem Sie ihm die Rufanlage erklären, um sich im Notfall sofort melden zu können. Führen Sie regelmäßig Blut- und Urinzuckerkontrollen durch (**Abb. 40.10**). Beobachten Sie mögliche Zeichen der Exsikkose, wie hoch stehende Hautfalten und trockene Haut, Urinausscheidung und -konzentration sowie das Trinkverhalten des Patienten. Beurteilen Sie regelmäßig die Bewusstseinslage des Patienten. Diese Maßnahmen gelten umso mehr bei Patienten, deren Stoffwechsellage instabil ist, die neu auf ihre medikamentöse Behandlung eingestellt werden oder bei Patienten mit Erstdiagnose Diabetes mellitus, da diese das Krankheitsbild noch nicht ausreichend kennen.

Hyperglykämie (Coma diabeticum)

Definition

Die Hyperglykämie ist eine durch absoluten oder relativen Insulinmangel bedingte Stoffwechselentgleisung. Sie kann zu einem Blutzuckeranstieg von 600 mg/dl (33 mmol/l) bis zu 1000 mg/dl (56 mmol/l) führen.

Grundsätzlich unterscheidet man zwischen dem ketoazidotischen Koma und dem hyperosmolaren Koma.

Ketoazidose

Sie tritt vor allem bei jungen Patienten auf, die insulinbedürftig sind. Durch eine massive Glukosurie bei bestehender Hyperglykämie verliert der Körper seine Energiestoffe. Es werden Fette abgebaut und daraus bilden sich die sog. Ketonkörper im Blut (Ketonämie) und im Urin (Ketonurie) – der Nachweis von Ketonkörpern im Urin erfolgt mittels Teststreifen (s. Diagnostik bei Diabetes, S. 1185). Es entwickelt sich eine metabolische Azidose. Ausdruck dieser metabolischen Azidose sind ein niedriger pH-Wert im Blut, die beschleunigt vertiefte Atmung (s. Kußmaul-Atmung, S. 503 ff) und der typische Geruch des Atems nach fauligen Äpfeln (Azetongeruch).

Hyperosmolarität

Bei älteren Patienten steht häufig nicht die Azidose im Vordergrund, sondern die extrem hohe Konzentration des Blutzuckers (Werte bis zu 1000 mg/dl!). Der Körper versucht durch eine gesteigerte Urinausscheidung den Zuckergehalt im Blut zu senken (Polyurie). Dies führt bei nicht sofortigem Flüssigkeitsersatz zu einer Exsikkose (trockene, schlaffe Haut) und später zu einem Kreislaufversagen mit den typischen Schockzeichen schneller, flacher Puls und Blutdruckabfall. Das Koma entwickelt sich langsam. Ausgelöst wird es häufig durch eine akute Erkrankung, psychischer Belastung o. ä.

Hypoglykämie (hypoglykämisches Koma)

Definition

Die Hypoglykämie ist ein Blutzuckerabfall unter 40 mg/dl (2,2 mmol/l), der durch einen Insulinüberschuss ausgelöst wird.

Der Glukosemangel des Nervensystems führt zu einer akuten Schocksymptomatik, kann aber bei älteren Menschen atypisch verlaufen, z. B. wie ein apo-

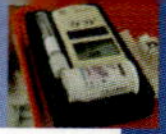

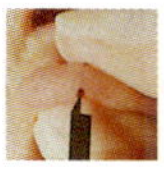

Durchführung des Blutzuckerschnelltests (Abb. 40.10)

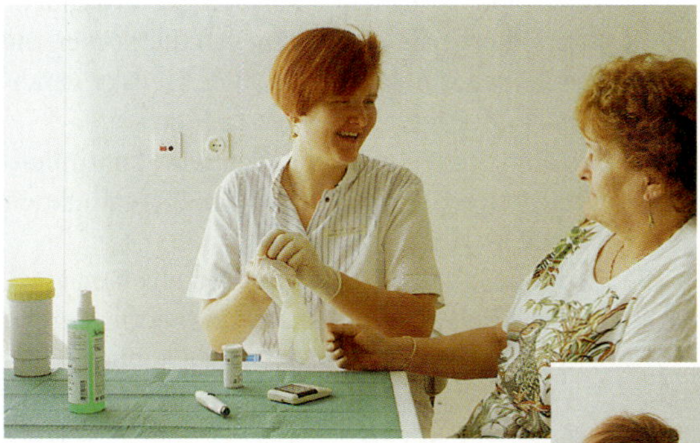

1 Vorbereitung: Desinfektion und Schutzhandschuhe.

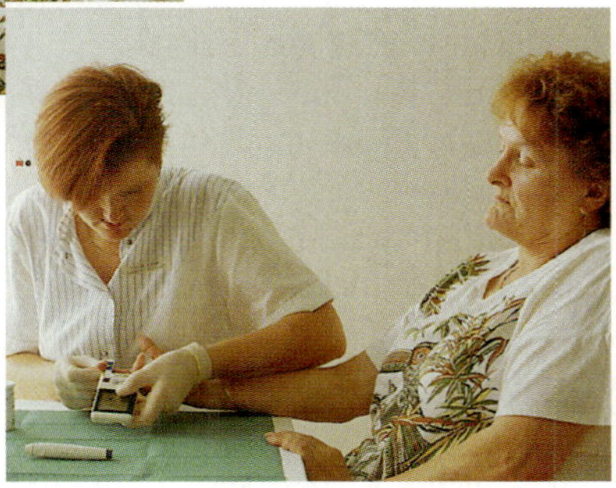

2 Kodierung des Teststreifens.

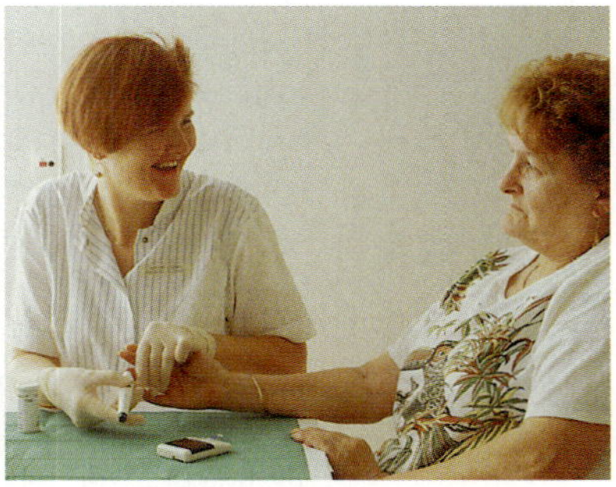

3 Einstich in die Fingerbeere zur Blutentnahme.

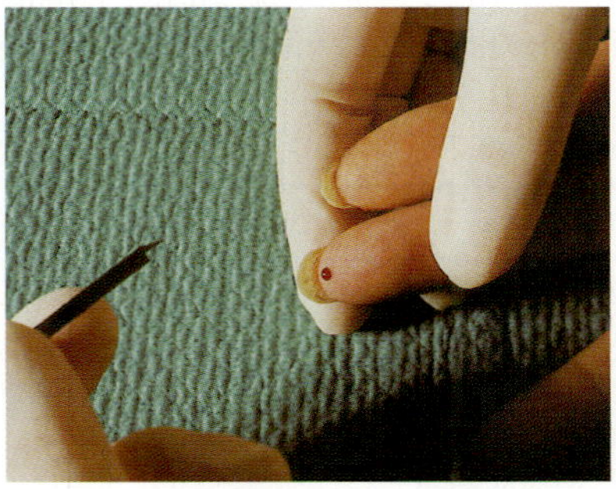

4 Diese Menge Blut reicht zur Bestimmung des Blutzuckers aus.

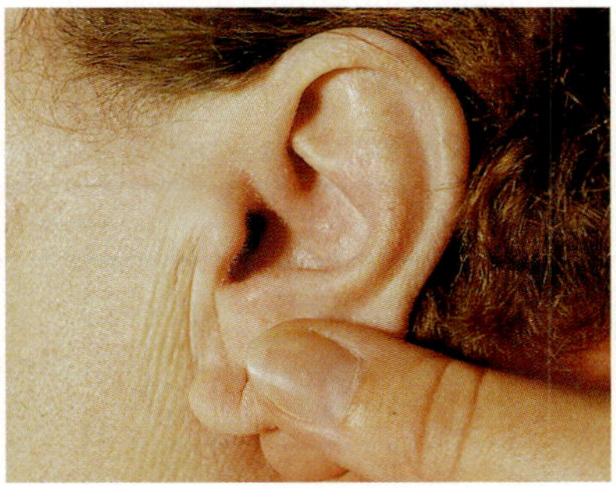

5 Der Einstich in das Ohrläppchen ist auch möglich und weniger schmerzhaft.

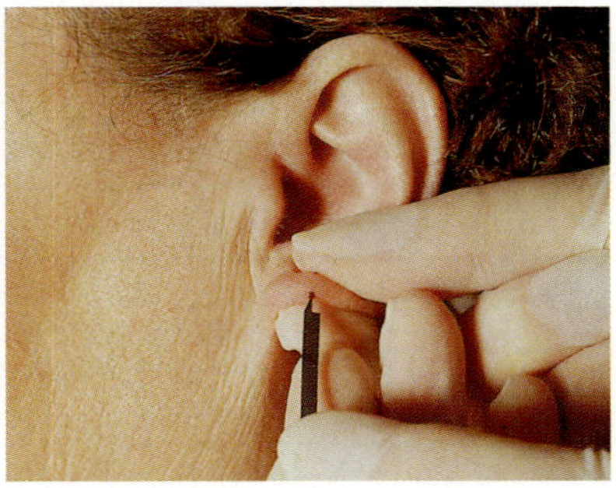

6 Der Einstich in das Ohrläppchen zur Blutentnahme.

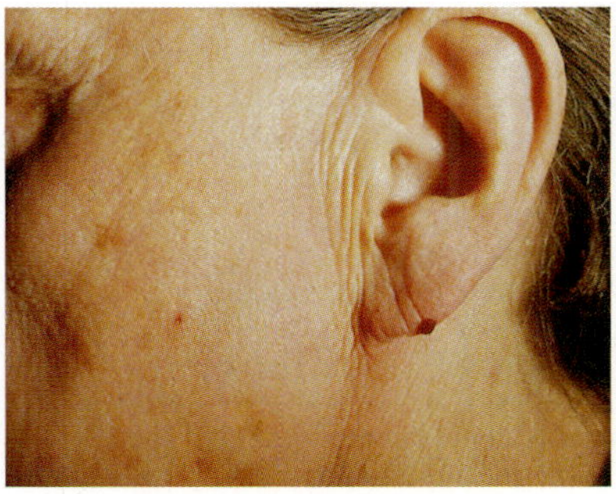

7 Bluttropfen zur Analyse bereit.

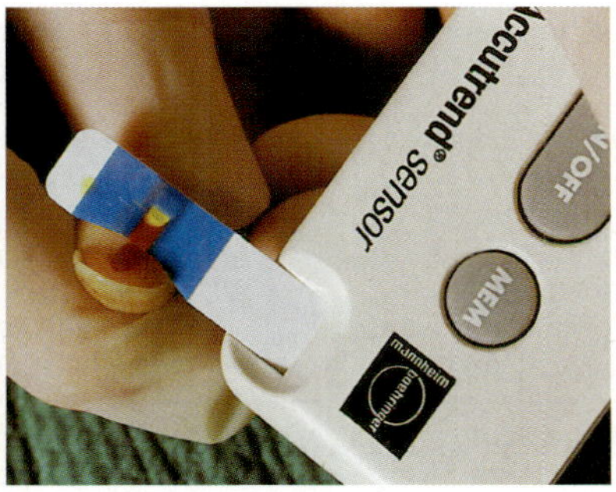

8 Einführung des Bluttropfens in den Teststreifen.

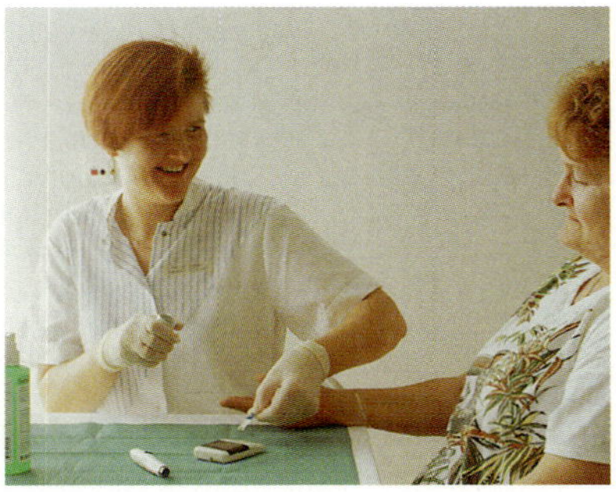

9 Entfernung des Teststreifens aus dem Gerät nach der Bestimmung.

plektischer Insult. Obwohl sich das hypoglykämische Koma durch Glukosezufuhr relativ leicht beheben lässt, ist es dennoch wegen der Unterversorgung der Hirnzellen schwerwiegend (**Tab. 40.6**).

> Uwe Klein Krankenpfleger
>
> **⇢ Praxistipp**
> Besteht ein Zweifel, ob eine Hyper- oder Hypoglykämie besteht, wird auf Arztanordnung zunächst Glukose gegeben, da ein Mangel an Glukose lebensbedrohlicher ist.

Erkennen und vermeiden von diabetischen Folgeschäden

Die Folgeschäden des Diabetes mellitus (**Abb. 40.11**) beginnen früh, auch wenn die Auswirkungen erst später ersichtlich werden. Es kann daher auch nicht von diabetischen Spätschäden oder Spätkomplikationen geredet werden (Sachse 1998). Diese Folgeschäden können die Lebensqualität des Patienten zusätzlich einschränken. Die Ziele der pflegerischen Behandlung in diesem Zusammenhang sind daher ganz auf deren Vermeidung bzw. Hinauszögerung ausgerichtet:

- Machen Sie sich mit den diabetischen Folgeschäden vertraut.
- Kontrollieren Sie regelmäßig die gefährdeten Organe und Körperregionen zur frühzeitigen Erkennung der Folgeschäden.
- Klären Sie den Patienten und deren Angehörige über die Folgeschäden und Warnzeichen auf.
- Leiten Sie den Patienten und deren Angehörigen zur selbstständigen Beobachtung der gefährdeten Körperregionen an. Zur Beobachtung der Füße kann der Patient einen Spiegel verwenden.
- Kontrollieren Sie regelmäßig den Blutzucker. Die stabile nahezu normale Stoffwechsellage verzögert das Auftreten von Folgeschäden.
- Erklären Sie die Notwendigkeit von Kontrolluntersuchungen der Augen und der Nierenfunktion einmal im Jahr.

Beobachten Sie den Patienten mindestens 1-mal tägl. auf die Folgeschäden die bei andauernder hyperglykämischer Stoffwechsellage entstehen können.

Makroangiopathien

Gefäßerkrankungen der großen Arterien sind beim Diabetiker häufig anzutreffen und beginnen früher als beim Nichtdiabetiker. Sie sind meist auch entscheidend für einen früheren Tod (Sachse 1998).

Mikroangiopathie

Die Veränderung der kleinsten Blutgefäße betreffen grundsätzlich alle Organe, im Besonderen aber die Nieren und die Augen (Hardinghaus u. a. 1996).

Diabetische Retinopathie

Diese ist eine der häufigsten Ursachen der Erblindung, da eine Folge dieser Erkrankung die Netzhaut-

Tabelle 40.6 Gegenüberstellung Coma diabeticum – hypoglykämisches Koma (nach Juchli 1997)

	Coma diabeticum	*Hypoglykämisches Koma*
Ursachen	⇢ Unterlassen der Insulininjektion ⇢ ungenügende Insulinzufuhr bei falscher Dosierung ⇢ erhöhter Insulinbedarf bei Infekten oder Ernährungsfehlern	⇢ Ernährungsfehler, z. B. Auslassen von Mahlzeiten ⇢ Überdosierung des Insulins ⇢ ungewöhnliche körperliche Anstrengung
Symptome ohne Bewusstlosigkeit	⇢ starker Durst, trockene Haut und Schleimhaut ⇢ Polydipsie ⇢ Polyurie ⇢ schnelle Ermüdbarkeit, Schläfrigkeit ⇢ Konzentrationsschwäche ⇢ Appetitlosigkeit, Übelkeit, Brechreiz, Erbrechen	⇢ Heißhunger, feuchte Haut ⇢ Schwäche, Müdigkeit, Zittern, Angst, Herzklopfen, Gähnen, Kribbeln (um den Mund herum) ⇢ psychische Veränderungen: Erregbarkeit oder Apathie ⇢ Sehstörungen ⇢ Konzentrationsschwäche } wichtige Zeichen bei Humaninsulin
Symptome mit Bewusstlosigkeit	⇢ Exsikkose: trockene Zunge und Haut, weiche Augäpfel ⇢ Kußmaul-Atmung ⇢ Azetongeruch in der Ausatmungsluft ⇢ schlaffer Tonus der Extremitäten ⇢ Reflexe abgeschwächt oder normal ⇢ Tachykardie mit schlecht gefülltem Puls ⇢ Blutzucker ↑, Urinzucker ↑, evtl. Azeton pos.	⇢ feuchte, blasse Haut, Schweißausbruch ⇢ Atmung normal oder schnarchend ⇢ Mundgeruch unauffällig ⇢ Tonus gespannt, Krämpfe ⇢ Reflexe gesteigert, evtl. Halbseitenparese ⇢ Puls gut gefüllt ⇢ Blutzucker ↑, Urinzucker neg., Azeton neg.
Sofortmaßnahmen	⇢ Vitalzeichenkontrolle; Bestimmung von Blutzucker, Urinzucker, Osmolarität, Blutgasen ⇢ Flüssigkeits- und Elektrolyttherapie, Volumenersatz, dann hypotone Lösungen, Coma-diabeticum-Lösung (enthält Na-Bicarbonat), Natrium-Kalium-Korrektur ⇢ glukosehaltige Lösungen, sobald Blutzucker sinkt ⇢ Insulin i.-v., s.-c. oder als Dauertropfinfusion ⇢ bei Stabilisierung: Umstellen auf Erhaltungstherapie und orale Ernährung	⇢ bei nicht bewusstlosen Patienen: gesüßten Tee, Zuckerwasser, Orangensaft, Brot ⇢ bei komatösen Patienten: Injektion von Glukose 40% i.-v. oder Injektion von 0,5 – 1 mg Glukagon ⇢ bei Patienten „auf der Straße": 2 – 3 Würfelzucker zwischen Wangen und Zahnreihe legen (Patient in Seitenlage und Kopftieflage wegen Aspirationsgefahr)

ablösung ist. Begünstigende Faktoren sind neben der Hyperglykämie auch die Hypertonie.

Diabetische Nephropathie

Die Veränderungen an den kleinsten Nierengefäßen lassen sich im Anfangsstadium nur durch Gewebeproben feststellen. Erst im Spätstadium kommt es zu einer Einschränkung der Nierenfunktion und damit zur Entdeckung der Veränderung (Hardingshaus u.a. 1996; s. auch Ausscheidungssystem, Niereninsuffizienz, S. 1028). Die Vorbeugung der Mikro- wie der Makroangiopathie besteht in einer Normalisierung des Blutzuckerwertes sowie die Reduktion der anderen Risikofaktoren.

Diabetische Polyneuropathien

Dies ist die Schädigung der Nerven und des Hirns durch den Diabetes mellitus. Durch die Schädigung der Nerven kommt es zu Zuständen wie Ameisenlaufen, pelzigem Gefühl, Missempfindungen, Brennen, Schmerzen ebenso wie zu völliger Gefühllosigkeit.

> **Praxistipp**
> Uwe Klein Krankenpfleger
> Bei Patienten mit Gefühlsstörungen sollten Sie einmal täglich die Haut auf Rötungen, Druckstellen und Hautläsionen kontrollieren, da Verletzungen gar nicht wahrgenommen werden können.

Diabetischer Fuß

Der Entstehung des sog. diabetischen Fußes (**Abb. 40.12**) liegt das Zusammenwirken der folgenden Faktoren zu Grunde: periphere Durchblutungsstörungen durch die Makroangiopathie, Mikrozirkulationsstörungen, trockene Haut im Rahmen der autonomen Neuropathie, Empfindungslosigkeit für Verletzungen, Druckläsionen im Rahmen der sensiblen Neuropathie.

Diese Faktoren fördern die erhöhte Gefahr für Verletzungen der Füße sowie das Nichtbemerken dieser Verletzungen und damit die Ausbreitung und Infektion der geschädigten Stellen. Durch die verminderte Heilungstendenz und die erhöhte Infektanfälligkeit beim Diabetes mellitus kommt es nur zu einer verlangsamten Wundheilung. Schnell werden aus kleinen Läsionen großflächige Schädigungen auch tieferer Gewebsschichten bis zur Sehnen-, Muskel- und Knochenbeteiligung.

> **Merke**
> Die Amputation des Fußes und im weiteren Verlauf auch von Unter- und Oberschenkel ist eine der gefürchtetsten Folgen des Diabetes mellitus.

Schon frühzeitig müssen zur Vermeidung dieser Komplikation die speziell ausgebildete medizinische Fußpflegerin sowie der orthopädische Schuhmacher, der für weiches, gut sitzendes Schuhwerk verantwortlich ist, mit in das therapeutische Team einbezogen werden (**Abb. 40.13** u. **Abb. 40.14**). Eine Übersicht der Maßnahmen, die beim Auftreten von Gewebsläsionen zu ergreifen sind, wird in **Abb. 40.15** gegeben.

Leiten Sie den Patienten oder den Angehörigen dazu an, die Haut täglich ggf. mit einem Spiegel oder einem Vergrößerungsglas auf Veränderungen zu kontrollieren. Bedenken Sie, dass Sehstörungen die Beobachtungsfähigkeit einschränken. Das besondere Augenmerk sollte dem Fuß gelten. Durch diese wichtige pflegerische Maßnahme kann eine Verletzung frühzeitig erkannt und therapiert werden. Einer Amputation kann somit entgegengewirkt werden.

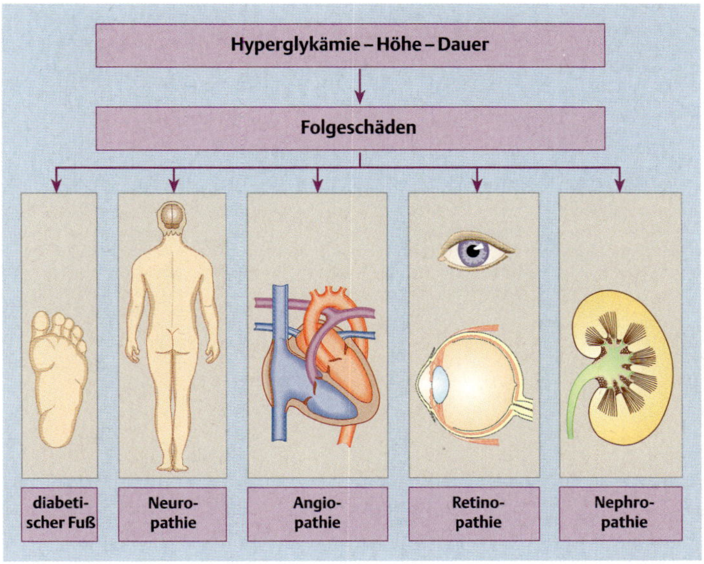

Abb. 40.11 Diabetische Folgeschäden in der Übersicht (nach Bergis)

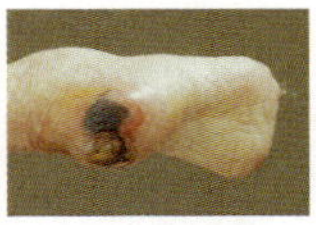

Abb. 40.12 Diabetische Druckstellen am Fuß

Abb. 40.13 Empfehlungen zur Fußpflege für den Diabetiker

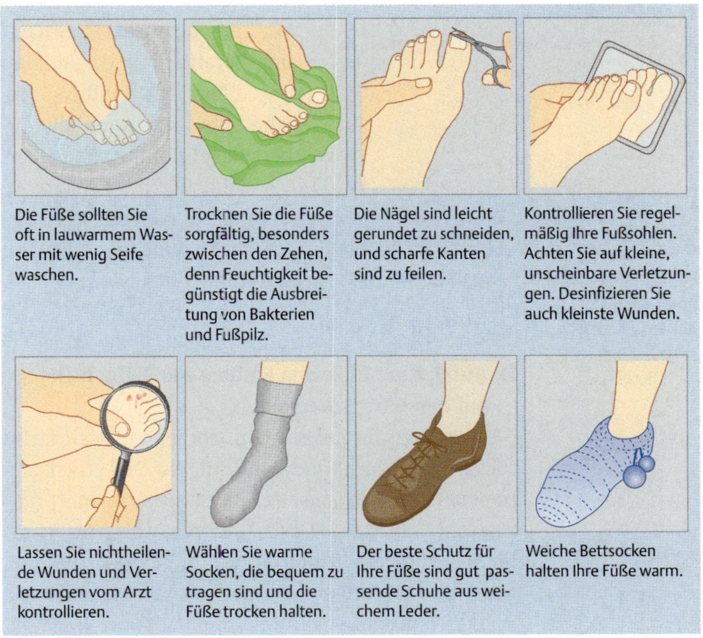

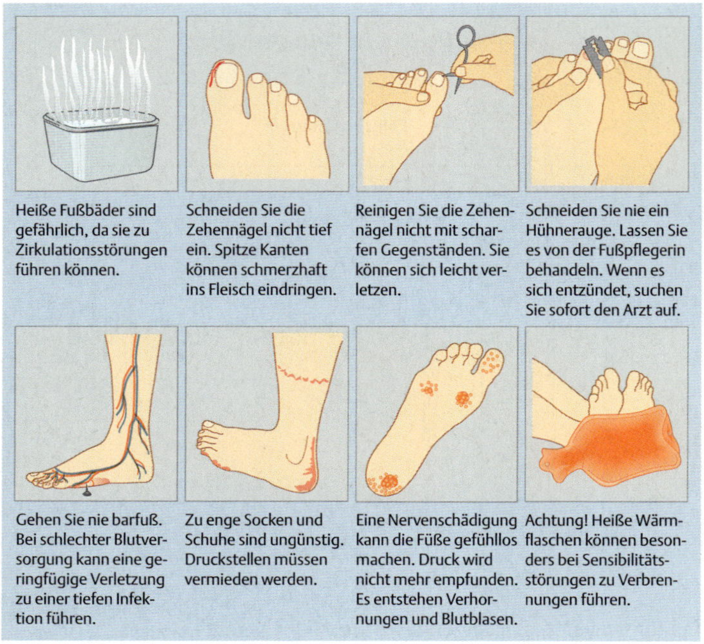

Abb. 40.14 Gefahren für den Diabetikerfuß

Behandlung des diabetischen Fußes mit offener Stelle

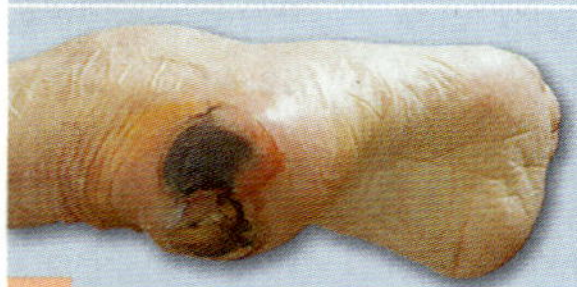

1. Immobilisierung
2. Vollständige Druckentlastung
3. Lokaltherapie
   - Nekroseabtragung
   - Infektbekämpfung
   - Schutzverband
4. Tägliche Inspektion und Intervention
5. Optimierte Rahmenbedingungen
   - Blutzuckernormalisierung
   - Angiologische Maßnahmen
6. Rezidiv-Prophylaxe
   - Einlagen
   - Schuhwerk
   - Überwachung, Fußpflege

Abb. 40.15 Behandlungsmaßnahmen beim diabetischen Fuß (nach Bergis)

Ernährungsberatung

Die Ernährung spielt in der Behandlung des Diabetes mellitus nach wie vor eine große Rolle. Besonders der an Diabetes Typ I erkrankte Patient muss wissen, was und wie viel er essen soll. Der Patient mit dem Diabetes Typ II hat es da etwas leichter, da sein Pankreas noch Insulin produziert, und er nicht so genau „zählen" muss. Meist reicht eine Diät aus, um die Stoffwechsellage zu stabilisieren und vor allem das Körpergewicht zu reduzieren. Wichtige Inhalte der Ernährungsberatung sind: Aufklärung über den Einfluss der Nährstoffe auf den Blutzuckerspiegel, Information über die Grundzüge der Ernährung bei Diabetes mellitus, Hilfe bei der Umstellung der Ernährungsweise, evtl. Ausarbeitung einer Reduktionsdiät.

Aufklärung über den Einfluss der Nährstoffe auf den Blutzuckerspiegel

Die nur langsam ins Blut einströmenden Mehrfachzucker (Polysaccharide) sind für die Diabetiker am geeignetsten, da sie den Blutzuckerspiegel nur langsam erhöhen. Dazu gehören Hülsenfrüchte, Gemüse, Kartoffeln und bestimmte Obstsorten. Die schnell resorbierbaren Zucker wie z. B. Schokolade, Honig, Weintrauben, Datteln und Backwaren, sollten

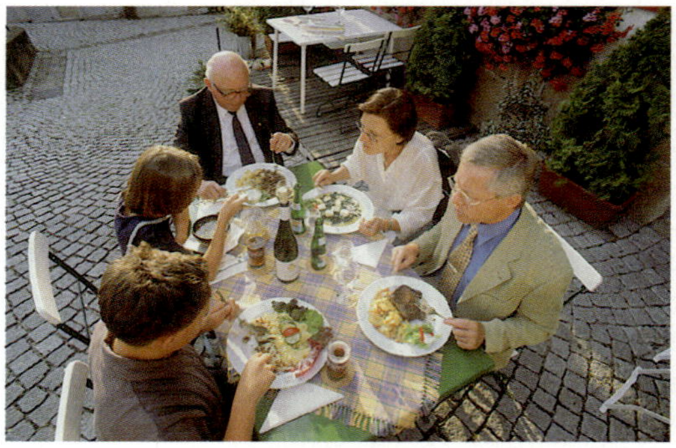

Abb. 40.16 Muss ein Diabetiker darauf verzichten?

vermieden werden. Die frühestmögliche Einbeziehung der Diätassistenten oder der Ökotrophologin in die Ernährungsberatung ist sehr wichtig. Diese Berufsgruppen sind Experten auf diesem Gebiet (**Abb. 14.16**).

Grundsätze der Ernährung

Die Ernährung sollte ausgewogen und abwechslungsreich sein. Sie sollte kohlenhydratreich, fettbegrenzt und energiegerecht (bedarfsangepasste Energiezufuhr) sein. Übergewicht sollte bis zur Erreichung des Zielgewichts (s. BMI, S. 376 ff) mit energiereduzierter Mischkost therapiert werden. Eine gründliche Ernährungsanamnese ist Vorbedingung, man richtet sich also vor allem nach dem, was der Patient bisher gegessen hat und was er gerne isst. Die Kalorien werden auf die Kohlenhydrate (ca. 50 %), Fett (ca. 35 %) und Eiweiß (ca. 15 %) verteilt. Ein angemessener Teil der Kohlenhydrate soll, wenn irgend möglich, aus Früchten und Gemüse bezogen werden.

Die Regel, dass der Diabetiker sechsmal pro Tag essen soll, gilt nur für den insulinspritzenden Typ-II-Diabetiker (Froesch u. Schoenle 1998).

Erklären Sie dem Patienten die Grundlagen der Berechnung der Ernährung (Berechnungseinheiten und Kalorien). Informieren Sie ihn über die Brennwerte der Nährstoffe und ihre Angaben in Kalorien. Die Berechnung der Kohlenhydrate erfolgt in Berechnungseinheiten (BE; früher Broteinheiten) 1 BE entspricht 10–12 Gramm Kohlenhydrate (**Abb. 40.17**). Anhand von Tabellen kann man dann gleichwertige Nahrungsmittel gegeneinander austauschen (**Tab. 40.7**). Nicht berechnet werden Ballaststoffe, da sie zum Abbau kein Insulin benötigen (Petersen-Lehmann 1994). Wie viele BE zu sich genommen werden, ist abhängig von Alter, Geschlecht, Größe, Gewicht und beruflicher Tätigkeit. Es ist auch abhängig von der Insulintherapie und körperlichen Beanspruchung.

Informieren Sie den Patienten über den Umgang mit Alkohol. Auch hier gilt: Alkohol in Maßen ist erlaubt, am besten in Form von trockenen Weinen. Machen Sie den Patient mit der Austauschtabelle vertraut.

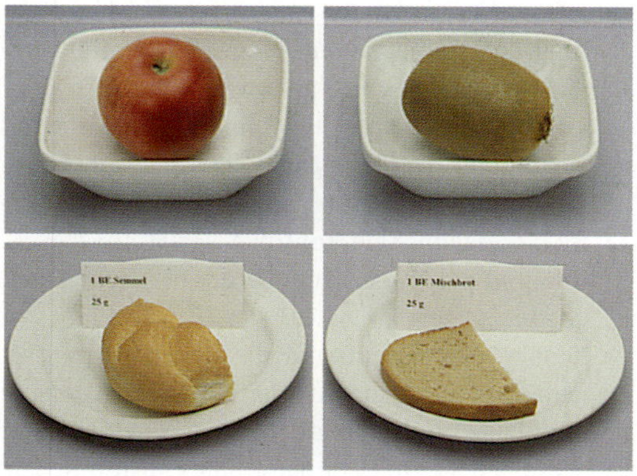

Abb. 40.17 Jede dieser Nahrungsmittelmengen entspricht einer Berechnungseinheit (BE)

Begleitung bei der Umstellung der Ernährungsweise

Halten Sie dem Patienten nicht jede „Diätsünde" vor. Der Patient ist für sich selbst verantwortlich. Daran sollten Sie immer denken.

„Man muß ja für alle Ernährungsfehler büßen. Da spielt auch schon der Gedanke eine Rolle, dass Verschlechterungen des Gesundheitszustandes selbst verschuldet sein können." (Interview mit einer Diabetikerin aus Petersen-Lehmann 1994).

Zeigen Sie dem Diabetiker nicht nur, was ihm verboten ist, sondern zeigen Sie ihm, wie appetitlich sich die Ernährung gestalten lässt (**Abb. 40.18**).

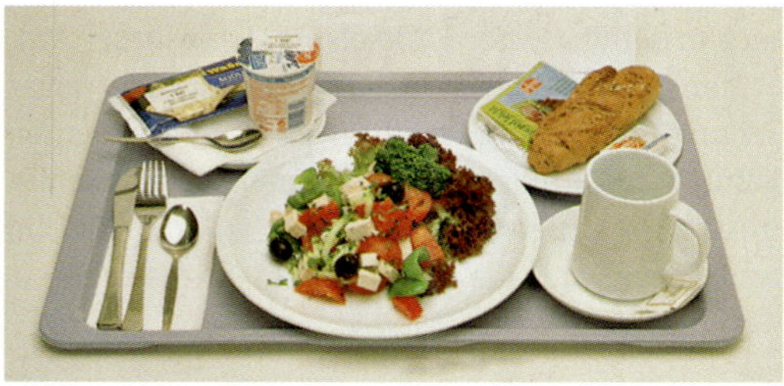

Abb. 40.18 Beispiel eines Abendbrotes bei einer Diabetes-Kost mit 16 BE

Tabelle 40.7 Beispiel einer Austauschtabelle für Mehl, Stärke, Getreide und Hülsenfrüchte (aus Froesch u. Schoenle, 1998)

1 Portion enthält 10 g Kohlenhydrate und entspricht:		*Wenn Sie 30 g Kohlenhydrate verwenden dürfen, dann entspricht dies z. B.:*	
Mehl/Stärke		*Mehl/Stärke*	
15 g Ruchmehl (dunkles Mehl)		45 g Ruchmehl (dunkles Mehl)	
15 g Weißmehl		… g Weißmehl	
Stärkebeilagen/Getreide		*Stärkebeilage/Getreide*	
roh	gekocht	roh	gekocht
15 g Gerste	40 g	… g Gerste	… g
15 g Grieß	40 g	… g Grieß	… g
15 g Hirse	40 g	… g Hirse	… g
15 g Reis	50 g	… g Reis	… g
15 g Teigwaren	50 g	… g Teigwaren	… g
15 g Vollkornteigwaren	50 g	… g Vollkornteigwaren	… g
Hülsenfrüchte		*Hülsenfrüchte*	
roh	gekocht	roh	gekocht
20 g Kichererbsen	40 g	60 g Kichererbsen	… g
20 g Kidneybohnen	40 g	… g Kidneybohnen	… g
20 g Linsen	70 g	… g Linsen	… g

Wenn Sie möchten, können Sie die jetzt noch offenen Stellen selbst ausrechnen.

Körperliche Betätigung

Sport und körperliche Betätigung sind ein wichtiger Bestandteil der Therapie. Der Patient sollte über die Notwendigkeit und die vorteilhafte Wirkung von körperlicher Betätigung und die Auswirkungen auf den Blutzucker informiert sein. Regelmäßige körperliche Bewegung hilft nicht nur, sich fit zu halten, sondern auch das Gewicht zu reduzieren und den Blutzuckerspiegel zu senken. Sport steigert die Lebensfreude und die Lebensqualität. Darüber hinaus fördert der in einer Gruppe, z. B. in einem Verein ausgeführte Sport den Gemeinschaftssinn. Sport hat integrierenden Charakter. Abhängig von der Art der Bewegung muss der Patient mehr Kohlenhydrate zu sich nehmen. Für kurzzeitig anstrengende Tätigkeiten wie Laufen oder Fußball sind zuckerhaltige Nahrungsmittel notwendig, da die Energie sofort benötigt wird. Für langfristige Bewegung wie bei Wanderungen oder Gartenarbeiten sollten stärkehaltige Nahrungsmittel aufgenommen werden, da die Energie langsamer verbraucht wird.

Teilnahme am sozialen Leben

Da der Diabetes mellitus alle Bereiche betrifft, besteht die Gefahr der Isolation. Zeigt der Patient Rückzugstendenzen, sollte über die Gründe gesprochen und gemeinsam mit dem Patienten überlegt werden, wie er seinen Interessen weiterhin nachgehen kann (**Abb. 40.19**). Psychologen sollten einbezogen werden, um eventuellen Schuldgefühlen, Angst oder Hilflosigkeit rechtzeitig begegnen zu können. Wenn die Therapie optimal auf die Lebensgewohnheiten, Aktivitäten und Befürfnisse des Patienten abgestimmt ist, kann der Erkrankte sehr gut mit dem Diabetes mellitus leben.

Der Patient wird durch Beratung und Schulung zum Experten seiner Erkrankung. Er lernt seinen Körper kennen, kontrolliert seine Stoffwechsellage, passt die Insulindosis und seine Ernährung an und ermöglicht sich somit eine hohe Lebensqualität. Es gibt viel Literatur zum Thema Diabetes und soziale Aktivitäten, Reisen, Versicherungen usw. Informieren Sie den Patienten über die Möglichkeiten des Internets, wo in chatrooms Kontakte zu anderen Diabetikern hergestellt werden können. Die Angebote sollten zu den Interessen und Möglichkeiten passen.

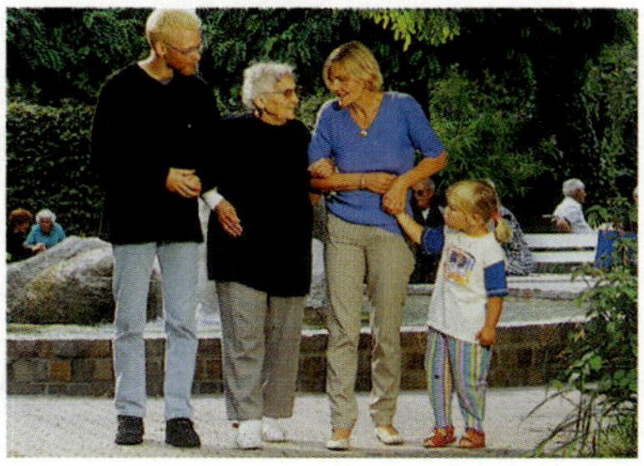

Abb. 40.19 Soziale Integration spielt für Diabetiker eine ebenso wichtige Rolle wie für die Mitglieder dieser gesunden Familie

Sicherstellung der Versorgung im häuslichen Bereich

Ein Diabetiker sollte wenn möglich nur entlassen werden, wenn auch eine Nachbetreuung zu Hause gewährleistet ist. Im Idealfall sind der Patient und seine Angehörigen mit dem Krankheitsbild so vertraut, dass einer selbstständigen Lebensführung nichts im Wege steht. Dies ist häufig bei Diabetikern des Typs I der Fall. Bei ihnen ist dann eine pflegerische Nachbetreuung nicht notwendig, es sei denn, sie wird vom Patienten gewünscht. Bei Kindern, Behinderten und vor allem alten Menschen ist dies nicht immer der Fall. Mit der Planung der Entlassung sollte deshalb möglichst früh begonnen werden, um benötigte Kontakte rechtzeitig herstellen zu können (**Abb. 40.20**). Die nebenstehenden Punkte sollten im Vorfeld unbedingt abgeklärt werden.

Abb. 40.20 Checkliste zur Entlassung

1. Häusliche Versorgung gewährleistet? ☐
2. Regelmäßige Kontrolle der Stoffwechsellage sowie auf diabetische Folgeschäden gewährleistet? ☐
3. Sind der Patient und seine Angehörigen ausreichend informiert über Krankheitsbild, Komplikationen und Folgeschäden? ☐
   - Wo muss noch Hilfe geleistet werden? ☐
   - Muss ein ambulanter Dienst bzw. ein Sozialarbeiter eingeschaltet werden oder ist ein Heimplatz notwendig? ☐
4. Ausführlichen Entlassungsbericht fertigstellen (den Entlassungstermin den Personen mitteilen, die die weitere Betreuung übernehmen). ☐
5. Kleine Informationsbroschüre (wenn vorhanden) aushändigen. ☐

- Wie versorgt sich der Patient. Ist eine Einschaltung eines ambulanten Pflegedienstes notwendig? Ist eine Verlegung in ein Altenheim notwendig? Im Bedarfsfall sollte der Sozialarbeiter verständigt werden. Die Wartezeit auf einen Heimplatz, ist u. U. sehr lang.
- Ist die regelmäßige Kontrolle der Stoffwechsellage und die Früherkennung der möglichen Folgeschäden gewährleistet?
- Kennen der Patient und die Angehörigen sich genügend mit dem Krankheitsbild aus? Wo muss noch Hilfe geleistet werden?
- Schreiben Sie zur Entlassung einen ausführlichen Pflegebericht für alle, die an der Weiterbetreuung des Patienten beteiligt sind. Dieser sollte vor allem den bisherigen Verlauf, die Kenntnisse, Fähigkeiten und Fertigkeiten des Patienten, den Informationsstand und die Schulungsinhalte enthalten.
- Teilen Sie den weiterbetreuenden Personen den Entlassungstermin frühzeitig mit.

Zukunftsperspektiven

Die Ursachenforschung und die Optimierung der Therapie werden sehr intensiv betrieben. So wird versucht, inhalierbares Insulin, neue und bessere Insulinpumpen oder Glukosesensoren herzustellen. Auch wird an einigen Zentren schon eine Doppeltransplantation von Pankreas und Niere durchgeführt. Die Transplantation von Inselzellen ist aber noch in der Phase der Erforschung. Trotz dieser Aussichten in der Verbesserung der Therapie oder sogar Heilung des Diabetes mellitus wird dem Patienten dadurch nie die Aufgabe abgenommen, sich mit seiner Erkrankung auseinanderzusetzen und die für ihn beste Lebensstrategie zu finden und umzusetzen.

40.2 Pflege von Patienten mit euthyreoter Struma (blande Struma)

Bettina Gerte-Happe

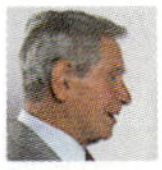

Schon seit längerem klagt Herr Z. über zunehmende Schluck- und Atembeschwerden. Besonders das Schlucken von festen Speisen bereitet ihm Schmerzen. Aufgrund dessen reduzierte er die Nahrungsaufnahme und nahm nur noch das Nötigste zu sich. Einen Arzt aber wollte er nicht aufsuchen, da er extreme Ängste vor dem Ergebnis hatte. Seine Frau drängte ihn schließlich, einen Facharzt zu konsultieren. Der Mediziner zog mehrere Ursachen dafür in Erwägung und ordnete entsprechend verschiedene Untersuchungsmethoden an. Nach nur wenigen Tagen lag das Ergebnis vor. Es handelte sich um eine Struma nodosa. Durch eine subtotale Strumaresektion sollte Herr Z. geheilt werden. Allerdings kam es während der Narkosegabe zu unerwünschten Komplikationen. Der Tubus konnte wegen der starken Gewebswucherung nicht in die Luftröhre eingeführt werden, sodass die eigentliche OP neu angesetzt werden musste. Erst mit Hilfe eines Bronchoskops konnte der Tubus ohne Verletzung des umliegenden Gewebes am erneuten OP-Tag gelegt werden.

Medizinischer Überblick Euthyreote Struma

Definition

Bei diesem Krankheitsbild kommt es trotz normaler Stoffwechsellage sowohl zu einer sicht- als auch zu einer tastbaren Vergrößerung des Schilddrüsengewebes. Man nennt sie auch Kropf oder Struma. In der Medizin werden zwei Arten der euthyreoten Struma unterschieden: die Struma diffusa (**Abb. 40.21 a** u. **b**), bei der es zu einer gleichmäßigen Gewebsvergrößerung kommt, und die Struma nodosa, die Knotenstruma.

Ursachen

In weiten Teilen Deutschlands nehmen Menschen über die Nahrung zu wenig Jod zu sich. Hier kommt es zu einer Unterversorgung von Jod. Dieser Jodmangel führt zu einer unzureichenden Produktion von Hormonen.

Lerntipp
Überlegen Sie gemeinsam, wie es durch Jodmangel zur Vergrößerung der Schilddrüse kommt!

Eine Struma kann zusätzlich durch Einnahme von Lithium hervorgerufen werden. Zugleich trägt ein übermäßiger Bedarf an Schilddrüsenhormonen, z. B. durch Pubertät und Gravidität, zur Entwicklung des Krankheitsbildes bei.

Symptome

Der Patient sucht den Arzt häufig erst dann auf, wenn es zu einer Vergrößerung des Halsumfangs, zu Schluck- oder Atembeschwerden gekommen ist. Die Atembeschwerden machen sich durch Geräusche beim tiefen Einatmen oder auch durch Atemnot bemerkbar. Sobald der Kropf in den Brustkorb wächst, kann es hier zu Stauungen der Halsvenen kommen, die nach außen hin sichtbar werden.

Diagnostik

Folgende Diagnoseparameter können bei allen Schilddrüsenerkrankungen eingesetzt werden: Anamnese, sonographische Untersuchung der Schilddrüse, Szintigramm, Punktion bei Verdacht auf Karzinom oder eine Entzündung, basale TSH-Bestimmung. Der Arzt hat durch Palpation die Möglichkeit, die Größe der Struma zu erkennen und in eines von vier Stadien einzugliedern. Zusätzlich werden bei einer euthyreoten Struma der TSH-Test, Autoantikörper und FT_3, FT_4 bestimmt.

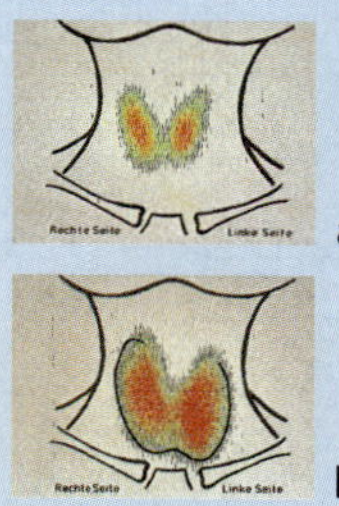

Abb. 40.21 a u. b Szintigramm mit ^{99m}Tc-Pertechnetat: **a** normale Schilddrüse, **b** diffuse euthyreote Struma

Uwe Klein Krankenpfleger

Praxistipp
Haben Sie schon einmal Ihre Schilddrüse getastet? Stellen Sie sich hinter Ihren Mitschüler und umgreifen Sie den Hals mit Ihren Händen. Legen Sie Zeige-, Mittel- und Ringfinger der rechten und linken Hand auf die Schilddrüse und bitten Sie Ihren Mitschüler zu schlucken. Spüren Sie, wie sich die Schilddrüse beim Schluckakt anpasst? Teilweise haben Sie die Möglichkeit, in dieser Position oder auch durch zurückgebeugten Kopf Struma oder Strumaknoten zu palpieren.

Therapie

Größe der Schilddrüse und Alter des Patienten entscheiden letztendlich über eine medikamentöse Therapie. Sollte sich der Arzt für diese entscheiden, ordnet er entweder Schilddrüsenhormone und/oder z. B. Jodid an. Sie greifen in das Wachstum des Organs ein und hemmen es. Führt die medikamentöse Behandlung zu keinem Erfolg oder treten sogar zunehmend mehr Schluck- und Atembeschwerden auf, entscheidet man sich für einen operativen Eingriff (subtotale Strumaresektion). Bevor dieses allerdings geschieht, muss ein HNO-Konsil angefordert werden, um die Funktion der Stimmbänder zu überprüfen. Nach der Operation müssen Schilddrüsenhormone verabreicht werden, um eine Rezidivstruma zu vermeiden. Sollte es aber trotzdem zu einem erneuten Strumawachstum kommen, kann der Arzt eine Radiojodtherapie hinzuziehen. Dieses Verfahren wählt man auch bei inoperablem Drüsengewebe.

Komplikationen

Es kann zu einer Rekurrensparese, d. h. zu einer Lähmung der Kehlkopfmuskulatur mit Beeinträchtigung der Stimmbandbeweglichkeit kommen. Dies tritt auf, wenn der Nervus recurrens während des operativen Eingriffes beschädigt worden ist.

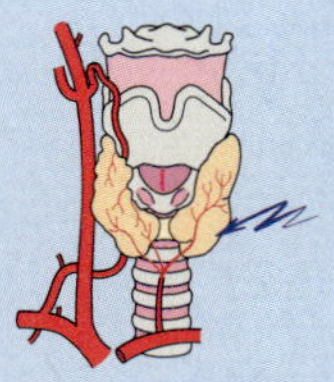

40.2.1 Bedeutung für den Patienten

Sobald der Halsumfang zunimmt, kann es zur Einengung der Speise- und Luftröhre kommen. Der Patient nimmt ein Druckgefühl dieser Region wahr, womit zugleich auch die Angst steigt, insbesondere dann, wenn es zur Atemnot kommt. Häufig werden Verknüpfungen zu unheilbaren Krankheiten gezogen. Schlaflose, unruhige Nächte und ein Gefühl der Anspannung begleiten ihn bis zum Zeitpunkt der eigentlichen Diagnosestellung. Je nach Befund muss ein operativer Eingriff vorgenommen werden. Dadurch entwickelt sich erneut eine innere Anspannung. Nun ist es die Angst vor dem bevorstehenden Ereignis und deren möglichen Komplikationen, die eintreten können. Besonders in der Nacht vor der Operation liegen die Patienten häufig schlaflos und aufgeregt bis zum Morgengrauen im Bett. Das Warten wird zur Qual. Auch die Ungeduld bis zum Zeitpunkt des Aufbruchs zum Operationssaal nimmt immer mehr zu. Hat der Patient den Operationseingriff hinter sich, treten die nächsten Beschwerden ein. So z. B. Schmerzen beim Schlucken. Er versucht durch möglichst seltenes und vorsichtiges Schlucken und Sprechen die Schmerzen zu lindern. Die Redon-Drainagen fallen ihm häufig dann zur Last, wenn er aktiv wird, vor allem, wenn er selbst die Körperpflege verrichten muss.

40.2.2 Pflege- und Behandlungsplan

Pflege bei Schilddrüsenopertion

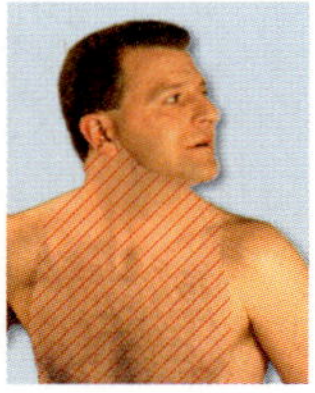

Abb. 40.22 Rasur vor OP – kompletter Hals bis hinter die Ohren und Brust bis zu den Brustwarzen

Präoperative Pflege. Die Rasur erfolgt am kompletten Hals bis hinter die Ohren und die Brust bis zu den Brustwarzen (**Abb. 40.22**). Das Kopfhaar muss so zusammengebunden sein, dass es nicht als Druckstelle wirkt. Anschließend müssen Thrombosestrümpfe ausgemessen und angelegt werden.

Postoperative Pflege. Nach der Übernahme des Patienten auf die Station muss Folgendes beobachtet werden: Tritt eine Nachblutung nach innen ein, kann dieses zu Atemproblemen wie einem Stridor oder auch zu Atemnot führen. Häufig klagen die Patienten über ein Druck- und Engegefühl im Hals. Die Narbe zeigt sich aufgrund der Hautspannung glänzend.

Starke Blutungen ins Gewebe werden sehr schnell durch eine zunehmende Blutmenge in der Redon-Flasche sichtbar. Bei der Übernahme des Patienten aus dem Aufwachraum sollte unbedingt nach Vorkommnissen während der Operation gefragt werden, auch wenn auf dem OP- und Anästhesieprotokoll kein Hinweis darauf enthalten ist.

Ist eine Blutung bekannt, wird das Überwachungsintervall verkürzt. Auf dem Überwachungsprotokoll wird die Blutmenge, die sich bereits in der Redon-Flasche befindet, eingetragen. Auf manchen Stationen wird eine Markierung an der Redon-Flasche angebracht, die es ermöglicht, auch ohne einen Blick in das Protokoll eine rasche Einschätzung zu treffen. Die Mengenskala auf der Redon-Flasche ist recht grob eingeteilt. Zur Bestimmung kleinerer Blutmengen ist eine schräg angebrachte Skala vorhanden. Die Redon-Flasche muss zur Messung so schräg gehalten werden, dass sich der Blutspiegel parallel zur Skalierung befindet. Zur Kontrolle der Redon gehört auch die Überprüfung des Sogs. Dieser lässt sich anhand des meist roten Faltbalgs an der Oberseite der Redon erkennen. Ist er zusammengedrückt, besteht ein Unterdruck in der Flasche, die das Blut aus dem Wundgebiet saugt. Ist der Faltbalg hingegen nach oben auseinandergezogen besteht nur wenig oder kein Druck mehr. Das kann z. B. bei Undichtigkeiten des Systems der Fall sein.

Bevor die Flasche gewechselt wird, sollte zunächst der Arzt gefragt werden, ob absichtlich kein Sog besteht. Wenn nicht, wird die Flasche unter sterilen Bedingungen gewechselt. Beim Wechseln ist darauf zu achten, dass die Klemme, mit der die Sogstärke eingestellt wird, langsam geöffnet wird. Entweicht dabei der Druck, war die Verbindung von Schlauch und Adapter nicht tief genug. Das langsame Öffnen ist wichtig, da durch den plötzlichen starken Sog Schmerzen entstehen können.

Merke
Wird der Patient nach der Schilddrüsenoperation auf die Station übernommen erfolgt eine regelmäßige Vitalzeichenkontrolle!

Lerntipp
Um einen Schock frühzeitig erkennen zu können, sollte man sich die Symptome immer wieder einprägen.

Zusätzlich ist auf Symptome wie Sprechschwierigkeiten, Heiserkeit und Stimmlosigkeit zu achten. Diese können durch intraoperative Verletzungen oder ein Wundödem hervorgerufen werden.

Wird zusätzlich die Nebenschilddrüse verletzt oder gar entfernt, führt dieses zu einem Kalziummangel, der sich durch Sensibilitätsstörungen wie z. B. Kribbeln oder tetanische Krämpfe an der Hand (Pfötchenstellung) bemerkbar macht.

Sobald der Patient ansprechbar ist, soll er eine halbsitzende Position einnehmen, damit das Wundsekret besser ablaufen kann. Für eine angenehme Lage empfiehlt sich eine Nackenrolle oder ein kleines Kissen unter den Hals zu legen (**Abb. 40.23**).

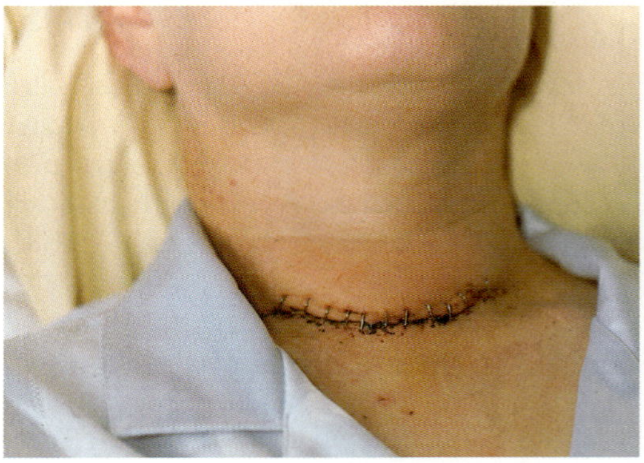

Abb. 40.23 Die Patientin hat postoperativ ein kleines Kissen im Nacken, damit möglichst wenig Spannung auf die hier noch geschwollene OP-Wunde ausgeübt wird

Mobilisiert werden kann der Patient schon am Abend des OP-Tages, wobei ruckartige Bewegungsabläufe zu vermeiden sind. Auch sollte die Pflegeperson den Patienten je nach Allgemeinbefinden bei der Körperpflege unterstützen. Schon am gleichen Tag kann er Tee zu sich nehmen. Jedoch sollte eine Pflegeperson bei ihm bleiben, da die Gefahr des Verschluckens besteht. Am Tag danach erhält er breiige oder auch weiche Kost. Bei starken Schluckbeschwerden ist ca. $^{1}/_{2}$ Stunde vor der Nahrungsaufnahme ein Schmerzmedikament (bei ärztlicher Anordnung) zu verabreichen. Durch die Schmerzen im Wundbereich nimmt der Patient u. a. eine Schonhaltung beim Abhusten ein. Dadurch kommt es zu einer unzureichenden Belüftung der Lunge. Demzufolge bedarf der Patient in dieser Hinsicht unterstützender Pflegemaßnahmen (Pneumonieprophylaxe).

Die Redon-Drainagen werden je nach Menge der Sekretabsonderung zwischen 24 und 48 Std. gezogen. Zwischen dem 5. und dem 6. Tag werden die Fäden postoperativ entfernt, um eine möglichst dünne Narbenbildung zu erhalten. Die Narbe selbst kann durch regelmäßiges Eincremen mit Fettcreme positiv beeinflusst werden. Zur Prophylaxe werden dem Patienten ein oder zwei Seefischmahlzeiten pro Woche und die Verwendung von jodhaltigem Speisesalz empfohlen.

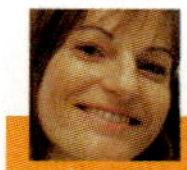

siehe Pflegeangebot Pneumonieprophylaxe, S. 506 ff

40.3 Pflege von Patienten mit Hyperthyreose oder Hypothyreose

Bettina Gerte-Happe

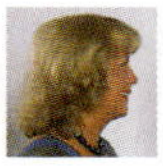

Frau J. berichtet über ihre mongoloide Tochter, die an einer Hypothyreose erkrankt ist. Die Patientin besucht seit einigen Jahren die Behindertenwerkstatt in ihrem Heimatort. Sie wird dort im Bereich der Küche eingesetzt. Sie fiel dem Personal durch ihre zunehmende Trägheit auf. Aufgetragene Tätigkeiten konnte Sie nur noch mit größter Mühe erledigen. Auch allgemeine Bewegungsabläufe verliefen ausgesprochen langsam und umständlich. Wie etwa wenn sie vom Kaffeetisch aufstand und etwas holen wollte. Sie schlug nicht wie gewohnt die gewünschte Richtung ein, sondern drehte sich erst einmal um die eigene Achse. Sie war so stark verlangsamt, dass man ihr schon morgens bei der Körperpflege helfen musste. Zuletzt fiel die Patientin durch eine starke Gewichtszunahme von ca. 10 kg bei normalen Essgewohnheiten auf. Frau J. zog nun einen Arzt hinzu, der folgendes Diagnoseparameter anordnete: als Erstes die Palpation – diese ergab allerdings keinen eindeutig pathologischen Befund; anschließend die Sonographie, das Szintigramm und Laborparameter. Er stellte die Diagnose: starke Unterfunktion der Schilddrüse und verordnete das Medikament Euthyrox. Seit dieser Zeit besserte sich der Zustand der Patientin enorm. Sie wirkt wieder reger und nimmt mehr Anteil an ihrem Umfeld. Die Schilddrüsenhormonkontrolle wird alle drei Monate durchgeführt. Nach der letzten Laboruntersuchung wurde die Medikation reduziert, um nicht in den hyperthyreoten Bereich überzugehen.

Medizinischer Überblick Hyperthyreose

Definition

Bei der Hyperthyreose handelt es sich um eine Überfunktion der Schilddrüse. Dies führt zu einer übermäßig hohen Hormonbildung mit Auswirkungen auf den gesamten Körper.

Ursachen und Formen

Verschiedene Ursachen kommen für die Schilddrüsenüberfunktion in Betracht, z.B. autonome Adenome, Überdosierung von Schilddrüsenhormonen und Autoimmunkrankheiten wie etwa der Morbus Basedow.

Symptome

Folgende Symptome treten auf: Erregbarkeit, Nervosität, Gereiztheit, Schlafstörungen, Herzrhythmusstörungen sowie Herzklopfen, schnelles Ermüden, ausgeprägte Schweißbildung insbesondere der Hände, Tremor (Hände- und Fingerzittern), häufiger Stuhlabgang bis hin zu Durchfällen und Gewichtsabnahme trotz hoher Kalorienzufuhr. Die Patienten meiden warme Räume aufgrund der Wärmeempfindlichkeit und bevorzugen eine kühle Umgebung. Besonders im höheren Lebensalter sind nicht alle Symptome der Hyperthyreose vorhanden. Beim Krankheitsbild Morbus Basedow zeigen sich auffäl-

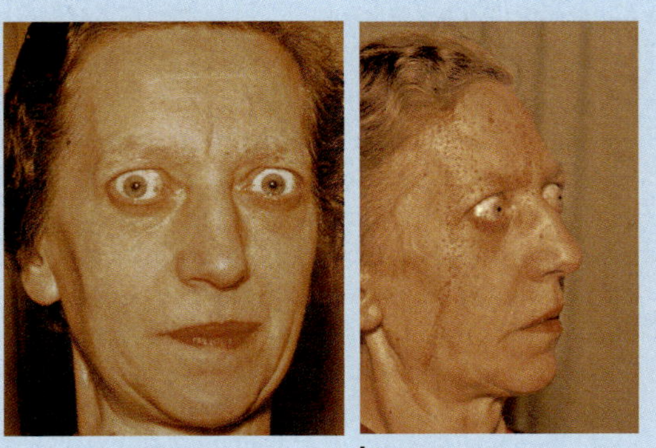

a b

Abb. 40.24 a u. b Patientin mit schwerer immunogener Hyperthyreose (Morbus Basedow) und beidseitigem Exophthalmus

lige Anzeichen wie das Hervortreten des Augapfels aus der Augenhöhle (**Abb. 40.24 a u. b**), teilweise Augenmuskelparesen und eine Kropfbildung.

Diagnostik

Der Laborparameter wird bezüglich der Schilddrüsenhormone bestimmt.

Therapie

Durch die Gabe von Thyreostatika wird die Hormonproduktion gehemmt. Ferner besteht die Möglichkeit, eine Radiojodbehandlung durchzuführen. Anwendung findet sie häufig bei älteren Patienten, bei denen aufgrund des Allgemeinbefindens und Multimorbidität eine Operation und Narkose gewisse Gefahren mit sich bringen. Auch maligne Veränderungen können durch diese Therapiemethode positiv beeinflusst werden.

> **Merke**
> Eine Radiojodtherapie wird immer stationär durchgeführt, da der Patient noch einige Zeit danach radioaktive Substanzen im Urin und Stuhlgang ausscheidet. Durch extra angelegte Abwasserrohre werden die Ausscheidungen entsorgt. Ein operativer Eingriff ist also abhängig vom Alter, dem Allgemeinzustand des Patienten und dem aktuellen Befund. Bei einer endokrinen Orbitopathie greift der Mediziner häufig auf eine Kombination von Glukokortikoiden und Strahlentherapie zurück. Zusätzlich können bei sehr unruhigen Patienten sedierende Medikamente verabreicht werden.

Komplikationen

Thyreotoxische Krise. Sie führt zu einer lebensbedrohlichen Form der Hyperthyreose, die entweder spontan oder durch Verabreichung jodhaltiger Kontrastmittel auftreten kann. Folgende Anzeichen zeigen sich: Tachykardie, Herzrhythmusstörungen, Fieber, Durchfall, Erbrechen, Muskelschwäche und Erregung bis hin zur Somnolenz und sogar zum komatösen Zustand.

> **Lerntipp**
> Leiten Sie nun von den genannten Symptomen ab, welche pflegerischen Maßnahmen Sie ausführen müssen.

Medizinischer Überblick Hypothyreose

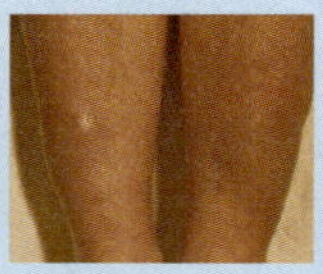

Abb. 40.25 Prätibiales Myxödem

Definition

Durch die Unterfunktion der Schilddrüse werden zu wenig Hormone gebildet. Die Hypothyreose kann sowohl angeboren als auch erworben sein.

Ursachen und Formen

Unter einer **primären Hypothyreose** versteht man, dass die Ursache einer mangelnden Hormonbildung in der Schilddrüse selbst liegt. Mögliche Ursachen dafür sind z. B. Schilddrüsenentzündungen, ein maligner Tumor oder auch eine Jodunterversorgung während der Schwangerschaft, die zum Kretinismus führen kann. Kretinismus zeigt sich z. B. durch eine geistige Behinderung unterschiedlichen Grades, Schwerhörigkeit und Veränderungen am Skelettsystem wie den Minderwuchs.

Bei der **sekundären Hypothyreose** handelt es sich um eine Störung in der Hypophyse. Infolge einer Radiojodtherapie oder Tumoren kann es zu Zerstörung der TSH-produzierenden Zellen kommen.

Symptome

Folgende Symptome sind zu beobachten: Antriebsschwäche, Müdigkeit und Schlappheit, sowohl körperliche als auch geistige Trägheit und ein gewisses Desinteresse an der Umgebung, verlangsamter Herzschlag, Amenorrhö, Verstopfung, Gewichtszunahme trotz normaler Essgewohnheiten, teilweise Schwerhörigkeit, sehr trockene, kühle, teigige und ödematöse Haut (Myxödem, **Abb. 40.25**), besonders an den Extremitäten und im Gesicht. Das Haar wird spröde und neigt zum Ausfallen, Kälteempfindlichkeit und Vorziehen von geheizten Räumlichkeiten.

Diagnostik

Die Bestimmung erfolgt anhand der Antikörper im Serum.

Therapie

Mit Ausnahme der Hypothyreose bei Schilddrüsenentzündungen, die sich unter Behandlung zurück-

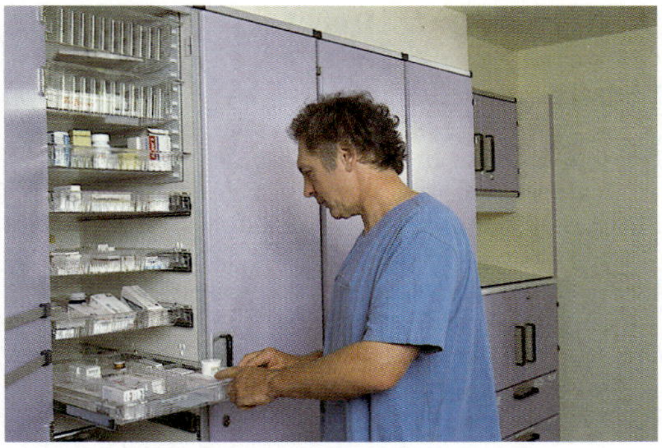

bilden, werden Schilddrüsenhormone wie etwa Euthyrox ein Leben lang verabreicht.

40.3.1 Bedeutung für den Patienten

Patienten mit **Hyperthyreose** fühlen sich häufig unkonzentriert. Das Denken fällt ihnen schwer und sie ermüden dementsprechend schnell. Normale Aktivitäten können aufgrund der allzu starken Unruhe kaum noch zufriedenstellend ausgeführt werden. Dadurch, dass sie weder am Tag noch in der Nacht zur Ruhe kommen, fühlen sie sich gereizt, angespannt, kraftlos, ausgelaugt und unausgeschlafen. Kontinuierliche Durchfälle unterstützen den Prozess insofern, als der Körper durch den hohen Flüssigkeitsverlust schwach wird. Die meisten Patienten konsultieren erst dann einen Arzt, wenn das Allgemeinbefinden sich verschlechtert.

Je nach Ausprägung der Hyperthyreose entscheidet sich der Arzt für einen operativen Eingriff. Bei Näherrücken des OP-Termins nimmt auch bei dieser Patientengruppe (wie bei der Struma erwähnt) die psychische Belastung zu.

Unter einer **Hypothyreose** kann sich schon im Kleinkindalter eine Schwerhörigkeit entwickeln. Ihr wird allerdings in den ersten Lebensjahren häufig kein Gewicht beigemessen. Erst wenn das Kind schulpflichtig wird, bemerken Eltern, dass es zu enormen Leistungseinbußen in der Schule kommt. Nachhilfestunden mehren sich und der psychische Leistungsdruck nimmt immer mehr zu. Nun ist es wichtig, dass die Eltern möglichst früh reagieren, um entsprechende Maßnahmen in die Wege zu leiten (Hörgeräteakustiker und Laborparameter). Ein weiteres Problem der Schilddrüsenunterfunktion bringt die Unfruchtbarkeit der Frau mit sich. Hier kann Ehepaaren der Kinderwunsch verwehrt bleiben. Auch der psychische Druck in der Ehe nimmt zu.

40.3.2 Pflege- und Behandlungsplan

Bei operativem Eingriff s. Pflege bei Schilddrüsenoperationen, S. 1198.

Pflegemaßnahmen bei einer Hyperthyreose. Eine regelmäßige Kontrolle der Vitalzeichen (Puls, RR, Temperatur) muss erfolgen, um möglichst früh eine thyreotoxische Krise wahrzunehmen. Da der Patient nicht selten unter Unruhe und Schlaflosigkeit leidet, ist eine ruhige Umgebung vorzuziehen. So sollte er in einem ruhigen Zimmer untergebracht werden.

Um die Unruhe nicht noch zusätzlich zu fördern, müssen koffeinhaltige Getränke wie Kaffee oder Tee gemieden werden. Im Allgemeinen wird den Patienten empfohlen, Aufregungen zu vermeiden und sich körperlich zu schonen.

Bei evtl. Schlafstörungen wirken Tees mit z. B. Baldrian, Melisse, Hopfen oder auch eine heiße Tasse Milch mit Honig beruhigend.

Weiterhin ist auf eine kühle Raumtemperatur zu achten, da erst diese einen angenehmen Zustand beim Patienten herbeiführen. Abgeraten wird von Urlauben in heißen Regionen.

Sollte es durch einen Exophthalmus zur Hornhautgefährdung kommen, müssen auf ärztliche Anordnung künstliche Tränen oder entzündungshemmende Augentropfen verabreicht werden. Auch rauchige Zimmer sind in diesem Fall zu meiden.

Zusätzlich muss auf Durchfälle und Gewichtsverlust geachtet werden, um je nach Bedarf Flüssigkeit und hochkalorische Kost zu verabreichen.

Merke

Da einige Medikamente in den Wirkungsprozess der Schilddrüsenmedikation eingreifen können, ist vor der Einnahme zusätzlicher Präparate immer Rücksprache mit dem Arzt zu halten!

Pflegemaßnahmen bei einer Hypothyreose. Sobald es durch die Medikamente zu einer Umstellung des Krankheitsbildes kommt, muss besonderes Augenmerk auf das Herz gerichtet werden. Da dieses zuvor nur langsam gearbeitet hat, darf es in der Umstellungsphase nur gering belastet werden. So sollten z. B. Stress, psychische Belastungen, Nikotin und Alkohol gemieden werden. Dazu erfordert es eine regelmäßige Puls-, Blutdruck- sowie EKG-Kontrolle.

Bei Verstopfung kann man auf Maßnahmen wie z. B. Essen von Trockenpflaumen, ballaststoffreiche Ernährung, viel Flüssigkeitszufuhr, sowie die Einnahme von Milchzucker und Gymnastik, die zusätzlich die Darmtätigkeit anregt, zurückgreifen.

Die sportliche Betätigung wirkt sich zugleich positiv auf die gesamten Bewegungsabläufe aus. Ansonsten ist für die Verrichtung alltäglicher Aktivitäten mehr Zeit einzuplanen. Das Pflegepersonal muss bei Bedarf die Person dabei unterstützen, wie z. B. bei der morgendlichen Grundpflege. Hier ist u. a. auf eine intensive Hautpflege zu achten.

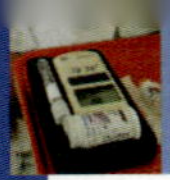

Des Weiteren sollte besonderer Wert auf geheizte Räume gelegt werden, da die Patienten oft kälteempfindlich reagieren. Dagegen können kalte Hände und Füße mit angewärmten Kornkissen erwärmt werden.

Bei vorliegender Schwerhörigkeit muss ein Hörgeräteakustiker hinzugezogen werden.

Sowohl beim Kauf der Lebensmittel als auch bei der Zubereitung von Speisen sollte der Patient zukünftig auf jodiertes Salz achten.

Leserservice

Verwendete Literatur

Diabetes mellitus

Bergis, K. H.: Diabetes – Aktuelles aus Diagnostik und Therapie. Krankenpflege Journal 34 (1996) 314

Farr, J., M. Watkinson: Diabetesschulung und -beratung, 2. Aufl. Ullstein Mosby, Berlin 1997

Froesch, E. R., E. J. Schoenle: Diabetes – Daran denken – Erkennen – Behandeln, 6. völlig neu bearbeitete Aufl. Thieme, Stuttgart 1998

Gerlach, U., H. Wagner, W. Wirth: Innere Medizin für Pflegeberufe, 5. Aufl. Thieme, Stuttgart 2000

Hardinghaus, W. u. a. : Diabetes-Schulung für die Pflege Teil 1–5, Heilberufe 2–6 (1996) 33, 36, 40, 46, 48

Hasche, H.: Rehabilitation und Pflege bei alten Diabetikern. Pflegen ambulant 1 (1993) 24

Hernandez, Ch. A.: The experience of living with insulin-dependent diabetes: Lessons for the diabetes educator. The Diabetes Educator 1 (1995) 33

Juchli, L.: Pflege, 8. Aufl. Thieme, Stuttgart 1997

Kerner, W.: Klassifikation und Diagnose des Diabetes mellitus. Deutsches Ärzteblatt 49 (1998) B-2434

Kollak, I., B. Senftleben: Gesundheitsvorsorge bei einem Menschen mit Diabetes mellitus. Pflegedidaktik 1 (1998) 3

Lindner, H.: Neues Analog-Insulin. Heilberufe 8 (1996) 23

Over, M.: Krankheitsbild des Diabetes mellitus (1). Pflegen ambulant 4 (1992) 19

Ratzmann, P.: Der diabetische Fuß. Heilberufe 8 (1996) 20

Tillotson, L. M.: Locus of control, social support, and adherence to the diabetes regimen. The Diabetes Educator 2 (1996) 133

Schilddrüsenerkrankungen

Gerlach, U., H. Wagner, W. Wirth: Innere Medizin für Pflegeberufe, 5. Aufl. Thieme, Stuttgart 2000

Pschyrembel: Klinisches Wörterbuch, 258. Aufl. de Gruyter, Berlin 1998

Schäffler, A., N. Menche, U. Bazlen, T. Kommerell: Pflege Heute. Gustav Fischer, Stuttgart 1997

Weiterführende Literatur

Diabetes mellitus

Deutsche Diabetes-Union e.V.: Diabetes heute, Schriftenreihe der Deutschen Diabetes-Union e.V. 3 (1997) 4

Hirsch, A.: Psychotherapie: das Gespräch als Medium. Diabetes Journal 12 (1998) 27

Hoehl, M., P. Kullick: Kinderkrankenpflege und Gesundheitsförderung. Thieme, Stuttgart 1998

Over, M.: Die Körperpflege bei Diabetes mellitus (5). Pflegen ambulant 6 (1993) 10

Petersen-Lehmann, J.: Fast gesund trotz Diabetes, Govi-Verlag Pharmazeutischer Verlag GmbH, Frankfurt/Main 1994

Sachse, G.: Praktische Diabetologie, 3. Aufl. Schattauer, Stuttgart 1998

Schilddrüsenerkrankungen

Wildmeister, W., B. Bornkesse: Die Schilddrüse ist krank. Edition medpharm 1995

Kontaktadressen

Deutsche Diabetes-Union e.V.
Drosselweg 16
82152 Krailling

Deutscher Diabetiker-Bund e.V.
Danziger Weg 1
58511 Lüdenscheid

Bund diabetischer Kinder und Jugendlicher e.V.
Hahnbrunnerstraße 46
67659 Kaiserslautern

Firmen, die Diabetikerhilfsmittel vertreiben

Johnson und Johnson, Neckargemünd
Bayer, Leverkusen
Medisense, Taufkirchen
Hahn und Hahn, Waiblingen

Diese Firmen bieten alle Servicetelefone an und sind im Internet unter der Adresse des Diabetikerforums zu kontaktieren.

Internetadressen

Diabetes mellitus

http://www.diabeticus.com
http://www.diabetes-forum.com
http://www.who.ch
(Diseases: Non-communicable Diseases)

Schilddrüsenerkrankungen

http://nt1.chir.med.tu-muenchen.de/manual/klifi96.htm
(Benigne Schilddrüsenerkrankungen)
http://www.lifeline.de/roche/3/6/0/08.htm (Struma)

41 Pflege von Patienten mit Erkrankungen des Bewegungssystems

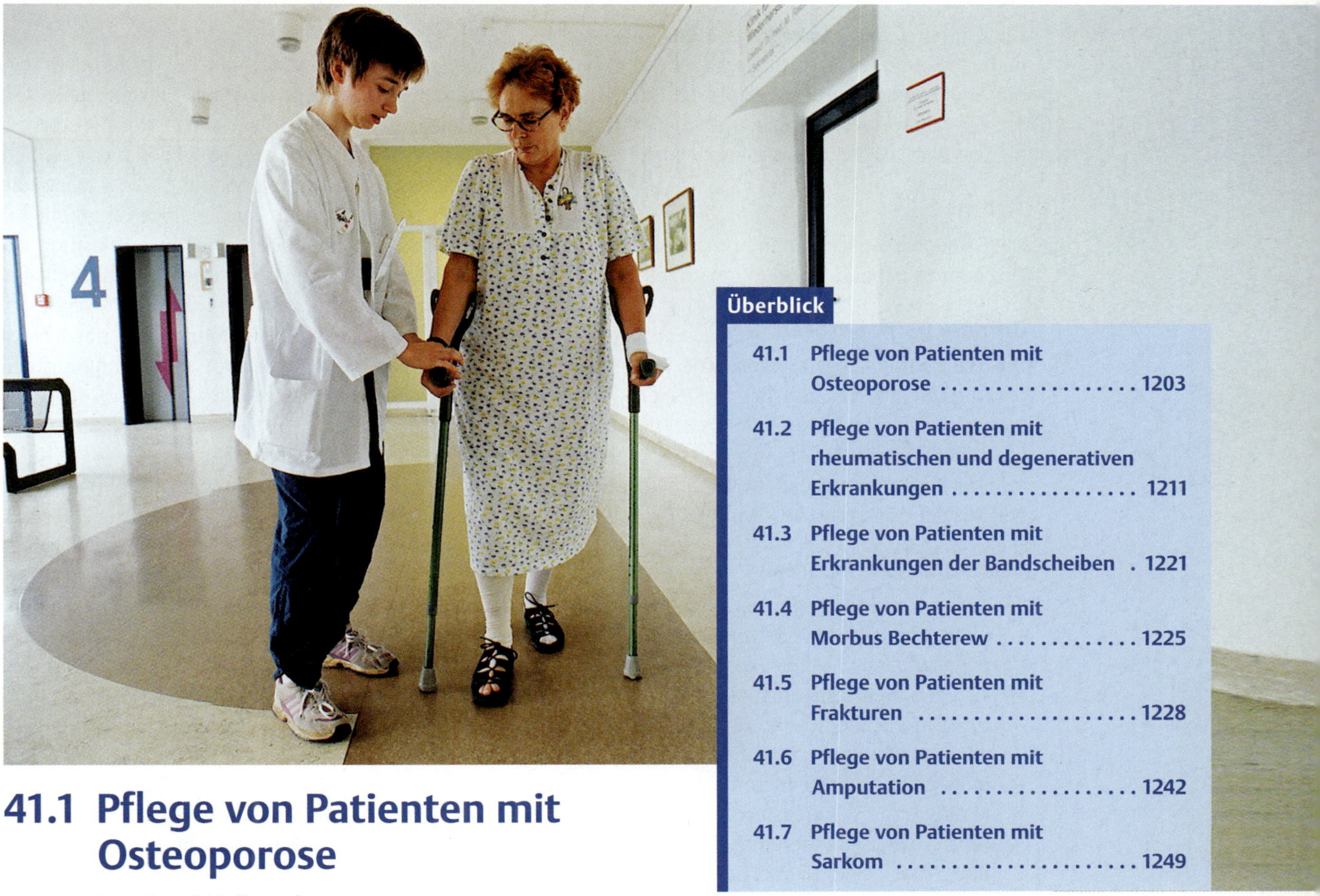

Überblick

41.1 Pflege von Patienten mit Osteoporose

Bernhard Vollmuth

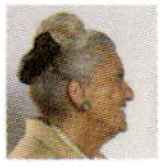

Frau Herta Schuster ist 69 Jahre alt und wird nach einem häuslichen Sturz mit Verdacht auf Oberschenkelfraktur ins Krankenhaus eingeliefert. Sie erzählt im Verlauf des Aufnahmegesprächs, dass sie zu Hause beim Saubermachen der Wohnung über das Staubsaugerkabel gestürzt ist. „Erst letztes Jahr bin ich im Treppenhaus so schwer gefallen und habe mir den Unterarm gebrochen. Fünf Wochen musste ich hier im Krankenhaus bleiben, weil der Knochen so schlecht heilte.

Seit die Kinder aus dem Haus sind und mein Mann Karl gestorben ist, muss ich alle meine Besorgungen selbst erledigen. Dabei fällt mir das Einkaufen wegen der starken Rückenschmerzen von Jahr zu Jahr immer schwerer. Manchmal wache ich nachts mit heftigen Schmerzen auf und kann nicht wieder einschlafen. Mein Hausarzt hat mir erklärt, dass meine Knochen ganz porös sind, wie ein Schwamm. Ich soll mehr Milch, Käse und grünes Gemüse essen, meint er. Aber ich mochte schon als Kind keine Milch und keinen Käse. Und dann soll ich viel spazieren gehen, am besten, wenn die Sonne scheint.

Es ist schlimm, wenn man sich im Spiegel anschaut und sieht, wie der Rücken schon ganz krumm geworden ist. Einen richtigen Buckel habe ich bekommen. Meine Taille ist ganz kurz und Hosen und Röcke passen nicht mehr richtig. Ich traue mich schon gar nicht mehr unter die Leute deswegen."

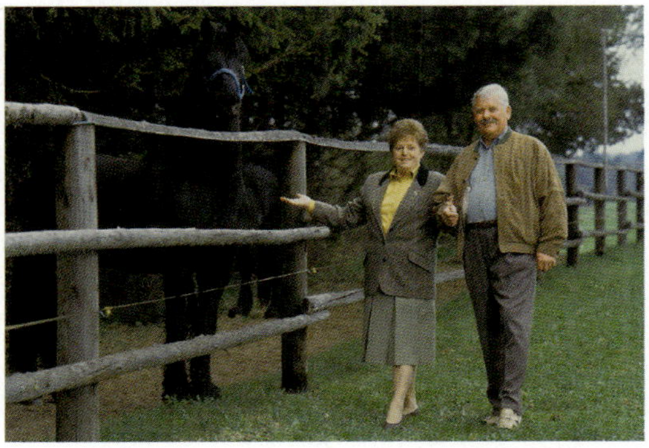

Spazierengehen, besonders auf unebenem Gelände, fördert die Bewegungskoordination und die Funktionen des Bewegungssystems

⇢ Medizinischer Überblick Osteoporose

Ingo Blank

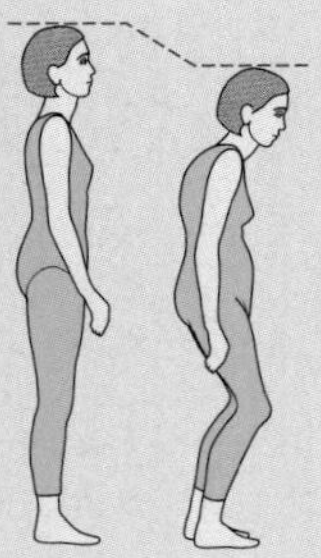

Definition

Überschreitet der Knochenabbau die Knochenneubildung, kommt es zu einer Herabsetzung des Mineralisationsgrades, zur Entkalkung, im Knochen. Dieser für das fortgeschrittene Alter typische Abbauprozess wird als Osteoporose bezeichnet.

Arten

Die Osteoporosen werden in primäre und sekundäre Osteoporosen (häufiger bei Männern) eingeteilt.

Primäre Osteoporosen

Die idiopathische, postmenopausale Typ-I-Osteoporose beruht im Wesentlichen auf einen Östrogenmangel mit raschem Knochenumsatz, die idiopathische, senile Typ-II-Osteoporose tritt als Altersinvolution mit meist schleichendem Verlauf auf. Auch können Mischformen zwischen Typ I und Typ II auftreten.

Sekundäre Osteoporosen

Sekundäre Osteoporosen haben vielfältige Ursachen:

- endokrin: Hyperthyreose, Morbus Cushing, Hypogonadismus, Diabetes mellitus,
- iatrogen-medikamentös: z. B. Steroid-Therapie, Heparine, Schilddrüsenhormone, Laxanzien,
- entzündlich: z. B. chronische Polyarthritis, Infekt,
- intestinal: Laktoseintoleranz, Malabsorption, Maldigestion, Pankreasinsuffizienz,
- renal: chronische Niereninsuffizienz,
- Inaktivität: posttraumatisch, Bettruhe, Para-, Hemiplegie,
- erbliche Bindegewebserkrankungen: z. B. Osteogenesis imperfecta, Marfan-Syndrom,
- maligne Tumoren: z. B. Plasmozytom.

Häufigkeit

Derzeit sind ca. 5 Millionen Menschen an Osteoporose erkrankt, davon ca. 800 000 Männer. Die primäre Typ-I-Osteoporose hat ihren Altershöhepunkt zwischen 50 und 70 Jahren, die Typ-II-Osteoporose tritt ab dem 7. Lebensjahrzehnt bei ca. 50% aller Menschen auf.

Risikofaktoren

Die postmenopausale Osteoporose hat viele Risikofaktoren: familiäre Belastung, Nullipara, Untergewicht, schlanker Habitus, Ernährungsfaktoren (übermäßiger Tabak-, Alkohol-, Kaffeegenuss, kalziumarme Ernährung), Bewegungsmangel, frühe Menopause, Ovarektomie.

Auch einige Medikamente können bei langandauernder Einnahme zu Osteoporose führen, z. B. Glukokortikoide (eingesetzt u. a. bei Asthma bronchiale, chronischer Polyarthritis).

Symptome

Eine generalisierte Osteoporose leichten Grades macht meist keine Beschwerden. Entsteht sie jedoch sekundär, d. h. als Folge einer Hormonstörung, schreitet die Entkalkung oft so schnell fort, dass heftige Schmerzen auftreten. Häufig ist die Wirbelsäule betroffen, was zu mehr oder weniger ausgeprägter Buckelbildung (Kyphose) und bei Belastung zu Kompressionsbrüchen der Wirbelsäule führen kann. Die Schmerzen sind entweder diffus und wegen der auftretenden Muskelverspannungen oft nur schwer lokalisierbar. Sie können aber auch streng auf den betroffenen Bezirk beschränkt sein.

Diagnostik

Die Röntgenaufnahme ist zur Diagnosefindung sehr hilfreich: Lenden- und Brustwirbelsäule in 2 Ebenen, zusätzlich Beckenübersicht, Hand und Schädel röntgen. Eine verminderte Knochendichte ist erst ab einem Verlust von 30% zu erkennen, daher ist die Knochendichteanalyse zur Frühdiagnose ungeeignet. Besonders die Wirbelkörper der Wirbelsäule zeigen bei manifester Osteoporose auffällige Veränderungen: Fischwirbel, Flachwirbel, Keilwirbel, Bodenplatteneinbruch. Als weiterführende Diagnostik können bei unklaren Diagnosen eingesetzt werden: Skelettszintigraphie (Ausschluss Skelettmetastasen), Tomographie, CT, NMR (Ausschluss Tumor), Knochendensitometrie (Knochendichteanalyse). Als letzte diagnostische Maßnahme kann eine Knochenbiopsie durchgeführt werden.

Die Diagnose Osteoporose ist weitgehend sicher bei: typischer Anamnese mit akuten oder chronischen Rückenschmerzen und Klinik und Röntgenbild der Wirbelsäule mit Kalksalzminderung und Wirbelkörperdeformierung und normalen Laborwerten.

Komplikationen

Die Komplikationen ergeben sich aus der Diagnostik: Durch die Brüchigkeit der Knochen leiden die Betroffenen an dauerhaft starken Schmerzen, die durch ausreichende Schmerzmedikamente abgedeckt werden müssen. Im Laufe der Jahre kommt es durch die Wirbelkörperkompression zu einer Abnahme der Körpergröße. Unter Umständen kann der Rippenkorb dem Rippenlamm aufsitzen, die abdominellen Eingeweide wölben die Bauchdecke hervor.

Therapie

Mit Ausnahmen weniger sekundärer Osteoporosen ist keine kausale Therapie bekannt, daher ist die Prävention entscheidend. Zu den unten genannten Therapiemaßnahmen sollten physiotherapeutische Übungen, Bäder und Massagen ergänzende Begleitmaßnahmen sein, um die Belastungsfähigkeit der Wirbelsäule zu verbessern.

- Ausreichend orale Kalziumzufuhr: Neben Kalziumpräparaten sind Milch und Milchprodukte geeignet.
- Postmenopausale Osteoporose: Östrogensubstitution (oral, transdermal, als i.-m. Injektion, evtl. Kalzitonin-Nasenspray) über mindestens 10 Jahre.
- Auch bei manifester Osteoporose mit Frakturen ist eine Östrogensubstitution sinnvoll.
- Körperliche Aktivität, Übungen: Gymnastik, leichte körperliche Arbeit, Schwimmen, Wandern.
- Verzicht auf Alkohol und Nikotin.
- Ausreichende Schmerzmedikation bei stark schmerzhafter Osteoporose: lokale Kryotherapie, peripher wirkende Analgetika, Biphosphonate, evtl. lokale Infiltration an Schmerzpunkten mit z. B. Lokalanästhetikum-Kortikoid-Gemisch.
- Bei chronischen Schmerzen: eher Wärme, stabilisierende Physiotherapie, Gang- und Haltungsschulung, Bewegungstherapie im Wasser, Moorbäder, peripher wirkende Analgetika und Antirheumatika, lokale Infiltration mit Lokalanästhetikum-Kortikoid-Gemisch.
- Förderung der Knochenbildung, Bremsung des Abbaus: Östrogene zur Prophylaxe, Fluoride für mindestens 2 – 4 Jahre, Calcitonin bis zu 6 Wochen.

Merke
Die betroffenen Patienten sollten unter keinen Umständen langfristig immobilisiert werden, da durch diese Immobilisation der Inaktivitätsosteoporose Vorschub geleistet wird.

41.1.1 Bedeutung für den Patienten

Die Osteoporose hat als Krankheitsbild, das sich vor allem im Alter herauskristallisiert und durch die unterschiedliche Schwere des Patientenschicksals auffällt, an Bedeutung zugenommen. Für die Betroffenen, überwiegend Frauen, kann die Krankheit zu einem teilweisen bis vollständigen Verlust an Selbstständigkeit führen. Sie sind auf die Hilfe anderer angewiesen, die alltäglichen Dinge können nicht mehr selbst erledigt werden und es entstehen Abhängigkeiten. Die Einschränkung der persönlichen Bewegungsfreiheit hat auch Auswirkungen auf die sozialen Kontakte. Besuche von kulturellen Veranstaltungen, bei Freunden oder Familie werden für die Betroffenen kompliziert, die Hilfe von Drittpersonen wird notwendig. Dies führt in vielen Fällen zu einer Vereinsamung der Osteoporosekranken.

Lange Zeit verläuft der Knochenabbau unbemerkt, bis eine kritische Knochenmasse unterschritten wird und unverhofft der erste Knochenbruch – manchmal auch ohne äußeren Anlass – auftritt. Anfangs erst als starke Rückenschmerzen oder „Hexenschuss“ bagatellisiert, kommt es zu Deformationen des Skeletts (auch als sog. Witwenbuckel bezeichnet) infolge von Wirbelkörpereinbrüchen.

Dabei ist die Kyphosierung der Brustwirbelsäule nicht nur eine kosmetische Beeinträchtigung, sondern verringert auch die Beweglichkeit der Betroffenen und führt zur Einengung des Blickfelds. Die Osteoporosekranke leidet unter der zusammengesunkenen Körperhaltung; der Kauf passender Kleidung wird zum Problem. Hinzu kommen heftige Schmerzen, die oft Tag und Nacht anhalten.

Weitere, unter anderem durch die Veränderungen der Körperstatik bedingte Folgen sind typische Frakturen des Unterarms oder in Schultergelenksnähe, die durch einfaches Hinfallen entstehen. Die schwerwiegendste Folge der Osteoporose ist jedoch die Schenkelhalsfraktur, die für viele Patientinnen zu einer bleibenden Behinderung führt. Bei etwa 25 – 30 % der Betroffenen, die eine Schenkelhalsfraktur erleiden, führt dies zur Aufnahme in ein Pflegeheim. Etwa 30 % der nach Hause entlassenen Patienten benötigen Gehhilfen oder kommen nicht ohne andere Hilfsmittel für den Alltag aus.

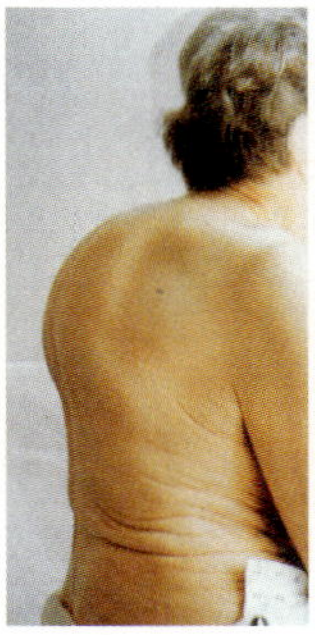

Typischer Rundrücken bei osteoporosebedingten Wirbelfrakturen

Als chronische Erkrankung kann die Osteoporose zu einer möglichen Berufsunfähigkeit und der Aufgabe des Arbeitsplatzes führen. Für die Patientin bedeutet dies u. U. finanzielle Einbußen, verbunden mit dem Gefühl, kein vollwertiger Mensch zu sein.

41.1.2 Pflege- und Behandlungsplan

Die stationäre Aufnahme der Osteoporosepatientin erfolgt meistens im Rahmen einer Frakturbehandlung, wegen unerträglich gewordener Schmerzen oder in Verbindung mit anderen Erkrankungen.

Neben der Lösung der Pflegeprobleme, die sich aus den Begleiterkrankungen ergeben, ist die Überwachung und Unterstützung der konservativen Behandlung, insbesondere der Schmerztherapie, eine wichtige pflegerische Aufgabe. Die Pflegeperson motiviert die Patientin trotz einschränkender Osteoporosesymptomatik, die vorhandene Mobilität und Selbstständigkeit zu erhalten, und hilft ihr bei der Ausführung der Lebensaktivitäten. Sie unterstützt sie bei der Krankheitsbewältigung, indem sie auf ihre Probleme und Sorgen eingeht.

Gewährleisten und Überwachen der konservativen Therapie

Sicherstellen und Überwachen Schmerz reduzierender Maßnahmen

Ein Schwerpunkt der konservativen Therapie ist die Schmerzbehandlung. Chronische Schmerzen finden sich regelmäßig bei einer klinisch manifestierten Osteoporose, sie beeinträchtigen die Betroffene in ihrer Gesamtheit. Die negativen Auswirkungen mindern die Lebensqualität und schränken die Selbstständigkeit ein.

> **Lernaufgabe**
> Informieren Sie sich mit Hilfe des Beipackzettels über die spezifischen Wirkungsweisen, Art und Dauer der Verabreichung sowie Nebenwirkungen (z. B. Obstipation) der verordneten Analgetika. Weitere Informationen zu den Besonderheiten im Umgang mit Analgetika im Rahmen der Schmerztherapie lesen Sie bitte auf S. 690 nach. Übertragen Sie dieses Wissen auf die konkrete Situation der Osteoporosepatientin.

Die ärztlich angeordneten schmerztherapeutischen Maßnahmen werden durch die Pflegeperson auf Wirkung und Nebenwirkung kontrolliert. Können negative Auswirkungen beobachtet werden, sind diese dem behandelnden Arzt mitzuteilen und zu dokumentieren. Die regelmäßige und zeitgerechte Einnahme der Medikamente ist sicherzustellen.

Die Patientin ist bei der Anfertigung des Schmerzprotokolls (S. 141), in das sie Schmerzart, -dauer sowie Intensität und Lokalisation einträgt, zu unterstützen. Sind Schmerz begünstigende Faktoren bekannt, so sollte versucht werden, diese auszuschalten.

Vorhandene Rückenschmerzen können durch eine die Rückenmuskulatur spürbare entlastende Lagerung gemindert werden. Die Beine werden dazu auf einen Schaumgummiblock oder Ähnliches hochgelagert, sodass Hüft- und Kniegelenk im 90°-Winkel gebeugt sind (**Abb. 41.1**).

Plötzlich auftretende Schmerzen im Bereich der Brustwirbelsäule können, insbesondere in Verbindung mit einer körperlichen Belastung wie z. B. dem ruckartigen Aufstehen aus dem Bett oder vom Stuhl, auf einen akuten Wirbelkörpereinbruch hinweisen.

Weitere nichtmedikamentöse Maßnahmen, die als Ergänzung der herkömmlichen Therapie zu sehen sind und im Rahmen pflegerischer Handlungen liegen, können nach Rücksprache mit dem Arzt eingesetzt werden. Hier bietet sich u. a. der Einsatz von Wärme oder Kälte als physikalische Maßnahme zur Schmerzreduzierung an. Wärme fördert die Durchblutung und lockert die verspannte und verhärtete Muskulatur. Trockene Kälte wirkt antientzündlich und kann eine anästhesierende Wirkung haben.

Die Bereitschaft, Gefühle und Sorgen der Patientin wahrzunehmen und auf ihre Äußerungen einzugehen, ist ein weiterer Bestandteil der pflegerischen Schmerzbegleitung.

> **Praxistipp**
> Reflektieren Sie, wie Sie persönlich Schmerzen erleben. Was hat Ihnen in diesen Situationen geholfen? Welche positiven Erfahrungen können Sie auf die Situation der Betroffenen übertragen? Versuchen Sie, offen zu sein für alles, was die Schmerzen der Patientin reduzieren kann.

Überwachung der medikamentösen Therapie

Die Osteoporosetherapie schließt auch immer die Prävention weiterer Knochensubstanzverluste mit ein. Welches Medikament eingesetzt wird, hängt u. a. davon ab, in welcher Situation der Knochenstoffwechsel ist und ob evtl. eine Fraktur zur Diagnose führte. Hierzu werden einem Teil der Patientinnen Hormone wie Östrogen oder Östrogen-Progesteron bzw. Kalzitonin verschrieben, die den Knochenstoffwechsel verlangsamen.

Bei einigen Frauen kann die Hormontherapie mit Nebenwirkungen wie erneut auftretender Menstruation, Brustschmerzen, Gewichtszunahme, Kopfschmerzen und Bluthochdruck einhergehen. Regelmäßig sind hier Blutdruck und Puls zu kontrollieren und bei Abweichungen von der patientenspezifischen Norm ist der behandelnde Arzt zu informieren. Besteht ein familiär erhöhtes Brustkrebsrisiko, so muss die Patientin dies vor der Östrogengabe dem Arzt mitteilen.

> **Praxistipp**
> Stellen Sie sicher, dass die Patientin vom behandelnden Arzt vor Beginn der Hormonbehandlung über die möglicherweise auftretenden Nebenwirkungen aufgeklärt wird. Vermitteln Sie auf Wunsch ein Gespräch zwischen Patientin und Arzt.

Compliance der Betroffenen

Da die Nebenwirkungen und die Angst, an Krebs zu erkranken, bei relativ vielen Frauen zum vorzeitigen Abbruch der Hormonbehandlung führen, ist die vorausgehende Aufklärung durch den Arzt besonders wichtig.

Während der ersten parenteralen Verabreichungen von Kalzitonin, z. B. Karil (kann als Peptid nicht oral gegeben werden), ist die Patientin auf Neben-

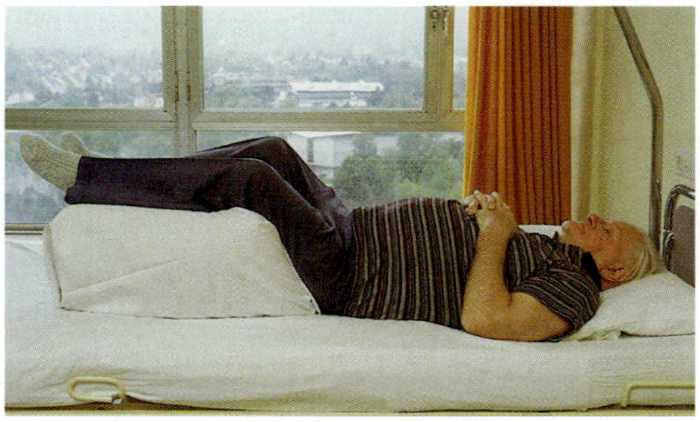

Abb. 41.1 Angepasste Stufenlagerung: 90°-90°-Lagerung

wirkungen wie Übelkeit, Erbrechen oder Gesichtsrötung (Flush) zu beobachten. Durch einschleichende Gabe eines Antiemetikums bereits am Tag vor der ersten Karil-Verabreichung lässt sich die Übelkeit vermindern. Erfolgt die Darreichung in Form von Nasenspray, ist auf die korrekte Applikation zu achten bzw. die Betroffene entsprechend anzuleiten.

Medikamente, die zur Gruppe der Biphosphonate, z. B. Ostac, gehören, sollten nicht zusammen mit Nahrungsmitteln bzw. Getränken mit hohem Kalziumgehalt wie Milch und Milchprodukten aufgenommen werden. Sie treten mit ihnen in Konkurrenz und vermindern so die Aufnahme des Wirkstoffs im Magen-Darm-Trakt.

Denken Sie daran, dass einige Arzneimittel im zeitlichen Abstand zu einer Mahlzeit oder anderen Medikamenten eingenommen werden müssen. Konkrete Informationen entnehmen Sie der jeweiligen Gebrauchsinformation.

···› Merke
Das Thromboserisiko ist bei Raucherinnen, die zur Osteoporosebehandlung Hormone erhalten, hoch. Wiederholen Sie zum besseren Verständnis die Virchow-Trias und bringen Sie die jeweiligen Faktoren in Verbindung zur eingeschränkten Bewegungsaktivität durch Schmerzen, nikotinverursachte Vasokonstriktion und Hormonbehandlung (s. Thromboseprophylaxe und Mobilisation, S. 315 f).

Unterstützung während des Klinikaufenthaltes

Der Umfang der pflegerischen Unterstützung orientiert sich am Ausmaß der Einschränkungen und dem aktuellen Gesamtbefinden der Osteoporosepatientin.

Körperpflege

Entsprechend der eingeschränkten Beweglichkeit und des Befindens wird die Betroffene bei der Teil- oder Ganzkörperwäsche am Waschbecken unterstützt. Durch Vornüberbeugen der Patientin beim Waschen der Beine und Füße bzw. beim An- und Auskleiden können Schmerzen ausgelöst oder vorhandene Schmerzen verstärkt werden. Hier ist pflegerische Unterstützung erforderlich. Die Körperpflege im Bett sollte weitgehend vermieden werden. Ein längerer Aufenthalt im Bett hat viele ungünstige Wirkungen auf die Osteoporosekranke. Das Postulat einer *aktivierenden Pflege* gilt bei der Betreuung von Menschen mit Osteoporose in ganz besonderer Weise.

Die Patientin sollte trotz einschränkender Schmerzen so viel wie möglich selbst machen. Manchmal braucht es einfach nur etwas mehr Zeit.

Bewegung

Die Remobilisierung des Patienten (**Abb. 41.2 a – c**) ist eine wichtige Komponente in der Osteoporosebehandlung, denn ohne Bewegung wird die pharmakologische Therapie weniger wirksam sein. Betroffene, die schon längere Zeit an Osteoporose erkrankt sind, sollten motiviert werden, ihre gymnastischen Bewegungsübungen, die sie zu Hause begonnen haben, auch in der Klinik weiterzuführen. Bei bereits geschädigten oder frakturgefährdeten Knochen, bewegungseinschränkenden Erkrankungen oder os-

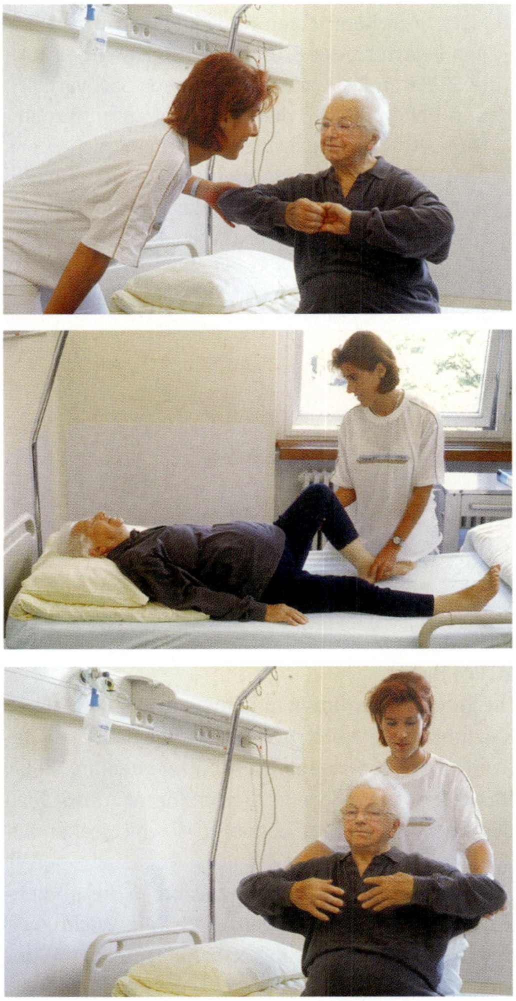

a b c

Abb. 41.2 Mobilitätsfördernde und das Frakturrisiko senkende Maßnahmen.
a Isometrische Aufwärmübungen zu Beginn der Osteoporosegymnastik zur Vermeidung bewegungsbedingter Schäden
b Bei Beugung und Streckung der Beine sollte der Oberkörper möglichst wenig mitbewegt werden
c In der Einübungsphase korrigiert die Physiotherapeutin bei Bedarf die Körperhaltung der Patientin

teosynthetischer Versorgung ist der Umfang der körperlichen Aktivität mit dem behandelnden Arzt und der Physiotherapeutin abzustimmen.

Für Neuerkrankte ist es wichtig zu wissen, dass regelmäßige körperliche Aktivität die Muskelkraft, die Mobilität und auch die Koordination der Bewegungsabläufe verbessert. Bewegungen sowie die Belastung von Muskeln und Knochen sind für die Knochen der Aufbaureiz schlechthin. Gleichzeitig kann die Gefahr des Hinfallens und damit das Risiko einer Fraktur stark vermindert werden.

Über spezielle gymnastische Bewegungsprogramme, die sich am Schweregrad der Osteoporose orientieren, wird die Betroffene durch die Physiotherapeutin informiert und bei der Durchführung unterstützt. Leiten Sie die Neuerkrankte während des Klinikaufenthaltes zu knochenschonenden Bewegungsabläufen und Körperhaltungen an (s. Senkung des Knochenbruchrisikos, S. 1209).

Im fortgeschrittenen Stadium der Osteoporose kann das Aufsitzen im Bett bei falscher Belastung zu Schmerzen und Wirbelkörpereinbrüchen führen.

Eva Groß
Krankenschwester

···› Praxistipp
Das Benutzen des Bettbügels beim Sichaufrichten führt zu einer ungünstigen Belastung der Brust- und Lendenwirbelsäule. Erklären Sie der Patientin diesen Sachverhalt und helfen Sie ihr, den Bettbügel zu entfernen (**Abb. 41.3**). Leiten Sie die Patientin an, sich über eine Körperseite aus dem Bett zu drehen (s. Maßnahmen zur Senkung des Knochenbruchrisikos, S. 1209, und Kinästhetik, S. 179 ff).

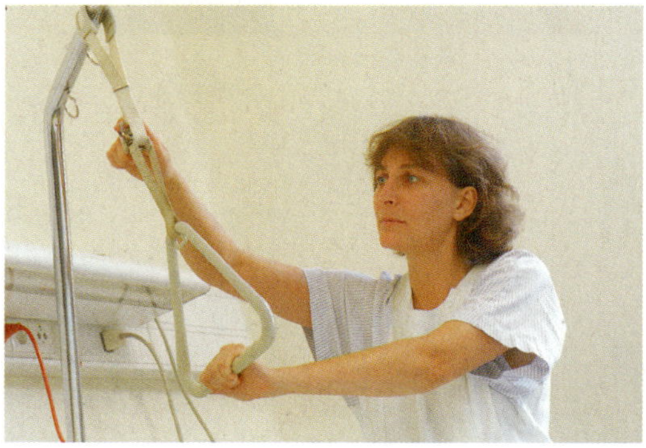

Abb. 41.3 Entfernen des Bettbügels, um schädigende Belastungen der Wirbelsäule beim Sichhochziehen zu vermeiden

Ernährung

Die gesunde Ernährung mit einer ausreichend hohen Kalziumzufuhr spielt bei der Vorbeugung und Behandlung von Osteoporose eine elementare Rolle. Das Wissen um die Stoffe, die der Körper zum Aufbau des Knochengewebes benötigt, ist von großer Bedeutung.

Neu erkrankte Patientinnen sind, in Zusammenarbeit mit der Diätassistentin, über die Wichtigkeit der richtigen Ernährung zu informieren. Wünschenswert ist es, ähnlich einer Diabetiker-Schulung, die Betroffene und ihre Angehörigen zu beraten und ihnen Kenntnisse über eine knochengesunde bzw. knochenungesunde Ernährung und deren Auswirkungen zu vermitteln.

So sollte die Betroffene um die schädigende Wirkung von Kaffee, Nikotin oder Alkohol auf den Knochenstoffwechsel wissen. Zeigen Sie aber Verständnis für die Schwierigkeiten der Patientin, langjährige Gewohnheiten wie das Rauchen oder Kaffeetrinken nicht sofort verändern zu können.

Besonderes Augenmerk in der Beratung liegt auf der Erstellung von Nahrungstabellen mit kalziumreichen Lebensmitteln, um den Tagesbedarf für Erwachsene von 800 – 1000 mg zu decken (**Tab. 41.1**).

Tabelle 41.1 Beispiel für eine bedarfsdeckende Tagesration Kalzium

Lebensmittel	*Kalziumgehalt in mg*
1/4 Liter Vollmilch	300
2 Scheiben Roggen-Vollkornbrot (100 g)	43
2 Scheiben Tilsiter Käse (F. i. Tr. ca. 60 g)	300
200 g Brokkoli-Gemüse	210
	853
Alternativ vegetarisch	
1 Glas Sojamilch (200 ml)	240
200 g Vollkornbrot	84
150 g Tofu	158
150 g Apfelsine	63
200 g Fenchel	273
300 ml Mineralwasser (kalziumreich)	100
	918

Gleichzeitig ist darauf zu achten, dass Nahrungsmittel, die wegen ihres übermäßig hohen Phosphatanteils als sog. Kalziumräuber bekannt sind, reduziert werden.

Eva Groß
Krankenschwester

···› Praxistipp
Vielleicht können Sie an Ihrer Klinik für Osteoporosekranke und ihre Angehörigen gemeinsam „knochengesundes Kochen" unter fachlicher Anleitung anregen. Weisen Sie die Patientin auch auf die Möglichkeit von Selbsthilfegruppen und deren Angebote zum Kochen hin.

Hospitalismus

Die Aufnahme in ein Krankenhaus ist für die meist älteren Osteoporosepatientinnen nicht unproblematisch. Eine veränderte Umgebung, der zeitweise Verlust von Bezugspersonen sowie die Einschränkung der Selbstständigkeit durch diagnostische und therapeutische Maßnahmen können zu Sekundärschäden führen.

Durch bestimmte förderliche Verhaltensweisen seitens der Pflegepersonen kann für die Patientin der Übergang aus der häuslichen Umgebung in den Klinikalltag erleichtert werden. So ist die Aufnahmesituation so zu gestalten, dass eine vertrauensvolle pflegerische Beziehung aufgebaut werden kann. Die Patientin weiß, an wen sie sich bei Problemen und Fragen wenden darf.

Die Pflegebegleiterin unterstützt die Patientin dabei, ihre Nah-Umgebung wie Bett, Nachttisch und Nasszelle nach ihren Wünschen und Bedürfnissen einzurichten. Anfangs können auch zeitliche und räumliche Orientierungshilfen sinnvoll sein.

Vor der Durchführung pflegerischer Tätigkeiten wird die Patientin über Zweck und Ziel der Maßnahmen informiert. Dabei ist ausreichend Zeit für das Gespräch einzuplanen, um der Patientin Gelegenheit zu geben, Fragen zu stellen.

···› Lernaufgabe

Schätzen Sie das Thrombose-, Pneumonie- bzw. Dekubitusrisiko für den Osteoporosepatienten bei der Aufnahme ein und dokumentieren Sie Ihr Ergebnis. Hierzu können Sie z.B. die Braden-Skala (S. 301) zur Einschätzung des Dekubitusrisikos oder den Frowein-TVT-Score (S. 303) zur Einschätzung des Thromboserisikos heranziehen. Wiederholen Sie Ihre Einschätzungen nach einem angemessenen Zeitraum.

Pneumonieprophylaxe

Laut Löser (1995) vermeidet die Osteoporosepatientin das vertiefte Durchatmen, weil durch die übermäßige Kyphosierung Rippenbogen und Beckenschaufel schmerzhaft aufeinander reiben können. Ungenügende Belüftung und eingeschränkte Bewegungsfähigkeit sind Risikofaktoren, die zu einer Pneumonieerkrankung führen können.

Die folgenden pflegerischen Maßnahmen sind geeignet, das Risiko zu senken:

- Leiten Sie die Patientin zum Gebrauch des Triflow-Atemtrainers oder Giebel-Rohrs an. Einen spaßmachenden, motivierenden Aspekt hat auch das Aufblasen eines Luftballons.
- Helfen Sie der Betroffenen beim Erlernen der Flanken- oder Bauchatmung durch „Wegatmen" der aufgelegten Hände.
- Ermöglichen Sie der Patientin zur Verbesserung der Atemtiefe und des Wohlbefindens eine atemstimulierende Einreibung (S. 520 f), z. B. vor der Nachtruhe.

Vorbereitung auf die Entlassung

Mit der Diagnosestellung und der Einleitung konservativer Behandlungsmaßnahmen bzw. bei bestehender Osteoporose Kontrolle der Therapie ist die stationäre Versorgung des Osteoporosekranken abgeschlossen.

Einige Tage bevor die Patientin nach Hause geht, wird das Entlassungsgespräch geplant und durchgeführt. Die Pflegeperson geht auf die bestehenden Fragen der Patientin ein und informiert über wichtige knochenschonende Verhaltensregeln.

Senkung des Knochenbruchrisikos

Ein Hauptproblem für ältere Menschen sind die überall lauernden Sturzgefahren. Hinzu kommt oft die herabgesetzte Reaktion durch Schlaf- oder Beruhigungsmittel. Die folgenden Aussagen von Betroffenen, die eine Fraktur erlitten haben, zeigen die Umstände:

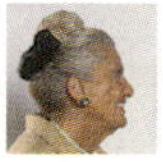

···› **Frau H.**: Ich wollte nicht extra Licht anmachen für das kurze Stück Weg. Dabei habe ich die letzte Stufe wohl übersehen und bin auf meinen rechten Arm gefallen.

Herr K.: Nachts, beim Gang zur Toilette, wurde mir plötzlich ganz schwindelig und schwarz vor den Augen. Ich konnte mich nicht mehr festhalten und bin gestürzt.

Frau M.: Die Teppichecke rollt sich immer wieder hoch. Schon einige Male bin ich darüber gestolpert, konnte mich aber immer wieder fangen.

Frau L.: Der blank polierte Parkettboden und die glatten Sohlen meiner Hauspantoffeln passen wohl doch nicht zusammen.

Verschiedene Maßnahmen helfen, das Frakturrisiko zu senken und die Schmerzen zu mindern: Die Patientin sollte geeignetes Schuhwerk tragen, um dem Fuß den nötigen Halt zu geben, Fuß- und Rückenschmerzen zu vermeiden sowie die Sturzgefahr zu reduzieren. Die Wohnung bzw. Wohnumgebung ist von Zeit zu Zeit einem Sicherheits-Check zu unterziehen. Besondere Beachtung verdienen Raumbeleuchtung, Badezimmer, Treppenstufen und mögliche Stolperfallen wie herumliegende Kabel.

Die Osteoporosepatientin sollte alle Bewegungen, die die Wirbelsäule stark beanspruchen, vermeiden und statt dessen schonende Bewegungsabläufe und Technik erlernen. So kann z. B. Knochen schonendes Aufstehen aus dem Bett, wie es die **Abb. 41.4 a – c** zeigt, bereits einen schmerzärmeren Tagesablauf einleiten.

Zeigen Sie ihr die knochenschonende Technik zum Aufstehen vom Bett. Geben Sie die folgenden Anweisungen:

- „Zuerst drehen Sie sich bitte en bloc auf die Seite, das bedeutet Oberkörper und Becken in Einem von der Rückenlage zur Seite rollen,
- dann winkeln Sie die Beine an, sodass Knie und Unterschenkel aus dem Bett herausragen,
- nun stützen Sie sich mit den Händen auf der Bettkante ab und richten dabei den Oberkörper langsam auf; das Gewicht wird beim Aufrichten

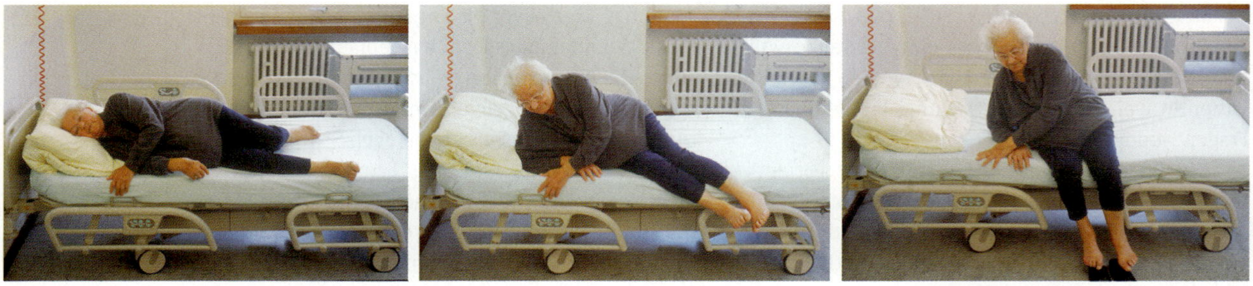

a b c

Abb. 41.4 Knochen schonende Technik zum Aufstehen aus dem Bett.
a „En bloc" drehen von Oberkörper und Becken, um die Rotation der Wirbelsäule beim Aufstehen gering zu halten
b Entlastung der Wirbelsäule und Rückenmuskulatur durch Abgeben des Oberkörpergewichts über den rechten Arm auf die Unterstützungsfläche Bett
c Langsames Rücken schonendes Aufrichten des Oberkörpers durch Abstützen der Hände an der Bettkante

des Oberkörpers über die Hände an das Bett abgegeben,

- Oberschenkel und Rumpfende dienen als Drehpunkt."

Alle ruckartigen Bewegungen des Oberkörpers sowie Belastungen der Wirbelsäule durch Bücken sind zu vermeiden. Sie können zum Bruch poröser Wirbelkörper führen.

> Eva Groß Krankenschwester
> **Praxistipp**
> Informieren Sie den Betroffenen über die Gefahr, bei Einnahme von Schlafmitteln besonders in den frühen Morgenstunden beim Toilettengang zu stürzen.

Verwendung von Hilfsmitteln

Verschiedene Hilfsmittel wie Kehrschaufel mit verlängertem Griff, Greifzange, Schuhanzieher usw. können die tägliche Arbeit im Haushalt erleichtern. Einstiegshilfen für die Badewanne oder Duschsitze vereinfachen die Durchführung der Körperpflege und beugen Unfallgefahren vor.

Spezielle Protektoren aus Kunststoff, in die Unterwäsche eingenäht, schützen bei einem Sturz die besonders gefährdete Oberschenkelregion. Weitergehende Informationen kann die Osteoporosepatientin im örtlichen Sanitätshaus erhalten. In diesem Zusammenhang kann die Frage nach Informationen hinsichtlich sozialer Hilfsmöglichkeiten gestellt werden. Beratung zu medizinischen Leistungen im Rahmen des Bundessozialhilfegesetzes, zu Maßnahmen der medizinischen und beruflichen Rehabilitation sowie der Anerkennung als Schwerbehinderter können über den Sozialdienst der Klinik erfolgen.

Selbsthilfegruppen

Aufgabe und Ziel der Selbsthilfegruppen für Osteoporosekranke ist es, die psychosozialen und sonstigen speziellen Lebensprobleme und -situationen durch gegenseitige Hilfe und Unterstützung gemeinsam anzugehen und zu bewältigen. Dabei profitieren die Mitglieder von den Erfahrungen anderer Patienten. Sie kennen aus eigenem Erleben die Ängste, Sorgen und persönlichen Probleme, die die Betroffenen und ihre Angehörigen haben. In regionalen Selbsthilfegruppen werden im Rahmen von Gruppentreffen spezielle Fachvorträge, gemeinsame Kochaktivitäten für eine knochengesunde Kost und Freizeitaktivitäten wie Wandern oder Konzertbesuche angeboten. Eine zentrale Aufgabe sehen die Selbsthilfegruppen in der Durchführung von gymnastischen Übungsprogrammen, die meist unter der Anleitung einer Physiotherapeutin stattfinden. Hier lernen die Betroffenen Übungen, die auf ihr Krankheitsstadium abgestimmt sind und die sie zu Hause selbstständig durchführen können.

> Eva Groß Krankenschwester
> **Praxistipp**
> Informieren Sie die Patientin über das Angebot von Selbsthilfegruppen für Osteoporosekranke. Geben Sie ihr die Adresse der nächsten regionalen Selbsthilfegruppe oder stellen Sie auf Wunsch den Erstkontakt her.

Wie beurteilen Sie Ihr persönliches Risiko, an Osteoporose zu erkranken? Mit Hilfe dieser einfachen Checkliste (hrsg. vom Kuratorium Knochengesundheit) können Sie erkennen, ob Sie sich umfassender mit dem Thema Osteoporose beschäftigen sollten. Schon wenn Sie zwei Aussagen mit „Ja" beantworten können, lohnt es sich, die persönlichen Risikofaktoren etwas genauer unter die Lupe zu nehmen.

Checkliste: Wie hoch ist Ihr persönliches Osteoporoserisiko?

	ja	nein
wenig Bewegung	☐	☐
Abneigung gegen Milch und Milchprodukte	☐	☐
über längere Zeit Aussetzen der Regelblutung	☐	☐
später Menstruationsbeginn (älter als 15 J.) bzw. früher Beginn der Wechseljahre (jünger als 45 J.)	☐	☐
weiblich	☐	☐
komplette Entfernung beider Eierstöcke	☐	☐
Knochenbrüche oder Osteoporose bei Blutsverwandten	☐	☐
Behandlung mit Kortison oder Prednisolon	☐	☐
älter als 50 Jahre	☐	☐

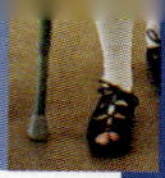

41.2 Pflege von Patienten mit rheumatischen und degenerativen Erkrankungen

Jürgen Ohms

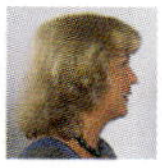

Frau Maria S., 63 Jahre alt, wird wegen der Verschlechterung des Allgemeinzustandes bei bekannter chronischer Polyarthritis von ihrem Hausarzt in das St. Marien-Krankenhaus eingewiesen. Vor 6 Jahren klagte Frau S. zum ersten Mal über geschwollene und stark schmerzhafte Fingergrund- und Handgelenke, die sich zudem heiß anfühlten. Darüber hinaus ist ihre Beweglichkeit in zunehmendem Maße stark eingeschränkt. Die vom Arzt bisher verordneten „Rheumamedikamente" konnten nicht verhindern, dass die Erkrankung sich weiter ausbreitete. Inzwischen sind auch Schultern und Kniegelenke befallen. Wenn ein akuter Schub auftritt, kommt sie vor Schmerzen nicht aus der Wohnung. Die Treppe bis zum Erdgeschoss ist für sie dann ein unüberwindbares Hindernis. Wenn sie auf andere angewiesen ist, fühlt sie sich ganz erbärmlich. Schließlich war sie früher immer selbstständig und fiel nie jemandem zur Last. Aufgrund der verordneten Medikamente leidet sie immer stärker unter Magenschmerzen. Die zunehmende Müdigkeit und Erschöpftheit kommt wohl von einer medikamentös ausgelösten Anämie, so wurde es ihr vom Hausarzt erklärt. Zu schaffen machen ihr des Weiteren Deformierungen an den Händen, die viele alltägliche Verrichtungen fast unmöglich machen. Kleidungsstücke mit Knöpfen oder Reißverschlüssen kann sie nicht mehr anziehen. Wegen anhaltender starker Schmerzen hat sie einige Nächte schon nicht mehr richtig geschlafen. Die bisherigen Medikamente helfen nicht mehr so gut, zudem verträgt sie diese auch nicht mehr. Im Krankenhaus soll sie nun auf neue Medikamente eingestellt werden. Beim Aufnahmegespräch weint Frau S.

Medizinischer Überblick Rheumatische und degenerative Erkrankungen

Ingo Blank

Definition

Ein entzündliches Gelenkleiden bezeichnet man als **Arthritis**. Die degenerative, fortschreitende Verschleiß- oder Abnutzungserkrankung der Gelenke wird dagegen **Arthrose** genannt.

Degenerative Gelenkerkrankungen

Dabei handelt es sich um eine Degeneration des Knorpelgewebes mit sekundärer Knochenläsion und entzündlich bedingter Schrumpfung der Gelenkkapsel. Die morphologischen Veränderungen gehen nicht immer mit einer entsprechenden klinischen Symptomatik einher. Im deutschen Sprachraum konzentriert sich der Blick auf das degenerative Geschehen (Arthrose), während im angloamerikanischen Sprachraum die klinische Symptomatik im Vordergrund steht (Osteoarthritis).

Synonyme: Arthrosis deformans, Osteoarthrose, degenerative Arthropathie, degenerativ rheumatische Gelenkerkrankungen, angloamerikanisch auch Osteoarthritis, degenerative Arthritis.

Entzündlich rheumatische Gelenkerkrankungen

„Rheuma" ist ein verwirrender Sammelbegriff für zahlreiche Erkrankungen des Stütz- und Bewegungsapparates, die durch ihren fließenden Schmerzcharakter gekennzeichnet sind (griechisch rhein = fließen). Unter dem Begriff Rheuma sind etwa 100 Krankheiten mit unterschiedlicher Ursache und Pathogenese zusammengefasst. Die Lokalisation, Ausprägung und Prognose der jeweiligen Erkrankung ist höchst unterschiedlich. Es lassen sich daher ca. 300–400 rheumatologische Krankheitsbilder voneinander abgrenzen.

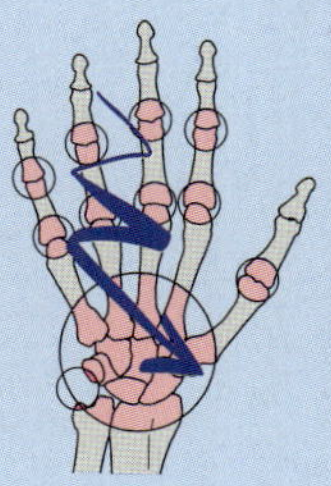

Arten

Degenerative Gelenkerkrankungen

Die Arthrosis deformans entwickelt sich stets aus einem Missverhältnis zwischen Belastung und Belastungsfähigkeit des Gelenks. Ursache für eine **primäre Arthrose** ist eine Minderwertigkeit des Knorpelgewebes. **Sekundäre Arthrosen** entwickeln sich aufgrund metabolischer Störungen, Fehlbelastungen, Traumen, Entzündungen oder altersabhängig.

Entzündlich rheumatische Gelenkerkrankungen

Nach Art und Lokalisation der Erkrankung unterscheidet die Rheumatologie zwischen:

- **entzündlichem Rheumatismus**: entzündlich rheumatischen Gelenkerkrankungen im engeren Sinne;

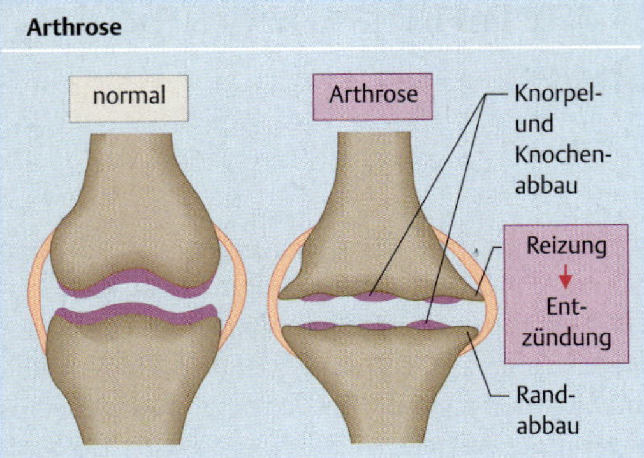

Schematische Darstellung des Gelenkabbaus (nach Gerlach u. a.)

- **degenerativ rheumatische Erkrankungen**: Hierin werden alle degenerativen Gelenkerkrankungen (Arthrosen) zusammengefasst. Diese stehen weder ätiologisch noch pathogenetisch in einem Zusammenhang mit dem entzündlichen Rheumatismus,
- **Weichteilrheumatismus**: verschiedenartigste entzündliche und degenerative Erkrankungen an Muskeln, Sehnen, Sehnenscheiden und Bändern.

Häufigkeit

Mit Beginn des 3. Lebensjahrzehnts kommt es zu einer Zunahme röntgenmorphologischer Veränderungen. Um das 40. Lebensjahr sind bei der Hälfte einer Bevölkerung degenerative Gelenkveränderungen im Röntgenbild erkennbar. Im 65. Lebensjahr gibt es praktisch keinen Menschen mehr ohne diese Veränderungen. Subjektive Beschwerden werden nur von etwa 25% der Betroffenen angegeben. Am häufigsten ist die Wirbelsäule mit degenerativen Veränderungen befallen und übertrifft die der Extremitätengelenke bei weitem. Unter den peripheren Gelenken steht die Erkrankungshäufigkeit des Kniegelenks vor der des Schulter- und Hüftgelenks.

Risikofaktoren

Degenerative Gelenkerkrankungen

Bei speziellen Befallsmustern sind genetische Dispositionen bekannt, so z. B. bei der Heberden-Arthrose und der Bouchard-Arthrose. Frauen sind bis zu 10-mal häufiger betroffen als Männer.

Entzündlich rheumatische Gelenkerkrankungen

Bei den meisten Erkrankungen liegt eine genetische Disposition vor. Diese ist mit dem HLA-System nachweislich verbunden. Träger des HLA-Antigen B27 sind für rheumatische Erkrankungen prädisponiert. Gestartet wird die Erkrankung durch mikrobielle Erreger oder Substanzen, die zu einer immunologischen Antwort des Körpers führen, die sich dann bevorzugt an der Synovialmembran, aber auch an anderen Organen niederschlagen.

Symptome

Degenerative Gelenkerkrankungen

Die Hauptsymptome der Arthrosis deformans sind: Schmerz, Schwellung, Muskelverspannung, Bewegungseinschränkungen, zunehmende Deformität.

Der Funktionsverlust des Gelenks ergibt sich aus den pathomorphologischen Veränderungen. Erstaunlicherweise gehen die subjektiven Beschwerden nicht mit dem röntgenologischen Bild parallel.

Zu Beginn der Erkrankung (Stadium 1) stehen belastungsabhängige Schmerzen und Muskelverspannungen im Vordergrund. Im zweiten Stadium der Arthrose sind die Gelenk- und Weichteilstrukturen bereits bei Bewegung schmerzhaft. Schmerzen bei passiver Bewegung deuten auf das Gelenk selbst hin. Der bei aktiver Bewegung auftretende Schmerz stammt aus der Muskulatur und den Sehneninsertionen. Im dritten Stadium der Arthrose ist der Ruheschmerz typisch. Die Bewegungseinschränkungen der Gelenke ergeben sich aus den Verkürzungen der Weichteile und den Deformierungen der Gelenkkörper selbst. Durch die Deformierung der Gelenkkörper kommt es sehr häufig zu Achsenfehlstellungen und Instabilität des Gelenks mit begleitender Muskelatrophie.

Entzündlich rheumatische Gelenkerkrankungen

Der Gelenkbefall bei entzündlich rheumatischen Erkrankungen unterscheidet sich von dem degenerativer Erkrankungen durch die ausgeprägte entzündliche Veränderung der Membrana synovialis. Die entzündlich rheumatischen Gelenkerkrankungen werden in 4 Stadien eingeteilt:

Stadium 1 (Proliferative Phase): Entzündliche Proliferation der Synovialis, Tendovaginitis, Bursitis, bindegewebige Überwachsung der Gelenkflächen. Das Röntgenbild ist zu diesem Zeitpunkt wenig richtungweisend.

Stadium 2 (Destruktive Phase): Zerstörung von Knorpel und Knochen; Kapsel- und Bandüberdehnungen, Deformierungen. Die entzündliche Membrana synovialis greift auf das Knorpelgewebe über, das durch die aufliegende Gewebsschicht (Pannus) infiltrativ durchwachsen wird.

Stadium 3 (Degenerative Phase): Sekundär-Arthrose, Instabilität der Gelenke, Randwülste, Osteophyten. Das Stadium 3 ist durch starke Funktionsbehinderungen gekennzeichnet.

Stadium 4 (Ausgebrannte Phase): Stillstand des Prozesses, keine entzündlichen Schübe mehr zu erwarten. Die Arthrose schreitet fort, das Gelenk ist hochgradig deformiert, evtl. subluxiert und fibrös oder knöchern eingesteift.

Diagnostik

Degenerative Gelenkerkrankungen

Im Frühstadium wird die Diagnose aus der Anamnese und dem Untersuchungsbefund gestellt. Typisch ist die Angabe eines Anlaufschmerzes nach längerem Sitzen und Liegen, der beim Gehen abklingt. Zusätzlich kann ein Gelenkerguss vorhanden sein. Im weiteren Verlauf zeigt das Röntgenbild typische Veränderungen. Die Labordiagnostik ist unauffällig. Das Röntgenbild sollte nie allein, sondern nur im Zusammenhang mit der klinischen Untersuchung bewertet werden, da objektiver Befund und subjektive Beschwerden weit auseinander klaffen können.

Entzündlich rheumatische Gelenkerkrankungen

Die *röntgenologische Untersuchung* zeigt zu Beginn der Erkrankung die gelenknahen Entkalkungen, später randständige Usuren und im fortgeschrittenen Stadium die Deformitäten der Gelenke mit Knorpelverlust. *Labortests* sind zu Beginn der Erkrankung nicht ausschlaggebend, da die spezifischen Rheumatests im Frühstadium der Erkrankung fehlen können. Zu den *Rheumatests* gehören: Antinukleäre Faktoren (ANF), Antikörper gegen mikrobielle Antigene (AST), HLA-Antigen B27. Weiterhin ist die BSG erhöht, es besteht eine Anämie. Eine *Arthroskopie* gibt Aufschluss über den tatsächlichen Zustand der Gelenkflächen.

Die Arthroskopie ist eine Spiegelung der Gelenke mittels eines starren Endoskopes. Man unterscheidet die Spiegelung der großen Gelenke (Schultergelenk, Kniegelenk und Sprunggelenk) von der Spiegelung der kleinen Gelenke (Ellenbogen-, Hand-, Finger- und Zehengelenke). Die Gelenkspiegelung ist ein sicheres Verfahren, um Knorpelschäden sowie Veränderungen an den Gelenkflächen festzustellen und zu therapieren. Sie wird in Vollnarkose, Plexus- oder Lokalanästhesie durchgeführt. Je nach Verfassung und Kooperationsmöglichkeit des Patienten ist es ein Verfahren, das heute routinemäßig ambulant durchgeführt wird. Die räumlichen Voraussetzungen bei den ambulanten Arthroskopien sind die gleichen

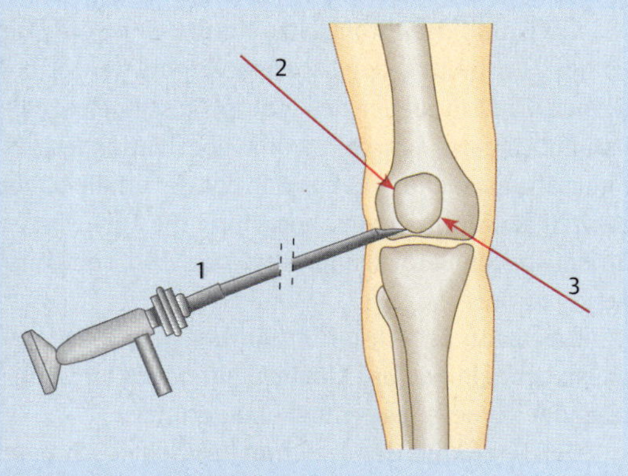

Arthroskopie im Kniegelenk

wie bei einer stationären. Die Spiegelung findet unter aseptischen Bedingungen im OP statt. Hierbei werden hohe Anforderungen an den räumlichen Aufbau und die Sterilität gestellt, da es sich hierbei um einen invasiven Eingriff in eine keimfreie Körperhöhle handelt, bei dem ein hohes Infektionsrisiko für die betroffenen Gelenke besteht.

Für die diagnostische Arthroskopie besteht das Standard-Instrumentarium aus Optik und Trokarhülse, Videokassette und Tasthaken. Es sind sowohl elektrochirurgische als auch motorisierte Instrumente hierzu notwendig. Hiermit kann elektrochirurgisch Koagulation oder motorisiertes Schleifen der Gelenke erfolgen. Zunehmend findet auch die Lasertechnik Anwendung. Das Arthroskop und die Operationsinstrumente werden durch kleine Zugänge in den Gelenkinnenraum eingeführt (**s. Abb. links unten**). Durch den Instrumentenzugang gelangen sowohl der Tasthaken als auch die verschiedenen Instrumente in das Gelenk. Unter einem Lichtkegel kann nun das Gelenk präzise ausgespiegelt werden; dieses Bild wird auf einen Monitor nach außen übertragen.

Komplikationen

Komplikationen im eigentlichen Sinn treten bei diesen Erkrankungen nicht auf. Durch die allmähliche Bewegungseinschränkung der betroffenen Patienten resultiert natürlich eine Einschränkung der Lebensqualität und die Teilnahme am gesellschaftlichen Leben. Die psychischen Belastungen durch die sichtbaren Veränderungen an den Gelenken sind für viele Menschen schwer zu verarbeiten.

Therapie

Degenerative Gelenkerkrankungen

Die Prävention der degenerativen Gelenkerkrankungen ist von wesentlicher Bedeutung. Achsenfehlstellungen und Gelenkinkongruenzen stellen die einzige Gruppe der Arthrosen dar, die meistens durch operative Maßnahmen angegangen werden können.

Im Übrigen ist die Behandlung der degenerativen Gelenkerkrankungen symptomatisch und orientiert sich an den Hauptsymptomen der Arthrose: Schmerz, Schwellung, Bewegungseinschränkung. Im Frühstadium der Erkrankung lassen sich die Schmerzen durch eine entsprechende Krankengymnastik lindern. Bei chronischen Schmerzzuständen sind Wärmebehandlungen, im Zustand der aktivierten Arthrose dagegen Kältebehandlungen indiziert. Bei einer therapierefraktären, aktivierten Arthrose ist auch die intraartikuläre Injektion von Kortikosteroiden möglich. Bei Gelenken der unteren Extremität sind orthetische Versorgungen hilfreich. Bei der operativen Behandlung der Arthrose soll die Gelenkmechanik verbessert werden. Der Gelenkersatz erfolgt vor allem am Hüft- und Kniegelenk.

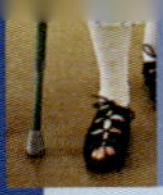

Entzündlich rheumatische Gelenkerkrankungen

In Abhängigkeit vom Ausmaß des Gelenkbefalls sind neben der medikamentösen Therapie umfassende krankengymnastische, physikalische und beschäftigungstherapeutische Maßnahmen erforderlich. Bei Entzündungsschüben wird die Kältetherapie empfohlen. Die krankengymnastischen Übungen dienen der Erhaltung der Gelenkbeweglichkeit und der Muskelkraft. Trotz der Basistherapie kommt es immer wieder zu entzündlichen Schüben. Die operative Therapie zielt durch Entfernung der Gelenkinnenhaut (Synovialektomie) darauf ab, das immunologisch kompetente Gewebe zu reduzieren. Bei Deformitäten kommen zahlreiche Umstellungsoperationen, Umstellungsosteotomien und auch der Gelenkersatz in Frage. Bei rheumatischer Tendovaginitis kann durch Entfernung der entzündlichen Sehnenscheide (Tenosynovialektomie) einer Spontanruptur vorgebeugt werden.

41.2.1 Bedeutung für den Patienten

Entsprechend der Vielfältigkeit der Krankheitsbilder Rheuma und degenerative Erkrankungen werden auf den jeweiligen Stationen Patienten mit den unterschiedlichsten Symptomatiken pflegerisch versorgt. Es handelt sich dabei um Patienten mit akuten und chronisch verlaufenden entzündlichen Gelenk-, Muskel- und Bindegewebserkrankungen oder degenerativen Gelenkerkrankungen. Typisch für rheumatologische Abteilungen ist, dass es sich häufig um chronisch kranke Menschen handelt. Sie befinden sich zum einen entweder im akuten Schub oder haben Schmerzen und Einschränkungen aufgrund der langjährig bestehenden Erkrankung. Eine besondere Aufgabe in der Betreuung chronisch Kranker besteht darin, Folgeschäden zu vermeiden, die zu einem deutlichen Verlust der Lebensqualität führen würden. Kontrakturen oder Deformierungen von Gelenken können zu dauerhaften Behinderungen werden, die über die Bewegungseinschränkung hinaus eine besondere psychische Belastung für den Patienten bedeuten. Das Pflegepersonal erfüllt somit zahlreiche Aufgaben, die ein ganzheitliches pflegerisches Verständnis fordern.

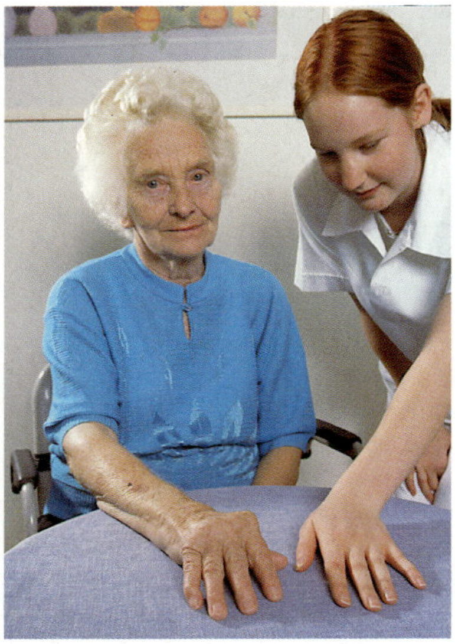

Rheumatisch deformierte Hand im Vergleich zu gesunder Hand

Wichtigstes pflegerisches Ziel ist es – trotz der Einschränkungen –, die maximale Selbstständigkeit des Patienten zu erhalten. Dies gelingt vor allem dadurch, dass Folgeschäden durch die Erkrankungen größtmöglich vermieden werden. Somit ist es für das Pflegepersonal unabdingbar, umfassendes Wissen über die Dinge zu haben, die den Patienten ein Leben lang begleiten: Kenntnisse über das Krankheitsbild oder z.B. über die verschiedenen medikamentösen und physiotherapeutischen Behandlungsansätze genauso wie die Grundlagen psychologischer Patientenbetreuung. Nur so kann eine umfassende Begleitung des Patienten und eine Einschätzung seiner jeweiligen Befindlichkeit gelingen, die stark abhängig ist vom aktuellen Krankheitsbild, aber auch von der Belastung durch die Therapie, z.B. die Wirkungen und Nebenwirkungen der „Rheuma-Mittel". Der Mensch ist in seiner Gesamtheit betroffen, er erlebt die Notwendigkeit, sein Leben auf seine Krankheit hin auszurichten. Von den Pflegenden kann er oftmals wertvolle Informationen und Hilfen zur Neuorientierung erhalten.

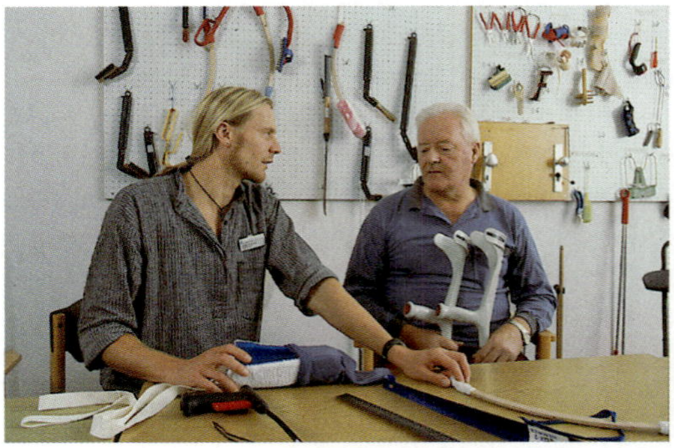

Die Pflege des rheumakranken Patienten sollte, wie in anderen Pflegebereichen auch, eine ganzheitliche Pflege sein. Funktionsprobleme wie Schmerzen, Kontrakturen, Gelenkinstabilität und Muskelschwäche betreffen nicht nur einzelne Gelenke oder Körperabschnitte, sondern den ganzen Menschen.

Auf Grund der chronischen Krankheit ist oft eine völlige Umstellung der Lebensgewohnheiten erforderlich. Die Mitglieder des multiprofessionellen Behandlungsteams erarbeiten mit dem Patienten gemeinsam ein neues Lebenskonzept. Er erhält dabei zahlreiche Informationen und Tipps, die auch später im häuslichen Bereich eine wertvolle Hilfe sein können.

Hier kann es sich um Ernährungsratschläge genauso handeln wie um Möglichkeiten zur Durchführung der Körperpflege trotz Behinderungen.

Den Regelkreis der Beziehung zwischen Schmerz in Verbindung mit dem Erleben der Bewegungseinschränkung und psychischer Befindlichkeit gilt es zu erkennen und gemeinsam nach Möglichkeiten der Intervention in Krisensituationen zu suchen.

Den Willen zum Erhalt der Selbstständigkeit gilt es zu fördern, auch in Zeiten der vorübergehenden Abhängigkeit vom Pflegepersonal. Kleine Schritte, die Erfolge zeigen, helfen dem Patienten, sein Selbstvertrauen wiederzugewinnen. Damit verbunden ist natürlich, dass die pflegerische Versorgung zwischenzeitlich sehr zeitintensiv ist, jedoch rechtfertigt sich dieser „Aufwand" mit der daraus resultierenden Unabhängigkeit des Patienten.

Die Pflege der Patienten mit rheumatischen und degenerativen Erkrankungen des Bewegungsapparates ist im wahrsten Sinne des Wortes Teamarbeit. Parallel zu der Krankenpflege führen Physiotherapeuten z. B. Bewegungsübungen oder ein Gehtraining durch, die Ergotherapeuten schaffen individuelle Funktionshilfen, um die täglichen Verrichtungen über den Krankenhausaufenthalt hinaus auch zu Hause möglich zu machen. Der Sozialdienst vermittelt Möglichkeiten der Neugestaltung des Wohnumfeldes. Die Pflegeperson koordiniert gemeinsam mit dem Medizinischen Dienst die Sicherstellung der pflegerischen Versorgung zu Hause, falls dies notwendig werden sollte.

Selbstverständlich werden die Angehörigen gemeinsam mit dem Patienten in die Überlegungen einbezogen. Sie können wertvolle Impulse für die individuelle Gestaltung der Zeit nach dem stationären Aufenthalt geben.

Der psychologische Dienst begleitet durch Einzel- oder Gruppengespräche das psychische Befinden des Patienten (**Abb. 41.5**). Oftmals prägen Depressionen, die auch medikamentös ausgelöst sein können, und Zukunftsängste sein Krankheitserleben. Eine Stärkung des Selbstwertgefühls auch durch Psychotherapie ist denkbar. Entspannungsübungen wie sie das autogene Training oder die progressive Muskelentspannung nach Jacobsen bieten (S. 277), schaffen weitere Möglichkeiten der psychischen Stabilisierung. Der Patient schafft es, seine Krankheit zu akzeptieren.

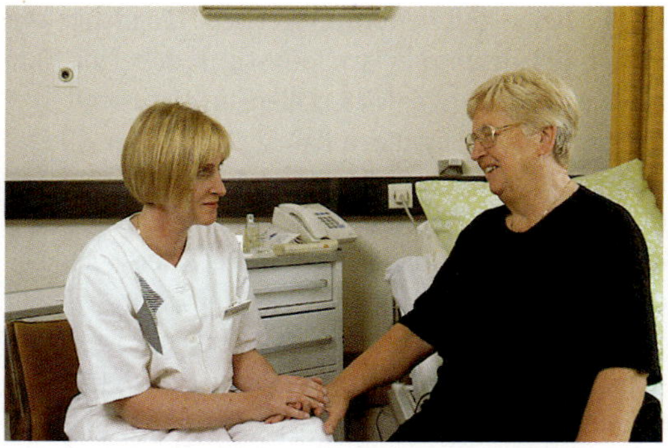

Abb. 41.5 Psychische Betreuung als wesentliche Aufgabe der Pflege bei einer Patientin mit chronischer Polyarthritis

Das Kennenlernen von Selbsthilfegruppen bereits während der stationären Phase ermöglicht ihm, rechtzeitig Kontakte herzustellen, die ihm zu Hause wertvolle Anregungen und Unterstützung liefern können. Die Anschriften der Deutschen Rheuma-Liga e.V. sollten bereits jetzt ausgehändigt werden, auf Wunsch des Patienten können auch schon Besuche möglich gemacht werden (Kontaktadressen s. Leserservice, S. 1252).

41.2.2 Pflege- und Behandlungsplan

Das aktuelle Krankheitsgeschehen ist geprägt durch starke Schmerzen und eine teilweise oder vollständige Bewegungsunfähigkeit. Viel Zeit gilt es für ein subsidiäres Pflegeprinzip zu investieren – eine Investition, die sich im Interesse des Patienten lohnt. Auch wenn in der aktuellen Krankheitskrise die Körperpflege übernommen werden muss oder eine Hilfe bei der Nahrungsaufnahme notwendig wird, so gibt es sicherlich Ressourcen von Seiten des Patienten, die in die Pflege Eingang finden. Auch hier gilt es, schon frühzeitig den Umgang mit Hilfsmitteln einzuüben, die ihm später ein höchstmögliches Maß an Selbstständigkeit erhalten lassen.

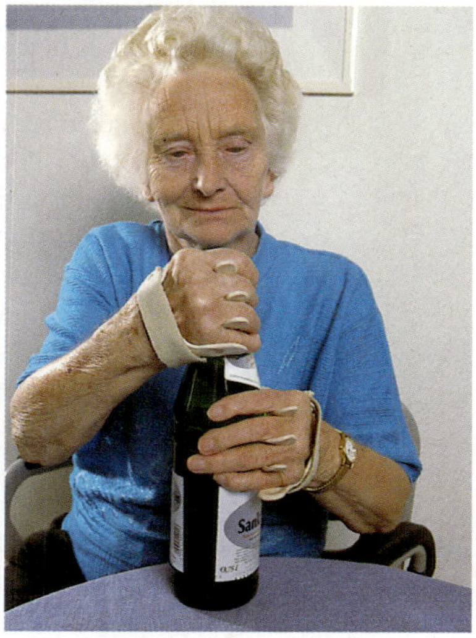

Rheumatisch deformierte Hände mit Schienenversorgung beim Versuch, eine Flasche zu öffnen

Pflegerische Ziele in der Akutphase sind:

- körperliche Schonung,
- seelische Entlastung,
- Vermitteln von Ruhe und Geborgenheit,
- sich Zeit nehmen,
- Vermeiden von Komplikationen (z. B. Kontrakturen, Druckgeschwüre),
- Schmerzreduzierung durch eine entlastende und zugleich funktionserhaltende Gelenkstellung,
- Anwendung physikalischer Maßnahmen zur Schmerzlinderung, z. B. Kryotherapie,
- eine zeitlich und der Schmerzintensität entsprechende sinnvolle Durchführung der verordneten Schmerzmitteltherapie,
- das Kennenlernen von Hilfsmitteln und Einübung in deren Gebrauch.

Die Durchführung der Körperpflege kann durch zahlreiche Hilfsmittel erleichtert werden:

Eine ergonomisch geformte Bürste mit einem langen Stil ermöglicht dem Patienten, Funktionseinschränkungen im Schultergelenk auszugleichen. Die Schwierigkeit, Bewegungen mit einer Hand über den Kopf zur gegenüberliegenden Seite beim Waschen auszuführen, werden so evtl. durch dieses Hilfsmittel kompensiert. Das gleiche Problem kann auch die Haarpflege erschweren. Ein spezieller Kamm kann dies trotzdem ermöglichen.

Die Tür zum Badezimmer und WC sollte mit einem speziellen Öffner oder Griff versehen sein, um die Selbstständigkeit des Patienten zu erhöhen. Mit einem Spezialgriff ausgerüstete Armaturen am Waschbecken oder in der Dusche erleichtern das Waschen, darüber hinaus können weitere Sicherheitsmaßnahmen die Motivation zur Eigentätigkeit erhöhen und so die Angst vorm Fallen oder Ausrutschen vermindern. Eine Toilettensitzerhöhung erleichtert das Hin- und Aufsetzen. Eine rutschfeste Einlage in der Dusche oder Badewanne in Verbindung mit Haltegriffen und Sitzmöglichkeiten in der Dusche und einer z. B. hydraulisch betriebenen Einstiegshilfe in die Badewanne sind für den Patienten wertvolle Hilfen. Wenn diese auch im Krankenhaus vorhanden sind, wird das Erlernen des Umgangs mit diesen wertvollen Hilfsmitteln möglich gemacht.

Bedingt durch eine langjährige Medikamenteneinnahme kann es zu Veränderungen der Hautbeschaffenheit kommen. Kortisonpräparate verursachen z. B. eine trockene, rissige und sehr dünne Haut. Diesem gilt es durch die Wahl der Pflegemittel Rechnung zu tragen. Alkalifreie Seifen greifen den Säureschutzmantel der Haut nicht unnötig an, die Wahl einer Creme richtet sich nach dem ermittelten Hauttyp – z. B. ob die gewählte Pflegelotion eine Wasser-in-Öl- oder eine Öl-in-Wasser-Emulsion sein soll.

> **Merke**
> Die Anwendung von Naturborsten oder eine starke Hautreizung durch intensive Trocknung mit einem Frotteehandtuch, die in anderen Fällen gewünscht und möglich sein kann, muss unterbleiben.

Das sorgfältige, zugleich sanfte Trocknen der Haut hat hier Vorrang. Schlecht zugängliche Partien z. B. zwischen deformierten Fingern oder Zehen lassen sich gut mit Watteträgern erreichen, die evtl. mit einer Mullkompresse umwickelt werden können.

Tyische Deformierungen der Zehen- und Fußgelenke können zu Veränderungen des Nagelwachstums führen. Verformte Nägel können Probleme beim Greifen mit den Händen oder – falls diese Veränderungen an den Füßen auftreten – zu massiven Problemen beim Gehen führen. Eine fachgerechte Nagelpflege sollte daher nur von einer speziell dafür ausgebildeten Fachkraft durchgeführt werden.

Bei der Wahl der Kleidungsstücke ist auf Funktionalität zu achten, ohne dabei aber die Ästhetik völlig außer Acht zu lassen. Ein Klett- oder Reißverschluss ist dabei einer Knopfleiste vorzuziehen. Ein praktischer Strumpfanzieher ist auch hier eine große Hilfe.

Wenn der Patient z. B. im Rahmen der Bewegungstherapie wieder am Tisch sitzen kann, sollte der Stuhl seitliche Armlehnen zum Abstützen besitzen. Seine Schuhe sollten gut sitzen und eine rutschfeste Sohle haben.

Frische Luft ist sicherlich von Vorteil, jedoch muss der Patient vor Kälte und Zugluft geschützt werden, da diese die Krankheitssymptomatik deutlich verschlechtern können.

Bei Patienten mit einer durch die Krankheitssymptomatik verursachten Bewegungseinschränkung und dadurch bedingten vorübergehenden Bettlägerigkeit besteht **Dekubitusgefahr**. Ebenfalls gefährdet sind Patienten mit bereits vorhandenen Kontrakturen und der dadurch bedingten Einschränkung der Mobilität. Zudem verursachen die Einwirkung der Medikamente und eintretende Gefäßkomplikationen Probleme bei der Sauerstoff- und Nährstoffversorgung der Haut.

Jede Druckbelastung der Haut, die 2 Stunden übersteigt, ist geeignet, einen Dekubitus auszulösen (S. 299 f). Sei es nun am Gesäß, an den Fersen oder den Schulterblättern, um nur einige der gefährdeten Stellen zu nennen, eine intensive Krankenbeobachtung ist hier besonders erforderlich. Die gute Hautpflege in Verbindung mit weiteren prophylaktischen Maßnahmen hilft, einen Dekubitus zu vermeiden. Die **Mobilisation**, dem jeweiligen Zustand des Patienten angepasst, ist sicherlich die beste Möglichkeit der Vermeidung eines Druckgeschwürs. Bereits passive Bewegungsübungen verringern die Gefährdung, bis der Patient zu aktiven Übungen oder gar zu einem Verlassen des Bettes zu Gehübungen fähig ist. Die verschiedensten Hilfsmittel aus der Ergotherapie ermöglichen auch hier eine Unterstützung und Erlangung einer größtmöglichen Selbstständigkeit z. B. beim Gehen.

Neben der Mobilisation unterstützen **Lagerungshilfsmittel** (S. 313 f) das Bemühen, einen Dekubitus zu vermeiden. Die Lagerung auf Naturfellen, Wechseldruckmatratzen, die Nutzung zahlreicher weicher Kissen und spezieller Matratzen zur Superweichlagerung sowie die gezielte Abpolsterung gefährdeter Stellen, z. B. der Ellenbogen oder der Fersen und Knöchel, sind weitere pflegerische Möglichkeiten im Rahmen der Prophylaxe. Günstig ist dabei die Nutzung atmungsaktiver Materialien aus Naturstoffen.

Lagerungen ergänzen das Spektrum der pflegerischen Aspekte. Die Lagerung nach dem 135°-Prinzip (S. 312) ermöglicht die Entlastung der besonders druckgefährdeten Stellen im Steiß- oder auch Beckenbereich. Ein individuell erstellter Lagerungsplan weist hier Möglichkeiten des Wechsels zwischen verschiedenen Positionen aus. Die gewissenhafte Dokumentation im Rahmen der Pflegeplanung schafft Möglichkeiten der Kontrolle hinsichtlich der Effizienz auch dieser Maßnahmen.

⋯› Merke
Die bedeutendste Prophylaxe beim rheumakranken Patienten ist die **Kontrakturenprophylaxe** (S. 320 ff). Dabei versteht man unter einer Kontraktur die Funktions- und Bewegungseinschränkung eines Gelenks, die durch Verkürzung von Muskeln und Sehnen und Schrumpfung der Gelenkkapsel entsteht.

Kontrakturen führen zu Bewegungseinschränkungen, Schmerzen und oftmals auch zu bleibenden Behinderungen. Im akuten Krankheitsschub nimmt der Patient eine Schonhaltung der betroffenen Gelenke ein, die die Kontrakturen, vor allem dann, wenn das Geschehen über einen längeren Zeitraum bestehen bleibt, zu möglicherweise nicht mehr reparablen Schäden führen können.

Genauso wie bei der Dekubitusprophylaxe ist die frühzeitige Mobilisation auch hier geeignet, Folgeschäden zu verhindern. Die Kombination aus physiotherapeutischen Behandlungen und konsequenter Einbeziehung des Patienten in die Pflegemaßnahmen durch Eigenaktivitäten erzielen sicherlich gute Ergebnisse. Aktive und passive Bewegungsübungen bis hin zum Gehtraining bewirken große Erfolge. Die frühestmögliche Durchführung der Körperpflege am Waschbecken oder die Einnahme der Mahlzeiten außerhalb des Bettes sind Möglichkeiten dazu.

Ziele der Lagerung bettlägeriger Patienten sind z. B. die Verhinderung von Kontrakturen oder der Erhalt einer funktionsgerechten Stellung der Gelenke und der Wirbelsäule sowie eine Schmerzlinderung durch eine schmerzentlastende Lagerung: Bei der Lagerung der Wirbelsäule werden die physiologischen Lordosen und Kyphosen unterstützt. Der Patient liegt möglichst flach, lediglich ein flaches Kissen liegt unter seinem Kopf. Die Schultern werden abduziert gelagert, unterstützt werden kann dies durch einen Keil zwischen Oberarm und Oberkörper. Die Ellenbeugen sind leicht angewinkelt, die Arme werden leicht erhöht gelagert, unterstützt durch Kissen, die zu „Schiffchen" geformt werden. Die Handgelenke werden in physiologischer Mittelstellung gelagert. Die Finger befinden sich in leichter Beugestellung. Als Hilfsmittel kann ein Softball – in wechselnden Zeitintervallen in die Hand eingebracht – dienen. Die Hüften werden gestreckt und leicht abduziert, ein breites Kissen wird zwischen die Beine gelegt. Die Knie sind entsprechend der Möglichkeit des Patienten zu lagern. Einer Beugekontraktur kann durch intermittierende Beschwerung der Gelenke entgegengewirkt werden, eine Knierolle oder ähnliche Lagerungsmittel bringen zwar Linderung, bewirken jedoch langfristig eine erhebliche Kontrakturgefahr. Die Fußgelenke werden in physiologischer Mittelstellung gelagert, zur Spitzfußprophylaxe kann ein rechteckiger, etwas festerer Schaumstoffkeil dienen. Eine gepolsterte Fußstütze ist ebenfalls zweckdienlich.

Zahlreiche Arten von Schienen unterstützen dabei die beschriebenen therapeutischen Lagerungen.

Ein weiteres Problem stellen bereits bestehende Kontrakturen und deren Auswirkungen auf die Nachbargelenke dar. Hier besteht die Möglichkeit, durch entsprechende Lagerungstechniken eine Verschlimmerung im Hinblick sowohl auf das betroffene Gelenk als auch auf das gefährdete Gelenk zu verhindern. Der regelmäßige Wechsel von Lagerungen bedeutet für den Patienten bereits eine Möglichkeit zur Mobilisation. Sowohl für das Liegen im Bett als auch für das Sitzen am Tisch gilt es, die Gelenke in Funktionsstellung zu bringen. Gleiches gilt auch für Gehübungen, die mit Rücksicht auf den Patienten zwar nicht vorschnell durchgeführt werden sollen, für ihn jedoch die Wiedererlangung seiner größtmöglichen Selbstständigkeit bedeuten können.

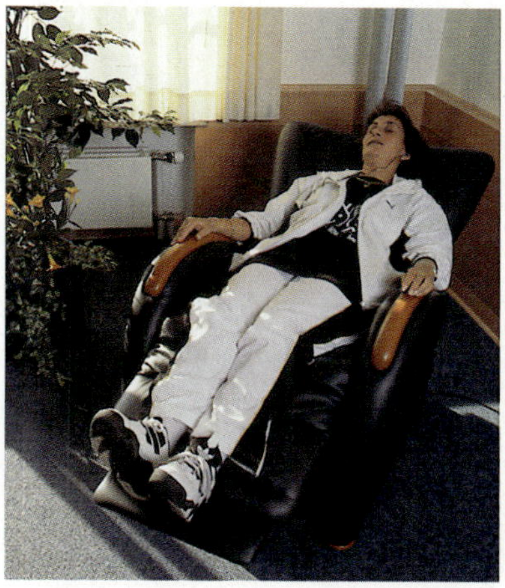

Patientin mit Fibromyalgie bei Entspannungsübungen im Ruheraum

Bedingt durch die Schmerzmedikation kann es zu Beeinträchtigungen der Kreislaufsituation kommen. Diese gilt es richtig einzuschätzen. Die Gefahr von Verletzungen oder Stürzen kann auch durch die Wahl des geeigneten festen Schuhwerks, das mit einer rutschfesten Sohle versehen ist, vermindert werden. Nützlich sind Handläufe an den Wänden der Stationsflure. Der Einsatz von Gehhilfen schafft für den Patienten noch weitere Sicherheit. Der sachgerechte Gebrauch muss rechtzeitig eingeübt werden.

Als Lagerungsarten im Bett stehen verschiedene Möglichkeiten zur Verfügung. Für die Lagerung des Kopfes sollte als Lagerungshilfsmittel lediglich ein flaches Kissen genutzt werden. Dies gilt sowohl für die Lagerung auf dem Rücken als für die Lagerung auf der Seite. Die Wirbelsäule sollte achsengerecht ausgerichtet sein, der Kopf nicht über das Schulterniveau hinausragen. Zur Unterstützung der Wirbelsäule kann ein schmales breites Kissen unter den Rumpf gelegt werden.

Eva Groß
Krankenschwester

⋯› Praxistipp
Bei bereits bestehenden Kontrakturen können Lagerungshilfsmittel eine Beeinträchtigung der Nachbargelenke verhindern. So kann zum Beispiel als Ausgleich einer bestehenden Beugekontraktur im Hüftgelenk die Hochlagerung der Beine und Füße auf Kissen eine Gefährdung der Gelenke in diesem Bereich vermindern.

Erhaltung der Gelenkstabilität und Beweglichkeit

Die bereits erwähnten Möglichkeiten der Lagerung sind ein Teil der Techniken zur Gelenkunterstützung. Ferner müssen mechanische Belastungen vermieden werden, wie sie z. B. bei körperlichen Belastungen beim Heben und Tragen oder beim Aufstehen aus dem Bett entstehen können. Rücken und Gelenk schonende Vorgehensweisen werden von den Physiotherapeuten eingeübt (**Abb. 41.6**). Eine verminderte Gelenkbelastung führt zu einer geringeren Schmerzbelastung für den Patienten. Darüber hinaus handelt es sich hierbei um Hinweise, die auch für die weitere Lebensführung von Bedeutung sind. Die Zusammenarbeit der verschiedenen Berufsgruppen ist sehr wichtig. Vom Ergotherapeuten angefertigte Hilfsmittel, angepasste Orthesen und technische Hilfsmittel ermöglichen so im Zusammenspiel eine Verbesserung der Bewegungsmöglichkeiten des Patienten.

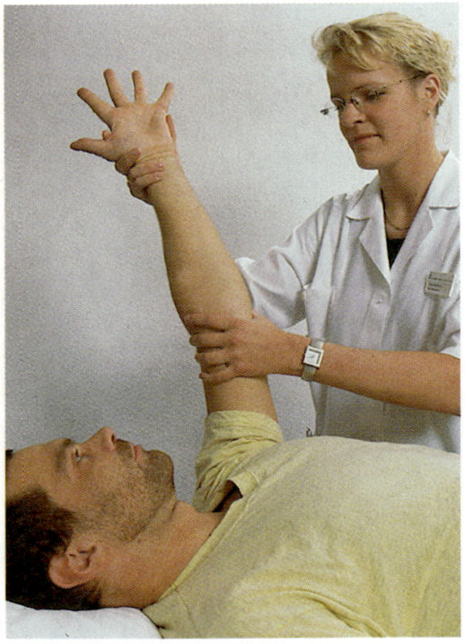

Abb. 41.6 Aktives Bewegen im Schultergelenk

Ein wichtiger Lernvorgang bezieht sich für den Patienten darauf, zu erfahren, welche Belastungsgrenzen für ihn erreichbar sind. Er soll sich vorsichtig, aber beständig in eine Belastung hineinarbeiten. Unter Berücksichtigung einer vorhandenen Morgensteifigkeit der Gelenke soll er die Belastung langsam steigern. Dabei gilt, dass mehrere kleine Belastungen über den Tag verteilt sinnvoller sind als wenige starke Belastungen pro Tag. Auch hier ist zu beachten, dass das im Krankenhaus begonnene Training und der gefundene Belastungsrhythmus zu Hause weiter fortgeführt werden sollen. Es ist bedeutsam für den Patienten herauszufinden, welche alltäglichen Belastungen für ihn zu einem Problem werden können. Das langdauernde Schreiben am Computer und eine starke Beanspruchung der Finger durch mechanische Arbeiten, die ansonsten erst nach längerdauernder Tätigkeit zu einer intensiven Belastung führen, stellen für den Patienten schon frühzeitiger ein potenzielles Problem dar.

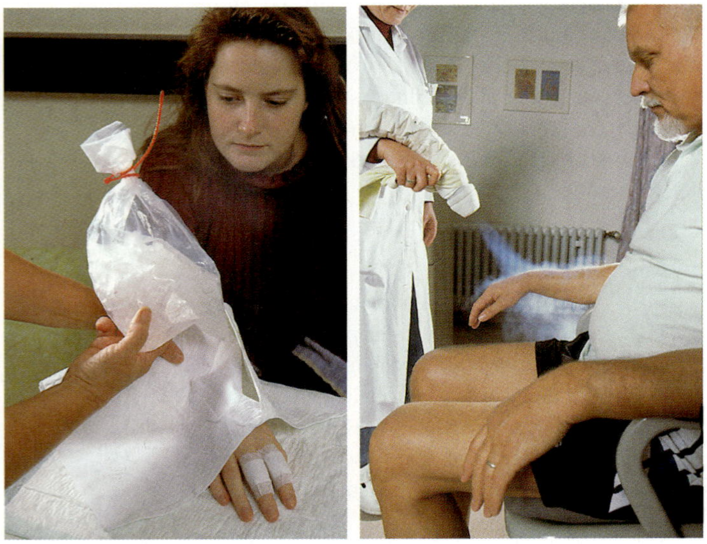

Anlegen einer Eispackung (links). Kaltluftbehandlung des Handgelenks mit – 140 °C (rechts)

Physikalische Maßnahmen

Die Anwendung von Kälte in den verschiedensten Applikationsformen ist im akuten Schub des Rheumas von Bedeutung. Die befallenen Gelenke sind geschwollen, überwärmt, gerötet und schmerzen stark. Der Patient erhält in der Physiotherapie eine lokale Behandlung mit dem Eiswind oder eine systemische Behandlung in der Kältekammer. Die weiterführende oder begleitende Behandlung auf der Station sieht z. B. die Anwendung von „Eisblasen" oder häufiger noch die Nutzung von Kälte-Gelpackungen vor, die sich gut an das erkrankte Gelenk anformen lassen. Von Bedeutung ist, dass ein schützendes Leinentuch immer zwischen Haut und Kälteträger gebracht wird, um Hautverbrennungen durch zu intensiven Kontakt zu vermeiden. Auch eine zu lange andauernde Kälteanwendung kann Schaden verursachen. Eine Behandlungsdauer von ca. 30 Minuten erscheint oftmals als wirkungsvoll. Es ist sinnvoll, diese Therapie mehrmals am Tag zu wiederholen, in Abhängigkeit von bestehenden Schmerzen und Kältetoleranz.

> Eva Groß Krankenschwester
>
> **Praxistipp**
>
> Die Kryotherapie vor Bewegungsübungen oder Belastungen im Rahmen von Pflegemaßnahmen lassen die Notwendigkeit einer Schmerzmittelgabe geringer werden.

Ein kühler Gelenkwickel mit pflanzlichen Zusätzen findet auch hier Anwendung. Die Dauer des Wickels beim liegenden Patienten beträgt ca. 30 Minuten, die Wickelbehandlung wird tagsüber möglichst oft wiederholt. Falls der Patient dies toleriert, kann ein Wickel auch nachts am Körper des Patienten bleiben. Die Wickelbehandlung dauert bis zur Beschwerdefreiheit an, bei Besserung der Beschwerden wird der Wickel nur noch seltener angewandt. Ebenfalls positive Wirkungen auf ein schmerzendes und geschwollenes Gelenk besitzt Heilerde. Soll sie stark kühlen, ist sie möglichst dick aufzutragen. Der Heilerdewickel verbleibt ca. 1 – 2 Stunden beim Patienten. Die Haut wird anschließend gut abgewaschen und mit einem pflanzlichen Hautpflegeöl eingecremt.

Die Anwendung von Wärme findet vorwiegend bei Patienten im chronischen Stadium statt. Die morgendliche Steifigkeit der Finger, Zehen oder sonstiger betroffener Gelenke lässt nach. Auch der Belastungsschmerz lässt sich dadurch positiv beeinflussen. Der Wickel (mit pflanzlichen Zusatzstoffen) wird heiß aufgelegt und verbleibt ca. 30 Minuten. Anschließend werden die Gelenke mit einer pflanzlichen Rheumasalbe eingerieben, bis der Wirkstoff in die Haut eingezogen ist. Ein altes Hausmittel ist die Anwendung eines heißen Kartoffelwickels, der bei Arthrosen schmerzlindernd wirkt.

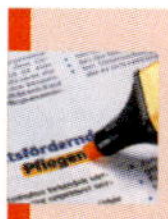

Merke

Von Bedeutung ist, dass der Patient und seine Angehörigen in die Anwendung dieser physikalischen Maßnahmen eingewiesen werden, damit die positive Wirkung auch über den Krankenhausaufenthalt hinaus erhalten bleibt.

Verabreichung von Rheumamedikamenten

Die Einnahme der üblichen Rheumamedikamente bewirkt oftmals eine Umstellung der bisherigen Lebensgewohnheiten. Der Patient wird über die Wirkungen und Nebenwirkungen der Medikamente deshalb durch den Arzt aufgeklärt. Zahlreiche Rückfragen erreichen jedoch die Pflegepersonen. Hier gilt es, dem Informationsbedürfnis des Patienten Rechnung zu tragen. Auch eine damit verbundene Umstellung der Ernährungsgewohnheiten ist in vielen Fällen plausibel zu machen.

Um die morgendliche Körperpflege unter Einbeziehung des Patienten durchführen zu können oder um Bewegungsübungen, die vor der üblichen Frühstückszeit durchgeführt werden sollen, für den Patienten zu einem möglichst positiven Ergebnis zu bringen, sollten in angemessener Zeit zuvor Kälte- oder Wärmeanwendungen auch in Kombination mit einer „außerplanmäßigen" Medikamenteneinnahme zur Anwendung kommen. Dies hat zur Folge, dass ein kleines Frühstück bereitgestellt werden sollte, um die Medikamente nicht nüchtern einnehmen zu müssen, was zu erheblichen Beschwerden führen würde.

Bei der Gruppe der Kortisonpräparate ist der Zeitpunkt der Einnahme dem natürlichen (physiologischen) Produktionsrhythmus anzupassen. In den meisten Fällen ist eine frühe Gabe gegen 7.00 Uhr indiziert, jedoch ist gleichzeitig die Verabreichung einer kleinen Mahlzeit nötig. Nichtsteroidale Antirheumatika werden im Allgemeinen morgens nach dem Frühstück und abends vor dem Schlafengehen – auch hier wieder in Verbindung mit einer kleinen Mahlzeit – verabreicht. Die Medikamente sollten nicht unmittelbar vor dem Zubettgehen genommen werden, um eine Reizung der Speiseröhre durch einen möglichen Reflux zu vermeiden.

Im Rahmen der Krankenbeobachtung werden Wirkungen, aber auch Nebenwirkungen festgestellt. Beschwerden im Bereich des Verdauungstraktes wie z.B. Magenschmerzen oder Appetitverlust, eine Blässe durch Veränderungen des Blutbildes wegen einer entstandenen Anämie werden protokolliert und geben so frühzeitig Hinweise auf möglicherweise eintretende Komplikationen.

Eva Groß
Krankenschwester

Praxistipp

Alle Arzneimittel sollten immer mit viel Flüssigkeit und im Sitzen oder im Stehen eingenommen werden. Im unmittelbaren Anschluss daran sollte ein flaches Hinlegen oder ein Bücken nicht erfolgen.

Anforderungen an eine gesunde Ernährung

Es gibt zwar bisher keine klassische Rheumadiät, da das Krankheitsbild auch sehr vielschichtig ist, aber es lassen sich verschiedene Ansätze zur Bestimmung einer angepassten Ernährung finden: Grundlegend sollte die Ernährung vitaminreich, mineral- und nährstoffreich sein. Patienten mit Übergewicht sollten kalorienreduziert ernährt werden, da eine übermäßige Gewichtsbelastung schädlich für die Gelenke ist. Es sollte bei entsprechender Eignung des Patienten auch ein Heilfasten ins Auge gefasst werden. Hierdurch lassen sich erstaunliche Erfolge erzielen. Dieser freiwillige Nahrungsverzicht ist mehr als nur ein körperliches Fasten. Nach einem bestimmten Plan werden unter ärztlicher Aufsicht Ressourcen des Patienten frei, die sich positiv in die Therapie einbringen lassen. Der Fastende gewinnt an Selbstvertrauen, er erlebt einen starken Impuls für die Neuordnung seines Lebens. Die Stoffwechseltätigkeit erfährt eine intensive Dynamik, es werden Wirkungen beschrieben, die sonst nur einer hochdosierten Kortisontherapie zugeschrieben werden können.

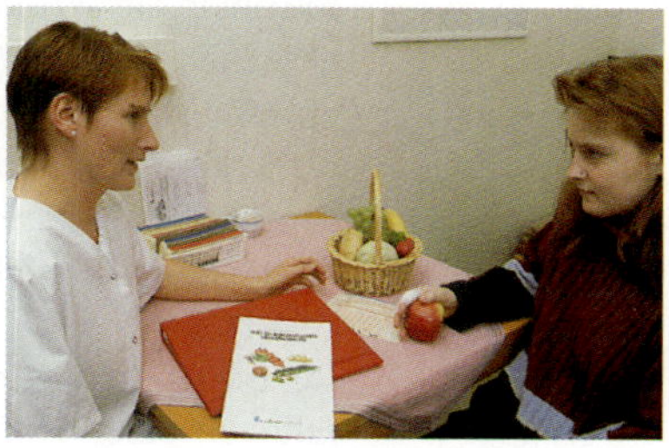

Ernährungsberatung: Gespräch zum Thema Rheumadiät mit einer jungen, an Rheuma erkrankten Frau

Die Flüssigkeitszufuhr sollte der Aktualität des Krankheitsgeschehens angepasst sein, bei gleichzeitiger Kortisongabe ist sogar eine Bilanzierung sinnvoll. Begleitend ist die Reduzierung der Kochsalzzufuhr durch die Nahrung bedeutsam. Der Kohlenhydratstoffwechsel kann ebenfalls durch die Kortisongabe eine Veränderung erfahren, ein steroid-induzierter Diabetes mellitus kann sogar die Notwendigkeit einer Diabeteskost nach sich ziehen. Bei Hyperurikämie ist eine purinarme bzw. purinfreie Diät angezeigt, um den Harnsäurespiegel zu senken. Außerdem müssen diese Patienten unbedingt Alkohol meiden. Eine ausreichende Flüssigkeitszufuhr beugt einer Ablagerung von Harnsäure in Nieren und Harnwegen vor.

Eva Groß
Kranken-schwester

⇢ Praxistipp

Mit Rücksicht auf die Medikamenteneinnahme und den möglicherweise verringerten Appetit oder entstandene Magenbeschwerden sollten mehrere kleine Mahlzeiten über den Tag hinweg verabreicht werden.

Eine Ernährungsberatung ist bei diesen Patienten in jedem Fall von großer Bedeutung, um einen individuellen Kostplan erstellen zu können und um wertvolle Tipps für die weitere Ernährung zu Hause zu vermitteln.

Naturheilkundliche Behandlungsprinzipien in der Pflege bei Rheuma

Neben den klassischen medizinischen Behandlungsmöglichkeiten erlangen gerade bei Rheuma-Patienten in zunehmendem Maße naturheilkundliche Behandlungsprinzipien Beachtung. Die naturheilkundliche Behandlung dieser Patienten hat eine sehr lange Tradition. Die gewonnenen Erfahrungen, die zu Recht wieder Bedeutung erlangen, fließen sowohl in die ärztlichen als auch in die krankenpflegerischen Maßnahmen ein. Die Pflegeperson sollte um die Tragweite dieses Therapieansatzes wissen, nicht als Additivum, sondern als Ausdruck einer ganzheitlichen Betrachtungsweise, die gerade bei diesen Krankheitsbildern eine sehr große Bedeutung besitzt.

Die ausgeprägte Hemmung der Beweglichkeit führt zu einer starken Beeinträchtigung des seelischen Empfindens. Dieser Bezug führt zu einer regelkreisähnlichen Beziehung, deren Bedeutung für den Patienten größer ist als dies eine Reduktion allein auf die körperliche Symptomatik zulassen würde.

Die traditionelle chinesische Medizin bildet die Grundlage für die **Akupunktur**, die nicht als Einzeltherapie aufgefasst werden darf, sondern als ein Baustein im Therapiekonzept angesehen werden kann. Sie zählt nicht zu den klassischen Naturheilverfahren, kann aber als ergänzend sowohl zu diesen als auch zu naturheilkundlichen Behandlungen eingesetzt werden. Ihr positiver Einfluss auf die Rheuma-Erkrankung durch Schmerzlinderung, Muskelentkrampfung und Aktivierung des Immunsystems ist erwiesen.

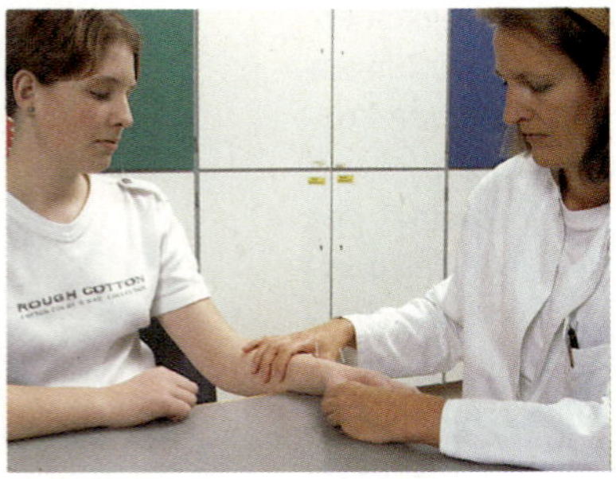

Ausleitende Verfahren wie z. B. das blutige und unblutige Schröpfen, aber auch die Blutegeltherapie erschienen in einem klassisch schulmedizinisch orientierten Krankenhausalltag bisher als utopisch, halten jedoch immer mehr Einzug in naturheilkundlich orientierte Kliniken und Abteilungen. Die Stimulation des Immunsystems, die Ausscheidung von Schmerz- und Entzündungsauslösern und die Verbesserung der Stoffwechseltätigkeit sind wichtige Wirkungsweisen dieser Therapien.

Eigenblutinjektionen regen die Selbstheilungskräfte des Körpers an, hierbei kommt es zu einer sog. Umschaltung. Aus einer Vene wird dem Patienten Blut entnommen und ihm später wieder subkutan oder intramuskulär injiziert. Das Blut kann zuvor beispielsweise durch Aktivierung oder Potenzierung verändert werden.

Die **Neuraltherapie** beseitigt Störfelder im Körper. Hierbei werden an bestimmten Stellen des Körpers Lokalanästhetika injiziert; sie wirken dabei auf den Gesamtorganismus und können so eine für den Heilungsprozess äußerst positive Umstimmungswirkung erzielen.

Die **Phytotherapie** ist ein sehr weitreichendes Behandlungsfeld. Die Therapie mit Heilpflanzen ist schon seit langer Zeit überliefert. Gerade bei den rheumatischen Erkrankungen lassen sich zahlreiche Erfolge verzeichnen. Beispiele sind die Anwendung von Tees. Bekannt sind die positiven Einflüsse der Brennessel oder des Löwenzahns.

Auch in Verbindung mit der **Hydrotherapie** finden sich positive Ergebnisse. Die lokale Anwendung ca. 42 °C warmer, feuchter Heublumensäcke (nicht im akuten Schub) wirkt schmerzlindernd. Wasser als therapeutisches Mittel ist seit jeher bekannt. Die Hydrotherapie erreichte einen besonderen Stellenwert durch die Behandlungskonzepte von Pfarrer Kneipp. Er stellte z. B. die besonderen thermischen und mechanischen Wirkungen der Wasseranwendung heraus. Die morgendliche kühle Waschung nach Kneipp'schen Prinzipien verbessert die Durchblutung und fördert die Stoffwechseltätigkeit. Die Anwendung der Soft-Pack-Wanne ermöglicht eine Kombination der positiven Wirkungen der Hydrotherapie, der Peloidtherapie und der Phytotherapie.

Die positive Wirkung des Sonnenlichts macht sich die **Heliotherapie** zu Nutze. Die Behandlung mit natürlichem oder künstlich erzeugtem Sonnenlicht bewirkt eine Steigerung der Abwehrkräfte und findet bei der nichtakuten Verlaufsform des Rheuma Anwendung. Zudem ist die positive Beeinflussung der psychischen Befindlichkeit von großer Bedeutung. Entspannungsmöglichkeiten wie z. B. das autogene Training sind zudem feste Therapiebestandteile.

Abb. 41.7 zeigt einen naturheilkundlich ausgerichteten Therapieplan. Er enthält wichtige Ergänzungen, aber auch Alternativen zur schulmedizinischen Behandlung und wird zurzeit im St.-Marien-Hospital, Mülheim an der Ruhr, umgesetzt. Beispielhaft finden Sie Anregungen zur Behandlung von Patienten mit chronischer Polyarthritis. Es handelt sich hier um einen Vorschlag, der individuell angepasst

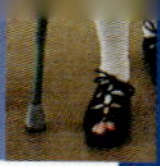

St. Marien – Hospital
Mülheim an der Ruhr

Akademisches Lehrkrankenhaus
der Universität – GHS – Essen

I. Medizinische Klinik

chron. Polyarthritis

Patientenaufkleber

Woche: Beginn = 1. Datumseintrag

Zeit	Montag	Hz/ Uhr	Dienstag	Hz/ Uhr	Mittwoch	Hz/ Uhr	Donnerstag	Hz/ Uhr	Freitag	Hz/ Uhr	Sa	So
Morgen			Wecken									
	Trockenbürstung Oberkörper		Trockenbürstung Unterkörper		Trockenbürstung Oberkörper		Trockenbürstung Unterkörper		Trockenbürstung Oberkörper			
	Frühstück											
Vormittag	Heublumens., Hände		Soft-Pack Heublumen/Bürsten		ansteigendes Armbad		Bewegungsbad Fichtennadel		Heublumensack Füße			
	Teeküche						Teeküche		Soft-Pack Wachholderöl			
Mittag	Mittagessen											
	12^{30} – 13^{30} Uhr Visite											
	Kaffee/Tee – Kuchen											
Nachmittag	Fußbad Heublumen		Wechselarmguß		Fußbad Rosmarin		Fußbad Heublumen		Wechselarmguß			
	15^{00} Uhr Meditation, Kapelle		Schröpftherapie		Eigenbluttherapie		15^{00} Uhr Meditation, Kapelle		Schröpftherapie			
	Neuraltherapie ggf. Mistel/Phenosol		Heliotherapie		Heliotherapie		Heliotherapie					
Abend	Abendessen											
					18^{30} – 19^{15} Uhr Entspannungsübung							

Phytotherapie

Ernährungsberatung

Abb. 41.7 Naturheilkundlich ausgerichteter Therapieplan zur Behandlung von Patienten mit chronischer Polyarthritis

werden muss. Entscheidend ist dabei die aktuelle Symptomatik des einzelnen Krankheitsgeschehens und damit verbunden z. B. die mögliche Toleranz oder Intoleranz von Wärme oder Kälte.

41.3 Pflege von Patienten mit Erkrankungen der Bandscheiben

Heiner Bachmann

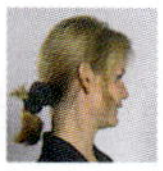

Frau Krumm, Hausfrau und Mutter von zwei Kindern, nach einem anstrengenden Tag: „Mir tut schon wieder mein Rücken so weh“, klagt sie. „Kannst du dir vorstellen, dass es vom langen Stehen an der Bushaltestelle kommt?“ fragt sie ihren Mann. „Was hast du denn sonst noch gemacht?“, fragt dieser zurück. „Vormittags bin ich mit Carsten zur Schule. Der wollte nur seinen Turnbeutel tragen, da hab ich eben seine Schultasche geschleppt. Danach bin ich zum Einkaufen, um einen Vorrat an Saftflaschen zu besorgen. Freitag vormittags ist im Einkaufsmarkt immer so viel los, da muss man ewig an der Kasse stehen. Isolde musste ich vom Kindergarten ein Stück heimtragen, weil sie so kaputt war. Nachmittags hab ich im Garten das Gemüsebeet umgegraben. Jetzt hab ich das Gefühl, dass ich richtig geschrumpft bin.“ „Du hast Recht“, klärt sie ihr Mann auf. Als Ingenieur weiß er, dass sich Gewebe unter Belastung verändert. Unter dem Druck eines anstrengenden Arbeitstages wird der Mensch ein wenig kleiner. Je mehr Belastung bzw. stehende Tätigkeiten, umso mehr schrumpft der Betroffene. Das können nur wenige Millimeter sein bis hin zu drei bis vier Zentimetern. Frau Krumm besorgt sich in der Bibliothek ein Fachbuch und liest nach, dass dabei die Bandscheiben eine große Rolle spielen. Die 23 Zwischenwirbelscheiben besitzen in ihrem Inneren einen Gallertkern, der die oftmals zentnerschwere Last, der die Wirbelsäule hauptsächlich beim Stehen ausgesetzt ist, dämpft und dynamisch abpuffert. Im Verlauf des Tages werden die Bandscheiben immer dünner, weil sie unter starkem Druck Flüssigkeit an das umliegende Gewebe abgeben. Erleichtert liest sie weiter, dass sich die Bandscheiben in der Nacht regenerieren. Die enorme Beanspruchung der Bandscheiben und der Wirbelsäule sind entwicklungsphysiologisch aufgrund der Entwicklung vom „Vierfüßler" zum aufrecht gehenden Menschen erklärbar, erfährt sie weiter.

Medizinischer Überblick Bandscheibenprolaps

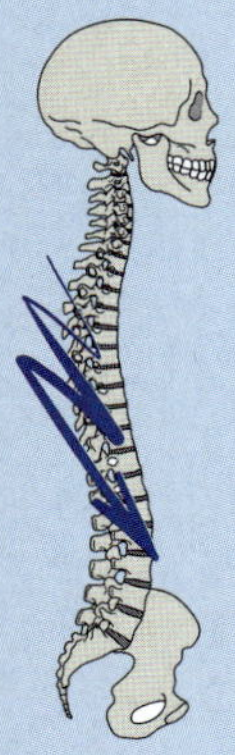

Definition

Der Bandscheibenprolaps ist ein Vorfall der Bandscheibe in Richtung Spinalkanal. Dabei können die Nervenwurzeln gereizt und durch Druck geschädigt werden.

Symptome

Plötzlich einsetzende, starke Kreuzschmerzen, die oft durch das Heben von Lasten ausgelöst werden, die jedoch auch Stunden später erst auftreten können. Der Betroffene verharrt nahezu bewegungsunfähig in seiner Position, die Rückenmuskulatur verspannt reflektorisch. Zusätzlich treten folgende Symptome auf:

- Lumbago, umgangssprachlich als „Hexenschuss" bezeichnet, ohne neurologische Symptome,
- neurologische Symptome, z. B. Ischialgie,
- Lasègue-Zeichen,
- Kauda-Syndrom mit schwerwiegenden Lähmungen beider Beine.

Bandscheibenprolaps

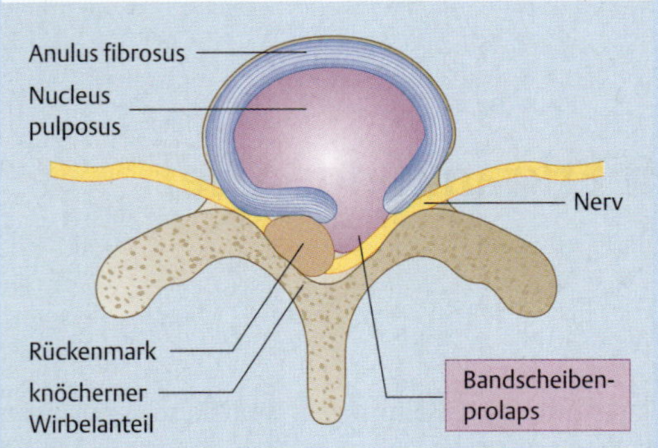

Der Nucleus pulposus prolabiert in den Spinalkanal (nach Paetz/Benzinger-König)

Ursache

Ursache des Bandscheibenprolaps ist eine Degeneration der Bandscheiben, die zu Rissen im Faserring führt. Der Gallertkern verschiebt sich durch den Druck der Wirbelsäule nach dorsal und kann unter Umständen die Nervenwurzeln schädigen.

Therapie

Bandscheibenvorfälle können konservativ oder operativ versorgt werden. Bei Lumboischialgien ohne erkennbare neurologische Ausfälle wird oftmals eine konservative Therapie angestrebt, bei einem ausgeprägten Bandscheibenvorfall mit neurologischer Ausfallssymptomatik ist ein operativer Eingriff jedoch unumgänglich, um irreparable Nervenschädigungen zu verhindern.

Komplikationen der operativen Therapie sind Nachblutungen und Läsionen der Nervenwurzeln bis hin zu Querschnittlähmungen. Die Risiken bzw. Komplikationen sind aber insgesamt eher gering. Bei rund 80% der operierten Patienten werden gute bis sehr gute Ergebnisse erreicht.

Ein weniger invasives Verfahren ist die perkutane Diskektomie. Endoskopisch wird der Nucleus pulposus zerkleinert und abgesaugt. Bei einem anderen Verfahren, der sog. Chemonukleolyse, wird versucht, durch die Injektion eines Enzyms in die Bandscheibe diese zum Schrumpfen zu bringen.

Mit der Laser-Diskektomie wird ebenfalls versucht, die Bandscheibe zu schrumpfen. Die letztgenannten Verfahren sind allerdings nur für eine begrenzte Patientengruppe ohne ausgeprägte neurologische Defizite anwendbar.

41.3.1 Bedeutung für den Patienten

Erkrankungen der Wirbelsäule und der Bandscheiben nehmen hauptsächlich in den westlichen Industrienationen in den letzten Jahren enorm zu. Wie bei allen Erkrankungen sind auch bestimmte Personen für Erkrankungen der Bandscheiben prädestiniert. Menschen mit Bandscheibenleiden in der Vorgeschichte, sonstigen Wirbelsäulenerkrankungen wie Morbus Scheuermann, der häufigsten Wirbelsäulenerkrankung im Jugendalter, oder Spondylolisthesis (Wirbelgleiten) sind besonders gefährdet. Diese Personengruppen sollten insbesondere ihren Arbeitsplatz sowie die außerberuflichen Belastungen auch im sportlichen Bereich überprüfen, um evtl. Risikofaktoren zu minimieren. Noch wichtiger sind diese Kriterien für Patienten nach einem Bandscheibenvorfall. Die ergonomische Ausstattung des Arbeitsplatzes, die

Anschaffung und Benutzung von Hebehilfen spielen eine große Rolle. Nicht nur bei aktiven Tätigkeiten, auch im Bereich der alltäglichen Verrichtungen müssen die Betroffenen umdenken. Bei lang andauernder sitzender Tätigkeit muss das dynamische Sitzen erlernt werden. Das wird z. B. durch ergonomisch geformte Sitzmöglichkeiten gewährleistet, die über Abstützungen im Brustwirbel- und Lendenwirbelbereich sowie flexible Rückenlehnen verfügen. Rückenschonende Bewegungsmuster müssen im Rahmen einer Rückenschule erlernt und konsequent im täglichen Leben umgesetzt werden. Da das (falsche) Heben von Lasten als ein wesentlicher Risikofaktor bei Bandscheibenerkrankungen anzusehen ist, müssen die Patienten über falsches Heben und die Folgen aufgeklärt werden. Nur die Kombination von rückengerechtem Arbeiten verbunden mit adäquater Arbeitsplatzgestaltung oder Umgestaltung und dem Bewusstsein für die Bedeutung dieser Maßnahmen kann die Wirbelsäulenpatienten vor rezidivierenden Dauerschäden nachhaltig schützen. Dass selbst Leistungssport nach einem Bandscheibenvorfall bei entsprechendem Training wieder möglich ist, beweist der mehrmalige Weltmeister und Olympiasieger im Rodeln, Georg Hackl.

41.3.2 Pflege- und Behandlungsplan

Konservative Maßnahmen

Wenn keine massiven neurologischen Ausfälle erkennbar sind, wird zunächst ein konservativer Therapieversuch unternommen. Primäres Ziel bei der konservativen Therapie ist, die akute Schmerzsymptomatik zu durchbrechen. Medikamentös wird dies durch die Gabe von Muskelrelaxanzien und Analgetika/Antiphlogistika erreicht.

■ Lagerung

Die Patienten müssen im Anfangsstadium Bettruhe einhalten. Eine Rückenlagerung ohne Kopfkissen oder nur mit einem flachen Kissen ist empfehlenswert. Die Unterlage, d. h. Bett oder Matratze, sollten hart sein. Ein Brett unter der Matratze kann hier helfen. Oft nimmt der Patient initial eine für ihn geeignete, schmerzarme und entlastende Position ein. Entlastend für die Muskulatur wirkt sich bei akuten lumbalen Vorfällen auch eine Stufenbettlagerung aus, bei der Knie- und Hüftgelenke gebeugt sind. Eine Knierolle bringt notfalls ebenso eine Entlastung. Unter Umständen kann eine Zervikalstütze (Halskrause) angelegt werden. Die Applikation lokaler Wärme führt zur Entspannung der betroffenen Areale und reduziert die Schmerzen. Fango oder eine stark ämisierende Salbe (Finalgon extra) können hier zur Anwendung kommen.

■ Therapie

Das Aufstehen nach dem akuten Verlauf geschieht immer über die Seite. Im Laufe des Klinikaufenthalts muss der Patient bei zunehmender Beweglichkeit stabilisierende physiotherapeutische Übungen erlernen. Unter Berücksichtigung von Alter, schmerzbedingter Bewegungseinschränkung, Vorerkrankungen und Allgemeinzustand des Patienten wird ein individueller Therapieplan erstellt. Schulung neuer Haltungs- und Bewegungsmuster steht hier im Vordergrund.

Operative Maßnahmen (lumbale Bandscheibenoperation)

■ Präoperative Maßnahmen

Neben den üblichen OP-Vorbereitungen ist auf eine genaue Kontrolle der Dokumente zu achten. Wichtig sind vor allem Röntgenbilder und CT-Bilder. Am Operationstag wird das OP-Gebiet großzügig rasiert.

■ Postoperative Maßnahmen

Die zunehmende Verbesserung der Operations- und Narkosetechnik führt zu einer deutlich besseren Ausgangssituation des Patienten. Wichtig ist, den Patienten in den gesamten postoperativen Prozess mit einzubeziehen und ihn zu aktivieren. Ziel der postoperativen Pflege ist eine frühestmögliche Mobilisation, um mögliche Komplikationen wie Thrombose, Pneumonie etc. zu verhindern und eine frühzeitige Rehabilitation zu ermöglichen.

■ OP-Tag

Nach der Operation muss der Patient Bettruhe einhalten und flach auf dem Rücken liegen. Als Entspannungslage und Dekubitusprophylaxe darf der Patient kompakt in Seitenlage gebracht werden (Drehen „en bloc"). Dazu werden die Beine des Patienten in Rückenlage angebeugt, die Arme vor der Brust verschränkt und der Kopf leicht angehoben. Dann kann der Patient kompakt auf die Seite gedreht werden. Darüber hinaus werden nach Arztanordnung i. d. R. stündlich Kontrollen auf mögliche neu-

Entlastungslagerung bei lumbalem Bandscheibenprolaps

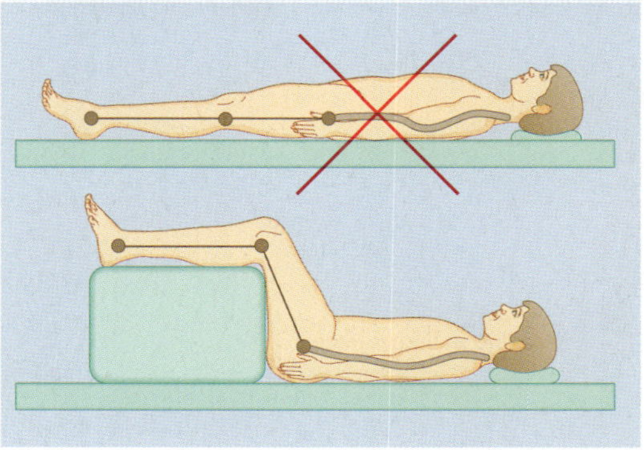

Entlastungslagerung als konservative Maßnahme (nach Paetz/Benzinger-König)

rologische Ausfälle durchgeführt. Ein besonderes Augenmerk muss hierbei auf die Funktion der Fußhebung und -senkung bzw. auf Schwächen in diesem Bereich gelegt werden. Angaben des Patienten hinsichtlich einem pelzigen Gefühl oder Schmerzen sind im Überwachungsprotokoll zu dokumentieren und dem zuständigen Arzt oder Operateur mitzuteilen.

Die Sekretmenge in den Redon-Flaschen muss regelmäßig kontrolliert werden. Hierbei spielt die Farbe der Flüssigkeit eine ausschlaggebende Rolle. Eine zu helle Farbe kann ein Indiz für Liquor sein. Auch hier ist umgehend der Arzt zu verständigen. Der Wundverband ist ebenfalls regelmäßig auf Nachblutung zu kontrollieren. Die Überwachung des Kreislaufs und die Kontrolle des Hämoglobins geben Aufschluss über eine mögliche Nachblutung, die durch eine intraoperative Verletzung der abdominellen Organe entstanden sein kann. In der ersten postoperativen Phase muss auch die Urinausscheidung konsequent kontrolliert werden. Miktionsstörungen können ein Hinweis auf eine Blasenlähmung sein. Bei älteren Patienten ist daher bereits im Aufnahmegespräch abzuklären, ob evtl. Blasenentleerungsstörungen vorliegen. Die Patienten sind darüber hinaus mit Antithrombose-Strümpfen zu versorgen.

Das Wirbelsäulen schonende Aufstehen sollte unbedingt schon vor der Operation trainiert werden

Merke
Wichtig ist, dass die Patienten zum tiefen Durchatmen angeregt werden, um die optimale Belüftung der Lunge zu erhalten und Komplikationen zu vermeiden.

En-bloc-Aufstehen

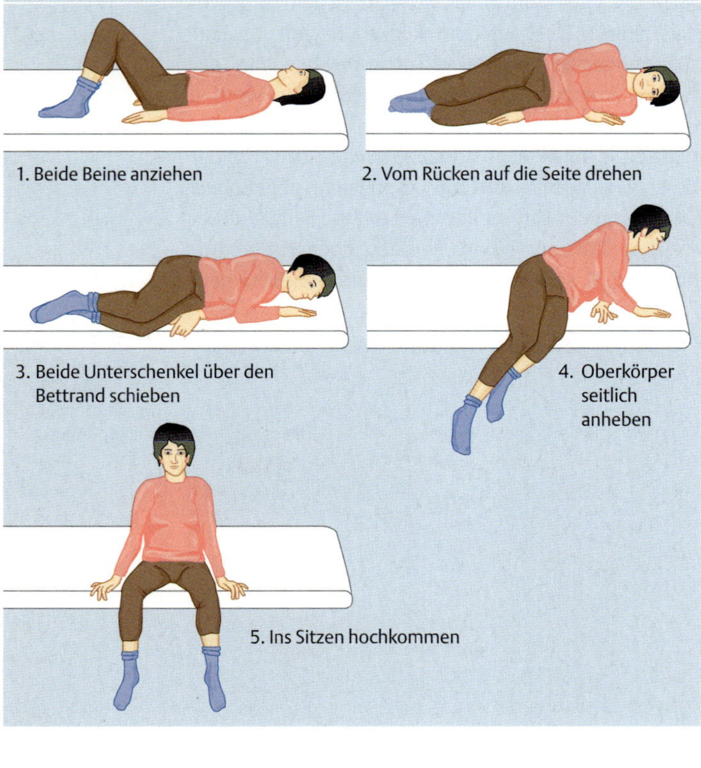

1. postoperativer Tag

Mobilisation

Das baldige Verlassen des Bettes ist sowohl für den Patienten als auch für die Pflegenden das erste Ziel. Durch regelmäßiges Aufstehen kann möglichen Kreislaufproblemen entgegengewirkt sowie die Pneumonie- und Thromboseprophylaxe unterstützt werden.

Merke
Die Mobilisation bzw. der gesamte Mobilisationsplan ist vorher mit dem Patienten durchzusprechen.

Eine optimale Mobilisation verhindert nicht nur Folgeschäden, sondern verbessert auch die Selbstständigkeit des Patienten in den Bereichen Körperpflege und Ausscheiden und bietet so für ihn eine effiziente Vorbereitung auf die Zeit zu Hause. Zu beachten ist, dass der Patient aber nicht überfordert werden darf. Er lernt korrekte, schmerzfreie Bewegungsmuster für sämtliche Aktivitäten des täglichen Lebens. Eine Zusammenarbeit zwischen den therapeutischen Teams der Pflege und der Physiotherapie ist zu diesem Zeitpunkt sehr wichtig.

Vorbereitung. Neben der Information des Patienten über den Ablauf der Mobilisation sind vor dem Aufstehen Puls und Blutdruck zu überprüfen. Drainagen, Infusionen oder Katheter sind sicher an einem Infusionsständer zu fixieren. Ein Durchzug durch offen stehende Fenster oder Türen sollte vermieden werden, da der Patient in der postoperativen Phase geschwächt und dadurch anfällig für Infekte ist. Rund um das Bett ist ausreichend Platz erforderlich, damit der Patient einige Schritte gehen kann. Feste Schuhe und ein Bademantel sollten bereit liegen. Vor dem eigentlichen Aufstehen kann der Kreislauf des Patienten durch isometrische Spannungsübungen oder isotonische Bewegungen angeregt werden, die gleichzeitig die gelenknahen Muskeln stimulieren.

Durchführung. Liegt der Patient in Rückenlage, wird er „en bloc" zur Seite gedreht. Diese Technik bietet den bestmöglichen, Rücken und Bandscheiben schonenden Transfer für den Patienten. Mit der Ausgangsstellung in der Seitenlage beginnt das eigentliche Aufstehen. Der Patient schiebt beide Unterschenkel aus dem Bett, indem er sich zunächst mit der Hand abstützt und sich dabei aufrichtet. Rumpf und Kopf schieben sich durch das Abstützen in die vertikale Ebene, die Füße wandern Richtung Fußboden. Die Wirbelsäule bleibt stabil, der Patient sitzt auf dem Bettrand. In dieser Phase ist eine gute Krankenbeobachtung wichtig, notfalls sollten die Vitalwerte nochmals kontrolliert werden.

Dann stellt der Patient nach Anleitung die Füße etwa hüftbreit auf den Boden, stützt sich mit beiden Armen in Höhe der Oberschenkelkondylen auf und verlagert seinen Schwerpunkt nach vorn. Er streckt sich nach oben und steht frei. Die Anregung zum tiefen Durchatmen ist auch hier eine einfache und effektive Methode zur Pneumonieprophylaxe. Der Patient geht einige Schritte in Begleitung, evtl. bis zur Toilette und setzt sich in umgekehrter Reihenfolge wie beim Aufstehen hin. Das Zurückkehren ins Bett erfolgt ebenfalls in umgekehrter Reihenfolge wie beim Aufstehen. Abschließend werden die Vitalparameter kontrolliert und der Verlauf der ersten Mobilisation sowie etvl. aufgetretene Komplikationen wie Schwindel oder Schmerzen dokumentiert.

Weitere Pflegehandlungen

Der Patient benötigt vor allem bei der Körperpflege Hilfe und Unterstützung. In der Regel erfolgt am 1. postoperativen Tag die Ganzwaschung am Bett. Nach Arztanweisung dürfen Patienten nach Bandscheibenoperationen bis zu 10 Tagen nicht lange sitzen, weshalb die Nahrungsaufnahme am 1. postoperativen Tag im Bett erfolgt. Das Hinzuziehen der Angehörigen in dieser Phase erleichtert sowohl dem Patienten als auch den Pflegenden die Nahrungsaufnahme. Darüber hinaus ist eine Thrombose- und Pneumonieprophylaxe durchzuführen.

2. postoperativer Tag bis zur Entlassung

Im Rahmen der Physiotherapie werden dem Patienten stabilisierende Übungen für die Rückenmuskulatur gezeigt, die gleichzeitig die Wirbelsäule entlasten. Anleitung, Durchführung und Kontrolle des richtigen Aufstehens werden forciert. Die Körperpflege wird im Stehen durchgeführt, da der Patient nicht sitzen darf (angelehntes Stehen ist erlaubt). Essen muss der Patient ebenfalls im Stehen; hierfür wird das Ablagebrett des Nachtkästchens hochgestellt. Die Redons werden entfernt. Der Patient darf und soll private Kleidung tragen. Dies fördert das Selbstwertgefühl und motiviert. Nach Rücksprache mit dem Operateur kann der Patient bei Schmerzfreiheit zur Therapie ins Bewegungsbad begleitet werden. Warmes Wasser und der Auftrieb im Wasser bieten optimale Voraussetzungen sowohl zur Muskelentspannung als auch zur Kräftigung.

Weitere Therapie

In der Regel bleibt der Patient nach dem ca. einwöchigen Klinikaufenthalt für 1 – 2 Wochen zu Hause und geht anschließend zur Anschlussheilbehandlung in eine Reha-Klinik. Hier erlernen die Betroffenen Rückenschule mit Entspannungstechniken. Bewegungstherapie in Form von Physiotherapie und Bewegungsbädern runden das Programm ab. Nach der Anschlussheilbehandlung muss die Physiotherapie fortgesetzt werden. Erst dann können wieder uneingeschränkt Sport und sonstige Aktivitäten ausgeübt werden.

41.4 Pflege von Patienten mit Morbus Bechterew

Heiner Bachmann

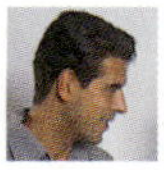

···› Jürgen K. ist 20 Jahre alt, studiert Physik und Mathematik. Durch den Auszug aus der elterlichen Wohnung und die neue Umgebung hatte Jürgen viel Stress. Weil er sich allgemein müde fühlt, spielt er ab und an als Ausgleich zum anstrengenden Studium in seiner Freizeit Volleyball. In letzter Zeit hat er morgens nach dem Aufstehen immer Schmerzen im Lendenwirbelbereich. Er schiebt die Beschwerden auf seine schlechte Matratze, weil er im Laufe des Tages von den Kreuzschmerzen kaum etwas bemerkt. Seit drei Wochen hat er zudem Schwellungen in beiden Kniegelenken. Der Arzt verschreibt gegen die Schmerzen ein Analgetikum und rät ihm, mehr zu schlafen und auf das Volleyballspiel in nächster Zeit zu verzichten. Was weder Jürgen K. noch sein Arzt zu diesem Zeitpunkt wissen, ist, dass er an den typischen Symptomen des Morbus Bechterew im Frühstadium leidet.

···› Medizinischer Überblick Morbus Bechterew

Definition

In neueren Fachbüchern und medizinischen Lexika finden sich Hinweise über die Erkrankung unter dem Namen Spondylitis ankylosans. Es handelt sich um eine chronisch entzündliche rheumatische Erkrankung des Achsenskeletts, d. h. vorwiegend der Wirbelsäule, der Iliosakralgelenke, aber auch der Hüftgelenke. Schmerzhafte Entzündungen der Wirbelgelenke führen im Laufe der Zeit zur Versteifung und Verknöcherung.

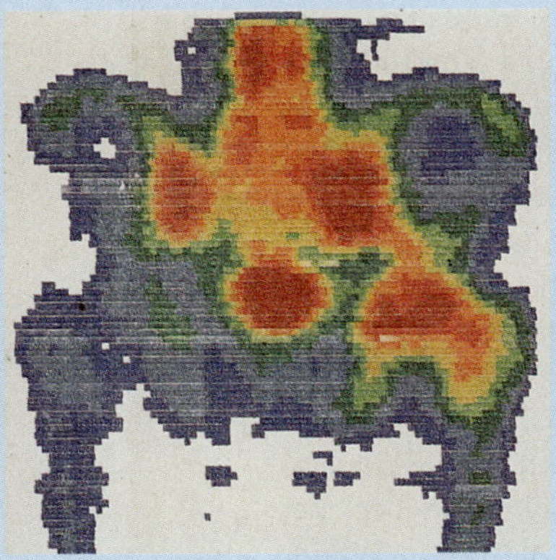

Szintigrafische Darstellung der Entzündung in den betroffenen Gelenken

Symptome

Die Entzündung äußert sich in einer nach vorn gebeugten Haltung. Im Spätstadium ist ein kleinschrittiger Gang erkennbar. Eine Sehfeldeinschränkung, verursacht durch eine Versteifung der Wirbelgelenke, beeinträchtigt zusätzlich. Eine Verknöcherung im Thoraxbereich führt zu Beschwerden beim Atmen. Morbus Bechterew ist eine Erkrankung des Gesamtorganismus. Bei ca. 30% der Erkrankten treten chronische entzündliche Darmerkrankungen, Fieber, allgemeine Müdigkeit oder eine Entzündung der Regenbogenhaut auf. Ein Gelenkbefall außerhalb der Wirbelsäule wie z. B. der Schultergelenke ist möglich. Eher weniger häufig ist eine Beteiligung von Herz, Lunge, Niere und Leber. Rund 90% der Erkrankten sind Männer. Der Beginn und die Manifestation liegen zwischen dem 15. und 30. Lebensjahr.

Ursache

Definitive Ursachen sind noch nicht bekannt. Diskutiert werden sowohl genetische Faktoren als auch Umwelteinflüsse durch Infektionen mit Bakterien, die das körpereigene Immunsystem schwächen.

Diagnostik

Bei der Erkrankung spricht man von einer seronegativen Erkrankung, weil Rheumafaktoren im Serum nicht nachweisbar sind. In einer akuten Phase (Schub) ist eine erhöhte BKS erkennbar. Mehr als 90% der Patienten sind HLA-B27-Träger (Human-Leukozyten-Antigen B27). In einem Vergleich mit HLA-B27-negativen Trägern wurde ein um das 84-fach erhöhte Risiko bzw. eine erhöhte Empfänglichkeit für Morbus Bechterew festgestellt. Röntgenologisch wird die Diagnose gesichert. Dies geschieht oft erst nach Jahren.

41.4.1 Bedeutung für den Patienten

Durchschnittlich dauert es rund 6–7 Jahre, bis die endgültige Diagnose Morbus Bechterew exakt durch Röntgenbilder nachgewiesen ist. Für den Betroffenen bedeutet das oftmals ein jahrelanges Konsultieren von Ärzten der unterschiedlichsten Fachrichtungen, ohne jemals eine definitive Diagnose zu erhalten. Gerade jüngere Patienten werden mit Schmerzmitteln „versorgt" und nicht selten als Simulanten angesehen.

Welche Probleme hat aber ein Bechterew-Patient neben den Schmerzen und der Bewegungseinschränkung? Eine stastistische Befragung Betroffener ergab, dass fast 30% große Probleme am Arbeitsplatz haben und fast 40% mit Sorgen im privaten, sozialen und familiären Umfeld kämpfen.

Da die Erkrankung im frühen Erwachsenenalter auftritt, in dem so wichtige Entscheidungen wie Berufswahl oder Familienplanung anstehen, sind Sorgen und Ängste um die Zukunft nur mehr als verständlich. Der Krankheitsverlauf lässt sich aber zum Leid der Betroffenen nicht absehen. Der chronische Schmerz ist natürlich ein Hauptgrund der körperlichen Erschöpfung, weil durch die Schmerzen nur noch eine eingeschränkte Bewegung möglich ist, die wiederum zum Verlust der Muskelkraft und zu verminderter Belastungsfähigkeit führt. Um eine Verbesserung ihres Zustandes zu erreichen müssen die Betroffenen trotz allem ein hohes Maß an Selbstdisziplin aufbringen, denn nur konsequente Therapie bringt Erleichterung im täglichen Leben.

41.4.2 Pflege- und Behandlungsplan

Die meisten Patienten mit Morbus Bechterew können die Aktivitäten des täglichen Lebens weitgehend selbstständig ausüben. Ein Klinikaufenthalt ist im akuten Stadium oder zur Rehabilitation in einer Rehaklinik jedoch immer wieder notwendig, da eine ursächliche Behandlung der Erkrankung nicht möglich ist. Ziel der Behandlung ist eine Schmerzreduktion sowie speziell abgestimmte Therapien, um die Beweglichkeit der Wirbelgelenke zu erhalten. Bei allen Maßnahmen ist die Mitarbeit des Betroffenen von entscheidender Bedeutung.

Information

Den Betroffenen muss während des Klinikaufenthaltes verdeutlicht werden, dass ihre eigene Einstellung zur Krankheit eine wichtige Rolle spielt. Morbus Bechterew ist nicht lebensgefährlich, aber auch nicht heilbar. Mit entsprechender regelmäßiger Mitarbeit kann der Patient sein Leben jedoch lebenswert gestalten. Allerdings ist dies ohne Energie, Zuspruch und Information über die Therapie kaum möglich. Schließlich muss sich der Betroffene in allen privaten und beruflichen Bereichen arrangieren, angefangen bei der Sitzhaltung, z. B. beim Auto fahren, bis hin zu sportlichen Aktivitäten oder der täglichen Ernährung. Spezielle Informationen zu sozial- und versicherungsrechtlichen Fragen sowie eine individuelle Beratung bietet die DVMB (Deutsche Vereinigung Morbus Bechterew e. V.).

Lagerung

Durch die extreme Kyphose der Wirbelsäule ist das Liegen im Bett für Bechterew-Patienten problematisch. Eine optimale Entspannung während der Nacht ist für die Betroffenen aber sehr wichtig. Viele können z. B. in Rückenlage mit dem Kopf keinen Kontakt zur Matratze herstellen und der Hohlraum muss dann mit Schaumgummikissen aufgepolstert werden. Die Suche nach dem geeigneten Kopfkissen kann sich über Jahre hinziehen. Im Gebrauch sind hauptsächlich Aqua- oder Latexkissen, aber auch die Verwendung von Dinkelspelzkissen wird von vielen favorisiert. Die Kissen passen sich der Struktur der Halswirbelsäule an und entwickeln eine entspannende Wärme. Der Dinkel wird in gereinigter Form in die Kissen gefüllt und sollte nach 2 – 3 Jahren ausgetauscht werden.

Insgesamt erfolgt die Lagerung auf einer relativ harten und flachen Unterlage, die eine weitere kyphotische Deformierung der Wirbelsäule vermindert. Viele Patienten entscheiden sich in der Nacht für die Seitenlage oder Embryonalstellung.

Bewegungstherapie

Bechterewler (so nennen sich die Betroffenen selbst) brauchen Bewegung, denn nur durch Aktivität kann eine optimale Haltung und Beweglichkeit der Wirbelgelenke sowie des Thorax erhalten werden. Zudem werden Muskelkraft und -aufbau forciert. In Therapiegruppen erlernen die Betroffenen eine spezielle Morbus-Bechterew-Gymnastik. Dehnungsübungen der Muskulatur reduzieren den Schmerz und verbessern die Funktion und das Zusammenspiel von Gelenken und Muskeln.

> **···› Praxistipp**
> Eva Groß Krankenschwester
> Eine frühzeitige und konsequente Mobilisation in der Klinik ist das A und O, wenn ein Bechterew-Patient infolge einer Operation für kurze Zeit überwiegend bettlägerig ist.

Regelmäßiges passives Durchbewegen (S. 322) der Gelenke sowie Atemgymnastik (S. 507 f) zum Erhalt der Lungenventilation sollten in keiner Pflegeplanung fehlen. Nach dem Klinikaufenthalt bieten Spaziergänge ein effizientes Ausdauertraining, das zusätzlich das Immunsystem stärkt.

Physikalische Maßnahmen

Vor allem bei der physikalischen Therapie liegt momentan der Schwerpunkt in der modernen Behandlung des Morbus Bechterew. Die Behandlung reicht von einfacher *Wassergymnastik*, die eine schonende aktive Gelenkgymnastik zur Erhaltung der Beweglichkeit bietet, über *Bäder*, die zudem einen günstigen Einfluss auf die Haut ausüben (Bechterew-Patienten leiden u. U. an Ekzemen). Zum Einsatz kommen neben *Thermalbädern* auch Schwefelbäder und radioaktive Quellen in Form von Thermal-Radonwannenbädern. *Spezialmassagen* und *Wärmeanwendungen* als Fango oder heiße Rolle helfen Muskelverspannungen zu lösen und Schmerzen zu lindern.

Elektrotherapeutische Anwendungen, elektrogalvanische Bäder oder biomechanische Stimulation sind ebenfalls im Angebot der Therapiemöglichkeiten vorhanden, auch Sauna oder Dampfsauna bietet sich für Interessierte an.

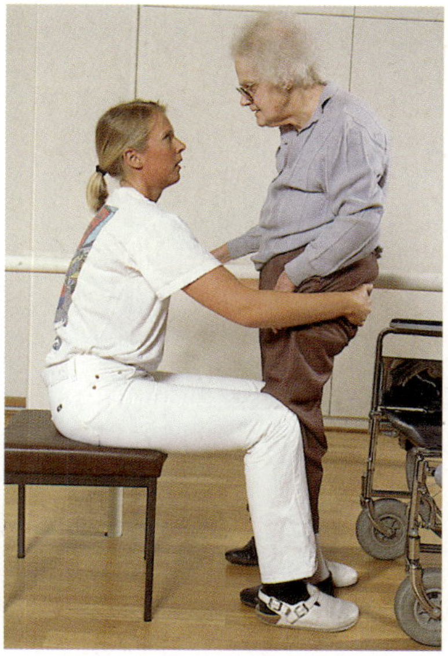

Mobilisation einer Patientin. Die Physiotherapeutin stabilisiert den Stand mit den eigenen Knien

> **···› Merke**
> Ein generelles Therapieprogramm kann nicht erstellt werden, da jeder Betroffene anders auf die speziellen Behandlungsmöglichkeiten reagiert.

Letztendlich muss in Absprache mit dem behandelnden Arzt jeder Patient selbst entscheiden, was für ihn gut oder weniger gut ist. Das entsprechende Therapieprogramm muss regelmäßig durchgeführt werden. Tägliche Gymnastik, in der Regel drei Mal am Tag, gehört zum Alltag vieler Betroffener. Asiatische ganzheitliche Bewegungsübungen wie Thai-Chi und Qui-Gong finden immer mehr Anhänger, allerdings wird das Erlernen dieser Techniken in speziellen Kursen nicht immer von den Krankenkassen finanziert.

Medikamentöse Therapie

Die konservative Therapie wird in der Regel mit nicht steroidalen Antiphlogistika, wie z. B. Diclofenac, durchgeführt. Als Folge einer Langzeittherapie mit diesen Medikamenten können Magenprobleme auftreten. Eine gute Alternative sind Enzympräparate, die keine Nebenwirkungen haben. Allerdings dürfen diese Medikamente nach der neuesten Negativliste nicht mehr verordnet werden. Die tägliche Einnahme von Vitamin E kann sich positiv auf die Erkrankung auswirken und die Therapie unterstützen.

Ernährung

Teilweise werden den Betroffenen mit speziellen Diäten Heilerfolge versprochen, die nicht eingehalten

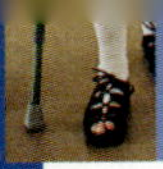

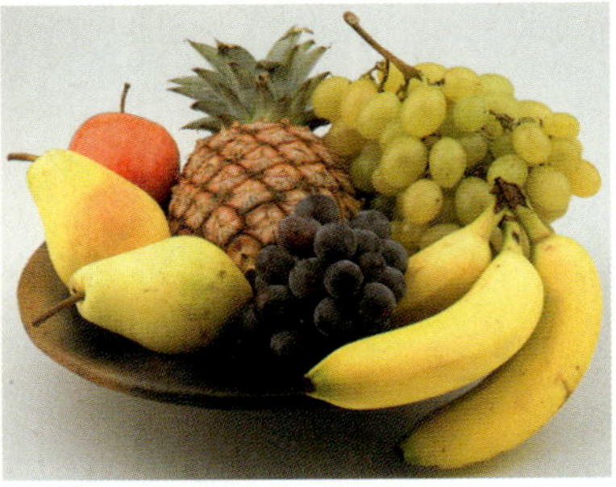

werden können. Eine abwechslungsreiche Kost mit viel Obst und frischem Gemüse, aber auch ausreichend Eiweiß, hilft am besten. Ein ausgewogenes Verhältnis von Mineral- und Ballaststoffen sowie wenig fettreiche bzw. einseitige Ernährung stellen das Optimum für den Betroffenen dar.

Radontherapie

Die Bestrahlung mit Radon gehört seit langem zur Therapie von Morbus-Bechterew-Patienten, allerdings birgt die Anwendung dieses radioaktiven Edelgases die bekannten Gefahren, wie z. B. erhöhtes Krebsrisiko. Die Strahlung bei der Therapie als Radon-Wannenbäder ist jedoch weitaus geringer. Eine Radon-Therapie im Heilstollen, hier wird Radon sozusagen inhaliert, gilt heute als ungefährlich.

41.5 Pflege von Patienten mit Frakturen

Bernhard Vollmuth

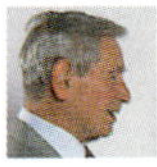

Der 3. Mai war der Tag in seinem Leben, den er niemals vergessen würde, dessen war sich Peter Hahn sicher, wenn er diesen Unfall überleben würde. Es war sein letzter Gedanke, als er, eingekeilt zwischen seinem Motorrad und einem LKW auf der B 469, keine 500 Meter von zu Hause entfernt, bewusstlos wurde. Zu sich gekommen ist Peter erst kurz vor der Klinik in einem Rettungswagen. Verschwommen sah er zwei Sanitäter an seiner Seite stehen. Wortlos rollte der eine von ihnen an einem Rädchen einer Infusion, während der andere eine Spritze aufzog. Dieser drehte sich um, hielt die Injektion senkrecht, bis zwei Tropfen klarer Flüssigkeit an der Nadel nach unten liefen, und spritzte die Flüssigkeit in den Infusionsschlauch. Wenn diese Spritze nur gegen die Schmerzen in meinem Bein helfen würde, dachte sich Peter, dann fiel er wieder in einen Dämmerzustand, der sämtliche Geräusche, wie in Watte gepackt, an seine Ohren dringen ließ. Als er das nächste Mal zu sich kam, lag er in einem Raum mit weißen Kacheln bis zur Decke. Er hörte die Worte einer für ihn unsichtbaren Person: „Schnell, die Narkoseeinleitung, sonst verblutet er uns noch auf dem Tisch." Peter hatte keine Angst um sich, vielmehr dachter er an Claudia, seine Frau, und seine fünf Monate alte Tochter Laura. Was würde bloß aus ihnen werden? Dann spürte er, wie ihm jemand eine weiche Gummimaske fest ins Gesicht drückte. Als Peter zwei Tage später aufwachte, vernahm er als Erstes ein lautes, rhythmisches Piepsen. Langsam öffnete er die Augen. Er erschrak ob der vielen Geräte, die um sein Bett standen, dann wurde ihm klar, dass er offensichtlich noch lebte. Ein stechender Schmerz in seinem Bein ließ ihn gänzlich wach werden. Er überlegte, welcher Tag wohl heute sei, ließ diesen Gedanken aber schnell wieder los. Er wusste es nicht und es war ihm auch eigentlich egal. Nun versuchte er sich zu erinnern, was geschehen war. Es passierte auf dem Weg nach Hause, der Unfall mit dem LKW, der Rettungswagen, die Stimme des Arztes kurz vor der OP. Dann wurde er operiert, aber warum tat sein Bein immer noch so verflucht weh? Er versuchte seinen rechten Arm zu bewegen, es funktionierte trotz der vielen Schläuche. Langsam zog er die Bettdecke beiseite. Er wollte wissen, was mit seinem Bein los war. Als er nach unten sah, erschrak er. Sein rechtes Bein steckte in einem Metallgestell und aus der Haut kamen drei Plastikschläuche, die in kleine Flaschen mündeten. In diesem Moment kam die Schwester an sein Bett. (nach einer Idee von Georg Seufert)

Medizinischer Überblick Frakturen

Ingo Blank

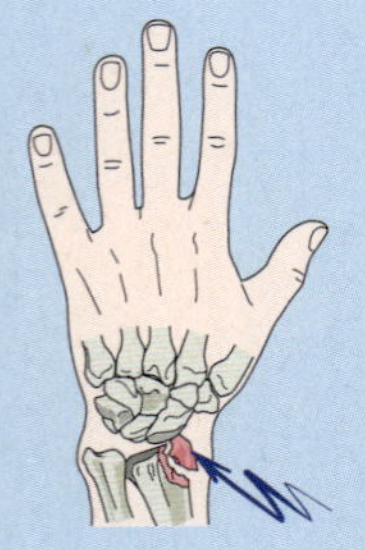

Definition

Eine Fraktur (lat. für Knochenbruch) entsteht durch eine direkte oder indirekte Gewalteinwirkung von außen. Dies passiert in der Regel einmalig und plötzlich, beispielsweise bei einem Unfall. Bricht der Knochen, hat man mindestens zwei Bruchstücke (oder Fragmente), die durch den *Bruchspalt* (Frakturlinie) getrennt sind. Bricht der Knochen nicht komplett durch, sondern hält noch an einer Kortikalis zusammen, spricht man von einer *Fissur* (Knochenspaltung) oder *Infraktion* (Knickbruch). Knochenbrüche können auch durch eine immer wieder einwirkende Kraft entstehen (Ermüdungsbruch) oder bei krankhaft veränderten Knochen (pathologische oder Spontanfraktur), z. B. bei Osteoporose, Knochentumoren oder Metastasen.

Arten

Frakturen können auf die unterschiedlichsten Arten eingeteilt werden. Zuerst ist zwischen einem *direkten* und einem *indirekten* Trauma zu unterscheiden. Bei einem direkten Trauma wirkt die Gewalt direkt auf die Frakturstelle am Knochen ein. Hierzu gehört die Schlag-, Stoß-, Tritt- und Schussverletzung. Bei einem indirekten Trauma bricht der Knochen nicht an der einwirkenden Kraft, sondern an einer anderen Stelle. Biegungs-, Drehungs-, Stauchungsbrüche sind zu nennen, ebenso Zugkräfte und Scherkräfte. Weiterhin können Frakturen nach ihrer Hautbeschaffenheit eingeteilt werden: *offene* oder *geschlossene* Fraktur. Bei einer unverletzten Haut im Bereich der Bruchstelle spricht man von einer geschlossenen Fraktur. Ist die Haut durch das Trauma von außen oder durch den Knochen von innen verletzt und offen, handelt es sich um eine offene Fraktur. Eine weitere Einteilung orientiert sich an der Anzahl der Fragmente. Man unterscheidet *einfache* Brüche und *Mehrfragmentfrakturen*. Eine Stückfraktur (Doppelbruch) wird dadurch definiert, dass der Knochen an zwei Stellen gebrochen ist und sich zwischen den Bruchstellen ein größeres intaktes Knochenstück befindet. Bei mehreren kleineren Bruchstücken spricht man von einer *Trümmerfraktur*. Nach dem Verlauf der Frakturlinie erfolgt die Einteilung in Quer-, Längs-, Schräg-, Spiral-, T- und Y-Fraktur. Bei einer Verschiebung der Bruchstücke gegeneinander handelt es sich um eine *dislozierte* Fraktur, liegen die einzelnen Knochenteile relativ unverschoben beieinander, ist die Fraktur *nicht disloziert*. Nur im Wachstumsalter kommt die Grünholzfraktur vor, ein unvollständiger Biegungsbruch, bei dem die Knochenhaut (das Periost) ganz oder teilweise erhalten ist und wie eine Ummantelung wirkt. Der Wulstbruch tritt ebenfalls nur im Kindesalter auf.

Häufigkeit

Verständlicherweise können Frakturen in jedem Alter auftreten. Es gibt jedoch Frakturen, die gehäuft im gehobenen Alter auftreten. Am typischsten ist die Schenkelhalsfraktur. Frauen sind wegen ihrer Altersosteoporose häufiger betroffen als Männer.

Symptome

Gelegentlich kann eine Fraktur schon auf den ersten Blick diagnostiziert werden. Dies sind die *sicheren* Frakturzeichen. Hierzu gehören eine abnorme Beweglichkeit, ein hör- oder fühlbares Knochenreiben (Krepitation) oder die Sichtbarkeit eines durchgespießten Fragmentes bei der offenen Fraktur. *Unsichere* Frakturzeichen können auch bei einer Prellung oder einer Stauchung vorhanden sein: Schmerzen, Schwellung, Bluterguss und Bewegungseinschränkung.

Diagnostik

Bei einem Bruchverdacht muss zur dreidimensionalen Darstellung immer eine Röntgenaufnahme in 2 Ebenen angefertigt werden. Eine Ebene ist zu wenig – manchmal sieht man eine Fraktur nur in der zweiten Ebene. Zuvor sollte vorsichtig die mögliche Bruchstelle nach Druckschmerz abgetastet (*Palpation*) und auf ein Hämatom oder eine Schwellung geachtet werden *(Inspektion)*. Bringt die konventionelle Röntgenaufnahme keine Klarheit, sind zusätzliche Röntgentechniken anzuwenden. Hierzu gehören die Tomographie (Schichtaufnahme), das Computertomogramm (CT) und die Kernspinaufnahme (NMR).

Komplikationen

Zusätzlich zu der Fraktur können Begleitverletzungen des umliegenden Gewebes auftreten. Hierbei können Muskeln, Sehnen, Nerven, Blutgefäße oder die Haut verletzt sein. Daher müssen bei jeder Fraktur die Sensibilität, die Motorik und die Durchblutung distal der Fraktur geprüft werden. Neben der bei jeder Fraktur auftretenden Blutung kann es zu einer starken Blutung in die umgebenden Weichteile kommen. Dies ist von außen oftmals nicht ersichtlich und deshalb sehr gefährlich. Ist der Blutverlust erheblich, kann sich ein Kreislaufschock ausbilden. Bei älteren Patienten mit einer Herzerkrankung kann dies zu einem Herzinfarkt führen. Bei einer offenen Fraktur können eingedrungene Keime zu einer schwer zu behandelnden Knochenentzündung (Ostitis) bzw. Knochenmarkentzündung (Osteomyelitis) führen. Seltenere Komplikationen sind u. a.: Fettembolie, Pseudarthrose (Falschgelenkbildung), Gelenkinfektion, Kompartmentsyndrom (Muskelkammersyndrom), Sudeck-Syndrom (Sudeck-Dystrophie, Morbus Sudeck), ischämische Kontraktur.

Therapie

Das allgemeine Behandlungsschema umfasst Reposition (Einrichtung der Fraktur durch Zug und Gegenzug), Retention (Fixation), Ruhigstellung (operativ oder konservativ) und Rehabilitation.

Reposition

Bei einer Frakturenbehandlung erfolgt als erster Schritt die Reposition, d. h. das Einrichten der Fraktur. Dies sollte möglichst sofort und anatomisch korrekt erfolgen. Besonders bei einer Fraktur mit Gelenkbeteiligung ist diese Erstmaßnahme wichtig, da die Gefahr einer posttraumatischen Arthrose sonst groß ist.

Häufig ist eine geschlossene Reposition möglich. D. h. die Haut wird nicht eröffnet, sondern die Fraktur wird manuell durch Zug und Gegenzug von außen eingerichtet. Dies geht natürlich nur bei einer adäquaten Schmerzausschaltung, ggf. durch Narkose.

Gelingt auch dann die geschlossene Reposition nicht, muss operiert werden (offene Reposition).

Retention

Der zweite Schritt ist die Retention (Fixation). Die Ruhigstellung der Fraktur bis zur Verheilung kann durch zwei Maßnahmen erfolgen.

Konservative Retention. Bekanntestes Verfahren der konservativen Retention ist die Gipsbehandlung. Es gibt noch eine weitere Möglichkeit der konservativen Frakturretention: die Extension (Streckbehandlung). Sie wird bei Frakturen angewandt, bei denen ein hohes Risiko der Fragmentverschiebung besteht. Durch den frakturfernen Knochen wird ein Metalldraht gebohrt. Daran wird ein Extensionsbügel angebracht. Hieran werden über einen Seilzug Gewichte angehängt. Diese üben einen kräftigen Zug aus und ziehen die Fragmente auseinander. Diese Methode wird am häufigsten bei Frakturen im Bereich der unteren Extremität und der HWS als Zeitüberbrückung bis zur Operation angewandt. Am Schultergelenk kommen ruhigstellende Verbände zur Fraktur- und Luxationsbehandlung zum Einsatz. Eine Ruhigstellung im Gips ist hier zu aufwendig oder nur schwer durchzuführen (Desault- oder Gilchrist-Verband).

Operative Retention. Bei konservativ nicht reponiblen oder nicht fixierbaren Frakturen wird die Fraktur osteosynthetisch versorgt. Dazu wird die Fraktur reponiert und anschließend mit einem Metallimplantat gesichert (verschraubt). Die meisten Osteosyntheseverfahren erfordern in der Regel eine zweite Operation nach Wochen oder Monaten zur Metallentfernung.

41.5.1 Bedeutung für den Patienten

Die Erfahrungen, die ein Patient mit einer Fraktur macht, können ganz unterschiedlich sein. So nimmt ein Betroffener die Einschränkung der Beweglichkeit als nicht so gravierend wahr und kann sich, weil der Klinikaufenthalt voraussichtlich nur kurz dauert, damit arrangieren. Ein anderer erlebt sich in der Situation hilflos, hat große Angst und hofft, dass keine Einschränkung seiner Bewegungsfreiheit zurückbleibt.

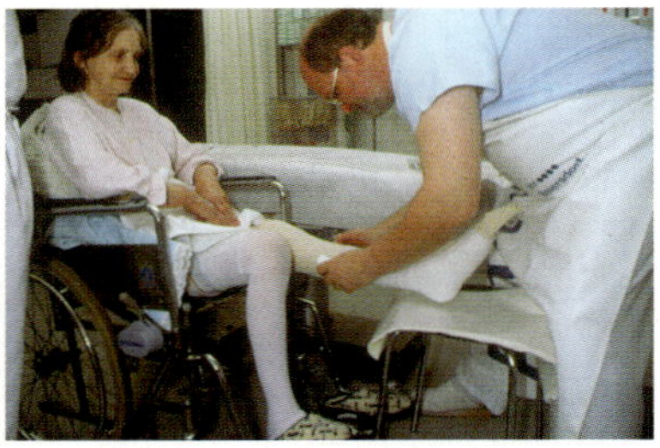

Anbringen eines Gipsverbandes

Bei der stationären Aufnahme kann der Betroffene mit einer Fraktur noch ganz von der Unfallsituation gefangen genommen sein. Er ist aus dem Alltagsgeschehen herausgerissen und der Klinikaufenthalt kommt für ihn plötzlich und unvorbereitet. Unfalltrauma und plötzlicher Krankenhausaufenthalt können bei dem Betroffenen unterschiedliche Reaktionen und Verhaltensweisen auslösen.

> Eva Groß
> Kranken-schwester
>
> **···› Praxistipp**
>
> Gehen Sie bei der ersten Kontaktaufnahme rücksichtsvoll auf die momentane psychische und physische Verfassung des Patienten ein. Versuchen Sie, auf der Basis einer vertrauensvollen pflegerischen Beziehung übermäßige Angst zu reduzieren und eine positive Einstellung des Patienten zur Operation zu fördern.

Die im Aufnahmegespräch erfassten vordringlichen Probleme werden umgehend einer Lösung zugeführt. Schmerzmittel werden nach ärztlicher Anordnung verabreicht.

Operationsvorbereitung. Grundsätzlich gelten die Maßnahmen der allgemeinen präoperativen Vorbereitung (S. 1420 ff).

Schon im Vorfeld wird der Patient über die nach der Operation notwendig werdenden Maßnahmen informiert. Lässt es sein Zustand zu, kann die Handhabung spezieller Hilfsmittel wie Unterarm-Gehstützen oder Gehwagen gezeigt und das An- und Ausziehen der medizinischen Thromboseprophylaxestrümpfe (MTS), das postoperative Aufstehen, Drehen im Bett oder das Benutzen des Steckbeckens geübt werden.

Die Operationsvorbereitungen hinsichtlich Nahrungskarenz und Darmentleerung orientieren sich am allgemeinen Standard bei extraabdominellen Eingriffen. Um die Keimbesiedelung der Haut vor der Operation so niedrig wie möglich zu halten, ist die Rasur des Operationsgebietes günstigerweise am OP-Tag vorzunehmen.

41.5.2 Pflege- und Behandlungsplan

Pflege bei osteosynthetischer Frakturbehandlung

Probleme und Pflegebedarf entstehen in der Hauptsache durch die Schmerzen und Einschränkungen der Beweglichkeit in Verbindung mit der operativen oder konservativen Frakturbehandlung.

■ Optimale physische und psychische Vorbereitung auf die Operation

Aufnahmesituation. Das akute Krankheitsgeschehen und die Dringlichkeit der operativen Frakturbehandlung beeinflussen die stationäre Aufnahmesituation.

Besteht die Gefahr größerer intraoperativer Blutverluste, z. B. bei Hüftgelenksersatz, werden nach Rücksprache mit dem Operateur Blutkonserven bereitgestellt. Die Möglichkeit der Eigenblutspende ist wegen der kurzfristigen Operation sicher problematisch. Da die Fraktur bis zum Eingriff ruhiggestellt werden muss, sind entsprechende Schienen bereitzustellen.

■ Sicherstellen eines komplikationslosen Genesungsverlaufs

Die allgemeinen postoperativen Pflegeschwerpunkte können Sie auf S. 1433 ff nachlesen. Spezielle pflegerische Problemstellungen ergeben sich bei Patienten mit Frakturen durch die postoperative Lagerung und Mobilisation, die Beobachtung und Überwachung der Schmerzen, die Wundversorgung, die Unterstützung bei der Duchführung der Lebensaktivitäten, den Prophylaxen, insbesondere Thromboseprophylaxe, und die Anleitung im Umgang mit Hilfsmitteln, wie z. B. Gehhilfen usw.

Ziel der Pflege ist es, trotz Bewegungseinschränkung eine größtmögliche Selbstständigkeit des Betroffenen zu gewährleisten und einen komplikationslosen Genesungsverlauf sicherzustellen.

■ Lagerung

Die operierte Extremität wird in der Regel auf einer Lagerungsschiene ruhiggestellt. Dabei sind die Polsterung und der korrekte Schienensitz regelmäßig zu kontrollieren, um lagerungsbedingte Schäden auszuschließen. Zur Unterstützung des venösen Rückflusses wie auch zur Vorbeugung postoperativ drohender Ödeme wird die Gliedmaße nach distal leicht angesteigend gelagert. Grundsätzlich legt der behandelnde Arzt die Dauer der Schienenlagerung fest. Sie liegt zwischen 4 und 7 Tage.

Durchblutung, Sensibilität und Beweglichkeit können an den Fingern bzw. Zehen der betroffenen Extremität überprüft werden.

> **⋯› Merke**
> Drücken Sie zur Überprüfung der Durchblutung leicht auf einen Finger- oder Zehennagel der betroffenen Extremität. Verfärbt sich bei Nachlassen des Druckes die Haut des Nagelbetts von blass-weiß nach rötlich-rosa, so können Sie in der Regel von einer ausreichenden Durchblutung der Extremität ausgehen.

Obere Extremität. Zur Ruhigstellung der oberen Extremität, z. B. nach Humerusschaftfraktur, wird der betroffene Oberarm um ca. 60 – 70° abduziert und nach vorn bauchwärts auf eine Abduktionsrolle oder Schiene fixiert. Das Ellenbogengelenk ist dabei in ca. 90°-Mittelstellung. Der kooperative Patient wird angeleitet, die korrekte Lage des Arms auf der Schiene selbst zu kontrollieren.

Untere Extremität. Bei endoprothetisch versorgten Schenkelhalsfrakturen wird das operierte Bein zur Ruhigstellung flach in eine Schaumstoffschiene gelagert. In Rückenlage ist zur Luxationsprophylaxe ein Keilkissen zwischen die Beine zu legen, so dass eine Abspreizung des betroffenen Beines um etwa 20 – 30° von der Medianlinie nach außen erreicht werden kann. Die Hüfte ist durch Oberkörperhochlagerung (etwa 30°) nur leicht gebeugt, der Fuß liegt gerade in der Schiene.

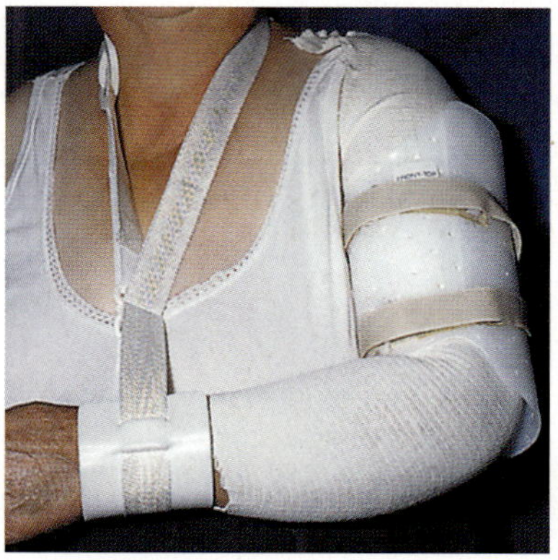

Funktionelle Behandlung der Humerusschaftfraktur

Kleine Sandsäckchen oder spezielle Keilkissen halten das Bein in der gewünschten Position, damit eine das Operationsergebnis gefährdete Abduktion oder Adduktion unterbleibt. Um eine für den Patienten unangenehme Überstreckung des Kniegelenks zu verhindern, ist es mit einem kleinen flachen Kissen zu unterpolstern. Der Fuß soll der Fußplatte der Schiene direkt anliegen, um eine Spitzfußstellung (Beugekontraktur) auszuschließen. Zur Dekubitusprophylaxe muss die Ferse durch Schaumstoffpolster oder einen mit Wasser gefüllten Einmalhandschuh weich- oder freigelagert werden.

Bei allen Pflegemaßnahmen am Patienten, die mit Lageveränderungen einhergehen, muss die korrekte Position durch Halten der betroffenen Extremität von einer Pflegeperson sichergestellt sein. Das Vermeiden bestimmter Bewegungen dient der Luxationsprophylaxe. Welche Bewegungen vermieden werden sollen, hängt vom jeweiligen operativen Zugang zum Hüftgelenk ab.

Je nach operativem Zugang (**Tab. 41.2**) sind alle Gegenstände in die entsprechende Position, d. h. bei der Hüftgelenk-TEP mit seitlichem operativen Zugang auf die operierte Seite, bei hinterem operativen Zugang auf die Gegenseite zu stellen. Bei Bedarf ist eine Urinflasche am Bett befestigt.

> **⋯› Merke**
> Achten Sie darauf, dass sich der Patient beim Drehen und Beugen des Oberkörpers, z. B. um den Nachttisch bzw. die Klingelanlage zu erreichen, nicht in eine luxationsbegünstigende Lage begibt.

Beckenfraktur. Die Lagerung bei Beckenfrakturen hängt von der Lokalisation und Stabilität der Fraktur ab. Der Patient muss in der Regel 2 – 4 Wochen Bettruhe einhalten. Er wird in flacher bis leicht erhöhter Oberkörperhochlagerung auf den Rücken gelagert. Eine Weichlagerung dient der Schmerzreduzierung und Dekubitusprophylaxe.

Tabelle 41.2 Luxationsprophylaxe in Bezug zum operativen Zugangsweg bei Hüftgelenk-TEP

Zugangsweg	*erkennbar an*	*Vermeiden von*
seitlicher „vorderer“ operativer Zugangsweg	→ gerader Hautschnitt zur Oberschenkelvorderseite hin, in Höhe des Trochanter major liegend	→ nach Außendrehen des Beines; beugen und an die Körperachse heranführen (anspreizen); Beine beim Aufstehen nicht überkreuzen
hinterer operativer Zugangsweg	→ leicht gebogener Hautschnitt, hinter dem Trochanter major liegend	→ nach Innendrehen des Beines; beugen und an die Körperachse heranführen (anspreizen); Beine beim Aufstehen nicht überkreuzen

Mobilisation

Um die Gefahr von Sekundärschäden durch Immobilität wie Pneumonie, Thrombose, Dekubitus oder Kontrakturen zu verringern, ist eine frühestmögliche Mobilisation anzustreben.

Beginn und Umfang der Mobilisationsmaßnahmen orientieren sich u. a. am postoperativen Befinden des Patienten und der Verankerungstechnik des gewählten Osteosyntheseverfahrens. Sie geschieht immer in enger Zusammenarbeit und Abstimmung mit der Physiotherapeutischen Abteilung in der Klinik.

> **→ Lerntipp**
> Informieren Sie sich vor der Mobilisation über die Belastbarkeit der Osteosynthese beim Operateur bzw. zuständigen Arzt. Die genauen Angaben, wie und ab wann z. B. bei Hüftgelenk-TEP mit wie viel Kilogramm belastet werden darf, hängt meist vom Röntgenbefund und den jeweils klinischen Erfahrungen ab und ist sehr unterschiedlich.

Die Mehrzahl der Osteosyntheseverfahren an den oberen und unteren Extremitäten erlaubt eine Übungsstabilität, das bedeutet, die operierte Extremität kann aktiv und passiv bewegt werden. Eine volle Belastung der unteren Extremität ist noch nicht möglich.

> **→ Praxistipp**
> Eva Groß Krankenschwester
> Mit Hilfe einer Waage kann der Patient lernen, die Belastung selbst einzuschätzen. Dazu stellt er seine Beine auf zwei Personenwaagen und kann so die Be- und Entlastung am angezeigten Gewicht ablesen.

Frakturen an den oberen Extremitäten erlauben eine sofortige Mobilisation, das bedeutet Aufstehen und Gehen (evtl. nur auf der Stelle treten) noch am OP-Tag. Das Aus-dem-Bett-Herausdrehen und Aufsetzen an den Bettrand erfolgt unter Beachtung kinästhetischer Grundsätze mit Unterstützung durch die Pflegeperson.

Die Mobilisation bei Frakturen an den Beinen, insbesondere nach Implantation einer Hüftgelenk-TEP, erfordert ein umsichtiges Vorgehen. Hier ist der drohenden Luxationsgefahr besondere Beachtung zu schenken. Über die problematischen Bewegungsmuster ist der Patient aufzuklären.

Folgende Regeln dienen dem Luxationsschutz:
- Der Patient dreht und steht über die operierte Seite auf.
- Bei übungsstabilen Osteosynthesen (wie Winkelplatte, Schrauben oder Zementfreie-TEP) darf der Betroffene das operierte Bein in der frühen postoperativen Phase nicht, später nur mit 10 – 20 kg belasten.
- Die Beine dürfen beim Aufstehen nicht überkreuzt werden (Addukionsbewegung).
- Langes Sitzen, vor allem in tiefer Sitzposition, sollte vermieden werden; Stuhlerhöhung durch Schaumstoffkissen.

Bei Lageveränderungen des Patienten wie dem Kopfwärts- oder Seitwärtsbewegen im Bett ist in der ersten postoperativen Phase das operierte Bein durch die Pflegeperson unter leichtem Zug zu halten und zu stabilisieren.

Die Gelenke der nichtbetroffenen Extremitäten sind nach Möglichkeit vom Patienten selbst oder mit Unterstützung durch die Physiotherapeutin regelmäßig zu bewegen.

Beobachtung und Überwachung der Schmerzen

Besondere Aufmerksamkeit nach Osteosynthesen verlangt die Schmerzsituation. So können postoperativ über einige Tage starke Schmerzen auftreten, die die Mobilisation des Betroffenen erschweren. Damit der Patient eine ausreichende Nachtruhe hat, ist die Schmerzfreiheit zur Nacht sicherzustellen (s. postoperative Schmerzbehandlung, S. 1435).

Wundversorgung

Die Überwachung der Wunde und Drainagen richtet sich nach den Grundsätzen der allgemeinen postoperativen Überwachung (S. 1435). Je nach gewähltem Osteosyntheseverfahren liegen 1 – 3 Wunddrainagen, die abhängig von Sog und Fördermenge am 2. – 3. postoperativen Tag entfernt werden. Der erste Verbandwechsel bei einer aseptischen Wunde erfolgt etwa am 4. – 5. postoperativen Tag unter aseptischen Bedingungen durch den Arzt.

Schonung des Wundgebietes

In den ersten Tagen nach der Operation braucht der Patient Unterstützung bei der Körperpflege, dem An- und Auskleiden, der Nahrungsaufnahme oder beim Toilettengang. Dabei beschränkt sich die rehabilitative Pflege vielmehr auf die Unterstützung des Patienten unter Einbeziehen seiner erfassten Ressourcen als auf die komplette Übernahme von Aktivitäten.

Durch Schmerzen bzw. ungewohnte Schlafposition in Verbindung mit der Schienenlagerung kann es zu Ein- oder Durchschlafstörungen kommen. Die Pflegeperson sucht gemeinsam mit dem Patienten nach Lösungen und berücksichtigt nach Möglichkeit seine Schlafgewohnheiten (Teil II, Kap. 18 „ATL Wach sein und schlafen").

Frakturen im Bereich der oberen Extremität erfordern zusätzlich Hilfestellungen bei der Nahrungszubereitung, wie z.B. Brötchen aufschneiden, Portionstöpfchen öffnen usw. Der Zeitpunkt der ersten Nahrungsaufnahme hängt vom Anästhesieverfahren ab, kann jedoch in der Regel spätestens nach 6 Stunden erfolgen.

Das Ausmaß der Hilfeleistung beim Toilettengang wird durch die Schmerzen und die Einschränkung der Beweglichkeit bestimmt. Patienten mit Frakturen im Bereich der oberen Extremität benötigen erfahrungsgemäß in den ersten postoperativen Tagen Hilfe beim Aufstehen aus dem Bett oder Stuhl. Bei Beckenfrakturen kann wegen der einzuhaltenden Bettruhe die Urin- und Stuhlausscheidung für den Betroffenen problematisch sein. Bei liegendem Blasenverweilkatheter gelten die Grundsätze der Katheterpflege (s. Katheterismus, S. 434 ff). Die Pflege des suprapubischen Blasenkatheters kann in Kapitel 37 nachgelesen werden. Ist die Darmentleerung, z.B. bei instabiler Beckenringfraktur, auf einem Steckbecken nicht möglich, wird eine saugfähige Einmalunterlage unter das Gesäß gelegt. Bei Hüftgelenk-TEP oder Femurschaftfrakturen muss das Steckbecken von der nichtoperierten Seite aus platziert werden. Legen Sie dazu auf der gegenüberliegenden Seite im Bereich des Trochanter major eine Erhöhung aus z.B. doppelt gefaltetem Bettbezug oder einen festen Schaumstoffkeil hin. Drehen Sie dann den Patienten langsam und vorsichtig darauf. Die Erhöhung erlaubt Ihnen ein leichteres und für den Patienten schmerzärmeres Unterstecken bzw. Entfernen des Steckbeckens.

Die Risikoeinschätzung für das Auftreten von Sekundärerkrankungen wie Pneumonie, Dekubitus, Kontraktur und Thrombose wird durch Verwenden spezifischer Risikoscores (S. 301, S. 303) erleichtert. Die Häufigkeit der nachgewiesenen Thrombosen bei Patienten ohne Prophylaxe liegt nach allgemeinchirurgischen Operationen bei ca. 30%. Mit etwa 40–70% ist die tiefe Beinvenenthrombose die wichtigste postoperative Komplikation nach Schenkelhalsfrakturen (Neander 1997).

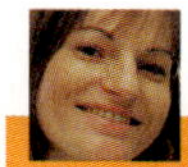

···› siehe Pflegeangebot Pneumonieprophylaxe, S. 311 ff und Dekubitus- und Kontrakturenprophylaxe, S. 320 ff und S. 506 ff

···› Lernaufgabe
Rekapitulieren Sie für sich nochmals die Zeichen der tiefen Venenthrombose. Welche Maßnahmen außer der sofortigen Bettruhe leiten Sie ein?

Vorbereitung auf die Entlassung

Mit der Entlassung nach der operativen Therapie hat der Patient die akute Phase der Behandlung bewältigt. Bei endoprothetischer Versorgung schließt sich an den Klinikaufenthalt häufig eine Anschlussheilbehandlung (AHB) an. Ihr Hauptziel ist die Verbesserung der Beweglichkeit, um eine weitgehende Selbstständigkeit des Betroffenen zu erreichen.

Der Erfolg des Osteosyntheseverfahrens hängt zu einem großen Teil von dem Weiterführen stationär begonnener Maßnahmen ab. In der Klinik begonnene manuelle Lymphdrainage wird bei fortbestehender Schwellung der Extremität weitergeführt, ggf. durch eine Kompressionstherapie unterstützt. Damit soll einer Chronifizierung des Ödems entgegengewirkt werden. Ebenso ist die Pflege der Narbe mit pH-neutraler Salbe zu Hause fortzusetzen. Da es bis zu vier Wochen nach einer Osteosynthese zu tiefen Infektionen kommen kann, wird der Patient aufgefordert, die Wunde zu beobachten, und über die Zeichen einer Wundinfektion informiert.

Ist absehbar, dass nach der Rehabilitation eine Einschränkung bei der Selbstversorgung fortbesteht, müssen entsprechende Veränderungen, z.B. in der Wohnung, vorgenommen bzw. über den Sozialdienst eingeleitet werden. Die Anpassung der Lebensführung an die verbliebenen Fähigkeiten bedarf auch eines seelischen Verarbeitungsprozesses. Hier sollte die Pflegeperson auf Wunsch des Patienten Gesprächsbereitschaft zeigen.

Pflege bei Frakturbehandlung mit Fixateur externe

Das Behandlungsprinzip des Fixateur externe (äußerer Festhalter) liegt in der Fixierung und Stabilisierung der Bruchfragmente mit von außen eingebrachten Nägeln oder Schrauben. Sie werden proximal und distal der Fraktur durch den Knochen gebohrt und ihre Enden über ein Gestänge (Rahmenfixation) miteinander verbunden. Es entsteht so ein Rahmensystem, das im Frakturbereich eine stabile Osteosynthese mit veränderbarer Kompression oder Distraktion ermöglicht und die Fraktur in der gewünschten Position hält (**Abb. 41.8**).

Der Fixateur externe hat seinen hauptsächlichen Indikationsbereich in offenen Frakturen der Extremitäten mit großen Weichteildefekten, infizierten Brüchen, vorübergehender Fixation bei Polytraumen (Zeitfaktor) und in der Orthopädie. Verschiedene Fixateursysteme können zur Anwendung kommen. Die Vorteile gegenüber anderen Osteosyntheseverfahren liegen in dem relativ kurzen Eingriff und der damit verbundenen

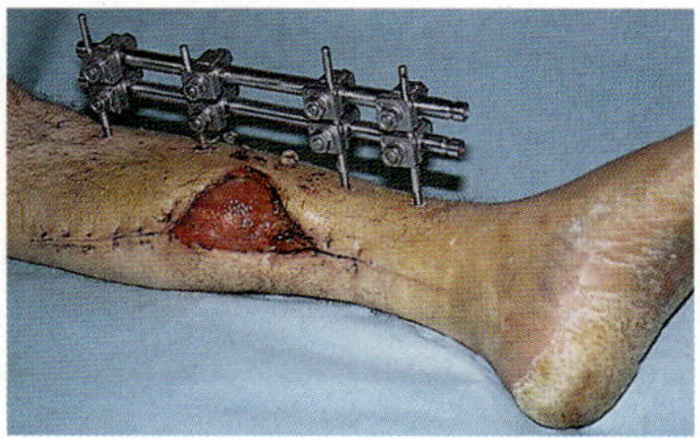

Abb. 41.8 Unilateraler äußerer Festhalter bei offener Unterschenkelfraktur mit ausgedehntem Weichteildefekt

geringen Kreislaufbelastung des Patienten und in dem niedrigen Wundinfektionsrisiko, das sich durch die Möglichkeit der Frakturstabilisierung außerhalb des Verletzungsgebietes und der geringen intraoperativen Weichteilverletzung begründet. Zudem lässt sich der Patient bei stabiler Kreislaufsituation früher mobilisieren. Der Fixateur externe kann aber auch zu Komplikationen führen, die Schmerzen, Pininfektionen und eine verzögerte Frakturheilung bewirken. Die Metallentfernung erfolgt meist in Lokalanästhesie und kann auch ambulant durchgeführt werden.

Postoperative Überwachung

Die schon vor dem Anbringen des Fixateurs durchgeführten Kontrollen der Sensibilität und Beweglichkeit der betroffenen Extremität, zum Ausschluss von Nervenläsionen, werden nach dem Eingriff fortgeführt.

> Eva Groß
> Krankenschwester
>
> **Praxistipp**
>
> Machen Sie den Betroffenen darauf aufmerksam, dass er Sie beim Auftreten der Zeichen einer neurovaskulären Schädigung wie Taubheitsgefühl, Kribbeln, bläuliche Hautverfärbung oder Schmerzen im Frakturbereich informieren soll.

Veränderungen der Hautfarbe (livide bis blass), die durch eine schwellungsbedingte (gestörter Lymphabfluss) Gefäßkompression oder -verletzung verursacht sein können, müssen ebenso wie Blutungen aus den Ein- oder Austrittsstellen der Nägel sofort abgeklärt werden. Der korrekte Sitz und die Festigkeit der Schrauben kontrolliert der behandelnde Arzt regelmäßig.

Lagerung

Bei der Lagerung des Patienten ist besondere Achtung auf die Schienenlagerung zu legen. In der postoperativen Frühphase wird die betroffene Extremität in einer Schaumstoffschiene hochgelagert, um den Ödemabfluss zu unterstützen. Zur Dekubitusprophylaxe im Bereich der Ferse s. Lagerung bei Osteosynthese, S. 1236. Wegen der Gefahr der lagerungsbedingten Peroneusschädigung ist der Bereich des Wadenbeinköpfchens besonders gut abzupolstern. Patienten mit Fixateur am Arm erhalten Kissen zur Hochlagerung. In den ersten postoperativen Tagen kann der mobile Patient den Arm mittels einer Binde am Infusionsständer oder Lochstabgerät fixieren.

Zur Herabsetzung der Schmerzempfindung sowie zur Reduzierung der Weichteilschwellung ist die Anwendung von trockener Kälte durch in Stoff gewickelte Gelbeutel hilfreich. Die Einwirkungszeit sollte etwa 10–15 Minuten sein und damit die gefäßverengende Wirkung anhält bzw. keine reaktive Durchblutungssteigerung eintritt, sollte die Anwendung 3- bis 4-mal wiederholt werden. Wegen der Gefahr von Kälteschäden ist die Auflagestelle sorgfältig zu kontrollieren.

Wundversorgung

Für die in der Regel täglich durchzuführende Wundversorgung gelten die Grundregeln des aseptischen Verbandwechsels (s. Wundversorgung, S. 1528 ff).

Die Haut im Bereich der Nägel- oder Schraubeneintrittstellen ist bei allen Maßnahmen an der betroffenen Extremität auf Entzündungszeichen hin zu beobachten. Infektionen an den Eintrittstellen der Implantate (sog. Pintrack-Infektion; Pin = Stift, Track = Weg) sind die häufigsten Komplikationen. Sie können zur Lockerung der eingebrachten Stifte und damit zur Instabilität des Fixateurs führen. Schreitet die Infektion in die Tiefe fort, droht die Bohrloch-Osteomyelitis.

Je nach Klinik wird eine offene (verbandlose) oder geschlossene Wundbehandlung durchgeführt. Bei der verbandlosen Wundbehandlung wird die Extremität 1- bis 2-mal täglich mit lauwarmem Wasser abgeduscht und an der Luft getrocknet. Der noch feuchte Wundbereich wird mit sterilisierten Kompressen vorsichtig trockengetupft, die restliche Haut mit einem Handtuch abgetrocknet. Noch vorhandener Wundschorf lässt sich nach Absprühen mit Hautdesinfektionsmittel (möglichst alkoholfrei wegen des Brennens) mit Pinzette und Kompresse leicht ablösen. Das Reinigen der Wunde geschieht mit in 0,9%igem Kochsalz oder Ringer-Lösung getränkten Tupfern. Anschließend werden die Eintrittsstellen der Pins und die restlichen Metallteile mit einem Hautdesinfektionsmittel abgesprüht.

Denken Sie daran, dass der Einsatz von gefärbten Hautdesinfektionsmitteln oder gar merbominhaltigen (z. B. Mercuchrom) Substanzen zur Behandlung der Pin-Eintrittsstellen die Beurteilung der Haut auf Entzündungszeichen erschwert. Über den Sinn des Einsatzes quecksilberhaltiger Desinfektionsmittel an Wunden lässt sich zudem streiten.

Bei geschlossener Wundbehandlung werden dann die Eintrittsstellen mit Schlitzkompressen abgedeckt und einem Bindenverband fixiert. In Verbindung mit der Wundversorgung erfolgt immer die Kontrolle der Durchblutung, Sensibilität und Beweglichkeit der distal des Verbandes gelegenen Abschnitte.

> Eva Groß
> Krankenschwester
>
> **Praxistipp**
>
> Beziehen Sie den Betroffenen möglichst früh in die Beobachtungs- und Reinigungsmaßnahmen der Wunde und des Fixateurs mit ein. Er lernt so schneller, diesen Zustand zu akzeptieren, und kann eher die Verantwortung für seinen Gesundungsprozess übernehmen.

Die außerhalb des Fixateurs gelegene Haut wird bei Bedarf mit einer entsprechenden Pflegelotion eingecremt.

Vorbereitung auf die Entlassung

Einige Tage vor der Entlassung des Patienten sind die folgenden Punkte von Bedeutung:

- Zeigen Sie dem Patienten mit Fixateur externe, wie er im alltäglichen Umgang, insbesondere beim An- und Auskleiden, der Körperpflege, der Nahrungsaufnahme und dem Schlafen Verletzungen vermeiden kann. Zum Schutz werden spezielle Plastikkappen über die Schraubenenden gesteckt.
- Informieren Sie ihn, dass er die betroffene Extremität vor intensiver Sonneneinwirkung schützt und es nicht zur Metallerwärmung kommt.
- Betonen Sie, wie wichtig es ist, nicht am Fixateur zu manipulieren und bei Beschwerden umgehend den behandelnden Arzt aufzusuchen.

Nach dem Entfernen der Pins werden die Wundlöcher steril verbunden. Später reicht ein Pflasterverband aus.

Pflege bei konservativer Frakturbehandlung

Extensionsbehandlung

Der Extensionsverband (Streckverband) ist ein konservatives Frakturbehandlungsverfahren, bei dem die Knochenfragmente durch Zug eingerichtet und ruhiggestellt werden.

Der Dauerzug (Extension) direkt am Knochen soll die an den Bruchfragmenten auftretenden Muskelkräfte, die zu einer erneuten Dislokation nach dem Einrichten führen können, neutralisieren und so das Repositionsergebnis sichern.

Beobachtungs- und Kontrollaufgaben nach dem Eingriff

Nach dem meist in Lokalanästhesie (oder, falls eine Reposition erforderlich ist, in Kurznarkose) durchgeführten Eingriff sind die folgenden Beobachtungen und Kontrollen von der verantwortlichen Pflegeperson durchzuführen.

Allgemein. Die betroffene Extremität ist in regelmäßigen Abständen auf Durchblutung und Sensibilität zu kontrollieren. Dabei wird auch die Beweglichkeit der Finger bzw. Zehen überprüft. Der Betroffene weiß, dass er bei Schmerzen die verantwortliche Pflegeperson informieren soll. Die Wirksamkeit der verabreichten Schmerzmittel wird beim Patienten erfragt. Die Haut im Frakturbereich ist auf Spannungsblasen und drohende Perforation durch die Bruchfragmente zu kontrollieren.

Auf den Extensionsaufbau bezogen. Regelmäßige Überprüfung des Extensionsaufbaus: Der Extensionsbügel bzw. die Gewichte müssen frei hängen und nicht am Bett anschlagen oder am Boden aufliegen. Die Zugschnüre der Gewichte dürfen nicht, z. B. durch das Aufliegen der Bettdecke, belastet werden. Hier kann eine am Extensionsgestänge angebrachte Horizontalstange das Halten der Decke übernehmen. Das Zuggewicht entspricht der ärztlichen Vorgabe (in der Regel 10 – 15 % des Körpergewichts des Betroffenen), der Zug erfolgt in Achsenrichtung.

> Eva Groß
> Krankenschwester
>
> **Praxistipp**
>
> Um die achsenrichtige Extensionslagerung der unteren Extremität zu kontrollieren, können Sie sich mit folgendem Trick helfen: Ziehen Sie eine gedachte Linie, die vom vorderen oberen Darmbeinstachel über die Mitte der Kniescheibe zum zweiten Zeh des Patienten verläuft (evtl. können Sie auch eine Schnur ziehen). Sind alle drei Bezugsgrößen in einer Geraden, so stimmt die Achsenrichtung.

Bei Extension der unteren Extremität erleichtert eine leicht nach außen abgespreizte Schienenstellung die Intimhygiene. Die Drahtenden sollten, um Verletzungen vorzubeugen, mit Gummikappen oder Heftpflaster abgedeckt sein.

Extensionsbehandlung

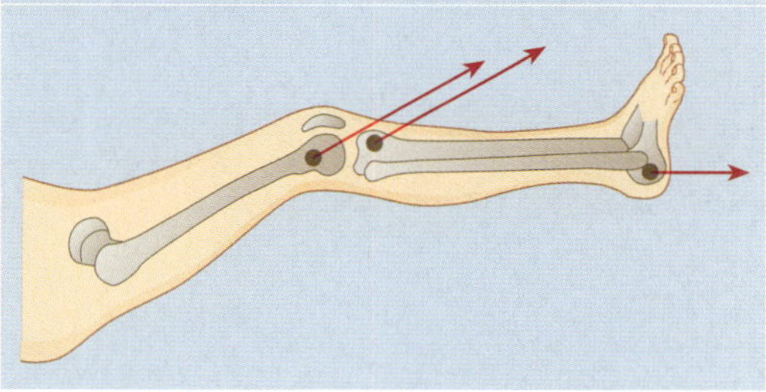

Bei der Extensionsbehandlung wird direkt am Knochen Zug ausgeübt. Die Abb. zeigt einige Lokalisationen

Wundversorgung

Ein- und Austrittsstellen der Extensionsnägel werden nach den allgemeinen Grundsätzen einer aseptischen Wundbehandlung versorgt (s. allg. Wundversorgung, S. 1528 ff).

Die Hautwunde wird täglich auf Entzündungszeichen hin kontrolliert und bei der geschlossenen Wundbehandlung nach Hautdesinfektion die Ein- und Austrittsstellen der Drähte mit sterilen Schlitzkompressen abgedeckt.

Lagerung

Die Lagerung der Extremität erfolgt nach ärztlicher Anordnung in Abhängigkeit von der jeweiligen Frakturlokalisation.

Lagerungsgrundsätze bei Extension der unteren Extremität. Um einen ausreichenden Gegenzug zum Zuggewicht ausüben zu können, wird der Betroffene im Bett flach gelagert und das Fußteil hochgestellt.

Das betroffene Bein ist auf einer gepolsterten Schiene gelagert, wobei besondere Achtung auf die druckfreie Absicherung des Fibulaköpfchens (Verhütung der Peroneusdrucklähmung) liegt. Eine Unterpolsterung der Kniekehle bringt das Kniegelenk in eine leichte Beugung. Der Fuß auf der betroffenen Seite steht in Außenrotation, um ca. 20°, die Ferse ist unbedingt freizulagern.

···› Merke

Denken Sie daran, dass durch Hochstellen des Fußendes das Gewicht der Beine in Richtung Becken „fließt" und so eine erhöhte Druckbelastung im Steißbeinbereich bewirkt. Dies bedeutet eine erhebliche Dekubitusgefahr für den Patienten.

Zur Spitzfußprophylaxe erhält der Fuß auf der Frakturseite ein Widerlager durch ein querlaufendes Gummiband oder wird mit einem Schlauchverband aufgehängt. Die Fußstellung entspricht einem 90°-Winkel. Bei Verwendung eines Schlauchverbandes ist darauf zu achten, dass die Zehen nicht unangenehm eingeengt werden.

Bei Verwendung dieser Methode ist darauf zu achten, dass die Fixierung des Schlauchverbandes nicht zirkulär und zu eng vorgenommen wird, um die Durchblutung des Fußes zu gewährleisten

Spitzfußprophylaxe bei Beinextension

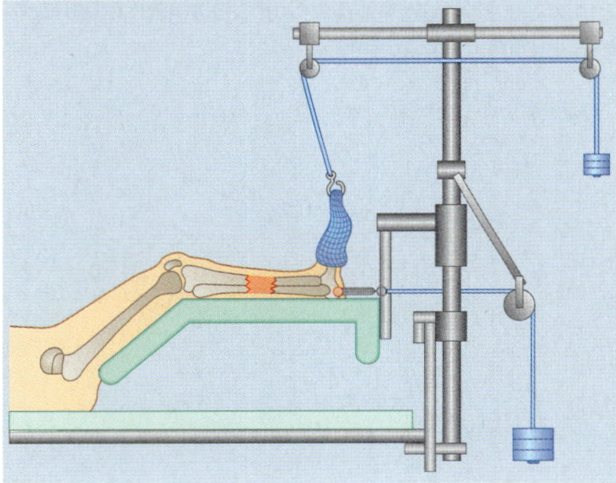

Lagerungsgrundsätze bei Extension der oberen Extremität. Eine Extension zur Ruhigstellung der oberen Extremität wird wegen des Nachteils der langen Bettlägerigkeit und aufgrund besserer Ergebnisse durch andere konservative Verfahren, z.B. Desault-Verband, nur noch in Ausnahmefällen durchgeführt.

Der Patient wird im Bett so gelagert, dass er mit der Hüfte über dem Scharnier für das Kopfteil des Bettrahmens liegt. Dadurch wird unnötiges Hochrutschen, welches die Frakturruhigstellung stört, vermieden und der Pateint kann sich zu den Mahlzeiten leichter aufsetzen. Die Lagerung des Unterarmes im Aufhängegurt muss freischwebend sein.

Gewährleisten eines komplikationslosen Heilungsverlaufs

Die Extensionsbehandlung fesselt den Patienten an sein Bett und schränkt seine Beweglichkeit meist über einen langen Zeitraum erheblich ein. Alle Gegenstände wie Getränke, Zeitschriften, Klingelanlage, Telefon usw. sollten in Reichweite sein, sodass dem Betroffenen ein gewisses Maß an Selbstständigkeit verbleibt und er nicht ständig die Hilfe der Pflegeperson benötigt.

Der Umfang der Unterstützung des Patienten bei der Körperpflege, dem An- und Auskleiden, oder der Nahrungsaufnahme muss von der zuständigen Pflegeperson individuell erhoben und festgelegt werden. Die Kleidung sollte den Wünschen des Betroffenen entsprechen, muss sich aber auch an den Einschränkungen durch die Extension orientieren.

Da dem Betroffenen die Urin- und Stuhlausscheidung nur im Liegen möglich ist, kann insbesondere bei Extensionen der unteren Extremität das Platzieren des Steckbeckens schmerzhaft sein.

···› Praxistipp

Eva Groß Krankenschwester

Überlegen Sie, wie es Ihnen ergehen würde, wenn Sie im Beisein anderer Ihre Urin- und Stuhlausscheidung erledigen müssten. Versuchen Sie, in Absprache mit dem Betroffenen und den Mitpatienten Situationen zu schaffen, in denen er allein ist. Unterstützen Sie ihn einfühlsam bei der anschließenden Intimhygiene.

Zum Wechseln der Bettwäsche wird der Patient mit drei Pflegepersonen angehoben. Hierbei achtet eine von ihnen darauf, dass der Patient und die Lagerungsschiene (bei Extension der unteren Extremität) gleichzeitig angehoben werden. Anschließend wird die korrekte Position des Seilzugs und der Extensionsgewichte überprüft. Beim Transportieren des Patienten, z.B. ins Röntgen, muss das Gewicht, damit es nicht gegen das Bett schlägt, von einer Pflegeperson gehalten werden oder es ist ein Gewichthalter zu montieren. Da der Patient oft für Wochen bettlägerig ist, muss die verantwortliche Pflegeperson an die Möglichkeit des Auftretens von Sekundärerkrankungen denken. Erhöhte Gefahr besteht aufgrund der andauernden Bettlägerigkeit hinsichtlich Dekubitus, Thrombose, Kontraktur und Obstipation.

Ruhigstellende Stützverbände

Ruhigstellende Verbände aus Gips oder Kunststoff dienen vor allem der Fixierung reponierter Frakturen (meist der Extremitäten) im Rahmen der konservativen Frakturbehandlung. Die Ruhigstellung dauert in der Regel bis zum knöchernen Durchbau der Fraktur. Weitere Indikationen sind Ruhigstellung nach osteosynthetischen Eingriffen oder Luxationen, Unterstützung der Wundheilung und bei Infektionen mit anschließender Hochlagerung. Nachteilig für den Betroffenen ist die Einschränkung seiner Bewegungsfreiheit und die Gefahr ernster Komplikationen.

Material

Gipsstützverband. Der ruhigstellende Gipsverband besteht aus pulverisierten Gipsmaterial (Kalziumsulfat), das auf Mullbinden aufgebracht und mit einem wasserlöslichen Klebemittel fixiert ist. Das beim Brennen des Gipses abgegebene Wasser wird beim Tauchvorgang wieder aufgenommen und bewirkt die anschließende Verfestigung des Materials.

Synthetischer Stützverband (Cast). Bei den heute hauptsächlich verwendeten synthetischen Stützverbänden werden Trägermaterialien wie Fiberglas, Polyester oder Polypropylen verwendet. Die aus selbsthärtendem Harz bestehende Beschichtigung ist bei allen Bandagen nahezu identisch. Zur Aktivierung des Aushärtevorgangs wird das Material in Wasser getaucht. Eine weitere Form des Kunststoffstützverbandes ist das aus zwei Komponenten bestehende Neofrakt-Hartschaumsystem.

Die Entscheidung, ob ein Kunststoff- oder ein Gipsverband angelegt wird, ist das Ergebnis aus der Vorteil-Nachteil-Abwägung hinsichtlich des Materials (**Tab. 41.3**) bzw. der medizinischen Indikationen. Beispiel: Ist bei einer frisch versorgten Fraktur absehbar, dass eine Korrektur erforderlich wird, empfiehlt sich der Gipsverband. Soll dieser durch einen länger bleibenden, belastbaren Stützverband ersetzt werden, kann der synthetische Verband eingesetzt werden.

Grundsätzlich ist die Anlegetechnik von Kunststoff und Gips die gleiche, d.h. auch hier gelten die Prinzipien wie: Vermeiden von Druckschäden an Nerven und Knochenvorsprüngen oder korrekte Gelenkstellung der Extremitäten.

Trotzdem gibt es einige Besonderheiten in der Handhabung:

- Kunststoffbinden müssen wegen der Verklebungs- und Allergisierungsgefahr immer mit Einmalhandschuhen verarbeitet werden. Die Kleidung ist vor Kontakt mit dem Harz zu schützen.
- Die Kunststoffe können gewässert (aktiviert), aber auch trocken, ohne mit Wasser aktiviert zu sein, aufgebracht werden. In diesem Fall wird nachträglich mit einer feuchten Binde (6–8 Min. belassen) oder einem Wasservernebler die Aktivierung vorgenommen.
- Die rauhe Kunststoffoberfläche wird mit einem dünnen Nylonstrumpf oder Schlauchmull abgedeckt.

Tabelle 41.3 Gegenüberstellender Materialvergleich von Kunststoff und Gips zur Anlage ruhigstellender Stützverbände

Kriterien	*Kunststoffmaterial (Cast)*	*Gips*
Verarbeitbarkeit	schwieriger	leichter
Abbindezeit	6–8 Min.	2–6 Min.
Belastbarkeit	nach 30 Min.	nach 24–36 Std.
Stabilität	hohe Biege- und Druckfestigkeit dauerbelastbar	schon geringe Belastungen können zu Gipsbruch führen
Röntgentransparent	Knochenstruktur gut beurteilbar	schattengebend
Gewicht	60–70% geringer als Gips	hoch
Wasserfestigkeit	wasser- und feuchtigkeitsresistent	nimmt Wasser auf; Bruchgefahr
Materialkosten	teuer	kostengünstig

Aufbau eines Stützverbandes

Der ruhigstellende Stützverband aus Gips oder synthetischem Material wird in der Regel in folgenden Arbeitsschritten aufgebaut:

Unterzug aus Schlauchmull zum Hautschutz. Um das Festkleben der Körperhaare mit dem Stützverband und den störenden Juckreiz unter dem Verband zu verhindern, wird als Unterzug Schlauchmull (Tg-Verband, Stülpa) auf der einzugipsenden Extremität angebracht. Der Schlauchmull verhindert zudem, dass die Polsterwatte verrutscht und mit der Haut in Kontakt kommt (Dermatitisgefahr). Der aus Baumwolle bestehende Trikotschlauch erfüllt die Anforderungen, die auch an Baumwollunterwäsche gestellt wird, wie Hautfreundlichkeit, Feuchtigkeits- und Wärmeaustausch. Den Schlauchmull legt man am proximalen und distalen Ende um ca. 5 cm länger an, um durch späteres Umschlagen ein Randpolster bilden zu können.

Polsterung. Bei der Polsterung ist zwischen der gezielten Polsterung und der zirkulären Polsterung zu unterscheiden. Die gezielte Polsterung mittels spezieller anmodellierter Polsterstücke aus Filz oder Schaumgummi wird dort eingesetzt, wo der Patient zu wenig eigenes Polster hat und vor Druck- und Scheuerschäden im Bereich oberflächlich verlaufender Nervenbahnen oder Knochenvorsprüngen geschützt werden muss (**Abb. 41.9**). Bei Frakturfixation mit guter Weichteildeckung erfolgt meist nur eine gezielte Polsterung an druckexponierten Stellen und Abschlussrändern, um einen hautnah sitzenden Gipsverband mit entsprechender Ruhigstellung zu erhalten. Die zirkuläre Polsterung, bei der zunehmend synthetisches Material (Arthiflex, Cellona, Rolta soft) Verwendung findet, wird bei zirkulären Stützverbänden wie z. B. bei Operations-, Abschwell- oder Transportgipsen eingesetzt. Die Polsterwatte wird von distal nach proximal so gewickelt, dass sich die einzelnen Polstertouren zur Hälfte überlappen. Für das Randkantenpolster ist etwa 5–10 cm über die vorgesehene Grenze hinauszugehen. An druckexponierten Stellen wie Ferse oder Ellenbogen werden vorher zusätzliche Polsterstücke aufgelegt.

Kreppapier-/Schaumstoffbinden. Mit Kreppapier wird bei Gipsverbänden, mit Schaumstoffbinden bei synthetischen Stützverbänden die Polsterung in zirkulären Touren unter leichtem Zug fixiert. Dadurch wird eine Dampfsperre unter den Stützverbänden

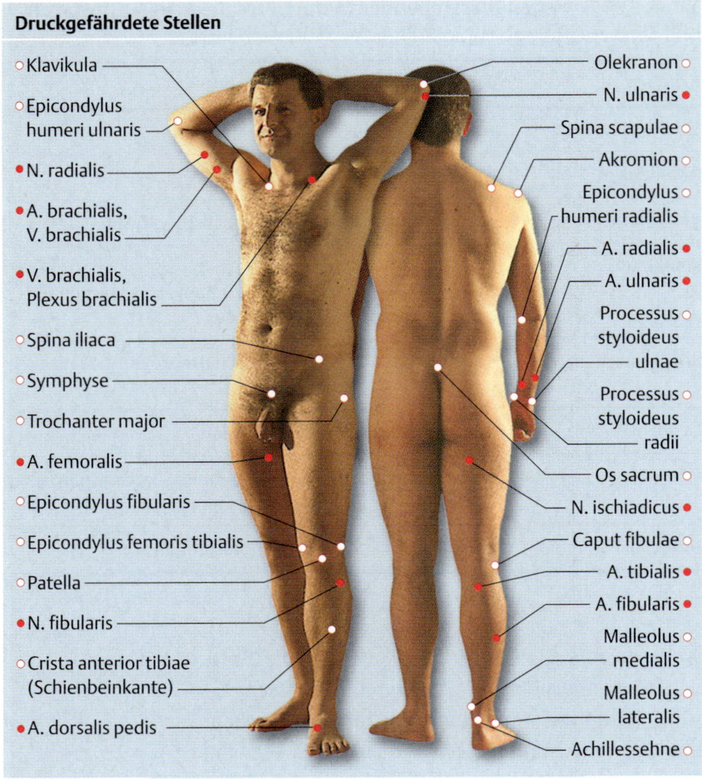

Abb. 41.9 Druckgefährdete Körperstellen

verhindert. Sie sind wasserabweissend imprägniert und schützen die Polsterung vor dem Eindringen von Feuchtigkeit.

Gipsbinde und Gipslonguette. Das Ausgangsmaterial für die Gipsverbände ist gerollt als Gipsbinde oder gelegt als Gipslonguette in unterschiedlichen Längen und Breiten. Gipsbinden eignen sich für die zirkuläre Anlage mit bewegungsbehinderter Funktion. Die Longuette hat ihren Platz in der Gipskonstruktion, wenn Biege- und Druckkräften entgegengewirkt werden soll, wie das z. B. bei Extremitäten der Fall ist. Die Kunststoffe liegen ebenfalls als Binde oder Longuette vor.

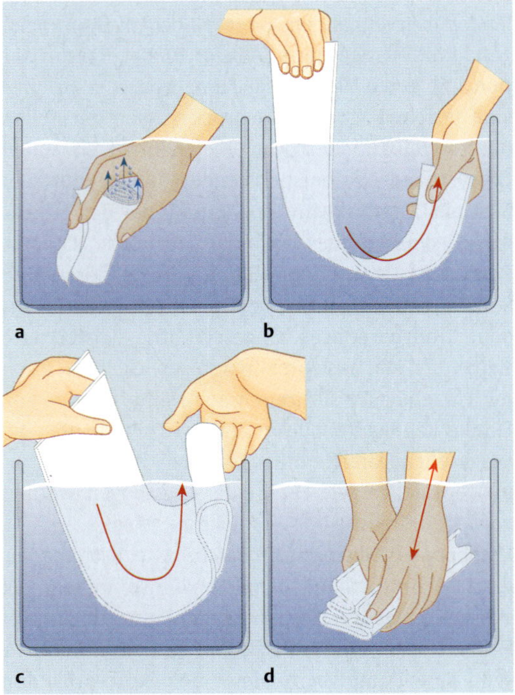

Abb. 41.10 Verschiedene Tauchvorgänge.
a Gipsbinde schräg eintauchen, bis keine (großen) Luftblasen mehr aufsteigen
b Longuette an beiden Enden fassen und kurz durchs Wasser ziehen
c Lange Longuetten einmal zusammenfalten. Mit dem Zeigefinger in der Umschlagfalte rasch durchs Wasser ziehen
d Sich rasch benetzende Longuetten im Zickzack zusammenfalten und kurz schräg eintauchen, beide Enden festhalten

Arbeitsregeln

Beim Verarbeiten von Gipsbinden und -longuetten sind folgenden Arbeitsregeln zu beachten:

Zügiges Arbeiten. Die offene Zeit, also die Zeit, in der die Gipsbinde oder -longuette vom ersten Eintauchen bis zum Anwickeln und Modellieren verarbeitet werden kann, beträgt ca. 5 Min. Dies erfordert eine gute Arbeitsablauforganisation und das Bereitlegen aller erforderlichen Materialien.

Sauberes, kaltes Tauchwasser. Die Tauchwassertemperatur beeinflusst direkt die Abbindegeschwindigkeit und damit auch die Verarbeitungszeit des Gipses. Zu hohe Tauchwassertemperaturen (gegen 35 °C) können zu Wärmeschäden an der Haut des Patienten führen. Die Technik des Tauchvorgangs hängt vom Gipsmaterial, also Binde oder Longuette ab (**Abb. 41.10 a – d**). Der regelmäßige Tauchwasserwechsel beugt einer Verkürzung der Abbindezeit (durch abbindende Gipsreste) vor. Die Tauchzeit hängt von der Bindenbreite ab; sie beträgt 2 – 4 Sek.

Gutes Ausdrücken nach dem Wässern. Das Gipsmaterial wird so lange unter Wasser gehalten, bis keine Luftblasen mehr aufsteigen. Anschließend ist das überschüssige Wasser durch gutes Ausdrücken der Gipsbinde bzw. Ausstreifen der Longuette zu entfernen.

Richtiges Anlegen des Verbandes. Bei der *zirkulären Fixation* wird die Gipsbinde jeweils ohne Zug flach auf der Körperpartie abgerollt und die Falten kurz glatt gestrichen. Mit der letzten Gipsbinde wird die an den Abschlussrändern umgeschlagene Unterpolsterung fixiert, so dass der Gipsverband gleichmäßig nach oben und unten scharfe Randkanten abschließt. Der noch weiche Gips wird anschließend mit feuchten Händen glatt gestrichen.

Bei der *Schienentechnik* wird die glatt gezogene Longuette auf die bereits gepolsterte Körperstelle aufgelegt. Das Fixieren geschieht durch wickeln mit einer nassen Mullbinde. Beim Nachmodellieren mit der flachen Hand sind vor dem Abhärten die Randkanten vom Körper weg abzurunden. Die Mullbinde wird nach dem Aushärten durch eine elastische Binde ersetzt.

Vollständiges Austrocknen. Die Austrocknungsphase dauert je nach Gipsdicke 24 – 36 Std. In dieser Zeit darf der Gips nicht belastet werden.

Informieren Sie sich anhand spezieller Literatur, die Sie im Leserservice finden, über weitere Details zum Anlegen eines Stützverbandes.

Entfernen des Stützverbandes

Das Entfernen von zirkulären Stützverbänden erfolgt häufig mit der oszillierenden Säge. Mit den nur wenigen Millimetern betragenden Schwingungen fräst sich das Sägeblatt schrittweise durch die ganze Gips- bzw. Kunststoffwand. Das Öffnen des Gipses mit der oszillierenden Säge erfordert eine gewisse Übung. Aufgrund der beim Sägen entstehenden Erwärmung (Reibungswiderstand) an Fräsenblatt und Stützverband kann es bei unsachgemäßen Arbeiten zu Verbrennungen an der ungeschützten Haut des Patienten kommen. Zur Vorbeugung wird die Extremität auf eine harte Unterlage gelagert, so dass bei entspannter Muskulatur genügend freier Raum zwischen Haut und Stützverband entsteht. Die Säge mit beiden Händen halten, immer eine Hand zur sicheren Abstützung damit die Säge nicht unkontrolliert tiefer tritt. Die Schnittlinie sollte über Polster oder Weichteilen, nicht über Knochen liegen. Eine seitlich am Sägeblatt mitgeführte nasse Mullkompresse kann dem übermäßigen Erhitzen entgegenwirken. Sie nimmt zudem die entstehenden Sägespäne auf. Nach dem Aufsägen den Gips mit dem Rabenschnabel aufbrechen und weit öffnen.

> Eva Groß Krankenschwester
>
> **···› Praxistipp**
>
> Erklären Sie dem Patienten, insbesondere Kindern, vor dem Gebrauch der oszillierenden Säge das Arbeitsprinzip. So können Sie die eventuelle Angst vor Gerät und Geräuschen reduzieren.

Weitere spezielle Geräte wie Gipsstanze, -spreizer, Rabenschnabel, Gipsschere erleichtern die Gipsentfernung (**Abb. 41.11**). Im Unterschied zu Gipsverbänden, bei denen sich nach einfachem Aufschneiden die Extremität herausheben lässt, müssen die wesentlich stabileren Kunststoffverbände halbiert, also zur Schale geschnitten werden.

Komplikationen der Stützverbandbehandlung

Die konservative Frakturbehandlung mit ruhigstellenden Verbänden kann mit unterschiedlichen Komplikationen verbunden sein.

Venenthrombose. Die Venenthrombose ist eine der häufigsten und gefährlichsten Komplikationen. Das individuelle Thromboserisiko des Betroffenen ergibt sich aus der Pathogenese (Virchow-Trias) und den allgemeinen Risiken wie Kontrazeptiva, Adipositas, Rauchen, Varikosis usw.

> **···› Merke**
>
> Besprechen Sie mit dem Patienten die Zeichen einer Thrombose wie zunehmende wadenkrampfartige Schmerzen unter dem Stützverband, Spannungsempfinden oder Anschwellen der betroffenen Extremität und Hartspann der Muskulatur. Halten Sie ihn an, sich bei entsprechenden Symptomen bei einer Pflegeperson oder dem Arzt zu melden.

Über den Einsatz physikalischer Vorbeugemaßnahmen, wie z. B. Erhöhung des Bettfußendes um 20° oder medikamentöse Thromboseprophylaxe entscheidet der behandelnde Arzt. Weitere Maßnahmen s. Thromboseprophylaxe, S. 315 ff.

Druckschäden. Um Hautnekrosen im Bereich von Knochenvorsprüngen oder Schäden an oberflächlich verlaufenden Nervenbahnen mit Ausfall der jeweiligen motorischen bzw. sensiblen Funktion auszuschließen, ist beim Anlegen des Stützverbandes auf ausreichend Polsterung zu achten. Ursachen, die zu Druckschäden führen, können sein: Fingereindrücke durch unsachgemäßes Halten beim Gipsen, Falten im Polstermaterial sowie unzureichende Polsterung.

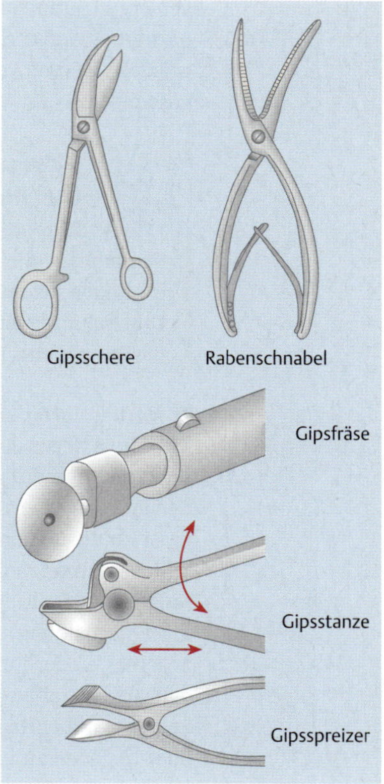

Abb. 41.11 Instrumente

> **···› Lernaufgabe**
>
> Gehen Sie die Körperpartien, die beim Anlegen eines Stützverbandes gepolstert werden müssen, anhand der **Abb. 41.9** durch. Die Stellen, an denen Nervenbahnen besonders nahe unter der Haut verlaufen, sind: N. radialis am Oberarm, N. ulnaris am Ellenbogen und N. fibularis am Wadenbeinköpfchen.

Kontrakturen. Infolge der länger andauernden Ruhigstellung der Gelenke besteht erhebliche Gefahr, dass die Kapselstrukturen verkleben und die Gelenke versteifen. Es sind deshalb nur die Gelenke zu immobilisieren, die unbedingt ruhiggestellt werden müssen. Benachbarte Gelenke sollten schon vorbeugend in angemessener Weise durch die Pflegeperson, Physiotherapeuten oder den Patienten selbst durchbewegt werden.

> Eva Groß Krankenschwester
>
> **···› Praxistipp**
>
> Erklären Sie dem Patienten die Wichtigkeit aktiver Übungen für die Beweglichkeit benachbarter nichtbetroffener Gelenke. Zeigen Sie ihm, wie sie durchgeführt werden.

Durchblutungsstörungen. Schwellungen in Verbindung mit dem Frakturgeschehen oder durch einen zu engen Verband können zu Durchblutungsstörungen der betreffenden Extremität führen. Der Gipsgrundsatz: Zirkulär angelegte Fixationen müssen bei Erstversorgung immer bis zum letzten Faden der Unterpolsterung aufgeschnitten und die Extremität hochgelagert werden, dies kann Zirkulationsstörungen vorbeugen.

Eva Groß Krankenschwester

Praxistipp
Überprüfen Sie gemeinsam mit dem Patienten die betreffende Extremität auf Symptome, die für eine Zirkulationsstörung charakteristisch sind. Kontrollieren Sie die Durchblutung und Sensibilität der Haut sowie die Beweglichkeit der Finger oder Zehen.

Vorbereitung und Lagerung des Patienten

Vor dem Anlegen des Stützverbandes wird der Patient über die Art und Dauer der Ruhigstellung, das Vorgehen und den Arbeitsablauf durch den Arzt informiert. Er ist für die Ausführung sowie die korrekte Lage des Stützverbandes verantwortlich. Ist das Anlegen voraussichtlich mit Schmerzen verbunden, muss nun die Entscheidung über Schmerzmittel, Bruchspaltanästhesie oder Kurznarkose durch den behandelnden Arzt getroffen werden. Vor jeder Stützverbandanlage ist die Hautoberfläche auf Hautausschläge oder Läsionen zu untersuchen und, wenn nötig, mit alkoholischer Lösung abzuwaschen. Bei sehr trockener Haut empfiehlt sich eine Einreibung mit einer Pflegesubstanz. Das Reinigen mit Wasser und Seife führt zum Aufweichen der Haut (Matzeration) und sollte unterbleiben. Die Haut wird außer bei einer Wundversorgung nicht rasiert, da die Rasur zu Mikroverletzungen mit Infektionsgefahr führen könnte und die nachwachsenden Haare starken Juckreiz verursachen. Vor der Fixation an der oberen Extremität sind Fingerringe sowie Nagellack zu entfernen.

Techniken zur Entfernung von Fingerringen mit Hilfe einer Schnur

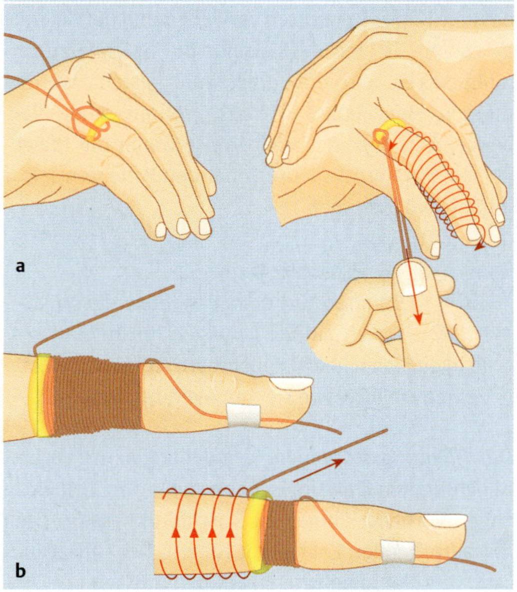

Abb. 41.12 Ringe müssen immer entfernt werden, da sie beim Anschwellen des Gewebes die Durchblutung vermindern bzw. ganz unterbinden können

Eva Groß Krankenschwester

Praxistipp
Einige Tricks können helfen, dass nicht abgehende Fingerringe, die für den Patienten nicht nur eine materielle Bedeutung haben, nicht aufgesägt werden müssen: Finger mit Schmierseife gleitfähig machen und mit Hilfe einer um den Finger gewickelten Schnur den Ring herunter drehen (**Abb. 41.12 a u. b**).

Die Lagerung des Patienten hat die Entspannung der Muskulatur zum Ziel, da beim Gipsen über angespannte Muskeln das Gipsrohr zu weit und damit die gewünschte Ruhigstellung nicht erreicht wird. Am günstigsten ist es, hierbei zu zweit zu arbeiten. Verschiedene Hilfsmittel wie Gipsbänkchen, gepolsterte Beinstütze oder Aufhängevorrichtungen erleichtern die Positionierung der betroffenen Körperpartie.

Bevor der Stützverband angebracht wird, sind Fraktur und Gelenke in die entsprechende Position zu bringen. Je nach therapeutischen Erfordernissen kann dies auch in Einzelfällen von der Normalwinkelstellung der Gelenke abweichen. Die Ausdehnung des Stützverbandes bezieht bei Schaftfrakturen die beiden benachbarten Gelenke mit ein (Ausnahme gelenknahe Frakturen). Dabei endet die Fixation etwa zwei Querfinger breit vor Ellenbeuge, Achselhöhle, Leiste und Kniekehle, um die Bewegungsfreiheit des folgenden Gelenkes nicht einzuschränken.

Nachbereitung

Wurde der Stützverband im Rahmen der Erstversorgung einer frischen Fraktur, nach einer Operation oder Entzündung zirkulär angelegt, muss er nach dem Aushärten gespalten werden.

Sinnvoll ist deshalb bei Erstversorgung immer die primär offene Fixation, bei der beim noch frischen Gips ein Streifen herausgeschnitten wird. Im Schienenspalt wird dann nur noch die Polsterung durchtrennt. Bei Stützverbänden an den Extremitäten wird, besonders in der Frühphase, eine Beinhochlagerung (bis zu 2 Std.) zum Ableiten von Schwellungen und Ödemem erforderlich. Dies kann durch Hochstellen des Fußendes, Schienenlagerung und alternativ mit einem Stuhl, dessen Rückenlehne als Keil unter eine Schaumstoffschiene dient, erfolgen.

Gipsverbände müssen, solange sie noch nicht ausgehärtet sind, möglichst großflächig und gleichmäßig aufliegen. Sie dürfen nicht zugedeckt werden, damit die Feuchtigkeit verdunsten kann. Zum Bettschutz, aber auch zur Aufnahme von Feuchtigkeit, wird unter den Gips eine Einmalunterlage gelegt, die entsprechend häufig gewechselt wird.

Da der frische Gips seine Endfestigkeit erst nach dem Austrocknen erreicht, führt zu frühes bzw. unsachgemäßes Umlagern zu Störungen des Abbindevorgangs und damit zur Materialschwächung.

⇢ Merke
Müssen Sie den noch nicht ausgehärteten Gips bewegen, so heben Sie ihn mit beiden flach ausgestreckten Handflächen vorsichtig an. Vermeiden Sie dabei Eindrücke mit den Fingern in den frischen Gips, da dies zu Eindellungen mit Druck auf die darunter liegende Haut führt.

Beobachtung des Patienten

Wichtige Kontrollen nach dem Anlegen des Stützverbandes erstrecken sich u. a. auf die Überprüfung der Durchblutung, Beweglichkeit und Sensibilität der betreffenden Körperpartie. So kann bei Abweichungen der Ergebnisse vom Aufnahmebefund klar abgegrenzt werden, was Unfall- und was Therapiefolgen sind. Gibt der Patient Schmerzen an, muss in jedem Fall die Schmerzursache abgeklärt werden. Mögliche Gründe wie Wundschmerz, Frakturschmerz oder Druckschmerz durch zu enge Fixation sind durch Befragen des Patienten zu ermitteln.

⇢ Merke
Merken Sie sich für die Überwachung von Patienten mit ruhigstellenden Stützverbänden den Grundsatz: Der Patient, der über Schmerzen durch seinen Verband klagt, hat Recht.

Da während der Trocknungsphase des Gipsverbandes Wärme entzogen wird muss der Patient bei Großgipsen vor Auskühlung geschützt werden. Regelmäßig ist der Gipsverband auf Bruchschäden zu kontrollieren.

Unterstützung des Patienten

Die Ruhigstellung durch den Stützverband ist eine erforderliche, aber unphysiologische Behandlungsmaßnahme, da sie den Betroffenen in seiner Bewegungsfreiheit und dadurch auch in seiner Selbstständigkeit beeinträchtigt. Die verantwortliche Pflegebegleiterin passt ihre Hilfestellung und Unterstützung dem jeweiligen pflegerischen Bedarf des Patienten an.

Körperpflege. Der Patient braucht entsprechend der eingegipsten Körperpartie Unterstützung bei der Körperpflege am Waschbecken oder im Bett. Dabei ist auf das Trockenhalten des Gipses zu achten, damit der Gips keinen Schaden nimmt. Spezielle Plastikbeutel, mit denen der Gips wasserdicht verschlossen werden kann, ermöglichen, dass der Patient duschen kann. Bei Kunststoffstützverbänden ist der Kontakt mit Wasser unproblematisch, wenn sich unter dem Stützverband keine Wunde befindet. Die Hautareale oberhalb und unterhalb des Verbandes sollten regelmäßig mit Pflegecreme eingerieben und massiert werden.

Kleiden. Einschränkungen beim An- und Auskleiden können durch zweckmäßige, evtl. umgeänderte Kleidung mit z. B. seitlichen Reißverschlüssen ausgeglichen werden. In der Anfangsphase gibt die Pflegeperson entsprechend Hilfestellung.

Lagerung und Mobilisation. Bei Stützverbänden an den Extremitäten ist, besonders in der Frühphase, eine Hochlagerung notwendig. Wichtig ist dabei, dass die Gliedmaße höher als die Herzebene gelagert wird. Das bedeutet z. B. den Ellenbogen in Kinnhöhe oder die Hand höher als die Schulter zu lagern. Zum Schlafen kann unter den Armgips ein Kissen gelegt werden. Trockene Kälte, wie etwa ein Eisbeutel sie abgibt, kann im Bereich der Fraktur auf den Stützverband gelegt, abschwellend wirken.

In den ersten 24–48 Std. darf der Patient den Beingips nicht belasten, ausgenommen den nach 30 Min. belastbaren Kunststoff. Die ersten Aufstehversuche, bei denen der Patient noch unsicher ist, finden in pflegerischer Begleitung und Unterstützung statt. Der richtige Gebrauch von Hilfsmitteln wie Unterarmgehstütze oder Gehwagen wird dem Betroffenen demonstriert. Bei Kälteeinwirkung auf Fußzehen oder Finger sollte der Patient einen Wollstrumpf bzw. Handschuh an der ruhiggestellten Extremität tragen,

Abb. 41.13 Patienteninformation zum Erstgips

Hinweise für den Patienten

Merkblatt Erstgips

- Ihr Gips ist frisch angelegt, noch nicht ausgetrocknet und deshalb noch nicht voll stabil. Seien Sie darum besonders vorsichtig beim An- und Ausziehen von Kleidungsstücken.
- Versuchen Sie auch nicht, die im Gips ruhiggestellten Gelenke zu bewegen. Bewegen Sie aber immer wieder alle freien Gelenke in vollem Umfang durch; das fördert die Durchblutung und vermindert die Gefahr weiterer Schwellungen.
- Achten Sie auf die Blutzirkulation und die Hautfarbe.
- Sind Ihre Finger bzw. Zehen blau verfärbt (gestaut) oder sind sie weiß (blutleer) oder kalt?
- Bemerken Sie Gefühllosigkeit, „Einschlafen" oder „Ameisenlaufen", Spannung oder Druckstellen im Gips?
  Wenn solche Störungen auftreten, melden Sie sich sofort – auch nachts – bei Ihrem behandelnden Arzt.
- Schmerz und Schlafmittel: Nehmen Sie die vom Arzt verordneten Medikamente gewissenhaft und pünktlich ein (vor allem solche zur Blutverdünnung). Sie schützen sich so vor gefährlichen Komplikationen.
- Wenn Sie den ganzen Arm im Gips tragen, lagern Sie ihn beim Sitzen waagerecht.
  Ist nur Ihr Unterarm im Gips, so stellen Sie ihn senkrecht auf. Lassen Sie den verletzten Arm beim Gehen nicht hängen; verwenden Sie allerdings einen Armtraggurt nur nach Verordnung. Legen Sie zum Schlafen ein Kissen unter den Armgips (leichte Hochlagerung).
- Wenn Sie ein Bein im Gips haben, lagern Sie es beim Sitzen auf einem zweiten Stuhl (mit Unterlage).
- Wenn Sie liegen, sollte die Ferse höher als das Herz gelagert sein. Achten Sie darauf, dass der Gips überall gleichmäßig mit Kissen unterlegt ist.
- Wegen der vermehrten Schwellungsneigung durch die Wärme nicht in der Sonne liegen (Siesta im Schatten!).
- Gehen Sie zum vereinbarten Termin in die Sprechstunde, damit Ihr Gips kontrolliert werden kann.
- Bitte bedenken Sie, dass die Straßenverkehrsordnung Fahren in verkehrsuntauglichem Zustand verbietet.

um für eine ausreichende Durchblutung zu sorgen.

Essen und Trinken. Bei Gipsen der oberen Extremität benötigt der Patient Unterstützung bei der Zubereitung der Mahlzeiten wie Brötchen schmieren, Portionstöpfchen öffnen oder Fleisch schneiden. Der Betroffene wird angehalten, täglich mindestens 2 l Flüssigkeit zu trinken, um den Spannungszustand der Haut aufrechtzuerhalten.

Ambulante Versorgung

Erfolgt die Versorgung im Rahmen der ambulanten Behandlung, muss nach dem Austrocknen des Stützverbandes die tägliche Gipspflege mit dem Patienten besprochen werden. Zur Information des Nachbehandelnden kann der Stützverband als Datenträger für Datum des Anlegens, mögliche Röntgenkontrolle, Datum des Stützverbandwechsels oder der Stützverbandentfernung usw. dienen.

Eva Groß
Krankenschwester

Praxistipp

Geben Sie dem Patienten und auch der Begleitperson als Ergänzung zu den mündlichen Informationen ein Merkblatt (**Abb. 41.13**) mit, auf dem Sie die für den konkreten Patienten enthaltenen Angaben markieren.

41.6 Pflege von Patienten mit Amputation

Bernhard Vollmuth

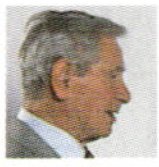

Rob J. wäre es am liebsten gewesen, die Verwundeten der Reihe nach zu untersuchen, aber dazu kam er nicht. Statt dessen eilte er von Patient zu Patient, sobald ihm mitgeteilt wurde, dass es um den Entsprechenden „schlecht" stand. Theoretisch hätte es um keinen der Männer, die an Bord der War Hawk waren, so „schlecht stehen" dürfen, dass er die Reise nicht überstanden hätte, doch schon kurz nach der Abfahrt starben mehrere. Rob J. ließ die Kabine des Zweiten Maats räumen und begann dort im Licht von vier Laternen zu amputieren. Schon in der ersten Nacht entfernte er vierzehn Gliedmaßen. Viele Verwundete waren bereits amputiert worden, bevor sie an Bord gekommen waren, und als er diese untersuchte, stellte er bestürzt fest, wie unsachgemäß der Eingriff meistens durchgeführt worden war. Ein neunzehnjähriger Junge namens Peter hatte sein rechtes Bein bis zum Knie, sein linkes Bein bis zur Hüfte und seinen rechten Arm zur Gänze eingebüßt. Irgendwann während der Nacht begann der linke Beinstumpf zu bluten. Vielleicht hatte er aber auch schon geblutet, als der Junge an Bord kam. Er gehörte zu den ersten Toten. (Gordon 1992)

Medizinischer Überblick Amputation

Ingo Blank

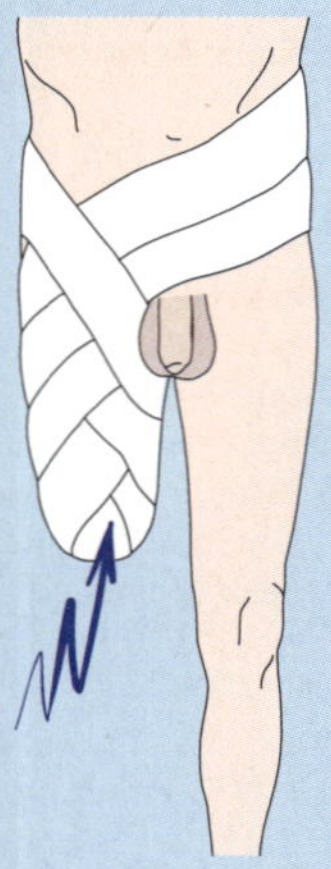

Definition

Unter einer Amputation versteht man die vollständige Abtrennung eines Körperteils. Die Amputation kann Folge einer schweren Gewalteinwirkung oder therapeutisch indiziert sein. Bei traumatischen Amputationen gelingt es oft, die abgetrennte Gliedmaße zu erhalten und wieder anzunähen (Replantation).

Häufigkeit

Die häufigste Indikation für eine Amputation ist die pAVK mit ca. 85% bei Nikotinabusus und/oder Diabetes mellitus. Danach folgen in weitem Abstand die Amputationen nach Verletzungen, Infektionen, Tumoren, angeborenen Fehlbildungen.

Komplikationen

Nach einer Amputation können die unterschiedlichsten Komplikationen auftreten. Diese lassen sich durch eine rechtzeitig und ausreichend durchgeführte Prophylaxe vermeiden, bzw. auf ein Minimum reduzieren.

Kontrakturvermeidung. Durch geeignete Stumpflagerung (z. B. Gefahr der Beuge- und Abduktionskontraktur beim Oberschenkelstumpf).

Stumpfödem. Allgemeine Ursachen für ein Stumpfödem: Herzinsuffizienz, Störung des Eiweiß- und Elektrolythaushalts. Lokale Ursachen: Wundheilungsstörung und Infektion, venöse und lymphatische Abflusshindernisse. Äußere Ursachen: Zu hoher Druck auf das Gewebe, z. B. durch zu feste Bandage, Verband, Prothesenschaft. Therapie: Zinkleimbinden, max. Liegedauer 2 – 3 Wochen, nachts eventuell Kompressionsstrumpf nach Maß.

Hauterkrankungen. Folgende Komplikationen kommen in Betracht:

- *Kontaktdermatitis:* Abhilfe durch Hautpflegemittel, anderes Schaftmaterial,

- *Prothesenrandknoten:* Multiple kleine Hautzysten am Prothesenrand als Folge einer chronischen Überbeanspruchung durch die Pumpbewegung des Prothesenrandes. Abhilfe durch Verbesserung der Schafteinbettung, eventuell plastische Hautexzision,
- *Schwitzen:* Großes Problem durch feuchte Kammer. Abhilfe durch anderes Köchermaterial (Holz statt Gießharz),
- *Follikulitis* und *Furunkel:* Oft aufgrund mangelnder Hygiene von Schaft und Stumpf. Abhilfe durch Ruhigstellung, Hochlagerung, lokalen Salbenverbänden. Möglichst keine Inzision wegen schlechter Heilung,
- *Pilzinfekte:* Abhilfe durch Lokalbehandlung mit fungistatischen Salben,
- *Hauttumoren* am Stumpf: Hyperkeratosen, Schwielen, Hautpapillome, Warzen. Abhilfe durch Verbesserung der Prothesenanpassung.

Replantation

Traumatische Amputationen können unter bestimmten Umständen replantiert (wieder angenäht) werden, wenn der Stumpf und das Amputat primär schnell und richtig versorgt werden. Die Indikation zur Replantation besteht bei glatten Amputationsrändern (keine ausgedehnten Quetschungen), geringen Begleitverletzungen oder wenn Daumen, Finger oder die ganze Hand abgetrennt werden. Dazu muss das Amputat korrekt und möglichst schnell transportiert werden. Erst in der Klinik kann entschieden werden, ob eine Replantation Erfolg verspricht. Niemals vor Ort diese folgenschwere Entscheidung selbst treffen!

Nachbehandlung

Folgende Maßnahmen sind für die spätere Prothesenversorgung wichtig:

Stumpfwicklung. Um dem Stumpf eine gute Form zu geben und die Knochenenden mit genügend Weichteilgewebe zu polstern, wird der Stumpf gleich nach der Operation mit einer elastischen Binde in Achtertouren in die gewünschte Form gewickelt. Dadurch wird auch die postoperative Schwellung und die Spannung der Hautnaht vermieden.

Physiotherapie. Die Gelenke und Muskulatur müssen bewegt und trainiert werden, damit ihre Funktion erhalten bleibt und Komplikationen, z.B. eine Muskelatrophie, verhindert werden.

Prothesenversorgung. Sobald die Wunde abgeheilt und die Weichteile abgeschwollen sind, wird eine Prothese angepasst.

Bewegungsschulung. Ein Physiotherapeut hilft dem Patienten, neue Bewegungsmuster (z.B. Gehen mit einer Prothese) einzuüben.

Rehabilitation. Ein körperlich Behinderter muss durch medizinische, berufliche und soziale Maßnahmen betreut werden, so dass er am normalen Leben wieder teilnehmen kann. Durch ein psychologisches Trainingsprogramm sollen das Selbstwertgefühl erhalten und Probleme bewältigt werden. Soziale Kontakte zur Familie und zu den Freunden müssen rechtzeitig (schon im Krankenhaus) hergestellt werden. Der Sozialdienst hilft z.B. bei der beruflichen Umschulung, einer behindertengerechten Wohnung und Rentenanträgen. Spezielle Hilfsmittel bei der Arbeit, im Haushalt und der Freizeit werden durch die Rehabilitationstechnik gestellt.

41.6.1 Bedeutung für den Patienten

Die Amputation einer Gliedmaße hat immer gravierende Folgen für den Betroffenen. Neben den unterschiedlichen funktionellen Einschränkungen durch die Schädigung selbst muss sich der Amputierte mit einer Veränderung in der Wahrnehmung des eigenen Körpers emotional auseinandersetzen. Dies alles hat weitreichende Auswirkungen auf sämtliche Lebensbereiche des Amputierten.

Abhängig von der Ausdehnung des Gliedmaßenverlustes sind individuelle Fähigkeiten und Fertigkeiten des Menschen mehr oder weniger eingeschränkt. So wirkt sich der Verlust der unteren Extremität auf die Geh- und Stehfähigkeit, der der oberen auf die Greif- und Haltefunktion der Hand aus. Wichtige Orientierungs- und Wahrnehmungsaufgaben des „Endorgans Hand bzw. Fuß" sind nicht mehr möglich.

Handicaps des Bewegungsapparats führen häufig zu einer Minderung der Mobilität. Ein zweifellos bedeutsamer Gesichtspunkt in unserer Gesellschaft, die eine hohe Beweglichkeit von uns fordert. Der Grad der wiederhergestellten Mobilität ist somit für die Rückkehr in das gesellschaftliche und berufliche Leben des Betroffenen von entscheidender Bedeutung.

Der Erwachsene, bei dem ein Knochenkarzinom zum Gliedmaßenverlust führt, kann sich in der Regel mit der Veränderung seines Körperbildes längere Zeit auseinandersetzen. Für ihn ist die Amputation als Teil der Therapie von lebensentscheidender Wichtigkeit und bedeutet möglicherweise einen Schritt in Richtung Genesung.

Anders wenn die Amputation nach einem Unfall geschieht: Der Betroffene wird von dem Geschehen überrollt. Mit einem Schlag ist er gehandicapt. Es fehlt ihm – unwiederbringlich – ein Teil seines Körpers. Das Körperbild, das der Betroffene aufgebaut hat, gerät buchstäblich aus dem Gleichgewicht. Im Jugendalter stellt die Amputation einer Gliedmaße den Betroffenen zusätzlich vor besondere soziale Probleme. Die Behinderung erschwert ihm die Aufnahme in die Gruppe der Gleichaltrigen und isoliert ihn u. U. damit.

Die Reaktionen, die durch das traumatische Ereignis bei Amputierten ausgelöst werden, können ähnlich dem bei Menschen, die gerade einen Lebenspartner durch Trennung oder Tod verloren haben, sein. Verleugnung, Zorn, Depression und Trauer über die verlorene Gliedmaße sind typische Reaktionen des Betroffenen. Die emotionale Anpassung des Amputierten an die neue Situation und die Fähigkeit, sich mit dem Verlust zu arrangieren, braucht meist viel Zeit und Unterstützung.

41.6.2 Pflege- und Behandlungsplan

Bei der stationären Aufnahme des Betroffenen hat es die Pflegeperson grundsätzlich mit zwei unterschiedlichen Ausgangssituationen zu tun:

- Der Patient kann sich mit der künftigen Situation auseinandersetzen, die Gliedmaßenentfernung ist ein zeitlich geplanter Eingriff und der Betroffene erhofft sich eine Verbesserung seiner gesundheitlichen Lage (mit 80–90% die Mehrzahl der Patienten).
- Für den Betroffenen, meist Unfallopfer, kommt die Operation überraschend, die Entscheidung fällt sehr schnell oder wird gar von anderen Personen für ihn getroffen. Der Kranke kann sich erst postoperativ so richtig mit dem Ereignis auseinandersetzen. Er nimmt sich aus einer vormals unversehrten Ganzheit nun mit einem äußerlich veränderten Erscheinungsbild wahr.

Optimale physische und psychische Vorbereitung auf die Operation

Aufnahmesituation

Entsprechend der oben beschriebenen Ausgangslage ist es wichtig, in den ersten Kontakten mit dem Patienten bzw. auch seinen Angehörigen eine vertrauensvolle Beziehung aufzubauen. Sie kann helfen, bei dem Betroffenen eine möglichst positive Einstellung gegenüber dem Eingriff zu erreichen und sein Selbstvertrauen zu stärken, so dass er, ohne Herabsetzung der Schwierigkeiten, eine realistische Perspektive gewinnt. Im Aufnahmegespräch können Informationen, die dem Patienten im Vorfeld des Eingriffs wichtig sind, erfragt werden.

Operationsvorbereitung

Allgemeine Operationsvorbereitungen können auf S. 1422 ff nachgelesen werden. Nach den Erklärungen des Arztes bezüglich der Narkose und des Eingriffs bespricht die Pflegeperson mit dem Patienten die Abfolge der präoperativen Vorbereitungen. Vor der Amputation ist der Betroffene, wenn möglich, durch gezielte Maßnahmen auf die postoperative Situation vorzubereiten. So kann sich der vor der Beinamputation im Handling mit Unterarm-Gehstützen eingewiesene Patient bei den ersten postoperativen Gehversuchen ganz auf die Steh- und Gehübungen selbst konzentrieren. Gezielte isotonische und isometrische Muskelübungen können bei einer Beinamputation die postoperativ durch vermehrte Muskelarbeit belasteten Armmuskeln stärken und so evtl. auftretenden Muskelschmerzen vorbeugen. Der Umfang des präoperativen Trainings orientiert sich am aktuellen Zustandsbild des Patienten, was für die Gruppe der Verunfallten schwierig sein kann.

Alle Pflegetätigkeiten, die in Zusammenhang mit der Operation stehen, erinnern den Patienten an den unmittelbar bevorstehenden Eingriff. Das bedeutet, dass die Pflegeperson die Maßnahmen behutsam ausführt und an die besondere psychische Situation des Patienten denkt.

Eva Groß
Krankenschwester

Praxistipp
Vielleicht können Sie ein Treffen mit jemandem, der mit einer vergleichbaren Amputation gut zurechtgekommen ist, einrichten. Es könnte den Betroffenen motivieren und seelisch unterstützen.

Die Rasur des Operationsgebietes erfolgt günstigerweise am Operationsmorgen und richtet sich in ihrer Ausdehnung nach dem für die jeweilige Amputationshöhe klinikublichen Schema. Zur Abtötung von Keimen kann die Haut anschließend mit einer bakteriziden Seife oder antiseptischen Lösung gewaschen werden (Arztanordnung). Die Operationsvorbereitungen hinsichtlich Darmentleerung und Nahrungskarenz unterscheiden sich nicht von anderen extraabdominellen Operationen.

Gewährleisten eines komplikationslosen Genesungsverlaufs

Allgemeine Gesichtspunkte der postoperativen Überwachung und Krankenbeobachtung, des Nahrungsaufbaus usw. können auf S. 1433 ff nachgelesen werden.

Nachblutungsgefahr

Auf Grund der Durchtrennung sämtlicher Blutgefäße ist in der frühen postoperativen Phase die Gefahr von Nachblutungen groß. Um diese Komplikationen frühzeitig zu erkennen und die erforderlichen Maßnahmen rechtzeitig einzuleiten, ist die Überwachung der Parameter Puls und Blutdruck notwendig. Anfänglich alle 30–60 Min., später bei Wertstabilisierung in zeitlich größeren Abständen. Zeitgleich werden der Wundverband auf Nachblutungen und die Wunddrainage auf freien Abfluss und Ableitungsmenge hin überwacht. Wegen der Verstopfungsgefahr der Saugdrainagen ist die Sogkontrolle besonders wichtig.

Um bei einer spontan auftretenden massiven Nachblutung, z.B. durch Lösen einer Gefäßligatur, entsprechend schnell reagieren zu können, muss ein Abbindesschlauch in Patientennähe bereitliegen.

> **···› Lerntipp**
> Informieren Sie sich über das notfallmäßige Vorgehen beim Abbinden einer Extremität. Wie lange darf eine Gliedmaße, ohne dass Gewebeschäden auftreten, abgebunden werden? Wie erfolgt der Vorgang des Abbindens an sich?

Hat sich der Operateur für das Anlegen eines Stumpfgipses entschieden, ist eine besonders sorgfältige Überwachung notwendig. Weil die direkte Überwachung des Wundgebietes schwierig ist, besteht die Gefahr, dass Nachblutungen nicht frühzeitig erkannt werden. Bei ansteigenden Temperaturen, übermäßigen Schmerzen oder wenn Wundsekret durch den Verband dringt, ist der Arzt zu informieren.

■ Überwachung der Wundheilung/Verbandwechsel

Das Pflegeziel ist eine regelrechte, ungestörte Wundheilung mit einer reizlosen weichen Narbe. Eine Wundinfektion hätte zur Folge, dass sich der Heilungsverlauf und damit die Rehabilitation verzögern würde. Dem ersten Verbandwechsel kommt eine besondere Bedeutung zu. Nach Entfernen des Verbandes sieht der Patient zum ersten Mal die Stumpfspitze mit der ausgedehnten Operationswunde. Dies führt ihm den Verlust der Gliedmaße wieder deutlich vor Augen.

> **···› Lerntipp**
> Überlegen Sie schon bei der Vorbereitung zum Verbandwechsel Ihr Verhalten und was Sie auf mögliche Fragen des Betroffenen zum Wundgebiet bzw. zur Narbe sagen werden. Versuchen Sie Aussagen wie z.B. „Es sieht gar nicht so schlimm aus" zu vermeiden.

Der erste Verbandwechsel erfolgt üblicherweise am 2. oder 3. postoperativen Tag durch den Arzt. Dabei werden abhängig von der Fördermenge die Wunddrainage gezogen und die Sekretmenge wird dokumentiert. Die Operationswunde wird inspiziert, um Wundheilungsstörungen, subkutane Serome und Hämatombildung oder die Anzeichen einer Nahtdehiszenz zu erkennen.

Es folgt ein aseptischer Verbandwechsel, bei dem die Wundauflage mit Schlauchmull festgehalten wird. Pflasterstreifen sind wegen der Gefahr der Hautschädigung (sehr empfindliche Stumpfhaut) und venöser Stauung durch den Plasterzug zur Fixierung ungeeignet.

Die Beurteilung des Wundzustandes wird schriftlich festgehalten, um den Verlauf zu dokumentieren. Weitere Verbandwechsel orientieren sich am Wundzustand bzw. Heilungsverlauf. Meist ist die Wunde mit Einzelkopfnähten oder einer Intrakutannaht verschlossen, die ab dem 12. bis 14. Tag entfernt werden können.

■ Entlastung des Wundgebietes

In den ersten Tagen nach dem Eingriff steht Schonung mit nur geringer Belastung des Wundgebietes im Vordergrund. Der Betroffene wird in der Ausführung der Lebensaktivitäten unterstützt. Dabei orientiert sich der Umfang an der körperlichen Leistungsfähigkeit, der aktuellen Schmerzsituation und der seelischen Verfassung des Kranken. Insbesondere nach einer Amputation an den oberen Extremitäten muss der Patient bei der Körperpflege, bei den Mahlzeiten (z.B. Brötchen aufschneiden, Fleisch schneiden usw.) und beim Einnehmen einer bequemen Lage im Bett unterstützt werden. Durch Schonhaltung des Oberarmstumpfes oder Oberschenkelstumpfes kann sich in der Achsel bzw. Leiste eine feuchte Kammer bilden. Vorbeugend hilft hier das Einlegen einer trockenen Kompresse.

■ Lagerung des Amputationsstumpfes

Die spezielle Lagerung des Amputationsstumpfes dient in erster Linie der Vermeidung von Kontrakturen, die vorwiegend am benachbarten Gelenk auftreten. So erschweren zum Beispiel Beugekontrakturen in Knie (bei Unterschenkelamputation) oder Hüfte (bei kurzem Oberschenkelstumpf) die Aufrichtung des Oberkörpers und die Gewichtsübernahme auf die Prothese.

Bei Oberschenkelamputation wird nach dem Eingriff der Amputationsstumpf (bei guter Durchblutung) für die ersten 24 Std. auf ein kleines Kissen oder Sandsack hochgelagert (Arztanordnung). Dies soll dem Entstehen eines postoperativen Wundödems entgegenwirken. Ein längeres Hochlagern ist u.U. bei ausgedehnten Schwellungen erforderlich. Der Stumpf wird dazu stundenweise auf ca. 30° angehoben. Gegebenenfalls muss der Patient auch Bettruhe einhalten. Bei Gefäßpatienten bzw. gestörter Durchblutung wird das Stumpfende horizontal oder etwas tiefer gelagert.

Lagerung des Amputationsstumpfes am Beispiel Oberschenkelamputation (**Abb. 41.14**):

- den Patienten über die Ziele der Maßnahmen informieren und zur Mitarbeit auffordern,
- Oberschenkelstumpf flach und gestreckt lagern; Nullstellung des Hüftgelenks im Liegen,

Unsachgemäße Lagerung des Amputationsstumpfes

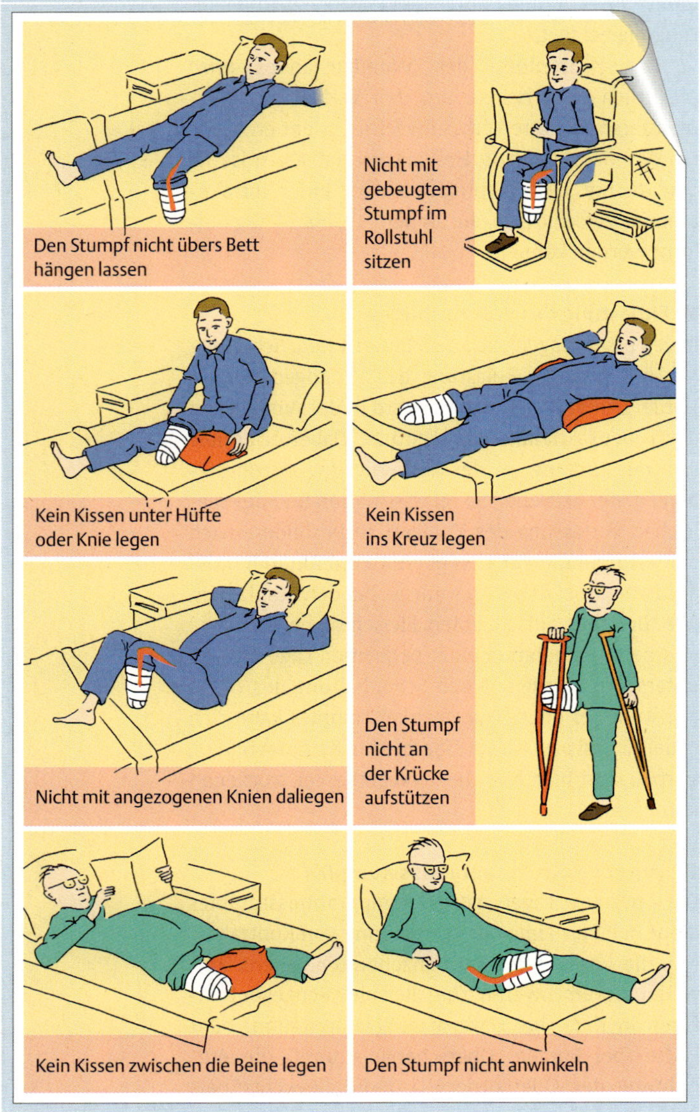

Abb. 41.14 Infoblatt für den Patienten, wie der Amputationsstumpf nicht gelagert werden sollte

- zur Horizontallagerung den Oberschenkelstumpf mit einem Sandsack beschweren (wirkt den Beugern entgegen),
- bei Oberschenkelamputation zur Streckung des Stumpfes zeitweise Bauchlagerung,
- nur kurzzeitiges Sitzen am Bettrand oder Rollstuhl,
- Stumpf in der Gliedmaßenlängsachse lagern, kein Kissen zwischen die Beine legen (Gefahr einer Abduktionskontraktur).

Wickeln des Stumpfes

In Folge des Gewebstraumas mit Durchtrennen der Blut- und Lymphgefäße kommt es postoperativ zu einer Weichteilschwellung in der Stumpfspitze. Ein ausgedehntes Wundödem führt zur Verformung des Stumpfes mit Spannungen auf die Hautnaht und verzögert die baldige prothetische Versorgung des Stumpfes. Untersuchungen haben gezeigt, dass das Stumpfende ohne Bandagierung in wenigen Stunden um 3–4 cm zunehmen kann. Um den venösen und lymphatischen Rückstrom zu unterstützen (Ödemprophylaxe) sowie den Stumpf prothesengerecht, d.h. konisch, zu formen, wird der Amputationsstumpf elastisch gewickelt.

Beim Anlegen der Binden ist auf die folgenden Punkte zu achten: Die Breite der verwendeten Kurzzugbinden entspricht dem Durchmesser des zu verbindenden Körperteils (Grund: leichteres Wickeln; weniger Falten und damit besserer Sitz des Verbandes). An der Stumpfspitze wird mit dem Wickeln begonnen, mit abnehmendem Druck von distal nach proximal (Grund: Ödemprophylaxe; bessere Gewebsverteilung; prothesengerechte konische Stumpfformung). Die Wickeltechnik erfolgt in Achtertouren, nie zirkulär wickeln (Grund: Abschnürungsprophylaxe). Das nächsthöhere Gelenk wird miteingebunden, z.B. Unterarmstumpf bis über das Ellenbogengelenk; Oberschenkelstumpf das Hüftgelenk mit einbeziehen (Grund: bessere Fixierung und geringeres Verrutschen des Verbandes). Der Verband sollte zweimal täglich erneuert werden, beispielsweise nach der morgendlichen Körperpflege und vor dem Schlafengehen; zwischen Ab- und Anwickeln ca. 10 Minuten Pause um die Haut Licht und Luft auszusetzen (Grund: Hautbeobachtung und Druckentlastung). An Stellen mit geringer Weichteildeckung oder Knochenvorsprüngen sollten Stumpfkissen aus Schaumgummi oder Rollenwatte eingewickelt werden (Grund: Druckstellen vorbeugen). Die Binde darf nicht zu straff angelegt werden (Grund: um druckbedingtem Schwund der Stumpfmuskulatur zu vermeiden). Der Oberschenkelstumpfverband sollte am besten im Stehen angelegt werden (Grund: weniger Gefahr den Stumpf in Beugestellung zu fixieren). Die Stumpfwicklung wird so lange durchgeführt, bis keine Schwellung mehr vorhanden ist (ca. 3 bis 4 Wochen).

> **Praxistipp**
>
> Eva Groß Krankenschwester
>
> Fragen Sie bei Patienten mit schlechter Durchblutung des Stumpfes vor dem ersten Bandagieren des Amputationsstumpfes den Arzt, wie fest der Wickeldruck sein soll, um der Gefahr einer Durchblutungsminderung vorzubeugen.

Pflege der Stumpfhaut

Da die Stumpfhaut von ihrer Anlage her nicht für eine erhöhte mechanische Beanspruchung geschaffen ist, bedarf der Amputationsstumpf anfangs spezieller Pflegemaßnahmen.

Hautbeobachtung

Mindestens zweimal täglich (günstigerweise in Verbindung mit dem Wickeln des Stumpfes) ist die Hautdurchblutung und speziell der Narbenbereich auf Veränderungen zu überprüfen. Ein frühes Erkennen von Druckstellen, Nässen oder Hautreizungen kann einer verzögerten Prothesenanpassung und Immobilität des Betroffenen vorbeugen. Narbige Einziehungen der Stumpfhaut sind besonders sorgfältig zu kontrollieren.

> **Praxistipp**
> Eva Groß Krankenschwester
> Leiten Sie den Betroffenen langsam und behutsam zur selbstständigen Hautkontrolle an. Mit einem Handspiegel kann er die Operationswunde besser einsehen und beurteilen.

Stumpfhygiene

Sie umfasst das tägliche Waschen des Stumpfes mit Wasser und einer hautfreundlichen Seife. Die Verwendung von warmen Wasser (ca. 36–40 °C) erleichtert das Entfernen von Ausscheidungen der Talg- und Schweißdrüsen, die mit abgeschilferten Epithelschuppen den Stumpf bedecken und das Bakterienwachstum begünstigen können.

Ein warmes Stumpfbad (Dauer ca. 5 Min.) kann mit kalten Güssen zum Gefäßtraining abgeschlossen werden. Regelmäßig angewendet, hilft es bei durchblutungsgestörten Stümpfen und Stumpfneuralgien.

> **Praxistipp**
> Eva Groß Krankenschwester
> Übermäßiger Schweißabsonderung am Stumpf können Sie durch Hinzufügen von Salbeitee (1 l Salbeitee auf 4 l Wasser) ins Stumpfbad entgegenwirken.

Immer ist auf das sorgfältige Abspülen der Seifenrückstände und das Trocknen der Stumpfhaut zu achten. Der Stumpfstrumpf wird täglich gewechselt.

Abhärtungsmaßnahmen

Ist die Wundheilung abgeschlossen, werden Maßnahmen, die die Widerstandsfähigkeit der Stumpfhaut verbessern, eingeleitet. Eine abgehärtete Stumpfhaut ist weniger empfindlich gegenüber mechanischen bzw. entzündlichen Reizen und sie verträgt die durch die Prothese entstehende Druckbelastung besser.

> **Praxistipp**
> Eva Groß Krankenschwester
> Versuchen Sie, den Betroffenen möglichst früh über die Bedeutung abhärtender Maßnahmen zu informieren und ihn sowie seine Angehörigen bei der Durchführung angemessen miteinzubeziehen.

Folgende Maßnahmen können, in Abhängigkeit von der aktuellen Hautsituation zur Verbesserung der Widerstandsfähigkeit eingesetzt werden:
- nach dem Waschen kräftiges Abfrottieren der Stumpfhaut,
- Einwirkenlassen von Luft und Licht auf die Stumpfhaut,
- Bürstenmassage oder Abreiben des Stumpfes mit einem rauhen Waschhandschuh (z. B. Sisalhandschuh),
- nach abgeschlossener Wundheilung Narbenpflege mit pH-neutraler, unparfümierter Salbe,
- durchblutungsfördernde kalt-warme Wechselbäder,
- Abklatschen des Stumpfes mit einem nassen Waschlappen,
- Stumpfbewegungen in Materialien wie Sand, Erbsen, Reis oder spezieller Knetmasse.

Schmerzbekämpfung

Durch die Amputation ist der Betroffene fortan gezwungen, den Gließmaßenverlust in sein Leben zu integrieren, ihn zu „verschmerzen".

Dabei ist der Schmerz *durch den Gliedmaßenverlust* und der Schmerz *über den Gliedmaßenverlust* aus der Sicht der Schmerzverarbeitung zu betrachten.

Nach der Amputation kommt es in den ersten postoperativen Tagen zu den üblichen Wundschmerzen, die durch den großen Eingriff und Traumatisierung des Gewebes bedingt sind. Sie gehören zum normalen Heilungsverlauf. Unter dem Oberbegriff „Amputationsfolge-Spätsyndrom" fasst F. Danke Stumpfnervenschmerzen und die Beschwerden Phantomgefühl und Phantomschmerz zusammen. Vom Amputationsfolge-Spätsyndrom kann man sprechen, wenn die unmittelbar postoperativen Folgen des Eingriffs überwunden sind. Die Beschwerden sind nicht mit den üblichen Schmerzen, die in Verbindung mit der Wundheilung auftreten können, zu vergleichen:

Stumpfschmerzen sind auf den verbliebenen Gliedmaßenrest lokalisiert und treten meistens attackenartig auf. Ihre Ursachen sind u. a. in Aussprossungen an den Nervenstümpfen (sog. Neurome), die sich Wochen bis Monate später bilden zu suchen. In ihrem Bereich entstehen spontan Nervenerregungen, die zu elektrisierenden Schmerzen – ähnlich wie ein Stromschlag – führen. Mit den Schmerzen einhergehend können Stumpfmuskelreaktionen wie Stumpfzuckungen, von den Betroffenen auch als Stumpfzittern oder Stumpfwedeln bezeichnet, auftreten.

Mit **Phantombeschwerden** werden die Amputationsfolgen Phantomgefühl und Phantomschmerz zusammengefasst. Sie treten meist innerhalb weniger Tage bis Wochen nach der Amputation auf. Das *Phantomgefühl* wird von dem Betroffenen als eine Wahrnehmung beschrieben, bei dem er Teile oder das ganze Phantomglied in charakteristischer Weise erlebt. Er hat gleichsam das Gefühl, als ob er die entfernte Gliedmaße bewegen kann oder einzelne Abschnitte deutlich in einer bestimmten Position im Raum spürt. Von *Phantomschmerz* wird gesprochen,

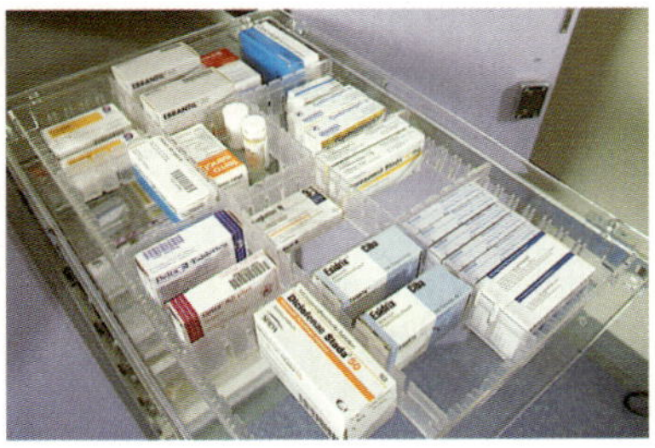

Eine frühzeitige medikamentöse Behandlung ist zur Unterdrückung des Phantomschmerzes unumgänglich

wenn Schmerzen in einer nicht mehr vorhandenen Gliedmaße empfunden werden. Der Phantomschmerz, oft attackenartig auftretend, kann über Stunden bis Tage anhalten und dabei den Patienten zur Verzweiflung bringen. Er verspürt den Schmerz als ein Prickeln, Nadelstiche oder heftig ziehend und kann ihn oft genau an einem Ort im Phantomglied bestimmen. Verschiedene Ursachen wie Störungen der schmerzleitenden Systems im Rückenmark und Gehirn, Reizungen der Nervenstümpfe oder das Nichtwahrhabenwollen der Amputation werden dafür verantwortlich gemacht. Neueren Erkenntnissen zur Folge handelt es sich beim Phantomschmerz um einen Schmerz, der schon vor oder während der Amputation auftrat und sich im Gehirn als „schmerzbeladene Gedächtnisspur" (Striebel 1999) manifestiert hat.

Neben der medikamentösen Schmerzausschaltung durch zentral wirkende Analgetika, Triggerpunktinfiltration oder Methoden der Gegenstimulation wie TENS (transkutane elektrische Nervenstimulation) bzw. Akupunktur können auch psychologische Behandlungsverfahren eingesetzt werden. Spezielle Schmerzambulanzen können den Betroffenen über die im Krankenhaus begonnene Schmerzbekämpfung hinaus weiterhelfen.

···› Lerntipp
Über die fast regelmäßig nach Amputation auftretenden Phantomsensationen informiert der Forschungsbericht Stumpfschmerzen Amputierter (s. Leserservice, S. 1251 f). Weitere Informationen z. B. zur Art und Weise der Schmerzdokumentation finden Sie in Kapitel 8. Auf S. 141 ist ein Schmerzbeobachtungsbogen abgebildet.

Mobilisation

···› Merke
Achten Sie darauf, dass auch bei Amputation der oberen Extremität das erste Aufstehen wegen veränderten Körperschemas und möglicher Gleichgewichtsstörungen nie ohne Begleitung durch eine Pflegeperson oder Physiotherapeutin erfolgt.

Um den Kreislauf rasch zu stabilisieren und einer in Verbindung mit Immobilität auftretenden Zweiterkrankung wie Thrombose oder Pneumonie vorzubeugen, wird der Betroffene möglichst schon am ersten oder zweiten postoperativen Tag mobilisiert. Von zwei Pflegepersonen unterstützt, wird der Patient entsprechend seiner Einschränkung einige Minuten vor das Bett gestellt bzw. an den Bettrand gesetzt. Um den Betroffenen, insbesondere in den ersten postoperativen Tagen, nicht unnötig zu belasten, ist die Mobilisation mit weiteren pflegerischen Handlungen wie z. B. Körperpflege, Toilettengang oder das Richten des Bettes zu verbinden. Die physiotherapeutische Betreuung findet ab dem ersten postoperativen Tag mit speziellen Geh- und Stehübungen statt. Steht einer weiteren Aktivierung nichts im Wege, werden die Übungen in iher Intensität und Belastung gesteigert. Bei Amputation der unteren Extremität wird der Patient in den Gebrauch des Gehwagens und der Unterarm-Gehstützen eingewiesen. Er muss neu lernen, sein Körpergewicht im Raum zu organisieren und das Gleichgewicht auszubalancieren. Wurde eine myoplastische Amputation mit anschließender Sofortversorgung mit einer Übungsprothese und Gipsköcher durchgeführt, kann der Stumpf sofort bewegt und belastet werden.

Mobilisation und physiotherapeutische Übungen erfolgen in konkreter Absprache und Kooperation zwischen der pflegerischen Bezugsperson und der zuständigen Physiotherapeutin.

Vorbereitung auf die Entlassung/Rehabilitation

Ist die Wundheilung komplikationslos abgeschlossen, kann der Patient z. B. mit Oberschenkelamputation mit einer Übungs- oder Testprothese den Stumpf belasten und erste Gehübungen ausführen. Voraussetzung für eine Prothesenversorgung ist jedoch ein schmerzfreier und maximal endbelastbarer Stumpf. Sechs bis zwölf Monate nach der Amputation hat der Stumpf seine endgültige Form und die speziell auf die Bedürfnisse des Betroffenen abgestimmte Dauerprothese kann vom Orthopädiemechaniker angepasst werden.

In ambulanten oder teilstationären Rehabilitationseinrichtungen wird der Patient auf den Umgang mit der Prothese vorbereitet. So kann z. B. durch besondere Trainingsprogramme die Steh- und Gehfähigkeit bzw. die Greif- und Positionierungsfunktion des Betroffenen verbessert werden. Rehabilitationssport und anschließend die dauerhafte sportliche Betätigung bietet dem Betroffenen die Möglichkeit, sich positiv mit seiner Situation auseinanderzusetzen und sich selbst zu beweisen. Ist eine Weiterbeschäftigung im Beruf nicht mehr möglich, müssen Maßnahmen der Berufsfindung und Umschulung geprüft werden. Sie erfolgen in Abstimmung mit dem Arbeitsamt bzw. bei Arbeitsunfällen mit den Berufsgenossenschaften und Berufsförderungswerken.

Die Möglichkeiten sozialer Maßnahmen zur Rehabilitation orientieren sich am Ausmaß der funktionellen Einschränkung.

41.7 Pflege von Patienten mit Sarkom

Veronika Dannhardt-Thiem

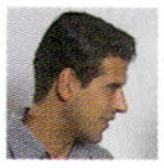

Herr S. wird am Sonntagvormittag von seiner Frau in die Notaufnahme einer chirurgischen Klinik gebracht. Er berichtet: „Es ging alles so schnell, ich weiß immer noch nicht, wie das passieren konnte. Ich joggte – wie jeden Morgen – meine 8 km durch den Park. Die Wege sind gut geteert und ich habe auch gar kein Loch gesehen. Jedenfalls habe ich mich irgendwie vertreten und bin gestürzt. Seitdem habe ich unheimlich Schmerzen in meinem Unterschenkel. Gott sei Dank war da gleich dieser andere Jogger, der ein Handy dabei hatte und meine Frau anrief." Durch eine Röntgenaufnahme wird eine kniegelenksnahe Tibiafraktur festgestellt. Der Arzt macht Herrn S. darauf aufmerksam, dass er weitere diagnostische Maßnahmen einleiten muss, denn auf dem Röntgenbild ist eine Veränderung zu sehen, die auf einen Tumor hinweist. Herr S. ist erst 24 Jahre alt, verheiratet und hat eine zweijährige Tochter.

Medizinischer Überblick Osteosarkom

Ingo Blank

Definition

Das Osteosarkom ist ein vom Knochen ausgehender maligner Tumor. Der Begriff Sarkom (griechisch: Fleisch) ist auf das fleischartige Aussehen aufgeschnittener Weichteiltumoren zurückzuführen.

Arten und Häufigkeit

Bei den Knochentumoren unterscheidet man *primäre*, vom Knochengewebe ausgehende, und *sekundäre*, als Metastasen auftretende Tumoren. Maligne primäre Knochentumoren machen etwa 1% aller bösartigen Geschwülste aus. Nach dem Plasmozytom kommt das Osteosarkom am häufigsten vor. 66% aller primären Knochentumoren entstehen bei 10- bis 40-Jährigen, sekundäre Knochentumoren treten erst in höherem Lebensalter in Erscheinung. 75% der primären Knochentumoren sind im kniegelenknahen Extremitätenbereich lokalisiert. Knochenmetastasen treten in der Reihe der Häufigkeit in folgenden Organen auf: Brustdrüse, Prostata, Schilddrüse, Nieren, Lunge, Kolon, Magen.

Symptome

Das klinische Bild eines Knochentumors ist sehr unspezifisch. Viele Knochentumoren verursachen zunächst keine Symptome, sondern sind nur im Röntgenbild nachweisbar. Als unspezifische Symptome stehen Knochenauftreibungen, Schmerzen, Bewegungseinschränkungen und Spontanfrakturen im Vordergrund. Zusätzlich können Frakturen Kompressionssymptome an Nerven und Blutgefäßen verursachen. Bei jugendlichen Betroffenen können diese Symptome als Wachstumsschmerzen verkannt werden.

Diagnostik

Zu Beginn der Diagnostik steht die konventionelle Röntgenaufnahme. In der Regel werden weitere Untersuchungen durchgeführt, die bei Vorliegen einer Metastase das Auffinden des Primärtumors zum Ziel haben: Skelettszintigrafie, CT und/oder Kernspintomografie, evtl. Angiografie vor einem operativen Eingriff, Probeentnahme nach vorheriger interdisziplinärer Festlegung des therapeutischen Vorgehens.

Komplikationen

Komplikationen können durch den Tumor selbst oder als Folge der Therapie auftreten. Frakturen sind sehr häufig. Treten diese Frakturen an den Wirbelkörpern auf, kann eine dauerhafte Lähmung die Folge sein.

Therapie

Die primär malignen Knochentumoren erfordern oft eine kombinierte chemotherapeutische, radiologische und chirurgische Therapie, die interdisziplinär geplant wird. Die chemotherapeutische und radiologische Behandlung wird sowohl prä- als auch postoperativ eingesetzt. Präoperativ dient sie dazu, den Tumor zur verkleinern. Ob ein Gelenk- bzw. Extremitätenerhalt möglich ist oder eine Amputation durchgeführt werden muss, hängt vom Einzelfall ab und kann häufig erst im Verlauf der Operation entschieden werden.

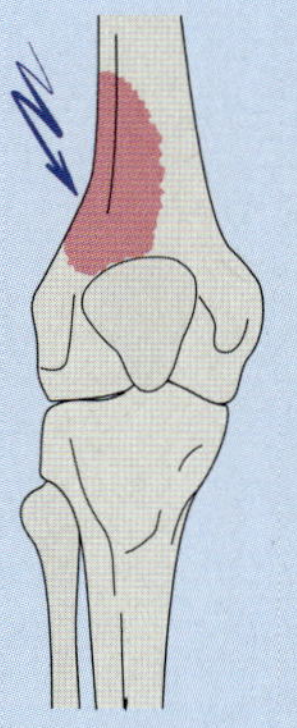

Osteosarkom am Kniegelenk

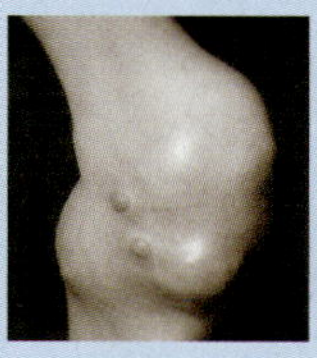

41.7.1 Bedeutung für den Patienten

Das Osteosarkom tritt am häufigsten bei relativ jungen Menschen auf. Die Krankheit bleibt oft lange Zeit unerkannt und verursacht zu Beginn nur unspezifische Beschwerden, so dass die Patienten bei der Diagnosestellung völlig unvorbereitet vor der Tatsache stehen, an einem sehr bösartigen „Krebs" erkrankt zu sein.

Die Therapie, die eine letzte Chance in der Amputation sieht, bevor der Primärtumor Metastasen streut, lässt den Patienten mit dem tief ins Leben einschneidenden Extremitätenverlust und der ungewissen Hoffnung auf eine Heilung zurück (s. Amputation, S. 1243 f). Die Patienten müssen die Diagnose verarbeiten und sich gleichzeitig Gedanken um die Versorgung ihrer Familien machen. Finanzielle und berufliche Fragen müssen beantwortet werden.

Die Therapien sind kräftezehrend und von den sehr belastenden Nebenwirkungen der Zytostase und Radiotherapie begleitet. Die folgende operative Therapie, die den Patienten vorher im Ungewissen lässt, ob eine Extremität erhalten werden kann, belastet zusätzlich extrem. Der Patient weiß, dass er vielleicht aufwachen wird und ein Bein unter Umständen komplett entfernt wurde. Im weiteren Verlauf der Erkrankung wird die Beweglichkeit des Patienten immer stärker eingeschränkt, bis er bettlägerig wird. Die Patienten leiden vor allem im Endstadium unter starken Schmerzen, die Knochen sind sehr berührungsempfindlich, die Gelenke lassen sich kaum bewegen. Die Betreuung durch die Bezugspflegeperson erhält hier besondere Bedeutung.

Merke
Jede Lagerung und Berührung bereitet starke Schmerzen und birgt die Gefahr einer Spontanfraktur. Möglichst frühzeitig sollte eine adäquate Schmerztherapie eingeleitet werden, um die Lebensqualität des Patienten zu erhöhen.

41.7.2 Pflege- und Behandlungsplan

Der Pflege- und Behandlungsplan stützt sich auf drei Säulen:

1. die Begleitung des Patienten im Orientierungsprozess und in der Verarbeitung der Diagnose, bis hin zur Vermittlung von Diensten, die bei der Klärung finanzieller, familiärer und beruflicher Fragen unterstützend tätig werden,
2. die Begleitung des Patienten während der Zytostase- und Strahlentherapie,
3. die postoperative Begleitung des Patienten bis zur Entlassung oder die Pflege des sterbenden Patienten.

Begleitung des Patienten

Mit der Aussprache des Verdachts auf Osteosarkom wird der Patient in einen Strudel der Gefühle gerissen. Unglauben, Weigerung, diesen Verdacht anzuerkennen, Verzweiflung, Wut, Angst und viele Fragen bewegen ihn. Das Ziel der Pflegepersonen sollte es sein, dass der Patient durch eine Bezugsperson Unterstützung und Begleitung im Aufklärungs- und Erfahrungsprozess erfährt. Idealerweise sollte er sich diese Bezugsperson selber wählen können. Sie wird ihn durch die einzelnen Therapiephasen (Diagnostik, Therapie, Übergang vom Krankenhaus nach Hause, Einleiten der Rehabilitationsmaßnahmen) begleiten, gemeinsam mit ihm den Pflegeplan erstellen und die Familie mit einbeziehen. Die Bezugspflegeperson kann für ihn zum geeigneten Zeitpunkt Gesprächstermine mit dem therapeutischen Team vereinbaren.

Idealerweise bildet sich eine solide Vertrauensbasis zwischen Patient und Pflegeperson, die es der Pflegeperson ermöglicht, zu erfahren, was den Patienten bewegt, was ihm helfen könnte, wie sie ihn am besten unterstützen kann. Da das individuell sehr verschieden sein kann, ist es schwer, pauschal Maßnahmen zu formulieren.

Eva Groß
Krankenschwester

Praxistipp
Eine vertrauensbildende Maßnahme ist aber z. B. das Begleiten des Patienten zu unangenehmen, möglicherweise schmerzhaften oder angstbesetzten Untersuchungen oder Therapiemaßnahmen. Auch das gezielte Einplanen von Gesprächen in ungestörter Umgebung fördert eine hilfreiche Beziehung.

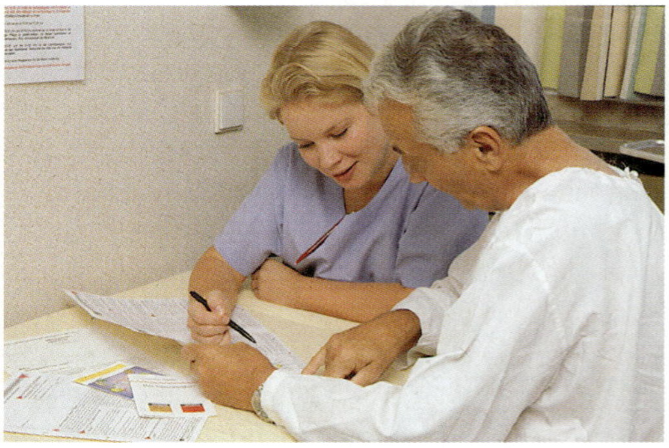

Ausführliche Gespräche fördern das Vertrauensverhältnis zwischen Pflegeperson und Patient

Der Patient soll auch die Möglichkeit erhalten, familiäre, finanzielle und berufliche Fragen zu lösen. Dazu ist es hilfreich, Kontakte zum Sozialdienst und zu einem Psychoonkologen herzustellen. Ggf. benötigt er Freiräume in Form einer zeitweisen Beurlaubung oder Entlassung, um diese Angelegenheiten zu klären. Die Beurlaubung sollte mit dem Therapieplan abgestimmt werden.

■ **Begleitung während der Strahlen- und Zytostatikatherapie**

■ **Pflegerische Maßnahmen bei der Strahlentherapie**

Die Begleitung des Patienten zur ersten strahlentherapeutischen Sitzung durch die Bezugspflegeperson gehört zu den angstreduzierenden und vertrauensfördernden Maßnahmen, die häufiger genutzt werden sollten. Die Situation ist für den Patienten fremd und angstbesetzt, die Umgebung nüchtern und kalt. Fremde Menschen und Geräusche, die Warnschilder vor der Strahlung verunsichern den Patienten zusätzlich. Die Bezugspflegeperson kann das etwas auffangen und abmildern.

Der Patient sollte über die Pflege der bestrahlten Haut (markierte Hautareale und Austrittsstellen der Strahlung) informiert werden:

- Schutz vor Sonnenbestrahlung, Hitze und Kälte,
- Verhinderung von mechanischen Reizen (enge Kleidung, Kratzen, Pflaster),
- mehrmalige tägliche Pflege der Haut mit einem Kamillenpuder,
- Beobachtung der Haut auf Veränderungen (Rötung, nässende Hautreaktionen, starker Juckreiz),
- bei Auftreten von Veränderungen sollte der Patient in die Behandlungspflege miteinbezogen werden.

■ **Pflegerische Maßnahmen bei der Zytostatikatherapie**

Häufig sind Patienten während der Therapie sehr angespannt, ängstlich, horchen in sich hinein und nehmen sofort kleinste Veränderungen und Symptome wahr. Der Anblick der Infusion kann bereits Übelkeit auslösen. Es ist daher für den Patienten sehr hilfreich, wenn er vor und während der Therapie Entspannungstechniken anwenden kann. Durch die Vermittlung des Sozialdienstes oder die Einschaltung eines Psychoonkologen kann der Patient entsprechende Techniken erlernen oder vertiefen.

Je nach Therapiephase wird die Pflegebedürftigkeit des Patienten schwanken. Die tägliche Neueinschätzung der Situation ist daher Standard. Die Patienten sollten so selbstständig wie möglich sein können. Die Unterstützung durch Pflegepersonen und die Angehörigen ist dem anzupassen. Zur Vorbereitung auf die Chemotherapie gehört die Ausführung der Arztanordnung, z.B. Urinuntersuchungen, dann das Überwachen des Infusionsspülprogramms bei der Gabe von Methotrexat.

Weitere Pflegemaßnahmen sind: Unterstützung des Patienten, falls Übelkeit und Erbrechen auftreten, Versorgung mit Hilfsmitteln und Hilfestellung bei der Körperpflege, Beratung und Hilfestellung beim Essen und Trinken, Gabe von Antimimetika nach Arztanordnung und die Beobachtung auf ihre Wirksamkeit, Anbieten von Bonbons oder Kaugummi als Geschmacksablenker, Beobachtung auf Auswirkungen der Leuko- und Thrombopenie (S. 977 ff), tägliche Inspektion der Schleimhautverhältnisse auf Zeichen einer Infektion oder Blutung.

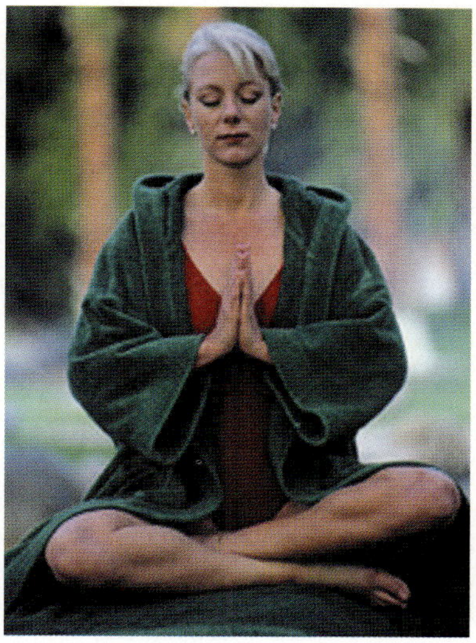

Entspannungstechniken können den Patienten bei der Zytostatikatherapie unterstützen

Der Patient sollte in der Eigenbeobachtung geschult und für Veränderungen sensibilisiert werden. Der Grat, den Pflegepersonen dabei beschreiten, ist recht schmal, denn einerseits soll der Patient sich beobachten und frühzeitig Veränderungen wahrnehmen, andererseits soll eine Fixierung auf mögliche Symptome und eine Übersensibilisierung, die zu weiteren Ängsten führt, vermieden werden. Zur Vermeidung von Komplikationen im oralen Bereich sollte eine therapeutische Mundpflege mit desinfizierenden oder antimykotischen Zusätzen und der Verwendung einer sehr weichen Zahnbürste mit abgerundeten Borsten durchgeführt werden.

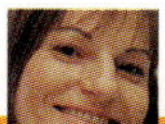

siehe Pflegeangebot Sichere Zytostatikatherapie, S. 562 ff

Auch dem Stuhlausscheidungsverhalten ist erhöhte Aufmerksamkeit zu schenken, da Obstipation, bis zum Ileus als Komplikationen bekannt sind. Blutungen können ebenfalls auftreten. Zur Infektionsprophylaxe sollte der Patient keine rohen Nahrungsmittel, wie Obst oder Salat essen. Bei Entwicklung einer Agranulozytose müssen die Maßnahmen der Umkehrisolierung durchgeführt werden.

Wenn der Patient infolge der Zytostasetherapie an einer Alopezie (Haarausfall) leidet, sollte rechtzeitig eine Perücke angepasst werden. Kopftücher, Baseballkappen, Mützen etc. schützen den Kopf vor Unterkühlung und den Patienten vor neugierigen Blicken anderer.

Sie finden weitere Informationen zur postoperativen Pflege nach Amputation auf S. 1244 f und zur Pflege des sterbenden Patienten in Kapitel 29.

Leserservice

Verwendete Literatur

Osteoporose

Ernährungstip Nr. 16 Osteoporose – wenn die Knochen müde werden. BzgA Köln 1994

Klein, K.: Praktische Gesundheitsförderung Osteoporose Teil 1: Allgemeiner Überblick. Schneider, Hohengehren 1995

Kuratorium Knochengesundheit e.V. – Patientenratgeber Osteoporose. Hettenbergring 5, 74889 Sinsheim

Lauritzen, C., H. W. Minne: Osteoporose – Wenn Knochen schwinden. Ursachen, Krankheitszeichen, Untersuchungen, Vorbeugung und Behandlung. Trias, Stuttgart 1990

Löser, A.: Osteoporose. Vorsorge – Therapie – Pflege. Schlütersche Verlagsanstalt, Hannover 1995
Löser, A.: Pflege bei Osteoporose. Die Schwester/Der Pfleger 3 (1999) 208
Schild, H. H., M. Heller: Osteoporose. Thieme, Stuttgart 1992

Frakturen

Baumgartner, R., P. E. Ochsner: Checkliste Orthopädie, 3. Aufl. Thieme, Stuttgart 1992
Ehmer, B.: Chirurgie. Lehrbuch für Pflege und Studium, 4. Aufl. Schattauer, Stuttgart 1996
Hanekrad, H., D. Richter, G. Muhr: Knochenbruchbehandlung mit Hilfe von Streckverbänden. Die Schwester/Der Pfleger 1 (1999) 31
Härter, R., A. Jagdfeld: Gipstechnik, Fixationsverbände, 3. Aufl. Thieme, Stuttgart 1998
Juchli, L.: Pflege. Praxis und Theorie der Gesundheits- und Krankenpflege, 8. Aufl. Thieme, Stuttgart 1997
Kamphausen, U., B. Mensdorf: Klinikleitfaden Chirurgische Pflege. G. Fischer, Lübeck 1998
Karavias, T., M. Mischo-Kelling: Chirurgie und Pflege. Schattauer, Stuttgart 1994
Paetz, B., B. Benzinger-König: Chirurgie für Pflegeberufe, 19. Aufl. Thieme, Stuttgart 2000
Runge, M., G. Rehfeld: Geriatrische Rehabilitation im Therapeutischen Team. Thieme, Stuttgart 1995
Seel, M.: Die Pflege des Menschen, 3. Aufl. Brigitte Kunz, Hagen 1998
Zelder, O.: Lehrbuch der Chirurgie für Pflegeberufe, 2. Aufl. Enke, Stuttgart 1995

Amputation

Baumgartner, R., P. E. Ochsner: Checkliste Orthopädie, 3. Aufl. Thieme, Stuttgart 1992
Cook, B., S. Phillips: Verlust und Trauer. Ullstein Mosby, Berlin 1995
Heckl, R., G. Ade, W. Schell: Rehabilitation und Krankenpflege. Thieme, Stuttgart 1991
Menz, G.: Die Amputation als erster Schritt zur Rehabilitation. Deutsche Krankenpflegezeitschrift 3 (1988) 146

Sarkom

Glaus, A., W. F. Jungi, H.-J. Senn: Onkologie für Pflegeberufe, 4. Aufl. Thieme, Stuttgart 1992
Schettler, G., H. Greten: Innere Medizin, 9. Aufl. Thieme, Stuttgart 1998

Weiterführende Literatur

Osteporose

Deutsches Grünes Kreuz und Kuratorium Knochengesundheit: Osteoporose – Fragen und Antworten über Kuratorium Knochengesundheit e. V.
Müller, S.-D.: Osteoporose und Ernährung. Vitaminspur 12 (1997) 124

Rheumatische/degenerative Erkrankungen

Aßmann, C.: Pflegeleitfaden. Alternative und komplementäre Methoden. Urban & Fischer, München 1996
Augustin, M., V. Schmiedel: Praxisleitfaden Naturheilkunde: Methoden, Diagnostik, Therapieverfahren in Synopsen. Jungjohann, Stuttgart 1996
Maletzki, W., A. Stegmayer: Klinikleitfaden Pflege. Urban & Fischer, München 1996
v. Altenbockum, C. u. a.: Rheumatologisches Lehrbuch für die Krankenpflege. Recom, Basel 1995

Erkrankungen der Wirbelsäule

Kloster, B., G. Ebelt-Paprotny: Leitfaden Physiotherapie, 2. Aufl. Jungjohann 1996
Weber, U., G. Schwetlick: Wirbelsäulenerkrankungen, Wirbelsäulenverletzungen. Thieme, Stuttgart 1994

Frakturen

Bundesarbeitsgemeinschaft für Rehabilitation, Rehabilitation Behinderter, 2. Aufl. Deutscher Ärzte-Verlag, Köln 1994
Canobbio, M.: Praxishandbuch Patientenhandbuch Patientenschulung und -beratung. Dt. Ausg. hrsg. Zegelin, A. Ullstein Medical Wiesbaden 1998
Middelanis, I., M. Liehn, L. Steinmüller, R. Döhler (Hrsg.): OP-Handbuch. Springer, Berlin 1995
Trenz, O., U. Heim, J. Baltensweiler: Checkliste Traumatologie, 4. Aufl. Thieme, Stuttgart 1995

Amputation

Bundesarbeitsgemeinschaft für Rehabilitation. Rehabilitation Behinderter, 2. Aufl. Deutscher Ärzte-Verlag, Köln 1994
Danke, F., O. Schrappe: Forschungsbericht Stumpfschmerzen Amputierter. Bonn 1979
Schmerztherapeutisches Kolloquium e. V. Frankfurt/Main. Pharma-Verlag, Frankfurt 1990
Striebel, H. W.: Therapie chronischer Schmerzen, 3. Aufl. Schattauer, Stuttgart 1999

Kontaktadressen

Kuratorium Knochengesundheit
Leipziger Str.
74889 Sinsheim

Deutsche Vereinigung Morbus Bechterew
Metzgergasse 16
97421 Schweinfurt
Tel.: 0 97 21/2 20 33, Fax: 0 97 21/2 29 55

Deutsche Rheuma-Liga Bundesverband e. V.
Maximilianstr. 14
53111 Bonn
Tel.: 02 28/76 60 60, Fax: 02 28/76 60 20

Bundesselbsthilfeverband Osteoporose e. V.
Kirchfeldstr. 149
40215 Düsseldorf

Internetadressen

http://www.rheuma-liga.de
http://www.aeskulap.net.ruecken
http://www.pflege.med.tu-muenchen.de/HAEMAINFO/referate/Osteosarkom/index.htm

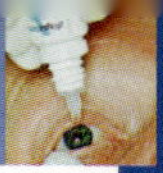

42

42 Pflege von Patienten mit Erkrankungen der Augen, des Hals-Nasen-Ohren-Bereichs oder der Haut

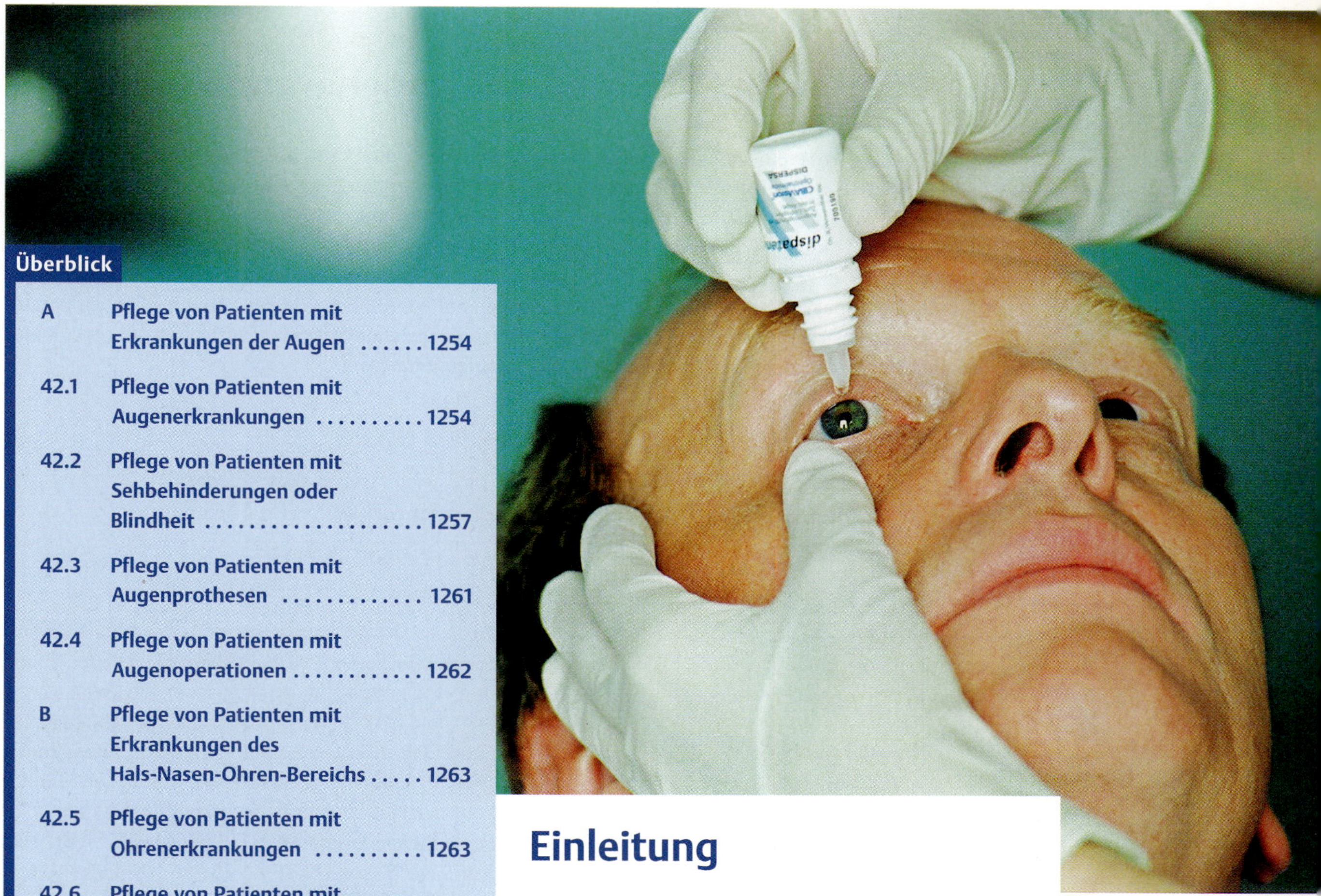

Überblick

Einleitung

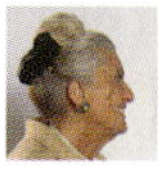

Frau M. (69 Jahre alt) war bis vor kurzem völlig selbstständig und unternehmend. Da sie in dem Ort, in dem sie heute noch lebt, aufgewachsen ist, hat sie einen großen Freundes- und Bekanntenkreis. Sie war immer viel unterwegs, machte Besuche oder ging zu Veranstaltungen. Eines Tages stürzte sie in der Stadt an einer Bordsteinkante so unglücklich, dass ärztliche Hilfe notwendig wurde. Neben äußeren Verletzungen wie Prellungen und Schürfwunden war sie plötzlich auch ängstlich geworden und wollte nicht mehr allein ausgehen. Sie konnte sich gut erinnern, dass sie die Bordsteinkante gesehen hatte, doch wie es zu dem Sturz gekommen war, konnte sie sich nicht erklären. Passanten hatten sie fallen sehen und ihr geholfen.
Freunde rieten ihr, neben internistischen Untersuchungen doch auch einen Augenarzt aufzusuchen. Dieser stellte eine einseitig ausgeprägte Linsentrübung (grauer Star) fest. (Köther u. Gnamm 2000, S. 709)

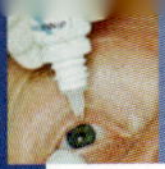

A Pflege von Patienten mit Erkrankungen der Augen

Heiner Bachmann

42.1 Pflege von Patienten mit Augenerkrankungen

Sehen und Nichtsehen ist ein Thema mit vielen Variationen. Der Mensch öffnet die Augen und nimmt eine Vielzahl von Informationen wahr. Die Aussage „ein Blick sagt mehr als tausend Worte" ist sehr treffend. Aber was bedeutet es, wenn ein Mensch nicht sieht oder nur über eine begrenzte Sehleistung verfügt?

Das gesunde Auge sieht hell und dunkel (Farben), Gegenstände scharf (Umfeld) und ruhende und bewegte Objekte (räumlich). Das Auge ist ein optisches System, vergleichbar dem Aufbau einer Kamera. Die Regenbogenhaut (Iris) regelt als Blende den Lichteinfall ins Auge. Wird die Blende verengt oder erweitert, ist dies als Pupilleneng- bzw. -weitstellung zu erkennen. Ähnlich wie der Film eines Fotoapparates ist die gesunde Netzhaut (Retina) in der Lage, Bilder aufzunehmen.

···› Medizinischer Überblick Augenerkrankungen

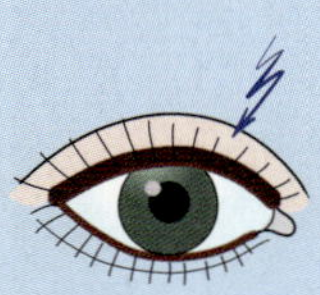

Definition

Erkrankungen und operative Eingriffe am Auge können zu kurzfristigem oder chronischem Sehverlust oder zu einer Sehschwäche führen.

Arten von Augenerkrankungen

Stellvertretend für die vielfältigen Erkrankungen am und im Auge wird jeweils ein Defekt an Iris und Retina vorgestellt.

Iritis

Diese Entzündung der Regenbogenhaut wird durch Keimverschleppung bei Systemerkrankungen, rheumatischen Erkrankungen oder viralen Infektionen, z. B. Grippe, verursacht. Exogene Ursachen wie Infektionen der Hornhaut nach einer Entzündung oder Traumata durch Perforation sind weniger häufig. Als Komplikationen können sich u. a. ein Glaukom (grüner Star) oder eine Linsentrübung (Katarakt) entwickeln.

Netzhautablösung

Bei der Netzhautablösung (Ablatio retinae) handelt es sich um eine Abhebung der Netzhaut durch z. B. Blut oder Tumorgewebe. Auch nach Netzhautrissen durch Prellung und perforierende Verletzungen tritt eine Ablösung der Netzhaut ein. Dadurch entsteht eine Mangelversorgung, verbunden mit einem Zerfall der Sinnesrezeptoren. Ohne adäquate Therapie ist die Folge einer Netzhautablösung immer die Erblindung.

Therapie

Einsatz von Medikamenten bei Augenerkrankungen:

Pupillenverengende Mittel (Miotika). Miotika finden ihre Anwendung hauptsächlich in der Behandlung des Glaukoms (hoher Augendruck). Zu den augeninnendrucksenkenden, die Pupille nicht verengenden Mitteln gehört das Catapresan, das in den Bindehautsack gegeben zusätzlich den Blutdruck senkt.

Pupillenerweiternde Mittel (Mydriatika). Mydriatika werden z. B. vor Untersuchungen des Augenhintergrunds verabreicht.

Gefäßerweiternde Mittel. Zur Durchblutungsverbesserung und nach Hornhauterkrankungen.

Entzündungshemmende Mittel. Dazu zählen kortikosteroidhaltige Augentropfen und Salben, die bei allergischen Entzündungen der Lider, Bindehaut oder Hornhaut zum Einsatz kommen.

Lokalanästhetika. Diese Mittel werden z. B. vor der Entfernung von Fremdkörpern ins Auge gebracht.

Künstliche Tränen. Zur symptomatischen Behandlung von Austrocknungserscheinungen der Horn- und Bindehäute z. B. bei unzureichendem Lidschluss.

Antibiotika. Als Augentropfen oder Augensalbe; eingesetzt bei bakteriellen Entzündungen von Hornhaut, Lidrand und Tränensack; u. U. auch zur Infektionsprophylaxe bei Verletzungen des vorderen Augenabschnittes z. B. durch Fremdkörper.

Augentonika. Bei trophischen Störungen von Horn- und Bindehaut zur unterstützenden Behandlung von Augenbrennen, Fremdkörpergefühl oder Verschwommensehen.

42.1.1 Bedeutung für den Patienten

Der lichtempfindliche Teil in der Mitte der Netzhaut (Pars optica) ermöglicht es dem Menschen, z.B. Buchstaben und Gegenstände in der Nähe und Ferne zu erkennen. Für das Sehen peripherer Objekte ist die Umgebung des Netzhautzentrums verantwortlich. Durch Schädigungen in diesem Bereich werden die Betroffenen massiv behindert. In einer Zeit, in der Sinneseindrücke eine dominante Rolle spielen, wie z.B. im Straßenverkehr, an Computerarbeitsplätzen oder dem zunehmenden Einsatz visueller Medien, ist die Sehleistung permanent gefordert. Das Auge als Mittler zwischen dem Menschen und seiner Umwelt beeinflusst das Denken und Fühlen. Aus diesem Grund stellt eine Einschränkung der Sehkraft heute eine wesentlich größere Behinderung dar, als dies früher der Fall war. Eine mögliche Sehschwäche hat dadurch in den letzten 30 Jahren enorm an Bedeutung gewonnen.

42.1.2 Pflege- und Behandlungsplan

Augenpflege

Eine adäquate Augenpflege ist vor allem bei Patienten unerlässlich, die in ihren Aktivitäten des Lebens eingeschränkt sind.

Ziel und Zweck der Augenpflege ist das Erhalten bzw. Wiederherstellen der physiologischen Verhältnisse am äußeren Auge. Durch regelmäßige Pflege wird das Auge vor Austrocknung, Ulzeration und Infektionen geschützt. Sämtliche Maßnahmen am Auge sind unter aseptischen Bedingungen durchzuführen. Eine Manipulation am Auge erfolgt immer vom äußeren zum inneren Augenwinkel (auch bei der täglichen Körperpflege mit dem Waschlappen), damit Sekret und Spül- bzw. Reinigungslösung den natürlichen Abflussweg finden.

Träger von Kontaktlinsen können diese vorher selbstständig entfernen oder von Pflegenden mittels eines Spezialsaugers herausnehmen lassen.

Materialien **(Abb. 42.1).**

- Sterile Kompressen mit **e**ingeschlagenen **S**chnittkanten (ES-Kompressen),
- sterile Einmalhandschuhe,
- Spülflüssigkeit (0,9%ige NaCl- oder Ringerlösung),
- sterile Einmalspritze (10 ml),
- Abwurf/Abfallsack.

Durchführung. Die Pflegeperson informiert sich anhand des Dokumentationssystems über den Patienten und erklärt ihm die Maßnahme. Der Patient wird in Rückenlage gebracht, wobei er bequem mit leicht erhöhtem Oberkörper liegen sollte. Mit einem gut getränkten Tupfer werden Lidspalt, Lider, Wimpern

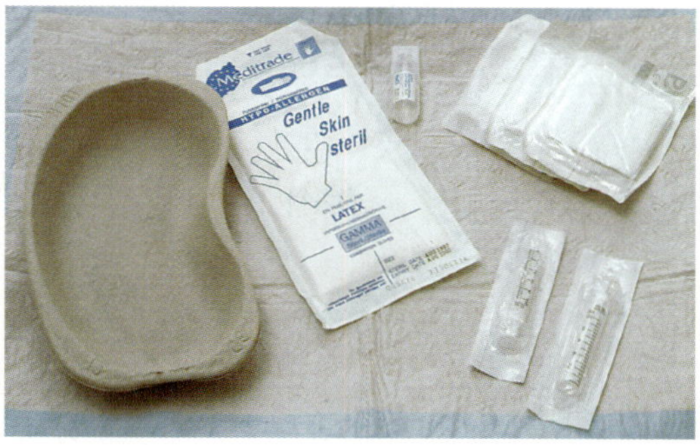

Abb. 42.1 Tablett mit Materialien für die Augenpflege

und Augeninnenwinkel gereinigt. Anschließend kann die Umgebung des Auges gesäubert werden. Zum Schluss trockentupfen, ohne zu reiben. Bei starker Verkrustung das Auge spülen. Hierbei wird der Kopf leicht zur Seite gedreht und das Lid nach Möglichkeit leicht angehoben. Die Spülflüssigkeit wird vorsichtig durch leichten Druck auf den Spritzenkolben ins Auge eingebracht, sodass sie in Richtung Nase abläuft. Am Ende der Spülung muss das Auge frei von Sekret oder eventuellen Salbenresten sein. Die Spülflüssigkeit wird nach Möglichkeit seitlich mit Kompressen aufgefangen. Ist der Patient orientiert, hilft er mit, indem er das Auge nach oben dreht. Bei komatösen Patienten ist der Kornealreflex stark vermindert oder fehlt komplett. Der Schutz- und Selbstreinigungsmechanismus am Auge ist gestört. In diesen Fällen ist eine besonders intensive Augenpflege notwendig, um eine Austrocknung der Kornea und eine mögliche irreversible Erblindung zu verhindern. (Bereits wenige Stunden ohne Befeuchtung reichen aus, um ein Ulkus am Auge zu provozieren.) Nach Rücksprache mit dem behandelnden Arzt können dem Patienten zum Schutz vor Austrocknung die Augen mittels Steristrips oder eines Uhrglasverbands verschlossen werden. Eine Dokumentation aller durchgeführten Maßnahmen ist selbstverständlich.

Verabreichung von Medikamenten

Das Einbringen von Augentropfen oder -salbe (**Abb. 42.2**) ist nicht schwierig. Ungeübte Vorgehensweisen können jedoch Verletzungen der Hornhaut verursachen. Da falsch angewandte Medikamente zu irreversiblen Augenschäden führen können, muss die Pflegeperson die Anordnungen des Arztes anhand des Dokumentationssystems genau beachten.

Werden mehrere Medikamente gegeben, sind immer die Augentropfen vor der Augensalbe zu verabreichen. Angebrochene Packungen sind nur begrenzt haltbar. Daher sind Originalpackungen beim Öffnen mit dem jeweiligen Datum zu versehen. Die angebrochenen Medikamentenpackungen können den Patienten bei der Entlassung mitgegeben werden.

Augentropfen. Da kalte Augentropfen (Temperaturunterschied von 16–18 °C zwischen Tropfen und

···⁚ Augentropfen und -salbe applizieren (Abb. 42.2)

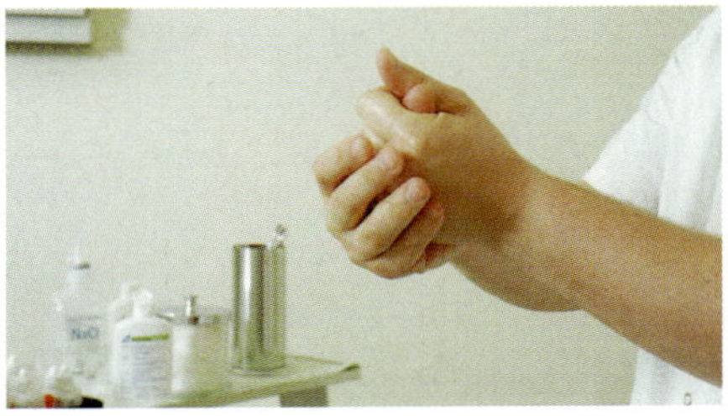

1 Vor der Applikation von Augentropfen oder -salbe desinfiziert die Pflegeperson ihre Hände.

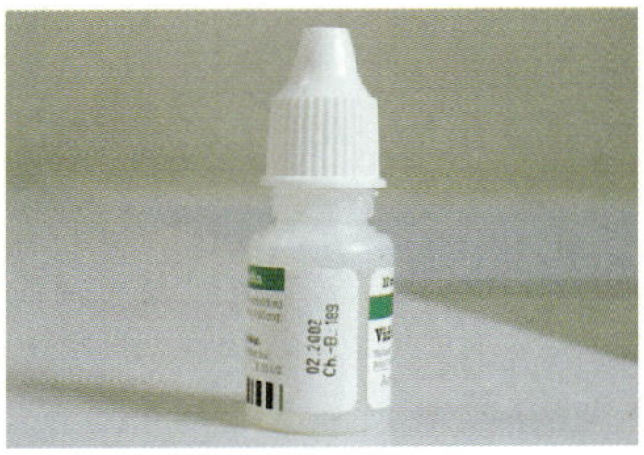

2 Bei Augentropfen muss unbedingt das Haltbarkeitsdatum auf dem Fläschchen beachtet werden.

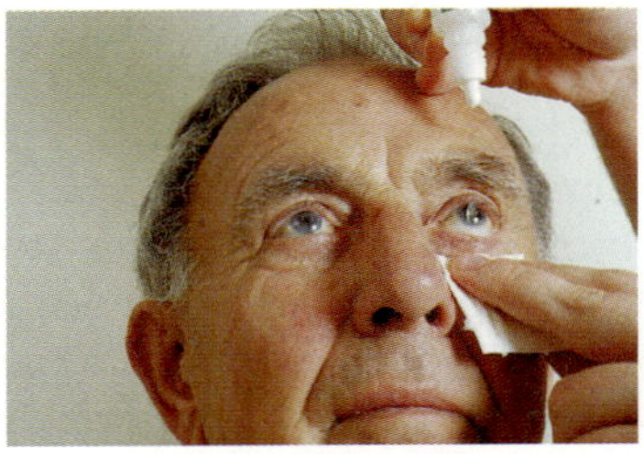

3 Zur Applikation schaut der Patient stark nach oben. Zwei Finger der Pflegeperson ziehen mit einem Tupfer unter den Fingerspitzen das untere Augenlid nach unten. Die andere Hand hält das Fläschchen in kurzem Abstand über den unteren, äußeren Bindehautsack. Der kleine Finger stützt sich dabei leicht am Kopf des Patienten ab.

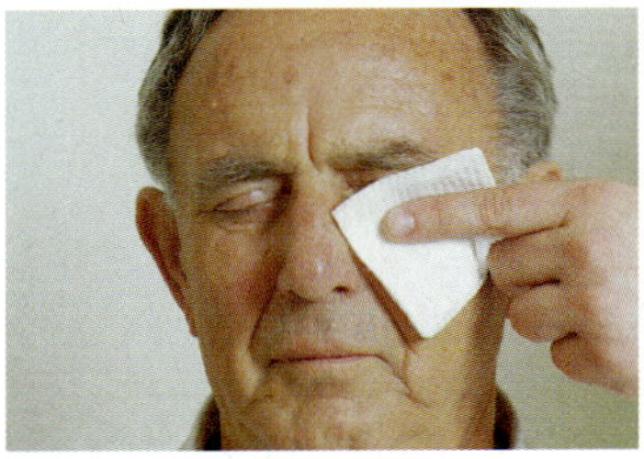

4 Der Tropfen fällt in den Bindehautsack, der Patient sollte das Auge wenn möglich noch kurze Zeit offen halten und es dann vorsichtig schließen. Sollte dabei Tränenflüssigkeit aus dem Auge laufen, wird sie vorsichtig mit einer Kompresse abgetupft. Das Augenlid wird losgelassen.

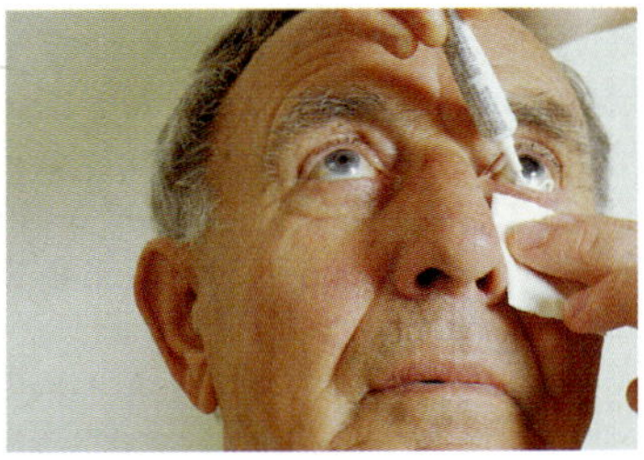

5 Der Augensalbenstrang wird von außen nach innen ins Auge eingebracht. Die Verletzungsgefahr durch die Tubenspitze ist bei dieser Handhaltung am geringsten.

Hornhaut) zu einem reflektorischen Zucken der Augen führen, wird das Fläschchen zuvor in der Hand angewärmt. Der Patient sitzt oder liegt bequem mit rekliniertem Kopf. Zur Hilfe kann er einen Punkt an der Decke fixieren. Mit einem Tupfer wird das Unterlid nahe des Wimpernrandes leicht nach unten gezogen. Die Tropfen werden in den Bindehautsack eingetropft. Nach Möglichkeit sollten sie zuerst mit dem hautartigen Karunkel im inneren Lidwinkel in Berührung kommen und von dort in den Bindehautsack laufen. Dort vermischen sie sich mit der Tränenflüssigkeit und treffen erst nach dem Lidschlag auf die Hornhaut.

Uwe Klein
Krankenpfleger

···⁚ Praxistipp
Um ein Herauspressen der Tropfen zu vermeiden, muss der Patient angewiesen werden, die Augen nicht krampfhaft zu schließen. Zur Sicherheit und um unkontrollierte Bewegungen während des Einträufelns zu verhindern, kann die Pflegeperson ihre Hand auf der Stirn des Patienten abstützen. Kindern sollten Augentropfen am besten im Liegen verabreicht werden. Es kann auch bei geschlossenen Augen in den Lidwinkel getropft werden, da die Tropfen meist beim anschließenden Öffnen der Augen in den Bindehautsack gelangen.

Augensalben. Salbe wird immer erst nach einer gründlichen Reinigung und nach Möglichkeit abends vor dem Schlafengehen verabreicht. Dazu blickt der Patient nach oben und das Unterlid wird leicht abgezogen. Nun wird ein ca. 1 cm langer Salbenstreifen in den Bindehautsack eingebracht. Der Patient wird aufgefordert, das Auge zu schließen. Das Unterlid wird abgezogen, damit sich die Salbe gleichmäßig verteilt und ein Herauspressen vermieden wird. Überschüssige Salbe kann mit einer Kompresse entfernt werden. Unmittelbar nach der Applikation kann der Patient gar nichts oder nur verschleiert sehen, weshalb die Anwendung für wache Patienten unangenehm ist. Bei Intensivpatienten wird die Pupillenkontrolle durch Salbenanwendung beeinträchtigt. Bei wiederholter Applikation ist die Salbe ausschließlich zur Augenpflege zu verwenden (beschriften)!

Augenspülung

Die Augenspülung erfolgt zur Entfernung winziger nicht in der Hornhaut festsitzender Fremdkörper (Staub, Sand) sowie zur Behandlung von Verätzungen des Auges durch Säuren, Laugen oder Kalk. Hierbei ist zu beachten, dass die Spülung nicht wie bei der Augenpflege vom äußeren zum inneren Auge, sondern von innen nach außen durchgeführt wird. Da die Patienten unter starken Schmerzen, verbunden mit einem krampfartigen Lidschluss und Tränen der Augen leiden, wird vor der Spülung nach Arztanordnung ein Lokalanästhetikum ins Auge geträufelt. Damit wird der Lidkrampf überwunden. Kontaktlinsen sind vor der Spülung zu entfernen.

Nach Möglichkeit sollte der Patient auf einem speziellen Untersuchungsstuhl oder einer Behandlungsliege liegen. Der Oberkörper wird zum Schutz mit einer Plastikschürze abgedeckt. Eine assistierende Pflegeperson hält das Augenlid des Patienten offen. Um den Patienten an die Spülung zu gewöhnen, vor der eigentlichen Maßnahme etwas Kochsalzlösung nahe am Auge über die Wange fließen lassen. Die Pflegeperson nähert sich vorsichtig dem Auge und lässt die Kochsalzlösung über die Augenoberfläche fließen. Für eine ausgiebige Spülung kann ein 500-ml-Spritzbeutel eingesetzt werden. Zur Vermeidung von Sekundärinfektionen können lokale Antibiotika und gegen Entzündungsreaktionen Kortikosteroide verabreicht werden. Abschließend wird ein Okklusionsverband angelegt.

Uwe Klein Krankenpfleger

···❯ Praxistipp
In Notfällen kann das verletzte Auge auch mit Leitungs- oder Mineralwasser gespült werden!

Augenverbände (Abb. 42.3 a–c)

Für einfache Augenverbände werden sterile ES-Kompressen verwendet, die von oben-innen nach unten-außen aufgelegt und mit drei schmalen Pflasterstreifen fixiert werden.

Uhrglasverband (z.B. Poroplast Augenverband S). Hierbei handelt es sich um einen gebrauchsfertigen elastischen Verband mit transparentem gewölbten Augendeckel und hautfarbenem und hautverträglichem Pflaster. Die therapeutisch feuchte Kammer hält die Hornhaut feucht, der durchsichtige Verband ermöglicht dem Patienten das Sehen und dem Arzt Einblick auf das erkrankte Auge. Zum Schutz vor Infektionen ist dieser Verband auch für gesunde Augen geeignet.

Okklusionspflaster (z.B. Elastopad lite). Fertiger Pflasterverband, der bei Verletzungen und zur Abdeckung des führenden Auges beim Schielen (Strabismus) eingesetzt wird.

Leichtmetallklappe. Diese Klappe dient zum Schutz des Auges vor Stoß. Bei unruhigen Patienten oder Kindern wird die Klappe über dem eigentlichen Verband angebracht.

Druckverband. Er wird eher selten und meist zur Vermeidung von Nachblutungen nach Operationen angewandt.

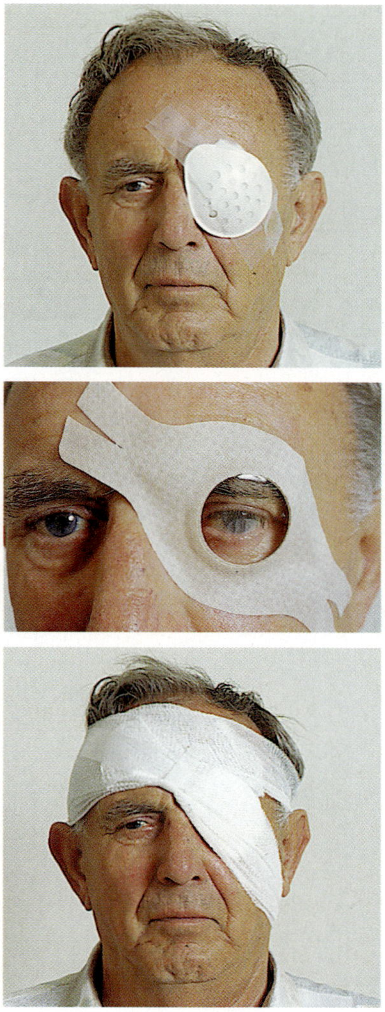
a b c

Abb. 42.3 Augenverbände.
a Leichtmetallklappe als Schutzverband,
b Uhrglasverband,
c Augendruckverband

42.2 Pflege von Patienten mit Sehbehinderungen oder Blindheit

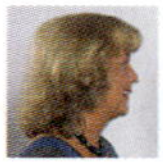

···❯ Margarethe Silcher, 45 Jahre alt und seit 15 Jahren aufgrund eines Unfalls erblindet, erzählt von einer schon fast alltäglichen Situation: „Ich stehe mit meinem Blindenstock am Gehsteigrand und warte. Plötzlich werde ich am Arm gepackt und auf die andere Straßenseite gezogen, ohne dass ich auch nur die Stimme des unbekannten ‚Schutzengels‘ gehört habe. Erkläre ich dem ‚Wohltäter‘, dass ich die Straße nicht überqueren will, sondern nur warte, kann es passieren, dass er eine kurze Entschuldigung nuschelt, mich mitten auf der Straße stehen lässt und verschwindet. Dann muss ich versuchen, mit möglichst heiler Haut wieder zurückzufinden.“

···❯ Medizinischer Überblick Sehbehinderungen/Blindheit

Definition

Die Sehschärfe lässt sich objektiv messen (**Abb. 42.4**). Dabei entspricht ein Wert von 1,0 der normalen Sehschärfe, bei einem Wert von 0,0 besteht Blindheit. Zwischen diesen Werten wird die Sehkraft in Zehntelschritten ausgedrückt. Eine totale **Erblindung (Amaurose)** im medizinischen Sinn liegt vor, wenn infolge des Ausfalls sämtlicher optischer Funktionen jegliche Lichtempfindung aufgehoben ist. In der täglichen Praxis sind neben der messbaren Sehschärfe

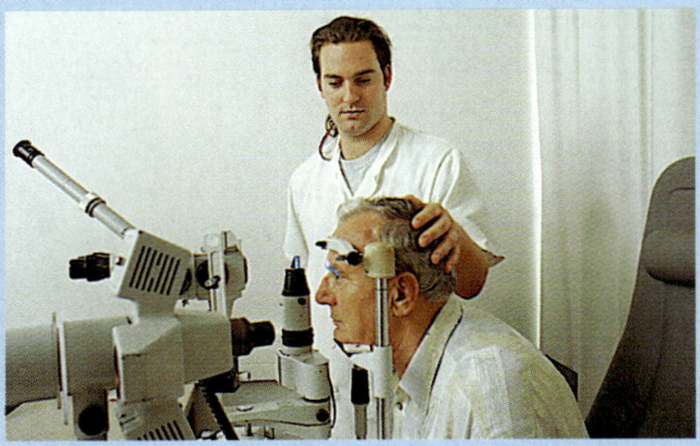

Abb. 42.4 Untersuchungsgerät des Augenarztes. Eine Pflegeperson stützt den Kopf des Patienten während der Untersuchung

mehrere Kriterien für die Art und den Grad der Sehbehinderung ausschlaggebend.

Arten von Sehbehinderungen

Da der frühkindliche Entwicklungsprozess der Sehfähigkeit in einzelnen Schritten verläuft, wird vermutet, dass diese Schrittfolge bei einem Verlust der visuellen Wahrnehmungsfähigkeit (z.B. durch degenerative Prozesse) ebenfalls von Bedeutung ist.

Die Entwicklung der Sehfähigkeit beginnt mit der Hell-Dunkel-Wahrnehmung, Wahrnehmung von Umrissen auf kurze Distanz, gefolgt von der Beobachtung der Umgebung. Danach folgen das Erkennen von scharfen Konturen und Farbtönen sowie die Differenzierung von Größe und Form, verbunden mit der endgültigen Entwicklung der Farbwahrnehmung. Bei der Beurteilung von Patienten mit beginnender Sehschwäche sollten diese Entwicklungsschritte beachtet werden (Bienstein u. Fröhlich 1994).

Fehlsichtigkeit (Ametropie). Einfachste Form der Sehbehinderung, die sich in der Regel problemlos mit einer entsprechenden Brille oder Kontaktlinsen korrigieren lässt.

Farbenfehlsichtigkeit (Trichromasie). Die Farbwahrnehmung ist nur eingeschränkt möglich.

Farbenblindheit (Achromatopsie). Es können nur noch Helligkeitswerte, aber keine Farben mehr erkannt werden.

Röhren- bzw. tunnelartiges Sehen (Nyktalopie). Das Gesichtsfeld ist reduziert, sodass zwar z.B. Schrift gelesen, jedoch nicht der zur Orientierung erforderliche Bildrand erkannt werden kann (**Abb. 42.5 a, b**).

Zentraler Ausfall (zentrales Skotom). Im Gegensatz zum röhrenartigen Sehen werden nur Objekte im Randbereich des Blickfeldes wahrgenommen (**Abb. 42.6**).

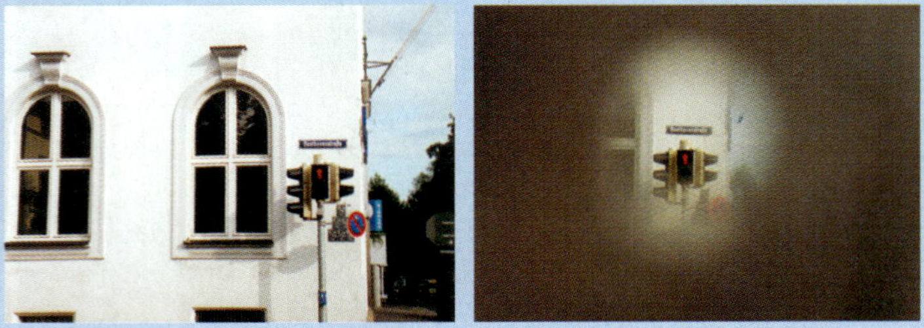

a b

Abb. 42.5 Ampelüberquerung. **a** Sichtweise eines Normalsichtigen, **b** Sichtweise eines Menschen mit Tunnelblick (Nyktalopie)

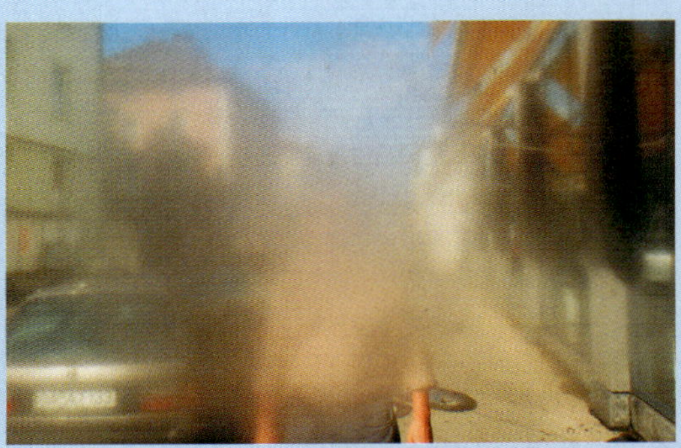

Abb. 42.6 Zentraler Ausfall (zentrales Skotom). Bei dieser Sehbehinderung werden nur Objekte im Randbereich des Blickfeldes wahrgenommen

Augenzittern (Nystagmus). Die Ursache ist eine angeborene unvollständige Entwicklung der Netzhaut. Dadurch entsteht ein unruhiges Bild mit reduzierter Sehschärfe. Die konstanten, schnellen Augenbewegungen können zu einer Irritation des Gesprächspartners führen.

Wachkoma (Coma vigile). Starrer Blick mit weit geöffneten Augen bei Bewusstseinsstörung (z.B. apallisches Syndrom). Es ist derzeit noch nicht geklärt, ob dabei noch ein Sehen oder Teilsehen stattfindet.

Häufigkeit

Jährlich erblinden beispielsweise in Bayern rund 3000 Menschen. Die Zahl der Sehbehinderten liegt noch um ein Vielfaches höher. 70% der Betroffenen sind über 60 Jahre alt. 10% der Männer und 1% der Frauen leiden an Farbenfehlsichtigkeit. Das Verhältnis von Blinden zu Sehschwachen beträgt 1 : 2, d.h., von drei sehbehinderten Personen weisen zwei eine Sehschwäche auf und eine ist blind.

Risikofaktoren

Die Ursachen für eine Erblindung oder ausgeprägte Sehschwäche sind vielfältig. Altersbedingte Abbauprozesse, Erkrankungen der Netzhaut und der Sehnerven, Traumata oder Tumorerkrankungen können die Sehleistung beeinträchtigen. Auch Allgemeinerkrankungen oder Infektionen (Toxoplasmose) führen unter Umständen zu einer Sehschwäche.

Diabetische Retinopathie (Retinopathia diabetica). Die bei Diabetes mellitus auftretende Mikroangiopathie des Augenhintergrundes ist eine der häufigsten Ursachen für eine Erblindung im Alter zwischen 20 und 65 Jahren. Ihre Häufigkeit hängt wiederum vor allem von der Krankheitsdauer des Diabetes mellitus ab. Beim Typ-II-Diabetes kann ein sich auf den Makulabereich ausdehnendes Netzhautödem zu einem plötzlichen Visusabfall führen.

Hypertonie. Eine hochgradige Hypertonie führt zu einer Gefäßengstellung, eine chronische Hypertonie zur Sklerose der Netzhautarterien. Die Folge sind Mikroinfarkte und Blutungen in der Netzhaut, die eine deutliche Sehverschlechterung auslösen.

42.2.1 Bedeutung für den Patienten

Durch bewusstes Sehen eröffnet sich dem Menschen die Wahrnehmung seiner Umwelt, seines sozialen Umfeldes und nicht zuletzt der eigenen Person. Visuelle Informationen ermöglichen ihm z. B., Gefahren rechtzeitig zu erkennen, Handlungsabläufe zu verfolgen, Gegenstände zu suchen und Freude oder Trauer auszudrücken. Ein Verlust oder eine Einschränkung der Sehfunktion bedeutet daher eine massive Behinderung. Allgemein gilt jedoch: Je jünger der Patient, desto schneller passt er sich an die Situation der Sehbehinderung an. Kinder entwickeln bei entsprechender Förderung beachtliche Erfolge. Der Verlust der Sehkraft im Alter bedeutet eine große körperliche und psychische Belastung, verbunden mit dem Verlust der Selbstständigkeit. Spät Erblindete kämpfen teilweise mit großen Schwierigkeiten und benötigen systematische Hilfen und Erklärungen. Nicht vergessen werden darf die innere Konfliktsituation bei der Auseinandersetzung mit der Blindheit.

42.2.2 Pflege- und Behandlungsplan

Grundsätze beim Umgang mit Sehbehinderten und Blinden

Trotz der äußeren Abhängigkeit von der Umwelt ist die Persönlichkeit eines Blinden ernst zu nehmen. Dazu gehört die persönliche Anrede beim Erfragen einer Auskunft. In derartigen Situationen wird oft die Begleitperson angesprochen und der Blinde übergangen. Durch dieses Verhalten wird ein möglicherweise schwach ausgebildetes Selbstvertrauen noch weiter geschwächt. Aus diesem Grund gilt: In Gegenwart eines Blinden wird *mit* ihm und nicht *über* ihn gesprochen. Gerade bei diesen Patienten ist die Förderung ihrer Selbstständigkeit und ihres Selbstvertrauens von enormer Bedeutung, da sie unter anderem nicht nur im Klinikbereich, sondern auch in der häuslichen Umgebung zur Entlastung der Pflegepersonen beiträgt.

■ Kompensationsmöglichkeiten

Durch verstärkten Gebrauch und Einüben der noch vorhandenen Sinne (Gehör-, Tast-, Geruchs- und Geschmacksinn) kann sich der Sehbehinderte zunehmend in seiner Umgebung orientieren. Ein gutes Gedächtnis sowie optimales Vorstellungsvermögen führen zu einer weiteren Verbesserung der Situation.

Betroffene finden natürlich auch Unterstützung bei Selbsthilfegruppen und ambulanten Rehadiensten, die Sehbehinderte und Blinde sowie deren Angehörige unterstützen. Ausgebildete Rehabilitationslehrer vermitteln Tipps, helfen z. B. beim Anbringen von Markierungen an elektronischen Haushaltsgeräten und ermuntern zu sportlicher Betätigung bzw. geben Anregungen zur Freizeitgestaltung.

Der Sehbehinderte muss sich mit den ihm zur Verfügung stehenden technischen und natürlichen Hilfsmitteln befassen und auseinandersetzen, um das fehlende oder insuffiziente Sehen zumindest zum Teil kompensieren zu können.

Nützliche Hilfsmittel sind (**Abb. 42.7**):

- Lang- bzw. Blindenstock zum Abtasten des Weges,
- Blindenbinde,
- Blindenschrift (System Louis Braille),
- Uhren mit tastbarem Zifferblatt oder Sprachausgabe,
- Personen- und Küchenwaagen mit Sprachansage,
- Kassettenrekorder,
- elektronische Orientierungshilfen (lokalisieren Gegenstände in der Umgebung und melden dies dem Empfänger über akustische oder taktile Signale; für ältere Patienten weniger geeignet),
- Groschenboxen zum Sortieren von Geldstücken,
- taktile Brett- oder Kartenspiele,
- gut ausgebildete Blindenführhunde.

Der Sehbehinderte im Pflegealltag

Die anfängliche Unsicherheit, die jeder in einer ihm unbekannten Situation spürt, wird beim Blinden durch das Nichtsehen der fremden Umgebung noch verstärkt. Er fühlt sich hilflos und ängstlich. Viele Dinge, die für sehende Menschen selbstverständlich sind, können für Sehbehinderte manchmal unüberwindliche Hindernisse darstellen. Die nachfolgend aufgeführten Bereiche stellen nur einen Ausschnitt der im täglichen Leben eines Sehbehinderten möglicherweise auftretenden Probleme dar.

Allgemeines. Oberstes Gebot für die Pflegepersonen sollte sein, Geduld und Zeit aufzubringen. Ein Rundgang durch das Patientenzimmer und die wichtigsten Räume der Station erleichtert das Zurechtfinden in der fremden Umgebung. Zudem sollten alle Teammitglieder vorgestellt werden. Hilfreich ist das Kennzeichnen der Tür des Patientenzimmers mit einem tastbaren Gegenstand. Mögliche Begleitpersonen des Patienten sind mit einzubeziehen. Bei Bedarf sollten Informationen wiederholt werden, eine Überhäufung ist jedoch zu vermeiden.

Ansprache und Erklärungen. Die Pflegeperson stellt sich beim erstmaligen Betreten des Patientenzimmers mit Namen und entsprechender Funktion vor. Häufige Tabuisierungen wie „sehen" und „betrachten" sind nicht angebracht. Sehbehinderte benutzen diese Ausdrücke meist selbst ohne Probleme im Sinne von „ertasten" und „erfühlen". Aussagen wie „dort steht ein Stuhl" oder „da ist die Tür" sind zu vermeiden, da sie für Sehbehinderte absolut nutzlos sind. Besser geeignet sind in diesen Fällen z. B.: „Hinter Ihnen steht ein Stuhl" bzw. „Ein Schritt vor Ihnen ist

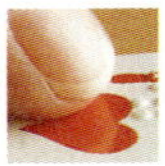

Hilfsmittel aus der Welt blinder Menschen (Abb. 42.7)

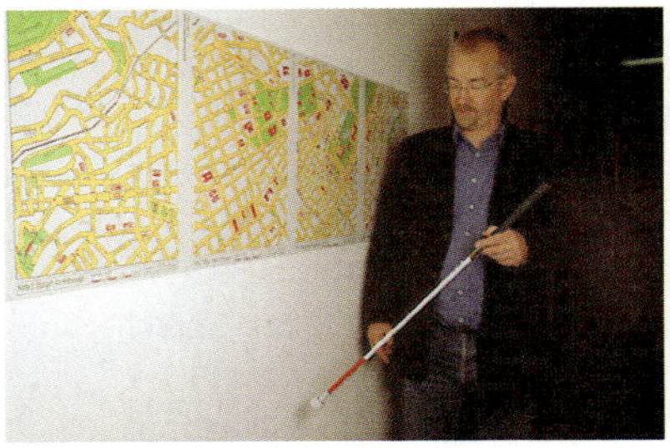

1 Ein plastischer Stadtplan erleichtert die Orientierung.

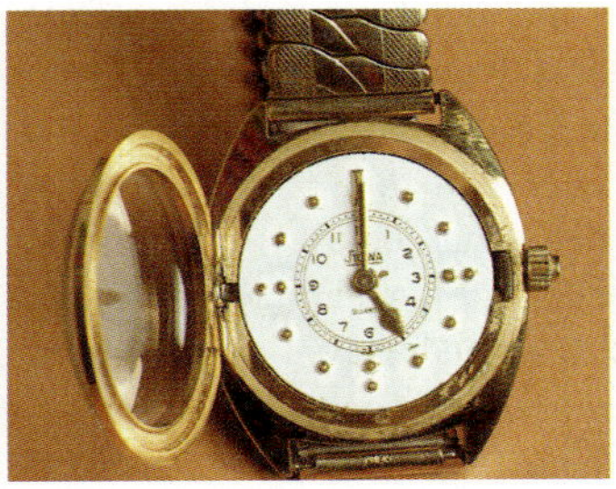

2 Geöffnete Uhr zum Ertasten der Zeit.

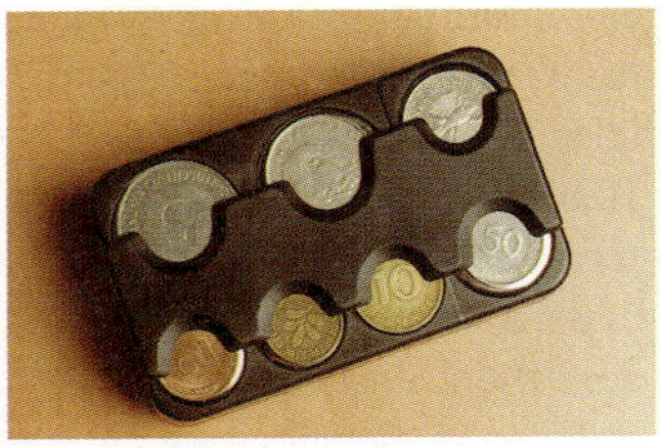

3 Die Groschenbox erleichtert die Suche der Münzen.

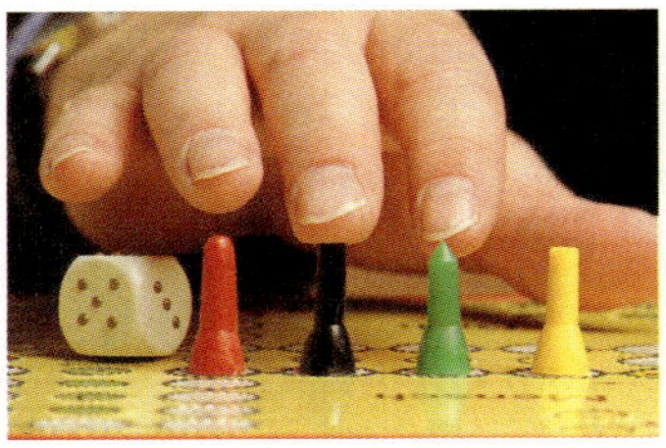

4 „Mensch-ärgere-Dich-nicht" als Beispiel für ein taktiles Brettspiel.

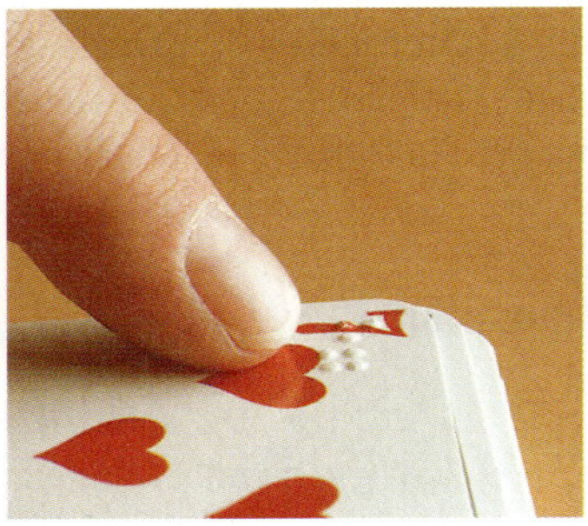

5 Taktiles Kartenspiel.

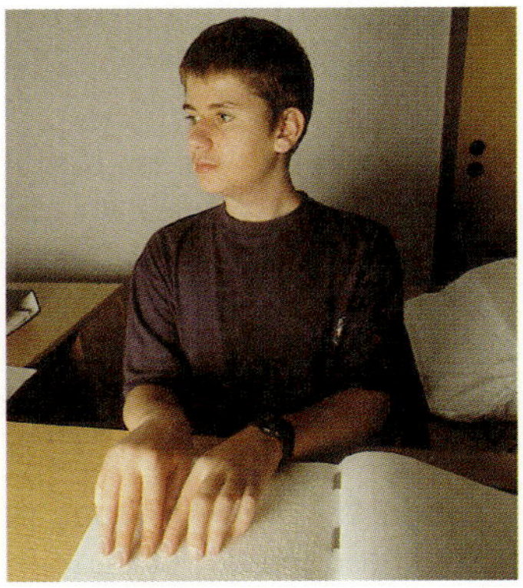

6 Blinder Mensch beim Lesen.

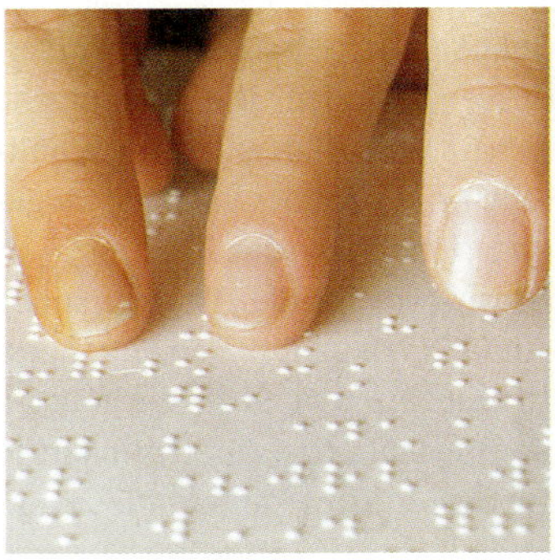

7 Buch in Braille-Schrift.

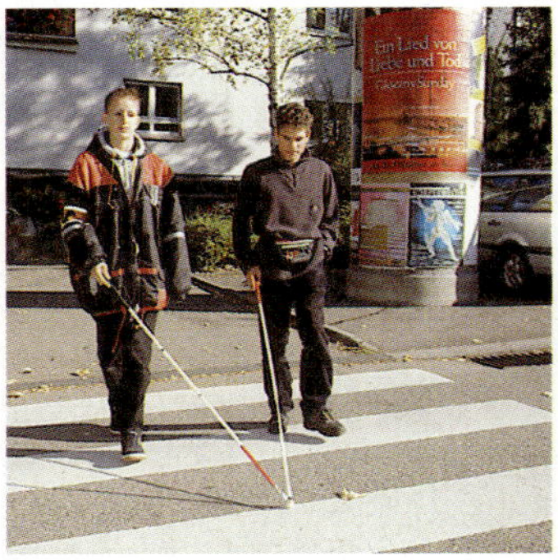

8 Zwei blinde Menschen bei der Orientierung mit den weißen Langstöcken.

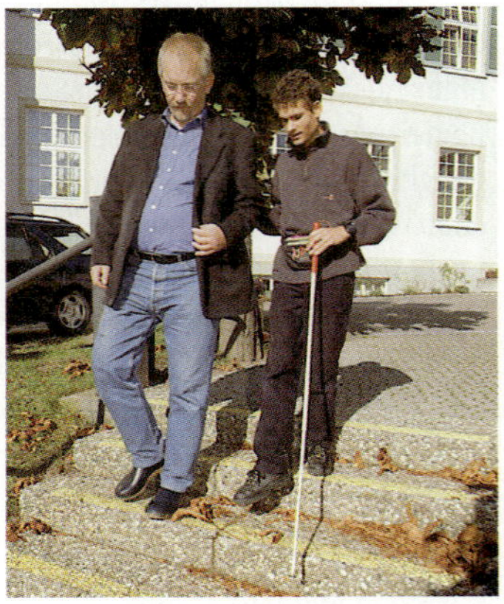

9 Beim Treppensteigen: Eine Hand hält Kontakt mit dem Helfer, die andere erfühlt mit dem senkrecht gehaltenen Langstock die Tiefe und Breite der Stufen.

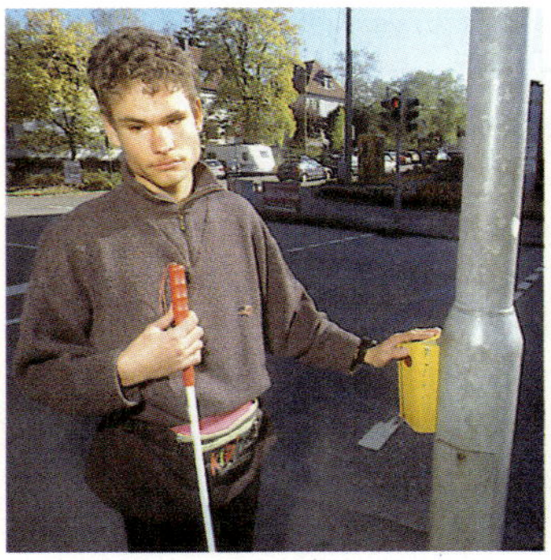

10 Signalanlage an der Ampel.

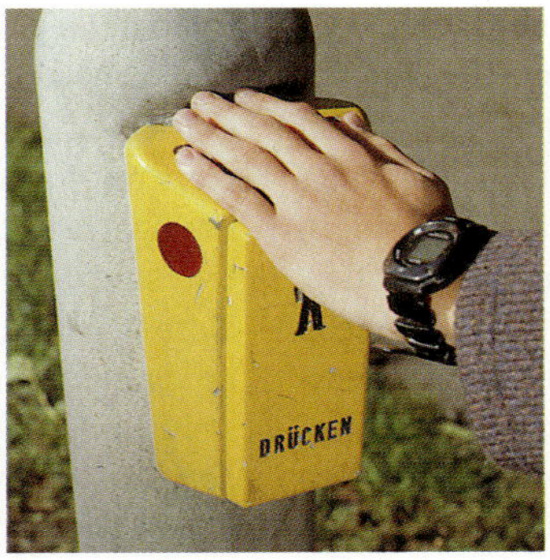

11 Sehende Menschen beachten den Ton kaum, für blinde Menschen bedeutet er Sicherheit in einer chaotisch klingenden Umwelt.

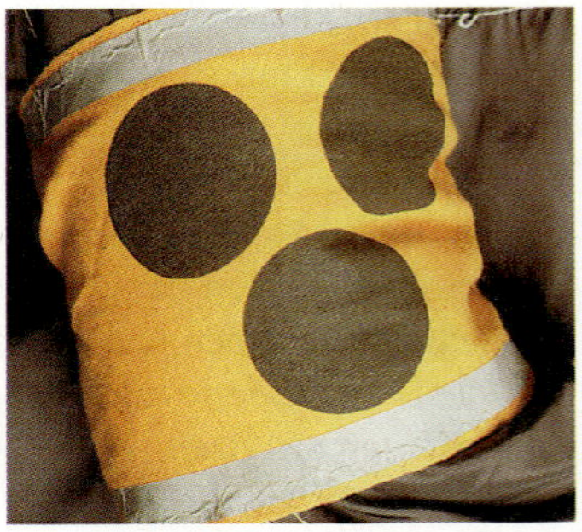

12 Die Blindenbinde am Arm weist auf einen gewissen Grad an Hilfebedürftigkeit hin.

die Tür". Der Patient ist jederzeit auch über Vorgänge zu informieren, die ihn aktuell nicht betreffen, jedoch durchaus für ihn von Interesse sein können.

Hilfe beim Anziehen. Da der Sehbehinderte sein Aussehen selbst nicht beurteilen kann, ist die Auswahl seiner Kleidung für ihn sehr sorgfältig zu treffen. Auch Frisur, Make-up sowie das gesamte äußere Erscheinungsbild sind zu überprüfen. Diesbezügliche Nachlässigkeit und darauf folgende negative Äußerungen im sozialen Umfeld wirken sich meist nachteilig auf das Selbstbewusstsein des Patienten aus.

Hilfe beim Essen. Dem Sehbehinderten muss die Anordnung der Speisen auf dem Tisch beschrieben werden. Dabei können Angaben entsprechend dem Zifferblatt einer Uhr hilfreich sein. Fleischstücke sollten bei Bedarf klein geschnitten werden. Um ein Verschütten zu vermeiden, werden Trinkgläser nur halb gefüllt.

Führen. Der Patient hängt sich am Arm der Pflegeperson ein, die ungefähr einen halben Schritt vor ihm geht. Vor Hindernissen (z. B. Treppe, Schwellen, Türen) bleibt die Pflegeperson kurz stehen und erklärt, welches Hindernis sich in welcher Entfernung befindet. Beim Hinsetzen wird die Hand des Sehbehinderten auf die Stuhllehne gelegt, sodass er sich selbstständig hinsetzen kann.

42.3 Pflege von Patienten mit Augenprothesen

Nach dem Verlust, dem chirurgischen Ausschälen (Enukleation; lat. enucleare = entkernen) oder der Schrumpfung des Augapfels wird die kosmetische Entstellung durch das Einsetzen einer halbkugeligen, relativ flachen Augenprothese (Glasauge) behoben.

Bis zur endgültigen Versorgung mit einer individuell angepassten Prothese wird postoperativ zunächst eine Lochprothese in die Augenhöhle eingesetzt, die nur als Platzhalter dient. Anstelle der Pupille hat diese Übergangsprothese ein ringförmiges Loch, durch das Luft an die Wunde gelangt. Gleichzeitig wird das Auge auf das zukünftige Tragen der Prothese vorbereitet. Das künstliche ist dem natürlichen Auge hinsichtlich der Farbe der Iris sowie der Form und Zeichnung der Bindehaut weitgehend nachempfunden. Die Patienten können bei Bedarf bei ihrer Krankenkasse in vorgegebenen Zeitabschnitten jeweils eine neue Prothese beantragen.

42.3.1 Bedeutung für den Patienten

Trotz der Versorgung mit der Prothese leiden die Patienten oftmals an Minderwertigkeitsgefühlen und Unsicherheit. Die Unfähigkeit zu fixieren oder das zusätzliche Tragen einer Spezialbrille wirken sich negativ auf den sozialen Kontakt zu Mitmenschen aus. Einschränkungen im Alltag und Berufsleben oder eventuell erforderliche Umschulungen belasten zusätzlich. Hinzu kommen, hauptsächlich in der Anfangsphase, enorme Ängste, möglicherweise auch am noch gesunden Auge die Sehkraft zu verlieren. „Das Größte bleibt dem Auge verborgen, nur mit dem Herzen kann man es sehen" (A. de Saint Exupéry).

42.3.2 Pflege- und Behandlungsplan

Bis der Patient das selbstständige Einsetzen und Entfernen der Prothese gelernt hat, wird diese Aufgabe von den Pflegepersonen übernommen. Für den Patienten kann das Benutzen eines Spiegels hilfreich sein. Da Augenprothesen sehr empfindlich sind, sollten sie bei Nichtgebrauch in einer speziellen Schutzbox aufbewahrt werden.

Einsetzen der Prothese. Die Prothese wird zunächst angefeuchtet und angewärmt, während der Patient den Blick nach unten richtet, wird das Oberlid leicht abgezogen. Die Prothese wird mit Daumen und Zeigefinger gehalten und unter das Oberlid eingeführt. Anschließend schaut der Patient nach oben, wobei das Unterlid abgehoben wird, sodass die Prothese in den unteren Bindehautsack gleitet.

Entfernen der Prothese. Während der Patient nach oben schaut, wird das Unterlid leicht abgezogen. Mithilfe eines Glasstäbchens wird die Prothese aus dem Auge entfernt. Anschließend wird das Auge mit lauwarmem Wasser oder einer 0,9%igen NaCl-Lösung gespült und mit einem weichen Tuch abgetrocknet. Je nach ärztlicher Anordnung wird die Prothese über Nacht trocken oder in einer desinfizierenden Lösung gelagert. Zum Schutz vor Kratzern oder Beschädigungen ist ein vorsichtiger Umgang mit der Prothese erforderlich.

42.4 Pflege von Patienten mit Augenoperationen

Operationen am Auge werden schon seit Jahrhunderten durchgeführt. Im Mittelalter wurden Patienten auf Jahrmärkten von Badern oder sog. Starstechern von ihrem grauen Star befreit. Ohne mikrochirurgisches Instrumentarium und unter großen Schmerzen für den nur mit Alkohol betäubten Patienten luxierten die Starstecher durch starken Fingerdruck die Linse und drückten sie in den Glaskörper.

···› Medizinischer Überblick Augenoperationen

Verletzungen und Erkrankungen können annähernd alle Strukturen des Auges betreffen. Operationen werden auch bei Defekten durchgeführt, z. B. Schieloperation bei Motilitätsstörungen und Doppelbildersehen bei Morbus Basedow.

Definition

Ein häufig auf dem Operationsplan zu findendes Krankheitsbild ist die Katarakt. Von einer Katarakt spricht man, wenn die Durchsichtigkeit der Linse so stark vermindert ist, dass die Sicht des Patienten beeinträchtigt ist. Das Wort „Katarakt" stammt aus dem Griechischen und bedeutet „Wasserfall". Früher glaubte man, dass es sich bei der Katarakt um eine geronnene Flüssigkeit handelt, die sich vom Gehirn kommend vor die Linse ergossen habe. Katarakt wird im Deutschen mit „Grauer Star" wiedergegeben, was auf den stieren Blick der Sehbehinderten, das Starren, zurückzuführen ist.

Ursache

Ursachen der Linsentrübung können altersbedingte Abbauprozesse, aber auch Stoffwechselerkrankungen (z. B. Diabetes mellitus) und genetische Defekte (z. B. Down-Syndrom) sein. Die Linse kann in diesen Fällen das Aussehen einer dichten gräulichen Masse annehmen.

Symptome

Die Symptomatik der Katarakt entwickelt sich schleichend. Zu den Symptomen zählen: Verschlechterung des Sehens, unscharfes bzw. verzerrtes Sehen, Blendung, veränderte Farbwahrnehmung etc.

Therapie

Bei der Katarakt ist mit medikamentöser Therapie kein optimaler Erfolg zu erzielen, weshalb er nur durch eine Operation zu beheben ist. Dabei wird nach dem Eröffnen der Linsenkapsel der trübe Linseninhalt entfernt und eine Kunstlinse implantiert.

42.4.1 Bedeutung für den Patienten

Das Sehvermögen ist deutlich reduziert. Die Kataraktpatienten sehen zudem unscharf und verschleiert, zusätzlich nimmt das betroffene Auge oftmals Doppelbilder wahr. Eine Operation befreit sie von ihrem Leiden. In den meisten Fällen verläuft der chirurgische Eingriff bei der Katarakt ohne Zwischenfälle. Kritisch wird es jedoch, wenn der Patient sein Sehvermögen nur noch auf einem Auge besitzt. In diesem Fall muss eine Operation im Hinblick auf mögliche Komplikationen genau abgewogen und mit dem Patienten ausführlich besprochen werden.

Erhält der Patient Verbände auf beiden Augen, kann dies erhebliche Probleme mit sich bringen. Patienten mit Binokulusverband sehen nicht, was häufig Hilflosigkeit, starke Empfindlichkeit und teilweise auch Verwirrung zur Folge hat.

42.4.2 Pflege- und Behandlungsplan

Die Pflege in der Augenklinik unterscheidet sich wesentlich von der auf anderen Stationen und stellt hohe Anforderungen an das Verhalten der Pflegepersonen. Dazu kommt auch in der klinischen Augenheilkunde ein tiefgreifender Wandel der Operationstechnik durch ständig neue Verfahren. Kürzere Verweildauer und Kostendruck verlangen vermehrtes pflegerisches Handeln.

Präoperative pflegerische Aufgaben. Da Augenerkrankungen häufig als Folge innerer Erkrankungen (z. B. Diabetes mellitus, Nieren- und Herz-Kreislauf-Insuffizienz) entstehen, müssen beim Aufnahmegespräch gezielte Fragen zur Anamnese gestellt werden. Am Vorabend der Operation erhält der Patient nach Möglichkeit zum Abführen einen Darmeinlauf. Am Operationstag muss der Patient nüchtern bleiben. Viele Operationen können in Lokalanästhesie durchgeführt werden. In diesen Fällen sollte der Patient unmittelbar vor dem Eingriff seine Blase ent-

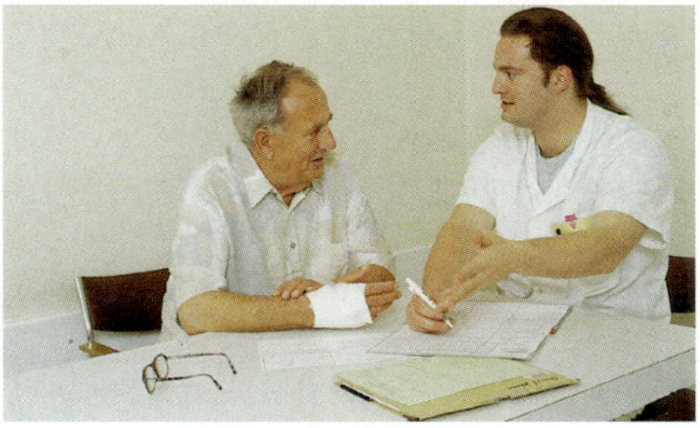

Aufnahmegespräch vor einer Augenoperation

leeren, um ein unruhiges Verhalten während der Operation zu vermeiden. Zwar ist ein vorheriges Wimpernschneiden als Routinemaßnahme heute nicht mehr üblich, kann jedoch vom Operateur als notwendig erachtet werden. Dabei werden die Wimpern am betroffenen Auge mit einer gebogenen Schere abgeschnitten. Um zu vermeiden, dass die abgeschnittenen Wimpern in den Bindehautsack gelangen, wird die Schere vorher leicht eingefettet.

Postoperative pflegerische Aufgaben. Bei der Pflege frisch Operierter ist große Vorsicht angezeigt. Beim Rücktransport vom Operationssaal zur Station sind Zugluft, ruckartiges Überfahren von Schwellen oder sonstigen Hindernissen sowie das Anstoßen mit dem oder am Bett zu vermeiden. Durch Niesreiz, Husten und die damit verbundenen ruckartigen Kopfbewegungen kommt es zu Wundsprengung und Blutungen im Augeninneren. Postoperative Schmerzen sind Warnzeichen. Der Stationsarzt muss sofort benachrichtigt werden. Da immer beide Augen gleichzeitig bewegt werden, muss auch das gesunde Auge abgedeckt werden. Die Patienten sind deshalb desorientiert und verwirrt. Wichtig ist daher eine Klingel in unmittelbarer Nähe der Hand, die am besten an der Bettdecke befestigt wird.

Alle pflegerischen Handlungen sind neben der verbalen Ankündigung mit einer deutlichen Initialberührung zu beginnen und abzuschließen. Bewegungen, die der Patient bereits wieder mit den Augen erfassen kann, müssen langsam erfolgen. Hastiges Hin- und Herbewegen des Pflegepersonals im Zimmer ist zu vermeiden. Nach Arztanordnung wird der Patient flach oder mit leicht erhöhtem Oberkörper gelagert.

Postoperativ werden entsprechend ärztlicher Anordnung in regelmäßigen Abständen Tropfen ins Auge verabreicht (in der Regel Antibiotika/Glukokortikosteroide). Starkes Pressen ist zu vermeiden, um eine Blutung zu verhindern. Beim Waschen ist wegen der Gefahr einer Nachblutung ebenfalls äußerste Vorsicht angezeigt. Am ersten postoperativen Tag wird der Augenhintergrund untersucht. Dazu wird zur Weitstellung der Pupille ein Mydriatikum verabreicht. Während dieser Zeit sind konkrete Informationen für den Patienten sehr wichtig. Nach Operationen müssen die Patienten zum Teil wieder sehen lernen. Hierbei ist es wichtig, das direkte Umfeld mit animierenden visuellen Anregungen eindeutig zu gestalten. Ein verständnisvoller Umgang mit dem Patienten ist das A und O in der postoperativen Phase, da häufig eine große Angst vor Erblindung besteht.

B Pflege von Patienten mit Erkrankungen des Hals-Nasen-Ohren-Bereichs

Heiner Bachmann

42.5 Pflege von Patienten mit Ohrenerkrankungen

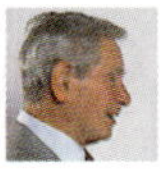

⋯➤ Eine Geschichte: Zwei Freunde sind zum Bahnhof unterwegs und erzählen sich gegenseitig Geschichten. Einer der beiden steigt in den Zug und bemüht sich in seinem Abteil erfolglos, das Fenster zu öffnen, um sich zu verabschieden. Beide stehen sich nun durch eine Glasscheibe getrennt gegenüber und versuchen sich zu verständigen. Alles Gestikulieren gibt keinem die absolute Sicherheit, richtig verstanden zu werden. Sie fühlen sich unwohl, hoffen aber insgeheim, dass die Situation durch die Abfahrt des Zuges beendet wird.

Der „Zug" Schwerhörigkeit oder Taubheit fährt nie ab. Ein durch Defizite beim Hören eingeschränkter Mensch kann den Platz hinter dem Fenster nicht verlassen. Aber: Nicht nur er ist betroffen, sondern auch sein Gegenüber (sinngemäß nach Prof. W. Hartwig Claußen).

Medizinischer Überblick Ohrenerkrankungen

Anatomie

Das Hörorgan wird in äußeres Ohr, Mittelohr und Innenohr unterteilt. Zusammen mit dem Gleichgewichtsorgan liegen Innen- und Mittelohr gut platziert und geschützt im härtesten Knochen des menschlichen Körpers, der Felsenbeinpyramide des Schläfenbeins.

Arten von Ohrerkrankungen

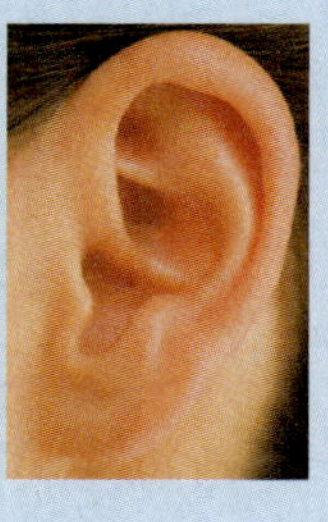

Äußeres Ohr

- Traumata nach Gewalteinwirkung (Schnitt-, Stich- oder Bisswunden),
- Verbrennungen, Erfrierungen oder Kontakt mit chemischen Substanzen (z. B. Verätzungen),
- Dekubitus durch längere unphysiologische Druckeinwirkung auf die Ohrmuschel,
- Entzündungen der Ohrmuschel und des äußeren Gehörgangs (z. B. Ekzeme, Dermatiden) durch Staub oder Infektion verursacht,
- Verletzungen des äußeren Gehörgangs infolge Fremdkörperkontakts,
- Zeruminalpfropf (Verschluss des äußeren Gehörgangs).

Mittelohr

- Trommelfellverletzung nach plötzlichem Druckanstieg (z. B. Schlag auf das Ohr, Ohrfeige),
- Otitis media (infektiöse Entzündung).

Innenohr

- Entzündungen im Labyrinth, Traumata,
- Hörsturz,
- Altersschwerhörigkeit.

Diagnostik

- Inspektion der Ohrmuschel,
- Ohrmikroskopie.

Therapie

Die Therapie richtet sich nach der Art der Erkrankung. Bei Entzündungen reicht sie von der Vermeidung von Irritationen und Manipulationen von außen bis hin zur Verabreichung von Medikamenten.

42.5.1 Bedeutung für den Patienten

Jede Bewegung löst Schallwellen aus, die auf den Körper treffen. Dieser Vorgang wird als **ganzkörperliches Hören** bezeichnet. Im engeren Sinn dient das Ohr zum Empfang von Nachrichten, die in akustischer Form kodiert sind. Das Leben ist ohne auditive Stimulierung nur sehr schwer möglich. Bei bestimmten Erkrankungen des Ohres ist für die Betroffenen ein Arbeitsplatzwechsel erforderlich. Bei Kindern wirkt sich eine Beeinträchtigung des Hörens äußerst negativ auf die Sprachentwicklung aus. Eine reale Behinderung des Hörens und Verstehens wird bei einer klinischen Untersuchung im ruhigen Untersuchungszimmer zum Teil zu positiv bewertet. Im täglichen Leben wird durch permanente Umweltgeräusche die Sprache eines Kommunikationspartners zum Teil unverständlich, sodass der Betroffene zwar hört, aber nicht versteht.

Für Menschen mit Einschränkungen des Hörens und/oder Erkrankungen am Ohr ist eine differenzierte Wahrnehmung von Geräuschen oftmals schwierig. Im Klinikbereich sind die Patienten zudem von ihnen unbekannten Geräuschen umgeben (z. B. Monitoren), die sie verunsichern, beängstigen und das Hören erschweren.

42.5.2 Pflege- und Behandlungsplan

Ohrenpflege

Grundsätzlich reinigt sich der Gehörgang selbst. Dabei übt das sich permanent bildende **Ohrenschmalz** (Zerumen) eine Reinigungs- und Schutzfunktion aus. Ziel der Ohrenpflege ist die Säuberung des Gehörgangeingangs und der Ohrmuschel. Dadurch wird Infektionen vorgebeugt und damit das Hörvermögen erhalten. Um Schmerzen, Verletzungen und die Bildung eines Zeruminalpfropfes zu vermeiden, sind bei der Ohrenreinigung absolute Vorsicht und überlegtes Handeln erforderlich.

Übrigens: Prinzipiell bildet sich ein Pfropf nur, wenn der Selbstreinigungsprozess – meist durch verstärkte mechanische Einwirkungen – des Gehörgangs gestört ist.

Grundlage ist eine tägliche Reinigung der Ohrmuschel unter hygienischen Bedingungen. Dies gilt jedoch nur bei normalem Ohrbefund. Im Normalfall wird die Ohrenpflege in die Ganzkörperwaschung integriert. Nach Entfernung jeglichen Ohrenschmucks dreht der Patient seinen Kopf zur Seite. Die Reinigung kann bei Bedarf mit Waschlotion erfolgen. Mit einem Waschlappen wird die Ohrmuschel innen und außen gesäubert und anschließend gut abgetrocknet.

Sekretionen sowie sonstige erkennbare Auffälligkeiten sind zu dokumentieren und dem zuständigen Arzt zu melden. Hartnäckige Zerumenpfropfen müssen nach ärztlicher Anweisung eventuell mit speziellen Ohrentropfen aufgelöst und ausgespült werden.

Merke
Die Verwendung von Wattestäbchen zur Reinigung des Gehörgangs ist zu unterlassen!

Verabreichung von Medikamenten

Ohrentropfen sind ähnlich wie Augentropfen nach dem Öffnen nur bedingt haltbar. Das Erstentnahmedatum muss daher auf der Flasche vermerkt werden. Um Infektionen zu verhüten, ist beim Umgang mit den verschiedenen Applikationsarten (Tropfenbehälter, Pipette, Salbentube) die Einhaltung der Hygiene zwingend notwendig. Ebenfalls zu beachten ist, dass Infektionen von einem zum anderen Gehörgang verschleppt werden können.

Grundsätzlich dürfen Medikamente von den Pflegepersonen nur nach entsprechender Arztanordnung verabreicht werden. Je nach Indikationsstellung kommen folgende Medikamente zum Einsatz:

Audax. Bei Juckreiz im äußeren Gehörgang, Ohrfurunkeln sowie bei Schmerzen (z. B. bei Otitis media). Nicht anwenden bei bekannter Salizylatüberempfindlichkeit!

Berlicetin. Bakterielle Infekte des äußeren und mittleren Ohres nach Trommelfellperforation, Radikaloperationen oder bei akuten und chronischen Entzündungen.

Cerumex N. Zur Reinigung des Gehörgangs vor lokalen Behandlungen werden 3 – 5 Tropfen Cerumex N zum Lösen eines Zerumenpfropfes in den Gehörgang instilliert. Als gelegentliche Nebenwirkung (vor allem bei unsachgemäßer Anwendung) können Hautrötungen bis hin zu ekzemartigen Hautveränderungen auftreten. Nach jeder Applikation muss Cerumex wieder ausgespült werden.

Otodolor. Bei Entzündungen des äußeren Gehörgangs oder akuter Mittelohrentzündung.

Einbringen von Ohrentropfen. Vor der Anwendung sind die Tropfen in der Hand zu erwärmen. Der Patient dreht seinen Kopf zur von der Pflegeperson abgewandten Seite. Zur Dehnung des Gehörgangs wird die Ohrmuschel mit einer Hand leicht nach obenhinten, bei Kindern nach unten-hinten gezogen. Die im Dokumentationssystem angegebene Tropfenmenge wird in das Ohr geträufelt.

Der Patient sollte auch nach der Applikation den Kopf noch ca. 5 – 10 Min. zur Seite gedreht lassen. Bei Bedarf kann der Gehörgang mit einem Tupfer abgedeckt werden. Das Abdecken mit Watte ist ungeeignet, da sie die Tropfen weitgehend aufsaugt. Bei bestimmten Ohrenerkrankungen, wie z. B. Otitis media, müssen die Tropfen in den Rachen gelangen, da sich dort die Öffnung der Ohrtrompete befindet. In diesem Fall sind die Tropfen in Rückenlage mit rekliniertem Kopf über die Nase zu applizieren. Je nach Indikation werden Ohrentropfen in der Regel 3- bis 5-mal täglich verabreicht.

Ohrspülung

Ohrspülungen können als Notfallmaßnahme z. B. zur Entfernung von Fremdkörpern, oder bei chronischen Beschwerden zum Entfernen von Zerumen durchgeführt werden. Beim Ohrpfropf klagen die Patienten über Einschränkung oder Verlust des Hörvermögens oder beschreiben ein dumpfes Gefühl im betroffenen Ohr. Diagnostisch findet die Ohrspülung als Test des Vestibularapparates Anwendung.

Der Patient wird dazu in eine bequeme Lage gebracht, informiert und eventuell beruhigt. Mit einer Plastikschürze oder einem Abdecktuch wird der Oberkörper geschützt. Wie beim Einbringen von Ohrentropfen wird der Gehörgang durch Zug an der Ohrmuschel nach hinten-oben gedehnt. Ist der Patient orientiert und kooperativ, kann er selbst eine Nierenschale als Auffangbehälter für die Spülflüssigkeit unter das zu spülende Ohr halten. Mit einer Ohrspritze (100 ml) wird mit körperwarmem Leitungswasser ohne großen Druck der Gehörgang gespült. Die Temperatur der Spülflüssigkeit wird geprüft, indem sich die Pflegeperson vor der Spülung etwas davon über die Innenseite des Handgelenks laufen lässt. Nach erfolgter Spülung wird das Ohr getrocknet. Während der Spülung muss der Patient beobachtet, und immer wieder nach seinem Befinden befragt werden. Die Spülung kann Schwindel und Übelkeit auslösen, weil das Gleichgewichtsorgan gereizt wird. Menge, Art und Dauer sowie das Ergebnis der Spülung sind im Dokumentationssystem zu vermerken.

42.6 Pflege von Patienten mit Schwerhörigkeit oder Taubheit

Unter dem Begriff Schwerhörigkeit wird eine Vielzahl unterschiedlicher Hörstörungen zusammengefasst. Schwerhörigkeit ist eine der am meisten verkannten menschlichen Behinderungen, da sie in vielen Fällen schleichend eintritt und sowohl vom Betroffenen selbst als auch von der Umwelt daher nicht akut wahrgenommen wird. Das menschliche Ohr ist ständig im Einsatz. Es kann selbst im Schlaf nicht ab- bzw. ausgeschaltet werden. Erholung oder Schutz gibt es für das Ohr also nicht. Abbauprozesse der Sinneszellen im Innenohr setzen deshalb schon ab dem 50. Lebensjahr ein. Aber auch jüngere Menschen leiden durch mangelndes Hörbewusstsein in Umwelt und Freizeit immer häufiger an Innenohrschwerhörigkeit.

Medizinischer Überblick Schwerhörigkeit und Taubheit

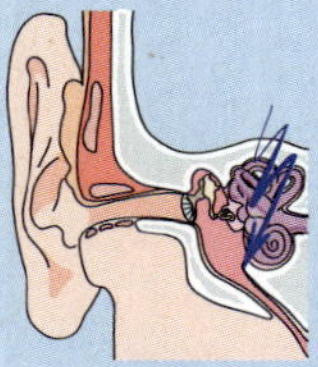

Häufigkeit

Jeder fünfte Mensch in Deutschland hört schlecht (Quelle: Grünes Kreuz). 1,5 Millionen haben einen mittleren bis schweren Hörschaden. Nur 4% können durch einen operativen Eingriff geheilt werden. Die Versorgung von Hörbehinderten wird aber in Zukunft rapide an Bedeutung gewinnen, da der Anteil der älteren Menschen in der Bevölkerung ständig zunimmt.

Bei der Mehrzahl ist die Schwerhörigkeit nicht heilbar, sie sind auf die Versorgung mit einem Hörgerät angewiesen.

Ursachen

Für Defizite beim Hören können unterschiedliche Ursachen verantwortlich sein.

Altersschwerhörigkeit (Presbyakusis). Häufigste, aber altersnormale Form der beidseitigen Innenohrschwerhörigkeit, ausgelöst durch Alterungsprozesse. Der Mensch hört vor allem im Gespräch mit mehreren Personen und verbunden mit Nebengeräuschen schlecht.

Lärmschwerhörigkeit. Tritt bei langfristiger Lärmexposition vor allem am Arbeitsplatz oder in der Freizeit (laute Musik) auf.

Hörsturz. Eine akute, meist einseitige Schwerhörigkeit bis Taubheit, oftmals verbunden mit Ohrgeräuschen. Ursache dieser aus vollem Wohlbefinden heraus auftretenden Erkrankung sind wahrscheinlich Durchblutungsstörungen im Innenohr.

Morbus Menière. Wird wahrscheinlich durch Elektrolytstörungen zwischen Endo- und Perilymphe ausgelöst. Charakteristische Kennzeichen der Erkrankung ist eine Symptomentrias aus Drehschwindel, Schwerhörigkeit und Ohrgeräuschen.

Angeborene oder frühkindlich erworbene Innenohrerkrankungen. Treten z.B. nach Rötelnerkrankung der Mutter auf und belasten Patienten und die Umgebung doppelt, weil die Schwerhörigkeit zu einer Verzögerung der Sprachentwicklung führt.

Symptomatische Funktionsstörungen. Kommen bei internistischen Allgemeinerkrankungen wie z.B. Herzinsuffizienz, Hypertonie, Diabetes mellitus oder Gefäßsklerose vor. Hörstörungen können sich als Folge von Traumen, Entzündungen oder Tumorerkrankungen ausbilden.

Therapie

Bei Altersschwerhörigkeit ist die Versorgung mit Hörgeräten oft hilfreich.

42.6.1 Bedeutung für den Patienten

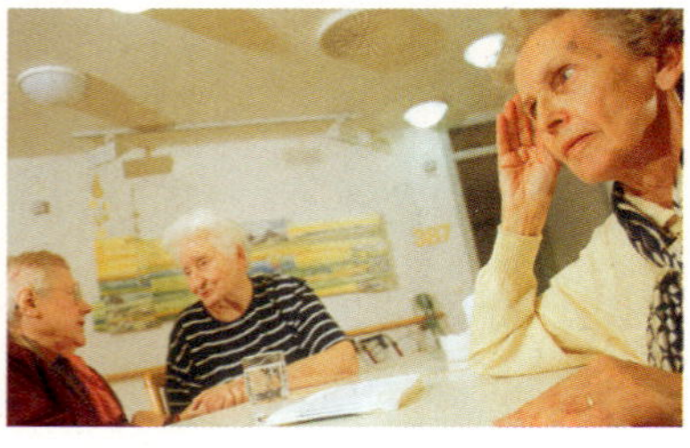
Menschen mit Hörbehinderungen fühlen sich oft aus der Kommunikation ausgeschlossen

Das Hören ist zusammen mit dem Sprechen eine wichtige Voraussetzung für das menschliche Wohlbefinden. Bauweise und Empfangseigenschaften des Ohres sind an das spracherzeugende Organ des Menschen (Kehlkopf) angepasst. Akustische Schallwellen fängt die Ohrmuschel auf. Durch den äußeren Gehörgang gelangen sie zum Trommelfell. Dieses wird durch sie in Schwingungen versetzt, die von den Gehörknöchelchen verstärkt auf die Membran des ovalen Fensters übertragen werden. Neben dem Auge ist das Ohr somit unser wichtigster Kommunikationskanal und dient der Aufnahme vielfältiger akustischer Reize. Kommunikation bedeutet soziale Verbindung. Von Normalhörenden werden hörbehinderte Menschen, bei denen aufgrund der Schwerhörigkeit die Kommunikation zusätzlich durch sprachliche Defizite eingeschränkt ist, nicht selten als geistig behindert eingestuft. Wichtig für die Umwelt ist aber das Bewusstsein, dass der Gehörlose über normale intellektuelle Fähigkeiten verfügt und bis auf seinen Hörschaden gesund ist.

42.6.2 Pflege- und Behandlungsplan

Der hörgeschädigte Patient ist darauf angewiesen, klare Informationen zu erhalten. Da nicht alle Worte optimal verstanden werden, ist es wichtig, dass Mimik und Gestik bzw. das Verhalten mit dem Inhalt der Aussage übereinstimmen.

Will die Pflegeperson mit dem Patienten sprechen, wenn dieser sie nicht sehen kann, sollte er deutlich am Körperstamm berührt werden. Die Pflegeperson muss im hellen Bereich stehen, damit der Hörgeschädigte ihr Gesicht sehen und die Mundbewegungen deutlich ablesen kann. Es ist auf eine klare, gut artikulierte und nicht zu schnelle Aussprache in normaler Tonlage zu achten. Wichtige Informationen werden bei Bedarf wiederholt. Anweisungen bzw. Informationen, die mehrere Patienten gleichzeitig betreffen, werden immer mit Blickrichtung zum Hörgeschädigten gegeben. Es ist zu beachten, dass Durchsagen über eine Lautsprecheranlage für den Hörgeschädigten nutzlos sind. Bei durchzuführenden Untersuchungen in anderen Fachabteilungen (Röntgen, OP-Saal) sind die dortigen Pflegepersonen über die Hörbehinderung zu informieren. Nebengeräusche (Radio, Klingel) sind zu vermeiden. Im Zweifelsfall immer nachfragen, ob der Patient alles verstanden hat.

> Uwe Klein Krankenpfleger
>
> **···› Praxistipp**
>
> Unbedingt zu vermeidende Verhaltensweisen: Anrufen aus großer Entfernung, Ansprechen von hinten, Verdecken der Mundpartie, leises Sprechen ebenso wie Schreien, zu langsames Sprechen, Wiederholung nur einzelner Wörter, Ungeduld, Nebengeräusche oder parallel geführte Gespräche.

Kompensationsmöglichkeiten und Hilfsmittel

Für Hörbehinderte besteht die wenig bekannte Möglichkeit eines **Hörtrainings,** das auf dem vorhandenen Sprachschatz und akustischen Erinnerungen aufbaut. Das Ziel ist, in Verbindung mit einem Hörgerät bekannte akustische Signale, wie Sprache, Musik und Geräusche, wieder zu erkennen bzw. neu zu lernen. Dabei lernt der Hörgeschädigte, auch mit schwierigen Hörsituationen fertig zu werden.

Das einfachste Hilfsmittel ist ein **Schreibblock,** der immer zur Hand sein sollte. Daneben sind Zeigekarten oder Bücher nützlich, wie sie auch bei Aphasikern verwendet werden.

Hörgeräte sind individuell angepasste Hörhilfen. Die einzelnen Bauweisen unterscheiden sich in Form, Größe und Trageart. Der Kontakt zur Umwelt und zu den Mitmenschen wird durch das verbesserte Verstehen erleichtert. Mit einem Hörgerät kann der Hörgeschädigte wieder besser mitreden und soziale Kontakte knüpfen. Durch den Fortschritt der Technik und Elektronik können für die verschiedenen Hörstörungen zunehmend Hörgeräte gefertigt werden, die auf kleinstem Raum Platz finden.

■ Hinter-dem-Ohr-Gerät (HdO)

Sie liegen hinter der Ohrmuschel auf und sind mit ca. 80% die meistverwendeten Geräte. Die ein- oder beidohrig getragenen Geräte sind für fast alle Schwerhörigkeitsgrade geeignet. Moderne HdO-Geräte sind über eine Schnittstelle oder eine Funkfernbedienung programmierbar.

Einsetzen. Der Patient neigt den Kopf zur Gegenseite. Das eigentliche Hörgerät wird mit dem Ohrpassstück verbunden, das durch leichte Drehung unter die Hautfalte der Ohrmuschel gebracht wird. Der untere Teil des Ohrpassstückes lässt sich mit schwachem Druck fest verankern. Das Hörgerät selbst wird hinter die Ohrmuschel gelegt. Dabei ist darauf zu achten, dass der Verbindungsschlauch nicht verdreht wird.

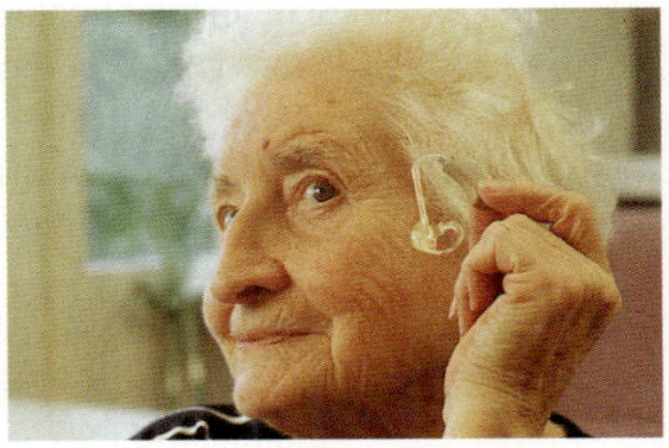

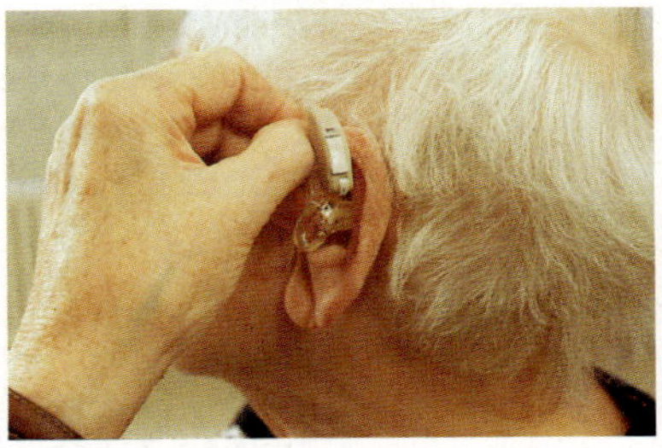

Das Ohrpassstück des Hörgeräts wird in die Ohrmuschel eingesetzt. Das eigentliche Hörgerät wird hinter die Ohrmuschel gelegt

Bedienung. Die meisten Geräte besitzen einen M-T-0-Schalter (M = Mikrofon, T = Telefon, 0 = Aus). Für den normalen Betrieb wird das Gerät auf „M", zum Telefonieren auf „T" gestellt. Die Schallaufnahme, d. h. der Ort, an dem das Mikrofon sitzt, befindet sich an der Spitze der Ohrmuschel. Der Hörgeschädigte muss sich daher beim Telefonieren umstellen, weil er nicht mehr über die Ohrmuschel, sondern über das Mikrofon hört.

Lautstärkeregulierung. Die Lautstärke lässt sich stufenlos mit einem Rädchen regulieren. Nach Möglichkeit sollte der Hörgeschädigte die Einstellung selbst vornehmen. Ist er dazu nicht in der Lage, wird zunächst mit einer geringen Lautstärke begonnen. Während die Pflegeperson in normaler Lautstärke spricht, wird so lange langsam lauter gestellt, bis der Patient es als angenehm empfindet.

■ In-dem-Ohr-Gerät (IDO)

Es ist das kleinste Hörgerät und wird auch als Concha-Gerät bezeichnet, weil es in die Höhlung der Ohrmuschel (lat. concha) eingesetzt wird. Dadurch kommt es von allen erhältlichen Geräten der natürlichen Schallaufnahme am nächsten.

■ Hörbrille

Eine eher seltene Kombination aus Hörgerät und Brille stellt die Hörbrille dar. Sie ist in unterschiedlichen Ausfertigungen erhältlich. Das Hörgerät kann zwar unauffällig, aber immer nur zusammen mit der Brille getragen werden.

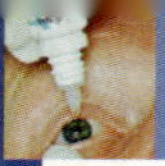

■ **Probleme bei Hörgeräten**

Pfeifton. Jeder Träger eines Hörgerätes kennt dieses zeitweise auftretende Pfeifen. Die Ursache ist eine akustische Rückkopplung, die immer dann entsteht, wenn die durch das Hörgerät verstärkten Schallwellen zum Mikrofon gelangen und reflektiert werden. Diese Reaktion wird z. B. durch die ans Ohr geführte Hand ausgelöst. Auch ein verstopftes Ohrpassstück, ein schlecht sitzendes Gerät oder Defekte am Schlauch können einen Pfeifton auslösen.

Schmerzen beim Tragen des Gerätes. Bei progredienter Schwerhörigkeit kommt es durch eine hohe Abdichtung des Ohrpassstückes zu Druck und Schmerzempfinden. Auch eine falsche Handhabung oder schwierige anatomische Verhältnisse am Ohr können Schmerzen verursachen. Durch Abschleifung oder Materialwechsel kann hier Abhilfe geschaffen werden. Eher selten treten auch Allergien auf.

■ **Pflege des Hörgerätes**

Das Gerät ist vor Stoß und Fall zu schützen. Bei notwendigen Manipulationen wird es am besten auf eine weiche Unterlage gelegt. Feuchtigkeit, Nässe und Schmutz sind zu meiden. Daher sollte das Gerät auch bei der Körperpflege abgelegt werden, um es nicht mit Kosmetika, Parfüm oder Haarspray in Kontakt zu bringen. Auch Schweiß schadet dem Gerät, weshalb stark schwitzende Personen das Gerät nachts in einem speziellen Trockenbeutel (z. B. Fa. Hansaton) lagern sollten. Direkte Sonneneinstrahlung, starke Hitze ebenso wie heiße Unterlagen schaden dem Gerät und verformen es. Bei medizinischen Bestrahlungen ist das Gerät abzulegen. In diesem Fall sind die Pflegepersonen über die Hörbehinderung des Patienten zu informieren. Für die Nachtruhe wird das Gerät ausgeschaltet. Das Ohrpassstück wird vom Hörgerät getrennt und eventuell in eine spezielle Reinigungslösung gelegt. Alkoholhaltige Lösungsmittel dürfen nicht verwendet werden, da sie das Material angreifen. Vor dem Zusammenbauen und Einsetzen in das Ohr müssen alle Teile gut abgetrocknet werden. Zur Aufbewahrung kann ein mit „r“ für rechts und „l“ für links beschriftetes Etui hilfreich sein.

Batterien. Sie sind bei längerer Nichtbenutzung aus dem Gerät zu entfernen und sollten regelmäßig auf Unversehrtheit überprüft werden, da defekte, auslaufende Batterien giftige Substanzen enthalten. Um eine Verwechslung und ein versehentliches Verschlucken zu vermeiden, sind besonders Knopfzellen von Medikamenten entfernt aufzubewahren. Beim Aufladen von Akkus ist darauf zu achten, dass sie korrekt in der Ladestation positioniert werden.

42.7 Pflege von Patienten mit Erkrankungen der Nase oder Nasennebenhöhlen

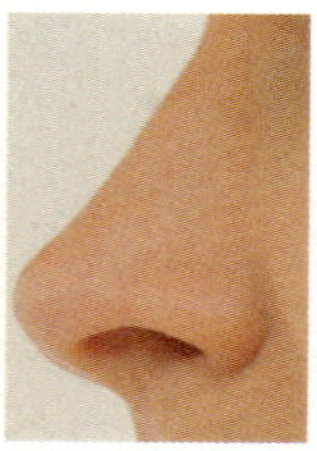

Die enormen Leistungen des Riechorgans und des Geruchsinns werden an folgendem Beispiel deutlich: Nur 4 mg Methylmerkaptan (ein im Knoblauch enthaltener Stoff) in 10^8 m^3 Luft (entspricht 100 Hallen der Größe $500 \times 100 \times 20$ m) genügen, um die Empfindung „es riecht nach etwas“ hervorzurufen. Diese Schwelle wird als **Wahrnehmungs- bzw. Absolutschwelle** bezeichnet.

Erkrankungen der Nase reichen von angeborenen Fehlbildungen und Entzündungen (z. B. Nasenfurunkel, verursacht durch Staphylokokken) bis hin zu virusbedingten Erkrankungen (z. B. akuter Schnupfen). Allergene sind Auslöser für den saisonal bedingten Schnupfen.

Durch ihre „prominente“ Position ist die Nase besonders äußeren Einwirkungen ausgesetzt. Durch Traumen, wie z. B. Stürze oder stumpfe Einwirkungen, kommt es häufig zu Verletzungen oder Frakturen im Bereich der knöchernen Nasenpyramide. Dabei treten durch die vielen oberflächlichen Gefäßverbindungen in der Nase Blutungen vor allem aus den vorderen Nasenabschnitten auf. Teilweise gelingt es, das **Nasenbluten** mit einfachen Hilfsmitteln zum Stillstand zu bringen. Oftmals bedarf es aber qualifizierter Hilfs- und Pflegemaßnahmen.

42.7.1 Bedeutung für den Patienten

Die Riechschleimhaut mit den Riechzellen befindet sich unter dem Dach der Nasenhöhle. Die Ausläufer dieser Riechzellen schließen sich zu den Fasern des Riechnerven zusammen (Nn. olfactorii). Durch die Siebbeinplatte ziehen sie in die vordere Schädelgrube und melden dort Geruchsänderungen an das Gehirn. Mit den Geschmacksrezeptoren der Zunge können nur die vier verschiedenen Geschmacksqualitäten süß, sauer, salzig und bitter erkannt werden. Erst der Geruchssinn vermittelt die unendliche Vielzahl unterschiedlicher Gerüche, die dann angenehme Empfindungen (z. B. beim Essen) auslösen. Für Menschen mit Störungen des Geruchssinns schmecken die verschiedenen Nahrungsmittel alle gleich, nämlich nach nichts. Je nach Geruch treten zudem unterschiedliche Folgemechanismen in Gang, wie z. B. die Auslösung der Speichel- oder Magensaftsekretion durch angenehme Gerüche. Neben dem Geruchsempfinden dient die Nase als Resonanzraum für die Stimme und zur Reinigung, Erwärmung und Anfeuchtung der Atemluft.

42.7.2 Pflege- und Behandlungsplan

Nasenbluten (Epistaxis)

Schon bei der Aufnahme eines Patienten kann eine latente Neigung zum Nasenbluten eruiert werden. Alle Blutgerinnungsstörungen, ob als Krankheit oder als Arzneimittelwirkung (Marcumar, ASS), können Nasenbluten verursachen. Beim Aufnahmegespräch wird der Patient deshalb nach einer eventuellen Medikation befragt. Nicht vergessen werden dürfen etwas weniger häufige Ursachen wie Leukämie, Hämophilie, Thrombozytopenie, Hypertonie oder bestimmte Lebererkrankungen.

Blutet der Patient ohne erkennbaren Grund, kann auch einfaches Nasenbohren die Ursache sein. Meistens lässt sich die Blutung aus den vorderen Nasenabschnitten durch kontinuierliches Zusammendrücken der Nasenflügel stoppen. Dies kann der Betroffene unter Überwachung und Anleitung selbstständig durchführen. Kleidung und Bettwäsche werden zum Schutz mit Einmaltüchern abgedeckt. Bis zum Nachlassen der Blutung muss der Patient aufrecht sitzen, möglichst mit tief gelagerten Beinen. Ist dies nicht möglich, erfolgt eine seitliche Lagerung. Eine reflektorische Engstellung der Blutgefäße (blutstillend) bewirkt eine in den Nacken gelegte Eiskompresse. Eine sorgfältige Krankenbeobachtung (z.B. Kaltschweißigkeit, Blässe) lässt einen eventuellen Schock erkennen. Blutdruck- und Pulskontrolle sind obligatorisch. Ist die Blutung gestillt, wird dem Patienten eine Teilwäsche angeboten. Abschließend erfolgt eine vorsichtig durchgeführte Mundpflege bzw. Mundspülung. Bei sehr starken Blutungen wird im Normalfall ein kleines Blutbild und ein Gerinnungsstatus bestimmt. Ist die Blutung durch die oben beschriebenen Maßnahmen nicht zu stoppen, muss eine vordere Nasentamponade mit salbengetränkten Gazestreifen (Tampograss) als lokale Therapie erfolgen (Arzt). Um einen Gegendruck zu erzeugen, wird bei einseitigem Nasenbluten immer auch die Gegenseite mittamponiert. Hält die Blutung trotz dieser Maßnahme an, muss der Nasenrachen nach hinten abgedichtet werden. Im Notfall kann das mit einem Blasenkatheter erfolgen, der durch das Nasenloch eingeführt und im Nasenrachenraum geblockt wird.

Uwe Klein
Krankenpfleger

···› Praxistipp
Den Patienten Blut nicht schlucken (löst Übelkeit aus), sondern ausspucken lassen. Dazu Nierenschale und Zellstoff bereit legen!

42.8 Pflege von Patienten mit Operationen im HNO-Bereich

Die Hals-Nasen-Ohren-Heilkunde besteht erst seit ca. 100 Jahren als komplexes Fachgebiet und hat sich aus der Kombination und Zusammenlegung von Otologie und Rhinolaryngologie entwickelt. Außer Erkrankungen der Schilddrüse werden heute in dem Fachgebiet alle Krankheitsbilder aus den Bereichen der Mundhöhle, des Rachens, der oberen Luft- und Speiseröhrenanteile, der Kopfspeicheldrüsen und des Halses behandelt. Beispielhaft für die vielen Eingriffe in der HNO-Heilkunde mit der entsprechenden pflegerischen Versorgung wird nachfolgend eine der häufigsten Operationen der HNO dargestellt, die auch in kleinen Kliniken regelmäßig durchgeführt wird: die **Tonsillektomie** verbunden mit der **Adenotomie** (Entfernung der Rachenmandeln).

···› Medizinischer Überblick Tonsillektomie/Tonsillitis

Definition

Mit einer Tonsillektomie (TE) wird die Entfernung der Gaumenmandeln bezeichnet. Eine Tonsillitis ist eine akute bakterielle Entzündung der Gaumenmandeln.

Ursachen

Erreger einer chronischen **Tonsillitis** sind meist Streptokokken. Durch Streuung entstehen schwerwiegende Folgeerkrankungen der Gelenke, der Nieren (Glomerulonephritis) oder des Herzens.

Diagnostik

- Inspektion: Der Patient befindet sich in einem reduzierten Allgemeinzustand. Die Gaumenmandeln sind hochrot und geschwollen mit Belägen,
- Palpation: die Halslymphknoten sind schmerzhaft geschwollen,
- evtl. Abstrich.

Symptome

- Fieber mit Schüttelfrost,
- starke Halsschmerzen und Schluckbeschwerden,
- reduzierter Allgemeinzustand.

Therapie

Kommt es in relativ kurzem Abstand immer wieder zu einer Angina oder besteht eine chronische Tonsillitis, ist die Tonsillektomie indiziert. Diese Indikationsstellung wird immer wieder auch in der breiten Öffentlichkeit diskutiert. Vor allem bei Kindern besitzen die Gaumenmandeln eine wichtige Aufgabe bei der Immunabwehr. Normalerweise wird eine Tonsillektomie deshalb nicht vor Ablauf des 4. Lebensjahres durchgeführt. Defizite bei immunologischen Prozessen sind nach Entfernung der Gaumen- und Rachenmandeln nicht bekannt. Eine optimale Immunabwehr wird durch ständig infiziertes Gewebe nicht geleistet.

Häufig werden während einer OP-Sitzung auch die Rachenmandeln entfernt, besser bekannt als **Polypen.** Hier handelt es sich um wuchernde Adenoide im Nasopharynx. Hauptsächlich davon betroffen sind Kinder. Stark vergrößerte Mandeln ohne rezidivierende Infektion sollten ebenfalls entfernt werden, da sie ein Sprech-, Schluck- und Atemhindernis darstellen.

42.8.1 Bedeutung für den Patienten

Kinder sind vermehrt von dieser Erkrankung betroffen und leiden sehr unter den Symptomen. Eine Hyperplasie der Rachenmandeln führt zu einer Behinderung der Nasenatmung. Der geöffnete Mund verleiht den Kindern einen weniger intelligenten Gesichtsausdruck. Zudem ist eine nasale Sprache zu hören, nicht selten treten Schallleitungsstörungen auf. Nachts schnarchen die Betroffenen. Die Erkrankung ist initial für weitere Infekte der oberen Luftwege verantwortlich (Bronchitis, Sinusitis). Unter Beschwerden, wie z. B. Schluckstörungen und Atembehinderung, leiden die Patienten bei vergrößerten Gaumenmandeln. Durch die dabei häufig auftretende chronische Tonsillitis sind die Kinder stark belastet. Bei der Tonsillektomie und der Adenotomie handelt es sich um kleine operative Eingriffe, die aber oftmals ein deutliches Plus an Lebensqualität bringen.

42.8.2 Pflege- und Behandlungsplan

Präoperative pflegerische Aufgaben

Die präoperative Pflege entspricht den Richtlinien der normalen OP-Vorbereitung (S. 1420 ff).

Postoperative pflegerische Aufgaben

Lagerung.

- Beim Umlagern von der OP-Lafette/Schleuse ins Bett sind ruckartige Bewegungen zu vermeiden, um keine Nachblutung zu provozieren.
- Am Operationstag wird der Patient zur Schmerzlinderung und Atemerleichterung halbsitzend gelagert. Kinder legen sich meist automatisch auf die Seite.

Wundkontrolle. Eine Nachblutung tritt meist am Operationstag oder eventuell am 1. postoperativen Tag auf. Sie kann aber auch noch nach Ablauf von 2 Wochen vorkommen. Je nach ärztlicher Anordnung wird meist für die ersten 6 Stunden nach der Operation viertel- oder halbstündlich die Mundhöhle inspiziert. Austritt von Blut aus Mund oder Nase, verbunden mit Blässe und Schockzeichen, sind ein Indiz für eine Nachblutung.

Patientenbeobachtung. Blutdruck, Puls, Aussehen und Bewusstsein sind für die Dauer von 6 Stunden postoperativ im Abstand von einer halben Stunde zu kontrollieren.

Schmerztherapie. Zur Schmerzlinderung wird der Oberkörper hoch gelagert; zusätzlich kann eine Eiskrawatte angelegt werden. Schmerzmedikamente werden bei Bedarf nach ärztlicher Anordnung verabreicht. Bewährt hat sich die postoperative Gabe von Analgetika in Form von Zäpfchen. Wegen einer erhöhten Blutungsneigung wird auf salizylhaltige Schmerzmittel verzichtet.

Ernährung.

- 6 Stunden postoperativ erhalten die Patienten kalten Tee (keinen Früchtetee!).
- Allmählicher Kostaufbau mit flüssiger und passierter Kost.
- Bei komplikationslosem Verlauf kann am 4. postoperativen Tag normale Kost gereicht werden.
- Obst, Fruchtsäfte und stark gewürzte Speisen sind zu vermeiden.
- Bei möglicherweise auftretenden Schluckbeschwerden kann ca. 30 Minuten vor der Essensgabe ein Schmerzmittel verabreicht werden.

Mundpflege. Für den Fall, dass der Patient Blut ausspucken muss, sind Nierenschale und Zellstoff bereit zu stellen. Am 1. postoperativen Tag erfolgt die Zahnpflege nur mit Wasser. Der Patient muss darauf hingewiesen werden, dass er nicht gurgeln und kein Mundwasser verwenden darf.

Mobilisation. Nach einer Intubationsnarkose kann bei stabilen Kreislaufverhältnissen am Abend des Operationstages bzw. 4 – 6 Stunden postoperativ in Begleitung einer Pflegeperson die Mobilisation erfolgen.

Patienteninformation

In der ersten Zeit sind Kaffee, Alkohol, scharfe Gewürze und Süßigkeiten nur dosiert zu sich zu nehmen, und Fruchtsäfte am besten mit stillem Wasser zu verdünnen. Diese Nahrungsmittel reizen Gewebe und Schleimhäute und können eine Nachblutung provozieren. Starke körperliche Anstrengungen sind zu vermeiden. Ein bis zwei Wochen ist auf direkte Sonneneinstrahlung und heiße Bäder zu verzichten.

C Pflege von Patienten mit Erkrankungen der Haut

Bettina Gerte-Happe

Hauterkrankungen machen sich zuallererst durch einen Ausschlag auf der Haut (Exanthem) oder auf der Schleimhaut (Enanthem) bemerkbar. Da es mehrere Arten von Hautveränderungen gibt, kann mithilfe der **Effloreszenzlehre** (Hautblüten) eine Übersicht gegeben werden (**Tab. 42.1**).

Tabelle 42.1 Effloreszenzen

Primäreffloreszenzen	*Sekundäreffloreszenzen*
Makula (Fleck): Farbveränderungen der Oberhaut (Epidermis): → durch Austritt von Blut ins Gewebe wie bei *Petechien* (punktförmige Blutungen) oder *Hämatomen* (Bluterguss). → Vitiligo: weiße pigmentfreie Stellen, die allerdings am Rand stärker pigmentiert sind und deren Ursache die Ansammlung von Melanozyten in der Keimschicht der Oberhaut ist. Eine verstärkte Pigmentansammlung in der Haut kann sich auch als *Sommersprossen* oder *Leberflecken* äußern.	**Erosio** (Erosion): Erosionen entstehen häufig durch geöffnete Pusteln und Blasen, heilen aber ohne Narbenbildung wieder ab. Zu Beginn der eröffneten Hautoberfläche kommt eine nässende Substanz zum Vorschein. **Exkoriatio** (Abschürfung): Äußere mechanische Einflüsse führen zur Abtragung der Epidermis, teilweise bis hin zum Korium. **Crusta** (Kruste): Je nach Verletzung der Haut kommt es zu einem Wundverschluss durch getrocknetes Blut, Sekret oder Eiter.
Vesikula (Bläschen), Bulla (Blase): Ein mit Flüssigkeit gefüllter Hohlraum an der Hautoberfläche, welcher durch Trennung der Hautschichten entsteht und mit seröser Flüssigkeit, aber auch mit Blut gefüllt sein kann: Herpes zoster (Gürtelrose) oder Herpes labialis, der sich durch mehrere aneinander gruppierte Bläschen zeigt.	**Rhagade** (Schrunde), Fissur (Hautriss): Durch Elastizitätsverlust der Haut und Schleimhaut kann es bei entsprechender Überdehnung zu spaltförmigen Einrissen kommen. Rhagaden heilen meist ohne Narbenbildung wieder ab.
Pustula (Pustel): Ein mit Eiter gefüllter Hohlraum, der sich häufig an einem Haarbalg bildet und von einem Haar durchdrungen wird, z. B. an den Barthaaren (Folliculitis simplex barbae).	**Ulkus** (Geschwür; **Abb. 42.8**): Entzündlicher Haut- bzw. Schleimhautdefekt, der mit Gewebeverlust einhergeht. Je nach Ausmaß sind Epidermis, Korium und Subkutis betroffen. In der Regel heilen die Wunden schlecht und hinterlassen meist eine Narbe (z. B. Magenulkus).
Cystis (Zyste): Ein in die Haut reichende sackartige, abgekapselte Geschwulst, die entweder mit dünn- oder dickflüssiger Substanz gefüllt sein kann.	**Zikatrix** (Narbe): Sichtbarer Hautersatz nach einer verheilten Wunde.
Phyma (Tumor): Schwellung oder Geschwulst, die durch Gewebeneubildung, entzündliche Prozesse oder auch bei Anschwellung durch Ödeme entstehen kann. Es gibt sowohl bösartige als auch gutartige Tumorerkrankungen (z. B. Warze).	**Atrophie** (Geweberückbildung): Rückbildung der Haut (sie wird mit zunehmendem Alter dünner) und Hautanhangsgebilde wie Nägel und Haare. Dünner werdende Haut ist schneller verletzbar und bietet leicht eine Eintrittsstelle für Keime. **Squama** (Schuppe): Fettige (z. B. Milchschorf bei Säuglingen) oder trockene Hautbestandteile (Psoriasis vulgaris), die sich durch Reibung von der Hautoberfläche lösen lassen.

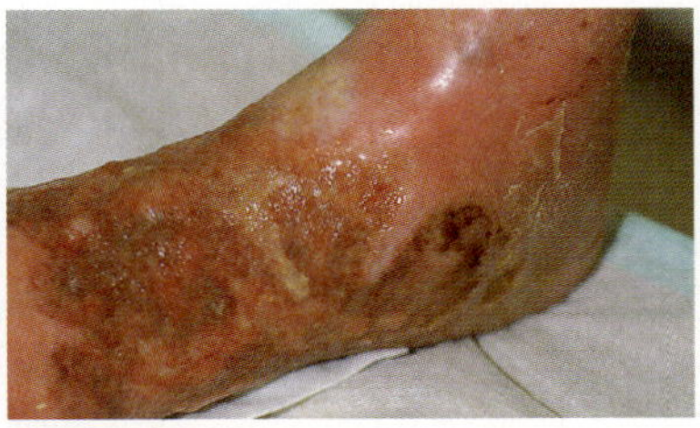

Abb. 42.8 Gamaschenulkus

42.9 Pflege von Patienten mit Psoriasis oder Neurodermitis

Frau P. berichtet von ihrer 4jährigen Tochter, die an Neurodermitis leidet. Schon als Säugling war ihre Kopfhaut von dickem Milchschorf bedeckt. Mit 4,5 Monaten bekam sie erstmals einen rötlichen Ausschlag am Mund, dessen Juckreiz sie durch Ablecken mit der Zunge zu unterbinden versuchte. Doch die immer wieder feucht werdenden Hautareale entzündeten sich. Der daraufhin konsultierte Arzt verschrieb eine 2-mal täglich aufzutragende Zinkpaste. Eine Besserung trat nur für kurze Zeit ein. Das nun verschriebene Mittel der Wahl war Kortison. Erst im Alter von 1,5 Jahren bildeten sich die entzündeten Hautstellen zurück, traten nun aber in Armbeugen und Kniekehlen auf. Das Kind kratzte nachts die juckenden Bereiche auf und war am Tag unausgeschlafen, gereizt und unruhig und hatte eine ausgesprochen blasse Haut. Das Allgemeinbefinden wurde zunehmend schlechter, und weder Rotationsdiät, Allergietest noch Klimaveränderungen zeigten einen positiven Befund.
Nach der Geburt der zweiten Tochter 3 Jahre später verschlechterte sich das Hautbild weiter. Auch die Einbindung in die Säuglingspflege und die Gabe verschiedener Salbenpräparate brachten keine Besserung. Die von der nun aufgesuchten Heilpraktikerin verschriebenen homöopathischen Mittel zur Stärkung des Immunsystems und eine Creme besserten den Hautzustand und den Schlafrhythmus.

Medizinischer Überblick Psoriasis und Neurodermitis

Psoriasis

Definition

In Schüben verlaufende chronische Hauterkrankung mit beschleunigtem Zellwachstum; Manifestation des Krankheitsbildes bei 20% der Patienten.

Ursachen

Genetische Disposition oder Stoffwechselstörung der Haut, ausgelöst durch z.B. grippalen Infekt oder Traumen.

Symptome

Befall des ganzen Körpers mit punktförmigen, münzgroßen oder großflächigen, selten juckenden Herden; Plaques mit scharf begrenzter Rötung und silbrig glänzender Schuppung (**Abb. 42.9**), überwiegend in Ellenbeugen, Knie, Kreuzbein, behaartem Kopf.

Diagnostik

Blickdiagnostik, aktuelle und Familienanamnese.

Therapie

Vor Therapiebeginn Ablösen der Schuppenauflagerungen mit Mixtur aus 5–10% Salizylsäure und Vaseline, um die Aufnahme für Salben zu verbessern; dann Gabe einer Kombination aus Vaseline-Salizylsäure und Cignolin (Dithranol; wegen Nebenwirkungen nicht auf Gesicht, behaarten Kopf und Genitalien!) zur Vermeidung der fortschreitenden Zellteilung oder einer Kombination aus Cignolin und teerhaltigen Ölbädern mit anschließender UV-Bestrahlung; bei Entzündungsherden UV-Bestrahlung zur Reduktion der Entzündung und Beschleunigung der Zellneubildung (***SUP***: selektive UV-Phototherapie; = UV-A- und UV-B-Strahlenbehandlung oder ***PUVA:*** psoralene + UV-A-Bestrahlung; photoaktivierte Chemotherapie; = UV-A-Strahlenbehandlung nach vorheriger oraler oder lokaler Applikation einer photosensibilisierenden Substanz, z.B. Ammoidin).

Abb. 42.9 Psoriasis

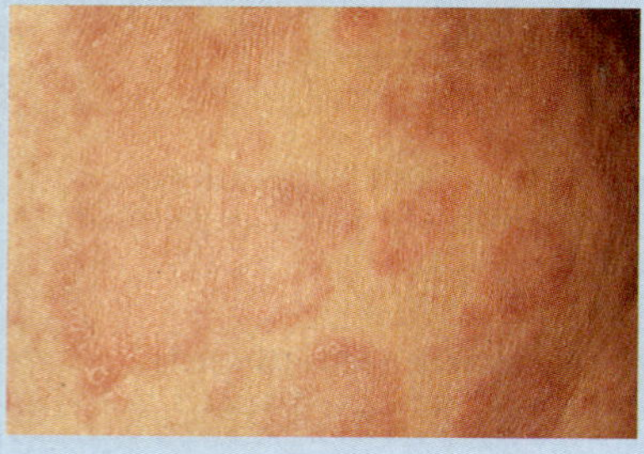

> **Praxistipp**
> Uwe Klein, Krankenpfleger
> Bei oraler Verabreichung der photosensibilisierenden Substanzen können Magenschmerzen auftreten. Daher werden sie mit Milch oder Jogurt eingenommen.

Neurodermitis

Definition

Chronisch rezidivierende Hautentzündung, v.a. bei Kindern und Jugendlichen; äußert sich als Ekzem, Bronchialasthma oder allergische Rhinitis (z.B. Heuschnupfen); beruht auf erblicher Anlage (→ Blickdiagnostik/aktuelle und Familienanamnese). Die Symptome klingen mit zunehmendem Alter meist ab.

Ursachen

Weitgehend ungeklärt; vermutlich Zusammenspiel folgender Faktoren: erbliche Veranlagung, Unterfunktion der Talg- und Schweißdrüsen, Kälte, stark geheizte Räume, psychische Belastungen, Umweltfaktoren, best. Lebensmittel (z.B. Nüsse, Orangen, Schokolade) und Kleidermaterialien.

Symptome

- Trockene Haut mit starkem Juckreiz,
- doppelte Lidfalte, Linsentrübung,
- eingerissene Mundwinkel und trockene Lippen,
- Einrisse am Ansatz des Ohrläppchens,
- verminderte Schweißbildung,
- tiefe Hautfurchen (z. B. Handinnenflächen),
- starke Hautschuppung,
- Kinder/Jugendliche: überwiegender Befall der Ellenbeugen (**Abb. 42.10**), Kniekehlen, Nacken, Fußrücken und Hände, Erwachsene: zusätzlich Hautentzündungen im Gesicht und Oberkörper.

Therapie

Keine eindeutige Kurativtherapie, sondern Symptomenbehandlung:

- Juckreiz: Antihistaminika (z. B. Tavegil),
- Unruhe: Benzodiazinpräparate (z. B. Adumbran),
- Hautrötungen, Ödeme oder Bläschen: feuchte kalte Umschläge, Zinkmixturen und Kortikoidlösungen,
- Hautschuppung und Einrisse der Mundwinkel: harnstoffhaltige und fettende Salben, Ölbäder.

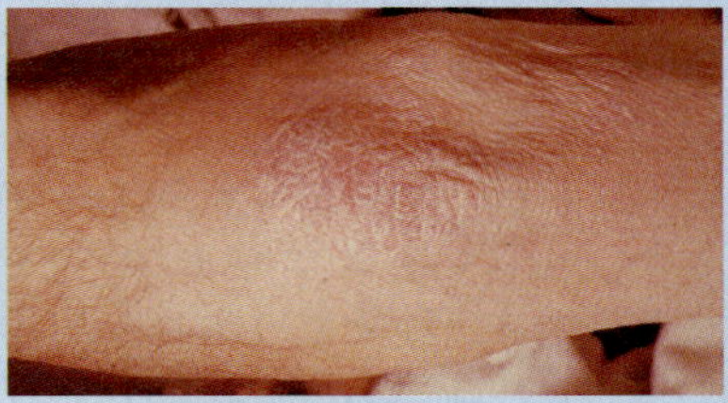

Abb. 42.10 Atopisches Ekzem (Neurodermitis) an der Ellenbogenaußenseite

42.9.1 Bedeutung für den Patienten

Alle Hauterkrankungen haben durch die Veränderung der Hautoberfläche gravierende Einschränkungen des äußeren Erscheinungsbildes der Betroffenen zur Folge. Je nach Lokalisation und Intensität kann der Patient die Hautstellen mit Kleidungsstücken abdecken. Dies ist jedoch im Gesicht oder an den Händen nicht möglich. Häufig ziehen sich die Patienten daher zunehmend aus ihrem sozialen Umfeld zurück, und auch die Mitmenschen meiden den engen Kontakt mit Personen, die Hautausschläge irgendeiner Art aufweisen. Hauterkrankungen können auch Einfluss auf die Berufswahl und das ganze Leben der Betroffenen haben. Durch **Erysipel** werden Sichteinschränkungen infolge von Lidödemen hervorgerufen, und bei allen Krankheitsbildern können Entzündungen in Kombination mit Schmerzen auftreten. Dies ist vor allem bei der Psoriasis der Fall. Durch die Verformung der Gelenke nehmen die Schmerzen weiter zu, sodass es zu einer Schonhaltung kommt. Die Schonhaltung bewirkt eine Versteifung der Gelenke, weshalb alltägliche Aktivitäten nur noch mit Mühe verrichtet werden können. Bei der **Neurodermitis** tritt ein besonders in der Nacht quälender Juckreiz auf, der den Patienten zusätzlich am gesunden Schlafrhythmus hindert. Am folgenden Morgen ist er unausgeschlafen, gereizt und unzufrieden, was sich wiederum auf die Ausübung der Alltagsaktivitäten auswirkt. Kinder und Jugendliche werden durch die mit der Neurodermitis verbundenen „Verbote" (z. B. kein Haustier, kaum Süßigkeiten) besonders beeinträchtigt.

42.9.2 Pflege- und Behandlungsplan

Spezielle pflegerische Aufgaben bei der Behandlung der Psoriasis

Krankengymnastische Übungen können die Versteifung der Gelenke verhindern. Vor der Behandlung sind die Gelenke durch ein Bad aufzuwärmen. Um einen dauerhaften Erfolg zu erzielen, müssen die Übungen zu Hause fortgeführt werden. Ein möglicher Einfluss der Ernährung ist derzeit noch nicht geklärt. Es empfiehlt sich auf jeden Fall, Übergewicht zu vermeiden bzw. zu reduzieren, um eine zu starke Belastung der Gelenke und Schwitzen zu vermeiden. Der Fleisch- und Alkoholkonsum ist einzuschränken. Bei der Ernährung sind fettarme Milchprodukte und Fisch vorzuziehen.

Cignolintherapie. Die veränderten Hautareale werden einmal täglich dünn mit Cignolinsalbe eingecremt. Umliegende gerötete Regionen sind zum Schutz mit Vaseline abzudecken. Nach Ablauf der Einwirkzeit werden die Hautpartien abgeduscht und mit einer Pflegesalbe versorgt.

> Uwe Klein Krankenpfleger
>
> **Praxistipp**
>
> Da das Präparat zu bräunlichen Verfärbungen führt, sollte der Patient möglichst alte Kleidungsstücke tragen.

Teerbehandlung. Die teerhaltige Creme oder Lotion wird dünn aufgetragen und mit einem Baumwolltuch abgedeckt. Nach der Einwirkzeit kann die Substanz durch ein Ölbad entfernt werden.

PUV-A-Therapie. Durch die vorangegangene Photosensibilisierung muss der Patient Sonnenbestrahlung meiden, da die Gefahr der Hautverbrennung besteht! Außerdem sind geeignete Kleidung und mindestens 12 Stunden lang eine Schutzbrille (Optiker!) zu tragen, um die Entwicklung einer Linsentrübung oder eines grauen Stars zu vermeiden.

Spezielle pflegerische Aufgaben bei der Behandlung der Neurodermitis

Unverträgliche Lebensmittel, wie z. B. Orangen, Schokolade und Zitronenlimonade, sind ebenso wie Alkohol und Nikotin zu meiden. Empfohlen wird eine ausgewogene Ernährung mit viel Obst und Gemüse und nur wenig Süßigkeiten. Bettwäsche und Matratze sollten aus antiallergenen und dünnen Materialien bestehen, um ein übermäßiges Schwitzen zu verhindern. Die Raumtemperatur sollte tagsüber +20 °C nicht überschreiten und nachts so kühl wie möglich gehalten werden. Bei familiärer atopischer Belastung hat sich bei stillenden Müttern bislang eine Reduktion der Allergenbelastung bewährt. Auf Haustiere ist möglichst zu verzichten.

Hautbehandlung. Da die Patienten unterschiedlich auf Salben reagieren, empfiehlt es sich, mehrere Substanzen auszuprobieren. Diese sollten jedoch alle paar Monate gewechselt werden, um eine Gewöhnung der Haut zu verhindern. Für die Pflege der gesunden Hautareale haben sich besonders Befekalöl und Lotionen mit Nachtkerzen- bzw. Borretschöl bewährt. Körperpflegeprodukte, die alkoholische Substanzen enthalten, sind wegen ihrer die Haut austrocknenden Wirkung nicht geeignet. Der auftretende Juckreiz lässt sich durch kaltes Abduschen oder das Auflegen kaltfeuchter Waschlappen und anschließendes Eincremen lindern. Bei starkem Hautjucken in der Nacht bietet sich das Tragen von Handschuhen an, um ein Aufkratzen der Haut zu verhindern.

Bei akuter Verschlechterung: Kochsalzwickel halten die Haut kühl und feucht. Anschließend gut eincremen. In der Nacht unbedingt Handschuhe tragen, um die entzündeten Bereiche vor weiterem Aufkratzen zu schützen. Eventuell ca. 5–7 Tage lang Kortisonsalbe anwenden. Stark ausgeprägter Juckreiz lässt sich durch Antihistaminika lindern. Bei zusätzlich auftretenden eitrigen Pusteln helfen antibiotika- oder kaliumpermanganathaltige Salben sowie Kamillen- und Eichenrindenbäder.

Merke
Bei großen, nässenden Ekzemen und fieberhaften, infektiösen Erkrankungen sind Bäder verboten!

Tägliche Pflege bei Psoriasis und Neurodermitis

Körperpflege. Die tägliche Pflege ist die Grundvoraussetzung einer jeden Behandlung und trägt so zur Verlängerung symptomfreier Intervalle bei. Der Patient sollte sich nur selten und kurz duschen, da durch die zerstörte Haut viel Feuchtigkeit verloren geht. Vermieden werden muss der Gebrauch von Syndets und alkalischen Seifen, die die Austrocknung fördern und die Haut dadurch anfälliger für äußere Reize machen. Für den täglichen Gebrauch von Seifen eignen sich vor allem Pflegeprodukte wie Balneum Hermal oder Linola-Fett-N. Sie enthalten eine gewisse Waschaktivität, die die Haut reinigt. Die von Dermatologen hergestellte Duschlotion Veladerm ist mit Harnstoff angereichert und besitzt die Fähigkeit, Schmutzteilchen von der Haut zu lösen. Nach der Reinigung ist kein Eincremen notwendig, da durch die Lotion Feuchthaltefaktoren in die Haut eindringen und zusätzlich Wasser binden.

Fettbett (bei sehr starker Hautschuppung). Beim atopischen Ekzem (Neurodermitis) und der Psoriasis vulgaris ist darauf zu achten, dass keine entzündlichen Hautveränderungen vorliegen. Vor der Durchführung des Fettbetts soll der Patient zur Toilette gehen. Das Bett wird währenddessen mit undurchlässigen Einmalfolien abgedeckt, um es vor Verschmutzung zu schützen. Der Patient wird nun mit einer fetthaltigen Salbe am gesamten Körper eingecremt und für 1,5–2 Stunden im Stecklaken eingehüllt. Wichtig: Klingel anbringen! Zwischen die Hautfalten werden Mulltücher gelegt, um Hautschäden zu verhindern. Während der Behandlung muss der Patient immer wieder nach seinem Befinden gefragt werden, da es zu einem Wärmestau und infolgedessen zu Kreislaufstörungen kommen kann. Ist die Einwirkzeit abgelaufen, wird der Patient lauwarm geduscht. Um einen Erfolg zu erzielen, empfiehlt es sich, diese Maßnahme 1-mal täglich durchzuführen.

Lebensführung. Für Patienten mit Psoriasis und Neurodermitis empfiehlt sich **Kleidung** aus Baumwolle, Leinen oder Seide, die den Schweiß gut aufnehmen. Synthetische Textilien eignen sich nicht. Die Kleidung sollte zudem weit sein. **Abhärtung** durch Kneipp-Güsse und Saunagänge kann Haut und Körper widerstandsfähiger machen. Unter anderem fördern kalte Güsse die Kortisonproduktion (wirkt entzündungshemmend). Für den **Urlaub** ist besonders in der kalten Jahreszeit warmes Klima zu bevorzugen, um Schüben vorzubeugen. Das Reizklima sorgt in den meisten Fällen für eine Besserung der Hautprobleme und des seelischen Wohlbefindens. **Entspannung** durch autogenes Training, Yoga oder progressive Muskelentspannung kann dem Auslöser „Stress“ entgegenwirken.

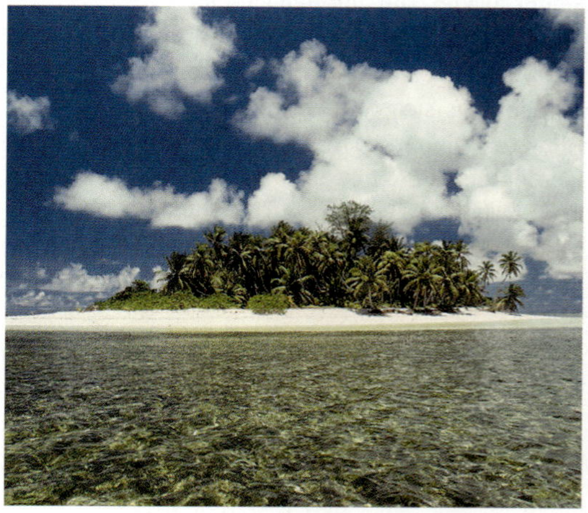

Patienten mit Neurodermitis sollten als Urlaubsziel warme Länder wählen, um Krankheitsschüben vorzubeugen

42.10 Pflege von Patienten mit bakteriellen Hauterkrankungen

···› Seit einigen Monaten klagt Frau L. über hauptsächlich bei der Stuhlausscheidung auftretende Schmerzen im Analbereich. Aus falscher Scham konsultierte sie erst einen Arzt, als die Größe der Geschwulst zunahm und die Beschwerden unerträglich wurden. Der Befund war ein Furunkel im Analbereich, das ausgeschabt und mit antibiotikahaltiger Salbe behandelt werden musste.

···› Medizinischer Überblick Erysipel/Follikulitis/Furunkel/Karbunkel

Erysipel

Definition

Ein Erysipel ist eine durch hämolysierende Streptokokken hervorgerufene entzündliche Erkrankung der Hautoberfläche. Über Eintrittspforten, wie z.B. Rhagaden am Naseneingang oder ein Unterschenkelgeschwür, dringen die Keime in die Lymphbahnen ein und breiten sich in der Subkutis (Unterhaut) und Epidermis (Oberhaut) aus. Das Erysipel tritt überwiegend im Gesicht und an den Extremitäten, besonders am Unterschenkel, auf.

Symptome

Die befallenen Stellen sind schmerzhaft, geschwollen und stark gerötet (**Abb. 42.11**). Hautareale sind teilweise mit Bläschen benetzt. Befindet sich die Eintrittspforte im Gesicht, können sich möglicherweise Lidödeme entwickeln. Eventuell tritt Fieber und Schüttelfrost auf, angeschwollene Lymphknoten finden sich in der Nähe der lokalisierten Stelle oder der Eintrittspforte. Die Folge kann ein Verschluss des Lymphgefäßes und damit ein Lymphödem sein. Eine Volumenzunahme kann zu **Elephantiasis** führen.

Komplikationen

Bei Erysipeln im Gesicht kann es zur Infektion des Sinusnervs mit nachfolgender Sinusthrombose kommen.

> **···› Lernaufgabe**
> Überlegen Sie, durch welche Eintrittspforten die Erreger im Gesicht eindringen können. Schauen Sie eventuell im Anatomiebuch nach, welchen Weg die Keime zur Auslösung einer Sinusthrombose nehmen müssen.

Therapie

Eine hoch dosierte Antibiotikagabe (z.B. Penizillin) ist die Grundlage für die Ausheilung eines Erysipels. Im Falle eines Lymphödems müssen zu dessen Rückbildung Bandagen angelegt werden. Unterstützend kann eine Lymphdrainage zum Einsatz kommen.

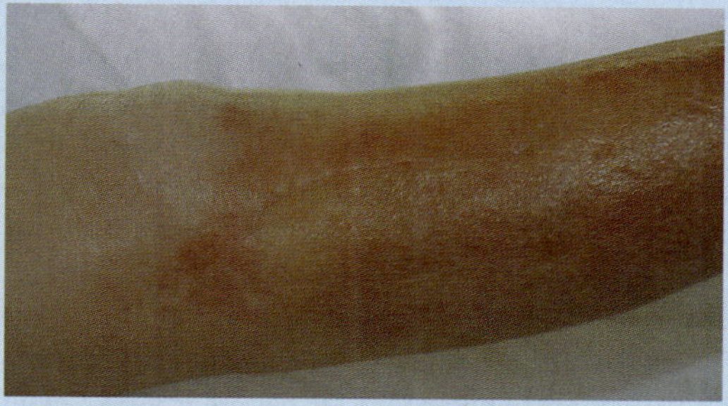

Abb. 42.11 Erysipel am Unterschenkel

Follikulitis/Furunkel/Karbunkel

Definition

Eine **Follikulitis** ist eine Entzündung im Bereich eines Haarfollikels, die durch den Erreger Staphylococcus aureus hervorgerufen wird. Ein **Furunkel** entsteht meist aus einer Follikulitis, wobei zusätzlich Haarbalg und Talgdrüsen beteiligt sind. Ein **Karbunkel** setzt sich aus mehreren Furunkeln zusammen, die miteinander verschmelzen.

Symptome

Bei der **Follikulitis** sind die Hautstellen meist von einem oder mehreren Bläschen befallen. Die Pustel ist schmerzhaft gerötet. Überwiegendes Auftreten im Gesicht, am Gesäß und Oberschenkel.

Die von **Furunkel** betroffene Partie ist stark gerötet, schmerzhaft und besitzt einen eitrigen Pfropf, der von einem Ödem umgeben ist. Auftreten im Gesicht, am Gesäß, an der Oberschenkelinnenseite und im Nacken (**Abb. 42.12**). Gefährlich sind Furunkel im Gesicht und im Nacken, da es über das Venensystem zur Verschleppung der Bakterien kommen kann. Be-

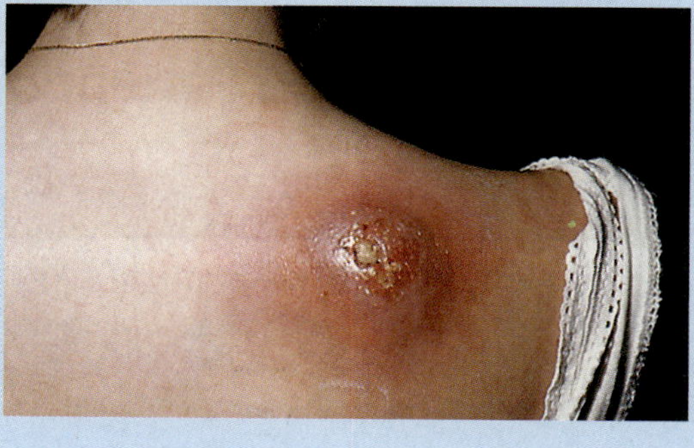

Abb. 42.12 Karbunkel mit spontaner Perforation über dem rechten Schulterblatt

sonders gefährdet sind Diabetiker, da ihre Selbstheilungskräfte stark vermindert sind. **Karbunkel** treten vor allem im Nacken- und Rückenbereich auf. Zusätzlich kann es zu Fieber, Schmerzen und eventuell Nekrosebildung kommen.

Therapie

Follikulitis. Meist reicht es aus, Umschläge mit entzündungshemmenden Lösungen aufzulegen.

Furunkel/Karbunkel. Feucht-warme Umschläge lassen Furunkel reifen und sich entleeren. Zusätzlich kann eine Zugsalbe (Ichthyol) aufgetragen werden. Falls erforderlich, wird das Furunkel ausgeschabt und anschließend mit desinfizierenden oder antibiotikahaltigen Präparaten behandelt, die in die Wunde gelegt werden.

Merke
Im Gesicht dürfen Furunkel wegen der Gefahr einer Sinusthrombose niemals geöffnet werden!

42.10.1 Bedeutung für den Patienten

Patienten mit **Erysipel** leiden besonders unter dem geröteten, geschwollenen und schmerzenden Hautbezirk. Das hohe Fieber verstärkt das subjektive Krankheitsgefühl noch. Die **Follikulitis** und ein unreifer Furunkel müssen nicht unbedingt behandelt werden. Reife **Furunkel** sind jedoch schmerzhaft. Diese Schmerzempfindung ist beim **Karbunkel** noch ausgeprägter.

42.10.2 Pflege- und Behandlungsplan

Beim **Erysipel** muss zuerst die Eintrittspforte entsprechend versorgt werden. Die befallene Hautpartie wird mit antiseptischen Umschlägen (z.B. Rivanol, Chloramin) gekühlt.

Sind die Unterschenkel geschwollen, müssen die Beine hochgelagert werden, um einem Lymphstau entgegenzuwirken. Es ist zwar keine strikte Bettruhe vorgesehen, trotzalledem sollte viel Stehen vermieden werden. Besonders bei Fieber und Schüttelfrost wird die Bettruhe zu einem unumgänglichen Bestandteil der Pflege, die bei Nichtbeachtung ein Kreislaufversagen hervorrufen kann. Deshalb ist schon vor der morgendlichen Grundpflege darauf zu achten, ob der Patient diese außerhalb des Bettes verrichten kann oder nicht. Aufgrund der eingeschränkten Mobilität und des Fiebers sind weitere pflegerische Maßnahmen wie Pneumonie-, Dekubitus- und Thromboseprophylaxe (S. 506 ff, 311 ff, 315 ff) durchzuführen. Bei vorhandenem Lymphödem muss auf tägliches Bandagieren geachtet werden. Um eine mögliche Keimverschleppung auszuschließen, sind nach jeder pflegerischen Tätigkeit die Hände zu desinfizieren.

Besondere Sorgfalt ist bei einer **Follikulitis oder Furunkel** auf Entzündungsherde im Gesicht- und Nackenbereich zu richten. Um ein Fortschreiten (zum Hirnsinus) und dessen Folgen zu vermeiden, ist eine Ruhigstellung angebracht. Kaubewegungen werden durch Gabe von Flüssigkeit und breiiger Kost möglichst eingeschränkt. Auch Sprachverbot wird auferlegt! Da absolute Bettruhe verordnet wird, muss die morgendliche Grundpflege inklusive Toilettengang im Bett verrichtet werden. Weitere pflegerische Maßnahmen wie die Thrombose-, Pneumonie- und Dekubitusprophylaxe (S. 315 ff, 506 ff, 311 ff) sind durchzuführen. Fieberpatienten erfordern eine besondere Betreuung!

Praxistipp
Uwe Klein Krankenpfleger
Da bei dieser Infektionskrankheit die Gefahr besteht, Keime auf andere Personen zu übertragen, muss auf ein Maximum an Hygiene geachtet werden. Daher sind bei allen pflegerischen Maßnahmen Handschuhe und Schutzkittel zu tragen.

42.11 Pflege von Patienten mit Pilzerkrankungen

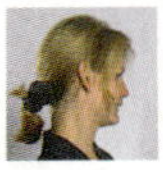

Nach mehrmaligem Besuch des Freibades trat bei der 15-jährigen A. eine leichte Schuppung mit Juckreiz in den Zehenzwischenräumen auf. Sie nahm an, es handle sich um eine gewöhnliche Hauterneuerung und begründete das Jucken mit übermäßig starkem Schwitzen in den Schuhen. Als die Beschwerden nicht nachließen, suchte sie endlich einen Dermatologen auf. Anhand einer Pilzkultur bestätigte sich der Verdacht einer Tinea pedis (Fußpilz). Nach der Behandlung mit Antimykotika stellte sich bald eine Besserung ein.

Medizinischer Überblick Dermatomykosen (Pilzerkrankungen)

Definition

Bei Dermatomykosen handelt es sich um Hauterkrankungen, die durch Pilze ausgelöst werden. Die Pilze lassen sich in drei wichtige Gruppen unterteilen:

- Dermatophyten,
- Hefepilze,
- Schimmelpilze.

Arten der Dermatomykosen

Tinea pedis (**Abb. 42.13**). Hierbei handelt es sich um eine Infektion der Fußhaut durch Dermatophyten. Das feucht-warme Milieu der Zehenzwischenräume, verstärkt durch das Tragen von luftundurchlässigem Schuhwerk und Socken aus Kunstfasern, bietet für deren Wachstum und Vermehrung ideale Voraussetzungen. Die Infektion breitet sich von den Zehenzwischenräumen auf die Unterseite der Zehen und die Fußsohle aus. Die Übertragung erfolgt in Schwimmbädern.

Tinea unguium. Dies ist eine Onychomykose, eine Dermatophyteninfektion der Nagelplatte. Die Infektion beginnt häufig in der Fußhaut als Tinea pedis und greift dann auf die Zehennägel über. Ursachen können Verletzungen, vorgeschädigte Nagelplatten (z. B. bei Diabetikern) oder Minderdurchblutung durch zu eng anliegendes Schuhwerk sein.

Candida albicans. Die Candidiasis, eine Hautinfektion durch Hefepilze, tritt im Genitalbereich (genitale Candidiasis), in aufeinander reibenden Hautfalten an Brust, Leisten oder Achselhöhle (Candida-Intertrigo) oder im Mund auf (orale Candidiasis). Sie wird u. a. durch folgende Faktoren ausgelöst:

- geschädigtes, mazeriertes Stratum corneum,
- Chemo- oder Antibiotikatherapie,
- orale Kontrazeptiva,
- Immunsuppression,
- prädisponierende Erkrankungen (z. B. Diabetes mellitus, Adipositas),
- mangelnde Mundpflege.

Symptome

Tinea pedis. Schuppung und Rötung der Haut, weißlich aufgequollene Hornschicht, Fissuren- und Rhagadenbildung, Abschälung der Haut, Mazeration, starker Juckreiz, z. T. Schmerzen, meist ist ein Fuß stärker betroffen.

Tinea unguium. Zuerst Befall der Nagelseiten, gelbliche, bräunliche oder weiße Verfärbung der Nägel (**Abb. 42.14**), Verdickung des Nagelbetts, brüchige Nagelplatte, häufig auch Trübung und Verformung der Nagelplatte, komplette Ablösung und Zerstörung des Nagels.

Candida albicans (**Abb. 42.15**). Rote, entzündete, meist feucht glänzende Hautpartien, evtl. kleine Pusteln im Randbereich, juckende, schmerzhafte Hauteinrisse.

Therapie

Tinea pedis. Hier kann eine systemische Therapie mit fungiziden Antimykotika (z. B. Terbinafin, Lamisil), oralem Triazol (z. B. Itraconazol) oder Fungistatika (z. B. Ketoconazol, Griseofulvin) oder eine topische Therapie mit Imidazolpräparaten, Pyoktanin und Bädern mit Kaliumpermanganat eingesetzt werden.

Tinea unguium. Die systemische Therapie mit Fungistatika (z. B. Griseofulvin) tötet zwar den Pilz nicht ab, hemmt aber sein Wachstum. Behandelt werden kann diese Dermatomykose auch mit Antimykotika (z. B. Terbafin, Imidazo, Amorolfin) oder Avulsion des Zehennagels (führt jedoch häufig zu permanenter Schädigung des Nagels!).

Candida albicans. Die genitale Candidiasis kann mit Antimykotika-Cremes (z. B. Nystatin-, Imidazol-Creme) und Behandlung der auslösenden Faktoren therapiert werden, bei Candida-Intertrigo werden Antimykotika-Cremes und Pyoktanin-Pinselungen, Hydrokortison, Antibiotika oder orales Imidazol gegeben. Bei oraler Candidiasis sind orale Antimykotika (z. B. Nystatin, Amphotericin) und sorgfältige Mundpflege angezeigt.

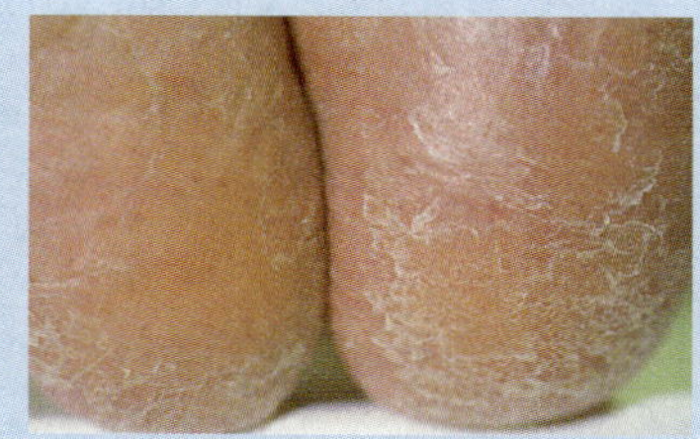

Abb. 42.13 Tinea pedis auf der Fußsohle. Typisch ist die Schuppung und Rötung der Haut

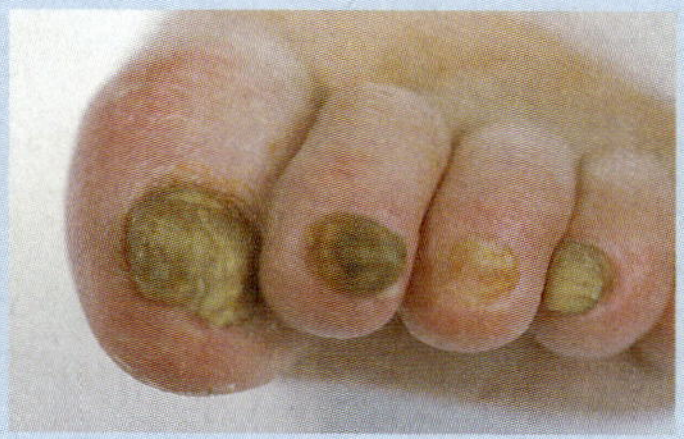

Abb. 42.14 Tinea unguium. Der Pilzbefall am Fußnagel zeigt eine gelblich-braune Verdickung

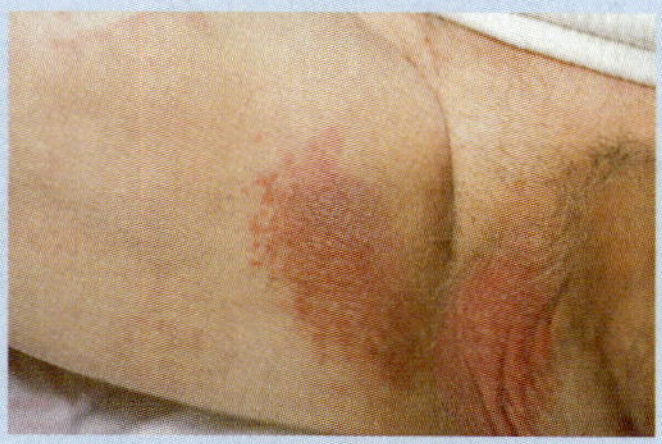

Abb. 42.15 Ein von Candida albicans befallener Genitalbereich. Die Hautpartie ist stark gerötet und von Pusteln besetzt

42.11.1 Bedeutung für den Patienten

Bei Dermatomykosen ist für den Patienten meist vor allem der starke Juckreiz belastend. Kandidose im Mund (Mundsoor) bleibt oft unbemerkt, kann bei starker Ausprägung aber beim Essen sogar Schmerzen verursachen. Candidiasis im Genitalbereich ist relativ häufig. Die Patientinnen klagen hierbei über Scheidenausfluß und Juckreiz. Insgesamt sind lokale Mykosen meist harmlos und gut zu therapieren. Problematisch ist Pilzbefall bei stark abwehrgeschwächten Patienten. Hier kann er sogar lebensbedrohlich werden. Die Behandlung ist dann sehr schwierig.

42.11.2 Pflege- und Behandlungsplan

Bei allen pflegerischen Maßnahmen sind OP-Handschuhe zu tragen! Um eine Verbreitung der Keime zu vermeiden, werden bei der morgendlichen Körperpflege zuerst die gesunden und anschließend die infizierten Hautbereiche gewaschen. Waschlappen und Handtücher werden nur einmal benutzt und die Waschutensilien nach jedem Gebrauch desinfiziert. In Hautfalten können zum Aufsaugen der Hautfeuchtigkeit Mulltücher gelegt werden.

42.12 Pflege von Patienten mit Verbrennungen

Michael Günnewig

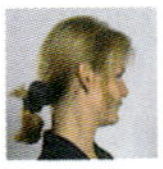

In dem Kinderbuch „Der Struwwelpeter“ wird von Paulinchen berichtet, die sich durch Feuer verbrennt. Mit der dazugehörigen Illustration wird dem Leser vermittelt, dass Verbrennungen etwas sehr Schreckliches sind. Besonders kleine Kinder, die die Gefahr von Hitze und offenem Feuer nicht richtig einschätzen können, machen sehr schmerzvolle Erfahrungen. Verstärkt wird dieses Leiden durch die meist zurückbleibenden sichtbaren Narben. Was in einer jungen Patientin mit ausgedehnten Verbrennungen vorgegangen ist, beschreibt Gesine Wagner in ihrem Tagebuch sehr deutlich:

„9. Juni 1983, Lieber Achim,

Du hast mir so viel Sicherheit gegeben in deinem Brief, für jetzt, wo ich so vollkommen hilflos – und eigentlich nur noch Körper – in einem überhitzten Zimmer mal sitze, mal liege, mal weine – und für später, wo ich mit vernarbtem Gesicht und zu kurzen Fingern verzweifelt wieder anfange, Geige zu üben und ein neues Leben zu führen. Ich weiß, dass ich mich dann in dich hineinfallen lassen kann. Ich würde so gerne mehr reden, mehr schreiben können, aber ich bin so schwach, dass ich meistens nur meinen Kummer herausbringe. Meine größte Angst hier ist, zu irgendeinem Zeitpunkt allein gelassen zu sein und keine Hilfe zu haben, wenn ich vielleicht gerade keine Luft bekomme oder aufs Klo oder einfach mal mit jemandem sprechen muss. Du kannst dir nicht vorstellen, dass ich überhaupt kein Zeitgefühl mehr habe. Im Schmerz vergisst man sie einfach.

(Gesine bittet, da sie sich zu schwach zum Formulieren fühlt, A. etwas von ihren verkohlten Fingerspitzen, von den unbeweglichen Fingergelenken, von den verbrannten Schultern und der Gesichtstransplantation zu schreiben, nach der sie, damit die Haut auf den Augenlidern anwachsen konnte, drei Tage mit verbundenen Augen liegen musste).

Lieber Achim, ich weiß erst seit kurzem, dass ich in den ersten Tagen auch hätte sterben können, und mir laufen dann die Tränen, wenn ich an Euch denke, wie Ihr Euch gefürchtet haben müsst und wie ich sorglos in meinem Bett gelegen habe und von allem nichts gewusst habe. Ich lebe auf den Tag hin, wo Du mich besuchen kommen kannst. Bis dann alles gute, Gesine“

Medizinischer Überblick Verbrennungen

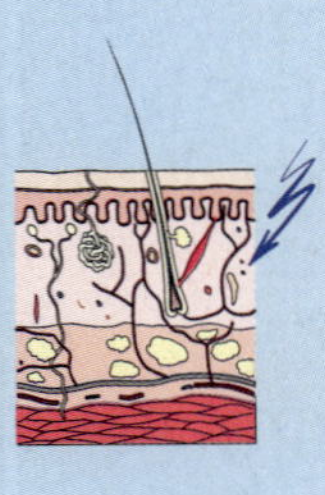

Definition

Eine Verbrennung ist eine Schädigung der Haut und des darunter liegenden Gewebes durch thermische Einflüsse mit nachhaltigen Auswirkungen auf den gesamten Organismus.

Häufigkeit

In Deutschland verletzen sich im Jahr ca. 25000 Menschen durch thermische Einflüsse (Hennes 1998), von denen ca. 1200 auf Intensivstationen oder in Spezialabteilungen behandelt werden müssen.

Ursachen

- Sonnenbrand,
- Verbrühung (**Abb. 42.16**),
- heißes, flüssiges Metall oder Teer,
- offene Flammen,
- elektrischer Strom.

Diagnostik

Einteilung der Verbrennung nach der Fläche

Zur Bestimmung der verletzten Körperfläche dient die **Neuner-Regel nach Wallace** (**Abb. 42.17**).

> **Merke**
> Die Größe der Handfläche eines Menschen entspricht 1% seiner Körperoberfläche (**Tab. 42.2**).

Einteilung der Verbrennung nach der Tiefe (Abb. 42.18)

Grad I. Schmerzhafte Hyperämie der Haut, voll reversibel, Heilung innerhalb von 7 Tagen ohne Komplikationen möglich.

Grad II. Teilzerstörung des deckenden Epithels und Permeabilitätsstörungen, Austritt von Plasma in das Interstitium und blasenförmige Abhebung der Epidermis vom Korium, teilweise Erhaltung des regenerationsfähigen Stratum basale; oberflächliche Verbrennungen: spontane Wundheilung innerhalb von 14 Tagen möglich, tiefe Verbrennungen: Wundheilung dauert bis zu 28 Tage, feuchtes Wundareal, Erosionsblutungen und starke Narbenbildung.

Grad III. Völlige Zerstörung der Haut und epithelialen Anhangsgebilde, Nekrose bis ins subkutane Fettgewebe, trockenes, schmerzfreies Wundgebiet, spontane Heilung nicht möglich.

Grad IV. Völlige Zerstörung der Haut und von tief liegenden Strukturen, z. B. Nerven, Muskeln, Sehnen, Knochen, trockene, verkohlte Wundareale.

Beeinflussende Faktoren

Lebensalter, Unterschätzung der möglichen Gefahr, Missachtung von Unfallverhütungsvorschriften, Ausmaß, Lokalisation, Allgemeinzustand, katabole Stoffwechsellage, Reduzierung der Bluteiweiße, Erreger, Erregerresistenz, hohe Keimzahl/cm^2 (10^9/cm^2), Keimverschleppung durch mangelnde Hygiene, herabgesetzte Reaktionsfähigkeit (z. B. durch Alkohol, Medikamente), mangelnde Disziplin, lückenhafte Desinfektion, überfordertes Personal.

Symptome

Schmerzen, Volumenmangel durch die erheblichen Flüssigkeitsverschiebungen, Durst und Trockenheit der Mundschleimhaut, Infektion der Brandwunde und eine Allgemeininfektion (Septikämie), geschwächte Immunabwehr durch die hohen Eiweißverluste, Verlust des Körpergewichts und eine katabole Stoffwechsellage.

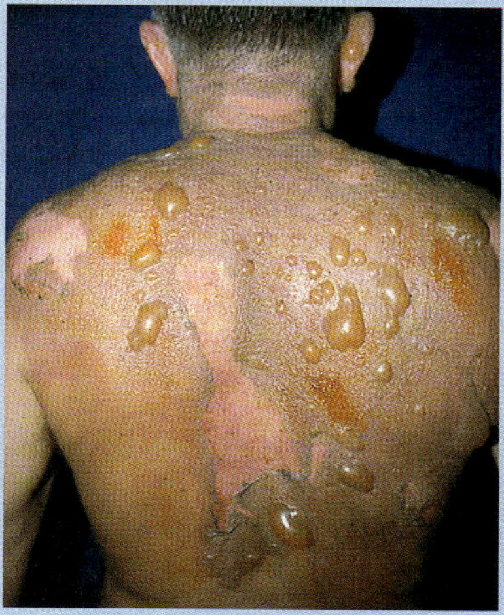

Abb. 42.16 Frische, zweit- bis drittgradige Verbrühung

Therapie

Zuallererst muss der Patient von der Wärmequelle entfernt werden. Dabei nicht den Eigenschutz vernachlässigen. Dies ist besonders bei elektrischem Strom wichtig. Der nächste Schritt ist die Oberflächenkühlung mit sauberem Wasser (15–25 °C; kein Eiswasser – dies verstärkt die Schocksymptomatik!). So früh wie möglich sollte die Flüssigkeitszufuhr begonnen werden, für die erste Stunde 15 ml/kg Körpergewicht. Wache Patienten bekommen dazu ca. 1 l Tee mit einem Teelöffel Salz, bewusstseinsgetrübte Patienten 1 l natriumreiche und kaliumarme Elektrolytlösung. Dann werden das exakte Ausmaß der Verbrennungsfläche und das aktuelle Körpergewicht bestimmt. Für die ersten 24 Stunden wird eine differenzierte Flüssigkeitstherapie angesetzt und eine gezielte Oberflächentherapie eingeleitet. Die Kreislaufparameter und die Atmung müssen stabilisiert werden (evtl. Beat mung). Nun folgt die Planung der weiteren Flüssigkeitstherapie ab der 24. Stunde, einer ausreichenden Ernährung, der Physiotherapie vom 2. Behandlungstag bis zur Entlassung und erforderlichen Operation und Beschaffung der Haut (Spalthaut oder gezüchtete Eigenhaut = Kreatinozyten). Zur temporären Deckung können Hautersatzstoffe (human, tierisch oder künstlich) verwendet werden. Schließlich erfolgt die Planung der rehabilitativen Maßnahmen, der psychosozialen Betreuung und der plastisch-chirurgischen Maßnahmen nach der intensivstationären Behandlungsphase.

Abb. 42.17 Neuner-Regel zur Bestimmung der bei einer Verbrennung verletzten Körperfläche

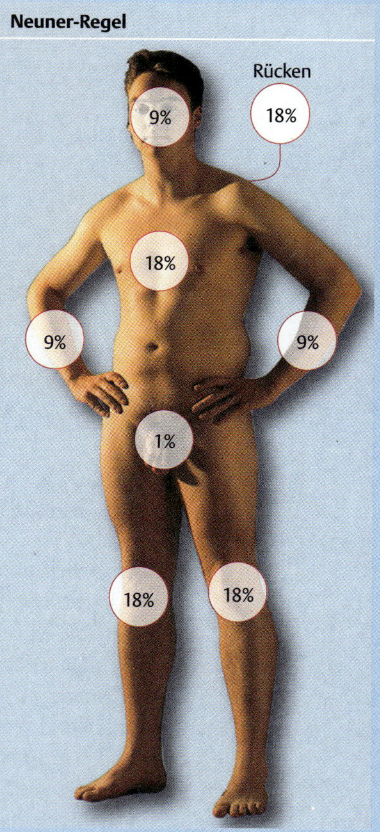

Komplikationen

Bei unzureichender Flüssigkeitszufuhr droht der Volumenmangelschock, und es kann sich eine Nierenverstopfung einstellen. Überinfundierung und Infektionen können zu Ödemen in der

Tabelle 42.2 Nach Körperoberfläche und Alter aufgeteilte Tabelle zur Errechnung der verbrannten Körperoberfläche

Erwachsene	*2°*	*3°*	*Verbrennung*	*Kinder 1 Jahr*	*1–4*	*5–9*	*10–14*	*15*	*2°*	*3°*
7			Kopf	19	17	13	11	9		
2			Hals	2	2	2	2	2		
13			Rumpf (vorn)	13	13	13	13	13		
13			Rumpf (hinten)	13	13	13	13	13		
2½			re. Gesäßhälfte	2½	2½	2½	2½	2½		
2½			li. Gesäßhälfte	2½	2½	2½	2½	2½		
1			Genitalien	1	1	1	1	1		
4			re. Oberarm	4	4	4	4	4		
4			li. Oberarm	4	4	4	4	4		
3			re. Unterarm	3	3	3	3	3		
3			li. Unterarm	3	3	3	3	3		
2½			re. Hand	2½	2½	2½	2½	2½		
2½			li. Hand	2½	2½	2½	2½	2½		
9½			re. Oberschenkel	5½	6½	8	8½	9		
9½			li. Oberschenkel	5½	6½	8	8½	9		
7			re. Unterschenkel	5	5	5½	6	6½		
7			li. Unterschenkel	5	5	5½	6	6½		
3½			re. Fuß	3½	3½	3½	3½	3½		
3½			li. Fuß	3½	3½	3½	3½	3½		
			Summe:							
			Gesamtverbrennung:							

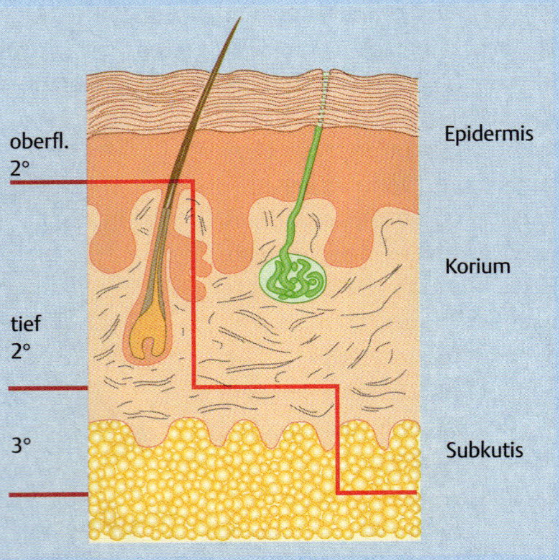

Abb. 42.18 Gradeinteilung der Gewebeschädigung bei einer Verbrennung (nach Zellner)

Lunge und im Gehirn führen. Die Infektion der Brandwunden beeinträchtigt das Krankheitsbild durch eine geschwächte Immunabwehr. Eine Allgemeininfektion ist nach schweren Verbrennungen eine häufige Todesursache. Durch nicht ausreichende oder ausgewogene Ernährung = Reduzierung der Körpersubstanz von mehr als 20% des Ausgangsgewichts kann es zu Unterernährung kommen, der Patient muss mindestens einmal wöchentlich gewogen werden.

Bei einer Reduzierung des Körpergewichts von mehr als 30% können die Komplikationen (Eiweißverlust – Immunsupprimierung) nicht mehr behoben werden und der Patient verstirbt, wenn nicht mit großem Einsatz die Ernährung (Wunschkost) ausgewogen und effektiv gestaltet wird.

42.12.1 Bedeutung für den Patienten

Unfallursachen und Lebenssituation. Im Kindesalter stehen Verbrühungen (ca. 80% der thermischen Unfälle) im Vordergrund. In der Freizeit werden Unfälle oft durch Unachtsamkeit hervorgerufen. Arbeitsunfälle haben durch die verbesserten Arbeitsschutzbedingungen und -vorschriften deutlich nachgelassen.

Seelische Verarbeitung. Durch eine hochgradige Verbrennung wird der Patient aus seinem täglichen Leben herausgerissen. Im Gegensatz zu anderen schweren Unfällen erleiden Brandverletzte keine Amnesie. Sie erleben den Unfall, das Flammenmeer und die Verbrennungsverletzung bei vollem Bewusstsein. Dieses Erlebnis gräbt sich so tief in das Gedächtnis ein, dass es sehr oft während der Zeit auf der Intensivstation und auch später in Träumen durchlebt wird.

Unterstützung durch Psychologen und Selbsthilfeorganisationen. Durch die traumatischen Ereignisse und die Entstellung des Körpers leidet das Selbstwertgefühl der Patienten. Weil sich viele Brandverletzte durch die sichtbaren Entstellungen ausgegrenzt fühlen und zunächst wenige Leidensgenossen kennen, ziehen sie sich in die Isolation zurück. Aus diesem Grund werden in den Behandlungszentren zunehmend auch Psychologen stärker in den Behandlungsablauf eingebunden. Die psychologische Betreuung kann mit der Verarbeitung des Traumas bereits auf der Intensivstation beginnen und den Patienten auf das Leben nach der Entlassung vorbereiten. Unterstützung und Hilfe finden die Patienten in den verschiedenen Selbsthilfegruppen.

42.12.2 Pflege- und Behandlungsplan

Stabilisierung der Kreislaufverhältnisse

In der Akutphase steht die Stabilisierung des Kreislaufs deutlich im Vordergrund. Der Brandverletzte verliert so viel Flüssigkeit, dass ein **hypovolämischer Schock** droht. Wichtige Parameter für die Flüssigkeitstherapie sind das aktuelle Körpergewicht des Patienten und das Ausmaß seiner Verletzung (Grad II und III). Diese beiden Eckpfeiler bilden das Grundgerüst der **Baxter-Formel**.

> **Merke**
> Baxter-Formel: 4 ml Ringer-Laktat × kg KG × % verbrannter Körperoberfläche (Grad II u. III). 50% der errechneten Flüssigkeitsmenge müssen in den ersten 8 Stunden gegeben werden (gerechnet ab Unfallzeitpunkt), weitere 25% in den folgenden 8 Stunden, die restlichen 25% in den verbleibenden 8 Stunden.

Eine der ersten Maßnahmen ist deswegen die Bestimmung des aktuellen Körpergewichts. Die Flüssigkeitstherapie wird mittels der Urinausscheidung und des aktuellen Hämatokritwerts überwacht: **Urinmenge:** 0,5–1 ml/kg KG/h, **aktueller Hämatokritwert** (Hk): 35–55 Vol%. Bei einer Absenkung des Hk unter 35 Vol% sind ein Lungen- und Hirnödem sehr naheliegend, weshalb das Bewusstsein stündlich überwacht werden muss. Bei einer Konzentrierung des Hk (über 60 Vol%) ist die Fließeigenschaft des Blutes deutlich herabgesetzt. Die Urinmenge wird stündlich und der Hk zweistündlich ermittelt. Veränderungen von Urinmenge und Hk außerhalb der Toleranzwerte sind dem Arzt mitzuteilen, damit er die Infusionsgeschwindigkeit korrigieren kann.

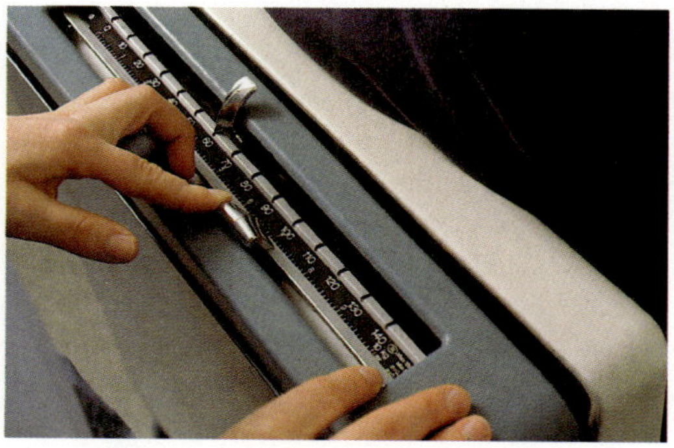

Für die Flüssigkeitstherapie ist das aktuelle Körpergewicht des Patienten ausschlaggebend

Infektionsprophylaxe und Wundbehandlung

Eine weitere wichtige Maßnahme ist die Bestimmung des Erregerspektrums auf den Brandwunden und deren Umgebung (Nasen-, Mund- und Perianalschleimhautabstriche). Darüber hinaus werden **Resistogramme** erstellt, damit eine erforderliche Antibiose gezielt eingeleitet werden kann. In der Oberflächenbehandlung gibt es zwei grundsätzliche Ansätze:

- **Offene Oberflächentherapie**: Der Patient erhält keine Verbände. Damit entfallen auch die schmerzhaften Verbandwechsel, und das Nachcremen ist leichter möglich.
- **Geschlossene Oberflächentherapie**: Der Patient wird verbunden. Daher ist er zwar leichter zu mobilisieren, muss aber die schmerzhaften Verbandwechsel ertragen.

Schmerztherapie

Die Schmerzbehandlung kann nur individuell festgelegt werden. Alle Schmerzmedikamente sind parenteral zu verabreichen, weil die Durchblutung des peripheren Gewebes vermindert ist. Ein individuelles Antischmerzprogramm und die gezielte Gabe von Medikamenten vor den einzelnen Behandlungsmaßnahmen ist angebracht. Sinnvollerweise erhält die zuständige Pflegeperson ein **Spektrum** (Wirkmenge an Analgetika) an die Hand, damit sie rechtzeitig vor dem Verbandwechsel die Schmerzmedikamente intravenös applizieren kann.

Ernährung

Die Ernährung sollte so früh wie möglich beginnen:

- **Grund- oder Erhaltungsbedarf**: 30 kcal × kg KG
- **Substitutionsbedarf**: 40 kcal × % verbrannter Körperoberfläche

Somit ist es erforderlich, hochkonzentrierte Infusionslösungen einzusetzen.

> **Merke**
> Als Grundsatz gilt: enterale Ernährung vor parenteraler Ernährung!

Die enterale Ernährung kann jedoch niemals den erforderlichen Bedarf in der Frühphase decken, weshalb beide Formen der Ernährung kombiniert werden müssen. Allerdings ist das Ziel, die parenterale zugunsten der enteralen Ernährung langsam aufzugeben. Die Überwachung der Kreislaufparameter, der Atmung, der Urinausscheidung, des Bewusstseins, des aktuellen Gewichtsverlaufs und die Durchführung der Oberflächentherapie nimmt in den Tagen bis zur erforderlichen Operation der bei Grad II und III tiefen Verbrennungsareale viel Zeit in Anspruch. Daher sind für einen schwer brandverletzten Patienten mehrere Pflegepersonen nötig. Da alle Verrichtungen unter aseptischen Bedingungen durchgeführt werden müssen, ist die Anwesenheit einer weiteren Pflegeperson beim aufwendigen Verbandwechsel und dem Betten erforderlich. Mit den Bewegungsübungen des Patienten sollte bereits ab dem zweiten Behandlungstag begonnen werden. Je nach Ausmaß der Verletzung und dem Allgemeinzustand wird er für die geplante Operation vorbereitet. Das bedeutet, mit ihm wird je nach Notwendigkeit schon vorher die Bauchlage geübt. Besonders bei der „offenen" Therapie ist es erforderlich, die Transplantate frei von jeglichem Auflagedruck und entsprechenden tangentialen Scherbewegungen zu lagern. Das hat den Vorteil, dass das Wundgebiet uneingeschränkt eingesehen und gepflegt werden kann, und die erforderlichen Maßnahmen an den Transplantaten sind zügiger durchführbar. Wenn die „geschlossene" Oberflächentherapie zum Einsatz gekommen ist, wird das Prinzip auch weitergeführt. Es hat jedoch den Nachteil, dass die Wundverhältnisse nur während eines Verbandwechsels begutachtet werden können. Bei Verletzungen an den Extremitäten werden mit Schaumstoff bezogene Lagerungskeile eingesetzt, bei Verletzungen an Kopf und Thorax wird das Oberkörperteil des Behandlungsbettes hochgestellt.

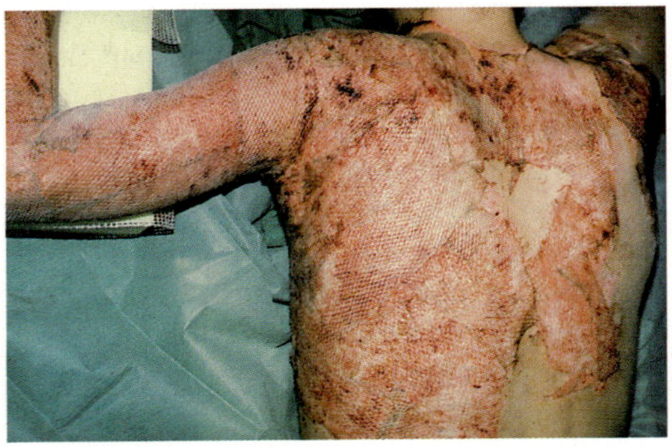

Abb. 42.19 Transplantierte Meshgraft-Transplantate, drei Tage nach der Transplantation

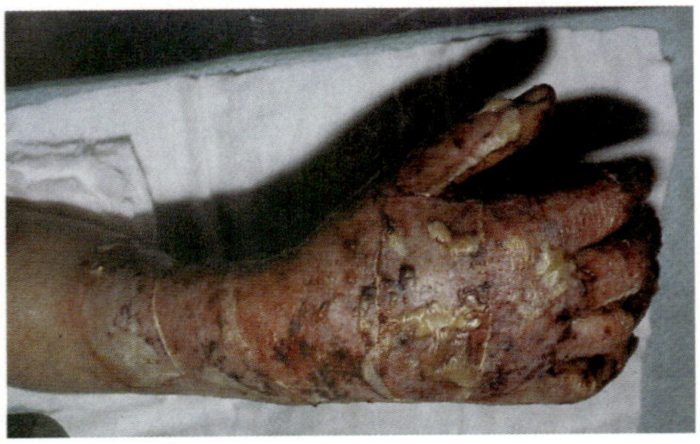

Abb. 42.20 Transplantierte Spalthaut. Sekretblasen dürfen abpunktiert werden

Regenerationsphase (ab 3. Woche)

In der Regenerationsphase bekommen die pflegerischen Anforderungen einen anderen Schwerpunkt. Ein Verbandwechsel nimmt auch bei der „offenen" Therapie mehrere Stunden in Anspruch. Bei ausgedehnten Verbrennungen kann die wiederholte Entnahme von Eigenhaut notwendig werden. Um aus einem kleinen Spenderareal einen größeren entnekrotisierten Bereich mit Eigenhaut zu transplantieren, werden die Spalthautstücke zu Netzen aufgearbeitet (**Mesh-Graft-Transplanate, Abb. 42.19** u. **42.20**). Dadurch sind Größenzunahmen von 1 : 1 bis 6 : 1 möglich. Überwiegend werden die Spalthautstücke jedoch in einem Verhältnis von 1,5 : 1 bis 3 : 1 vergrößert.

Das auftretende Wundsekret lässt sich durch die Hautmaschen mithilfe eines **feuchten Schleiers** (mit Ringer-Lösung angefeuchtete Mullkompresse) entfernen. Unterhalb der Spalthaut austretendes Wundsekret wird mit einer feinen Kanüle abpunktiert. Bei allen pflegerischen Maßnahmen ist darauf zu achten, dass die Transplantate nicht verschoben werden, damit die Einheilung nicht verhindert bzw. verzögert wird.

Je nach Raum- und Körpertemperatur wird der feuchte Schleier in kurzen Abständen gewechselt. Nach etwa 14 Tagen sollten die Transplantate eine rosa Färbung angenommen haben. Dies bedeutet, dass sie vom Körper angenommen wurden. Obwohl sie bereits feinste Kollateralgefäße besitzen, sind sie gegenüber Verschiebungen noch immer sehr empfindlich. Nach ca. 7 – 12 Tagen schließen sich bei Mesh-Graft-Transplantaten die Zwischenräume durch Epithelisierung der Transplantatbrückenränder. Damit sind die Transplantate jedoch immer noch nicht belastungsstabil.

Um eine mögliche Narbenbildung einzuschränken, erhält der Patient maßangefertigte Kompressionsbandagen, die 12 – 18 Monate lang ständig getragen werden müssen. Damit die Kompressionsbandagen regelmäßig gewaschen werden können, werden 2 Garnituren angefertigt.

Nach der Entlassung

Die transplantierte Haut ebenso wie die sich entwickelnden Narbenzüge müssen weiter intensiv gepflegt werden, da die Fett produzierenden Talgdrüsen nicht mit transplantiert wurden. Daher ist das konsequente Tragen der Kompressionsbandage und tägliches Eincremen der Haut unabdingbar. Kommt es trotz guter Pflege wiederholt zu Spontandefekten, muss der Patient wieder stationär und eventuell mithilfe plastischer Chirurgie behandelt werden.

Leserservice

Verwendete Literatur

Arbeitsgruppe Pflegehandbuch: Pflegehandbuch Intensivstation, Bibliomed. Melsungen 1993

Cramer, E., T. Haufschild, M. Polte u. a.: Kleine Fächer. Urban & Fischer, München 1997

Huber, A., B. Karasek-Kreutzinger, U. Jobin-Howald: Checkliste Krankenpflege, 4. Aufl. Thieme, Stuttgart 1994

Lawin, P.: Praxis der Intensivbehandlung, 6. Aufl. Thieme, Stuttgart 1993

Paetz, B., B. Benzinger-König: Chirurgie für Pflegeberufe, 19. Aufl. Thieme, Stuttgart 2000

Schäffler, A. u. a.: Pflege heute. Urban & Fischer, München 1997

Schiefele, J., I. Staudt, M. Dach: Praxis der Altenpflege, 7. Aufl. Urban & Fischer, München 1996

Seel, M.: Die Pflege des Menschen. Brigitte Kunz, Hagen 1994

Augenerkrankungen

Bienstein, C., A. Fröhlich: Basale Stimulation in der Pflege. Verlag Selbstbestimmtes Leben, Düsseldorf 1994

Köther, I., E. Gnamm: Altenpflege in Ausbildung und Praxis. 4. Aufl. Thieme, Stuttgart 1999

Mehrle, G.: Augenheilkunde, 5. Aufl. Urban & Fischer, München 1996

HNO-Erkrankungen

Ganz, H.: Lehrbuch der HNO-Heilkunde mit Repetitorium. de Gruyter, Berlin 1990

Grevers, G.: Klinikleitfaden HNO, 2. Aufl. Urban & Fischer, Jungjohann, Stuttgart 1997

Hauterkrankungen

Freudenberger, T.: Dermatologie – Krankheitslehre mit pflegerischen Aspekten. Thieme, Stuttgart 1993

Mach, K.: Dermatologie. Enke, Stuttgart 1995

Szczepanski, R., M. Schon, T. Lob-Corzilius: Das juckt uns nicht. Trias, Stuttgart 1994

Verbrennungen

Günnewig, M., A. Grabosch: Pflegerische Aufgaben bei der Behandlung der Verbrennungswunden. Die Schwester/Der Pfleger 30 (1991) 772

Hennes, H. J: Thermische Schäden, Verbrennungen und Verbrühungen. Notfallmedizin 24 (1998) 31

Müller, F. E.: Probleme und Entwicklungen eines Behandlungszentrums für Verbrennungskranke. Der Kompaß. Zeitschrift für Sozialversicherung im Bergbau 8 (1966)

Gesundheitsbehörde Hamburg: Zentrale Vermittlung von Betten für Schwerbrandverletzte. Das Krankenhaus 75 (1983) 381

Wagner, G.: Im Feuer ist mein Leben verbrannt. Der Starfighter-Absturz in Frankfurt Pfingsten 1983. Briefe, Tagebuchaufzeichnungen, Dokumente, 2. Aufl. GTB Siebenstern, Gütersloh 1986

Zellner, P. R.: Verbrennungskrankheit. In Lawin, P. (Hrsg.): Praxis der Intensivbehandlung, 6. Aufl. Thieme, Stuttgart 1994

Weiterführende Literatur

v. Dyck, H.: Nicht so sondern so. Deutscher Blinden- und Sehbehindertenverband e. V., Bonn

Blankenhahn, R.: Hörgeräte-Ratgeber. Urban & Fischer, München 1993

Bruck, J. C., F. E. Müller, M. Stehen: Verbrennungstherapie, zur Fortsetzung. Ein interdisziplinäres Handbuch. Ecomed, Landsberg (im Druck)

Grabosch, A., M. Günnewig: Die Pflege des Brandverletzten. Springer, Berlin 1991

Kontaktadressen

Bayerischer Blindenbund e. V.
Landesgeschäftsstelle
Arnulfstr. 22
80335 München
Tel.: 089/559880, E-mail: lg@bayer-blindenbund.de

Deutscher Schwerhörigenbund
Bundesverband der Schwerhörigen und Ertaubten e. V. (DSB)
Geschäftsstelle Technik-Kommission
Schifferbauerdamm 13
10117 Berlin
Tel.: 030/22522360

Deutscher Neurodermitiker Bund e. V.
Spaldingerstr. 210
20097 Hamburg
Tel.: 040/230810, HautLine: 0190/251051

Bundesinitiative für Brandverletzte e. V.
Dr. Ebelingstr. 26
31020 Salzhemmendorf
Tel./Fax: 05153/1039

Elterninitiative brandverletzter Kinder e. V.
Laufer Str. 30 a
90571 Schwaig
Tel./Fax: 0911/5075718

Zentraler Bettennachweis für Schwerverbrannte
Tel.: 040/42851–3998 o. –3999, Fax: 040/428545647

Internetadressen

Augenerkrankungen

http://www.bayer-blindenbund.de

Hauterkrankungen

http://www.mdr.de/hauptsache-gesund
http://www.psoaktuell.com
http://www.psoaktuell.com
http://www.medicine-worldwide,de/hautkrankheiten/allgemeines.html
http://www.medicine-worldwide.de/hautkrankheiten/neurodermitis.html

43 Pflege von Patienten mit Erkrankungen des zentralen Nervensystems (ZNS)

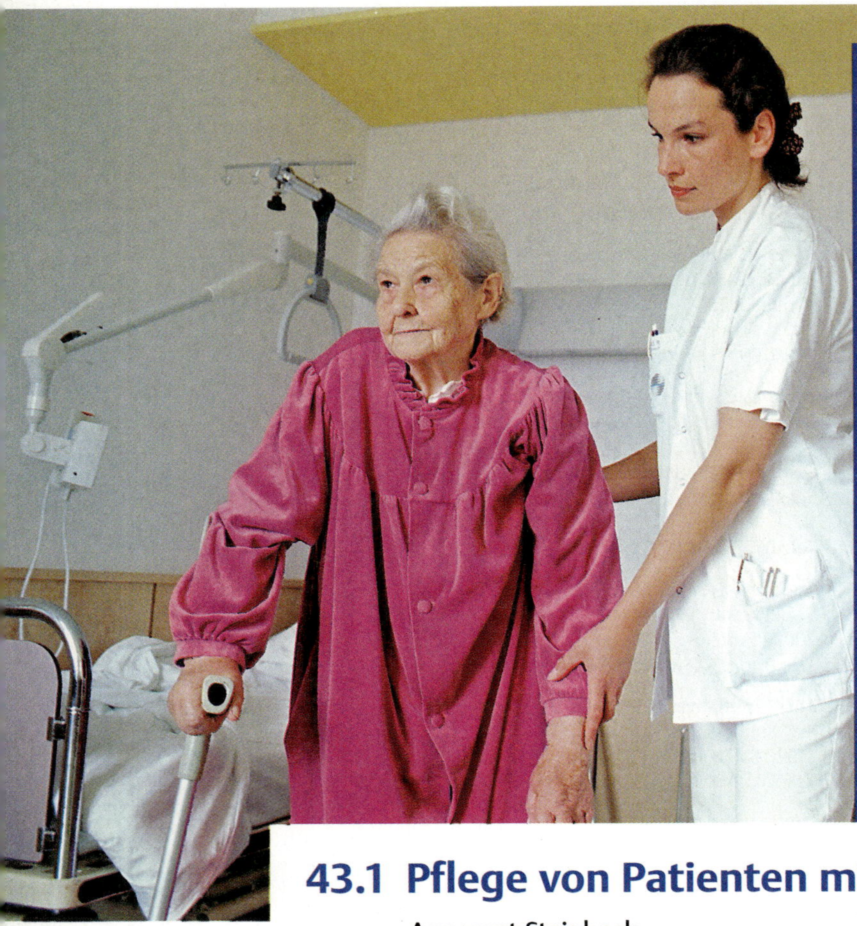

Überblick

43.1 Pflege von Patienten mit Apoplexie

Annegret Steinbeck

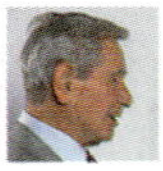

„Warum schreit ihr mich so an, ich bin doch nicht schwerhörig! Ich verstehe euch sehr gut, aber ich kann euch nicht antworten, meine Sprache funktioniert nicht! Ich habe schreckliche Angst – Angst, dass nichts mehr so wird, wie es war, bevor mich der Schlag getroffen hat! In meinem Bett liegt etwas, das sich kalt und ekelhaft anfühlt. Wenn ich versuche, es aus dem Bett zu werfen, falle ich immer aus dem Bett und die Schwestern schimpfen mich dann aus."

Medizinischer Überblick Apoplexie

Definition

Bei einem Apoplex (Schlaganfall, apoplektischer Insult, Hirninfarkt, ischämischer Insult, engl.: stroke) handelt es sich um einen nekrotischen Untergang von funktionalem Hirngewebe aufgrund einer Mangeldurchblutung (Ischämie) mit unterschiedlichen neurologischen Ausfällen und Störungen je nach Lokalisation des Geschehens.

Ursachen des Apoplexes

- Arteriosklerotisch veränderte kleine Gehirngefäße, die durch Lumeneinengung sowie durch Thrombenbildung in diesen Gefäßen zu einer Ischämie führen,
- Gehirnembolie (embolischer Infarkt größerer Gehirngefäße) durch einen Embolus, häufig aus dem linken Vorhof (z. B. bei Vorhofflimmern), den Karotisarterien, den Vertebralarterien,

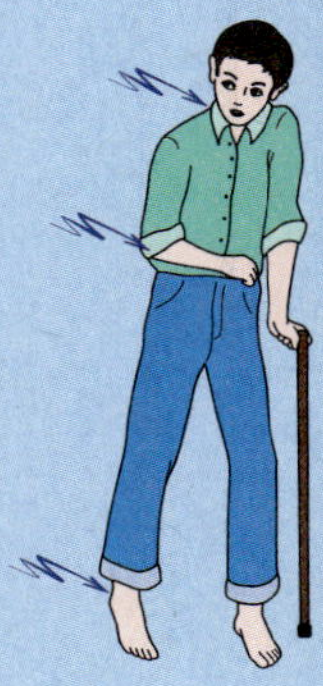

→ intrazerebrale Blutung (Gehirnblutung) durch Ruptur einer Gehirnarterie.

Ähnlich wie beim Herzinfarkt spricht man bei einem späteren erneuten Auftreten eines Schlaganfalles von einem Re-Insult (Re-Apoplex).

Häufigkeit

Am häufigsten wird ein Apoplex durch Thromben und Embolien verursacht (ca. 85%), in ca. 15% der Fälle liegt eine Gehirnblutung vor. Statistisch gesehen geht man in der Bundesrepublik Deutschland jährlich von ca. 250000 Neuerkrankungen aus, wobei der prozentuale Anteil mit zunehmendem Alter ansteigt. In der Akutphase während der ersten drei Wochen liegt die Letalität zwischen 20–25%. Ca. 20% der Erkrankten bedürfen einer intensiven Rehabilitation und dauerhaften Pflege.

Risikofaktoren

Beeinflussende Faktoren: Hypertonie, Hypercholesterinämie, Zigarettenkonsum, Diabetes mellitus, Adipositas, Bewegungsmangel, Stress.

Unbeeinflussbare Faktoren:

- *Lebensalter:* Statistisch gesehen erkrankt ein über 75-Jähriger dreimal so häufig wie ein 60–64-Jähriger, ca. 20% der Erkrankten sind unter 50 Jahre.
- *Geschlecht:* Im Zusammenhang mit den beeinflussbaren Risikofaktoren erhöht sich das Risiko von Frauen mit der Einnahme von Ovulationshemmern („Pille").
- *Genetische Disposition:* Unsere ererbten Gene entscheiden über die Entstehung von Risikofaktoren und Erkrankungen.

Symptome

Die Symptome eines Apoplexes sind je nach Schädigungsort der Gehirnregion und Schweregrad sehr unterschiedlich. Als häufige Vorankündigung (Vorboten) eines Apoplexes gelten:

- TIA (transitorische ischämische Attacke). Seh- und Sprachstörungen, Fazialisparese, Parese des Armes, die Störungen bilden sich innerhalb von 24 Stunden zurück.
- PRIND (prolongiertes reversibles ischämisches neurologisches Defizit). Die Rückbildung der Symptome dauert länger als 24 Stunden (bis 7 Tage), ist aber vollständig.

Die häufigsten, aber nicht bei jedem Patienten auftretenden Symptome sind: Hemiplegie oder Hemiparese der kontralateralen Seite, zunächst schlaff, später spastisch, Hemineglect (Vernachlässigung einer Körperhälfte durch gestörte Erkennung), Bewusstseinsstörungen bis hin zum Koma, Störungen der Oberflächen- und Tiefensensibilität, Paresen der Gesichtsmuskulatur mit Herabhängen des Mundwinkels und Speichelfluss, Herabhängen des Augenunterlides mit ungenügendem Lidschluss, Kau- und Schluckstörungen, Sprechstörungen, Urin- und Stuhlinkontinenz, Hemianopsie (Gesichtsfeldausfälle), neuropsychologische Störungen (Hirnleistungsstörungen) wie Apraxien, Agnosien, räumliche Orientierungsstörungen, Gleichgewichtsstörungen, Aphasien, Dysartrien, Wesensveränderungen von Depression bis Aggression.

Diagnostik

- Vitalzeichenkontrolle, neurologische Untersuchung,
- CCT – kranielles Computertomogramm,
- Labor: BB, BZ, Kreatinin, Elektrolyte, Gerinnungsstatus,
- EKG, Röntgenthorax, Kernspintomografie,
- Doppler-Sonografie der gehirnzuführenden Arterien, evtl. Angiografie.

Komplikationen

Bronchio-, Aspirationspneumonien, Ateminsuffizienz bis Atemstillstand bei bewusstlosen Patienten, Entstehung von Thrombosen, Kontrakturen, Dekubitalulzera, Stoffwechselstörungen.

Therapie

Vom Zeitpunkt der Diagnosestellung bis zum Einsetzen der Therapie zählt jede Minute. Je früher die Therapie beginnt, desto besser sind die Aussichten auf eine vollständige Rückbildung der Symptome.

- Akutphase: Aufrechterhalten/Regulieren der Vitalfunktionen. Eine wissenschaftlich gesicherte fundierte spezielle Therapie in der Akutphase gibt es noch nicht. Die Lyse-Therapie ist umstritten und kontraindiziert bei einer Hirnblutung!
- Behandlung von Vorerkrankungen wie Herzinsuffizienz, Diabetes mellitus, Hypertonie, Hypercholesterinämie, arteriosklerotischen Veränderungen.
- Medikamentöse Behandlung mit Thrombozytenaggregationshemmern (ASS 100–300 mg täglich).

43.1.1 Bedeutung für den Patienten

„Da hat mich der Schlag getroffen!" Dieser Ausdruck steht für entsetzt, bewegungslos, gelähmt, gehemmt, blockiert sein. So muss auch ein Mensch empfinden, der einen Schlaganfall erleidet und diesen überlebt. Der Ausdruck „Schlag" steht auch dafür, dass einen die Erkrankung wie der Schlag aus heiterem Himmel, also meist völlig unerwartet trifft. Patienten, die mitten im Leben standen, müssen sich plötzlich mit ihrer Hilflosigkeit und Abhängigkeit abfinden. Die Angst, nicht wieder ganz gesund zu werden, ist berechtigterweise groß. Viele Menschen erleiden einschneidende Einschränkungen in ihrer Selbstständigkeit, fühlen sich behindert und somit wertlos und unnütz. Häufig folgt dauerhafte Pflegebedürftigkeit, die mit einer Aufgabe der häuslichen Umgebung und Übersiedlung in ein Pflegeheim verbunden ist. Vielfach leiden die Patienten unter Stimmungsschwankungen von Depression bis Aggression.

43.1.2 Pflege- und Behandlungsplan

Der Pflege- und Behandlungsplan richtet sich nach dem Ausmaß des apoplektischen Insultes. Im Vordergrund steht zunächst die Aufrechterhaltung der Vitalfunktionen. In manchen Fällen ist eine Intensivbehandlung notwendig, andernfalls sollte der Patient möglichst auf einer neurologischen Abteilung behandelt werden. Mehr und mehr werden sog. „Stroke units“ eingerichtet, die sich auf die Behandlung von Schlaganfallpatienten spezialisiert haben.

Akutphase

Überwachen und Sicherstellen der Vitalfunktionen

Hierzu gehören die engmaschige Kontrolle des Blutdruckes, der Atmung, des Pulses und des Bewusstseins. Ggf. muss der Patient intubiert und künstlich beatmet werden. Zur Erkennung von Hirnblutungen wird der Patient auf Hirndruckzeichen wie Kopfschmerzen, Übelkeit, Erbrechen, Druckpuls, Veränderungen der Pupillen beobachtet (s. Patienten mit SHT, S. 1314 ff). Besteht eine Hirnblutung, wird der Patient auf dem Rücken mit dem Oberkörper hoch gelagert. Bei Bewusstseinsstörungen erfolgt die stabile Seitenlagerung. So bald wie möglich soll der Patient nach dem Bobath-Konzept gelagert werden.

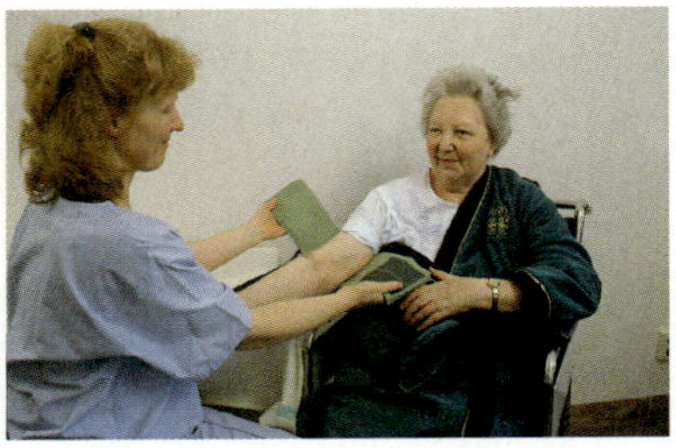

Blutdruckkontrolle bei einer Patientin mit gesunden Armen. Bei einem Apoplex darf immer nur am nicht betroffenen Arm gemessen werden

Vorbeugen und frühzeitiges Erkennen von Herz-Kreislauf-Komplikationen

Der Patient kann in der Akutphase eine Schocksymptomatik entwickeln, die Reanimationsmaßnahmen erforderlich machen (s. Pflege von Patienten mit Erkrankungen des Herz-Kreislauf-Systems, S. 892 ff).

Überwachen und Sicherstellen der medikamentösen Therapie einschließlich der Infusionstherapie

Der Patient wird auf mögliche Nebenwirkungen der Medikamente beobachtet. Die Blutdrucksenkung darf nicht zu schnell erfolgen, da sonst die Hirndurchblutung so weit herabgesenkt wird, dass weitere Ischämien als Folge auftreten. Häufig wird der Patient parenteral ernährt. Bei bestehenden Schluckstörungen kann alternativ eine nasale Magensonde gelegt werden. Bei Durchführung einer Lyse-Therapie muss der Patient auf Blutungsneigung beobachtet und die Blutgerinnung kontrolliert werden. Zur Flüssigkeitsbilanzierung wird eine Ein- und Ausfuhrkontrolle durchgeführt.

Durchführen der notwendigen prophylaktischen Maßnahmen

Wichtig ist die Durchführung von Maßnahmen zur Pneumonie- (S. 506 ff), Dekubitus-, Thrombose-, Kontrakturen- (S. 311 ff, 315 ff, 320 ff) und Aspirationsprophylaxe (S. 403). Bei bestehenden Schluckstörungen und parenteraler Ernährung ist die Durchführung der Mundpflege zur Soor- und Parotitisprophylaxe (s. Mundpflegemittel, S. 566) notwendig. Alle prophylaktischen Maßnahmen sollten grundsätzlich bei pflegerischen Handlungen mit einbezogen werden, um die Belastung des Patienten so gering wie möglich zu halten.

Rehabilitationsphase

Sobald der Patient dazu in der Lage ist, wird mit der rehabilitativen Pflege nach dem Bobath-Konzept begonnen (S. 175 ff).

> **Merke**
> Ziel der Pflege ist die weitestmögliche Wiederherstellung der Selbstständigkeit und Unabhängigkeit im Bereich der Aktivitäten des täglichen Lebens unter Nutzung der vorhandenen Ressourcen.

Eine individuell auf den Patienten abgestimmte Pflegeplanung hilft, eine Über- oder Unterforderung zu vermeiden und die Motivation zur aktiven Mitarbeit zu fördern.

Gestaltung der Umgebung

Die richtige Gestaltung der Umgebung ermöglicht es dem Patienten, eine Stimulation der betroffenen Seite zu erfahren. Jede pflegerische und therapeutische Maßnahme bzw. jeder Reiz soll über die betroffene Seite erfolgen, damit der Patient sie wieder wahrnehmen lernt. Der Nachtschrank wird auf die betroffene Seite gestellt, wichtige Gegenstände, wie z. B. Telefon, Bilder, Uhr, dort platziert, damit der Patient nur über diese Seite agieren kann. Tisch und Stühle sollen auf die betroffene Seite gestellt werden, damit sich Besucher automatisch dorthin setzen. Fernsehgerät und Tür sollen über die betroffene Seite zu sehen sein. Wenn das Bett aus Platz- und Sicherheitsgründen längs an der Wand steht, soll die nicht betroffene Seite des Patienten an der Wand liegen (**Abb. 43.1**).

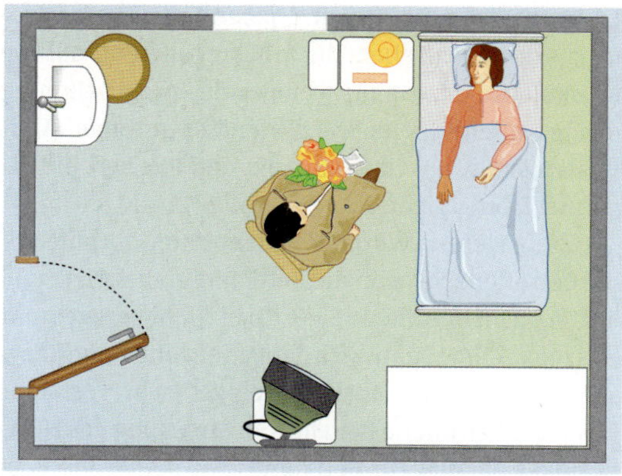

Abb. 43.1 Pflegerische Maßnahmen sollten immer von der betroffenen Seite her ausgeführt werden; ebenso sollten sich Besucher auf dieser Seite aufhalten

Eva Groß
Krankenschwester

Praxistipp

Lassen Sie sich von den Angehörigen eine Uhr mit Zifferblatt und einen Kalender mit Monatsübersicht, Tages- und Wochentagsanzeige als Orientierungshilfe für Ihren Patienten mitbringen. Manche Besucher sprechen den Patienten automatisch von der nicht betroffenen Seite aus an, da man beim Gespräch Blickkontakt möchte und der Patient mit einem Neglectphänomen den Kopf von der betroffenen Seite wegdreht. Wichtig ist daher die Information, warum dies so ist und dass der Patient von der betroffenen Seite aus angesprochen werden soll, um seine Wahrnehmung dafür zu fördern.

Unterstützung der Kommunikation

Nach dem Apoplex leiden besonders Patienten mit einer rechtsseitigen Lähmung an einer Sprachstörung, da sich das Sprachzentrum in der dominanten (bei Rechtshändern meistens links, bei Linkshändern auch rechts möglich) Gehirnhälfte befindet. Je nach Lokalisation des betroffenen Gehirnareals können unterschiedliche Störungen auftreten, z. B. Lese- und Schreibunfähigkeit, die Unfähigkeit, Sprache zu verstehen oder überhaupt zu sprechen. Diese Sprachstörungen werden als *Aphasien* bezeichnet, da es sich um eine Sprachstörung handelt, die nach dem Spracherwerb auftritt (s. ATL Kommunizieren, S. 637 f). Eine Sprechstörung aufgrund einer Funktionsstörung der Sprechorgane wird als *Dysarthrie* bezeichnet. Häufig betroffen sind die Artikulation, Stimmlage, Sprechrhythmus und -melodie. Die Behandlung der Dysarthrie entspricht der Therapie bei Schluckstörungen (s. ATL Essen und Trinken, S. 389 ff). Die Pflegepersonen können sich an der sinnvollen Beschäftigung und dem Lernprozess des Patienten beteiligen, vor allem in der Rehabilitationsphase (z. B. gezielter Einsatz von Radio, Fernsehen, Anbieten von Büchern, Vorlesen, Spielen, Stationsveranstaltungen).

Unterstützung bei der Lagerung und Mobilisation

Lagerung und Mobilisation spielen eine zentrale Rolle in der Behandlung des Hemiplegikers. Sie werden nach dem Bobath-Konzept durchgeführt. Dieses Konzept dient der Verhinderung einer Spastik und der Förderung der Wahrnehmung der betroffenen Seite. Dies erfolgt, indem durch entsprechende Reize dem Gehirn Lernangebote vermittelt werden und dadurch der richtige Bewegungsablauf trainiert wird. I. d. R. wird der Patient alle 2 Std. gelagert. Dies muss allerdings auf den jeweiligen Gesundheitszustand und die Fähigkeit, die Lagerung zu tolerieren, abgestimmt werden.

Manche Patienten sind anfangs z. B. sehr unruhig und „entlagern" sich schnell. Zum Lagern werden ca. 3 – 4 große Kissen benötigt, eine zusammengelegte Bettdecke kann zur Beinlagerung oder zur Unterstützung des Rückens bei der Seitlage verwendet werden.

Ziele der Lagerung und Mobilisation. Bewusstmachen der betroffenen Körperseite, Regulation des Muskeltonus, Vermeiden von Komplikationen, Vermeiden von Schmerzen, Erreichen von Wohlbefinden und Bequemlichkeit, Interesse für die Umwelt und den eigenen Körper wecken und Sicherheit sind die Ziele der Lagerung und Mobilisation.

Lagerungsarten

Im Folgenden werden die **Lagerungsarten** entsprechend ihrer Wertigkeit beschrieben, d. h. welche Art der Lagerung am effektivsten die o. g. Ziele erreicht.

Sitzen im Stuhl am Tisch. Der Patient berührt mit dem Gesäß die gerade Rückenlehne des Armlehnstuhles. Die Rückenstreckung und Beckenkippung nach vorne kann mit einem kleinen festen Kissen oder einem gefalteten Frotteehandtuch unterstützt werden. Die Füße stehen parallel und hüftbreit auf dem Boden, die Fußspitzen senkrecht unter den Knien. Die Arme werden gestreckt auf dem Tisch gelagert, evtl. die betroffene Seite mit einem Kissen unterstützt (**Abb. 43.2**).

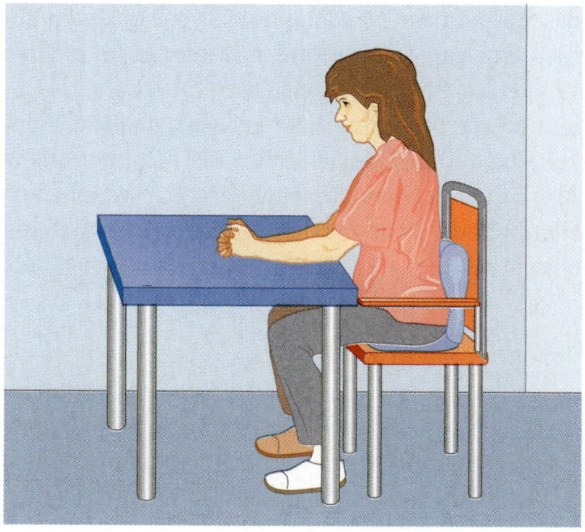

Abb. 43.2 Sitzen am Tisch

Eva Groß Krankenschwester

Praxistipp

Wenn der Patient noch Schwierigkeiten mit der Rumpfstabilität hat, können Sie ihm zum Anlehnen ein Kissen zwischen Thorax und Tischkante anbieten. Es fördert gleichzeitig die Beugung nach vorn.

Sitzen im Rollstuhl. Der Rollstuhl ist in erster Linie als Transportmittel und nicht als dauernde Sitzgelegenheit zu nutzen. Für die Lagerung des Armes wird ein spezieller Rollstuhltisch benutzt, der auf die Armlehne des Rollstuhles geschoben werden kann, damit der Arm nicht eingeklemmt wird bzw. herunterhängt. Während der Ruhephasen werden die Füße wie beim Sitzen am Tisch am Boden aufgestellt. Die flexible Rückenlehne und Sitzfläche begünstigen eine schlechte Sitzhaltung, der Patient rutscht mit dem Gesäß nach vorne und streckt den Rücken nach hinten.

Lagerung auf der betroffenen Seite. Dies ist die therapeutisch günstigste Lagerung im Bett. Der Patient wird möglichst unter Mithilfe der nicht betroffenen Seite an die Bettkante transferiert, damit nach dem Drehen genügend Platz zur Lagerung des betroffenen Armes vorhanden ist. Nur der Kopf wird mit einem Kissen gelagert, nicht die Schulter. Das betroffene Bein liegt in Streckung des Hüftgelenkes parallel zur Bettkante, das Knie kann leicht angewinkelt sein. Das nicht betroffene Bein wird rechtwinklig auf ein Kissen gelagert, wobei Knie und Hüfte von der Höhe möglichst eine Linie bilden sollen, da sonst Zug auf das Hüftgelenk ausgeübt wird. Gerade für ältere Patienten ist dieser Zug häufig mit Schmerzen verbunden. Der Fuß muss ebenfalls mit hochgelagert sein. Ein Kissen im Rücken erleichtert dem Patienten das Anlehnen nach hinten und fördert gleichzeitig die taktil-kinästhetischen Reize. Das Schulterblatt der betroffenen Seite muss nach vorn geholt werden, da das Liegen auf dem Schultergelenk dem Patienten erhebliche Schmerzen bereiten würde. Dazu greift die Pflegeperson mit einer Hand unter die Schulter und zieht sie mit Gegendruck der anderen Hand auf das Sternum vor. Das Schulterblatt soll flach am Rücken anliegen. Der betroffene Arm wird im rechten Winkel (ca. 90 – 100°) nach außen rotiert und im Unterarmbereich leicht erhöht gelagert, da die Erkrankung hier oft zu Ödemen führt. Der nicht betroffene Arm kann mit einem Kissen unterstützt werden, was allerdings die Sicht und die Aktivitäten des Patienten einschränkt.

Eva Groß Krankenschwester

Praxistipp

Bringen Sie zur Sicherheit des Patienten ein Bettgitter hinter ihm an. Zur Unterlagerung des Armes reicht ein gefaltetes Frotteehandtuch.

Lagerung auf der nicht betroffenen Seite. Diese Lagerung wirkt zwar ebenfalls tonusregulierend auf die Muskulatur, dient aber weniger der Wahrnehmung der betroffenen Seite. Der Patient ist in seinen Aktivitäten fast völlig eingeschränkt und toleriert die Lagerung häufig nicht.

Zur Lagerung wird der Patient unter Mithilfe auf die betroffene Seite an die Bettkante transferiert und auf die nicht betroffene Seite über 90° hinaus gedreht (bis max. 120°). Damit sich der Patient anlehnen kann, wird vor dem Bauch ein Kissen eingebracht (gestopft). Das nicht betroffene Bein liegt in Streckung des Hüftgelenkes parallel zur Bettkante. Das betroffene Bein wird mit einer rechtwinkligen Beugung (ca. 80 – 90°) auf einem Kissen gelagert (**Abb. 43.3**). Da der Patient in Richtung Bauchlage liegt, darf sich das betroffene Knie auch unterhalb der Hüftlinie befinden. Der Fuß muss hier ebenfalls hoch gelagert werden. Der Kopf wird auf einem möglichst flachen Kissen gelagert, den nicht betroffenen Arm kann der Patient nach Wunsch lagern, z. B. unter das Kopfkissen oder den Kopf. Der betroffene Arm wird so hoch gelagert, dass er mit der Rückseite auf Schulterhöhe liegt. Am besten gelingt die Lagerung des Armes auf einem nach innen eingeschlagenen Federkissen („Schiffchen"), sodass die Hand mit Daumen nach oben und gestreckten Fingern liegen kann. Die Hand soll in Funktionsstellung mit dem Handrücken nach oben gelagert werden. Das Schulterblatt liegt am Schultergürtel an.

Eva Groß Krankenschwester

Praxistipp

Achten Sie darauf, dass der Patient die Klingel erreichen kann. Gerade zu Beginn der Lagerung nach Bobath toleriert der Patient diese Lagerung häufig nicht lange.

Lagerung auf der nicht betroffenen Seite

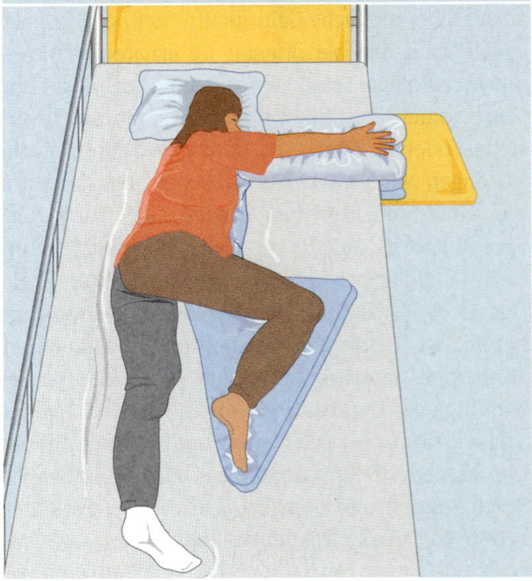

Abb. 43.3

Langsitz im Bett. Das Sitzen im Bett ist therapeutisch ungünstig und sollte nur angewendet werden, wenn der Zustand des Patienten es nicht zulässt, ihn aus dem Bett zu mobilisieren. Diese Lagerung kann kurzfristig zur Nahrungsaufnahme oder Durchführung von pflegerischen Maßnahmen (z.B. Mundpflege) erfolgen.

Der Patient wird in flacher Rückenlage bis an das Kopfende des Bettes gebracht, die Beine leicht gespreizt gelagert. Nun kann der Patient aufgesetzt und das Kopfteil hochgestellt werden. Zur Beugung der Hüftgelenke und Aufrichtung der Wirbelsäule wird der Lendenwirbelbereich mit einem festen, nicht zu dicken Kissen unterstützt. Der betroffene Arm wird auf einem Kissen oder dem abgepolsterten ausgezogenen Nachttisch gestreckt und nach außen rotiert gelagert. Zur Sicherheit wird auf der betroffenen Seite ein Bettgitter angebracht und bei Fallneigung zu dieser Seite ein zusätzliches Kissen zwischen Bettgitter und Rumpf. Der Patient soll den Kopf aktiv halten, deshalb erfolgt keine Unterstützung mit einem Kissen.

Rückenlage. Die Rückenlage ist die für den Patienten therapeutisch ungünstigste Lage und soll so weit als möglich vermieden werden. Ziele der Lagerung wie Bewusstmachen der betroffenen Körperseite, Regulation des Muskeltonus sowie Interesse für die Umwelt und den eigenen Körper können hier nicht erreicht werden, die Rückenlage wirkt eher spastikfördernd.

Eva Groß
Krankenschwester

···› Praxistipp

Ziehen Sie dem Patienten bei kalten Füßen Socken an. Sie können zur Freilagerung der Füße auch einen Bettbogen benutzen. Viele Patienten bevorzugen gerade die Rückenlage. Versuchen Sie, den Patienten davon zu überzeugen, dass diese Lagerung aus therapeutischen Gründen ungünstig für ihn ist.

Das Bett ist flach gestellt, der Patient wird unter Mithilfe mehr zur nicht betroffenen Seite hin gelagert. Zur Vermeidung einer Retraktion des Beckens wird ein diagonal nach innen gefaltetes Kissen („Schiffchen") bei dem leicht zur Seite gedrehten Patienten mit dem Zipfel unter dem Bein liegend eingebracht und der Patient dann zurückgedreht. Evtl. muss das Bein an der Außenseite zur Vermeidung einer Außenrotion zusätzlich unterstützt werden. Zur Unterstützung des Kopfes, Vermeidung einer Retraktion des Schultergelenkes und Stabilisierung der Lagerung werden zwei nach innen gefaltete Kissen A-förmig (umgekehrtes V) übereinandergelegt eingebracht. Der betroffenen Arm wird in gestreckter Außenrotation und leicht abduziert auf einem Kissen gelagert. Die Fersen können zur Dekubitusprophylaxe mit je einem gefalteten Handtuch freigelagert werden, ebenfalls die Kniegelenke zur Vermeidung einer Überstreckung. Die Bettdecke wird über das Fußende gelegt, da der Auflagedruck die Entstehung eines Spitzfußes fördert.

Mobilisation: „Handling"

Handlings nach Bobath beinhalten alle pflegerischen Maßnahmen und therapeutischen Möglichkeiten in der Durch- bzw. Ausführung der ATL's unter Beachtung der drei Grundprinzipien des Bobath-Konzeptes. Die Bewegung/Mobilisation der Patienten erfolgt über Gewichtsverlagerung und Zug, sie müssen in der Regel nicht gehoben werden. Deshalb ist es gerade auch zur Wahrnehmungsförderung wichtig, dass möglichst nur eine Pflegeperson mit dem Patienten arbeitet. Vor der Mobilisation werden kurze und klare Anweisungen gegeben, mit einem Kommando eingeleitet und durch taktil-kinästhetische Stimulation (z.B. Vorgabe der Bewegungsrichtung durch gezielten Druck in diese Richtung) unterstützt.

Im Folgenden werden einige Handlings beschrieben. Die mit am häufigsten benötigten Handlings sind jedoch nicht als *die* Methode oder Technik zu sehen, sondern müssen für jeden Patienten individuell gestaltet werden. Die Bewegungsabläufe sollen möglichst immer gleich verlaufen, um den Lernprozess für den Patienten optimal zu gestalten. Dazu sind Teamarbeit und hohe Kompetenz jeder einzelnen Pflegeperson erforderlich.

Bilaterale Armführung. Bei jeder Mobilisation muss die Pflegeperson darauf achten, dass der betroffene Arm mitgeführt wird. Der Patient soll die Durchführung der bilateralen Armführung selbstständig beherrschen.

Die nicht betroffene Hand umfasst die Außenseite des Handgelenkes der betroffenen Hand. Dadurch wird der betroffene Arm gleich in die Außenrotation gebracht und einer Beugespastik entgegengewirkt. Eine weitere Möglichkeit ist das Falten der Hände, wobei darauf geachtet werden muss, dass der Daumen der betroffenen Hand oben liegt. (**Abb. 43.4 a u. b**).

Becken heben und zur Seite rutschen. Die Pflegeperson steht mit dem Rücken zum Fußende auf der betroffenen Seite des Patienten, der seinen betroffenen Arm bilateral führt. Eine Hand der Pflegeperson fasst den Fuß des Patienten, die andere wird unter den

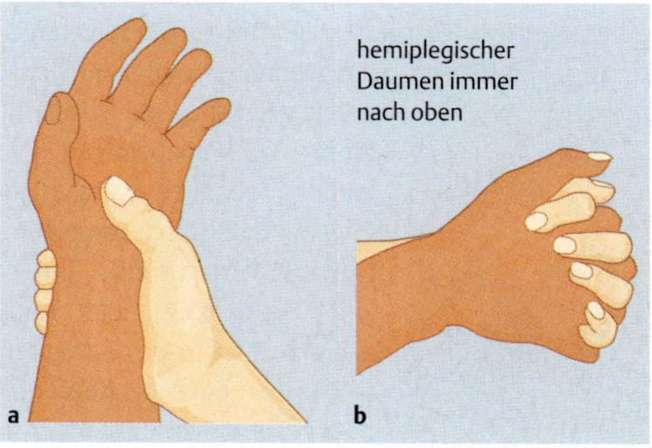

Abb. 43.4 Bilaterale Armführung. **a** Die nicht betroffene Hand umfasst die Außenseite des Handgelenks der betroffenen Hand. **b** Falten der Hände, hemiplegischer Daumen muss immer nach oben zeigen

Oberschenkel oberhalb des Knies geschoben. Beim Beugen des Beines bleibt das Gewicht des Fußes auf der Matratze. Der Patient stellt das nicht betroffene Bein auf, beide Beine sollen hüftbreit auseinander stehen. Die Pflegeperson umfasst mit einer Hand das Fußgelenk des Patienten, mit der anderen Hand gibt sie für einige Sekunden Druck auf das Knie Richtung Bettende. Dies ist eine effektive Maßnahme zur Spitzfußprophylaxe sowie zur Hemmung einer Streckspastik. Durch erneuten Druck auf das Knie und die Anweisung zum Anheben kann der Patient unter Ausnutzung des Hebelgesetzes das Gesäß hochheben und verlagern. Die Pflegeperson kann durch Ziehen oder Drücken die Bewegungsrichtung vorgeben (**Abb. 43.5 a u. b**).

Braucht der Patient mehr Unterstützung, kann die Pflegeperson durch den Einsatz der eigenen Körperschwerkraft die Hebelwirkung verstärken. Dazu stützt sie sich mit einem Bein im Bett ab, fixiert mit der Achselhöhle über dem Knie und der Hand am Fuß das Bein. Nun lehnt sie sich unter gleichzeitigem Kommando an den Patienten zum Hochheben des Gesäßes mit dem Oberkörper zurück und hebelt es hoch.

Oberkörper anheben und seitlich ablegen. Die Pflegeperson steht auf der betroffenen Seite des Patienten und stützt sich mit einem Bein im Bett ab. Der Patient führt seinen Arm in der bilateralen Armführung. Die Pflegperson schiebt die Hände unter die Schulterblätter des Patienten und lehnt sich zum Anheben des Kopfes unter gleichzeitigem Kommando an den Patienten mit dem Oberkörper zurück. Der Oberkörper des Patienten kann nun zur gewünschten Seite hin verlagert werden (**Abb. 43.6**).

Eva Groß
Krankenschwester

···> Praxistipp
Das Anheben des Oberkörpers und Beckens zur Verlagerung benötigen Sie häufig zur Lagerung des Patienten. Wiederholen Sie den Vorgang in kleinen Schritten so lange, bis der Patient in der gewünschten Position liegt.

Oberkörper aufrichten. Zum Aufrichten des Oberkörpers werden die Beine des Patienten leicht gespreizt gelagert, die Ausgangsposition ist wie beim Anheben des Oberkörpers, das Bein der Pflegeperson muss nicht aufgestützt sein. Die Gewichtsverlagerung des Patienten beim Anheben erfolgt zunächst mehr zur Seite und wird mit einer halbkreisförmigen Bewegung beendet, welche die Pflegeperson durch die eigene Gewichtsverlagerung unterstützt (**Abb. 43.7**). Jetzt kann z. B. der Rücken des Patienten gewaschen oder das Kopfende hochgestellt werden.

Der Bettbügel muss bei Schlaganfallpatienten entfernt werden

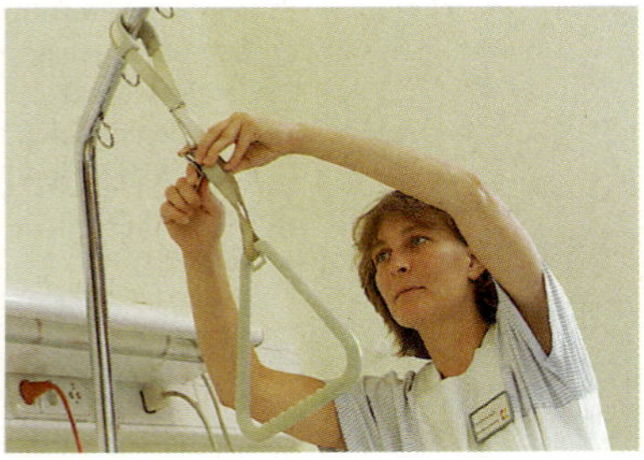

Eva Groß
Krankenschwester

···> Praxistipp
Es kann sein, dass Schlaganfallpatienten Sie um die Anbringung eines Bettbügels bitten, weil sie dies vielleicht beim Nachbarpatienten sehen und meinen, sich so leichter im Bett bewegen zu können. Es wäre jedoch ein absoluter Pflegefehler, wenn ein Schlaganfallpatient sich an Bettbügel oder Bettgitter festhält, um sich z. B. aufzurichten. Dies fördert die Ausbildung einer Spastik und grenzt die betroffene Seite aus.

Drehen auf die betroffene Seite. Der Patient wird durch Anheben des Beckens und Oberkörpers zur nicht betroffenen Seite hin verlagert. Er stellt das nicht betroffene Bein auf und dreht es zur betroffenen Seite (evtl. Unterstützung durch die Pflegeperson). Die Aufgabe der Pflegeperson besteht in der Auslagerung des betroffenen Armes, damit der Patient nach dem Drehen nicht auf dieser Schulter liegt. Dazu fasst sie unter den Oberarm des Patienten und stützt gleichzeitig seinen Unterarm mit dem eigenen Unterarm. Eventuell muss die Schulter durch Unterfassen unterstützt werden. Der Patient kann sich beim Drehen mit der nicht betroffenen Hand vor dem Oberkörper abstützen (**Abb. 43.8 a u. b**), (s. weitere Lagerungsarten, S. 1287 f).

Drehen auf die nicht betroffene Seite. Der Patient wird durch Anheben des Beckens und Oberkörpers zur betroffenen Seite hin verlagert. Der Patient lässt seine Arme in der bilateralen Armführung. Das betroffene Bein wird aufgestellt und zur Seite gedreht. Der Patient kann durch Anheben und gleichzeitiges Drehen des Kopfes die Bewegung unterstützen (**Abb. 43.9**).

Setzen auf die Bettkante. Zum Aufsetzen ist es günstiger, auch das betroffene Bein vor dem Drehen aufzustellen, bevor der Patient auf die betroffene Seite gedreht wird. Die Pflegeperson steht in Schrittstellung mit dem Gesicht zum Patienten und führt die Unterschenkel des Patienten vorsichtig aus dem Bett, hält sie aber zur Sicherheit mit dem Oberschenkel fest.

Der Patient sollte zur Unterstützung beim Aufrichten die nicht betroffene Hand in Brusthöhe aufstützen. Die Pflegeperson fasst den Ellenbogen des betroffenen Armes und unterstützt den Unterarm durch den eigenen Unterarm. Mit der anderen Hand fasst sie von hinten auf die nicht betroffene Schulter. Der Patient erhält das Kommando zum Aufsetzen, gleichzeitig zieht die Pflegeperson die Schulter Richtung Fußende des Bettes (Beckenkamm des Patienten) und lässt die Beine nach unten gleiten. Sobald sich der Patient in Sitzposition befindet, fixiert die Pflegeperson das betroffene Bein mit den Knien (**Abb. 43.10** u. **43.11**).

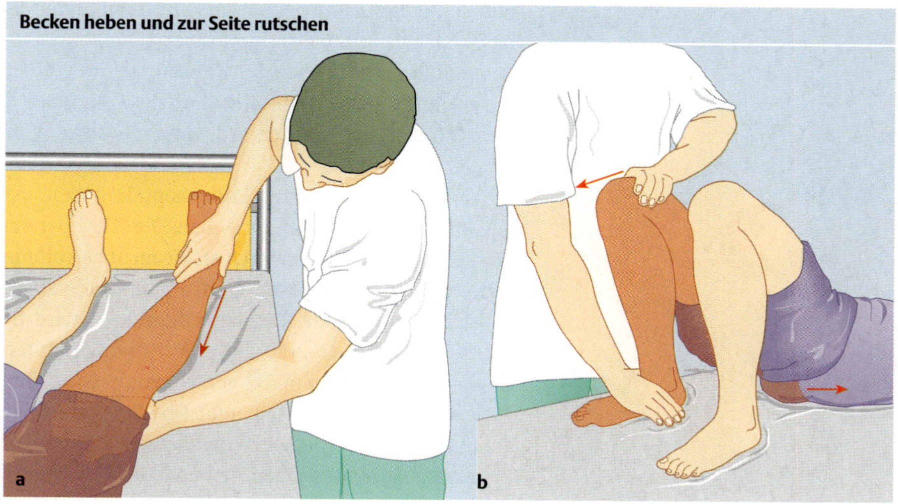

Abb. 43.5 **a** Pflegeperson fasst Fuß und Bein des Patienten. **b** Pflegeperson umfasst mit einer Hand das Fußgelenk des Patienten, mit der anderen gibt sie für einige Sekunden Druck auf das Knie Richtung Bettende

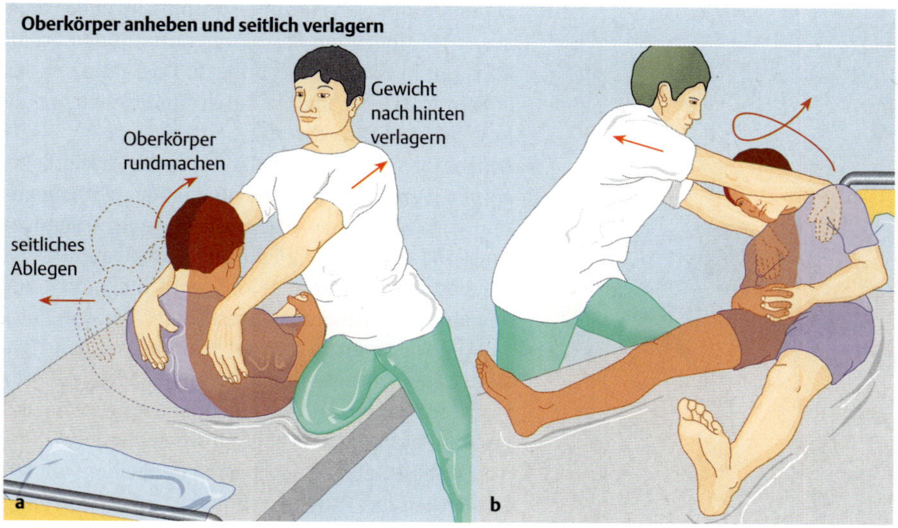

Abb. 43.6 **a** Pflegeperson greift unter die Schulterblätter des Patienten und lehnt sich zum Anheben des Kopfes des Patienten zurück. Der Oberkörper des Patienten kann nun auf die gewünschte Seite verlagert werden. **b** Die Bewegung zum Aufsetzen wird von der Pflegeperson mit ausgeführt, zu Beginn verlagert sie ihr Gewicht nach unten. Die Gewichtsverlagerung des Patienten erfolgt zunächst mehr zur Seite und wird mit einer halbkreisförmigen Bewegung beendet

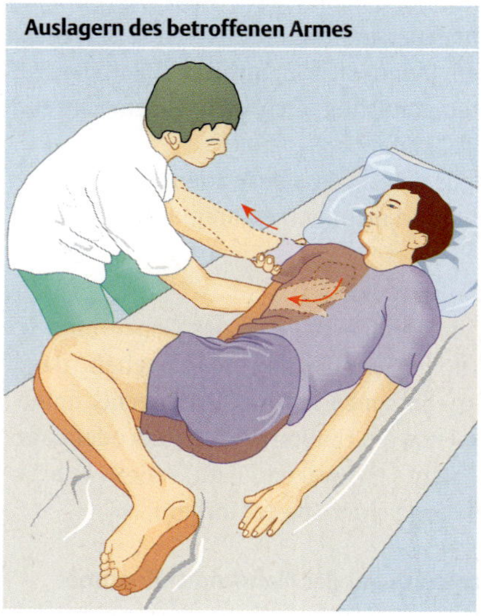

Abb. 43.7 Auslagern des betroffenen Armes, indem die Pflegeperson unter den Oberarm des Patienten fasst und mit dem Unterarm den Unterarm des Patienten stützt

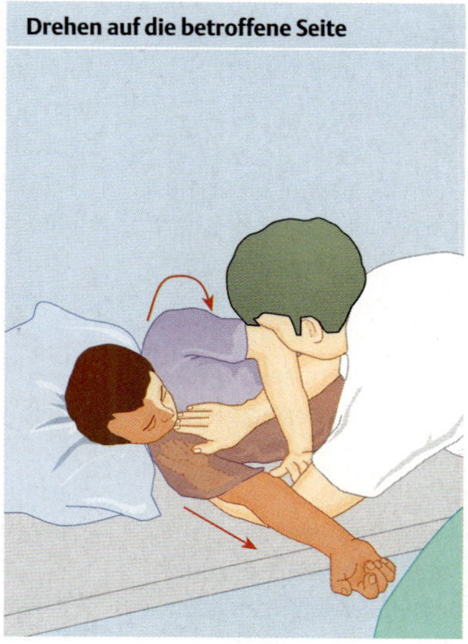

Abb. 43.8 Patient kann sich beim Drehen mit der nicht betroffenen Hand vor dem Oberkörper abstützen

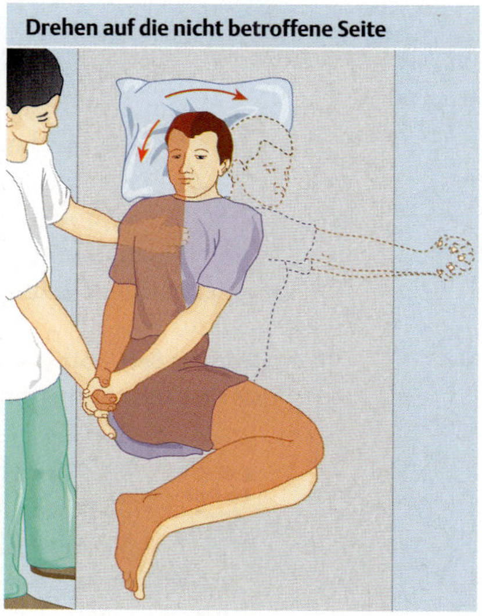

Abb. 43.9 Durch Anheben des Beckens und des Oberkörpers (Unterstützung am Schulterblatt) wird der Patient zur nicht betroffenen Seite hin verlagert

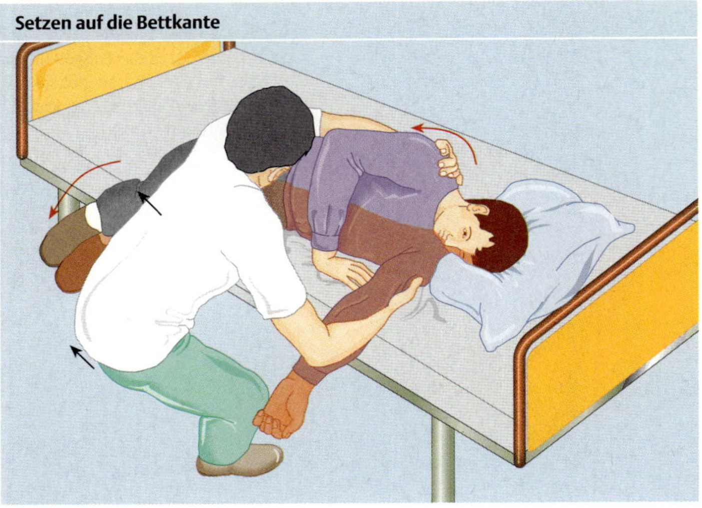

Abb. 43.10

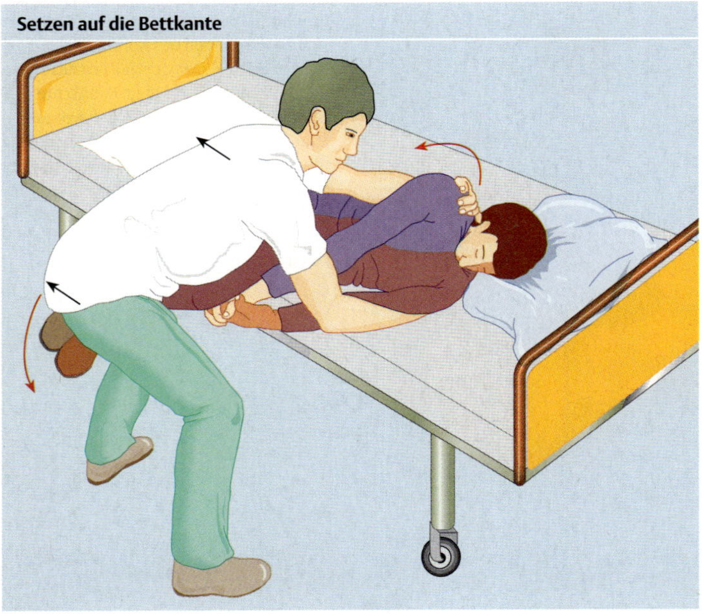

Abb. 43.11

> **Merke**
> Niemals darf ein Schlaganfallpatient zum Aufsetzen oder allgemein bei der Mobilisation unter den Achseln angefasst werden, da dies die Ausbildung einer Spastik fördert.

Transfer Bett – Stuhl – Bett. Der Patient sollte grundsätzlich über die betroffene Seite transferiert werden.

> **Praxistipp**
> Eva Groß, Krankenschwester
> Überlegen Sie vorher, auf welcher Seite des Bettes Sie den Stuhl/Rollstuhl hinstellen müssen, wenn Sie den Patienten aus dem Bett bzw. in das Bett transferieren wollen.

Der Patient wird aufgesetzt und unter Gewichtsverlagerung im Schinkengang (s. Kinästhetik, S. 179 ff) nah an die Bettkante geholt. Er sollte Schuhe mit einem rutschfesten Absatz und einer Ledersohle tragen, damit beim Drehen/Schwenken die Füße nicht am Boden stoppen. Alternativ kann der Patient auch barfuß transferiert werden. Sturzgefahr besteht beim Tragen von Socken!

Die Füße sollen festen Bodenkontakt haben, die Fußspitzen unter den Knien stehen. Die Pflegeperson fasst unter dem Arm hindurch an die nicht betroffene Schulter, die andere Hand greift unter das Sitzbein der betroffenen Seite. Das betroffene Knie wird fixiert, bevor der Oberkörper des Patienten durch Gewichtsverlagerung nach vorne geholt wird. Der Patient lehnt dabei mit seinem Oberkörper an der Schulter der Pflegeperson. Nun verlagert die Pflegeperson ihr Gewicht nach hinten und gibt gleichzeitig Druck auf das betroffenen Knie. Dadurch kommt das Gesäß des Patienten hoch. Je nach Möglichkeit des Patienten kann die Pflegeperson ihn schwenken oder aus einer stehenden Position heraus auf den Stuhl/Rollstuhl in Sitzposition bringen. Das Absetzen des Patienten erfolgt immer durch Tiefergehen in die Knie (**Abb. 43.12 a – d**).

Gehen. Die Gehschule erfolgt durch die Physiotherapeuten. Wichtige Voraussetzung ist das Vorhandensein von Gleichgewicht und Gleichgewichtsverlagerung. Die Hilfestellung/Führung erfolgt immer von der betroffenen Seite aus und wird individuell auf den einzelnen Patienten abgestimmt (**Abb. 43.13**).

Die Pflegeperson arbeitet hier eng mit den Physiotherapeuten zusammen. Gehhilfen, wie z. B. der Stock, sollen nur in Ausnahmefällen eingesetzt und mit der Physiotherapie abgesprochen werden.

Dabei stützt die Pflegeperson mit beiden Händen das Becken des Patienten, um es bei der Bewegung mitzuführen. Falls der Patient das betroffene Bein nur schwierig für einen Schritt nach vorne setzen kann, kann die Pflegeperson mit ihrem Bein die Bewegung unterstützen, indem sie z. B. mit ihrem Fuß den Fuß des Patienten vorsichtig nach vorn schiebt und ihm so „Starthilfe" gibt.

Achten Sie darauf, dass der Patient sich mit Ihrer Hilfe sicherer und nicht eingeschränkt fühlt.

> **Merke**
> Auf keinen Fall darf das Gehen mit einem Hemiplegiker so aussehen, dass zwei Pflegepersonen ihn links und rechts unter der Achsel und am Unterarm festhalten oder dass er mit dem Gehwagen läuft. Dies würde die Ausbildung einer Spastik fördern.

Unterstützung bei der Nahrungsaufnahme

Die meisten Patienten benötigen nach einem Apoplex Hilfestellung bei der Nahrungsaufnahme. Die Unterstützung richtet sich nach der Lokalisation des Geschehens und der Ausprägung der Symptome.

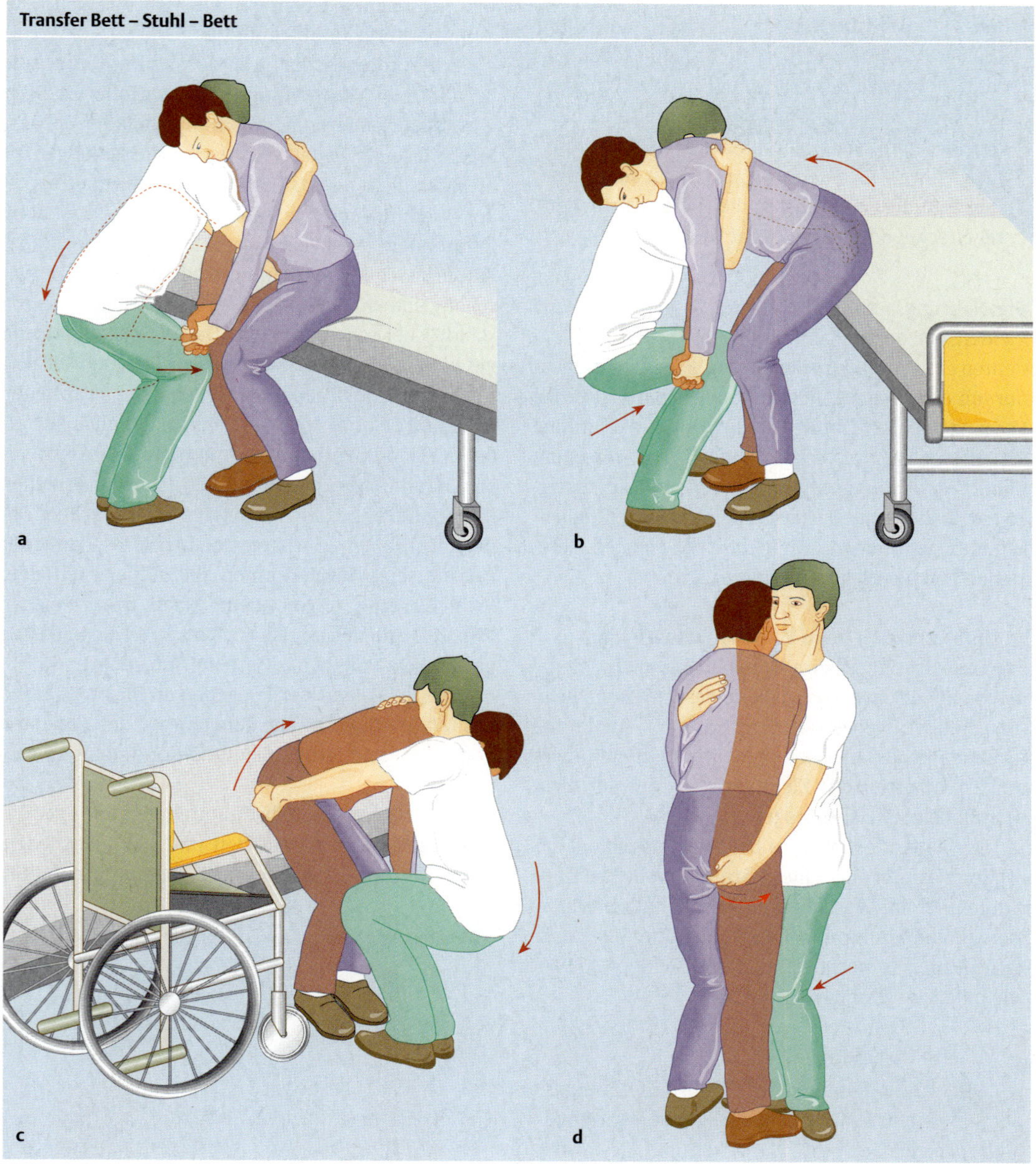

Abb. 43.12 **a** Ausgangsposition zum Transfer. **b** Ausgangsposition vor dem Schwenken. **c** Position während des Schwenkens. **d** Stehender Patient während der Drehung

Abb. 43.13 Der Patient sollte den Arm möglichst in bilateraler Armführung halten, ein herunterhängender Arm kann an der Schulter ziehen und dadurch Schmerzen verursachen

Bei Schluckstörungen besteht die Gefahr der Aspiration, deshalb wird häufig zu Beginn der Erkrankung eine transnasale Ernährungssonde gelegt (S. 405 ff). Bleiben die Schluckstörungen über einen langen Zeitraum bestehen oder ist abzusehen, dass sie auf Dauer irreversibel sind, sollte die Anlage einer PEG-Sonde (S. 408 f) überlegt werden. Eine gezielte Therapie zur Behandlung von Schluckstörungen ist die Fazio-Orale-Therapie = FOT (s. ATL Essen und Trinken, S. 397 ff).

Zur Unterstützung der Nahrungsaufnahme können gezielt unterschiedliche Hilfsmittel (vgl. **Abb. 21.23**) eingesetzt werden, z. B. Non-Gliss-Unterlage, Nagelbrett, Einhand-Essbrett, Tellerranderhöhung usw. Eine wichtige Voraussetzung zur Nahrungsaufnahme ist die gute Sitzposition des Patienten, möglichst Sitzen am Tisch, nur in Ausnahmefällen Langsitz im Bett. Die Pflegeperson sollte die betroffene Hand des Patienten beim Ess- und Trinktraining führen, z. B. Schneiden und Brot schmieren mit der rechten Hand, die Gabel mit der linken Hand zum Mund führen. So können Bewegungsabläufe gebahnt und gelernt werden. Nach jeder Mahlzeit ist eine gute Mundreinigung und Zahnpflege durchzuführen, da sich häufig noch Nahrungsreste im Mund befinden, die der Patient auf Grund von Störungen der Gesichtsmotorik nicht hinunterschlucken konnte.

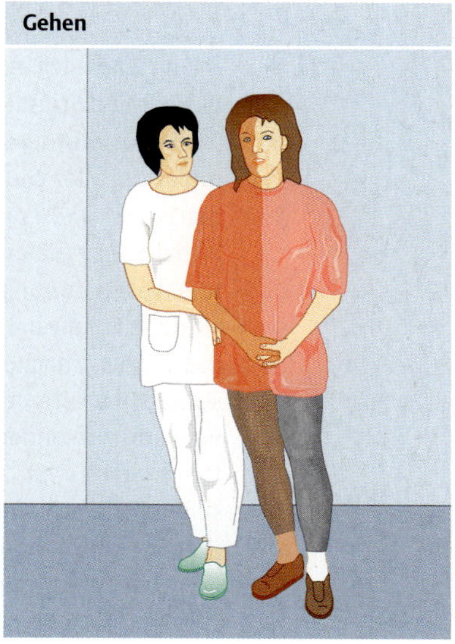

Eva Groß
Kranken-
schwester

Praxistipp

Wichtig ist, auch die Backentaschen zu inspizieren. Bei einer Fazialislähmung z. B. spürt der Patient nicht, wenn Speisereste in der Backentasche liegen bleiben. Er kann diese durch die gestörte Motorik auch nicht selbst herausbefördern. Oft müssen die Speisereste daher regelrecht von Hand entfernt werden.

Die Nahrungsaufnahme hat wie das Waschen und Kleiden bei der Rehabilitation von Schlaganfallpatienten eine besondere Bedeutung. Hier geht es nicht nur um den Vorgang an sich, sondern darum, diesen Vorgang auch als Übungsmöglichkeit zur Erlernung von Bewegungsmustern zu nutzen. Das Glas zum Mund führen dient daher z. B. nicht nur der Flüssigkeitsaufnahme, sondern ist zugleich eine Möglichkeit, den betroffenen Arm in die Bewegung einzubeziehen und die Wahrnehmung zu fördern.

Unterstützung beim Waschen und Kleiden

Zur Unterstützung beim Waschen steht die Pflegeperson auf der betroffenen Seite des Patienten. Beim Anziehen wird jedes Kleidungsstück erst auf der betroffenen Seite angezogen, beim Ausziehen wird umgekehrt erst jedes Kleidungsstück auf der nicht betroffenen Seite ausgezogen.

Der Patient soll sich so bald wie möglich in sitzender Position auf einem Stuhl mit beidseitigen Armlehnen am Waschbecken waschen. Er erhält so viel Unterstützung wie nötig und führt alle Maßnahmen der Körperpflege und des Kleidens so weit wie möglich selbstständig durch.

Merke

Im Rahmen des Selbsthilfetrainings geht es vor allem darum, die betroffene Körperseite bewusst zu machen und sie in die Aktivierung mit einzubeziehen.

Dazu eignet sich auch die Anwendung des Konzeptes der basalen Stimulation nach Bienstein und Fröhlich (s. basale Stimulation, S. 170 ff). Es erfolgt eine Stimulation aller Sinnesorgane, insbesondere die somatische und taktil-haptische Stimulation. Das Prinzip der basalen Stimulation liegt in der bewussten Wahrnehmung der nicht betroffenen Seite, um sie dann auf die betroffene Seite zu übertragen. Durch das Bewusstmachen wird die Empfindung in die gestörte Hirnhälfte transportiert, es findet ein Transfer von der wissenden zur wahrnehmungsbeeinträchtigten Seite statt, sodass der Patient sich besser in seinem Körper orientieren lernt und „Verlorenes", „Vergessenes" wiederfinden kann.

Man geht von der Grundannahme aus, dass der Patient zuerst seine gesunde Seite spüren muss, um sich vorstellen zu können, wie sich die wahrnehmungsgestörte anfühlen müsste.

Zur Förderung der Orientierung im Körper und bewussteren Wahrnehmung der betroffenen Seite wird die **orientierende Waschung** nach der Bobath-Methode angewendet. Wichtige Voraussetzungen für die Effektivität der Maßnahme sind Ruhe und Zeit bei der Durchführung. Der Patient sollte möglichst aktiv mitarbeiten. Die hygienischen Prinzipien der Ganzkörperwaschung werden berücksichtigt (s. ATL Waschen und Kleiden, S. 363 ff). Waschlappen und Handtücher sollen rauh sein. Das Waschwasser kann ggf. etwas kühler und mit einem Pflegemittel versetzt sein. Die Pflegeperson steht auf der betroffenen Seite und beginnt die Waschung an der nicht betroffenen Hand über den Arm zum betroffenen Arm bis zur Hand unter Betonung der längsverlaufenden Mittellinie, ohne den Vorgang zu unterbrechen. Dabei übt sie einen spürbar festen Druck aus, damit der Patient seine Körperformen gut fühlen und dem Waschvorgang folgen kann. Nach dem gleichen Prinzip werden Brust, Bauch, Rücken, Beine und Füße gewaschen; zuletzt das Gesicht (**Abb. 43.14**).

Die freie Hand der Pflegeperson bleibt während des Waschvorgangs auf dem Körper des Patienten liegen, um ihm Ruhe, Nähe und Kontinuität zu vermitteln.

Im Rahmen des Selbsthilfetrainings lernt der Patient, sich selbst zu waschen und sich anzuziehen. Voraussetzung ist die vorhandene Rumpfstabilität,

Orientierende Waschung nach Bobath

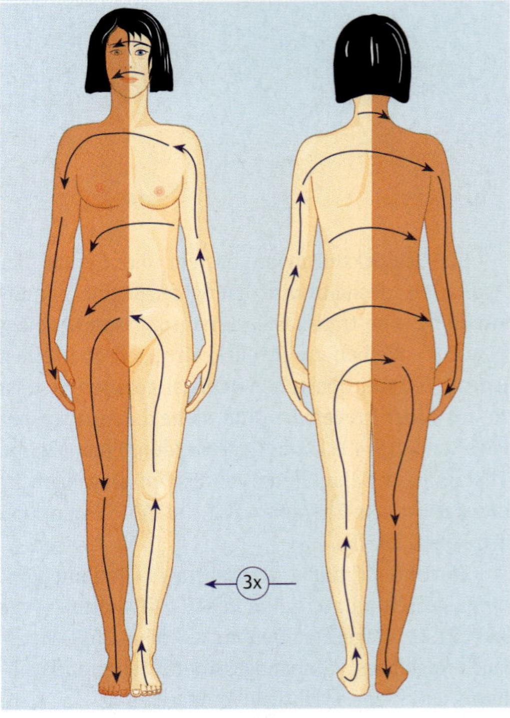

Abb. 43.14 Die Waschung geht von der gesunden zur betroffenen Seite, unter Betonung der längs verlaufenden Mittellinie

der Patient muss sitzen können. Bei der Unterstützung des Patienten am Waschbecken sollte der betroffene Arm in die Handlung so gut wie möglich einbezogen werden. So kann beispielsweise die Pflegeperson den Unterarm des Patienten unterstützen, während dieser die betroffene Hand selbst wäscht. Oder der betroffene Arm kann gehalten werden, damit der Patient ihn selbst abtrocknen kann. All dies sind kleine Handgriffe, die nicht nur der Wiedererlernung von Bewegungsmustern dienen, sondern immer gleichzeitig die Wahrnehmung der betroffenen Seite fördern. Behalten Sie dabei auch im Blick, dass der Ablauf einer für Sie selbstverständlichen Handlung, wie z. B. das Anziehen, große Schwierigkeiten bereiten kann. Z. B. vergisst der Patient, dass er das Unterhemd vor dem Hemd anziehen muss. Nehmen Sie ihm diese Arbeit nicht ab, indem Sie ihm sagen, was er als nächstes tun soll, sondern lassen Sie ihn zunächst selbst entscheiden und weisen Sie ihn dann auf die richtige Reihenfolge hin. Wichtig ist, dem Patienten nicht zu viel abzunehmen und ihn aber auch nicht zu überfordern. Durch die Kommunikation im Team kann das Ausmaß der Unterstützung den Fähigkeiten, Fortschritten und auch der jeweiligen Tagesform des Patienten angepasst werden.

Beispiel für das Anziehen von Unterhose und Hose. Der Patient holt das betroffene Bein mit der nicht betroffenen Hand über das nicht betroffene Bein. Unterhose und Hose werden über den betroffenen Fuß gestreift und hochgezogen, bis der Fuß wieder sichtbar ist. Das Bein wird wieder auf den Boden zurückgestellt. Nun mit dem nicht betroffenen Fuß in die Unterhose und Hose und beides hinausziehen. Jetzt kann der Patient aufstehen und Unterhose und Hose richtig hochziehen (**Abb. 43.15**).

Anziehen von Unterhose und Hose

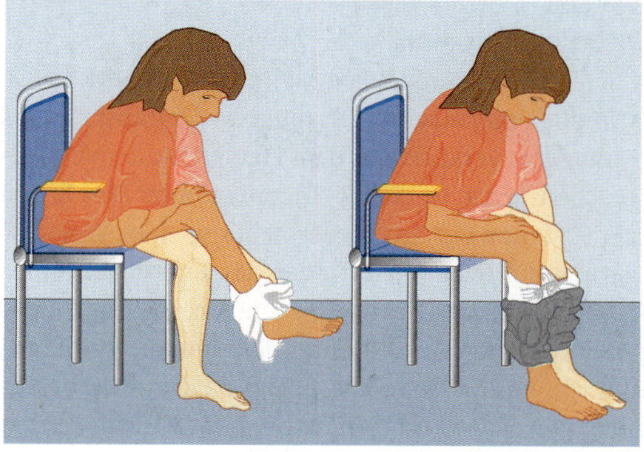

Abb. 43.15 **a** Das betroffene Bein wird über das nicht betroffene Bein gelegt. **b** Unterhose und Hose werden über den betroffenen Fuß gestreift und hochgezogen

> **Praxistipp**
> Eva Groß, Krankenschwester
> Das Wasch- und Anziehtraining ist für den Patienten äußerst anstrengend, da es meist 1½ Stunden dauert. Sorgen Sie anschließend für eine ausreichende Ruhephase des Patienten.

Unterstützung bei der Ausscheidung

Nach einem Apoplex kann der Patient unter Störungen der Urin- und Stuhlausscheidung leiden, deren Ursache jedoch nicht unbedingt und immer im Zusammenhang mit der Erkrankung zu sehen ist. Deshalb sollte zunächst nach weiteren Ursachen geforscht werden. Vielleicht kann sich der Patient nicht schnell genug ausziehen, kann sich sprachlich nicht äußern, was er möchte, findet die Toilette oder den Klingelknopf nicht; leidet unter Handlungsplanungsstörungen (Apraxien). Bei Körperwahrnehmungsstörungen hat der Patient Probleme, eine volle Blase oder einen vollen Darm zu erkennen.

Ein Blasendauerkatheter sollte nur zur Flüssigkeitsbilanzierung zu Beginn der Erkrankung in der Akutphase gelegt werden (Arztanordnung). Ansonsten sind hier Maßnahmen wie Obstipationsprophylaxe (S. 459 f) und Toilettentraining (S. 449), Förderung der Körperwahrnehmung sowie Behandlung der neuropsychologischen Störungen durchzuführen.

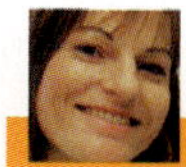

siehe Pflegeangebot Katheterisieren der Harnblase, S. 434 ff

Die Versorgung bei Inkontinenz erfolgt mit entsprechenden Einmalprodukten oder waschbaren Inkontinenzhilfen (s. ATL Ausscheiden, S. 451).

Für Sicherheit sorgen

Ein wichtiger Aspekt in der Pflege eines Patienten mit einem Apoplex ist die Sorge um die Sicherheit des Patienten. Sie beinhaltet vor allem die Durchführung prophylaktischer Maßnahmen zur Vermeidung von Komplikationen. Einige wichtige Aspekte zur Vermeidung von Komplikationen wurden bereits erwähnt, wie z. B. Grundsätze bei der Lagerung und Mobilisation, welche die Entstehung einer Spastik reduzieren bzw. verhindern.

Weitere Maßnahmen zur Verhinderung einer Spastik sind:

- Der Bettbügel wird nicht am Bett angebracht, er fördert die einseitige Belastung und Spastizität des Patienten.
- Zur Vermeidung des Herunterrutschens des Patienten oder zur Spitzfußprophylaxe darf keine Kiste am Bettende eingebracht werden, da Druck auf die Fußsohlen eine Streckspastik fördert.
- Es werden keine Gegenstände wie Bälle oder Binden in die betroffene Hand gegeben, da Druck auf die Fingergrundgelenke eine Beugespastik der Hand sowie die Auslösung des Greifreflexes fördert.
- Das Kopfteil des Bettes bleibt bei jeder Lagerung flach gestellt, da eine Erhöhung des Kopfteiles über die Beugung im Rumpf und Hüftgelenk die Spastizität fördert.

Spitzfußprophylaxe

Sie ist nur bei längerer Rückenlage notwendig. Die Bettdecke soll nicht über die Füße gelegt werden (sie bringt die Füße in Spitzfußstellung), sondern über das Fußende. Alternativ kann ein Bettbogen benutzt werden.

Dekubitusprophylaxe

Zur Dekubitusprophylaxe wird der Patient zweistündlich umgelagert, ggf. muss der Zeitabstand des Umlagerns verkürzt werden. Treten trotzdem Druckgeschwüre auf, ist die 30°-Lagerung unter Beachtung der Kriterien zur Spastikvermeidung einer Weichlagerung auf Schaumstoff oder das Einbringen einer Antidekubitusmatratze vorzuziehen. Da die Eigenwahrnehmung des Patienten fast immer gestört ist, braucht er eine feste Körperunterlage zur Verbesserung der Wahrnehmung. Jede Art der Weichlagerung vermindert die Förderung der Körperwahrnehmung.

Schulterprobleme

Ein Großteil der Patienten mit einer Hemiparese nach einem Apoplex klagt über **Beschwerden im Schultergelenk**. Es handelt sich hier um eine Komplikation, die durch unsachgemäßes Bewegen der subluxierten Schulter mit einem bis zu 3 cm breiten Gelenkspalt durch den Patienten selbst und/oder die Pflegeperson entsteht. Eine Entzündung im Schultergelenk verursacht die unangenehmen Schmerzen. Zur Vermeidung einer schmerzhaften Schulter können folgende Maßnahmen beitragen:

- bilaterale Armführung bei allen Maßnahmen,
- Ergreifen des Armes nicht über die Hand, sondern möglichst das Gewicht des Armes über das Ellenbogengelenk abnehmen,
- niemals am Arm ziehen,
- zum Höherrutschen und Aufstehen nicht unter die Achselhöhle greifen,
- den Arm nicht mit Gewalt gegen Widerstand bewegen,
- wenn der Patient bei einer Bewegung über Schmerzen klagt, sofort die Stellung so verändern, dass der Patient wieder schmerzfrei ist.

Bei bestehender schmerzhafter Schulter kann der Arzt lokale Salben und Umschläge sowie Ruhigstellung der Schulter verordnen, evtl. auch eine Kortisontherapie.

> Eva Groß
> Krankenschwester
>
> **Praxistipp**
> Häufig wird den Patienten empfohlen, mit dem betroffenen Arm Übungen durchzuführen. Dabei kann es vorkommen, dass der Patient nicht darauf achtet, wie die Stellung des Oberarmes im Schultergelenk ist und ob Schmerzen in der Schulter bestehen. Vergewissern Sie sich, dass der Patient diese Bewegungsübungen richtig durchführen kann.

Handprobleme

Bei manchen Patienten mit einem Apoplex schwillt die betroffene Hand an und schmerzt. Sie kann heiß und gerötet oder aber auch feucht-kalt und bläulich verfärbt sein. Die genauen Ursachen sind noch nicht bekannt, man vermutet eine venöse und lymphatische Stauung vor allem durch den Ausfall der Muskelpumpe sowie auf Grund von Durchblutungsstörungen. Es können auch Gewebeschäden durch paravenös gelaufene Infusionen oder Verletzungen der Hand auftreten, die der Patient besonders beim Neglect-Phänomen nicht wahrnimmt.

Prophylaktische Maßnahmen sind:

- eine korrekte Lagerung des Armes, die auf die Lagerung des Patienten abgestimmt ist, z. B. Benutzung eines Rollstuhltisches speziell für die Lagerung des Armes,
- Infusionen nicht am betroffenen Arm anlegen,
- Blutdruckmessungen am betroffenen Arm vermeiden,
- leichte Armhochlagerung in Mittelstellung.

Therapeutische Maßnahmen können die orale Gabe von Kortison sowie die Lymphdrainage der betroffene Hand sein.

Pusher-Syndrom

Das Pusher-Syndrom (engl. to push = drücken, schieben) wurde von P. Davies (1986) beschrieben. Es tritt eher bei Patienten mit einer Rechtshirnläsion und linksseitiger Hemiplegie auf. Die Patienten drücken sich aus jeder Position auf die betroffene Seite und nach hinten, nehmen diese Fehlhaltung jedoch nicht wahr. Sie beachten ihre betroffene Seite nicht (Neglectphänomen, engl. to neglect = vernachlässigen, nicht beachten). Die Nichtbeachtung betrifft das Sehen (*visueller Neglect*), das Hören (*akustischer, auditiver Neglect*) und die Verarbeitung von Berührungs- und Bewegungsreizen (*somato-sensorischer Neglect*).

Visueller Neglect. Visuelle Reize in der gestörten Raumhälfte werden nicht oder nur ungenügend beachtet, was zu beträchtlichen Problemen führen kann. Die Patienten übersehen Hindernisse, Sachen oder Personen auf der betroffenen Seite. Sie stoßen an oder finden Dinge nicht.

Beim Lesen wird die betroffene Seite vernachlässigt, beim Schreiben wird nur die Vorlage auf der intakten Seite benutzt, beim Zeichnen werden Teile weggelassen.

Akustischer Neglect. Die Patienten können akustische Reize, die von der betroffenen Seite herkommen, nicht wahrnehmen; evtl. suchen sie die akustische Quelle auf der nicht betroffenen Seite.

Somato-sensorischer Neglect. Die Patienten haben keine Empfingung für Berührung, Schmerz und Temperatur (Kälte, Wärme). Bei der Körperpflege vergessen sie z. B. das Waschen, Kämmen, Rasieren der betroffenen Körperseite. Die betroffene Seite wird bei Bewegungsabläufen unzureichend eingesetzt, z. B. wird der Arm ohne Beachtung hängen gelassen; beim Rollstuhlfahren spürt der Patient kein Anstoßen an Gegenstände oder Einklemmen an der Seite; er bemerkt nicht, wenn er auf dem Arm liegt.

Merke

Neglectphänomene können auch bei Patienten auftreten, die nicht unter dem Pusher-Syndrom leiden; sie treten jedoch eher bei einer Rechtshirnläsion auf.

Therapeutisch sind diese Patienten schwer zu behandeln, da sie gleichzeitig nicht krankheitseinsichtig sind (*Anosognosie*) und ihre Leistungsfähigkeit überschätzen. Häufig ist die räumliche Orientierung gestört, sodass sich die Patienten z. B. schon hinsetzen, obwohl der Stuhl noch viel zu weit entfernt ist. Aufmerksamkeit und Konzentration sowie Gedächtnisleistungen lassen schnell nach, sie sind leicht ablenkbar. Die Durchführung von Handlungen ist gestört (*Apraxie*). Die Pflegepersonen brauchen im Umgang mit den Patienten sehr viel Geduld, sollten klare kurze Anweisungen geben und für Sicherheit sorgen (z. B. Klingel mehr zur nicht betroffenen Seite, da der Patient sie sonst nicht wahrnehmen kann; Bettgitter, damit er nicht aus dem Bett fällt, weil er meint, aufstehen zu können oder versucht, das betroffene Bein auf dem Bett zu heben.

Praxistipp

Eva Groß Krankenschwester

Wenn Sie einem Patienten mit einem Neglectphänomen am Waschbecken helfen, sollten Sie darauf achten, dass Sie alle Utensilien in seinem Blickfeld anordnen. Ebenso müssen Sie ihn fragen, ob er die Klingel an dieser Stelle sehen kann. Wenn ein Patient etwas nicht tut, worum Sie ihn bitten, dann kann dies daran liegen, dass er die dazu notwendigen Dinge einfach nicht sieht. Bedenken Sie dies auch, wenn Sie z. B. das Essenstablett von solchen Patienten mitnehmen und noch die Hälfte des Essens unberührt auf dem Teller liegt. Das kann ebenfalls daran liegen, dass der Patient das Essen einfach nicht gesehen hat. Machen Sie Patienten, die sich auf Grund des Neglectphänomens z. B. ungleich geschminkt oder angezogen haben, diskret darauf aufmerksam.

43.1.3 Zusammenarbeit im multiprofessionellen therapeutischen Team

Die Zusammenarbeit aller an der Behandlung und Therapie beteiligten Personen ist für den Erfolg der Rehabilitation eines Patienten besonders wichtig. Sinnvoll sind regelmäßige Teambesprechungen, in denen Therapiefortschritte und neue Ziele vorgestellt werden.

Eine gemeinsame Dokumentation erleichtert die Information und Kontrolle. Der Patient und seine Angehörigen werden zur Förderung der Motivation und Mitarbeit grundsätzlich mit einbezogen. Schon während des Klinikaufenthaltes sollte geklärt werden, ob und wann der Patient für eine Anschlussheilbehandlung vorgesehen ist.

43.2 Pflege von Patienten mit Para-/Tetraplegie

Alexandra Jall

Querschnittlähmung – ein Schicksal

Über Jahrtausende stand die Medizin dem Problem der Querschnittlähmung machtlos gegenüber. Die erste eindrucksvolle Schilderung einer traumatischen Rückenmarkverletzung ist nahezu 4500 Jahre alt. Die detaillierte Beschreibung einer Halsmarklähmung (Tetraplegie) eines ägyptischen Militärarztes (2600 v. Chr.) findet sich im Lehrbuch der „Wundarzneikunst“: „Man findet den Patienten ohne Bewusstsein seiner beiden Arme und Beine, sein Penis ist erigiert und Harn träufelt aus seinem Glied, ohne dass er es spürt. Das ist ein Leiden, das nicht behandelt werden kann. Man muß den Kranken seinem Schicksal überlassen.“ Diese fatale Auffassung bestand bis zum Jahre 1944. Sir Ludwig Guttmann, der 1939 von Deutschland aus nach England emigrierte, eröffnete dort in Stoke Mandeville das erste Querschnittzentrum der Welt. Zum gleichen Zeitpunkt entstanden in Amerika Querschnittabteilungen unter der Leitung des Amerikaners Prof. Bors. Guttmanns Ziel war der Aufbau eines umfassenden Rehabilitationsdienstes, mit sachgemäßer Frühbehandlung, um die zum frühen Tod führenden Komplikationen zu vermeiden. Seine Behandlungsprinzipien haben auch heute noch für die Akutversorgung der traumatischen Querschnittlähmung in den Spezialzentren ihre Gültigkeit, unabhängig davon, ob eine Indikation für frühzeitige operative Stabilisierungsmaßnahmen gegeben ist (Gerner 1992). Guttmann und Bors zeigten, dass bei einer konsequent durchgeführten und problemorientierten Behandlung ein Patient mit einer Querschnittlähmung weiterleben konnte, und das nicht nur im Sinne eines bloßen Vegetierens, sondern eines sinnvollen Lebens mit allen sozialen Konsequenzen.

Medizinischer Überblick Querschnittlähmung

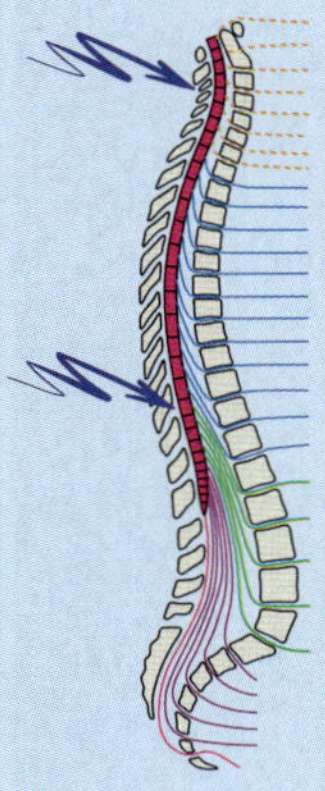

Definition

Bei einer Querschnittlähmung handelt es sich um eine Schädigung des Rückenmarks und/oder der im Wirbelkanal verlaufenden Nervenwurzeln, die sich aus einer Kontinuitätsunterbrechung der aufsteigenden und absteigenden Bahnen ergibt. Es kommt zu einer motorischen Lähmung mit Verlust der willkürlichen Muskelbewegung, einer sensiblen/sensorischen Lähmung mit Ausfall der Gefühlswahrnehmung und einer vegetativen Lähmung mit Störungen der Funktion von Harnblase, Enddarm, Geschlechtsorganen und Gefäßmuskulatur.

Arten

Das Querschnittbild wird bestimmt von der Rückenmarkschädigung und nicht von der Wirbelsäulenverletzung. Beim Erwachsenen ist das neurologische Segment nicht mit dem Wirbelkörper identisch. Dies muss beim Bestimmen der segmentalen Läsionshöhe beachtet werden. Als **Tetraplegie** bezeichnet man Lähmungen, die alle vier Gliedmaßen betreffen und die durch eine Schädigung im Halsmarkbereich zustande kommten. Unter **Paraplegie** versteht man Lähmungen der unteren Extremitäten, die durch eine Schädigung im Brust- und Lendenmarkbereich zustande kommt. Je nach Ausmaß der Schädigung, ob das Rückenmark vollständig oder nur teilweise zerstört wurde, unterscheidet man zwischen *kompletter* und *inkompletter* Tetra- und Paraplegie. Bei einer **kompletten Läsion** besteht eine völlige Kontinuitätsunterbrechung der Leitungsfunktion des Rückenmarks, dies gilt sowohl für Impulse vom Gehirn zur Peripherie als auch umgekehrt. Bei einer **inkompletten Läsion** ist diese Leitungsfunktion noch partiell vorhanden, wobei Variationen von nahezu keinem bis zu fast völligem Ausfall möglich sind.

Abb. 43.16

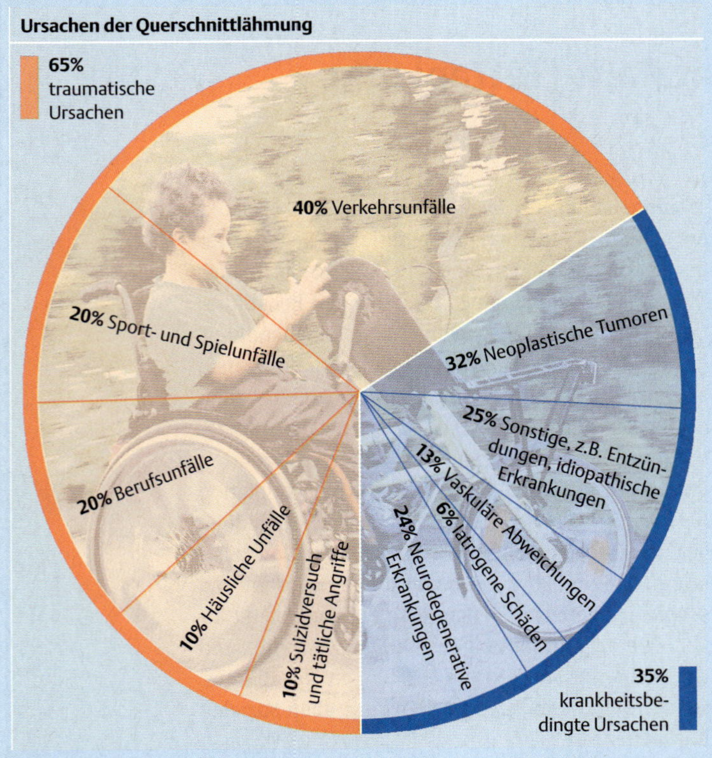

Häufigkeit

In der Bundesrepublik leben heute mehr als 25 000 Menschen mit Querschnittlähmungen und jährlich kommen etwa 1000 Menschen hinzu. Nach einer 10-Jahres-Statistik von 17 Querschnittgelähmten-Zentren bleibt die durchschnittliche jährliche Zahl frischer Querschnittlähmungen mit rund 1000 nahezu konstant. Die Ursachen von Querschnittlähmungen zeigt **Abb. 43.16**.

Symptome

- Ausfall von Gefühlsqualitäten, wie Oberflächen-, Schmerz-, Temperatur- und Tiefensensibilität,
- Verlust willkürlicher Muskelbewegungen durch fehlende Innervation der quergestreiften Skelettmuskulatur,
- Ausfall von Fremd- und Eigenreflexen,
- Verlust der Eigenkontrolle über Blasen- und Mastdarmfunktion,
- vorübergehende oder zum Teil bleibende Funktionsschädigungen vegetativer Bahnen, Beeinträchtigung der Kreislauf-, Atem- und Wärmeregulation.

Spinaler Schock

Unmittelbar nach dem Eintritt der Lähmung treten unterhalb der Schädigungsstelle Ausfallerscheinungen der Rückenmarkfunktionen auf, die unter dem Begriff „spinaler Schock" zusammengefasst werden. Er wird verursacht durch den Verlust der zentralen Dauererregung, sodass sich der isolierte Rückenmarkabschnitt in einem Zustand völliger Lähmung befindet, auch wenn das Mark in diesem Bereich an sich anatomisch intakt geblieben ist. Kennzeichen des spinalen Schocks sind: schlaffe Lähmung der Muskulatur, schlaffe Lähmung der Blase, Magen-Darm-Atonie (klinisch erkennbar am Zustand des Subileus oder Ileus), Ausfall der Fremd- und Eigenreflexe, Störungen der Thermoregulation, Fehlen der Gefäßkontrolle mit hypotonen Kreislaufregulationsstörungen, Einschränkung der Flüssigkeitsausscheidung (Atonie der ableitenden Harnwege), Einschränkung der Ausscheidung harnpflichtiger Substanzen, Herabsetzung des Gewebswiderstandes,

Eiweißverlust, Elektrolytverschiebung und Hyperglykämien durch innersekretorische Störungen, Azidose oder Alkalose.

Die Dauer des spinalen Schocks reicht von wenigen Tagen bis zu acht Wochen. Das Schädigungsbild des Rückenmarks ist in der Akutphase durch den spinalen Schock nicht genau abzugrenzen, sodass frühestens nach dem Abklingen der Symptomatik genaue Aussagen über das Ausmaß der Schädigung möglich sind.

Diagnostik

- Erfassung und Sicherung vitaler Funktionen,
- Beurteilung des Allgemeinzustandes,
- neurologische Untersuchung mit Überprüfung der Reflexe (Bulbokavernosus-, Analreflex), Überprüfung der Kennmuskeln und der somatosensorisch evozierten Potentiale,
- Diagnostik von Begleitverletzungen,
- Röntgen des Verletzungsbereiches der Wirbelsäule, angrenzender Wirbelsäulenabschnitte und des Thorax,
- Computertomografie, Kernspintomografie.

Komplikationen

Dekubitalulzera, Thrombose und Embolie, Paraosteoarthropathien (POA) = Pathologische Weichteilverknöcherungen in der Umgebung großer Gelenke, Schmerzen, Spastik, Kontrakturen, Frakturen.

Therapie

Indikationen und Formen der Therapie zeigt **Tab. 43.1**.

Tabelle 43.1 Indikationen und Formen der Therapie

	operativ	*konservativ*
Indikation	→ freies Intervall zwischen Unfall und Beginn der Lähmung → deutliche und rasche Zunahme einer motorischen und/oder sensiblen Lähmung von mehr als drei Segmenten → Übergang von einer zunächst inkompletten in eine komplette Lähmung → Instabilität der Wirbelsäule → nachgewiesener Bandscheibenschaden mit Kompression des Rückenmarks → offene Wirbelsäulen- und Rückenmarkverletzung → Fremdkörper im Spinalkanal	→ keine knöcherne Verletzung oder stabiler Bruch eines Wirbelkörpers, freier Spinalkanal → rückläufige Neurologie → schwere Begleitverletzungen: Schädel-Hirn-Trauma III. Grades, akutes Abdomen, gleichzeitige schwere Gefäßverletzung, akuter Schock, großer Blutverlust, pulmonale Komplikationen → Querschnittlähmung im Alter, wenn degenerative Vorschäden schon vor dem Unfall zu ersten neurologischen Störungen geführt haben
Therapie	→ Dekompression des Rückenmarks → Reposition der Wirbelkörper → Stabilisierung der verletzten Anteile der Wirbelsäule → ventrale und/oder dorsale Fusion der Halswirbelsäule → dorsale und/oder ventrale Stabilisierung der Brust- und Lendenwirbelsäule mit einem Wirbelsäulen-Fixateur, intern entstandene Defekte werden mit Spongiosa ausgefüllt, um eine Stabilität bei Wirbelkörpertrümmerbrüchen zu erreichen. Zur Sicherung des Operationsergebnisses werden die meisten Patienten postoperativ für Wochen bzw. Monate mit einer äußeren Abstützung wie Halskrawatte oder Korsett versorgt. Dadurch wird eine frühzeitige Mobilisierung des Patienten bereits in den ersten postoperativen Tagen möglich.	Halswirbelsäule → Reposition der Fehlstellung durch Klammerextension (Crutchfield-Klammer) und Lagerung in Hyperextension → Lagerung im Spezialbett (Hess- oder Stryker-Bett) → äußere Stabilisierungsverfahren in Form von wirbelsäulenstabilisierenden Rumpfprothesen, z. B. Halo-Body-Jacket, Minerva-Korsett, steife Halskrawatte Brust- und Lendenwirbelsäule → Lagerung im Spezialbett (Hess- oder Stryker-Bett) → äußere Stabilisierung durch 2-Schalen-Korsett Bei der konservativen Therapie der Wirbelsäulenfraktur dauert die Liegezeit etwa 8 – 12 Wochen, nach operativer Therapie kann sich diese Zeit deutlich verkürzen.

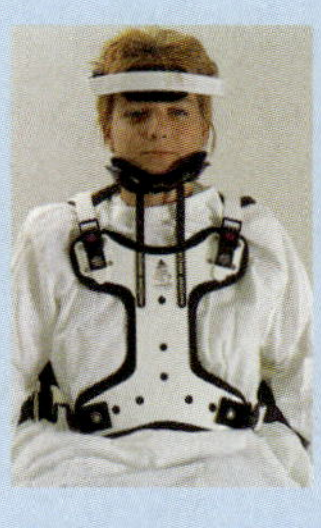

Vorderansicht Minerva-Korsett zur Stabilisierung der Halswirbelsäule

43.2.1 Bedeutung für den Patienten

Die Einzigartigkeit der Querschnittlähmung besteht darin, dass aus voller Gesundheit heraus akut eine grundlegende und oft irreversible körperliche Veränderung eintritt. Diese Veränderung beeinflusst wesentlich das Selbstwertgefühl des Patienten. Unterhalb der Rückenmarkschädigung versagt der Körper den Dienst. Der Betroffene erlebt, dass sich im geschädigten Bereich nichts mehr bewegen lässt und dass er nichts mehr fühlt. Der gefühl- und funktionslose Körperabschnitt ist noch verstärkt anfällig gegenüber zusätzlichen Schädigungen. Mit einem Schlag wird er aus seinem vertrauten Lebenskreis herausgerissen, von einer Sekunde zur anderen wird aus einem nicht behinderten Menschen ein behinderter Mensch. Viele Pläne und Erwartungen für die Zukunft werden auf einmal in Frage gestellt. Dem Betroffenen wird diese Tatsache aber erst nach und nach bewusst. In den ersten Tagen und Wochen befindet sich der Patient in einer Art psychischem Starrezustand, der alle Eindrücke abprallen lässt. Ein Gefühl des Unwirklichen, Traumhaften steht im Vordergrund. Das Erleben von Abhängigkeit bei der Blasen- und Darmentleerung oder Hilfeleistungen beim Essen, Trinken, Nase putzen führt bei den Betroffenen in einem hohen Maße zu Irritationen und Angstphantasien.

Eva Groß
Kranken-schwester

···> Praxistipp
Eine frühzeitige Aufklärung sollte unter allen Umständen stattfinden, um dem Patienten den Vorbereitungsprozess zu ermöglichen, Sinn und Zweck der Behandlungsschritte zu verstehen und um seine aktive Mitarbeit zu gewinnen.

43.2.2 Pflege- und Behandlungsplan

Die Rehabilitation von querschnittgelähmten Menschen beginnt am Unfallort. Die richtige Bergung, der schonende und schnelle Transport in ein Querschnittzentrum, die exakte Diagnosestellung, das frühzeitige Einsetzen der Akuttherapie und die fachgerechte Betreuung in den ersten Stunden sind für den weiteren Verlauf und die Prognose eines Menschen mit einer Querschnittlähmung und seines weiteren Lebens von entscheidender Bedeutung. Im Krankenhaus wird der Patient auf die Intensivstation aufgenommen, dort entscheiden der Zustand des Patienten und die diagnostischen Maßnahmen, ob eine Operation möglich bzw. notwendig ist. Die Höhe der Läsion, die Art der Therapie und der Zustand des Patienten bestimmen, wie lange der Patient der Intensivbehandlung bedarf. So wird ein Patient mit einer Paraplegie nach operativem Eingriff und stabilem Allgemeinzustand wesentlich schneller auf die allgemeine Querschnittabteilung verlegt als ein Patient mit Tetraplegie, da die Lähmungshöhe zum Ausfall wichtiger Steuerungsmechanismen wie z.B. der Atmung führt und schwerwiegende Komplikationen zur Folge haben kann, die länger einer Intensivbehandlung bedürfen.

Behandlungsschwerpunkte in der Rehabilitation von Patienten mit Para-/Tetraplegie

■ Liegephase oder Akutphase (Tab. 43.2)

In dieser Phase bedarf der Patient einer intensiven Überwachung und Pflege, um lebenswichtige Funktionen zu stabilisieren und aufrechtzuerhalten. Pflegerische Maßnahmen zur Vermeidung von lähmungsbedingten Schäden und die Sicherstellung der Grundbedürfnisse des Patienten sind hier Schwerpunkt. Dabei darf auch die psychische Betreuung des

Tabelle 43.2 Dauer der Liege- oder Akutphase

	konservative Therapie	*operative Therapie*
Patienten mit Paraplegie	8 – 10 Wochen	2 Wochen
Patienten mit Tetraplegie	10 – 12 Wochen	2 Wochen

Patienten nicht vergessen werden. Eine frühzeitige Aufklärung des Patienten und seiner Angehörigen ist wichtig. Psychische Abwehrmechanismen lassen das ganze Ausmaß der Querschnittlähmung nur nach und nach ins Bewusstsein dringen und helfen dadurch, Überforderung zu vermeiden. Falsche oder unvollständige Informationen versperren den Weg zur Bewältigung der Realität, widersprüchliche Aussagen der Teammitglieder verwirren und beunruhigen den Patienten zutiefst. Nur vorbereitete Personen können dem Patienten angemessene Hilfe und Unterstützung zukommen lassen und nur ein aufgeklärter und vorbereiteter Patient kann an seiner Rehabilitation aktiv mitarbeiten.

■ Aufrichtephase und Rollstuhlgewöhnung (Tab. 43.3)

In dieser Phase ist ein intensives Kreislauftraining erforderlich, das durch pflegerische Maßnahmen unterstützt wird. Der Patient wird außerdem in einem Stehbett mehrmals täglich, langsam steigernd, aufgestellt, bis sich sein Kreislauf soweit daran gewöhnt hat, dass ein Sitzen im Rollstuhl möglich ist. Auch hier ist eine individuelle Steigerung angebracht, die sich am physischen und psychischen Zustand des Patienten orientiert.

Die Anpassung des Rollstuhles und Sitzkissens findet durch die Ergotherapie statt, dabei muss die individuelle Lähmungssituation, z.B. Tetra- oder Paraplegiker, ebenso berücksichtigt werden wie Alter, Begleiterkrankungen und die Lernfähigkeit des Patienten im Umgang mit technischen Hilfsmitteln, z.B. Steuern eines elektrischen Rollstuhls. Pflegepersonen leiten die Maßnahmen ein, unterstützen den Patienten beim Üben und geben Rückmeldung, wenn Änderungen notwendig sind. Gefühlsmäßig geht es für den Patienten „aufwärts", er kann nun sitzen und sich im Rollstuhl fortbewegen, die Pflegepersonen stehen nicht mehr *über*, sondern *neben* ihm. Aber andererseits ist der Rollstuhl das Symbol für die

Tabelle 43.3 Dauer der Aufrichtephase und Rollstuhlgewöhnung

	konservative und operative Therapie
Patienten mit Paraplegie	2 – 3 Wochen
Patienten mit Tetraplegie	2 – 4 Wochen

Verurteilung zur Invalidität: „Da sitzt du, und zwar lebenslang."

Der Patient wird sich, oft zum ersten Mal, völlig der Folgen des Sensibilitätsverlustes bewusst. Er muss eine neue Körpererfahrung verarbeiten und ein neues Körperschema in sich aufnehmen. Erkenntnisse aus der basalen Stimulation in der Pflege kommen zum Einsatz.

Ziele der Mobilisation sind:

- Erreichen der größtmöglichen Mobilität,
- Erhaltung und/oder Wiederherstellung der Beweglichkeit mit entsprechenden Hilfsmitteln,
- Aneignung der notwendigen Bewegungsabläufe im Alltag,
- Erlernen der Handhabung der notwendigen Fortbewegungsmittel (Rollstuhl, Stützapparate, Gehschienen, S. 308 ff),
- Verarbeiten und Annehmen der eingeschränkten Körperfunktion,
- Erlernen eines neuen Körperbewusstseins,
- Erlernen des Umgangs mit dem gelähmten Körper und den notwendigen Hilfsmitteln.

Die Umsetzung des Konzeptes der Kinästhetik (S. 179 ff) unterstützt das Erlernen eines neuen Körperbewusstseins beim Patienten, erleichtert die Mobilisation durch verschiedene Transferarten und ermöglicht die Reduzierung von Hilfsmitteln, z. B. Lifter-Versorgung.

■ Trainingsphase (Tab. 43.4)

> **Merke**
> Aus dem abhängigen, von Verantwortung entbundenen Schwerverletzten muss nun ein unabhängiger, eigenverantwortlicher „körperlich behinderter" Mensch werden, der Dinge erneut, neue Dinge lernen und Dinge anders lernen muss.

Eine intensive pflegerische Betreuung im Sinne von Anleiten, Unterstützen und Motivieren beim Selbstständigkeitstraining für die Aktivitäten des täglichen Lebens ist hier Schwerpunkt. An die Miteinbeziehung und Anleitung der Angehörigen in die Pflege des Patienten muss gedacht werden (**Abb. 43.17** u. **43.18**).

Tabelle 43.4 Dauer der Trainingsphase

	konservative und operative Therapie
Patienten mit Paraplegie	15 – 18 Wochen
Patienten mit Tetraplegie	16 – 20 Wochen

■ Entlassungsphase

Pläne und Entscheidungen für die Zukunft müssen getroffen werden. Ist eine Entlassung nach Hause möglich, braucht der Patient häusliche Pflege. Wie sieht es mit der schulischen oder beruflichen Situation aus? Die Freude über das Ende des Krankenhausaufenthaltes weicht meist der Angst vor dem „Nachher". Pflegepersonen sind hier als Ansprechpartner für Patient und Angehörige wichtig, sie beobachten als erste, wenn der Patient am Ende der Rehabilitation einen vorübergehenden psychischen Rückfall erleidet, und können motivierend auf den Patienten einwirken.

Pflegeschwerpunkte bei Patienten mit Para-/Tetraplegie

■ Lagerung des Patienten mit Verdacht auf Querschnittlähmung

Besteht der Verdacht einer Querschnittlähmung oder Verletzung der Wirbelsäule, so ist bei der Bergung als auch beim Umlagern des Verletzten jede abrupte Bewegung und Abknickung der Wirbelsäule (Beuge- und Drehbewegung) zu vermeiden. Für das Umlagern werden mindestens drei Hilfspersonen benötigt, bei Halswirbelsäulenverletzungen muss eine vierte Person den Kopf des Verletzten gerade und gestreckt halten. Mit dem Halsschienengriff wird eine genügende Stabilisierung möglich und eine gefährliche Achsenknickung oder Drehbewegung zwischen Kopf und Rumpf vermieden. Die Pflegeperson steht oder kniet hinter dem Kopf des Patienten, die rechte Hand wird auf der Schulter abgestützt und die Finger umfassen den Nacken, die linke Hand hält den Kopf fest und schient ihn am rechten Unterarm. Dann erfolgt das Anlegen einer steifen Halskrawatte.

■ Lagerung eines Patienten mit instabiler Wirbelsäule

Der Patient wird in einem Spezialdrehbett gelagert, das ein stabiles Drehen in Rücken- oder Bauchlage ermöglicht (Hess- oder Stryker-Bett). Das Drehen von der Rücken- in die Bauchlage findet um die Längsachse statt. Der Patient befindet sich während des Drehens gut fixiert zwischen zwei Bettteilen (Rücken- und Bauchteil), wodurch die Stabilität im Bereich der Wirbelsäule gewährleistet wird. Das Kopfteil des Bettes ermöglicht bei Halswirbelsäulenverletzungen die Anlage einer zervikalen Extension über die Crutchfield-Klammer oder Haloring und steife Halskrawatte. Auf diese Weise kann bei Patienten mit Tetraplegie unter Frakturimmobilisation abwechselnd in Bauch- und Rückenlage gedreht werden (**Abb. 43.19** u. **43.20**).

Spezielle Antidekubitusmatratzen sind für die Erstversorgung bei instabiler Wirbelsäule nicht geeignet, da sie die Ruhigstellung der Fraktur nur bedingt gewährleisten.

■ Lagerungsmöglichkeiten eines Patienten mit operativ stabilisierter Fraktur

Rückenlage, Seitenlagerung in 30°, 90° und 135°, Bauchlage in Absprache mit Operateur.

Grundprinzipien der Lagerung bei Para- und Tetraplegikern

Frakturbereich:
Nach genauer ärztlicher Anweisung, Überstreckung der Wirbelsäule im Frakturbereich zur Ruhigstellung und Reposition und Lagerung auf Spezialbett.

Sprunggelenke:
Null-Stellung (Spitzfuß und Hakenfußstellung ausschließen).

Kniegelenke:
Leichte Beugung von 5–10 Grad, in Rückenlage Kniegelenke immer unterstützen.

Hüftgelenke:
Flexion/Extension, Null-Stellung, Innen-/Außenrotation: Null-Stellung und Abduktion: 10–15 Grad.

Kopflagerung beim Tetraplegiker:
Kopf wird nur so weit unterlagert, dass die Halswirbelsäule gerade ist, Kopf-Knick-Stellung vermeiden, auf korrekten Sitz der steifen Halskrawatte achten.

Armlagerung beim Tetraplegiker:

- Schultern: waagerecht, „Hochziehen“ der Schultern vermeiden, Abduktion ca. 30 Grad, Außen- und Innenrotation im Wechsel, Schulterextension/-flexion: Nullstellung.

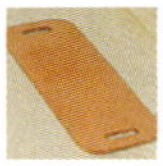

Transfer eines Patienten mit Paraplegie mittels Rutschbrett (Abb. 43.17)

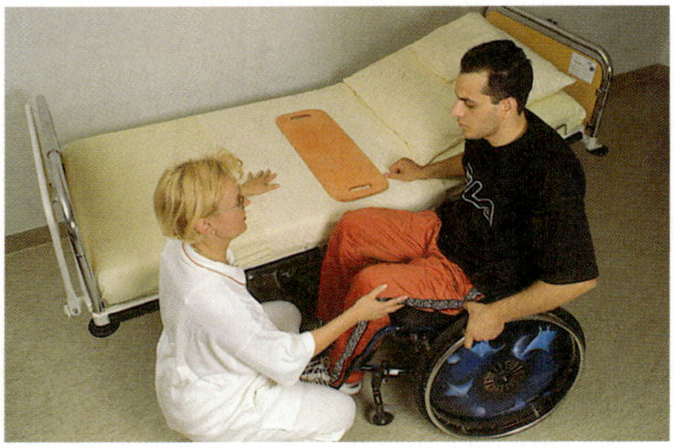

1 Vorbereitung für den Transfer.

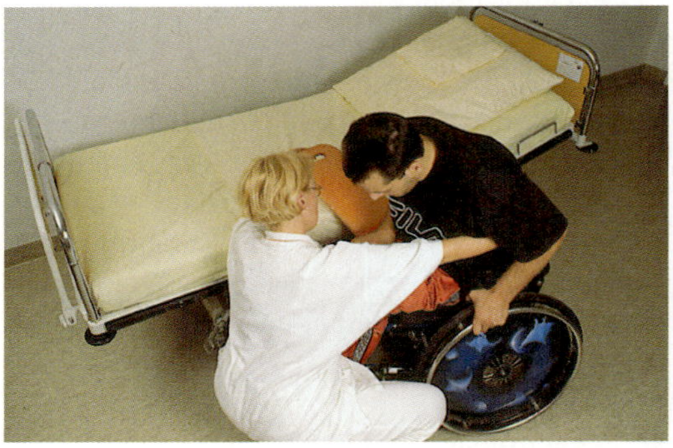

2 Anheben des Patienten.

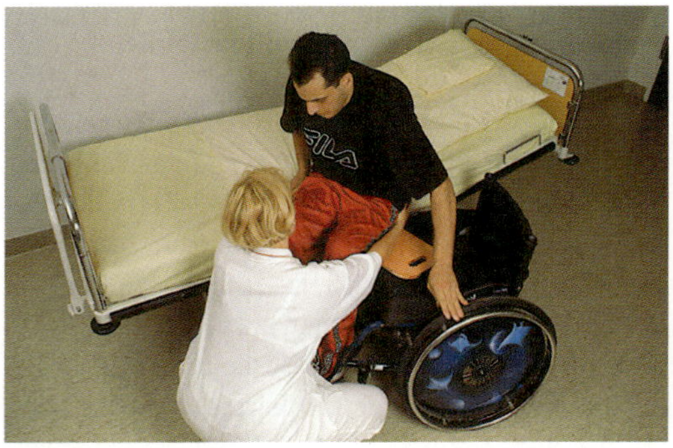

3 Patient wird auf Rutschbrett hinaufgeschoben.

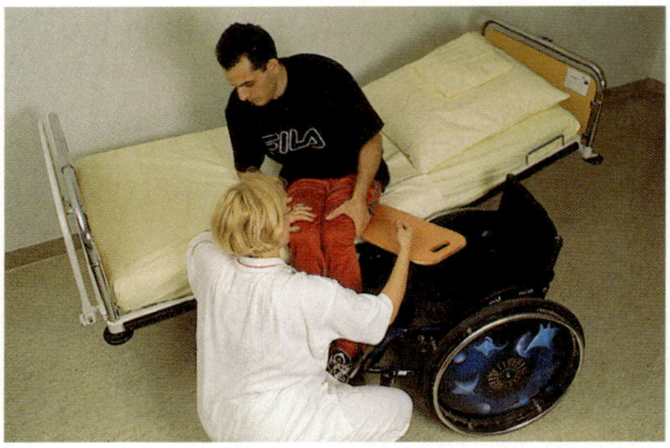

4 Patient wird vom Rutschbrett hinaufgeschoben.

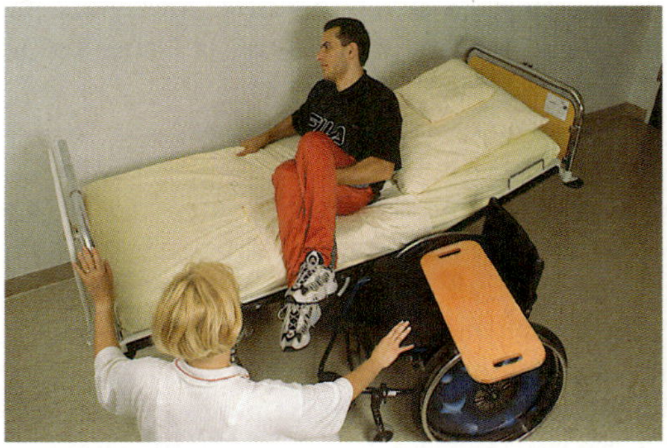

5 Patient winkelt die Beine an.

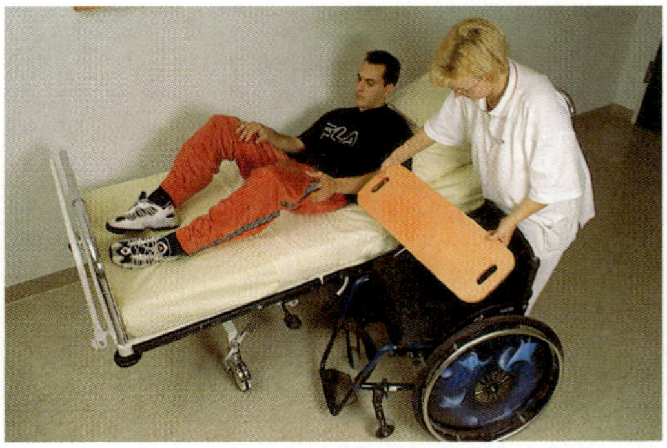

6 Patient liegt im Bett. Rutschbrett wird beiseite gelegt.

Selbstständiger Transfer einer Patientin mit Tetraplegie (Abb. 43.18)

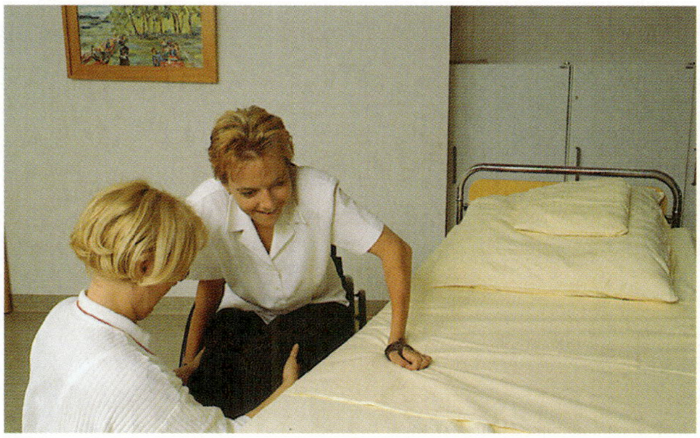

1 Vorbereitung für den Transfer, die Pflegeperson hält die Beine zusammen und unterstützt, wenn notwendig, das Hochstützen des Gesäßes.

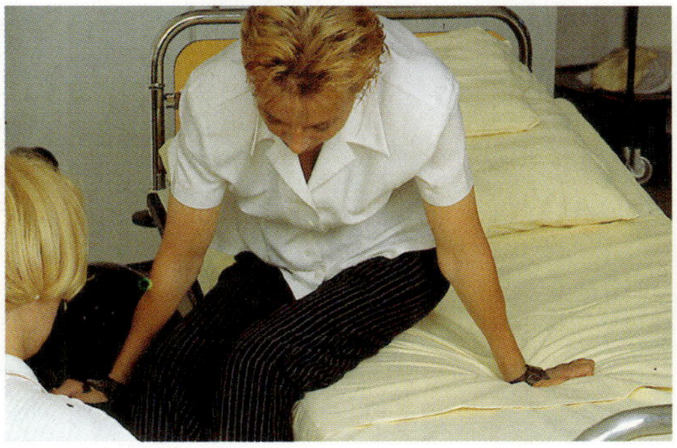

2 Die Patientin stützt sich mit einem Arm am Rollstuhl, mit dem anderen am Bett ab und schwingt sich ins Bett.

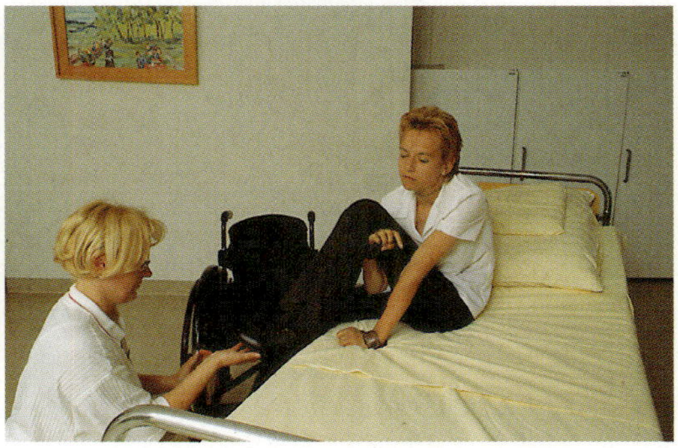

3 Die Patientin hebt ein Bein nach dem anderen ins Bett, die Pflegeperson unterstützt ggf.

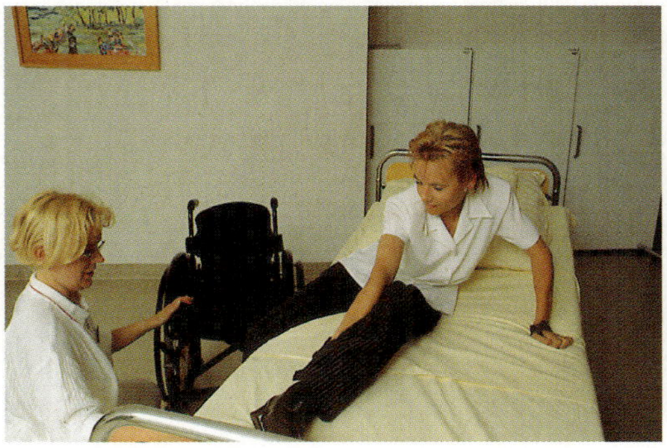

4 Die Patientin streckt ein Bein aus.

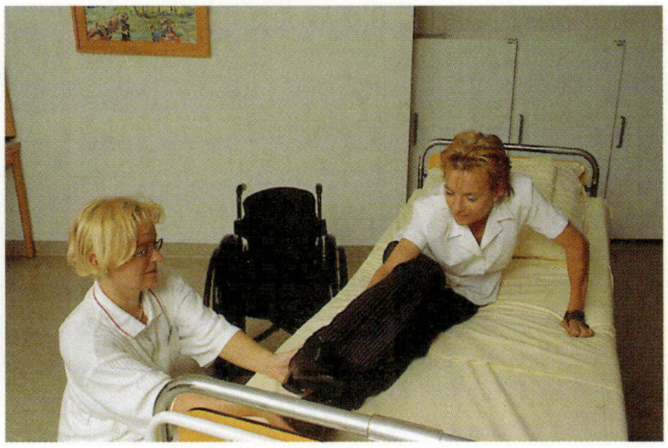

5 Das zweite Bein wird ebenfalls hochgehoben und neben dem anderen ausgestreckt.

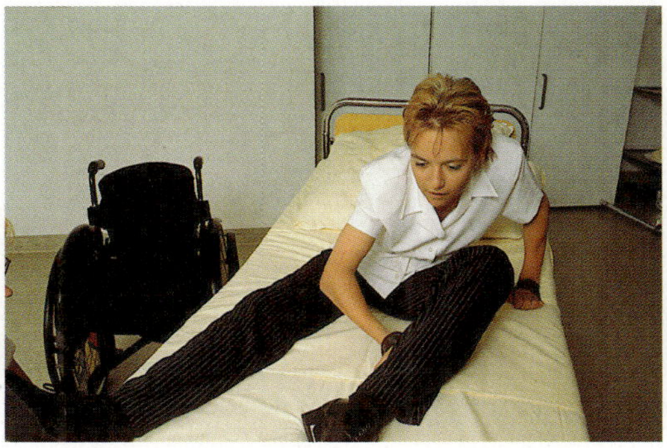

6 Die Patientin bewegt die Beine nacheinander zur Bettmitte.

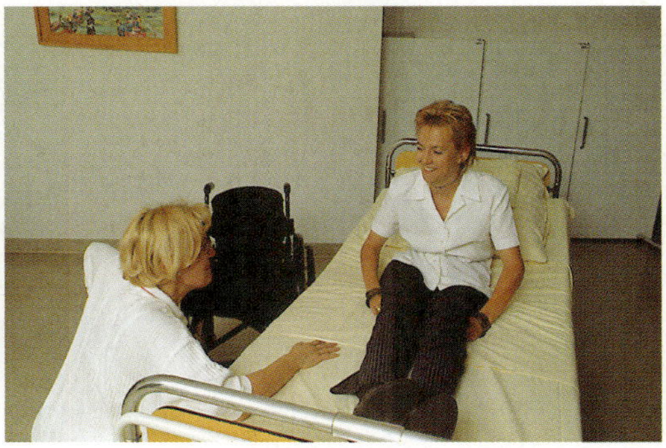

7 Die Patientin sitzt in der Bettmitte.

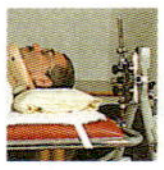

Drehen des Patienten im Hess-Bett (Abb. 43.19)

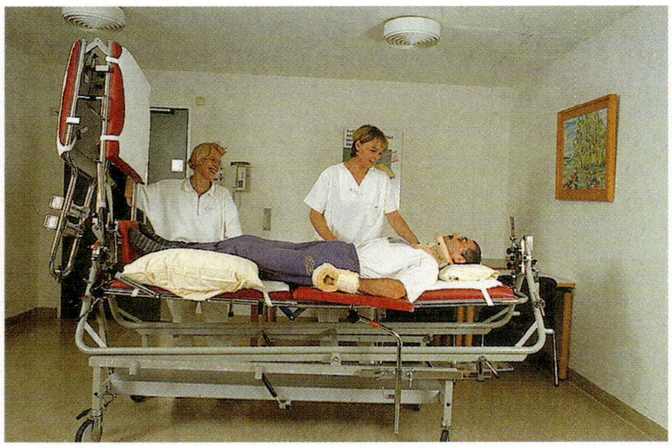

1 Rückenlagerung mit angelegter steifer Halskrawatte und Funktionshandschuhen bei einem Patienten mit Tetraplegie.

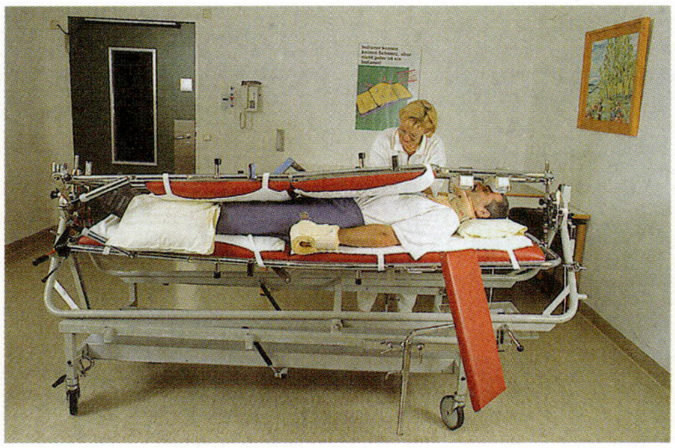

2 Auflegen und Schließen des Bauchteils.

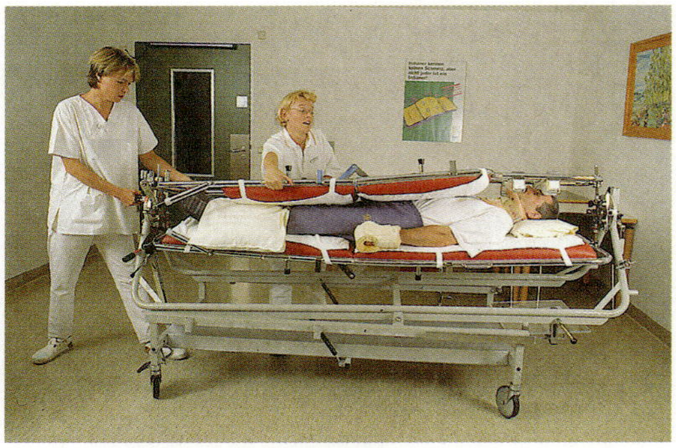

3 Öffnen der Sicherung und Vorbereitung zum Drehen in Bauchlage.

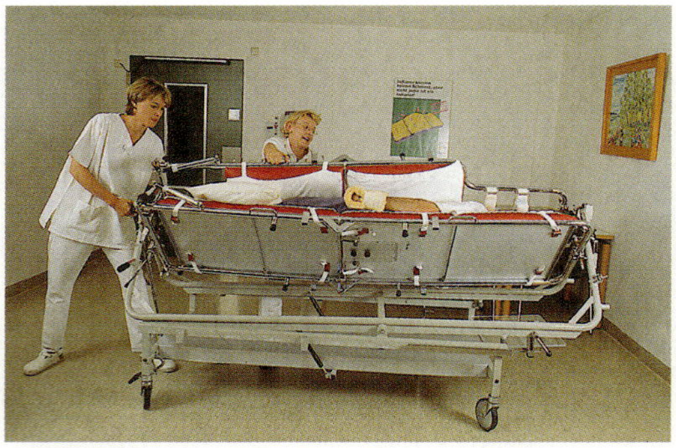

4 Drehen des Bettes um die Längsachse.

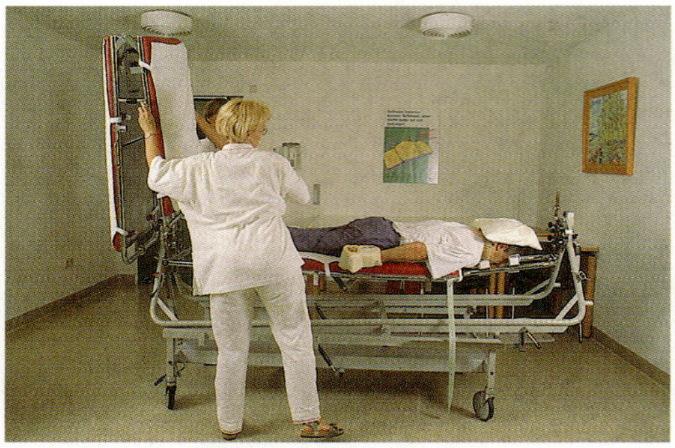

5 Öffnen und Hochklappen des Bauchteils.

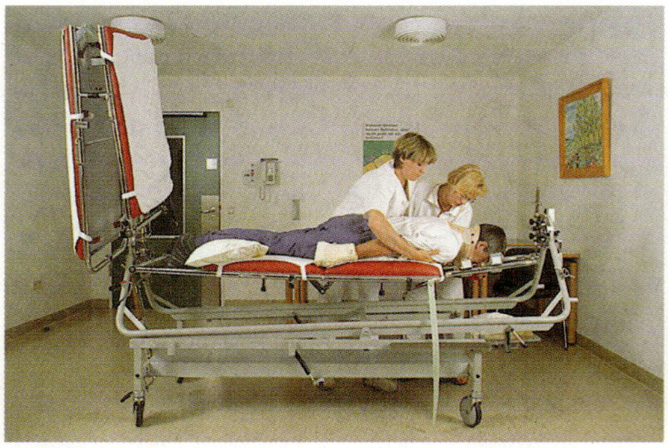

6 Lagerungskorrektur des Oberkörpers und Kopfes.

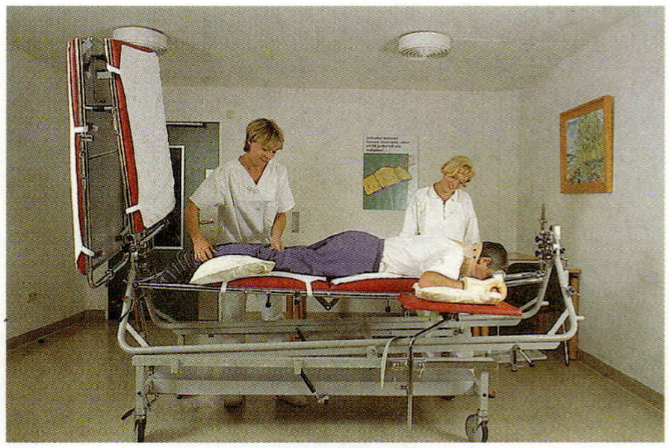

7 Arme werden auf Armteilen nach vorn oder seitlich gestreckt nach hinten gelagert.

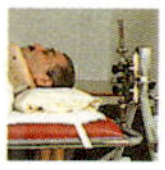

Drehen des Patienten im Stryker-Bett (Abb. 43.20)

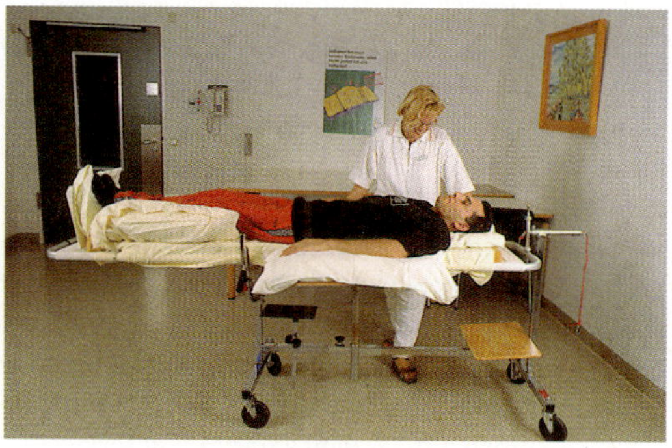

1 Lagerung eines Patienten mit Paraplegie in Rückenlage.

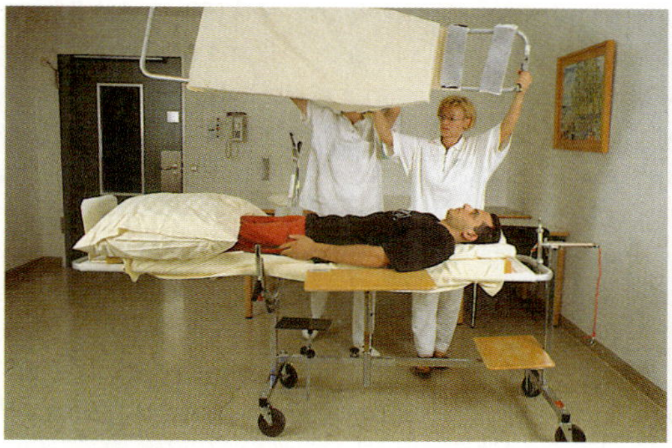

2 Auflegen des Bauchteils.

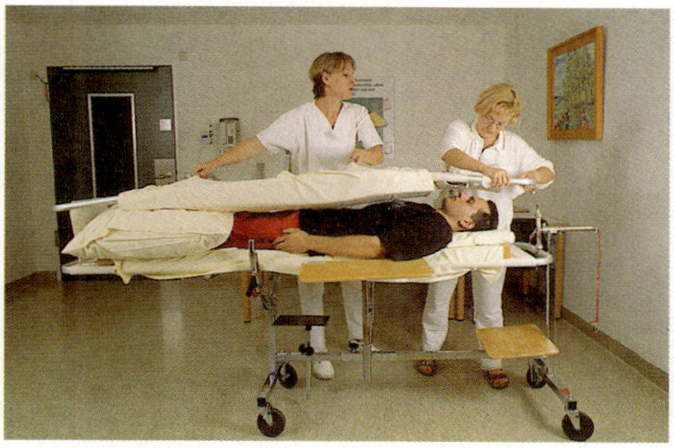

3 Befestigen des Bauchteils.

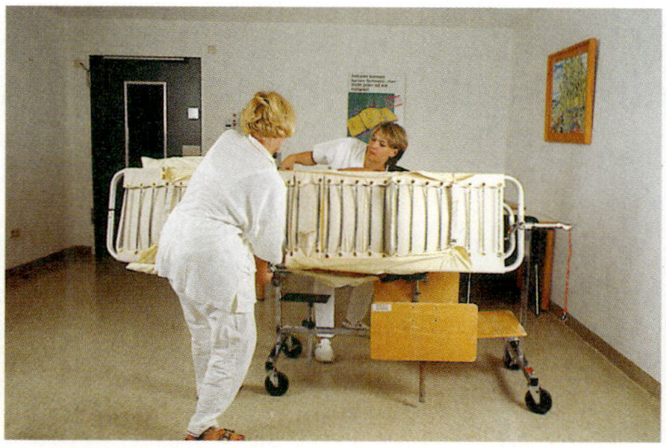

4 Drehen des Patienten in Bauchlage.

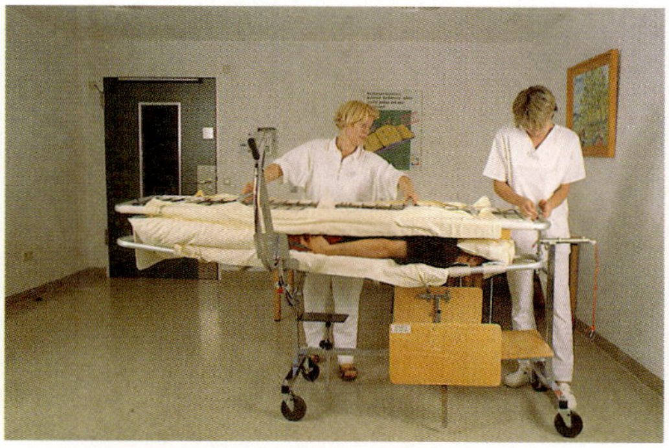

5 Lösen der Befestigung.

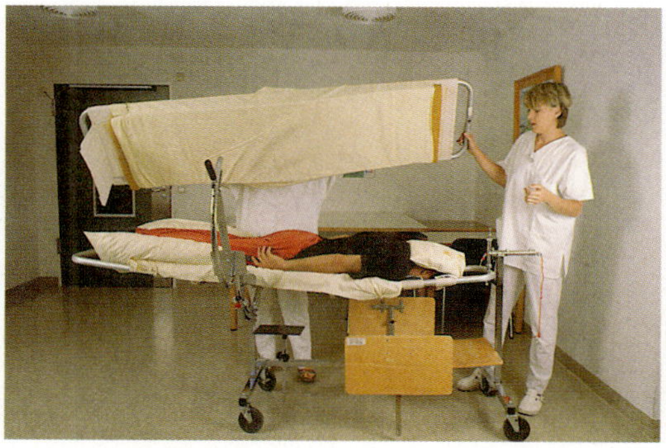

6 Abnehmen des Rückenteils.

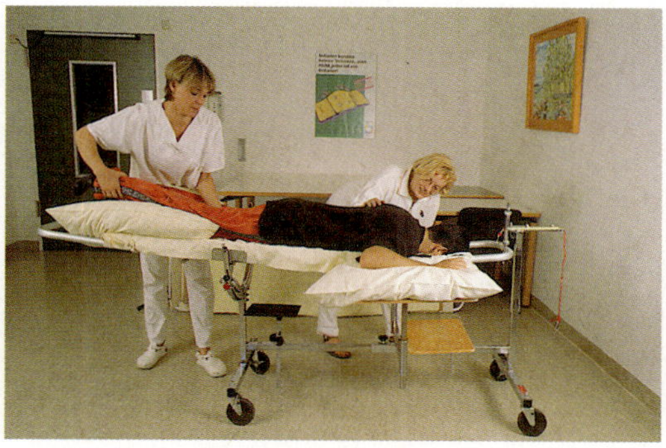

7 Korrigieren der Arm- und Beinlagerung.

- Arme: abwechselnd gestreckt in Supination, leicht gebeugt in Pronation lagern, in Bauchlage: Innenrotation, in Rückenlage: Außenrotation, Oberarme im Niveau des Thorax.
- Ellenbogengelenke: Supination und maximale Extension, Pronation und ca. 15° Flexion.

Funktionsband beim Patienten mit Tetraplegie

Die Funktionshand ermöglicht eine gezielte Greiffunktion zwischen Daumen und Zeigefinger. Durch diese funktionsgerechte Lagerung der gelähmten Hand wird eine Einsteifung der Fingergrund- und Mittelgelenke in Beugestellung angestrebt. Dadurch kann der Patient trotz fehlender Innervation der Fingerflexoren das Greifen durch die erhaltene Funktion des M. extensor carpi radialis erlernen. Durch Anspannen des Muskels kommt Zug auf die Beugesehnen der Finger, der zum passiven Faustschluss führt. Der Daumen kommt oberhalb des Zeigefingermittelgelenks zum Liegen. Das Lockerlassen des Muskels führt zur Erschlaffung der Beugesehnen der Finger und zum Öffnen der Hand. Die schwache oder fehlende Innervation des Muskels macht zwar kein willkürliches Greifen möglich, jedoch sind die Finger weniger verletzungsgefährdet und in Beugestellung funktionsfähiger als bei einer Streck- oder Krallenhandstellung.

Lagerung bei der Funktionshand

- Handgelenk in 30°-Dorsalextension,
- Fingergrund- und Fingermittelgelenke in 90°-Beugung,
- Fingerendgelenke gestreckt bis leicht gebeugt,
- Daumen in halber Opposition,
- Hilfsmittel: Drahtröllchen (Mullbinde als Ersatz), Funktionshandschuhe.

Die Bildung der Funktionshand dauert 12 Wochen. Die Funktionshandschuhe werden durch Ergotherapie angepasst (**Abb. 43.21**). Bis zur Fertigstellung des Funktionshandschuhs werden die Finger in oben genannter Stellung mit hautfreundlichem Pflaster geklebt. Drahtröllchen oder Mullbinde in die Handinnenfläche einlegen und zur Faust bilden. Jeder Finger wird mit einem Pflasterstreifen unterhalb des Fingermittelgelenkes beklebt und an der Innenseite des Handgelenkes befestigt, so dass alle Pflasterstreifen der Finger dort zusammentreffen. Um die nötige Beugung der Fingergelenke zu erhalten, wird die Hand entsprechend der Beugegradzahl unterlagert.

Reinigung und Pflege der Funktionshand. Beim Waschen der Hände dürfen die Finger nicht aufgebogen werden, deshalb wird die Hand in Pronation am Handgelenk gefasst, wodurch es zur passiven Öffnung der Hand kommt. Durch die Handstellung kommt es gehäuft zur Mazeration der Haut zwischen den Fingern und der Handinnenflächen. Um Pilzinfektionen zu vermeiden, werden gefährdete Stellen mit adstringierenden Lotionen bestrichen bzw. dünne Kompressenstreifen eingelegt.

Einsatz der Funktionshand im Alltag. Die Funktionshand kann bei vielen Verrichtungen des täglichen Lebens eingesetzt werden.

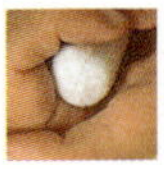

Anlegen eines Funktionshandschuhs (Abb. 43.21)

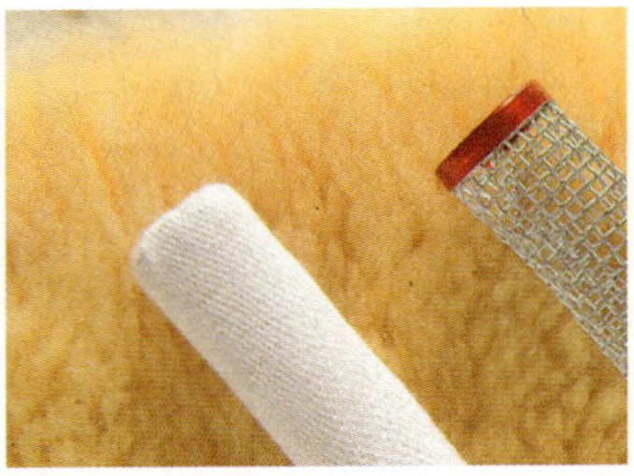

1 Drahtröllchen für die Funktionshand im Rohzustand und mit Schlauchmull überzogen.

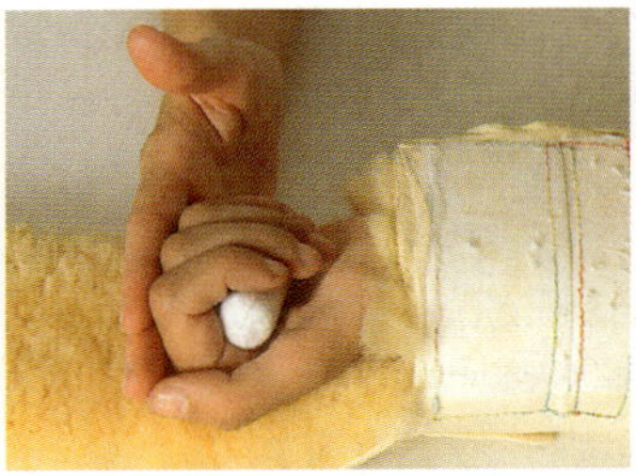

2 Einlegen des Röllchens.

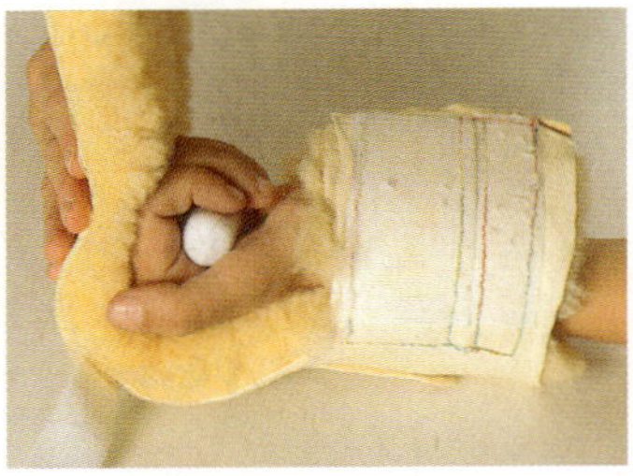

3 Anlegen des Funktionshandschuhs.

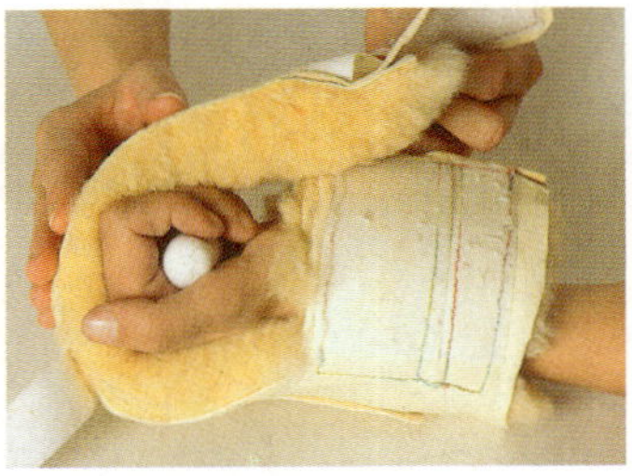

4 Umklappen des Längsteils des Funktionshandschuhs.

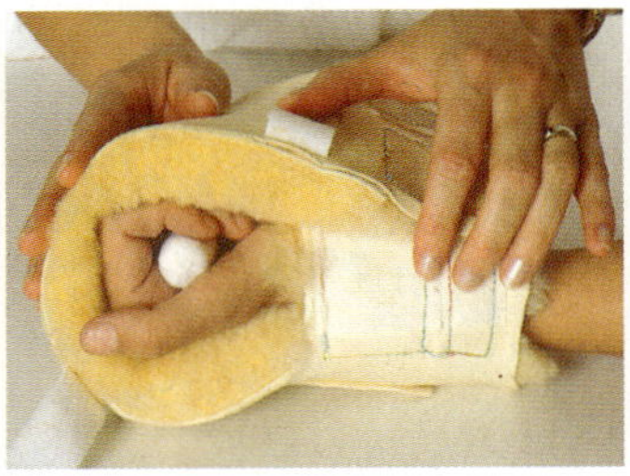

5 Befestigen des Längsteils.

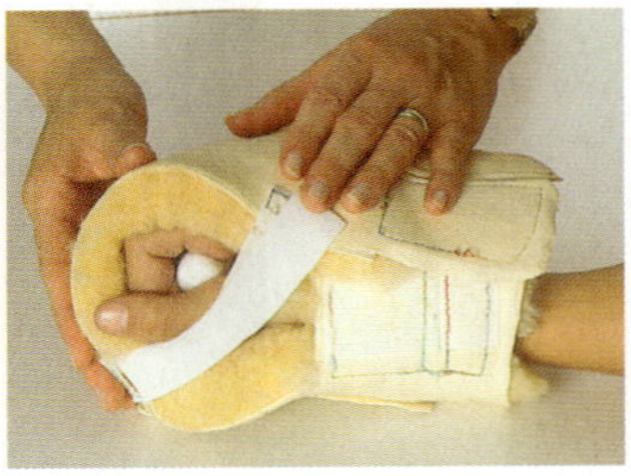

6 Fixieren des Funktionshandschuhs.

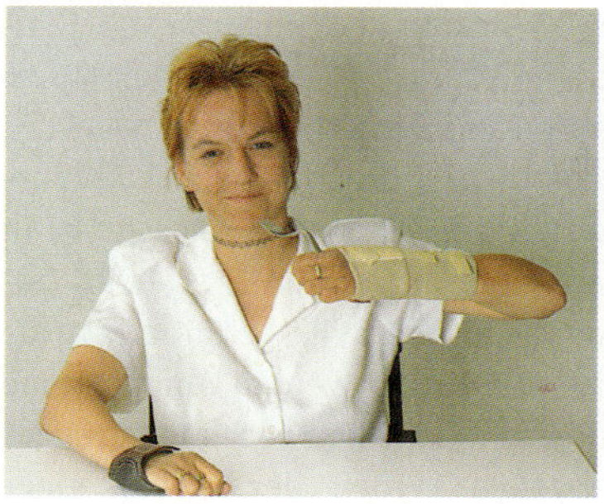

Handgelenksmanschette für Funktionshand mit Einstecktasche.

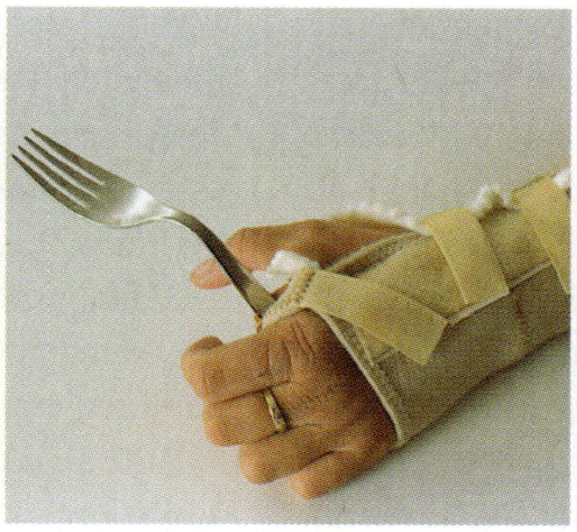

Gabel, die in der Handgelenksmanschette befestigt ist.

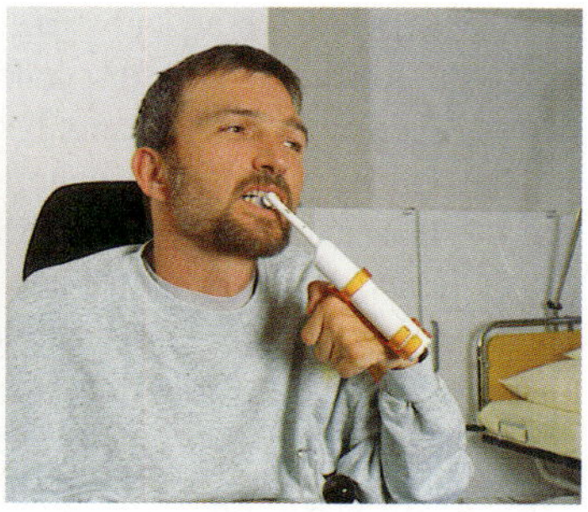

Halterung für elektrische Zahnbürste für Patienten mit Funktionshand.

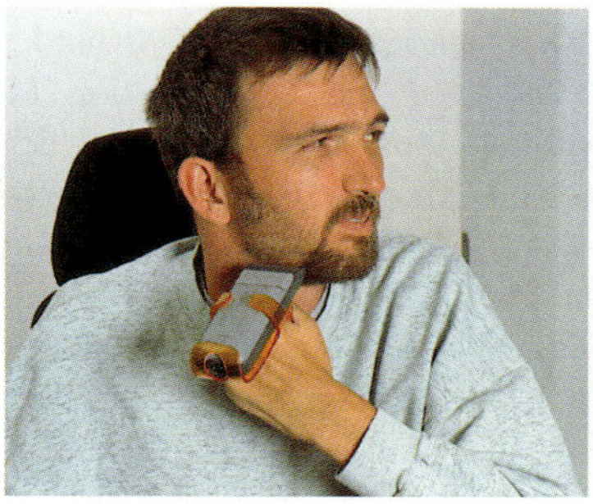

Halterung für Rasierapparat für einen Patienten mit Funktionshand.

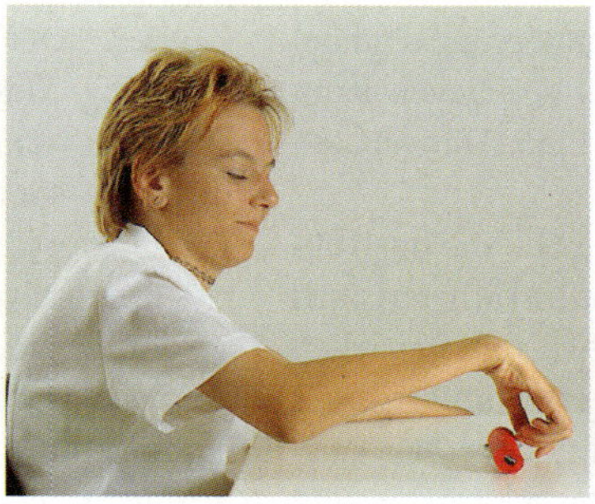

Tetraplegische Patientin mit Funktionshand beim Greifen eines Löffels mit Griffverdickung.

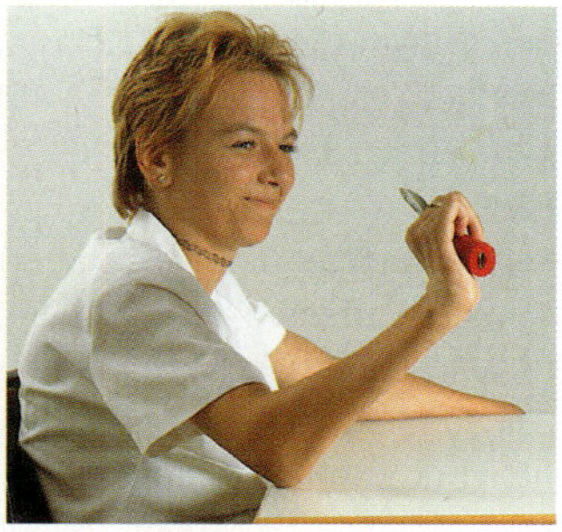

Durch passiven Faustschluss kann der Löffel gehalten und zum Mund geführt werden.

■ Blasenlähmung

Durch die Schädigung des Rückenmarks entfällt das Blasenfüllungsgefühl, die Kontinenz und aktive Entleerung ist nicht mehr möglich. In der ersten Phase nach Auftreten der Querschnittlähmung (spinaler Schock) fehlt jede Reflexaktivität der Blase und der Urethra.

Nach Abklingen des spinalen Schocks entwickelt sich abhängig von der Höhe und Art der Rückenmarkschädigung eine Reflexblase, eine schlaffe Blase oder eine Mischform von beiden. Diese Mischformen treten bei inkompletten Läsionen auf, wobei sowohl Symptome der Reflexblase als auch der autonomen Blase vorliegen können.

■ Kennzeichen der Reflexblase

- Läsion liegt oberhalb des sakralen Miktionszentrums S2–S4.
- Blasenmuskel kontrahiert schon bei relativ geringer Blasenfüllung.
- Effektive Entleerung geschieht nur, wenn Kontraktion des M. sphincter extern überwunden wird.

■ Kennzeichen der schlaffen oder autonomen Blase

- Läsion liegt im sakralen Teil des Rückenmarks oder in den Wurzeln (Cauda equina).
- Blase füllt sich, ohne dass eine reflektorische Entleerung auftreten kann.
- Entleerung findet durch unphysiologischen Außendruck, der den Auslasswiderstand überwindet, statt.

■ Pflegerische Maßnahmen zur Regulation der Blasenfunktion

Entleerung im spinalen Schock. Ein intermittierender Einmalkatheterismus ist 3–4-stündlich in 24 Stunden bzw. je nach Blasenfüllmenge durchzuführen. Die Blasenfüllmenge soll nicht mehr als 500–600 ml betragen. Wegen Blasenüberdehnung kann es zu Refluxbildung kommen. Bei langfristiger Dauerableitung ist der suprapubische Blasenkatheter dem transurethralen Blasenkatheter vorzuziehen. Transurethrale Katheter werden nur kurzfristig intra- oder postoperativ eingesetzt. Nach Abklingen des spinalen Schocks sollte innerhalb von 6 Wochen eine urodynamische Blasendruckmessung stattfinden. Bis zur Klärung der Blasensituation wird der sterile Einmalkatheterismus weitergeführt, auch wenn eine ausreichende Detrusoraktivität zu erwarten ist, da die grundsätzliche Gefahr eines zu hohen Blasendrucks bei hypertoner Blase besteht.

Urinuntersuchungen, wie Bakteriologie und Resistenzbestimmung mittels Urinstatus, Uri-Cult, Urin-pH-Wert, sollten wöchentlich stattfinden. Zum Schnelltest eignen sich Urinteststreifen, um einen Blaseninfekt festzustellen.

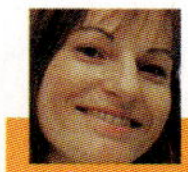

siehe Pflegeangebot Urinuntersuchungen, S. 429 f

Blasenentleerungsmöglichkeiten nach Abklingen des spinalen Schocks

Blasenentleerung durch Triggern. Durch rhythmisches Beklopfen der Unterbauchregion oberhalb der Symphyse wird eine spastische Kontraktion der Blasenwandmuskulatur mit reflektorisch aktiver Öffnung des Blasenschließmuskels ausgelöst (S. 445 f).

Das Triggern erfolgt bis zur ersten Urinentleerung und wird, sobald der Urinfluss aufhört, wieder fortgesetzt. Die Triggergesamtdauer beträgt 10 Minuten.

Die Effektivität der Blasenentleerung hängt ab von der Blasenkontraktion, der Öffnung des Blasenhalses und der Entspannung des Sphinkters. Eine Entleerung erfolgt in 3–4-stündlichen Intervallen. Später verspürt der Patient die Blase, wenn Körperersatzzeichen wie Gänsehaut, Schweißausbrüche oder Kopfschmerzen die Blasenfüllung signalisieren. Zu Beginn des Blasentrainings ist eine Restharnkontrolle erforderlich, bei Restharnmengen über 100 ml muss nochmals getriggert oder katheterisiert werden. Hilfsmittel zur Reflexblasenentleerung sind bei Männern Kondomurinale (S. 451), bei Frauen kann evtl. ein externer Urinableiter (S. 452) angeboten werden.

Selbstständiger Einmalkatheterismus. Die Instruktion des Patienten zum sterilen Selbstkatheterismus (S. 441) erfolgt so früh wie möglich mit speziellen Sets und Kathetersystemen. Die Durchführbarkeit hängt ab von der Handfunktion des Patienten, Ausmaß der Spastik, freier Gelenkbeweglichkeit und Körperkonstitution, Lernfähigkeit und manueller Geschicklichkeit.

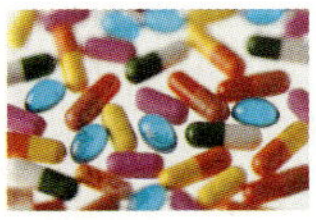

Medikamentöse Unterstützung der druckfreien Blasenentleerung

Medikamentöse Unterstützung der druckfreien Entleerung. Sie bewirkt eine Dämpfung der reflektorischen Detrusoraktivität und Senkung des Auslasswiderstandes in Höhe des Blasenhalses und des M. sphincter externus.

Entleerung nach operativer Behandlung.

- Senkung des Auslasswiderstandes: Sphinkterotomie,
- Erhöhung der Blasenkapazität oder Ersatz der Blase: Blasenaugmentation,
- geregelte Blasenentleerung durch Elektrodenstimulation.

Bei der Elektrodenstimulation der gelähmten Blase nach Brindley handelt es sich um eine Stimulation der sakralen Vorderwurzeln. Dabei werden die motorischen Nervenwurzeln im Bereich des sakralen Miktionszentrums durchtrennt und ein Schrittmacher im Bereich der Vorderwurzeln angeschlossen. Durch diesen Eingriff wird aus einer unkontrollierten Reflexblase eine schlaffe Blase. Der Patient kann seine Blase gezielt über den Schrittmacher entleeren, wann er möchte.

Darmlähmung

Der Vorgang der Darmentleerung ist in vieler Hinsicht dem der Blasenentleerung vergleichbar. Bei jedem frisch querschnittgelähmten Patienten kommt es in der Phase des spinalen Schockes zur völlig schlaffen Lähmung des Enddarms und einer reduzierten Darmperistaltik. Unbehandelt kann es dadurch zum paralytischen Ileus oder Subileus kommen. In den ersten Stunden bzw. Tagen bis zur ersten Darmentleerung ist sowohl eine engmaschige Kontrolle der Darmperistaltik als auch regelmäßige Messungen des Bauchumfanges wichtig. Nach der ersten Darmentleerung wird ein geregelter Abführrhythmus in zweitägigen Abständen angestrebt. In der Anfangsphase sind dazu erfahrungsgemäß höhere Mengen von Laxanzien (S. 459) erforderlich, die später entsprechend reduziert werden können. Hohe Einläufe sind nur selten und dann nur unter strenger Indikation notwendig. Wegen der Gefahr einer Druckschädigung und hypertoner Kreislaufkrisen sollte ein Darmrohr nicht länger als 20 Minuten gelegt werden.

Bei tiefer Paraplegie und bleibend schlaffer Lähmung des Enddarms und Atonie des M. sphincter ani externus muss der Enddarm täglich digital zunächst von Pflegepersonen, später vom Patienten selbst ausgeräumt werden. Husten, Lachen und körperliche Anstrengung können zu unwillkürlichem Stuhlabgang führen. Dünnflüssiger Stuhlgang verschärft die Problematik einer schlaffen Darmlähmung, weshalb auf Ernährungsfehler zu achten ist und Laxanzien bei Obstipation zurückhaltend und wohlüberlegt eingesetzt werden sollten. Neben oralen Laxanzien, die einige Stunden vor dem geplanten Abführtermin eingenommen werden sollen, sind Zäpfchen zur Einleitung des Abführens sinnvoll. Aus diesem Grund wird auf die Gabe von Suppositorien zur Behandlung von Fieber und Schmerzen verzichtet, da dieser Reiz den Abführvorgang auslöst.

Bei spastischer Darmlähmung (Patienten mit Tetraplegie) ist oft die digitale Spreizung des Schließmuskels oder das Ausräumen des Enddarms der auslösende Reiz für die Darmentleerung. In der Akutphase findet die Darmentleerung im Bett vorzugsweise in Linksseitenlage statt, nur wenn dies nicht möglich ist, wird sie in rechter Seiten- oder Bauchlage durchgeführt. Wegen der Gefahr von Druckstellen keine Bettschüsseln verwenden! Sobald der Patient jedoch genügend Sitzstabilität und Sitzbelastbarkeit hat, findet die Darmentleerung im Sitzen auf einem gepolsterten Toilettenstuhl oder einer gepolsterten Toilettenbrille statt.

Mangelnde oder unzureichende Darmentleerung führt bei Patienten mit hoher Querschnittlähmung zu einer neurogenen Ateminsuffizienz durch Beeinträchtigung des Zwerchfellhubs bei gleichzeitig eingeschränkter oder fehlender Funktion der Interkostalmuskulatur. Unregelmäßige Darmentleerungen über Jahre können zu einer extremen Sigmaausweitung infolge chronischer Überdehnung führen. Sie begünstigen die Entwicklung von Hämorrhoiden bei schlaffer Lähmung bis hin zum Analprolaps und den Toxinübertritt durch verlängerte Passagezeiten in die Blutbahn sowie Blähungen.

⋯> Merke
Die Maßnahmen zur Darmentleerung werden von vielen Betroffenen und Angehörigen als die unangenehmste und peinlichste Symptomatik der Querschnittlähmung genannt. Um so wichtiger ist eine einfühlsame Anleitung und Information, damit die Patienten auch zu Hause die gelernten Maßnahmen durchführen. Eine zuverlässige Rhythmisierung ist Voraussetzung für ein normales Leben in Familie, Beruf und Gesellschaft.

Stuhlentleerungstechniken

Digitalstimulation. Durch vorsichtig kreisende, mit leichtem Druck gegen die Darmwand durchgeführte Stimulation wird im Ampullenbereich der Defäkationsreflex ausgelöst (S. 460).

Digitale Ampullenkontrolle. Dadurch wird kontrolliert, ob sich im Enddarm Stuhl befindet. Bei der Verabreichung von Suppositorien muss der Stuhl, der sich in der Ampulle befindet, zuerst durch digitales Ausräumen entfernt werden. Erst dann kann die Applikation eines Suppositoriums erfolgen.

Pressen durch Bauchpresse. Es ist eine Ersatzlösung zum physiologischen Pressen: Luft anhalten und Ellbogen gegen Abdomen drücken und vorbeugen, oder Beine in Richtung Abdomen anziehen, oder in Rückenlage die Beine passiv zur Brust drücken.

Kolonmassage. Sie wird im Uhrzeigersinn von links nach rechts mit kreisenden Bewegungen durchgeführt. Eine besonders verstärkte Bauchmassage ist im Bereich der linken Flexur angezeigt.

Einflüsse auf Stuhlregulierung

- Falsche Ernährung mit abführenden, stopfenden oder blähenden Lebensmitteln,
- unzureichende oder falsche Flüssigkeitszufuhr mit abführenden Säften,
- kohlensäurehaltige Getränke, Alkohol,
- Medikamente mit stopfender Wirkung, wie Opiate, Anticholinergika, Diuretika, Antazida, und mit abführender Wirkung wie Antibiotika,
- Gewöhnung an Laxantien,
- Immobilität,
- Spastik.

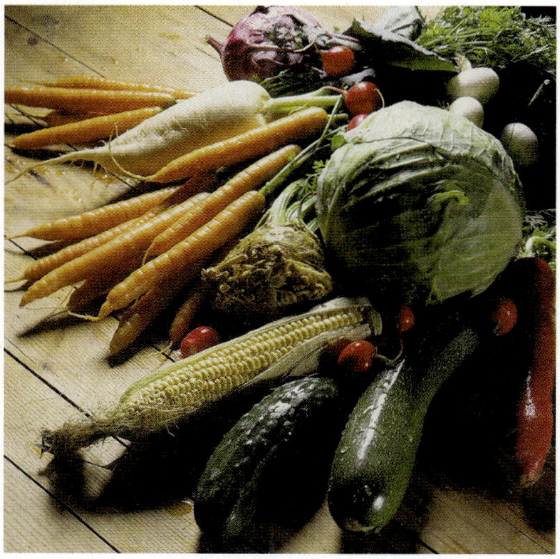

Eine ausgewogene Ernährung kann die Darmtätigkeit positiv beeinflussen

Spastik

Schädigungen zentralnervöser Strukturen können grundsätzlich spastische Erscheinungsbilder auslösen. Spinale Schädigungen führen überwiegend zu einer Tetra- bzw. Paraspastik. Spastik ist charakterisiert durch gesteigerte Reflexe, Erweiterung der reflexogenen Zone, erhöhten Ruhetonus in den Muskeln, Vorkommen von Kloni, Taschenmesserphänomen: plötzliches Vermindern des Tonus bei Dehnung der Muskelgruppe.

⋯> Merke
Von einem Zustand der Areflexie in der spinalen Schockphase kann sich bei Patienten mit Querschnittlähmung die Spastizität zu einer extrem schmerzhaften Tonuserhöhung in der Phase nach dem spinalen Schock entwickeln.

Positive Aspekte der Spastik

- Funktionelle Bewegungsabläufe werden möglich,
- Thromboseprophylaxe durch Muskeltätigkeit,
- Muskelschwund wird verhindert.

Negative Aspekte der Spastik

- Kontrakturen und Bewegungseinschränkungen,
- erschwerte Lagerung und Sitzposition,
- Atemnot bei Hochgelähmten durch Thoraxspastik,
- Beckenbodenspastik führt zu hohen Blaseninnendrucken mit Harnrückstau in die Nieren,
- Schmerzen,
- Lähmungsskoliose.

Faktoren, die die Spastik verstärken

- Infektionen aller Art,
- längere Immobilisation im Bett,
- Dekubitalulzera,
- einwachsende Zehennägel,
- Blasen-Darm-Störungen,
- psychische Belastungen (Angst, Probleme, Stress),
- Verletzungen.

Pflegerische Maßnahmen

Die Spastik wird in funktionelle Bewegungsabläufe, wie Ankleiden, Transfer, Lagerung, eingebaut. Zur Dehnung von Muskelgruppen wird der Patient antispastisch gelagert, z. B. Lagerung im Schneidersitz, die einer Spastik im Bauch- und Beinbereich entgegenwirkt. Die betroffenen Extremitäten werden durch kinästhetische Streichungen stimuliert.

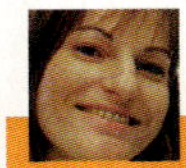

siehe Pflegeangebot Basale Stimulation beim Waschen, S. 355 f

Es erfolgen beruhigende oder anregende Waschungen mit muskelentspannenden Zusätzen und Wärmebehandlung. Der Patient wird für die antispastische Therapie vorbereitet, z. B. durch Saunabesuch oder Schwimmen. Die Gabe von Spasmolytika wird an die Pflege oder Therapiemaßnahmen angepasst. Befindet sich der Patient im Bett oder Rollstuhl, müssen Sicherheitsmaßnahmen getroffen werden.

Physiotherapie

Physiotherapie muss regelmäßig und intensiv stattfinden. Mit Hilfe von Bewegungsgeräten soll eigentätiges Durchbewegen gefördert werden. Kyrotherapie, Wärmetherapie, Saunabehandlung und Elektrostimulation sind Bestandteile der physikalischen Therapie. Die Hippotherapie ist ebenfalls ein Teil des Behandlungskonzepts.

Spasmolytika können oral oder intrathekal über eine implantierte Pumpe mit Katheter verabreicht werden. Die Spastik wird medikamentös behandelt, wenn ihre Auswirkung und das Ausmaß zur Minderung der Lebensqualität des Patienten führen, sie die Verletzungsgefahr erhöht und den Patienten behindert, die entsprechende Selbstständigkeit der jeweiligen Lähmungshöhe zu erreichen, z. B. wenn die Spastik ein selbstständiges Anziehen verhindert, das Sitzen im Rollstuhl erschwert oder dem Patienten Schmerzen bereitet.

Querschnittlähmung und Sexualität

> **Merke**
> Eine Rückenmarkschädigung infolge einer Querschnittlähmung hat fast immer eine schwere Beeinträchtigung der sexuellen Funktionen der Genitalorgane zur Folge.

Dabei wird fälschlicherweise das Fehlen der genitalen Sexualfunktionen mit dem Fehlen von sexuellen Empfindungen, Wünschen, Verlangen bzw. dem Fehlen jeglicher Sexualität gleichgesetzt. Das Bild des impotenten, querschnittgelähmten Mannes bzw. der empfindungslosen, passiven, querschnittgelähmten Frau prägt sowohl die Einstellung von Nichtbehinderten gegenüber Querschnittgelähmten als auch die Einstellung der Betroffenen untereinander. Viele Querschnittgelähmte bzw. deren Partner glauben selbst, dass sie auf Grund ihrer funktionellen Behinderung auf sexuelles Erleben verzichten müssen. Für die Betroffenen bedeutet der Verlust der genitalen Sexualfunktionen und Fertilität einen tiefen Einschnitt in ihr Selbstwertgefühl (S. 789 ff).

Erotikmagazine bei männlichen Patienten deuten auf die Auseinandersetzung mit Sexualität hin

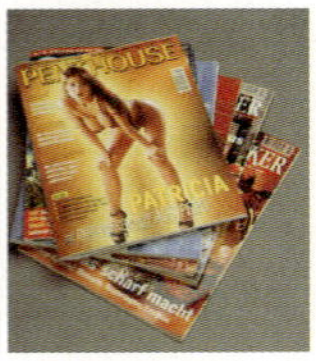

Psychosoziale Faktoren

Folgende psychosoziale Faktoren beeinflussen die Entwicklung der Sexualität: die gestörte Beziehung zum eigenen Körper, besonders zur gelähmten Körperpartie, Angst vor Ekel und Ablehnung durch das beständige Problem der Harn- und Stuhlinkontinenz, Minderwertigkeitsgefühle, Versagensängste, Probleme der Partnerfindung und in der Partnerschaft, eingeschränkter Aktionsradius des Rollstuhlfahrers, ablehnende Haltung der Nichtbehinderten erschwert eine Partnerfindung. Sexualität und Erotik bedeuten viel mehr als das pure „Funktionieren" der Genitalorgane. Im Umgang mit Patienten sollte uns bewusst sein, dass die Grenzen zwischen pflegerischer Zuwendung, Zärtlichkeit, Sexualität und Erotik fließend sind. Dabei muss man bedenken, dass ein Patient uns unter Umständen ganz anders erlebt: eine flüchtige Berührung, ein Lächeln, ein Blick werden von ihm vielleicht ganz anders erfahren und viel höher bewertet, als von uns beabsichtigt. Ein Mensch, der Wochen, wenn nicht gar Monate hospitalisiert ist, mag nach jeder Art von Zuwendung ausgehungert sein.

Ein Frischverletzter oder Hochgelähmter kann für jede zärtliche Berührung oder gar Umarmung dankbar sein und ihr täglich entgegenfiebern. Das sind einfache Gesten, die manchmal wahre Wunder bewirken.

Im weiteren Verlauf der Rehabilitation, ca. 2–3 Monate nach dem Unfall, wird die Auseinandersetzung des querschnittgelähmten Patienten mit seiner Sexualität intensiver. Viele Fragen tauchen auf, die meist nicht gestellt werden. Das Auftauchen von Plüschtieren bei weiblichen Patienten und Pin ups bei männlichen Patienten in den Patientenzimmern signalisieren einen weiteren Schritt. Zu diesem Zeitpunkt spätestens muss eine sensible Information und Sexualberatung einsetzen.

Sexuelle Funktionsstörungen beim Mann

Erektion. Um einen normalen Verlauf dieser Funktion zu gewährleisten, ist ein enges Zusammenspiel zwischen sympathischen, parasympathischen und somatischen Reflexsystemen notwendig, die besonders im sakralen und thorakolumbalen Gebiet angesiedelt sind. Beim Orgasmus spielen neben den physiologischen auch psychologische und soziale Faktoren eine wichtige Rolle.

> **Praxistipp**
> Eva Groß Krankenschwester
> Bei Patienten mit hoher, kompletter Querschnittlähmung kommt es zu reflektorischen Erektionen, z. B. beim Waschen oder Anlegen eines Kondomurinals. Bei Patienten mit inkompletter, tiefer Querschnittlähmung sind psychogene Erektionen möglich.

Therapie der Erektionsstörung:

- Mechanische Erektionshilfen: Vakuumpumpe,
- Penisprothesen: semirigide Implantate mit Silikonhülle und einem biegsamen Kern, flexible Prothesen, die hydraulisch funktionieren,
- Schwellkörperautoinjektion mit Prostavasin (SKAT-Therapie).

Ejakulation. Das Ejakulationsvermögen ist meistens nicht mehr gegeben. Nur etwa 5% der querschnittgelähmten Männer können einen Samenerguss erzielen. Eine normale Ejakulation setzt den reflektorischen Verschluss des Blasenhalses voraus. Fehlt dieser, kommt es zu einer retrograden Ejakulation in die Blase. Ejakulat kann durch Vibrationsstimulation oder transrektale Elektrostimulation gewonnen werden.

Der verbreiteten Ansicht, dass ein querschnittgelähmter Mann mit Sicherheit unfruchtbar ist, muss vehement widersprochen werden. Die Praxis beweist das Gegenteil. Die Therapie der Erektions- und Ejakulationsstörung lässt sich nach vorheriger gründlicher Information und Aufklärung beider Partner in ein sexuelles Zusammensein einbauen.

Orgasmus. Die Empfindungen bei einem Orgasmus sind je nach Höhe des Lähmungsniveaus sehr unterschiedlich. Oft werden die Empfindungen als abgestumpft geschildert. Sie können mit schmerzhaften Empfindungen an den unteren Gliedmaßen verbunden sein. Findet sich das Lähmungsniveau oberhalb Th 12, so gehen einem Orgasmus spastische Erscheinungen in den unteren Gliedmaßen oder ein Gefühl von Bauchschmerzen voraus. Schwitzen, Kopfschmerzen, Zunahme der Spastik können ebenfalls auftreten. Diese unangenehmen Empfindungen verschwinden zugunsten eines angenehmen Gefühls von Wärme und Wohlsein. Anschließend wird häufig über ein totales Ausbleiben der Spastik berichtet, das einige Stunden andauern kann. Da ein Orgasmus eine neurovegetative Erscheinung ist, hängt er zum größten Teil vom vorher Erlebten und vom psychologischen Zustand der Betroffenen ab. Gerade bei Männern mit kompletter Querschnittlähmung kann trotz Ausbleiben des genitalen Orgasmus, das Gefühl sexueller Erfüllung eintreten, da das Gehirn unabhängig von den Geschlechtsorganen erotische Empfindungen hervorbringen kann. Gemeinsam müssen die Partner eine neue Körpersprache entwerfen, um sich auf eine neue Art und Weise ihre Liebe und Zuneigung zu zeigen. Dabei ist es wichtig, dass Hemmungen überwunden werden und über gegenseitige sexuelle Bedürfnisse und Vorstellungen offen gesprochen wird.

■ Sexuelle Funktionsstörungen der Frau

Die lähmungsbedingten Beeinträchtigungen bei der Frau betreffen weniger den Bereich der praktizierten Sexualität, sondern vielmehr die genital-orgasmischen Möglichkeiten. Da die Frau weniger „genital“ orientiert ist als der Mann, empfindet sie die Minderung ihrer weiblichen Attraktivität und die Angst vor sexueller Erlebnisfähigkeit als wesentlich. Der Sensibilitätsverlust, die fehlende Schwellung von Klitoris und Schamlippen, die fehlende Feuchtigkeitsabsonderung und die gelähmten Beckenbodenmuskeln sind durch keine medizinische Maßnahme wieder herstellbar. Im Gegensatz zum Mann hat die querschnittgelähmte Frau jedoch die Möglichkeit der Ausbildung von „Ersatzsensorik“ durch die Umleitung der sexuellen Gefühle auf andere erogene Zonen. Außerdem berichten Frauen mit kompletten sensiblen Läsionen immer wieder über die Wahrnehmung von vaginalen Empfindungen, die vermutlich über das autonome Nervensystem vermittelt werden.

Nach einer traumatischen Querschnittlähmung kommt es bei 50% der betroffenen Frauen zu vorübergehenden Menstruationsstörungen. Unabhängig von der Läsionshöhe kann es für 2–6 Monate zum Ausbleiben der Menstruation kommen, dann setzt meist aber wieder ein geregelter Zyklus ein. Die Fruchtbarkeit wird nicht beeinflusst, deswegen müssen betroffene Frauen frühzeitig darüber aufgeklärt werden, dass eine Antikonzeption notwendig ist. Querschnittgelähmte Frauen können schwanger werden und gebären.

> **Merke**
> In der Schwangerschaft und für die Entbindung ist eine Kontrolle der spezifischen Komplikationen der Querschnittlähmung und eine zielgerichtete Behandlung durch Personen mit Erfahrung auf diesem Gebiet notwendig.

Grundsätzlich sollte eine vaginale Entbindung angestrebt werden. Querschnittlähmung ist keine Indikation für eine Kaiserschnittentbindung. Da die Aktivphase der Geburt lähmungsbedingt aufgrund fehlender Bauchpresse meist nicht geleistet werden kann, sind häufig vaginal-operative Maßnahmen erforderlich. Bei querschnittgelähmten Frauen sollte mit einem um 2–3 Wochen verfrühten Geburtstermin gerechnet werden. Nicht selten kommt es unbemerkt zum Blasensprung, da abgehendes Fruchtwasser durch die Harninkontinenz auch fehlgedeutet werden kann. Die Wehentätigkeit wird durch die Lähmung nicht beeinflusst, da die Uterusaktivität nicht einer spinal-nervösen Regelung unterliegt. Das Einsetzen der Wehen kann bei hohen und kompletten Lähmungen unbemerkt bleiben, sodass es unter Umständen bei mangelnder Überwachung zu einer „stillen“ Spontangeburt kommen kann. Schwierigkeiten pflegerischer Art, vor allem bei tetraplegischen Müttern, müssen zur Vermeidung psychischer und pflegerischer Probleme frühzeitig besprochen und geregelt werden.

43.2.3 Zusammenarbeit im multiprofessionellen therapeutischen Team

Die Rehabilitation des querschnittgelähmten Patienten erfordert die enge Zusammenarbeit aller daran beteiligten Berufsgruppen: Ärzte, Pflegende,

Physiotherapeuten, Ergotherapeuten, Sozialarbeiter, Psychologen, Orthopädiemechaniker und Fachkräfte von Schulen und Behörden. Alle an der Rehabilitation beteiligten Gruppen sind gleichwertig in die Teamarbeit miteinzubeziehen. Der unmittelbare Kontakt der einzelnen Mitarbeiter untereinander, zum Patienten und seinen Angehörigen, ist für einen fortlaufenden Austausch von Informationen über Ziele, Probleme und Fortschritte unerlässlich. Umfang und Schwerpunkte der Rehabilitation des querschnittgelähmten Patienten werden in Abhängigkeit von der Lähmungshöhe, dem individuellen Stand des Patienten hinsichtlich seines Kräftezustandes, seiner funktionellen Geschicklichkeit und Kooperationsfähigkeit vom Team festgelegt. Von allen Berufsgruppen wird ein hohes Maß an Flexibilität, an Bereitschaft zur gemeinsamen Bewältigung der sich ergebenden Schwierigkeiten erwartet. Durch regelmäßige Teambesprechungen oder kurze tägliche Absprachen können so manche Schwierigkeiten geklärt und der Behandlungsplan patientenorientiert abgestimmt werden. Die Krankenpflege nimmt durch die Vielfältigkeit ihrer Aufgaben einen hohen Stellenwert in der Rehabilitation ein. Sie ist das Bindeglied, der Vermittler zwischen Patient und den anderen Berufsgruppen, da sie den engsten Kontakt zum Patienten hat.

» „Ich nehme nicht Deine Last auf mich, sondern ich helfe Dir, dass Du sie selbst tragen kannst." (Verena Kast) «

43.3 Pflege von Patienten mit erworbenen Hirnschädigungen

Jürgen Söll

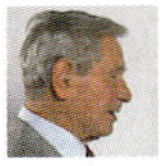

„Was soll ich hier, wer hat mich hierher gebracht? Ich war doch mit meinem Auto auf dem Weg zur Arbeit. Wo sind meine Kollegen und warum sind hier so viele fremde Personen? Die Stimmen um mich herum fordern mich auf, etwas zu tun, ich weiß jedoch nicht, was sie gerade von mir wollen. Ständig tauchen neue Gesichter vor meinen Augen auf, sie reden viel und reißen an mir herum. Sie leuchten mit grellem Licht in meine Augen und zwicken mich in den Oberarm. Andere stechen mich in die Fingerkuppen. Ich kann mich nicht wehren oder mich mit ihnen verständigen, ich möchte etwas sagen, doch sie hören mich nicht. Ich möchte etwas zeigen oder andeuten, doch meine Arme und Hände versagen mir den Dienst. Mein Rücken schmerzt, was gäbe ich, wenn ich nur anders liegen könnte, ich kann mich selbst nicht drehen. Mein Mund ist trocken und das Schlucken tut mir sehr weh, das Ding in meinem Hals stört mich ständig. Ich habe große Mühe wach zu bleiben, kaum habe ich einmal einen klaren Gedanken gefasst, schlafe ich ein, und wenn ich wieder aufwache, habe ich alles vergessen. Mein rechtes Bein ist kalt und unbegreiflich schwer. Als ich mit dem linken Bein eine Fliege, die mich ärgert, verjagen möchte, schlägt mein linker Fuß gegen einen harten Gegenstand und dies immer wieder. An meinem Bett sitzen Menschen, manche reden, andere weinen. Kennen sie mich oder sollte ich sie erkennen, trauern sie um mich? Bin ich schon gestorben und ist diese unsichtbare Wand zwischen uns die Mauer zur Ewigkeit? Doch das kann nicht sein, das Paradies kann nicht so schrecklich sein. Herr, hilf mir, dass ich den Weg zu meiner vertrauten Umgebung wieder finde."

Medizinischer Überblick Erworbene Hirnschädigungen

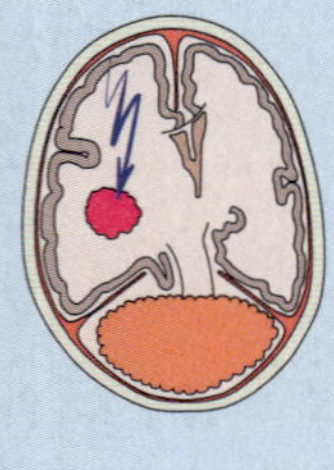

Definition

Zu den erworbenen Hirnschädigungen zählen:

Schädel-Hirn-Trauma: Oberbegriff für gedeckte bzw. offene Schädelverletzungen mit Gehirnbeteiligung. Eine Einteilung der Schweregrade der Schädel-Hirn-Traumen zeigt **Tab. 43.5**.

Gehirnblutungen: Auf Grund einer Gefäßwandschwäche kann es zu einer Gefäßaussackung kommen, die dann bei Anstrengung oder Hypertonie platzen kann.

Hirntumoren: Sie werden unterschieden in primäre (Gliome) und sekundäre Hirntumoren.

Hypoxie: Dieser Begriff bezeichnet einen Sauerstoffmangel im Gehirn, der durch ein Herz-Kreislauf-Versagen entstanden ist.

Symptome

Erste Anzeichen für Veränderungen im Gehirn sind anhaltende Kopfschmerzen, neurologische Ausfälle, Veränderungen der Pupillen durch steigenden Hirn-

Tabelle 43.5 Einteilung der Schädel-Hirn-Traumen

Leichtes SHT Grad I	Bewusstlosigkeit nicht vorhanden oder nur Sekunden bis Minuten, Erinnerungslücke, alle Symptome (Übelkeit, Erbrechen, Schwindel und Kopfschmerzen) verschwinden innerhalb von 5 Tagen
Mittelschweres SHT Grad II	Bewusstlosigkeit einige Minuten (progredient oder mit freiem Intervall), nachweisbare hirnorganische Schäden, Symptome bilden sich innerhalb von 30 Tagen zurück
Schweres SHT Grad III	Bewusstlosigkeit mehrere Stunden (ca. 6–24 Std.), nachweisbare Schäden am Gehirn, teils schwere neurologische und motorische Störungen, die sich durch Rehabilitation zurückbilden, jedoch verbleiben meist Reststörungen
Schwerstes SHT Grad IV	über Tage und Wochen anhaltende Bewusstlosigkeit, schwerste neurologische Störungen, die sich nur zum Teil rehabilitieren lassen

druck oder Halbseitensymptomatiken, Sehstörungen, Druckpuls, Anstieg des Blutdrucks sowie Verlangsamung der Herzfrequenz. Die Auswirkungen eines erworbenen Hirnschadens sind:

Motorische Lähmungen: Tonusveränderungen zeigen sich durch schlaffe oder spastische Lähmungen, die mit -plegie (komplett) oder -parese (inkomplett) bezeichnet werden. Es kann zu unkontrollierten Bewegungen aller Extremitäten kommen, bis hin zu Unruhezuständen des ganzen Körpers mit ständigem Bewegen und ungezieltem Schlagen des Patienten auf alles, was sich in seiner Nähe befindet.

Sprechstörungen: Die Stimme verliert ihre Kraft, Lautstärke und Melodie.

Schluckstörungen: Bei der Dysphagie kann der gesamte Schluckvorgang beeinträchtigt sein (s. Störungen des Essverhaltens, S. 384 ff).

Ataxie: Bei der Ataxie ist die Steuerung der gesamten Muskulatur gestört. Die Patienten zittern, können ihre Kraft nicht dosieren und mit den Händen ihr Ziel schlecht erreichen.

Bewusstseinsstörungen: Gerade in der Akutphase eines Schädel-Hirn-Traumas ist die Beobachtung der Bewusstseinslage sehr wichtig (**Tab. 43.6**).

Vegetative Störungen: Auch die Körperfunktionen, wie z. B. die Regulation der Körpertemperatur können durch einen falschen Impuls des Gehirns gestört sein.

Störungen höherer Leistungen: Kognitive Störungen, wie Gedächtnisprobleme, und psychosoziale Störungen, wie Verhaltensauffälligkeiten, können ebenfalls auftreten. Eine Aphasie (zentrale Sprachstörung) tritt meist bei Verletzung der linken Hemisphäre auf. Die verschiedenen Aphasietypen zeigt **Tab. 43.7**. Bei der Apraxie macht der Patient falsche oder keine Bewegungen, um an ein Handlungsziel zu kommen. Er benützt Gegenstände falsch, z. B. die

Tabelle 43.6 Einteilung der Bewusstseinslage

Somnolenz	Der Patient ist in einem ständigen schläfrigen Zustand, reagiert jedoch auf Aufforderung und auf Schmerzreize
Sopor	Der schläfrige Zustand ist nur schwer zu unterbrechen, der Patient ist nur durch starke Schmerzreize weckbar
Koma	Der Patient ist nicht mehr weckbar, er reagiert nicht gezielt auf Schmerzreize und meistens ist die Pupillenmotorik gestört
Koma dépassé	Zusätzliche vitale Funktionen, z. B. Atmung, sind ausgefallen

Zahnbürste als Kamm, oder weiß mit bekannten Gegenständen gar nichts anzufangen.

Wahrnehmungsstörungen: Der Patient ist zwar meist in der Lage, Sinnesreize aus seiner Umwelt wahrzunehmen, jedoch können diese Reize aufgrund der schweren Hirnstörung im Gehirn nicht weiter verarbeitet werden.

Tabelle 43.7 Aphasietypen

motorische Aphasie (Broca-Aphasie)	Die Patienten sprechen mit wenigen Worten und die Aussprache ist gestört. Eine Kommunikation ist möglich, da das Sprachverständnis erhalten bleibt
sensorische Aphasie (Wernicke-Aphasie)	Die Patienten sprechen „flüssig", jedoch oft ohne oder mit falschem Inhalt, mitunter unentwegt (Logorrhö). Das Sprachverständnis ist gestört
amnestische Aphasie	Eine Kommunikation mit diesen Patienten ist möglich. Oft werden aber falsche Worte benützt oder der Patient kommt ins Stocken, weil er das richtige Wort nicht findet

Diagnostik

Die diagnostischen Verfahren bei erworbenen Hirnschädigungen zeigt **Tab. 43.8**.

Tabelle 43.8 Diagnostikverfahren bei erworbenen Hirnschädigungen

Untersuchung	*Indikationen*
Computertomografie, kraniale Computertomografie (CT)	→ Gehirnblutungen → Tumoren → Veränderungen der Ventrikel → ischämische Zustände
Kernspintomografie (NMR)	→ genauere Darstellung des Gehirns mit allen Abweichungen
Elektroenzephalogramm (EEG)	→ Störungen der Hirnrinde
Evozierte Potenziale (EVP)	→ Funktionsfähigkeit der Reizaufnahme und Weiterleitung in die Hirnabschnitte
Elektromyografie (EMG)	→ muskuläre oder nervenbedingte Lähmungen
Nervenleitgeschwindigkeit (NLG)	→ Leitfähigkeit der Nerven

Komplikationen

Folgende Komplikationen können auftreten: Meningitis, Enzephalitis, Hirndruck, Epilepsie.

Therapie

Durch die operative Eröffnung des Schädeldaches (Trepanation) können Blutungen gestillt, ruptierte Gefäße wiederhergestellt sowie Gehirntumoren entfernt werden. Bei erhöhter Produktion von Liquor kann eine Ventrikeldrainage (Shunt) gelegt werden. Das überschüssige Gehirnwasser wird so in den rechten Vorhof des Herzens abgeleitet und ein überhöhter Hirndruck vermieden.

43.3.1 Bedeutung für den Patienten

Ein schwerer Unfall mit SHT bei jungen Menschen ruft plötzlich und unerwartet eine meist schwere Pflegebedürftigkeit hervor. Für Angehörige und Patienten sind dies oft kaum zu bewältigende Herausforderungen. Einem immer besseren Notfall-Rettungssystem verdanken wir es, dass immer mehr Menschen eine Schädel-Hirn-Verletzung überleben. Deshalb musste sich das Gesundheitssystem in den letzten Jahren zunehmend mit dem Thema „Rehabilitation von erworbenen Hirnschäden" auseinander setzen.

Wie fühlt sich ein Patient im Wachkoma, der seine Umwelt nicht richtig wahrnehmen, sich nicht auszudrücken vermag und unfähig ist, mit seiner Umwelt in Kontakt zu treten? Er ist ein „Gefangener seines Körpers". Wie fühlt er sich, wenn eine Fliege auf seiner Nase sitzt, Schmerzreize ausgeübt werden, um Reaktionen auszulösen, er aber nicht reagieren kann? Viele Stimmen und Geräusche bedrohen ihn in seiner Nähe, er wird bewegt und weiß nicht wohin. Er weiß nicht, ob er liegt oder sitzt, wo oben und unten ist. Oder er kann sich bewegen, aber nur mit viel Mühe und nicht, wie er will. Die anderen Menschen sagen ihm, er solle sich anstrengen und sich Mühe geben, doch er spürt nicht, was seine Gliedmaßen tun oder dass ihm das Essen wieder aus dem Mund läuft. Je mehr Mühe er sich gibt, umso verkrampfter oder spastischer wird sein Handeln. Er weiß nicht, was das ist, ein „Messer" oder eine „Zahnbürste". Die Angehörigen müssen daher in die Arbeit miteinbezogen werden, um auf die Symptome eingehen zu können, wenn sie der Patient nicht mehr erkennt oder sie beschimpft, leblos im Bett liegt oder nur unkontrollierte und überschießende Bewegungen macht.

Abb. 43.22 Sitzen am Tisch. Der Körper des Patienten muss so unterstützt werden, dass möglichst viel Gewicht abgegeben werden kann

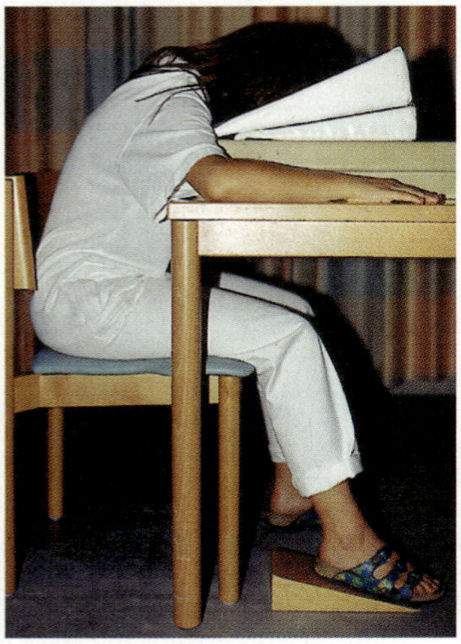

Eine Einschätzung über den Krankheitsverlauf und eine Prognose lässt sich nur schwer treffen, da jede Schädigung ihren eigenen, individuellen Verlauf hat. Manchmal geht es rasend schnell und der Patient ist in wenigen Monaten wieder der „alte". Ein anderes Mal vergehen Monate und es will sich kein Fortschritt einstellen. Die Pflegepersonen stehen unter Druck, wenn die immer wiederkehrenden Fragen der Angehörigen gestellt werden: „Wird mein Mann/Sohn wieder ganz der alte?" oder „Wann kann er endlich wieder gehen?" Patienten selbst verlieren die Geduld und resignieren. Nicht zuletzt wir selbst stellen unser Tun in Frage, wenn wir über Wochen, trotz täglicher mühevoller, therapeutischer Pflege, keine Erfolge beobachten können. Die qualifizierte Pflege von Menschen mit erworbenen zerebralen Schäden stellt Pflegepersonen vor nicht alltägliche An- und Herausforderungen.

43.3.2 Pflege- und Behandlungsplan

Die Förderung der Wahrnehmung steht im Mittelpunkt allen pflegerischen Handelns bei Patienten mit schweren erworbenen Hirnschäden. Eine symptomatische Behandlung der sichtbaren Störungen und Ausfälle kann in dringenden Notfällen geboten sein.

Pflegetherapeutische Ansätze wie Affolter (nachfolgend), Bobath (S. 175 ff), Fazio-Orale-Trakt-Therapie (s. ATL Essen u. Trinken, S. 397) und basale Stimulation (S. 170 ff) fördern die Wahrnehmungsfähigkeit des Patienten und führen zu mehr Selbstständigkeit im Alltag.

···› Merke
Die Pflegeperson unterstützt den Patienten in allen Aktivitäten während der Rehabilitation mit dem Ziel, so wenig als möglich **für** den Patienten und so viel als möglich **mit** ihm zu gestalten.

Das Bett ist eine Schlafstätte, so oft als möglich sollten die Patienten in einem Stuhl sitzen oder auch stehen. Indem einzelne Körperteile durch Lagerungshilfen entlastet werden, kann der Patient zum Sitzen am Tisch (**Abb. 43.22**) oder in der Bauchlage (**Abb. 43.23**) gelagert werden. Natürliche Bewegungsabläufe mit dem Patienten sind anzustreben.

···› Lerntipp
Um sich Bewegungsabläufe zu verdeutlichen, beobachten Sie sich einmal ganz bewusst: Wie drehen Sie sich im Bett? Wie stehen Sie auf?

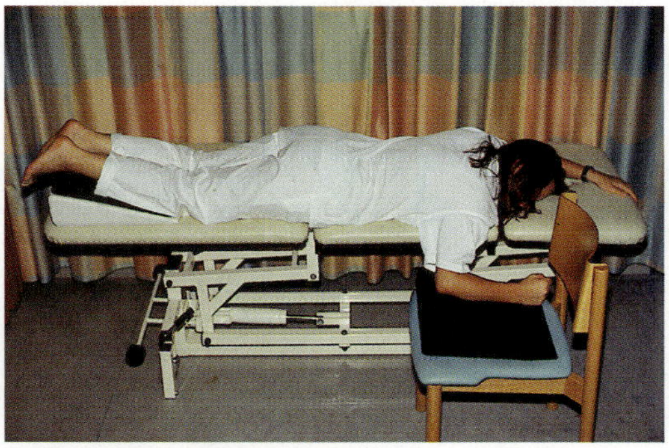

Abb. 43.23 Bauchlagerung. Bei hohem Tonus oder Kontrakturen sind Körperteile zur Entspannung durch Lagern zu entlasten

Affolter-Konzept

Die von der Entwicklungspsychologin Dr. Felicie Affolter und ihren Mitarbeitern durchgeführten wissenschaftlichen Arbeiten begannen bereits in den 60er-Jahren. Das Modell orientiert sich an der Entwicklungstheorie des Psychologen und Erkenntnistheoretikers Jean Piaget (1896 – 1980), einem Lehrer von Frau Dr. Affolter. Seine Ansätze basieren auf der normalen und auf der pathologischen Entwicklung. Eines der Ziele dieses Modells ist, das Zustandekommen der pathologischen Entwicklung zu ergründen und eine entsprechende Theorie und Therapie auszuarbeiten. Insbesondere die Wahrnehmung in Beziehung zu Bewegung, Sprache und sozialem Verhalten wird analysiert. Damit öffnen sich neue Perspektiven einer ganzheitlichen Sichtweise des menschlichen Verhaltens. Frau Dr. Affolter hat eine Methode entwickelt, dem Patienten zu besserer gespürter Information zu verhelfen und dadurch die Wahrnehmung zu fördern: Das Führen.

Das Führen

Zwei Arten des Führens werden nachfolgend vorgestellt. Das *einfache Führen* und das *pflegerische Führen*. Das intensive Führen ist eine aufwendige und recht schwierige Variante. Immer wieder muss sich der Patient mit seiner Umwelt auseinander setzen. Das bedeutet, dass er Reize aufnehmen, sie verarbeiten und darauf reagieren muss.

Einfaches Führen

Beim einfachen Führen gibt die Pflegeperson dem Patienten konkrete Hilfestellung (nonverbal) bei der Lösung von Problemen im Alltag. Diese Methode eignet sich besonders für Patienten, die in der Ausführung von Handlungen Probleme zeigen und schon etwas „eigene Aktivität" besitzen. Das einfache Führen wird eingesetzt, um Handlungen zu beginnen, sie weiterzuführen oder den Patienten beim Beenden zu unterstützen. Dies trifft vor allem auf Patienten zu, die Probleme beim Planen, Problemlösen und beim Gebrauch von Gegenständen haben, wie dies bei der Apraxie und beim dysexekutiven Syndrom der Fall ist.

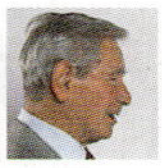

Herr H. hat nach einem Kammerflimmern einen hypoxischen Hirnschaden erlitten. Er sitzt im Rollstuhl am Waschbecken und möchte sich die Zähne putzen. Bereits zwei Mal hat der den Spiegelschrank geöffnet und wieder geschlossen, ohne die Zahnpasta und die Zahnbürste herauszunehmen. Als es ihm beim dritten Mal gelingt, weiß er nicht, wie er die Zahnpastatube öffnen soll und wie sie auf die Zahnbürste kommt. Als die Pflegeperson mit dem Führen seiner Hände beginnt und die Zahnpastatube öffnet, Zahnpasta auf die Zahnbürste gibt und diese zum Mund führt, kann der Patient sich selbstständig die Zähne putzen.

Gerade der Alltag bietet Gelegenheit für die Lösung unzähliger Probleme: Patienten sitzen vor einem gedeckten Mittagstisch und beginnen nicht mit dem Essen. Die Pflegeperson führt die rechte Hand des Patienten zur Gabel, er erkennt die Handlung „Essen" als solche und kann mit dem Essen beginnen.

Viele Patienten zeigen Schwierigkeiten, Handlungen zu beenden. Sie waschen ihr Gesicht wieder und wieder, sie hören nicht auf, den Kaffee umzurühren. Auch hier kann die Handlung durch beiläufiges Führen durch die Pflegeperson beendet werden. Ziel ist die Anregung der Reizverarbeitung von Informationen im Gehirn. Der Patient soll keine starren Handlungsabläufe lernen, sondern die Probleme selbst lösen. Er bildet Hypothesen und entwickelt Möglichkeiten bzw. Handlungsalternativen, die sich bestätigen oder nicht. Schließlich gelingt es ihm, den Ablauf des Geschehens durchzuführen, er erzielt somit die Problemlösung.

Prinzipien des einfachen Führens. Die Pflegeperson legt ihre Hände auf die Hände des Patienten, die Finger der rechten Hand auf die rechte, die Finger der linken Hand auf die linke Hand des Patienten. Die Pflegeperson führt so den Körper des Patienten zu den verschiedenen Handlungen. Am besten steht sie dabei neben oder hinter dem Patienten (**Abb. 43.24 a u. b**).

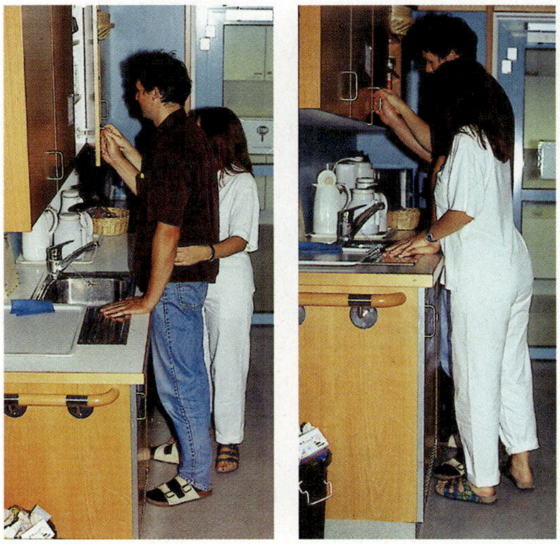

a b

Abb. 43.24 Führen des Patienten im Stehen **a** von hinten, **b** von der Seite

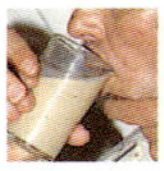

···➔ Unterstützung beim Essen und Trinken (Abb. 43.25)

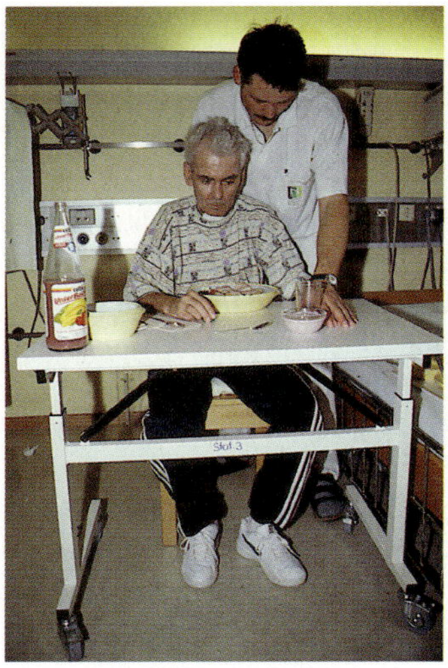

1 Ergreifen des Glases.

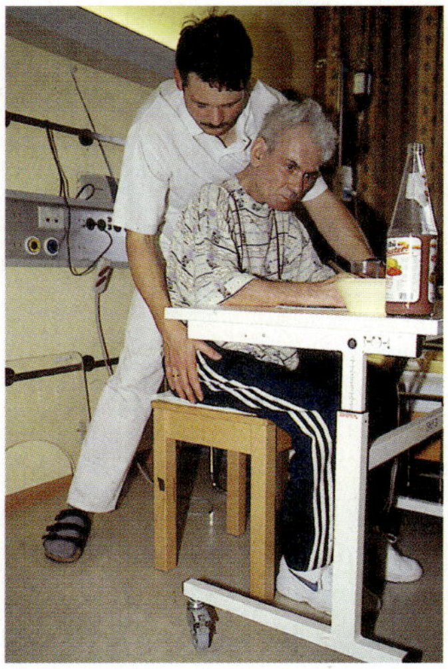

2 Informationssuche über die Körperposition.

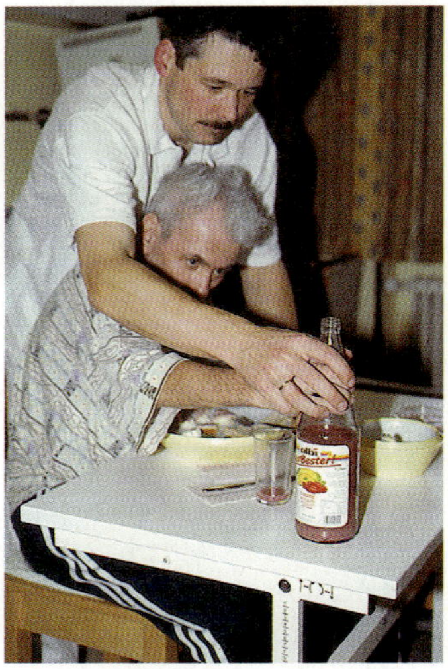

3 Ergreifen der Flasche.

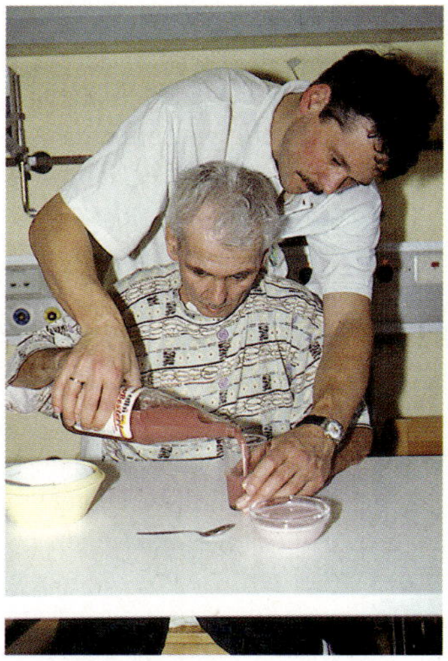

4 Einschenken.

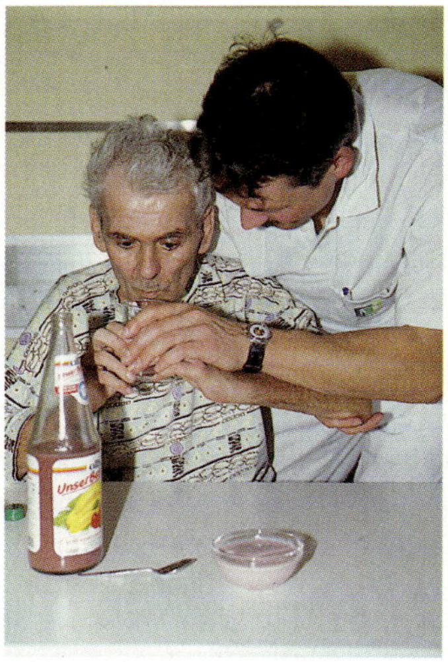

5 Glas zum Mund führen.

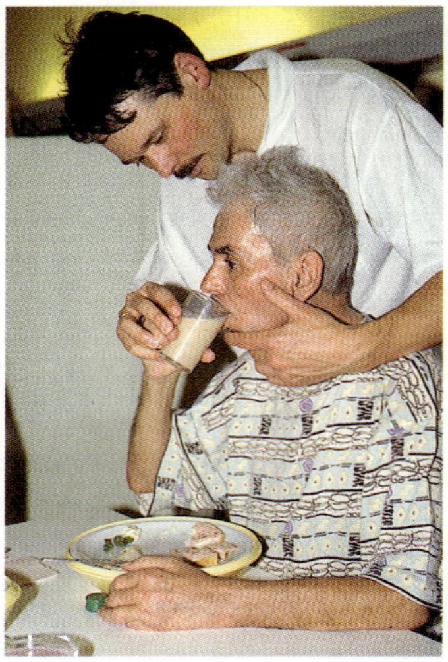

6 Trinken.

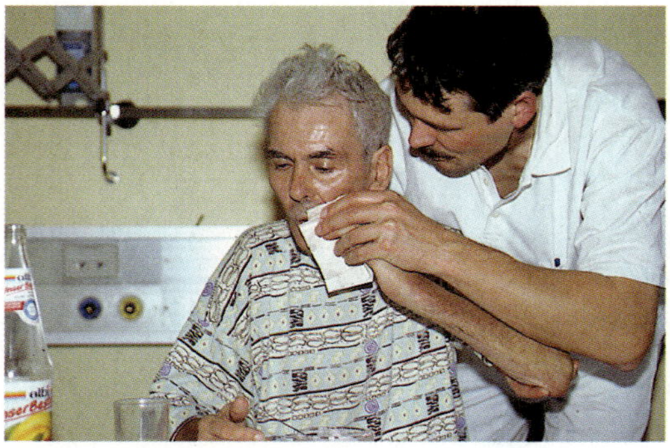

7 Mund abwischen.

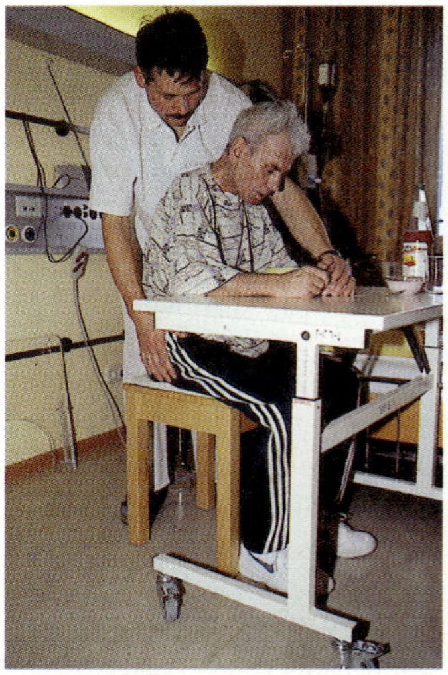

8 Informationssuche.

Unterstützung beim Waschen (Abb. 43.26)

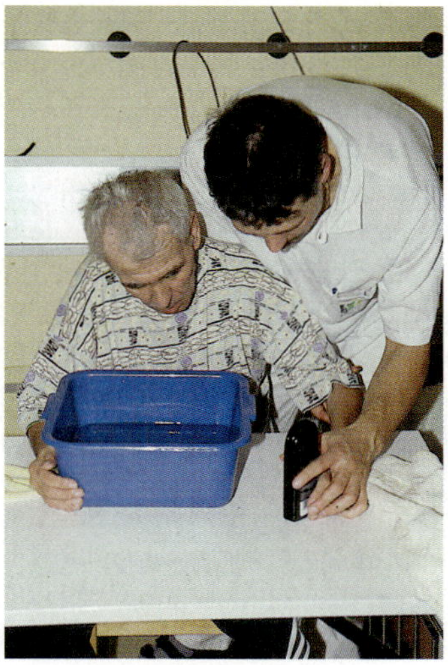

1 Ergreifen des Duschgels.

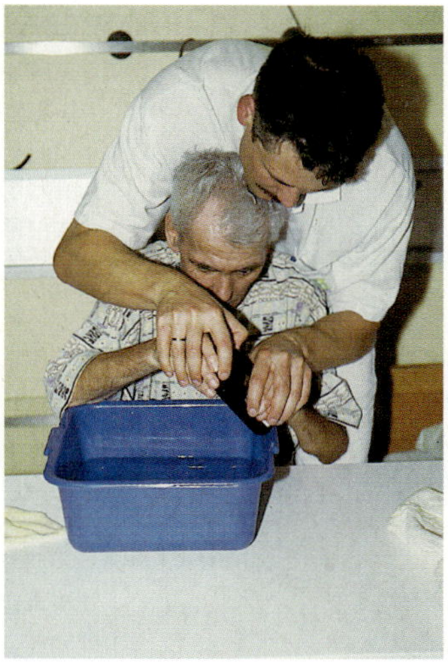

2 Öffnen des Duschgels.

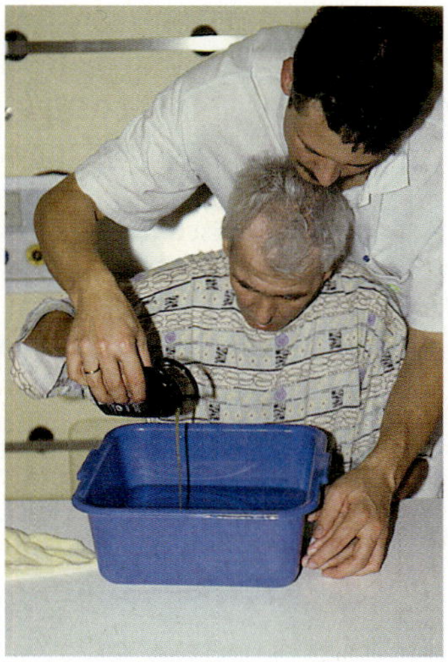

3 Seife in das Waschwasser geben.

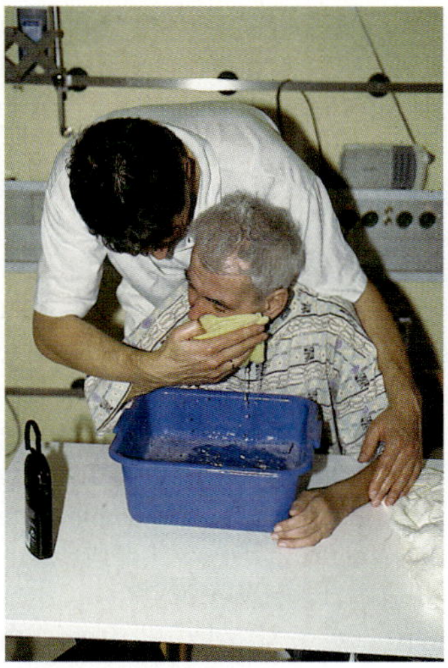

4 Waschen des Gesichts.

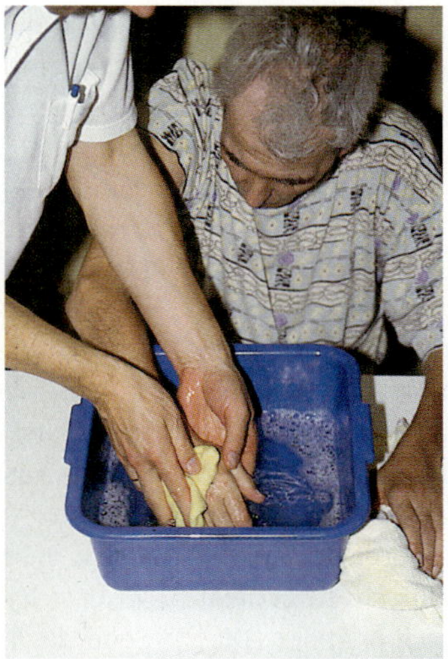

5 Waschen der Hand.

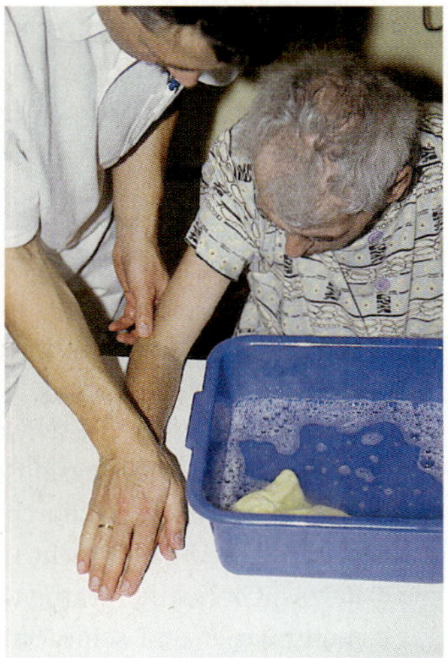

6 Informationssuche auf dem Tisch.

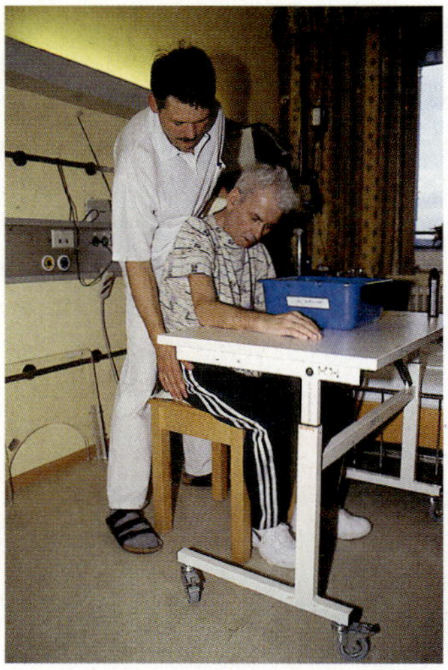

7 Informationssuche über die Körperposition.

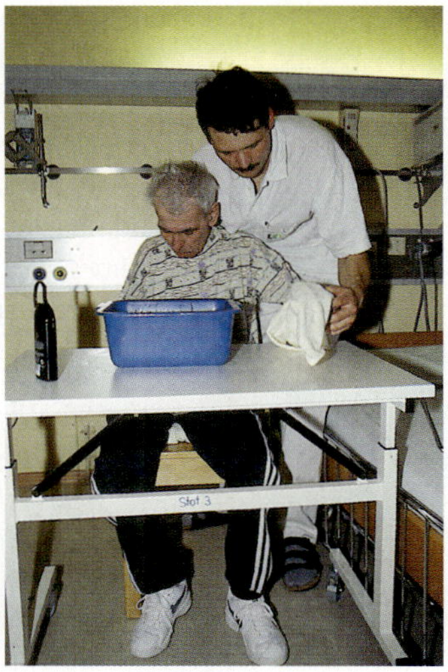

8 Abtrocknen der Hand.

Während des Führens sollte sich die Pflegeperson nicht mit dem Patienten unterhalten, denn dessen Aufmerksamkeit soll voll und ganz auf die Handlung gerichtet sein. Sofern möglich, sollte die Pflegeperson zwischen Führen der rechten und Führen der linken Hand wechseln.

> Eva Groß Krankenschwester
>
> **Praxistipp**
>
> Es erleichtert das Führen, wenn Sie gegen etwas Festes arbeiten, z. B. gegen einen Tisch oder eine Wand (**Abb. 43.25 u. 43.26**).

Übernimmt der Patient selbst die Handlung, sollte die Pflegeperson mit dem Führen aufhören und ihn die Handlung zu Ende bringen lassen. Wenn der Patient nicht mehr weiter weiß oder er etwas falsch macht, dann sollte die Pflegeperson – am besten in Verbindung mit einer kurzen Pause – den Handlungsablauf korrigieren.

> Eva Groß Krankenschwester
>
> **Praxistipp**
>
> Beim Führen im Stehen oder Gehen kann es günstig sein, an der Wand entlang zu gehen oder dem Patienten die Möglichkeit zu geben, sich an einem Regal o. ä. festzuhalten (vgl. **Abb. 43.24 a u. b**).

Pflegerisches Führen

Das pflegerische Führen kann bei vielen pflegerischen Tätigkeiten angewendet werden, z. B. beim Waschen und Kleiden, Umsetzen und Lagern, Rollstuhl fahren, Essen usw. Es wurde von Affolter speziell für Patienten mit schweren zerebralen Schäden und starken Bewegungseinschränkungen entwickelt.

Der Patient kann durch die Schädigung des Gehirns seine Umwelt nicht richtig spüren und taktile Reize nicht richtig verarbeiten. Dadurch weiß er nicht mehr, wo er und seine Umwelt sich befinden. Dies führt dazu, dass der Betroffene sich auf seine bereits bei der Geburt vorhandenen basalen Sinne zurückzieht und versucht, seinen eigenen Körper zu spüren. Da seine taktile Wahrnehmung der Umwelt stark eingeschränkt ist, sucht er Reize in seinem Körper, wodurch allerdings die Spannung im Körper steigt. Bei Patienten in der Frührehabilitation zeigt sich das meist in einem erhöhten Tonus, einer relativen Spastik. Im weiteren Therapieverlauf kann sich dies als „ruhelos" oder „hektisch" äußern.

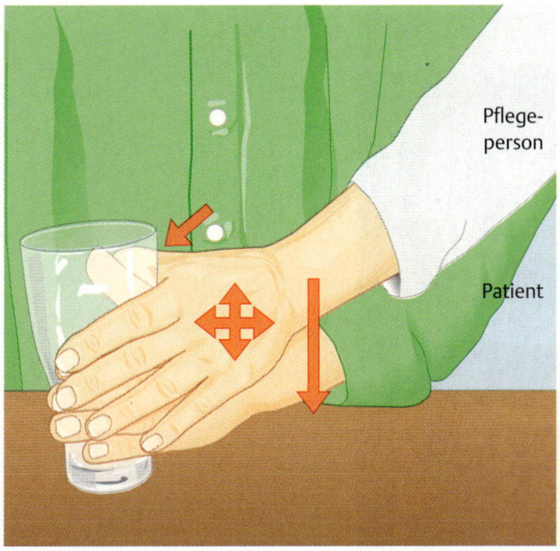

Abb. 43.27 Spüren mit dem Patienten durch kleine Bewegungen und wenig Druck

Aufgabe der Pflegeperson ist es nun, mit pflegerischen Führen dem Betroffenen zu helfen, taktile Informationen über seine Handlungen und seine Umwelt aufzunehmen. Dies muss so erfolgen, dass das Gehirn des Patienten der taktilen Information Bedeutung zumisst, der Patient dadurch seine feste Umwelt, seine Unterlage, seine Seitenbegrenzung wieder spürt und dadurch seine Spannung verringern kann. Der Patient lernt, wie er sich bewegen muss, um sich schrittweise und zielgerichtet zu verändern.

Beim pflegerischen Führen übernimmt die Pflegeperson das Handeln für den Patienten. Sie hebt z. B. beim Waschen des Patienten im Bett den rechten Arm, wäscht ihn, legt den Arm dann auf die Unterlage zurück und berührt dabei aktiv seine feste Umwelt durch eine deutliche Widerstandsveränderung. Die Pflegeperson sucht mit dem Patienten nach taktiler Information, indem sie mit sehr leichten Bewegungen auf der Unterlage und sehr geringem Druck arbeitet und dadurch beide die Unterlage spüren (**Abb. 43.27**). Die Pflegeperson bewegt die Hüfte und das Gesäß des Patienten leicht auf der Unterlage, so spürt er, dass er liegt. Danach wird der linke Arm des Patienten bewegt, z. B. der linke Arm angehoben, abgetrocknet und zurück auf das Bett, also die Unterlage gelegt. Anschließend wird mit der linken Seite des Patienten nach Informationen gesucht, damit er spürt, wie er sich in seiner Umwelt verändert hat und wo er sich jetzt befindet. Dann wird wieder die rechte Seite des Patienten bewegt. So tritt der Betroffene ständig im Wechsel rechts – links – rechts – links in Interaktion mit seiner Umwelt und spürt mit Hilfe der Pflegeperson die Widerstandveränderung zwischen Körper und Umwelt, die durch die Berührung zustande kommt.

Prinzipien pflegerischen Führens. Zunächst wird eine Bewegung ausgeführt, danach erfolgt die Informationssuche. Nach jeder Informationssuche muss die Seite gewechselt werden, um dort zu bewegen; dabei ist darauf zu achten, dass die unerlässliche Informationsquelle an der Hüfte nicht vergessen wird.

> **Merke**
>
> Während des Führens sollte nicht gesprochen werden, da der Patient sonst zu viele Informationen aufnehmen muss und dadurch weniger spüren kann.

Wahrnehmung

Mit unseren Sinnen nehmen wir Reize auf. Ob diese Reize für uns zu einer adäquaten Information werden, entscheidet unser Gehirn. Wir können das Geräusch eines Autos nur als solches erkennen, wenn in unserer Speicherung (Gehirn) Geschehnisse mit Autos abgespeichert sind. Gespürte Geschehnisse, die ein Kind vom ersten Lebenstag an erlebt, werden vom Gehirn gespeichert. Erst wenn ein Kind z. B. Geschehnisse mit einem Glas gespürt hat, wird es wissen, was ein Glas ist.

Auch gesunde Erwachsene lernen ständig dazu, was bedeutet, dass die Verbindungen zwischen den Gehirnzellen in unserem Gehirn ständig zunehmen. Wir lernen besser, wenn wir mehrere Sinnesbereiche einsetzen; am besten lernen wir aber, wenn wir handeln. Handeln bedeutet, dass wir gespürte Geschehnisse erleben und ständig in Berührung (Interaktion) mit unserer Umwelt sind.

Leistungen des Gehirns beim Lernen (Abb. 43.28)

Reaktion und Speicherung hängen von der Verarbeitung der Information, deren Aufnahme und den Geschehnissen ab. Nur wenn eine adäquate Information aufgenommen wird, ist eine angemessene Reaktion zu erwarten. Reaktion bedeutet Veränderung und durch Veränderung entstehen neue Reize. Immer gleichbleibende Reize werden nach einer gewissen Zeit vom Gehirn nicht mehr wahrgenommen, die Wahrnehmung blendet aus (*fading out*). Um dem entgegenzuwirken, verändern wir unsere Berührungen ständig, indem wir uns bewegen. So erhalten wir Informationen und wissen, wo wir sind und wo sich unsere Umwelt befindet.

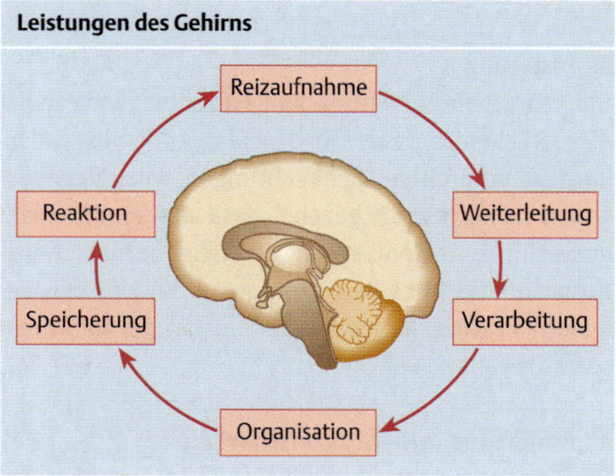

Abb. 43.28

Umwelt

„Die Umwelt umgibt mich, die Berührung der Umwelt erlaubt mir das Erspüren von Widerstand. Ich nehme die Umwelt wahr" (Affolter 1987).

Die **stabile Umwelt** besteht aus der Unterlage und der Seite. Die Unterlage ist für den Patienten das Bett, der Boden, ein Stuhl oder auch ein Tisch. Die Seite kann eine Wand, ein Schrank oder auch die Stuhllehne sein. Die stabile Umwelt gibt uns Sicherheit, eine gute Position, die der Patient zum Handeln benötigt.

Die **bewegliche Umwelt**, das sind die Dinge, mit denen ich handle, z. B. das Glas und die Flasche oder der Waschlappen und der Rasierapparat. Diese Dinge benötigen wir im Alltag, sie stellen den Patienten aber auch vor Probleme („Warum geht der Rasierapparat nicht?", „Wo gehört der Stecker hinein?").

Eva Groß Krankenschwester

···> Praxistipp
Wenn ein Patient nicht weiter weiß, kann es helfen, ihm einen Gegenstand zu geben, der den nächsten Schritt in der Handlung vorgibt.

Nur durch die Berührung kann ich in meiner Umwelt etwas verändern. Das Glas kommt nicht an meinen Mund, wenn ich es nicht anfasse und der Waschlappen wird nicht nass, wenn ich ihn nicht unter das Wasser halte.

Der erste Schritt ist immer, dass die Pflegeperson den Patienten an die Umwelt heranbringt oder die Umwelt zum Patienten. Das heißt, sie setzt den Patienten nicht mitten in einen Raum, sondern in eine Ecke. Auch das Bett eines Patienten mit Wahrnehmungsstörungen sollte an der Wand stehen. Sitzt der Betroffene am Tisch, sollte die Pflegeperson darauf achten, dass er den Boden, den Tisch, seinen Stuhl und eventuell noch eine Wand gut spüren kann.

Wenn die Pflegeperson mit dem Patienten beginnt zu führen, versucht sie mit ihm immer wieder Gegenstände aus der beweglichen Umwelt zu spüren, die ihm einen guten Widerstand bieten. Dies soll auf einer stabilen Unterlage stattfinden, die sie mit dem Patienten immer wieder spürt.

Werden dagegen immer wieder Geschehnisse von den Betreuenden für die Patienten übernommen, verändert sich die Umwelt für den Patienten „magisch". Die Pflegeperson ist der Magier und dem Patienten gehen dadurch evtl. wichtige Informationen verloren, die er zur Problemlösung oder zum Verständnis der Situation braucht. Unerwartete Reaktionen von Seiten des Patienten können dann die Folge sein.

···> Merke
Hier liegt zunächst die Schwierigkeit – es gilt umzudenken: nicht **für** den Patienten, sondern **mit** ihm die anstehenden Aufgaben lösen, ihn also mitnehmen.

Manchmal ist es jedoch sinnvoll und/oder erforderlich, die Magie der Umwelt auszunutzen; so, wenn der Patient zum Einstieg in ein Geschehnis Gegenstände in seiner direkten Nachbarschaft braucht. Ein Beispiel: Ein Patient ist nicht zu bewegen, morgens aus dem Bett aufzustehen. Die Pflegeperson gibt ihm ein Duschgel und einen Waschhandschuh in die Hand und er steht auf. Die Gegenstände helfen, das Geschehen – hier Duschen – zu beginnen. Eine andere Möglichkeit ist es, die Aufmerksamkeit auf etwas anderes zu richten. Eine Patientin putzt nach dem Baden die Badewanne, sie putzt und putzt und ..., die Pflegeperson will aber, dass sie sich anzieht. Die Pflegeperson drückt der Patientin das Kleidungsstück direkt in die Hand, damit sie das neue Ziel erkennt.

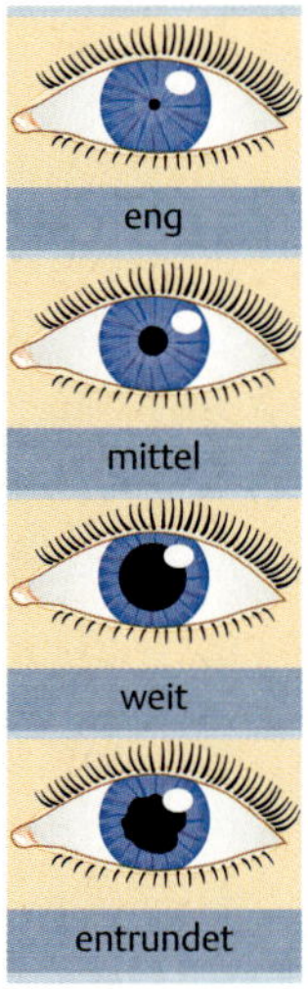

■ **Gewohnheiten**

Damit wir nicht für jede alltägliche Handlung die gesamte Aufnahmekapazität unseres Gehirns in Anspruch nehmen müssen, brauchen wir Gewohnheiten. Gewohnheiten zeichnen sich dadurch aus, dass man nicht viel denken und keine Hypothesen aufstellen muss. Es sind die immer wiederkehrenden Handlungen, die fast automatisch ablaufen und für die man kaum neue Information sucht. Gewohnheiten verhindern jedoch das Lernen, sie sind unflexibel und starr. Patienten mit starken Gewohnheiten werden nach ihrer Entlassung große Probleme bei der Alltagsbewältigung bekommen, weil sie nicht gelernt haben, Informationen zu suchen, die sie zur Problemlösung brauchen. Plötzlich erleben sie andere Räumlichkeiten, andere Personen und andere Gegenstände.

Eva Groß
Krankenschwester

···› Praxistipp
Pflegepersonen sollten schon während des Klinikaufenthaltes darauf achten, dass Gewohnheiten immer wieder dosiert durchbrochen werden. Wechselnde Einstiege in ein Geschehnis, verschiedene Reihenfolgen oder Örtlichkeiten sowie verschiedene Personen bieten sich an.

Pflege im akuten Stadium

■ **Hirndruck**

Eine der schwierigsten Komplikationen nach einer Verletzung am Gehirn sind die Folgen eines erhöhten Hirndruckes. Durch eine implantierte Hirndrucksonde können die Druckverhältnisse in der Schädelkalotte genau beobachtet werden (**Abb. 43.29 a u. b.**).

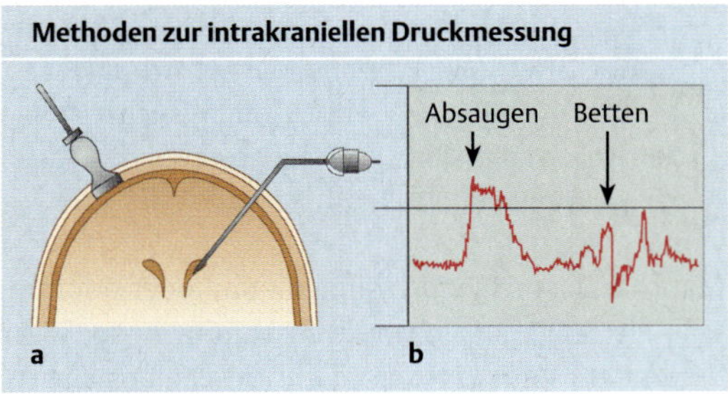

Abb. 43.29 a Links epidurale Messwertaufnahme, rechts Ventrikelkatheter mit externem Druckaufnehmer. **b** Intrakranielle Druckkurve mit Reaktionen auf Absaugen und Lagern

■ **Intrakranielle Druckmessung**

Der intrakranielle Druck kann entweder durch eine epidurale Sonde oder durch einen intraventrikulären Katheter gemessen werden. Jedes Mal ist ein neurochirurgischer Eingriff notwendig. Bei der epiduralen Messung ist die Operation relativ einfach und es besteht ein geringeres Infektionsrisiko. Liegt der Katheter im Seitenventrikel, so ist eine genauere Messung und bei Bedarf ein Ablassen von Liquor möglich.

■ **Beobachtung**

Zusätzliche Beobachtungen der Vitalfunktionen, wie Blutdruck und Puls, das Bewusstsein sowie der Zustand und die Reaktion der Pupillen durch die Pflegeperson sind in der Akutphase unumgänglich. In den meisten Fällen muss der Patient intubiert und über ein Beatmungsgerät beatmet werden. Eine Sedierung sollte nur so lange wie unbedingt nötig vorgenommen werden, da durch die bewusstseineinengenden Medikamente die Wahrnehmung noch stärker eingeschränkt ist.

■ **Absaugen**

Beim Absaugen von Sekret aus der Trachealkanüle (S. 884 ff) muss die Pflegeperson sehr behutsam vorgehen, da diese Maßnahme den Patienten stark belastet und ein dadurch hervorgerufener Hustenanfall den Hirndruck ansteigen lassen könnte.

···› Merke
Der Patient muss verbal und mit einer deutlichen Berührung am Brustkorb auf das Absaugen vorbereitet werden, der Atemrhythmus des Patienten ist zu berücksichtigen (nur während des Ausatmens saugen).

■ **Lagerung**

Bei erhöhtem Hirndruck von Patienten wird meist eine Rückenlage mit 30°-Hochlagerung des Oberkörpers empfohlen. Beobachtungen von Pflegepersonen haben jedoch gezeigt, dass sich eine korrekt ausgeführte Seitenlagerung günstig auf die Hirndrucksituation des Patienten auswirkt. Um den venösen Rückfluss zu gewährleisten, darf der Hals nicht seitwärts abknicken.

■ **Ernährung und Infusionstherapie**

Bei der Ernährung und Infusionstherapie muss beachtet werden, dass bei polytraumatisierten oder fiebernden Patienten der Energiebedarf um bis zu 50% gegenüber der Norm gesteigert sein kann. Die Umstellung von der parenteralen Ernährung auf die enterale Sondenkostgabe kann mit kleinen Mengen von ca. 100 ml 3 × täglich begonnen werden. Diese sollten möglichst als Bolusgabe verabreicht werden. Wenn der Patient dies gut verträgt, kann die Menge je nach Zustand des Patienten gesteigert werden. Falls absehbar ist, dass eine vollständige orale Ernährung in den nächsten Wochen nicht möglich ist, sollte eine PEG (perkutane endoskopische Gastrostomie; S. 408 f) der nasalen Ernährungssonde (S. 405 ff) unbedingt vorgezogen werden, da diese vom Patienten besser toleriert und im Verlauf der Rehabilitation weniger störend ist.

■ Einbeziehen des Patienten

Auch im akuten Stadium und bei einer anhaltenden Bewusstlosigkeit sollte der Patient in Pflegehandlungen von der Pflegeperson aktiv miteinbezogen werden. Beim Lagern bedeutet dies, dass der Patient nicht durch mehrere Personen gehoben wird, sondern sich Schritt für Schritt im Bett fortbewegt. Normale Bewegungen und Bewegungsabläufe sollten eingehalten werden, um den Patienten von Anfang an richtig zu instruieren. Beim Waschen kann man dem Patienten den Waschhandschuh über seine Hand streifen und dann seine Hand führen. Ebenso ist bei der Zahnpflege oder beim Kämmen zu verfahren (s. Affolter- u. Bobath-Konzept, S. 1315 ff u. S. 175 ff).

■ Thromboseprophylaxe (s. ATL Sich bewegen, S. 315 ff)

Beim immobilen Patienten werden die üblichen prophylaktischen Maßnahmen getroffen, das bedeutet, die Gabe von Heparin und das Tragen von Antiemboliestrümpfen. Zusätzlich hilft die frühe Mobilisierung und Aktivierung des Patienten.

■ Kontrakturprophylaxe (s. ATL Sich bewegen, S. 320 ff)

Eine Spitzfußprophylaxe im Bett durch Gegenstände, die die Fußsohlen berühren, sollte nicht erfolgen, da es dadurch zu einem spastischen Strecken des Fußes kommen kann. Steht der Patient mehrmals täglich z. B. beim Umsetzen, auf seinen Füßen, ist eine Spitzfußprophylaxe gewährleistet. Ansonsten werden bei der aktiven Pflege des Patienten alle Gelenke und Muskeln bewegt und somit einer Kontraktur vorgebeugt. Beim Lagern im Bett sind hauptsächlich die Füße und Beine im Einsatz (**Abb. 43.30**), beim Waschen mehr die Hände und Arme.

■ Obstipationsprophylaxe (s. ATL Ausscheiden, S. 459 f)

Die Patienten sitzen viel im Rollstuhl oder liegen im Bett. Bedingt durch diese Bewegungsarmut kann es zu Obstipation kommen. Die Ernährung der Patienten sollte daher aus einer ballaststoffreichen Kost bestehen. Möglicherweise muss die Darmtätigkeit medikamentös oder durch Einläufe unterstützt werden. Beim Stuhlgang dürfen Patienten nach einer Gehirnblutung nicht pressen, da sonst der Hirndruck steigt und die Gefahr einer erneuten Blutung besteht.

■ Dekubitusprophylaxe (s. ATL Sich bewegen, S. 311 ff)

Das beste Mittel gegen Wundliegen ist das regelmäßige Umlagern des Patienten. Bei richtiger Durchführung der Lagerung fördert dies zugleich die Wahrnehmung und reguliert den Muskeltonus.

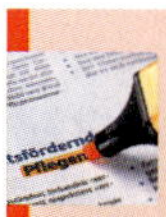

···› Merke
Wechseldruckmatratzen sollten bei zerebral geschädigten Patienten nicht zum Einsatz kommen, da diese durch ihre ständig wechselnde Auflagefläche den Patienten in seiner Wahrnehmungsfähigkeit stark beeinträchtigen und die Spastik erhöhen.

■ Pneumonieprophylaxe (s. ATL Atmen, S. 506 ff)

Die Gefahr der Lungenentzündung besteht hauptsächlich bei Patienten mit Schluckstörungen. Deshalb sollte das Anbahnen des Schluckens und Essens nur von erfahrenen Pflegepersonen durchgeführt werden. Auf das Abklopfen des Brustraumes sollte man aufgrund der schädlichen Erschütterungen für das Gehirn verzichten.

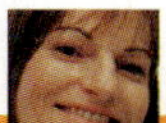

···› siehe Pflegeangebot bei neurogenen Störungen der Nahrungsaufnahme, S. 396 ff

Pflege im weiteren Verlauf

Wenn die Symptome nach wenigen Tagen nicht stark rückläufig sind (Spontanheilung) und die Hirndrucksituation sowie der vitale Zustand des Patienten einen Transport zulässt, sollte über eine Verlegung in eine Rehabilitationsklinik zur Frührehabilitation nachgedacht werden. Rehakliniken nehmen auch Patienten auf, die beatmet werden müssen.

■ Frührehabilitation

■ Unterstützung beim Lagern und Bewegen

Das Lagern des schwer betroffenen Patienten verfolgt unterschiedliche Ziele. Im Vordergrund steht eine für den Patienten tonusregulierende und ruhefördernde Lagerung, die es ihm ermöglicht, Schlaf zu finden. Dies schließt tonusregulierendes und wahrnehmungsförderndes Arbeiten mit ein. Nur wenn der Patient weiß, in welcher Lage er sich befindet, nur wenn er nachvollziehen kann, wie er seine Position verändert, ist er in der Lage, in seiner Spastik nachzulassen und eine bequeme Position zu finden.

Patienten müssen daher von der Pflegeperson unterstützt werden, damit sie wieder lernen, ihre Position zu verändern. Hier ist es wichtig, mit pflegerischem Führen den Patienten zu zeigen, wie er mithelfen kann, normale Bewegungen durchzuführen (s. Bobath-Konzept, S. 175 ff). Der Patient muss spüren, wie es ist, z. B. von der rechten Seitenlage in die linke Seitenlage zu kommen. Ein Bein nach dem anderen muss von der Pflegeperson angestellt werden, um den Po zur Seite heben zu können, und nach jeder Bewegung muss der Patient mit Hilfe der Pfle-

Lagern des Patienten in Seitenlage (Abb. 43.30)

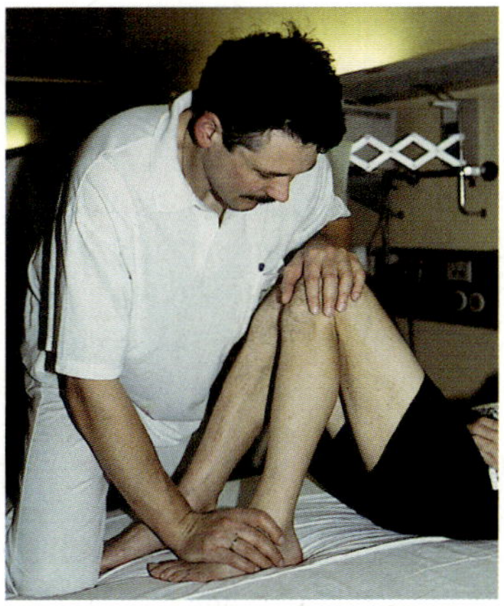

1 Anstellen der Beine.

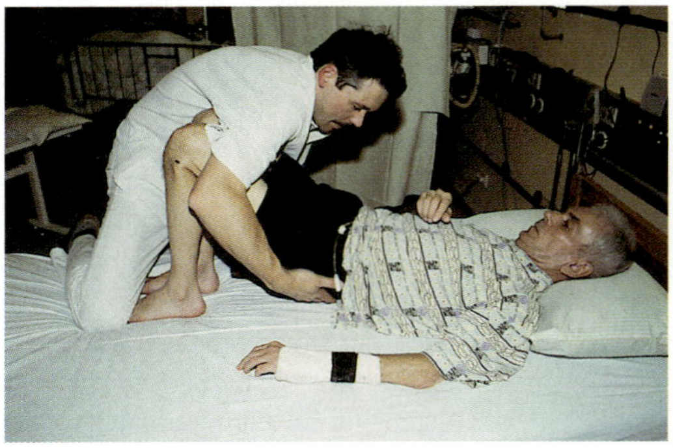

2 Unterstützen beim Heben des Gesäßes zur Seite.

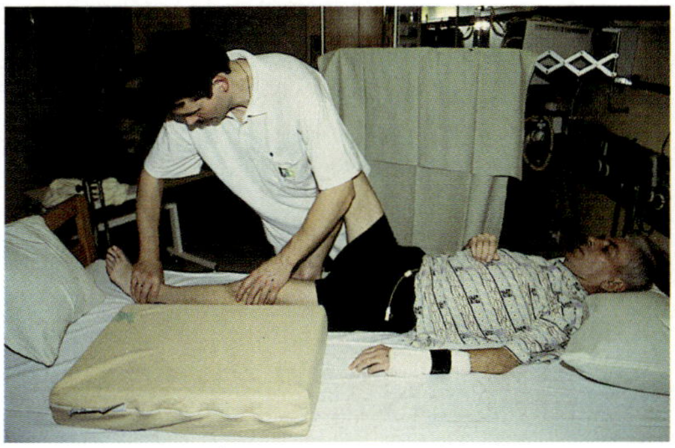

3 Informationssuche am Bein.

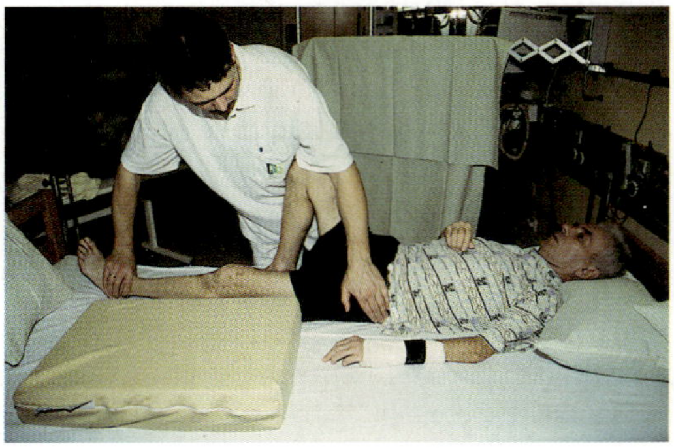

4 Informationssuche an der Hüfte.

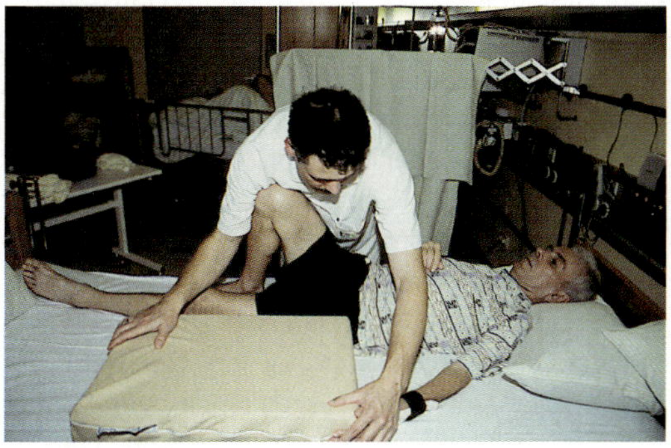

5 Lagerungshilfsmittel richtig positionieren.

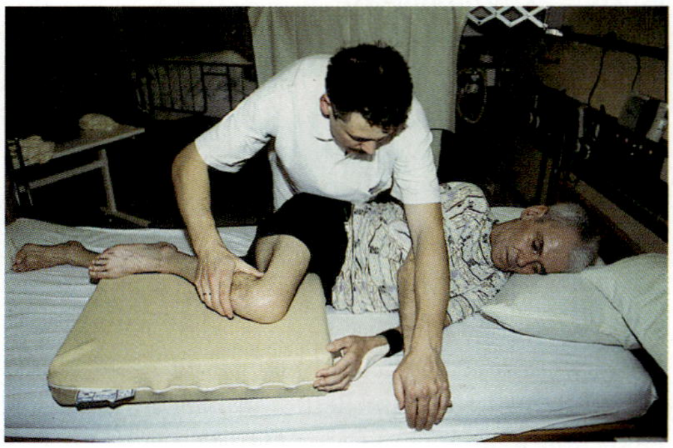

6 Drehen des Patienten.

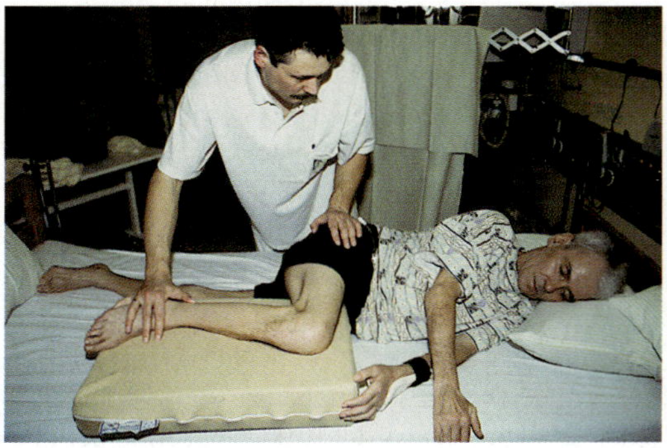

7 Informationssuche.

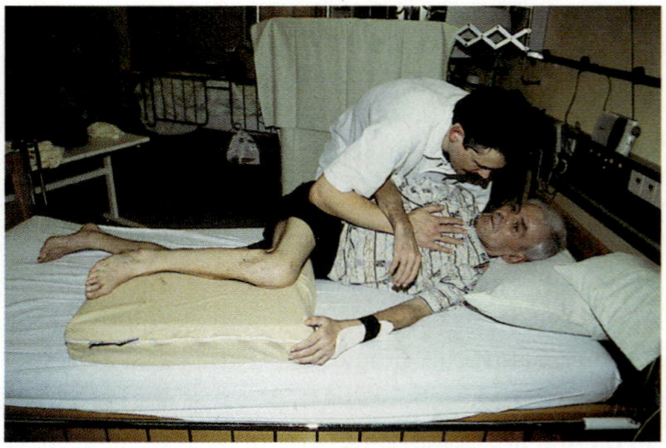

8 Korrektur der Schulter.

geperson wieder spüren, wo er jetzt in Bezug zu seiner Umwelt ist.

Unterstützung bei der Mundpflege

Zur Mundpflege sollte der Patient immer eine aufrechte Körperposition einnehmen, wenn möglich, am Waschbecken sitzen und seine Unterarme auf dem Waschbecken abstützen. Das Führen der Hände des Patienten durch die Pflegeperson beim Öffnen des Wasserhahns oder der Zahnpastatube erleichtert dem Patienten den Einstieg in das Geschehen (**Abb. 43.31 a–d**). Er weiß so schneller, um welche Aktivität es sich handelt, und kann Abläufe eventuell selbst übernehmen. Auch das Benützen von vertrauten Gegenständen, wie Zahnbürste oder Mundwasser, stößt bei dem Patienten auf Verständnis. Eine Mundhygiene mit Klemme und Tupfer oder mit Zitronenstäbchen ist für den Patienten fremd und kann auf Abwehr stoßen. Durch den Kiefer-Kopf-Kontrollgriff (vgl. **Abb. 43.25**) kann der Kopf stabilisiert, das Öffnen und Schließen des Mundes sowie das Schlucken stimuliert werden. Bei Patienten, die noch keine Rumpfkontrolle haben und nicht beim Zähneputzen mithelfen können, kann auch das Rückenteil des Bettes zur Mundhygiene ganz hochgestellt oder das Zähneputzen in Seitenlage durchgeführt werden. Hier wird die Situation für den Patienten klarer, wenn die Pflegeperson ihn führt, indem sie zuerst seinen Finger in den Mund steckt oder die Zahnbürste zuerst an seine Wangen bringt, bevor sie in den Mund geht.

Eva Groß
Krankenschwester

Praxistipp

Besteht eine Übersensibilität im Gesicht und besonders im Mundbereich, sodass eine Abwehrhaltung des Patienten gegenüber der Mundpflege erfolgt, darf nur langsam gehandelt werden. Zuerst sollte man mit den Fingern des Patienten sein Gesicht berühren und dann die Zahnbürste an der Wange spüren lassen. Wird dies toleriert, können die Patientenfinger in seinen Mund geführt werden und anschließend die Zahnbürste. Das kann manchmal einige Tage dauern. Der Beißreflex wird ausgelöst, wenn man vorn zwischen die Schneidezähne geht, deshalb zuerst seitlich die Zahnbürste in den Mund einführen.

Unterstützung bei der Kommunikation

Ein hohes Maß an Lebensgefühl bringt die Möglichkeit, etwas allein entscheiden zu können. Deshalb ist es wichtig, sobald als möglich eine Kommunikationsmöglichkeit mit dem Patienten zu finden. Dies könnte sein, dass der Patient, wenn er „ja" meint, die Augen schließt oder die Hand des Fragenden drückt. Hier müssen mehrere Möglichkeiten immer wieder von den Pflegepersonen ausprobiert werden und wenn sich eine Möglichkeit als geeignet herausstellt, immer wieder praktiziert werden.

Eine Absprache unter allen Pflegepersonen, die mit dem Patienten umgehen, ist wichtig, damit alle die gleiche Methode anwenden. Stellt sich heraus, dass der Patient eine Aphasie hat, muss diese gemeinsam mit den Logopäden angegangen werden. Es hat sich gezeigt, dass bei Patienten mit Aphasie anfangs hauptsächlich am Situationsverständnis gearbeitet werden sollte. D.h. z.B., dass der Patient direkt im Essensraum gefragt werden sollte, ob er etwas essen möchte, anstatt dies bereits im Zimmer zu tun. Bei der Frage, ob der Patient duschen möchte, kann ihm ein Handtuch und ein Duschgel gezeigt werden.

Unterstützung beim Essen (s. Schluckstörungen, S. 389 ff)

Genau wie bei der Mundpflege ist für das Essen eine gute Körperposition nötig. Damit der Patient Verständnis für die Nahrungsaufnahme bekommt und alle Handlungsschritte verfolgen kann, ist es wichtig, den Patienten am Tisch in die präorale Phase miteinzubeziehen (s. präorale Phase, S. 397 ff). D.h., der Patient sollte sich mit Hilfe der Pflegeperson sein Brot eventuell selbst streichen oder sich sein Getränk selbst einschenken. Das beiläufige Führen bietet gute Möglichkeit, mit dem Patienten Probleme des Alltags zu lösen.

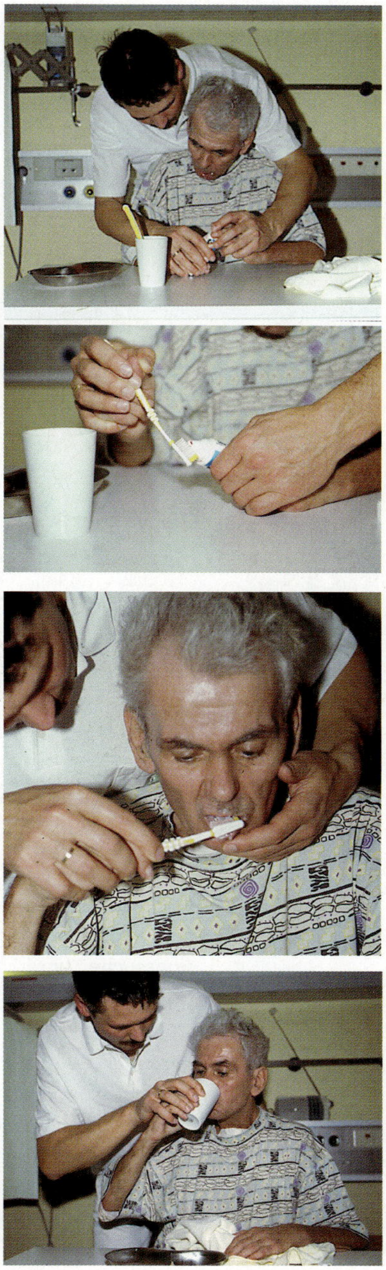

Abb. 43.31 Unterstützung bei der Mundpflege
a Öffnen der Zahnpastatube
b Aufbringen der Zahnpasta auf die Zahnbürste
c Zähneputzen
d Mund ausspülen

Unterstützung beim Waschen

Der Patient sollte von Anfang an der Körperpflege beteiligt werden. Sei es, dass er im Bett liegend mit Unterstützung den Waschlappen oder das Handtuch zum Gesicht führt oder dass die Pflegeperson ihn führt, sich mit der Bürste zu kämmen. Sobald es möglich ist, wird der Patient zuerst am Bettrand, dann auf einen Stuhl vor das Waschbecken gesetzt, um für das Waschen eine möglichst normale Position zu finden.

Ein Bein nach dem anderen wird von der Pflegeperson gewaschen und beim Zurückstellen auf das Bett nach Information gesucht. Auch an der Hüfte wird dem Patienten durch Informationssuche immer wieder gezeigt, wo er sich befindet. Nachdem beide

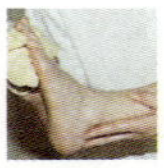

Pflegerisches Führen beim Waschen im Bett (Abb. 43.32)

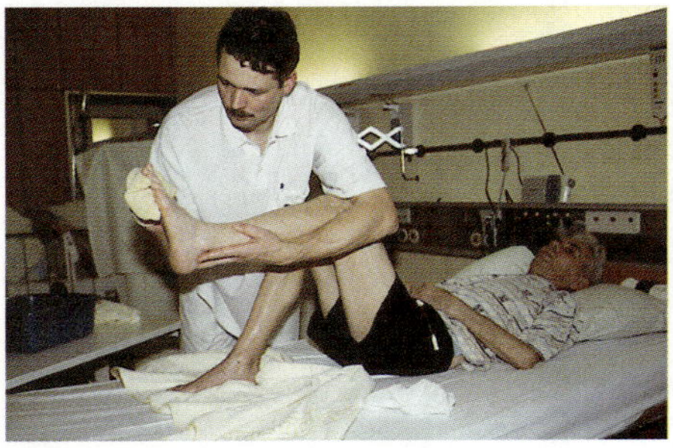

1 Waschen des linken Beins.

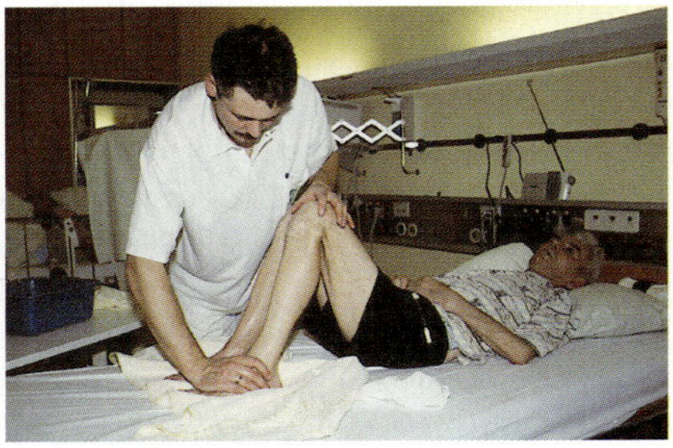

2 Informationssuche über die Position des linken Beins.

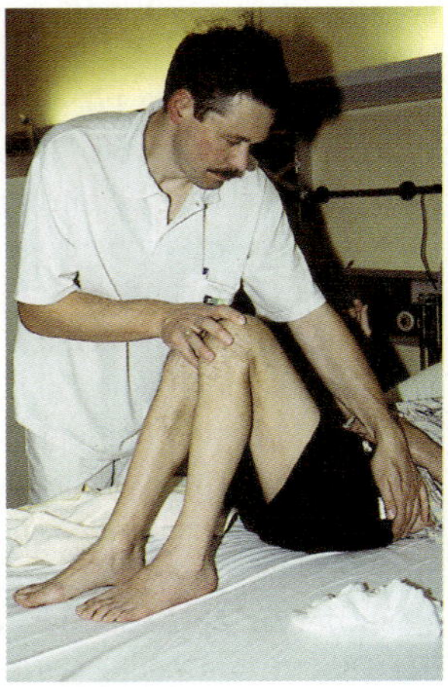

3 Informationssuche über die Körperposition.

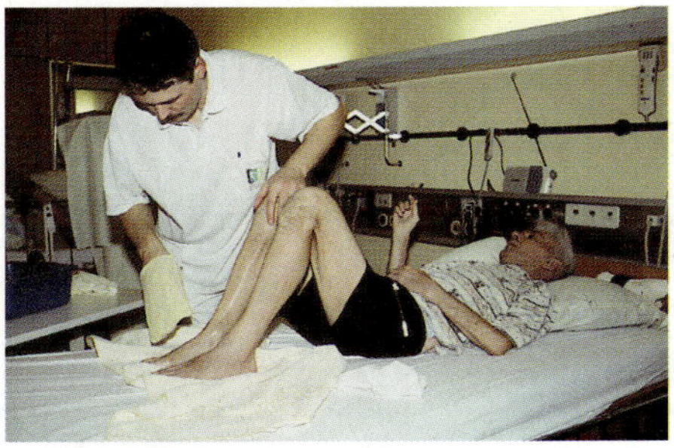

4 Waschen des rechten Beins.

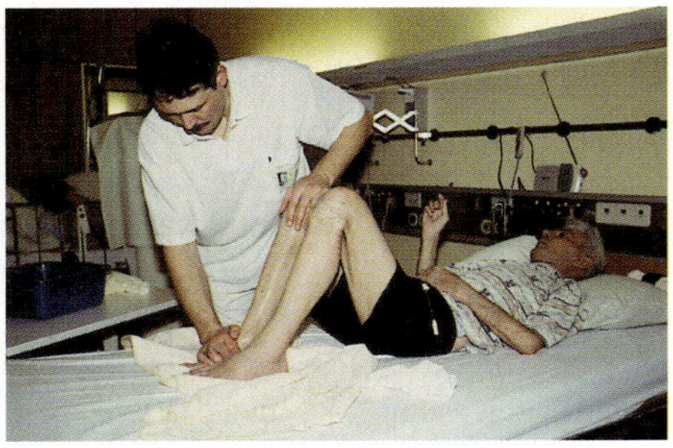

5 Informationssuche über die Position des rechten Beins.

Beine gewaschen sind, beginnt man wieder mit einem Bein das Abtrocknen und nach der Informationssuche wird das andere Bein abgetrocknet (**Abb. 43.32**).

> **Merke**
> Ist der Patient noch nicht in der Lage, auch nur kleine Handlungsschritte zu übernehmen, oder ist er noch bewusstlos, kann die Pflegperson mit pflegerischem Führen einsetzen und ihn in seiner Wahrnehmung fördern.

Abb. 43.33 Unterstützung beim Ausziehen

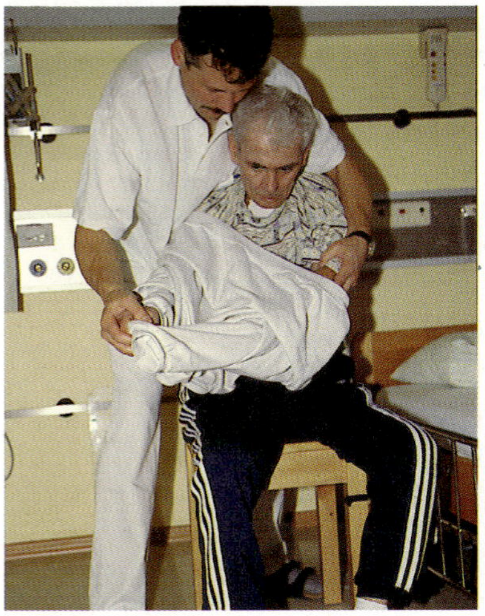

Unterstützung beim An- und Ausziehen

Die Patienten müssen möglichst bald ihre eigene „normale" Kleidung tragen. Eine Unterscheidung zwischen Schlafbekleidung und Tagesbekleidung hilft dem Patienten bei der Tagesstrukturierung. Auch hier gilt der Grundsatz für Pflegepersonen, möglichst viel mit dem Patienten anstatt für ihn zu machen. So kann der Betroffene schon frühzeitig mithelfen, sich seinen Pulli über den Kopf zu ziehen (**Abb. 43.33**). Am Bettrand oder auf einem Stuhl sitzend, kann der Patient von der Pflegeperson geführt werden, sich seine Hose, Socken oder Schuhe anzuziehen. Ist er hierzu nicht in der Lage, kann dies auch im Bett unter Berücksichtigung der Prinzipien des pflegerischen Führens geschehen, wie dies beim Waschen der Beine gezeigt wird.

Unterstützung bei der Ausscheidung

Einen Blasendauerkatheter sollten Patienten nur so lange als unbedingt notwendig haben. Ist absehbar, dass eine Flüssigkeitsbilanzierung über mehrere Wochen notwendig oder eine Versorgung mit Inkontinenzmaterial aufgrund einer Pilzinfektion oder eines Dekubitus nicht möglich ist, sollte wegen der Infektionsgefahr auf eine suprapubische Harnableitung (S. 442 f) zurückgegriffen werden.

Ein Kontinenztraining kann begonnen werden, sobald der Patient auf einer Toilette oder einem Toilettenstuhl sitzen kann. Beginnend mit einer genauen Dokumentation des Inkontinenzverhaltens durch die Pflegeperson (Angabe von Trinkmengen und Ausfuhr), kann mit einem zweistündlichen Toilettengang mit Unterstützung der Pflegeperson fortgefahren werden. Bei der Auswertung der Dokumentation zeigen sich bald individuelle Zeiten, nach denen verfahren werden kann. Mit dem Patienten können nach Möglichkeit Zeichen vereinbart werden, mit denen er sein Bedürfnis mitteilt.

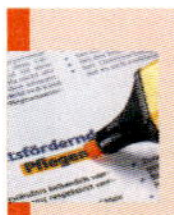

Merke

Auf eine ausreichende Flüssigkeitszufuhr ist zu achten, denn nur wer genügend trinkt (2–3 Liter/Tag), kann auch adäquat ausscheiden.

Bei Stuhlinkontinenz sollten Pflegepersonen Gewohnheiten, die der Patient im Ausscheidungsverhalten hat, von Angehörigen erfragen. Unter Zuhilfenahme der erfragten Zeiten oder Gewohnheiten, wie Kaffee bzw. ein Glas Wasser auf nüchternen Magen, kann dann mit Hilfsmitteln wie stuhldrangfördernden Zäpfchen begonnen werden.

Unterstützung bei der Orientierung

Die erste Schwierigkeit besteht darin, dem Patienten nach einem längeren Aufenthalt auf der Intensivstation wieder einen geregelten Tag- und Nacht-Rhythmus anzueignen. Hierfür ist es wichtig, das Bett als Schlaf- und Ruheplatz zu betrachten. Während des Tages sollten die Patienten von der Pflegeperson möglichst außerhalb des Bettes gelagert werden. Hierfür eignet sich eine Lagerung am Tisch oder auch auf einer Therapieliege. Wenn möglich, können Patienten gemeinsame Zeiten in einem Tagesraum verbringen. Während der Nacht hingegen müssen die Patienten regelmäßig und korrekt von den Pflegepersonen gelagert werden, so dass die Nachtruhe gewährleistet ist. Orientierungspunkte für den Tagesablauf sind die Essenszeiten und die Mittagsruhe. Bei Patienten, die noch per Sonde ernährt werden, könnte dies durch dreimalige Mundpflege vorgegeben werden. Der Tagesablauf eines Patienten sollte einem „normalen" Tag ähneln. Das bedeutet, der Tag beginnt mit Waschen, Anziehen, Frühstücken, danach folgt die Arbeit (Therapie), die durch eine Mittagspause unterbrochen wird, und vor der abendlichen Körperhygiene ist noch Zeit für die Freizeitgestaltung.

Unterstützung bei sozialen Fähigkeiten

Bei der Rehabilitation sollte möglichst früh von der Pflegeperson darauf geachtet werden, dass soziale Aspekte berücksichtigt werden. Durch die starke Schädigung und dem hohen Maß an Pflegebedürftigkeit eines Menschen mit einem Schädel-Hirn-Trauma steht der Patient während der gesamten Rehabilitation immer im Mittelpunkt. Alle um ihn herum stellen sich auf ihn ein, seine Wünsche und Bedürfnisse werden ständig erfüllt und er selbst verliert den Blick für die Bedürfnisse der anderen Menschen. Im fortgeschrittenen Stadium der Rehabilitation können die Patienten gemeinsam, mit Unterstützung der Pflegepersonen, ihr Frühstück organisieren (einkaufen, kochen, tischdecken, abräumen und spülen) oder eine Abendgestaltung planen. In der weiterführenden Therapie ist ein Milieugruppenkonzept sinnvoll, bei dem gemeinsame Aktivitäten geplant, durchgeführt und auch immer wieder besprochen werden.

Unterstützung bei Gedächtnisstörungen

Die Schädigung am Gehirn bringt oft eine Gedächtnisstörung mit sich. Beobachtungen haben gezeigt, dass sich Patienten Dinge, die sie selbst ausgeführt haben, besser merken können. Deshalb könnte Gedächtnistraining so gestaltet werden, dass sich Patienten morgens ihren Tagesplan selbst aufschreiben, während des Tages immer wieder Stichpunkte der Dinge notieren, die sie aktiv erlebt haben, und abends mit einer Pflegeperson den Tag nochmals Revue passieren lassen.

Beurteilung der Selbstständigkeit und Überprüfung der Fortschritte

Der immer enger werdende finanzielle Rahmen, der von den Kostenträgern zur Verfügung gestellt wird, und die notwendige Überprüfung der Rehabilitationsziele im Rahmen der Pflegeplanung machen es notwendig, eine einheitliche und vergleichbare Einstufung für die Selbstständigkeit und den Reha-Stand des Patienten zu finden. Die Kostenträger verlangen immer öfters eine Darlegung der Fortschritte anhand standardisierter Skalen. Der Bartel-Index für die einfache Einstufung und der FIM (functional independence measure) für die detailliertere Beurteilung durch die Pflegeperson haben sich bewährt. Bei der FIM-Einstufung wird der Erhebungsbogen anhand detaillierter Einstufungskriterien ausgefüllt (**Abb. 43.34**).

Entlassung

Ca. ein Drittel aller Patienten mit einem schweren erworbenen Hirnschaden kehren wieder in ihr altes Leben zurück, können weiterhin einem Beruf nachgehen und bewältigen ihren Alltag allein und unauffällig. Für den größeren Teil – zwei Drittel der Patienten – sind auch nach der Frührehabilitation weitere Maßnahmen notwendig. In den meisten Fällen schließt sich an die Frührehabilitation eine weiterführende Therapie an. Hier ist im Team zu entscheiden, ob die noch vorhandenen Defizite mehr körperlicher oder neuropsychologischer Art sind. Je nachdem kommen verschiedene Einrichtungen in Frage.

Viele Menschen mit einer erworbenen Hirnschädigung werden nach einer erfolgreichen Rehabilitation in ihren Familien aufgenommen und weiter betreut. Betreute Wohngruppen stellen hierzu eine Alternative dar. Tagsüber gehen die Menschen an ihre Arbeit oder, wenn dies nicht möglich ist, in eine Werkstatt für Behinderte. Ist es überhaupt nicht möglich, dass die Betroffenen einer Arbeit nachgehen, sollten sie zumindest einige Tage in der Woche in einer Tagesstätte verbringen.

Bleibt auch trotz langer Rehabilitation eine starke Pflegebedürftigkeit bestehen, ist gemeinsam mit den

Abb. 43.34 FIM-Erhebungsbogen

FIM-Erhebungsbogen

FUNCTIONAL INDEPENDENCE MEASURE
Score
7 > völlige Selbstständigkeit
6 > eingeschränkte Selbstständigkeit
5 > Beaufsichtigung/Vorbereitung
4 > Kontakthilfe/geringe Hilfestellung (< 25 %)
3 > mäßige Hilfestellung (< 50 %)
2 > ausgeprägte Hilfestellung (< 75 %)
1 > völlige Unselbstständigkeit (≥ 75 %)

Patient | Datum

Selbstversorgung	Score
A Essen/Trinken	
B Körperpflege	
C Baden/Duschen/Waschen	
D Ankleiden Oberkörper	
E Ankleiden Unterkörper	
F Toilettenhygiene	
Kontinenz	
G Blasenkontrolle	
H Darmkontrolle	
Transfer	
I Bett/Stuhl/Rollstuhl	
J Toilettensitz	
K Badewanne/Dusche	
Fortbewegung	
L zu Fuß > „F"/Rollstuhl > „R"	
M Treppensteigen	
Kommunikation	
N Verstehen	
O Ausdruck	
Kognition	
P Soziales Verhalten	
Q Problemlösung	
R Gedächtnis	
Summe (min 18/max 126)	

Angehörigen zu entscheiden, ob dies von ihnen geleistet werden kann. Hier sollte die große psychische und physische Belastung, die auf die Angehörigen trotz unterstützender Einrichtungen zukommt, nicht unterschätzt werden. Inzwischen gibt es eine Reihe von Pflegeeinrichtungen, die sich auf Patienten nach erworbenen Hirnschäden spezialisiert haben und auch die zustandserhaltende Therapie leisten können. Gerade in der zustandserhaltenden Pflege kommt den Pflegepersonen eine hohe Verantwortung zu, denn ohne Fachwissen und Fachkompetenz können solche Patienten nicht gepflegt werden.

Pflegeschwerpunkte zu Hause

Geht ein Patient nach Hause und ist noch nicht vollständig rehabilitiert, dann muss so früh wie möglich damit begonnen werden, die Angehörigen in die Betreuung miteinzubeziehen.

> **Merke**
> Generell sollten Angehörige viel in die Pflege miteinbezogen werden. Wenn sie etwas tun können, ist die Hilflosigkeit und Betroffenheit nicht mehr so groß. Eine gut koordinierte und gezielte Einarbeitung der Angehörigen soll durch professionelle Pflegepersonen erfolgen.

Die Angehörigen müssen lernen, Verhaltensweisen der Betroffenen zu beobachten und entsprechend zu reagieren. Eine reine Versorgung im häuslichen Umfeld bringt den Patienten nicht weiter, im Gegenteil, es wirft ihn zurück. Diese Tatsache ist für Angehörige besonders schwer zu verstehen. Sie wollen immer das Beste für ihren Patienten und möchten ihm möglichst viel helfen. Angehörige sollten Mechanismen erlernen, um sich selbst zu entlasten. Sie müssen wissen, wo sie Hilfe bekommen können, wann sie ambulante Pflegedienste in Anspruch nehmen oder auch mal eine Kurzzeitpflege in Betracht ziehen sollten. Für Patienten, die zu Hause sind, ist meistens eine Therapie weiterhin sinnvoll. Physiotherapie oder/und Ergotherapie helfen, den Patienten vorwärts zu bringen oder ihn auf dem Rehabilitations-Stand zu halten.

43.3.3 Zusammenarbeit im multiprofessionellen therapeutischen Team

Eine besondere Bedeutung kommt bei diesen Patienten der Zusammenarbeit mit anderen Berufsgruppen zu. Ein Konzept zur Förderung der Wahrnehmung oder normaler Bewegungen kann nur ein 24-Stunden-Konzept sein, das von allen Berufsgruppen in gleichem Maße angewandt wird. Hierzu ist es notwendig, dass alle Mitarbeiter die gleichen Fortbildungen besuchen und sich gemeinsam über die Rehabilitation der Betroffenen Gedanken machen. Eine Pflegeplanung im herkömmlichen Sinne sollte erweitert werden und gemeinsam mit den Therapeuten aufgestellt werden (Pflege-Ergo-Physio-Planung). Denn nur gemeinsam können die schwierigen Probleme, vor die uns Patienten mit erworbenen Hirnschäden stellen, gelöst werden. Ein Bezugspflegesystem sowie ein Bezugstherapeutensystem ist unabdingbar, denn nur wenn immer wieder die gleichen Personen mit dem Patienten arbeiten, können sie die Unterstützung so gestalten, dass der Patient im äußersten Maße gefördert wird.

43.4 Pflege von Patienten nach Intoxikation

Ralf Krämer und Thomas Olschewski

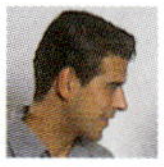

Samstagabend, 23.30 Uhr, beste Partystimmung. Der 16-jährige Jan will heute Abend seinen älteren Freunden beweisen, dass er den meisten Alkohol verträgt. Anfangs nur Bier, später dann Uzo. 2.00 Uhr, Jan stürzt und bleibt liegen. Alle lachen, die Party geht weiter. 3.00 Uhr, den Anwesenden fällt auf, dass Jan erbrochen hat, nicht auf Ansprache reagiert und irgendwie ganz blau im Gesicht ist. Jemand ruft den Notarzt. 3.15 Uhr, der Notarzt trifft ein und findet Jan in einem lebensbedrohlichen Zustand vor. Wiederbelebung, Transport in die Klinik, akute Lebensgefahr!

Medizinischer Überblick Intoxikation

Definition

Bei einer Vergiftung wird ein Stoff vom Körper aufgenommen und gelangt in die Blutbahn. Ob der Stoff im Körper als Gift wirkt, ist von seiner Stärke und den Umständen, in denen er in den Körper gelangt, abhängig. Ferner unterscheidet man Vergiftungen mit *Selbsttötungsabsicht* (Suizid) und Vergiftungen durch ein *Versehen* (akzidentell).

Folgende Voraussetzungen begünstigen, dass in Stoff im Körper als Gift wirkt:

- Menge und Art des aufgenommenen Stoffes,
- Weg, über den der Stoff in den Körper gelangt (Mund, Atemwege, Haut, Gefäße),
- Füllung des Magens (bei Stoffaufnahme über den Mund),
- Fähigkeit eines Stoffes, in die Blutbahn zu gelangen,
- Zeit, in der sich der Stoff im Körper verteilt und wieder ausgeschieden wird,
- Verhalten des Stoffes im Körper, speziell in Verbindung mit anderen Stoffen,
- Zeit von der Aufnahme des Stoffes bis zur ersten Therapie,
- gesundheitlicher Allgemeinzustand des Patienten.

Häufigkeit

In Deutschland wird die Zahl akuter Vergiftungen durch Suizid und Versehen auf jährlich 150000–200000 geschätzt.

Symptome

Durch die Vielzahl der Giftstoffe kann man keine spezifischen Symptome beschreiben, es gibt aber einige charakteristische Erscheinungen, die bei ca. 90% der klinisch behandelten Vergiftungen auftreten:

- Akute Störung im Magen-Darm-Trakt,
- auffälliger Mundgeruch,
- Störungen des Herzrhythmus,
- Störungen der Temperaturregulierung,
- Hautveränderungen,
- Störungen im Nervensystem.

Diagnostik

- Ruhe bewahren, bewusstlose Personen sofort notärztlich versorgen.
- Gründliche Untersuchung des Patienten auf o.g. Leitsymptome und seiner Umgebung (z.B. leere Tablettenschachteln). Auffällige Flüssigkeiten, Tablettenschachteln u.ä. müssen aufbewahrt werden.
- Befragung des Patienten und/oder der Angehörigen bzw. der Personen, die den Patienten gefunden haben.

Für die Erkennung eines Giftstoffes stehen, in begrenztem Umfang, Schnelltests für die direkte Verwendung am Bett zur Verfügung (**Tab. 43.9**).

So genannte semiquantitative Analysen dienen dazu, den Stoff über eine chemische Reaktion in Blut und Urin nachzuweisen. Quantitative Analysen können Stoffe direkt bestimmen, sind aber an einen hohen gerätetechnischen Aufwand gebunden. Um Tests überhaupt durchführen zu können, ist es wichtig, Art und Menge des zu untersuchenden Materials mit der Beratungsstelle bei Vergiftungen abzusprechen.

Kinder sind bei unbeabsichtigten Vergiftungen besonders gefährdet

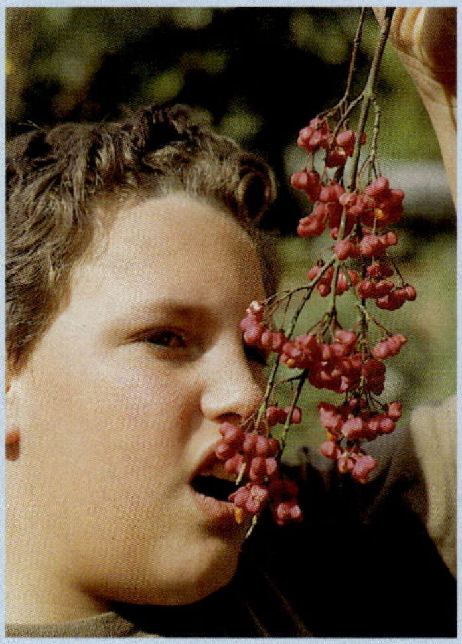

Komplikationen

Die bei Intoxikationen auftretenden Komplikationen sind, abhängig von der Art der Vergiftung, sehr unterschiedlich und für den Unerfahrenen nicht abzusehen! Deshalb liegt ein Schwerpunkt der Therapie mit Vergiftung in der engmaschigen Kontrolle der Vitalwerte, dem sofortigen Kontakt mit einer Beratungsstelle für Vergiftungen und einer mit ihr abgesprochenen Therapie.

Tabelle 43.9 Schnelltests bei Vergiftungen (nach Weilemann/Reinecke)

Substanz	*Test*	*Material*	*Durchführung u. Ergebnis*
Knollenblätterpilz	Lignintest	Pilz, Pilzreste der Mahlzeit	Pilz auf nicht beschichtetes Zeitungspapier (Tageszeitung) drücken Stelle markieren und mit 10% Salzsäure beträufeln. Test ist bei Violettfärbung positiv
Paraquat/Diquat	Na-dithionit	Urin	Urin mit 0,5 ml NaOH alkalisieren (pH > 8) Grünverfärbung: Diquat; schwache Blauverfärbung oder starke Violettfärbung: Paraquat
Säure/Lauge	Indikatorpapier	Substanz	Teststreifen in die Flüssigkeit eintauchen und pH nach Farbreaktion beurteilen Achtung: Oxidationsmittel verfälschen das Ergebnis!
Organische Lösungsmittel	Dichte (d) Wasserlöslichkeit	Substanz	Reagenzglas mit Wasser füllen, Lösungsmittel vorsichtig an der Glaswand herunterfließen lassen und schütteln. Ergebnis: d < 1 u. wasserlöslich (Ketone, Alkohole) d < 1 u. unlöslich (Benzin, Alkane) d > 1 u. wasserlöslich (z. B. Glykol, Glycerin) d > 1 u. unlöslich (z. B. Dichlorethan)
Methadon, Benzodiazepine, Cocain, Amphetamin, Opiate, Cannabinoide	Triage (Fa. Merck) Toxi Quick (Fa. Biomer)	Urin	Teststreifen für jede Substanz

Therapie

Die Therapie wird unterteilt in die Giftentfernung *vor* der Resorption (Substanz ist noch nicht ins Blut gelangt) und Giftentfernung *nach* der Resorption (Substanz ist bereits ins Blut gelangt).

Therapiemöglichkeiten sind:

- Elimination (Entfernen der Substanz aus dem Körper),
- Adsorption (eine Substanz binden und so seine Aufnahme verhindern),
- Neutralisation (eine Substanz wirkungslos machen),

Ziel der Therapie ist immer die Entfernung des Giftstoffes aus dem Körper.

Merke

Bei Vergiftungen gilt grundsätzlich: Erst informieren, dann handeln! Schon bei Vergiftungsverdacht sofort die Beratungsstelle für Vergiftungen anrufen und folgende Informationen durchgeben: **Wer** (Geschlecht, Alter, Größe, Gewicht) ist betroffen? **Was** (Name oder Inhalt des Stoffes) wurde genommen? **Wie viel** (genaue Angabe) wurde genommen? **Wie** wurde der Stoff genommen? **Wann** wurde der Stoff genommen? **Welche** Beschwerden (Bewusstsein, Atmung, Aussehen) treten auf? **Wo** ist der Betroffene zu erreichen?

43.4.1 Bedeutung für den Patienten

Diese Gesprächssituation soll beispielhaft deutlich machen, wie wichtig Aufklärung und Beratung nach einer Intoxikation sind

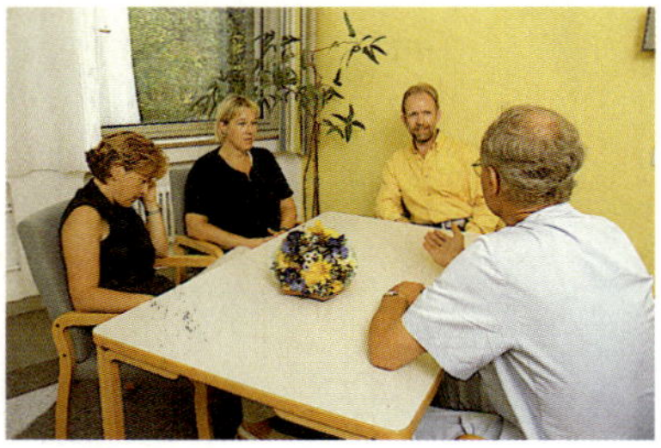

Eine Vergiftung trifft den Betroffenen häufig völlig unvorbereitet. Sie kann aber je nach Schweregrad und eventuell bleibenden Dauerschäden auch das ganze Leben nachhaltig verändern. Bei der akuten Versorgung eines Patienten nach Intoxikation stehen zwar in der Regel medizinische Notwendigkeiten erst einmal im Vordergrund, trotzdem muss dem Menschen, der hinter dem „Vergiftungsfall" steht, besondere Aufmerksamkeit geschenkt werden. Häufig sind diese Patienten emotional sehr aufgewühlt und brauchen viel Aufmerksamkeit und Einfühlungsvermögen. Da besonders bei Suizidpatienten auch von einer Selbstgefährdung ausgegangen werden muss, dürfen diese Patienten nicht unbeaufsichtigt gelassen werden.

Manchmal müssen Pflegende aber auch erkennen, dass der Betroffene nach einem schweren Verlauf einer Vergiftung zwar körperlich wieder hergestellt ist, Einsichtsfähigkeit und Verständnis für die Situation aber nicht vorhanden sind. Ein Beispiel für einen solchen Verlauf findet sich in der Geschichte von Jan, deren Anfang zu Beginn dieses Kapitels erzählt wird. Jan musste drei Tage auf einer Intensivstation bleiben. Während dieser Zeit wurde er beatmet, musste täglich dialysiert werden und erlebte mehrere Phasen, in denen sein Leben bedroht war. In den folgenden Tagen besserte sich sein Zustand allerdings rasch. In Gesprächen mit ihm und seinen Eltern war bei keinem eine Einsicht für die Situation zu erreichen. Bei seiner Entlassung wird Jan von seinen Freunden abgeholt. Er verspricht ihnen noch im Patientenzimmer, beim nächsten Mal nicht so schnell schlapp zu machen.

43.4.2 Pflege- und Behandlungsplan

Pflegeschwerpunkte bei der Notaufnahme

Folgende Pflegeschwerpunkte sind bei der Aufnahme von intoxikierten Patienten im Wesentlichen zu beachten:

- Beachten des Selbstschutzes,
- Kontrolle der Bewusstseinslage,
- Überwachen des Husten- und Schluckreflexes zur Aspirationsprophylaxe,
- Vorbeugen und Erkennen von Komplikationen,
- Umgang mit Suizidpatienten.

Vorbeugen und Erkennen von Komplikationen

Erscheinungsbild und Verlauf einer Vergiftung hängen immer davon ab, welche Substanz, in welcher Dosis, auf welchem Weg (oral, Inhalation, perkutan, intravenös) und zu welchem Zeitpunkt in den Körper des Patienten gelangt ist. Außerdem spielt die körperliche Verfassung sowie die emotionale Situation des Patienten eine große Rolle. Da bei Intoxikationen immer mit lebensbedrohlichen Komplikationen gerechnet werden muss, ist eine umfassende Krankenbeobachtung des Patienten unerlässlich. Die Vielzahl der in Frage kommenden Vergiftungsstoffe machen es schwierig, Beobachtungen eindeutig zuzuordnen.

Die Leitsymptome, die im medizinischen Überblick dargestellt sind, können auch bei der pflegerischen Anamnese als Richtschnur dienen. So werden meistens gastrointestinale Störungen in Form von Übelkeit, Erbrechen und Durchfall auch in Kombination mit Einnässen als erstes wahrgenommen. Da sie bei einer Vielzahl von Vergiftungen auftreten, muss immer an das Aufbewahren einer Probe der Ausscheidungen zum Substanznachweis gedacht werden. Bei der körperlichen Erstuntersuchung durch den Arzt können auch gleichzeitig pflegerisch relevante Befunde erhoben werden.

> **Praxistipp**
>
> Eva Groß Krankenschwester
>
> Die Pflegeperson sollte daran denken, die Kleidung des Patienten, auch wenn sie stark verschmutzt oder beschädigt ist, nicht wegzuwerfen. Sie wird manchmal von der Polizei zu kriminaltechnischen Untersuchungen benötigt.

Umgang mit Suizidpatienten

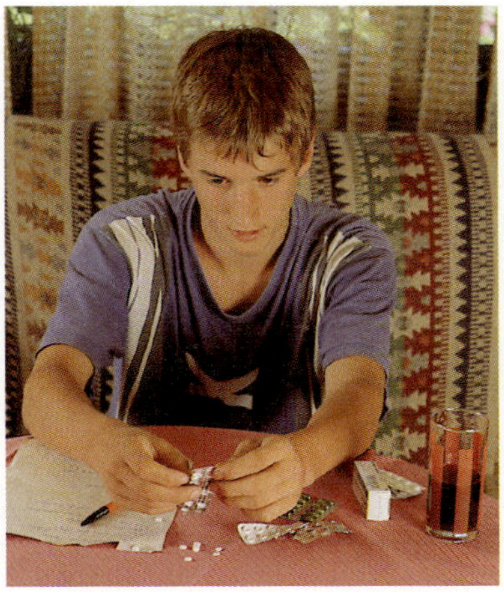

Der Umgang mit Suizidpatienten stellt große Anforderungen an die Pflegepersonen

Der Umgang mit Suizidpatienten ist in der Akutphase meist geprägt durch die hohe emotionale Belastung, in der sich der Patient befindet. Er verhält sich aufgrund seiner eigenen Interpretation der Situation völlig unterschiedlich, was sich in Aggression nach außen oder gegen die eigene Person sowie aber auch in völligem Rückzug in das eigene Erleben darstellen kann.

Die Situation verschärft sich unter Umständen noch zusätzlich durch die Wirkung von eingenommenen Medikamenten. Der Umgang kann sich somit sehr unterschiedlich gestalten. Der Patient sollte allerdings niemals unbeaufsichtigt gelassen werden.

> **Praxistipp**
>
> Eva Groß Krankenschwester
>
> Im weiteren Verlauf ist es für den Patienten wichtig, sich wieder persönlich, zeitlich und örtlich orientieren zu können. Deshalb muss sein Umfeld so klar wie möglich strukturiert werden. Der Patient sollte wenige und feste Bezugspersonen haben, die ihm eindeutige und im Team abgesprochene Informationen geben.

Kontrolle der Bewusstseinslage

Die Kontrolle der Bewusstseinslage (Vigilanz) ist eine der wichtigsten Aufgaben in der akuten Versorgung des Patienten. Das Erscheinungsbild einer Störung durch eine Vergiftung kann völlig unterschiedlich sein. Es kann von einer Verlangsamung der eigenen Reaktionen bis hin zum Koma reichen. Auch Formen von Unruhe, Verwirrtheit und Erregungszustände sind möglich. Die Zustände können rasch von der einen in die andere Form wechseln. Wird in diesem Zusammenhang ein Muskelzittern (Tremor) beobachtet, ist auch an einen generalisierten Krampfanfall zu denken. Die Einteilung des Bewusstseins wird in Form sog. Bewusstseinsskalen (z. B. Glasgow-Koma-Skala, S. 1353) vorgenommen.

Eine weitere wichtige Aufgabe bei der Kontrolle der Bewusstseinslage ist die Beurteilung der Pupillen. Hierbei werden Form, Lichtreaktion, Weite und Stellung der Pupillen zueinander kontrolliert (S. 1320). Anhand der Weite der Pupillen lassen sich z. B. unter Umständen schon Rückschlüsse auf den auslösenden Wirkstoff ziehen (**Tab. 43.10**).

Das Bewusstsein sollte in der Akutphase engmaschig kontrolliert werden und sich im weiteren Verlauf an der Situation des Patienten orientieren.

Tabelle 43.10 Beispiele von Pupillenveränderungen durch Vergiftung

	Sympathomimetika	*Anticholinergika*
Pupillenerweiterung	→ Koffein → Kokain → Dopamin → LSD → Nikotin usw.	→ Atropin → trizyklische Antidepressiva → Antihistaminika usw.
	Sympatholytika	*Cholinergika*
Pupillenverengung	→ Barbiturate → Isopropylalkohol → Ethanol → Hypothermie → Hypnosesedativa	→ Organophosphate → selten Nikotin → oft durch Hitzschlag oder Narkotika

Überwachen des Husten- und Schluckreflexes zur Aspirationsprophylaxe

Husten- und Schluckreflex sind lebensnotwendige Schutzmechanismen des Menschen und werden daher auch als *Schutzreflexe* bezeichnet. Sie verhindern, dass z. B. Speichel in die Lunge gelangen kann, bzw. sorgen dafür, dass dieser durch plötzliches Husten wieder herausbefördert wird. Das Vorhandensein des Husten- und Schluckreflexes beeinflusst die Therapie entscheidend. So muss bei fehlenden Schutzreflexen für eine Magenspülung vorab eine Intubation erfolgen, um eine Aspiration zu vermeiden.

Beachten des Selbstschutzes

Der Schutz der eigenen Person steht bei der Versorgung des Patienten nach Intoxikation an erster Stelle. Hier sind vor allem Kontaktgifte zu nennen, die von der Haut des Patienten über unsere Hände in unseren Körper gelangen können.

> **→ Merke**
> Deshalb gilt zum Selbstschutz: Schutzhandschuhe tragen!

Tabelle 43.11 Nach Verschlucken folgender Substanzen darf Erbrechen nicht provoziert werden

Substanz	*Grund*
Säuren oder Laugen	Hier besteht Verletzungsgefahr durch nochmalige Reizung der Speiseröhre beim Erbrechen
Schaumbildende Substanzen	Beim Erbrechen kommt es zu starker Schaumbildung. Wird der Schaum eingeatmet (Aspiration), kann er Lungenschäden verursachen
Organische Lösungsmittel	Wie bei schaumbildenden Substanzen drohen auch hier Lungenschäden durch Einatmen des Erbrochenen
Paraquat, Diquat und Alkylphosphate	Bei diesen hochtoxischen Substanzen generell kein Erbrechen!
Substanzen, die rasch zu Bewusstseinseintrübung führen	Hier kann es während des Erbrechens plötzlich zu Bewusstseinseintrübung und dann zum Einatmen des Erbrochenen kommen

Giftentfernung vor der Resorption

Die Entfernung des Giftstoffes aus dem Magen-Darm-Trakt ist das Behandlungsziel in der Akutphase. Hierfür stehen zwei verschiedene Verfahren zur Verfügung: das provozierte Erbrechen sowie die Magenspülung. Im Anschluss an beide Verfahren erhält der Patient Medizinalkohle, um die im Körper verbliebene Substanz zu binden. Danach wird eine forcierte Diarrhö eingeleitet, um die Kohle rasch aus dem Darm zu entfernen.

Erbrechen provozieren

Vorbedingungen: Der Patient ist nicht bewusstseinsgetrübt und reagiert adäquat. Husten- und Schluckreflex funktionieren normal (**Tab. 43.11**).

Material

- → Blutdruckgerät und Stethoskop,
- → 20 – 30 ml Ipecacuanha-Sirup oder ein Glas warmes Wasser mit 2 EL Kochsalz,
- → 300 – 500 ml Wasser oder Saft (Erwachsener),
- → großes Gefäß zum Auffangen des Erbrochenen (z. B. Waschschüssel),
- → Probengefäß zum Versenden des Erbrochenen an das Labor,
- → 10-ml-Spritze mit 8 ml NaCl 0,9% + 2 Ampullen Atropin 0,5 mg.

Durchführung

Der Patient sitzt auf der Bettkante und wird über die bevorstehende Maßnahme umfassend aufgeklärt. Die Pflegeperson steht neben ihm und wirkt beruhigend auf ihn ein. Eine engmaschige Kreislaufüberwachung sowie die Pulskontrolle über den Monitor sind unerlässlich.

Das Erbrechen wird mit 20 – 30 ml Ipecacuanha-Sirup eingeleitet und dem Patienten danach 200 – 300 ml Wasser oder Saft zu trinken gegeben. Es kann 20 – 30 Minuten dauern, bis das Erbrechen einsetzt. Alternativ kann dem Patienten ein Glas Wasser mit 2 Esslöffeln Kochsalz gegeben werden. Kommt es nach der Gabe nur zu Würgen, kann durch nochmaliges Trinken von reichlich Wasser ein Erbrechen herbeigeführt werden. Eine weitere Salzwassergabe darf nicht stattfinden. Setzt kein Erbrechen ein, muss zur Entfernung des Salzwassers aus dem Magen eine Magenspülung durchgeführt werden. Von dem Erbrochenen wird eine Probe für das Labor entnommen.

> **→ Merke**
> Während der Giftentfernung mittels provoziertem Erbrechen muss die Pflegeperson ständig beim Patienten bleiben.

Magenspülung (Abb. 43.35)

Die Magenspülung dient dazu, eine Substanz mit Hilfe einer Spüllösung aus dem Magen zu entfernen.

⋯› Magenspülung (Abb. 43.35)

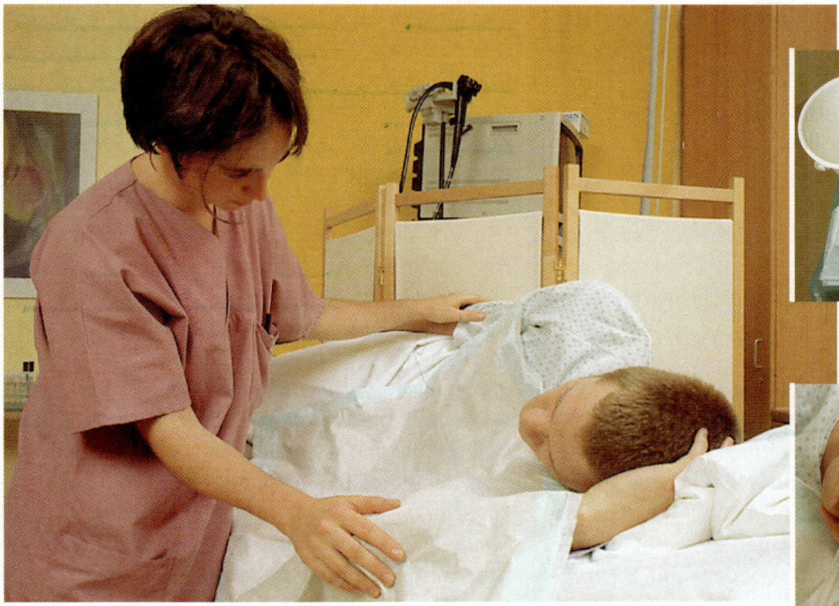

1 Der Ablauf der Magenspülung wird dem Patienten erklärt. Danach wird er auf die linke Seite gedreht.

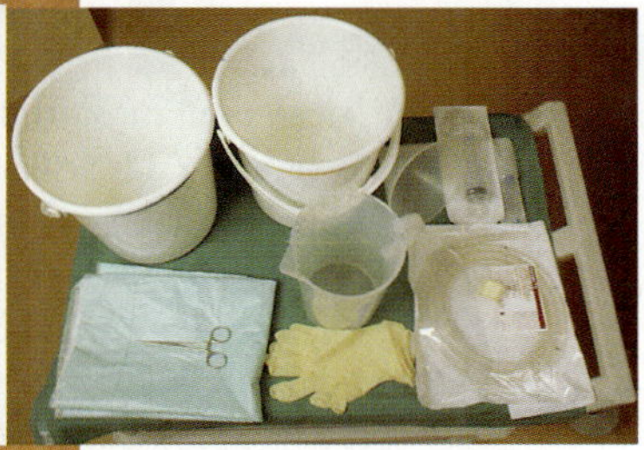

2 Das Tablett mit dem benötigten Material wird bereitgestellt.

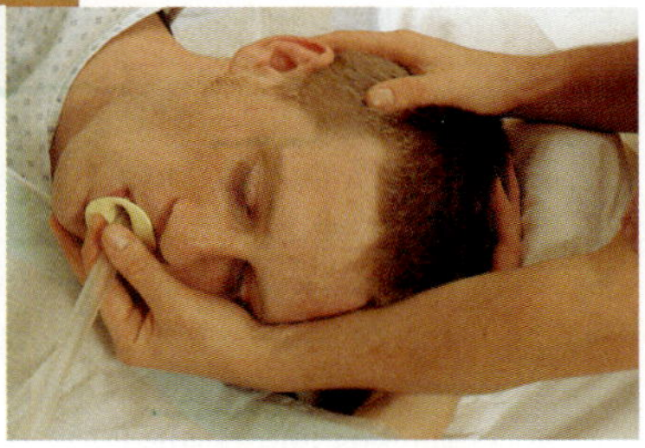

3 Der Magenschlauch wird durch einen Beißring eingeführt.

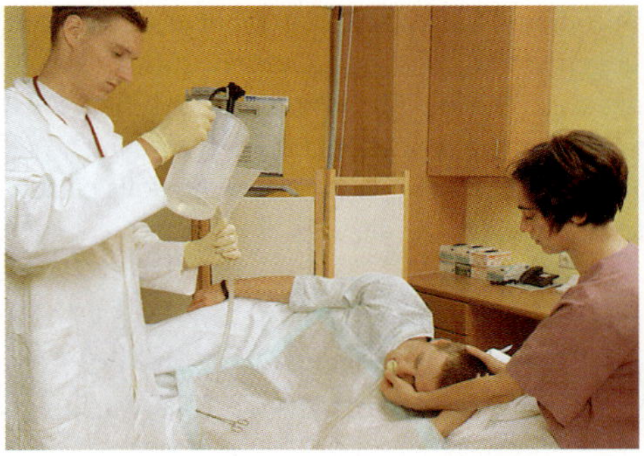

4 Der Trichter wird auf Magenhöhe angehoben und mit ca. 200 – 300 ml Wasser gefüllt.

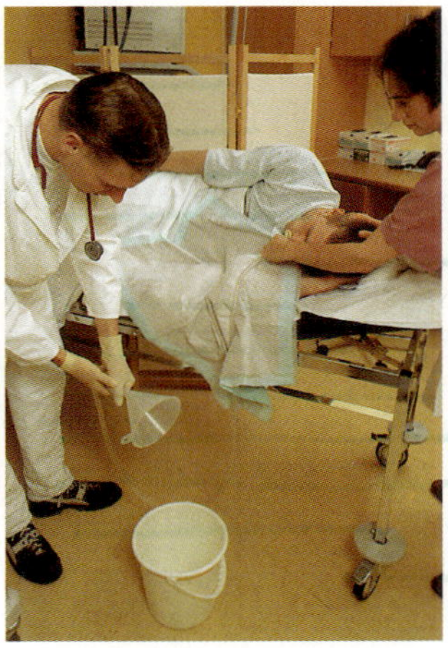

5 Durch Tiefhalten des Schlauches kann das Wasser in den Eimer abgeleitet werden.

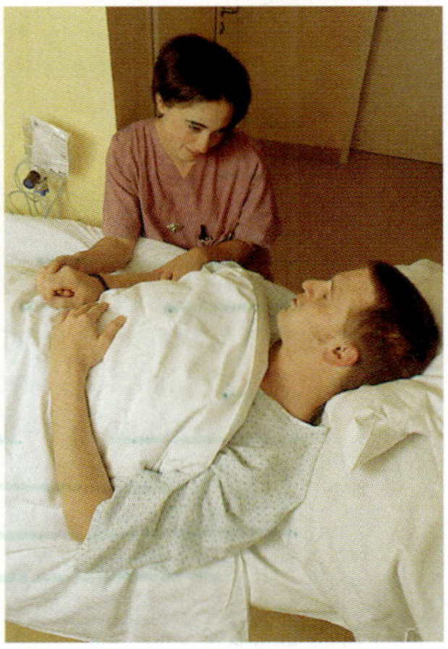

6 Nach Beendigung der Magenspülung wird der Patient auf den Rücken gedreht und in eine leicht sitzende Position gebracht.

Indikation

Eine Magenspülung wird dann durchgeführt, wenn ein provoziertes Erbrechen nicht möglich war oder keinen Erfolg hatte. Sie wird auch als Zusatzmaßnahme zum Erbrechen bei besonders toxischen Substanzen eingesetzt oder wenn der Patient nicht wach ist bzw. nicht adäquat reagiert.

Vor der Magenspülung muss zum Schutz des Patienten daran gedacht werden, Materialien für eine evtl. notwendig werdende Intubation bereitzustellen.

> **⋯› Merke**
> Bei schwachen oder fehlenden Schutzreflexen (Husten, Würgen) oder Ateminsuffizienz muss der Patient vor Beginn der Magenspülung intubiert werden.

Material

- Wasser abweisender Schutzkittel, Handschuhe (ggf. Schutzbrille),
- zwei 10-l-Eimer und ein 500-ml-Messgefäß,

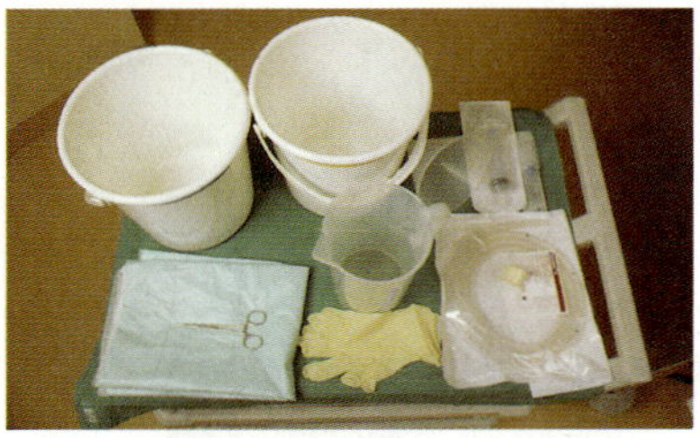
Materialien für einen Einlauf

- Beißring,
- Blasenspritze,
- großlumiger Magenschlauch,
- ca. 1 m durchsichtiger Plastikschlauch mit gleichem Durchmesser wie Magenschlauch,
- 1 Trichter mit ca. 300 ml und Ansatz passend zum Durchmesser des Schlauchs,
- Verbindungsstück zwischen Magen- und Plastikschlauch,
- 2 Laborgefäße zum Aufbewahren der Spüllösung für das Labor,
- Gel oder Spray, um den Magenschlauch gleitfähig zu machen.

Vorbereitung

Die Notwendigkeit der durchzuführenden Maßnahme wird dem Patienten beruhigend, aber bestimmt erklärt. Hat die Beratungsstelle für Vergiftungen die Magenspülung für notwendig eingestuft, muss sie zur Sicherheit des Patienten durchgeführt werden. Bei unruhigen Patienten ist die Gabe eines beruhigenden Medikaments (Sedativum) zu erwägen. Die Wachheit des Patienten ist vor Beginn der Magenspülung sorgfältig zu prüfen.

Durchführung

Schutzkittel, Handschuhe und ggf. Schutzbrille anziehen und einen Eimer mit 10 l lauwarmem Wasser füllen. Der Patient wird mit dem Bett in leichte Kopftieflage (ca. 15°) gebracht und auf die linke Seite gedreht. Dann wird der großlumige Magenschlauch mit Xylocain-Gel eingestrichen und oral durch einen Beißring eingeführt. Die Lagekontrolle erfolgt durch Einblasen von Luft mittels einer Blasenspritze (Insufflation) und gleichzeitigem Abhören im Epigastrium. Danach werden Magenschlauch, Verbindungsschlauch und Trichter miteinander verbunden und der Mageninhalt durch Tiefhalten des Trichters in einen Eimer entleert. Eine Probe des Mageninhalts wird in ein Probengefäß gefüllt.

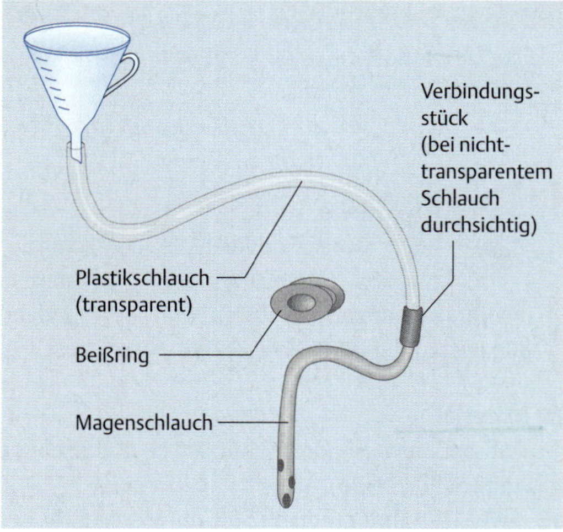

Der Trichter wird mit ca. 200–300 ml Wasser gefüllt und leicht über Magenhöhe angehoben. Durch Anheben des Trichters kann das Wasser in den Magen laufen und durch Tiefhalten das Wasser in den leeren Eimer abgeleitet werden. Der Trichter darf nie ganz leer werden, damit keine Luft in den Magen gelangt. Dabei müssen die eingelaufene und die abgeleitete Wassermenge gleich groß sein. Der Vorgang ist so oft zu wiederholen, bis mindestens 15–20 l Spülmenge erreicht sind (bei Alkylphosphat- und Paraquat-Intoxikationen mindestens 100 l).

Nach Beendigung der Spülung wird der Magenschlauch abgeklemmt und gezogen sowie der Beißring entfernt. Der Patient wird auf den Rücken gedreht und in eine leicht sitzende Position gebracht.

Kohlegabe

50 g Kohlepulver werden in 400 ml Wasser aufgeschwemmt. Die Kohle wird dem Patienten zu Trinken gegeben (Brechreiz!) oder über eine Magensonde mit einer Blasenspritze in kleinen Mengen (50 ml) verabreicht. Die Kohlegabe erfolgt über die Dauer von 10 Minuten. Zu den Komplikationen, die bei der Kohlegabe auftreten können, s. **Tab. 43.12**.

Forcierte Diarrhö

Um die Kohle mit der gebundenen Substanz rasch aus dem Darm zu entfernen, sollte der Patient als Abführmittel ein Glas Wasser mit Glaubersalz trinken. Bei liegender Magensonde werden 250 ml Sorbit-Lösung über 30 Min. durch die Sonde gegeben. Setzt nach ca. 2 Stunden kein Stuhlgang ein, wird ein hoher Einlauf durchgeführt. Dafür kann ebenfalls Sorbit-Lösung verwendet werden.

Merke

Wegen des hohen Flüssigkeitsverlustes ist eine strenge Kreislaufüberwachung notwendig.

Spezielle Maßnahmen

Bei einer Verunreinigung der Haut mit Kontaktgiften (z. B. E 605) ist eine Ganzkörperwäsche notwendig. Sie wird bei Bedarf und nach Anordnung des Arztes auch mehrmals nacheinander durchgeführt. Hier muss die Pflegeperson besonders auf den Eigenschutz achten. Ein Schutzkittel mit langen Ärmeln und Handschuhe werden getragen. Soll auf Empfehlung der Beratungsstelle bei Vergiftungen eine Hyperventilation durchgeführt werden, ist eine kontrollierte Beatmung notwendig.

Nachsorge

Nach jeder der beschriebenen Maßnahmen braucht der Patient Ruhe und Zuwendung. Wegen der anstrengenden Behandlung sollte ihm die Möglichkeit angeboten werden, sich frisch zu machen und eine

Tabelle 43.12 Komplikationen bei primärer Giftelimination

Komplikation	*Ursache*	*Maßnahme*
Patient ist unkooperativ	→ Angst/Unsicherheit/Verwirrtheit/ → Wirkung der Giftsubstanz	Je nach Ursache Orientierung des Patienten fördern, Sicherheit vermitteln, Aufklärung verbessern
Erbrechen setzt nicht ein	→ Dosierung des Medikamentes falsch → Patient hat nicht ausreichend getrunken	Dosierung durch den Arzt anpassen, zu trinken geben
Schwindel, Ohnmacht	Erbrechen reizt N. vagus	→ Patienten sichern, Puls und Blutdruck prüfen → Atropingabe durch den Arzt
Patient verliert das Bewusstsein	→ Schock → Wirkung der Giftsubstanz → Flüssigkeitsverlust (Durchfall)	→ Patienten flach auf den Rücken legen, Kreislaufkontrolle, Flüssigkeitsgabe intravenös → evtl. Schutzintubation und weitere Intensivmaßnahmen nach Anordnung
Patient kann Kohle nicht schlucken (Brechreiz)	→ Ablehnen der Maßnahme → Angst, Verwirrtheit → übler Geschmack der Kohle	→ Aufklärung verbessern → Sicherheit vermitteln → Gabe der Kohle über eine Magensonde
Patient würgt und/oder erbricht die Kohle	→ zu große Flüssigkeitsmenge zum Aufschwemmen der Kohle verwendet → zu schnelles Verabreichen der Kohle → Patient ist aufgeregt	→ Patienten aufsetzen → Kohle in weniger Wasser aufschwemmen → Kohle über einen längeren Zeitraum verabreichen → Ruhe und Sicherheit vermitteln, evtl. Gabe eines beruhigenden Medikamentes (nach Anordnung)

Mundpflege durchzuführen. Nach einer ausreichenden Ruhephase wird bei einem Gespräch in ruhiger, ungestörter Atmosphäre dem Patienten der weitere Ablauf der Behandlung erklärt.

Giftentfernung nach der Resorption

Ist die Substanz bereits in die Blutbahn gelangt, kann sie oft nur über Leber und Niere ausgeschieden werden. Hier kann die Arbeit der Niere durch eine forcierte Diurese unterstützt werden. Ziel ist die verstärkte Ausscheidung einer wasserlöslichen Substanz durch Verminderung der Rückdiffusion in der Niere. Der Patient bekommt Infusionslösungen mit Elektrolyten bis die Blutwerte nicht mehr kritisch sind. Ferner stehen drei sog. *extrakorporale Verfahren* zur Verfügung. Sie entfernen wasserlösliche Substanzen (Dialyse), binden Substanzen an Kohle (Hämoperfusion) oder tauschen Blutplasma mit der darin enthaltenen Substanz aus (Plasmaseparation). Der Erfolg der Maßnahmen wird über die Bestimmung der Substanzmenge im Blut kontrolliert.

Antidotbehandlung

Unter einer Antidotbehandlung versteht man die Gabe eines Stoffes, der die Giftsubstanz vor der Resorption in ihrer Wirkung mindert oder an sich bindet, z. B. Aktivkohle. Ein Antidot kann auch als direkter „Gegenspieler" die Giftsubstanz nach der Resorption im Blut chemisch verändern, seine Wirkung behindern oder die Aufnahme am Rezeptor (Wirkungsort im Körper) verhindern.

Merke

Da es nicht für jedes Gift ein Gegenmittel (Antidot) gibt und der Einsatz von speziellen Antidoten wegen der strengen Indikation sehr genau überlegt werden muss, ist es hier absolut notwendig, Informationen der Beratungsstelle einzuholen.

Intensivtherapie

Der Anteil der intensivtherapiepflichtigen Patienten mit Intoxikation ist in den letzten Jahren deutlich zurückgegangen, da nur noch die Patienten auf die Intensivstation verlegt werden, die aufgrund der Schwere des Vergiftungsbildes beatmet werden müssen oder bei denen ein extrakorporales Eliminationsverfahren (z. B. Dialyse) durchgeführt wird.

Die Pflege dieser Patienten erfordert viele spezielle Überlegungen und Maßnahmen, von denen drei Schwerpunkte hier näher beschrieben werden sollen.

Kreislaufregulation

Bei einer schweren Intoxikation kommt es häufig zu teilweise lebensbedrohlichen Herz- und Kreislaufstörungen. Manche Vergiftungssubstanzen können noch bis zu drei Tage nach der Aufnahme Rhythmusstörungen auslösen. Eine engmaschige Überwachung von Herz- und Kreislaufparametern sowie das frühzeitige Erkennen und Deuten abnormer Werte ist somit ein elementarer Bestandteil der Intensivpflege in dieser Phase. Dazu ist der kontinuierliche Einsatz eines entsprechenden Monitorings unentbehrlich. In der Akutphase kann jederzeit die Behandlung eines schweren Schocks oder die Therapie schwerster Herzrhythmusstörungen bis hin zu einer Herz-Lungen-Wiederbelebung nötig werden. Wegen der zum Teil lang wirkenden Substanzen muss die Intensivüberwachung über mehrere Tage erfolgen.

■ Atmung

In der Regel handelt es sich in diesem Zusammenhang um Patienten, die aufgrund ihrer Bewusstseinseintrübung oder einer direkten Lungenschädigung (inhalative Intoxikation wie z. B. Rauchgase) ateminsuffizient sind. Bei der Pflege gelten allgemeingültige Grundsätze der Pflege von Patienten mit Ateminsuffizienz bzw. Beatmung (S. 873 ff). Bei einer Intoxikation sollte die Beatmungstherapie immer mit einer Beratungsstelle für Vergiftungen abgestimmt werden.

■ Temperaturregulation

Bei einigen Vergiftungen, z. B. mit Schlafmitteln, treten häufig Temperaturregulationsstörungen in Form von Unterkühlung (Hypothermie) oder Überwärmung (Hyperthermie) auf. Hypothermien können durch vorgewärmte Decken oder den Einsatz sog. Wärmedecken (z. B. Bair Hugger) ausgeglichen werden. Hyperthermien können passiv durch Oberflächenkühlung, auch in Verbindung mit Medikamenten, beherrscht werden.

43.5.3 Zusammenarbeit im multiprofessionellen therapeutischen Team

Der Zusammenarbeit im Team kommt bei der Versorgung eines Patienten nach Vergiftung entscheidende Bedeutung zu. Sowohl die Koordination zwischen Notarzt und Klinik, wie auch die Zusammenarbeit zwischen Arzt und Pflegenden in der Klinik, sollte gut aufeinander abgestimmt sein, da unnötige zeitliche Verzögerungen das Leben des Betroffenen gefährden können. Darum ist es sehr wichtig, ein Konzept für den Notfall zu haben bzw. sich über bestehende Standards zu informieren.

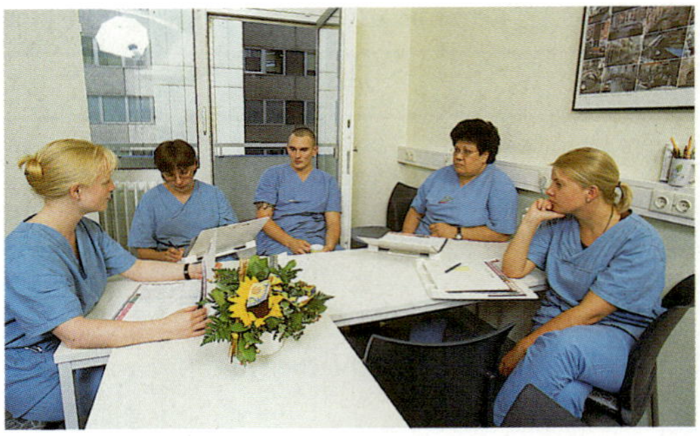

Die Zusammenarbeit im Team ist bei Vergiftungen von entscheidender Bedeutung

Einen großen Anteil an der Therapie bei Vergiftungen hat die Beratungsstelle. Sie ist über eine Notrufnummer (s. Leserservice) 24 Stunden erreichbar und bietet professionelle Hilfe durch erfahrene Berater. Häufig werden die Beratungsdaten gespeichert und der Anrufer mit der Bitte um Schilderung des Krankheitsverlaufes angeschrieben. So können die derzeit gültigen Therapien gegebenenfalls neuen Anforderungen angepasst werden.

Nach der Akuttherapie, speziell nach einem Suizid, hat die Einbeziehung von Psychiatern und anderen geschulten Betreuern (z. B. Psychologen, Seelsorgern) in das therapeutische Team eine große Bedeutung, denn sie können das psychische Erleben des Patienten und dessen Auswirkungen professionell aufarbeiten. Ferner kann das frühzeitige Einschalten des Sozialdienstes hilfreich sein, um Patienten, die Folgeschäden erlitten haben, eine Perspektive für eine Rückkehr in ihr häusliches Umfeld aufzuzeigen und zu erarbeiten.

43.5 Pflege von Patienten mit Multipler Sklerose (MS)

Peter Plappert

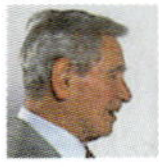

⋯❯ Herr Fischer ist 53 Jahre alt. Im Alter von 22 Jahren hatte sich sein Sehvermögen akut verschlechtert. Herr Fischer begab sich in Behandlung und seine Beschwerden gingen zurück. Die Diagnose „Multiple Sklerose" erfuhr er 10 Jahre später, als er zum zweiten Mal mit neurologischen Beschwerden seinen Arzt aufsuchte. Diesmal trat plötzlich ein Taubheitsgefühl in beiden Händen auf, das bis heute anhält. Herr Fischer reist gerne, hat früher mehrere Monate gearbeitet, um dann für den Rest des Jahres Lateinamerika zu erkunden. Heute lassen sich mit der Frührente keine großen Sprünge mehr machen. Darüber hinaus ist er mittlerweile leicht gehbehindert, benutzt außerhalb der Wohnung einen Stock, um das Gleichgewicht besser zu halten. Außerdem sähen ihn die Leute dann nicht an, als sei er betrunken, sagt er. Wenigstens einmal am Tag verlässt Herr Fischer seine Wohnung, trinkt einen Kaffee in der Pizzeria an der Ecke – damit es jemand bemerkt, falls ihm eines Tages etwas zustoßen sollte.

Die Erkrankung schreitet langsam, aber stetig fort. Manchmal fällt es Herrn Fischer schwer, sich deutlich zu artikulieren, besonders wenn er aufgeregt ist. Trotzdem sei es für ihn kein Problem, mit der Krankheit zu leben. Das Gefühl, krank zu sein, kenne er schon seit seiner Kindheit, einmal sogar habe er einen schweren Unfall nur knapp überlebt. Das Wichtigste aber sei, dass sich sein Lebensgefühl verändert habe: „Ich habe erkannt, wie wichtig meine psychische Situation für mich ist. Die Krankheit hat meine Lebenseinstellung auf den Punkt gebracht. Sicher habe ich Probleme, aber ich will mich von ihnen nicht beherrschen lassen, ich gehe mit ihnen um. Ich habe auch viele positive Erfahrungen gemacht und ich kann sie heute anerkennen.... Vor allem meine Einstellung zu mir hat sich gebessert. Alles, was früher ‚Kampf und Krampf' war, hat sich heute ins Positive gekehrt.... Es mag seltsam klingen, aber heute fühle ich mich nicht mehr krank." (Der Name wurde vom Verfasser geändert. Herzlichen Dank an Herrn Fischer für das Interview.)

···› Medizinischer Überblick Multiple Sklerose

Definition

Die korrekte Bezeichnung der Erkrankung ist Enzephalomyelitis disseminata. Sie beschreibt den charakteristischen Befund der Multiplen Sklerose: verstreut auftretende Entzündungen der Myelinscheiden an den Nervenzellen des zentralen Nervensystems. Die Reizleitung der betroffenen Neuronen wird dabei gestört oder ganz unterbrochen (**Abb. 43.36**).

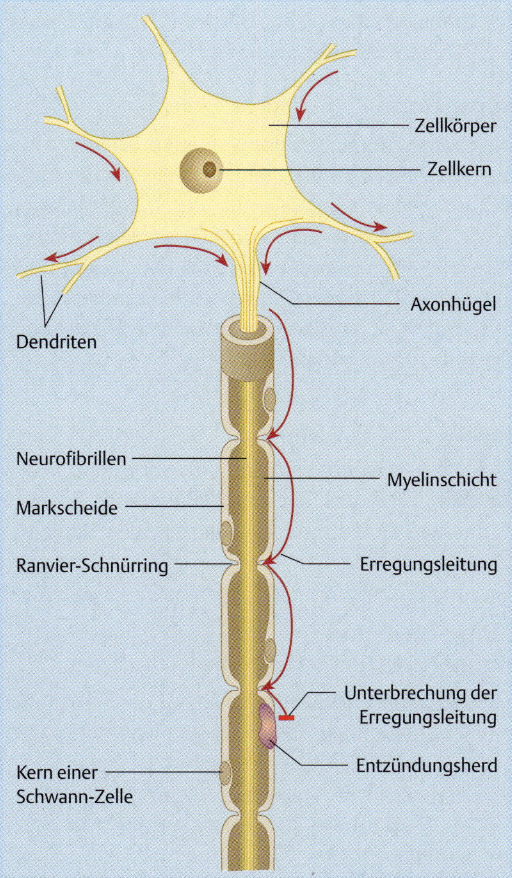

Abb. 43.36 Unterbrochene Reizleitung durch Entzündung der Markscheide. Das Ausmaß der Schäden hängt von der Tiefe der Läsion und der Anzahl der betroffenen Nervenfasern innerhalb eines Nervs ab

Arten

Die mittlere Krankheitsdauer der Multiplen Sklerose liegt bei über 25 Jahren. Ihr Verlauf ist individuell äußerst unterschiedlich, drei Grundtypen lassen sich jedoch unterscheiden:

Bei einer kleinen Gruppe von Erkrankten, etwa 10–15%, spricht man von einem *primär chronisch fortschreitenden* Verlauf. In diesen Fällen kommt es zu keiner Rückbildung (Remission), sondern im Gegenteil zur steten Verschlechterung der Symptome.

In ca. 80% der Fälle tritt die Erkrankung *primär in Schüben* auf, mit einer teilweisen oder sogar vollständigen Rückbildung der Symptomatik innerhalb einiger Wochen. Etwa ein Drittel dieser Betroffenen entwickelt eine gutartige Form der Multiplen Sklerose, die auch nach längerem Verlauf keine wesentlichen Behinderungen zurücklässt. Bei einem weiteren Teil bleiben neurologische Ausfälle unterschiedlichen Schweregrads zurück, die sich von Schub zu Schub verschlimmern können. Der Abstand zwischen zwei Schüben variiert allerdings zwischen wenigen Wochen und mehreren Jahren. So kann es zehn Jahre und länger dauern, bis die MS zu dauerhaften Bewegungseinschränkungen bis hin zur Bettlägerigkeit führt. Besonders schwere Verläufe führen dagegen binnen Monaten oder wenigen Jahren zum Tod.

Die dritte große Gruppe der MS-Erkrankungen entwickelt sich nach einigen Jahren aus dem schubförmigen Verlauf und bedeutet wiederum für die betroffenen Personen eine meist über Jahre andauernde, schleichende Verschlechterung der Symptomatik bis hin zur vollständigen Pflegebedürftigkeit. Sie wird als *sekundär chronisch fortschreitende* (progrediente) Verlaufsform bezeichnet.

Verbreitung und Ursachen

Von einer MS betroffen sind vor allem Menschen im Alter zwischen 20 und 40 Jahren. Etwa zwei Drittel der Erkrankten sind Frauen, nur ein Drittel Männer.

Die Ursachen der Multiplen Sklerose sind nach wie vor ungeklärt. Es gilt jedoch als gesichert, dass es sich um eine Autoimmunerkrankung handelt, bei der

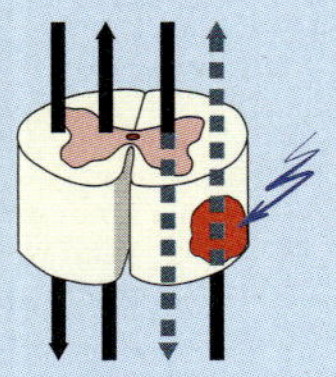

das fehlgeleitete Immunsystem körpereigene Substanzen, in diesem Fall Myelin, angreift. Welche Einflüsse auf das Immunsystem hierfür verantwortlich sind, ist noch nicht ausreichend geklärt. Man geht davon aus, dass ein Zusammenspiel von äußeren und inneren Faktoren die Erkrankung auslöst. Diskutiert werden:

- umweltbedingte Einflüsse, da die MS hauptsächlich in den gemäßigten Klimazonen der nördlichen Halbkugel anzutreffen ist,
- die Infektion mit einem bisher noch unbekannten Virus,
- persönliche Krisensituationen, Infekte und Schwangerschaften,
- ein erhöhtes persönliches Risiko durch Störungen im Myelinstoffwechsel oder angeborene Immundefekte. Von einer Vererbbarkeit der MS kann allerdings nicht gesprochen werden, da eine familiäre Häufung selten ist.

Symptome

Die Krankheitszeichen der Multiplen Sklerose richten sich danach, in welchen Regionen des zentralen Nervensystems die Reizleitung durch Entzündungsherde gestört bzw. unterbrochen ist. Die verschiedenen Symptome können separat, aber auch in den unterschiedlichsten Varianten gemeinsam auftreten. Grundsätzlich kann sich jedes Symptom ganz oder teilweise zurückbilden.

> **Lerntipp**
> Wiederholen Sie zum besseren Verständnis der MS-Symptomatik Anatomie und Funktionsweise des zentralen Nervensystems!

Hirnnerven- und Hirnnervenstammsymptome

- *Entzündung des Sehnervs:* Verlust der Sehschärfe, Verschwommensehen sowie Einschränkungen des Gesichtsfelds,
- *Lähmungen der Augenmuskulatur:* Doppelbilder und rhythmische Zuckungen der Augäpfel (Nystagmus),
- *Schädigungen des Gleichgewichtssinns sowie des Gehörs:* Dreh- und Schwankschwindel bzw. spürbare Hörverluste,
- *Schmerzattacken im Gesicht* (Trigeminusneuralgien), Lähmungen der Gesichtsmuskulatur (Fazialisparesen): verwaschene Sprache sowie Schluckbeschwerden.

Kleinhirnsymptome

- *Koordinationsstörungen:* unsicherer, breitbeiniger Gang, stockende und abgehackte Sprache,
- *Intentionstremor:* Zittern.

Motorische Störungen

Lähmungserscheinungen mit spastischen Paresen, Unsicherheit und Ungeschicklichkeit bei Handgriffen, Fallenlassen von Gegenständen, Ermüdungserscheinungen beim Schreiben, rasche Ermüdbarkeit und Schwere in den Beinen sowie Hängenbleiben und Stolpern an kleinen Hindernissen. Im weiteren Verlauf sind alle Formen von Lähmungen bis hin zur vollständigen Hemi-, Para- oder Tetraplegie anzutreffen.

Sensible Störungen

- Kribbel-, Prickel- und Taubheitsgefühle, Ameisenlaufen, Spannungs-, Druck- und Einschnürungsgefühle,
- herabgesetztes Druck-, Schmerz- oder Temperaturempfinden.

Vegetative Störungen

- Blasenstörungen mit imperativem, d.h. schmerzhaft gesteigertem Harndrang mit häufigen kleinen Ausscheidungsmengen (Pollakisurie) und Inkontinenzproblemen,
- Verdauungsstörungen in Form von Obstipationen,
- Störungen der genitalen Erregbarkeit und Orgasmusfähigkeit,
- Störungen der Vasomotorik mit rotbläulichen Verfärbungen (Akrozyanosen) an den Extremitätenenden, ödematösen Schwellungen sowie Störungen der Schweißbildung.

Psychische Auswirkungen

- Organisch verursachte depressive Symptome,
- deutliche Persönlichkeitsveränderungen,
- Abbau der geistigen Fähigkeiten (Gedächtnis, Konzentrationsstörungen).

Diagnostik

Ausführliche Anamneseerhebung, Prüfung der Oberflächensensibilität (Berührungs-, Schmerz- und Temperaturempfinden, Tiefensensibilität (Lage-, Bewegungs- und Vibrationsempfinden), Koordinationsvermögen, Gleichgewichtssinn, Muskelanspannung sowie verschiedene Reflexe. Die Funktionsfähigkeit des Sehnervs und der Sehbahnen im Gehirn wird mittels der *visuell evozierten Potenziale* (VEP) getestet. Dabei zeichnet man mit Hilfe optischer Reize (z.B. Lichtblitze) ausgelöste Reaktionen auf. Mit den *akustisch evozierten Potenzialen* wird die Wirkung von Stimulationen des Gehörs gemessen. Eine *Kernspintomografie* ermöglicht die genaue Darstellung von Entmarkungsherden. Darüber hinaus sind im *Liquor* entzündliche Reaktionen wie eine Erhöhung der Lymphozytenzahl, das Auftreten von Plasmazellen und die Bildung von Immunglobulin G nachweisbar.

Therapie

Symptomatische Therapie. Sie dient der Linderung einzelner Beschwerden. So werden z.B. Blasenentleerungsstörungen oder Spastiken medikamentös behandelt. Das wichtigste Medikament ist Kortison, das hauptsächlich während eines akuten MS-Schubs hochdosiert in Form von intravenösen Kurzinfusionen verabreicht wird. Dadurch werden die entzündlichen Symptome gemindert und die Schubdauer verkürzt.

Immunmodulatorische Therapie. Mit dieser Therapie wird versucht, das fehlgesteuerte Immunsystem medikamentös zu beeinflussen. Bedeutsam sind hier vor allem gentechnisch erzeugte β-Interferone, z.B. Betaferon.

Physiotherapie. Sie dient der Rehabilitation sowie der Vermeidung von Folgeerkrankungen.

43.5.1 Bedeutung für den Patienten

Ein Glas zu halten, aus dem Bus zu steigen, die Schnürsenkel zu binden, Alltagshandlungen, die bisher belanglos schienen, werden plötzlich zum Problem. Aber nicht nur der Körper scheint sich der eigenen Kontrolle zu entziehen, sondern die gesamte Zukunftsgestaltung.

Nach dem Auftauchen der ersten Anzeichen kann es noch lange dauern, bis die Diagnose „Multiple Sklerose" gesichert ist. Doch die Verunsicherung bleibt auch danach: Warum gibt mir niemand eine verlässliche Prognose über den Verlauf meiner Erkrankung? Wann werde ich den nächsten Schub bekommen? Welche Körperfunktion ist als nächste betroffen? Werde ich weiter arbeiten können? Übersteht das unsere Beziehung? Kann ich mich überhaupt noch in der Öffentlichkeit sehen lassen? Wie lange kann ich die Kinder versorgen? Werde ich eines Tages an den Rollstuhl gebunden sein? Wie soll ich die Schulden abzahlen? Werde ich von Sozialhilfe leben müssen?

Wenn wir als Pflegepersonen einem Patienten mit MS begegnen, ist er oft in der Situation, dass ihn solche Fragen akut bedrängen. Die Erkrankung weckt Ängste und Vorstellungen von schweren Gebrechen, Abhängigkeit, Bettlägerigkeit und frühem Tod. Menschen, die seit 30 Jahren mit Multipler Sklerose leben und umgehen können, werden dagegen kaum wahrgenommen.

Die Individualität des Krankheitsbildes und die grundsätzliche Möglichkeit zur Rehabilitation von einzelnen Schüben geben jedoch genügend Anlass zu Hoffnung und Zuversicht. Trotz möglicher Bewegungseinschränkungen besteht mit MS die reale Chance, ein befriedigendes und ansonsten gesundes Leben zu führen. Zahlreiche Alltagshilfen und professionelle Dienste ermöglichen selbst die Bewältigung schwererer Symptome. Selbsthilfegruppen bieten zahlreiche Angebote und die Möglichkeit des Austauschs mit anderen Betroffenen.

Die bewusste Annahme der Erkrankung und ihrer Folgen bleibt die beste Möglichkeit, neue Kompetenzen zu erlernen und verbleibende Ressourcen zu erkennen, zu stärken und so lange wie möglich zu erhalten. Die Krankenpflege spielt in diesem Prozess gemeinsam mit anderen sozialen und Gesundheitsberufen eine wichtige Rolle.

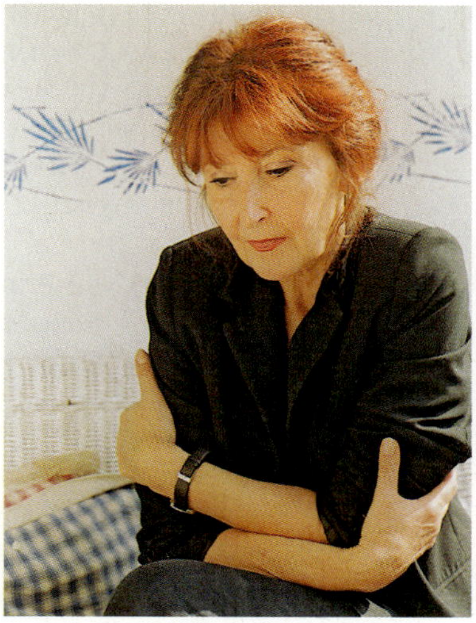

Die psychische Belastung, die diese gesunde Schauspielerin darstellt, ist bei an MS Erkrankten sehr hoch

43.5.2 Pflege- und Behandlungsplan

Da sich die Krankheitsbilder bei Multipler Sklerose von Patient zu Patient so sehr unterscheiden, wäre es nicht nur unangebracht, sondern kontraproduktiv, ein starres pflegerisches Schema anzuwenden. Vielmehr ist es erforderlich, das individuelle Krankheitsbild in seiner Gesamtheit zu erfassen und die pflegerischen Maßnahmen entsprechend abzustimmen.

Merke

Um ein Bild vom Ausmaß der Erkrankung zu erhalten, ist neben Ärzten und Physiotherapeuten der Patient selbst eine wichtige „Informationsquelle". Während eines MS-Schubes verändert sich jedoch das Empfinden des Patienten für seinen eigenen Körper. Viele Symptome sind fremd, beängstigend, verwirrend. Scham und Selbstzweifel machen es ihm womöglich schwer, seine Probleme zu äußern. Pflegepersonen können dem Patienten in solchen Situationen die entscheidende Sicherheit vermitteln, dass seine Beschwerden nicht als nebensächlich gelten, sondern als Krankheitszeichen ernst genommen werden.

Das pflegerische Ziel ist, die mögliche Rückbildung der Symptome zu fördern und Sekundärerkrankungen zu vermeiden. Da eine medikamentöse Behandlung das Krankheitsbild bestenfalls einzudämmen vermag, kommt der Rehabilitation ein um so höherer Stellenwert zu. In diesem Sinne ist die Krankenpflege ein Teil der Therapie bei Multipler Sklerose.

Hilfestellung bei den alltäglichen Verrichtungen

Entsprechende Bedeutung hat die Hilfestellung bei den verschiedensten alltäglichen Verrichtungen wie Essen, Zähneputzen, Haare frisieren, sich Kleiden etc. Der Leitfaden lautet, den Patienten selbst bewältigen zu lassen, was er auch alleine bewältigen kann. Um jedoch die Selbstständigkeit des Patienten tatsächlich zu fördern, muss das sensible Gleichgewicht zwischen Unterforderung und Überforderung gewahrt werden. Einerseits darf der Patient nicht in die Passivität gedrängt werden, denn werden seine verbliebenen Fähigkeiten vernachlässigt, kann dies zur Zunahme von Bewegungseinschränkungen führen. Andererseits kann eine Überlastung des Patienten denselben Effekt haben, z.B. weil vorhandene Spasmen verstärkt werden.

Eva Groß
Krankenschwester

Praxistipp
Nötig ist daher eine beobachtende Begleitung des Patienten, die der konkreten Hilfeleistung vorausgeht. Stellen sich bei einer Tätigkeit Probleme ein, so sind die genauen Ursachen zu klären und gemeinsam mit dem zuständigen Physiotherapeuten angemessene Maßnahmen zur Unterstützung des Patienten festzulegen. Hierzu gehört auch der Einsatz von geeigneten Hilfsmitteln, der nach Anleitung durch den Physio- oder Ergotherapeuten zusammen mit dem Patienten trainiert wird.

Mobilisation

Dieselben Grundsätze gelten bei der Mobilisation des Patienten. In einem Lehrfilm über Multiple Sklerose fällt der Satz: „Wer einen MS-Patienten drei Tage im Bett liegen lässt, hat ihn bereits aufgegeben." Diese Aussage macht den Stellenwert körperlicher Betätigung für die Rehabilitation drastisch deutlich. Jeder Stillstand kann zu einer Verschärfung des Krankheitsbildes führen und die Chancen einer Genesung in weite Ferne rücken. Doch auch hier ist es unverzichtbar, ein für den Patienten vernünftiges Mittelmaß zwischen Belastung und Ruhepausen zu finden.

Zu Beginn eines akuten entzündlichen Schubes wird im Allgemeinen Bettruhe verordnet. Patienten in fortgeschrittenen Krankheitsstadien verbringen oft die meiste Zeit im Bett oder auf dem Sofa. Neben der Mobilisation dient ein engmaschiger Positionswechsel durch Umlagerung und Mobilisation hier wie bei anderen Erkrankungen der Kontrakturen-, Dekubitus-, Pneumonie- und Thromboseprophylaxe. Bei der Multiplen Sklerose sind jedoch einige Besonderheiten zu beachten. MS-Patienten sind in doppelter Hinsicht besonders dekubitusgefährdet: Zum einen kann ein gestörtes Druck- und Schmerzempfinden dazu führen, dass erste Druckstellen von Patienten nicht registriert werden, da sie „nichts spüren". Ein durch beeinträchtigte Vasomotorik gestörter Stoffwechselzustand kann das Dekubitusrisiko zusätzlich erhöhen und die Heilungschancen drastisch mindern. Neben den Maßnahmen zur Lagerung und Mobilisation ist daher auch die Überprüfung der Haut des Patienten auf ihren Gesundheitszustand unerlässlich.

Wenn ein Patient im akuten Schub einer MS oder aufgrund irgendeiner anderen Erkrankung Bettruhe einhalten muss, ist dies immer ein tiefer Einschnitt in seine Lebensqualität

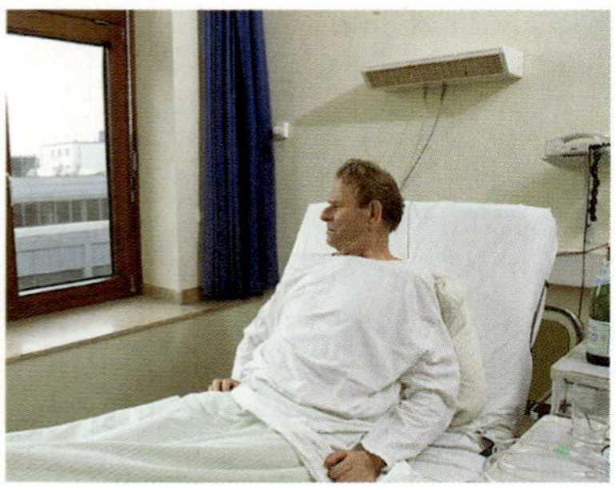

Ebenso besteht eine besondere Gefährdung durch spastische Lähmungen. Den Pflegenden kommt die Aufgabe zu, das in der Physiotherapie begonnene Training bei den alltäglichen Verrichtungen des Patienten fortzusetzen. Die Kenntnis der betroffenen Körperregionen, des Schweregrads der vorhandenen Spasmen, der eingeübten Kompensationstechniken sowie der verbleibenden Fähigkeiten zur differenzierten (selektiven) Bewegung ist hierzu die Voraussetzung.

Umgang mit Blasenstörungen

Blasenstörungen gehören nicht nur zu den häufigsten, sondern auch zu den sozial am stärksten beeinträchtigenden Symptomen bei Multipler Sklerose. Oftmals schämt sich der Patient für seine diesbezüglichen Beschwerden und äußert sie nicht von selbst. Die Pflegenden sollten dem Patienten Raum geben, über Ausscheidungsprobleme zu sprechen. Die frühzeitige Erkennung und Behandlung erhöht nicht nur das allgemeine Wohlbefinden des Patienten, sondern dient auch der Vermeidung von Harnwegsinfekten und Hautirritationen im Genitalbereich.

Eva Groß
Krankenschwester

Praxistipp
Besondere Aufmerksamkeit muss einer ausreichenden Flüssigkeitsaufnahme von mindestens 2 Litern täglich geschenkt werden. Ist die Blasenentleerung beeinträchtigt, kommen neben der medikamentösen Behandlung sämtliche Maßnahmen vom Kontinenztraining bis ggf. zum Katheterismus zur Anwendung.

Ernährung

Neben ausreichender Bewegung kommt der ballaststoffreichen Ernährung eine wichtige Rolle zur Förderung einer gesunden Verdauung zu. Umso wichtiger wird dies bei zunehmender Immobilität und vegetativ bedingten Verdauungsstörungen. Spezielle Diäten, die den Verlauf der MS günstig beeinflussen sollen, sind umstritten, da ihre Wirksamkeit bisher nicht nachgewiesen werden konnte (Schäfer u. Poser, S. 51 – 54; Adam 1997, S. 6). Allgemein anerkannt ist jedoch die Bedeutung von mehrfach ungesättigten Fettsäuren. Sie sollen sich beispielsweise positiv auf die Stabilität der Markscheiden der Nervenzellen auswirken. Pflanzliche Fette sind tierischen generell vorzuziehen, da die fast ausschließlich in tierischen Fetten enthaltene Arachidonsäure maßgeblich an Entzündungsprozessen beteiligt ist. Besonders empfohlen werden hingegen Soja-, Weizenkeim-, Maiskeim-, Färberdistel-, Walnuss- und Leinöl. Eine besondere, entzündungshemmende Wirkung wird Fischölen und der Dihomogamma-Linolensäure, wie sie besonders in Nachtkerzenöl enthalten ist, nachgesagt. Sie sind im Handel als Kapseln zum Einnehmen erhältlich. Darüber hinaus sind verschiedene Antioxidanzien (Vitamin A, C und E) und Spurenelemente (Kupfer, Zink, Selen) an der Eindämmung von entzündlichen Prozessen beteiligt. Patienten mit chronischen Entzündungen haben daher einen erhöhten Bedarf (Biesalski u.a. 1999).

Umgang mit Sensibilitätsstörungen

Neben den bereits besprochenen besonderen Risiken besteht durch mögliche Einschränkungen des Temperaturempfindens eine erhöhte Verbrühungs- und Verbrennungsgefahr.

> **Merke**
> Kommt der Patient mit Wärmequellen (Wasch- und Badewasser, Wärmeflasche u.a.) in Berührung, gilt besondere Vorsicht, um Verletzungen zu vermeiden. Andererseits ist auch auf Überempfindlichkeiten des Patienten Rücksicht zu nehmen. Wenn er z.B. über den unerträglichen Druck einer Decke auf seinen Beinen klagt, muss für Entlastung gesorgt werden.

Umgang mit den psychischen Auswirkungen

Ängste, depressive Verstimmungen, emotionale Labilität und sexuelle Probleme können sowohl „gesunde" Reaktionen auf schwer belastende Situationen sein als auch Symptome der Multiplen Sklerose darstellen. Vor vorschnellen und stereotypen Urteilen ist in jedem Fall zu warnen! Vielmehr bedarf es einer sensiblen Annäherung an die persönlichen psychosozialen Folgen, die sich für einen Patienten durch seine Erkrankung ergeben. Durch angemessene Beratungs- und Hilfsangebote lassen sich viele Probleme bearbeiten und neue Perspektiven eröffnen.

Rasche Ermüdbarkeit und vorzeitige Erschöpfungszustände gehören zum allgemeinen Krankheitsbild. Sie sollten nicht mit depressiven Stimmungsbildern verwechselt werden, auch wenn dies im Einzelfall schwer zu trennen sein mag. Zusätzliche Ruhe- und Entspannungspausen können dem Patienten helfen, seine alltäglichen Aufgaben leichter zu bewältigen und zusätzliche Frustrationen zu vermeiden.

Medikamentengabe

Bei der regelmäßigen Gabe von Betaferon sollten Patienten mit weitgehend intakter Feinmotorik die Technik der subkutanen Injektion selbst erlernen können. Hierzu muss die zuständige Pflegeperson sowohl eine theoretische Einführung als auch die praktische Anleitung übernehmen. Der Patient darf die Injektion erst dann eigenständig durchführen, wenn gesichert ist, dass keinerlei Unsicherheiten mehr auftreten.

Als seltene, aber ernst zu nehmende Nebenwirkungen von Betaferon können Irritationen der Haut und des subkutanen Gewebes bis hin zu Nekrosen auftreten.

> **Merke**
> Rötungen und Schwellungen in der Umgebung von Einstichstellen sind mögliche Frühzeichen für Unverträglichkeitsreaktionen und müssen daher frühzeitig erkannt werden. Entsprechende Beobachtungen sind umgehend zu dokumentieren und an das Pflegeteam sowie den behandelnden Arzt weiterzuleiten. Es dürfen in solchen Fällen keine weiteren Betaferon-Injektionen vorgenommen werden!

43.5.3 Zusammenarbeit im multiprofessionellen therapeutischen Team

In den bisherigen Ausführungen wurde bereits die Bedeutung der interdisziplinären Zusammenarbeit betont. Neben den erwähnten Physio- und Ergotherapeuten können auch Logopäden an der Betreuung des Patienten (Sprach- oder Schlucktraining) beteiligt sein. In jedem Fall sind die Pflegenden für die sachkundige Begleitung des Patienten außerhalb der Übungsstunden verantwortlich.

Vor der Entlassung aus einem stationären Aufenthalt ist, entsprechend des Beschwerdebildes des Patienten, die Klärung der häuslichen Situation erforderlich. Neben Ärzten und sozialen Diensten können Klinikseelsorger und Psychologen hierbei wichtige Hilfestellungen für den Patienten leisten. Frühzeitige Hinweise auf Selbsthilfegruppen und die regionalen professionellen Beratungsangebote der Deutschen Multiple Sklerose Gesellschaft gehören ebenfalls zur Entlassungsvorbereitung.

43.6 Pflege von Patienten mit Morbus Parkinson

Peter Plappert

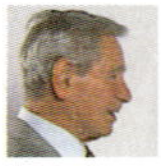

„Ein Parkinsonist erwacht. Hilf Himmel, erst 4 Uhr – und schon wach. Soll ich aufstehen? – Liegen bleiben? Alles schmerzt – Gelenke – Muskulatur – die Bänder in den Kniekehlen – der Rücken im Beckenbereich – die Schultern – gibt's noch mehr? Dazu diese elende Steifheit durch den ganzen Körper – als wäre man mit Blei ausgegossen. Wenn andere des Nachts im Bett sich wohlig drehen, weil der Körper seine Entspannung und Erholung sucht, wird mir derselbe Vorgang zur gewalttätigen Tortur, und immer voll wach, nichts geht mehr automatisch – per Verstand muss ich mir erklären, wie nun nach der Wende wo und welche Gliedmaßen zu liegen haben. Erst dann schlafe ich wieder ein. Ein Schlaf wie ein Flickenteppich – Stückchen für Stückchen – und durchwebt mit seltsam hellsichtigen Träumen. Das Beste ist, ich bleibe auf dem Rücken liegen – der standhafte Zinnsoldat – umgefallen. ...“ (Manfred Hilbig – http://www.parkinson-netz.de/psy/biogr/mpmorgen.htm)

Medizinischer Überblick Morbus Parkinson

Definition

Der Engländer James Parkinson lieferte im Jahre 1817 die erste systematische Beschreibung eines bereits seit der Antike bekannten Krankheitsbildes (Thümler, S. 19). Zu seinen Ehren ging es schließlich als Parkinson-Erkrankung (Morbus Parkinson) in die medizinische Geschichte ein. Es handelt sich um keine einheitliche Krankheit, sondern um einen Komplex von Symptomen, der verschiedene Ursachen haben kann. Korrekter ist daher die Bezeichnung Parkinson-Syndrom (Schüttellähmung).

Häufigkeit und Ursachen

Das Parkinson-Syndrom gehört zu den häufigsten neurologischen Krankheitsbildern. In Deutschland rechnet man mit ca. 150 000–200 000 Erkrankten, Frauen und Männer sind etwa gleich betroffen. Die jährliche Zahl der Neuerkrankungen (Inzidenz) liegt bei etwa 15 pro 100 000 Einwohner. Da die Erkrankungshäufigkeit mit steigendem Alter anwächst, geht man bei zunehmender durchschnittlicher Lebenserwartung auch von einer künftigen Steigerung der Parkinson-Erkrankungen aus (Thümler 1998, S. 24–26).

Typische Haltung eines Patienten mit Parkinson-Syndrom

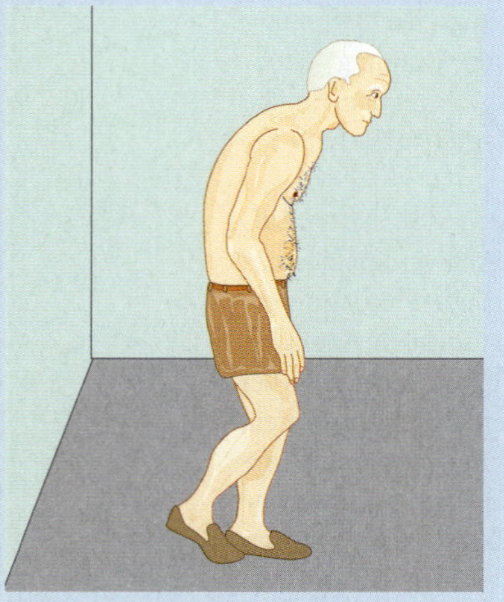

Der *Auslöser* für das Parkinson-Syndrom ist die Fehlfunktion eines bestimmten, im oberen Hirnstamm gelegenen Systems von Nervenzellen, das aufgrund seines Aussehens als „Substantia nigra“ (schwarze Substanz) bezeichnet wird. Die betreffenden Zellen produzieren Dopamin, eine Überträgersubstanz, die über weitere Nervenzellen an die Graue Substanz beider Hirnhälften des Großhirns weitergeleitet wird. Dort ist Dopamin offenbar notwendig, um einen adäquaten Einsatz und Ablauf von willkürlichen und unwillkürlichen Bewegungsfolgen zu gewährleisten. Ist die Dopaminzufuhr gestört, entwickeln sich allmählich motorische Störungen. Die *Ursachen* für den Dopaminmangel können verschiedenartig sein. Bei einem Großteil der Patienten liegt eine Schädigung der Substantia nigra vor, ohne dass der Grund für den Untergang der Zellen geklärt werden kann. In diesen Fällen spricht man von Morbus Parkinson oder genauer vom *idiopathischen* (ungeklärten) bzw. *primären Parkinson-Syndrom*. Tritt das Krankheitsbild als Folge einer Primärerkrankung auf (Arteriosklerose, Tumor, Enzephalitis, Vergiftung etc.), wird dies als *sekundäres Parkinson-Syndrom* bezeichnet.

Symptome

Das Parkinson-Syndrom umfasst drei charakteristische Leitsymptome (Parkinson-Trias, **Abb. 43.37**)! Akinese, Rigor und Tremor.

Akinese

Akinese bedeutet den Verlust der Bewegungsfähigkeit, schließt als Oberbegriff aber auch die Verlangsamung (Bradykinese) und Verminderung (Hypokinese) von Bewegungsabläufen mit ein. Konkret bedeutet dies, dass willkürliche Handlungen nur schwerfällig in Gang kommen und deutlich verlangsamt ablaufen. Automatische oder halbautomatische Bewegungen gehen nach und nach verloren.

Charakteristische Körperhaltung. Kopf und Rumpf sind nach vorn gebeugt, die Knie-, Ellenbogen- und Fingergelenke leicht angewinkelt. Arme und Hände liegen am Körper an. Der Erkrankte fühlt sich in diese Position hineingezwängt.

Gangstörungen. Im Vollbild der Erkrankung treten Gangstörungen auf, bei denen der Patient die Beine nicht mehr richtig anheben kann. Dies führt zu einem kleinschrittigen und schlurfenden Gangbild bei gleich bleibender Körperhaltung. Die Arme schwingen beim Vorwärtsschreiten nicht mehr mit. Bei verminderter Fähigkeit, den Fuß vollständig aufzusetzen, läuft der Patient auf den Fußspitzen. Bei der Fortbewegung treten Probleme auf, die sowohl den Start als auch das Innehalten erschweren. Will der Patient losgehen, versucht er den Widerstand durch kleine schnelle Trippelschritte zu überwinden, ohne sich dabei sofort von der Stelle bewegen. Der Patient hat dabei das Gefühl, gegen seinen Willen am Boden festzuhängen.

Verminderung der Psychomotorik. Die individuelle Gestik und Mimik erlischt, das Gesicht erscheint maskenhaft und lässt keine oder nur verminderte Rückschlüsse auf den Gemüts- und Geisteszustand des Patienten zu.

Störungen der Feinmotorik. Sie machen die eigenständige Durchführung von alltäglichen Verrichtungen wie Körperpflege, Ankleiden oder Nahrungsaufnahme zunehmend schwer. Auch das Schriftbild verändert sich in typischer Weise: Die Buchstaben werden klein bis zur Unleserlichkeit (Mikrografie).

Schlafstörungen. Durch die dauerhafte Bettlägerigkeit und die erhöhte Muskelspannung ist der Patient kaum noch in der Lage, seine Position aus eigener Kraft zu korrigieren. Nicht selten leidet er deshalb an Schlafstörungen. Spätestens im präfinalen Stadium nimmt die Immobilität quälende Ausmaße an. Parkinson-Erkrankte liegen dann oft mit angewinkelten Beinen und gekrümmtem Rücken im Bett. Der Kopf bleibt auch ohne aufzuliegen starr noch vorn gebeugt. („Kopfkissenphänomen")

Störungen der Stimmbildung. Die Stimme wird oft rauh, leise und monoton. Das Sprechtempo kann verlangsamt sein oder sich nach anfänglichem Stocken beschleunigen. Auch ein Sprachtremor ist möglich (Thümler, S. 34–35).

Rigor

Als Rigor wird ein erhöhter Widerstand der Muskulatur bezeichnet, der – im Gegensatz zur Spastik – auch in Ruhe vorhanden ist und sich während des gesamten Bewegungsablaufs nicht verändert. Bei passiven Bewegungen tritt typischerweise das „Zahnradphänomen" auf, d.h., dass die Muskeln nicht gleichmäßig, sondern ruckartig nachgeben.

Tremor

Der für das Parkinson-Syndrom typische Tremor tritt ebenfalls im ruhigen Zustand auf (Ruhetremor) und lässt – anders als beim Intentionstremor – zu Beginn einer Bewegung nach. Besonders auffällige Erscheinungen sind das sog. „Pillendrehen" oder „Münzenzählen" der Finger und der „Ja-Nein-Tremor" des Kopfes.

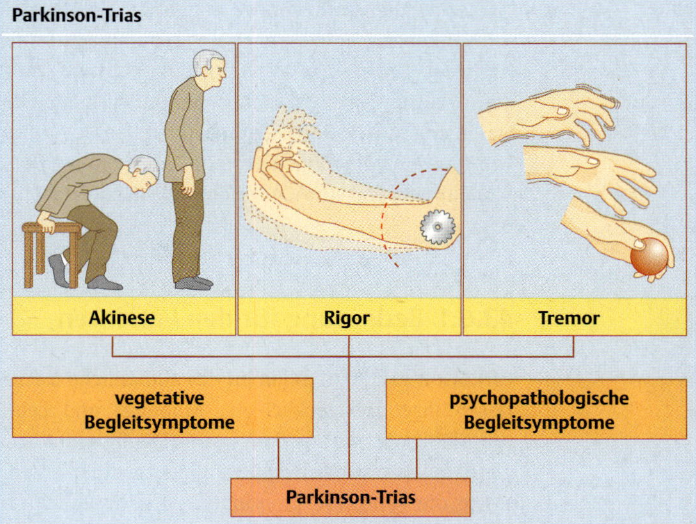

Abb. 43.37 Leitsymptome des Parkinson-Syndroms

Begleitsymptome

- Depressive Verstimmungen,
- Verlangsamung psychischer Vorgänge,
- Erhöhung des Speichelflusses sowie der Schweiß- und Talgsekretion: Die fettige, glänzende Gesichtshaut des Patienten wird auch als „Salbengesicht" bezeichnet,
- Obstipationsprobleme und Blasenfunktionsstörungen.

Diagnostik

Die Diagnose eines Parkinson-Syndroms kann nur durch das gemeinsame Auftreten der beschriebenen Leitsymptome getroffen werden. Eine eingehende neurologische Untersuchung und Anamneseerhebung kann die Diagnose unterstützen.

Therapie

Durch die **medikamentöse Therapie** wird versucht, das fehlende Dopamin zu ersetzen. Das Fortschreiten des Krankheitsbildes läßt sich zwar nicht gänzlich aufhalten, jedoch meist günstig beeinflussen. Häufig kann eine Besserung über viele Jahre erreicht werden, bevor der Erkrankte wieder ein Beschwerdebild wie zu Beginn der Erkrankung erreicht (Thümler, S. 86).

Das wichtigste Anti-Parkinson-Mittel ist Levodopa (**L-Dopa**), die direkte Vorstufe von Dopamin. Es kann im Gegensatz zu Dopamin die Blut-Hirn-Schranke passieren und daher leicht verabreicht werden. Um einen frühzeitigen Umbau von L-Dopa vor Erreichen des ZNS zu verhindern, wird immer auch ein Hemmer des zum Umbau nötigen Enzyms, ein **Dekarboxylasehemmer**, verabreicht. Kombinationspräparate sind u.a. Madopar und Sinemet. Besonders am Behandlungsbeginn ist L-Dopa gut wirksam, allerdings können langfristig Wirkungsschwankungen auftreten. **Orale Dopaminagonisten** (Pravidel, Dopergin u.a.) wirken ähnlich wie Dopamin und unterstützen daher dessen Wirkung. Die Dosierung von L-Dopa kann dadurch gesenkt und Wirkungsschwankungen können reduziert werden. **Monoaminoxidase(MAO)-B-Hemmer** (Deprenyl, Jumex u.a.) verhindern den Abbau von Dopamin durch das Enzym Monoaminoxidase-B. Auch sie werden meist in Kombination mit L-Dopa zu dessen Unterstützung verabreicht.

Mit dem Fortschreiten der Erkrankung gewinnen physiotherapeutische, ergotherapeutische und logopädische Behandlungsmethoden an Bedeutung.

43.6.1 Bedeutung für den Patienten

Parkinson-Erkrankte nehmen das allmähliche Nachlassen ihrer Geschicklichkeit, Mobilität und Leistungsfähigkeit schmerzhaft wahr. Häufig sinkt zugleich der Antrieb, sich der Krankheit zu widersetzen, sowie die Fähigkeit, Emotionen wirkungsvoll Ausdruck zu verleihen. Aufgestaute Scham, Resignation, Trauer und Angst führen schließlich häufig zum Rückzug von anderen Menschen.

Umgekehrt sind Erkrankte nicht selten mit negativen Reaktionen von Angehörigen, Freunden, Nachbarn oder in der Öffentlichkeit konfrontiert. Verstärkter Speichelfluss oder verlangsamte Reaktionen gelten als Zeichen für ein Nachlassen der Geisteskraft. Die Einschränkung von Fähigkeiten zur nonverbalen Kommunikation lassen Parkinson-Erkrankte häufig „unsympathisch" erscheinen: ein unbewegter Gesichtsausdruck, eine monotone Stimme und ausbleibende Gesten werden als Missmut, Starrsinn etc. gedeutet. Im Umgang mit medizinischen Laien haben Pflegepersonen daher eine wichtige Brückenfunktion, um Verständnis für das Krankheitsbild zu wecken und Fehlurteile vermeiden zu helfen.

> **···› Merke**
> Besonders zu beachten ist, dass die gesamte Symptomatik des Parkinson-Syndroms extrem stressabhängig ist. Eine ungeduldige Reaktion der Pflegeperson, wenn sich der Patient nicht von der Stelle bewegt, erschwert es diesem ungemein, tatsächlich den nächsten Schritt zu tun. Die Angst, nicht sicher über die nächste Türschwelle zu kommen, kann zur buchstäblichen „Erstarrung" („Freezing") führen.

So wie konkrete Situationen eine spontane Wirkung auf die Symptomatik haben, so wirken sich psychosoziale Faktoren und insbesondere die Beziehungen des Erkrankten langfristig auf den Krankheitsverlauf aus. Dem sozialen Umfeld des Parkinson-Kranken kommt somit eine hohe Bedeutung bei der Bewältigung der Erkrankung zu. Da dies jedoch für keinen der Beteiligten eine einfache Aufgabe ist, bieten professionelle Dienste und Selbsthilfevereinigungen vielfältige Unterstützung an.

43.6.2 Pflege- und Behandlungsplan

Parkinson-Erkrankte können zahlreiche Strategien erlernen, um mit ihren körperlichen Schwächen umzugehen und so ihren Alltag zu meistern. Positive Verstärkung hilft dem Patienten, negative Denkmuster zu überwinden. Die Ermutigung muss jedoch glaubwürdig und daher der jeweiligen Situation angemessen sein.

> **···› Merke**
> Für Tätigkeiten wie Morgentoilette, Einnehmen von Mahlzeiten, An- und Auskleiden etc. muss entsprechend dem Beschwerdebild ausreichend Zeit eingeplant werden.

Unterstützung bei den ATL

Kommunizieren

Die Förderung des Patienten beinhaltet auch, dass Sie ihn als den Menschen sehen, der er ist. Die Patienten verbergen ungewollt ihre Persönlichkeit hinter einer Maske, die ihnen die Krankheit aufsetzt und derer sie sich oft schmerzhaft bewusst sind. Sprechen Sie daher mit Angehörigen, versuchen Sie in Erfahrung zu bringen, was für ein Mensch der Patient ist. Ist er humorvoll, immer für einen Scherz zu haben, ist er distanziert, empfindet Fragen als Eindringen in seine Privatsphäre oder ist er aktiv, arbeitet hart an sich oder lässt er sich gerne treiben? Verhalten Sie sich entsprechend und machen Sie sich bewusst, dass Sie sich in Ihrer Kommunikation nicht von Reaktionen des Gegenübers abhängig machen dürfen.

> **···› Praxistipp**
> Eva Groß
> Krankenschwester
>
> Beobachten Sie sich während eines Gesprächs mit einem Patienten, der keinerlei neurologische oder muskuläre Einschränkungen hat. Beispiel: Sie wissen, dass eine bestimmte, dem Patienten sehr lieb gewordene, aber zeitaufwendige Pflegemaßnahme nicht mehr nötig ist und schlagen ihm daher vor, diese aus der Pflegeplanung zu streichen. Ihr Ziel ist das Einverständnis des Patienten, vorher wollen Sie das Zimmer nicht verlassen. Sie bringen Ihr

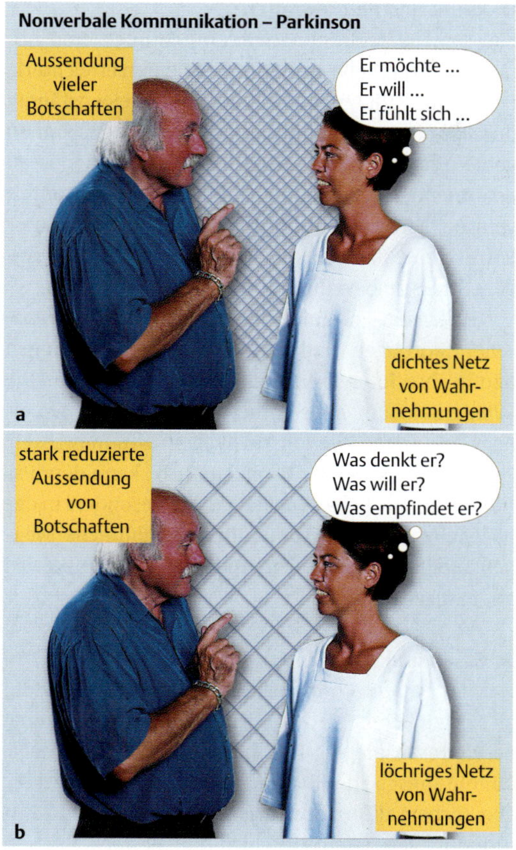

Anliegen vor, der Patient reagiert… Wovon machen Sie Ihre weitere Gesprächsführung abhängig? Welche Sinnesorgane nutzen Sie und wie teilt sich Ihnen der Patient mit?

Die Kommunikation zwischen Menschen ist ein fein abgestimmtes Regelwerk von Aktion, Wahrnehmung und Reaktion. Mitten im Satz verändert man z. B. blitzschnell seine Redewendung, schwächt ab, verstärkt, wird langsamer, schneller, gibt dem Ganzen eine humorvolle Note oder wird ernst. Der andere hat gar nichts gesagt, aber er hat sich der nonverbalen Kommunikation bedient. Dem an Parkinson erkrankten Menschen geht im Laufe der Erkrankung das Instrument der nonverbalen Kommunikation verloren. Sein Gesicht bleibt maskenhaft, die Gestik ist so verlangsamt, dass sie ggf. die Reaktion auf eine bereits mehrere Minuten vorher gestellte Frage ist und nicht mehr zum jetzigen Gesprächsinhalt passt. Wenn man sich dessen nicht bewusst ist, ist es leicht möglich, dass man sich aufgrund der fehlenden Reaktion ebenfalls zurückzieht. Die Kommunikation wird immer einsilbiger, es wird nicht mehr nach Wünschen gefragt, statt dessen werden Anweisungen erteilt, die Ungeduld mit dem Patienten wächst und es entsteht ein Teufelskreis.

Der erste Schritt zu einem vertrauensvollen, partnerschaftlichen Pflegeverhältnis ist die Bewusstwerdung, dass die Patienten zwar empfinden, diese Empfindungen aber nicht nach außen zeigen können. Daher muss man sich bewusst von diesem Element der Kommunikation trennen und nach anderen Informationsquellen suchen und diese verstärkt nutzen. Die wichtigste Ressource sind die verbalen Äußerungen des Patienten. Da er dafür mehr Zeit benötigt als andere Menschen, ist es wichtig, ruhige Momente im Stationsalltag zu nutzen, um mit Geduld und Ruhe in Erfahrung zu bringen, was der Patient denkt, wie er fühlt und was er will. Eine weitere wichtige Informationsquelle ist die Familie, die Ihnen ggf. auch auf Fotos ein Bild des Menschen vermitteln kann, der sich Ihnen entzieht.

Eva Groß
Krankenschwester

Praxistipp

Versetzen Sie sich in den Patienten hinein, wenn Sie ungeduldig werden, weil er so lange braucht, so umständlich ist, so oft in der Bewegung stockt und förmlich einfriert. Der Körper des Menschen wird zu einem Käfig, aus dem er sich nicht befreien kann. Das Gedicht „Der Panther" von Rilke vermittelt Ihnen einen Eindruck davon. Sehr zu empfehlen ist auch der Film „Zeit des Erwachens", in dem Robert de Niro meisterhaft einen Betroffenen spielt.

Sich bewegen

Der Patient sollte in jedem Fall so viel praktische Unterstützung erhalten wie nötig und so viel selbst übernehmen wie möglich. Die mangelnde Förderung ungestörter Bewegungsabläufe führt zu zusätzlichen Einschränkungen, da vernachlässigte Muskeln atrophieren und ungenutzte Gelenke an Beweglichkeit verlieren. Die Gefahr von schmerzhaften Verspannungen und der Entwicklung von Dekubiti ist besonders groß, wenn der Patient zu keiner Korrektur seiner Lage fähig ist. Etwa zweistündliche, regelmäßige Umlagerungen, ausreichend Mobilisation außerhalb des Bettes sowie physiotherapeutische Unterstützung helfen, einer weiteren Einschränkung der ATL's vorzubeugen. Der stete Positionswechsel dient aber nicht nur den einschlägigen Prophylaxen, sondern hilft auch, das Körpergefühl des Patienten erträglicher zu machen. Besonders bei Schlafstörungen sollte bedacht werden, dass Parkinson-Er-

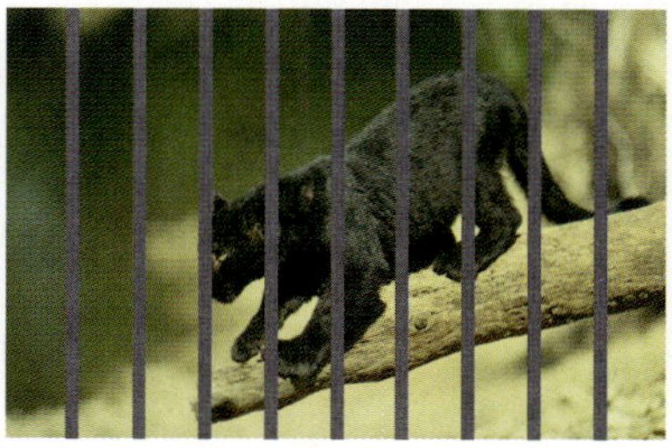

» *Der Panther*

Sein Blick ist vom Vorübergehen der Stäbe
so müd geworden, dass er nichts mehr hält.
Ihm ist als ob es tausend Stäbe gäbe
Und hinter tausend Stäben keine Welt.

Der weiche Gang geschmeidig starker Schritte,
der sich im allerkleinsten Kreise dreht,
ist wie ein Tanz von Kraft um eine Mitte,
in der betäubt ein großer Wille steht.

Nur manchmal schiebt der Vorhang der Pupille
sich lautlos auf – dann geht ein Bild hinein,
geht durch der Glieder angespannte Stille –
und hört im Herzen auf zu sein.

(Rainer Maria Rilke) «

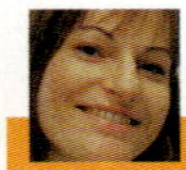

siehe Pflegeangebot Kontrakturenprophylaxe, Kap. 19, S. ■

krankte häufig unter ihrer starren Körperhaltung leiden.

> **Praxistipp**
> Eva Groß, Krankenschwester
>
> Kinästhetische Ausstreichungen können den permanenten Spannungszustand der Muskulatur lindern helfen (s. Kinästhetik, S. 179 ff). Bei Auftreten des Kopfkissenphänomens ist auf ausreichende, gleichmäßige Unterpolsterung zur Entlastung von Schultergürtel und Nacken zu achten.

Die körperlichen Fehlhaltungen des Parkinson-Syndroms verstärken oft vorhandene orthopädische Probleme des Patienten. Daher muss auf Rücken- und Gelenkschmerzen geachtet und entsprechend reagiert werden. Auch Schwankungen in der Beweglichkeit, plötzliche Ausfallserscheinungen etc. sind zu beobachten, schriftlich festzuhalten und an das gesamte Team (Pflegepersonen, Arzt, Physiotherapeut) weiterzuleiten. Grundsätzlich gilt, dass so viele Bewegungsmuster des Patienten übernommen werden wie möglich. Wenn der Patient es z. B. gewohnt ist, auf allen vieren ins Bett zu krabbeln, sollte er nicht neu lernen müssen, wie er sich en bloc ins Bett bewegt, auch wenn das für seinen Rücken besser wäre.

> **Merke**
>
> Bei Patienten, die in ihrer Beweglichkeit so weit eingeschränkt sind, dass sie bettlägerig sind, ist häufig eine oberflächliche Atmung zu beobachten. Maßnahmen zur Pneumonieprophylaxe (S. 506 ff) müssen getroffen werden.

Hilfsmittel für Parkinsonpatienten

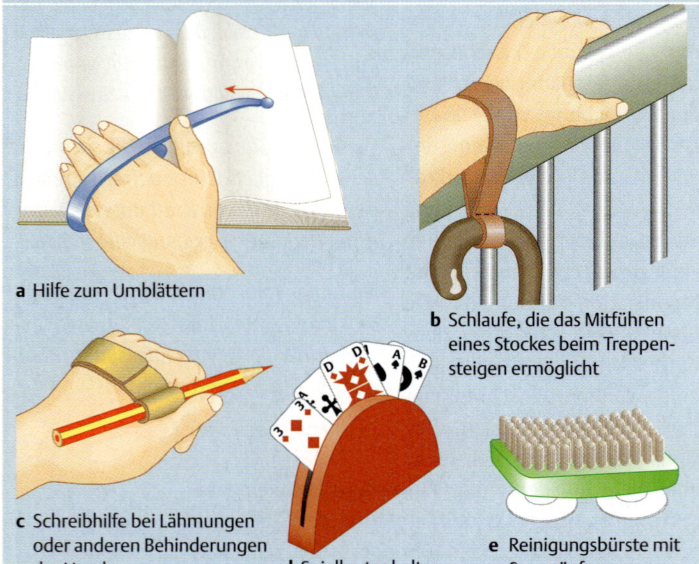

a Hilfe zum Umblättern

b Schlaufe, die das Mitführen eines Stockes beim Treppensteigen ermöglicht

c Schreibhilfe bei Lähmungen oder anderen Behinderungen der Hand

d Spielkartenhalter

e Reinigungsbürste mit Saugnäpfen

Raum und Zeit gestalten

Eine genaue Anordnung von Einrichtungs- und Alltagsgegenständen kann es dem Patienten erleichtern, bestimmte alltägliche Verrichtungen eigenständig durchzuführen. Entsprechende Absprachen können gemeinsam mit dem Patienten getroffen und müssen dokumentiert sowie allen Beteiligten vermittelt werden. Es ist wichtig, diese Absprachen möglichst korrekt einzuhalten, um den Patienten vor unnötigem Stress zu bewahren.

Parkinson-Erkrankte geben aufgrund motorischer Störungen und depressiver Verstimmungen häufig ihre Interessen und Gewohnheiten auf. Die Wiederbelebung alter Vorlieben, z. B. das Spielen einer bestimmten Art von Musik, gemeinsames Lesen, Unterstützung bei der Pflanzenpflege, kann dem Patienten helfen, neuen Mut zu fassen. Besonders in der häuslichen Pflege bestehen hierzu zahlreiche Möglichkeiten. Angehörige, Freunde etc. können hierbei gut einbezogen werden.

Essen und trinken

Hat der Patient Probleme, Mahlzeiten selbstständig zu sich zu nehmen, ist es wichtig, vor dem Essen eine Serviette anzulegen. Die Angst, sich zu bekleckern, könnte sonst seine Hemmungen zu essen verstärken. Die Körperhaltung des Patienten sowie Art und Anordnung von Tisch, Geschirr und Besteck müssen geeignet sein, um dem Patienten das Essen und Trinken zu erleichtern. Dasselbe gilt für die Utensilien zur Mund- und Zahnpflege nach dem Essen. Schluckstörungen (S. 389 ff) müssen aufmerksam zur Kenntnis genommen werden.

> **Praxistipp**
> Eva Groß, Krankenschwester
>
> Gemeinsam mit dem Patienten sollte erörtert werden, welche Speisen ihm das Schlucken erleichtern. Nötigenfalls ist ein Diätassistent hinzuzuziehen.

Körpertemperatur regulieren

Störungen der Körpertemperaturregulation rufen sowohl besondere Hitze- als auch Kälteempfindlichkeit hervor. Heiße Tage führen bei Parkinson-Erkrankten leicht zu einem erhöhten Anstieg der Körpertemperatur. Bei hochsommerlicher Wärme ist es daher besonders wichtig, für Schatten und Abkühlung zu sorgen. Kleidung und Bettzeug sollten luftdurchlässig und für den Patienten angenehm sein. Verstärktes Schwitzen muss ebenso vermieden werden wie Luftzug, um eine mögliche Erkältung zu unterbinden. An kalten Tagen dürfen die Aufenthaltsräume der Patienten nicht überheizt sein. Umgekehrt ist aber auch eine Unterkühlung zu vermeiden, da Parkinsonpatienten besonders leicht frieren.

Störungen der Schweißsekretion treten häufig zugleich mit Phasen verminderter Beweglichkeit auf.

Unangenehme Schweißausbrüche können nur einzelne Körperregionen oder aber den ganzen Körper betreffen. Unter Umständen ist der Patient während der Nacht völlig durchnässt. In solchen Fällen ist für trockene Haut, Kleidung und Bettwäsche zu sorgen, um der Entwicklung von Intertrigo und Dekubiti entgegenzuwirken. Im Falle von Bettlägerigkeit sind die Maßnahmen zur Dekubitusprophylaxe (S. 311 ff) entsprechend abzustimmen. Auch einem Patienten, der sonst weitgehend selbstständig ist, sollte nach Schweißausbrüchen Unterstützung beim An- und Auskleiden angeboten werden. Klagt der Patient über Körpergeruch, sollte möglichst ein hautschonendes Antitranspirans ohne Parfümstoffe (z. B. Hydrofugal) verwendet werden.

Hautpflege

Bei manchen Patienten führt die gestörte Talgproduktion nicht nur zu einer besonders glänzenden Gesichtshaut, sondern auch zu Veränderungen wie Schuppenbildung oder Akne. In jedem Fall muss die Hautpflege auf den fettigen Hauttyp abgestimmt werden. Ggf. sollte dem Patienten nahegelegt werden, auf ungeeignete Cremes zu verzichten. Bei krankhaften Veränderungen der Haut ist ein Dermatologe hinzuzuziehen. Entsprechende Beobachtungen müssen daher dokumentiert und weitergegeben werden.

Fallbeispiel

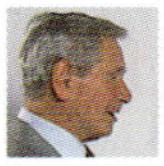

Herr S. ist 58 Jahre alt und im vorzeitigen Ruhestand. Er lebt allein in seiner 2-Zimmer-Wohnung, hat jedoch seit zwei Jahren eine Beziehung zu Frau L., die ihn auch fast täglich besucht. Bisher benötigt er keine Gehhilfen, ist aber nach zwei Stürzen in seiner Wohnung zunehmend unsicher geworden. Zur Zeit befindet er sich in der Klinik, um die Ursache seiner Unfälle und Gehstörungen diagnostisch abklären zu lassen. Aufgrund der weiteren Symptomatik besteht der Verdacht auf ein beginnendes Parkinson-Syndrom. Herr S. erhält L-Dopa und spricht auf die Therapie an. Einmal täglich macht er Gehübungen mit der Physiotherapeutin, verlässt den Rest des Tages aber nicht sein Zimmer. In Gesprächen wird deutlich, dass Herr S. befürchtet, erneut zu stürzen. Das pflegerische Ziel ist es, dass der Patient wieder die Zuversicht erlangt, sich selbstständig fortbewegen zu können.

Physische Dimension

Um einen sicheren Gang zu erreichen, werden neben der medikamentösen Therapie folgende Maßnahmen getroffen:

- die Anschaffung fester, geschlossener Hausschuhe,
- die Fortführung der physiotherapeutischen Übungen während des Tages: Herr S. vergegenwärtigt sich den Ablauf des Gehens und trainiert in Begleitung der zuständigen Pflegeperson, seinen Fuß bewusst anzuheben. Frau L. wird in die Übungen einbezogen,
- das Erlernen von Strategien zur Überwindung von Barrieren: Gerät Herr S. ins Stocken, so hilft es ihm, beim nächsten Schritt entsprechend des Bewegungsablaufs leise mitzuzählen. Außerdem stellt sich heraus, dass Herr S. beide Male in seinem Korridor gestürzt ist, als er nachts auf die Toilette ging. Eine Skizze macht deutlich, dass der Weg durch den Flur eng und voller Gegenstände ist. Herr S. nimmt sich vor, etwaige Hindernisse (Läufer, Schirmständer, Telefonkabel etc.) zu beseitigen.

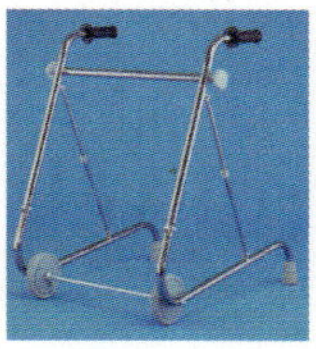

Bei Gangunsicherheit kann z. B. ein Rollator dem Patienten helfen, sich sicherer zu fühlen

Psychische Dimension

Herr S. leidet seit seiner Frühberentung unter einer seelischen Krise. Er spricht davon, „in ein Loch gefallen" zu sein, seit er zu Hause ist. Den Tag verbringt er nur vor dem Fernseher. Das Verhältnis zu seiner Lebensgefährtin ist in den letzten Monaten gespannt. Seit Herr S. Kenntnis von seiner möglichen Diagnose hat, entwickelt er verstärkte Zukunftsängste. Diese Probleme werden im Team der Station erörtert. Durch Gesprächsangebote mit der Klinikseelsorge und dem psychosozialen Beratungsdienst wird Herrn S. geholfen, seine verschiedenen Probleme zu benennen und nach Lösungsmöglichkeiten zu suchen. Herr S. erhält von der zuständigen Pflegeperson Informationsmaterial über die örtliche Parkinson-Selbsthilfe.

Soziale Dimension

Herr S. entwickelt Ängste, unter Leute zu gehen, da er befürchtet, er würde „schief angesehen". Nachdem Frau L. mit der Begleitung von Herrn S. vertraut ist, spornt sie ihn an, Spaziergänge mit ihm zu unternehmen. Herr S. ist von den positiven Erfahrungen ermuntert. Er erörtert mit der Physiotherapeutin, welche sportlichen Tätigkeiten geeignet wären, seine körperliche Gesamtsituation zu verbessern.

43.6.3 Zusammenarbeit im multiprofessionellen therapeutischen Team

Verschiedene Berufsgruppen, Ärzte, Physiotherapeuten, Logopäden und Ergotherapeuten sind an der Behandlung von Parkinson-Erkrankten beteiligt. Pflegerpersonen haben neben ihrem ureigenen Aufgabenbereich zur Unterstützung des Patienten eine wichtige Mittlerfunktion, die der Nachhaltigkeit von therapeutischen Maßnahmen dient. So müssen einerseits Beobachtungen über körperliche Symptome oder geäußerte Beschwerden des Patienten in das therapeutische Team weitergeleitet werden, damit geeignete Schritte eingeleitet werden können. Andererseits ist es die Aufgabe der Pflegenden, die verschiedenen Maßnahmen fortzuführen und mit dem Patienten und eventuell seinen Angehörigen für den Alltag einzuüben. Wichtig ist hierbei insbesondere eine enge Zusammenarbeit mit dem beteiligten Physiotherapeuten. Dies kann umgekehrt auch eine wichtige Hilfestellung für die Pflegenden bedeuten.

In einem weiteren Schritt sollte auch an die Einbeziehung von Psychologen und Sozialpädagogen zur Bewältigung psychosozialer Probleme gedacht werden. Sie verfügen über eine Vielfalt an therapeutischen Möglichkeiten (Verhaltens-, Gesprächs-, Familientherapie etc.), die über die Einübung von Fähigkeiten zur Überwindung von motorischen Störungen weit hinausgehen. Dies gilt besonders, wenn schwerwiegende Probleme zwischen dem Patienten und seinem Lebenspartner oder anderen Angehörigen auftauchen. Darüber hinaus sollte die Möglichkeit bedacht werden, dass der Patient und seine Angehörigen oft schlicht Beratung bei der Regelung materieller Fragen (Behindertenausweis, Frühberentung, Sozialhilfe, Pflegeversicherungsleistungen etc.) benötigen. Hier ist die Vermittlung zu sozialen Beratungsdiensten möglich.

43.7 Pflege von Patienten mit Meningitis

Peter Plappert

Medizinischer Überblick Meningitis

Definition

Die Entzündung der Hirn- bzw. Rückenmarkshäute (= Meningitis) kann durch eine Vielzahl von Erregern hervorgerufen werden. Für eine *bakterielle* Meningitis kommen Meningo-, Pneumo- und Staphylokokken, E. coli, Pseudomonas, Salmonellen und viele andere in Betracht. *Nichtbakterielle* Meningitiden werden sowohl durch Viren (z. B. Poliomyelitis-, Mumps-, Herpes-Viren) als auch durch Protozoen (z. B. Toxoplasmose) oder Pilze (z. B. Cryptococcus neoformans) verursacht.

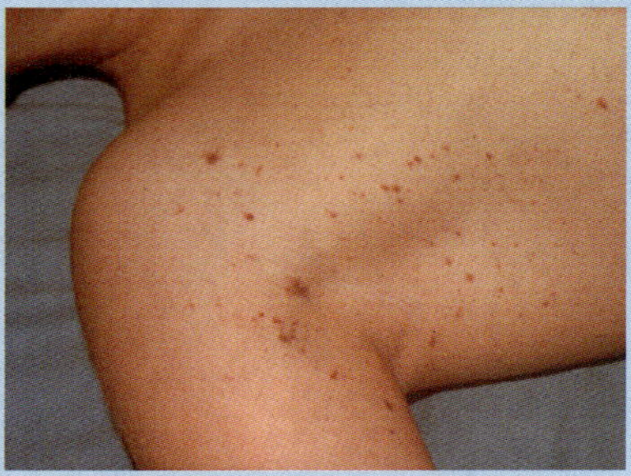

Petechiale Blutungen bei Meningokokkensepsis

Ursachen

Die Ursachen einer Meningitis sind so vielfältig wie ihre möglichen Erreger. So entstehen eitrige Hirnhautentzündungen unter anderem durch Fortleitung von eitrigen Prozessen im Kopfbereich (z. B. Sinusitis, Otitis) bzw. nach Schädelhirntrauma oder hämatogen (z. B. im Rahmen einer Sepsis). Eine epidemische Verbreitung findet immer wieder die Meningokokkenmeningitis, so dass diese Krankheit auch der Meldepflicht unterliegt. Nichteitrige bakterielle Meningitiden treten häufig im Spätstadium infektiöser Allgemeinerkrankungen wie Syphilis oder Tuberkulose auf. Durch Zeckenbisse wird in Europa häufig die von Viren verursachte „Frühsommermeningoenzephalitis" (FSME) übertragen. Andere nichtbakterielle Formen wie eine Toxoplasmose- und Kryptokokkenmeningitis entstehen meist infolge einer AIDS-Vollbilderkrankung.

Symptome

Das sicher herausragende Symptom sind die zunehmenden Kopfschmerzen. Daneben besteht eine ausgeprägte Sensibilität gegen jegliche Sinnesreizung, insbesondere Lichtempfindlichkeit (mit einhergehender Konjunktivitis) und eine erhöhte Schmerzempfindlichkeit der Haut. Weiter leidet der Patient unter einer tonischen Verkrampfung der Nacken- und oft auch der Rückenmuskulatur (Opisthotonus). Typisches Zeichen einer Meningitis ist daher die Streckstellung des Nackens, die auch Laien bekannte „Nackensteifigkeit". Ist die Rückenmuskulatur mitbetroffen, liegt der Patient oft mit angezogenen Beinen seitlich im Bett. Untersuchungen ergeben in diesen Fällen ein positives Lasègue-Brudzinski- und Kernig-Zeichen.

Häufig ist auch das Bewusstsein des Patienten eingetrübt, was vom schläfrigen Dahindämmern (Somnolenz) bis hin zu verwirrten oder komatösen Zuständen reichen kann. Daneben bestehen allgemeinere Krankheitszeichen wie Fieber (Temperaturen bis zu 40 °C, insbesondere bei bakterieller Infektion) und vegetative Störungen (z. B. Bradykardie, Erbrechen).

Diagnostik

- Blutentnahme: deutliche Entzündungszeichen im Blutbild und bei Blutsenkungsgeschwindigkeit bei bakterieller Meningitis; Blutkultur zum Erregernachweis bei vorliegender Sepsis; IgM-

Antikörperbestimmung zum Nachweis akuter Virusinfektionen. ELISA- (enzyme linked immunoabsorbent assay) und RIA- (Radioimmunoassay) Testverfahren zum spezifischen Antikörpernachweis, d.h. zur indirekten Identifikation des Erregers bei viraler Infektion.

- Liquorpunktion: eitrig, trüber Liquor bei bakterieller Meningitis; zum Teil ist der direkte Erregernachweis möglich; zusätzliche Anlage von Kulturen. Keine Trübung des Liquors bei viraler Infektion.
- Gegebenenfalls diagnostische Maßnahmen (Röntgen u.a.) zur Identifikation von Infektionsherden im Bereich des Kopfes.

Therapie

Nach dem Erregernachweis erfolgt eine spezifische Chemotherapie. Bei Verdacht auf bakterielle Meningitis wird eine antibiotische Behandlung schon zuvor begonnen. Daneben spielt die symptomatische Behandlung eine große Rolle.

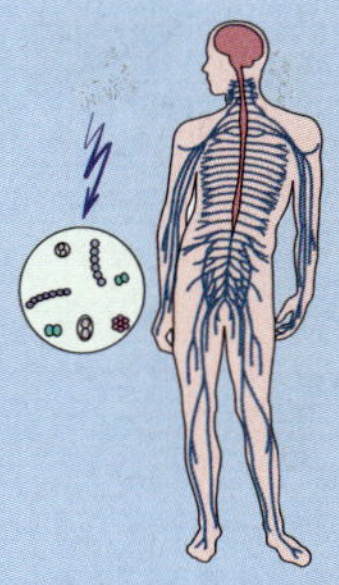

43.7.1 Bedeutung für den Patienten

Die Kopfschmerzen bei einer Meningitis können so heftig sein, dass sie der Patient als geradezu vernichtend erlebt. Jede Anstrengung, jede Lichtquelle, jeder erhöhte Geräuschpegel kann diese Schmerzen verstärken. Darüber hinaus kann eine Meningitis auch heute noch, trotz guter therapeutischer Möglichkeiten, zum Tode oder aber zu schweren Komplikationen und bleibenden neurologischen oder psychischen Veränderungen führen. Besonders in der akuten Phase der Erkrankung ist der Patient daher äußerst hilfsbedürftig und bedarf einer fürsorglichen und behutsamen Pflege.

43.7.2 Pflege- und Behandlungsplan

Lichtempfindlichkeit

Aufgrund der Lichtempfindlichkeit des Patienten sollten nur indirekte Lichtquellen verwendet und ggf. das Zimmer auch tagsüber verdunkelt werden. Ebenso wichtig ist das Ruhebedürfnis des Patienten, weshalb auch die Wahl des Krankenzimmers entsprechend erfolgen sollte.

Bewegung

Absolute Bettruhe sollte nur gelten, solange dies für die Befindlichkeit des Patienten unbedingt erforderlich ist. Eine gelockerte Bettruhe wird bei erhöhter Temperatur beibehalten.

Solange die Bettruhe erforderlich ist, sind die nötigen prophylaktischen Maßnahmen durchzuführen (s. Dekubitusprophylaxe, S. 311 ff). Der Patient ist besonders dekubitusgefährdet, wenn er unter Fieber und Bewusstseinsstörungen leidet. Aufgrund der allgemeinen Schwächung des Immunsystems und des Bewegungsmangels besteht außerdem die erhöhte Gefahr einer zusätzlichen Pneumonie.

Der Lagerungswechsel muss mehrmals täglich erfolgen, jedoch äußerst behutsam vorgenommen werden. Eine Anstrengung des Patienten ist dabei zu vermeiden. Ruckartige Veränderungen der Oberkörperhöhe können heftige Schmerzen verursachen. Verbleibt der Patient in Rückenlage, ist darauf zu achten, dass eine für ihn angenehme Lagerung des Oberkörpers gefunden wird.

Kontrolle der Vitalzeichen

Die Vitalfunktionen (Temperatur, Blutdruck, Puls und Atmung) sind mehrmals täglich zu kontrollieren. Dabei ist insbesondere auf Hirndruckzeichen zu achten. Ggf. muss eine intensivmedizinische Überwachung erfolgen.

Körpertemperatur

Leidet der Patient unter Fieber, so sollte er warm gehalten werden, ohne dass er ins Schwitzen gerät. Für frische Luft muss gesorgt werden, ohne dass dabei Zugluft entsteht. Bei längerem hohem Fieber sind Ganzkörperwaschungen zwei Mal täglich zu empfehlen, nicht zuletzt aufgrund ihrer Fieber senkenden Wirkung.

> **Praxistipp**
> Eva Groß, Krankenschwester
> Um ein Austrocknen der Haut zu vermeiden, sollten Seifen sparsam und stattdessen pH-neutrale Reinigungsmittel und Körperlotionen verwendet werden.

Bei Fieber muss auf eine ausreichende Flüssigkeitszufuhr sowie Ausscheidungsmenge geachtet werden. Darüber hinaus ist eine sorgfältige Mund- und Lippenpflege von Bedeutung.

Hygiene

Bei Verdacht auf eine Meningokokkenmeningitis ist eine respiratorische Isolierung des Patienten erforderlich. Das bedeutet, dass bei jedem Kontakt mit dem Patienten ein Mundschutz zu tragen ist. Das Tragen von Einmal-Handschuhen wird empfohlen. Jedoch ist

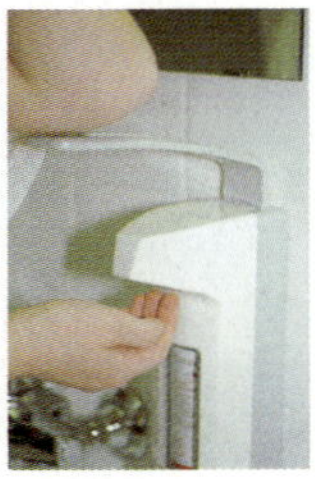

Hygienische Händedesinfektion

es für viele Patienten angenehmer, wenn die Pflegepersonen bei ihren Tätigkeiten keine Handschuhe tragen. Normalerweise ist eine anschließende, einfache Händedesinfektion als Schutzmaßnahme ausreichend. Im Zweifelsfall richten Sie sich am besten nach dem Krankenhausstandard.

Merke
Berücksichtigen Sie auch, dass es nicht nur um den Schutz gesunder Personen vor Ansteckung geht, sondern dass ebenso der erkrankte Patient des Schutzes vor Sekundärinfektionen bedarf.

Lerntipp
Wiederholen Sie die erforderlichen hygienischen Schutzmaßnahmen bei verschiedenen Infektionskrankheiten. Beachten Sie die jeweils möglichen Übertragungswege und differenzieren Sie entsprechend, welche Maßnahmen zu treffen sind. Machen Sie sich damit vertraut, welche Infektionskrankheiten nach den rechtlichen Bestimmungen zur Seuchenbekämpfung (in Deutschland: Bundesseuchengesetz) an die Gesundheitsbehörden gemeldet werden müssen.

43.8 Pflege von Patienten mit Herpes zoster

Peter Plappert

Medizinischer Überblick Herpes zoster

Definition

Im Volksmund wird Herpes zoster wegen seines meist gürtelförmig auftretenden Hautausschlags auch *Gürtelrose* genannt. Verursacht wird die Erkrankung durch das Varizella-zoster-Virus, das für zwei verschiedene Krankheitsbilder verantwortlich ist: Als Ersterkrankung ruft es bei Kindern die allgemein bekannten Windpocken hervor. Erst wenn es nach Jahren trotz bestehender Teilimmunität zu einer erneuten Ausbreitung des Erregers kommt, entsteht das Krankheitsbild des Herpes zoster.

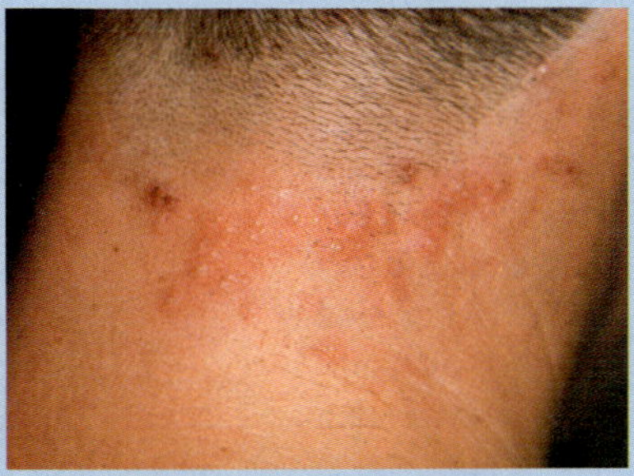

Ursachen

Nach dem Abklingen der Windpocken-Erkrankung überdauern manche der Varizellen im Körper des Trägers, indem sie sich in den Spinalganglien des Rückenmarks manifestieren. Eine gesunde Immunreaktion verhindert die wiederholte Ausbreitung dieser Viren, so dass eine Neuerkrankung verhindert wird. Kommt es dennoch zu einer Reaktivierung oder zu einer Zweitinfektion, liegt häufig eine krankheitsbedingte Schwächung des Immunsystems zugrunde. So können etwa Patienten aufgrund einer Tumorerkrankung (Leukämie, Plasmozytom u.a.) oder einer HIV-Infektion an Herpes zoster erkranken. Dieses Risiko steigt aber auch mit zunehmendem Lebensalter.

Symptome

Nach einer Inkubationszeit von ein bis zwei Wochen klagen die Betroffenen über allgemeine Krankheitserscheinungen, wie Abgeschlagenheit, Temperaturerhöhung und Kopf- und Gliederschmerzen. Nach einigen Tagen treten im Versorgungsgebiet des betroffenen Ganglions dumpfe oder ziehende Schmerzen und schließlich die typischen Hauteruptionen auf. Zu sehen ist ein stark geröteter, bläschenförmiger Ausschlag, der sich meist einseitig in Höhe des Thorax oder des Schultergürtels einschließlich der oberen Extremitäten erstreckt. Als Begleiterscheinungen können sowohl Sensibilitäts- als auch motorische Störungen auftreten.

Seltener als die genannten Partien sind Areale entlang verschiedener Trigeminusäste – insbesondere als Zoster ophthalmicus mit Entzündungen der Regenbogenhaut (Iritis) und Kornea (Keratitis) – oder die Ohrregion (Zoster oticus) betroffen. Bei Zoster oticus sind das Hörvermögen und der Gleichgewichtssinn beeinträchtigt, wobei bleibende Schäden möglich sind. Patienten mit einer schweren Schädigung des Immunsystems, z.B. im Stadium einer AIDS-Vollbilderkrankung, können Komplikationen entwickeln, die mit anderen HIV-assoziierten Erkrankungen des zentralen Nervensystems vergleichbar sind.

Diagnostik

Abgesehen von der charakteristischen Symptomatik dient der direkte Erregernachweis oder die serologische Antikörperbestimmung zur Sicherung der Diagnose. Gegebenenfalls werden auch diagnostische Maßnahmen zur Abklärung einer möglichen Primärerkrankung (Tumor, HIV-Infektion) eingeleitet.

Therapie

Neben Aciclovir-Infusionen (z. B. Zovirax) zur Ursachenbekämpfung sind vor allem Analgetika (Valoron, Tramal) zur Schmerzlinderung erforderlich. Zusätzlich wird häufig eine ca. vierwöchige orale Einnahme von Kortikoiden (Prednisolon u. a.) verordnet. Der Dermatologe verordnet austrocknende und krustenlösende Mittel zur Behandlung der Hautläsionen (Zinkpaste, Zinköl, jodhaltige Lösungen, Franzbranntwein u. a.). Medikamente zur Beruhigung können zur Milderung des Krankheitsgefühles beitragen.

43.8.1 Bedeutung für den Patienten

Viele Patienten mit Herpes zoster sind trotz ihrer Erkrankung in der Lage, sich weitgehend selbstständig um ihre alltäglichen Bedürfnisse zu kümmern. Dennoch führt eine Gürtelrose zu starken Beeinträchtigungen, vor allem aufgrund ihrer äußersten, manchmal Wochen andauernden Schmerzhaftigkeit. Verschiedene neurologische Komplikationen können das Krankheitsbild erheblich verschlimmern. Steht der Verdacht auf eine unbekannte Primärerkrankung im Raum, bedeutet dies eine zusätzliche seelische Belastung für den Patienten.

Pflegepersonen tragen mit ihrer Sorge um das Wohlbefinden des Patienten dazu bei, die besten Bedingungen für seine Stabilisierung und schließlich Genesung zu schaffen.

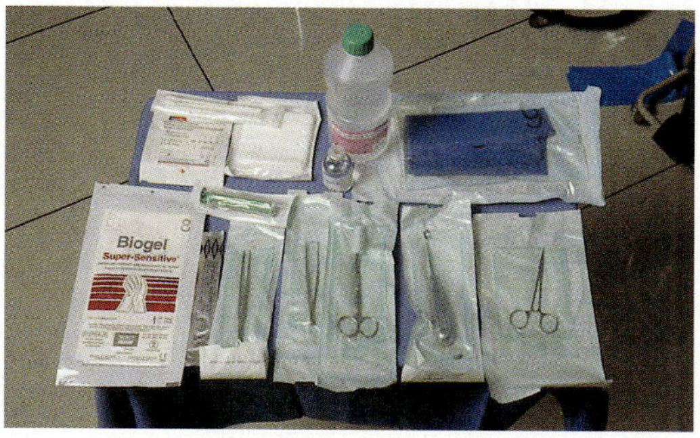

Eva Groß
Krankenschwester

···› Praxistipp
Informieren Sie den Patienten darüber, wie mögliche Hautveränderungen aussehen können, und bitten Sie ihn, sich beim Auftreten entsprechender Symptome umgehend zu melden.

43.8.2 Pflege- und Behandlungsplan

Für den Patienten mit Herpes zoster stehen die Hauterscheinungen und seine Schmerzen im Vordergrund. Eine angemessene Pflegeplanung setzt die entsprechenden Schwerpunkte.

■ Hautpflege

Die vom Ausschlag betroffenen Hautpartien sollen möglichst trocken bleiben und dürfen daher auch nicht gewaschen werden. Insbesondere Hautfalten (am Bauch, unter der weiblichen Brust u. a.) sind vor Stauungswärme und -feuchtigkeit zu schützen. Wundabdeckungen, Bekleidung und Bettzeug sind so zu wählen, dass der Patient nicht ins Schwitzen gerät.

Hautveränderungen, die auf zusätzliche Infektionen schließen lassen, müssen aufmerksam registriert, dokumentiert und an den behandelnden Arzt weitergeleitet werden.

■ Wundbehandlung

Die Wundbehandlung wird zweimal täglich entsprechend den ärztlichen Anordnungen vorgenommen. Abends unterstützt der schmerz- und juckreizlindernde Effekt dieser Maßnahmen den Patienten dabei, Ruhe für die bevorstehende Nacht und damit für einen erholsamen Schlaf zu finden.

■ Schmerzbehandlung

Äußert der Patient Schmerzen, so muss dies angemessen berücksichtigt werden. Neben der Gabe von Analgetika bedeutet dies auch, den Patienten bei Tätigkeiten zu unterstützen, die ihm Schmerzen bereiten. Dies gilt insbesondere für die Körperpflege und das Ankleiden. Sollte der Patient aufgrund seiner Beschwerden an Schlafstörungen leiden, so ist dies ebenfalls an den behandelnden Arzt weiterzuleiten. Sollten über das von Hautirritationen betroffene Areal hinaus Schmerzen auftreten, ist unverzüglich der behandelnde Arzt zu verständigen. Gleiches gilt für Beeinträchtigungen des Hör- und Sehvermögens sowie bei Anzeichen von Schwindel.

■ Hygiene

Die erforderlichen hygienischen Maßnahmen, wie das Tragen von Einmal-Handschuhen bei der Hautpflege, dienen nicht nur dem Schutz vor einer Weiterverbreitung des Varizella-zoster-Virus, sondern auch dem Schutz des Patienten vor Sekundärinfektionen der Haut.

■ Ruhe

Neben genügend Schlaf bedarf der Patient auch tagsüber ausreichender Ruhe. Unnötige Störungen sollten von dem Patienten ferngehalten werden. In

Absprache mit dem Patienten ist auch dafür zu sorgen, dass ihn die Anzahl an Besuchen nicht zusätzlich belastet.

Kontakte

Kinder und andere gefährdete Personen (z.B. gesunde, aber HIV-positive Menschen, ältere Menschen mit beeinträchtigtem Gesundheitszustand, Tumorpatienten nach Chemotherapie oder Bestrahlung) sollten den Kontakt mit Herpes-zoster-Erkrankten meiden, bis die Hauterscheinungen der Gürtelrose abgeheilt sind. Danach besteht keine Ansteckungsgefahr mehr, selbst wenn andere Symptome noch nicht abgeklungen sind.

43.9 Pflege von Patienten mit Epilepsie

Peter Plappert

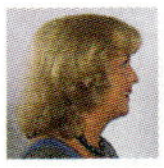

„Es ist schon erstaunlich, was Mediziner während einer Untersuchung so kurz nach einem Anfall alles wissen wollen und man selbst sitzt da, weiß rein gar nichts, stellt sich die gleichen Fragen, alles Geschehene beantwortet der Ehepartner und immer wieder die peinlichen Fragen nach: ‚Hat sie auch ins Bett gemacht?‘
Man selbst möchte heulen, presst die Lippen zusammen und irgendwann kommt dann ein leises ‚Ja‘ heraus. Man selbst weiß nichts und soll doch antworten. Die Arme und Beine tun einem weh, die Zunge noch immer angeschwollen und im Hirn kreisen die Worte: ‚Du hast Epilepsie.‘ ... Es ist verdammt schwer, eine solche Diagnose zu verkraften, diese Art von Erkrankung konnte man weder vorher ahnen noch sich darauf vorbereiten, es tat einem vorher nichts weh und doch ist sie plötzlich wie aus heiterem Himmel da und da soll man nicht das Recht haben, wenigstens für Stunden zu schmollen, vor Wut einfach laut zu schreien? ...“ (Aus dem Brief einer Leserin der Epilepsie-Selbsthilfezeitschrift „Einfälle“)

Medizinischer Überblick Epilepsie

Definition

Die Bezeichnung Epilepsie stammt aus dem Griechischen und bedeutet in etwa „Fallsucht“. Es handelt sich dabei nicht um ein geschlossenes Krankheitsbild, sondern um eine Gruppe von verschiedenen anfallsartigen Symptomen, die durch plötzliche und exzessive Entladungen von Neuronen im Gehirn hervorgerufen werden.

Ursachen Epilepsie

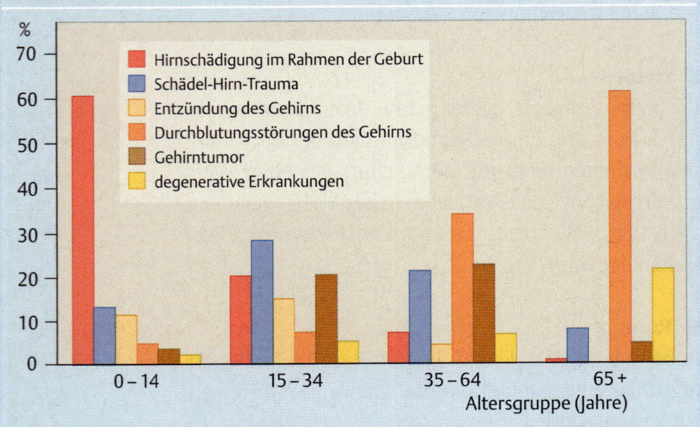

Ursache

Insgesamt erleiden ca. 5% aller Menschen in ihrem Leben einen epileptischen Anfall. Als Epilepsie wird jedoch erst das wiederholte Auftreten von Anfällen bezeichnet. Bei etwa der Hälfte aller Epilepsien bleibt die Ursache ungeklärt, in der Regel handelt es sich jedoch um ein Zusammenspiel von inneren Faktoren und äußeren Schadensmechanismen. Eine besondere Disposition ist nur bei einem Teil der Epilepsiepatienten gegeben.

Liegt eine anlagebedingte Anfallsbereitschaft vor, wird von primärer Epilepsie gesprochen. Dennoch handelt es sich nicht um eine Erbkrankheit, da weitere Faktoren hinzukommen müssen, um Anfälle auszulösen, z.B. Alkoholkonsum, Schlafentzug, Fieber oder besondere Stresssituationen. Als Ursachen einer sekundären Epilepsie kommen hauptsächlich Schädel-Hirn-Verletzungen, Tumoren, Blutungen, Infarkte und Entzündungen im Bereich des Gehirns in Frage. Erkrankungen des Gesamtorganismus, die mit zentralen Funktionsstörungen einhergehen (z.B. Hypoglykämie, Urämie, Intoxikationen sowie Entzugserscheinungen bei Alkohol- und Drogensucht), können ebenfalls epileptische Anfälle hervorrufen.

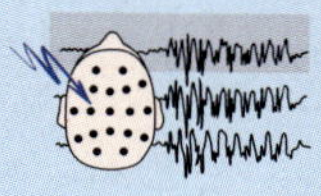

Symptome

Bei den Epilepsien werden zwei Anfallstypen unterschieden, die generalisierten und die fokalen Anfälle.

Generalisierte Anfälle

Besonders bekannt sind die als Grand mal bezeichneten generalisierten, hirnorganischen Krampfanfälle. Sie sind gekennzeichnet durch die Beteiligung der gesamten quergestreiften Muskulatur und einem gleichzeitigen Bewusstseinsverlust. Ihr Verlauf ist eher typisch und lässt sich in verschiedene Stadien einteilen.

Allgemeine Vorzeichen. In einigen Fällen treten bereits Tage oder Stunden vor einem Anfall allgemeine Vorzeichen auf, wie z.B. Reizbarkeit, Schwindel, Kopfdruck etc.

Unmittelbare Vorphase des Anfalls. Sie wird noch bewusst erlebt und als Aura bezeichnet. Dabei handelt es sich um ungewöhnliche Empfindungen von wenigen Sekunden, wie z.B. Farbensehen, Hören bestimmter Töne, Missempfindungen oder auch plötzliche Glücks-, Zorn- oder Angstgefühle (optische, akustische, sensible oder psychische Aura).

Tonisches Stadium. Mit der einsetzenden Bewusstlosigkeit geht häufig ein Initialschrei einher, der durch die gleichzeitige Kontraktion aller Muskeln einschließlich der Atem- und Stimmbandmuskulatur hervorgerufen wird. Dieses Stadium dauert meist nicht länger als 30 Sekunden. Durch die plötzliche Versteifung stürzt der Patient zu Boden und kann sich dabei ernsthafte Verletzungen zuziehen. Der Sauerstoffmangel durch die verkrampfte Atemmuskulatur führt zur vorübergehenden Zyanose.

Klonisches Stadium. Dieses Stadium ist durch rhythmische Zuckungen gekennzeichnet, die vor allem Arme und Beine durchlaufen, aber auch den gesamten Körper niederwerfen können. Gefährlich sind für den Patienten mögliches Aufschlagen des Schädels auf den Boden sowie Zungenbisse. Häufig kommt es auch zum spontanen Abgang von Stuhl und Urin. In der Regel klingen die Zuckungen nach wenigen Minuten ab und eine schnelle, keuchende Atmung setzt ein.

Stadium der Erschöpfung. In diesem länger andauerndem Stadium verfällt der Patient für einige Stunden in einen Tiefschlaf. Nach dem Erwachen überwiegen Kopf- und Gliederschmerzen sowie Gefühle der Niedergeschlagenheit und Gereiztheit, von denen sich der Patient erst allmählich erholt.

Fokale Anfälle

Diese „kleinen" Anfälle rufen je nach Lokalisation unterschiedliche Symptome hervor. Sie sind meist Zeichen für eine sekundäre Epilepsie, sodass die Grunderkrankung des Patienten im Vordergrund steht.

Einfache fokale Anfälle. Bei diesen sog. Jackson-Anfällen treten verschiedene motorische oder sensible Störungen auf, die meist in einzelnen Körperabschnitten, z.B. Finger, Hand, Gesicht) zu Zuckungen oder Kribbel- bzw. Taubheitsgefühlen führen. Möglich sind auch schnelle Mahl-, Leck- und Kaubewegungen der Kiefer sowie motorische Sprachhemmungen. Im Gegensatz zum Grand mal bleibt in diesen Fällen das Bewusstsein erhalten. Eine Ausbreitung der Symptomatik auf die betroffene Körperhälfte ist möglich. Der Anfall dauert jedoch meist nur Sekunden bis wenige Minuten an.

Komplexe fokale Anfälle. Hier können neben motorischen Symptomen auch psychische Auffälligkeiten festgestellt werden („psychomotorische Ausfälle"). Sie gehen mit Bewusstseinsstörungen einher, die auf eine örtlich begrenzte Schädigung der Hirnsubstanz hinweisen. Meist lässt sich auch hier eine Aura feststellen, die dem Anfall vorausgeht. Sie kann sich u.a. als vom Magen aufsteigende Übelkeit oder als irreale Sinneswahrnehmung (Geschmack, Geruch, Gehör, Sehen) äußern. Während des Anfalls ist das Bewusstsein des Patienten getrübt und es kommt zu auffälligen, gleichförmigen Handlungsabläufen, wie z.B. Treten, Scharren, Wischen, Nesteln, Zupfen, Kauen, Schmatzen oder Schlucken. In Einzelfällen werden komplexere Tätigkeiten beobachtet, wie sich auskleiden, Einrichtungsgegenstände verschieben oder auch gefährliche Handlungen, wie z.B. aus dem Fenster steigen. Im Anschluss an den Anfall dauert die Reorientierungsphase oft nur wenige Minuten.

Merke
Komplexe fokale Anfälle können auch in ein Grand mal übergehen.

Diagnostik

- Anamnese,
- Elektroenzephalografie,
- Computertomografie,
- Kernspintomografie.

Therapie

Bei mehr als zwei Anfällen pro Jahr erfolgt eine Langzeittherapie mit Antiepileptika, durch die 60–70% der Patienten anfallsfrei werden. Zu den Mitteln der Wahl zählen je nach Anfallstyp und individueller Verträglichkeit Carbamazepin (Tegretal, Sirtal), Phenytoin (Zentropil, Phenhydan), Valproinsäure (Ergenyl, Convulex, Orfiril) u.a. Bei bekannter Neigung zur Häufung epileptischer Anfälle stehen zu deren Linderung Rektaltuben (Klistiere) mit Diazepamlösung zur Verfügung, die sich auch für medizinische Laien einfach anwenden lassen. Bei sekundären Epilepsien ist eine Behandlung der Primärerkrankung erforderlich, ggf. schließt dies auch chirurgische Eingriffe mit ein.

43.9.1 Bedeutung für den Patienten

Besonders das erste Auftreten eines epileptischen Anfalls erleben Betroffene als Schock. Die Frage nach den Ursachen löst Ängste aus, viele Betroffene befürchten, an einem Tumor zu leiden. Oft kann der Grund aber auch nicht befriedigend geklärt werden. All dies führt unter Umständen zu Verzweiflung und Verärgerung, die der Betroffene sowohl gegen sich selbst richtet als auch gegen seine Umwelt, einschließlich der ihn umgebenden medizinischen Personen. Ein weiterer wesentlicher Aspekt ist das Schamgefühl des Patienten, das nicht nur dann eine Rolle spielt, wenn er während eines Anfalls Stuhl oder Urin verloren hat, sondern das auch durch gesellschaftliche Wertungen und Vorurteile bedingt ist. Zwar ist die Vorstellung, dass es sich bei Epilepsien um „Geisteskrankheiten" handelt, längst überholt, dennoch werden Epilepsiekranke und vor allem betroffene Kinder auch heute noch mit abwehrenden Reaktionen und stereotypen Vorstellungen ihrer Umwelt konfrontiert.

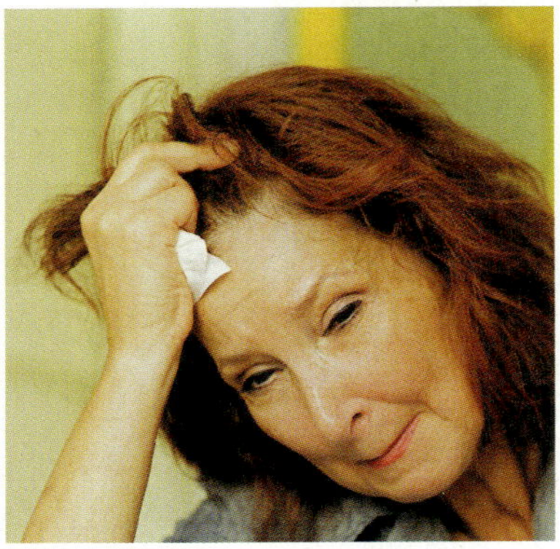

Diese gesunde Schauspielerin demonstriert den Schock und das Schamgefühl, das Betroffene beim ersten epileptischen Anfall erleben

43.9.2 Pflege- und Behandlungsplan

Maßnahmen während eines akuten Anfalls

In der Regel handelt es sich bei einem epileptischen Anfall nicht um einen Notfall. Wichtigste Aufgabe der Pflegeperson ist in solchen Momenten, für die Sicherheit des Patienten zu sorgen.

Kündigt sich bei einem Epilepsiekranken ein Anfall an (durch Vorwarnung des Patienten oder Vorzeichen, die individuell bekannt sind, z. B. starrer Blick), so sollte er auf ein Bett oder den Boden gelegt werden, um einen Sturz oder etwaige Verletzungen zu vermeiden. Enge Kleidungsstücke (Gürtel, Krawatten) sind zu lockern und Gegenstände, an denen sich der Patient stoßen und verletzen könnte, zur Seite zu räumen. So weit möglich, ist für eine weiche Lagerung zu sorgen. Vor allem der Kopf ist vor einem wiederholten Aufprall auf den Boden zu schützen.

Die früher übliche Empfehlung, dem Patienten als Schutz gegen Zungenbisse einen Mundkeil oder andere gepolsterte Gegenstände zwischen die Kiefer zu klemmen, ist überholt. Hat der Patient bereits das tonische Stadium erreicht, ist jeder derartige Versuch zwecklos und würde lediglich eine zusätzliche Verletzungsgefahr, z. B. durch das Ausbrechen von Zähnen, bedeuten. Eventuell ist als Schutz vor Zungenbissen das Einbringen eines Tuches zwischen die Zähne unmittelbar vor einem Anfall oder zwischen zwei Anfällen möglich. In diesen Momenten kann auch versucht werden, das möglicherweise vorhandene Gebiss des Patienten zu entfernen. Keinesfalls darf versucht werden, den Patienten während des Anfalls festzuhalten oder seine Hände zu öffnen, da dadurch ein hohes Verletzungsrisiko besteht. Auch Versuche, den Anfall durch Anschreien des Patienten oder Schütteln zu unterbrechen, sind zu unterlassen. Der beste Beistand, den Pflegepersonen dem Patienten bieten können, ist einfach, bei ihm zu bleiben. Bei komplex-fokalen Anfällen dient dies vor allem auch dem Schutz des Patienten vor Handlungen, die ihn selbst in Gefahr bringen.

> **Merke**
> Auf jeden Fall muss der genaue Ablauf eines epileptischen Anfalls beobachtet und so bald wie möglich dokumentiert werden. Eine detaillierte Schilderung des Hergangs kann dem Arzt wichtige Hinweise für die Diagnosestellung und anschließende Therapie geben.

Maßnahmen nach einem akuten Anfall

Wenn die Krampfbewegungen abgeklungen sind und die tiefe, keuchende Atmung einsetzt, sollte der Patient in stabile Seitenlage (S. 510) gebracht werden, um das Aspirieren von Blut oder vermehrtem Speichelfluss zu verhindern.

Besonders wichtig ist es, während und nach einem Anfall ruhig zu bleiben und diese Ruhe auch auszustrahlen, da ein epileptischer Anfall bei Angehörigen, die diese Situation zum ersten Mal miterleben, Angst und Bestürzung auslösen kann. Die Pflegeperson sollte auf diese Angstgefühle erklärend eingehen und zugleich den Patienten ruhig und bestimmt vor hektischen Reaktionen bewahren.

Nach dem ersten Aufwachen reagieren Epilepsiekranke häufig panisch und aggressiv. Hier ist es hilfreich, sich zu vergegenwärtigen, dass die „Launen" des Patienten einen Teil der Symptomatik darstellen und keineswegs in seiner Absicht liegen. Es ist möglich, dass er noch desorientiert ist, nicht weiß, was ihm gerade zugestoßen ist, oder dass er die Stimmen, die zu ihm sprechen, nicht verstehen kann. All dies löst Angst und Abwehr in ihm aus. Der Patient bedarf in diesem Moment daher eines besonderen Schutzes.

Der Patient darf nicht allein gelassen werden, solange er nicht bei Bewusstsein ist. Eine Möglichkeit zur Überprüfung der Bewusstseinslage mit unterschiedlicher Ausprägung von motorischen oder verbalen Defiziten bietet die Glasgow-Koma-Skala (**Tab. 43.13**). Weitere Informationen zur Beurteilung von Bewusstseinsstörungen bietet **Tab. 18.2**. Nach dem Erwachen sollte die Pflegeperson beruhigend

Tabelle 43.13 Glasgow-Koma-Skala

Zu überprüfende Fähigkeit	*Reaktion des Patienten*	*Punkte*
Augen öffnen	spontan	4
	auf Ansprechen	3
	auf Schmerz (z. B. Zwicken)	2
	auf Schmerz nicht	1
beste motorische Antwort	auf Ansprechen	6
	auf Schmerz gezielt	5
	auf Schmerz ungezielt	4
	Beugesynergismen	3
	Strecksynergismen	2
	keine Schmerzabwehr	1
verbale Antwort	koordiniertes Gespräch	5
	unkoordiniertes Gespräch	4
	einzelne Wörter	3
	unverständliche Laute	2
	keine Antwort	1

mit dem Patienten sprechen und sich erst entfernen, wenn sichergestellt ist, dass er sich wieder orientieren kann. Der Patient ist daher nach Ort, Zeit und seinem Namen zu befragen. Ferner ist sicherzustellen, dass sich der Patient nicht verletzt hat, insbesondere Hinterkopf und Extremitäten sind auf Platzwunden, Schürfungen und Prellungen zu inspizieren.

Auch in der Phase nach dem Erholungsschlaf des Patienten muss noch mit negativen Stimmungen gerechnet werden. Diesen sollte die Pflegeperson ebenfalls ruhig und zurückhaltend begegnen, damit unnötige Spannungen sowohl für den Patienten als auch für die Pflegeperson vermieden werden.

Merke

Äußerungen des Patienten über Empfindungen während der Aura müssen aufmerksam registriert und dokumentiert werden, da auch sie wichtige Hinweise für die Diagnosestellung geben können.

Wann wird ein epileptischer Anfall zum Notfall?

Besonders außerhalb der Klinik, etwa in der ambulanten Pflege, kann sich die Frage stellen, wann bei einem Anfall ein Notarzt hinzugezogen werden muss. Aber auch in der Klinik muss die Pflegeperson entscheiden können, wann es sich um einen Notfall handelt. Hierzu folgender Auszug aus einer Broschüre der Deutschen Epilepsievereinigung:

„Ein Arzt ist zu rufen,

- wenn sich ein großer Anfall im Abstand von weniger als einer Stunde wiederholt, wobei ein bloßer Nachschlaf mit den entsprechenden Reaktionen auf Weckreize nicht hinzugezählt wird,
- wenn der Epilepsiekranke länger als fünf Minuten krampft oder zuckt und dabei blau im Gesicht ist,
- wenn der Betroffene bei einem kleinen Anfall länger als 30 Minuten auf Orientierungsfragen nicht antworten kann, weil diese kontinuierlich oder in Ketten bzw. in Serien auftreten,
- wenn durch Verwirrtheit oder Bewusstseinsveränderung Hilflosigkeit oder Gefährdung besteht,
- wenn sich erfahrungsgemäß im Einzelfall aus kleineren Anfällen mehr als ein großer Anfall entwickelt."

Merke

Erwacht der Patient nach etwa drei Minuten aus dem Anfall, ist er orientiert, nicht verletzt und ist eine Epilepsie bekannt, dann sollte dem Patienten die unnötige Belastung einer Einlieferung in das Krankenhaus erspart bleiben.

Langfristige gesundheitsfördernde Maßnahmen

Ist die Diagnose der Epilepsieerkrankung gestellt, bedeutet dies für die betroffenen Personen oft tiefgreifende Umstellungen ihrer Lebensgewohnheiten. Zahlreiche individuelle Probleme sind nun zu lösen; insbesondere charakteristische Auslösefaktoren wie Schlafmangel, Alkohol- und Drogenkonsum oder optische Reize, wie sie in Diskotheken Verwendung finden, müssen künftig zum Schutz vor weiteren Anfällen vermieden werden. Unter Umständen sind aber auch Veränderungen im Berufsleben (z. B. bei Tätigkeiten am Bildschirm oder bei Entzug der Fahrerlaubnis aufgrund häufiger auftretender Anfälle) oder im Freizeitverhalten (z. B. Verzicht auf gefährliche Sportarten wie Klettern, Surfen etc.) erforderlich. Darüber hinaus stellen sich Fragen nach der Familienplanung, möglichen Langzeitfolgen etc., die hier im Einzelnen nicht behandelt werden können.

Praxistipp

Eva Groß Krankenschwester

Pflegepersonen müssen und können nicht selbst in jedem Fall mit Rat und Tat zur Seite stehen, sehr wohl können sie aber durch kompetente Hinweise Hilfestellung bei der Suche nach weitergehender Beratung und Unterstützung geben.

43.9.3 Zusammenarbeit im multiprofessionellen therapeutischen Team

Für die Diagnosestellung und eine angemessene therapeutische Behandlung von Epilepsien ist die Gewährleistung einer funktionierenden Kommunikation zwischen Ärzten und Pflegenden von besonderer Bedeutung. Auf den diesbezüglichen Stellenwert einer guten und umfassenden Dokumentation des Anfallsgeschehens wurde bereits hingewiesen. Um so wichtiger ist dieser Informationsfluss zwischen Pflegenden und allen weiteren beteiligten Personen bei der Pflege von Menschen in ihrem häuslichen Umfeld. Ergeben sich für den Patienten aus einer Epilepsie-Erkrankung weitere psychische und soziale Probleme, so sind gegebenenfalls auch Sozialarbeiter, Psychotherapeuten, Seelsorger oder Psychologen in das therapeutische Team mit einzubeziehen.

Leserservice

Verwendete Literatur

Apoplexie

Bienstein, C., A. Fröhlich: Basale Stimulation in der Pflege, 12. Aufl. Verlag Selbstbestimmtes Leben, Düsseldorf 1999

Bobath, B.: Die Hemiplegie Erwachsener, 6. Aufl. Thieme, Stuttgart 1998

Haupt, W., K.-A. Jochheim, H. Remschmidt: Neurologie und Psychiatrie für Pflegeberufe, 8. Aufl. Thieme, Stuttgart 1997

Urbas, L.: Pflege eines Menschen mit Hemiplegie nach dem Bobath-Konzept, 2. Aufl. Thieme, Stuttgart 1996

Para-/Tetraplegie

Allgemeine Unfallversicherungsanstalt: Ganzheitliche Pflege - die Chance für erfolgreiche Rehabilitation. Eugen Ketterl Gesellschaft, Wien 1994

Buck, M., D. Beckers: Rehabilitation bei Querschnittlähmung. Springer, Berlin 1993

Gerner, H. J.: Die Querschnittlähmung. Blackwell, Berlin 1992

Hesselbarth, U.: Querschnittlähmung - Behandlung, Pflege, Rehabilitation, 2. Aufl. Brigitte Kunz, Hagen 1995

Erworbene Hirnschädigungen

Affolter, F., W. Bischofberger: Wenn die Organisation des zentralen Nervensystems zerfällt - und es an gespürter Information mangelt. Neckar-Verlag, Villingen-Schwenningen 1993

Kretz, F.-J. (Hrsg.): Intensivmedizin für Pflegeberufe, 3. Aufl. Thieme, Stuttgart 1994

Thomas, R.: Schädel-Hirn-Trauma. Wissenschaftliche Verlagsgesellschaft, Stuttgart 1998

Intoxikation

Lasch, H.G., K. Lenz, W. Seeger: Lehrbuch der internistischen Intensivtherapie, 3. Aufl. Schattauer, Stuttgart 1997

Neander, K.D., G. Meyer, H. Friesacher: Handbuch der Intensivpflege. Ecomed, Landsberg/Lech 1993

Weilemann, L.S., H.J. Reinecke: Notfallmanual Vergiftungen. Thieme, Stuttgart 1997

Multiple Sklerose

Haupt, W., K.-A. Jochheim, H. Remschmidt: Neurologie und Psychiatrie für Pflegeberufe, 8. Aufl. Thieme, Stuttgart 1997

Steinlin Egli, R.: Physiotherapie bei Multipler Sklerose. Thieme, Stuttgart 1998

Parkinson

Deutsche Parkinson Vereinigung: Handbuch Morbus Parkinson, 3. Aufl. Neuss 1998

Duvoisin, R.C.: Die Parkinson-Krankheit: Beratung für Patienten, Angehörige, Pflegepersonen und für den Hausarzt, 3. Aufl. Hippokrates, Stuttgart 1994

Thümler, R.: Die Parkinson-Krankheit. Antworten auf die 152 häufigsten Fragen. Trias, Stuttgart 1998

Epilepsie

Haupt, W., K.-A. Jochheim, H. Remschmidt: Neurologie und Psychiatrie für Pflegeberufe, 8. Aufl. Thieme, Stuttgart 1997

Janssen, P. L., W. Gehlen: Neurologie und Psychiatrie, Psychosomatik und Psychotherapie in Frage und Antwort für Fachberufe im Gesundheitswesen, 4. Aufl. Thieme, Stuttgart 1997

Weiterführende Literatur

Apoplexie

Beckmann, M.: Pflege von Schlaganflallpatienten. Schlütersche Verlagsanstalt, Hannover 1999

Krämer, G.: Dem Schlaganfall vorbeugen, 2. Aufl. Trias Stuttgart 1997

Mäurer, H-Ch., H-Ch. Diener: Der Schlaganfall. Thieme, Stuttgart 1996

Para-/Tetraplegie

Gerner, H.J.: Querschnittlähmungen - Aktuelles aus Therapie und Forschung. Springer, Berlin 1996

Färber, H.-P., W. Lipps, T. Seyfarth: Sexualität und Behinderung. Attempto, Tübingen 1998

Zäch, G. A.: Rehabilitation beginnt am Unfallort. Springer, Berlin 1992

Erworbene Hirnschädigungen

Affolter, F.: Wahrnehmung, Wirklichkeit und Sprache. Neckar-Verlag, Villingen-Schwenningen 1987

Affolter, F., W. Bischofberger: Gespürte Interaktion im Alltag. In Lipp, B., W.Schlaegel, (Hrsg.): Wege von Anfang an. Neckar-Verlag, Villingen-Schwenningen 1996

Intoxikation

Albrecht, K.: Intensivtherapie akuter Vergiftungen. Berlin, Ullstein Mosby 1997

Mutschler, E. M., H. P. Schuster, P. Schölmerich: Akute exogene Vergiftungen. In Gross, R., P. Schölmerich, W. Gerok: Die Innere Medizin. Schattauer, Stuttgart 1996

Multiple Sklerose

Adam, O.: Ernährungsrichtlinien bei Multipler Sklerose. Senden 1997

Deutsche Multiple Sklerose Gesellschaft: Diagnose MS: Wissen hilft weiter - Eine Informationsbroschüre für Neuerkrankte, 7. Aufl. 1998

Deutsche Multiple Sklerose Gesellschaft: Mit MS leben - Ein praktischer Führer von Lynn Wassermann. 1999

Schäfer, U., S. Poser: Multiple Sklerose - Ein Leitfaden für Betroffene, 5. Aufl. Blackwell, Berlin 1997

Parkinson

Strehl, U., N. Bierbaumer: Verhaltensmedizinische Intervention bei Morbus Parkinson. Psychologie Verlags Union, Weinheim 1996

Epilepsie

Deutsche Epilepsievereinigung: Gemeinsam leben mit Epilepsie (Broschüre)

Matthes, A., R. Kruse: Der Epilepsiekranke: Ratgeber für den Kranken, seine Familie, für Lehrer, Erzieher und Sozialarbeiter. Trias, Stuttgart 1989

Kontaktadressen

Bundesverband für die Rehabilitation der Aphasiker e.V.
Robert-Koch-Str. 34
97080 Würzburg
Tel.: 09 31/25 01 30 – 0, Fax: 09 31/25 01 30 – 39

Stiftung Deutsche Schlaganfall-Hilfe
Postfach 104
33311 Gütersloh
Tel.: 0 52 41/97 70 – 0, Fax: 0 52 41/70 20 71

Deutsche Stiftung Querschnittslähmung
Barkhovenallee 1
Postfach 16 44 60
45239 Essen
Tel.: 02 01/84 01 – 0

Fördergemeinschaft der Querschnittgelähmten
in Deutschland e.V.
Schillerstr. 2 – 5
89077 Ulm
Tel.: 07 31/61 87 94

Schweizer Paraplegiger-Stiftung
St. Alban-Vorstadt 110
4052 Basel

Selbsthilfegruppe
Schädel-Hirn-Patienten in Not e.V.
Bayreuther Str. 33
92224 Amberg

Beratungsstelle für Vergiftungserscheinungen
und Embryonaltoxikologie
Pulsstraße 3 – 7
14059 Berlin
Tel.: 0 30/3 02 30 22, Fax: 0 30/34 30 70 21

Beratungsstelle bei Vergiftungen
Klinische Toxikologie
II. Medizinische Klinik und Poliklinik
Johannes-Gutenberg-Universität
Langenbeckstraße 1
55131 Mainz
Tel.: 0 61 31/23 24 66, Fax: 0 61 31/23 24 68

Schweizerisches Toxikologisches Informationszentrum
Klosbachstraße 107
CH-8028 Zürich
Tel.: 01/2 51 51 51, Fax: 01/2 52 88 33

Vergiftungsinformationszentrale Wien
Allgemeines Krankenhaus
Währinger Gürtel 18 – 20
A-1090 Wien
Tel.: 01/4 06-43 43

Deutsche Multiple Sklerose Gesellschaft e.V.
Bundesverband
Vahrenwalder Str. 205
30165 Hannover
Tel.: 05 11/96 83 4 – 0, Fax: 05 11/96 83 4 – 50

Multiple Sklerose Selbsthilfe e.V.
c/o Jürgen Jenet
Teltower Damm 43 – 45
14167 Berlin
Tel.: 0 30/3 95 31 35, Fax: 0 30/3 95 77 73

Deutsche Parkinson Vereinigung e.V.
Bundesverband
Moselstr. 31
41464 Neuss
Tel.: 0 21 31/4 10 16, Fax: 0 21 31/4 54 45

Deutsche Epilepsievereinigung e.V.
Zillestr. 102
10585 Berlin
Tel.: 0 30/3 42 44 14, Fax: 0 30/3 42 44 66

Informationszentrum für Epilepsie (IZE)
Herforder Str. 5 – 7
33602 Bielefeld
Tel.: 05 21/12 41 17

Internetadressen

http://www.schlaganfall-hilfe.de

http://www.dmsg.de

http://www.multiplesklerose.ch

http://www.parkinson.net

http://www.epilepsie-online.de

http://www.epi.ch

http://www.giftinformation. de (Links zu allen deutschen Vergiftungszentralen!)

http://www.giftnotruf.de

http://www.giftinfo.uni-mainz.de

http://www.meb.uni-bonn.de/giftzentrale

http://www.toxi.ch

44 Pflege von Patienten mit psychiatrischen Erkrankungen

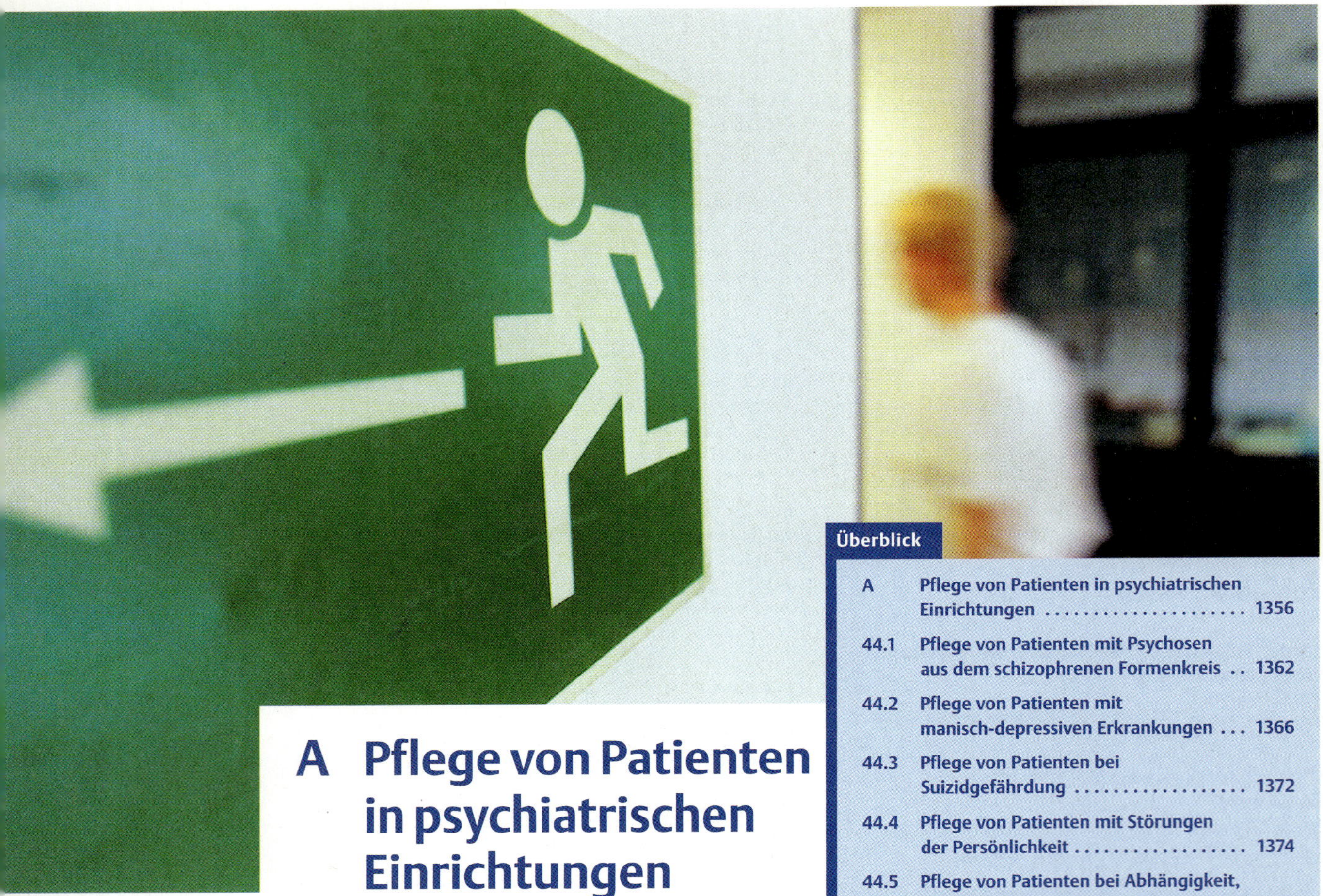

Überblick

A Pflege von Patienten in psychiatrischen Einrichtungen

Ingvar Leptihn

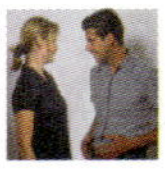

„Hallo, Torsten. Wie gefällt es dir bei deinem Psychiatrie-Einsatz im Landeskrankenhaus?" „Danke, Sandra, es gefällt mir prima. Anfangs hatte ich schon ziemlich Angst. Aber die Schwestern und Pfleger dort sind echt nett und nehmen sich Zeit für unsereinen und erklären alles." „Toll!" „Ja, und vor den Patienten hatte ich auch Angst, am Anfang." „Was, du und Angst?" „Na ja, was man alles so hört aus der Psychiatrie, Gewalt und Aggressivität und Selbstmorde!" „Das klingt ja schlimm. Was hast du denn schon so erlebt, Torsten?" „Einmal ist ein Patient ausgerastet. Er musste dann fixiert werden, das fand ich erst schlimm. Aber die Kollegen haben mir erklärt, dass es in der Situation nicht anders ging, sonst wären Mitpatienten und Personal zu Schaden gekommen. Sie haben sich auch hinterher gut um den Patienten gekümmert und ihn nicht allein gelassen. Es saß immer jemand bei ihm. Er musste fixiert werden, weil er seine Medikamente nicht nehmen wollte und dann die Kollegen angriff. Er meinte, er sei gar nicht krank." „Wie, nicht krank?" „Na ja, das habe ich hier schon öfter erlebt. Viele Patienten glauben nicht, dass sie krank sind, sie fühlen sich bedroht oder haben Wahnvorstellungen. Eine Frau hat auch Stimmen gehört und mit dem Kühlschrank in der Küche geredet." „Das muss schlimm sein, so verrückt zu sein. Kann man denen denn helfen?" „Doch, Sandra. Ich glaube schon. Vielen geht es schon nach ein paar Tagen besser, und man kann sich mit ihnen ganz gut unterhalten." „Ich wüsste gar nicht, wie man mit denen redet. Nach einer bestimmten Methode? Könnte ich nicht." „Hab ich erst auch gedacht. Aber die Kollegen haben gesagt, ich soll am besten ganz normal mit den Patienten sprechen. Nur wenn ich merke, dass einer Wahnvorstellungen hat, z. B. sagt, er sei Filmstar und superreich, sollte ich nicht darauf eingehen." „Kriegen die Patienten auch Besuch?" „Na klar, oft kommen auch Freunde, Eltern oder Geschwister. Manchmal weinen die und fragen, ob der Angehörige je wieder gesund wird." „Was sagen die denen dann?" „Das Pflegepersonal nimmt sich dann Zeit für die Angehörigen, und sagt ihnen, dass es eine Weile dauern kann, aber bestimmt besser wird." „Das finde ich gut. Ich kann mir vorstellen, dass die meisten gar nicht wissen, wie es in der Psychiatrie zugeht. Die glauben, da sitzen nur Verrückte in Zwangsjacken in Gummizellen." „Du Sandra, ich habe auch erst alles Mögliche gedacht, als ich hierher musste. Erst hatte ich Angst und wollte nicht, dann fand ich es spannend und interessant. Und nun…" „Was meinst du, Torsten?" „Nun könnte ich mir vielleicht vorstellen, nach dem Examen hier zu arbeiten." „Ich weiß nicht, ich muss mir das erstmal angucken." „Ja, muss man auch. Es ist sehr eindrucksvoll, wenn man zusehen kann, wie ein Mensch sich in so kurzer Zeit verändern kann. Und man schaut nicht nur zu, sondern ist aktiv daran beteiligt, dass es ihm besser geht." „Ha, ha. Durch Pillenverteilen." „Nein, Sandra, durch Beziehungsarbeit. Man spricht mit dem Patienten, zeigt Interesse für ihn, akzeptiert ihn so, wie er ist. Er verliert dann oft die Angst." „Wie, ich dachte, du hattest Angst vor den Patienten." „Das ist es, was ich dir erklären will. Beide hatten wir Angst, ich vor den Patienten, weil alles zunächst so fremdartig und nicht zu verstehen war, was die redeten, wie sie sich verhielten. Und die Patienten wohl vor mir, weil sie sich bedroht fühlten oder ausgeliefert." „Und dann kamt ihr ins Gespräch?" „Ja. Und wir lernten uns kennen und ich konnte nachfühlen, wie es sein muss, wenn einen die anderen für verrückt halten und man selber glaubt, die anderen wollten einem ans Leder." „Weißt du was, ich glaube ich habe schon ein wenig weniger Angst vor meinem Psychiatrie-Einsatz."

Psychische Erkrankungen gehören zu den für uns Menschen am wenigsten verstehbaren, nachvollziehbaren Erkrankungen. Ihre Symptome erscheinen uns fremdartig, unheimlich und manchmal Angst auslösend. Dies vor allem deshalb, weil wir für das manchmal befremdliche Verhalten des psychisch kranken Menschen keine Erklärungen haben. Anders als bei chirurgischen oder internistischen Erkrankungen ist bei psychischen Erkrankungen auch immer das soziale Umfeld (Familie, Freundeskreis und Arbeitsplatz) von den Auswirkungen direkt mitbetroffen. Ein unzutreffendes Vorurteil ist die oft gehörte Behauptung, psychische Erkrankungen seien unheilbar. In den meisten Fällen lassen sich die Symptome z. B. einer Psychose mit Medikamenten, Soziotherapie, Psychotherapie und Ergotherapie gut behandeln. Eine weitere Besonderheit psychischer Erkrankungen ist die oft verminderte oder ganz fehlende Krankheitseinsicht mit der Folge einer zumeist geringen Behandlungsbereitschaft (Compliance). Ein Patient mit einer Psychose erlebt sich selber zunächst nicht als krank, sondern er interpretiert seine Umgebung als verändert, bedrohlich und Angst machend und wird deshalb die Meinung seiner Bezugsperson, er sei krank und somit behandlungsbedürftig, nicht immer teilen. Ein Mensch mit einer Suchterkrankung ist sich der Problematik, zumindest zu Anfang, meist nicht bewusst. Ein Mensch mit einer Persönlichkeitsstörung wird sein Verhalten, das seine Sozialkontakte beeinträchtigen oder zerstören kann, nicht als „krank" oder „gestört" bezeichnen, sondern als Eigenschaften seiner Person empfinden. Auch für diese Menschen sind es eher die anderen, die „nicht okay" sind und die ihn eben einfach „nicht verstehen."

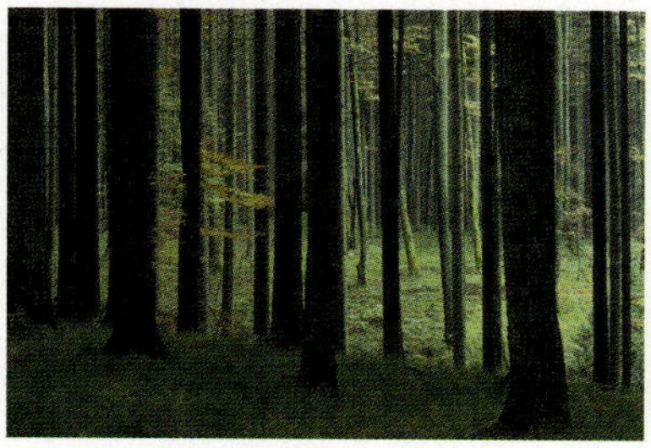

Auch heute noch ist es ein nicht zu unterschätzendes Vorurteil, dass psychisch Kranke – zumindest von einem Teil unserer Gesellschaft – als minderwertig, dumm oder auch gefährlich angesehen werden. Diese Sichtweisen wurden durch die seit den 70er-Jahren sich etablierende Sozialpsychiatrie zwar in den Einrichtungen der Psychiatrie schrittweise korrigiert. Bis zur vorurteilslosen Gleichbehandlung der Menschen mit psychischen und derjenigen mit körperlichen Erkrankungen in unserer Gesellschaft ist es noch ein weiter Weg.

Vorbehalte und Ängste machen es den betroffenen Patienten, den Angehörigen und dem gesamten Umfeld sehr schwer, die Diagnose einer psychischen Erkrankung zu akzeptieren. Diese Akzeptanz, die für alle Beteiligten nur in einer therapeutisch begleiteten langwierigen Rehabilitationsarbeit erreichbar ist, ist unabdingbare Voraussetzung für den psychisch erkrankten Menschen, um sich mit der Krankheit zu arrangieren.

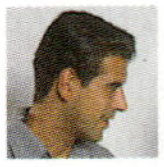

„Ich war tief verletzt, als meine Frau immer wieder behauptete, ich sei verrückt. Irgendwann begann ich zu ahnen, dass sie Recht haben könnte. Da kam die Angst. Nicht in die Klappsmühle! Lieber bringe ich mich um! Das war ein schwerer Weg für unsere ganze Familie. Als ich richtig drin war in der Krankheit, habe ich das ja nicht mehr so mitgekriegt. Da waren ja alle Feinde. Aber wenn ich höre, wie sehr auch meine Kinder darunter gelitten haben ... Ohne meine Familie hätte ich das nicht geschafft, meine Lebensfreude und Kraft wiederzugewinnen. Sie geben mir jetzt die Kraft, weiterzuleben. Aber die Angst vor dem ... die bleibt ganz leise in mir vorhanden ...."

Psychiatrische Einrichtungen. Die Versorgung für psychisch kranke Menschen setzt sich hauptsächlich aus den folgenden Bausteinen zusammen:

- stationär (z.B. psychiatrische Klinik mit Aufnahmestation, akuten Abteilungen, Pflege-, Spezial-, Rehabilitations- und Forschungsabteilungen oder psychiatrische Abteilungen in Allgemeinkrankenhäusern mit Konsiliar- und Liaisondienst),
- halbstationär (z.B. Tages- und Nachtklinik, geschützte und Wiedereingliederungswerkstätten, Wohnheim, Übergangsheim, Wohngruppe und Patientenklub),
- ambulant (ambulante Dienste und praktizierende Psychiater und Psychotherapeuten).

Für alle drei Bereiche zuständig sind der psychologische und der Sozialdienst und die Beschäftigungs- und Mal- und Bewegungstherapie. Der Patient kann, sofern er nicht durch seine Erkrankung so sehr beeinträchtigt ist, dass eine sofortige Krankenhausaufnahme eingeleitet werden muss, verschiedene Einrichtungen nutzen. Die „therapeutische Kette" (**Abb. 44.1**) stellt den stufenweisen Weg eines psychisch kranken Menschen unter Inanspruchnahme verschiedener therapeutischer Angebote dar. Dabei müssen nicht alle Einrichtungen durchlaufen werden. Es kann sein, dass sich z.B. ein Patient mit Angststörungen zunächst an seinen Hausarzt wendet, dieser ihn an einen Psychiater überweist und der Patient mithilfe einer Gesprächstherapie seine Problematik bewältigen kann. Auch können Teile der Kette übersprungen werden, oder ein Patient ist in einer Wohngemeinschaft mit der Sorge für sich selbst überfordert und eine Teilhospitalisierung wird wieder notwendig.

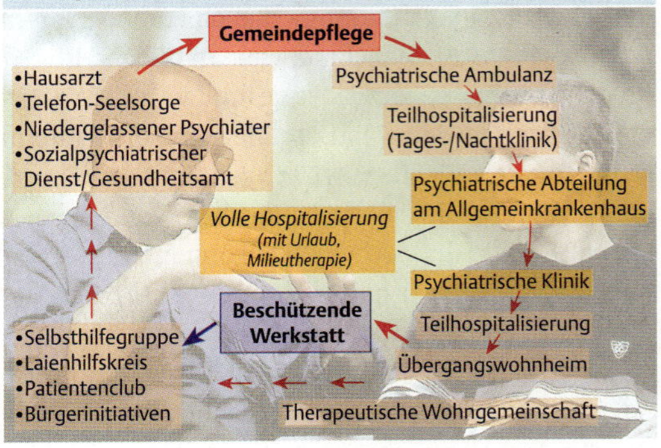

Abb. 44.1 Abfolge von therapeutischen Einrichtungen, die ein psychisch kranker Mensch im Laufe seiner Behandlung durchläuft

Störungen der psychischen Funktionen

Im Folgenden sind in Kurzform die psychischen Funktionen des Menschen beschrieben sowie mögliche Fehlfunktionen (**Abb. 44.2**).

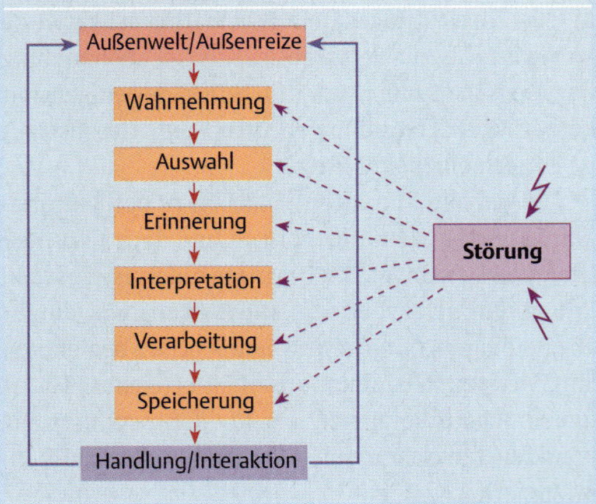

Abb. 44.2 Einfluss einer psychischen Störung auf die verschiedenen Stufen der Realitätsprüfung

Merke

Genaue Kenntnisse der psychischen Funktionen sind für Pflegepersonen in der Psychiatrie Grundvoraussetzung dafür, die psychiatrische Krankenbeobachtung korrekt durchzuführen, psychiatrische Krankheitssymptome erkennen, beschreiben und z. B. von gesunden Anteilen abgrenzen zu können. Nur so ist geplante Pflege möglich.

Bewusstsein

Definition. Zu den Qualitäten des **Bewusstseins** zählen Wachheit, Orientierung nach Zeit, Raum und Person, Aufmerksamkeit, Denkablauf und Merkfähigkeit (S. 272).

Bewusstseinsstörungen. Ausgehend vom Normalzustand (der Mensch ist bei Bewusstsein) kann ein Mensch mit Bewusstseinsstörungen somnolent, soporös oder komatös sein, also ohne Bewusstsein. Weitere Veränderungen des Bewusstseins sind Dämmerzustände (z.B. bei der Epilepsie), aber auch Verwirrtheitszustände. Von solchen Störungen können besondere Gefahren für die Patienten erwachsen. Begleitende Symptome sind eine Einengung der Wahrnehmung, Denkstörungen (S. 1361) sowie eine nicht der Situation entsprechende Stimmung. Deshalb fallen dem Beobachtenden zunächst die Desorientierung und unsinnige Handlungsabläufe auf. Bezüglich der **Orientierung** unterscheidet man:

- örtliche Orientierung (der Mensch weiß, wo er sich befindet, und er findet sich zurecht),
- zeitliche Orientierung (Jahres-, Tages-, ggf. Uhrzeit),
- Orientierung zur Person (der Mensch weiß, wer er ist, kann Angaben zur eigenen Person machen),
- Orientierung zur Situation (der Mensch ist in der Lage zu erkennen, in welcher Situation er sich befindet und wird sich dementsprechend verhalten).

Pflegerische Aufgaben. Aufgabe der Pflegeperson ist in Fällen von Bewusstseinsstörungen das Erkennen, Einordnen und Dokumentieren der Veränderung, die Überwachung des Patienten, das Anbieten von Orientierungshilfen und das Abwenden von weiterem Schaden von dem Patienten und seiner Umgebung.

Ich-Erleben

Definition. Der Mensch mit gesundem **Ich-Erleben** erlebt sich selbst als eigenständiges Individuum, er kann sich von anderen Menschen abgrenzen und kann eigenständig und unabhängig vom Willen und von den Möglichkeiten anderer fühlen, denken und handeln (Ich-Demarkation). Andere haben keinen direkten Zugriff auf seine Gefühle und Gedanken, wenn er sie nicht verbal oder nonverbal äußert. Er erlebt sich als lebendig und in Einheit mit seinem gesamten Körper und dessen Funktionen.

Störungen des Ich-Erlebens. Bei einer Psychose können die Ich-Funktionen quantitativ und qualitativ beeinträchtigt sein. So kann bei einer **Depersonalisation** der eigene Körper oder auch Teile des Körpers als fremd, unwirklich oder zu einer anderen Person gehörend erlebt werden. Bei der **Derealisation** erscheint dem Betroffenen die Umgebung fremd und unwirklich oder auch bedrohlich. Manche Patienten berichten, dass andere ihre Gedanken wahrnehmen oder lesen können (**Gedankenentzug, -ausbreitung**), andere können ihnen Gedanken zuführen (**Gedankeneingebung:** „Ich werde durch Radarstrahlen beeinflusst, und meine Gedanken sind ferngesteuert"). Andere Patienten erleben ihre eigene Person nicht als kontinuierliches, gleichbleibendes Individuum (**Störung der Ich-Kontinuität**), andere Menschen können in ihr Seelenleben eindringen. Körperfunktionen wie Appetit, Verdauung oder sexuelle Gefühle werden als von außen beeinflusst empfunden.

Pflegerische Aufgaben. Solche Veränderungen können beim Betroffenen große Ängste auslösen. Pflegepersonen müssen ihm dann beim Ertragen und Bewältigen der Angst beistehen.

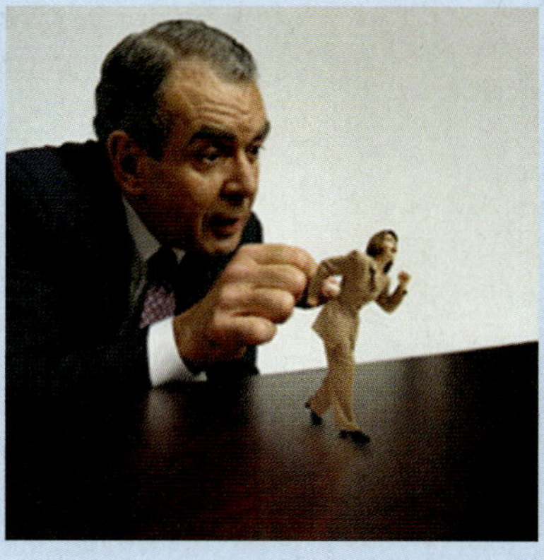

Gedankeneingebung, das Gefühl, „ferngesteuert" zu sein, ist ein Symptom der Derealisation bei einer Störung des Ich-Erlebens

Antrieb

Definition. Der Antrieb eines Menschen ist die für Handeln, Initiative und Motorik notwendige Energie. Er ist keine körperlich messbare Größe, sondern eine theoretische Hilfskonstruktion, um psychopathologische Phänomene besser beschreiben zu können.

Antriebsstörungen. Ist der Antrieb gesteigert, äußert sich das z.B. in Form von motorischer Erregung, Redefluss oder auch Ideenflucht. Ein verminderter Antrieb, wie er beispielsweise in einer depressiven Phase auftritt, wird als Rückzugsverhalten von der Umgebung, scheinbar vermindertes oder verlorenes Interesse an anderen und Abnahme von Initiative und Aktivitäten sichtbar.

Pflegerische Aufgaben. Bei der Beschreibung schwer abzugrenzender Größen wie z.B. „Antrieb" müssen auch das in der Vorgeschichte des Patienten vorhandene, natürliche Temperament und seine Vitalität Berücksichtigung finden. Pflegepersonen haben dabei das Problem, dass sie den Patienten erst als „Menschen mit einer Krankheit" kennenlernen. Ein Gespräch mit Angehörigen, Freunden oder Hausarzt kann hier oft sehr nützlich sein, um etwas aus der Zeit vor der Erkrankung zu erfahren.

Affekte/Emotionen

Definition. **Emotionen** (Gefühle) entstehen aufgrund unterschiedlichster Ursachen und Einflüsse. Sie werden vom Menschen bewusst wahrgenommen und beeinflussen unser Selbsterleben, die Interpretationen des Wahrgenommenen und damit auch sämtliche Handlungsabläufe und das Sozialverhalten. Als **Affekte** bezeichnet man kurzfristige, starke Gefühlswallungen, die auch auf das Denken und Handeln Einfluss nehmen.

Störungen von Affektivität/emotionalem Zustand. Zu beachten ist hierbei, dass die Äußerung von Emotionen und Affekten in hohem Maße kulturabhängig ist. In unserem Kulturkreis versuchen die Menschen zumeist, Emotionen und Affekte zu kontrollieren oder zu verbergen, vor allem, wenn sie situativ und moralisch unangebracht erscheinen (z.B. Schadenfreude) oder zu befürchten ist, sich durch das Offenlegen der Gefühlsäußerungen durchschaubar oder angreifbar zu machen. Bei vielen hirnorganischen Erkrankungen versagt diese Selbstkontrolle teilweise oder ganz, sodass z. B. Patienten mit Demenzen oder Schlaganfällen bei relativ geringfügig erscheinenden Anlässen lachen, weinen oder schreien (**Affektinkontinenz**). Im Rahmen einer **Affektlabilität** dauern Gefühlsäußerungen meist nicht lange, können ohne erkennbaren Grund abwechseln und lassen sich leicht hervorrufen. Als **inadäquaten Affekt** (**Parathymie**) bezeichnet man Gefühlszustände, die keinen oder einen unpassenden Bezug zum aktuellen Geschehen haben. Dies ist vor allem bei Patienten mit Psychosen aus dem schizophrenen Formenkreis zu beobachten. Unter **Affektarmut** versteht man eine verminderte emotionale Schwingungsfähigkeit, d. h., der Patient reagiert auf für ihn bedeutungsvolle Reize nicht mit der entsprechenden, zu erwartenden Gefühlsäußerung. Bei einer gereizt-aggressiven Stimmungsveränderung spricht man von **Dysphorie**, bei einer grundlos gehobenen Stimmungslage von **Euphorie**. Affekte können aber nicht nur qualitativ, sondern auch quantitativ verändert sein. Bei übersteigerten Affekten kann es zu einer Steuerungsunfähigkeit des Handelns kommen (wichtig bei der psychiatrischen Begutachtung im Strafverfahren).

Pflegerische Aufgaben. Da die Emotionen eines Menschen nur anhand von verbalen oder nonverbalen Äußerungen wahrnehmbar sind, können emotionale Zustände oder Störungen der Affektivität nur durch Verhaltensbeobachtung und Interaktionen mit dem Patienten festgestellt werden. Jede Veränderung der Affekte und Emotionen eines Patienten muss erkannt werden. Im kollegialen Fachgespräch kann dann versucht werden einzuordnen, ob es sich um eine normale Anpassungsreaktion handelt oder die Veränderung Störungscharakter hat.

Mimik/Gestik

Definition. **Mimik** und **Gestik** sind Teile unseres Ausdruckverhaltens der nonverbalen Kommunikation, die wie eine zweite Sprache unsere Interaktionen begleiten. Ihre Äußerungen werden als **Psychomotorik** bezeichnet.

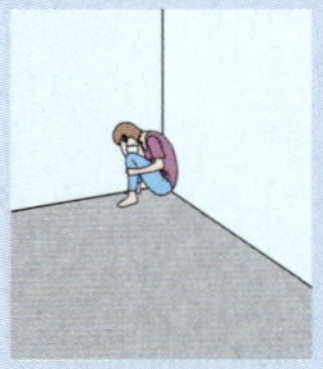

Störungen der Psychomotorik. Eine krankhaft verminderte Psychomotorik wird als **Akinese** bezeichnet, Bewegungslosigkeit als **Stupor** und vermehrter Bewegungsdrang, der ggf. auch von Koordinationsstörungen begleitet werden kann (z. B. bei hirnorganischen Erkrankungen) als **Hyperkinese**. Motorische Unruhe bis hin zum Erregungszustand (**Raptus**) können als stärkste Formen motorischen Ausdrucksverhaltens (z. B. bei akuten Psychosen) auftreten.

Wahrnehmung

Definition. Die **Wahrnehmung** umfasst die Aufnahme und Verarbeitung aller von unseren Sinnesorganen erfassten äußeren und inneren Reize.

Wahrnehmungsstörungen. Bei psychiatrischen Erkrankungen kann die Wahrnehmung (Hören, Sehen, Riechen, Schmecken, Fühlen) ohne körperlich begründbare Ursache beeinträchtigt oder verändert sein, und zwar nicht nur qualitativ, sondern auch quantitativ (z. B. verminderte oder verstärkte Sinnesreize bei einigen halluzinogenen Drogen). Eine **illusionäre Verkennung** beruht auf einem realen optischen Reiz, der falsch gedeutet wird. So kann ein ängstlicher Mensch, der im Wald spazieren geht, einen Baum für einen ihn bedrohenden Menschen halten. **Halluzinationen** können optisch (Sehen), akustisch (Hören), olfaktorisch (Riechen), gustatorisch (Schmecken), haptisch (Berührung) oder zonästhetisch (die Körperwahrnehmung betreffend) sein. Es handelt sich dabei um eine als real erlebte Wahrnehmung ohne vorhandenes Wahrnehmungsobjekt (z. B. akustische Halluzinationen bei der Schizophrenie, optische Halluzinationen beim Delirium tremens).

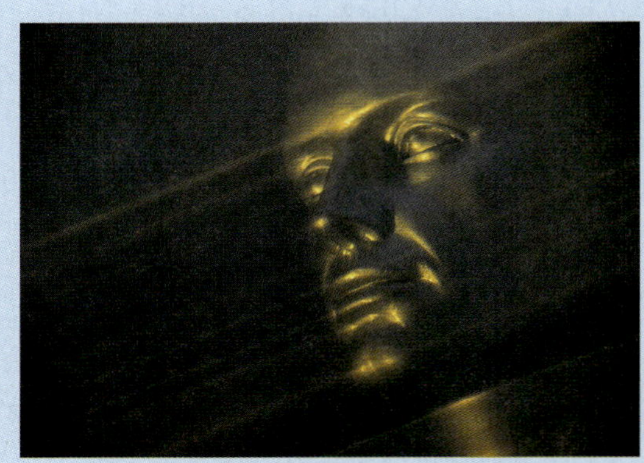

Wahrnehmungsstörungen äußern sich z.B. in illusionärer Verkennung oder Halluzinationen

Pflegerische Aufgaben. Patienten mit Halluzinationen haben einerseits häufig große Angst und können andererseits eigen- oder fremdgefährdend handeln. Sie sind in hohem Maße auf die Aufmerksamkeit und das einfühlende Handeln der Pflegeperson angewiesen.

Auffassung

Definition. Als **Auffassung** bezeichnet man die Aufnahme von Wahrgenommenem und von Vorstellungen in das Bewusstsein und damit in die Erinnerung. Unter **Aufmerksamkeit** versteht man die aktive Ausrichtung der psychischen Aktivität auf einen oder mehrere Gegenstände bzw. auf eine oder mehrere Personen, wobei nicht Beachtenswertes „ausgeblendet" werden kann. **Konzentration** ist die Auseinandersetzung mit Vorgängen, Personen oder Tätigkeiten auf Zeit. Das **Erinnern** von Sinneswahrnehmungen, Erfahrungen und Bewusstseinsinhalten ist bei Menschen, unabhängig von ihrer Intelligenz, recht unterschiedlich ausgeprägt. Die **Merkfähigkeit** ist die Fähigkeit, Erlebtes kurzzeitig zu speichern und zu reproduzieren. Darüber hinaus unterscheidet man das **Kurz-** und das **Langzeitgedächtnis** (z. B. Kindheitserinnerungen). Es ist nach wie vor umstritten, ob **Intelligenz** überhaupt messbar sein kann. In standardisierten Tests führen Psychologen Intelligenzmessungen durch, in denen z. B. Abstraktionsvermögen, Ausdrucksfähigkeit, räumliches und rechnerisches Denken sowie die Erinnerungsfähigkeit überprüft werden.

Störungen der Auffassung. Die **Auffassungsfähigkeit** kann sowohl bei hirnorganischen Erkrankungen als auch in besonderer Weise bei psychiatrischen Erkrankungen gestört sein. Hier wird das Aufgefasste vom Betroffenen meist inhaltlich uminterpretiert. Ebenso können sowohl die **Aufmerksamkeit** als auch die **Konzentrationsfähigkeit** gestört sein. Dies äußert sich in mangelnder Aufmerksamkeit, Ablenkbarkeit, Unfähigkeit, etwas konzentriert durchzuhalten, verminderter Flexibilität u. a. Zahlreiche organische (v. a. hirnorganische) Erkrankungen können die **Gedächtnisleistung** beeinträchtigen (Demenzen, Korsakow-Syndrom, H.O.P.S. usw.), wobei der Verlust von Gedächtnisinhalten in der Regel zunächst die neueren Erinnerungen und zuletzt das Langzeitgedächtnis betrifft. Erinnerungslücken (z. B. nach einem Schädel-Hirn-Trauma oder nach Intoxikationen) werden als **Amnesien** bezeichnet. Betreffen sie den Zeitraum vor der Schädigung, spricht man von einer retrograden Amnesie, betreffen sie den Zeitraum danach, von einer anterograden Amnesie. Angeborene oder frühkindliche Intelligenzdefekte werden **Oligophrenie** genannt, später entstehende unter dem Begriff **Demenzen** zusammengefasst. Psychische Erkrankungen entwickeln sich unabhängig von der vorhandenen Intelligenz, können aber Auswirkungen auf die Intelligenzleistung und die allgemeine Leistungsfähigkeit haben.

Pflegerische Aufgaben. Im Rahmen der Krankenbeobachtung geben Fragen nach der weiter zurückliegenden Vergangenheit (z. B. nach dem Geburtsort, der Schule oder der Berufsausbildung) Anhaltspunkte über die Gedächtnisleistung, während Fragen nach dem heutigen Frühstück oder dem Namen des Zimmernachbarn die Merkfähigkeit testen.

Denken

Definition. Voraussetzungen für jede Form der Kommunikation sind das **Denken**, das Erinnern sowie eine uneingeschränkt funktionierende Realitätsprüfung. Dem Denkvorgang vorgeschaltet sind die Fähigkeiten des Erinnerns, die Intelligenz, die Möglichkeit, logische Zusammenhänge zu erfassen, Prioritäten zu setzen, Verknüpfungen zu erkennen und das Ganze in sprachlicher oder schriftlicher Form, der Kommunikation, zum Ausdruck zu bringen. Denken findet meist im Zusammenhang mit einer Interaktion, oft mit direkter Kommunikation, statt.

Denkstörungen. Formale Denkstörungen beziehen sich auf den Gedankenablauf und die Geschwindigkeit des Denkens (und somit auch der nachfolgenden Kommunikation als Ausdrucksverhalten des Denkprozesses). Störungen des Gedankenablaufs zeigen sich in Form von **Gedankenabrissen** (der Satz endet abrupt und wird nicht fortgesetzt), **Denkblockaden** (Unfähigkeit, den Gedankenablauf nach eigenem Willen fortzuführen) und **Denkzerfahrenheit** (Sätze und Satzteile ergeben keinen Sinn, erscheinen unlogisch und nicht mehr nachvollziehbar). Es können, vor allem bei Psychosen aus dem schizophrenen Formenkreis, vollständig neue, dem Zuhörer nichtssagende Wortneuschöpfungen, sog. **Neologismen**, vorkommen. **Inkohärenz** der Gedanken liegt vor, wenn die einzelnen Elemente des Denkens keinerlei Zusammenhang zeigen und somit auch unverständlich erscheinen. Die **Geschwindigkeit des Denkvorgangs** kann von der Blockade über eine starke Verlangsamung bis hin zur Ideenflucht reichen, bei der ein Gedanke den anderen „jagt", der Zuhörer kaum noch zu folgen vermag und auch die Geschwindigkeit des Sprechens stark beschleunigt sein kann.

Der **Wahn** ist keine eigenständige Erkrankung, sondern kommt bei vielen psychiatrischen Erkrankungen als Symptom vor. Er gehört zu den inhaltlichen Denkstörungen. Wahnhaftes Denken wird auch als paranoides Denken bezeichnet. Der Wahn ist eine nach objektiven Kriterien falsche, ohne Anregung von außen und aus krankhafter Ursache entstehende Überzeugung. Eine **Wahnstimmung** ist die meist von ängstlich-gespannten oder aggressiven Emotionen begleitete Gewissheit, dass z. B. ein schlimmes Ereignis, eine Bedrohung oder Verfolgung o. Ä. bevorsteht, ohne dass konkrete Wahninhalte geäußert werden können. Ein **Wahnsystem** ist ein in sich logisch erscheinendes Gedankenkonstrukt, das dem Patienten die einzelnen Wahnelemente in einen für ihn nachvollziehbaren Zusammenhang stellt und ihm so ein Erklärungsmuster für Wahnideen bietet. Die Begriffe **Wahnidee** oder **Wahneinfall** beschreiben eine unkorrigierbare, in der Realität unzutreffende Überzeugung, ohne dass ein gesamtes Wahnsystem vorliegt (z. B. glaubt ein Patient, der Sohn Gottes zu sein). Ein Wahn oder Wahnsystem kann auch in chronifizierter Form auftreten. So kann ein chronisch schizophrener Patient über Jahre hinweg in unveränderter Intensität der wahnhaften Überzeugung sein, ihm gehöre das psychiatrische Wohnheim, in dem er lebt, und alle Angestellten seien seine Untergebenen. **Kurze Wahnepisoden** sind auch im Rahmen hirnorganischer Erkrankungen möglich. Sie haben dann meist mehr flüchtigen Charakter und sind selten als ausgeprägtes Wahnsystem entwickelt. Auch bei Suchtkranken kommen paranoide Gedanken vor. So ist der Eifersuchtswahn im Zusammenhang mit einer chronischen Alkoholkrankheit recht häufig.

44.1 Pflege von Patienten mit Psychosen aus dem schizophrenen Formenkreis

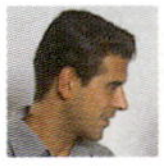

Markus P. kommt auf eine geschlossene psychiatrische Station zur Aufnahme. Seine Mutter begleitet ihn. Herr P. ist 23 Jahre alt und lebt bei seiner Mutter. In der vergangenen Nacht war Herr P. gegen den Willen der Mutter mit ihrem PKW mit unbekanntem Ziel weggefahren. Da sein Verhalten in letzter Zeit recht auffällig war, hatte sich die Mutter große Sorgen gemacht und die Polizei informiert. Herr P. wurde von der Polizei aufgefunden, da er einen leichteren Verkehrsunfall verursacht hatte. Den Polizisten gegenüber äußerte er „wirre Geschichten"; deshalb veranlassten sie die Einweisung in die psychiatrische Klinik. Im Aufnahmegespräch berichtet der Patient, der ängstlich und angespannt wirkt, er sei auf der Suche nach Mitarbeitern des Bundesnachrichtendienstes, da ihm von der Russenmafia ein Mikrochip in den Kopf eingesetzt wurde, der nun seine Gedanken und Handlungen kontrolliere. Auf die Frage, ob er sich krank fühle, entgegnet der Patient aufgebracht: „Krank bin ich auf keinen Fall! Ich bin das Opfer einer weltpolitischen Verschwörung!"

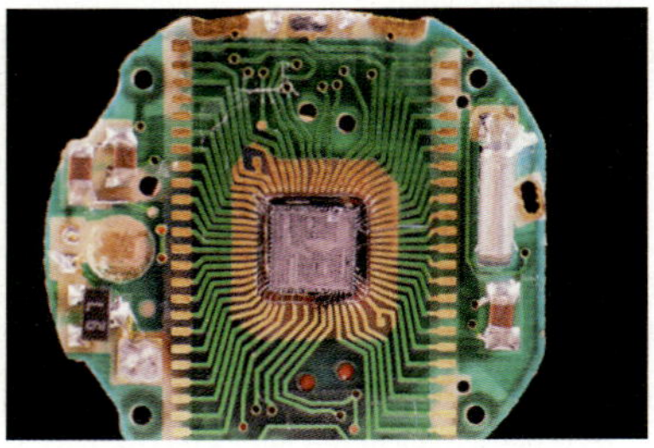

Zur Vorgeschichte berichtet die Mutter, ihr Sohn sei ihr seit etwa einem Jahr recht seltsam vorgekommen. „Es fiel mir auf, dass er sich immer seltener mit seinen Freunden traf. Irgendwann ist er dann gar nicht mehr weggegangen ... wo er doch früher jedes Wochenende mit seinen Freunden zusammen war! Etwa zu dieser Zeit zog er zu mir in eine Einliegerwohnung in den Keller und dunkelte alle Fenster ab. Seine Lehrstelle hat er dann auch verloren, weil er einfach nicht mehr zur Arbeit und zur Berufsschule gehen wollte. Er las plötzlich diese merkwürdigen esoterischen Bücher. Und wenn er mit dem Auto weggefahren ist, hatte ich große Angst um ihn, weil er immer sehr aggressiv gefahren ist. Ich habe mich schon gewundert, dass das bis jetzt gut gegangen ist. Ich kam einfach nicht an ihn heran.
Manchmal habe ich ihn ja gefragt, aber er ist mir ausgewichen, hat nichts gesagt. Und wenn ich hartnäckiger fragte, dann hat er mich beschimpft. Er regte sich dann furchtbar auf, und einmal hat er mich sogar ins Gesicht geschlagen! ... Es ist alles so schrecklich..."

Medizinischer Überblick Psychosen aus dem schizophrenen Formenkreis

Definition

In der ICD-10, der Internationalen Klassifikation Psychischer Störungen, sind die Psychosen aus dem schizophrenen Formenkreis folgendermaßen definiert: Die schizophrenen Störungen sind im Allgemeinen durch grundlegende und charakteristische Störungen von Denken und Wahrnehmung sowie inadäquate oder verflachte Affektivität gekennzeichnet. Die Klarheit des Bewusstseins und die intellektuellen Fähigkeiten sind in der Regel nicht beeinträchtigt. Im Laufe der Zeit können sich jedoch gewisse kognitive Defizite entwickeln. Die Störung beeinträchtigt die Grundfunktionen, die dem normalen Menschen ein Gefühl von Individualität, Einzigartigkeit und Entscheidungsfreiheit geben.

Arten von Psychosen aus dem schizophrenen Formenkreis (SFK)

Dazu zählen die paranoide Schizophrenie (wahnbildende Schizophrenie), hebephrene Schizophrenie (beginnt meist in jungen Jahren; die Betroffenen entwickeln Wahnsysteme und müssen oft in Langzeiteinrichtungen untergebracht werden), katatone Schizophrenie (motorische Auffälligkeiten, akute Erregungen, Stupor), undifferenzierte Schizophrenie, postschizophrene Depression, schizophrenes Residuum und Schizophrenia simplex (langsam und schleichend bis zum Defektzustand).

Häufigkeit

Psychosen aus dem SFK kommen nach unserem heutigen Wissensstand in allen Kulturen gleichmäßig vor. Etwa 1% der Bevölkerung kann damit rechnen, zumindest einmal im Leben an einer Psychose aus dem SFK zu erkranken. In der BRD gibt es 180 000 Schizophrene, auf der ganzen Welt ca. 9 Millionen. Es erkranken gleichermaßen Männer wie Frauen. 60% der Betroffenen erkranken zwischen der Pubertät und dem 30. Lebensjahr, im 4. Lebensjahrzehnt erkranken 25%, nur 15% später.

Ursachen

Die Ursachen der Psychosen aus dem SFK sind nach wie vor unklar. Für eine genetische Disposition von ca. 60% sprechen Untersuchungsergebnisse aus der Zwillingsforschung. Weiterhin wurden Auffälligkeiten bei den Neurotransmittern (z. B. Dopamin) festgestellt. Neurotransmitter sind Stoffe, die im Gehirn für die Informationsübermittlung zuständig sind. Es ist bis heute unklar, ob der Dopaminüberschuss Ursache oder Folge einer Psychose aus dem schizophrenen Formenkreis ist. Man weiß aber, dass dieser Überschuss zu einer Reizüberflutung im Bewusstsein führt, was die beschriebenen Denkstörungen erklären könnte.

Menschen, die an einer Psychose aus dem SFK leiden, haben oft eine erhöhte Vulnerabilität, d. h. sie sind seelisch verletzbarer. So können Ereignisse, die Gesunde ohne größere Probleme verarbeiten, bei Menschen mit entsprechender Disposition eine akute Psychose auslösen. Allgemein gilt heute, dass die Ursache der Psychosen aus dem schizophrenen Formenkreis „multifaktoriell" ist, d. h., viele verschiedene ursächliche und auslösende Faktoren kommen infrage.

Symptome

Grundsymptome

- Denkstörungen (formal und inhaltlich). Gedankenabrisse, Denkblockaden, Denkzerfahrenheit, Begriffszerfall, mangelndes Abstraktionsvermögen,
- Ich-Störungen: Patienten erleben ihre eigenen Gedanken als „von außen gemacht" oder „gesteuert" (Gedankeneingebung) und befürchten, dass andere Menschen ihre Gedanken lesen können (Gedankenentzug, Gedankenausbreitung). Um die quälende Angst davor zu lindern, finden schizophrene Menschen Erklärungen für die von ihnen erlebten Phänomene (früher wurde von Verzaubern und Verhexen gesprochen, heute sind es eher technische Erklärungen wie z. B. Fernsteuerung, ein Mikrochip im Kopf oder Radarstrahlen),
- Depersonalisation: Teile des Körpers oder der ganze Körper werden als fremd oder zu einer anderen Person gehörig erlebt; im Erleben des Kranken kann das zu großer Angst führen, im Handeln zum Vermeiden enger menschlicher Kontakte und Beziehungen (Rückzug),
- inadäquate und abgeflachte Affektivität (Parathymie),
- depressive Verstimmungen (dabei ist es auch für psychiatrische Fachleute oft schwer zu unterscheiden, ob sie von der Erkrankung herrühren, eine Nebenwirkung der Neuroleptika sind oder Ausdruck der inneren Auseinandersetzung mit der Krankheit und ihren nachhaltigen Folgen für alle Bereiche des Lebens),
- Verlust der emotionalen Schwingungsfähigkeit (der Patient erscheint steif, hölzern, gefühlsverarmt),
- Ambivalenz: mangelnde Entscheidungsfähigkeit als Zeichen des „Nicht-Wollen-Könnens"; miteinander unvereinbare Gefühle oder Bestrebungen bestehen gleichzeitig und beziehungslos nebeneinander und können bis zur vollständigen Blockade des Handelns führen (Extremform Stupor).

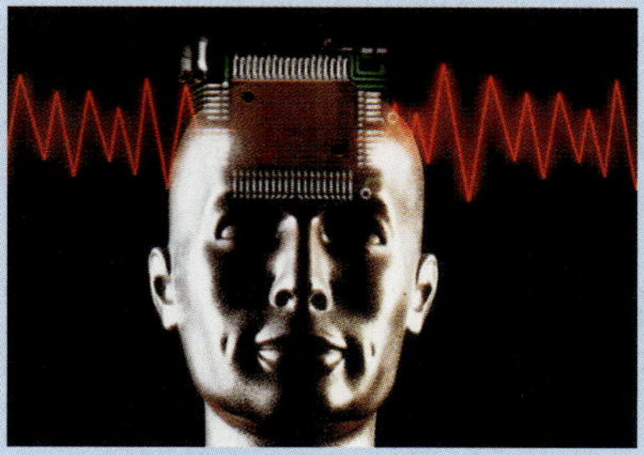

Früher erklärten sich schizophrene Menschen ihr Gefühl der Gedankeneingebung von außen mit Hexerei, heute ist es eher der Mikrochip im Kopf

Akzessorische Symptome

(Zusatzsymptome; treten auch bei anderen psychiatrischen Erkrankungen auf, sind aber auffällig und führen oft zur Einweisung in eine psychiatrische Klinik)

- Gestörte Realitätsprüfung: nicht die Wahrnehmung an sich ist gestört, sondern die Interpretation des Wahrgenommenen,
- Halluzinationen: meist akustisch; der Betroffene hört Stimmen, die über ihn reden (kommentierend), sich mit ihm unterhalten (Dialog) oder ihm Befehle geben (imperativ). Das Hören von Stimmen kann massive Angst hervorrufen; manche Kranken hören ihre Stimmen aber auch gerne und pflegen „guten Kontakt" zu den nicht vorhandenen Gesprächspartnern. Optische Halluzinationen lassen eher an ein hirnorganisches Psychosyndrom denken.
- Wahn (z. B. Verfolgungs- oder Beeinträchtigungswahn; s. Fallbeispiel S. 1364),
- katatone Symptome: Störungen der Motorik wie psychomotorische Unruhe mit Bewegungsdrang, katatone Erregungszustände oder Katalepsie (Verharren in einer eingenommenen Haltung); selten ist der katatone Stupor (S. 1365).

Die beschriebenen Symptome sind sehr vielgestaltig. Sie treten zu unterschiedlichen Zeiten in unterschiedlicher Intensität in Erscheinung, niemals alle gleichzeitig.

Diagnostik

Erhebung des psychischen Befundes (Anamnese entsprechend psychiatrischer Psychopathologie und Diagnoseschlüssel), Ausschluss (hirn-)organischer Erkrankungen (EEG, neurologische Untersuchung) und pflegerische Anamnese/Krankenbeobachtung.

Therapie

Medikamente (vor allem Neuroleptika; blockieren die Rezeptoren in den Synapsen der Nerven und mindern so die Reizüberflutung durch den Dopaminüberschuss), Soziotherapie (Milieutherapie und Training von Alltagsfähigkeiten), Ergotherapie, Beschäftigungstherapie, Psychotherapie und Musik- und Kunsttherapie.

44.1.1 Bedeutung für den Patienten

Ein Patient mit einer Psychose aus dem schizophrenen Formenkreis ist sehr starken psychischen Belastungen ausgesetzt. Aus der vom Verfolgungswahn und den Ich-Störungen herrührenden großen Angst flüchtet er sich in ein geschlossenes, selbsterschaffenes Wahnsystem. Vor dem akuten Ausbruch einer solchen Psychose ist eine längere Phase des Rückzuges und der Verminderung von für den Betroffenen sonst wichtigen Lebensgewohnheiten zu beobachten. Soziale Kontakte werden eingeschränkt oder abgebrochen. Dadurch schließt der Kranke selber die Möglichkeiten frühzeitiger Angebote von professioneller Hilfe weitgehend aus.

Einigen Betroffenen gelingt es auch, sich ihre äußeren Beziehungen zur Umwelt und ihre Handlungsfähigkeit zu bewahren und ihren Wahn und das Stimmen-Hören zu verbergen. Wie ein Kaufmann, der eine Buchführung für sich selbst und eine für das Finanzamt anlegt, leben diese Menschen in zwei Erlebniswelten, machen also „doppelte Buchführung". Die eine Erlebniswelt ist die realitätsbezogene und somit nachvollziehbare, die andere ist die mehr oder weniger verborgene, psychotische, die aber für den Betroffenen im Vordergrund steht. An den Reaktionen ihrer Mitmenschen lernen schizophrene Menschen, die ja keinesfalls intelligenzgemindert sind, den Erwartungen ihrer Umgebung zu entsprechen. Sie passen sich mehr oder weniger gut diesen Erwartungen an.

Es darf aber nicht vergessen werden, dass dem Schizophrenen das Gesunde erhalten bleibt. Er ist nicht desorientiert wie ein Demenzkranker, er kann lernen, denken und sich erinnern. Entgegen der häufig vertretenen Auffassung ist seine Wahrnehmung vollkommen intakt, nur deren Interpretation ist gestört. Er ist nicht mehr oder weniger intelligent als ein psychisch „gesunder" Mensch.

44.1.2 Pflege- und Behandlungsplan

Umgang mit Patienten mit einer Psychose aus dem schizophrenen Formenkreis

Durch den **Verlust der emotionalen Schwingungsfähigkeit** wirken schizophrene Patienten oft gefühlsverarmt, für Außenstehende entsteht der Eindruck, die Betroffenen seien „innerlich leer". Bei Gesprächen mit schizophrenen Menschen stellt sich jedoch nicht selten heraus, wie sehr dieser äußere Eindruck täuschen kann. Ein Patient drückte das ganz plastisch aus: „Ich habe ein Gewitter im Kopf." Diese Diskrepanz zwischen dem, wie der Außenstehende den Kranken erlebt, und dem tatsächlichen Innenleben des Kranken macht es nicht leicht, Menschen mit dieser Erkrankung zu verstehen.

Die **Störungen des Ich-Erlebens** erzeugen im Betroffenen große Angst, die ihn dazu bringt, enge menschliche Kontakte und Beziehungen zu vermeiden. Von Außenstehenden wird dies oft fälschlicherweise als Gefühlskälte oder Ablehnung interpretiert. Pflegepersonen haben hier die Aufgabe, mit einfühlendem Verstehen eine tragfähige Beziehung zu dem Patienten aufzubauen und ihm in seinen Gefühlen beizustehen.

Ein **Wahn** begründet sich meist im gestörten Erleben der Beziehung des schizophrenen Menschen zu sich selber und zu anderen. Alles äußerlich Vorhandene, alle Handlungen und Gespräche kann der Kranke auf seine Person beziehen und negativ gefärbt und angstauslösend erleben. Mit einem geschlossenen Wahnsystem versucht der Patient, sich dieses Wahnerleben logisch zu erklären.

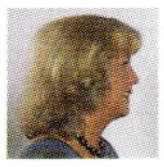

···› Imtraud F. ist eine chronisch kranke Patientin, die in einer betreuten Wohngemeinschaft lebt. Frau F. kommt freiwillig zur Aufnahme in die psychiatrische Klinik. Dem diensthabenden Arzt und der Pflegeperson erzählt sie mit leiser Stimme: „Ich habe große Angst ...! ... und dann kommen immer wieder diese Selbstmordgedanken ...!" Frau F. ist sehr verzweifelt, Weinkrämpfe unterbrechen immer wieder ihre Darstellung. „Sie wissen ja, mein ehemaliger Chef will mich vernichten! Und nun hat er auch noch meine Eltern und meine Schwester überredet, ihm dabei zu helfen. Ich bin ganz sicher, dieser Mann hat jetzt alle eingewickelt, und sie wollen mich vernichten! Sie wollen mich in den Tod treiben! Alle ... der Chef und meine ganze Familie. Bestimmt mischen sie mir Rattengift in die Lebensmittel, die ich einkaufe. Ich habe das sofort gemerkt, im Supermarkt sind die Lebensmittel nämlich ganz anders aufgebaut worden, und ich schmecke das doch auch! ... Manche Sachen schmecken ganz anders als sonst. Da ist Rattengift drin ...!"

Eines der Kennzeichen eines Wahnes ist, dass er nicht korrigierbar ist. Es ist sinnlos und manchmal gefährlich, einen Wahnkranken davon überzeugen zu wollen, dass sein Erleben nicht der Realität entspricht. Solches Handeln kann dazu führen, dass der Patient die Beziehung abbricht oder den Betreffenden in sein Wahnsystem mit einbezieht. Trotzdem muss sich die Pflegeperson auch im Gespräch an seiner Realität orientieren. Sie sollte dem Patienten zurückmelden, dass sie zwar ein anderes Erleben und Verstehen hat, ihn aber uneingeschränkt akzeptiert.

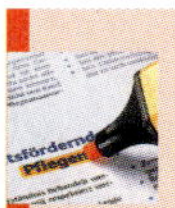

···› Merke
Einen Wahn niemals bestätigen oder verstärken, aber auch keinesfalls versuchen zu korrigieren!

Fühlt sich ein Patient z. B. von der Mafia verfolgt und befürchtet, ermordet zu werden, würde es seinen Wahn durch die Bestätigung verstärken, wenn die Pflegeperson ihn dadurch zu beruhigen versucht, dass sie ihm sagt, sie würde ihn durch die Polizei beschützen lassen. Stattdessen sollte die Pflegeperson auf seine Angst eingehen, die ja real vorhanden ist und gleichsam den „gemeinsamen Nenner“ für die weitere Behandlung darstellt. Sie sollte das für den Patienten real vorhandene Erleben akzeptieren, ihr eigenes Erleben, in dem der Patient eben nicht von der Mafia bedroht wird, aber als ihre eigene Realität wertfrei darstellen. Wurde eine tragfähige Beziehung aufgebaut, wird der Patient mithilfe der Medikamente seine Interpretation des Erlebten schrittweise korrigieren, ein Prozess, der recht lange dauern kann und in dem auch Rückschritte vorkommen.

Eine schwierige Aufgabe für die Pflegeperson ist es, im täglichen Umgang mit dem Kranken immer wieder zu überprüfen, ob eine Äußerung unrealistisch – also evtl. wahnhaft – oder realitätsbezogen ist.

Der Wahninhalt kann in Verbindung mit den Reaktionen der Umgebung zu den unterschiedlichsten Reaktionen des Patienten führen. Verfolgungswahn steigert sich von Angst bis zur Panik. Dann kann es zu gewalttätigen, aggressiven Durchbrüchen kommen, oder es entsteht Mutismus (der Patient kann nicht mehr sprechen, ohne die organische Sprechfähigkeit verloren zu haben).

Die Behandlung von **stuporösen Zuständen** ist nur medikamentös möglich. Der Betroffene bedarf jedoch intensiver menschlicher und pflegerischer Zuwendung. Oft muss der stuporöse Patient bei der Körperpflege unterstützt werden (**Abb. 44.3**); bei schweren Verläufen müssen die Pflegepersonen die Grundpflege ganz übernehmen.

Merke
Die wesentliche Aufgabe der psychiatrischen Krankenpflege ist es, die gesunden Anteile des Erkrankten zu fördern und zu erhalten.

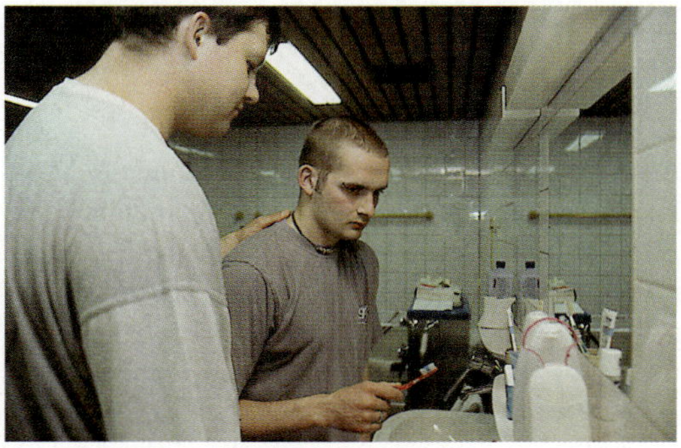

Abb. 44.3 Stuporöse Patienten benötigen ein hohes Maß an pflegerischer Zuwendung. Dazu gehört auch die Unterstützung bei der Körperpflege

Spezielle pflegerische Aufgaben

In psychiatrischen Kliniken wird in der Regel im multiprofessionellen Team gearbeitet. Krankenschwestern und -pfleger, Ärzte, Psychologen, Sozialpädagogen und Ergotherapeuten arbeiten partnerschaftlich zusammen (**Abb. 44.4**). Musik-, Kunst-, Physio- und Sporttherapeuten können das Team ergänzen, ebenso wie der Seelsorger und auch Laien.

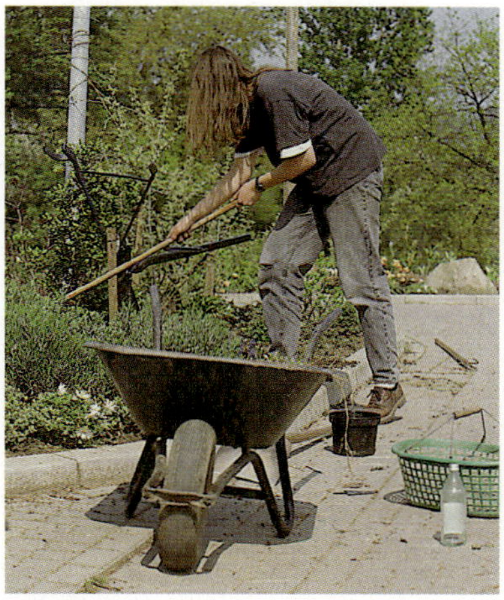

Abb. 44.4 Das multiprofessionelle Team in psychiatrischen Kliniken umfasst neben dem Pflegepersonal und den Ärzten auch Psychologen, Sozialpädagogen, Ergo- und andere Therapeuten. Hier beschäftigt sich eine Patientin im Rahmen der Ergotherapie mit Gartenarbeit

Wesentliche Aufgaben und eine große Verantwortung der Pflege in der Psychiatrie ist die fachgerechte Krankenbeobachtung. Krankenbeobachtung im psychiatrischen Sinne ist nicht nur passiv in Form einer Beobachtung z. B. des Verhaltens des Patienten zu verstehen, sondern es erfordert pflegerisches Handeln. Wahninhalte, Ängste oder Suizidgedanken lassen sich ausschließlich in der Verbindung von guter Krankenbeobachtung und gezielten Gesprächen mit dem Patienten erfassen. Das Sozialverhalten (z. B. Kontaktgestaltung zu Mitpatienten und Angehörigen) kann anhand von Beobachtungen wertfrei beschrieben werden. Es muss bei der Krankenbeobachtung auch daran gedacht werden, dass psychiatrische Symptome durch körperliche Erkrankungen oder traumatische Gewalteinwirkung auf den Schädel verursacht sein können. Grundsätzlich sind organische Ursachen diagnostisch auszuschließen. So können z. B. ein hirnorganisches Psychosyndrom (HOPS) oder ein Durchgangssyndrom Symptome einer akuten Psychose vortäuschen. Da ein erhöhter Hirndruck (z. B. durch Blutungen, Ödeme oder Tumoren) schnell lebensbedrohlich ist, dürfen die hierbei auftretenden Veränderungen im Rahmen der Krankenbeobachtung keinesfalls übersehen werden (S. 1320). Der Arzt wird zur weiteren Abklärung ein EEG oder eine Computertomographie anordnen.

Es ist pflegerische Aufgabe, den Patienten auf die **Untersuchungen** vorzubereiten, wenn notwendig zu motivieren, und ihn während der Untersuchungen zu begleiten und zu unterstützen. Patienten haben häufig Angst davor, in den tunnelartigen Computertomographen einzusteigen oder vor den Elektroden zur Ableitung des EEG. Dem Patienten hilft es, seine Angst abzubauen, wenn eine ihm vertraute Pflegeperson anwesend ist, die ihn informiert, seine Fragen beantwortet und auf seine Angst beruhigend einwirkt (**Abb. 44.5**).

Ein weiterer Bereich psychiatrischer Pflege ist die Mitwirkung an der **medikamentösen Therapie**. Die pflegerischen Aufgaben sind dabei die Beobachtung, Feststellung und Dokumentation von:

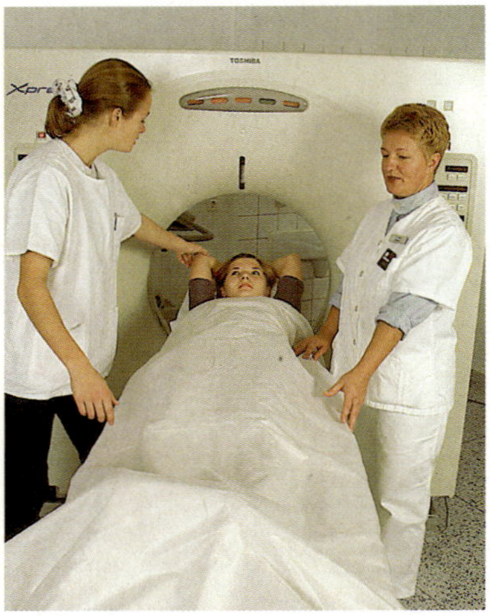

Abb. 44.5 Zur Pflege gehört es auch, Patienten die Furcht vor Untersuchungen zu nehmen und sie zu begleiten. Dies wird in der gestellten Aufnahme mit einem gesunden Menschen sehr anschaulich gezeigt

- Einnahme der Medikamente,
- Wirkungen der Medikamente,
- Nebenwirkungen der Medikamente,
- Komplikationen.

Aus den verschiedensten Gründen verweigern manche Patienten die Einnahme von Medikamenten oder spucken sie später heimlich aus. Manchmal werden Medikamente in suizidaler Absicht gesammelt. Aufgabe der Pflegeperson ist es auch, Klarheit darüber zu haben, ob der Patient seine Medikamente auch einnimmt. Bei Akutkranken muss die Medikamenteneinnahme im Beisein der Pflegeperson erfolgen. Bei der oft geringen Compliance psychisch Kranker ist eine zusätzliche pflegerische Aufgabe die Motivation zur regelmäßigen Medikamenteneinnahme. Im Rahmen der psychiatrischen Rehabilitation leitet die Pflegeperson den Patienten zum selbstständigen und eigenverantwortlichen Umgang mit seinen Medikamenten an (**Abb. 44.6**). Das ist sehr wichtig, weil der Therapierfolg nur stabilisiert werden kann, wenn der Kranke auch zu Hause zuverlässig weiter seine Medikamente einnimmt, solange es der Arzt als notwendig ansieht. Andernfalls könnte es zu einem Rückfall und zu erneuter Klinikeinweisung (Psychiatrie als „Drehtür") kommen.

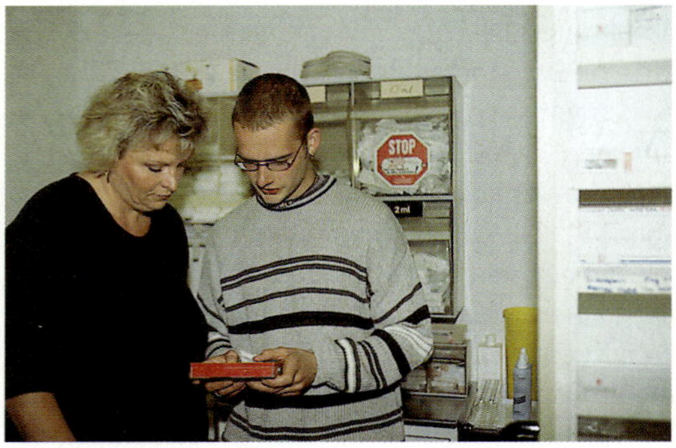

Abb. 44.6 Während der psychiatrischen Rehabilitation muss der Patient zum eigenverantwortlichen Umgang mit seinen Medikamenten angeleitet werden

Die Pflege- und Behandlungsplanung kann nur in enger Zusammenarbeit mit allen auf der Station tätigen Berufsgruppen erstellt werden. Es ist sinnvoll zunächst die Problembereiche des Patienten zu erfassen, dann die in absehbaren Zeiträumen zu erreichenden Nahziele. Zusätzlich zu den ATL muss auch an die psychischen Funktionen sowie das soziale Umfeld gedacht werden, da die Erkrankung wie beschrieben immer auch Auswirkungen auf die Interaktionen mit anderen Menschen hat. Die Pflegemaßnahmen werden mit dem Arzt abgesprochen. Beispiel: Pflegeproblem: Der Patient hat keine Akzeptanz der medikamentösen Therapie. Pflegeziel: Der Patient nimmt seine Medikamente regelmäßig ein und versteht die Wichtigkeit der medikamentösen Behandlung. Pflegemaßnahme: Der Patient wird über seine Erkrankung, die medikamentöse Behandlung und auch die Nebenwirkungen der Medikamente informiert.

Die Arbeit an der Krankheitseinsicht ist zum großen Teil ärztliche Aufgabe, die Information über die einzelnen Behandlungsmaßnahmen wird aber auch von den Bezugspflegekräften übernommen. Generell muss man die Kompetenzen in diesem Prozess in jedem einzelnen Fall neu bestimmen und abgrenzen, da es auch wesentlich darauf ankommt, welche Person in welchen Bereichen den besten Zugang zum Patienten hat. In jedem Fall ist eine genaue Kenntnis der Erkrankung, ihrer Symptome und der Auswirkungen auf das Erleben, Fühlen und Handeln des Patienten notwendig, weil sich hieraus die Pflege- und Behandlungsplanung ableitet, die in der Akutbehandlung helfen soll den Patienten zunehmend an der Realität zu orientieren.

44.2 Pflege von Patienten mit manisch-depressiven Erkrankungen

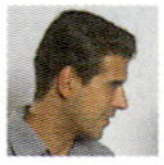

Dieter R. kommt um 16.30 Uhr in Begleitung seiner Ehefrau in die psychiatrische Klinik. Herr R. ist 38 Jahre alt, verheiratet und von Beruf Kraftfahrzeugmechaniker. Er wird auf der geschlossenen Akutstation aufgenommen. Die Ehefrau wirkt verzweifelt, sie brauchte noch die Hilfe ihres Schwagers, um Herrn R. dazu zu bewegen, mit in die Klinik zu kommen.

Der Aufnahmearzt und der Krankenpfleger Heiko befragen den Patienten im Aufnahmegespräch: Arzt: „Guten Tag, Herr R. Wie geht es Ihnen?" Dieter R.: „Hervorragend. Aber ich habe überhaupt keine Zeit. Ich muss unbedingt noch Bananen kaufen." Pfleger Heiko: „Bananen?" Dieter R.: „Natürlich Bananen. Die sind der Renner zur Zeit. Ich habe schon tonnenweise welche bestellt. Für eine Banane zahle ich 15 Pfennig und verkaufe sie für 50 Pfennig weiter; bei drei Tonnen pro Woche macht das …" Herr R. holt einen Taschenrechner aus der Hosentasche. Ehefrau: „Herr Doktor, heute kam ein Kühlwagen vom Großmarkt und wollte 1000 Kilogramm Bananen liefern. Mein Mann ist wieder total krank, ich kann das bald nicht mehr ertragen." Dieter R.: „Halt deinen Mund, du hast ja keine Ahnung. Wir machen das Geschäft unseres Lebens. Ich muss gleich noch in die Stadt, um Verträge abzuschließen." Pfleger Heiko: „Was für Verträge?" Dieter R.: „Dumme Frage, erstmal brauche ich mindestens einen LKW, um die Bananen zu transportieren, und zweitens werde ich zwei Läden eröffnen. Da muss ich doch noch die Mietverträge machen."

Arzt: „Herr R., Sie waren doch schon mehrfach hier in Behandlung. Könnte es nicht sein, dass Sie wieder manisch werden? Ich meine, wenn Sie so viele Geschäfte abschließen …"

Dieter R.: „Du dummer Hund, lass dir doch die Geschäfte durch die Lappen gehen, ich jedenfalls nicht. Die Leute kaufen im Moment wie verrückt Bananen, und ich mache das Geschäft meines Lebens. Ich bin ohnehin der raffinierteste Geschäftsmann aller Zeiten. So, und nun muss ich aber los."

Herr R. steht auf und möchte zur Tür. Er stellt fest, dass er sich auf einer geschlossenen Station befindet.

Dieter R.: „Lasst mich sofort raus, oder ich verklage euch auf Schadensersatz!"

Arzt: „Herr R., ich möchte mich in Ruhe mit Ihnen unterhalten. Haben Sie Ihre Medikamente in letzter Zeit nicht mehr eingenommen, ich meine, Sie bekamen Lithium."

Dieter R.: „Wozu sollte ich denn Medikamente einnehmen, ich bin kerngesund. Ich kann sogar 24 Stunden am Tag arbeiten, ihr müden Säcke."

Ehefrau: „Mein Mann schläft seit drei Tagen kaum noch, er ist immer auf Achse."

Pfleger Heiko: „Herr R., ich kenne Sie nun schon seit zwölf Jahren. Jedesmal hatten Sie neue, tolle Geschäftsideen. Aber sie überschreiten meist Ihre Möglichkeiten und Grenzen. Ich glaube auch, dass Ihre Ehefrau sich große Sorgen um Sie macht."

Dieter R.: „Du hast doch keine Ahnung, ich will jetzt sofort raus!" Herr R. springt auf, rennt zur Tür der Station und tritt dagegen. Pfleger Heiko drückt den Alarmknopf. Mit der Hilfe zweier Krankenpfleger und des Arztes muss Herr R. fixiert werden. Herr R. hat in der geschilderten Situation sich und andere gefährdet, somit wird der Arzt eine Zwangseinweisung nach dem Psych KG beantragen.

···› Medizinischer Überblick Manisch-depressive Erkrankungen

Definition

Manisch-depressive Erkrankungen sind endogene Psychosen mit Störungen der Affektivität, des Antriebs und ggf. mit Wahnerleben sowie begleitenden somatischen Symptomen.

Arten von manisch-depressiven Erkrankungen

Man unterscheidet monopolare Depressionen, monopolare Manien und manisch-depressive Erkrankungen mit bipolarem Verlauf.

Symptome

Manie

Die Symptome der Manie sind starker Redefluss, Ideenflucht (der Betroffene springt von einem Thema zum anderen, kann sich nicht auf ein Thema konzentrieren), Antriebssteigerung (der Patient läuft unruhig herum, kann nicht stillsitzen) bis hin zu Erregungszuständen, grundlos gehobene Stimmung (übertriebener Optimismus), gesteigerte Libido und vermindertes Schlafbedürfnis. Die sozial übliche Distanz zu anderen wird kaum oder gar nicht eingehalten (der Patient kommt anderen z. B. körperlich zu nahe oder duzt sie). Die Selbstkontrolle ist stark beeinträchtigt. Dies kann sich z. B. in sexuellen Anzüglichkeiten oder exhibitionistischen Handlungen äußern. Ein weiteres Zeichen der Manie ist die maßlose Selbstüberschätzung bis hin zum Größenwahn. So kann der Patient glauben, er sei Millionär, und dementsprechend viel Geld ausgeben oder versuchen, unrealistische Geschäfte abzuschließen. Die Krankheitseinsicht – Voraussetzung für die Bereitschaft, bei der Behandlung mitzuarbeiten (Compliance) – fehlt in der Regel völlig. Manische Phasen können von wenigen Tagen bis zu mehreren Monaten andauern und klingen oft mit einer sog. depressiven Nachschwankung aus, die nicht mit einer neuen depressiven Phase zu verwechseln ist. In diesem Stadium besteht große Suizidgefahr. Zwischen den Krankheitsphasen treten kaum Symptome auf. Chronifizierte Verläufe sind selten.

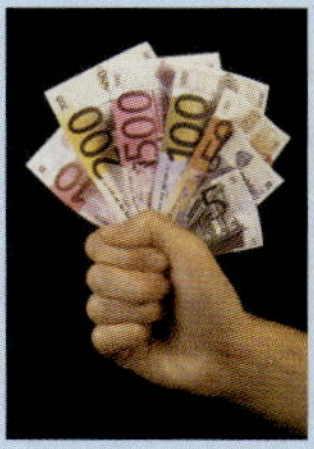

Depression

Eine Depression ist gekennzeichnet durch Antriebs-, Aktivitäts- und Interessensverlust und psychomotorische Hemmung (die Mimik wirkt leer, versteinert, verzweifelt). Der Patient ist nicht nur unfähig, Emotionen zu empfinden, sondern kann sie auch nicht verbal oder nonverbal äußern. Betroffene beschreiben diesen quälenden Zustand oft als „Tunnel ohne Ende"

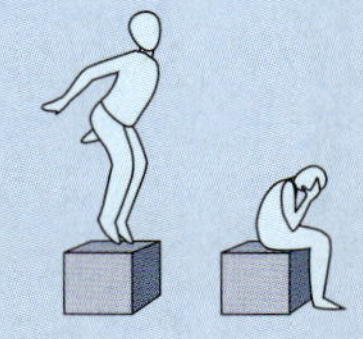

oder „Gefühl der Gefühllosigkeit". Gleichzeitig ist ihr Selbstwertgefühl und Selbstvertrauen stark vermindert. Häufig treten Schuldgefühle auf, die paranoiden (wahnhaften) Charakter annehmen können (z.B. Schuld-, Kleinheits- oder Versündigungwahn). Unrealistische Schuldvorwürfe, oft verbunden mit Erlebnissen aus der Biografie, sind typische Wahninhalte. Manchmal sind harmlose Verfehlungen, z.B. das „Äpfelklauen" in der Kindheit, Themen für selbstentwertende oder wahnhafte Vorstellungen. So kann ein Patient glauben, am Tod von Angehörigen oder am Krieg schuld zu sein. Neben weiteren Symptomen wie Ermüdbarkeit und verminderter Konzentrations- und Leistungsfähigkeit sowie verminderter Libido werden auch körperliche Symptome geschildert, vornehmlich Schlaflosigkeit, Appetitmangel, Gewichtsverlust und Obstipation (Stuhlverhaltung). Diese Krankheitszeichen werden in der akuten depressiven Phase vom Patienten sehr stark wahrgenommen und geschildert. Viele Depressive beklagen ein Engegefühl im Brustbereich („Eingeschnürtsein"). Viele Patienten berichten, dass es ihnen am Morgen noch schlechter geht als am Nachmittag oder Abend (Tagesschwankungen); schon das Aufstehen am Morgen bereitet ihnen subjektiv unüberwindliche Schwierigkeiten. Hinter der undurchdringlich erscheinenden Fassade des depressiven Menschen können sich starke Aggressionen verbergen. Eine suizidale Handlung kann als Ausdruck einer solchen gegen sich selbst gerichteten Aggression verstanden werden.

Stehen die vegetativen Symptome im Vordergrund, wird von einer **larvierten** (versteckten) **Depression** gesprochen. Eine **reaktive** oder **neurotische Depression** kann diagnostiziert werden, wenn z.B. ein lebensveränderndes Ereignis (Todesfall, Verlust des Arbeitsplatzes o.ä.) mit dem Beginn der Erkrankung in Zusammenhang gebracht werden kann. Als Ursache der depressiven Symptomatik ist hier von normaler Trauer abzugrenzende krankhafte Verarbeitung des Erlebten anzusehen.

Die **akute Belastungsreaktion** führt Menschen z.B. nach dem Erleben von Todesfällen in der Verwandtschaft oder im Freundeskreis, nach dem Erleben von schweren Verkehrsunfällen, aber auch Bränden oder anderen Unglücksfällen in ein Krankenhaus, bisweilen auch in eine psychiatrische Klinik. Besonders häufig treten akute Belastungsreaktionen auch nach Eingriffen in die körperliche Unversehrtheit eines Menschen (z.B. Raubüberfälle, Vergewaltigungen) auf. Symptome treten unmittelbar nach dem belastenden Ereignis auf und bilden sich meist innerhalb weniger Stunden zurück, sie können aber auch einige Tage andauern („betäubungsähnliche" Desorientiertheit bis hin zum Stupor, aber auch Erregungszustände, panische Angst und Fluchtreaktionen, ggf. auch Depressionen; somatisch können Schockanzeichen auftreten).

Eine **posttraumatische Belastungsstörung** liegt dann vor, wenn in einem Zeitraum von bis zu sechs Monaten nach einem belastenden Ereignis verzögert (also nicht unmittelbar nach dem lebensverändernden Ereignis) depressive Zustände, aber auch Tagträume über das Geschehnis auftreten.

Auch über immer wieder auftretende Alpträume wird berichtet. Es besteht eine nicht unerhebliche Suizidgefährdung, sodass eine psychotherapeutische Behandlung erforderlich ist.

Diagnostik

- Psychiatrische Psychopathologie,
- Krankenbeobachtung,
- Anamnese,
- Ausschluss (hirn-)organischer Erkrankungen.

Therapie

- Medikamentöse Therapie (Antidepressiva, phasenprophylaktische Medikamente, Neuroleptika, ggf. Tranquilizer),
- Psychotherapie,
- Ergotherapie,
- Soziotherapie,
- Entspannungstraining,
- bei Depressionen auch Schlafentzug, Lichttherapie.

44.2.1 Bedeutung für den Patienten

Die manisch-depressive Erkrankung wird den affektiven Psychosen zugeordnet, d.h., die Störungen von Antrieb, Gefühl, Emotionalität stehen im Vordergrund und bestimmen maßgeblich das Denken, Fühlen und Handeln der Patienten. Zwei vom Erscheinungsbild her völlig unterschiedliche Formen der Erkrankung, die Manie und die Depression, stehen im Vordergrund der Symptomatik, sie können einmalig auftreten (Episode) oder in phasenhaftem Verlauf abwechseln (bipolarer Verlauf). Auch Krankheitsverläufe, in denen nur manische oder nur depressive Phasen auftreten, sind möglich (monopolarer Verlauf). Zwischen den einzelnen Krankheitsphasen treten in der Regel keine Krankheitssymptome auf. In den akuten Phasen der Erkrankung kommt es zu so starken Abweichungen von üblichen Verhaltensmustern, dass das soziale Miteinander, die berufliche Leistungsfähigkeit und die Einschätzung der eigenen Möglichkeiten vollkommen aus dem Gleichgewicht geraten und der Patient nicht selten im geschlossenen Bereich einer psychiatrischen Klinik behandelt werden muss. Da die Erkrankung nicht immer so akut beginnt, dass sofort eine therapeutische Intervention erfolgt, kann es schon im Vorfeld der Krankenhauseinweisung zu schwerwiegenden sozialen und materiellen Folgen für den Patienten und seine Familie kommen. Auch die affektiven Psychosen haben nachhaltige Auswirkungen auf das soziale Umfeld, die nicht nur in der Akutbehandlung, sondern auch bei der Nachsorge (Vorsorge) Berücksichtigung finden müssen.

44.2.2 Pflege- und Behandlungsplan

Umgang mit manisch-depressiven Menschen

Manie

Uwe Klein Krankenpfleger

···➔ Praxistipp
Manische Patienten fühlen sich meist besser als je zuvor. Sie können nicht verstehen, dass andere sie für „krank" halten. Sie sollten nicht versuchen, dem Patienten seine Krankheit „einzureden", sondern darauf achten, dass die Situation nicht eskaliert. Wenn das dennoch geschehen sollte, ist schnelles, umsichtiges und einfühlsames Handeln gefordert. Sie müssen – wie auch der Arzt – die rechtlichen Grundlagen beachten.

Ein manischer Patient fordert die Pflegeperson bis an die Grenzen ihrer Belastbarkeit. Appelle, sich an die Stationsregeln zu halten, werden meist ignoriert. Im besten Fall setzt sich der Patient belustigt darüber hinweg, im ungünstigsten Fall kann er aggressiv, auch mit tätlichen Angriffen, reagieren.

In Phasen von **Größenwahn** neigen manische Patienten dazu, viel Geld auszugeben. Aufgabe der Pflegeperson ist dann, die Patienten vor diesen Folgen seiner Erkrankung zu schützen und z. B. verschenktes Geld in Verwahrung zu nehmen.

Wegen der **fehlenden Krankheitseinsicht** ist es vor allem zu Beginn der Behandlung sehr schwierig oder sogar unmöglich, mit dem Patienten Absprachen oder Behandlungsvereinbarungen zu treffen. Bei Patienten, die schon mehrfach mit einer manischen Phase behandelt wurden, kommt es vor, dass sie die Frühsymptome ihrer Erkrankung (vermindertes Schlafbedürfnis, Überaktivität, grundlose Fröhlichkeit, vermehrtes Geldausgeben) erkennen und sich daran erinnern, dass bei ihren ersten Behandlungen eine Zwangseinweisung und Medikation unumgänglich war. Solche Patienten stellen sich beim nächsten Krankheitsschub den Bemühungen ihrer Angehörigen oder ihres Hausarztes, sie dazu zu bringen, die psychiatrische Klinik aufzusuchen, nicht mehr ernsthaft entgegen.

Die Krankheitseinsicht nimmt im Verlauf der depressiven Nachschwankung zu, wenn der Patient deutlich ruhiger wird, sich aber seiner Reden und Handlungen in der durchlebten manischen Phase erinnert. In der manischen Phase wird ein Patient schnell zum „Stationsclown" und wird von Mitpatienten auch so behandelt. Diese bemerken aber oft nicht rechtzeitig, wenn die Krankheitssymptome abklingen, und behandeln den Betroffenen weiter als „Clown". Das verunsichert und verletzt ihn, er entwickelt Scham- oder Schuldgefühle. Mit dem Erkennen des Ausmaßes und der Auswirkungen seines manischen Verhaltens steigt die Krankheitseinsicht.

Im Stadium der depressiven Nachschwankung, in dem der Patient kaum von sich aus den Kontakt zum Pflegepersonal sucht, besteht große **Suizidgefahr**. Die Pflegeperson sollte also nicht abwarten, bis der Patient zu ihr kommt, sondern unaufdringlich, aber stetig Kontakt zu ihm halten, um Veränderungen z. B. der Stimmungslage rechtzeitig zu erkennen.

Depression

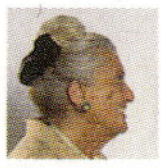

···➔ Käthe H. wird in Begleitung ihrer Tochter auf die offene Aufnahmestation der psychiatrischen Klinik gebracht. Frau H. ist 58 Jahre alt und von Beruf Altenpflegerin in einem privaten Seniorenheim. Sie ist sei 3 Wochen krank geschrieben.
Im Aufnahmegespräch befragen sie der Arzt und die Krankenschwester Marion.
Arzt: „Guten Tag, Frau H. Ich sehe, dass es Ihnen nicht gut geht. Können wir Ihnen helfen?"
Käthe H.: „Mir kann niemand helfen, es hat auch alles keinen Sinn mehr."
Schwester Marion: „Frau H., was ist in den letzten Tagen vorgefallen?" Käthe H.: „Letzte Woche musste unser Hund eingeschläfert werden. Er hatte einen Tumor. Ich habe die Schuld, dass er nun tot ist."
Schwester Marion: „Warum?" Käthe H.: „Ich habe in meinem Leben alles falsch gemacht, mein Sohn hat seinen Schulabschluss nicht geschafft und meinem Mann geht es auch nicht gut. Ich bin eben ganz unfähig und kann nichts mehr leisten." Arzt: „Frau H., haben Sie schon mal daran gedacht, sich das Leben zu nehmen?"
Käthe H.: „Ja, aber das würde ja auch nichts ändern. Ich weiss noch nicht einmal, wie ich das anstellen müsste."
Schwester M.: „Frau H., wir möchten Ihnen gerne helfen. Können Sie sich vorstellen, dass Sie sich hier behandeln lassen?" Käthe H.: „Ich kann

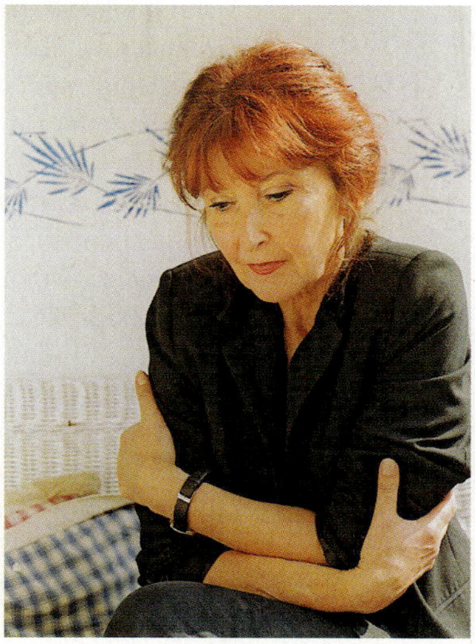

Diese Schauspielerin zeigt die Leere und Verzweiflung, die Patienten mit Depressionen erleben

mir gar nichts mehr vorstellen. Es hat alles ja doch keinen Sinn mehr."
Arzt: „Frau H., ich glaube, dass Sie im Moment dringend unsere Hilfe benötigen. Es geht Ihnen sehr schlecht. Wir werden Ihnen aber aus dieser Krise heraushelfen." Käthe H.: „Mir kann ja niemand mehr helfen."
Schwester Marion: „Frau H., wir wissen, dass Sie das im Moment nicht glauben. Aber seien Sie gewiss, dass es Ihnen bald besser gehen wird."

> **Uwe Klein** Krankenpfleger
>
> **···› Praxistipp**
> Sie können bei depressiven Patienten nicht erwarten, dass Sie im Gespräch Krankheitseinsicht oder eine Verbesserung der Stimmung erreichen. Akzeptieren Sie uneingeschränkt die Situation des Patienten, bieten Sie Ihre Hilfe an und haben Sie viel Geduld, zeigen Sie einfühlendes Verstehen. Wenn Sie bei depressiven Patienten auf schnelle Erfolgserlebnisse hoffen, werden Sie oft enttäuscht sein und mit diesen Patienten Probleme haben.

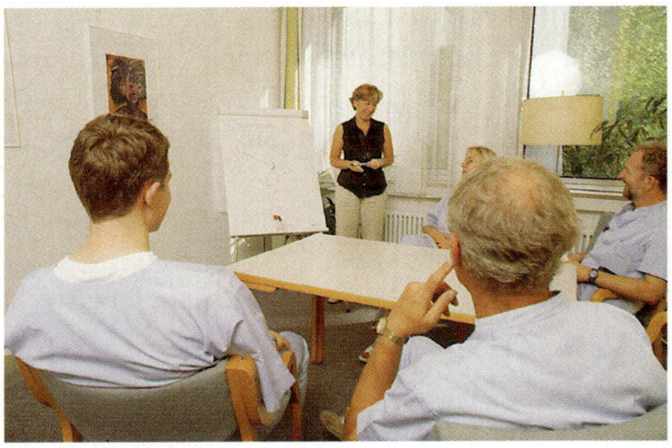

Der Umgang mit depressiven Menschen ist nicht leicht. Eine Supervision kann der Pflegeperson helfen, ihre eigenen Gefühle zu verstehen und zu lernen, besser mit ihnen umzugehen

Die meisten Menschen glauben, sich in depressive Menschen gut „einfühlen" zu können, da sie selbst schon einmal „depressiv" waren. Sie verwechseln dabei aber Depression mit Traurigkeit oder auch Trauer. Dieses unendlich erscheinende „Gefühl der Gefühllosigkeit", der Leere und Verzweiflung ist von Gesunden wohl kaum nachzuvollziehen. Pflegepersonen, die mit depressiven Patienten arbeiten, kommen unter Umständen an einen Punkt, an dem sie in ihrer pflegerischen Zuwendung resignieren. Zuwendung wird von depressiven Menschen zwar wahrgenommen, sie können aber nicht darauf reagieren oder wehren sie sogar ab. In einem solchen Fall hilft es, sich die eigenen Erwartungen bewusst zu machen („Was möchte ich vom Patienten zurückbekommen?"). Das hilft zu erkennen, wie weit diese Erwartungen von den Bedürfnissen und Möglichkeiten des Patienten entfernt sind.

Die Frage nach der **Krankheitseinsicht** ist bei Depressionen nicht einfach zu beantworten. Der depressive Patient empfindet seinen Zustand zwar als quälend und schrecklich. Gleichzeitig sieht er alle pflegerischen und ärztlichen Bemühungen jedoch als sinnlos an, da er in seinem gegenwärtigen Lebensgefühl der festen, unkorrigierbaren Überzeugung ist, ohnehin nie wieder gesund zu werden. Im depressiven Wahn kann diese Überzeugung durch die Vorstellung verfestigt werden, der jetzige Zustand sei eine gerechte Strafe. Deshalb ist bereits die erste Andeutung des Patienten, er könne sich vorstellen, seine Erkrankung könnte behandelt werden, sein Zustand könnte irgendwann etwas besser werden, als erster, geringer, aber wichtiger Therapieerfolg anzusehen.

Bei einer Depression können auch gereizte, agitierte depressive Verläufe vorkommen. Solche Patienten können bei der Pflegeperson Gefühle der Ablehnung auslösen.

> **Uwe Klein** Krankenpfleger
>
> **···› Praxistipp**
> Diese Gefühle sollten Pflegepersonen zulassen, sich verdeutlichen und nach Möglichkeit z.B. in einer Supervision ansprechen. Ansonsten besteht die Gefahr, dass die Wahrnehmungsfähigkeit der Pflegeperson (z.B. in Bezug auf die Suizidalität des Patienten) erheblich eingeschränkt werden kann.

Spezielle pflegerische Aufgaben

Manie

Reagiert ein manischer Patient aggressiv, bleibt im Einzelfall kaum eine Alternative, als aus Gründen der Gefahrenabwehr von Mitpatienten, Krankenhauspersonal und Gegenständen eine **Fixierung** durchzuführen (Arztanordnung!). Im Verlauf der Behandlung, die auch **Gespräche** und eine **medikamentöse Therapie** (hoch- und niederpotente Neuroleptika) gestützt wird, wird es dem Patienten wieder zunehmend möglich, seine Grenzen wahrzunehmen. Der Patient sollte so bald wie möglich in der **Ergotherapie** angemeldet werden. Zu Beginn wird er aufgrund von Konzentrationsstörungen, Ideenflucht und gesteigertem Antrieb die Angebote nur stundenweise durchhalten können.

> **···› Merke**
> Eine wichtige pflegerische Aufgabe ist es, für den Patienten eine Tagesstrukturierung mit fest definierten Therapieangeboten festzulegen.

Dabei sollte der Patient wissen, dass seine Teilnahme an den Angeboten für ihn verbindlich ist. Gelingt es der Pflegeperson, ihn zur Teilnahme zu motivieren, kann er sich dadurch wieder in einen geordneten Tagesablauf einfügen und in einen normalen Tages- und Nachtrhythmus übergehen.

Bei der Erstellung der Tagesstruktur in Zusammenarbeit mit dem Patienten ist darauf zu achten, dass ausreichend Freiräume eingeplant werden, die der Patient nach seinem Belieben und Befinden gestalten kann.

Der Kontakt mit den **Angehörigen** kann in der akuten Phase zeitweise – sinnvollerweise – vermindert sein. Viele Patienten müssen das Erlebte erst verarbeiten und sich erholen. Mit zunehmender Remission (Gesundung) sollten Besuche wieder regelmäßig stattfinden. Jetzt ist der Zeitpunkt, gemeinsam mit dem Patienten und den Angehörigen die Nachsorge zu planen. So wird seine Rückkehr in Familie und soziales Umfeld vorbereitet. Die Angehörigen werden sich jedoch auch während der akuten Krankheitsphase manchmal verzweifelt an das Pflegepersonal wenden. In solchen Fällen sind stützende Zuwendung, Informationen zum Krankheitsbild und über die Möglichkeit der Teilnahme an Angehörigengruppen angebracht.

Depression

Bei Patienten mit depressiven Erkrankungen muss die Pflegeperson stets auf die **körperlichen Symptome** achten. Jedes körperliche Symptom muss ärztlich abgeklärt werden.

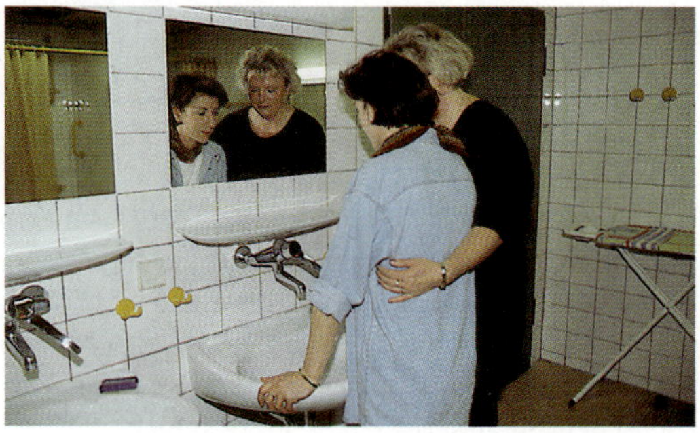

Die tägliche Körperpflege – ein unüberwindbar scheinendes Problem

In der akuten Phase der Depression steht die **medikamentöse Therapie** im Vordergrund. Gut bewährt haben sich Antidepressiva vom Amitriptylin-Typ, die zu Beginn leicht dämpfend wirken, dann stimmungsaufhellend-antidepressiv. Antriebssteigernde Antidepressiva (z.B. Antidepressiva vom Imipramin-Typ) werden in der Regel nur dann verordnet, wenn eine Suizidgefährdung ausgeschlossen werden kann.

> **Praxistipp**
>
> Uwe Klein
> Krankenpfleger
>
> Auf Folgendes muss die Pflegeperson in der Krankenbeobachtung besonders achten: Ebenso wie bei der Manie ist bei der Depression die Suizidgefahr dann höher, wenn die schwerste Krankheitsphase abklingt. Dann sind der Antrieb und die kognitiven Möglichkeiten vorhanden, Suizidhandlungen zu planen und umzusetzen.

Ein charakteristisches Merkmal der depressiven Symptomatik ist die unkorrigierbar vorhandene Überzeugung, nie wieder gesund zu werden, daher benötigt der Patient viel Zeit, um die Notwendigkeit der Medikamenteneinnahme anzunehmen.

Bei phasenhaft verlaufenden affektiven Psychosen wird der Arzt oft phasenprophylaktisch Medikamente (Lithiumpräparate, Carbamazepin) verordnen, deren Wirkstoffspiegel gerade zu Beginn der Behandlung durch verordnete Blutentnahmen häufig zu kontrollieren sind. Es ist dann u.a. Aufgabe der Pflegeperson, die Wirkungen und Nebenwirkungen der Medikamente zu beobachten und zu dokumentieren.

Begleitende **psychotherapeutische Angebote** (**Abb. 44.7**) sind vor allem bei neurotischer Erlebnis- bzw. Konfliktverarbeitung sinnvoll. Da der Tag- und Nachtrhythmus auch bei depressiven Zuständen empfindlich gestört sein kann, ist eine geregelte Tagesstrukturierung von großer Bedeutung. Die Motivation der Patienten ist oft gering, die Teilnahme an der Beschäftigungstherapie kann als Bestrafung empfunden werden. Die Pflegeperson benötigt zur Motivation des Patienten viel Geduld und Einfühlungsvermögen und sollte nicht auf schnelle Erfolge hoffen. Oft zeigen depressive Patienten erstmals im Verlaufe der Erkrankung dann Aggressionen, wenn man sie motivieren will, ergo- oder soziotherapeutische Angebote zu nutzen und durchzuhalten. Es klingt zunächst vielleicht verwunderlich, aber dieses „Ärgerlich-werden-Können" sollte als eines der ersten Zeichen der Besserung angesehen werden. Der Patient kann Aggressionen nach außen lenken und ausdrücken, anstatt in emotionaler Leere zu verharren. Eine weitere Behandlungsmethode der depressiven Erkrankung ist der **Schlafentzug**. Bei dieser Behandlungsmethode muss der Patient eine ganze Nacht sowie den darauffolgenden Tag wach bleiben. Beim fraktionierten Schlafentzug wird der Patient nach Mitternacht geweckt und muss dann ebenfalls für den Rest der Nacht (und den darauffolgenden Tag) wach bleiben. Die Pflegeperson sollte einem Patienten unter Schlafentzug Beschäftigungsmöglichkeiten anbieten, denn auch kurzfristiges Einschlafen kann dazu führen, dass der Schlafentzug ohne Wirkung bleibt. Der korrekt durchgeführte Schlafentzug kann zu einer deutlichen Verbesserung der Stimmung führen, die jedoch leider meist nur vorübergehend ist. In einigen Kliniken wird die **Lichttherapie** (Phototherapie) durchgeführt, bei der man sich den Zusammenhang zwischen Licht und der Stimmung zunutze macht. Diese Therapiemethode wirkt vor allem bei saisonal bedingten Depressionen, die häufig in den Wintermonaten auftreten.

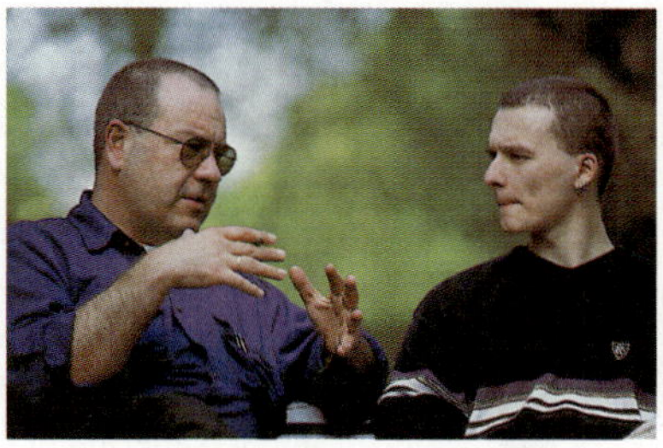

Abb. 44.7 Psychotherapeutische Gespräche stellen einen wichtigen Bestandteil der Behandlung psychiatrischer Erkrankungen dar

44.3 Pflege von Patienten bei Suizidgefährdung

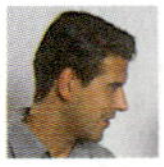

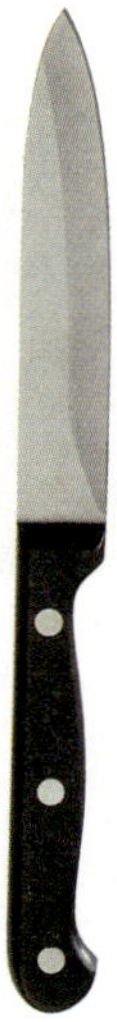

Stefan G. kommt um 01.30 Uhr in Begleitung von zwei Polizeibeamten und zwei Rettungssanitätern des Roten Kreuzes in die Aufnahmestation der psychiatrischen Klinik. Herr G. ist 27 Jahre alt und arbeitslos und lebt bei seinen Eltern. Er ist leicht alkoholisiert, hat Verbände an beiden Unterarmen. Die Polizeibeamten und die Rettungsassistenten berichten, dass Herr G. nach einem Suizidversuch in Parkanlagen von Passanten aufgefunden wurde. Er hatte versucht, sich mit einer Glasscherbe die Pulsadern zu öffnen. Zur Erstversorgung der Schnittwunden wurde er in die chirurgische Ambulanz des städtischen Krankenhauses gebracht. Herr G. äußerte dort weiterhin, sich das Leben nehmen zu wollen. Daraufhin wurde durch die Klinik eine Zwangseinweisung nach dem Psych KG (Psychisch-Kranken-Gesetz) veranlasst. Der Aufnahmearzt und die Krankenschwester Marion befragen den Patienten:

Arzt: „Guten Tag, Herr G., ich sehe, dass es Ihnen nicht gut geht, Sie haben versucht sich das Leben zu nehmen." Stefan G: „Es hat ja doch alles keinen Sinn mehr …" Arzt: „Was hat keinen Sinn?" Stefan G: „Weiterzuleben!" Arzt: „Können Sie mir sagen, was heute passiert ist, Herr G.?" Stefan G.: „Könnte ich, will ich aber nicht."

Arzt: „Gut, Herr G., ich möchte Ihnen gegenüber ehrlich sein. Wir können Sie bis morgen hierbehalten, auch wenn Sie damit nicht einverstanden sind. In Ihrem eigenen Interesse bitte ich Sie, mit uns zusammenzuarbeiten."

Schwester Marion: „Ich kann mir vorstellen, dass es Ihnen gut tut, wenn Sie mal darüber reden würden, was Ihnen so weh getan hat." Stefan G: „Meine Freundin hat Schluss gemacht, ich will einfach nicht mehr."

Schwester Marion: „So etwas habe ich auch schon erlebt. Das tut verdammt weh. Aber es gab Menschen, die mir geholfen haben." Stefan G: „Mir kann keiner helfen! Mich versteht keiner."

Arzt: „Wir möchten Ihnen aber anbieten, sich helfen zu lassen. Überlegen Sie es sich bis morgen. Es ist keine Schande, in Krisensituationen Hilfe von anderen anzunehmen. Möchten Sie etwas trinken?"

„Ja, ich habe Durst." Herr G. trinkt hastig zwei Becher Tee aus. „Ich lasse mir das alles nochmal durch den Kopf gehen." Schwester Marion: „Okay, Herr G., wenn Sie uns brauchen, melden Sie sich im Dienstzimmer. Ich bin mit meinen Kollegen die ganze Nacht hier. Melden Sie sich bitte auch, wenn es Ihnen schlecht geht oder Sie mit jemandem reden möchten. Kann ich mich darauf verlassen?"

Stefan G.: „Ja, ich glaube, dass es so das Beste ist. Ich werde mich an Sie wenden, wenn es mir noch schlechter geht. Ich bleibe erst einmal hier bei Ihnen."

Suizidalität ist keine Erkrankung. Sie kann sowohl bei Lebenskrisen als auch im Zusammenhang mit allen psychiatrischen Erkrankungen vorkommen. Selbstmordgedanken können plötzlich als Impuls auftreten oder lange andauern.

Das **präsuizidale Syndrom** wurde zuerst von dem Wiener Psychiater Erwin Ringel beschrieben. Er erkannte und beschrieb den affektiven und dynamischen Teufelskreis, in den der suizidgefährdete Mensch geraten kann. Der Betroffene ist in seinen eigenen Möglichkeiten der Krisenbewältigung (Coping-Strategien) eingeschränkt. Daneben versagen die Gegenregulationen in der Gefühlswelt; der Blick des Menschen ist wie durch eine „schwarze Brille". Die Lebensumstände werden subjektiv als unüberwindbar, bedrohlich, unveränderbar und übermächtig erlebt, die eigene Person dagegen als klein, hilflos ausgeliefert und ohnmächtig. Vorhandene zwischenmenschliche Beziehungen verlieren an Wert, bis hin zur Isolation oder zum Anklammern an eine Person. Der Mensch verliert sein Selbstwertgefühl. Menschen mit Suizidabsichten fehlen die Möglichkeiten, Aggressionen angemessen erleben und abführen zu können. Selbstmordfantasien bestimmen dann das Denken und Fühlen und in letzter Konsequenz auch das Handeln.

Im Rahmen der Diagnostik ist die Frage nach dem Suizidmotiv sehr wichtig. Oftmals unternehmen Menschen in ihrer subjektiv verzweifelten, ausweglos erscheinenden Situation einen **Appellsuizidversuch** – sie richten damit einen Appell an ihre Mitmenschen. So äußern sie z. B. im Gespräch konkrete Selbstmordgedanken, kündigen eine Suizidhandlung an oder nehmen eine „ungefährliche" Suizidhandlung an sich vor. Wird dieser Hilferuf nicht erkannt oder ernst genommen, wird der Betroffene den Appell wiederholen und in seiner Ausführung steigern. Die tieferen Beweggründe des Appellsuizidversuchs sind, Hilfe zu suchen und zu erhalten. Deshalb ist auch eine Suizidhandlung ernst zu nehmen, die in ihrer Ausführung an der Ernsthaftigkeit des Todeswunsches zweifeln lässt.

Der Wunsch nach Ruhe und Schlaf im Rahmen einer suizidalen Krise wird als **parasuizidale Pause** mit dem Motiv der Zäsur bezeichnet und wird häufig durch Vergiftungen, z. B. mit Tranquilizern, Schlafmitteln oder Alkohol herbeigeführt.

Der **Bilanzsuizid**(-versuch) kann in unüberwindbar erscheinenden Lebenskrisen, bei lebensverändernden Ereignissen, aber auch im Rahmen einer langwierigen, chronifizierten psychischen Erkrankung auftreten, z. B. einer Depression oder Psychose aus dem schizophrenen Formenkreis. Bei diesen Erkrankungen ist die Suizidgefahr dann besonders groß, wenn es dem Patienten schon etwas besser geht. Erst dann verfügt er nämlich über die kognitiven Möglichkeiten und die Kraft, suizidale Handlungen zu planen und umzusetzen. Zeitgleich wird der Kontakt und die Zuwendung durch das Pflegepersonal, die Ärzte und andere Theraupeuten geringer geworden sein, da der Patient auf dem Weg der Besserung ist, sodass ein steigendes Suizidrisiko unbemerkt bleiben könnte.

44.3.1 Bedeutung für den Patienten

Allein in der Bundesrepublik Deutschland sterben mehr Menschen an Selbstmord (ca. 12 000 jährlich) als durch Verkehrsunfälle. Die Anzahl der Selbstmordversuche geht in die Hunderttausende, bei einer sehr hohen Dunkelziffer.

Die Einstellungen der Menschen zum Suizid sind höchst unterschiedlich. Die einen akzeptieren ihn und halten die Möglichkeit der Selbsttötung für eine Freiheit des Menschen. Andere, vor allem mit der Problematik der Selbsttötung beruflich Befasste (z. B. in der Psychiatrie Tätige) sehen in ihr das durch therapeutische Intervention vermeidbare, selbst herbeigeführte Ende von seelischem Leid, Verzweiflung und subjektiv fehlender Lebensperspektive. In unserer christlich-humanistisch geprägten Gesellschaft wurde der Suizid in den letzten Jahrhunderten als „Sünde" angesehen; Selbstmörder erhielten kein kirchliches Begräbnis und wurden auf den Friedhöfen in besonderen „Selbstmörderecken" beigesetzt. In England stand der Suizidversuch bis in die 60er-Jahre unter Strafe. Wer, wie der Autor, über langjährige Berufserfahrung in der Psychiatrie verfügt, hat oft miterleben können, wie es Suizidgefährdeten und Menschen nach einem begangenen Suizidversuch durch Zuwendung und therapeutische Intervention bald besser ging und sie verloren gegangene Lebensfreude, Kraft und Zuversicht finden konnten.

„Die praktische Erfahrung lehrt, dass der Selbstmord in der überwiegenden Mehrzahl der Fälle in einer seelisch krankhaften Verfassung begangen wird." (Ringel 1989)

Diese im Klinikalltag immer wieder bestätigte Tatsache bestärkt Krankenschwestern und -pfleger, Ärzte, Psychologen und Seelsorger in ihrer Aufgabe, suizidalen Menschen zu helfen und sie notfalls gegen ihren Willen von Selbstmordhandlungen abzuhalten. Man kann in allen klinischen Bereichen, möglicherweise auch im Privatleben, mit suizidgefährdeten Menschen zusammentreffen. Diese Menschen brauchen Hilfe. Kann sich ein Patient nach einem Suizidversuch nicht glaubhaft von weiteren Selbstmordgedanken distanzieren, ist es sinnvoll, ihn zur psychotherapeutischen Aufarbeitung seiner derzeitigen Lebenssituation in einer psychiatrischen Station aufzunehmen. Auch können in der Fachklinik für die Suizidhandlung ursächliche Erkrankungen, z. B. eine Depression (S. 1367) oder eine Suchterkrankung, diagnostiziert und behandelt werden. Bei fortbestehender Eigengefährdung ist es nach den in den Bundesländern unterschiedlichen Bestimmungen auch möglich, den Patienten gegen seinen Willen einzuweisen (s. Zwangseinweisung, S. 1387). Eine Zustimmung des Patienten zur stationären Aufnahme erleichtert die Therapie, ist aber manchmal erst einige Tage nach seiner Klinikeinweisung zu erreichen.

Nach der Akutbehandlung ist die Organisation einer Nachsorge unerlässlich. Hier kommen sozialpsychiatrische Dienste, Selbsthilfegruppen, niedergelassene Psychiater oder Klinikambulanzen infrage. Da eine stationäre Behandlung nichts am sozialen Umfeld bzw. der persönlichen Lebenssituation der Patienten verändern kann, wird er nach einer Entlassung ohne Nachsorge mit den gleichen Problemen und Situationen konfrontiert, die zur suizidalen Krise führten. Eine therapeutische Begleitperson kann ihm Ansprechpartner und menschlicher Begleiter in Krisensituationen sein und im Notfall rechtzeitig eine erneute Klinikeinweisung organisieren.

44.3.2 Pflege- und Behandlungsplan

> **Merke**
>
> In suizidalen Krisen kommt es nicht darauf an, dem Patienten seine Suizidgedanken ausreden zu wollen. Der Patient und seine Sorgen müssen ernst genommen werden; keinesfalls sollten Suizidabsichten ins Lächerliche gezogen werden. Pflegeperson und Arzt sind oft die ersten und wichtigsten Ansprechpartner in einer für den Patienten scheinbar ausweglosen Situation. Wir können letztlich nicht verhindern, dass ein Mensch sich das Leben nimmt. Aber wir können verhindern, dass er sich das Leben nehmen *will*, indem wir ihn ernst nehmen, und ihm mit Nächstenliebe, Empathie und Akzeptanz begegnen.

Es ist oft nicht bekannt, ob ein Patient, der in der psychiatrischen Klinik neu aufgenommen wird, unter Suizidgedanken leidet. Es ist immer richtig, ihn danach zu fragen (**Abb. 44.8**). Unter Umständen wird er erst dann über quälende Suizidphantasien berichten können, was für ihn eine große Erleichterung sein wird. Umgekehrt wird niemand durch die Frage nach Suizidgedanken selbstmordgefährdet werden. „Du weckst doch schlafende Hunde, wenn du ihn nach Selbstmordabsichten fragst!", ist ein häufig zu hörender Irrtum.

Als Pflegeperson in einer psychiatrischen Klinik kann es passieren, dass man einem Menschen be-

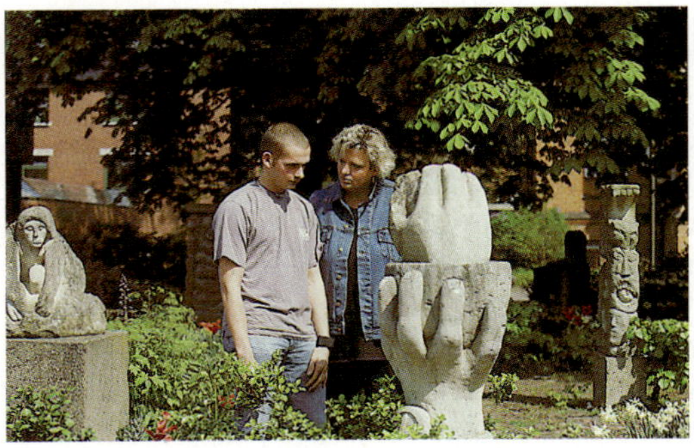

Abb. 44.8 Kontinuierliche Gesprächsangebote von Seiten der Pflegenden unterstützen die Therapie von Patienten mit psychiatrischen Erkrankungen

gegnet, der sich in einer scheinbar ausweglosen Lebenssituation befindet. Die Pflegeperson spürt Betroffenheit und entwickelt Verständnis dafür, dass der Patient den Suizid als mögliche Lösung versteht – sie beginnt selbst, den möglichen Suizid zu akzeptieren.

Uwe Klein
Krankenpfleger

Praxistipp
In einem solchen Fall hat die Pflegeperson die notwendige therapeutische Distanz verloren. Daraus ergibt sich ein innerer Konflikt zwischen der therapeutischen Zielrichtung und ihrem „Verständnis". Sprechen Sie einen solchen inneren Konflikt unbedingt im Team an!
Pflegerisches Handeln ist dann der suizidalen Krise angemessen, wenn der suizidale Mensch spürt, dass die Pflegeperson ihn als Person bedingungslos akzeptiert. Sie sollten ihm Ihr Verständnis für seine Situation zeigen, aber auch dass Sie seine Selbsttötungsabsicht nicht als Lösung betrachten. Schenken Sie ihm Ihre Aufmerksamkeit und menschliche Wärme und Zuwendung. Suchen Sie kontinuierlich das Gespräch und geben Sie ihm das Gefühl, dass er wichtig ist.

„Gute Ratschläge" hingegen sind wenig hilfreich oder sogar gefährlich. In der akuten suizidalen Krise muss der Patient überwacht werden, ohne ihm allerdings jede private Nische zu nehmen. Die Pflegeperson muss ihn bitten, gefährliche Gegenstände wie Scheren, Messer, Medikamente u. ä. abzugeben. Manchmal ist es nötig, dieser Bitte etwas Nachdruck zu verleihen und den Patienten klar aufzufordern, alle im Sinne einer suizidalen Gefährdung problematischen Dinge abzugeben. Dies alles muss taktvoll und angemessen, stets verbunden mit menschlicher Wärme und Wertschätzung, geschehen.

Patienten nach Suizidversuchen werden in der psychiatrischen Klinik oft aus Allgemeinkrankenhäusern übernommen. Dort wurden sie chirurgisch oder internistisch erstversorgt und – wenn notwendig – auf einer Intensivstation behandelt. Oft müssen die Patienten in der psychiatrischen Aufnahmesituation zunächst ebenfalls weiterhin unter intensivmedizinischen Bedingungen behandelt werden. Daher ist eine psychiatrische Aufnahmestation personell und apparativ entsprechend eingerichtet.

Merke
Die drei Säulen der Krisenintervention bei Suizidgefahr sind Diagnostik, konsequentes therapeutisches Handeln und tragfähige menschliche Beziehungen.

Mit dieser professionellen Unterstützung treten die Suizidgedanken allmählich in den Hintergrund, und der Patient kann mit der Zeit die positiven Möglichkeiten und Aspekte in seinem Leben wieder entdecken. Dabei kann ihn die Pflegeperson unterstützen.

44.4 Pflege von Patienten mit Störungen der Persönlichkeit

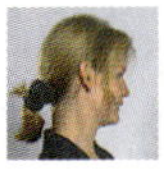

Ilona F. ist 33 Jahre alt und von Beruf Zahntechnikerin. Sie wird nach einem Suizidversuch mit Schlaftabletten in die psychiatrische Aufnahmestation der Klinik gebracht, nachdem sie eine Woche auf der Intensivstation des städtischen Krankenhauses behandelt worden war. Ilona F. war schon mehrfach wegen einer Borderline-Persönlichkeitsstörung in psychiatrischer Behandlung; auch in dieser Klinik ist sie bekannt.
Das Aufnahmegespräch mit Ilona F., dem Arzt und dem Krankenpfleger Torsten:
Arzt: „Frau F., wie geht es Ihnen?" Ilona F.: „Warum fragen Sie mich das, Sie machen das ja nur, weil Sie dafür bezahlt werden." Pfleger Torsten: „Frau F., wieso glauben Sie so etwas?" Ilona F.: „Weil alle Menschen so sind. Mein Chef ist ein Schwein. Ich glaube, dass alle Zahnärzte Schweine sind. Ich habe ihn geliebt, da war er auch wunderbar. Aber ich habe dann schnell gemerkt, dass er nichts taugt. Er wird dann schon sehen, was er davon hatte, wenn ich tot bin." Arzt: „Frau F., glauben Sie, dass Ihr Chef dann traurig ist?"
Ilona F.: „Wie? Ja?! Natürlich, er wird sich dann Vorwürfe machen, ganz ganz schlimme Vorwürfe, hoffe ich, ja das hoffe ich."
Pfleger Torsten: „Frau F., Sie haben ja versucht, sich das Leben zu nehmen." Ilona F.: „Ja klar, schade, dass es wieder nicht geklappt hat. Es waren die falschen Tabletten."

Pfleger Torsten: „Sie haben auch lauter Narben an den Unterarmen. Haben Sie das schon öfters versucht?" Ilona F.: „Na ja, wenn ich mich schneide, geht es mir besser. Ich spüre dann, dass ich da bin. Ich glaube manchmal, dass ich gar nicht existiere, weil andere keine Kenntnis von mir nehmen." Arzt: „Ich kann das nicht verstehen, Frau F. Können Sie mir das erklären?" Ilona F.: „Na ja, ich spüre dann – beim Schneiden – keine Schmerzen. Ich will mir dann auch nicht das Leben nehmen, das können Sie mir glauben. Später erinnere ich mich manchmal auch nicht mehr daran. Aber diesmal ist alles anders, meinen Chef habe ich geliebt, nun hasse ich ihn." Pfleger Torsten: „Frau F., können Sie sich vorstellen, dass wir Ihnen hier helfen können?" Ilona F.: „Ich weiß es nicht, versuchen Sie es doch. Wir werden sehen. Werden Sie mein Bezugspfleger?" Pfleger Torsten: „Das kann ich Ihnen noch nicht sagen, wir werden das im Team besprechen." Ilona F.: „Ich habe aber nur zu Ihnen Vertrauen." Pfleger Torsten: „Frau F., lernen Sie doch bitte erst einmal unsere Kolleginnen und Kollegen kennen."

Medizinischer Überblick Persönlichkeitsstörungen

Definition

Persönlichkeitsstörungen unterscheiden sich von Persönlichkeitsstilen vornehmlich darin, dass die Ausprägung der Eigenschaften eines Menschen die Ausmaße einer Störung erreicht oder überschritten haben. Eine Störung liegt dann vor, wenn die Interaktion mit anderen und/oder das Selbsterleben und der Realitätsbezug des Betroffenen erheblich beeinträchtigt sind.

Viele Persönlichkeitsstörungen können als **ich-synton** bezeichnet werden, d.h. die Betroffenen erleben die von anderen als „gestört" wahrgenommenen Anteile nur im Feedback, also in der Interaktion mit ihren Bezugspersonen. Sie selbst würden die Symptome ihrer Persönlichkeitsstörung bestenfalls als Charaktereigenschaft bezeichnen. Als **ich-dyston** erleben Menschen ihre Störung meist nur dann, wenn sie z.B. eine depressive Störung der Selbstmordgedanken als nicht zu ihnen gehörig, bedrohlich und fremd empfinden.

Arten von Persönlichkeitsstörungen

Borderline-Persönlichkeitsstörung. Der Begriff „borderline" (engl.: Grenzlinie) meinte ursprünglich den Grenzbereich zwischen Persönlichkeitsstörung und Psychose. Tatsächlich können Borderline-Persönlichkeiten, vor allem in Belastungssituationen, psychotisch dekompensieren, d.h. den Realitätsbezug verlieren und z.B. Wahnsymptome entwickeln.

Narzisstische Persönlichkeitsstörung. Narzisstisch gestörte Menschen fallen durch ihr großspuriges Verhalten auf. Sie erleben sich selbst großartig und einzigartig, können auch „Allmachtsfantasien" haben und erwarten von ihren Mitmenschen eine stetige, besondere Beachtung und bevorzugte Behandlung. Kernberg (1996) vermutet, diese Persönlichkeitsstörung sei eine auf die Borderline-Störung „aufgepfropfte" Störung, deren Symptome das Ich letztlich vor Verletzungen schützen sollen.

Histerionische Persönlichkeitsstörung. Patienten mit einer solchen Persönlichkeitsstörung (früher auch als „hysterisch" bezeichnet) zeichnen sich durch ein auffälliges, theatralisches Verhalten aus. Sie reagieren selbst auf geringfügige äußere Reize emotional heftig und mit übertrieben wirkendem Verhalten. Ihre Sprache ist bildhaft-impressionistisch, ohne auf konkrete Sachverhalte Bezug zu nehmen.

Paranoide Persönlichkeitsstörung. Die Betroffenen zeigen extreme Empfindlichkeit bei Misserfolgen, Rückschlägen und Zurücksetzung.

Schizoide Persönlichkeitsstörung. Menschen mit schizoider Persönlichkeitsstörung erscheinen emotional kalt, distanzieren sich von anderen und haben nur schwach ausgeprägte Fähigkeiten, positive oder negative Gefühle anderen gegenüber zu zeigen.

Passiv-aggressive Persönlichkeitsstörung. Diese Persönlichkeitsstörung äußert sich in passivem Widerstand im beruflichen und sozialen Bereich.

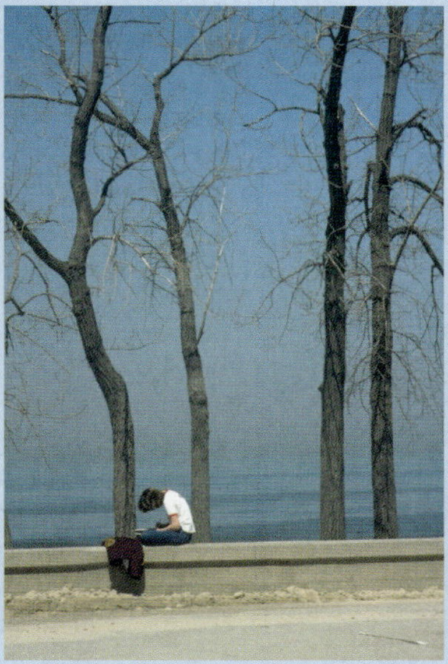

Menschen mit einer Borderline-Persönlichkeitsstörung befinden sich auf einer ständigen Gratwanderung zwischen normalem Verhalten und psychotischer Dekompensation

Ängstliche (vermeidende) Persönlichkeitsstörung. Personen mit einer solchen Persönlichkeitsstörung zeigen sich schüchtern, verletzlich und sehr zurückhaltend, aus Angst, etwas falsch zu machen oder nicht akzeptiert zu werden.

Abhängige Persönlichkeitsstörung. Diese Störung ist gekennzeichnet durch die Unfähigkeit, eigenständige Entscheidungen zu treffen.

Dissoziale Persönlichkeitsstörung. Betroffene interessieren sich nicht für die Gefühle und Bedürfnisse anderer und handeln verantwortungslos gegenüber Normen, Werten und Regeln.

Ursachen

Nach Ansicht der für die Erforschung der Persönlichkeitsstörungen maßgeblichen Psychoanalyse entstehen solche Störungen in der frühen Kindheit, werden aber sicherlich im späteren Leben weiter ausgeformt und verfestigt. Einige Forscher sehen die Symptome der Störungen (z.B. das überhöhte Selbsterleben und die Allmachtsfantasien narzisstischer Menschen) auch als Schutzmechanismus gegen Kränkungen und ein gestörtes oder schwaches Ich-Erleben (Schutz vor zu großer Nähe).

Symptome

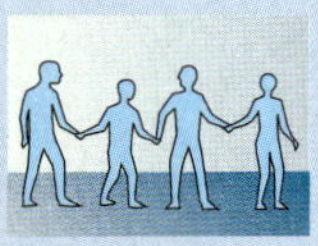

Borderline-Persönlichkeitsstörung

Die Borderline-Persönlichkeit hat ein ambivalentes Verhältnis zu **intensiver menschlicher Nähe**. Einerseits haben sie den starken Wunsch danach, andererseits so große Angst davor, dass erlebte Intimität einen Beziehungsabbruch herbeiführen kann. Ursache dieser Störung sind wohl traumatisierende Kindheitserlebnisse (Trennung, Verlust, Vernachlässigung, aber auch Überfürsorglichkeit). Bezugspersonen werden entweder als durch und durch lieb und gut oder abgrundtief schlecht erlebt und beschrieben. Dieses Erleben kann bei ein und derselben Person im schnellen Wechsel erfolgen.

Borderline-Persönlichkeiten haben kein klares Bild von ihrer eigenen Person (Selbstkonzept) und versuchen, diesen Identitätsmangel durch „Rollenspielen" und Anpassung an die Umgebung auszufüllen. Das **mangelnde Selbstkonzept** führt nicht selten auch zu einer unklaren sexuellen Identität. Durch sexuell ausschweifendes Verhalten, Drogen oder Alkohol versucht der Betroffene, zeitweise davor in ein zweites Kindheitsstadium zu flüchten (Regression) oder die mangelnde Selbstwahrnehmung durch selbstverletzendes Verhalten zu verstärken.

Wie ein roter Faden ziehen sich immer wieder auftretende **Selbstmordgedanken** durch ihr Leben, die auch in Suizidhandlungen umgesetzt werden können. Die **Stimmung** ist generell stark schwankend und unausgeglichen.

Menschen mit einer narzisstischen Persönlichkeitsstörung messen ihrem äußeren Erscheinungsbild besonders viel Bedeutung zu

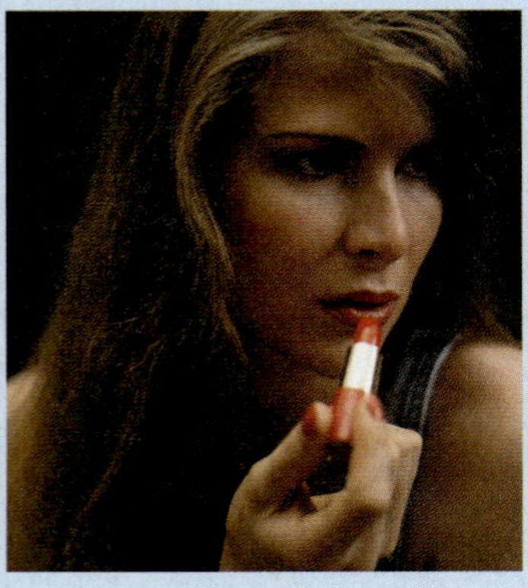

Narzisstische Persönlichkeitsstörung

Menschen mit dieser Persönlichkeitsstörung zeigen so auffällige Symptome wie **Grandiosität** und **Omnipotenzerleben**. Im sozialen Umgang können sie recht rücksichtslos und nur auf ihre eigenen Interessen bedacht erscheinen. Sie entpuppen sich aber im Verlauf einer Therapie meist als Menschen mit sehr geringem Selbstwertgefühl und einem unklar wahrgenommenen, wechselhaft erlebten Identitätsgefühl, deren Verhalten wie ein missglückter, lebenslang andauernder Selbstheilungsversuch anmutet. Sie sind selten in der Lage, eine Beziehung über einen längeren Zeitraum durchzuhalten, da es ihnen kaum möglich ist, sich in die Bedürfnisse und die Gefühlswelt anderer Menschen einzufühlen (**Unfähigkeit zur Empathie**). Partner, Freunde und andere Bezugspersonen werden nicht als eigenständige, autonome Wesen mit eigenen Bedürfnissen und Wünschen erlebt, sondern eher als Werkzeuge, um die Befürfnisse und Wünsche des narzisstischen Menschen zu erfüllen. Dieser erwartet von seinen zu Anfang oft idealisierten Bezugspersonen ständig besondere Beachtung, Zuwendung und Bewunderung. Bleiben sie aus und wird der narzisstische Mensch mit Kritik oder Entzug von Zuwendung konfrontiert, werden die Bezugspersonen entwertet und fallengelassen. Menschen mit narzisstischer Persönlichkeitsstörung legen meist viel Wert auf ihre äußere Erscheinung und körperliche Fitness.

Histrionische Persönlichkeitsstörung

In Interaktionen mit anderen erscheinen die Reaktionen histrionischer Menschen oft **emotional übertrieben** und impulsiv. Häufig treten Stimmungsschwankungen auf, die schon durch geringfügigste Reaktionen der Mitmenschen ausgelöst werden können. Durch ihr lebhaft-kontaktfreudiges Wesen bekommen histrionisch strukturierte Menschen zwar schnell Zugang zu anderen, Beziehungen bleiben jedoch oft oberflächlich und spannungsgeladen. Andere werden emotional entweder als „großartig" und „wunderbar" oder aber als „widerlich" und „bösartig" geschildert.

Histrioniker empfinden sich selbst als hilflos und ausgeliefert. Sie versuchen daher, ihr Schicksal in die Hand zu nehmen, indem sie ihre Mitmenschen **manipulieren**, einerseits, indem sie andere „um den Finger wickeln", verführerisch sind (ein in frühester Kindheit erlerntes Verhaltensmuster), andererseits mit Flucht in Panikattacken oder psychosomatische Erkrankungen, wenn ihre Bemühungen, im Mittelpunkt zu stehen und möglichst von allen geliebt zu werden, erfolglos bleiben. Dieser Wunsch gründet in der tief verwurzelten Angst, von Bezugspersonen verlassen werden zu können.

Histrionische Menschen sind recht suggestibel und leicht zu beeindrucken, immer auf der Suche nach Sensationen und interessanten Menschen. Alleinsein und über sich selbst Nachdenken werden als unerträglich empfunden.

Paranoide Persönlichkeitsstörung

Paranoide Menschen haben eine äußerst **misstrauische Grundeinstellung** und eine selektive

Wahrnehmung bzw. Interpretation von Erlebtem. Sie achten vor allem auf das, was ihre Vermutungen bestätigt, und messen Belanglosem (meist sie selbst benachteiligende oder bedrohende Inhalte) unangemessene Bedeutung bei. Bei Fehlverhalten anderer reagieren sie nachtragend. Die Fähigkeit, anderen zu vertrauen, geht ihnen weitgehend ab. Grund dafür ist die Befürchtung, diese könnten so gewonnene Informationen gegen sie verwenden. Der paranoide Mensch fühlt sich in Interaktionen mit seinen Mitmenschen sehr schnell missachtet und übergangen und reagiert oft zornig und aggressiv.

Schizoide Persönlichkeitsstörung

Das Bedürfnis nach sozialen Kontakten ist hier gering oder nicht vorhanden. Dies wirkt sich sowohl auf die Freizeitgestaltung als auch auf die Berufswahl aus. Betroffene wirken auf andere **kalt** und **unnahbar**, gegenüber Fremdeinschätzung sind sie gleichgültig. Nach eigener Einschätzung werden Emotionen nur schwach empfunden, sie können auch nur schlecht ausgedrückt und geäußert werden. Interesse an sexuellen Kontakten mit anderen besteht nicht oder nur sehr gering.

Passiv-aggressive Persönlichkeitsstörung

Menschen mit einer passiv-aggressiven Persönlichkeitsstörung leisten **passiven Widerstand**. Erwartete Leistungen werden lange aufgeschoben, Aufträge werden „vergessen". Sie arbeiten vorsätzlich langsam. Werden Erwartungen oder Forderungen an sie gestellt, reagieren sie mürrisch oder aggressiv. Autoritätspersonen begegnen sie mit Kritik oder Verachtung. Regeln oder Vorschriften werden als störend empfunden. Von dieser Persönlichkeitsstörung betroffene Menschen fühlen sich stets unterbewertet und unverstanden.

Ängstliche (vermeidende) Persönlichkeitsstörung

Deutliche Zeichen dieser Persönlichkeitsstörung sind das **schüchterne Verhalten**, die starke Verletzlichkeit durch Kritik oder Ablehnung und die Zurückhaltung aus Angst, etwas Falsches zu sagen oder eine Frage nicht beantworten zu können. Intensive soziale Kontakte werden ebenso vermieden wie das Übernehmen von Verantwortung. Beziehungen werden nur eingegangen, wenn der Mensch mit selbstunsicherer Persönlichkeitsstörung sicher ist, akzeptiert zu werden. Er fürchtet sich, vor anderen in Verlegenheit zu geraten (durch Erröten, Zeigen der Angst oder Unsicherheit), aber auch vor körperlichen Gefahren und Risiken.

Abhängige Persönlichkeitsstörung

Abhängige Menschen zeigen sich **unfähig, Entscheidungen zu treffen**, ohne sie sich durch andere absichern zu lassen. Anderen Menschen widersprechen sie nie aus Angst vor deren Reaktion. Sie ordnen sich bis zur Unterwürfigkeit unter und stellen ihre Bedürfnisse unverhältnismäßig zurück – auch sehr unangenehme Tätigkeiten werden übernommen, um anderen zu gefallen. Ihre Angst vor Trennung, Alleinsein und Verlassenwerden ist unrealistisch stark ausgeprägt. Die Eigeninitiative ist wegen mangelnden Zutrauens in die eigenen Fähigkeiten, jedoch nicht aus Interesselosigkeit oder Antriebsmangel vermindert.

Dissoziale Persönlichkeitsstörung

Menschen mit dieser Persönlichkeitsstörung interessieren sich nicht für die Gefühle und Bedürfnisse anderer und missachten Normen, Werte und Regeln. Sie sind unfähig, längere Beziehungen aufrechtzuerhalten, Risikofreudiges Verhalten und Missachtung der eigenen Sicherheit sind typisch für diese Persönlichkeitsstörung, ebenso wie die Unfähigkeit, Schuldbewusstsein zu erleben, Reue zu zeigen, Gewissensbisse zu haben oder aus eigenem Fehlverhalten oder Bestrafung zu lernen. Für eigenes Fehlverhalten werden andere (oder die Gesellschaft) verantwortlich gemacht. Weitere Zeichen sind andauernde Reizbarkeit und Impulsivität und kaum vorhandene Toleranz gegenüber Frustrationen. Schon bei geringfügigen Anlässen ist die Reaktion aggressives Verhalten.

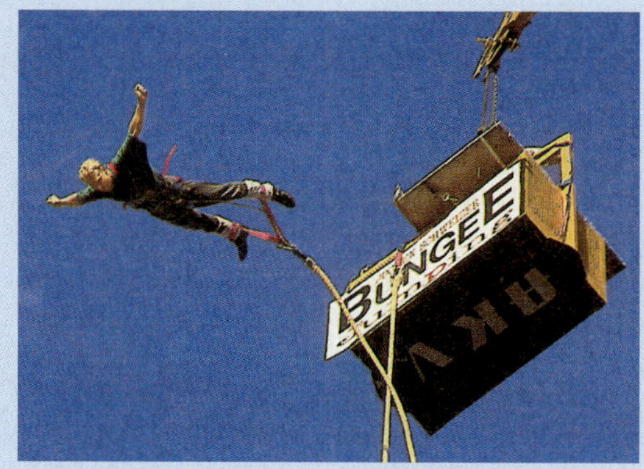

Menschen mit einer dissozialen Persönlichkeitsstörung zeigen sich oft sehr risikofreudig und missachten ihre eigene Sicherheit

Therapie

Menschen mit Persönlichkeitsstörungen werden in der psychiatrischen Klinik meist im Zusammenhang mit depressiven Störungen oder suizidalen Krisen aufgenommen.

D.h., Persönlichkeitsstörungen machen sich oft erst in kritischen Lebenssituationen bemerkbar, während sie in anderen Lebensabschnitten in den Hintergrund treten können. Krisen und Konflikte sind daher meist der Auslöser für Menschen mit Persönlichkeitsstörungen, sich in psychotherapeutische Behandlung zu begeben. Die Therapie kann ambulant, teilstationär oder stationär erfolgen. Auch in Allgemeinkrankenhäusern können Sie auf Menschen mit Persönlichkeitsstörungen als Patienten treffen.

44.4.1 Bedeutung für den Patienten

Das Handeln und Erleben der Menschen mit Persönlichkeitsstörungen kann einen Schutz darstellen, weil sie z. B. einen dauerhaften seelischen Schmerz nicht zulassen können oder die mit dem Schmerz verbundene Angst auf irgendeine Art und Weise abwehren müssen. Dieser Schmerz kann durch ein frühkindliches seelisches Trauma ausgelöst worden sein und schränkt den Menschen auch im Erwachsenenalter noch ein. Es kommt zu Störungen im Umgang mit der Beziehung zu sich selbst und zu anderen Personen.

Aus tiefenpsychologischer Sicht liegen die Entstehungsfaktoren z. B. bei Menschen mit narzisstischen Persönlichkeitsstörungen in einer Eltern-Kind-Beziehung, die gekennzeichnet ist durch Frustration oder Überbehütung. Das Kind schützt sich vor wiederholten Kränkungen und Enttäuschungen durch einen emotionalen Rückzug, es fühlt sich unsicher, ein Gefühl der Minderwertigkeit entsteht. Dieser wahrgenommene Selbstwertverlust wird dann abgewehrt durch die Herausbildung einer Persönlichkeit, die sich selbst als einzigartig und grandios erlebt und von grenzenloser Macht und Erfolg träumt. Das Empfinden anderer Menschen wird gleichgültig, Rechte anderer Menschen werden missachtet.

Bei Menschen mit narzisstischen Persönlichkeitsstörungen erfolgt die Klinikeinweisung in die Psychiatrie bzw. Psychotherapie meist im Zusammenhang mit depressiven Zuständen oder suizidalen Krisen. Diese haben ihre Ursache oft in massiven Beziehungsproblemen.

Der Begriff Persönlichkeitsstörung kennzeichnet die Abweichung von einer Durchschnittsbreite von Persönlichkeiten. Daher ist zu beachten, dass sich Menschen mit Persönlichkeitsstörungen auch subjektiv gut fühlen können oder ihre Art zu erleben und zu handeln einen Problemlösungsversuch darstellt. Erst wenn der Mensch leidet oder seine Umwelt unter seinem Verhalten leidet, wird es für den Menschen notwendig, therapeutische Hilfe in Anspruch zu nehmen.

44.4.2 Pflege- und Behandlungsplan

Im Folgenden werden grundsätzliche Hinweise zum pflegerischen Umgang mit Patienten mit Persönlichkeitsstörungen gegeben.

Borderline-Persönlichkeitsstörung. Die Betroffenen haben große Angst davor, von Bezugspersonen verlassen zu werden. Solche Erlebnis- und die darauf gründenden Verhaltensweisen treten auch im Rahmen einer psychiatrischen oder psychotherapeutischen Behandlung auf und stellen hohe Anforderungen an Pflegepersonen und Therapeuten. Aufgabe der Pflegepersonen ist es hier, dem Patienten als Ansprechpartner zur Verfügung zu stehen, eine tragfähige Beziehung zu ihm aufzubauen, ihm im Gespräch Mitgefühl und Verständnis zu signalisieren, ohne ihn zu bemitleiden. Die Pflegepersonen sollten dem Patienten ihre Standpunkte verdeutlichen und das Verhalten des Patienten reflektieren.

Merke
Es ist besonders wichtig, immer das richtige Verhältnis von Nähe und Distanz zu beachten.

Der Patient benötigt einen strukturierten Tagesablauf. Er sollte auch ermuntert werden, das eigene Erleben aufzuschreiben, z. B. in einem Tagebuch. Ihm sollten alternative Möglichkeiten angeboten werden, Emotionen auszudrücken und Aggressionen abzubauen (z. B. Sport, Malen, Musik). Angehörige und Freunde sollten mit einbezogen werden.

Die Bezugspflege von Patienten mit Borderline-Persönlichkeitsstörung kann nur von mehreren Pflegepersonen geleistet werden. Deshalb sind anhand der Pflege- und Behandlungsplanung Teamabsprachen zu treffen und einzuhalten. Fallbesprechungen sollten auch mit den anderen Berufsgruppen (Arzt, Psychotherapeut etc.) abgehalten werden. Über Spaltungstendenzen und -versuche des Patienten sollte im Team gesprochen werden. Bei Neigung zu selbstschädigenden Handlungen muss der Patient ggf. durchsucht werden. Nach Suizidhandlungen sollte der Patient keine Zuwendung über das normale Maß hinaus erhalten, aber weiterhin ernst genommen werden.

Praxistipp
Uwe Klein Krankenpfleger

Borderline-Persönlichkeiten erleben ihre Mitmenschen meist als sehr lieb oder ganz böse. Sie „spalten", da sie nicht erkennen können, dass alle Menschen gute und schlechte Eigenschaften besitzen. Zugleich versuchen sie, oft durch ungeeignete Mittel, Zuwendung zu erlangen (z. B. Suiziddrohungen und -versuche). Akzeptieren Sie den Patienten, ohne sein Verhalten gutzuheißen. Borderline-Persönlichkeiten können sich selbst verletzen. Sie tun das meist nicht, um sich zu suizidieren, sondern um ihren Körper (aufgrund ihres unklaren Identitätsgefühles) durch Schmerzen zu spüren, um sich so von ihrer Existenz zu überzeugen. Diese schwere Persönlichkeitsstörung lässt sich – wie die anderen Persönlichkeitsstörungen auch – nur psychotherapeutisch behandeln (z. B. Psychoanalyse). Borderline-Persönlichkeiten können im Team Verwirrung, sogar Streit verursachen.

> Stellen Sie sich darauf ein und unterscheiden Sie Krankheitssymptome von böswilligem Verhalten.

Narzisstische Persönlichkeitsstörung. Auch mit diesen Patienten muss eine tragfähige Beziehung aufgebaut werden. Sie müssen mit den Auswirkungen ihres eigenen Verhaltens auf ihre Mitmenschen konfrontiert werden. Dazu sollten ihnen die Bedürfnisse und Gefühle anderer Menschen verdeutlicht werden. Aufgabe der Pflegeperson ist es, darauf zu achten, dass die Betroffenen gesetzte Grenzen und Regeln einhalten. Sie müssen unbedingt gleich wie die anderen Patienten behandelt werden (keine „Extrawürste"). Pflegepersonen dürfen sich nicht vereinnahmen lassen und sollten eigene Gefühle, z. B. Ärger, in der Reaktion verdeutlichen. Bei Gruppenaktivitäten sollte der Patient stets an die Regeln und die Akzeptanz anderer erinnert werden. Es sollte ein strukturierter Tagesablauf anhand der Pflege- und Behandlungsplanung eingehalten werden. Wichtig ist der Informationsfluss zu Kollegen und anderen Berufsgruppen.

Histrionische Persönlichkeitsstörung. Bei Patienten mit dieser Persönlichkeitsstörung ist es für Pflegepersonen wichtig, den Kontakt zum Patienten aufrechtzuerhalten, aber gleichzeitig auch auf ausreichende Distanz zu achten und ihm die Professionalität der Beziehung zwischen Pflegeperson und Patient klar zu machen. Pflegepersonen dürfen sich vom Patienten nicht „um den Finger wickeln" oder von seiner Hektik und Sprunghaftigkeit anstecken lassen. Es bietet sich an, dem Patienten kleine Aufgaben („Ämter") auf der Station zu übertragen. Bei angemessenem Verhalten sollte der Patient entsprechend positive Rückmeldungen erhalten. Seine mangelnde Frustrationstoleranz sollte reflektiert und gleich bei vorhandenem Anlass mit ihm besprochen werden. Pflegepersonen sollten körperliche Symptome angemessen ernst nehmen. Der Patient benötigt tagesstrukturierende Maßnahmen und Ergotherapie, ggf. (nach Verordnung) auch ein Angsttraining. Der gründliche Informationsaustausch mit den anderen Berufsgruppen im Team ist von großer Bedeutung für eine erfolgreiche Behandlung.

Paranoide Persönlichkeitsstörung. Pflegepersonen sollten zu betroffenen Patienten eine tragfähige, vertrauensvolle Beziehung aufbauen, dabei aber auf das richtige Verhältnis von Nähe und Distanz achten. Es sollten stets realitätsbezogene Gesprächsinhalte gewählt und dem Patienten der Unterschied zwischen seinem und dem eigenen Erleben bzw. zwischen seiner und der eigenen Interpretation des Erlebens deutlich gemacht werden. Die Pflegeperson darf sich keinesfalls in die Verdächtigungen und Vermutungen involvieren lassen. Pflegepersonen sollten auf Symptome eines Verlustes der Realitätsprüfung achten. Der Patient sollte ausreichend positive Rückmeldungen erhalten. Ihm sollten tagesstrukturierende Maßnahmen angeboten werden. Auch hier sind der Informationsfluss im Pflegeteam und der Austausch mit den anderen Berufsgruppen unerlässlich.

Schizoide Persönlichkeitsstörung. Zu einem Patienten mit schizoider Persönlichkeitsstörung sollten die Pflegepersonen einen Kontakt herstellen und eine tragfähige Beziehung aufbauen, dabei aber auch auf ausreichende Distanz achten. Ihm sollte regelmäßig Gesprächskontakt angeboten werden. Wenn möglich, ist ihm eine einzige Bezugsperson zu stellen (Bezugspflege). Ein freundliches und gleichbleibendes Verhalten und eine klar strukturierte Atmosphäre sind für betroffene Patienten wichtig, um sich gegenüber der Pflegeperson öffnen zu können. Kälte und Unnahbarkeit sollen von der Pflegeperson nicht als Ablehnung interpretiert werden, sondern als Schutzmechanismus der Patienten. Soziale Kontakte auf der Station (z. B. Spiele, Gruppenaktivitäten; **Abb. 44.9**) sollten gefördert werden, ohne den Patienten dabei unter Druck zu setzen oder ihn zu überfordern. Ihm sind auch tagesstrukturierende Maßnahmen anzubieten.

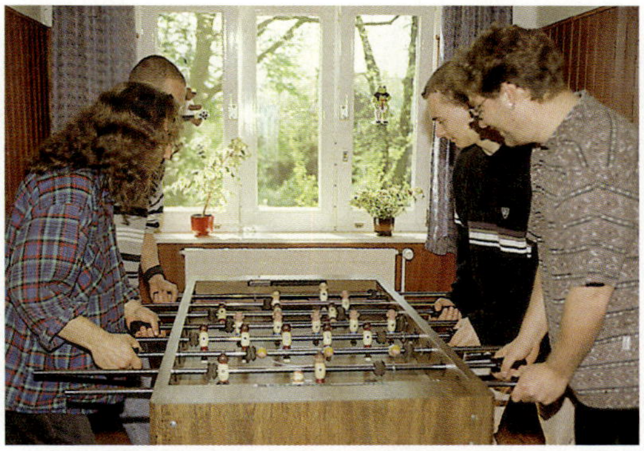

Abb. 44.9 Gruppenaktivitäten wie hier das gemeinsame Tischfußballspiel mit den Mitpatienten trainieren das Sozialverhalten

Passiv-aggressive Persönlichkeitsstörung. Von dieser Persönlichkeitsstörung betroffene Patienten benötigen tagesstrukturierende Angebote und die Förderung einer sinnvollen Freizeitgestaltung (ggf. Interaktions- oder Rollenspiele). Durch Vergabe von kleinen Aufgaben auf der Station wird die Zusammenarbeit mit den Mitpatienten gefördert. Bei positiver Annahme dieser Angebote und des Kontakts zum Pflegepersonal durch den Patienten sollte er positive Rückmeldung erhalten. Werden Aufgaben vom Patient nicht bearbeitet, dürfen sie nicht von anderen Personen übernommen werden, sondern müssen unerledigt bleiben. Dadurch kann der Patient lernen, dass sein Verhalten keinen „Erfolg" zeigt.

Ängstliche (vermeidende) Persönlichkeitsstörung. Nach dem Herstellen des Kontakts und dem Aufbauen einer tragfähigen Beziehung zu den Pflegepersonen müssen diese Patienten dazu ermutigt werden, Kontakte zu ihren Mitpatienten herzustellen, aber auch, ihre Kritik zu äußern. Tagesstrukturierende Maßnahmen, regelmäßige Gesprächsangebote durch die Pflegepersonen und das Einbeziehen von Angehörigen und Freunden sind hier sehr hilfreich. Kleine Ämter im Stationsalltag und positive Rückmeldung stärken das Selbstvertrauen der Patienten.

Abhängige Persönlichkeitsstörung. Grundlage der Pflege betroffener Menschen ist das Herstellen des Kontakts zum Patienten und das Aufbauen einer tragfähigen Beziehung. Es empfiehlt sich, dem Patienten „Ämter" auf der Station anzubieten, wobei er auch zu eigenständigen Entscheidungen (auch Ablehnung) ermuntert werden sollte. Er sollte generell ermutigt werden zu widersprechen und seine eigenen Interessen zu vertreten (evtl. in Interaktions- und Rollenspielen). Positive Rückmeldung, auch von Angehörigen und Freunden, bestärkt ihn dabei. Wichtig sind hier tagesstrukturierende Maßnahmen, unter Absprache im Pflegeteam und mit den anderen Berufsgruppen entsprechend der Pflege- und Behandlungsplanung.

Dissoziale Persönlichkeitsstörung. Auch hier ist das Herstellen des Kontakts zum Patienten und das Aufbauen einer tragfähigen Beziehung Voraussetzung für die weitere Pflege. Das Verhalten des Patienten sollte stets reflektiert werden, damit ihm die Standpunkte der Pflegeperson verdeutlicht werden können. Die Einhaltung der Stationsregeln und -vorschriften durch den Patienten ist sehr wichtig. Bei sozialverträglichem Verhalten muss er zur Bestätigung positive Rückmeldung erhalten. Unterstützend wirken tagesstrukturierende Maßnahmen, Gesprächsangebote, ggf. Interaktions- und Rollenspiele und das Einbeziehen von Angehörigen und Freunden. Ein guter Informationsfluss im gesamten Team ist hier unverzichtbar, ebenso wie genaue Absprachen bezüglich der Nahziele in der Pflege- und Behandlungsplanung.

44.5 Pflege von Patienten bei Abhängigkeit, Missbrauch oder Sucht

···> Medizinischer Überblick Abhängigkeit /Missbrauch/Sucht

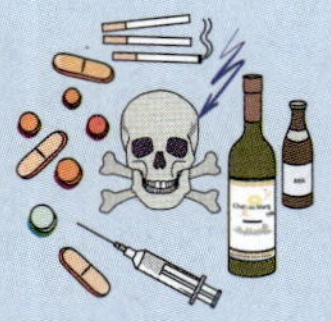

Definition

Der früher im Zusammenhang mit dem Gebrauch von psychotropen (auf die Psyche wirkenden) Substanzen verwendete Begriff „Sucht" wird heute im Medizinischen Sprachgebrauch weitgehend durch den Terminus „Abhängigkeit" ersetzt. **Abhängigkeit** ist der stark ausgeprägte Drang, eine Substanz zu konsumieren, wobei der Patient die Kontrolle über die Menge und die Dauer der Einnahme verloren hat. Die Substanz wird konsumiert, um Entzugserscheinungen zu verhindern oder abzumildern, da es ansonsten zum körperlichen Entzugssyndrom kommen kann.

Die **psychische Abhängigkeit** ist das unwiderstehliche Verlangen nach der Zufuhr der Substanz, das Kreisen der Gedanken um Beschaffung und Konsum. Es ist genau bekannt, welche Substanzen nur psychisch abhängig machen können und wo die Gefahr der physischen Abhängigkeit besteht, die meist mit der psychischen Abhängigkeit verbunden ist.

Unter **Missbrauch** oder schädlichem Gebrauch wird die Schädigung der psychischen und körperlichen Gesundheit verstanden, ohne dass eine Abhängigkeit vorliegt.

Unter **Alkoholkrankheit** versteht man die somatische, psychische und soziale Schädigung durch Alkohol mit psychischer und körperlicher Abhängigkeit sowie mit Auftreten des Alkoholentzugssyndroms bei Abstinenz.

> **···> Merke**
> Abhängigkeitserkrankungen wie die Alkoholkrankheit werden zu den psychiatrischen Erkrankungen gerechnet, weil es in erster Linie um das süchtige, abhängige Verhalten geht, und erst in zweiter Linie um die körperlichen Folgeerscheinungen.

Des Weiteren stellt die **Abhängigkeit von Medikamenten und von Drogen** eine große Gefahr unserer heutigen Zivilisation dar.

Häufigkeit

In der Bundesrepublik Deutschland gibt es ca. 3–4 Millionen Alkoholabhängige; damit ist der Alkohol die „Volksdroge Nr. 1" und verursacht neben den gesundheitlichen Schäden, dem menschlichen Leid und den sozialen Folgen auch die höchsten volkswirtschaftlichen Folgekosten.

Ursachen

Warum der eine Mensch körperlich und psychisch abhängig wird und der andere nicht, ist bis heute weitgehend unklar. Sicher ist aber, dass neben einigen körperlichen Ursachen die Persönlichkeit des Menschen dabei eine ausschlaggebende Rolle spielt.

Symptome

Alkoholkrankheit

Symptome der Alkoholkrankheit sind der starke Wunsch (oder Zwang), Alkohol zu konsumieren, eine verminderte Kontrolle bezüglich des Beginns, der Beendigung und der Menge des Alkoholkonsums, ein körperliches Alkoholentzugssyndrom, die Toleranzsteigerung (Verträglichkeit zunehmender Mengen der Substanz), die Dosissteigerung, eine zunehmende Vernachlässigung anderer Interessen oder Verpflichtungen im Rahmen einer Veränderung der Persönlichkeit, Intoxikation (Vergiftung) und anhaltender Alkokoholkonsum trotz auftretender körperlicher Folgeerscheinungen. Im Entzug treten Tremor (Zittern), Schweißausbrüche und ausgeprägte Unruhe auf, die sich bis zu Angst- und Panikzuständen steigern kann. Auch treten Desorientiertheit Bewusstseinsstörungen und Störungen der Wahrnehmungsfähigkeit (z.B. Halluzinationen) auf.

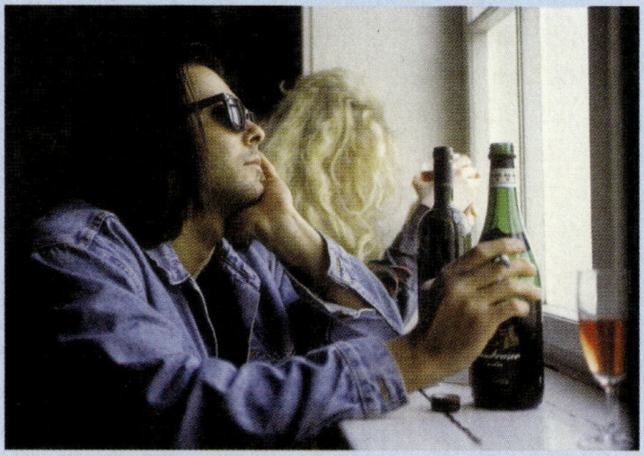

Die Entwicklung vom Missbrauch der Substanz Alkohol bis zur ausgeprägten Alkoholkrankheit zeigt einen ganz typischen **Verlauf**. In der Prodromalphase wird vermehrt heimlich Alkohol konsumiert, die ersten Gläser werden schnell und gierig getrunken. Das Thema „Alkohol" wird in Gesprächen aufgrund erster Schuldgefühle vermieden. In der kritischen Phase kommt es zum Kontrollverlust. Der Alkoholkonsum beginnt oft schon am Morgen, auch um Entzugserscheinungen wie Tremor, Schwitzen und innere Unruhe zu bekämpfen. Die Persönlichkeit und das Verhalten ändern sich langsam, der Betroffene ist gereizt, aggressiv, misstrauisch, extrem eifersüchtig und neigt zu ausgeprägtem Selbstmitleid. In der chronischen Phase nimmt die Alkoholtoleranz ab, es treten vermehrt Vollräusche auf, das Trinken wird zur Besessenheit, die Suizidgefahr nimmt zu. In diesem Stadium kann es zum völligen psychischen und körperlichen Tiefpunkt kommen, das Erklärungssystem des Patienten versagt. Hier kann nun die Möglichkeit bestehen, dass der Patient für Hilfe und Therapie zugänglich ist.

Medikamentenabhängigkeit

Die **Medikamentengruppen**, bei denen häufig Abhängigkeit entsteht, sind:

- Hypnotika (Schlafmittel),
- Tranquilizer (Beruhigungsmittel),
- Amphetamine (Aufputschmittel),
- Analgetika (Schmerzmittel).

Ferner kommen Missbrauch und Abhängigkeit auch bei nicht psychotrop wirkenden Medikamenten wie Laxanzien (Abführmittel) u.a. vor. Die Abhängigkeit von Betäubungsmitteln (Opiaten) wird zur Drogenabhängigkeit gerechnet.

Die Medikamentenabhängigkeit ist im Anfangsstadium nicht so auffällig wie die Alkoholkrankheit und bleibt daher oft lange unentdeckt. Neben den im Entzug auftretenden **Symptomen** kann die Medikamentenabhängigkeit zu verschiedenen internistischen Störungen und Schäden an Organsystemen führen.

Drogenabhängigkeit

Cannabis. Wird in Form von Haschisch (gepresstes Harz) oder Marihuana (getrocknete Blätter und Blüten) überwiegend geraucht, aber auch oral eingenommen. Der Wirkstoff der Hanfpflanze macht zwar nicht körperlich abhängig, kann aber wegen der euphorisierenden und sedierenden Wirkung zu psychischer Abhängigkeit führen. Bei entsprechender Disposition können aufgrund des Missbrauchs sog. drogeninduzierte Psychosen auftreten, die in ihrer Symptomatik der Schizophrenie recht ähnlich sind.

Opiate. Dazu zählen Heroin, Methadon und Morphinpräparate. Schon nach der ersten Injektion kann physische Abhängigkeit eintreten. Der Entzug äußert sich in zunehmender Unruhe und Angst, Schweißausbrüchen, Verlangen nach erneuter Drogenzufuhr, Schüttelfrost und Tränenfluss. Später kommen u.U. gravierende Kreislaufkomplikationen und Durchfälle hinzu, sodass eine vitale Bedrohung bestehen kann. Bei der Opiatintoxikation ist eine extreme Myosis (Pupillenverengung) zu beobachten, während es im Entzug zur Mydriasis (Pupillenerweiterung) kommt.

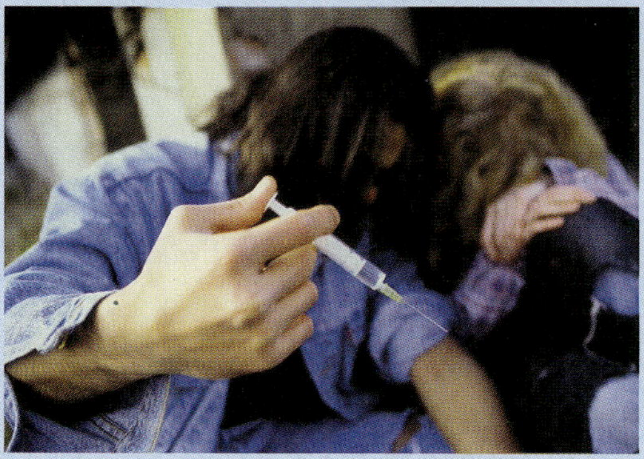

Halluzinogene. Dazu zählen z.B. LSD, aber auch MDMA (Ecstasy), STP (Speed) und PCP (Angel dust). Diese Substanzen führen zwar nicht zu einer körperlichen Abhängigkeit mit Entzugssyndrom, verändern aber massiv die Wahrnehmung („horrortrips"), können Halluzinationen verursachen und die Stimmungslage beeinflussen. Neben möglichen Kreislaufkomplikationen sind eigen- oder fremdgefährdendes Verhalten weitere Gefahren unter dem Einfluss dieser Drogen. Die Aufnahme erfolgt oral.

Kokain. Kokain wird meist über die Nasenschleimhaut aufgenommen und wirkt stark euphorisierend und antriebssteigernd. Es verursacht zwar keine körperliche Abhängigkeit, dafür aber eine ausgeprägte psychische.

Diagnostik

Die Diagnose „Alkoholkrankheit" wird anhand einer Anamneseerhebung, vor allem des Trinkverhaltens und der körperlichen Folgeerscheinungen, gestellt.

Bei Verdacht auf Medikamenten- und Drogenabhängigkeit wird bei der Krankenhausaufnahme mithilfe eines Drogenscreenings (i. d. R. durch Urinprobe) festgestellt, ob, und wenn ja, welche Wirkstoffe im Körper nachweisbar sind.

Therapie

Alkoholkrankheit

Bei einem Alkoholkranken muss zunächst eine stationäre Entgiftung durchgeführt werden. Anschließend folgt die Entwöhnungstherapie in einer Sucht- oder psychiatrischen Klinik, seltener ambulant. Deren Ziel ist die dauerhafte Abstinenz, d.h. der Verzicht auf Alkohol in jeder Form. Die Therapie beinhaltet auch Psycho-, Ergo-, Sport- und Musiktherapie. Soweit nötig, werden körperliche Folgeerkrankungen behandelt. Wichtig ist die Anbindung an Selbsthilfegruppen (z.B. Blaues Kreuz, Anonyme Alkoholiker u.a.).

Medikamentenabhängigkeit

Entgiftung und Entwöhnung gestalten sich ähnlich wie bei der Alkoholkrankheit, allerdings können Entzugserscheinungen erheblich länger (Wochen bis Monate) andauern.

Drogenabhängigkeit

Der Entzug kann in Spezialkliniken (später auch ambulant) durchgeführt werden, wobei die Motivation des Patienten von maßgeblicher Bedeutung für eine günstige Prognose ist. Es haben sich vor allem „Substitutionsprogramme" (z.B. mit Methadon) durchgesetzt. Straffällig gewordene Drogenabhängige werden, wenn ihnen Schuldunfähigkeit attestiert wird, in geschlossenen Einrichtungen des Maßregelvollzuges (forensische Psychiatrie) behandelt und entwöhnt.

Komplikationen

Akute Alkoholintoxikation. Hier besteht Gefahr durch Bewusstlosigkeit und der damit verbundenen Möglichkeit des Erstickens durch Aspiration (Einatmen) von Erbrochenem und Verlegung der Atemwege durch die Zunge. Weiterhin kann die Alkoholvergiftung internistische Komplikationen bis hin zur Atemlähmung hervorrufen.

Delirium tremens. Diese schwere Komplikation kann im Rahmen des Entzugs auftreten und geht mit internistischen Problemen und erheblicher Unruhe und psychotischen Zuständen einher.

Folgeschäden der Alkoholkrankheit. Durch jahre- oder jahrzehntelangen Alkoholmissbrauch wird praktisch jedes Organsystems geschädigt, besonders aber die Leber (alkoholische Hepatitis, Leberzirrhose), das Pankreas (Pankreatitis), der Magen-Darm-Bereich und das Herz-Kreislauf-System. Häufig treten auch Lungenerkrankungen, Störungen im blutbildenden System und im Immunsystem, Stoffwechselerkrankungen und Hormonstörungen auf. Das **Wernicke-Korsakow-Syndrom** ist eine reversible Veränderung im zentralen Nervensystem und betrifft ca. 5% aller Alkoholkranken. Es beginnt – meist im 5. Lebensjahrzehnt – mit Augenmuskellähmungen, Gang- und Standunsicherheit, leicht deliranten Symptomen und apathischer Teilnahmslosigkeit. Der Patient fängt an zu konfabulieren (verlorengegangene Gedächtnisinhalte werden durch eigene Ideen und Erfindungen ersetzt), seine Fähigkeiten zu lernen und sich neue Gedächtnisinhalte einzuprägen sind ebenso wie das Konzentrationsvermögen stark eingeschränkt. Recht häufig ist auch die **Polyneuropathie** (S. 1192f), die bei 20–40% der Alkoholkranken auftritt. Die Ursachen dieser chronischen Folgeerkrankungen des Alkoholismus sind neueren Forschungsergebnissen zufolge nicht nur in der chronischen Intoxikation, sondern vor allem in der für die Alkoholkrankheit typischen minderwertigen Ernährung (Vitaminmangel!) zu suchen.

44.5.1 Bedeutung für den Patienten

Alkoholkrankheit

Die körperlich schädigende Wirkung des Alkohols beginnt bei ca. 40 g/Tag bei Frauen, und ca. 60 g/Tag bei Männern. Abhängig von der Persönlichkeitsstruktur des Patienten, den sozialen Bedingungen und noch nicht ausreichend geklärten körperlichen Vorgängen kann aus übermäßigem Alkoholkonsum eine physische und psychische Alkoholabhängigkeit entstehen.

Mit sog. „Alkoholiker-Alibis" versucht der Patient zunächst, das Trinken vor anderen, aber vor allem auch vor sich selbst zu rechtfertigen. Es kommen auch kurze abstinente Phasen vor, in denen der Patient versucht, sich selber zu beweisen, dass er nicht abhängig ist. Die Alkoholtoleranz nimmt in dieser Phase zunächst noch zu.

Als Co-Alkoholismus bezeichnet man die unwissentliche Unterstützung der Krankheit dadurch, dass Partner und Angehörige z. B. das Fehlen am Arbeitsplatz mit Schutzbehauptungen entschuldigen, nach außen hin versuchen den „Schein zu wahren" und somit das Trinken unterstützen.

Zahlreiche Beratungsstellen für Suchtgefährdete und Suchtkranke sind oft erste Anlaufstellen für Betroffene und Angehörige. Die Anschriften können bei den Gesundheitsämtern (Sozial-psychiatrische Dienste) erfragt werden oder sind den Telefonbüchern zu entnehmen.

Häufig sind Allgemeinkrankenhäuser oder niedergelassene Ärzte die Stelle, in der der Alkoholkranke erstmals mit seiner Abhängigkeit konfrontiert wird. Dort kann er wegen eines Unfalles oder einer Erkrankung in Behandlung sein, die er nicht mit seiner Abhängigkeit in Verbindung bringt, oder die tatsächlich andere Ursachen haben kann. Auch hier können dann die Weichen für eine Entgiftungs- und Entwöhnungsbehandlung gestellt werden.

Medikamentenabhängigkeit

Abhängigkeit von Medikamenten kann z. B. durch die ärztlich verordnete Einnahme (z. B. durch den Hausarzt) entstehen. Daher kommt den Ärzten bei der Verordnung dieser Wirkstoffgruppen eine besondere Verantwortung zu.

In zunehmendem Maße sind auch ältere Menschen betroffen, die ihre Medikamente – ganz legal – vom Haus- oder Facharzt verschrieben bekommen.

Alle genannten Medikamentengruppen werden manchmal von Drogenabhängigen, aber auch von Alkoholkranken u. a. zur Bekämpfung der Entzugserscheinungen verwendet, wodurch eine Polytoxikomanie (Mehrfachabhängigkeit) entstehen kann.

> **Merke**
> Besonders gefährdet und zahlenmäßig überrepräsentiert sind bei der Medikamentenabhängigkeit alle Berufsgruppen im medizinischen Bereich, da der Zugang zu den genannten Wirkstoffen für sie zumeist leichter ist als für andere.

Drogenabhängigkeit

Im Unterschied zu der „legalen Droge" Alkohol und den rechtmäßig verschriebenen Medikamenten sind die unter das Betäubungsmittelgesetz (in der Bundesrepublik Deutschland, in den anderen Ländern gibt es entsprechende rechtliche Vorschriften) fallenden illegalen Rauschmittel verboten, d. h. Besitz und Gebrauch, vor allem aber der Handel damit sind unter Strafe gestellt. Da illegale Drogen überwiegend recht teuer sind, werden von Abhängigen zur Finanzierung der Drogen oftmals Straftaten (Beschaffungskriminalität) begangen, viele gehen auch der Prostitution nach. Es gibt einen großen Anteil drogenabhängiger Menschen im Strafvollzug.

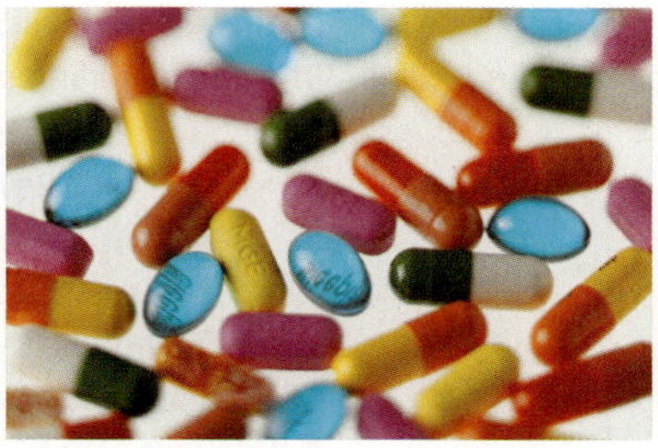

Die Drogenabhängigkeit führt ohne therapeutische Intervention in der Regel ins soziale Abseits und nicht selten zum Tod. Gesellschaftliche Pauschalurteile gegenüber den Drogenabhängigen verschlimmern deren Lage noch, es handelt sich bei diesen Menschen aber um Kranke, wie es auch Alkoholkranke oder andere Abhängige sind.

44.5.2 Pflege- und Behandlungsplan

Der folgende Pflege- und Behandlungsplan enthält allgemeine Hinweise für den Umgang mit abhängigen Menschen, die sich unabhängig vom zugrunde liegenden Suchtmittel formulieren lassen.

Pflegepersonen werden sowohl in ihrem Beruf als auch in ihrem privaten Leben immer wieder Menschen begegnen, die Missbrauch mit Alkohol, Drogen oder Medikamenten betreiben oder sogar von diesen Stoffen abhängig sind.

> **Merke**
> Versuchen Sie sich immer wieder deutlich zu machen, dass auch diese Menschen Kranke sind, die Ihrer menschlichen und fachlichen Begleitung und Hilfe bedürfen.

Das häufig geäußerte Vorurteil, der „Süchtige" sei doch selber schuld, ist sowohl menschlich als auch fachlich falsch. Sicherlich sind viele Krankheiten, aber auch Unfälle, vom Betroffenen selber verursacht. Die Frage der „Schuld" steht aber außerhalb des pflegerischen Auftrages zu helfen, und ihre Klärung wäre, wenn überhaupt möglich, sinnlos. Wer würde wohl bei einem Verkehrsunfall mit Personenschaden auf die Idee kommen, denen nicht zu helfen, die den Unfall verursacht haben?

Moralische Verurteilungen abhängiger Menschen sind nicht nur wenig hilfreich, sie verhindern sogar, dass eine Pflegeperson sich diesen Menschen unvoreingenommen zuwenden kann. Trotzdem muss sie bestimmte typische Verhaltensweisen erkennen und einschätzen, um damit professionell umgehen zu können.

> **⋯ Merke**
> Allen Abhängigkeitserkrankungen gemeinsam ist, dass sie neben den – manchmal gravierenden – körperlichen Folgen auch immer Veränderungen des persönlichen Erlebens, des Denkens und des Verhaltens bewirken.

So ist das Selbstwertgefühl abhängiger Menschen oft weitgehend zerstört, auch wenn Sie das zunächst nicht merken, weil eine Scheinwelt aufgebaut wird. Das Suchtmittel dient dazu, diese Welt aufrechtzuerhalten. Seine Beschaffung und der Konsum wird wie ein innerer, nicht mehr zu kontrollierender Zwang erlebt.

> **⋯ Merke**
> Menschen mit Abhängigkeitserkrankungen verleugnen ihre Sucht meist, d. h. sie wissen zwar, dass sie z. B. viel Alkohol trinken oder viele Tabletten einnehmen, glauben aber, dass sie ihren Missbrauch noch kontrollieren können. Vorwürfe oder Verurteilungen im Aufnahmegespräch sind keinesfalls geeignet, den Patienten darauf hinzuweisen und ihn damit zur Behandlung zu motivieren. Solche Vorwürfe hat er meist im Vorfeld ständig gehört. Begegnen Sie ihm daher mit einfühlendem Verstehen und schildern Sie ihm die Perspektiven der Behandlung.

Die Vorgeschichte eines alkoholabhängigen Menschen und ein erstes Gespräch mit ihm in einer psychiatrischen Einrichtung kann beispielsweise folgendermaßen aussehen:

Horst U. ist 48 Jahre alt und von Beruf Sozialversicherungsangestellter. Er wird in Begleitung seines Freundes Herrn K. in die Aufnahmestation der Suchtabteilung der psychiatrischen Klinik gebracht. Er kommt freiwillig zur Aufnahme und ist nicht betrunken. Herr U. zittert an den Händen und schwitzt stark. Er wirkt unruhig, getrieben und ängstlich. Arzt: „Herr U., wie können wir Ihnen hier helfen?“ Herr U.: „Ich habe wohl in der letzten Zeit etwas viel getrunken. Ich hatte viel Stress und bin im Moment ziemlich down.“ Schwester Simone: „Was meinen Sie mit down?“ Herr U.: „Ich habe Schmerzen und fühle mich unruhig, ich zittere so stark und bin völlig überarbeitet.“ Arzt: „Herr U., ich habe hier den Aufnahmebericht Ihres Hausarztes. Sie haben stark erhöhte Leberwerte und ich rieche, dass Sie Alkohol getrunken haben. Ich kann mir vorstellen, dass Sie viel Alkohol trinken und dass Ihre Probleme daher kommen.“ Herr U.: „Ich trinke wohl gerne mal einen, aber ich bin kein Alkoholiker, wenn Sie das meinen.“ Arzt: „Wir meinen erst einmal gar nichts. Ich sehe aber, dass es Ihnen nicht gut geht. Was ist in letzter Zeit vorgefallen?“ Herr U.: „Ich habe Probleme am Arbeitsplatz, man will mich wohl wegmobben. Letztes Jahr ist meine Ehefrau ausgezogen und meinen Führerschein habe ich dann auch noch verloren.“ Schwester Simone: „Wurde Ihnen der Führerschein durch zu schnelles Fahren abgenommen?“ Herr U.: „Äh, nein, ich hatte einen getrunken.“ Schwester Simone: „Kann es nicht doch sein, dass Ihre Probleme und Ihr Zustand jetzt mit dem Alkohol zu tun haben?“ Herr U.: „Ich sagte doch, ich trinke gern mal einen mit Freunden. Aber süchtig, wie Sie denken, bin ich nicht.“ Arzt: „Herr U. können Sie sich vorstellen, dass es vielleicht doch sein könnte, dass Ihre Lebenssituation ohne Alkohol besser wäre? Dass Sie weniger Probleme am Arbeitsplatz hätten, dass Ihre Ehefrau nicht ausgezogen wäre, dass Sie Ihren Führerschein noch besitzen würden?“ Herr K.: „Horst, nun hör mal zu. Du trinkst seit Wochen Unmengen Alkohol. Ich sehe mir das nicht mehr lange an. Ich will dir doch helfen, aber dazu musst du dir auch helfen lassen. Überleg es dir gut, ob du dich nicht hier behandeln lassen möchtest.“ Arzt: „Ich denke, Ihr Freund kennt Sie recht gut und er macht sich große Sorgen um Sie. Sie sollten sich auch einmal Sorgen um sich selber machen. Wenn Sie hier bei uns bleiben, können wir gemeinsam herausfinden, ob Sie alkoholabhängig sind oder nicht. Sollten Sie alkoholkrank sein, können wir Ihnen helfen, vom Alkohol loszukommen.“

Entgiftungsphase

Während der Entgiftungsphase ist es Aufgabe der Pflegeperson, das Befinden des Patienten (Vitalzeichen, Bewusstsein etc.) engmaschig zu überwachen. Die Entgiftung hat das Ziel, den Körper des Patienten von der schädigenden Substanz zu reinigen. Auch eine Magenspülung, die bei einer Alkoholintoxikation erforderlich wird, ist eine Maßnahme zur Entgiftung. Hierbei sind besondere pflegerische Maßnahmen zu ergreifen (S. 1382).

> **⋯ Merke**
> Den Patienten kostet es unendlich viel Kraft, auf den Alkohol zu verzichten. Manche Patienten können diese Kraft nur wenige Tage aufbringen. Achten Sie daher immer darauf, ob ein Patient rückfällig wird und wieder anfängt, das Suchtmittel zu konsumieren.

In der Entgiftungsphase wird das Auftreten von Symptomen des Entzugs meist durch entsprechende Medikamente abgefangen, deren Einnahme von Ihnen beobachtet werden sollte. Achten Sie auch darauf, ob die Dosierung ausreichend ist und leiten Sie

Ihre Beobachtung an den Arzt weiter. Bei starker Unruhe werden beispielsweise Sedativa verordnet, bei einem Delirium tremens hochpotente Neuroleptika (z. B. Haloperidol), Clomethiazol (z. B. Distraneurin) und Antikonvulsiva (= Medikamente zur Vermeidung eines epileptischen Anfalls). Die Gefahr eines epileptischen Krampfanfalls ist gerade während des Entzugs erhöht. Ein deliranter Patient kann aggressiv sein und dabei sich und andere gefährden. Ggf. muss er nach Arztanordnung fixiert werden, wenn er sich z. B. Infusionsschläuche herausreisst. Er sollte zur Toilette begleitet werden, da sein Gang unsicher ist und Sturzgefahr besteht.

Uwe Klein Krankenpfleger

Praxistipp
Wenn Sie merken, dass Sie aggressiv reagieren, weil ein Patient sich während der Behandlung ständig gegen die Therapie auflehnt und Sie auch noch beschimpft, dann machen Sie sich bewusst, dass die Krankheit den Patienten so handeln lässt und sich dies nicht gegen Sie persönlich richtet.

Entwöhnungstherapie

Ob der Patient sich nach der Entgiftung zu einer weitergehenden Entwöhnungstherapie entschließen kann, hängt ganz von seinem eigenen Wollen ab. Nur wenn eine erhebliche Eigen- oder Fremdgefährdung vorliegt, kann eine Zwangseinweisung und eine Behandlung auch gegen den Willen des Patienten erfolgen. Es hat überhaupt keinen Sinn, wenn der Patient zu einer solchen Therapie überredet wird oder wenn er sie z. B. seinen Angehörigen zuliebe antritt. Sie werden feststellen, dass nur Patienten, die bereits sehr unter den Auswirkungen ihrer Abhängigkeit gelitten haben, sich zu einer solchen Therapie entschließen. Erst bei einem großen Leidensdruck, über den ihnen auch das Suchtmittel nicht mehr hinweghilft, können sich abhängige Menschen eingestehen, dass sie krank sind. Es wäre daher falsch, ihnen vorschnell etwas abnehmen zu wollen, weil Sie damit helfen, dass der Patient vor Unangenehmem flieht.

Wenn sich ein Mensch eingesteht, dass er alkoholabhängig ist, dann bedeutet dies, dass er eine oft jahrelang mühsam aufgebaute Scheinwelt verlassen muss. Dies ist ein sehr schmerzhafter Vorgang, der unendlich viel Kraft erfordert. Manche bringen die Kraft zuzugeben, dass sie abhängig sind, besser in einer Gemeinschaft mit Personen auf, die an derselben Krankheit leiden. Hier wäre als ein Beispiel die Gruppe der Anonymen Alkoholiker (AA) zu nennen, die auch Hilfe für Angehörige von Alkoholabhängigen (ALANON) anbietet.

Der Abhängige liefert sich seinem zerstörten Selbstwertgefühl aus, wenn er sich selbst seine Krankheit eingesteht und seine Scheinwelt verlassen muss, in der er ein falsches Bild von sich aufgebaut hat und in der ihn die reale Welt nicht mehr erreicht hat. Wenn er vor den Trümmern seiner zerstörten Scheinwelt steht, ist es wichtig, dass ihm sein soziales Umfeld und das therapeutische Team das Gefühl des Angenommenseins und der Wertschätzung vermittelt und eine Beziehung zu ihm aufbaut (**Abb. 44.10, 44.11**).

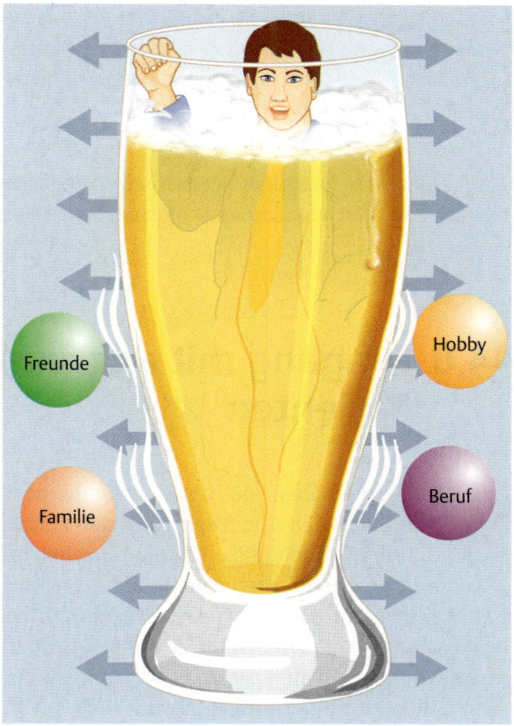

Abb. 44.10 Mithilfe des Alkohols bauen sich abhängige Menschen eine Scheinwelt auf, in der sie Einflüsse der realen Welt nicht erreichen können

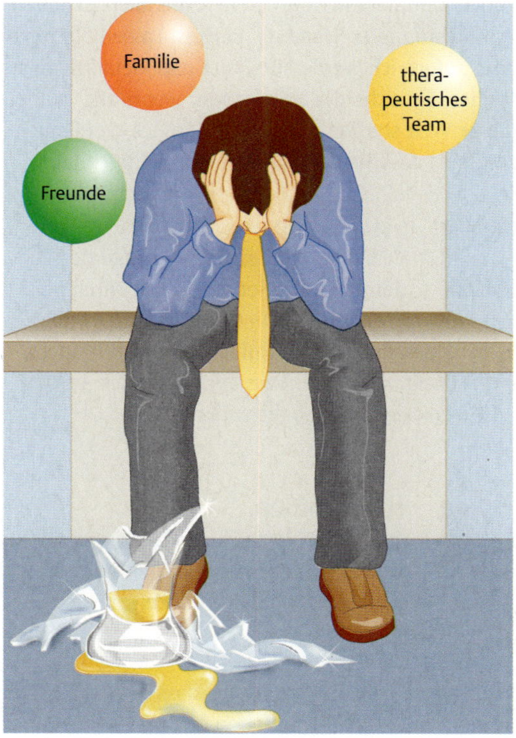

Abb. 44.11 Erst wenn der Patient die Scheinwelt, die er mithilfe des Suchtmittels aufgebaut hat, verlassen hat, können die Menschen seiner Umgebung zu ihm vordringen

> **Merke**
> Ziel der therapeutischen Arbeit ist es, eine Beziehung zum Patienten aufzubauen, in der sich beide Seiten vertrauen können und die durch ein Gleichgewicht von Distanz und Nähe geprägt ist. Distanz ist notwendig, da manche Patienten dazu neigen, sich an eine Person besonders anzuschließen und sie in ihre Scheinwelt zu integrieren. Ein Gefühl der Nähe dagegen ist wichtig, damit der Patient sich angenommen und nicht aufgrund seiner Krankheit ausgeschlossen fühlt.

Hat der Patient sich zu einer längerfristigen Behandlung auf einer Suchtstation entschlossen, sind klare Absprachen zu treffen, an die sich alle an der Therapie Beteiligten zu halten haben. Dies ist unbedingt konsequent durchzuhalten, damit man den Alkoholabhängigen nicht ungewollt dabei unterstützt, sich selbst etwas vorzumachen (z.B. dass er ruhig auch einmal einen Termin ausfallen lassen kann) und um den Erfolg der Therapie zu gewährleisten. Hält sich ein Patient mehrfach nicht an Absprachen, kann dies bedeuten, dass die Therapie abgebrochen werden muss.

Klare Absprachen verhindern aber auch, dass der Patient die Pflegenden gegeneinander ausspielen kann. Wenn der Alkoholabhängige z.B. behauptet, dass Ihre Kollegin ihm die Erlaubnis gegeben habe, irgendetwas zu tun, müssen Sie sich ganz sicher sein können, ob dies stimmt oder nicht. Daher müssen alle Abmachungen immer exakt dokumentiert sein.

44.6 Umgang mit aggressiven und gewalttätigen Patienten

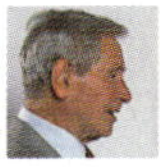

Herr Flath, 48 Jahre, wird mit dem Rettungsdienst in Begleitung der Polizei zur Aufnahme in die Psychiatrie gebracht. Er wollte sich die Hand abschneiden. Gott habe ihm dies befohlen, um die Welt zu retten. „Sie dürfen mich nicht daran hindern; wenn Sie mir eine Spritze geben, wird das fürchterliche Folgen haben; ich bin der rettende Engel, der Weltuntergang steht bevor. Fassen Sie mich nicht an, ich muss mein Werk vollenden. Gott hat mich ausersehen, uns allen zu helfen. Er möchte meine Hand als Beweis. Lassen Sie mich raus, sofort, ich werde alles kurz und klein schlagen. Wollen Sie Schuld daran haben, wenn alle Kinder dieser Welt sterben … Ja, mein Gott, ich werde nicht zulassen, dass Sie mich an meiner Aufgabe hindern."

> **Lerntipp**
> Versuchen Sie, sich in die Lage des Patienten zu versetzen. Er hat furchtbare Angst vor einem Weltuntergang. Ärzte, Pflegepersonen und Polizei wollen ihn daran hindern, die Welt zu retten. Wie verhalten sich in den Augen des Patienten die anderen?

> **Definition**
> Aggression bezeichnet die Angriffslustigkeit gegenüber Menschen oder Dingen. Sie kann sich auch gegen die eigene Person richten.

Wichtig ist die Unterscheidung, dass die Aggression hilfreich oder schädlich für den Menschen sein kann. Sie stellt beispielsweise einen Schutz dar, wenn der Mensch sich bedroht fühlt (s. Der „schwierige" Patient, S. 642). Sie kann helfen, wichtige Grenzen zu ziehen. Kann die Aggression dagegen nicht gelebt werden, d.h., findet der Mensch keine Möglichkeit, dieses Gefühl auszudrücken (verbal oder z.B. in sportlicher Aktivität) und damit auch zu lenken, dann können psychosomatische Krankheiten entstehen. Manche Patienten befinden sich deswegen in der Psychiatrie, weil sie ihren Aggressionstrieb nicht mehr adäquat steuern können. Dies kann verschiedene Ursachen haben: beispielsweise kann ein aggressives Verhalten bereits in Kindheit und Jugend durch eine entsprechende soziale Umgebung „eingeübt" worden sein. Oder die Aggression tritt in der Folge einer psychischen Erkrankung wie einer Manie oder Schizophrenie auf. Aggressive Patienten begegnen Ihnen nicht nur in der Psychiatrie, sondern auch im Allgemeinkrankenhaus. Dennoch wird gerade die Arbeit in der Psychiatrie mit der Vorstellung von der Konfrontation mit Aggression und Gewalttätigkeit verbunden. Gelegentlich berichten die Medien über spektakuläre Vorfälle, bei denen psychisch Kranke zu Tätern werden. Untersuchungen belegen aber eindeutig, dass Straftaten, die mit Gewalt verbunden sind, statistisch von psychisch Kranken nicht öfter verübt werden als von der übrigen Bevölkerung.

Der aggressive Patient kommt in die Psychiatrie

Stellen Sie sich einmal die Situation vor, in der sich ein Mensch befindet, der, vielleicht sogar zwangsweise, in die Klinik gebracht wird. Meist hat es bereits im Vorfeld krankheitsbedingte und innerfamiliäre Konflikte gegeben, die sich durch das oft notwendig werdende Erscheinen von Amtsarzt, Polizei und Rettungsdienst noch verstärken.

Damit sind die notwendigen Grundvoraussetzungen, nämlich der eigene Wunsch nach einer Therapie und das in sie gesetzte Vertrauen, nicht gegeben. Stattdessen dominiert die fehlende Einsicht in die Notwendigkeit des Krankenhausaufenthaltes, die oft eine mangelnde Kooperationsfähigkeit nach sich zieht. Das bedeutet, dass oft erst nach vielen Gesprächen langsam ein Zugang zum Patienten aufgebaut werden kann. Möglicherweise muss der Patient aber auch auf einer geschlossenen Station untergebracht und ggf. fixiert werden, wenn er sich selbst oder seine Umgebung gefährdet. Wenn dann die Behandlung erste Erfolge zeigt und der Patient zunehmend zugänglicher wird, erinnert sich dieser zwar noch an die angsterzeugende Aufnahmesituation, durch einfühlendes Verhalten des therapeutischen Teams kann er diese Erinnerungen zunehmend verarbeiten und spürt – auch ohne vollständige Krankheitseinsicht – dass es ihm besser geht, man Verständnis für ihn hat und ihn als Menschen wertschätzt.

Es ist also keinesfalls so, dass notwendige Zwangsmaßnahmen von vornherein das Vertrauen zwischen Patient und Pflegeperson bzw. Arzt unwiderruflich zerstören. Da psychisch Kranke häufig mehrfach in ihrem Leben im Krankenhaus behandelt werden müssen, können sie auch lernen, dass ihnen dort professionell geholfen wird, so dass der Widerstand gegen Einweisung und Behandlung geringer werden kann. Professionelle Therapieprogramme wie z. B. psychoedukatives Training, in denen der Patient seine eigene Erkrankung kennen und verstehen lernt, können die Compliance (Behandlungseinsicht und -bereitschaft) noch fördern und intensivieren.

Rechtslage

Da in den einzelnen Bundesländern der Bundesrepublik Deutschland, sowie in den anderen europäischen Staaten unterschiedliche rechtliche Bestimmungen bezüglich der Zwangseinweisung psychisch

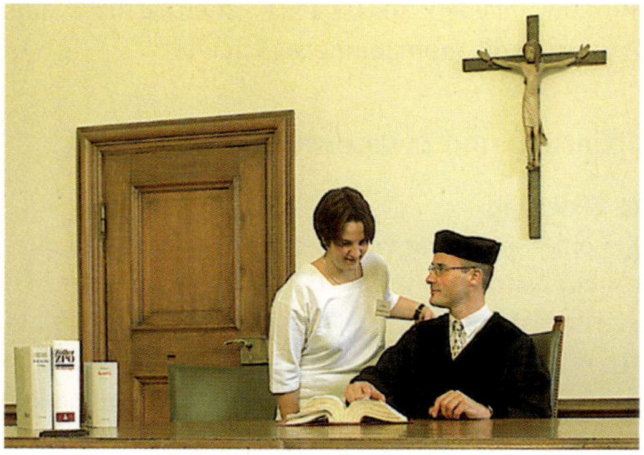

Kranker zu beachten sind, kann hier auf einzelne Gesetze nicht eingegangen werden. Eine fundierte Kenntnis der jeweiligen Rechtslage und der aktuellen Gerichtsurteile sollte jede Pflegeperson zum eigenen Schutz haben.

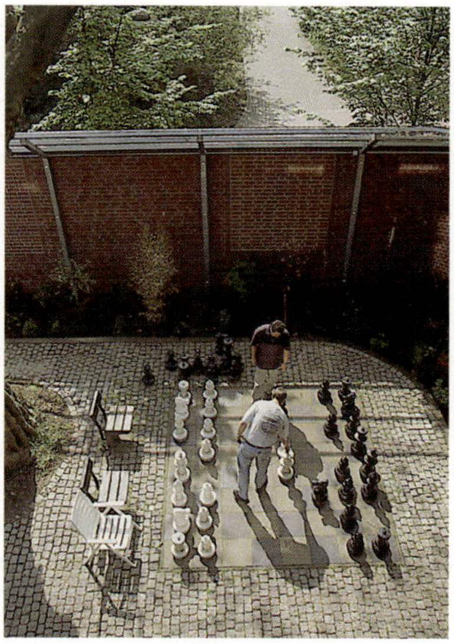

Abb. 44.12 Besteht die Gefahr, dass ein Mensch mit einer psychiatrischen Erkankung sich selbst oder andere durch sein Verhalten gefährdet, kann seine Unterbringung und Behandlung in einer geschlossenen psychiatrischen Station erforderlich werden

Zwar werden heute die meisten Patienten der psychiatrischen Kliniken freiwillig behandelt, jedoch erfordert eine akute Fremd- und/oder Eigengefährdung, oft verbunden mit der fehlenden Einsichtsfähigkeit, eine Unterbringung und Behandlung gegen den Willen des Patienten auf einer geschlossenen psychiatrischen Station (**Abb. 44.12**). Hierzu ist eine Einweisung durch den Amtsarzt oder den sozialpsychiatrischen Dienst der Gesundheitsämter erforderlich. Für eine längerfristige Unterbringung ist in der BRD ein Gerichtsbeschluss erforderlich, dem eine fachärztliche Begutachtung und eine richterliche Anhörung vorausgeht.

···› Merke

Die Anwendung unmittelbaren Zwangs und Maßnahmen der Gefahrenabwehr begründen sich in der Abwendung eines gegenwärtigen oder unmittelbar bevorstehenden rechtswidrigen Angriffes gegen Personen und/ oder Sachen. Dabei ist grundsätzlich die Verhältnismäßigkeit der Mittel zu beachten, um mögliche Schäden abzuwehren.

···› Definition

Unter dem Begriff forensische Psychiatrie versteht man die Begutachtung, Unterbringung und Behandlung psychisch kranker Straftäter.

Die forensische Psychiatrie ist nur eine Form einer psychiatrischen Einrichtung. Eine weitere Form ist beispielsweise die Tagesklinik, die den Patienten abends wieder in seinen gewohnten Bereich entlässt. Auf diese und weitere Formen von psychiatrischen Einrichtungen kann hier nicht näher eingegangen werden.

Kann ein psychisch Kranker wichtige Angelegenheiten aufgrund seiner Krankheit nicht mehr selbst erledigen, sieht das Betreuungsrecht in Deutschland vor, dass ihm ein Betreuer zur Seite gestellt wird. Dieser regelt dann für ihn Fragen des Aufenthalts, der Gesundheitsfürsorge einschließlich der medizinischen Behandlung und Vermögensangelegenheiten.

44.6.1 Bedeutung für den Patienten

Die Bedeutung, die die Aggression für den Patienten hat, hängt von der auslösenden Ursache ab. Angst, Panik, Enthemmung oder eine geringe Frustrationstoleranz können auslösende Faktoren sein. Ein psychotischer Patient kann sich z. B. vom Teufel verfolgt fühlen und in seiner Todesangst erhebliche Kräfte mobilisieren und Mitarbeiter im Krankenhaus oder auch Mitpatienten angreifen. Tätlichkeiten können sich auch gegen Gegenstände richten und in blinder Zerstörungswut gipfeln, um den Zorn gegenüber der Einrichtung Psychiatrie zum Ausdruck zu bringen. Die Aggression kann einen Menschen plötzlich überkommen und sich abrupt entladen oder langsam in ihm hochsteigen. Jeder erlebt dieses Gefühl auf seine eigene Weise, aber alle Patienten werden davon dominiert und bis in die kleinste Zelle ausgefüllt. Sie können, ohne dass sie mit professioneller Hilfe lernen, mit ihrer Aggression umzugehen, nichts dagegen setzen, um dieses Gefühl zu steuern.

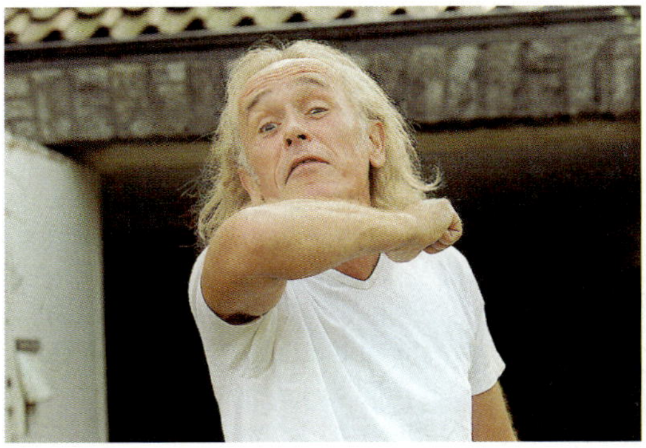

Dieser Schauspieler stellt die Aggression dar, die die Patienten oft abrupt überkommt

44.6.2 Pflege- und Behandlungsplan

Jeder Patient reagiert unterschiedlich, auch wenn das Krankheitsbild dasselbe ist. Daher kann es für das Handeln von Pflegepersonen in Krisensituationen keine Standards geben. Wenn z. B. in einem Fall ein energisches, bestimmtes Auftreten hilfreich ist, um die Situation zu entspannen, kann dies bei einem anderen Patienten die Lage gerade verschlimmern. Daher ist es wichtig, dass die Pflegeperson die Patienten genau kennt und sorgfältig beobachtet, damit die Krisenintervention auf den jeweiligen Patienten zugeschnitten erfolgen kann. Die Intervention an sich gilt es jedoch auch abzuwägen, denn Streitigkeiten unter Patienten sollten nicht generell von den Pflegenden geschlichtet werden. Ein Ziel der Behandlung ist, dass die Patienten lernen, ihre Angelegenheiten untereinander und selbstständig zu regeln, um von fremder Hilfe unabhängig zu werden.

Ist es zu einer gewalttätigen Situation in der Klinik gekommen, sollte in jedem Fall eine Nachbesprechung erfolgen. Dabei sollten in Ruhe die auslösenden Faktoren analysiert und das eigene Verhalten reflektiert werden, um z. B. eine mögliche Mitschuld am Auslösen der Situation herauszufinden und sich eigene Gefühle bewusst zu machen.

Vorschläge zur Beruhigung

Nur wer selbst ruhig ist, kann auch eine beruhigende Wirkung haben. Machen Sie sich dies bewusst, wenn Sie merken, dass Sie selbst mit einem aggressiven Gefühl auf den Patienten reagieren.

> **Merke**
> Versuchen Sie, sich eine Distanz zur Situation zu bewahren, nur dann können Sie professionell handeln.

Der Patient hat in seiner Aggression diese Distanz verloren. Durch Gespräche können Sie ihn unterstützen, diese wiederzuerlangen. Sie können beispielsweise versuchen, ihn dazu zu bewegen, seine Gefühle zu beschreiben. Indem er über sie spricht, gewinnt er schon ein Stück Distanz zurück. Wichtig ist, dass der Patient spürt, dass Sie nicht gegen ihn sind, dass er sich gegen Sie nicht verteidigen muss. Manchmal ist es daher auch besser, dieses Gespräch nicht selbst zu führen, wenn man weiß, dass eine Kollegin beispielsweise einen besseren Zugang zum Patienten hat.

Es ist hilfreich, wenn Sie die Ursache für das aggressive Verhalten des Patienten gemeinsam mit ihm herauszufinden suchen, wenn er sich auf ein Gespräch einlässt. Vielleicht haben Sie selbst ja ungewollt einen Anteil daran und können dann gleich etwas richtig stellen. Formulieren Sie, wie Sie die Situation erleben: „Herr Schulz, ich habe den Eindruck, dass Sie meine Bemerkung gerade sehr wütend gemacht hat. Darf ich Ihnen erklären, wie ich es gemeint habe?"

Oft kann die Situation dadurch beruhigt werden, dass der Patient eine andere Umgebung aufsucht. Dass er z. B. in die frische Luft geht oder sich ein sein Zimmer zurückzieht.

Was aber ist, wenn der Patient sich nicht beruhigen lässt? Bei einem katatonen Erregungszustand z. B. können die Beruhigungsmaßnahmen ohne Wirkung bleiben, sodass eine Fixierung bzw. eine Zwangsmedikation unumgänglich wird.

Fixierung und Zwangsmedikation

Fixierung

Bei einer Fixierung wird der Patient durch entsprechende Vorrichtungen in das Bett gebunden. Eine Fixierung ist grundsätzlich nur zur Abwehr von Gefahren erlaubt, d. h. es muss vom Patienten eine erhebliche Gefährdung für sich oder Andere ausgehen, die nicht anders abgewendet werden kann.

Merke

Fixierungen, um den Patienten zu bestrafen, sind absolut unzulässig! Jede Fixierung muss grundsätzlich vom Arzt schriftlich angeordnet sein. Sie muss begründet und dokumentiert werden. Wenn Sie in einer Gefahrensituation schnell handeln müssen, bevor der Arzt die Maßnahme anordnen kann, muss dies schriftlich genau festgehalten sein und die Anordnung unverzüglich schriftlich nachgeholt werden. Wenn die rechtlichen Bestimmungen nicht genau eingehalten werden, kann der Patient die Verantwortlichen wegen Körperverletzung oder Freiheitsberaubung anzeigen.

Eine Fixierung sollte ruhig und zügig ablaufen. Dazu sind Absprachen im Team notwendig. Es ist ratsam, mit neuen Mitarbeitern die Situation zu proben (**Abb. 44.13 a**). Teilfixierungen an Händen oder Füßen sind gefährlich und sollten daher unterlassen werden. Der fixierte Patient darf nicht alleine gelassen werden, um Gefahren rechtzeitig zu erkennen oder falls Angstzustände bzw. Zwischenfälle (z. B. Erbrechen) auftreten. Daher ist eine Sitzwache erforderlich (**Abb. 44.13 b**) oder, falls dies nicht möglich ist, muss zumindest eine ständige Sichtkontrolle gewährleistet sein. Mithilfe eines Überwachungsbogens sollten Vitalzeichen, Medikation und ggf. Ein- und Ausfuhr kontrolliert werden. Beim Essen muss die Fixierung gelöst werden, um bei einer Aspiration schnell reagieren zu können (s. Pflegeangebot Hilfe bei Verschlucken, S. 403).

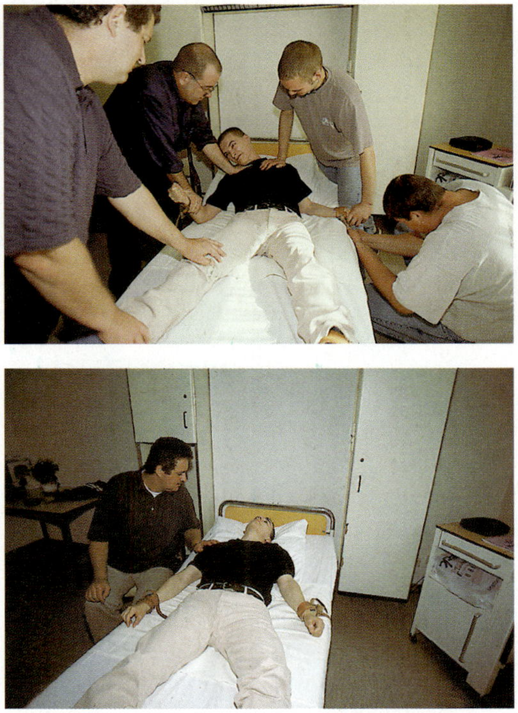

a

b

Abb. 44.13 Fixierung eines Patienten zur Vermeidung der Selbst- und Fremdgefährdung (gestellte Situation). **a** Die Fixierung sollte ruhig und nach vorheriger Absprache im Team erfolgen, **b** der fixierte Patient darf nicht unbeaufsichtigt gelassen werden

Bedenken Sie, dass Medikamente wie z. B. Sedativa die Aspirationsgefahr ebenfalls erhöhen können. Achten Sie daher darauf, dass der Patient wirklich wach ist bei der Nahrungsaufnahme. Kann auf die Fixierung nicht verzichtet werden, sollte der Patient parenteral ernährt werden.

Lerntipp

Stellen Sie die Situation der Fixierung in der Ausbildung nach. Wie fühlt sich eine Fixierung an Armen, Beinen und Bauch an? Was wäre für Sie das Wichtigste in einer solchen Lage?

Zwangsmedikation

Bei der Zwangsmedikation werden dem Patienten gegen seinen Willen Medikamente als Injektion intramuskulär oder intravenös verabreicht. Orale Zwangsmedikationen dürfen wegen der Gefahr der Aspiration nicht durchgeführt werden. Manchmal entschließt sich der Patient aber dann doch noch zu einer oralen Einnahme der Medikamente, wenn man ihm die Injektion ankündigt.

Kommt es zu einer Zwangsmedikation, müssen aus Sicherheitsgründen genügend Pflegepersonen anwesend sein, wenn der Patient sich z. B. heftig wehrt und durch die Injektion z. B. Verletzungen entstehen können. Notfalls ist der Patient auf ärztliche Anordnung zu fixieren.

Merke

Bei einer Zwangsmedikation müssen wie bei einer Fixierung die rechtlichen Bestimmungen genau eingehalten werden, da sonst der Tatbestand der Körperverletzung gegeben ist. Die ärztliche Anordnung muss schriftlich vorliegen, die Maßnahme muss exakt dokumentiert und begründet werden.

Weitere aggressionsmindernde Möglichkeiten in der psychiatrischen Therapie sind die Gestaltung der Stationsatmosphäre, Klarheit und Strukturiertheit des Tagesablaufs, fest vereinbarte Ansprechpartner oder Bezugspflegepersonen, die Möglichkeit der Mitsprache für Patienten in Stationsversammlungen, die Akzeptanz von Rückzugsphasen, eindeutige Besuchs- und Ausgangsregelungen sowie die Balance von Entspannungs- und Anspannungsmöglichkeiten bei der Freizeitgestaltung. Dazu gehört auch, dass die Pflegepersonen veränderte Stimmungen wahrnehmen und frühestmöglich durch Nachfragen Konflikte oder Probleme in Zusammenarbeit mit dem Patienten lösen, sodass es nicht erst zu einer gewalttätigen Eskalation kommen muss.

44.7 Pflege von Patienten mit Angststörungen

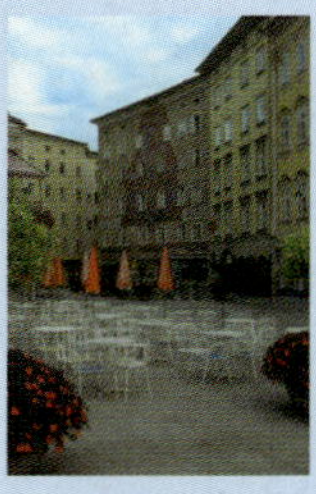

Die Agoraphobie ist die Angst vor öffentlichen Plätzen, ...

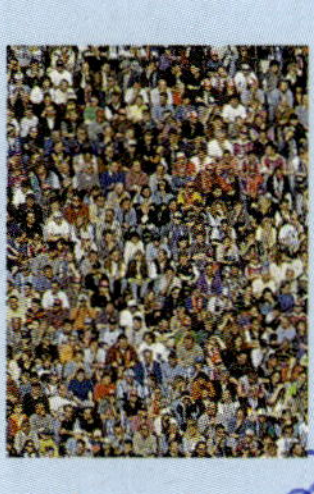

... aber auch vor Menschenansammlungen

Medizinischer Überblick Angststörungen

Definition

Angst ist ein Grundgefühl des Menschen und besteht aus einer körperlichen und einer seelischen Komponente. Von einer Angststörung oder einem Angstsyndrom spricht man, wenn die Angst ungewöhnlich stark und nicht der Situation angemessen ist, und ein ausgeprägtes Vermeidungsverhalten besteht.

Arten

Man unterscheidet das unbestimmte, generalisierte Angstgefühl, das sich zur **Panikattacke** steigern kann, von der Angst vor bestimmten Objekten oder Situationen, der **Phobie**.

Symptome Phobie

Bei einer Phobie haben die Menschen Angst vor einer für sie eigentlich völlig ungefährlichen Situation, wie z.B. dem Fahrstuhlfahren, dem Überqueren von Brücken, vor Menschenansammlungen oder vor bestimmten Tieren (z.B. Mäusen, Spinnen oder Vögeln). Die Ursache der Phobie muss nicht in dem jeweiligen Angstobjekt selber liegen, es kann sich um eine Verschiebung unbewältigter Kindheitskonflikte handeln. Die Phobie übernimmt eine stellvertretende Funktion. Menschen mit einer Phobie versuchen in der Regel, die angstauslösenden Objekte oder Situationen zu vermeiden, was eine erhebliche Einschränkung des Bewegungsraums und der Lebensqualität bewirken kann. Lässt sich die Konfrontation mit dem Gegenstand oder der Situation nicht umgehen, entsteht wiederum starke Angst.

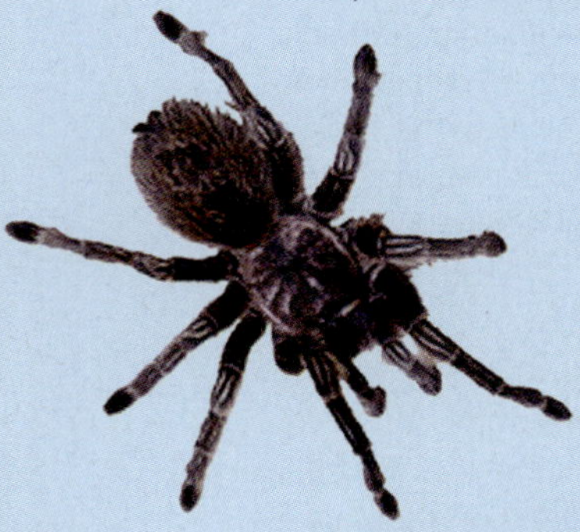

Symptome Panikattacke

Panikattacken äußern sich durch schwere, plötzlich auftretende und wiederkehrende Ängste, die nicht vorhersehbar sind. Sie erreichen ihren Höhepunkt nach einigen Minuten, sollten nach maximal einer Stunde abgebaut sein und können in unterschiedlicher Häufigkeit von mehrmals monatlich bis mehrmals täglich auftreten. Panikattacken werden von – z.T. als lebensbedrohlich erlebten – körperlichen Symptomen begleitet: Tachykardie, Atemnot, Erstickungs- und Beklemmungsgefühle, Hyperventilation, Herzschmerzen. Nach der Attacke fühlen sich die Patienten müde und erschöpft.

Therapie

Die Therapie erfolgt medikamentös durch Psychopharmaka (z.B. bei Panikattacken als Krisenintervention) und durch psychoanalytisch-psychodynamische sowie verhaltenstherapeutische Behandlungskonzepte. Medikamente können nicht die Ursachen der Angst, sondern nur ihre Auswirkungen bekämpfen. Tranquilizer bergen zudem ein nicht unerhebliches Abhängigkeitspotenzial und können die Bereitschaft des Patienten, sich seinen Problemen zu stellen und aktiv etwas dagegen zu unternehmen, vermindern. In der psychotherapeutischen Behandlung lernt der Patient seine eigenen Reaktionen kennen und kann in verhaltenstherapeutischem Training einen normalen Umgang mit den angstbesetzten Themen erreichen. Ergotherapie und andere therapeutische Möglichkeiten wie z.B. Entspannungstechniken oder Musiktherapie ergänzen die Therapie. Über die verbesserte Körperwahrnehmung können Entspannung und Angstverminderung erreicht werden. Sehr bekannte Methoden sind die progressive Muskelentspannung und das autogene Training.

44.7.1 Bedeutung für den Patienten

Jeder Mensch erlebt Ängste. Angst ist ein sinnvolles Gefühl, wenn sie uns vor drohenden Gefahren warnt und uns vorsichtiger werden lässt. Sie kann jedoch auch zu einem sehr belastenden, lebensverändernden Element werden, z.B. dann, wenn der Patient anfängt, Situationen, die ihm Angst einflößen, zu vermeiden. Er wird dann z.B. Menschenansammlungen meiden, nicht mehr in die Kirche gehen, keine öffentlichen Verkehrsmittel mehr benutzen, vielleicht vor lauter Angst nicht mehr die Wohnung verlassen können, um seiner Arbeit nachzugehen etc. Das kann auf Dauer zu schwerwiegenden Problemen im Familien- und Freundeskreis und zur Benachteiligung im Arbeitsleben führen. Häufige und lang andauernde Krankschreibung und unter Umständen eine Frühberentung, wenn der Patient seiner Arbeit gar nicht mehr nachkommen kann, können den Patienten in soziale Isolation treiben. Die Lebensqualität wird extrem eingeschränkt.

Angststörungen weisen häufig einen chronischen Verlauf auf. Die Patienten beobachten sich sehr genau auf erste Anzeichen von Angstsymptomen. Treten dann die Symptome wie z.B. Tachykardie und Schweißausbruch auf, kann sich die bestehende Angst zur Panik steigern. Die Symptome werden zudem so gefahrvoll und lebensbedrohlich erlebt, dass die Patienten Angst vor der Angst entwickeln. Ein unheilvoller Teufelskreis entsteht.

Angst kann sich auch maskieren und in vielen Formen erscheinen, z.B. als ängstliches Verhalten, Aggression, Hektik, Unentschlossenheit bis zur Handlungsblockade. All das sind Verhaltensweisen, die es dem Patienten zum Teil sehr erschweren, am sozialen und beruflichen Geschehen teilzunehmen. Jeder Mensch hat Ängste, die meisten von uns lernen jedoch, mit ihnen umzugehen. Sie entwickeln Lösungsstrategien, setzen sie um, sind erfolgreich oder scheitern und suchen nach einem neuen Weg. Am besten lassen sich tiefgreifende Ängste verstehen, wenn man sich in die eigene Kindheit zurückversetzt: Angst vor dem Alleinsein oder vor Prüfungen, die Momente, in denen man mit klopfendem Herzen nachts wach wurde und Angst vor der Dunkelheit hatte oder vor dem, was in der Ecke lauern könnte. Die Vorstellung, dass ein Angstzustand anhalten könnte, dass man sich nicht mit einem Griff zum Lichtschalter befreien kann, erleichtert die Einfühlung in die Gedanken- und Empfindungswelt des Patienten.

44.7.2 Pflege- und Behandlungsplan

■ Verhalten und Beobachtung

Grundsätzlich ist es wichtig, die Ängste des Patienten ernst zu nehmen und dem Patienten Glauben zu schenken. Verängstigte Menschen öffnen sich nicht so leicht und schnell anderen Menschen. Geduld und eine respektierende Haltung sind wichtige Voraussetzungen für eine gute Beziehung zwischen Pflegeperson und Patient. Die bloße Gegenwart in angstvoll erlebten Situationen, die gehaltene Hand, die Anteilnahme, auch ohne viel zu sagen, schaffen Vertrauen. Wichtig ist es auch, dem Patienten ein Gefühl der Sicherheit zu geben, um es ihm zu erlauben, seinen Aktionsradius langsam wieder zu vergrößern. Vor allem Patienten, die Angst vor der nächsten Panikattacke haben, ziehen sich zurück, vermeiden jede körperliche Anstrengung und kontrollieren ständig ihre Herzfunktion.

Dieser Zustand kann sich bis zu Suizidgedanken steigern, die als einzige Lösung für die lebensbedrohlich erlebte Situation gesehen wird. Das frühzeitige Wahrnehmen der Signale ist daher besonders wichtig. Die Patienten äussern den Todeswunsch manchmal offen oder beginnen, ihre Besitztümer aufzuräumen, zu verschenken, Rechnungen zu bezahlen, Schulden zurückzuzahlen.

■ Verhalten bei psychotischen Ängsten

Zur Bewältigung der Angst muss zunächst sorgfältig festgestellt werden, welche Ursachen die Angst haben könnte. Beim Vorhandensein psychotischer Angst ist es sinnvoll, diese Wahnvorstellung medikamentös zu behandeln, z.B. mit hochpotenten Neuroleptika. Zugleich soll die Angst des Patienten jedoch unbedingt ernst genommen werden, da er sie real und bedrohlich erlebt. Die Wahnvorstellung soll jedoch weder bestätigt noch verstärkt werden. Eine solch psychotische Angst kann z.B. sein, dass der Patient überzeugt ist, man habe ihm, um ihn zu überwachen und fernzusteuern, einen Mikrochip ins Gehirn eingepflanzt.

» *Der Beginn unseres Handelns besteht also in jedem Fall nicht in Reaktion mittels „Maßnahmen", sondern im gemeinsamen Umgang mit der gegebenen Angst, um sie zu teilen, ihren Sinn zu entschlüsseln und die ihr zu Grunde liegenden Bedrohungen kontrollierbar zu machen. (Dörner u. Plog 1994)* «

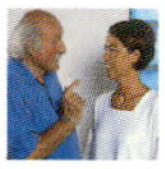

Patient: „Ich möchte diese Medikamente nicht mehr einnehmen. Sie machen mich müde und schlapp."
Pflegeperson: „Wenn Sie die Medikamente einnehmen, werden Sie sich bald besser fühlen und Ihre Angst wird verschwinden."
Patient: „Wozu soll ich denn Medikamente nehmen, ich bin doch gar nicht krank!"
Pflegeperson: „Sie sagten, Sie hätten eine Mikrochip im Kopf, der Sie fernsteuert. Wir glauben, dass Sie keinen Mikrochip im Kopf haben und dass diese Vorstellung das Symptom einer psychischen Erkrankung ist, die man mit Medikamenten gut behandeln kann. Wir sehen aber, dass es Ihnen schlecht geht."
Patient: „Der Mikrochip ist aber da. Und Sie wissen das ganz genau!"
Pflegeperson: „Sie haben aber Angst?"
Patient: „Ja, natürlich."
Pflegeperson: „Darin sind wir uns einig. Die Medikamente, die Sie nehmen sollen, helfen gegen die Angst. Es wird Ihnen dann sicherlich besser gehen, und wir können Ihre Probleme gemeinsam lösen."

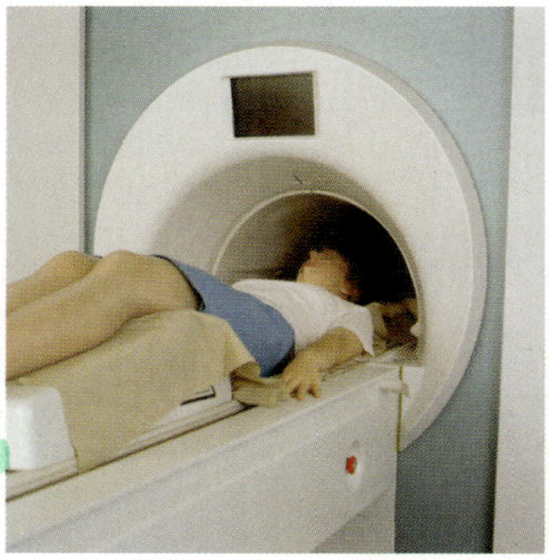

Klaustrophobische Patienten können Untersuchungen, die in engen Räumen stattfinden, kaum oder gar nicht ertragen

■ Verhalten beim Hyperventilationssyndrom

Im Rahmen von Panikzuständen kommt es gelegentlich zur Hyperventilationstetanie. Der Patient atmet dabei zunehmend schneller, aber flach, sodass es zu einer respiratorischen Alkalose kommt, da zuviel Kohlendioxid abgeatmet

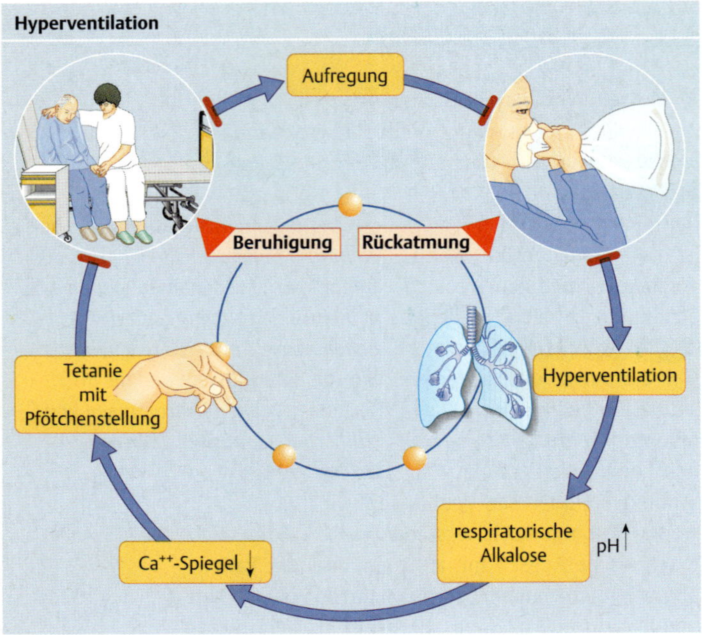

Abb. 44.14 Verlauf des Hyperventilationssyndroms

wird. Dadurch sinkt der Kalziumspiegel im Blut. Es entstehen sog. „Tetanische Krämpfe" mit Muskelverspannungen der Extremitäten und der typischen „Pfötchenstellung" der Hände.

Durch kurzzeitiges Vorhalten einer Plastiktüte, oder notfalls der Hände, vor Mund und Nase wird das ausgeatmete Kohlendioxid wieder zurückgeatmet, und der Zustand verbessert sich in der Regel schnell. Es ist sehr wichtig, dem Patienten ruhig und gelassen gegenüberzutreten, die für den Patienten lebensbedrohliche Situation zu entschärfen und ihm die Angst zu nehmen. Einfache, verständliche Erklärungen dessen, was geschieht und die Verwendung einer durchsichtigen Tüte nehmen die Angst davor, zu ersticken.

Abb. 44.14 zeigt schematisch den Verlauf des Hyperventilationssyndroms. Der Patient darf nicht allein gelassen werden, bis die Symptome abgeklungen sind.

44.8 Pflege von Patienten mit Essstörungen

⋯› Medizinischer Überblick Essstörungen

Definition

Von anorektischen und bulimischen Essstörungen spricht man, wenn ein Mensch zu wenig oder zu viel isst und dadurch gesundheitliche Schäden erleidet.

Arten

Die zwei wichtigsten Essstörungen sind die Anorexia nervosa und die Bulimia nervosa. Die Anorexia nervosa betrifft fast ausschließlich junge Mädchen und Frauen in und nach der Pubertät. Das Erkrankungsverhältnis von Frauen zu Männern beträgt ca. 12 : 1. Es handelt sich hierbei um einen selbst herbeigeführten Gewichtsverlust, bei dem das Körpergewicht mindestens 15 % unter dem Normalgewicht liegt. Bei der Bulimia nervosa steht die andauernde Beschäftigung und die unwiderstehliche Gier nach Nahrungsmitteln im Vordergrund.

Die Angst, Gewicht zuzunehmen, ist tief verwurzelt und jede Minute präsent

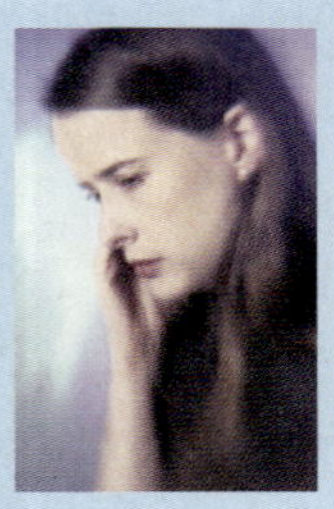

Symptome Anorexia nervosa

Die Patienten vermeiden hochkalorische Nahrungsmittel, übertreiben körperliche Betätigungen, führen selbst Erbrechen herbei, missbrauchen Abführmittel, harntreibende Medikamente und Appetitzügler. Das Körperschema ist gestört und die Angst, zu dick zu werden, ist tief verwurzelt. Weitere körperliche Symptome sind endokrine Störungen, wie z. B. die Amenorrhoe bei Frauen oder der Libido- und Potenzverlust bei Männern. Die Anorexia nervosa kann lebensbedrohliche Ausmaße annehmen, manche Patienten hungern sich zu Tode.

Therapie Anorexia nervosa

Die Therapie erfolgt durch psychotherapeutische Verfahren wie Psychoanalyse, Verhaltens- oder Familientherapie. Bei entsprechender Gefährdung müssen internistische Begleiterkrankungen behandelt werden, nicht selten werden die Patienten zeitweise durch eine Magensonde zwangsernährt.

Symptome Bulimia nervosa

Das wichtigste Symptom der Bulimia nervosa, das sich auch von der Anorexia nervosa unterscheidet, sind die Essattacken oder Heisshungerepisoden. In einer kürzeren Zeit als beim normalen Essen werden wesentlich größere Nahrungsmittelmengen als normal zu sich genommen. Anschließend führen die Patienten das Erbrechen herbei, um nicht an Gewicht zuzunehmen. Die Patienten fühlen sich zwanghaft zum Essen getrieben und können nicht mit dem Essen aufhören. Die Essattacken lösen Scham- und Schuldgefühle aus. Das Körpergewicht schwankt stärker als bei der Anorexia nervosa und liegt auch meist deutlich höher. Die Patienten weisen ebenfalls erhebliche Körperschemastörungen auf.

Therapie Bulimia nervosa

Die Therapie erfolgt in drei Phasen: 1. Phase: Unterbrechung der pathologischen Essgewohnheiten. 2. Phase: Aufdeckung der Faktoren, die das gestörte Essverhalten chronisch werden ließen. 3. Phase: Stabilisation des Therapieerfolgs (Haupt u.a. 1997).

44.8.1 Bedeutung für den Patienten

Anorektische und bulimische Essstörungen treten gehäuft an der Schwelle zwischen Kindheit und Erwachsenenalter auf. Das ist eine oft sehr belastende Zeit, die mit physischen und psychischen Veränderungen einhergeht. Die Anforderungen erhöhen sich, Aufgaben und Verantwortung wachsen, das Verhältnis zum anderen Geschlecht verändert sich. Die Patienten sehen sich diesen Anforderungen und Veränderungen nicht gewachsen. Sie fühlen sich zutiefst unzulänglich, verfügen kaum über Selbstvertrauen und Selbstwertgefühl und sind innerlich völlig aus dem Gleichgewicht gebracht.

Die Gedanken kreisen im weiteren Verlauf der Erkrankung zunehmend nur noch um das Gewicht, um Diäten, Fasten und die Figur. Der Gewichtsverlust wird voller Stolz als eigene Leistung, Gewichtszunahme hingegen als Versagen angesehen. Für Patienten mit Bulimie bringen die Essattacken kurzfristig Erleichterung. Gefühle der Einsamkeit und Leere werden überdeckt. Die Essstörungen sind als – zum Scheitern verurteilter – Lösungsversuch zu sehen, mit emotionalen Problemen umzugehen (Möller, Therapie psychiatrischer Erkrankungen, Thieme 2000). Die Versuche der Umwelt, die Patienten zum Essen zu bewegen, werden als Qual empfunden.

Der Blick in den Spiegel zeigt nicht die Figur des Menschen, wie sie wirklich ist, sondern eine plumpe, dicke Version (**Abb. 44.15**). Sie beschreiben sich als: „plump“, „dick und aufgetrieben“, „wie eine hässliche Kröte“. Später befürchten sie, mit der Gewichtszunahme ihre Körpergrenzen zu verlieren, zu zerfließen (Uexküll 1996). Für den gesunden Menschen ist dieses Erleben vielleicht noch am ehesten mit einem Blick in einen Zerrspiegel zu vergleichen. Sind die Therapieversuche nicht erfolgreich, hungern sich die Patienten zu Tode. Die Sterblichkeitsrate ist unter den psychiatrischen Krankheitsbildern mit am höchsten.

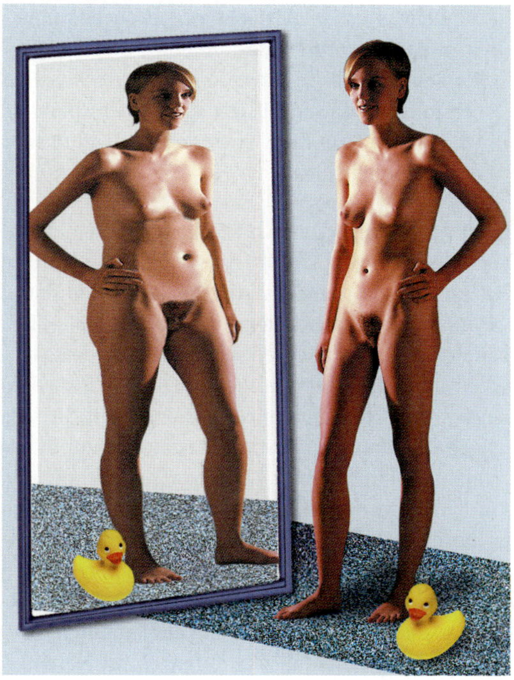

Abb. 44.15 Patienten mit Essstörungen haben ein verzerrtes Bild von sich selbst, das nicht der Realität entspricht. Diese gesunde junge Frau würde sich dann verzerrt sehen

44.8.2 Pflege- und Behandlungsplan

Verhalten im Umgang mit Nahrungsmitteln

Patienten mit Essstörungen werden zum Teil in Fachkliniken für psychosomatische Medizin behandelt, bei schweren Verläufen in der Psychiatrie. Die Zusammenarbeit der Pflegepersonen mit Ärzten, Psychologen, Sozialarbeitern, Ergotherapeuten, Maltherapeuten, Diätberatern etc. ist besonders wichtig, um den Erfolg der psychotherapeutischen Behandlung zu stützen. Um das Körpergewicht zu erhalten und über einen längeren Zeitraum kontinuierlich aufzubauen, werden konkrete Ernährungspläne aufgestellt. Wichtig ist die Erkenntnis, dass Nahrungsmittel, wie z.B. ein Stückchen Schokolade, das zusätzlich gegessen werden soll, eine Bedrohung für den Patienten darstellen können. Patienten mit Essstörungen erscheinen oft oberflächlich angepasst. Bei näherem Kennenlernen bemerkt man jedoch, dass sie versuchen, aufgestellte Regeln zu hintergehen. So können Lebensmittel herein- oder herausgeschmuggelt, weggeworfen oder versteckt werden.

Sinnvoll ist es, die Patienten Tagebuch über ihre Ernährung führen zu lassen. Die Einbeziehung in die Essenszubereitung kann ebenfalls von Vorteil sein. Die Beobachtung des Ernährungs- und Allgemeinzustandes ist wichtig, um frühzeitig Veränderungen erkennen und entsprechend reagieren zu können. Die Pflegepersonen begleiten die Patienten durch die Therapie und sind auch in auftretenden persönlichen, evtl. sogar suizidalen Krisen Ansprechpartner.

Gewicht und Umfang werden immer wieder kritisch und besorgt überprüft

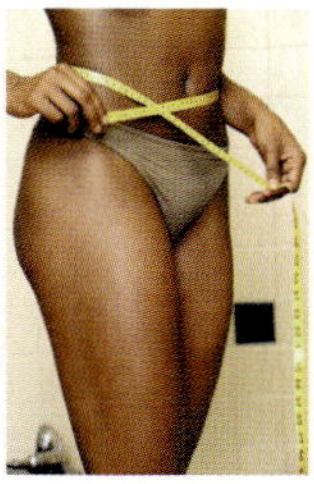

Beziehung zu den Patienten

> **Lerntipp**
> Um die Patienten zu verstehen, ist es hilfreich, sich in die eigene Erlebniswelt zu versetzen, als man in der Pubertät war. Vielleicht kann man in Tagebüchern nachsehen und nachvollziehen, welche Probleme einen damals bedrückt haben und dass sie schier unüberwindlich erschienen. Wichtig ist es auch, sich in Erinnerung zu rufen, dass in einer bestimmten Form der Schlankheitswahn sogar gesellschaftlich toleriert und idealisiert wird. Überschlanke Models wie Kate Moss entsprechen dann unserem Schönheitsideal.

Es ist für Pflegepersonen oft recht schwierig, tragfähige Beziehungen zu Patienten mit Essstörungen aufzubauen, da immer wieder Rückfälle und damit verbundene Enttäuschungen erlebt werden. Hinzu kommt, dass die Patienten sich selbst von den Menschen ihrer Umgebung isolieren. Für sie ist das ein Zeichen ihrer scheinbaren Selbstständigkeit. Sie sind jedoch kaum zu emotionalem Austausch oder intensiverem Kontakt fähig. Auch verleugnen sie den Krankheitswert ihres Zustandes, denn sie fühlen sich ja „normal". Auch das erschwert den Kontakt ungemein. Um eine vertrauensvolle Beziehung jedoch nicht zu gefährden, sollten keine zu strengen Kontrollen, wie z. B. die Beobachtung des Patienten während der gesamten Mahlzeit, durchgeführt werden.

Das Verhalten der Pflegeperson gegenüber dem Patienten sollte geprägt sein von Geduld. Sie sollte versuchen, Verständnis für die Gefühle und Grundprobleme zu haben, sich jedoch nicht manipulieren zu lassen. Wenn der Patient versucht, die Pflegeperson zu manipulieren, sollte direkt die Konfrontation gesucht werden, da sie klärend wirkt und den Patienten von Schuldgefühlen wegen seiner Lügen oder Manipulationsversuche entlastet. Die Patienten lügen vor allem, wenn es um ihr Gewicht und ihr Essverhalten geht.

Pflege bei Begleiterkrankungen

Die Patienten leiden häufig unter Begleiterkrankungen, die durch das Erbrechen bedingt sind. Gastritis, Ösophagitis, Mundschleimhautentzündungen und extreme Karies werden durch den häufigen Kontakt mit den Magensäften verursacht. Schlechter Mundgeschmack und Mundgeruch kommen hinzu. Mit diätetischen Maßnahmen ist nur dann Besserung zu erreichen, wenn die Patienten auch essen. Sie sollten jedoch Bestandteil des Ernährungsplans werden. Wichtig ist das Stoppen des Erbrechens. Erst dann können sich die gereizten, oft hoch entzündeten und narbig veränderten Schleimhäute generieren. Der Zahnarzt ist dringend hinzuzuziehen, um weitere Schäden zu verhindern. Die Haut ist infolge der Mangelernährung trocken, dunkel und rau. Sie schuppt sich. Die tägliche Pflege mit einer W/O-Creme bringt Verbesserung. Die Patienten leiden oft auch unter Hypothermie. Daher sollte darauf geachtet werden, dass ausreichend wärmende Kleidung zur Verfügung steht. Wunden am Handrücken, die durch die Zähne des Oberkiefers beim selbstinduzierten Erbrechen entstehen sind zu desinfizieren und keimfrei abzudecken. Das Verheilen dieser Wunde ist nicht immer ein Zeichen, dass der Patient aufgehört hat, das Erbrechen herbeizuführen. Er kann auch auf Löffel, gebogene Kerzen etc. umgestiegen sein.

44.9 Medikamentöse Therapie

Die Verwendung von Medikamenten ist heutzutage aus der psychiatrischen Behandlung nicht mehr wegzudenken. Neben der medikamentösen Therapie stehen gleichberechtigt die anderen Behandlungsformen der Psychiatrie wie Psychotherapie, Ergotherapie und Soziotherapie.

Die Pflegeperson ist verantwortlich für die Bestellung, die Aufbewahrung und das Richten der Medikamente. Bei der Verabreichung muss insbesondere darauf geachtet werden, dass der Patient das Medikament auch schluckt und nicht in suizidaler Absicht sammelt oder es ausspuckt. Hier beginnt Ihre Beobachtungsaufgabe, denn nur wenn die Medikamente in der verordneten Dosis über einen gewissen Zeitraum genommen werden, kann sich der erwartete therapeutische Erfolg einstellen. Der Arzt orientiert seine Entscheidung zur Dosisveränderung wesentlich an den Beobachtungen der Wirkungen und Nebenwirkungen, die die Pflegepersonen dokumentieren. Daher ist es unerläßlich, dass Sie die Wirkungen und Nebenwirkungen kennen und richtige Schlüsse ziehen können bezogen auf die psychische Situation des Patienten (beschreibend, keine Diagnose!).

44.9.1 Wirkung und Indikation

Tab. 44.1 zeigt einen Überblick über die in der psychiatrischen Behandlung eingesetzten Medikamen-

Tabelle 44.1 Wirkungen und Nebenwirkungen der in der Psychiatrie eingesetzten Medikamente

Medikament	*Beispiele*	*Wirkung*	*Indikationen*	*Verabreichungsform*	*Nebenwirkungen*
Hoch- und mittelpotente Neuroleptika	→ hochpotent: Benperidol, Risperidon, Haloperidol, Fluphenazin → mittelpotent: Olanzapin, Clozapin, Perazin	→ antipsychotisch	→ Wahnsymptome → Halluzinationen → Angstzustände → Aggressivität	→ Akutphase oral als Tropfen oder Tabletten, i. v.- oder i. m.-Injektion → Langzeitbehandlung: Depotneuroleptika	→ Frühdyskinesen → Spätdyskinesen → innere Unruhe → vegetative Symptome → teilweise Schläfrigkeit
Niederpotente Neuroleptika	→ Levomepromazin, Thioridazin, Chlorprothixen	→ sedierend → Kreislauf dämpfend	→ Erregungszustände → Schlafförderung	→ oral → Injektion	→ extrapyramidal-motorische Störungen → Sedierung → anticholinerge Nebenwirkungen (Mundtrockenheit, Miktionsstörungen)
Antidepressiva	→ Imipramin	→ stimmungsaufhellend → antriebssteigernd	→ alle Arten von depressiven Verstimmungen → Zwangsstörungen → Panikattacken	→ oral → in akuten Fällen auch parenteral	→ anticholinerge Nebenwerkungen (Mundtrockenheit, Obstipation, Miktionsstörungen)
Tranquilizer	→ Diazepam	→ Angst lösend → beruhigend → Muskel entspannend	→ Erregungszustände → Angst- und Unruhezustände → phobische Störungen → Panikattacken → epileptische Anfälle	→ oral → intravenös (bei Erregungszuständen)	→ gelegentlich paradoxe Reaktionen bei älteren Patienten → Atemdepression → Muskelrelaxation mit Haltungs- und Stehproblemen
Phasenprophylaktische Medikamente	→ Lithiumsalze, Carbamazepin	→ mindert die Phasenhäufigkeit und den Verlauf von manisch-depressiven Phasen	→ zur Prophylaxe manischer oder depressiver Phasen	→ oral	→ leichter Tremor → Polyurie und Durst → allergische Hautreaktionen → Schwindel → Müdigkeit → Übelkeit und Erbrechen
Hypnotika	→ Chloralhydrat, Clomethiazol	→ Schlaf fördernd	→ Einschlafstörungen	→ oral	→ Benommenheit → Schwindel → Atemdepression → Müdigkeit → Hypotonie

te. Die am häufigsten eingesetzten Medikamente sind Neuroleptika. Die neuroleptische Potenz bezeichnet die antipsychotische Wirkungsweise der Neuroleptika. Sie ist bei den hochpotenten Neuroleptika am stärksten, bei den niederpotenten am geringsten.

→ Merke
Beschwerden des Patienten über Nebenwirkungen müssen immer ernst genommen werden. Auf ärztliche Anordnung sind entsprechende Gegenmaßnahmen zu ergreifen, da es ansonsten von Seiten des Patienten zum Behandlungsabbruch kommen kann.

44.9.2 Psychopharmaka und Krankenbeobachtung

Sollten Nebenwirkungen oder Vergiftungsanzeichen auftreten, ist es Aufgabe der Pflegeperson, diese zu dokumentieren.

→ Merke
Bei allen Auffälligkeiten sollten Sie umgehend den zuständigen Arzt verständigen sowie die üblichen Routinemaßnahmen (Messen von Puls, Blutdruck, evtl. Körpertemperatur und Blutzucker) vornehmen. Achten Sie darüber hinaus auf allergische Reaktionen.

Bei der pflegerischen Krankenbeobachtung sind auch die Auswirkungen der Medikamente auf Stimmung, Antrieb, Denken und Sozialverhalten relevant und zu dokumentieren. Dabei ist zu beachten, dass sich die meisten Patienten in unterschiedlichen Situationen und gegenüber verschiedenen Personen völlig anders verhalten können. So kann z. B. ein Maniker bei der Visite des Oberarztes recht geordnet erscheinen und sich kurze Zeit später gegenüber Mitpatienten distanzlos, überdreht und aggressiv verhalten.

Bei der Überprüfung der Wirksamkeit der Medikamente in der Psychiatrie ist viel Geduld nötig. Viele Medikamente brauchen geraume Zeit (Tage bis Wochen), bis sie ihre Wirkung entfalten können. Werden mehrere Medikamente zeitgleich an- oder abgesetzt oder in ihrer Dosierung verändert, so ist es auch für erfahrene Beobachter unmöglich zu erkennen, durch welches Medikament die jeweilige Veränderung beim Patienten hervorgerufen wurde.

B Pflege von Patienten in der Gerontopsychiatrie

Martina Gümmer

44.10 Pflege von Patienten mit einer Demenz

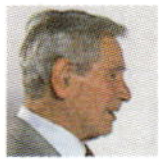

Tagebuchnotiz einer Ehefrau: „Jakob – Jakob – Jakob! Wie soll ich dir das sagen? Wir sagen es uns, wenn einer sterben muss.‘ So ist es ausgemacht zwischen dem Mann und der Frau. Aber: Du wirst den Verstand verlieren? ‚Ich kann es nicht.‘ Nein – schreit sie hinauf zu den Göttern. Nicht er! Nicht ich! Nein!“ (Schillinger, 1989, S. 24).

Medizinischer Überblick Demenz

Definition

Die Alzheimer-Krankheit ist ein langsam fortschreitender degenerativer Prozess im Gehirn. Die Hirnatrophie findet vorrangig im Temporal- und Parietallappen statt. Sie ist gekennzeichnet durch die Bildung von Eiweißablagerungen an den Nervenzellen (= senilen Plaques), Veränderungen der Neurofibrillen und den Verlust von synaptischen Verbindungen und bestimmten Nervenzellen (= kortikale Pyramidenzellen).

Arten von Demenzerkrankungen

Neben der Alzheimer-Krankheit gibt es andere Erkrankungen, die zu vergleichbaren Einschränkungen der Alltagsbewältigung im Rahmen der ATL führen. Diese Erkrankungen werden alle unter dem Sammelbegriff „Demenz“ zusammengefasst. Die **vaskuläre Demenz** einschließlich der **Multiinfarkt-Demenz** ist neben der Alzheimer-Krankheit die häufigste Form. Sie entsteht durch viele kleine Infarkte im Gehirn, die in ihrer Wirkung kumulieren. Kennzeichnend für jede dementielle Erkrankung ist die fortschreitende Desorientierung in Bezug auf die Qualitäten Ort, Zeit und Person.

Häufigkeit

Betroffen von der Alzheimer-Krankheit sind ca. 3% der über 60-Jährigen, in der Bundesrepublik derzeit ca. 800 000 Menschen.

Wesentliche Risikofaktoren sind:

- genetische Faktoren,
- mangelhafte Ausbildung,
- Parkinson-Krankheit in der Familie,
- Alter der Mutter bei der Entbindung (40 Jahre und älter),
- Schädel-Hirn-Trauma oder Hypothyreose in der Vorgeschichte.

Symptome

„Das dementielle Syndrom, als Folge einer Krankheit des Gehirns, verläuft gewöhnlich chronisch oder fortschreitend unter Beeinträchtigung vieler höherer kortikaler Funktionen, einschließlich Gedächtnis, Denken, Orientierung, Auffassung, Rechnen, Lernfähigkeit, Sprache und Urteilsvermögen. Es finden sich keine qualitativen Bewusstseinsstörungen. Die kognitiven Beeinträchtigungen sind meist begleitet von Verschlechterung der emotionalen Kontrolle, des Sozialverhaltens oder der Motivation. Diese Symptome gehen auch gelegentlich voran. Dieses Syndrom kommt bei Alzheimer-Krankheit, bei zerebrovaskulärer Krankheit und bei anderen Zustandsbildern vor, die primär oder sekundär das Gehirn betreffen." (ICD-10, S. 60)

Diagnostik

Die Diagnose der Alzheimer-Krankheit kann nur als Ausschlussdiagnose gestellt werden. Für eine sorgfältige Differenzialdiagnose (DD) müssen hirnorganische Ursachen und andere internistische Gründe ausgeschlossen werden, wie z. B. Neurosyphilis, Normaldruck-Hydrozephalus, subdurales Hämatom und andere raumfordernde Prozesse, Hypothyreose, Hyperkalzämie, Vitamin-B_{12}-Mangel und Niazin-Mangel. In diesem Zusammenhang ist es wichtig, dass in der Frühphase der Erkrankung (Anamnese!) keine apoplektischen Symptome aufgefallen sind, wie z. B. eine vorübergehende Hemiparese oder Sprachstörung, Sensibilitätsverlust, Gesichtsfeldausfälle und Koordinationsstörungen. Allerdings können solche Symptome im späteren Verlauf durchaus auftreten. Neben den neurologischen Untersuchungen stehen für die Diagnosesicherung neuropsychologische Tests zur Verfügung.

Therapie

Die Alzheimer-Krankheit ist immer noch nicht heilbar. Eine entsprechende Diagnose hat daher weitreichende Konsequenzen für den Betroffenen und seine Familie. Und so ist es nicht übertrieben zu sagen, dass die Art der Mitteilung dieser schwerwiegenden Diagnose bereits als ein wichtiger Therapieschritt aufgefasst werden kann. Die Gesprächssituation muss bewusst gestaltet sein, ungestört und in Ruhe: Die Familie braucht Zeit und absoluten Schutz ihrer Intimsphäre, um den Schock zu überwinden. Es muss Raum sein für Tränen und Zeit für Trost. Gezielte Informationen, Offenheit und unbedingte menschliche Zuwendung sollten die Basis sein, auf der dieses erste Gespräch geführt wird.

Für das frühe Stadium der Erkrankung (leichte bis mittelschwere Demenz) stehen heute Medikamente (z. B. mit dem Wirkstoff Tacrin) zur Verfügung, die das Fortschreiten der Erkrankung verzögern können. Die Nebenwirkungen, insbesondere an der Leber, können zwar relativ schwerwiegend sein, allerdings bedeutet das gemessen an der gewonnenen Lebensqualität gewonnene Jahre. Hier gilt es abzuwägen.

Daneben gibt es eine breite Palette an unterstützenden Maßnahmen:

- Anwendung von Memotechniken (= Hilfevorstellungen zur Unterstützung des Gedächtnisses, z. B. „Eselsbrücken", Notizzettel),
- konsequente Stressreduktion,
- Milieutherapie (anregende, stressarme, identitätsfördernde Umgebung),
- Realitäts-Orientierungs-Hilfen auf der Basis biographischer Informationen,
- bestimmte Gesprächsangebote (validierend = wertschätzend),
- Übung von Hirnleistungen mit einem deutlichen Schwerpunkt auf psychomotorischen und emotionalen Angeboten (kognitives Lernen ist nicht mehr möglich; Ziel: Sicherung von Ressourcen),
- körperliche Bewegung, da das die Sauerstoffversorgung des Gehirns verbessert und so Verwirrtheitszustände reduziert werden können.

44.10.1 Bedeutung für den Patienten

Die Alzheimer-Krankheit beginnt fast unmerklich. Missverständnisse belasten plötzlich den Alltag. Wutausbrüche oder Rückzug sind mögliche und für die Umwelt ungewohnte Reaktionen des Betroffenen. „Mein Mann hat sich so verändert! Gestern hat er sogar nach mir geschlagen! Aber er hatte schon wieder seine Brille verkramt und wir mussten doch los zum Arzt!", berichtet Frau Vogt unter Tränen. Solche oder ähnliche Vorfälle sind typisch für die frühe Krankheitsphase: Zunächst gibt es Spannungen mit den Menschen in der direkten Umgebung. Immer sind es Kleinigkeiten, Alltagsfragen. „Du hast ja noch deine Schuhe an im Bett?" „Wo hast du die Zeitung hingelegt?" „Warum kommst du nicht zum Essen? Ich habe doch schon dreimal gerufen!" Die Liste der Beispiele ist unendlich lang und beschreibt einen sich langsam verändernden, mühevollen Alltag.

Wut, Verunsicherung, Angst, Frustrationen führen zu einer ungewohnten Sprachlosigkeit, Traurigkeit und Trauer bei allen Betroffenen, sowohl bei den Familienangehörigen als auch bei dem verwirrten alten Menschen selbst. Zunächst ist es vorrangig eine Kommunikationsstörung, die als bedrängend empfunden wird.

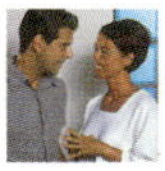

„Ich hatte meinen Vater seit einem Jahr nicht mehr gesehen, weil ich beruflich im Ausland war. Er war früher auch bei der Firma und wirklich ein harter Knochen, wenn es um gute Vertragsabschlüsse ging ... Da war er unschlagbar! Und jetzt? Er sitzt da und schweigt und isst mechanisch seinen Teller leer. Kein Thema mehr, das ihn wirklich aus der Ecke holt. Manchmal fängt er einen Satz an, ich denke ‚Jetzt kommt sein alter Widerspruchsgeist hervor!'. Und dann schweift er ab, und ich verstehe nicht einmal mehr, was er meint. Was ist bloß los?! Ich bin ganz bestürzt über seinen Zustand!", berichtet Herr Reich ratlos und traurig.

Eines Tages passiert es dann, scheinbar aus heiterem Himmel, dass der Kranke sich nicht mehr zurechtfindet, nicht mehr mit einer Begebenheit zurechtkommt. Manchmal ist dem etwas Unvorhergesehenes vorausgegangen, z.B. dass der Ehepartner ins Krankenhaus musste. Oder es hat einfach nur einen kleinen Streit gegeben. Die Anlässe sind sehr unterschiedlich.

Der Demenz-Kranke reagiert mit Verwirrung; eigentlich nichts Ungewöhnliches, weil es jedem von uns ebenso gehen könnte. Charakteristisch für die Erkrankung ist aber: Der Kranke kann keine Strategie mehr entwickeln, um die bedrängende Situation zu bewältigen. Er bekommt Angst, die sich bis zur Panik steigern kann. Er ist auf einmal nicht mehr in der Lage, vernünftig und folgerichtig zu handeln.

···› Lernaufgabe
Überlegen Sie sich Situationen, in denen Sie gleichsam „den Kopf verloren" haben, in Panik nicht mehr wussten, was Sie tun sollten, nicht mehr folgerichtig handeln konnten und sich verwirrt fühlten. Ein Beispiel könnte sein: Sie starten in den Urlaub. Ihr Zug zum Flughafen hatte Verspätung, und nun befürchten Sie, dass Sie Ihr Flugzeug nicht mehr erreichen in Frankfurt. Sie haben viel Gepäck und kennen sich nicht aus. Panik steigt in Ihnen hoch. Oder: Sie wollen sich in einem Ihnen fremden Krankenhaus auf eine Stellenanzeige hin vorstellen. Bis zum ausgemachten Termin bleiben Ihnen nur noch wenige Minuten. Der Pförtner am Eingang hat Ihnen den Weg erklärt, aber plötzlich stellen Sie fest, dass Sie sich verlaufen haben. Ein Gang sieht aus wie der andere, Sie wissen nicht wohin, und es ist niemand zu sehen, den Sie fragen könnten. Sie spüren, wie Sie in Panik geraten. Fallen Ihnen ähnliche Situationen ein? Diskutieren Sie mit Ihren Kollegen darüber.

Der Demenz-Kranke gerät zu Beginn der Erkrankung nur in ungewohnten Situationen in diese Panik: Er reagiert mit Verwirrtheit. Solange sein Alltag hingegen stabil bleibt und routiniert abläuft, scheint alles in Ordnung zu sein. Aber es passiert immer häufiger, und die Auslöser werden immer banaler. Wenn der Betroffene einen Arzt aufsucht, ist diese Phase meist schon durchlebt.

Zwischen dem Kranken und seinen Angehörigen ist durch die neue belastende Situation viel Kränkendes passiert, die Spannungen und die Angst sind spürbar. Wird nach sorgfältiger Anamnese die Ausschlussdiagnose „Morbus Alzheimer" gestellt, sind die Betroffenen sehr schockiert. „Ich verliere den Verstand!", das ist eine unerträgliche Vorstellung. Tiefe Verzweiflung bis hin zu suizidalen Reaktionen sind vorstellbar.

Alle Beteiligten – und das heißt der Kranke und seine Familie – benötigen eine tragfähige vertrauensvolle Beziehung zu dem behandelnden Arzt und allen Mitgliedern des multiprofessionellen therapeutischen Teams. Die Aufklärung und die Beratung über Möglichkeiten der Therapie, der pflegerischen Interventionen und der Entlastungsmöglichkeiten für die pflegenden Angehörigen sind zu diesem Zeitpunkt unendlich wichtig.

Erst ganz allmählich werden die Beteiligten zu Experten für „ihren" Demenz-Kranken und gewinnen neue Sicherheit in ihrem sich verändernden Alltag. Aber die Probleme und Belastungen wachsen mit der fortschreitenden Demenz und mit jedem neuen Verlust von Alltagsfähigkeiten. Die pflegenden Angehörigen geraten dadurch immer mehr in die soziale Isolation. Die zunehmende Erschöpfung der pflegenden Angehörigen ist nicht selten der Grund für die erste Klinikaufnahme des Demenz-Kranken. Ein kompetentes Pflegeteam kann beraten und gemeinsam mit den Angehörigen individuell die optimalen Unterstützungsmaßnahmen ermitteln.

···› Merke
Es ist ganz besonders wichtig, dass Sie die pflegenden Angehörigen eines Demenz-Kranken in den Beratungsgesprächen von ihrem schlechten Gewissen entlasten, denn sie tun ihr Möglichstes!

Die Versorgung eines Alzheimer-Kranken zu Hause erfordert vielfach mehr, als ein Einzelner zu leisten vermag. „Der 36-Stunden-Tag" ist denn auch der vielsagende Buchtitel über die Pflege von Demenz-Kranken.

44.10.2 Pflege- und Behandlungsplan

Die Pflege von Demenz-Kranken wird auf folgenden Säulen aufgebaut:

- Ausgehend von biographischen Informationen werden alle Sinnesqualitäten gezielt angesprochen.
- Orientierungshilfen zu den Qualitäten Ort, Zeit und Person werden konsequent angeboten und wo möglich aus biographischen Bezügen abgeleitet.
- Das Milieu wird stressarm und fördernd gestaltet.

- Die Kommunikation wird wertschätzend und einfühlend entwickelt. Neue Kommunikationskanäle werden unter Ausnutzung aller non-verbalen Möglichkeiten erschlossen.

Im Folgenden werden einige Anregungen zur Umsetzung gegeben.

Eine gute Basis schaffen

Die Persönlichkeit des Demenz-Kranken erfahren

Sich einlassen, den Demenz-Kranken verstehen ist oft schwer. Dazu müssen Sie den Menschen kennen lernen, d. h. durch die Pflegeanamnese mehr von ihm erfahren, als aus dem Begleitbrief des einweisenden Arztes hervorgeht.

Was war er für ein Mensch? Ein Kämpfer und Führer oder eher ein zurückhaltender Mensch, der sich mit Entscheidungen schwertat? Welchen Beruf hat er ausgeübt? Ein Handwerker – war er also eher ein praktischer Mensch, der sich mit Holz, Pflanzen oder anderen Werkstoffen auskannte oder hatte er einen intellektuellen Beruf, in dem es um Bücher, Zahlen oder Verhandlungsgeschick ging? Oder war er künstlerisch tätig, z. B. als Musiker, Modedesigner oder Fotograf? Dies sind Beispiele für erste Fragen, um sich dem Menschen zu nähern und ihn kennen zu lernen.

Weitere Schwerpunkte sind: Welche Stellung und Rolle hatte der Kranke in seiner Familie, sowohl in der Ursprungsfamilie als auch in seiner eigenen später? War er das strenge Familienoberhaupt oder das Organisationstalent? Hatte er Hobbys (z. B. Sport, Briefmarken sammeln, Reisen in exotische Länder oder Pullover stricken)? War er gesellig oder ein Einzelgänger? Welche Ereignisse haben seine Generation besonders geprägt (z. B. Krieg, Vertreibung aus der Heimat, Wirtschaftsflaute usw.)? Wo ist er aufgewachsen, welche Bräuche, Besonderheiten der Sprache und der regionalen Küche gehören zu seinem Leben?

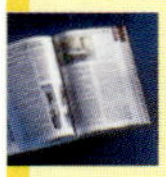

Lerntipp
Lassen Sie sich anregen durch diese Fragen, gemeinsam mit Ihren Kollegen einen Fragebogen zur biografischen Erkundung zu entwickeln, der auf die Menschen der Region abgestimmt ist, in der Sie leben und arbeiten. Sie werden weitere Fragestellungen finden, wenn Sie genauer hinschauen auf die Lebensgewohnheiten und -bedürfnisse der Menschen in einer eher ländlichen Region, in einer Großstadt, die für ihr besonderes kulturelles Leben bekannt ist oder in einem industriellen Ballungsraum.

Atmosphäre aktiv gestalten

Das Milieu und die Atmosphäre für den Patienten trotz der begrenzten Möglichkeiten unserer institutionellen Zwänge fördernd zu gestalten ist eine weitere Aufgabe, die es zu bewältigen gilt. Atmosphäre muss aktiv gestaltet werden, und zwar von den Menschen, die sich in einer bestimmten Umgebung gut auskennen. Auf der Station im Krankenhaus sind Sie zuständig. Dafür einige Anregungen:

Uwe Klein
Krankenpfleger

Praxistipp
Gehen Sie freundlich auf den Demenz-Kranken zu und bleiben Sie bei ihm. Es hilft ihm, wenn er sich zunächst nur auf ein fremdes Gesicht einlassen muss. Fühlen Sie sich in ihn ein und spüren Sie, was der Demenz-Kranke als Stress empfinden könnte. Versuchen Sie, diese Stressoren abzubauen. Jede Situation hat da ihre Eigenheiten. Im kollegialen Gespräch lassen sich bereits ständige Quellen von Stress entdecken und entschärfen (z. B. Lärm und Hektik, Unordnung und unübersichtliche Gänge, weil die Versorgungswagen ständig im Wege stehen). Sprechen Sie mit dem Demenz-Kranken in aller Ruhe. Erklären Sie ihm nur das Notwendigste. Manches lässt sich auch später noch klären. Wiederholen Sie geduldig Ihre Erklärungen. Scheuen Sie sich in ihn nicht, Körperkontakt aufzunehmen. Geben Sie dem Kranken die Hand, Berührungen am Arm oder an der Schulter sind unverfänglich und unterstützen Ihre Worte, wenn Sie Sicherheit vermitteln wollen. Es gibt immer wieder Spannungen im Team: Der Demenz-Kranke wird diese Spannungen spüren. Seine Emotionalität ist noch vorhanden, da liegen seine Ressourcen. Sorgen Sie dafür, dass ein offenes Gesprächsklima zwischen den Mitgliedern des Teams entsteht. Probleme müssen angstfrei möglichst schnell besprochen und ausgeräumt werden. Gelingt dies nicht, wird der Demenz-Kranke darauf mit gesteigerter Verwirrtheit reagieren. Nur wenn Sie sich selbst wohlfühlen im Team, können Sie dem Demenz-Kranken die Sicherheit und Ruhe vermitteln, die er so dringend benötigt.

Diese integrierende Milieugestaltung bezieht alle mit ein: Den Stationsarzt, die Pflegepersonen, den Krankenpflegeschüler, den Psychologen und den Demenz-Kranken und seine Familie.

Anerkennung durch Förderung der Ressourcen

Jeder Mensch braucht Wertschätzung und Anerkennung. Auch hier geht es wieder um Emotionen: Ich fühle mich als Mensch geschätzt und das gibt mir Selbstvertrauen. Ich bekomme Anerkennung und das stärkt mich in meiner Rolle z. B. als Stationsleitung.

Diese Erkenntnisse gelten ausnahmslos. Der Demenz-Kranke erlebt täglich seine Grenzen und sein wachsendes Unvermögen. Er merkt sehr wohl, dass er Dinge nicht mehr kann, die „jedes Kind" kann und ist verzweifelt. Das drückt sich z. B. in seiner spannungsarmen Körperhaltung aus, in seiner Verwirrtheit, in seinem Rückzug in Apathie, manchmal auch in aggressiven Reaktionen. Der Identitätsverlust ist schwer zu ertragen.

Merke

Moderne Pflegekonzepte gehen von den Ressourcen der Patienten aus, von den Kompetenzen eines kranken Menschen, die es gezielt zu entwickeln gilt. Ein guter Ansatzpunkt bietet sich in diesem Sinne, wenn Sie einen Menschen in seiner Ratgeberfunktion ansprechen.

Für die Arbeit mit Demenz-Kranken heißt das konkret:

Fragen Sie Demenz-Kranke immer spontan um Rat, wenn es biografische Anknüpfungspunkte gibt. Sie werden überrascht sein, wie lebendig und klar so manche Aussage kommt.

Machen Sie dies auch zum geplanten Angebot: Eine regelmäßige Zeitungsrunde (**Abb. 44.16**) lässt Raum, um gemeinsam bedeutsame aktuelle Fragen zu besprechen. Finden Sie keinen Anknüpfungspunkt in der Tageszeitung, so können Sie aus den vielen ethischen und weltanschaulichen Fragestellungen schöpfen.

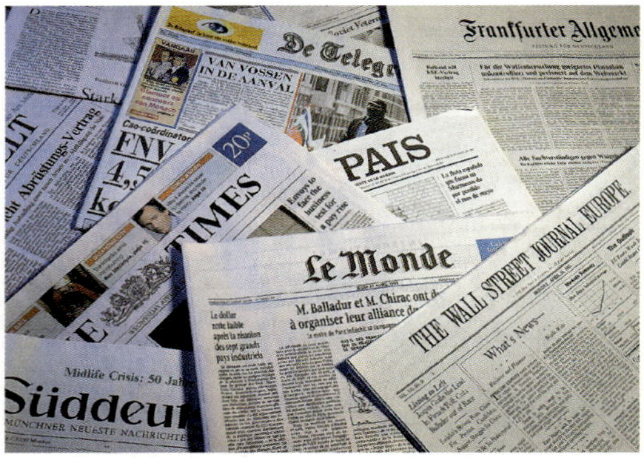

Abb. 44.16 Eine regelmäßige Zeitungsrunde mit Gesprächen zu aktuellen Themen hilft, die Ressourcen des demenzkranken Menschen zu entwickeln

Lernaufgabe

„Maria ist 17 Jahre alt und gerade erst mit der Schule fertig. Und jetzt ist sie schwanger. Was soll sie tun?" – „Die Stadt hat plötzlich eine Lücke im Haushalt. Kurzerhand sollen die Mittel für den Neubau der Kindertagesstätte gestrichen werden." Sicher fallen Ihnen weitere Beispiele ein. Stellen Sie sich gemeinsam mit Ihren Kollegen einen Themenkatalog zusammen für Ihre Gesprächsrunden.

Wie oft Sie dieses Angebot machen, hängt von der organisatorischen Situation vor Ort ab. Gut tut es dem Demenz-Kranken, wenn es in den normalen Tagesablauf integriert werden kann. So wie früher zu Hause oder in der Frühstückspause im Betrieb die Zeitung und die Diskussion dazugehörte.

Wichtig für den orientierenden Erfolg dieser Gespräche ist es, dass Sie die Aussagen des Demenz-Kranken nicht kritisch an Ihrer Meinung oder an Ihren Werten in der Gegenwart messen. Erkennen Sie seine Meinung an so wie sie ist, aber diskutieren Sie ruhig ein wenig.

Nicht nur dem Demenz-Kranken, auch jedem von uns geht es so, wenn wir uns in ungewohnter Umgebung befinden. Wir fühlen uns unsicher. Unsicherheit löst bei Demenz-Kranken Angst aus und Angst steigert die Verwirrtheit deutlich. Das verhindert die Erschließung seiner Ressourcen. Sorgen Sie deshalb ganz allgemein für Orientierungshilfen (s. Pflegeangebot Basale Stimulation zur Orientierung in Raum und Zeit, S. 617 f).

- Für die **zeitliche Orientierung**: Eine gut ablesbare Uhr, ein Tageskalender, jahreszeitlich eindeutiger Raumschmuck (vom Adventskranz über den Tannenbaum bis zur Faschingsgirlande und zum Osterstrauß, vom bunten Herbstlaub in der Vase über Tulpen und Osterglocken im Frühling bis zu Sommerblumen und frostig bizarren Zweigen im Winter).
- Für die **örtliche Orientierung**: Türen (z. B. die Toiletten) sollten durch eindeutige Symbole gekennzeichnet sein, die groß genug und leicht erkennbar sein sollten; Piktogramme sind besser als Buchstaben.
- Für die **Orientierung zur Person**: Dafür ist ein großer Spiegel wichtig. Angebracht an zentraler Stelle werden Sie bald erstaunt sein, wie oft Demenz-Kranke dort stehen bleiben. (Manchmal wird der Kranke z. B. im Streitgespräch mit seinem Spiegelbild wieder zum selbstbewussten Vater, der den Sohn ausschimpft. Dies sind Einzelbeobachtungen, aber sie sind besonders erfreulich, weil er in seiner Identität als Vater einen Moment lang wieder in gestraffter Körperhaltung in seiner Erinnerung das alte Selbstvertrauen erlebt.)

Den Alltag bewältigen

Der Alzheimer-Kranke benötigt Unterstützung bei allen ATL. Die wesentlichsten Punkte sollen hier angesprochen werden:

Bei jeder Art von Hilfestellung müssen wir mit dem Demenz-Kranken sprechen. Die Fähigkeiten, die richtigen Worte zu finden und den Sinn von Sprache zu verstehen, gehen mehr und mehr verloren. Aber auch durch die zunehmende Desorientierung im

Hinblick auf die eigene Person fühlt sich der Demenz-Kranke nicht angesprochen. Er braucht Zeit, bis die Laute zu ihm vordringen und bis sie sich zu sinnvollen Worte formen. Mit folgenden Regeln unterstützen Sie ihn in seiner Orientierung zur Person und in seinen sprachlichen Ressourcen:

Praxistipp

Uwe Klein
Krankenpfleger

Nehmen Sie Blickkontakt auf. Dazu gehen Sie auf Augenhöhe mit dem Kranken. Unterstützen Sie Ihre sprachliche Absicht, indem Sie seine Hand nehmen oder legen Sie Ihre Hand auf sein Knie oder seinen Arm. Der Kranke muss zunächst begreifen, dass er gemeint ist. Sprechen mit dem Demenz-Kranken heißt auch immer, die Worte in die Hand nehmen.

Sprechen Sie ihn mit seinem Namen an und halten Sie dabei weiter Blick- und Körperkontakt. Erst wenn er Ihren Blick erwidert, sprechen Sie weiter. So geben Sie gleichzeitig eine Orientierungshilfe zu seiner Person.

Sprechen Sie in kurzen Sätzen. Der Demenz-Kranke kann nur einen Inhalt zur Zeit aufnehmen, aber bereits einfache Mitteilungen enthalten gleichzeitig viele Inhalte:

„Es gibt Kaffee und Kuchen, stehen Sie bitte auf, ich bringe Sie zu Tisch!", kann der Demenz-Kranke nicht verarbeiten. Unterstützend und orientierend der gleiche Satz: „Herr Müller…" (die Hand leicht drücken und Blickkontakt halten) „Herr Müller…" (er schaut Sie an), „es gibt Kaffee …" (Pause und evtl. Wiederholung), „… stehen Sie bitte auf." (Sie unterstützen diese Aufforderung, indem Sie Ihre Hand unter seinen Ellbogen legen und die Bewegung sanft andeuten durch leichten Druck. Erst, wenn Sie spüren, dass er Sie verstanden hat, sprechen Sie weiter.) „Ich bringe Sie zu Tisch!"

Förderung des Bewegungsablaufs

Irgendwann kommt der Zeitpunkt im Krankheitsverlauf, an dem die Bewegungsplanung gestört ist. Das kranke Gehirn kann den notwendigen Impuls nicht mehr spontan senden. Das fällt auf bei der Morgentoilette oder beim Ankleiden. Der Demenz-Kranke verharrt mit dem Waschlappen in der Hand. Sie bitten ihn, den Fuß anzuheben, weil Sie ihm die Strümpfe anziehen wollen, aber er scheint gleichsam am Boden zu kleben.

Nehmen Sie Ihre Worte „Waschen Sie bitte Ihren Arm!" in die Hand und führen Sie die Bewegung zunächst (**Abb. 44.17**). Die Fähigkeit dazu bleibt lange erhalten. Der Kranke wird bald anfangen, gründlich seinen Arm zu waschen. Dabei wird eine weitere Ressource deutlich: stereotype Bewegungsabläufe gelingen in der Regel gut. Allerdings müssen Sie diesen Bewegungsablauf auch wieder stoppen mit sanfter Hand, um den nächsten Teilschritt „mit Hand und Wort" einzuleiten.

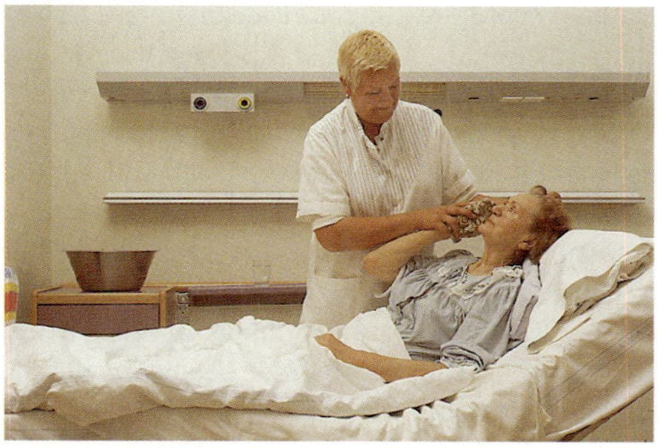

Abb. 44.17 Alltagshandlungen, wie sie in dieser Aufnahme mit einer gesunden älteren Dame gezeigt werden, sind in einem langen Leben eingeübt und laufen ab „wie auf Schienen"; wenn man die Hand führt, kehrt die Erinnerung zurück

Ein besonderes Problem im Rahmen der Körperpflege ist das Zähneputzen, sobald Sie den Demenz-Kranken nicht mehr zur selbstständigen Mundhygiene in beschriebener Weise anregen können. Der Mund gehört zu den Intimregionen. Es ist gut zu verstehen, dass es manchmal schwer ist, den Demenz-Kranken in diesem Bereich zu berühren. „In diesem Fall muss man behutsam, mit sanftem (!) Druck einer Hand die Wangen leicht nach innen drücken, um dem Kranken … die Bewegung folglich vorzugeben. Der Handteller liegt dabei auf dem Knie und drückt es sanft nach unten, damit der Kranke weiß, was er tun soll. Mit dem Daumen der anderen Hand fasst man dann schnell hinter die obere Zahnreihe, und mit dem Zeigefinger lockert man vorne die obere Gaumenplatte. Sobald Luft zwischen Gaumenplatte und Zahnprothese gelangt, lässt sie sich herausnehmen." (Gümmer u. Döring 1996, S. 90)

Das Heben des Fußes ist kein stereotyper Bewegungsablauf. Hier geben Sie Ihrer Bitte spürbaren Ausdruck, indem Sie Ihre Hand von vorne auf sein Knie legen und mit gutem festen Kontakt die Richtung der Bewegung andeuten. Wiederholen Sie dies, der Kranke wird Sie bald verstehen.

Ebenso müssen Sie beim Ankleiden die Handlung in die einzelnen Bewegungsabläufe zerlegen und den Patienten gezielt „mit Hand und Wort" anleiten (**Abb. 44.18**). Die Ressourcen liegen in der grundsätzlichen Fähigkeit, sich zu bewegen, es sei denn, es läge auch eine Erkrankung des Bewegungsapparates vor.

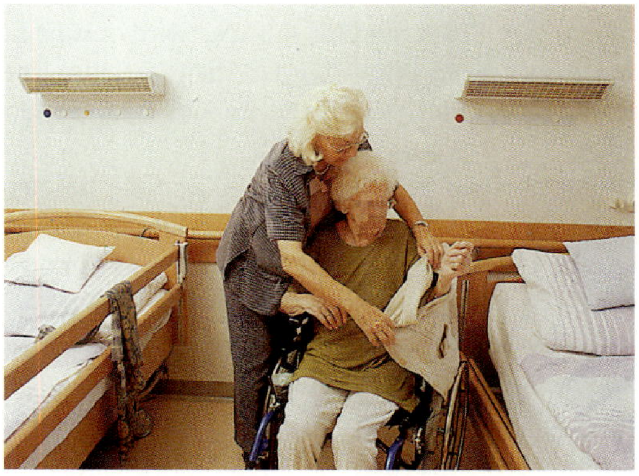

Abb. 44.18 Anleiten „mit Hand und Wort" bedeutet auch, eine Maßnahme nur dann zu übernehmen, wenn es gar nicht anders geht

Bei einer Bewegungsblockade aufgrund der gestörten Bewegungplanung, z.B. in der Badewanne, sind weitere Interventionen hilfreich. Der Demenz-Kranke kann nicht aufstehen, nichts geht mehr. Er bekommt Angst und klammert sich am Wannenrand oder an Ihrem Arm fest, kann aber Ihre Bitte, die Füße aufzustellen, nicht umsetzen. Die Angst macht ihn steif und unbeweglich. Wirken Sie beruhigend auf ihn ein, mit leiser und warmer Stimme. Wiegen Sie ihn leicht, indem Sie ihn in Ihre Arme nehmen, vielleicht summen Sie dabei leise eine Melodie. Dieses Gewiegtwerden wirkt in seiner Stereotypie entspannend, die ruhige Stimmung überträgt sich. Sie fühlen, wann sich die Muskeln lösen, und erst dann wird er aufstehen können.

Diese große körperliche Nähe herzustellen und auch selber auszuhalten bedeutet auch für Sie als Pflegeperson eine Herausforderung, der Sie nicht in jeder Alltagssituation entsprechen können. So können beispielsweise Zeitdruck oder ein emotional angespanntes Verhältnis zu diesem Demenz-Kranken, den Sie gerade unterstützen, in Ihnen Gefühle von Abwehr oder Aggressionen hochsteigen lassen. Diese Gefühle sind menschlich und deshalb nicht verwerflich. Allerdings erfordert Ihre eigene Psychohygiene, dass Sie sich damit auseinandersetzen. Nutzen Sie dazu die bestehenden Angebote zu Ihrer Entlastung vom Gespräch mit den Teamkollegen bis hin zur Supervision.

Merke

Gewalt in der Pflege von Demenz-Kranken ist ein tabuisiertes, aber vorhandenes Problem, das wesentlich aus Überforderung entsteht. Hier steht jeder Pflegende, ob Laie oder Profi, in der Verantwortung zur Prävention.

Die abnehmende Konzentrationsfähigkeit des Patienten drückt sich auf unterschiedliche Weise aus. Der Demenz-Kranke hat nur noch wenig Ausdauer. Und er vergisst schnell bei einer Maßnahme, was er tun will; er ist nicht mehr in der Lage, etwas zielorientiert durchzuführen und zu beenden. Darüber hinaus verlieren immer mehr Dinge des alltäglichen Lebens ihre Bedeutung für ihn. Das wird beispielsweise auch beim Essen spürbar. Hier wird Ihre Unterstützung unter verschiedenen Gesichtspunkten nötig:

Ebenso wie beim Waschen führen Sie bei der Essbewegung seine Hand zum Mund. In fortgeschrittenem Stadium der Erkrankung wird er immer wieder vergessen, die von Ihnen angestoßene Bewegung bzw. das Essen fortzusetzen. Anders als beim Waschen ist Essen kein kontinuierlich rhythmischer Bewegungsablauf. Stereotypien helfen hier also nicht, sondern es braucht Konzentration und Ausdauer. Haben Sie Geduld, setzen Sie sich zu ihm und führen Sie immer wieder den Beginn der notwendigen Bewegungsabläufe aus. Wort, Hand und Körperkontakt helfen dem Kranken, sich auf das Essen zu konzentrieren.

Der Demenz-Kranke weiß nicht gleich, was die Dinge vor ihm auf dem Tisch bedeuten. Er wird z.B. damit „spielen". Tolerieren Sie sein Verhalten, regen Sie ihn lediglich zum Essen an.

Merke

Weisen Sie einen Demenz-Kranken nicht zurecht. Er spürt das Unangemessene Ihrer Zurechtweisung, denn er ist kein Kind. Es wird ihn verletzen. Er wird verwirrt reagieren, manchmal auch aggressiv.

Eine große Serviette oder, wenn es gar nicht anders geht, eine Schürze (kein Stecklaken!), werden seine Kleidung schützen, wenn etwas verschüttet wird.

Geschmacksanregungen sind Orientierungshilfen. Schön ist es, wenn Sie an biografische Aspekte anknüpfen können und das auch im Tischgespräch aufgreifen. Z. B.: Frühstück, Mittag- und Abendessen unterscheiden sich je nach Region und Lebensgewohnheiten. Greifen Sie dies auf, dann unterstützen Sie die Orientierung des Patienten in der Tageszeit. Bestimmte Speisen verbinden Menschen mit besonderen Gelegenheiten im Jahreslauf. Auch solche Angebote sind Orientierungshilfen (Martinsgans, Osterbrot, Soleier zu Silvester, Lebkuchen zu Weihnachten, usw.).

Gutes Essen duftet auch gut bei der Zubereitung. Falls es im stationären Rahmen realisierbar ist, backen Sie Kuchen, kochen Sie kleine Mahlzeiten gemeinsam mit dem Demenz-Kranken. Er kann mithelfen. Insbesondere rhythmische Tätigkeiten wie Kartoffeln schälen kann er möglicherweise gut erledigen. So stärken Sie sein Selbstwertgefühl. Bekommen Sie das Essen immer fertig aus der Küche, machen Sie ihn zumindest auf die Düfte aufmerksam, die eine Mahlzeit ausströmt. Erinnerungsimpulse werden seine Orientierung verbessern und Wohlgefühl auslösen. Es geht immer vorrangig um Lebensqualität!

Das Durstgefühl nimmt im Alter ebenso ab wie der Geschmackssinn. Damit Essen lustvoll erlebt werden kann, sollten die Speisen gut gewürzt sein. Frische Kräuter, Pfeffer, Zwiebel, Knoblauch und Essig oder Zitronensaft erhöhen den Genuss. Appetitlosigkeit ist unter Umständen eine verständliche Reaktion auf fades Essen! Das Trinken vergisst der Demenz-Kranke leicht. Um einer Exsikkose vorzubeugen, müssen Sie immer ausreichend Getränke anbieten. Erinnern Sie ihn, dass er auch trinkt oder unterstützen Sie ihn beim Trinken.

Wenn das Essen schmackhaft zubereitet ist, der Demenz-Kranke aber dennoch keinen Appetit entwickelt, kann es auch an einer schlecht sitzenden Zahnprothese liegen, an einer schmerzenden Druckstelle im Mund oder einer bisher unbemerkt gebliebenen Soorinfektion der Schleimhaut.

···› Merke
Der Mundpflege sollten Sie besondere Aufmerksamkeit zukommen lassen. Ebenso wichtig ist, dass der Patient ausreichend Flüssigkeit zu sich nimmt, denn eine Exsikkose kann zu Verwirrtheitszuständen führen.

Unruhe bewältigen

Bei plötzlicher Unruhe müssen Sie auf die Suche gehen nach der Ursache (Krankenbeobachtung!). Hier einige häufige Gründe:

···› Merke
Schmerzen kann der Kranke nicht verbal ausdrücken. Deshalb ist es von großer Bedeutung, dass Sie an diese Möglichkeit als Ursache der Unruhe denken.

Die Ursachen der Schmerzen können vollkommen banal sein: Eine Druckstelle unter der Zahnprothese durch ein Körnchen der Himbeermarmelade vom Frühstück, Kopfschmerzen bei drückender Gewitterschwüle oder das schmerzhaft brennende Gefühl im Rachen, wenn eine Erkältung „im Anmarsch" ist. Oder eine bisher nicht erkannte schwere Krankheit äußert sich nun mit Schmerzen. Alles ist möglich; Ihre sensible Krankenbeobachtung ist eine wichtige Chance, auf die richtige Spur zu kommen.

Ein anderer, täglich wiederholt empfundener „Schmerz" löst ebenso Unruhezustände aus: das Gefühl der gefüllten Blase. Wenn Sie den Demenz-Kranken gut kennen, werden Sie an dieser Beobachtung bald seinen individuellen Toilettenrhythmus kennen und können ein gezieltes Kontinenztraining machen.

···› Merke
Aus diesem Problem der Inkontinenz entwickelt sich schnell der Teufelskreis: Verwirrtheit macht inkontinent und Inkontinenz steigert die Verwirrtheit!

Ein quälender Druckschmerz wird durch eine Obstipation ausgelöst. Kotspuren in der Wäsche sind ein Hinweis auf eine Obstipation, den Sie nicht als Inkontinenzproblem fehldeuten dürfen. Eine Obstipation löst starke Unruhe- und Verwirrtheitszustände aus. Unter Umständen wird sich der Demenz-Kranke in seiner Not mit den Fingern in den Enddarm greifen und den Stuhl in seiner Umgebung verschmieren. Geschieht das, ist es ein Hilferuf an Sie. Schützen Sie die Würde des Demenz-Kranken, indem Sie die Verunreinigungen ohne Kommentar beseitigen. Sorgen Sie nach Rücksprache mit dem Arzt für eine baldige Stuhlentleerung. Mit konsequenter Obstipationsprophylaxe beugen Sie auch Verwirrtheitszuständen vor.

■ Schlafumkehr

Die Schlafumkehr (= nächtliche Unruhe) ist ein Problem, das zum Krankheitsbild der Demenz gehört und das kausal nicht zu therapieren ist.
Pflegerisch ist Folgendes wichtig:

- Sorgen Sie für ausreichend Beschäftigung und Bewegung am Tag.
- Lassen Sie den Kranken nicht zu früh ins Bett gehen, auch wenn er es möchte. Dieser Wunsch gehört zu dem Phänomen der Schlafumkehr. Aber er wird dann möglicherweise ab 22.00 Uhr für den Rest der Nacht wach sein.
- Sichern Sie die Umgebung, damit der Demenz-Kranke nicht noch zusätzlich zu Schaden kommt. Lassen Sie ein Nachtlicht brennen, damit er nicht stürzt.
- Internistische Ursachen, wie z. B. eine Unterzuckerung oder eine nicht ausreichend therapierte Herzinsuffizienz (s. Nykturie, S. 1111), wird der Arzt ausschließen. Allerdings liefert in diesem Zusammenhang Ihre Krankenbeobachtung notwendige Informationen.

···› siehe Pflegeangebot Schlafförderung, S. 275 ff

···› siehe Pflegeangebot Sturzprophylaxe, S. 571 f

C Pflege von Patienten in der Kinder- und Jugendpsychiatrie

Christa-Maria Bertram und Annegret Sprengel

Einleitung

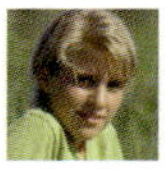

···› Marion ist 15 Jahre alt. Vor 2 Jahren haben sich ihre Eltern getrennt. Seitdem hat sie häufig Streit mit ihrer Mutter. Den Vater sieht sie nur noch selten. Marion fühlt sich hilflos und allein gelassen. In ihrer Clique fühlt sie sich fremd. In der Schule lassen ihre Leistungen stark nach. Marion weiß keinen Ausweg mehr. Sie hat in letzter Zeit immer wieder daran gedacht, sich umzubringen, allen Problemen ein Ende zu setzen.

Peter ist 8 Jahre alt und geht in die 2. Klasse. Immer, wenn er sich mit anderen Kindern streitet, fängt er gleich an zu beißen und zu hauen. Im Unterricht stört er. Obwohl ihn alle für ganz clever halten, wird er wohl die 2. Klasse wiederholen müssen. Unruhig und unkonzentriert wie er ist, ist dies kein Wunder. Bei den Hausaufgaben gibt es immer Streit mit den Eltern, die ganz ratlos sind, was sie noch tun können. Dass Peter nachts noch ins Bett macht, darf keiner wissen.

Peters Eltern bekommen von der Lehrerin den Rat, sich an eine kinder- und jugendpsychiatrische Einrichtung zu wenden, bei Marion ist es der Hausarzt, der ihr empfiehlt, mit ihrer Mutter zusammen in eine kinder- und jugendpsychiatrische Ambulanz zu gehen.

Sind diese Kinder, diese Jugendlichen krank, verhaltensgestört, falsch erzogen, milieugeschädigt? Sind sie psychisch krank oder werden sie es?

Schon lange vor Einführung der Kinder- und Jugendpsychiatrie beschäftigten sich Pädagogen, Theologen, Philosophen und Ärzte mit den Verhaltensauffälligkeiten von Kindern, deren Entwicklung nicht der Norm entsprachen.

Der Arzt Heinrich Hoffmann gründete 1864 in der „Frankfurter städtischen Anstalt für Irre und Epileptiker" die erste Kinderabteilung. Seinem Sohn gestaltete er ein Bilderbuch, in dem er auf recht moralisierende und anschauliche Weise einige bis heute bedeutsame kinder- und jugendpsychiatrische Störungen illustriert und beschreibt. Wer kennt das Buch nicht aus seiner Kinderzeit? Das bis heute meistverkaufte und wohl in unzähligen Sprachen übersetzte Kinderbuch: *Der Struwwelpeter* (**Abb. 44.19**).

Das Gebiet der Kinder- und Jugendpsychiatrie (KJP) ist eine noch junge Fachdisziplin innerhalb der Psychiatrie und der Pädiatrie (seit 1968 anerkanntes Fachgebiet). Sie befasst sich auf der Grundlage von biologischen, psychologischen und soziologischen Erkenntnissen vor allem mit den Auffälligkeiten und Störungen (Psychopathologien) des Kindes- und Jugendalters.

Im lebendigen Prozess der Entwicklung haben Kinder und Jugendliche ständig Reifungsaufgaben zu bewältigen, die für sich genommen oft schon mit krisenhaften Zuständen verbunden sein können.

> **···› Lernaufgabe**
> Erinnern Sie sich: Wie viel Neues, das ängstigte, faszinierte, interessierte, belastete, mussten Sie bewältigen, um zu lernen und um es in Ihr Leben zu integrieren? Haben Sie das allein geschafft? Wer oder was war für Sie hilfreich?

Schwierige Entwicklungsphasen oder Krisen bergen nicht nur die Gefahr erhöhter Anfälligkeit für psychische oder physische Störungen oder Krankheiten, sie sind in erster Linie notwendige Herausforderungen zur individuellen Weiterentwicklung, Persönlichkeitsreifung und Identitätsfindung (S. 58).

In einer KJP treffen Sie überwiegend Kinder und Jugendliche im Alter von 5–18 Jahren, die abweichend von ihrem Entwicklungsstand Probleme in verschiedenen Bereichen ihrer Wahrnehmungsfähigkeit haben. Insbesondere sind ihre Fähigkeiten, angemessene soziale Kontakte mit anderen Menschen zu leben, gestört. Sie leiden unter anhaltenden Ängsten und/oder Zwängen. Auch junge Menschen mit psychosomatischen Symptomen, Essstörungen, Schulleistungs- und Selbstwertproblemen werden Ihnen begegnen. Ob und wann ein Kind oder Jugendlicher in einer kinder- und jugendpsychiatrischen Einrichtung aufgenommen wird, ist abhängig von folgenden Faktoren:

- Welche Ressourcen gibt es in der Familie, wie versteht die Familie das Verhalten des Kindes, werden Anregungen zur Verhaltensänderung innerhalb der Familie erarbeitet?

Psychiatrische Diagnosen in der Kinder- und Jugendpsychiatrie nach ICD 10

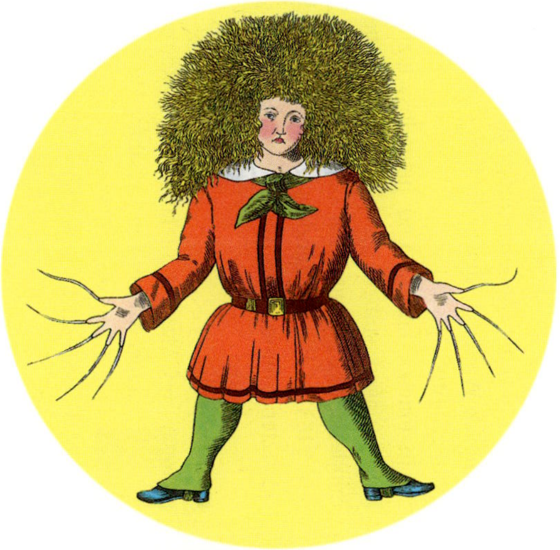

Tiefgreifende Entwicklungsstörungen (F 84)
Anpassungsstörungen (F 43.2)
Emotionale Störungen des Kindesalters (F 93)
Elektiver Mutismus (F 94)
Enuresis/Enkopresis (F 98.0/F 98.1)
Ticstörungen (F 95)
Schizoaffektive Störungen (F 25)
Akute vorübergehende psychotische Störungen (F 23)
Teilleistungsstörungen (Lese- und Rechtschreibstörung, motorische Entwicklung, visuelle Wahrnehmung... F 81.0...)
Angststörungen (F 41)
Manische Episode (F 30)
Dissoziative Störungen/Konversionsstörungen (F 44)

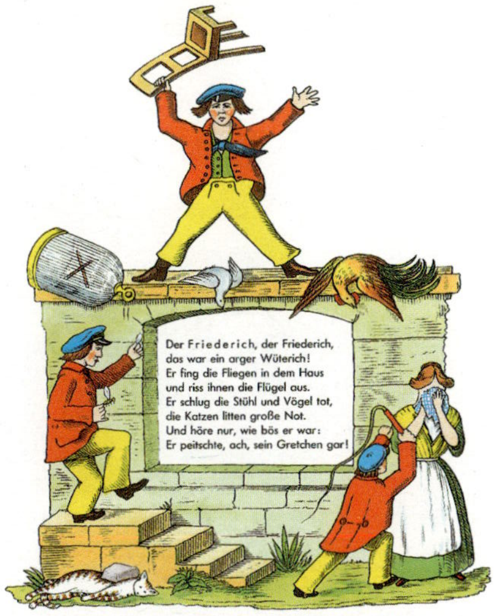
Der Friederich, der Friederich,
das war ein arger Wüterich!
Er fing die Fliegen in dem Haus
und riss ihnen die Flügel aus.
Er schlug die Stühl und Vögel tot,
die Katzen litten große Not.
Und höre nur, wie bös er war:
Er peitschte, ach, sein Gretchen gar!

Störung des Sozialverhaltens (F 91)
Kombinierte Störung des Sozialverhaltens und der Emotionen (F 92)

Seht, ihr lieben Kinder, seht,
wie's dem Philipp weiter geht!
Schaut genau auf dieses Bild!

Seht! Er schaukelt gar zu wild,
bis der Stuhl nach hinten fällt;
da ist nichts mehr, was ihn hält;

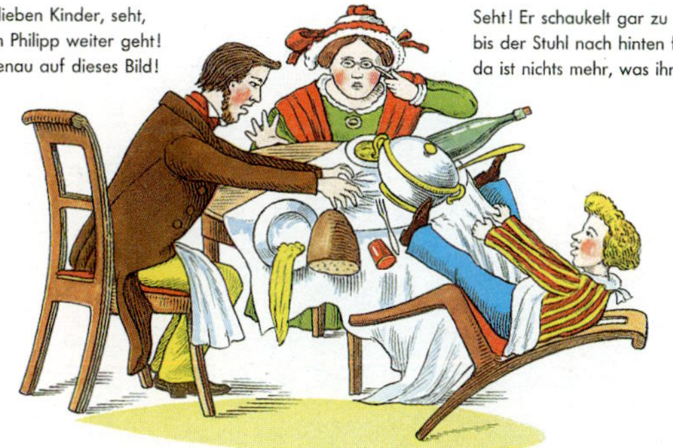

nach dem Tischtuch greift er, schreit.
Doch was hilft's? Zu gleicher Zeit
fallen Teller, Flasch und Brot.

Vater ist in großer Not
und die Mutter blicket stumm
auf dem ganzen Tisch herum.

Hyperkinetische Störungen (F 90)

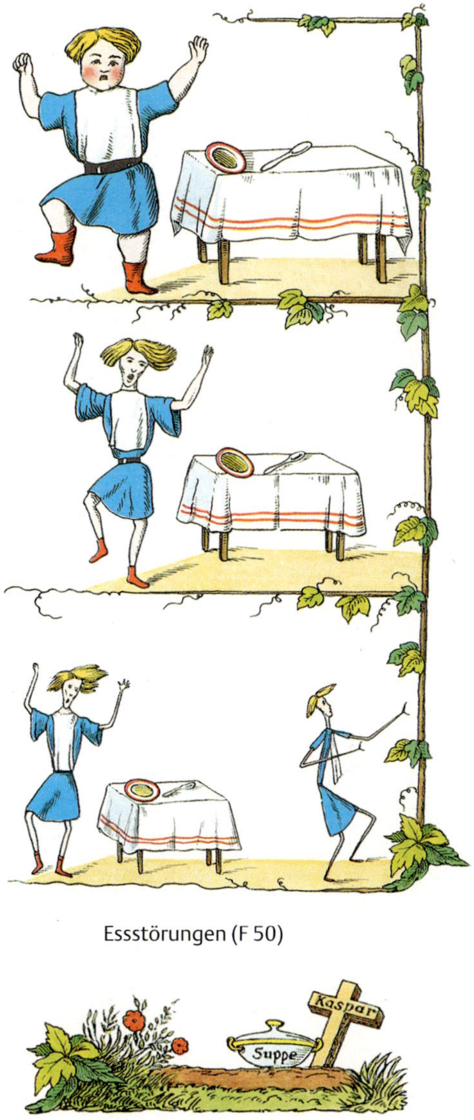
Kaspar
Suppe

Essstörungen (F 50)

Abb. 44.19 Krankheitsbilder in der Kinder- und Jugendpsychiatrie. Diagnosen am Beispiel des Struwwelpeter

- Wie bewerten Menschen außerhalb des Familiensystems z. B. Lehrer, Erzieher, Nachbarn, Bekannte das Verhalten. Besteht der Druck der Ausgrenzung aus Schule oder Kindergruppen?
- Welche ambulanten Angebote wie Erziehungsberatung, Schulpsychologe, ambulante psychiatrische Behandlung gibt es vor Ort für die Patienten und deren Familien?

Der Weg in die Klinik

Die Überweisung in eine Einrichtung für KJP erfolgt durch niedergelassene Kinder- und Jugendpsychiater, Hausärzte, Kinderkliniken, allgemeine Krankenhäuser, Beratungsstellen, Jugendämter, Gesundheitsämter und Heimeinrichtungen. Eltern oder Jugendliche wenden sich häufig auch direkt an die Klinik.

Geplante Aufnahme

Bei der **geplanten Aufnahme** erfolgt vor der stationären Aufnahme in der Regel ein Beratungs- und Informationsgespräch mit den Patienten und deren Angehörigen; wenn möglich auch die Besichtigung der Station.

Für die Patienten und deren Familien ist es wichtig, sich einen Eindruck von dem therapeutischen Angebot, der Atmosphäre und der Ausstattung des künftigen Aufenthaltsortes zu machen (**Abb. 44.20 a, b**) und erste Kontakte zu Stationsmitarbeitern und Mitpatienten aufzunehmen. Trifft die Familie nach einer vereinbarten Bedenkzeit die Entscheidung zur Aufnahme, ist die Umgebung nicht mehr ganz so fremd und ängstigend. Dieser erste Kontakt ist besonders entscheidend, da verständlicherweise Ängste und Vorbehalte bestehen. Hier helfen Sie mit Einfühlungsvermögen und zugewandter Freundlichkeit, Vertrauen aufzubauen.

Abb. 44.20 Ein Beispiel für die Atmosphäre und Ausstattung einer kinder- und jugendpsychiatrischen Einrichtung. **a** Treppenaufgang, **b** Patientenzimmer

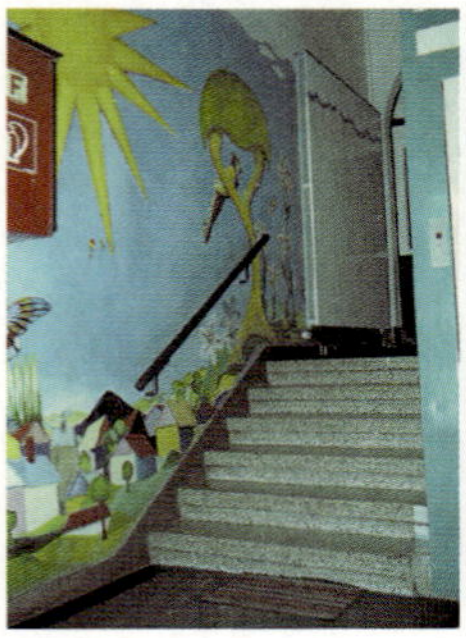
a

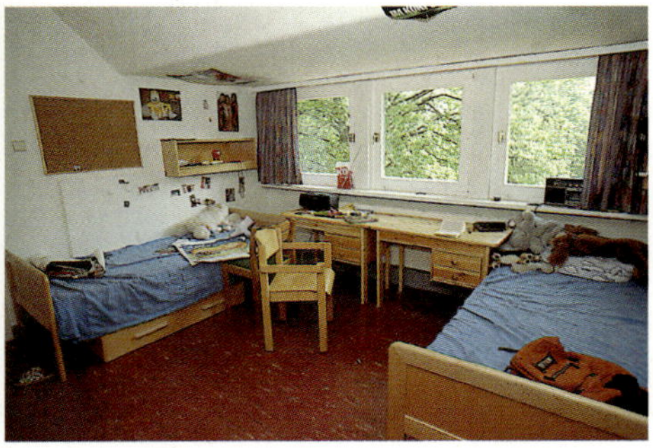
b

Praxistipp

Uwe Klein Krankenpfleger

Dabei müssen Sie folgende Aspekte berücksichtigen: Für manche Kinder ist es die erste Trennung von zu Hause. Eltern sorgen sich darüber, was mit ihrem Kind in der Klinik passieren wird und kommen oft mit dem Gefühl versagt zu haben; Schuldgefühle, Selbstvorwürfe und Angst beeinflussen ihr Verhalten. Für viele Familien und Patienten bedeutet der Aufenthalt in der Klinik eine Stigmatisierung. Das heißt, u. U. werden sie in ihrem Umfeld gemieden oder gar verurteilt. Familien ziehen sich manchmal zurück und/oder verschweigen den Aufenthalt des Kindes. Für die jungen Patienten ist die stationäre Aufnahme meist eine unfreiwillige Herauslösung aus ihrem sozialen Gefüge, verbunden mit Widerständen, Abwehr oder auch überangepasstem Verhalten. In jedem Fall sind Ambivalenz-Konflikte zu berücksichtigen.

Die Eltern wie auch die Kinder sind in widerstreitenden Gefühlen gefangen, die das Verhalten, die Sprache, den Umgang mit Ihnen als Mitarbeiter der Institution beeinflussen.

Ungeplante Aufnahmen/Notaufnahmen ergeben sich aus akuten, krisenhaften Situationen:

- z. B. akute Suizidalität,
- akute psychotische Zustände,
- aggressive Durchbrüche mit Selbst- und/oder Fremdgefährdung,
- aktueller sexueller Missbrauch.

Sind die Patienten nicht bereit oder nicht in der Lage dem Aufenthalt in der Klinik zuzustimmen, besteht die Gefahr des Weglaufens mit Tendenzen zur Selbst- oder Fremdgefährdung, kann es für die Sorgeberechtigten oder auch die Klinik notwendig werden, einen Beschluss nach § 1631 BGB (= Bürgerliches Gesetzbuch) beim Familiengericht zu beantragen.

Text des § 1631 b:

„Eine Unterbringung des Kindes, die mit Freiheitsentziehung verbunden ist, ist nur mit Genehmigung des Familiengerichtes zulässig. Ohne die Genehmigung ist die Unterbringung nur zulässig, wenn mit dem Aufschub Gefahr verbunden ist; die Genehmigung ist unverzüglich nachzuholen. Das Gericht hat die Genehmigung zurückzunehmen, wenn das Wohl des Kindes die Unterbringung nicht mehr erfordert." (BGB)

In einigen kinder- und jugendpsychiatrischen Einrichtungen stehen geschlossene Stationen für minderjährige Patienten zur Verfügung, die im Sinne des § 1631 b eines besonders gesicherten und geschützten Rahmens bedürfen.

Aufnahme

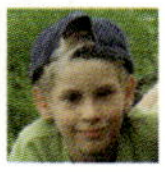

Max ist 12 Jahre alt, er kommt mit seiner Mutter zur Aufnahme, der Vater hat nicht freinehmen können von seiner Arbeit. Max weiß selbst nicht, ob er den Vater gerne dabei gehabt hätte. Als sie sich zu Hause verabschiedet haben, hatte Max den Eindruck, dass sein Vater froh war, zur Arbeit gehen zu können. Die kleine

Schwester blieb bei der Nachbarin. Max hatte sich mit seinen Eltern schon die Station angeschaut, jetzt ist ihm aber doch ganz mulmig, insgeheim hatte er gehofft, die Eltern würden es sich noch anders überlegen. Das könnten Max' Gedanken in der Aufnahmesituation sein:

„Jetzt muss ich doch hierher, in die Klapse. So reden meine Klassenkameraden, wenn sie glauben, ich höre es nicht. Den Arzt kenne ich schon vom ersten Gespräch, den Erzieher nicht. Der hat ja blöde Haare. Mama erzählt schon wieder alles über mich, ich will nichts mehr hören. – Ohren auf Durchzug. Hoffentlich hab ich genügend Kassetten mit. Die glotzen mich so an, haben die mich was gefragt? Egal, ich sag nichts. Hier muss man bestimmt ziemlich früh ins Bett. Peter und Alex haben's gut, die sind jetzt in der Schule beim Sport, ob sie an mich denken, mich hier mal besuchen? Die fragen Mama immer noch aus, oh je, jetzt fängt sie auch noch an zu heulen, wie peinlich! Jetzt bloß kein Weichei werden, hoffentlich ist das hier gleich vorbei. Ich will jetzt endlich auf die Station. Mal sehen, wie der in meinem Zimmer ist. Warum der wohl hier ist."

Das Aufnahmegespräch wird mit dem behandelnden Therapeuten (Arzt, Psychologe) und dem zuständigen Bezugsbetreuer des stationären Pflege- und Erziehungsdienstes geführt.

Im Gespräch werden neben anamnestischen Daten und Fragen auch Vereinbarungen und Absprachen über Ziele und Erwartungen der Patienten und deren Familien, mögliche Verweildauer der Patienten, Besuchsregelungen und Beurlaubungen, Zusammenarbeit zwischen Familie und Institution und Konsequenzen bei Verstößen gegen die Regeln der Station getroffen.

Es sollte in der Pflegeanamnese auch Raum für die Gewohnheiten und Besonderheiten aus dem Alltag der Patienten gegeben werden, z. B.:

- Einschlafen (Gibt es Rituale wie Geschichte vorlesen, Licht an oder aus, Kuscheltier, Kassette hören? Schläft der Patient ruhig durch, usw.),
- Spielgewohnheiten (Spielt das Kind lieber allein, mit anderen, lieber drinnen oder draußen? Welcher Art sind die Spiele, wie sind die Spielmöglichkeiten zu Hause? **Abb. 44.21**),
- Essgewohnheiten,
- Körperhygiene,
- Umgang mit Taschengeld,
- Was kann der Patient allein, wo braucht er Hilfe?

Lernaufgabe
Was können Sie übernehmen, um dem Patienten die Eingewöhnung zu erleichtern? Welche Informationen sind wertvoll für die Pflege- und Behandlungsplanung?

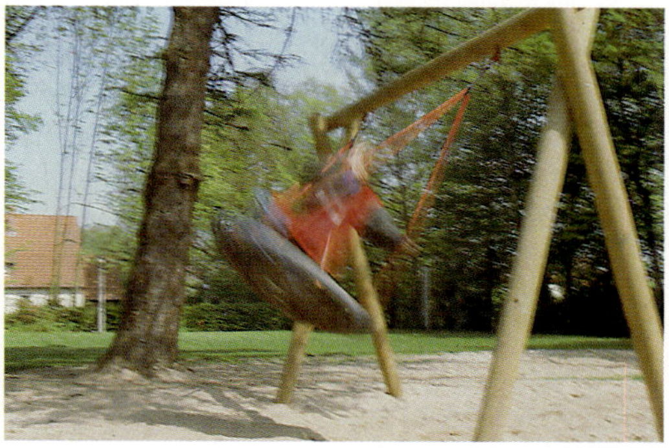

Abb. 44.21 Die Patienten sollten die Möglichkeit erhalten, Gewohnheiten aus dem Alltag, hier z. B. das Spielen im Freien, beizubehalten

Stationäre Behandlung

24 Stunden am Tag miteinander leben und lernen! Für die Dauer des Klinikaufenthaltes ist die Station mit den räumlichen, personellen und konzeptionellen Bedingungen der Lebensraum, in dem sich die Patienten überwiegend aufhalten. Meistens wird das Zimmer mit einem anderen Jugendlichen geteilt. Es gibt festgelegte Stundenpläne, Aufgaben, Regelwerke (**Abb. 44.22**). Alle Bereiche des täglichen Lebens werden beobachtet, kontrolliert. Betreuer/Erwachsene sind zu allen Zeiten des Tages anwesend und erreichbar. Informationen über die Patienten werden unter den Mitarbeitern ausgetauscht. Mitpatienten sind zu fast jeder Zeit erreichbar.

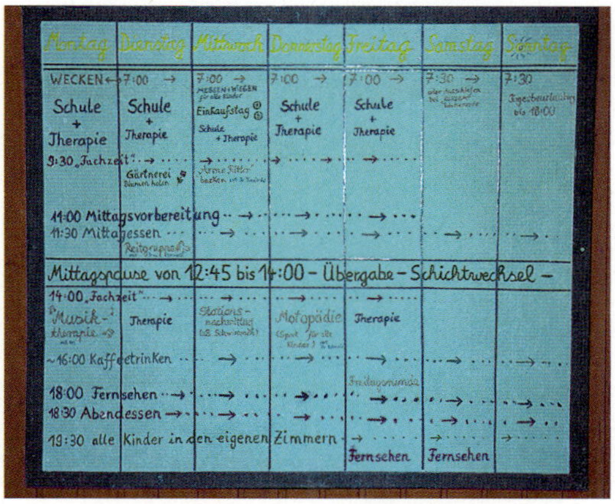

Abb. 44.22 Wochenplan einer Kinderstation

Der stationäre Rahmen bietet Schutz, Orientierung, Einschätzbarkeit, Ordnung, Übungsraum für neue Verhaltensweisen, Klarheit, Verlässlichkeit und Kontaktmöglichkeiten. Aber auch: Einschränkung des persönlichen Freiraums, Ein- und Unterordnen im Gruppenalltag, Einhalten von eventuell ungewohnten Regeln, Akzeptieren von Begrenzungen und Kontrolle.

Tagesablauf auf einer Station für Jugendliche

7:00 Wecken, Duschen/Waschen, Frühstücken, Zimmer aufräumen,
1 ×/Woche Bett beziehen, Wäsche waschen, Zimmer gründlich aufräumen.

ab ca. 8:00 individuelle Therapie wie: Schule/Arbeitstherapie, Beschäftigungstherapie, Bewegungstherapie, Reittherapie, Familientherapie, Einzeltherapie, Musiktherapie, Physikalische Therapie (KG, Bewegungsbad), Ausgang (nach Regelung), Freizeitbeschäftigung.
Medizinische Untersuchungen wie: Blutabnahme, EEG/EKG, neurologische Untersuchung, CT/MRT, Konsil bei diversen Fachärzten.
11:30 Gemeinsames Mittagessen
12:45 Mittagspause, d. h. die Jugendlichen beschäftigen sich in ihren Zimmern
Dienstübergabe/Fallbesprechung für die Mitarbeiter
14:00 Nur freitags: „Freitagsgruppe" bis 15:00
mittwochs und sonntags: Besuchszeit
donnerstags: Aktionstag, d. h. Freizeitangebote wie Schwimmen, Kanu fahren, Kino usw.
samstags: Kochgruppe
Therapien s. o.
Ausgang, Einkauf, Spiel, Freizeit
18:00 Gemeinsames Abendessen
18:30 Abendgruppe/Reflexion des Tages, Telefonzeit, Fernsehen, Duschen.
19:45 Dienstübergabe/Beginn der Nachtwache
20:00 Fernsehen/Spiele/Teerunde
Schlafenszeit nach Alter gestaffelt
22:00 Nachtruhe

In der Psychiatrie-Personalverordnung werden die Behandlungsaufgaben wie folgt beschrieben:

„Basis der stationären kinder- und jugendpsychiatrischen Behandlung ist die pflegerisch-heilpädagogische Behandlungsgruppe. Das grundsätzliche Erfordernis des Miteinander und Nebeneinander von Therapie und Erziehung in der stationären Kinder- und Jugendpsychiatrie ergibt sich daraus, dass sich Kinder und Jugendliche in einem lebhaften Entwicklungsprozess befinden und auf Stützung, Erziehung und Führung angewiesen sind, insbesondere wenn sie psychisch erkranken. Während des Aufenthaltes eines Kindes oder Jugendlichen übernimmt die Klinik die Aufsichtspflicht.

Nach dem Prinzip der Gruppenpflege gewährleisten die Mitarbeiter/innen des Pflege- und Erzie-

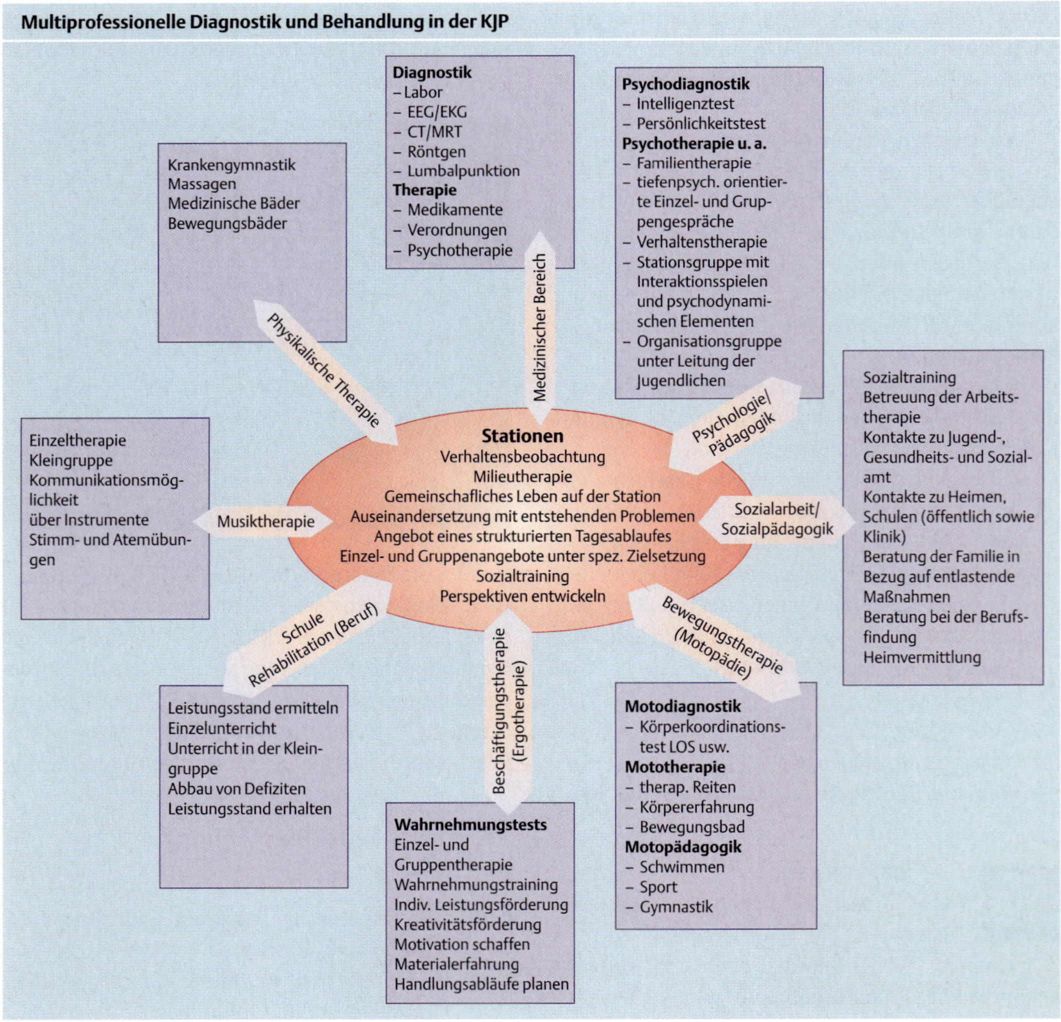

Abb. 44.23 Multiprofessionelle Diagnostik und Behandlung in der Kinder- und Jugendpsychiatrie auf einen Blick

hungsdienstes die Sicherstellung der Rahmenbedingungen, die für die Therapie von Kindern und Jugendlichen in einer Fachklinik erforderlich sind. Dabei handelt es sich um die Sicherstellung der Aufsichtspflicht, um die Schaffung einer emotional tragenden Atmosphäre mit persönlichen Bindungen (Bezugspersonensystem, Beziehungspflege), die Gestaltung familienähnlicher Bedingungen und die Beziehungsaufnahme über Spiel, Gespräche sowie Aktivitäten innerhalb und außerhalb des Krankenhauses. Aus diesem Grund umfasst die stationäre Behandlung nicht nur Tätigkeiten ‚am Bett' und auf dem Klinikgelände, sondern auch therapeutische Aktivitäten im sozialen Umfeld.

Die stationäre kinder- und jugendpsychiatrische Behandlung wird interdisziplinär im Rahmen eines ärztlich verantworteten Behandlungsplanes durchgeführt (**Abb. 44.23**) und hat die Angehörigen der Kinder und Jugendlichen mit einzubeziehen. Alle Patienten benötigen in unterschiedlichem Umfang eine mehrdimensionale Diagnostik und Therapie, insbesondere ..." (Kunze/Kaltenbach 1996, S. 60 – 61).

44.11 Pflege von Patienten mit Enkopresis (Einkoten)

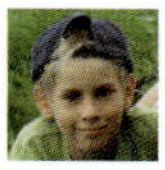

Der 13-jährige Sven lebt seit mehreren Jahren bei den Großeltern, die auch sorgeberechtigt sind. Die Eltern lebten mehrfach getrennt, bedingt durch eine schwere unheilbare Krankheit der Mutter sowie Alkoholprobleme des Vaters. Unregelmäßige Kontakte hat die Familie nur an den Wochenenden. Die Großeltern sind mit der Erziehung des pubertierenden Sven überfordert. Seit der ersten Trennung der Eltern, kurz nach der Einschulung, kotet Sven tagsüber häufiger ein, in der letzten Zeit täglich. Während des Aufnahmegesprächs macht Sven ein Gesicht, als ob er denkt: „Hoffentlich erzählt Oma nicht, dass ich manchmal die Unterhosen im Schrank verstecke oder sie sogar in den Müllsack tue, peinlich, peinlich. Aber wenn Mama oder Papa mir immer wieder versprechen, dass ich bald ganz zu ihnen ziehen darf und es nicht halten, scheiß ich ihnen eben was! Oma tut mir ja auch leid, eigentlich will ich ja auch ein lieber Junge sein."

Medizinischer Überblick Enkopresis

Definition

Unter Enkopresis versteht man ein wiederholtes Einkoten mehrmals im Monat nach dem 4. Lebensjahr. Es geschieht meistens tagsüber, selten nachts.

Arten von Enkopresis

Man unterscheidet zwischen der **primären Enkopresis** (das Kind war nie „sauber") und der **sekundären Enkopresis** (Wiedereinkoten nach abgeschlossener Sauberkeitsentwicklung).

Häufigkeit

1,5% aller 8-Jährigen koten ein, davon sind Jungen 3 – 4-mal häufiger betroffen als Mädchen.

Symptome

Die betroffenen Kinder sind oft emotional schwer gestört, d. h. aggressiv gehemmt, kontaktgestört, ängstlich. Häufig mit einer Adipositas und/oder einer Sprach- und Entwicklungsstörung gekoppelt.

Diagnostik

- Ausschluss von organischer wie hirnorganischer Ursache,
- Ist die Sauberkeitserziehung der Kinder abgeschlossen?
- ausführliche Anamnese: gibt es einen Hinweis auf sexuellen Missbrauch?

Therapie

- Viele Kinder müssen die Darmentleerung erst regelrecht lernen, das bringt Entlastung von Schuldgefühlen,
- die Stuhlregulierung durch ballaststoffreiche Kost, Weizenkleie, Lactulose, evtl. Laxanzien beeinflussen,
- verhaltenstherapeutisch orientierten Verstärkerplan anwenden,
- psychotherapeutische Begleitung in Form von Spiel- und Gesprächstherapie zur Behandlung der emotionalen Störungen,
- Beschäftigungs-, Reit- und Musiktherapie werden zur Förderung der kreativen und sozialen Fähigkeiten eingesetzt,
- um das Kind als Symbolträger (z. B. Sündenbockrolle) zu entlasten, ist eine systemische Familientherapie unabdingbar.

44.11.1 Bedeutung für den Patienten

Kinder mit einer Enkopresis fühlen sich als Außenseiter, sie verbreiten oft einen penetranten Geruch, auch wenn sie sauber gekleidet sind.

„Wenn ich einen Haufen in der Hose habe, geht es mir im Moment echt super, aber wenn es dann stinkt und andere das riechen können, will mich wohl auch keiner neben sich haben, also spiele ich lieber gleich alleine", sagt Sven. Aber auch die Eltern leiden. Sie haben Schuldgefühle und fühlen sich als Versager.

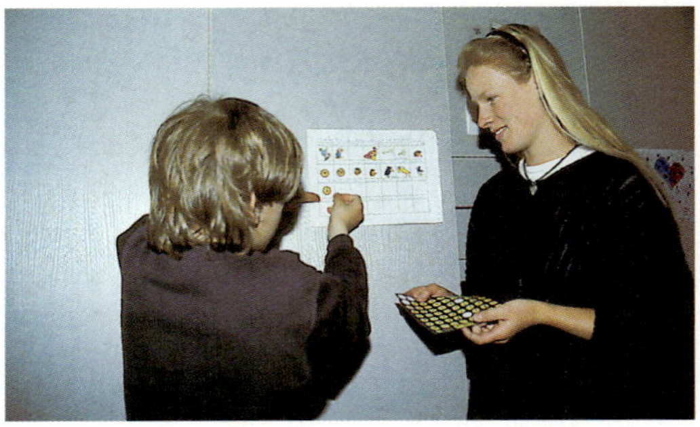

Abb. 44.24 Verstärkerplan

44.11.2 Pflege- und Behandlungsplan

Beobachten Sie, wann und in welchen Situationen das Kind einkotet. Achten Sie darauf, ob nonverbale Signale bei ihm auf ein Ausscheidungsbedürfnis hinweisen. Sorgen Sie für feste Stuhlgangszeiten und vereinbaren Sie mit dem Kind: z. B. nach jeder Mahlzeit ca. 10 Minuten auf der Toilette sitzen, evtl. ein Buch mitnehmen. Bei verschmierter Hose halten Sie das Kind konsequent zur Körperpflege an, die Unterhose wird mit dem Patienten gemeinsam ausgewaschen. Motivieren Sie das Kind zur Eigenkontrolle durch Gespräche und Tagebuchführung.

Sven erzählt: „Ich soll in ein Heft reinschreiben, wann ich in die Hose gemacht habe, die wollen auch noch wissen, ob ich vorher mit irgendwem Ärger hatte oder so. Abends soll ich darüber mit einem Betreuer reden, aber ich zeig ihm nur das Heft, soll er doch selber lesen, ich will dazu nichts sagen!"

Setzen Sie gezielt positive Verstärker bei Erfolg, mithilfe eines Punkteplans (**Abb. 44.24**), ein, in den für jeden Toilettengang ein Bildchen geklebt, gestempelt oder gemalt wird. Als zusätzliche Belohnung – für mehrere Punkte hintereinander – werden mit dem Kind soziale Verstärker wie z. B. eine Geschichte vorlesen oder ein gemeinsames Spiel vereinbart.

Sven: „Oh, Klasse, immer wenn die Betreuer meine Unterhose kontrollieren, morgens, mittags und abends, und sie sauber ist, darf ich auf meinen Punkteplan ein Bildchen kleben oder stempeln. Vorher muss ich immer noch aufs Klo, da nehme ich ein Comic-Heft mit, sonst ist das so langweilig. Wenn ich 10 Bilder auf meinem Plan habe, kann ich mit einem Betreuer ganz alleine etwas machen, er liest mir eine Geschichte vor oder wir spielen was."

44.12 Pflege von Patienten mit Enuresis (Einnässen)

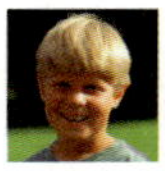

···› Der 8-jährige Oliver ist vor 1 Jahr mit seinen Eltern und der 3-jährigen Schwester vom Bauernhof seiner Großeltern in die Großstadt gezogen. Nach der Geburt der Schwester fing Oliver an einzunässen, anfangs etwa einmal pro Woche nachts. Nach dem Umzug und Schulwechsel nässt er fast jede Nacht ein, manchmal auch tagsüber. „Ich will viel lieber bei meinem Opa sein, mit dem darf ich Trecker fahren und die Oma braucht meine Hilfe bei den Hühnern und Gänsen, außerdem kann ich da mit dem Fahrrad zur Schule fahren. Hier in der Stadt kennt mich keiner, zur Schule muss ich mit dem Bus fahren und die Kinder im Hort sind doof. Außerdem nervt mich meine blöde Schwester, immer soll ich auf sie aufpassen. Mama und Papa haben nie Zeit für mich, und das mit dem in die Hose machen will ich ja auch nicht, aber ich werde nachts einfach nicht wach."

···› Medizinischer Überblick Enuresis

Definition

Als Enuresis bezeichnet man das unwillkürliche Entleeren der Blase nach dem 5. Lebensjahr, ohne dass Hinweise auf eine organische Ursache gefunden werden.

Arten

Unter **Enuresis nocturna** versteht man das nächtliche Einnässen, unter **Enuresis diurna** das Einnässen tagsüber. Man spricht von einer **primären Enuresis**, wenn das Kind noch nie trocken war, und von einer

sekundären Enuresis, wenn es nach einer längeren Trockenphase wieder einnässt.

Häufigkeit

Im jüngeren Alter ist die Häufigkeit bei Jungen und Mädchen gleich, im Schulalter sind Jungen doppelt so oft betroffen. Von den Schulkindern nässen ca. 4,5% ein, 1% der Erwachsenen leiden unter dieser Krankheit.

Symptome

Oft entsteht durch die Belastung des Einnässens eine emotionale Störung, z.B. Ängste, Rückzug von sozialen Kontakten.

Diagnostik

- Abklärung von organischen und hirnorganischen Ursachen,
- abgeschlossene Sauberkeitserziehung,
- ausführliche Anamnese der psychischen Ursachen wie Fehler bei der Sauberkeitserziehung (zu früh oder zu streng), belastende Konfliktsituationen wie Geburt eines Geschwisters, Milieuwechsel (Schule, Kindergarten, Freunde), Trennung der Eltern, sexueller Missbrauch.

Therapie

- Blasentraining – das Kind soll lernen, den Urin über einen längeren Zeitraum anzuhalten bzw. das Urinieren willkürlich zu unterbrechen.
- Nächtliches gezieltes Wecken – dazu ermitteln Sie die Einnässzeit (in der Regel wird immer zur gleichen Zeit eingenässt). In der Nachtwache wecken Sie das Kind vor der Zeit und schicken es zur Toilette. Ältere Kinder trainieren das Wecken mit Hilfe eines Weckers.
- Klingelhose/Klingelmatratze – mithilfe eines akustischen Signals, ausgelöst durch einen Tropfen Urin auf einem Kontaktläppchen, wird das Kind geweckt, um noch rechtzeitig zur Toilette zu kommen.
- Verstärkerplan – es wird ein Kalender erstellt, auf dem das Kind z.B. für jede trockene Nacht ein Bildchen klebt, stempelt oder malt, für mehrere solche Bildchen gibt es zusätzlich eine Belohnung.

» Ich werde jede Nacht um 12:00 Uhr geweckt und muss dann aufs Klo gehen, oft ist das ganz blöd, weil es im Bett so schön warm ist, aber ich muss auch ganz wach sein. Ich stehe nur auf, weil mein Bett dann meistens morgens trocken ist. «

Eine medikamentöse Therapie kann nur unterstützend wirken:

- Desmopressin – Minirin = vermindert die nächtliche Urinproduktion – nicht als Dauermedikation geeignet, aber sinnvoll zum kontrollierten Einsatz, z.B. auf Klassenfahrten oder Ferienreisen.
- Imipramin – Tofranil = hebt die Schlaftiefe, senkt den Blasentonus – kurzfristige Besserung, aber eine hohe Rückfallquote.

44.12.1 Bedeutung für den Patienten und die Eltern

Die Eltern fühlen sich als Versager, können aber keine Ursache finden.

„Ich komme kaum mit dem Waschen von Olivers Sachen nach, was denken wohl die Nachbarn, wenn ich fast täglich Bettwäsche aufhängen muss. Bei der teuren Wohnung können wir uns doch keinen Wäschetrockner leisten. Draußen bei meinen Eltern hat die Wäsche wenigstens keiner gesehen. Was haben wir denn bloß bei Oliver falsch gemacht? Wir hatten die ersten Jahre doch immer viel Zeit für ihn.“ Das Kind bekommt Schuldgefühle, hat Angst vor Strafe von den Eltern, wenn es einnässt. Es reagiert mit Aggressionen und Hilflosigkeit, befürchtet, in der Schule gehänselt zu werden.

44.12.2 Pflege- und Behandlungsplan

Schicken Sie das Kind konsequent vor dem Zubettgehen auf die Toilette. Wecken Sie das Kind in der Nacht vor seiner durch Beobachtung ermittelten Einnässzeit, damit es zur Toilette geht. Ist das Bett morgens eingenässt, muss das Kind selbst die Bettwäsche und den Schlafanzug wechseln. Morgens halten Sie das Kind zum Duschen an. Bei trockenem Bett loben Sie das Kind und lassen Sie auf dem Verstärkerplan einen Sticker kleben. „Heute habe ich wieder meine Punkte voll, ich werde den Herrn Adam beim Tischtennis fertig machen, ich kann mit ihm ganz lange alleine spielen, ich glaube, eine halbe Stunde. Oh, Mist, der ist heute gar nicht im Dienst, na, gut, dann backe ich mit Frau Beier eben einen Kuchen für die Station.“

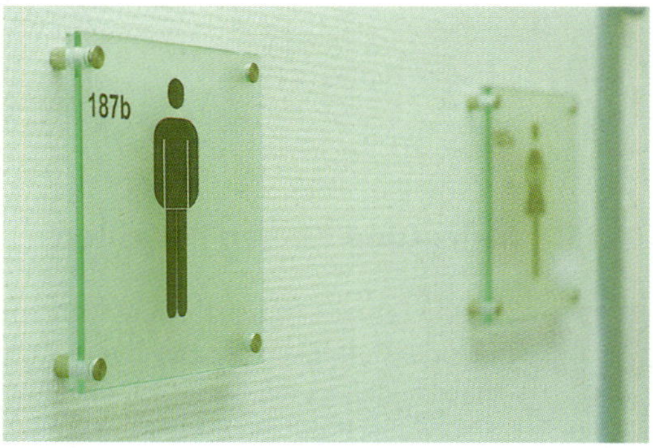

44.13 Pflege von Patienten mit hyperkinetischen Störungen

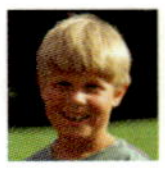

„Ich heiße Philipp, bin 8 Jahre alt und gehe in die 2. Klasse. Eigentlich gehe ich ganz gerne zur Schule, aber Schreiben, Lesen und Rechnen ist blöd, weil ich dabei so lange sitzen soll. Dann muss ich öfter mal aufstehen, gehe im Klassenraum rum oder auch mal raus auf den Flur, was ich aber nicht darf. Ich ärgere auch manchmal meine Mitschüler, ich will das gar nicht, aber ich muss es einfach tun. So bekomme ich oft nicht mit, was der Lehrer sagt, und der schimpft dann mit mir. Von meinem Platz kann ich prima den Kran und die Baufahrzeuge der Baustelle gegenüber der Schule sehen, wenn es dort so laut ist, muss ich öfter mal nachschauen, was die da machen.“

Medizinischer Überblick Hyperkinetische Störungen

Definition

Unter hyperkinetischen Störungen versteht man eine Verhaltensstörung, bei der überaktives Verhalten in Form von motorischer Unruhe, Aufmerksamkeitsstörung, Impulsivität und Mangel an Ausdauer auftritt.

Arten von hyperkinetischen Störungen

Man unterscheidet zwischen Aufmerksamkeitsstörung (ADS) ohne und mit Hyperaktivität (ADHS).

Häufigkeit

Von den 3 – 10% betroffenen Kindern überwiegen die Jungen bei einem Verhältnis von 6 : 1.

Symptome

Bei Kleinkindern fällt der übermäßige Bewegungsdrang auf, z. B. ständiges Laufen, während bei Kindern und Jugendlichen allgemeine Unruhe und Zappeligkeit überwiegt. Deutlich werden Aufmerksamkeitsstörungen in Form von impulsivem Verhalten, vermehrter Ablenkbarkeit und nur kurzer Aufmerksamkeitsspanne. Als Sekundärsymptome kann man die Lernstörungen sowie die Störungen des Sozialverhaltens (dissoziales, aggressives und aufsässiges Verhalten) bezeichnen.

Diagnostik

- Entwicklungsneurologische und neuropsychologische Untersuchungen bzw. Tests,
- EEG,
- Anamnese: Auffälligkeiten schon im Vorschulalter?
- gezielte Gespräche mit den Eltern und Patienten, ebenso mit Erziehern und Lehrern,
- Verhaltensbeobachtung, Beurteilung mithilfe standardisierter Beobachtungsbögen durch Eltern, Lehrer, Pflegepersonal und Patient,
- Allergietest (Nahrungsmittelallergie ist eine seltene Ursache für die Störung).

Therapie

Die Behandlung sollte mehrdimensional sein, das kann heißen: Elternberatung/Elterntraining. Verhaltenstherapie (spielbezogenes Verfahren: das Vorschulkind lernt, sich selbst Anweisungen zu geben, Training der Selbstkontrolle bei Schulkindern durch Selbstinstruktionen wie warten, hinsehen und zuhören). Heilpädagogik und Motopädie (Bewegungstherapie) zur Aufarbeitung bestehender Entwicklungsrückstände und um den Bewegungsdrang gezielt einzusetzen, Psychotherapie, um z. B. das Selbstwertgefühl zu stabilisieren, das durch die ständige Ablehnung oft stark gemindert ist, suchen Sie intensive Kontakte zu den Lehrern, damit die in die Therapie einbezogen werden können, Diät (wenn eine Nahrungsmittelallergie die Ursache ist), medikamentöse Behandlung mit Stimulanzien, die paradoxer Weise die beste Wirkung zeigen, dagegen haben Beruhigungsmittel eine aufputschende Wirkung.

44.13.1 Bedeutung für den Patienten

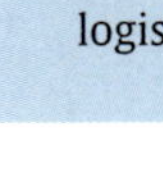

„Die Lehrer sagen, ich bin ein Störenfried und Klassenkaspar, aber meine Mitschüler finden es toll, wenn ich für Stimmung sorge. Frau Müller brüllt mich immer an, ich soll endlich mal stillsitzen, doch dann werde ich noch zappeliger. Jetzt darf ich nur mit zum Sportunterricht, wenn wir nicht in der Halle sind. Weil letzte Woche – mir war beim Warten so langweilig –, da bin ich in den Geräteraum gegangen und da ist ein Kasten umgefallen. Ist doch nichts passiert und ich werde bestraft.

Gestern ist mein Stuhl umgekippt, als ich zum Fenster lief, weil auf dem Schulhof ein Müllauto war. Dann hat Herr Meier mich nach Hause geschickt, und ich darf erst wieder zur Schule kommen, wenn meine Eltern und ich bei einem Psychologen oder wie das heißt waren. Ich will aber viel lieber zur Schule gehen und lieb sein. Mama und Papa schimpfen bestimmt wieder mit mir und sagen, dass ich jetzt in die Schule für Behinderte muss – aber ich bin doch nicht doof!"

Das Kind merkt, dass es sich nicht ausreichend anpassen kann. Da es seine Unruhe nicht beherrschen kann, fühlt es sich ungerecht behandelt und gerät in eine schwierige Außenseiterrolle. Die Eltern und Lehrer reagieren bald entnervt und überlastet.

44.13.2 Pflege- und Behandlungsplan

Es gibt keine allgemein gültigen Richtlinien, daher muss für jedes Kind ein individueller Plan aufgestellt werden.

Legen Sie das Kind nach Möglichkeit in ein Einzelzimmer. Das Ziel dieser Intervention ist die Reizreduzierung. Das Stationsmilieu vermittelt über den Stationsalltag (z. B. feste Zeiten wie Essenszeiten und Stationstermine) eine klare Struktur. Legen Sie eine gleichbleibende Tages-/Wochenstruktur fest. Sorgen Sie konsequent für eine Reizminderung, lassen Sie das Kind z. B. bei den Mahlzeiten nicht zum Fenster oder zur Kindergruppe gewandt sitzen. Bei Gesprächen vermeiden Sie Ablenkung durch Musik, suchen Sie ruhige Räume auf, halten Sie Blickkontakt. Geben Sie visuelle Hilfen z. B. beim Anziehen (**Abb. 44.25**). Formulieren Sie kurze überschaubare, klare Aufforderungen. Treffen Sie klare Absprachen mit dem Kind. Bieten Sie ausreichend gezielte Bewegungsangebote. Loben Sie das Kind auch bei kleinsten Erfolgen (positive Verstärkung). Medikamentengabe nach ärztlicher Anordnung und beobachten und dokumentieren Sie die Wirkung. Gemeinsam mit pädagogischen Mitarbeitern im Team bieten Sie Entspannungsübungen, z. B. Yoga, Phantasiereisen, regelmäßig über einen längeren Zeitraum an. Musikalische Angebote (Mitmachlieder, Einsatz von Instrumenten) machen dem Kind Spaß, stärken das Selbstwertgefühl und kanalisieren die Unruhe. Fördern Sie die Konzentration des Kindes durch Spiele, Mandalas malen, ergotherapeutische Maßnahmen. Spiegeln Sie dem Kind seine Verhaltensweisen, ggf. sprechen Sie mit ihm darüber. Begrenzen Sie das Kind in überschüssigen Situationen. Steigern Sie das Reizmaß allmählich, indem Sie das Kind langsam über Einzelsituationen und Kleingruppen an größere Gruppen heranführen. Überfordern Sie das Kind dabei nicht.

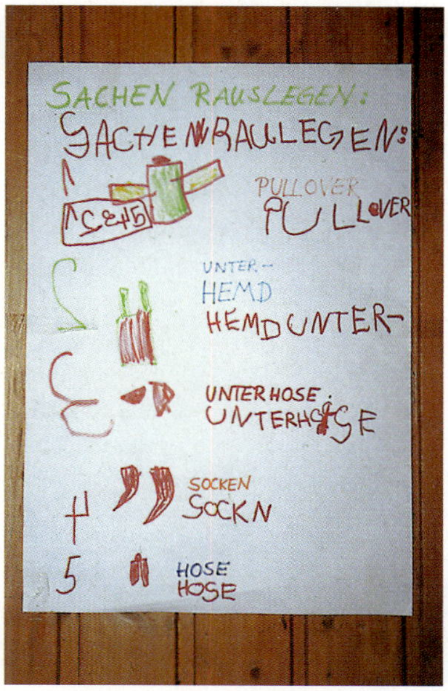

Abb. 44.25 Anziehsachen herauslegen – eine eigene Ordnung schaffen

44.13.3 Zusammenarbeit im multiprofessionellen therapeutischen Team

Besonders hier – aber auch bei allen anderen Diagnosen in der KJP – ist die Zusammenarbeit aller Mitarbeiter des multiprofessionellen Teams von großer Wichtigkeit, damit für eine erfolgreiche Therapie die einzelnen Therapieziele aufeinander abgestimmt werden können. Mit einbezogen werden dabei externe Professionelle (Lehrer, Erzieher, Schulpsychologen) und die Eltern als Laien.

44.14 Pflege von Patienten mit autistischen Störungen (Asperger-Syndrom)

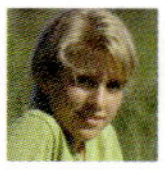

„Ich heiße Christine, bin 13 Jahre, 5 Monate, 3 Wochen und 2 Tage alt, gehe im Autistenzentrum in die 7. Klasse. Letzte Woche bin ich da völlig ausgerastet, weil die Putzfrauen meinen Tisch verschoben haben. Die wissen doch ganz genau, dass der parallel zu den Streifen im Fußboden stehen muss. Susanne ist schon seit 3 Wochen meine Freundin und hat gestern den grünen Würfel aus meiner Würfelsammlung im Regal zum Spielen genommen, da habe ich ihr vor Wut das ganze Spiel an den Kopf geworfen. Ich glaube, die spricht nun nicht mehr mit mir. Aber ich bin sowieso viel lieber alleine. Mein Bruder und meine Schwester dürfen nicht mehr in mein Zimmer, hat Mama gesagt, die bringen meine Sachen dort immer durcheinander und ich muss mich ganz fürchterlich darüber aufregen."

Medizinischer Überblick Autistische Störungen

Definition und Arten von autistischen Störungen

Es gibt 2 Arten von Autismus

- Kanner-Syndrom oder frühkindlicher Autismus (eine tiefgreifende Störung der Entwicklung von Geburt an),
- Asperger-Syndrom oder autistische Psychopathie (eine Persönlichkeitsstörung, die sich erst nach dem 3. Lebensjahr entwickelt, wird im Schulalter auffällig durch Anpassungsprobleme).

Häufigkeit

Bei etwa 0,15‰, d. h. 1 – 2 Kindern von 10 000, stellt man die Diagnose Asperger-Syndrom, 8-mal mehr Jungen als Mädchen sind davon betroffen.

Symptome

Die Beziehungsaufnahme ist deutlich gestört, es fehlt das Einfühlungsvermögen. Die Patienten sind distanzlos, sie scheinen nicht zu verstehen, dass es anderen weh tut, wenn man sie z. B. an den Haaren zieht. Sie fangen sehr früh an zu sprechen, und zwar in einer stilistisch hochstehenden Sprache, aber umständlich und ohne emotionale Wärme, es wirkt daher meist altklug. Jeder dritte Autist verstummt allmählich, infolge der fehlenden Kommunikation, trotzdem bleibt die Sprache vorhanden. Bei einer guten bis überdurchschnittlichen Intelligenz entwickeln sie in einigen Interessengebieten enorme Spezialkenntnisse – sie kennen z. B. die Namen aller Oberbürgermeister von den Großstädten Deutschlands –, die aber wegen der fehlenden sozialen Kontakte wenig genutzt werden können. Der Umgang mit Veränderungen bringt ihnen große Probleme, alles muss in gewohnter Ordnung bleiben. Charakteristisch sind Stereotypien, das sind immer wiederkehrende Verhaltensweisen, wie z. B. motorische Bewegungsabläufe oder pausenloses Drehen von Kugeln.

Diagnostik

- frühkindliche Anamnese,
- Verhaltensbeobachtung,
- Beurteilungsbögen,
- Psychodiagnostik.

Therapie

Eine langfristige Psycho- oder Verhaltenstherapie zur Veränderung der autistischen Verhaltensweisen ist angezeigt, ebenso eine stützende Gesprächstherapie. Wichtig ist die Aufklärung und Beratung der Eltern und Lehrer, sie müssen die Eigenheiten der Kinder tolerieren bzw. akzeptieren, den älteren Jugendlichen adäquate Möglichkeiten für eine berufliche Zukunft geben.

44.14.1 Bedeutung für den Patienten

Das „Anderssein" hat keine große Bedeutung, eher das „Verhalten der anderen". Sie fühlen sich in ihrem einsamen und geordneten Leben recht wohl, können nur mit der Reaktion ihrer Mitmenschen meistens nicht umgehen.

„am sichersten fühle ich mich abends, weil alles friedlich ist ich brauche frieden, um glücklich in mir zu sein nie arbeite ich besser als am abend.
dinge die ich tagsüber mir nicht zutraue erscheinen mir am abend leicht" (Sellin, 1998, S. 58)

„am liebsten würde ich wie sogenannte wichtige personen weinen es geht aber nicht es ist wie ein steinernes wesen das mich gefangenhält und es wertet traurigkeit als sicherheitsrisiko es ist wie ein ring aus eisen um meine brust" (Sellin, 1998, S. 47)

44.14.2 Pflege- und Behandlungsplan

Tolerieren Sie eine längere Eingewöhnungsphase, denn die neue Umgebung auf der Station ist ein großes Problem für das Kind. Stellen Sie mit dem Kind zusammen einen Tagesplan mit allen festen Terminen auf. Bereiten Sie das Kind auf jede Veränderung rechtzeitig vor, erklären Sie ihm den Grund. Legen Sie das Kind nach der Eingewöhnungszeit möglichst bald in ein Mehrbettzimmer, die auftretenden möglichen Konflikte besprechen Sie mit allen Betroffenen zusammen. Bestärken Sie das Kind in seinem Spezialwissen, ermuntern Sie es, sich mit anderen auszutauschen. Bieten Sie dem Kind Rückzugsmöglichkeiten, vermeiden Sie somit eine Überforderung. Belassen Sie dem Kind seine vertretbaren Eigenheiten.

Leserservice

Verwendete Literatur

Berzewski, H.: Der psychiatrische Notfall, 2. Aufl. Springer, Berlin 1996

BGB: Die Gesetzestexte des „Deutschen Bundesrechts". Suhrkamp, Frankfurt a.M. 1999

Bock, T., H. Weigand: Hand-werks-buch Psychiatrie, 3. Aufl. Psychiatrie, Bonn 1991

Bräutigam, W.: Reaktionen – Neurosen – Abnorme Persönlichkeiten, 6. Aufl. Thieme, Stuttgart 1994

Dilling, H., W. Mombour, M.-H. Schmidt: ICD-10 Internationale Klassifikation psychischer Störungen, 2. Aufl. Huber, Bern 1995

Dörner, K., U. Plog: Irren ist menschlich, 8. Aufl. Psychiatrie, Bonn 1994

Floeth, T.: Ein bißchen Chaos muß sein. Psychiatrie, Bonn 1991

Finzen, A.: Die Tagesklinik. Piper, München 1977

Frank, W.: Psychiatrie. Kurzlehrbuch GK3, 12. Aufl. Jungjohann, Neckarsulm 1995

Haring, C.: Psychiatrie, 2. Aufl. Enke, Stuttgart 1995

Holmburger, M.: Pflegestandards Psychiatrie. Ullstein-Medical, Wiesbaden 1998

Michel, K.: Psychiatrie für Pflegeberufe, 3. Aufl. Enke, Stuttgart 1998

Möller, H.-J.: Therapie psychiatrischer Erkrankungen, 2. Aufl. Thieme, Stuttgart 2000

Riemann, F.: Grundformen der Angst, 14. Aufl. Reinhard, München 1979

Uexküll, T. v.: Psychosomatische Medizin, 5. Aufl. Urban & Fischer, München 1996

Wittchen, H.-V.: Handbuch Psychische Störungen, 2. Aufl. Psychologie-Verlags-Union, Weinheim 1998

Sachsse, U.: Selbstverletzendes Verhalten, 2. Aufl. Vandenhoeck & Ruprecht, Göttingen 1995

Thiel, H., M. Jensen, U. Glinka, A. Stumpf: Psychiatrie für Pflegeberufe. Urban & Fischer, München 1995

Psychosen aus dem schizophrenen Formenkreis

Bäuml, J.: Psychosen aus dem schizophrenen Formenkreis. Springer, Berlin 1994

Finzen, A.: Schizophrenie, die Krankheit verstehen, 2. Aufl. Psychiatrie, Bonn 1994

Manisch-depressive Erkrankungen

Mentzos, S.: Depression und Manie. Vandenhoeck & Ruprecht, Göttingen 1995

Suizidgefährdung

Finzen, A.: Der Patientensuizid. Psychiatrie, Bonn 1990

Finzen, A.: Suizidprophylaxe, 2. Aufl. Psychiatrie, Bonn 1990

Persönlichkeitsstörungen

Fiedler, P.: Persönlichkeitsstörungen, 4. Aufl. Psychologie-Verlags-Union, Weinheim 1998

Henseler, H.: Narzißtische Krisen, 3. Aufl. Westdeutscher Verlag, Opladen 1990

Kernberg. O.-F.: Borderline-Störungen und pathologischer Narzißmus. Suhrkamp, Frankfurt a.M. 1998

Kernberg. O.-F.: Narzißtische Persönlichkeitsstörungen. Schattauer, Stuttgart 1996

Kernberg, O.-F.: Schwere Persönlichkeitsstörungen, 4. Aufl. Klett-Cotta, Stuttgart 1992

König, K.: Angst und Persönlichkeit, 4. Aufl. Vandenhoeck & Ruprecht, Göttingen 1993

Schmitz, B., T. Fydrich, K. Limbacher: Persönlichkeitsstörungen, Diagnostik und Psychotherapie. Psychologie-Verlags-Union, Weinheim 1996

Schwarz-Salant, N.: Die Borderline-Persönlichkeit. Walter, Solothurn 1993

Turkat, I.-D.: Die Persönlichkeitsstörungen. Huber, Berlin 1996

Abhängigkeit/Missbrauch/Sucht

Feuerlein, W.: Alkoholismus, Mißbrauch und Abhängigkeit, 4. Aufl. Thieme, Stuttgart 1989

Essstörungen

Haupt, W. F., K.-A. Jochheim, H. Remschmidt: Neurologie und Psychiatrie für Pflegeberufe, 8. Aufl. Thieme, Stuttgart 1997

Medikamentöse Therapie

Finzen, A.: Medikamentenbehandlung bei psychischen Störungen, 10. Aufl. Psychiatrie, Bonn 1993

Gerontopsychiatrie

Gümmer, M., J. Döring: Im Labyrinth des Vergessens, 2. Aufl. Psychiatrie, Bonn 1996

Schillinger, E.: Das Lächeln des Narren. Eine Geschichte vom Sterben und von der Liebe. Herder, Freiburg 1989

Kinder- und Jugendpsychiatrie

Hoffmann, H.: Der Struwwelpeter. Pestalozzi, Erlangen 1992

Kunze, H., L. Kaltenbach: Psychiatrie-Personalverordnung. Kohlhammer, Stuttgart 1996

Sellin, B.: ich will kein inmich mehr sein. Kiepenheuer & Witsch, Köln 1998

Weiterführende Literatur

Battegay, R.: Psychoanalytische Neurosenlehre. Fischer, Frankfurt a.M. 1994

Helmchen, H., M. Linden: Die Differenzierung von Angst und Depression. Springer, Berlin 1986

König, K.: Charakter und Verhalten im Alltag. Vandenhoeck & Ruprecht, Göttingen 1995

König, K.: Kleine psychoanalytische Charakterkunde, 2. Aufl. Vandenhoeck & Ruprecht, Göttingen 1993

Kreisman, J.-J., H. Straus: Ich hasse dich, verlass mich nicht. Kösel, München 1992

Marneros, A.: Schizoaffektive Psychosen. Springer, Berlin 1989

Mentzos, S.: Psychodynamische Modelle in der Psychiatrie, 3. Aufl. Vandenhoeck & Ruprecht, Göttingen 1993

Nedopil, N.: Forensische Psychiatrie. Thieme, Stuttgart 1996
Schädle-Deininger, U., U. Villinger: Praktische psychiatrische Pflege, 2. Aufl. Psychiatrie, Bonn 1997
Shapiro, D.: Neurotische Stile. Vandenhoeck & Ruprecht, Göttingen 1991
Thiel, H., M. Jensen: Klinikleitfaden Psychiatrische Pflege. Fischer, München 1997
Volkart, B.: Maßregelvollzug, 4. Aufl. Luchterhand, Neuwied 1997

Suizidgefährdung

Menninger, K.: Selbstzerstörung. Psychoanalyse des Selbstmordes, 3. Aufl. Suhrkamp, Frankfurt a.M. 1989
Ringel, E.: Selbstmord. Appell an die anderen, 5. Aufl. Kaiser, Gütersloh 1995

Persönlichkeitsstörungen

Battegay, R.: Narzißmus und Objektbeziehungen, 3. Aufl. Huber, Bern 1991
Beck, A.-T., A. Freemann: Kognitive Therapie der Persönlichkeitsstörungen, 3. Aufl. Psychologie-Verlags-Union, Weinheim 1995
Grunberger, B.: Vom Narzißmus zum Objekt, 2. Aufl. Suhrkamp, Frankfurt a.M. 1991
Mentzos, S.: Hysterie. Zur Psychoanalyse der unbewußten Inszenierungen. Fischer, Frankfurt a.M. 1993

Abhängigkeit/Missbrauch/Sucht

Barthels, M.: Subjektive Theorien über Alkoholismus. Aschendorff, Münster 1991
Martinetz, D.: Rauschdrogen und Stimulantien. Urania, Leipzig 1994
Rost, W.: Psychoanalyse des Alkoholismus, 2. Aufl. Klett-Cotta, Stuttgart 1994

Gerontopsychiatrie

Affolter, F.: Wenn die Organisation des zentralen Nervensystems zerfällt – und es an gespürter Information mangelt, 2. Aufl. Neckar, Villingen-Schwenningen 1993
Alzheimer Europe: Handbuch der Betreuung und Pflege von Alzheimer-Patienten. Thieme, Stuttgart 1999
Böhm, E.: Verwirrt nicht die Verwirrten, 6. Aufl. Psychiatrie, Bonn 1994
Böhm, E.: Ist heute Montag oder Dezember? 2. Aufl. Psychiatrie, Bonn 1992
Ehrhardt, T., A. Plattner: Verhaltenstherapie bei Morbus Alzheimer. Hogrefe, Göttingen 1999
Feil, N.: Validation, 3. Aufl. Altern und Kultur, Wien 1992
Grond, E.: Die Pflege verwirrter alter Menschen, 8. Aufl. Lambertus, Freiburg 1996
Heymanns, H.: Integrierende Milieugestaltung auf einer gerontopsychiatrischen Station. Zeitschrift für Gerontologie 26 (1993) 97
Kors, B., W. Seunke: Gerontopsychiatrische Pflege. Ullstein Mosby, Wiesbaden 1997
Mace, N.L., P.V. Rabins: Der 36 Stunden Tag. Die Pflege des verwirrten älteren Menschen, speziell des Alzheimer-Kranken, 3. Aufl. Huber, Göttingen 1991
Müller, A.-A.: Ressourcensicherung durch Aktivierung der Ratgeberfunktion des älteren Menschen – ein neues Konzept in der Gerontopsychiatrie. Zeitschrift für Gerontopsychologie und -psychiatrie 6/2 (1993) 119
Wächtler, C.: Demenzen. Frühzeitig erkennen, aktiv behandeln, Betroffene und Angehörige effektiv unterstützen. Thieme, Stuttgart 1997
Weakland, J.H., J.J. Herr: Beratung älterer Menschen und ihrer Familien. Die Praxis der angewandten Gerontologie, 2. Aufl. Huber, Göttingen 1988
Zgola, J.M.: Etwas tun! Die Arbeit mit Alzheimerkranken und anderen chronisch Verwirrten, 2. Aufl. Huber, Bern 1992

Kinder- und Jugendpsychiatrie

Durrant, M.: Auf die Stärken kannst du bauen. Modernes Lernen, Dortmund 1996
Knopp, M.-L., K. Napp: Reif für die Klappse? Fischer TB, Frankfurt a.M. 1997
Knopp, M.-L., K. Napp: Wenn die Seele überläuft. Psychiatrie, Bonn 1996
Kühl, G., D. Siepmann, H. Sobottka, I. Bauer, K. Fischer: Klinikleitfaden Kinderkrankenpflege. Fischer, München 1997
Rohmann, U., U. Elbing: Selbstverletzendes Verhalten. Modernes Lernen, Dortmund 1999
Rotthaus, W.: Stationäre systemische Kinder- und Jugendpsychiatrie. Modernes Lernen, Dortmund 1998
Schäfer, U.: Mußt du dauernd rumzappeln? Huber, Göttingen 1998
Schwarzer, W., A. Trost: Psychiatrie und Psychotherapie für soziale Berufe. Borgmann, Dortmund 1999
Steinhausen, H.C.: Psychische Störungen bei Kindern und Jugendlichen. Urban & Fischer, München 1996

Kontaktadressen

Bundesarbeitsgemeinschaft Hilfe für Behinderte e.V.
Kirchfelsstr. 159
40215 Düsseldorf
Tel.: 0211/330 06 0

Bundesverband der Angehörigen psychisch Kranker e.V.
Thomas-Mann-Str. 49 a
53111 Bonn
Tel.: 0228/632 646

Abhängigkeit/Missbrauch/Sucht

AL-ANON Familiengruppen Al-Anon/Alateen
Zentrales Dienstbüro
Emilienstr. 4
45128 Essen
Tel.: 0201/7730 07, Fax: 0201/773008

Confamilia Beratungsstelle für Drogenabhängige und deren Angehörige
Warthestr. 4–5
12051 Berlin
Tel.: 030/625 90–15/-16, Fax: 030/626 96 48

Gemeinsames Dienstbüro der Anonymen Alkoholiker
Postfach 46 02 27
80910 München
Tel.: 089/316 95 00
E-Mail: info@anonyme-alkoholiker.de

Essstörungen

Aktionskreis Eß- und Magersucht „Cinderella“ e.V.
Westendstr. 35
80339 München
Tel.: 089/502 12 12, Fax: 089/502 25 75

Angststörungen

Agoraphobie e.V.
Berliner Angstzentrum und Selbsthilfeprojekt
Taunusstr. 5
12161 Berlin
Tel.: 030/851 58 24, Fax: 030/851 58 24

Gerontopsychiatrie

Deutsche Alzheimer Gesellschaft e.V.
Kantstr. 152
10623 Berlin
Tel.: 030/31 50 57 33, Fax: 030/31 50 57 35
E-Mail: deutsche.alzheimer.ges@t-online.de

Österreichische Alzheimer Gesellschaft
Neurol. Krankenhaus Rosenhügel
Riedelgasse 5
1130 Wien

Schweizerische Alzheimervereinigung
Rue des Pecheurs 8
1400 Yverdon-les-Bains
Tel.: 024/426 20 00
Fax: 024/426 21 67
E-Mail: alz@bluewin.ch

Kinder- und Jugendpsychiatrie

Bundesverband Hilfe für das autistische Kind
Vereinigung zur Förderung autistischer Menschen e.V.
Bebelallee 141
22297 Hamburg
Tel.: 040/511 56 04

Bundesverband Legasthenie e.V.
Königsstr. 32
30175 Hannover
Tel.: 0511/31 87 38

Bundesverband der Eltern zur Förderung Hyperaktiver
Postfach 60
91291 Forchheim
Tel.: 091 91/348 74

Internetadressen

Schizophrenie

Informationen für Patienten und Angehörige schizophren erkrankter Menschen:
http://www.pingweb.de/deckarm/psychiat.htm

Suizidgefährdung

NEUhland-Hilfen für suizidgefährdete Kinder und Jugendliche:
http://www.neuhland.de

Probleme der Psychiatrie/Suizidprophylaxe:
http://members.aol.com/suiciepsy/home.html

Telefonseelsorge im Internet:
http://www.telefonseelsorge.de

Abhängigkeit/Missbrauch/Sucht

Angehörige und Freunde von Alkoholikern:
http://www.al-anon-alateen.org/de

Anonyme Alkoholiker:
http://www.anonyme-alkoholiker.de

Arbeitsgemeinschaft Drogenprobleme/Drogenberatung:
http://home.t-online.de/home/Confamilia

Drogenberatungsstellen der BRD:
http://www.meb.uni-bonn.de/giftzentrale/dhsidx.html

Drogenführer durch das Internet:
http://www.fh-fulda.de/projekte/drugs/anfang4.htm

Forum Suchtberatung:
http://www.forumsucht.de

SFA-ISPA Schweizerische Fachstelle für Alkohol- und andere Drogenprobleme:
http://www.sfa-ispa.ch/WWWIspa/index_d.htm

Gerontopsychiatrie

www.alzheimer-europe.org/ch

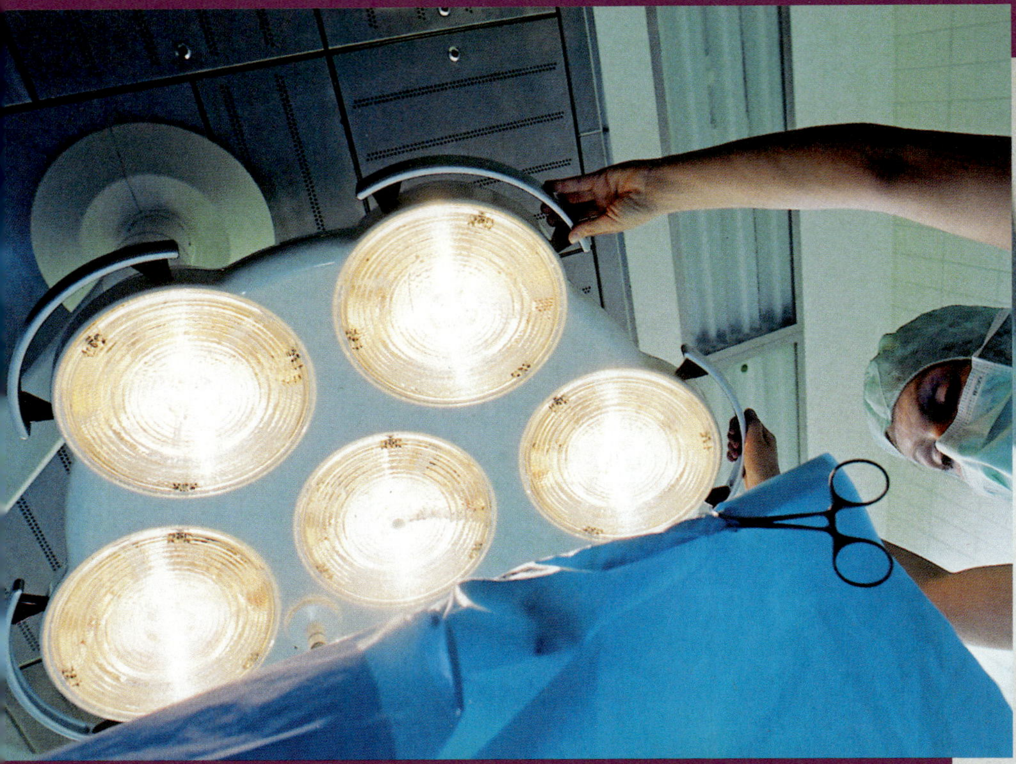
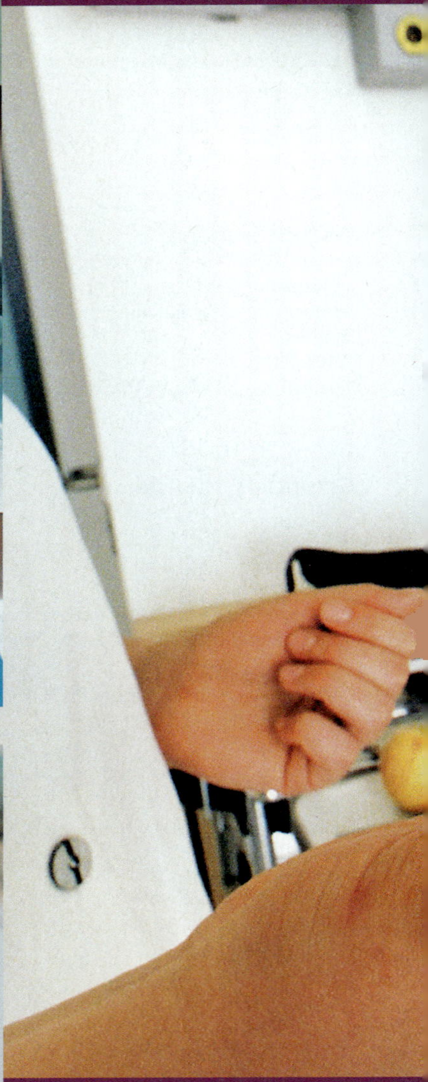
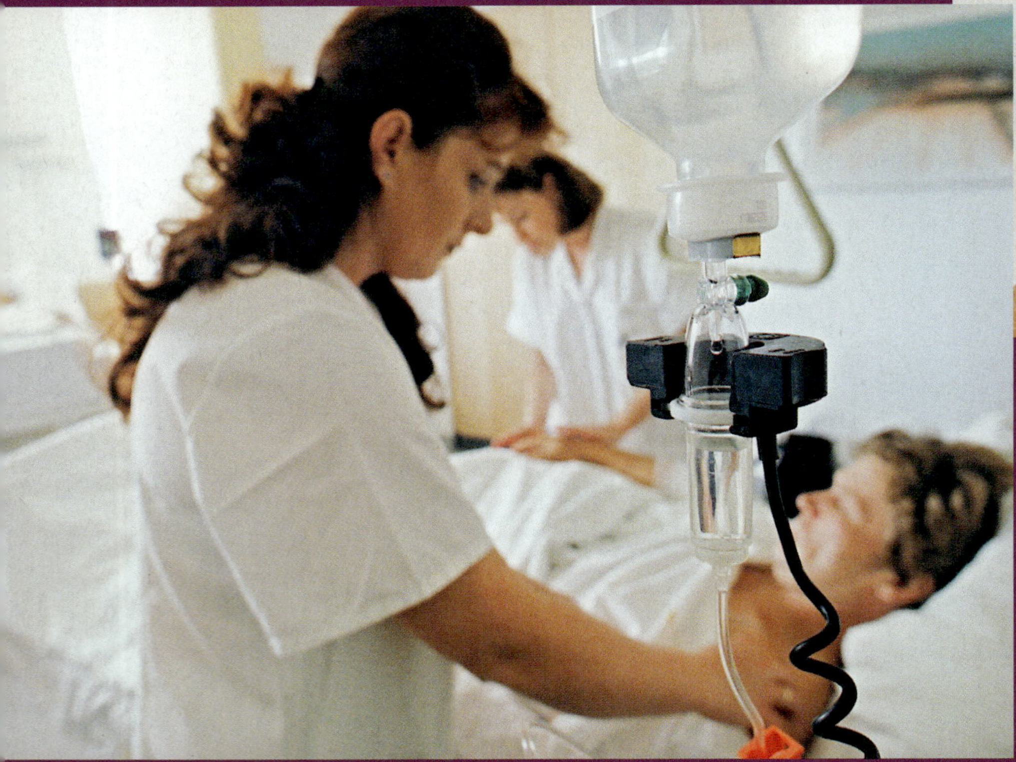
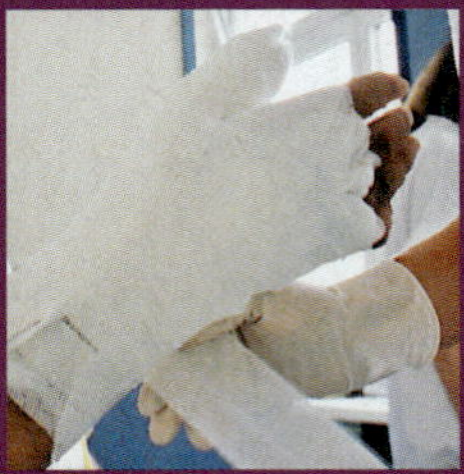

V Pflegerische Aufgaben bei diagnostischen und therapeutischen Maßnahmen

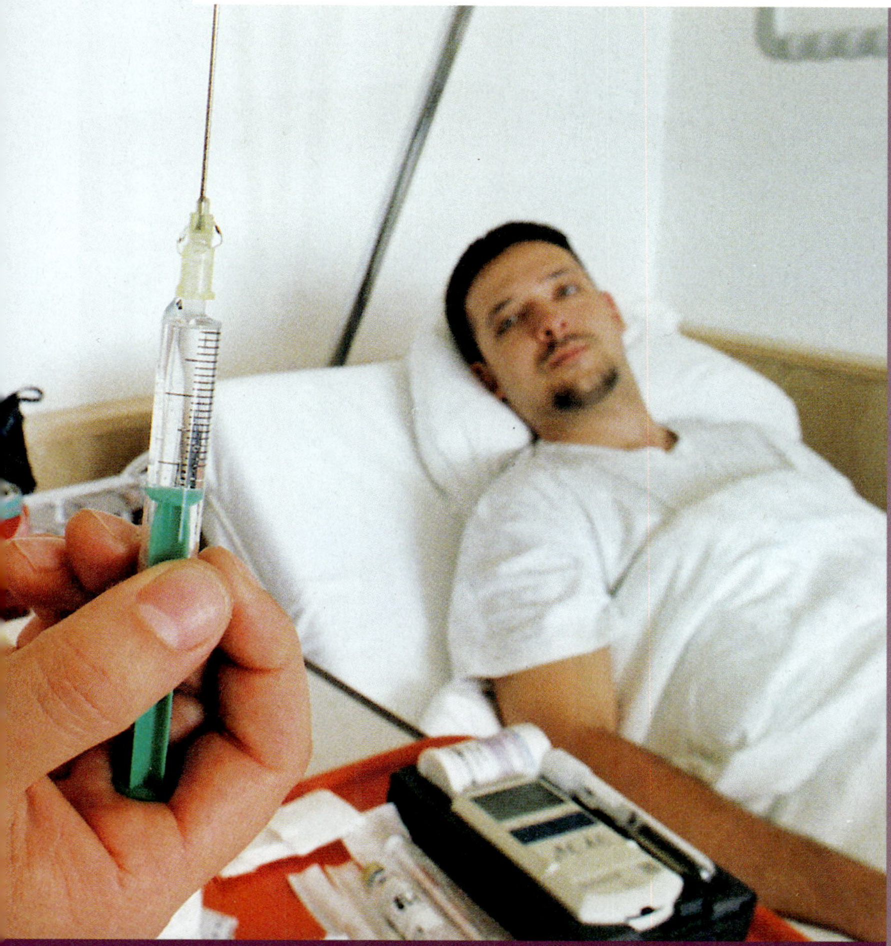

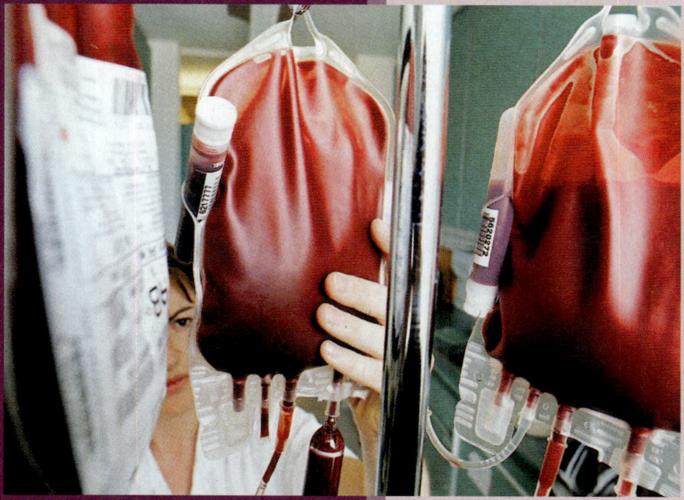

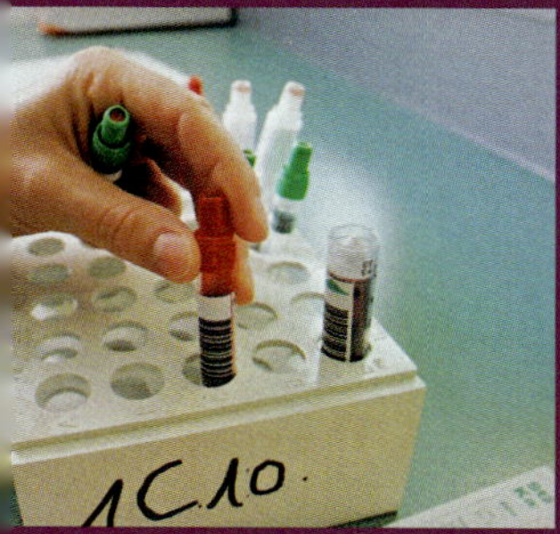

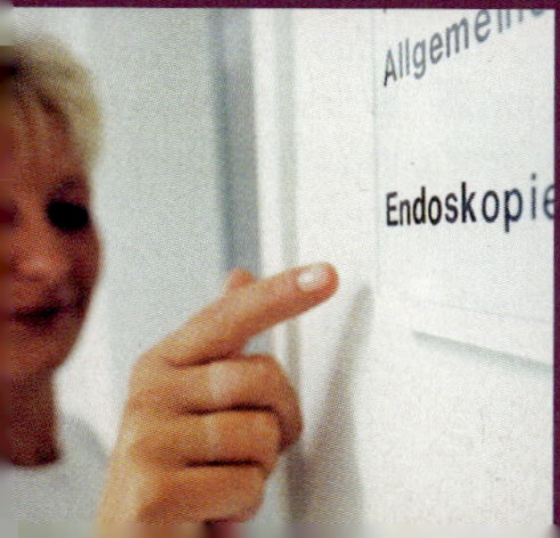

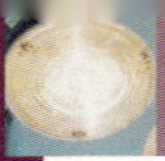

45 Perioperative Pflege

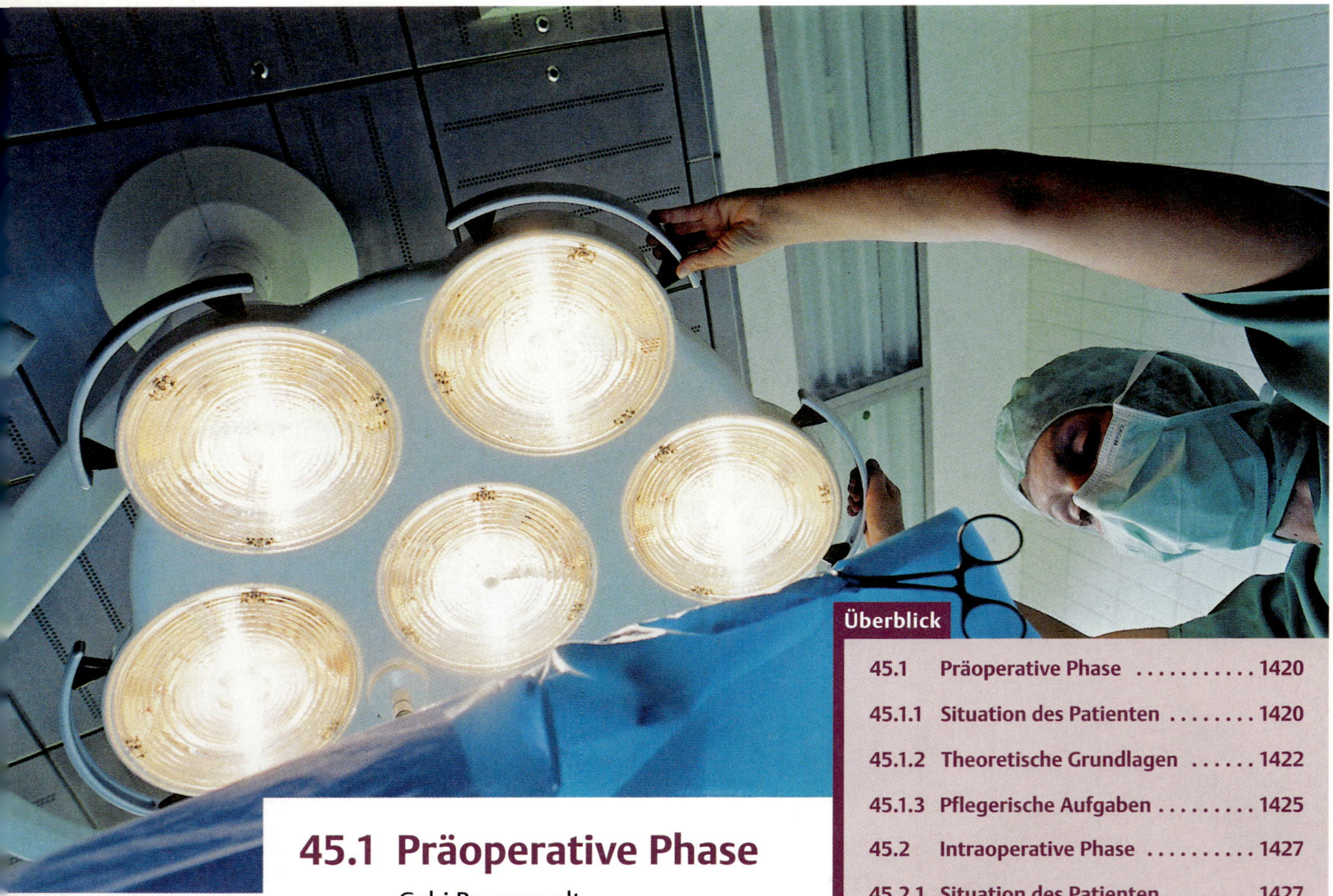

Überblick

45.1 Präoperative Phase

Gabi Baumgardt

45.1.1 Situation des Patienten

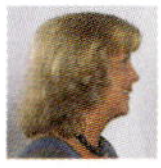

···➤ Am Morgen des Operationstages: „Um 7.30 Uhr betreten zwei Schwestern das Zimmer. In den Händen tragen sie mein ‚Operationshemd', ein Paar Antithrombosestrümpfe, eine Heparinspritze und meine Prämedikation, wiederum eine Tablette Tranxillium 20. Der Inhalt der Spritze landet nach einem kurzen ‚Guten Morgen' sehr schnell in meinem Oberschenkel. Es brennt heftig ... Die Dusche tut mir gut. Es ist vorerst das letzte Mal, schießt es mir durch den Kopf. Ich versuche mir vorzustellen, in welcher Weise mich die Operationswunden wohl behindern werden. ‚Du wirst dich nicht bücken können, du wirst Schmerzen haben', beantworte ich mir die Frage ... Ich nehme meine Beruhigungstablette und lege mich in mein Bett ... Es ist 11.00 Uhr, als die Tür aufgeht und jemand meinen Namen ruft ... Es ist ein Irrtum, sagt man mir. Der OP-Plan hat sich verändert, ich komme später dran. Das wundert mich nicht. Ich denke an meine Überlegungen von gestern und lasse mir meine ‚Ruhe' nicht nehmen. Trotzdem löst dieses Ereignis in mir eine plötzliche Traurigkeit aus. Hinter den Tränen, die über meine Wangen rollen, verbirgt sich ein Gefühl von Einsamkeit. Eine Hand täte mir jetzt gut, aber niemand schaut nach mir, spricht mit mir, streichelt mich ..." (Reith 1998).

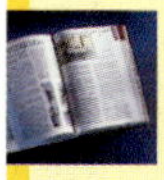

···➤ Lerntipp
Das ist ein Ausschnitt aus dem Erleben einer Krankenschwester, die sich als Patientin für 10 Tage in ein Krankenhaus auf eine gynäkologische Station begibt. Stellen Sie sich vor, Sie wären an ihrer Stelle gewesen. Wo und wann hätten Sie Hilfe und Unterstützung benötigt?

Phänomene von Angst, Verunsicherung und Schmerz

Eine bevorstehende Operation wird von vielen Menschen als Bedrohung erlebt. Sie entwickeln Vorstellungen, wie Operation und Anästhesie sich einschränkend auf die Lebensgewohnheiten auswirken können. Ängste, die sich auf die zu erwartenden Schmerzen und die Narkose erstrecken, kommen hinzu. Unsicherheiten können mit der Erwartung des Operationsbefundes zusammenhängen, die Veränderungen bezüglich der weiteren Lebensführung und -gestaltung erforderlich machen können.

Angst, allgemeine Verunsicherung und die Erwartung von Schmerz sind grundlegende Phänomene, die den Patienten in dieser Situation begleiten.

Die Gefühle des Betroffenen werden von dieser Ausgangslage geprägt und beeinflussen sein Verhalten. Dabei entwickelt jeder Mensch sein eigenes Konzept, wie er mit diesen Phänomenen umgeht.

Angst kann die Handlungsmöglichkeit einer Person erheblich einschränken. Die bevorstehende Operation stellt ein emotional stark belastendes Reizereignis dar, einen sogenannten **Stressor,** der zum Auslöser für emotionale Missempfindungen werden kann.

Reizereignisse beeinflussen und verändern das neurohumorale Gleichgewicht des Organismus. Unter stressreichen Bedingungen verändern sich die physiologischen Prozesse im Organismus; Epinephrin, Norepinephrin und steroidale Hormone werden vermehrt ausgeschüttet.

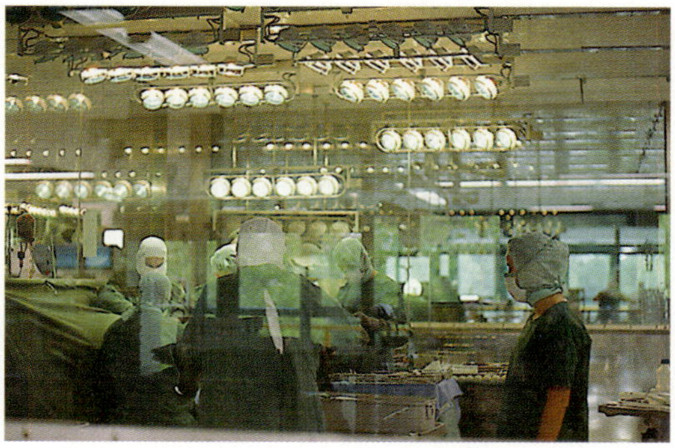

Ein moderner Operationssaal mit Glaswänden zwischen den einzelnen Operationsboxen und einer sehr effizienten Beleuchtungslösung

···› Definition

Der Begriff „Stress" wird folgendermaßen definiert: „Stress ist ein Muster spezifischer und unspezifischer Reaktionen eines Organismus auf Reizereignisse, die sein Gleichgewicht stören und seine Fähigkeit zur Bewältigung strapazieren oder überschreiten." (Zimbardo 1995)

Am Patienten sind in einer solchen Stresssituation somatische Veränderungen zu beobachten: vermehrtes Schwitzen, Hautblässe, Blutdruckanstieg, Pulsanstieg, Steigerung der Atemfrequenz, Harndrang, Stuhldrang bis zu vermehrtem Bewegungsdrang. Im psychischen Bereich kann die Stressanforderung ebenfalls erkennbar werden – z. B. an Tränenausbrüchen, Schlafstörungen, Passivität oder Aggressivität im Verhalten. Prinzipiell kann es aus den verschiedensten Gründen zu einer Kranken-

Tabelle 45.1 Verschiedene Gründe für eine Operation

	Ursache für eine Krankenhausaufnahme	*Operationsbeispiel*	*Erwartungshaltung der Patienten*
Äußerlich gesunde Menschen	Kosmetische Korrektur	Narbenkorrektur	Hoffnung auf besseres Aussehen
	Behinderung im Alltag	Leistenhernie; kleine operative Eingriffe werden vermehrt ambulant vorgenommen, d. h. die Patienten werden an einem Tag operiert und nach einigen Stunden wieder entlassen	Beseitigung der Behinderung im Alltag
Äußerlich gesunde Menschen	Befundbildung bei Routineuntersuchung, z. B. Knotenbildung der Brust	Probeexzision des Tumors mit histologischer Untersuchung, danach Entscheidung der weiteren operativen Schritte	Angst vor der Diagnose, weil sich daraus existenzielle Veränderungen ableiten werden; Hoffnung auf Gutartigkeit des Tumors
Akut erkrankte Menschen	Gallensteinerkrankung, akutes Geschehen bei Magenperforation	Gallensteinentfernung, Übernähung der Perforationsstelle	Beendigung der Schmerzen und der Schmerzentstehung
	Organversagen	Organtransplantation	Hoffnung auf neue Lebensaussichten
Verunfallte Menschen	Arbeitsunfall Freizeitunfall	Operative Maßnahmen entsprechend der Verletzung	Wiederherstellung des vorherigen körperlichen Zustandes

hauseinweisung kommen, wobei das Maß der Erkrankung nicht äußerlich erkennbar sein muss. **Tab. 45.1** zeigt einige dieser Gründe.

Für den Patienten bedeutet es jedoch in jedem Fall, sich in eine existenzielle Ausnahmesituation zu begeben und sich vollständig anderen Menschen anzuvertrauen.

Bedeutung für die Pflegenden

Der Patient sieht sich nach seiner stationären Aufnahme (S. 630 f) vor der Operation ungewohnten Anforderungen ausgesetzt, welche eine besondere Sensibilität seitens der Pflegenden erforderlich machen. Ihre Aufgabe besteht darin, mit dem Patienten zusammen nach Ansätzen zu suchen, die ihm eine aktive Bewältigung dieser Situation ermöglichen. Seine Bereitschaft soll geweckt werden, verantwortlich am eigenen Gesundungsprozess mitzuwirken.

In der Aufnahmephase des Patienten ist ein entscheidender Moment, wo und wie der ankommende Patient begrüßt und angesprochen wird. Höfliche Umgangsformen und eine empathische Haltung ihm und seinen Angehörigen gegenüber sind dabei Grundvoraussetzung. Eine Erläuterung der Zimmernutzung wie auch der Tagesstruktur helfen dem Patienten, sich in dieser neuen Situation zurechtzufinden. Hilfreich ist hier, wenn die Pflegegruppe selbst ein Informationsblatt für neu ankommende Patienten erstellt hat, aus dem die Tagesstruktur der für sie zuständigen Pflegegruppe zu erkennen ist.

Ein **Aufnahmegespräch** (s. Pflegeplanung, S. 255), geführt von der betreuenden Pflegeperson, bietet die Grundlage für ein gegenseitiges Kennenlernen. Darauf lassen sich alle weiteren Schritte der pflegerischen Betreuung aufbauen. Ein Gespräch, welches auch auf Angsterkennung beim Patienten ausgerichtet ist, kann helfen, seine verborgenen Ängste im Hinblick auf Operation und Narkose festzustellen und anzusprechen. Weitere aufklärende Gespräche über den zu erwartenden Ablauf vor und nach der Operation geben dem Patienten hilfreiche Informationen zur Orientierung. Dabei ist das Maß der Informationen für den einzelnen Patienten sehr individuell zu gestalten!

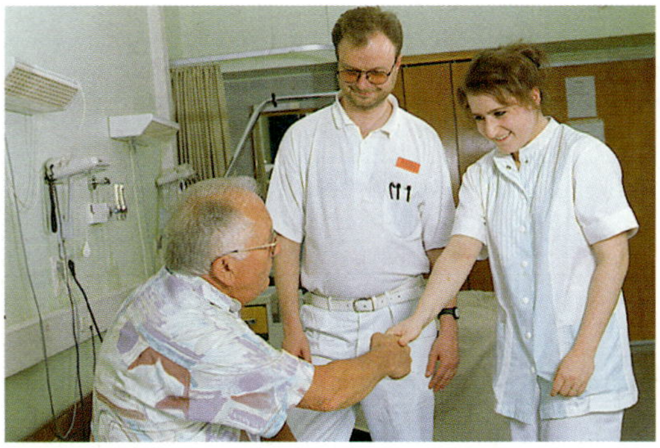

Die ersten Kontakte mit dem Patienten liefern bereits Anhaltspunkte für die Planung individueller Pflegeangebote

Aus einer aufmerksamen Erstbegegnung mit dem Patienten werden sich die weiteren pflegerischen Maßnahmen ergeben. Z.B. können dem Patienten Entspannungstechniken (S. 619 f) angeboten werden. Äußere Maßnahmen wie ein entspannendes Bad mit einem Zusatz von Lavendelbademilch am Vorabend der Operation haben ebenso eine beruhigende Wirkung auf das Befinden des Patienten wie eine Einreibung beruhigender ätherischer Öle.

> **Merke**
> Es wurde festgestellt, dass Patienten, die vor ihrer Operation aufgeklärt und in den Ablauf vor der Operation integriert wurden, sich nach der Operation besser und schneller erholten und auch weniger schmerzstillende Medikamente benötigen. Sie konnten das Krankenhaus eher wieder verlassen (Zimbardo 1995).

45.1.2 Theoretische Grundlagen

Operative Eingriffe werden von ihrer Dringlichkeit her unterschieden in:

Planbare Eingriffe (sog. Elektiveingriffe). Hier werden alle zu planenden elementaren Vorbereitungen durchgeführt und auf die individuelle Situation des Patienten abgestimmt.

Notfalleingriffe. Der Patient wird innerhalb kurzer Zeit auf die Operation vorbereitet. Der zeitliche Abstand zur letzten Nahrungsaufnahme entscheidet den Operationsbeginn u. U. mit.

Verschiedene Eingriffe bedingen ein unterschiedliches Vorgehen hinsichtlich der vorbereitenden Maßnahmen vor der Operation. Es ist sinnvoll, auf ein festgelegtes Standardverfahren zurückgreifen zu können. So können Laboruntersuchungen, Endoskopie-, Röntgen-, Sonographie- wie auch computertomographische Untersuchungen den einzelnen Operationsverfahren zugeordnet werden. Die Ergebnisse dienen der ärztlichen Diagnosestellung und machen das Anästhesierisiko des Patienten erkennbar.

Die folgenden Abschnitte beschreiben die Bereiche im präoperativen Ablauf, die immer wieder berücksichtigt werden müssen. Sie können auf der Grundlage eines Standards vereinfacht werden, gleichzeitig ist damit eine Gefahr der „Routinierung" gegeben, wenn keine Anpassung an den jeweiligen Patienten erfolgt.

Ernährungsveränderung und Darmreinigung

Jede Operation hat Einfluss auf Ernährung und Ausscheidung des Patienten. Je nach Ort und Größe des Eingriffes sowie nach Befindlichkeit des Patienten wird ein geeignetes Konzept festgelegt (**Tab. 45.2**).

Tabelle 45.2 Grundsätze der Ernährungsveränderung und Darmreinigung vor einer geplanten Operation

Operativer Eingriffsort	*Ernährungsveränderung*	*Darmreinigung*
Eingriffe außerhalb des Intestinaltraktes	gewohntes Essen bis zur frühen Abendmahlzeit, dann Nahrungskarenz; Trinken bis 22 Uhr	Klistier (S. 455 f) zur Leerung der Rektalampulle Ziel: Vermeidung einer Defäkation während der Operation
Eingriffe im oberen Intestinaltrakt mit Eröffnung des Peritoneums	leichtes Mittagessen, flüssige Kost am Abend; danach absolute Karenz	orales Laxantium und/oder Klistier mit Darmrohr zur Dickdarmentleerung
Eingriffe am Dickdarm	3 Tage vor Operation Flüssigkost	orthograde Darmlavage (S. 458) am Tag vor der Operation zur mechanischen Reinigung des gesamten Dickdarmes

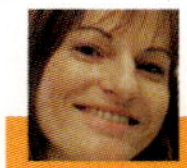

siehe Pflegeangebot Obstipationsprophylaxe, S. 459 ff

Auf der Grundlage eines allgemeinen Konzeptes wird das individuelle Konzept verabredet. Bei einem Patienten mit einem geschwächten Allgemeinzustand wird eine parenterale Ernährung zur Substitution begonnen, wenn die enterale Nahrungsaufnahme nicht stattfinden kann.

Einübung postoperativer Fertigkeiten

Das Einüben von postoperativen Fertigkeiten bezieht sich auf Durchführungen, die den Patienten in der Zeit nach der Operation fördern. Sie verhelfen auf der Patientenseite zu der Einsicht, an der Erlangung der Gesundung maßgeblich beteiligt zu sein.

Anwendungsmöglichkeiten:

- Atemtherapeutische Maßnahmen lassen sich durch eine eingeübte Atemtechnik zur Schmerzminderung (S. 508) einsetzen;
- Abhustentechnik zur Erlangung eines produktiven Abhustens und Einübung der Handhabung eines atemtherapeutischen Gerätes für Atemzüge gegen Widerstand oder zur anhaltenden maximalen Inspiration (S. 517);
- Durchführung einer Miktion in Rückenlage (S. 431 f);
- Bewegungsübungen im Bett für Lageveränderungen und zum Aufstehen unter kinästhetischen Gesichtspunkten (S. 180 ff);
- Anregung des venösen Blutrückflusses durch entsprechende Fuß- und Beingymnastik (s. Thromboseprophylaxe, S. 315 ff);
- Gehen mit Unterarm-Gehstützen mit Einstellung der erforderlichen Höhe (S. 309) und Erreichung einer sicheren Handhabung derselben.

Körperpflege/-reinigung

Für eine geplante Operation ist die Körperreinigung eine hygienische Voraussetzung. Gleichzeitig kann sie zur Entspannung des Patienten vor der Operation beitragen. Es kommen desweiteren Gesichtspunkte aus anästhesiologischen und chirurgischen Erwägungen hinzu.

- Für den Anästhesisten ist die Beobachtung der Durchblutung der Fingerbeere und des Nagelbettes intraoperativ notwendig. Aus diesem Grund ist farbiger Nagellack nicht erwünscht und sollte entfernt werden.
- Auf das Auftragen von Make-up sowie fettigen Cremes im Gesicht sollte für den OP-Tag verzichtet werden.
- Finger- und/oder Fußnägel sollten kurz geschnitten und sauber sein.
- Bei Eingriffen im Abdominalbereich muss der Bauchnabel sauber und frei von epithelial verfestigten Rückständen sein (Nabelstein).

Praxistipp

Eva Groß
Krankenschwester

Nabelsteine können Sie mit einem ölgetränkten Tupfer aufweichen. Dazu legen Sie den Tupfer über einen längeren Zeitraum in den Nabelbereich. Die nun weicheren Rückstände lassen sich mithilfe einer Pinzette entfernen. Denken Sie daran, die Ölrückstände wieder aus dem Nabel zu entfernen!

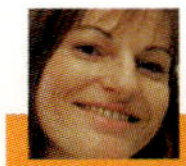

siehe Pflegeangebot Freie Atemwege, S. 514 ff

Am Operationstag sollte nach der Haarentfernung die Körperreinigung durchgeführt werden. Zu entscheiden ist, welche Reinigungsart (Duschen oder Waschen) anzuwenden ist. Gegen das Duschen spricht die Austrocknungsgefahr der Haut mit nachfolgender Abgabe von Hautpartikeln. Erst nach 2 h normalisiert sich das Hautmilieu wieder (Sitzmann 1998). Dies steht im Widerspruch zur gängigen Praxis, in der dieses Zeitintervall oft nicht berücksichtigt wird. Hier bedarf es situativ einer Lösung unter Berücksichtigung der individuellen Patientenbedürfnisse.

Haarentfernung im Bereich des Operationsgebietes

Bei der Durchtrennung der Haut wird das potenzielle Risiko einer nosokomialen Infektion eingegangen. Es ist außerdem bekannt, dass sich durch einen längeren Krankenhausaufenthalt die normale Hautflora und die des Nasen-Rachen-Raumes durch den Kontakt mit dem größeren und pathogeneren Erregerspektrum eines Krankenhauses verändert. Eine wesentliche Rolle spielt dabei der Zeitfaktor. Für die Praxis ergibt sich daraus ein Grundsatz:

Die Zeit von der Krankenhausaufnahme eines Patienten bis zum Operationsbeginn soll so kurz wie möglich gehalten werden!

Generell gelten die Körperhaare als potenziell keimbesiedelt. Sie werden aus Gründen der Minimierung einer möglichen Wundinfektion vor dem operativem Eingriff entfernt (Sitzmann 1999). Um jeglicher Keimentwicklung vorzubeugen, sollte erst unmittelbar vor der Operation mit der Haarentfernung begonnen werden.

Eva Groß
Krankenschwester

···› Praxistipp

Keine Haarentfernung am Vorabend der Operation durchführen! Begründung: Bei jeder Nassrasur entstehen Mikroläsionen der Haut, sie bilden den Nährboden für neues Keimwachstum.

Mikroläsionen sind makroskopisch nicht erkennbar! Aber jede Schnittverletzung der Haut birgt das Risiko des verstärkten Keimwachstums auf der Haut und wirkt infolgedessen auf die Erhöhung des Wundinfektionsrisikos ein. Elektrorasiergeräte (**Abb. 45.1**) mit abnehmbarem Scherkopf (**Abb. 45.2**) sind bei der Haarentfernung vorzuziehen (**Tab. 45.3**).

Nassrasur:
- Haarentfernung entgegen der Haarwuchsrichtung;
- Haut vorher mit pH-neutraler Seife einschäumen;
- die sich aufstellenden Haare mit der Messerklinge auf der Hautoberfläche abschneiden;
- nach der Rasur die Seifenrückstände auf der Haut abwaschen;
- anschließend evtl. Körperwaschung, damit keine Haare im Operationsbereich haften bleiben.

···› Merke

Bedenken Sie, dass die Rasur einen Eingriff in die Körperlichkeit und in den Persönlichkeitsbereich eines Patienten darstellt.

Tabelle 45.3 Methoden zur Haarentfernung

	Vorteile	*Nachteile*
Nassrasur mit Rasiermesser	angenehmere Haarentfernung	Schnittverletzungen und Hautläsionen möglich
Scheren der Haare mit Elektrorasierer	Vermeidung von Hautläsionen	hygienisches Problem, wenn das Gerät keinen auswechselbaren, desinfizierbaren und wiederverwendbaren Scherkopf hat
Depilation mit Haarentfernungscreme	Entfernung der Haare bis zur Haarwurzel	Allergiepotenzial auf Grund der chemischen Zusammensetzung; Testzeit des Präparates von 24 Stunden notwendig

Das Körperbild verändert sich besonders stark, wenn Kopfhaare, Barthaare oder die Genitalbehaarung entfernt werden. Der Ort für diese Tätigkeit sollte abgeschirmt sein, so dass währenddessen keine Störungen auftreten. Auch kann, wenn z. B. das Kopfhaar entfernt wird, im Voraus mit dem Patienten besprochen werden, ob oder wie er seinen Kopf später schützen möchte. Vielleicht kann beispielsweise ein Kopftuch oder eine Mütze getragen werden. Dieser Eingriff verdeutlicht dem Patienten, dass die Operation unmittelbar bevorsteht, und kann damit weitere Ängste auslösen. Eine Möglichkeit, die Operationsvorbereitung angstmindernd durchzuführen, besteht darin, die Haarentfernung im Operationsbereich beim bereits anästhesierten Patienten durchzuführen.

Rasurtechnik

Ein Standardschema der einzelnen Operationsverfahren gibt die Lokalisation und den Umfang des zu rasierenden Hautareals bekannt. Sollte ein solches Schema nicht vorliegen, gilt folgende Regel: Die Haare in einem Umkreis von 15 – 20 cm (handflächengroß) um das Operationsgebiet entfernen, damit nach der Operation Verband und Drainagenverbände Platz haben.

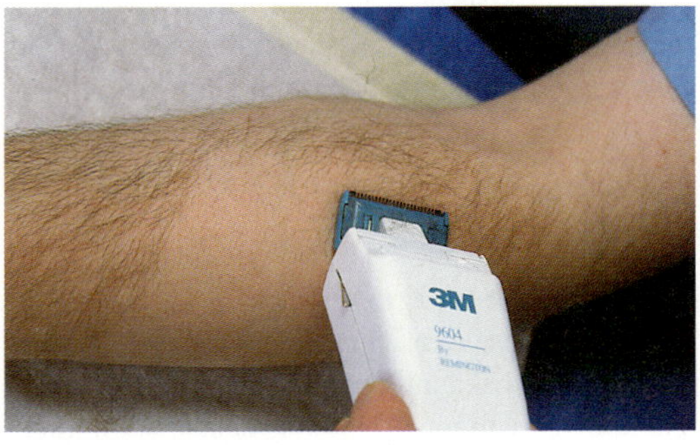

Abb. 45.1 Eine Haarentfernung mit einem Elektrorasiergerät vermeidet Mikroläsionen der Haut

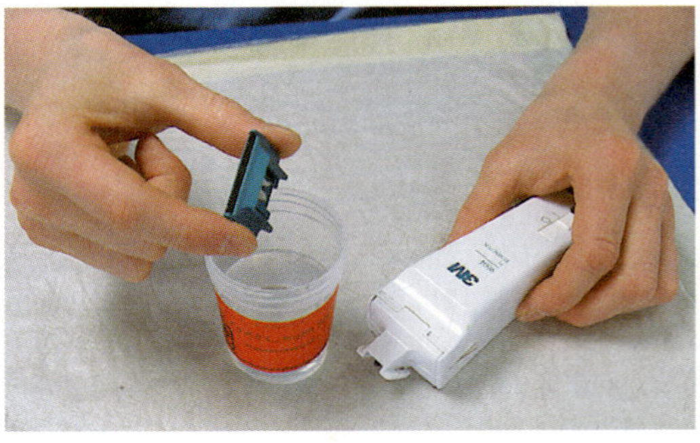

Abb. 45.2 Der Scherkopf ist abnehmbar und lässt sich nach Desinfektion mit 70 %igem vergällten Alkohol wiederverwenden

Merke

Zur Fehlervermeidung beachten Sie unbedingt den Zeitfaktor der Rasur vor der Operation, die Rasurtechnik und ggf. eine 24-stündige Vortestung bei Depilationscremes an einer geeigneten Stelle, z.B. in der Oberarminnenseite.

Informations- und Aufklärungsgespräche

Pflegerisches Aufklärungsgespräch. Die Pflegenden beobachten durch den kontinuierlichen Kontakt zum Patienten, in welchem Verarbeitungsschritt er sich gerade befindet. Insofern begleiten sie den Patienten in diesem Prozess und können entscheiden, welches Maß an Informationen oder persönlicher Unterstützung gerade benötigt wird.

In einem pflegerischen Aufklärungsgespräch sollten dem Patienten die Abläufe der routinemäßigen Untersuchungen mit zeitlicher Orientierung erklärt werden, außerdem die nötigen Vorbereitungen vor den Untersuchungen. Notwendige Einschränkungen der Nahrungsaufnahme müssen dem Patienten bekannt sein. Pflegerische Aktivitäten zu abführenden Maßnahmen können frühzeitig mitgeteilt werden. Einige Tätigkeiten kann der Patient selbst durchführen, z.B. eine Klistiergabe. Übungen zur Erlangung postoperativer Fertigkeiten bedürfen einer zeitlichen Planung. Der Patient soll in Ruhe darin unterwiesen werden und er benötigt die Möglichkeit und Zeit zum Üben.

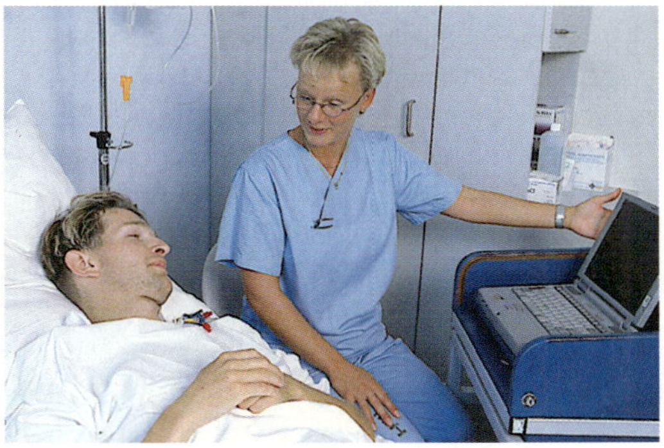

Die Erklärung der postoperativen Situation mit verschiedenen Drainagen zeigt dem Patienten eine potentielle Mobilitätseinschränkung. Informationen über die postoperative Schmerzsituation und die Behandlung mit schmerzlindernden Medikamenten bietet dem Patienten die Beteiligung an der Schmerzbewältigung durch seine Möglichkeit der Einforderung von Medikamenten. Zusätzlich kann er die Schmerzintensität durch atementspannende Techniken selbst noch verringern lernen.

Es ist möglich, mit dem Patienten einen Besuch im Umbettbereich des Operationsbereiches zu machen und ihm diese zu zeigen.

Falls eine postoperative Intensivüberwachung notwendig werden sollte, kann eine Vorstellung in der Intensivstation den ersten Kontakt herstellen. Dem Patienten gelingt eine Einstellung auf die Abläufe vor und nach der Operation besser, wenn er über ausreichend Wissen und Informationen verfügt.

Chirurgisches Aufklärungsgespräch. Der Chirurg klärt den Patienten über die Operationsmethode auf und über eventuelle Komplikationen, die sich aus der Operation ergeben können. Standardisierte Informationsblätter mit Zeichnungen erklären den operativen Eingriff. Die Unterschrift des Patienten bestätigt die erhaltenden Informationen und die Einwilligung (Ausnahme: Notfallsituation).

Anästhesiologisches Aufklärungsgespräch. Zu diesem Gespräch benötigt der Anästhesist ein vorbereitetes Anästhesieprotokollformular, aus dem er die von ihm benötigten Daten des Patienten entnehmen kann. In dem Gespräch legt der Anästhesist mit dem Patienten die Anästhesiemethode fest, nachdem er sich über die körperliche und psychische Verfassung des Patienten einen Eindruck verschafft hat; seine Anordnungen hält er ebenfalls in dem Formular fest.

Präanästhesiologische Pflegevisite des Anästhesie-Pflegepersonals. Hier stellt sich eine Pflegeperson der Anästhesieabteilung dem Patienten vor und erklärt seine Tätigkeiten während der Anästhesie. Der Anästhesiepflegende bekommt dabei einen Eindruck von der Befindlichkeit des Patienten. Von Wichtigkeit ist für ihn ein weiterer pflegerischer Informationsaustausch in Bezug auf bestehende Pflegeprobleme. Diese können bei der Betreuung des Patienten im Operationssaal beachtet und entsprechend unterstützt werden.

45.1.3 Pflegerische Aufgaben

Diese Phase erstreckt sich auf den Zeitraum von der Aufnahme bis zur Umbettung des Patienten in den Operationsbereich.

Eine Hilfestellung zur Übersicht über die auszuführenden pflegerischen Maßnahmen bietet eine präoperative Checkliste (**Abb. 45.3**).

Am Vorabend der Operation ist darauf zu achten, dass alle ärztlichen Anordnungen durchgeführt werden, insbesondere die Anordnungen aus dem Anästhesieprotokoll. Es wird häufig eine Medikation zum Abend verordnet, mit dem Ziel, dass der Patient nach ausreichender Nachtruhe entspannter und angstfreier in die Operation hineingehen kann.

Zur Beendigung des Tages ist es Aufgabe der Pflegeperson, sich noch einmal nach der Befindlichkeit des Patienten zu erkundigen und noch vorhandene offene Fragen zu klären.

Abb. 45.3 Beispiel einer Checkliste für die präoperative Vorbereitung (nach P. Jacobs, Institut für Anästhesiologie, Universität München)

Name:	Operation:
Einüben postoperativer Fertigkeiten	**Besondere Maßnahmen**
• Atemtechnik	• venöser Zugang
• Miktion in Rückenlage	• Magensonde
• postop. Aufstehen	• Blasenkatheter
• ________	• suprapubische Urinabltg.
	• ________
Operationsgebiet	**Prämedikation**
• Rasur	• Unterlagen gerichtet
• Dusche	• Medikation verabreicht
• ________	• ________
Darmreinigung	**Labor/EKG/Röntgen Lungenfunktion**
• Reinigungseinlauf	• Routine
• orthograde Spülung	• ________
• Laxanzien	• ________
• ________	• Blutkonserven bestellt
• ________	
Nahrungskarenz	**Operationstag**
• ab ____ Uhr nüchtern	• Prothesen, Schmuck, Kleidung entfernt
• Magenspülung	• Blase entleert
• ________	• Unterlagen vollständig
• ________	• Patientenplatz gerichtet
Thromboseprophylaxe	
• TED-Strümpfe	
• Beine gewickelt	
• Low-dose-Heparinisierung	______ Datum ______ Unterschrift
• ________	

Pflegerische Maßnahmen am Morgen der Operation

Am Morgen des Operationstages ist die aktuelle Befindlichkeit des Patienten zu erfragen, bei gravierenden Veränderungen, z.B. beginnender Erkältung, ist der behandelnde Arzt darüber zu informieren. Er entscheidet über die Durchführung der Operation.

Blutdruck, Puls, Temperatur sollten ermittelt werden, um über aktuelle Ausgangswerte zu verfügen. Der Patient bleibt nüchtern; er darf, wenn vom Anästhesisten angegeben, seine Dauermedikation mit einem kleinen Schluck Wasser einnehmen.

Die Operationskleidung, bestehend aus einem Operationshemd und einem Einmalslip mit zusätzlicher Vorlage, wird zur Wahrung des Intimschutzes des Patienten bereitgelegt.

Zur Entfernung der Körperhaare: Zeitlich sollte sie kurz vor der Operation erfolgen, es sollte aber danach dem Patienten noch Gelegenheit gegeben werden, in Ruhe seine Körperreinigung durchführen zu können.

···› Merke

Vermeiden Sie eine Situation, in der alle Beteiligten unter Zeitdruck stehen. Daraus baut sich eine Stresskomponente für den Patienten auf. Planen Sie die benötigte Zeit in Ihren Arbeitsablauf ein!

In der Regel fallen in dieser Phase vor der Operation die folgenden Maßnahmen an und werden deshalb nur kurz aufgezählt:

- Anziehen der Operationskleidung;
- Anziehen der Antithrombosestrümpfe; nach Größenermittlung zieht der Patient sie möglichst selbst in liegender Position an. Zuvor sollte das venöse Gefäßsystem durch Hochlagerung der Beine entlastet worden sein;
- Verschluss der persönlichen Wertgegenstände;
- Absprachen über das Ablegen einer vorhandenen Prothese (Augen-, Bein-, Arm- oder Zahnprothese, Haarperücke, eines Hörgerätes oder einer Brille). Das Ablegen kann unmittelbar vor der Umbettung des Patienten auf den Operationstisch erfolgen. Notwendig wird dafür u.U. das Mitnehmen eines Behälters zur Deponierung der Zahnprothese. Für manche Patienten ist es eine Beruhigung, ihre Zahnprothese so lang wie möglich behalten zu können, bevor sie aus anästhesiologischen Gründen entfernt werden muss;
- Entleerung der Harnblase, bevor die Prämedikation gegeben wird; die Wirkung der Prämedikation kann blutdrucksenkend sein, sodass der Patient beim Aufstehen in seiner Sicherheit gefährdet sein kann;
- Verabreichung der Prämedikation nach Zeitangabe aus dem Anästhesieprotokoll oder wenn der Anruf des Anästhesisten zur Applikation erfolgt. Diese Prämedikation hat die Angstlösung (Anxiolyse) und Beruhigung des Patienten zum Ziel. Nach Einnahme des Medikamentes darf der Patient nicht mehr ohne Begleitung aufstehen;
- Unterschrift des Pflegenden auf dem Anästhesieprotokoll mit Uhrzeitangabe über die verabreichte Medikation.

Transfer des Patienten in den Operationsbereich

Entweder wird der Patient zu einem vorgegebenen Zeitpunkt in den Operationsbereich gefahren oder der Anruf des Anästhesiepersonals wird abgewartet.

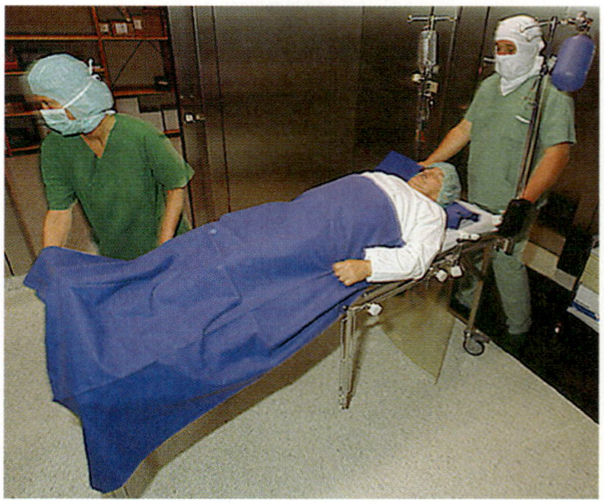

Mit allen Unterlagen versehen wird der Patient von zwei Pflegepersonen begleitet, von denen eine examiniert sein muß. Im Bereich der „Patientenschleuse" erfolgt der Transfer des Patienten auf einen fahrbaren Operationstisch. Hier muss der Begleiter des Patienten für eine ruhige Atmosphäre sorgen, den Intimschutz gewährleisten und persönlichen, individuellen Beistand leisten.

Zur Erleichterung des Umbettens für Patient und Pflegende wird u. U. eine Rutschmatte zwischen Bett und Patienten und Operationstisch gelegt. Über diese wird der Patient auf den Operationstisch umgebettet.

Aus Gründen der Hygiene wird dem Patienten eine Haarhaube aufgesetzt. Ein Pflegender der anästhesiologischen Abteilung nimmt den Patienten mit sämtlichen Dokumentationsunterlagen in Empfang.

Richten von Zimmer und Bett zur Aufnahme des operierten Patienten

Das **Bett** des Patienten wird nach dem Transfer so weit neu gerichtet, wie es notwendig erscheint. Grundsätzlich braucht das Bett nicht gegen ein neues ausgetauscht zu werden. Ist die präoperative Zeit des Patienten nur kurz gewesen und hat keine Kontaminierung des Bettes mit Körperflüssigkeiten stattgefunden, so reicht die Erneuerung eines Stecklakens u. U. aus (Sitzmann 1999).

Das Bett wird mit allen zusätzlichen Lagerungshilfsmitteln versehen, die nach der Operation erforderlich werden könnten. Mit dem Namen des Patienten beschriftet wird es in oder vor den Aufwachraum platziert.

Um auf Komplikationen während des Rücktransportes reagieren zu können, werden Zellstoff und Nierenschale bereitgelegt und ein Ambu-Beutel an das Bett gehängt.

Zimmerrichtung zur Aufnahme des operierten Patienten:

- Zimmer lüften und aufräumen;
- Infusionsständer bereitstellen sowie Stethoskop und Blutdruckmanschette;
- Nierenschale mit Zellstoff, falls es zum Erbrechen kommt;
- Bettflasche oder Steckbecken bereitstellen;
- Set für die Mundpflege richten mit Mundpflegetee und Watteträgern zur Befeuchtung der Mundschleimhaut, evtl. Mundpflegestäbchen;
- Sauerstoffversorgung richten;
- Bereitlegung eines Beobachtungsbogens.

Nach dem Anruf aus dem Aufwachraum wird der Patient von dort abgeholt.

45.2 Intraoperative Phase

Silvia Jorge

45.2.1 Situation des Patienten

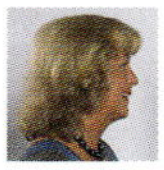

Die eingangs zitierte Krankenschwester kommt wieder zu Wort: „... dann schiebt sie (die begleitende Schwester) mein Bett zu diesem ‚Loch' in der Mauer, das man Schleuse nennt. Der bärtige Mann (den sie vorher beim Einschleusen einer anderen Patientin beobachtet hatte) von gegenüber erwartet mich... die Kälte des Raumes fällt mir auf. Und ich meine damit nicht die Atmosphäre, sondern die Raumtemperatur. ‚Es ist kalt hier, ich friere', sage ich. Der bärtige Mann deckt mich sofort mit einem wohlig gewärmten Tuch zu. Im Gegensatz zu meinem Krankenhaushemd ist es weich und gut anzufühlen. Er nimmt meine Akte in die Hand und überprüft meine Personalien. Ich bestätige ihm mit einem ‚Ja', ich zu sein, dann endet die Kommunikation zwischen uns" (Reith 1998).

Lernaufgabe
Was können Sie aus dieser kurzen Schilderung ersehen? Wie fühlt sich die Patientin? Tragen Sie die Aussagen zusammen!

Mit dem Einschleusungsvorgang beginnen die unmittelbaren Vorbereitungen für den operativen Eingriff. Für den Patienten stellt es sich meist so dar:

- Er ist prämediziert und in seiner Wahrnehmungsmöglichkeit eingeschränkt; er weiß nicht genau, was ihn erwartet;
- Hektik und Geschäftigkeit, Stimmengewirr während des Transfers nimmt er wahr – „warum ist der Magen noch nicht da?" – sie belasten ihn;
- er sieht andere einzuschleusende oder frisch operierte Patienten;
- er kennt niemanden, er friert, der OP-Tisch ist schmal und unbequem.

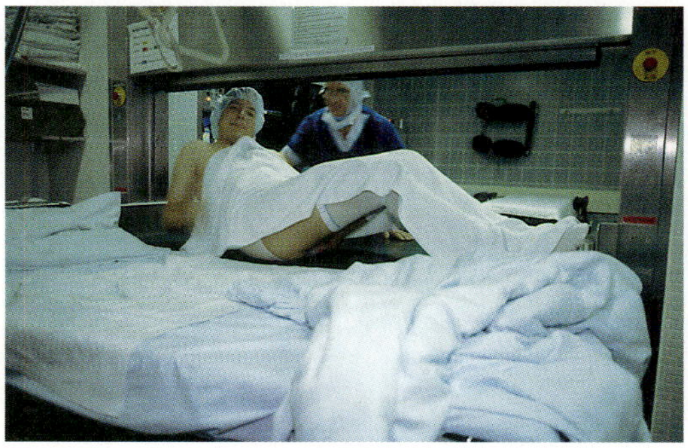

An der Umbetteinrichtung. Der Patient rutscht vom festgestellten (!) Bett auf die Schleuse. Auf jeder Seite wird er von Pflegepersonen betreut. Er wird nahtlos aus der Obhut des einen in die des anderen übergeben

Der Patient erwartet von den Pflegenden, die am Eingriff beteiligt sind, dass sie in dieser Ausnahmesituation, die seine „Aktivitäten des täglichen Lebens“ erheblich einschränkt, stellvertretend für ihn tätig sind.

45.2.2 Theoretische Grundlagen

Aufnahme des Patienten im OP-Bereich

Beim Transfer in die OP-Abteilung können Pflegende dazu beitragen, die Ängste des Patienten zu mildern:

- der Patient wird ohne Mund-Nasen-Schutz empfangen und mit seinem Namen begrüßt. Das ist nicht nur eine Minimalanforderung der Höflichkeit, sondern beinhaltet auch einen Sicherheitsaspekt (es handelt sich um den richtigen Patienten). Dabei stellt sich die Pflegeperson mit Namen und Berufsbezeichnung vor;
- der Patient wird gefragt, ob er bequem liegt. Dabei ist auch auf nonverbale Äußerungen zu achten, z. B. ob es dem Patienten schwer fällt zu atmen, weil der Oberkörper zu flach gelagert ist;
- der Patient erhält Gelegenheit, sich von den Pflegenden, die ihn zum OP-Bereich gebracht haben, zu verabschieden;
- es wird ihm eine kurze Information über den Ablauf gegeben und die durchzuführenden Tätigkeiten erläutert („Ich werde Sie jetzt in den Narkosevorbereitungsraum bringen…“). Bei der Übergabe wird er mit einbezogen;
- der Patient soll nicht frieren, die Intimsphäre muss gewahrt bleiben;
- es ist für eine entspannte und beruhigende Atmosphäre gesorgt, es sind nur die mit der Einschleusung betrauten Personen anwesend;
- kulturell bedingte Ängste finden Beachtung, z. B. werden bei muslimischen Patientinnen alle Vorbereitungen durch eine Krankenschwester durchgeführt;
- den Möglichkeiten entsprechend wird auf Schmerzäußerungen reagiert und evtl. der Anästhesiearzt gerufen;
- in der kurzen Zeit der Begegnung zwischen Patient und Pflegeperson wird eine bewusste Zuwendung deutlich. Ein Händedruck oder eine streichelnde Geste können dazu beitragen, die Angst zu besänftigen.

Abb. 45.4 In der Personalumkleide – korrekt angelegte Berufskleidung

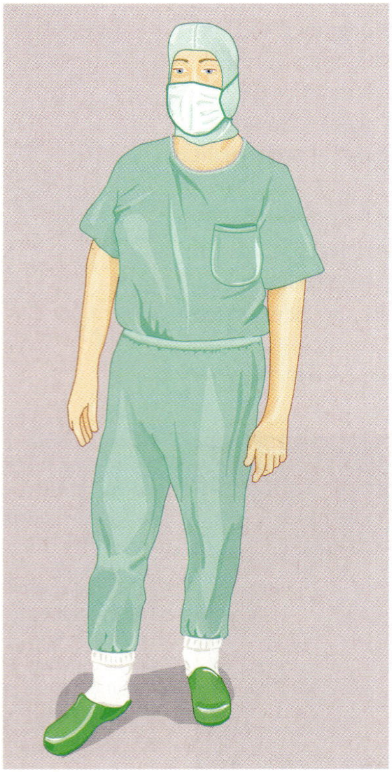

Eine besondere Herausforderung stellt die Übernahme von Kindern, vor allem von Kleinkindern, an der Schleuse dar. Dazu sind in jeder Abteilung eigene, kindgerechte Verhaltensweisen üblich.

Abgrenzung der OP-Abteilung vom übrigen Krankenhaus

Für den Operationssaal gilt das Prinzip der Keimfreiheit, weil die Operationswunde eine Entrittsmöglichkeit für Krankheitserreger darstellt. Dieses Prinzip umfasst alle Maßnahmen, die zum Ziel haben, Infektionsgefahren beim Setzen einer Operationswunde auszuschalten (Prinzip der „Non-Infektion“; Sitzmann 1999).

Zu diesen speziellen Maßnahmen für den Operationsbereich gehören:

- die Patientenumbetteinrichtung (Schleuse);
- raumlufttechnische Einrichtungen, die die Luft filtern und in einer bestimmten Weise zirkulieren lassen;
- vielfältige hygienische Maßnahmen wie
  - Ablegen der kompletten Oberbekleidung bis auf die Unterwäsche in der Personalschleuse und korrektes Anlegen der Bereichskleidung vor Betreten der Abteilung (**Abb. 45.4**),
  - Bedecken der Haare mit einer Haube und Tragen eines Mund-Nasen-Schutzes,
  - Händedesinfektion,
  - Verwendung steriler Instrumente, Kittel und Handschuhe, Abdeckmaterialien und Verbandstoffe;
- festgelegte Verhaltensweisen, um den Keimpegel der Raumluft niedrig zu halten, wie
  - die bei einem Eingriff anwesenden Personen auf ein Mindestmaß zu beschränken,
  - die Türen der OP-Einheit weitgehend geschlossen zu halten und häufiges Hin- und Herlaufen vermeiden,
  - das Einhalten der Sterilzone, das ist ein definiertes Feld, in dem sich nur das steril gekleidete OP-Team aufhält (**Abb. 45.5**).

> **Merke**
> Fehler in der persönlichen Hygiene (S. 582 f) können die Asepsis in höchstem Maße gefährden.

Zu den Räumen einer Operationsabteilung gehören neben den eigentlichen OP-Sälen jeweils ein Narkosevorbereitungsraum, ein Ausleitungsraum und ein Waschraum. Daneben gibt es Lagerräume für Materialien, Aufenthaltsräume für die Mitarbeiter, Dienstzimmer, Entsorgungsräume etc.

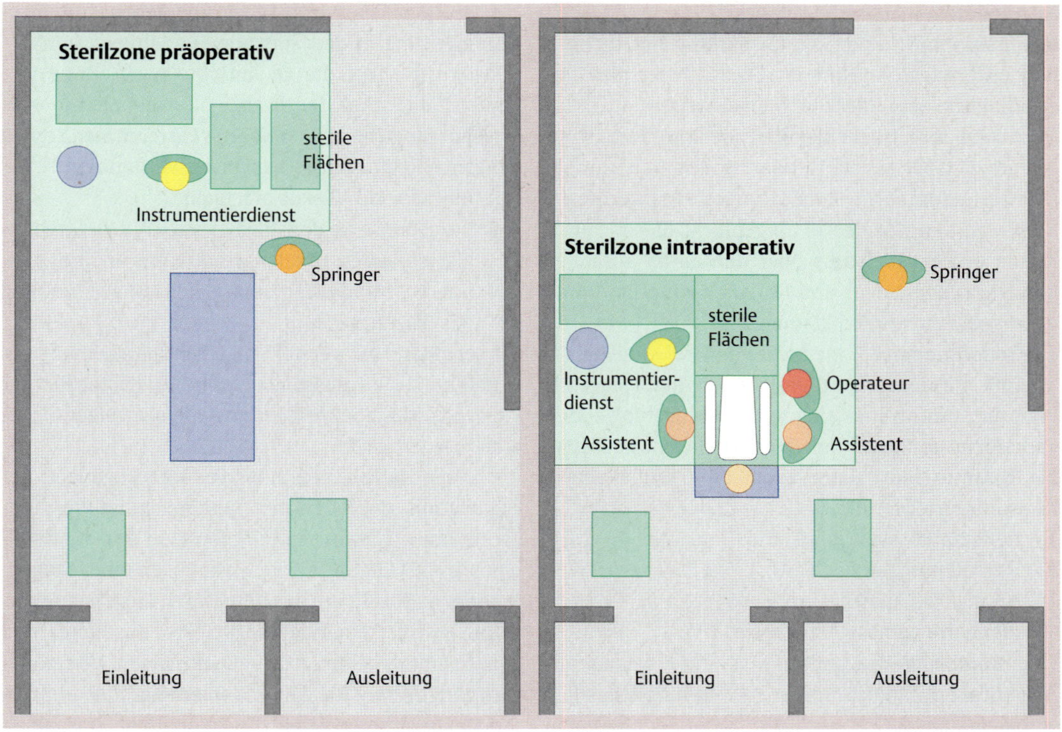

Abb. 45.5 Sterilzone vor und während des Eingriffs (nach Thönnissen)

Das benutzte Instrumentarium wird meist zentral in einer speziellen Sterilisationsabteilung aufbereitet und sterilisiert (s. Sterilisation, S. 593 ff).

Einleitung

In der sog. „Einleitung" werden alle Maßnahmen zur Narkose getroffen.

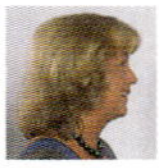

Frau R. beschreibt ihre Erfahrungen so: „Kurze Zeit später öffnet sich die Tür und ich werde in einen kleinen Operationsvorraum geschoben. Der Raum ist vollgestopft mit medizinischem Inventar, Infusionsständern, Stahlschränken, Blutdruckmessgeräten, Monitoren. Mein Blickfeld ist eingeschränkt und erfasst lediglich die hochgestellten Dinge. Ich höre Stimmen und etwas wie ‚Geschirrgeklapper'. Vor mir wird eine Schiebetür geöffnet und ich kann für einen Moment in den Operationssaal schauen. Die vor mir operierte Patientin liegt noch auf dem Operationstisch. Ich erkenne die Geräusche eines Absauggerätes, bevor sich die Tür wieder schließt. Dann beugt sich jemand über mich, nennt seinen Namen und stellt sich als mein Anästhesist vor. Für das, was ich von diesem Menschen außer der grünen OP-Kleidung erkennen kann, ist mir sein Name schlichtweg zu lang. Er fragt mich nach meinem Namen und vergleicht meine Antwort mit den Papieren. Seine Augen sind sehr lebendig, seine Stimme ist angenehm. Er hat spontan mein Vertrauen. Er erklärt mir, dass er jetzt eine Kanüle in meine linke Handvene legen muss…"

Mittels einer peripheren Venenverweilkanüle (S. 1490 f) wird ein Zugang zum venösen Gefäßsystem gelegt. Damit werden die Voraussetzungen für den Beginn der Narkose geschaffen.

Das Ziel jeder Anästhesie ist die Schmerzausschaltung für die Dauer der Operation, bei der Allgemeinanästhesie kommt die Ausschaltung des Bewusstseins und die Erschlaffung der Muskulatur hinzu. Bei den Narkoseverfahren unterscheidet man zwischen Allgemein- und Regionalanästhesie (**Abb. 45.6 a und b**).

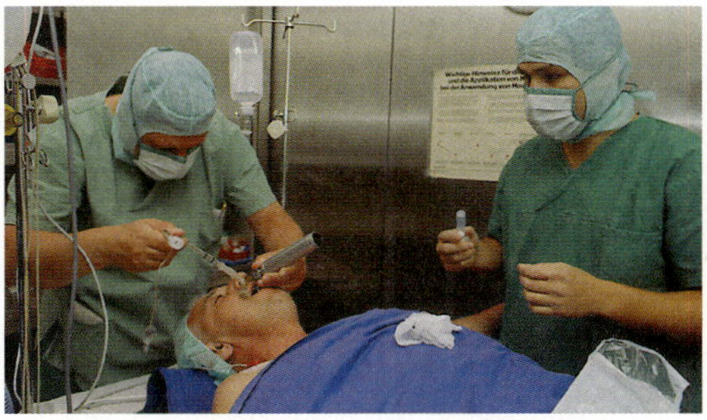

a

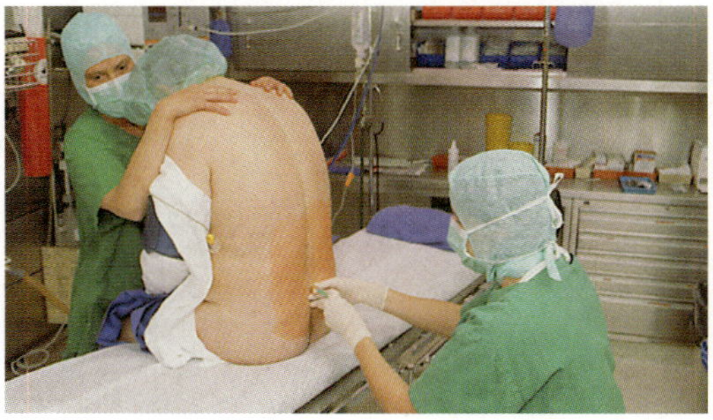

b

Abb. 45.6 a Patient im Narkosevorbereitungsraum bei einer Intubationsnarkose,
b bei einer Regionalanästhesie

Allgemeinanästhesieverfahren

Inhalationsanästhesie. Sog. Gasnarkose mit Lachgas und gasförmigen Anästhetika. Die Narkoseeinleitung erfolgt intravenös oder durch Einatmung.

Maskennarkose. Über eine dicht über Mund und Nase gelegte Maske, assistiert oder in Spontanatmung. Eine besondere Form ist die laryngeale Maske, die im Mund auf den Kehldeckel aufgebracht diesen rundherum abdichtet, sodass über den daran anschließenden Schlauch Luft und Narkosegas in die Atemwege gebracht werden können.

Intubationsnarkose. Meistverwendete, universale Technik mit dem Vorteil gesicherter Atemwege. Sie wird meist intravenös eingeleitet mit nachfolgender endotrachealer Intubation. Muskelrelaxantien lassen die gesamte Muskulatur erschlaffen und machen Beatmung erforderlich.

Spezielle Narkoseverfahren sind:

- Neuroleptanalgesie (NLA),
- balancierte Anästhesie,
- totale intravenöse Anästhesie (TIVA).

Eine **Kombinationsanästhesie** ist eine balancierte Anästhesie mit gleichzeitiger Anwendung eines Regionalverfahrens (z. B. mit PDA).

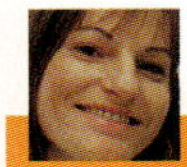

siehe Pflegeangebot Unterstützung bei liegendem Blasendauerkatheter, S. 439 f

Regionalanästhesieverfahren

Peridural- oder Epiduralanästhesie (PDA oder EDA). Ein Lokalanästhetikum wird in den Periduralraum des Wirbelkanals gespritzt (S. 1459 f), unterbricht vorübergehend die neurale Erregungsleitung und schaltet die extraduralen sensiblen Nervenwurzeln aus.

Die Periduralanästhesie wird auch zur postoperativen Schmerztherapie benutzt. Dazu wird über die Nadel ein feiner Katheter in den Epiduralraum eingeführt. Diesen kann man dort postoperativ belassen und durch Injektion von Lokalanästhetika und/oder Opioiden immer wieder über mehrere Stunden Schmerzfreiheit erreichen (s. Schmerztherapie, S. 567, 690).

Spinalanästhesie (SPA). Hier wird das Lokalanästhetikum in den Duralsack der unteren Lendenwirbelsäule (lumbaler Subarachnoidalraum) injiziert (S. 1457 f) und unterbricht vorübergehend die Erregungsleitung in den Spinalnervenwurzeln. Von der Dosierung hängt die gewünschte Ausbreitung und Intensität der Anästhesie ab.

Für Eingriffe an den **oberen Extremitäten** stehen folgende Regionalanästhesien zur Verfügung:

- Blockade des Plexus brachialis,
- intravenöse Regionalanästhesie (IVRA) durch Injektion eines Lokalanästhetikums in die peripheren Handvenen mit gleichzeitiger Stauung des Oberarmes.

Unter **„Stand by"** versteht man die Überwachung der vitalen Körperfunktionen während diagnostischer und/oder therapeutischer Eingriffe *ohne* eigentliches Narkoseverfahren.

Außer dem Legen eines venösen Zuganges, der Intubation und/oder der Verabreichung der verschiedenen Narkosemittel gehört zu den Maßnahmen in der Einleitung auch das Legen einer **Magensonde** (S. 1062 f), um aus dem durch die Narkosewirkung erschlafften Magen das Sekret abzuleiten und die Gefahr des Erbrechens zu vermeiden. Vor größeren Eingriffen wird zur Urinableitung auch ein Blasendauerkatheter gelegt. Suprapubische Harnableitungen werden meist vom Operateur intraoperativ platziert.

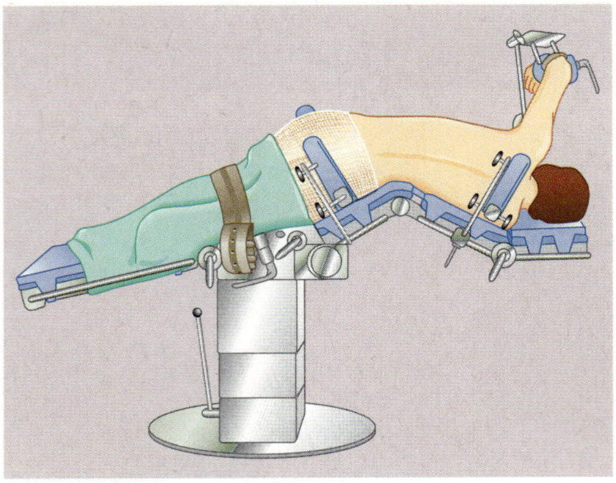

Abb. 45.7 Seitenlagerung des Patienten auf dem Operationstisch

Lagerung des Patienten im Operationssaal

Ist der Patient anästhesiert, wird er in den Operationssaal gefahren und im Falle einer Vollnarkose an das Beatmungsgerät angeschlossen. Nach Kontrolle der Beatmungs- und Kreislaufparameter und Lagerung der Arme mit den Zugängen kann mit der vorbereitenden Lagerung zum Eingriff begonnen werden. **Abb. 45.7** zeigt das Beispiel einer Seitenlagerung. Sie wird in einer für jeden Eingriff typischen Weise ausgeführt, damit dem Operateur der Zugang zum eigentlichen Operationsgebiet möglich ist. Eine korrekte Lagerung verkürzt die Operationszeit und vermindert den Blutverlust. Dies in entsprechender Weise durchzuführen setzt Kenntnisse der funktionellen Anatomie voraus. Die Art der Lagerung kann Grund für postoperative Beschwerden sein. Es gibt dabei eine Reihe potenzieller Gefährdungsmöglichkeiten. Lagerungsbedingte Komplikationen können z. B. Schäden an peripheren Nerven sein (N. ulnaris, N. radialis, Plexus brachialis an der oberen Extremität, N. peroneus an der Wade).

> **Merke**
> Gefährdet sind immer die Stellen, an denen Nerven über wenig gepolsterte Knochenvorsprünge ziehen. Gefährdungsmomente sind auch die ausgeschalteten Schutzreflexe während der Anästhesie.

Bei der Lagerung des anästhesierten Patienten ist Folgendes zu beachten:

- Der Arm darf in der Schulter nicht über 90° zur Körperachse abduziert werden. Am Knie ist darauf zu achten, dass das Wadenbeinköpfchen keinen Druck hat. Schäden können sich postoperativ durch Schmerzen oder sogar durch Ausfälle im Versorgungsgebiet der entsprechenden Nerven bemerkbar machen.
- Dekubitusgefährdung: Bei alten und kachektischen Menschen und länger dauernden Eingriffen muss der Operationstisch durch eine Gelmatte gepolstert werden, ansonsten können durch die Mangeldurchblutung im Gewebe schnell Druckgeschwüre entstehen (s. Dekubitus, S. 299 f). Gelmatten passen sich dem Körper an und vermindern so den Auflagedruck.
- Auch das Warmhalten des Patienten ist von entscheidender Bedeutung. Unterkühlung wirkt sich negativ auf den Grundumsatz und die Durchblutung der Gewebe aus und leistet der Entstehung von Druckgeschwüren und postoperativen Wundheilungsstörungen Vorschub. Die Wärmung kann auf verschiedene Weise geschehen, z. B. auf einer Matte, in der warmes Wasser zirkuliert, oder mithilfe von Wärmegeräten, bei denen eine luftgefüllte Folie den Patienten umgibt.

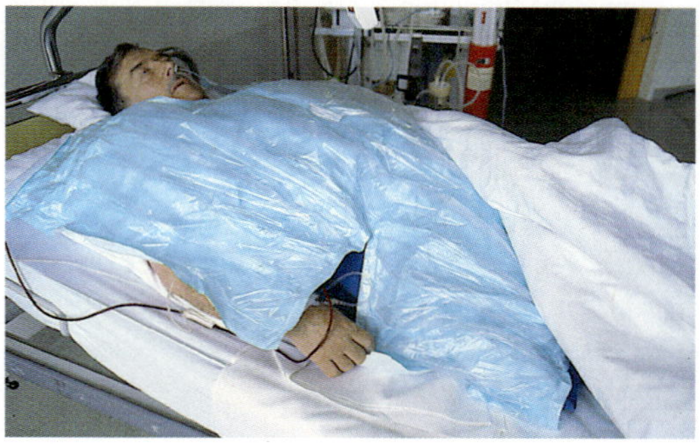

Ablauf der Operation

- Der Operateur beginnt seine Arbeit nach vorangegangener chirurgischer Händedesinfektion und sterilem Ankleiden (**Abb. 45.8 a – e**).
- Das Operationsgebiet ist zuvor vom ärztlichen Assistenten desinfiziert und steril abgedeckt worden. Das Ausmaß und die Vorgehensweise sind dabei je nach Art des Eingriffes unterschiedlich. Wenn sich das Team entsprechend positioniert hat, schließt der Springer die Geräte an (**Abb. 45.9**), der Eingriff beginnt (**Abb. 45.10**). Dabei kommen, je nach Notwendigkeit, die verschiedensten technischen Geräte zum Einsatz, deren Betriebssicherheit durch entsprechende gesetzliche Bestimmungen geregelt ist.
- Während der Operateur den Eingriff durchführt, obliegt es dem Anästhesisten, die Vitalfunktionen zu überwachen und die Narkosetiefe den Gege-

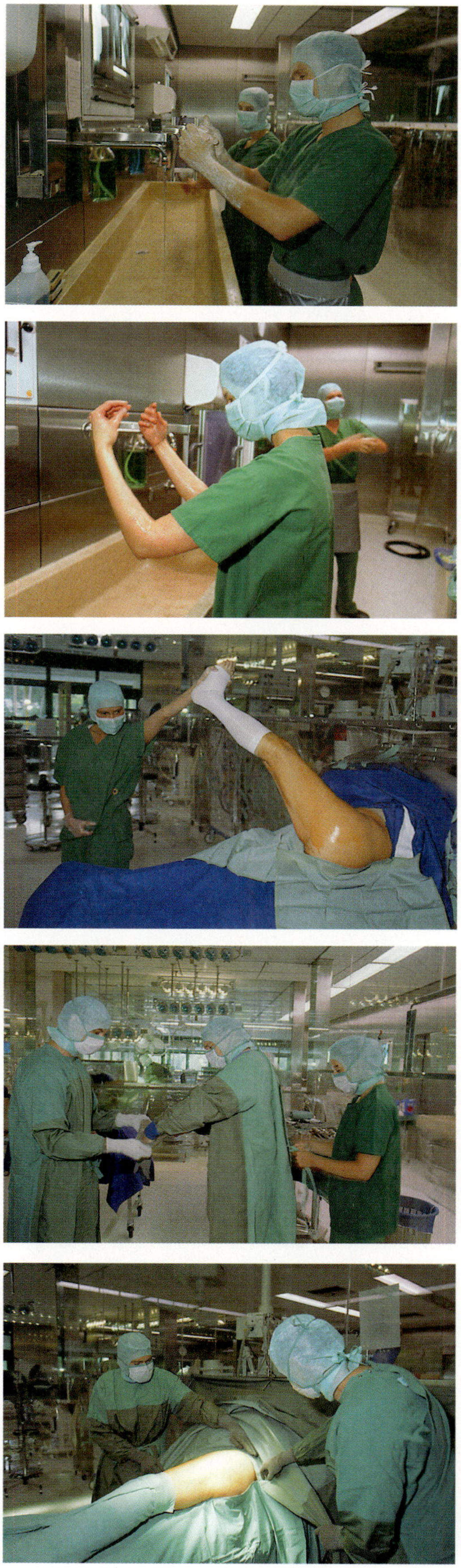

Abb. 45.8 Vorbereitung zur Operation

a Der eigentlichen chirurgischen Händedesinfektion geht eine Waschung der Hände und Unterarme mit Wasser und Seife voran

b Vor dem Abtrocknen lässt man das Wasser in Richtung Ellbogen ablaufen. Die im Hintergrund sichtbare Person reibt das Desinfektionsmittel portionsweise auf Hände und Unterarme ein

c Der Springer assistiert beim Abdecken, indem er die desinfizierte Extremität des Patienten hält, bevor sie auch am Unterschenkel mit einem sterilen Tuch bedeckt wird

d Der Springer verschließt den Wickelkittel innen, der Instrumentierende zieht die sterilen Handschuhe an

e Das letzte Tuch der sterilen Abdeckung wird aufgelegt und mithilfe der rückseitig angebrachten Klebestreifen fixiert

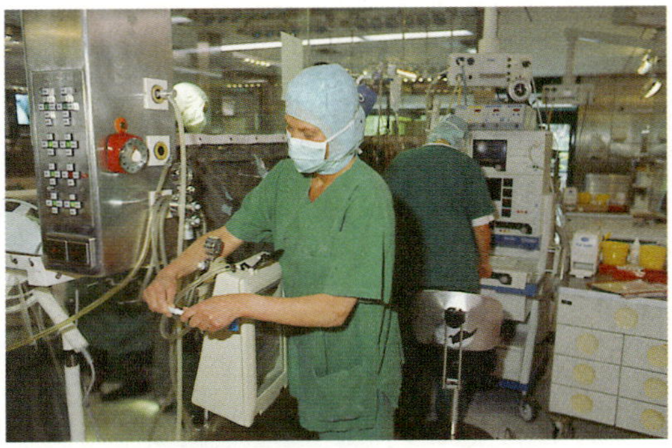

Abb. 45.9 Der Springer schließt die Geräte an

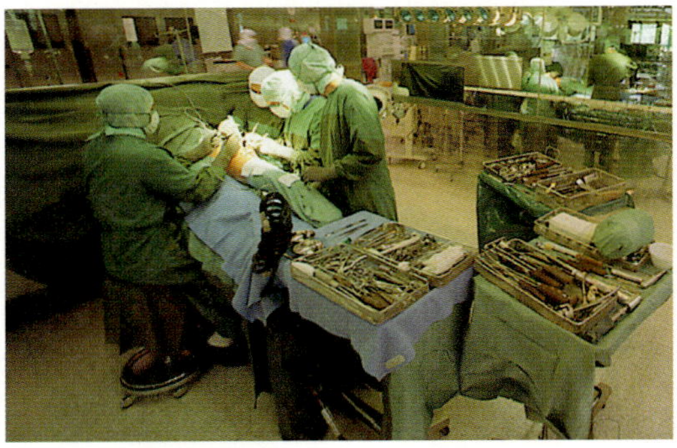

Abb. 45.10 „Schnitt“

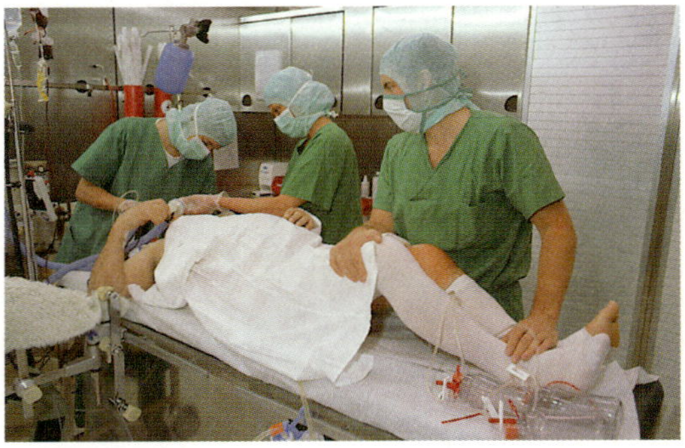

Abb. 45.11 Umlagerung und Extubation des Patienten nach beendetem Eingriff

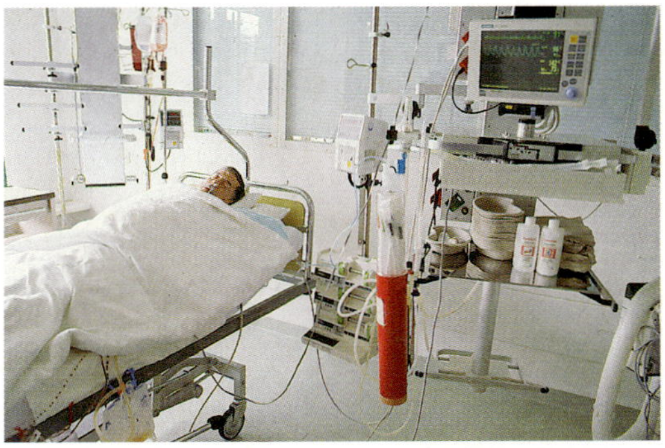

Abb. 45.12 Patient im Aufwachraum

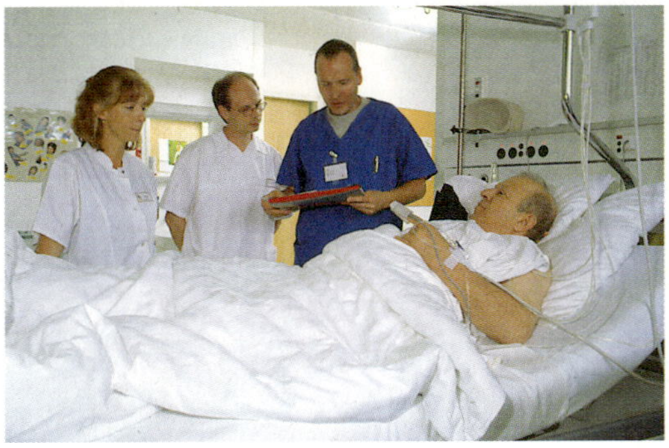

Abb. 45.13 Übergabe des Patienten an die Pflegepersonen der Station

benheiten entsprechend zu steuern. Dabei wird er von der Anästhesiepflegeperson unterstützt.

- Ist der Eingriff an dem entsprechenden Organ beendet, werden die durchtrennten Gewebeschichten wieder verschlossen (schichtweiser Wundverschluss). Das Ende der Hautnaht bedeutet das Ende des Eingriffes.
- Danach erfolgt die Umlagerung (**Abb. 45.11**), d. h., der Patient wird je nach Lagerungsart, die zur Anwendung kam, wieder in Rückenlage gebracht, sodass der Tubus aus der Luftröhre entfernt werden kann, wenn er ausreichend spontan atmet.
- Anschließend wird er auf dem Operationstisch aus dem Operationssaal gefahren und in sein vorgewärmtes Bett umgelagert.
- Im Aufwachraum (**Abb. 45.12**) wird er noch so lange überwacht, bis die Kreislaufverhältnisse so stabil sind, dass er auf die Allgemeinstation verlegt werden kann. Besonders gefährdete Patienten oder Patienten nach großen Eingriffen werden aus dem Operationssaal direkt auf die Intensivstation verlegt.
- Die Übergabe an die Pflegenden der Station erfolgt mit einem entsprechenden mündlichen Bericht (**Abb. 45.13**). Die auf dem Narkoseprotokoll fixierten Daten über den Patienten werden erläutert, ebenso Besonderheiten des Eingriffs, um den Pflegenden, die die weitere Betreuung übernehmen, einen Eindruck vom Zustand des Operierten zu geben.

Lerntipp

Reflektieren Sie das Gelesene. Was müssen Sie beim Betreten einer Operationsabteilung beachten? Können Sie jetzt einem Patienten auf seine Frage, was im OP geschieht, Auskunft geben?

45.2.3 Pflegerische Aufgaben

Präoperative Pflegevisite

Die präoperative Pflegevisite ist Teil einer umfassenden, ganzheitlichen und geplanten Pflege und fügt sich so in den gesamten Pflegeprozess ein. Sie kann den OP-Pflegemitarbeitern helfen, Vorbereitung und Durchführung des Eingriffes auf die speziellen Anforderungen des Patienten auszurichten.

Sinn und Zweck ist eine gezielte Informationssammlung, die es ermöglicht, in bestimmten Fällen auf die konkreten Bedürfnisse dieses Menschen während eines operativen Eingriffs einzugehen.

Vorgehensweise:

- Grad der Hilfsbedürftigkeit gemeinsam mit Patient und pflegerischem Mitarbeiter auf der Station ermitteln;

- mögliche Ressourcen benennen;
- Pflegeziele aufstellen und entsprechende Maßnahmen planen;
- Durchführung nach Abschluss auf ihren Erfolg hin beurteilen.

Unter Benutzung eines Vordruckes, den jede Klinik nach eigenen Ansprüchen zusammenstellen kann, lassen sich die erhobenen Informationen zeitsparend notieren und gleichzeitig Ziele und Maßnahmen aufstellen. Dieser Plan kann später der allgemeinen Pflegeplanung zugeordnet werden.

Anästhesie

Die Aufgaben der Pflegenden in der Anästhesie bestehen in einer sach- und fachgerechten Unterstützung des Anästhesiearztes bei den verschiedenen Maßnahmen. Die Pflegenden nehmen den Patienten im Einleitungsraum in Empfang, begrüßen ihn mit seinem Namen und vergewissern sich so, dass es sich um deren richtigen Patienten handelt. Die Unterlagen, Laborbefunde, Narkoseprotokoll etc. werden auf Vollständigkeit geprüft.

Operationssaal

Während der Narkoseeinleitung hat die instrumentierende OP-Schwester mit Unterstützung durch den Saaldienst („Springer") die Instrumente und alle für den Eingriff erforderlichen Materialien vorbereitet (**Abb. 45.14**).

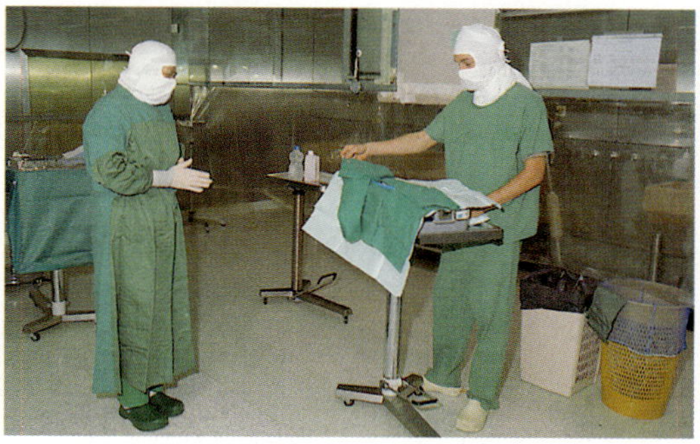

Abb. 45.14 Vorbereitung des Operationsinstrumentariums

Zu den allgemeinen und speziellen pflegerischen Tätigkeiten der Pflege im Operationsdienst (Bundesminister für Gesundheit 1997) gehören:

- Vor- und Nachbereitung der Operationseinheit einschließlich der zur Operation benötigten Instrumente, Materialien und Geräte. Als technisch orientierte Tätigkeit hat dies einen eigenen Stellenwert und bedarf allergrößter Sorgfalt;
- die „Springertätigkeit" oder der „Saaldienst" unterstützt das operierende Team vor, während und nach dem Eingriff. Dazu bedarf es pflegefachlicher, organisatorischer und technischer Kenntnisse und Fertigkeiten;
- fach- und sachkundiges, situationsgerechtes Instrumentieren beinhaltet die Unterstützung der ärztlich operativen Tätigkeit. Ein wichtiger Aspekt ist dabei die hohe Verantwortung für die Sicherheit des Patienten in Bezug auf die Zählkontrolle benutzter Tupfer, Nadeln und anderer Materialien.

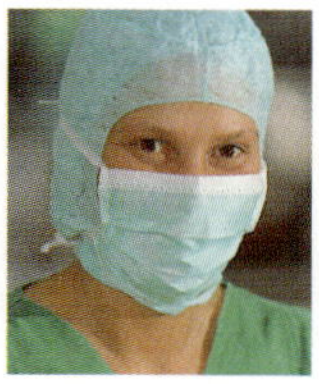

45.3 Postoperative Phase

Gabi Baumgardt

45.3.1 Situation des Patienten

> **Lerntipp**
> Versetzen Sie sich in die Lage des Patienten und versuchen Sie eine Beschreibung der durch die Operation veränderten Befindlichkeit dieses Patienten.

Durch die Narkose- und Operationsauswirkung bedingt, sind alle Reaktionen und physiologischen Prozesse des Patienten in einem sehr stark veränderten Zustand. Je nach Dauer und Größe des Eingriffes erstreckt sich die Erholungsphase des Patienten von einigen Stunden bis zu Tagen oder auch Wochen.

In der unmittelbaren postoperativen Phase ist der Organismus bemüht, die „Einschnitte" der Operation wieder auszugleichen, indem er gestörte physiologische Prozesse wieder ins Gleichgewicht zu bringen (Homöostaseausgleich) versucht.

In dieser Zeit ist der Patient in seinen Aktivitäten des täglichen Lebens stark eingeschränkt (**Tab. 45.4**) und darauf angewiesen, Hilfe und Unterstützung zu bekommen. Eine weitere beeinflussende Komponente ergibt sich aus dem Operationsergebnis, es kann zu einer Verminderung von Beschwerden beitragen mit wieder zunehmender Lebensqualität. Bestätigt sich jedoch ein Verdacht auf eine bösartige Erkrankung, kommt zu dem anstehenden Erholungsprozess die Auseinandersetzung mit der Erkrankung hinzu. Dies verlangt vom Patienten viele Energien auf verschiedenen Ebenen seines Seins. Die postoperative Pflege des Patienten ist gekennzeichnet durch einen kontinuierlichen Bedarf intensiver Kontrolle und Beobachtung. So wird die erste intensive Betreuung im

Überwachung der durch die Narkose beeinträchtigten Funktionen über Monitor

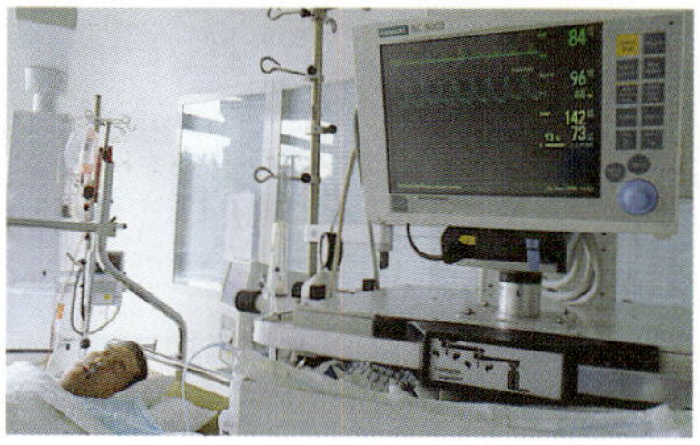

Tabelle 45.4 Auswirkung einer Operation auf die ATL

Aktivität des täglichen Lebens	*Auswirkungen der Operation auf die ATL*
Atmen	Atemverlangsamung aufgrund der Nachwirkung von Narkotika bei Intubationsnarkosen; Behinderung durch Nasensonde oder Magensonde; Atemtiefe eingeschränkt bei Schmerzen und Relaxantienüberhang
Ausscheiden	Urinproduktion verlangsamt bis reduziert; Magen- und Darmatonie durch die relaxierenden Medikamente und Opiate bei Intubationsnarkosen
Sich bewegen	Bewegungseinschränkung aufgrund der Schmerzen und der Behinderung durch Verband, Drainagen, Magensonde und Venenzugang
Essen und trinken	durch Mundatmung bedingte Austrocknung der Mundschleimhaut; verhinderte Selbstreinigung der Mundschleimhaut wegen bestehender Nahrungskarenz
Kind, Frau, Mann sein	Eingriffe im Genitalbereich und bei liegendem Blasenverweilkatheter; Abhängigkeit im Bereich der Ausscheidung
Körpertemperatur regulieren	Abfall der Körpertemperatur intraoperativ und nach Narkoseausleitung unter 37 °C; Anstieg der Körpertemperatur durch den operativen Eingriff bis zu 38,5 °C innerhalb der nächsten Tage
Kommunizieren	eingeschränkt durch Erschöpfung, Schmerzen, Verlangen nach Ruhe
Raum und Zeit gestalten – arbeiten und spielen	Veränderung des Tag- und Nacht-Rhythmus durch Schmerzen und Bewegungseinschränkung; keine Nahrungsaufnahme, keine aktive Gestaltung möglich; Aktivierungen kommen von außen durch Pflegende, Therapeuten oder durch Untersuchungen
Sich sicher fühlen und verhalten	operationsbedingte Schmerzen und Pflegeabhängigkeit verringern die Eigenaktivität und Selbstentscheidung des Patienten
Sinn finden im Werden – Sein – Vergehen	Krankheitsbewältigung ist abhängig vom Operationsergebnis
Wach sein und schlafen	Wachsamkeit (Vigilanz) verändert durch nachwirkende Narkosemittel, Erschöpfung und Wirkung der Analgetika; Tag-Nacht-Rhythmus verändert
Sich waschen und kleiden	durch Erschöpfung, Schmerzen, Bewegungseinschränkung verminderte Eigenaktivität

Aufwachraum durchgeführt. Der Aufwachraum ist direkt an die Operationsabteilung angegliedert. Er untersteht der ärztlichen Leitung der Anästhesieabteilung und ist mit speziellen Überwachungsgeräten ausgestattet. Hier werden die durch die Narkose teilweise ausgeschalteten oder beeinträchtigten Funktionen (Bewusstsein, Atmung, Kreislauf, Reflexe) so lange überwacht, bis sie voll wiederkehren und sich stabilisiert haben. Eine kontinuierliche nachfolgende Überwachung bei besonders großen operativen Eingriffen ist ausschließlich auf einer Intensivpflegeeinheit durchzuführen.

45.3.2 Theoretische Grundlagen

Auswirkungen der Operation auf die Körperfunktionen:

Bewusstsein (Vigilanz, lat. Wachsamkeit). Je nach Art der Narkose ist das Bewusstsein des Menschens während der Operation ganz ausgeschaltet. Ein narkotisierter Patient sollte erst zur weiteren Betreuung übernommen werden, wenn sicher ist, dass er seine Orientierung wiedererlangt hat.

Atmung/Respiration. Die Patienten werden extubiert und mit kontrollierter, ausreichender Spontanatmung an die Pflegenden übergeben. Eine Atemkontrolle ist weiterhin nötig, weil der aus der Narkose erwachte Patient in einen tiefen Nachschlaf versinken kann. Die Spontanatmung kann wieder insuffizient werden. Ateminsuffizienz mit Atemdepression entsteht durch einen Überhang von Medikamenten, ein Laryngospasmus durch Reizung der Schleimhaut bei In- und Extubation sowie durch operative Manipulationen im Rachen- und Kehlkopfbereich. Bei Erschlaffung der Kiefermuskulatur verlegen sich die Atemwege aufgrund der zurückfallenden Zunge. Es kommt zu einem Sauerstoffmangel im Gewebe (Hypoxie).

Herz und Kreislauf. Das Operationsgeschehen hat einen direkten Einfluss auf das Herz-Kreislauf-System. Blutverluste während der Operation bedingen Veränderungen des Volumens und der Zusammensetzung des Blutes.

Zur Unterstützung des Kreislaufsystems werden je nach Operationsart substituierende Infusionslösungen verabreicht, Blutderivate transfundiert oder eine Infusionstherapie für eine parenterale Ernährung verabreicht.

Körpertemperatur. Anzeichen einer veränderten Körpertemperatur müssen frühzeitig erkannt werden. Normales Resorptionsfieber entsteht aus der Kompensation der gestörten Körperfunktionen. Es kann 2 – 5 Tage anhalten und bis auf 38,5 °C ansteigen.

Ausscheidung.

- Urinausscheidung: Häufig ist die Urinausscheidung nach der Operation vermindert und erschwert. Gründe dafür sind in der Nachwirkung der Narkose zu sehen und in der damit verbundenen Auswirkung auf den Kreislauf. Urinmenge und spezifisches Gewicht geben Auskunft über die Herz-Kreislauf- und Nierenfunktion. Eine verminderte Harnproduktion kann Zeichen eines Volumenmangels oder einer Niereninsuffizienz sein.
- Stuhlausscheidung: Wird der Intestinaltrakt zur Operation eröffnet, folgt in der Zeit nach der Operation eine unterschiedlich lang anhaltende Erschlaffung von Magen und Darm. Die operative Manipulation dieser Organe sowie die Ruhigstellung durch die Narkosemittel bewirken die sog. Magen- und Darmatonie.

Merke
Eine erste Spontanmiktion muss im Verlauf von 6–8 Stunden nach Operationsende erfolgen; andernfalls werden ausscheidungsfördernde Maßnahmen notwendig.

Schmerzsituation. Patienten sind als erstes nach ihrer Schmerzintensität zu befragen. Weiter abzuklären ist, ob in der Zeit im Aufwachraum Analgetika gegeben wurden. Der Zeitpunkt, das Medikament, die Dosierung und die Verabreichungsform sind hier wesentliche Informationskriterien. Ein postoperativer Analgesieplan des Anästhesisten regelt die weitere Applikation der Analgetika. Der postoperative Inzisionsschmerz ist ein stark anhaltender bis mäßiger Schmerz. Unmittelbar nach der Operation ist er stark erlebbar, innerhalb von 72 Stunden nach der Operation nimmt er in seiner Intensität stark ab (Osterbrink 1999).

Eine Möglichkeit der Mitbestimmung und -behandlung des Patienten bietet der Einsatz einer patientenkontrollierten Analgesiepumpe (PCA = **p**atient **c**ontrolled **a**nalgesia) in der stationären Behandlung. Sie sollte für Patienten mit großer Schmerzerwartung zur routinemäßigen Anwendung kommen. Hierbei bestimmt der Patient seine Dosierungsintervalle zur Schmerzreduzierung durch eigene Bolusgaben an Schmerzmedikamenten autonom mit.

45.3.3 Pflegerische Aufgaben

Abholen aus dem Aufwachraum

Die postoperative pflegerische Betreuung beginnt mit der Abholung des Patienten aus dem Aufwachraum.

Grundsätzlich wird der Patient von zwei Personen abgeholt; der examinierte Pflegende trägt die Verantwortung für die Übernahme des Patienten und den Rücktransport in das Krankenzimmer.

Es erfolgt eine ausführliche Übergabe am Patientenbett, wobei der Pflegende am Patienten die schon beschriebenen Kontrollen und Beobachtungen durchführt. Alle Anordnungen des Anästhesisten zur weiteren Behandlung werden mündlich übergeben, liegen aber zusätzlich in schriftlicher Form im Anästhesieprotokoll vor.

Inhalte des **Übergabegespräches:**

- Was ist operiert worden?
- Wie war der Operations- und Anästhesieverlauf?
- Wie ist die Ansprechbarkeit des Patienten?
- Wie ist die Kreislaufsituation?
- Sauerstoffinsufflation geplant? Wenn ja, mit welcher Dosierung: l/min?
- Wie ist die augenblickliche Schmerzsituation? Wurden Analgetika verabreicht, wenn ja, welches Medikament und welche Dosierung und Verabreichungsform?
- Wie ist die Infusionstherapie geplant? Wo liegen welche Katheter oder Sonden?
- Wie soll der Patient gelagert werden?
- Welche Anordnungen gibt es bzgl. Laboruntersuchungen, Röntgen?
- Wann kann die erste Flüssigkeitsaufnahme erfolgen?
- Wann kann die erste Mobilisation erfolgen, ist dabei Besonderes zu beachten? (Belastung/Teilbelastung?)

Ist der Patient im Bett entsprechend gut gelagert und ausreichend zugedeckt, wird er zügig zur Station transportiert.

In der unmittelbaren Phase nach der Operation werden in regelmäßigen Abständen folgende Kontrollen und pflegerische Maßnahmen durchgeführt:

Bewusstsein (Vigilanz)

Die Pflegeperson überprüft die Ansprechbarkeit und Reaktionsfähigkeit des Patienten, indem sie ihn leise anspricht. Sie beobachtet seine Reaktionen, wenn sie z. B. den Blutdruck misst oder andere Tätigkeiten am Patienten durchführt. Sie soll seine Ansprechbarkeit erkennen, ihn jedoch auch schnell wieder in sein Ruhebedürfnis zurücksinken lassen.

Eva Groß Krankenschwester

Praxistipp
Beachten Sie: Eine Abnahme der Vigilanz tritt bei Überdosierung von Narkotika und Opioiden auf!

Atmung/Respiration

Sauerstoffgabe

Nach Anordnung des Arztes erhält der Patient eine Sauerstoffinsufflation über einen bestimmten Zeitraum zur Anreicherung der Atemluft mit Sauerstoff. Die zuführende Nasensonde muss zur ungehinderten Aufnahme des Sauerstoffes sicher fixiert sein. Zu beobachten sind dabei Atemfrequenz, Atemtiefe, Atemgeräusche und Atemsymmetrie.

Freihalten der Atemwege

> Eva Groß Krankenschwester
>
> **Praxistipp**
>
> Bei einem Patienten mit verlegten Atemwegen ergreifen Sie folgende Sofortmaßnahme: Atemwege freihalten durch Hervorziehen des Unterkiefers (sog. Esmarch-Handgriff).

Bei Sekretansammlung erfolgt eine Absaugung des Sekretes zur Freilegung der Atemwege. Die Atemwege können durch die Einlage eines Wendltubus postoperativ freigehalten werden.

Mund- und Nasenpflege

Eine Austrocknung der Mund- und Nasenschleimhaut entsteht als Folge der Beatmung mit Narkosegasen und kann zusätzlich durch ein Flüssigkeitsdefizit verstärkt werden. Es sind die üblichen Maßnahmen der Mund- und Nasenpflege zu ergreifen (S. 358 ff).

Lagerung

Die Lagerung ist abhängig vom Narkoseverfahren wie auch von der durchgeführten Operation. In der unmittelbaren Phase nach der Operation wird eine atemstabilisierende Lagerung durchgeführt. Dabei ist auf die freie Durchgängigkeit der Atemwege zu achten. Zu straffe Verbände im Bauch- wie im Oberkörperbereich engen die Atemkapazität ein, so dass es zu Atemstörungen kommen kann. **Tab. 45.5** fasst spezielle Lagerungen für die postoperative Phase zusammen.

Herz und Kreislauf

Zur Erkennung von Veränderungen werden in regelmäßigen Abständen Blutdruck und Puls gemessen, bei genauer Volumenbestimmung auch der Zentrale Venendruck (ZVD). Schmerzen, Ängste und Atemstörungen haben Auswirkungen auf den Blutdruckwert, auch bei gesunden Menschen!

> Eva Groß Krankenschwester
>
> **Praxistipp**
>
> Nehmen Sie die folgende Viererregel zur Durchführung der Kontrolle von Puls- und Blutdruckwerten, falls Sie keine konkreten Anordnungen haben:
>
> 4 × alle 15 Minuten
> 4 × alle 30 Minuten
> 4 × jede Stunde
> 1 × alle 4 Stunden

Weitere pflegerische Aufgabe ist die Kontrolle der Infusionsflüssigkeiten, der Einlaufzeiten, der Einhaltung der angeordneten Infusionstherapie und der Verträglichkeit für den Patienten. Die Dokumentation der genauen Infusionsmenge wird auch zur Berechnung der Flüssigkeitsbilanz benötigt (s. Infusion, S. 1485).

Körpertemperatur

Zu beobachten ist die Hautdurchblutung sowie Hautfarbe und -feuchtigkeit an den Extremitäten. Die Körpertemperatur wird ermittelt. In den nachfolgenden Tagen wird zumindest morgens und nachmittags die Körpertemperatur kontrolliert.

Tabelle 45.5 Spezielle postoperative Lagerungen

Operationsbereich	*Spezielle Lagerung*	*Begründung*
Schädel-Hirn	Oberkörperhochlagerung 45°	Hirnödemprophylaxe
Rachen-Kehlkopf	Oberkörperhochlagerung	Ödemabfluss begünstigen
Thorax	Oberkörpererhöhung um 30° mit Seitenlagerung	bessere Belüftung von Lungenarealen
Oberbauch	Oberkörpererhöhung um 15 – 30°	Vermeidung eines Überlaufes von Magensaft in die Speiseröhre
Wirbelsäule	Rückenlagerung und Flachlagerung	Ruhigstellung des operierten Bereiches
Extremitäten	Rückenlagerung, Flachlagerung, Extension oder Beinlagerungsschiene	Ruhigstellung der Gelenke; Extremitätenhochlagerung zum Ödemabfluss

Ausscheidung

Urinausscheidung

Die Urinausscheidung muss in der Phase nach der Operation genau beobachtet werden.

Bei liegendem transurethralem Verweilkatheter oder bei einem suprapubischen Fistelkatheter ist die stündliche Ausscheidungsmenge über einen integrierten Urimeter (S. 428) im geschlossenen Ablaufsystem zu kontrollieren. Bei einer Spontanmiktion wird die Ausscheidungsmenge kontrolliert und dokumentiert.

Eva Groß
Krankenschwester

Praxistipp

Bei einem Patienten mit Unruhe, Schmerzen und erhöhtem Blutdruckwert denken Sie daran, dass eine volle Harnblase diese Symptome verursachen kann!

Kommt es innerhalb von 6–8 Stunden nach der Operation nicht zu einer Ausscheidung, der Patient hat aber das Gefühl einer vollen Harnblase, wird versucht, die Ausscheidung mit unterstützenden Maßnahmen (s. Miktionsfördernde Maßnahmen, S. 427) anzuregen.

Stuhlausscheidung

In den ersten postoperativen Tagen setzt die Darmperistaltik wieder ein.

Beschreibungen von Blähungen oder „Winden" sind eine Aussage darüber, dass der Darm in seiner Tätigkeit für den Patienten wieder wahrnehmbar wird.

Diese Blähungen können sich im physiologischen Verlauf des Darmes festsetzen und dort Spannungen und Schmerzen verursachen und den Bauch aufblähen. Solche Beschwerden kann der Patient durch ein vorsichtiges Ausstreichen des Bauches mit der Hand in physiologischer Richtung des Dickdarmes selbst lindern. Die Pflegenden können weitere Hilfestellungen zur Entblähung des Dickdarmes leisten (S. 461).

Schmerzsituation

Gemäß der ärztlichen Anordnung werden Maßnahmen zur Schmerzreduzierung angewendet. Am Patienten ist zu erkennen, wann sich die nächste Schmerzspitze anbahnt. Unruhe, Blutdruckanstieg, Tachykardie, Schwitzen und Atemveränderung sind Anzeichen beginnender Schmerzen. Je nach Applikationsart ist die Dauer der Einwirkzeit zu berücksichtigen, z. B. bei einer subkutanen Verabreichung dauert der Wirkungseintritt 30–45 Minuten. Das Analgetikum sollte dem Patienten rechtzeitig verabreicht werden, um ihm unnötige Schmerzphasen zu ersparen und den Medikamentenspiegel im Blut konstant zu halten.

Eine **Schmerzentstehung** kann zusätzliche Ursachen haben:

Merke

Überzeugen Sie sich vor der Analgetikagabe, dass unzureichende Lagerung, zu straffe Verbände und zu eng angelegte Gipsschienen sowie eine volle Harnblase und auch Blähungen auszuschließen sind.

siehe Pflegeangebot Unterstützung bei der Uringewinnung und -messung, S. 427 ff

Eine kontinuierliche Analgesierung kann solche Anzeichen überdecken; damit sind Komplikationen nicht mehr frühzeitig erkennbar!

Opioidhaltige Analgetika wirken sedierend und analgesierend. Nach der Injektion des Medikamentes ist der Patient zu beobachten auf Veränderungen von Blutdruck und Atmung. Eine der Nebenwirkungen bei Überdosierung kann in einer Atemverlangsamung bis hin zum Atemstillstand bestehen.

Der **postoperative Inzisionsschmerz** nimmt in seiner Intensität innerhalb von 72 Stunden wesentlich ab. Damit verändert sich auch das Analgetikaschema; ein Wechsel zu nicht opioidhaltigen Analgetika wird in der Regel durchgeführt, wenn der Patient seine Schmerzen als geringer werdend einstuft.

Wunde und Drainagen, Magensonde

Lerntipp

Wenn Sie sich am Patienten ansehen, an welcher Stelle sich die Inzisionsstelle befindet und wie der Verband aussieht, bekommen Sie einen ersten Eindruck über das Ausmaß der Operation.

Die Schmerzen an der Inzisionsstelle beeinträchtigen den Patienten in seiner Eigenbewegung. Die Beobachtungsaufgabe erstreckt sich darauf, im Verband frühzeitig Nachblutungen zu erkennen. Gleichzeitig sind am Füllungsstand der Drainagenbehälter zu erkennen, welche Sekrete in welchem Zeitraum abgesondert werden. Die Ableitungen benötigen eine Position unterhalb des Körperniveaus und müssen sicher befestigt sein. Bei Vakuumdrainagen ist die Beobachtung auf den Erhalt des Unterdruckes zu richten und evtl. angegebene Zeiten zum Wechsel einer Flasche einzuhalten.

Nahrungsaufnahme: Trinken und Essen

Die Ernährung richtet sich nach Art der ausgeführten Operation und der Narkoseart. Nach Operationen außerhalb des Abdomens und ohne Eröffnung des Peritoneums kann der Patient trinken, sobald er wach ist und keinen Brechreiz verspürt. Bei einem Beginn mit einer kleinen Menge Tee sollte beobachtet werden, wie der Patient dies verträgt. Danach kann man

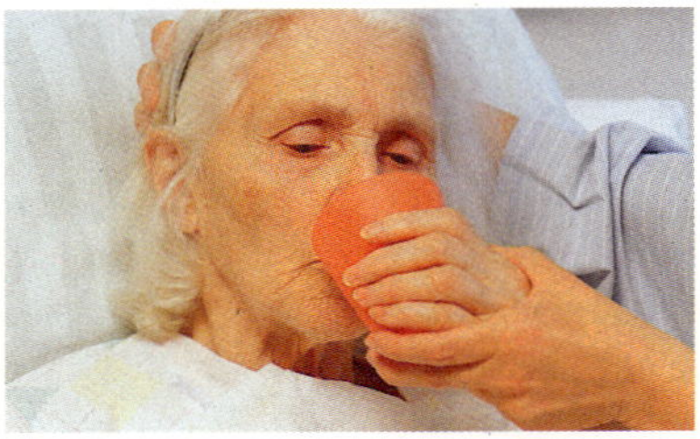

Bei der ersten Nahrungsaufnahme sollte die Pflegeperson unterstützend tätig werden und eine mögliche Aspiration verhindern

das Angebot steigern. Bei voller Bekömmlichkeit ist eine Nahrungsaufnahme nach vier Stunden möglich. Die Nahrungsaufnahme richtet sich nach der Angabe des Anästhesisten und Operateurs. Bei Operationen im Bereich des Magen-Darm-Traktes wird eine längere Nahrungskarenz notwendig. Zum Schutz von Anastomosen im Bereich des Ösophagus dauert sie bis zu 8 Tagen an, im Magen 2 – 4 Tage, im Dickdarmbereich 5 – 8 Tage. Die Ernährung erfolgt über eine ausbalancierte parenterale Infusionstherapie.

Der **Kostaufbau** beginnt nach ärztlicher Anordnung mit der Flüssigkeitsaufnahme, wobei innerhalb von 24 Stunden z. B. 250 ml Tee in kleinen Schlucken getrunken werden dürfen. Bei Verträglichkeit und abgeheilter Anastomose wird die Menge erhöht, dann kommen leicht verdauliche Nahrungsmittel dazu wie Bouillon, Haferschleimsuppe, Cremesuppe, Zwieback und Weißbrot. Eine weitere Stufe sind festere Nahrungsmittel mit einer Steigerung bis zur erwünschten Nahrungsmenge und -art.

Ruhe und Schlaf

Es ist wesentlich, dass in der Umgebung des Patienten Ruhe herrscht.

Bitten Sie deshalb Besucher, sich leise zu verhalten und Ruhe einzuhalten. Jede Anregung von außen verbraucht Energien des Patienten, die er für seine Stabilisierung und zur allgemeinen Regeneration benötigt. Pflegerische Tätigkeiten werden zügig und ebenfalls ruhig verrichtet.

Eine erste **Mobilisierung** des Patienten erfolgt in stabiler Kreislaufsituation. Sie wird zur Sicherheit des Patienten in Begleitung und mit Unterstützung von zwei Personen durchgeführt. Zunehmend wird der Patient motiviert, selbst tätig zu werden.

Eva Groß
Kranken-schwester

Praxistipp
Geben Sie Unterstützung, aber ermutigen Sie zur Eigenaktivität!

Ein Schwerpunkt der pflegerischen Aufgabe liegt darin, den Verlauf der unmittelbaren postoperativen Phase genau zu **dokumentieren** und durch die Zeiteintragungen einen Überblick über die Befindlichkeit des Patienten zu erlangen (**Abb. 45.15**). Diese wird sich innerhalb von einigen Tagen stark verändern. Die Selbstständigkeit im Bereich der ATL wird zunehmen und der Bereich der Hilfe entsprechend abnehmen.

Je nach Operation und Operationsergebnis entsteht ein unterschiedlicher Bedarf an Vorschlägen für eine gesunde Lebensführung oder Anleitung zur Selbstpflege.

Krankenhaus XY-Stadt
Postoperativer Beobachtungsbogen Name: Zimmer: Datum:

Operation: ______ Anästhesieform: ☐ ITN ☐ SPA ☐ LM ☐ LA Lagerung: ______

Zeitpunkt der Miktion: ______ Uhr Belastung: ☐ voll ☐ keine ☐ ______ %

Ab- und Zuleitungen / Lokalisation	Uhrzeit	RR	Puls	Ausfuhr [ml]	Einfuhr [ml]	Injektion Infusion Getränk	Pflegerische Maßnahmen/ Lagerung	Hz.
☐ ZVK								
☐ PDK								
☐ PVZ								
☐ Redon 1								
☐ Redon 2								
☐ Drainage 1								
☐ Drainage 2								
☐ DK								
☐ SFK								
☐ MS								
☐ O_2 ____ l ☐ kontinuierlich ☐ intermittierend								

ITN = Intubationsnarkose
SPA = Spinalanästhesie
LM = Larynxmaske
LA = Lokalanästhesie/Leitungsanästhesie
ZVK = Zentraler Venenkatheter
PDK = Periduralkatheter
PVZ = Peripherer Venenzugang (Viggo/Braunüle)
DK = Transurethraler Dauerkatheter
SFK = Suprapubischer Fistelkatheter
MS = Magensonde

Abb. 45.15 Beispiel eines postoperativen Beobachtungsbogens (nach einem Beobachtungsbogen des Gemeinschaftskrankenhauses Herdecke)

Leserservice

Verwendete Literatur

Arbeitsgemeinschaft Weiterbildung im Operationsdienst: Prä-, intra- und postoperative Pflege. DBfK, Eschborn 1996

Bleicher, U., L. Ullrich: Pflege in der Anästhesie. Thieme, Stuttgart 1995

Bundesminister für Gesundheit: Leitfaden zur Einführung von Qualitätssicherung pflegerischer Arbeit im Operationsdienst. Nomos, Baden-Baden 1997

Deutsche Gesellschaft für Fachkrankenpflege e.V.: Tätigkeitskatalog Fachkrankenschwester, Fachkrankenpfleger, Fachkinderkrankenschwester, Fachkinderkrankenpfleger in der Anästhesie. Deutsche Gesellschaft für Fachkrankenpflege e.V. 1994

Larsen, R.: Anästhesie und Intensivmedizin für Schwester und Pfleger, 5. Aufl. Springer, Berlin 1999

Paetz, B., B. Benzinger-König: Chirurgie für Pflegeberufe, 18. Aufl. Thieme, Stuttgart 2000

Pichlmayr, I., S. Jeck-Thole, I. Hallbaum: Checkliste Anästhesiologie. Thieme, Stuttgart 1992

Pschyrembel Klinisches Wörterbuch, 258. Aufl. de Gruyter, Berlin 1998

Reith, E.: 10 Tage auf einer gynäkologischen Station. Pflege-Zeitschrift 11 (1998) 821, 12 (1998) 934 und 1 (1999) 54

Schäfer, R., M. Reinhard: Klinikleitfaden Anästhesie. G. Fischer, Lübeck 1998

Sitzmann, F.: Pflegehandbuch Herdecke, 3. Aufl. Springer, Berlin 1998

Sitzmann, F.: Hygiene. Ein Lehrbuch für Fachberufe im Gesundheitswesen. Springer, Berlin 1999

Zimbardo, P.G.: Psychologie, 6. Aufl. Springer, Berlin 1995

Weiterführende Literatur

Bühlmann, J., S. Käppeli: Vom Bett auf den Tisch. Pflege 10 (1997) 258

Hannich, H., M. Wendt: Patientenzentriertes Verhalten im Umfeld der Operation. Zeitschrift für personenzentrierte Psychologie und Psychotherapie 2 (1983) 311

Müthing, M. und Mitarb.: Die präoperative Pflegevisite. Die Schwester/Der Pfleger 1 (1998) 13

Najak, D.: Vermeidung intraoperativer Lagerungsschäden. Heilberufe 51 (1999) 30

Osterbrink, J.: Tiefe Atementspannung. Hans Huber, Bern 1999

Schöninger, U. und Mitarb.: Untersuchung zu den pflegerischen Arbeitsbereichen im Operationsdienst. Die Schwester/Der Pfleger 5 (1998) 398 und 7 (1998) 589

Stermann, H.: Umsetzung eines Pflegekonzeptes an der Patientenschleuse. Die Schwester/Der Pfleger 2 (1999) 158

Thönnissen, E.: Einarbeitung neuer Mitarbeiter in den Instrumentierdienst. Die Schwester/Der Pfleger 1 (1998) 10

Kontaktadressen

Deutsche Gesellschaft für Fachkrankenpflege e.V.
Hermann-Simon-Str. 7
33334 Gütersloh
Tel.: 05241/532203
Fax: 05241/532205

Fachgruppe OP in den verschiedenen Landesverbänden des Deutschen Berufsverbandes für Pflegeberufe
Bundesverband
Hauptstr. 392
65760 Eschborn
Tel.: 06173/604-3
Fax: 06173/604499
E-Mail: DBfK Bundesverband@compuserve.com

Internetadressen

http://www.dgf-online.de
http://www.dbfk.de

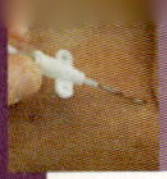

46 Biopsie und Punktion

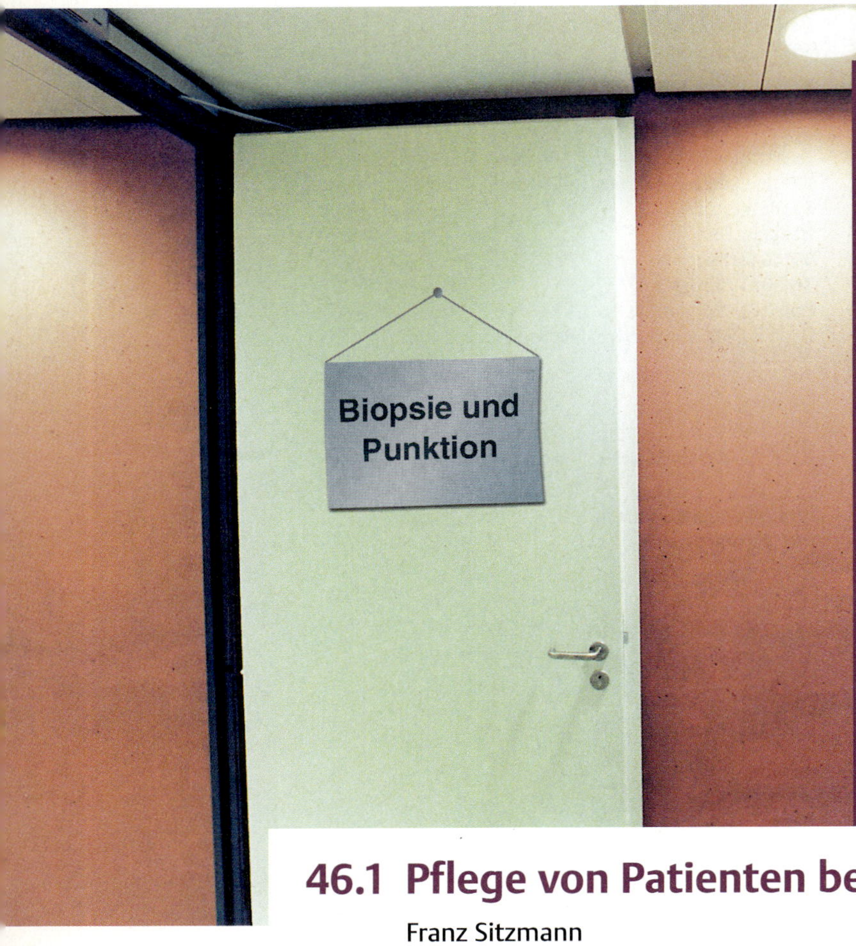

Überblick

46.1 Pflege von Patienten bei Biopsie oder Punktion

Franz Sitzmann

46.1.1 Situation des Patienten

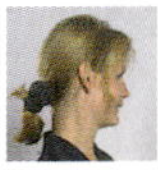

Sonja war ein zehnjähriges Mädchen mit blonden Haaren und blauen Augen. Bei einem Unfall hatte sie eine schwere Kopfverletzung erlitten. Um eine kontinuierliche Beobachtung zu gewährleisten, lag sie die ersten Tage in unserem kleinen Krankenhaus zusammen mit drei erwachsenen Patienten im Wachraum. Es gelang mir, im Verlauf der ersten Woche einen guten Kontakt zu Sonja herzustellen und ihr Vertrauen zu gewinnen. Sie war ein ruhiges und freundliches Mädchen. Alle, Schwestern, Ärzte und Mitpatienten, waren ihr sehr zugetan.

Eines Tages nach der Morgenvisite änderte sich das Verhalten des Mädchens schlagartig. Sie wirkte verschlossen, auf Fragen gab sie keine Antwort. Ihre Augen blickten trotzig und böse. Sie verweigerte auch das Essen, und nur mit viel Mühe gelang es, sie dazu zu bewegen, wenigstens eine kleine Menge zu trinken. Am meisten erstaunte mich, dass sie sich gerade mir gegenüber besonders abweisend verhielt. Ich überlegte hin und her, aber ich fand einfach keine plausible Erklärung dafür. Ihr Verhalten tat mir sehr Leid, denn ich mochte sie sehr.

Ich kam wieder zum Wochenenddienst, und die plötzliche Veränderung Sonjas machte mir noch immer zu schaffen, sodass ich ihr Zimmer recht gespannt betrat, wie sie wohl jetzt auf mich reagieren würde. Aber Sonja saß aufrecht im Bett, strahlte mich an und rief mir schon von weitem zu: „Jetzt gibt's keine Blasenpunktion mehr." Ich freute mich, dass es Sonja offenbar sehr gut ging, aber ich sah den Zusammenhang mit mir nicht. Offenbar hatte ich etwas getan oder gesagt, was mit der Blasenpunktion zu tun hatte, etwas, das Sonja irritiert haben musste. Ich setzte mich zu ihr hin und schilderte ihr mein Problem damit, dass sie unfreundlich zu mir gewesen sei, ich aber bis heute den Grund nicht hätte in Erfahrung bringen können. Sie schwieg zuerst, dann sagte sie: „Es war dumm von mir, aber ich habe einfach Angst gehabt, als Sie das gesagt haben, das mit dem Pipilassen und der Blasenpunktion." Damit war ich so klug wie zuvor, bis mir die Szene wieder einfiel. Jetzt

erinnerte ich mich wieder. Es war bei jener Morgenvisite. Da stand der Chefarzt, da die beiden Stationsärzte und daneben ich. Wir unterhielten uns über die nächsten Maßnahmen, und ich sagte, Sonjas erster Urinbefund weise entweder auf eine Verunreinigung oder eine Blasenentzündung hin. Den Ärzten schlug ich eine suprapubische Harnblasenpunktion vor, um Urin für eine bakteriologische Untersuchung ohne Gefahr der Verunreinigung zu gewinnen. Es kann sein, dass unsere Gesichter dabei für das Mädchen ernst aussahen. Was mir aber erst jetzt klar wurde, ist, dass niemand von uns *mit dem Mädchen* über die bevorstehende Maßnahme gesprochen hatte. So konnte die Angst in der Phantasie des Mädchens frei spielen, und ich war natürlich der Bösewicht, denn ich hatte ja den Vorschlag gemacht.
Der weitere Verlauf des Gesprächs mit Sonja bestätigte meine Vermutung, und ich nahm mir diese Lehre zu Herzen, bei Visiten künftig alles zu tun, was in meinen Möglichkeiten liegt, den Patienten ins Gespräch mit einzubeziehen und nie etwas am Patienten, sei es nun ein Kind oder ein Erwachsener, zu unternehmen, ohne ihm zu erklären, was ich tue und wozu das gut ist. Um kooperieren zu können, muss man informiert sein!

Jede Biopsie oder Punktion bedeutet, dass dem Patienten eine Verletzung, die evtl. auch mit Schmerzen verbunden sein kann, zugefügt wird. Er fürchtet sich vor den Komplikationen, die während eines solchen Eingriffs immer auftreten können. Handelt es sich um einen diagnostischen Eingriff, kommt als weiteres Handicap die Unsicherheit der Patienten bezüglich des Untersuchungsergebnisses hinzu.

46.1.2 Theoretische Grundlagen

Wichtige Begriffe

Punktionen und Biopsien sind invasive Maßnahmen, d.h. sie greifen in den Organismus ein.

Die beiden Begriffe lassen sich folgendermaßen unterscheiden:

Biopsie (griech. *bios* = Leben; *opsis* = Betrachtung): Entnahme von Gewebe zur histologischen oder zytologischen Untersuchung. Zur Gewebeentnahme eignet sich das Ansaugen mit einer sehr dünnen Nadel (Nadelbiopsie, Feinnadelbiopsie) oder mittels Sonde (einfache Saugbiopsie), das Ausschneiden mittels Skalpell (Probeexzision) oder die Exstirpation (endoskopische Zangenbiopsie).

Punktion (lat. *pungere* = stechen): Einstich in ein Blutgefäß, ein Organ oder einen vorgebildeten Hohlraum bzw. eine neugebildete Höhle mittels Kanüle (Injektions- oder Punktionskanüle) oder Trokar (in einer Hülse steckende, dolchartige starke Nadel [Mandrin] mit Griff und dreikantiger Spitze; die Nadel kann nach dem Einstechen in Körperhöhlen unter Zurücklassen der Hülse entfernt werden). Sie werden ausgeführt

- zur therapeutischen (z.B. Entlastung bei der Aszitespunktion) bzw. diagnostischen Entnahme von Körperflüssigkeiten, pathologischen Ergüssen oder Gewebsproben,
- zum Einbringen von Diagnostika (z.B. Kontrastmittel) oder Therapeutika (Medikamente; z.B. Gabe von Zytostatika in den Liquorraum). Punktiert werden Blutgefäße und Körperhohlräume wie Abdomen, Gelenke, Pleuraspalt oder Lumbalsack.

Definition

Kurzgefasst werden die beiden Begriffe wie folgt verwendet:
Biopsie: Entnahme von Gewebe (Gewebezylinder, Gewebelamellen) für die histologische Untersuchung;
Punktion: Einstich in den Körper. Die Punktion kann ohne Sichtkontrolle als Blindbiopsie/Blindpunktion erfolgen oder als geführte oder gesteuerte Punktion unter direkter oder indirekter Sichtkontrolle (Sonografie, Röntgen, Endoskopie).

Bei einer Biopsie werden Haut-, Schleimhaut-, Muskel-, Lymphknoten- oder Gewebezylinder entnommen. Punktionsmaterial ist Blut, Liquor, Knochenmark (physiologische Materialien) oder Erguss, der unter pathologischen Bedingungen entstanden ist. Solche Flüssigkeiten finden sich in der Pleurahöhle (bei Pleuritis), im Herzbeutel (bei Perikarditis), in zystischen Geschwülsten (wie z.B. einer Ovarialzyste) und an allen Stellen, wo sich, vorzugsweise durch Bakterienwirkung, Eiter angesammelt hat.

Definition

Man unterscheidet das Exsudat vom Transsudat. **Exsudat:** trübe Flüssigkeit, die im Rahmen einer Entzündung (Lernhilfe: **E** wie **e**ntzündlich) aus den Gefäßen tritt; wird je nach den Bestandteilen als hämorrhagisch, fibrinös, serös oder eitrig bezeichnet;
Transsudat: meist seröse Flüssigkeit nicht entzündlicher Genese (infolge Stauungen, z.B. bei Herzinsuffizienz, Traumen), zell- und eiweißarm, fibrinogenfrei (s. **Tab. 46.1**).

Die häufigsten Punktionen/Biopsien sind aus **Abb. 46.1** ersichtlich. Der Zugang erfolgt je nach Lage des zu punktierenden Organs perkutan (vom Rücken = dorsal oder vom Bauch aus = ventral) bzw. durch eine physiologische Körperöffnung (Mund, Anus, Harnröhre).

Tabelle 46.1 Unterscheidungsmerkmale von Transsudat und Exsudat

	Transsudat	*Exsudat*
Ursachen	lokale und allgemeine Stauungen	bei entzündlichen Prozessen auftretender Austritt von Flüssigkeit und Zellen aus Blutgefäßen und Lymphbahnen
Beispiele	– hämorrhagische Ergüsse bei Traumen – Stauungstranssudat bei Herzinsuffizienz – Aszites bei Leberzirrhose	im Pleuraraum bei – Pneumonie, Tuberkulose – Bronchialkarzinom, Lungenmetastasen
Aussehen	klar	getrübt
Farbe	hellgelb bis grünlich, gewöhnlich von seröser Beschaffenheit	anfangs serös, später serös-eitrig, fibrinös, hellgelb, grünlich, blutig oder jauchig
Menge	bis zu mehreren Litern	je nach Fall unterschiedlich
Spezifisches Gewicht	entspricht dem Blutplasma und liegt zwischen 1005 – 1015	> 1015
Eiweißgehalt	gering, meist unter 2,5 %	erhöht, je nach Beimengungen von Zellen, Eiter

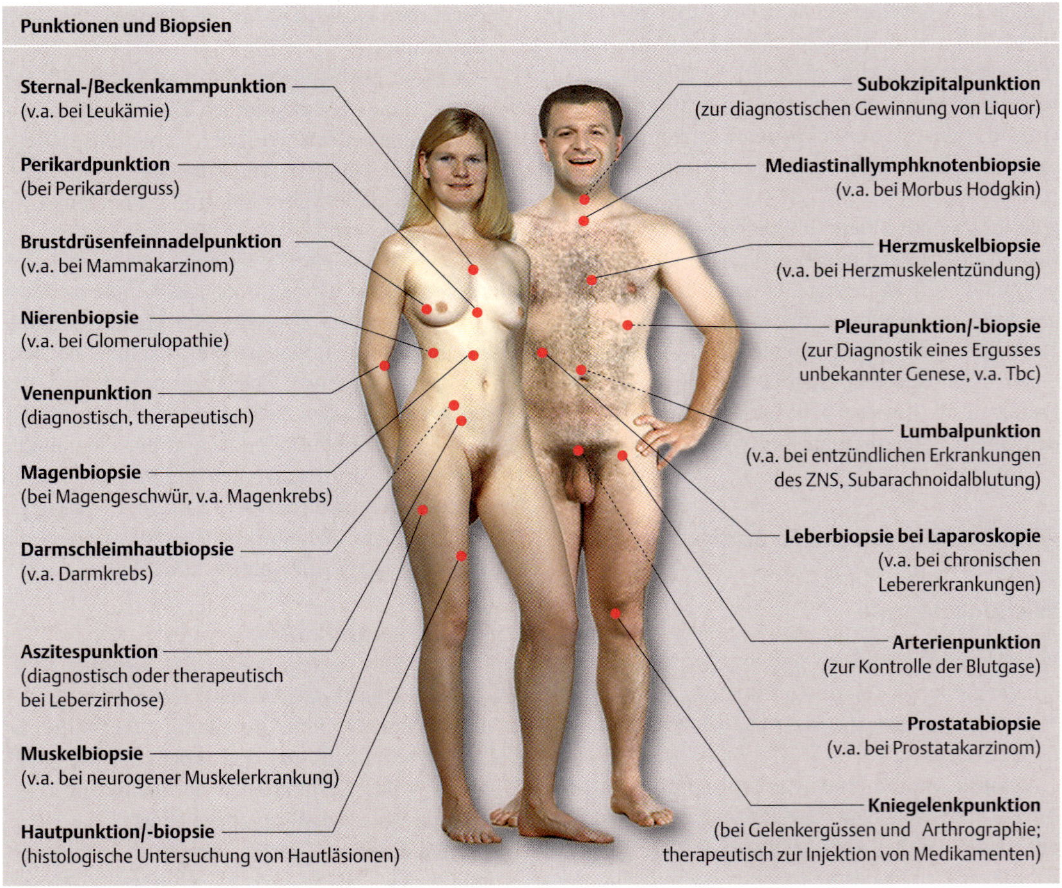

Abb. 46.1 Übersicht über die wichtigsten Punktionen und Biopsien

Zuständigkeitsbereiche

Biopsien und Punktionen gehören als diagnostische oder therapeutische Eingriffe in der Regel zum **ärztlichen Aufgabenbereich.** Dies betrifft die Anordnung und Durchführung. Pflegepersonen übernehmen dabei folgende Aufgaben:

- Vorbereitung des Patienten,
- Koordinationsfunktionen, wenn die Maßnahmen in Abteilungen der Funktionsdiagnostik vorgenommen werden, oder
- Assistenz bei der Durchführung, wenn die Punktion auf der Station (ohne weitere Mitarbeiter des Funktionsbereiches) durchgeführt wird. Pflegepersonen sind dann für den sachgerechten Transport des Entnahmematerials verantwortlich,

- sicheres und sensibles Begleiten des Patienten während des Eingriffs mit Überwachung und nachsorgender Betreuung.

In den medizinischen Kompetenzbereich gehören auch Gefäßpunktionen zur Blutentnahme. Wenn sie zum Zweck der venösen oder kapillären Blutentnahme vorgenommen werden, können sie grundsätzlich in den Tätigkeitskatalog der Pflegenden aufgenommen werden. Voraussetzung ist, dass

- sie in Ausbildung oder Fortbildung gelehrt und geübt wurden,
- sie nicht auf Kosten der eigentlichen Pflege durchgeführt werden müssen.

Hier geht es um die Prioritätensetzung und um die klare Entscheidung für die originären Aufgaben der Pflege. In einer differenzierten Zuordnung stellenplanrelevanter Tätigkeiten der Berufsgruppen müssen solche Entscheidungen klinikbezogen getroffen werden.

Grundsätzliches zur Vorbereitung

Beim Ablauf der verschiedenen Punktionen und Biopsien gibt es kaum Unterschiede, so dass Grundsätze in Bezug auf Vorbereitung und Durchführung zusammengefasst beschrieben werden sollen (s. **Abb. 46.2**). Organ- oder krankheitsbezogene Inhalte der verschiedenen Punktionen und Biopsien sind den pflegerischen Aufgaben bei speziellen Erkrankungen zugeordnet.

Hygiene

Das Ausmaß der hygienischen Vorbereitungen richtet sich nach dem Zielort der Körperpunktion. Nachfolgend einige Grundsätze:

Vorbereitung des Patienten. Das Punktionsfeld ist für die Lokalanästhesie und die Hautpunktion so weit freizulegen, dass eine Kontamination durch Kleidungsstücke zuverlässig vermieden und die Punktionsausführung nicht behindert wird.

Rasur. Falls eine Rasur für erforderlich gehalten wird, darf sie erst kurz vor dem Eingriff erfolgen, keinesfalls schon am Vortag und nicht erst im Eingriffsraum der Funktionsabteilung. Aus hygienischer Sicht wird das Rasieren der Haare im Injektions- bzw. Punktionsbereich nicht für sinnvoll erachtet, da es dabei zu Hautverletzungen kommen kann, die eine Infektion begünstigen. Empfohlen wird deshalb bei störender Behaarung das Kürzen der Haare mit einer Schere und anschließendes Entfernen (z. B. mit einem feuchten Tupfer oder einem hautfreundlichen Pflaster).

Händehygiene. Nach vorausgehender hygienischer Händedesinfektion sind vom ausführenden Arzt entweder OP-Handschuhe oder Schutzhandschuhe zu tragen. Meist eignen sich andere Materialien als Latex. Aufgrund der hohen Rate defekter Handschuhe nach ausgeführten Eingriffen muss jeder Eingriff mit einer hygienischen Händedesinfektion abgeschlossen werden.

Hautantiseptik. Wie bei jeder planbaren Operation müssen Kontraindikationen in Bezug auf kontaminierte Hautverletzungen, Infektionen, Hauterkran-

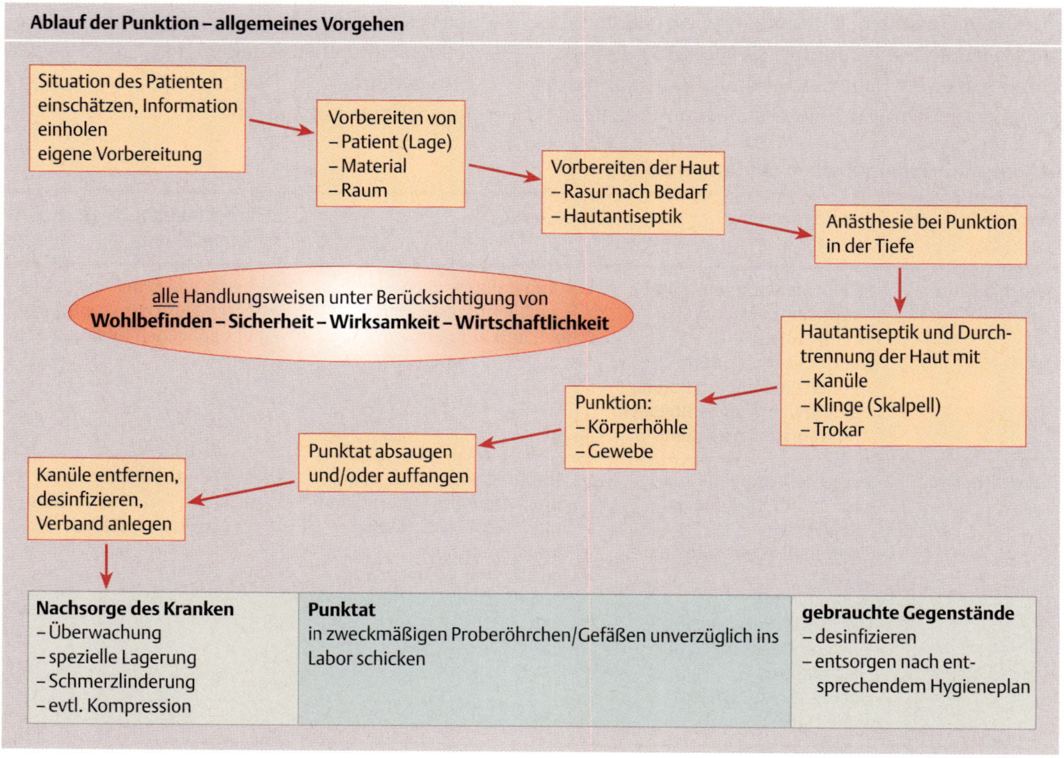

Abb. 46.2 Prozessschritte der Punktion

kungen und eiternde Hautveränderungen innerhalb des Punktionsbereiches beachtet werden. Auch bei Verwendung kleinster Injektionsnadeln entstehen Hautstanzzylinder, deren Verlagerung in die Tiefe des Gewebes praktisch nicht zu vermeiden ist. Dabei können Mikroorganismen der Hautoberfläche (residente und transiente **Hautflora**, s. **Tab. 46.2**) ins Gewebe verschleppt werden. Daher sind die geforderten Maßnahmen der Hautantiseptik konsequent auszuführen.

Bei der **endogenen Infektion** wird der Patient durch Mikroorganismen seiner eigenen Haut bzw. Schleimhautflora (z. B. Keime der Darmflora und des Nasen-Rachenraumes) infiziert.

Exogene Keimreservoire sind Keime aus der Umwelt des Patienten, die entweder durch direkten Kontakt (Hände der Mitarbeiter) oder indirekten Kontakt (z. B. kontaminierte Instrumente) übertragen werden. Die Hände der Mitarbeiter spielen bei der Entstehung von Kreuzinfektionen die wichtigste Rolle. Für die Entstehung einer Infektion ist neben der Art und Zahl der eingedrungenen Erreger die immunologische Kompetenz (Abwehrsituation) des Patienten von wesentlicher Bedeutung. Bei ungünstigen Vorbedingungen wie einem längeren Klinikaufenthalt des Patienten und Kontamination mit dem Keimspektrum „seiner" Klinik, einem sehr niedrigen oder hohen Lebensalter, malignen Erkrankungen sowie therapeutisch und medikamentös erworbenen schwersten Immunsuppressionen, z. B. durch Bestrahlung und Zytostatika, besteht eine erhöhte Infektanfälligkeit. In diesem Fall sollten die Maßnahmen der Hautantiseptik ausgeweitet werden.

Die Maßnahmen der Hautantiseptik richten sich auch nach dem Injektionsort (s. **Tab. 46.3**). Bei Verunreinigung der Haut mit Schmutz, Blut u. a. muss grundsätzlich vor der Hautdesinfektion eine Reinigung durchgeführt werden. Das Aufbringen des Desinfektionsmittels durch Wischen mit Tupfern oder Kompressen, also mittels einer zusätzlichen „mechanischen Komponente", bewirkt zumindest an talgdrüsenarmer Haut keine zusätzliche Reduktion der Mikroorganismen im Vergleich zum Aufsprühen. Dagegen lässt sich durch mehrfaches Aufbringen des Desinfektionsmittels an talgdrüsenreichen Hautarealen eine größere Keimzahlreduktion erreichen.

Werden Tupfer oder Kompressen für die Applikation verwendet, müssen diese sterilisiert sein. Bei Maßnahmen, die mit einer besonderen Infektionsgefährdung verbunden sind, z. B. Punktion von Gelenken oder Körperhöhlen oder Legen zentraler Venenkatheter, müssen sterile Tupfer verwendet werden. Im Bereich des Gesäßes, das mit Darmkeimen besiedelt sein kann, die am Injektionsort zu Infiltraten, Abszessen und Nekrosen führen können, sollte die Hautantiseptik mit sterilen Tupfern und Desinfektionsmittel durchgeführt werden. Hier genügt das Aufsprühen nicht!

Gespräche. Der ausführende Arzt sollte das Sprechen auf das Notwendige beschränken. Sind Spritzenwechsel (Dekonnektionen) während des Eingriffs nötig und besteht die Möglichkeit des Verspritzens von Körperflüssigkeit, ist vom ausführenden Arzt eine Gesichtsmaske zum Schutz vor Augen- oder Schleimhautkontamination zu verwenden.

Sterilität des Injektionsmaterials. Es sind sterile Spezialkanülen und sterile Einmalspritzen zu verwenden. Die dazu notwendigen Materialien sind bei der jeweiligen Punktion/Biopsie aufgeführt.

Grundsätzlich handelt es sich um
- spezielle Hohlnadeln,
- Feinnadelpunktionskanülen mit eingeschliffenem Mandrin,
- Saugspritzen mit Zubehör.

Tabelle 46.2 Eigenschaften der Körperflora

Keimart	*Eigenschaften*	*Reduzierung*	*Ziele der Hautantiseptik vor Punktion/Biopsie*
residente Flora	→ Keime leben relativ konstant auf Haut und Schleimhaut → vermehren sich dort → bilden ein Milieu, das auch der Abwehr von pathogenen Mikroorganismen dient	bevorzugt durch alkoholische, z. T. auch PVP-Jod-Präparate, schnell und wirksam, nicht toxisch	weitgehende *Reduktion* der residenten Flora zur Verhütung einer endogenen Infektion
transiente Flora	→ wechselnde Keime → nur vorübergehend aufgenommen → haften nur locker an der Haut gelangen durch → Kontakt (klinikspezifisch, insbesondere durch die Hände) und → aerogen (Anflugflora) auf die Haut	→ Abtötung oder Reduzierung durch gesundes Hautmilieu und Stoffwechselprodukte der Residentflora → leicht durch Waschen und Desinfektion zu entfernen	weitgehende *Elimination* der transienten Flora zur Verhütung einer exogenen Infektion

Tabelle 46.3 Empfohlene Maßnahmen der Hautantiseptik bei unterschiedlichen Punktions- und Biopsietechniken

Biopsien und Punktionen	*Einwirkzeit**	*Erforderliches Material und Desinfektionstechnik*
intrakutane Injektion	mind. 15 Sek.	Aufsprühen des Wirkstoffes und abtrocknen lassen
subkutane Injektion	mind. 15 Sek.	bei Insulin keine Hautantiseptik erforderlich, sonst Wirkstoff aufsprühen und abtrocknen lassen
subkutane Infusion	mind. 15 Sek.	keimarme Tupfer, 70% Alkohol, abwischen
intramuskuläre Injektion	1 Min.	sterile Tupfer, 70% Alkohol, abwischen
intravenöse Punktion (periphere Venenkatheter)	mind. 30 Sek.	keimarme Tupfer, 70% Alkohol, abwischen, Schutzhandschuhe
Punktion des Reservoirs implantierter Katheter (Port)	mind. 1 Min.	sterile Tupfer, 70% Alkohol, abwischen, OP-Handschuhe
zentraler Venenkatheter	mind. 1 Min.	sterile Tupfer, 70% Alkohol, abwischen, OP-Handschuhe
Punktionen von Gelenken und sterilen Körperhöhlen in talgdrüsenarmen** Hautregionen	mind. 1 Min.	sterile Tupfer, Desinfektion im Sprüh- oder Wischverfahren, satte Benetzung der Haut während der Einwirkzeit erforderlich, OP-Handschuhe
Punktionen von Gelenken und sterilen Körperhöhlen in talgdrüsenreichen*** Hautregionen	mind. 10 Min.	sterile Tupfer, Desinfektion im Sprüh- oder Wischverfahren, OP-Handschuhe. Satte Benetzung der Haut während der Einwirkzeit ist erforderlich. Diese lange Einwirkzeit muss bei der Organisation des Eingriffs berücksichtigt werden

* Grundsätzlich sind die Anwendungsempfehlungen des Herstellers zu beachten (Beipackzettel, Rote Liste, Orginalbehältnis).
** Talgdrüsenarme Hautregionen: alle Bereiche außer den unten genannten.
*** Talgdrüsenreiche Hautregionen: Kopfhaut, Stirn, Achselhöhle, vordere (Brustbein) und hintere Schweißrinne des Thorax (Wirbelsäule).

Durchmesser und Länge der zu wählenden Punktionskanülen hängen ab vom Punktionsziel; d. h., bei Ergüssen reicht ein dünnes Lumen, bei Geweben wird ein dickeres Lumen benötigt.

> **Praxistipp**
> Uwe Klein Krankenpfleger
> Die steril verpackten Instrumente ebenso wie Medikamentenampullen dürfen erst unmittelbar vor der Punktion geöffnet werden. Zu den Prinzipien der „Non-Infektion" gehört, in den Körper einzuführende Nadelanteile und Katheter vorher nicht mit der bloßen Haut in Kontakt zu bringen.

Nach der Punktion. Die Einstichstelle muss anschließend sofort mit einem Desinfektionsmittel betupft und steril (Wundschnellverband o. ä.) abgedeckt werden, um die Verschmutzung der Kleidung zu vermeiden. Das gewonnene Material ist so rasch wie möglich zur Untersuchung zu bringen. Angefallenes Punktionsmaterial, das nicht für die Diagnostik benötigt wird, muss so entsorgt werden, dass davon keine Infektionsgefahr ausgehen kann.

Probeentnahmeröhrchen

Das entnommene Punktat bzw. Biopsiematerial muss für den Transport ins Labor vorbereitet werden, in

- **Biopsieröhrchen.** Sie enthalten ein Konservierungsmittel (Fixierlösung, z. B. Formalin). Das aspirierte Gewebematerial wird unverzüglich hineingegeben, zum Labor geschickt und dort als Ausstrichpräparat untersucht,
- **Kulturröhrchen** (für Blut, Urin u. a.). Sie sind mit einer Agarsubstanz beschickt,
- **Rundboden-, Zentrifugen-, Mikro- und Pipettenröhrchen.** Sie dienen der Aufnahme von Blut, Urin, Liquor, Gewebeflüssigkeit usw.

Lokalanästhesie

Viele Punktionen bzw. Biopsien werden unter Lokalanästhesie durchgeführt.

> **Definition**
> Lokalanästhetika (LA) heben reversibel (d. h. vorübergehend) und örtlich begrenzt die Erregbarkeit der schmerzvermittelnden sensiblen Endorgane und das Leitungsvermögen der sensiblen Nervenfasern auf. Als Folge davon wird die Schmerzempfindung vorübergehend ausgeschaltet.

Die verschiedenen erregbaren Nervenstrukturen sind unterschiedlich empfindlich. Dass z. B. die motorischen Funktionen bei den für LA üblichen Dosierungen nicht ausfallen, beruht vor allem darauf, dass die motorischen Nervenfasern einen größeren Durchmesser als die sensiblen Nervenfasern besitzen. Zuerst werden die sensiblen, d.h. dünneren, und erst bei höherer Dosierung die motorischen Nervenfasern blockiert (s. Lokalanästhesie, S. 1430).

Nach der **Art der Applikation** des LA unterscheidet man zwischen

- Oberflächenanästhesie mit extern (auf Schleimhaut und Wunden) anwendbaren Salben und Sprays (z.B. Lidocain) sowie äußerlich auf die Haut anwendbaren Pflastern (z.B. EMLA-Pflaster, das Lidocain und Prilocain enthält),
- Infiltrations- und Leitungsanästhesie sowie
- intravenöser Regionalanästhesie im Bereich der Extremitäten, d.h. durch Injektionen anwendbare Präparate (Mepivacain, Bupivacain, Lidocain, Procain).

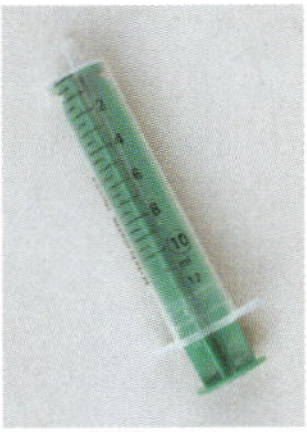
10-ml-Spritze

Eine weitere Unterscheidung ist wesentlich: es gibt die zu injizierenden Substanzen ohne und mit gefäßverengendem Zusatz (Adrenalin, Suprarenin, Ephedrin, Octapressin u.a.). Der gefäßverengende Zusatz bewirkt einen langsameren Abtransport des injizierten Anästhetikums, wodurch die anästhesierende Wirkung länger anhält. Weiterhin verringert sich damit die Systemtoxizität. Dies führt zu einem schwach durchbluteten Operationsgebiet, in dem ein chirurgischer Eingriff einfacher und gefahrloser vorgenommen werden kann.

> **Merke**
> Gefäßverengende Zusätze in LA dürfen an Akren (Finger, Zehen, Penis) und anderen wenig durchbluteten Hautbezirken wegen der Gefahr einer ischämischen Schädigung (Gangrän!) niemals verwendet werden. Genauso wenig dürfen sie bei Mangeldurchblutung injiziert werden!

Kontraindikationen. Eine Lokalanästhesie darf nicht durchgeführt werden bei Patienten mit

- Gerinnungsstörungen,
- Infektionen im Anästhesiegebiet,
- Allergiebereitschaft,
- Schockzustand.

Schwere, u.U. lebensbedrohliche Komplikationen können bei der Anwendung von LA infolge eines zu hohen Blutspiegels des LA oder des als Vasokonstringens zugesetzten Medikaments sowie allergischer Reaktionen auftreten.

Ein Patient, der eine LA erhalten hat, ist sorgfältig zu überwachen, damit Nebenwirkungen frühzeitig erkannt werden können. Abgesehen von der Überwachung der Vitalparameter ist die Ansprache eine einfache und sichere Methode, um sich einen Eindruck über den aktuellen Allgemein- und Bewusstseinszustand des Patienten zu verschaffen.

> **Merke**
> Je mehr LA injiziert wird, desto mehr wird resorbiert – je höher der Plasmaspiegel, desto größer die Gefahr von toxischen Nebenwirkungen auf ZNS und Herz-Kreislauf-System. Die Resorptionsgeschwindigkeit ist abhängig vom Injektionsort.

Benötigtes Material. Für die Lokalanästhesie sind folgende Gegenstände bereitzulegen:

- Materialien zur Hautantiseptik (um die desinfizierte Stelle besser sichtbar zu machen, wird öfter farbiges Desinfektionsmittel gewünscht),
- Plastikspritzen (1 ml und 5 bzw. 10 ml) mit leicht laufendem Stempel, dünne Kanülen (kurz oder länger) in Einwegverpackung,
- Lokalanästhetikum nach Verordnung (Konzentration, Zusätze).

Durchführung.

Der Arzt

- sucht und markiert die gewünschte Injektionsstelle mit ihren anatomischen Strukturen durch einen nicht abwaschbaren Farbstift,
- bei oberflächlichen Infiltrationsanästhesien reicht eine zweimalige Hautantiseptik aus, für alle weitergehenden Blockaden gelten die Bedingungen einer operativen Hautantiseptik,
- zieht sich OP-Handschuhe an und
- setzt unter Beachtung steriler Vorsichtsmaßregeln mit feiner Kanüle (und 1-ml-Spritze) eine Hautquaddel,
- anschließend spritzt er mit einer längeren Kanüle (und 5- bis 10-ml-Spritze) im gewünschten Gebiet unter Aspiration (um eine intravenöse Injektion zu vermeiden) und Rotation um 180° das Anästhetikum ein.

Vorzubereitendes Material

Die Art der Punktion bestimmt das zu richtende Material:

- für die Hautantiseptik: Desinfektionsmittel, sterile Tupfer oder Wattestäbchen,
- für die Lokalanästhesie: siehe oben,
- für die Punktion: Punktionskanülen, Spezialspritzen und -bestecke bzw. Zubehör (evtl. Klammer- und Klammersetzer),
- Probeentnahmeröhrchen, evtl. zusätzliches Auffanggefäß, Begleitzettel,
- OP-Handschuhe, Abdecktücher, evtl. Mund-Nasenschutz,
- Schnellverband, Deckverband oder Kompressionsverband.

46.1.3 Pflegerische Aufgaben

> **Praxistipp**
>
> Uwe Klein Krankenpfleger
>
> Pflegerische Grundsätze bei der Durchführung von Punktionen sind:
> - Beachte antiseptische und aseptische Grundsätze, da bei jeder Punktion ein Zugang ins Körperinnere geschaffen wird und eine Kontaminationsgefahr besteht.
> - Beobachte den Patienten auf Nebenwirkungen und toxische Wirkung der Lokalanästhesie.
> - Berücksichtige Prinzipien zur Verminderung des Punktionsrisikos.

Vorbereitung der Patienten zur Punktion

Bei der Vorbereitung der Patienten muss folgendes beachtet werden:

- Situationseinschätzung in Bezug auf seinen Zustand, seine Belastbarkeit und sein Informationsbedürfnis,
- Information über Zweck, Ziel, Dauer, mögliche Missempfindungen und evtl. zu erwartende Unannehmlichkeiten im Wesentlichen durch den Arzt, ergänzend durch die Pflegenden,
- durch den Arzt erfolgt die Kontrolle der Blutwerte wie Blutgruppe, Quick-Test, Gerinnungsfaktoren sowie das evtl. Anordnen oder Verabreichen von Schmerzmitteln,
- unter Umständen muss der Patient nüchtern bleiben (Narkose oder evtl. länger dauernde endoskopische Biopsien),
- Vorbereiten der Punktionsstelle soweit notwendig (Haare kürzen, möglichst keine Rasur),
- vor der Punktion wird der Patient angehalten, Blase und, wenn möglich, Darm zu entleeren,
- möglichst bequeme Lagerung entsprechend den anatomischen Gegebenheiten, d.h. je nach Art der Anästhesie und Punktion.

Die Lokalanästhesie ist Sache des Arztes. Aufgabe der Pflegepersonen ist die Vorbereitung des Materials sowie Assistenz und Beobachtung des Patienten auf mögliche Nebenwirkungen und toxische Wirkungen. Der Patient muss für die einzelnen Anästhesien und anschließenden Punktionen so gelagert sein, dass er entspannt und für eine längere Zeit ruhig liegen kann.

Durchführung und Nachsorge

Die Maßnahmen sind entsprechend dem Ablaufschema in **Abb. 46.2** zu planen.

Nach der Lokalanästhesie erfolgt nochmals eine Hautantiseptik. Das Punktionsgebiet wird steril abgedeckt. Dabei müssen OP-Handschuhe getragen werden. Der Arzt prüft die eingetretene Wirkung des Anästhetikums mit einer sterilen Nadel oder Pinzette. Der Patient sollte dabei nichts spüren. Dann kann die Punktion beginnen.

Das Prinzip einer Punktion bleibt immer gleich, egal, welches Organ punktiert wird. Unterschiedlich ist das Ausmaß der Vorbereitung, Unterstützung und Nachsorge. Diese richten sich nach der Art der gewählten Zugangsmethode und der Situation bzw. dem Zustand (Befinden, Befund) des Patienten.

Folgende Grundsätze gelten für alle Biopsien und Punktionen:

Vor der Punktion wird der Patient aufgefordert, Blase und, wenn möglich, Darm zu entleeren. Es ist Zeit einzuräumen zum Klären von Fragen und Unsicherheiten. Seine Einwilligung zu dem Eingriff ist rechtzeitig vor dem Eingriff vom Arzt einzuholen; u.U. ist eine schriftliche Einverständniserklärung notwendig (abhängig von der Größe des Eingriffs).

Während der Punktion soll der Patient nur so weit abgedeckt sein, dass eine ungehinderte Durchführung gewährleistet ist. Der Raum muss warm und zugluftfrei sein, die Intimsphäre ermöglichen und den Erfordernissen der Infektionsprophylaxe entsprechen. Das Befinden des Patienten wird überwacht, bei größeren Eingriffen werden die Vitalzeichen kontrolliert und die Werte dokumentiert.

Nach der Punktion muss das benutzte Instrumentarium gemäß Hygieneplan desinfiziert und entsorgt werden, das entnommene Material muss ins Labor gebracht oder zum Abholen bereit gestellt werden. Wichtig ist die der Situation entsprechende Nachbetreuung des Patienten.

Dokumentation

Vom Arzt werden die Dauer der Bettruhe, eine evtl. Nahrungskarenz, die Alarmgrenzen bei Monitorüberwachung und die Bedarfsmedikation bei Schmerzen festgelegt.

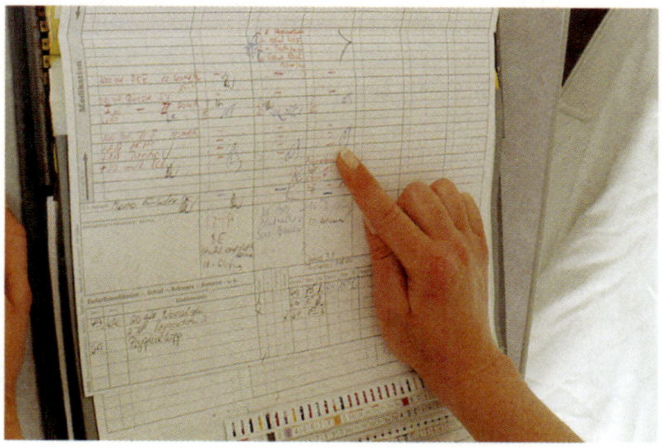

Im Dokumentationssystem sind Zeitpunkt, Art und Ort der Punktion, die Menge des entnommenen Materials und evtl. Umfangsmessungen vor und nach der Punktion (z.B. bei Aszites und Gelenkpunktion) zu vermerken

Risiken der Punktion

Jede Punktion/Biopsie ist mit Risiken verbunden. Grundsätzlich kann man davon ausgehen, dass eine periphere Punktion (z.B. Hautbiopsie, Venenpunktion) weniger Risiken birgt als eine Punktion in die Tiefe des Körpers (Leber, Nieren); hier muss in der Regel „unter Sicht" gearbeitet werden (Endoskopie, Sonografie, Röntgen) (s. **Tab. 46.4**).

Bei der Punktion infizierter Gewebe wie Drüsen und Abszesse ist an folgende Risiken zu denken:

Tabelle 46.4 Beispielhafte spezifische Gefahren der Punktion und Biopsie von Organen

Organgebiet	*spezifische Gefahren*	*Patientenbeobachtung*
Pleura, Lunge	Verletzung der Lunge mit nachfolgendem Pneumothorax	auf Regelmäßigkeit der Atmung
	Blutung aus angestochenem Lungengefäß	Blutdruck, Puls
	nach Biopsie der Lungen Blutungsgefahr in die Pleurahöhle (Hämatothorax)	auf Regelmäßigkeit der Atmung, Blutdruck, Puls
Abdomen	Verletzung innerer Organe, z. B. Perforation des Darmes (bei Verwachsungen)	auf Schmerzen, Abwehrspannung im Bauchraum
	Perforation eines Gefäßes mit Blutung	Blutdruck, Puls
	Zu umfangreiches Ablassen von Aszites führt zu Schockgefahr und starkem Eiweißverlust	Blutdruck, Puls, Bauchumfang
Leber	insbesondere bei Blindpunktion Blutungsgefahr (peritoneal oder intrapleural)	auf Regelmäßigkeit der Atmung, Blutdruck, Puls
	Gallenaustritt mit peritonealer Reizung	Abwehrspannung im Bauchraum, Temperaturerhöhung
Gelenke	Verletzung von Gewebe (Knorpel, Gefäße, Nerven)	auf Schwellungen, Umfangsmessung
	Spätkomplikation: Gelenkinfektion, Gewebeinfektion, Schäden nach Verletzung von Gewebe (z. B. von Knorpel; führt zu Arthrose)	auf lokale Wärmebildung und weitere Entzündungszeichen (Schmerzen, Schwellung)
Haut	nach Hautbiopsie: starke Blutung nach Gefäßpunktion oder bei Gerinnungsstörung	Befragen nach Blutungsneigung vor Punktion, Kompression der Biopsiestelle für 5 Min.
	Infektion	infizierte Hautareale nicht punktieren
	hypertrophe Narben- oder Keloidbildung bei prädisponierten Patienten	Spätkomplikation
Durasack des Rückenmarks	Lumbalpunktion: Einklemmung von Nervengewebe	auf Atemstörungen, Blutdruck, Puls, Lähmungserscheinungen bei Fehlpunktion
	postpunktioneller Kopfschmerz	→ Reduzieren durch Verwenden möglichst dünner atraumatischer Spinalnadeln → Nicht mehr Liquor abpunktieren, als für die Untersuchung notwendig ist
	Rückenschmerzen, vermutlich durch Überdehnung von Bändern infolge Relaxation und Trauma an der Punktionsstelle	Förderung der Frühmobilisation, Prävention durch atraumatische Technik und Rolle unter der Lendenwirbelsäule zur Erhaltung der Lordose

- Infektion des Punktionskanals mit Ausbreitung der Erreger in die Nachbarschaft,
- nachfolgende Blutung, Verletzung von Nachbargewebe, dann auch Fistelbildung bei Abszesspunktion.

46.2 Pflege von Patienten mit intraarteriellen Kanülen oder Kathetern

Dietmar Stolecki

46.2.1 Situation des Patienten

In der modernen Medizin stehen Katheter und Kanülen zur Verfügung, die in die Arterie eines Menschen eingebracht werden können. Die Maßnahme einer arteriellen Punktion dient einer Vielzahl therapeutischer wie diagnostischer Zwecke, durch die eine schnellere und gezieltere Therapie eingeleitet bzw. fortgesetzt werden kann. Im Rahmen der intensivmedizinisch-pflegerischen Versorgung ist der Umgang mit diesen Kathetern inzwischen zu einer Routinemaßnahme geworden. In allgemeinen Pflegestationen sind Patienten mit arteriellen Kanülen und Kathetern bisher noch wenig zu finden. Die Tendenz ist jedoch ansteigend, was einerseits mit der Vielzahl von Patienten zu tun hat, die frühzeitig von der Intensivstation verlegt werden und andererseits mit modernen diagnostisch-therapeutischen Verfahren, wie sie z. B. in der Kardiologie angewandt werden. Das in Verbindung mit diesen Kanülen und Kathetern stehende Aufgabengebiet ist sehr komplex. So müssen Pflegende Kenntnisse haben bezüglich der

- Indikationen,
- Vorbereitung von Material,
- Vorbereitung des Patienten,
- Anlage eines arteriellen Katheters,
- möglichen Probleme und Komplikationen im Umgang mit diesen Kathetern,
- Überwachung des arteriellen Blutdruckes und
- Verbandtechnik.

Mit dieser speziellen Form therapeutisch-diagnostischer Maßnahmen sind nicht nur Vorteile für den Patienten verbunden. Es bestehen auch Gefahren für ihn, die von Pflegenden frühzeitig erkannt und denen mit entsprechenden Maßnahmen begegnet werden müssen.

> **Merke**
> Zu den Gefahren gehören Infektionen im Bereich der Punktionsstelle, Thrombosen, Blutungen durch unbemerkte Diskonnektion des Messsystems, versehentliche intraarterielle Injektionen mit Gefäßspasmus und Nekrosenbildung, Läsionen des N. medianus, Bildung eines Aneurysmas und das Ablösen der Intima.

Der Patient erlebt die Durchführung der Maßnahme häufig als unangenehm und belastend, da die arteriellen Punktionen mit Schmerzen verbunden sein können und darüber hinaus der Bewegungsradius des Patienten eingeschränkt wird.

46.2.2 Theoretische Grundlagen

Das Einbringen arterieller Kanülen bzw. Katheter ist Aufgabe des Arztes. Pflegende bereiten diese Maßnahmen vor, assistieren während der Katheteranlage und übernehmen vor allem die Überwachung des Patienten nach dem Eingriff.

Indikationen für die Anlage eines arteriellen Katheters sind:

- die kontinuierliche Blutdruckmessung
  - bei instabilen Kreislaufverhältnissen,
  - unter einer medikamentösen Therapie mit stark kreislaufwirksamen Medikamenten,
  - bei Schock,
  - zur perioperativen Überwachung,
  - zur Überwachung bei kardiologischen Eingriffen wie PTCA, Stenteinbau,
  - zur kardiologischen Diagnostik,
  - bei einer kontrollierten Hypotension (Blutdrucksenkung) in der Anästhesie für spezielle Operationen;

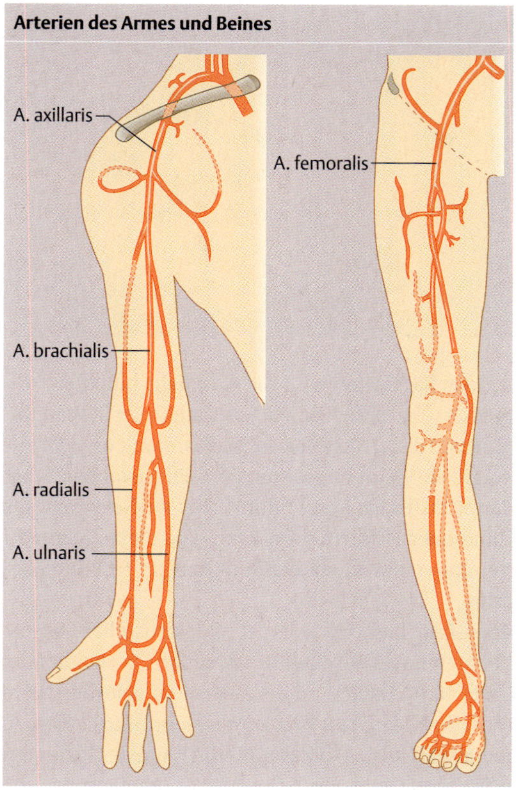

Abb. 46.3 Am meisten punktierte Arterien (Aa. radialis, ulnaris, femoralis)

- die arterielle Blutentnahme zur Ermittlung der Blutgase
  - bei respiratorisch insuffizienten Patienten,
  - bei Patienten mit Beatmungstherapie,
  - bei Patienten in der Entwöhnungsphase vom Respirator (weaning);
- die Injektion bzw. Infusion eines Kontrastmittels zur Darstellung von Gefäßen (Arteriografie).

Für die Kanülierung stehen mehrere Arterien als **Punktionsorte** zur Verfügung. Die Auswahl richtet sich nach der Indikation, pathophysiologischen Bedingungen benachbarter Arterien, der erforderlichen Zugänglichkeit bei operativen Eingriffen und der Erfahrung des Arztes. Das obenstehende Schaubild (**Abb. 46.3**) gibt einen Überblick über die punktierbaren Arterien.

Arterienkanülen und -katheter

Zur Kanülierung stehen mit Teflon beschichtete dünnwandige Kunststoffkanülen und Katheter zur Verfügung (**Abb. 46.4**). Der Kunststoff darf nicht mit biologischen Substanzen reagieren und muss gut gewebeverträglich sein. Die Kanülen haben Ähnlichkeit mit Venenverweilkanülen. Speziell angefertigte Kanülen erhalten firmenseitig keine Zuspritzmöglichkeit, damit es nicht zu versehentlichen intraarteriellen Injektionen und damit zu massiven Komplikationen kommen kann. Intraarterielle Katheter werden zumeist mittels Seldinger-Technik gelegt. Für die Kanülierung müssen einige Vorbereitungen getroffen werden.

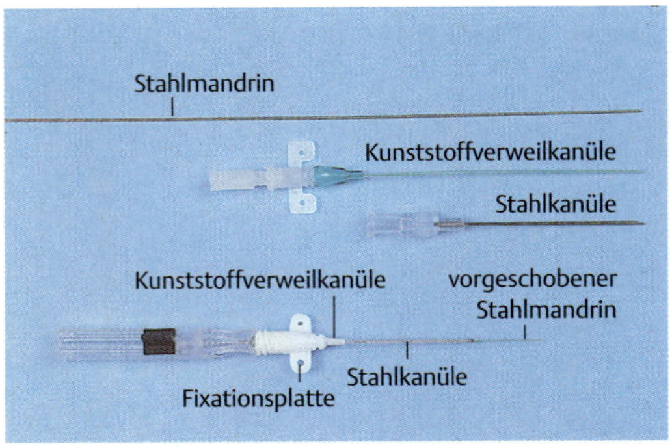

Abb. 46.4 Oben: arterieller Katheter; unten: arterielle Kanüle

Am häufigsten wird die A. radialis punktiert. Voraussetzung dafür ist ein einwandfreier Kollateralkreislauf distal des Punktionsortes, damit es nicht zur massiven Minderversorgung der Endstrombahn und damit zu Ischämien kommt, was zu Nekrosen der Hand oder Finger führen kann. Um diese Gefahr zu minimieren, wird vor der Punktion ein Test durchgeführt.

Allen-Test. Ziel des Tests ist es festzustellen, ob ein Kollateralkreislauf über die A. ulnaris vorhanden ist (**Abb. 46.5**). Dazu wird der Patient aufgefordert, eine Faust zu bilden. Der Arzt komprimiert nun sowohl A. radialis als auch A. ulnaris, bis die Hand des Patienten blass wird. Jetzt wird der Patient aufgefordert, die Hand zu öffnen. Gleichzeitig gibt der Arzt die A. ulnaris frei, während die A. radialis weiterhin abgedrückt bleibt. Wird die Hand des Patienten innerhalb von bis zu 10 Sek. wieder rosig, so spricht nichts gegen eine Punktion der A. radialis. Dauert die Verfärbung länger als 10 Sek., darf die Arterie nicht punktiert werden. Danach überprüfen viele Ärzte zusätzlich auch die Versorgung der A. ulnaris über die A. radialis. Bei diesem zweiten Test wird die A. ulnaris komprimiert und die A. radialis freigegeben. Auch hier muss die rosige Hautfarbe in der gleichen Zeit zurückkehren. Der Test ist nicht ganz unumstritten, wird aber prinzipiell anderen aufwendigeren Verfahren vorgezogen. Als Alternative stehen Dopplersonografie oder Plethysmografie zur Verfügung.

Arterielle Blutdruckmessung

Im Vordergrund der Indikationen zur Punktion einer Arterie steht die invasive Blutdruckmessung. Die

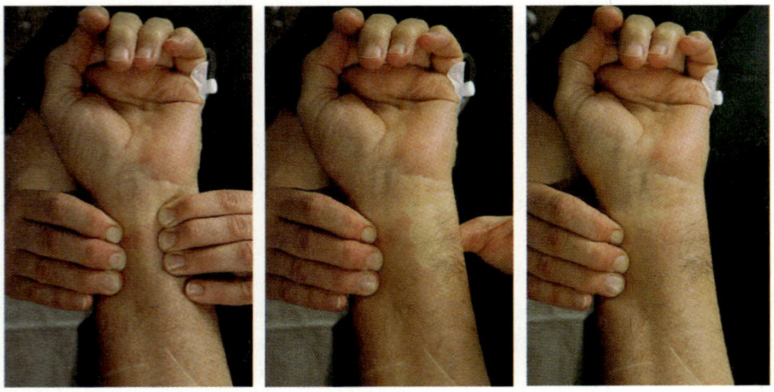

a b c

Abb. 46.5 Durchführung des Allen-Tests.
a Kompression der Aa. radialis und ulnaris,
b die deutlich blasse Hautfarbe muss nach Freigabe der A. ulnaris zurückgehen,
c die deutlich blasse Hautfarbe ist rückläufig

Entwicklung der Blutdrucküberwachung begann bereits im 18. Jahrhundert. Der Wissenschaftler und Theologe Stephen Hales hatte 1773 erstmals den arteriellen Blutdruck bei einem Pferd gemessen, wozu er eine mit Flüssigkeit gefüllte Glasröhre mit der Halsschlagader des Pferdes kombinierte (**Abb. 46.6**).

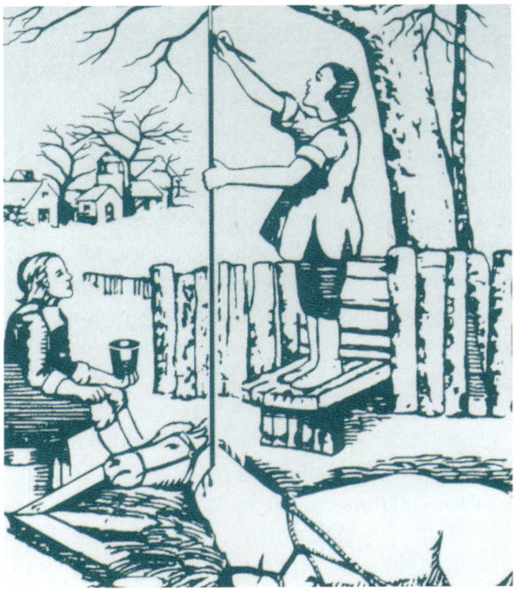

Abb. 46.6 Historischer Beginn der arteriellen Blutdruckmessung

Aber erst zwischen 1940 und 1960 wurde die Methodik so weit entwickelt, dass sie klinischen Bedingungen entsprach. In den letzten Jahren hat die kontinuierliche Blutdruckmessung enorm an Bedeutung hinzugewonnen und ist heute eine zwingende Voraussetzung, um kritisch kranke Patienten permanent überwachen zu können. Mittels der invasiven Messung gelingt es, sowohl den systolischen und den diastolischen Blutdruck als auch den arteriellen Mitteldruck zu erfassen.

Blutdruckkomponenten. Der arterielle Blutdruck ist der zentrale Parameter für die Versorgung der Organe. Der Auswurf des Schlagvolumens aus dem linken Herzen erzeugt eine Druckwelle, die sich im gesamten Gefäßsystem ausbreitet und gemessen werden kann. Dabei spielen folgende Werte eine entscheidende Rolle:

- Der systolische Blutdruck wird mit Ps (*pressure systolic*; Einheit mmHg) abgekürzt und bestimmt im Wesentlichen den myokardialen Sauerstoffverbrauch. Er gibt zusätzlich Auskunft über Hypo- oder Hypertonie. Er macht den höchsten Punkt einer arteriellen Druckwelle aus.
- Der diastolische Blutdruck (Pd = *pressure diastolic*; Einheit mmHg) ist ein Maß für die Sauerstoffversorgung der Koronararterien und damit für das Myokard. In der Druckkurve ist er der niedrigste Punkt.
- Der arterielle Mitteldruck (Einheit mmHg) stellt die treibende Kraft für die Durchblutung der Or-

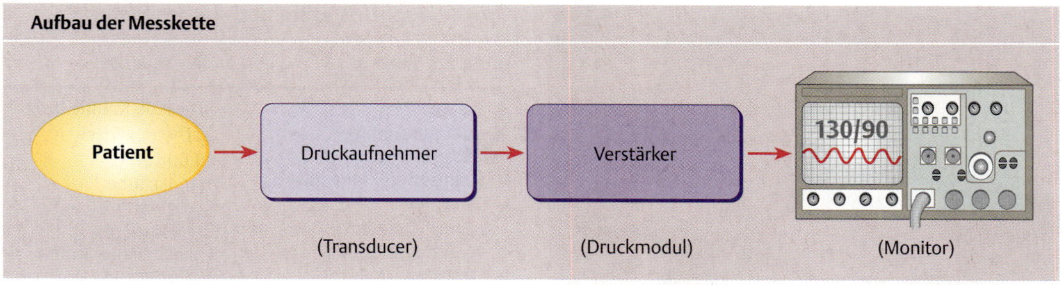

Abb. 46.7 Aufbau der Messkette zur invasiven Blutdruckmessung

gane und der Peripherie dar. Er wird mit Pm (*pressure middle*) abgekürzt.

- Die Blutdruckamplitude ist die Differenz zwischen systolischem und diastolischem Blutdruck. Sie kann Auskünfte über Veränderungen im Herz-Kreislauf-System geben. Bei sklerotischen Veränderungen kann die Amplitude stark ansteigen, wohingegen bei einer sog. Herzbeuteltamponade die Amplitude erheblich kleiner werden kann.

Ihre Normwerte sind:

- arterieller systolischer Druck: zwischen 90 und 140 mmHg,
- arterieller diastolischer Druck: zwischen 60 und 90 mmHg,
- arterieller Mitteldruck: zwischen 70 und 105 mmHg.

Im Rahmen einer Erkrankung können die einzelnen Blutdruckkomponenten erheblich beeinflusst werden. In kritischen Situationen müssen aber trotzdem exakte Parameter gemessen werden, um eine konkrete Beurteilung der Situation vornehmen zu können. Das gelingt weniger gut mit der non-invasiven Blutdruckmessung, absolut zuverlässig aber mit der invasiven Messung.

Anlage einer invasiven Blutdruckmessung. Für das Verständnis der invasiven Blutdruckmessung muss das Prinzip des Verfahrens und der Aufbau der Messkette geklärt sein. Dabei handelt es sich um mehrere, in einer bestimmten Reihenfolge hintereinander geschaltete Geräte (**Abb. 46.7**). Nach Kanülierung einer Arterie wird der Katheter mit einem flüssigkeitsgefüllten System verbunden. Der mit dem Blutauswurf einhergehende Druck wird über das mit Flüssigkeit gefüllte, druckstabile Schlauchsystem zum Druckwandler, auch Transducer genannt, geleitet. Die am Transducer befindliche Membran dehnt sich mit der Stärke des Impulses aus und überträgt den Druck auf eine Spanndrahtkonstruktion. Die vom Patienten übertragene mechanische Energie wird also durch den Transducer in elektrische Energie umgewandelt und über das Monitorkabel an den Monitor weitergeleitet. Der Monitor misst, verstärkt und zeigt schließlich den Druck in mmHg an.

Blutentnahme. Arterielle Kanülen und Katheter eignen sich auch dazu, bei einem Patienten Blutentnahmen durchzuführen. Im Besonderen handelt es sich um die Blutgasanalyse, mit der Aussagen über den Säure-Basen-Haushalt gemacht werden können. Dazu wird entweder eine Arterie mittels einer Kanüle einmal punktiert oder für mehrfache Analyse ein Katheter zur längeren Verweildauer eingebracht.

46.2.3 Pflegerische Aufgaben

Blutentnahme

Für die Punktion einer Arterie zwecks einer einzelnen Blutentnahme wird folgendes Material benötigt:

- ein BGA Blutprobenröhrchen (**Abb. 46.8**) oder
- eine heparinisierte 2-ml-Spritze,
- eine dünne Kanüle (Nr. 12 – 14),
- Hautdesinfektionsmittel,
- Einmalunterlage,
- sterile Handschuhe,
- Tupfer,
- Kanülenabwurf und ein Mülleimer.

Vorbereitung und Durchführung. Nach der Information und Sicherstellung der Intimsphäre wird der Patient nach Wahl des Punktionsortes gelagert:

- in bequemer Rückenlage mit ausgelagertem Arm bei Punktionen der Aa. radialis, ulnaris und brachialis,
- in flacher Rückenlage und mit leicht abgewinkeltem, nach außen rotiertem Bein bei Punktion der A. femoralis.

Das Bett wird mit der Einmalunterlage im Punktionsbereich geschützt. Zur Punktion der A. radialis oder A. ulnaris wird die Hand des Patienten überstreckt gehalten (**Abb. 46.9**), was durch eine Pflegeperson übernommen werden kann, oder mit einer Rolle unterlegt und in überstreckter Position fixiert. In dieser Position kann der Arzt punktieren.

Nachbereitungen. Die Punktionsstelle wird anschließend für ca. 2 Min. manuell komprimiert, um Nachblutungen und Hämatome zu verhindern. Danach erhält der Patient einen Druckverband, der regelmäßig kontrolliert werden muss und nach ca. 10

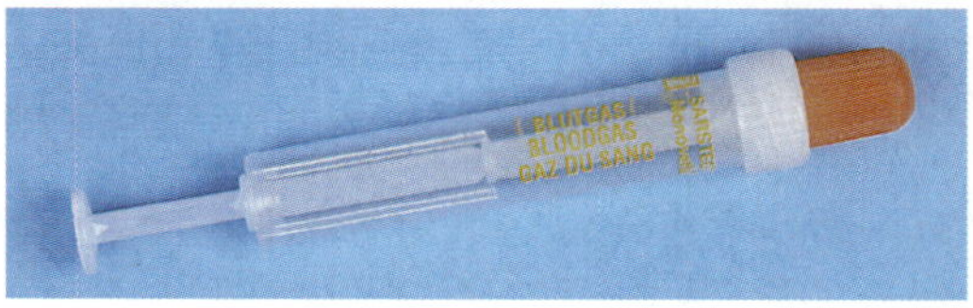

Abb. 46.8 Monovette für die Blutgasanalyse

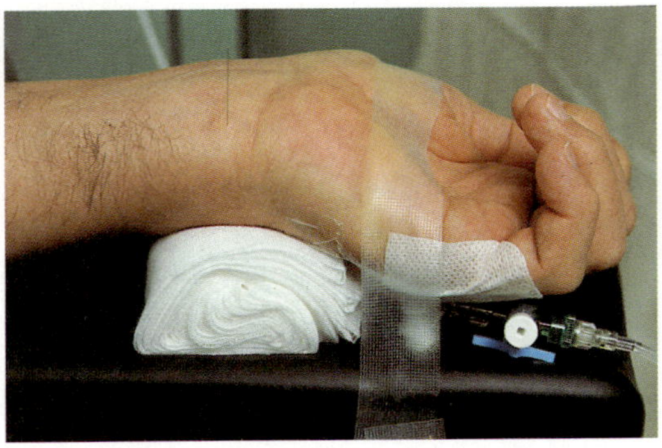

Abb. 46.9 Überstreckte Hand zur arteriellen Punktion

Min. wieder entfernt werden kann. Die Punktionsstelle wird in der Pflegedokumentation notiert, die Blutprobe ihrer Bestimmung entsprechend weitergeleitet.

Arterielle Blutdruckmessung

Vor der Anlage einer invasiven Blutdruckmessung wird zunächst ein 500-ml-Beutel mit Kochsalz 0,9% nach Standard der Klinik mit Heparin versehen und in eine Druckmanschette eingespannt. Mittels der Manschette wird ein Druck von ca. 300 mmHg aufgebaut und das gesamte System luftleer gefüllt. Der im Messsystem integrierte Druckdom wird mit dem Transducer gekoppelt und anschließend mit einem Kabel mit dem Monitor verbunden. Der Transducer erhält seine endständige Position in einer speziellen Vorrichtung am Bett des Patienten. Der Transducer muss in Herzhöhe positioniert werden, wo der sog. **Nullabgleich** vorgenommen wird. Dabei wird der am Druckwandler befindliche Dreiwegehahn zur Atmosphäre hin geöffnet, sodass ein Ausgleich zum Umgebungsdruck stattfindet. Parallel wird die Nullpunkttaste am Einschub des Monitors gedrückt. Nach kurzer Zeit, von Monitor zu Monitor unterschiedlich, erscheint eine Nulllinie in der Anzeige. Das System ist geeicht und kann jetzt eingesetzt werden. Bei der Umstellung des Dreiwegehahns ist Vorsicht geboten:

> Uwe Klein Krankenpfleger
>
> **Praxistipp**
>
> Vergewissern Sie sich, dass der Dreiwegehahn in die richtige Stellung gestellt wird (Kontaminationsgefahr, da Blut aus dem System entweichen kann)!

Vorbereitung des Materials zur Katheteranlage. Für die Anlage einer arteriellen Kanüle zur invasiven Blutdruckmessung müssen einige Materialien zusammengestellt werden (**Tab. 46.5**).

Das vollständig vorbereitete Material liegt griffbereit auf einem Beistelltisch. Die Aufklärung des Patienten obliegt dem Arzt, der über den Grund der Maßnahme, Dauer der Therapie sowie über Probleme und Komplikationen Hinweise gibt.

Durchführung der Kanülierung. Während der Anlage einer invasiven Blutdruckmessung kommt es zur Aufgabenteilung. Pflegende übernehmen assistierende und nachbereitende Tätigkeiten, der Arzt alle mit der Kanülierung einhergehenden Maßnahmen.

Tabelle 46.5 Unsteriles und steriles Material

Unsteriles Material	*Steriles Material*
Beistelltisch	arterielle Kanüle bzw. Katheter zwischen 18 und 20 G
Einmalunterlage	Handschuhe
Rasierer	Lochtuch
Hautdesinfekionsmittel	2-ml-Spritze
Transducer (Druckwandler)	Lokalanästhetikum
Monitorkabel, EKG	Transducer-Set
Druckmanschette	roter Dreiwegehahn
Kochsalzbeutel	Tupfer, Verbandmaterial, spezielles Pflaster zur Fixierung
Heparin	eventuell Nahtmaterial und Nadelhalter

Aufgaben der Pflegenden:

- Durchführung einer hygienischen Händedesinfektion,
- Anreichen von
  - sterilen Handschuhen und steriler Unterlage für den Tisch,
  - ggf. einem Lochtuch für die Punktionsstelle (immer bei Seldinger-Technik),
  - steriler Kanüle/sterilem Katheter,
- Desinfektion der Punktionsstelle,
- Anreichen des Katheters mit Messsystem nach Kanülierung,
- Spülen des Systems nach Konnektion,
- Kennzeichnung des arteriellen Zugangs mit Etiketten oder mittels Fettstift zur Vermeidung einer Fehlinjektion,
- parallele Blutdruckmessung als Vergleich für die Richtigkeit der invasiv erfassten Werte,
- Einstellung der für den Patienten individuell angepassten Alarmgrenzen und Dokumentation dieser Werte,
- Entsorgung aller gebrauchten Materialien (Hausmüll; scharfe Gegenstände separieren),
- nach Absprache mit dem Arzt Dokumentation des gesamten Vorgangs mit Art und Größe der Kanüle, Ort der Kanülierung und eventuellen Besonderheiten.

Der **Arzt**

- nimmt eine hygienische Händedesinfektion vor,
- zieht sterile Handschuhe an,
- sorgt für eine sterile Abdeckung des Tisches und des Punktionsgebietes,
- appliziert ein Lokalanästhetikum,
- punktiert die Arterie und schiebt den Katheter vor (**Abb. 46.10**),
- konnektiert Katheter und Messsystem,
- verbindet die Punktionsstelle und
- dokumentiert abschließend den Vorgang.

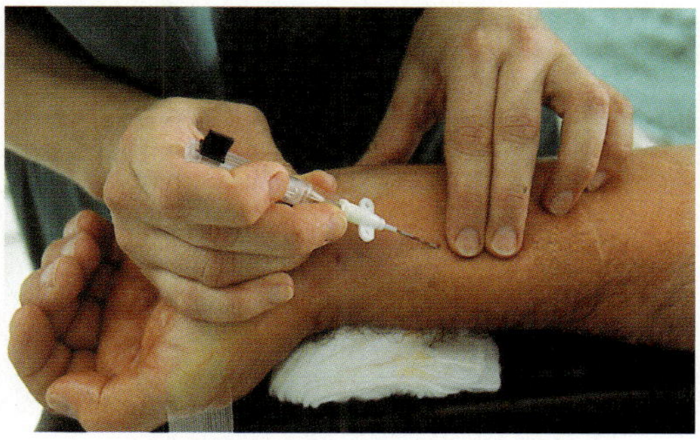

Abb. 46.10 Kanülierung der A. radialis. Normalerweise sollten bei Punktionen Handschuhe getragen werden, die aber leider die Sensibilität der Fingerkuppen stören

Nach der Kanülierung und Nullpunktbestimmung muss auf dem Monitor oben rechts stehendes Bild zu sehen sein (**Abb. 46.11**):

> **···› Praxistipp**
>
> Uwe Klein Krankenpfleger
>
> Wie für alle technischen Instrumentarien gilt auch bei der invasiven Blutdruckmessung, trotz hoher Zuverlässigkeit und Messgenauigkeit, das Prinzip der regelmäßigen Kontrolle. So sollten Pflegende sich zu eigen machen, mindestens einmal pro Dienst die invasiv ermittelten Werte non-invasiv zu überprüfen sowie die eingestellten Alarme am Monitor zu kontrollieren und zu dokumentieren.
>
> Einerseits wird dadurch die Sicherheit für den Patient erhöht, andererseits muss sich jeder selbst im Falle einer Klage vor eventuellen Ansprüchen gegenüber Dritten schützen.

Dokumentation. Alle regelmäßig invasiv erfassten Blutdruckwerte des Patienten werden von Pflegenden in der dafür vorgesehenen Kurve dokumentiert (**Abb. 46.12**). Die Möglichkeiten sind sehr variabel.

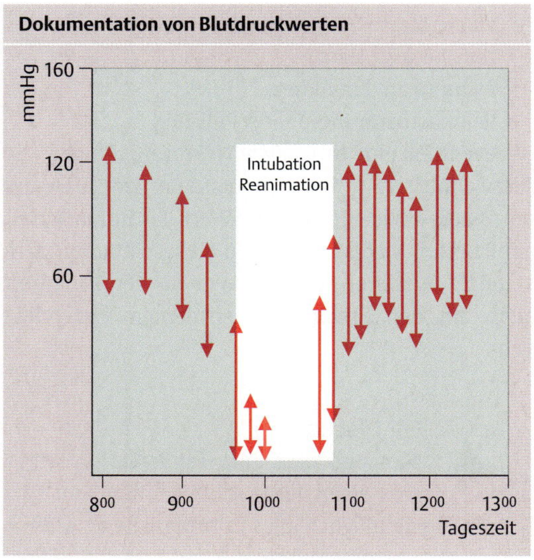

Abb. 46.12 Grafische Dokumentation des Blutdrucks

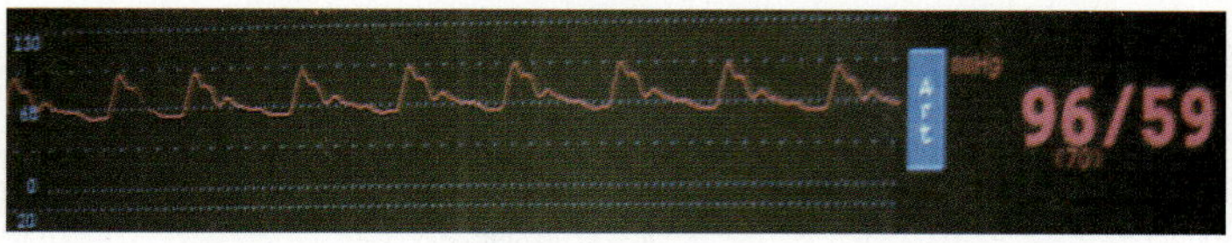

Abb. 46.11 Arterielle Blutdruckkurve

Neben der Eintragung von konkreten Zahlen können auch Diagramme erstellt werden. Diagramme haben den Vorteil, dass sie den Verlauf in einem Bild darstellen und konkrete Besonderheiten von Blutdruckschwankungen verdeutlichen. Die Art richtet sich nach der zugrunde liegenden Philosophie der Abteilung.

Wechsel des Spülsystems. Um eine kontinuierliche und konstant richtige Blutdruckmessung zu gewährleisten und um die Gefahr von Kontaminationen und damit einhergehenden Infektionen gering zu halten, ist ein regelmäßiger Wechsel des Spülsystems erforderlich. Das Wechselintervall beträgt 48 Stunden. Gewechselt wird das gesamte Spülsystem mit Druckdom und Dreiwegehahn.

> **···› Merke**
>
> Da es sich hierbei um blutig kontaminiertes Material handelt, müssen Pflegepersonen unbedingt Handschuhe tragen.

Probleme und Fehler bei der arteriellen Blutdruckmessung

Fehler bei der arteriellen Blutdruckmessung führen zu falsch hohen oder niedrigen Werten und damit, falls nicht rechtzeitig bemerkt, zu falschen Therapiemaßnahmen. Hinreichende Kenntnisse über das normale Aussehen einer arteriellen Blutdruckkurve, ihren möglichen Abweichungen (**Abb. 46.13**) und eventuellen Ursachen sind von besonderer Bedeutung für die Überwachung der anvertrauten Patienten. Die nachfolgende Tabelle (**Tab. 46.6**) erschließt

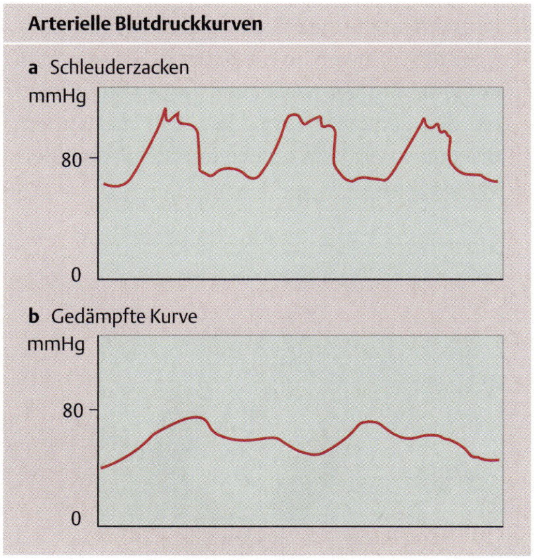

Abb. 46.13 **a** Arterielle Blutdruckkurve mit Schleuderzacken, **b** gedämpfte arterielle Blutdruckkurve

Tabelle 46.6 Fehler, Ursachen, Fehlerbehebung bei arterieller Blutdruckmessung

Ereignis	*Ursache*	*Maßnahme*
keine Kurve auf dem Monitor	→ Dreiwegehahn zu → Messsystem unterbrochen, nicht mit Monitor gekoppelt → Transducer defekt → Einschub defekt → Monitor defekt	→ Verbindungen überprüfen → Leitungen kontrollieren → Transducer austauschen → Einschub überprüfen, ggf. austauschen → Monitor austauschen
Nullabgleich nicht möglich	→ Dreiwegehahn in falsche Richtung gestellt → Transducer, Monitorkabel oder Monitor defekt	→ Dreiwegehahn kontrollieren → Überprüfen und ggf. austauschen
Schleuderzacken in Kurve: systolischer Blutdruck wird zu hoch angezeigt	→ zu lange Leitung	→ Austausch der Leitung mit maximaler Länge von 180 cm
zu hoher Blutdruck	→ Transducer zu niedrig platziert	→ wieder in Herzhöhe bringen, erneuter Nullabgleich
gedämpfte Kurve: systolischer Blutdruck wird zu niedrig, diastolischer Blutdruck zu hoch angezeigt	→ Luftblasen im System → Blutgerinnsel im System → Kanüle liegt an Gefäßwand an → fehlender Druck im System	→ Luftblasen herausspülen → Gerinnsel nach außen spülen → sanfter Druck von außen auf die Kanüle ausüben
der Druck wird zu niedrig angezeigt	→ Transducer zu hoch platziert	→ wieder in Herzhöhe bringen, erneuter Nullabgleich
Kanüle thrombosiert	→ kein ausreichender Druck von Spüllösung → keine ausreichende Spülung	→ Druck in Manschette erhöhen → neue Spüllösung anhängen

die häufigsten Messfehler, ihre Ursachen und Handlungsschritte.

> **→ Merke**
> Weitere Gefahren bestehen in der versehentlichen und unbemerkten Diskonnektion des Systems von der Kanüle. Aus diesem Grund sollte der punktierte Arm (das Bein) des Patienten so gelagert sein, dass die Punktionsstelle jederzeit unter Berücksichtigung der Intimsphäre einsehbar ist. Es kommt in der Praxis immer wieder vor, dass bei einem unter der Bettdecke liegenden Arm das System diskonnektiert, was zu einem erheblichen Blutverlust führt.

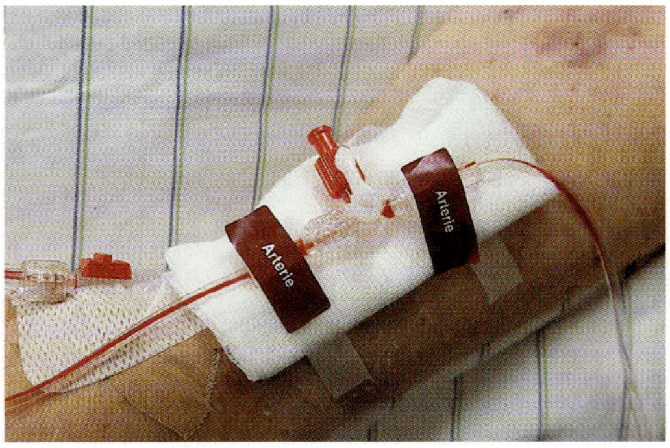

Abb. 46.14 Eindeutig gekennzeichneter arterieller Zugang

Versehentliche intraarterielle Injektion. Trotz aller Vorsichtsmaßnahmen wie deutlicher Beschriftung der Kanüle (**Abb. 46.14**), Verzicht auf einen nahe der Kanüle angebrachten Dreiwegehahn oder Nutzung eines roten Dreiwegehahns am Druckdom kann es dennoch zu einer versehentlichen Fehlinjektion mit fatalen Folgen für den Patienten kommen.

Symptome:

- massive Schmerzen distal der Punktionsstelle,
- starke blasse Verfärbung der Haut,
- teils fleckige Haut,
- Zyanose an den Akren,
- kein tastbarer peripherer Puls und
- eventuell eine frühzeitige Nekrosenbildung.

Diese Probleme resultieren aus dem vom pH-Wert des Blutes abweichenden pH-Wert des intraarteriell applizierten Medikamentes. In dieser Situation darf keine Zeit verloren werden, da es für den Patienten auch um den Erhalt der betroffenen Extremität geht.

> **→ Merke**
> Niemand darf eine Fehlinjektion verschweigen. Jeder sollte bemüht sein, so schnell wie möglich alles Erforderliche an Maßnahmen vorzubereiten und ggf. selbstständig einzuleiten!

Maßnahmen:
Pflegende, die diese Symptomatik beobachten oder einen Hinweis auf eine Fehlinjektion erhalten, sollen folgende Schritte einleiten:

- Arzt schnell informieren,
- Kanüle unbedingt liegen lassen, um 20 ml isotone Kochsalzlösung injizieren zu können,
- Heparin zur Thrombolyse und ein Lokalanästhetikum (z. B. Lidocain 1 %) zur Analgesie und Gefäßdilatation aufziehen,
- je nach Ausprägung der Thrombosierung kann durch den Arzt Streptokinase appliziert werden, was wiederum vorzubereiten ist,
- im Rahmen anästhesiologischer Verfahren steht eine Plexusanästhesie zur Verfügung, durch die eine ausgeprägte Vasodilatation und eine ausgezeichnete Analgesie zu erzielen ist. Diese Maßnahme wird ausschließlich vom Anästhesisten durchgeführt.

■ Verbandwechsel

Intraarterielle Kanülen und Katheter werden aufgrund der Komplikationsrate so früh wie möglich entfernt. Solange sie liegen bleiben, muss ein regelmäßiger Verbandwechsel durchgeführt werden. Benötigt werden dazu:

- ein Abwurfbehälter,
- je ein Paar unsterile und sterile Handschuhe,
- steriles Pflaster oder ein geschlitzter Folienverband,
- nach Möglichkeit sterile Pflasterstreifen zur Fixierung,
- sterile Kompressen und ein
- Hautdesinfektionsmittel.

Nach einer hygienischen Händedesinfektion wird mit unsterilen Handschuhen der alte Verband gelöst. Danach erfolgt eine Desinfektion der Einstichstelle. Während der Einwirkzeit des Desinfektionsmittels kann sich die Pflegeperson sterile Handschuhe anziehen. Mit den sterilen Kompressen erfolgt jetzt eine desinfizierende Reinigung der Punktionsstelle. Inkrustierungen werden gelöst und entfernt. Abschließend wird der die Kanüle haltende „Zügel" (Pflasterstreifen) gelöst und entfernt und unterhalb der Kanüle eine Reinigung vorgenommen. Das alles muss sehr vorsichtig vonstatten gehen, da sich die Kanüle sehr schnell aus der Arterie entfernen kann. Gegebenenfalls ist eine zweite Person erforderlich, die die Kanüle sichert. Die Kanüle wird jetzt wieder mit einem Pflasterstreifen sichernd fixiert und mit einem sterilen Pflaster überklebt. Dabei ist darauf zu achten, dass das Ende der Kanüle keinen Druck auf das Hautniveau ausübt und dadurch eine Hautläsion hervorruft. Statt eines Pflasters kann auch ein transparenter Folienverband angelegt werden, der das Wechselintervall auf bis zu fünf Tage verlängert. Die zuführende Druckleitung sollte oberhalb des Verbandes in eine Schleife gelegt und fixiert werden, so dass ein eventueller Zug nicht direkt auf die Kanüle einwirken kann. Gebrauchte Materialien werden abschließend entsorgt und der Verbandwechsel dokumentiert.

Entfernen der Kanüle. Sobald die Kanüle nicht mehr erforderlich ist, sollte sie schnellstmöglich entfernt werden. Nach dem Lösen des Verbandes und der Entfernung des arteriellen Zugangs ist auf eine ausreichende Kompression der Punktionsstelle zu achten.

- Bei der A. radialis und der A. ulnaris sollte mindestens 3 Min. mit drei Fingern komprimiert werden. Der Blutfluss muss dabei allerdings erhalten bleiben. Anschließend wird ein Druckverband angelegt, der für weitere 10 Min. belassen wird.
- Bei der A. femoralis ist eine Kompressionszeit von 10 Min. erforderlich, die auch mit beiden Daumen durchgeführt werden kann. Danach wird auch hier ein Druckverband angelegt.

In beiden Fällen muss eine engmaschige Kontrolle auf eventuell auftretende ischämische Zeichen im Versorgungsgebiet der Arterien durchgeführt werden.

46.3 Pflege von Patienten mit rückenmarksnahen Kathetersystemen

Franz Sitzmann

46.3.1 Situation des Patienten

Schmerz wird vom Patienten als ein belastendes körperliches Ereignis empfunden. Um ihm Schmerzlinderung zu verschaffen, können z. B. rückenmarksnahe Leitungsanästhesien angewandt werden. Am häufigsten werden sie in der Geburtshilfe und bei chirurgischen Operationen unterhalb des Bauchnabels durchgeführt. Auch für die postoperative Schmerztherapie (rückenmarksnahe Opioidapplikation) können diese Verfahren der Schmerzausschaltung angewendet werden.

46.3.2 Theoretische Grundlagen

Definition
Opioide (z. B. Morphin, Buprenorphin, Fentanyl), die in den Liquor- oder den Periduralraum gegeben werden, besetzen Opiatrezeptoren im Hinterhorn des Rückenmarks und bewirken auf diese Weise bereits in geringen Dosierungen eine starke und anhaltende Analgesie.

Man unterscheidet zwei Wirkorte, den Subarachnoidal- und den Epiduralraum.

Spinalanästhesie

(syn.: subarachnoidale, intrathekale oder intradurale Anästhesie, veraltet: Lumbalanästhesie)

Definition
Bei der Spinalanästhesie handelt es sich um eine Regionalanästhesie durch Injektion eines Lokalanästhetikums (LA) in den Subarachnoidalraum (vgl. **Abb. 46.15**), der hier nur noch Liquor (Rückenmarksflüssigkeit) mit nicht umscheideten Spinalnerven enthält.

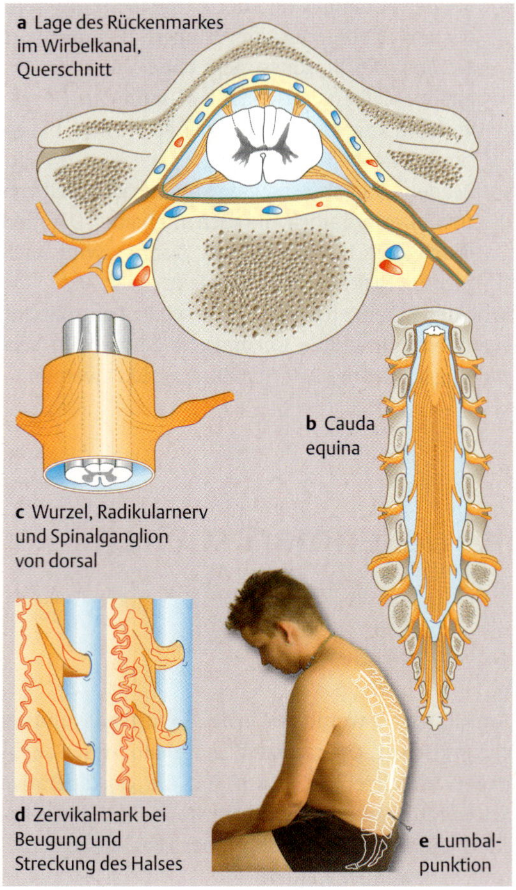

Abb. 46.15 Verschiedene Bereiche des Rückenmarks

Tabelle 46.7 Einige Indikationen für die Spinalanästhesie

Operative Gründe	*Patientenorientierte Gründe*
→ Operationsgebiet in der unteren Körperhälfte → erwünschte postoperative Analgesie → intraoperative Rücksprache Patient/Operateur möglich	→ Allgemeinanästhesie wird z. B. aus Angst abgelehnt → geringere Medikamentenbelastung des Neugeborenen beim Kaiserschnitt im Vergleich zur Allgemeinanästhesie → bronchopulmonale Erkrankungen → Intubation kann vermieden werden → bei Kindern nur selten durchgeführt, evtl. bei Früh- und Neugeborenen mit bronchopulmonaler Dysplasie

Während in der frühen Embryonalzeit das Rückenmark noch den ganzen Wirbelkanal ausfüllt, endet es beim Erwachsenen etwa auf Höhe des zweiten Lendenwirbels (LWK 1/2). Die Schmerzausschaltung wird durch die Injektion eines LA in den Spinalraum erreicht, es kommt zu einer vorübergehenden, schnellen und kompletten Blockade der motorischen, sensorischen und sympathischen Erregungsleitung in den Spinalnervenwurzeln (**Tab. 46.7**).

Der **Pflegende** als assistierender Mitarbeiter
- übernimmt die sorgfältige Vorbereitung des Materials für die Punktion,
- unterstützt den Patienten während der Punktion durch korrekte Lagerung und Hilfestellung,
- nimmt eine konsequente Beobachtung der Medikamentenwirkung auf den Patienten vor und
- verabreicht bei der postoperativen Schmerztherapie die angeordnete Medikamentendosis unter sorgfältiger Patientenbeobachtung.

Der **Arzt**
- bereitet die Punktion durch eine sorgfältige Antiseptik vor,
- beachtet eine unbedingte aseptische Vorgehensweise,
- führt die Punktion durch und
- ordnet die Medikamente und ihre Dosis schriftlich an.

Epiduralanästhesie (syn. Periduralanästhesie: PDA)

Wirkungsort ist der Epiduralraum, der Raum zwischen Periost und Durasack. Das hier zur Schmerzausschaltung injizierte Lokalanästhetikum (LA) bewirkt eine vorübergehende Blockade der den Epiduralraum durchziehenden extraduralen Spinalnervenwurzeln. Sie sind in diesem Bereich von der harten Hirnhaut (Dura mater) umhüllt, der Wirkungseintritt des Lokalanästhetikums ist dadurch am

Hauptwirkort deutlich verzögert (etwa 20–30 Min.); das Lokalanästhetikum muss erst durch die Dura diffundieren. Diese Regionalanästhesie durch Injektion eines LA ist in jeder Höhe der Wirbelsäule möglich. Wegen des günstigen Zugangswegs und der geringeren Gefahr einer Rückenmarkverletzung wird der lumbale Zugang am häufigsten angewandt. Die benötigte Medikamentenmenge ist für den Epiduralraum größer als für den Spinalraum; dies liegt am größeren Verteilungsvolumen des Periduralraumes und der höheren örtlichen Konzentration. Durch passende Dosiserhöhung des Lokalanästhetikums wird die gewünschte Anästhesiehöhe erreicht.

Neben der intra- und postoperativen Schmerzbehandlung durch rückenmarksnahe Schmerzmittelapplikation können diese Verfahren auch in der **Behandlung chronischer Schmerzen** angewendet werden. Dies trifft insbesondere auf die peridurale Blockade mit Lokalanästhetika (z.B. Bubivacain) und Opioiden zu.

Obwohl es ein sehr betreuungsaufwendiges und invasives Verfahren ist, ist die Medikamentengabe über einen Verweilkatheter bei bestehenden Kontraindikationen für die orale Gabe von Schmerzmitteln (z.B. Subileus) oder nicht zu behebenden Nebenwirkungen (z.B. Obstipation) sehr vorteilhaft. Damit ist die von der WHO formulierte Stufenleiter der Schmerzbehandlung um eine 4. Stufe mit dem Einsatz stark wirksamer Opiate zu erweitern. Bei guter analgetischer Wirkung einer zunächst diagnostischen Applikation der betreffenden Substanz kann dann die Anlage eines Periduralkatheters und einer externen Pumpe vorgenommen werden. Bleibt die Analgesie ausreichend und treten keine schwerwiegenden Nebenwirkungen auf, kann der im Spinalraum implantierte Katheter mit einer subkutan platzierten Pumpe eingesetzt werden. Insbesondere zur Langzeitanwendung der kontinuierlichen intrathekalen Opioidinfusion stehen diese implantierbaren Medikamentenpumpen zur Verfügung. Bewährt hat sich diese Methode bei Patienten mit Krebserkrankung mit unerträglichen Schmerzen und eingeschränkter Lebenserwartung.

46.3.3 Pflegerische Aufgaben

Spinalanästhesie

Durchführung

- Alle Medikamente werden aufgezogen, wenn der Arzt steril angezogen ist, der Patient aber noch nicht in der für ihn unbequemen endgültigen Haltung gelagert ist.
- Die Lagerung des Patienten kann in Seitenlage, im Sitzen (**Abb. 46.16**) oder in Bauchlagerung erfolgen. Die Seitenlage ist für den Patienten am bequemsten, die Kollapsneigung ist geringer. Am sitzenden Patienten, im Schneidersitz oder mit vom Tisch herabhängenden und auf einem Hocker abgestützten Beinen sind die Dornfortsätze und Interspinalräume leichter zu tasten als in Seitenlage.
- In der Seitenlage rückt der Patient mit dem Gesäß an die Seitenkante des Operationstisches.
- In der Seitenlage den Patienten dazu auffordern, einen „Katzenbuckel" zu machen, d.h. die Knie maximal anzuziehen.
- Immer sollte der Patient das „Kinn an die Brust nehmen", d.h. er flektiert maximal den Hals.
- Insbesondere bei älteren und bettlägerigen Patienten kann die Durchführung der Punktion erschwert sein. Hier ist eine sachgerechte Unterstützung bzw. die Lagerung des Patienten besonders wichtig; der Pflegende steht dabei vor dem Patienten und stützt ihn.

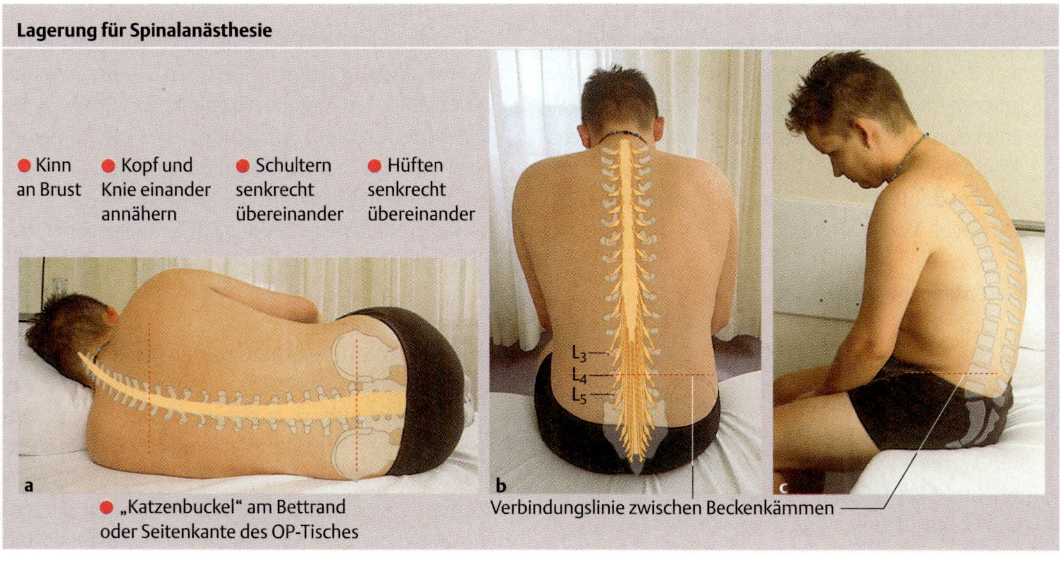

Abb. 46.16 Lagerung des Patienten für die Spinalanästhesie **a** in Seitenlage, **b** im Sitzen

Hygiene

> **Praxistipp**
> Uwe Klein Krankenpfleger
> Alle Maßnahmen müssen so ablaufen, dass die Spinalkanüle und das Lokalanästhetikum den Subarachnoidalraum steril und ohne Einbringen von Desinfektionsmittel erreichen.

Antiseptische Maßnahmen. Da die Punktion in einer Schweißrinne mit talgdrüsenreicher Haut erfolgt, muss die Hautantiseptik besonders sorgfältig durchgeführt werden. In diesen Bereichen sind selbst bei langen Einwirkzeiten sonst gut wirksamer Desinfektionsmittel geringere Keimzahlreduktionen zu erreichen.

- Vor Desinfektion des Rückens Moltonunterlage unter den Patienten legen,
- Hautantiseptik durch 3-maliges Aufsprühen z. B. von skinsept G,
- mit sterilen Tupfern dreimal die Desinfektionslösung von kranial nach kaudal abwischen,
- dabei die Operationshandschuhe frei von Desinfektionslösung halten oder nach der Desinfektion und Abdecken des Rückens des Patienten mit dem Lochtuch den Handschuh wechseln,
- eine Einwirkzeit von 1 Min. ist unbedingt einzuhalten. Obwohl für diesen Bereich Empfehlungen schwierig zu geben sind, empfehlen einige Hygieniker vor Injektionen und Punktionen mit höherem Infektionsrisiko zur Sicherheit eine Einwirkzeit von 10 Min. Dabei soll die Haut über die gesamte Zeit mit dem Präparat feucht gehalten werden.

Aseptische Maßnahmen.

- Evtl. Rasur des Punktionsgebietes,
- der mit Mund-Nasen-Schutz, Kopfhaarschutz, sterilem Kittel und mit einem Paar (evtl. zwei Paar) Operationshandschuhen bekleidete Arzt nimmt die Antiseptik des Rückens vor und deckt vor dem Handschuhwechsel die Punktionsstelle mit einem sterilen Lochtuch ab,
- Injektionsflachfilter werden zur Vermeidung von Kontaminationen der Injektionslösungen empfohlen, bei länger liegendem Katheter mit einer 2-tägigen Wechselrate.

Materialvorbereitung

> **Merke**
> Anästhesiegerät, -hilfsmittel (z. B. Intubationsbesteck und Endotrachealtubus) werden wie für eine Allgemeinanästhesie gerichtet. Notfallmedikamente sind im Kühlschrank injektionsbereit.

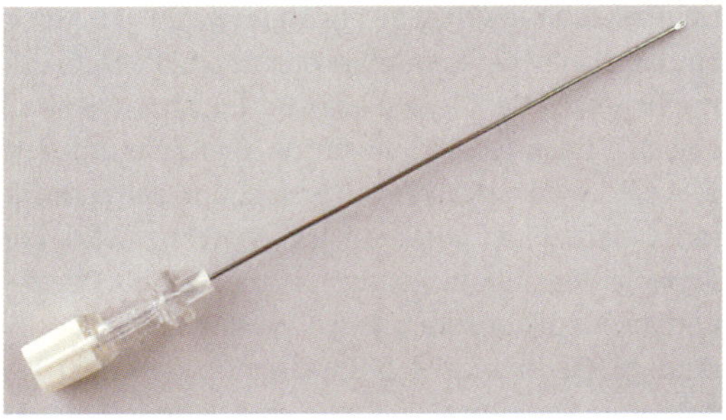

Spinalkanüle

Spinalset vorbereiten mit:

- 3 – 4 Kompressen,
- ca. 3 Tupfern,
- 2 Abdecktüchern (davon 1 Lochtuch),
- 1 Kanüle zum Aufziehen der Medikamente,
- 1 Kanüle für Hautquaddel und Infiltration des Stichkanals,
- evtl. Kanüle dazulegen (als Führungskanüle für Nadeln der Größen 27/28/29 G),
- evtl. 1 Ampullensäge.

Bei den **Lokalanästhesieampullen** muss eine eventuelle Verunreinigung durch unsaubere Glaspartikel vermieden werden. Daher werden heute sog. Luerfit-Ampullen aus Kunststoff angeboten, die bei der direkten Entnahme ohne Kanüle eine dichte Verbindung zwischen Ampulle und Spritze ermöglichen. Ein weiterer Vorteil ist, dass kein Risiko durch Kontamination des Medikamentes und Verletzung durch Glassplitter besteht.

Weiterhin muss vorbereitet werden:

- Scandicain 1 % zur Lokalanästhesie,
- Carbostesin 0,5 % hyperbar oder isobar (Anästhesisten fragen).

Angereicht werden:

- 1 Spritze (2 ml für Lokalanästhetikum zur Infiltration),
- 1 Spritze (5 ml für Lokalanästhetikum zur Spinalanästhesie),
- 1 Spinalkanüle (Größe je nach Absprache mit dem Anästhesisten) (25 G, 26 G). Bei wiederverwendeten Kanülen sorgfältigstes Auswaschen des neurolytisch wirkenden Desinfektionsmittels vor der Resterilisation notwendig,
- Katheter mit Flachfilter,
- Tupferokklusivverband nach Entfernen der Nadel.

Besonderheiten

Die **psychische Unterstützung** des Patienten ist bei der rückenmarksnahen Leitungsanästhesie mit Lokalanästhetika intensiver notwendig als bei der Vorbereitung einer Allgemeinanästhesie; ihr muss besondere Aufmerksamkeit geschenkt werden. Einem informationssuchenden Patienten sollten bereits beim Anlegen des Katheters alle Schritte erklärt werden, ängstliche Patienten versucht man eher abzulenken. Diese Informationen sollten durch die assistierende Pflegeperson erfolgen. Während der Operation können individuelle Wünsche des Patienten berücksichtigt werden, z. B. Begleitung der Operation durch Erläuterungen oder Verfolgen einer Arthroskopie über den Monitor, Musik über Kopfhörer, Sedierung oder Schlaf.

Die **korrekte Lagerung** des Patienten während der Operation mindert postoperative Rückenschmerzen; beispielsweise kann ein Kissen bei vorliegendem Hohlkreuz die erschlaffte Rückenmuskulatur unterstützen.

Durch die Vasodilatation frieren Patienten leicht. Als ein kompensatorischer Ausgleichsversuch des Organismus zur Wärmeregulation kann das **Muskelzittern** auftreten. Mit dem Einsatz von Wärmematten und anderen Wärmetherapiegeräten (z. B. warmtouch), Anheben der Raumtemperatur im Operationssaal und angewärmten Infusionen kann dies gemindert werden.

Frühkomplikationen

Durch die Blockade der sympathischen Fasern kommt es zur Gefäßweitstellung, die zum **Blutdruckabfall** führt, der von Übelkeit und Erbrechen begleitet sein kann. Er tritt nicht nur zu Beginn auf, sondern ist auch nach ca. einer halben Stunde und noch später möglich. Deshalb müssen Puls und EKG kontinuierlich und der Blutdruck alle 5 Min. überwacht werden. Durch Infusionsbehandlung wird der Blutdruckabfall minimiert.

Eine lebensbedrohliche Komplikation stellt eine hohe oder totale Spinalanästhesie dar. Dabei gähnt der Patient zunächst und spricht mit Flüsterstimme, bevor es zum Abfall des Blutdrucks, Unruhe, Angst und durch Lähmung des Zwerchfells zum Atemstillstand kommt. Deshalb sollte die Atmung überwacht werden, am besten mit dem Pulsoxymeter. Dieses einfach zu handhabende, nicht-invasive Verfahren zur kontinuierlichen Messung der arteriellen Sauerstoffsättigung (S_aO_2) reagiert bei Hypoxämie sehr schnell. An einem Finger oder Ohrläppchen wird ein Sensor angebracht, der die pulssynchrone Volumenveränderung im arteriellen, pulsierenden Blut des durchstrahlten Gewebes errechnet.

Pflegerische Beobachtung im Aufwachraum und auf der Station

Im Aufwachraum. Hier sollte das Bewusstsein beobachtet, der Rückgang des Analgesieniveaus verfolgt und der Kreislauf durch Messen des Blutdrucks und kontinuierliches Monitoring von EKG und Puls überwacht werden. Möglich ist das Austesten der Anästhesiehöhe mittels Eiswürfel. Das Kalt-Warm-Empfinden verhält sich parallel zur Schmerzempfindung an der Körperoberfläche („segmentale Ausbreitung").

Harnverhalt durch die Blockade der sakralen Nervenfasern, die zuletzt abklingt, kann bei voller Blase durch die Infusionsbehandlung Grund für eine Medikamentengabe oder einmalige Katheterisierung sein. Die Prüfung des Füllungszustandes der Blase ist auch wegen möglicher reflektorischer Kreislaufreaktionen bei anhaltend voller Blase von Bedeutung.

Auf der Station.

- Liegt bei dem Patienten das Analgesieniveau unter einer bestimmten Höhe (unter Th 12), kann er nach ärztlicher Anordnung auf die Allgemeinstation verlegt werden.
- Hier sollte frühzeitig vor dem Einsetzen der Schmerzen die systemische Analgesie vorgenommen werden.
- Die Patienten können hier wieder essen und trinken.
- Nach Abklingen der Sympathikusblockade, einige Stunden nach Ende der sensiblen Blockade, können die Patienten vorsichtig mobilisiert werden.
- Nicht sinnvoll ist zur Prophylaxe des postspinalen Kopfschmerzes eine 24-stündige flache Bettruhe. Eher werden vorbeugend möglichst dünne Punktionsnadeln empfohlen.
- Die Blasenentleerungsstörung kann durch die Anästhesie bedingt noch andauern, d. h. sie muss beobachtet und evtl. behandelt werden.

Epiduralanästhesie

Zur Vorbereitung und Überwachung des Patienten sind dieselben Maßnahmen wie bei der Spinalanästhesie erforderlich; das Gleiche gilt bezüglich der Antiseptik bzw. Aseptik für die Vorbereitung der Punktion und Handhabung des Instrumentariums.

Zur **Fixierung des PDA-Katheters** sollte eine Schlaufe nach unten gelegt werden und der PDA-Katheter mit einem Steg befestigt werden. Den PDA-Katheter am Rücken hoch bis zur Schulter mit weißem Pflaster fixieren. Dazu muss der Patient vorher den Rücken nochmals ganz „rund" machen, da sonst bei späterer Bewegung auf den PDA-Katheter Zug ausgeübt werden könnte.

> **Merke**
> Eine deutliche Kennzeichnung auf der Fixierung des Katheters ist sinnvoll, um eine Verwechslung mit dem ZVK zu vermeiden.

Besonderheiten

> **Praxistipp**
> Uwe Klein Krankenpfleger
> Es wird empfohlen, dass der Epiduralkatheter vom Anästhesisten selbst entfernt wird. Er kann eine mögliche Fehllage des Katheters, die beim Entfernen neurologische

Schäden verursachen könnte, schneller erkennen. So kann ein Abscheren des Katheters an einem Dornfortsatz auftreten, wenn der Patient nicht die gleiche Lage mit gebeugtem Rücken einnimmt wie beim Legen.

Ergeben sich durch Rötung der Punktionsstelle Hinweise auf eine Infektion, soll nach der Entfernung die Katheterspitze steril abgeschnitten und zur bakteriologischen Untersuchung gegeben werden, ebenso nach Katheterliegezeiten von mehr als 7–10 Tagen. Vorher keine Hautantiseptik durchführen, um kein falsch negatives Ergebnis durch das Desinfektionsmittel hervorzurufen. Nach dem Ziehen des Katheters wird die Eintrittsstelle kurzfristig durch einen kleinen Verband geschützt.

■ Komplikationen

Die **intravasale,** auch durch Aspirationsversuch vor der Injektion nicht sicher auszuschließende Injektion einer hohen Lokalanästhetikadosis, stellt eine mögliche Gefahr dar.

Deutliche subjektive, zunächst zerebral bedingte Anzeichen wie metallischer Geschmack auf der Zunge, Unruhe, Tremor, Schwindel, Ohrensausen, Übelkeit, Sprach- und Sehstörungen und Verwirrtheit können sich bei der Injektion zu objektiven zerebralen Krämpfen steigern.

Sehr selten kann es nach der Injektion des Lokalanästhetikums zu einer **Atemdepression** kommen. Sie ist durch eine schnelle Resorption des Opioids aus dem Periduralraum mit systemischer Wirkung bedingt. Durch den Einsatz von Antikoagulanzien sowie mögliche sekundäre Verletzung eines Gefäßes durch den epiduralen Katheter kann es zur Ausbildung eines **epiduralen Hämatoms** kommen. Die Patienten müssen deshalb zumindest in den beiden darauf folgenden Tagen aufmerksam auf neurologische Warnsymptome beobachtet werden (S. 1312 f). Vor Eintritt einer irreversiblen sensorischen Paraplegie treten Rückenschmerzen mit radikulärer Symptomatik sowie Sphinkterinsuffizienzen der Blase und des Darmes als Warnzeichen auf. **Bakterielle Infektionen** durch nicht streng aseptische Punktion oder hämatogen im Epiduralraum gestreut breiten sich langsamer aus als subarachnoidale Infektionen nach Spinalanästhesie. Hyperästhesien, also Überempfindlichkeit für Berührungsreize, sind, ebenso wie vom Patienten geäußerte motorische Störungen, ernst zu nehmen.

Kombinierte Spinal- und Epiduralanästhesie

Spezielle Sets ermöglichen die Kombination dieser beiden Anästhesiearten. Die Vorteile der beiden Verfahren werden kombiniert: Schnelle und gute Schmerzausschaltung durch die Spinalanästhesie; eine Spinalkanüle mit sehr geringem Durchmesser verringert die postspinalen Kopfschmerzen; eine Verlängerung der Schmerzausschaltung kann durch eine nachfolgende Epiduralanästhesie erzielt werden; durch einen durch die Tuohy-Kanüle platzierten Epiduralkatheter kann die postoperative Schmerzausschaltung erfolgen.

Leserservice

Verwendete Literatur

Bleicher, U., L. Ullrich: Checkliste Pflege in der Anästhesie. Thieme, Stuttgart 1996

Gabka, J.: Injektions- und Infusionstechnik, 4. Aufl. de Gruyter, Berlin 1988

Kahle, W., H. Leonhardt, W. Platzer: Taschenatlas der Anatomie für Studium und Praxis, Bd. 3, 6. Aufl. Thieme, Stuttgart 1991

Koch, F.: Klinikleitfaden Intensivpflege. Gustav Fischer, Lübeck 1997

Lanz, E.: Spinalanästhesie. In Niesel, H.C.: Regionalanästhesie, Lokalanästhesie, Regionale Schmerztherapie. Thieme, Stuttgart 1994

Larsen, R.: Anästhesie und Intensivmedizin für Schwestern und Pfleger, 5. Aufl. Springer, Berlin 1999

Latasch, L., K. Ruck, W. Seiz: Anästhesie, Intensivmedizin, Intensivpflege. Urban & Fischer, München 1998

Ohmeda, The Boc Group: Ratgeber für das kardiovaskuläre Monitoring

Rudolph, H.: Krankenhaushygiene – Hospitalhygiene, 2. Aufl. mhp, Wiesbaden 1998

Salm, T.J. van der, B.C. Dutler, H. Brownell Wheeler: Invasive Techniken am Krankenbett. VCH, Weinheim 1991

Schirmer, M.: Neurochirurgie, 8. Aufl. Urban & Schwarzenberg, München 1994

Sitzmann, F.: Hygiene. Springer, Berlin 1999

Stratmann, D., H. Nolte: Epiduralanästhesie. In Niesel, H.C.: Regionalanästhesie, Lokalanästhesie, Regionale Schmerztherapie. Thieme, Stuttgart 1994

Taeger, K., G. Rödig, U. Finsterer: Grundlagen der Anästhesiologie und Intensivmedizin für Fachpflegepersonal, 3. Aufl. Wissenschaftliche Verlagsabteilung Abbott GmbH, Wiesbaden 1994

Ullrich, L., A. Lamers-Abdella: Checkliste Intensivpflege. Thieme, Stuttgart 1996

Weiterführende Literatur

Buddenberg, E., G. Brodner: Unterstützende Systeme zur Schmerztherapie. In Ullrich, L.: Zu- und ableitende Systeme. Thieme, Stuttgart 2000

Ebell, H., A. Beyer: Die Schmerzbehandlung von Tumorpatienten. In Jehn, U., H. Berghof: Supportive Maßnahmen in der Onkologie. Thieme, Stuttgart 1994

Kretz, F.-J.: Regionalanästhesien im Kindesalter. In Kretz, F.-J.: Anästhesie, Notfallmedizin und Intensivmedizin bei Kindern. Thieme, Stuttgart 1997

Oster, W.: Umgang mit Periduralkatheter (PDK). In Sitzmann, F.: Pflegehandbuch Herdecke, 3. Aufl. Springer, Berlin 1998

47 Injektion und Gefäßpunktion

Franz Sitzmann

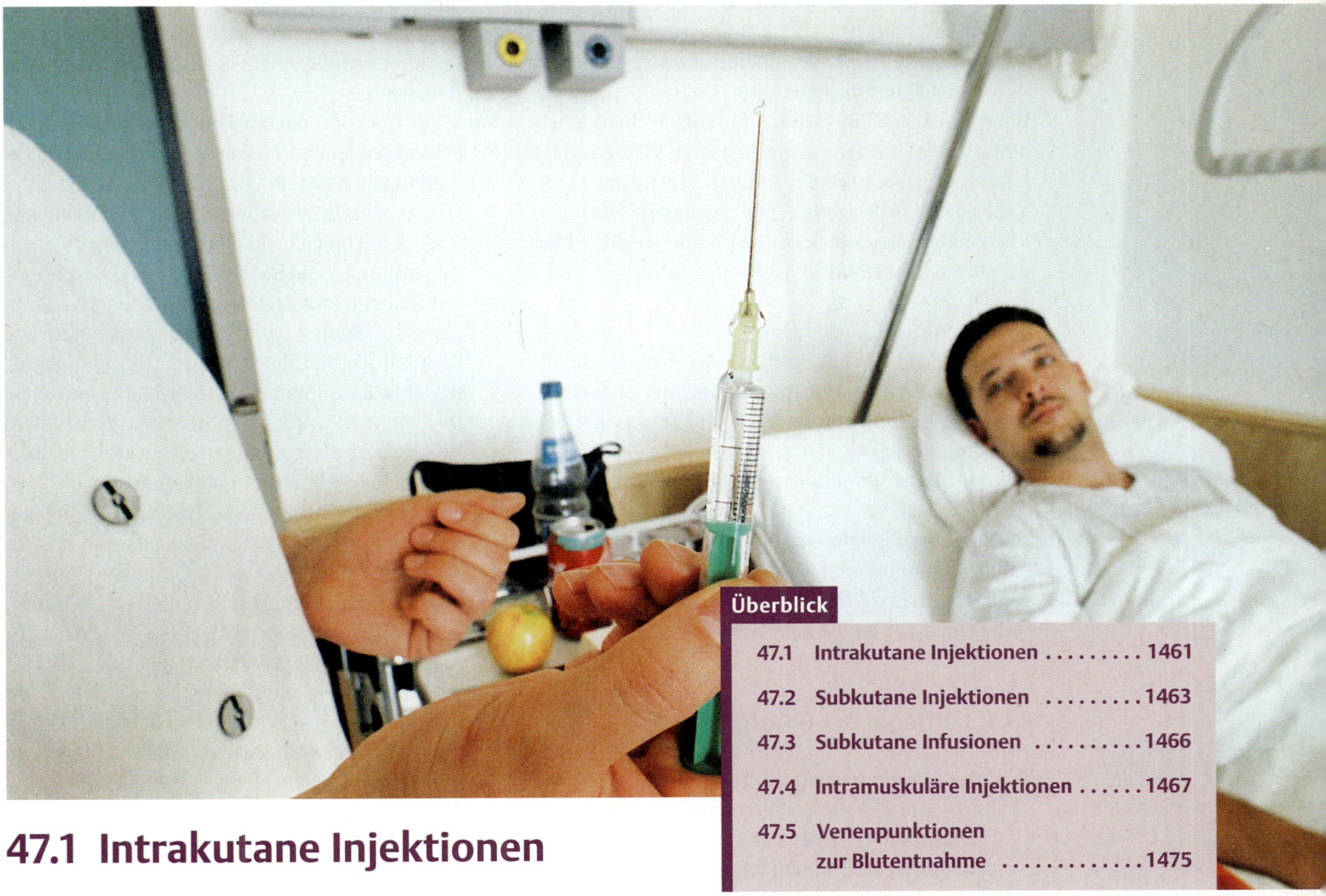

Überblick

47.1 Intrakutane Injektionen

47.1.1 Situation des Patienten

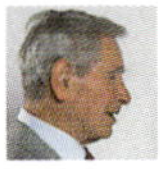

···› Es bleibt ein Rätsel: „Ich kann kein Blut sehen, weder bei mir noch bei anderen. Mir wird schon schlecht, wenn mir Blut aus dem kleinen Finger genommen wird“, bekennen gestandene, lebenserfahrene Männer wie Herr Anders, ein 71-jähriger Rentner. Auf die Frage, wie es in seiner Kindheit gewesen sei, antwortet er: „Da war es anders. Ich bin auf dem Land aufgewachsen; wenn ich auf das Knie gefallen bin und große Verletzungen entstanden, hat man ein paar Kräuter gesucht, Binde drauf und fertig war's.“ „Und wie war es im Krieg?“ „Ja, interessante Frage“, gesteht Herr Anders, „als 16-Jähriger haben sie mich 1945 noch mit einem Karabiner losgeschickt, das Vaterland zu verteidigen. Was musste ich da alles mit ansehen. Woran liegt es, dass ich heute so empfindlich dabei bin? Ist es Gewöhnung, kann man so abstumpfen durch Gewöhnung? Oder ist es Erfahrung mit dem Leid? Ich weiß es nicht.“

Bei der intrakutanen Injektion handelt es sich um eine Injektionstechnik, bei der das kleine Arzneimitteldepot direkt in die Haut eingespritzt wird. Trotz winziger Kanülen und kleinster Injektionsmengen reagieren Patienten ganz unterschiedlich empfindlich auf diesen Eingriff.

47.1.2 Theoretische Grundlagen

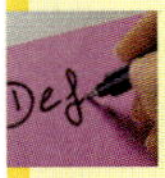

···› Definition

Die intrakutane Injektion ist eine Injektionstechnik, bei der kleine Arzneimittelmengen in die Haut appliziert werden.

Diese Technik wird zur Applikation von

- Impfstoffen,
- Lokalanästhetika bei der Neuraltherapie (Schmerztherapie mit „Quaddeln“) und zur
- Durchführung von Sensibilisierungstests (Allergie- und Tuberkulinprobe)

verwendet.

■ Injektionsstellen

Als Injektionsort ist bei entsprechender Indikation die oberste Hautschicht des gesamten Körpers anzusehen, z. B.

- an der Außenseite des Oberschenkels im kranialen Abschnitt,
- an der Streckseite des Oberarms oder
- an der Unterarminnenseite.

Handelt es sich um Schutzimpfungen, die Narben hinterlassen können, sollte beachtet werden, dass Narben im Oberarmbereich durch Wachstum in die Nähe des Ellenbogengelenks „wandern" können. Wegen kosmetischer Beeinträchtigungen sollte hier der Oberschenkelbereich gewählt werden.

■ Hygiene

Händehygiene. Vor der Injektion Waschen der Hände oder Händedesinfektion. Je nach Technik ist auch eine Hautantiseptik von Daumen und Zeigefinger der injizierenden Person notwendig.

Hautantiseptik. Punktionsstelle zweimal desinfizieren.

Sterilität des Injektionsmaterials. Mit einer sterilen Kanüle darf nur einmal eine intrakutane Quaddel gesetzt werden; für eine weitere Quaddel an anderer Stelle eine neue sterile Kanüle verwenden.

47.1.3 Pflegerische Aufgaben

■ Materialvorbereitung (Abb. 47.1)

- Impf- und Teststoffe sollen mit einer Feindosierungsspritze (z. B. für Tuberkulin) injiziert werden (Spritzen mit einem Volumen von 1 ml haben eine größere Mikroliter-Einteilung). Ein weiterer Vorteil ist, dass diese Spritzen mit einem Spardorn ausgestattet sind, damit keinen Totraum haben und so keinen Verlust des Medikamentes bedingen.
- Kanülen bereitlegen, z. B. 0,5 mm äußerer Durchmesser × 12 oder 16 mm, 25 – 29 G,
- Zellstofftupfer mit Desinfektionsmittel vorbereiten,
- Kanülenabwurf mit zum Patienten nehmen.

■ Durchführung

- Hände waschen oder desinfizieren,
- Material bereitlegen,
- Injektionslösung mit eigener Kanüle aufziehen oder Fertigspritze vorbereiten. Durch eine Aufziehkanüle lassen sich Partikel (Glasbruch) in der Injektionslösung sowie Kontaminationsgefahren reduzieren.

Vor jeder Injektion nochmals bedenken (**Abb. 47.2**): Patienten/Medikament/ärztliche Anordnung/Hautveränderungen kontrollieren!

- Hautantiseptik des Patienten sowie des Daumens und Zeigefingers der injizierenden Person durchführen; Einwirkzeit von 30 Sek. beachten!
- Mit Daumen und Zeigefinger höchstens 4 – 5 mm der Haut fassen und ein wenig emporziehen. Dadurch werden Epidermis und Korium gegriffen, ohne das subkutane Fettgewebe zu berühren.
- Die Punktion wird mit nach oben gerichtetem Anschliff in die zusammengedrückte Haut beinahe parallel zur Haut durchgeführt.
- Eine andere Form ist die Injektion in die gespannte Haut mit der Kanülenspitze im flachen Winkel zur Haut (**Abb. 47.3**).
- Injektionsnadel schräg nur so weit (ca. 2 – 3 mm) in die oberste Hautschicht einstechen, dass der Anschliff nicht mehr sichtbar ist.
- Injektionslösung langsam injizieren.
- Bei korrekter Einspritzung einer kleinsten Menge (ca. 0,1 ml) hebt die korrekt intrakutan injizierte Lösung sofort eine kleine Hautquaddel (kleine Auftreibung der obersten Hautschicht).
- Trockenen Tupfer auf die Injektionsstelle legen, Injektionskanüle herausziehen.
- Keine kreisenden oder Reibebewegungen ausführen, um die Quaddel nicht auszudrücken.
- Kanülenentsorgung noch beim Patienten.
- Je nach Indikation Injektionsstelle kennzeichnen (einkreisen mit Filzstift oder Kugelschreiber, evtl. Zeit und Datum dazuschreiben).
- Evtl. den Patienten informieren, dass er die Injektionsstelle nicht berührt, 48 – 72 Stunden nicht wäscht und reibende Kleidung vermeidet.

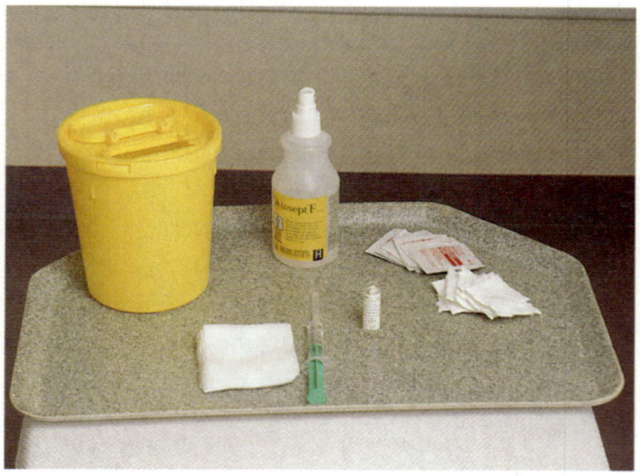

Abb. 47.1 Materialvorbereitung. Auf dem vorher desinfizierten Tablett werden das in der Spritze aufgezogene Medikament, die leere Ampulle sowie die geeignete Kanüle und Tupfer gerichtet. Zusätzlich das Hautantiseptikum und den Kanülenabwurf mit zum Patienten nehmen

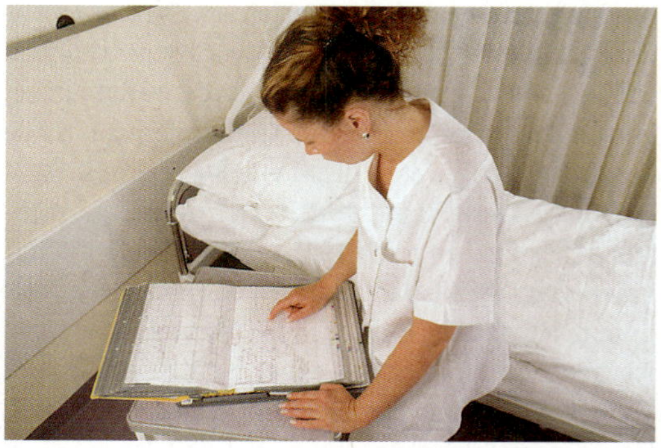

Abb. 47.2 Vor jeder Injektion muss anhand der ärztlichen Anordnung kontrolliert werden, ob es sich um den richtigen Patienten und das verordnete Medikament handelt

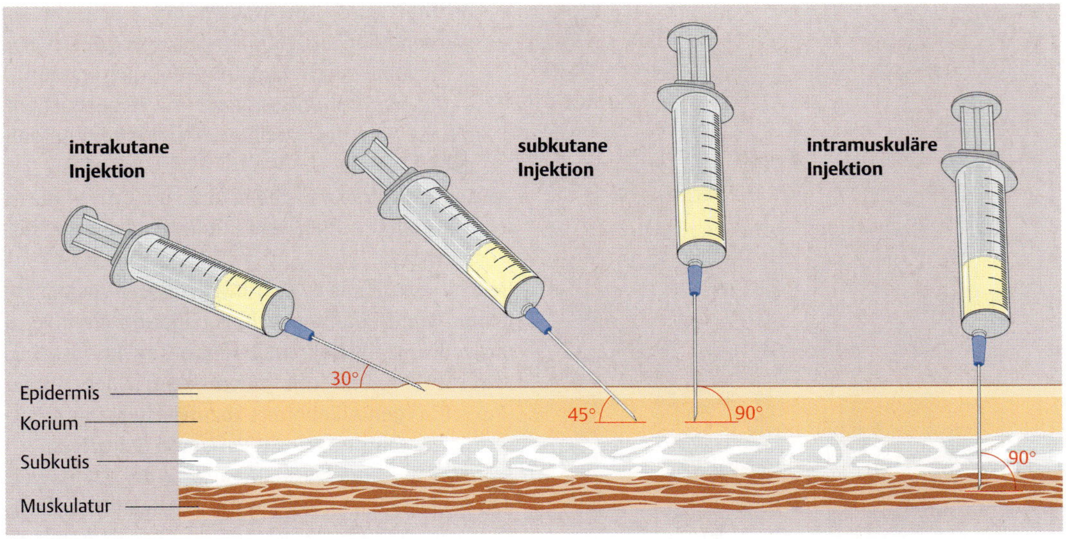

Abb. 47.3 Injektionswinkel und -tiefen bei der intra-, subkutanen und intramuskulären Injektion

47.2 Subkutane Injektionen

47.2.1 Situation des Patienten

Hier handelt es sich um eine Injektionstechnik, die nicht nur von Pflegenden, sondern, nach Schulung durch Pflegende, auch von Patienten selbst ausgeführt wird. Insulininjektionen und die heute sehr weit verbreitete Thromboembolieprophylaxe ließen die s.-c. Injektionen an Bedeutung gewinnen. Auch homöopathische und anthroposophische Medikamente werden meist subkutan und zu Hause von den Patienten injiziert.

47.2.2 Theoretische Grundlagen

> **Definition**
> Die subkutane Injektion ist eine Injektionstechnik, bei der Arzneimittel in die Subkutis, d.h. unter die Haut in das Unterhautzellgewebe, gespritzt werden. Die Subkutis enthält fast den gesamten Fettanteil der Haut mit eingelagerten Blutgefäßen und kleinen Nerven.

Mit dieser sehr häufigen Injektionsart erfolgt die parenterale Injektion von isotonischen, wässrigen Lösungen in die Subkutis. Hypo- oder hypertone bzw. stark saure oder alkalische Lösungen subkutan injiziert, sind stark schmerzhafte Injektionen. Ölige Präparate würden wegen der reduzierten Resorption zu Nekrosen führen. Mit der s.-c. Injektion wird ein verzögerter Wirkungseintritt des verabreichten Mittels bezweckt. Außerdem werden dem Patienten durch die patientenbezogene Anwendung von Pens (= speziellen Injektionsgeräten, die ihrer Ähnlichkeit mit einem Füllfederhalter wegen so benannt sind) z.B. für Insulin- und Interferon-Injektionen (z.B. Intron A) häufige Arztbesuche erspart und Dosierungsprobleme reduziert.

Injektionsstellen

Bei längerfristiger oder lebenslanger Abhängigkeit von dem verordneten Medikament sollte der Patient die Handhabung der Injektionen selbst lernen. Die Vermittlung der entsprechenden Techniken und Beratung stellt ein wesentliches Aufgabenfeld der Pflege dar.

Vier Applikationsorte (**Abb. 47.4**) werden für subkutane Injektionen genannt:

- Injektion in die Bauchhaut zwischen Crista iliaca und Bauchnabel, wobei 2 cm um den Nabel frei bleiben sollten,
- Außenseite und vordere Fläche der Oberschenkel, wobei eine Handbreite über dem Knie frei gelassen werden soll,
- Außenseite der Oberarme; dieser s.-c. Injektionsort ist umstritten, da wegen des meist dünnen Unterhautgewebes hier sehr rasche Insulinwirkungen beobachtet werden,
- Region ober- und unterhalb des Schulterblattes; hier kann der Patient keine Selbstinjektion durchführen.

Für die Injektion von Antikoagulanzien wird von den Herstellern überwiegend die Injektion in die Bauchhaut, alternativ in den Oberschenkel festgelegt. Bei der Auswahl des geeigneten Applikationsortes ist die zu erwartende Resorptionszeit des jeweiligen Medikamentes ein wichtiges Kriterium.

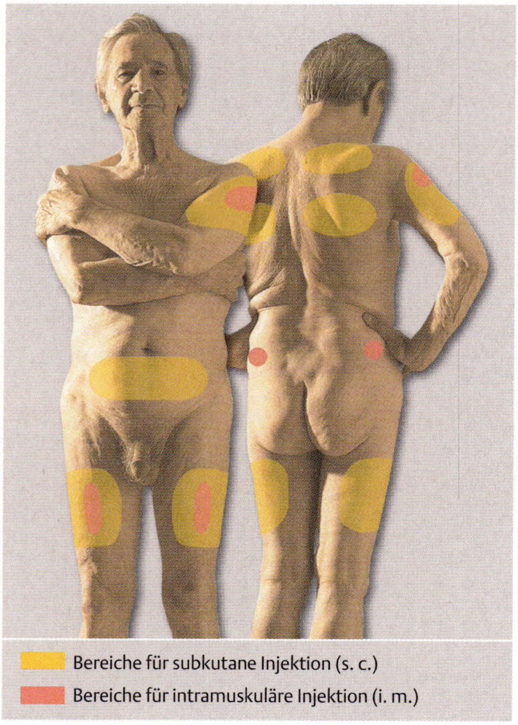

Abb. 47.4 Bereiche für subkutane und intramuskuläre Injektionen

■ Hygiene

Händehygiene. Wie zu jeder Injektionsvorbereitung und Injektion erfolgt vorher das Waschen der Hände oder die Händedesinfektion.

Hautantiseptik. Aus medizinischer Sicht gibt es einige Gründe, die gegen eine routinemäßige Antiseptik vor s.c. Injektionen von **Insulin** sprechen:

- Es besteht die Gefahr, Alkoholreste in die Haut zu inokulieren, d.h. einzubringen, was schmerzhaft sein kann,
- Hautveränderungen können verursacht werden, die nicht nur kosmetisch störend sind, sondern auch die Insulinresorption verändern,
- lokale Hautreizungen sind möglich.

Jahrzehntelange Erfahrungen in der ambulanten und klinischen Insulintherapie in Spezialkliniken lassen eine Antiseptik unnötig erscheinen, da lokale oder systemische infektiöse Komplikationen bei der Insulinapplikation nicht beobachtet wurden. Wichtig ist eine einheitliche Praxis in der Klinik oder zumindest auf einer Station, da Unterschiede bei Ausführung oder Anleitung den Patienten unnötig verunsichert. Letztendlich ist eine Antiseptik vor Insulininjektion in der Klinik und Gemeindepflege eine „forensische" Entscheidung (d.h. absichernd vor dem Gesetz: „Vielleicht könnte ja mal etwas passieren").

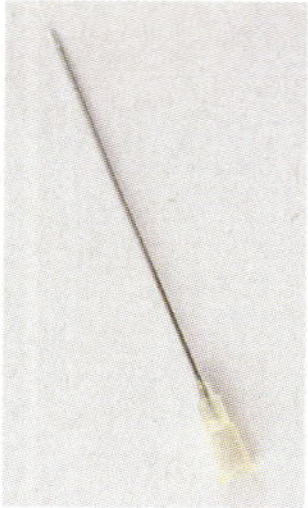

Da auch **Heparine** Konservierungsstoffe enthalten, dürfte eine Antiseptik auch bei deren Injektionen überflüssig sein. Die Erfahrungen sind aber nicht so umfassend untersucht und langfristig vorhanden wie bei Insulin. Aus klinischer Sicht sind für eine Hautantiseptik vor Heparininjektion in eine Bauchfalte weitere Aspekte zu berücksichtigen.

- Bedingt durch die Nadeln der Fertigspritzen werden häufiger Traumatisierungen im Gewebe gesetzt, die durch Hämatome deutlich werden.
- In der Klinik sind Hospitalkeime zu beobachten, die die Haut des Patienten nach kurzem Aufenthalt besiedeln.
- Die Haut einer Bauchfalte unter der Gürtellinie ist mit mehr Keimen kontaminiert als andere Körperstellen.

Deshalb empfiehlt es sich insbesondere vor der Injektion von Heparinen (z.B. Fraxiparin), die Injektionsstelle mit alkoholischem Hautdesinfektionsmittel anzusprühen und mit einem keimarmen Tupfer (Purzellin) den Alkoholrest abzuwischen. Damit lassen sich Gefährdungen des Patienten reduzieren.

Sterilität des Injektionsmaterials. In der Klinik werden auch zur s.-c. Injektion für jede Injektion sterile Kanülen und Spritzen oder Spritzen- und Kanülen-kombinierte Fertigspritzen verwendet; Ausnahmen sind die Injektionskanülen an den über längere Zeit benutzten Insulin-Pens – sie werden nicht nach jeder Injektion gewechselt. Die Silikonbeschichtung der Nadel verhindert weitgehend das Haften von Mikroorganismen.

Eine denkbare Kontaminierung des Inhalts von Insulinampullen zur wiederholten Verwendung, wie sie für die Injektion mittels Einmalspritzen noch eingesetzt werden, kommt durch den zugesetzten Konservierungsstoff nicht vor.

47.2.3 Pflegerische Aufgaben

■ Materialvorbereitung

- Geeignete Spritze wählen (Insulinspritze mit spezieller Graduierung, 2-ml-Spritze oder Fertigspritze),
- Je nach Einstichwinkel: eine kurze, feine Kanüle
  - der Größe 15 bis 20 G bei einem Winkel von 15–45°,
  - der Größe 18 oder 20 G bei senkrechtem Einstich (90°); wichtig ist hier die optimale Nadellänge von 12 mm, da sich beim senkrechten Einstich eine Injektion in die nerven- und gefäßarme subkutane Haut gewährleisten lässt,
- Zellstofftupfer mit Desinfektionsmittel vorbereiten,
- Kanülen- oder Fertigspritzenabwurf mit zum Patienten nehmen.

■ Durchführung

- Hände waschen oder desinfizieren,
- Material bereitlegen,
- bei Entnahme aus Mehrdosis-Ampullen Stopfen mit Alkohol und Tupfer desinfizieren,
- Injektionslösung mit eigener Kanüle aufziehen oder Fertigspritze vorbereiten. Durch eine Auf-

ziehkanüle lassen sich Partikel (Glasbruch) in der Injektionslösung sowie Kontaminationsgefahren reduzieren,

···› Merke
Nicht vergessen: Vor jeder Injektion Patient/Medikament/ärztliche Anordnung/Hautveränderung kontrollieren!

- mit Daumen und Zeigefinger die Haut in einer 2 – 3 cm dicken Falte abheben und eine Hautfalte bilden,
- Hautantiseptik durchführen, Einwirkzeit von 30 Sek. beachten (s. o.)!
- Unmittelbar vor der Punktion die Hautfalte kurz zusammendrücken (reduziert Schmerzempfinden),
- Spritze senkrecht in die Hautfalte einstechen und *ohne vorangehende Aspiration* injizieren (Aspiration wäre bei Pen-Injektionen unmöglich). In der Subkutis sind weniger Gefäße vorhanden, durch Aspirieren könnten hier leicht Gewebsschäden verursacht werden. Während der Injektion die Hautfalte *nicht* loslassen. Sonst kann die Kanüle bei extrem dünnen Patienten in muskuläres Gewebe vordringen. Auch wird damit die Gefahr von Komplikationen, z. B. Hämatomen in Folge einer Gewebstraumatisierung durch Verwackeln der Kanüle, deutlich verringert. Ein weiterer Vorteil liegt darin, dass durch die Injektion in die hochgehobene Hautfalte eine kleine Erweiterung und damit Platz für das Medikament entsteht.
- Bei Verwendung längerer Kanülen den Einstich der Kanüle in einem Winkel von 45° durchführen (vgl. **Abb. 47.5**),
- nach der *langsamen* Injektion des Medikamentes die Kanüle noch einige Sekunden in der Subkutis eingeführt lassen, um einen Rückfluss des Medikamentes zu vermeiden,
- nach dem dann zügigen Entfernen der Kanüle wird die Hautfalte losgelassen, was durch das Verschieben der einzelnen Hautschichten den Verschluss des Stichkanals fördert.
- Mit einem trockenen frischen Tupfer die Einstichstelle kurz komprimieren, *keine* kreisenden oder Reibebewegungen ausführen. Dadurch kommt es leichter zur Hämatombildung.
- Kanülenentsorgung noch beim Patienten.

Besonderheiten

Bei der Insulininjektion. Insulininjektionen, ausschließlich in die Subkutis der Bauchhaut durchgeführt (**Abb. 47.5**), zeigten eine sehr günstige Resorptionsgeschwindigkeit. Verglichen mit Injektionen in den Oberarm erreichten die Patienten hierbei eine stabilere Stoffwechselsituation. Daher sollte die Insulininjektion täglich zur selben Tageszeit am selben Körperteil erfolgen, z. B. morgens in die Bauchhaut, abends in den Oberschenkel. Damit ist eine zuverlässigere Einstellung mit Insulin möglich. Erhalten Patienten wie der insulinpflichtige Diabetiker über lange Zeit immer wieder subkutane Injektionen, sollte ein **Injektionsschema** verwendet werden. Damit wird sichergestellt, dass täglich wechselnde Injektionsorte gewählt werden. Ein Injektionsplan, z. B. im Oberschenkelbereich, informiert den Patienten darüber, wie er über lange Fristen auch bei mehrmaliger täglicher Insulininjektion Verödung der Injektionsstelle, Lipodystrophie (Rückbildung von subkutanem Fettgewebe, auch Lipatrophie genannt) und Wiederbenutzung derselben Injektionsstellen vermeidet. Das Gewebe kann sich nach einer Injektion genügend erholen. Dem Patienten sollte diese Technik gezeigt und erläutert werden.

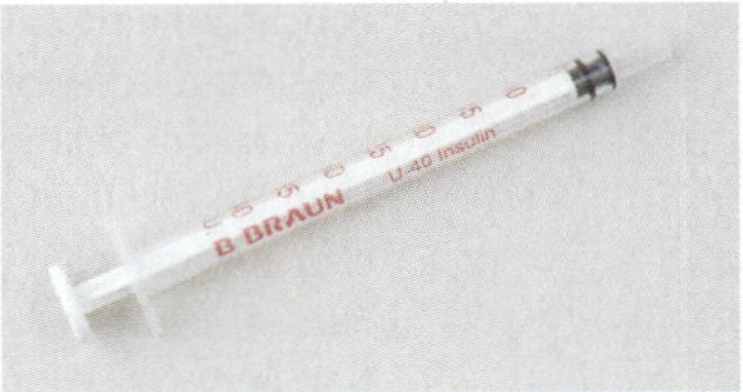

Insulinspritzen zeichnen sich durch eine feinere Skalierung aus

Mit dem Wechsel der Einstichstellen wird auch der Beobachtung Rechnung getragen, dass die Injektion von Medikamenten je nach dem Ort der Einspritzung in den Körper eine unterschiedlich starke Wirkung hat.

- Injektion in den Bauch; raschere Resorption,
- Injektion in den Oberschenkel: bei Ruhe langsamere Resorption, durch Bewegung gesteigerte Resorption,
- Injektion in den Oberarm: gesteigerte Resorption durch stärkere Bewegung.

Insbesondere bei Insulininjektionen bei Kindern sollte der Oberarm ausgespart bleiben, da die Gefahr intramuskulärer Injektionen erhöht ist. Das Insulin würde dann zu schnell resorbiert werden.

Eine spezielle Injektionsart ist die kontinuierliche Injektion von Altinsulin über die Subkutis der

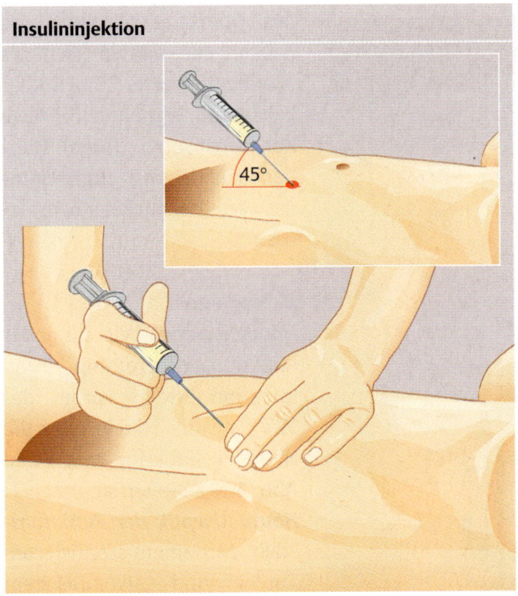

Abb. 47.5 Injektion in die Subkutis des Unterbauchs

Bauchhaut mittels **Insulinpumpe** (S. 1187). Die Nadel, die subkutan liegen bleibt, wird über 1 – 2 Tage in der Bauchdecke belassen. Die Eingabe der zu verabreichenden Insulinmenge wird den häufigeren Blutzuckerkontrollen angepasst.

Bei sehr kachektischen Patienten. Hier ist eine Injektion in die abgehobene Hautfalte fast unmöglich, da die Hautfalte sehr dünn ist. Es empfiehlt sich, die Haut zu spannen statt abzuheben und in die gespannte Haut nur wenige Millimeter tief senkrecht einzustechen. Eine andere Möglichkeit ist, die Kanüle in einem flachen Winkel (45°) einzustechen.

Komplikationen

Um **Hämatombildung** während der sehr häufig angewandten subkutanen Heparintherapie zu vermeiden, müssen intramuskuläre Injektionen anderer Arzneimittel vermieden werden. Bei Patienten mit rückenmarksnahen Kathetersystemen (S. 1455 ff) darf wegen der Gefahr von Blutungskomplikationen eine subkutane Heparintherapie nicht durchgeführt werden.

Komplikationen in Form lokaler Hämatombildungen sind häufiger nach Heparininjektionen. Lokale Infektionen und allergische Reaktionen auf das injizierte Medikament und beschleunigter Wirkungseintritt bei versehentlich intramuskulärer Injektion sind bei dieser Injektionsart dagegen eher selten.

> **Merke**
> Subkutane Injektionen niemals durchführen bei Schockzuständen mit Zentralisation des Blutvolumens und auch nicht in Hautgebiete mit Ödemen und Infektionen an der Injektionsstelle.

47.3 Subkutane Infusionen

47.3.1 Situation des Patienten

Mit dieser in der Klinik in der Häufigkeit eher unbedeutenden Therapie wird in der ambulanten Betreuung und Altenpflege eine Möglichkeit gesehen, einen nicht durch Trinken zu behebenden Flüssigkeitsmangel bei Patienten zu behandeln und einen Klinikaufenthalt zu vermeiden.

47.3.2 Theoretische Grundlagen

Subkutane Infusionen bewirken eine Flüssigkeitszufuhr in die Subkutis. Die Außenseite oder Vorderseite des Oberschenkels und die Bauchdecke eignen sich als Applikationsorte. Zur Flüssigkeitszufuhr eignen sich 0,9 %ige Kochsalzlösung, 5 %ige Traubenzuckerlösung und isotone Traubenzucker-Kochsalz-Lösung.

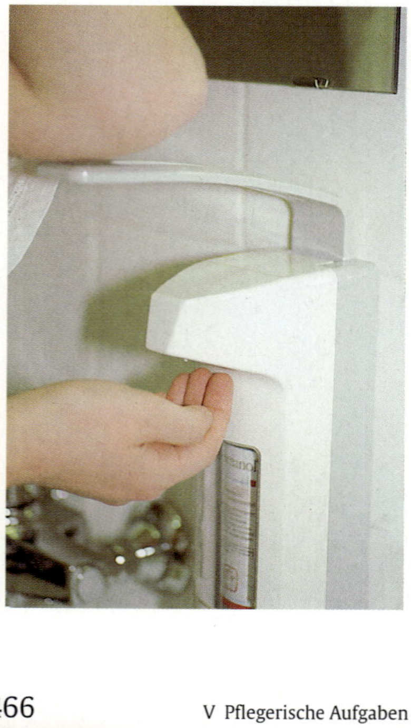

Abb. 47.6 Händedesinfektion vor einer Injektion

Hygiene

Händehygiene. Wie zu jeder Injektionsvorbereitung und Injektion erfolgt vorher das Waschen der Hände oder die Händedesinfektion, wie sie in **Abb. 47.6** zu sehen ist.

Hautantiseptik der Punktionsstelle. Mit einem sterilisierten Tupfer und alkoholischem Desinfektionsmittel wird die Haut desinfiziert. Dabei muss unbedingt die Einwirkzeit von 30 Sek. abgewartet werden.

47.3.3 Pflegerische Aufgaben

Materialvorbereitung

- Infusionslösung nach Anordnung richten, Infusionssystem und Infusionsständer bereitstellen,
- zur Resorptionsbeschleunigung Hyaluronidase (z. B. Hylase „Dessau"),
- 2-ml-Spritze für Hylase vorbereiten,
- geeignete Kanüle, z. B. Nr. 12, auswählen,
- sterile Tupfer, Pflaster, Zellstofftupfer mit Desinfektionsmittel bereitlegen,
- Injektionslösung Hylase mit eigener Kanüle aufziehen,
- Infusion vorbereiten.

Persönliche Vorbereitung

- Hände waschen oder desinfizieren,
- Bei Entzündungen der Haut oder allergischen Reaktionen Handschuhe anziehen.

Durchführung

- Mit Daumen und Zeigefinger die Haut in einer 2 – 3 cm dicken Falte abheben und eine Hautfalte bilden.
- Hautantiseptik durchführen; Einwirkzeit von 30 Sek. beachten!
- Unmittelbar vor der Punktion können Sie die Hautfalte kurz zusammendrücken (diese Maß-

nahme reduziert das Schmerzempfinden). An diese kleine, aber für den Patienten wichtige Maßnahme sollten Sie stets denken.
- Spritze hier nicht senkrecht, sondern parallel zum Oberschenkel in die Hautfalte einstechen,
- *ohne Aspiration* die verordnete Injektionslösung (z. B. Hylase) injizieren,
- Infusionsleitung (luftleer) an die Kanüle anschließen (S. 1487),
- Nadel und Schlauch durch gute Fixierung mit sterilem Tupfer und Pflaster vor dem Herausziehen schützen,
- Tropfgeschwindigkeit (je nach Anordnung) so einstellen, dass beispielsweise die Infusion in 4 – 8 Stunden einläuft,
- danach zügig die Kanüle entfernen,
- mit einem trockenen, frischen Tupfer die Einstichstelle kurz komprimieren,
- *keine* kreisenden oder Reibebewegungen ausführen,
- Kanülenentsorgung noch beim Patienten in Kanülenabwurf.

Merke
Vor jeder Injektion oder Infusion nochmals Patient/Medikament/ärztliche Anordnung/Hautveränderungen kontrollieren!

Besonderheiten

Klagt der Patient über zu starken Druck an der Punktionsstelle, muss die Infusionsgeschwindigkeit reduziert werden. Es empfiehlt sich, je die Hälfte der Flüssigkeit in den rechten und linken Oberschenkel zu infundieren. Für eine medikamentöse Therapie ist die subkutane Infusion nicht geeignet.

47.4 Intramuskuläre Injektionen

47.4.1 Situation des Patienten

Im Gegensatz zu anderen Injektionstechniken ist die i. m. Injektion beim Patienten mit mehr Ängsten belastet. Dies sollte bei der Erläuterung des Injektionsvorgangs und der Vorbereitung des Patienten bedacht werden. Beabsichtigt sind bei dieser Injektionsart häufig eine gute Resorption, jedoch verzögerter Wirkungseintritt des verabreichten Medikamentes. Beispielsweise erreicht man durch die Verabreichung eines Schmerzmedikamentes eine Depotwirkung, die den Patienten über längere Zeit schmerzfrei lässt. Die maximale Wirkung tritt nach etwa 20 – 40 Min. ein.

Trotz höherer Anforderungen an die Technik gegenüber der intravenösen Injektion werden die meisten i. m. Injektionen nicht von Ärzten, sondern von Pflegenden ausgeführt. Die hohe Verantwortung bezüglich einer korrekten Injektionstechnik wird gerade bei dieser Injektionsform deutlich.

47.4.2 Theoretische Grundlagen

Definition
Die intramuskuläre Injektion ist eine Injektionstechnik, bei der kleinere Arzneimittelmengen (max. 1 ml) in einen Muskel gegeben werden.

Grundsätzlich sollte geprüft werden, ob eine i. m. Injektion unbedingt nötig ist. Die meisten Medikamente können oral eingenommen werden. Wenn schon die parenterale Gabe unerlässlich ist, sollte zuerst an die intravenöse Injektion gedacht werden.

Praxistipp
Eva Groß, Krankenschwester
Intramuskulär sollte man möglichst nicht mehr als 1 ml geben, intravenös sind größere Volumina möglich.

Injektionsstellen

Injektionsstelle Gesäßmuskulatur. Die Region der Gesäßmuskulatur gilt als typisches Areal für intramuskuläre Injektionen. Mehr oder weniger häufig erfolgt noch die Injektion in den „oberen äußeren Quadranten" der Regio glutaealis in den M. glutaeus maximus bzw. in den M. glutaeus medius. Dabei besteht aber die Gefahr, entweder zu oberflächlich, also subkutan zu bleiben, oder aber zu tief zu gelangen und Nerven zu verletzen.

Merksatz
Die Methode „oberer äußerer Quadrant des Gesäßmuskels" ist gefährlich und unbedingt abzulehnen!

Da Patienten bei dieser Technik gefährdet sind, ist neben der eindeutigen (am besten schriftlichen) ärztlichen Anordnung eine sichere Ausführung erforderlich. Jede Injektion stellt im Sinne des Strafgesetzbuches eine Körperverletzung dar; sie ist nur dann gerechtfertigt, wenn der Patient dem Eingriff zugestimmt hat, der Pflegende durch Ausbildung die Technik beherrscht (sie kunstgerecht – lege artis – ausführt) und die Injektion zu Heilzwecken erfolgt.

Dazu ist auch die Information über die Wirkung des Medikamentes erforderlich.

> Eva Groß
> Kranken-schwester
>
> **⋯> Praxistipp**
> Vielleicht erleben Sie noch einen Kollegen, der diese Methode verwendet. Lassen Sie sich nicht von ihm in dieser absolut unsicheren Lokalisationstechnik anleiten!

Eine relativ sichere intramuskuläre Injektionsmethode für die Gesäßmuskulatur ist die inzwischen verbreitete **ventroglutäale Injektion nach A. von Hochstetter.** Sie ist *nur bei Erwachsenen* durchzuführen. Die Injektion erfolgt in den M. glutaeus medius bzw. in den M. glutaeus minimus, der darunter liegt. Hier erfolgt die Injektion von seitlich in ein klar umrissenes dreieckiges Feld, das anhand von Orientierungspunkten mit wenig Variationsmöglichkeiten aufgefunden werden kann. Der Injektionsort hat einen ausreichenden Abstand zu den großen Gefäß- und Nervensträngen.

Verschiedene Autoren wandelten die Methode nach von Hochstetter ab, ohne dass dies jedoch zu wesentlichen Erleichterungen beim Auffinden des Injektionspunktes führte. Da man im Laufe seines Berufslebens die Verwendung verschiedenster Injektionsstellen beobachtet, sollen sie trotzdem im Folgenden kurz erläutert werden.

Die **Injektionsmethode nach Dvorák** kommt zur gleichen Einstichstelle wie die von-Hochstetter-Methode. Das Auffinden der Injektionsstelle ist mit dieser Technik recht einfach (Dvorák 1976).

Die **Injektion nach Sachtleben (Crista-Methode)** erfolgt wie bei der Methode nach von Hochstetter in den M. glutaeus medius. Zur Orientierung empfiehlt er den Beckenkamm und den Trochanter major. Der Injektionsort ist bei Kindern und Erwachsenen unterschiedlich zu wählen (**Tab. 47.1**).

Bei der **Injektion nach Lanz und Wachsmuth** liegt das Injektionsfeld zwischen dem Darmbeinkamm und der Verbindungslinie des oberen Darmbeinstachels (Spina iliaca anterior und posterior superior).

Die vier oben genannten Techniken für die Injektion in die Gesäßmuskulatur werden in **Tab. 47.3** ausführlich beschrieben.

Tabelle 47.1 Maßeinteilung nach Sachtleben

Körpergröße	*Einstichstelle unterhalb des Beckenkamms*
Säuglinge bis 0,75 m Körpergröße	1 Querfinger (ca. 2,5 cm)
Kleinkinder bis 1,25 m Körpergröße	2 Querfinger (ca. 5 cm)
Schulkinder und Erwachsene	3 Querfinger (ca. 7,5 cm)

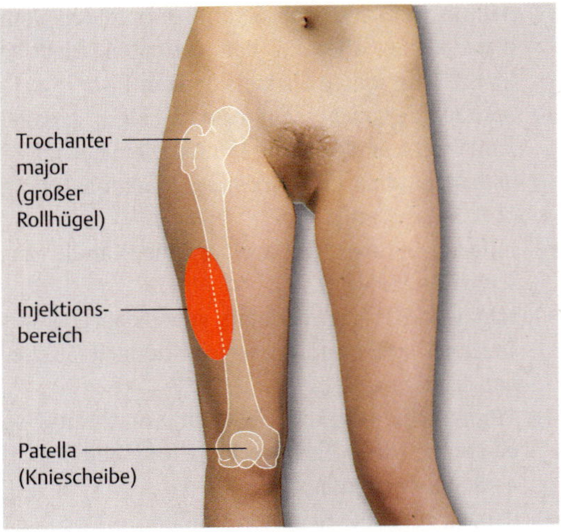

Abb. 47.7 Lokalisation des Injektionsbereiches für die intramuskuläre Injektion in den Oberschenkel

a
b
c

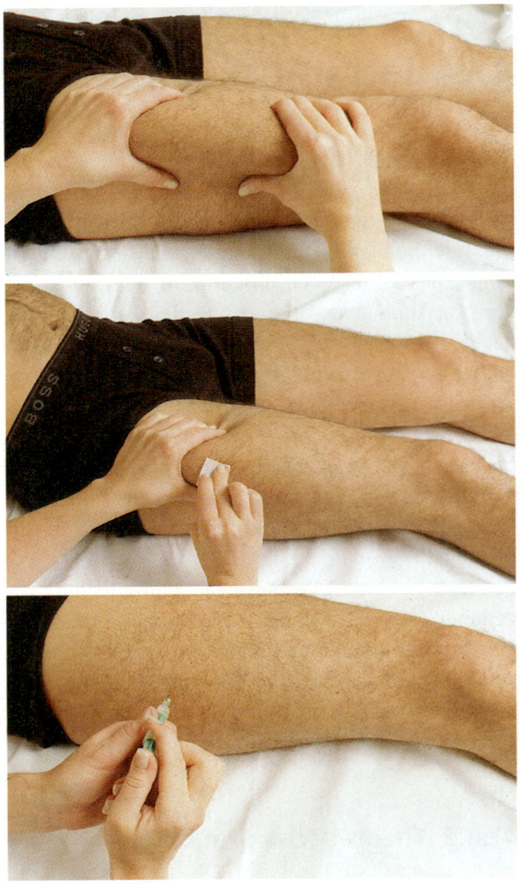

Abb. 47.8 Durchführung der intramuskulären Injektion in den Oberschenkel. **a** Abgreifen des M. vastis lateralis. Die Kleinfingergrundgelenke liegen dabei an der Patella und am Trochanter major an, die Daumen an der lateralen Längsfurche der Oberschenkelmuskulatur. Der Injektionsbereich befindet sich zwischen den beiden Daumenspitzen. **b** Desinfizieren des Injektionsbereiches. **c** Die Injektion erfolgt senkrecht in Richtung des Oberschenkelknochens. Schützen Sie die Kanüle während der Injektion sicher vor Lageveränderung. Diese Injektionsstelle sollte wegen der schmerzhaften Injektion nur in Ausnahmefällen genutzt werden

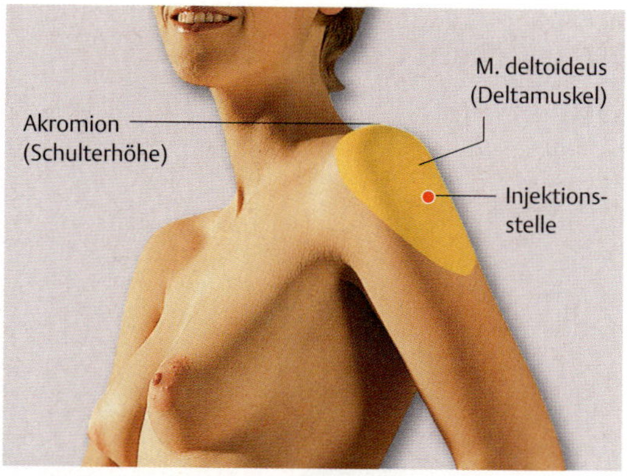

Abb. 47.9 Lokalisation des Injektionsbereiches für die intramuskuläre Injektion in den Oberarm

Injektionsstelle Oberschenkelmuskel. Der Patient (Kind oder Erwachsener) liegt entspannt in Rückenlage. Die Einstichstelle befindet sich an der mediolateralen Außenseite des Oberschenkels (**Abb. 47.7**), d.h. die Pflegeperson denkt sich eine vordere Bügelfalte und eine seitliche Hosennaht als Orientierungslinie. Der Injektionsort (M. vastis lateralis) liegt

- beim Kind im äußeren mittleren Drittel der Außenseite des Oberschenkels,
- beim Erwachsenen eine Handbreit unterhalb des Rollhügels und eine Handbreit über dem Knie.

Die Durchführung zeigt **Abb. 47.8**. Die Punktion erfolgt immer senkrecht zur Haut mit Stichrichtung auf den Femur zu. Bei Säuglingen muss sorgfältig darauf geachtet werden, dass die Kanüle nicht durch den Vastus lateralis hindurch in die vor dem Femur verlaufende Gefäßscheide der A. femoralis einsticht (zu tiefe Injektion!).

Injektionsstelle Oberarm (**Abb. 47.9**). Neben der Lähmung des N. ischiadicus bei der Injektion in den Gesäßmuskel gehört die Lähmung des N. radialis bei Injektion in den Oberarm zu den zweithäufigsten Nervenverletzungen durch Injektionen. Unabhängig von der Punktionstechnik ist hier eine gefahrlose Injektion nicht möglich, da der Abstand von der Punktionsstelle zu umliegenden Nerven und Gefäßen zu gering ist. Deshalb sollte die intramuskuläre Injektion in den Oberarm (**Abb. 47.10**) möglichst vermieden werden.

■ Hygiene

Händehygiene. Wie bei jeder Injektionsvorbereitung und Injektion erfolgt vorher das Waschen der Hände oder die Händedesinfektion.

Hautantiseptik. Es ist unmöglich, die Haut der Einstichstelle keimfrei zu machen.

Bei Patienten, bei denen eher nachlässige Sauberkeitsvorstellungen bestehen und bei solchen mit Durchfall oder Inkontinenz, besiedeln Darmkeime die Haut weit über die Gesäßgegend hinaus. Dadurch können Infiltrate, Abszesse und Nekrosen am Injektionsort entstehen. Gerade aus diesem Grund ist die Hautantiseptik mit *sterilen* Tupfern und einem alkoholischen (z.B. Skinsept G) oder PVP-Jod-Präparat durchzuführen. Als Einwirkzeit sind 60 Sek. vorgeschrieben; das Aufsprühen des Desinfektionswirkstoffes genügt nicht.

Sterilität des Injektionsmaterials. Zum Gebrauch auf Verfalldatum und vorschriftsmäßige Entnahme aus der Verpackung achten. Das Peel-off-System nutzen, nicht die Kanüle oder Spritze durch die Verpackung stoßen. Dieser Hinweis sollte insbesondere beim sterilen Anreichen oder Richten von Injektionsmaterial beachtet werden.

47.4.3 Pflegerische Aufgaben

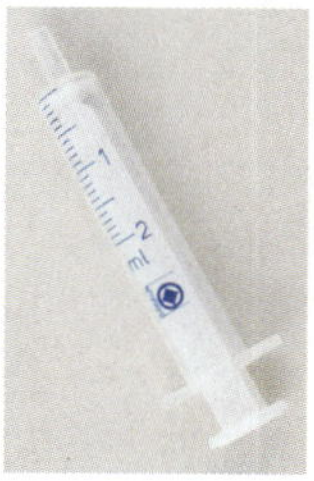

■ Materialvorbereitung

- Geeignete Spritze bereitlegen (2-ml-Spritze oder Fertigspritze),
- Kanüle in Abhängigkeit vom Körpergewicht des Patienten wählen (**Tab. 47.2**). Höhne (1980) empfiehlt bei der Injektion nach der Methode von von Hochstetter verschiedene Kanülenlängen je nach Gewichtsgruppe. Von einigen Firmen sind Kanülen mit 70 und 80 mm Länge lieferbar zur tiefintramuskulären Injektion. Für Kinder ist eine Kanüle mit 40 mm Länge zu verwenden, je nach Alter mit 0,9 oder 0,8 mm äußerem Durchmesser (Gr. 1 = 0,9 mm, Gr. 2 = 0,8 mm).

> **Eva Groß Krankenschwester**
>
> **Praxistipp**
>
> Bei der intramuskulären Injektion sollten möglichst lange Kanülen benutzt werden. Lediglich zur intramuskulären Injektion in den Oberschenkel (M. vastis lateralis) werden 40 mm lange Kanülen empfohlen.

- Sterile Tupfer mit Desinfektionsmittel vorbereiten,
- Kanülen- oder Fertigspritzenabwurf mit zum Patienten nehmen.

Tabelle 47.2 Optimale Kanülenlänge (in mm) für ventroglutäale Injektionsorte bei Erwachsenen

Gewichtsgruppen	*Männer*	*Frauen*
Untergewichtige Personen: Gewicht liegt unter dem Idealgewicht	48	47
Gewicht liegt zwischen Normal- und Idealgewicht	51	52
Gewicht liegt zwischen Normalgewicht und 10% über Normalgewicht	55	53
Übergewichtige Personen: zwischen mind. 10 und 20% über Normalgewicht	61	56
Stark Übergewichtige: mehr als 20% über Normalgewicht	71	69

Durchführung der intramuskulären Injektion in den Oberarm (Abb. 47.10)

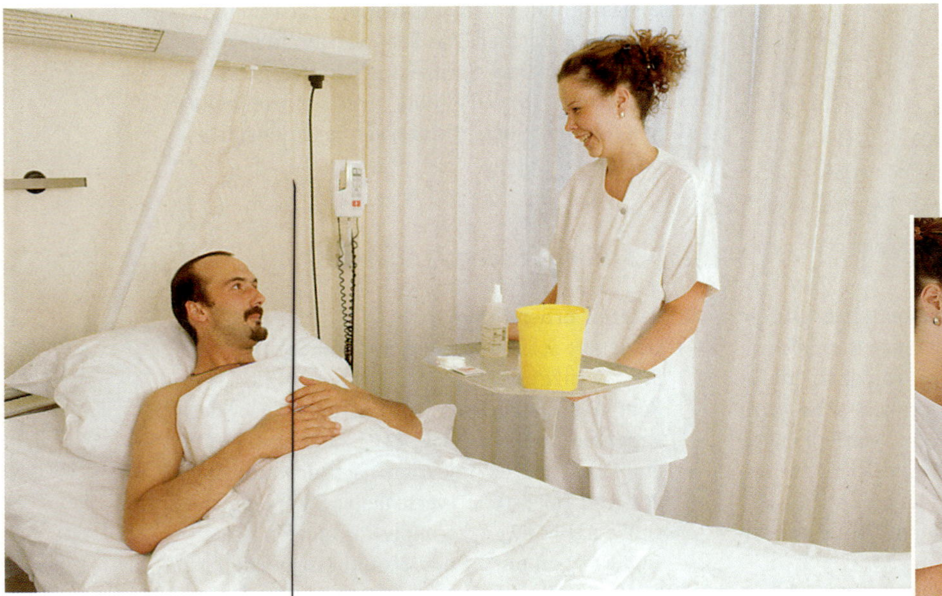

1 Die Pflegeperson informiert den Patienten über den Injektionsvorgang und die beabsichtigte Medikamentenwirkung.

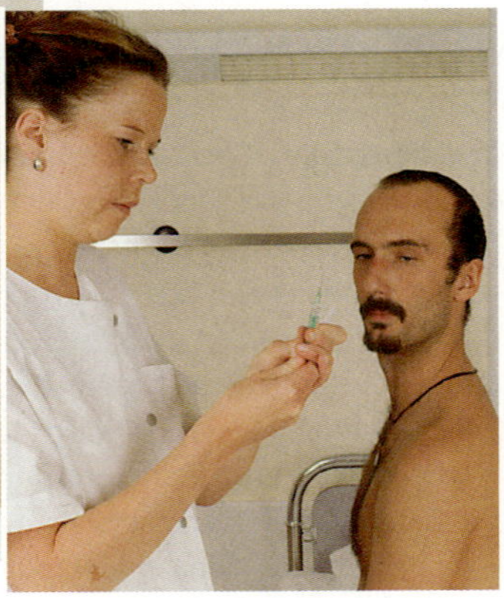

2 Nach dem Aufziehen des Medikamentes die Luft aus der Spritze entfernen, ohne dass eine Kanüle aufgesteckt ist.

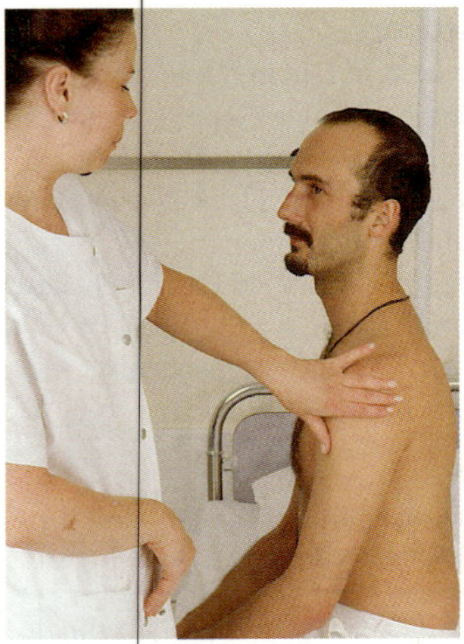

3 Die Injektionsstelle wird bestimmt (drei Querfinger unterhalb der Schulterhöhe in der höchsten Erhebung des Deltamuskels), …

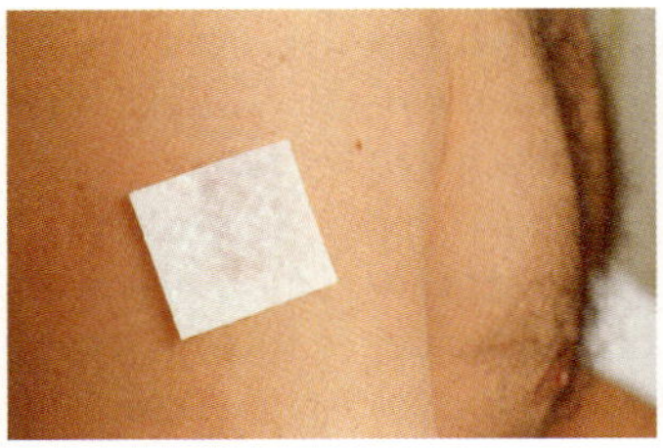

4 … desinfiziert …

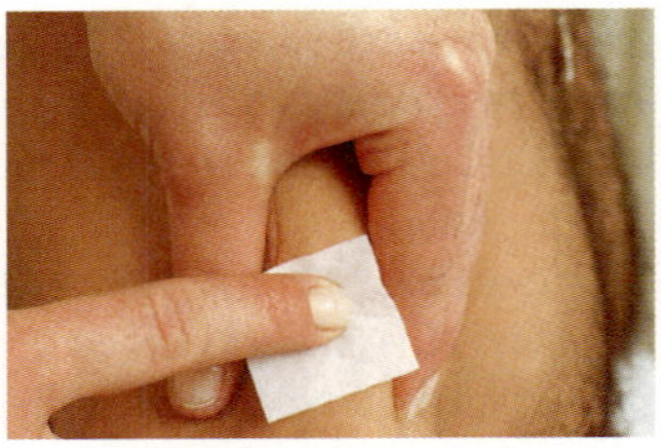

5 … und mit gefärbtem Desinfektionsmittel markiert.

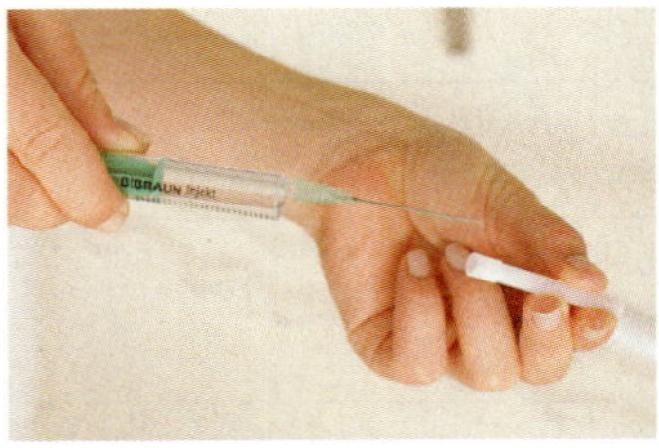

6 Den Kanülenschutz abziehen.

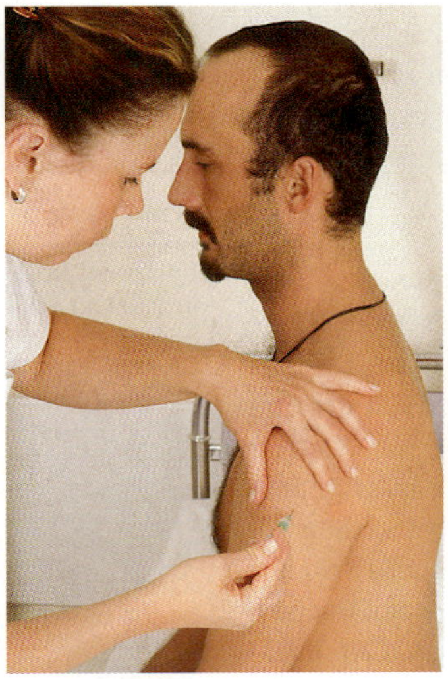

7 Nach der Injektion …

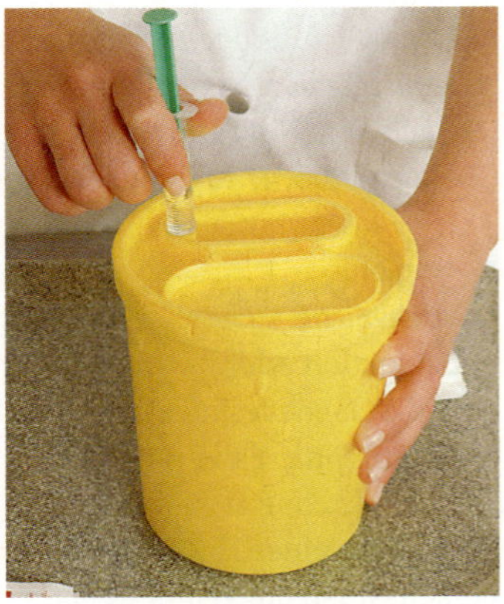

8 … wird die Kanüle im Abwurfbehälter entsorgt.

Durchführung

- Hände waschen oder desinfizieren,
- Material bereitlegen,
- bei Entnahme aus Mehrdosisampullen Stopfen mit Alkohol und Tupfer desinfizieren,
- Injektionslösung mit eigener Kanüle aufziehen oder Fertigspritze vorbereiten; durch eine Aufziehkanüle lassen sich Partikel (Glasbruch) in der Injektionslösung sowie Kontaminationsgefahren reduzieren,
- Kontrolle Patient/Medikament/ärztliche Anordnung/Hautveränderungen,
- Injektionsstelle auffinden (**Tab. 47.3** stellt die Vorgehensweise der vier genannten Injektionstechniken für die Gesäßmuskulatur einander gegenüber, wobei auch auf die Vor- bzw. Nachteile der Methoden eingegangen wird),
- die Injektionsstelle wird mit dem sterilen Tupfer und Desinfektionsmittel desinfiziert; dabei ist auf die Einwirkzeit zu achten.
- Liegt die Injektionsspritze nach Desinfektion nicht in Reichweite, markiert man sich die Einstichstelle mit gefärbtem Desinfektionsmittel. Die Injektion soll aber nur unter neuerlichem Aufdrücken der Hand und Palpation der genannten „Knochenmarken" erfolgen.
- Die Injektionskanüle wird senkrecht zur Hautoberfläche eingestochen. Die nötige Stichtiefe ergibt sich meist aus dem vorangegangenen Palpationsbefund der Subkutis.
- Anschließend wird nach fehlender Aspiration von Blut langsam injiziert, denn man injiziert nicht in einen Hohlraum.

Tabelle 47.3 Intramuskuläre Injektionen in die nerven- und gefäßarmen Muskeln der Gesäßregion

Injektionsmethode	*Injektionsort*	*Durchführung*	*Vorteile*	*Nachteile*
nach v. Hochstetter	M. glutaeus medius bzw. M. glutaeus minimus	*nur bei Erwachsenen!* - Der Patient liegt in Rücken- oder Seitenlage; - Die Hand wird so auf die Hüfte des Patienten gedrückt, dass der Handteller den großen Rollhügel fühlt; - Schwurfinger (Zeige- und Mittelfinger) maximal spreizen; - Der nach ventral zeigende Zeige- bzw. Mittelfinger tastet mit der Kuppe den vorderen Darmbeinstachel; - Der andere, nach dorsal zeigende Finger tastet entlang des Darmbeinkammes; - Von dort aus wird der Finger nun ca. 2 cm nach unten weggedreht, während der andere auf dem Darmbeinstachel liegen bleibt; - Durch diese Drehung kommt der Handballen auf dem großen Rollhügel zu liegen; - Die Einstichstelle liegt nun im unteren Teil des durch Schwurfinger beschriebenen Dreiecks (**Abb. 47.11 und 47.12**).	- Die Muskelschicht ist in diesem Feld besonders dick (der mittlere und der kleine Gesäßmuskel liegen direkt übereinander); man darf also tief einstechen; - Die Injektion ist in Rückenlage des Patienten möglich; - Der bettlägerige Patient presst, wenn er auf dem Rücken liegt, nicht auf die Injektionsstelle und hat daher weniger Beschwerden; - Das Injektionsfeld ist weit von den Durchtrittsstellen der großen Gefäße und Nerven entfernt.	- Die Körpergröße des Patienten wird bei dieser Methode nicht berücksichtigt; - In der Beschreibung gibt es keine Angaben, ab welchem Alter oder welcher Körpergröße diese Methode angewandt werden darf; - Unterschiedliche Fingerlängen können Abweichungen beim Auffinden des Injektionsortes bedingen.

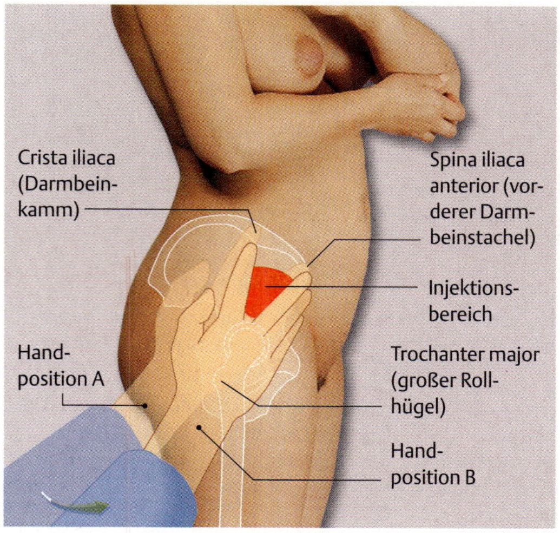

Abb. 47.11 Injektionsmethode nach v. Hochstetter – Lokalisation des Injektionsbereiches

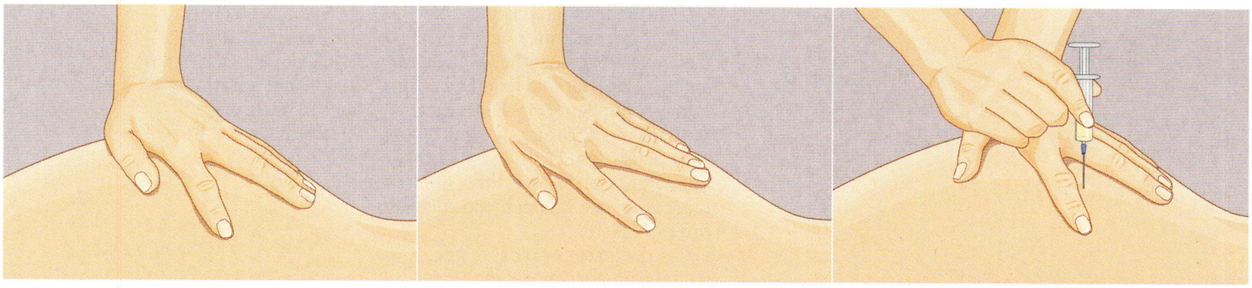

Abb. 47.12 Durchführung der Injektion nach v. Hochstetter
a Die Hand auf den großen Rollhügel legen, dabei Zeige- und Mittelfinger maximal spreizen
b Die Hand so nach unten wegdrehen, dass der Handballen auf dem großen Rollhügel zu liegen kommt
c Die Einstichstelle liegt im unteren Teil des Dreiecks zwischen Zeige- und Mittelfinger. Die Injektion kann auch in Rückenlage durchgeführt werden

→

Tabelle 47.3 Intramuskuläre Injektionen in die nerven- und gefäßarmen Muskeln der Gesäßregion

Injektionsmethode	*Injektionsort*	*Durchführung*	*Vorteile*	*Nachteile*
nach Sachtleben (Crista-Methode)	M. glutaeus medius	*bei Kindern:* → Das Kind liegt entspannt, mit etwas angewinkelten Beinen, in rechter Seitenlage. → Der Kopf des Kindes liegt links von der Pflegeperson. → Die linke Hand der Pflegeperson an die Flanke des Kindes anlegen, der Zeigefinger liegt dabei auf der Knochenleiste des Darmbeinkammes. → Rechts vom Zeigefinger der linken Hand, bei Schulkindern 3, bei Kleinkindern 2 und beim Säugling 1 Querfinger breit unterhalb des Darmbeinkammes – auf der gedachten Verbindungslinie zwischen Darmbeinkamm und dem großen Rollhügel – liegt die Injektionsstelle. *bei Erwachsenen:* → Beim seitlich liegenden Patienten wird mit der kranialnahen Hand die Eminentia cristae iliaca aufgesucht. → Der Injektionspunkt liegt 3 Querfinger breit unterhalb der Eminentia cristae iliaca auf der gedachten Frontallinie über dem Trochanter major (**Abb. 47.13** und **Abb. 47.14**).	→ Ein unruhiges Kind kann wirksam gehalten werden, wenn die Pflegeperson vor dem Patienten steht und ihre linke Hand in seiner Flanke liegt. → Der Beckenkamm ist bei jedem Menschen unzweifelhaft und einfach zu finden.	

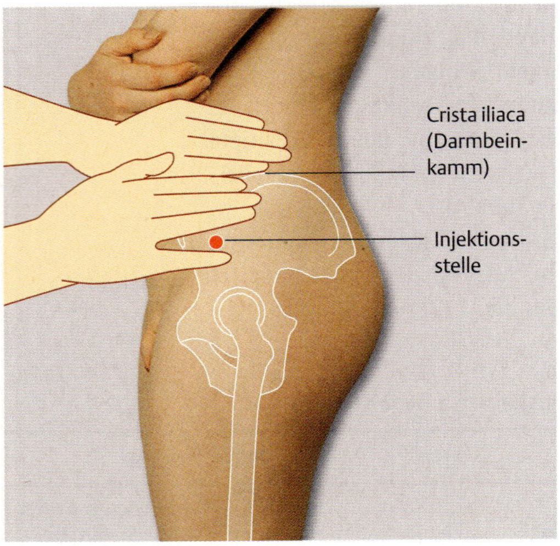

Abb. 47.13 Injektion nach der Crista-Methode – Lokalisation des Injektionsbereiches

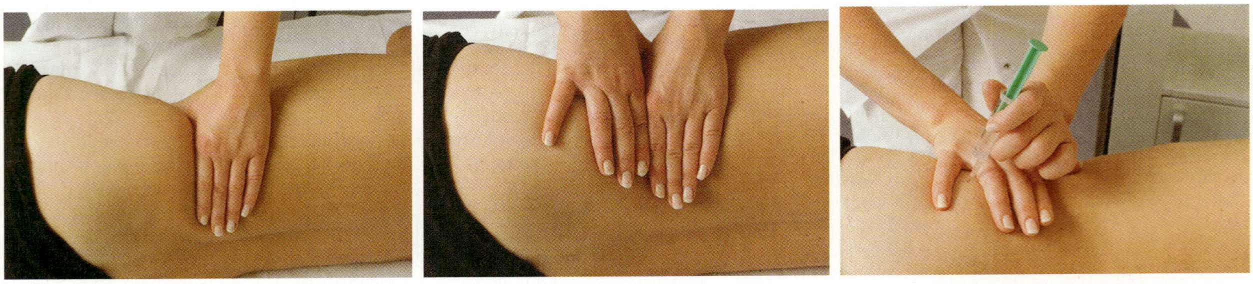

Abb. 47.14 Durchführung der Injektion nach der Crista-Methode (die Ausführende ist Linkshänderin!). **a, b** Der Patient liegt auf der Seite. Die linke Hand wird so in die Flanke gelegt, dass der Zeigefinger an der Knochenleiste des Darmbeinkammes liegt

c Die Injektionsstelle befindet sich beim Erwachsenen drei Finger breit unterhalb des Darmbeinkamms

Injektionsmethode	*Injektionsort*	*Durchführung*	*Vorteile*	*Nachteile*
nach Dvorák	M. glutaeus medius bzw. M. glutaeus minimus	→ Soll mit der rechten Hand in die rechte Gesäßhälfte injiziert werden, mit dem Daumen der linken Hand – Finger adduziert – die Spina iliaca anterior superior tasten. → Mit dem Mittelfinger die Crista iliaca erreichen. → Der Mittelfinger hakt dann hinter den Darmbeinkamm. → Der Daumen verlässt die Spina iliaca anterior superior und fixiert zusammen mit dem Zeigefinger die Haut in einer Richtung, die der Längsachse des Beines entspricht. → Mit der rechten Hand etwa in der Mitte zwischen Daumen und Zeigefinger injizieren. → Soll in die linke Gesäßhälfte gespritzt werden, den kleinen Finger der linken Hand zum Tasten der Spina iliaca anterior benützen, den Mittelfinger zum Fixieren der Crista iliaca.	→ Größere Gefäße und der N. ischiadicus werden nicht gefährdet. → Die als Infektionsquellen infrage kommenden Finger sind weit genug von der Kanüle entfernt. → Man kann dem Patienten die Injektion auch in Rückenlage verabreichen.	

→

Tabelle 47.3 Intramuskuläre Injektionen in die nerven- und gefäßarmen Muskeln der Gesäßregion

Injektionsmethode	*Injektionsort*	*Durchführung*	*Vorteile*	*Nachteile*
nach Lanz und Wachsmuth	zwischen Darmbeinkamm und der Verbindungslinie Spina iliaca anterior und posterior superior	Hier wird kaudal durch eine Verbindungslinie zwischen dem hinteren und vorderen oberen Darmbeinstachel ein halbmondförmiges Gebiet gedacht.	Das Injektionsfeld ist weit vom N. ischiadicus entfernt und hält einen ausreichenden Abstand von der A. glutaealis superior und dem N. glutaeus superior.	Die Muskelschicht ist in diesem Bereich wesentlich dünner als weiter unten. Es ist nicht leicht, die optimale Einstichtiefe zu finden. Sticht man zu tief, trifft man auf die sehr schmerzempfindliche Knochenhaut oder dringt in den Knochen ein. Sticht man zu zaghaft, erreicht man nur das Unterhautfettgewebe. Man muss also sehr sorgfältig die Dicke der Fettschicht abschätzen, um die Nadel sicher in den Muskel zu bringen.

- Mit einem trockenen frischen Tupfer die Einstichstelle kurz komprimieren, *keine kreisenden oder Reibebewegungen* ausführen, um die Hämatombildung zu verhindern,
- nach Beendigung der Injektion Stichkanalabdeckung mit Pflasterschnellverband,
- Kanülenentsorgung noch beim Patienten.

Besonderheiten

Bei starken Schmerzen muss die Injektion abgebrochen werden. Von Hochstetter (1954) gibt für *unklare Fälle* an, dass mit langer Nadel bis auf den Knochen gestochen werden soll, um sie dann wieder 1 cm zurückzuziehen. Wegen der Schmerzempfindlichkeit der Knochenhaut ist dieser Rat sehr problematisch. Die Injektionstechnik sollte schonend sein! Der Einstich soll schwungvoll im rechten Winkel zur Haut folgen. Da die Schmerzpunkte an der Gesäßgegend weit auseinander liegen, ist bei richtiger Technik der Einstich für den Patienten in der Regel nicht oder kaum schmerzhaft.

Eva Groß
Krankenschwester

Praxistipp

Bei **sehr kachektischen Patienten** muss die Kanülenlänge entsprechend ausgewählt werden; desgleichen ist eine spezielle Kanülenwahl bei **Patienten mit Adipositas** erforderlich.

Komplikationen

Intramuskuläre Injektionen *niemals* durchführen

- bei **Schockzuständen** mit Zentralisation des Blutvolumens, da wegen der Perfusionsstörung keine ausreichende Resorption des Medikamentes erfolgen kann,
- bei **akutem Myokardinfarkt** oder Verdacht; es entsteht sonst eine Kontraindikation für eine evtl. anstehende Lysetherapie und eine CK-Erhöhung, die als spezifische Enzymdiagnostik zu betrachten ist,
- bei Hämophilie; die i. m. Injektion führt zu langen Nachblutungen und Hämatombildung,
- bei **Patienten unter oraler Antikoagulation;** die Injektion kann zu exzessiven intramuskulären Hämatomen führen,
- bei **Heparintherapie;** um eine Hämatombildung während der sehr häufig angewandten subkutanen Heparintherapie zu vermeiden, müssen intramuskuläre Injektionen anderer Arzneimittel vermieden werden,
- in Hautgebiete mit **Ödemen, Hämatomen** und **Infektion** an der Injektionsstelle.

„Spritzenschäden"

Weitere Komplikationen nach intramuskulären Injektionen sind sog. „Spritzenschäden". Sie entstehen: ***Durch falsche Lokalisation.*** In der Literatur bisher wenig beachtet wurde die Gefahr, dass bei der Injektion in die Gesäßmuskulatur nach der Methode „oberer, äußerer Quadrant" nicht nur der Ischiasnerv, sondern auch die Nn. glutaei (**Abb. 47.15**) und die in dieser Region verlaufenden Blutgefäße verletzt werden können. Eine Schädigung des N. ischiadicus führt zur Lähmung der Beuger am Oberschenkel und der gesamten Unterschenkelmuskulatur sowie zur Sensibilitätsstörung an der Außen- und Rückseite des Unterschenkels und am Fuß. Die oben beschriebene ventroglutäale Injektion nach von Hochstetter verhindert diese Komplikationen aber weitgehend.

Akute toxische Gewebsschäden („Sofortschmerz") und **Injektionslähmungen** entstehen durch Injektionen in Nervennähe. Schmerzlosigkeit des Einstiches und der Injektion sowie auch ein freies Intervall bis zum Auftreten eines Injektionsschadens sind jedoch kein Beweis dafür, dass die Einspritzung korrekt durchgeführt wurde (v. Hochstetter 1955). Eine Medikamenten(-neben-)wirkung durch Nervenschädigung kann bei falscher Lokalisation auch erst später auftreten.

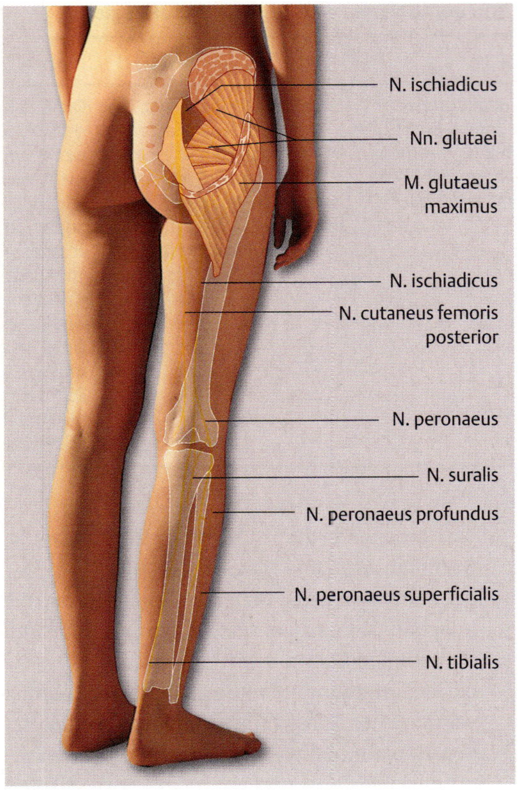

Abb. 47.15 Verlauf des N. ischiadicus (Ischiasnerv) und der Nn. glutaei

Durch für die i. m. Injektion ungeeignete Medikamente. Es können auch Medikamente in der Muskulatur als Ursache für Unverträglichkeiten angesehen werden.

Durch unsteriles Material, ungenügende Hautdesinfektion oder allgemeine Abwehrschwäche. Nicht nur bei intramuskulären oder subkutanen Injektionen, bei deren Ausführung nachlässig vorgegangen und die Regeln der Asepsis missachtet wurden, sondern auch bei kunstgerecht unter aseptischen Bedingungen durchgeführten intramuskulären Applikationen gewebsunverträglicher Medikamente kann es zur Infektion (Abszessbildung) kommen. Vor allem wenn keine nennenswerten Keimmengen implantiert wurden, besteht die Gefahr, dass sich diese Abszesse in derbes, fibröses Gewebe umwandeln. Dadurch können so starke Beschwerden entstehen, dass die operative Entfernung erforderlich wird.

Häufig vergrößern sich diese Abszesse, besonders die im Glutäalbereich, schnell. Sie können die Grenzen des betroffenen Muskels überschreiten und in ungünstigen Fällen, besonders bei Behandlung mit Heizkissen oder anderen Hitzeapplikationen, entweder zum Eitereinbruch in die Blutbahn mit Allgemeininfektion (Sepsis) oder zur Ausbreitung in den Muskelfaszienräumen (Phlegmone) des Oberschenkels führen.

Durch gewebereizende Medikamente. Diese können übermäßige Reizwirkungen ausüben und dadurch evtl. Fremdkörpergranulome und sterile Abszesse hervorrufen.

Ursprüngliche i. m. Applikationsangaben der Hersteller wurden in der Vergangenheit geändert, da zuviel derartige Schädigungen aufgetreten sind.

Aber auch bei sachgerechter Lokalisation der Einstichstelle besteht in einzelnen Fällen die Gefahr, dass ein peripherer Nerv geschädigt wird, weil er an atypischer Stelle verläuft. Solche Zwischenfälle lassen sich niemals ganz vermeiden.

Verhalten bei Injektionszwischenfällen

- Auftreffen der Kanülenspitze auf die Knochenhaut → Kanüle ca. 1 cm zurückziehen, dann erst injizieren.
- Starker ausstrahlender Schmerz beim Einstich (= vermutlicher Anstich eines Nervs) → Kanüle herausziehen. Es gilt die Regel, Missempfindungen, Taubheitsgefühl, Schmerzen oder Lähmungen, die in unmittelbarem Zusammenhang mit einer Spritze vom Patienten geäußert werden, ernst zu nehmen und sofort dem Arzt mitzuteilen.
- Bluteintritt in die Spritze bei Probeaspiration (= Anstich eines Gefäßes) → Kanüle herausziehen und mit neuem Medikament, Spritze und Kanüle an anderer Stelle erneut einstechen.
- Starker Schmerz während der Injektion (= vermutliche perineurale Injektion oder Reizwirkung des Medikamentes) → sofortiger Abbruch der Injektion.
- Schmerzhafte blasse Verfärbung der Gewebsperipherie des Injektionsbereiches (auch bei i. v. Injektion) → versehentliche intraarterielle Injektion! Sofortiger Abbruch der Injektion, wenn möglich Kanüle liegen lassen. Konflikt: Eigentlich müsste sofort die Arztverordnung einer unverzüglichen Nachinjektion von physiologischer NaCl-Lösung und einem gefäßerweiternden Medikament, evtl. mit einem Kortisonpräparat, erfolgen.
- Abbrechen einer Kanüle während der Injektion → Kanüle sofort mit Kornzange aus dem Stichkanal herausziehen; wenn dies nicht gelingt, dann möglichst sofortige operative Entfernung der Kanüle.

Seltenere Komplikationen

- Umfangreiche Nekrosen und Abszesse (sobald sich an Injektionsstellen eine heiße, schmerzhafte Schwellung mit tastbarer Resistenz zeigt, muss der darunterliegende Abszess durch Inzision breit eröffnet und durch lockere Tamponade offen gehalten werden),
- arterielle und venöse Embolien,
- Thrombosen und
- lokale Hämatombildungen.

47.5 Venenpunktionen zur Blutentnahme

47.5.1 Situation des Patienten

Meist wird einem Patienten Blut entnommen, um eine Diagnose zu stellen oder zu sichern. Er befindet sich daher in einer unsicheren und ängstigenden Lage, vielleicht wartet er schon länger auf eine Diagnose. Bei chronisch Kranken kann die häufige Blutuntersuchung der Verlaufsbeobachtung dienen, es kann eine Besserung erwartet werden oder eine Verlangsamung der Verschlechterung.

Für andere Patienten stellt sich eine Blutentnahme als Routine dar. Insbesondere zur Blutglukosebestimmung hat sich die Untersuchung von Kapillarblut als Standardmethode durchgesetzt. Zunächst von professionellen Anwendern in Klinik und Arztpraxis durchgeführt, wird sie inzwischen in der intensivierten Insulintherapie von den Betroffenen als Selbstmessung zur Kontrolle angewandt. Weitere Bedeutung gewinnt das Verfahren zur Quick-Selbstbestimmung unter oraler Antikoagulanzientherapie (z. B. Marcumar).

47.5.2 Theoretische Grundlagen

Die Venenpunktion dient der Blutentnahme für diagnostische Untersuchungen.

Punktionsstellen

Für Venenpunktionen ist eine Arztanordnung erforderlich. Typische Punktionsstellen sind (in der Reihenfolge der Punktionshäufigkeit) die Venen

- der Ellenbeuge,
- des Unterarms,
- des Handrückens (wird vom Patienten als besonders schmerzhaft empfunden),
- des Fußrückens,
- des Säuglings am Schädel (Stirn- und Scheitelbein).

Bei der Venenpunktion von Säuglingen und Kleinkindern muss eine Assistenz hinzugezogen werden.

Hygiene

- Hände waschen,
- Schutzhandschuhe tragen (jeder Mensch ist potenzieller Infektionsträger: HBV, HCV, HDV, HGV, HIV),
- zum Tasten der Vene unmittelbar vor der Punktion die desinfizierte Einstichstelle nicht mehr berühren,
- nach Beendigung der Blutentnahme und nach Blutstillung ggf. die Haut des Patienten von Blutresten reinigen.

47.5.3 Pflegerische Aufgaben

Materialvorbereitung

Auf einem Tablett die erforderlichen Materialien richten:

- Staubinde oder Blutdruckmanschette,
- Hautdesinfektionsmittel,
- Abwurfgefäß für benutzte Kanülen,
- Heftpflasterstreifen, Schere,
- keimarme Zellstofftupfer,
- übliche Blutröhrchen (meist als geschlossenes Blutentnahmesystem in Spritzenform = Monovette), beschriftet oder beklebt mit in größeren Labors üblichen Barcode-Etiketten,
- Kanüle,
- Schutzhandschuhe.

Durchführung

Lagerung des Patienten. Patient sitzend, besser liegend (dann kann er nicht umfallen). Für ein den Patienten schonendes und zugleich sicheres Vorgehen ist eine stabile Lage des Arms (in der Regel in Supination, damit die Ellenbeuge nach oben gekehrt ist) wichtig. Der Arm sollte gestreckt, im Ellenbogen unterstützt, aufliegen.

Medizinische Aufgaben

Haltung des Ausführenden. Bequem in Ruhehaltung sitzend, jedoch nicht auf dem Bettrand des Patienten. Dem Patienten sollte ständig geduldig erklärt werden, was geschieht und als Nächstes bevorsteht.

Stauen. Eine Handbreit über der Punktionsstelle, d. h. am Ober- oder Unterarm die venöse Stauung anlegen. Dabei muss der arterielle Zufluss ungehindert möglich sein, d. h. der Puls muss noch tastbar sein. Ist die Stauung optimal angelegt, so sind weitere in der Praxis übliche Maßnahmen (Beklopfen der Venen, den Patienten mehrmals kräftig die Hand zur Faust schließen lassen = „pumpen") überflüssig.

Vene darstellen. Zur Blutentnahme können alle großlumigen Venen genutzt werden. In Ruhe sollten vor der Desinfektion alle zur Injektion in Frage kommenden Venen betrachtet oder getastet werden. Der Tastsinn bzw. das Fingerspitzengefühl ist zur Lokalisation einer Vene wesentlich besser geeignet als das Auge.

Desinfektion. Möglichst frühzeitig das Punktionsgebiet einsprühen oder mit einem alkoholischen Tupfer die gewählte Punktionsstelle abwischen. Einwirkzeit und natürliches Trocknen durch Verdunsten abwarten.

Schutzhandschuhe anziehen. Während der Einwirkzeit des Desinfektionsmittels die Schutzhandschuhe anziehen und Injektionskanüle aufsetzen.

Vene straffen. Haut so spannen, dass die Vene nicht „wegrollt", dabei jedoch nicht die Vene ausdrücken. Eventuell werden die Finger der linken behandschuhten Hand ebenfalls mit Desinfektionsmittel eingesprüht, um kurz vor dem Einstich der Kanüle noch einmal den Verlauf der Vene proximal und distal (nicht über) der Punktionsstelle zu ertasten.

Venenpunktion. Kanüle in einem Winkel von 30° zur Haut mit dem Schliff nach oben in Verlaufsrichtung der Haut einführen und gleichmäßig (nicht ruckartig) etwa 1 cm vorschieben.

Aspiration. Die linke Hand hält im weiteren Verlauf die Kanüle fest und stützt sich dabei auf dem Arm ab. Die richtige Lage der Kanüle in der Vene erkennt man daran, dass schon bei leichtem Zurückziehen des Spritzenstempels Blut in die Spritze läuft. Mit der rechten Hand den Stempel vorsichtig bis zum Anschlag ziehen. Darauf achten, dass die Kanülenspitze sich nicht in der Vene hin und her bewegt. Dadurch kann es leicht zum Durchstechen der Venenwand und zu Schmerzen für den Patienten kommen.

Wechsel der Monovette. Sind mehrere unterschiedliche Röhrchen zu füllen, hält die eine Hand die Kanüle gut fest, während die andere die Monovetten wechselt. Es empfiehlt sich dafür ebenfalls der Einsatz eines Butterfly-Systems mit flexiblem Ansatzschlauch und Adaptern.

Stauung lösen. Wenn die letzte Monovette gefüllt ist und bevor die Kanüle aus der Vene gezogen wird, muss der Blutstau beendet werden. Sonst kommt es zum Nachbluten aus der Vene und es entsteht ein Bluterguss (Hämatom) unter der Haut. Die Kanüle von der Monovette lösen.

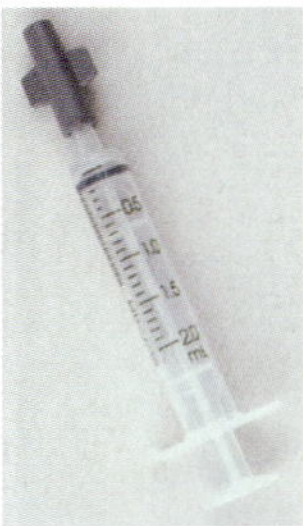

Kanüle entfernen. Frischen Tupfer lose auf die Einstichstelle legen und Kanüle zügig in Verlaufsrichtung herausziehen.

Abdrücken. Danach Tupfer sofort kräftig aufdrücken, bis die Blutung stoppt (mind. 1 Min.). Dabei soll der Arm gestreckt bleiben. Schnellverband anlegen.

Entsorgen der Kanüle. Die Kanüle wird noch beim Patienten in die mitgebrachte Kanülenbox entsorgt.

Durchmischen der Blutröhrchen. Vorsichtig schwenken (keinesfalls eine Hämolyse auslösen). Dadurch wird der Gerinnungshemmer gleichmäßig verteilt. Den Spritzenstempel bis zum „Klick" über den ersten Anschlag hinausziehen und abbrechen.

■ Besonderheiten

Vorgehen bei schlechten Venenverhältnissen:

- Vor der Punktion Wärmflasche auflegen, warmes Handbad machen oder warmen Wickel auflegen lassen,
- evtl. kann man statt des Stauschlauches auch eine Blutdruckmanschette nehmen. Diese muss auf einen Wert aufgepumpt werden, der knapp unterhalb des diastolischen Wertes liegt,
- Arm herabhängend lagern,
- Zugang evtl. mit Butterfly-System versuchen,
- einen erfahrenen Kollegen zu Hilfe rufen.

Bei Patienten nach Blutverlusten sind die Venen in der Regel schlecht zu punktieren.

■ Komplikationen

- Versehentliche Arterienpunktion, besonders in der Ellenbeuge,
- unvorsichtige Abnahmetechnik bei zu schneller Aspiration und zu starkes Schütteln der Monovette schädigt die Erythrozyten. Dadurch werden die Analyseergebnisse beeinträchtigt und Wiederholungspunktionen verursacht,
- falsche Beschriftungen, Verwechslung von Patienten und ungenaue Verordnungen können zu falschen diagnostischen und therapeutischen Schlüssen führen,
- ungenügende Nachsorge begünstigt Hämatombildung, Nachblutung und Venenschädigung.

47.5.4 Weitere Blutentnahmeformen: Entnahme von Kapillarblut und arterialisiertem Kapillarblut

In **Tab. 47.4** werden noch einmal sämtliche Injektions- und Gefäßpunktionsarten einander gegenübergestellt.

Um wiederholte Gefäßpunktionen zu Untersuchungszwecken und die damit verbundenen Gefahren für die Patienten zu vermeiden, kann als Alternative zur Gewinnung von venösem oder arteriellem Blut auch Kapillarblut für die Untersuchung u. a. von Blutzucker, Blutgerinnung oder Screening von Neugeborenen auf Stoffwechselkrankheiten sowie arterialisiertes Kapillarblut zur Blutgasanalyse (= BGA) entnommen werden. Daneben gibt es auch noch die arterielle Blutentnahme (S. 1451). Punktionsstellen sind Ohrläppchen, Fingerkuppe oder Ferse (nur bei Neugeborenen und Säuglingen üblich).

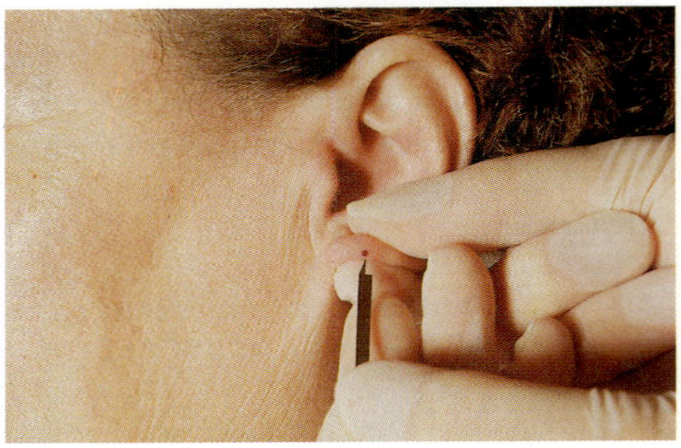

Diese Blutentnahmemethode ist technisch einfach und vom Laien und mit geringem Materialaufwand durchführbar. Ein Nachteil ist die geringe verfügbare Blutmenge. Außerdem ist im Kapillarblut die Trennung von Plasma und Serum nur schwierig herstellbar.

Tabelle 47.4 Zusammenfassung der Injektions- und Gefäßpunktionsarten

Punktions-/Applikationsbezeichnung (mit Abkürzung)	*Punktionsabsicht*	*Punktions-/ Applikationsort*	*Resorptionseintritt u. -dauer bei Injektion*	*Erforderliches Material*	*Medikamentenbehältnisse*	*Beispiele für applizierte Arzneimittel/-gruppen*
intrakutan i. c.	Injektion	in die Oberhaut (Epidermis)	gut, aber langsam	Feindosierungsspritze, Kanüle	Ampullen, Stechampullen	Lokalanästhetika, Impfstoffe, Teststoffe
subkutan s. c.	Injektion Infusion	unter die Haut (Subkutis)	gut, aber langsam	Insulinspritze, Kanüle, Fertigspritze, Pen	Ampullen, Stechampullen, Fertigspritze, Infusionsflaschen	Insulin, Heparin Interferon NaCl 0,9 % Glukose 5 %
intramuskulär i. m.	Injektion	in den Muskel (Ventroglutäalmuskel, Oberschenkelmuskel, Oberarmmuskel)	gut, schneller als s. c., aber langsamer als i. v.	Spritze, Fertigspritze, lange Kanülen	Ampullen, Stechampullen, Fertigspritze, Injektionsflasche mit Trockensubstanz	Analgetika, Spasmolytika
intravenös i. v.	Blutentnahme, Injektion, Katheterisierung, Infusion, Transfusion	in die Vene	Wirkungseintritt sofort	Spritze, Kanüle, Venenverweilkanüle	Ampullen, Stechampullen, Fertigspritze, Injektionsflasche mit Trockensubstanz, Kunststoffflaschen und -beutel, Glasinfusionsflaschen	Vielzahl von Wirksubstanzen
kapillär	Blutentnahme	Ferse (Neugeborene), seitliche Fingerbeere, Ohrläppchen		Lanzette		
intraarteriell i. a.	Blutentnahme, Injektion, Katheterisierung, Infusion	A. radialis A. femoralis A. carotis	sofort	Spritze, Kanüle	Ampullen, Stechampullen, Fertigspritze, Injektionsflasche mit Trockensubstanz, Kunststoffflaschen und -beutel, Glasinfusionsflaschen	Röntgenkontrastmittel, gefäßerweiternde Medikamente
intraartikulär	Injektion, diagnostische und therapeutische Punktion	Kniegelenk, Ellenbogengelenk, Schultergelenk, Sprunggelenk, Handgelenk	bei Injektion nur lokale Wirkung erwünscht	Spritze, Kanüle	Ampullen, Stechampullen, Fertigspritzen	Antiphlogistika, Lokalanästhetika
intrakardial	Injektion	Inneres des Herzens				Medikamente zur Reanimation werden heute i. v. und durch Tubus und dünnlumigen Katheter endobronchial appliziert
intrathekal (Synonym: subarachnoidal, intradural)	Punktion, Injektion, diagnostisch	Subarachnoidalraum	schnell	Spinalkanüle, Spritze	Ampullen	Lokalanästhetika, Zytostatika
epidural peridural	Injektion	Epiduralraum	deutlich verzögert (etwa 20 – 30 Min.)	Periduralkanüle, Spritze	Ampullen, Stechampullen	Lokalanästhetika

Hygiene

Schutzhandschuhe tragen. Eine Desinfektion der Haut zur kapillären Blutentnahme wird, wie von einigen Autoren auch bei der subkutanen Injektion, für unnötig erachtet. Patienten sollten sich aber trotzdem vor dem Einstich die Hände mit Seife waschen. Wird jedoch eine alkoholische Hautdesinfektion praktiziert, muss das Desinfektionsmittel vor der Punktion sorgfältig abgetrocknet sein. Es kommt sonst durch Verdünnungseffekt oder Reste des Desinfektionsmittels zu veränderten Testergebnissen. Das Pflaster auf der Einstichstelle schützt den Patienten vor Verschmutzung oder Infektion der Einstichstelle; es verhindert außerdem die Blutkontamination anderer.

Der Arbeitsplatz um Blutzucker- oder Blutgasanalyse-Messgeräte sollte immer sauber hinterlassen werden. Eine Desinfektion der Arbeitsflächen mit 70%igem Alkohol ist nach jeder Nutzung angebracht.

Materialvorbereitung

- Stark hyperämisierende Salbe (z.B. Finalgon extra stark) für die BGA-Untersuchung,
- keimarme Tupfer,
- steril verpackte Lanzette,
- Abwurfbehältnis für benutzte Lanzette,
- Teststreifen oder Glaskapillare,
- kleines Pflaster,
- benötigtes Messgerät.

Durchführung

Die geplante Einstichstelle muss sauber und gut durchblutet sein. Sie darf nicht ödematös und entzündet sein.

- Zur Vorbereitung der Blutgasanalyse mit arterialisiertem Kapillarblut muss das Ohrläppchen oder die Fingerbeere 5 – 10 Min. vor der Punktion mit der hyperämisierenden Salbe bestrichen werden. Vor der Punktion wird die Salbe gründlich abgewischt.
- Evtl. Verfallsdatum der Teststreifen kontrollieren.
- Für Testsysteme ist es notwendig zu kontrollieren, dass die Chargennummer der Teststreifen mit der Geräteeinstellung übereinstimmt.
- Niemals in die Fingerbeere stechen, sondern immer in die Seite der Fingerkuppe. Es bietet sich auch eher der Ringfinger der nichtbevorzugten Hand an, also nicht der meist angebotene rechte Zeigefinger des Rechtshänders.
- Den Einstich mit der Lanzette senkrecht zur Haut schnell und ohne zu bohren vornehmen. Vorsichtiges, zögerliches Einstechen schmerzt eher.
- Evtl. muss nochmals mit einer frischen Lanzette eingestochen werden, wenn die notwendige Blutmenge nicht ausreicht.
- Punktionsstelle nicht pressen oder quetschen, um einen ausreichend großen Blutstropfen zu erhalten; dadurch wird das Messergebnis verfälscht.
- Zur Blutgasanalyse wird der erste Bluttropfen abgewischt und dann das Blut luftblasenfrei in eine Mikrokapillare aufgezogen und unmittelbar anschließend untersucht.

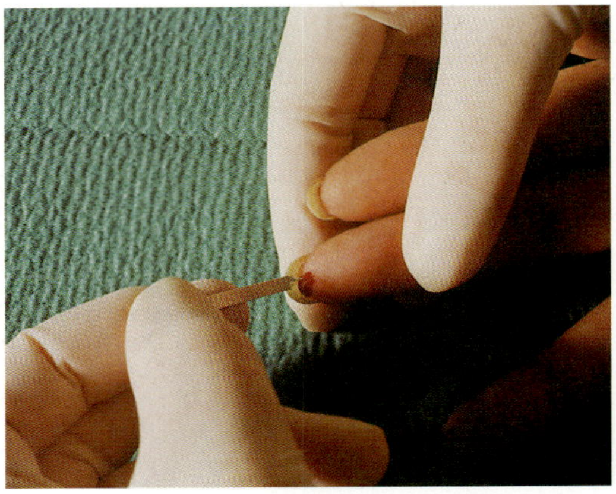

Besonderheiten

Punktion am Ohrläppchen. Diese Methode ist weitgehend schmerzfrei. Außerdem ist hier die Infektionsgefahr der kleinen Wunde weniger groß als an der Fingerbeere, die ständigen Kontakt zu keimbesiedelten Gegenständen hat. Von Vorteil ist zudem, dass empfindliche Menschen nicht ihr eigenes Blut sehen können. Dadurch wird die Kollapsgefahr verringert. Für die Selbstmessung scheidet diese Punktion jedoch aus. Nachteilig ist auch die Verschmutzungsgefahr für die Kleidung des Patienten.

Punktion an der Fingerkuppe. Die Fingerkuppe ist im Gegensatz zum Ohrläppchen leichter zugänglich. Bei der Punktion kann die Hand sicher auf einem Tisch gelagert werden. Jedoch enthält die Fingerspitze sehr viele Tastkörperchen und ist daher äußerst schmerzempfindlich.

Punktion an der Ferse. Wird üblicherweise nur bei Neugeborenen und Säuglingen angewandt.

Fehler/Gefahren/Komplikationen

- Infektionsgefahren durch Lanzetten-Stichverletzung oder Blutkontamination.
- Die Ergebnisse der Blutgasanalyse aus dem Kapillarsystem haben eine größere Schwankungsbreite als die Untersuchungsergebnisse von Blut aus großen Arterien (A. radialis oder A. femoralis). Bei stark gefährdeten Patienten (Atmung, Herz-Kreislauf) auf Intensivstationen ist die BGA aus dem Kapillarsystem deshalb nicht ausreichend.
- Bei Patienten mit Kreislaufzentralisation (z.B. im Schock, bei starkem Blutverlust, Unterkühlung) kann diese Methode nicht angewendet werden.

Leserservice

Verwendete Literatur

Dvorák, J.: Injektionstechnik: Einfach und gefahrlos. Selecta (10.05.1976)
Emmrich, P., F.C. Sitzmann, H. Truckenbrodt: Notfälle im Kindesalter, 12. Aufl. Thieme, Stuttgart 1998
Gabka, J.: Injektions- und Infusionstechnik, 4. Aufl. de Gruyter, Berlin 1988
Haupt, W.F., K.-A. Jochheim, H. Remschmidt: Neurologie und Psychiatrie für Pflegeberufe, 8. Aufl. Thieme, Stuttgart 1997
Hildebrand, N.: Injektionen, Infusionen, Blutentnahmen – leicht gemacht, 2. Aufl. Jungjohann, Neckarsulm 1995
v. Hochstetter, A.: Über die intraglutäale Injektion, ihre Komplikationen und deren Verhütung. Schweizerische Medizinische Wochenschrift 43 (1954) 1226
v. Hochstetter, A.: Über Probleme und Technik der intraglutäalen Injektion. Schweizerische Medizinische Wochenschrift 47 (1955) 1138
Hoehl, M., P. Kullick: Kinderkrankenpflege und Gesundheitsförderung. Thieme, Stuttgart 1998
Köther, I., E. Gnamm: Altenpflege in Ausbildung und Praxis, 3. Aufl. Thieme, Stuttgart 1995
Leimer, H., C. Peinbauer, R. Sigl, D. Neuhauser, M. Mandl, K. Staudinger: Standards der Intensivpflege. Springer, Wien 1998
Leschik, G.: Die subkutane Injektion. Die Schwester/Der Pfleger 37 (1998) 842
Platzer, W.: Taschenatlas der Anatomie. Band 1: Bewegungsapparat. Thieme, Stuttgart 1991
Schwegler, J.S.: Der Mensch – Anatomie und Physiologie, 2. Aufl. Thieme, Stuttgart 1998
Sitzmann, F.: Hygiene – Ein Lehrbuch für die Fachberufe im Gesundheitswesen. Springer, Berlin 1999
Ullrich, L., A. Lamers-Abdella: Checkliste Intensivpflege. Thieme, Stuttgart 1996

Weiterführende Literatur

Christ, M.: Embolia cutis medicamentosa. Deutsche Medizinische Wochenschrift 105 (1980) 201
Höhne, M.: Untersuchungen zur optimalen intramuskulären Technik im Glutäalbereich unter besonderer Berücksichtigung der Länge von Kanülen bei der intraglutäalen Injektion. Dissertation FU Berlin, Berlin 1980
Reeh, A., C. Hudel, R. Werner: Insulin-Pens in der Praxis. Die Schwester/Der Pfleger 8 (1998) 652
Sachtleben, P.: Der gefährliche „obere äußere" Quadrant. Deutsche Medizinische Wochenschrift 105 (1980) 531
Schnur, M.: Die Venenverweilkanüle, 3. Aufl. Jungjohann, Neckarsulm 1995
Wolfart, A., H. Ückert: Subkutane und intramuskuläre Injektionen in Theorie und Praxis. Die Schwester/Der Pfleger 11 (1994) 910
Wolfart, A., H. Ückert: Subkutane und intramuskuläre Injektionen in Theorie und Praxis. Die Schwester/Der Pfleger 2 (1995) 115

Internetadressen

http://www.dhzb.de/Pflegestandard.htm
Stichwort: Subkutane/intramuskuläre Injektion:
http://www.protodens.med.pl/deutsche/pielegniarskie.htm
http://www.neupogen.de/patient/schulung/tx_index.htm

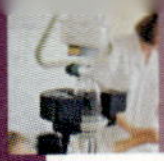

48 Infusion

Dietmar Stolecki

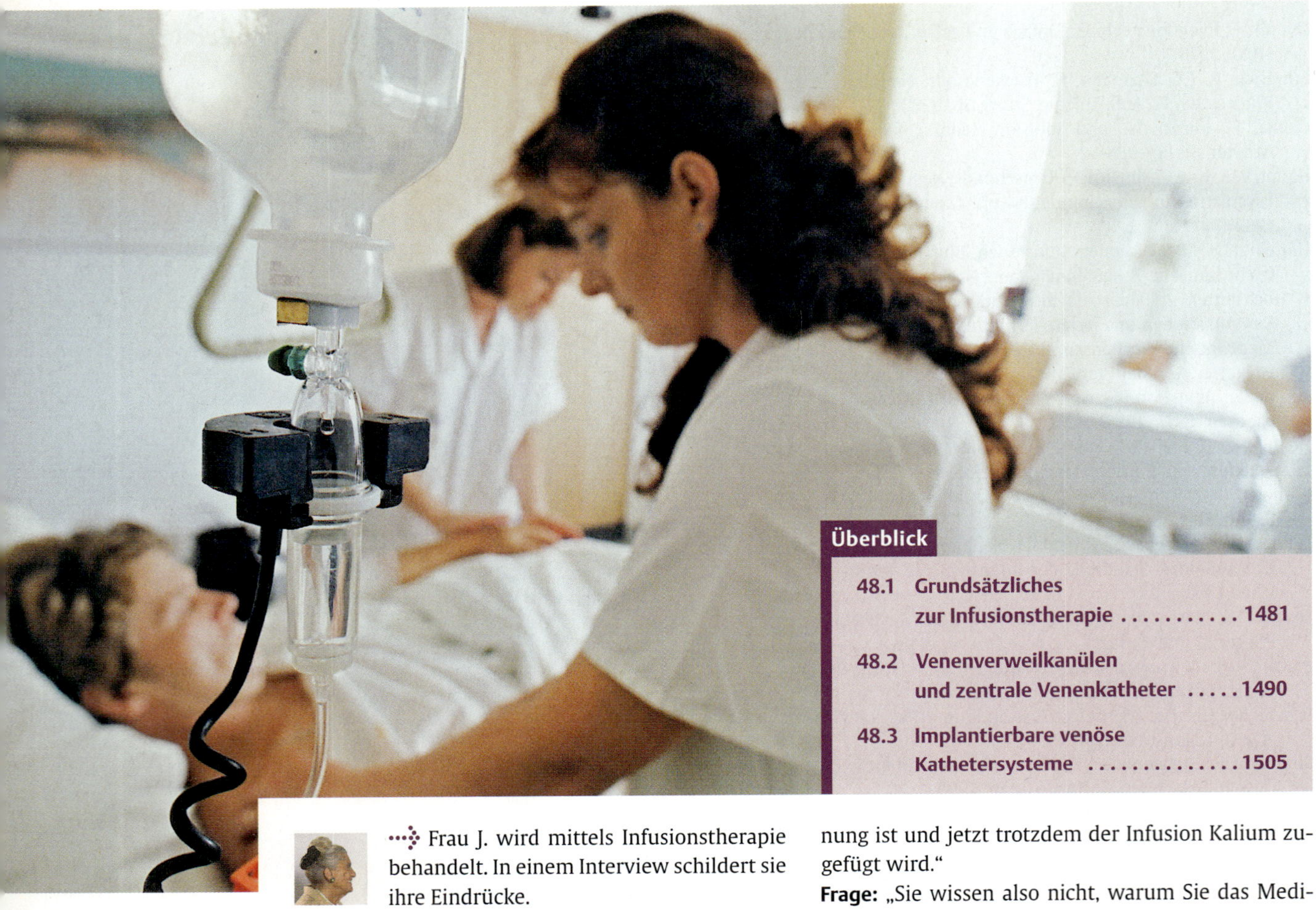

Überblick

Frau J. wird mittels Infusionstherapie behandelt. In einem Interview schildert sie ihre Eindrücke.

Frage: „Frau J., wie empfinden Sie die Kanüle am rechten Handrücken?“

Antwort: „Das Legen der Kanüle habe ich fast nicht wahrgenommen wegen der örtlichen Betäubung, die man mir vor der Kanülierung in die Haut gegeben hat. Jetzt ist die Kanüle allerdings schon unangenehm.“

Frage: „Sie erhalten eine Reihe von Infusionen. Wie geht es Ihnen dabei?“

Antwort: „Weil ich selbst Krankenschwester bin, weiß ich zwar, was das ist und dass ich die Lösungen vorübergehend benötige. Doch mich behindert die Zuleitung bei verschiedenen Bewegungen. Und außerdem sind da zwei Medikamente enthalten, von denen ich dachte, dass sie eher meiner Nachbarin zugedacht sind, aber nicht mir.“

Frage: „Da Sie Krankenschwester sind, kennen Sie sicher das in der Infusion enthaltene Medikament Kalium?“

Antwort: „Natürlich, und ich weiß auch von der Anwendung, dass Kalium etwas brennen kann. Aber dass das so brennt, hätte ich nicht gedacht. Was mich wundert, ist, dass mein Kaliumspiegel doch in Ordnung ist und jetzt trotzdem der Infusion Kalium zugefügt wird.“

Frage: „Sie wissen also nicht, warum Sie das Medikament erhalten?“

Antwort: „Nein, man hat mir auch zu den anderen Medikamenten nichts gesagt, und so mache ich mir schon meine Gedanken!“

Während des Interviews wird eine andere Patientin unruhig. Sie klagt über Übelkeit, nachdem eine Infusionsflasche ausgetauscht worden ist, und muss sich übergeben. Frau J. klingelt für sie.

Am nächsten Tag zeigt sich Frau J. schon wieder richtig fit und sie erzählt gleich munter drauf los. „Ich habe heute morgen schon eine neue Venenverweilkanüle bekommen, weil die andere nicht mehr funktionierte.“

Frage: „Was ist passiert über Nacht?“

Antwort: „Nachdem ich mir im Schlaf mehrfach die Leitung um den Hals gewickelt habe, war die Kanüle heute morgen überfällig. Jetzt ist die Punktionsstelle gerötet und die Hand etwas dick.“

Frau J. teilt mir abschließend mit, dass sie aufgrund dieser Eigenerfahrung sicher einiges für den eigenen Umgang mit Patienten unter Infusionstherapie gelernt hat.

48.1 Grundsätzliches zur Infusionstherapie

48.1.1 Situation des Patienten

Vor hunderten von Jahren glaubte man daran, durch Aderlass den Alterungsprozess des Menschen aufhalten und ihm neue Jugend verleihen zu können. In manchen Kulturkreisen glaubte man sogar, Dämonen durch Ablassen und Austauschen von Körperflüssigkeit vertreiben zu können. In allen Fällen musste man sich eines Besseren belehren lassen. Mit Entdeckung des Blutkreislaufs durch *Harvey* zu Beginn des 17. Jahrhunderts entstand sogar die Hoffnung, bei Krankheit weiterhelfen zu können. Damit war der erste Durchbruch geschaffen für die Entwicklung neuer Therapiemaßnahmen. Von dem ersten, leider fehlgeschlagenen Infusionsversuch am Menschen im Jahre 1657 in England dauerte es doch noch bis zum 20. Jahrhundert, ehe die Infusionstherapie eine anerkannte und probate Methode wurde. Heutzutage ist sie eine nicht mehr wegzudenkende, weitreichende, invasive Therapieform.

Immer dann, wenn Menschen nicht oder nicht ausreichend essen und trinken können oder dürfen, z. B. als Folge verschiedenster Erkrankungen, eines operativen Eingriffs oder eines traumatischen Ereignisses, wird eine Infusionstherapie notwendig.

Merke

Im Vordergrund der Ziele einer Infusionstherapie stehen die Wiederherstellung und die Stabilisierung der vitalen Funktionen des Menschen. Dazu gehören:

- die Aufrechterhaltung des Flüssigkeitsvolumens (Isovolämie),
- die Korrektur bzw. Aufrechterhaltung der lebensnotwendigen Elektrolytkonzentrationen und deren Zusammensetzung (Isoionie),
- die Wiederherstellung oder Aufrechterhaltung eines konstanten osmotischen Druckes (Isotonie),
- die Regulierung der Osmolarität (Zahl der gelösten Teilchen pro Volumen Lösungswasser), was insgesamt als Homöostase bezeichnet wird,
- sowie die Bereitstellung von Grundnahrungsstoffen wie Fett, Eiweiß, Kohlenhydraten, Vitaminen und Spurenelementen im Sinne einer parenteralen Ernährung.

Gleichermaßen werden Infusionslösungen als Träger für Medikamente eingesetzt.

Spezielle Lösungen können auf unterschiedlichen Wegen infundiert werden. Hauptsächlich geschieht dies über das venöse Gefäßsystem. Bei Kindern gibt es dazu noch die Möglichkeit der kaum angewandten intraossären Infusion, bei der eine Lösung in einen Röhrenknochen appliziert wird. Selten geworden sind subkutane Infusionen, bei denen Lösungen z. B. in den Oberschenkel geleitet werden.

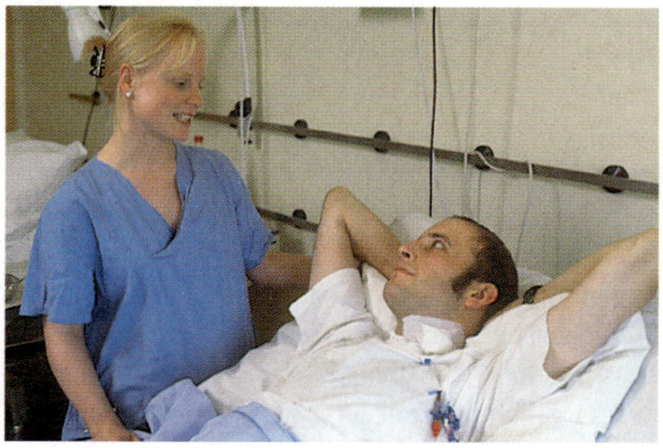

Abb. 48.1 Ein Patient, der eine Infusionstherapie erhält, ist in seinem Aktionsradius deutlich eingeschränkt

Wie jede andere Therapie kann auch die Infusionstherapie mit zahlreichen **Risiken und Komplikationen** verbunden sein, die Pflegende kennen müssen. Die Beziehungen zwischen den einzelnen Flüssigkeitsräumen des Organismus müssen ebenso bekannt sein wie vorhandene oder zu ersetzende Elektrolyte. Darüber hinaus müssen Pflegende den Umgang mit Infusionslösungen und -zubehör, die Maßnahmen der Überwachung und Bilanzierung und die Versorgung notwendiger Punktionsstellen hinreichend kennen und beherrschen. Nur so lassen sich Risiken wie Entzündungen oder Fehlinfusionen minimieren und eventuelle Komplikationen rechtzeitig erkennen und abwenden bzw. kontrollieren. „Profis" wissen darüber hinaus, dass trotz der zahlreichen und vielfältigen Aufgaben, die mit einer Infusionstherapie einhergehen, die Bedürfnisse, Ängste und Sorgen eines Patienten nicht in den Hintergrund geraten dürfen, sondern elementarer Bestandteil zur Ausrichtung ihres Handelns sind (**Abb. 48.1**). Neben den vor- und nachbereitenden Maßnahmen und der Überwachung stehen zwei weitere Aspekte im Vordergrund; die Zuwendung z. B. in Form von Gesprächen mit dem Patienten sowie die Ausrichtung eines individuellen Pflegeplans unter dem Aspekt der Infusionstherapie!

48.1.2 Theoretische Grundlagen

Wasser- und Elektrolythaushalt des Menschen

Wasser ist die existenzielle Grundsubstanz unseres Organismus und verantwortlich für verschiedene Prozesse wie Lösung und Transport von Stoffen; außerdem ist es beteiligt an der Temperaturregulation.

Tabelle 48.1 Verteilung der Körperflüssigkeit in Prozent

	Gesamtmenge an Flüssigkeit	*Extrazellulärer Raum gesamt*	*intravasal*	*interstitiell*	*Intrazellulärer Raum*
Kinder	70–75%	25–30%	5–7%	20–23%	45–50%
Männer	ca. 60%	ca. 20%	ca. 5%	ca. 15%	ca. 40%
Frauen	ca. 55%	ca. 17%	ca. 4%	ca. 13%	ca. 38%

Der Gesamtgehalt an Wasser im menschlichen Organismus wird mit ca. 50–70% des Körpergewichtes angenommen, abhängig von Geschlecht, Alter und Fettgehalt des Körpers. Haben Säuglinge noch einen Wassergehalt von über 75%, so reduziert sich der Wassergehalt bis zum Alter bis auf 55%, sichtbar an der trockenen und faltigen Haut. Bei erwachsenen, normalgewichtigen Frauen beträgt er ca. 55%, bei normalgewichtigen Männern ca. 60% des Körpergewichtes. Magere bis kachektische Menschen haben ein größeres Flüssigkeitsvolumen als adipöse.

Flüssigkeitsräume

Definition

Der Gesamtwassergehalt des Körpers verteilt sich primär auf zwei Kompartimente (Teilräume), den

- intrazellulären Raum (Flüssigkeit innerhalb der Zellen) und den
- extrazellulären Raum (Flüssigkeit außerhalb der Zellen); er wird unterteilt in den
  - intravasalen Raum, der alle Flüssigkeiten von Herz, Blut- und Lymphgefäßsystem beinhaltet, und den
  - interstitiellen Raum, der die Flüssigkeit zwischen den Zellen umschließt.

Tab. 48.1 zeigt die prozentuale Verteilung der Körperflüssigkeit zwischen diesen Räumen.

Krankheitsbedingt kann es zur Ausbildung eines sogenannten dritten Raumes (third space) kommen. Dabei gibt es zwei Möglichkeiten. So spricht man von

- physiologischen Flüssigkeiten, die der aktuellen Regulation entzogen sind, wie zum Beispiel Liquor und Galle, die für den Wasserhaushalt eine untergeordnete Rolle spielen, und von
- Flüssigkeiten, die pathologisch bedingt z.B. in den Peritonealraum (Aszites), den Gastrointestinaltrakt (Ileus), die Pleura (Erguss) oder auch das Bindegewebe gepresst (sequestriert) werden. Hierbei kann es sich sehr wohl um größere Mengen handeln. Dadurch, dass dieses Wasser dem Regulationsmechanismus nicht mehr zur Verfügung steht, können sich für den Menschen große Probleme aufgrund der Flüssigkeitsmangels ergeben.

Konkrete, physiologische Austauschvorgänge von gelösten Substanzen und Wasser spielen sich sowohl zwischen dem intrazellulären und dem interstitiellen als auch zwischen dem interstitiellen und dem intravasalen Raum ab. Mit ca. 7% des Gesamtvolumens an Flüssigkeit hat der intravasale Raum zwar nur einen geringen Anteil, dafür aber eine um so größere Bedeutung für die Regulation der Gesamtmenge.

Definition

Die im intravasalen Raum befindliche Flüssigkeit stellt gleichzeitig das primäre Transportsystem für den Organismus dar. Die intravasale Flüssigkeit entspricht dem Blutplasma.

Elektrolyte

Innerhalb dieser Flüssigkeitsräume befinden sich Elektrolyte, die für bestimmte Aufgaben wichtig sind.

Definition

Unter dem Begriff „Elektrolyte" versteht man Salze, Basen und Säuren, die in einer wässerigen Lösung in positiv (Kationen) und negativ geladene Teile (Anionen) zerfallen (dissoziieren).

Innerhalb einer Lösung ist die positive Ladung immer gleich groß wie die negative Ladung. Es wird also ein Gleichgewicht (Äquivalenz) gehalten. Elektrolyte sind für den Organismus von existenzieller Bedeutung und werden mit der Nahrungskette aufgenommen und über Niere, Haut und Darm ausgeschieden.

In **Tab. 48.2** sind die Konzentrationen der wichtigsten Kat- und Anionen im Blutplasma zusam-

Tabelle 48.2 Wichtigste Kationen- und Anionen-Konzentrationen im Blutplasma

Kation (+)	*in mmol/l*	*Anion (–)*	*in mmol/l*
Natrium (Na^+)	135–145	Chlorid (Cl^-)	97–108
Kalium (K^+)	3,6–4,8	Hydrogencarbonat HCO_3^-)	27
Calcium (Ca^{++})	2,1–2,8	Sulfat (SO_4^-)	0,5
Magnesium (Mg^{++})	0,8–1,3		

mengefasst. Die wesentlichen Funktionen der Elektrolyte im menschlichen Organismus sind in **Tab. 48.3** dargestellt.

An der Auflistung wird sehr deutlich, dass für den Menschen ein ausgewogenes Verhältnis von Elektrolyten und Wasser von größter Bedeutung ist. Neben den positiv und negativ geladenen Elektrolyten enthält die Körperflüssigkeit aber noch weitere Stoffe; **Kristalloide** sind Mikromoleküle, die sog. **Kolloide** sind Makromoleküle. Zu den Kristalloiden gehören zum Beispiel Glucose und Lävulose. Diese Stoffe haben die Eigenschaft, zu 80% ungehindert aus dem Gefäßsystem in das Gewebe diffundieren zu können. Kolloide hingegen sind Stoffe mit unterschiedlichen elektrischen Ladungen, die sich nur im intravasalen Raum verteilen. Beide Stoffe spielen in der Infusionstherapie eine entscheidende Rolle.

In der Gesamtsumme ergeben Kationen und Anionen eine Konzentration von ca. 300 mmol/l, die sich in den verschiedenen Flüssigkeitsräumen unterschiedlich verteilen. Während sich im Intrazellularraum zumeist Kalium, Magnesium und Hydrogenphosphat befinden, sind im extrazellulären Raum vor allem Natrium, Chlorid und Natriumhydrogenkarbonat zu finden. Die Konzentrationen dieser Substanzen in den beiden extrazellulären Räumen, dem intravasalen und dem interstitiellen Raum, sind nahezu gleich; die Flüssigkeiten unterscheiden sich nur durch einen höheren Eiweißgehalt im Plasma.

■ Regulation

Unter gesunden Bedingungen ist der Organismus in der Lage, große Schwankungen in der Flüssigkeitsaufnahme und -abgabe zu kompensieren. Damit aber

Tabelle 48.3 Funktion der Elektrolyte im menschlichen Organismus

Elektrolyt	*Art/Lokalisation/Wirkung*	*Störungen*
Natrium	→ wichtigstes Kation im extrazellulären Raum (ca. 60%), 10% intrazellulär, 30% im Knochen → hauptverantwortlich für Tonizität des Extrazellularraumes → mitverantwortlich für das Auslösen von Aktionspotenzialen	→ Erhöhung bzw. Reduktion des Flüssigkeitsgehaltes und der Osmolarität → neurologische Störungen wie Kopfschmerz, gesteigerte Reflexe, Somnolenz, Krampfneigung → kardiovaskuläre Störungen wie Hypotonie, Tachykardie, erhöhter Venendruck → periphere Ödeme, Lungenödem mit Rasselgeräuschen → trockene Haut und Schleimhaut
Kalium	→ wichtigstes Kation, zu 98% im intrazellulären Raum, davon 4/5 der Menge im Skelettmuskel → als Gegenspieler zum Na^+ verantwortlich für Reizübertragung an Nerven- und Muskelzellen → beteiligt an Proteinsynthese und Verwertung von Kohlenhydraten	→ neurologische Störungen wie Müdigkeit, Schwäche, Lethargie, Verwirrtheitszustände, Lähmung der Muskulatur, Muskelkrämpfe → kardiale Störungen: Herzrhythmusstörungen, AV-Blockierungen, Kammerflimmern → Störungen der Leberfunktion bei chronischem Mangel (Ammoniakintoxikation) → gastrointestinale Störungen: Übelkeit, Erbrechen, Diarrhoe
Magnesium	→ neben K^+ das wichtigste intrazelluläre Kation → Gesamtmenge zwischen 800 und 1 100 mmol, davon ca. 50% im Skelett, der Rest in Muskelzellen und Organen → nur 1% ist extrazellulär zu finden → Förderung der Fibrinolyse → verzögert neuromuskuläre Erregbarkeit → vermindert Tonus der glatten Muskulatur	→ wenn zu wenig: verstärkte neuromuskuläre Erregbarkeit → Nervosität, Depression, Hyperreflexie, Muskelkrämpfe bis zur Tetanie → Herzrhythmusstörungen
Kalzium	→ Kation, Gesamtmenge ca. 1 – 2% des Körpergewichtes mit Hauptanteil in der Skelettmuskulatur → nur zu 1% in extrazellulärer Flüssigkeit → beeinträchtigt über das Membranpotenzial die Erregbarkeit der Nerven und Muskeln → ist an Blutgerinnung beteiligt	→ erhöhte oder erniedrigte neuromuskuläre Aktivität → zerebrale Störungen wie Konzentrationsschwäche, Kopfschmerz, Schwindel, Nervosität, Hyperreflexie, Krämpfe → trockene und spröde Haut bei chronischem Mangel → intestinale Störungen wie Übelkeit, Erbrechen, Magen-Darm-Atonie
Chlorid	→ wichtigstes Anion des intravasalen Raumes → Mitspieler für Erregbarkeit von Zellmembranen → enge Verbindung mit Säure-Basen-Status	→ allgemeine Schwäche → verstärkte neuromuskuläre Erregbarkeit

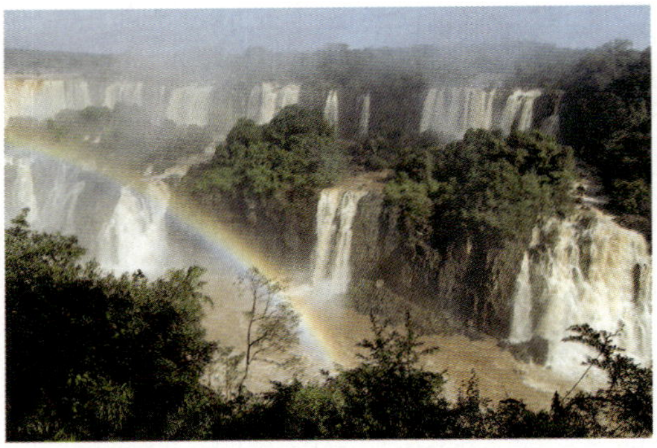

Was sich im Körper im Kleinen abspielt, geschieht in der Natur im großen Maßstab – das Erhalten des Gleichgewichts durch den Wasserkreislauf

Transport- und Stoffwechselprozesse regelrecht vonstatten gehen können, muss die Homöostase (Aufrechterhaltung des Flüssigkeitsvolumens, der Osmolarität, der Elektrolytzusammensetzung und -konzentration) gewährleistet sein.

> **Definition**
> Mit **Osmolarität** bezeichnet man die Molkonzentration aller in einem Liter Lösung wirksamen Moleküle. Dabei kann es sich um Kationen und Anionen sowie um nicht elektrisch geladene Teilchen handeln. Alle Teilchen üben einen bestimmten Druck aus, den man als osmotischen Druck bezeichnet.

Für die Homöostase sorgt eine permanent ausgeglichene Wasser- und Elektrolytbilanz, also ein immerwährendes **Fließgleichgewicht.** Unter physiologischen Bedingungen ist diese Bilanz genau geregelt. Während der Mensch eine durchschnittliche Aufnahme von ca. 2,5 l Wasser pro Tag anstrebt, muss auf der Ausfuhrseite ebenfalls eine Menge von ca. 2,5 l stehen. Die aufzunehmende Flüssigkeit verteilt sich auf Getränke mit einem Anteil von ungefähr 1,3 l, auf in fester Nahrung enthaltener Flüssigkeit mit ca. 900 ml und auf Flüssigkeit, die durch Stoffwechselvorgänge entsteht (Oxidationswasser, ca. 300 ml – entsteht bei Verbrennungsprozessen in den Mitochondrien). Demgegenüber scheidet der Organismus über die Nieren ca. 1,5 l Wasser als Urin, über Haut und Lunge ca. 900 ml Wasser (als perspiratio insensibilis bezeichnet) und über den Darm ca. 100 ml als Beimengung zum Stuhl aus.

Der Mensch verfügt mit seinem Organismus naturgemäß über ein sehr ausgeklügeltes System von **Kontroll- und Regelmechanismen** (nervale und hormonelle Steuerungsprozesse), die in der Lage sind, die „inneren Anforderungen“ des Wasser- und Elektrolythaushaltes auszugleichen und ihren Defiziten Ausdruck zu verleihen. Beteiligt daran sind vor allem die Hypophyse, die Niere, die Nebennieren, die Lunge und das sympathische Nervensystem. So befindet sich der Organismus in einem permanenten dynamischen Gleichgewicht zwischen Aufnahme und Abgabe. Hat ein Mensch zum Beispiel einen zu geringen Wassergehalt, so zeigt der Organismus das durch eine trockene Zunge und durch trockene Schleimhäute an. Der Mensch empfindet Durst und wird danach streben, dieses Defizit und Bedürfnis auszugleichen. Parallel versucht sich der Organismus gegen weitere Defizite zu schützen. Wenn vom Organismus festgestellt wird, dass das Blutplasma hyperton (ansteigende Plasmaosmolarität) geworden ist, wird über einen Regelkreis veranlasst, dass das im Hypothalamus gebildete und im Hypophysenhinterlappen gespeicherte antidiuretische Hormon, das ADH, ausgeschüttet wird. Dieses Hormon gelangt über das Blut zur Niere und erzwingt dort eine reduzierte Wasserausscheidung.

Andererseits versucht der Organismus, die unterschiedlichen Konzentrationen der Lösungen in den jeweiligen Räumen in einem Gleichgewicht zu halten. Die Konzentrationen von Kationen und Anionen sind sowohl im Plasma wie auch im intrazellulären Raum im Gleichgewicht. Das gelingt durch die sog. Osmose.

> **Definition**
> Unter **Osmose** versteht man den Übergang des Lösungsmittels einer Lösung durch eine semipermeable (halbdurchlässige) Membran, die zwar durchlässig für das Lösungsmittel, nicht aber für darin gelöste Stoffe ist, in den benachbarten Flüssigkeitsraum.

Dieser Vorgang ergibt sich durch unterschiedliche Druckverhältnisse in den beiden Lösungen diesseits und jenseits der Membran. Die treibende Kraft ist der osmotische Druck (griech. *osmo* = Stoß), mit der ein Lösungsmittel durch eine semipermeable Membran zu einer Lösung mit einer höheren Konzentration von gelösten Teilchen gezogen wird. Die Einheit des osmotischen Druckes wird in osmol/l bzw. mosmol/l angegeben.

Sollte also die Konzentration von Elektrolyten im Extrazellularraum ansteigen, wird Wasser nach extrazellulär diffundieren, womit die Konzentration der Teilchen intrazellulär ansteigt und parallel dazu die Flüssigkeit im extrazellulären Raum verdünnt wird.

Wenn nun die Regelvorgänge des Wasser- und Elektrolythaushaltes durch Krankheit, Unfall oder Operation gestört werden, so ist der Organismus selbst nicht oder nicht mehr ausreichend in der Lage, Veränderungen von Volumen- oder Elektrolytverschiebungen zu kompensieren. Somit müssen dem Organismus Ersatzlösungen infundiert werden.

Infusionskonzentrat

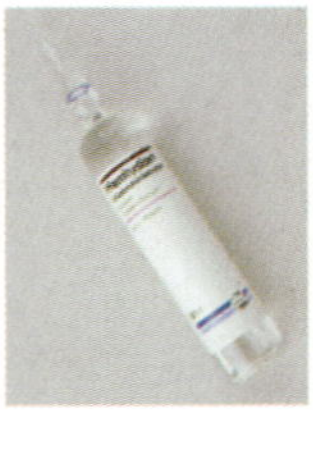

Infusionslösungen

Infusionslösungen müssen nach ihrer Herstellung absolut steril und pyrogenfrei, also frei von Fieber erzeugenden Substanzen, in den Handel gelangen.

Die enorme Zahl von unterschiedlichen Lösungen wird in Glas- und Kunststoffflaschen oder in Beuteln aus Kunststoff geliefert. Grundsätzlich wird zwischen isotonen, hypo- und hypertonen Lösungen unterschieden.

> **Definition**
> **Isotone Lösungen** haben einen gleich großen osmotischen Druck wie das Plasma (ca. 300 mosmol/l).
> **Hypotone Lösungen** haben demzufolge einen geringeren Druck, also eine niedrigere Osmolarität (< 270 mosmol/l).
> **Hypertone Lösungen** verfügen über einen höheren Druck (> 310 mosmol/l).

> **Merke**
> Bei der Verwendung hypertoner Lösungen müssen alle Beteiligten wissen, dass es zu enormen Reizzuständen der Venenwände, zu Thrombosen und Thrombophlebitiden kommt und dementsprechend diese Lösungen, vor allem bei mehr als 800 mosmol/l, unabdingbar über einen zentralen Venenkatheter infundiert werden müssen. Bei Unsicherheiten bezüglich der Wahl des Zuganges und der zu infundierenden Lösung sollten unbedingt die Angaben des Herstellers auf den Etiketten bzw. Waschzetteln gelesen werden! Parallel zu den extremen Reizen an den Venenwänden können auch die Erythrozyten geschädigt werden.

Welche Infusionslösungen eingesetzt werden, ergibt sich aus der weiteren Zielsetzung und der Situation des Patienten. Ist die Infusionstherapie nur von kürzerer Dauer und kann der Patient nach wenigen Stunden wieder trinken und essen, so stehen Basislösungen wie NaCl 0,9%, Glucose 5% oder Lävulose 5% zur Verfügung. Lävulose (Fructose) wird allerdings sehr zurückhaltend appliziert, da es in der Vergangenheit häufiger zu Unverträglichkeitsreaktionen gekommen ist, die auf Fruktoseintoleranz zurückzuführen waren.

Die eigentliche Indikation für die unterschiedlichen Lösungen ergeben sich aufgrund bereits bestehender oder zu erwartender Defizite. So werden Elektrolyt-, kolloidale Volumenersatzlösungen, osmotherapeutisch wirksame Lösungen oder Ernährungslösungen gezielt infundiert. **Tab. 48.4** gibt einen Überblick über die zahlreichen Möglichkeiten.

Verantwortungskompetenzen bei Infusionen

Delegationsverantwortung. Die Indikationsstellung für eine Infusionstherapie obliegt ausschließlich den behandelnden Ärzten. Sie haben die Anordnungs- und Gesamtverantwortung inne und entscheiden,

- welche Infusionen über
- welchen Zeitraum mit
- welcher Geschwindigkeit/Menge pro Zeiteinheit und
- welchen eventuellen Zusätzen gegeben werden.

> **Merke**
> Die Anordnung muss jeweils schriftlich getroffen werden. Dabei können die Ärzte Gebrauch machen von einem Delegationsrecht und die Durchführung einer Infusion auf Pflegepersonen übertragen. Gemeint sind hiermit ausschließlich diplomierte Pflegende, also keine Krankenpflegeschüler, da sie rechtlich nicht selbstständig handeln dürfen! Die Delegation erfolgt aber ad personam, also an eine konkrete Person.

Durchführungsverantwortung. Gemäß des erteilten Auftrages übernehmen Pflegende damit die Durchführungsverantwortung und sind zuständig für

- die hygienisch einwandfreie und sachgerechte Vorbereitung von Infusionen,
- das Hinzufügen von Zusatzmedikamenten,
- das Anhängen der Lösung bei bereits liegendem intravenösem Zugang,
- das damit verbundene sinnvolle Infusionsregime bei mehreren parallel laufenden Infusionen
- Beachtung von schwerkraftgesteuerten und pumpengesteuerten Infusionen,
- das Überwachen der vorgegebenen Einlaufgeschwindigkeit,
- das Überwachen des Patienten in Bezug auf eventuelle Nebenwirkungen,
- das Überwachen der Lösungen auf eventuelle Inkompatibilitäten (Ausflockungen?),
- das Austauschen von Infusionslösungen wie auch der Überleitsysteme, und
- das Bilanzieren der Flüssigkeitsmenge.

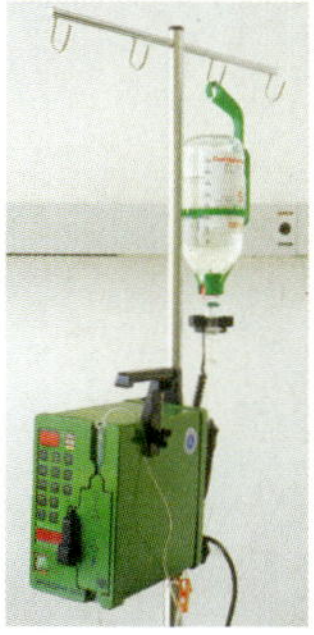

> **Merke**
> Für Pflegende in der allgemeinen Krankenpflege ist es wichtig zu wissen, dass juristisch einwandfrei die erste Infusion (außer physiologischer Kochsalz- und Ringerlösung) immer vom zuständigen Arzt angehängt werden soll. Das gilt auch für Infusionen mit veränderten Mischungsverhältnissen.

In Intensivstationen, wo zumeist mindestens ein Arzt anwesend ist, können und dürfen Pflegende (auch in Abhängigkeit vom Weiterbildungsgrad) diese Tätigkeiten übernehmen.

Tabelle 48.4 Infusionslösungen im Überblick

Lösungen	*Indikationen/Zielsetzungen*	*Besonderheiten*
Kristalloide Lösungen	= kristallisierbare Substanzen; können ungehindert durch die Zellmembran diffundieren; 80% gelangen ins Gewebe	
→ Elektrolytlösungen (Voll-, Zweidrittel-, Halb-, Eindrittellösungen)	→ beinhalten unterschiedliche Ionenkonzentrationen → sie dienen der Zufuhr von Flüssigkeit und Elektrolyten in unterschiedlichen Konzentrationen und sind Trägerlösungen für Medikamente	→ bei der Infusion ist die Osmolarität in Bezug zum venösen Zugang zu berücksichtigen (evtl. über ZVK) → Lösungen müssen klar, die Behälter unbeschädigt sein → max. 5 ml/kg Körpergewicht/Std.
→ Energielieferanten – Kohlenhydratlösungen (Glukose)	→ Zufuhr von Kalorien im Rahmen der parenteralen Ernährung → Glukosezufuhr bei vermindertem Blutzuckergehalt → Zufuhr von elektrolytfreiem Wasser (G 5%)	→ regelmäßige Kontrolle von Blutzuckerspiegel und Kalium → dürfen nicht parallel mit Blutkonserven über gleiche Kanüle oder gleiches Lumen des ZVK laufen (Pseudoagglutination) → ab 20% Glukose Auftritt von Inkompatibilitäten möglich wegen saurem pH → Infusionsgeschwindigkeit 1,25 – 5 ml/kg Körpergewicht/Std.
– Fettlösungen	→ Fettemulsionen zur Deckung des Bedarfs an Energie und essenziellen Fettsäuren	→ regelmäßige Kontrolle von Blutbild, Lipiden, Thrombos, Elektrolyten → häufig Inkompatibilitäten mit Heparin und Kalzium
– Aminosäuren	→ sind essenziell für den Eiweißstoffwechsel → partielle parenterale Ernährung	→ vor Licht geschützt lagern
Kolloidale Lösungen (Plasmaexpander)	= große, hochmolekulare Substanzen; Molekulargewicht > 10 000; binden Wasser an sich (auch aus dem Gewebe), dadurch Volumenzunahme größer als zugeführtes Volumen	
→ Dextrane	→ zur Prophylaxe und Therapie von Mikrozirkulationsstörungen bei Schock, Verbrennungen usw.	→ weitreichende Nebenwirkungen, von daher vorher unbedingt Promit verabreichen → strenge Beobachtung des Patienten (Gefahr des Bronchospasmus, Atem- und Kreislaufstillstand)
→ Stärke	→ Therapie und Prophylaxe des Volumenmangels bei Schock, zur Hämodilution (therapeutische Blutverdünnung)	→ selten anaphylaktoide Reaktionen – bei geringsten Anzeichen sofortiger Stopp der Infusion!
→ Gelatine	→ Therapie und Prophylaxe des Volumenmangels	→ evtl. Inkompatibilität, Gefahr der Anaphylaxie (s. o.)

Die Frage, ob sie es auch müssen, hängt wie bei anderen delegierbaren Aufgaben davon ab, ob sich die Pflegenden fachlich kompetent fühlen. Sollte eine Pflegeperson diese Frage mit nein beantworten, muss sie den Auftrag ablehnen! Als Begründung kann sie angeben, dass sie gerne die Verantwortung übernehmen würde, dies aber nicht könne, da sie sich fachlich überfordert fühle. Damit drückt sie aus, dass mittels einer gezielten Schulung die Defizite ausgeglichen werden können und sie später die Tätigkeiten übernehmen kann.

→ Merke
Die Aufgabe, eine Infusion zu verabreichen, einfach zu verweigern, kann arbeitsrechtliche Konsequenzen haben!

Zugangswege für Infusionen

Um eine Infusionstherapie durchführen zu können, müssen geeignete Materialien und Zugangswege zur Verfügung stehen. Das venöse Gefäßsystem ist als Zugangsweg ein idealer Applikationsort für Infusionen, Transfusionen und Medikamente. Wenn Medikationen weder intra- noch subkutan oder intramuskulär verabreicht werden können oder dürfen oder wo ein sehr schneller Wirkungseintritt gewünscht und erforderlich ist, ist ein venöser Zugang unverzichtbar. Gleichermaßen stehen damit Möglichkeiten für diagnostische Zwecke zur Verfügung, wie etwa Blutentnahmen oder Messungen innerhalb des Herz-Kreislauf-Systems. Für die Durchführung einer Infusionstherapie stehen eine Menge an Materialien zur Verfügung, über die Pflegende ausrei-

Vorbereitung einer Infusion (Abb. 48.2)

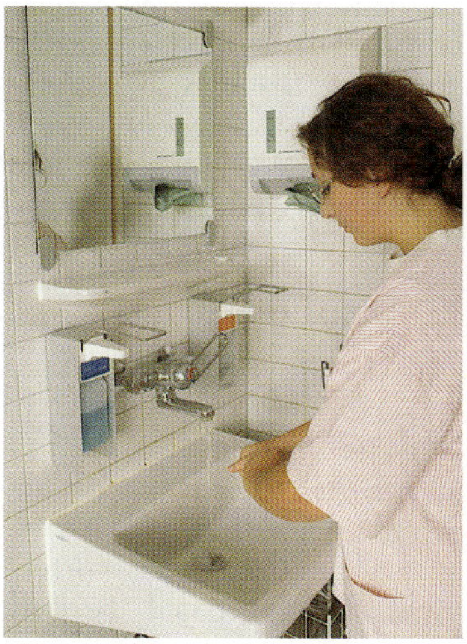

1 Die Pflegeperson wäscht sich die Hände und nimmt eine hygienische Händedesinfektion vor.

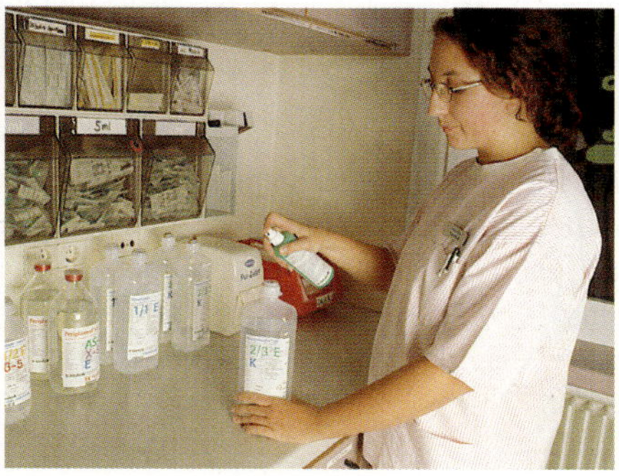

2 Auf einer sauberen Arbeitsfläche reißt sie die Lasche der Infusionsflasche ab und desinfiziert den Stopfen.

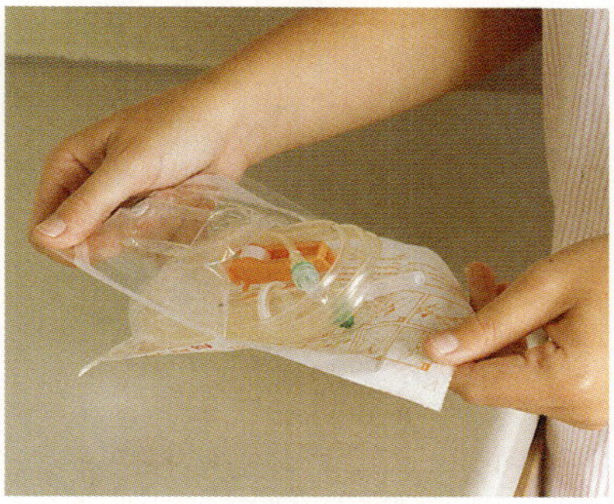

3 Sie nimmt ein Infusionsbesteck aus der Verpackung …

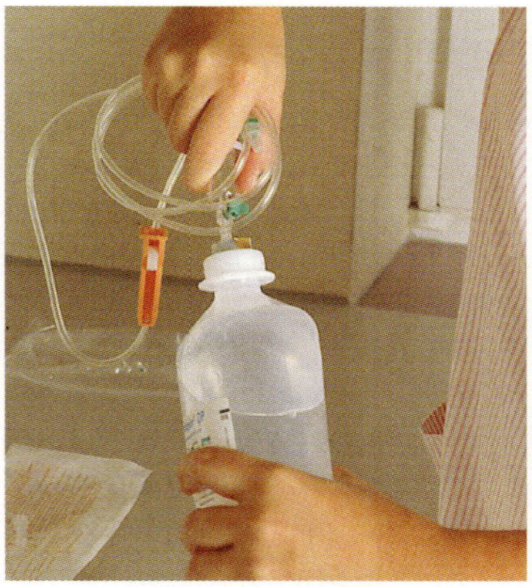

4 … und führt den Dorn des Bestecks in die Infusionsflasche ein.

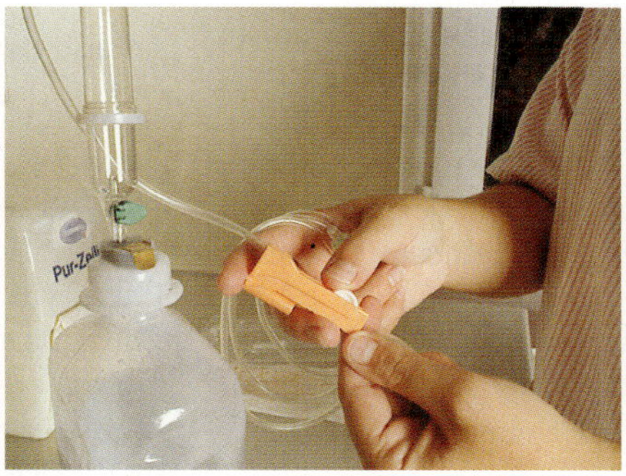

5 Die Rollerklemme wird geschlossen.

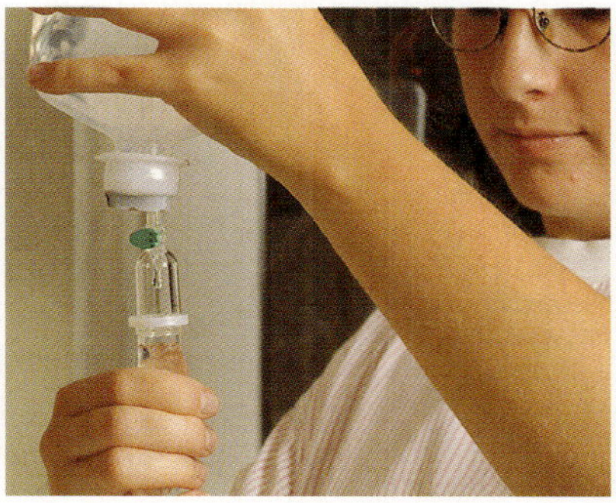

6 Anschließend wird die Tropfenkammer gefüllt, …

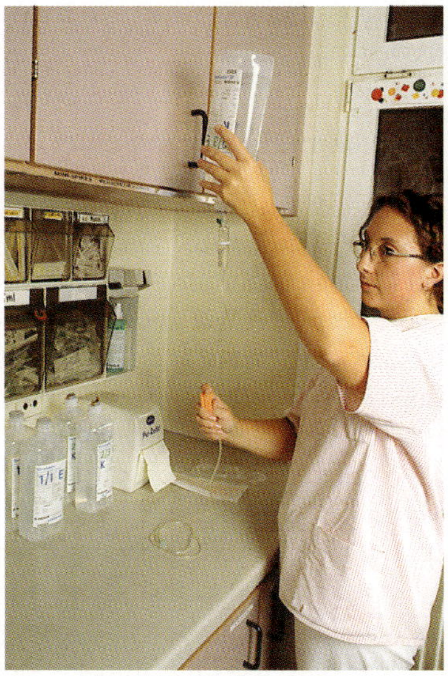

7 … das Infusionssystem luftleer gemacht …

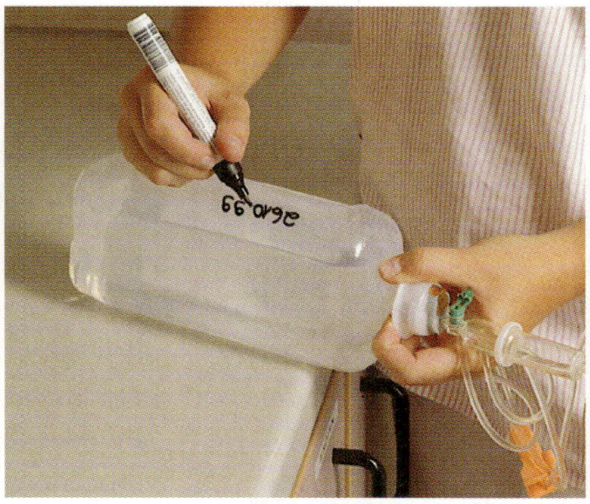

8 … und die Infusion mit Datum, Patientennamen, Uhrzeit und Zimmernummer beschriftet.

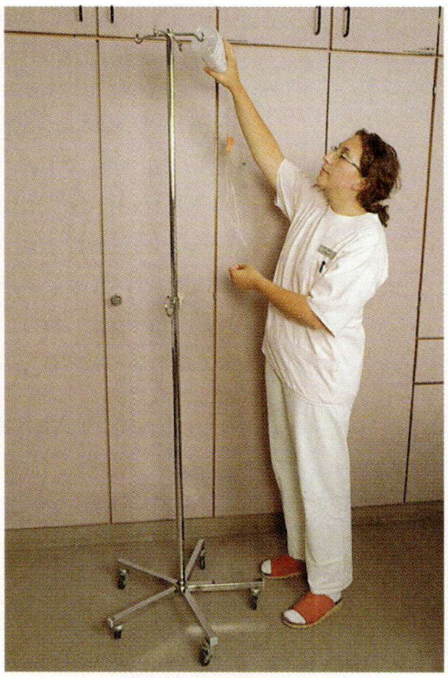

9 Jetzt kann die fertige Infusion an den Infusionsständer gehängt werden.

punktierbare Venen

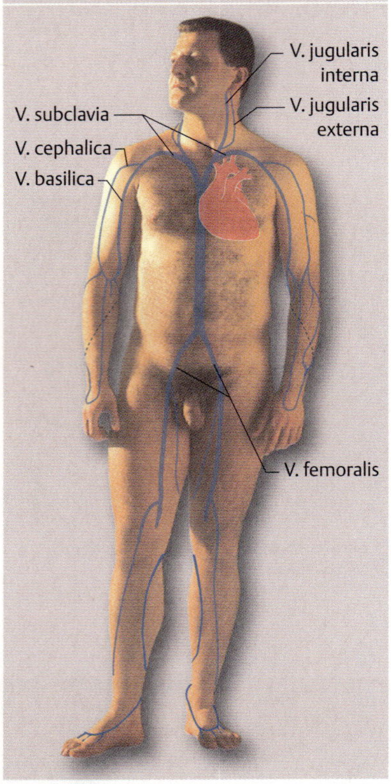

Abb. 48.3 Punktierbare Venen an Hand, Unterarm, Leiste und oberer Thoraxhälfte

chende Kenntnisse haben müssen, damit eine Therapie ordnungsgemäß durchgeführt und Probleme oder gar Komplikationen vermieden werden können.

48.1.3 Pflegerische Aufgaben

Die bei einer Infusionstherapie zu bewältigenden Aufgaben sind sehr umfangreich und komplex und stellen einen hohen Anspruch an die Pflegenden.

Materialvorbereitung

Bevor eine Infusionstherapie gestartet werden kann, müssen notwendige Materialien zusammengestellt werden. Grundsätzlich benötigt werden:

- Infusionsständer,
- Infusionslösung mit passendem Überleitsystem,
- bei Glasflaschen eventuell zusätzliche Aufhängung, und
- eventuell eine Infusionspumpe.

Je nach Art der geplanten Venenpunktion sind zusätzliche Materialien vorzubereiten (s. u.).

Vorbereitung einer Infusion (Abb. 48.2)

Die verordnete und auf Verfallsdatum kontrollierte Lösung wird erst unmittelbar vor dem Gebrauch vorbereitet. Nach einer Händedesinfektion wird der Verschlussring entfernt und mit dem aus der sterilen Verpackung entnommenen System gekoppelt. Der Einstichdorn wird unter Wahrung der Asepsis durch den Gummistopfen gestochen, die Rollerklemme geschlossen, die Infusionslösung am besten am Infusionsständer aufgehängt, die Belüftung geöffnet und durch Druck auf die Tropfenkammer der untere Anteil gefüllt. Nach Öffnen der Rollerklemme wird jetzt das gesamte System luftfrei gefüllt.

> **Merke**
> Eine Desinfektion des Gummistopfens ist nicht erforderlich, wenn die Infusion sofort nach Entfernen des Verschlussringes mit dem Infusionssystem verbunden wird. Wenn aber eine Desinfektion durchgeführt wird, muss unbedingt die Einwirkzeit des benutzten Desinfektionsmittels eingehalten werden!

Vorbereitung des Patienten

Die Aufklärung des Patienten über Zweck, Art und etwaige Dauer einer Infusionstherapie ist eine ärztliche Aufgabe. Dennoch müssen Pflegende hinreichende Kenntnisse haben bezüglich Anlage einer Infusion, Durchführung und Überwachung der Infusionstherapie. Hinzu kommen eventuell Fragen, die den Patienten beschäftigen und die durch Pflegende bereits beantwortet werden können. Sie betreuen den Patienten 24 Stunden lang und sind damit der Hauptansprechpartner für ihn. Im Zweifelsfall muss die Frage an den zuständigen Arzt weitergeleitet werden, da nur er die Aufklärungspflicht innehat.

> **Lerntipp**
> Gut informierte Patienten haben nicht nur weniger Angst, sondern sind auch gute Helfer während der Therapie und machen häufig auf Missstände aufmerksam, die dem therapeutischen Team zunächst verborgen bleiben können.

Anlage der Infusion

Bei der Anlage einer Infusion sind Fenster und Türen in dem jeweiligen Zimmer geschlossen zu halten. Vor der Maßnahme müssen alle beteiligten Personen eine hygienische Händedesinfektion durchführen. Das Tragen von Schutzhandschuhen dient dem Selbstschutz. Ob ein Mundschutz notwendig ist, hängt von den vorliegenden Hygienerichtlinien ab.

Die Auswahl des **Punktionsortes** (**Abb. 48.3**) orientiert sich vom Handrücken des Patienten an aufwärts über den Unterarm bis in die Ellenbeuge (von proximal nach distal). Seltener, zumeist nur in Notfällen, wird eine Vene am Unterschenkel oder am Hals ausgewählt. Bereiche, in denen Venen und Arterien in unmittelbarer Nachbarschaft verlaufen, sollten gemieden werden.

Pflegerische Maßnahmen während einer Infusionstherapie

Bei allen während einer Infusionstherapie anfallenden Aufgaben und Maßnahmen dürfen die individuellen Bedürfnisse des Patienten auf keinen Fall unberücksichtigt bleiben. Pauschal können die Aktivitäten des täglichen Lebens zugrunde gelegt werden, von denen ein Pflegeplan abgeleitet werden kann.

ATL Sich bewegen

Die meisten Patienten mit Infusionstherapie erfahren und erleiden Bewegungseinschränkungen von manchmal nicht unerheblichem Ausmaß. Augenmerk von Pflegenden sollte die Unterstützung des Patienten sein, um ihm Lagerungen zu ermöglichen, die er selbst nicht einnehmen kann. Manchmal trauen sich Patienten auch nicht, sich selbst in eine für sie angenehme Lagerung zu bringen, obwohl kein Grund dagegen spricht. Bei durch die Infusionstherapie stark immobilisierten Patienten gilt es, alle Prophylaxen zu planen und die pflegerischen Maßnahmen regelmäßig durchzuführen.

■ ATL Sich sicher fühlen und verhalten

Die Information seitens der Pflegenden, dass und wie sich Patienten bewegen können oder dürfen, ist für diese eine unverzichtbare Hilfe und vermittelt ihnen Sicherheit, sich richtig zu verhalten. Gleichermaßen sollten Pflegende von Anfang an darauf aufmerksam machen, dass Patienten unter einer Infusionstherapie jederzeit fragen können und sollen. Je höher der Informationsgrad der Betroffenen, desto sicherer fühlen sie sich. Parallel dazu sollte auf möglicherweise auftretende Probleme hingewiesen werden, die der Patient selbst sofort angeben soll. Der Hinweis, dass immer jemand abrufbar oder in unmittelbarer Nähe ist, um zu helfen, versteht sich eigentlich von selbst.

■ ATL Sich waschen und kleiden

Je nach Punktionsort und je nach Art der Erkrankung sind Patienten nicht mehr oder nicht mehr ausreichend in der Lage, sich selbst zu waschen. Unter Berücksichtigung der Ressourcen sollen Pflegende soviel Hilfe anbieten, wie sie der Patient tatsächlich benötigt. Es ist wichtig, den Patienten weder zu unter- noch zu überfordern, dabei aber seine individuelle Körperhygiene zu gewährleisten.

Eine punktierte Hand oder ein mit einem zentralen Venenkatheter versehener Arm sind kein Grund, halb nackt oder mit einem klinikspezifischen Hemd im Bett liegen zu müssen (ist leider immer wieder zu erleben!). Unter Berücksichtigung hygienischer Kautelen kann dem Patienten auch seine eigene Kleidung angezogen werden, in der er sich sicherlich wohler fühlen wird.

■ ATL Wach sein und schlafen

Je nach Anzahl der Infusionszuleitungen, manchmal reicht schon eine einzige, oder dem gewählten Punktionsort kann der Schlaf des Patienten durch eingeschränkte Mobilität gestört werden. Es ist unbedingt darauf zu achten, dass Zuleitungen und Venenkatheter sicher fixiert sind und dem Patienten einen größtmöglichen Spielraum für seine Schlafgewohnheiten lassen. Der Tag-Nacht-Rhythmus kann eventuell durch größere infundierte Flüssigkeitsmengen bei gleichzeitig höherer Ausscheidungsrate nachhaltig beeinträchtigt sein. Infusionstherapien können, wenn es sich nicht um kontinuierliche, über 24 Stunden dauernde handelt, an den Patienten adaptiert werden. Manchmal hilft eine Anregung beim nicht immer anwesenden Arzt!

■ ATL Ausscheiden

Die Ausscheidung eines Patienten ist in der Regel durch eine Infusionstherapie nicht nachteilig gestört. Dennoch gibt es auch hier Irritationen, die zum Beispiel mit der Menge der auszuscheidenden Flüssigkeit einhergehen. Eine Erklärung, warum die Menge so groß oder so klein ist, kann sehr beruhigend wirken. Gleiches gilt für den Geruch des Urins.

■ ATL Essen und trinken

Die Nahrungsaufnahme des Patienten unter einer Infusionstherapie ist oftmals ganz oder teilweise gestört bzw. aus gesundheitlichen oder therapeutischen Gründen untersagt. Eine irrige Annahme ist, dass ein Patient, der parenteral ernährt wird und ausreichend Flüssigkeit erhält, keine oralen Bedürfnisse in Form der Nahrungsaufnahme mehr hat. Ein Hauptanliegen, auch für das spätere Stadium seines Krankheitsverlaufs, muss sein, dem Patienten so früh wie möglich wieder zu trinken und im weiteren Verlauf zu essen anzubieten. Maßgebend für das, was er zum aktuellen Zeitpunkt schon wieder erhalten kann, ist der Fortschritt im Rahmen seiner Genesung und der therapeutische Erfolg. Wenn es auch noch kein konkretes Getränk oder gar eine Mahlzeit sein kann, so helfen auch Maßnahmen, die sich im Rahmen der basalen Stimulation (S. 170 ff) bewährt haben. Das Reichen einer Pipette mit einem vom Patienten gewünschten Getränk, das Auswischen der Wangentaschen mit einem für den Patienten angenehmen Geschmack (z. B. Cola, Malzbier usw.) oder eines in einer Kompresse nur zum Lutschen gereichten festen Nahrungsmittels (z. B. Gummibärchen) bewirken oft Wunder und zaubern sich erinnernde, lächelnde, fast schon frohe Gesichter hervor.

■ ATL Atmen

Selbst unter dem Stichwort „für eine ausreichende Atmung sorgen“ ergibt sich bei dem Thema Infusionstherapie ein Aspekt zur Pflegeplanung. Da sowohl die Gefahr einer Hypervolämie (Überwässerung) wie auch einer Hypovolämie gegeben ist, kann die Atmung auf zweierlei Wegen beeinträchtigt werden. Hat der Patient zu viel Wasser, kann dieses aus dem intravasalen in den interstitiellen Raum übertreten und für ein Lungenödem sorgen, was durch Auskultation der Lunge diagnostiziert werden kann (manchmal sind diese Rasselgeräusche im fortgeschrittenen Stadium auch schon ohne Stethoskop zu hören). Die Atemanstrengung nimmt zu, die Atemfrequenz steigt an, die Atmung wird flacher und die Lunge wird nicht mehr ausreichend belüftet. Daraus resultieren ggf. Atelektasen oder gar eine Pneumonie.

Fehlt dem Patienten Wasser, so wird im Laufe der Zeit das Bronchialsekret zäher, das Flimmerepithel sistiert, die sog. mukoziliäre Clearance (Abtransport des Schleims) nimmt ab und es kommt zur Ausbildung von Obstruktionen, zu Atelektasen und auch hier zu einer Pneumonie. Über eine ausreichende Flüssigkeitssubstitution hinaus können Pflegende die Atmung des Patienten kontrollieren, die Atmung durch gezielte Lagerungen erleichtern (s. VATI-Lagerungen, S. 511) und durch physikalische Maßnahmen wie Inhalation, Perkussion und Vibrax die Sekretolyse fördern. Atemstimulierende Einreibungen ergänzen das pflegerisch mögliche Tätigkeitsprofil. Hinzu kommt die eventuelle Durchführung und Überwachung der ärztlichen Therapie mit Sekretolytika.

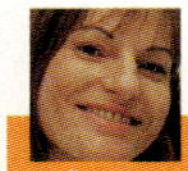

siehe Pflegeangebot Atemstimulierende Einreibung, S. 520 f

ATL Körpertemperatur regulieren

Flüssigkeit spielt für die Regulation der Körpertemperatur eine entscheidende Rolle. Fehlt dem Organismus eine größere Menge Wasser, steigt irgendwann zwangsläufig die Temperatur an, da der Kompensationsmechanismus, das Schwitzen, reduziert bzw. eingestellt wird.

ATL Raum und Zeit gestalten

In ihrer Mobilität eingeschränkten Patienten können Unterhaltungsmöglichkeiten wie Bücher, Zeitschriften etc. angeboten werden, die sie sich selbst im Moment nicht besorgen können. Der Platz rund um das Patientenbett sollte so gerichtet sein, dass der Patient an alle für ihn wichtigen Dinge herankommt. In Krankenhäusern stehen vielfach ehrenamtliche Mitarbeiter zum Gespräch zur Verfügung, manchmal als „Grüne Damen" bezeichnet, auch wenn sich Männer darunter befinden.

ATL Sinn finden im Werden – Sein – Vergehen

Im Rahmen einer Infusionstherapie, vor allem, wenn diese länger dauert und dem Patienten hoffnungslos erscheint, sind Zuwendungen in Form von bestärkenden, aufmunternden und verständlichen Erklärungen durch Pflegende sehr hilfreich. Vielleicht gelingt es, dem Patienten den Glauben an all die notwendig gewordenen Maßnahmen und die Aussicht auf ein positives Ende der Therapie zu vermitteln!

48.2 Venenverweilkanülen und zentrale Venenkatheter

48.2.1 Situation des Patienten

Bei der Venenpunktion handelt es sich nicht, wie vielfach behauptet wird, nur um einen „Pieks", sondern häufig, je nach Erfahrung des Punktierenden und Punktionsort, um eine schmerzhafte Intervention. Das Bereithalten und Verwenden eines Lokalanästhetikums sollte immer berücksichtigt werden. Etwaige Schwierigkeiten sind dem Patienten mitzuteilen – es ist sein Körper und er hat ein Recht zu erfahren, was mit ihm passiert, wenn er es möchte!

Die Mobilität sowie einzelne Fähigkeiten des Patienten werden durch die Infusionstherapie beeinträchtigt und erfordern erhöhte Aufmerksamkeit sowie größere Unterstützung seitens der Pflegenden. Es ist sicherzustellen, dass sich der Patient ausreichend bewegen kann und mit dem Alltagsgeschehen zurechtkommt.

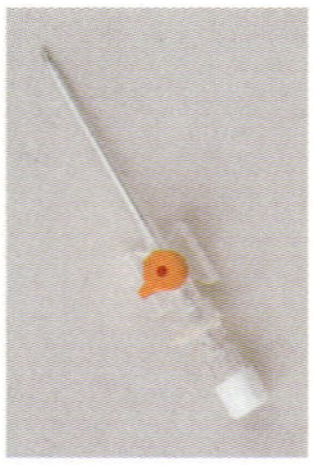

Venenverweilkanüle mit Injektionsventil

48.2.2 Theoretische Grundlagen

Venenverweilkanüle

Venenverweilkanülen werden von zahlreichen Firmen hergestellt und haben von daher ihre unterschiedlichen Firmen- bzw. Kurzbezeichnungen erhalten wie Viggo, Venüle oder Braunüle, um nur einige zu nennen. Alle diese Kanülen bestehen aus mehreren Teilen (**Abb. 48.4**):

Die innenseitige Teflonbeschichtung sorgt für eine geringere Adhäsion, so dass weniger Thromben gebildet werden. Der Luer-Lock-Ansatz garantiert, dass alle zur Verfügung stehenden Überleitsysteme angeschlossen werden können. Über die Zuspritzpforte ist es möglich, zusätzliche Medikamente direkt in die Vene zu geben. Vielfach sind hier innenseitig bereits Bakterienfilter eingesetzt, um eine Kontamination zu minimieren.

Venenverweilkanülen werden sowohl bei Erwachsenen als auch bei Kindern gelegt. Sie liegen in einer Länge von 19 bis 45 mm vor und sind farbig codiert. Bei der Punktion einer Vene richtet sich die Auswahl der Kanüle

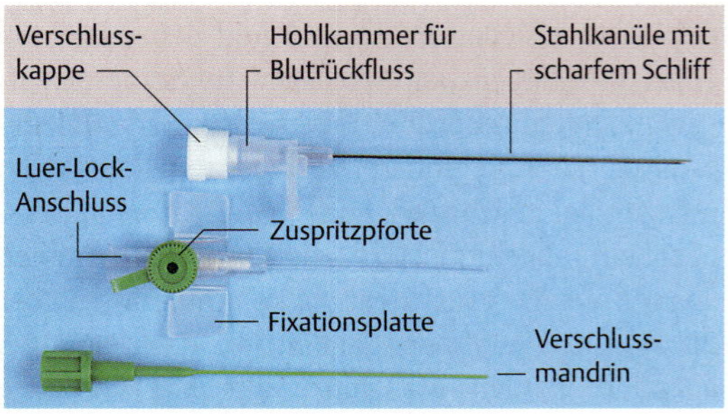

Abb. 48.4 Venenverweilkanüle

- nach den peripheren Venenverhältnissen und der beabsichtigten Therapie,
- der voraussichtlichen Liegedauer der Kanüle und
- der gewünschten bzw. erforderlichen Durchflussrate.

Je kürzer die Verweildauer der Kanüle und je weniger über die Kanüle infundiert werden muss, desto kleiner kann die ausgesuchte Größe sein. Bei der Benutzung einer kleinlumigen Kanüle bleibt ein ausreichender Blutfluss erhalten, womit hinter dem distalen Ende ein schneller Verdünnungseffekt erzielt wird.

In Notfällen, wo eine große Menge Flüssigkeit in kurzer Zeit infundiert oder gar Blut übertragen werden muss, sollte die jeweils größte mögliche Kanüle Verwendung finden. Eine Kanüle darf das Venenlumen aber niemals vollständig ausfüllen. **Tab. 48.5** gibt einen Überblick über die möglichen Durchflussmengen, die Farbcodierung und die Größenangaben.

Die Flügelkanüle, die sog. **Butterfly** (**Abb. 48.5**), besteht aus einem kleinen Kunststoffschlauch und einer Stahlhohlnadel. Vor der Punktion werden die Flügel zwecks besserer Handhabung hoch gestellt, und danach werden die Flügel auf der Haut ausgebreitet und mit Pflaster fixiert. Die Kanülen eignen sich zur kurzzeitigen Infusion, zur Blutentnahme oder bei sehr schlechten Venenverhältnissen.

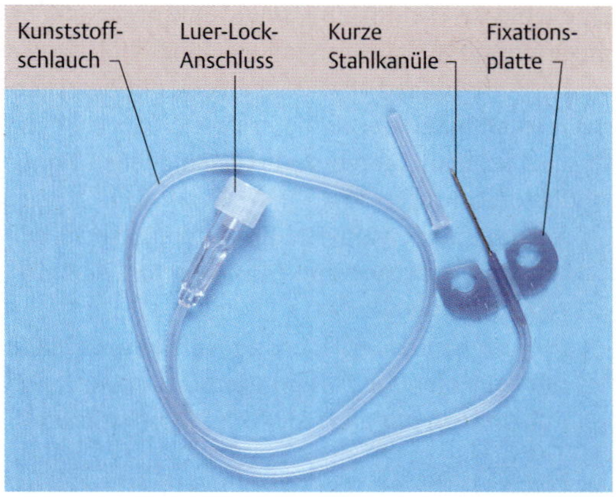

Abb. 48.5 Spezialkanüle Butterfly

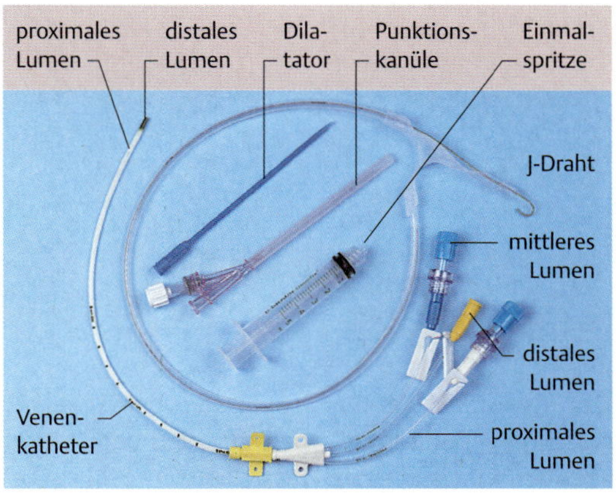

Abb. 48.6 Dreilumiger zentraler Venenkatheter

Zentraler Venenkatheter (ZVK)

Zentrale Venenkatheter werden als Set geliefert und bestehen aus einer großlumigen Punktionsnadel, ähnlich einer Venenverweilkanüle, und einem aus Kunststoff gefertigten Schlauch.

Grundsätzlich unterscheidet man Katheter

- als geschlossenes Kathetersystem (z. B. Cavafix), das steril von einer Hülle umgeben ist,
- als offenes Kathetersystem, das erst einer Verpackung zu entnehmen ist und nach der sog. Seldinger-Technik (S. 1494 f) gelegt wird,
- und nach Umfang ihrer Lumina als Mono-, Bi- oder Trilumenkatheter (ein, zwei oder drei zuführende Schläuche; **Abb. 48.6**).

Tabelle 48.5 Venenverweilkanülen mit Durchflussmenge, Farbcodierung und Größen

Farbcode	*Gauge in G*	*Innendurchmesser in mm*	*Außendurchmesser in mm*	*Durchflussrate in ml/Min.*
braun/orange	14	1,6	2,0	bis 330
grau	16	1,3	1,7	bis 195
weiß	17	1,1	1,4	bis 125
grün	18	1,0	1,2	bis 95
rosa	20	0,8	1,0	bis 60
blau	22	0,6	0,8	bis 35
gelb	24	0,4	0,6	bis 22

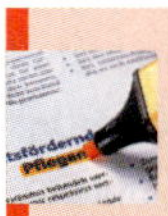

Merke

Nach Punktion einer großen Vene wird der Schlauch in eine zentrale Position vorgeschoben und erhält seine endständige Position vor dem rechten Vorhof des Herzens in der V. cava superior (obere Hohlvene).

Die Auswahl ist abhängig von der **Indikationsstellung.** Notwendig werden spezielle Katheter, wenn

- periphere Venen nicht punktierbar sind,
- ein sicherer venöser Zugang für einen längeren Zeitraum gebraucht wird,
- hochwirksame Medikamente wie Katecholamine oder Nitropräparate herznah appliziert werden müssen,
- Medikamente verabreicht werden, die eine starke Venenreizung hervorrufen wie z. B. Kalium,
- der Patient hochkalorisch (Osmolarität > 800) ernährt werden soll, und
- der zentralvenöse Druck (ZVD) zu diagnostischen Zwecken bestimmt werden muss.

Eine einfache Handhabung sowie eine geringe Komplikationsrate beim Legen und bei längerer Liegezeit sind Anforderungen an ZVK, die auch mit der **Materialbeschaffenheit** der Katheter zu tun haben. So unterscheidet man Katheter mit verschiedenen Kunststoffbeschichtungen aus

- Silikon und Polyäthylen, die beide nur noch selten verwendet werden (Auslöser von Allergien, hohe Thrombogenität),
- Polyurethan, das eine sehr gute Biokompatibilität und eine niedrige Thrombogenität aufweist, und
- Polyurethan mit einer Hydromerbeschichtung.

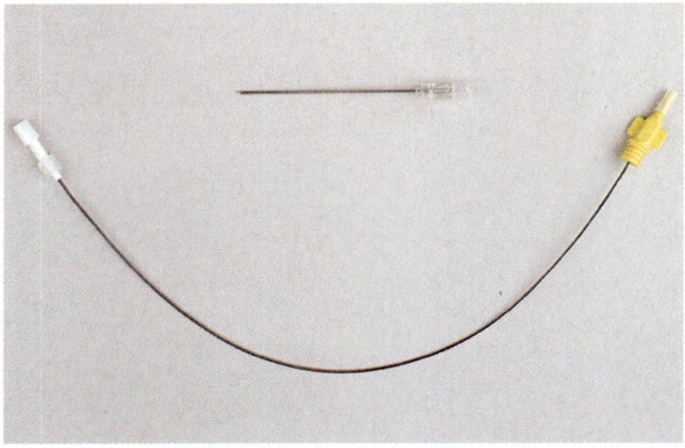

Zentralvenöses Multilumen-Katheterset

Das Hydromer ist eine spezielle Oberflächenbeschichtung, die durch Körperflüssigkeit und Wasser aktiviert wird und einen Flüssigkeitsfilm bildet. Dieser Film reduziert die Reibung des Katheters, erhöht die Affinität der Oberfläche zum Blut und sorgt damit für eine geringe Adhäsion, eine extrem hohe Kompatibilität und eine minimale thrombogenetische Eigenschaft, womit die Liegedauer erhöht und die Komplikationsrate erheblich vermindert werden.

Gleichermaßen müssen die ZVK röntgenkontrastgebend sein und Längenmarkierungen zur besseren Positionierung aufweisen. Alle Katheter sind für Kinder und Erwachsene in der Länge von 6 bis 70 cm vorrätig. Die Auswahl des Katheters, ob ein- oder dreilumig, richtet sich nach den Bedürfnissen der Therapie. So können mit einem dreilumigen Katheter gleichzeitig eine totale parenterale Ernährung, die Applikation von inkompatiblen Medikamenten und die Messung des zentralvenösen Druckes durchgeführt werden.

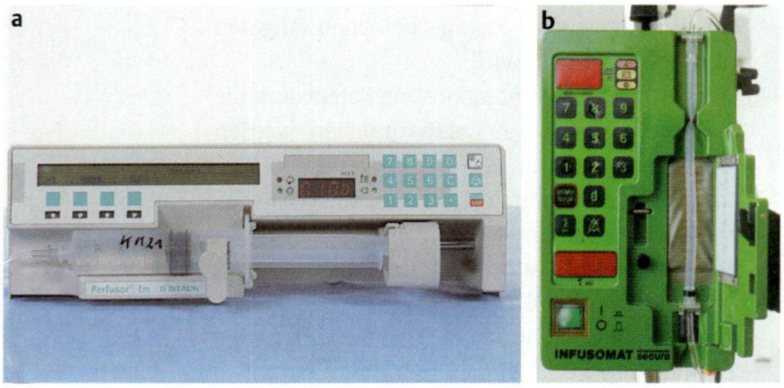

Abb. 48.7 **a** Spritzenpumpe mit eingespannter Spritze, **b** Infusionspumpe

Überleitsysteme, Infusionspumpen, Filter, Rückschlagventile

Überleitsysteme. Überleitsysteme oder Infusionsbestecke stellen die Verbindung zwischen dem Infusionsbehälter und dem Venenkatheter bzw. der Venenverweilkanüle her. Es stehen zwei Arten zur Verfügung: Infusionssysteme zur schwerkraftgesteuerten Überleitung und Systeme zur pumpengesteuerten Übertragung. Beide Systeme haben einen Einstichdorn, einen Belüftungsfilter, eine Tropfenkammer, eine Rollerklemme und einen Überleitungsschlauch und werden mit dem Infusionsbehälter mittels Durchstechen des Gummistopfens gekoppelt.

Nach Durchstechen des Gummistopfens, was bei geöffneter Rollerklemme zum Druckausgleich für das gesamte System geschieht, wird die Tropfenkammer nach Schließen der Rollerklemme bis zur Hälfte gefüllt. Anschließend, nach Öffnen der Rollerklemme, wird das gesamte Schlauchsystem luftfrei gefüllt. Das schwerkraftgesteuerte Infusionssystem kann jetzt mit Kanüle oder Katheter verbunden und die Infusion gestartet werden.

Infusionspumpen. Zahlreiche Firmen haben moderne, sehr zuverlässig arbeitende Infusionspumpen entwickelt, mit deren Hilfe exakte Mengen Infusionslösung pro Zeiteinheit appliziert werden können. Da die Pumpen sehr unterschiedlich konzipiert sind, muss man sich in die jeweiligen zur Verfügung stehenden Betriebssysteme einweisen lassen (Vorschrift des Medizin-Produkte-Gesetzes).

Man unterscheidet

- elektrische Spritzenpumpen (**Abb. 48.7 a**) und
- elektrische Infusionspumpen (**Abb. 48.7 b**).

Das Überleitsystem für Infusionspumpen wird, wie oben beschrieben, gefüllt und anschließend mit seinem elastischen Schlauch in der Rollerwalze der Infusionspumpe eingespannt. Die Infusion kann gestartet werden, wenn der Tropfendetektor an der Tropfenkammer befestigt wurde. Für die Spritzenpumpe benötigt man andere Überleitsysteme: eine Spritzenpumpe, die zwischen 30 und 50 ml aufnehmen kann, und eine Zuleitung mit zwei Luer-Lock-Ansätzen. Zunächst wird die Infusionslösung mittels einer 50-ml-Spritze aufgezogen und nach Konnektion der Leitung luftfrei in die Zuleitung gedrückt. Nach Arretieren der Spritze in der Spritzenpumpe und Konnektion der Zuleitung an Kanüle oder Katheter kann die Überleitung nun auch hier erfolgen.

Infusionsfilter (**Abb. 48.8**) haben die Aufgabe, Mikroorganismen und Pyrogene zurückzuhalten. Mit ihrem Einsatz kann die Nutzungsdauer eines Überleitungssystems unter hygienischer Betrachtung auf 48 – 96 Std. erhöht werden (normal 24 Std.). Die Filter werden zwischen Infusions- oder Perfusorleitung und Venenkatheter bzw. -kanüle geschaltet. Der Einsatz solcher Filter empfiehlt sich bei Verabreichung größerer Mengen an Infusionslösungen und vor allem bei immunsupprimierten Patienten.

Rückschlagventile sollen eine zielgerichtete Flussrichtung der Infusionslösung zum Patienten garantieren, womit ausgeschlossen sein soll, dass Blut vom Patienten in das Überleitsystem fließt, und andererseits, dass bei zwei laufenden Infusionen die Menge eines Behälters in den anderen fließt. Das kann zum Beispiel bei der Kombination von schwerkraft- und druckgesteuerter Infusion passieren. Ihre Funktion ist nicht immer zuverlässig, minimiert aber viele Fehler.

Konnektoren. Damit bei einem Patienten mehrere Infusionen parallel laufen oder an einem zentralvenösen Katheter zusätzlich Medikamente injiziert werden können, stehen unterschiedliche Konnektoren zur Verfügung.

- **Dreiwegehähne** (**Abb. 48.9**) haben eine sog. männliche Schraubverbindung (Luer-Lock) zur Kanüle bzw. zum Katheter und zwei sog. weibliche Öffnungen. Diese beiden Anschlüsse sind passend für die Überleitsysteme. Durch Umstellung des Hahnkükens können wahlweise zwei oder eine Infusion appliziert werden.
- **Hahnenbänke** stellen eine Aneinanderreihung mehrerer Dreiwegehähne dar, die patientenfern am Infusionsständer angebracht werden. An der Hahnenbank befindet sich eine Zuleitung, die mit dem Katheter bzw. der Kanüle verbunden wird. An der Hahnenbank können viele Infusionslösungen parallel eingeleitet werden.

Uwe Klein Krankenpfleger

Praxistipp
Bei Nutzung von Hahnenbänken wird zusätzlich auch am Katheter ein Dreiwegehahn angebracht, sodass bei Bedarf Medikamente ohne lange Wegstrecke appliziert werden können.

- **Mehrfachverbindungen** werden mit dem Katheter verbunden und haben 3–5 weitere Anschlüsse für Infusionszuleitungen (**Abb. 48.10**). Ihre Nachteile liegen in der patientennahen Ablage und dem Gewicht. Bei Lagerungen des Patienten zieht die gesamte Masse am Katheter und sorgt damit nicht selten für Reizzustände.

48.2.3 Pflegerische Aufgaben

Materialvorbereitung zur Kanülierung

Für die Anlage einer Venenverweilkanüle werden zusätzliche Materialien benötigt:

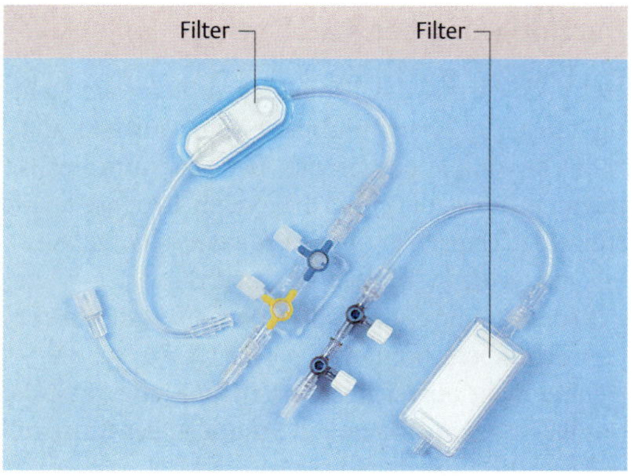

Abb. 48.8 Zwei Formen von Infusionsfiltern mit Dreiwegehahn-System

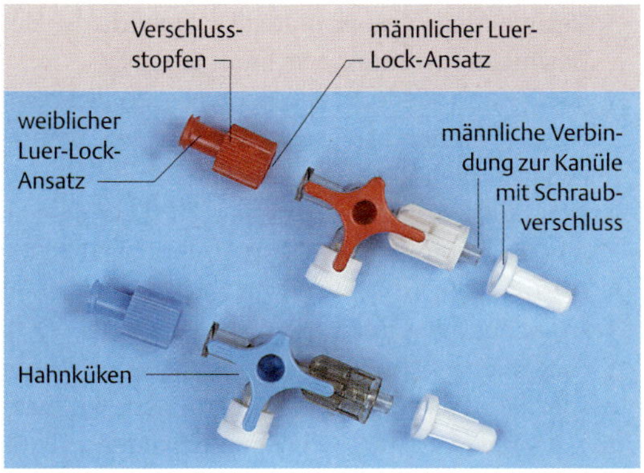

Abb. 48.9 Dreiwegehähne für das arterielle (rot) und venöse (blau) System mit passenden Verschlussstopfen

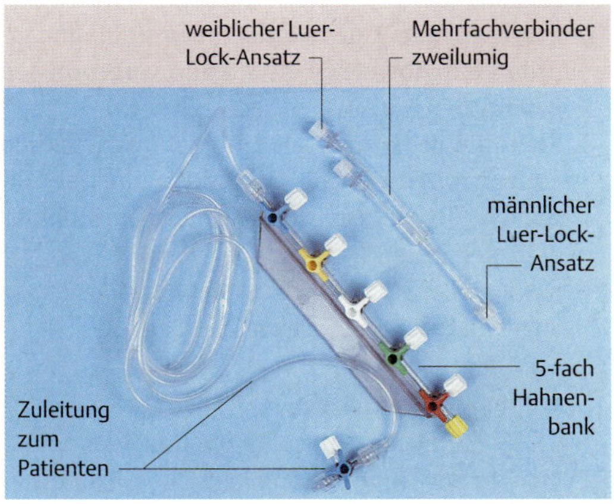

Abb. 48.10 Hahnenbank und Mehrfachverbinder

- Handschuhe als Schutz vor Kontaminationen,
- Venenverweilkanülen (Auswahl bereit halten),
- Hautdesinfektionsmittel,
- Tupfer,
- steriles Pflaster zur Abdeckung der Punktionsstelle,
- Pflaster zur Fixierung der Kanüle, eventuell eine Schere,
- Stauschlauch,
- eventuell ein Rasierer bei stark behaarter Haut im Punktionsbereich, und eine
- Unterlage zur Sicherung des Bettlakens vor Verschmutzungen.

Zusätzlich können ein Lagerungskissen für den Arm sowie ein Lokalanästhetikum notwendig werden.

Durchführung der Kanülierung

Nach Aufklärung des Patienten wird eine dem therapeutischen Zweck und dem Venenzustand angemessene Kanüle ausgesucht. Der Unterarm des bequem in Rückenposition liegenden Patienten wird freigelegt. Danach ergibt sich folgendes Vorgehen:

- Anlage des Stauschlauchs zur Füllung der Venen (der Stauungsdruck darf den arteriellen Druck nicht überschreiten),
- bei nicht ausreichender Venenfüllung kann der Patient zum Öffnen und Schließen der Faust aufgefordert werden,
- ggf. Rasur des Punktionsbereiches,
- Desinfektion des Hautareals (Einwirkzeit des Desinfektionsmittels beachten! S. 592 f),
- nach Kontrolle der Verpackung (Sterilität gewahrt?) unbeschädigte Kanüle aus der Verpackung entnehmen und anreichen,
- Arzt punktiert die Vene, zieht nach Rückfluss von Blut den Stahlmandrin zurück und schiebt die Plastikkanüle in der Vene vor,
- Lösen des Stauschlauchs,
- Anlage eines sterilen Pflasterverbandes (es gibt spezielle Pflaster, die die Punktionsstelle abdecken und gleichzeitig die Kanüle fixieren),
- Herausziehen des Stahlmandrins unter Abdrücken der Vene,
- Entgegennahme des kontaminierten Stahlmandrins und Abwurf in den dafür vorgesehenen Behälter,
- Kontrolle der intravasalen Lage durch Injektion einiger Milliliter NaCl 0,9% oder direkter Anschluss der Infusionsleitung (einige Milliliter einlaufen lassen),
- nach positivem Test kann die Infusionslösung angeschlossen und gestartet werden.

> **Praxistipp**
> Uwe Klein, Krankenpfleger
> Zur Sicherheit sollte die Infusionszuleitung in einer Schlaufe oberhalb des Verbandes fixiert werden, damit ein eventueller Zug sich nicht direkt auf die Kanüle auswirken kann.

> **Merke**
> Den Patienten erst verlassen, wenn mehrere Milliliter der Infusionslösung eingelaufen und keine Komplikationen aufgetreten sind!

Wichtig ist die Dokumentation der Kanülierung mit Angabe von Größe und Lokalisation der Kanüle durch den Arzt (Pflegende sollten eventuell daran erinnern!).

> **Merke**
> Der Patient ist niemals schuld, wenn sich die Venenverweilkanüle nicht in die Vene vorschieben lässt. Stattdessen müssen alle Beteiligten beruhigend auf den Patienten einwirken! Die Kanüle muss fest fixiert sein! Dies garantiert eine sichere Infusionstherapie und verhindert unnötige Venenreizungen durch Bewegungen innerhalb der Vene.

Materialvorbereitung für ZVK

Vor der Anlage von zentralvenösen Kathetern werden sterile und unsterile Materialien zusammengestellt.

Steriles Material:

- Zentraler Venenkatheter in der gewünschten Länge (abhängig vom Punktionsort),
- Handschuhe, Kompressen, Unterlage,
- Lochtuch und Einmalkanülen bei zentralen Venen oder bei Seldinger-Technik,
- eventuell Mundschutz und Kittel,
- 10-ml-Einmalspritze für Kochsalz und 5-ml-Einmalspritze für Lokalanästhetikum,
- Dreiwegehahn,
- Nadelhalter und Nahtmaterial (z. B. Seide der Größe 0),
- steriles Pflaster,
- Stauschlauch für peripher anzulegende Katheter,
- Infusionslösung.

Unsteriles Material:

- Handschuhe,
- Einmalunterlage bei peripher anzulegenden geschlossenen Kathetern (z. B. Cavafix),
- Hautdesinfektionsmittel,
- Rasierer,
- Stauschlauch,
- Ampullen mit 0,9% NaCl und Lokalanästhetikum,
- Schere,
- Abwurf.

Anlage der ZVK

Für die Anlage von zentralen Venenkathetern stehen mehrere Venen zur Verfügung. Auch hier richtet sich die Auswahl nach den Venenverhältnissen. **Tab. 48.6** gibt einen Überblick über punktierbare Venen und mit der Punktion und Liegedauer einhergehende, mögliche Komplikationen.

Gemäß der gewählten, zu punktierenden Vene wird der Patient vorbereitet. Soll der zentrale Venenkatheter (ZVK) über eine periphere Vene am Arm gelegt werden, wird der Patient bequem auf dem Rücken gelagert. Weitere Vorbereitungen entsprechen denen der Venenverweilkanüle, wenn für die Anlage ein geschlossenes Kathetersystem benutzt wird. Soll ein Katheter mit **Seldinger-Technik**

Tabelle 48.6 Mögliche Komplikationen bei Punktion zentraler und peripherer Venen und liegendem Katheter

Punktionsort	*spezielle Komplikationen beim Legen*	*Vor- und Nachteile bei liegendem Katheter*	*Länge des Katheters*
allen Punktionsarten gemeinsam:	→ Fehlpunktion → Hämatom	→ Thrombophlebitis → lokale bis systemische Infektion → Arrhythmien	
Periphere Venen			
V. basilica und V. cephalica	→ siehe allgemeine Probleme → Katheter lässt sich nicht immer vorschieben: Hilfe durch Pflegende erforderlich mittels Lageveränderung des punktierten Armes	→ hohe Rate von Thrombophlebitiden → Herzrhythmusstörungen durch Vorrutschen des Katheters (Bewegen des Armes) → Herzwandperforation durch Vorrutschen des Katheters → Einschränkung der Selbstfürsorge des Patienten	bis 70 cm
V. femoralis	→ wird noch selten punktiert → Punktion der A. femoralis mit massiver Blutungsgefahr	→ große Infektionsgefahr wegen benachbarter Areale → Bein muss absolut ruhig gestellt sein	bis 70 cm
Zentrale Venen			
V. jugularis externa	→ Perforation des Gefäßes mit starker Blutung → selten Pneumothorax	→ geringere Bewegungseinschränkung	6–45 cm
V. jugularis interna	→ Pneumothorax, nur bei Verwendung zu langer Kanülen → Hämatothorax (Blut im Pleuraraum) durch Perforation eines unteren Segmentes der Vene → Luftembolie → Chylothorax: nur bei linker Jugularvene durch Punktion des Ductus thoracicus (Ansammlung von fetthaltiger Lymphe im Pleuraraum) → Infusionsthorax bei unbemerkter Perforation	→ größere Blutung und Luftembolie bei Diskonnektion → geringere Bewegungseinschränkung	6–45 cm
V. subclavia	→ hauptsächlich Pneumothorax → Hämatothorax durch Perforation der A. subclavia → Luftembolie → Infusionsthorax → Verletzung des Plexus brachialis	→ Luftembolie	6–45 cm

(**Abb. 48.11**) gelegt werden, müssen weitere Aspekte berücksichtigt werden (s.u.). In beiden Fällen wird vorab ein Lokalanästhetikum in die Haut injiziert, da die Anlage eines ZVK sehr schmerzhaft sein kann! Bei der Seldinger-Technik handelt es sich um einen mehrphasigen Einführungsprozess. Dabei werden folgende Aufgaben notwendig:

→ ***Pflegende:***
  - Bereithalten aller Materialien und eines kleinen Beistelltisches als Arbeitsfläche (der Patient und das Bett sind kein Arbeitsplatz!),
  - Mundschutz anlegen, hygienische Händedesinfektion vornehmen,
  - zu punktierenden Arm mit einer Einmalunterlage versehen,
  - Anreichung aller sterilen Materialien,
  - Überwachung der Vitalfunktionen während der Katheteranlage,
  - beim Patienten über Wohlergehen erkundigen,
  - abschließende Sicherung des Katheters durch „Pflasterzügel“,
  - Patienten in gewünschte, zulässige, für ihn bequeme Position bringen,
  - Kontrolle des Bettes auf „etwaig abhanden gekommene Materialien“,
  - Entsorgung aller Materialien,
  - Koordination einer Lagekontrolle des Katheters (Anruf Röntgenabteilung).

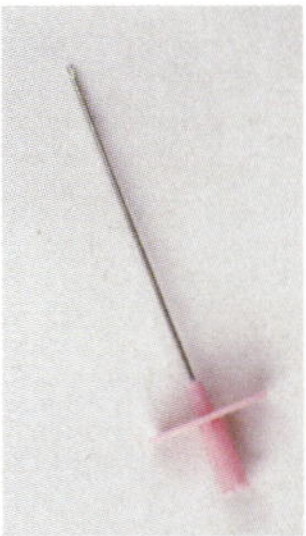

Seldinger-Kanüle

···> Anlage eines zentralen Venenkatheters (Abb. 48.11)

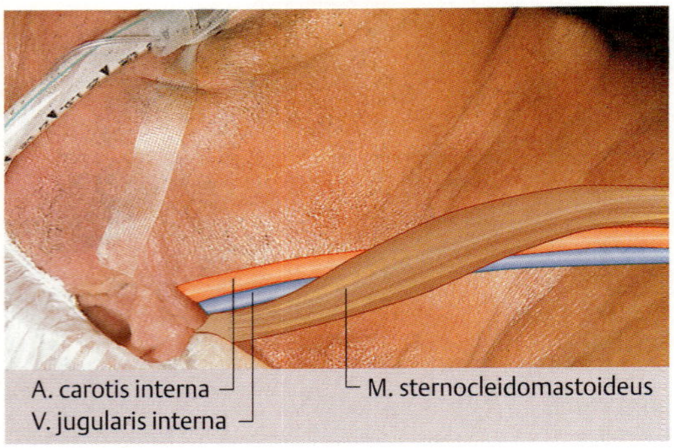

1 Zur Kanülierung der V. jugularis interna rechts nach der Seldinger-Technik wird zuerst das entsprechende Hautareal desinfiziert.

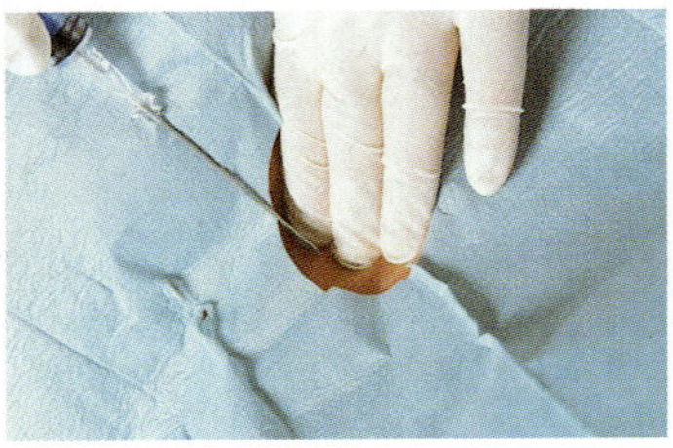

2 Palpation der A. carotis.

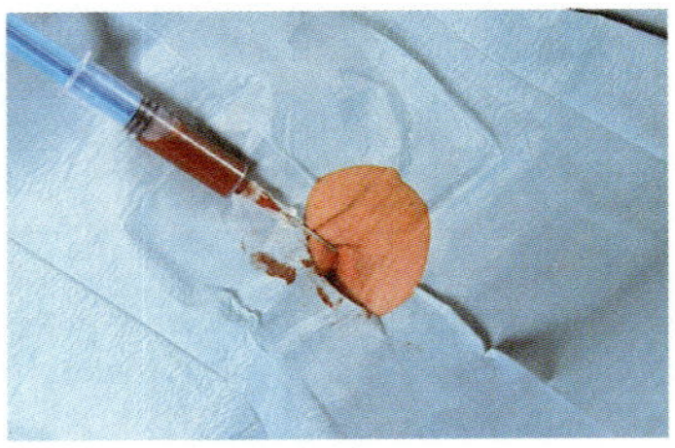

3 Punktion der V. jugularis interna.

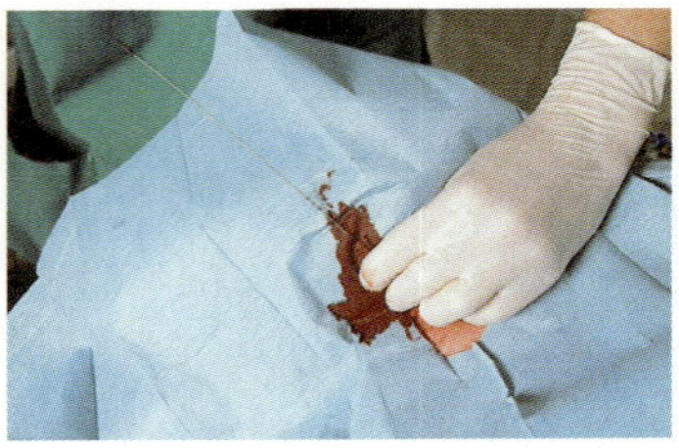

4 In die V. jugularis eingeführter J-Draht. (Der Kopf des Patienten ist zur linken Seite gedreht.)

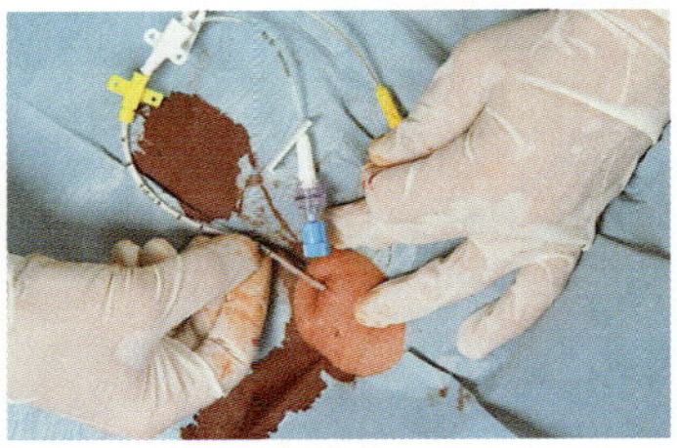

5 Über den J-Draht wird anschließend der Bi-Lumen-Katheter eingeführt.

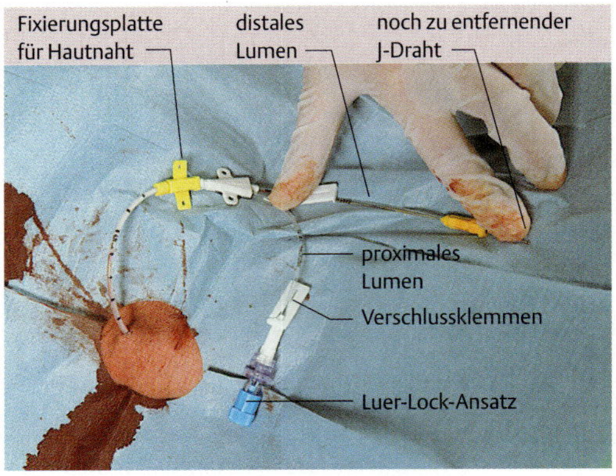

6 Zentral positionierter ZVK, der jetzt noch mittels Hautnaht fixiert wird.

···> ***Arzt:***
- Aufsetzen von Kopfhaube und Mundschutz,
- chirurgische Händedesinfektion durchführen,
- Anziehen von sterilen Handschuhen,
- Entgegennahme einer sterilen Unterlage und Beistelltisch decken,
- Entgegennahme aller angereichten sterilen Materialien,
- Arm des Patienten mit einer sterilen Abdeckung (Lochtuch) versehen,
- Desinfektion der Haut, Punktion der Vene, Entfernen des Mandrins, Einführen eines J-Drahtes (hat eine weiche Spitze, sodass keine Perforation entsteht) durch Kunststoffkanüle, bis er zu $^2/_3$ in der Vene liegt, Entfernen der Kunststoffkanüle, Katheter über J-Draht bis zur endgültigen Position vorschieben, J-Draht entfernen,
- reinigende Desinfektion der Punktionsstelle und Anlage eines sterilen Verbandes,
- Entfernung aller Abdeckungen,
- Dokumentation der Katheteranlage.

···> Merke

Bei der Punktion der Vv. jugularis interna und externa wird der Patient in 15°-Kopftieflage (Trendelenburg-Lage) gebracht.

Bei Punktion der V. jugularis interna dient die Lagerung der Vermeidung einer Luftembolie, bei Punktion der V. jugularis externa der besseren Venenfüllung.

Das Anlegen des ZVK gleicht dem einer Venenverweilkanüle. Hinzu kommen kann die Verwendung eines mit dem Katheterset mitgelieferten Dilatators. Dieser wird bei großlumigen Kathetern über den platzierten J-Draht in die Vene geschoben, sodass Punktionsstelle und Gefäß geweitet werden. Danach wird der Dilatator wieder entfernt und der Katheter wie beschrieben gelegt. Zentrale Venenkatheter werden durch den Arzt in der Regel angenäht!

Abschließend muss überprüft werden, ob sich der Katheter in der richtigen Position befindet. Zur **Lagekontrolle** stehen zwei Möglichkeiten zur Verfügung, eine Röntgenaufnahme (**Abb. 48.12 a**) oder eine atriale EKG-Ableitung (**Abb. 48.12 b**).

Für die atriale Kontrolle sind spezielle Katheter, ein dazugehöriges Kabel und ein EKG-Monitor erforderlich. Hierbei wird der Katheter so weit vorgeschoben, bis im EKG eine deutlich erhöhte P-Welle sichtbar wird. Der jetzt im rechten Vorhof befindliche Katheter wird danach zurückgezogen, bis ein normales EKG sichtbar wird. Der Katheter ist jetzt korrekt platziert.

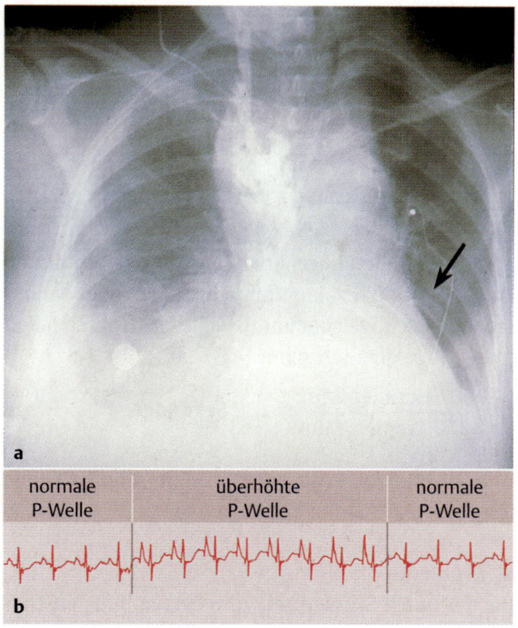

Abb. 48.12 Lagekontrolle des ZVK. **a** Die Röntgenaufnahme zeigt die Fehllage (Pfeil) eines ZVK. **b** In der atrialen EKG-Ableitung wird die Fehllage in Form einer erhöhten P-Welle sichtbar

Versorgung der Punktionsstelle

Zur Verhütung lokaler Venenreaktionen und infektiöser Komplikationen ist die Beachtung aseptischer Bedingungen bei der Versorgung und dem Umgang mit venösen Zugängen sehr wichtig. Mikrobielle Kontaminationen finden ihre Ursachen in der Keimbesiedlung der Haut des Patienten und der Manipulation (Berührung) des venösen Zugangs.

Für die Anlage und den Wechsel eines **Verbandes** stehen unterschiedliche Materialien und Techniken zur Verfügung:

- sterile Tupferokklusionsverbände,
- transparente Folienverbände,
- einzelne sterile Kompressen (Schlitzkompressen) und Pflaster (Fixomull).

Sie bieten weitgehend Schutz vor Kontaminationen. Ein Verbandwechsel erfolgt nach 24 Stunden oder bei Bedarf (Verschmutzungen) häufiger. Bei transparenten Verbänden liegt das Wechselintervall bei bis zu mehreren Tagen (siehe Produktbeschreibungen). Nach dem Schließen der Fenster und Türen, der Information des Patienten und der Vorbereitung des notwendigen Materials wird wie folgt vorgegangen:

- Dem Patienten wird eine bequeme Lagerung ermöglicht,
- die Pflegepersonen ziehen sich unsterile Handschuhe an,
- der alte Verband wird vorsichtig entfernt,
- gebrauchtes Material wird in einem Abwurf entsorgt,
- die Punktions- und Konnektionsstellen werden desinfiziert,
- mögliche Inkrustierungen werden unter sterilen Kautelen entfernt,
- die Einstichstelle nochmals von innen nach außen desinfizierend gereinigt,
- die Einstichstelle und das umgebende Hautareal werden auf Entzündungszeichen, Unverträglichkeitsreaktionen (Pflaster) und Nebenwirkungen (ausgelaufene Infusionslösung) inspiziert und
- ein neuer Verband angelegt.

Merke

Als Grundsatz im Umgang mit venösen Zugängen gilt: So oft wie nötig, so wenig wie möglich! Vor jeder Berührung der venösen Zugänge und ihrer Verbindungsstellen müssen sich alle Mitglieder des therapeutischen Teams einer hygienischen Händedesinfektion unterziehen.

Weitere Maßnahmen sind:

- Alle zuleitenden Systeme, Konnektoren und Dreiwegehähne werden regelmäßig zur Vermeidung einer Infektion innerhalb von 24 Std. gewechselt (bei Filtereinsatz Verlängerung auf 72 Std. möglich).
- Wenn vorübergehend keine weiteren Infusionen laufen müssen, kann die Venenverweilkanüle mit NaCl 0,9% gespült und/oder mit einem Kunststoffmandrin abgestöpselt werden (gleiche Größe wie die Kanüle; Farbcodierung!).
- Thrombosierte Venenverweilkanülen werden niemals unter Druck freigespült, da die große Gefahr einer Embolie heraufbeschworen wird! Arzt benachrichtigen, der ggf. eine neue Kanüle legt und die alte zieht.
- Zentrale Venenkatheter sollen niemals ohne Infusion sein, also niemals nur verschließen. Die Gefahr einer Thrombosierung und damit die Aussicht, einen neuen ZVK legen zu müssen, ist sehr groß.

Überwachung der Infusionstherapie

Zu den Aufgaben der Pflegenden gehört die Sicherstellung eines ordnungsgemäßen Ablaufs der Infusionstherapie. Dementsprechend müssen Pflegende

- die vorgegebene Reihenfolge der Infusionslösungen beachten,
- die Flussgeschwindigkeit einstellen und regelmäßig kontrollieren,
- den Füllungszustand des Infusionssystems zur Vermeidung einer Luftinfusion regelmäßig inspizieren,
- bei parallel laufenden Infusionen dafür sorgen, dass alle Lösungen den Patienten in der vorbestimmten Zeit erreichen,

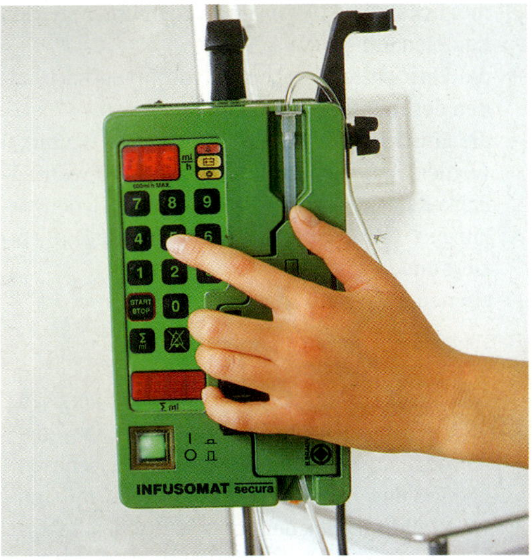

Die Verwendung eines Infusomaten ist eine sichere Möglichkeit zur zeitgerechten Verabreichung von Infusionen

- einen eventuellen parenteralen Flüssigkeitsbedarf des Patienten anhand des zentralvenösen Druckes (s. ZVD, S. 1502 f) erkennen und dem Arzt signalisieren,
- eine regelmäßige Bilanz von Ein- und Ausfuhr berechnen und dokumentieren,
- nach jeweiliger Verordnung den Infusionslösungen Medikationen hinzufügen,
- den Ablauf der Infusionstherapie in Bezug auf Menge, Art und Zeit dokumentieren,
- die Punktionsstellen regelmäßig inspizieren und einen Verbandwechsel vornehmen, sowie
- die Vitalzeichen des Patienten kontinuierlich erfassen und dokumentieren.

Einstellung und Kontrolle von schwerkraftgesteuerten Infusionen

Die am häufigsten verwendete Methode der Infusionszuleitung ist die schwerkraftgesteuerte Applikation. Sie ist unabhängig von Strom und Akkubetrieb, somit preiswert und überall durchführbar.

■ Berechnung der Tropfgeschwindigkeit

Mittels der Rollerklemme wird die Menge bzw. Tropfgeschwindigkeit der Flüssigkeit durch vorsichtiges Auf- bzw. Zudrehen geregelt. Dabei gilt: 20 Tropfen entsprechen 1 ml, 1 Tropfen pro Minute entspricht 3 ml pro Stunde (60 Tropfen).

Bei Anordnung eines Gesamtvolumens, das der Patient erhalten soll, und einer vorgegebenen Zeit, in der er die Menge bekommen soll, lässt sich die Flussgeschwindigkeit folgendermaßen ermitteln:

$$\frac{\text{Infusionsmenge (ml)} \times 20\ \text{Tropfen/ml}}{\text{Infusionsdauer (Std.)} \times 60\ \text{Min./Std.}} =$$

$$= \frac{\text{Gesamttropfenzahl}}{\text{Infusionsdauer (Min.)}} = \frac{\text{Tropfen}}{\text{Min.}}$$

Beispiel: Der Patient soll in 24 Stunden 2000 ml Infusionslösung bekommen. So ergibt sich folgende Rechnung:

$$\frac{2000\ \text{ml} \times 20\ \text{Tropfen/ml}}{24\ \text{Std.} \times 60\ \text{Min./Std.}} =$$

$$\frac{40\,000\ \text{Tropfen}}{1440\ \text{(Min.)}} = 27{,}7\ \text{Tropfen pro Min.}$$

Somit muss die Pflegeperson entweder eine Minute lang die Tropfen zählen und einstellen, oder sie berechnet, nach welcher Zeit jeweils ein Tropfen fallen muss. Dazu dividiert man

$$\frac{60\ \text{Sekunden/Min.}}{27{,}7\ \text{Tropfen/Min.}} = 2{,}16\ \text{Sekunden}$$

Alle 2 Sekunden etwa muss also ein Tropfen fallen. Die Förderrate ist nur relativ genau.

■ Probleme

Bei der durch Schwerkraft gesteuerten Infusionstherapie können unterschiedliche Probleme auftauchen, die die Förderrate einer definierten Applikationsmenge beeinflussen. Der Patient erhält möglicherweise zu wenig oder zu viel in vorgegebener Zeit. Dazu gehören folgende Ursachen:

Zu niedrige Förderrate:

- Die Höhendifferenz zwischen Patient und Infusionslösung ist zu niedrig.
- Die Belüftung des Infusionsbehälters ist nicht ausreichend, der Infusionsbehälter zieht sich zusammen und entwickelt einen Unterdruck.
- Der Dreiwegehahn ist nicht in Flussrichtung gestellt.
- Die Infusionszuleitung ist abgeknickt.
- Die Zuleitung ist möglicherweise aufgrund der Inkompatibilität einzelner Lösungen verstopft.
- Der venöse Zugang ist verlegt (Thrombosierung).
- Es liegt möglicherweise eine Leckage vor.

Zu hohe Förderrate: Die Höhendifferenz zwischen Patient und Infusionsbehälter ist zu groß, weshalb die Tröpfchengröße und damit die Gesamtmenge pro Tropfen zunimmt.

Bei der Einstellung der Geschwindigkeit können auch **Infusionssysteme mit Durchflussregler** behilflich sein (**Abb. 48.13**). Die Angaben sind allerdings nur grobe Richtwerte, sodass eine Kontrolle der infundierten Menge unabdingbar ist.

■ Druckinfusionen

Infusionslösungen in Kunststoffbehältern können im Bedarfsfall auch mit Druck appliziert werden. Dazu wird die mit dem Überleitsystem vorbereitete Infusionslösung in eine spezielle Druckmanschette (**Abb. 48.14**) eingespannt, am Manometer ein Druck von bis zu 300 mmHg erzeugt, das Infusionssystem mit der Kanüle bzw. dem ZVK verbunden und die Rollerklemme geöffnet. Auf diesem Wege gelingt eine schnelle Substitution mit der jeweils gewünschten Flüssigkeit, wie es im Schockgeschehen oftmals erforderlich ist.

Merke
Beim Einsatz einer Druckinfusion ist wichtig, dass die Belüftung verschlossen wird und keine anderen Infusionen im Bypass laufen, da sonst die Gefahr besteht, dass die unter Druck stehende Infusionslösung in die frei laufenden Infusionsbehälter gedrückt wird.

Einstellung und Kontrolle von pumpengesteuerten Infusionen

Eine weitere Form der Applikation in der Infusionstherapie ergibt sich durch moderne Geräte, die mittels Strom angetrieben werden und durch eine mechanische oder digitale Steuerung eine genaue Dosierung von Flüssigkeiten und Medikamenten ermöglichen. Dazu stehen zwei Gerätetypen zur Verfügung, Infusionspumpen und Infusionsspritzenpumpen. Beide Gerätetypen sind mit speziellen Alarmvorrichtungen ausgestattet, sodass bei Fehlern während der Infusionstherapie frühzeitig gewarnt wird.

Infusionspumpen arbeiten nach zwei verschiedenen Prinzipien. So unterscheidet man Pumpen, die mit Rollerwalzen ausgestattet sind und den weicheren, silikonisierten Anteil des Infusionssystems peristaltisch komprimieren (z. B. Infusomat fms der Fa. Braun), und Pumpen, die linear die Flüssigkeit vorantreiben (z. B. IMAP). Beide Systeme sind mit Luft- und Druckdetektoren ausgestattet. Bei eintretender Luft oder bei z. B. nicht korrekt ausgerichtetem Dreiwegehahn stoppen die Infusionspumpen ihre Aktivität und alarmieren den Bediener.

Die **Spritzenpumpen** werden ebenfalls elektrisch betrieben und befördern in einem konstanten Fluss Infusionslösungen zum Patienten. Hierzu stehen spezielle Spritzen zur Verfügung, die in die Spritzenpumpen eingespannt werden. Beispiele sind der Perfusor secura oder fm der Fa. Braun. Mittels der Spritzenpumpen werden zumeist Medikamente exakt dosiert appliziert. Spritzenpumpen sind mit einem Druckalarm ausgestattet, nicht aber mit einem Luftalarm. Wenn die Spritze also nicht ordnungsgemäß luftfrei gefüllt wurde, wird in jedem Fall die Luft in den venösen Zugang des Patienten gedrückt, womit die notwendige Sorgfalt im Umgang mit diesen Pumpen deutlich wird.

Neben stromgebundenem Betrieb sind die Geräte auch mit **Akkus** einsetzbar, sodass auch während des Transportes eines Patienten die zu applizierenden Lösungen und Medikamente weiterlaufen können. Zugleich versetzen sie den Patienten in die Lage, in einem gewissen Radius mobil zu sein.

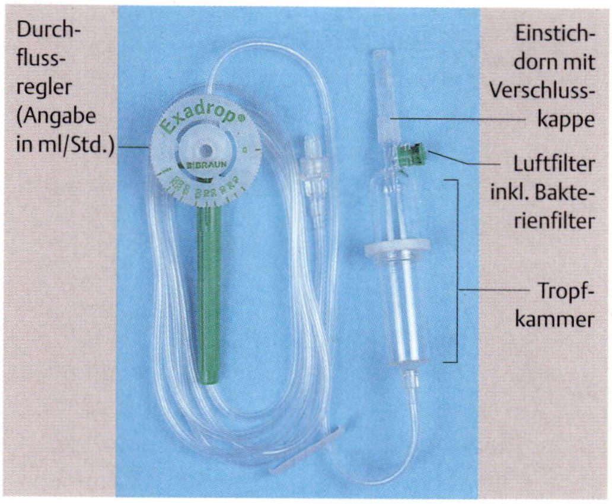

Abb. 48.13 Infusionssystem mit Durchflussregler

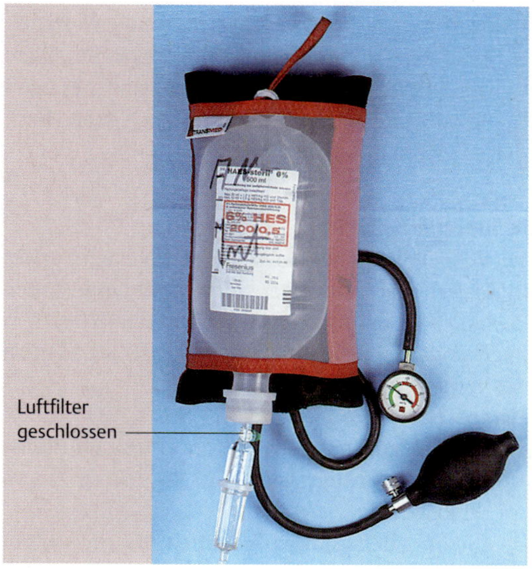

Abb. 48.14 Druckinfusion. Auf die in eine Druckmanschette eingespannte Infusionsflasche wirkt ein Druck von 200 mmHg ein

Merke
Die Verantwortung für die Nutzung von solchen Geräten liegt beim Anwender, also bei Pflegenden und Ärzten. Innerhalb der jeweiligen Klinik ist deswegen zu klären, ob ein Patient mit einer Infusionspumpe am Infusionsständer spazieren gehen kann oder darf!

Forderungen des Medizin-Produkte-Gesetzes

Das am 1. 1. 1995 in Kraft getretene und bis August 1998 geänderte Medizin-Produkte-Gesetz (MPG) hat die Medizingeräteverordnung (MedGV) abgelöst und gravierende Änderungen mit sich gebracht. Betroffen davon sind vor allem die Anwender. Hatte nach MedGV noch der Krankenhausträger (Betreiber) gehaftet, so haftet jetzt der Anwender für fehlerhafte Bedienung von elektrisch betriebenen Spritzen- und Infusionspumpen.

Definition

Anwender ist der am Patient eigenverantwortlich tätige Pflegende oder Arzt, nicht aber der Krankenpflegeschüler. Der Anwender ist zuständig für den ordnungsgemäßen Einsatz des Geräts.

Merke

Elektrisch betriebene Spritzenpumpen gehören demnach in die Klasse 2 b (aktive Medizinprodukte) und sind damit einweisungspflichtig, ebenso wie Überleitsysteme und Spritzen im Zusammenhang mit elektrisch betriebenen Pumpen.
Nur von einer legitimierten Person eingewiesene Mitarbeiter dürfen diese Geräte anwenden. Das bedingt eine Grundeinführung und eine ständige Aktualisierung des Wissens bezüglich der zu betreibenden Geräte.

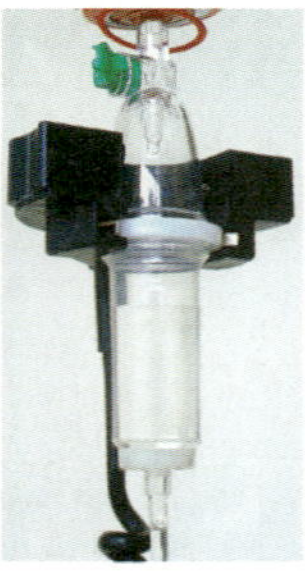
Tropfenkammer mit Detektor

Inbetriebnahme

Vor dem Einsatz eines elektrisch betriebenen Gerätes muss sich der Anwender vom ordnungsgemäßen Zustand des Gerätes überzeugen. Das Überleitsystem muss druckstabil sein und darf keinerlei Schäden an der Verpackung aufweisen (Sterilität).

Elektrische Infusionspumpe:

- Die Infusionspumpe wird an einem Infusionsständer befestigt und am Stromkreis angeschlossen.
- Die mit dem luftfrei gefüllten Überleitsystem vorbereitete Infusion wird bei geschlossener Rollerklemme am Infusionsständer aufgehängt und gemäß der Produktbeschreibung mit dem Transportschlauch in der Walze eingelegt, die Vorrichtung verschlossen.
- Der Luftdetektor wird mit der Tropfkammer gekoppelt.
- Nach Betätigung des Netzschalters nimmt das Gerät einen Check vor, bis die Ziffer 000 erscheint.
- Die zu infundierende Lösungsmenge wird am Display in ml/Std. eingestellt.
- Das Überleitsystem wird mit dem venösen Zugang verschraubt, die Rollerklemme geöffnet.
- Nach Drücken der Starttaste beginnt die Infusionstherapie.

Spritzenpumpe:

- Die unversehrte Spritze (30 oder 50 ml) wird der Verpackung entnommen, das Medikament steril aufgezogen.
- Die Spritzenpumpe wird am Infusionsständer befestigt und am Stromkreis angeschlossen.
- Die Spritze wird mit dem luftfrei gefüllten Überleitsystem in der Spritzenpumpe eingespannt und arretiert.
- Das Überleitsystem wird am venösen Zugang angeschlossen.
- Nach Einschalten des Stroms und nach Selbstcheck des Gerätes wird im Display die Anzeige 000 sichtbar. Damit ist das Gerät jetzt programmierbar, die Menge kann in ml pro Stunde eingestellt werden.
- Nach Betätigung der Starttaste wird die Infusionstherapie gestartet.

Tab. 48.7 gibt die Tropfengeschwindigkeit bei schwerkraftgesteuerter und die Förderrate bei druckgesteuerter Infusion für verschiedene vorgegebene Infusionszeiten und -mengen an.

Probleme

Im Umgang mit Spritzenpumpen ergeben sich während der Infusionstherapie immer wieder einige Probleme. Die meisten Fehler resultieren nicht aus technischen Ursachen, sondern sind durch den Anwender verursacht. Damit die Sicherheit des Patienten konstant gewährt bleibt, sollen zehn Tipps dem Anwender helfen:

Praxistipp

Uwe Klein
Krankenpfleger

1. Durch Schwerkraft und durch Druck gesteuerte Infusionen sollten nach Möglichkeit niemals über den gleichen venösen Zugang laufen, da die Gefahr besteht, dass die durch Druck betriebene Lösung in die mittels Schwerkraft betriebene Lösung gepresst wird.
2. Wenn nur ein venöser Zugang vorhanden ist, aber beide Lösungen laufen müssen, ist es ratsam, Systeme mit Rückschlagventil auf Seiten der Schwerkraftinfusion zu nutzen.
3. Bei Verwendung einer Hahnenbank und mehreren parallel laufenden Infusionen sollten alle frei laufenden Infusionen entweder mit einem Rückschlagventil ausgestattet oder proximal zum Patienten an der Hahnenbank angeschlossen sein.
4. Bei mehreren Infusionen empfiehlt sich eine patientennahe Beschriftung der Überleitsysteme, damit der Überblick gewahrt bleibt und Verwechslungen ausgeschlossen sind (**Abb. 48.15**).
5. Damit die Infusionsleitungen sich nicht verknäueln, sollten diese so kurz wie möglich gehalten werden. Dabei muss auf die sog. Syphonbildung der Zuleitung geachtet werden (Vermeidung einer Luftinfusion dadurch, dass die Zuleitung ca. 20 cm unterhalb des Herzniveaus des Patienten in einer Schleife liegt).
6. Okklusionen von venösen Zugängen durch Inkompatibilitäten lassen sich minimieren, wenn vorher ein Infusionsregime bestimmt wird. Sich nicht „vertragende" Infusionen werden voneinander getrennt an verschiedenen

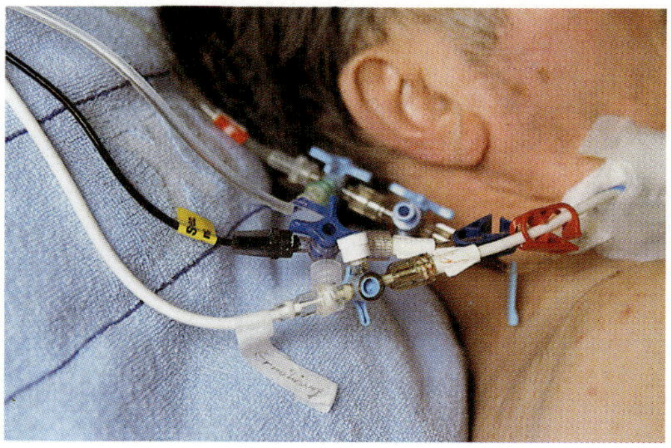

Abb. 48.15 Beschriftete Überleitsysteme

venösen Zugängen bzw. Lumina eines Katheters angeschlossen (inzwischen stehen Computergestützte Empfehlungen zur Verfügung).

7. Alarmiert die Spritzenpumpe, so handelt es sich um einen Druckalarm. Sollte ein nicht richtig gestellter Dreiwegehahn die Ursache sein, so muss vor der Umstellung des Hahns der Druck an der Spritzenpumpe entlastet werden, damit es nicht zu einer ungewünschten, eventuell bedrohlichen Bolusinjektion kommen kann. Nur manche Spritzenpumpen verfügen über eine Druckausgleichseinrichtung.

8. Die Infusionspumpe gibt Luftalarm: Haben Sie vergessen, den Luftdetektor anzubringen oder ist die Tropfenkammer von innen mit Flüssigkeit benetzt? Luftdetektor anschließen, gegen die Wand der Tropfenkammer klopfen, notfalls neues Besteck verwenden.

9. Bei dem Wechsel einer Spritze unbedingt vorher den Dreiwegehahn umstellen. Bevor die neue Spritze eingespannt ist, kann sich sonst bereits durch Schwerkraft eine unbestimmte Menge Infusionslösung in den Patienten entleeren, was bei bestimmten Medikamenten sehr gefährlich sein kann.

10. Infusionspumpen und Spritzenpumpen regelmäßig warten lassen (geschieht nur durch Auftrag des Anwenders).

Bilanzierung des Wasserhaushaltes/Dokumentation

Neben existierenden Standardinfusionsplänen werden häufig sehr individuelle Infusionstherapien notwendig, die die konkrete Erkrankung und Begleitumstände des Patienten berücksichtigen. Bei bestehenden Flüssigkeitsdefiziten und ihrem Ersatz ist oftmals eine sehr enge Bilanzierung von Ein- und Ausfuhr notwendig (**Abb. 48.16**), was als Aufgabe an Pflegepersonen delegiert werden kann.

Für die Berechnung der **Einfuhr** werden alle kristalloiden Lösungen sowie alle kolloidalen Lösungen summiert und getrennt aufgeführt. In manchen Fällen werden sogar alle i.-v. Medikationen addiert, die vor allem in der Intensivtherapie zu größeren Mengen führen können und damit keinesfalls zu vernachlässigen sind. Dem gegenüber stehen alle **ausgeführten Flüssigkeiten.** Dazu zählen

- der über die Niere ausgeschiedene Urin,
- der über die Magensonde abgesonderte Magensaft,
- die Wasserabgabe, die auf Diffusionsvorgängen über Haut und Schleimhaut beruht sowie über die Lunge vonstatten geht, was man insgesamt als extraglanduläre Wasserabgabe oder als Perspiratio insensibilis bezeichnet,
- die Wasserabgabe über die Schweißdrüsen (Schwitzen), was man als glanduläre Wasserabgabe oder Perspiratio sensibilis bezeichnet (Perspiratio sensibilis und insensibilis ergeben zusammen ca. 900 ml),
- der Stuhl, dem ca. 100 ml Wasser beigemengt sind, sowie
- verloren gegangenes Blut, das auch einen bestimmten Wasseranteil hat.

Alle bilanzierbaren Flüssigkeiten werden in einer Rechnung nebeneinander gestellt und verglichen, so dass ein eventuelles Defizit an Wasser deutlich wird. Vereinfacht wird die Bilanzierung mittels eines invasiv zu erfassenden Wertes, des zentralvenösen Drucks.

Tabelle 48.7 Tropfgeschwindigkeit bei schwerkraftgesteuerter Förderrate bei druckgesteuerter Infusion

Infusionszeit	*Gesamtinfusionsmenge*	*Tropfgeschwindigkeit (ca. Tropfen pro Min.)*	*Förderrate (ml pro Std.)*
24 Stunden	2000 ml	28	83,33
	1500 ml	18	62,5
	1000 ml	14	41,66
	500 ml	7	20,83
12 Stunden	2000 ml	56	166,66
	1000 ml	28	83,33
	500 ml	14	41,66
8 Stunden	1000 ml	42	125
	500 ml	21	62,5
6 Stunden	500 ml	28	83,33
4 Stunden	500 ml	42	125
2 Stunden	500 ml	83	250
1 Stunde	500 ml	166	500
	250 ml	83	250
	100 ml		100
30 Minuten	100 ml	66	200
	50 ml	33	100

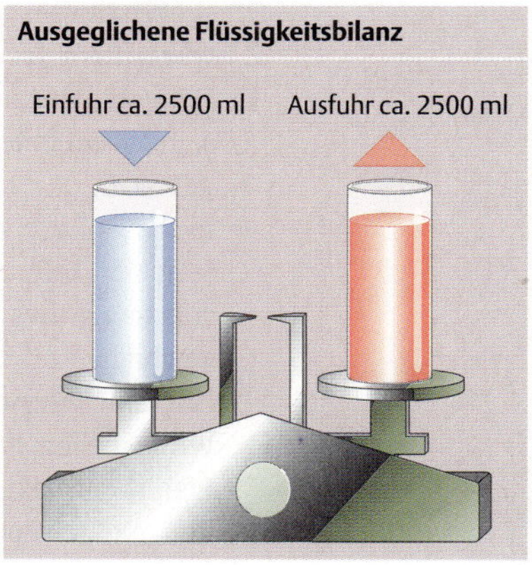

Abb. 48.16 Flüssigkeitsbilanz – Ein- und Ausfuhr müssen sich die Waage halten

Messung des zentralvenösen Druckes (ZVD)

Definition

Der zentralvenöse Druck wird über einen in der V. cava superior liegenden zentralen Venenkatheter ermittelt. Mittels der Erfassung des ZVD können Aussagen getroffen werden bezüglich des Venentonus, der Rechtsherzfunktion und des intravasalen Flüssigkeitsvolumens.

Für die Ermittlung des zentralvenösen Druckes und damit des Flüssigkeitsbedarfs stehen zwei Messmethoden zur Verfügung, über Wassersäule oder elektrisch mittels eines Transducers.

Der Normwert des ZVD liegt zwischen 5 und 10 cm Wassersäule oder 6 – 12 mmHg.

Merke

Beiden Messverfahren gemeinsam ist, dass der Referenzpunkt (Nullpunkt) in Höhe des rechten Vorhofes liegen und der Patient für die Ermittlung des ZVD flach gelagert werden muss.

Messung über Wassersäule

Die Messung des ZVD erfolgt in vier Schritten.

1. Zusammenstellung des benötigten Materials. Erforderlich sind

- eine Thoraxschublehre zur Ermittlung des Referenzpunktes,
- ein Fettstift zur Markierung des ermittelten Referenzpunktes,
- eine am Infusionsständer befestigte Messlatte mit Pfeil,
- 0,9%ige Kochsalzlösung und eine
- ZVD-Leitung (dreischenkelig) mit Dreiwegehahn.

Zunächst wird die ZVD-Leitung mit der Kochsalzlösung verbunden und das System mit seinen drei miteinander verbundenen Schläuchen wie ein Infusionssystem luftfrei gefüllt. Das zum Ablesen vorgesehene Lumen wird in die Messlatte gespannt, das zum Patienten führende Lumen am ZVK angeschlossen. Dabei bleibt der die drei Lumen verbindende Dreiwegehahn geschlossen.

2. Vorbereitung des Patienten.

- Der vom Pflegenden informierte Patient wird aus seiner bequemen Lage in eine flache Rückenlage gebracht.
- In dieser Lage wird die Thoraxschublehre angelegt, der Referenzpunkt bestimmt und mit Zustimmung des Patienten am Thorax gekennzeichnet.
- Die am Infusionsständer befestigte Messlatte wird an den Patienten herangefahren und der Pfeil so ausgeklappt, dass seine Spitze direkt auf den markierten Referenzpunkt zeigt (**Abb. 48.17**).

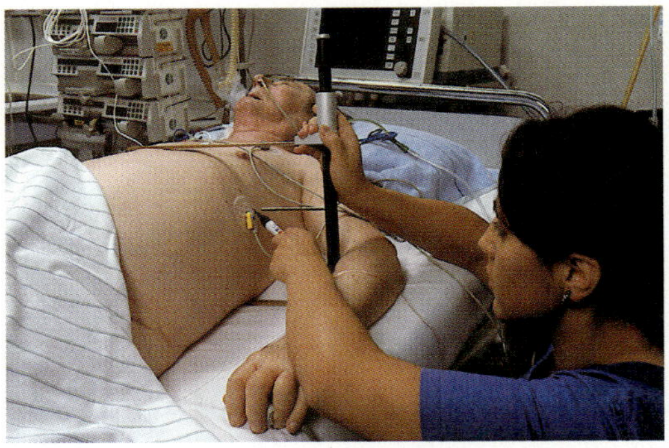

Abb. 48.17 Ermittlung des Referenzpunktes für die Messung des zentralvenösen Druckes mittels Thoraxschublehre

3. Durchführung der Messung (**Abb. 48.18**).

Merke

Der am ZVK befindliche Dreiwegehahn wird in Richtung des Messsystems gestellt, sodass andere Infusionslösungen gestoppt werden. Alle Infusionen, vor allem druckgesteuerte, müssen angehalten werden, damit es später nicht zu Bolusinjektionen kommen kann.

- Die so angeschlossene Messeinrichtung wird jetzt mit dem Öffnen des daran befindlichen Dreiwegehahns freigegeben.
- Zunächst werden einige Milliliter Kochsalzlösung aus dem Infusionsbehälter in den ZVK gespült, so dass der ZVK frei durchgängig ist. (Manchmal können Verklebungen durch Glucose und andere Lösungen auftreten.)
- Durch Umstellung des Dreiwegehahns in Richtung des Steigrohres kann jetzt die Kochsalzlösung aus dem Steigrohr in den Patienten fließen.
- Hierbei ist darauf zu achten, dass die Kochsalzlösung immer aus dem Steigrohr zum Patienten fließt und nicht umgekehrt Blut vom Patienten in das Steigrohr gelangt. Gleichermaßen sollte die im Steigrohr befindliche Lösung nicht den am oberen Ende befindlichen Bakterienfilter benetzen.
- Die Wassersäule senkt sich bis zum Erreichen des tatsächlichen Wertes, der jetzt abgelesen und dokumentiert werden kann.

4. Nachbereitungen.

- Das Messsystem wird mithilfe des eigenen Dreiwegehahns blockiert, sodass Flüssigkeit nicht ungewollt austreten kann.
- Der Dreiwegehahn am ZVK wird wieder in Richtung der Infusionen umgestellt – Achtung: Noch einmal sicherstellen, dass keine Bolusinjektionen durch nicht abgestellte Spritzen- oder Infusionspumpen eintreten!
- Wenn der Zugang am Dreiwegehahn des ZVK für andere Zwecke benutzt werden muss, wird das Messsystem vom ZVK gelöst, der Schraubver-

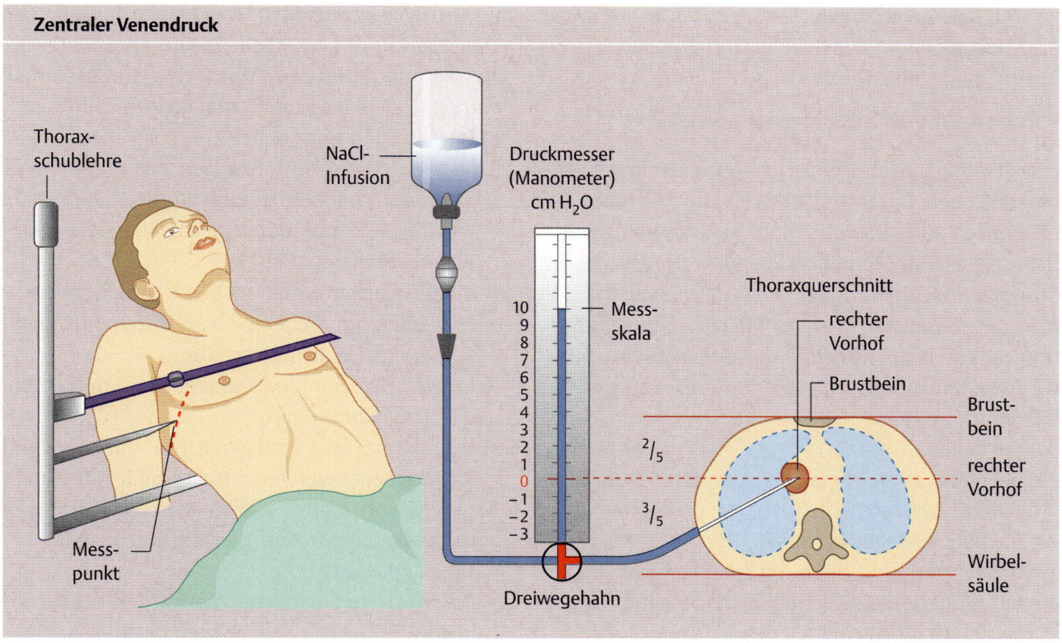

Abb. 48.18 *Links:* Ermittlung des Referenzpunktes mittels Thoraxschublehre. *Rechts:* Die Messlatte (Manometer) stimmt mit dem Nullpunkt und dem ermittelten Referenzpunkt (in Höhe des rechten Vorhofes) überein. Das Messsystem ist mit dem ZVK verbunden, die Skala zeigt einen ZVD von 10 cm Wassersäule

schluss mit einem sterilen Verschlussstopfen versehen und an der Aufhängung der Rollerklemme befestigt.
- Der Patient wird wieder in eine für ihn angenehme Position gebracht.

Merke
Bei atemsynchronen Bewegungen des Flüssigkeitsspiegels während des Messvorgangs wird der Mittelwert angenommen und als ZVD notiert.

Ermittlung des ZVD mittels Transducer und elektrischer Messung

Die zweite Variante der ZVD-Messung wird zumeist auf Intensivstationen oder in der Anästhesie eingesetzt. Anstelle einer Wassersäule ist wie bei der arteriellen Blutdruckmessung technisches Zubehör notwendig (S. 1449 ff).

Benötigtes Material.
- Monitor mit Druckmessvorrichtung,
- Transducer (Druckwandler),
- Messsystem mit druckstabilen Schläuchen,
- Druckmanschette,
- 0,9 %ige Kochsalzlösung im Beutel,
- Heparin (nach Standard der Klinik).

Vorbereitung der Messung.
- Die heparinisierte Kochsalzlösung wird in einen Druckbeutel gegeben, der mit einem Druck von bis zu 300 mmHg versehen wird.
- Nach Öffnen des Dreiwegehahns wird das Messsystem mit dieser Lösung luftfrei gefüllt.
- Das so aufbereitete System wird in einer Halterung am Patientenbett in Höhe des vorher ermittelten Referenzpunktes fixiert (**Abb. 48.19**).
- Das Messsystem wird mittels eines Kabels mit dem Monitor verbunden.
- Der Nullabgleich des Transducers wird durchgeführt, indem man den Dreiwegehahn am Druckwandler zur Atmosphäre hin öffnet und am Monitor die Nulltaste drückt.

Durchführung der Messung. Sie entspricht im Wesentlichen dem vorher beschriebenen Verfahren.
- Das Messsystem wird am ZVK angeschlossen und der Dreiwegehahn am ZVK in Richtung Transducer gestellt.
- Dabei ist der Patient ebenfalls flach gelagert.
- Auf dem Monitor erscheint eine ZVD-Kurve (**Abb. 48.20**), und der ZVD-Wert wird in mmHg angezeigt.

Die **Vorteile** dieses Messverfahrens liegen vor allem bei mehrlumigen Kathetern in der permanenten und direkten Überwachung des zentralvenösen Drucks, was im Rahmen einer Intensivtherapie oftmals notwendig ist. Ein weiterer Vorteil ist die minimierte Gefahr einer Kontamination, die bei häufigem Anschließen und wieder Entkoppeln des Messsystems gegeben ist.

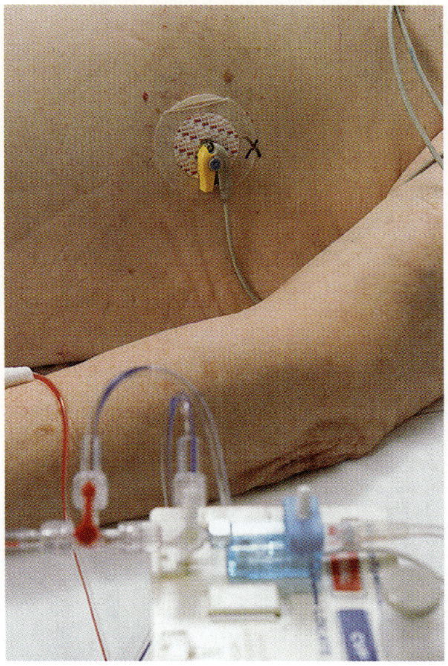

Abb. 48.19 Der Einmaldruckwandler, in Höhe des Referenzpunktes in einer Halterung fixiert, dient zur Messung des arteriellen Blutdrucks und des zentralvenösen Drucks

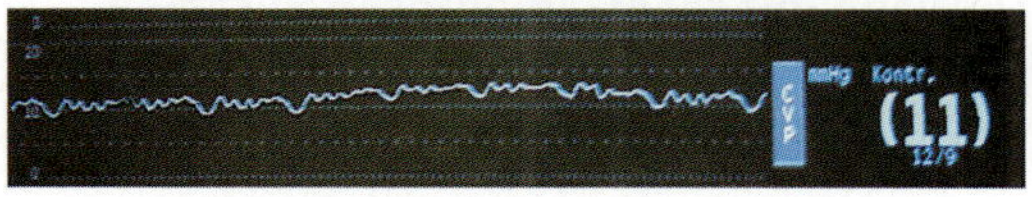

Abb. 48.20 Normale ZVD-Kurve

Die **Nachbereitungen** sind identisch mit den für die Messung über Wassersäule beschriebenen.

Anwärmen von Infusionslösungen

Jede verabreichte medizinische Flüssigkeit muss vom menschlichen Organismus angewärmt werden, da sie zumeist unter Raumtemperatur aufbewahrt wird. Dabei geht dem Menschen Energie verloren, die er dringend für andere Körperfunktionen benötigt. In manchen Fällen ist es notwendig, die Infusionslösungen vor oder während der Applikation anzuwärmen. Indikationen können bei Patienten gestellt werden,

- die hypotherm sind,
- bei denen zumeist ein lang dauernder operativer Eingriff bevorsteht,
- die polytraumatisiert sind,
- die Verbrennungen erlitten haben und vor allem
- bei Kindern, da sie keine ausreichenden Fettreserven als Kälteschutz haben.

Abb. 48.21 Wärmeschrank mit vorgewärmten Infusionen. Vorteil: immer genügend vorbereitete Infusionen. Nachteil: Kosten der Anschaffung, längere Aufwärmzeit

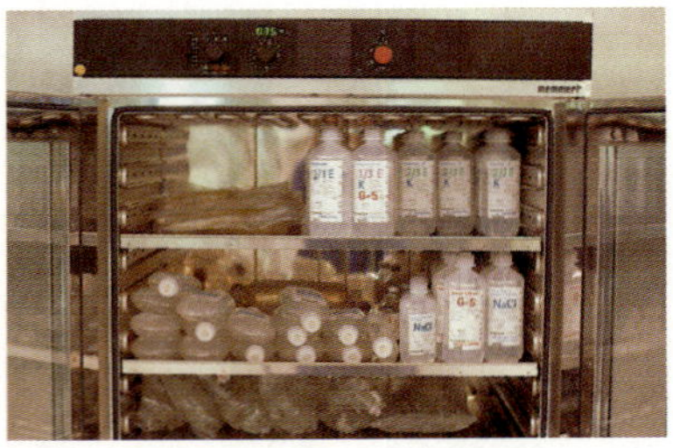

Es gibt zwei Verfahren der Erwärmung, die Vorwärmung von Infusionslösungen und die kontinuierliche Erwärmung. Eine gezielte **Vorwärmung** der Lösung lässt sich erreichen mit Hilfe eines Wasserbades oder eines Wärmeluftschranks (**Abb. 48.21**). Das Wasserbad ist eine preiswerte und schnell durchzuführende Methode, wobei eine entsprechende Menge Infusionsbehälter in 37 – 38° warmes Wasser gelegt und bei Bedarf entnommen werden. Die angewärmten Lösungen werden allerdings während der Applikation sehr bald erheblich abkühlen, sodass nur ein geringer Effekt erzielt werden kann. Das gilt auch für im Wärmeschrank aufbereitete Lösungen. Teurer, aber sehr viel effizienter ist die Nutzung von Durchflusserwärmern (**Abb. 48.22**) zur **kontinuierlichen Erwärmung.** Hierbei wird das Infusionssystem der jeweiligen Lösung über eine wärmeabgebende Platte oder Rolle geleitet, die mittels Strom kontinuierlich Wärme abgibt. So gelangt immer warme Infusionslösung in den Patienten.

Abb. 48.22 Durchflusserwärmung einer Infusion

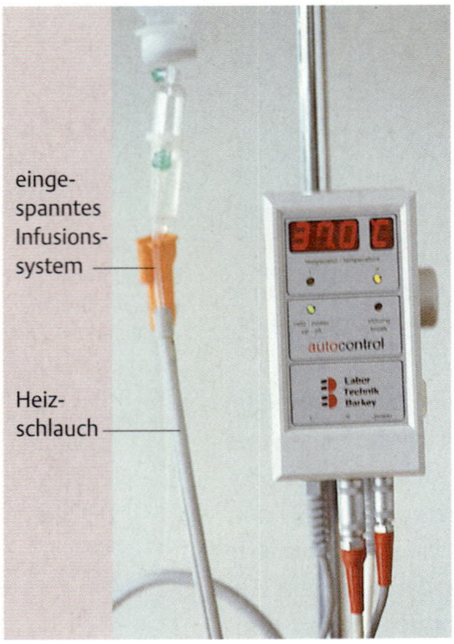

Umgang mit medikamentösen Zusätzen

Um den jeweiligen Erfordernissen der Patienten unter Infusionstherapie gerecht werden zu können, müssen den vorzubereitenden oder aber auch bereits laufenden Infusionen Medikamente zugesetzt werden. Die Anordnung wird durch den Arzt getroffen, der mögliche Inkompatibilitäten kennen sollte.

Beachtet werden sollte dabei:

- Das Anrichten von Infusionen mit medikamentösen Zusätzen erfolgt unter sterilen Kautelen.
- Eine hygienische Händedesinfektion ist unbedingte Voraussetzung.
- Zumischung an einem sauberen Arbeitsplatz.
- Es werden nur die jetzt notwendigen Infusionen vorbereitet (keine Lagerhaltung).
- Hinzuzufügende Medikamente werden auf Verfallsdaten kontrolliert.
- Die in sterilen Einmalspritzen aufgezogenen Medikamente werden mittels Kanüle oder durch sog. Zuspritzspikes durch den desinfizierten Gummistopfen in der Infusionsflasche in die Lösung appliziert.
- Die injizierten Medikamente werden auf der Infusionslösung mit dem Namen des Medikamentes, der Dosierung, dem Datum und der Uhrzeit notiert. Da in Filzstiften Lösungsmittel enthalten sind und diese die Eigenschaft haben, durch Kunststoff zu diffundieren, ist lange, aber ohne konkretes Ergebnis darüber diskutiert worden, ob man Filzstifte einsetzen darf oder nicht.
- Ebenso wird der Name des Patienten auf dem Behälter aufgezeichnet.
- Die Infusionslösung wird abschließend mit den Zusätzen durch leichtes Drehen oder Kippen durchmischt, damit es zu einer homogenen Ver-

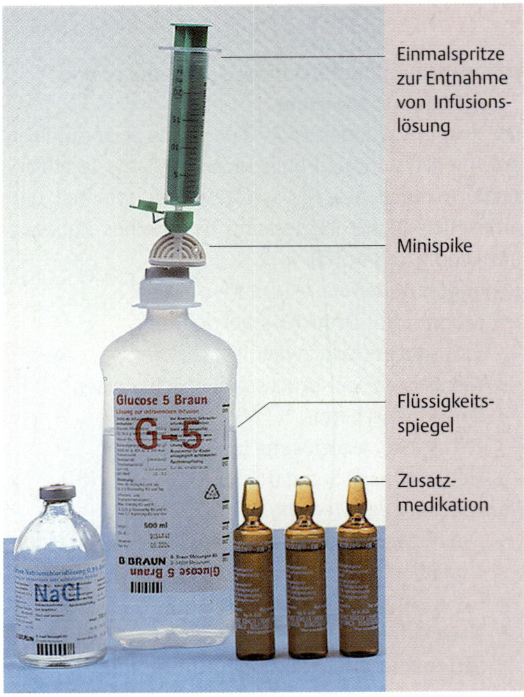

Abb. 48.23 Infusionsflasche mit Spike und Medikamentenzusatz. Die Menge der Zusatzmedikation muss der Infusion vorher in Form von Infusionsflüssigkeit entzogen werden

teilung kommt – Vorsicht: Bei nicht durchmischten Lösungen kann sich der medikamentöse Zusatz so absetzen, dass er mit den ersten Millilitern bereits infundiert wird, was einer sehr hohen und damit gefährlichen Konzentration entspricht!

- Bei Veränderungen der Lösung in Form von Farbe oder Konsistenz (Ausflockungen) darf die Lösung nicht verwendet werden. (Das ist nicht immer leicht zu beurteilen, da die Medikamente zum Teil selbst farbig sind.)
- Sollte ein größeres Volumen an Medikamenten zugesetzt werden müssen, so wird zunächst die gleiche Menge an Infusionslösung aus dem Behälter entnommen, damit es nicht zur Überfüllung kommt. Damit wird der Infusionsbehälter gleichzeitig entlüftet, sodass durch den Überdruck keine Fontäne emporschießt! Geeignet sind dazu Spikes (**Abb. 48.23**).

Merke

Beim nachträglichen Zumischen von Medikamenten in eine bereits laufenden Infusion muss unbedingt die Restmenge an Trägerlösung in Bezug zum medikamentösen Zusatz berücksichtigt werden. Notfalls den Arzt davon in Kenntnis setzen und erst mit der nächsten Infusion das Medikament applizieren oder ggf. den Rest gegen eine neue Infusion plus Zusatz austauschen.

Nicht alle Infusionslösungen sind für medikamentöse Zusätze geeignet. Geeignet sind vor allem physiologische Ringer- und Kochsalzlösungen, Glucose- und Elektrolytlösungen sowie Laevulose.

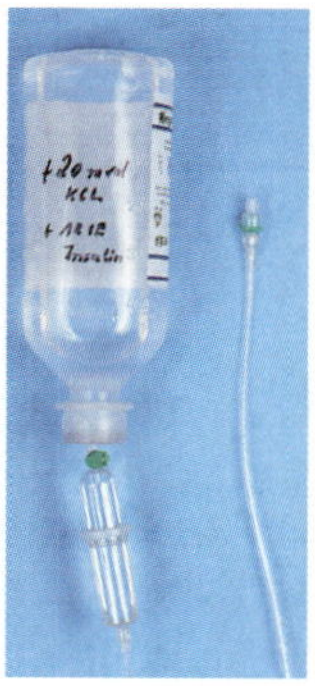

Die Zusatzmedikation wird auf der Infusionsflasche notiert

48.3 Implantierbare venöse Kathetersysteme

48.3.1 Situation des Patienten

Die für eine Dauerinfusionstherapie vollständig implantierten Portsysteme sind für Patienten mit chronischen Erkrankungen eine wesentliche Verbesserung. Bei gezieltem Training gelingt ihnen auch die Selbstversorgung zu Hause, zumal Infusionspumpen als Ergänzung zur Verfügung stehen. Der Vorteil dieser Systeme ist gegeben durch eine relativ schmerzarme Punktion, eine reduzierte Infektionsgefahr und eine hohe Mobilität der Patienten.

48.3.2 Theoretische Grundlagen

Neben der Punktion einer Vene als Grundlage für eine Infusionstherapie besteht auch die Möglichkeit, einen venösen Zugang über einen operativen Eingriff zu schaffen. Dabei wird ein sog. Port in die Haut transplantiert (wie bei einem Schrittmacher; **Abb. 48.24**). Dieses System besteht aus einer Injektionskammer mit selbst schließender Membran und einem Katheter, der in eine Vene eingebracht wird. Sowohl Kammer als auch Katheter sind vorher mit Heparin gespült worden, so dass sich keine Thromben bilden können.

Indikationen für dieses System sind gegeben durch

- schlechte Venenverhältnisse und erforderliche Infusionen,
- Patienten mit chronischen Erkrankungen, die sich selbst versorgen, wodurch ihre Mobilität erhöht wird,
- Tumorerkrankungen mit notwendiger Chemotherapie,
- Schmerztherapie (s. palliative Pflege, S. 689 ff) und häufige Intervallinfusionen.

Über dieses System lassen sich Kurz- und Langzeitinfusionen mit Zytostatika, Antibiotika, Virustatika, Analgetika, Ernährungslösungen und sogar Transfusionen applizieren.

48.3.3 Pflegerische Aufgaben

In der Klinik sollten nur gut geschulte Pflegepersonen bzw. der Arzt Portsysteme punktieren.

Für die Punktion werden spezielle, sog. Huber-Löffel-Kanülen benutzt, mit denen keine Membran-

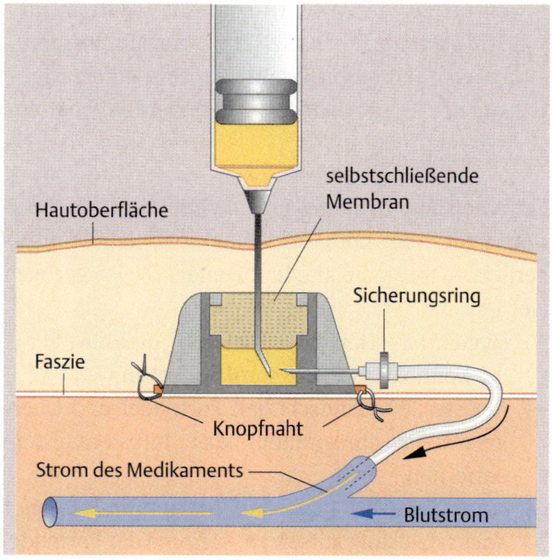

Abb. 48.24 Einstich in das Portcath-System. Für Bolusinjektionen und Blutentnahmen wird eine gerade Huber-Nadel gewählt, für Infusionen und Bluttransfusionen eine gebogene

anteile ausgestanzt werden können, wie es bei herkömmlichen Kanülen der Fall wäre.

Materialvorbereitung. Benötigt werden auf einem steril gedeckten Beistelltisch folgende **sterile Materialien:** sterile Handschuhe, Kompressen und Pflaster, sterile Portnadel und ein Infusionssystem.

Unsterile Materialien sind ein Abwurf, Handschuhe und Mundschutz.

Anlage der Infusion. Nach einer ersten Sprühdesinfektion des Portbereichs legt der Punktierende eine mit Desinfektionsmittel getränkte Kompresse auf den Port. Nach Abwarten der erforderlichen Einwirkzeit wird der Punktionsbereich von innen nach außen abgewischt. Die Klemme des Portsystems wird geschlossen, die Spritze mit der Portnadel konnektiert und entlüftet. Der Patient wird angehalten, einmal tief ein- und dann wieder auszuatmen. Während der Exspiration wird der Port senkrecht zur Membran punktiert, bis die Basis spürbar geworden ist. Nach Öffnen der Portklemme wird die Durchgängigkeit des Systems durch Aspiration von Blut und anschließendem Spülen mit Kochsalz getestet. Die Klemme wird noch einmal verschlossen, die Spritze entfernt und stattdessen das noch durch eine Klemme geschlossene Infusionssystem angeschlossen. Mit dem Öffnen der Klemmen kann die Infusion gestartet werden.

Die Portnadel wird mit sterilem Pflaster fixiert, sodass eine Dislokation vermieden bzw. minimiert wird. Die Liegedauer beträgt maximal acht Tage.

···› Merke

Das Prinzip der Asepsis ist Grundvoraussetzung für die Sicherheit des Patienten während der Infusionstherapie. Nach jeder Applikation und zwischen zwei zu applizierenden, unterschiedlichen Lösungen sollte zur Vermeidung einer Inkompatibilität der Port mit isotoner Kochsalzlösung gespült werden. Bei einer längeren Pause zwischen zwei Infusionen von bis zu vier Wochen sollte das System mit 10 ml isotoner Kochsalzlösung gespült werden, um eine Thrombosierung zu vermeiden. Ggf. kann der Port auch heparinisiert werden, was der Arzt anordnet.

Entfernen der Portnadel. Ist eine Injektion oder Infusion nicht mehr nötig oder eine neue Kanüle erforderlich, so muss die alte in folgender Weise gezogen werden:

- Hygienische Händedesinfektion vornehmen,
- die Konnektionsstelle steril abdecken,
- mit sterilen Handschuhen Portnadel und Überleitsystem abklemmen, das Infusionssystem entfernen,
- 10-ml-Spritze mit heparinisierter, isotoner Kochsalzlösung aufsetzen, Klemme der Portnadel öffnen, Lösung einspritzen, Klemme schließen und Spritze entfernen,
- Fixierungspflaster der Kanüle lösen,
- mit einer Hand Gegendruck auf Portmembran ausüben, mit anderer Hand Portnadel langsam ziehen – kein ruckartiges Ziehen, da sonst die Gefahr der Verletzung des Patienten gegeben ist,
- die Nadel in Intervallen herausziehen, dabei den Patienten auffordern ein- und auszuatmen,
- während jeder Exspiration die Nadel ein Stück weiter herausbringen und
- abschließend die Einstichstelle desinfizieren, mit steriler Kompresse entfeuchten und mit sterilem Pflaster verbinden. Nach ca. 3 Stunden kann das Pflaster bereits wieder entfernt werden und der Patient gegebenenfalls duschen.

Leserservice

Verwendete Literatur

Ahnefeld, F.W.: Infusionstherapie – Ernährungstherapie, 2. Aufl. Kohlhammer, Stuttgart 1991

Delta Pharma und Thomae GmbH: System Infusions- und Ernährungstherapie. Delta Pharma und Thomae GmbH

Enderling, G.: Unterstützende Systeme zur parenteralen Nahrungsaufnahme. In Ullrich, L.: Zu- und ableitende Systeme. Thieme, Stuttgart 2000

Fresenius Kompendium, 18. Aufl. 1996

Hildebrand, N.: Injektionen, Infusionen, Blutentnahmen leicht gemacht, 3. Aufl. Jungjohann, Neckarsulm 1995

Larsen, R.: Anästhesie und Intensivmedizin für Schwestern und Pfleger, 5. Aufl. Springer, Berlin 1999

Latasch, L., K. Ruck, W. Seiz: Anästhesie, Intensivmedizin, Intensivpflege. Urban & Fischer, München 1998

Lawin, P.: Praxis der Intensivbehandlung, 6. Aufl. Thieme, Stuttgart 1994

Schmidt, R.F., G. Thews: Physiologie des Menschen, 25. Aufl. Springer, Berlin 1993

Silbernagl, S., A. Despopoulos: Taschenatlas der Physiologie, 4. Aufl. Thieme, Stuttgart 1991

Taeger, K., G. Rödig, U. Finsterer: Grundlagen der Anästhesiologie und Intensivmedizin für Fachpflegepersonal, 3. Aufl. Abbott, Wiesbaden 1994

Weiterführende Literatur

Hackl, J.M.: Leitfaden der parenteralen Ernährung, 2. Aufl. Zuckschwerdt, München 1994

Hansen, J., L. Ullrich: Technik der Infusion. Trainingsprogramm med didakt. Fresenius, Conzema Film, Kassel

Internetadressen

http://www.dhzb.de/Pflegestandard.htm (Infusionstherapie)

http://www.pflegenet.com/ (Infusion)

49 Transfusion

Dietmar Stolecki

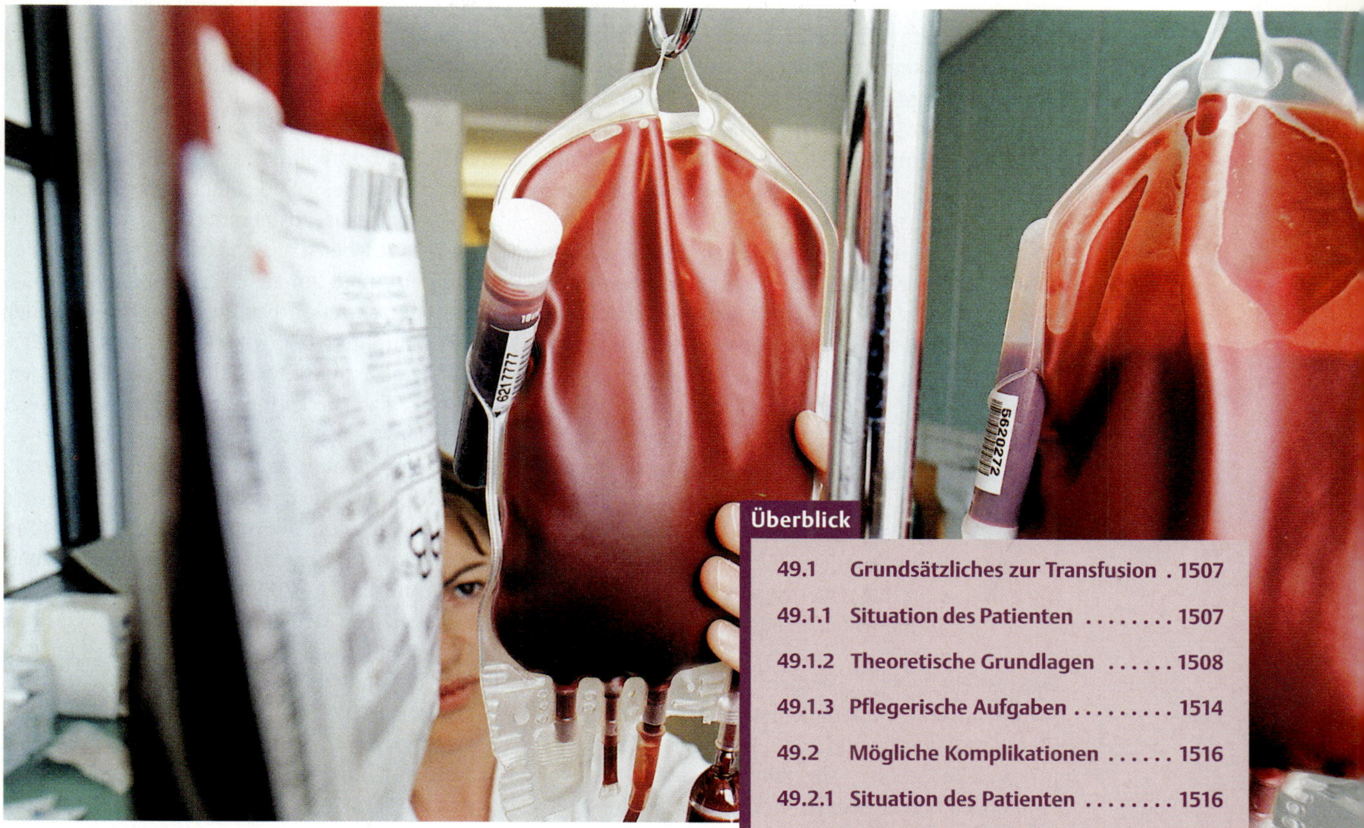

Überblick

49.1 Grundsätzliches zur Transfusion

49.1.1 Situation des Patienten

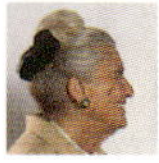

Bedingt durch ein Ulcus ventriculi und eine damit einhergehende gastrointestinale Blutung kam eine ältere Patientin zur Intensivstation. Da die Blutung mit konservativen Methoden nicht zu stoppen war, entschied man sich zur Operation, bei der eine Magenresektion durchgeführt wurde. Damit war die Blutung gestoppt, sodass im weiteren Verlauf der Zustand der Patientin auf der Intensivstation stabilisiert werden konnte. Übrig geblieben war eine Anämie mit einem Hämoglobingehalt von 8,1 g/dl. Es wurde entschieden, dass die Patientin drei Erythrozytenkonzentrate (**Abb. 49.1**) erhalten sollte. Die bestellten Blutkonserven wurden geliefert und für die Transfusion vorbereitet. Die längst aus der Narkose erwachte Patientin war inzwischen wieder ansprechbar und orientiert. Als der Arzt mit den vorbereiteten Blutkonserven an ihr Bett trat, um die Transfusion zu beginnen, wurde die Patientin sichtlich nervös und reagierte heftig. Sie gab an, kein Blut haben zu wollen, da ihr Mann nach der Übertragung von mehreren Blutkonserven an den Folgen einer schweren Leberentzündung auf einer Intensivstation gestorben sei und sie diese Quälerei jetzt nicht auch am eigenen Leib ertragen wolle.

Dass das Blut das Lebenselixir und somit von größter Bedeutung für den Menschen ist, wusste man offensichtlich auch schon in der Antike. Weil die Menschen den Göttern etwas Besonderes bieten wollten, um sie

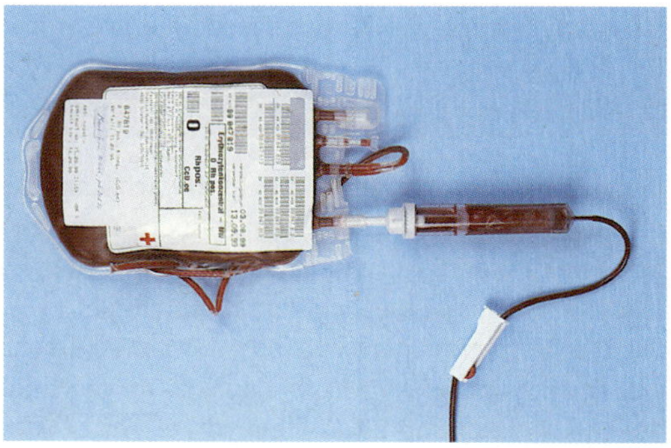

Abb. 49.1 Mit Transfusionssystem vorbereitetes Erythrozytenkonzentrat

gnädig zu stimmen, brachten sie ihnen Blutopfer dar. Darüber hinaus glaubte man sehr früh daran, durch Blutübertragung den Körper mit neuem Leben auffüllen zu können, wie ein Zitat aus Ovids „Metamorphosen" deutlich macht:„ [...], dass Medea dem Vater Jasons die Adern öffnete, um sein Blut durch Einführung eines belebenden Zaubersaftes zu verjüngen".

Mit der Entdeckung der Blutgruppen durch Karl Landsteiner im Jahre 1901 und der Entdeckung des Rhesusfaktors im Jahre 1940 durch Wien und Landsteiner gelang der eigentliche Durchbruch für die heutige Transfusionsmedizin.

Mit diesen weiter entwickelten Erkenntnissen gelingt es heute, Menschen mit angeborenen oder erworbenen anämischen Zuständen spezielle Blutpräparate zu übertragen und dadurch vielfach Leben zu retten.

49.1.2 Theoretische Grundlagen

Definition

Unter dem Begriff Transfusion versteht man die Übertragung von Blut und Blutderivaten an einen Menschen.

Dazu ist ein Spender erforderlich, dem eine gewisse Menge an Blut entnommen wird. Das gewonnene Blut wird auf Erkrankungen untersucht, aufbereitet, in spezielle Behälter abgefüllt und damit für den Empfänger bereit gestellt. Der Spender kann aber auch gleichzeitig selbst Empfänger sein. Man spricht dann von Eigenblutspende. Diese Form der Transfusion bedeutet bei sorgfältiger Durchführung eine drastische Reduktion von Komplikationen gegenüber der Fremdblutübertragung.

Blutvolumen und -zusammensetzung

Merke

Die Aufgaben des Blutes bestehen im Wesentlichen
- im Transport von Sauerstoff, von Kohlendioxyd, von Nährstoffen und von Wärme,
- in der Abwehr von Infekten durch phagozytierende Eigenschaften,
- im Schutz vor Blutverlusten durch Gerinnung sowie
- in der Aufrechterhaltung des pH-Wertes.

Blutvolumen. Es beträgt bei einem Erwachsenen ca. 8% des Körpergewichtes. Dies macht bei einem Körpergewicht von 70 kg zwischen 5 und 6 Litern aus. Es teilt sich in flüssige und zelluläre Bestandteile.

Das Blutplasma macht ca. 55% des Blutvolumens aus. Es enthält ca. 90% Wasser sowie 8% an verschiedenen Eiweißen und 2% Kohlenhydrate, Fette, Vitamine, Hormone sowie Elektrolyte und eine Reihe anderer Stoffe wie z. B. Gerinnungsfaktoren, Bilirubin, Kreatinin und Cholesterin.

Serum nennt man das Blutplasma ohne Gerinnungsfaktoren. Das zelluläre oder korpuskuläre Volumen beträgt 45%.

Korpuskuläre Anteile. Man unterscheidet drei Arten von Blutkörperchen:

- **Erythrozyten** (rote Blutkörperchen) entstehen aus den Erythroblasten im Knochenmark, sehen aus wie flache Scheiben, haben eine Größe von einem achttausendstel mm (0,008 mm), sind bis zu 120 Tag lebensfähig und haben mit ca. 98% den größten Anteil am zellulären Volumen. Die Gesamtkonzentration beträgt ca. 4,5 – 5 Millionen pro Mikroliter. Der wichtigste Anteil des Erythrozyten ist das eisenhaltige Häm, das an ein Eiweiß, das Globin, gebunden ist. Daher leitet sich der Name Hämoglobin ab.
  Der Hämoglobingehalt (Hb) beträgt zwischen 12 und 16 g bei Frauen und 14 bis 18 g bei Männern pro 100 ml Blut. Die Aufgabe des Hämoglobins besteht im für den Organismus wichtigen Sauerstofftransport. Mit dem Begriff Hämatokrit bezeichnet man den Anteil der Erythrozyten am Blutvolumen. Er beträgt normal zwischen 42% (Frauen) und 48% (Männer).
- **Leukozyten** (weiße Blutkörperchen) teilen sich in Lymphozyten, Granulozyten und Monozyten und werden an unterschiedlichen Orten gebildet. Ihre Anzahl beträgt zwischen 4000 und 10 000 pro Mikroliter Blut. Ihre Hauptaufgabe besteht in der Abwehr von körperfremden Stoffen durch Phagozytose. Primär sind dafür T- und B-Lymphozyten zuständig, die Fremdstoffe erkennen, sie umschließen und „fressen" und sich sogar die Strukturen der Eindringlinge „einprägen".

Merke

Hat der Mensch zu wenig Leukozyten, so spricht man von einer Leukozytopenie. Sie kann z. B. nach Chemotherapie oder Bestrahlung auftreten und gilt als ein Zeichen für eine geschädigte Neubildung von Leukozyten. Hat der Mensch zu viele Leukozyten, so spricht man von einer Leukozytose, was ein Zeichen für Entzündungen sein kann.

- **Thrombozyten** sind kernlose, ca. 0,004 mm große Zellen, die im Knochenmark entstehen und nach 4 – 10 Tagen über Lunge, Milz und Leber abgebaut werden. Ihre Aufgabe besteht im Zusammenspiel mit Gerinnungsfaktoren darin, bei Verletzungen Inhaltsstoffe (Thrombokinase) freizusetzen, um die Blutstillung herbeizuführen. Der Mensch verfügt über 150 000 bis 300 000 Thrombozyten pro Mikroliter Blut.

···› Merke

Sinkt die Zahl der Thrombozyten, spricht man von einer Thrombozytopenie. Daraus können sich Gerinnungsstörungen ergeben und gefährliche Blutungen einstellen.

Blutgruppen

Seit der Entdeckung der Blutgruppen unterscheidet man im AB0-System vier verschiedene Blutgruppen: A, B, AB und 0. Mit der Vererbung werden spezifische Eigenschaften auf den Menschen übertragen, unter anderem die jeweilige Blutgruppe in Form von sog. Antigenen auf der Oberfläche der Erythrozyten (**Abb. 49.2**). Dies ist bei der Transfusion von Blut klinisch relevant. So vertragen sich einzelne Blutgruppen nicht, wenn sie miteinander in Berührung kommen.

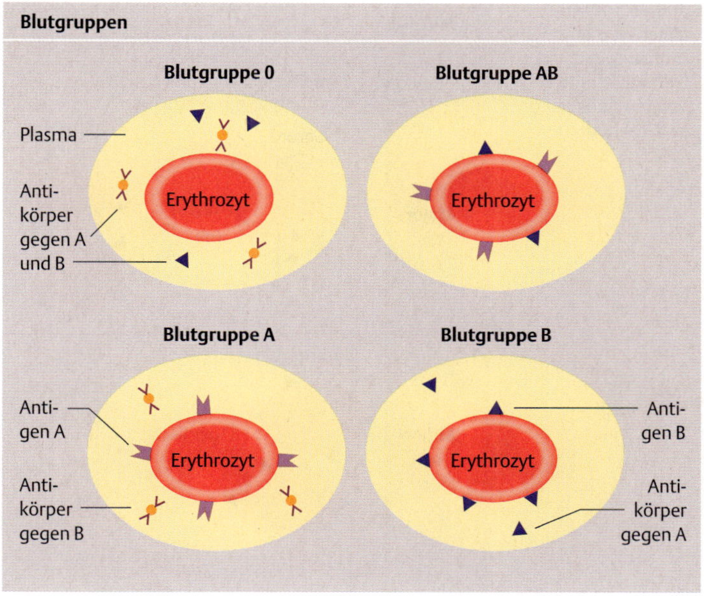

Abb. 49.2 Die Blutgruppen A, B, AB und 0 unterscheiden sich durch die jeweils auf der Erythrozytenmembran lokalisierten Antigene und die im Blutplasma vorhandenen Antikörper

■ Agglutination

Im Blutplasma befinden sich Antikörper (auch Agglutinine genannt), die gegen die Antigene auf dem Erythrozyten einer anderen Blutgruppe gerichtet sind.

- **Blutgruppe A:** Das Blut der Gruppe A besitzt also das Antigen A auf der Oberfläche des Erythrozyten und Antikörper im Plasma, die gegen das nicht vorhandene Merkmal, in dem Fall Antigen B gerichtet sind. Würde einem Menschen mit der Blutgruppe A Blut der Gruppe B übertragen werden, so käme es hier zu einer Antigen-Antikörper-Reaktion und das Blut würde verklumpen (agglutinieren).
- **Blutgruppe B:** Ein Mensch mit der Blutgruppe B hat genau die umgekehrte Eigenschaft, also Antikörper, die gegen die Blutgruppe A gerichtet sind.
- **Blutgruppe 0:** Menschen mit der Blutgruppe 0 haben Antikörper im Plasma, die gegen A und gegen B und damit natürlich auch gegen AB gerichtet sind, aber keine Antigene.
- **Blutgruppe AB:** Bei der Blutgruppe AB sind keinerlei Antikörper vorhanden.

Aus diesen Überlegungen wird deutlich, dass ein Patient nur Blut der gleichen Blutgruppe erhalten darf, damit es nicht zu Komplikationen kommt. Die Blutgruppen sind in der Bevölkerung sehr unterschiedlich verteilt, in Mitteleuropa z. B. wie folgt:

- Blutgruppe A – ca. 42 %,
- Blutgruppe B – ca. 10 %,
- Blutgruppe AB – ca. 6 %,
- Blutgruppe 0 – ca. 42 %.

■ Rhesussystem

Neben den dargestellten Blutgruppeneigenschaften unterscheidet man weitere Antigene, die nach dem 1940 entdeckten Rhesussystem eingeteilt sind. Dabei handelt es sich um Antigene, die sich ausschließlich an der Erythrozytenmembran, aber nicht an anderen Zellen im Organismus finden. Insgesamt unterscheidet man fünf Antigene, die mit D, C, c, E und e bezeichnet werden. Ist der Buchstabe groß geschrieben, so ist das Antigen dominant. Das wichtigste, klinisch relevante ist das Antigen D, über das ca. 85 % der Menschen verfügen. Diese Menschen gelten als Rhesus-positiv. 15 % der Menschen besitzen dieses Antigen nicht und sind damit Rhesus-negativ. Für sie wird der Buchstabe d benutzt. Die Antikörper werden erst nach einem Kontakt mit einem Antigen des AB0-Systems gebildet. Dies kann z. B. durch Schwangerschaft oder durch eine Blutgruppen-ungleiche Transfusion geschehen.

Neben diesen beiden beschriebenen Blutgruppensystemen gibt es noch einige andere Gruppen, die weniger Bedeutung haben. Dazu gehören das Kell-System, das sehr stark antigen wirksam ist, das Duffy- oder auch das Kidd-System.

■ Bestimmung der Blutgruppe – Überprüfung der Blutgruppenverträglichkeit

Bevor einem Patienten Blut übertragen wird, muss ihm Blut abgenommen und im Labor überprüft werden. Hier wird die Blutgruppe sowie der Rhesusfaktor des Patienten bestimmt und Spender- und Empfängerblut miteinander verglichen. Das Spenderblut wurde bereits vorher auf Krankheitserreger hin untersucht. Nur so lassen sich die Risiken einer Unverträglichkeitsreaktion oder einer Kontamination mit Krankheitserregern wie zum Beispiel Viren, die AIDS, Hepatitis B oder C hervorrufen, minimieren.

■ Kreuzprobe

Für die Überprüfung der Blutgruppe (**Abb. 49.3**) wird der Blutbank Blut des Empfängers zur Verfügung ge-

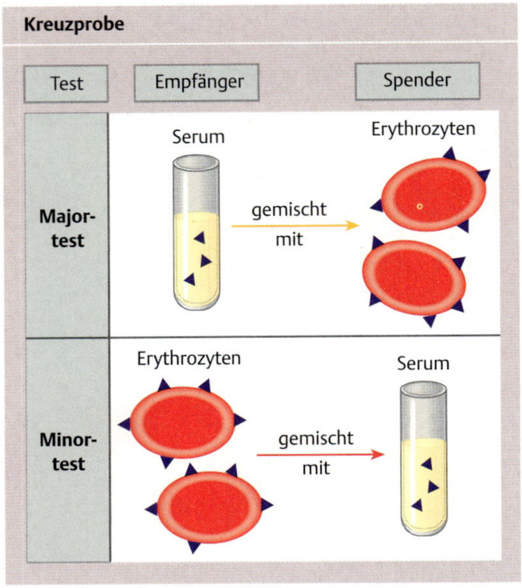

Abb. 49.3 Major-/Minor-Test: Bestimmung der Blutgruppe mittels Antigen-Antikörper-Reaktion

stellt. Der dort zuständige Arzt und sein Team führen drei Tests durch.

Major-Test. Hier wird das Serum des Empfängers auf einem Objektträger auf Antikörper untersucht, die gegen die Antigene des Spendererythrozyten gerichtet sein können.

Minor-Test. Bei diesem zweiten Test handelt es sich um eine Gegenprobe, bei der festgestellt wird, ob die Erythrozyten des Empfängers mit dem Serum des Spenders reagieren.

Coombs-Test. Zur Sicherheit führt man in der Blutbank noch einen Antikörper-Suchtest durch, wenn durch Major- und Minor-Test kein eindeutiges Ergebnis erzielt wurde. Er dient dazu, irreguläre Antikörper (Kälte- und Wärmeagglutinine) im untersuchten Serum festzustellen.

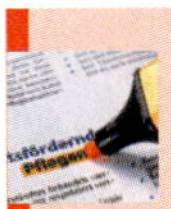

Merke

Kommt es beim Major- und Minor-Test zu keiner unerwünschten Agglutination, so ist die Kreuzprobe negativ. Das bedeutet, dass das Spenderblut dem Empfänger übertragen werden kann.
Die Deutsche Gesellschaft für Transfusionsmedizin hat die Kreuzprobe vor der Transfusion von Blut zwingend vorgeschrieben.

Bedside-Test

Ehe die Transfusion durchgeführt wird, wird durch den transfundierenden Arzt ein weiterer Test vorgenommen, der eigentlich am Bett des Patienten stattfinden sollte. Deswegen wird er als Bedside-Test (neben dem Bett) bezeichnet (**Abb. 49.4 a**). Auf speziellen Karten, z. B. Medtro (**Abb. 49.4 b**), überprüft der Arzt noch einmal die Blutgruppe des Patienten und die zu transfundierenden Konserven. Neben diesen Karten, die bereits ein Testserum enthalten, gibt es auch Karten, auf denen das Testserum noch aufgetragen werden muss.

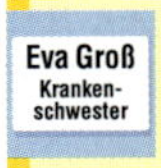

Praxistipp

Die Testseren (Anti-A, Anti-B, Anti-AB und Anti-D) und die Medtro-Karten sind prinzipiell im Kühlschrank aufzubewahren.

Biologische Vorprobe nach Öhlecker

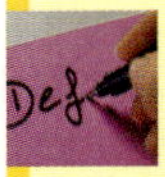

Definition

Bei der Vorprobe nach Öhlecker geht es um die frühzeitige Erkennung einer Unverträglichkeitsreaktion. Der Arzt schließt die überprüfte und vorbereitete Blutkonserve an der Venenverweilkanüle des Patienten an und lässt nach Öffnen der Rollerklemme zügig 30 bis 50 ml Konservenblut in den Patienten einlaufen.

Hierbei kontrolliert der Arzt das Befinden des Patienten, da bereits durch wenige Milliliter Unverträglichkeitsreaktionen auftreten können. Bleiben

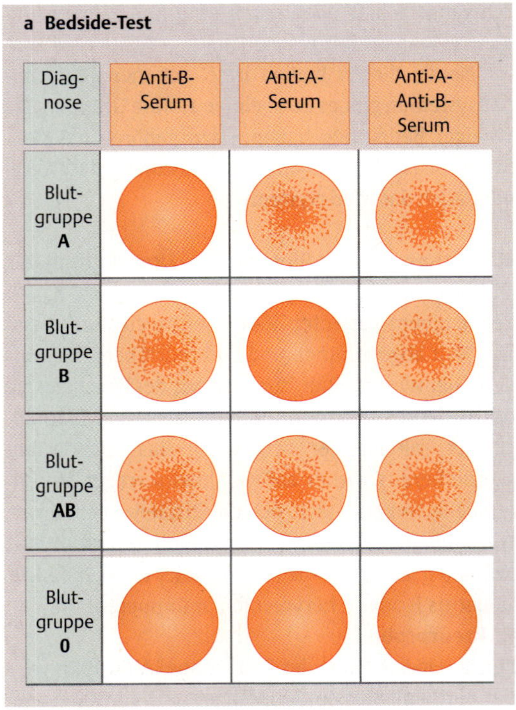

a

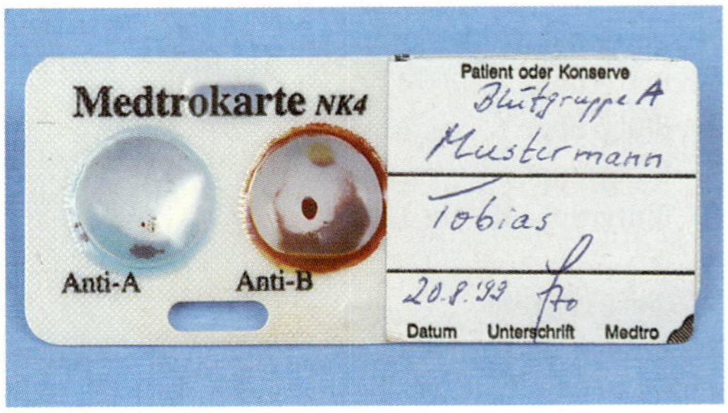

b

Abb. 49.4 **a** Prinzip der Blutgruppenbestimmung auf mit Antigen-Testseren präparierten Testkarten.
b Medtro-Karte. Im linken, blauen Testfeld (Anti-A) sieht man ein kleines Blutgerinnsel, im rechten, roten Testfeld (Anti-B) ist keine Reaktion abzulesen; der Patient hat also Blutgruppe A

diese aus, so ist die Probe negativ und die Blutkonserve kann weiter laufen.

Konservierung und Aufbewahrung von Blutprodukten

Nach einer eingehenden Untersuchung des Spenders wird sein Blut über eine großlumige Kanüle direkt in spezielle, kodierte Beutel abgefüllt, die mit der Blutgruppe, dem Rhesusfaktor, dem Entnahme- und dem Verfallsdatum versehen werden. Anstelle des Namens des Spenders wird für Konservenbeutel und Pilotröhrchen ein Kodierstreifen verwendet.

Konservierung

In den Konservenbeuteln befinden sich Stabilisatoren, über deren Bedeutung 1914 erste Erkenntnisse gewonnen wurden. Anfangs handelte es sich nur um Natriumzitrat, ab 1918 um Natriumzitrat und Traubenzucker, mit dem Blut für zwei Wochen künstlich haltbar gemacht werden konnte. Das Problem, dass diese beiden Zusatzstoffe nicht mit dem Blut sterilisiert werden konnten (es karamelisierte), wurde in Amerika durch den Zusatz von Zitronensäure behoben.

So hat bis heute die Kombination von Zitronensäure (**A**cidum citricium), Natriumzitrat (**C**itricium sodium) und Traubenzucker (**D**extrose) als ACD-Stabilisator seine Bedeutung behalten. Die Dextrose ernährt die Erythrozyten. Das Zitrat bindet Kalzium und hebt damit die Blutgerinnung auf. So konservierte Konzentrate können bis zu 28 Tage überleben. Neben diesem Stabilisator gibt es heute noch die Kombination von **C**itronensäure, **P**hosphat, **D**extrose und **A**denin. Phosphat unterstützt den Zuckerstoffwechsel der Erythrozyten und Adenin verlängert die Haltbarkeit. Erythrozytenkonzentrate mit den Stabilisatoren CPD-A sind über 35 Tage haltbar.

Aufbewahrung

Blutkonserven müssen je nach Art sehr unterschiedlich aufbewahrt werden.

Merke

Erythrozytenkonzentrate z. B. müssen zur Verhinderung der Hämolyse bei 2–6 °C in einem erschütterungsfreien Kühlschrank gelagert werden. Die Kühlschränke müssen eine permanente Registrierung der Temperatur vornehmen. Die Kühlkette der Konserven darf weder für den Transport noch in der Klinik unterbrochen werden, wenn die Konzentrate nicht sofort transfundiert werden sollen. Erreicht die Konserve eine Temperatur von 10 °C, darf sie nicht erneut im Kühlschrank gelagert werden.

Für die Therapie von anämischen Zuständen und Gerinnungsstörungen steht eine Vielzahl von Blutkonserven und Blutderivaten zur Verfügung. **Tab. 49.1** gibt einen Überblick über Indikationen, Zusammensetzung, Lagerungsart und -dauer.

Sonderformen von Transfusionen

Neben der Übertragung von Fremdblut stehen auch sog. fremdblutsparende Verfahren (autologe Bluttransfusion) zur Verfügung. Hier unterscheidet man die Form der präoperativen Eigenblutspende, die Hämodilution und die intraoperative Autotransfusion.

Eigenblutspende

Bei einem anstehenden operativen Eingriff können Patienten auf die Möglichkeit der Eigenblutspende hingewiesen werden. Damit sollen die möglichen Komplikationen der homologen Bluttransfusion minimiert werden. Folgende Kontraindikationen schließen Patienten von der Eigenblutspende aus:

- Erkrankungen des blutbildenden Systems,
- Gerinnungsstörungen,
- bestehende Anämie (Hb < 11,5 g/dl),
- dekompensierte Herzinsuffizienz und instabile Angina pectoris,
- schwere Aortenstenose,
- schwere Lungenfunktionsstörungen,
- metastasierende Tumorerkrankungen,
- Infektionserkrankungen,
- Apoplexie,
- Kachexie.

Nach der Überprüfung des Risiko-Scores zur Eigenblutspende wird dem Patienten Blut entnommen und im Labor wie bei der Herstellung von Fremdblut überprüft.

Die eigentliche Entnahme von Eigenblut (jeweils 500 ml) erfolgt in Intervallen ab vier Wochen vor dem geplanten operativen Eingriff. Über eine großlumige Kanüle wird das abzuleitende Blut in drei miteinander verbundene Konservenbeutel (**Abb. 49.5**) geleitet, die unmittelbar am Patienten noch mit speziellen Kodierungen versehen werden, sodass eine spätere Verwechslung ausgeschlossen ist.

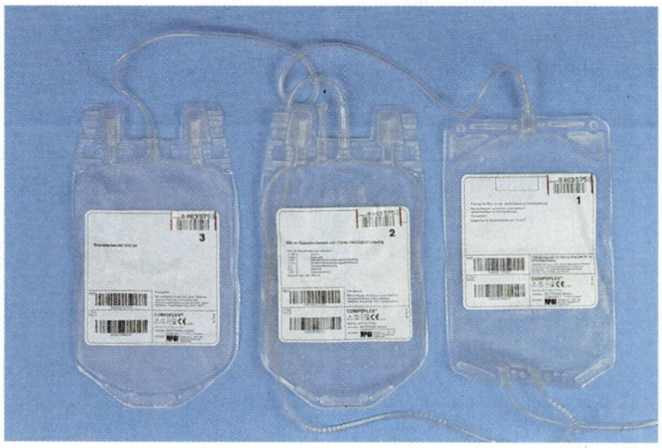

Abb. 49.5 Drei miteinander verbundene Blutbeutel zur Eigenblutspende

Tabelle 49.1 Verfügbare Blutprodukte

Präparat	*Herstellung, Indikation*	*Zusammensetzung*	*Lagerungsart, -dauer*	*Besonderheiten*
buffy-coat-freies Erythrozytenkonzentrat	Durch Zentrifugieren werden sowohl Leuko- und Thrombozyten (buffy-coat) als auch Plasma abgetrennt. **Indikation:** Mangel an Sauerstoffträgern bei akuten Blutungen durch Trauma, bei Blutverlusten durch OP	Erythrozyten ca. 90% Leukozyten < 10% Plasma < 1%	35 Tage bei + 2 – 6 °C im Kühlschrank	Übertragung mit Filtergröße 170 µm
Spezielle Erythrozytenkonzentrate				
buffy-coat-freies Erythrozytenkonzentrat in additiver Lösung	Bei der Herstellung werden buffy-coat und Plasma entfernt, anschließend mit einer ergänzenden Lösung aus Glukose, Natriumchlorid, Adenin und auch Mannitol aufgefüllt; enthält weniger Plasma und Stabilisatoren als buffy-coat-freie Konzentrate, aber gleiche zelluläre Anteile. **Indikation:** Mangel an Sauerstoffträgern bei akuten Blutungen durch Trauma, bei Blutverlusten durch OP	Erythrozyten > 80% Leukozyten < 20% Plasma < 15%	42 Tage bei + 2 – 6 °C im Kühlschrank	Filtergröße 170 µm
gewaschene Erythrozytenkonzentrate	Durch mehrmaliges Aufschwemmen werden Plasmaanteile, Leukozyten und Thrombozyten fast vollständig entfernt. **Indikation:** bei früheren Unverträglichkeitsreaktionen gegen Plasmaproteine trotz der Gabe von buffy-coat-freien oder leukozytendepletierten Konserven, nach vielen vorangegangenen Transfusionen und bei Patienten mit positivem Antikörpersuchtest	Erythrozyten > 80% Leukozyten < 5% Plasma < 1%	14 Tage bei + 2 – 6 °C im Kühlschrank	Filtergröße 170 µm
leukozytendepletierte Erythrozytenkonzentrate	Durch Abfilterung von Leukozyten mittels spezieller Leukozytenfilter Gewinnung eines hochkonzentrierten Erythrozytenkonzentrats. **Indikation:** Minimierung der Gefahr einer Immunisierung gegen leukozytäre Antikörper, Reduktion der Übertragung von intrazellulären Viren wie z. B. Zytomegalievirus	Erythrozyten > 80% Leukozyten < 1% Plasma < 15%	35 Tage bei + 2 – 6 °C im Kühlschrank	Filtergröße 170 µm
bestrahlte Erythrozytenkonzentrate	Werden aus max. 8 Tage alten Erythrozytenkonzentraten durch Bestrahlung mit Gammastrahlen hergestellt, dadurch Inaktivierung von Lymphozyten. **Indikation:** bei immunsupprimierten Patienten, bei Knochenmarktransplantation, bei Leukämien, malignen Tumoren und einhergehender Chemotherapie	Erythrozyten > 80% Leukozyten < 20% Plasma < 15%	7 Tage bei + 2 – 6 °C im Kühlschrank	bessere Verträglichkeit als bei nicht filtrierten Erythrozytenkonzentraten
kryokonservierte Erythrozytenkonzentrate	Nach Waschung und Hinzufügen eines Gefrierschutzmittels wird das Blut tiefgefroren und bei mindestens – 80 °C gelagert; muss nach dem Auftauen nochmals gewaschen und sofort verwendet werden. **Indikation:** bei Patienten mit Antikörpern gegen alle Antigene	Erythrozyten > 50% Leukozyten < 1% Plasma < 1%	bis zu 10 Jahren bei – 80 °C und kälter	sehr teuer und nur bei wenigen nationalen und internationalen Blutbanken vorrätig
thrombozytenreiches Plasma	Wird durch langsame Zentrifugation von Frischblut gewonnen, der abgesetzte Plasmaanteil in einen zweiten Beutel abgepresst. **Indikation:** nach starkem Blutverlust und bei Thrombozytopenie < 20 000	enthält ca. 65% der in einem Erythrozytenkonzentrat enthaltenen Thrombozyten, ist frei von Leuko- und Erythrozyten	bei Zimmertemperatur bis 72 h	Spezialfilter erforderlich

→

Tabelle 49.1 Verfügbare Blutprodukte

Präparat	*Herstellung, Indikation*	*Zusammensetzung*	*Lagerungsart, -dauer*	*Besonderheiten*
Thrombozytenkonzentrate	Werden durch nochmalige Zentrifugation aus thrombozytenreichen Plasmen hergestellt. Dabei werden von 500 ml Blut ca. 50 ml Thrombozyten gewonnen. **Indikation:** nach starkem Blutverlust und bei Thrombozytopenie < 30 000	höherer Gehalt an Thrombozyten bei der Hälfte des Volumens gegenüber Frischblut	bis zu 5 Tagen bei 20 – 24 °C, wenn aus Frischblut gewonnen und in speziellen Plastikbeuteln	wenn aus einem Pool von mehreren Spendern gewonnen, innerhalb von 12 Stunden verbrauchen
gefrorenes **F**risch**p**lasma (GFP oder FFP – fresh frozen plasma)	Wird bei der Herstellung von Erythrozytenkonzentraten gewonnen, wobei alle zellulären Anteile entfernt werden. Unmittelbar danach wird das Plasma schockgefroren. **Indikation:** Gerinnungsstörungen	enthält nach dem Auftauen Gerinnungsfaktoren mit 80 % ihrer ursprünglichen Wirkung	bei – 30 °C 1 Jahr, bei – 40 °C 2 Jahre und mehr	auftauen bei bis 37 °C, sofortige Gabe, darf nach dem Auftauen nicht mehr eingefroren werden; Filtergröße 170 µm, Blutgruppenidentität beachten!
Präparate mit Gerinnungsfaktoren				
PPSB (Prothrombinkomplex)	Die Gerinnungsfaktoren werden aus Plasmapools gewonnen und auf spezifische Art isoliert. **Indikation:** Hämophilie B (Mangel des Faktors IX) und bei Überdosierung von Marcumar	enthält die Faktoren II, VII, IX und X, ist aber nur standardisiert für den Faktor IX	zwischen 2 – 6 °C	muss nach dem Auflösen sofort verbraucht werden; normales Infusionsbesteck
Cohn-Fraktion	Wird aus Frischplasma hergestellt	enthält primär die Faktoren VIII und XIII sowie Fibrinogen	zwischen 2 – 6 °C	
Faktor-VIII-Präparate	Werden aus großen Mengen Frischplasma gewonnen oder gentechnisch hergestellt. **Indikation:** Hämophilie A	enthält primär Faktor VIII	zwischen + 4 – 8 °C	bei humanem Faktor VIII hohes Hepatitisrisiko; Filtergröße 170 µm
Immunglobuline und Hyperimmunglobuline	Immunglobuline werden aus Plasmapools gewonnen und bieten Schutz gegen virale und bakterielle Infektionen; Hyperimmunglobuline werden aus dem Plasma von Spendern mit hohen Titern an Antikörpern gewonnen, die gegen eine bestimmte Krankheit gerichtet sind, wie z. B. Hepatitis oder Röteln.	I: humane Globuline HI: spezifische Antikörper	sehr unterschiedlich – siehe Angaben der Hersteller	

Als Flüssigkeitsersatz erhält der Patient unmittelbar nach der Blutentnahme 500 ml isotone Ringer-Lösung. Die mit Entnahmedatum und Patientenkodierung versehenen Konservenbeutel werden in der Blutbank mit der Bezeichnung der Blutgruppe, des Rhesusfaktors und der Beschriftung „Eigenblutkonserve“ erweitert.

Erythrozytenkonzentrate sind 35 – 42 Tage, Frischplasmen zwischen 1 – 2 Jahren haltbar.

Hämodilution

> **Definition**
> Vom Sinn her übersetzt bedeutet Hämodilution Blutverdünnung.

Der mit diesem Begriff verfolgte Gedanke geht zurück auf den Aderlass. Man hatte schon früh geahnt, dass dünnes Blut eine bessere Fließeigenschaft hat als dickes und besser durch die Adern gehen würde. Heute ist dieser Gedanke wissenschaftlich belegt. Man weiß, dass mittels dieser Methode die Fließgeschwindigkeit in den Gefäßen und den Kapillaren steil ansteigt. Dies bedeutet wiederum einen erhöhten venösen Rückfluss zum Herzen. Damit steigt das Herz-Minuten-Volumen an. Gleichzeitig hat man festgestellt, dass der koronare Blutfluss und damit die Oxygenierung des Herzens verbessert wird. Somit ist die Hämodilution eine anerkannte Methode geworden, die vor allem präoperativ eingesetzt wird. Das Vorgehen bei der Hämodilution ist denkbar einfach:

Zunächst erhält der Patient nach der Narkoseeinleitung 500 ml einer kristalloiden Lösung infundiert. Danach werden in Intervallen 2 – 4 Einheiten Vollblut in spezielle Blutbeutel abgenommen, die mit Stabilisatoren versehen sind. Parallel dazu wird dem

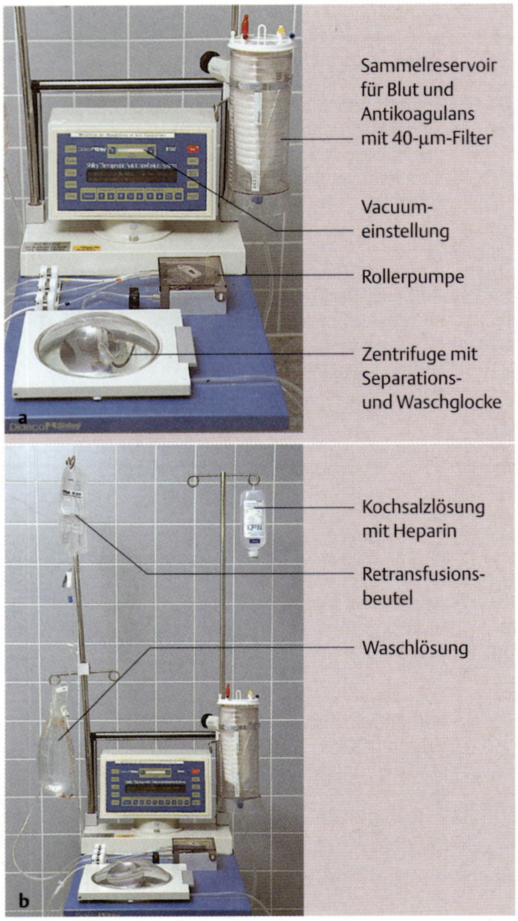

Abb. 49.6 Cell-Saver zur autologen Bluttransfusion

Patienten über einen zweiten venösen Zugang die gleiche Menge an kolloidaler Lösung verabreicht, um eine Isovolämie zu erzielen.

> **Merke**
> In dieser Phase wird der Patient überwacht: engmaschige Kontrolle des Blutdruckes, kontinuierliche Ermittlung der Herzfrequenz, kontinuierliche Erfassung der Sauerstoffsättigung und, falls erforderlich, Ermittlung des zentralvenösen Druckes.

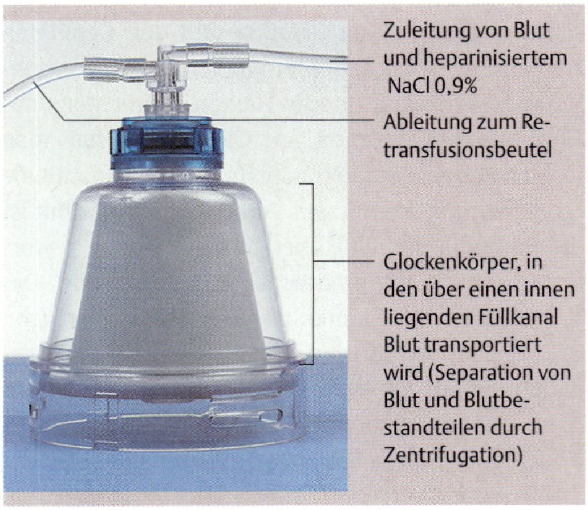
Zuleitung von Blut und heparinisiertem NaCl 0,9%
Ableitung zum Retransfusionsbeutel
Glockenkörper, in den über einen innen liegenden Füllkanal Blut transportiert wird (Separation von Blut und Blutbestandteilen durch Zentrifugation)

Abb. 49.7 Separations- und Waschglocke der Zentrifuge

Sollte es während der nachfolgenden Operation zu einer chirurgisch bedingten Blutung kommen, erhält der Patient zunächst einmal weitere kolloidale Lösungen.

Ist die Operation beendet oder der Hämatokrit zu weit abgefallen, werden die abgenommenen Warmblutkonserven in umgekehrter Reihenfolge der Entnahme wieder retransfundiert.

Intraoperative Autotransfusion

Eine andere Form fremdblutsparender Maßnahmen ist die intraoperative Autotransfusion.

> **Definition**
> Während einer Operation kann mittels eines Gerätes, einem sog. Cell-Saver, Blut aufgefangen und aufbereitet werden. Der Cell-Saver ist ein Mikroprozessor mit einer Rollerpumpe, drei Schlauchklemmen und einer Zentrifuge, der den Rückgewinn von Blut steuert.

Am Cell-Saver (**Abb. 49.6**) wird ein Set angeschlossen, das ein geschlossenes Schlauchsystem beinhaltet.

Das Schlauchsystem verbindet das Reservoir mit der Glocke (**Abb. 49.7**), die in eine Zentrifuge gesetzt wird, und dem Retransfusionsbeutel. Über einen zu diesem Set gehörenden Absaugkatheter mit doppeltem Lumen wird Blut und gleichzeitig eine heparinisierte Kochsalzlösung zusammen in das Reservoir gesaugt, sodass das Blut nicht koagulieren kann. Bei einer bestimmten Menge wird Blut aus dem Reservoir über ein Schlauchsystem in die Zentrifuge geleitet. Während dieses Vorganges wird hämolytisches Plasma in einen angeschlossenen Abfallbeutel getrennt.

Danach setzt ein Waschvorgang ein, der Heparin, aktivierte Gerinnungsfaktoren, Zelltrümmer und freies Hb eliminiert.

Dieses so gewonnene Blut wird über einen anderen Schlauch aus der Zentrifuge in den Retransfusionsbeutel gepumpt und steht jetzt als Erythrozytenkonzentrat zur Verfügung.

> **Merke**
> Kontraindiziert ist der Einsatz des Cell-Savers nur bei Infektionen und malignen Tumoren.

49.1.3 Pflegerische Aufgaben

Die pflegerischen Aufgaben beinhalten die Betreuung des Patienten vor, während und nach der Transfusion sowie die Vorbereitung, Lagerung und Kontrolle der Blutkonserven.

Blutbestellung und Vorbereitung einer Blutkonserve

Der vom Arzt unterschriebene Anforderungsschein wird der Blutbank überstellt. Die georderten Blutkonserven werden nach dem Empfang in der Klinik überprüft.

Dazu gehören die Überprüfung der Patientendaten, der Blutgruppe und der Kreuzprobe. Sollen die Konzentrate erst zum späteren Zeitpunkt eingesetzt werden, müssen die Konserven im Kühlschrank gelagert werden. Sind sie für den sofortigen Gebrauch vorgesehen, so werden die Konserven sorgfältig bei 37 °C angewärmt.

> **Merke**
> Dazu dürfen nur zu diesem Zweck hergestellte Geräte benutzt werden, da die Gefahr besteht, dass das Blut sonst zu warm wird und eine Hämolyse einsetzt.

Für die Transfusion wird der Konservenbeutel mit einem Transfusionsbesteck (**Abb. 49.8**) verbunden.

Nach nochmaliger Überprüfung der Patientendaten kommt es zu folgender Vorgehensweise:

- Desinfektion der Hände;
- Entnahme des sterilen Überleitsystems aus der unbeschädigten Verpackung;
- Kunststoffversiegelung des Blutbeutels abdrehen;
- Transfusionsbesteck mit dem Einstichdorn in den Konservenbeutel einführen;
- Rollerklemme geöffnet lassen und Blutkonserve nach unten halten;
- Durch leichten Druck auf den Konservenbeutel Blut in die auf dem Kopf stehende Tropfenkammer pressen und sie bis zur Hälfte füllen;
- Rollerklemme schließen und den Konservenbeutel am Infusionsständer des Patienten aufhängen;
- Jetzt das gesamte Übertragungssystem luftfrei füllen und abschließend Rollerklemme wieder schließen.

Die Blutkonserve kann nun an dem venösen Zugang des Patienten angeschlossen und gestartet werden. Um die Fließeigenschaft des zu übertragenden Blutes zu verbessern, kann dem Blut ein sogenanntes Ery-Set zugefügt werden. Dazu dient die zweite Versiegelung am Konservenbeutel.

- Versiegelung abdrehen;
- Ery-Set (physiologische Kochsalzlösung) mit Überleitsystem einführen;
- Kochsalzlösung durch Druck auf den Beutel in die Konserve füllen und am Ende an dem Konservenbeutel belassen.

Diese Aufgaben sind an Pflegende delegierbar.

Versorgung und Überwachung des Patienten während der Transfusion

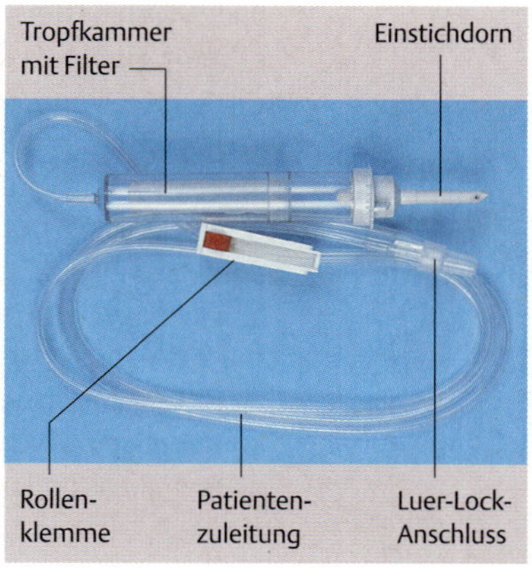

Abb. 49.8 Transfusionsleitung (170 µm) mit Filter

Nachdem der zuständige Arzt die Transfusion gestartet hat und mit der biologischen Vorprobe keine Nebenwirkungen eingetreten sind, obliegt die weitere Überwachung und Versorgung den Pflegenden. Die Überwachung des Patienten sollte engmaschig erfolgen und auf folgende Aspekte gerichtet sein:

- Regelmäßige Befragung des Patienten, ob er sich wohl fühlt (Übelkeit, flaues Gefühl im Bauch, Schmerzen?),
- kontinuierliche Kontrolle von Herzfrequenz, Blutdruck und Atmung,
- Inspektion der Haut insbesondere im Gesicht und am Körperstamm (Flush, Urtikaria?),
- Kontrolle des Urins auf eventuelle Verfärbung (Hämaturie),
- Kontrolle der Körpertemperatur,
- Beobachtung der Fließgeschwindigkeit des Blutes:
  - ca. 40 – 60 Tropfen pro Minute bei kardial suffizienten Patienten → Einlaufzeit insgesamt ca. 1 h,
  - Einlaufzeit 3 – 4 h bei Patienten mit Kreislaufinstabilität und zur Vermeidung einer Hypervolämie bei Niereninsuffizienz,
- keine Glukose- oder Elektrolytlösungen in Kombination mit Blut über die gleiche Kanüle oder das gleiche Lumen laufen lassen (führt zur Hämolyse der Erythrozyten)!!!
- Bilanzierung: gesamte Menge an Blut notieren, wenn Ery-Set hinzugefügt, ebenfalls bilanzieren,
- Bedürfnisse des Patienten erfragen und soweit wie möglich erfüllen und
- Dokumentation aller ermittelten Parameter sowie der Angaben des Patienten.

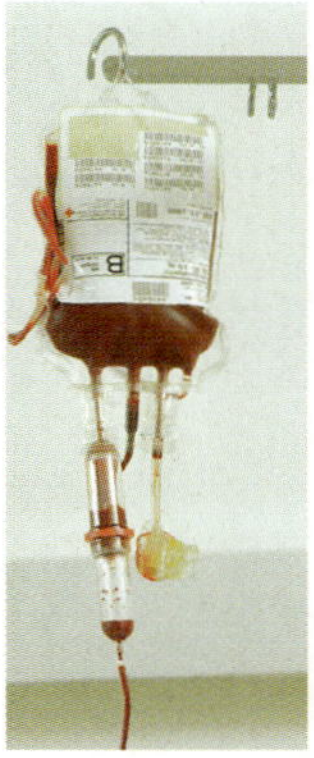

> **Merke**
> Das Aufdrehen der Rollerklemme direkt am Patienten ist Arztaufgabe und daher nicht an Pflegende delegierbar.

Maßnahmen bei Beendigung der Transfusion

Die Blutkonserve ist von dem venösen Zugang zu entfernen und sorgfältig verpackt mit dem Transfusionssystem für 24 Stunden im Kühlschrank aufzubewahren, um bei einer möglichen, verspäteten Transfusionsreaktion mit dem Rest des Konservenblutes (mindestens 10 ml) eine nachträgliche Überprüfung durchführen zu können.

Sollten keine weiteren Probleme auftreten, können die gebrauchten Konservenbeutel nach 24 Stunden verworfen werden. Nach der Transfusion wird der venöse Zugang mit physiologischer Kochsalzlösung durchgespült und mit einem Mandrin verschlossen, falls keine weitere Infusion über diesen Zugang laufen soll oder muss. Niemals sollte eine venöse Kanüle unmittelbar nach der Transfusion gezogen werden, da immer mit einer verspäteten Komplikation gerechnet werden muss und von daher ein venöser Zugang von existenzieller Bedeutung sein kann. Die Vitalzeichen und der Zustand des Patienten sollten für eine weitere Stunde nach der Blutübertragung engmaschig im Rhythmus von 15 – 30 Minuten, danach für weitere acht Stunden stündlich kontrolliert werden. Bei allen kreislaufstabilen Patienten können während der Transfusion weitere pflegerische Maßnahmen im Bett durchgeführt werden. Allerdings ist unbedingt auf eine eventuelle Überlastung des Patienten zu achten.

Alles, was der Patient während der Therapie nicht selbstständig durchführen konnte, sollte ihm nach der Transfusion ermöglicht werden.

49.2 Mögliche Komplikationen

49.2.1 Situation des Patienten

Mit der rasanten Entwicklung der Transfusionsmedizin haben sich leider in den letzten Jahren auch negative Schlagzeilen breit gemacht, die den Menschen zum Teil Angst und Schrecken eingejagt haben. In diesem Zusammenhang stehen die bekannt gewordenen Übertragungen von mit HI-Viren-kontaminierten Blutkonserven, die dafür gesorgt haben, dass Patienten Transfusionen von Fremdblut ablehnen oder ihnen sehr kritisch gegenüber stehen. Seit geraumer Zeit ist bekannt, dass vor allem aber die Hepatitis C eine gefürchtete Komplikation nach Übertragung von Fremdblut darstellt.

49.2.2 Theoretische Grundlagen

Spätkomplikationen

Fast alle Blutprodukte bergen die Gefahr der Kontamination mit Hepatitis-B- und -C-Viren sowie mit HI-Viren in sich. Durch gesetzliche Neuregelungen und durch sorgfältige Überprüfung wird diese Gefahr zwar erheblich reduziert, aber sie ist nicht auszuschließen. Da die jeweilige Inkubationszeit mehrere Wochen dauert, spricht man hier von Spätkomplikationen.

Temperaturmessung im Ohr

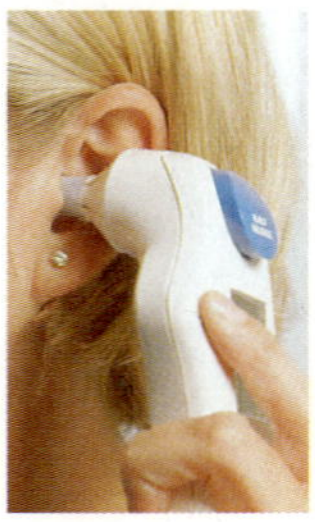

Frühkomplikationen

Die Frühkomplikationen stellen hohe Anforderungen an Pflegende, da sie im Krankenhaus im unmittelbaren Zusammenhang mit der Transfusion in Erscheinung treten.

- Bakterielle Reaktionen, die durch verunreinigte Konserven entstehen und Fieber, Schüttelfrost, Bauchschmerzen und eventuell eine Hypotonie verursachen können, sind relativ selten. Die eigentliche Ursache von febrilen Temperaturen wird häufig nicht entdeckt.
- Allergische (anaphylaktische) Reaktionen, die auf transfundierte Eiweiße zurückzuführen sind, sorgen ebenfalls für Schüttelfrost, Fieber sowie für eine Hautrötung. Sie kommen bei Patienten mit angeborenem IgA-Mangel und bei Patienten, die gegen IgA-Immunglobuline immunisiert worden sind, vor. Sie sind sehr selten geworden.
- Zitratintoxikationen können bei Früh- und Neugeborenen, bei Patienten mit ausgeprägten Leberfunktionsstörungen und nach Massivtransfusionen auftreten.
- Hypothermie entsteht nur bei Massivtransfusionen mit nicht aufgewärmten Konzentraten.

Hämolytische Transfusionsreaktion

Sie kann in zwei verschiedenen Formen auftreten. Die verzögerte hämolytische Transfusionsreaktion tritt erst nach einigen Tagen in Erscheinung, wobei die Phase der Blutübertragung unauffällig war. Erkennbar ist diese spätere Reaktion an einem unerklärlichen Abfall des Hämoglobins mit unterschiedlich ausgeprägten hämolytischen Symptomen. Verantwortlich dafür sind spezifische erythrozytäre Antikörper, die während der Blutübertragung nur in geringer Konzentration vorhanden waren und von der Kreuzprobe nicht erfasst wurden.

Die hämolytische Sofortreaktion tritt während oder unmittelbar nach der Transfusion von Erythrozyten auf. Die häufigste Ursache ist eine AB0-Inkompatibilität, die zumeist durch Verwechslung der Konzentrate zustande kommt.

Ist die Reaktion auf eine Verwechslung der Blutgruppe zurückzuführen, so treten die Symptome fulminant auf. Die Letalitätsrate ist hoch. Eher langsam ist der Verlauf bei Rhesusinkompatibilität.

Symptome bei wachen, ansprechbaren Patienten:

- Brennender Schmerz in der Vene, über die die Blutkonserve läuft,
- Kopfschmerzen, Fieber, Schüttelfrost,
- Tachykardie, Hypotonie, Hämaturie,
- Rücken-, Bauch- oder Brustschmerzen.

Symptome bei sedierten, narkotisierten Patienten: Hier sind einige Symptome durch Medikamente verdeckt. Festzustellen sind: Hämaturie, Hypotonie, Tachykardie, bei Operationen diffuse Blutungen im OP-Gebiet. In schweren Fällen kann es zur disseminierten intravasalen Gerinnung (DIC oder Verbrauchskoagulopathie) und akutem Nierenversagen kommen.

Maßnahmen:

- Venösen Zugang liegen lassen,
- Transfusion abstellen und abklemmen,
- Blutkonserve für die Überprüfung der Unverträglichkeit im Labor (Blutbank) sicherstellen,
- Schockbehandlung vorbereiten,
- Patient zur Intensivstation bringen, dort Kreislaufmonitoring, Diurese forcieren, Sauerstoffangebot adaptieren, Fortführung der Schockbehandlung mit kolloidalem Volumenersatz und ggf. mit Kathecholaminen, Heparinisierung zur Prophylaxe der Verbrauchskoagulopathie.

49.2.3 Pflegerische Aufgaben

Im Hinblick auf Früh- und Spätkomplikationen hat die sorgfältige Überwachung der Patienten während und nach der Transfusion besondere Bedeutung.

> **Merke**
> Bei Unwohlsein des Patienten oder Symptomen, die auf einen Transfusionszwischenfall hindeuten, ist die Blutübertragung sofort zu stoppen, die Kanüle zu belassen und der Arzt zu benachrichtigen.

Rechtliche Aspekte im Umgang mit Transfusionen

Mit dem Inkrafttreten des Transfusionsgesetzes am 7. Juli 1998 hat die Bundesärztekammer auf den AIDS-Skandal und andere Probleme reagiert und zahlreiche gesetzliche Bestimmungen und Qualitätskriterien im Umgang mit Blutprodukten erlassen.

Das Anlegen einer Transfusion ist danach eine nicht zu delegierende ärztliche Aufgabe. Der Arzt ist verantwortlich für die Indikationsstellung, die Anforderung des Blutes, die Aufklärung des Patienten, die Überprüfung der Blutgruppe sowie für den Bedside-Test, das Anlegen der Blutkonserve, die biologische Vorprobe nach Öhlecker und für den Transfusionsbericht. Pflegende sorgen sich um die Bereitstellung des erforderlichen Materials, die Vorbereitung des Patienten, das Anwärmen des Konzentrates im Wasserbad oder in speziellen Wärmegeräten, die Versorgung und Überwachung des Patienten während der Blutübertragung sowie um die Aufbewahrung der Konservenbeutel nach der Transfusion. In Notfallsituationen werden sie Sofortmaßnahmen einleiten und den zuständigen Arzt informieren.

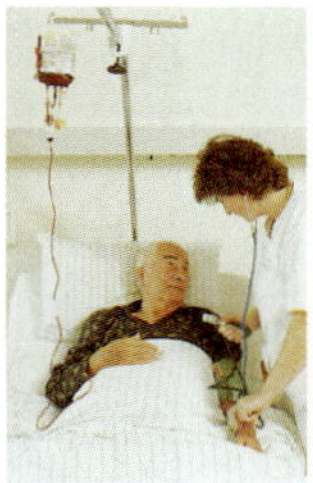

Leserservice

Verwendete Literatur

DRK-Blutspendedienst Nordrhein-Westfalen gGmbH: Erythrozytenkonzentrate 4 (1999)

DRK-Blutspendedienst Nordrhein-Westfalen gGmbH: Thrombozytenkonzentrate 4 (1999)

Kubaneck, B.: Therapie mit Erythrozyten. In Müller-Eckhardt, C.: Transfusionsmedizin. Springer, Berlin 1988

Larsen, R.: Anästhesie und Intensivmedizin für Schwestern und Pfleger, 5. Aufl. Springer, Berlin 1999

Latasch, L., K. Ruck, W. Seiz: Anästhesie, Intensivmedizin, Intensivpflege. Urban & Fischer, München 1998

Müller-Eckhardt, C.: Therapie mit Blut und Blutbestandteilen. In Begemann, H., J. Rastetter: Klinische Hämatologie, 4. Aufl. Thieme, Stuttgart 1994

Nagl, D., G. Bringmann: Beiträge zur Transfusionsmedizin. DRK-Blutspendedienst 17 (1999)

Schmidt, R.F., G. Thews: Physiologie des Menschen, 25. Aufl. Springer, Berlin 1993

Vorstand und wissenschaftlicher Beirat der Bundesärztekammer: Leitlinien zur Therapie mit Blutkomponenten und Plasmaderivaten. Deutscher Ärzte-Verlag, Berlin 1995

Weiterführende Literatur

Iserson, K.V., D.W. Huestis: Blood warming: current applications and techniques. Transfusion 31 (1991) 558

Martin, E., C. Herfart, H.J. Buhr, J. Motsch: Autologe Bluttransfusion: Juristische und medizinische Aspekte. Kaden, Heidelberg 1992

Kontaktadressen

Bundesministerium für Gesundheit
Am Probsthof 78 a
53121 Bonn
Tel.: 02 28/941 – 10 82 (Referat Öffentlichkeitsarbeit)
e-mail: dvg@dsb.net (Bestellung Informationsmaterial)

Internetadressen

http://www.bmgesundheit.de/arznei/blut/ubersich.htm
http://www.pflege.med.tu-muenchen.de/HAEMAINFO/Home/Home.htm (Stichwort Referate, Transfusion)
http://www.rotkreuz.de/blutspendedienst/index.html
http://www.bundesaerztekammer.de
(Stichwort Publikationen, Leitlinien/Richtlinien, Hämotherapie/Plasma-Herstellung)

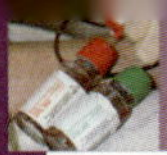

50 Mikrobiologisches Monitoring

Franz Sitzmann

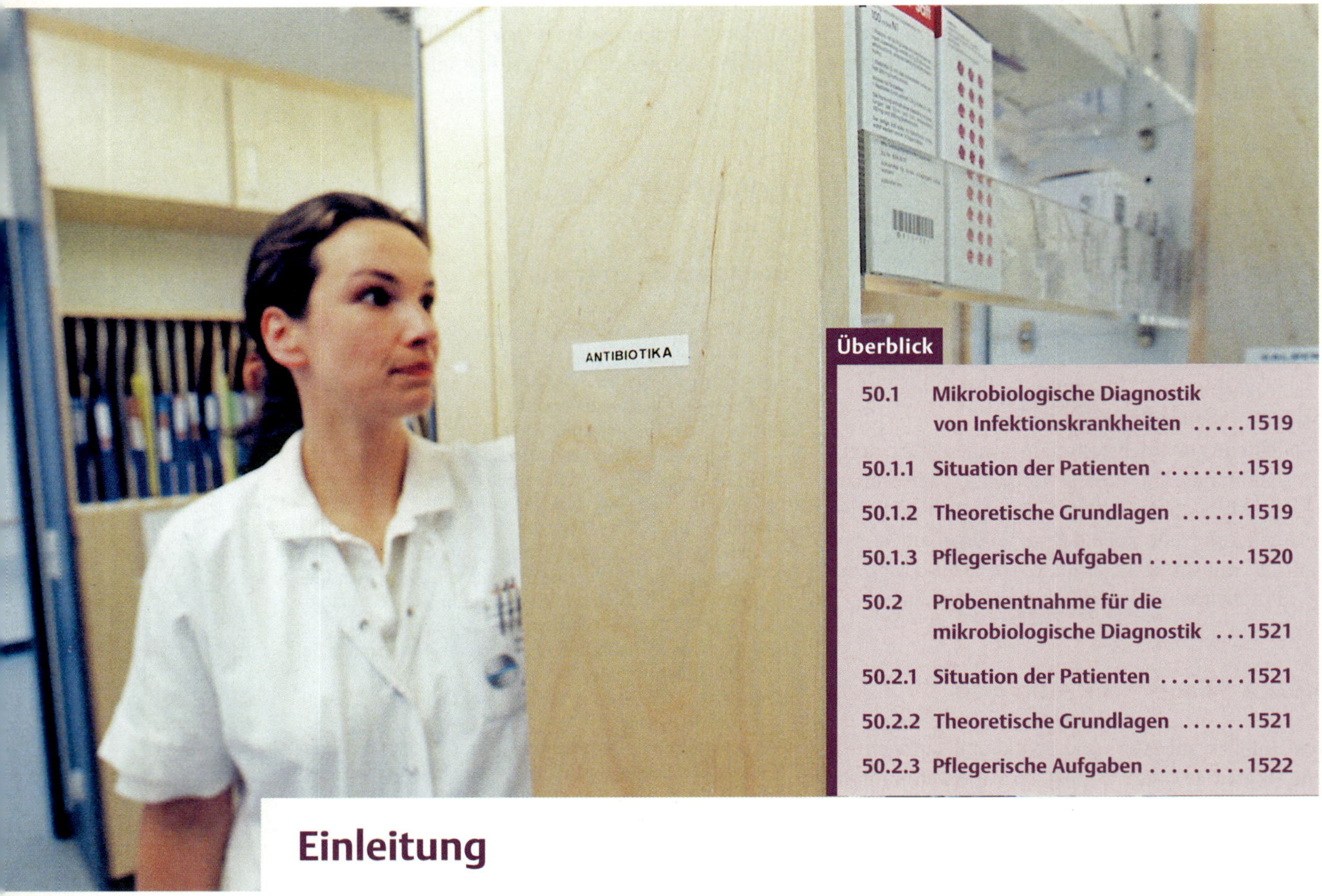

Überblick

Einleitung

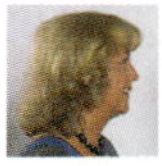

Wie ein schöner Todesengel zog Mary Mallon, alias Typhoid Mary, durch die USA, nachdem sie die Typhusepidemie auf dem Auswandererschiff „Leibniz" überlebt hatte. Es segelte 1868 von Hamburg nach New York; dabei entdeckte Mary Mallon ihre lebensbestimmende Leidenschaft, das Kochen. Eigentlich nicht weiter erwähnenswert. Sie musste aber mehr und mehr die Folgen ihres Tuns erkennen: selbst immun (als Dauerausscheiderin von Typhusbakterien), verbreitete sie die Krankheit überall, wo sie hinkam. Mindestens 51 Menschen, die sie bekocht hatte, erkrankten an Typhus, drei starben. Die New Yorker Gesundheitsbehörde ließ Typhoid Mary deshalb jahrzehntelang einsperren. Aus einem sehr schönen Roman mit beständigem Respekt vor dieser historischen Persönlichkeit soll ihre Festnahme in einem kurzen Auszug zitiert werden: „[...] Ebenso erfolglos wurden die umliegenden Häuser, oder besser Häuschen, durchsucht, und Dr. Baker war im Begriff, die Suche aufzugeben, als einer der Polizeioffiziere im Haus fünf Nummern weiter am Ende des Korridors einen Schrank entdeckte, der mit einem Kattunvorhang verhängt und mit Abfalleimern verbarrikadiert war. Da war sie. Sie sprang die hinzueilenden Polizisten mit gewaltigem Katzensprung an, schlug ihnen den Helm vom Kopf, kreischte und fluchte, biss und stieß mit den Fingern zu, wo immer sie Augen sah. Ihre Fersen trafen hier ein Kinn, ihre Knie dort eine Zahnreihe, und ein Polizistenohr riss sie halb ab, als wär's aus Papier. Das Blut verteilte sich über die Kampfszene und erreichte den Eindruck von einem Gemetzel. (Einer der betroffenen Polizisten schrieb 20 Jahre später in seinen Memoiren, ein Fußtritt in seine Männlichkeit habe ihn für ein viertes Wunschkind zeugungsunfähig gemacht.) Mary kämpfte, schrie wie eine Saumutter, der man die noch säugenden Jungtiere von den Zitzen reißt, klagend, elendiglich, bis man ihr den Mund verstopfte, die Hände auf den Rücken band und die strampelnden Beine mit Ledergurten fesselte [...] Mary wurde in eine Zelle gebracht, weißgetünchte Wände, Gitter – ein Spital, kein Zuchthaus –, das Williard-Parker-Hospital für ansteckende Krankheiten. Was man dort von ihr wollte? Nichts Besonderes. Man wollte den Urin untersuchen, den Stuhl und das Blut. Ihr Betreuer war ein hagerer älterer Arzt, der sie mit teilnahmslosen Augen betrachtete, als handele es sich um eine Vivisektion. Die Krankenschwestern hatten Marys Fesseln gelöst, ihr ein Spitalhemd übergezogen und sie dann auf einen hölzernen Schemel gegurtet, unter dem ein Topf stand. Zwei Tage saß sie verstört und verzweifelt auf diesem Thron der Erniedrigung. Ihr Leib war verkrampft, und sie stieß einen Schmerzensschrei aus, als der versteinerte Stuhl den Darm verließ [...] Später erschien Mary vor Gericht, wo sie schwor, dass sie noch nie an Typhus erkrankt sei und deshalb auch niemanden habe anstecken können. Ein Mediziner [...] trat als Experte auf und behauptete, allen ihren Schwüren zum Trotz, es seien in ihren Fäkalien Typhusbazillen nachgewiesen worden [...] Mary musste noch für drei Jahre in ihre Isolation zurück [...]" (Federspiel, J.: Die Ballade von der Typhoid Mary. Suhrkamp, Frankfurt/Main 1992)

50.1 Mikrobiologische Diagnostik von Infektionskrankheiten

50.1.1 Situation der Patienten

Im Osten Hongkongs zwischen belebten Einkaufszentren, Eis- und Rollschuhbahnen wird nicht nur mit hartem Stoff gedealt. Wer nach ein paar „Rot-Schwarzen" fragt, bekommt diskret ein paar Kapseln des Antibiotikums Ampicillin in die Hand gedrückt.

Die Pillenaktion ist illegal, Verkauf und Besitz von verschreibungspflichtigen Antibiotika sind in Hongkong gesetzlich verboten. An Nachfrage mangelt es jedoch nicht: Ampicillin steht bei den großstädtischen Südchinesen im Ruf eines Allheilmittels gegen Husten, Heiserkeit und Schnupfen, und so besorgen sie sich das Therapeutikum gern, ohne einen Arzt zu konsultieren.

Immer häufiger finden wir Antibiotikaresistenzen, d. h. bakterielles Wachstum trotz der Gegenwart eines Antibiotikums, u. a. durch solche Einnahmegewohnheiten verursacht. Ein anderer Auslöser ist der ungezielte klinische Einsatz von Antibiotika bei Infektionen sowie in der Tiermast. Ein wesentlicher Übertragungsweg resistenter Mikroorganismen vom Tier auf den Menschen ist heutzutage die Nahrungskette.

Sicherlich können immer wieder neue Antibiotika Resistenzen, zumindest vorübergehend, überwinden. Es ist jedoch ein immer mühsamerer und teuer werdender Wettlauf zwischen Antibiotikaforschern und Mikroorganismen, wobei unklar ist, wer ihn gewinnen wird.

Weltweit stellen Erkrankungen durch Mikroorganismen nach wie vor die häufigste Todesursache dar. Bis vor einigen Jahren glaubte man noch, aufgrund erweiterter Erkenntnisse in der Epidemiologie (der Verbreitung von Krankheiten und ihren Folgen), vor allem durch neuentwickelte antimikrobielle Wirkstoffe wie die modernen Antibiotika, Infektionskrankheiten „im Griff" zu haben. Spätestens durch das Auftreten der AIDS-Pandemie (räumlich unbegrenztes Auftreten, über Kontinente hinweg) und resistente Mykobakterien bei der tödlichsten aller Infektionskrankheiten, der Tuberkulose, wurden wir eines Besseren belehrt. 3,1 Millionen Menschen starben 1998 an Tuberkulose, mehr als jemals zuvor. Ein Drittel der Weltbevölkerung (1,7 Milliarden) ist infiziert, 22 Millionen sind krank. Mit der HIV-Infektion wird die Verbreitung der Tuberkulose gefördert.

Solange lediglich gegenüber Mikroorganismen ein Feindbild aufgebaut wird und bekannte Grundursachen als Auslöser von Infektionserkrankungen nicht beachtet werden, wird sich an der Erkrankungshäufigkeit nichts ändern. Das Bild einer lediglich durch naturwissenschaftliche Techniken beglückten Menschheit ist auch in der Medizin erheblich verblasst. Es genügt eben nicht, dass weltweit Kondome und Latexhandschuhe propagiert werden, solange die überwiegende Menschheit verarmt, ausgebeutet und ohne Schul- und Berufsausbildung ist. Das, was in der wirtschaftlich-ökologischen Misere von Millionen Menschen unserer Welt passiert, wird unweigerlich auch in Europa Auswirkungen zeigen. Mikroben griffen schon immer in das Leben von Völkern ein und beeinflussten den Lauf der Weltgeschichte.

Monitoring:
- Welcher Patient hat
- welche Infektion mit
- welchem Erreger?

50.1.2 Theoretische Grundlagen

In der Diagnostik von Infektionen hängt die Aussagekraft mikrobiologischer Befunde entscheidend von der Qualität des Untersuchungsmaterials ab. Der erste Schritt der mikrobiologischen Diagnostik ist daher eine sachgemäße Gewinnung und Lagerung des Untersuchungsmaterials sowie sein möglichst rascher Transport zum mikrobiologischen Labor. Das sind Voraussetzungen für zuverlässige Untersuchungsergebnisse. Es geht dabei um eine korrekte Bestimmung des an der Infektion beteiligten Keims

Tabelle 50.1 Übersicht über die wichtigsten Infektionen und die Methoden der mikrobiologischen Diagnostik

Infektionen	*Entnahme – mikrobiologische Diagnostik*	*Bemerkungen*
Eitrige Angina	Rachenabstrich in Transportmedium (nur Suche nach A-Streptokokken = Scharlach)	unverzüglich Labor, sonst Kühlschrank
Meningismus	Liquorpunktion	unverzüglich Labor, telefonisch ankündigen
Jedes (!) Fieber unklarer Genese	Blutkulturen	aerob/anaerob 3 Paare innerhalb von 24 Stunden
Fauligriechende Infektion (z. B. Sputum, Eiter, Aszites)	Verdacht auf Anaerobier-Infektion (spezielle Transportmedien erforderlich) möglichst Eiter, keine Abstriche einsenden	geschlossene Spritzenbehälter
Eitrige Wundinfektion	möglichst Eiter, keine Abstriche einsenden, mindestens aber Wundabstriche aus der Tiefe	
Venenkatheterinfektion	Venenkatheterspitze, quantitative Blutkultur aus Venenkatheter und zusätzlich aus peripherer Vene	mind. 5 – 10-fach höhere Keimzahl aus Venenkatheter spricht für Venenkatheterinfektion
Nosokomiale Diarrhö, häufig nach Antibiotikatherapie	Toxinnachweis und Stuhlkultur auf Clostridium difficile	
Peritonitis mit Aszites	Eiter in speziellem Transportmedium (Anaerobier!)	wesentlich besser als Abstriche
Chronische Bronchitis mit trockenem Husten	Serologie auf atypische Pneumonieerreger (z. B. Mykoplasmen, Chlamydien)	
Tuberkulose	Sputum: 3 getrennte Morgenproben (gilt auch für Urin) an 3 aufeinander folgenden Tagen	steriles Gefäß, Sputum möglichst speichelfrei
	Urin: morgendlicher Mittelstrahlurin	bei Verdacht auf Urogenital-Tbc
Atypische Pneumonie bei abwehrgeschwächtem Patienten	Serologie auf Legionellen (Antikörpernachweis)	
Osteomyelitis	Eiter, intraoperatives Material (Aspirat)	wesentlich besser als Abstriche
Sekret oder Eiter aus Drainagen	Sekret oder Eiter in Transportmedium	keine Drainageabstriche (häufig Sekundärkontamination)
Genitale Mykosen	Vaginalsekret, Vulvaabstrich, Urethralsekret	Abstrich in Transportmedium
Harnwegsinfekt	Tauchnährboden vollständig in frischen Mittelstrahlurin eintauchen bzw. beim Urinieren mit dem Mittelstrahl berieseln; Urin abtropfen lassen	

und die anschließende gezielte Therapie. Daher müssen alle Personen, die in irgendeiner Form an der mikrobiologischen Infektionsdiagnostik beteiligt sind, entsprechend informiert sein (**Tab. 50.1**).

50.1.3 Pflegerische Aufgaben

Probengewinnung. Je nach benötigtem Material kann die Beschaffung dem Patienten selbst bzw. seinen Betreuern übertragen werden, wenn es um das Sammeln von Proben ohne Eingriffe in den Körper geht. Hier ist eine dem Patienten angepasste Information wichtig; sie erfolgt neben der mündlichen Darstellung am besten zusätzlich in verständlicher schriftlicher Form. Nur so lässt sich der wichtigste Faktor der auch als Präanalytik bezeichneten Vorbereitung qualitativ verbessern.

Die Probenbeschaffung kann auch an qualifizierte Mitarbeiter der Pflege oder des Bakteriologischen Labors delegiert werden, wenn es um einfachere Eingriffe geht, wie z. B. kapilläre, venöse, jedoch nicht arterielle Blutentnahmen. Auch einzelne komplizierte Eingriffe in den Körper des Menschen werden vom Arzt an zuverlässige Pflegepersonen delegiert, so der Katheterismus der Harnblase oder eine Sekretentnahme aus der Wundtiefe. Andere größere Eingriffe wie Biopsien und Punktionen (z. B.

von Körperhöhlen) sind vom Arzt durchzuführen. Er ist dabei auf die Mithilfe von speziell dafür ausgebildeten Mitarbeitern angewiesen.

Einige Schwerpunkte haben für die korrekte Gewinnung und weitere optimale Bearbeitung mikrobiologischen Untersuchungsmaterials einen hohen Stellenwert:

- Material zum geeigneten Zeitpunkt gewinnen. Beispielsweise sollte möglichst früh, vor Beginn einer Antibiotikatherapie, Material zur Erregerisolierung entnommen werden.
- Den richtigen Entnahmeort bedenken. Wird z. B. Wundsekret nicht aus der Tiefe der Wunde entnommen, können in dem gewonnenen Material keine Erreger nachgewiesen werden (**Abb. 50.1**).
- Optimale Entnahmetechniken beachten. Gut bedacht werden muss die Gefährdung des Anzüchtergebnisses durch Kontaminationen aus der Umgebung, d. h. Begleitflora. Vor Entnahme von Blut, Liquor und Blasenpunktionsurin ist deshalb eine adäquate Hautantiseptik durchzuführen. Andererseits sind Kontaminationen von Material eines Körperbereiches mit physiologischer Bakterienflora meist nicht zu vermeiden.
- Probenverwechslung vermeiden. Der gravierendste Fehler auch moderner Labordiagnostik und die größte Bedrohung der Zuverlässigkeit muss durch sorgfältige Beschriftung des Probenmaterials mit dem Namen des Patienten und möglichst eindeutiger, elektronisch lesbarer Kodierung vermieden werden. Im Labor wird die Verwechslungsgefahr durch Informatikmittel weitgehend reduziert. Doch auch in der Vergangenheit waren mehr als 90 % der Verwechslungen nicht dem Labor, sondern den Krankenstationen des Krankenhauses anzulasten. Da Pflegende und Ärzte unter zunehmendem zeitlichen Druck arbeiten, nimmt diese Gefahr eher zu. Vorrangig gedruckte Etiketten verwenden!

Gewinnung von Untersuchungsmaterial

Tiefe abgekapselte Körperbezirke mit genügend Material	Tiefe kommunizierende Körperbezirke	Oberflächliche Körperareale
Liquor Blut Abszess Empyem Eiter aus tiefer Wunde	Spontanurin ausgehustetes Sputum endozervikaler Schleim	Nasen-Rachen-Raum oberflächliche Hautwunden Stuhl

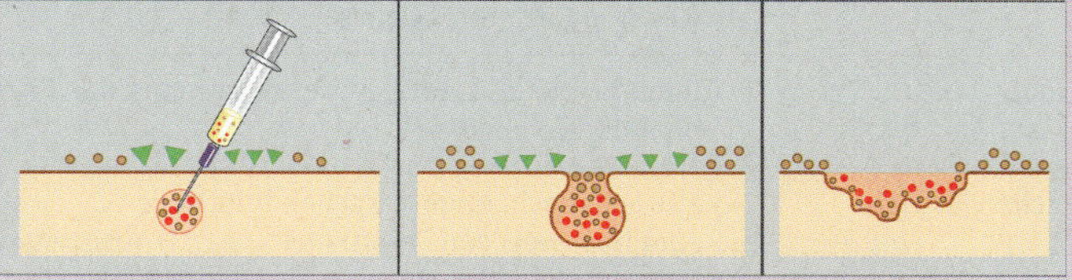

● Standortflora ● potentiell und obligat pathogene Keime ▼ Antiseptikum

Abb. 50.1 Gewinnung von Untersuchungsmaterial von verschiedenen Körperarealen (nach Großgebauer u. a. und Sitzmann)

Probentransport. Besonders wichtig ist der korrekte hausspezifische Materialtransport. Es ist müßig, die Bestimmungsmethoden im Labor immer weiter zu verbessern, wenn durch Entnahmebedingungen, Lagerung, Transport usw. weit größere Variabilitäten der Untersuchungsergebnisse erzeugt werden.

50.2 Probenentnahme für die mikrobiologische Diagnostik

50.2.1 Situation der Patienten

Gleichgültig, ob es sich um eine Probenentnahme ohne oder mit Eingriff in den Körper handelt, wird der Patient stets besser mitarbeiten, wenn er ausreichend über Vorgehensweise und Zweck der Probenentnahme informiert wurde. Seine Angst und Ungewissheit bezüglich des Ergebnisses der Laboruntersuchung darf dabei nicht vergessen werden. Lässt sein Gesundheitszustand es zu, dass er Stuhl- und Urinproben selbst entnimmt, ist eine ausführliche, am besten mündliche und schriftliche Information unerlässlich, um die Qualität der Proben zu gewährleisten. Bei Probengewinnung mit Hilfe eines Eingriffs in den Körper ist es besonders wichtig, den Patienten darüber aufzuklären, wozu dieser Eingriff dient und wie dabei verfahren wird. Das nimmt ihm ein wenig die Unsicherheit darüber, was mit ihm geschieht, und das Gefühl des hilflos Ausgeliefertseins.

50.2.2 Theoretische Grundlagen

Je nach Fragestellung werden unterschiedliche Laboruntersuchungen angeordnet. Die folgende Tabelle (**Tab. 50.2**) fasst die Indikationen für die Entnahme der verschiedenen Untersuchungsmaterialien zusammen. Für den Erregernachweis ist es bedeutsam, ob das Material aus einer normalerweise sterilen Körperregion stammt oder ob es Kolonisationsflora enthalten kann. Bei normalerweise sterilem Untersuchungsmaterial kann mithilfe eines mikroskopischen Präparates eine erste, schnelle Verdachtsdiagnose bezüglich des Erregers gestellt werden.

Tabelle 50.2 Indikationen für die Entnahme verschiedener Untersuchungsmaterialien

Untersuchungsmaterial	*Indikation/Fragestellung*
Blutkulturen	⇢ Verdacht auf Sepsis (Septikämie); Sepsis ist das Zeichen einer intermittierenden oder kontinuierlichen Einschwemmung von Bakterien oder Pilzen in die Blutbahn ⇢ Verdacht auf Meningitis und Pneumonie ⇢ Fieber bei liegendem intravasalen Katheter ⇢ Fieber unbekannter Genese
Liquor	⇢ Infektionen des zentralen Nervensystems, z. B. Enzephalitis, Meningitis
Rachenabstrich	⇢ z. B. Scharlach, Angina, Rachendiphtherie ⇢ zum Nachweis von Keimträgertum (z. B. resistenter Mikroorganismen, auch bei Mitarbeitern)
Nasenabstrich	⇢ zum Nachweis von Keimträgertum z. B. mit Staphylococcus aureus (auch bei Mitarbeitern)
Sputum, Trachealsekret, durch Bronchoskopie gewonnene Sekrete, Lungenpunktionsmaterial	⇢ Pneumonie (verursacht durch Bakterien/Pilze) ⇢ Verdacht auf Lungentuberkulose
Eiter, Wundabstriche, Abszesspunktate	⇢ oberflächliche und tiefe Infektionen von Haut, Schleimhäuten und Weichteilen ⇢ Abszess ⇢ Osteomyelitis, Fisteln
Gefäßkatheterspitzen	⇢ Verdacht auf katheterbedingte Infektion ⇢ je nach hausinterner Verabredung nach jeder Entfernung eines zentralvenösen, pulmonal-arteriellen und lang liegenden arteriellen Katheters
Stuhlkulturen	⇢ Darminfektion durch Durchfallerreger, z. B. Salmonellen, Pilze, Amöben und/oder Lamblien ⇢ Mitarbeiteruntersuchungen in Lebensmittelbetrieben
Urin	⇢ Harnwegsinfektionen, auch unklares Fieber bei Blasenverweilkatheter ⇢ Zystitis ⇢ Pyelonephritis

50.2.3 Pflegerische Aufgaben

Blutkulturen

Benötigtes Material:

- Blutkulturflaschen, vor Gebrauch bei 18 – 25 °C gelagert,
- Hautantiseptikum,
- sterile Tupfer,
- Spritze mit Kanüle oder Blutkulturabnahmeset,
- Schutzhandschuhe.

Vorgehensweise bei Entnahme (Abb. 50.2) und Transport. Die Blutentnahme erfolgt zu Beginn des Fieberanstieges. Die Septikämie geht dem Temperaturanstieg um etwa 1 Stunde voraus. Es müssen mindestens zwei separate Entnahmen (aerob und anaerob) innerhalb von 30 – 60 Minuten entnommen werden.

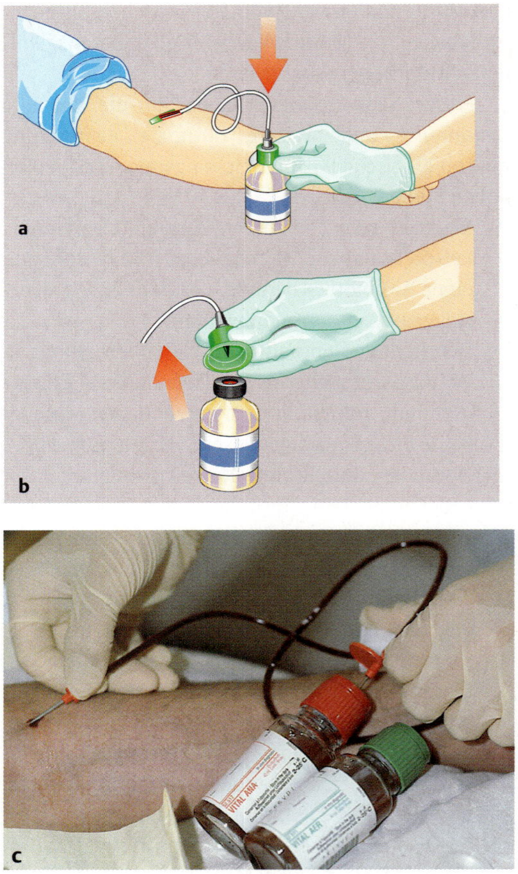

Abb. 50.2 Blutentnahme für eine Blutkultur mittels Adaptersystem. (**a**) Nach der Venenpunktion wird der Adapter auf die Flasche gedrückt und (**b**) nach Erreichen der gewünschten Blutmenge wieder entfernt. (**c**) Während der Entnahme ist auf ordnungsgemäßen Blutfluss und auf die entnommene Blutmenge zu achten

Blutkulturflaschen vorbereiten und beschriften, dazu die Durchstichkappe (70 % Alkohol, 1 Min.) desinfizieren und Schutzhandschuhe anziehen.

> **Merke**
> Keine Blutentnahme aus zentralen Venenkathetern oder peripher-venösen Verweilkanülen vornehmen, da hier bereits eine Kontamination vorliegen kann.

Haut an der Punktionsstelle sorgfältig desinfizieren (Einwirkzeit mindestens 30 Sek.). Genügend Blut aus einer Vene entnehmen und in eine Blutkulturflasche übertragen (bei Kindern 1 – 5 ml, bei Erwachsenen 10 – 20 ml). Umgehender Transport in das untersuchende Labor; falls nicht möglich, im Brutschrank bei 37 °C zwischenlagern, bei Außerhaustransport Thermobehälter verwenden.

Liquor

Wegen des vielfach raschen Verlaufs mit tödlichem Ausgang von Infektionen des zentralen Nervensystems ist die Geschwindigkeit von Transport und Bearbeitung des Untersuchungsmaterials hier von besonderer Bedeutung.

Benötigtes Material:
- sterile Röhrchen, evtl. zusätzlich spezielle Liquorkulturflasche,
- Hautantiseptikum,
- sterile Tupfer,
- OP-Handschuhe,
- sterile Abdeckung,
- sterile Punktionsnadel.

Vorgehensweise bei Entnahme und Transport. Sehr sorgfältige Desinfektion der Punktionsstelle, um Keimeinschleppungen und Kontaminationen der Probe zu vermeiden. Proberöhrchen nach Lumbalpunktion und Eintropfenlassen des Liquors (**Abb. 50.3**) sofort mit Schraubkappe dicht verschließen.

Liquor soll möglichst sofort körperwarm in das Labor gebracht werden, damit empfindliche bakterielle Erreger (Meningokokken, Pneumokokken) nicht absterben (ggf. telefonisch ankündigen). Je nach Entfernung ist ein Thermobehälter erforderlich.

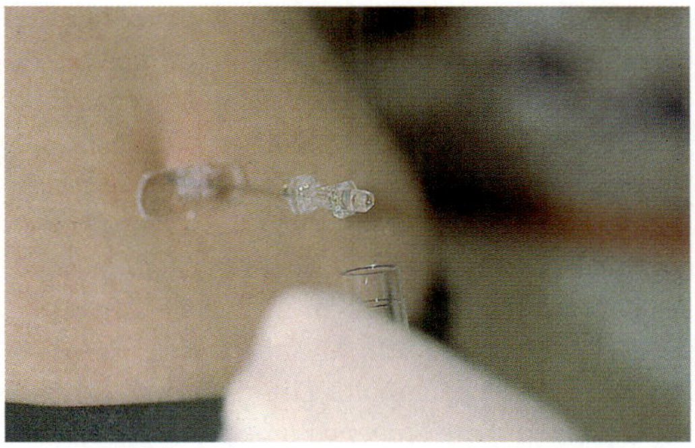
a

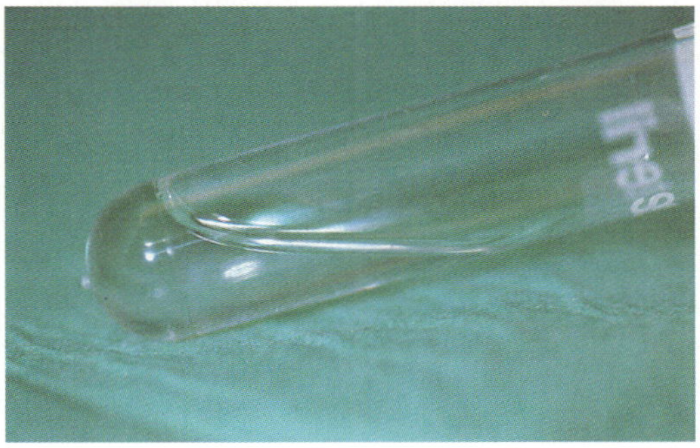
b

Abb. 50.3 Entnahme von Liquor. Nach der Lumbalpunktion (**a**) lässt der Durchführende den Liquor in das Proberöhrchen eintropfen (**b**)

Rachenabstrich

Benötigtes Material:
- Zungenspatel,
- steriler Abstrichtupfer,
- Röhrchen mit Transportmedium.

Vorgehensweise bei Entnahme und Transport. Zunge mit Spatel herunterdrücken. Kein Sprühanästhetikum verwenden, da durch die Trägersubstanz (Alkohol) das Ergebnis der mikrobiologischen Kultur verfälscht werden kann. Material von entzündeten bzw. sekretbedeckten Regionen der hinteren Rachenwand, des Gaumens und der Tonsille mit drehender oder kräftig streichender Bewegung des Tupfers entnehmen. Aus Tonsillenkrypten Probe vorsichtig unter Drehen des Tupfers entnehmen. Berührung mit gesund erscheinender Schleimhaut und Speichel vermeiden (physiologische Keimbesiedlung).

Tupfer sofort in Transportmedium eintauchen und unverzüglich in das Labor geben. Falls nicht möglich, im Kühlschrank bei 4 – 6 °C, für Untersuchung auf Meningokokken bei Zimmertemperatur, zwischenlagern.

Nasenabstrich

Da Staphylococcus aureus bei 20 – 25 % der gesunden Bevölkerung nachweisbar ist, kommt ihm keine Krankheitsbedeutung zu. Dieser Keimnachweis ist jedoch bei gehäuftem Auftreten auf einer Station wichtig, um eine eventuelle Sanierung der Mitarbeiter von dem Staphylokokken-Trägertum zu erreichen.

Benötigtes Material:
- steriler Abstrichtupfer,
- Röhrchen mit Transportmedium.

Vorgehensweise bei Entnahme und Transport. Die Entnahme soll möglichst lange nach der Nasensäuberung erfolgen. Abstrich aus dem Vestibulum nasi unter Drehen des Tupfers entnehmen (**Abb. 50.4**). Tupfer sofort in Transportmedium geben und unverzüglich in das Labor bringen. Falls nicht möglich, im Kühlschrank bei 4 – 6 °C zwischenlagern.

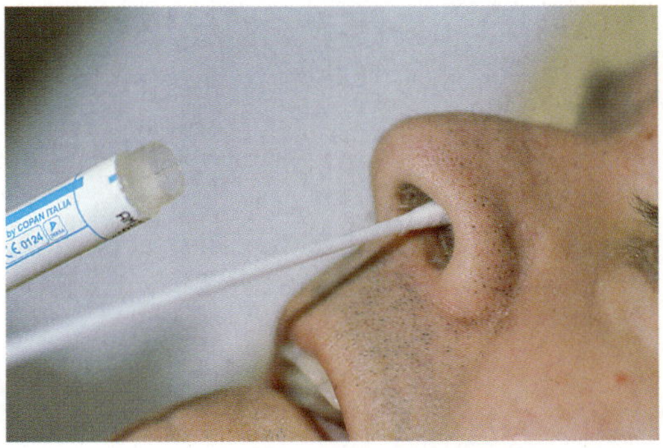

Abb. 50.4 Zum Nachweis von Keimträgertum (Staphylococcus aureus) wird ein Nasenabstrich durchgeführt

Material aus dem unteren Respirationstrakt

Dazu zählen Sputum, Trachealsekret, durch Bronchoskopie gewonnene Sekrete und Lungenpunktionsmaterial.

Benötigtes Material:
Sekret in Weithalsgefäß oder sterilen Becher abhusten, ggf. in geeignetes steriles Röhrchen umfüllen.

Vorgehensweise bei Entnahme und Transport. Sputum und Trachealsekret sind fast immer mit Standortflora kontaminiert. Um die Kontamination möglichst gering zu halten, sollte kurz vor dem Abhusten der Mund mehrmals mit frischem Leitungswasser gespült werden. Nach Möglichkeit soll nur das Morgensputum verwendet werden, das sich nach der Sekretansammlung der Nacht am Morgen leicht abhusten lässt. Entweder sofort in das Labor bringen oder wenige Stunden im Kühlschrank aufbewahren. Bei bakteriellen Pneumonien genügt eine Sputumprobe, der Nachweis von Mykobakterien (Tuberkulose) erfordert wiederholte Einsendungen (an 3 – 5 Tagen) und größere Probenvolumen.

> **Merke**
> Speichel ist für mikrobiologisch-diagnostische Zwecke unbrauchbar!

Eiter, Wundabstriche und Abszesspunktate

Benötigtes Material:
- sterile Abstrichtupfer, steriler scharfer Löffel oder Spritze mit Kanüle,
- steriles Röhrchen.

Vorgehensweise bei Entnahme und Transport. Schutzhandschuhe anziehen. Abnahme mit
- Abstrichtupfer (ohne Hautdesinfektion); Material nach Entfernen von Belägen aus der Tiefe der Wunde entnehmen (**Abb. 50.5**).

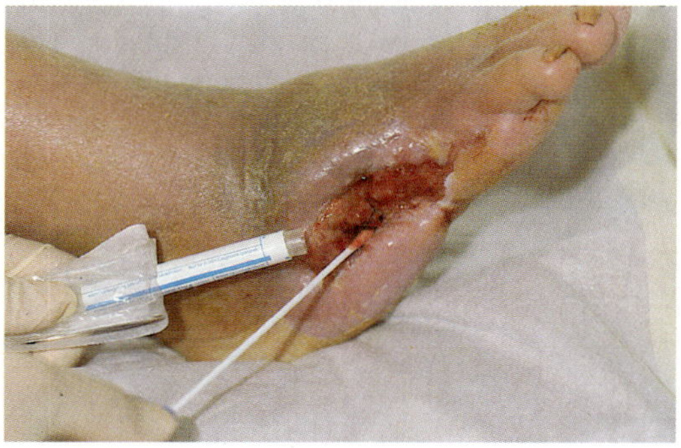

Abb. 50.5 Entnahme von Wundmaterial mit einem Abstrichtupfer

- scharfem Löffel; Material von der Haut (Verzicht auf Pilzinfektion) oder aus den Rändern chronischer Wunden entnehmen.
- Durch Punktion (vorher Hautantiseptik) gewonnenes Material (Eiter oder Exsudat) ist besser geeignet als Abstriche, insbesondere bei Abszessen oder tiefen Wundinfektionen. Sofern mehr als 1 ml Untersuchungsmaterial zur Verfügung steht, wird dieses mittels Spritze aspiriert und in einem sterilen Röhrchen eingesandt. Ist weniger Material vorhanden, wird es mittels Abstrichtupfer aufgesaugt.

Umgehend in das Labor bringen; falls nicht möglich, im Kühlschrank bei 4 – 6 °C zwischenlagern.

Gefäßkatheterspitzen

Benötigtes Material (**Abb. 50.6 a**):
- steriles Röhrchen, evtl. mit NaCl 0,9 %,
- Hautantiseptikum,
- sterile Tupfer, Schere, ggf. Pinzette,
- Schutzhandschuhe.

Vorgehensweise bei Entnahme und Transport. Vor der Entnahme Schutzhandschuhe anziehen, die Einstichstelle um den Katheter mit Hautantiseptikum desinfizieren, ggf. Hautschorf entfernen. Katheter ziehen, Spitze in 4 – 6 cm Länge mit steriler Schere abschneiden und in das Röhrchen geben (**Abb. 50.6 b – d**).

> **Praxistipp**
> Uwe Klein Krankenpfleger
> Wenn die Katheterspitze bei Infektionsverdacht mikrobiologisch untersucht werden soll, vorher keine Desinfektion der Einstichstelle vornehmen oder sorgfältig abtrocknen lassen. Eventuelle Keimkontaminationen der Spitze werden sonst durch den Desinfektionsmittel-Wirkstoff vernichtet.

Stuhlkulturen

Benötigtes Material:
- sauberes Gefäß (z. B. Bettpfanne),
- Transportgefäß mit im Verschluss intergriertem Löffelchen.

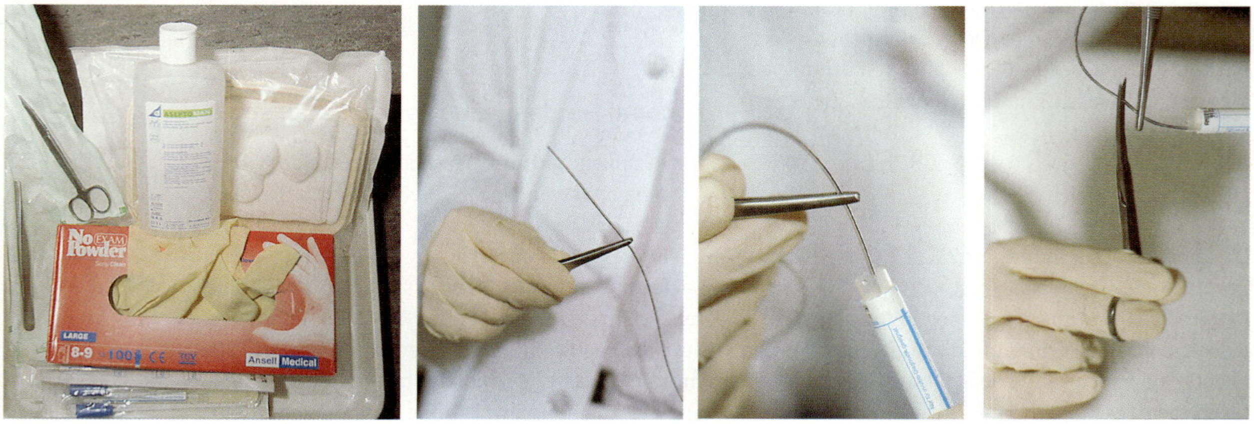

a b c d

Abb. 50.6 Entnahme von Gefäßkatheterspitzen. (**a**) Tablett mit benötigtem Material, (**b**) Ziehen des Katheters, (**c**) Einführen der Katheterspitze in ein Proberöhrchen, (**d**) Abschneiden der Spitze in 4 – 6 cm Länge

Uwe Klein Kranken-pfleger

···› Praxistipp
Hilfe für ambulante Patienten zum Auffangen des Stuhls im WC-Becken kann ein sauberer Margarinebecher oder eine abgeschnittene Milchpackung (Tetrapack) sein.

Vorgehensweise bei Entnahme und Transport. Von festen Stühlen wird eine bohnengroße Menge eingesandt; bei flüssigen Stühlen sind 1 – 2 ml Probe erforderlich, wobei besonders die blutigen, eitrigen oder schleimigen Beimengungen zur Untersuchung erwünscht sind. Nützlich ist eine schriftliche Information (**Abb. 50.7**).

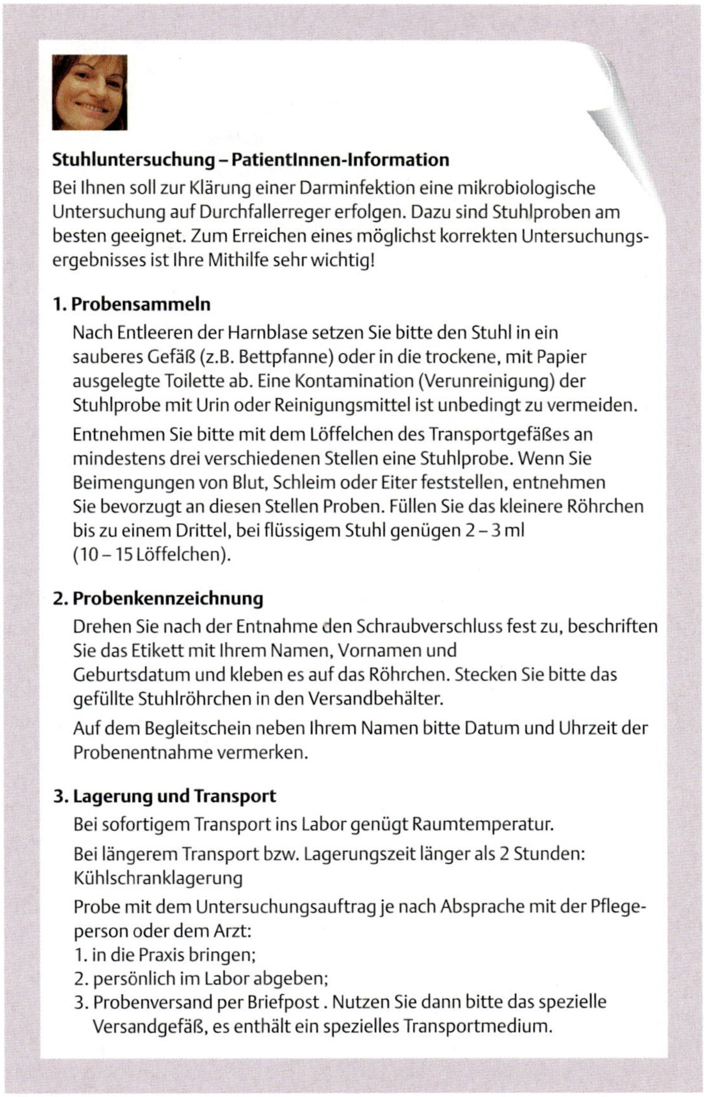

Stuhluntersuchung – PatientInnen-Information

Bei Ihnen soll zur Klärung einer Darminfektion eine mikrobiologische Untersuchung auf Durchfallerreger erfolgen. Dazu sind Stuhlproben am besten geeignet. Zum Erreichen eines möglichst korrekten Untersuchungsergebnisses ist Ihre Mithilfe sehr wichtig!

1. Probensammeln

Nach Entleeren der Harnblase setzen Sie bitte den Stuhl in ein sauberes Gefäß (z.B. Bettpfanne) oder in die trockene, mit Papier ausgelegte Toilette ab. Eine Kontamination (Verunreinigung) der Stuhlprobe mit Urin oder Reinigungsmittel ist unbedingt zu vermeiden.

Entnehmen Sie bitte mit dem Löffelchen des Transportgefäßes an mindestens drei verschiedenen Stellen eine Stuhlprobe. Wenn Sie Beimengungen von Blut, Schleim oder Eiter feststellen, entnehmen Sie bevorzugt an diesen Stellen Proben. Füllen Sie das kleinere Röhrchen bis zu einem Drittel, bei flüssigem Stuhl genügen 2 – 3 ml (10 – 15 Löffelchen).

2. Probenkennzeichnung

Drehen Sie nach der Entnahme den Schraubverschluss fest zu, beschriften Sie das Etikett mit Ihrem Namen, Vornamen und Geburtsdatum und kleben es auf das Röhrchen. Stecken Sie bitte das gefüllte Stuhlröhrchen in den Versandbehälter.

Auf dem Begleitschein neben Ihrem Namen bitte Datum und Uhrzeit der Probenentnahme vermerken.

3. Lagerung und Transport

Bei sofortigem Transport ins Labor genügt Raumtemperatur.

Bei längerem Transport bzw. Lagerungszeit länger als 2 Stunden: Kühlschranklagerung

Probe mit dem Untersuchungsauftrag je nach Absprache mit der Pflegeperson oder dem Arzt:
1. in die Praxis bringen;
2. persönlich im Labor abgeben;
3. Probenversand per Briefpost . Nutzen Sie dann bitte das spezielle Versandgefäß, es enthält ein spezielles Transportmedium.

Abb. 50.7 PatientInneninformation zur Stuhlentnahme und -untersuchung

Uringewinnung zur bakteriellen Diagnostik

Benötigtes Material: verschlossener steriler Urinbecher oder Tauchnährboden, Einmalwaschlappen oder Kompressen für die Intimtoilette.

Vorgehensweise bei Entnahme und Transport. Die Uringewinnung erfolgt heute in der Regel bei Männern durch den sog. Mittelstrahlurin als Methode der ersten Wahl, bei Frauen durch Mittelstrahlurin oder Katheterisierung. Da das Risiko einer iatrogenen Infektion besteht, sollte eine Katheterisierung nur unter strenger Indikation (z. B. bei Kontraindikation für Blasenpunktion) und sterilen Kautelen durchgeführt werden. Eine suprapubische Blasenpunktion durch den Arzt sollte immer dann durchgeführt werden, wenn das bakteriologische Ergebnis des Mittelstrahlurins nicht zweifelsfrei ist. Beachtet man die Kontraindikationen (Blutungsneigung, eitrige Harnwegsinfektion, Voroperation im Unterbauch, Verdacht auf Tumor) ist die Methode problemlos durchzuführen. Bei Kindern werden zur Uringewinnung Einmal-Plastikklebebeutel verwendet. Der Morgenurin ist am besten geeignet, die letzte Miktion sollte mehr als 3 Stunden zurückliegen.

■ Mittelstrahlurin

Die ausführliche Information des Patienten ist entscheidend für die Aussagekraft des Ergebnisses.

Kooperationsfähige, selbstständige Frau. Gewinnung von Mittelstrahlurin nach dem Duschen, nach einer Genitalspülung oder mechanischen Reinigung des äußeren weiblichen Genitals mit Einmalwaschlappen und Spreizen der Labien (kein Desinfektionsmittel verwenden). Dabei darf der Frau nicht der Eindruck vermittelt werden, dass sie unsauber ist. Vielfach ist durch die Krankheit oder den Krankenhausaufenthalt mit seinen Einschränkungen im heute üblichen Komfort der Körperpflege die übliche Reinigung erschwert. Hier kann eine Frau mit normalen Hygienevorstellungen und dem für die Untersuchung erforderlichen Standard durch eine ungeschickte Anweisung leicht beleidigt werden!

Zur Reinigung und Urinabgabe in entgegengesetzter Richtung mit gespreizten Beinen über die Toilette stellen lassen. Äußere Genitalien immer von ventral nach dorsal (für die Patientin von vorn oben nach unten hinten) reinigen! Der Urin wird stehend entleert. Die erste Urinportion abfließen lassen und die mittlere Portion aus dem freien Urinstrahl in das sterile Gefäß auffangen lassen. Dabei sollte der Urin kontaminierte Schamhaare nicht berühren.

Uwe Klein Kranken-pfleger

···› Praxistipp
Kein Desinfektionsmittel für die Reinigung des äußeren Genitals oder der Harnröhrenmündung verwenden. Der bakteriologische Befund könnte durch die Desinfektionsmittel verfälscht werden.

Eher immobile Frau. Gewinnung von Mittelstrahlurin auf dem gynäkologischen Untersuchungsstuhl nach Duschen, Genitalspülung oder Reinigung mit Spreizen der Labien (Schamlippen), auch auf der Bettpfanne mit pflegerischer Unterstützung. Bei Misslingen: Katheterismus in aseptischer Technik.

> **Uwe Klein Krankenpfleger**
> **Praxistipp**
> Beim Trocknen der Schleimhaut nicht reiben, sondern tupfen. Es besteht die Gefahr falsch positiver Erythrozytenbeimengungen durch Mikroblutungen.

Beim Mann. Hier wird das Präputium (Vorhaut) zurückgestreift und mit Einmalwaschlappen oder Kompressen die Eichel und die Harnröhrenmündung mit Wasser gründlich gereinigt. Auffangen von 10 – 50 ml Urin, jedoch nicht die erste Portion!
Bei Durchführung einer Untersuchung mit Eintauchnährboden (z. B. Uricult) die zweite Portion des Urins steril auffangen, Nährboden kurz eintauchen.

Einmalkatheterurin

Vorbereitung und Durchführung eines Einmalkatheterismus s. S. 436 ff. Da es aus Fertigungsgründen nicht möglich erscheint, ein Gel (Gleitmittel Endosgel oder Instillagel) ohne antimikrobiell wirksamen Konservierungsstoff- und Desinfektionsmittelzusatz herzustellen, achten Sie bitte bei einer diagnostischen Urinabnahme durch Einmalkatheterismus darauf, dass die erste Urinprobe in einem eigenen Gefäß verworfen wird; erst die zweite Portion Urin ist in eine sterile Schale zu geben und damit der Nährboden zu beimpfen. Sonst besteht die Gefahr falsch negativer bakteriologischer Ergebnisse.

Urinabnahme bei liegendem Katheter (transurethral oder suprapubisch)

> **Merke**
> Wenn nötig, Urin stauen; niemals Urin aus dem Sammelbeutel entnehmen. Ableitungsschlauch ca. 3 – 5 cm distal von der Punktionsstelle abklemmen. Keine Diskonnektion der Verbindung Katheterableitungsschlauch vornehmen!

Desinfektion der Punktionsstelle des geschlossenen Drainagesystems mit alkoholischem Desinfektionsmittel. Wirkstoff abtrocknen lassen. Anschließend Urinentnahme mit Kanüle und Spritze. Wichtig ist eine rasche Aufarbeitung des Urins. Bei längerer Aufbewahrung ist eine ausreichende Kühlung (4 °C) notwendig.

Punktionsurin

Diese Uringewinnung wird durch den Arzt unter sterilen Kautelen und nach sorgfältiger Hautantiseptik durchgeführt. Aus der Spritze den gewonnenen Urin in das sterile Uringefäß oder sofort tropfenweise über beide Seiten des Nährbodens (z. B. Uricult) rinnen lassen.

Beschicken des Eintauchnährbodens und Resistenzprüfung

Im Urin vorhandene Bakterien bleiben an dem als Nährbodenträger auf beiden Seiten mit einer Agar-

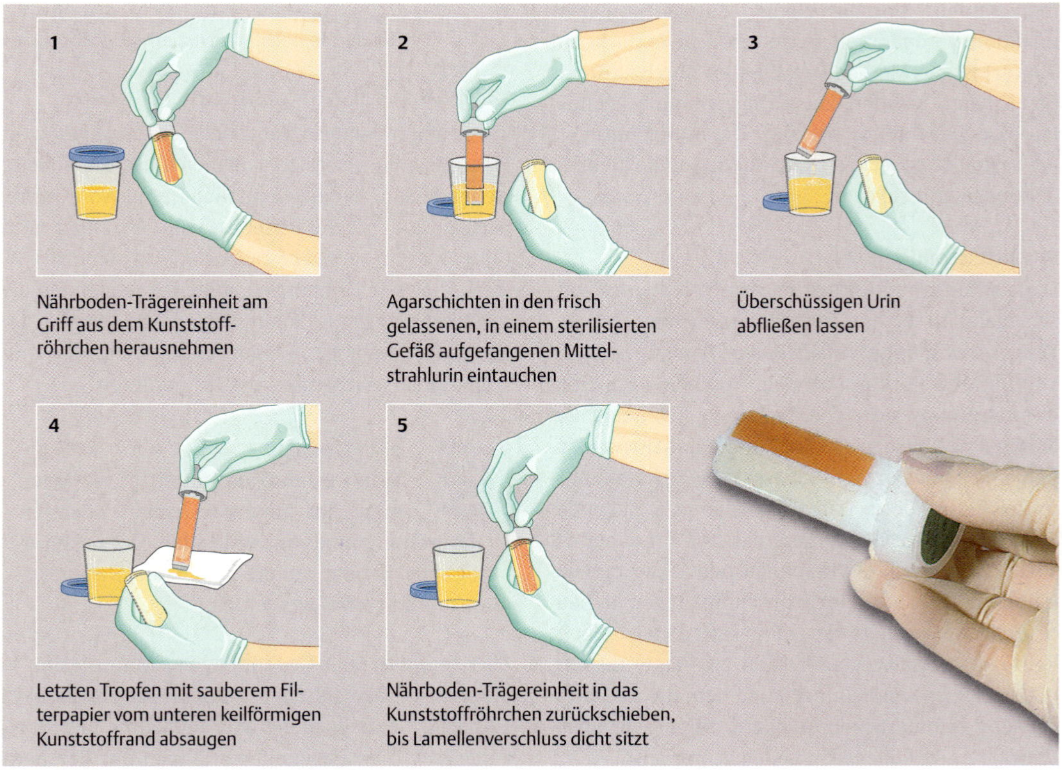

Abb. 50.8 Durchführung des Uricult-Tests

schicht überzogenen Objektträger haften. Sie wachsen bei der Inkubation zu makroskopisch sichtbaren Kolonien aus. Die Koloniendichte ist demnach proportional zur Bakterienkonzentration im Urin. Das Vorgehen zeigt **Abb. 50.8**.

Die so vorbereitete Trägereinheit wird ohne Verzug zur Inkubation, Auswertung, Kultur und Resistenzbestimmung an das Labor weitergeleitet. Falls dies nicht möglich ist, den Nährboden in den Brutschrank bei 37 °C stellen und ggf. nach 24 Stunden durch Auszählen der makroskopisch sichtbaren Kolonien die Keimzahl bestimmen und anschließend im Kühlschrank zwischenlagern.

Um feststellen zu können, wie ein isolierter und kultivierter pathogener Keim auf verschiedene Antibiotika reagiert, wird der zu prüfende Bakterienstamm auf einem Nährboden als homogener Rasen ausgeimpft. Die infrage kommenden Antibiotika (P = Penicillin G, AM = Ampicillin, OX = Oxacillin, CF = Cephalotin, CC = Clindamycin) sind in definierter Konzentration auf Filterpapierblättchen aufgebracht. Werden diese auf die Oberfläche des Nährbodens aufgelegt, diffundiert der Wirkstoff ins Medium. Je besser die Wirkung des Medikaments auf den Erreger ist, um so größer wird die Hemmzone um das Blättchen herum (**Abb. 50.9**).

Beurteilung des Untersuchungsergebnisses

Bereits im gramgefärbten Präparat eines Tropfens von frisch gelassenem Urin sind Keime mikroskopisch nachweisbar und grob zuzuordnen. Bei der Gramfärbung wird ein Präparat eingefärbt; grampositive Bakterien nehmen dabei mikroskopisch sichtbar eine dunkelblaue Färbung an, gramnegative Bakterien nehmen den roten Farbstoff auf (**Abb. 50.10**). Der Nachweis von Bakterien mit dieser Methode weist schon auf das Vorliegen einer signifikanten Keimzahl hin. Die Nitritprobe (z. B. mit Teststreifen) ist ein einfacher Nachweis von Kolibakterien. Für die Keimzahlbestimmung stehen verschiedene Methoden zur Verfügung. Am einfachsten ist die Verwendung von Eintauchnährböden. Diese vorgefertigten Nährböden werden nach Eintauchen in den Urin über 18 – 24 Stunden bei 37 °C bebrütet. Anschließend lässt sich im positiven Fall die Keimzahl bestimmen. Die qualitative Untersuchung sowie die Resistenzbestimmung wird im bakteriologischen Labor vorgenommen.

Urin in der Blase ist physiologisch steril. Auch Blasenpunktionsurin ist, wenn keine Infektion vorliegt, steril. Nicht jeder Keimnachweis im Urin entspricht jedoch einer Harnwegsinfektion, häufig handelt es sich auch um Verunreinigung des Urins. Daher ist eine kontaminationsfreie Harnprobe für ein relevantes bakteriologisches Resultat von ausschlaggebender Bedeutung. Folgende Keimzahlen sprechen für eine Harnwegsinfektion: 10^3/ml bei Katheterurin und 10^5/ml bei Mittelstrahlurin. 10 000 – 100 000/ml gelten als kontrollbedürftig, unter 10 000 als Hinweis für eine Verunreinigung. Der alleinige Nachweis von Bakterien ohne Leukozyturie ist häufig auf eine Verunreinigung zurückzuführen.

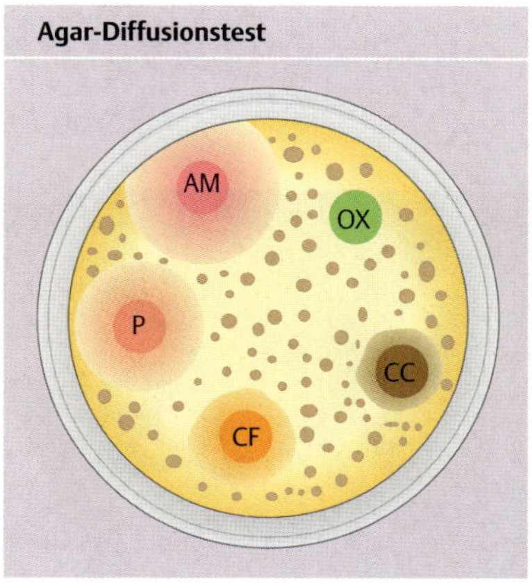

Abb. 50.9 Resistenzverhalten von Enterokokken im Agar-Diffusionstest

Zwischenlagerung mikrobiologischer Proben

Entscheidend für die Untersuchung von Blut, Liquor, Stuhl usw. ist die richtige Lagerung bzw. der korrekte Transport der Materialien. Meist ist bis zum nächsten Morgen eine materialgerechte Zwischenlagerung notwendig. Prinzipiell gibt es dafür drei Möglichkeiten, die in **Tab. 50.3** aufgezeigt werden.

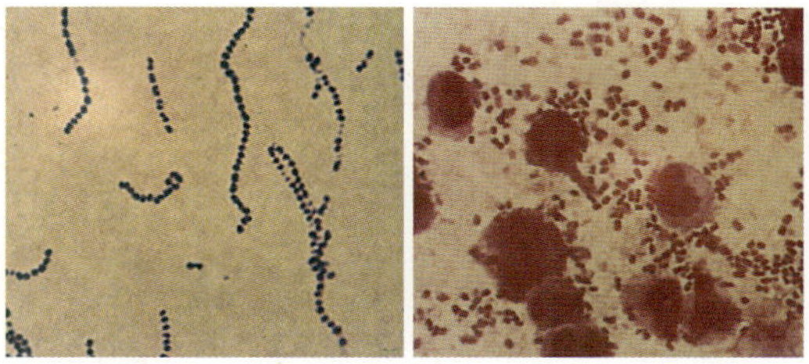

Abb. 50.10 Bei der Gramfärbung nehmen grampositive Bakterien eine blaue Färbung an (**a**), gramnegative eine rote (**b**)

Tabelle 50.3 Optimale Zwischenlagerung mikrobiologischen Materials

Kühlschrank (4 °C)	*Brutschrank (36 – 37 °C)*	*Raumtemperatur*
→ Sputum, Trachealsekrete	→ Blut in Blutkulturflaschen	→ Punktionsflüssigkeiten (Aszites, Pleurapunktat)
→ Urin nativ	→ Urin im Uricult-Behälter	→ Abstrichtupfer (Bakterien oder Pilze)
	→ Liquor für bakterielle Diagnostik (wenn Weiterverarbeitung binnen ca. 12 h möglich)	→ Fremdkörper (z. B. Venenkatheterspitze)
	→ Liquor in Blutkulturflasche (wenn Weiterverarbeitung erst in mehr als 12 h möglich)	→ Stuhlprobe (falls Keimzahl wichtig: Kühlschrank)

Leserservice

Verwendete Literatur

Daschner, F.: Antibiotika am Krankenbett, 9. Aufl. Springer, Berlin 1998

Rudolph, H.: Krankenhaushygiene, 2. Aufl. mhp, Wiesbaden 1998

Sitzmann, F.: Hygiene – Ein Lehrbuch für die Fachberufe im Gesundheitswesen. Springer, Berlin 1999

51 Prinzipien der Wundbehandlung

Bernd Assenheimer, Gerhard Schröder und Franz Sitzmann

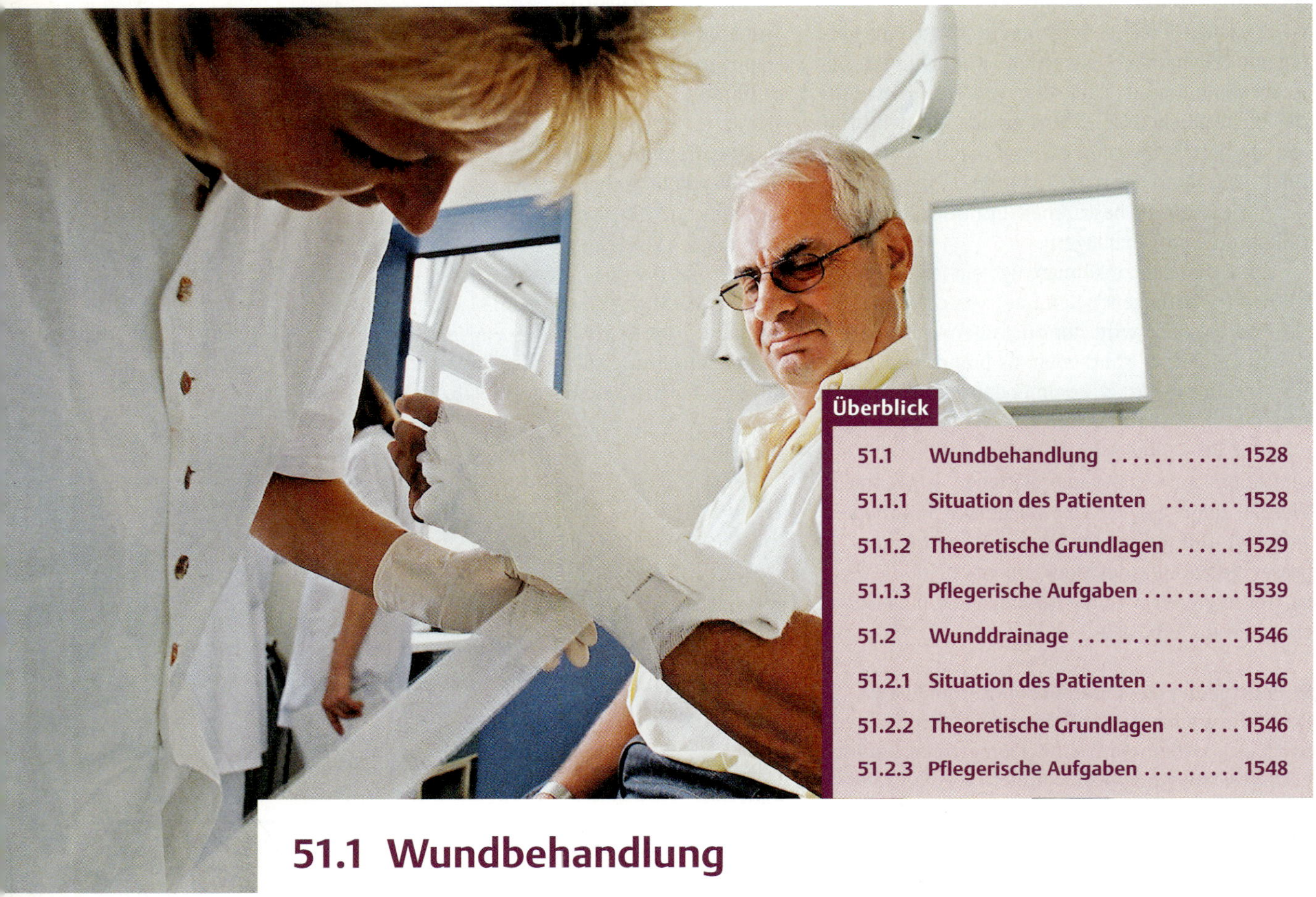

Überblick

51.1 Wundbehandlung

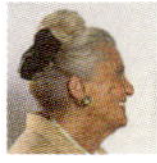

Eine Krankenschwester berichtet: „Am Vormittag kam diese 84-jährige Frau zur Aufnahme. Nach einer beidseitigen Schenkelhalsfraktur war sie in einem erbarmungswürdigen Zustand und wirkte schwerkrank. Sie klagte nicht über Schmerzen, sondern nur über den ‚Gestank da unten' – ein Dekubitalulkus im Steißbeinbereich, 10 × 5 cm groß und 3 cm tief. Als Grunderkrankung stellten sich Diabetes mellitus und eine kompensierte Herzinsuffizienz heraus. An den folgenden Tagen wurde ein chirurgisches Débridement im OP durchgeführt, die Wunde wurde anschließend aufgrund der Infektion mit Ringer-Lösung und 0,1 %iger Lavasept-Lösung versorgt. Wir machten später einen okklusiven Wundverband, um die Wundgranulation und eine Verschiebeplastik vorzubereiten, und sorgten dann für die vollständige Druckentlastung bis zur Abheilung des Dekubitus. Die Kollegen von der Überleitungspflege bezogen wir von Anfang an mit ein, um rechtzeitig eine adäquate Betreuung der alten Frau nach der Entlassung vorbereiten zu können."

51.1.1 Situation des Patienten

Eine Wundbehandlung kann nie isoliert betrachtet werden. Es gibt nicht „die Wunde" oder „den" Verbandwechsel, sondern immer die einzelne Person, die eine entsprechende Behandlung bzw. pflegerische Unterstützung benötigt. Fragen wie die folgenden können, wenn es um die Bedeutung und Probleme der Wundbehandlung für den Patienten und seinen Angehörigen geht, Hinweise auf die Nöte und Ängste geben: Wer ist der Patient (Alter, Biografie, Persönlichkeit)? Wie ist das Befinden? Hat die Wunde Einfluss auf seinen Allgemeinzustand oder der Allgemeinzustand auf die Wunde? Wie weit ist der Lebenssinn des Patienten beeinflusst (es gibt Zusammenhänge zwischen Wundheilungsstörungen sowie einer Dekubitusentstehung mit der depressiven Befindlichkeit eines Patienten)? Wie verarbeitet der Kranke die Situation? Wie reagiert er auf Probleme (z. B. stark riechende exulzerierende Tumorwunde, verzögerte Heilung, plötzlich aufgetretene Entzündungszeichen, ekelt sich der Patient vor dem Geruch oder Anblick der

Wunde und des Sekrets? Empfindet er Scham? Wie sind seine Bedürfnisse bezüglich Information, Intimsphäre, Wohlbefinden? Gibt es Wünsche, die die Pflegepersonen berücksichtigen können, oder Einschränkungen (z.B. bezüglich Mobilität), die der Patient verstehen müsste bzw. nicht verstehen kann oder will? Wenn ja, wie können die Pflegenden damit umgehen? In welchem Umfeld lebt er? Fördert oder unterstützt es seine Mobilität oder isoliert es den Menschen in seinem Alter? Wunden stellen für den Menschen immer eine Beeinträchtigung seines Körperbildes und der Unversehrtheit der Person dar. Die verschiedenen Wunden wirken sich auf die Aktivität und Sicherheit eines Menschen sehr unterschiedlich aus. Den Nöten und Ängsten der Patienten muss mit Fachkompetenz und einfühlender Unterstützung begegnet werden.

51.1.2 Theoretische Grundlagen

Wundentstehung

Definition
Jeder Gewebedefekt mit mehr oder weniger klaffender Gewebedurchtrennung der äußeren Haut oder Schleimhaut wird als Wunde bezeichnet.

Wunden können nach der Art ihrer Entstehung unterteilt werden in

traumatische Wunden, z.B. durch mechanische, thermische (Verbrennung, Verbrühung), chemische (Verätzung) Einwirkungen entstandene Verletzungen, ferner Strahlenschäden (z.B. Sonnenbrand),

chronische Wunden, z.B. Dekubitus, Gangrän, diabetisches Fußulkus, Ulcus cruris venosum, ulzerierte Tumoren.

Eine andere Art der Einteilung orientiert sich an der Tiefe und Ausdehnung des Defekts:

Offene Wunden sind Wunden, bei denen die Haut- oder Schleimhautoberfläche zerstört ist. Je nach Tiefe und Ausmaß unterscheidet man oberflächliche Wunden (Wunden, die die Epidermis nicht durchtrennen; Erosion, Schürfung) und perforierende Wunden (hier sind alle Hautschichten betroffen). Die komplizierte Wunde reicht in tiefere Schichten, womöglich unter Einbeziehung innerer Organe oder anderer Strukturen wie Gefäße und Nerven.

Geschlossene Wunden sind tiefe, unter intakter Haut entstandene Wunden. Häufigste Ursachen sind Gehirnerschütterung, Distorsion (Verstauchung), Luxation (Verrenkung), geschlossene Frakturen und Muskel- und Sehnenrisse.

Aus praktischen Gründen werden Wunden nach ihrem Erscheinungsbild und dem Verletzungshergang unterschieden (**Tab. 51.1**). Eine Sonderform der mechanischen Wunde ist die durch Schnitt geplant gesetzte (elektive) **Operationswunde.** Da sie unter aseptischen Bedingungen entsteht, hat sie die geringste Infektionsgefahr und die beste Heilungstendenz. Postoperative Wundinfektionen (S. 579 ff) lassen sich jedoch, allein durch die patienteneigene Keimflora bedingt, niemals ausschließen (endogene Infektion). Abgegrenzt zur unfallbedingten Gewebezerstörung nennt man die vom Arzt verursachte eine iatrogene Wunde.

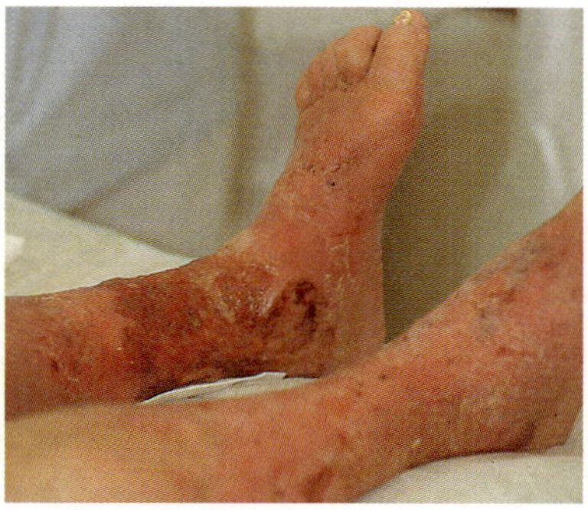

Das Gamaschenulkus ist eine chronische Wunde, die ihren Namen aufgrund ihres zirkulären Aussehens erhielt

Begleiterscheinungen von Wunden

Je nach Ausmaß der Wunde sind die Beschwerden des Betroffenen unterschiedlich.

Schmerzen. Etwa ein Drittel aller Frischverletzten hat zunächst keine Schmerzen; diese Analgesie kann Minuten bis Stunden anhalten. Prinzipiell ist die

Tabelle 51.1 Wundarten

Wundart	*Erscheinungsbild/einwirkende Kraft*	*mögliche Komplikationen*
Schusswunden	Kombination aus Riss- und Quetschwunde; Einschusswunde meist klein mit Verbrennungen und Pulverschmauch, Ausschusswunde meist größer und stark zerfetzt; ausgedehnte Gewebezerstörung mit Defektbildung durch hohe Energieübertragung	hohe Infektionsgefahr durch anaerobe Bakterien, Verletzung tiefer Gewebebezirke, Verletzung mehrerer Körperhöhlen
Platzwunden/Quetschwunden	unregelmäßig begrenzte und gequetschte Wundränder, Blutung; stumpfe Gewalteinwirkung	Infektionsgefahr wegen schlechter Durchblutung der Wundränder, Nekrosen
Risswunden	unregelmäßige, zerrissene Wundränder mit Taschenbildung, Blutung; Dehnung oder Zerrung	erhöhte Infektionsgefahr
Bisswunden	Kombinationsverletzung von Riss- und Quetschwunde, häufig ausgedehnte Taschenbildung; Tier- und Menschenbiss	extrem hohe Infektionsgefährdung mit Bakterien und Viren
Schürfwunden	flächenhafte Wunden mit starker Wundsekretion bei geringem Blutaustritt; abscherende Kräfte	neigt zur Infektion (schmieriger Wundbelag), Pigmentstörung nach Abheilung (bei Verschmutzung)
Schnittwunden	glatte Wundränder, anfangs heftig blutend	Verletzung tieferer Gewebeschichten, beste Heilungstendenz, wenn sie nicht durch stark kontaminierte Messer (z.B. Metzgermesser) entstanden sind
Skalpierung/Décollement	(Teil-)Abtrennung der Kopfschwarte	Infektionsgefahr durch Taschen- und Hämatombildung

Aufgabe von Schmerz die Erhaltung und Wiederherstellung der Unversehrtheit des Organismus. Schädigende Reize aktivieren Nozizeptoren, das sind freie Nervenendigungen in der Haut, deren Signale häufig zu motorischen Reaktionen (Abwehr und Flucht) führen, die den Schaden begrenzen sollen. Die Signale werden aber auch als Schmerz wahrgenommen; dieser dämpft die Aktivität des Organismus und fördert so Heilungsvorgänge. In diesem Zusammenhang haben chronische Schmerzen keine Funktion.

Die Schmerzen sind in ihrer Intensität abhängig von der Mitbeteiligung der Nerven bzw. der Reizung der Nervenendigungen. Schmerzen entstehen durch Druck, Freilegung oder Verletzung von Nerven.

> **Merke**
> Schmerz hat Warn- und Rehabilitationsfunktion!

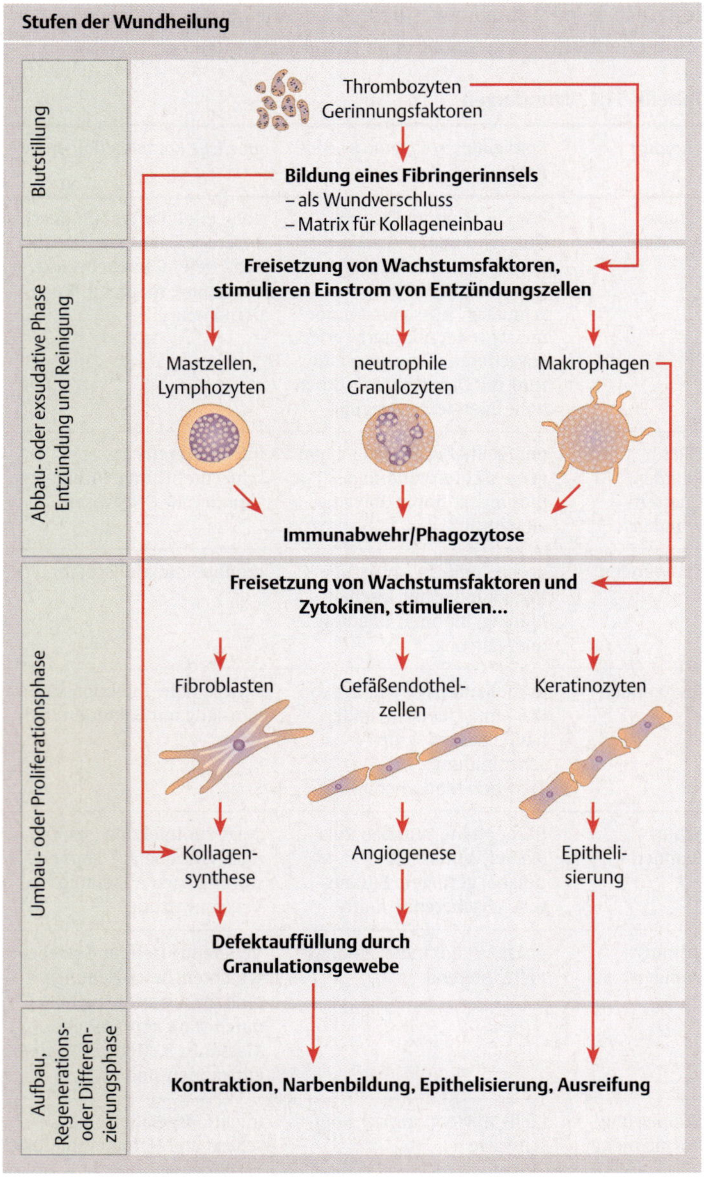

Abb. 51.1 Ablaufschema der physiologischen Wundheilung (nach Hartmann)

Blutung. Sie ist abhängig vom Ort und von der Tiefe der Verletzung, also davon, ob Arterien (arteriell), Venen (venös) oder Kapillaren (kapillär) betroffen sind. Das Ausmaß der Blutung hängt auch von der Wundentstehung ab. Schnittwunden bluten stärker als Quetschwunden, da bei den letzteren die Gefäße zusammengedrückt werden, wodurch sich rasch ein Thrombus bildet.

Arterielle Blutungen sind, wenn der Blutverlust nach außen erkennbar ist, stark und spritzend und pulsierend. Der Patient verliert schnell viel Blut, und es stellt sich relativ rasch ein Schockzustand durch Volumenmangel ein, der lebensbedrohlich sein kann. Wichtigster Bestandteil dieses Volumens sind neben dem Blutserum und den übrigen korpuskulären Bestandteilen die Sauerstoffträger, die Erythrozyten. Ihr Verlust unterscheidet die Blutung wesentlich von anderen hypovolämischen Zuständen wie z. B. der Verbrennung, dem Ileuszustand oder der Exsikkose. **Venöse Blutungen** sind weniger bedrohlich, können aber, wenn größere Venen betroffen sind, auch ein beträchtliches Ausmaß annehmen (z. B. bei Blutungen aus Krampfadern). **Kapilläre Blutungen** werden auch als punktförmige oder Sickerblutungen (parenchymatös) bezeichnet.

Zu gefährlichen Blutungen, auch unter der Haut, kann es bei Gerinnungsstörungen kommen. Sie treten auf bei der Bluterkrankheit oder bei Menschen mit Antikoagulanzientherapie (z. B. mit Marcumar).

Wundheilung

Jede Wunde löst im Organismus physiologische Vorgänge mit dem Ziel aus, rasch die offene, ungeschützte Wunde zu schließen, um Verlust von Blut und Lymphe sowie Wärme zu vermeiden, das Austrocknen der Wundflächen zu verhindern und sie vor äußeren Einflüssen (Infektionen, mechanische Reize) zu schützen.

> **Definition**
> Wundheilung ist Defektverschluss durch vernarbendes Stützgewebe in Verbindung mit Epithelisierung.

Bei Verletzungen der Haut vermitteln Nozizeptoren nicht nur Schmerzen, sondern fördern direkt lokale Abwehr- und Heilungsprozesse. Die Phasen der Wundheilung sind in **Abb. 51.1** dargestellt. Im Idealfall lassen sich zeitlich aufeinanderfolgende Prozesse unterscheiden. 1. Stufe: Blutstillung (Thrombozyten heften sich an verletzte Blutgefäße und bilden einen Pfropf zur Blutstillung; anschließend setzt die Blutgerinnung ein), 2. Stufe: Ausbildung des Wundödems („Gewebsdurchsaftung“: diese exsudative Phase der Entzündung ist Voraussetzung für den Abbau devitalisierten Gewebes sowie für die Steigerung von Zellvermehrung und -wachstum), 3. Stufe: Bildung von Granulationsgewebe (Zellproliferation und Gefäßneubildung), 4. Stufe: Differenzierungs- und Umbauphase (durch Epithelisierung und Ausreifung wird das fehlende Gewebe durch ein funktionelles Narbengewebe ersetzt).

Nach einer Verletzung wird die Haut um die Verletzungsstelle zunehmend empfindlich (Hyperästhesie) und beginnt sich zu röten. Die sich rasch ausbreitende Entzündung entsteht zum Teil durch die Nozizeptoren selbst (neurogene Entzündung). Die Gefäßweitstellung, ein Ausstrom von Plasma aus den Kapillaren und die Freisetzung von Histamin verstärken die Rötung und Hyperästhesie weit über das ursprüngliche Verletzungsgebiet hinaus. Durch Wundbehandlung soll erreicht werden, dass diese Selbstregulation nicht gestört wird. Unterschieden wird zwischen der „primären" und der „sekundären" Wundheilung.

Primäre Wundheilung. Operativ gesetzte oder scharfrandige Gelegenheitswunde, die innerhalb von 6–8 Stunden unter aseptischen Bedingungen (Naht oder Klammerpflaster) verschlossen wurde und ohne Entzündungsreaktion abheilt. Evtl. wurde sie auch vorher ausgeschnitten. Für eine primäre Wundheilung (auch Heilung per primam intentionem genannt, oder abgekürzt p.-p.-Heilung) müssen folgende Voraussetzungen gegeben sein: kein zu großer Gewebeverlust, keine Infektion mit virulenten Keimen und eine normale Heilungstendenz. Bei der primären Wundheilung verkleben die aneinander liegenden Wundränder durch Fibrinausscheidung und schützenden Wundschorf. Das Resultat ist eine strichförmige, fast unsichtbare Narbe.

Sekundäre Wundheilung. Breit klaffende Wunden oder Gewebedefekte (z. B. als Nahtdehiszenz, infizierte Wunde, stark verschmutzte Wunde) können nicht primär heilen. Vom Wundgrund her müssen sie allmählich mit einer ausgeprägten entzündlichen, granulierenden Reaktion nach oben zuheilen; schon früh sind am Wundgrund feinkörnige Wärzchen sichtbar. Diese Heilung per secundam intentionem (p.-s.-Heilung) dauert schon aufgrund des Ausmaßes der Wunde erheblich länger. Der Wundverschluss erfolgt über die Ausfüllung der Wundlücke durch umfangreiche Neubildung von Gewebe. Verständlich ist, dass der Aufbau von Granulationsgewebe störanfälliger für endogene und exogene Einflüsse ist. Mit der Wundkontraktion entsteht eine breite, häufig eingezogene, kosmetisch und oft auch funktionell störende Narbe.

Chronische Heilungsverläufe. Prinzipiell handelt es sich dabei um eine sekundär heilende Wunde. Die Ursache einer chronischen Wunde ist keine plötzliche Schädigung von außen, sondern die Folge einer Mangelversorgung der Haut und des subkutanen Gewebes. Für die schlechte Heilungstendenz solcher Wunden sind unterschiedliche Störfaktoren verantwortlich, die die Wundheilung verzögern und hemmen. Eine dauerhafte Heilung ist nur möglich, wenn die ursächlichen Störfaktoren erkannt und ihre hemmenden Einflüsse beseitigt werden, z. B.:

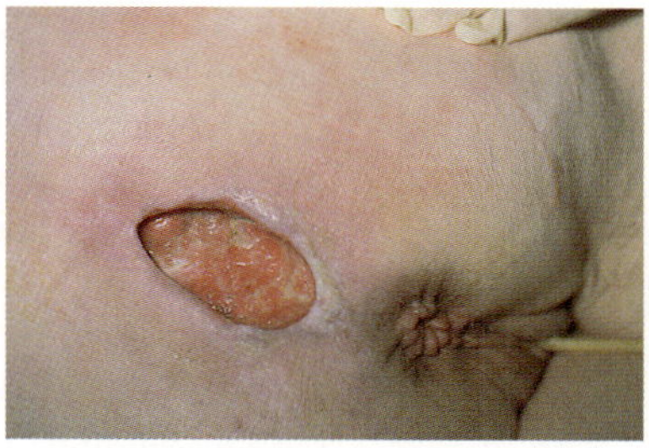

Abb. 51.2 Dekubitus 4. Grades

- Durchblutungsstörung beim Dekubitus (**Abb. 51.2**). Die permanente Druckeinwirkung des direkt dem Knochen aufliegenden Gewebes muss reduziert werden.
- Als Folge einer chronischen venösen Insuffizienz (CVI) gestörte Makro- und Mikrozirkulation. Diese kann z. B. durch Kompressionstherapie verbessert werden. Die CVI führt in ihrer schwersten Form zum Ulcus cruris varicosum oder venosum.
- Ulzerierender Tumor. Der Tumor wird operativ entfernt, die nachfolgende plastische Deckung kann einheilen.
- Arteriosklerotisch oder Diabetes-bedingte Störung der Mikrozirkulation. Diese muss durch Therapie der Grunderkrankung verbessert werden. Bei der trockenen Gangrän ist das nekrotische Gewebe eingetrocknet, hart und schwarz verfärbt (Mumifikation), bei der feuchten Gangrän wird nekrotisches Gewebe durch Fäulnisbakterien zersetzt und eitrig verflüssigt.

Definition

Von einer chronischen Wundheilungsstörung spricht man, wenn eine Wunde innerhalb von acht Wochen keine Tendenz zur Heilung zeigt.

Bei der chronischen Wunde kann es sich um eine „saubere" Wunde handeln, d. h. Wundkeime haben nicht die Oberhand, das Wundsekret sieht gelblich-rahmig aus, die Wunde riecht nicht übel, oder um eine septische Wunde mit massiver Sekretion und eitrigem Wundsekret. Die Wunde riecht meist übel, und die Wundränder sind oft gerötet und überwärmt. Evtl. reagiert der gesamte Organismus des Menschen (systemische Reaktion des Organismus mit Fieber, Leukozytose u. a.).

Wundheilungsstörungen

Jede Wunde, auch eine durch Naht verschlossene postoperative Wunde, ist Gefahren ausgesetzt. Die wichtigsten sind im Folgenden aufgeführt.

Serome. Es handelt sich dabei um Ansammlungen von serösem Exsudat in Wundhohlräumen. Meist entstehen sie durch Reizzustände im Wundgebiet, z. B. verursacht durch Fremdkörper oder operationstechnisch bedingte Nekrosen (Unterbindung = Ligatur von Gefäßen, evtl. Spannungszustände). Ebenfalls können Transsudate bei Eiweißmangel, behindertem Lymphabfluss o.a. Ursachen sein. Größere Serome müssen durch eine Wundrevision behandelt werden, kleinere Serome können mit einer Kanüle punktiert werden.

Wundhämatom. Nach jeder lokalen geschlossenen Traumatisierung und nach jedem aseptischen operativen Eingriff kann ein Bluterguss durch Nachblutung aus kleineren Gefäßen entstehen. Ein postoperatives Wundhämatom kann durch eine mangelhafte Blutstillung der ins Wundgebiet einmündenden Gefäße oder eine postoperativ auftretende Blutdrucksteigerung verursacht sein. Oft tritt es auf bei Hemmung der Blutgerinnung infolge Antikoagulanzientherapie oder bei pathologischen Veränderungen der Gerinnung.

Häufigster Sitz des Wundhämatoms ist das Unterhautfettgewebe (Subkutanbereich). Die Wunde schwillt an und ist schmerzhaft. Weitere Symptome der Nachblutung können Pulsanstieg und Blutdruckabfall sein. Meistens kommt die Blutung spontan zum Stillstand, unterstützend kann bei kleineren Hämatomen die Auflage von Eis sein. Das Hämatom wird im Laufe einiger Wochen resorbiert, d.h. vom Körper aufgelöst. Die Blaufärbung der darüber liegenden Haut ist durch eingelagerte Abbauprodukte des Hämoglobins bedingt. Ein postoperatives Wundhämatom muss vom Arzt unmittelbar nach seiner Diagnosestellung chirurgisch entleert werden, da es einen potenziellen Infektionsherd darstellt.

Merke
Das Öffnen einzelner Fäden am Krankenbett und ein Ausdrücken des Hämatoms gehen mit hohen Infektionsrisiken einher.

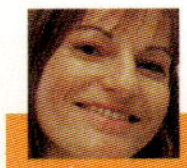

siehe Pflegeangebot Konkrete Maßnahmen zur Vermeidung nosokomialer Infektionen, S. 595 ff

Die Wundheilung kann bei Diabetes mellitus durch optimale Stoffwechselkompensation, u.a. durch Medikation mit Insulin, verbessert werden.

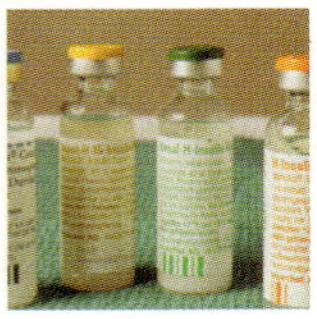

Infektionen. Jede Wunde ist ein Zugang ins Körperinnere und birgt die Gefahr der Keimeinschleppung. Bei einem Unfall und bei durch Darminhalt kontaminierten Wunden befürchtet man das Eindringen von anaeroben Keimen, vor allem von Tetanus- und Gasbrand-Erregern. Als Erreger von Wundinfektionen kommen Bakterien erst dann in Betracht, wenn sie über ein spezifisches, für den Menschen pathogenes Potenzial verfügen. Die Mehrzahl der Keime ist aber avirulent, weshalb die Wunde nach „Anfrischen der Wundränder" sofort durch Naht geschlossen werden kann. Virulent werden die Keime in einer nicht versorgten Wunde erst nach Stunden, außer sie ist durch Ursachen entstanden, die eine Primärinfektion mit virulenten Erregern einschließt (Biss-, Stich-, Quetsch- und Pfählungsverletzungen, s. **Tab. 51.1**). Solche Wunden sind generell als infiziert einzustufen.

Sind die Keime schon beim Eintritt in eine Wunde als virulent anzusehen, so z.B. beim Eintritt von virulenten Krankenhauskeimen von der Haut des Patienten in eine Operationswunde, hat der Organismus keine Zeit mehr zur Abschirmung. Oft ist der Patient auch durch sein Alter oder seine Grundkrankheit in seiner Abwehr reduziert. Solche Infektionen gelten deshalb als sehr gefährlich (s. Krankenhauserworbene Infektionen, S. 580).

Merke
Der Grad der Wundinfektion hängt infolgedessen ab von Keimart, Keimzahl, Keimvirulenz (Vermehrung von Toxinprodukten), Wundbeschaffenheit und Abwehrlage des Patienten.

Dehiszenz. Man spricht von Dehiszenz einer Wunde nach primärem Nahtverschluss, wenn nach wenigen Tagen bei noch liegenden Fäden die Wunde aufplatzt (Frühdehiszenz). Dazu führen z.B. Ischämien durch Nähte, zu früh gezogene Fäden, Adipositas oder postoperativer Husten. Diese Komplikation kann jedoch gelegentlich erst nach 2–3 Wochen entstehen. Ursache ist dann meist eine generelle Abwehrschwäche (z.B. bei einem Diabetiker oder bei Therapien mit Zytostatika bzw. Kortikoiden) oder bei schlechtem Allgemeinzustand des Patienten. Auch eine lokale Infektion kann zu Dehiszenz führen. Von einem Platzbauch spricht man, wenn sich der Bauchdeckenverschluss komplett (alle Schichten betreffend) nach einer Laparotomie öffnet, so dass der Darm sichtbar wird. Hier bedarf es sofortiger chirurgischer Intervention, ggf. unter Implantation eines Kunststoffnetzes. Oberflächliche Hautdehiszenzen brauchen hingegen keine spezielle Behandlung.

Keloide. Manche Menschen neigen zu überschießender Narbenbildung. Dabei entwickeln sich scharf umschriebene sowie erhabene Narben (hypertrophe Narben) kurze Zeit nach der Operation, die in der Regel auf das Wundgebiet begrenzt bleiben. Keloide gehen über die Wundgrenzen hinaus und zeigen keine Tendenz zur Rückbildung.

Erschwerte Wundheilung. Außer den lokalen Faktoren, die eine Wundheilung beeinflussen, gibt es systemische Störfaktoren, so z.B. Eiweißmangel, Stoffwechselstörungen, neurogene Faktoren, die eine Wundheilung behindern können. Folgende Maßnahmen sind hier hilfreich:

- Diabetes mellitus: Eine optimale Stoffwechselkompensation durch häufige Kontrolle der Blutzuckerwerte, der Ernährung und der Gabe von Insulin und oralen Antidiabetika ermöglicht eine bessere Wundheilung.
- Venenklappeninsuffizienz: Beine 1–2-mal täglich vor dem Aufstehen wickeln; insuffiziente Perforansvenen müssen operativ unterbunden werden.

- Alkoholkrankheit: Die konsumierte Alkoholmenge sollte täglich reduziert werden mit dem Ziel der Abstinenz. Wichtig ist auch die Behebung des Vitaminmangels.
- Dekubitus: korrekte und konsequente regelmäßige Lagerung zur Druckentlastung (Kissen als Lagerungshilfsmittel, spezielle Matratzensysteme usw.; s. Pflegeangebot Dekubitusprophylaxe, S. 311 ff).
- Systemischer Zinkmangel: Das Spurenelement kann lokal oder systemisch ausgeglichen werden.
- Druckentlastung am Fuß durch Polsterung, Einlagen oder Unterarm-Gehstützen.
- Sicherstellung der arteriellen Durchblutung (Kontrolle der Fußpulse, Warmhalten der Extremitäten).
- Ernährung ausgewogen gestalten (ausreichende Zufuhr von Vitaminen, Eiweiß und Kalorien).
- Ausreichende Trinkmenge (Hautturgor).
- Ruhigstellen von Wunden im Gelenkbereich, jedoch Narbenkontrakturen vermeiden.
- Fördern der psychischen Ausgeglichenheit und des Lebenswillens (ein Dekubitus kann Symptom einer Depression sein! s. **Abb. 19.17 b**, S. 300).

Wundversorgung

Verletzungen werden generell immer nach einem festen Schema versorgt: Reinigung, Antiseptik bei primären kleineren Wunden, Wundabdeckung, und wenn nötig, heilungsunterstützende Maßnahmen.

Zur Wundreinigung von **akuten Wunden** wird evtl. angewärmte Ringer-Lösung verwendet, ein Gemisch von Kalzium-, Kalium- und Natriumchlorid in Wasser, z. B. als Finger- oder Handbad in einer sterilen Schüssel. Bei bakterieller Kontamination, z. B. bei Biss- oder Fleischerverletzungen oder bei Verschmutzung der Wunde mit Erde, eignet sich Lavasept 0,1 % in Ringer-Lösung sehr gut. Polyhexanid, der Wirkstoff der Lavasept-Zubereitung, hat ein breites mikrobizides Wirkungsspektrum gegen Bakterien und Pilze, gegen das bisher noch keine Resistenzbildung gefunden wurde. Die Lösung verursacht bei der Anwendung keine Schmerzen. Eine Kombination mit PVP-jodhaltigen Lösungen, Wasserstoffperoxid oder Silber-Aktivkohle sollte vermieden werden. Zur **Antiseptik** vor Eingriffen bei intakter Haut eignet sich Isopropyl-Alkohol (z. B. Softasept N, Kodan oder Skinsept G). Bei **chronischen Wunden** sollte routinemäßig prophylaktische Antiseptik aus Furcht vor Infektionen vermieden werden. Oft sind Zellschädigungen und Resistenzbildung der Bakterienflora die Folge.

Behandlung traumatischer Wunden

Ziel jeder Wundbehandlung ist es, den Organismus dabei zu unterstützen, frühestmöglich eine funktionsgerechte Regeneration bzw. Heilung des geschädigten Gewebes herbeizuführen. Prinzipielle Maßnahmen dazu sind: Beurteilen der Wunde nach ihrer Ursache, Lokalisation, ihrem Alter und Zustand sowie evtl. Begleitverletzungen und Grunderkrankungen, sorgfältiges Débridement, um die Keimbesiedlung zu reduzieren und Wundverschluss durch primäre oder sekundäre Naht (**Abb. 51.3**).

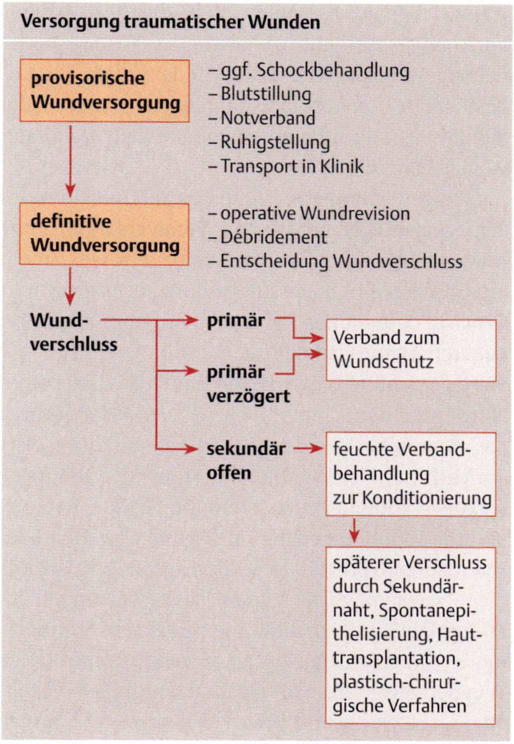

Abb. 51.3 Behandlung akuter, traumatischer Wunden (nach Blank)

Behandlung sekundär heilender Wunden

> **Merke**
> Der Vergangenheit gehören folgende Wundbehandlungsprinzipien an: enzymatisch reinigen, austrocknen, antiseptisch/antibakteriell behandeln und trocken oder fettig verbinden. Heute gilt: Lieber feucht statt trocken!

Ziel muss zunächst sein, die Ursachen einer verzögerten Wundheilung zu finden. Dann sind Prinzipien einer modernen Wundtherapie chronischer Wunden anzuwenden, sie folgt den Grundsätzen:

Wirkstofffrei behandeln. Immunkompetente Zellen müssen geschont und dürfen nicht etwa durch zytotoxische Substanzen wie Antiseptika geschädigt werden!

Feucht-warmes Wundmilieu. Das „moist wound healing“ gilt heute für alle sekundär heilenden Wunden, bei denen evtl. eine Wundkonditionierung erforderlich ist. Darunter wird die Vorbereitung der Wunde durch Wundreinigung und Züchtung frisch durchbluteter Granulationen verstanden. Das ist eine wesentliche Voraussetzung für die spätere erfolgreiche Deckung durch eine Transplantation (Gewebeaufbau zur Defektfüllung). Chronische Problemwunden heilen im feucht-warmen Wundmilieu schneller als in einem trockenen, der Luft ausgesetzten Wundmilieu.

Seltene Verbandwechsel. Moderne hydroaktive Wundauflagen können oft mehrere Tage auf der Wunde bleiben. Es sollten nicht durch zu häufige Verbandwechsel mit vollgesaugten Wundauflagen wichtige Bestandteile des Wundexsudats (funktionstüchtige Leukozyten/Granulozyten, Immunglobuline u. a., also immunkompetente Zellen) von der Wunde genommen werden.

Einige Wundbehandlungsverfahren sind noch keine festen Bestandteile der Wundversorgung. Ihre Anwendung kann zukünftig sinnvoll sein, wenn mehr Erfahrungen ihre breite Anwendung rechtfertigen.

Gepulste Stimulation. Wunde wird mit niederfrequentem Strom stimuliert.

Steril gezüchtete Fliegenlarven. Durch das Einbringen von Maden der Schmeißfliegenart *Lucilia sericata* in die chronische Wunde, die ein feinmaschiges Netz am Verlassen der Wunde hindert, werden Heilungsvorgänge stimuliert. Nachdem die Wunde gereinigt und die Wundumgebung mit Hydrogelstreifen oder Hydrokolloidverband geschützt abgedeckt wurde (Schutz vor möglichem Juckreiz der Larven auf intakter Haut), werden die Maden auf einem Nylonnetz mit isotoner Kochsalzlösung aufgeschwemmt in die Wunde gegossen. Pro Quadratzentimeter Wundoberfläche werden 5 – 10 Larven gegeben. Die Larven sondern ein Sekret ab, das die Wunde reinigt. Die Larven „fressen“ sich keineswegs durch die Wunde, wie häufig behauptet wird. Darüber wird eine zweite Wundauflage aus Mullkompressen gegeben, die die Wundflüssigkeit aufnehmen sollen. Ein deutlicher Indikator für den Behandlungserfolg (Erscheinen rosaroten Granulationsgewebes) ist das Absterben der Larven; sie finden nur noch gesundes Gewebe vor (Marxer 1999).

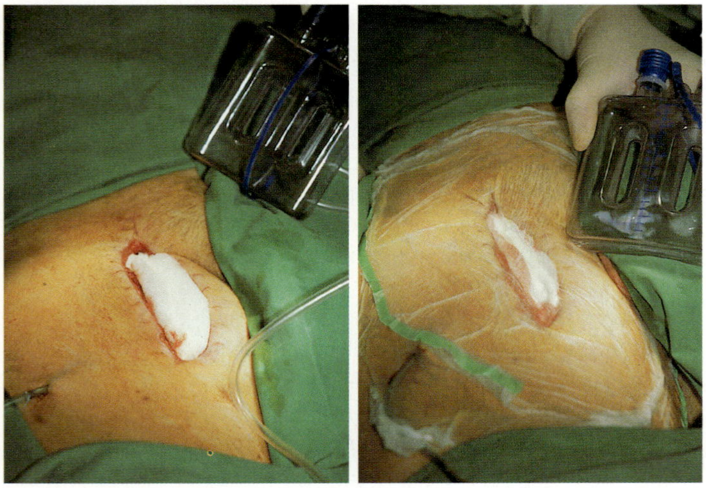

Abb. 51.4 Vakuumversiegelung einer Wunde. **a** vor, **b** nach der Vakuumversiegelung

Vakuumversiegelung **(Abb. 51.4)**. Ein mit Drainagen durchzogener Schwamm wird auf die Wundoberfläche gebracht und anschließend mit einer transparenten, wasserdampfdurchlässigen, trotzdem bakteriendichten Polyurethanfolie (am besten zu zweit) abgeklebt und an eine Vakuumquelle angeschlossen. Der Unterdruck sollte je nach Wundverhältnissen zwischen 0,4 und 0,8 bar liegen. Wundsekret und toxische Zerfallsprodukte werden kontinuierlich abgesaugt. Im Verband herrscht ein gleichmäßig temperiertes, „idealfeuchtes“ Wundmilieu. Beobachtet werden bei dieser Methode beschleunigte Heilungsverläufe mit gefäßreichem Granulationsgewebe, die Basis für plastische Sekundärmaßnahmen sind.

Hyperbare Oxygenation. In einer Druckkammer atmet der Patient bei hohem Druck reinen Sauerstoff. Dadurch werden verschiedene Wirkungen auf die chronische Wundheilungsstörung ausgelöst. Aktivierung von Leukozyten und Makrophagen, antiödematöse Wirkung durch Vasokonstriktion, bakterizide Wirkung auf anaerobe Erreger und Toxininaktivierung.

Thrombozytäre Wachstumsfaktoren. Wundheilungsfaktoren spielen bei der natürlichen Wundheilung eine entscheidende Rolle. PDWHF (platelet derived wound healing factors = thrombozytäre Wachstumsfaktoren) werden aus Thrombozyten gewonnen. Damit soll die Bildung von Granulationsgewebe angeregt werden, einschließlich Vaskularisation, Epithelisierung und Remodellierung der Wunde. Nach dem Prinzip der semiokklusiven feuchten Wundbehandlung wird eine Baumwollkompresse in der PDWHF-Lösung getränkt, ausschließlich auf den Wundbereich aufgebracht und mit einer Fettgaze großräumig abgedeckt. Über den täglich zu wechselnden Verband wird eine Bandage gewickelt. Die gleichzeitige Anwendung zelltoxischer (z. B. Wasserstoffperoxid), lokalantibiotischer oder antiseptischer Stoffe sollte vermieden werden.

Die Anwendung von Wachstumsfaktoren ist allerdings eine sehr teure Therapie, sodass sie eher speziellen Einsatzgebieten vorbehalten bleibt. Viele Wachstumsfaktoren haben eine nicht gesicherte Wirkung.

Wundauflagen

Wundauflagen sind heute mehr als ein Wundschnellverband oder Mullkompressen. Was über viele Jahre zur Blutstillung und zum Schutz der Wunde verwendet wurde, reicht nach entsprechenden Forschungen und umfangreichen praktischen Erfahrungen nicht mehr aus. Zwar soll auch heute die Wundabdeckung vor äußeren Einflüssen schützen, zusätzlich greift sie aber auch aktiv in den Heilungsprozess ein. Moderne Wundverbände schaffen für die nacheinander ablaufenden Heilungsphasen (vgl. **Abb. 51.1**) ein günstiges Mikroklima und unterstützen die physiologischen Heilungsprozesse.

Seit Mitte der 80er-Jahre setzt sich das Konzept der Wundbehandlung unter Okklusion durch. Es wurde beobachtet, dass Wunden unter Luftabschluss besser heilen als vergleichbare Wunden, die an der Luft trocknen. Eine Abdichtung von Wunden regt den Körper an, über den Blutweg Sauerstoff in das Wundgebiet zu fördern. Ein feuchtes, körperwarmes Wundmilieu intensiviert die optimale Wirksamkeit körpereigener Zellaktivitäten. Dem Erscheinungsbild der Wunde entsprechend haben die Verbände verschiedene Funktionen (**Tab. 51.2**).

Die in **Tab. 51.3** dargestellte Übersicht soll eine Auswahl aus der Vielzahl an angebotenen Materialien geben.

Der starke Wundgeruch stellt den Patienten selbst, seine Angehörigen und die Pflegenden oft auf eine harte Probe. Das Problem ist leider nicht völlig zu lösen, einige mildernde Hilfen gibt es jedoch:

Praxistipp

Eva Groß Krankenschwester

Regelmäßiges gründliches Lüften des Zimmers, Schälchen mit ätherischen Ölen aufstellen, Kräuterkissen im Raum aufhängen. Kohlehaltige Kompressen binden den Geruch besonders gut. Hydrokolloid- oder Hydropolymer-Verbände nützen, weil sie geruchsdicht sind. Aber: Entfernt man den Verband, riecht es besonders intensiv. Nehmen Sie auch aus diesem Grund alte Verbände nach dem Verbandwechsel aus dem Patientenzimmer.

Moderne Verbände sind in ihrer Anwendung eher spezifisch und müssen deshalb differenziert eingesetzt werden. Die Wahl der Wundauflage richtet sich dabei nach den Anforderungen, die die jeweilige Heilungsphase an die Funktion des Wundverbandes stellt. Geht es eher um eine Wundbettsanierung und Reinigung, um Wundkonditionierung zum Granulationsaufbau oder um den Wundverschluss? Die richtige Wahl der Wundauflage ist für den Fortgang der Wundheilung von besonderer Bedeutung.

Bakterielle Kontaminationen bedeuten keine Kontraindikation für Okklusivverbandtechniken. Finden sich jedoch die klinischen Zeichen einer lokalen oder systemischen Infektion (erneute Zunahme der Schmerzen, Schwellung und ein Anstieg von Temperatur und Leukozytenzahl), dürfen chronische Wunden nicht in dieser Art verbunden werden. Ebenso ist das Vorliegen einer Infektion mit anaeroben Keimen eine Kontraindikation für die Anwendung. Eine weitere Kontraindikation besteht bei ischämisch-gangränösen Läsionen, insbesondere mit Beteiligung tieferer Strukturen (Knochen, Sehnen, Faszien).

Tabelle 51.2 Funktionen moderner Wundverbände

Wunderscheinung	*Aufgabe des Verbandes*
trockene, nekrotische Wunden	Feuchtigkeitsretention
schorfbedeckte, feuchte Wunden	Feuchtigkeitsretention, Exsudataufnahme, Geruchsbindung*, antimikrobielle Wirkung*
saubere, exsudative Wunden	Exsudataufnahme, Geruchsbindung*, antimikrobielle Wirkung*, Wärmeisolierung
trockene oder wenig Sekret fördernde Wunden	Feuchtigkeitsretention, Schutz vor Verkleben mit dem Wundgrund, Wärmeisolierung

* nicht immer erforderlich

Merke

Nur konsequente Pflege unterstützt die Heilung chronischer Wunden!

Die Liste angebotener Substanzen, die die Granulation und Epithelisierung fördern sollen, ist lang. Meistens fehlen klinische Beweise. Andererseits hemmen metallhaltige Pasten, die meisten Antiseptika und viele pflanzliche Präparate die Wundheilung. Bei Langzeitanwendung können sie bei offenen Wunden Allergien und Hautirritationen fördern.

Frühzeitige Pflege der Narbe, d. h. der verschlossenen Wunde, und ihrer Umgebung hält die Haut geschmeidig. Das Einreiben kommt zudem einer leichten Gewebemassage gleich und wirkt wohltuend. Es eignen sich dazu Öle, z. B. Johanniskrautöl, Mandelöl sowie Ringelblumen-(Calendula-) und Sonnenhutsalbe (Echinacea). Der Patient kann vor der Entlassung zur Selbstpflege angeleitet werden.

Hygiene der Wundbehandlung

Einige Merkpunkte zur Hygiene beim Wechsel von Wundverbänden (z. B. bei Verbandwechsel bei peripherem Venenkatheter, **Abb. 51.5**) werden im Folgenden aufgeführt.

Praxistipp

Eva Groß Krankenschwester

Möglichst zu zweit arbeiten, insbesondere bei aufwendigen Verbänden, z. B. bei großen Druckgeschwüren, Verbrennungen und Dehiszenz der Bauchwandschichten.

Schutzkleidung. Bei ausgedehnten infizierten Wunden ist das Tragen von Schutzkitteln bzw. textilen Einmal-Schürzen sinnvoll. Vor dem Anziehen und nach dem Ausziehen der Handschuhe sollte eine hygienische Händedesinfektion (Einwirkzeit 30 Sek.) durchgeführt werden. Empfehlenswert ist beim

Tabelle 51.3 Moderne Wundauflagen

Wundauflagen	*Einige Wirkungsprinzipien*	*Handelsformen*
1. Inaktive Wundauflagen		
Baumwoll-Mullkompressen	gute Saugfähigkeit, weich geschmeidig, Wirkung einer Kapillardrainage und luftdurchlässig; sie verkleben mit der Wunde und traumatisieren diese beim Entfernen des Verbandes	z. B. ES-Kompresse
Saugkompressen → Saugvlies-Kompressen → Viskose-Gaze-Kompressen (Faserverbundstoffe)	saugfähig, weich und anpassungsfähig, luftdurchlässig, gute Polsterwirkung, für Wunden mit sehr starker Sekretion	z. B. Zetuvit
Salbenkompressen (weitmaschiges Baumwollgewebe oder spezielle Vliesstoffe, mit Salbe getränkt)	verkleben weniger mit dem Wundgrund durch Salbenmasse ohne Wirkstoff, z. B. für großflächige Wunden (Verbrennungswunden); Absaugen des Wundsekretes erfolgt mithilfe aufgelegter Mull- und Saugkompressen	z. B. Atrauman, Oleotüll
2. Interaktive Wundauflagen		
Polyurethan-Schäume	Hohes Sekretaufnahmevermögen durch Kapillarwirkung (Flüssigkeit steigt in dünnen Röhren infolge ihrer Oberflächenspannung nach oben) und irreversible Sekretbindung durch Adsorption (Flüssigkeit wird an den Kapillarwänden durch chemisch-physikalische Anziehungskräfte festgehalten), hochsaugfähig (bis zum 10fachen ihres Eigengewichts) und nicht ausdrückbar.	z. B. Allevyn, Allevyn cavity, Cutinova foam
Hydrokolloide	Die wundabgewandte, nicht klebende Seite besteht aus semiokklusivem Folienmaterial, das gegen bakterielle Kontamination schützt, jedoch einen Gasaustausch zulässt. Die hydrokolloide Wirkseite des Verbandes nimmt aus der Wunde durch Quellung Flüssigkeit auf; der Kolloidanteil des Verbandes bindet nach und nach Exsudat und verwandelt sich dabei in ein freies Gel, das die Vertiefungen der Wunde auskleidet.	z. B. Askina Biofilm, Varihesive, Hydrocoll, Comfeel plus, Tegasorb
Weiterentwicklung: Hydropolymere	Die Hydropolymere erzeugen ein Gel, halten es aber in einer stabilen Matrix im Verbandinneren.	Tielle, Spyrosorb
Hydrogele	Führen der Wunde von Anfang an Feuchtigkeit zu, sie haben einen hohen Wasseranteil; speziell in trockenen Wunden wirken sie aufquellend und lösen Beläge und Nekrosen, sie können aber auch Feuchtigkeit aufnehmen und speichern; verlängerte Verbandwechselintervalle sind möglich; Gel wird mit Ringer-Lösung ausgespült.	z. B. Intra Site Gel, Varihesive-Hydrogel, Nobagel, Hydrosorb, Nu-Gel, Askina Transorbent
Alginate	Diese Kompressen bestehen fast ausschließlich aus Bestandteilen der braunen Seealge. Aus dem trockenen Alginatgerüst entsteht unter Exsudataufnahme ein Gel. Ihre immense Saugleistung und optimale Anpassung z. B. in tiefen Ulcera oder Nischenwunden sind besondere Eigenschaften. In Wundtaschen (Kavitäten) sollte die Tamponade, ihrem Namen zum Trotz, nur locker eingelegt werden: sie quillt in der Wunde zu einem strukturbeständigen Gel.	z. B. Nobaalgin, Algosteril, Comfeel Ca-Alginat, Sorbalgon, Algi Site M
Folien	Hauchdünne synthetische Folienverbände aus Polyurethan eignen sich zur Abdeckung akuter Wunden nach primärer Wundversorgung.	Opsite, Tegaderm, Bioclusive, Cutifilm
Folien (Wundvakuumversiegelung)	Ohne weiteres eignen sich Folienverbände nicht für chronische Wunden, da sie kein Wundsekret absorbieren können. Zur Versorgung chronischer Wunden: Nach Reinigung der defekten Hautpartie erfolgt eine Abdeckung der Wunde mit einem Kunststoffschwamm aus Polyvinylalkohol. Luftdicht in den Schaum eingebettete Drainagen werden an eine Vakuumpumpe angeschlossen. Mit der transparenten Folie, die das gesamte Wundgebiet abdeckt, erfolgt die Oberflächenversiegelung. Das Ausüben eines Unterdrucks auf Wunden beschleunigt die Bildung von gefäßreichem Bindegewebe. Wundödem, Beläge und Bakterienkolonisation werden bedeutend reduziert.	Opsite, Tegaderm, Bioclusive, Comfeel Filmverband
3. Aktive Wundauflagen		
→ Aktivkohle-Kompressen → Silber-Aktivkohle-Kompressen	Sie greifen durch adsorptive Vorgänge aktiv ins Wundklima ein und haben im Gegensatz zu den interaktiven Auflagen einen chemisch-physikalisch definierten, gezielten Wirkungsmechanismus. Sie haben aber keine nennenswerte Saugleistung für Sekret. Sie sind sehr gut aufnahmefähig für Bakterien und verschiedene Zerfallsprodukte, Proteine aus Eiter und Endotoxine können sie jedoch nicht absorbieren. Das auf der Kohle fixierte Silber kann die Mikroorganismen abtöten. Weitere Vorteile von Kohleverbänden: sie sind dünn, anschmiegsam, weich, atmungsaktiv und geruchsbindend.	Carbonet, Carboflex, Actisorb Plus
Jodgaze	antiseptische Wirkung	Jodoform Tamponade

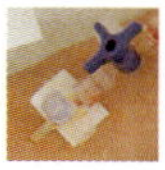

Verbandwechsel eines Venenkatheters (Abb. 51.5)

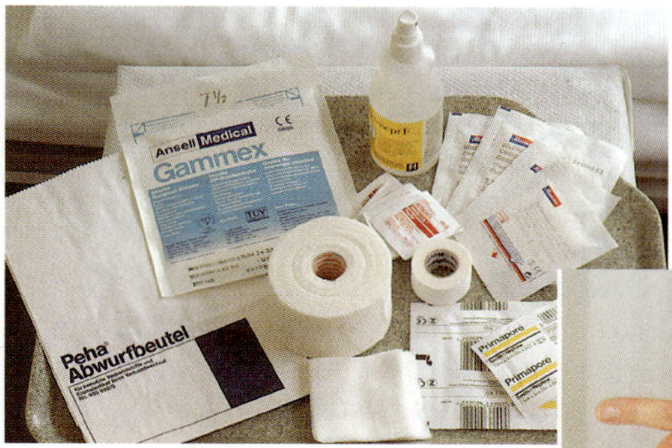

1 Materialien: Abwurfbeutel, sterile Handschuhe, Desinfektionsmittel, sterile Kompressen in zwei verschiedenen Größen, steriles Pflaster, Fixationspflaster, Mullbinde.

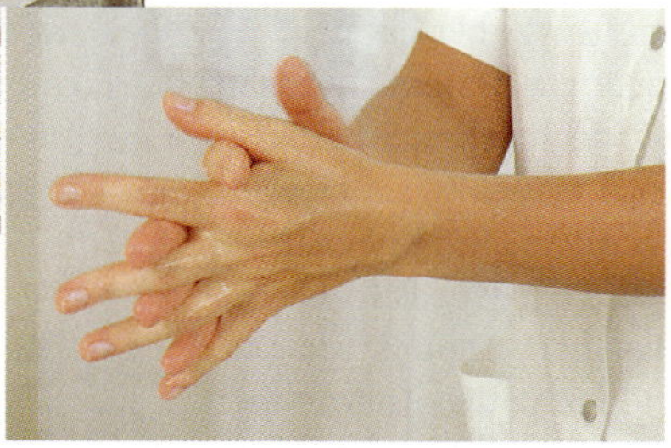

2 Desinfektion der Hände.

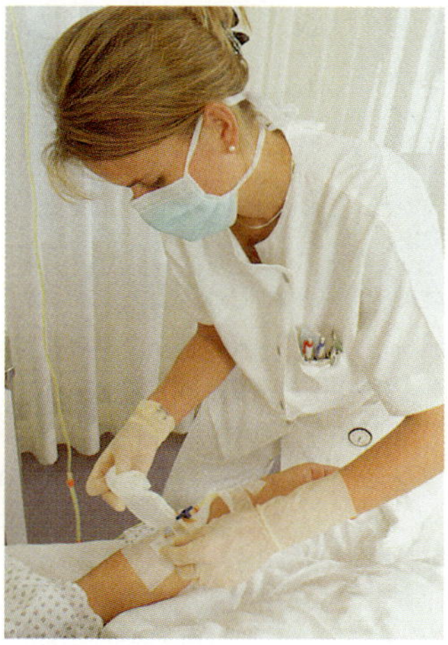

3 Entfernen des alten Verbandes. Bitte denken Sie daran: sobald Sie eine Erkältung haben, müssen Sie einen Mund-Nasen-Schutz tragen, um eine Kontamination der Eintrittspforte zu verhindern.

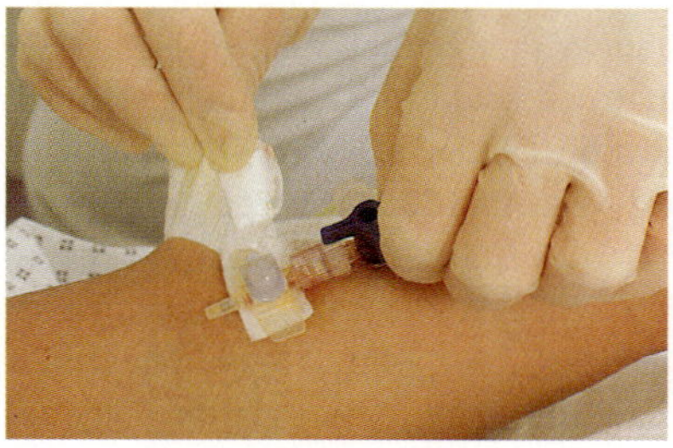

4 Sichern Sie beim Entfernen des letzten Pflasters mit einer Hand den Katheter, um eine mögliche Lageveränderung zu verhindern. Zusätzlich sichernd wirkt ein Pflasterzügel am Infusionssystem (auch in Abb. 6 gut zu erkennen).

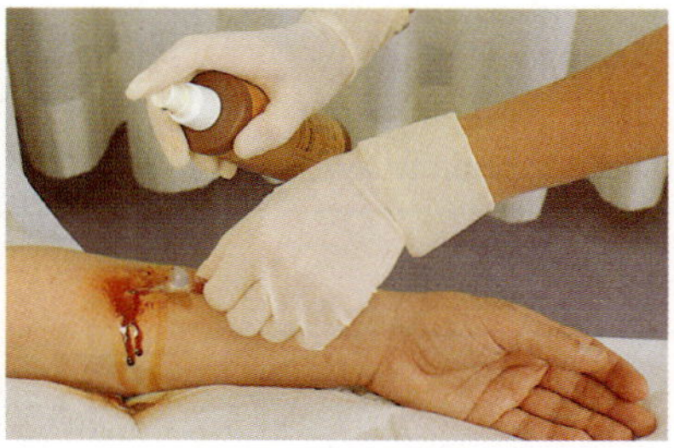

5 Nach der Desinfektion wird die Einstichstelle von innen nach außen gereinigt, um zu vermeiden, dass Keime zur Eintrittspforte gelangen.

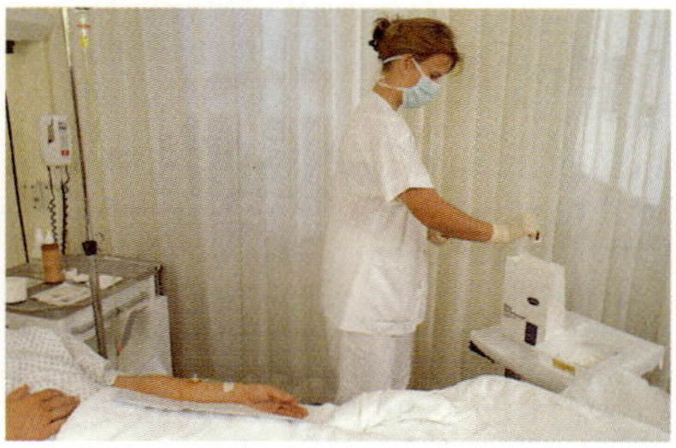

6 Die Trennung von reiner Seite (links) und unreiner Seite (rechts) ist hier sehr schön zu sehen. Es wird auch deutlich, warum die Sicherung des Katheters vor Dislokation so wichtig ist. Die Pflegeperson kann nicht jede Sekunde den Katheter mit ihrer Hand fixieren.

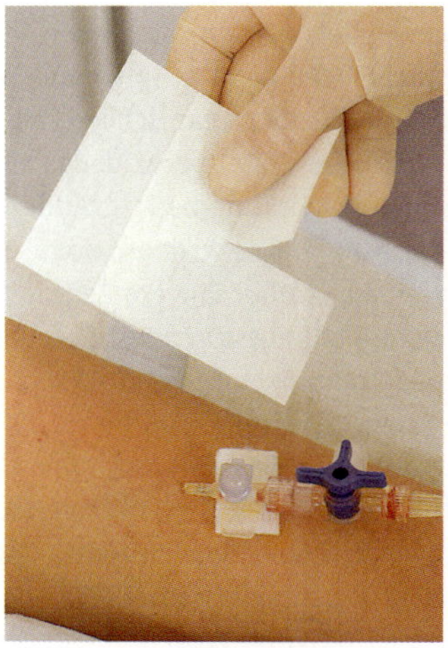

7 Eine kleine Kompresse schützt vor Druckgeschwüren und wird mit dem Pflaster, das die Einstichstelle schützt, fixiert. Das Pflaster darf nicht über den Dreiwegehahn geklebt werden, um einen Wechsel noch zu ermöglichen.

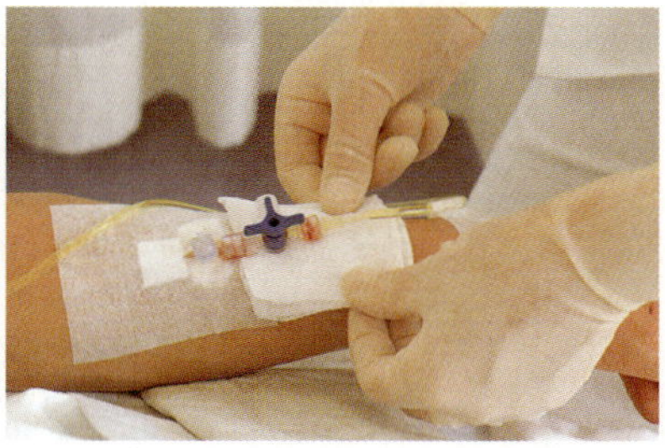

8 Eine Kompresse wird zur Dekubitusprophylaxe zwischen Dreiwegehahn und Haut geschoben.

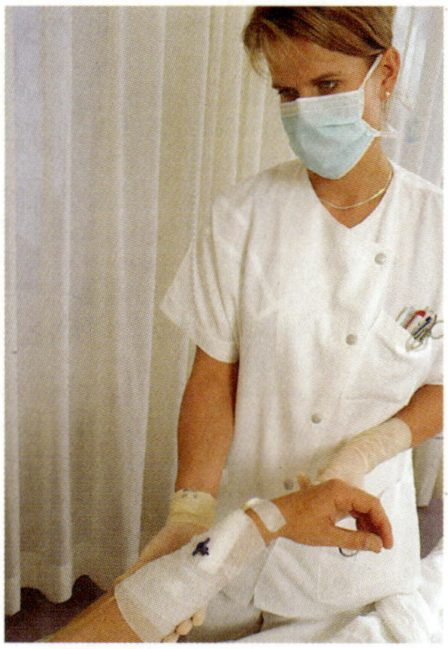

9 Eine Mullbinde fixiert zusätzlich das Infusionssystem. Es sollte in Zusammenhang mit dem Verbandwechsel erneuert werden, da sonst die Mullbinde wieder entfernt werden müsste.

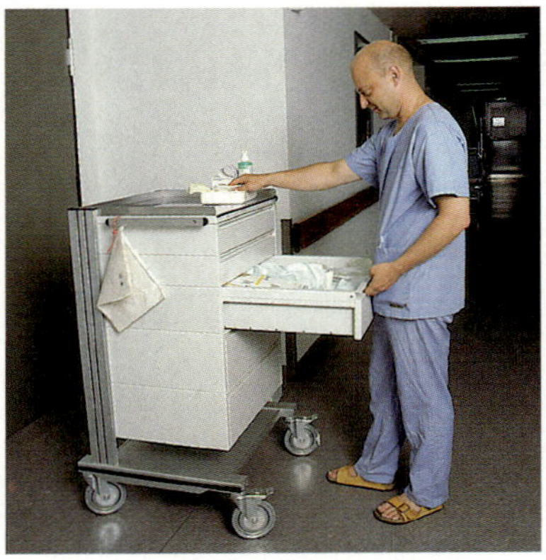

Abb. 51.6 Verbandwagen zur Lagerung des Materials

Verbandwechsel die Non-touch-Technik, d.h., dass zum Abnehmen des Verbandes Einmalhandschuhe verwendet werden und zur Versorgung der Wunde sowie zum Auflegen der ersten Verbandslage sterile Handschuhe bzw. Instrumente. Es sollte unbedingt vermieden werden, mit kontaminierten Handschuhen Flaschen, Tuben, Arbeitsflächen, usw. zu berühren.

Verbandmaterial. Das benötigte Material wird im Verbandwagen (**Abb. 51.6**) oder in einem Schrank der Station gelagert. Es hat sich in der Praxis bewährt, einen Verbandwagen nicht mit ins Patientenzimmer zu nehmen. Stattdessen wird ein jeweils frisch desinfiziertes (z.B. mit 70%igem Alkohol) Tablett mit Verbandmaterial benutzt, um die Gefahr von Kreuzkontaminationen zu vermeiden. Bei materialaufwendigen Verbandwechseln kann auch ein fahrbarer Mehrzweckwagen eingesetzt werden. Die für den Verbandwechsel erforderlichen Gegenstände sollten hygienisch zweckmäßig platziert werden.

Tabelle 51.4 Auswahlkriterien für Wirkstoffe zur Wundantiseptik

Wirkstoffe und Präparate	*Antimikrobielle Wirkung*	*Zytotoxizität*
Polihexanid-Lösung, z.B. Lavasept	in Konzentrationen von 0,2%, 0,1% und 0,05% (in Ringer-Lösung) sichere Wirksamkeit gegen breites Erregerspektrum (insbesondere gegen S. aureus und gegen P. aeruginosa wirksam)	hohe Gewebeverträglichkeit, geringe systemische Toxizität; nicht anzuwenden bei Schwangerschaft/in der Stillperiode
PVP-Jodpräparate, z.B. Braunol 2000	rasche Sofortwirkung bei oberflächlichen Wunden (konzentriert); bei tiefen Wunden 1 : 10 mit Ringer-Lösung verdünnt; sehr gute antimikrobielle Wirksamkeit, Wirkungseinbuße durch Blut und Sekret	Mittel der 2. Wahl in Bezug auf Gewebeverträglichkeit; nicht bei Schwangerschaft, Früh- und Neugeborenen, Schilddrüsenerkrankungen anwenden
Kaliumpermanganat, 5%ige Lösung	wird durch Blut rasch inaktiviert, keine ausreichende Wirkung	
Wasserstoffperoxid, 3%ige Lösung	wird durch Blut rasch inaktiviert, keine ausreichende Wirkung, allerdings gute Reinigungswirkung	
Octenidin, z.B. Octenisept	gute antimikrobielle Wirkung	ausgeprägte In-vitro-Gewebetoxizität wurde festgestellt
Ethanol, z.B. softasept N	gute antimikrobielle Wirkung	mit PVP-Jod-Lösung vergleichbar (s. Nabelschnurantiseptik, S. 761); Anwendung wegen Brennen nur im Ausnahmefall!

Indikationsgerechte Wundantiseptik. Grundsätzlich ist zwischen der prophylaktischen Antiseptik und der Anwendung aus therapeutischer Indikation zu unterscheiden. Typische prophylaktische Indikationen sind die Primärversorgung verschmutzter, kontaminierter Wunden sowie die Versorgung traumatogener Wunden. Die Wundantiseptik erfolgt hier immer mit chirurgischer Wundrevision bzw. Débridement. Keine Indikation zur Antiseptik besteht bei folgenden Wunden:

- abgetrocknete Operationswunde ab dem 2. Tag,
- heilende Gelegenheitswunde,
- heilende Hauttransplantate,
- chronische Wunden (hier darf eine Zellschädigung und bakterielle Resistenzentwicklung nicht in Kauf genommen werden).

Merke
Bedenken Sie die Zytotoxizität der lokalen Wunddesinfektionsmittel.

Bei der Auswahl lokal anzuwendender Wundantiseptika sind in erster Linie folgende Kriterien zu berücksichtigen: die Wirkung gegen Mikroorganismen (antimikrobielle Wirkung), die Geschwindigkeit der Wirkungsentfaltung sowie die Wirkungsbeeinflussung durch Eiweiß, Blut und pH-Veränderungen, eine mögliche Resistenzentwicklung gegen Mikroorganismen und Zytotoxizität (Giftigkeit auf die Zellen) und Wundverträglichkeit. Es gibt nur eine kleine Auswahl zellverträglicher Mittel ohne Selektionsdruck. Zu den wichtigsten Gruppen gibt es einige aktuelle Beobachtungen (**Tab. 51.4**, nach Kramer).

Für oberflächliche, lokal begrenzte Wunden und (1 : 10 mit Ringer-Lösung verdünnt) in tiefen Wunden sind PVP-Jod-Lösungen geeignet. Lavasept und PVP-Jod-Präparate (z.B. Braunol 2000) dürfen nicht zusammen angewendet werden; sie haben Wechselwirkungen! Nicht oder nicht ausreichend wirksam sind Farbstoffe, quecksilberorganische Verbindungen (Merbromin) und Wasserstoffperoxid, das allerdings eine gute Reinigungswirkung besitzt. Andere lokale Antiseptika (Farbstoffe, quecksilberhaltige) und antibiotikahaltige Salben über längere Zeit angewandt haben ein wundheilungsstörendes Potenzial: sie schädigen die Granulozytose und Lymphozytose mehr als die Erreger. Weiterhin stören sie die Durchblutung und behindern die Bildung von Granulationsgewebe. Dadurch verzögern sie signifikant die Heilung, abgesehen davon, dass sie Kontaktallergien und Resistenzen Vorschub leisten.

Nach dem Verbandwechsel. Wegen möglicher Handschuhdefekte ist nach dem Verbandwechsel eine erneute hygienische Händedesinfektion erforderlich. Die Arbeitsfläche und der evtl. verwendete Verbandwagen müssen desinfiziert werden.

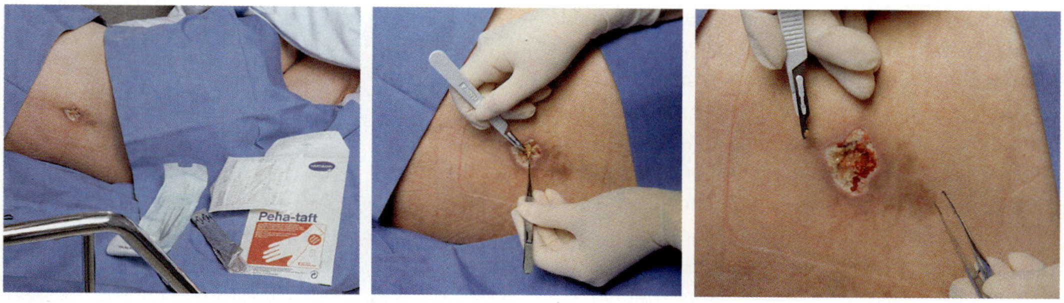

a b c

Abb. 51.7 Débridement eines Druckgeschwürs. **a** Benötigtes Material, **b** nekrotisches Gewebe wird mit der Pinzette angehoben und mit dem Skalpell entfernt, **c** blutet die Wunde leicht, ist das nekrotische Gewebe entfernt

Eva Groß Krankenschwester

Praxistipp

Vermeiden Sie bei Ihrer Arbeit Kreuzkontaminationen! Bei der Betreuung von Patienten mit septischen Wunden immer an die gezielte tägliche Desinfektion von patientennahen Flächen (Nachttisch, Bettplatz, Waschbecken, WC usw.) und Fußboden denken. In diesem Fall sollte nach Entlassung des Patienten auch das Patientenbett desinfizierend aufbereitet werden.

51.1.3 Pflegerische Aufgaben

Wundmanagement

Ein konsequentes Wundmanagement beinhaltet die Beurteilung der Wunde mit aussagefähiger Dokumentation (S. 1541), die Entfernung abgestorbenen Gewebes, die kontinuierliche Wundreinigung, das Anlegen eines physiologischen Wundverbandes, Maßnahmen, die der Prävention und Behandlung einer Infektion dienen und systemische Maßnahmen zur Unterstützung der Wundheilung.

Eine optimale Wundbehandlung wird oft sehr einseitig als lokales Geschehen angesehen. Neben den lokalen Faktoren sind dabei aber auch systemische Einflüsse zu berücksichtigen. **Tab. 51.5** nennt lokale Störfaktoren, die bei einer adäquaten Dekubitustherapie zu berücksichtigen sind, **Tab. 51.6** systemische. Die geringsten Schwierigkeiten sind bei primär heilenden, durch Naht verschlossenen Wunden zu erwarten. Der Verband hat hier die Aufgabe,

Tabelle 51.5 Lokale Störfaktoren der Wundheilung (nach Initiative Chronische Wunden 1999)

Lokale Faktoren	*Pflege- und Behandlungsprinzip*
Gewebehypoxie	weitgehende Kausaltherapie (z. B. möglichst vollständige Druckentlastung)
Nekrosen	Débridement (**Abb. 51.7**), Wundreinigung
Infektion	therapeutisches Einwirken auf die Wundinfektion, hygienisches Arbeiten, standardisiertes Vorgehen
unphysiologische Wundbehandlung (zelltoxische Risiken der eingesetzten Wirkstoffe und ungeeignete Verbandmaterialien)	phasengerechter Wundverband

Tabelle 51.6 Systemische Einflussfaktoren auf die Wundheilung (nach Kramer 1999, Initiative Chronische Wunden 1999)

Systemische Faktoren	*Pflege- und Behandlungsprinzip*
Wandlung des patienteneigenen Keimspektrums durch den Krankenhausaufenthalt	kurze präoperative Verweildauer
Hungern (Herabsetzung der Wundgranulation), Mangelernährung, niedriger Albuminserum-Spiegel, Vitamin-C- (Mangel erhöht die Kapillarpermeabilität) und Vitamin-A-Gehalt im Blut (Mangel reduziert die Granulation und Epithelisierung)	Verbesserung der Ernährungssituation, gezielte Substitution
Zinkmangel (Verzögerung der Wundheilung) und Eisenmangel (reduzierte Kollagenbildung)	gezielte Substitution
Fieber, Exsikkose	optimale postoperative Flüssigkeitssubstitution
herabgesetzter Immunstatus	Eigenblutspende bevorzugt, da Fremdblutersatz immunsuppressiv wirkt
Medikamente: Zytostatika, Kortikoide, Antibiotika	
Rauchen (Hemmung der Wundheilung)	Nikotinabstinenz möglichst eine Woche prä- und 3 Wochen postoperativ
schlechter Allgemeinzustand	Vermindern von Risikofaktoren bei geplanten Eingriffen
Multimorbidität	Behandlung bestehender Krankheiten
fortgeschrittenes Alter	
Immobilität	regelmäßiges Umlagern, Mobilisation
mangelnde Mitarbeit des Patienten	psychosoziale Betreuung
chronische Schmerzen	ausreichende Schmerztherapie
Inkontinenz	adäquates Ableitungssystem, Kontinenzförderung

evtl. Sickerblutungen aufzunehmen und die Wunde vor Sekundärkontaminationen bzw. vor mechanischen Irritationen zu schützen. Nach 48 Stunden gilt die aseptische Wunde als verschlossen, deshalb muss danach kein Verband mehr angelegt werden. Ungleich höher sind dagegen die fachlichen Anforderungen an das Können des Ausführenden bei einem Verbandwechsel bei sekundär heilenden, akuten und chronischen Wunden. Hier handelt es sich um eine bedeutsame therapeutische Maßnahme, mit der alle Wundheilungsphasen beeinflusst werden können.

Bei der Situationseinschätzung in Bezug auf die Wunde bzw. die Wundbehandlung sind folgende Aspekte zu berücksichtigen:

Welche Arztanordnungen liegen vor? Die Durchführung des Wundverbandes ist ärztliche Tätigkeit. Meist wird der erste postoperative Verband durch den behandelnden Arzt entfernt oder gewechselt. Die weiteren aseptischen Verbandwechsel bzw. die Versorgung des Patienten mit chronischer Wunde führen dann Pflegende aus. Bei Veränderung der Wundverhältnisse muss der Arzt ausdrücklich mündlich informiert werden. Gerade in diesen Fällen ist es erforderlich, dass der Verlauf der Wundheilung mithilfe der Dokumentation nachvollzogen werden kann.

Wie war der Verlauf bis jetzt? Was sagt die Pflegedokumentation? Gibt es Veränderungen? Benötige ich zusätzliche Informationen?

Eva Groß
Krankenschwester

···> Praxistipp
Eine konsequente Fotodokumentation kann eine gute Ergänzung zur Verlaufsdokumentation darstellen.

Worauf ist beim Verbandwechsel zu achten? Beobachtungskriterien, Pflegestandard usw. **Was** muss dokumentiert werden? **Welches** Material brauche ich? Aus dem Schrank oder Verbandwagen wird das notwendige Material bereitgelegt (**Tab. 51.7, Abb. 51.8**). **Wie** organisiere ich den Ablauf? Die Reihenfolge der Verbandwechsel im Stationsbetrieb ist bei mehreren Verbandwechseln und verschiedenen Patienten unwesentlich: die jeweilige Ausführung muss so erfolgen, dass keine Erregerübertragung stattfindet; dabei ist das Tablettsystem und eine sorgfältige Händehygiene hilfreich. Das Tablett darf jedoch nicht auf dem Bett des Patienten abgestellt werden; ggf. kann der Nachttisch-Auszug benutzt werden.

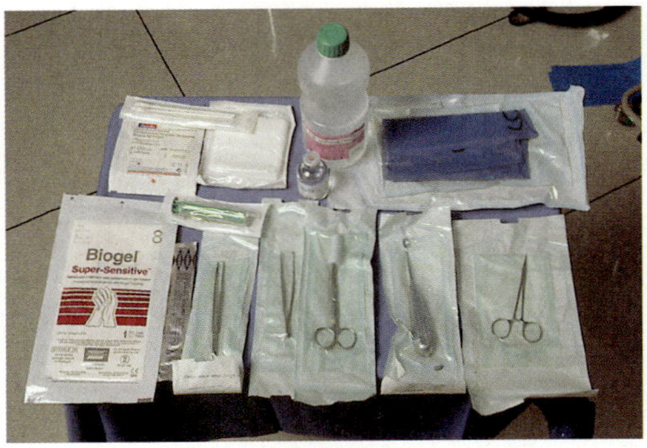

Abb. 51.8 Material für einen Verbandwechsel (unten von links nach rechts): sterile Handschuhe, Skalpell, Pinzetten (anatomisch und chirurgisch), sterile Schere, scharfer Löffel, Klemme; (oben) Kompressen, sterile Watteträger, Spüllösung (Ringer), steriles Abdecktuch

Zweckmäßiges Platzieren der Gegenstände:

- ···> den Entsorgungssack patientennah, evtl. am Nachttisch-Auszug, festkleben,
- ···> nichtsterilisiertes Material patientennah vorbereiten (Flaschen, Tuben, geschlossene Sets, Heftpflaster usw.),
- ···> sterilisiertes Material patientenfern anordnen. Damit lässt sich das „Übergreifen" über sterile Materialien vermeiden, z. B. beim Abwerfen gebrauchter Verbandstoffe,
- ···> benutzte Instrumente in Container für die Trockenentsorgung (zur maschinellen desinfizierenden Aufbereitung) ablegen oder in Desinfektionsmittel-Lösung,
- ···> die Arbeitsfläche (Tablett, ausgepacktes Set, Nachttisch-Auszug) immer neben der Pflegeperson anordnen, nie hinter ihr.

Tabelle 51.7 Beispiel für zum Verbandwechsel benötigtes Material

steril	*unsteril*
···> Einmalhandschuhe (nicht unbedingt Latex!) ···> evtl. Abdecktuch ···> anatomische und chirurgische Pinzetten zur Verbandabnahme, zum Débridement und zur Wundreinigung ···> evtl. scharfer Löffel oder Skalpell zum Débridement und zur Wundrand-Auffrischung ···> evtl. Wundantiseptika (streng die Indikation beachten!) ···> Spritzen und Ringer- oder NaCl-0,9%-Lösung ···> evtl. Knopfkanüle und Sonden zum Sondieren der Wundentiefe und zum Spülen ···> Tupfer, Kompressen, evtl. Alginat-Tamponade ···> Schere ···> Klemme, einzeln verpackt ···> evtl. Material zur Faden- oder Klammerentfernung	···> Einmalschürzen (Textilschürze) ···> Händedesinfektionsmittel ···> Einmalhandschuhe (nicht unbedingt Latex!) ···> Abwurfbeutel ···> desinfiziertes Tablett zum patientenindividuellen Transport der Materialien ···> Mund-Nasen- und Haarschutz bei großflächigen Wunden bzw. besonderer Infektiosität ···> Fixiermaterial wie Pflaster, Vliese, Binden, Netz- oder Schlauchverbände ···> Verbandschere

Falls erforderlich, muss der Patient ca. 20 Minuten vor dem Verbandwechsel nach ärztlicher Anordnung ein Schmerzmittel erhalten.

Wer hilft mir? Kann ich die Wunde allein verbinden oder brauche ich die Mithilfe einer zweiten Pflegeperson? Bei größeren Wunden und komplizierten Verbänden wird zur Wahrung der Asepsis immer eine zweite assistierende Person benötigt. Wie koordinieren wir das Vorgehen?

Welche hygienischen Schutzmaßnahmen sind zu treffen? Bezüglich des *Patienten*: Vor Beginn des Verbandwechsels ist der Patient zu informieren. Nach Abnahme des Verbandes soll er nicht mehr über die Wunde sprechen. Bezüglich der *Pflegeperson*: vor und nach dem Verbandwechsel hygienische Händedesinfektion durchführen, sterile oder unsterile (zur Verbandabnahme) Handschuhe wählen, größere Verbände außerhalb der Routinevisite mit eigenem Schutzkittel oder Vorbindeschürze durchführen. Wenn Pflegende eine Erkältungskrankheit haben und es sich um Verbände an großen Wundflächen handelt, ist der Mund-Nasen-Schutz angebracht. Bezüglich des *Materials*: sterile Materialien auf eine sterile Unterlage legen. Nicht zu früh vorbereiten, sonst werden sie durch längeres Offenstehen kontaminiert. Lässt sich die frühzeitige Vorbereitung nicht vermeiden, die Materialien steril abdecken.

Wo liegen Störfaktoren der Umgebung? Keinen Staub oder Keime aufwirbeln durch gleichzeitige Reinigungsarbeiten im Zimmer, Betten des Nachbarpatienten oder geöffnete Fenster und Türen bei einem Verbandwechsel. Der Schutz des Patienten hat hier auch eine hygienische Bedeutung im Sinne der Intimität und des persönlichen Geheimnisses (Bettvorhang oder Stellwand). Keine „Menschenansammlungen" im Patientenzimmer beim Verbandwechsel. Für gute Beleuchtung und genügend Platz sorgen.

Wem dienen die Maßnahmen? Den Patienten informieren über Zweck, Vorgehen (dabei nicht über der Wunde sprechen), Verhalten (Hände nicht in den Handlungsbereich bringen), die Schmerzmittelgabe rechtzeitig vorher veranlassen (z. B. bei Verbrennungswunden, beim Ziehen eines T-Drains oder eines Tampons), für eine bequeme, zweckmäßige Lagerung sorgen, Zeit einräumen für Fragen, evtl. Angehörige schulen (in der ambulanten Pflege).

Wundbeurteilung

Zu einer adäquaten Wundbehandlung ist die Feststellung des vorherrschenden Wundstadiums Voraussetzung. Selbst der Erfahrene hat damit oft Schwierigkeiten. Die Beschreibung der Farbe sowie weitere Kriterien der Wundoberfläche können dabei hilfreich sein (**Tab. 51.8**).

Zur korrekten Beurteilung des Wundzustandes gehört, die Beschaffenheit des Exsudats (serös, blutig) zu beschreiben sowie das Ausmaß der Sekretion (stark sezernierend, Wunde am Austrocknen usw.). Weiterhin sind der Grad der Blutungsneigung, die Schmerzhaftigkeit der Wunde sowie evtl. Infektionsanzeichen festzuhalten (Schwellung, Rötung, gelbliche oder grünliche, schmierige Beläge, Geruch). Die Wunddokumentation erfolgt schriftlich, evtl. auch fotografisch. Eine schriftliche Dokumentation muss grundsätzlich immer erfolgen. Mindestens drei Gründe sprechen dafür:

Wundanalyse. Es geht um die Beurteilung von Wundgröße, Wundtiefe, Unterminierungen, Wundstadium, Wundumgebung usw. Hat sich die Wunde seit dem letzten Verbandwechsel vergrößert/verkleinert? Gibt es Fortschritte, Stagnation oder Rückschläge in der Behandlung? Muss die Behandlung geändert werden? Zur Größenbestimmung ist zunächst der Durchmesser zu bestimmen (**Abb. 51.10 a**). Bei tiefen Geschwüren (z. B. Dekubitus) ist eine Tiefenbestimmung mit ihren Höhlen- und Taschenbildungen sowie Unterminierungen wichtig (**Abb. 51.10 b, c**).

Informationsweitergabe. Um Beobachtungsergebnisse an die weiter- oder mitbehandelnden Kollegen (Pflegende und Ärzte) ohne Verlust an Fakten weitergeben zu können, ist korrekte Dokumentation erforderlich.

Tabelle 51.8 Wundstadien (nach Kramer u. a.)

Verlaufsphase	*Hauptmerkmal der Wundoberfläche*	*zusätzliche Kriterien*
Beläge und Nekrosen (Ausmaß und Beschaffenheit, **Abb 51.9**)	schwarz (nekrotisch, ledrig)	trocken/feucht bis nass/Rand der Nekrose fest verbacken/Rand der Nekrose teilweise locker
	schwarz/gelb (Mischphase von Nekrose und Fibrin)	trocken/feucht/nass
	schwarz/gelb/rot (Mischphase von Nekrose + Fibrin + Granulation)	trocken/feucht/nass
	gelb (Fibrinbelag)	trocken/feucht/nass
Granulation (Vorhandensein, Beschaffenheit)	gelb/rot (Fibrin + Granulation)	trocken/feucht/nass
	rot (feste Konsistenz, feinkörnig, gut durchblutet)	trocken/feucht/nass
Epithelisation (Umfang)	rot/rosa (Granulation + beginnende Epithelisation)	trocken/feucht/nass
	rosarot (epithelisiert) Neubildung der Epidermis von den Wundrändern aus	instabile, dünne, brüchige Haut/teils ekzematisierte Haut/trockene Haut/normale Hautkonsistenz

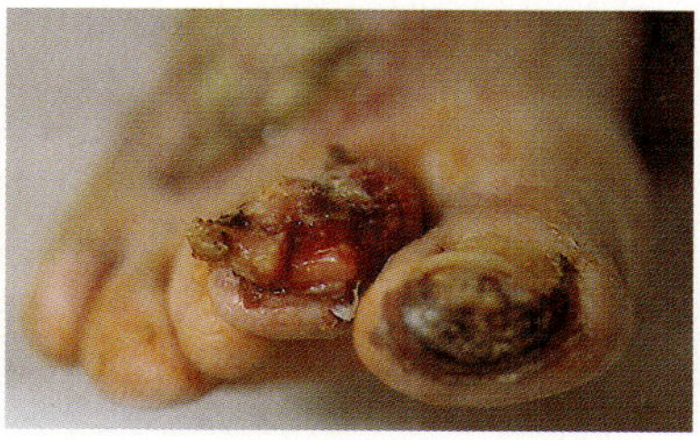

Abb. 51.9 Trockene Nekrose (großer Zeh), feuchte Nekrose (zweiter Zeh)

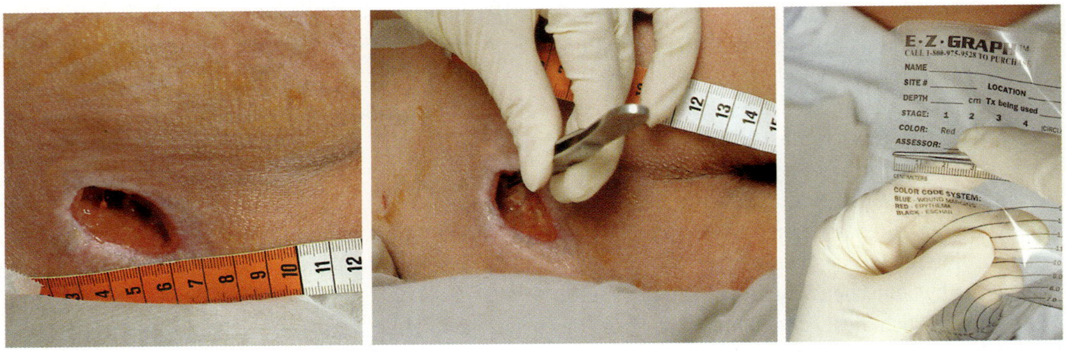

a b c

Abb. 51.10 a – c Wundanalyse.
a Bestimmung des Wunddurchmessers mit einem Bandmaß,
b, c Bestimmung der Wundtiefe mit einer Pinzette

(Haftungs-)rechtliche Gründe. Um Beweise für die regelmäßig durchgeführten prophylaktischen und therapeutischen Maßnahmen der Wundbehandlung sichern zu können, ist die schriftliche Dokumentation von Wundzustand, Wundversorgung und Verbandwechsel unerlässlich; sie kann nicht durch ein Foto ersetzt werden. Hilfreich ist dafür ein vorgegebener Dokumentationsbogen (ICW 1999, Sitzmann 1998). Die *schriftliche Dokumentation* des Wundzustandes sollte zeitnah erfolgen, aber erst nach Beendigung des Verbandwechsels, damit während der Wundversorgung keine Unterbrechung entsteht. Bezüglich der *fotografischen Dokumentation* muss beachtet werden, dass der Patient der Aufnahme zustimmt und das Foto immer mit Datum, Größenangaben und Patientendaten versehen ist. Sie ist Bestandteil der Patientenakte.

Eva Groß Krankenschwester

Praxistipp
Zur Beurteilung der Wundheilung muss die Wunde immer im selben Abstand, bei gleicher Beleuchtung (weil sonst Farben unterschiedlich sind) und in derselben Lagerungsposition des Patienten fotografiert werden.

Verbandtechnik

Abdeckung trockener, geschlossener Wunden

Die geringsten Schwierigkeiten machen primär heilende, durch Naht verschlossene Wunden. Ziel des Wundverbandes ist hier das Aufnehmen eventueller Sickerblutungen und Schutz der Wunde vor Sekundärinfektionen bzw. vor mechanischen Irritationen. Als Verbandmaterial ist eine trockene Wundabdeckung empfehlenswert, z.B. mit sterilem Pflaster (selbsthaftender Wundverband) oder sterile Kompressen, die mit Fixierpflaster/-vlies befestigt werden. Nach 48 Stunden ist diese Wunde geschlossen; ein weiterer Verbandwechsel erfolgt nur auf Wunsch des Patienten (Schutz vor Reiben der Kleidung). Durchführung:

- Händedesinfektion,
- Anziehen von unsterilen Einmalhandschuhen,
- Lösen des alten Verbandes,
- vorsichtiges Entfernen der direkten Wundauflage/Kompresse,
- Einschätzen des Zustandes der Wunde (Beobachten des Verbandes auf Sekretabsonderungen, Wundinspektion),
- Abwurf des Materials in Abwurfbeutel,
- Ausziehen und Abwerfen der Handschuhe,
- weiteres Vorgehen mit steriler Pinzette oder mit sterilem Handschuh,
- evtl. Reinigen der Wunde von innen nach außen mit einem sterilen Tupfer oder Watteträger und NaCl 0,9% bzw. Ringer-Lösung; routinemäßige Wundantiseptik ist hier nicht angebracht!
- Aufbringen der sterilen Wundauflage,
- Fixieren des Verbandes mit Pflaster, Fixiervlies oder Mullbinde,
- korrektes Wegwerfen der benutzten Materialien; Abwurfbeutel aus dem Zimmer mitnehmen,
- Patienten wieder in die gewünschte Lagerungsposition bringen und zudecken.

Abdeckung offener, nicht infizierter Wunden

Sehr viel höher sind die Anforderungen an die korrekte Materialauswahl und Verbandtechnik bei sekundär heilenden, akuten und chronischen Wunden. Ziel des Verbandes ist das Vermeiden einer Verletzung des Granulationsgewebes beim Verbandwechsel. Geeignet sind nicht verklebende Gelkompressen (z.B. Comprigel) oder wundfreundliche, wirkstofffreie Salbenvliese (z.B. Atrauman). Sie werden kombiniert mit einer weiteren Wundauflage (sterile Mullkompresse) verwendet und mit Fixierpflaster/-vlies oder Mullbinde befestigt. Der Verbandwechsel erfolgt je nach Wundsekretion 1 – 2-tägig. Durchführung: Vorgehen wie oben beschrieben. Vorsichtig die Wundauflage entfernen. Lässt sie sich nicht abnehmen, weil sie mit der Wunde verklebt ist, darf sie auf keinen Fall abgerissen werden. Befeuchten Sie sie mit Ringer-Lösung, bis sich die Verklebung gelöst hat.

Phasengerechte Behandlung chronischer Wunden

Der bestehende Hautdefekt soll abheilen. Das ist nur zu erreichen, wenn die lokalen Stör- und systemischen Einflussfaktoren auf die Wunde beim Verfolgen der Pflege- und Behandlungsprinzipien (vgl. **Tab. 51.5** und **51.6**) berücksichtigt werden.

Als Verbandmaterial sind moderne Verbände geeignet, die auf dem Okklusionsprinzip beruhen (s. **Tab. 51.3**). Sie halten die Wunde nach dem Modell einer Hautblase feucht, warm, sauber und mechanisch geschützt. Sie schützen den Wundrand vor Mazeration und saugen überschüssige Feuchtigkeit auf. Von den Herstellern werden lange Verbandwechsel-Intervalle von mehreren Tagen, gar bis zu einer Woche, angegeben. Praktisch beobachtet man jedoch, besonders in der Reinigungsphase, eine derart starke Exsudation, dass die Auflagen in wesentlich kürzeren Abständen, teilweise sogar täglich, gewechselt werden müssen. Ist die Sekretion sehr stark, sollten Alginate eingesetzt werden, um das häufige Wechseln zu vermeiden.

Bei Sättigung der Hydrokolloide zeigt sich über der Wunde eine Quellungsblase. Wenn sie den Wundrand erreicht hat, muss der Verband gewechselt werden (**Abb. 51.11**). Eine Mazeration der Wundränder kann sonst nicht ausgeschlossen werden. Beim frisch aufgeklebten Verband erkennt man die Wundränder am besten; daher empfiehlt es sich, sie mit Kugelschreiber vorsichtig auf dem Verband zu markieren. Einige Produkte weisen eine zum Archivieren geeignete bedruckte Rasterfolie auf, auf der die Wundgröße nach der Applikation mit einem Markerstift dokumentiert werden kann (s. Abb. rechts oben). Zu häufige und zeitlich ausgedehnte Verbandwechsel sollten vermieden werden, da jeder Verbandwechsel eine Störung der Wundruhe bedeutet und Abkühlung den Heilungsverlauf bremst.

Entfernen des Verbandes. Mit unsterilen Handschuhen Verbandfixierung entfernen; Verbände zur feuchten Wundbehandlung verkleben nicht mit der Wunde; so wird beim Verbandwechsel eine Verletzung des jungen, äußerst empfindlichen Epithels vermieden. Wundauflage vorsichtig mit Pinzette entfernen, Einschätzen des Zustandes der Wunde (Beobachten des Verbandes auf Sekretabsonderung, Wundinspektion); unsauberes Material sofort in Abwurfbeutel, diesen anschließend entsorgen, Handschuhe ausziehen, sterile Handschuhe anziehen.

> **Praxistipp**
> Eva Groß, Krankenschwester
> Eine starke Vermehrung des Wundsekrets, oft von fauligem Geruch, ist charakteristisch für eine hydrokolloide Okklusionsbehandlung. Oft wird dies fälschlicherweise als Wundinfektion angesehen. Keinesfalls ist ein Therapieabbruch angebracht!

Reinigung der Wunde und der Wundumgebung. Septische Wunden von außen nach innen reinigen, evtl. mit geeignetem Wundantiseptikum. Eine mechanische Reinigung von Belägen und devitalisiertem Gewebe muss vom Arzt mit Skalpell oder einem scharfen Löffel vorgenommen werden. Eine effektive Wundreinigung ist auch durch Spülungen mit Ringer-Lösung in steriler Spritze mit leichtem Druck möglich. Für tiefe, zerklüftete Wunden muss die Spritze mit einer Knopfsonde oder einem kurzen Katheter verbunden werden. Auffangen kann man die Flüssigkeit mit sterilen Kompressen oder Nierenschale; anschließend den Wundrand sorgfältig mit Tupfern trocknen. Das erhöht die Haftung und verhindert eine Hautmazeration durch das Wundsekret. Kein Wundbenzin anwenden, da durch Feuchtigkeitsentzug der Haut die Haftkraft des Verbandes beeinträchtigt wird.

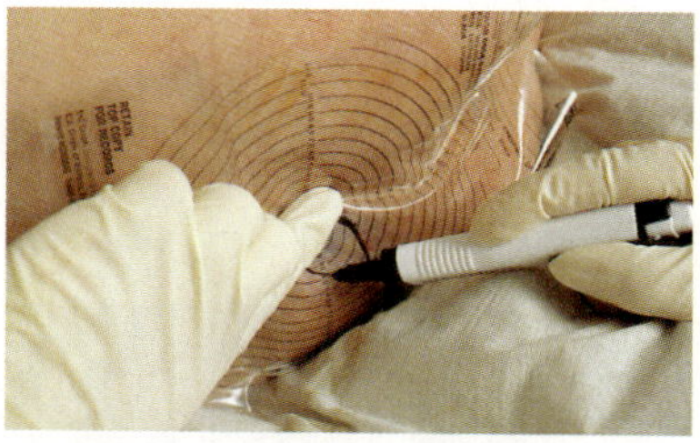

Mit einer dem Wundverband beiliegenden Rasterfolie kann die Wundgröße bestimmt und dokumentiert werden.

Pflege von Granulationsgewebe und Wundrändern. Frische Granulationsränder: keine Reinigung und Spülung, keine Salben zur Granulationsförderung, Wundruhe durch atraumatische Verbände, feucht halten). Bei schmierigen, schlaffen, stagnierenden Granulationen müssen die möglichen Ursachen beeinflusst werden (Blutminderversorgung, Druckbelastung, mangelhafte Wundreinigung). Bei überschießender Granulation vorsichtig mit dem Ätzstift einwirken.

Aufbringen der neuen Wundauflage. Nach der Wundversorgung wird mit steriler Pinzette die neue Wundauflage appliziert; bei tiefen Wunden (mehr als 1 cm) Auffüllen mit geeigneten Kompressen, z. B. Alginat, um auch in der Tiefe der Wunde das Absaugen keimbelasteten Sekretes sicherzustellen (**Abb. 51.12**).

Wichtig ist, dass nicht zu fest tamponiert wird, da sonst die Mikrozirkulation der Wundfläche beeinträchtigt wird. Zur Größenbestimmung: die Wunde muss 2 cm über den Rand abgedeckt sein. Wenn mehrere hydroaktive Verbände erforderlich sind, sollen sie sich überlappen. Wundverband ohne Berühren der sterilen Oberfläche von der Folie abziehen und auf die Wunde kleben; dank ihrer Elastizität und selbstklebenden Eigenschaften lassen sich Hydrokolloidverbände gut anmodellieren.

> **Praxistipp**
> Eva Groß, Krankenschwester
> Achten Sie auf eine zirkuläre Okklusion. Der hydrokolloide Verband muss daher mehrere Zentimeter über die Wundränder hinausgehen. Andernfalls kommt es zu einem frühzeitigen Wundsekretaustritt bzw. zu einem „Abschwimmen" der Hydrokolloidauflage.

Andrücken des Verbandes für ca. 1 Min., insbesondere an den Rändern. Das Haftvermögen nimmt durch das Erwärmen mit den Händen zu, ggf. zusätzlich mit lose angelegtem Verband sichern; dies ist

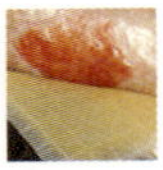

Verbandwechsel mit einem Hydrokolloidverband (Abb. 51.11)

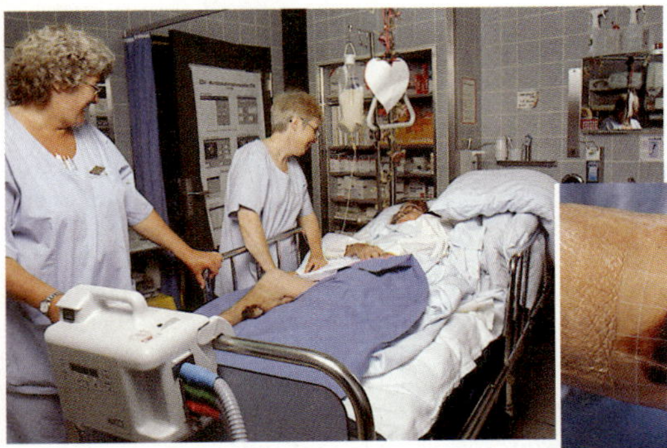

1 Die Patientin wird von den Pflegepersonen ausführlich über die Vorgehensweise beim Verbandwechsel informiert.

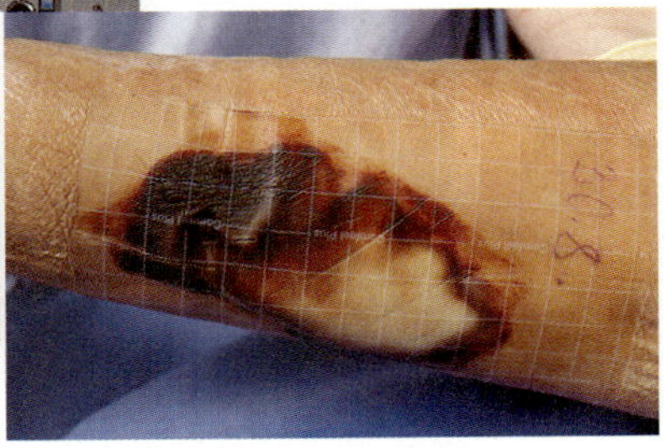

2 Die Blase hat den Wundrand erreicht: Zeichen, dass der Hydrokolloidverband gewechselt werden muss.

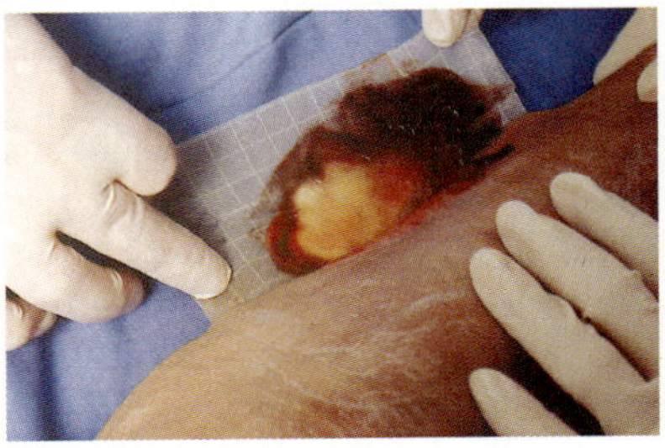

3 Vorsichtiges Lösen des alten Verbandes: das gelbliche, physiologische Gel (nicht mit Eiter zu verwechseln) wird sichtbar.

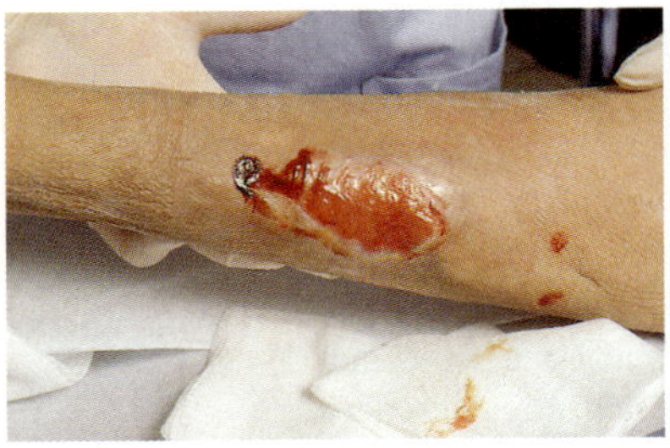

4 Die Wunde muss nun erst von dem Gel gesäubert werden.

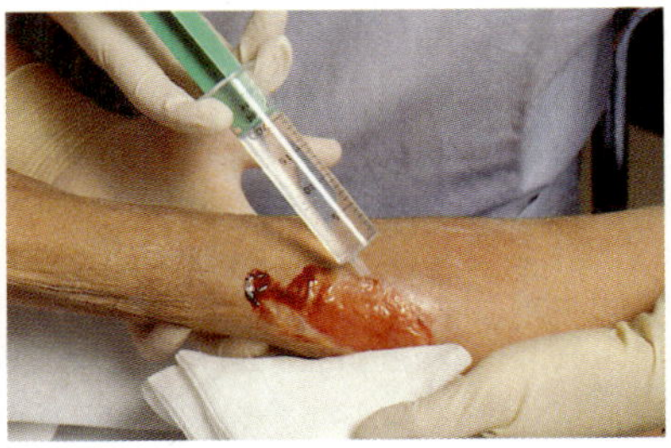

5 Säubern der Wunde mittels Ringer-Spülung. Um zusätzlich einen mechanischen Reinigungsstrahl zu erzeugen, kann die Wunde mit einer kleinen Kanüle ausgespritzt werden.

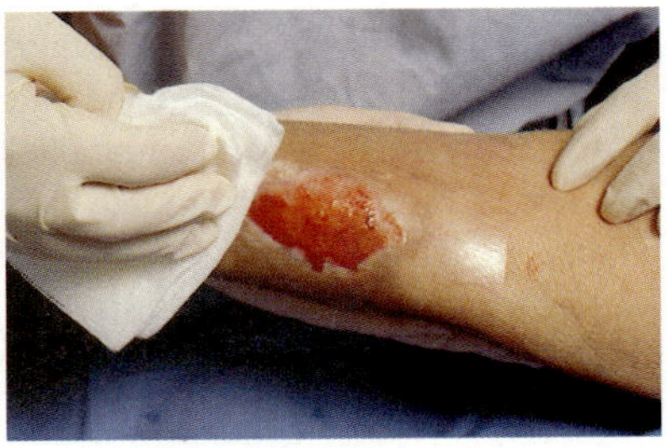

6 Der Wundrand muss nach der Spülung getrocknet werden, damit der neue Hydrokolloidverband haften kann.

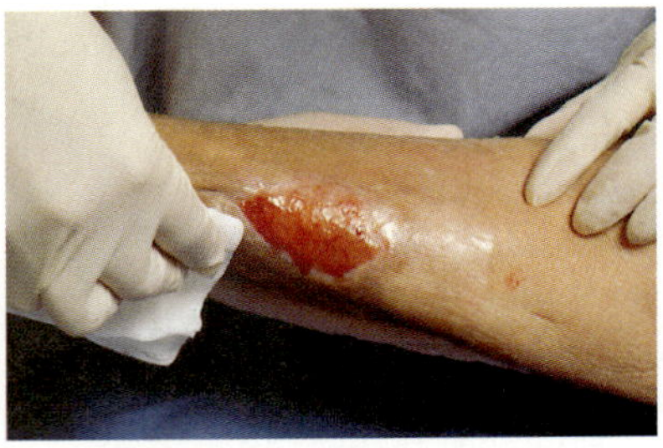

7 Dazu wird der Wundrand vorsichtig trockengetupft.

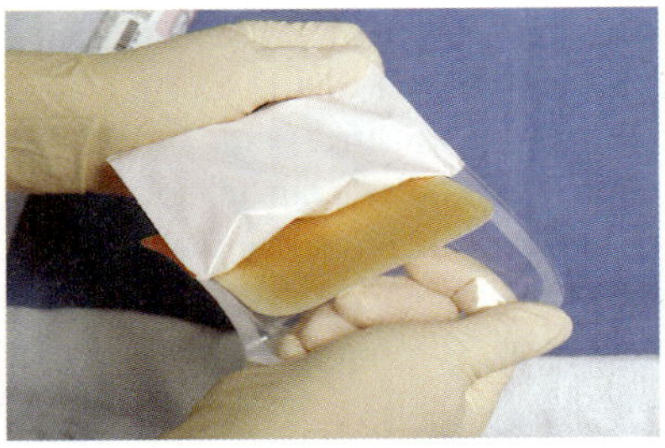

8 Der neue Hydrokolloidverband wird ausgepackt (Sterilität wahren!)...

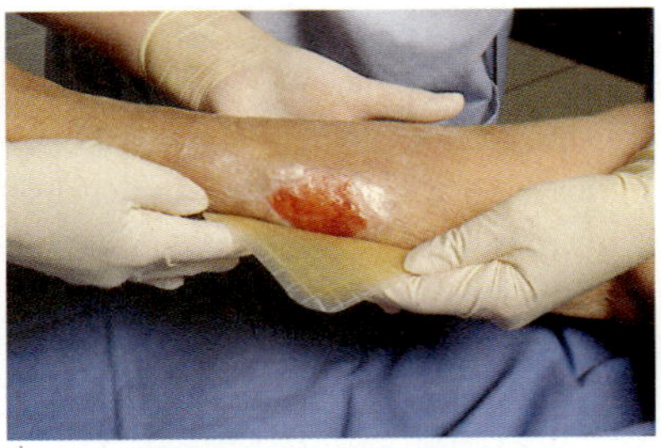

9 ... und auf die Wunde aufgelegt.

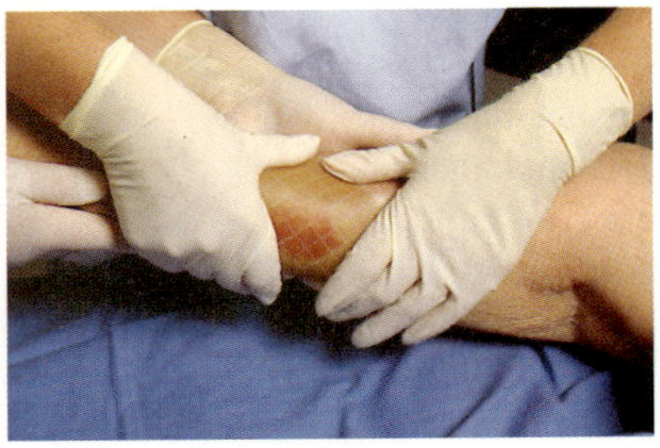

10 Drückt man den Verband mit beiden (warmen) Händen kurze Zeit an, so haftet er besser.

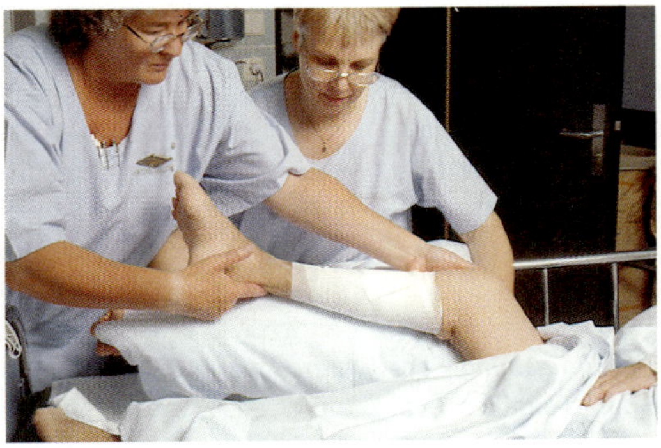

11 Der Hydrokolloidverband wird durch Umwickeln fixiert.

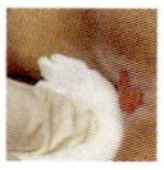

Verbandwechsel mit Alginat-Tamponade (Abb. 51.12)

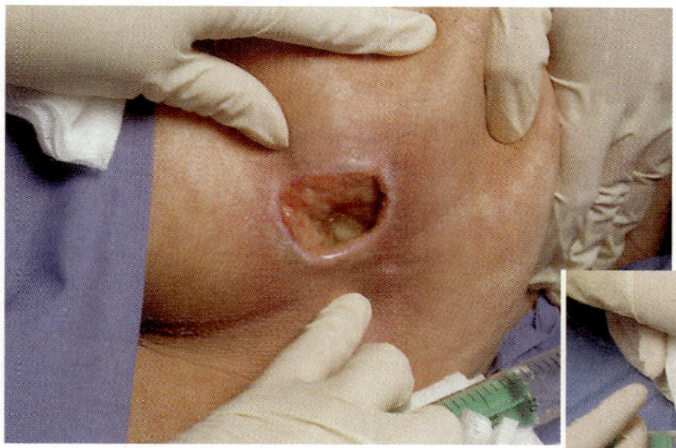

1 Reinigung der Wunde mittels Ringer-Spülung, ...

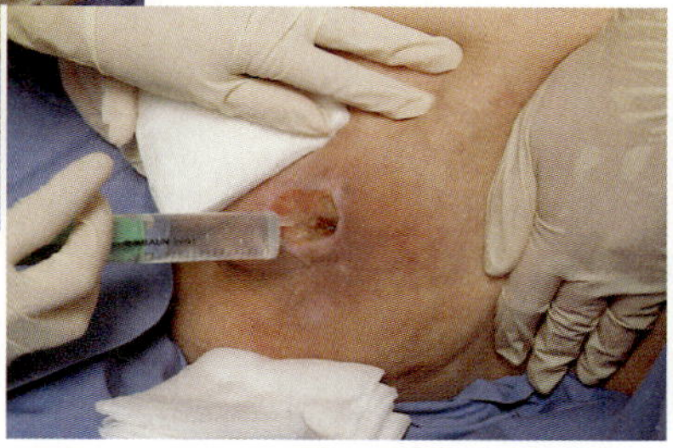

2 ... besonders in den Wundtaschen.

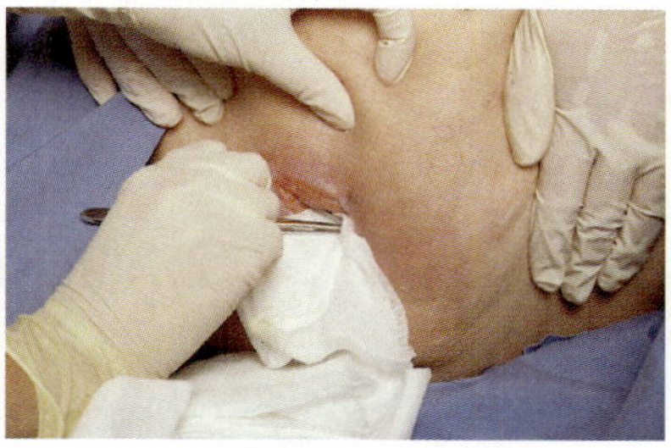

3 Die Taschen werden ausgetupft, ohne sie zu verletzen.

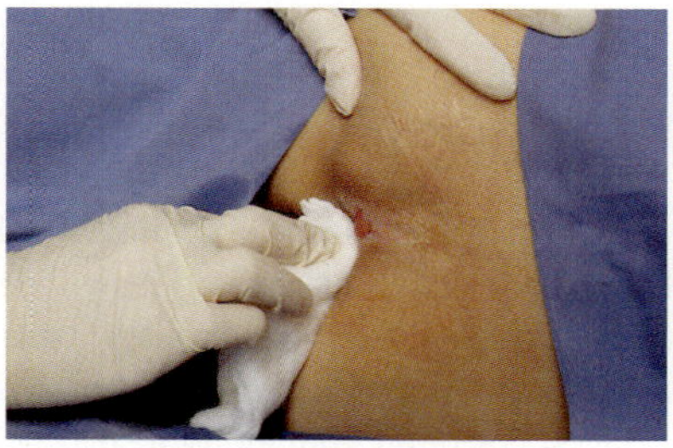

4 Trocknen der Wunde mit einer Kompresse.

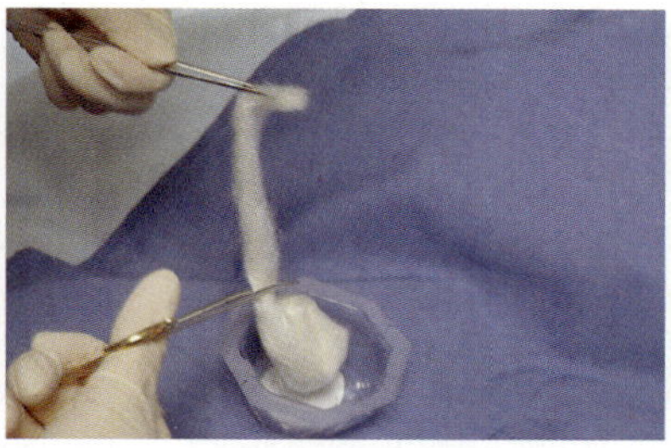

5 Die Tamponade wird, wenn nötig, auf die erforderliche Länge gekürzt.

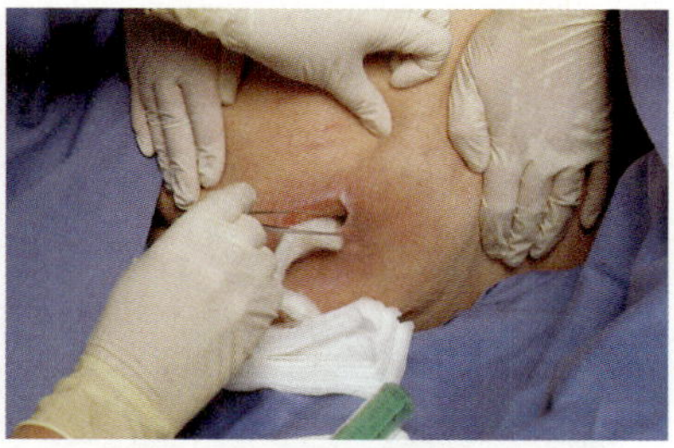

6 Sie wird mithilfe einer Pinzette in die Wunde, insbesondere die Wundtaschen, eingelegt.

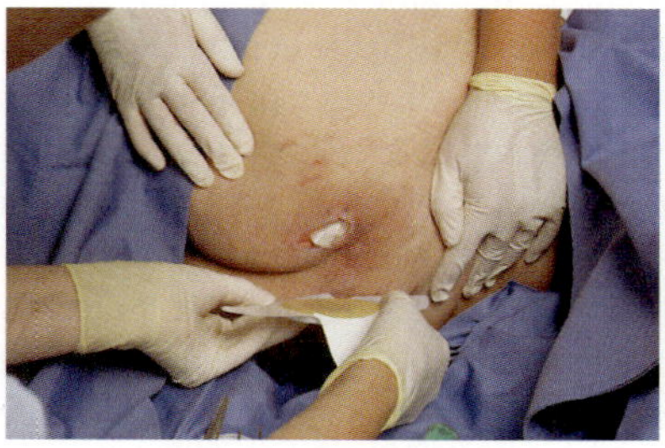

7 Die Haut muss trocken sein, damit der Hydrokolloidverband besser haften kann.

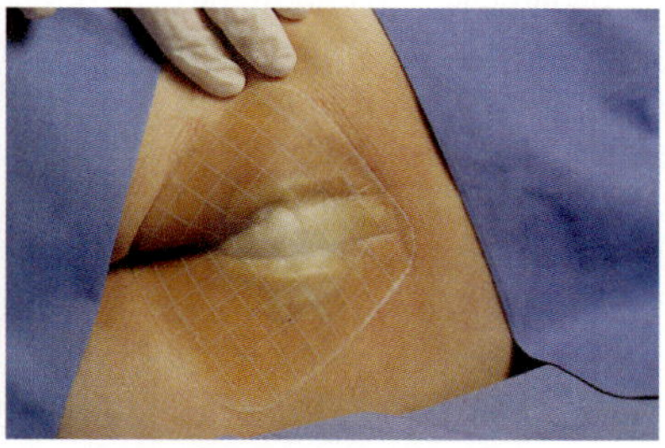

8 Der Hydrokolloidverband wird aufgebracht.

auch mit semipermeabler Klebefolie (Tegaderm, Opsite) möglich.

Begleittherapie. Zur Therapie eines Ulcus cruris venosum ist eine Kompressionstherapie in Kombination mit dem Okklusionsverband erforderlich.

Zusammenarbeit des therapeutischen Teams mit dem Patienten

Auf dem pflegerisch-therapeutischen Arbeitsgebiet schlecht heilender Wunden kommt es auf die ständige Aktualisierung des Wissens bei Patienten und Mitarbeitern sowie auf ein hohes Maß an Bereitschaft zur Mitarbeit des Patienten (Compliance) an. Die nachfolgenden beispielhaften Beratungsangebote (Anleiten und Schulen) für Patienten richten sich mit ihren Inhalten an den verschiedenen Ursachen chronischer Wunden aus.

Ulcus cruris arteriosum. Den Patienten auf orthopädische Schuhe entsprechend der Druckverteilung hinweisen, außerdem auf eine sorgfältige Inspektion der Füße auf Veränderungen hin (Hornhautschwielen, Rhagaden, Pilzinfektion der Nägel u.a.). Die Fußpflege darf nicht mit schneidenden Instrumenten durchgeführt werden. Fußbäder sollen nur körperwarm sein. Barfuß laufen und externe Wärmequellen (Wärmflaschen, Heizkissen) sollten vermieden werden; stattdessen sollte die Eigenwärme durch Wollsocken oder Wattestiefel unterstützt werden. Auf Rauchen muss unbedingt verzichtet werden (s. arterielle Verschlusskrankheit, S. 963).

Ulcus cruris venosum. Dem Patienten sollte die Bedeutung der Kompressionstherapie erläutert sowie das Anziehen von Kompressionsstrümpfen nahegelegt werden. Er sollte zu einer „venengesunden" Lebensweise mit viel Bewegung angeregt werden und zur Gewichtsabnahme und einem häufigen Hochlagern der Beine angeleitet werden.

Dekubitus des querschnittgelähmten Patienten. Die regelmäßige Lagerungstechnik zur Druckentlastung sollte sachkundig gefördert werden. Wichtig ist, den Patienten zur Körperwahrnehmung und zum Beobachten von Frühzeichen des Dekubitus anzuleiten. Durch regelmäßige Stuhl- und Urinentleerung kann Inkontinenz vermieden werden.

51.2 Wunddrainage

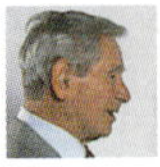

Herr Heinrich, 53 Jahre alt, erwacht nach seiner Zweidrittel-Magenresektion aus der Narkose. „Noch bevor ich die Augen aufmachte, fühlte ich die Schläuche, die aus meinem Bauch herauskamen. Ich öffnete die Augen und sah diese Schläuche unter meiner Bettdecke hervorragen, in denen sich eine eklig aussehende Flüssigkeit bewegte. Was war das nur? Die Schläuche reichten bis unter den Verband auf meiner Operationswunde. Beunruhigt fragte ich die freundliche Schwester danach. Sie erklärte mir, dass die Schläuche – Wunddrainage nannte sie sie – vorbeugend gelegt worden wären, um eventuell sich bildendes Wundsekret aus dem Körper leiten zu können, und dass ich mir keine Sorgen machen müsse. Trotzdem fühlte ich mich nicht recht wohl dabei, weil ich bei jeder Bewegung die Befürchtung hatte, ich könnte die Schläuche rausreißen."

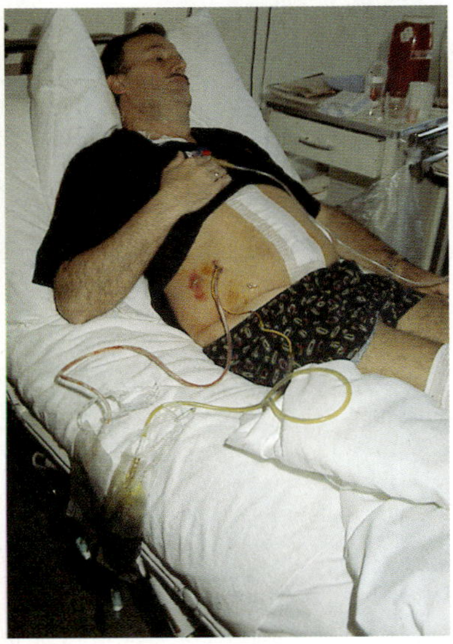

Patient mit liegender T-Drainage. Man sieht deutlich die grünliche Gallenflüssigkeit im Auffangbeutel

51.2.1 Situation des Patienten

Durch aus dem Körper führende Drainagen kann sich der Patient sehr viel kränker fühlen. Dauernd austretende Sekrete erinnern ihn an sein Kranksein. Die Angst kann zunehmen, wenn er unzureichend über Saugsysteme informiert wurde. Vielleicht ist seine Nachtruhe durch die Geräusche des Saugsystems beeinträchtigt und er hat das Gefühl, die Funktion der Geräte überwachen zu müssen. Andere fühlen sich durch Drainagen in ihrer Beweglichkeit beeinträchtigt und fürchten sich vor unkontrollierten Bewegungen.

51.2.2 Theoretische Grundlagen

Drainagen leiten Flüssigkeitsansammlungen wie Wundsekret, Blut oder Eiter aus Operationswunden sowie Körper- oder Wundhöhlen durch einen Schlauch o. ä. ab. Betrachtet man die Komplikationen, die bei Drainagen auftreten können, wird deutlich, warum sie „in der Regel in der gesamten Chirurgie keinen Vorteil bieten" (Schweins 1993). Da sie jedoch weiterhin vielfach im operativen Alltag angewendet werden, ist ihre Kenntnis für Sie dennoch wichtig.

Neben den Wunddrainagen gibt es noch weitere Formen der Drainagen, z. B. Sekret- und Luftdrainagen. Letztere werden in der Thoraxchirurgie zum Ausdehnen einer kollabierten Lunge verwendet.

Die meisten Drainagen werden als präventive Maßnahme eingelegt (z. B. Blutungsdrainage in der Bauchhöhle, Redon-Drainage im Weichteilgewebe). Andere Drainagen haben eine therapeutische Funktion zu erfüllen (z. B. Ableitungsdrainagen bei Abszessen oder inneren Fisteln, Bülau-Drainage bei Pneumothorax).

Der Arzt entscheidet vor dem definitiven Verschluss einer Wunde, ob zur Sicherung des Sekretabflusses eine Wunddrainage eingelegt werden muss. Er berücksichtigt dabei, dass die Wundheilung vom Ausmaß von Blutungen und daraus folgenden Hämatomen (Blutergüssen) bestimmt wird. Da Hämatome von der Blutzirkulation ausgeschlossen sind, kann hier die körpereigene Abwehr nicht wirken und hämatogen gestreute Mikroorganismen finden ideale Wachstumsbedingungen. Zudem erhöhen Hämatome den Druck in angrenzendem Gewebe und behindern dadurch die Wundheilung. Außerdem können sie den Kontakt (Adaptation) der Wundflächen beeinträchtigen.

> **Definition**
> Ziele der prophylaktischen Wunddrainage sind die Verhütung von Sekret-, Blut- und Lymphansammlung und eine innere Wundflächenfixierung.

Indikationen

Die Indikationen aller Drainagen lassen sich mit ihren Lokalisationen wie folgt zusammenfassen:

- unsichere Blutstillung, große Wundfläche oder große Wundhöhle, zur Verhütung von Hämatomen und Seromen,
- infizierte Wundhöhlen, zur Verhütung der Abszessbildung,
- Abszess,
- Anastomose des Magen-Darm-Trakts, insbesondere bei Ösophagus- und Kolon-Anastomosen, zur Erkennung und Ableitung einer Nahtinsuffizienz,
- Thorakotomie, zur Wiederausdehnung der Lunge (S. 866),
- Pneumothorax.

Verschiedene Drainagesysteme

Prinzipiell unterscheidet man innere Drainagen von nach außen abgeleiteten Drainagesystemen.

Innere Drainagen stellen eine Verbindung zwischen zwei Organen her (z. B. bei Hydrozephalus die Liquordrainage vom Hirnventrikel in den Peritonealraum) oder schienen ein verengtes Gangsystem im Körperinnern (z. B. eine verengte Koronararterie). Innere Drainagen, z. B. Stents als selbstexpandierende Endoprothesen, werden als „verlorene Drainagen" bezeichnet. Die Funktion innerer Drainagen wird dem jeweiligen Kapitel des Krankheitsbildes zugeordnet behandelt.

Äußere Drains werden eingelegt, um Eiter, Blut, Körpersekrete oder Flüssigkeitsansammlungen, die sich später bilden können, nach außen zu entleeren.

Die nach außen abgeleiteten Drainagesysteme lassen sich in offene, halboffene und geschlossene Ableitungen unterteilen.

Offene Ableitungen

Streifen und Dochte. Sie eignen sich für infizierte und potenziell infizierte Wunden und leiten das Wundsekret direkt in den Verband ab. Verwendet werden Gazestreifen, die aus längsgefalteten mehrlagigen Baumwollkompressen bestehen und den Wundverschluss verhindern sowie den Sekretablauf fördern sollen. Sie werden als Tamponade (**Abb. 51.13 a**) bezeichnet.

Falls die sezernierende Stelle nicht ganz freigelegt werden kann, wird ein Gazedocht (**Abb. 51.13 b**) in die Tiefe der Wunde eingeführt. Er muss häufig gewechselt werden, da er in der feuchten Wunde aufquillt und den Kanal verschließt. Bei der Entfernung des Dochts kann dann ein Schwall zurückgehaltener Flüssigkeit nachfließen. Wird Gaze durch einen dünnwandigen, weichen Gummischlauch gezogen, der das Ankleben am umgebenden Gewebe verhindern und damit Flüssigkeit aus dem tiefsten Punkt der Wunde aufsaugen soll, wird dieser Drain als Zigarettendrain oder Penrose-Drain bezeichnet (**Abb. 51.13 c**).

Wellgummidrains. Ein Drainagekanal, z. B. von großen perianalen Abszessen, kann durch Einlegen einer Platte aus Gummi- oder Kunststoffmaterial (**Abb. 51.13 d**) offen gehalten werden. Durch seine wellenförmige Struktur fließt die Flüssigkeit ab. Je nach Bedarf kann sie zurechtgeschnitten werden. Plattendrains müssen durch Hautnaht und/oder sterile Sicherheitsnadel fest verankert werden, damit sie nicht in die Wunde hineinrutschen können.

Bei beiden Drainagen fließt die Sekretion durch die Schwerkraft oder eine „vis a tergo" (lat.: Kraft von hinten; entsteht, wenn der Druck im Hohlraum über den atmosphärischen Druck ansteigt) nach außen und muss von Baumwollkompressen-Lagen aufgesaugt werden.

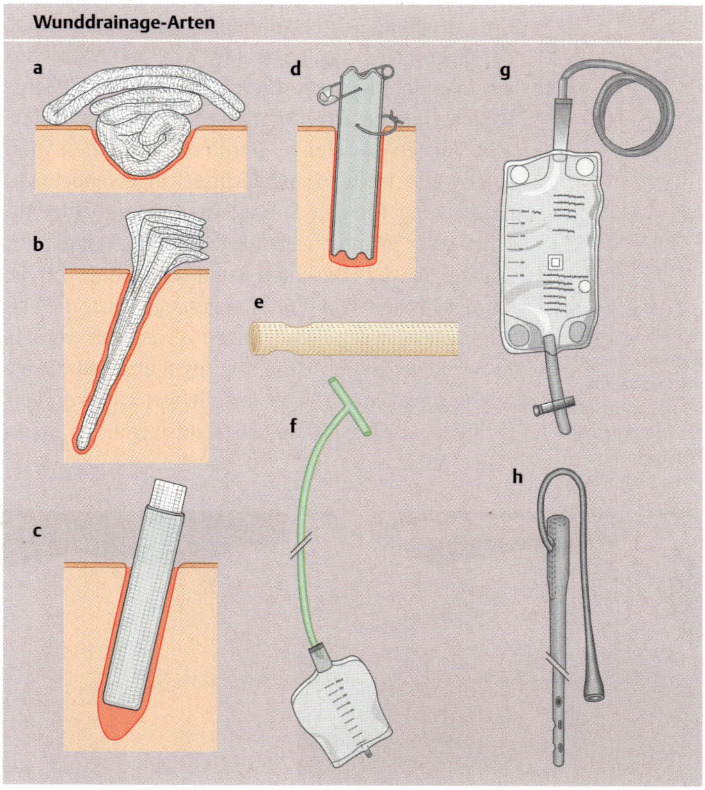

Abb. 51.13 Wunddrainagen. **a** Tamponade, **b** Gazedocht (wird bis zur Stelle der Sekretion in den Wundkanal hineingeschoben), **c** Zigarettendrain, **d** gewellter Plattendrain (angenäht und mit einer Sicherheitsnadel gesichert), **e** Silikonkapillardrain („easy flow"), **f** T-Drain, **g** Robinson-Drainage, **h** Spül-Saugdrainage-Katheter

Halboffene Ableitungen

Silikonkapillardrains („easy flow"). Hier handelt es sich um kollabierende Drains mit dünner, geriffelter Silikonwand (**Abb. 51.13 e**). Ihre Länge und Seitenlöcher werden je nach Bedarf zurechtgeschnitten und in einen am Körper aufgeklebten Beutel geleitet. Sie werden vor allem intraperitoneal nach Operationen in der Bauchhöhle (u. a. Magen- und Darmchirurgie, Gallenblasen- und Pankreaschirurgie) angelegt, denn Sogdrainagen sind hier kontraindiziert.

> **Merke**
> Drainagen in der Bauchhöhle dürfen nie an einen Sog angeschlossen werden, es besteht die Gefahr der Darmwandschädigung!

T-Drains (**Abb. 51.13 f, Abb. 51.14**). Sie beruhen auf dem Prinzip der Schwerkraft und leiten den Gallensaft postoperativ in ein Beutelsystem ab.

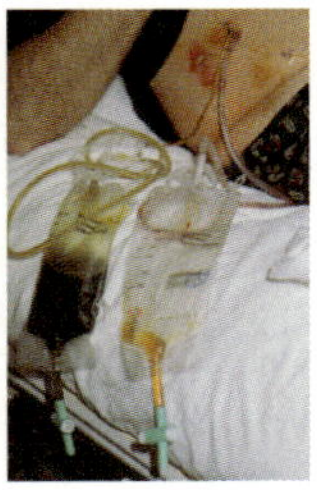

Abb. 51.14 T-Drainage in Nahaufnahme

Robinson-Drainage (**Abb. 51.13 g**). Dies ist eine weitere intraabdominale Silikondrainage ohne Sog, jedoch in ein Beutelsystem, das nicht gewechselt wird. Gemäß dem Prinzip der Schwerkraft fließt das Sekret in den Beutel, der über einen Ablaufstutzen entleert wird.

Geschlossene Ableitungen

Redon-Saugdrainage (**Abb. 51.15**). Saugdrainage mit unkontrolliertem Sog, die überwiegend geschlossen ist, und nur bei Vakuumflaschen-Wechsel unterbrochen wird. Der in der Wunde liegende dünne Kunststoffschlauch hat mehrere Perforationen, so dass der Unterdruck im Sekretsammelgefäß nach Einbringen der eigentlichen Drainage aktiv Blut und Sekret aus der Wundhöhle saugt. Die als Einmal- oder Mehrwegflaschen erhältlichen Systeme gibt es in unterschiedlichen Größen. Mini-Redons werden beispielsweise in der Handchirurgie angewendet. Voraussetzung für den Einsatz ist der luftdichte Abschluss der Wunde nach außen. Sie ist geeignet zur Einlage in der Weichteil- und Knochenchirurgie. Wird sehr viel Wundsekret angesaugt, muss die Flasche unter sterilen Bedingungen gewechselt werden. In der Regel ist ihre Funktion als Blutungsdrainage mit Sog nach 1–2 Tagen erfüllt. Bei längerer Verweildauer ist die Gefahr einer aufsteigenden Infektion erhöht.

Spül- bzw. Spül-Saug-Drainage. Genutzt werden bei dieser Sonderform ein oder zwei Drains mit integriertem Spülkatheter (**Abb. 51.13 h**) zur kontinuierlichen Spülung der freien Bauchhöhle oder eines infizierten Gelenkes. Liegen einlumige Drains, kann über zwei weitere Drains mit größerem Lumen die Spülflüssigkeit mit Wundsekret wieder abfließen. Diese Art der Drainage stellt eine Möglichkeit dar, in infiziertem Gewebe auf überwiegend mechanischem Weg (mit Ringer-Lösung, evtl. mit Antibiotikazusatz) zu einer Keimverdünnung und fortgesetztem Abtransport nekrotischen Materials zu kommen.

51.2.3 Pflegerische Aufgaben

An den möglichen Komplikationen scheiden sich die Befürworter und Gegner von Drainagen. Wenn Sie Patienten mit Drainagen pflegen, ist es wichtig, die **Gefahren der Drainagen** zu kennen und zu beachten:

> **Praxistipp**
> Eva Groß
> Krankenschwester
> Da jede Drainage einen Fremdkörper darstellt, führt sie zur Reizsekretion der Wunde. Wegen der Gefahren durch aufsteigende Infektionen gilt: Drainagen sind so lange wie nötig anzuwenden und so kurz wie möglich.

Arrosionsblutungen. Das starre Ende des Schlauches kann das umgebende Weichteilgewebe mechanisch schädigen (= arrodieren). Werden dabei Blutgefäße verletzt, kann es zu gefährlichen Blutungen kommen. Es wird darauf hingewiesen, die meiste ausfließende Flüssigkeit stamme lediglich aus der Gewebsreaktion auf den Fremdkörper. Zudem bestehe die Tendenz, dass in vielen Geweben die Drains innerhalb von 6 Stunden abgedichtet sind (Kirk 1997). Damit entfalle ihre ableitende Funktion.

Aufsteigende Infektionen. Alle Drains und Kathetersysteme, die durch die äußere Haut in den Körper geführt werden, stellen eine Eintrittsmöglichkeit für Mikroorganismen dar, können eine bakterielle Kontamination fördern und zur Infektion führen. Entweder steigen die Krankheitserreger durch das Lumen oder entlang der Außenwand des Schlauches auf. Entscheidend ist die Liegedauer, meist beginnt die aszendierende Infektion nach 2 Tagen. Sie soll

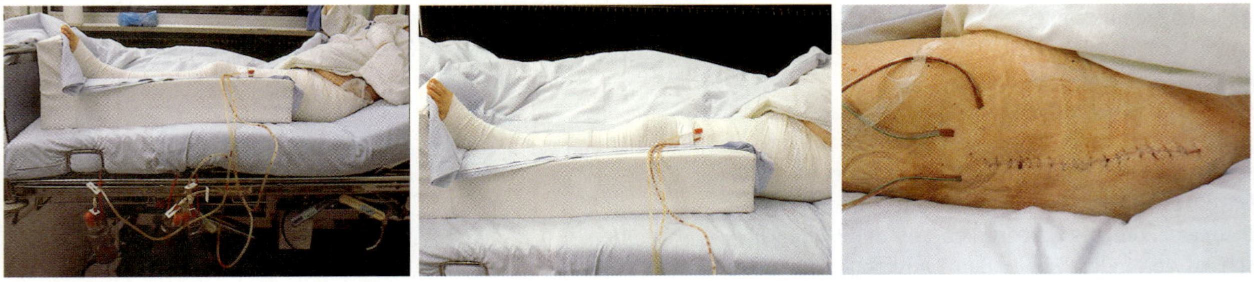

a b c

Abb. 51.15 a–c Redon-Drainagen. **a** Die Redon-Flaschen am Fußende des Bettes, **b** sichere Fixierung der Redon-Drainagen mit Pflasterstreifen, **c** Eintrittsstelle der Drainagen und Fixierung mit Pflasterstreifen

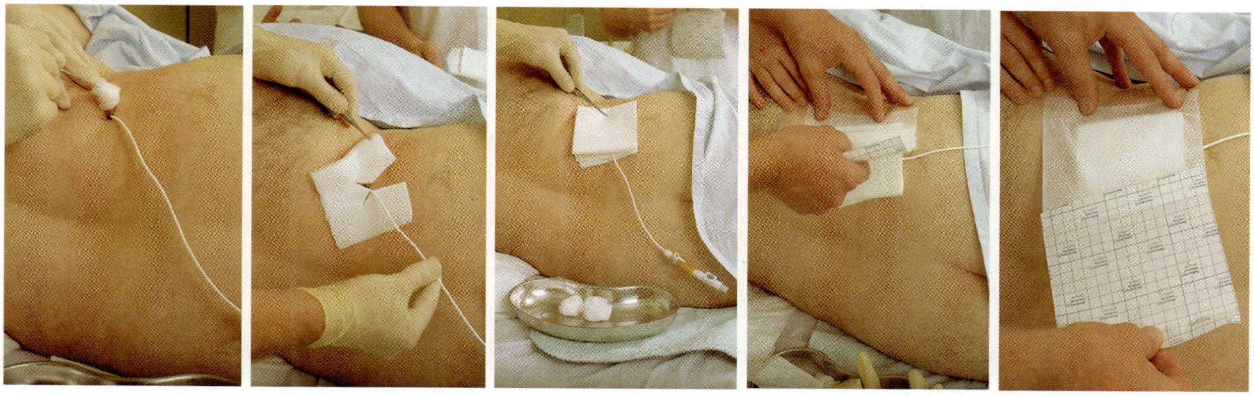

a b c d e

Abb. 51.16 a – e Fixieren einer Wunddrainage.
a Desinfizieren,
b Auflegen der Schlitzkompresse,
c Abdecken mit einer Kompresse,
d, e Fixieren mit einem Pflaster

durch ein möglichst geschlossenes System und aseptische Manipulationen an der Drainageaustrittsstelle vermieden werden.

Verbandstechnik

Um die genannten Komplikationen zu vermeiden, sind folgende Hinweise zu beachten.

Silikonkapillar- („easy flow") oder Latexrohrdrain. Empfehlenswert sind Stomahesivplatten mit möglichst kleinem Durchmesser zum Schutz der Haut vor den aggressiven Sekreten (Schutz vor Hautmazerationen) und hautfreundliche Ausstreif- oder Auffangbeutel. Diese sollten unter sterilen Kautelen mindestens 2-mal wöchentlich gewechselt werden. Die Durchtrittsstelle der Drainage wird mit sterilen Kompressen und NaCI 0,9%, ggf. H_2O_2, gereinigt. Den ausführenden Drainageschlauch reinigt man mit steriler Kompresse und NaCI 0,9%.

Robinson- und T-Drain. Die Austrittsstelle wird mit NaCI 0,9%, bei starker Verschmutzung mit H_2O_2 gereinigt und mit PVP-Jod-Lösung desinfiziert. Dabei muss auf Hautmazeration geachtet und eine Schlitzkompresse um die Austrittsstelle gelegt werden.

Der **Verbandwechsel** (**Abb. 51.16**) sollte nach Absprache mit dem Arzt und nach Bedarf mit Inspektion der Drainageaustrittsstelle geplant werden. Bei stark sezernierenden Drainagen ist zusätzlicher Hautschutz der umgebenden Hautregion, z. B. mit Hydrokolloidplatten, erforderlich. Insbesondere bei Spül- und Saugdrainagen besteht die Mazerationsgefahr der Haut, weil Sekret und Spülflüssigkeit häufig nicht nur über die Drainage ablaufen.

Kontrolle des Sekrets

Eva Groß
Krankenschwester

···› Praxistipp
Kontrollieren Sie das abgeleitete Sekret auf Menge, Aussehen (Farbe, Beimengungen) und bei offener Ableitung auf Geruch.

Dazu ist das Beobachten des gesamten Ableitungssystems von der Austrittsstelle (Haut, Verband) bis in das Sekretauffanggefäß erforderlich.

Drains können Nutzen bringen, um sich entwickelnde Nachblutungen oder Nahtinsuffizienzen frühzeitig zu erkennen. Oft findet Blut und Wundsekret seinen Weg nach außen und kann so entdeckt werden.

Der Flüssigkeitsstand muss bei der postoperativen Übernahme des Patienten mit Datum und Uhrzeit und dann regelmäßig je nach hausinterner Absprache (z. B. Zeitpunkt der Bilanzerstellung), bei mehreren (nummerierten) Drainagen getrennt, markiert werden. Der Verlauf wird kontinuierlich dokumentiert. Für die diagnostische Abklärung postoperativer Wundinfektionen, insbesondere tiefgelegener Infektionsprozesse, ist die mikrobiologische Untersuchung von Drains oder von über Drains gewonnenen Sekreten bedeutsam. Der Gefahr der exogenen Kontamination muss jedoch durch aseptische Entnahme der Probe vorgebeugt werden.

Kontrolle des Drainagesystems

Die Funktion (Sog und Durchgängigkeit) der Drainagesysteme muss aufmerksam beobachtet werden. Das ist dringend erforderlich bei Drainagen mit kontrolliertem Sog wie z. B. der Thoraxdrainage. Hier kommt es auf den Sekretabfluss, die Sogstärke und das Beachten von Soggeräuschen an. Das im Schlauch stehende Sekret kann regelmäßig im nicht eröffneten Schlauchsystem mit einer Schlauchrollerklemme Richtung Auffanggefäß „ausgemolken" werden. Auch der freie Abfluss von Drainagen mit unkontrolliertem Sog, z. B. der Redon-Drainage, ist sicherzustellen, insbesondere nach Umlagerungen. Bei der Mobilisation und Umlagerung der Patienten sollte auch unbedingt darauf geachtet werden, einen Rückfluss des abgeleiteten Sekrets und ein Abtrennen der Drains zu vermeiden.

Das erreicht man z. B. durch ein Entleeren des Ausstreifbeutels vor dem Umlagern des Patienten und durch das Vermeiden von Zug am Drain. Jede Öffnung eines in sich geschlossenen Schlauchsystems stellt eine potenzielle Infektionsgefahr dar.

Schwerkraftdrainagen müssen immer unter Patientenniveau aufgehängt werden. Zum gefahrlosen

Umlagern des Patienten kann man diese Drainageart kurzfristig mit einer Peanklemme, die an den Klemmblättern geschützt ist, abklemmen.

> **Merke**
> Nehmen Sie Schmerzen ernst! Berücksichtigen Sie die vom Patienten geäußerten Schmerzen im Bereich der Drainagen und geben Sie seine Äußerungen mit Nachhaltigkeit an den zuständigen Arzt weiter.

Leeren des Sekretsammelsystems

Werden bei Patienten Sekrete aus Drainagen mit Einwegbeuteln gesammelt, z.B. zur Liquordrainage, als Fäkalkollektoren, Wunddrainage oder Sekretbeutel, müssen die mehr oder weniger gefüllten Beutel von Pflegenden geleert werden. Sie dürfen meist nicht ungeleert zum Abfall gegeben werden. Ihre Entleerung (mit Einmalhandschuhen) kann in den Randspüler der Steckbeckenspüle oder direkt in die Steckbeckenspüle erfolgen. Dabei besteht immer eine Kontaminationsgefahr, der die Pflegeperson durch vorsichtiges Hantieren begegnen kann. In den Steckbecken-Spülapparat montierte Beutelzerschneider sind eine gute Hilfe.

Entfernen der Drainage

Die Drainagen werden je nach Art und hausinterner Verabredung nach Absprache mit den Ärzten entfernt.

- **Blutungsdrainagen** werden entfernt, wenn nur noch geringe blutige Sekretmengen gefördert werden, in der Regel nach 1 – 3 (– 4) Tagen. Meist werden sie vollständig gezogen und nicht schrittweise gekürzt.
- **Abszessdraingen** entfernt man, sobald die Abszesshöhle verschwunden ist. In der Regel werden die Drains gekürzt, damit sich der Drainagekanal schließt.

Leserservice

Verwendete Literatur

Paul Hartmann AG: Kompendium Wunde und Wundbehandlung. Heidenheim 1998

Initiative chronische Wunde: Leitlinie Dekubitus. ICW, Köln 1999

Kirk, R.M.: Chirurgische Techniken, 3. Aufl. Thieme, Stuttgart 1997

Knapp, U., M. Hansis: Die Wunde. Thieme, Stuttgart 1999

Schweins, M.: Hygiene im chirurgischen Alltag. In Schweins, M. u. a.: Hygiene im chirurgischen Alltag. de Gruyter, Berlin 1993

Sitzmann, F.: Pflegehandbuch Herdecke, 3. Aufl. Springer, Berlin 1998

Sitzmann, F.: Hygiene. Springer, Berlin 1999

Weiterführende Literatur

Becker, H. D. u. a.: Handlungsleitlinien für die ambulante Behandlung chronischer Wunden und Verbrennungen. Blackwell, Berlin 1998

Blank, I.: Die Behandlung akuter, traumatischer Wunden. Wundforum 1 (1999) 8 – 16

Egle, U.T., S.O. Hofmann: Der Schmerzkranke. Schattauer, Stuttgart 1993

Kramer, A. u. a.: Indikationen und Auswahlkriterien für lokale Wundantiinfektiva und Wundauflagen im Rahmen der chirurgischen Wundbehandlung. In Beck, E.G., T. Eikmann, F. Tilkes: Hygiene in Krankenhaus und Praxis. Ecomed, Landsberg/Lech 1999

Marxer, N.: Fliegenmade: Saubermann für die Wunde. Pharmazeutische Zeitung 31 (1999) 2478

Kontaktadressen

Deutsche Gesellschaft für Wundbehandlung e.V.
Panoramaweg 48
89155 Erbach
Tel.: 07305/932255
Fax: 07305/932256
e-mail: dgfw@dgfw.de

Initiative chronische Wunden
Friesenstr. 47
50670 Köln
Tel.: 0221/92011610
Fax: 0221/92011666

Internetadressen

http://www.medicus.de/wundmanagement/
http://www.dbfk.de/bhs
(Stichwort Dekubitus)
http://www.medicine-worldwide.de/berg/angebot.html
http://www.dhzb.de/Pflegestandard.htm
(Stichwort Dekubitusprophylaxe, Wundversorgung, Wunddrainagen)

52 Endoskopie

Claudia Walther

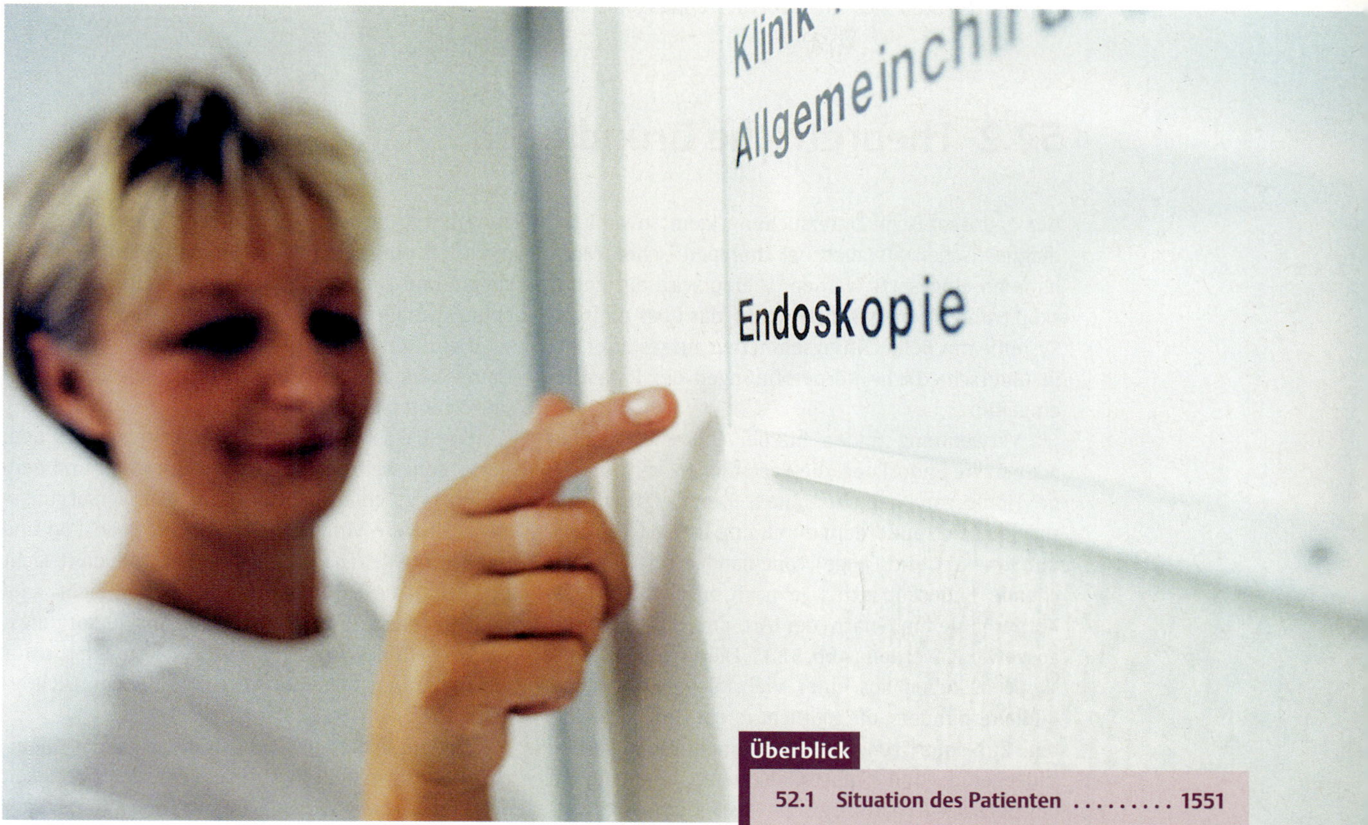

Überblick

52.1 Situation des Patienten

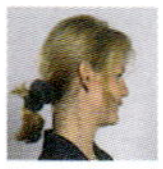

„Die Arbeit in der Endoskopieabteilung ist überaus interessant; nicht ganz einfach finde ich es aber, den Ängsten der Patienten vor dieser Untersuchungsmethode zu begegnen. Einige mussten in der frühen Zeit der endoskopischen Praxis in den 60er und 70er Jahren ziemlich negative Erfahrungen machen mit Endoskopen mit größerem Durchmesser als heutzutage üblich und ohne Sedativa. Wenn man die Untersuchung bewusst erleben muss, vielleicht sogar noch mit am Untersuchungstisch fixierten Extremitäten, – schrecklich! Bestimmte Lagerungstechniken, z. B. die Knie-Ellenbogen-Lagerung zur Koloskopie, werden auch oft als ganz schön entwürdigend erlebt. Dazu kommt natürlich noch die Unsicherheit vor der bevorstehenden Diagnose, die oft durch den Eingriff erst gesichert werden soll. Dann ist es besonders wichtig, eine für den Patienten angenehme Atmosphäre zu schaffen. Wenn die Patienten sehen, was sich in der Gerätetechnik alles getan hat und dass wir alle eine profunde Ausbildung und langjährige Erfahrung haben, sind sie immer schon wesentlich beruhigter. Und die Sedativa tun ein Übriges. Mit der Angst vor der oft alles, nämlich das Leben entscheidenden Aussage des Arztes, „Krebs", bleibt der Mensch aber doch immer allein."

Der „Gläserne Mensch", der 1930 erstmals in Dresden ausgestellt wurde, faszinierte als Wunderwerk der Technik aus Glas und Drähten Zehntausende von Besuchern. Er verkörpert den menschlichen Traum vom ungehemmten Blick in den eigenen Körper.

Der lebende Körper blieb bis gegen Ende des 19. Jahrhunderts (1895), bis zur Entdeckung der unsichtbaren Strahlen durch Wilhelm Konrad Röntgen, eine Art „black box". Bisher war es nur der „Zergliederungskunst", wie die alte Bezeichnung für die Anatomie lautet, möglich, einen Blick in das Innere des Menschen zu tun. Bildliche Darstellungen der „Anatomia", einer weiblichen Figur, zeigen sie mit einem Skalpell als Sinnbild für das wiederholte Schneiden und mit einem Spiegel. „Der Spiegel steht für die indirekte Form der Erkenntnis, die sich aus der Zergliederung toter Körper ergibt." (Jütte 1998, S. 241) Möglicherweise stammt daher die oft für die endoskopische Technik zu hörende Bezeichnung „Spiegelung".

Die Endoskopie bietet zahlreiche Anwendungsmöglichkeiten in Diagnose und Therapie. Viele Patienten fürchten sich aber vor der endoskopischen Untersuchung. Durch die Weiterentwicklung der Gerätetechnik in den letzten Jahren, die fachgerechte Ausbildung der Mitarbeiter und die schonende, medikamentenunterstützte Behandlung kann dem Patienten diese Angst genommen werden.

52.2 Theoretische Grundlagen

Die endoskopische Untersuchung kann sowohl bei diagnostischen als auch bei therapeutischen Maßnahmen eingesetzt werden. Hierzu wird ein Endoskop (röhrenförmiges Instrument, das über optische Systeme mit Beleuchtungseinheiten ausgestattet ist) in unterschiedliche Körperöffnungen der Patienten eingeführt.

Verwendung finden hierbei entweder flexible oder starre Endoskope, die dazu dienen, verschiedene Hohlorgane zu betrachten. Die Geräte unterscheiden sich außerdem durch ihre Größe (= Außendurchmesser und Länge) voneinander. Das entsprechende Endoskop muss je nach auszuspiegelnder Körperhöhle und nach der Art der Untersuchung ausgewählt werden (**Abb. 52.1**). Die flexiblen Endoskope bestehen aus einer Vielzahl von Glas- und Bildleiterbündeln, die Kaltlicht in ein Hohlorgan leiten. Zur sofortigen Befunddokumentation werden Videogeräte und Sofortbildkameras benutzt, um beispielsweise pathologische Veränderungen festzuhalten. Über einen Bildschirm wird die Untersuchung verfolgt und koordiniert. Die Pflegeperson schiebt Zusatzinstrumente in den Arbeitskanal ein, bedient sie nach Anweisung, entfernt sie wieder und versorgt die evtl. entnommenen Proben. Die meisten Endoskopien werden unter Lokalanästhesie und/oder Sedierung durchgeführt. Bei größeren Eingriffen, z.B. Laparoskopien, Mediastinoskopien oder starren Bronchoskopien, werden durch Unterstützung der Mitarbeiter der Anästhesieabteilung Vollnarkosen eingeleitet. Eine Kombination aus Endoskopie und Ultraschall stellt eine weitere Untersuchungsvariante dar – die Endosonographie. Hierbei wird ein Spezialendoskop in den Körper eingeführt. Damit können benachbarte Organgebiete sonographisch untersucht werden.

Abb. 52.1 Gastroskop zur Durchführung einer Magenspiegelung

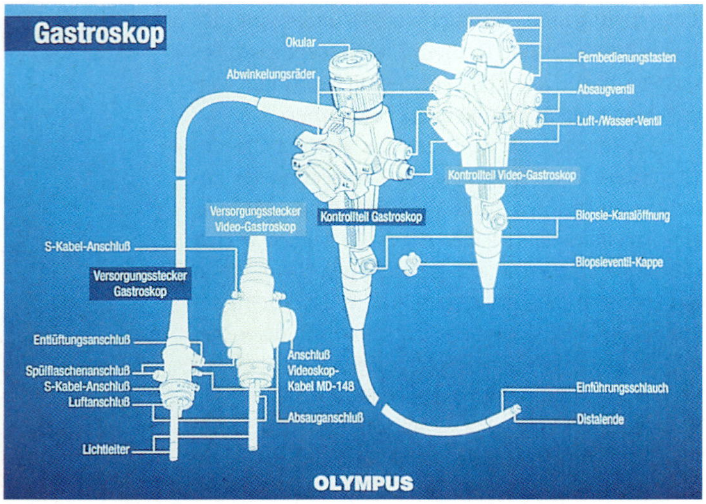

Flexible Fiberglasendoskope bestehen aus dem Versorgungsschlauch, dem Bedienungsteil und dem Einführungsschlauch (**Abb. 52.2**). Der Versorgungsstecker ist die Verbindung zwischen Endoskop und Kaltlichtquelle. Die Kaltlichtquelle produziert Licht und leitet dieses über die gebündelten Licht- und Bildleiter zum Hohlorgan weiter. Am Versorgungsstecker befinden sich der Lichtleiter, Kontaktstifte für die Fotografie sowie der Anschluss für den Dichtigkeitstester.

Zu dem Bedienungsteil gehört ein Okular mit einer Dioptrinverstellung, mit dem eine Fehlsichtigkeit des Untersuchers ausgeglichen werden kann. Ferner befindet sich hier ein Abwinkelungshebel, mit dem eine Abwinkelung am Distalende des Einführungsteiles vorgenommen werden kann. Weiterhin befindet sich in dem Kontrollteil der Biopsie- und der Absaugkanal. Diese beiden Kanäle lassen sich über zwei Ventile getrennt voneinander bedienen. Anders ist dies bei der Bedienung von Luft- und Wasserkanal. Hierfür steht nur ein gemeinsames Ventil zur Verfügung, das aber über zwei Funktionen den jeweiligen Kanal ansteuern kann.

Einführungsschläuche gibt es in verschiedenen Längen und Außendurchmessern, die je nach Art der Untersuchung entsprechend auszuwählen sind. Auf dem Schlauch sind in gewissen Abständen weiße Messstriche markiert, anhand derer die Tiefe der Schlaucheinführung abgelesen werden kann. Die Gerätespitze (Distalende) ist stufenlos bis zu 190° abwinkelbar (**Abb. 52.3**).

Eine ganz neue endoskopische Untersuchungsform ist die **transkaudale Epiduroskopie.** Diese neue, risikoarme Methode ist als diagnostisches und therapeutisches Verfahren in der Neurologie, Neurochirurgie und Orthopädie einsetzbar. Sie wird in Lokalanästhesie unter sterilen Bedingungen durchgeführt. Nach der Injektion der Anästhesie in den Kreuzbeinkanal (Hiatus sacralis) wird eine Trokarhülse in den

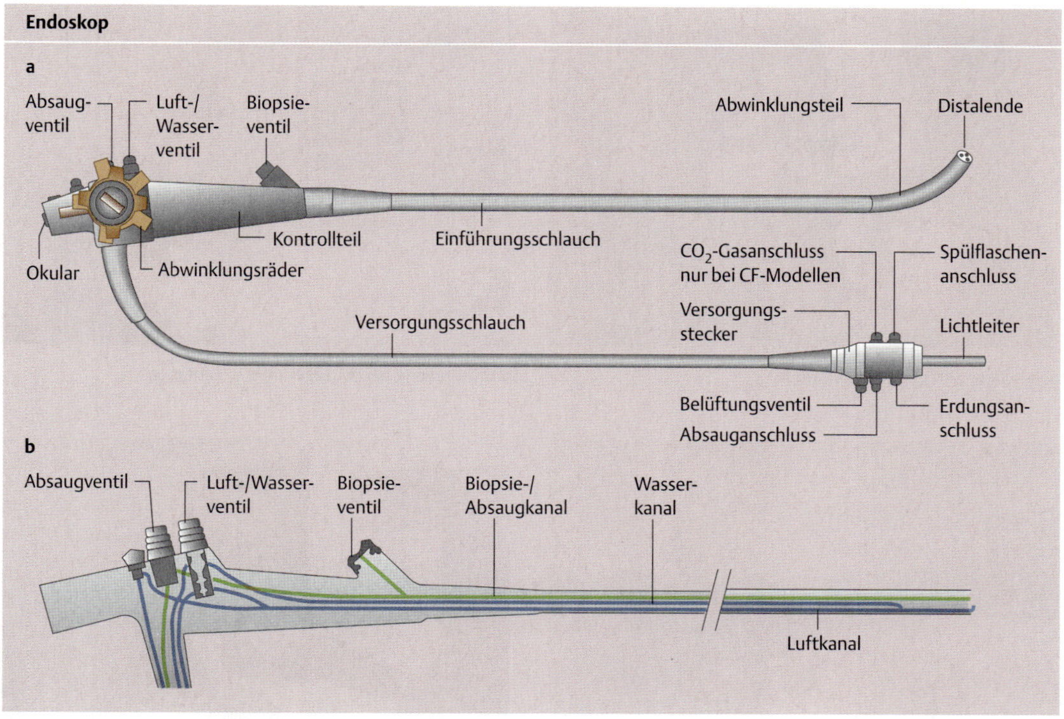

Abb. 52.2 Endoskop. **a** Aufbau, **b** Längsschnitt

Kreuzbeinkanal vorgeschoben. Eine Röntgenkontrolle kann die Platzierung erleichtern. Über die Trokarhülse wird das steuerbare Endoskop in den Epiduralraum (zwischen Knochenhaut des Wirbelkanales und Durasack) eingeführt und in diesen hochgeschoben.

Anwendungsgebiete hierfür sind Lösungen (Adhäsiolyse) von Verwachsungen und Auflösung von Bandscheiben-Teilabsonderungen (Lasersequestrolyse) bei Bandscheibenvorfall oder Bindegewebsveränderungen (Fibrose).

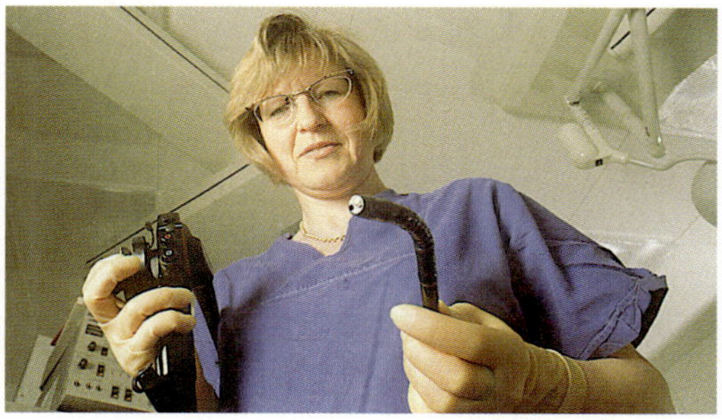

Abb. 52.3 Die Situation aus Patientensicht. (Zusatzinfo: die Gerätespitze ist stufenlos bis zu 190° abwinkelbar)

52.3 Pflegerische Aufgaben

Durchführung der Endoskopie

Der endoskopische Eingriff ist eine Untersuchung, die viel Feingeschick und Erfahrung von Untersucher und Pflegeperson erfordert. Sie sollte nur von speziell ausgebildeten und qualifizierten Mitarbeitern (z. B. Fachausbildung) durchgeführt werden. Zukunft hat die Möglichkeit der ambulanten Endoskopie in der Klinik – sie wird immer häufiger von Patienten und Hausärzten genutzt. In diesem Zusammenhang ist es wichtig, dass eine Absprache – evtl. unter Zugrundelegung von Standards – zwischen Hausarzt und Endoskopieabteilung stattfindet, um einen reibungslosen Ablauf der Vor- und Nachsorge sicherzustellen. Zur Durchführung einer Endoskopie sollte – je nach Art und Größe der Untersuchung – ein Arzt sowie 1 – 2 Pflegepersonen zur Verfügung stehen. Die pflegerischen Aufgaben erstrecken sich auf die Vorbereitung und das Pflegegespräch (**Abb. 52.4**), die Assistenz und Vitalzeichenüberwachung während der Untersuchung (**Abb. 52.5**) und die Nachsorge. Vor al-

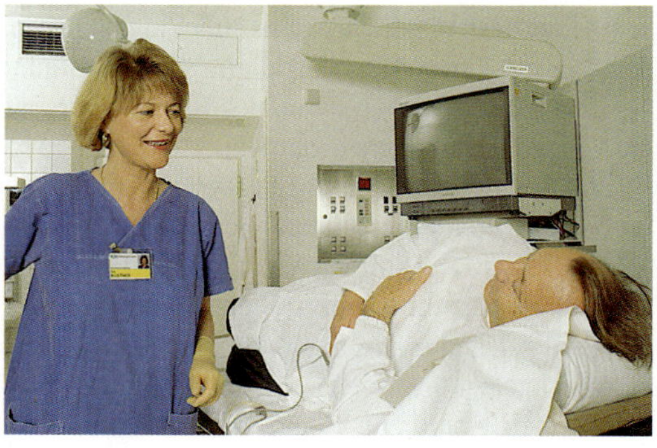

Abb. 52.4 Pflegegespräch zwischen Patient und Pflegeperson als Vorbereitung auf die Endoskopie

Abb. 52.5 Einige pflegerische Aufgaben bei der endoskopischen Untersuchung

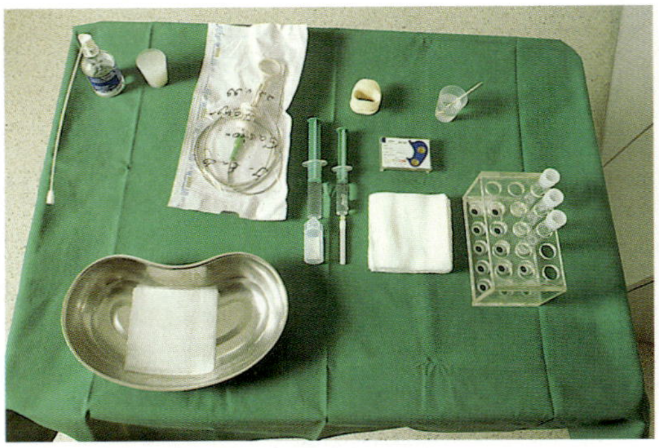

a Benötigte Geräte und Materialien

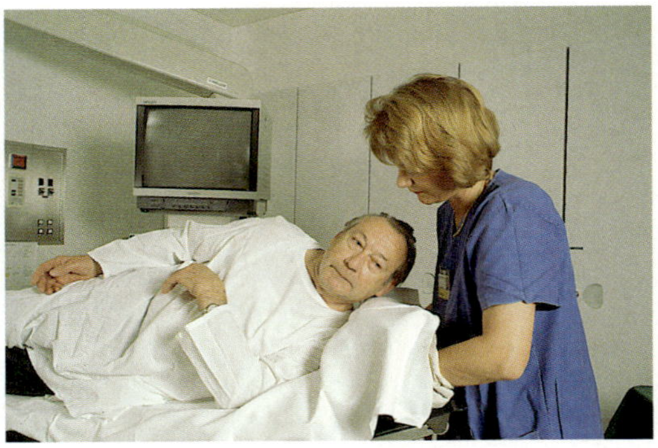

b Hilfestellung bei der Lagerung des Patienten

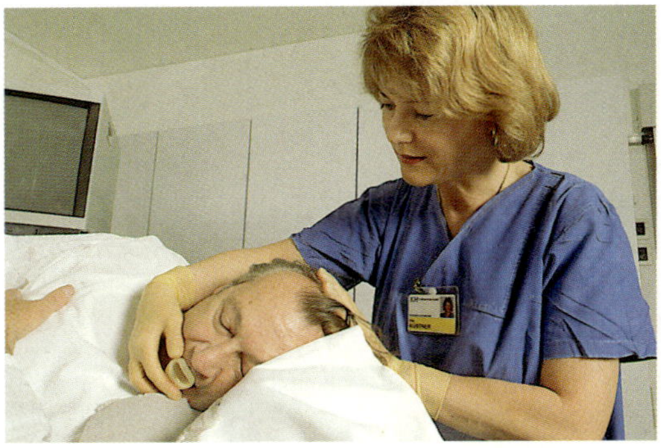

c Wichtig ist der korrekte Sitz des Beißschutzringes

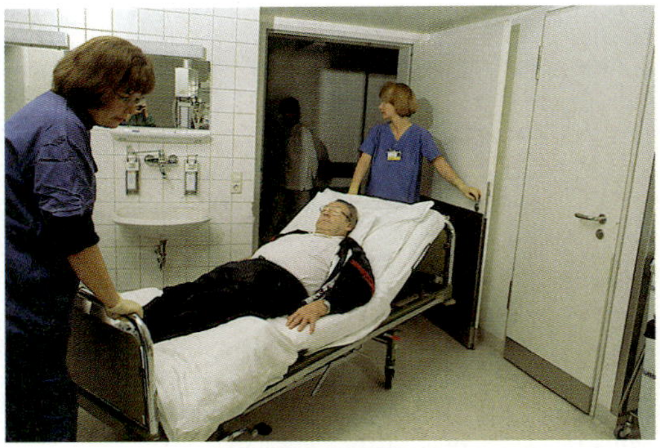

d Rücktransport und Übergabe des Patienten an die Pflegenden der Station

lem aber obliegt der Pflegeperson die Betreuung und Beobachtung des Patienten. Diese Aufgaben sollten in Aufgabenkatalogen festgelegt werden.

Für jeden endoskopischen Eingriff sollte ein **Standard** festgelegt sein, der den Pflegenden als Orientierung und Richtlinie dienen kann (s. Ösophagogastroduodenoskopie, S. 1050 ff), damit ein reibungsloser Arbeitsablauf und eine qualitativ hochwertige Patientenbetreuung gewährleistet sind. Zur Qualitätssicherung sollte deshalb eine speziell auf die Abteilung ausgearbeitete Richtlinie als Arbeitsgrundlage erarbeitet werden.

24 Stunden vor jedem endoskopischen Eingriff muss eine individuelle **Untersuchungsaufklärung** durchgeführt werden. Der Untersuchende erklärt dem Patienten die Methode und weist auf eventuelle Komplikationen hin. Der Patient muss die Möglichkeit haben, sich die Erklärung in Ruhe durchzulesen, bevor er die Einverständniserklärung unterschreibt. In lebensbedrohlichen Notfallsituationen muss hiervon jedoch abgesehen werden.

Vor einem endoskopischen Eingriff werden zum **Vorbeugen von Komplikationen** Gerinnungsstatus (Quick, PTT, PTZ, Thrombozytenzahl) und evtl. die Blutgruppe bestimmt. Bei größeren Eingriffen mit notwendiger Sedierung muss ein peripher-venöser Zugang gelegt werden. Monitoring und/oder Pulsoxymetrie sind zur Vitalzeichenkontrolle anzuschließen. Ein funktionsbereiter Notfallwagen mit Laryngoskop, Tuben, Beatmungsbeutel und Notfallmedikamenten sind bereitzuhalten.

Komplikationen

Grundsätzlich ist die Gefahr von Komplikationen bei diagnostischen Endoskopien geringer als bei therapeutischen Eingriffen.

Ein endoskopischer Eingriff ist dennoch keine risikofreie Untersuchung – insbesondere bei Gewebeprobe-Entnahmen oder Polypentfernungen besteht eine hohe Blutungs- oder Perforationsgefahr. Endoskopien finden sowohl in keimfreien als auch in keimbesiedelten Körperregionen statt. Eine evtl. stattfindende Keimverschleppung erhöht das Risiko einer Infektion für den Patienten. Wichtig ist eine sorgfältige nachsorgende Beobachtung: RR, Puls, Schmerzen, Stuhl- und Urinausscheidung und Hautfarbe müssen beobachtet werden.

Weitere Komplikationen können sein:

- Schockzustände (bis zum Herz-Kreislauf-Versagen),
- Laryngospasmen (bei Broncho- und Gastroskopien) und
- allergische Reaktionen (z. B. auf Kontrastmittel).

Gerätewartung und -pflege

Vor der Erstbenutzung der Geräte sollten die speziellen Bedienungs- und Pflegeanleitungen des Herstellers gelesen werden. Es sollten nur vom Hersteller und von der Deutschen Gesellschaft für Hygiene und Mikrobiologie (DGHM) empfohlene Desinfektionsmittel benutzt werden, da sonst Folgeschäden und unsachgemäße Aufbereitung der Geräte und Instrumente nicht verhindert werden können.

Endoskope und ihr Zubehör sind sehr empfindliche und hochtechnologische Geräte, die unbedingt vor äußeren Einwirkungen wie Stoß und Schlag zu schützen sind. Defekte Instrumentarien beschädigen den Arbeitskanal; so kann Flüssigkeit in den Schutzmantel des Gerätes eindringen. Infektionsübertragungen und hohe Reparaturkosten sind die Folge. Eine sorgsame Handhabung ist in gleichem Maße von pflegerischen und ärztlichen Mitarbeitern zu fordern. Vor der Benutzung eines Endoskopes sollte eine Funktionsprüfung durchgeführt werden. Diese beinhaltet die Überprüfung der Kanäle („Luft-Wasser" sowie Arbeits- und Absaugkanal), der Kaltlichtquelle und Wasserflasche sowie einer klaren Optik und funktionierenden Scharfeinstellung am Okular.

Die maschinelle, chemothermische **Aufbereitung** (60 °C) der Geräte ist allen anderen Aufbereitungsmöglichkeiten vorzuziehen (**Abb. 52.6**). Sie hat viele Vorteile, wie z. B. Vereinheitlichung, hohe Aufbereitungssicherheit, geringe Mitarbeiterbelastung sowie geringe Kontaminationsgefahr für die Pflegenden und Patienten. Die flexiblen Endoskope sollten komplett zerlegbar und eintauchbar sein. Die Aufbewahrung erfolgt trocken, hängend und verschlossen (**Abb. 52.7**).

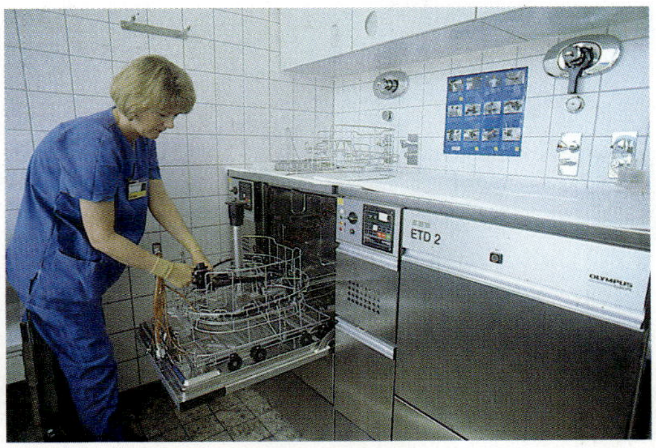

Abb. 52.6 Einlegen des Endoskops in die Reinigungsmaschine

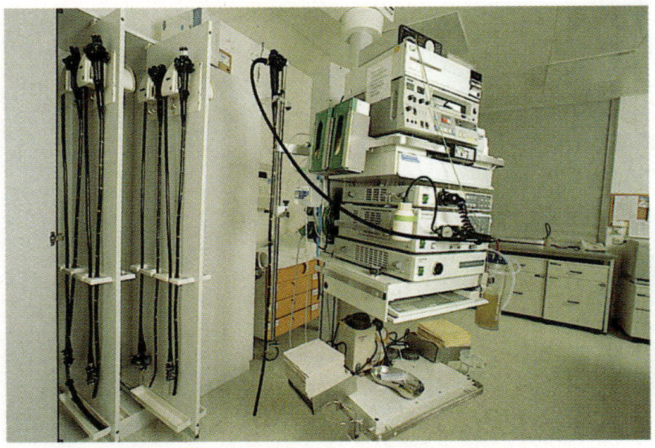

Abb. 52.7 Gerätepark mit Endoskopen in verschiedenen Längen und Außendurchmessern. Die Aufbewahrung erfolgt trocken und hängend in einem Schrank

Leserservice

Verwendete Literatur

Becker, H.D.: Atlas der Bronchoskopie. Schattauer, Stuttgart 1990

Frühmorgen, P.: Diagnostische und therapeutische Endoskopie in der Gastroenterologie. Springer, Berlin 1991

Schmailzl, K.J.G.: Kardiale Ultraschalldiagnostik. Blackwell, Berlin 1994

ZAG DBfK Endoskopie: Arbeitshilfe Endoskopie. DBfK, Eschborn 1996

Weiterführende Literatur

Jütte, R.: Die Entdeckung des „inneren" Menschen 1500–1800. In von Dülmen, R.: Erfindung des Menschen. Böhlau, Wien 1998

Köckerling, F., W. Hohenberger: Video-endoskopische Chirurgie. Grundlagen, Prinzipien, Perspektiven. Hüthig Medizin, Stuttgart 1998

Reuter, M.A., H.J. Reuter: Geschichte der Endoskopie. K. Krämer, Stuttgart 1998

Sander, R., C. Hofmeier: Assistenz und Pflege in der Endoskopie. Lehrbuch für Fachweiterbildung und Berufspraxis. Kohlhammer, Stuttgart 1999

Kontaktadressen

Deutscher Berufsverband für Pflegeberufe (DBfK)
Bundesverband
„Arbeitsgruppe Endoskopie"
Hauptstr. 392
65760 Eschborn

Internetadressen

http://www.medizininfo.com
(Stichwort Gastroenterologie, Endoskopie)
http://med.uni-muenchen.de/med2/sackmann/
(Stichwort Endoskopie)
http://www.univie.ac.at/Innere-Med-4
(Stichwort Endoskopie)

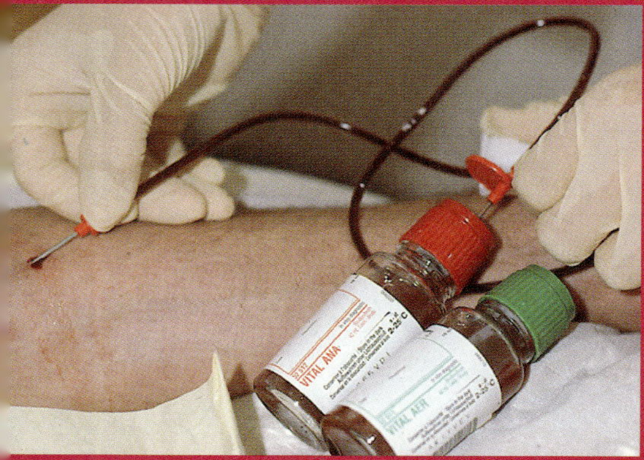

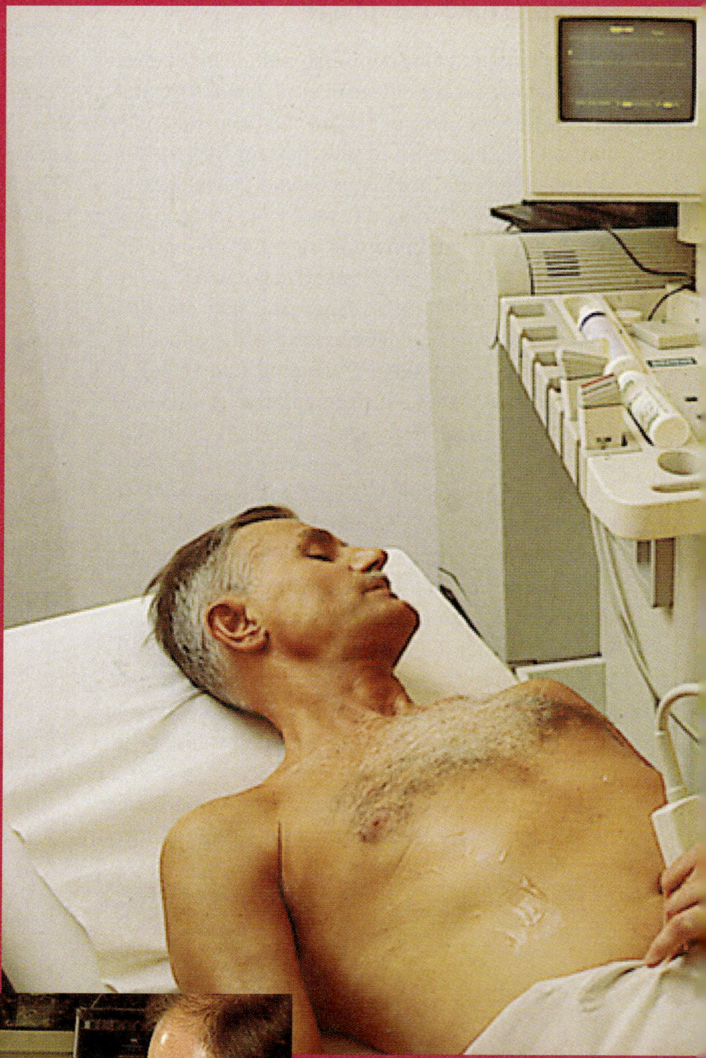

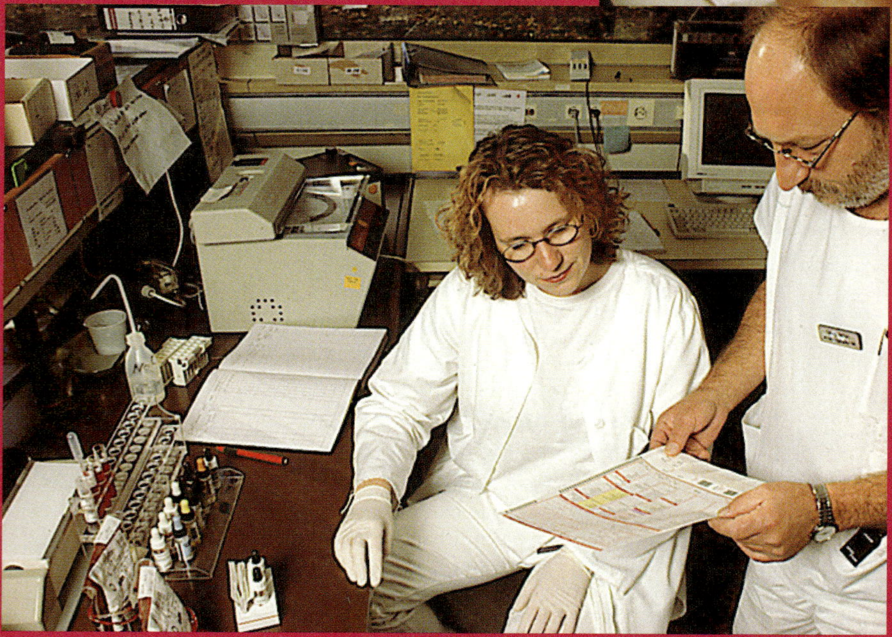

Anhang

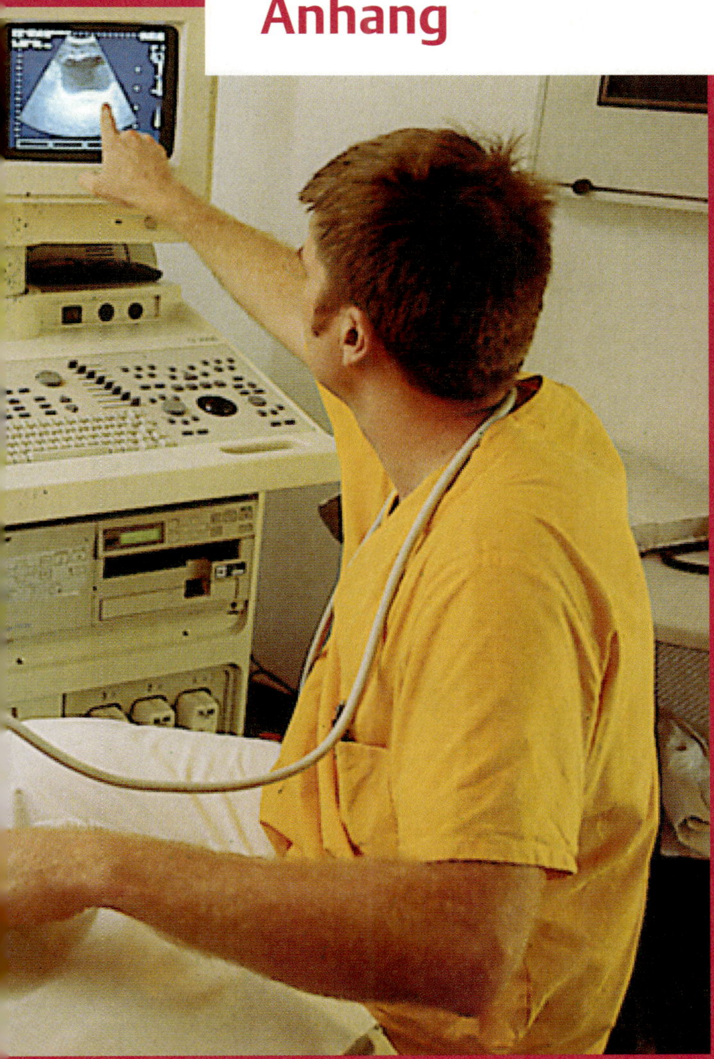

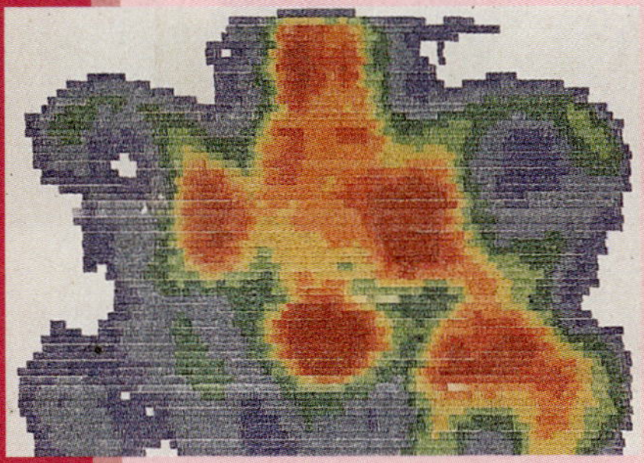

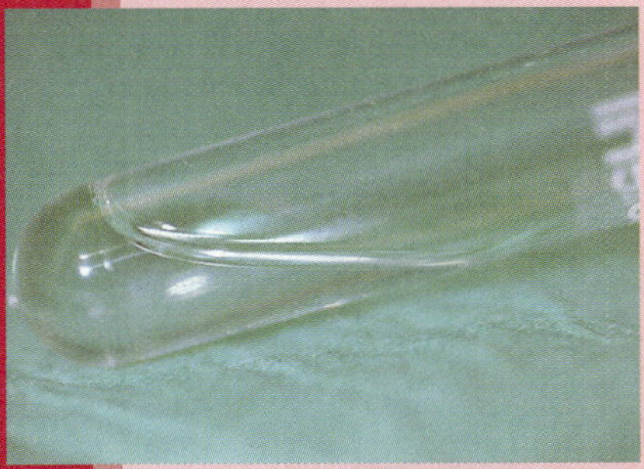

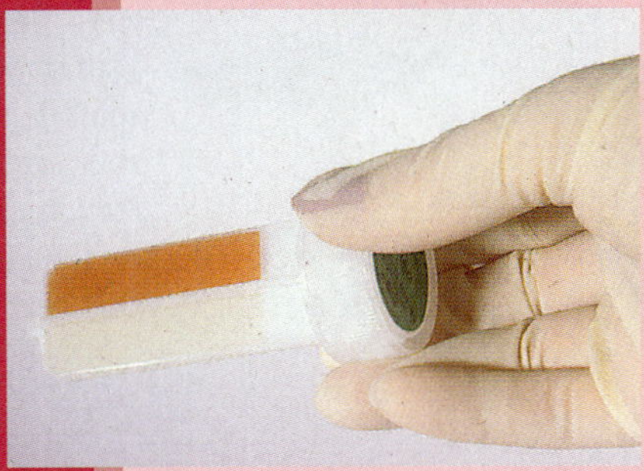

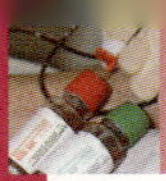

Anhang I

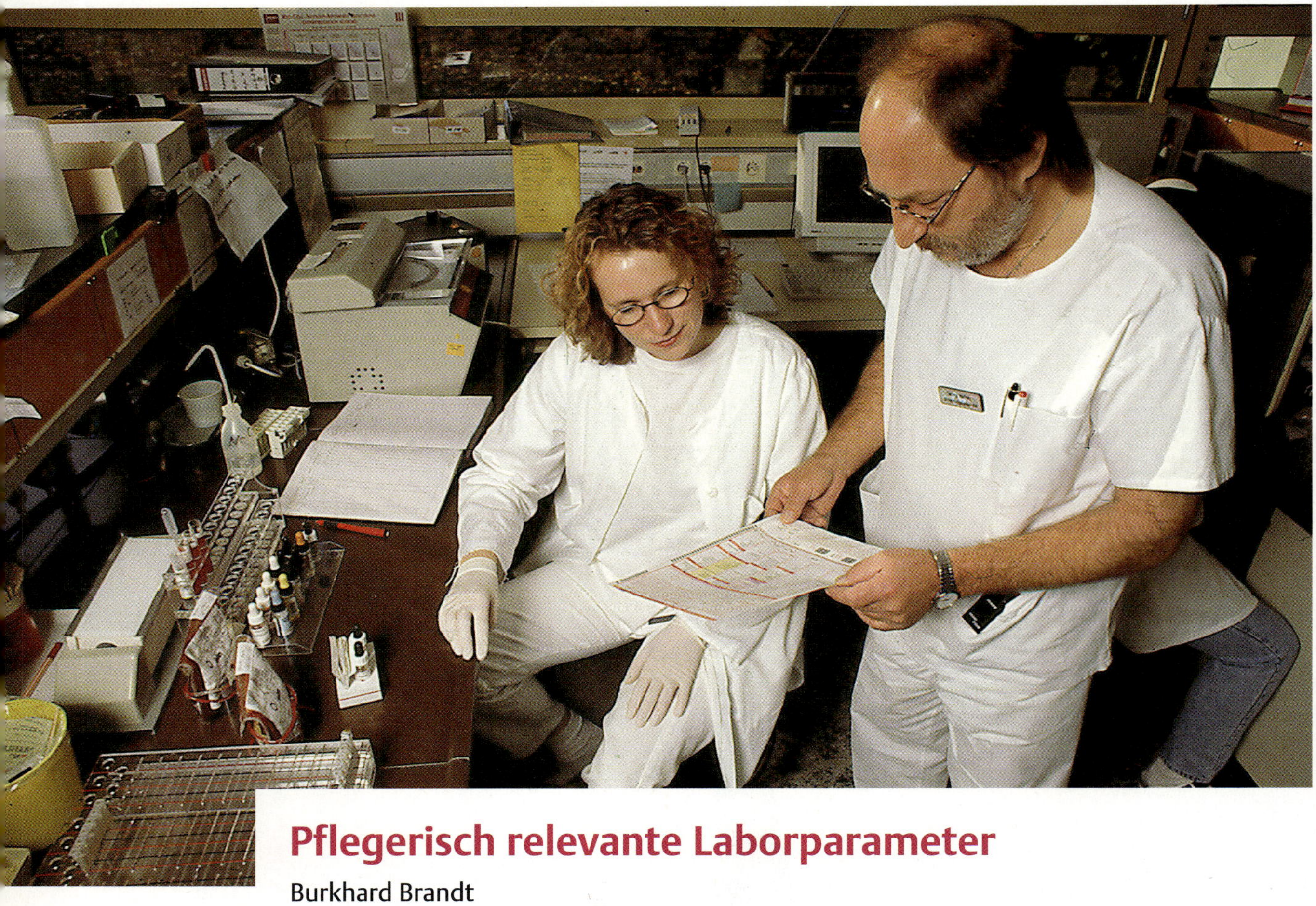

Pflegerisch relevante Laborparameter

Burkhard Brandt

Die klinische Überwachung und das elektronische Monitoring der Patienten wird durch die Bestimmung von Laborparametern ergänzt. Die Laboranalysen lassen sich in ein Notfall-/Eilfallprogramm (NEP), das für alle kritischen Krankheitszustände gültig ist und zu jeder Tages- und Wochenzeit verfügbar sein muss, und in ein Routineprogramm (RP), das nur zu normalen Werkzeiten durchgeführt wird, unterteilen. Das Notfall-/Eilfallprogramm wird in der Regel im zentralen Kliniklabor, zum Teil aber auch dezentral auf der Station patientennah ausgeführt. Bei letzterem spricht man von einem Point-of-Care-Testing (POCT). POCT bezieht sich auf Laboruntersuchungen, die mit einfachen Messsystemen der Laboratoriumsmedizin auch von Mitarbeitern des Pflegebereichs, die keine eingehende medizinisch-technische Ausbildung und Erfahrung auf dem Gebiet der Laboratoriumsmedizin besitzen, durchgeführt werden können. Die nachfolgenden Tabellen (**Tab. 1 u. 2**) geben einen kurzen Überblick über die relevanten Parameter, ihre Indikation, ihren Normbereich, für den Patienten kritische Laborwerte und das zu entnehmende Probenmaterial. Die Qualität eines Laborergebnisses wird in den meisten Fällen von Fehlern bei der Patientenvorbereitung, bei der Probenentnahme, der Lagerung oder dem Transport des Probenmaterials beeinträchtigt. Vor einer Untersuchung ist es deshalb erforderlich, sich genau über die vom Labor vorgeschriebenen Abnahmebedingungen zu informieren.

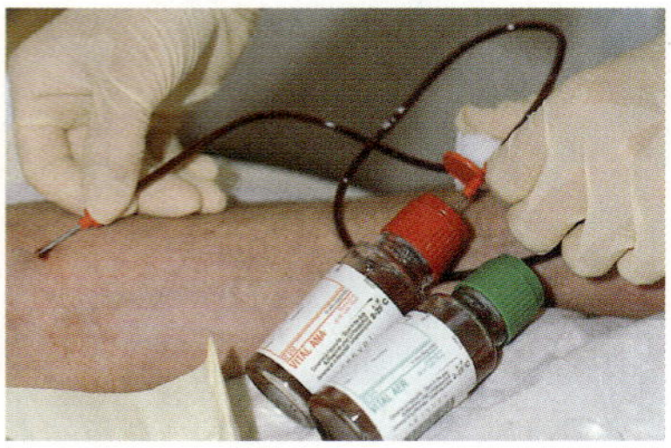

Abnahme einer Blutkultur

Tabelle 1 Untersuchungsergebnisse im Blut

Parameter	*Indikation*	*Normalbereich*[1]	*kritische Werte*[2]	*Probenmaterial*[3]	*Bestimmungsort*
aktivierte partielle Thromboplastinzeit (aPTT)	Suchtest und Verlaufskontrolle bei plasmatischen Gerinnungsstörungen (Faktor-VIII-, -IX-, -XII-Mangel), Heparintherapie-Monitoring	24 – 36 Sek.	> 120 Sek.: Anstieg um das 2,5-fache des oberen Referenzbereichs bedeutet Blutungsgefahr	Zitratplasma[4]	NEP
Ammoniak	Hepatopathie, neuromuskuläre und zerebrale Störungen, Chemotherapie, Valproinsäure-Therapie	< 80 µg/dl	> 300 µg/dl: komatöse Zustände infolge hepatischer Enzephalopathie	Li-Heparinat-plasma[5]	NEP
Antithrombin (AT)	Verlaufskontrolle bei plasmatischen Gerinnungsstörungen, Thrombophiliediagnostik, Nichtansprechen auf Heparin	80 – 120%	< 50%: hohes Risiko thromboembolischer Komplikationen	Zitratplasma[4]	NEP
Äthylalkohol	Intoxikation		Blutalkoholspiegel von > 3,5 g/l (3,5‰) sind auch ohne gleichzeitige Einnahme von Medikamenten lebensbedrohlich	Serum	NEP
Bilirubin, gesamt/ direkt	Ikterus Differentialdiagnose und Verlauf	< 1,2 mg/dl < 0,25 mg/dl	Neugeborene > 14 mg/dl: Gefahr der Bilirubinenzephalopathie	Serum	NEP
Blutgasanalyse	Differentialdiagnose von Störungen des Säure-Basen-Haushalts, Erkennung des Kompensationsgrades der Störung, Überwachung therapeutischer Maßnahmen (z. B. Beatmung)			Li-Heparinat-Vollblut, heparinisierte Glaskapillare[6]	POCT
bestehend aus:					
→ pCO_2	Beurteilung des respiratorischen Anteils des Säure-Basen-Haushalts	35 – 45 mmHg[7]	< 19 mmHg (2,5 kPa) > 67 mmHg (8,9 kPa)		
→ pH		7,35 – 7,45[7]	< 7,1 und > 7,6: lebensbedrohliche dekompensierte Azidose bzw. Alkalose		
→ pO_2		75 – 100 mmHg[7]	< 43 mmHg (5,7 kPa)[8]: lebensbedrohliche arterielle Sauerstoffsättigung < 80%		
→ Base excess (BE)	Beurteilung des metabolischen Anteils des Säure-Basen-Haushalts	(–2,5) – (+2,5) mmol/l[7]	< –10 und > +10 mmol/l		
C-reaktives Protein (CRP)	Entzündungen (z. B. bakterielle Entzündungen), Tumoren	< 0,5 mg/dl	> 5 mg/dl: z. B. neonatale Sepsis	Serum	RP
Fibrinogen	Suchtest und Verlaufskontrolle bei plasmatischen Gerinnungsstörungen, Thrombo- und Hämophilie-Diagnostik, Lysetherapie-Monitoring	180 – 350 mg/dl	< 80 mg/dl Blutungsgefahr	Zitratplasma[4]	NEP

→

[1] Richtwerte; die Normbereiche verschiedener Laboratorien können Unterschiede aufweisen, was z. B. auf die Verwendung unterschiedlicher Reagenzien zurückzuführen ist.
[2] Hinweis auf eine lebensbedrohliche Situation des Patienten. Die Laborwerte sind sofort einem Arzt mitzuteilen! *Wichtigste Laborparameter:* Hämoglobin, Kalium, Blutgasanalyse, Glukose.
[3] Das Mindestvolumen für die Bestimmung eines Parameters kann hier nicht angegeben werden, da es von den im Labor verwendeten Analysensystemen abhängig ist. Bei Problemfällen sollte vor der Blutentnahme im Labor nachgefragt werden.
[4] Zur Vermeidung eines Verdünnungsfehlers muss das Blutentnahmeröhrchen komplett gefüllt sein. Bei der Blutentnahme mit Butterfly-Systemen sollte darum das Gerinnungsröhrchen nicht als erstes gefüllt werden.
[5] eisgekühlt ins Labor!
[6] arterialisiertes Kapillarblut
[7] Normwerte gelten nur für arterielles Blut
[8] Neugeborene: < 37 mmHg (4,9 kPa), Sauerstoffsättigung < 85%

Tabelle 1 Untersuchungsergebnisse im Blut

Parameter	*Indikation*	*Normalbereich*	*kritische Werte*	*Probenmaterial*	*Bestimmungsort*
Glukose	Diagnostik und Therapiekontrolle einer diabetischen Stoffwechselstörung, Erkennung hypo- und hyperglykämischer Zustände	70 – 110 mg/dl[9]	< 45 mg/dl: neuroglykopenische Symptome bis zur Bewusstlosigkeit; > 500 mg/dl: Coma diabeticum, osmotische Diurese, diabetische Ketoazidose	Serum, Kapillarblut	NEP, POCT
Glutamat-Pyruvat-Transaminase (GPT), Alanin-Aminotransferase (ALT)	Leber- und Gallenwegserkrankungen, Früherkennung einer Virushepatitis (Transfusionssicherheitsuntersuchung)	< 23 U/l	> 1000 U/l	Serum; Li-Heparinatplasma	NEP
Glutamat-Oxalazetat-Transaminase (GOT), Aspartat-Aminotransferase (AST)	Leber- und Gallenwegserkrankungen, Herzinfarkt, Skelettmuskelschäden, erhöht nach Alkoholabusus	< 18 U/l		Serum; Li-Heparinatplasma	NEP
Hämoglobin Hämatokrit	Blutverlust, Blutbildungsstörung	Mann 14 – 18 g/dl Frau 12 – 16 g/dl Mann 42 – 52% Frau 37 – 47%	Hb < 8 g/dl[10] und/oder Hk < 24% mangelnde Sauerstoffversorgung des Myokards. Bei Patienten mit einer Herz-Kreislauf-Erkrankung: Hb < 10 g/dl und/oder Hk < 30%; Hb > 20 g/dl und/oder Hk > 60% Hyperviskositätssyndrom	EDTA-Vollblut	NEP, POCT
Harnsäure	v. a. Gicht, Nierensteine, Kontrolle der Gichtbehandlung, Zytostatikatherapie oder Strahlentherapie bei Malignomen	Mann 3,6 – 6,5 mg/dl Frau 2,3 – 6,1 mg/dl	> 13 mg/dl: akute Harnsäurenephropathie mit Tubulusblockade und Nierenversagen	Serum	NEP
Harnstoff-N	Diagnose und Verlaufsbeurteilung der Niereninsuffizienz, Abschätzung des Metabolisierungszustands (Katabolie, Anabolie)	< 24 mg/dl	> 100 mg/dl: Hinweis auf akutes Nierenversagen	Serum	NEP
Kalium	Störungen der Elektrolyt- und Flüssigkeitsbilanz, Störungen des Säure-Basen-Status, Einnahme von Diuretika, Laxanzien, Verlust intestinaler Sekrete, Niereninsuffizienz, kardiale Arrhythmien	3,5 – 4,8 mmol/l	< 2,8 mmol/l: Gefahr der vollständigen Lähmung, Herzstillstand; > 6,2 mmol/l: Herzrhythmusstörungen, Schenkelblock und Vorhofasystolie, schlaffe Tetraplegie und Lähmung der Atemmuskulatur	Serum	NEP, POCT
Kalzium, gesamt Kalzium, frei	hyper- bzw. hypokalzämische Zustände unterschiedlichster Genese, z. B. Erkrankungen der Nebenschilddrüse, maligne Tumoren, medikamentös induziert, Immobilisation	gesamt: 2,1 – 2,65 mmol/l frei: 1,15 – 1,35 mmol/l	gesamt < 1,65 mmol/l oder frei < 0,78 mmol/l: Gefahr der hypokalzämischen Tetanie gesamt > 3,5 mmol/l oder frei > 1,6 mmol/l: Gefahr der hyperkalzämischen Krise mit gastrointestinalen und neuromuskulären Symptomen, Koma und Niereninsuffizienz mit Kalzifizierungen in verschiedenen Organen	Serum, Li-Heparinat-Vollblut	NEP
Laktat	Kreislaufschock, Vergiftungen, Gewebshypoxien, intestinaler Gefäßverschluss, Leberversagen, Differentialdiagnose unklarer metabolischer Azidosen	1,0 – 1,8 mmol/l	> 5 mmol/l (45 mg/dl): Laktatazidose bei Leberfunktionseinschränkung, Biguanid-Therapie	Kapillarblut NaF-Vollblut	NEP, POCT

[9] Normalbereich für Serumwerte
[10] Neugeborene: < 8,5 mg/dl, Gefahr der Multiorganstörung

Tabelle 1 Untersuchungsergebnisse im Blut

Parameter	*Indikation*	*Normalbereich*	*kritische Werte*	*Probenmaterial*	*Bestimmungsort*
Laktatdehydrogenase (LDH)	Verlaufskontrolle des Myokardinfarkts, v. a. Lungenembolie, hämolytische Anämie, Tumoren, Leukämien	< 240 U/l	> 1000 U/l[11]: Blastenschub bei chronischer Leukämie, hämolytische Krise	Serum	NEP
Leukozytenzahl (+ Differenzialblutbild)	Entzündung, Infektion, Leukämie	4000 – 10 000/µl	hohe Infektionsgefahr bei Leukozytenzahl < 1000/µl[12], Granulozytenzahl < 500/µl oder Lymphozytenzahl < 300/µl; Zellen im Differenzialblutbild sprechen für leukämoide Reaktion, Leukämie, aplastische Krise	EDTA-Vollblut	NEP
Lipase	Akute und chronische Pankreatitis	< 190 U/l	> 700 U/l: akute Pankreatitis	Serum	NEP
Medikamente	therapeutisches Drugmonitoring: empfohlen für Pharmaka, deren Konzentration im Serum besser mit der Wirkung korreliert als die verabreichte Dosis, oder die einen engen therapeutischen Bereich haben	therapeutischer Bereich:	toxischer Bereich:		
→ Digoxin	Herzglykosid	0,8 – 2,0 ng/ml	> 2,4 ng/ml	Serum	RP
→ Digitoxin	Herzglykosid	10 – 25 ng/ml	> 30 ng/ml: kardiale Beschwerden wie Arrhythmien, Bradykardie, AV-Blockierung	Serum	RP
→ Carbamazepin	Antiepileptikum	4 – 10 µg/ml	> 15 µg/ml	Serum	RP
→ Gentamicin	Aminoglykosidantibiotikum	Bergspiegel: 5 – 10 µg/ml Talspiegel: < 2 µg/ml	> 10 µg/ml: Oto-/Nephrotoxizität > 2 µg/ml	Serum	RP
→ Lithium	Psychopharmakon	0,3 – 1,0 mmol/l	> 1,5 mmol/l, Krämpfe, Koma	Serum	RP
→ Theophyllin	Therapie obstruktiver Ventilationsstörungen	10 – 20 µg/ml	> 20 µg/ml, Krämpfe, kardiale Arrhythmien	Serum	RP
→ Valproinsäure	Antiepileptikum	50 – 100 µg/ml		Serum	RP
→ Vancomycin	Glykopeptidantibiotikum	Bergspiegel: 20 – 40 µg/ml Talspiegel: 5 – 10 µg/ml	> 40 µg/ml: Oto-/Nephrotoxizität > 10 µg/ml	Serum	RP
→ Cyclosporin A	Immunsuppressivum, Therapie nach Organtransplantation	therapieabhängig	> 400 ng/ml: hohe Wahrscheinlichkeit für Toxizität (z. B. Nephrotoxizität, toxisches Koma)	ETDA-Vollblut	RP
Myoglobin	Herzinfarkt (erhöht nach 2 – 3 h, maximale Werte nach 3 – 4 h), Rhabdomyolyse, Myopathien, Verlaufskontrolle nach Lysetherapien	< 10 µg/dl		Serum	NEP
Natrium	Störungen der Flüssigkeits- und Elektrolytbilanz, polyurisch-polydiptische Syndrome, Störungen des Säure-Basen-Haushalts, Nierenerkrankungen, Mineralkortikoidexzess- und -mangelsyndrome	132 – 145 mmol/l	< 120 mmol/l: lebensbedrohlicher Volumenmangel, Blutdruckabfall, hypovolämischer Schock, funktionelles Nierenversagen > 160 mmol/l: lebensbedrohliche Hypervolämie mit akuter Herzinsuffizienz, Ödembildung (Lungen, Gehirn), akute respiratorische Insuffizienz, Krämpfe	Serum	NEP, POCT

[11] präanalytischer Fehler: In-vitro-Hämolyse!
[12] Neugeborene: < 5000/µl oder > 25 000/µl: Gefahr einer neonatalen Sepsis

Tabelle 1 Untersuchungsergebnisse im Blut

Parameter	*Indikation*	*Normalbereich*	*kritische Werte*	*Probenmaterial*	*Bestimmungsort*
Osmolalität	Neben Störungen der Natriumbilanz führen Hyperglykämie, Urämie, Laktatazidose, Ketoazidose und Alkoholintoxikation zu Hyperosmolalität	280 – 295 mosmol/kg[13]	> 330 mosmol/kg: zentrale Symptomatik und Koma; < 240 mosmol/kg: Ödembildung, neurologisch-psychiatrische Symptome	Serum	NEP
freies T4	Nachweis und Differentialdiagnose von Schilddrüsen-Funktionsstörungen sowie zur Therapiekontrolle	0,7 – 1,65 ng/dl	> 5 ng/dl (6,4 pmol/l): Gefahr einer Thyreotoxikose	Serum	RP
TSH	Ausschluss einer Schilddrüsenfehlfunktion[14], Kontrolle der Suppressionstherapie	0,35 – 4,5 µU/ml		Serum	RP
Thromboplastinzeit (Quick-Wert, TPZ)	Suchtest/Verlaufskontrolle bei plasmatischen Gerinnungsstörungen, Monitoring bei Therapie mit Vitamin-K-Antagonisten (Cumarintherapie), Verlaufskontrolle bei Vitamin-K-Mangel	70 – 130% der Norm[15]	< 50%: erhebliche Störung der Lebersyntheseleistung < 10%: Gefahr einer Blutung	Zitratplasma[4]	NEP
Thrombozytenzahl	unklare Blutungen, Knochenmarkserkrankungen, Kontrolle bei Strahlen- und zytostatischer Therapie	100 000 – 350 000/µl	< 10 000/µl: Gefahr einer Blutung > 1 Mio/µl: Thrombosegefahr	EDTA-Vollblut	NEP
Tropomin	v. a. Herzinfarkt, instabile Angina pectoris	< 0,4 ng/ml[16]		Li-Heparinat-plasma	NEP

[13] Neugeborene 260 – 300 mosmol/kg
[14] Bei schwer kranken Patienten empfiehlt sich die gleichzeitige Bestimmung von TSH und fT4, da bei diesen Patienten TSH basal erniedrigt sein kann, ohne dass eine Störung der Schilddrüsenfunktion vorliegt.
[15] Für die Therapieüberwachung wurde ein international vergleichbarer Standard erarbeitet, International Normalized Ratio (INR), der die Unterschiede der verschiedenen Thromboplastine in den Testsystemen berücksichtigt. Bei einer INR > 3 unter Antikoagulanzientherapie sind häufiger Blutungskomplikationen zu erwarten.
[16] Angabe für Tropomin I

Tabelle 2 Untersuchungsergebnisse in anderen Körperflüssigkeiten

Parameter	*Normalbereich*	*Hinweise zur Interpretation und kritische Werte*	*Bestimmungsort*
Liquor cerebrospinalis			
Glukose	> 50% des Serumwertes	Glukose < 45 mg/dl bzw. Glukosequotient Blut/Liquor < 0,5: bakterielle Meningitiden	NEP
Laktat	< 2,1 mmol/l	> 2,2 mmol/l: bakterielle Meningitiden, ischämische Insulte, generalisierte epileptische Krampfanfälle, Hirntumoren, intrakranielle Blutungen	NEP
Liquorzellzahl	< 5 µl	Diagnostik, entzündliche Erkrankungen des ZNS; > 800/µl und > 50% Granulozyten: bakterielle Meningitiden; > 85% Lymphozyten: virale und bakterielle Meningitiden (Spätphase), nicht-infektiöse ZNS-Erkrankungen (z. B. Multiple Sklerose, systemischer Lupus erythematodes); Tumorzellen	NEP
Harn[1]			
Glukose, Keton	< 15 mg/dl; < 50 mg/l	Teststreifenreaktion stark positiv: Hyperglykämie (Diabetes mellitus), diabetische Ketoazidose	NEP RP
Hämoglobin	negativ[2]	Teststreifenreaktion stark positiv und keine Erythrozyten: Hämoglobinurie (z. B. hämolytische Krise, Bluttransfusionsinkompatibilität)	NEP RP
Erythrozyten	< 5 Erythrozyten/µl	Teststreifenreaktion stark positiv und dysmorphe Erythrozyten/Erythrozytenzylinder: Hämaturie renalen Ursprungs (z. B. Glomerulonephritis); Teststreifenreaktion stark positiv und isomorphe Erythrozyten: Hämaturie postrenalen Ursprungs (z. B. Zystitis, Tumoren)	NEP RP
Drogenscreening[3]	negativ	positiver Nachweis bei Methadon > 300 ng/ml, Benzodiazepine > 300 ng/ml, Kokain > 300 ng/ml, Amphetamin/Methamphetamin > 1000 ng/ml, Opiate > 300 ng/ml, Barbiturate > 300 ng/ml, Tetrahydrocannabiol > 50 ng/ml, trizyklische Antidepressiva > 1000 ng/ml	NEP RP

[1] Teststreifen mit reflexionsphotometrischer Auswertung
[2] entspricht einer Erythrozytenzahl < 5/µl
[3] immunologischer Schnelltest; positive Ergebnisse sollten mit einem zweiten Verfahren bestätigt werden.

Anhang II

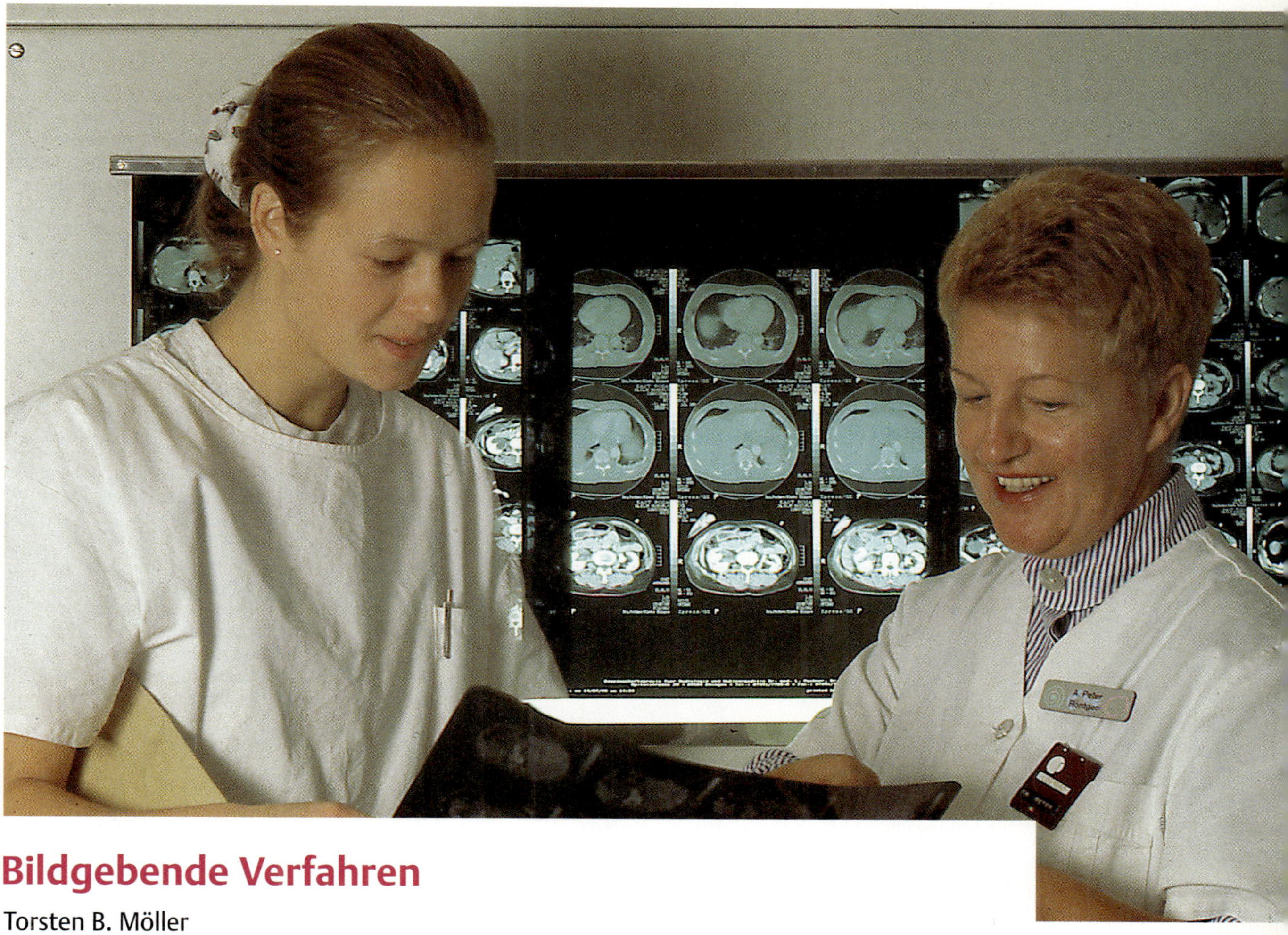

Bildgebende Verfahren

Torsten B. Möller

Zu ihnen gehören alle Diagnoseverfahren, die mit einer Bildgebung abschließen. Es gibt dabei vier große Gruppen:

Röntgendiagnostik

Röntgenstrahlen werden von einer Röntgenröhre ähnlich wie Licht aus einer Glühbirne ausgesendet. Und so wie man das Licht durch ein Blatt Papier durchschimmern sieht, können auch die Röntgenstrahlen hinter einem Körper gemessen werden, nachdem sie durch unterschiedliche Gewebe unterschiedlich geschwächt wurden. Gemessen wird entweder mit einem Film (konventionelle Röntgendiagnostik), mit einer lichtempfindlichen Speicherfolie (digitale Radiographie) oder einer Messvorrichtung (z.B. Durchleuchtung, digitale Angiografie, Computertomografie). Es gibt dabei viele Verfahren mit unterschiedlichen Fragestellungen, bei denen auch in der Patientenvorbereitung Unterschiedliches zu beachten ist (s. **Tab. 1**).

Nuklearmedizin

Bei nuklearmedizinischen Untersuchungen (z.B. Szintigrammen) werden Substanzen mit gering radioaktiven Stoffen verbunden (**Tab. 2**). Injiziert man dies dann, kann man die Verstoffwechselung im Körper von außen mit einer speziellen Kamera verfolgen. Bei Substanzen, die über die Niere ausgeschieden werden, verringert man die Strahlenbelastung für den Patienten, indem man ihn viel trinken und häufig die Blase entleeren lässt bzw. bei Babys die Windeln wechselt. Insgesamt ist die Strahlenmenge bei diagnostischen Verfahren in der Regel jedoch so gering, dass für das Pflegepersonal, Mitpatienten und Besucher keine Gefahr besteht.

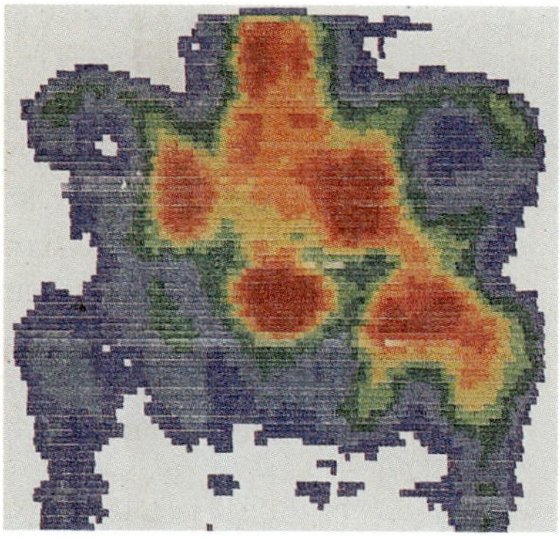

Szintigramm der Entzündung in Iliosakralgelenken, linkem Hüftgelenk und Lendenwirbelsäule

Strahlenschutz. Gemeinsam ist allen Röntgenverfahren sowie der Nuklearmedizin der notwendige

Tabelle 1 Radiologische Verfahren

Untersuchung	*Verfahren*	*Indikation*	*Pflegerische Aufgaben*
Thorax-Röntgen	konventionelles Röntgen	Lungenentzündung, Tumor	Metallteile (Ketten, Piercing usw.) ablegen lassen
Magen-Darm-Passage	Patient trinkt Kontrastmittel (meist Barium); dabei werden Röntgenaufnahmen angefertigt.	Tumor, Entzündung, Geschwüre von Speiseröhre, Magen, Dünndarm	8-stündige Nahrungs- und Nikotinkarenz. Wenn Dickdarm- und Magen-Röntgen durchgeführt werden sollen, immer erst Dickdarm (KM wird schneller ausgeschieden und stört dann andere Untersuchung nicht)
Kolonkontrasteinlauf	Kontrastmittel wird als rektaler Einlauf in den Dickdarm eingebracht; dann Röntgenaufnahmen.	Tumoren, Entzündungen des Dickdarms	Abführprogramm (meist oral, meist mit viel Flüssigkeit) durchführen. Nach der Untersuchung Patient auf Beschwerden im Bauch (mögliche Perforation) und Blut im Stuhl beobachten
Urografie	Nierengängiges KM wird i. v. injiziert; Röntgenaufnahmen werden zu unterschiedlichen Zeiten angefertigt.	Stein, Tumor, Stauung	Blutwerte (Kreatinin) bestimmen, mildes Abführprogramm, Patient viel trinken lassen, direkt vor der Untersuchung auf Toilette schicken
Cholezystografie	Gallegängiges KM wird i. v. injiziert; Röntgenaufnahmen werden zu unterschiedlichen Zeiten, evtl. sogar nach Reizmahlzeit, angefertigt.	Stein, Tumor, Stauung von Gallenblase und Gallenwegen	Mindestens 8-stündige Nahrungskarenz, Blutwerte (Bilirubin) bestimmen
Angiografie	KM wird über einen Katheter in Gefäße injiziert; dabei werden Röntgenaufnahmen (meist digital) angefertigt.	Einengungen von Gefäßen, Tumorversorgung mit Gefäßen, Gefäßmissbildungen	Blutwerte (Gerinnungsstatus, Kreatinin) bestimmen, direkt vor der Untersuchung zur Toilette gehen lassen. Nach der Untersuchung mehrere Stunden Druckverband, 24 h Bettruhe. Auf Nachblutung achten, auf ausreichende Flüssigkeitszufuhr achten
Phlebografie	In eine Fußrückenvene wird KM injiziert; dann werden Röntgenaufnahmen angefertigt.	Beinvenenthrombose, Krampfadern	Blutwerte (Gerinnung, Kreatinin)
Computertomografie (CT)	Der Patient liegt in einer „kleinen Röhre“. Um ihn dreht sich auf der einen Seite die Röntgenröhre, auf der anderen Seite Messkammern. Es werden dann, während Röntgenröhre und Messkammern den Patienten umkreisen, Aufnahmen aus den verschiedensten Winkeln angefertigt. Der Computer errechnet hieraus Schnittbilder.	Überlagerungsfreie Darstellung von Organen, z. B. zur Tumorsuche, bei Infarkten oder Blutungen (Kopf), oder z. B. bei Bandscheibenveränderungen (Wirbelsäule)	3-stündige Nahrungskarenz (immer wenn KM gegeben werden muss), vorher Blutwerte (Kreatinin) bestimmen (aber: alle Notfalluntersuchungen natürlich sofort!). Achtung: Barium-KM ist für CT zu dicht; deshalb CT immer vor Magen- oder Dickdarmröntgen oder abführende Maßnahmen durchführen

Strahlenschutz, da die Strahlen ab einer bestimmten Menge (= Dosis) gesundheitsschädlich sein können. Einerseits kann man Schutz vor Strahlung durch Abdecken (= Abschirmen) erreichen (Bleischürzen und Bleiabdeckungen, Bleiwände, denn „Strahlen kommen immer gerade und nie um die Ecke“), andererseits durch Abstandhalten. Angenehm ist dabei, dass sich mit doppeltem Abstand von der Strahlenquelle die Strahlenmenge, der man ausgesetzt ist, viertelt. Ein wichtiger Punkt ist auch die Zeit, der man sich einer Strahlung aussetzt. Am besten so kurz wie möglich oder gar nicht (alle die, die bei einer Durchleuchtung keine dringende Aufgabe haben, gehören vor die Tür). Wie man sich im Umgang mit Strahlen zu verhalten hat, regelt die Röntgenverordnung.

Strahlenschutzmaßnahmen:

- Abschirmung (bauseits durch Blei in Wänden, Türen, Glas, Schutzkleidung, flexible Bleiabdeckmatten),
- Abstand: Strahlung nimmt mit dem Quadrat des Abstandes ab (= bei doppelter Entfernung um das Vierfache).
- Zeit: Unnötigen Aufenthalt in Räumen mit Strahlung (Röntgenraum, OP) vermeiden, Zeit des Kontaktes mit radioaktivem Material bzw. Röntgenstrahlen kurz halten.

Ultraschall

Ohne Strahlen kommt der Ultraschall (Sonografie) aus. Ein kleiner Tonerzeuger (auch Schallkopf genannt), den man auf die Körperoberfläche aufsetzt, ruft sozusagen in den Körper hinein. Das Echo der zurückgeworfenen Schallwellen misst das Gerät ebenfalls und kann so aus der Menge und der zeitlichen Abfolge der Schallechos Bilder erzeugen. Grenzt ein Gewebe an Luft, werden fast alle Schallwellen reflektiert, und es bleibt nicht mehr genug Schallenergie übrig für das dahinter liegende Gewebe. Deshalb

Tabelle 2 Nuklearmedizinische Verfahren

Untersuchung	*Verfahren*	*Indikation*	*Pflegerische Aufgaben*
Schilddrüsenszintigrafie	Eine radioaktive, jodähnliche Substanz wird injiziert und von der Schilddrüse aufgenommen. Nach 20 Min. werden Bilder angefertigt.	Schilddrüsenüber- oder -unterfunktion, kalte oder heiße Knoten, Schilddrüsenvergrößerung	keine jodhaltigen Medikamente oder Kontrastmittel vor der Untersuchung (deshalb Röntgenuntersuchungen mit KM, z. B. i.-v. Niere, i.-v. Galle, Angiografie erst nach Schilddrüsenszintigrafie), Einnahme von Schilddrüsenmedikamenten fortsetzen
Nierenszintigrafie	Ein mit einer radioaktiven Substanz markiertes nierenpflichtiges Medikament wird injiziert und die Menge und Zeit der Ausscheidung gemessen.	Nierenfunktion	mindestens drei Tage vor Nierenszintigrafie keine Untersuchung mit Röntgen-KM, da auch dies über die Nieren ausgeschieden wird (verfälscht sonst das Ergebnis); ca. 1 Std. vor Untersuchung 1 l Tee trinken lassen; nach Untersuchung auf ausreichende Blasenentleerung achten (Strahlenschutz)
Knochenszintigramm	Patient erhält i. v. Injektion einer radioaktiv markierten Substanz, die im Knochen abgelagert wird. Nach 2 – 3 Std. werden die Aufnahmen angefertigt.	Metastasen, Knochenentzündungen	direkt vor der Untersuchung Blase entleeren, Katheter oder Windeln wechseln; nach Untersuchung auf ausreichende Blasenentleerung (Windeln) achten; schwangeres Pflegepersonal und Kleinkinder am Untersuchungstag nicht zu lange mit dem Patienten zusammenbringen (Strahlenschutz)
Herzszintigrafie	Eine radioaktive Substanz wird unter Belastung injiziert und im Herzmuskel angereichert.	Herzinfarkt	Patient am Untersuchungstag nüchtern und (wenn möglich) keine Herzmedikamente einnehmen lassen; kein Langzeit-EKG anhängen lassen; Bilder des Belastungs-EKG (wenn vorhanden) mitgeben
Schilling-Test	Radioaktiv markiertes Vitamin B_{12} wird in einer Kapsel vom Patienten geschluckt. Nach 2 Std. wird die Aufnahme des Vitamins durch eine i.-m. Injektion von nicht markiertem „normalem“ Vitamin B_{12} gestoppt.	Vitamin-B_{12}-Resorptionsstörungen	Patient bis zur Vitamin-B_{12}-Injektion nüchtern lassen; vor Beginn der Kapseleinnahme Urin 24 Std. sammeln

muss man vor Ultraschalluntersuchung Maßnahmen ergreifen, um insbesondere die Luft im Magen-Darm-Trakt zu vermindern (**Tab. 3**). Ultraschalluntersuchungen sind nach derzeitigem Kenntnisstand völlig ungefährlich auch für Schwangere und Babys.

Tabelle 3 Ultraschall

Untersuchte Region	*Pflegerische Aufgaben*
Halsorgane, Extremitäten	reinigen (Salben, Schminke entfernen); Schmuck ablegen lassen
Oberbauchorgane	am Untersuchungsvortag keine blähenden Speisen verabreichen, evtl. sogar entblähende Medikamente verordnen; am Untersuchungstag bleibt der Patient nüchtern (Gallenblase ist sonst nicht gefüllt); wenn auch Röntgenuntersuchungen mit Barium (z. B. Magen, Dickdarm) anstehen, Ultraschall immer zuerst (Barium im Darm kann sonst Ultraschall stören)
Beckenorgane	eine der wenigen Untersuchungen, bei der die Harnblase gefüllt sein sollte; Patient deshalb trinken lassen und nicht zur Toilette schicken (Ausnahme: vaginale Ultraschalluntersuchung)

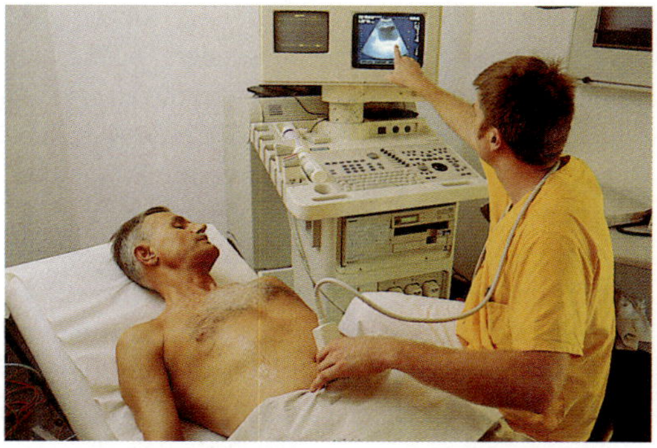

Ultraschalluntersuchung der Blase

Kernspintomografie

Ohne Strahlen kommt auch die Kernspintomografie (KST oder auch Magnetresonanztomografie = MRT genannt) aus. Vom Prinzip her ist ihre Funktionsweise einfach zu verstehen, wenn man akzeptiert, dass nicht nur Metalle, z. B. Eisen, magnetisierbar sind, sondern auch Wasser – nur viel geringer. Der Mensch nun besteht aus viel Wasser, je nach Gewebe mal etwas mehr, mal weniger. Man kann den Patienten somit in ein starkes Magnetfeld legen und die unterschiedliche Magnetisierbarkeit des Gewebes zur Abbildung nutzen. Vorteil der Methode ist, dass sich Schnittbilder in allen Ebenen erzielen lassen und

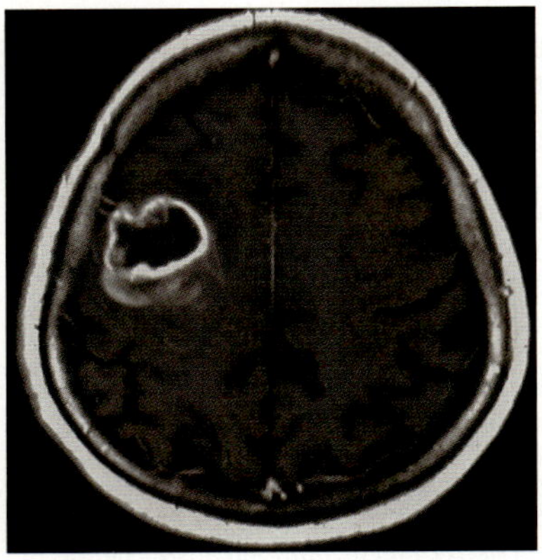

Kernspintomografische Aufnahme eines zentral-nekrotischen Glioblastoms im Horizontalschnitt

dass man Möglichkeiten der Gewebecharakterisierung hat. Zudem können ohne Katheter- oder Kontrastmittelgabe sogar die Gefäße (ähnlich wie bei der Röntgenangiografie) und die Gallenwege dargestellt werden. Obwohl prinzipiell gefahrlos – sogar Schwangere (nach einer Übereinkunft ab dem ersten Schwangerschaftsdrittel), Babys und Kinder können bedenkenlos untersucht werden –, dürfen bestimmte Patienten nicht in ein Magnetfeld.

Kontraindikationen zur Kernspintomografie: Absolutes Verbot: Patienten mit Herzschrittmachern. Relatives Verbot (es muss abgeklärt werden, ob der Patient untersucht werden kann, je nachdem, welches Material verwendet wurde): eisenhaltige Fremdkörper, Herzklappen, Ohrimplantate, Stents, Prothesen, wobei z.B. Patienten mit Hüftendoprothesen praktisch immer untersucht werden können.

Verfahren mit Kontrastmittelgabe

Bei allen Kontrastmittelgaben – besonders bei injizierten Röntgenkontrastmitteln – kann es prinzipiell zu unerwünschten Nebenwirkungen kommen. Eine der wichtigsten Nebenwirkungen ist die allergische Reaktion. Hier kann es zu einer Sofortreaktion, aber auch zu Spätreaktionen (meist innerhalb von 15 Minuten, aber auch noch viel später) kommen. Der Patient sollte deshalb auch bei „diffusen“ Klagen nach einer KM-Injektion immer besonders beobachtet werden. Weitere mögliche Nebenwirkungen sind:

- akutes Nierenversagen (bei größeren KM-Mengen und eingeschränkter Nierenfunktion; deshalb vor KM-Gabe Kreatinin bestimmen!),
- thyreotoxische Krise (bei bestehender Schilddrüsenüberfunktion; deshalb vor Gabe jodhaltiger Röntgenkontrastmittel Schilddrüsenhormone bestimmen! Kernspinkontrastmittel enthalten kein Jod; hier ist keine Bestimmung nötig).

Wichtig zu wissen ist noch, dass Patienten, die nach einer Gabe von (jodhaltigem) Röntgenkontrastmittel allergisch reagiert haben, davon unabhängig Kernspinkontrastmittel erhalten können. Dieses hat nämlich eine ganz andere Zusammensetzung und macht überdies nur extrem selten unerwünschte Nebenwirkungen.

Zeichen der Kontrastmittelunverträglichkeit:

Leichtere Unverträglichkeitsreaktionen: Unruhe, Übelkeit, Erbrechen (deshalb Patienten vor Untersuchung nüchtern lassen, wegen Gefahr der Aspiration), Hustenreiz, Gähnen, Niesen, Hautausschlag, Juckreiz, Haut- und Gesichtsödem.

Schwere Unverträglichkeitsreaktionen: Kreislaufdysregulation (Blutdruckabfall, Tachykardie = schneller Puls), Schweißausbruch, Blässe, Schüttelfrost, anaphylaktischer Schock, Kehlkopfödem, Auslösen eines Asthma-bronchiale-Anfalls, Bewusstlosigkeit, Krampfanfall.

Praxistipp

Eva Groß
Krankenschwester

Tipps und Tricks für den Umgang mit Patienten vor und nach einer bildgebenden Diagnostik: Bei den meisten Untersuchungen (außer z.B. bei Ultraschall des Beckens) Patienten vor der Untersuchung zur Blasenentleerung auf die Toilette schicken. Auch wenn der Patient liegend oder sitzend transportiert wird, darauf achten, dass er ordentlich bekleidet ist und Schuhe (z.B. Hausschuhe) mit hat. Der Anforderungsschein muss ausreichend ausgefüllt sein; Blutwerte (Gerinnung; z.B. Angiografie), Kreatinin (alle KM-Untersuchungen) wenn nötig notieren, evtl. wichtige Krankheiten (z.B. Schilddrüsenüberfunktion) vermerken. Röntgenvoraufnahmen mitgeben. Bei Anus-praeter-Untersuchungen vorher Beutel entleeren, nach der Untersuchung auf mögliche schnellere Füllung des Beutels achten. Blasenkatheterbeutel vor und nach der Untersuchung (z.B. Strahlung) wechseln. Angiografie (Nachblutungsgefahr): Kontrolle des Verbandes bzw. Druckverbandes. Nach KM-Gabe können allergische Spätreaktionen auftreten, deshalb Patienten mit diffusen Beschwerden auch noch Stunden nach der Injektion besonders beachten. Keine Schrittmacherpatienten ins Kernspin. Metallteile (Uhren, Schmuck, Scheckkarten) vor Kernspinuntersuchung auf Station lassen; Infusion, insbesondere mit Perfusor, wenn möglich, abhängen; i.-v. Zugang liegen lassen, kein Langzeit-EKG.

Abkürzungsverzeichnis

Biochemie/Physiologie

ACE-Hemmer	Hemmstoff des Angiotensin converting enzyme (Angiotensin-umwandelndes Enzym)
AFP	Alphafetoprotein
AST	Aspartat-Aminotransferase
AT	Antithrombin
Ca	Kalzium
Cl	Chlorid
CO_2	Kohlendioxid
CRP	C-reaktives Protein
DNS	Desoxyribonukleinsäure
FSH	Follikel-stimulierendes Hormon
GOT	Glutamat-Oxalazetat-Transaminase
GPT	Glutamat-Pyruvat-Transaminase
Hb	Hämoglobin
HCO_3	Hydrogencarbonat
HDL-Cholesterin	high-density-lipoprotein-Cholesterin (Lipoprotein hoher Dichte als Transportform für Cholesterin)
Hk	Hämatokrit
HLA	human leucocyte antigen (System von menschlichen Gewebeantigenen, besonders gut nachweisbar auf Leukozyten)
HPL	human placento lactogen (Plazentalaktogen)
IE	Internationale Einheiten
K	Kalium
kcal	Kilokalorie (Einheit der Wärmeenergie)
kPa	Kilopascal (Einheit des Drucks)
LDH	Laktatdehydrogenase
LDL-Cholesterin	low-density-lipoprotein-Cholesterin (Lipoprotein niedriger Dichte als Transportform für Cholesterin)
LH	luteinisierendes Hormon
Mg	Magnesium
Na	Natrium
PPSB	Prothrombinkomplex
PSA	prostataspezifisches Antigen
PVC	Polyvinylchlorid
RNS	Ribonukleinsäure
SO_4	Sulfat
TSH	Thyreoidea-stimulierendes Hormon

Pflegespezifische und medizinische Begriffe

ACVB	aortokoronarer Venenbypass
ADHS	attention deficit/hyperactive syndrome (Aufmerksamkeitsstörung, mit Hyperaktivität)
AEDL	Modell der Aktivitäten und der existenziellen Erfahrungen des Lebens
AHB	Anschlussheilbehandlung
AIDS	acquired immuno-deficiency syndrome (erworbenes Immundefektsyndrom)
ALL	akute lymphatische Leukämie
ARDS	adult respiratory distress syndrome (Schocklunge)
ASE	Atem stimulierende Einreibung
ATL	Aktivitäten des täglichen Lebens
AUG	Ausscheidungsurogramm
AV-Block	atrioventrikulärer Block
AVK	arterielle Verschlusskrankheit
AZV	Atemzugsvolumen
BAL	Bronchiallavage
BDK	Blasendauerkatheter
BE	Berechnungseinheiten od. Base excess (Basenüberschuss)
BGA	Blutgasanalyse
BMI	Body-Mass-Index (Verhältniszahl zur Beurteilung des Körpergewichts)
BWS	Brustwirbelsäule
CAPD	kontinuierliche ambulante Peritonealdialyse
CCPD	kontinuierliche zyklische Peritonealdialyse
CCT	kranielles Computertomogramm
CDD	chemisch definierte Elementardiät
CLL	chronisch lymphatische Leukämie
CML	chronisch myeloische Leukämie
CMV	Cytomegalie-Viren
COLD	chronic obstructive lung diseases (chronisch-obstruktive Lungenerkrankungen)
CPR	kardiopulmonale Reanimation
CT	Computertomografie
CTG	Kardiotokogramm
CVI	chronisch-venöse Insuffizienz
DIC	disseminated intravasal coagulation (disseminierte intravasale Gerinnung)
DSA	intraarterielle digitale Subtraktionsangiografie
ECMO	extracorporal membrane oxygenation (extrakorporale Sauerstoffbeladung des Bluts und CO_2-Elimination)
EDA	Epiduralanästhesie
EDV	elektronische Datenverarbeitung
EEG	Elektroenzephalogramm
EKG	Elektrokardiogramm
ELISA	enzyme linked immunoabsorbent assay (Enzym-Immunassay zur Bestimmung von Antigenen)
EMG	Elektromyogramm
EOG	Elektrookulogramm
ERCP	endoskopische retrograde Cholangiopankreatografie
ERV	Reservevolumen, exspiratives
ES	Extrasystolen
ESWL	extrakorporale Stoßwellenlithotripsie
ET	errechneter Termin
EZ	Ernährungszustand
F.O.T.T.	Therapie des fazio-oralen Traktes nach Coombes
FFP	Fresh frozen plasma (frisch eingefrorenes Blutplasma)
FIM	functional independence measure (Maß der funktionalen Unabhängigkeit)
FSME	Frühsommermeningoenzephalitis
GdB	Grad der Behinderung
GFP	gefrorenes Frischplasma
HBV	Hepatitis-B-Virus
HCV	Hepatitis-C-Virus
HELLP-Syndrom	Variante der EPH-Gestose mit den Symptomen haemolysis/elevated liver function test/low platelet (Hämolyse/pathologisch erhöhte Transaminasen und Bilirubinwerte/niedrige Thrombozytenzahl)
HES	hypertensive Schwangerschaftserkrankungen
HF	Herzfrequenz
HFK	Hygienefachkraft (Fachkrankenschwester/-pfleger für Krankenhaushygiene)
HIV	human immuno-deficiency virus (menschlicher Immunschwächevirus)
HLM	Herz-Lungen-Maschine
HOPS	hirnorganisches Psychosyndrom
HUS	hämolytisch-urämisches Syndrom
HWI	Harnwegsinfektionen od. Hinterwandinfarkt
HWS	Halswirbelsäule
ICD	implantable cardioverter-defibrillator (Kardioverter-Defibrillator, implantierbarer) od. International Statistical Classification of Diseases and Related Health Problems (Internationale Klassifikation der Krankheiten; WHO)

ICR	Interkostalraum
ICT	intensivierte konventionelle Insulintherapie
ILV	innerbetriebliche Leistungsverrechnung
IRV	Reservevolumen, inspiratives
ISK	intermittierender Selbstkatheterismus
IUP	intrauterines Pessar
IVRA	intravenöse Regionalanästhesie
KHK	koronare Herzkrankheit
KIS	Krankenhausinformationsservice
KJP	Kinder- und Jugendpsychiatrie
KM	Kontrastmittel
KMT	Knochenmarktransplantation
KST	Kernspintomografie
LA	Lokalanästhesie
LKG-Spalte	Lippen-Kiefer-Gaumenspalte
LRR	Lichtreflexions-Rheografie (Lichtreflex-Plethysmografie)
LWS	Lendenwirbelsäule
MCB	mammariakoronarer Bypass
MDP	Magen-Darm-Passage
mmHg	Millimeter-Quecksilbersäule (Einheit des Drucks bei Blutdruckmessungen)
MRT	Magnetresonanztomografie
MS	multiple Sklerose
NDD	nährstoffdefinierte Formeldiät
NKI	nosokomiale Infektion
NLA	Neuroleptanalgesie
NMH	niedermolekulares Heparin
OGTT	Glukosetoleranztest, oraler
PAP	Papanicolaou (Spezialfärbemethode in der Zytodiagnostik)
PCP	Pneumocystis-carinii-Pneumonie
Pd	pressure diastolic (diastolischer Blutdruck)
PDA	Periduralanästhesie
PE	Probeentnahme
PEEP	positive endexpiratory pressure (positiver endexspiratorischer Druck)
PEG	perkutane endoskopische Gastrostomie
PEP	Postexpositionsprophylaxe
PRIND	prolongiertes reversibles ischämisches neurologisches Defizit
Ps	Pseudomonas od. pressure systolic (systolischer Blutdruck)
PTA	perkutane transluminale Angioplastie
PTCA	perkutane transluminale koronare Angioplastie
REM	rapid-eye-movement (rasche Augenbewegungen)
RIA	Radioimmunoassay
RR	Riva Rocci (Abkürzung für den Blutdruck)
RV	Residualvolumen
SA-Block	sinuatrialer Block
SAD	seasonal affektive disorder (Winterdepression)
SAT	oxygen saturation (Sauerstoffsättigung)
SEM	Slow-eye-movement (langsame Augenbewegungen)
SHT	Schädel-Hirn-Trauma
SIH	schwangerschaftsinduzierte Hypertonie
SMI	sustained maximal inspiration (lange anhaltende Einatmung)
SPA	Spinalanästhesie
SPDK	suprapubischer Dauerkatheter
SSW	Schwangerschaftswoche
SVES	supraventrikuläre Extrasystolen
SZT	Stammzelltransplantation
TE	Tonsillektomie
TEA	Thrombendarteriektomie
TEE	transösophageale Echokardiografie
TENS	transkutane elektrische Nervenstimulation
TEP	Totalendoprothese
TIA	transitorische ischämische Attacke
TIPS	transjugulärer intrahepatischer portosystemischer Shunt
TIVA	Anästhesie, totale intravenöse
TPZ	Thromboplastinzeit
TQM	Total Quality Management (umfassendes, betriebsweites Qualitätsmanagement)
TTS	transdermale therapeutische Systeme
TUR	transurethrale Resektion
TUR-P	transurethrale Resektion der Prostata
TVT	tiefe Venenthrombose
VEP	visuell evozierte Potenziale
VES	ventrikuläre Extrasystolen
VF	Ventrikelflimmern (= Kammerflimmern)
VF/VT	Ventrikelflimmern und pulslose ventrikuläre Tachykardie
VK	Vitalkapazität
VRP-Gerät	Vario-Resistance-Pressure-Gerät (Flutter)
VT	ventrikuläre Tachykardie
ZNS	zentrales Nervensystem
ZVD	zentraler Venendruck
ZVK	zentraler Venenkatheter

Gesetze/Verordnungen

AMG	Arzneimittelgesetz
BPflV	Bundespflegesatzverordnung
BV	Schweizerische Bundesverfassung
GefStoffVO	Gefahrstoffverordnung
KHG	Krankenhausfinanzierungsgesetz
KrPflG	Krankenpflegegesetz
MedGV	Medizingeräteverordnung
MPG	Medizin-Produkte-Gesetz
MuSchG	Mutterschutzgesetz
PPR	Pflegepersonalregelung
SGB	Sozialgesetzbuch
TRGS	technische Richtlinie für Gefahrstoffe
UVV	Unfallverhütungsvorschrift

Institutionen/Vereinigungen

AA	Anonyme Alkoholiker
AMK	Arzneimittel-Kommission
ANA	American Nurses Association
BGW	Berufsgenossenschaft für Gesundheitsdienst und Wohlfahrtspflege
DGHM	Deutsche Gesellschaft für Hygiene und Mikrobiologie
DIN	Deutsches Institut für Normung
DVMB	Deutsche Vereinigung Morbus Bechterew e.V.
ENGS	Europäisches Netzwerk Gesundheitsfördernder Schulen
EONS	European Oncology Society
ICN	International Council of Nursing
ICS	International Continence Society
ILCO	Ileostomie-Colostomie-Vereinigung
MDK	Medizinischer Dienst der Krankenkassen
NANDA	North American Nursing Diagnosis Association
NYHA	New York Heart Association
UNAIDS	United-Nations-Programme zum Thema HIV/AIDS
WENR	Workgroup of European Nurse Reseachers
WHO	Weltgesundheitsorganisation

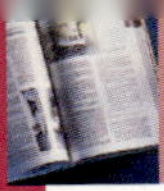

Sachverzeichnis

A

B

C

D

E

F

G

I

J

K

N

O

P

Q

R

S

W

X

Y

Z

Quellenverzeichnis der Sinnsprüche

Kap. 18: Rose Ausländer. In Ausländer, R.: Der Traum hat offene Augen. Fischer, Frankfurt 1987, S. 53

Kap. 19: Liliane Juchli. In Juchli, L.: Pflege, 8. Aufl. Thieme, Stuttgart 1997, S. 134

Kap. 20: Philo Judaeus (jüdischer Philosoph aus Alexandria, 20 v. Chr. – 50 n. Chr.)

Kap. 21: Patrick Süskind. In Süskind, P.: Das Parfüm. Diogenes, Zürich 1994, S. 160

Kap.22: Anonym. In http://www.dasgrossez.de

Kap. 23: Friedrich Rückert (deutscher Dichter, 1788 – 1866). In Conrady, K.O.: Das große deutsche Gedichtbuch von 1500 bis zur Gegenwart, 4. Aufl. Artemis, München 1991, S. 267

Kap. 24: Liliane Juchli. In Juchli, L.: Pflege, 8. Aufl. Thieme, Stuttgart 1997, S. 78

Kap. 25: Friedrich Rückert (deutscher Dichter, 1788 – 1866). In Conrady, K.O.: Das große deutsche Gedichtbuch von 1500 bis zur Gegenwart, 4. Aufl. Artemis, München 1991, S. 267

Kap. 26: Jacques Yves Cousteau (französischer Meeresforscher, 1910 – 1997)

Kap.27: Anonym

Kap. 28: Anonym. In http://www.aphorismen.de

Kap. 29: Joseph von Eichendorff (deutscher Dichter, 1788 – 1857). In Conrady, K.O.: Das große deutsche Gedichtbuch von 1500 bis zur Gegenwart, 4. Aufl. Artemis, München 1991, S. 261

Abbildungsnachweis

Herstellerfirmen

Wir danken folgenden Firmen sehr herzlich für die uns zur Verfügung gestellten Abbildungen:

Amoena GmbH & Co. KG, Raubling S. 1157 (Haftprothese Brust)

Aurelia medical Handel GmbH, Baden-Baden S. 313 (Fersenschutz), S. 315 (Gel-Kissen), S. 927 (Toilettensitzauflage)

Braun Medicare GmbH, Melsungen **Abb. 22.25**

Büttner-Frank GmbH, Erlangen **Abb. 39.4 a–c**

Conva Tek, München S. 1071 (Ausschneidhilfe)

Datex-Ohmeda GmbH, Duisburg **Abb. 46.6**

Fresenius AG, Bad Homburg **Abb. 21.15** (auch S. 568), **21.26**, **21.27**, **21.30**, **21.32**, **21.33**, **21.34** (auch S. 1059), **21.35**, **21.36**, S. 568 (Trinkkost), S. 1059 (Oligopeptid-Diät)

Paul Hartmann AG, Heidenheim **Abb. 22.26**, **22.27**, **22.28**

HNE Healthcare, Hilden **Abb. 19.53**

Hollister **Abb. 22.38** (Fäkalkollektor)

JUNGEBAD, Fa. A. Junge, A. Schmid, Bad Boll **Abb. 23.19**

Olympus Fotoarchiv, Hamburg S. 1065 (Polypektomieschlingen), S. 1082 (Steinzertrümmerer), **Abb. 52.1**

Foto ORTOPEDIA, Kiel **Abb. 19.22**, **19.24**, **19.25**, **19.26** (auch S. 1345), **19.27**, **19.28**, **19.32**, **19.33**

Russka, Ludwig Bertram GmbH, Laatzen S. 433 (Urinflasche, auslaufsichere Urinflasche)

Für die freundliche Unterstützung bei Fotoaufnahmen zum Thema Stomapflege bedanken wir uns sehr herzlich bei Frau Andrea Tepen, Stomatherapeutin der Firma BLUMeD, Gesellschaft für Handel und Dienstleistung mit Medicalprodukten mbH, Nehrenstetten

Fotoagenturen und Bildarchive

Fotoatelier Bernt Federau, Hamburg **Abb. 25.1**

AKG - Archiv für Kunst und Geschichte, Berlin S. 21 (Foto von Auschwitz)

KNA-Bild, Frankfurt S. 798 (Ehepaar auf Tandem)

Medizinisches Bildarchiv, Georg Thieme Verlag Stuttgart © Boehringer Ingelheim Pharma KG, 2000 **Abb. 33.11**, **33.12**, **33.17**, **33.19**, **42.9**, **42.10**, **48.12**, S. 742 (Schritte der Tumorentstehung), S. 999 (Pneumocystis-carinii-Pneumonie), S. 1000 (Zytomegalie), S. 1037 (Refluxösophagitis), S. 1038 (Ösophagusvarizen), S. 1041 (Ösophaguskarzinom), S. 1043 (Ulcus pepticum), S. 1045 (Magenkarzinom), S. 1076 (Ileus im Röntgenbild), S. 1081 (Caput medusae, Gynäkomastie, Aszites, Pat. im Leberkoma), S. 1249 (Osteosarkom), S. 1346 (Petechien bei Meningokokkensepsis), S. 1348 (Herpes zoster)

Abbildungsübernahmen

Folgende Fotos wurden übernommen aus:

Gerlach, U., H. Wagner, W. Wirth: Innere Medizin für Pflegeberufe, 5. Aufl. Thieme, Stuttgart 2000 **Abb. 33.14**, **35.4**, **35.6**, **40.8**, **40.24**, **40.25**, S. 1059 (verbotene Lebensmittel), S. 1093 (Pat. mit Wärmeelement), S. 1226 u. S. 1563 (Szintigramm), S. 1566 (Kernspintomografie)

Geschichte der Medizin im Spiegel der Kunst. Köln, DuMont 1980 S. 89 (Schwester um 1816, Schwester um 1889, Florence Nightingale, Schwestern in Ausbildung 1889, <S. 90 (assistierende Krankenschwester 1954), S. 226 (Schwestern im OP 1890)

Hoehl, M., P. Kullick: Kinderkrankenpflege und Gesundheitsförderung. Thieme, Stuttgart 1998 S. 420, 431 (Steckbecken) S. 421, 429 (Urometer), S. 431, 1061 (Hämokkulttest),

Hoffmann, H.: Der Struwwelpeter, Egmont Pestalozzi Verlag, München 1996 **Abb. 44.19**

Köther, I., E. Gnamm: Altenpflege in Ausbildung und Praxis, 4. Aufl. Thieme, Stuttgart 2000 S. 792 (Lebensfreude durch Backen), S. 898 (Stressbewältigung durch Hobbys) **Abb. 22.31** (Hollister Inc., Unterföhring), **Abb. 22.37** (MED.SSE-System GmbH, Fürth)

Paetz, B., B. Benzinger-König: Chirurgie für Pflegeberufe, 19. Aufl. Thieme, Stuttgart 2000 **Abb. 35.2**, **35.7**, **35.8**, **37.51**, **37.52**, **41.8**, **42.12**, S. 1091 (Gallensteine), S. 1230 (Anbringen Gipsverband), S. 1231 (Humerusschaftfraktur)

Paolucci, V., B. Schaeff: Gasless Laparoscopy in General Surgery and Gynecology. Thieme, Stuttgart 1996 S. 1137 (Gyn. Laparoskopie)

Pfleiderer, A., M. Breckwoldt, G. Martius: Lehrbuch der Gynäkologie und Geburtshilfe, 3. Aufl. Thieme, Stuttgart 1999 S. 1136 (suspekte Bezirke der Portio), S. 1137 (Myom)

Pollähne, W., H. Bröll, P. Burckhardt, G. Delling, H, W. Thinne: Therapie primärer und sekundärer Osteoporosen. Thieme, Stuttgart 1999 S. 1205 (Rundrücken)

Sonn, A.: Pflegethema Wickel und Auflagen. Thieme, Stuttgart 1998 S. 277 u. 1006 (Lavendel), S. 483 (Brustwickel), S. 485 (Ohrwickel)

Danksagung

Wir danken den Pflegediensten der aufgeführten Krankenhäuser sehr herzlich für die hoch motivierte und tatkräftige Unterstützung bei den Fotoaufnahmen. Hunderte von Pflegepersonen aus den verschiedensten Führungsebenen, Fachbereichen und Berufsfeldern haben vor und hinter der Kamera dazu beigetragen, ein professionelles Bild der Pflege zu vermitteln.

Sie haben damit einen wichtigen Baustein zur Verknüpfung von Theorie und Praxis geliefert und gezeigt, wie ein am Patienten orientiertes Menschenbild in der Praxis gelebt wird. Mit unendlicher Geduld, die vor allem für die vielen Fotoserien nötig war, haben sie sich auf die Hände sehen lassen und geschickt sowohl die Fotografen als auch die Patienten während der oft stundenlangen Aufnahmen betreut.

Vielen herzlichen Dank für dieses großartige Engagement!

Ostalbklinikum
Im Kälblesrain 1
73428 Aalen

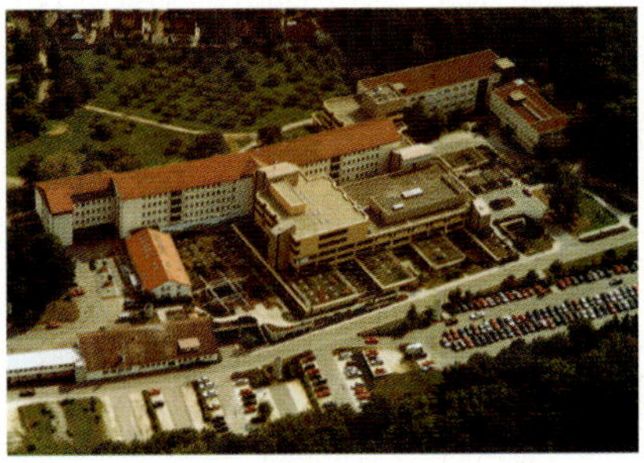

Gemeinschaftskrankenhaus
Havelhöhe Berlin
Kladower Damm 221
14089 Berlin

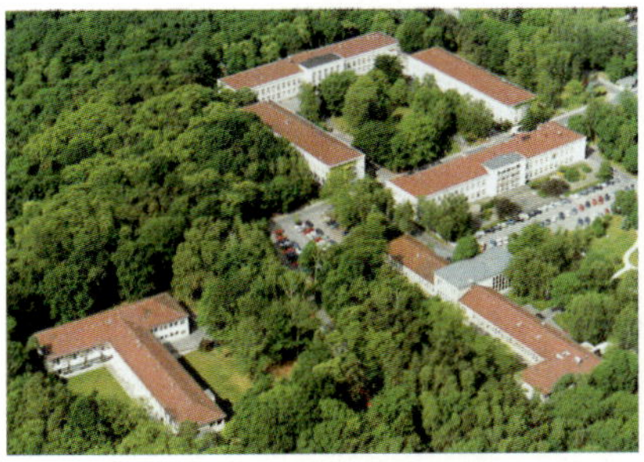

Krankenhauszweckverband
Augsburg
Zentralklinikum
Stenglinstraße 2
86156 Augsburg

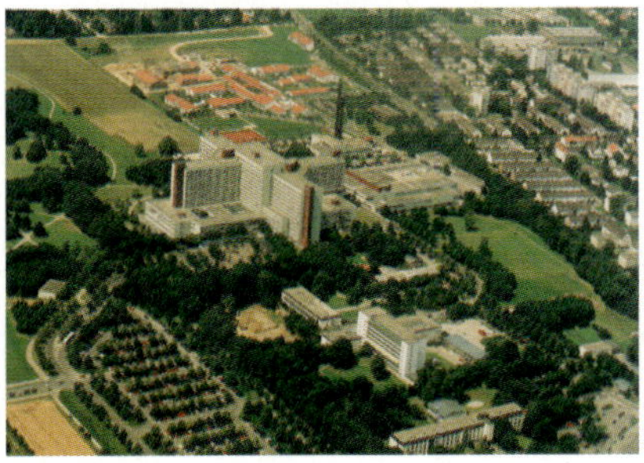

Brohltalklinik Sankt Josef
Fachklinik für geriatrische Rehabilitation
Kirchstr. 16
56659 Burgbrohl

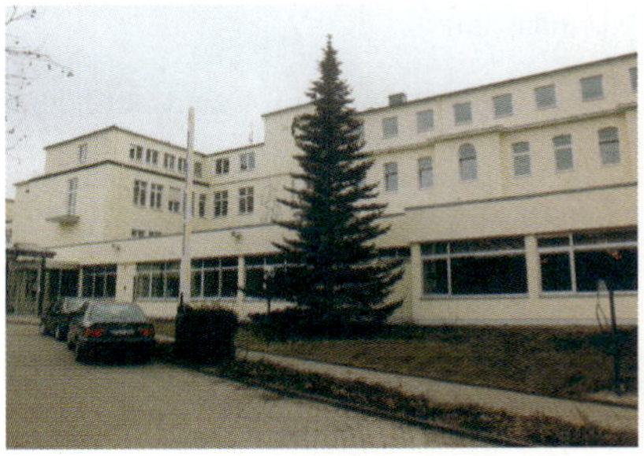

Krankenhaus Maria Hilf
Dahlienweg 3
53474 Bad Neuenahr-Ahrweiler

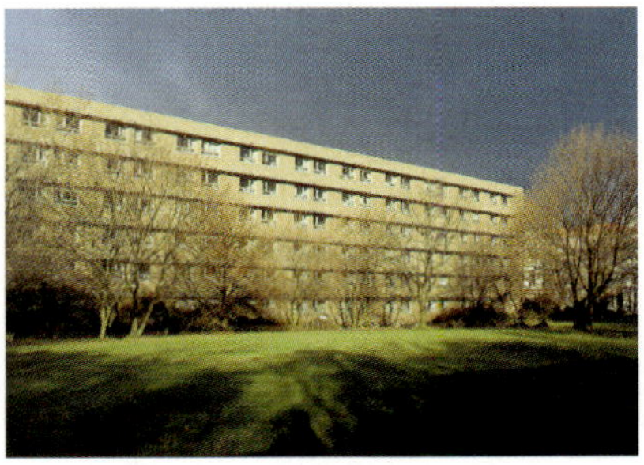

St. Johannes-Hospital
Dortmund
Johannesstr. 9 – 11
44137 Dortmund

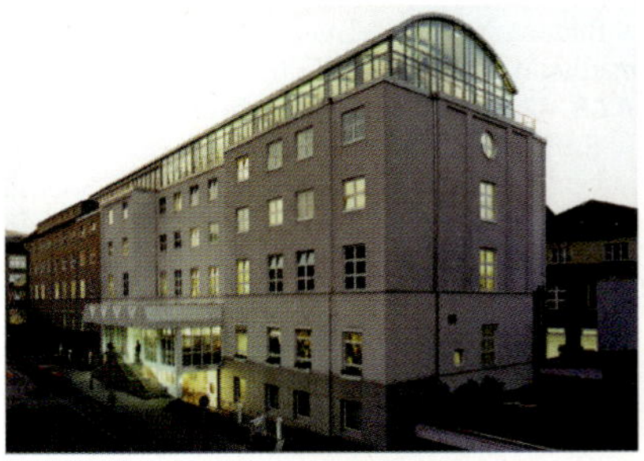

Medizinische Einrichtungen
der Heinrich-Heine-Universität
Moorenstr. 5
40225 Düsseldorf

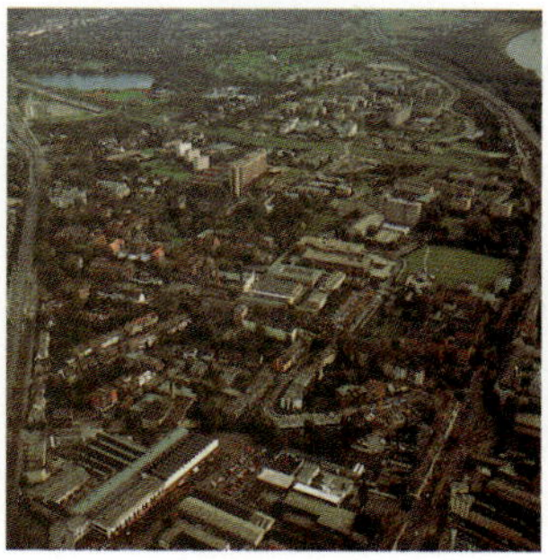

Kreiskrankenhaus Ehingen-Blaubeuren
Spitalstr. 29
89584 Ehingen

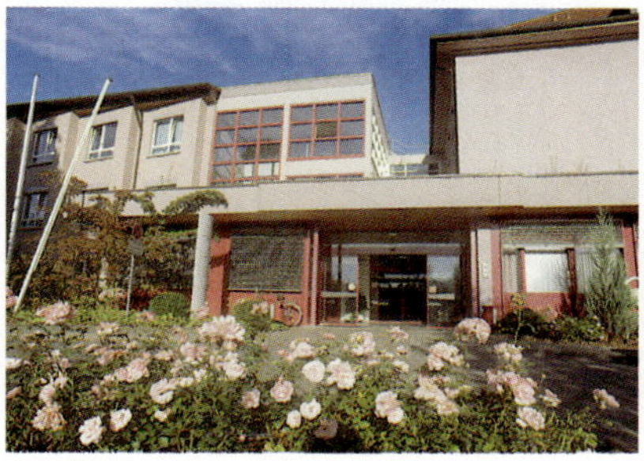

Diakoniestationen gGmbH
Diakoniestation Innenstadt
Rechneigrabenstr. 10
60311 Frankfurt

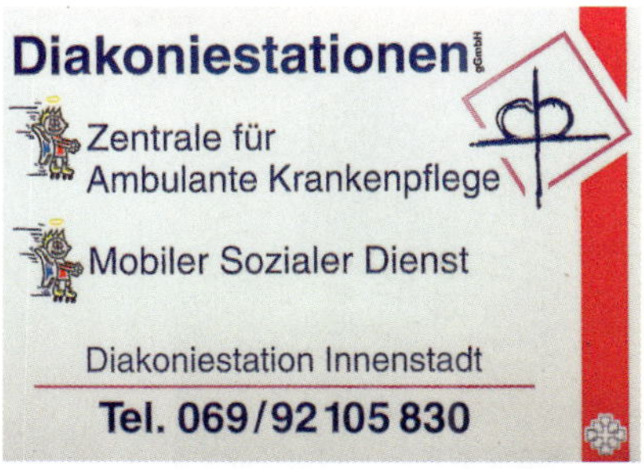

Mobile Kinderkrankenpflege
Frankfurt am Main
Kohlbrandstr. 16
60385 Frankfurt

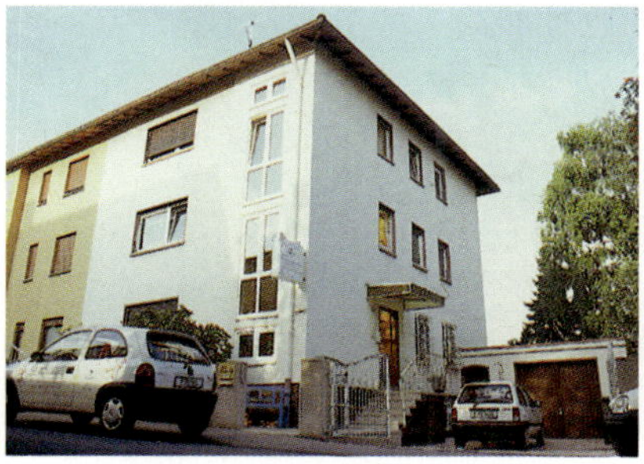

Städtische Kliniken Höchst
Gotenstr. 6 – 8
65929 Frankfurt

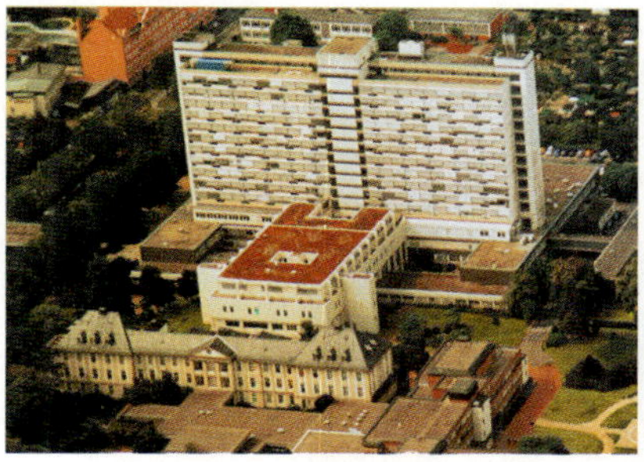

EuromedClinic
Europa-Allee 1
90763 Fürth

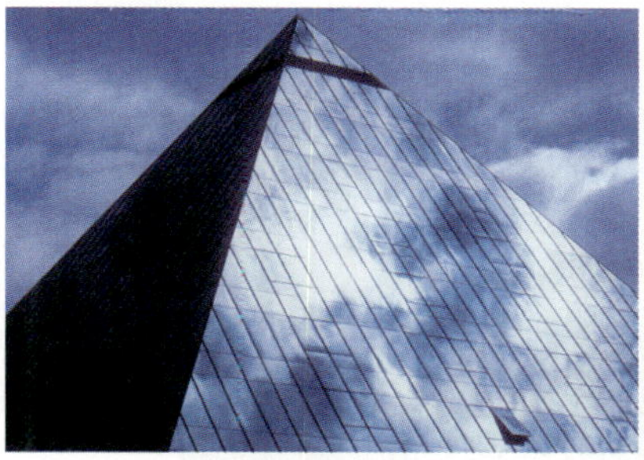

Henriettenstiftung
Marienstr. 72 – 90
30171 Hannover

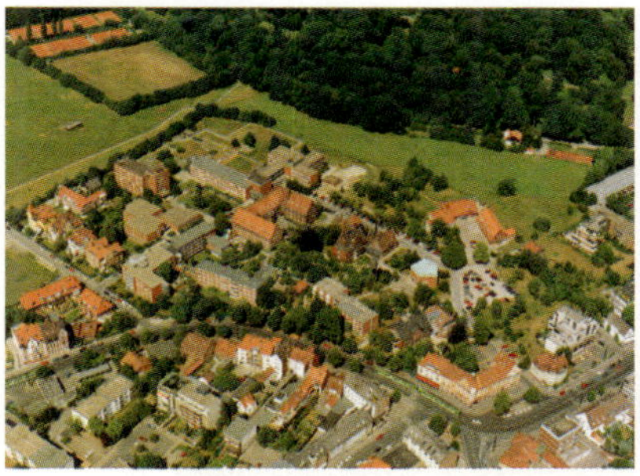

Medizinische Hochschule Hannover
Abteilung Qualitätsberatung
Carl-Neuberg-Str. 1
30625 Hannover

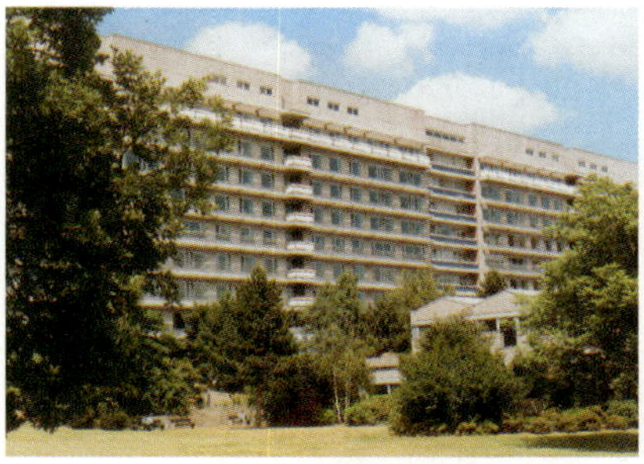

Bethanien-Krankenhaus
Geriatrisches Zentrum
Rohrbacher Str. 149
69126 Heidelberg

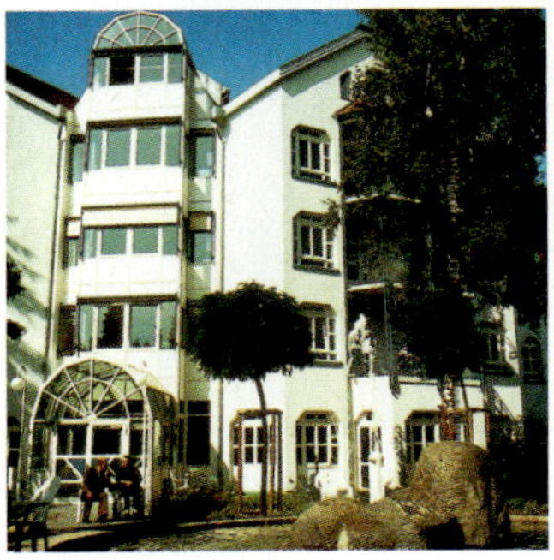

Gemeinschaftskrankenhaus Herdecke
Beckweg 4
68313 Herdecke

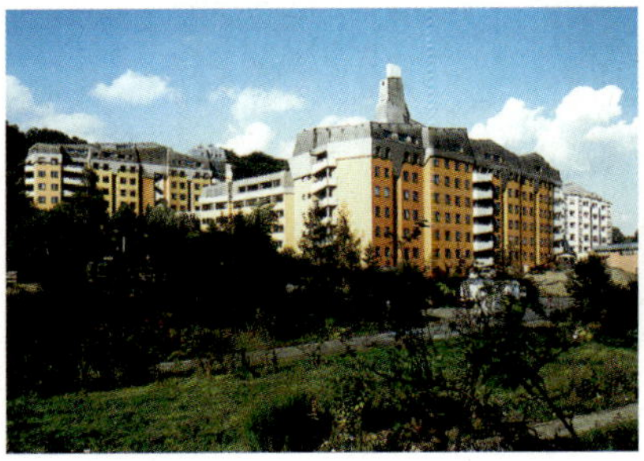

Städtisches Klinikum gGmbH
Moltkestraße 90
76133 Karlsruhe

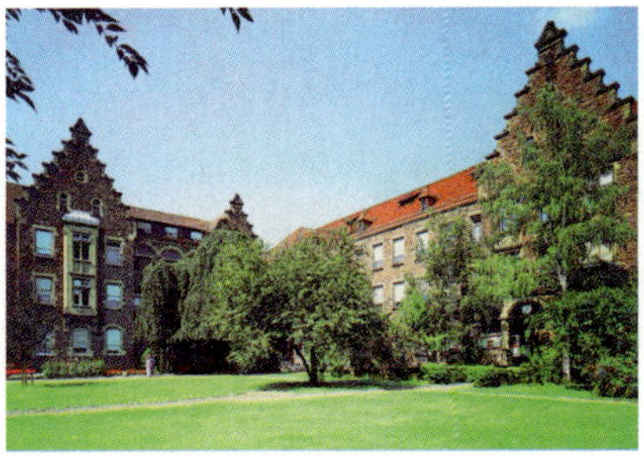

Klinikum Kassel gGmbH
Mönchebergstraße 41 – 43
34125 Kassel

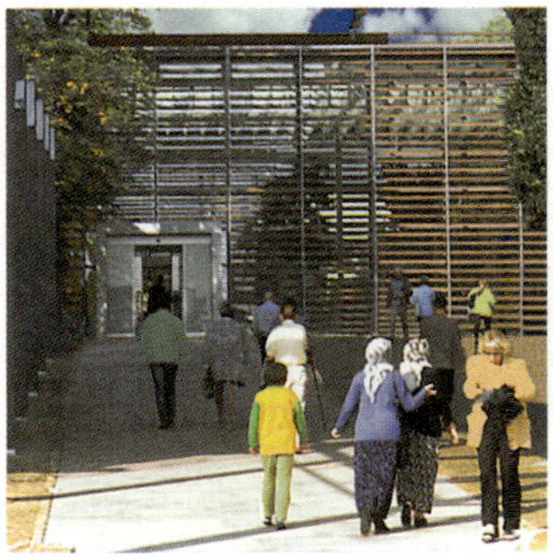

Klinikum der Johannes-Gutenberg-Universität
Langenbeckstr. 1
55131 Mainz

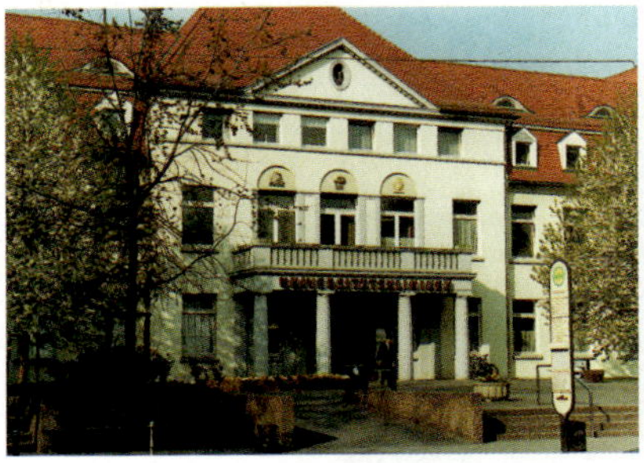

Klinikum Großhadern
Ludwig-Maximilians-Universität München
Marchioninistr. 15
81377 München

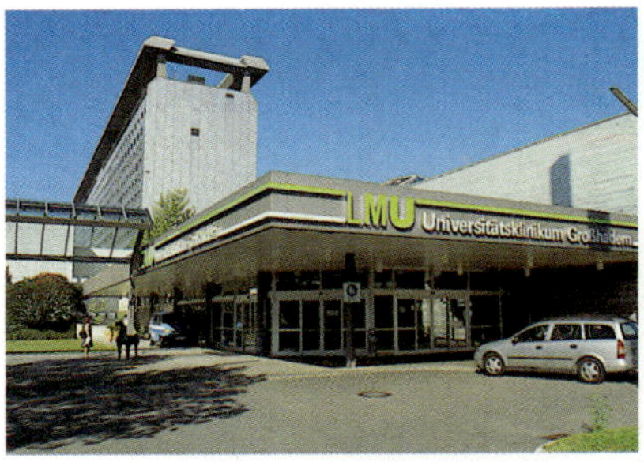

Westfälische Wilhelms-Universtität
Weiterbildungsstätte für Intensivpflege
und Anästhesie
Schmeddingstr. 56
48149 Münster

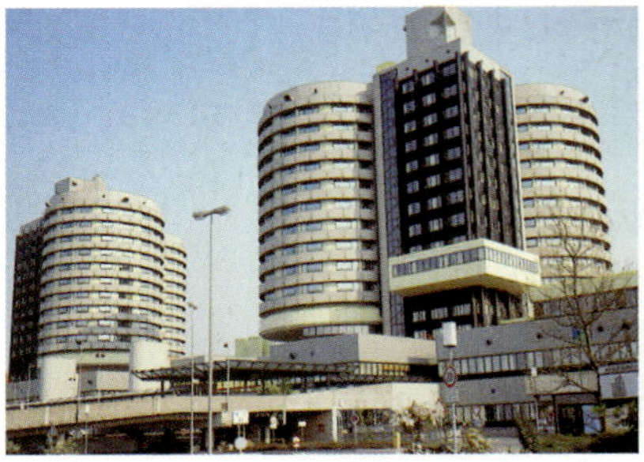

Krankenhaus Hetzelstift Neustadt
Stiftstraße 10
67434 Neustadt

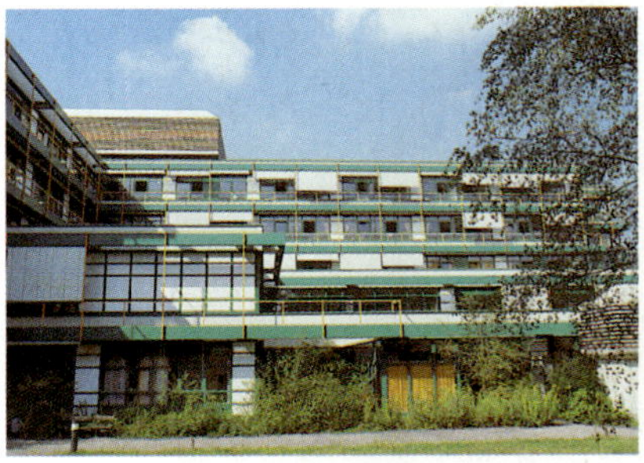

Klinikum Nord-Süd
Heimerichstr. 58
90419 Nürnberg

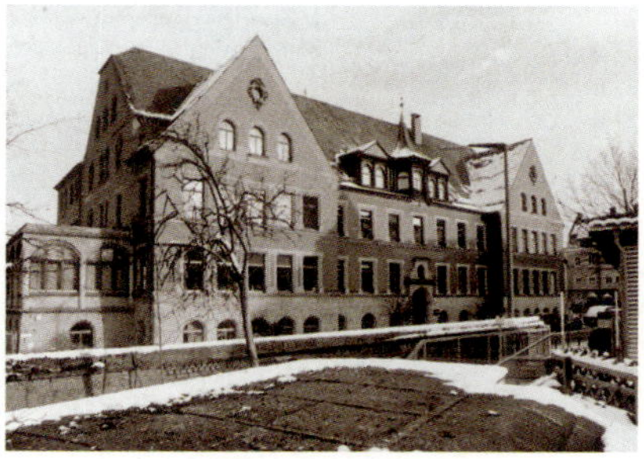

Katharinenhospital
Kriegsbergstr. 60
70174 Stuttgart

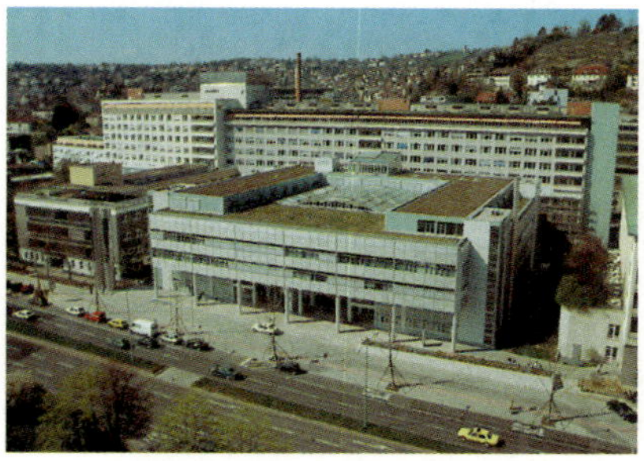

Loreley-Kliniken St. Goar-Oberwesel
Hospitalgasse
55430 Oberwesel

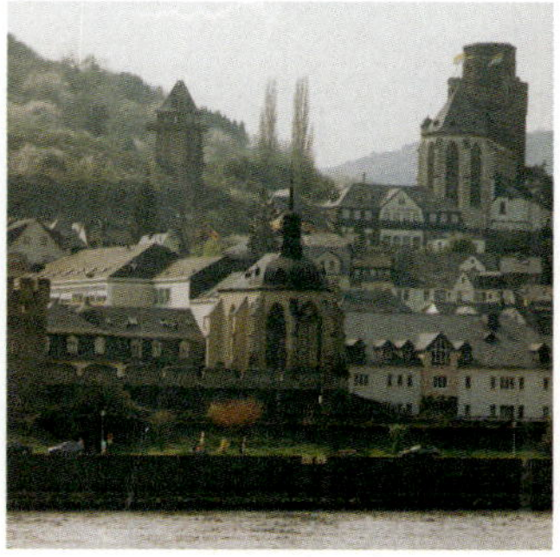

Nikolaushilfe
Private Bildungsstätte für
Blinde und Sehbehinderte
Am Kräherwald 271
70193 Stuttgart

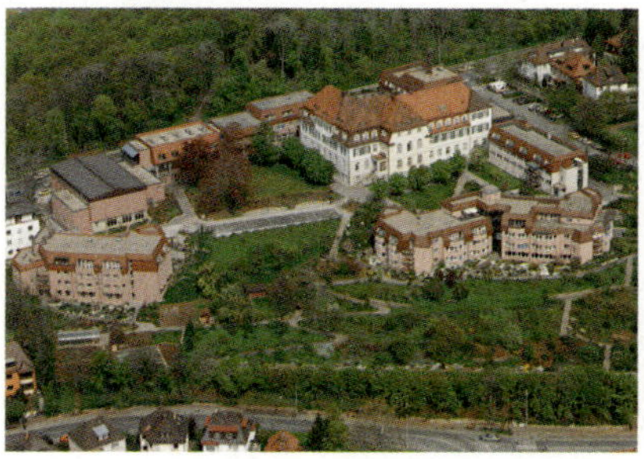

Rummelsberger Anstalten
der Inneren Mission e. V.
Krankenhaus Rummelsberg
Rummelsberg 71
90592 Schwarzenbruck

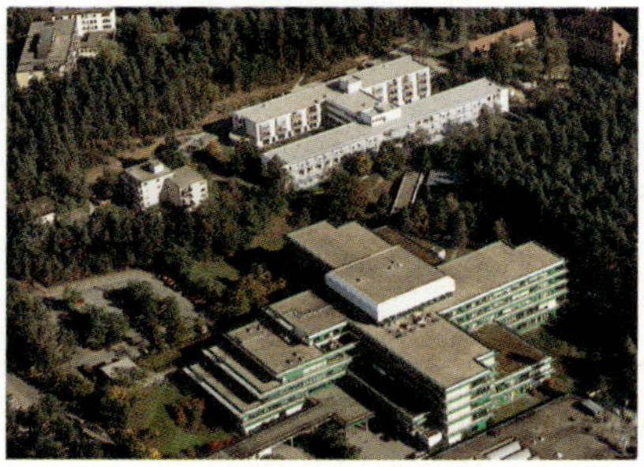

Rehabilitationskrankenhaus
der Universität Ulm
Oberer Eselsberg 45
89081 Ulm

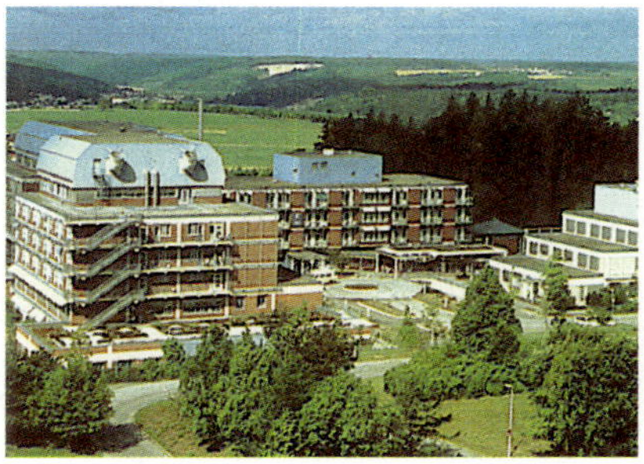

St. Josefs-Stift
Westtor 7
48324 Sendenhorst

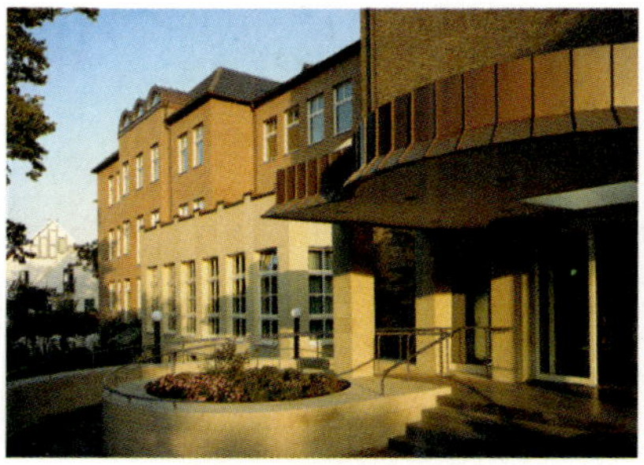

Niedersächsisches Landeskrankenhaus
Südstr. 25
31515 Wunstorf

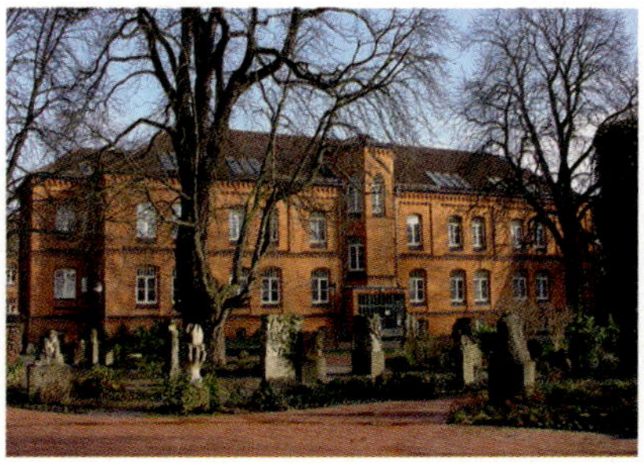

Diese Elemente begleiten Sie durchs Buch

Fallbeispiele und Gesprächssituationen zeigen, was im Mittelpunkt der Pflege steht – der Mensch

Wir weisen mit Nachdruck darauf hin, dass die Menschen, deren Gesichter die Fallbeispiele illustrieren, in keinerlei Zusammenhang mit den geschilderten Personen, Erlebnissen oder Erkrankungen stehen. Die Porträts dienen einzig dazu, dem Leser anzuzeigen, dass es sich bei dem folgenden Text um die Erzählung eines Menschen handelt.

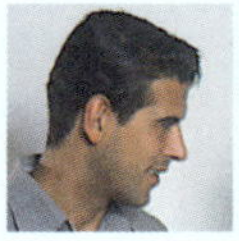 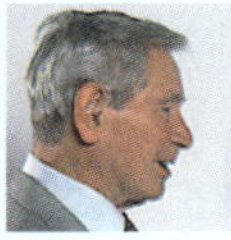 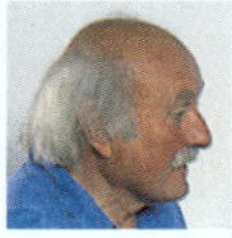 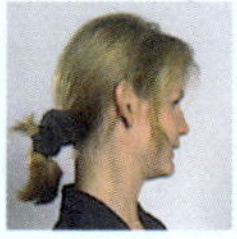 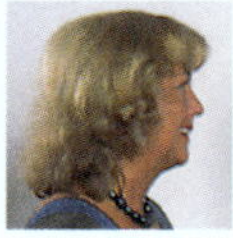 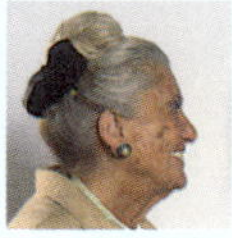 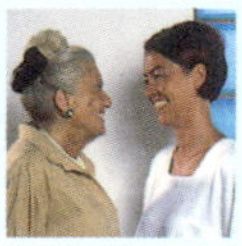

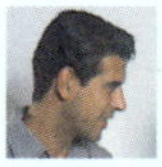

Wie soll ich es nur Heike beibringen? Was sage ich ihr, wie es mit mir weitergehen wird? Schon letzte Woche habe ich erfahren, dass ich einen Morbus Hodgkin habe. Dem Arzt ist es sichtlich schwer gefallen, mir meine Diagnose mitzuteilen; er war dann froh, dass ich keine Fragen gestellt habe. Aber jetzt muss ich es Heike endlich sagen, nächste Woche muss ich ins Krankenhaus und mir fehlt der Mut [...]

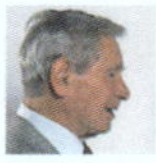

Was soll ich hier, wer hat mich hierher gebracht? Ich war doch mit meinem Auto auf dem Weg zur Arbeit. Wo sind meine Kollegen und warum sind hier so viele fremde Personen? Die Stimmen um mich herum fordern mich auf, etwas zu tun, ich weiß jedoch nicht, was sie gerade von mir wollen. Ständig tauchen neue Gesichter vor meinen Augen auf, sie reden viel und reißen an mir herum [...]

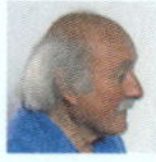

Bereits nach einigen Tagen in dem winzigen weißen Zimmer verlor ich teilweise das Bewusstsein. Wenn ich die Augen aufschlug und gerade niemand im Zimmer war, konnte ich mich nicht orientieren [...]

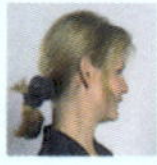

Liebe Susanne!
Lange habe ich mich nicht mehr bei dir gemeldet, aber mein Leben hat in den letzten Wochen so eine grundlegende Veränderung erfahren, wie ich es nicht für möglich gehalten hatte. Ich habe Brustkrebs. Vor 4 Wochen habe ich beim Duschen einen Knoten in meiner Brust getastet. Ich bin dann gleich zu meiner Ärztin gegangen, die mich beruhigte und meinte, dass man erst nach einigen Untersuchungen sagen kann, was es genau ist [...]

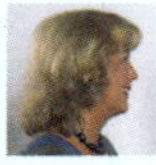

Es ist schon erstaunlich, was Mediziner während einer Untersuchung so kurz nach einem Anfall alles wissen wollen und man selbst sitzt da, weiß rein gar nichts, stellt sich die gleichen Fragen, alles Geschehene beantwortet der Ehepartner und immer wieder die peinlichen Fragen nach: ‚Hat sie auch ins Bett gemacht?' [...]

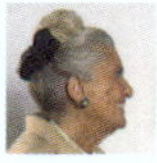

Erst letztes Jahr bin ich im Treppenhaus so schwer gefallen und habe mir den Unterarm gebrochen. Fünf Wochen musste ich hier im Krankenhaus bleiben, weil der Knochen so schlecht heilte.
Mein Hausarzt hat mir erklärt, dass meine Knochen ganz porös sind, wie ein Schwamm [...]

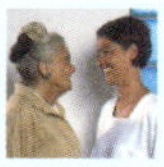

Sr. Karin, Krankenschwester auf einer gynäkologischen Abteilung, kommt ins Zimmer von Frau Seibold.

Sr. Karin: Frau Seibold, ich dachte, Sie wären schon zur Physiotherapie-Abteilung unterwegs?

Frau Seibold: Ach, Sr. Karin, ich hatte einfach keine Lust. Ich habe schon so viel Gymnastikstunden mitgemacht, aber ich glaube, das bringt alles nichts. Meine Inkontinenz wird doch nicht besser. Der Doktor meint zwar, dass, wenn ich fleißig üben würde, man vielleicht um eine OP herumkäme – aber ich sehe keinen Erfolg.

Sr. Karin: Wieso glauben Sie, dass Ihnen diese Übungen nicht helfen?

Frau Seibold: Also für mich fühlt sich alles gleich an – irgendwie spüre ich gar nicht, wo sich was anspannt [...]